# Vorwort

Das mit der 6. Auflage eingeschlagene Konzept zur Gestaltung dieses traditionellen pharmazeutischen Nachschlagewerkes wurde auch diesmal konsequent weiter verfolgt. Insgesamt gesehen spiegelt die 8. Auflage die wichtigsten Themen und Aufgaben der Sammelwissenschaft Pharmazie wider, ohne darauf zu verzichten, den interessierten Leser auch weiterhin nicht nur über die aktuellsten sondern auch über ältere bzw. ungewöhnliche Begriffe der Pharmazie oder ihrer Randgebiete kurz und ohne Aufwand zu informieren.

Für diese Auflage wurden 420 Stichworte aus der 7. Auflage gestrichen und 1572 neue Stichworte verfaßt. Dieses einbändige Nachschlagewerk enthält somit nun über 30000 Stichworte. Unter anderem wurden fast 200 neue Arzneistoffe, die seit dem Erscheinen der letzten Auflage zugelassen wurden, berücksichtigt. Daneben waren, entsprechend den Veränderungen und wissenschaftlichen Fortschritten seit dem Redaktionsschluß zur letzten Auflage, insbesondere die pharmazeutische Gesetzes- und Verwaltungskunde, Inhaltsstoffe von Arzneidrogen, Begriffe aus Biochemie und Molekularbiologie Schwerpunkte der Aktualisierung. Außerdem wurden die Verordnungsangaben der 787 aufgenommenen homöopathischen Arzneimittel überprüft und ergänzt (s. dazu Vorwort zur 6. Auflage).

Auch in dieser Auflage wurden registrierte Handelsnamen von Arzneistoffen als Suchbegriffe vermehrt aufgenommen, um Ärzten, aber auch den an Arzneimitteln interessierten Laien den Zugang zu den Informationen dieses Nachschlagewerkes zu erleichtern. Allerdings mußte aus Platzgründen eine gewisse Auswahl getroffen werden, was aber keineswegs eine Wertung bedeutet. Grundsätzlich wurden nur Monopräparate berücksichtigt.

83 Abbildungen wurden gestrichen oder zusammengefaßt; insgesamt finden sich jetzt ca. 2170 Abbildungen mit Strukturformeln sowie 114 Tabellen in diesem Buch.

Dem Verlag Walter de Gruyter sei für die gute Zusammenarbeit gedankt. Ganz besonderer Dank gebührt wiederum den genannten Mitarbeitern*, die ihre Freizeit und ihr Wissen dieser Auflage zur Verfügung stellten, und ohne die das Werk, wie es heute vorliegt, kaum mehr zu bewerkstelligen wäre.

Innsbruck, 5. Juli 1997

Artur Burger
Helmut Wachter



* An der 8. Auflage nicht mehr beteiligte Mitarbeiter der 7. Auflage: Dr. O. Barwart, Dr. G. u. Dr. K. Dippel, Dr. M. Düring, Univ.-Prof. Dr. D. Fuchs, Univ.-Prof. Dr. A. Hausen, Ass.-Prof. Dr. Wilfried Helliger, Dr. A. Lettenbichler, Dr. W. Paterno, Dr. A. W. Ratz, Univ.-Prof. Dr. G. Reibnegger, Dr. S. Sturm, Univ.-Doz. Dr. E. R. Werner.

# Aus dem Vorwort zur 7. Auflage

Die überaus freundliche Aufnahme, die die 6. Auflage des HUNNIUS, insbesondere bei den Studierenden, gefunden hat, war ein bedeutender Ansporn dafür, die 7. Auflage dieses Nachschlagwerkes noch praxisgerechter und interessanter zu gestalten. Besonderes Augenmerk wurde dabei darauf gelegt, vermehrt mit Hilfe von Übersichtstabellen und vor allem mit einer Reihe von Abbildungen und zusätzlichen Strukturformeln dem Benutzer dieses Buches die schnelle, umfassende Information zu erleichtern.

Die vorliegende Auflage enthält rund 29000 Stichworte mit 112 Tabellen sowie ca. 2100 Strukturformeln und Abbildungen. Das sind wiederum um über 7000 Stichworte mehr als in der 6. Auflage, obwohl einige hundert Stichworte ersatzlos gestrichen wurden.

Einer der Bearbeitungsschwerpunkte für diese Auflage war die allgemeine Pharmazeutische Biologie sowie die kritische Überarbeitung der Drogeninhaltsstoffe. Insgesamt sind jetzt im HUNNIUS die Drogen von über 1000 Stammpflanzen erfaßt. Weitere Schwerpunkte waren u.a. die Immunologie, Grundbegriffe der physikalischen Chemie und Physik, die verstärkte Berücksichtigung von sog. Namensreaktionen sowie die umfassende Bearbeitung der nach Indikationen bezeichneten Wirkstoffgruppen (siehe z.B. die Tabelle unter Arzneimittel).

Die Angaben des Europäischen Arzneibuches und aller deutschsprachigen Arzneibücher, die seit dem Januar 1991 gültig sind, sowie deren Vorgänger wurden hinsichtlich ihrer Vorschriften vollständig berücksichtigt. Das gleiche gilt auch für die Angaben des Deutschen Arzneimittel-Codex, Ausgabe 1979 und 1986 (DAC79, DAC86), des damit verbundenen Neuen Rezept-Formulariums (NRF) sowie des Neuen Formularium Austriacum (NFA). Dies hat den Vorteil, daß die unterschiedlichen Angaben in den entprechenden Monographien der deutschsprachigen Arzneibücher und Rezeptsammlungen unter einem Stichwort direkt miteinander verglichen werden können. Bei einzelnen Stichworten wurde auch weiterführende Literatur angeführt, wobei vor allem deutschsprachige Übersichtsartikel in leicht zugänglichen Fachzeitschriften berücksichtigt wurden. Wie in der letzten Auflage wurde auch diesmal eine Abstimmung mit dem PSCHYREMBEL vorgenommen.

Innsbruck, im April 1992

Artur Burger
Helmut Wachter

# Aus dem Vorwort zur 6. Auflage

Elf Jahre nach dem Erscheinen der letzten Auflage dieses seit 1950 bestehenden, traditionellen deutschsprachigen Wörterbuches ist mit dieser 6. Auflage wieder ein umfassendes, enzyklopädisches Nachschlagewerk der Pharmazie auf neuem Stand vorhanden. Dieses Lexikon wendet sich auch an die Studenten der Pharmazie, Biologie, Chemie und Medizin. Dennoch ist es, wie die vorhergehenden Auflagen, für alle, die beruflich mit Arzneimitteln zu tun haben, insbesondere also für Apotheker, Ärzte und pharmazeutisch-technische Assistenten, Apothekenhelfer und -helferinnen, gestaltet. Darüber hinaus wendet es sich an alle, die sich über Arzneimittel und ihr Umfeld orientieren wollen.

Ein wichtiges Kriterium bei der Auswahl der Stichworte und der Gestaltung der erläuternden Texte aus dem medizinischen Bereich ist die Informationsmöglichkeit, die sich aus der Benutzung des im gleichen Verlag erschienenen Pschyrembel Klinisches Wörterbuch ergibt. In diesem Sinne sind also der „Pschyrembel" und der „Hunnius" eng miteinander verbunden, sie ergänzen sich gegenseitig. Dennoch wurde nicht auf die Aufnahme medizinischer Begriffe in den Hunnius verzichtet, wenn diese in der Pharmazie wichtig sind.

Unter den durchweg knapp gehaltenen Hinweisen zu den ca. 700 erwähnten homöopathischen Arzneimitteln wurde oft jeglicher Hinweis auf eine Indikation vermieden, da sich diese – entsprechend den Grundsätzen der Homöopathie – erst aus dem individuell erstellten, homöopathischen Krankheitsbild ergibt und eng mit der homöopathischen Dosierung (Potenzierung) zusammenhängt. Problematisch sind auch teilweise die Indikationsangaben bei biogenen Arzneimitteln, da die Grenzen zwischen volkstümlichen und naturwissenschaftlich begründeten Anwendungsgebieten häufig fließend sind.

Die Aufnahme und textliche Gestaltung der Stichworte erfolgte zum Teil nach dem Schwierigkeitsgrad der Informationsbeschaffung. So wurden z.B. Fakten, die in jedem einschlägigen Lehrbuch ausreichend und übersichtlich dargestellt sind, oft nur knapp abgehandelt. Hingegen wurde Begriffen, über die man sich nicht so leicht informieren kann, oft mehr Raum gewidmet, um den im Leben stehenden Pharmazeuten, anderen Naturwissenschaftlern und vor allem den nur mit einer kleinen Handbibliothek ausgestatteten Studenten und Praktikanten schnellen Zugang zumindest zu einer Erstinformation zu ermöglichen. Nicht mehr gebräuchliche Begriffe, Synonyme und obsolete Arzneimittel wurden beibehalten. Schließlich ist es ja nicht die Aufgabe eines Wörterbuches und Handlexikons, den Wortschatz zu dezimieren oder Fakten wie volkstümliche oder historische Anwendungen von Arzneimitteln zu verschweigen. Der Benutzer des „Hunnius" muß sich folglich im klaren sein, daß es zwischen Umfang eines Stichworttextes und seiner eigentlichen Bedeutung in der modernen Pharmazie nicht unbedingt einen Zusammenhang geben muß.

Innsbruck, 28. Juli 1986 Artur Burger

# Inhalt

# Mitarbeiter der 8. Auflage

Apotheker Christian van den Boom, Innsbruck
Apothekerin Marianne van den Boom, Innsbruck
HR Mag. pharm., Dr. phil. Renate Burger, Innsbruck
Dr. med. Klaus Connert, Köstendorf (Salzburg)
Mag. pharm., Dr. rer. nat. Ulrich Grießer, Innsbruck
Dipl.-Chem., Dr. rer. nat. Jan-Olav Henck, Innsbruck
Mag. pharm., Dr. rer. nat. Kurt Koller, Innsbruck
Ass.-Prof. Mag. pharm., Dr. rer. nat. Wolfgang Schlocker, Innsbruck
Apothekerin Mag. pharm., Dr. rer. nat. Elisabeth Semenitz, Innsbruck
Ass.-Prof. Univ.-Doz. Mag. pharm., Dr. rer. nat. Helmut Viernstein, Wien

**Fachliche Beiträge bzw. technische Mitarbeit haben ferner beigesteuert:**

Mag. rer. nat. Martin Auer, Ing. Elisabeth Gstrein, Barbara Kapferer, Univ.-Doz. Dr. Thierry Langer, Ingrid Mathè
und Mag. pharm. Judith Rollinger.

**Wissenschaftliche Redaktion**

Prof. Dr. Artur Burger
Dr. Renate Burger (Abbildungen und Tabellen)

Redaktionsschluß des alphabetischen Teiles: März 1997

# Hinweise zur Benutzung

## 1. Alphabetische Ordnung

Die Stichwörter sind alphabetisch geordnet. Leerzeichen, Kommata, Bindestriche und andere Sonderzeichen innerhalb des Stichwortes sind dabei unberücksichtigt. Jedes Stichwort endet mit einem Doppelpunkt. Die Umlaute ä, ö, ü werden wie ae, oe, ue, ß wie ss und römische Zahlen wie arabische behandelt.

## 2. Schreibweise

Chemische Bezeichnungen

Die Name chemischer Substanzen werden in Anlehnung an die internationale (englische) Schreibweise *(c/c-Schreibweise und Vermeidung von Umlauten)*, andere Fachbegriffe jedoch grundsätzlich eingedeutscht *(z/k-Schreibweise, „phonetische" Schreibweise)* geschrieben.
Einige Beispiele statt weiterer Erklärungen: Acetat, Aceton, Bismut (statt Wismut), Citrat, Citronensäure (aber: Zitrone), Caesium (statt Cäsium), Campher, Cobalt, Cyclohexan (aber: Zyklus, z.B.: Citronensäurezyklus), Estrogen (aber: östrogene Wirkung), Ethanol, Ether, etherisch (wenn von einem Ether, wie dem Dietylether, abgeleitet, sonst: ätherisch, wie „ätherisches Öl"), Fructose, Glycerol, Glucose bzw. Glucosid (aber: Glykosid), Iod (statt Jod), Lactat, Silicat, Silicium. „Oxid" und andere Begriffe, die auf Sauerstoff als negativem Bestandteil Bezug nehmen, wie z.B. auch „oxidieren" und „Oxidase", werden mit „i" statt mit „y" geschrieben, nicht aber „Hydroxygruppe" und andere Worte, die unmittelbar auf Oxygen zurückzuführen sind.

Ausnahmen

Die Grundsätze der deutschen und lateinischen Schreibweise können jedoch wegen der unterschiedlichen Schreibweisen der heute geltenden deutschsprachigen Arzneibücher und der älteren, in diesem Buch berücksichtigten Pharmakopöen, sowie der Ergänzungsbücher (z.B. DAC) nicht ohne *Ausnahmen* bleiben, so daß sich bei einigen Begriffen (wie Glyzerin/Glycerol, Estr-/Östr-), je nachdem Zusammenhang, auch eine wechselnde Schreibweise ergeben kann. Diese Feststellung trifft auch auf die lateinischen Namen von Drogen und Arzneistoffen etc. zu. Neben den zwei verschiedenen „Latein-Arten" der deutschsprachigen Arzneibücher ist auch die unterschiedliche Groß-/Kleinschreibung, wechselnder Gebrauch von „j" und „i" (z.B. Fructus Juniperi bzw. Fructus iuniperi) und bei Drogennamen die unterschiedliche Verwendung von Plural und Singular (z.B. Flos/Flores) zu bedenken.

## 3. Fundorte

Arzneistoffe

Die erläuternden Texte von *Arzneistoffen* finden sich grundsätzlich unter dem eingedeutschten *internationalen Freinamen* (INN) oder, wenn keiner bekannt ist, unter einem *deutschen* Namen. Die erläuternden Texte zu *chemischen Substanzen* stehen ebenfalls unter einem *deutschen* Namen. Diese deutschen Namen entsprechen (mit wenigen Ausnahmen) den Nomenklaturrichtlinien der IUPAC.

Pflanzen und Galenika

Unter ihren *lateinischen Namen* sind Pflanzen (z.B. Arnica montana), galenische Zubereitungen (z.B. Tinctura Arnicae) und Darreichungsformen (z.B. Capsulae) beschrieben. Drogen (z.B. Flores Arnicae) erfahren ihre Beschreibung unter den Namen ihrer Stammpflanzen (z.B. Arnica montana).
Die lateinische Benennung der Pflanzen folgt (mit ganz wenigen Ausnahmen) dem „Internationalen Code der Botanischen Nomenklatur" (ICBN). Erläuternde Texte zu homöopathischen Zubereitungen finden sich am Schluß der entsprechenden Arzneigrundstoffe (Pflanze, Tier, chemischer Stoff etc.). Sollen erläuternde Texte entsprechend diesem Schema unter dem lateinischen Eingangswort stehen, so ist damit das Eingangswort gemeint, das aus dem im deutschen Sprachraum (immer noch) üblichen „alten Latein" gebildet wird, weil sich damit gleichzeitig eine übersichtliche Auflistung, quasi auch ein „Kapitel" – z.B. Capsulae, Compressi, Tinctura(e) etc. – ergibt.

Ausnahmen

Ausnahmen von diesem Schema ergeben sich, wenn trotz des starren Ordnungsmusters, das durch das Alphabet gegeben ist, eine sinnvollere („kapitelartige") Anordnung inhaltlich zusammenhängender Eingangsworte erreicht werden kann. Häufiges Nachschlagen kann damit weitgehend umgangen werden. Z.B. sind Stärke und die verschiedenen Stärken unter den lateinischen Namen (Amylum ...) beschrieben. Dies gilt auch für Wasser und -wässer, die erläuternden Texte findet man unter Aqua ... Andererseits wird z.B. nach den lateinischen Namen der Darreichungsformen, die am Auge angewandt werden (Oculaeguttae, Unguenta ophthalmica, Collyria, Balnea ophthalmica, Lamellae etc.) abweichend vom Schema auf die entsprechenden deutschen Namen verwiesen, da diese alle mit „Augen..." beginnen.

# Abkürzungen und Symbole

**Stichwörter sind im erläuternden Text oft nur mit dem Anfangsbuchstaben abgekürzt.** Verschiedene Abkürzungen (z.B. Symbole für Maßeinheiten oder chemische Elemente) finden sich auch im Stichwortverzeichnis; allgemein übliche und verständliche Abkürzungen (z.B. „u." für „und", „f." für „für"; ferner „etc.", „usw.", „u.a." ...) sowie Abkürzungen von Eigenschaftswörtern, die auf -isch, -lich, -ig (z.B. chron. für chronisch) enden, sind der Übersichtlichkeit wegen im folgenden Verzeichnis nicht aufgeführt. Siehe auch unter Stichwort „Magistralformeln" und im Anhang den Abschnitt „Abkürzungen auf Rezepten".

| | |
|---|---|
| ® | Registriertes Warenzeichen |
| * | Verweis auf das entsprechende Stichwort |
| Å | Ångström(-Einheit), 1 Å = $10^{-10}$ m |
| $A_{1\%}^{1cm}$ | Absorption, spezifische |
| $\alpha_D^{20°C}$ | optische Drehung im 1-dm-Rohr bei 20°C im Natriumlicht |
| $[\alpha]_D^{20°C}$ | spezifische Drehung bei 20°C im Natriumlicht |
| aa | ana partes aequales (zu gleichen Teilen) |
| Abb. | Abbildung |
| Acid. | Acidum |
| alkal. | alkalisch |
| AMG | Arzneimittelgesetz |
| Antid. | Antidotum (Gegengift) |
| Anw. | Anwendung |
| Aq. | Aqua, Wasser |
| $A_r$ | Atommasse, relative |
| asym. | asymmetrisch |
| atm | Atmosphäre |
| äuß. | äußerlich |
| AZ | Alkoholzahl |
| b. | bei, beim |
| bakt. | bakteriologisch |
| BAnz | Bundesanzeiger |
| bas. | basisch |
| Bè | Baumè |
| ber. | berechnet |
| bes. | besonders |
| Best. | Bestandteil(e) |
| Bez. | Bezeichnung |
| BfArM | Bundesinstitut für Arzneimittel und Medizinprodukte |
| BGBl. | Bundesgesetzblatt |
| biol. | biologisch |
| BMG | Bundesministerium für Gesundheit |
| bot. | botanisch |
| Bq | Becquerel |
| bzw. | beziehungsweise |
| C | Celsius |
| c | zenti (als Vorsatz von SI-Einheiten, $10^{-2}$) |
| c | Konzentration in %(m/V) |
| ca. | ungefähr |
| chem. | chemisch |
| Ci | Curie (1 Ci = 37 GBq) |
| cL | Zentiliter |
| cm | Zentimeter |
| Cort. | Cortex |
| cP | Centipoise |
| CAS-Nr. | Chemical Abstracts Services (CAS) Registry Number |
| cSt | Centistokes |
| d | dezi (als Vorsatz von SI-Einheiten, $10^{-1}$) |
| d | Tag |
| d, D. | Dichte (in g/mL bei 20°C, wenn nicht anders angegeben) |
| $d_4^{20}$ | relative Dichte bei 20°C (bezogen auf die Dichte von Wasser bei 4°C) |
| DAB(n) | Deutsches Arzneibuch (n. Ausgabe) |
| DAB96 | Deutsches Arzneibuch, Ausgabe 1996 |
| DAC | Deutscher Arzneimittelkodex (DAC86: Ausgabe 1986) |
| Darst. | Darstellung |
| DC | Dünnschichtchromatographie |
| Dest. | Destillation |
| dil. | dilutus (a, um) (verdünnt) |
| Dos. | Dosierung |
| E. | Einheit |
| ε | Absorption, molare (früher Extinktion, molare) |
| EB6 | Ergänzungsband zum DAB6 |
| ED | Einzeldosis |
| Einw. | Einwirkung |
| elektr. | elektrisch |
| engl. | englisch |
| entspr. | entsprechend |
| Entw. | Entwicklung |
| Ep. | Erstarrungspunkt |
| ev. | eventuell |
| ext. | extern |
| Extr. | Extractum |
| EZ | Esterzahl |
| Fam. | Familie |
| FH | Formularium Helveticum |
| flüss. | flüssig |
| Flüss. | Flüssigkeit |
| Flor. | Flores |
| Fol. | Folium, Folia |
| franz. | französisch |
| Fruct. | Fructus |
| G | Giga (als Vorsatz von SI-Einheiten, $10^9$) |
| g | Gramm |

| | |
|---|---|
| GED | Gebräuchliche Einzeldosis |
| Geh. | Gehalt |
| gel. | gelöst |
| Gem. | Gemisch |
| gem. | gemischt |
| Gesch. | Geschichte, Geschichtliches |
| Gew. | Gewinnung |
| gew. | gewonnen |
| glänz. | glänzend |
| gr. | griechisch |
| HAB1 | Homöopathisches Arzneibuch 1. Ausgabe (1979) |
| HAB1.n | Homöopathisches Arzneibuch, n. Nachtrag zur 1. Ausgabe (1979) |
| Hba. | Herba |
| Heim. | Heimat |
| heim. | heimisch |
| Herst. | Herstellung |
| **HOM** | Homöopathie |
| hom. | homöopathisch |
| HWZ | Halbwertszeit |
| hygr. | hygroskopisch |
| i.d.F. | in der Fassung |
| I.E. | Internationale Einheit(en) |
| i.m. | intramuskulär |
| Ind. | Indikation(en) (Heilanzeige) |
| Inhaltsst. | Inhaltsstoffe |
| Inkomp. | Inkompatibilität(en), Unverträglichkeit(en) (mit) |
| inkomp. | inkompatibel, unverträglich |
| INN | International Nonproprietary Name (Internationaler Freiname) |
| inn. | innerlich |
| INNv | vorgeschlagener INN |
| int. | intern |
| IUPAC | International Union for Pure and Applied Chemistry |
| i.v. | intravenös |
| IZ | Iodzahl |
| J | Joule |
| K | Kelvin |
| k | Kilo (als Vorsatz von SI-Einheiten, $10^{3}$) |
| KG | Körpergewicht |
| Kontraind. | Kontraindikation(en) |
| Konz. | Konzentration |
| konz. | konzentriert |
| kPa | Kilopascal ($10^{3}$ Pascal) |
| krist. | kristallin |
| kult. | kultiviert |
| L | Liter |
| $\lambda$ | Wellenlänge |
| lat. | lateinisch |
| LD | letale (tödliche) Dosis |
| Lign. | Lignum |
| Liq. | Liquor |
| Lit. | weiterführende Literatur |
| Lsg. | Lösung |
| M | Mega (als Vorsatz von SI-Einheiten, $10^{6}$) |
| m | milli (als Vorsatz von SI-Einheiten, $10^{-3}$) |
| $\mu$ | my, mikro (als Vorsatz von SI-Einheiten, $10^{-6}$) |
| m- | meta- |
| MAK | Maximale Arbeitsplatzkonzentration |
| max. | maximal |
| med. | medizinisch |
| MED | Maximal-Einzel-Dosis |
| mind. | mindestens |
| Mixt. | Mixtura (Mischung) |
| mL | Milliliter |
| m/m | Masse in Masse (in Zusammenhang mit Prozent-Angaben) |
| Mod. | Modifikation |
| mol | Mol |
| $M_r$ | molare Masse, relative |
| MTD | Maximal-Tages-Dosis |
| m/V | Masse in Volumen (in Zusammenhang mit Prozent-Angaben) |
| N | Newton |
| n | nano (als Vorsatz von SI-Einheiten, $10^{-9}$) |
| $n_D^{20°C}$ | Brechungsindex bei 20°C im Natriumlicht |
| Nachw. | Nachweis |
| Nat. | in der Natur |
| nat. | natürlich |
| n.B. | nach Bedarf |
| Ndschlg. | Niederschlag |
| Nebenw. | Nebenwirkungen |
| NFA | Neues Formularium Austriacum |
| NRF | Neues Rezeptur-Formularium |
| o- | ortho- |
| Od. | Ordnung |
| ÖAB(n) | Österreichisches Arzneibuch (n. Ausgabe) |
| ÖAB94 | Österreichisches Arzneibuch, Ausgabe 1994 |
| Off., off. | offizinell; in einem (ev. auch nicht mehr geltenden) Arznei- oder Ergänzungsbuch beschrieben |
| OHZ | Hydroxylzahl |
| Ol. | Oleum |
| opt. | optisch |
| org. | organisch |
| OZ | Ordnungszahl (Protonenzahl) |
| P | Poise (entspricht 0.1 Pa · s) |
| p | pico (als Vorsatz von SI-Einheiten, $10^{-12}$) |
| p- | para- |
| Pa | Pascal |
| Pfl. | Pflanze |
| pflanzl. | pflanzlich |
| Ph.Eur.x | Pharmacopoea Europaea, Europäisches Arzneibuch, x. Ausgbe |
| Ph.Helv.7 | Pharmacopoea Helvetica, Arzneibuch der Schweiz (7. Ausg.) |
| pharmak. | pharmakologisch |
| pharmaz. | pharmazeutisch |
| phys. | physikalisch |
| physiol. | physiologisch |
| $pK_s$ | Säurekonstante |
| Plur. | Plural (Mehrzahl) |
| PM | Praescriptiones Magistrales |
| pp | pro parte |
| ppm | parts per million ($1/10^{6}$) |
| POZ | Peroxidzahl |
| pur. | purus (a, um) |
| QZ | Quellungszahl |
| radiol. | radiologisch |
| s | Sekunde |
| s. | siehe |

| | |
|---|---|
| s.a. | siehe auch |
| s.c. | subkutan |
| Schmp. | Schmelzpunkt |
| Sdp. | Siedepunkt |
| Sem. | Semen |
| sicc. | siccus, siccatus (trocken, getrocknet) |
| sied. | siedend |
| Sing. | Singular (Einzahl) |
| Sir. | Sirupus |
| Sol. | Solutio (Lösung) |
| Spec. | Species (Teegemisch) |
| Spir. | Spiritus |
| ssp. | Subspecies (Unterart) |
| statist. | statistisch, in der Statistik |
| St | Stokes |
| Std. | Stunde(n) |
| Stip. | Stipites |
| Stpfl(n). | Stammpflanze(n) |
| sym. | symmetrisch |
| Syn. | Synonym |
| synth. | synthetisch |
| SZ | Säurezahl |
| T. | Teil(e) |
| Tab. | Tabelle |
| Tbc. | Tuberkulose |
| Tct. | Tinctura (Tinktur) |
| TD | Tagesdosis |
| techn. | technisch |
| Temp. | Temperatur |
| tgl. | täglich |
| Ther. | Therapie |
| Tox. | Toxikologie |
| Tr. | Tropfen |
| UA | Unverseifbare Anteile |
| übl. | üblich(e) |
| Ungt. | Unguentum (Salbe) |
| USP | The United States Pharmacopeia, Arzneibuch der USA |
| v.a. | vor allem |
| var. | Varietas (Varietät) |
| Verbdg(n). | Verbindung(en) |
| verd. | verdünnt |
| Verd. | Verdünnung |
| verord. | verordnet |
| verschd. | verschieden |
| Verw. | Verwendung |
| vet. | veterinärmedizinisch |
| vgl. | vergleiche |
| Vit. | Vitamin |
| VO | (behördliche) Verordnung |
| volkst. | volkstümlich |
| Vork. | Vorkommen |
| vork. | vorkommend |
| V/V | Volumen in Volum (in Zusammenhang mit Prozent-Angaben) |
| VZ | Verseifungszahl |
| Wechselw. | Wechselwirkung(en) |
| Wirk. | Wirkung |
| z. | zum |
| Zers. | Zersetzung |
| ZNS | Zentralnervensystem |
| Zuber. | Zubereitungen, pharmazeutische |
| Zstzg. | Zusammensetzung |
| zus. | zusammen |

# A

**A:** **1.** Symbol f. Ampere*; **2.** Zeichen f. Absorptionsvermögen*; **3.** Abk. f. Adenosin*.

**a:** **1.** Symbol f. das Präfix (SI-Vorsatz) Atto (Zehnerpotenzfaktor f. $10^{-18}$); **2.** Symbol f. Jahr (*lat.* annus).

**Å:** Ångström, s. Angström-Einheit.

α: gr. Buchstabe alpha, s.a. Alpha.... .

**aa:** ana partes aequales, zu gleichen Teilen.

**α, β, γ . . . ω:** griechische Buchstaben; dienen in der Chemie zur fortlaufenden Bez. der C-Atome, die funktionellen Gruppen* benachbart sind. Das unmittelbar benachbarte C-Atom erhält die Bez. α, das nächste β usw.; das am weitesten entfernte C-Atom wird auch mit ω (omega), dem letzten Buchstaben des griechischen Alphabets, bezeichnet.

**AAppO:** Approbationsordnung für Apotheker, s. Apotheker.

**AAR:** Abk. f. Antigen-Antikörper-Reaktion*.

**AAS:** Abk. f. Atomabsorptionsspektroskopie, s. Spektroskopie.

**AB0-Blutgruppen:** ABNull-Blutgruppen, s. Blutgruppen.

**Abaka(faser):** s. Musa textilis.

**Abasie:** Unfähigkeit zu gehen.

**Abbaugranulate:** s. Granulieren.

**Abbau(stoffwechsel):** s. Katabolismus.

**Abbe-Refraktometer:** Refraktometer*, mit dem über den Grenzwinkel der Totalreflektion die Lichtbrechung (s. Brechungsindex) gemessen wird.

**Abbokinase®:** s. Urokinase.

**Abbrechverschluß:** auch Abdreh-, Abreiß-, Abschneideverschluß; s. Aufbrechverschluß, Aufreißverschluß.

**ABC:** *engl.* **A**rea **B**etween the **C**urves (Fläche zwischen den Kurven). Fläche zwischen der Harnspiegelkurve* (od. irgend einer anderen Kurve), deren Asymptote (entsprechend der max. ausgeschiedenen Arzneistoffmenge) u. der Ordinate.

**Abciximab:** ReoPro®; CAS-Nr. 143653-53-6; $M_r$ 47 456.0. Schmp. 208-210°C. Ein Fab-Fragment (s. Immunglobuline) des monoklonalen Antikörpers 7E3 mit humanen u. murinen Anteilen. Farblose Kristalle. **Wirk.:** bindet selektiv an den Glykoprotein-IIb/IIIa-Rezeptor menschlicher Thrombozyten u. verhindert deren Aggregation. **Anw.:** Thrombozytenaggregationshemmer. **Nebenw.:** Blutungen innerhalb von 36 h, Hypotonie, Erbrechen, Thrombozytopenie, Hämatom, anaphylaktische Reaktionen. Kontraind.: innere Blutungen, allg. größere Operationen der letzten 2 Monate, schwere Leber- u. Nierenfunktionseinschränkungen. Wechselw.: Heparin. HWZ 10 min (Initialphase) u. 30 min (sekundäre Phase). **Übl. Dos.:** Parenteral: i.v. 0.25 mg/kg KG.

**ABC-Pflaster:** s. Rheumapflaster.

**ABC-Trieb:** s. Backpulver.

**ABDA:** Abk. f. die 1950 geschaffene „Arbeitsgemeinschaft der Berufsvertretungen Deutscher Apotheker", mit Wirkung vom 1.1.1983 umbenannt in „Bundesvereinigung Deutscher Apothekerverbände – ABDA". Die ABDA ist die oberste Spitze der Standesorganisation der deutschen Apotheker. Sie besteht im wesentlichen aus der Bundesapothekerkammer* (s.a. Apothekerkammern) u. dem Deutschen Apotheker-Verein (s. Apothekervereine). Nicht eingetragener, nicht rechtsfähiger Verein mit Präsidium, Vorstand, erweitertem Vorstand, Mitgliederversammlung u. Hauptversammlung der deutschen Apotheker mit Sitz in Eschborn im Deutschen Apothekerhaus. Die ABDA vertritt die Interessen des Apothekerstandes auf Bundesebene, besonders bei Verhandlungen mit dem Bundesministerium f. Gesundheit u. den gesetzgebenden Körperschaften des Bundes, sowie bei Tagungen im Ausland. Sie ist Trägerin mehrerer Einrichtungen, u.a. des Deutschen Arzneiprüfungsinstituts* (DAI), des Arzneibüros* u. der Arzneimittelkommission* der Deutschen Apotheker (AMK), unterhält Stiftungen, gibt den Deutschen Arzneimittel-Codex* (DAC) sowie die Pharmazeutische Stoffliste* heraus u. veranstaltet die Deutschen Apothekertage*. Offizielles Organ: Pharmazeutische Zeitung (s. Pharmazeutische Fachzeitschriften).

**Abdampfen:** Entfernung einer Flüss. durch Verflüchtigung zur Gew. des Rückstands.

**Abdampfschale:** flache Porzellanschale zum Eindampfen von Lösungen.

**ABDATA Pharma-Daten-Service:** s. Arzneibüro.

**AB-DDR:** Arzneibuch der ehemaligen Deutschen Demokratischen Republik (DDR), s.a. Arzneibücher, Geschichte.

**Abdichten von Glasschliffen:** 1. mit wasserfreier Vaseline; 2. durch in Glycerol gelösten Zucker, falls mit fettlöslichen Substanzen gearbeitet wird; 3. bei besonders hohen Temperaturen durch Graphit; 4. mit Folien aus Polytetrafluorethylen* (Teflon®). **A. von Korkstopfen:** durch Bestreichen mit Chromgelatine, Wasserglas, Collodium, Acetonlack, Paraffin.

**Abdomen:** Bauch, Unterleib; **abdominalis:** zum Bauch gehörig.

**Abdoscan®:** s. Ferristen.

**Abdunsten:** Verdunsten eines Lösungsmittels, um die darin gelöste Substanz zur Kristallisation zu bringen.

**Abele:** Alber, Populus alba; s. Populus-Arten.

**Abelmoschus moschatus** Medik.: (Hibiscus abelmoschatus L.) Fam. Malvaceae (heim. Ostindien, kult. in allen Tropengebieten). Stpfl. v. **Semen Abelmoschi:** Moschuskörner, Ambrettekörner, Bisamkörner. **Best.:** 0.2 bis 0.6% äther. Öl, 7 bis 15% fettes Öl, Schleim, Harz. **Anw.** volkst.: als Stimulans; techn.: i. d. Parfümerie. **Oleum Abelmoschi seminis:** Moschuskörneröl, das äther. Öl aus den Samen. Gelbl. Öl od. feste Masse von moschusartigem Geruch, lösl. in Ethanol. **Best.:** Ambrettolid* (Träger des Moschusgeruchs), Farnesol, Ambretolsäure, Palmitinsäure. **Anw.:** i. d. Parfümerie.

**HOM:** *Abelmoschus:* die getrockneten Samen.

**Aberration**: Abirrung, die ungenaue Wiedervereinigung der von einem Punkt ausgehenden Lichtstrahlen nach Brechung durch Linsen. **Sphärische A.** (Bildfeldkrümmung) beruht auf der Verschiedenheit der Vereinigungsweite der Achsenstrahlen (weiter Brennpunkt) u. Randstrahlen (naher Brennpunkt). **Chromatische A.** (farbige Ränder) beruht auf der verschiedenen Brechbarkeit der verschiedenen Farbenstrahlen, s. Dispersion.

**Abessinischer Tee**: s. Catha edulis.

**Abflammen**: Abtöten von Mikroorganismen auf hitzestabilen Gegenständen durch Bestreichen mit offener Flamme. Arbeitsmethode in der Bakteriologie* od. beim aseptischen Arbeiten.

**Abführende Mixtur**: s. Mixtura laxans.

**Abführender Tee**: s. Species laxantes.

**Abführende Suppositorien**: s. Suppositoria laxantes.

**Abführmittel**: Laxans (Plur. Laxantien), Laxativum(a) (*lat.* laxare erschlaffen), Purgativum(a) (*lat.* purgare reinigen), Kathartikum(a) (*gr.* καθαίρειν reinigen); Mittel zur Förderung u. Erleichterung der Defäkation (Stuhlentleerung). Die A. können z.B. nach dem Wirkungsort in Dünndarm- u. Dickdarmmittel (veraltet, da i.a. in beiden Darmabschnitten wirkend), nach der Stärke in Aperitiva (schwach), Laxantien (mittelstark), Kathartika (stark) u. Drastika (sehr stark) od. folgendermaßen nach der Wirkungsweise eingeteilt werden: **1. Gleitmittel:** Natriumdioctylsulfosuccinat* (wirkt zusätzlich oberflächenaktiv), Paraffinöl (reiner Schmiereffekt, Gefahr von Hypovitaminosen u. Verdauungsstörungen, obsolet). **2. Füllmittel u. Quellstoffe:** vergrößern das Volumen des Darminhaltes, können aber als Ballaststoffe* nicht verdaut u. resorbiert werden, z.B. Semen Lini, Tragant, Agar. **3. Osmolaxantien:** Osmotisch wirkende A.; isotone u. hypotone Lösungen (schnelle Wirkung, Aufweichen der Fäces) sowie hypertone Lösungen (langsamer Wirkungseintritt, Gefahr von Thrombosebildung u. Exsikkation) von salinischen A. wie Karlsbader Salz, Natriumsulfat (Glaubersalz), Magnesiumsulfat (Bittersalz) od. von Polyhydroxyverbindungen wie Glycerol, Sorbitol, Lactose, Lactitol u. Lactulose (regt zusätzlich die Darmperistaltik an) sowie Macrogole (z.B. PEG 3350, s. Polyethylenglykol). **4. Hydragog u. antiresorptiv wirkende A.:** wirken stimulierend auf die Darmtätigkeit, da sie (antiresorptiv) die Natrium- u. Wasserresorption vermindern u. gleichzeitig (hydragog) den Einstrom von Ionen u. Wasser in den Darm fördern. (Sie inaktivieren z.B. die membranständige Kalium/Natrium-ATPase, die an der ergieverbrauchenden Verhinderung der Wassersekretion ins Darmlumen beteiligt ist.) Hierzu zählen die Anthraglykosiddrogen (z.B. Fol. u. Fruct. Sennae, Rad. Rhei, Cort. Frangulae, Cort. Frangulae purshiani, Aloe; s.a. Anthraglykoside), Rizinusöl (Wirkprinzip ist die im Dünndarm durch Lipasen freigesetzte Rizinolsäure, s. Ricinus communis), Gallensäuren* u. diphenolische Abführmittel wie Bisacodyl* (geht einen enterohepatischen Kreislauf ein), Natriumpicosulfat* (wird im Darm in das freie Diphenol überführt) u. das früher häufig verwendete Phenolphthalein* (kann den Harn rosa färben). **5. A., die den Defäkationsreflex auslösen können:** Glycerol od. Sorbitol als Suppositorien od. Mikroklistier*, vgl. Klistier.

**Wirkungseintritt:** Mikroklistiere: nach 5 bis 12 min, Rizinusöl u. salinische A.: nach 2 bis 4 h, alle anderen nach 8 h. **Nebenw.:** Alle A. (mit Ausnahme der Füllmittel) bewirken bei regelmäßigem Gebrauch teilweise starke Störungen im Elektrolythaushalt. Insbesondere Kaliumverluste können zum einen die Wirk. von Herzglykosiden verstärken u. führen zu einer verminderten Darmmotilität (Circulus vitiosus), zum sogenannten Laxantienkolon (Abführmmittelkolon). Deshalb muß vor chronischer Verw. von A. gewarnt werden; s.a. Laxantienabusus. Weitere Nebenw. sind schwärzliche Pigmentierung der Dickdarmschleimhaut (Melanosis coli, Anthraglykoside), Fremdkörpergranulome (Paraffinöl), Darmentzündungen u. lebensbedrohliche Überempfindlichkeitsreaktionen (Phenolphthalein); akut: Blähungen (Quellstoffe) od. Bauchschmerzen (Anthraglykoside).

**Drastika:** haben nur noch eine geringe Bedeutung (z.B. in der Veterinärmedizin) od. sind verboten (Kalomel). Stark abführend mit Wirk. im Dünn- u. Dickdarm sind die Harze von Convolvulaceae (Ipomoea-Arten, Operculina turpethum) u. von Cucurbitaceae (Citrullus colocynthis, Bryonia-Arten) sowie Podophyllum u. Crotonöl. Die Wirkungsweise beruht auf einer Reizung der Darmschleimhaut (vermehrte Freisetzung von Mediatoren wie Histamin etc.).

**Abies alba** Mill.: (Abies pectinata (Lam.) DC., Pinus picea L.) Fam. Pinaceae, Edeltanne, Weißtanne, (mittleres Europa). Stpfl. v. **Oleum Abietis albae:** Oleum Pini piceae, Edeltannenöl, Weißtannenöl, Silbertannenöl; das durch Dest. mit Wasserdampf aus den Nadeln u. Zweigspitzen gew. äther. Öl; farblos u. angenehm balsamisch riechend. D. 0.867 bis 0.886. **Best.:** L-α-Pinen, L-Limonen, 5 bis 10% L-Bornylacetat, Laurinaldehyd, Santen. **Anw.:** zu Einreibungen bei Rheumatismus u. Muskelschmerzen, zu Brusteinreibungen u. als Zerstäubungsmittel bei Husten, Keuchhusten, Bronchitis; zu Tannenduftessenzen, Badeessenzen usw. **Oleum Templini:** Templinöl, Edeltannenzapfenöl (fälschl. auch Ol. Pini silvestris), das aus den Fruchtzapfen gew. äther. Öl. D. 0.851 bis 0.870. **Best.:** L-Limonen als Hauptbestandteil, L-α-Limonen, ca. 5% Borneol u.a. **Anw.:** in der Seifen- u. Parfümproduktion, zu Duftessenzen etc. Von Abies alba stammt ferner **Straßburger Terpentin** (Terebinthina argentoratensis), s. Terebinthina.

**HOM:** *Abies alba spag. Zimpel* (HAB1.5): die frischen, jungen, noch unverholzten Zweigspitzen mit Blättern u. unreifen Zapfen.

**Abies balsamea** (L.) Mill.: Balsamtanne, Stpfl. v. Balsamum canadense*.

**Abies canadensis**: s. Tsuga canadensis.

**Abies fraseri** (Pursh) Poir.: neben Abies balsamea (u. Tsuga canadensis) Stpfl. v. Balsamum canadense*.

**Abies nigra**: s. Picea mariana.

**Abies pectinata**: s. Abies alba.

**Abies sibirica** Ledeb.: Fam. Pinaceae, Sibirische Tanne (Nordostrußland, Zentralasien, Mongolei, Amurgebiet, Kamtschatka). Stpfl. v. **Piceae aetheroleum**: Fichtennadelöl (s. Picea abies) bzw. von **Oleum Abietis sibiricum:** (fälschl. als Oleum Pini sibiricum EB6, Sibirisches Fichtennadelöl bezeichnet) Sibirisches Edeltannenöl; das äther. Öl aus den Nadeln u. jungen Zweigspitzen; farblose bis schwach gelbl.-grüne Flüss.; $\alpha_D^{20°C}$ -37 bis -45°; D. 0.894 bis 0.924. **Off.:** DAB10. **Best.:** 30 bis 40% L-Bornylacetat, über 20%

Camphen 3 bis 4% Santen, α-Pinen, β-Pinen, ca. 10% Camphen, α-Phellandren, Dipenten u.a. **Anw.:** wie Latschenkiefernöl zu Einreibungen; in der Parfümerie; techn. zu Lacken, Desinfektionsmitteln usw.

**Abietinsäure:** $C_{20}H_{30}O_2$, $M_r$ 302.46. Schmp. 173-175°C. Eine Diterpensäure, isomer mit Neoabietinsäure; Hauptbestandteil des Colophoniums u. anderer Terpenharze (s. Harze), auch im Bernstein sind A.-Derivate enthalten. Gelbe Massen od. Blättchen. Leicht lösl. in Ethanol, Aceton, Methanol, wenig lösl. in Petrolether, unlösl. in Wasser. **Anw.:** in der Lack-, Seifen- u. Kunststoffindustrie, zur Herst. v. Estern; bei der Milch- u. Buttersäure-Gärung, da sie das Wachstum dieser Bakterien fördert.

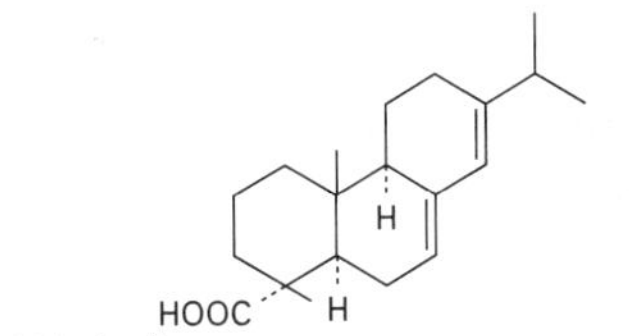

Abietinsäure

**Abklatschverfahren:** Methode zum Nachw. von Oberflächenkeimen, besonders in der Krankenhaushygiene.

**Abklingquote:** der pro Tag errechnete Wirkungsverlust eines Herzglykosids (s. Herzglykoside, Tab.3); nicht gleichzusetzen mit Elimination*.

**Abkochungen:** Decocta, Sing. Decoctum; s.a. Drogenauszüge, wäßrige. Die Extraktion der Droge mit vorgeschriebenem Zerkleinerungsgrad erfolgt in Wasser von über 90°C während 30 min. Danach wird heiß koliert, der Drogenrückstand schwach ausgepreßt u. nötigenfalls mit derjenigen Menge an siedendem Wasser nachgespült, die f. das vorgeschriebene Gewicht der A. erforderlich ist.

**Abmagerungsmittel:** s. Appetitzügler.

**ABNull-Blutgruppen:** AB0-Blutgruppen, s. Blutgruppen.

**Abomasus:** Labmagen, vierter Kälbermagen, aus dem das Lab* gew. wird.

**Abortivum(a):** Abtreibemittel; Mittel zur Herbeiführung einer Fehlgeburt, z.B. Chinin*, Ergotamine od. diverse Ätherischöldrogen (s. Olea aetherea, Tab.), deren Anwendung oft mit schwerer Schädigung der Mutter od. mit deren Tod verbunden; neuere (ungefährlichere) Abortiva sind Prostaglandine* (Sulproston*, Dinoproston*, Dinoprost*), Mifepriston* u. Trichosanthin (s. Trichosanthes kirilowii).

**Abort(us):** Fehlgeburt.

**Abrasivum:** Schleifmittel, Poliermittel, z.B. auch in Zahnpasten (Calciumhydrogenphosphat etc.).

**Abraumsalze:** die über Steinsalzlagern (Staßfurt) lagernden Calcium-, Kalium-, Magnesiumsalze, die erst abgeräumt werden müssen, um an das Steinsalz zu gelangen. Früher als wertlos beseitigt, jetzt Hauptausgangsprodukte zur Gew. von Kaliumsalzen (Kalidünger), ferner zu Badesalzen (Staßfurter Badesalz).

**Abricolin:** 4-Hydroxynonansäurelacton, Kokosaldehyd; $C_9H_{16}O_2$, $M_r$ 156.1. Gelbliche Flüss. D. 0.9703 (15°C). **Anw.:** f. Parfüms u. Essenzen.

**Abrieb: Friabilität, Roll- u. Schüttelverschleiß**; gibt neben der Druckfestigkeit (s. Bruchfestigkeit von Tabletten), der Biegefestigkeit (s. Biegung) u. der Härte Auskunft über die mechanische Festigkeit (physikalische Stabilität) von Tabletten (s. Compressi). Zur Bestimmung des Abriebes wird eine Anzahl entstaubter Tabletten gewogen u. eine bestimmte Zeit einer definierten Fall-, Roll-, Rutsch- u. Schüttelbelastung ausgesetzt. Nach dem Entstauben werden die Tabletten gewogen u. der Masseverlust in Prozent berechnet; ausreichend stabile Tabletten weisen einen A. unter 1% auf. Die Bestimmung erfolgt entweder in einer *Weis-Fogh-Trommel,* in einem *Roche-Friabilator,* im Erweka Tablettenabriebprüf-Gerät, die alle nach demselben Prinzip arbeiten, od. man bedient sich der Turbula-Schüttelmaschine *(Turbula®-Mischer),* die mit mehreren Tablettenröhrchen bestückt werden kann. Bei den aufgezählten Abriebprüfgeräten treten verschiedene Rollbewegungen u. Fallhöhen auf. Die Friabilitäten sind deshalb untereinander nicht vergleichbar.

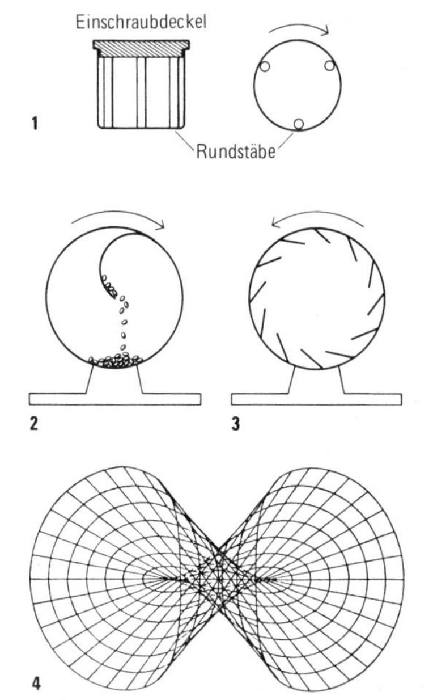

Abrieb:
Verschiedene Geräte zur Bestimmung der Friabilität; 1: Weis-Fogh-Trommel; 2: Roche-Friabilator; 3: Erweka-Abriebprüfgerät; 4: Bewegungsablauf der Turbula-Schüttelmaschine [40, 131]

**Abrin:** Lektin aus Abrus precatorius*; eine Mischung aus 5 Glykoproteinen, $M_r$ 63 000 bis 67 000, die aus jeweils 2 miteinander über Disulfidbrücken verbundenen Peptidketten bestehen; vgl. Ricin.

**Abrotanum:** s. Artemisia abrotanum.

**Abrotin:** Alkaloid aus Artemisia abrotanum*.

**Abrus precatorius** L.: Fam. Fabaceae (Leguminosae), Paternostererbse (Tropen); in den Samen (früher als Semen Jequiritii in der Heilkunde) ist eines der bekanntesten u. giftigsten Lektine*, das Abrin*, enthalten. Die dekorativen (schwarzen u. roten) Samen sind manchmal Bestandteil (nicht ungefährlicher) exotischer Halsketten etc. (Verschlucken intakter Samen harmlos).

**ABS:** **1.** Abk. f. Alkylbenzolsulfonate. Wichtige synthetische Waschrohstoffe, prakt. in allen Vollwaschmitteln enthalten. Biol. abbaubar sind jene A., deren Alkylgruppe unverzweigt ist (z.B. Dodecylbenzolsulfonat, verschiedene Marlon® A Typen); s.a. Polyacrylnitril. **2.** Abk. f. Abscisinsäure*. **3.** Abk. f. **A**crylnitril, **B**utadien, **S**tyrol: ABS-Polymerisate.

**Abschälmethode:** s. Feathering.

**Abschlußgewebe:** *bot.* **Primäres A.** besteht aus Epidermis* (bei oberirdischen Organen) od. Rhizodermis* (bei der Wurzel). Zum Stoffaustausch (Gase, Wasser) dienen Spaltöffnungen (Stomata) bzw. (bei Wurzeln) Wurzelhaare etc. **Sekundäres A.** besteht aus verkorkten Zellen od. Kork (Exodermis*, Metaderm* od. Periderm*). Das **tertiäre A.** löst (bei Bäumen) das sekundäre A. ab u. tritt als Borke* auf.

**Abschwellende Nasentropfen mit Pantothenylalkohol:** s. Rhinoguttae.

**Abscisinsäure:** Abk. ABS, Abscisin, Dormin, (S)-(+)-5-(1'-Hydroxy-4'-oxo-2,6,6'-trimethyl-2-cyclohexen-1-yl)-3-methyl-*cis*,*trans*-2,4-pentadiensäure; $M_r$ 264.3. Schmp. 160-162°C; polymorph. Ein weitverbreitetes, vorwiegend hemmend wirkendes Pflanzenhormon (Phytohormon*), das chem. zur Gruppe der Sesquiterpene gehört. A. liegt in 2 stereoisomeren Formen vor (*cis-trans*-Form). Das *cis*-Isomere ist die vorherrschende Form in allen Pflanzen; kleine Mengen des *trans*-Isomeren werden nur gelegentl. gefunden. A. kommt in Pflanzen wahrscheinlich ubiquitär vor u. wirkt als Antagonist der Auxine*, Gibberelline* u. Cytokinine*. Sie inhibiert Wachstum u. Samenkeimung, induziert die Samenruhe u. fördert den Blatt- u. Fruchtabfall. Dementsprechend finden sich relativ große Mengen in Früchten, ruhenden Samen, Knospen u. welkenden Blättern. Die Bestimmung der A. erfolgt spektroskopisch u. mittels Biotests, die auf den wachstumshemmenden Eigenschaften beruhen. Biosynthese: noch ungeklärt; sowohl ein direkter Weg aus Isopentenylpyrophosphat über Geranyl- u. Farnesylpyrophosphat als auch die Bildung aus Carotinoiden durch photochemische Spaltung von Violaxanthin über Xanthin wird diskutiert. A. wurde 1963 von Addicot u. Lyon aus Baumwollkapseln u. von Wareing aus Ahornblättern erstmals isoliert. Die Strukturaufklärung gelang 1965.

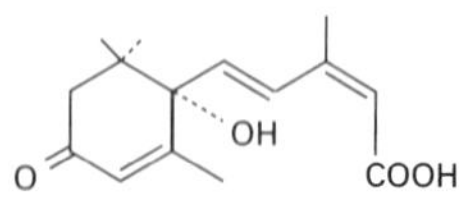


Abscisinsäure:
(S) - (+) - Abscisinsäure als Beispiel

**Abscission:** *bot.* das Abwerfen von Blättern, Blüten, Früchten od. anderen Pflanzenteilen nach Ausbildung einer Trennungszone*.

**Absinkdauer:** ihre Bestimmung dient zur Feststellung d. Saugfähigkeit von Watte u. Verbandmull*.

**Absinthin:** $C_{30}H_{40}O_6$, $M_r$ 496.62. Schmp. 179-180°C (Ethanol abs.) bzw. 165°C (Benzolsolvat, unter Zers.). Dimeres Sesquiterpenlacton, ein Proazulen, aus Artemisia absinthium*; **Strukturformel** s. Artabsin. Orange Nadeln von sehr bitterem Geschmack (s. Bitterwert), lösl. in Ethanol u. Ether, Benzol. **Anw.** med.**:** Bitterstoff, f. Tonika u. Amara. Dos. 0.1 bis 0.25 g; zur Aromatisierung von alkohol. Getränken.

**Absinth(ium):** s. Artemisia absinthium.

**Absolues:** s. Olea aetherea.

**Absolute Bioverfügbarkeit:** s. Bioverfügbarkeit.

**Absoluter Nullpunkt:** die tiefste Temperatur, die (aufgrund theoretischer Berechnungen) möglich ist, nämlich -273.15°C, entsprechend 0 K (Kelvin*), bei der es nach der klassischen Thermodynamik keine Bewegung d. Moleküle (Atome) mehr gibt. (In Wirklichkeit gibt es noch eine sog. Nullpunktsenergie u. Nullpunktsbewegung). Nach oben kennt man keine Temperaturschranke; vgl. absolute Temperatur*.

**Absolutes Maßsystem:** C-G-S- (Zentimeter-Gramm-Sekunde-) Maßsystem (im amtl. u. geschäftl. Verkehr gesetzl. nicht mehr zugelassen, ersetzt durch SI*). Einheit: 1 dyn, die Kraft, die der Masse von 1 Gramm die Beschleunigung von 1 cm in der Sekunde erteilt (1 dyn = 1 $g{\cdot}cm/s^2$); im SI-System: 1 dyn = $10^{-5}$ N (Newton).

**Absolute Temperatur:** auf den Absoluten Nullpunkt* bezogene Temperaturskala. Maßeinheit: K (Kelvin); nach Lord Kelvin (W. Thomson), 1824 bis 1907, der die thermodynamische Temperaturskala einführte; s. SI-Einheiten.

**Absorbable Dusting Powder:** Sterilisable Maize Starch (USP, BP), Biosorb®. Nicht quellende, sterilisierbare u. resorbierbare Pudergrundlage (vgl. ANM-Pudergrundlage), die durch Veretherung u. Vernetzung von Maisstärke mit Epichlorhydrin hergestellt wird. Zur Verbesserung der Gleitfähigkeit Zusatz von max. 2% Magnesiumoxid.

**Absorbance:** s. Absorptionskoeffizient.

**Absorbentium(a), Absorbens:** aufsaugendes Mittel; in seine Masse aufnehmender Stoff.

**Absorption:** (*lat.* absorbere verschlingen) **1.** *A. von Materie:* Art der Sorption*; Aufnahme (d.h. Eindringen) eines Sorptivs* (Gas) in die gesamte Masse der absorbierenden Substanz (Flüss. od. fester Stoff); keine reine Oberflächenerscheinung wie bei der Adsorption*. **2.** *pharmakokin.* s. Resorption. **3.** *A. von Strahlung:* Schwächung elektromagnetischer Strahlung*, z.B. eines Lichtstrahls beim Durchgang durch einen absorbierenden Körper (nicht also durch Streuung). Sie nimmt mit der Schichtdicke u. bei Lösungen auch mit der Konz. an Gelöstem zu. Die Lichtabsorption ist eine Stoffeigenschaft, die in enger Beziehung zum Molekülbau steht u. zu Identitäts- u. Reinheitsprüfungen dient; s. Absorptionskoeffizient u. Absorption, Spezifische; vgl. Spektroskopie.

**Absorptionsgrundlagen:** Absorption Bases, Absorptionsbasen. Wasseraufnehmende Salben. Zur Herst. v. haltbaren W/O-Salben (s. Unguenta). Es handelt sich um Gelsysteme (s. Gele, Kohlenwasserstoff-Gele, Lipogele od. Silicon-Gele), die nichtionogene Emulgatoren* (Typ W/O) mit niedrigem HLB-Wert* enthalten. Diese Emulgatoren liegen entweder nat. vor (z.B. Wollwachsalkohole im Wollwachs*) od. werden bei der Herst. der A. eingearbeitet (isolierte od. angereicherte Wollwachsalkohole bzw. Sorbitanfettsäureester*, niedrig ethoxylierte Fettalkohole (s. Polyoxyethylenfettalkoholether), Monoglyceride,

Fettalkohole). A. besitzen zwar ein hohes, aber begrenztes Wasseraufnahmevermögen; s. Wasserzahl. Therapeutisch stehen die A. zwischen den hydrophoben Kohlenwasserstoff- u. Triglyceridsalben u. den hydrophilen Zubereitungen (O/W-Cremes, Polyethylenglykol- u. Hydrogelsalben). A. besitzen einen Fettungs- u. einen gewissen Hautabdeckeffekt. Die Hautatmung wird geringer beeinflußt als durch hydrophobe Grundlagen. A. sind gut spreitbar u. optisch ansprechend. Heute werden auch Mischungen aus lipophilen Massen, Fettalkoholen u. O/W-Emulgatoren (mit hohem HLB-Wert*) als Absorptionsbasen bzw. -grundlagen bezeichnet; vgl. Unguentum emulsificans.

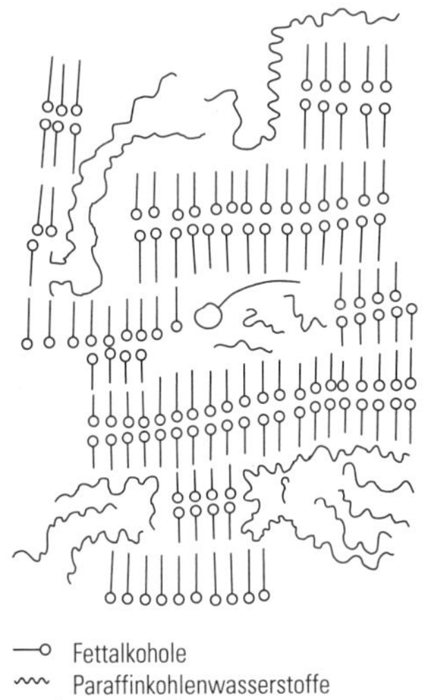


Absorptionsgrundlagen:
Schematische Darstellung einer aus Fettalkoholen und Paraffinkohlenwasserstoffen aufgebauten Absorptionsbase [9]

**Absorptionskoeffizient:** *syn.* Absorptionskonstante. **1.** Dimensionslose Stoff- bzw. Molekülkonstante, deren Größe von der Eigenschaft eines Stoffes abhängt, einfallendes Licht einer bestimmten Frequenz zu absorbieren. Nach dem Absorptionsgesetz nach Lambert u. Beer gilt:

$I = I_0 \cdot e^{-kl}$

bzw. bei Verw. des dekadischen Logarithmus ($a = k \cdot ln\ 10$):

$\log (I_0/I) = \log (1/T) = -\log T = a \cdot l = A$

Die Proportionalitätskonstante a ist der A. (früher *Extinktionskoeffizient*); $I_0$ ist die Intensität des eingestrahlten Lichtes u. I die Intensität dieses Lichtes nach dem von ihm in einem bestimmten Medium zurückgelegten Weg l; der Quotient $I/I_0$ wird als Durchlässigkeit D od. Transmission* T bezeichnet (meist in Prozent ausgedrückt); – log T ist das **Absorptionsvermögen** A (früher *Extinktion*, engl.* absorbance).

Der A. ändert sich mit der Frequenz des einfallenden Lichtes. Der A. eines Stoffes bei einer bestimmten Wellenlänge wird als *spezifischer Absorptionskoeffizient* $k_{sp}$ bezeichnet u. ermöglicht die quantitative Bestimmung eines gelösten Stoffes durch Photometrie* od. Kolorimetrie*, da nach dem Lambert-Beer-Gesetz in der Form

$A = \varepsilon \cdot c \cdot d$

die Absorption A eines *gelösten Stoffes* seiner Konzentration c proportional ist. In dieser Gleichung ist ε der **molare Absorptionskoeffizient**, wenn die vom Licht durchlaufene Schichtdicke d in cm u. die Konzentration c eines Stoffes in mol/L ausgedrückt wird. Seine Größe ($L \cdot mol^{-1} \cdot cm^{-1}$) wird durch Absorptionsmessungen von Lösungen bekannter Stoffkonzentrationen meist bei einem Absorptionsmaximum ermittelt u. hängt von der Art der absorbierenden Verbindung, vom Lösungsmittel u. dem pH-Wert der Lösung ab; vgl. Absorption, Spezifische.

**2.** Bunsen-Absorptionskoeffizient: Jenes Gasvolumen in Liter (reduziert auf Standardbedingungen, 0°C u. 101.3 kPa), das von einer Volumeneinheit eines Lösungsmittels bei einer definierten Temp. u. 101.3 kPa (760 mm Hg) gelöst wird.

**3.** Ostwald-Absorptionskoeffizient: (Löslichkeitskoeffizient) Verhältnis der Konzentration eines Gases in der Flüssigkeit zu der in der Gasphase.

**Absorption, Spezifische:** Symbol $A_{1\%}^{1cm}$; nach Ph.Eur.3 die optische Absorption einer 1%igen Lösung (m/V) eines Stoffes bei einer bestimmten Wellenlänge u. einer Schichtdicke von 1 cm. Der Zusammenhang zum molaren Absorptionskoeffizienten* ε ergibt sich aus

$A_{1\%}^{1cm} = 10\ \varepsilon / M_r$

(In Übereinstimmung mit IUPAC, DIN u. SI-Einheiten sollten spezifische Größen eigentlich masse- u. nicht konzentrationsbezogen sein.) Die Bez. spezifische Extinktion* $E_{1\%}^{1cm}$ anstelle der spez. A. ist nicht mehr zulässig.

**Absorptionssalben:** s. Resorptionssalben.

**Absorptionsspektroskopie:** s. Spektroskopie.

**Absorptionsvermögen:** s. Absorptionskoeffizient.

**Abstandsgesetz:** s. Strahlenschutz.

**Abstandsquadratgesetz:** s. Strahlenschutz.

**Abstillmittel:** Laktationshemmer, Laktafugum*; Mittel, das die Milchproduktion hemmt bzw. unterdrückt; z.B. Estrogene, Estrogen-Androgen-, Estrogen-Androgen-Gestagenkombinationen u. Prolactinhemmer*. Die Anw. eines A. sollte wegen der Vorteile der Muttermilchernährung des Säuglings erst ab dem 3. Lebensmonat erfolgen, od. wenn Stillhindernisse (Flach- u. Hohlwarzen, Infektionen, Medikation der Mutter mit bestimmten Arzneistoffen u.a.) vorliegen.

**Abszisse:** *math.* erste Koordinate eines Punktes im *x,y,z-Koordinatensystem;* wird auf der x-Achse abgetragen; vgl. Ordinate.

**Abusus:** Mißbrauch.

**Abwehrmechanismen:** s. Immunsystem.

**Abwehrstoffe:** s. Antikörper.

**Abwehrstoffe, pflanzliche:** s. Phytoalexine.

**Ac:** *chem.* Actinium*.

**ac:** Präfix in der org.-chem. Nomenklatur: anticlinal; früher auch Abk. f. alicyclisch.

**Acacia catechu** (L.f.) Willd.: Fam. Mimosaceae (Leguminosae), (Vorder- u. Hinterindien, Ceylon) u. **Acacia suma** Kurz (Bengalen, östl. trop. Afrika). Stpfl. v. **Catechu:** Katechu, Pegu-Katechu, der getrocknete Extrakt aus dem Kernholz der Bäume. Dunkelbraune, bisweilen löcherige Stücke von muscheligem Bruch, geruchlos, von zusammenziehendem, bitterem, zuletzt süßlichem Geschmack, lösl. in siedendem Wasser u. Ethanol. **Inhaltsst.:** Catechine (2 bis 12%) u. Catechingerbstoffe (25 bis 60%), ferner Quercetin,

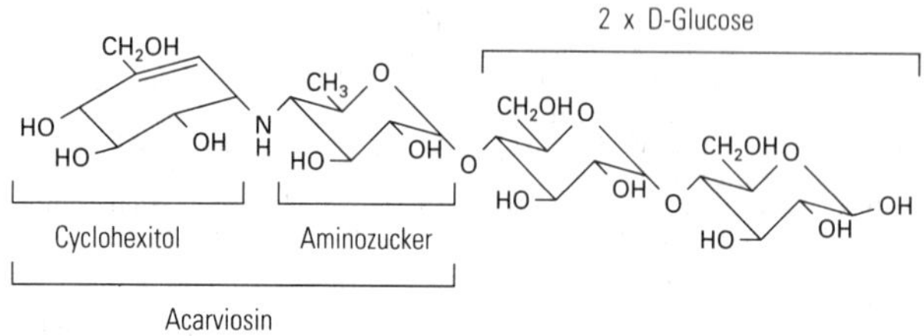


Acarbose

Quercitrin, Schleim. Pegu-Katechu enthält kein Fluorescin zum Unterschied von Gambir-Catechu (s. Uncaria gambir; grüne Färbung beim Schütteln mit Benzin od. Ether). **Anw.:** als Adstringens bei Diarrhö, ferner zu Mundwässern; techn. zum Gerben u. Färben von Leder. **Zuber.:** Tct. Catechu.

**Acaciae Gummi:** s. Gummi arabicum.

**Acaciae gummi dispersione desiccatum:** s. Gummi arabicum.

**Acacia farnesiana** (L.) Willd.: Fam. Mimosaceae (Leguminosae) (Westindien). Stpfl. v. **Flores Acaciae farnesianae:** Akazienblüten (fälschl. als Cassiablüten bezeichnet). **Inhaltsst.:** äther. Öl. **Anw.:** Antispasmodikum, Aphrodisiakum. **Oleum Acaciae farnesianae:** Akazienblütenöl, Cassiablütenöl; ein Extraktöl. **Anw.:** in der Parfümindustrie. **Best.:** ca. 11% Salicylsäuremethylester, p-Cresol, Benzaldehyd, Benzylalkohol u.a.

**Acacia senegal** (L.) Willd.: (A. verek Guill. et Perrott.) Fam. Mimosaceae (Leguminosae) Gummiarabikumbaum, **A. nilotica** (L.) Del. (A. arabica (Lam.) Willd.), **A. karroo** Hayne (A. horrida auct. non Willd.): Stpfln. v. Gummi arabicum*.

**Acacia suma:** s. Acacia catechu.

**Acajubaum:** s. Anacardium occidentale*.

**Acalypha indica** L.: Fam. Euphorbiaceae, Indisches Brennkraut (Ostindien, Ceylon, China, Abessinien). Stpfl. v. **Herba Acalyphae indicae:** Indisches Brennkraut. **Best.:** Acalyphin (Alkaloid), äther. Öl, Gerbsäure, Harz. **Anw.:** (bedeutungslos) als Expektorans u. Diuretikum, äuß. bei Hautausschlägen.

**HOM:** *Acalypha indica* (HAB1.4): frisches, blühendes Kraut; verord. z.B. b. trockenem Krampfhusten, Hämoptysis (Bluthusten).

**Acamprosat** INN: 3-Acetamido-1-propansulfonsäure, Campral®; CAS-Nr. 77337-76-9; $C_5H_{11}NO_4S$, $M_r$ 181.21. **Wirk.** u. **Anw.:** Alkohol-

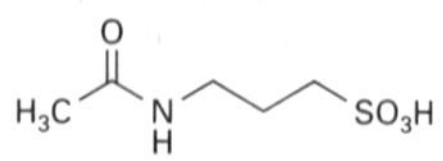

Acamprosat

entwöhnungsmittel; Antagonist am N-Methyl-D-aspartat-Rezeptor (NMDA-Rezeptor) u. an GABA*-ergen Neuronen. Ethanol* wirkt ebenfalls antagonist. an NMDA-Rezeptoren, durch ständigen Ethanolkonsum vermehren sich die Rezeptoren kompensatorisch u. werden empfindlicher, dadurch führt ein Alkoholentzug zur Übererregbarkeit verschiedener Hirnregionen. A. senkt das Verlangen nach Ethanol u. senkt die Rückfallrate bei Entzug. **Nebenw.:** Diarrhö, Erbrechen, gelegentl. veränderte Libido etc. Kontraind.: Nieren- u. Leberinsuffizienz, Schwangerschaft u. Stillzeit, Anw. bei Kinder, Erwachsene über 65 Jahren. Wechselw.: glz. Einahme von Nahrungsmitteln vermindert die Bioverfügbarkeit von A. **Übl. Dos.:** Oral: ab 60 kg KG 3mal 0.666 g A.-Calcium/d, unter 60 kg KG 0.666 g morgens, 0.333 g mittags u. abends; jeweils zu einer Mahlzeit (Therapiedauer ein Jahr). Gebräuchl. ist Acamprosat-Calcium.

**Acanthopanax senticosus:** s. Eleutherococcus senticosus.

**Acanthus mollis** L.: Fam. Acanthaceae, Acanthus (Südeuropa). Stpfl. v. **Herba Acanthi:** (Herba Brancae ursinae), Acanthusblätter, Bärenklau (vgl. Heracleum sphondylium). **Inhaltsst.:** Schleim. **Anw.:** Mucilaginosum.

**Acarbose** INN: Pseudotetrasaccharid aus Actinomycetes-Bakterienkulturen, Glucobay®; CAS-Nr. 56180-94-0; $C_{25}H_{43}NO_{18}$, $M_r$ 645.6. **Wirk.** u. **Anw.:** Antidiabetikum; verhindert als α-Glucosidasehemmer (s. Glykosidasehemmer) die Spaltung von Disacchariden (Saccharose), Stärke u. Dextrin; führt somit zu einer verzögerten Resorption von Glucose* aus der Nahrung. **Nebenw.:** Verdauungsstörungen, Durchfälle, Bauchschmerzen.

**Accela-cota**®: Dragieranlage; s. Dragieren.

**Acceptable Daily Intake:** s. ADI-Wert.

**Acchard, Franz Karl:** s. Saccharose.

**Accofil-Verfahren:** Verfahren zum Füllen von Hartgelatinekapseln auf kontinuierlich arbeitenden Hochleistungsmaschinen, die an ein Vakuum-Druckluftsystem angeschlossen sind. Das pulverförmige Füllgut wird durch ein angelegtes Vakuum in ein Dosierröhrchen angesaugt, verdichtet u. mittels eines leichten Druckluftstoßes aus dem Dosierröhrchen in das Kapselunterteil ausgestoßen.

**Accogel-Verfahren:** Verfahren f. die kontinuierliche Herst. u. Abfüllung von Weichgelatinekapseln (s. Capsulae). Ein Gelatineband wird auf rotierende Formwalzen gelegt u. durch Vakuum in Hohlformen mit perforierten Böden eingesogen; vgl. Upjohn-Verfahren. Die entstandenen Mulden werden mit flüssigem bis pulverförmigem Gut (vgl. Scherer-Verfahren) ausgefüllt u. darauf ein zweites Gelatineband zum Verschließen gelegt. Eine weitere Formwalze verschweißt beide Folien um das Füllgut u. stanzt die gefüllten Kapseln aus (besitzen im Vergleich zu den Scherer-Kapseln keine äquatorial verlaufende Schweißnaht). Anschließend wird auf eine Restfeuchte der Hülle von 7 bis 8% getrocknet.

**Ac-Di-Sol**®: s. Carboxymethylcellulose-Natrium, vernetzt.

**ACD-Stabilisatorlösungen:** Zusammenge-

**ACD-Stabilisatorlösungen**

| Zusammensetzung (Ph.Eur.3) | Stabilisatorlösung A | Stabilisatorlösung B |
|---|---|---|
| Natriumcitrat (Dihydrat) | 22.0 g | 13.2 g |
| Citronensäure-Monohydrat | 8.0 g | 4.8 g |
| od. wasserfreie Citronensäure | 7.3 g | 4.4 g |
| Glucose-Monohydrat | 24.5 g | 14.7 g |
| od. wasserfreie Glucose | 22.3 g | 13.4 g |
| Wasser für Injektionszwecke | zu 1000 mL | zu 1000 mL |
| *Verwendete Menge für voraussichtlich 100 mL Blut* | 15.0 mL | 25.0 mL |

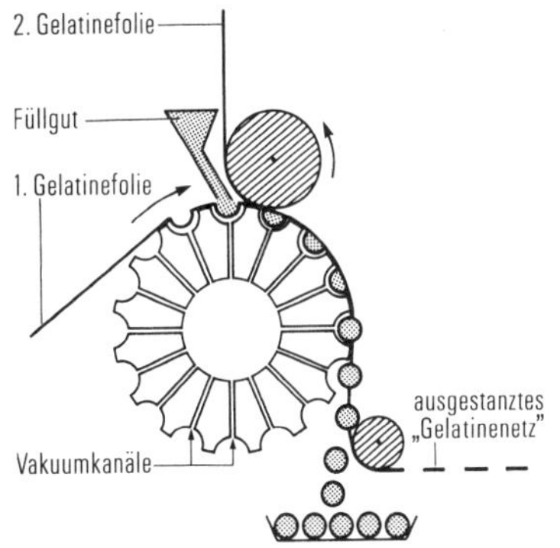

Accogel-Verfahren [131]

setzte Natriumcitratlösungen A u. B, Natrii citratis solutiones compositae A et B, Stabilisatorlösungen* f. Blutkonserven; bestehend aus Citronensäure (**A**cidum **c**itricum), Natriumcitrat, **D**extrose (Glucose) u. Wasser. pH-Wert 4.5 bis 5.0. Es gelten die an Infusionslösungen gestellten Anforderungen. Die CPD-Stabilisatorlösung* ist phosphathaltig; ACD-A- od. CPD-A-Stabilisatorlösungen enthalten noch Adenin; s.a. Blutersatz.

**ACE: 1.** nicht mehr verwendetes Alkohol-Chloroform-Ether-Gem. (im Verhältnis 1:2:3) zur Narkose. **2.** Angiotensin Converting Enzyme; s. Hormone (Gewebshormone der Niere).

**Acebutolol** INN: 3'-Acetyl-4'-(2-hydroxy-3-isopropylaminopropoxy)butyranilid, Neptal®, Prent®; CAS-Nr. 37517-30-9; $C_{18}H_{28}N_2O_4$, $M_r$ 336.43. **Strukturformel** s. β-Sympatholytika. Schmp. 119-123°C. **Anw.:** β-Rezeptorenblocker; besitzt eine hohe Kardioselektivität, bei gleichzeitig vorhandener intrinsischer, sympathomimetischer Aktivität. HWZ 3 bis 4 h bzw. 8 bis 13 h (Metaboliten). **Übl. Dos.:** oral: 2mal 0.2 g/d; parenteral: i.v. 0.0125 g/d f. Notfälle unter Blutdruckkontrolle; s.a. β-Rezeptorenblocker.

**Acebutololhydrochlorid:** Acebutololi hydrochloridum Ph.Eur.3; $C_{18}H_{29}ClN_2O_4$, $M_r$ 372.9. Schmp. 143°C. Farblose, nicht hygr. Kristalle. Leicht lösl. in Wasser u. Ethanol.

**Acecarbromal** INN: 1-Acetyl-3-(2-brom-2-ethylbutyryl)urea, Acetylbromdiethylacetylcarbamid, Acetylcarbromal; CAS-Nr. 77-66-7; $C_9H_{15}BrN_2O_3$, $M_r$ 279.14. Schmp. 109°C. Schwer lösl. in Wasser; leicht lösl. in Ethanol, Ethylacetat. **Anw.:** schwach wirksames Hypnotikum u. Sedativum aus der Gruppe der Bromharnstoffderivate; kaum noch verwendet, da es bei längerer Anw. durch Abspaltung von $Br^-$ (HWZ ca. 12 d) zu Symptomen eines Bromismus* kommen

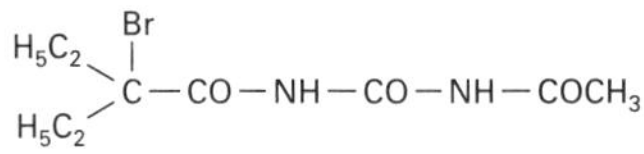

Acecarbromal

kann, ferner besteht die Gefahr der Gewöhnung u. Abhängigkeit. **Übl. Dos.:** oral: 0.25 g mehrmals tgl.

**Aceclidin** INN: 3-Chinuclidinylacetat, Glaucotat®; CAS-Nr. 827-61-2; $C_9H_{15}NO_2$, $M_r$ 174.2. **Anw.:** Parasympathomimetikum*, lokal am Auge bei Glaukom. **Nebenw.:** Reizung der Bindehaut, Augenbrennen, Kopfschmerzen.

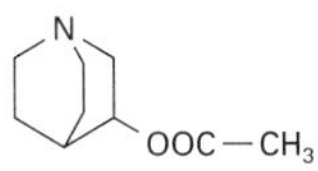

Aceclidin

**Acediasulfon** INN: 4-(4-Aminophenylsulfonyl)-phenylaminoessigsäure, 4-Sulfanilylanilinoessigsäure, Cioprin®; CAS-Nr. 80-03-5; $C_{14}H_{14}N_2O_4S$, $M_r$ 306.4. Schmp. 194°C. Lösl. in Methanol, Aceton u. Natronlauge. **Wirk.** u. **Anw.:** Chemotherapeutikum zur Anw. insbes. im Ohrenbereich.

**Acediasulfon-Natrium:** CAS-Nr. 127-60-6; $C_{14}H_{13}N_2NaO_4S$, $M_r$ 306.4.

**Acedoben** INNv: p-Acetamidobenzoesäure; CAS-Nr. 553-08-1; $C_9H_9NO_3$. **Anw.:** Virostatikum; s. Inosin Pranobex.

**Acefyllin:** 7-Theophyllinessigsäure, 1,2,3,6-Tetrahydro-1,3-dimethyl-2,6-dioxopurin-7-essigsäu-

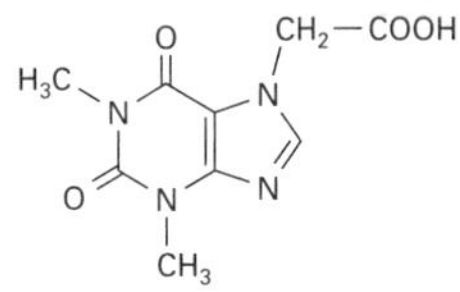

Acefyllin

re; CAS-Nr. 652-37-9; $C_9H_{10}N_4O_4$, $M_r$ 238.20. Schmp. 271°C aus Wasser. **Anw.:** Kardiakum, Broncholytikum*; Phosphodiesterasehemmer; s.a. Methylxanthine. Gebräuchl. sind auch Acefyllin-piperazin, Acefyllin-7-(2-dimethylaminoethoxy)-2-phenyl-4-chromenon, Acefyllin-(-)-3, 4-dimethyl-5-phenyl-2-thiazolidinimin, Acefyllin-3-pyridylmethanol. Hingewiesen sei auch auf Acefyllin-clofibrol.

**ACE-Hemmer**: Kurzbez. f. kompetitive Hemmstoffe des Angiotensin Converting Enzyme* (ACE), einem Gewebshormon der Niere (s. Hormone), z.B. Captopril, Enalapril, Ramipril, Cilazapril, Perindopril, Quinapril, Lisinopril, Benazepril, Fosinopril, Trandolapril, Moexipril; Strukturanalogie zur C-terminalen Endkette des Angiotensin I. Hemmen die Umwandlung von Angiotensin I durch ACE in Angiotensin II (ein hochwirksamer Vasokonstriktor, dessen Rezeptoren z.B. durch **Angiotensin-II-Blocker** wie Losartan* od. Valsartan* blockiert werden), wodurch die nachfolgende Freisetzung von Aldosteron (Natrium- u. Wasserretention) verhindert wird. Die Folge ist eine Abnahme des system. Gefäßwiderstandes u. Blutdruckabfall. Die Wirkungsintensität ist proportional der vorbestehenden Aktivierung des Renin-Angiotensin-Aldosteron-Systems (s. Hormone). Ind.: essentielle Hypertonie*, Herzinsuffizienz*. Cave: starker Blutdruckabfall (v.a. bei gleichzeitiger Ther. mit anderen Antihypertensiva*), reversible Einschränkung bzw. Verschlechterung der Nierenfunktion (v.a. bei vorgeschädigter Niere, Nierenarterienstenose). **Nebenw.:** Geschmacksstörungen, Hautreaktionen (v.a. Exantheme), selten Granulozytopenie, cholestatischer Ikterus. Kontraind.: Schwangerschaft u. Stillzeit, Nierenfunktionsstörungen, Aortenklappenstenose, Hyperaldosteronismus. Prostaglandinsynthesehemmer (z.B. Indometacin) schwächen die Wirk. ab.

**Acel-P Lederle®**: s. Pertussisimpfstoff, Azellulärer.

**Acemetacin** INN: O-[1-(4-Chlorbenzoyl)-5-methoxy-2-methyl-3-indolylacetyl]glykolsäure, Carboxymethylester von Indometacin*, Rantu-

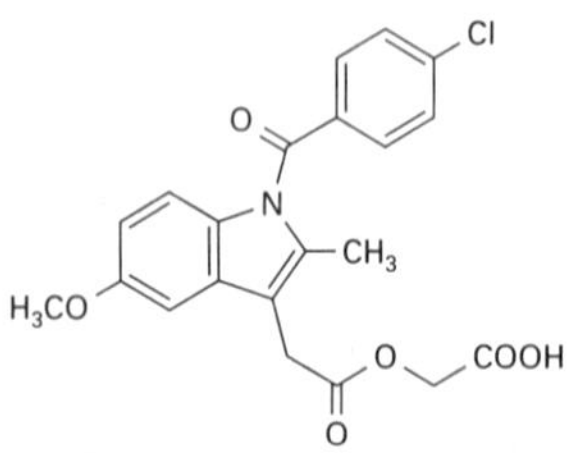

Acemetacin

dil®; CAS-Nr. 53164-05-9; $C_{21}H_{18}ClNO_6$, $M_r$ 415.83. Schmp. 150-153°C; polymorph. **Anw.:** Antiphlogistikum, Antirheumatikum. HWZ 5 h. **Übl. Dos.:** Oral: 30 bis 180 mg/d. **Nebenw.:** vgl. Indometacin.

**Acemethadon**: s. Acetylmethadol.

**Acenaphthen**: 1,8-Ethylennaphthalin; $C_{12}H_{10}$, $M_r$ 154.2. Farblose Kristalle, unlösl. in Wasser, lösl. in heißem Ethanol, Chloroform od. Benzol. Mitosegift. **Anw.:** zur Synthese von Insektiziden, Farb- u. Kunststoffen.

**Acenocoumarol** INN: 3-[α-(4-Nitrophenyl)-β-acetylethyl]-4-hydroxycumarin, Nicumalon, Sintrom®; CAS-Nr. 152-72-7; $C_{19}H_{15}NO_6$, $M_r$ 353.32. **Strukturformel** s. Warfarin. Schmp. 196-199°C. Prakt. unlösl. in Wasser u. organischen Lösungsmitteln, lösl. in Alkalien; lösl. 1:400 in Ethanol, 1:200 in Chloroform, lösl. in Ethylacetat. $pK_s$ 4.7. **Anw.:** Antikoagulans, zur Prophylaxe u. Behandlung thromboembolischer Erkrankungen; Vitamin-K-Antagonist. **Nebenw.:** Hautnekrosen,

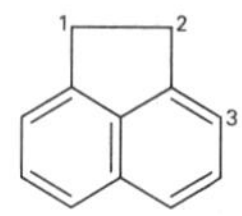

Acenaphthen

Übelkeit, Erbrechen, Haarausfall, Blutungen. Kontraind.: Blutungsneigung, offene Wunden, Operationen, schwere Leber- u. Nierenerkrankungen, Bluthochdruck, Hirnschlag. Vorsicht: Wechselw. mit zahlreichen Medikamenten! HWZ 8 bis 9 h bzw. 24 h (Metaboliten). **Übl. Dos.:** oral: 3- bis 4mal 0.004 g am 1. Tag, 1- bis 2mal 0.004 g ab 2. Tag. Überwachung des Patienten erforderlich.

**Acepromazin** INN: 1-[10-[3-(Dimethylamino)propyl]-10H-phenothiazin-2-yl]ethanon; CAS-Nr. 61-00-7; $C_{19}H_{22}N_2OS$, $M_r$ 326.5. **Wirk.:** vergleich-

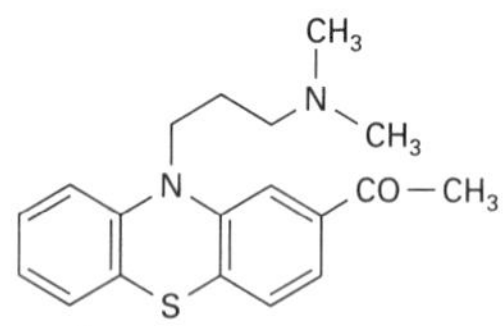

Acepromazin

bar mit Chlorpromazin*. **Anw.:** Neuroleptikum. **Übl. Dos.:** Oral: 2-3 mg 3mal/d.

**Acepromazinmaleat:** CAS-Nr. 3598-37-6; $C_{23}H_{26}N_2O_5S$. Schmp. 136°C. Gelbes Pulver. Lösl. in Wasser u. Ethanol, schwer lösl. in Ether. Eine 1%ige wäßrige Lsg. hat einen pH-Wert von ca. 4 bis 5. **Anw.:** auch vet. zusammen mit Etorphinhydrochlorid zur Ruhigstellung großer Tiere. **Dos.:** 13.5 mg entsprechen 10 mg A.

**Aceprometazin** INN: [10-(2-Dimethylaminopropyl)phenothiazin-2-yl]-methyl-keton; CAS-Nr. 13461-01-3; $C_{19}H_{22}N_2OS$, $M_r$ 326.47.

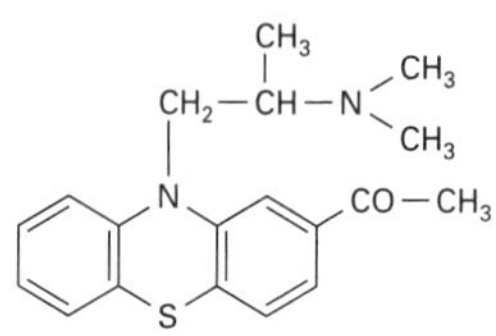

Aceprometazin

**Anw.:** Sedativum, Anxiolytikum meist in Kombinationen mit anderen Tranquilizern wie Dikaliumclorazepat* od. Meprobamat*. Gebräuchl. ist auch Aceprometazinmaleat.

**Acer**: scharf.

**Acerbon®**: s. Lisinopril.

**Acer negundo** L.: (Acer fraxinifolium, Acer aceroides) Fam. Aceraceae, Eschenblättriger Ahorn (atlant. Nordamerika, dort auch kultiv. zur Gew. von Ahornsaft u. Ahornzucker). Der Saft enthält im Frühjahr bis zu 5% Saccharose.

**HOM:** *Acer negundo:* die frische Stamm- u. Zweigrinde.

**Acerolakirsche**: s. Malpighia punicifolia.

**Acer saccharum** Marsh.: Fam. Aceraceae, Zuckerahorn (Nordamerika). Neben anderen Ahorn-Arten (z.B. Acer negundo*) Hauptlieferant von Ahornzucker (maple sugar); s. Saccharose.

**Acesulfam-K** INN: 6-Methyl-1,2,3-oxa-thiazin-4(3H)-on-2,2-dioxid-Kaliumsalz, Acetosulfam®; $C_4H_4KNO_4S$, $M_r$ 201.2. Schmp. 250°C. D. 1.83. Farblose Kristalle, lösl. in Wasser. **Anw.:** Süßstoff*.

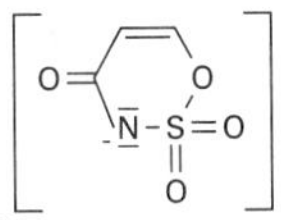

Acesulfam-K

**Acetaldehyd:** Ethylaldehyd, Ethanal; $CH_3$–CHO. Farblose Flüss. v. stech. (in kleinen Mengen angenehmem) Geruch, brennbar. D. 0.81. Schmp. -120°C. Sdp. 22°C. Leicht lösl. in Wasser, Ethanol, Benzol, Ether. Entsteht als Zwischenprodukt bei der alkoholischen Gärung; polymerisiert leicht z. Paraldehyd* u. Metaldehyd*. Darst.: durch Oxidation von Ethanol mit Braunstein od. Natriumdichromat u. Schwefelsäure; durch Dehydrierung von Ethanol über Silber od. Kupfer bei ca. 450°C, durch Anlagerung von $H_2O$ an Acetylen in Gegenwart von Quecksilbersulfat od. nach dem Wacker-Verfahren aus Ethylen u. Luftsauerstoff mit Hilfe von Wasser, $PdCl_2$ u. $CuCl_2$. Nachw. durch die übl. Aldehyd-Reaktionen (Reduktion von ammoniakal. Silbernitratlsg. u. von Fehling-Reagenz*). **Anw.:** wichtiges Zwischenprodukt bei der techn. Synthese org.-chem. Verbindungen, z.B. Essigsäure, 1-Butanol, Dioctylphthalat usw. (entdeckt 1774 von Scheele).

**Acetale:** durch Anlagerung von Alkoholen an die Carbonylgruppe von Aldehyden (Ketonen) entstehen *Halbacetale (Halbketale):* RCHO + HOR' → RCHOH(OR'). Wird ein weiteres Alkoholmolekül angelagert, bilden sich *Vollacetale (Vollketale):* RCHOH(OR') + HOR' → $RCH(OR')_2$ + $H_2O$. Als häufige Nebenprodukte bei der Oxidation von Alkoholen entstehen sie z.B. auch beim Altern von Weinen. Farblose Flüssigkeiten von angenehmem, blumigem Geruch, sie destillieren ohne Zers. u. werden von Alkalien nicht angegriffen; durch Kochen mit wäßrigen Säuren werden sie wieder in Aldehyd u. Alkohol zerlegt; sie sind daher in der präparativen Chemie als Schutzgruppen von Interesse. Ethylidendiethylether (Acetalum) war früher als Hypnotikum gebräuchlich.

**Acetalharze:** s. Polyacetalharze.

**Acetamid:** Essigsäureamid, $CH_3$–$CONH_2$. Weiße Kristalle. Schmp. 81°C. D. 1.16. Leicht lösl. in Ethanol u. Wasser (Mäusegeruch). **Anw.:** techn. als Lösungsmittelzusatz, Vulkanisationsbeschleuniger u. Stabilisierungsmittel.

**Acetamido-, Acetamino-:** s. Acetylamino-.

**p-Acetamidobenzoesäure:** s. Acedoben.

**Acetaminophen:** s. Paracetamol.

**Acetanhydrid:** s. Essigsäureanhydrid.

**Acetanilid:** Antifebrin, N-Phenylacetamid; CAS-Nr. 103-84-4; $C_6H_5$–NH–CO–$CH_3$, $M_r$ 135.17. Schmp. 113-115°C. Geruchlose, farblose, glänz. Kristalle od. weißes, krist. Pulver. Lösl. in 230 T. Wasser; in 22 T. siedendem Wasser; leicht lösl. in Ethanol, Chloroform, Ether. Darst.: durch Kochen von Anilin mit Essigsäure. **Anw.** med.: früher als Antipyretikum, Antineuralgikum; obsolet, weil es die roten Blutkörperchen schädigt (Methämoglobinbildung).

**Acetarsol(um)** INN: Acetaminohydroxyphenyl-arsonsäure, Acidum acetylamino-oxyphenylarsonicum, 3-Acetamino-4-hydroxy-benzol-1-arsonsäure; CAS-Nr. 97-44-9; $C_8H_{10}AsNO_5$, $M_r$ 275.1. Geh. an Arsen 27.0 bis 27.5%, ber. auf getrocknete Substanz. Lockeres, weißes bis fast weißes Pulver von schwach bitterem Geschmack; sehr schwer lösl. in Wasser (ca. 1:1500), wenig lösl. in Ethanol 90%, lösl. in verdünnten Alkalilaugen, Natriumhydrogencarbonatlösung, Ammoniaklösung (unter Salzbildung). **Anw.** med.: wie Arsphenamin* (Salvarsan), obsolet. MED 0.5 g, MTD 1.0 g.

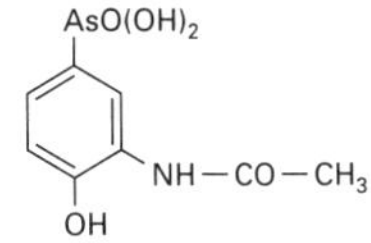

Acetarsol

**Acetat, Aktiviertes:** s. Acetyl-Coenzym A.

**Acetate:** Salze der Essigsäure*.

**Acetatfolie:** Folie aus Celluloseacetat* (durchschnittlicher Substitutionsgrad 2.8 – 3 Acetylgruppen pro Glucoseeinheit; entspricht 60 – 61.5% Essigsäure) mit 10 – 30% Weichmacher*-Zusatz. Glasklares, amorphes Material von besonderem Glanz, das unter Feuchtigkeitseinfluß leichte Quellung zeigt. A. ist beständig gegen wäßrige u. verdünnte alkoholische Lösungen (geringer Geh. an freien Hydroxylgruppen) sowie gegen Wärme u. Licht.

**Acetat-Mevalonat-Weg:** s. Terpene.

**Acetatseide:** acetylierte Cellulose; durchschnittlicher Substitutionsgrad 2 – 2.5 Acetylgruppen pro Glucose-Einheit. Herst.: das in Aceton gelöste Celluloseacetat wird durch Spinndüsen gepreßt, wobei das Aceton verdampft u. die entstandenen Strahlen zu Fäden erstarren, welche seidenartig glänzen. Weiterverarbeitung (zu Textilien) auf unterschiedliche Weise.

**Acetazolamid** INN: Acetazolamidum Ph.Eur.3, N-(5-Sulfamoyl-1,3,4-thiadiazol-2-yl)-acetamid, Diamox®, Glaupax®; CAS-Nr. 59-66-5; $C_4H_6N_4O_3S_2$, $M_r$ 222.25. Schmp. 258-259°C aus Wasser, unter Zers.; polymorph. Weißes, krist. Pulver. 1 T. lösl. in 1400 T. Wasser, in 400 T. Ethanol, in 100 T. Aceton, unlösl. in Tetrachlorkohlenstoff, Chloroform u. Ether, lösl. in Lösungen von Alkalihydroxiden. $pK_s$ 7.2 (25°C). **Anw.:** Diuretikum*, Carboanhydrase-Inhibitor, Glaukom, akute Pankreatitis. HWZ 2 bis 6 h. **Übl. Dos.:** oral: 3- bis 4mal 250-500 mg/d; Glaukom: 500 mg initial, dann alle 6 h 250 mg; parenteral: Injektion i.v., i.m. 0.5 g, bei Pankreatitis bis 2.5 g/d. Als Diuretikum kaum noch verwendet wegen begrenzter Wirksamkeit. **Nebenw.:** Hypokaliämie, Hyperurikämie, Verschlechterung bei

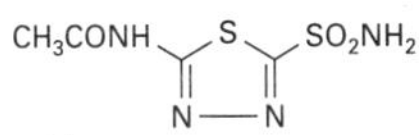

Acetazolamid

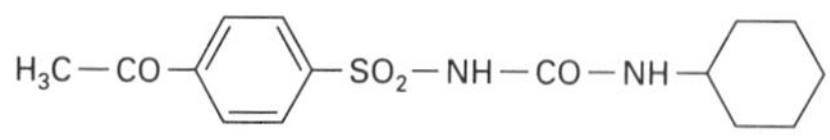

Acetohexamid

Zuckererkrankungen. Kontraind.: Hypokaliämie (therapieresistent), Niereninsuffizienz mit Anurie. Wechselw.: Glucocorticoide (steigern Kaliumausscheidung), Herzglykoside (Wirk. steigt), blutzuckersenkende Wirk. von Antidiabetika vermindert (Gefahr von Hyperglykämie). Gebräuchl. ist auch Acetazolamid-Natrium.

**Acetessigsäureethylester:** Acetessigester, Aether acetico-aceticus, β-Ketobuttersäure-ethylester; $CH_3$-CO-$CH_2$-$COOC_2H_5$, $M_r$ 130.14. Schmp. -44°C. Sdp. 180-184°C. D. 1.027. Ein Gem. der Keto- u. Enolform (s. Tautomerie). Farblose, obstartig riechende Flüss. Leicht lösl. in Wasser, mischbar mit Ether, Ethanol, Chloroform, Benzol. **Anw.:** bei Synthesen org. Verbindungen, in der Chromatographie als Laufmittel etc.

**Acetessigsäureethylester-Kondensation:** Claisen-Kondensation* zweier Moleküle Essigsäureethylester* zu Acetessigsäureethylester.

**Acetiamin** INN: 3-Acetylthio-4-[N-(4-amino-2-methylpyrimidin-5-ylmethyl)formylamino]-4-methyl-3-butenylacetat, O,S-Diacetylthiamin, Thia-

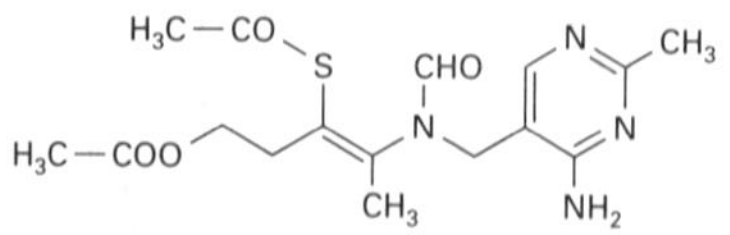

Acetiamin

neuron®; CAS-Nr. 299-89-8; $C_{16}H_{22}N_4O_4S$, $M_r$ 366.45. Schmp. 123-124°C aus Wasser. Lösl. in Wasser, Methanol. Übl. **Anw.:** Neurotropes Analgetikum. **Dos.:** oral: 2- bis 3mal 0.05 g/d. Gebräuchl. ist auch Acetiaminhydrochlorid. Vgl. Vitamin $B_1$ unter Vitamine.

**Acetmethylanilid:** s. Methylacetanilid.

**Acetobacter:** gramneg., aerobe Stäbchenbakterien (s. Bakterien), die organische Produkte zu organischen Säuren oxidieren, z.B. **Acetobacter aceti** (Essigbakterien), s. Essig*.

**Acetofenid:** chem. Kurbez. f. Methylphenylmethylen.

**Acetogenine:** s. Polyketide.

**Acetohexamid** INN: 1-[(p-Acetylphenyl)-sulfonyl]-3-cyclohexyl-urea; CAS-Nr. 968-81-0; $C_{15}H_{20}N_2O_4S$, $M_r$ 324.42. Schmp. zwischen 175 u. 191°C; polymorph. Fast unlösl. in Wasser. **Anw.:** Antidiabetikum. **Übl. Dos.:** 250 bis 500 mg/d.

**Acetoin:** 3-Hydroxy-2-butanon; $C_4H_8O_2$, $M_r$ 88.1. Angenehm riechende, farblose Flüss. D. 0.997. Schmp. 15°C. Sdp. 148°C. Mischbar mit Wasser u. Ethanol, wenig lösl. in Ether; reduziert Fehling-Reagenz*. Nat.: wichtiger Aromastoff von Butter, auch in untergärigen Bieren.

**Aceton:** Acetonum Ph.Eur.3, Dimethylketon, Propan-2-on, Essiggeist; CAS-Nr. 67-64-1; $CH_3$-CO-$CH_3$; $C_3H_6O$, $M_r$ 58.08. Schmp. -94.8°C. Sdp. 55.5-56.5°C. D. 0.790 bis 0.793. $n_D^{20°C}$ 1.358 bis 1.360. Klare farblose, aromatisch riechende u. scharf schmeck., leicht entflammbare u. flüchtige Flüss., mischbar mit Wasser, Ethanol, Ether, Chloroform. Vork. in Holzessig u. im Harn Zukkerkranker. Darst. früher durch trockene Dest. von Calciumacetat (Graukalk), durch frakt. Dest. aus Holzessig, durch bakterielle Zers. von Kohlenhydraten; heute durch Dehydrierung von Isopropylalkohol od. durch Überleiten von Acetylen u. Wasserdampf über ZnO bei 400°C. **Anw.:** techn. als Lösungsmittel f. Fette, Harze, Celluloid, Schießbaumwolle, Campher, Asphalt, Schellack, Acetatcellulose; zur Herst. v. Chloroform, Iodoform, zur Synthese von Sulfonal, zur Entwässerung mikroskop. Präparate, zur Gelatinierung von Nitrocellulose (rauchloses Pulver), zur Herst. v. Klebemitteln. **Tox.:** A. besitzt etwa gleiche narkotisierende Wirk. wie Ethanol. Einatmen wie auch Aufnahme durch die Haut kann zu Übelkeit, Erbrechen, Kopfschmerz bzw. Reizung der Atemwege führen. Tägliches Einatmen von ca. 15 bis 20 g über mehrere Tage führt zu Schläfrigkeit ohne sonstige Symptome. MAK: 1000 ppm.

**Acetonchloroform:** s. Chlorobutanol.

**Acetonid:** chem. Kurzbez. f. Dimethylmethylen.

**Acetonitril:** Methylcyanid; $H_3C$-C≡N, $C_2H_3N$, $M_r$ 41.05. Schmp. -45°C. Sdp. 81.6°C (76°C als azeotropes Gem. mit 16% Wasser). Etherartig riechende, giftige Flüss. MAK 40 mL/m³. $d_{20}^{20}$ ca. 0.78. $n_D^{20°C}$ 1.344. Dielektrizitätskonstante bei 20°C 37.5 (also höher als von Methanol). Mischbar mit fast allen Lösemitteln, außer gesättigten u. einigen ungesättigten Kohlenwasserstoffen. **Anw.:** in der org. Synthese; als Löse- u. Extraktionsmittel (z.B. auch von freien Fettsäuren aus Fetten), als Laufmittel in der Chromatographie etc.; Reagenz Ph.Eur.3.

**Acetonkörper:** Ketonkörper, s. Ketonurie.

**Acetonurie:** Ketonurie*; Auftreten von Aceton im Harn (bei Diabetes mellitus).

**Acetophenon:** Acetylbenzol, Methylphenylketon; $C_8H_8O$, $M_r$ 120.2. D. 1.03, Schmp. 20°C, Sdp. 202°C. Farblose od. schwach gelbe, leicht hypnotisch wirkende Flüss. Unlösl. in Wasser, lösl. in Ethanol, Ether, Benzol. Vork.: in Steinkohlenteer. Darst.: aus Benzol u. Acetylchlorid in Gegenwart von Aluminiumchlorid. **Anw.:** als Lösungsmittel (Farben, Celluloseether, Harze), f. Arzneimittelsynthesen u. Kunstharze.

**Acetophenon-4-diazoniumchlorid-Lösung:** s. 4-Aminoacetophenon.

**Acetostearine:** werden durch Acetylierung von Stearinen mit Essigsäurenanhydrid hergestellt; dienen zum Überziehen von Lebensmitteln (Fleisch, Wurst, Käse, Früchten usw.), da sie einen eßbaren, nichtfettenden, Geruch, Feuchtigkeit u. Schimmel fernhaltenden Überzug bilden.

**Acetosulfam®:** s. Acesulfam-K.

**Acetoxy-:** die Gruppe -O-CO-$CH_3$ in organ. Verbindungen.

**2-Acetoxybenzoesäure:** s. Acetylsalicylsäure.

**Acetphenetidin:** s. Phenacetin.

**Acetrizoesäure:** Acidum acetrizoicum, 2,4,6-Triiod-3-acetylaminobenzoesäure. Gebräuchl. sind das Natriumsalz (Natrii acetrizoas), Methylglucaminsalz u. Mischg. daraus. **Anw.:** Röntgenkontrastmittel.

**Acetum:** Essig*.

**Acetum concentratum:** Acidum aceticum dilutum, s. Essigsäure.

**Acetum plumbicum:** s. Blei(II)-acetat.

**Acetum pyrolignosum:** s. Holzessig.

**Acetum pyrolignosum crudum:** s. Holzessig.

**Acetum Sabadillae:** Sabadillessig, Läuseessig. Darst. nach DAB6: durch Kochen von Semen Sabadillae (s. Schoenocaulon officinale) mit Wasser u. Zufügen von Ethanol u. verd. Essigsäure. **Anw.** med.: früher gegen Kopfläuse (nicht auf die verletzte Kopfhaut bringen!).

**Aceturas, Aceturat:** chem. Kurzbez. f. N-Acetylglycinat.

**Acetyl-:** die Gruppe $CH_3$–CO– in org. Verbindungen.

**Acetylaceton:** 2,4-Pentandion, $CH_3$–CO–$CH_2$–CO–$CH_3$. 2 tautomere Formen. Farblose, brennbare Flüss. D. 0.972 bis 0.974, Schmp. -23°C, Sdp. 138-139°C. Anw. in d. Lack- u. Farbenindustrie, als Laufmittel in der Chromatographie sowie als Lösungsmittel f. Celluloseacetat.

**Acetylamino-:** Acetamido- (Acetamino-), die Gruppe –NH–CO–$CH_3$ in organ. Verbindungen.

**4-Acetylaminophenol:** s. Paracetamol.

**Acetylaminophenylarsinsaures Natrium:** s. Arsazetin.

**Acetylaminophenylsalicylat:** p-Acetamidophenylsalicylate, Acetaminosalol, Salophen; CAS-Nr. 118-57-0; $C_{15}H_{13}NO_4$, $M_r$ 271.26. Schmp. 190°C. Nicht mehr gebräuchliches Analgetikum.

**Acetylandromedol:** Andromedotoxin, Asebotoxin, Grayanotoxin I, Rhodotoxin; CAS-Nr. 4720-09-6; $C_{22}H_{36}O_7$, $M_r$ 412.53. Schmp. 258-270°C

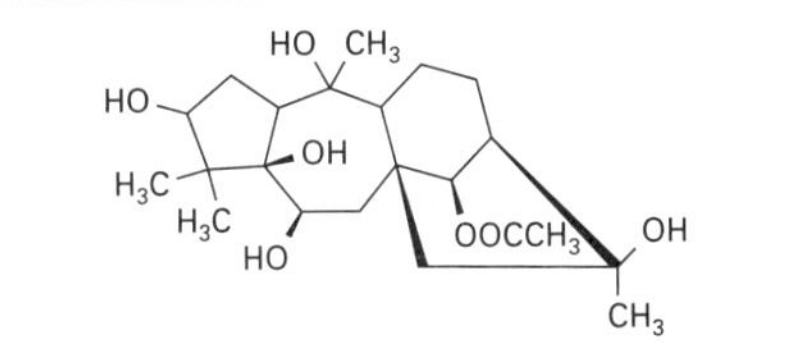

Acetylandromedol

(abhängig von der Aufheizgeschwindigkeit). $[\alpha]_D^{25°C}$ -8.8° (c = 2.3 in Ethanol). A. ist wie andere Grayanotoxine* eine giftige diterpenoide Polyhydroxyverbindung in verschiedenen Ericaceen-Arten von Kalmia, Rhododendron, Andromeda (nicht aber Andromeda polyfolia L.), Oxydendrum etc.; bisweilen im Bienenhonig (Gifthonig, s. Rhododendron ponticum). **Wirk.:** aconitinähnl. (rauschartige Zustände, Krämpfe u. Herzlähmung); ferner positiv inotrop u. (anhaltend) blutdrucksenkend in niedriger Dosierung. **Anw.:** Antihypertonikum.

**Acetylcellulose:** s. Celluloseacetat.

**Acetylchlorid:** Acetylum chloratum, Essigsäurechlorid, Ethanylchlorid; $CH_3$–COCl, $M_r$ 78.50. Sdp. 51-52°C; D. 1.13. Farblose Flüss. von stechendem Geruch, an feuchter Luft rauchend, mischbar mit Aceton, Chloroform, Ether, Eisessig, Petrolether, Schwefelkohlenstoff, Benzol, Toluol; zersetzt sich mit Wasser u. Alkoholen; feuergefährlich, reizt die Augen. Anw. in d. analyt. Chemie zur Bestimmung von Hydroxylgruppen in org. Verbindungen u. zur Unterscheidung tertiärer Amine von primären u. sekundären Aminen; in der synth. Chemie als Acetylierungs- u. Chlorierungsmittel.

**Acetylcholin:** Abk. ACh; biogenes Amin mit hoher biologischer Aktivität, $M_r$ 163.2. Neurotransmitter* an allen Nervenendigungen des parasympathischen (cholinergen) u. den präganglionären Synapsen des sympathischen Nervensystems, an den neuromuskulären Synapsen (Verknüpfungsstellen zwischen motorischen Nervenfasern u. Skelettmuskelzellen) u. im ZNS. Die **Biosynthese** erfolgt in der Nervenfaser aus Cholin* u. Acetat (von Acetyl-Coenzym A*) unter Katalyse der Cholin-Acetyl-Transferase (CAT); der **Abbau** erfolgt innerhalb von 0.1 ms nach Abgabe aus dem Speichervesikel in den synaptischen Spalt u. der Reaktion mit den Rezeptoren durch die Acetylcholinesterase (s. Cholinesterasen) wieder zu Cholin u. Acetat, die mit dem Blut abtransportiert od. wiederum in das präsynaptische Neuron aufgenommen werden. **Wirk.:** erregend auf *Muscarinrezeptoren:* postganglionäre parasympathische Rezeptoren an Auge, Herz, Bronchial- u. Darmmuskulatur. Auge: Pupillenverengung, Akkommodation auf die Nähe; Herz: negativ ino- u. chronotrop, Gefäßdilatation (nur bei Injektion, da die Gefäße selbst nicht parasympathisch innerviert sind, aber Rezeptoren besitzen); Kontraktion der glatten Muskulatur von Bronchien u. Gastrointestinaltrakt, Erhöhung der Sekretion von Speichel, Schweiß, Magensaft u. Bronchialsekret; Antagonist: Atropin*. *Nicotinrezeptoren:* *$N_1$-Rezeptoren:* präganglionäre sympathische u. parasympathische Rezeptoren; Antagonisten: Ganglienblocker*. *$N_2$-Rezeptoren:* an der quergestreiften Muskulatur, Kontraktion der Muskeln; Antagonisten: stabilisierende Muskelrelaxantien*; zentral: Muscarin- u. Nicotinrezeptoren; Steuerung der Acetylcholinfreisetzung über Stimulierung präsynaptischer Muscarinrezeptoren durch negativen Feed-Back. **Anw.:** zugunsten länger u. spezifischer wirkender Pharmaka selten (s.a. Acetylcholinchlorid, Parasympathomimetika).

**Acetylcholinchlorid** INN: Acetylcholinii chloridum, Acetylcholinium chloratum, Acetylcholini hydrochloridum, β-Acetoxy-ethyl-trimethylammoniumchlorid; CAS-Nr. 60-31-1; $C_7H_{16}ClNO_2$, $M_r$ 181.67. Farblose Kristalle od. weißes, krist. Pulver von schwach säuerlichem Geruch u. scharf salzigem Geschmack. A. ist stark hygr. Sehr leicht lösl. in Wasser, leicht lösl. in Ethanol, lösl. in Chloroform, wenig lösl. in Ether. **Off.:** ÖAB90, Ph.Helv.7. **Anw.:** zur Gefäßerweiterung, bei Zirkulationsstörungen (Antagonist des Adrenalins*), aufgrund des raschen Abbaus nur kurze Wirkdauer. **Übl. Dos.:** 0.02 bis 0.2 g subcutan od. i.m.; oral ist es unwirksam; s.a. Acetylcholin, Cholin.

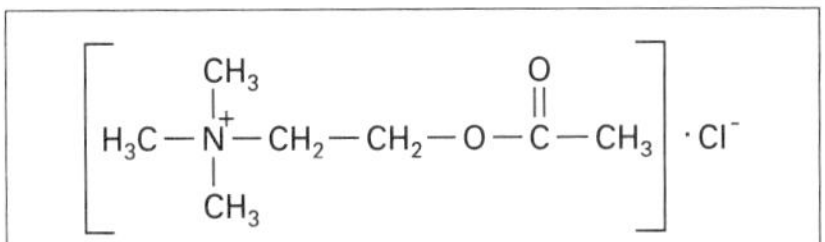

Acetylcholinchlorid

**Acetylcholinesterase:** Abk. AChE; s. Cholinesterasen.

**Acetyl-CoA:** s. Acetyl-Coenzym A.

**Acetyl-CoA-Carboxylase:** ein allosterisches Enzym, katalysiert die Carboxylierung von Acetyl-CoA zu Malonyl-CoA; enthält als prosthetische Gruppe das Vitamin Biotin, das kovalent durch Amidbindung an die ε-Aminogruppe eines spezifischen Lysinrests im Enzymprotein gebunden ist. Biotin dient zur Übertragung von $CO_2$ innerhalb eines zweistufigen Reaktionszyklus. A. katalysiert den geschwindigkeitsbestimmenden Schritt bei der Synthese von Fettsäuren.

**Acetyl-Coenzym A:** Acetyl-CoA, aktiviertes Acetat, aktivierte Essigsäure; $CH_3$–CO~S–CoA, ein Derivat der Essigsäure, bei dem der Essigsäurerest energiereich an die freie SH-Gruppe des Coenzym A* gebunden ist; $M_r$ 809.6. A. ist ein sehr reaktiver Thioester, der als universelles Zwischenprodukt bei zahlreichen Biosynthesen das $C_2$-Bruchstück (Acetylrest) liefert. Die frei werdende Energie (34.3 kJ/mol) hat dagegen als Energiespeicher keine Bedeutung. Bei den durch A. vermittelten Übertragungsreaktionen kann sowohl die Carboxylgruppe (elektrophile Reaktion) als auch die Methylgruppe (nucleophile Reaktion) reagieren. Die bedeutendsten Synthesewege von A. sind (1) die oxidative Decarboxylierung von Pyruvat, (2) der Abbau der Fettsäuren u. (3) der Abbau von bestimmten Aminosäuren. Die Bildung von A. erfolgt auch (a) durch Übertragung eines Acetylrestes von einem geeigneten Donator, z.B. Pyruvat, unter gleichzeitiger Reduktion von $NAD^+$, od. (b) durch Aktivierung des freien Acetats in einem ein- od. zweistufigen Prozeß mit Hilfe von ATP u. freiem Coenzym A. A. ist der Knotenpunkt des Kohlenhydratstoffwechsels* u. nimmt eine zentrale Stellung im gesamten Stoffwechsel ein. Produkte des Kohlenhydrat-, Fett- u. Proteinmetabolismus werden via A. f. den oxidativen Abbau in den Tricarbonsäurezyklus* eingeschleust. Der Acetylrest wird zur Synthese von Ester- u. Amidderivaten verwendet. A. ist außerdem Ausgangspunkt f. die Isoprenoidsynthese via Mevalonsäure u. für die Fettsäurebiosynthese.

**Acetylcystein** INN: Acetylcysteinum Ph.Eur.3, N-Acetyl-L-cystein, (R)-2-Acetamido-3-mercaptopropionsäure, Eurespiran®, Fluimucil®,

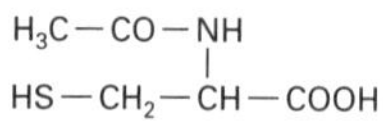

Acetylcystein

Muciteran®, Mucocedyl®, Mucret®, Muco Sanigen®; CAS-Nr. 616-91-1; $C_5H_9NO_3S$, $M_r$ 163.20. Schmp. ca. 105°C. 1 T. lösl. in 5 T. Wasser od. 4 T. Ethanol, prakt. unlösl. in Chloroform u. Ether. **Anw.:** Sekretolytikum, Mukolytikum; bewirkt eine Verminderung der Viskosität des Bronchialsekrets durch Spaltung v. Disulfidbindungen in den Mucoproteinen; Antidot bei Vergiftungen mit Paracetamol, Acrylnitril, Methacrylnitril, Methylbromid. Oft in Aminosäurelösungen für die parenterale Ernährung enthalten. HWZ 1 bis 2 h. **Übl. Dos.:** Oral: 2-3mal 200mg/d. Parenteral: i.m. 0.3 g, Kinder 0.15 g. Inhalation: 10%: 4- bis 6mal 4 bis 10 mL; 20%: 4- bis 6mal 2 bis 5 mL. Instillation: 10 bis 20%: 1 bis 2 mL alle 1 bis 4 h (bei Instillation u. Inhalation pH der Lsg. auf 7 bis 9 einstellen). Als Antidot: i.v. 100-300mg/kg Körpergewicht.

**Acetylcysteinderivate:** s. Glutathion.

**α-Acetyldigoxin:** 3'''-Acetyldigoxin, Lanadigin®, Sandolanid®; CAS-Nr. 5511-98-8; $C_{43}H_{66}O_{15}$, $M_r$ 822.4. Schmp. 225°C unter Zers. aus Methanol u. Chloroform. $[\alpha]_D^{20°C}$ +18.9° (Pyridin). Sehr wenig lösl. in Ethylacetat. Im Gegensatz zu β-Acetyldigoxin* ist bei α-A. die in Digitoxin* endständige Digitoxose in 3-Stellung acetyliert. Die Verbdg. entsteht durch enzymatische Abspaltung eines Glucosemoleküls aus Lanatosid C. Durch die höhere Lipophilie wird die Resorption gegenüber Digoxin verbessert. **Off.:** ÖAB90. **Anw.:** Herzglykosid*, bei Herzinsuffizienz. HWZ ca. 36 h (Metaboliten). **Übl. Dos.:** individuell; Initialdos.: 0.6 bis 0.8 mg, Erhaltungsdos.: 0.2 bis 0.4 mg.

**β-Acetyldigoxin:** 4'''-Acetyldigoxin, 3β-[4-O-(4-O-Acetyl-β-D-digitoxopyranosyl]-4-O-β-D-digitoxopyranosyl-β-D-digitoxopyranosyloxy]-12β, 14-dihydroxy-5β,14β-card-20(22)-enolid, Allocor®/-mite Tabletten, Digotab®, Longdigox®, Novodigal®, Digostada®; CAS-Nr. 5355-48-6; $C_{43}H_{66}O_{15}$, $M_r$ 822.4. Schmp. 240°C unter Zers. aus Ethanol/Chloroform. $[\alpha]_D^{20°C}$ +30.4° (c = 1.2 in Ethanol). $[\alpha]_D^{20°C}$ +30.5 bis +32.5° (c = 10 in Pyridin wasserfrei). Etwas besser lösl. in Essigester als α-Acetyldigoxin. Prakt. unlösl. in Wasser, wenig lösl. in Chloroform, lösl. in ca. 150 T. Ethanol, Methanol. Die Verbdg. entsteht durch Acetylierung von Digoxin*, die am C-4 der endständigen Digitoxose erfolgt. **Off.:** DAC86. **Anw.:** Herzglykosid*, bei Herzinsuffizienz. Dos. u. HWZ: s. α-Acetyldigoxin.

**Acetylen:** Äthin, Ethin; HC≡CH, $M_r$ 26.04. Litergewicht 0.906 (Luft: 1, bei 15°C). Brennbares Kohlenwasserstoffgas. Darst.: durch Zers. von Calciumcarbid mit Wasser od. durch therm. Zers. von Kohlenwasserstoffen, bes. Methan; giftig.

**Acetylene:** s. Alkine.

**Acetylierung:** Einführung der Acetylgruppe –CO–$CH_3$ in org. Verbindungen mit OH-, SH- od. $NH_2$–Gruppen; auch zur Bestimmung der Hydroxylzahl* mit Hilfe eines Acetylierungsgemisches* (nach der Acetylierung wird überschüssiges Acetanhydrid mit Natronlauge zurücktitriert).

**Acetylierungsgemisch:** zur Acetylierung*; Reagenz Ph.Eur.3: 25 mL Acetanhydrid ad 100 mL wasserfreies Pyridin.

**Acetylmethadol:** 6-Dimethylamino-4,4-diphenylheptan-3-ol-acetat, Acemethadon, Methadylacetat. **Anw.:** Analgetikum; vgl. Methadon.

**Acetylmethionin:** Methionamin, N-Acetyl-DL-methionin, DL-α-Acetamino-γ-methylmercaptobuttersäure; CAS-Nr. 1115-47-5; $C_7H_{13}NO_3S$, $M_r$ 191.3. Weißes, lockeres, krist. Pulver von eigenartigem Geruch; lösl. in 6 T. Wasser, 2 T. Ethanol. **Off.:** ÖAB90. **Anw.:** bei Lebererkrankungen. GED i.v. 0.3 bis 1.0 g; s.a. Methionin.

**Acetylmethylcholinchlorid:** Acetyl-β-methylcholinchlorid, s. Methacholinchlorid.

**Acetylneuraminsäure:** N-Acetylneuraminsäure, 5-Acetamido-3,5-didesoxy-α-D-glycero-D-galacto-2-nonulopyranosonsäure; $C_{11}H_{19}NO_9$, $M_r$ 309. Schmp. ca. 186°C unter Zers. Weiße, nadelförmige Kristalle; lösl. in Wasser u. Methanol, schwer lösl. in wasserfreiem Ethanol, prakt. unlösl. in Aceton, Chloroform u. Ether. Vgl. Acylneuraminsäure. **Anw.:** Reagenz Ph.Eur.3.

**Acetylphenetidin:** s. Phenacetin.

**Acetylphthalylcellulosum:** s. Celluloseacetatphthalat.

**Acetylsalicylsäure:** Acidum acetylosalicylicum Ph.Eur.3, 2-Acetoxy-benzoesäure, ASS, Alka-Seltzer®, Aspirin®, Aspro®, Colfarit®, Contrheuma®, Solpyron®, Trineral®, Contradol®, Godamed®; CAS-Nr. 50-78-2; $C_9H_8O_4$, $M_r$ 180.2. Schmp. 141-144°C (Sofortschmelzpunkt der reinen Substanz). Farblose Kristalle od. weißes,

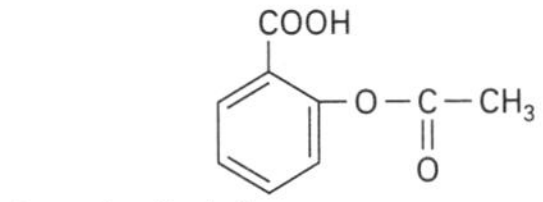


krist. Pulver von saurem Geschmack, geruchlos od. fast geruchlos. Leicht lösl. in Ethanol 90%, lösl. in Ether u. Chloroform, wenig lösl. in Wasser. Darst.: durch Einw. von Essigsäureanhydrid auf Salicylsäure; erste Synthese 1897 (Felix Hoffman). **Wirk.:** hemmt die Prostaglandinsynthese über die Cyclooxygenase* (insbes. COX-1); hemmt die Thrombozytenaggregation. **Anw.:** Analgetikum, Antirheumatikum, Thrombozytenaggregationshemmer. HWZ 0.25 h bzw. 3 bis 22 h (Metaboliten, dosisabhängig). **Dos.:** 0.5 bis 1.0 g mehrmals tgl.; als Antirheumatikum zu Beginn der Ther. 8.0 bis 12.0 g, dann 3.0 bis 5.0 g/d, jeweils in mehreren Einzeldosen; als Thrombozytenaggregationshemmer zur Thrombose- u. Myocardprophylaxe 0.5 g 3mal/d. **Tox.:** LD 20 bis 30 g mit ca. 50% Todesfällen. Gebräuchl. sind auch: Alumimiumacetylsalicylat, s. **Aloxiprin**, sowie Calciumacetylsalicylat u. dessen Molekülkomplex mit Harnstoff, s. **Carbasalat Calcium**.

**Acetylsalicylsäure, Lysinsalz:** s. Lysinacetylsalicylat.

**Acetylsalicylsäure-Tabletten:** s. Compressi acidi acetylosalicylici.

**DL-Acetyltryptophan:** Acetyltryptophanum racemicum, Racemisches Acetyltryptophan, (RS)-2-Acetamido-3-(3-indolyl)propionsäure; $C_{13}H_{14}N_2O_3$, $M_r$ 246.3. Schmp. ca. 205°C. Schwer lösl. in Wasser, lösl. in verdünnten Alkalihydroxidlösungen. **Off.:** DAB10.

**Acetyltyrosin(um):** (S)-2-Acetamido-3-(4-hydroxyphenyl)propionsäure; $C_{11}H_{13}NO_4$, $M_r$ 223.2. Schmp. 149°C. Leicht lösl. in Wasser. **Off.:** DAB10.

**Acetylum chloratum:** s. Acetylchlorid.

**Acevaltrat:** s. Valepotriate.

**Achäne:** *bot.* Frucht der Fam. Apiaceae u. Od. Asterales (Kompositen), s. Fruchtformen.

**AChE:** s. Cholinesterasen.

**Achelkraut:** s. Arctostaphylos uva-ursi.

**Achillea erba-rotta ssp. moschata** (Wulf.) I.B.K. Rich.: (A. moschata Wulf.) Fam. Asteraceae (Compositae), Moschusschafgarbe, Bisamgarbe, Ivakraut (Europa, Alpen). Stpfl. v. **Herba Ivae moschatae:** Herba Genippi veri, Moschusschafgarbenkraut, Ivakraut, Genippkraut, Bisamkraut. **Inhaltsst.:** 0.3 bis 0.6% äther. Öl (mit Cineol, Valeraldehyd, L-Campher), Achillin (Bitterstoff), Moschatin. **Anw.** volkst.: als Aromatikum (auch: Moschusblüten, Ivablüten). **Oleum Ivae moschatae:** Ivaöl, das äther. Öl aus dem Kraut. **Anw.:** i.d. Likörindustrie, zur Bereitung des Ivalikörs.

**Achillea millefolium** L.: Fam. Asteraceae (Compositae), Schafgarbe, Feldgarbe, Achillesgarbe, Grundheil (fast ganz Europa). Von A. millefolium gibt es zahlreiche Kleinarten u. chemische Rassen, die möglicherweise mit dem Ploidiegrad (di- bis octoploid) korrelieren; taxonomische Gliederung schwierig bzw. unsicher. Stpfl. v. **Herba Millefolii: Schafgarbenkraut**; die zur Blütezeit gesammelten Triebspitzen der Pflanze. **Off.:** DAB10, ÖAB91. **Inhaltsst.:** 0.1 bis über 1% äther. Öl (ÖAB91: mind. 0.2% u. mind. 0.005% Azulen, DAB10: mind. 0.2% u. mind. 0.02% Proazulene), Sesquiterpenlactone als Bitterstoffe, Phenolcarbonsäuren (z.B. Kaffee- u. Salicylsäure), ca. 3% Gerbstoffe, ca. 0.35% Cumarine, Flavonoide wie Apigenin u. Luteolin u. deren 7-O-Glucoside, Betaine u. andere N-haltige Verbindungen, Triterpene. Das *ätherische Öl* ist (je nach Abstammung der Pflanzen) sehr verschieden zusammengesetzt. Nach Wasserdampfdestillation tetraploider Pflanzen ist bis zu 40% Chamazulen enthalten. Im Gegensatz zu früheren Angaben sollen als Proazulene kein Matricin u. keine Matricinderivate, sondern andere azulogene Guaianolide wie 8-Acetoxyartabsin (Achillicin) enthalten sein. Weitere Sesquiterpenlactone sind z.B. Leukodin (Guaianolid) u. Millefin (Germacranolid); auch geringe Mengen Polyine sind vorhanden. *Chamazulenhaltiges Öl* enthält als Hauptkomponenten ca. 24% Azulene, α- u. β-Pinen sowie Caryophyllen. *Chamazulenfreies Öl* zeichnet sich vor allem durch Campher, Sabinen u. Cineol aus. **Wirk.** u. **Anw.:** ähnl. wie Kamille (s. Chamomilla recutita); antiseptisch, antiphlogistisch, spasmolytisch; volkst.: bei Hämorrhoidal- u. Gebärmutterblutungen, Menstruationsstörungen, bei Magen- u. Leberleiden, Appetitlosigkeit; äuß. zur Wundbehandlung, f. Umschläge, Spülungen u. Bäder bei entzündlichen Haut- u. Schleimhauterkrankungen. **Nebenw.:** Allergien (auch gegenüber anderen Asteraceen) möglich.

**Flores Millefolii:** Schafgarbenblüten, **Millefolii flos**, Schafgarbe. **Off.:** Ph.Helv.7. **Inhaltsst.:** ähnl. H. Millefolii; äther. Öl (mind. 0.2%), Gerbstoffe. **Anw.:** wie Herba M.

**HOM:** *Achillea millefolium ferm 33d* (HAB1.3), Achillea ex herba ferm 33d.

**HOM:** *Achillea millefolium* (HAB1.2), Millefolium: frisches, blühendes Kraut; verord. z.B. b. diffusen Blutungen, Krampfadern.

**HOM:** *Achillea millefolium spag. Zimpel* (HAB1.5), Millefolium spag. Zimpel: frische, blühende, ganze Pflanze.

**Achillea moschata:** s. Achillea erba-rotta ssp. moschata.

**Achillea ptarmica** L.: Fam. Asteraceae (Compositae), Wiesenbertram (Europa). Stpfl. v. **Herba Ptarmicae** u. **Rhizoma Ptarmicae**. **Inhaltsst.:** äther. Öl u. Gerbstoffe. **Anw.** volkst.: als Tonikum u. Adstringens.

**Achillesgarbe:** s. Achillea millefolium.

**Achlamydeische Blüte:** *bot.* Blüte ohne Blütenhülle, s. Blüte.

**Acholie:** Fehlen bzw. Versagen der Gallensekretion.

**Achotesaat:** s. Bixa orellana.

**Achromatisch:** ohne chromatische Aberration*.

**Achromobacter:** gramnegative, farbstoffbildende Stäbchenbakterien.

**Achromycin®:** s. Tetracyclin.

**Achroodextrine:** s. Dextrine.

**Achsenabschnitt:** s. Ausgleichsrechnung.

**Achylie:** Achylia gastrica, Fehlen d. Magensaftes, Salzsäuremangel.

**Achyrocline saturoides** (Lamarck) DC.: Fam. Asteraceae (Compositae) (Brasilien). **Inhaltsst.:** äther. Öl, Isognaphalin (Flavon). **Anw.:** Tonikum, Amarum, Umstimmungsmittel, zur Grippeprophylaxe. Aus dem Kraut sind Polysaccharidfraktionen gew. worden, die immunstimulierend wirken sollen.

**Aciclovir** INN: Aciclovirum Ph.Eur.3, 2-Amino-1,9-dihydro-9-[(2-hydroxy-ethoxy)methyl]-6H-pu-

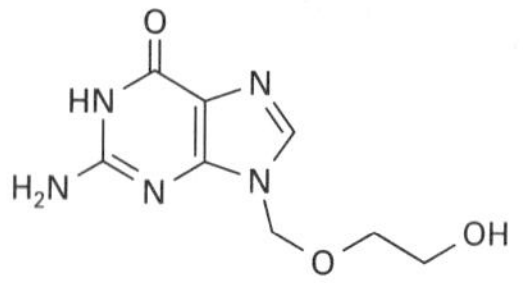


Aciclovir

rin-6-on, 9-[(2-Hydroxyethoxy)methyl]guanin, Zovirax®; CAS-Nr. 59277-89-3; $C_8H_{11}N_5O_3$, $M_r$ 225.21. Schwer lösl. in Wasser. **Wirk.** u. **Anw.:** Virostatikum (Nucleosid-Antimetabolit), das erst in Zellen wirksam wird, die mit Herpes-simplex- od. Varicella-zoster-Viren infiziert sind; die Aktivierung erfolgt mit Hilfe der entsprechenden viralen Thymidinkinase; wirksam ist das sich bildende Triphosphat, welches die DNS-Synthese der Viren hemmt; Ind.: durch Herpes-Viren verursachte Erkrankungen der Haut, Schleimhaut, am Auge. HWZ 2 bis 3 h. **Übl. Dos.:** in Augensalben: 3%ig; Peroral: 5mal/d 200 bis 800 mg. Gebräuchl. ist auch das Aciclovir-Natrium.

**Acida:** (Sing. Acidum) Säuren; s. Acidum(a).

**Acidi ascorbici palmitas:** s. Palmitoylascorbinsäure.

**Acidi borici solutio:** s. Borsäure-Lösung.

**Acidi glutamici hydrochloridum:** s. Glutaminsäurehydrochlorid.

**Acidimetrie:** Azidimetrie, s. Säure-Base-Titrationen.

**Acidität:** s. Azidität.

**Aciditätskonstante:** Aziditätskonstante, *syn.* Säurekonstante; s. K.

**Acidose:** s. Azidose.

**Acid rebound:** v.a. nach Gabe von calciumhaltigen Antazida auftretende, reaktive Verstärkung der Magensaftsekretion.

**Acidrine®:** s. Aluminiumglycinat.

**Acidum(a):** allgemein: Säure(n); therapeutisch werden A. wie Citronensäure u. verd. Salzsäure bei Sub- u. Anazidität des Magens eingesetzt. Die angewendeten Säuremengen reichen aber nicht aus, um die normale Azidität wiederherzustellen (Placeboeffekt). Die Wirk. von mit Acida kombinierten Pepsin ist ebenfalls zweifelhaft. Zur Steigerung der Magensäuresekretion können auch Coffein u. Amara* angewendet werden. Ferner dienen Acida zur allgemeinen Säuerung des Organismus (Alkalosetherapie) od. zur Säuerung des Harns, um die Elimination einiger Arzneimittel z.B. bei Überdosierung von Metamphetamin od. Pethidin zu beschleunigen. Hierzu verwendet man z.B. Ammoniumchlorid od. L-Argininhydrochlorid.

**Acidum aceticum:** s. Essigsäure.

**Acidum aceticum anhydricum:** s. Essigsäureanhydrid.

**Acidum aceticum dilutum:** Acetum concentratum, verdünnte Essigsäure. D. 1.037 bis 1.038.

**Acidum aceticum glaciale:** Eisessig, s. Essigsäure.

**Acidum acetrizoicum:** s. Acetrizoesäure.

**Acidum acetylamino-oxyphenyl-arsonicum:** Acetarsol*.

**Acidum acetylosalicylicum:** s. Acetylsalicylsäure.

**Acidum aconiticum:** s. Aconitsäure.

**Acidum adipinicum:** s. Adipinsäure.

**Acidum aethylmethylbutylbarbituricum:** s. Pentobarbital.

**Acidum agaricinicum:** s. Agaricinsäure.

**Acidum alginicum:** s. Alginsäure.

**Acidum aminoaceticum:** s. Glycin (Glykokoll).

**Acidum aminobenzoicum:** s. Aminobenzoesäuren.

**Acidum aminomethylbenzoicum:** s. p-Aminomethylbenzoesäure.

**Acidum amygdalicum:** s. Mandelsäure.

**Acidum anthranilicum:** s. o-Aminobenzoesäure.

**Acidum arsanilicum:** s. Arsanilsäure.

**Acidum arsenicicum:** s. Arsensäure.

**Acidum arsenicosum:** s. Arsen(III)-oxid.

**Acidum ascorbicum:** Ascorbinsäure, Vitamin C; s. Vitamine.

**Acidum asparaginicum:** s. Asparaginsäure.

**Acidum atropicum:** s. Atropasäure.

**Acidum azoticum:** s. Salpetersäure.

**Acidum barbituricum:** s. Barbitursäure.

**Acidum benzoicum:** s. Benzoesäure.

**Acidum benzoicum e resina: HOM:** chem. nicht reine Benzoesäure (HAB1); sublimiert aus Siam-Benzoe (s. Benzoe); Geh. mind. 94% Säuren (ber. als Benzoesäure); verord. z.B. b. gichtig-rheumatischem Formenkreis, Entzündungen der Harnröhre.

**Acidum boricum:** s. Borsäure.

**Acidum butyl-bromallyl-barbituricum:** s. Butallylonal.

**Acidum butyricum:** s. Buttersäure.

**Acidum camphoricum:** s. Camphersäure.

**Acidum carbolicum:** s. Phenol.

**Acidum carbonicum:** s. Kohlendioxid.

**Acidum chinicum:** s. Chinasäure.

**Acidum chloricum:** s. Chlorsäure.

**Acidum chloronitrosum:** s. Königswasser.

**Acidum cholicum:** s. Cholsäure.

**Acidum chromicum:** s. Chrom(VI)-oxid.

**Acidum cinnamylicum:** s. Zimtsäure.

**Acidum citricum:** s. Citronensäure.

**Acidum cromoglicicum:** s. Cromoglicinsäure.

**Acidum cyclohexenylethylbarbituricum:** s. Cyclobarbital.

**Acidum diallylbarbituricum:** s. Allobarbital.

**Acidum diethylbarbituricum:** s. Barbital.

**Acidum etacrynicum:** s. Etacrynsäure.

**Acidum etidronicum:** s. Etidronsäure.

**Acidum folicum:** Folsäure, s. Vitamine.

**Acidum formicicum:** s. Ameisensäure.

**Acidum formicicum anhydricum:** Wasserfreie Ameisensäure, s. Ameisensäure.

**Acidum fumaricum:** s. Fumarsäure.

**Acidum fusidicum:** s. Fusidinsäure.

**Acidum gadopenteticum:** s. Gadopentetsäure.

**Acidum gallicum:** s. Gallussäure.

**Acidum gallotannicum:** s. Tannin.

**Acidum gluconicum:** s. Gluconsäure.

**Acidum glutamicum:** s. Glutaminsäure.

**Acidum glutaminicum:** s. Glutaminsäure.

**Acidum glycerinophosphoricum:** s. Glycerinphosphorsäure.

**Acidum hexachlorplatinicum:** s. Platin(IV)-chlorid.

**Acidum hippuricum:** s. Hippursäure.

**Acidum hydrobromicum:** s. Bromwasserstoffsäure.

**Acidum hydrochloricum:** s. Salzsäure.

**Acidum hydrocyanicum:** s. Blausäure.

**Acidum hydrofluoricum:** Flußsäure*, s. Fluorwasserstoff.
**Acidum hydroiodicum:** s. Iodwasserstoffsäure.
**Acidum hydrosiliciofluoricum:** s. Hexafluorokieselsäure.
**Acidum hypophosphorosum:** Unterphosphorige Säure, s. Phosphinsäure.
**Acidum iodicum:** s. Iodsäure.
**Acidum iodoxamicum:** s. Iodoxaminsäure.
**Acidum iod-oxychinolin-sulfonicum:** s. Iodhydroxychinolin-sulfon-säure.
**Acidum ioglicicum:** s. Ioglicinsäure.
**Acidum ioglycamicum:** s. Ioglycaminsäure.
**Acidum iopanoicum:** s. Iopansäure.
**Acidum iotalamicum:** s. Iotalaminsäure.
**Acidum iotroxicum:** s. Iotroxinsäure.
**Acidum ioxaglicum:** s. Ioxaglinsäure.
**Acidum ioxitalamicum:** s. Ioxitalaminsäure.
**Acidum 5-isonitrosobarbituricum:** s. Violursäure.
**Acidum isopropylaceticum:** s. Isovaleriansäure.
**Acidum isopropyl-bromallyl-barbituricum:** Isopropyl-bromallyl-barbitursäure, s. Propallylonal.
**Acidum isovalerianicum:** s. Isovaleriansäure.
**Acidum kakodylicum:** s. Kakodylsäure.
**Acidum lacticum:** s. Milchsäure.
**Acidum maleicum:** s. Maleinsäure.
**Acidum maleinicum:** s. Maleinsäure.
**Acidum malicum:** s. Äpfelsäure.
**Acidum malonicum:** s. Malonsäure.
**Acidum mandelicum:** s. Mandelsäure.
**Acidum meconicum:** s. Meconsäure.
**Acidum metaphosphoricum:** s. Phosphorsäuren.
**Acidum methyl-cyclohexenyl-methyl-barbituricum:** s. Hexobarbital.
**Acidum methyl-phenyl-aethyl-barbituricum:** s. Methylphenobarbital.
**Acidum monochloraceticum:** s. Monochloressigsäure.
**Acidum muriaticum:** s. Salzsäure.
**Acidum nalidixicum:** s. Nalidixinsäure.
**Acidum naphthalinsulfonicum:** s. Naphthalinsulfonsäuren.
**Acidum nicotinicum:** s. Nicotinsäure.
**Acidum nitricum:** s. Salpetersäure.
**Acidum nitro-hydrochloricum:** s. Königswasser.
**Acidum nitroso-nitricum:** Acidum nitricum fumans, s. Salpetersäure.
**Acidum nucleinicum:** s. Nucleinsäure.
**Acidum oleinicum:** Acidum oleicum, s. Ölsäure.
**Acidum oroticum:** s. Orotsäure.
**Acidum osmicum:** Osmiumtetroxid, s. Osmium(VIII)-oxid.
**Acidum oxalicum:** s. Oxalsäure.
**Acidum pamidronicum:** s. Pamidronsäure.
**Acidum para-aminosalicylicum:** s. p-Aminosalicylsäure.
**Acidum perchloricum:** s. Perchlorsäure.
**Acidum phenolicum:** s. Phenol.
**Acidum phenolsulfonicum:** Phenolsulfonsäure, s. Sozolsäure.
**Acidum phenylaethylbarbituricum:** s. Phenobarbital.
**Acidum [illegible]henylchinolincarbonicum:** Phenylchinolinc[illegible]re, s. Cinchophen.
**Acidum [illegible]oricum:** Orthophosphorsäure, s. Phosph[illegible]

**Acidum phosphorosum:** s. Phosphorige Säure.
**Acidum phosphowolframicum:** Wolframatophosphorsäure, s. Wolframsäure.
**Acidum phthalicum:** s. Phthalsäure.
**Acidum picrinicum:** s. Pikrinsäure.
**Acidum picronitricum:** s. Pikrinsäure.
**Acidum pipemidicum:** s. Pipemidsäure.
**Acidum piromidicum:** s. Piromidsäure.
**Acidum polyacrylicum:** s. Polyacrylsäure.
**Acidum propionicum:** s. Propionsäure.
**Acidum pseudomonicum:** s. Mupirocin.
**Acidum pteroylglutaminicum:** s. Vitamine (Folsäure).
**Acidum pyrogallicum:** s. Pyrogallol.
**Acidum pyrophosphoricum:** Pyrophosphorsäure, s. Phosphorsäuren.
**Acidum pyrouvicum:** s. Brenztraubensäure.
**Acidum rosolicum:** s. Rosolsäure.
**Acidum salicylicum:** s. Salicylsäure.
**Acidum salicylicum cum Vaselino albo:** s. Salicylsäure-Stammverreibung 50%.
**Acidum salicylosum:** Salicylige Säure, s. Salicylaldehyd.
**Acidum sarcolacticum:** Fleischmilchsäure, s. Milchsäure.
**Acidum silicicum:** s. Siliciumdioxid.
**Acidum silicicum praecipitatum:** s. Siliciumdioxid, Gefälltes.
**Acidum sorbicum:** Acidum sorbinicum, s. Sorbinsäure.
**Acidum sozoiodolicum:** s. Sozoiodolsäure.
**Acidum spiricum:** s. Salicylsäure.
**Acidum stearinicum:** s. Stearinsäure.
**Acidum succinicum:** s. Bernsteinsäure.
**Acidum sulfaloxicum:** s. Sulfaloxinsäure.
**Acidum sulfanilicum:** s. Sulfanilsäure.
**Acidum sulfosalicylicum:** s. Sulfosalicylsäure.
**Acidum sulfuricum:** s. Schwefelsäure.
**Acidum sulfurosum:** s. Schweflige Säure.
**Acidum tannicum:** s. Tannin.
**Acidum tartaricum:** s. Weinsäure.
**Acidum taurocholicum:** s. Taurocholsäure.
**Acidum thioglycolicum:** s. Thioglykolsäure.
**Acidum thymicum:** s. Thymol.
**Acidum tiaprofenicum:** s. Tiaprofensäure.
**Acidum trichloraceticum:** s. Trichloressigsäure.
**Acidum undecylenicum:** s. Undecylensäure.
**Acidum uricum:** s. Harnsäure.
**Acidum uvicum:** s. Traubensäure.
**Acidum valerianicum:** s. Valeriansäure.
**Acidum valproicum:** s. Valproinsäure.
**Acidum violuricum:** s. Violursäure.
**Acidum wolframicum:** s. Wolframsäure.
**Acidum zooticum:** s. Blausäure.
**Acimethin®:** s. Methionin.
**Acipenser-Arten:** s. Ichthyocolla.
**Acipimox** INN: 4-Methylpyrazincarboxylsäure-4-oxid, Olbemox®; CAS-Nr. 51037-30-0; $C_6H_6N_2O_3$, $M_r$ 154.12. **Wirk.** u. **Anw.:** Senkung erhöhter Serum-Lipidspiegel (s. Lipidsenker);

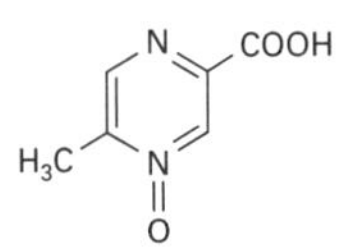

Acipimox

hemmt Lipolyse im Fettgewebe u. VLDL-Synthese. **Nebenw.:** allergische Reaktionen, Magen-Darmbeschwerden. **Pharmakokinetik:** A. wird nicht metabolisiert, vollständige Ausscheidung durch die Nieren. HWZ ca. 2 h. **Übl. Dos.:** oral: 2mal 0.25 g/d.

**Acistrat:** chem. Kurzbez. f. 2'-Acetat (Ester) u. Stearat (Salz).

**Acitretin** INN: Etretin, 9-(4-Methoxy-2,3,6-trimethylphenyl)-3,7-dimethyl-2,4,6,8-nonatetraensäure, Neotigason®; CAS-Nr. 55079-83-9;

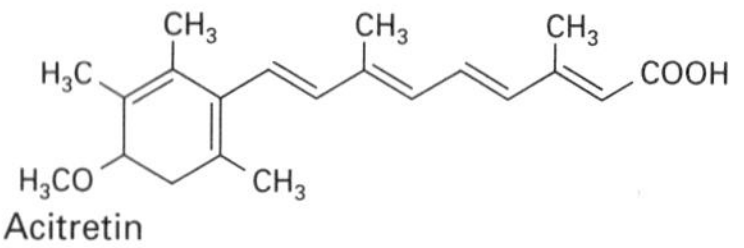

Acitretin

$C_{21}H_{26}O_3$, $M_r$ 326.4. Schmp. 228-230°C. **Wirk.** u. **Anw.:** aromatisches Retinoid zur Behandlung der Psoriasis bzw. Hyperkeratosen, Hauptmetabolit von Etretinat* mit günstigeren pharmakokinetischen Eigenschaften, 1 Monat nach Therapieende im Plasma nicht mehr nachweisbar, deshalb verkürzter Kontrazeptionsschutz von 2 Monaten. **Nebenw.:** teratogen, embryotoxisch, Schleimhautaustrocknung, Hautschuppung.

**Ackergauchheil:** s. Anagallis arvensis.

**Ackerkraut:** s. Agrimonia eupatoria.

**Ackerleinkraut:** s. Linaria vulgaris.

**Ackerschachtelhalm:** s. Equisetum arvense.

**Ackerskabiose:** s. Knautia arvensis.

**Ackerwinde:** s. Convolvulus arvensis.

**Aclaplastin®:** s. Aclarubicin.

**Aclarubicin** INN: Aclacinomycin A, Aclaplastin®; CAS-Nr. 57576-44-0; $C_{42}H_{53}NO_{15}$, $M_r$ 811.9. Antibiotikum aus Streptomyces galilaeus. **Anw.:** Zytostatikum; Ind.: akute myeloische Leukämie. **Nebenw.:** Magen-Darm-Beschwerden, Haarausfall, Kardiomyopathie. Kontraind.: Schwangerschaft, Stillzeit, Herzerkrankungen.

**Acne vulgaris:** s. Akne.

**ACNU®:** s. Nimustin.

**Acokantheraholz:** stammt von verschiedenen Acokanthera-Arten (Fam. Apocynaceae); enthält bis zu 0.3% g-Strophanthin* u. wird zu dessen Gew. genutzt.

**Acokanthera oppositifolia** (Lam.) Codd: Fam. Apocynaceae (Südl. u. östl. Afrika). Stpfl. v. **Semen Acokantherae:** Acokantherasamen. **Inhaltsst.:** Herzwirksame Glykoside vom Cardenolidtyp: Oppovenosid, Acovenoside, Acofriosid, Ouabain (*syn.* g-Strophanthin*).

**Acokanthera ouabaio:** s. g-Strophanthin.

**Aconin:** Grundstruktur der Alkaloide aus den Knollen v. Aconitum napellus*.

**Aconitase:** *syn.* Aconitat-Hydratase, Akonitase; Hydrolase des Tricarbonsäurezyklus*, die die reversible Umwandlung von Citrat zu Isocitrat katalysiert. Die Reaktion verläuft über ein Enzym-gebundenes Zwischenprodukt, das *cis*-Aconitat. Obwohl Citrat im Gleichgewicht vermehrt vorkommt, verläuft die Reaktion vom Citrat zum Isocitrat, da dieses weiter durch die Isocitratdehydrogenase oxidiert u. so aus dem Gleichgewicht genommen wird. Die A. wird durch Fluorocitrat gehemmt; s.a. Tricarbonsäurezyklus.

**Aconitin:** Akonitin, Aconitinum, Acetylbenzoylaconin; $C_{34}H_{47}NO_{11}$, $M_r$ 645.72. Schmp. 198°C. $[\alpha]_D^{20°C}$ +14 bis +19 (c = 2, in Chloroform). Diterpenesteralkaloid, z.B. in Aconitum napellus*. Farblose Kristalle od. weißes, krist. Pulver. Lösl. in ca. 40 T. Ethanol, in ca. 70 T. Ether, sehr schwer lösl. in Wasser, lösl. in ca. 5 T. Chloroform; in verdünnten Säuren unter Salzbildung. **Off.:** ÖAB90. **Wirk.:** A. erhöht bei entsprechenden Membranen die Permeabilität für Natrium-Ionen, verlängert deren Einstrom während des Aktionspotentials u. verzögert die Repolarisation (Antagonist: Tetrodotoxin*). Somit erregt A. zuerst sensible Nervenendigungen u. lähmt sie dann. Die Wirk. auf der Haut äußert sich somit vorerst durch kribbeliges Gefühl (Parästhesien) u. Wäremgefühl, ferner lokalanästhetisch u. analgetisch (örtlich begrenzt). A. wirkt auch antipyretisch u. verstärkt Sektretion von Drüsen verstärkt, bes. Schweißdrüsen (0.05 mg lösen Schweißausbruch aus). Höhere Dosen lähmen nach vorausgehender Erregung auch die motorischen Nervenendigungen u. das ZNS. **Anw.:** obsolet; früher inn. u. äuß. als Antineuralgikum u. Diaphoretikum. MED 0.0002 g, MTD 0.0006 g (diese Dosen dürfen auch bei äuß. Anw. nicht überschritten werden, da A. auch leicht von der Haut u. bes. durch Wunden aufgenommen wird); 3%ige Aconitinsalbe nur in kleinster Menge einreiben (Gummifingerlinge). **Tox.:** eines der stärksten pflanzl. Gifte; LD 1 bis 5 mg. Bei peroraler Aufnahme treten die Vergiftungserscheinungen wie Hautkribbeln (auch im Mund), Schweißausbrüche, Gefühl des Pelzigseins u. der Eiseskälte (Eis im Blut) in ca. 5 bis 15 min auf; es folgt wühlende Peristaltik, das Herz wird zu unregelmäßiger Tätigkeit angeregt; Ähnlichkeit mit Vergiftung durch Herzglykoside (auch Gelb-Grün-Sehen), aber durch Aconitin kommt es zu diastolischem Herzstillstand (nach ca. 6 h). Antid.: Magenspülung, Analgetika.

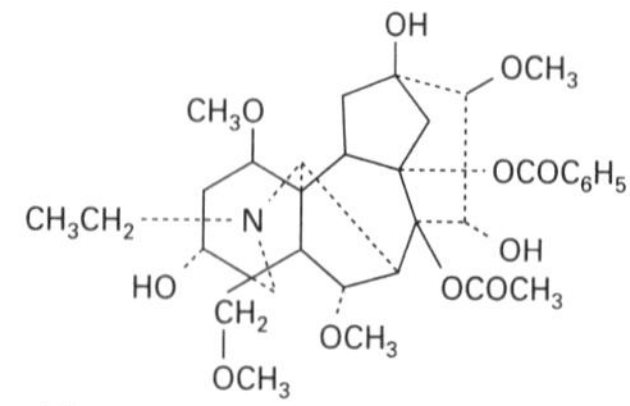

Aconitin

**Aconitsäure:** 1-Propen-(1,2,3)-tricarbonsäure; $C_6H_6O_6$, $M_r$ 174.11. Gelbl. krist. Pulver. Leicht lösl. in Wasser, wenig lösl. in Ether; kommt hauptsächl. in der *cis*-Form (Schmp. 130°C) vor; die *trans*-Form (Schmp. 194-195°C) tritt selten auf. Nat. in versch. Pflanzen (Aconitum-, Equisetum-, Achillea-Arten, Delphinium consolida, Beta vulgaris u.a.). Entsteht beim Erhitzen von Citronensäure auf 175°C. Die *cis*-A. spielt beim Tricarbonsäurezyklus* (Isomerisierung von Citronensäure in iso-Citronensäure) eine Rolle.

**Aconitum ferox:** s. Aconitum napellus ssp. napellus.

**Aconitum fischeri:** s. Aconitum napellus ssp. napellus.

**Aconitum napellus e radice:** s. Aconitum napellus.

**Aconitum napellus** L. **ssp. napellus:** Fam. Ranunculaceae, Blauer Eisenhut, Sturmhut, Mönchskappe (gemäßigtes Europa, in Amerika u. Asien in Gebirgen). Stpfl. v. **Tubera Aconiti:**

Radix Aconiti, **Akonitknollen**, Teufelswurzel. **Off.:** Ph.Helv.6. **Inhaltsst.:** 0.2 bis 3% (leicht hydrolisierbare) Esteralkaloide ($C_{19}$-Diterpenalkaloide, die sich vom Kauran* ableiten lassen), v.a. Aconitin* (Acetylbenzoylaconin) u. andere Aconitine (Mesaconitin, Hypaconitin) sowie Neopellin etc., Aporphinalkaloide (z.B. Magnoflorin) als Nebenalkaloide, ferner Aconitsäure* u. andere Säuren sowie Kohlenhydrate (Mannitol, Stärke). Aconitine sind Pseudoalkaloide, die Ester von Aconin (diterpenoider Aminoalkohol) mit Essig-, Benzoe- od. Veratrumsäure sind; die Aminogruppe trägt meistens eine Ethylgruppe (Alkamine). **Anw.:** obsolet; füher bei Neuralgien, Gicht, Rheuma, Angina, Laryngitis u.a.; MED 0.02 g, MTD 0.06 g (Wirk. s. Aconitin); äuß. zu Einreibungen u. Umschlägen. **Zuber.:** Tct. Aconiti. **Herba Aconiti:** Folia Aconiti, Herba Napelli, **Eisenhutkraut**, Eisenhutblätter, Apollonienkraut. Inhaltsst. u. Anw. wie Tubera Aconiti.

**Andere Eisenhutarten:** enthalten auch entsprechend verwandte Aconitine. Die Knollen (Tubera Aconiti japonici, Bishiknollen, Kusauzuknollen) von **A. ferox** (Wilder Sturmhut, Himalaja), **A. fischeri** (A. japonicum) (Japan) haben einen höheren Alkaloidgehalt u. werden besonders zur Gew. der Alkaloide benutzt; desgleichen die Knollen von **A. vulparia** Rchb. (A. lycoctonum L.), Gelber Eisenhut, Wolfseisenhut (Mitteleuropa, Nordrußland, Sibirien, China, Himalaja). **Inhaltsst.:** die aconitinähnl. Alkaloide Lycaconitin u. Lycotonin.

**HOM:** *Aconitum napellus* (HAB1.4), Aconitum: die ganze frische, wildwachsende Pflanze.

**HOM:** *Aconitum napellus Rh* (HAB1.4), Aconitum Rh: die ganze frische Pflanze.

**HOM:** *Aconitum napellus e radice:* die frischen Wurzelknollen mit den daranhängenden Wurzeln; Konstitutionsmittel; verord. z.B. b. Neuralgie, initialem Fieber, Angstzuständen.

**Aconitum vulparia:** A. lycoctonum, s. Aconitum napellus ssp. napellus.

**Acoron:** Bitterstoff aus Acorus calamus*, ein Sesquiterpen mit Spiranstruktur.

**Acortan**®: s. Corticotrop(h)in.

**Acorus calamus** L.: (Calamus aromaticus) Fam. Araceae, Kalmus, Deutscher Ingwer. Tritt in verschiedenen Chromosomenrassen auf. Ostasiatische Pflanzen sind tetraploid (**var. angustatus** Bess. u. **var. versus** L.), die europäischen u. vorderasiatischen triploid u. steril (**var. vulgaris** L.) u. die nordamerikanischen diploid (**var. americanus** Wulff). Stpfl. v. **Rhizoma Calami:** Rhizoma Acori, Radix Calami (aromatici), **Kalmus**; der getrocknete Wurzelstock (bestimmter Cytotypen, nach Ph.Helv.7). **Off.:** ÖAB91, Ph.Helv.7. **Inhaltsst.:** (von der Rasse abhängig) ca. 2 bis 6% (9%) äther. Öl (ÖAB90: mind. 2.0%; Ph.Helv.7: mind. 2.0%, f. tierarzneiliche Zwecke mind. 1.5%, max. 0.5% Asaron) in Ölzellen; Acorin (ein bitteres Glykosid), Cholin, Methylamine, Gerbstoff (entsteht erst beim Trocknen), ca. 25 bis 40% Stärke, Zucker, Schleimstoffe. **Anw.:** als Amarum aromaticum, Stomachikum, Spasmolytikum (bei Magenkrämpfen), als Nervinum (Asaron-Wirkung); zu Bädern u. Umschlägen (hyperämisierend); zur Mundhygiene. **Zuber.:** Spec. amaricantes, Spec. carminativae, Tct. Calami, Extr. Calami, Tct. Absinthii composita; in vielen Arzneispezialitäten (Magen-Darmmittel). **Oleum Calami:** Kalmusöl, das äther. Öl aus dem Rhizom; dickflüssig, gelb bis gelbbräunlich, von würzig-bitterlich brennend. Geschmack. **Best.:** β-Asaron*, bei diploiden Pflanzen nicht vorhanden, bei triploiden bis zu 0.3%, bei tetraploiden bis zu 8%, bezogen auf die Droge (entsprechend bis über 90%, bezogen auf das äther. Öl), aufgrund von Tierversuchen als karzinogen angesehen, od. Isoeugenolmethylether, in triploiden Pflanzen hoher Geh. an Sesquiterpenketonen (z.B. Shyobunon); ferner Acoron (ein flüchtiger Sesquiterpenbitterstoff mit Spiranstruktur) u. Isomere sowie zahlreiche andere Sesquiterpene wie Calamenol (Sesquiterpenalkohol) u. daraus gebildetetes Calamen (als Calamenon wird der kristallisierende Kalmuscampher bezeichnet), ferner Pinen, Camphen etc. D. 0.96 bis 0.97, mit 90%igem Ethanol in jedem Verhältnis mischbar. **Anw.:** wie Rhiz. Calami sowie zu Likören.

**HOM:** *Acorus calamus* (HAB1.3), Calamus aromaticus: der geschälte, getrocknete Wurzelstock; verord. z.B. b. Verdauungsstörungen.

**Acoxil:** chem. Kurzbez. f. Acetoxymethyl.

**Acridin:** Anthracenderivat, in geringer Menge im Steinkohlenteer, synth. durch Erhitzen von Diphenylamin mit Ameisensäure u. Zinkchlorid.

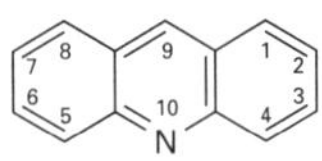

Acridin

Farblose Kristallnadeln mit charakteristischem Geruch; Lsg. fluoresziert blau. Schmp. 111°C. Sdp. 346°C. Schwache Base, mit starken Mineralsäuren bildet es gelbe, gut kristallisierende Salze. Acridin ist der Grundstoff zahlreicher Farbstoffe, die z.T. auch in der Medizin als Chemotherapeutika verwendet wurden.

**3,6-Acridindiamin:** Proflavin, ein gelber Farbstoff; s. Acriflaviniumchlorid, vgl. Interkalation.

**Acridonalkaloide:** gelb gefärbte Alkaloide (ca. 100 bekannt) mit Acridin* als Grundgerüst. **Acridon** ist 9,10-Dihydro-9-oxo-acridin. Biogenese erfolgt über Anthranilsäure u. einem Polyketid*. Vork.: auf ca. 20 Gattungen der Rutaceen beschränkt. Am bekanntesten ist das onkologisch wirkende **Acronycin** aus Ruta graveolens*.

**Acriflaviniumchlorid** INN: Acriflavinii chloridum INN, Neutroflavin, Acriflavinium chloratum, Akriflavinchlorid, Panflavin®; Acriflavi-

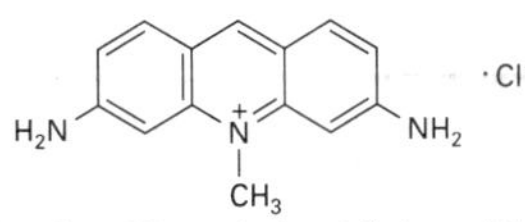

3,6-Diamino-10-methylacridiniumchlorid

niumchlorid ist ein Gem. aus etwa zwei Drittel 3, 6-Diamino-10-methylacridiniumchlorid ($C_{14}H_{14}ClN_3$) u. etwa ein Drittel 3,6-Diaminoacridin-hydrochlorid ($C_{13}H_{12}ClN_3$); CAS-Nr. 8048-52-0. Rötlichbraunes, krist. Pulver. Leicht lösl. in Wasser von 20°C; sehr leicht lösl. in Wasser von 100°C; lösl. in ca. 500 T. blutisotonischer Natriumchloridlösung; schwer lösl. in Ethanol od. Glycerin; schwer lösl. in Isopropanol; prakt. unlösl. in Ether, Chloroform, Paraffinölen u. Petrolether. pH 5-7.5 (Wasser 2%), pH 3.5 (Wasser 1%). **Off.:** DAC86, ÖAB90, Ph.Helv.7. **Anw.:** Desinfiziens bei Infektionen der Mund- u. Rachenhöhle. **Nebenw.:** Gelbfärbung von Haut u. Schleimhaut. Kontraind.: Gelbsucht. **Übl. Dos.:** Oral: Lutschtabletten: 0.003 g/h. Topikal: Wundspülung: 0.1%; Wundsalbe: 1 bis 2.0%, Wundpulver: 5.0%.

**Acriflaviniumdichlorid:** Acriflavinii dichloridum; besteht aus einer Mischung von 3,6-Diamino-10-methyl-acridiniumchloridhydrochlorid ($C_{14}H_{15}Cl_2N_3$) u. 3,6-Diaminoacridindihydrochlorid ($C_{13}H_{13}Cl_2N_3$). **Off.:** Ph.Helv.7.

**Acrium(a):** scharfes, reizendes Mittel; s. Scharfstoffe.

**Acrolein:** Propenal, Acrylaldehyd, Allylaldehyd; $CH_2$=CH–CHO. D. 0.839. Schmp. 52.4°C. Wasserklare, brennbare Flüss. von unerträgl. Geruch. A. entsteht beim Erhitzen von Glycerol mit wasserentziehenden Mitteln (z.B. Kaliumhydrogensulfat) sowie beim Verbrennen von Fetten, worauf deren scharfer Geruch beim Anbrennen beruht. **Verw:** zur Herst. v. Kunststoffen (da. A. leicht polymerisiert, wie Acrylsäure), Methionin, Pyrimidin u.a.; auch als Tränengas u. Warngas sowie als Schädlingsbekämpfungsmittel.

**Acrosoxacin:** s. Rosoxacin.

**Acrylamid:** Propenamid; $C_3H_5NO$, $M_r$ 71.08. D. 1.122. Schmp. 84°C. Farblose Kristalle. Leicht lösl. in Wasser, Ethanol u. Aceton; wenig lösl. in Chloroform. A. zeigt lähmende Wirk. auf das ZNS; durch ionisierende Strahlen kann es im festen Zustand polymerisiert werden. **Anw.:** zur Herst. v. Polyacrylamid (s. auch Polyacrylharze) f. die Polyacrylamid-Gel-Elektrophorese, s. Elektrophorese; Reagenz Ph.Eur.3.

**Acrylate:** häufig inkorrekt f. Salze der Polyacrylsäure* verwendet.

**Acrylglas:** „Organisches" Glas aus thermoplastischem Polyacrylharz* (u.a. Plexiglas).

**Acrylharze:** s. Polyacrylharze.

**Acrylnitril:** Acrylsäurenitril, Vinylcyanid; $C_3H_3N$, $M_r$ 53.06. D. 0.806. Schmp. -82°C. Sdp. 77°C. Stechend riechende Flüss.; wenig lösl. in Wasser, mischbar mit fast allen anderen Lösungsmitteln. **Tox.:** A. wirkt als Atemgift u. Karzinogen*; es kann auch durch die Haut absorbiert werden. **Anw.:** Herst. v. Polyacrylnitril*.

**Acrylsäure:** Ethylencarbonsäure, Propensäure; $CH_2$=CH–COOH. D. 1.062. Schmp. 13°C. Sdp. 141°C. Stech. riech., farblose Flüss., mit Wasser mischbar. Herst.: aus Ethylenchlorhydrin. A. polymerisiert sehr leicht u. wird zur Herst. v. Kunststoffen verwendet (s. Polyacrylharze).

**7-ACS:** 7-Aminocephalosporansäure, s. Antibiotikum(a).

**Actaea racemosa:** s. Cimicifuga racemosa.

**Actaea spicata** L.: Fam. Ranunculaceae, Christophskraut (Mitteleuropa). Stpfl. v. **Radix Actaeae:** Christophskrautwurzel. **Inhaltsst.:** *trans*-Aconitsäure, krebshemmende Substanzen (?). **Anw.** volkst.: gegen Asthma.

**HOM:** *Actaea spicata (HAB1.5)*, Actaea: die frischen nach dem Austrieb der Sprosse, aber vor der Blüte gesammelten unterirdischen Teile (Wurzelstock mit anhängenden Wurzeln); verord. z.B. b. Rheumatismus, Gicht der kleinen Gelenke.

**Actaein:** s. Cimicifuga racemosa.

**ACTH:** s. Corticotrop(h)in.

**Act-HIB®:** s. Haemophilus-Influenzae-b-Konjugat.

**Actilyse®:** s. Gewebsplasminogen-Aktivator.

**Actin:** das neben Myosin zweitwichtigste Muskelprotein. A. ist globulär, $M_r$ 41720, es besteht aus 374 Aminosäuren, darunter das ungewöhnliche N-Methylhistidin.

**Actinide:** veraltete Bez. f. Actinoide*.

**Actinidia chinensis** Planch.: Fam. Actinidiaceae, Chinesischer Strahlengriffel (Südchina, kult. v.a. in Neuseeland). Stpfl. der **Kiwifrucht. Inhaltsst.:** ca. 0.1% Vitamin C sowie andere Vitamine u. eine Protease (vgl. Bromelaine, Ficin). **Anw.:** Obst sowie zur Bereitung eines Weines (Tarawein).

**Actinidin:** s. Valeriana officinalis.

**Actinium:** Ac, OZ 89; radioaktives, chem. dem Lanthan* ähnliches Metall. Vork.: in Uranerzen. Das längstlebige Isotop $^{227}$Ac ist ein Glied der Uran-Actinium-Zerfallsreihe mit dem Endglied $^{207}$Pb.

**Actinoide:** Actinide (veraltet); Actiniumreihe; die Elemente 89 bis 103: Actinium, Thorium, Protactinium, Uran, Neptunium, Plutonium, Americium, Curium, Berkelium, Californium, Einsteinium, Fermium, Mendelevium, Nobelium, Lawrencium.

**Actinomyces:** s. Actinomycetales, Actinomycetaceae.

**Actinomycetaceae:** Fam. der Actinomycetales*; wichtige Vertreter: Actinomyces u. Nocardia.

**Actinomycetales:** (*gr.* ἀκτίς ἀκτῖνος Strahl, μύκης μύκητος Pilz) Aktinomyzeten; Strahlenpilz-Ordnung (wegen ihrer äuß. Ähnlichkeit mit Pilzen); fadenförmige, sich verzweigende, oft kettengliederartig zerfallende Bakterien*, unbeweglich, fast alle grampositiv. Hierzu gehören die Familien: **1. Mycobacteriaceae** *(Mycobacterium tuberculosis,* s. Tuberkelbakterien, *Mycobacterium leprae,* Erreger der Lepra); **2. Actinomycetaceae** *(Actinomyces bovis* u. *A. israeli,* d. Erreger der Aktinomykose; Strahlenpilzkrankheit); **3. Streptomycetaceae** (Gattung Streptomyces*, s. die Antibiotika, Streptomycin, Chlortetracyclin, Chloramphenicol, Neomycin, Tetracyclin etc.).

**Actinomycin C:** s. Cactinomycin.

**Actinomycin D:** s. Dactinomycin.

**Actinoquinol** INN: 8-Ethoxy-5-chinolinsulfonsäure; CAS-Nr. 15301-40-3; $C_{11}H_{11}NO_4S$, $M_r$ 253.29. Schmp. 286-288°C unter Zers., aus Wasser. Lösl. in verdünnten Natriumhydrogencarbonat-Lösungen. **Anw.:** in Augentropfen gegen UV-Schäden. Gebräuchl. ist auch das Natriumsalz von Actinoquinol.

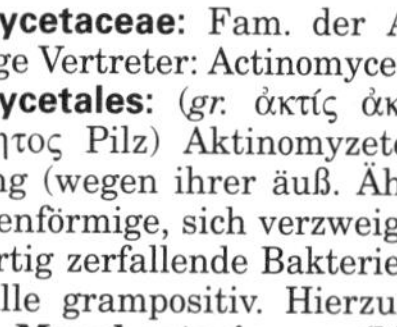

Actinoquinol

**Actinospectacin:** s. Spectinomycin.

**Activity, Intrinsic:** s. Intrinsic Activity.

**Actol®:** s. Nifluminsäure.

**Actosolv®:** s. Urokinase.

**ACV:** s. Voltammetrie.

**Acyclische Verbindungen:** s. Kohlenwasserstoffe.

**Acyl-Carrier-Protein:** ACP; ein niedermolekulares, hitzestabiles, globuläres Protein*. Es ist im Fettsäuresynthetase*-Komplex von Escherichia coli u. anderen Bakterien, in Hefe sowie in Pflanzen enthalten u. ist der Träger der Fettsäureketten während der Fettsäurebiosynthese*.

**Acyl-Gruppe:** s. Acyl-Rest.
**Acylneuraminsäure:** Sialinsäure; acylierte Derivate der Neuraminsäure*, Bestandteile der Ganglioside (s. Glykolipide); vgl. Acetylneuraminsäure.
**Acyloine:** Gruppenbezeichnung f. α-Hydroxycarbonylverbindungen.
**Acyloxy-Gruppe:** Anion einer Carbonsäure, R-COO-; vgl. Acyl-Rest.
**Acyl-Rest:** Acyl-Gruppe; (in der organischen Chemie) der nach (formaler) Abspaltung der OH-Gruppe einer Carbonsäure verbleibende Rest (Säurerest*), R-CO-.
**ADA:** s. Arbeitgeberverband Deutscher Apotheker.
**Adalat®:** s. Nifedipin.
**Adalin®:** s. Carbromal.
**Adamantan:** Tricyclo[3.3.1.1^3.7]decan, $C_{10}H_{16}$, $M_r$ 136.23. D. 1.07. Farblose, campherähnlich riechende Kristalle, die bei Raumtemperatur sublimieren. Die Anordnung der C-Atome in A. ist der des Diamanten vergleichbar.

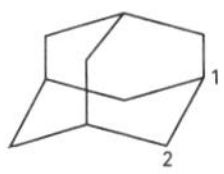

Adamantan

**1-Adamantanamin:** s. Amantadin.
**Adamsit:** 10-Chlor-5,10-dihydrophenarsazin; $C_{12}H_9AsClN$, $M_r$ 277.57. D. 1.65, Schmp. 182°C. Gelbe Kristalle, unlösl. in Wasser. Giftig, reizt Haut u. Atemwege, im 1. Weltkrieg als Kampfstoff verwendet.
**Adamswurzel:** Langer Allermannsharnisch, Bulbus victorialis longus, s. Allium victorialis.
**Adapalen** INN: 6-[3-(1-Adamantyl)-4-methoxyphenyl]-2-naphthoesäure, Differin®; CAS-Nr.

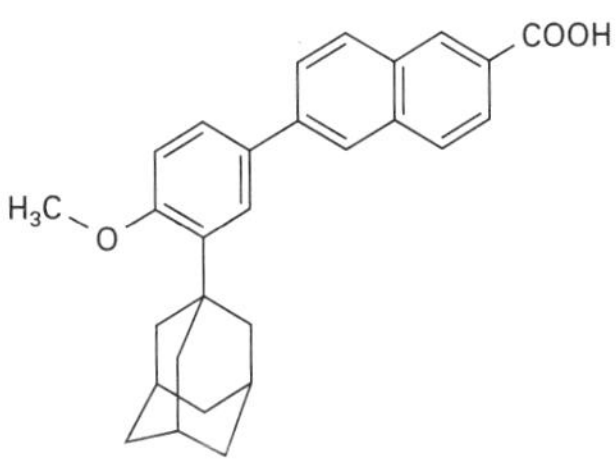

Adapalen

106685-40-9; $C_{28}H_{28}O_3$, $M_r$ 412.53. **Wirk.:** A. lagert sich wie Tretinoin* an Zellkernrezeptoren an. **Anw.:** lokales Aknetherapeutikum; bei Akne vulgaris mit Komedonen, Papeln u. Pusteln. **Nebenw.:** Hautreizungen, Juckreiz. **Übl. Dos.:** Topikal: 1mal/d dünn auftragen (vor dem Schlafengehen).
**Adaptation:** s. Adaption.
**Adaptierte Milch:** Formula-Milch; eine der Muttermilch* weitgehend angepaßte Milch, meist auf Kuhmilchbasis. Kohlenhydrat-, Fett-, Mineralstoff- u. Energiegehalt sind quantitativ u. qualitativ weitgehend gleich. Bezüglich der Proteine bestehen infolge der geringeren biologischen Wertigkeit Unterschiede zur Muttermilch*. Auch sind die immunologisch wirkenden Komponenten, wie Sekret-Immunglobulin A, sowie Lysozym* nicht vorhanden; s.a. Säuglingsnahrung.
**Adaption:** (auch Adaptation) Anpassungsvermögen eines Organs od. Reizempfängers (z.B. der Nerven). **Adaption des Auges:** Anpassungsvermögen des Auges an die Reize der Lichteinwirkung durch Veränderung d. Pupillen u. entsprechende Reaktion des Sehpurpurs.
**Adaptogen:** Bez. f. ein unspezifisch wirkendes Arzneimittel in dem Sinne, daß die Resistenz des Organismus gegenüber verschiedenen Noxen (Hitze, Kälte, Lärm, Streß, Schadstoffe) aus der Umwelt zu erhöht wird (z.B. Ginseng pseudoginseng*).
**Adde:** (auf Rezepten) Füge hinzu.
**Addison-Krankheit:** Bronzehaut-Krankheit, beruht auf fehlender od. mangelhafter Produktion von Nebennierenrinden-Hormon, s. Hormone.
**Additionsverbindungen:** Additionsprodukte, s. Molekülverbindungen.
**Addukte:** s. Molekülverbindungen.
**Ademetionin** INN: (S)-5'-[(3-Amino-3-carboxylatopropyl)methylsulfonio]-5'-desoxyadenosin, Gumbaral®; CAS-Nr. 29908-03-0; $C_{15}H_{22}N_6O_5S$,

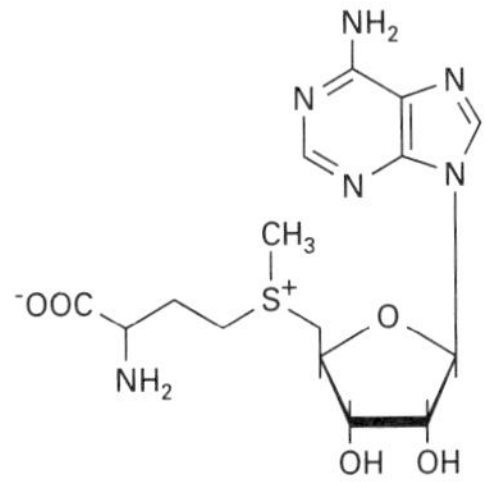

Ademetionin

$M_r$ 386. **Anw.:** Antirheumatikum bei Gelenkserkrankungen. **Nebenw.:** Übelkeit, Magenübersäuerung. HWZ 1.2 bis 1.7 h. Verw. findet aus Stabilitätsgründen Ademetionintosilatdisulfat.
**Adenin:** Abk. A, Adeninum Ph.Eur.3, 6-Aminopurin; CAS-Nr. 73-24-5; $C_5H_5N_5$, $M_r$ 135.13.

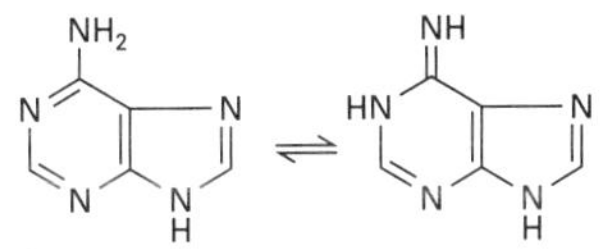

Adenin:
Aminoform (links) und Iminoform (rechts)

Schmp. 365°C. Sehr schwer lösl. in Wasser. Bildet Trihydrat. Ein Purinderivat, das als Baustein der Nucleinsäuren* in der Natur weit verbreitet ist; entd. 1885 v. Kossel; A. ist ferner Bestandteil der Adenosinphosphate* u. weiterer physiol. aktiver Substanzen. In freier Form wurde A. in verschiedenen pflanzlichen Organismen, besonders in Hefen, gefunden. **Anw.:** Lebertherapeutikum* (obsolet).
**Adeninarabinosid:** s. Vidarabin.
**Adenitis:** Drüsenentzündung.
**Adenosin:** Adenosinum, Adenin-[D-ribofuranosid]-9, 1-(6-Amino-9H-purin-9-yl)-1-desoxy-β-

D-ribofuranose; CAS-Nr. 58-61-7; $C_{10}H_{13}N_5O_4$, $M_r$ 267.25. Schmp. ca. 234°C; polymorph. Weißes Pulver, leicht lösl. in heißem Wasser, unlösl. in Ethanol. Baustein der Ribonucleinsäuren. **Off.:** DAB10. **Wirk.** u. **Anw.:** Vasodilator, Thrombozytenaggregationshemmer. Reagenz Ph.Eur.3.

**Adenosin-5'-diphosphat:** ADP, s. Adenosinphosphate.

**Adenosindiphosphatglucose:** ADPG, s. Nucleosiddiphosphatzucker.

**Adenosin-5'-monophosphat:** AMP, s. Adenosinphosphate.

**Adenosinmonophosphat-Dinatrium(-Hydrat):** Adenosin-5'-dihydrogenphosphat-Dinatriumsalz, Adenosini dinatrii monophosphas (hydricus); $C_{10}H_{12}N_5Na_2O_7P \cdot x\ H_2O$, $M_r$ 391.2 (wasserfrei). Leicht lösl. in Wasser, prakt. unlösl. in organischen Lösungsmitteln. **Off.:** DAB10. **Wirk.** u. **Anw.:** Vasodilator, vgl. Adenosinphosphate (Adenosin-5'-monophosphat).

**Adenosinphosphate:** Phosphorsäureester des Adenosins*, die zu den Nucleotiden* gehören. Biol. wichtig sind die am C-5 des Zuckerrests veresterten Verbindungen, die im Metabolismus u.a. als Energieüberträger u. -speicher, als Bausteine der Nucleinsäuren* u. als Regulatoren (Glykolyse*, Tricarbonsäurezyklus*) Bedeutung haben. Man unterscheidet Adenosinmono-, di- u. -triphosphate.

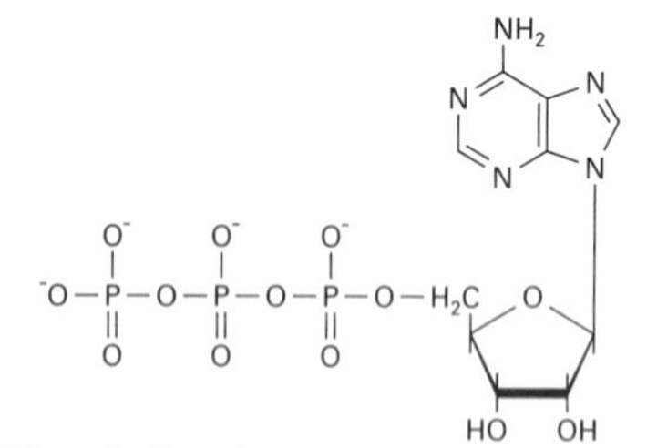

Adenosinphosphate:
Adenosin-5'-triphosphat als Beispiel

**Adenosin-5'-monophosphat, AMP:** 5'-Adenylsäure, Muskeladenylsäure; entsteht im Körper aus Adenosintriphosphat (ATP) durch Abspaltung von Diphosphat: ATP → AMP + PP. **Anw.** med.: wegen ihrer stark gefäßerweiternden Wirk. als Kreislaufmittel.

**Adenosin-5'-diphosphat, ADP:** ist z.B. Phosphatgruppenakzeptor bei Phosphorylierungsreaktionen u. wird dabei in ATP überführt.

**Adenosin-5'-triphosphat, ATP:** ist in allen lebenden Zellen als Energiespeicher u. -überträger von überragender Bedeutung; es entsteht aus ADP u. Phosphat (P) unter Energieaufnahme: ADP + P → ATP. Bei der Spaltung wird Energie freigesetzt. *Orthophosphatspaltung* (mit Hilfe einer ATPase): ATP → ADP + P, $\Delta G$ = 29.4 kJ/mol; *Diphosphatspaltung:* ATP → AMP + PP, $\Delta G$ = 36.12 kJ/mol u. PP → 2 P, $\Delta G$ = 28.14 kJ/mol. ATP wird f. zahlreiche Stoffwechselprozesse benötigt, wie Biosynthese u. Oxidation von Fettsäuren, Harnstoff-, Nucleotid- u. Phospholipidsynthese.

**Cyclisches Adenosin-3',5'-monophosphat, cAMP:** entsteht aus ATP durch das Enzym Adenylatcyclase* u. wird durch eine spezifische Phosphodiesterase* abgebaut; es hat bei Tieren u. Mikroorganismen u. vermutlich auch bei höheren Pflanzen eine wichtige Funktion bei der Hormonregulation; s. Second Messenger.

**Adenosin-5'-triphosphat:** ATP, s. Adenosinphosphate.

**Adenosintriphosphatase:** ATPase; Enzym, welches die Hydrolyse von ATP in ADP u. P (Phosphat) (s. Adenosinphosphate) katalysiert, wobei chemische Energie freigesetzt wird. Diese ATP-Spaltung ist daher i.a. mit einem anderen Prozeß verbunden, der endergonisch abläuft, z.B. die Kontraktion von Muskelfasern (elektromechanische Kopplung) od. der Transport von Natrium- od. Kalium-Ionen durch Membranen gegen den Konzentrationsgradienten (s. Ionenpumpe), der durch Herzglykoside* gehemmt werden kann.

**Adenosintriphosphat-Dinatrium:** Adenosin-5'-tetrahydrogentriphosphat-Dinatriumsalz, Adenosini dinatrii triphosphas; CAS-Nr. 51963-61-2; $C_{10}H_{14}N_5Na_2O_{13}P_3$, $M_r$ 551.1. Leicht lösl. in Wasser, prakt. unlösl. in organischen Lösungsmitteln. **Off.:** DAB10. **Anw.** med.: Vasodilator; vgl. Adenosinphosphate (Adenosin-5'-triphosphat).

**Adenosylmethionin:** S-Adenosyl-L-methionin, S-(5'-Desoyxadenosin-5')-methionin, S-Ado-Met, SAM, aktives Methionin. Bei Raumtemperatur instabil. Wegen der Asymmetrie der Sulfoniumgruppe sind 4 stereoisomere Formen möglich; entsteht aus ATP u. Methionin* (S-Methylcystein, **Strukturformel** s. Aminosäuren). Als reaktive Sulfoniumverbindungen einer der wichtigsten Methylgruppendonatoren (Methylierungsmittel) im Zellstoffwechsel (z.B. bei Synthese von methylierten Zuckern, bei Bildung von Methylestern, s. z.B. Pektine, etc.); überträgt also $-CH_3$ auf nucleophile Partner (elektrophile Substitution.

**Adeno-Viren:** DNS-Viren, die vor allem f. Infektionen des Atemtraktes verantwortlich sind.

**Adenylatcyclase:** Enzym, das nach Einw. verschiedener Hormone u. Neurotransmitter auf die Rezeptoren der Zellmembran Adenosintriphosphat (ATP) in cAMP überführt, wodurch über weitere Stufen wichtige Schlüsselenzyme des Intermediärstoffwechsels (z.B. Glykogenauf- u. -abbau, Lipolyse) aktiviert od. inaktiviert werden.

**Adenylpyrophosphorsäure:** Adenosintriphosphat, s. Adenosinphosphate.

**Adenylsäure:** Adenosinmonophosphat (AMP), s. Adenosinphosphate.

**Adeps:** Fett.

**Adeps benzoatus:** Benzoeschmalz. Herst. nach DAB6: durch Schmelzen (3 h, 60°C) v. 2 T. Benzoeharz u. 6 T. Natriumsulfat in 100 T. Adeps suillus, anschließend Filtration; s. Benzoe.

**Adeps lanae:** s. Wollwachs.

**Adeps Lanae anhydricus:** s. Wollwachs.

**Adeps lanae cum aqua:** Wasserhaltiges Wollwachs, s. Wollwachs.

**Adeps lanae hydrogenatus:** Hydriertes Wollwachs, s. Wollwachs.

**Adeps Marmotae:** Murmeltierfett, s. Marmota marmota.

**Adeps neutralis:** s. Hartfett.

**Adeps solidus:** s. Hartfett.

**Adeps suillus:** s. Schweineschmalz.

**Aderman®:** s. Phenylmercuriborat.

**Adermin:** Vitamin $B_6$, s. Vitamine.

**ADH:** **1.** Alkoholdehydrogenase*; **2.** Antidiuretisches Hormon, s. Vasopressin.

**Adhäsion:** Aneinanderhaften von 2 Körpern (Phasen) mit unterschiedlicher chemischer Zusammensetzung (ungleichartige Moleküle) aufgrund von Anziehungskräften (Adhäsionskräften). Handelt es sich um 2 Körper (Phasen) mit gleicher chemischer Zusammensetzung (Kontakt gleichartiger Moleküle), spricht man von **Kohäsion**. Die Adhäsions- bzw. Kohäsionskräfte halten sich bei Annäherung der Körper (Moleküle) auf 0.3 bis 0.4 nm mit abstoßenden Kräften die Waage. Abstoßung von Molekülen tritt dann auf, wenn sich ihre Elektronenwolken gegenseitig durchdringen. A. u. Kohäsion kommen durch intermolekulare Bindungskräfte* (u.a. *van der Waals-Kräfte)* zustande. Die Kenntnis dieser Kräfte ist auch bei den Grenzflächenerscheinungen (Oberflächen-* u. Grenzflächenspannung*, Adsorption*) an flüssige u. feste Grenzflächen (s. Adsorptionsmethode nach Brunauer, Emmet u. Teller bzw. s. Agglomeration), bei der Ausflokkung in Suspensionen*, der Stabilisierung von Emulsionen*, beim Kompaktieren* von Pulvern in Kapseln sowie bei der Kompression von Granulaten zu Tabletten (s. Compressi) von besonderer Bedeutung. *Benetzung* z.B. einer Kapillarwand tritt dann ein, wenn die Adhäsionskraft zwischen den Molekülen einer Flüssigkeit u. den Molekülen der Kapillarwand größer ist als die Kohäsionskraft zwischen den Flüssigkeitsmolekülen (z.B. Glas/Wasser). Kapillarsteigmethode zur Bestimmung der Oberflächenspannung (s. Grenzflächenspannung). Mikroskopisch kleine Partikeln in gasförmigem Medium adhärieren an die Oberfläche eines Festkörpers nicht nur durch die *van der Waals-Kräfte* im engeren Sinne zwischen den Feststoffen; auch Kapillarkräfte von kondensierten Flüssigkeitsfilmen, die elektrische Doppelschicht u. Coulombsche Haftkräfte in der Kontaktzone können eine Rolle spielen. Adhäsions- u. Kohäsionskräfte wirken sich auf den Dampfdruck von Lösungen aus (reale Lösungen).

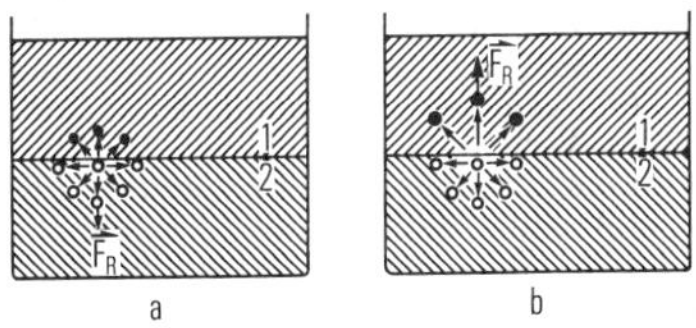


Adhäsion:
a: Kohäsion überwiegt Adhäsion; b: Adhäsion überwiegt Kohäsion; $\vec{F}_R$: Resultierende Kraft auf die Moleküle der Phasen 1 und 2 [120]

**Adhatoda vasica** Nees: (Justicia adhatoda L.) Fam. Acanthaceae (Ostindien, Pakistan). Stpfl. v. **Folia Adhatodae:** Vasicablätter, Malabar nut leaves. **Inhaltsst.:** ca. 0.2% äther. Öl, ca. 2% Chinazolinalkaloide wie z.B. Vasicin*, ca. 10% Mineralstoffe. **Anw.:** bronchodilatorisches Expektorans u. Antitussivum.

**HOM:** *Adhatoda vasica (HAB1.5)*, Justicia adhatoda: die frischen Blätter; verord. z.B. b. Bronchitis.

**ADH-Methode:** (ADH: Alkoholdehydrogenase) Methode zur Bestimmung von Ethanol (z.B. in Lebensmitteln od. im Blut) u. anderer primärer Alkohole mittels spezifischer Enzymreaktionen:

1) Ethanol + $NAD^+$ $\xrightarrow{ADH}$ Acetaldehyd + NADH + $H^+$ 2) Acetaldehyd + $NAD^+$ + $H_2O$ $\xrightarrow{Al\text{-}DH}$ Essigsäure + NADH + $H^+$

Durch alkalisches Milieu u. Abfangen von Acetaldehyd wird das Gleichgewicht der Reaktion 1 nach rechts verschoben. Im Beisein von Aldehyddehydrogenase (Al-DH) wird Acetaldehyd vollständig in Essigsäure oxidiert, das dabei entstehende NADH wird photometrisch bestimmt, s. NAD.

**ADI:** s. ADI-Wert.

**Adiabate:** s. Isenthalpe.

**Adiantum aureum:** s. Polytrichum commune.

**Adiantum capillus-veneris** L.: Fam. Adiantaceae, Venushaar, Frauenhaar, Frauenfarn (Südeuropa, Mittelmeergebiet), 10 bis 40 cm hoher Farn mit zarten Blattwedeln. Stpfl. v. **Herba Capilli veneris:** Folia Capilli, Folia Adianti, Venushaar. **Best.:** Gerbstoff, Bitterstoff, äther. Öl (Spuren). **Anw.** volkst.: als Expektorans.

**HOM:** *Adiantum capillus veneris:* die frische Pflanze.

**Adipex®:** s. Phentermin.

**Adiphenin** INN: 2-Diethylaminoethyl-diphenylacetat, Diphenylessigsäure-β-diethylaminoethylester; CAS-Nr. 64-95-9; $C_{20}H_{25}NO_2$. **Anw.:**

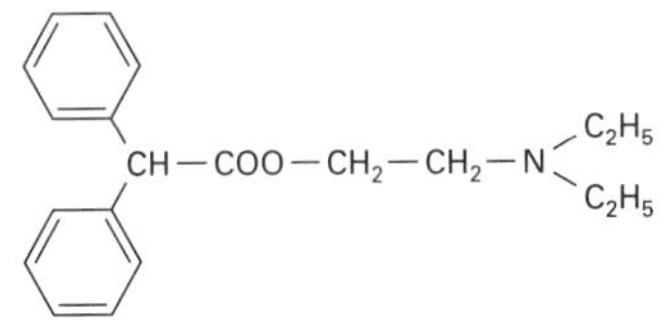


Adiphenin

Spasmolytikum, Sedativum. Besitzt neben der parasympatholyt. auch direkte myogene Wirk. auf die glatte Muskulatur sowie lokalanästhetische Wirkung. Nur geringe atropinähnliche Nebenw.

**Adipheninhydrochlorid:** Adiphenini hydrochloridum; CAS-Nr. 50-42-0; $C_{20}H_{26}ClNO_2$, $M_r$ 347.9. Weißes, hygr. Pulver; sehr leicht lösl. in Wasser, leicht lösl. in Ethanol. **Off.:** DAC86.

**Adipinsäure:** Acidum adipinicum, Butan-1,4-dicarbonsäure, Hexandisäure; HOOC–$(CH_2)_4$–COOH, $M_r$ 146.1. Schmp. 153°C. D. 1.360. Weiße Kristalle. Wenig lösl. in kaltem, leichter in heißem Wasser, lösl. in Aceton, leicht lösl. in Ethanol. Entsteht bei d. Oxidation v. Fetten (Adeps, daher der Name). Darst. techn.: durch Oxidation von Cyclohexanol od. Cyclohexanon. **Off.:** DAB10. **Anw.** med.: z.B. zur Ansäuerung des Harns; techn.: als Ersatz von Weinsäure i. d. Backpulver- u. Limonadenindustrie, vor allem aber zur Herst. der Polyamide* (z.B. Polyamid-6/6-Faden*, Nylon®). Ihre Ester dienen als Gelatinierungsmittel u.a. in d. Gerberei.

**Adipinsäuredinitril:** $C_6H_8N_2$, $M_r$ 108.14. D. 0.95. Schmp. 2°C. Sdp. 295°C. Farbloses Öl, wenig lösl. in Wasser, lösl. in Ethanol. **Anw.:** Herst. v. Hexamethylendiamin*.

**Adipiodon** INN: N,N'-Adipoyl-bis(3-amino-2,4,6-triiodbenzoesäure), Adipinsäure-bis[2,4,6-triiod-3-carboxyanilid], Bilignostum, Iodipamide, Endografin®; CAS-Nr. 606-17-7; $C_{20}H_{14}I_6N_2O_6$, $M_r$ 1139.81. Schmp. 306-308°C unter Zersetzen; $n_D^{21.5°C}$ 1.3294 (c = 0.445 in Methanol). Löslk. bei 20°C 0.8% in Methanol, 0.3% in Ethanol, 0.2% in Aceton, 0.1% in Ether; prakt. unlösl. in Wasser, Benzol. **Anw.:** Röntgenkontrastmittel in Form

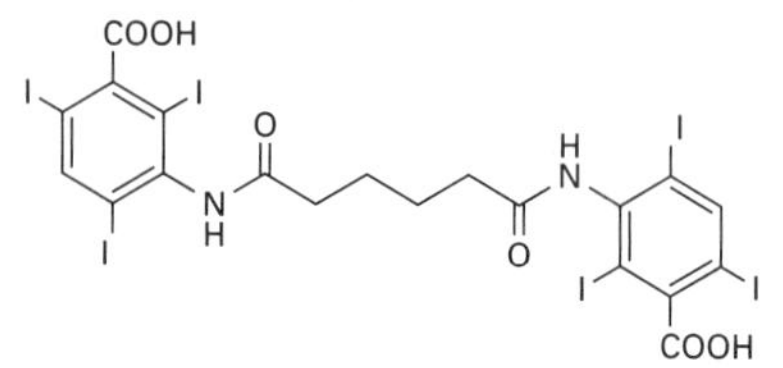


Adipiodon

von Salzen wie Adipiodonmeglumin [Di(N-methylglucamin)-Salz], Adipiodonmeglumin [Di(N-ethylglucamin)-Salz]. **Übl. Dos.:** Lsg.: 50% zur Hysterosalpingographie, zur Darstellung von Fisteln, Analatresien. Parenteral: Cholecystographie: i.v. 30 g u.a.

**Adiposetten**®: s. Norpseudoephedrin.

**Adipositas:** Fettsucht, Fettleibigkeit; Arzneimittel gegen A.: s. Antiadipositum(a).

**Adiuretin:** Antidiuretisches Hormon, Vasopressin*; HHL-Hormon; s. Hormone.

**ADI-Wert:** Acceptable Daily Intake; täglich zulässige Dosis (von Schadstoffen wie Schädlingsbekämpfungsmittel*) in mg/kg KG; wird von der FAO-WHO erlassen; definiert als tägliche Aufnahmemenge während der ganzen Lebenszeit, die nach dem verfügbaren Wissensstand kein erkennbares Risiko darstellt. Wichtig f. die Bewertung der Toxizität von Pflanzenschutzmitteln; hinsichtl. Drogen s. Schädlingsbekämpfungsmittel.

**Adjuvans:** (*lat.* adiuvare unterstützen, helfen) **1.** Substanz, die in Verbindung mit einem Immunogen verabreicht, die Immunität* verstärkt. **2.** Unterstützender Bestandteil einer Arznei; s.a. Hilfsstoffe.

**ADKA:** s. Arbeitsgemeinschaft Deutscher Krankenhausapotheker e.V.

**Ad l.:** Ad libitum, nach Belieben.

**Adlumia fungosa** (Ait.) Greene ex B.S.P.: (Fumaria fungosa Ait., Adlumia cirrhosa Raf. ex DC.) Fam. Papaveraceae, Erdrauch (atlant. Nordamerika). **Inhaltsst.:** Alkaloide (D-Adlumin).

**HOM:** *Adlumia fungosa* (HAB1.4), Adlumia: frisches, blühendes Kraut; verord. z.B. b. Leberleiden, erhöhtem Harnsäurespiegel.

**Ad m.m.:** ad manus medici (zu Händen des Arztes).

**Adnatus:** (*lat.* angewachsen) bei Verwachsung ungleicher Teile (z.B. Staubblätter mit Kronblättern); siehe connatus.

**Adonidis pulvis normatus:** s. Adonis vernalis.

**Adonis aestivalis** L.: Fam. Ranunculaceae, Feuerröschen, Blutauge (Süd- u. Mitteleuropa). Stpfl. v. **Herba Adonidis aestivalis:** Feuerröschenkraut. **Inhaltsst.:** ähnliche, aber viel weniger wirksame Glykoside wie in A. vernalis. **Anw.** volkst.: als Herzmittel u. Diuretikum.

**Adoniskraut:** Herba Adonidis vernalis, s. Adonis vernalis.

**Adonisröschen:** s. Adonis vernalis.

**Adonistinktur:** s. Tinctura Adonidis.

**Adonis vernalis** L.: Fam. Ranunculaceae, Frühlingsadoniskraut, Frühlingsteufelsauge, Frühlingsadonisröschen, Adonisröschen, Teufelsauge (Südöstl. u. Mitteleuropa). Stpfl. v. **Adonidis herba:** Herba Adonidis vernalis, Adoniskraut. **Off.:** DAB10, ÖAB9. **Inhaltsst.:** die Cardenolide Adonidosid, Adonivernosid, Cymarin u. das Hauptglykosid Adonitoxin* (digitalisähnl. wirk. Glykoside, zus. ca. 0.3%, s.a. Herzglykoside); Flavone, (z.B. Adonivernith), Ribit* (Adonit) u.a. **Anw.:** Herzmittel, wie Fol. Digitalis; Adonis wirkt schneller, aber weniger nachhaltig. Kumulation tritt nicht ein. GED 0.2 bis 0.5 g; MED 1.0 g, MTD 3.0 g. **Adonidis pulvis normatus:** Eingestelltes Adonispulver soll nach DAB10 einen Wirkwert aufweisen, der dem Geh. von 0.2% Cymarin entspricht.

**HOM:** *Adonis vernalis* (HAB1.1); *Adonis vernalis ferm. 33d* (HAB1.3): die frische, blühende, ganze Pflanze; verord. z.B. b. nervös bedingten Herz- u. Kreislaufstörungen.

**Adonit(ol):** s. Ribit.

**Adonitoxin:** Herzglykosid aus Adonis vernalis; $C_{29}H_{42}O_{10}$, $M_r$ 550.63. Schmp. ab ca. 250°C unter Zers. Das Aglykon Adonitoxigenin ist dem k-Strophanthin ähnl.; **Strukturformel** s. Herzglykoside (Tab.2).

**ADP:** s. Adenosinphosphate.

**Adrenalin:** Epinephrin INN, L-1-(3',4'-Dihydroxy-phenyl)-2-methylaminoethan-1-ol, Levorenin, Suprarenin®, Epiglaufrin®; CAS-Nr. 51-43-4;

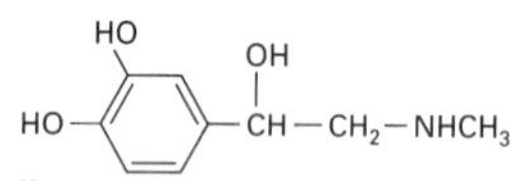


Adrenalin

$C_9H_{13}NO_3$, $M_r$ 183.2. Schmp. ca. 212°C. Weißes bis schwach bräunlich-weißes, krist. Pulver von bitterem Geschmack, ohne Geruch; sehr schwer lösl. in Wasser, prakt. unlösl. in Ethanol, Ether, Chloroform, Aceton, lösl. in verdünnten Säuren u. Alkalilaugen. $[\alpha]_D^{20°C}$ -50 bis -53° (c = 5 in Salzsäure 0.1 mol/L). Wird leicht zu Adrenochrom* oxidiert (Stabilisierung z.B. mit Ascorbinsäure). **Off.:** DAC86. A. ist das Hormon des Nebennierenmarks (s. Hormone) u. kommt dort mit Noradrenalin im Verhältnis 4 zu 1 vor; im ZNS als Neurotransmitter adrenerger Neuronen. (Biosynthese u. Abbau s. Katecholamine.) A. wurde 1901 von *Jokichi Takamine* (1854 bis 1922) isoliert, 1904 synth. dargest. von *Friedrich Stolz* (1860 bis 1936). **Wirk.:** Sympathomimetikum*, A. wirkt erregend sowohl auf die α- als auch auf die β-Rezeptoren; A. steigert die Pulsfrequenz, Herzminutenvolumen, systolischen Blutdruck; führt zu einer Vasokonstriktion u. diastolischen Blutdrucksteigerung erst bei unphysiologischen Dosen; bewirkt eine Verminderung der Darmperistaltik, Erschlaffung der Bronchialmuskulatur u. Erweiterung der Bronchien, Pupillenerweiterung u. Erektion der Haarmuskeln; Grundstoffwechselsteigerung durch Förderung des Sauerstoffverbrauchs; fördert die Mobilisierung der Glykogenreserven in der Leber, den Abbau des Muskelglykogens, das f. den Glykogenaufbau in der Leber verwendet wird (Insulinantagonismus), u. die Lipolyse, wodurch die freien Fettsäuren im Blut vermehrt werden; löst zentrale Unruhe u. Angstgefühl aus. Adrenalinausschüttung aus dem Nebennierenmark erfolgt z.B. bei emotioneller Erregung (Streß), Muskeltätigkeit, Sauerstoffmangel od. im Prämenstrum; Symptome erhöhter Adrenalinausschüttung: Zittern, Schwäche, kalter Schweiß, Tachykardie, Angst. **Anw.:** 1. bei akuten Anfällen von *Asthma bronchiale* s.c. od. Inhalation, 2. bei *anaphylaktischem Schock* u. *akutem Herzstillstand* (wenn nötig intrakardial),

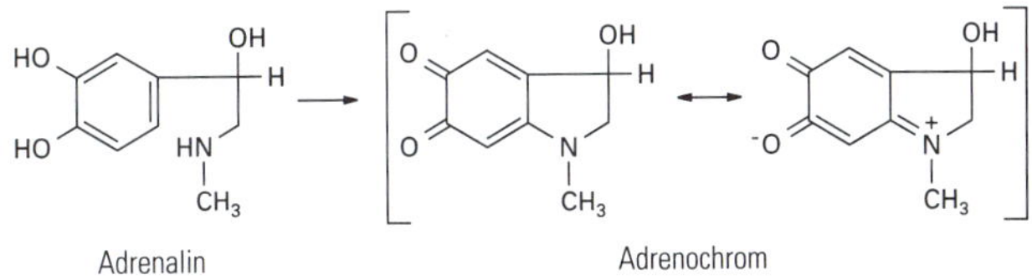


Adrenochrom:
Bildung aus Adrenalin

3. als *Zusatz zu Lokalanästhetika**, um deren Resorption u. damit Toxizität herabzusetzen u. deren Wirk. zu verlängern, 4. zur *Blutstillung* an Haut u. Schleimhaut. **Nebenw.:** Angstgefühl, Schlaflosigkeit, Herzklopfen, Herzarrhythmien, Gefahr der Hirnblutung durch abrupten Blutdruckanstieg. Kontraind.: Hyperthyreose, Arteriosklerose, Koronarinsuffizienz, Herzmuskelschäden, schwere Hypertonie, Narkosen mit Inhalationsnarkotika wie Cyclopropan* u. Halothan*, Lokalanästhesie der Akren (Finger, Hände, Füße, Nase, Kinn, Zunge usw.). HWZ 1 bis 3 min. Gebräuchl. sind auch Adrenalinhydrochlorid u. Adrenalinhydrogentartrat*.

**Adrenalin-Augentropfen, neutrale:** Adrenalini oculoguttae neutrales, s. Augentropfen.

**Adrenalinbitartratlösung:** s. Adrenalinhydrogentartratlösung.

**Adrenalinhydrogentartrat:** Adrenalini tartras Ph.Eur.3, Adrenalinum bitartaricum, Adrenalintartrat, Epinephrinhydrogentartrat; CAS-Nr. 51-42-3; $C_{13}H_{19}NO_9$, $M_r$ 333.3. Schmp. ca. 150°C (Zers.). Weißes od. schwach grauweißes, geruchloses, krist. Pulver. Lösl. in 3 T. Wasser, schwer lösl. in Ethanol, prakt. unlösl. in Ether u. Chloroform. **Anw.:** s. Adrenalin. **Übl. Dos.:** peroral wegen der schnellen Metabolisierung in der Leber nicht sinnvoll. Bei *Asthma bronchiale* 0.2 bis 0.5 mg s.c. od. als Inhalation; bei *anaphylaktischem Schock* 0.1 mg i.v. *Zusatz zu lokalanästhetischen Lösungen:* bei Procain 0.05 mL der Lsg. 1:1000 auf 10 mL, bei Lidocain die Hälfte.

**Adrenalinhydrogentartratlösung:** Adrenalinbitartratlösung, Solutio Adrenalini bitartarici. Zstzg. nach ÖAB90: 0.18 g Adrenalinhydrogentartrat, 0.1 g Natriumdisulfit (Natriumpyrosulfit), 0.8 g Natriumchlorid, Wasser zur Injekt. auf 100 mL. Geh. an Adrenalin 0.09 bis 0.11% (m/V). **Übl. Dos.:** s.c.: 0.2 bis 0.5 mL; MED 1 mL, MTD 3 mL; bei Zusatz zu lokalanästhesierenden Injektionslösungen: 0.1 bis 0.5%.

**Adrenalinii tartras:** s. Adrenalinhydrogentartrat.

**Adrenalin-Injektionslösung 1 mg/mL:** Adrenalini solutio iniectabilis 1 mg/mL, Epinephrin-Injektionslösung 1 mg/mL. Zstzg. nach Ph.Helv.7: 0.182 g Adrenalinhydrogentartrat, 0.1 g Natriumdisulfit, 0.8 g Natriumchlorid, Aqua ad iniectabilia ad 100.0 mL. Durch Licht u. Luft kommt es zu einer Rotfärbung der Lsg., später entsteht ein schwarzer Niederschlag.

**Adrenalin-Lösung:** Solutio Adrenalini. Nach DAB7 1:1000. Herst.: 0.1000 g Adrenalin wird in 5.50 mL Salzsäure 0.1 mol/L gelöst. Die Lsg. wird auf 100.0 mL verdünnt. Der Zusatz v. Stabilisatoren sowie von Stoffen zur Herst. blutisotonischer Lsgen. ist gestattet. Geh.: 0.090 bis 0.110 g $C_9H_{13}NO_3$ in 100 mL Lösung. Klare, farblose bis nahezu farblose Lsg., die sich am Licht u. an d. Luft allmählich verfärbt. MED 1.0 g; MED bei intravenöser u. intramuskulärer Gabe 0.15 mL.

**Adrenalintartrat:** s. Adrenalinhydrogentartrat.

**Adrenalinumkehr:** Die Injektion von Adrenalin* erregt gleichzeitig die α- u. β-Rezeptoren im kardiovaskulären Bereich. Dabei überwiegt die Erregung der α-Rezeptoren (Vasokonstriktion), der Blutdruck steigt also an. Blockiert man jetzt die α-Rezeptoren der Gefäßmuskulatur, z.B. durch spezifische α-Sympatholytika*, so sind die α-Rezeptoren ausgeschaltet u. Adrenalin kann nur noch auf die β-Rezeptoren wirken: der Blutdruck wird also gesenkt.

**Adrenalon** INN: 3',4'-Dihydroxy-2-methylaminoacetophenon, (3,4-Dihydroxyphenyl)-methylaminoethyl-keton, 4-Methylaminoacetylbrenzkatechin; CAS-Nr. 99-45-6; $C_9H_{11}NO_3$, $M_r$ 181.19. Schmp. 235-236°C unter Zers. Wenig lösl. in Wasser, Ethanol, Ether. **Anw.:** als Hämostyptikum lokal z.B. bei Nasenbluten; ein Sympathomimetikum wie Adrenalin, aber viel schwächer wirksam. **Übl. Dos.:** Intranasal: 0.06 g. Gebräuchl. ist auch Adrenalonhydrochlorid.

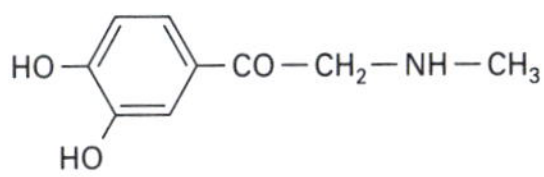


Adrenalon

**Adrenerg:** die Adrenozeptoren* betreffend.

**Adrenergikum(a):** s. Sympathomimetikum(a).

**Adrenozeptoragonist(en):** s. Sympathomimetikum(-a).

**α-Adrenozeptorantagonist(en):** s. α-Sympatholytikum(-a).

**β-Adrenozeptorantagonist(en):** s. β-Sympatholytikum(-a).

**α-Adrenozeptoren:** *syn.* adrenergene α-Rezeptoren; Rezeptoren in sympathisch innervierten Geweben, deren Erregung durch die natürlichen Überträgerstoffe Noradrenalin u. Adrenalin od. durch andere α-Adrenozeptoragonisten (s. α-Sympathomimetika) eine Kontraktion glatter Muskelzellen hervorruft.

**β-Adrenozeptoren:** s. Sympathomimetika.

**Adrenozeptorenblocker:** Adrenorezeptorenantagonisten, Adrenozeptorantagonisten, s. Sympatholytikum(-a).

**Adrenochrom:** 3-Hydroxy-1-methylindolin-5,6-dion; $C_9H_9NO_3$, $M_r$ 179.17. Rotes Oxidationsprodukt von Adrenalin*, ist an der Bildung von Melaninen* beteiligt; ist auch eine Teilstruktur von Rubreserin*; kann Halluzinationen u. schizophrenieähnliche Zustände auslösen. Das Semicarbazon ist Carbazochrom*.

**Adrenocorticotropes Hormon:** s. Corticotrop(h)in.
**Adrenolytika:** s. Sympatholytika.
**Adrenomimetika:** s. Sympathomimetika.
**Adrenostatika:** Pharmaka, die die Steroidsynthese der NNR hemmen; gelegentl. zur Ther. von NNR-Hyperplasie od. -Karzinom verwendet; z.B. Metyrapon*.
**Adrenotropes Hormon:** s. Corticotropin.
**Adriamycin:** s. Doxorubicin.
**Adriblastin®:** s. Doxorubicin.
**Adsorbat:** besteht aus Adsorbens* u. Adsorbendum*; z.B. **Adsorbatimpfstoff**, bei dem die Erreger od. Toxoide an ein geeignetes Adsorbens, wie u.a. Aluminiumsalze, gebunden sind.
**Adsorbendum:** Stoff, der adsorbiert wird (sich an der Grenzfläche zweier Phasen anlagert).
**Adsorbens:** Substanz, die Festkörper, Flüssigkeiten od. Gase an ihre Oberfläche zu binden vermag. Beispiele: Aktivkohle, Kieselgur, Kieselgel, Aluminiumverbindungen, Talk, etc.
**Adsorption:** von selbst verlaufende, reversible Konzentrationsänderung zwischen 2 benachbarten Phasen; Art der Sorption*. Ort der Anlagerung kann sowohl die Grenzfläche zwischen einem festen Stoff u. einer Flüssigkeit od. einem Gas, die Trennfläche zwischen 2 Flüssigkeiten od. die Grenzfläche zwischen einer Flüssigkeit u. einem Gas sein. A. ist von der Konzentration des Adsorbendums, der Oberfläche des Adsorbens sowie von der Temp. abhängig; vgl. auch Physisorption u. Chemisorption. **Positive A.:** Anreicherung an der Grenzfläche. **Negative A.:** Verdrängung; Substanzen haben verschiedene Affinität zu einem Adsorbens, deshalb kann ein Stoff einen anderen mit geringerer Affinität verdrängen (Adsorptionsverdrängung). **Biochemische A.:** Aktivierung von Enzymen durch oberflächenaktive Stoffe, welche Enzym u. Substrat binden u. dadurch näher aneinander bringen (vgl. Absorption).
**Adsorptionschromatographie:** s. Chromatographie.
**Adsorptionsisotherme:** Darstellung der adsorbierten Menge eines Gases, Dampfes od. gelösten Stoffes an ein festes Material in Abhängigkeit von Druck od. Konzentration bei konstanter Temp., s. Sorptionsisotherme; s.a. BET-Gleichung.
**Adsorptionskohle:** s. Carbo activatus.
**Adsorptionsmethode nach Brunauer, Emmet u. Teller:** BET-Methode; zur experimentellen Bestimmung der spezifischen Oberfläche* von Pulvern. Eine Probe wird im Gefäß evakuiert u. ausgeheizt (Entfernen der adsorbierten Gasmoleküle). Nach Einleiten von Stickstoff od. eines Edelgases bei tiefer Temp. adsorbiert das Pulver bei entsprechendem Druck mit einer monomolekularen Gasschicht u. wird dadurch schwerer (gravimetrische BET-Bestimmung) od. der Druck im Gefäß ist geringer als in einem Vergleichsgefäß mit einem gleichvolumigen Testkörper mit kleiner Oberfläche (volumetrische BET-Bestimmung). Die spez. Oberfläche ergibt sich aus der BET-Gleichung*. Bei einer wesentlich einfacheren Methode zur Bestimmung der spezifischen Oberfläche (Areameter®) werden Probe- u. Vergleichsgefäß mit Stickstoff gespült, bei Atmosphärendruck verschlossen u. auf die Temp. von flüssigem Stickstoff abgekühlt. Der sich dabei einstellende Differenzdruck ist proportional der adsorbierten Stickstoffmenge.
**Adsorptionsvermögen:** Gleichgewichtsmenge des Adsorptivs pro g des Adsorbenten; mit steigender Temp. sinkt das A. aufgrund der stärkeren thermischen Bewegung der Moleküle ab.
**Adsorptionswärme:** die bei der Adsorption* freiwerdende Energie; nicht proportional zur Menge des adsorbierten Stoffes.
**Adsorptiv:** der bei der Adsorption gebundene Stoff.
**Adstringens Tormentillae:** Tormentill-Adstringens (NRF), Tormentillae adstringens. Zstzg.: Tormentilltinktur (bzw. Ratanhiatinktur), Myrrhentinktur aa 15 g. **Anw.:** bei Stomatitis zum Einpinseln od. Gurgeln.
**Adstringentium(a):** Adstringens, „zusammenziehendes“ Mittel, z.B. zur Blutstillung (Alaun, Eisenchlorid), zur Wundgranulation (Bismutsalze, nicht mehr in Verw.), gegen Durchfall (Gerbsäure, Heidelbeeren), zur Entzündungshemmung (essigsaure Tonerde, Phenol, Bleisalze, Kalkwasser). Die Wirk. beruht auf Koagulation der Eiweißstoffe der Zellen u. oberflächlicher Gerbung (z.B. der Darmschleimhaut).
**Adstringierendes Gel für Mundschleimhaut:** Zstzg. nach NFA: 1.0 T. Rhabarberextrakt (s. Extractum Rhei), 0.2 T. Salicylsäure, 6.0 T. Ethanol, 1.6 T. Carboxymethylcellulose-Natrium ad 20 T. destilliertes Wasser. **Anw.:** Entzündungen des Zahnfleisches u. der Mundschleimhaut, Aphthen, Zahnungsbeschwerden, Druckstellen von Zahnprothesen.
**Adstringierendes Gurgelmittel:** s. Gargarisma adstringens.
**Adulsion®:** alte Warenbezeichnung f. Celluloseether; s. Carboxymethylcellulose u. Methylcellulose (Tylose®).
**Adultizid:** auf erwachsene Organismen wirkende Insektizide; s. Schädlingsbekämpfungsmittel.
**Adumbran®:** s. Oxazepam.
**Ad usum proprium:** zu eigenem Gebrauch (des Arztes).
**Adventivknospen:** *bot.* Knospen, die nicht in den Blattachseln, sondern an ungewöhnlichen Stellen, z.B. an Blättern, Wurzeln, Sproßteilen, auch an abgeschnittenen Stammteilen, Wurzelstücken od. abgeschnittenen Blättern entstehen.
**Adventivpflanzen:** *bot.* ausländische Pflanzen, die sich durch Verschleppung vor allem in Hafenorten, an Eisenbahndämmen u. dgl. ansiedeln.
**Adventivwurzeln:** *bot.* sproßbürtige Wurzeln; Wurzeln, die nicht aus Keimwurzeln entstanden sind.
**Adynamie:** Körperschwäche, Altersschwäche.
**AE.:** Antitoxin-Einheit*, Immunitäts-Einheit.
**ÅE:** (od. Å) Ångström-Einheit*.
**Aecidiospore:** paarkernige, rostfarbene Spore des Rostpilzes.
**Aecidium:** (Plur. Aecidia) becherförmiges Lager von Aecidiosporenketten an der Unterseite eines mit Rostpilz infizierten Blattes.
**Aedes:** Stechmückengattung. Überträger verschiedener Tropenkrankheiten, z.B. Gelbfieber.
**AeDTA:** s. Edetinsäure.
**AEE:** Apoerythein-Einheit, s. Intrinsic Faktor.
**Aegle marmelos** (L.) Correa: Fam. Rutaceae, Modjobaum (heim. Himalaja, kult. in Ostindien, Sundainseln). Stpfl. v. **Fructus Belae indicae:** Belafrüchte, Marmelosfrüchte (frisch: wohlschmeckendes Obst). **Inhaltsst.:** Imperatorin* (Marmelosin), Dictamnin (s. Dictamnus albus), Zucker, ca. 20% Gerbstoff in der Schale, 9% im Fruchtfleisch. **Anw.:** als Adstringens bei Diarrhö, Dysenterie.

**Aegopodium podagraria** L.: Fam. Apiaceae (Umbelliferae), Geißfuß, Giersch (fast ganz Europa, Kleinasien, Kaukasus, Sibirien). Stpfl. v. **Herba Aegopodii podagrariae:** Herba Podagrariae, Geißfußkraut. **Inhaltsst.:** äther. Öl. **Anw.** volkst.: gegen Gicht, Rheuma. In den Wurzeln sind Polyine.

**HOM:** *Aegopodium podagraria:* die frische, blühende Pflanze.

**Ährchen:** *bot.* s. Blütenstand.

**Ähre:** *bot.* s. Blütenstand.

**Äpfelsäure:** Apfelsäure, Acidum malicum, (S)-2-Hydroxybernsteinsäure; CAS-Nr. 97-67-6; HOOC–$CH_2$–CH(OH)–COOH, $C_4H_6O_5$, $M_r$ 134.1. Schmp. 101-103°C. Weiße, zerfließl. Kristallnadeln v. saurem, angenehmem Geschmack, leicht lösl. in Wasser u. Ethanol, lösl. in Ether. Mit 1 asym. C-Atom, daher 2 opt. aktive (1 links- u. 1 rechtsdrehende) u. 1 opt. inaktive (racemische) Form. Die nat. Säure ist linksdrehend (L-Form). Die Salze heißen Malate. Ä. tritt als Zwischenprodukt im Tricarbonsäurezyklus* u. bei d. Gluconeogenese* auf. **DL-Form:** CAS-Nr. 6915-15-7. Schmp. 131-133°C; polymorph. **Off.:** DAB10. **Anw.:** zus. mit Aminosäuren in Infusionslösungen; früher in Form ihrer Eisensalze (Extr. Ferri pomati u. Tct. Ferri pomati, nicht mehr gebräuchl.).

**Aequamen®:** s. Betahistin.

**Äquatorial(e Substituenten):** s. Konformation.

**Äquifazial:** gleichseitig.

**Äquimolekular:** in gleichen Mengen (z.B. einer Lösung) die gleiche Anzahl Moleküle (z.B. der gelösten Stoffe) enthaltend.

**Äquivalent:** Äquivalentteilchen; der gedachte Bruchteil 1/z* eines Teilchens X, wobei X ein Atom, Molekül, Ion od. eine Atomgruppe sein kann u. z* eine ganze Zahl ist, die sich aus der Ionenladung od. aufgrund einer definierten Reaktion ergibt. Beispiele: 1/2 $Ca^{2+}$, 1/2 $H_2SO_4$, 1/6 $K_2Cr_2O_7$.

**Äquivalentdosis:** s. Dosimetrie.

**Äquivalente, pharmazeutische:** Arzneimittel, welche identische Mengen des identischen, aktiven Wirkstoffes in identischen Arzneiformen enthalten, wobei die inaktiven Hilfsstoffe nicht identisch sein müssen; s. Bioäquivalenz.

**Äquivalentgewichte:** veraltet: Verbindungsgewichte f. Elemente, Radikale u. Moleküle, bezogen auf (1wertigen) Wasserstoff. 1 Grammäquivalent war die dem Äquivalentgewicht numerisch entsprechende Grammenge (1 Val). 1 Val in 1 L gelöst ergab eine 1 n Lösung (Normallösung). Der Begriff Äquivalentgewicht wird sinngemäß ersetzt durch die molare Masse von Äquivalenten* *M*(eq), SI-Einheit kg/mol, gebräuchl. Einheit g/mol. Beispiele: $M(1/2\ H_2SO_4)$, $M(1/3\ KMnO_4)$; s.a. Molekül.

**Äquivalentkonzentration:** Stoffmengenkonzentration von Äquivalenten*, *c*(eq): übliche Einheit mol/L. Beispiele: $c(1/2\ H_2SO_4)$, $c(1/5\ MnO_4^-)$, $c(1/3\ PO_4^{3-})$. Die Ä. wird anstelle der früher üblichen Angabe „Normalität" verwendet.

**Aerenchym:** *bot.* Durchlüftungsgewebe; pflanzliches Gewebe mit besonders vielen, großen Interzellularen*. A. ist typisch f. die Blätter u. Sprosse von Wasser- u. Sumpfpflanzen.

**Aerob:** in Gegenwart von Sauerstoff.

**Aerobacter:** Bakterien-Gattung; gramnegative kurze Stäbchen, spalten Glucose u. Lactose unter Säure- u. Gasbildung; teils kapselbildend, Vork. ubiquitär, fakultative Krankheitserreger.

**Aerobe Sporenbildner:** s. Bacillaceae.

**Aerobier:** Bakterien, die zum Leben Sauerstoff brauchen, vgl. Anaerobier. Man unterscheidet obligate u. fakultative Aerobier.

**Aerogene Infektion:** Infektion über die Luft, Tröpfcheninfektion.

**aeromax®:** s. Salmeterol.

**Aeromonas:** Gattung der Pseudomonadaceae*; bewegliche, gramnegative Stäbchenbakterien (s. Bakterien).

**Aerophilie:** bevorzugte Anlagerung von Luft an die Oberfläche hochdisperser, hydrophober Stoffe. Die Benetzbarkeit* mit hydrophilen Flüssigkeiten wird verschlechtert u. durch eine scheinbar geringere Dichte kommt es zur Flotation* der Feststoffteilchen.

**Aerosil®:** s. Siliciumdioxid, hochdisperses.

**Aerosol: 1.** Bez. f. bestimmte synthetische, oberflächenaktive Netzmittel, z.B. Naphthalinsulfonat- u. Sulfobernsteinderivate wie Natriumdioctylsulfosuccinat* (Aerosol OT).

**2.** Ursprüngl. Bez. f. den physikalischen Zustand kolloidal dispergierter, kleinster, in einem gasförmigen Medium schwebender u. nur scheinbar gelöster Teilchen, s.a. Kolloide. Je nach Art der Dispersion unterscheidet man **Staubaerosole** (Puderaerosole) (fest/gasförmig) u. **Nebelaerosole** (flüssig/gasförmig). Die dispergierten Teilchen sind so klein, daß sie durch die Brown-Molekularbewegung od. durch Konvektionsströmungen bewegt werden können, solange sie nicht koagulieren bzw. agglomerieren u. in der Folge sedimentieren. A.e werden durch Versprühen von Flüssigkeiten bzw. Zerstäuben von feinsten Pulverteilchen od. durch Kondensation beim Abkühlen einer Gasphase erzeugt (s.a. Nebulisator, Spinhaler®, Inhalate). Heute verwendet man den Begriff A. f. das gesamte Gebiet der Zerstäubung u. Verschäumung mit Treibgasen* aus Druckdosen (s. Druckgaspackung, Aerosoldose). Bei Betätigung eines Ventils wird der Inhalt mit Hilfe eines Treibmittelgemisches aus dem Behälter gepreßt, wobei die Wirkstoffsuspension od. die Wirkstofflösung in der Gasphase (Luft u. verdampftes Treibmittelgemisch) feinst verteilt wird. Als **Spray** (Nebulogenum) wird eine Darreichungsform bezeichnet, bei der der flüssige Inhalt einer Packung mit Hilfe von Treibmitteln od. komprimierter Luft versprüht wird. Speziell konstruierte Spraydosen (Dosiersprays) erzeugen auch ohne Treibmittel durch manuelles Pumpen (Pumpzerstäuber, s. Abb.) einen Sprühnebel. Die meisten Aerosolpackungen u. Spraydosen erzeugen bei ihrer Anwendung keine echten A.e. Aerosole u. Sprays sind außerdem in ihrer Bedeutung nicht scharf voneinander zu trennen u. werden mitunter auch syn. verwendet. Für die Anwendung (Wirkungsort) der A.e ist die Teilchengröße im Sprühstrahl von Bedeutung. Teilchen mit mehr als 30 µm Durchmesser werden im Mund- u. Rachenraum festgehalten. Bei 20 – 30 µm gelangen sie in die Luftröhre, bei 10 – 20 µm in die Bronchien u. zwischen 1 – 5 µm werden sie in den Alveolen abgelagert u. sind somit lungengängig. Teilchen unter 1 µm sind weniger wirksam, da sie großteils wieder ausgeatmet werden.

**Zubereitungen in Druckbehältnissen:** Praeparationes pharmaceuticae in vasis cum pressu Ph.Eur.3: bestehen aus einer Lösung, Emulsion od. Suspension u. dienen zur lokalen Anw. auf Haut u. Schleimhäuten der versch. Körperöffnungen od. der Inhalation. Als Hilfsstoffe können verwendet werden, z.B. Lösungsmittel,

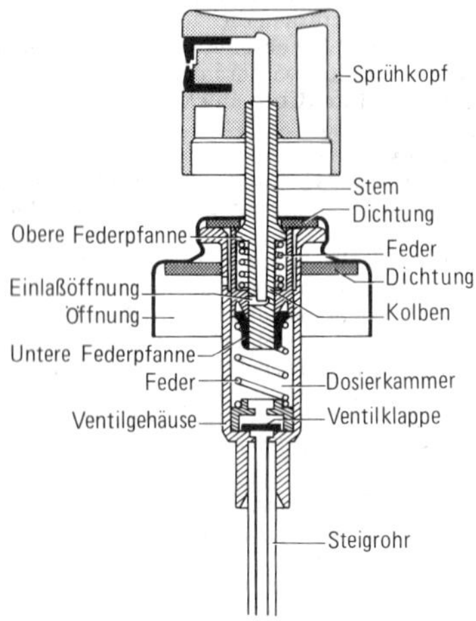


Aerosol:
Pumpzerstäuber (Perfect-Valois-Ventil GmbH) [9]

Lösungsvermittler*, Emulgatoren, aber auch Schmiermittel zur Freihaltung des Ventils. **Echte Aerosole** dienen als Raumluftverbesserer, Raumdesinfektionsmittel. Zur Anw. in den unteren Luftwegen werden sie **Inhalationsaerosole** genannt. Sie wirken lokal od. systemisch u. sind z.B. zur Behandlung von Bronchialasthma (Bronchodilatatoren, Degranulationshemmer, Corticoide), Angina pectoris (Isosorbiddinitrat) od. Migräne (Ergotamintartrat) geeignet. Ein langsamer Wirkungseintritt od. eine mögliche Inaktivierung der Wirkstoffe (Bronchodilatatoren, Nitroglycerol) nach peroraler Gabe wird bei Applikation als A. vermieden. Es handelt sich vorwiegend um **Suspensionsaerosole**, bei denen der Wirkstoff in mikronisierter Form (kleiner als 10 µm) im flüssigen Treibmittel suspendiert ist u. sich durch Schütteln im Treibgas leicht homogen verteilen läßt. Ein Dosierventil (s. Aerosolventil) mit einem Volumen von 25, 50 od. 63 µL u. ein Applikator sorgen f. die richtige Dosierung u. Applikation. Manchmal werden auch **Lösungsaerosole** in feinster Verteilung eingesetzt. Die Wirkstoffe sind im Treibgas gelöst, ev. unter Zusatz von Lösungsmitteln u. Lösungsvermittlern. Im Moment der Applikation verdampft das Treibgas u. in Abhängigkeit vom Gasdruck u. der Konstruktion der Düse entsteht ein inhalierfähiges A. **Aerosole in Form von groben Nebeln** (Teilchengröße unter 50 µm) kommen f. die oberen Luftwege, Nase, Mund, Rachen u. Auge zur Anwendung. Auch hier handelt es sich um *Lösungsa.e,* jedoch mit gröberen Teilchen; z.B. Mundhöhlen-Sprays entfalten entweder eine systemische Wirk. infolge Resorption des Wirkstoffs durch die Mundschleimhaut od. dienen zur lokalen Behandlung von Mund- u. Rachenerkrankungen. Wäßrige, alkoholische od. ölige Lösungen werden mittels Treibgasgemisch od. komprimierter Luft versprüht. Die Tröpfchengröße liegt zwischen 20 u. 50 µm. **Aerosole mit Teilchen größer als 50 µm** (grober Sprühstrahl) werden auch als „feuchte Sprays" bezeichnet u. werden auf der Haut, in der Scheide u. auf Gegenstände appliziert. Beispiele sind Anästhesie-, Adhäsivsprays (Aerosolverbände, spray bandages, s. Polyacrylharze), Desinfektions- u. Pudersprays. In einem breiten Sprühkegel werden Lösungen, Lotionen, Tinkturen, Emulsionen u. auch Öle versprüht. Die versprühten Teilchen können auch teilweise zusammenhängen (Schaumspray). Schaumerzeugende Druckgaspackungen enthalten i.a. eine mit einem geeigneten Emulgator* hergestellte O/W-Emulsion, die sich bei der Entnahme durch die Expansion des in der Ölphase gelösten Treibgases aufbläht. Durch die Schaumbildung (starke Volumenzunahme) kommt es zu einer raschen, gleichmäßigen u. schonenden Verteilung der Wirkstoffe, geeignet f. verletzte od. entzündete Haut; vorteilhaft besonders in Körperhöhlen.

Besteht der Inhalt der Druckgaspackung aus einer Mischung aus Wirkstoff/Wirkstofflösung – verflüssigtes Treibmittel u. dem gasförmigen Treibmittel, liegt ein **Zweiphasen-A.** vor (s. Abb.). Ist die Wirkstofflösung mit dem verflüssigten Treibmittel nicht mischbar **(Dreiphasenaerosol)**, ist kein echtes A. zu erreichen.

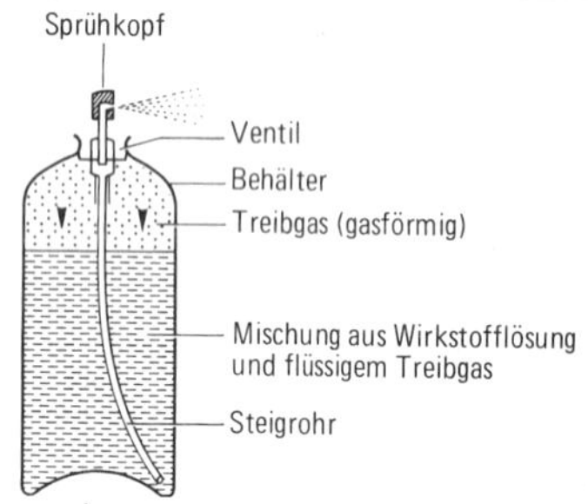


Aerosol:
Aufbau einer Zweiphasen-Aerosol-Pakkung [71]

Bei einer **Zweikammerdruckgaspackung** (s.a. Aerosoldose) liegen zu versprühendes Produkt u. Treibmittel getrennt vor. Beide Kammern sind absolut voneinander getrennt. Zur Abfüllung eignen sich Produkte, die in Form von Cremes od. als Flüssigkeit appliziert werden sollen. Vorteil dieser besonderen Druckgaspackung: Das Treibmittel verbleibt in der Dose. Es kommt nur das an den Applikationsort, was dort absolut gebraucht wird. Je nach Ventil, Sprühkopfkonstruktion u. Inhalt entsteht entweder ein grober Sprühnebel (hier nur durch den Sprühkopf u. nicht durch das Treibgas hervorgerufen), ein zusammenhängender Flüssigkeitsstrahl od. ein Salbenstrang. Mit Zweikammerdruckgaspackungen werden keine feinen Sprühteilchen erhalten. Sie eignen sich nicht f. Puderaerosole u. Schäume.

**Aerosoldose:** häufig gebrauchte Bez. f. eine Druckgaspackung* aus Metall, Glas od. Kunststoff in verschiedenen Maßen u. Formen (meist 10 bis 600 mL fassend). Die Mündung der A. ist wegen der Austauschbarkeit u. wechselweisen Verwendbarkeit verschiedener Ventiltypen genormt. A.n aus Metall werden am häufigsten verwendet. A.n aus **Weißblech** (verzinntes Blech) sind relativ leicht u. haltbar, müssen aber gegen Einw. der Inhaltsst. (ev. auch Treibgase*) mit einer Innenschutzlackierung (eingebrannte

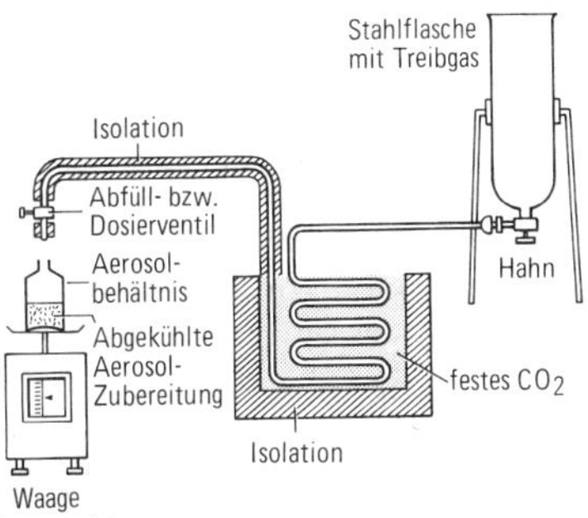

Aerosoldose:
Kaltabfüllung (Abfüllung des abgekühlten und verflüssigten Treibgases) [9]

Epoxidharze*) versehen sein. Das kostengünstigere **Schwarzblech** (rostend) muß eine beiderseitige Schutzlackierung aufweisen. **Aluminium** (Reinaluminium u. Legierungen) als Behältermaterial unterliegt in einem noch stärkeren Maße der Korrosion, wenn es nicht durch eine eigene Aluminiumoxidschicht, durch Aufbringen einer künstlichen Aluminiumoxidschicht auf elektrolytischem Wege (Eloxalverfahren) od. durch eine Innenschutzlackierung (s. Weißblech) geschützt wird. Nur in besonderen Fällen kommen A.n aus **Chromstahl** in Frage (hohe Korrosionsbeständigkeit, teuer). **Glas** besitzt eine nahezu inerte Oberfläche, muß aber ausreichend dick (schwer) ausgeführt sein, um dem hohen Innendruck zu widerstehen. Wegen der Bruchgefahr, aber auch wegen der Lichtdurchlässigkeit müssen A.n aus Glas mit undurchsichtig gefärbten Mänteln aus Weichkunststoff umhüllt sein (Splitterschutz, Lichtschutz). Der Einsatz von geeigneten **Kunststoffen** als Behältermaterial ist aus wirtschaftlichen Gründen stark eingeschränkt, da hohe Anforderungen an Gasundurchlässigkeit, Druckbeständigkeit u. Temperaturstabilität gestellt werden müssen.

Je nach Material u. Herstellungsverfahren unterscheidet man 1-, 2- u. 3teilige A.n. Bei 3teiligen A.n wird das Blech zylindrisch zusammengerollt u. überlappend zusammengeschweißt od. gelötet. Der nach innen gewölbte Boden (bessere Standfestigkeit u. Stabilität der Dosen) u. der nach außen gewölbte Deckel (Dom) werden angerollt (aufgefalzt). Es entstehen A.n mit Seitennaht, Schulter- u. Bodennaht (Weißblechdosen). Bei 2teiligen Dosen mit nur einer Naht (Schulternaht) wird das Blech tiefgezogen u. der Deckel doppelt aufrolliert (Aluminiumdose mit separat gefertigtem Oberteil). Einteilige, nahtlose Dosen aus Aluminium werden aus einem Block fließgepreßt (Monoblockbehältnisse).

Die **Zweikammerdruckgaspackung** besteht aus einer Außenkammer (zylindrische Monoblockdose mit Treibmittel, z.B. komprimierte Luft) u. einer Innenkammer (weichgeglühter Beutel aus Reinaluminium od. aus Hochdruckpolyethylen mit Produkt), die während der Entleerung der Dose immer mehr kollabiert.

Das Füllen u. Verschließen der A.n erfolgt nach 2 Verfahren: Bei der **Kaltfüllung** (s. Abb.) werden das Treibgas od. die Mischungen in durch Abkühlung verflüssigtem Zustand in die mit den Wirkstoffen beschickte A. eingefüllt. Danach wird das Aerosolventil* aufgesetzt u. dicht angepreßt. Bevorzugt f. kleine A.n. Zur **Druckfüllung** werden mit Wirkstoff gefüllte, mit Treibgas ausgeblasene u. mit dem Ventil verschlossene A.n benötigt. Das komprimierte, verflüssigte Treibgas wird über den eingedrückten Ventilstamm (Ventilschaft, Stem) eingefüllt. Beim **Under-the-cup**-Füllverfahren wird beim Füllen das Ventil umgangen. Die abzufüllenden A.n dürfen noch nicht mit dem Ventil verschlossen sein. In einer dichten Kammer werden die A.n evakuiert, unter Druck gefüllt, das Ventil aufgesetzt u. durch Verformen des metallenen Ventilträgers unter Verw. einer Dichtung aufgepreßt.

**Aerosol OT®**: s. Natriumdioctylsulfosuccinat.

**Aerosoltherapie:** Inhalation kleinster Medikamententeilchen (Größe ca. 0.5 bis 5 µm) in Nebelform, s. Aerosol.

**Aerosolventil:** dient zur Abdichtung des Behältnisses u. regelt die Freisetzung des Inhalts. Die Eigenschaften der Zerstäubung hängen von der Sprüheinrichtung ab (Dimension, Zahl u. Lage der Öffnung). Das A. besteht aus dem Ventilkörper (body), einer Dichtung (cup gasket), dem Ventilstamm (stem), der Ventilfeder (spring) u. der Ventilinnendichtung (Durchlaßdichtung, Diaphragma). Es ist mit seinem Körper in zusammengesetztem Zustand in einem Ventilträger (cup, ferrule; aus Weißblech od. Aluminium) fest eingeklemmt (s. Abb., oben). Der **Ventilkörper** als Gehäuse dient der Aufnahme der Einzelbestandteile. Die **Dichtung** in Ring- od. Scheibenform wird zur Abdichtung zwischen Behältnis u. **Ventilträger** eingesetzt. Der **Ventilstamm** ist ein von außen sichtbares dünnes Rohr mit axialer Öffnung, im Inneren mit einer radialen Öffnung versehen. Während das Ventil betätigt wird, wird der Ventilstamm so weit in das Behälterinnere eingedrückt, bis die radiale Öffnung freiliegt u. die Verbindung nach außen hergestellt ist. Die **Ventilfeder** aus rostfreiem Stahl bewegt den Ventilstamm nach Betätigung in seine Ausgangsstellung zurück. Die **Ventilinnendichtung** schließt im nicht betätigten Zustand den Inhalt nach außen ab. Eine spezielle Konstruktion des A. stellt das **Dosierventil** (metering valve; s. Abb., unten) dar, das zusätzlich zu den aufgezählten Bestandteilen eine bewegliche Abdichtung u. eine Dosierkammer aufweist. Die zusätzliche Abdichtung verschließt bei der Betätigung die Verbindung Behälterinhalt – Ventilinnenseite. Der in der Dosierkammer befindliche unter Druck stehende Inhalt wird nach außen freigegeben. Zu den funktionellen Bestandteilen der Druckgaspackungen gehören neben dem A. das Steigrohr (dip tube), der Sprühkopf (Sprühaufsatz, actuator) u. die Schutzkappe (cap). Das **Steigrohr**, meist aus flexiblem Polyethylen, dient der Zuführung des Inhalts in das Ventil u. fehlt bei Druckgaspackungen, die mit dem Ventil nach unten betätigt werden. Im **Sprühkopf** sind Düsen eingearbeitet, die dem Sprühstrahl die gewünschte Richtung u. Charakteristik (Feinheitsgrad des Sprühguts, Sprühwinkel) geben. Der Sprühkopf steckt auf dem Ventilstamm u. gibt auf Druck den Sprühstrahl frei. Die **Schutzkappe** schützt das A. vor Beschädigung u. unbeabsichtigter Betätigung.

**Aerotrol®**: Nebulisator* mit Dosiervorrichtung.

**Aerugipen®**: s. Ticarcillin.

**Aerugo:** Cuprum subaceticum, s. Kupfer(II)-acetat, basisches.

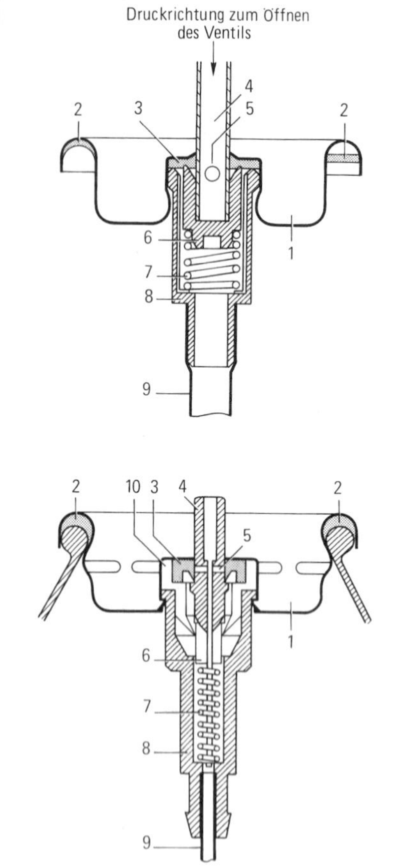


Aerosolventil:
oben: Einfaches Ventil (Lindal-Ventil GmbH); unten: Dosierventil (Deutsche Aerosol-Ventil GmbH). 1: Ventilteller mit Bördelrand zum Verbördeln mit dem Aerosolbehältnis; 2: Außendichtung mit Bördelrand zur Abdichtung zwischen Ventilteller und Aerosolbehältnis; 3: Innendichtung (eigentliche Ventildichtung); 4: Stem (Ventilschaft), Ventilsitz und Federpfanne; 5: Einlaßöffnung; 6: Federpfanne; 7: Feder; 8: Ventilgehäuse bzw. Ventilkörper; 9: Steigrohr; 10: Dosierkammer [9]

**Ärztemuster:** von pharmazeutischen Unternehmen an Ärzte kostenlos abgegebene Arzneimittel, die den Aufdruck „Unverkäufliches Muster" tragen müssen. Die Abgabe von Arzneimittelmustern ist in § 47 AMG geregelt. Sie soll(te) nicht der therapeutischen Erprobung dienen, die der Phase IV der klinischen Prüfung* (nach erteilter Zulassung) vorbehalten ist, sondern vielmehr der Information des Arztes über Beschaffenheit, Verpackung, Arzneiform etc. des Arzneimittels. Daher sind Ä. zusammen mit der entspr. Fachinformation* abzugeben. Die Zahl der Ärztemuster, die an Ärzte abgegeben werden dürfen, ist in vielen Ländern gesetzl. beschränkt. In der Bundesrepublik Deutschland ist nach § 47 Abs. 3 AMG eine Abgabe von maximal 2 Mustern der kleinsten Packungsgröße eines Medikamentes pro Jahr erlaubt. **Österreich:** Ähnliche Regelungen. Im ersten Jahr nach Einführung eines Medikaments, dürfen max. 30, in den darauffolgenden Jahren max. 5 Muster pro Arzt abgegeben werden (AMG 1983, i.d.F. 1996).

**Aeschrion excelsa:** s. Picrasma excelsa.

**Aescin:** Escin, Reparil®; CAS-Nr. 6805-41-0; $C_{54}H_{84}O_{23}$, $M_r$ 1101. Aus etwa 30 Reinsubstanzen zusammengesetztes Gem. von veresterten Triterpensaponinen aus dem Samen der Roßkastanie (Aesculus hippocastanum*). Hauptaglykon ist Protoaescigenin (am C-24 ein -$CH_2OH$), daneben Barringtogenol C (am C-24 ein -$CH_3$) u. andere Triterpensapogenine (s. Saponine). Zuckerkomponenten: D-Glucuronsäure, zweimal D-Glucose; die Glucosidbindung erfolgt über die 3-OH-Gruppe. Die 21- u. 22-OH-Gruppen sind mit $C_5$-Säuren bzw. Essigsäure verestert. A. verändert sich beim Erwärmen in wäßriger Lösung. Ein Teil, hämolytisch wirksames **β-Aescin**, fällt quantitativ aus. Der andere, in Lsg. verbleibende Teil, wird als **α-Aescin** bezeichnet. Es besteht aus β-Aescin u. hämolytisch unwirksamem Kryptoaescin, einem Artefakt, das durch Wanderung des Acetylrestes von der C-22-O- an die C-28-O-Gruppe gebildet wird. **Off.:** DAC86 (β-Aescin). **Wirk.:** gering spasmolytisch, antiphlogistisch, ödemhemmend; A. erhöht die Kapillarpermeabilität u. wirkt diuretisch. **Anw.:** Ödembehandlung, Schwellungszustände aller Art. **Übl. Dos.:** Oral: Initialdos.: 3mal 0.04 g, dann 2- bis 3mal 0.02 g/d. Parenteral: i.v. 0.005 g. Topikal: Gelee: 1%. A. wird zur DC-Prüfung von Saponindrogen benützt. Gebräuchl. ist auch **Aescin-Natriumsalz** Natriumaescinat (zur Injektion). **Wasserlösliches Aescin: Escinum solubile**, ist A. (bzw. β-Aescinsäure) in amorpher Form. **Off.:** DAC86.

**Aescin**

| Kennzahlen | α-Aescin | β-Aescin |
|---|---|---|
| Schmp. in °C | 225 bis 227 | 222 bis 223 |
| $[\alpha]_D^{25°C}$ (c = 5 in Methanol) | −13.5° | −23.7° |
| Löslichkeit in Wasser | sehr gut löslich | praktisch unlöslich |
| Hämolytischer Index | 20 000 | 40 000 |

**Aescin-Gel:** s. Mucilago Escini.

**Aesculetin:** Esculetin, 6,7-Dihydroxycumarin; $C_9H_6O_4$, $M_r$ 178.14. Schmp. 268-270°C. **Strukturformel** s. Cumarine. Aglykon von Aesculin*.

**Aesculin:** Esculin, Aesculinum, Aesculetin-6-glucosid; $C_{15}H_{16}O_9$, $M_r$ 340.28. Schmp. 205°C. Bildet auch Sesquihydrat. $UV_{max}$ (Methanol) 334 nm, $A_{1\%}^{1cm}$ 350 (c = 2 mg/100 mL). Weiße, bitter schmeckende Kristallnadeln, lösl. in heißem Wasser u. heißem Ethanol; wäßrige Lösungen fluoreszieren blau. Gew. aus der Rinde u. Samen von Aesculus hippocastanum*. **Off.:** DAB10. **Anw.:** Venenmittel (umstritten); als Lichtschutz gegen UV-Strahlen, ferner als Nährbodenzusatz in der Bakteriologie zur Differenzierung von Kokken.

**HOM:** *Aesculinum* (HAB1.4): Geh. mind. 97%.

**Aesculus hippocastanum** L.: Fam. Hippo-

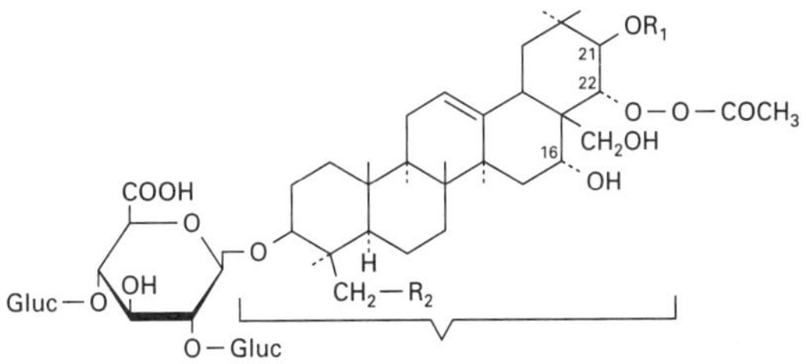


Protoaescigenin: $R_2$ = OH
Barringtogenol C: $R_2$ = H

Aescin:
$R_1$ = Tiglinsäure-, Angelicasäure-, Isobuttersäure-, α-Methylbuttersäure-Reste;
$R_2$ = H bzw. OH

castanaceae, Roßkastanie (heim. Persien, Nordindien, Gebirge Nordgriechenlands, kult. in Europa (als Zierbaum). Verwendet werden: die Rinde, die Blüten, die Samen, die Blätter u. das fette Öl der Samen.

**Semen Hippocastani:** Semen Castaneae equinae, Roßkastaniensamen. **Off.:** DAB10. **Inhaltsst.:** 3 bis 6% Triterpensaponine (nach DAB10 mind. 3%, ber. als wasserfreies Aescin*), **Strukturformeln** s. Aescin; ferner Stärke (30 bis 60%), Bitterstoff, fettes Öl (2.5 bis 7%), Eiweißstoffe (8 bis 10%) u. (v.a. in der Samenschale) ca. 2% Catechingerbstoff, Flavonylglykoside, Farbstoffe. **Wirk.** u. **Anw.:** s. Aescin; Extrakte (Gesamtauszüge) werden bei Durchblutungsstörungen, Veneninsuffizienz, Thrombosen, Thrombophlebitiden, Hämorrhoiden usw. eingesetzt. **Zuber.:** Extr. Castanae fluidum; in vielen Arzneispezialitäten. **Anw. techn.:** zur Gew. v. Stärke u. Saponin; die Verwertungsmöglichkeiten sind beträchtlich. Das Samenpulver ist ferner Bestandteil des „Schneeberger Schnupftabak". **Cortex Hippocastani:** Cortex Castaneae equinae, Roßkastanienrinde. **Inhaltsst.:** die Hydroxycumaringlykoside Aesculin* (3%), Fraxin, Scopolin u. deren Aglykone Aesculetin, Fraxetin, Scopoletin; ferner Quercitrin (Flavonolglykosid) u. sein Aglykon Quercetin; Aescin*, Allantoin, Catechingerbstoffe, Phytosterine, etwas fettes Öl. **Anw.** volkst.: als Fiebermittel, Adstringens, bei Hautleiden (Lupus). Der Rindenextrakt wird zur Darstellung von Aesculin* u. zu Gerbzwecken verwendet. **Flores Hippocastani:** Roßkastanienblüten. **Inhaltsst.:** Kämpferol, Isoquercitrin, Rutin, Aescin* sowie die Aminopurine Adenin, Adenosin, Guanin, Harnsäure. **Anw.:** Antirheumatikum u. Tonikum. **Folia Hippocastani:** Roßkastanienblätter. **Inhaltsst.:** Hydroxycumaringlykoside: Aesculin, Fraxin, Scopolin (ohne Aglykone, s. Cortex H.), ferner Quercitrin, Kämpferol, Violaxanthin (Carotinoid), Aescin*, Gerbstoff, Vitamin $K_1$, Phytosterine, Aminopurine, Adenin, Adenosin, Guanin u. Harnsäure. **Anw.** volkst.: bei Keuchhusten (vgl. Castanea sativa).

**HOM:** *Aesculus hippocastanum* (HAB1): frische geschälte Samen.

**HOM:** *Aesculus hippocastanum e cortice, ethan. Decoctum* (HAB1.2): getrocknete Zweigrinde; verord. z.B. b. Venenleiden, „trockenen" Katarrhen mit Schleimhautschwellung.

**HOM:** *Aesculus hippocastanum e floribus:* die frischen Blüten.

**Äth....:** s.a. Eth... .

**Aethacridin:** s. Ethacridin.

**Aethanolum ketonatum:** s. Ethanol.

**Äthansäure:** s. Essigsäure.

**Äthanylchlorid:** s. Acetylchlorid.

**Äthenol:** Vinylalkohol, $CH_2$=CHOH.

**Aether:** s. Ether.

**Aether acetico-aceticus:** s. Acetessigsäureethylester.

**Aether aceticus:** s. Essigsäureethylester.

**Aether aethylicus:** s. Ether.

**Aether anaestheticus:** s. Ether.

**Aether benzoicus:** s. Benzoesäureethylester.

**Aether bromatus:** s. Ethylbromid.

**Aether butyricus:** Buttersäureethylester.

**Aether chloratus:** s. Ethylchlorid.

**Aether formicicus:** s. Ameisensäureethylester.

**Aether iodatus:** s. Ethyliodid.

**Ätherische Öle:** s. Olea aetherea.

**Ätherischöldrogen:** Drogen (s. Olea aetherea), die primär wegen ihrer ätherischen Öle verwendet werden bzw. zu deren Gew. dienen.

**Aether isoamylicus:** Isoamylether, s. Salpetrige Säure.

**Aether isopropylicus:** s. Isopropylether.

**Äther-Narkose:** s. Narkose.

**Aether nitrosus:** Ethylium nitrosum, s. Salpetrige Säure.

**Aetherolea:** lat. Bez. f. ätherische Öle, s. Olea aetherea.

**Aetheroleum ...:** s. Oleum ... .

**Äther, peroxidfreier:** Ether zur Narkose; s. Ether.

**Aether petrolei:** s. Petrolether.

**Aether pro narcosi:** Narkoseether, s. Ether.

**Aether salicylicus:** s. Salicylsäureethylester.

**Aether spirituosus:** s. Spiritus ethereus.

**Aether sulfuricus:** s. Ether.

**Ätherweingeist:** s. Spiritus ethereus.

**Aethinyloestradiolum:** s. Ethinylestradiol.

**Aethiops antimonialis:** Spießglanzmohr; Gemenge von Schwarzem Quecksilber(II)-sulfid (HgS), Antimon(III)-sulfid ($Sb_2S_3$), metall. Quecksilber u. Schwefel.

**HOM:** *Hydrargyrum stibiato-sulfuratum* (HAB1.5): Verreibung aus Hydrargyrum sulfuratum nigrum (s. Quecksilber(II)-sulfid, Schwarzes) u. Stibium sulfuratum nigrum (s. Antimon(III)-sulfid); verord. z.B. b. Entzündungen am Auge, Dickdarmentzündung.

**Aethiops mercurialis:** s. Quecksilber(II)-sulfid, Schwarzes.

**Aethiops mineralis:** s. Quecksilber(II)-sulfid, Schwarzes.

**Aethiops per se:** s. Quecksilber.

**Aethiops vegetabilis:** s. Fucus vesiculosus.

**Aethoform:** s. Benzocain.

**Aethoxysklerol®:** s. Polidocanol.

**Aethusa cynapium** L.: (Aethusa cicuta Necker) Fam. Apiaceae (Umbelliferae), Hundspetersilie, Gartenschierling (Europa). Stpfl. v. **Herba Aethusae:** Hundspetersilienkraut. **Inhaltsst.:** Polyine wie Aethusin ($C_{13}H_{14}$), Aethusanol A u. B (von zweifelhafter Giftigkeit). **Anw.** volkst.: gegen Krämpfe.

**HOM:** *Aethusa cynapium* (HAB1.3), Aethusa: die frische, blühende Pflanze mit unreifen Früchten; verord. z.B. b. Brechdurchfall (Kinder), Milchunverträglichkeit.

**Äthylalkohol:** s. Ethanol.

**Aethylenum bromatum:** s. Ethylenbromid.

**Aethylenum chloratum:** s. Ethylenchlorid.

**Aethylenum trichloratum:** s. Trichlorethylen.

**Aethylis aminobenzoas:** s. Benzocain.

**Aethylium:** Ethylalkohol, s. Ethanol.

**Aethylium acetico-aceticum:** s. Acetessigsäureethylester.

**Aethylium aceticum:** Aether aceticus, s. Essigsäureethylester.

**Aethylium p-aminobenzoicum:** p-Aminobenzoesäureethylester, s. Benzocain.

**Aethylium bromatum:** Aether bromatus, s. Ethylbromid.

**Aethylium chloratum:** Aether chloratus, s. Ethylchlorid.

**Aethylium formicicum:** s. Ameisensäureethylester.

**Aethylium iodatum:** s. Ethyliodid.

**Aethylium nitrosum:** Ethylnitrit, s. Salpetrige Säure.

**Aethylium oleinicum:** s. Ethyloleat.

**Aethylium p-oxybenzoicum:** s. p-Hydroxybenzoesäureethylester.

**Aethylium salicylicum:** s. Salicylsäureethylester.

**Aethylmorphini hydrochloridum:** s. Ethylmorphinhydrochlorid.

**Aethylum undecylenicum:** s. Undecylensäureethylester.

**Ätiologie:** Lehre von den Krankheitsursachen.

**Ätioporphyrin:** s. Porphyrin.

**Ätiotrop:** auf die Ursachen einer Krankheit gerichtet, kausal, im Gegensatz zur symptomatischen Behandlung.

**Aeto:** mikrobizides Gasgemisch; 12 bis 15% Ethylenoxid, 88 bis 90% $CO_2$. **Anw.:** Gassterilisation* bei 4 bis 7 bar.

**Ätzalkalien:** Hydroxide der Alkalimetalle, bes. von Kalium (KOH) u. Natrium (NaOH).

**Ätzbaryt:** s. Bariumoxid.

**Ätzkali:** Kali causticum fusum, s. Kaliumhydroxid.

**Ätzkalk:** Gebrannter Kalk, Calcaria usta, s. Calciumoxid.

**Ätzmittel:** Causticum.

**Ätznatron:** Natriumhydroxid*.

**Ätzstifte:** Styli caustici [ÖAB90]. Zylindrische, starre, meist an einem Ende verjüngte Stäbchen zur äußerlichen Anw. auf der Haut, der Schleimhaut od. zum Abätzen von Wundrändern. Hergestellt durch Ausgießen von Kristallschmelzen, z.B. Silbernitrat (meist in Kombination mit Kaliumnitrat), od. durch Schleifen von großen Kristallen (z.B. Alaun).

**Afebril:** Fieberlos.

**Affennuß:** s. Selen.

**Afferenzen:** somatische Afferenzen; diese übermitteln an die nervösen Zentralen Informationen aus der Umwelt, die von den höheren Sinnesorganen u. der Haut aufgenommen werden, sowie Signale, die von der Skelettmuskulatur, den Sehnen u. Gelenken ausgehen. Dem Organismus wird dadurch die Möglichkeit gegeben, auf Umweltveränderungen entsprechend zu reagieren.

**Affinität:** **1.** Die Triebkraft, mit der sich Elemente od. Verbindungen zu neuen Stoffen umsetzen. **2.** In der Thermodynamik die maximale Nutzarbeit einer Reaktion. **3.** In der Biochemie die Fähigkeit zur Erkennung u. selektiven Bindung eines Partners – z.B. Enzym/Substrat, Antigen/Antikörper od. Hormon/Rezeptor. **4.** In der Pharmakologie Neigung eines Pharmakons sich an einem Rezeptor durch Komplexbildung zu binden; je größer die A. desto stärker die Bindung. Die Wirkstärke wird aber durch die intrinsic activity* festgelegt. **5.** In der Histologie Neigung zur Anfärbbarkeit von Geweben mit bestimmten Farbstoffen.

**Affinitätschromatographie:** s. Chromatographie.

**Affodill:** s. Asphodelus albus.

**Aflatoxine:** Gruppe strukturverwandter Mykotoxine, die von Schimmelpilzen (Aspergillus- u. Penicilliumarten) produziert werden u. als Furanocumarine aufgefaßt werden können. Man kennt Aflatoxin $B_1$, $B_2$, $G_1$, $G_2$, $M_1$, $M_2$. **Aflatoxin $B_1$:** $M_r$ 312. Blau fluoreszierende Substanz. Schmp. 268-269°C. UV-Absorption λ (Ethanol): 223, 265, 362 nm. Unlösl. in Wasser u. Petrolether, lösl. in Chloroform, Benzol, Ethanol. Extraktion aus org. Material mit Methanol od. Aceton-Hexan-Wasser 50:48:1.5. **Tox.:** A. sind hitzestabil bis 250°C. Aus Nahrungsmitteln lassen sie sich daher durch Kochen, Autoklavieren, Bestrahlen od. Behandeln mit verschiedenen Chemikalien nicht vollständig entfernen. Käsesorten, die durch Penicillium-Arten gereift wurden, enthalten keine A. Aflatoxin $B_1$ ist akut toxisch u. zählt außerdem zu den am stärksten krebserregenden Stoffen. Die letale Dosis f. den Menschen wird auf 1 bis 10 mg/kg KG geschätzt. Kinder sind besonders empfindlich. Bei der akuten Vergiftung wird in erster Linie die Leber geschädigt.

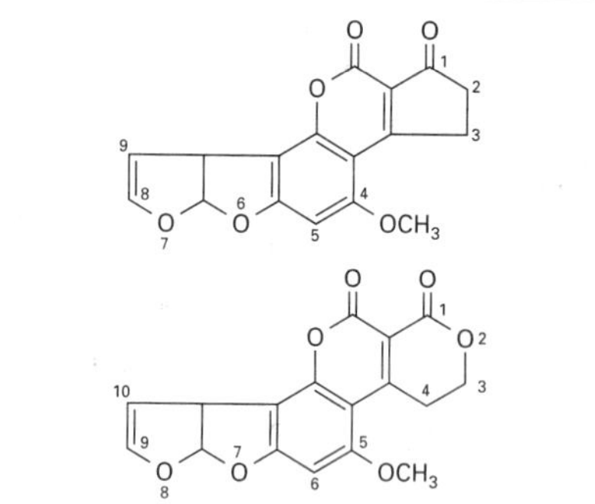

Aflatoxine:
Aflatoxin $B_1$ (oben) und Aflatoxin $G_1$ (unten) als Beispiele

**Aflatoxin-Verordnung:** nach der A. der Bundesrepublik Deutschland vom 30.11.1976 i.d.F. vom 6.11.1990 beträgt der zulässige Höchstwert f. die Summe der Aflatoxine* 4 µg/kg, der f. Aflatoxin $B_1$ 2 µg/kg u. der f. Aflatoxin $M_1$ (das sog. Milchaflatoxin) in Säuglingsnahrung 0.01 µg/kg.

**Afonilum®:** s. Theophyllin.

**Afonilum®-Injektionslösung:** s. Theophyllin-Ethylendiamin.

**Aframomum melegueta** K. Schum.: Fam. Zingiberaceae (trop. Westafrika, Ceylon). Stpfl. v. **Semen Paradisi:** Grana paradisi, Paradieskörner, Meleguetapfeffer. **Inhaltsst.:** 0.3 – 0.75% äther. Öl, Paradol (Träger des scharfen Geschmacks). **Anw.:** Stimulans, Gewürz, zur Herst. scharfer Liköre, in der Parfümindustrie.

**Afrikanischer Sonnentau:** s. Drosera ramentacea.

**Afterload:** Nachlast; Widerstand, den die Herzmuskulatur bei der Entleerung der Kammer überwinden muß (Auswurfwiderstand); direkt von der Wandspannung u. indirekt vom peripheren Gefäßwiderstand abhängig.

**Ag: 1.** Abk. f. Antigen*; **2.** *chem.* Zeichen f. Silber*.

**Agar** Ph.Eur.3: Agar-Agar, Agartang, Japanischer Fischleim, Chinesische od. Japanische Gelatine; mit siedendem Wasser extrahierte u. getrocknete Schleimsubstanz von verschiedenen (je nach Herkunft: Japan, Ceylon, Makassar, Südafrika, Neuseeland, auch aus nordischen Kulturen) Gelidium-, Pterocladia-, Gracilaria-, Ahnfeltia- u. anderen Rhodophyceen-Arten (Rotalgen), sog. Agarophyten. 20 bis 60 cm lange, 1.5 bis 5 mm breite u. 0.1 mm dicke, weiße bis gelbliche Streifen od. 3 bis 4 cm breite vierkantige Stäbe od. gelbliches Pulver, geruch- u. geschmacklos, in sied. Wasser lösl., in kalt. Wasser aufquellend. QZ des Pulvers mind. 15 (Ph.Eur.3). A. bildet ähnl. wie Gelatine* ein thermoreversibles Nebenvalenzgel (s. Hydrogele); ausgezeichnetes Geliervermögen, schon 1%ige Aufkochungen geben feste, schneidbare Gallerten. **Best.:** z.T. saure Polygalactane; chemische Zusammensetzung z.T. von Stammpflanze abhängig, die Hauptbestandteile sind ca. 70% Agarose* u. ca. 30% Agaropectin. *Agarose* ist ein gelierfähiges, lineares Galactan mit dem Baustein Agarobiose, einem Disaccharid, bestehend aus 1,3-β-verbundener D-Galactopyranose (die in geringem Ausmaß auch als 6-O-Sulfat vorliegen kann) u. 1,4-α-verbundener 3,6-Anhydro-L-galactopyranose. *Agaropectin* ist der nicht mit Ethylenglykol fällbare Anteil von Agar; nicht gelierend, sauer; als Kationenen fungieren Ca-, Mg, K- od. Na-Ionen. Besteht aus Polygalactanen, die aus 1,3-verknüpfter D-Galactose, Galacturonsäure od. 3,6-Anhydro-L-galactose zusammengesetzt sind; die Galactose-Einheit liegt auch teilweise als 6-O-Sulfat, 6-Methylether od. als 4,6-Brenztraubensäureketal vor. **Anw.:** Laxans (Kotplastikum); als Tablettenzerfallsförderer; als Arzneistoffträger f. Suppositorien, Globuli etc., als fettfreie Salbengrundlage; techn. zur Herst. v. Bakteriennährböden (auch als Agar-Fertignährböden im Handel), als Dickungsmittel, in der Süßwarenindustrie u. der Marmeladefabrikation als Ersatz f. Gelatine; in d. Stoffdruckerei etc.

a)

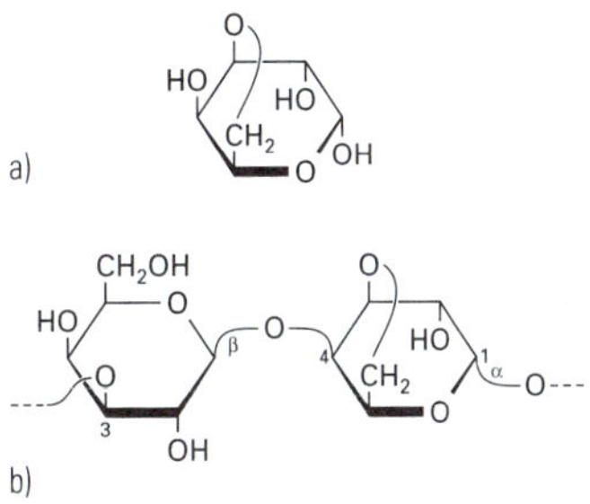


b)

Agar:
Teilstrukturen: a) 3,6-Anhydro-α-L-galactopyranose (im Agaropektin) b) Agarose

**Agaricin(um):** Acidum agaricinicum, s. Agaricinsäure.

**Agaricinsäure:** Acidum agaricinicum, Acidum agaricinicum sesquihydricum, Agarizin, Agaricin(um), α-Cetylcitronensäure; $C_{22}H_{40}O_7 \cdot 1.5\ H_2O$, $M_r$ 443.5. Weißes, krist. Pulver od. Blättchen. Schmp. ca. 140°C. Gew. aus dem Lärchenschwamm, Fomes officinalis*. Lösl. in 180 T. Ethanol bzw. 10 T. siedendem Ethanol, quillt in heißem Wasser, leicht lösl. in Essigsäure u. heißem Terpentin. **Off.:** DAC86, ÖAB81. **Anw. med.:** gegen den Schweiß d. Phthisiker. GED 0.005 bis 0.01 g; MED 0.03 g, MTD 0.1 g (Dos. über 0.2 g wirken bereits lähmend, Tod erfolgt durch Atemstillstand).

**Agaricus:** s. Amanita muscaria.

**Agaricus albus:** Fungus Laricis, Lärchenschwamm, s. Fomes officinalis.

**Agaricus campestris:** (Psalliota campestris), (Feld-)Champignion, eßbar. Unterscheidung vom giftigen Knollenblätterpilz (Amanita phalloides*): der Champignon hat blaßrosa bis schokoladenbraun gefärbte Lamellen u. an der Stielbasis keine Knolle; der Knollenblätterpilz hat weiße Lamellen!

**Agaricus emeticus:** s. Russula emetica.

**Agaricus muscarius:** s. Amanita muscaria.

**Agaricus phalloides:** s. Amanita phalloides.

**Agarizinsäure:** Acidum agaricinicum, s. Agaricinsäure.

**Agaropectin:** ein Hauptbestandteil von Agar*.

**Agarose:** gelierfähiges Polysaccharid; $M_r$ ca. 120 000. Gew. aus Agar* durch fraktionierte Fällung mit Ethylenglykol. **Sepharose®** ist A. in Perlform. **Anw.:** in der Elektrophorese, Chromatographie, v.a. Gelfiltration*, etc.

**Agartang:** s. Agar.

**Agathis australis:** s. Copal.

**Agathis dammara:** Stpfl. v. Copal*.

**Agave americana** L.: (Agave virginia) Fam. Agavaceae, Agave, hundertjährige Aloe (heim. trop. Mittel- u. Südamerika, im Mittelmeergebiet eingebürgert, in Mitteleuropa als Topfpflanze). In Mexiko wird der (an u. für sich giftige) vergorene Saft (ca. 9% Zucker) als berauschendes Nationalgetränk Pulque, Agavenwein, u. Mescal sowie Tequila (Agavenschnaps) seit ältesten Zeiten benutzt. Die frischen Blätter dienen als Nahrungsmittel u. liefern außerdem die Pitahanffasern. Die Wurzeln, die Saponine (z.B. Hecogenin, s. Agave sisalana) enthalten, dien(t)en dort als Ersatz f. Sarsaparille (bei Lues; s. Smilax regelii).

**HOM:** *Agave americana:* die frischen Blätter; verord. z.B. b. Mundfäule.

**Agave sisalana** Perrine: Fam. Agavaceae, Sisalagave (Mexiko). Stpfl. v. **Folia Agavae:** Agavenblätter, Sisalblätter. **Inhaltsst.:** Steroidsapogenine, wie Tigogenin, Hecogenin, Gitogenin; ca. 15% Pektin, 5 – 6% Wachs. **Anw.:** Faser-Gew. (Sisal); Herst. v. Sisalwachs (ähnl. wie Carnaubawachs verwendet, s. Wachse), Pulque, Mescal u. Tequila (s. Agave americana); Gew. von Hecogenin (Zwischenprodukt der Cortisondarstellung).

**Agent orange:** s. TCDD.

**Ageusie:** Fehlen des Geschmacksvermögens.

**Agglomerate:** s. Aggregate.

**Agglomeration:** Zusammenlagerung mehrerer Pulverpartikeln zu Agglomeraten aufgrund starker Oberflächenhaftkräfte. s. Adhäsion.

**Agglutination:** *syn.* Konglutination, Zusammenballung; Verklumpung von Partikeln, v.a. Zellen, z.B. Blutkörperchen u. Bakterien unter der Wirk. spezifischer od. unspeszifischer Agglutinine (Antikörper).

**Agglutinine:** Stoffe, die Agglutination* bewirken. Thermolabile Antikörper* mit der Fähigkeit, korpuskuläre Antigene (suspensoide Agglutinogene wie Bakterien, Blutzellen) zusammenzuballen (Agglutinationsreaktion).

**Agglutinogene:** Stoffe, die im Körper die Bildung v. Agglutininen* anregen. An der Oberfläche von Partikeln (Bakterien, Blutzellen) sitzende Antigene. Rezeptoren, an die sich die Agglutinine* binden u. eine Agglutination* auslösen.

**Aggregate:** feste Partikelverbände, entstanden durch Zusammenschluß einzelner Pulverteilchen über Feststoffbrücken z.B. aufgrund von Sintervorgängen, Kristallwachstum u. Kaltfließen (gemeinsames Kristallgitter an der Berührungsfläche benachbarter Primärpartikeln, entstanden durch hohen Preßdruck). Die A. unterscheiden sich von den *Agglomeraten,* bei denen es sich gleichfalls um mehrere bis viele zusammenhaftende Partikeln handelt, die jedoch durch andere Kräfte, nämlich Oberflächenkräfte (Adhäsions-, Kapillar-, elektrostatische Kräfte) zusammengehalten werden; s. Adhäsion.

**Aggregatzustände der Stoffe:** fest, flüssig, gasförmig: überholte Einteilung. Heute: Kristalle, amorphe Stoffe (flüssig od. fest), Gase, Plasma (aus Ionen u. Elektronen bestehend). Auch Zwischenzustände: flüssige Kristalle (kristalline Flüssigkeiten), plastische Kristalle, Plasmagas. Die Änderung der A. erfolgt unter Energieaufnahme od. -abgabe; s. Phasenumwandlung.

**Aggressine:** Stoffwechselprodukte von Bakterien, die ein Eindringen der Bakterien in gesundes Gewebe ermöglichen. Früher: Stoffe, die die nat. Schutzstoffe des Körpers (Alexine*) neutralisieren (lähmen).

**AGI:** s. Castanospermum australe.

**Agit®:** s. Dihydroergotamin.

**Agkistrodon rhodostoma** Boie: Fam. Crotalidae, Malayische Grubenotter (malayische Gebiete). Giftschlange, deren Gift (s. Ancrod) thrombolytisch wirkt.

**Aglanduläre Hormone:** Gewebshormone, s. Hormone.

**Aglukone:** Aglykone*.

**Aglykone:** Aglyka; die Nichtzuckeranteile der Glykoside*.

**Agnus castus:** s. Vitex agnus castus.

**Agon:** (Coenzym) Wirkungsgruppe in einem Enzym.

**Agonie:** Todeskampf.

**Agonist:** *pharmak.* Mimetikum; Substanz (körpereigen od. körperfremd), die mit Rezeptor* in Wechselwirkung tritt u. dadurch eine bestimmte pharmakologische Wirk. hervorruft; vgl. Antagonist*. Ein A. besitzt sowohl Affinität* als auch Intrinsic Activity* am Rezeptor. *a) Reine Agonisten* entfalten nach Angriff am Rezeptor die maximal mögliche Wirk., ihre intrinsische Aktivität α ist daher 1. *b) Partielle Agonisten* besitzen sowohl agonistische als auch antagonistische Eigenschaften, können aber keinen maximalen Effekt nach Bindung an den Rezeptor erzielen; ihre intrinsische Aktivität liegt zwischen 0 u. 1.

**Agopton®:** s. Lansoprazol.

**Agranulozytose:** (*lat.* granulum Körnchen, *gr.* κύτος Zelle) allergisch bedingte, innerhalb von Stunden einsetzende Verminderung der Granulozyten im Blut, wobei meist die Leukozytenzahl herabgesetzt ist. Schwere Krankheitserscheinungen mit dubioser Prognose. Charakteristisch sind die bald auftretenden *Schleimhautnekrosen* mit lokaler Lymphknotenschwellung. Nekrosen auch im Bereich der Atemwege u. des Magen-Darm-Kanals möglich.

**Agrimonia eupatoria** L.: Fam. Rosaceae, (Kleiner) Odermennig, u. (seltener) **Agrimonia procera** Wallr. (A. repens L., A. odorata auct. non Mill.), Großer Odermennig (Europa, Nordafrika, Asien), sind Stpfln. v. **Herba Agrimoniae:** Agrimoniae herba, Herba Eupatoriae, Herba Lappulae hepaticae, **Odermennigkraut**, Ackerkraut, Fünffingerkraut, Griechisches Leberkraut; die während der Blüte gesammelten Sprosse (oberirdischen Teile). **Off.:** ÖAB90, DAC86. **Inhaltsst.:** ca. 5% Gerbstoffe (DAC86: mind. 5.5%, mit Hautpulver fällbare, ber. als Pyrogallol), äther. Öl, Kieselsäure. **Anw.:** Adstringens; inn. als leichtes Antidiarrhöikum; volkst. gegen Leber- u. Gallenleiden, Enuresis nocturna; äuß. bei Hautleiden, bei Entzündungen der Mundschleimhaut, zum Gurgeln bei Rachenkatarrh; (früher auch bei Lungentuberkulose).

**Agrimonia odorata:** s. Agrimonia eupatoria.

**Agrimonia procera:** Agrimonia odorata, s. Agrimonia eupatoria.

**Agrimonia repens:** Großer Odermennig, Agrimonia procera; s. Agrimonia eupatoria.

**Agropyron repens** (L.) P. Beauv.: (Triticum repens L.) Fam. Poaceae (Gramineae), Quecke (ganz Europa, Nordasien, Nordamerika). Stpfl. v. **Rhizoma Graminis: Queckenwurzelstock**, Graswurzel. **Inhaltsst.:** Triticin (dem Inulin ähnl. Kohlenhydrat), Fructose, Saponin, äther. Öl, Kieselsäure, Vanillinglykosid. Das äther. Öl enth. Agropyren, das antibiotische Wirk. besitzt, bes. eine starke Hemmwirkung auf Hautpilze (Trichophyton u. Epidermophyton). **Anw.:** als Diuretikum, mildes Laxans u. Mucilaginosum; volkst.: als Blutreinigungsmittel, ferner bei Drüsenschwellungen, Leberkrankheiten, Gicht.

**HOM:** *Agropyron repens (HAB1.5)*, Triticum repens: die frischen unterirdischen Teile; verord. z.B. b. Nieren- u. Harnwegsentzündungen.

**Agrostemma githago** L.: Fam. Caryophyllaceae, Kornrade (Heim. Mittelmeergebiet; früher verbreitet auf Getreidekulturland). Giftig! (Kopfschmerzen, Delirien, ev. Krämpfe, Kreislaufschädigung.) Stpfl. v. **Semen Agrostemmae:** Kornradesamen. **Inhaltsst.:** Saponine (im Samen bis zu 6%), Githaginglucosid, Aglykon Gypsogenin* (Githagenin). **Anw.** volkst.: als Diuretikum.

**HOM:** *Agrostemma githago:* die reifen Samen.

**Agrumen:** Bez. f. die Citrusgewächse u. deren Früchte (Apfelsine, Pomeranze, Zitrone, Mandarine, Bergamotte), s. Citrus-Arten.

**Agrypnie:** Schlaflosigkeit.

**Agt-Stein:** Bernstein, Succinum*.

**AHG:** Abk. f. antihämophiles Globulin, s. Blutgerinnungsfaktor VIII.

**Ahlbeeren:** Fructus Ribis nigri, s. Ribes nigrum.

**Ahlkirsche:** s. Prunus padus.

**Ahnfeltia-Arten:** s. Agar.

**Ahorn, Eschenblättriger:** s. Acer negundo.

**Ahornsaft, Ahornzucker:** s. Acer negundo u. Acer saccharum.

**Aicorat®:** s. Orazamid.

**AIDS:** Acquired Immune(o) Deficiency Syndrome (Erworbenes Immunmangelsyndrom); eine Pandemie*, durch Infektion mit HIV* (HI-Viren) hervorgerufen u. durch parenterale Inokulation von Blut sowie bestimmten Sekreten (z.B. Sperma, Speichel, Tränenflüssigkeit) übertragen, insbes. beim Geschlechtsverkehr u. durch Injektionen bzw. Transfusionen. Makrophagen* gelten als Reservoir von HIV im Organismus. HI-Viren dringen z.B. in aktivierte T4-Helferzellen ein (s. Leukozyten). Dabei dient das Erkennungsantigen T4 an der Oberfläche dieser Zellen quasi als Pförtner. Kurz nach der Infektion sterben die T4-Zellen ab. Infolgedessen sinkt das Verhältnis von T4- zu T8-Zellen (CD4/CD8-Quotient) von normal 2.0 auf 1.4 bis 0.3 (vgl. Immunsystem). Die Mortalität dieser rasch zunehmenden, aber auch sehr variabel verlaufenden Erkrankung ist groß. Inkubationszeit: 4 bis 6 Wochen; ein klin. manifester Immundefekt kann sich aber erst nach 0.5 bis 10 Jahren entwickeln. Patienten sterben an opportunistischen Infektionen (z.B. Zytomegalie*, Tuberkulose*). Besonders gefürchtet sind Pilzinfektionen. Ferner erkranken sie häufig an bösartigen Tumoren wie dem Kaposi-Sarkom*, malignen Lymphomen u. Karzinomen. Weltweit gibt es ca. 11-13 Mill. Menschen, die mit HIV-1 u. HIV-2 infiziert sind, in der Bundesrepublik Deutschland wird mit ca. 60 000 HIV-Infizierten gerechnet. In Zentral- u. Ostafrika sind bereits erhebl. Prozentsätze der Gesamtbevölkerung HIV-infiziert. Die schnellsten Ausbreitungsraten zeigt die HIV-Epidemie in jüngster Zeit in Indien u. Thailand. **Therapie:** mit Reverse-Transkriptase*-Hemmern (antiretrovirale Therapie), HIV-Proteasehemmern* u. insbes. kombinierter Chemotherapie (Kosten/a ca. 20 000 DM; eine Heilung der eigentlichen Infektion ist damit aber nicht möglich, nur die Symptome werden unterdrückt); Antiprotozoenmmittel* gegen Protozoonosen. **Lit.:** B. Bornkessel, Prävention oppurtunistischer Infektionen bei HIV-Infizierten (Empfehlungen des U.S. Public Health Service u. der Infectious Deseases Society of America), Med. Mo. Pharm. *19*, 206 – 214 (1996).

**AIDS-Hilfe:** Institution f. Aufklärung u. Bereitstellung von Informationsmaterial über AIDS*. Deutsche AIDS-Hilfe, Dieffenbachstr. 33, 10967 Berlin , Tel. (030)6900870; AIDS Telefonberatung, Tel. (0221) 892031; Bundeszentrale f. gesundheitliche Aufklärung, Ostmerheimer Str. 220, 51109 Köln, Tel. (0221)8992-346, sowie AIDS-Hilfen in jeder größeren Stadt. **Österreich:** AIDS-Informations-Zentrale: A-1080 Wien, Lenaugasse 17, Tel. (01)40223530 sowie AIDS-Hilfestellen in den Bundesländern.

**Ailanthus altissima** (Mill.) Swingle: (A. glandulosa Desf.) Fam. Simaroubaceae, Chinesischer Sumach, Götterbaum (China. Japan, Indien). **Inhaltsst.:** Quassin, Ailanthin; in der Rinde Bitterstoff u. Gerbstoff. **Anw.:** Amarum u. Anthelmintikum. Die Fiederblätter können mit Fol. Belladonnae verwechselt werden.

**HOM:** *Ailanthus altissima (HAB1.5)*, A. glandulosa: ca. 1 T. frische Stamm- u. Astrinde, ca. 2 T. frische blühende Triebe; verord. z.B. b. Tonsillitis, Infektionskrankheiten mit Kollapsneigung, Scharlach.

**Airborne particles:** feine Partikeln in der Luft als exogene Kontaminanten bei der Herst. v. Injektions- u. Infusionslösungen.

**Airless-System:** Flüssigkeiten werden unter hohem Druck (mit Druckluft) durch eine Einstoffdüse getrieben u. dabei in feine Tröpfchen zerrissen. Im Gegensatz zur Zweistoffverdüsung wird in den Sprühstrahl keine Luft eingebracht.

**Airmix-Verfahren:** Mischverfahren f. pulverförmige Bestandteile. Das Mischgut wird in einem Zylinder durch Druckluft nach oben gerissen. Andererseits bewirkt ein am Boden angebrachter Mischkopf durch Unterdruck eine Abwärtsbewegung des Pulvergemisches. Dadurch wird eine ständige Umlaufbewegung des Mischgutes aufrechterhalten. Nach dem A. arbeiten verschiedene Wirbelschichtmischer.

**Airol®:** s. Tretinoin.

**Ajan®:** s. Nefopam.

**Ajmalicin:** s. Raubasin.

**Ajmalin:** Rauwolfin, Ajmalinum, Gilurytmal®; CAS-Nr. 4360-12-7; $C_{20}H_{26}N_2O_2$, $M_r$ 326.44. **Strukturformel** s. Rauvolfia serpentina. Alkaloid aus Rauvolfia-Arten. Schmp. 160°C. Weißes bis gelbl., feinkrist. Pulver ohne Geruch, v. bitterem Geschmack; prakt. unlösl. in Wasser, leicht lösl. in Chloroform, Aceton, verd. Säuren, Ethanol, wenig lösl. in Ether u. Methanol. **Off.:** Ph.Eur.1, ÖAB90. **Anw.:** Antiarrhythmikum (chinidinähnliche Herzwirkung); bei ventrikulären Extrasystolen. **Nebenw.:** Kammerflimmern, AV-Überleitungsstörungen, Kopfschmerzen, Sehstörungen; Kontraind.: dekompensierte Herzinsuffizienz, Digitalisintoxikation, AV-Block; Wechselw.: curareartig wirkende Substanzen werden in ihrer Wirk. verstärkt. HWZ 0.2 bis 0.4 h. **Übl. Dos.:** i.v. 1 bis 3mal 0.05 g, Erhaltungsdos. oral 3mal 0.05 bis 0.1 g. Gebräuchl. ist auch Ajmalin-Monoethanol (Ajmalinum monoaethanolum Ph.Eur.1, ÖAB90), Ajmalin-Monohydrat (Ajmalinum monohydricum Ph.Eur.1, ÖAB90).

**Ajoen:** Wirkstoff in Knoblauch(präparaten), s. Allium sativum.

**Ajowanfrüchte:** Fructus Ajowan, s. Trachyspermum ajowan.

**Ajowanöl:** Oleum Ajowan, s. Trachyspermum ajowan.

**Ajuga reptans** L.: Fam. Lamiaceae (Labiatae), (Kriechender) Günsel (Europa). Stpfl. v. **Herba Ajugae:** Günselkraut. **Inhaltsst.:** Gerbstoffe, Iridoidglucoside (z.B. Ajugol*), Anthocyane. **Anw.:** Adstringens.

**Ajugol:** Iridoid in Ajuga-Arten, Leonurus cardiaca, Rehmannia glutinosa etc; ein Dihydrohydroxyderivat von Aucubin*; Harpagid* ist ein Hydroxyajugol.

**Ajurveda:** s. Ayurveda.

**Ak:** Abk. f. Antikörper*.

**Akajunüsse:** Fructus Anacardii occidentalis, s. Anacardium occidentale.

**Akalbir:** s. Datisca cannabina.

**Akanthose-Test:** dient zur Testung von Salbengrundlagen (Roh- u. Hilfsstoffe) auf kanzerogene Wirkung. Die Salben werden auf die Haut (z.B von Meerschweinchen) unter einem Okklusivverband* aufgetragen u. eine Vermehrung der Stachelzellenschicht der Haut geprüft.

**Akarizid:** Schädlingsbekämpfungsmittel*, das vor allem gegen Milben u. Zecken wirkt.

**Akatinol®:** s. Memantin.

**Akazie, Falsche:** s. Robinia pseudacacia.

**Akazienblüten:** Flores Acaciae; als A. werden fälschl. die Blüten von Prunus spinosa* bezeichnet.

**Akazienblüten, echte:** Flores Acaciae farnesianae; die echten A. werden oft fälschl. als Cassia-Blüten bezeichnet; s. Acacia farnesiana.

**Akazienblütenöl:** s. Acacia farnesiana.

**Akaziengummi:** s. Gummi arabicum.

**Akeepflaume:** s. Blighia sapida.

**Akelei:** Aquilegia vulgaris*.

**Akinesia:** Akinesie; Unbeweglichkeit, motorische Lähmung.

**Akineton®:** s. Biperiden.

**Akkommodation:** Anpassung(svermögen), z.B. des Auges f. nah u. fern.

**Akkommodationsbreite:** größtmögliche Akkommodation*; Mehrarbeit, die ein Herz äußerstenfalls leisten kann.

**Akkumulator:** „Kraftsammler". Bleiakkumulatoren bestehen aus 2 Bleiplatten, die in verd. Schwefelsäure hängen. Bei Stromdurchgang wird die positive Platte in Bleidioxid verwandelt, die negative Platte bleibt unverändert. Danach stellt der Akkumulator ein galvanisches Element mit ca. 2 Volt Spannung dar, das nunmehr in entgegengesetzter Richtung (nach Stromabschaltung) Strom abgibt (sog. Sekundärstrom), wobei die Oberflächen beider Platten in Bleioxid verwandelt werden, das sich m. d. Schwefelsäure zu Bleisulfat verbindet. Nach Entladung kann der A. wieder von neuem geladen werden.

**Akne:** Acne vulgaris, Acne juvenilis. Hauterkrankungen mit Pustel- od. Knötchenbildung, Finnenausschlag.

**aknefug-oxid®:** s. Benzoylperoxid.

**Aknemittel:** als Wirkstoffe zur Behandlung von Akne kommen neben Antibiotika od. ev. Glucocorticoiden v.a. in Frage: Antiseptika*, Antiseborrhöika*, Keratolytika*, Retinoide*, Adapalen* sowie Hefe (Faex*) u.a.; vgl. Spiritus contra acnem.

**Akne-mycin®:** s. Erythromycin.

**Akne-Spiritus:** s. Spiritus contra acnen.

**Aknin®:** s. Erythromycin.

**A-Kohle:** Aktivkohle, s. Carbo activatus.

**Akonitase:** s. Aconitase.

**Akonitin:** s. Aconitin.

**Akonitknollen:** Tubera Aconiti, s. Aconitum napellus.

**Akonitsäure:** s. Aconitsäure.

**Akratothermen:** (*gr.* ἄκρατος rein, ungemischt) einfache warme Quellen, Wildwässer, s. Aquae minerales.

**Akrolein:** s. Acrolein.

**Akromegalie:** ausgeprägte Vergrößerung u. Vorspringen der Akren (u.a. Unterkiefer, Nase); plumpe Vergrößerung d. Kehlkopfes, Gelenkknorpelwucherungen, Hände fleischig vergrößert, Brustkorb oft hühnerbrustartig deformiert; Vergrößerung der Eingeweide (Leber, Magen-Darm, Nieren, Schilddrüse). Ursache: Hypophysenvorderlappen-Erkrankung, übermäßige Bildung von Somatotropin. Ther.: 1. medikamentös mit Dopaminantagonisten, Behandlungsversuch mit Prolactinhemmern (z.B. Bromocriptin*), 2. operativ, 3. Strahlentherapie.

**Akrylsäure:** s. Acrylsäure.

**Aktiniden:** s. Actinoide.

**Aktinometrie:** (*gr.* ἀκτίς ἀκτῖνος Strahl) Messung der Strahlungsintensität der Sonne.

**Aktinomorphe Blüten:** *bot.* radiäre Blüten, regelmäßige Blüten; s. Blüte.

**Aktinomykose:** Strahlenpilzkrankheit; Infektionskrankheit, die durch Actinomyces od. Nocardia (s. Actinomycetales) hervorgerufen wird. Die Erreger finden sich normalerweise auf der Mundschleimhaut von Mensch u. Rind, von wo sie bei geeigneter Situation (Resistenzschwäche des Körpers, erhöhte Virulenz der Pilze, Schleimhautwunden) in das Gewebe eindringen (endogene Infektion). Es bilden sich rötlich-gelbe Granulationen mit Sekretabsonderung, während die umgebenden Gewebe bretthartе Infiltrationen aufweisen.

**Aktinomyzeten:** s. Actinomycetales.

**Aktivatoren:** (Promotoren) Substanzen, die in geringster Menge katalytische Reaktionen beschleunigen, ohne jedoch selbst Katalysatoren zu sein. Sie verstärken die Wirksamkeit von Katalysatoren u. Enzymen. Sie spielen bei der Enzymwirkung eine Rolle (z.B. ist Thromboplastin* ein Aktivator) u. sind bei großtechnischen Prozessen von Wichtigkeit, z.B. bei der Ammoniaksynthese.

**Aktive Glucose:** s. Nucleosiddiphosphatzukker.

**Aktive Immunisierung:** s. Immunisierung, Schutzimpfung.

**Aktive Impfung:** s. Immunisierung, Schutzimpfung.

**Aktiver Metabolit:** s. Pro-Pharmakon.

**Aktiver Transport:** Transport von Molekülen od. Ionen durch eine Biomembran gegen das Konzentrationsgefälle; ein aktiver Transport erfordert Energie, ist spezifisch auf die beteiligten Moleküle abgestimmt u. daher nur bis zu einer gewissen Grenz-Sättigung dieses Transportsystems möglich; s. Carrier.

**Aktives Isopren:** Isopentenylpyrophosphat; s. Terpene.

**Aktives Methionin:** s. Adenosylmethionin.

**Aktivierte Essigsäure:** s. Acetyl-Coenzym A.

**Aktiviertes Acetat:** s. Acetyl-Coenzym A.

**Aktivierungsenergie:** die Differenz $E_A$ zwischen der mittleren Energie von Atomen od. Molekülen u. der (höheren) Mindestenergie $E_{min}$, die sie aufweisen müssen, um eine chemische Reaktion auszulösen. Bei einer Temperatur von T beträgt der Anteil X der Moleküle mit einer größeren Energie als $E_{min}$:

$$X = e^{\frac{-E_A}{R \cdot T}}$$

(s. auch Arrhenius-Gleichung).

**Aktivierung von Festkörpern:** s. Molekulargalenik.

**Aktivität:** **1.** s. Radioaktivität; **2.** vgl. Enzymaktivität. **3.** Thermodynamische A.: eine thermodynamische Hilfsfunktion, die in thermodynamischen Gleichungen die Konzentration ersetzt (u. daher als „effektive Konzentration" betrachtet werden kann). Die Aktivität erfaßt z.B. die Abweichungen der f. reale Elektrolytlösungen geltenden Gesetze (z.B. Massenwirkungsgesetz*) von den idealen, die nur f. unendlich verdünnte Lösungen gelten, in denen die einzelnen Ionen nicht durch ihre Anziehungskräfte gegenseitig beeinflußt werden können. Die Aktivität a ist gleich der Konzentration c multipliziert mit dem Aktivitätskoeffizienten* *f*:

$a = f \cdot c$

**Aktivitätskoeffizient:** ein dimensionsloser Faktor, der den Zusammenhang zwischen Konzentration u. Aktivität* herstellt; f. stark verdünnte Lösungen (c kleiner als $10^{-3}$ mol/L) wird er annähernd 1. Für verdünnte Lösungen ist der negative Logarithmus des Aktivitätskoeffizient *f* in erster Näherung (Debye-Hückel-Grenzgesetz f. Aktivitätskoeffizienten) proportional der Quadratwurzel der Ionenstärke* I (A ist bei 25°C 0.51):

$\log f = - A \cdot I^{0.5}$

**Aktivitätsstufen:** s. Aluminiumoxid.

**Aktivkohle:** s. Carbo activatus.

**Aktren®:** s. Ibuprofen.

**Akupunktur:** (*lat.* pungere stechen) aus der chinesischen Medizin stammende Therapiemethode gegen funktionelle Störungen u. Schmerzerkrankungen. Ursprünglich auf einem vorwissenschaftlichen, qualitativen Entsprechungssystem aufbauend, ist die Akupunktur heute auf das Nervensystem beziehbar u. in ihrer Wirk. z.T. naturwissenschaftlich erklärbar. Träger der Akupunktur-Wirkung sind die bekannten Leitungsbahnen, aber auch das ZNS. Die Wirkung der Akupunktur basiert auf den neutralen Beziehungen zwischen oberflächlichen Körperschichten (Haut, Muskeln) u. inneren Organen. Die vorwissenschaftliche Medizin Chinas unterschied 14 Meridiane mit ca. 700 Akupunktur-Punkten.

**Akut:** schnell, frisch, heftig auftretend, im Gegensatz zu chronisch.

**Akzessorisch:** unterstützend, hinzutretend; z.B. akzessorische Nährstoffe.

**Akzessorisches Pigment:** Hilfspigment; Farbstoff, der in der Lage ist, Lichtenergie zu absorbieren u. sie an Chlorophyll a weiterzugeben; dient der Erweiterung des Lichtabsorptionsspektrums f. die Photosynthese.

**Akzidentell:** zufällig auftretend, d. h. nicht zur Krankheit gehörig; akzidentelle Vergiftungen (unwissentliche Vergiftungen), z.B. bei Kindern.

**Al:** *chem.* Aluminium*.

**-al:** s. Aldehyde.

**Alabaster:** s. Calciumsulfat.

**Alachlor:** 2-Chlor-2',6'-diethyl-*N*-(methoxymethyl)acetanilid; CAS-Nr. 15972-60-8; $C_{14}H_{20}ClNO_2$, $M_r$ 269.8. **Anw.** techn.: Herbizid; s. Schädlingsbekämpfungsmittel (Tab.).

**Alanin:** Abk. Ala, Alaninum Ph.Eur.3, α-**Alanin**, α-Aminopropionsäure, (S)-2-Aminopropionsäure; CAS-Nr. 56-41-7; $C_3H_7NO_2$, $M_r$ 89.1. **Strukturformel** s. Aminosäuren. Schmp. 297°C. Farblose Kristalle. Leicht lösl. in Wasser; opt. aktiv. $pK_{s,1}$ (konjugierte Säure) 2.35, $pK_{s,2}$ 9.87. Proteinogene Aminosäure, ist glucoplastisch u. eng dem Stoffwechsel von Zuckern u. organischen Säuren zugeordnet. **Anw.:** Diätetikum, Lebertherpeutikum.

**β-Alanin:** eine nichtproteinogene Aminosäure, Bestandteil der Pantothensäure (s. Vitamine) u. somit des Coenzyms A.

**Alant:** s. Inula helenium.

**Alantkampfer:** s. Helenin.

**Alantöl:** Ol. Helenii, s. Inula helenium.

**Alantolacton:** s. Helenin.

**Alantstärke:** s. Inulin.

**Alantwurzelstock:** Rhiz. Helenii, s. Inula helenium.

**Alaun:** Aluminiumkaliumsulfat, Alumen, Aluminium-Kalium sulfuricum sowie **A., Gebrannter:** Alumen ustum, s. Kaliumalaun.

**Alaune:** Doppelsalze mit der allgemeinen Formel $Me^IMe^{III}(SO_4)_2 \cdot 12\,H_2O$. $Me^I$ kann Na, K, Rb, Cs, Tl u. $Me^{III}$ kann Al, Cr, Fe, V, Ga sein. Alle Alaune kristallisieren in Oktaedern od. Würfeln. Hauptvertreter der Alaune ist das Kaliumaluminiumsulfat, Alumen des Ph.Eur.3, s. Kaliumalaun.

**Albamit®:** s. Aminoplaste.

**Albedo:** s. Citrus.

**Albedo Aurantii:** das schwammige Endokarp aus Pericarpium Aurantii, das zu Riechkissen u. Räucherpulvern verwendet wurde; s. Citrus-Arten (Pericarpium Aurantii).

**Albego®:** s. Camazepam.

**Albendazol** INN: Methyl-5-n-propoxythio-2-benzimidazol-carbamat, Eskazole®, Zentel®;

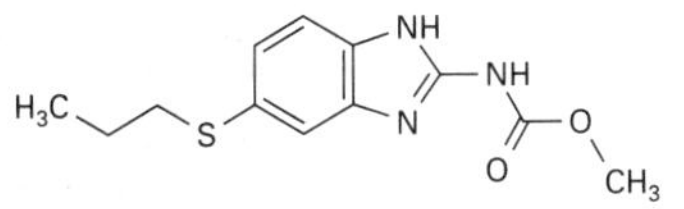


Albendazol

CAS-Nr. 54965-21-8; $C_{12}H_{15}N_3O_2S$, $M_r$ 265.33. **Wirk.** u. **Anw.:** Breitband-Anthelminthikum gegen Nematoden* u. Cestoden* vom Benzimidazol-Typ (vgl. Mebendazol), hemmt Glucosestoffwechsel u. ATP-Synthese der Parasiten. **Nebenw.:** gastrointestinale Beschwerden, Kopfschmerz, Schwindel, Hautreaktionen, Leberfunktionsstörungen, teratogen. Kontraind.: Schwangerschaft u. Stillperiode. HWZ 8.5 h (Metaboliten). **Übl. Dos.:** Oral: 800 mg/d über 4 Wochen, 14tägige Pause, max. 3 Therapiezyklen.

**Alber:** Abele, Silber- od. Weißpappel, s. Populus-Arten.

**Albiotic®:** s. Lincomycin.

**Albomycin:** Antibiotikum aus Streptomyces subtropicus; ein Peptid aus 7 Aminosäuren mit 4.16% Eisen, das gegen Staphylokokken in 10mal geringerer Konzentration wirksam ist als Penicillin.

**Albothyl®:** s. m-Cresolsulfonsäure.

**Albumen:** lat. Eiweiß; s. Proteine.

**Albumen Ovi recens:** Frisches Eiereiweiß, s. Proteine u. Ei.

**Albumen Ovi siccatum:** Getrocknetes Eiereiweiß, s. Ei.

**Albumen sanguinis:** Blutalbumin, Serumalbumin.

**Albuminate:** Salze der Albumine*.

**Albumine:** Gruppe einfacher Proteine; kommen in Körperflüssigkeiten bzw. -bestandteilen u. in bestimmten Pflanzensamen vor. Sie sind im Gegensatz zu den Globulinen niedermolekular, wasserlösl., gut kristallisierbar u. enthalten einen Überschuß an sauren Aminosäuren. Wichtige Vertreter sind das Serumalbumin, das α-Lactalbumin* (Milchproteine) u. das Ovalbumin (Eialbumin) der Tiere; weiterhin das giftige Ricin* (ein Lektin* aus Rizinussamen), Leucosin (aus Weizen-, Roggen- u. Gerstekörnern) u. Legumelin (aus Leguminosen). **Serumalbumin** (Plasmaalbumin) ist kohlenhydratfrei u. stellt mit 55 bis 62% das Hauptprotein der Plasmaproteine* dar. Menschliches Serumalbumin wird in der Leber gebildet u. besteht aus einer Polypeptidkette von 584 Aminosäuren, die durch 17 Disulfidbrücken stabilisiert wird; die $M_r$ ist mit 67500 relativ niedrig, jedoch besitzt es eine sehr hohe Nettoladung (Isoelektrischer Punkt 4.9). Seine Hauptfunktion ist die Regulation des kolloidosmotischen (onkotischen) Druckes im Blut u. ist hauptverantwortlich f. die Eiweißbindung (s.

Plasmaproteinbindung) von Arzneistoffen. Die Gew. erfolgt mit Hilfe der Plasmafraktionierung* nach Cohn, s. Albuminlösung vom Menschen. α-**Lactalbumin** u. **Ovalbumin**; $M_r$ 44000, enthält im Gegensatz zu Serumalbumin je ein Oligosaccharid, das über einen Asparaginsäurerest mit der Polypeptidkette verknüpft ist.

**Albumini humani solutio:** s. Albuminlösung vom Menschen.

**Albuminimeter:** graduiertes Reagenzglas zur Bestimmung der Eiweißmengen im Harn.

**Albumini tannas:** s. Tanninalbuminat.

**Albuminlösung vom Menschen:** Albumini humani solutio Ph.Eur.3, Sol. Albumini humani; wäßrige Proteinlösung, gew. aus Plasma. Mind. 95% des Gesamtproteins muß aus Albumin* bestehen; muß den Ph.Eur.-Vorschriften über Plasma vom Menschen zur Fraktionierung entsprechen. Herst. entweder als konz. Lsg. (15 bis 25% Gesamtprotein) od. als isotonische Lsg. (3.5 bis 5% Gesamtprotein). Geeigneter Stabilisatorzusatz (z.B. Natriumoctanoat, N-Acetyltryptophan) gegen Wärmeeinfluß möglich, aber kein Konservierungsmittel. Die Lsg. wird keimfiltriert, aseptisch in geeignete Behältnisse abgefüllt u. pasteurisiert (60°C, 10 h). Haltbarkeit: 5 Jahre bei 1 bis 9°C, 3 Jahre bei Raumtemperatur. **Anw.:** die 4- bis 5%ige Lsg. als Plasmaexpander, s. Blutersatz; die konz. Lsg. zur Substitution von Albumin (HWZ ca. 2 Wochen) u. zur Behandlung von Ödemen.

**Albuminoide:** nicht mehr gebräuchlicher Name f. die Gerüsteiweißstoffe (Skleroproteine*).

**Albumin-Technetium[$^{99m}$]-Injektionslösung:** Technetii[$^{99m}$Tc] humani albumini solutio iniectabilis Ph.Eur.3; eine sterile, pyrogenfreie Lsg. von mit Technetium-99m* markiertem Albumin vom Menschen. Die Injektionslösung enthält eine reduzierende Substanz, wie ein Zinnsalz, in einer Menge von max. 1 mg Sn/mL; sie kann einen geeigneten Puffer u. eine antimikrobiell wirksame Substanz enthalten. Das verwendete Albumin muß den Anforderungen der Albuminlösung vom Menschen (Albumini humani solutio) entsprechen. Die Injektionslösung wird aus *Natrium[$^{99m}$Tc]pertechnetat-Injektionslösung aus Kernspaltprodukten* (Natrii pertechnetatis[$^{99m}$Tc] fissione formati solutio iniectabilis) od. aus *Natrium[$^{99m}$Tc]pertechnetat-Injektionslösung nicht aus Kernspaltprodukten* (Natrii pertechnetatis[$^{99m}$Tc] sine fissione formati solutio iniectabilis) unter Verw. geeigneter, steriler u. pyrogenfreier Substanzen hergestellt.

**Albuminurie:** s. Proteinurie.

**Albumosen:** neben den Peptonen* Zerfallsprodukte der Eiweißkörper.

**Albumosesilber:** Argentum proteinicum, s. Silberproteinat.

**Albumosurie:** Ausscheidung von Albumosen* im Harn.

**Albuterol:** s. Salbutamol.

**Alcacyl®:** s. Carbasalat Calcium.

**Alcea rosea** L.: (Althaea rosea (L.) Cav.) Fam. Malvaceae, Pappelrose, Stockrose, Baumrose (fast weltweit eingebürgert). Stpfl. v. **Flores Malvae arboreae:** Flores Alceae, Malvae arboreae flos, Malvae hortensis flos, Stockrosenblüten, schwarze Malven. **Inhaltsst.:** Schleim, Gerbstoff, Anthocyane (Althaein). **Anw.** volkst.: als Schleimmittel bei Katarrhen u. Entzündungen; techn.: früher zum Färben von Weinen.

**Alchemie:** Alchimie; das Wort leitet sich wahrscheinlich von dem *gr.* χεμεῖα ab, das möglicherweise auf die altägyptische Hieroglyphe „keme" zurückgeht, die „schwarzes Land", also Ägypten, bedeutet. Nach Ruska von *gr.* χύμα Metallguß. Die Araber setzten später, als sie nach Ägypten kamen, den Artikel „al" vor das Wort u. bezeichneten mit „al-Kimia" die „schwarze" od. „ägyptische" Kunst. Denn die Wiege der Alchemie ist Alt-Ägypten, wo sie aus den Tempelwerkstätten hervorgegangen ist, in denen Metalle, Edelsteine, Farben u. sonstige natürliche Rohstoffe in großem Umfange f. sakrale, später auch f. profane Zwecke verarbeitet u. auch gefälscht wurden. Von den Ägyptern erlernten die Griechen die chemische Praxis, von diesen die Araber, durch die schließlich die Alchemie in das Abendland gelangte. Sie wurde als „geheime" Kunst mit Mystik, Magie u. philosoph. Lehren verbrämt. Die Lehre der A. fußte auf der Theorie von der Möglichkeit, die Metalle in andere umzuwandeln, vor allem unedle Metalle in Gold. Dazu sollte der geheimnisvolle „Stein der Weisen" dienen, das „Große Magisterium", das „Elixier", das außerdem imstande sein sollte, das Leben um viele hundert Jahre zu verlängern bzw. zu verjüngen. Trotz aller Mystik sind die wahren Alchemisten keine Schwindler gewesen, als die man sie oft hinstellt, sondern ernsthafte Forscher, denen die Chemie u. Medizin viele grundlegende Entdeckungen verdankt, z.B. Schwefelsäure, Salpetersäure, Königswasser (bereits Geber bekannt), Phosphor (Brand 1669), Bernsteinsäure (Agricola 1540), Traubenzucker aus Honig (Oliver de Serres 1600), Benzoesäure (Nostradamus 1556) u. viele andere. Viele Beobachtungen wurden freilich von ihnen falsch gedeutet u. viele gestellte Ziele waren f. sie aufgrund des damaligen Wissens u. mit den damaligen Mitteln nicht erreichbar (Elementumwandlung). Der berühmteste Alchemist des Mittelalters war der sog. **Geber**, wahrscheinlich ein Pseudonym, jedoch hat sich die Annahme, daß es sich bei Geber um den arabischen Alchemisten Dschabir handelt, als irrtümlich erwiesen. Geber ist der Verfasser der grundlegenden Schriften der abendländischen Alchemie (Summa perfectionis magisterii). Die Gelehrten u. Forscher des Mittelalters hingen fast alle der Alchemie an u. glaubten an die Möglichkeit der Metallumwandlung, wobei sie keinerlei materielle Ziele verfolgten, sie betrieben die A. ernsthaft als Wissenschaft, so Albertus Magnus (1193-1280), Baptist van Helmont (1577-1644), Andreas Libavius (1540-1616), Johann Rudolf Glauber (1604-1670), Johann Kunckel von Löwenstern (1630-1703) u.a. Vielfach wurden ihnen mystische alchemistische Schriften fälschl. untergeschoben. Die Blütezeit der Alchemie war das 12. bis 14. Jahrhundert, während im 16. u. 17. Jahrhundert die A. hauptsächl. in Schwindel u. Hochstapelei ausartete. Noch bis 1819 bestand in Deutschland eine alchemist. Gesellschaft.

**Alchemilla vulgaris:** s. A. xanthochlora.

**Alchemilla xanthochlora** Rothm.: (A. vulgaris auct. non L.) Fam. Rosaceae, Frauenmantel, Marienmantel, Sinau (Europa). Stpfl. v. **Herba Alchemillae:** Herba Leontopodii, Frauenmantelkraut, Alchemistenkraut, Marienmantelkraut; das zur Blütezeit gesammelte u. getrocknete Kraut. **Off.:** DAB10. **Inhaltsst.:** ca. 7% Gerbstoffe (Gallotannine u. wenig Ellagitannine), Flavonoide, Procyanidine. **Anw.:** Antidarrhöikum (unterstützend); volkst. im Klimakterium u. bei Dysmenorrhö, als Adstringens u. Blutreinigungsmittel sowie zu Bädern.

**HOM:** *Alchemilla vulgaris ex herba siccata* (HAB1.4): getrocknetes, blühendes Kraut.

**Alchemistenkraut:** Herba Alchemillae, s. Alchemilla vulgaris.

**Alchimie:** s. Alchemie.

**Alclometason** INN: halogeniertes Glucocorticoid, Delonal®; CAS-Nr. 67452-97-5; $C_{22}H_{29}ClO_5$. Schmp. 176°C. **Anw.:** lokal verwendetes, entzündungshemmendes Glucocorticoid (s. Hormone).

**Alcloxa** INN: Alcloxum INN, Chlortetrahydroxy-dialuminiumallantoin, Tetrahydroxy-chloro-[(2-hydroxy-5-oxo-2-imidazolin-4-yl)urei-

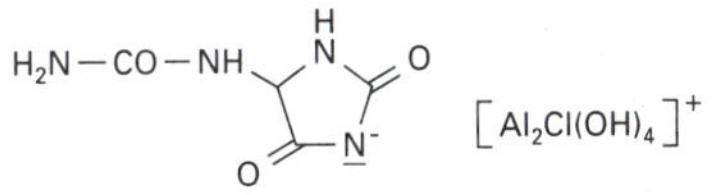

Alcloxa

do]dialuminium; CAS-Nr. 1317-25-5; $C_4H_9Al_2ClN_4O_7$, $M_r$ 314.55. **Anw.:** Adstringens, Keratolytikum; vgl. Allantoin.

**Alcohol absolutus:** Ethylalkohol, wasserfrei, s. Ethanol.

**Alcohol aethylicus:** s. Ethanol.

**Alcohol allylicus:** s. Allylalkohol.

**Alcohol amylicus:** s. Amylalkohol.

**Alcoholaturae:** s. Alkoholaturen.

**Alcohol benzylicus:** s. Benzylalkohol.

**Alcohol butylicus:** s. Butylalkohol.

**Alcohol cetylicus:** s. Cetylalkohol.

**Alcohol cetylicus et stearylicus:** s. Cetylstearylalkohol.

**Alcohol cetylicus et stearylicus emulsificans:** s. Emulgierender Cetylstearylalkohol.

**Alcohol cinnamylicus:** s. Zimtalkohol.

**Alcoholes adipis lanae:** Wollwachsalkohole, s. Wollwachs.

**Alcoholes Lanae:** Wollwachsalkohole, s. Wollwachs.

**Alcohol isopropylicus:** s. Isopropylalkohol.

**Alcohol methylicus:** s. Methanol.

**Alcohol propylicus:** s. Propylalkohol.

**Alcohol sulfuris:** s. Schwefelkohlenstoff.

**Alcohol tetrahydrofurfurylicus:** s. Tetrahydrofurfurylalkohol.

**Alcohol trichlorbutylicus:** s. Chlorobutanol.

**Alcuroniumchlorid** INN: Alcuronii chloridum INN, Alloferin®; CAS-Nr. 15180-03-7; $C_{44}H_{50}Cl_2N_4O_2$, $M_r$ 737.81. **Anw.:** peripheres, stabilisierendes Muskelrelaxans*; 5mal so wirksam wie Tubocurarin. **Nebenw.:** wie Tubocurarinchlorid*, allerdings viel geringere Histaminfreisetzung; Wirkungseintritt 3 bis 4 min nach i.v. Appl., Wirkdauer 15 bis 20 min. HWZ 2 bis 4.5 h. **Übl. Dos.:** Parenteral: i.v. 150 µg/kg KG, nach 15-25 min 30 µg/kg KG nachinjizierbar.

**Aldactone®:** s. Kaliumcanrenoat.

**Aldarsäuren:** s. Zuckersäuren, Kohlenhydrate (Abb.).

**Aldehyde:** org. Verbindungen mit der allgemeinen Formel R–CHO; charakteristische funktionelle Gruppe: Carbonyl-Gruppe =CO (unterscheide Ketone!). **IUPAC:** Anhängen des Suffixes -al an den Namen des Stammsystems. Das Aldehyd-C-Atom erhält bei der Numerierung immer die Ziffer 1; od. Anhängen des Suffixes -carbaldehyd an den Namen des Stammsystems (Kohlenwasserstoff, Heterocyclus), z.B. Cyclopropancarbaldehyd. Trivialnamen f. Aldehyde werden

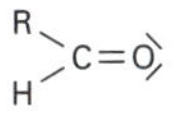

allgemeine Formel

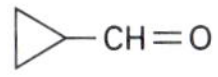

Cyclopropancarbaldehyd

$CH_3-CH_2-CH=O$

Propionaldehyd

Aldehyde:
Allgemeine Formel; Cyclopropancarbaldehyd und Propionaldehyd als nomenklatorische Beispiele

häufig von den Trivialnamen der dazugehörigen Carbonsäuren abgeleitet, indem die Endung -aldehyd an den Namensstamm bzw. den wichtigsten Teil des Namens der Carbonsäure abzüglich -säure angeführt wird, z.B. Propionaldehyd. A. werden durch Dehydrierung bzw. Oxidation von primären Alkoholen (**Al**cohol **dehyd**rogenatus) od. durch Reduktion von Carbonsäurechloriden durch Wasserstoff hergestellt. A. u. Ketone* spielen wegen ihrer verschiedenartigen Strukturen u. ihrer hohen Reaktivität eine wichtige Rolle bei organisch-chemischen Synthesen. Die meisten Reaktionen lassen sich in 1. Carbonyl-Additionsreaktionen, 2. Reaktionen von Enolen od. Enolaten bzw. 3. Redoxreaktionen einteilen. Aldehyde sind starke Reduktionsmittel.

**Aldimin:** s. Imine.

**Aldioxa** INN: Aldioxum INN, Dihydroxy[(2-hydroxy-5-oxo-2-imidazolin-4-yl)ureido]aluminium; CAS-Nr. 5579-81-7; $C_4H_7AlN_4O_5$, $M_r$ 218.10. **Anw.:** Adstringens, Keratolytikum. Gebräuchl. ist auch Aldioxamonolactat; vgl. Allantoin u. Alcloxa.

**Aldocorten®:** s. Aldosteron.

**Aldohexosen:** Monosaccharide mit 6 C-Atomen u. einer endständigen CHO–Gruppe; $CH_2OH-(CHOH)_4-CHO$. Infolge ihrer 4 asymmetr. C-Atome treten sie in mind. 16 verschiedenen Formen auf, wegen Tautomerie ist die Mannigfaltigkeit noch größer; s. Hexosen.

**Aldol:** Acetaldol, 3-Hydroxybutyraldehyd; $C_4H_8O_2$. Farb- u. geruchlose Flüss. D. 1.103. Mischbar mit Wasser u. Ethanol, zerfällt beim Erhitzen. Bildung durch Zusammenlagerung von 2 Acetaldehydmolekülen (Aldolkondensation*). **Anw.:** Zwischenprodukt bei der Herst. v. 1,3-Butandiol, von Crotonsäure u. Weichmachern.

**Aldolase:** s. Fructosediphosphataldolase.

**Aldolkondensation:** Säure- od. basenkatalysierte Reaktion zweier Moleküle eines Aldehyds od. Ketons zu β-Hydroxyaldehyden bzw. β-Hydroxyketonen.

**Aldometil®:** s. Methyldopa.

**Aldonsäuren:** Onsäuren; aus Aldosen durch Oxidation der Aldehydgruppe entstandene Monocarbonsäuren, die durch Anfügen der Endung „on" an den Stamm des betreffenden Monosaccharids bezeichnet werden. Einige wichtige A. sind L-Arabonsäure, Xylonsäure, D-Gluconsäure, D-Mannonsäure u. Galactonsäure.

**Aldosen:** Polyhydroxyaldehyde; neben den Ke-

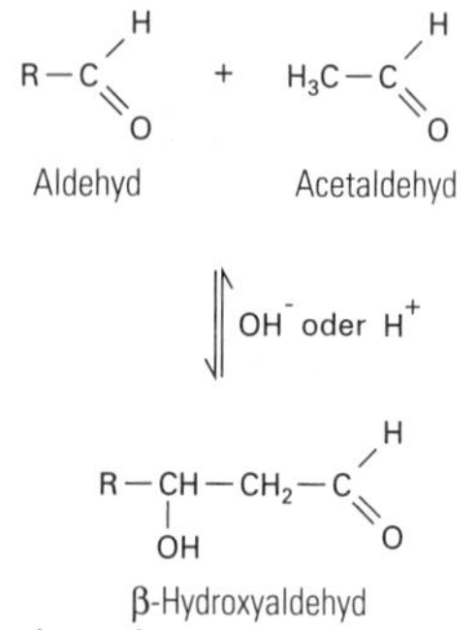

Aldolkondensation:
Synthese eines β-Hydroxyaldehyds

tosen* eine der wichtigsten Untergruppen der Monosaccharide (s. Kohlenhydrate). Charakterisiert durch eine terminale Aldehydgruppe -CHO, die bei systematischer Nomenklatur stets die Nummer 1 trägt. Die A. leiten sich formal von ihrem einfachsten Vertreter, dem Glycerinaldehyd, durch Kettenverlängerung ab. Sie werden entsprechend der Anzahl ihrer Hauptkettenkohlenstoffatome in Triosen, Tetrosen etc. eingeteilt. Besondere Bedeutung haben Pentosen* u. Hexosen*.

**Aldosteron** INN: Electrocortin, 11β,18-Epoxy-18,21-dihydroxypregn-4-en-3,20-dion, Aldocorten®; CAS-Nr. 52-39-1; $C_{21}H_{28}O_5$, $M_r$ 360.4. Aldosteron ist das wichtigste Mineralcorticoid (s. Hormone), das in der Nebennierenrinde gebildet wird. **Wirk.:** verantwortlich f. Natrium-Retention u. Kalium-Ausscheidung; zeigt keine entzündungshemmende Wirk.; durch Spironolacton* kann es kompetitiv gehemmt werden. HWZ 0.5 h. **Anw.:** wurde bei Morbus Addison zusätzlich zu Glucocorticoiden* gegeben; s.a. Hormone.

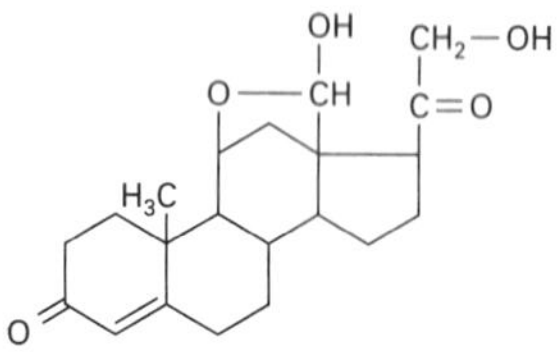
Aldosteron

**Aldosteronantagonisten:** s. Diuretikum(a).

**Aldoxime:** entstehen durch Einw. von Hydroxylamin auf Aldehyde, sie sind teils kristallisiert, teils flüssig u. vermögen sich sowohl mit Säuren wie mit Basen zu verbinden, vgl. Ketoxime (Keton*).

**Aldrin:** 1,2,3,4,10,10-Hexachlor-1,4,4a,5,8,8a-hexahydro-1,4-endo-5,8-exo-dimethanonaphthalin; CAS-Nr. 309-00-2; $C_{12}H_8Cl_6$, $M_r$ 364.93. Schmp. 104°C. Ein Produkt aus Hexachlorcyclopentadien mit bicyclischen Dienophilen aus der Gruppe der chlorierten Kohlenwasserstoffe. Unlösl. in Wasser, in den meisten organischen Lösungsmitteln löslich. Das Epoxid von A. ist Dieldrin*; das Epoxid vom Aldrin-Isomeren Isodrin heißt Endrin*. **Anw.:** Schädlingsbekämpfungsmittel*. A., Dieldrin u. Endrin sind gut wirksame Insektizide mit langer Wirkungsdauer. A. wird durch enzymatische Oxidation in Warmblütlern, Insekten u. Pflanzen zum Dieldrin aktiviert. Dieldrin ist weniger flüchtig u. stabiler als Aldrin. Endrin ist auch ein gut wirksames Rodentizid (gegen Feld- u. Wühlmäuse). Die Anw. von A., Dieldrin u. Endrin ist wegen der großen Rückstandsprobleme in vielen Ländern untersagt. Dennoch werden immer wieder Rückstände dieser chlorierten Kohlenwasserstoffe in Lebensmitteln u. Arzneidrogen nachgewiesen.

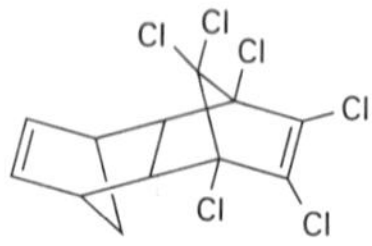
Aldrin

**Alendronsäure** INN: (4-Amino-1-hydroxybutyliden)diphosphonsäure, Fosamax®; CAS-Nr. 66376-36-1; $C_4H_{13}NO_7P_2$, $M_r$ 249.1. **Strukturformel** s. Bisphosphonate. Schmp. 233-235°C. **Wirk.:** Calciumstoffwechselregulator; wie alle Bisphosphonate sehr geringe Bioverfügbarkeit (max. ca. 0.7%). **Anw.:** zur Behandlung der postmenopausalen Osteoporose. **Nebenw.:** gastrointestinale Beschwerden. **Übl. Dos.:** 1mal 10 mg/d, morgens nüchtern, nach dem Aufstehen mit einem vollen Glas Leitungswasser mind. 30 min vor dem ersten Essen od. Trinken u. vor jeglicher anderer Arzneimittel. Nach der Einnahme innerhalb von 30 min nicht wieder hinlegen.

**Aleppogallen:** s. Gallen.

**Aleppokiefer:** s. Pinus halepensis.

**Aleprestin-:** **Aleprin-**, **Aleprol-**, **Aleprylsäure:** s. Cyclopentenfettsäuren.

**Aletris farinosa** L.: Fam. Liliaceae, Bittergras (heim. Nordamerika). Stpfl. v. **Rhizoma (Radix) Aletris farinosae:** Sternwurzel, Runzelwurzel, Leuchtsternwurzel. **Inhaltsst.:** abführend wirkendes Harz, Bitterstoffe, Saponin (mit dem Aglykon Diosgenin*). **Anw.** volkst.: als Stomachikum, Laxans, Diuretikum, Tonikum.

**HOM:** *Aletris farinosa* (HAB1.4): die frische Wurzelknolle (knollig-zylindrischer Wurzelstock mit zahlreichen Faserwurzeln); verord. z.B. b. Menstruationsbeschwerden, Schwangerschaftsbeschwerden, Unterleibserkrankungen (Frauen).

**Aleuritinsäure:** s. Schellack.

**Aleuronkörner:** Proteinkörner, Eiweißkörner; nur in Pflanzensamen (hauptsächl. Getreide), meist zus. mit Stärkekörnern, eiförmig od. polygonal, vielfach mit Einschlüssen von Globoiden* u. Calciumoxalat. Zum Nachw. der Aleuronkörner in Drogen dient Iodglycerol*. Aleuronkörner färben sich dunkelgelb, mit Ausnahme der Globoide.

**Alexan®:** s. Cytarabin.

**Alexandriner Sennesfrüchte:** s. Cassia-Arten.

**Alexine:** s. Komplement. Früher: natürliche, unspezifische Abwehrstoffe im Blutserum.

**Alexipharmaka:** aus der Antike stammende Bez. (in der Toxikologie des Nikander, um 135 v. Chr.) f. Schutz- u. Gegenmittel gegen die in Speisen u. Getränken zugeführten Gifte. (Vgl. Theriaca.) Im Mittelalter auch f. die sog. Giftanzeiger gebraucht.

**Alfacalcidol** INNv: 1α-Hydroxycholecalciferol, 1α-Hydroxy-vitamin $D_3$, EinsAlpha®; CAS-Nr.

41294-56-8; $C_{27}H_{44}O_2$, $M_r$ 400.65. Schmp. 138-139.5°C. $[\alpha]_D^{25°C}$ +28° (Ether). **Anw.:** Substitutionstherapie bei Störungen des Vitamin-D-Metabolismus (s. Vitamin D unter Vitamine).

**Alfalfa:** s. Medicago sativa.

**Alfason®:** s. Hydrocortison.

**Alfenide:** Kupferlegierung, versilbertes Neusilber.

**Alfentanil** INN: Alfentanilum, Rapifen®; N-{1-[2-(4-Ethyl-5-oxo-2-tetrazolin-1yl)ethyl]-4-methoxymethyl-4-piperidyl}propionanilid; CAS-Nr.

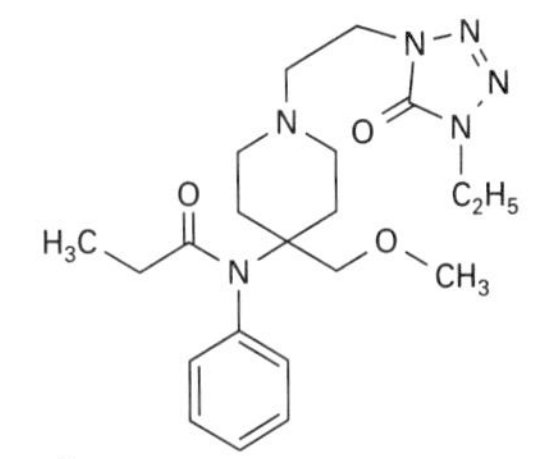
Alfentanil

71195-58-9; $C_{21}H_{32}N_6O_3$, $M_r$ 416.5. **Anw.:** Starkes Analgetikum* v.a. zur Neuroleptanalgesie* u. bei operativen Eingriffen mit künstlicher Beatmung. Gebräuchl. sind auch Alfentanilhydrochlorid u. Alfentanilhydrochlorid-Monohydrat.

**Alfol: 1.** Handelsbezeichnung (Alfol®) f. aliphatische Alkohole, die synth. über metallorganische Verbindungen hergestellt werden. **2.** Abk. f. Aluminiumfolie*.

**Alfospas®:** s. Tiropramid.

**Alfuzosin** INN: N-{3-(4-Amino-6,7-dimethoxychinazolin-2-yl(methyl)amino)propyl}tetrahydro-2-furamid, Urion®, UroXatral®; CAS-Nr. 81403-

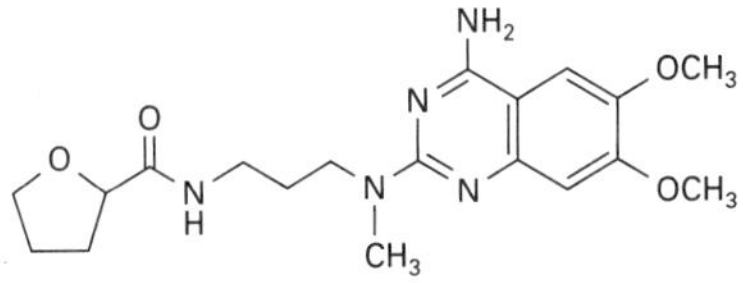
Alfuzosin

80-7; $C_{19}H_{27}N_5O_4$, $M_r$ 389.46. Schmp. 225°C aus Ethanol u. Diethylether. $pK_s$ 8.13. **Wirk.** u. **Anw.:** $\alpha_1$-Adrenozeptorantagonist vom Chinazolintyp zur symptomatischen Behandlung benigner Prostatahyperlpasie (vgl. Terazosin*); durch selektiven Angriff der α-Adrenozeptor der Harnwege u. Prostata prakt. keine Wirkung auf Herzfrequenz u. Blutdruck. **Nebenw.:** gelegentl. gastroinestinale Störungen, Schwindel, orthostatische Hypotonie, selten Synkopen, pektanginöse Beschwerden. Kontraind.: orthostatische Hypotonie u. gleichzeitige Gabe anderer α-Adrenozeptorantagonisten bzw. Antihypertonika. Wechselw.: glz. Gabe v. Calciumantagonisten u. α-Rezeptorenblocker kann Blutzucker senken. HWZ 4 – 6 h. **Übl. Dos.:** Oral: 2- bis 3mal 2.5 mg/d. **Alfuzosinhydrochlorid:** CAS-Nr. 81403-68-1; $C_{19}H_{27}N_5O_4 \cdot HCl$, $M_r$ 425.92.

**Algarottpulver:** (nach Vittorio Algarotto, ital. Arzt, gest. 1604). Antimonoxidchlorid, SbOCl (auch $SbCl_3 \cdot Sb_2O_3$, Zstzg. nicht konstant); s. Antimon(III)-chlorid.

**Algarroba:** Algarrobilla, die walzenförmigen Früchte v. **Caesalpinia brevifolia***; enthalten 50 bis 60% Gerbstoffe. **Anw.** techn.: zum Gerben.

**Algeldrat:** s. Aluminiumoxid.

**Algen:** Algae, Phycophyta; meist wasserbewohnende Pflanzen. Einzellig od. mehrzellig, mit Zellkern, Kolonien od. Zellverbände, fädige od. flächige Formen. Chlorophyll- u. farbstoffhaltig, z.B. u.a. **Chlorophyceae** (Grünalgen, meist Süßwasser bewohnende Einzeller bis Thalluspflanzen) sowie die 3 Klassen (von gewissem pharmazeutisch Interesse) **Phaeophyceae** (Braunalgen*), **Rhodophyceae** (Rotalgen*) u. die (immer einzelligen) **Diatomeen** (Kieselalgen*). Die noch prokaryontischen Blaualgen (Cyanophyta*, Cyanobakterien) werden zu den Schizophyta* gezählt.

**Algenmehl:** s. Ascophyllum nodosum.

**Alginate:** Salze der Alginsäure* (manchmal sind damit auch die Alginsäureester* gemeint). Die Alginate sind in Wasser unbegrenzt quellbar bzw. kolloidlösl. (mit Ausnahme von Calciumalginat u. Alginsäure selbst) u. dienen als Quasi-Emulgatoren zur Viskositätserhöhung bei der Bereitung von Emulsionen u. Suspensionen, als Granulierflüssigkeit u. Zerfallsmittel bei der Tablettenherstellung (Manucol®, Kelgin®, Algipon®); in der Technik zur Herst. v. Appreturmitteln, Leimen, Geliermitteln, auch als Kesselsteinmittel, in der Zahnmedizin zur Herst. v. Abformungen; als Zusatz in Schlankheitsdiätetika wegen ihrer Eigenschaft im Magen aufzuquellen u. so ein Sättigungsgefühl hervorzurufen, ohne dem Körper zur Energiegewinnung zu dienen; als Antazidum (bilden im Magen eine säurebindende Schutzschicht); zur Herst. v. Verband- u. Nahtmaterial. Inkomp.: Alkohole, Balsame, Teere, Salicylsäure u. saure Zusätze (Ausfällung der Alginsäure); Phosphate, Carbonate bewirken eine Viskositätserniedrigung, Calcium-Ionen hingegen eine Gelierung. Durch Zugabe von Calciumsalzen ist eine Einsparung an A. f. die gleiche Viskosität möglich. Pharmazeutisch verwendet wird vorwiegend Natriumalginat*, das in 3 bis 6%iger Konz. zu salbenartigen Gelen führt; längeres Erhitzen bewirkt Kettenabbau u. daher Viskositätsverlust. Konserviert werden die Zuber. meist mit Nipaestern bzw. Thiomersal. Inkomp.: kationische Konservierungsstoffe.

**Alginsäure:** Acidum alginicum Ph.Eur.3; $M_r$ $4.8 \cdot 10^4$ bis $18.6 \cdot 10^4$. A. besteht, ähnl. wie die

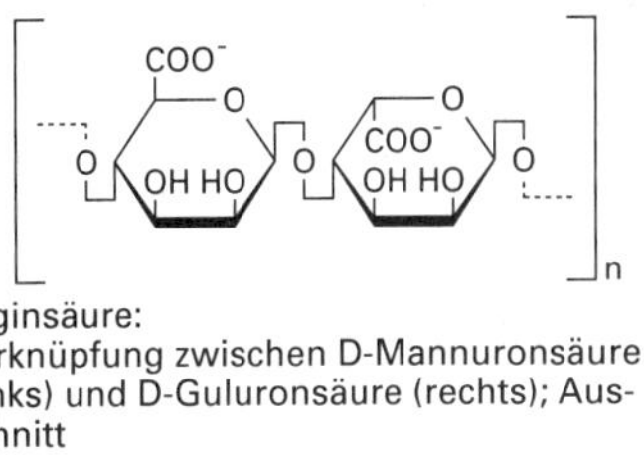
Alginsäure:
Verknüpfung zwischen D-Mannuronsäure (links) und D-Guluronsäure (rechts); Ausschnitt

Pektine*, aus einer Kette von 1,4-β-glykosidisch verknüpfter Mannuronsäure u. Guluronsäure; soll mind. 19.0% u. max. 25.0% Carboxylgruppen aufweisen. Vork.: in Algen, v.a. Braunalgen* (z.B. Fucus-, Ascophyllum-, Laminaria-Arten, Macrocystis pyrifera) bis zu ca. 40% enthalten. Unlösl. in Wasser, lösl. in wäßrigen Lösungen von Alkalien; kann bis zum 300fachen ihres Gewichtes Wasser aufnehmen. **Anw.:** in Form der Salze, s. Alginate.

**Alginsäureester:** Ester, die (1) die OH-Gruppen der Alginsäure* mit Säure bzw. (2) die COOH-Gruppe mit Alkoholen verestert haben. **Anw.:** als Gelbildner u. als echte Emulgatoren; sind gegenüber Elektrolyten u. Alkoholen weniger empfindl. als die Alginate*.

**Algipon®:** s. Alginate.

**Alglucerase** INN: Ceredase®; CAS-Nr. 143003-46-7; $M_r$ 55597.6. **Wirk.:** A. ist die deglykosylierte Form des menschlichen Enzyms Glucocerebrosidase, spaltet Glucocerebroside in den Lysosomen der Makrophagen in Glucose u. Ceramid (s. Glykolipide). **Anw.:** zur Dauerbehandlung des Morbus Gaucher, einer Cerebrosidose (Fettspeicherkrankheit; erbl. Mangel an β-Glucosidase führt zur Speicherung von Cerebrosiden, s. Glykolipide). **Nebenw.:** Flush, Atembeschwerden, gastrointestinale Beschwerden. Kontraind.: Prostatakarzinom, Schwangerschaft u. Stillzeit. HWZ 7 min. **Übl. Dos.:** Parenteral: 60 E/kg KG pro Infusion 1- bis 2mal/Woche.

**Alhagi maurorum:** Mannabaum, s. Manna.

**Alhagi pseudalhagi:** s. Manna.

**Alicyclische Verbindungen:** s. Kohlenwasserstoffe.

**Alimemazin** INN: 10-(3-Dimethylamino-2-methylpropyl)phenothiazin, Methylpromazin, Trimeprazine, Repeltin®, Theralene®; CAS-Nr. 84-

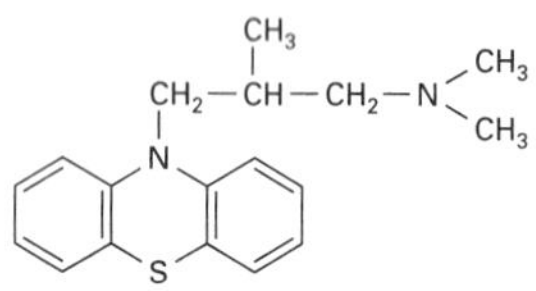

Alimemazin

96-8; $C_{18}H_{22}N_2S$, $M_r$ 298.44. Schmp. 68°C. Sdp. 150-175°C (40 Pa). **Anw.:** Neuroleptikum, Antihistaminikum; sedativ mit ähnlicher Wirk. wie Chlorpromazin*, schwach anticholinerg; Hauptind.: bei Juckreiz, zur Narkosevorbereitung bei Kindern, in Hustensäften. HWZ 8 h. Gebräuchl. ist auch Alimemazin-(RR)-tartrat.

**Alimentär:** zur Ernährung gehörig, durch Nahrung hervorgerufen, z.B. alimentäres Fieber.

**Alimix®:** s. Cisaprid.

**Aliphatische Verbindungen:** Verbindungen mit offenen, geraden od. verzweigten Kohlenstoffketten (im Gegensatz zu den alicyclischen V.). Zu ihnen gehören die Alkane*, Alkene* u. Alkine*.

**Alipotrope Faktoren:** s. Lipotrope Stoffe.

**Alisma plantago-aquatica** L.: (A. plantago) Fam. Alismataceae, Froschlöffel, Wegerich-Froschlöffel, Wasserwegerich (Europa, Asien, Nordamerika). Stpfl. v. **Rad. Alismae:** Rad. Plantaginis aquaticae, Froschlöffelwurzel. **Inhaltsst.:** scharf schmeckendes Harz, äther. Öl, Gerbstoff, Triterpene, in Blättern Flavonoide.

**HOM:** *Alisma plantago:* die frische Wurzel.

**Alizaprid** INN: N-[(1-Allyl-2-pyrrolidinyl)methyl]-6-methoxy-1H-benzotriazol-5-carboxamid, Vergentan®; CAS-Nr. 59338-93-1; $C_{16}H_{21}N_5O_2$. **Anw.:** Antiemetikum*. **Nebenw.:** Mundtrockenheit, motorische Fehlfunktionen, Sedation. Wech-

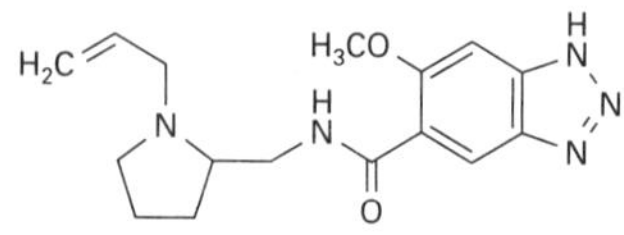

Alizaprid

selw.: Alkoholwirkung wird verstärkt. HWZ 2 bis 3 h. Gebräuchl. ist auch Alizapridhydrochlorid.

**Alizarin:** 1,2-Dihydroxy-9,10-anthrachinon, $C_{14}H_8O_4$, der Farbstoff der Krappwurzel (s. Rubia tinctorum), in der es als Glykosid (Ruberythrin-

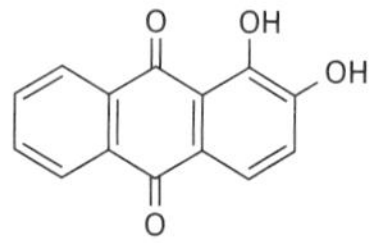

Alizarin

säure) enthalten ist. Rotes bis braungelbes Pulver od. Kristalle, unlösl. in Wasser, lösl. in Alkalien od. alkalihaltigem Wasser mit violetter Farbe; durch Säuren wird es in gelben Flocken ausgefällt. **Anw.:** in der Maßanalyse als Indikator; techn.: i. d. Färberei u. Tintenfabrikation. Vom Alizarin existieren eine Reihe von Derivaten (z.B. Alizarinblau, Alizaringelb), die ebenfalls in der Färberei große Verbreitung erlangten.

**Alizarinsulfonsäure-(3), Natriumsalz:** Alizarin-S; $C_{14}H_7NaO_7S$. Orangegelb. Pulver; lösl. in Wasser, wenig lösl. in Ethanol. **Anw.:** als Reagenz zum Nachw. v. Aluminium, Fluor, Zirconium; bildet tiefgefärbte Chelat-Komplexe.

**Alkaleszenz:** alkal. Reaktion, Gehalt an Alkali, alkal. Eigenschaft.

**Alkalien:** Hydroxide u. Carbonate der Alkalimetalle, Hydroxide der Erdalkalimetalle* sowie Ammoniak* u. auch andere alkal. reagierende Salze.

**Alkalien, Milde:** Bez. f. Kaliumcarbonat* u. Natriumcarbonat*.

**Alkalimetalle:** Elemente der 1. Hauptgruppe des Periodensystems der chem. Elemente: Lithium, Kalium, Natrium, Rubidium, Caesium u. Francium.

**Alkalimetrie:** s. Säure-Base-Titrationen.

**Alkalische Erden:** veraltete Bez. f. die Oxide von Barium, Calcium, Strontium, Magnesium.

**Alkalisch-erdige Wässer:** s. Aquae minerales.

**Alkalisches Pulver:** s. Pulvis alcalinus peroralis.

**Alkalischmelze:** Verfahren zur Umwandlung von aromatischen Sulfosäuren in die entsprechenden Phenole durch Erhitzen mit Ätzalkalien. Eine Methode, die techn. besonders zur Herst. org. Farbstoffe (Indigosynthese) viel angewandt wird.

**Alkalisch-muriatische Wässer:** s. Aquae minerales.

**Alkaloide:** meist basische („alkaliähnliche") Naturstoffe (1989 waren bereits über 10 000 bekannt) mit mind. einem heterocyclisch gebundenenem Stickstoffatom u. nicht selten komplizierten Strukturen. Sie finden sich hauptsächl. in Pflanzen (fast ausschließlich Magnoliophytinae, Bedecktsamige) u. besitzen größtenteils eine star-

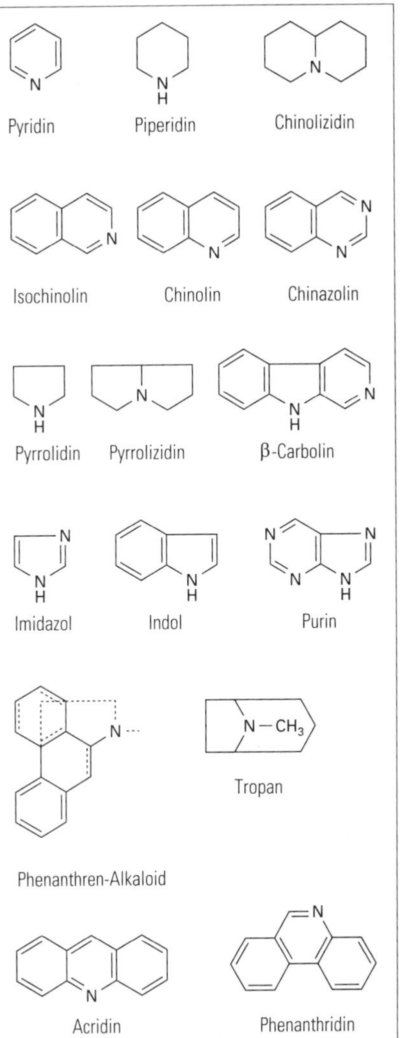

Alkaloide:
N-heterocyclische Ringsysteme in Alkaloid-Molekülen

ke physiologische Wirk. (Alkaloide im engeren Sinn). Zu den Alkaloiden (im weiteren Sinn) werden auch stickstoffhaltige Naturstoffe gezählt, die den Stickstoff nicht heterocyclisch gebunden haben (Colchicin, Ephedrin). Nicht basisch reagierende A. sind z.B. Ricinin u. Theobromin sowie die Säureamide Capsaicin u. Colchicin.

*Möglichkeiten der Einteilung:* **1. Biogenetisch** sind **echte Alkaloide** fast ausschließlich Produkte der Aminosäuren Ornithin, Lysin, Phenylalanin, Tyrosin, Tryptophan u. der Anthranilsäure, so daß sich dieser Umstand auch als Einteilungsprinzip anbietet. Als **Protoalkaloide** werden einfache Basen (z.B. Tyramin, Cholin), die z.B. durch Decarboxylierung direkt aus Aminosäuren entstanden sind, od. auch die Phenylalkylaminalkaloide* (z.B. Ephedrine) bezeichnet. Als **Pseudoalkaloide** hingegen bezeichnet man A., die strukturell mit anderen Naturstoffen verwandt sind u. die nicht Produkte des Aminosäurenstoffwechsels sind. Dazu gehören **Steroidalkaloide*** (z.B. Solanum- u. Veratrum-A.) u. **Terpenalkaloide*** (z.B. Aconitum-A.), die dem Isopren-Stoffwechsel entspringen. Als **Glykoalkaloide** werden Pseudoalkaloide (häufig auch mit Saponineigenschaften) bezeichnet, deren N-haltige Steroidaglyka mit Zuckern glykosidisch verknüpft sind wie z.B. Solanin (Aglykon Solanidin). Sind hingegen eine od. mehrere Hydroxylgruppen des Steroidgerüstes mit (nicht selten charakteristischen) Pflanzensäuren verestert, spricht man von **Esteralkaloiden**, z.B. Aconitum-, Ceveratrum-A. u.a. **2. Nach dem Vorkommen** unterscheidet man z.B.: Aconitum-, Amaryllidaceen-, Catharanthus-, Cinchona-, Papaver-, Rutaceen-, Sabadilla-, Salamander-, Secale-, Senecio-, Solanum-, Strychnos-, Vinca-, Veratrum-Alkaloide* u.a. **3. Nach dem Strukturtyp**, der dem Alkaloid zugrundeliegt, z.B. Benzylisochinolin-, Bisbenzylisochinolin-, Indol-, Phenanthren-, Pyrrol-, Pyrrolizidin-, Tropan-Alkaloide, aber auch Peptid-, Säureamid-, Steroid- u. Terpenalkaloide; s. Tab.

**Vork.:** Wahrscheinlich enthalten bis zu 20% aller bedecktsamigen Pflanzen A. Besonders häufig treten sie bei den *Dikotyledonen* (Magnoliatae) auf, z.B. bei den Familien der Unterklasse Magnoliidae (Annonaceae, Magnoliaceae, Monimiaceae, Ranunculaceae, Berberidaceae, Menispermaceae, Papaveraceae) u. der Od. Gentianales (Loganiaceae, Rubiaceae, Apocynaceae), bei den Familien Solanaceae, Boraginaceae, Erythroxylaceae u. Convolvulaceae, ferner bei Buxaceae, Rutaceae, Lobeliaceae, Cactaceae, Fabaceae, Punicaceae etc. (s. Tab.). Bei den *Monokotyledonen* (Liliatae) findet man A. fast ausschließlich bei den Liliaceae (in Colchicum u. Steroidalkaloide in Veratrum, Schoenocaulon, Fritillaria), bei den Amaryllidaceae u. ferner z.B. bei Areca (Fam. Arecaceae, Palmen), Lolium u. Arundo donax (Fam. Poaceae). Bei den *Gymnospermen* trifft man nur sehr vereinzelt auf A., z.B. bei Taxus (Pseudoalkaloide mit sehr komplizierten Strukturen) u. bei Ephedra (Protoalkaloide). Bei den übrigen Pflanzen (Pteridophyten, Moose, Flechten, Algen, Pilze, Bakterien) sind mit sehr wenigen Ausnahmen (Equisetaceae, Lycopodiaceae, Claviceps) keine A. nachgewiesen worden. Außerhalb des Pflanzenreichs wurden A. in Kröten (Bufotenin*), Fröschen u. Salamandern (Steroidalkaloide) sowie Tausendfüßlern entdeckt. In alkaloidführenden Pflanzen findet man i.a. immer eine größere Anzahl von meist ähnlichen Alkaloiden, die man in *Haupt-* u. *Nebenalkaloide* einteilt. A. sind hauptsächl. in Samen, Rinden u. unterirdischen Organen lokalisiert. Physiologisch handelt es sich bei den Alkaloiden um Endprodukte des Stoffwechsels (pflanzliche Exkrete), die fast immer im Zellsaft als wasserlösliche Salze auftreten, die sie mit den gewöhnlichen Pflanzensäuren, wie Äpfel-, Wein-, Essig-, Oxal-, Citronensäure usw. od. mit den f. bestimmte Pflanzen charakteristischen Säuren, wie Aconit-, China-, Mecon-, Fumarsäure etc. bilden. Als freie Basen kommen sie nur selten vor.

**Darstellung:** z.B. durch Extrahieren der Pflanzenteile mit verd. Salzsäure u. Destillation der flüchtigen A. m. Ätzalkalien. Bei nichtflüchtigen Alkaloiden werden zunächst Gerbstoffe, Gly-

**Alkaloide**
Die wichtigsten Alkaloidgruppen

| Grundstruktur | biogenetische Präkursoren | Beispiele | gehäuftes Vorkommen |
|---|---|---|---|
| Acridon | Anthranilsäure | Acronycin | Rutaceae |
| Chinazolin | Anthranilsäure | Febrifugin | Hydrangeaceae: Hydrangea, Dichroa |
| Chinolin | Tryptophan | Chinin | Rutaceae, Rubiaceae, Lycopodiaceae |
| Chinolizidin | Lysin | Spartein, Lutinin, Cytisin | Fabaceae, Lythraceae |
| Indol | Tryptophan | Lysergsäure(derivate), Physostigmin, Psilocybin, Strychnin, Bufotenin | Convolvulaceae, Mycophyta, Loganiaceae, Apocynaceae, Rubiaceae, Kröten |
| Imidazol | Histidin (?) | Pilocarpin | Rutaceae |
| (Benzyl)-Isochinolin | Phenylalanin, Tyrosin | Papaverin, Berberin, Magnoflorin, Hydrastin, Ipecacuanha-Alkaloide | Magnoliaceae, Ranunculaceae (Hydrastis, Aquilegia, Thalictrum), Berberidaceae, Papaveraceae, Rubiaceae (Cephaelis) |
| Phenanthren | Tyrosin | Morphin, Codein, Thebain | Papaver |
| Phenanthridin | Phenylalanin, Tyrosin | Lycorin, Galanthamin | Amaryllidaceae |
| Phenylalkylamin | Phenylalanin, Tyrosin | Capsaicin, Mescalin, Ephedrin, Cathinon | |
| Piperidin, Pyridin | Lysin, Acetat | Piperin, Coniin, Nicotin, Lobelin, Arecolin, Pelletierin | Piperaceae, Solanaceae, Apiaceae (Conium), Punicaceae, Crassulaceae (Sedum), Lobeliaceae, Areca |
| Purin | Glycin, $CO_2$, Formiat etc. | Coffein, Theophyllin, Theobromin | Rubiaceae, Aquifoliaceae, Theaceae, Sterculiaceae, Sapindaceae |
| Pyrrolidin | Ornithin, Acetat | Physostigmin, Nicotin | |
| Pyrrolizidin | Ornithin | Senecio-Alkaloide, Crotalaria-Alkaloide | Asteraceae (Senecio), Fabaceae, Boraginaceae |
| Steroid | Mevalonsäure | Solanidin, Tomatin, Jervin, Protoveratrin, Cevadin | Solanaceae, Apocynaceae, Buxaceae, Liliaceae, Salamander |
| Terpene | Mevalonsäure | Aconitum-, Valeriana-Alkaloide | Ranunculaceae (Aconitum, Delphinium), Valeriana |
| Tropan | Ornithin, Acetat | Hyoscyamin, Scopolamin, Cocain | Solanaceae, Erythroxylaceae, Convolvulaceae |

koside u. Farbstoffe z.B. durch Bleiacetat gefällt, darauf die A. durch Ätzalkalien gefällt, der Ndschlg. in Ethanol gelöst u. umkristallisiert.

**Nachweisreaktionen u. Eigenschaften:** *Farbenreaktionen:* nicht spezifisch; z.B. mit konz. Schwefelsäure, Salpetersäure, Molybdänschwefelsäure (Fröhde-Reagenz*), konz. Schwefelsäure mit Salpetersäure (Erdmann-Reagenz*), Vanadinschwefelsäure (Mandelin-Reagenz*), seleniger Säure in konz. Schwefelsäure (Mecke-Reagenz*); in der Dünnschichtchromatographie z.B. mit Dragendorff Reagenz*; s.a. Vitali-Reaktion, Thalleiochin-Reaktion, van-Urk-Reaktion, Murexid (Murexidreaktion). *Fällungsreaktionen:* Gerbsäure (weißes, gerbsaures Salz, dient daher auch als Antidot), Phosphorwolframsäure (weißer, kristalliner Ndschlg., sehr empfindl.), Pikrinsäure (gelber Ndschlg.), Iodiodkalium (sehr dunkler, flockiger Ndschlg.), Kaliumquecksilberiodid (Mayer-Reagenz*, ergibt weißen bis gelbl. Ndschlg., in Wasser u. verd. Säure unlösl.), Phosphormolybdänsäure (hellgelber bis bräunlichgelber Ndschlg., z.T. in Ammoniaklösung mit blauer od. grüner Farbe lösl.).

Die meisten A. sind opt. aktiv, u. zwar linksdrehend; rechtsdrehend sind z.B. Coniin, Chinidin, Cinchonin, Pilocarpin; opt. inaktiv sind Piperin, Papaverin, Berberin, Atropin (ein Racemat). Die nicht als Salze vorliegenden A. sind fast immer feste krist. Substanzen, flüssig sind Nicotin u. Coniin. Die meisten A. sind lösl. in Ethanol, Benzol, Chloroform, Amylalkohol, Ether (ausgenommen Morphin u. Narcein), aber wenig lösl. od. unlösl. in Wasser (ausgenommen z.B. Nicotin).

**Gesch.:** 1805 isolierte F.W. Sertürner das Morphin, welches aber erst 1946 von R. Grewe synthetisiert wurde; 1819 prägte C.F.W. Meißner den Begriff Alkaloid; 1886 synthetisierte A. Ladenburg erstmals ein Alkaloid, nämlich Coniin aus α-Picolin; Emil Fischer u. L. Ach synthetisierten 1895 das Coffein, Strychnin wurde 1952 von R.B. Woodward dargestellt.

**Alkalose:** Vermehrung von Basen im Blut, so daß dessen pH-Wert über 7.43 ansteigt. **1. Metabolische Alkalose:** Anstieg der Hydrogencarbonatkonzentration im Blut durch a) erhöhte Zufuhr von Alkalien (z.B. basenreiche Nahrung), b) Verlust von Wasserstoff-Ionen (durch Erbrechen), c) Kaliummangel (z.B. infolge Diuretikagabe, Aldosteronismus). **2. Respiratorische Alkalose:** Senkung des Kohlendioxidpartialdruckes u. somit der Wasserstoff-Ionen-Konzentration im Blut; Ursache: Hyperventilation, z.B. bei psychischen Störungen u. Sauerstoffmangel; vgl. Azidose.

**Alkalosetherapeutika: 1.** Kaliumchlorid: da Kaliummangel häufigste Ursache von Alkalosen. **2.** Azidifizierende Mittel: saure Stoffe zur Senkung der erhöhten Hydrogencarbonatkonzentration im Blut, z.B. Ammoniumchlorid, L-Arginin-hydrochlorid (v.a. bei Leberschäden, s. Arginin), Fytinsäure*.

**Alkalovert®:** s. Fytinsäure.

**Alkane:** früher Paraffine (von *lat.* parum affinis sich wenig verbindend), Summenformel $C_nH_{2n+2}$. Homologe Reihe: Die ersten 4 Glieder werden mit Trivialnamen, die weiteren mit systematischen Namen benannt, in der an das griechisches Zahlwort entsprechend der Anzahl der C-Atome die Endung -an angehängt wird: Methan ($C_1$), Ethan ($C_2$), Propan ($C_3$), Butan ($C_4$), Pentan ($C_5$), Hexan ($C_6$), Heptan ($C_7$), Octan ($C_8$), Nonan ($C_9$), Decan ($C_{10}$), Undecan ($C_{11}$),... Die niederen Glieder sind gasförmig, die A. von $C_5H_{12}$ an sind flüssig u. von $C_{16}H_{34}$ an fest. Alkane mit unverzweigter Kohlenwasserstoffkette werden als *n-Alkane (normal),* die mit verzweigter als *Isoverbindungen* (2 Methylgruppen am Ende einer sonst unverzweigten Kette) u. *Neoverbindungen* (3 Methylgruppen) bezeichnet.

**Alkanna tinctoria:** s. Alkanna tuberculata.

**Alkanna tuberculata** (Forssk.) Meikle: (A. tuberculata, Anchusa tinctoria (L.) Tausch) Fam. Boraginaceae (Kleinasien, Südeuropa), Schminkwurz. Stpfl. v. **Radix Alkannae:** Radix Anchusae tinctoriae, Alkannawurzel, Färberkrautwurzel. **Inhaltsst.:** Alkannin, Alkannarot, Anchusin, Alkannasäure, Gerbstoff, Pyrrolizidinalkaloide*. **Anw.** volkst.: als Adstringens; hauptsächl. techn.: als Färbemittel, zur Herst. v. Alkannin* (Alkannarot).

**Alkannin:** Alkannarot. **1.** Extrakt (Extr. Alkannae) aus der Wurzel von **Alkanna tuberculata***; grünlich-schwarze Masse, leicht lösl. in Ether, Benzol, Fetten, fetten u. ätherischen Ölen mit tiefroter Farbe; in Ammoniaklösung lösl. mit blauer Farbe. **Anw.:** zum Rotfärben von Tinkturen, Fetten, Ölen, Likören usw., ferner in der Analyse als Indikator (Alkannapapier ist bei pH 8 rot, bei pH 10 blau). **2.** Reines Alkannin: $C_{16}H_{16}O_5$. Schmp. 147-149°C. **Strukturformel** s. α-Naphthochinon (Tab.).

**Alka-Seltzer®:** s. Acetylsalicylsäure.

**Alkekengi:** Physalis alkekengi*.

**Alkene:** früher Olefine, Summenformel: $C_nH_{2n}$; aliphatische Kohlenwasserstoffe mit Doppelbindung(en); charakteristische funktionelle Gruppe C=C–Doppelbindung. A. unterscheiden sich in ihren chemischen Eigenschaften von den Alkanen durch ihre Bereitschaft zu Additionsreaktionen (meist elektrophile) infolge der Doppelbindung. Weiterhin verwendete Trivialnamen: Ethylen* f. $CH_2$=$CH_2$. *Vinylverbindungen:* sind Monosubstitutionsprodukte des Ethylens. Sie werden meist mit halbrationellen Namen bezeichnet. *Allylverbindungen:* sind die entsprechenden Substitutionsprodukte am gesättigten C-Atom von Propen. **IUPAC:** 1. Aufsuchen der längsten Kohlenstoffkette, in der die C=C–Doppelbdg. enthalten ist. Der Name wird gebildet indem man die Endung -an des Alkans gleicher Kohlenstoffzahl durch die Endung -en ersetzt. 2. Bezifferung: die Numerierung beginnt an dem der C=C–Doppelbindung am nächst liegenden Molekülende, die Stellung der Doppelbindung in der Kette wird durch die Nummer des ersten doppelt gebundenen C-Atoms angezeigt. 3. Ist das Stammsystem substituiert, werden die entsprechenden Präfixe mit Stellungsnummer vorangestellt. 4. Mehrere Doppelbindungen kennzeichnet man durch die vor -en stehenden Vorsilben di-, tri-, tetra- usw.

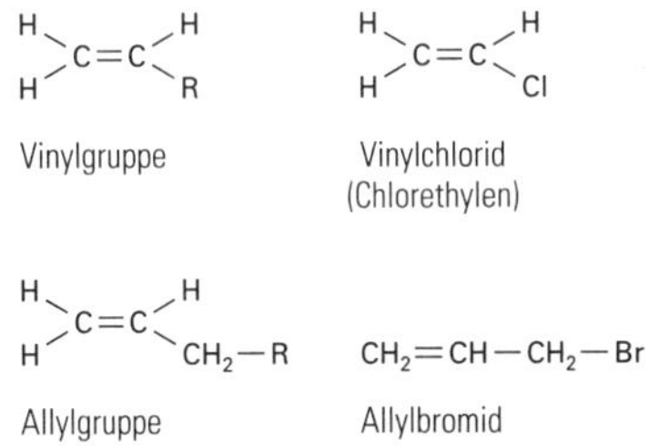


Alkene:
oben: Vinylverbindungen; links: Vinylgruppe, rechts: Vinylchlorid als Beispiel.
unten: Allylverbindungen; links: Allylgruppe, rechts: Allylbromid als Beispiel

**Alkenoxide:** s. Epoxide.

**Alkeran®:** s. Melphalan.

**Alkermesbeeren:** Fructus Phytolaccae, s. Phytolacca americana.

**Alkermeskörner:** Coccionella, s. Dactylopius coccus.

**Alkine:** früher Acetylene, Summenformel $C_nH_{2n-2}$, charakteristische funktionelle Gruppe: R–C≡C–R

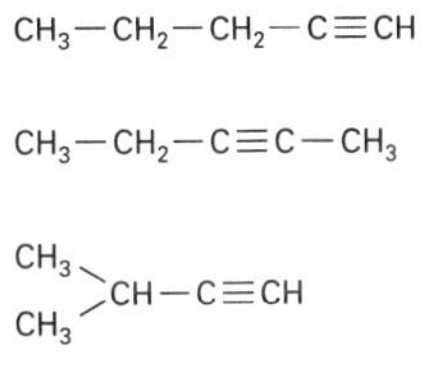

Alkine:
1-Pentin (oben), 2-Pentin (Mitte) und 3-Methyl-1-butin (unten)

Während Alkene normalerweise nur Elektrophile addieren, reagieren A. leichter mit Nucleophilen. Aufgrund der C–H-Acidität bildet sich mit metallischem Natrium Dinatriumacetylid.

(Trivialnamen: Acetylen*, $C_2H_2$.) **IUPAC:** Analog der Benennung der Alkane* u. Alkene*, wird statt der Endung -an, bzw. -en die Endung -in verwendet. Die Stellenbezeichnung der Dreifachbindung wird dem Namen vorangestellt. Verbindungen mit mehreren Dreifachbindungen werden als Polyine* bezeichnet.

**Alkohol:** s. Ethanol, Alkohole; s.a. Ethanol, Absolutes; Ethanol, Aldehydfreies; Ethanol-Wasser-Gemische.

**Alkoholate:** *chem.*: Verbindungen der Alkohole mit Metallen, worin das H-Atom der OH-Gruppe durch ein Metallatom ersetzt ist, s. Alkohole; *pharm.*: alkohol. Destillate von Drogen.

**Alkoholaturen:** Alcoholaturae. Zuber., die durch Extraktion frischer Arzneipflanzen mit Ethanol erhalten werden. Besonders bei jenen Arzneipflanzen von Nutzen, die beim Trocknen ihre Wirksamkeit z.T. od. ganz einbüßen. Meist wird in der Kälte mazeriert. Für stabilisierte A. auch bei Siedetemperatur (Zerstörung von Enzymen).

**Alkoholbestimmung im Blut:** s. Ethanol.

**Alkoholdehydrogenase: ADH**; zinkhaltige Oxidoreduktase, die in Gegenwart von $NAD^+$ primäre u. sekundäre Alkohole reversibel zu den entsprechenden Aldehyden u. Ketonen oxidiert. Kommt in Bakterien, Hefen, Pflanzen, in der Leber u. in der Netzhaut des Auges vor. Die A. der Hefen, die durch eine große Affinität zu Ethanol ausgezeichnet ist, hat als terminales Enzym bei der alkoholischen Gärung* praktische Bedeutung. In der Leber beseitigt A. zus. mit anderen Mechanismen den Blutalkohol. Wird zur enzymatischen, quantitativen Bestimmung des Blutalkoholspiegels verwendet; s. ADH-Methode. In der Netzhaut des Auges dient A. zur Reduktion des Vitamin-A-Aldehyds, all-*trans*-Retinal, zu Retinol.

**Alkohole:** Kohlenwasserstoffe, in denen ein od. mehrere Wasserstoffatome durch d. Hydroxylgruppe OH ersetzt sind; danach unterscheidet man ein- u. mehrwertige Alkohole; z.B. $C_2H_5OH$ (Ethanol) 1wertig, $C_3H_5(OH)_3$ (Glycerol) 3wertig. Ferner unterscheidet man: **primäre A.** mit der Gruppe $-CH_2OH$, **sekundäre A.** mit der Gruppe =CHOH, **tertiäre A.** mit der Gruppe ≡COH. Bei der Oxidation ergeben die A. Säuren, wobei die primären A. zuerst zu Aldehyden*, die sekundären zuerst zu Ketonen* oxidiert werden, während die tertiären A. unmittelbar Säuren v. niedrigerem Kohlenstoffgehalt bilden. A. u. Säuren bilden unter $H_2O$-Abspaltung Ester*; durch (intermolekulare) Wasserabspaltung bilden sich Ether*; mit Leichtmetallen bilden die A. Alkoholate*. Die A. sind elektrolytisch nicht dissoziierbar. Darst.: durch trockene Dest. d. Holzes, alkoholische Gärung, Reduktion v. Aldehyden u. Ketonen, Verseifung d. Ester.

**Nomenklatur:** Die gebräuchlichen Namen der einfachen A. werden durch das Anhängen der Gruppenbezeichnung -alkohol an den Namen des jeweiligen Alkyl-Restes gebildet (s.a. Radikofunktionelle Nomenklatur). **IUPAC:** Anhängen der Endung -ol an den Namen des dem Alkyl-Rest zugrundeliegenden Alkans. Die Numerierung der C-Kette erfolgt so, daß das C-Atom, das die OH-Gruppe trägt, die niedrigste Nummer erhält. Die Verbdg. wird primärer, sek., tert. Alkohol genannt, wenn die OH-Gruppe an einem prim., sek., tert. C-Atom hängt (s.a. Primäres Kohlenstoffatom). Die 2wertigen A. (2 OH-Gruppen im Molekül, meist sirupöse, farblose Flüssigkeiten von süßlichem Geschmack) werden als Glykole bezeichnet u. werden nach der IUPAC-Nomenklatur durch die der Endung -ol entsprechende Endung -diol benannt. Dreiwertige A.: Endung: -triol.

**Alkoholentwöhnungsmittel:** s. Entwöhnungsmittel.

**Alkoholische Gärung:** s. Gärung.

**Alkoholismus:** s. Ethanol.

**Alkoholmeter:** Senkspindel, mit der der Alkoholgehalt einer Flüssigkeit bestimmt wird. Skaleneinteilung nach Volumen-(Tralles-) od. Gewichts-(Richter-)Prozenten.

**Alkoholometrie:** Bestimmung des Alkoholgehaltes einer Flüssigkeit, z.B. mit Akoholmeter*, s.a. Dichtebestimmungsmethoden.

**Alkohol, prim., sek., tert.:** s. Alkohole.

**Alkoholprobetrunk:** 300 mL 5%iges Ethanol mit Zusatz von 0.05% Natriumsalicylat u. 2 Tr. Methylenblaulsg.; nach 30 min Ausheberung. Dient bei Magenuntersuchungen zur Feststellung der Säureproduktion.

**Alkoholzahl:** AZ; diente nach DAB6 zur Feststellung des Ethanolgehaltes in Tinkturen. Die nach Vorschrift (Destillation in Meßzylinder, Zugabe von Kaliumcarbonat, mL der obersten Schicht) ermittelte AZ wird mit 7.43 multipliziert u. ergibt dann den Ethanolgehalt der Tinktur in %(m/m).

**Alkoniumbromid:** 2-Trimethylammoniumhexadecansäureethylesterbromid. Im Gegensatz zu Benzalkoniumchlorid eine kristalline u. exakt definierte Verbdg.; Invertseife (s. Ammoniumverbindungen, quartäre). Anw., Wirk., Löslichkeit u. Inkomp. s. Benzalkoniumchlorid. Mindestkonz. 0.002%.

**Alkosole:** s. Kolloide.

**Alkoxylcarbonyl-:** s. Carbonsäureester.

**Alkydharze:** Sammelbezeichnung f. dickölige bis zähplastische Kunstharze, die besonders in der Lacktechnik wichtig sind. Gew. durch Veresterung von mehrwertigen Alkoholen (Glycerol, Pentaerythrit, Glykole) mit Dicarbonsäuren od. Polycarbonsäuren, meist zus. mit langkettigen Fettsäuren. Die techn. wichtigste Dicarbonsäure f. die Herst. v. A.n ist die ortho-Phthalsäure (Phthalatharze); ferner werden Isophthalsäure, Terephthalsäure, Maleinsäure, Adipinsäure u.a. eingesetzt. Meist sind die A. durch Einkondensation von Fettsäuren nat. trocknender od. nichttrocknender Öle modifiziert (Ölalkyde). A. lassen sich durch chemischen Einbau von Styrol, Vinyltoluol u.a. ungesättigten Monomeren modifizieren (styrolisierte A.). Dabei handelt es sich um autoxidativ lufttrocknende Produkte, die zu unterscheiden sind von den ungesättigten Polyestern*. A. werden verwendet z.B. als Schutzlacke f. Behältnisse.

**Alkylamine:** s. Amine.

**Alkyl:** allgemeine Bez. f. einen Alkanrest, $C_nH_{2n+1}$. A.e sind als freie Radikale nur f. kurze Zeit existenzfähig; z.B. $CH_3$: Methyl, $C_2H_5$: Ethyl, $C_4H_9$: Butyl.

**Alkylene:** veraltete Bez. f. Alkene*.

**Alkylphosphate:** Alkylthiophosphate, Phosphorsäureester; organische Phosphorverbindungen (s. Schädlingsbekämpfungsmittel); wirken als Cholinesterasehemmer.

**Alkylsalze von Carbonsäuren:** s. Carbonsäureester.

**Alkylsulfate:** Salze (meist Natriumsalze) der Schwefelsäureester höherer Fettalkohole. Wichtige, pharmazeutisch verwendete Emulgatoren*

(Typ: O/W). Durch die Sulfurierung der höheren Alkohole wird der hydrophile Anteil im Molekül wesentlich erhöht u. die Grenzflächenaktivität verstärkt. Im Gegensatz zu den Seifen (Sapo*) reagieren die A. annähernd neutral u. ihre Erdalkalisalze sind wasserlösl. (volle Waschkraft auch in hartem Wasser); s.a. Cetylstearylschwefelsaures Natrium, Natriumlaurylsulfat.

**Alkylsulfonate:** Salze u. Ester von Sulfonsäuren, hergestellt aus höheren Fettalkoholen mit Schwefelsäure od. Chlorsulfonsäure. Wichtige Emulgatoren* (Typ: O/W) u. waschaktive Substanzen in Waschmitteln (s. ABS). Im Gegensatz zu den Alkylsulfaten* sind die A. wegen der C-S-Bindung gegenüber Alkali stabil. In ihren Eigenschaften u. im Vergleich mit den Seifen verhalten sich die A. analog den Alkylsulfaten*; s.a. Natriumdioctylsulfosuccinat.

**Allantoin:** (RS)-(2,5-Dioxo-4-imidazolidinyl)-harnstoff, 5-Ureidohydantoin, Glyoxylsäurediu-

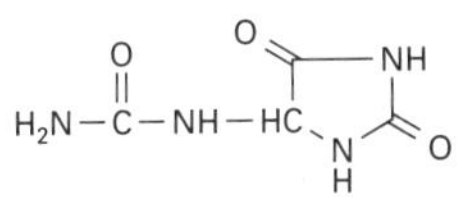

Allantoin

reid; CAS-Nr. 97-59-6; $C_4H_6N_4O_3$, $M_r$ 158.12. Schmp. 231-238°C (unter Zers.). Farblose Kristallblättchen od. -prismen bzw. krist. Pulver, ohne Geruch u. Geschmack. Lösl. in Wasser zu 0.5%, in heißem Wasser bis zu 4%, in Ethanol zu 0.2%, sowie in Glycerol, Sorbitollösg., Alkalilaugen. Darst.: durch Erhitzen von Harnstoff mit Dichloressigsäure. Nat. in tier. u. pflanzl. Organismen weit verbreitet; bei den meisten Säugetieren (nicht beim Menschen) Endprodukt des Purinstoffwechsels, wobei die Harnsäure durch das Enzym Uricase zu Allantoin abgebaut wird. Selten in Pflanzen, z.B. in Symphytum officinale* u. Sanicula europaea*, in der Rinde der Roßkastanien, in Weizenkeimen, ferner in den Ausscheidungen der Fliegenmaden u. im Harn der Hunde. **Off.:** DAC86. **Wirk.:** A. entfernt nekrotisches Gewebe, fördert die Zellproliferation u. Epithelisierung, wirkt aber nicht antiseptisch. **Anw.** med.: äuß. zur Wundbehandlung (Schnitt- u. Brandwunden, Geschwüre, Röntgenschäden, Ekzeme usw.), meist in 2%igen Salben u. Umschlägen; in der Kosmetik zu Hautcremes, Sonnenschutzmitteln, Rasierwässern u. Antihidrotika.

**Allegra®:** s. Fexofenadin.

**Allele:** (*gr.* ἀλλήλων gegenseitig, einander) zwei od. mehrere verschiedene Ausbildungszustände eines Gens, die auf homologen Chromosomen dieselbe Position (Locus) besetzen. Allele werden durch Meiose* voneinander getrennt.

**Allelopathie:** Hemmung einer Pflanzenart durch chemische Substanzen, die von einer anderen Pflanzenart produziert werden. Spielt eine wichtige Rolle beim Aufbau von Pflanzengesellschaften.

**Allenisomerie:** s. Chiralität.

**Alleosid A:** s. Helveticosid.

**Allergen:** Stoff, der eine allergische Krankheit (s. Allergie) hervorruft, d.h. ein Antigen*, das zur Überempfindlichkeit führt. Bei den Allergenen kann es sich um Eiweißkörper (Bakterien) od. um an Eiweiß gebundene Nichtproteine, aber auch um völlig eiweißfreie Stoffe handeln. Sie können eingeatmet werden (*Inhalations-A.:* z.B. Gräserpollen, Pilzsporen, Mehl, Wohnungsstaub) od. mit der Haut in Berührung kommen (*Haut-A.:* z.B. Wiesenpflanzen, Primeln, Seide, Wolle, Teer); sie können durch den Mund in den Körper gelangen (*Nahrungsmittel- od. Arznei-A.:* z.B. Milch, Eier, Erdbeeren, Krebs- od. Fischfleisch, Iod, Brom, Quecksilbersalze) od. sie können mittels Injektionen dem Körper zugefügt werden (*Injektions-A.:* z.B. artfremdes Eiweiß, vgl. Anaphylaxie u. Serumkrankheit).

**Allergie:** (*gr.* ἄλλος anders, fremd, ἐνέργεια Wirkung) gegenüber der Norm veränderte Bereitschaft des Organismus, nach Sensibilisierung* (früher erfolgtem Kontakt) mit einem Allergen*, bei erneutem Kontakt mit diesem krankhaft (überempfindl.) zu reagieren. Eine Überempfindlichkeitsreaktion schon beim ersten Kontakt (angeborene Überempfindlichkeit, keine A.) wird als Idiosynkrasie* bezeichnet. Während bei der Immunität* die Antigen-Antikörper-Reaktion* (AAR) den Organismus nicht beeinflußt, hat die AAR bei der A. Zell- u. Gewebsschäden (s. Entzündung) od. einen Schock (s. anaphyllaktischer Schock) zur Folge. Entsprechend den beiden Zellsystemen des Immunsystems* (B- u. T-Zellensystem) unterscheidet man (**s. Tab.**) die **humorale Allergie** (Überempfindlichkeitsreaktion vom Soforttyp, allergische Sofort- od. Frühreaktion), von der man wieder Typ I (z.B. Heuschnupfen, s. Pollinosis, s.a. Anaphylaxie, Atopie), Typ II u. Typ III kennt, u. die **zelluläre A.** (zellvermittelte A., Überempfindlichkeit vom verzögerten Typ, allergische Spätreaktion), die auch als Typ IV bezeichnet wird. Zum Typ IV gehört das **allergische Kontaktekzem** (Kontaktdermatitis) od. die Tuberkulinreaktion*.

Die durch A. hervorgerufenen Krankheitserscheinungen nennt man **Allergosen**, z.B. Heuschnupfen, Bindehautkatarrh, Asthma bronchiale, Nesselsucht, Ekzeme, Ödeme, Magen- u. Darmstörungen usw. **Therapie:** z.B. Hyposensibilisierung*, Anw. von Antiallergika*.

**Allergocrom®:** s. Cromoglicinsäure.

**Allergodil®:** s. Azelastin.

**Allergosen:** allergische Krankheiten, s. Allergie.

**Allermannsharnisch, Langer:** (Adamwurzel) Bulbus victorialis longus, s. Allium victorialis.

**Allermannsharnisch, Runder:** (Evawurzel) Bulbus victorialis rotundus, s. Gladiolus communis.

**Allerweltsheilwurzel:** Radix (Rhizoma) Caryophyllatae, s. Geum urbanum.

**Allethrin:** s. Pyrethroide.

**Allgemeinanästhetika:** s. Narkotika.

**Allgemeine Gaskonstante:** s. Gaskonstante, Allgemeine.

**Allicin:** S-Allylthiosulfinsäureester, Abbauprodukt von Alliin*; s. Allium sativum.

**Alligatorbirne:** s. Avocado-Öl.

**Alliin:** 3-(Allylsulfinyl)-alanin, (-)-S-Allyl-L-cysteinsulfoxid; $C_6H_{11}NO_3S$, $M_r$ 177.23. **Strukturformel** s. Allium sativum. Geruchloser Inhaltsstoff des Knoblauchs, der zu Allicin u. in der Folge zu Diallyldisulfid (Knoblauchöl) mit dem charakteristischen Geruch abgebaut wird.

**Allium cepa** L. **var. cepa:** Fam. Liliaceae (bzw. Fam. Alliaceae), Küchenzwiebel, Zwiebel, Küchenzwiebel, Bolle (Ursprungsland nicht bekannt, wahrscheinlich Vorderasien). Stpfl. v. **Bulbus Cepae:** Zwiebel. **Inhaltsst.:** Glutamyl-

**Allergie**
Allergische Reaktionstypen

| Typ | Mechanismus | Reaktionszeit | Krankheitsbild |
|---|---|---|---|
| **Humorale Allergie** | | **Sofort- od. Frühreaktion** | |
| I. anaphylaktischer Typ (Reagin-Typ) | Freisetzung von Histamin u. ähnlichen Substanzen. Vermittler: Immunglobuline d. Klasse E. | Sekunden bis wenige Minuten | anaphylaktischer Schock, allergische Rhinitis, allergisches Asthma, Urtikaria, Quincke-Ödem u.a. |
| II. zytotoxischer Typ | Immunglobuline d. Klassen G u. M bilden mit Zellmembranantigenen einen Immunkomplex: Komplementaktivierung führt zur Zytolyse. | Stunden bis Tage | allergisch-hämolytische Anäme, allerg. Agranulozytose u. Thrombopenie. Abstoßung von Transplantaten |
| III. Arthus-Typ | Immunkomplex aus Immunglobulinen d. Klasse G. Antigen u. Komplement schädigen d. Gefäßwand. | Höhepunkt nach 6 bis 8 Stunden | Vasculitis allergica, Serumkrankheit, Farmerlunge u.a. |
| **Zelluläre Allergie** | | **Spätreaktion** | |
| IV. Tuberkulin-Typ (Spät-Typ) | T-Lymphozyten verbinden sich mit den in der Haut befindlichen Antigenen, es entstehen Lymphokine, die zur Gefäßerweiterung, Durchlässigkeit d. Gefäßwand führen. | 24–72 Stunden | Kontaktdermatitis, sog. Hämatogenes Kontaktekzem, morbilli-, skarlatini- u. rubeoliforme Arznei-Exantheme u.a. |

peptide, Alliin (s. Allium sativum) u. Derivate wie Cycloalliin, Methylalliin, Dihydroalliin (Propylalliin), liefern bei enzymatischer Hydrolyse (nach Gewebsverletzung) bakteriostatisch u. antiasthmatisch wirkende Thiosulfinsäureester u. Cepaen (antiasthmatisch wirkend, strukturverwandt mit Ajoen, s. Allium sativum, ), ferner Thiopropionaldehyd-S-oxid (Propanthial-S-oxid, $CH_3$–$CH_2$–CH=SO, der tränenreizende Stoff, der aus Dihydroalliin bei Verletzung der Zellwände entsteht), ca. 1% Diphenylamin* (nierenschädigend), Saccharose, Inulin, Pektin, Vitamin C, Glucokinine (?), Stoffe mit Herzwirkung sowie Flavonoide u. Protocatechusäure (in den Zwiebelschalen). Wasserdampfdestillation ergibt 0.005 bis 0.015% äther. Öl (Polysulfide, Allicin etc.). **Anw.** med.: Preßsaft wirkt bakterizid, antiphlogistisch u. wundheilend (Extr. Cepae, Zwiebelextrakt, z.B. in Contractubex®-Gel); als Magenmittel u. Hustenmittel sowie als Diuretikum u. Antidiabetikum (mit zweifelhafter Wirk.); volkst.: als Blutreinigungsmittel.

**HOM:** *Allium cepa* (HAB1.5), Cepa: die frische Zwiebelknolle.

**HOM:** *Allium cepa ferm 34a* (HAB1.4): die reifen, frische Zwiebeln; verord. z.B. b. Virusinfektionenen mit Fließschnupfen, Augentränen, Reizhusten.

**Allium sativum** L.: Fam. Liliaceae (Alliaceae), Knoblauch (heim. Dsungarei, kult. in SO-Europa u. Mittelmeergebiet). Stpfl. v. **Bulbus Allii sativi:** Knoblauchzwiebel. Rundl. bis eiförmige zusammengesetzte Zwiebel von ca. 3 cm Durchmesser mit eigenartigem scharf-widerlichem Geruch. Neben der Hauptzwiebel sitzen mehrere ca. 1 bis 2.5 cm lange eckige Nebenzwiebeln. **Inhaltsst.:** schwefelhaltige γ-Glutamylpeptide, (höchstwahrscheinlich auch biogenet. Vorstufe von) Alliin u. Ajoen, ferner mehrere Enzyme (Oxidasen, Katalasen, Dehydrogenasen, Lyasen) u. Vitamine (A, $B_1$, $B_2$, C, Nicotinsäureamid), Adenosin, Flavonoide, Phenolcarbonsäuren sowie z.T. in glykosidischer Bindung vorliegende Steroide u. Triterpene (werden als mögliche wichtige Wirkstoffe angesehen). Aus Alliin* entsteht durch enzymatische Spaltung (bei Zerstörung des Gewebes) mit Hilfe von Alliinase neben Dehydroalanin Allylsulfensäure, die zum instabilen Allicin, einem S-Allylthiosulfinsäureester, dimerisiert, das in weiterer Folge zu Di- u. Polysulfiden sowie anderen Sekundärprodukten wie Ajoen u. Vinyldithiinen abgebaut wird, welche zus. mit dem Allicin den charakteristischen Geruch bedingen u. auch als Wirkstoffe angesehen werden. (Zur Geruchsbeseitigung dient Tierkohle, Trokkenmilch od. einige Tropfen Angelikaöl, der unangenehme Geruch der Ausatmungsluft wird jedoch hierdurch nicht beseitigt.) Alliin ist im Gegensatz zu Allicin geruchlos, wasserlösl., nicht wasserdampfflüchtig u. nicht antibakteriell wirksam. **Anw.:** gegen Arteriosklerose (empirisch), Dyspepsie, hohem Blutdruck, akutem, chronischem u. infektiösem Darmkatarrh, Leber- u. Gallenleiden, als Klysma bei Oxyuriasis (obsolet). **Knoblauchöl:** Oleum Allii sativi; durch Wasserdampfdestillation der Zwiebeln von A. sativum erhält man ca. 0.1 bis 0.4% „äther. Öl", eine gelbliche Flüss. D. 1.046 – 1.057. Hauptbest.: Diallyldisulfid (ca. 60%), Diallyltrisulfid (ca. 20%), Diallyltetrasulfid (ca. 6%) sowie Allicin, Ajoen u.a. (sehr variable Zstzg.). Das Öl wirkt stark hemmend auf das Wachstum grampositiver u. gramnegativer Bakterien u. tötet Protozoen, es ist fäulnis- u. gärungswidrig. **Anw.:** wie Bulbus Allii sativi. Neben der Anw. des frischen Knoblauchs od. des Preßsaftes u. des „äther. Öles" gibt es noch Ölmazerate (Ölauszüge, meist in Weichgelatinekapseln) u. Trockenpulver (meist in Dragees).

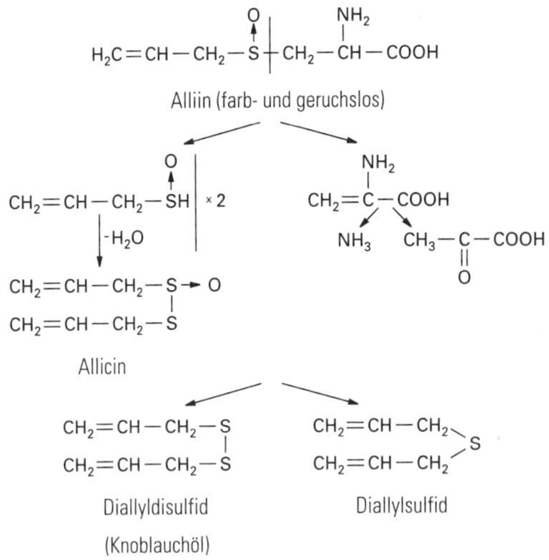


Allium sativum:
Alliin; Abbau über Allicin

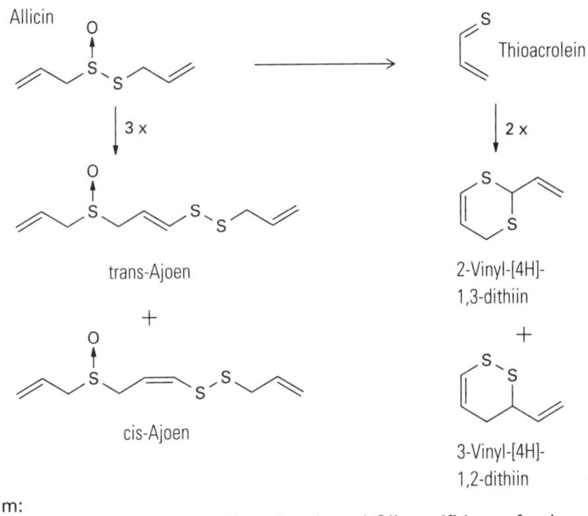


Allium sativum:
Die neben den (vor allem im Knoblauchöl vorhandenen) Oligosulfiden gefundenen Abbauprodukte des Allicins

Diese werden entweder durch Erhitzen od. durch Lyophilisation frischen Knoblauchs, ev. vorher noch stabilisiert (durch Desaktivierung der Enzyme, z.B. mit heißem Ethanol-Dampf), hergestellt. Aus der unterschiedlichen Aufbereitung ergeben sich unterschiedliche Zusammensetzungen der Präparate.

**HOM:** *Allium sativum* (HAB1.2): frische Zwiebeln; verord. z.B. b. Magen-Darmentzündungen, Verdauungsstörungen.

**Allium ursinum** L.: Fam. Liliaceae, Bärenlauch, Zigeunerlauch (durch ganz Europa, Sibirien bis Kamtschatka). Stpfl. v. **Herba Allii ursini:** Bärenlauch, Zigeunerlauch. **Inhaltsst.:** ähnl. wie beim Knoblauch, entsprechend ca. 0.007% äther. Öl mit Allicin, bei Aufbereitung entstehen Alkylsulfide u. Alkylpolysulfide (s. Allium sativum). **Anw.:** bei Dyspepsien, Blähungen, Arteriosklerose wie Allium sativum.

**HOM:** *Allium ursinum* (HAB1.4): ganzes, frisches Kraut; verord. z.B. b. Verdauungsstörungen.

**Allium victorialis** L.: Fam. Liliaceae (Alliaceae), Langer Allermannsharnisch, Lange Siegwurz (Mitteleuropa, Sibirien bis Kamtschatka, Himalaja, China, Japan, westl. Nordamerika).

Stpfl. v. **Bulbus Victorialis longus:** Radix Victorialis longa, Langer Allermannsharnisch, Lange Siegwurz, Adamwurzel. **Inhaltsst.:** äther. schwefelhaltiges Öl. **Anw.** volkst.: als Diuretikum u. Anthelmintikum. **Bulbus Victorialis rotundus:** Evawurzel, stammt von Gladiolus communis* u. Gladiolus palustris* (Iridaceae).

**Alloantigen:** s. Isoantigen, Antigen.

**Alloantikörper:** s. Isoantikörper.

**Allobarbital** INN: Acidum diallylbarbituricum, 5,5-Diallylbarbitursäure; CAS-Nr. 52-43-7; $C_{10}H_{12}N_2O_3$, $M_r$ 208.21. **Strukturformel** s. Barbiturate. Schmp. 171-173°C; polymorph. Weißes, krist. Pulver. Lösl. in ca. 300 T. Wasser, 50 T. siedendem Wasser, 15 T. Ethanol, 20 T. Ether; leicht lösl. in Alkalihydroxid-Lösungen unter Salzbildung. **Off.:** ÖAB90. **Anw.:** Hypnotikum (mittellang wirkend), Sedativum; in Kombinationspräparaten.

**Allocholane:** alte Bez. f. 5α-Cholane; s. Steroide.

**Allocor® i.v. Injektionslösung:** s. Digoxin.

**Allocor®/-mite Tabletten:** s. β-Acetyldigoxin.

**Alloferin®:** s. Alcuroniumchlorid.

**Allopathie:** von Hahnemann* geprägter Ausdruck f. die der Homöopathie* entgegengesetzte Heilweise, die sog. Schulmedizin.

**Allopolyploidie:** eine Polyploidie*, bei der die Chromosomensätze von verschiedenen Arten od. weitgehend verschiedenen Stämmen (Bastardisierung) abstammen; s.a. Autopolyploidie*.

**Allopregnane:** alte Bez. f. 5α-Pregnane; s. Steroide.

**Allo-Puren®:** s. Allopurinol.

**Allopurinol** INN: Allopurinolum Ph.Eur.3, 1H-Pyrazolo[3,4-d]pyrimidin-4-ol, Allo-Puren®, Uripurinol®, Urosin®, Zyloric®, Foligan®, Urtias®;

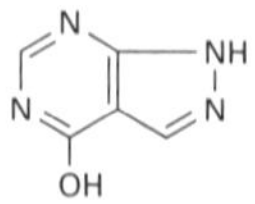

Allopurinol

CAS-Nr. 315-30-0; $C_5H_4N_4O$, $M_r$ 136.11. Schmp. ca. 350°C (Zers.). Weißes, krist. Pulver. Sehr schwer lösl. in Wasser u. Ethanol, unlösl. in Chloroform u. Ether, lösl. in Dimethylformamid u. verdünnten Alkalien. $pK_s$ 9.4. **Wirk.:** kompetitiver Hemmer der Xanthinoxidase. **Anw.:** Urikostatikum (Arzneimittel gegen Gicht*, s.a. Antiarthritika), zur Auflösung von Harnsäuresteinen (s. Urolith). **Nebenw.:** allergische Reaktionen wie Hauterscheinungen, Juckreiz, Hepatitis, Leukopenie, Agranulocytose; Kontraind.: Leukämie, Schwangerschaft, Kinder. HWZ 1 bis 2 h bzw. 16 bis 30 h (Metaboliten). **Übl. Dos.:** Oral: 0.2-0.4 g/d in geteilten Gaben (nach dem Essen). Oral retard: 1mal 0.3 g/d.

**Allopurinol-Kapseln 100 mg:** s. Capsulae Allopurinoli 100 mg.

**Allorhiz:** ist ein Wurzelsystem, das aus einer Pfahlwurzel, die aus der Primärwurzel entstanden ist, u. Seitenwurzeln besteht; meistens mit sekundärem Dickenwachstum; vgl. homorhiz.

**Allose:** eine Hexose, **Strukturformel** s. Kohlenhydrate.

**Allosterie:** Veränderung der Konformation von Proteinen mit Quartärstruktur unter dem Einfluß bestimmter niedermolekularer Verbindungen, den sog. allosterischen Faktoren. Diese greifen als Feinregulatoren an bestimmten allosterischen Zentren außerhalb des eigentlichen Bindungszentrums der Enzymproteine an u. wirken hierbei als modifizierender Aktivator od. Inaktivator. Allosterisch regulierte Enzyme kommen gewöhnlich als steuerndes Glied am Anfang od. an Verzweigungsstellen von Enzymketten zum Einsatz.

**Allotropie:** Fähigkeit mancher Elemente, in verschiedenen Molekülgrößen (allotropen Modifikationen) aufzutreten, die sich chem. u. phys. verschieden verhalten, z.B. Schwefel (kristalliner S., amorpher plastischer S., amorpher fester S.) od. Kohlenstoff (Ruß, Graphit, Diamant); s.a. Polymorphie.

**Alloxan:** (Name zusammengezogen aus Allantoin u. Oxalsäure) Mesoxalylharnstoff, Hexahydropyrimidintetron; CAS-Nr. 50-71-5;

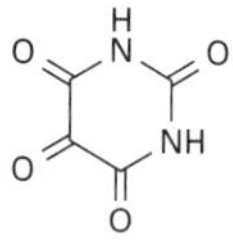

Alloxan

$C_4H_2N_2O_4 \cdot 4\ H_2O$, $M_r$ 214.14. Schmp. 170°C (Zers.), wasserfrei bei 256°C. Farblose bis gelbl., zerfließl. Kristalle. Leicht lösl. in Wasser, Aceton, Ethanol, wenig lösl. in Chloroform u. Toluol, unlösl. in Ether. Wird biogenetisch beim Abbau von Harnsäure gebildet;im Tierversuch diabetogen (zerstört die B-Zellen der Pankreasinseln). **Anw.:** in der Analyse zum Nachw. von Cyanid bzw. freier Blausäure (mikrochem. Kristallreaktion); tritt intermediär bei der Murexidprobe auf (s. Murexid). Die wäßrige Lsg. färbt die Haut rotbraun infolge Reduktion zu Alloxantin (Oxipurinol*), daher Anw. zu Hautbräunungsmitteln.

**Alloxanthyletin:** s. Pyranocumarine.

**Alloxantin:** Alloxanthin, s. Oxipurinol.

**Alloxazin:** $M_r$ 214.18. Graugrünes Pulver, unlösl. in Wasser u. Ether, leicht lösl. in Laugen. Das zu A. isomere Isoalloxazin bildet das Grundgerüst der Flavine*.

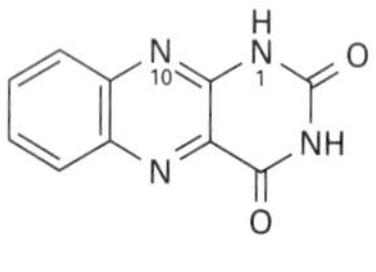

Alloxazin

**Allvoran®:** s. Diclofenac.

**Allyl:** das Radikal $C_3H_5$, $CH_2{=}CH{-}CH_2{-}$; s.a. Alkene.

**Allylaldehyd:** Acrolein*.

**Allylalkohol:** Propen-1-ol-3; $CH_2{=}CH{-}CH_2OH$. D. 0.854. Sdp. 97°C. Wichtigster ungesättigter Alkohol. Darst. aus Allylchlorid od. Glycerol. Farblose Flüss. von stechendem Geruch, brennbar, mischbar mit Wasser, Chloroform, Ethanol, Ether. **Anw.:** als Antiseptikum; zur Unkrautvertilgung, zur Herst. v. Kunststoffen; als Lösungsmittel.

**5-Allyl-5-(2-bromallyl)barbitursäure:** s. Brallobarbital.
**5-Allyl-5-isobutyl-barbitursäure:** s. Butalbital.
**5-Allyl-5-isopropyl-barbitursäure:** s. Aprobarbital.
**4-Allylanisol:** s. Methylchavicol.
**Allylbromid:** s. Alkene.
**Allylchlorid:** 3-Chlorpropen; $C_3H_5Cl$, $M_r$ 76.53. D. 0.938. Schmp. -136°C. Sdp. 45°C. Stechend riechende Flüss.; wenig lösl. in Wasser, lösl. in Ethanol. Die Dämpfe wirken stark reizend auf Augen u. Atemwege (MAK 3 mg/m³).
**Allylestrenol** INN: Allylöstrenol, 17-α-Allyl-4-estren-17-ol, Gestanon®; CAS-Nr. 432-60-0;

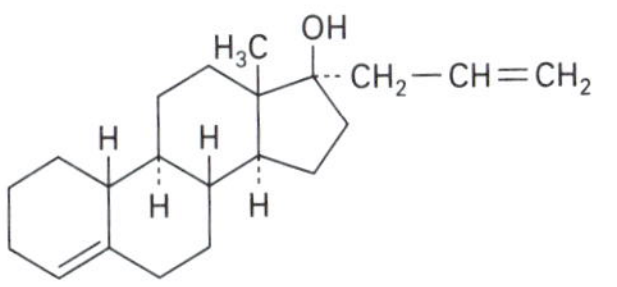


Allylestrenol

$C_{21}H_{32}O$, $M_r$ 300.47. Schmp. 79.5-80°C. Prakt. unlösl. in Wasser, lösl. in Ethanol, Ether, Aceton, Chloroform. **Anw.:** habitueller u. drohender Abort. **Übl. Dos.:** Oral: 3mal 0.005 g/d bei drohendem Abort, 1- bis 2mal 0.005 g/d bei habituellem Abort.
**Allylgruppe:** s. Alkene.
**Allylis iso-thiocyanas:** s. Allylsenföl.
**Allylisothiocyanat:** s. Allylsenföl.
**Allyl-methylbutylbarbitursaures Natrium:** s. Secobarbital.
**Allylmorphin:** N-Allylmorphin, s. Nalorphinhydrochlorid.
**Allylsenföl:** Allylisothiocyanat, Allylis iso-thiocyanas, Allylum isosulfocyanatum, Allylum isorhodanatum, Oleum Sinapis (artificiale), Aetheroleum Sinapis syntheticum; $CH_2$=CH–$CH_2$–N=C=S, $C_4H_5NS$, $M_r$ 99.16. D. 1.012 bis 1.017. Sdp. 148-154°C. $n_D^{20°C}$ 1.527 bis 1.531. Klare, farblose bis gelbl. Flüss. von scharfem, zu Tränen reizendem Geruch, auf der Haut blasenziehend; mischbar mit Ether, Chloroform, lösl. in Ethanol, wenig lösl. in Wasser. **Off.:** DAC86. **Anw.:** in starker Verdünnung zur Hyperämisierung der Haut. **Übl. Dos.:** 2%ig in Salben u. Lösungen. **Off.:** ÖAB90. *Natürliches Allylsenföl:* s. Brassica nigra. **Zuber.:** Spir. Sinapis (Senfspiritus).
**Allylsulfide:** charakterist. riechende, flüchtige Lauchöle, die in den Organen der bekannten Allium-Arten gebildet werden. Strukturformeln u. weitere Angaben s. Allium sativum u. andere Allium-Arten.
**Allylthioharnstoff:** Allylthiourea, s. Tiosinamin.
**Allylum isorhodanatum:** s. Allylsenföl.
**Allylum isosulfocyanatum:** s. Allylsenföl.
**Allylumlagerung:** Umlagerung einer C=C–Bindung in einem Dreikohlenstoffsystem durch Umsetzung mit nucleophilen Reagenzien; z.B. entsteht aus α-Phenylallylalkohol u. Bromwasserstoff ein Gem. aus α-Phenylallylbromid u. γ-Phenylallylbromid.
**Almasilat** INN: Aluminium-Magnesium-silicat-hydrat, Magnesium-Aluminium-silicat-hydrat, Gelusil-Lac®; CAS-Nr. 12511-31-8,

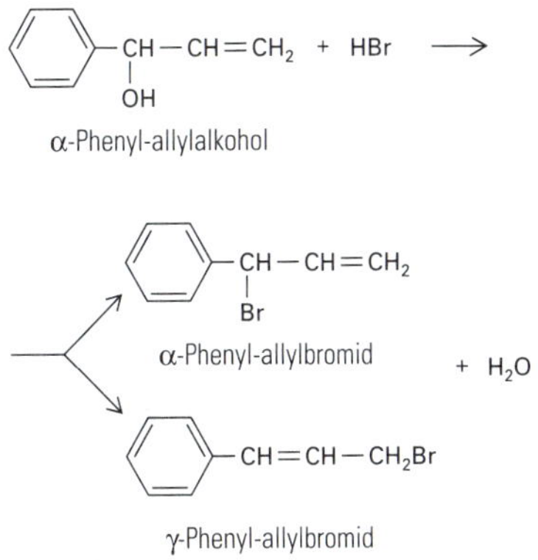


Allylumlagerung

$MgAl_2(SiO_4)_2$, $M_r$ 262.5. **Anw.:** Antazidum, Verdickungs- u. Suspensionsmittel.
**Almenrausch:** s. Rhododendron hirsutum.
**Almén-Reagenz:** **1.** zum Nachw. von Blut (Hämoglobin, Hämatin) im Harn; s. Guajakprobe; **2.** zum Glucosenachweis (entspr. Nylander).
**Almitrin** INN: 6-{4-[Bis(fluorphenyl)methyl]-1-piperazinyl}-N,N'-di-2-propenyl-1,3,5-triazixizin-

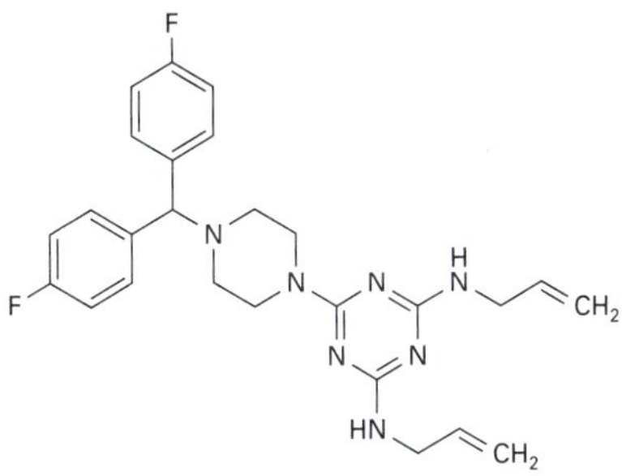


Almitrin

2,4-diamin, Vectarion®; CAS-Nr. 27469-53-0; $C_{26}H_{29}F_2N_7$, $M_r$ 477.56. **Anw.:** Broncholytikum; gegen Asthma bronchiale. HWZ 40 bis 50 h.
**Alna®:** s. Tamsulosin.
**Alnus glutinosa** (L.) Gaertn.: Fam. Betulaceae, Schwarzerle (Mitteleuropa). Stpfl. v. **Cortex Alni:** Erlenrinde. **Inhaltsst.:** Gerbstoff (20%), Fett, Öl, Farbstoff, Emodin, Alnulin. **Anw. volkst.:** bei Wechselfieber; zum Gurgeln bei Angina, als Klysma bei Darmblutungen; techn.: zum Gerben.
**Alnus serrulata:** Fam. Betulaceae, Haselerle (heim. Nordamerika, Europa hie u. da kult.).
**HOM:** *Alnus serrulata sive rubra:* die frische Rinde.
**Alodan®:** s. Pethidinhydrochlorid.
**Aloe:** Succus Aloes inspissatus, Bärengalle; der bis zur Trockene eingedickte Saft der Blätter einiger Arten der Gattung Aloe, Fam. Liliaceae (bzw. Fam. Asphodelaceae). Man unterscheidet i.a. zwischen *Aloe lucida* (mit glänzenden Bruchflächen), erhalten durch rasches Eindampfen des

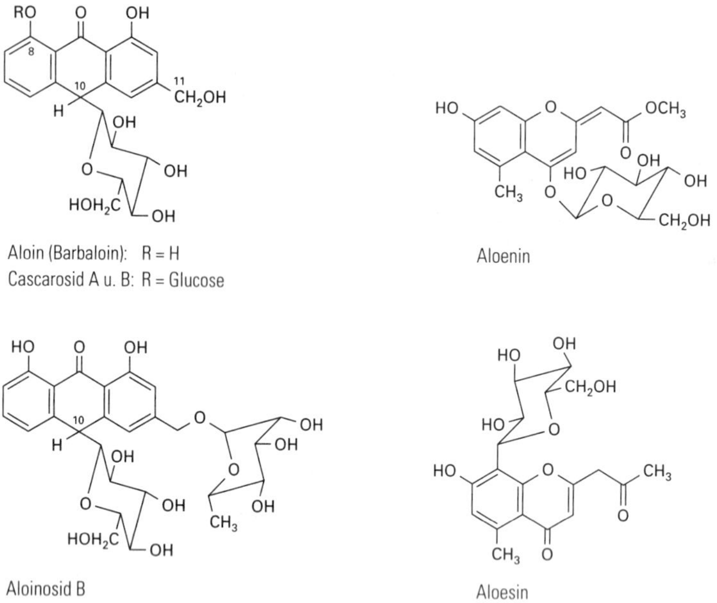


Aloe:
Strukturen der wichtigsten Inhaltsstoffe von Aloe und (z.T.) aus Radix Rhamni purshianae

Saftes, u. *Aloe hepatica* (leberfarben, matt), gew. durch langsames Eindampfen. Aloe ist von eigenartigem Geruch u. von stark bitterem Geschmack, wenig lösl. in Wasser v. 20°C, fast ohne Rückstand lösl. in siedendem Wasser.

**Curaçao-Aloe:** Barbados-Aloe, **Aloe barbadensis** Ph.Eur.3, stammt von **Aloe barbadensis** Miller (Aloe vera (L.) Weth. et Berth. non Mill., Aloe vulgaris Lam., Aloe perfoliata var. vera) (Kanarische Inseln, Mittelmeergebiet) u. enthält mind. 28.0% Hydroxyanthracenderivate, ber. als wasserfreies Aloin* ($C_{21}H_{22}O_9$) u. bezogen auf die getrocknete Droge. Schwarzbraune, matt glänzende, vielfach bräunlich bestaubte Stücke u. hell- bis dunkelbraune Splitter, das Pulver ist hellbraun.

**Kap-Aloe:** Aloe lucida, **Aloe capensis** Ph.Eur.3, stammt von **Aloe ferox** Miller (Aloe supralaevis Haw.), seinen Hybriden u. anderen wild wachsenden Arten (Nord- u. Zentralafrika) u. enthält mind. 18.0% Hydroxyanthracenderivate, ber. als wasserfreies Aloin* ($C_{21}H_{22}O_9$) u. bezogen auf die getrocknete Droge. Glänz. dunkelbraune, meist grünlich bestaubte Stücke mit muscheligem Bruch u. scharfkantigen, rötlichen bis hellbraunen Splittern, das Pulver ist grünlichgelb.

**Best.:** Anthron-C-glykoside wie Aloin* (Barbaloin), der Hauptwirkstoff, die Chromon-Derivate Aloesin (Aloeresin B), Aleoson, Aloenin (ein Bitterstoffglucosid), Aloe-Emodin (unter 1%); in Kap-Aloe auch Aloinoside (O-Glykoside des Aloins) u. in Curaçao-Aloe 7-Hydroxyaloin (zur Unterscheidung). **Gehalt** (nach Ph.Eur.3) in Aloe capensis mind. 18% u. in Aloe barbadensis mind. 28% Hydroxyanthracenderivate, ber. als wasserfreies Aloin* ($C_{21}H_{22}O_9$) u. bezogen auf die getrocknete Droge. **Wirk.** u. **Anw.:** als Abführmittel (Dos. 0.1 bis 0.25 g, Kap-Aloe), als Bittermittel (Dos. 0.05 bis 0.1 g, Kap-Aloe). Die Glykoside werden im Darm langsam zu den Wirkformen gespalten (s. Anthraglykoside). Aloe erzeugt starke Hyperämie in den Unterleibsorganen u. ist daher bei Menstruation, Schwangerschaft, Hämorrhoiden, Nierenentzündung kontraindiziert. Wird Aloe ohne nähere Angabe verordnet, so ist Kap-Aloe abzugeben. **Zuber.:** Aloes extractum siccum normatum Ph.Eur.3 (auf 19.0 bis 21.0% Hydroxyanthracenderivate eingestellt), Extr. Aloes (siccum), Tct. Aloes, Tct. Aloes composita (Elixier ad longam vitam), Pilulae laxantes (fortes) (nicht mehr gebräuchl.); in zahlreichen Arzneispezialitäten. Anwend. vet.: bei Verstopfung (Dos. Hunde 0.3 bis 3 g, Katzen 0.2 bis 1 g, Pferde 20 bis 40 g).

**Andere Aloe-Sorten:** *Sokotra-Aloe* (von Aloe Perryi, Insel Sokotra), *Natal-Aloe* (Aloe candelabrum, Südostküste Afrikas), *Zanzibar-Aloe,* von leberfarbenem Aussehen (Aloe hepatica) u. eine Reihe anderer Sorten. Als ***Aloe vera*** wird ein stabilisierter Saft aus Aloe-Blättern bezeichnet, der wegen seiner entzündungswidrigen u. antibakteriellen Eigenschaften vor allem in der Kosmetik verwendet wird.

**HOM:** *Aloe* (HAB1), Kap-Aloe: eingetrockneter Saft der Kap-Aloe; verord. z.B. b. Magen-Darmentzündungen, Diarrhö.

**Aloe-Emodin:** s. Anthrachinone.

**Aloe, Hundertjährige:** s. Agave americana.

**Aloepillen, Eisenhaltige:** s. Pilulae aloeticae ferratae.

**Aloes Extractum:** Aloeextrakt, s. Extractum Aloes.

**Aloes extractum siccum normatum:** s. Extractum Aloes siccum normatum.

**Aloetinktur:** s. Tinctura Aloes.

**Aloetinktur, Zusammengesetzte:** s. Tinctura Aloes composita.

**Aloin:** Aloinum, Barbaloin, 1,8-Dihydroxy-10-D-glucopyranosyl-9-anthron; $C_{21}H_{22}O_9$, $M_r$ 418.4. Hauptwirkstoff der Aloe*, ein C-Glykosid (Glykosil). Gelbl. krist. Pulver, lösl. in Wasser, Ethanol, Aceton, wenig lösl. in Ether (1:100); üblicherweise aus 2 Diastereomeren, Aloin A u. Aloin B, bestehend, die sich durch die Konfiguration am C-10 unterscheiden. **Anw.:** gegen Obstipation. Dos. 10 bis 60 mg.

**Alomide®:** s. Lodoxamid.

**Alopecia:** Alopezie; (krankhafter) Haarausfall. **A. androgenetica:** erbl. bedingter Haarausfall im Bereich der Kopfhaut inf. einer erhöhten Androgenempfindlichkeit der Haarfollikel bzw. eines erhöhten Blutspiegels an freiem Testosteron; Ther.: mit Minoxidil*, bei Frauen auch Antiandrogene, estrogenhaltige Haarwässer. **A. areata:** kreisförmiger Haarausfall (Autoimmunerkrankung).

**Aloxiprin** INN: Alumimiumacetylsalicylat, Polyoxyaluminium-acetylsalicylat, Palaprin®; CAS-Nr. 9014-67-9; ein polymeres Kondensationsprodukt aus Aluminiumoxid u. Acetylsalicylsäure*; entspricht etwa der Formel $Al_2O_3$–$[C_6H_4(OOCCH_3)COO]_5$. **Anw.:** Analgetikum; s. Acetylsalicylsäure.

**Aloysia triphylla** (L. Hérit.) Britt: (Lippia triphylla (L. Hérit) O. Kuntze), Fam. Verbenaceae, Zitronenstrauch (Mittel-, Südamerika, Mittelmeergebiet). Stpfl. v. **Herba (Folia) Verbenae odoratae:** Herba Lippiae citriodorae, Folia Aloysiae, echtes Verbenenkraut, Zitronenstrauchkraut. **Inhaltsst.:** 0.09 – 0.2% äther. Öl. **Anw.:** Gew. d. äther. Öls u. Teegetränk (Südamerika, Frankreich).

**Alpenfetthenne:** s. Sedum acre.

**Alpenheckenrose:** s. Rosa.

**Alpenrose, Goldgelbe:** Rhododendron chrysanthum*. **A., Rostblättrige:** Rhododendron ferrugineum*.

**Alpenseide:** Sedum alpestre, s. Sedum acre.

**Alpenveilchen:** Cyclamen purpurascens*.

**Alpha1-Antitrypsin:** $\alpha_1$-Antitrypsin, Proteinaseninhibitor (bes. im Serum), in der Leber produziert. **Alpha-1-Antitrypsinmangel** ist häufigste Stoffwechselerbkrankheit in Europa, führt zu Gewebeabbau durch nicht inhibierte Proteasen (v.a. bei chron. Tabakrauchinhalation); gehäuftes Auftreten von Hepatopathien, später Leberzirrhose.

**Alpha-Blocker:** s. α-Sympatholytika.

**Alpha-Rezeptorenblocker:** s. α-Sympatholytika.

**Alpha-Strahlen:** Alphastrahlen, eine der von radioaktiven Stoffen ausgehenden Strahlenarten, bestehen aus elektropositiven Heliumkernen, s. Radioaktivität.

**Alpha-Teilchen:** s. Radioaktivität.

**Alphita:** ein umfangreiches Drogenverzeichnis der Salernitaner; die Handschrift stammt etwa aus dem 13. Jahrhundert u. enthält sämtliche damals gebräuchlichen Arzneimittel, Drogen, Chemikalien, Mineralien, tierische Produkte, daneben auch medizinische Fachausdrücke, Namen der Krankheiten sowie medizinische u. pharmazeutische Utensilien (sie heißt A., nach dem griechischen ἄλφιτον, Gerstenmehl, weil die Liste mit diesem Wort beginnt).

**Alpinia galanga** (L:) Willd.: (Maranta galanga L.) Fam. Zingiberaceae, Großer Galgant (Södostasien). Stpfl. v. **Radix (Rhizoma) Galangae majoris:** Galanga major, Großer Galgant. **Inhaltsst.:** 1.5 bis 5% (mind. 0.5%) äther. Öl mit ca. 25% Eugenol, Cadinen etc., ferner Diarylheptanoide wie Galangol u. Flavonderivate (Galangin u. dessen Methylether, Kämpferol), Stärke etc. **Anw.** volkst.: bei Rheuma u. Erkrankungen der Atemwege, ferner bei Appetitlosigkeit, als Tonikum u. Aphrodisiakum.

**Alpinia officinarum** Hance: Fam. Zingiberaceae, (Echter) Galgant (Südchina, Hainan, Hinterindien). Stpfl. v. **Rhizoma Galangae:** Radix Galangae, **Galgantwurzel**, Galangae rhizoma, Fieberwurzel. **Off.:** Ph.Helv.7, DAC86. **Inhaltsst.:** scharf schmeckende Diarylheptanoide (Alpinol, Galangol) sowie Gingerol(e) (Phenylalkanonole, s. Zingiber officinalis), welche beide die Prostaglandinbiosynthese hemmen sollen; ferner Flavonderivate wie Galangin (3,5,7-Trihydroxyflavon) u.a., Gerbstoffe, 0.4 bis 1% (mind. 0.5%) äther. Öl (mit Methylcinnamat, Eugenol, 1, 8-Cineol, Sesquiterpenen). **Anw.:** Stomachikum.

**HOM:** *Alpinia officinarum* (HAB1.5), Galanga: der geschnittene, getrocknete Wurzelstock (mind. 0.4% äther. Öl).

**Alprazolam** INN: 8-Chlor-1-methyl-6-phenyl-4H-1,2,4-triazolo[4,3a][1,4]benzodiazepin, Tafil®;

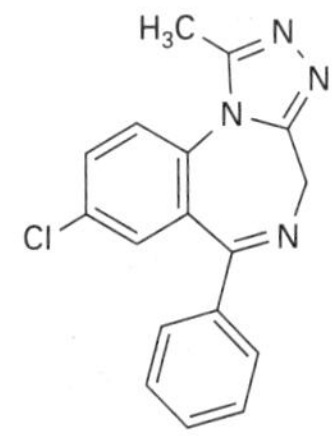

Alprazolam

CAS-Nr. 28981-97-7; $C_{17}H_{13}ClN_4$, $M_r$ 308.8. Schmp. 228°C. **Anw.:** Tranquilizer; bei Angst- u. Spannungszuständen; s.a. Benzodiazepine. HWZ 12 bis 15 h.

**Alprenolol** INN: *(RS)*-1-(2-Allylphenoxy)-3-(isopropylamino)propan-2-ol, Aptin®; CAS-Nr. 13655-52-2; $C_{15}H_{23}NO_2$, $M_r$ 249.34. **Strukturformel** s. β-Sympatholytika. $pK_s$ (konjugierte Säure) 9.5 (20°C). **Anw.:** β-Rezeptorenblocker; geringe kardioselektive Aktivität, meist starker first-pass-Effekt, reichert sich aufgrund seiner Lipophilie stark in zentralen Hirngeweben an; intrinsische, sympathomimetische Aktivität ist vorhanden. HWZ 3.1 h. **Übl. Dos.:** Oral: 4mal 0.05 g/d, individuell einstellen. Parenteral: i.v. 0.002 g, nur in Notfällen.

**Alprenololhydrochlorid:** Alprenololi hydrochloridum Ph.Eur.3; $M_r$ 285.8. Schmp. 108-112°C (Racemat). Weißes krist. Pulver; sehr leicht lösl. in Wasser, leicht lösl. in org. Lösungsmitteln.

**Alprostadil** INN: Prostaglandin $E_1$, Minprog®, Prostavasin®; CAS-Nr. 745-65-3; $C_{20}H_{34}O_5$, $M_r$ 354.5. **Anw.:** Vasodilator; peripher durchblutungsförderndes Mittel (als Infusion), bei erektiler Impotenz* auch transurethrale Anwendung (mit Hilfe eines Applikators) od. zur Schwellkörper-Autoinjektionstherapie*; s.a. Prostaglandine. HWZ 5 bis 10 min.

**Alraunwurzel:** Radix Mandragorae, s. Mandragora officinarum.

**Alrheumun®:** s. Ketoprofen.

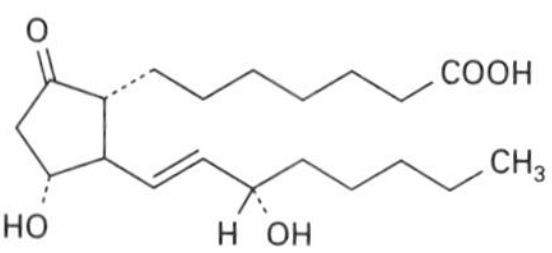
Alprostadil

**Alsem:** Artemisia absinthium*.

**Alsidium helminthochorton** Ktzg.: Fam. Rhodomelaceae, Korsikanisches Wurmmoos, Wurmtang (Küsten des Mittelmeers, Korsika, Sizilien), im Handel meist mit anderen Algen vermischt. Stpfl. v. **Helminthochorton:** Muscus corsicanus, Korallenmoos, Wurmmoos. **Inhaltsst.:** z.T. unbekannt; Brom, Iod, Harz. **Anw.** volkst.: Vermifugum, gegen Spulwürmer, obsolet.

**HOM:** *Helminthochorton:* die getrocknete Alge.

**Alsine media:** s. Stellaria media.

**Alstonia constricta** F. v. Muell.: Fam. Apocynaceae, Fieberbaum (Neusüdwales, Queensland, trop. Afrika). Stpfl. v. **Cortex Alstoniae constrictae:** Alstoniarinde, (Australische) Bitterrinde, Fieberrinde. **Inhaltsst.:** Alstonin (mit Serpentin stereoisomeres Alkaloid), Alstonidin (ringgeöffnetes Alstonin), Reserpin u. Echitomin, andere Alkaloide. **Anw.:** als Fiebermittel, Stimulans.

**HOM:** *Alstonia constricta:* die getrocknete Rinde.

**Alstonia scholaris** (L) R. Br.: Fam. Apocynaceae, „Pulai" (SO-Asien, Australien). Stpfl. v. **Cortex Alstoniae scolaris:** Cortex Ditae, Cortex Tabernaemonantanae, Dita-Rinde, Puele-Rinde, Australische Fieberrinde. **Inhaltsst.:** Alstonin, Ditain andere Alkaloide. **Anw.:** Fiebermittel, Laxans. Das sehr leichte Holz techn. als „Korkholz".

**HOM:** *Alstonia scholaris:* die getrocknete Rinde; verord. z.B. b. Erschöpfungszuständen nach Infektionen.

**Altarzneimittel:** s. Arzneimittelmüll.

**Altat®:** s. Roxatidin.

**Alterans(tia):** „Umstimmendes" Mittel, s. Umstimmungsmittel.

**Altersruhegeld:** s. Versorgungswerk.

**Alterssicherung:** s. Versorgungswerk.

**Althaea officinalis** L.: Fam. Malvaceae, Eibisch (Mitteleuropa, Westasien, kult. in Nordbayern, Belgien, Frankreich, Ungarn, Bulgarien). Verwendet werden die Wurzel, die Blüten u. Blätter. Blüten, Früchte (oft bei Blattdroge) u. Blätter sind nicht selten von Malvenrost befallen (s. Puccinia malvacearum). **Radix Althaeae:** Althaeae radix, **Eibischwurzel**, Rad. Doronicae, Althaeawurzel, Heilwurzel, Bismalvawurzel; die getrockneten, ungeschälten od. geschälten (DAB10) bzw. (weitgehend) geschälten (ÖAB90, Ph.Helv.7) Wurzeln. **Inhaltsst.:** 10 bis 15% Schleim (Galacturonorhamnan, Arabinogalactan u.a., Schleimgehalt im Herbst am höchsten), Saccharose (ca. 10%), Pektin (10%), Stärke (ca. 35%), Asparagin (2%), Betain, Lecithin, Eiweiß, Enzyme, Phosphate, 2% Gerbstoff, ca. 1% fettes Öl. QZ mind. 10 (DAB10, ÖAB90) bzw. mind. 15 (Ph.Helv.7), gemessen an der Pulverdroge. **Off.:** DAB10, ÖAB90, Ph.Helv.7. **Anw.:** Der Infus als (nicht entzündungshemmendes) Mucilaginosum bei Katarrhen der Atmungsorgane, als Geschmackskorrigens, bei Magen- u. Darm- sowie Harnwegskatarrhen, besonders in der Kindertherapie, ferner als Roborans (soll die Phagozytose steigern). Als Mazerat f. äußerliche Anw. f. Spülungen entzündeter Hautumschläge, Eibischschleim auch in der Kosmetik. GED 1.5 g pro Teetasse. **Zuber.:** Sir. Althaeae, Spec. Althaeae, Spec. pectorales. **Althaeae radix ad usum veterinarium:** Radix Althaeae ad usum veterinarium, Eibischwurzel f. tierarzneiliche Zwecke; die ungeschälten getrockneten Wurzeln. QZ mind. 8 (Ph.Helv.7).

**Folia Althaeae:** Eibischblätter. **Off.:** ÖAB90, DAC86. **Inhaltsst.:** max. 10% Schleim, Spuren äther. Öl. QZ mind. 12. **Anw.:** als reizmilderndes Mittel bei Husten, zu Umschlägen. **Zuber.:** Spec. Althaeae, Spec. pectorales. **Flores Althaeae:** Eibischblüten. **Inhaltsst.:** äther. Öl, Zucker, 5 bis 8% Schleim. **Anw.:** wie Rad. Althaeae.

**HOM:** *Althaea:* die frische Wurzel.

**Althaea rosea:** s. Alcea rosea.

**Altinsulin:** alte Bez. f. Normalinsulin; s. Insulin.

**Altodor®:** s. Etamsylat.

**Altretamin** INN: 2,4,6-Tris(dimethylamino)-1,3,5-triazin, Hexamethylmelamin®; CAS-Nr. 645-05-6; $C_9H_{18}N_6$, $M_r$ 210.28. **Anw.:** Zytostatikum; Ovarialkarzinom, Bronchialkarzinom. HWZ 9 h. **Übl. Dos.:** Oral: 0.008 g/kg KG/d od. 0.3 g/m² Körperoberfläche/d.

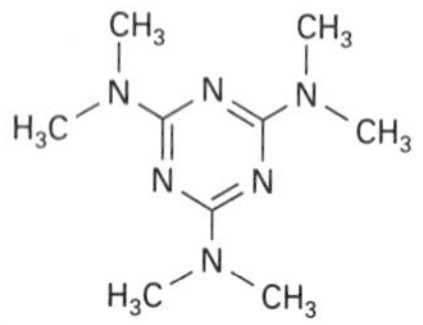
Altretamin

**Altrose:** eine Hexose, **Strukturformel** s. Kohlenhydrate.

**Alttuberkulin:** AT; Original-Tuberkulin v. *Robert Koch* (1890), Abk.: TOA (Tuberkulin-Original-Koch), Tuberculinum pristinum ad usum humanum; s. Tuberkuline.

**Aludrin®:** s. Isoprenalin.

**Alumen:** s. Kaliumalaun.

**Alumen ammoniatum:** s. Aluminium-ammoniumsulfat.

**Alumen chromicum:** s. Chrom(III)-kaliumsulfat.

**Alumen kalicum:** s. Kaliumalaun.

**Alumen plumosum:** s. Asbest.

**Alumen ustum:** Gebrannter Alaun, Kaliumaluminium-sulfat entwässert, s. Kaliumalaun.

**Alumina:** s. Aluminiumoxid.

**Aluminii acetatis tartratis solutio:** s. Aluminiumacetat-tartrat-Lösung.

**Aluminii oxidum hydricum:** s. Aluminiumoxid.

**Aluminii sulfas:** s. Aluminiumsulfat.

**Aluminium:** Al, $A_r$ 26.9815, 3wertig. D. 2.68, Schmp. 659°C, Sdp. 2330°C. OZ 13. Al ist ein silberweißes Leichtmetall, das sich in der Kälte dehnen u. walzen läßt u. aus dem Dosen, Röhrchen, Tuben u. Folien hergestellt werden. Al ist lösl. in Laugen u. heißen Säuren (außer $HNO_3$). An der Luft überzieht sich Al mit einer Oxidschicht, die das darunterliegende Metall vor weiterer Oxidation schützt. Durch elektrolytische Oxidation (Eloxalverfahren) wird die Oberfläche noch unangreifbarer. Bei Berührung mit Quecksilber wird Al schnell amalgamiert u. zerfällt dann an feuchter Luft unt. Bildung von Aluminiumoxidhydrat (sog. Ausblühen). Daher dürfen zur Verarbeitung v. Quecksilbersalzen keine Al-Geräte benutzt werden. Pulverisiertes Al-Metall ist leicht brennbar. Eine Mischung v. Eisenoxid u. Aluminiumgrieß ergibt beim Entzünden mittels Magnesiumband in wenigen Sekunden höchste Temperaturen, bis 2400°C, u. dient als Thermit zum Schweißen von Eisen u. zur Reindarstellung von Schwermetallen (Goldschmidtsches Thermitverfahren, Aluminothermie). Feinverteiltes Al verbrennt beim Erhitzen an d. Luft od. in Sauerstoff unter glänzender Lichterscheinung zu Aluminiumoxid (Vakublitz). Al ist das meistverbreitete Metall auf der Erde. Nat. in Granit, Gneis, Porphyr, Basalt, Feldspat, Glimmer, Ton, Schmirgel; ferner in vielen Edelsteinen (Korund, Saphir, Rubin, Smaragd, Topas). Zur Gew. von Al dienen Bauxit, AlO(OH) u. Kryolith (Eisstein, s. Natriumhexafluoroaluminat), $Na_3AlF_6$. Darst.: durch Elektrolyse einer Lsg. von Aluminiumoxid in geschmolzenem Kryolith. Al entdeckt von Wöhler 1827, elektrolyt. gew. von Bunsen 1854. **Anw.** techn.: hauptsächl. zu Legierungen: Magnalium (Aluminium-Magnesium-Legierung, 10 bis 30% Mg), Hydronalium (3 bis 12% Mg), Silumin (Al-Si-Leg., 12 bis 14% Si), Duralumin (Al-Kupfer-Leg., 2.5 bis 5.5% Cu, 0.5 bis 2% Mg, 0.5 bis 1.2% Mn, 0.2 bis 1.0% Si). Für die Verpackung von *pharmazeutischen Präparaten* findet neben Zinn, verzinntem Eisen auch Al Verwendung. Innenschutzlacke, meist auf der Basis von Epoxidharzen, sind üblich bei Aluminiumtuben u. Druckgaspackungen*. Wasserfreie Fettsalben benötigen keinen Schutzlack. *Nachw. von Aluminium-Verbindungen:* 1. Mit Cobaltsalzlösungen auf Kohle erhitzt, geben sie blaues Cobaltaluminiumoxid $CoAl_2O_4$, Thenards Blau. 2. Ammoniak od. Ammoniumsulfid fällen weißes Aluminiumhydroxid, unlösl. im Überschuß des Fällungsmittels. 3. NaOH u. KOH fällen weißes Aluminiumhydroxid, leicht lösl. in überschüss. Lauge.

**HOM:** *Aluminium:* metallisches Aluminium. **Anw.:** s. Aluminiumoxid.

**Aluminiumacetat:** Aluminium aceticum, Aluminiumhydroxiddiacetat, **Basisches Aluminiumacetat**, Aluminiumsubacetat, Aluminium subaceticum (auch: Essigsaure Tonerde); $Al(OH)(CH_3COO)_2$. **Off.:** DAC86. **Zuber.:** Aluminiumacetatlösung, Burows Lösung (Burows Wasser, Liquor Burowii), Liquor Aluminii acetici DAB6; Geh.: 7.5% basisches Aluminiumacetat; D. 1.044; Zstzg.: 100 T. Aluminiumsulfat, 46 T. Calciumcarbonat, 120 T. Essigsäure verd. u. Wasser n.B. Anstelle von Aluminiumacetatlösung od. Essigsaurer Tonerde ist Aluminiumacetat-tartrat-Lösung abzugeben.

**Aluminiumacetat-tartrat:** Aluminii acetas tartras, Aluminium acetico-tartaricum, Essigweinsaure Tonerde. Nach Ph.Helv.7 wird die essig-weinsaure Tonerde-Lösung (1000 g, s. Aluminiumacetat-tartrat-Lösung) bei max. 60°C unter allmählicher Zugabe von Essigsäure 98% (10 g) zur Trockne eingedampft. Geh.: 11.0 bis 13.8% Aluminium. Weißes, krist. Pulver, schwacher Geruch nach Essigsäure; wenig lösl. in kaltem Wasser, prakt. unlösl. in Ethanol.

**Aluminiumacetat-tartrat-Lösung:** Aluminii acetatis tartratis solutio, Sol. (Liquor) Aluminii acetico-tartarici, Essig-weinsaure Tonerdelösung.

1. $Al_2(SO_4)_3 \cdot 18H_2O + 3CaCO_3 \longrightarrow$

$\longrightarrow 3CaSO_4 \cdot 2H_2O + 2CO_2 + Al_2(OH)_4CO_3 + 10H_2O$

2. $Al_2(OH)_4CO_3 + 4CH_3COOH \longrightarrow$

$\longrightarrow 2Al(OH)(CH_3COO)_2 + CO_2 + 3H_2O$

Aluminiumacetat-tartrat-Lösung:
2 Reaktionsgleichungen

Zstzg. nach DAB10: 30 T. Aluminiumsulfat, 10.9 T. Essigsäure 99%, 13.5 T. Calciumcarbonat, 160 T. Wasser, 3.5 T. Weinsäure in je 100 T. des Filtrats. Zstzg. nach ÖAB90, Ph.Helv.7: 30 T. Aluminiumsulfat, 30 T. Essigsäure (Ph.Helv.7: 36.0 T. Essigsäure 30%), 13.5 T. Calciumcarbonat, 135 T. Gereinigt. Wasser, 4.5 T. Weinsäure in je 100 T. des Filtrats; 2 T. basisches Aluminiumacetat werden durch 1 T. Weinsäure stabilisiert. Klare, farblose bis schwach grünlichgelbe Flüss., die schwach nach Essigsäure riecht u. süßlich zusammenziehend schmeckt; D. 1.044 bis 1.058. **Anw.:** als Adstringens äuß. bei Verstauchungen, Prellungen, Zerrungen, Insektenstichen. $Al^{3+}$ fällt Eiweiß als festes Koagulans, das Gewebe entquillt, darunterliegende Gewebe werden abgedichtet, die Haut wird runzelig. Bei längerer Anw. kann Gewebe absterben; Vorsicht bei offenen Wunden! **Übl. Dos.:** 5 bis 10% f. Umschläge (1 Eßlöffel auf 1 Glas Wasser).

**Aluminium aceticum:** s. Aluminiumacetat.

**Aluminiumacetylsalicylat:** s. Aloxiprin.

**Aluminiumammoniumsulfat:** A. A. sulfuricum, Alumen ammoniatum, Ammoniumalaun, Ammoniakalaun; $NH_4Al(SO_4)_2 \cdot 12\ H_2O$, $M_r$ 453.33. Weißes, krist. Pulver, leicht lösl. in Wasser u. Glycerol, unlösl. in Ethanol. **Anw.** med.: wie Kaliumalaun; techn.: in d. Färberei.

**Aluminium-Ammonium sulfuricum:** s. Aluminium-ammoniumsulfat.

**Aluminiumborat:** Aluminium boricum; $Al_2(B_4O_7)_3$. Weißes Pulver, unlösl. in Wasser, lösl. in Säuren. **Anw.:** als Antiseptikum.

**Aluminiumbronze:** Legierung von Kupfer mit 5 bis 10% Aluminium, sehr widerstandsfähig gegen chem. Einflüsse.

**Aluminium chloratum:** s. Aluminiumchlorid.

**Aluminiumchlorid: Aluminiumchlorid-Hexahydrat:** Aluminii chloridum hexahydricum Ph.Eur.3, Aluminium chloratum (hexahydricum), Chloraluminium; CAS-Nr. 7784-13-6; $AlCl_3 \cdot 6\ H_2O$, $M_r$ 241.44. Weißes, krist., sehr hygr. Pulver; leicht lösl. in Wasser u. Ethanol, lösl. in Ether u. Glycerol. Lsg. reagiert stark sauer. Darst.: Auflösen von Aluminium od. Aluminiumoxid in Salzsäure u. eindampfen. **Off.:** DAB. **Anw.** med.: äuß. als Adstringens in 10- bis 25%igen Lösungen, Antihidrotikum; techn.: Holzschutzmittel, Desinfektionsmittel, zur Wasserreinigung.

**Aluminiumchlorid, wasserfreies:** $AlCl_3$, $M_r$ 133.34. Weiße, krist. Masse, die an d. Luft raucht (Hydrolyse mit dem Wasserdampf der Luft) u. mit Wasser explosionsartig reagiert. Darst.: durch Erhitzen von Aluminium im Chlor- od. Chlorwasserstoffstrom. **Anw.:** wichtiger Katalysator in der organischen Chemie (Lewis-Säure, s. Friedel-Crafts-Alkylierung, Fries-Umlagerung).

**Aluminiumchlorid-Hexahydrat-Gel:** s. Mucilago contra hyperhydrosim.

**Aluminiumchlorid-Hexahydrat-Lösung:** s. Solutio Aluminii hexahydrici.

**Aluminiumclofibrat** INN: Aluminium-monohydroxid-clofibrat, Aluminii clofibras INN, Alufibrat, Aluminium-bis[2-(4-chlorphenoxy)-2-methylpropionat]-hydroxid, atherolipin®; CAS-Nr. 24818-79-9; $C_{20}H_{21}AlCl_2O_7$, $M_r$ 471.27. **Strukturformel** s. Clofibrinsäure. Unlösl. in Wasser, Ethanol, Ether. **Anw.:** bei Hyperlipoproteinämie, Triglyceridämien (s. Lipidsenker). **Übl. Dos.:** Oral: 2mal 0.72 g/d. Nebenw., Wechselw., Kontraind.: s. Clofibrat.

**Aluminiumfolie:** durch Auswalzen von Barren bzw. Platinen aus Aluminium* auf eine Stärke von 4 bis 25 µm. Direkt nach dem Auswalzen fällt eine harte A. an. Durch anschließendes Glühen (400 bis 500°C) erhält man eine weiche Folie. A., dünner als 20 µm, ist f. Gase u. Dämpfe nicht mehr absolut undurchlässig. A. in dieser Dicke benötigt deshalb f. die Verw. bei hermetisch dichten Behältnissen eine Lackierung mit Heißsiegellack od. Beschichtung mit schweißfähigem Polyethylen (s. Heißsiegeln, Aluminiumverbundfolie). A. dient zur Herst. v. Streifenpackungen* (bei Suppositorien, Tabletten), Blister* (Tabletten u.ä.), Gießformverpackungen* (f. Suppositorien) u. Beutelpackungen (bei Pulvern, Tees).

**Aluminiumformiate:** Aluminiumdiformiat, $Al(OH)(HCOO)_2 \cdot H_2O$, u. Aluminiumtriformiat, $Al(HCOO)_3 \cdot 3\ H_2O$. **Anw.** techn.: Imprägnierung von wasserdichten Stoffen, Textilbeize, Papierleim; med.: als Adstringens*.

**Aluminiumglycinat:** Aluminiumsalz der Aminoessigsäure, Acidrine®; $C_6H_{12}N_3O_6Al$, $M_r$ 249.2. **Anw.:** Antazidum.

**Aluminiumhydroxid:** Aluminium hydroxydatum (colloidale), Aluminia hydrata, Argilla alba, Tonerdehydrat; CAS-Nr. 21645-51-2; $Al(OH)_3$, $M_r$ 77.99. Weißes, amorphes Pulver, unlösl. in Wasser u. Ethanol, lösl. in Säuren u. Alkalilaugen; ein amphoterer Stoff, der sich in Basen zu Aluminaten, z.B. $NaAl(OH)_4$, in Säuren zu Al-Salzen löst. Aus Aluminatlösungen wird durch Säuren, aus Salzlösungen durch Basen (Ammoniak) wieder Hydroxid ausgefällt. Nat. Hydroxide sind Hydrargillit u. Bauxit*. **Off.:** ÖAB90. **Anw.** med.: inn. als Antazidum; Dos. 0.5 bis 1.5 g, 4mal/d; bindet im GI Phosphat. **Nebenw.:** Phosphatmangel bei längererer Anw.; Wechselw.: kann die Resorption von Arzneistoffen verringern. Anw. äuß. als Streupulver bei nässenden Ekzemen; techn.: als Klär- u. Entfärbungsmittel, zur Herst. v. Keramik- u. Porzellanfarben.

**Aluminiumhydroxiddiacetat:** s. Aluminiumacetat.

**Aluminium hydroxydatum:** s. Aluminiumhydroxid.

**Aluminiumisopropylat:** Aluminiumtri-(2-propanolat); $(C_3H_7O)_3Al$, $M_r$ 204.25. Weiße, hygr. Kristalle. D. 1.0346, Schmp. 119°C, Sdp. 140.6°C (11 mbar). Lösl. in Ether, Ethanol, Benzol, Chloroform; in Wasser wird A. zersetzt, in Lsg. 3- bis 4fach assoziiert. **Anw.:** Dehydratisierungsmittel, Antihidrotikum*.

**Aluminiumkaliumsulfat:** Aluminium-kalium-sulfuricum, s. Kaliumalaun.

**Aluminium-Magnesium-silicat-hydrat:** s. Almasilat.

**Aluminiummonostearat:** s. Aluminiumstearat.

**Aluminiumnitrat:** Aluminium nitricum, Salpetersaure Tonerde; $Al(NO_3)_3 \cdot 9\ H_2O$, $M_r$ 375.13. Weiße, zerfließl. Kristalle, leicht lösl. in Wasser u. Ethanol, lösl. in Aceton. **Anw.:** als Beize in der Färberei.

**Aluminium nitricum:** s. Aluminiumnitrat.

**Aluminiumoxid: Wasserhaltiges Aluminiumoxid:** Aluminii oxidum hydricum Ph.Eur.3, Algeldrat, Aluminium oxidatum aquosum; CAS-Nr. 1333-84-2. Enthält mind. 47 u. max. 60% $Al_2O_3$ ($M_r$ 101.94). Weißes amorphes Pulver, unlösl. in Wasser, lösl. in verd. Mineralsäuren u. in Alkalihydroxidlsgn. Gew. durch Ausfällung gelöster Aluminiumsalze. **Anw.** med.: Antazidum (wegen Säurebindungsvermögen); techn.: als chromathographisches Adsorptionsmittel, das je nach Wassergehalt verschiedene Aktivitätsstufen u. je nach Herst. (u. Lagerungszeit) basische, saure od. neutrale Eigenschaften hat.

**Wasserfreies** (od. wasserarmes) **Aluminiumoxid:** CAS-Nr. 1344-28-1. Schmp. ca. 2050°C. D. 3.98. Nat. in mehreren Modifikationen; z.B. krist. als Korund ($\alpha$-$Al_2O_3$, thermodynam. stabile Mod.; nach Diamant einer der härtesten natürlichen Stoffe, Härte 9 der Härteskala), Saphir, Rubin, Topas, Amethyst, Schmirgel, Tonerde. Herst. v. $\alpha$-$Al_2O_3$ aus Bauxit*. **Anw.** techn.: zur Herst. synth. Edelsteine, in d. Glas- u. Porzellanindustrie.

**HOM:** *Aluminium oxydatum* (HAB1.5), Alumina: Aluminiumoxid, τ-Tonerde: Konstitutionsmittel; verord. z.B. b. chron. Schleimhautirritationen, atonischer Obstipation, Nerven- u. Muskellähmungen.

**Aluminiumsilicat:** Schichtsilicate wechselnder Zstzg.; nat. meist als Tone (Roter Ton s. Bolus rubra), Bentonit*, Bimsstein*, Feldspat, Kaolinit (s. Weißer Ton) etc. verbreitet.

**Aluminiumstearat:** Aluminiummonostearat; auch als Gem. von Aluminiummono-, di- u. tristearat im Handel; eine Metallseife. In Wasser unlösliches, in polaren organischen Lösungsmitteln gut lösliches weißes Pulver. **Anw.:** Hydrophobierungs-, Quell- u. Verdickungsmittel, Adstringens; in lipophilen Suppositoriengrundlagen zur Sedimentationsverzögerung, in öligen Parenteralia (v.a. Aluminiummonostearat) zur retardierenden Wirkstofffreisetzung (Konz. von 0.5 – 5%).

**Aluminium subaceticum:** s. Aluminiumacetat.

**Aluminiumsulfat:** Aluminii sulfas Ph.Eur.3, Aluminium sulfuricum, Schwefelsaures Aluminium, Schwefelsaure Tonerde; $Al_2(SO_4)_3 \cdot 18\ H_2O$, $M_r$ 666.4 (nach Ph.Eur.3 mind. 51.0 u. max. 59.0% $Al_2(SO_4)_3$, $M_r$ 342.1, u. eine wechselnde Menge Kristallwasser enthaltend). Farblose Kristalle od. weißes, krist. Pulver von saurem, zusammenziehendem Geschmack. Leicht lösl. in Wasser (in ca. 2 T.), prakt. unlösl. in Ethanol 96%. Schmp. 86.5°C unt. Zers. Darst.: durch Auflösen von frisch gefälltem Aluminiumhydroxid in Schwefelsäure. **Anw.** med.: inn. als Adstringens bei Diarrhö, äuß. als Antiseptikum bei eiternden Wunden, in 1 bis 5%iger Lsg. bei Fluor vaginalis; techn.: in d. Färberei, zum Wasserdichtmachen von Geweben u. zum Feuerfestmachen.

**Aluminium sulfuricum:** s. Aluminiumsulfat.

**Aluminiumverbundfolie:** der Verbund Aluminiumfolie* mit Kunststoffolie (Polyethylen, Polypropylen, Polyester, Polyamid, Polyvinylchlorid, Polyvinylidenchlorid) wird wegen der hohen Dehnbarkeit (Kunststoffolie), Wasserdampf-, Sauerstoff- u. Geruchsdichte (Aluminiumfolie) häufig verwendet (s. Blister).

**Aluminon:** s. Aurintricarbonsäure-ammoniumsalz.

**Aluminothermie:** Thermitverfahren, s. Aluminium.

**Alupent®:** s. Orciprenalin.

**Alveolarpyorrhö:** s. Pyorrhö.

**Alveolen:** Lungenbläschen.

**Alveovact®:** s. Surfactant aus Rinderlunge.

**Alvonal®:** s. k-Strophanthin-α.

**Alypinhydrochlorid:** Alypin hydrochloricum, Benzoyl-ethyl-tetramethyl- diamino-isopropanol-hydrochlorid, Amydricain, $M_r$ 314.7. Schmp. 169°C. Weißes, krist. Pulver, sehr leicht lösl. in Wasser, leicht lösl. in Ethanol, Chloroform, wenig lösl. in Ether. **Anw.:** Lokalanästhetikum.

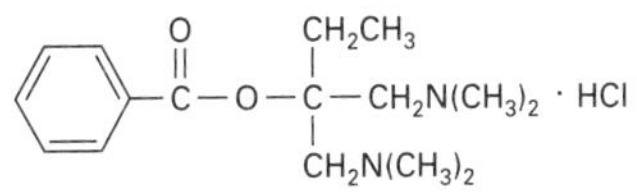

Alypinhydrochlorid

**Alypinnitrat:** Alypin nitricum, Benzoyl-ethyl-tetramethyldiamino-iso-propanolnitrat, $M_r$ 341.2. Schmp. 163°C. Weißes, krist. Pulver, leicht lösl. in Wasser, Ethanol, Chloroform, wenig lösl. in Ether. **Anw.:** Lokalanästetikum, bes. in Verbindung mit Silbersalzen.

**Alzet®-System:** Osmotische Pumpe. Therapeutisches System*, bei dem osmotische Kräfte als Energiequelle f. eine kontinuierliche Arzneistoffabgabe genutzt werden.

**Alzheimer-Krankheit:** fortschreitende Rückbildung des Gehirns, die zwischen dem 40. u. 90. Lebensjahr v.a. bei Frauen auftritt; biochem. mit einer Verminderung der Cholinacetyltransferase u. einer verminderten Acetylcholinsynthese verbunden. Ther.: (versuchsweise) z.B. mit den Cholinesterasehemmern* Tacrin*, Physostigmin*, Galanthaminhydrobromid*.

**Am:** *chem.* Americium*.

**a.m.:** Abk. f. ante meridiem, vor dem Mittag, vormittags.

**Amadori-Umlagerung:** Umlagerung von N-Glykosiden von Aldosen zu N-Glykosiden der entsprechenden Ketosen unter saurer od. basischer Katalyse.

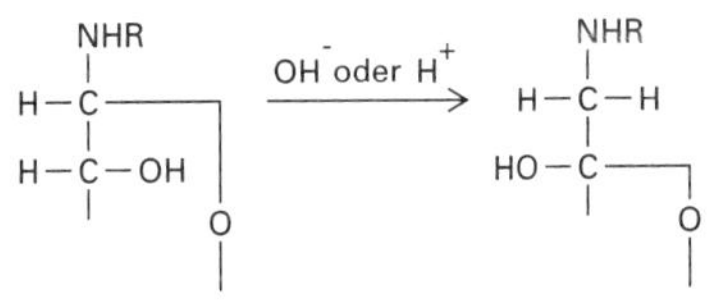

N-Glykosid einer Aldose

N-Glykosid einer Ketose

Amadori-Umlagerung

**Amalgame:** Legierungen von Metallen mit Quecksilber (Hg). Je nach Metallgehalt flüssig bis fest. Hg bildet keine A. mit Fe, Mn, Ni, Co, Wo, Mo. **Anw.:** in der Zahnmedizin heute Silber-Zinn-Amalgame als Zahnfüllungsmaterialien. In frischem Zustand plastisch formbar, nach Minuten Erhärtung. Quecksilber-Freigabe sehr gering. Trotzdem sollte die Zahl der Amalgamfüllungen für den einzelnen Patienten so gering wie mögl. sein, da sie zur Belastung des Menschen mit Quecksilber* beiträgt.

**Amanita caesarea:** Kaiserling, eßbarer Pilz (wird häufig mit dem Fliegenpilz, Amanita muscaria*, verwechselt).

**Amanita mexicana:** Nanacatl; mexikanischer Giftpilz, ähnl. Amanita muscaria*; enthält ebenfalls Muscarin. **Anw.:** in Mexiko als Rauschmittel.

**Amanita muscaria** (l. ex Fr.) Hooker: (Agaricus muscarius) Fam. Amanitaceae, Fliegenpilz (auf der ganzen nördl. Halbkugel). **Inhaltsst.:** als zentral-wirksame toxische Substanzen die 3-Hydroxyisoxazolderivate Ibotensäure*, Muscimol* u. Muscazon* (vermutlich für fliegentötende Wirk. des frischen Pilzes verantwortl., im getrockneten Pilz nicht mehr enthalten), ferner geringe Mengen Muscarin* (0.0002%) u. Muscaridin sowie Cholin. Der gesamte Pilz ist giftig, aber je nach dem Standort von verschied. Toxizität, so wird er in Frankreich u. Rußland jung u. nach Abzug der Oberhaut gegessen (häufig handelt es sich um Verwechslung mit dem in Südeuropa häufigen, eßbaren Kaiserling, Amanita caesarea). Bei fernöstl. Völkern (Samojeden, Kamtschadalen, Tungusen u.a.) werden aus dem Pilz (Mumochor) volkst. Arzneien u. berauschende Getränke bereitet. **Tox.:** Von toxischer Bedeutung sind die Ibotensäure u. ihr Decarboxylierungsprodukt Muscimol. Die Vergiftungserscheinungen („Pantherinasyndrom" nach dem gleich wirkenden Pantherpilz, **Amanita pantherina**) setzen ca. 0.5 h nach der Pilzeinnahme mit rauschartigen Erregungszuständen, Halluzinationen, vorübergehenden motor. Lähmungen, Bewußtseinstrübung ein. Todesfälle sind selten.

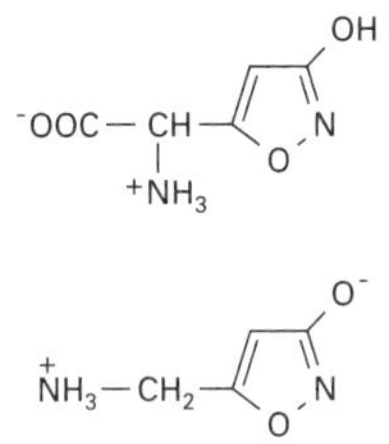

Amanita muscaria:
Ibotensäure (oben) und Muscimol (unten) als Beispiele

**HOM:** *Agaricus:* frischer oberirdischer Fruchtkörper; verord. z.B. b. Krampfzuständen, Erregungszuständen, Erfrierungen.

**Amanita pantherina:** Pantherpilz, s. Amanita muscaria.

**Amanita phalloides** (Vaill.) Secr.: (Agaricus phalloides) Fam. Amanitaceae, Grüner Knollenblätterpilz, Gift-Wulstling; gefährlichster Giftpilz überhaupt. **Inhaltsst.:** die tödlich wirkenden Giftstoffe gehören im wesentlichen 2 Substanzgruppen an (s. Abb.). Eine dritte Toxinklasse, die Virotoxine (monocyclische Heptapeptide), ist auf Amanita virosa (Kegelhütiger Knollenblätterpilz) beschränkt. Die *Amatoxine* sind bicyclische Oktapeptide, die eine Indol-Sulfoxid-Brücke aufweisen; die *Phallotoxine* sind bicyclische Heptapeptide mit einer Indol-Thioether-Brücke. Diese Oligopeptide sind gegenüber Hitze u. den Enzy-

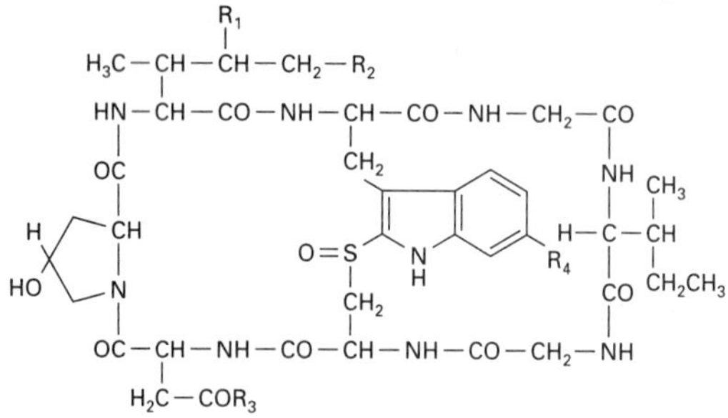

| | $R_1$ | $R_2$ | $R_3$ | $R_4$ |
|---|---|---|---|---|
| α-Amanitin | OH | OH | $NH_2$ | OH |
| β-Amanitin | OH | OH | OH | OH |
| γ-Amanitin | OH | H | $NH_2$ | OH |
| Amanin | OH | OH | OH | H |
| Amanullin | H | H | $NH_2$ | OH |

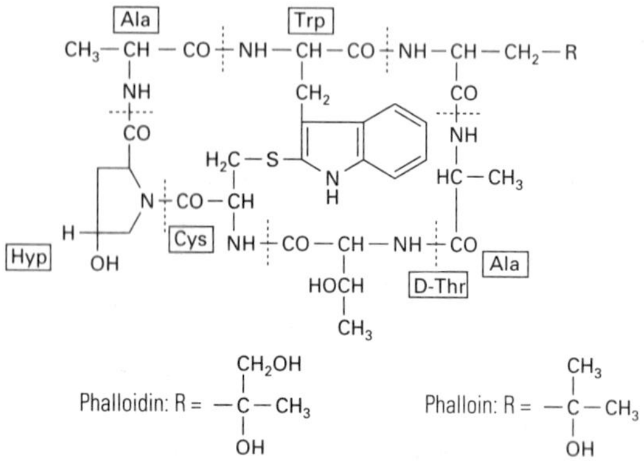


Amanita phalloides:
Amatoxine (oben) und Phallotoxine (unten)

men des Magen-Darm-Traktes stabil. Die Giftigkeit beruht vor allem auf der Hemmung von RNS-Polymerase* (fast) aller eukaryontischen Zellen durch die Amatoxine. Die letale Dosis beträgt f. den Menschen ca. 5 bis 7 mg Amatoxine. Das Hauptgift ist α-Amanitin. 100 g frische Pilze enthalten ca. 8 mg α-Amanitin, 5 mg β-Amanitin u. 10 mg Phalloidin. Die Gifte werden durch Kochen, Braten u. Trocknen nicht zerstört! Untrüglichstes Unterscheidungsmerkmal vom Champignon (Agaricus campestris*): der Knollenblätterpilz hat weiße Lamellen, der Champignon stets blaßrosa bis schokoladenbraun gefärbte Lamellen (Futter); der Hut des Knollenblätterpilzes ist grünlich-weiß, der des Champignon weißseidenhaarig bis grau u. bräunlich; der Champignon hat an der Stielbasis keine Knolle, jedoch in der Mitte des Stiels ebenfalls eine Manschette wie der Knollenblätterpilz. **Zeitungspapiertest** nach Wieland: Pilzreste werden am unbedruckten Rand holzhaltigen Zeitungspapiers (Tageszeitungen) ausgepreßt, den Saftfleck trocknen lassen u. dann *daneben* ca. 25%ige Salzsäure auftropfen. Die ineinanderfließenden Randschichten erscheinen (nach ca. 5 bis 10 min) (grün)blau, wenn mehr als 0.02 mg α-Amanitin pro mL Saft enthalten waren. (Farbbildung von Indolverbindungen mit Aldehyden, die aus Lignin mit Hilfe der starken Säure freigesetzt werden.) **Tox.:** 1 bis 2 Pilze können bereits tödlich sein. Die ersten Vergiftungserscheinungen treten erst 6 bis 20 Stunden nach Einnahme der Pilze auf. Es kommt zu ca. 1 bis 2 Tage anhaltenden, schwerem Brechdurchfall mit Bauchkoliken. Danach folgt f. ca. 1 Tag eine Besserung, an die sich eine schwere Nekrose der Leberzellen u. Nierentubuli anschließt; der Tod erfolgt ca. am 7. Tag nach dem Pilzverzehr. Eine spezielle Ther. gibt es nicht; die Letalität* liegt trotz Intensivtherapie bei ca. 25%, soll aber durch Gabe von **Silibinin*** auf ca. 10% gesenkt worden sein.

**HOM:** *Amanita phalloides* (HAB1.3), Agaricus

phalloides, Agaricus bulbosus: der frische Fruchtkörper.

**Amanita virosa:** Kegelhütiger Knollenblätterpilz, s. Amanita phalloides.

**α-Amanitin:** s. Amanita phalloides.

**Amantadin** INNv: 1-Adamantanamin, 1-Adamantylamin, Contenton®, Pk-Merz®, Symmetrel®; CAS-Nr. 768-94-5; $C_{10}H_{17}N$, $M_r$ 151.26.

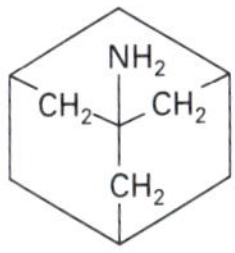


Amantadin

Schmp. 160-190°C (im geschlossenen Rohr). Wenig lösl. in Wasser. **Anw.:** *Antiparkinsonmittel:* erhöht die Dopaminkonzentration im ZNS, wirksam gegen Rigor u. Akinese, meist kombiniert mit Levodopa* und/oder Anticholinergika (s.a. Parkinsonismus); *Grippeprophylaktikum:* bei Applikation innerhalb der ersten 2 Tage nach Auftreten der ersten Krankheitssymptome v.a. bei Infektionen mit Influenza-$A_2$-Viren wirksam. HWZ 9 bis 15 h. **Übl. Dos.:** Oral: 1- bis 2mal 0.1 g/d, individuell einstellen. **Nebenw.:** Hauterscheinungen, gastrointestinale Störungen, Schlaflosigkeit; bei Überdosierung: Verwirrtheit, Halluzinationen, Alpträume.

**Amantadinhydrochlorid:** Amantadini hydrochloridum Ph.Eur.3; CAS-Nr. 665-66-7; $C_{10}H_{18}ClN$, $M_r$ 187.7. Weißes, krist. Pulver. Leicht lösl. in Wasser u. Ethanol, lösl. in Chloroform, unlösl. in Ether. Gebräuchl. ist auch Amantadinsulfat (**Off.:** DAC86).

**Amaracus dictamnus:** s. Origanum dictamnus.

**Amaranth:** Naphtholrot S; $C_{20}H_{11}N_2Na_3O_{10}S_3$, $M_r$ 604.49. Dunkelrotbrauner Azofarbstoff, lösl. in Wasser, wenig lösl. in Ethanol. **Anw.:** als Farbstoff, auch f. Lebensmittel.

**Amaranthaceae:** Fuchsschwanzgewächse, s. Chenopodiaceae.

**Amarogentin:** ein Trihydroxydiphenylcarbonsäurester von Swerosid*; $C_{29}H_{30}O_{13}$, $M_r$ 586.56. Schmp. 229-230°C. Schlecht lösl. in Benzol, Wasser; gut lösl. in Aceton, Methanol, Ethanol; unlösl. in Petrolether, Ether. Glykosidischer Secoiridoid-Bitterstoff (wahrscheinlich der bitterste Naturstoff, Bitterwert* $58 \cdot 10^6$) in Gentiana-Arten* (ca. zu 0.05%) u. in Centaurium erythraea*. Einen ähnl. hohen Bitterwert hat Amaroswerin (hat anstelle von Swerosid Swertiamarin als Alkoholkomponente), wohingegen der Bitterwert von Amaropanin (ein Dihydroxydiphenylcarbonsäureester von Swerosid) $20 \cdot 10^6$ beträgt.

**Amaropanin:** s. Amarogentin.

**Amaroswerin:** s. Amarogentin.

**Amarum(a):** Bittermittel; meist Drogen od. Auszüge daraus, die Bitterstoffe* od. stark bitter schmeckende Wirkstoffe (z.B. Chinin) enthalten; z.B. Herba Absinthii, Cortex Chinae, Rad. Gentianae, Spec. amaricantes, Tct. amara. A. führen reflektorisch zur verstärkten Magensaftsekretion, steigern den Appetit u. die Resorption u. sollten vor dem Essen verabreicht werden. Vielfach sind sie Bestandteile von sog. Stomachika* u. Tonika*. **Amara pura:** Bitterstoffdrogen*, bei denen nur Bitterstoffe an der Wirk. beteiligt sind;

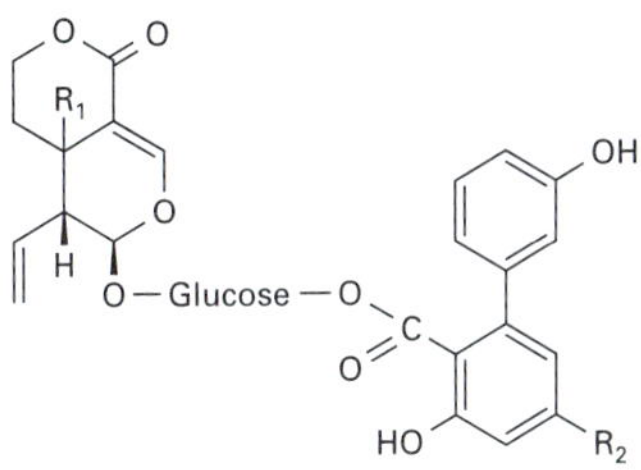


| | $R_1$ | $R_2$ |
|---|---|---|
| Amarogentin | H | OH |
| Amaroswerin | OH | OH |
| Amaropanin | H | H |

Amarogentin und verwandte Bitterstoffe

im Gegensatz dazu gibt es die **Amara aromatica** (mit äther. Öl, z.B. Wermuth), **Amara mucilaginosa** (wie Lichen islandicus auch Schleim enthaltend) od. die **Amara adstringentia** (mit Gerbstoffen).

**Amaryl®:** s. Glimepirid.

**Amaryllidaceae:** Narzissengewächse, Od. Liliales; ca. 1100 Arten, meist krautige Zwiebelpflanzen mit ungeteilten, wechselständigen Blättern. Blütenbau wie Liliaceae, jedoch unterständiger Fruchtknoten; Blüte manchmal mit Nebenkrone (Narcissus), doldenartige Blütenstände, oft mit Hochblatt; Früchte sind Kapseln od. Beeren; keine Haarbildungen. Viele Gift- u. Zierpflanzen wie Amaryllis belladonna (Belladonnalilie), Clivia, Crinum amabile (Hakenlilie), Galanthus (Schneeglöckchen), Haemanthus albiflos (Elefantenohr), Hippeastrum vittatum (Ritterstern), Leucojum (Märzenbecher), Narcissus, Sprekelia formosissima (Jakobslilie). **Chem. Merkmale:** Schleime, Amaryllidaceenalkaloide*. **Wichtige Gattungen** s. z.B. Galanthus, Hypoxis.

**Amaryllidaceenalkaloide:** Alkaloide mit Phenanthridin* als Grundgerüst; Biogenese erfolgt aus je einem Molekül Tyrosin u. Phenylalanin über Tyramin u. Protocatechualdehyd zu **Norbelladin**, einer Schiff-Base. **Lycorin** wird als Leitalkaloid bezeichnet, andere Vertreter dieser Alkaloidgruppe sind z.B. Galanthin u. Belladin. Vork.: ausschließlich in monokotylen Pflanzen u. zwar der Fam. Amaryllidaceae*.

**Amaryllis belladonna:** s. Amaryllidaceae.

**Amatoxine:** s. Amanita phalloides.

**Amaurosis:** (*gr.* ἀμαυρός dunkel, blind) völlige Erblindung, schwarzer Star (weil die Augenlinse klar u. ungetrübt ist); vgl. Glaukom u. Katarakt.

**Ambarum:** Ambra*.

**Ambazon** INN: 4-Amidinohydrazono-2,5-cyclohexadien-1-on-thiosemicarbazon, Iversal®; CAS-Nr. 6011-12-7; $C_8H_{11}N_7S \cdot H_2O$, $M_r$ 255.3. **Anw.:** Desinfiziens bei Infektionen des Mund u. Rachenbereiches.

**Ambenoniumchlorid** INN: Ambenonii chloridum, N,N'-[2,2'-(Oxalyldiamino)diethyl]-bis[N,N'-diethyl-N,N'-(2-chlorbenzyl)-ammoniumchlorid], Mytelase®; CAS-Nr. 115-79-7; $C_{28}H_{42}Cl_4N_4O_2$, $M_r$ 608.5. Schmp. 196-199°C;

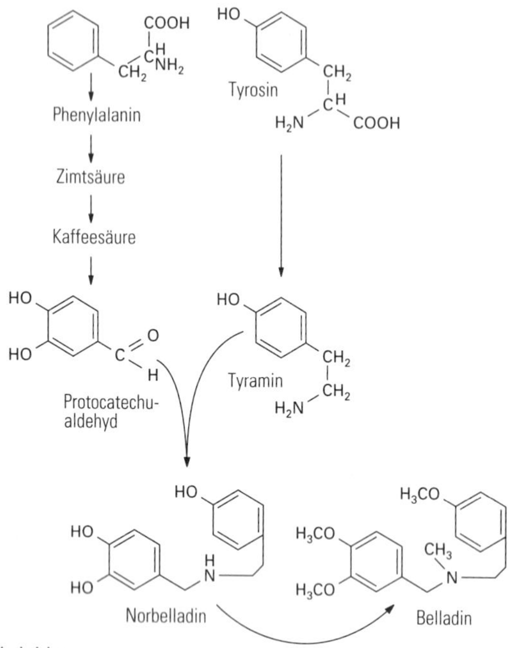


Amaryllidaceenalkaloide:
Einige Amaryllidaceenalkaloide und ihre Biosynthese [45]

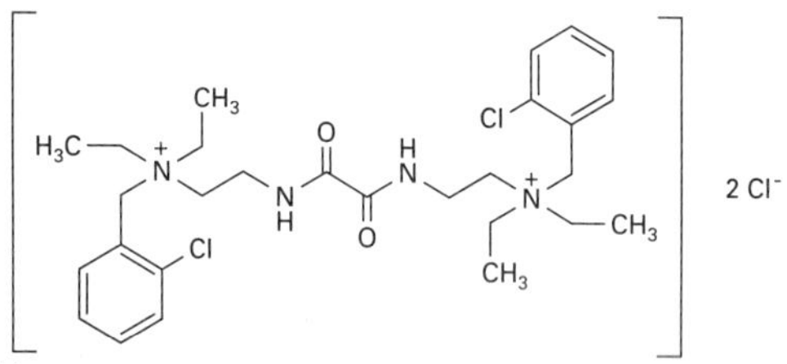

Ambenoniumchlorid

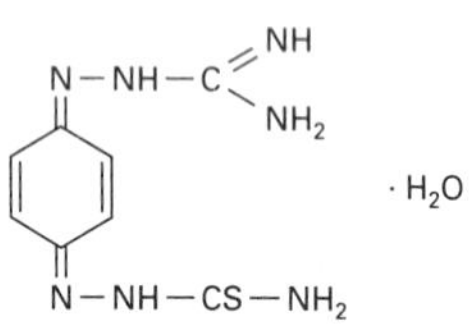

Ambazon

leicht lösl. in Wasser; Lösungen können im Autoklaven od. durch Filtration sterilisiert werden. **Anw.:** Cholinesterasehemmer (s. Parasympathomimetika); ähnl. Neostigminbromid*, aber länger wirksam; Ind.: Myasthenia gravis.

**Amber**: Ambra* (*engl.* amber Bernstein).

**Amberkraut:** Herba Mari veri, s. Teucrium marum unter Teucrium-Arten.

**Amberlite**®: Handelsname f. zahlreiche synthetische Ionenaustauscher auf Kunstharzbasis, die sich durch hohe Austauschgeschwindigkeit, hohe Kapazität u. hohe chemische u. mechanische Resistenz auszeichnen. **Anw.:** s. Ionenaustauscher*.

**Ambiphil**: Bez. f. komplizierte Emulsionssysteme mit Gelcharakter (Zwei- od. Dreiphasensysteme, bei denen eine Phase Feststoffcharakter besitzt), die aufgrund ihrer Formstabilität (Unguenta) in der Lage sind, eine Bi- od. sogar Trikohärenz aufzuweisen. Die Folge ist kapillar eingeschlossenes Wasser u. Kohlenwasserstoffe. Ein Netzwerk in der Art eines Fettalkohol/Fettalkoholsulfat-Kristallisats (z.B. Unguentum emulsificans aquosum*) ist quellfähig u. lagert Wasser in Form von Hydratwasser ein u. trennt das restliche kapillar gebundene Wasser vom lipophilen Anteil (s. Abb.). Mit zunehmendem Emulgatorgehalt nimmt das Ausmaß der Kohärenz, d.h. der Gelcharakter, zu u. die vorliegenden Systeme weichen immer stärker vom

Zustand der klassischen Emulsionen ab (z.B. Decoderm®-Basis*), s. Cremes.

**Amblosin®**: s. Ampicillin.

**Ambozeptor**: (*lat.* ambo beide, capere ergreifen) Syn. f. bakteriolytische Antikörper u. Immunhämolysine; Antikörper, die in Zusammenwirkung mit Komplement* antigentragende Zellen durchlässig machen, lysieren. Die Ambozeptoren haben (nach Ehrlich) 2 haptophore Gruppen, deren eine das Antigen*, die andere das Komplement* bindet; s. Komplementbindungsreaktion.

**Ambra**: Amber, Ambarum, Ambra ambrosiaca, Ambra grisea, Graue Ambra. Graue bis schwarze, bisweilen durch weiße Streifen marmorierte, fettartige, undurchsichtige Massen v. wachsartiger Konsistenz. D. 0.905 bis 0.92. Schmp. ca. 60°C. Herkunft noch unsicher, wahrscheinlich pathologische Exkremente des Pottwals, **Physeter macrocephalus** L., die man auf dem Meere schwimmend findet. Unlösl. in Wasser, wenig lösl. in Ethanol, mit angenehmem, eigenartigem Geruch, verbrennt angezündet m. heller Flamme. **Best.**: das an sich geruchlose Ambrain (ca. 25 bis 45%), Koprosterin, Epikoprosterin, Ambraporphyrin etc. **Anw.**: als Stimulans, Stomachikum, Aphrodisiakum, Antispasmodikum; ferner in der Parfümerie.

**HOM:** *Ambra grisea* (HAB1.5), Ambra: die aus dem Darm v. Physeter macrocephalus stammende Masse; verord. z.B. b. nervöser Unruhe, Schlaflosigkeit.

**Ambrain**: s. Ambra.

**Ambrettekörner**: Moschuskörner, Semen Abelmoschi, s. Abelmoschus moschatus.

**Ambrettolid**: 7-Hexadecen-16-olid, 16-Hydroxy-7-hexadecensäurelacton; $C_{16}H_{28}O_2$, $M_r$ 252.38. Farblose, moschusähnlich riechende Flüss. D. 0.958. Nat. im Moschuskernöl, s. Abelmoschus moschatus. **Anw.**: als synthetischer Moschus*-Ersatz.

**Ambril®**: s. Ambroxol.

**Ambrosia artemisiifolia** L: Fam. Asteraceae, Ragweed, Beifußtraubenkraut, Hohes Traubenkraut (Nordamerika, in Europa stellenweise in Einbürgerung begriffen). Stpfl. v. **Herba Ambrosiae:** Ambrosienkraut. **Inhaltsst.**: Coronopilin (Dihydroparthenin, ein Sesquiterpenlacton* mit Guaianolidstruktur), Artemisiifolin (Sesquiterpen), Cumanin, Dihydrocumanin etc. Von hoher allergener Potenz, v.a. die Pollen.

**HOM:** *Ambrosia artemisiifolia:* frische Blütenköpfe u. junge Schößlinge.

**Lit.**: M. Heinrich, Österr. Apoth. Ztg. *50,* 872-875 (1996).

**Ambroxol** INN: *trans*-4-[(2-Amino-3,5-dibrombenzyl)amino]cyclohexanol, Ambril®, Bronchopront®, frenopect®, Mucosolvan®, Expit®, Mucoaspecton®, Pect®, Pulmonal S®, tusso-basan®; CAS-Nr. 18683-91-5; $C_{13}H_{18}Br_2N_2O$, $M_r$ 378.1. **Anw.**: Expektorans. HWZ 9 h. **Übl. Dos.:** Oral: 2- bis 3mal 0.015 g/d.

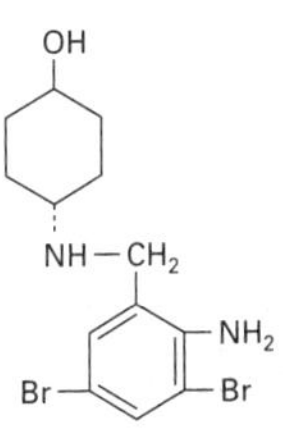


Ambroxol

**Ambroxolhydrochlorid:** Ambroxoli hydrochloridum, Ambroxolum hydrochloricum; CAS-Nr. 23828-92-4; $C_{13}H_{19}Br_2ClN_2O$, $M_r$ 414.6. Lösl. in Methanol, wenig lösl. in Wasser u. Ethanol. **Off.:** DAC86.

**Ambucetamid** INN: 2-Dibutylamino-2-(4-methoxyphenyl)acetamid; CAS-Nr. 519-88-0; $C_{17}H_{28}N_2O_2$, $M_r$ 292.41. Schmp. 134°C aus Ethanol/Ether. Prakt. unlösl. in Wasser, lösl. in Ethanol, Isopropanol, Eisessig. **Anw.**: Spasmolytikum. Gebräuchl. ist auch Ambucetamidhydrochlorid.

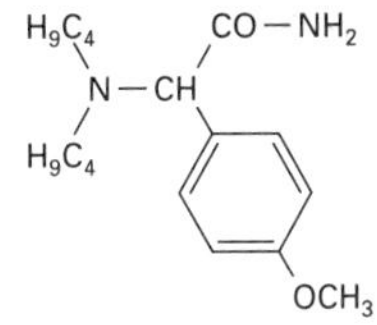


Ambucetamid

**Ambulant**: Behandlungsform, bei der die Kranken nicht im Bett zu liegen brauchen, sondern im „Umhergehen", d. h. nicht stationär (in Arztpraxis, Poliklinik od. Ambulatorium) behandelt werden.

**Ambutoniumbromid**: N-Ethyl-N,N-dimethyl-3-carbamoyl-3,3-diphenylpropylammoniumbromid, Spasmo-Praxiten®; CAS-Nr. 115-51-5; $C_{20}H_{27}BrN_2O$, $M_r$ 391.4. Schmp. 228-229°C unter Zers. Lösl. in Wasser. **Anw.**: Spasmolytikum, Parasympatholytikum. **Nebenw.**: gastrointestinale Störungen, Schwindel, Prostatahypertrophie.

**Amciderm®**: s. Amcinonid.

**Amcinonid** INN: (11β,16α)-21-(Acetyloxy)-16, 17]cyclopentylidenbis(oxy)[-9-fluoro-11-hydroxypregna-1,4-dien-3,20-dion, Amciderm®; CAS-Nr. 51022-69-6; $C_{28}H_{35}FO_7$, $M_r$ 502.6. Schmp. 253-255°C; polymorph. **Anw.**: bei Hauterkrankungen, zur lokalen Anw. **Nebenw.**: systemische Nebenw. dieses halogenierten Glucocorticoids sind wegen kaum vorhandener Resorption bei lokaler Anw. nicht zu erwarten.

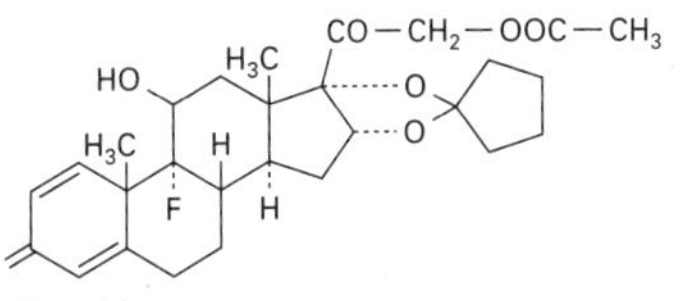


Amcinonid

**Ameiseneier**: Ova formicarum, s. Formica rufa.

**Ameisengeist**: s. Spiritus Formicarum.

**Ameisensäure**: Acidum formicicum, Methansäure, HCOOH, $M_r$ 46.03. Reine, wasserfreie A. ist eine farblose, klare, stechend riechende Flüss., mit Ethanol, Wasser, Ether, Glycerol in jedem Verhältnis mischbar. Sdp. 100-101°C. Nat. sehr verbreitet (Ameisen, Bienenstachel, Brennessel, im Schweiß). Darst.: durch Dest. von Ameisen,

Oxidation von Methylalkohol, durch Zerlegen von Natriumformiat (aus NaOH + CO) mit Schwefel- od. Salzsäure. **Verdünnte Ameisensäure**, Ameisensäure 25%, Acidum formicicum dilutum; Ameisensäure. DAC86: Geh. 24.0 bis 25.0% $CH_2O_2$; ÖAB90 25.5 bis 26.5%. D. 1.059 bis 1.063. Mit Wasser u. Ethanol 90% mischbar, mit Ether u. Chloroform nicht mischbar. **Wasserfreie Ameisensäure:** Acidum formicicum anhydricum, Ameisensäure 98%, Acidum formicicum concentratum. DABC86, ÖAB90: Geh. mind. 98.0% $CH_2O_2$. Sdp. 100-102°C. D. 1.215 bis 1.221. Mit Wasser, Ether, Chloroform mischbar. Inkomp.: Blei-, Quecksilber(II)- u. Silbersalze, Oxidationsmittel, konz. Schwefelsäure. **Anw.** med.: zu Einreibungen bei Rheuma, Neuralgien usw. (in 5%iger Konz., s. Spiritus Formicarum); techn.: zur Konservierung.

**HOM:** *Acidum formicicum* (HAB1): 24-25%ige Ameisensäure; wird z.B verordnet bei Neuraltherapie, Umstimmungstherapie bei Allergien.

**Ameisensäureamid:** s. Formamid.

**Ameisensäuredimethylamid:** s. Dimethylformamid.

**Ameisensäureethylester:** Aether formicicus, Aethylium formicicum, Ethylformiat, Ameisensäureäther, Rumäther; $C_3H_6O_2$, $M_r$ 74.08. D. 0.92. Sdp. 54°C. Mischbar mit Ethanol u. Ether, mit Wasser 1:10. Brennbar! **Anw.:** zur Herst. v. Fruchtessenzen, Rum- u. Arrakessenzen; als Lösungsmittel f. Acetyl- u. Nitrocellulose; als Fungizid.

**Ameisensäureisoamylester:** Amylium formicicum, Isoamylformiat; $C_6H_{12}O_2$, $M_r$ 116.16. D. 0.871; farblose fruchtartig riechende Flüss., mischbar mit Ethanol u. Ether, wenig lösl. in Wasser. **Anw.:** als Fruchtaromat; als Lösungsmittel f. Harze.

**Ameisensäurelösung, Alkoholische:** s. Spiritus Formicarum.

**Ameisensäuremethylester:** Methylium formicicum, Methylformiat; $C_2H_4O_2$, $M_r$ 60.05. Farblose, brennbare Flüss., mischbar mit Wasser u. Ethanol. D. 0.965 bis 0.975. MAK 100 $cm^3/m^3$ Luft. **Anw.** techn.: als Lösungsmittel f. Öle u. Fette, Acetylcellulose, Collodium-Wolle, Celluloid.

**Ameisenspiritus:** s. Spiritus Formicarum.

**Amenorrhö:** Ausbleiben der monatlichen Regelblutung.

**Amentoflavon:** s. Bisflavonoide.

**Americium:** Am, OZ 95, künstl. durch Beschießung von Plutonium $^{239}_{94}Pu$ mit Neutronen gewonnenes Element (1944): mind. 13 Am-Isotope mit Massenzahlen 232, 234, 237 bis 247.

**Amerikanische Colombowurzel:** s. Frasera carolinensis.

**Amerikanische Faulbaumrinde:** Rhamni purshiani cortex, s. Rhamnus purshianus.

**Amerikanische Poleyminze:** s. Hedeoma pulegioides.

**Amerikanischer Nachtschatten:** s. Phytolacca americana.

**Amerikanisches Wurmkraut:** s. Chenopodium ambrosioides var. anthelminticum.

**Ames-Schnellreagenzien:** analyt. Teststäbchen od. -tabletten f. med.-chem. Schnell-Untersuchungen.

**Ames-Test:** 1973 entwickelte Methode zur Untersuchung von Stoffen auf ihre Mutagenität* mit Hilfe einer Bakterienmutante. Da ein direkter Zusammenhang zwischen Mutagenität u. Kanzerogenität angenommen wird, können so potentielle krebserzeugende Stoffe (Kanzerogene*) erkannt werden.

**Amethocainhydrochlorid:** s. Tetracainhydrochlorid.

**Amethopterin:** s. Methotrexat.

**Ameziniummetilsulfat** INN: Amezinii metilsulfas, 4-Amino-6-methoxy-1-phenylpyridaziniummethylsulfat, Regulton®, Supratonin®; CAS-

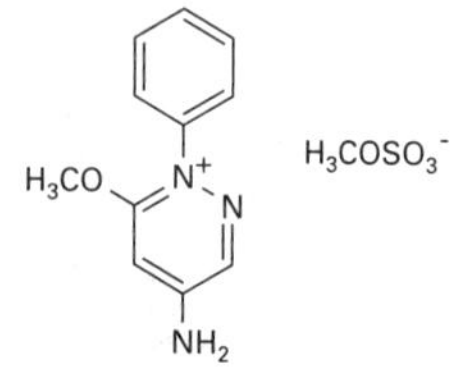


Ameziniummetilsulfat

Nr. 30578-37-1; $C_{12}H_{15}N_3O_5S$, $M_r$ 313.3. Schmp. 176°C (Zers.). **Anw.:** Antihypotensivum. **Nebenw.:** Herzklopfen, Übelkeit, Ruhelosigkeit; Kontraind.: 1. Trimenon der Schwangerschaft, Glaukom, Phäochromozytom, Thyreotoxikose. HWZ 13 h.

**Amfepramon** INNv: α-Benzoyl-triethylamin, 2-Diethylaminopropiophenon, Diethylpropion, Regenon®; CAS-Nr. 90-84-6; $C_{13}H_{19}NO$, $M_r$ 205.30.

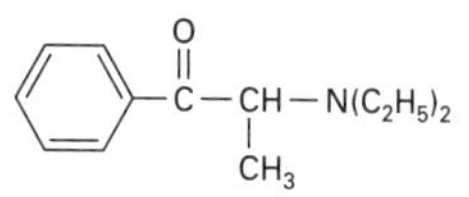


Amfepramon

**Amfepramonhydrochlorid:** CAS-Nr. 134-80-5; $C_{13}H_{19}NO \cdot HCl$, $M_r$ 241.8. Schmp. ca. 175°C (Zers.). **Anw.:** Appetitzügler* bei nahrungsbedingter Übergewichtigkeit; nur in Ausnahmefällen zur Unterstützung von diätetischen u. psychotherapeutischen Maßnahmen; Suchtgefahr. HWZ 1.5 bis 2.5 h.

**Amfetamin:** s. Amphetamin.

**Amfetaminil** INN: 2-[(α-Methylphenethyl)amino]-2-phenylacetonitril, AN 1®; CAS-Nr. 17590-01-1; $C_{17}H_{18}N_2$, $M_r$ 250.33. Schmp. 85-

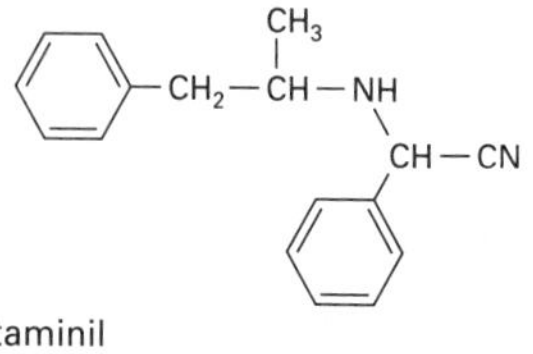


Amfetaminil

87°C aus Ethanol-Wasser. **Anw.:** Psychotonikum; zentrales Stimulans, Appetitzügler* (Weckamin*); *Suchtgefahr.* **Übl. Dos.:** Oral: ED 0.01 g.

**Amfetaminsulfat:** s. Amphetamin, vgl. Dexamphetaminsulfat.

**AMG:** Gesetz über den Verkehr mit Arzneimitteln (Arzneimittelgesetz*).

**-amid:** s. Carbonsäureamide.

**Amidasen:** Desaminasen*.

**Amide:** **1.** s. Säureamide; **2.** Metallamide: Die H-Atome von Ammoniak ($NH_3$) sind durch Metalle ersetzt (z.B. Calciumamid).

**Amidephrinmesilat** INN: 3-(1-Hydroxy-2-methylaminoethyl)-methansulfonanilid, Fentrinol®; CAS-Nr. 3354-67-4; $C_{11}H_{20}N_2O_6S_2$, $M_r$ 340.3. Schmp. 207-209°C. Lösl. in Wasser. **Anw.:** Vasokonstriktor, v.a. im Nasenbereich verwendet, s.a. Sympathomimetika.

**Amid-Imid-Tautomerie:** s. Tautomerie.

**Amidoalkylbetaine:** z.B. Tego-Betain®. Gehören zu den *Amphotensiden* (s. Emulgatoren). Enthalten als funktionelle Gruppen eine quartäre Ammoniumgruppe, eine freie Carboxylgruppe u. eine höhere Fettsäure, die als Amid gebunden ist. **Anw.:** als waschaktive Tenside in kosmetischen u. arzneilichen Reinigungs- u. Pflegemitteln. Sehr gut hautverträglich, sehr gute Reinigungseigenschaften u. in wäßriger Lsg. keimhemmende bis keimtötende Wirkung.

**Amidol:** 2,4-Diaminophenol-dihydrochlorid; $(NH_2)_2C_6H_3OH \cdot 2\ HCl$, $M_r$ 197.07. Weißes bis graues Pulver. **Anw.:** als photographischer Entwickler, zum Färben von Haaren u. Pelzen.

**Amidonal®:** s. Aprindin.

**Amidopyrin:** s. Aminophenazon.

**Amidoschwarz 10 B:** 4-Amino-5-hydroxy-3-(4-nitrophenylazo)-6-phenylazo-2,7-naphthalindisulfonsäure, Dinatriumsalz; $C_{22}H_{14}N_6Na_2O_9S_2$, $M_r$ 616.5. Dunkelbraunes bis schwarzes Pulver; wenig lösl. in Wasser, lösl. in Ethanol. **Anw.:** Reagenz Ph.Eur.3. Zur elektrophoretischen Reinheitsbestimmung von Albuminlösung vom Menschen u. Plasmaproteinlösung vom Menschen.

**Amidoschwefelsäure:** s. Sulfaminsäure.

**Amidosulfonsäure:** s. Sulfaminsäure.

**Amidotrizoesäure:** Acidum amidotrizoicum Ph.Eur.3, Diatrizoesäure, 3,5-Bis(acetamido)-2,4,6-triiodbenzoesäure, Angiografin®, Peritrast®,

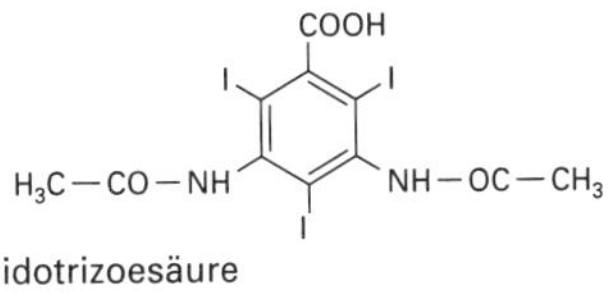


Amidotrizoesäure

Urografin®, Urovison®, Urovist®, Gastrografin®; CAS-Nr. 117-96-4; $C_{11}H_9I_3N_2O_4$, $M_r$ 613.92. Sehr schwer lösl. in Wasser u. Ethanol, lösl. in Dimethylformamid u. Alkalihydroxidlösungen. **Anw.:** Röntgenkontrastmittel, in Zuber. mit Zein zum Verschluß von Blutgefäßen u. des Pankreasganges. HWZ ca. 1 bis 2 h. Gebräuchl. sind auch Natriumamidotrizoat, Natriumamidotrizoat-Tetrahydrat, L-Lysinamidotrizoat, Megluminamidotrizoat [Di(N-methylglucamin)-Salz]. Vgl. Iotalaminsäure.

**Amifostin** INN: S-[2-(3-Aminopropylamino)-ethyl]-dihydrogenphosphorothioat, Ethyol®; CAS-Nr. 20537-88-6; $C_5H_{15}N_2O_3PS$, $M_r$ 214.22. **Wirk. u. Anw.:** Zytoprotektivum; durch die alkal. Phosphatase wird A. (Prodrug) zum freien Thiol (Wirkform) dephosphoryliert; A. schützt selektiv nicht tumorbefallene Zellen vor Strahlung u. Zytostatika, weil die Konzentration der alkal. Phos-

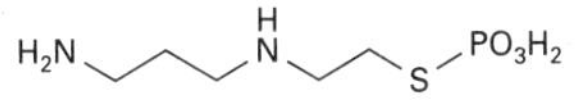


Amifostin

phatase in gesünderen Zellen wesentlich höher ist als in Tumorzellen. **Nebenw.:** vorübergehend Hypotonie, häufig Übelkeit, allerg. Reaktionen, Hypokalzämie bei wiederholter Gabe innerhalb von 24 h. Kontraind.: Schwangerschaft, Stillzeit, schwere Leber- u. Niereninsuffizienz, Anw. bei Kinder u. Erwachsene über 70 Jahren. HWZ unter 10 min. **Übl. Dos.:** Parenteral: 0.910 g/m² Körperoberfläche bei Erwachsenen (15minütige Infusion). **Amifostin-Monohydrat:** CAS-Nr. 63717-27-1; $C_5H_{15}N_2O_3PS \cdot H_2O$, $M_r$ 232.23.

**Amikacin** INN: ein Aminoglykosid-Antibiotikum (Kanamycin*-Derivat), Biklin®; CAS-Nr. 37517-28-5; $C_{22}H_{43}N_5O_{13}$, $M_r$ 585.62. Schmp. 203-

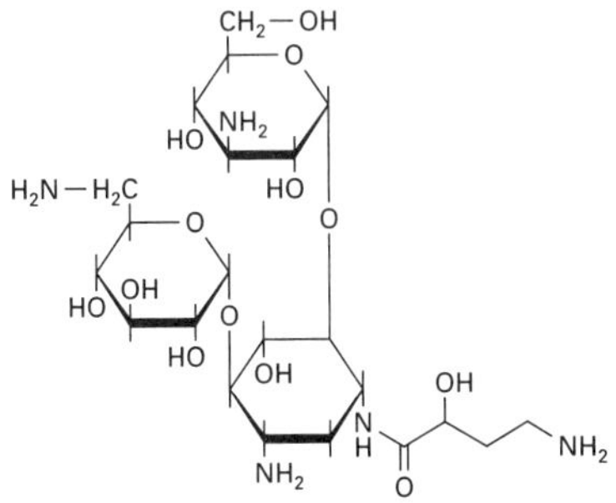


Amikacin

204°C (Sesquihydrat). $[\alpha]_D^{23°C}$ +99° (c = 1.0 in Wasser). **Anw.:** Breitband-Antibiotikum der Reserve, zur Ther. schwerer Infektionen mit gramnegativen Keimen. HWZ 2.3 h. **Übl. Dos.:** Parenteral: i.m., i.v.: 0.01 g/kg KG/d, Verteilung auf 2 bis 3 Einzeldosen, Nierenfunktion u. 8. Gehirnnerv beachten; s.a. Antibiotika (Tab.). Gebräuchl. ist auch Amikacin-bis(hydrogensulfat).

**Amikronen:** s. Kolloide.

**Amilorid** INN: Amipramidin, N-Amidino-3,5-diamino-6-chlorpyrazincarboxamid, Amipramizid, Guanamprazin, Arumil®; CAS-Nr. 2609-46-3;

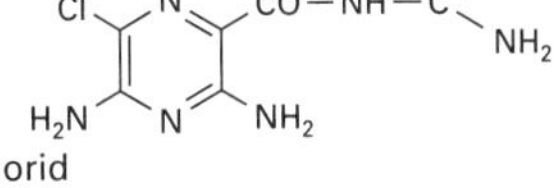


Amilorid

$C_6H_8ClN_7O$, $M_r$ 229.65. Schmp. 240.5-241.5°C. **Anw.:** Saluretikum (kaliumsparendes Diuretikum) bei Kaliummangel infolge Herzinsuffizienz, Hypertonie. HWZ 6 bis 9 h. **Übl. Dos.:** Oral: 1mal 0.005 g/d möglichst morgens. **Nebenw.:** Verdauungsstörungen, Übelkeit, Reaktionsvermögen kann erniedrigt werden; Kontraind.: Hyperkaliämie, Anurie, Schwangerschaft.

**Amiloridhydrochlorid:** Amiloridi hydrochloridum Ph.Eur.3, Amiloridhydrochlorid-Dihydrat; (Anhydrat: CAS-Nr. 2016-88-8); $C_6H_9Cl_2N_7O \cdot 2\,H_2O$, $M_r$ 302.1. Schmp. 285-288°C. Gelbes Pulver. Schwer lösl. in Wasser.

**Amine:** Verbindungen des Ammoniaks $NH_3$, bei denen die H-Atome ganz od. teilweise durch Kohlenwasserstoffreste (Alkyle od. Aryle) ersetzt sind; basisch reagierende Verbindungsklasse. Nomenklatur: dem Namen des Alkylrestes wird die Gruppenbezeichnung -amin nachgestellt. Wenn sie am N-Atom 1, 2, 3 Alkylreste R tragen, werden sie als primäre ($RNH_2$ ), sekundäre ($R_2NH$) od. tertiäre ($R_3N$) Amine bezeichnet. Enthält ein Molekül mehrere funktionelle Gruppen, so wird das Präfix Amino-, Methylamino-, Diethylamino-, ... verwendet. Salze der A. werden als Ammoniumsalze benannt. Bei quartären (quaternären) Ammoniumsalzen sind alle 4 H-Atome durch Alkylreste ersetzt: s. Abb. (vgl. Nitrosamine). **Biogene Amine:** im Körper erzeugte Amine (z.B. Histamin*, Dopamin*, Adrenalin*).

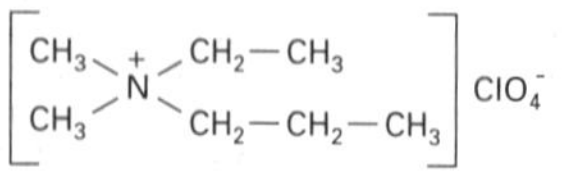

Amine:
Strukturformel von Ethyldimethylpropylammoniumperchlorat

**Amino-:** s. Amine.

**4-Aminoacetanilid:** N-Acetyl-p-phenylendiamin; $C_8H_{10}N_2O$, $M_r$ 150.18. Farblose bis rötliche Kristalle, Schmp. 165°C. Lösl. in Ethanol, Ether u. heißem Wasser. **Anw.:** zur Herst. v. Azofarbstoffen u. Arzneimitteln.

**4-Aminoacetophenon:** $C_8H_9NO$, $M_r$ 135.2. Schmp. 104-106°C. Blaßgelbe Kristalle od. krist. Pulver, leicht lösl. in sied. Wasser, Chloroform, Ethanol 90%, lösl. in Ether. **Anw.:** im DAB8 als Reagenz u. als Reagenz-Lsg. (1.00 g Aminoacetophenon werden in 12.50 mL konzentrierter Salzsäure u. Wasser zu 100 mL gelöst). Dient zum Nachw. phenolischer Alkaloide (Cephaelin) in Emetindihydrochlorid od. zur Herst. v. Acetophenon-4-diazoniumchlorid-Lösung DAB8 (eine Lsg. v. 25 mg Natriumnitrat zu 5.0 mL wird mit 10.0 mL Aminoacetophenon-Lösung vermischt u. nach 10 min mit Wasser zu 100 mL verdünnt; bei Bedarf frisch herzustellen.

**Aminoazobenzol:** Azobenzol-4-amin.; $C_{12}H_{11}N_3$, $M_r$ 197.2. Schmp. ca. 128°C. Bräunlichgelbe Nadeln mit bläulichem Schimmer; schwer lösl. in Wasser, leicht lösl. in Chloroform, Ethanol u. Ether. **Anw.:** Reagenz Ph.Eur.3.

**Aminoazobenzol-azo-β-naphthol:** s. Sudan III.

**o-Aminobenzoesäure:** 2-Aminobenzoesäure, Acidum anthranilicum, Anthranilsäure; $C_6H_4(NH_2)COOH$, $M_r$ 137.13. Schmp. 145°C. Farblose Kristalle od. gelbes krist. Pulver von süßl. Geschmack; leicht lösl. in Ethanol u. Ether, wenig lösl. in Wasser. **Anw.:** in der Analyse zum Nachw. u. Bestimmung v. Metallen; zur Synthese von Indigo, Azo- u. Anthrachinon-Farbstoffen.

**p-Aminobenzoesäure:** PAB, PABA, Acidum para-aminobenzoicum, 4-Aminobenzoesäure, Vitamin H'; $C_7H_7NO_2$, $M_r$ 137.13. Farblose bis gelbliche Kristalle von säuerlich-bitterem Geschmack; schwer lösl. in Wasser, leicht lösl. in Ethanol. Schmp. ca. 187°C. Inkomp.: oxidierende Stoffe, Mineralsäuren. **Off.:** ÖAB90, Ph.Helv.7, DAC86. Wuchsstoff f. Organismen, die Folsäure synthetisieren können. Die p-A. ist von größter Bedeutung f. den Wirkungsmechanismus der Sulfonamide, da diese Strukturanaloge sind. Wird die COOH–Gruppe der p-A. durch $SO_3H$ ersetzt, so gelangt man zur Sulfanilsäure, von der sich die meisten Sulfonamide ableiten. Durch kompetitive Hemmung verhindern Sulfanilamid u. andere Sulfonamide den Einbau von p-A. bei der Biosynthese der Folsäure; vgl. Chemotherapeutika. p-A. ist ferner der Grundkörper einer Reihe von Lokalanästhetika*.

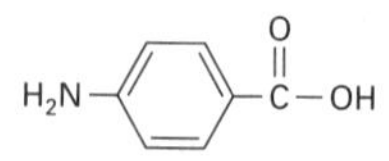

p-Aminobenzoesäure

**p-Aminobenzoesäure-ethylester:** s. Benzocain.

**Aminobenzol:** s. Anilin.

**4-Amino-benzol-sulfonsäure:** s. Sulfanilsäure.

**p-Aminobenzoyl-diethylamino-ethanol-hydrochlorid:** s. Procainhydrochlorid.

**Aminobernsteinsäure:** Asparaginsäure*, s.a. Aminosäuren.

**Aminobutanol:** 2-Amino-1-butanol; $C_4H_{11}NO$, $M_r$ 89.14. D. 0.944. Schmp. -2°C. Sdp. ca. 180°C. $d_{20}^{20}$ ca. 0.94. $n_D^{20°C}$ ca. 1.453. Ölige, farblose Flüss.; mischbar mit Wasser, lösl. in Ethanol. **Anw.:** Reagenz Ph.Eur.3, als Emulgator.

**γ-Aminobuttersäure:** 4-Aminobuttersäure, GABA; $H_2N\text{–}CH_2\text{–}CH_2\text{–}COOH$, $M_r$ 103.12. Eine nichtproteinogene Aminosäure. Schmp. 202°C. GABA wird durch primäre Decarboxylierung von Glutaminsäure mittels Glutaminsäuredecarboxylase im γ-Aminobutyratweg* gebildet. Der Abbau erfolgt durch Transaminierung zu Bernsteinsäuresemialdehyd u. nachfolgende Oxidation zu Bernsteinsäure über den Tricarbonsäurezyklus. γ-A. ist ein inhibitorisch wirkender Neurotransmitter u. dient zur Behandlung von Epilepsie, Hirnbluten u.a.

**γ-Aminobutyratweg:** ein Nebenweg bei der oxidativen Decarboxylierung von α-Ketoglutarat im Tricarbonsäurezyklus*. Spielt vor allem im Gehirnstoffwechsel eine Rolle. Ca. 25% des in den Gehirnzellen gebildeten α-Ketoglutarats wird in γ-Aminobuttersäure* (GABA) umgewandelt.

**Aminocapronsäure** INN: Acidum aminocaproicum INN, ε-Aminohexansäure, 6-Aminohexansäure, ε-Aminocapronsäure; CAS-Nr. 60-32-2; $C_6H_{13}NO_2$, $M_r$ 131.17. Schmp. 204-206°C aus Ethanol. Weißes, krist. Pulver. Leicht lösl. in Wasser, wenig lösl. in Methanol, prakt. unlösl. in Ethanol. $pK_{s,1}$ 4.43, $pK_{s,2}$ (konjugierte Säure) 10.75. **Off.:** DAC86. **Anw.:** Antifibrinolytikum. HWZ 1 bis 2 h. **Übl. Dos.:** Oral: 5mal 0.1 g/kg KG/d; Menorrhagie: 4- bis 6mal 3 g über 3 bis 6 d. Parenteral: 5mal 0.1 g/kg KG/d.

**7-Aminocefalosporansäure:** s. Antibiotikum(a).

**Aminochincarbamid:** s. Aminochinurid.

**Aminochinoline:** s. Antimalariamittel.

**Aminochinurid:** Aminoquinurid INN, Aminochinuridum, Aminochincarbamid, N,N'-Bis(4-amino-2-methyl-6-chinolyl)harnstoff; Surfen®; CAS-Nr. 3811-56-1; $C_{21}H_{20}N_6O$, $M_r$ 372.4. Schmp. 255°C unter Zers. **Anw.:** Desinfektionsmittel; in Lösungen zur Blasen- u. Wundspülung, in Um-

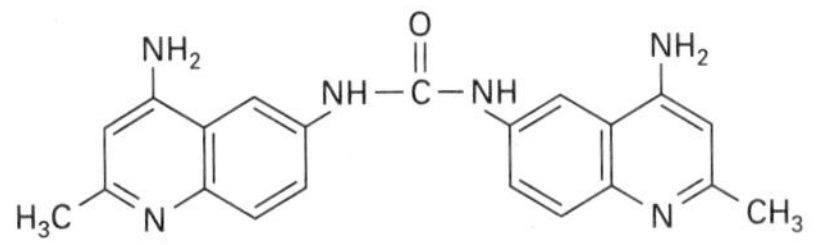

Aminochinurid

schlägen, Pudern u. Salben; bildet mit Insulin unlösliche Komplexe u. wird daher zur Herst. v. Verzögerungsinsulinen verwendet, s. Insulin.

**Aminochinuriddihydrochlorid-Heptahemihydrat:** Aminochinuridum dihydrochloridum heptahemihydricum; CAS-Nr. 5424-37-3; $C_{21}H_{22}Cl_2N_6O \cdot 3.5\ H_2O$, $M_r$ 508.4. Weißes Pulver; wenig lösl. in Wasser von 20°C, lösl. in siedendem Wasser, sehr schwer lösl. in Ethanol. **Off.:** DAC86. **Anw.:** s.o.

**Aminochlorbenzophenon:** 2-Amino-5-chlorbenzophenon; $C_{13}H_{10}ClNO$, $M_r$ 231.7. Schmp. ca. 97°C. Gelbes, krist. Pulver; prakt. unlösl. in Wasser, leicht lösl. in Aceton u. Chloroform, lösl. in Ethanol. **Anw.:** Reagenz Ph.Eur.3.

**Aminocyclitol:** s. Spectinomycin.

**Aminoessigsäure** INN: s. Glycin.

**2-Aminoethanol:** Colamin, s. Ethanolamin.

**Aminoglucose:** s. Glucosamin.

**α-Aminoglutarsäure:** s. Glutaminsäure.

**Aminoglutethimid** INN: 3-Ethyl-3-(p-aminophenyl)-2,6-piperidindion, Orimeten®; CAS-Nr. 125-84-8; $C_{13}H_{16}N_2O_2$, $M_r$ 232.3. Schmp. 149-150°C. **Wirk.** u. **Anw.:** Zytostatikum; Antiöstrogen zur Behandlung des metastasierenden Mammakarzinoms (s. Hormone), Cushing-Syndrom (NNR-Tumor); schon 1955 als Hypnotikum u. Antiepileptikum in die Therapie eingeführt (vgl. Glutethimid). **Nebenw.:** Benommenheit, gastrointestinale Störungen. HWZ 13 h (Einmalgabe), 7.3 h (nach 6wöchiger Behandlung). **Übl. Dos.:** 250 mg/d.

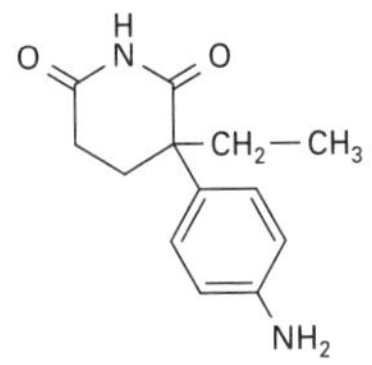

Aminoglutethimid

**Aminoglykosid-Antibiotika:** s. Antibiotika.

**Aminoguanidin:** Guanylhydrazin; $CH_6N_4$, $M_r$ 74.09. Farblose Kristalle, unlösl. in Ether, lösl. in Ethanol u. Wasser (die Lsg. ist stark basisch). **Anw.:** Synthese von Heterocyclen, Zwischenprodukt bei vielen chemischen Synthesen.

**Aminohippursäure:** N-(4-Aminobenzoyl)-aminoessigsäure; $C_9H_{10}N_2O_3$, $M_r$ 194.2. Schmp. ca. 200°C. Weißes bis fast weißes Pulver; wenig lösl. in Wasser, lösl. in Ethanol, sehr schwer lösl. in Chloroform u. Ether. **Anw.:** Reagenz Ph.Eur.3.

**Aminohydroxynaphthalinsulfonsäure:** 4-Amino-3-hydroxy-1-naphthalinsulfonsäure; $C_{10}H_9NO_4S$, $M_r$ 239.3. Weiße bis graue Nadeln, die sich unter Lichteinfluß rötlich färben, v.a. bei Feuchtigkeit; prakt. unlösl. in Wasser, Ethanol u. Ether, lösl. in Alkalihydroxid-Lsg. u. heißen Lösungen von Natriumdisulfit. **Anw.:** Reagenz Ph.Eur.3.

**Aminomethylalizarindiessigsäure:** N-(3,4-Dihydroxy-2-anthrachinonylmethyl)-iminodiessigsäure, Dihydrat; $C_{19}H_{15}NO_8 2H_2O$, $M_r$ 421.4. Schmp. ca. 185°C. Feines, bräunlichgelbes bis orangebraunes Pulver; prakt. unlösl. in Wasser, lösl. in Alkalihydroxid-Lösungen. **Anw.:** Reagenz Ph.Eur.3.

**p-Aminomethylbenzoesäure:** PAMBA; Acidum aminomethylbenzoicum; CAS-Nr. 10541-83-0; $C_8H_9NO_2$, $M_r$ 151.2. Schmp. 275°C (Zers.). Weißes, krist. Pulver. Schwer lösl. in Wasser von 20°C, lösl. in siedendem Wasser u. in verd. Alkalihydroxid-Lösungen, prakt. unlösl. in Ethanol, Ether. **Off.:** DAC86. **Anw.:** Antifibrinolytikum. **Übl. Dos.:** oral: 3mal/d 0.1-0.2 g, i.m. od. langsam i.v. 50-150 mg.

**Aminomethylbenzolsulfonamidum hydrochloricum:** s. Mafenid.

**Aminomethylierung:** s. Mannich-Reaktion.

**2-Amino-2-methyl-1,3-propandiol:** CAS-Nr. 115-69-5; $C_4H_{11}NO_2$, $M_r$ 105.14. Farblose Kristalle, Schmp. 110°C. Lösl. in Wasser u. Ethanol. **Anw.:** als biologischer Puffer*, Emulgator, zur Absorption saurer Gase.

**Aminonitrobenzophenon:** 2-Amino-5-nitrobenzophenon; $C_{13}H_{10}N_2O_3$, $M_r$ 242.2. Schmp. ca. 160°C. Gelbes, krist. Pulver; prakt. unlösl. in Wasser, lösl. in Tetrahydrofuran, schwer lösl. in Methanol. **Anw.:** Reagenz Ph.Eur.3.

**Aminopan®:** s. Somatostatin.

**6-Aminopenicillansäure:** s. Penicilline unter Antibiotika.

**Aminopeptidase(n):** Gem. von metallhaltigen Exopeptidasen, die von Peptiden einzeln die terminalen (endständigen) Aminosäuren mit der freien Aminogruppe (im Gegensatz zu den Carboxypeptidasen*) abspalten. Werden z.B. vom Pankreas* gebildet.

**Aminophenazon** INN: Aminophenazonum, Amidopyrin, Aminopyrin, Dimethylaminophenyldimethylpyrazolon, 4-Dimethylaminoantipyrin, Dimethylaminophenazonum, Dimethylaminophenazon, Pyrazolonum dimethylaminophenyldimethylicum, 4-Dimethyl-1-phenyl-3-pyrazolin-5-on, Pyramidon®; CAS-Nr. 58-15-1; $C_{13}H_{17}N_3O$, $M_r$ 231.3. Schmp. 107-109°C. Weißes, krist. Pulver od. farblose Kristalle, geruchlos, schwach bitterer Geschmack; lösl. in Wasser, leicht lösl. in Chloro-

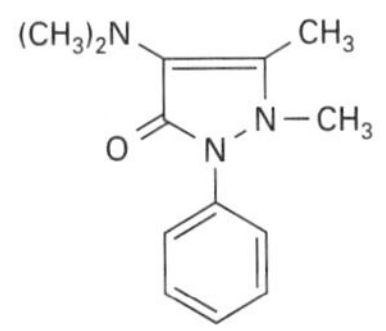

Aminophenazon

form u. Ethanol. **Off.:** Ph.Eur.1, ÖAB90. **Anw.:** Analgetikum, Antipyretikum, Antirheumatikum. **Übl. Dos.:** 0.1 bis 0.3 g/d in mehreren Einzeldosen, auch i.v. Anw. möglich. **Nebenw.:** allerg. Reaktionen von Hauterscheinungen bis zu tödlicher Agranulozytose, in hohen Dosen Krampfgift (LD 10 g). Aufgrund der Bildung von kanzerogenem Dimethylnitrosamin aus der abgespaltenen Dimethylaminogruppe **nicht mehr in Verwendung.**

**3-Aminophenol:** $C_6H_7NO$, $M_r$ 109.13. Schmp. ca. 122°C. Weißes bis schwach gelb gefärbtes, krist. Pulver; lösl. in Wasser u. Ethanol; verfärbt sich durch Feuchtigkeit u. Lichteinfluß.

**4-Aminophenol:** p-Aminophenol, 4-Amino-1-hydroxybenzol; $C_6H_7NO$, $M_r$ 109.13. Schmp. 186°C unter Zers. Farblose Kristalle (an Licht graubraun bis violettbraun werdend), lösl. in absol. Ethanol, wenig lösl. in Wasser. **Anw. techn.:** zum Färben von Haaren u. Pelzen, (früher) als photograph. Entwickler (Rodinal®). **Anw.:** Reagenz Ph.Eur.3.

**2-Amino-2-phenylessigsäure:** s. Phenylglycin.

**Aminophyllin®:** s. Theophyllin-Ethylendiamin.

**Aminoplaste:** Albamit®. Duroplaste mit unterschiedlichen Beimengungen (Füllstoffen). Es ist zu unterscheiden zwischen Harnstoff-Formaldehydharzen u. den beständigeren Melamin-Formaldehydharzen. Dienen zur Herst. v. Schraubverschlüssen f. Arzneigläser.

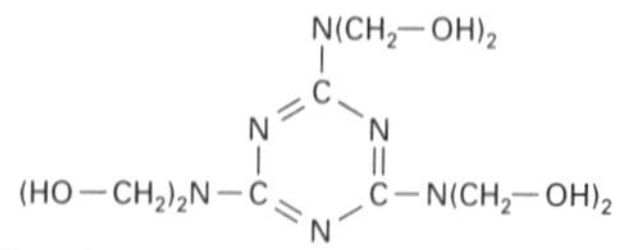


Aminoplaste:
Melaminharz

**Aminopterin** INN: 4-Aminopteroylglutaminsäure, 4-Aminofolsäure; $M_r$ 440.43. **Anw.:** als Zytostatikum (Folsäureantagonist), s.a. Methotrexat.

**2-Aminopyridin:** $C_5H_4N\text{–}NH_2$, $M_r$ 94.1. Farblose Kristalle. Schmp. 56°C, Sdp. 204°C. Lösl. in Wasser u. fast allen organischen Lösungsmitteln. **Anw.:** f. Wirkstoffsynthesen.

**Aminopyrin:** s. Aminophenazon.

**Aminoquinurid** INN: s. Aminochinurid.

**Aminosäuren:** Aminocarbonsäuren, organische Säuren, die mind. eine Carboxyl- u. eine Aminogruppe enthalten. Je nach der Stellung der $NH_2$–Gruppe in der Kohlenstoffkette zu der endständigen Carboxylgruppe unterscheidet man α-, β-, γ-...Aminosäuren. Die α-**Aminosäuren** gehören als Bausteine der Proteine* u. Peptide*, jedoch auch in freier Form, zu den wichtigsten organischen Stoffen der lebenden Zelle. **Proteinogene** (proteinbildende) A. sind am Proteinaufbau beteiligt (insgesamt ca. 20). Sie sammeln sich in der Zelle in einem Aminosäurepool, in dem sich mit der Nahrung aufgenommene, im Stoffwechsel synthetisierte u. durch Proteinabbau anfallende A. mischen. In diesem Pool befinden sich auch stickstoffhaltige Vor- u. Zwischenstufen der Biosynthese der proteinogenen u. nichtproteinogenen A. **Nichtproteinogene** A. sind am Aufbau der Proteine gewöhnlich nicht beteiligt. Dazu gehören auch A., die als Zwischenprodukte bei der Biosynthese proteinogener A. auftreten.

Die **chemische Klassifizierung** der A. erfolgt **1.** nach der Lage des isoelektrischen Punktes (neutrale-, saure- u. basische A.) od. **2.** nach der Polarität ihrer Seitenketten; danach kann man 4 Hauptgruppen von A. unterscheiden: a) *unpolare od. hydrophobe A.* (Alanin, Leucin, Isoleucin, Valin, Prolin, Phenylalanin, Tryptophan u. Methionin); b) *polare ungeladene A.* (Serin, Threonin, Tyrosin, Asparagin, Glutamin, Cystein u. Glycin); c) *positiv geladene A.* (Lysin, Arginin u. Histidin); d) *negativ geladene A.* (Asparaginsäure u. Glutaminsäure).

Neben der chem. Klassifizierung werden A. **3.** nach den Abbauprodukten im Stoffwechsel in glucoplastische u. ketoplastische A. unterteilt. *Glucoplastische A.* können zu $C_4$–Dicarbonsäuren od. zu Brenztraubensäure abgebaut u. in Kohlenhydrate umgewandelt werden, während *ketoplastische A.* zu Ketonkörpern, speziell zu Acetessigsäure, abgebaut werden. Schließlich unterscheidet man zwischen **4.** *essentiellen* u. *nichtessentiellen A.,* wobei erstere vom betreffenden Organismus nicht od. nur ungenügend durch Biosynthese bereitgestellt werden können u. daher mit der Nahrung zugeführt werden müssen. **Essentielle A.** sind Tryptophan, Threonin, Isoleucin, Lysin, Valin, Leucin, Methionin, Phenylalanin. Außer den 20 A., die gewöhnlich in Proteinen vorkommen, gibt es noch einige, die in nur geringer Menge in einigen speziellen Proteintypen gefunden wurden, z.B. *4-Hydroxyprolin* u. *5-Hydroxylysin,* das im fibrillären Protein Kollagen, u. *N-Methyllysin,* das im Muskelprotein Myosin vorkommt. Außerdem gibt es noch viele andere A., die niemals als Proteinbestandteile auftreten, sondern biol. in freier od. anders kombinierter Form existieren, wie z.B. *Ornithin* u. *Citrullin,* die Zwischenprodukte im Harnstoffzyklus sind.

**Eigenschaften:** Monoaminomonocarboxylsäuren sind amphoter. Im festen Zustand u. in stark polaren Lösungsmitteln liegen sie als Zwitter-Ionen ($N^+H_3$-CHR-$COO^-$) vor. Sie lösen sich mit wenigen Ausnahmen in Wasser, Ammoniak u. anderen polaren Lösungsmitteln gut, dagegen in unpolaren u. wenig polaren Lösungsmitteln wie z.B. Ethanol, Methanol u. Aceton sehr schwer. Am isoelektrischen Punkt (pH-Bereich 4 bis 9) ist die Wasserlöslichkeit der A. am geringsten, da durch die Zwitterionenstruktur die Hydrophilie der Amino- u. Carboxylgruppe aufgehoben ist. Im stärker sauren pH-Bereich liegen die A. als Kationen ($N^+H_3$-CHR-COOH), im stärker alkalischen pH-Bereich als Anionen ($NH_2$-CHR-$COO^-$) vor. Die A. kommen in der Natur aufgrund eines od. zweier asymmetrischer C-Atome als opt. aktive Verbindungen vor (außer Glycin) u. haben meist die L-Konfiguration. A. bilden mit Ninhydrin* gefärbte Derivate. Komplexe Mischungen von A. können mittels der Papierchromatographie od. der Ionenaustausch-Chromatographie getrennt, identifiziert u. bestimmt werden. Mehrere A. können kovalent zu Peptiden* verknüpft werden. Diese können andererseits auch bei der unvollständigen Hydrolyse von Proteinen* entstehen.

**Biosynthese:** Der Mensch kann 10 der 20 proteinogenen A. selbst synthetisieren. Die essentiellen A. werden von Pflanzen u. Bakterien synthetisiert. Nach der Herkunft des Kohlenstoffgerüstes leiten sich bei der Biosynthese der proteinogenen A. mehrere biogenetische Gruppen

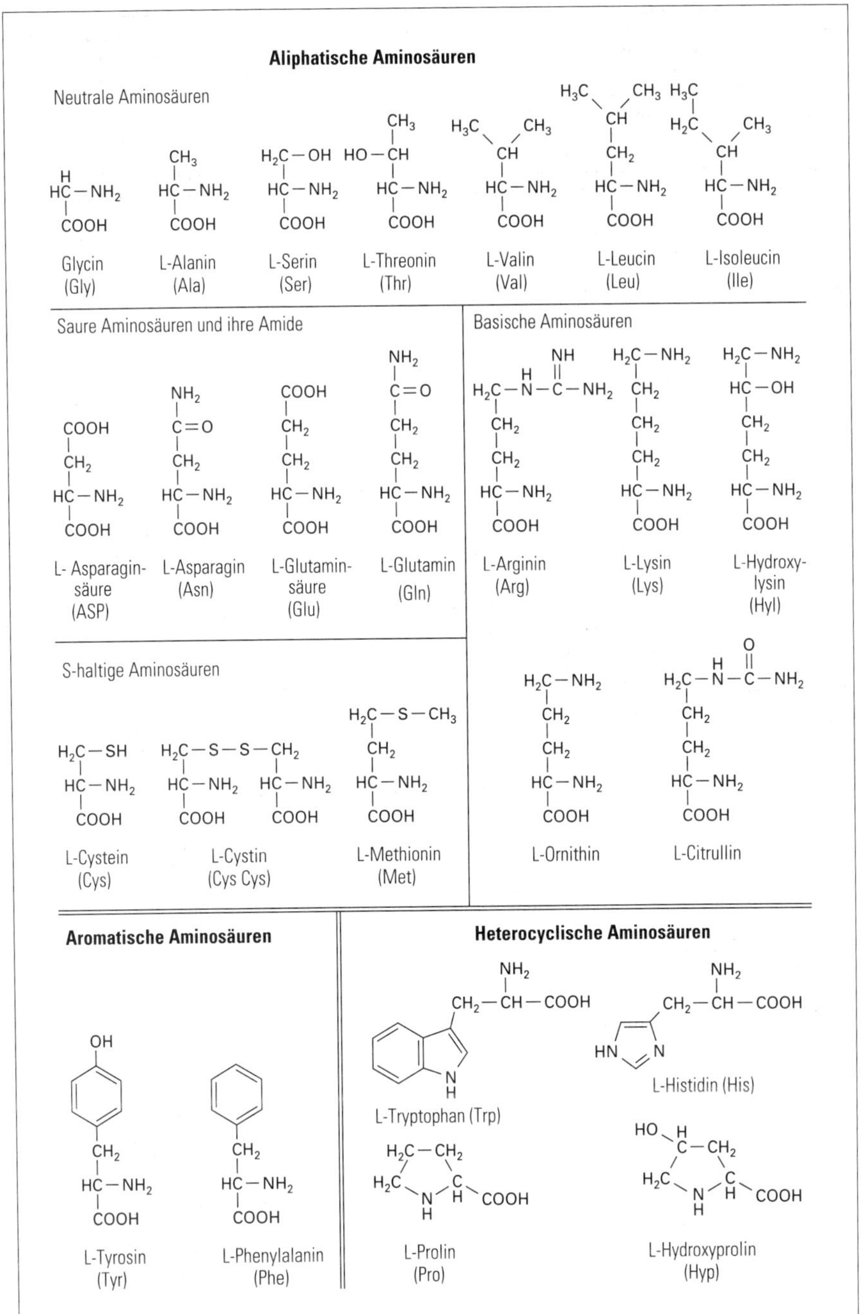


Aminosäuren

ab: 1. Die *Serinfamilie,* die die sich aus Triosephosphat herleitenden A. Serin, Glycin, Cystein u. Cystin umfaßt. 2. Die *Ketoglutarfamilie* enthält die A., die ihr Skelett aus dem Ketoglutarat des Tricarbonsäurezyklus beziehen, nämlich Glutamat, Glutamin, Ornithin, Citrullin, Arginin, Prolin u. Hydroxyprolin. 3. In der *Pyruvatfamilie* sind Pyruvat u. Oxalacetat die C-Kettenlieferanten. 4. Die *Pentosefamilie* enthält neben Histidin die 3 aromatischen A. Phenylalanin, Tyrosin u. Tryptophan. In den Biosynthesewegen der einzelnen A. sind verschiedene nichtproteinogene A. als Zwischenstufe enthalten. Die Stoffwechselwege zur Synthese der essentiellen A. in Bakterien u. Pflanzen, vgl. Aromatenbiosynthesee (Shikimisäure-Chorisminsäure-Weg), sind komplexer u. länger als diejenigen der nichtessentiellen A.

**Aminosäureoxidasen:** Flavinenzyme*, die die Oxidation von Aminosäuren zu den entsprechenden α-Ketosäuren katalysieren.

**4-Aminosalicylsäure:** p-Aminosalicylsäure, PAS, Acidum para-aminosalicylicum, 4-Amino-2-hydroxybenzoesäure; CAS-Nr. 65-49-6; $C_7H_7NO_3$,

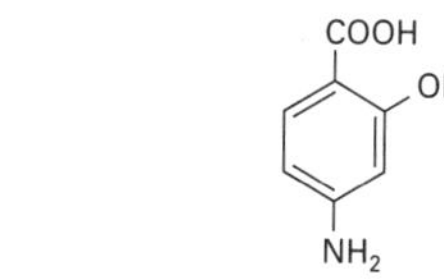

p-Aminosalicylsäure

$M_r$ 153.1. Weißes Pulver, das an Licht u. Luft nachdunkelt; lösl. in 700 T. Wasser, 20 T. Ethanol, 4000 T. Chloroform u. 50 T. Ether. **Off.:** ÖAB90. **Anw.:** Chemotherapeutikum*, Tuberkulostatikum*; zeigt vergleichsweise schwache tuberkulostatische Wirk. durch kompetitive Antagonisierung der p-Aminobenzoesäure*. Ind.: Kombinationstherapie der Tuberkulose als Mittel der Reserve. **Übl. Dos.:** oral: 12 bis 16 g/d, Kinder 0.2 bis 0.3 g/kg KG/d in 2 bis 4 Einzelgaben. **Nebenw.:** gastrointestinale Störungen. Resistenzentwicklung langsam. Gebräuchl. ist auch p-Aminosalicylsaures Calcium (Calcii aminosalicylas Ph.Eur.1, Natrium para-aminosalicylicum ÖAB90, bis 1996) u. p-Aminosalicylsaures Natrium (Natrii aminosalicylas Ph.Eur.1, Natrium para-aminosalicylicum ÖAB90, bis 1996). **Zuber.:** Natrium-p-aminosalicylat-Infusionslösung 48 g/L (Natrii aminosalicylatis solutio infundibilis 48 g/L Ph.Helv.7).

**5-Aminosalicylsäure:** Mesalazin INN, Claversal®, Salofalk®; CAS-Nr. 89-57-6; $C_7H_7NO_3$, $M_r$ 153.1. Schmp. 280°C (Zers.). **Anw.:** Magen-Darm-Mittel, v.a. bei Geschwüren des Dickdarms. **Nebenw.:** gastrointestinale Beschwerden. HWZ 0.5 bis 2.4 h bzw. 6 bis 9 h (Metaboliten).

**Aminosidin:** s. Paromomycin.

**Aminotransferasen:** s. Transaminasen.

**Aminoxide:** Verbindungen mit der allgemeinen Formel $R_3N–O$, in denen der Stickstoff mit seinem nicht bindenden Elektronenpaar die f. die N-O-Bindung erforderlichen Elektronen liefert.

**Aminozucker:** Monosaccharide, bei denen eine Hydroxylgruppe durch eine Aminogruppe ($–NH_2$) ersetzt ist. Die Aminogruppe ist vielfach acetyliert. 2-Amino-2-desoxyaldosen haben als Bakterienzellwandsubstanz Bedeutung, sind weiterhin in einigen Antibiotika z.B. Streptomycin, in Blutgruppensubstanzen, in Oligosacchariden der Milch u. in hochmolekularen Naturstoffen, wie Chitin, enthalten. Bekannte A. sind z.B. D-Galactosamin, D-Glucosamin, D-Mannosamin, Neuraminsäure, Muraminsäure.

**Amin, prim., sek., tert.:** s. Amine.

**Aminseifen:** organische Seifen, Salze von Fettsäuren mit Aminen (Mono-, Di- od. Triethanolamin, Isopropanolamin, Aminohydroxyverbindungen u.a.); z.B. Triethanolamin-oleat: $[HN^+(CH_2–CH_2–OH)_3]$ $[HC_3–(CH_2)_7–CH=CH–(CH_2)_7–COO^-]$. Anionische O/W-Emulgatoren bei äuß. anzuwendenden Arzneiformen, Netzmittel, stärker emulgierend als Alkaliseifen, f. feine u. stabile Emulsionen* u. Cremes* mit annähernd neutraler Reaktion (pH ca. 8), geringe Elektrolytempfindlichkeit. Hergestellt durch Umsatz von Fettsäuren mit den entsprechenden Aminen u. nicht durch Verseifung von Fetten.

**Amiodaron** INN: 2-Butyl-3-benzofuranyl-4-[2-(diethylamino)ethoxy]-3,5-diiodphenylketon, Cor-

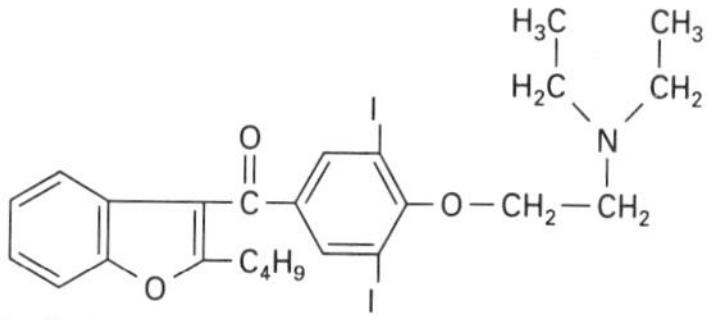

Amiodaron

darex®; CAS-Nr. 1951-25-3; $C_{25}H_{29}I_2NO_3$, $M_r$ 645.32. **Anw.:** Koronarvasodilatator, Antiarrhythmikum*; hemmt auf zellulärer Ebene Glucagon-, Sekretin- u. Noradrenalinwirkung; wegen Nebenw. nur bei sonst therapieresistenten ventrikulären u. supraventrikulären Arrhythmien. **Nebenw.:** Rundherdbildung in der Lunge, Ablagerungen in der Cornea, Hypo- u. Hyperthyreodismus, Photosensibilisierung, Hautverfärbungen; Kontraind.: ausgeprägte Sinusbradykardie; Wechselw.: verstärkt blutgerinnungshemmende Wirk. von Acenocoumarol*, erhöht Serum-Digoxinspiegel bei Digoxindauertherapie. HWZ 4 bis 6 Wochen! Gebräuchl. ist auch Amiodaronhydrochlorid.

**Amipaque®:** s. Metrizamid.

**Amiphenazol** INN: DAPT, 2,4-Diamino-5-phenylthiazol, Daptazile®; CAS-Nr. 490-55-1; $C_9H_9N_3S$, $M_r$ 191.26. Schmp. 163-164°C unter

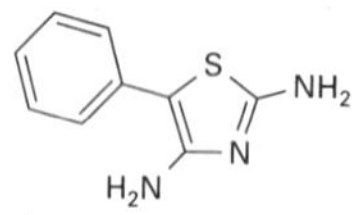

Amiphenazol

Zers., aus Wasser od. verdünntem Ethanol. **Anw.:** Narkotika-Antagonist, Analeptikum, bei respiratorischer Insuffizienz. **Nebenw.:** Übelkeit, Hautausschläge. Gebräuchl. ist auch Amiphenazolhydrochlorid.

**Amitriptylin** INN: 3-(10,11-Dihydro-5H-dibenzo[a,d]cyclohepten-5-yliden)-N,N-dimethylpropylamin, Saroten®, Tryptizol®; CAS-Nr. 50-48-6; $C_{20}H_{23}N$, $M_r$ 277.39. $pK_s$ (konjugierte Säure) 9.4 (25°C). **Anw.:** tricyclisches Antidepressivum mit ausgeprägten anticholinergen u. sedativen Wirkungen. Ind.: alle Formen des depressiven Syndroms, psychosomatische Erkrankungen mit depressivem Hintergrund, Verstimmungszustände. Wirkungsmechanismus u. **Nebenw.:** s. Antidepressiva unter Psychopharmaka. HWZ 10 bis 20 h bzw. 30 bis 31 h (Metaboliten). **Übl. Dos.:** Oral: 3- bis 4mal 0.025 g/d (ambulant), 0.1-0.3 g/d

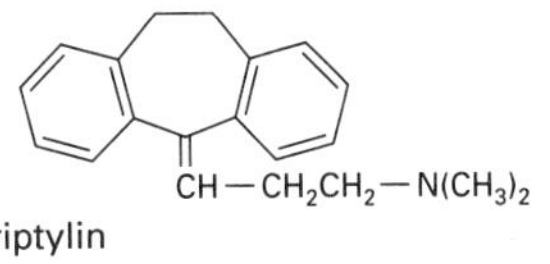

Amitriptylin

(stationär), Langzeittherapie: 2- bis 3mal 0.01 g/d, individuell einstellen. Parenteral: i.m. 2- bis 3mal 0.025 g/d, i.v. 0.025 g.

**Amitriptylinhydrochlorid:** Amitriptylini hydrochloridum Ph.Eur.3; CAS-Nr. 549-18-8; $C_{20}H_{24}ClN$, $M_r$ 313.9. Schmp. 197°C; polymorph. Weißes Pulver od. farblose Kristalle. Leicht lösl. in Wasser, Ethanol u. Chloroform. Gebräuchl. sind auch **Amitriptylinembonat** u. **Amitriptylinoxid***; vgl. auch Nortriptylin.

**Amitriptylinoxid** INN: 3-(10,11-Dihydro-5H-dibenzo[a,d]cyclohepten-5-yliden)-N,N-dimethylpropylamin-N-oxid, Equilibrin®; CAS-Nr. 4317-

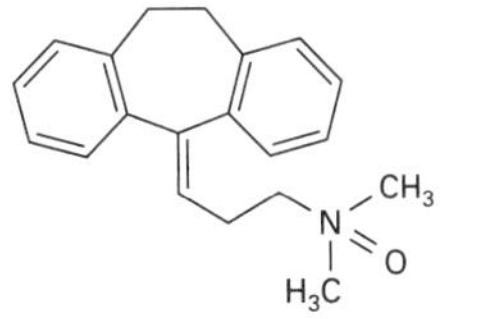

Amitriptylinoxid

14-0; $C_{20}H_{23}NO$, $M_r$ 293.41. Schmp. 228-230°C (wasserfrei). Schmp. 102-103°C (Dihydrat). **Anw.:** Antidepressivum. Ind.: leichte u. mittelschwere Depressionen vom ängstlichen u. agitierten Typ. **Nebenw.:** s. Antidepressiva unter Psychopharmaka; vgl. Amitriptylin. HWZ 1.5 bis 3 h.

**AMK:** s. Arzneimittelkommission der Deutschen Apotheker.

**Amlodipin** INN: 2-[(2-Aminoethoxy)methyl]-4-(2-chlorphenyl)-1,4-dihydro-6-methyl-3,5-pyridindicarbonsäure-3-ethyl-5-methylester; CAS-Nr.

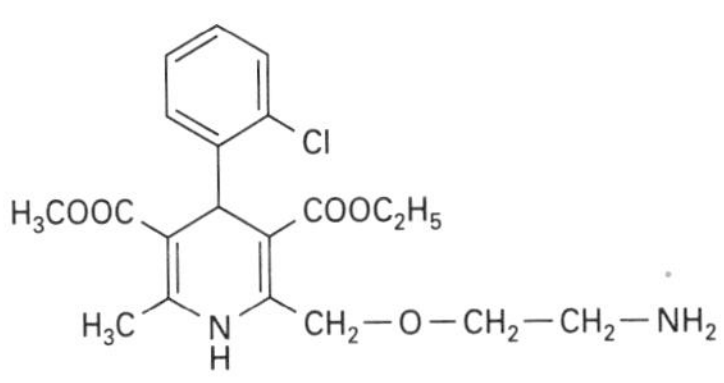

Amlodipin

88150-42-9; $C_{20}H_{25}ClN_2O_5$, $M_r$ 408.9. Schmp. 178-179°C (Maleat). Weiße Kristalle. **Wirk.** u. **Anw.:** Antihypertonikum*, Calciumantagonist* mit langsamer Eliminationsgeschwindigkeit. **Nebenw.:** Flush, Kopfschmerzen, ev. Knöchelödeme.

**Ammi majus** L.: Fam. Apiaceae (Umbelliferae), Große Knorpelmöhre. Stpfl. v. **Fructus Ammi majoris:** Große Ammeifrüchte. **Inhaltsst.:** die Furanocumarine* Ammoidin* (Xanthotoxin), Imperatorin*, Bergapten; fettes Öl, Proteine, Tannin, Flavone. **Anw.** med.: bei Vitiligo (Pigmentstörungen).

**Ammi visnaga** (L.) Lam.: (Daucus visnaga) Fam. Apiaceae (Umbelliferae), Bischofskraut, Zahnstocherkraut (Doppeldolden mit verholzten Strahlen), Khellakraut (Ägypten, bes. Nildelta, Syrien, Palästina, Marokko, Persien, Transkaukasien). Stpfl. v. **Fructus Ammi visnagae:** Ammeos visnagae fructus, **Ammi-visnaga-Früchte**, Khellafrüchte, Ammeifrüchte. **Off.:** DAB10. **Inhaltsst.:** 1 bis 1.6% Furanochromone (γ-Pyrone): Khellin* (bis 1%), Khellosid*, Visnagin*, Khellol; ca. 0.2 bis 0.5% Pyranocumarin-Ester (die eigentlichen Wirkungsträger): Visnadin*, Samidin, Dihydrosamidin; Alkaloide: Khellinon u. Visnaginon; Flavonglykoside, wenig äther. Öl, fettes Öl. DAB10: mind. 1% γ-Pyrone, ber. als Khellin. **Anw.:** Spasmolytikum, Diuretikum, bei Harn- u. Blasenleiden, bei koronaren Durchblutungsstörungen (Khellin* wirkt dilatatorisch auf die Koronararterien) sowie früher auch gegen Würmer. **Nebenw.:** Allergien, Schlaflosigkeit etc. **Zuber.:** Tct. Ammi visnagae; zahlreiche Arzneispezialitäten mit Extrakten od. Reinsubstanzen.

**HOM:** *Ammi visnaga* (HAB1): reife, getrocknete Früchte; verord. z.B. b. Koliken u. Krämpfen der glatten Muskulatur, Durchblutungsstörung des Herzmuskels.

**Ammoidin:** 9-Methoxy-7H-furo[3,2-g][1]benzopyran-7-on, Methoxsalen(um), 8-Methoxypsoralen, Xanthotoxin, Meladinine®; CAS-Nr. 298-81-7; $C_{12}H_8O_4$, $M_r$ 216.18. Furanocumarin, z.B. in Ammi majus*, Angelica archangelica*, Pastinaca sativa*, Ruta graveolens*; **Strukturformel** s. Furanocumarine. Schmp. 148°C aus heißem Wasser od. Benzol/Petrolether; polymorph. Prakt. unlösl. in kaltem Wasser, wenig lösl. in siedendem Wasser, Ether; lösl. in siedendem Ethanol, Aceton, Essigsäure, pflanzlichen Ölen, Propylenglykol, Benzol; leicht lösl. in Chloroform. $UV_{max}$ 219, 249, 300 nm (log ε: 4.32, 4.35, 4.06). **Off.:** DAC86. **Anw.:** PUVA-Therapie*. **Übl. Dos.:** Oral: 2- bis 3mal 0.01 g/d. Topikal: Pinselung 0.15%.

**Ammonia:** s. Ammoniaklösung (10%).

**Ammonia concentrata:** s. Ammoniaklösung, Konzentrierte.

**Ammoniacum:** Ammoniakgummi, s. Dorema ammoniacum.

**Ammoniak:** Ammoniakgas; $NH_3$, $M_r$ 17.03. Farbloses Gas von charakteristisch stechendem Geruch, bei -33.5°C flüss., bei -77.7°C zu weißen, durchscheinenden Kristallen erstarrend. Gibt mit Brom u. Chlor explosive Verbindungen. Leicht lösl. in Wasser, s. Ammoniaklösung*, ferner lösl. in Ethanol, Ether, u. anderen org. Lösungsmitteln. Nat. in d. Luft, im Regenwasser, Vulkangasen, im Erdboden, beim Verwesen stickstoffhaltiger org. Substanzen, Eiweißstoffen (Darmgase), Harn, Guano, Kamelmist, ferner in Form seiner Salze als Nitrat, Sulfat, Nitrit, Carbonat u.a. Darst.: Als Nebenprodukt bei der Steinkohlendest. (Gasanstalt), hauptsächliche Darst. jetzt aus den Elementen (Ammoniaksynthese nach Haber-Bosch) unter Mitwirkung feinverteilter Metalle als Katalysatoren; im Labor durch Erhitzen von Ammoniumchlorid mit Calciumhydroxid (so schon 1773 v. Joseph Priestley dargest). **Nachw.:** s. Ammonium. **Anw.** chem.: zur Darst. der Ammoniumsalze, techn.: zur Kälteerzeugung (Linde Eismaschine), flüssiges A. als Lösungsmittel f. zahlreiche Stoffe, bes. f. Salze. **Tox.:** Eine resorptive $NH_3$-Vergiftung kommt selten vor, da $NH_3$ rasch in Harnstoff umgewandelt u. ausgeschieden wird. Inhalationen größerer Mengen der Dämpfe führen zu Bronchialspasmen. Dämpfe sind augenreizend. Als tödliche orale Dosis gelten ca. 20 bis 30 mL Salmiakgeist, 1.5 bis 2.5 g $NH_3$–Gas führen innerhalb 1 h zum Tod. MAK: 50 ppm $NH_3$. Da Ammoniak die Gewebe leicht durchdringt, können Verätzungen beträchtliche Tiefe erreichen.

**Ammoniakalaun:** s. Aluminium-ammoniumsulfat.

**Ammoniakalische Silbernitratlösung:** früher zum Haarfärben, s. Silbernitrat.

**Ammoniakflüssigkeit:** Liquor Ammonii caustici, s. Ammoniaklösung.

**Ammoniakflüssigkeit, Anisölhaltige:** Liquor Ammonii anisatus, s. Ammoniaklösung, Anisölhaltige.

**Ammoniakgas:** s. Ammoniak.

**Ammoniakgummi:** Ammoniacum, s. Dorema ammoniacum.

**Ammoniaklösung (10%):** Ammonii hydroxidi solutio 10 per centum, **Ammonia**, Liquor Ammonii caustici, Ammoniak, Salmiakgeist, Hirschhorngeist, Sol. Ammonii hydroxidati, Ammonium hydricum solutum, Sol. ammoniae diluta. Geh. an Ammoniakgas 9.7 bis 10.3% nach DAB10 (ÖAB90: 10.2 bis 11%, ca. 6 mol/L), Ph.Helv.7: 9.5 bis 10.5%). Klare, farblose Flüss. mit charakteristischem, stechendem Geruch; mischbar mit Wasser u. Ethanol. D. 0.957 bis 0.961. Herst.: 409 T. konz. Ammoniak werden in 591 T. kohlensäurefreies Gereinigtes Wasser eingegossen. **Anw.** med.: äuß. zur Behandlung von Insektenstichen, in hyperämisierenden Einreibungen. Inn. als Expektorans in Hustenmitteln; techn. als Reinigungsmittel. **Tox.:** s. Ammoniak.

**HOM:** *Ammonium causticum:* Salmiakgeist, Ammoniaklösung; verord. z.B. b. Blutungsneigung, Rachenentzündungen, Einreibung nach Insektenstich.

**Ammoniaklösung 26%:** Ammonii hydroxidi solutio concentrata Ph.Eur.3. Geh. an Ammoniak mind. 25.0 u. max. 30.0%. Klare, farblose. stark ätzende Flüss.; mischbar mit Wasser u. Ethanol. D. 0.892 bis 0.910. Dicht verschlossen, nicht über 20°C zu lagern! **Anw.,** Eigenschaften ets: s. Ammoniaklösung (10%).

**Ammoniaklösung, Anisölhaltige:** Ammonii hydroxidi solutio anisata, Liquor Ammonii anisatus; Zusammengesetzter Anisspiritus, Spiritus Anisi comp., Spir. ammonii anisatus, Anisierter Ammoniakgeist, Anisade, Anisliquor, Anisammoniak. Zstzg. nach DAC86: 3.3 g Anisöl, 16.7 g Ammoniaklösung 10%, 80 g Ethanol 90%. Zstzg. nach ÖAB90: 2 T. Anisöl, 75 T. Ethanol, 20 T. Gereinigt. Wasser, 3 T. Ammoniumchlorid. Zstzg. nach Ph.Helv.7: 3.0 g Anisöl, 71.5 g Ethanol 96%, 5.5 g Gereinigt. Wasser, 20.0 g Ammoniaklösung 10%. Farblose bis schwach gelbe, klare Flüss.; starker Geruch nach Anis u. Ammoniak. **Anw.:** in verd. Lösungen als Expektorans. **Übl. Dos.:** mehrmals tgl. 0.5 g (ca. 28 gtt.) f. Erwachsene, Kinder 0.04 bis 0.1 g (ca. 2 bis 5 gtt.) in Hustentees.

**Ammoniaklösung, Konzentrierte:** Ammonia concentrata, Ammonii hydroxidi solutio 25 per centum; Reagenz mit einem Geh. von 24 bis 26% Ammoniakgas. Klare, farblose Flüss. von charakteristischem, stechendem Geruch; s.a. Ammoniak. **Off.:** ÖAB90. **Anw.:** z.B. f. DC-Untersuchungen, Reinheitsprüfungen, sowie zur Herst. v. verdünnten Ammoniaklösungen. Vgl. Ammoniaklösung 26%.

**Ammoniaklösung, Weingeistige:** Spiritus Dzondii, Liquor Ammonii caustici spirituosus, Spir. Ammoniae; Lsg. von Ammoniakgas ($NH_3$) in (wäßrigem) Ethanol, Geh. 9.5 bis 10% $NH_3$. Klare, farblose, brennbare Flüss. von durchdringend stechendem Geruch. **Anw.:** wie wäßrige Ammoniaklösung; zum Einreiben.

**Ammoniak-Magnesia, Phosphorsaure:** s. Ammonium-magnesiumphosphat.

**Ammoniaksoda:** s. Natriumcarbonat.

**Ammoniakweinstein:** Kalium-ammoniumtartrat*.

**Ammonifikation:** s. Nitrifikation.

**Ammonii bituminosulfonas:** s. Ammoniumbituminosulfonat.

**Ammonii bituminosulfonatis unguentum:** s. Unguentum Ammonii bituminosulfonici.

**Ammonii chloridum:** s. Ammoniumchlorid.

**Ammonii hydroxidi solutio anisata:** s. Ammoniaklösung, Anisölhaltige.

**Ammonii hydroxidi solutio 10 per centum:** s. Ammoniaklösung.

**Ammonii hydroxidi solutio 25 per centum:** s. Ammoniaklösung, Konzentrierte.

**Ammonium:** $NH_4$, 1wertige Radikalatomgruppe, frei nicht bekannt, verbindet sich wie 1wertige Metall-Atome mit Säuren zu den **Ammoniumsalzen** (Salze des Ammoniaks), sie sind mit den Kalium- u. Natriumsalzen isomorph. Der metallische Charakter des Radikals $NH_4$ wird durch die Existenz des **Ammoniumamalgams** bestätigt (voluminöse metall. Masse, die entsteht, wenn man Natriumamalgam mit Ammoniumchloridlösung übergießt). **Nachw. von Ammoniumverbindungen: 1.** In Lösungen erzeugt Neßler-Reagenz* auch bei Anwesenheit nur geringster Spuren v. Ammoniak u. Ammoniumsalzen eine braune Fällung od. Trübung infolge Bildg. v. Quecksilberamidoiodid. **2.** Alle A.verbindungen sind in der Hitze flüchtig (Geruch!). **3.** Die Hydroxide der Alkali- u. Erdalkalimetalle machen aus A.verbindungen $NH_3$ frei, erkenntlich am Geruch sowie an der Verfärbung darüber gehaltenen feuchten Indikatorpapiers; Salzsäuretropfen, am Glasstab darüber gehalten, erzeugen weiße Nebel. **4.** Platinchlorid erzeugt Niederschläge. **5.** Ammoniumvergleichslsg. nach der Niederländischen Pharmakopöe: 3 mg A.chlorid (1 mg $NH_4$) in 1000 mL Wasser. Zur Prüfung werden 20 mL der erforderlichenfalls alkalisch gemachten 10%igen Lsg. mit 3 T. Neßler-Reagenz versetzt u. nach 15 min in d. Standardlsg., die ebenfalls mit Neßler-Reagenz versetzt wurde, verglichen. Ist die auftretende orangegelbe Färbung nicht stärker als die der Vergleichslsg., so ist die Probe frei v. A.salzen.

**Ammoniumacetat:** Ammonium aceticum, Essigsaures Ammonium; $CH_3COONH_4$, $M_r$ 77.08. Schmp. 113-114°C. Weiße, hygr. Kristalle von schwachem Geruch nach Essigsäure, sehr leicht lösl. in Wasser u. Ethanol 90%.

**Ammoniumacetatlösung:** Liquor Ammonii acetici, Spiritus Mindereri. 15%ige wäßrige Lösung. **Anw.** med.: früher als Diuretikum; techn.: in der Textilfärberei, als Reagenz, zur Konservierung von Fleisch.

**Ammonium aceticum:** s. Ammoniumacetat.

**Ammoniumalaun:** s. Aluminium-ammoniumsulfat.

**Ammonium, Ameisensaures:** Ammoniumformiat.

**Ammonium amygdalicum:** s. Ammoniummandelat.

**Ammoniumbenzoat:** Ammonium benzoicum, Benzoesaures Ammonium; $C_6H_5$–$COONH_4$, $M_r$ 139.15. D. 1.26. Schmp. 198°C. Weiße Kristalle od. krist. Pulver von salzigem, hinterher scharfem Geschmack u. schwachem Geruch nach Benzoesäure, leicht lösl. in Wasser, lösl. in Ethanol u. Glycerol. Darst.: durch Auflösen v. Benzoesäure in Ammoniaklsg. **Anw.** med.: bei Bronchialkatarrh u. Asthma alter Leute; techn.: als Konservierungsmittel f. Leime.

**HOM:** *Ammonium benzoicum.*

**Ammonium, Benzoesaures:** s. Ammoniumbenzoat.

**Ammonium benzoicum:** s. Ammoniumbenzoat.

**Ammoniumbicarbonat:** s. Ammoniumhydrogencarbonat.

**Ammonium bicarbonicum:** Ammoniumhydrogencarbonat*.

**Ammoniumbichromat:** s. Ammoniumdichromat.

**Ammonium bifluoratum:** s. Ammoniumhydrogenfluorid.

**Ammoniumbifluorid:** s. Ammoniumhydrogenfluorid.

**Ammoniumbioxalat:** Ammoniumhydrogenoxalat*.

**Ammoniumbiphosphat:** s. Ammoniumphosphat, Primäres.

**Ammonium bisulfuratum:** s. Ammoniumsulfid.

**Ammoniumbituminosulfonat:** Ichthammolum Ph.Eur.3, Ammonii bituminosulfonas, Ammonium sulfobituminosum, Ammonium sulfoichthyolicum, Ammonium sulfoplesiolicum, Bitumol, Cehasol®, Ichthyol®, Tumenol®. Durch trockene Destillation v. Ölschiefer* (aus Seefeld u. Bärental/Tirol; Meride/Tessin, Oberitalien u. Südfrankreich) gewonnenes, in der Hitze mit konz. Schwefelsäure sulfoniertes, mit Ammoniak neutralisiertes u. zur Sirupdicke eingedampftes Schieferöl*. Hauptbest. sind wasserlösliche Ammoniumsalze von Thiophensulfosäuren u. Ammoniumsulfat als Nebenprodukt (durch Neutralisation der überschüssigen Schwefelsäure). Mind. 50.0 u. max. 56.0% Trockenrückstand, mind. 4.5 u. max. 7.0% Gesamtammoniak, mind. 10.0 organ. gebundener Schwefel, max. 20% des Gesamtschwefels liegen als Sulfatschwefel vor. Therapeutisch wertvoll ist der Gehalt an sulfidischem Schwefel (vgl. Ammoniumsulfobitol.). Zähe, in dünner Schicht braune, in dicker Schicht schwarze Flüss. von charakteristischem Geruch; im Gegensatz zu Teer (z.B. Steinkohlenteer) oberflächenaktiv sowie mischbar mit Wasser, Fetten, Glycerol u. Vaselin, teilw. lösl. in Ethanol (90%) u. Ether. **Wirk.** u. **Anw.:** antiphlogistisch u. schwach antiseptisch, erweicht die Epidermis, beschleunigt entzündliche Prozesse. Äuß. bei Akne, Abszessen, Sykosis, Folliculitis, akuten u. chronischen Ekzemen sowie verschiedenen Prurigo- u. Pruritus-Formen, Gelenksentzündungen, Thrombosen, Frostschäden, Venenentzündung, Phlegmonen in 10- bis 20%igen Lösungen, in 10- bis 50%igen Salben, Seifen, Pflastern, Schüttelmixturen, Pasten, Tampons, Vaginalkugeln, auch in Form von Suppositorien bei Hämorrhoiden; inn. seltener bei Ulcus ventriculi et duodeni, Colitis, Gastritis, Akne, Seborrhö, Furunkulose, Rosacea, Frostschäden. Inkomp.: W/O-Emulsionssalben u. O/W-Emulsionssalben mit nichtionischen Emulgatoren (Verflüssigung u. Brechen des Systems), ab 30% mit Polyethylenglykolsalbengrundlagen (Verflüssigung), Lösungen von Cellulosederivaten (starke Verfestigung zu gummösen Produkten); mit Alkaloidsalzen, Ampicillin, Bleisalzen, Eisensalzen, Hydroxychinolin, Iod, Iodide, Iodoform, kationenaktiven Stoffen.

**HOM:** *Ichthyolum:* verord. z.B. b. chron. Arthritis, Ekzemen.

**Ammoniumbituminosulfonatsalbe:** s. Unguentum Ammonii bitumino sulfonici.

**Ammonium bromatum:** s. Ammoniumbromid.

**Ammoniumbromid:** Ammonium bromatum, Bromammonium; NH4-Br, $M_r$ 97.95. Farblose Kristalle od. weißes, krist. Pulver von scharfem, salzigem Geschmack; sehr leicht lösl. in Wasser, lösl. in Ethanol. Die Substanz färbt sich am Licht u. an der Luft gelb. **Off.:** DAB7, ÖAB90, Ph.Helv.7. Darst.: durch Eintragen v. Brom in gekühlte Ammoniaklsg. u. Eindampfen od. durch Umsetzen v. Bariumbromid mit Ammoniumsulfat. **Anw.** med.: wie Kaliumbromid als Sedativum, meist zus. mit Kalium- u. Natriumbromid *(Erlenmeyersche Mixtur).* **Übl. Dos.:** 0.5 bis 1.0 g, mehrmals tgl.

**HOM:** *Ammonium bromatum* (HAB1): verord. z.B. b. nervösem Reizhusten, Heiserkeit.

**Ammoniumcarbonat:** Ammonium carbonicum, Kohlensaures Ammonium, Sal volatile, Hirschhornsalz; $(NH_4)_2CO_3 \cdot H_2O$, $M_r$ 114.11. Darst.: früher durch trockene Destillation tierischer Stoffe, heute durch Sublimation eines Gemisches von Ammoniumchlorid, Calciumcarbonat u. Holzkohle. Das handelsübliche Hirschhornsalz ist kein reines Ammoniumcarbonat, sondern ein Gem. von Ammoniumhydrogencarbonat u. Ammoniumcarbamat ($H_2N$–COO–$NH_4$). Es entspricht etwa d. Formel $NH_4HCO_3 \cdot NH_2$–COO–$NH_4$; Geh. an Ammoniak ca. 21 bis 33%. Farblose, harte, krist. Stücke od. weißes, krist. Pulver, lösl. in Wasser. **Anw.** med.: früher als Antispasmodikum u. Diaphoretikum, heute nur noch äuß. als Riechmittel (mit Ol. Lavandulae) bei Ohnmachten; hauptsächl. als Backpulver (zerfällt beim Erhitzen ohne Rückstand in Ammoniak, Wasser u. Kohlendioxid).

**HOM:** *Ammonium carbonicum* (HAB1.3): Hirschhornsalz, Gem. von Ammoniumhydrogencarbonat u. Ammoniumcarbonat; Konstitutionsmittel; verord. z.B. b. Bronchitis mit Kreislaufschwäche, Ischias.

**Ammoniumcarbonatlösung, Brenzliche:** s. Liquor Ammonii carbonici pyrooleosi.

**Ammonium carbonicum:** s. Ammoniumcarbonat.

**Ammonium carbonicum pyrooleosum:** Brenzliges Ammoniumcarbonat, Rohes Hirschhornsalz, Sal Cornu Cervi; das früher durch Destillation tierischer Stoffe (Horn) gewonnene Ammoniumcarbonat*, nicht mehr gebräuchlich.

**Ammonium causticum:** s. Ammoniak.

**Ammonium causticum solutum:** Liquor Ammonii caustici, s. Ammoniak.

**Ammoniumcer(IV)-nitrat:** Cer(IV)-ammoniumnitrat*.

**Ammoniumcer(IV)-sulfat:** Cer(IV)-ammoniumsulfat.

**Ammonium chloratum:** s. Ammoniumchlorid.

**Ammoniumchlorid:** Ammonii chloridum Ph.Eur.3, Ammonium chloratum, Ammonium hydrochloricum, Salmiak, Sal ammoniacum; $NH_4Cl$, $M_r$ 53.50. Farblose, durchscheinende, geruchlose Kristalle od. weißes, krist. Pulver. Leicht lösl. in Wasser u. Glycerol, wenig lösl. in Ethanol. Darst.: durch Sublimation eines Gemisches von Ammoniumsulfat u. Natriumchlorid. **Anw.** med.: als Expektorans. **Übl. Dos.:** 0.2 bis 1 g mehrmals tgl. (Mixtura solvens*, Salmiakpastillen s. Pastilli Ammonii chlorati), ferner als Diuretikum sowie bei Coliinfektionen der Harnwege; techn.: *A. chloratum sublimatum* in Stücken zum Löten (Lötstein), zum Verzinnen u. Verzinken, zur Füllung galvan. Elemente, i. d. Färberei u. Drukkerei.

**HOM:** *Ammonium chloratum* (HAB1.3): getrocknetes Ammoniumchlorid; verord. z.B. b. Schnupfen, rheumatischen Schmerzen.

**Ammoniumchromat:** Ammonium chromicum, Chromsaures Ammonium, $(NH_4)_2CrO_4$, $M_r$ 152.09. Gelbl. Kristalle, leicht lösl. in Wasser, unlösl. in Ethanol. **Anw.** techn.: in d. Analyse.

**Ammoniumcitrat:** s. Ammoniumhydrogencitrat.

**Ammonium citricum:** Ammoniumcitrat, s. Ammoniumhydrogencitrat.

**Ammoniumdichromat:** Ammoniumbichromat, Ammonium dichromicum, Ammoniumpyrochromat, $(NH_4)_2Cr_2O_7$, $M_r$ 252.10. Gelbe bis rötliche Kristalle, lösl. in Wasser u. Ethanol, entflammbar! **Anw.** techn.: in d. Feuerwerkerei, Glasindustrie, Färberei, Photographie.

**Ammoniumdihydrogenphosphat:** s. Ammoniumphosphat, primäres.

**Ammonium, Doppeltkohlensaures:** Ammoniumhydrogencarbonat*.

**Ammoniumeisen(II)-citrat mit Ammoniumarsenit:** Ferrum arseniato-citricum ammoniatum; grüne Lamellen, leicht lösl. in Wasser; Geh. an arseniger Säure 1.5%, an Fe ca. 1.8%. **Anw.:** früher bei Anämie, Schwächezuständen, Pellagra; obsolet.

**Ammoniumeisen(III)-citrat:** Eisen(III)-ammoniumcitrat, Ferriammoniumcitrat; CAS-Nr. 1185-57-5. Von wechselnder Zstzg. *Braunes Ammoniumeisen(III)-citrat,* Ferrum citricum ammoniatum fuscum: hellrotbraune, durchscheinende, hygr. Blättchen von salzigem, später schwach eisenartigem Geschmack, sehr leicht lösl. in Wasser, sehr schwer lösl. in Ethanol, Geh. an Eisen ca. 14.5%. *Ammoniumeisen(III)-citrat grün,* Ferrum citricum ammoniatum viride: gelbgrüne, durchscheinende dünne Blättchen von mildem Eisengeschmack, sehr leicht lösl. in Wasser, Geh. an Eisen mind. 12.85%. **Off.:** DAC86. **Anw.** med.: inn. als mildes Eisenmittel. **Übl. Dos.:** 0.1 bis 1.0 g.

**Ammoniumeisen(II)-cyanid:** s. Ammoniumhexacyanoferrat(II).

**Ammoniumeisen(II)-sulfat:** Eisen(II)-ammoniumsulfat, Ferro-Ammonium sulfuricum, Mohrsches Salz; $(NH_4)_2Fe(SO_4)_2 \cdot 6\ H_2O$, $M_r$ 392.16. Hellbläulichgrüne Kristalle, leicht lösl. in Wasser, unlösl. in Ethanol; lichtempfindlich. **Anw.** techn.: in d. analyt. Chemie, in d. Photographie.

**Ammoniumeisen(III)-sulfat:** Ferriammoniumsulfat, Ferri-Ammonium sulfuricum, Ferrum sulfuricum oxydatum ammoniatum, Eisenammoniumalaun; $(NH_4)Fe(SO_4)_2 \cdot 12\ H_2O$, $M_r$ 482.2. Blaßviolette, durchsichtige Kristalle, leicht lösl. in Wasser, unlösl. in Ethanol, **Anw.** med.: als Hämostatikum u. Adstringens; techn.: als Indikator in d. Maßanalyse; in d. Färberei.

**Ammonium, Essigsaures:** s. Ammoniumacetat.

**Ammonium ferrocyanatum:** s. Ammoniumhexacyanoferrat(II).

**Ammonium fluoratum:** s. Ammoniumfluorid.

**Ammoniumfluorid:** Ammonium fluoratum, Fluorammonium; $NH_4F$. Farblose Kristalle, sehr leicht lösl. in Wasser. **Anw.** techn.: zum Glasätzen, zur Holzkonservierung; in d. Analyse wie Flußsäure zum Aufschließen von Silicaten.

**Ammoniumheptamolybdat:** $(NH_4)_6(Mo_7O_{24}) \cdot 4H_2O$, $M_r$ 1235.95. Grünlich bis bläulich gefärbte monokline Kristalle, lösl. in Wasser, unlösl. in Ethanol, **Anw.:** als Reagenz auf Alkaloide; in der Keramik.

**Ammoniumhexachlorostannat(IV):** Zinn-(IV)-ammoniumchlorid, Stannum-Ammonium chloratum, Stanni-Ammoniumchlorid, Pinksal; $(NH_4)_2[SnCl_6]$. Weiße Kristalle od. krist. Pulver, lösl. in Wasser. **Anw.:** als Beize in d. Färberei.

**Ammoniumhexacyanoferrat(II):** Ammoniumeisen(II)-cyanid, Ammonium ferrocyanatum; $(NH_4)_4[Fe(CN)_6] \cdot 3\ H_2O$, $M_r$ 338.17. Gelbes, krist. Pulver, das sich an der Luft blau färbt; leicht lösl. in Wasser, unlösl. in Ethanol. **Anw.** chem.: in der qualitat. Analyse (Tüpfelreagenz).

**Ammonium hydricum solutum:** s. Ammoniaklösung.

**Ammoniumhydrogencarbonat:** Ammonium bicarbonicum, Ammoniumbicarbonat, Doppeltkohlensaures Ammonium; $NH_4HCO_3$, $M_r$ 79.06. Weißes, krist. Pulver, leicht lösl. in Wasser, unlösl. in Ethanol, von kühlend-salzigem Geschmack. Zersetzt sich bei 60°C. **Anw.** techn.: als Backpulver, in d. Gummi- u. Kunststoffindustrie.

**Ammoniumhydrogencitrat:** Ammonium citricum, Citronensaures Ammonium, Ammoniumcitrat; $(NH_4)_2C_6H_5O_7 \cdot 0.5\ H_2O$, $M_r$ 235.2. Weißes Pulver, leicht lösl. in Wasser, wenig lösl. in Ethanol, **Anw.** med.: als Diuretikum bei Blasenleiden (Dos. 1 bis 3 g mehrmals tgl.), bei Kopfschmerzen, als Kochsalzersatz.

**Ammoniumhydrogenfluorid:** Ammonium bifluoratum, Ammoniumbifluorid, Mattsalz; $NH_4F{\cdot}HF$, $M_r$ 57.05. Weiße Kristalle, leicht lösl. in Wasser, **Anw.** techn.: in d. Galvanotechnik, zur Rostfleckenentfernung, zum Konservieren v. Holz, zum Mattätzen v. Glas, z. Aufschließen v. Silicaten.

**Ammoniumhydrogenoxalat:** Ammonium bioxalicum, Ammoniumbioxalat; $HOOC{-}COONH_4 \cdot H_2O$, $M_r$ 126.08. Weiße Kristalle, lösl. in Wasser, wenig lösl. in Ethanol, **Anw.** techn.: zur Tintenfleckenentfernung (Eisengallustinte).

**Ammoniumhydrogensulfid:** Ammoniumsulfhydrat, Ammonium hydrosulfuratum; $NH_4HS$, $M_r$ 51.11. Farblose, hygr. Kristalle, leicht lösl. in Wasser u. Ethanol, **Anw.** techn.: in d. Analyse, kosmet. als Enthaarungsmittel.

**Ammonium hydrosulfuratum:** s. Ammoniumhydrogensulfid.

**Ammoniumhyposulfit:** s. Ammoniumthiosulfat.

**Ammonium iodatum:** s. Ammoniumiodid.

**Ammoniumiodid:** Ammonium iodatum, Iodammonium; $NH_4I$, $M_r$ 144.96. Weißes, zerfließl., krist. Pulver, sehr leicht lösl. in Wasser, leicht lösl. in Ethanol u. Glycerol. **Anw.** med.: ähnl. wie Kaliumiodid*, als Expektorans bei Bronchitis; früher inn. bei Arteriosklerose, Syphilis. **Dos.** 0.1 bis 0.5 g; äuß. zu Einreibungen in Salben u. Glycerol bei Psoriasis (10%ig).

**HOM:** *Ammonium jodatum* (HAB1.3): Ammoniumiodid; verord. z.B. b. Bronchitis.

**Ammonium, Kohlensaures:** s. Ammoniumcarbonat.

**Ammoniummagnesiumphosphat:** Magnesiumammoniumphosphat, Ammoniak-Magnesia, Tripelphosphat; $Mg(NH_4)PO_4 \cdot 6H_2O$. Entsteht beim Zusammenbringen von Magnesiumsalz-Lösung mit Natriumphosphatlösung u. Ammoniak; leicht lösl. in Essigsäure; in der Natur im alkalischen bzw. ammoniakalisch gewordenen Harn (Sargdeckelkristalle), durch seine leichte Löslichkeit in Essigsäure unterscheidet es sich von allen anderen ähnlichen Harnsedimenten (besonders oxalsaurem Kalk).

**Ammoniummandelat:** Mandelsaures Ammonium, Ammonium amygdalicum, Ammonium mandelicum; $C_6H_5CH(OH)COONH_4$, $M_r$ 169.18. Weißes, hygr., krist. Pulver, sehr leicht lösl. in Wasser u. Ethanol, **Anw.** med.: bei Coli-Infektionen der Harnwege. **Dos.:** 3 g mehrmals tgl.; vgl. Mandelsäure.

**Ammonium mandelicum:** s. Ammoniummandelat.

**Ammonium, Mandelsaures:** s. Ammoniummandelat.

**Ammonium, Molybdänsaures:** s. Ammoniummolybdat.

**Ammoniummolybdat:** Ammonium molybdaenicum, Molybdänsaures Ammonium; $(NH_4)_6Mo_7O_{24} \cdot 4\ H_2O$, $M_r$ 196.03. Farblose glänzende Kristalle od. krist. Pulver. **Anw.** chem.: als Reagenz.

**Ammoniummonovanadat:** Ammoniummetavanadat, Ammonium monovanadinicum; $NH_4VO_3$, $M_r$ 116.99. Weißes, krist. Pulver, lösl. in Wasser, **Anw.** techn.: in d. Keramik, als photograph. Entwickler, in d. Färberei.

**Ammonium muriaticum:** s. Ammoniumchlorid.

**Ammoniumnickel(II)-sulfat:** Niccolum-Ammonium sulfuricum; $(NH_4)_2Ni(SO_4)_2 \cdot 6\ H_2O$, $M_r$ 394.99. Blaugrüne Kristalle, leicht lösl. in siedendem Wasser, lösl. in kalt. Wasser, unlösl. in Ethanol, **Anw.** techn.: zu Vernickelungen.

**Ammoniumnitrat:** Ammonium nitricum, Salpetersaures Ammonium, Ammonsalpeter; $NH_4NO_3$, $M_r$ 80.05. Schmp. 169.5°C. Farblose bis schwach gelbl., hygr. Kristalle od. krist. Massen, sehr leicht lösl. in Wasser unter starker Temperaturerniedrigung, wenig lösl. in absolutem Ethanol, unlösl. in Ether. Darst.: durch Neutralisieren von Salpetersäure mit Ammoniaklsg. u. Eindampfen zur Kristallisation. **Anw.** med.: Als Diuretikum u. Diaphoretikum; techn.: zu Kältemischungen, zu Sicherheitssprengstoffen, zur Darst. von Lachgas ($N_2O$), zu Feuerwerkskörpern, als Düngemittel.

**Ammonium nitricum:** s. Ammoniumnitrat.

**Ammoniumnitrit:** Ammonium nitrosum, Salpetrigsaures Ammonium; $NH_4NO_2$. Farblose Kristalle, die sich schon an warmer Luft zersetzen; bei Gewittern in Spuren in der Luft enthalten.

**Ammoniumoxalat:** Ammonium oxalicum, Oxalsaures Ammonium; $(NH_4)_2C_2O_4 \cdot H_2O$, $M_r$ 142.12. Farblose Kristalle, lösl. in Wasser (1: 20). **Anw.** techn.: als Reagenz, in d. Sprengstoffindustrie, in d. Galvanotechnik, in d. Färberei.

**Ammonium oxalicum:** s. Ammoniumoxalat.

**Ammoniumperchlorat:** $NH_4ClO_4$, $M_r$ 117.5. Farblose Kristalle, die bei Initialzündung od. beim Erhitzen über 200°C explodieren. **Anw.:** in Sprengstoffen u. Feststoffraketen.

**Ammoniumperoxodisulfat:** Ammonium persulfuricum, Ammoniumpersulfat, überschwefelsaures Ammonium; $(NH_4)_2S_2O_8$, $M_r$ 228.2. Farblose Kristalle, sehr leicht lösl. in Wasser, sich bei normaler Temp. allmählich zersetzend. **Anw.** med.: als Desinfiziens u. Desodorans; techn.: zum Bleichen u. Oxidieren, in d. Photogr. als Abschwächer von Negativen, zum Entfernen von Pyrogallolflecken, zum Reinigen von Hefe, als Reagenz auf Mangan.

**Ammoniumpersulfat:** s. Ammoniumperoxodisulfat.

**Ammonium persulfuricum:** s. Ammoniumperoxodisulfat.

**Ammoniumphosphat:** Ammonium phosphoricum tribasicum, Triammoniumphosphat, Tertiäres Ammoniumphosphat; $(NH_4)_3PO_4 \cdot 3\ H_2O$, $M_r$ 203.15. Weiße, nach $NH_3$ riechende Kristalle, leicht lösl. in Wasser.

**Ammoniumphosphat, Primäres:** Ammoniumdihydrogenphosphat, Ammonium biphosphoricum, Ammoniumbiphosphat, Monoammoniumphosphat; $NH_4H_2PO_4$, $M_r$ 115.03. Weiße Kristalle, leicht lösl. in Wasser, wenig lösl. in Ethanol.

**Ammoniumphosphat, Sekundäres:** Ammonium phosphoricum, Diammoniumphosphat, Diammoniumhydrogenphosphat, Phosphorsaures Ammonium; $(NH_4)_2HPO_4$, $M_r$ 132.07. Darst.: durch Zusammenbringen von Phosphorsäure mit Ammoniaklsg. u. Eindampfen. **Anw.** med.: inn. bei Gicht u. Rheumatismus; techn.: als Lötmittel, als Düngemittel, als Flammenschutzmittel (bei Stärkeappreturen, um Gewebe schwer entzündbar zu machen).

**HOM:** *Ammonium phosphoricum:* verord. z.B. b. Gicht.

**Ammonium phosphoricum:** s. Ammoniumphosphat, sekundäres.

**Ammonium phosphoricum tribasicum:** s. Ammoniumphosphat.

**Ammonium, Phosphorsaures:** s. Ammoniumphosphat, sekundäres.

**Ammonium picronitricum:** s. Ammoniumpikrat.

**Ammoniumpikrat:** Ammonium picrinicum, Ammonium picronitricum, Pikrinsaures Ammonium; $C_6H_2(NO_2)_3ONH_4$. Gelbe nadelförmige Kristalle von sehr bitterem Geschmack, lösl. in Wasser u. Ethanol; *Äußerst explosiv!*

**Ammoniumpyrochromat:** s. Ammoniumdichromat.

**Ammoniumrhodanid:** s. Ammoniumthiocyanat.

**Ammoniumsalicylat:** Ammonium salicylicum, Salicylsaures Ammonium; $M_r$ 155.15. Weiße, geruchlose, glänz. Kristalle von salzig-süßem Geschmack, sehr leicht lösl. in Wasser u. Ethanol; vor Licht u. Feuchtigkeit geschützt aufbewahren (bräunt leicht). **Anw.** med.: wie Natriumsalicylat b. Gicht u. Rheumatismus, auch als Antipyretikum u. Cholagogum (mittl. Dos. 1 g).

**Ammonium salicylicum:** s. Ammoniumsalicylat.

**Ammonium, Salicylsaures:** s. Ammoniumsalicylat.

**Ammonium, Salpetersaures:** s. Ammoniumnitrat.

**Ammonium, Schwefelsaures:** s. Ammoniumsulfat.

**Ammonium, Schwefligsaures:** s. Ammoniumsulfit.

**Ammonium subsulfurosum:** s. Ammoniumthiosulfat.

**Ammoniumsulfaminat:** Ammoniumsulfamat,

Ammonium sulfaminicum; $NH_4SO_3NH_2$, $M_r$ 114.13. Farblose Kristalle, sehr leicht lösl. in Wasser. **Anw.** techn.: zum Sulfonamidnachweis im Blut; zum Feuerfestmachen von Textilien u. Papier, zur Herst. v. Unkrautvertilgungsmitteln.

**Ammoniumsulfat:** Ammonium sulfuricum, Schwefelsaures Ammonium; $(NH_4)_2SO_4$, $M_r$ 132.14. Farblose Kristalle, leicht lösl. in Wasser, unlösl. in Ethanol. **Anw.** techn.: als Düngemittel, als Nährstoff f. Hefe, als Flammschutzmittel.

**Ammoniumsulfhydrat:** s. Ammoniumhydrogensulfid.

**Ammoniumsulfid:** Ammonium sulfuratum, Ammoniummonosulfid; $(NH_4)_2S$. Farblose hygr. Kristalle, die sich bei Zimmertemperatur zersetzen. Darst.: bei -18°C aus $NH_3$ u. $H_2S$. Die in der Analytik vielbenutzte, durch Einleiten von $H_2S$ in Ammoniak hergestellte „A.lösung" ist keine Lsg. von A., sondern von äquimolekularen Mengen $(NH_4)HS$ u. $NH_3$.

**Ammoniumsulfit:** Ammonium sulfurosum, schwefligsaures Ammonium; $(NH_4)_2SO_3 \cdot H_2O$. **Anw.** med.: (früher) bei Hautkrankheiten, bei Gärungsdyspepsie; techn.: als Ammoniumsulfitlösung (Ammonium sulfurosum liquidum) in d. Papierfabrikation.

**Ammoniumsulfobitol:** Ammoniumsulfobitolum, Tumenol-Ammonium, Ammonium tumenolicum (Tumenolsulfonsaures Ammonium). Ammoniumsalze sulfonierter Schieferöle; Fraktionen eines durch Destillation aus *schwefelarmen,* bituminösen Schiefern gewonnenen Öls, die anschließend sulfoniert u. in die Ammoniumsalze übergeführt worden sind. Mind. 35.0 u. max. 45.0% Trockenrückstand, mind. 1.6 u. max. 2.5% Gesamtschwefel, mind. 0.16 u. max. 0.5% Sulfatschwefel. **Off.:** DAC86. Löslichkeit u. Anw. s. Ammoniumbituminosulfonat.

**Ammoniumsulfobituminat:** s. Ammoniumbituminosulfonat.

**Ammoniumsulfocyanid:** s. Ammoniumthiocyanat.

**Ammonium sulfoichthyolicum:** s. Ammoniumbituminosulfonat.

**Ammonium sulfuratum:** s. Ammoniumsulfid.

**Ammonium sulfuricum:** s. Ammoniumsulfat.

**Ammonium sulfurosum:** s. Ammoniumsulfit.

**Ammoniumtetrarhodanato-diaminchromat:** s. Reinecke-Salz.

**Ammoniumthiocyanat:** Ammoniumrhodanid, Ammonium rhodanatum, Rhodanammonium, Ammoniumsulfocyanid; $NH_4SCN$, $M_r$ 76.12. D. 1.3, Schmp. 149°C. Sehr leicht lösl. in Wasser u. Ethanol, bei 170°C zersetzt es sich unter Entwicklung von Schwefelwasserstoff, Schwefelkohlenstoff u. Ammoniak. **Anw.** chem.: zum Nachw. von $Fe^{3+}$-Ionen (blutrote Färbung durch Eisen(III)-thiocyanat, ferner zur Bestimmung von Ag, Cu, Cl u. Hg.); techn.: zur Herst. v. Kaliumcyanid, Kaliumhexacyanoferrat(II), Guanidin, Thioharnstoff; in d. Kunstharzindustrie, Textilindustrie, Photographie.

**Ammoniumthiosulfat:** Ammonium thiosulfuricum, Ammonium subsulfurosum, Ammoniumhyposulfit; $(NH_4)_2S_2O_3$, $M_r$ 148.21. Farblose Kristalle, leicht lösl. in Wasser, unlösl. in Ethanol u. Ether. Anw. med. u. techn.: wie Natriumthiosulfat.

**Ammonium thiosulfuricum:** s. Ammoniumthiosulfat.

**Ammonium, Tumenolsulfonsaures:** Ammonium tumenolicum, s. Ammoniumsulfobitol.

**Ammonium, Überschwefelsaures:** s. Ammoniumperoxdisulfat.

**Ammoniumurat, Saures:** Ammonium uricum acidum, saures harnsaures Ammonium; $NH_4C_5H_3N_4O_3$, $M_r$ 185.15. Weißes, krist. Pulver, sehr schwer lösl. in Wasser, lösl. in Alkalilaugen u. konz. Schwefelsäure. **Anw.** med.: inn. nicht mehr verwendet, äuß. bei Ekzemen u. Impetigo.

**Ammoniumvanadat:** $NH_4VO_3$, $M_r$ 117.0. Weißes bis schwach gelbliches, krist. Pulver; schwer lösl. in Wasser, lösl. in Ammoniak-Lösung. **Anw.:** Reagenz Ph.Eur.3.

**Ammoniumverbindungen, Quart(ern)äre:** Quats. Salze od. Basen, die als Kation einen Stickstoff mit 4 gleichartigen od. ungleichartigen organischen Resten aufweisen. Von pharmazeutischem Interesse sind die kationenaktiven Tenside, Verbindungen, die am Stickstoff zumindest eine längere Kohlenwasserstoffkette (lipophil) tragen. Als Anion fungiert das Chlorid- bzw. Bromid-Ion. Es liegen O/W-Emulgatoren vor, f. deren emulgierende Wirk. im Gegensatz zu den Seifen das Kation verantwortlich ist. Die Kationseifen werden deshalb auch Invertseifen genannt. Da die A. sich zudem an anionenaktive Anteile stark anlagern, an die Zytoplasmamembran von Mikroorganismen adsorbieren u. in Enzymsysteme eingreifen, ihre Reinigungskraft aber nicht sehr hoch ist, werden sie auch als Konservierungsmittel u. Desinfektionsmittel eingesetzt. In Kombination mit höhermolekularen anionischen Verbindungen (z.B. Seifen) entstehen schwer- bis unlösliche, nicht mehr oberflächenaktive Produkte. Zu den kationenaktiven Tensiden gehören z.B.: Benzalkoniumchlorid* (Alkyldimethylbenzylammoniumchlorid), Alkoniumbromid* (2-Trimethylammoniumhexadecansäureethylesterbromid), Cetrimid* (Trimethyl-tetradecylammonium-bromid), Phenododeciniumbromid* (Bradosol®), Cetylpyridiniumchlorid* bzw. -bromid. Die gebräuchliche Konz. als Konservierungsmittel liegt bei den erwähnten Substanzen zwischen 0.001 bis 0.02%. Bevorzugte Verw. in wäßrigen, ophthalmologischen, kutanen, nasalen, z.T. in peroralen u. parenteralen Arzneiformen. Als Desinfektionsmittel in Konz. von 0.1 bis 0.2% eingesetzt. Über das Wirkungsspektrum u. mögliche Inkomp. s. Benzalkoniumchlorid.

**Ammonsalpeter:** s. Ammoniumnitrat.

**Amnesie:** Verlust des Erinnerungsvermögens.

**AMO 1618:** (2-Isopropyl-5-methyl-4-trimethylammoniumchlorid)-phenyl-1-piperidincarboxylat; gehört zur Gruppe der Retardanzien*. AMO 1618 hemmt das Sproßwachstum u. wird bei Zierpflanzen zum „Buschigmachen" verwendet. Ist ein Gibberellinantagonist*.

**Amoban®:** s. Zopiclon.

**Amobarbital** INN: Amobarbitalum Ph.Eur.3, 5-Ethyl-5-isoamylbarbitursäure, Acidum isoamylaethylbarbituricum, 5-Ethyl-5-(3'-methylbutyl)-barbitursäure, Amytal; CAS-Nr. 57-43-2; $C_{11}H_{18}N_2O_3$, $M_r$ 226.28. **Strukturformel** s. Barbiturate. Schmp. 156-158°C; polymorph. Weißes, krist. Pulver von schwach bitterem Geschmack, leicht lösl. in Ethanol, Ether, Chloroform. **Anw.:** Sedativum u. Hypnotikum. **Übl. Dos.:** 0.1 bis 0.2 g.

**Amobarbital-Natrium:** Amobarbitalum natricum Ph.Eur.3; CAS-Nr. 64-43-7; $C_{11}H_{17}N_2NaO_3$, $M_r$ 248.3. Weißes, körniges, hygr. Pulver. Sehr leicht lösl. in kohlendioxidfreiem Wasser, leicht lösl. in Ethanol, prakt. unlösl. in Chloroform. MTD 1.2 g.

**Amöben**: Protozoen* (Rhizopoda) ohne bestimmte Gestalt; Fortbewegung durch Pseudopodien (Scheinfüßchen). Man unterscheidet pathogene u. apathogene A.

**Amöbenruhr, Amöbendysenterie**: Tropenkrankheiten, Vork. in fast allen warmen Ländern. Erreger: Entamoeba histolytica (E. dysenteriae).

**Amöbiasis:** durch Amöben hervorgerufene Erkrankung.

**Amorolfin** INN: (±)-cis-2,6-Dimethyl-4-[2-methyl-3-(p-tert-pentylphenyl)propyl]morpholin, Lo-

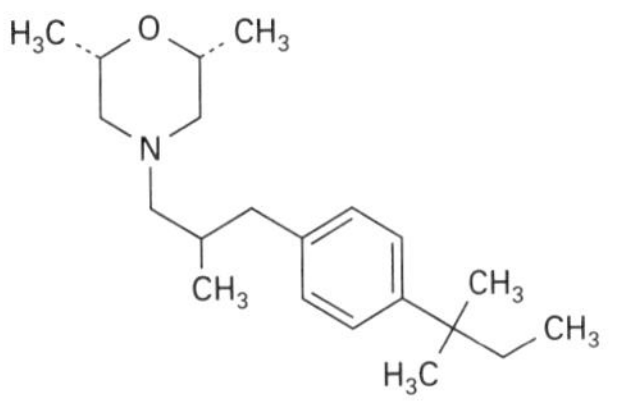

Amorolfin

ceryl®; CAS-Nr. 78613-35-1; $C_{21}H_{35}NO$, $M_r$ 317.52. Sdp. 134°C (4.8 Pa). $pK_s$ 6.6. **Wirk.** u. **Anw.:** lokales Antimykotikum (Morpholin-Derivat) gegen Haut- u. Nagelmykosen, stört Zellmembranpermeabilität der Pilzzelle durch Hemmung der Ergosterolsynthese. **Nebenw.:** selten Brennen, Juckreiz, Hautjucken u. Erytheme. **Übl. Dos.:** 10-100 mg (Vaginaltabletten); 0.5%ig als Nagellack u. Creme. **Amorolfinhydrochlorid:** CAS-Nr. 78613-38-4; $C_{21}H_{36}ClNO$, $M_r$ 353.98.

**Amorph**: „gestaltlos"; Zustand fester Körper, bei denen im Gegensatz zu den Kristallen* die Atome od. Moleküle nicht regelmäßig angeordnet sind, sondern einer Zufallsanordnung mit niedrigem Ordnungsgrad unterliegen.

**Amorphe Feststoffe** sind im Vergleich zu kristallinen Feststoffen immer isotrop* u. thermodynamisch weniger stabil. Sie sind energiereicher u. besitzen z.B. größere Löslichkeit u. Zersetzlichkeit als die kristalline Substanz. Sie neigen zum Fließen, besitzen keinen scharfen Schmelzpunkt u. sind im Röntgendiffraktogramm am Halo* zu erkennen.

**Amoxicillin** INN: α-Amino-4-hydroxy-benzylpenicillin, (2S,5R,6R)-6-[(R)-2-Amino-2-(4-hydroxyphenyl)acetamido]-3,3-dimethyl-7-oxo-4-

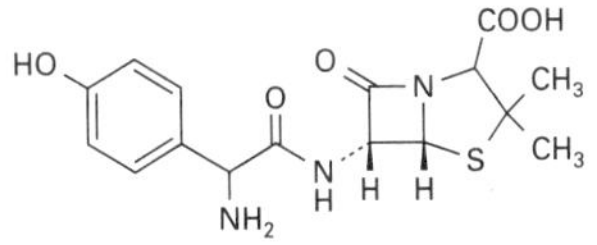

Amoxicillin

thia-1-azabicyclo[3.2.0]heptan-2-carbonsäure, Augmentan®, Clamoxyl®, Zamocillin®, Amoxypen®, Amoxillat®; CAS-Nr. 26787-78-0; $C_{16}H_{19}N_3O_5S$, $M_r$ 365.41. Ampicillin-Derivat.

**Amoxicillin-Trihydrat:** Amoxicillinum trihydricum Ph.Eur.3; CAS-Nr. 61336-70-7; $C_{16}H_{19}N_3O_5S \cdot 3\ H_2O$, $M_r$ 419.46. Löslichk.: 0.4 g/dL Wasser; prakt. unlösl. in Ethanol, Chloroform u. Ether. **Wirk.** u. **Anw.:** Penicillin-Antibiotikum mit erweitertem Wirkungsspektrum; hemmt neben den gegen Benzylpenicillin empfindlichen Keimen Haemophilus influenzae, Enterokokken u. Listerien; hohe orale Resorptionsrate; indiziert bei Haemophilus-Infektionen, schweren Enterokokken- u. Salmonelleninfekten, sowie Typhus abdominalis. HWZ 1 bis 1.5 h. **Übl. Dos.:** Oral: 2- bis 3mal 0.75 g/d, Säuglinge, Kleinkinder, Kinder 0.05 g/kg KG/d; s.a. Antibiotika (Tab.). Gebräuchl. ist auch Amoxicillin-Natrium*.

**Amoxicillin-Natrium**: Amoxicillinum natricum Ph.Eur.3; $C_{16}H_{18}N_3NaO_5S$, $M_r$ 387.4. Weißes, sehr hygr. Pulver. Sehr leicht lösl. in Wasser; wenig lösl. in Ethanol, sehr schwer lösl. bis unlösl. in anderen organischen Lösungsmitteln. **Wirk.** u. **Anw.:** s. Amoxicillin.

**Amoxillat®**: s. Amoxicillin.

**Amoxypen®**: s. Amoxicillin.

**cyclo-AMP**: cAMP, s. Adenosinphosphate.

**AMP**: Adenosinmonophosphat, s. Adenosinphosphate.

**Ampere**: SI-Basiseinheit f. die elektrische Stromstärke, Zeichen: A. Früher definiert als die Stärke des Stromes, der beim Durchgang durch eine wäßrige Lsg. v. Silbernitrat an der Kathode in einer Sekunde 1.118 mg Silber niederschlägt (1 Ampere = 1 Coulomb/Sekunde). *Geltende Definition* s. SI-Einheiten.

**Amperometrie**: Polarisationsstromtitration mit einer polarisierbaren Elektrode (u. Bezugselektrode); die Änderung der Stromstärke wird gemessen, wobei eine konstante Gleichspannung angelegt wird; auch f. sehr verdünnte Lösungen anwendbar.

**Ampfer, Krausblättriger**: Rumex crispus*.

**Amphetamin** INN: Amfetamin, α-Methylbenzylethanamin, DL-α-Methylphenetylamin, Benzedrin, Phenylaminopropan; CAS-Nr. 300-62-9;

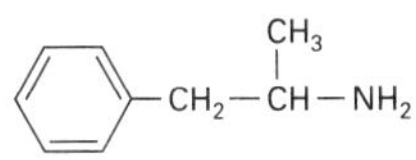

Amphetamin

$C_9H_{13}N$, $M_r$ 135.2. Sdp. 200-203°C. Scharf schmeckende, aminartig riechende, mobile Flüss. Lösl. in Ethanol, Ether, Säuren, wenig lösl. in Wasser. **Anw.:** obsoletes Weckamin, früher als Appetitzügler*, zur Leistungssteigerung; *Suchtgefahr;* s.a. Weckamine.

**Amphetaminsulfat:** Amphetamini sulfas Ph.Eur.3, *(RS)*-Methylphenetylaminsulfat (2:1), Amfetaminsulfat, Phenylaminopropanum racemicum sulfuricum; $C_{18}H_{28}N_2O_4S$, $M_r$ 368.5. Schmp. 260-275; polymorph. Weißes Pulver, leicht lösl. in Wasser, schwer lösl. in Ethanol. MED 0.006 g, MTD 0.03 g. Gebräuchl. ist auch Dexamphetaminsulfat*.

**Amphetaminil:** s. Amfetaminil.

**amphi:** (griech.) Vorsilbe: beiderseits, ringsum.

**Amphiphile Stoffe:** lyobipolare Stoffe. Moleküle u. Ionen, die an Grenzflächen adsorbiert werden, bezeichnet man als oberflächenaktive Substanzen od. Tenside. Man nennt sie auch A. St., worin zum Ausdruck kommt, daß das Molekül od. Ion eine gewisse Affinität sowohl zu polaren als auch zu unpolaren Lösungsmitteln hat. Je nach Anzahl u. Art der polaren u. unpolaren Gruppen im Molekül wird die amphiphile Substanz vorwiegend *hydrophilen* od. *lipophilen* od.

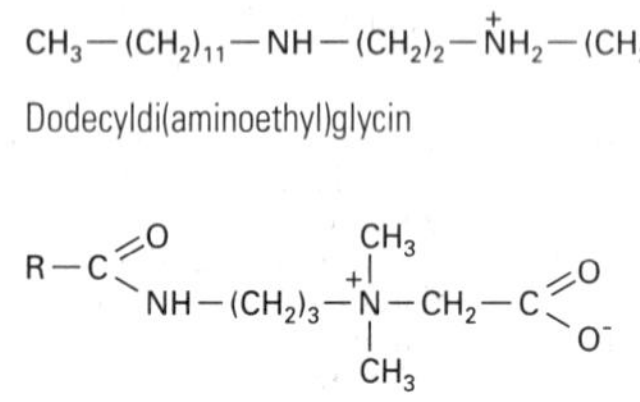


Tego-Betain L 7 (n): R = $C_{11-17} H_{23-35}$

Ampholytseifen

auch einen dazwischen liegenden Charakter haben.

**Ampholyte:** amphotere Elektrolyte, s. Amphotere Stoffe.

**Ampholytseifen:** Amphotenside, Amphotere Emulgatoren*. Waschaktive Aminosäuren mit höherer relativer Molekülmasse. Eine längere Alkylkette od. ein höherer Fettsäurerest bildet den lipophilen u. eine Polyaminoessigsäure od. ein Betain-Rest den hydrophilen Anteil mit amphoterem Charakter im Molekül. Der isoelektrische Punkt (Bereich) ist je nach Produkt unterschiedlich. Die A. besitzen eine ausgeprägte Bakterizidie, Fungizidie u. partielle Viruzidie. Die A. sind deshalb wirksamer Bestandteil verschiedener oberflächenaktiver u. ungiftiger Desinfektionsmittel u. zeichnen sich durch pH-Unabhängigkeit, Elektrolyttoleranz u. ausgezeichnete Haut- u. Schleimhautverträglichkeit aus. Vertreter der A.n sind z.B. Dioctylaminoethylglycin, Dodecyldi(aminoethyl)glycin, Tego-Betain L 7®. Die Polyaminoessigsäure wird vorwiegend zur Desinfektion herangezogen. A., die sich vom Betain ableiten, dienen der Herst. v. schonenden, keimhemmenden Körperpflegemitteln (Tego-Betaine®).

**Ampho-Moronal®:** s. Amphotericin B.

**Amphomycin:** Antibiotikum aus *Streptomyces canus; CAS*-Nr. 1402-82-0; ein Polypeptid, das bakterizid gegen grampositive Bakterien wirkt; oberflächenaktiv, amphoter, lösl. in 200 T. Wasser. **Anw.:** gegen grampositive Bakterien, v.a. Kokken. Wegen der hohen Toxizität nur lokale Anw. bei oberflächlichen Hautinfektionen; in 0.5%iger Salbe. Ecomytrin®-Salbe ist eine Amphomycin-Neomycin-Kombination; s.a. Antibiotika (Tab.).

**Amphotenside:** s. Emulgatoren.

**Amphotere Stoffe:** chem. Verbindungen, die sich je nach dem pH-Wert wie schwache Basen od. Säuren verhalten können; Beispiel: $Al(OH)_3$. **Amphotere Elektrolyte (Ampholyte)** sind Elektrolyte, die sowohl H- wie OH-Ionen abspalten können.

**Amphotericin B** INN: Ampho-Moronal®; Antibiotikum (Heptaen-Struktur) aus einem Streptomyces nodosus-Stamm. Gelbl., amphotere Substanz, unlösl. in Wasser. **Anw.:** Antimykotikum mit breitem fungistat. Wirkungsspektrum (resistent sind alle Bakterien, Viren, fast alle Protozoen); intravenöse Infusion; auf nephrotox. Nebenwirkung achten. HWZ 34 h bzw. 350 h (Metaboliten).

**Ampicillat®:** s. Ampicillin.

**Ampicillin** INN: D-(-)-α-Aminobenzylpenicillin, (6R)-6-(α-D-Phenylglycylamino)-penicillansäure, Amblosin®, Ampicillat®, Binotal®, Pen-Bristol®.

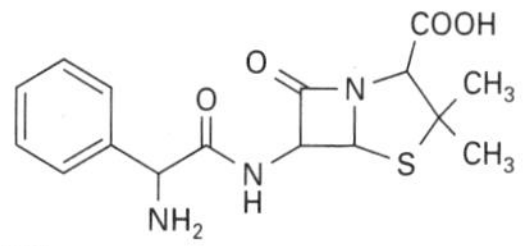

Ampicillin

**Ampicillinum anhydricum** Ph.Eur.3; CAS-Nr. 69-53-4; $C_{16}H_{19}N_3O_4S$, $M_r$ 349.4. Schmp. ca. 200°C (Zers.). Weißes, krist. Pulver. Lösl. in 170 T. Wasser, prakt. unlösl. in Ethanol, Aceton, Chloroform, Ether; eine 0.25%ige Lsg. hat einen pH-Wert von 3.5 bis 5.5. **Wirk.** u. **Anw.:** Breitband-Antibiotikum der Penicillingruppe, nicht penicillinasefest; Wirkungsspektrum umfaßt neben den benzylpenicillinempfindlichen, grampositiven Kokken auch Enterokokken, Listeria, Haemophilus influenzae, Salmonellen, Shigellen. Indiziert bei Haemophilus-, Enterokokken- u. Salmonelleninfektionen. HWZ 1 bis 2 h. **Übl. Dos.:** Oral: (schlechte Resorption) 3-4 g/d; Kinder: 0.1-0.15 g/kg KG/d; Dosissteigerung beim Erwachsenen bis 20g möglich; bei Nierenfunktionsstörungen Dosis reduzieren; intrathekal bei Meningitiden: 0.01-0.02 g, Kinder: 1mal 0.005-0.01 g/d. **Nebenw.:** Penicillinallergie; Kreuzresistenz mit anderen Penicillinen; aufgrund der hohen Resistenzrate der grampositiven Bakterien heute als Monopräparat selten; Kombinationen mit der die β-Lactamase hemmenden Clavulansäure* wegen der Penicillinasestabilität bevorzugt; s.a. Antibiotika (Tab.).

**Ampicillinum trihydricum** Ph.Eur.3; CAS-Nr. 7177-48-2; $C_{16}H_{19}N_3O_4S \cdot 3\ H_2O$, $M_r$ 403.5. Wird am häufigsten verwendet.

**Ampicillin-Natrium**: Ampicillinum natricum Ph.Eur.3; CAS-Nr. 69-52-3; $C_{16}H_{18}N_3NaO_4S$, $M_r$ 371.4. Weißes, hygr. Pulver, leicht lösl. in Wasser. Gebräuchl. ist auch das Kaliumsalz.

**Amplifikation:** *biol.* Vervielfältigung von Nucleinsäuren. Verfahren zur Erhöhung der Gendosis*; dies wird z.B. durch Anfertigung von Kopien von Plasmiden* erreicht, z.B. mit Hilfe von Antibiotika (z.B. Chloramphenicol); dadurch wird zwar die Replikation* der Chromosomen* verhindert, nicht aber die von Plasmiden.

**Amplitude:** Schwingungsweite; der Maximalwert der sich bei einer Schwingung periodisch verändernden Größe.

**Ampulle:** am häufigsten verwendeter Eindosisbehälter f. Injektionspräparate (sterile Lösungen bzw. Pulver in sog. **Trockenampullen**) mit einem Volumen von meist 1 bis 10 mL. Doppelspießampullen (s. Abb.) werden auch als **Trink-**

**ampullen** f. Peroralia verwendet. Andere weiterentwickelte Formen sind die **Zylinderampulle*** u. die **Spritzampulle***. Von Limousin als Ampulles hypodermiques eingeführt. Die Herst. erfolgt maschinell aus farblosem Röhrenglas. Dieses wird meist an der Unterseite plan zugeschmolzen (Boden) u. an der gegenüberliegenden Seite zu einem Spieß mit einer Einschnürung (Hals) ausgezogen. Je nach Abfüllmaschine werden A.n mit offenem od. zugeschmolzenem Spieß (Aufbrennampullen) benötigt. Offene Leerampullen müssen vor dem Abfüllen u. Zuschmelzen zuerst gründlich gereinigt u. heißluftsterilisiert werden. Dieser Vorgang fällt bei den Aufbrennampullen weg. Diese werden durch Aufschmelzen geöffnet, gefüllt, bei oxidationsempfindlichem Inhalt gleichzeitig schutzbegast ($CO_2$ od. $N_2$) u. wieder zugeschmolzen. Die A. muß eine genügende Menge Zuber. enthalten, um die Applikation der deklarierten Menge zu ermöglichen (s. DAC: Prüfung von Einzeldosen-Behältnissen mit Injektionsflüssigkeiten auf ausreichende Füllung). Auch an die Qualität des Glases werden besondere Anforderungen gestellt. Nach Ph.Eur.3 dürfen f. wäßrige Injektionspräparate nur alkaliarme Glassorten mit hoher hydrolytischer Resistenz, nämlich die Glasart I (Neutralglas od. Borosilicatglas) u. die Glasart II (oberflächenvergütete Glasart III), verwendet werden. Eine Ausnahme bilden die flüssigen nichtwäßrigen Präparate u. die Pulveres parenterales* (z.B. Gefriertrockenpräparate), die auch in Glasart III (Glas mit mittlerer hydrolytischer Resistenz) f. den Einmalgebrauch abgefüllt werden können. Glasart I, d.h. Glas der höchsten Güteklasse, darf f. alle Injektionspräparate auch wiederholt verwendet werden. Die nur einmal verwendbare Glasart II besitzt entweder eine durch Wasserdampf-, $NH_4Cl$– od. $SO_2$–Behandlung alkaliverarmte (quarzglasähnliche) od. durch Einbrennen von Siliconöl hydrophobisierte Oberfläche. Durch die Hydrophobisierung ist außerdem eine fast vollständige Entnahme des flüssigen Inhalts möglich. Die Glasart II sollte auf neutrale od. schwach saure Lösungen beschränkt werden. Die geforderte hydrolytische Resistenz wird ermittelt nach Ph.Eur.3 durch acidimetrische Bestimmung der an destilliertes Wasser beim Erhitzen (Autoklavieren bei 121°C) abgegebenen Alkalimenge. Zur Unterscheidung der Glasarten I u. II dient nach Ph.Eur.3 die Grießmethode od. die Oberflächenmethode nach Flußsäurebehandlung (Abätzen der Behältnisinnenflächen). Lichtschutz erreicht man durch Zusätze von Eisenoxiden, Mangan- od. Titanoxid. Dieser Lichtschutz geht auf Kosten der Durchsichtigkeit. Farbliche Veränderungen des Inhalts z.B. durch Zers. können in Klarglasampullen (A.n aus ungefärbtem Glas) beobachtet werden, in gefärbtem Ampullenglas jedoch nicht mehr. Aus diesem Grund ist es vielfach zweckmäßiger, Lichtschutz durch Sekundärpackmittel (s. Behältnis) zu gewährleisten u. farbloses Glas zu verwenden. Zur Prüfung auf Dichtigkeit der A.n werden diese unter Vakuum in eine Methylenblaulösung (Blaubad) eingetaucht. Undichte A.n saugen nach Aufheben des Unterdrucks Methylenblaulösung an, die den Inhalt der A.n verfärbt. Durch feinste Haarrisse im Ampullenglas kann u.U. keine Blaubadlösung eindringen. Deshalb sollte man bei der Herst. u. Abfüllung der A.n besonders darauf achten, daß Spannungen im Glas als Ursache f. die Rißbildung vermieden werden. Der Inhalt der A.n ist auf Sterilität (Ph.Eur.3) (mehrere Nährböden*, unterschiedliche Bruttemperaturen), ev. auf Fremdpartikeln u. ev. auf Isotonie* zu prüfen. Eine Prüfung auf Pyrogene ist nach Ph.Eur.3 nur dann verbindlich, wenn die gefüllten A.n als pyrogenfrei deklariert sind od. 15 mL u. mehr Inhalt aufweisen. Zum Öffnen der A. wird deren Hals mit einer Ampullenfeile (Ampullensäge) angeritzt u. dann abgebrochen. Zum großen Teil sind die A.n heute jedoch mit einem Brechring versehen, was ermöglicht, die A. ohne Anritzen zu brechen. Der Brechring besteht aus anorganischen Salzen, die durch Einbrennen eine Spannung im Glas hervorrufen. Häufig sind Ampullenpräparate mit farbigen Markierungsringen am Ampullenspieß oberhalb des Brechringes versehen, um Verwechslungen zu vermeiden.

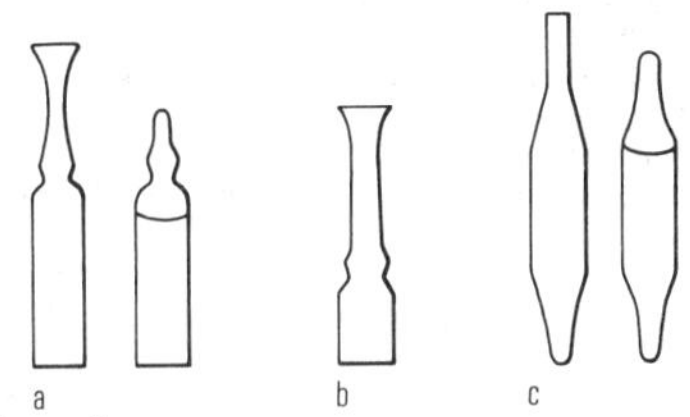

Ampulle:
Verschiedene Formen; a: Normalform (Trichterampullen, offen und geschlossen); b: Weithalsampulle (zur Pulverabfüllung); c: Doppelspießampullen [40, 71]

**Ampullen....**: s.a. Ampulle.

**Ampullenschachtel**: dient vor allem dem mechanischen Schutz der Ampullen* (z.B. verpackte tiefgezogene Kunststoffbehältnisse) sowie dem Lichtschutz. Weitere Aufgaben des Sekundärpackmittels s. Behältnis.

**Amrinon** INN: 5-Amino-3,4'-bipyridin-6(1H)-on, Wincoram®; CAS-Nr. 60719-84-8; $C_{10}H_9N_3O$,

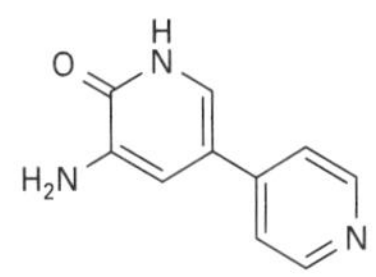

Amrinon

$M_r$ 187.2. Schmp. 294-297°C (Zers.). **Anw.**: Kardiotonikum; bei Herzinsuffizienz, die auf Herzglykoside, Diuretika etc. nicht anspricht; nur unter Aufsicht. HWZ 2.5 bis 6 h.

**Amsacrin** INNv: [4'-(9-Acridinylamino)-3'-methoxymethansulfonanilid], Amsidyl®; CAS-Nr. 51264-14-3; $C_{21}H_{19}N_3O_3S$, $M_r$ 393.5. **Anw.**: Zytostatikum bei akuter Leukämie. **Nebenw.**: Knochenmarkschädigungen, Leberfunktionsstörungen, Magen-Darm-Beschwerden. Verwendet wird auch Amsacrinhydrochlorid.

**Amselbeeren**: Fructus Rhamni catharticae, s. Rhamnus catharticus.

**Amsidyl®**: s. Amsacrin.

**Amsonas, Amsonat**: chem. Kurzbez. f. 4, 4'-Diaminostilben-2,2'-disulfonat.

**Amtsapotheker**: s. Apothekenbesichtigung.

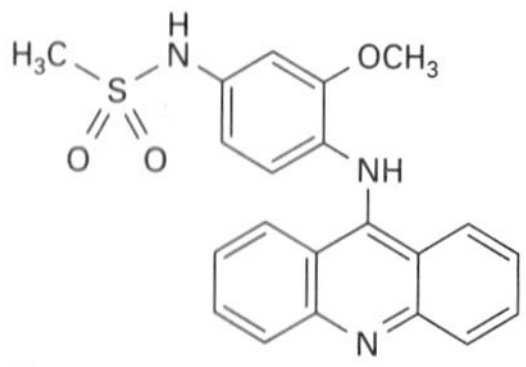


Amsacrin

**A-Mulsin®**: s. Vitamine (Vitamin A).

**Amuno®**: s. Indometacin.

**Amydricain:** s. Alypinhydrochlorid.

**Amygdalae amarae:** Bittere Mandeln, s. Prunus dulcis var. amara.

**Amygdalae dulces:** Süße Mandeln s. Prunus dulcis var. dulcis.

**Amygdalae oleum:** s. Prunus dulcis.

**Amygdalae virides:** Semen Pistaciae, s. Pistacia vera.

**Amygdalase:** Enzym der bitteren Mandeln, s. Amygdalin.

**Amygdalin:** Amygdalinum, Amygdalosid, Mandelsäurenitril-β-gentiobiosid; CAS-Nr. 29883-15-6; $C_{20}H_{27}NO_{11} \cdot 3\ H_2O$, $M_r$ 457.42. Schmp. 214-216°C unter Zers. **Strukturformel** s. Cyanglykoside. Farb- u. geruchlose Kristalle, lösl. in Wasser, sehr leicht lösl. in sied. Wasser, sehr schwer lösl. in Ethanol, unlösl. in Ether. Cyanogenes Glykosid (Blausäureglykosid) der bitteren Mandeln (Prunus dulcis var. amara), Pfirsichkerne, Aprikosenkerne u. Samen anderer Rosaceae. Nat. in opt. aktiver (D- u. L-) u. in racemischer Form (Isoamygdalin) vor. Bei Gegenwart von Wasser wird Amygdalin durch das Enzym **Amygdalase** in Glucose u. Mandelsäurenitrilglucosid zerlegt. Letzteres zerfällt unter dem Einfluß des Enzyms **Prunase** in Glucose u. Benzaldehydcyanhydrin* u. dieses durch **Oxynitrilase** in Bittermandelöl (Benzaldehyd*) u. Blausäure* (Reaktionsschema s.a. Cyanglykoside). Die 3 Enzyme werden unter dem Sammelnamen **Emulsin** zusammengefaßt. Darst. des Amygdalins durch Auskochen der Preßkuchen der Kerne mit Ethanol. Med. nicht mehr verwendet; früher (USA) unter der Bez. Laetril in der Krebstherapie eingesetzt.

**Amygdalosid:** s. Amygdalin.

**Amygdalus communis:** s. Prunus dulcis.

**Amyl:** Pentyl, der Alkylrest $C_5H_{11}$.

**Amyla:** s. Amylum.

**Amylacetat:** Isopentylacetat, Amylium aceticum, Essigsäure-isoamylester, Birnenäther; $CH_3$–COO–$CH_2$–$CH_2$–$CH(CH_3)_2$, $M_r$ 130.19. D. 0.869 bis 0.872, Sdp. 142.5°C. Lösl. in Ethanol, Ether, Amylalkohol, Essigsäure, Benzol, sehr schwer lösl. in Wasser; farblose Flüss. von birnenartigem Geruch u. Geschmack. **Anw.** techn.: zur Herst. v. Fruchtessenzen, zum Auflösen v. Nitrocellulose, Celluloid, Campher, Lacken, zur Reinigung von Penicillin.

**Amylalkohol:** Alcohol amylicus, Gärungsamylalkohol, Pentanol-(1); $C_5H_{11}OH$, $M_r$ 88.15. D. 0.810 bis 0.815. Sdp. 129-132°C. Farblose unangenehm riechende, brennbare Flüss. Nebenprodukt bei der alkohol. Gärung von Getreide u. Kartoffeln (aus dem Fuselöl, das durch anaeroben Abbau der Eiweiß-Aminosäuren entsteht). **Anw.** techn.: zur Herst. v. Fruchtethern, in d. Parfümerie, als Lösungsmittel f. Fette u. Öle; tertiärer A.: s. Amylenhydrat.

**Amylasen:** Diastasen; eine Gruppe weitverbreiteter Hydrolasen, die in Oligosacchariden (von Trisacchariden aufwärts) u. Polysacchariden, wie Stärke, Glykogen u. Dextrinen, die α-1,4-glykosidischen Bindungen spalten. Man unterscheidet zwischen α-Amylasen u. β-Amylasen. Der Angriff der **α-Amylase** erfolgt im Inneren des Moleküls; sie ist daher eine Endoamylase. Durch ihre Wirk. entstehen zuerst Dextrine, die sekundär in Maltose, Glucose u. ev. verzweigte Oligosaccharide zerlegt werden. Sie kommt sowohl in Tieren (Speichel, Pankreas, Leber) auch in Pflanzen vor. Die **β-Amylase** greift die Substrate vom nichtreduzierenden Kettenende an; man bezeichnet sie daher auch als Exoamylase. Es entstehen Maltoseeinheiten. Sie ist nur in Pflanzen zu finden.

**Amylenhydrat:** Amylenum hydratum, Tertiärer Amylalkohol, Ethyldimethylmethanol, Dimethylethylcarbinol; $(CH_3)_2C(OH)$–$CH_2$–$CH_3$, $M_r$ 88.2. D. 0.810. Sdp. 102°C. Klare, farblose Flüss. von brennendem Geschmack u. fruchtartig. Geruch, brennbar; lösl. in Wasser; mit Ethanol, Ether, Chloroform, Glycerol u. fetten Ölen in jedem Verhältnis mischbar. **Off.:** ÖAB90 (bis 1996). **Anw.** med.: früher als Hypnotikum, Antiepileptikum, Normaldos. 2 g; MED 4 g, MTD 8 g.

**Amyli hydrolysati sirupus (solutio):** s. Stärkesirup.

**Amylium aceticum:** s. Amylacetat.

**Amylium butyricum:** s. Buttersäureisoamylester.

**Amylium formicicum:** s. Ameisensäureisoamylester.

**Amylium nitrosum:** Amylnitrit, s. Salpetrige Säure.

**Amylium salicylicum:** s. Salicylsäureisoamylester.

**Amylium valerianicum:** s. Isovaleriansäureisoamylester.

**Amylnitrit:** Salpetrigsäureisoamylester, s. Salpetrige Säure.

**Amylocainhydrochlorid:** Benzoesäure-dimetylaminoisopropanolester-hydrochlorid, Stovaine®; $C_{14}H_{21}NO_2 \cdot HCl$. Schmp. 175-178°C; polymorph. Weißes krist. bitter schmeckendes Pulver, leicht lösl. in Wasser u. absolutem Ethanol, unlösl. in Ether. **Anw.** med.: früher bei Infiltrations*- u. Lumbalanästhesie* (kein Oberflächenanästhetikum).

**Amylogen:** s. Amylum solubile.

**Amylo-1,6-glucosidase:** *engl.* debranching enzyme; eine Endoglucosidase, die 1,6-glykosidische Bindungen an den Verzweigungsstellen von Glykogen u. Amylopektin spaltet.

**Amyloid: 1.** *chem.* kolloidale Cellulose, die durch Wasser aus einer Lsg. v. Cellulose in konz. Schwefelsäure gefällt wird (Herst. v. Pergamentpapier; s. Pergament). **2.** *med.* (nach Virchow) ein im Bindegewebe ausgefällter Eiweißkörper (Antikörperglobulin), der durch Lugol-Lsg. braun gefärbt wird, Umschlag in blau bei Zusatz von $H_2SO_4$; mit Kongorot ergibt A. rote Färbung.

**Amylopektin:** s. Amylum.

**Amyloplasten:** Art von Leukoplasten* (farblose Plastide*) in der Pflanzenzelle; bilden aus Zucker Stärke (s.a. Amylum).

**Amylose:** s. Amylum.

**Amylsalicylat:** s. Salicylsäureisoamylester.

**Amylum:** Plur. Amyla, Stärke, Stärkemehl. Ein in unter- u. oberirdischen Nährgeweben (s.

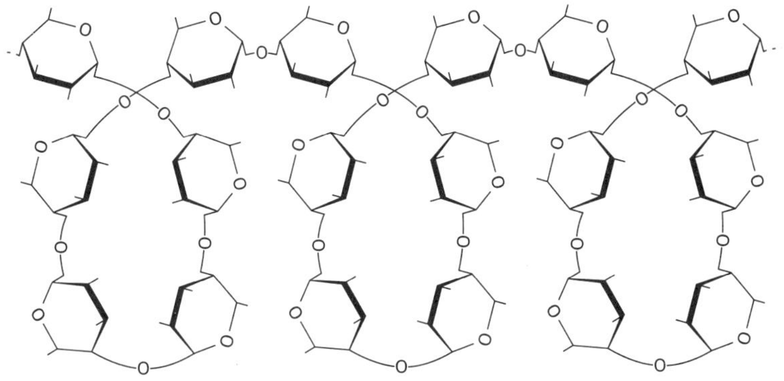

Amylum:
Amylose

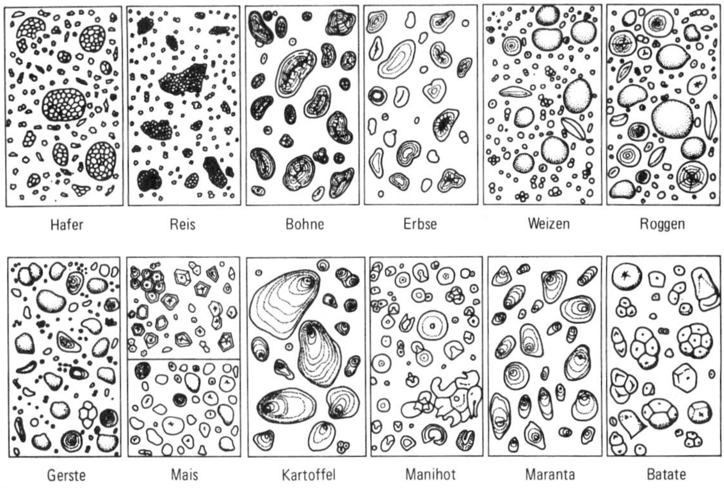


Amylum:
Stärkekörner im mikroskopischen Bild [143]

Amyloplasten*) von höheren Pflanzen in Form von gekörnten Polysacchariden vorkommendes Assimilationsprodukt u. Reservesubstanz. Gewonnen aus Knollen, Rhizomen, Samen u. Stammgeweben durch wiederholte Auswasch-, Dekantier- u. Schleudervorgänge. **Off.** nach Ph.Eur.3 sind Maydis amylum (Maisstärke, s. A. Maydis), Oryzae amylum (Reisstärke, s. A. Oryzae), Solani amylum (Kartoffelstärke, s. A. Solani) u. Tritici amylum (Weizenstärke, s. A. Tritici). Die einzelnen Stärkesorten (Amyla) sind geruch- u. geschmacklos. Es handelt sich dabei um feine, weiße Pulver, die beim Reiben zwischen den Fingern knirschen. Sie unterscheiden sich im Mikroskop in Form u. Größe der Stärkekörner (s. Abb.) u. damit in ihrer pharmazeutischen Einsatzfähigkeit. Größe der Stärkekörner (u. mittlerer Durchmesser): Kartoffelstärke: 10 bis 100 μm (35 μm); Weizenstärke: 2 bis 45 μm (25 μm); Maisstärke: 2 bis 32 μm (15 μm); Reisstärke: 2 bis 10 μm (5 μm).

Die Stärken sind auf Abwesenheit von Verunreinigungen (mikrobielle u. Säurerückstände vom Lösen des Eiweißanteiles, Ausnahme: Kartoffelstärke) u. deformierten, beschädigten Körnern zu prüfen. Die Stärken sind prakt. unlösl. in organischen Lösungsmitteln u. in kaltem Wasser. In letzterem quellen sie jedoch mit einer Volumenzunahme von ca. 20 bis 100% auf *(begrenzte Quellung)*. Oberhalb der sog. Verkleisterungstemperatur (64 bis 77°C je nach Stärke-Art) bildet eine ca. 2%ige wäßrige Aufschwemmung nach der Quellung eine viskose kolloidale Lösung *(unbegrenzte Quellung)* u. nach dem Abkühlen einen weißen Kleister (Gel), der mit Iodlösung eine tiefblaue Färbung ergibt. Die Farbe nimmt über 50°C rasch an Intensität ab, verstärkt sich aber wieder beim Abkühlen. Die Verkleisterungstemperatur liegt bei Anwesenheit von Glycerol u. Polyolen höher. Stärke ist ein uneinheitliches Polysaccharidgemisch aus ausschließlich α-glykosidisch verknüpften D-Glucose-Bausteinen der

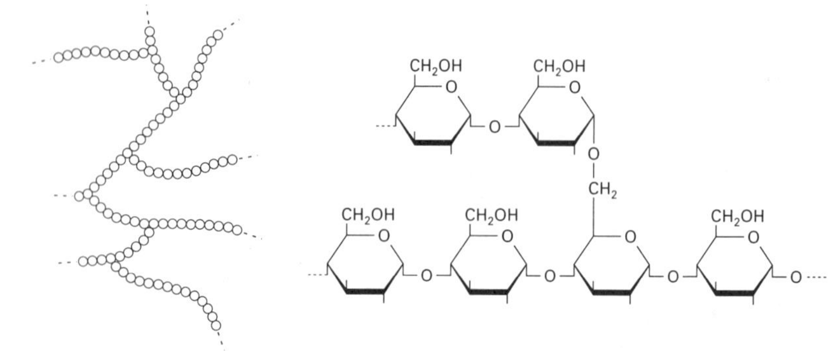

Amylum:
Amylopektin

allg. Summenformel $(C_6H_{10}O_5)_n$, wobei *n ca.* 300 bis 1000 u. größer sein kann. Stärke besteht aus den 2 Fraktionen *Amylose* (ca. 15 bis 30%) u. *Amylopektin* (ca.70 bis 85%). Amylose ist im Inneren der Stärkekörner eingelagert. Die äußere Hülle der Körner besteht aus Amylopektin. Die beiden Polysaccharide unterscheiden sich durch die Art ihres Molekülaufbaus sowie durch ihre Molekülgröße. *Amylose* besteht aus langen, unverzweigten Kettenmolekülen ($M_r$ ca. 50 000 bis 200 000), die aus D-Glucopyranose-Einheiten (300 bis 1000) in α-1,4-glykosidischer Bindung aufgebaut sind (s. Abb.) u. an einem Ende eine reduzierende (aldehydische) Gruppe enthalten. Amylose ist in hydratisiertem Zustand nicht geradkettig, sondern helixartig angeordnet. In entwässertem Zustand ist das Molekül geknäuelt. Durch die axiale Stellung der OH-Gruppe am $C_1$ u. ihre äquatoriale Stellung am $C_4$ der D-Glucopyranose ist eine fadenförmige Ausrichtung (charakteristisch f. die 1,4-β-glykosidische Bindung der Cellulose*) ausgeschlossen. Die spiralige Struktur mit 6 Glucosemolekülen pro Windung umschließt einen kanalartigen freien Raum (Durchmesser 0.6 nm), in den passende Moleküle (z.B. Iod) sich einlagern können (Einschlußverbindung). Iod (aus Iodwasser od. Iod-Iodkaliumlösg.) wird in linearen Ketten mit einem I-I-Abstand von 0.31 nm eingeschlossen u. ergibt durch Lockerung seiner Elektronensysteme eine intensive Blaufärbung. Der Abstand der Iodatome im Iodmolekül beträgt normalerweise 0.27 nm. Amylose quillt in kaltem Wasser u. bildet mit heißem Wasser eine kolloidale (nicht kleisterige) Lösung.

*Amylopektin* liegt im Gegensatz zur Amylose in Form von weitverzweigten Molekülen ($M_r$ *ca.* 100 000 bis 1 000 000) vor, die aus vielen linearen Einzelgliedern von 20 bis 30 Glucose-Einheiten in α-1,4-glykosidischer Bindung bestehen; diese linearen Einzelglieder sind durch α-1,6- (seltener 1,3-) Verzweigungsstellen miteinander verknüpft (s. Abb.). Amylopektin ist mit Wasser erst oberhalb der Verkleisterungstemperatur quellfähig u. verkleistert. Das Quellvermögen der Stärken ist von der Struktur u. vom Anteil des verzweigten Amylopektins abhängig. Amylopektin gibt mit Iodlösung eine rotviolette Verfärbung. Weitere Eigenschaften der Stärken: D. 1.50 mL/g (Mais u. Weizen), Schüttvolumen 2.0 bis 2.1 mL/g (Mais), Stampfvolumen 1.45 bis 1.55 mL/g (Mais); Wassergehalt lufttrockener Stärke: 10 bis 15%, in feuchter Atmosphäre bis zu 30% u. mehr; das eingelagerte Wasser wird erst bei 125 bis 130°C vollständig abgegeben, dabei verlieren die Stärkekörner ihre charakteristische Struktur u. ihren kristallinen Charakter (Sphärokristalle, dunkles Kreuz im polarisierten Licht); Stärke zeigt die physikalischen Erscheinungen der Retrogradation*.

**Anw.:** **1.** Tablettenbestandteil: In *Pulverform* als Füllmittel, Sprengmittel (wegen hohen Quellungsdrucks u. begrenzter Quellbarkeit) u. Feuchthaltemittel, in trockener Form auch als Fließregulierungsmittel* u. Formentrennmittel*. Die Reisstärke spielt hier aufgrund ihrer Feinheit eine untergeordnete Rolle. Als Bindemittel in Form eines 10 bis 25%igen *Kleisters* bei Knetgranulation, bzw. 8%ig zum Sprühgranulieren. s. Granulieren*. **2.** Puderbestandteil: Wegen des großen Wasseraufnahmevermögens (Enslinzahl; s. Aufsaugvermögen von Pulvern) u. der Kühl- u. Gleitwirkung. Die Reisstärke wird wegen ihres Feinheitsgrades u. der engen Kornverteilung bevorzugt. Unbehandelte Stärke wird wegen ihrer Anfälligkeit gegenüber Mikroorganismen im Milieu der Haut immer mehr verdrängt durch nicht mehr quell- u. verkleisterungsfähige Stärkederivate (s. ANM-Pudergrundlage, Absorbable Dusting Powder), die resorbierbar u. sterilisierbar sind. **3.** Grundlage f. Salben (Salbengele, Hydrogele, Schleimsalben): in Form eines Kleisters als konsistenzgebendes Mittel f. Glycerolsalben. Glycerol ist Weichmacher, Feuchthalter u. aktiv an der Gelbildung beteiligt (Amylose-Glycerol-Komplex), z.B. in Ungt. Glyceroli. **4.** Als Auflockerungsmittel f. Pasten mit lipophilem Dispersionsmittel (Paraffinkohlenwasserstoffe, Fette). **5.** Grundstoff f. die Herst. v. Stärkekapseln (s. Capsulae), bevorzugt Weizenstärke. **6.** Diätetikum u. Mucilaginosum. **7.** Ausgangsstoff f. die Gew. von Stärkehydrolysaten (Glucose, Dextrine, Maltose, Oligosaccharide), s. Amylum solubile, Emdex®, Malto-Dextrine. **8.** Für die Herst. besonders präparierter Stärken (Spezialstärken, geeignet f. die Direkttablettierung*). „Gelatinierte Stärke" ist eine gequollene u. teilweise gelöste Maisstärke, die wieder getrocknet wurde (3 min in siedendem Wasser erhitzt, danach bei 120°C getrocknet u. durch ein Sieb fein zerteilt). Eine präparierte Stärke ist auch STARCH 1500®*. **9.** Ausgangsmaterial f. weitere

Hilfsstoffe: z.B. Natriumcarboxymethylstärke*, Natriumcarboxymethylamylopektin (Primojel®, Ultraamylopectin®), UAP. Ähnliche Eigenschaften wie Natriumcarboxymethylcellulose, jedoch im Gelbildungsvermögen überlegen. Verw. als Hydrogelbildner, Stabilisator f. Emulsionen u. Suspensionen, in Pulverform Zerfallsbeschleuniger in Tabletten, lösl. in Wasser u. verd. Ethanol; als Granulierflüssigkeiten.

**Stärkekleister:** Die Stärke (meist 10%) wird in kaltem Wasser klumpenfrei suspendiert u. unter Rühren durch Erwärmen auf die erforderliche Temp. gelöst. Beim Abkühlen bildet sich ein durchscheinendes Gel.

**Amylum Ari:** s. Dracunculus vulgaris.

**Amylum Avenae:** Haferstärke aus den Früchten v. **Avena sativa** L., Fam. Poaceae (Gramineae), Hafer; rein selten, meist als Hafermehl (Farina Avenae); s.a. Amylum (Abb.).

**Amylum Batatae:** Batatenstärke, Brasilianisches Arrowroot, aus den Knollen v. **Ipomoea batatas** (L.) Poir, Fam. Convolvulaceae, Batate Süßkartoffel (Zentral- u. Südamerika, bes. in subtrop. Gebieten angebaut); s.a. Amylum (Abb.).

**Amylum bulbi coronae imperialis:** s. Fritillaria imperialis.

**Amylum Cannae:** Cannastärke, Queensland- od. Neu-Südwales-Arrowroot, Afrikanisches Arrowroot, Tolomanstärke, aus den Rhizomen verschiedener Canna-Arten, Fam. Cannaceae, Blumenrohr, bes. von **Canna indica** L. (Trop. Zentralamerika, Westindien, Südbrasilien, Peru, Chile), **Canna edulis** Ker-Gawl. (Trop. Südamerika, Westindien).

**Amylum Curcumae:** Kurkumastärke, Ostindisches Arrowroot; aus dem Rhizom von **Curcuma angustifolia** Roxb., **Curcuma rubescens** u.a. Curcuma-Arten, Fam. Zingiberaceae (Indien).

**Amylum Fritillariae:** s. Fritillaria imperialis.

**Amylum Hordei:** Gerstenstärke; aus den Früchten von **Hordeum vulgare** L., Fam. Poaceae (Gramineae) (Europa); s.a. Amylum (Abb.).

**Amylum iodatum:** Iodstärke. Herst. (nach Dietrich): Man löst 2 T. Iod in 75 T. Ether, mischt diese Lsg. mit 100 T. Weizenstärke u. trocknet. In dunklen Standgefäßen aufzubewahren. **Anw.** med.: inn. 0.5 bis 2.0 g, 3- bis 4mal/d

**Amylum Lentis:** Linsenstärke; aus den Samen von **Lens culinaris***.

**Amylum Manihot:** Manihotstärke, Tapiokastärke, Kassavamehl, Mandiokastärke, Bahia-Arrowroot, Brasilianisches Arrowroot; aus den Wurzelknollen von **Manihot esculenta** Crantz, Fam. Euphorbiaceae, Maniok, Cassava (in allen Tropenländern angebaut); s.a. Amylum (Abb.).

**Amylum Marantae:** Marantastärke, Pfeilwurzelmehl, Maranta-Arrowroot, Westindisches Arrowroot, das eigentliche Arrowroot d. verschiedenen Arzneibücher; aus dem Rhizom von **Maranta arundinacea** L., Fam. Marantaceae, Pfeilwurz (heim. Westindien, kult. in allen Tropenländern); s.a. Amylum (Abb.).

**Amylum Maydis:** Maydis amylum Ph.Eur.3, Maisstärke, Starch; Stärke aus dem Endosperm der Früchte von **Zea mays** L., Fam. Poaceae (Gramineae); s.a. Amylum (Abb.).

**Amylum Musae:** Bananenstärke; aus dem Fruchtfleisch von **Musa paradisica** L., Fam. Musaceae (Tropen).

**Amylum non mucilaginosum:** s. ANM-Pudergrundlage.

**Amylum Oryzae:** Oryzae amylum Ph.Eur.3, Reisstärke; aus dem Endosperm der Früchte von **Oryza sativa** L., Fam. Poaceae (Gramineae) (Südasien u. alle tropischen Länder); s.a. Amylum (Abb.).

**Amylum Phaseoli:** Bohnenstärke; aus den Samen von **Phaseolus vulgaris** L., Fam. Fabaceae (Leguminosae) (heim. Südamerika, kult. in Europa); s.a. Amylum (Abb.).

**Amylum Pisi:** Erbsenstärke; aus den Samen von **Pisum sativum** L., Fam. Fabaceae (Leguminosae); s.a. Amylum (Abb.).

**Amylum Sagi:** Sagostärke, Sago, Perlsago, Palmenstärke; aus dem Grundparenchym des Stammes von **Metroxylon sagu** Rottb. (M. rumphii (Willd.) Mart.) u. **Metroxylon laeve** (Sagus laevis), Sagopalme, Fam. Arecaceae (Palmae) (Sundainseln, Molukken).

**Amylum Secalis:** Roggenstärke; aus den Früchten von **Secale cereale** L., Fam. Poaceae (Gramineae).

**Amylum Solani:** Solani amylum Ph.Eur.3, Kartoffelstärke, Kartoffelmehl, aus den Knollen von **Solanum tuberosum** L., Fam. Solanaceae (heim. Südamerika, Anden, kult. in allen Ländern d. gemäßigten Zone). Der durch Trocknen bei 100°C festgestellte Wassergehalt soll nicht mehr als 20% betragen; s.a. Amylum (Abb.).

**Amylum solubile:** Lösliche Stärke, Amylogen; entsteht aus der gewöhnlichen Stärke durch längeres Kochen mit Wasser od. durch Einw. von verdünnt. Säuren od. Alkalilaugen. Löst sich klar in sied. Wasser u. gibt mit Iodiokaliumlösung Blaufärbung. In verschiedenen Arzneibüchern als Reagenz enthalten.

**Amylum Tritici:** Tritici amylum Ph.Eur.3, Weizenstärke, aus dem Endosperm der Früchte von **Triticum aestivum** L. emend. Fiori et Paol. (Triticum sativum Lam.), Fam. Poaceae (Gramineae); s.a. Amylum (Abb.).

**Amylvalerianat:** Amylium valerianicum: s. Isovaleriansäure-isoamylester.

**Amyrin:** $C_{30}H_{49}OH$, $M_r$ 426.73. Schmp. 186°C bzw. 200°C (α- bzw. β-Isomeres). Triterpenalkohole; das Kohlenwasserstoffgerüst von **α-Amyrin** (Urs-12-en-3β-ol) ist 5-α-Ursan u. das von **β-Amyrin** (Olean-12-en-3β-ol) ist 5-α-Olean; **Strukturformeln** s. Saponine. Bestandteile des Elemiharzes, s. Canarium luzonicum; ferner frei, verestert u. als Aglyka von Triterpensaponinen in vielen Pflanzen, besonders häufig im Milchsaft, z.B. auch von Taraxacum officinale* u. Marsdenia condurango*.

**Amyris gileadensis:** s. Balsamum de Mecca.

**Amytal:** s. Amobarbital.

**-an:** s. Alkane.

**AN 1®:** s. Amfetaminil.

**ana:** (ana partes) abgek. „aa": zu gleichen Teilen (auf Rezepten).

**Anabasin:** s. Nicotiana tabacum.

**Anabol:** zum Aufbaustoffwechsel gehörig; Gegensatz: katabol.

**Anabolikum(a):** aufbauender, v. a. eiweißaufbauender Wirkstoff. Die eiweißanabolen Hormone leiten sich von den Androgenen (s. Hormone) ab. Gegenüber den androgenen Eigenschaften überwiegen aber Eigenschaften wie Positivierung der Stickstoffbilanz, Zunahme des Längenwachstums, des Körpergewichtes etc. **Anw.:** bei konsumierenden Erkrankungen, Osteoporose (Verminderung des Knochengewebes), aplastischer Anämie, chronischen Leber- u. Nierenerkrankungen, Multipler Sklerose; zur Steigerung der körperlichen Leistungsfähigkeit bei Sportlern. ***Nebenw.:*** beruhen auf dem androgenen Effekt;

Virilisierung bei der Frau, Störung der Spermatogenese beim Mann, frühzeitiger Epiphysenschluß u. Kleinwuchs bei Kindern. Wirkstoffe: z.B. Nandrolon* u. Stanozolol*.

**Anabolismus:** Aufbau(stoffwechsel); vgl. Katabolismus (Abbaustoffwechsel) u. Metabolsimus (s. Stoffwechsel).

**Anacamptis pyramidalis** (L.) L.C. Rich.: Fam. Orchidaceae, Spitzorchis, Hundswurz (Europa, N-Afrika etc.); eine der Stpfln. v. **Tubera Salep**, s. Orchis morio.

**Anacardiaceae:** Sumachgewächse, Pistaziengewächse, Od. Rutales; ca. 600 Arten. Hauptsächl. trop. u. subtrop. Holzgewächse (auch Obstbäume) mit wechselständigen, einfachen, gefiederten od. gefingerten Blättern. Meist kleine Blüten in Rispen. Steinfrüchte. **Chem. Merkmale:** Gerbstoffe; schizolysigene Exkretgänge mit äther. Öl (hauptsächl. mit Monoterpenen) od. gummiartigen Balsamen, in manchen Fällen auch Milchsaft mit eiweißartigen Kristallen. **Wichtige Gattungen** s. z.B. Anacardium, Comocladia, Mangifera, Pistacia, Rhus, Schinus, Semecarpus, Toxicodendron.

**Anacardium:** s. Semecarpus anacardium.

**Anacardium occidentale** L.: Fam. Anacardiaceae, Acajoubaum, Nierenbaum (Westindien, Brasilien, kult. in den Tropen). Stpfl. v. **Fructus Anacardii occidentalis:** Nuces Acajou, Westindische Elefantenläuse, Kaschunüsse, Akajounüsse. **Inhaltsst.:** Cardol, Anacardsäure* (wird in der Wärme in Cardanol u. Anacardol umgesetzt), fettes Öl (wird auch als Speiseöl verwendet), Harz. **Anw.** volkst.: äuß. gegen Zahnschmerzen. Vgl. Semecarpus anacardium.

**Anacardsäure:** o-Pentadecadienylsalicylsäure; $C_{22}H_{32}O_3$; Inhaltsstoff der Früchte (u. Samen) von Anacardium occidentale* u. Semecarpus anacardium*.

**Anacidität:** Fehlen „freier" Salzsäure im Magensaft.

**Anacyclus officinarum** Hayne: Fam. Asteraceae (Compositae), Deutscher Bertram (Mittelmeergebiet). Stpfl. v. **Radix Pyrethri germanici:** Pyrethrumwurzel, Deutsche Bertramwurzel. **Inhaltsst.:** Pyrethrine, Inulin, äther. Öl. Harz. **Anw.** volkst.: gegen Rheuma, Zahnschmerzen. **HOM:** *Pyrethrum:* d. getrocknete Wurzel.

**Anacyclus pyrethrum** (L.) Lag.: (Anthemis pyrethrum) Fam. Asteraceae (Compositae), Römischer Bertram (Südl. Mittelmeergebiet, Marokko bis Arabien). Stpfl. v. **Radix Pyrethri romani:** Römische Bertramwurzel, Franzosenwurzel. **Inhaltsst.:** Pyrethrine, äther. Öl, Harz, Inulin. **Anw.** volkst.: bei Zahnschmerzen, als Kaumittel (zur Anregung des Speichelflusses).

**Anadenanthera-Arten:** s. Piptadenia peregrina.

**Anadur**®: s. Nandrolon.

**Anaemia perniciosa:** Biermer-Krankheit, Vitamin $B_{12}$-Mangel-Anämie, gekennzeichnet durch gesteigerten Blutzerfall (Ther.: Leberpräparate, Vitamin $B_{12}$).

**Anämie:** Anaemia, Blutarmut; absolute Verminderung der roten Blutkörperchen (Erythrozyten*) bezüglich des gesamten Blutvolumens; Feststellung einer A. bei normalem Blutvolumen durch Zählung der Erythrozyten od. durch Bestimmung des Hämoglobins* in einer kleinen Blutmenge. **Einteilung** nach der *Ursache:* z.B. Schwangerschafts-A., Folsäuremangel-A.; nach der *Erythrozytenform:* makrozytäre, mikrozytäre, Kugelzell-A.; nach dem *Hämoglobingehalt der Erythrozyten:* z.B. hypochrome, normochrome, hyperchrome A.; besser: Pathogenetische Unterteilung: 1. A.n durch Verlust der Erythrozyten, Blutverlust; 2. A.n durch verminderte Produktion von Erythrozyten: dazu gehören u.a. aplastische A.n, Mangel-A.n (z.B. durch Mangel an Eisen, Vitamin $B_{12}$, Folsäure); 3. A.n durch gesteigerten Abbau von Erythrozyten: verschiedene Formen hämolytischer A.n; 4. Symptomatische A. bei verschiedenen Krankheiten wie z.B. Tumoren, chronischer Niereninsuffizienz.

**Anaerob:** (*gr.* ἀήρ Luft, βίος Leben) ohne Sauerstoff lebend.

**Anaerobe Kulturverfahren:** Verfahren zur Züchtung von obligat anaerob wachsenden Bakterien, heute meist im Anaerobier-Topf od. Anaerobier-Schrank.

**Anaeroben-Brutschrank:** s. Brutschrank.

**Anaerobier: Obligate A.:** Mikroorganismen, die sich nur bei Abwesenheit von Sauerstoff entwickeln können. **Fakultative A.:** Mikroorganismen, die sowohl mit als auch ohne Sauerstoff leben können, wie die meisten Bakterien. Pathogene anaerobe sporenbildende Bakterien sind z.B.: *Clostridium tetani* (Erreger des Wundstarrkrampfes), *Clostridium botulinum* (Erreger des Botulismus), *Clostridium perfringens* (Erreger des Gasbrandes); nichtpathogen: z.B. *Clostridium butyricum* (Bacillus butyricus) Buttersäurebazillus; s. Bakterien.

**Anaerobier-Serum:** Heilserum (Antikörper*) gegen Erkrankungen, hervorgerufen durch anaerobe Bakterien, vor allem Clostridium-Arten (s. Botulismus-Antitoxin, Tetanus-Serum u. Gasbrand*).

**Anästhesie: 1.** Unempfindlichkeit gegen Schmerz-, Temperatur-, Berührungsreize; kann Folge einer Störung des peripheren od. zentralen Nervensystems od. gewolltes Ergebnis einer Narkose* od. Lokalanästhesie* sein. **2.** *syn.* Narkose*.

**Anästhesin:** s. Benzocain.

**Anästhetikum(a):** Mittel zur Erzeugung einer Anästhesie*. a) *Allgemeine Anästhetika:* Narkotika*; b) *Lokalanästhetika**.

**Anaflex**®: s. Polynoxylin.

**Anaflon**®: s. Paracetamol.

**Anafranil**®: s. Clomipramin.

**Anagallis arvensis** L.: Fam. Primulaceae, Gauchheil, Ackergauchheil (Kosmopolit). Stpfl. v. **Herba Anagallidis arvensis:** Gauchheilkraut. **Inhaltsst.:** Saponine, Gerbstoff, Bitterstoff. **Anw.** volkst.: als Diuretikum sowie bei Leberleiden, Hämorrhoiden.

**HOM:** *Anagallis arvensis* (HAB1.5): die frische blühende Pflanze; verord. z.B. b. Hautausschlägen, Rheumatismus.

**Anagyrin:** Chinolizidinalkaloid aus Cytisus scoparius*.

**Anagyris foetida** L.: Fam. Fabaceae (Leguminosae), Stinkstrauch (Mittelmeergebiet). Stpfl. v. **Herba Anagyris**, Stinkstrauch, u. von **Semen Anagyris**, Stinkstrauchsamen. **Anw.:** Emetikum, Abführmittel.

**Anakusis:** Taubheit.

**Anal:** zum Anus gehörig, den After betreffend.

**Analeptikum(a):** Substanz, die direkt od. reflektorisch bestimmte Funktionszentren (Atem-, Vasomotorenzentrum) des ZNS stimuliert. **1. Zentrale A.:** Diese besitzen keine peripheren Wirkungen. Aufgrund ihrer atmungs- u. kreislaufanregenden Wirk. können sie in niederer Dosierung als Antidot bei Schlafmittelvergiftungen u. Opiatüberdosierung angewendet werden.

In höheren Dosen wirken sie als Krampfgifte (s. Konvulsiva*). Vertreter: Strychnin, Picrotoxin u. Bemegrid. Wegen der geringen Spanne zwischen analeptischer u. konvulsiver Wirkung u. wegen ihrer zu kurzen Wirkungsdauer haben sie ihre ursprüngliche Bedeutung als A. verloren. An deren Stelle werden heute z.B. Sympathomimetika* u. Opiatantagonisten* verwendet. Pentetrazol, Nicethamid, Etamivan, Crotetamid, Doxapram u. Amiphenazol besitzen noch eine gewisse Bedeutung bei Narkosen (Unterstützung u. Stimulierung der Atemtätigkeit) od. bei hypotonen Zuständen. Reflektorisch wirken Lobelin u. Campher (obsolet). **2. Psychoanaleptika:** Stimulieren psychische Funktionen u. führen durch peripheren Angriff zu einer Kreislaufwirkung z.B. Coffein*, Weckamine*, Pemolin*; s. Psychopharmaka (Psychostimulantien).

**Analgesie:** (*gr.* ἀναλγησία Gefühllosigkeit) *syn.* Analgie, Aufhebung der Schmerzempfindung.

**Analgetikum(a):** schmerzstillendes Mittel; Stoffe, die die Schmerzempfindung zentral aufheben od. dämpfen, ohne das Bewußtsein auszuschalten. Man unterscheidet Schwache u. Starke Analgetika.

**I Schwache A.**, auch *periphere A.* genannt, werden gegen Schmerzen mit weniger schwerwiegenden Ursachen eingesetzt. Sie können neben der analgetischen auch antipyretische (fiebersenkende) und/oder antiphlogistische (entzündungshemmende) Eigenschaften besitzen. Die antiphlogistisch wirkenden Schwachen A. werden auch als *nichtsteroidale Antiphlogistika* bezeichnet u. werden oft als Antirheumatika verwendet (mit Ausnahme der Anilinderivate). Schwache A. greifen in die Biosynthese der Prostaglandine* ein. Durch Hemmung der Cyclooxygenase* (s. Eicosanoide) wird die Bildung von cyclischen Endoperoxiden, Prostaglandinen ($PGE_2$, $PGF_{2\alpha}$), Thromboxan-$A_2$ u. Prostacyclin* aus ungesättigten $C_{20}$–Fettsäuren (z.B. Arachidonsäure) unterbunden. Vermutlich basiert die Wirksamkeit der schwachen A. auf der verminderten Produktion an Prostaglandinen, die wesentlich an der Entstehung von Schmerz*, Fieber* u. Entzündungen* beteiligt sind. Darüber hinaus kommt es auch zu Wechselw. mit anderen Enzymsystemen u. Mediatorstoffen. Einige der schwachen A. werden wegen der Thromboxan-$A_2$-synthesehemmenden Wirk. als Thrombozytenaggregationshemmer* verwendet. Die **wichtigsten Vertreter** stammen z.B. aus den folgenden Verbindungsklassen. **1. Anilin-Derivate:** (4-Aminophenol-Derivate) nicht antiphlogistisch wirksam, z.B. Paracetamol, früher das Phenacetin. **2. Anthranilsäure-Derivate:** (Fenamate) z.B. Flufenaminsäure, Mefenaminsäure, Meclofenaminsäure, Nifluminsäure. **3. Phenylalkylsäurederivate: a)** Arylessig- u. Heteroarylessigsäure-Derivate, z.B. Acemetacin, Indomethacin, Proglumetacin, Sulindac, Diclofenac, Felbinac, Ketorolac, Tolmetin etc.); **b)** Phenylpropionsäure-Derivate (Profene*, s. Abb.), z.B. Ibuprofen, Ketoprofen, Fenoprofen, Naproxen, Pirprofen, Carprofen, Flurbiprofen, Tiaprofensäure. **4. Oxicame**: z.B. Chlorotenoxicam, Tenoxicam, Isoxicam, Piroxicam, Meloxicam. **5. Pyrazol-Derivate: a)** Pyrazolinon-Derivate, z.B. Phenazon, Propyphenazon, Metamizol, 4-Isopropylaminophenazon; **b)** Pyrazolidindion-Derivate, z.B. Phenylbutazon, Mofebutazon, Oxyphenbutazon, Azapropazon. **6. Salicylsäure-Derivate:** Acetylsalicylsäure, Salicylamid, Salacetamid, Ethenzamid, Diflunisal, Olsalazin, Salazosulfapyridin.

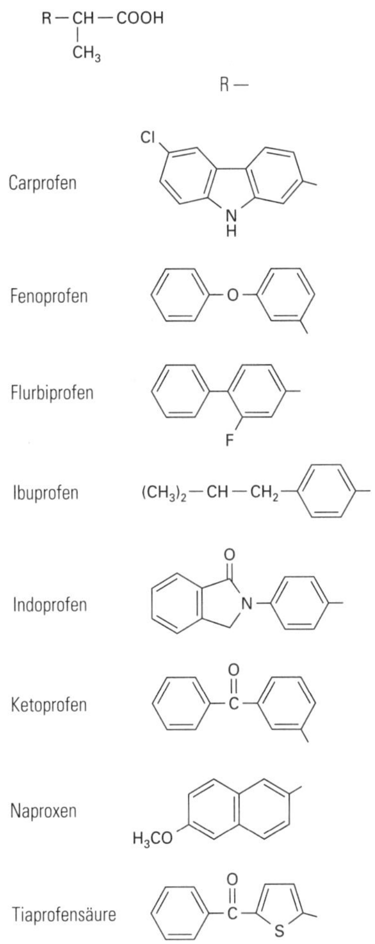


Analgetikum(a): Einige Phenylalkylsäurederivate (Phenylpropionsäurederivate)

**II Starke A.** werden auch als zentrale, narkotische, opioide A., Opioidanalgetika, Narkoanalgetika od. Hypnoanalgetika bezeichnet. Sie sind Mittel der Wahl bei schweren od. schwersten postoperativen Schmerzen, od. wenn die Ursache der intensiven Schmerzen nicht mehr zu beseitigen ist, wie z.B. bei Tumor-Schmerzen. Dabei wird die euphorisierende u. beruhigende Wirk. von Morphin u. seinen pharmakologischen Verwandten bei Patienten in Todesangst od. sterbenden Patienten ausgenutzt. Die klassischen Starken A. (z.B. Morphin, Pethidin, Methadon) sind *reine Opiat-Agonisten* an den Opioid-Rezeptoren*, die sich in vielen Schaltstellen der Schmerzbahnen befinden, u. imitieren hier die physiologische Funktion der endogenen Opioidpeptide* (s.a. Opiat-Wirkungen). Durch Abwandlung der Molekülstruktur des Morphins erhielt man Verbindungen, die mehr od. weniger Morphin-antagonistische Wirkungen aufweisen. *Reine Opiat-Antagonisten** (z.B. Naloxon) od. *partiell antagonistisch wirkende Stoffe* (z.B. Levallorphan u. Nalorphin, s. Opiat-Agonist-Antagonisten) heben die Wirk. von Morphin ganz od. z. T. auf u. können als Antidota bei Vergiftungen mit Opiaten verwendet werden. *Agonistisch-antagonistisch wirkende Verbindungen mit vorwiegend agonistischer Wirkkomponente* (z.B. Pentazocin) werden als Analgetika eingesetzt. Diese Stoffe wurden mit dem Ziel entwickelt, stark wirksame A. ohne Suchtpotential zu erhalten. Diese Erwartung konnte bisher nicht erfüllt werden. Aufgrund der großen Gefahr einer psychischen u. physischen Abhängigkeit u. Toleranzentwicklung sowie weiterer schwerwiegender Nebenw. sollten Starke A. – außer in Fällen, bei denen mit keiner Heilung mehr gerechnet werden kann – möglichst nur kurzfristig u. niedrig dosiert angewandt werden. Wegen der dämpfenden Wirk. auf das Hustenzentrum werden sie z. T. auch als Antitussiva verwendet (z.B. Codein, Normethadon).

**Einteilung:** der starken A. nach ihrer chemischen Struktur (s. Opiate): **1.** Morphin-Derivate (Morphin, Codein, Ethylmorphin), **2.** Dihydromorphin-Derivate (Hydromorphon, Oxycodon), **3.** Morphinan-Derivate (Levorphanol), **4.** Benzomorphan-Gruppe (Benzazoin-Derivate, z.B. Pentazocin), **5.** Pethidingruppe (Pethidin, Ketobemidon), **6.** Methadon-Gruppe (Levomethadon, Dextropropoxyphen), **7.** Derivate von Phenylaminocyclohexan od. ähnlichen Strukturen (Tilidin, Fentanyl, Remifentanyl, Tramadol).

**Analginum:** s. Metamizol.

**Analgophore Gruppe:** s. Opiate.

**Anallergisch:** keine Allergie erzeugend.

**Anallergisches Heilserum:** Heilserum, das nicht zum anaphylaktischen Schock führt.

**Analogpräparate:** s. Generika.

**Analysator:** s. Polarisator.

**Analyse:** Untersuchung, Zerlegung. **Chemische A.:** s. Analytische Chemie; vgl. Enzymatische Analyse.

**Analytische Chemie:** befaßt sich mit der Bestimmung von Art (qualitative Analyse) u. Menge (quantitaive Analyse) der Bestandteile eines Stoffes od. Gemisches. Die Bestimmung erfolgt mit chem., physik. od. biochem. Methoden; s. Gravimetrie, Maßanalyse.

**Analytische Waage:** s. Waagen.

**Anamirta cocculus** Wight et Arn.: (A. paniculata) Fam. Menispermaceae, Scheinmyrte (indisch-malayisches Gebiet). Stpfl. v. **Fructus Cocculi:** Semen Cocculi indici, Kokkelskörner (Coccelskörner), Fischkörner. **Inhaltsst.:** 0.6 bis 5% Picrotoxin*, ein Gem. aus Picrotin u. Picrotoxinin (eigentlicher Wirkstoff), Harz, Gummi etc. **Anw.:** als Läusemittel, gegen Krätze sowie als Fischgift (Vorsicht! Picrotoxin ist ein Krampfgift; Antid.: Brechmittel).

**HOM:** *Anamirta cocculus* (HAB1.2), Cocculus: reife, getrocknete Früchte (3-5% Picrotoxin); verord. z.B. b. Reisekrankheit, Parästhesien, Schwindel.

**Anamnese:** Vorgeschichte einer Krankheit.

**Ananas comosus** (L.) Merrill.: Fam. Bromeliaceae, Ananas (Tropen, Subtropen). **Anw.:** zur Gew. der Bromelaine* (proteolytische Enzyme).

**Ananase:** s. Bromelaine.

**Ananaskümmel:** s. Nigella damascena.

**Anandron®:** s. Nilutamid.

**Anaphase:** Mitosestadium, bei dem sich die Chromatiden* eines jeden Chromosoms* voneinander trennen u. zu entgegengesetzten Polen wandern; in der Meiose gibt es ähnliche Stadien, bei denen gepaarte Chromosomen (Anaphase I) od. Chromatiden (Anaphase II) auseinanderwandern.

**Anaphrodisiakum(a):** Mittel, das den Geschlechtstrieb herabsetzt; z.B. Cyproteronacetat (antiandrogenes Steroid, s. Hormone).

**Anaphylaktischer Schock:** generalisierte Form der Anaphylaxie*, die sich in einer akuten Kreislaufregulationsstörung äußert. Tritt Sekunden bis Minuten nach Kontakt mit einem Antigen auf, gegen den der betreffende Organismus überempfindlich ist, z.B. parenterale Antigenzufuhr (Injektion z.B. von Penicillin*, Procain*), Insektenstiche, Verabreichung von Antiseren (Tetanusantitoxin tierischer Herkunft). Alarmsymptome: heftiger Juckreiz an Kopfhaut u. Zunge, großflächige Hautrötung (Flush), Atemnot, Erbrechen, Stuhlabgang u. Schweißausbruch. Akute Lebensgefahr besteht bei abrupten Abfall des arteriellen Blutdruckes mit Tachykardie u. kleinem frequenten Puls, wobei rascher Bewußtseinsverlust eintreten kann.

**Anaphylaxie:** (*gr.* φύλαξ Schützer) Überempfindlichkeit eines sensibilisierten Organismus *nach Wiederkontakt* mit dem betreffenden Allergen*; eine allergische Reaktion vom Soforttyp (Typ I, Reagintyp), s. Allergie, vgl. Atopie. Mechanismus: Der auf ein Immunogen* gebildete Antikörper* (sogenanntes Reagin, meist ein Immunoglobulin E) bindet sich an Mastzellen* u. basophile Leukozyten. Die Antigen-Antikörper-Reaktion* bei Wiederkontakt mit dem Allergen führt zur Freisetzung vasoaktiver Substanzen (sogenannte Mediatoren): Histamin, Serotonin, Bradykinin, SRS-A (slow reacting substances of anaphylaxis, identifiziert als Leukotriene $C_4$, $D_4$, $E_4$), neutrophil-chemotaktische u. thrombozytenaktivierende Faktoren. Die nachfolgende *anaphylaktische Reaktion* kann örtlich begrenzt (Asthma* bronchiale, Heuschnupfen, Medikamentenüberempfindlichkeit) od. generalisiert als *anaphylaktischer Schock** auftreten. Symptome: lokal urtikarielle Hauterscheinungen u. Erytheme, systemische Dyspnoe, Erbrechen, Schwindel, Blutdruckabfall.

**Anaplerotische Reaktionen:** Auffüllreaktionen; spezielle enzymatische Mechanismen, durch die Intermediärprodukte, die z.B. durch Biosynthesen aus dem Stoffwechsel abgezogen wurden, wiederhergestellt werden. (Eine wichtige Reaktion ist z.B. die enzymatische Carboxylierung von Pyruvat zum Oxalacetat im Tricarbonsäurezyklus*).

**Anastigmatisch:** ohne Astigmatismus* u. ohne sphärische Aberration*.

**Anastomose:** Verbindung von Blut- od. Lymphgefäßen od. Nerven untereinander.

**Anastrozol** INNv: 2,2'-Dimethyl-2,2'-[5-(1H-1, 2,4-triazol-1-ylmethyl)-1,3-phenylene]bis(propionnitril), Arimidex®; CAS-Nr. 120511-73-1; $C_{17}H_{19}N_5$, $M_r$ 293.37. **Wirk.** u. **Anw.:** Zytostatikum; Aromatasehemmer*; bei fortgeschrittenem Mammakarzinom bei Frauen nach der Menopause mit progressivem Verlauf nach einer Behandlung mit Tamoxifen* od. anderen Antiöstrogenen. **Nebenw.:** Hitzewallungen, trockene Vagina, leichter Haarausfall, gastrointestinale Störungen etc. Kontraind.: Schwangerschaft u. Stillzeit, Anw. vor der Menopause, Anw. bei

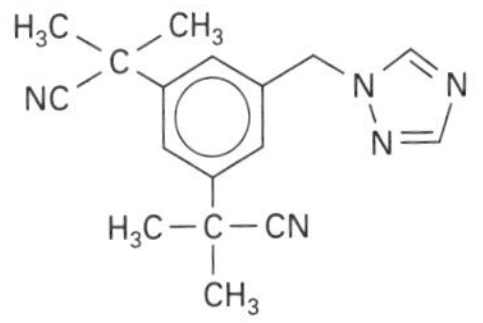

Anastrozol

Kindern, schwere Nierenfunktionsstörungen u. Lebererkrankungen. HWZ 50 h (Metaboliten). **Übl. Dos.:** Oral: 1mal 1 mg/d.

**Anatas:** Kristallform von Titandioxid*.

**Anatherum muricatum:** s. Vetiveria zizanioides.

**Anatomie:** Lehre von Form u. Aufbau der Körper. A. der Pflanzen umfaßt die Zellenlehre od. Zytologie u. die Gewebelehre od. Histologie.

**Anatoxine:** entgiftetes Toxin mit antigenetischen Eigenschaften; s. Toxoide.

**Anatrop:** s. Samenanlage.

**Anchusa officinalis** L.: Fam. Boraginaceae, Ochsenzunge (Ost- u. Mitteleuropa). Stpfl. v. **Herba Anchusae:** Herba Buglossi, Ochsenzungenkraut. **Inhaltsst.:** Cynoglossin (Alkaloid), Consolidin (Glykoalkaloid), Cynoglossophin (Heliosupin) u. andere Pyrrolizidinalkaloide* sowie Cholin, Schleim, Gerbstoff, Allantoin. **Anw.** volkst.: als Expektorans u. Sedativum.

**Anchusa tinctoria:** Alkanna tuberculata*.

**Ancotil®:** s. Flucytosin.

**Ancrod** INN: Arwin®; CAS-Nr. 9046-56-4; $M_r$ ca. 35400. Fibrinogen* spaltendes Enzym, aus dem Gift der malayischen Grubenotter Agkistrodon rhodostoma*, bestehend aus ca. 64% Protein u. 36% Kohlenhydraten. **Anw.:** Antikoagulans. Ind.: chronische periphere arterielle Durchblutungsstörungen, Thrombose tiefer Venen, Thromboseprophylaxe nach Operationen. **Nebenw.:** selten Blutungen, vorwiegend aus Stichkanälen; Urtikaria, Exanthem; Rötung u. Schwellung an der Injektionsstelle; gelegentl. Arterienthrombosen od. Thrombosen tiefer Venen, Resistenz; Kontraind.: Neigung zu Blutungen, Blutungsgefahr bei Verletzungen, nach Operationen u. Entbindungen frühestens nach 6 Tagen, ulzeröse Intestinalerkrankungen, Störungen des Gerinnselabbaus, Lebererkrankungen, Schock, Schwangerschaft u.a. HWZ 3 bis 5 h. **Übl. Dos.:** Parenteral: i.v.: Initialdos.: 2 bis 3 E./kg KG in Natriumchloridlösung über 6 bis 8 h (4 bis 12 h), Erhaltungsdos.: 2 E./kg KG/12 h langsam i.v. od. durch Infusion, gewöhnlich über 7 d.

**Ancylostoma duodenale:** s. Ankylostoma.

**Andante®:** s. Bunazosin.

**Andantol®:** s. Isothipendyl.

**Andecken:** s. Dragieren.

**Andira araroba** Aguiar: Fam. Fabaceae (Leguminosae), Goa-Baum (Brasilien). Stpfl. v. **Chrysarobin:** Goa-Pulver, Araroba depurata. Die durch Umkristallisieren aus Benzol gereinigten Ausscheidungen aus den Holz- u. Markstrahlen des Baumes. **Off.:** ÖAB81. Gelbes, leichtes krist. Pulver (mikroskop. aus Nadeln, Prismen, Kristallplättchen bestehend); lösl. in ca. 300 T. sied. Ethanol, ca. 45 T. Chloroform. Chrysarobin ist einerseits die Bez. f. ein Gem. aus Anthronderivaten mit dem Hauptbestandteil 3-Methyl-1, 8-dihydroxyanthron (Chrysarobin) u. andererseits (fälschl.erweise) ein Syn. f. diesen Hauptbestandteil, einem Reduktionsprodukt von Chrysophanol (Chrysophansäure*, Strukturformel s. Anthrachinone). Chrysarobin ist ein starkes Reduktionsmittel, stark schleimhautreizend u. daher besonders gefährlich f. die Augen. **Anw.** med.: früher äuß. in Form von Salben gegen Psoriasis, Dermatomykosen u. andere Hautkrankheiten, auch gegen Rheumatismus. Bei der Verw. von Chr. ist größte Vorsicht geboten, da es von der Haut leicht resorbiert wird u. Nierenreizungen, Albuminurie u. Gastroenteritiden hervorruft. Inn. wirken bereits wenige Zentigramm stark giftig.

**HOM:** *Araroba,* Chrysarobinum.

**Andira inermis** (W. Wright) H.B.K. ex DC.: Fam. Fabaceae (Leguminosae) (Brasilien, Westindien). Stpfl. v. **Cortex Andirae inermis:** Cortex Geoffroyae, Jamaika-Wurmrinde, Geoffroyrinde. **Inhaltsst.:** Andirin (N-Methyltyrosin), Berberin, Stärke, Fett, Harz. **Anw.** volkst.: als Wurmmittel.

**HOM:** *Andira inermis:* die getrocknete Rinde.

**Andorn, Schwarzer:** s. Ballota nigra.

**Andorn, Weißer:** s. Marrubium vulgare.

**Andreasen-Pipette:** s. Sedimentationsanalyse.

**Andreaskreuz:** s. Mischungsregeln.

**Andriol®:** s. Testosteron.

**Androcorticoide:** Androsterone, androgene Hormone (der Nebennierenrinde), s. Hormone.

**Androcur®:** s. Cyproteronacetat.

**Androeceum:** *bot.* Gesamtheit der Staubblätter in einer Blüte*.

**Androgamone:** s. Gamone.

**Androgene:** männliche Geschlechtshormone (Steroide), s. Hormone.

**Andrographis paniculata:** Fam. Acanthaceae (Ostindien, Java, Ceylon). Stpfl. v. **Herba Andrographidis:** Andrographiskraut. **Inhaltsst.:** Andrographolid (bicyclisches diterpenoides Lacton, Bitterstoff), Kaliumsalze. **Anw.:** als Tonikum sowie gegen Nierensteine.

**Androl:** s. Oenanthe aquatica.

**Andromeda arborea:** s. Oxydendrum arboreum.

**Andromedotoxin:** s. Acetylandromedol.

**Andropogon citratus:** s. Cymbopogon citratus.

**Andropogon muricatus:** s. Vetiveria zizanioides.

**Andropogon nardus:** Cymbopogon nardus*.

**Andropogon schoenanthus:** s. Cymbopogon martinii var. motia.

**Andropogon sorghum:** s. Sorghum bicolor.

**Andropogon squarrosus:** s. Vetiveria zizanioides.

**Androstane:** s. Steroide.

**Androstanolon** INN: Stanolon, (synthetisches) Dihydrotestosteron, 17β-Hydroxy-5α-androstan-3-on; CAS-Nr. 521-18-6; $C_{19}H_{30}O_2$, $M_r$ 290.4. **Strukturformel** s. Hormone. Schmp. 178-183°C; polymorph. unlösl. in Wasser, lösl. in 20 T. Ethanol, in 70 T. Ether. **Anw.:** Anabolikum*. **Übl. Dos.:** oral, sublingual: 50 bis 75 mg/d max. 21 d im Monat.

**Androstenolon:** s. Prasteron.

**Androsteron:** 3α-Hydroxy-5α-androstan-17-on; CAS-Nr. 53-41-8; $C_{19}H_{30}O_2$, $M_r$ 290.4. Nat. vorkommendes Androgen. **Strukturformel** s. Hormone. Weißes, krist. Pulver, Schmp. ca. 185°C; prakt. unlösl. in Wasser, lösl. in organischen Lösungsmitteln.

**Androtermon:** s. Termone.

**Anellierung:** (*lat.* anellus kleiner Ring) Bildung von kondensierten Ringsystemen, z.B. Naphthalin (einfachstes Beispiel), bzw. Anfügung von weiteren Ringen an ein schon bestehendes Ringsystem.

**Anemogamie:** s. Bestäubung.

**Anemone hepatica:** s. Hepatica nobilis.

**Anemone nemorosa** L.: Fam. Ranunculaceae, Buschwindröschen (Süd- u. Mitteleuropa, Asien, Nordamerika). Stpfl. v. **Herba Anemone nemorosae. Inhaltsst.:** Protoanemonin* u. Anemonin (beide gehen beim Trocknen in die unwirksame Anemoninsäure über; **Strukturformel** s. Protoanemonin). **Anw.** volkst.: das frische Kraut als Rubefaziens u. Vesicans bei Rheuma, Zahnschmerzen usw.

**HOM:** *Anemone nemorosa:* die frische, vor der Blüte gesammelte Pflanze; verord. z.B. b. Ekzemen.

**Anemonenkampfer:** s. Protoanemonin.

**Anemone pratensis:** s. Pulsatilla pratensis.

**Anemone pulsatilla:** s. Pulsatilla pratensis.

**Anemonin:** Abbauprodukt von Protoanemonin*.

**Anemonol:** s. Protoanemonin.

**Aneroidbarometer:** Meßgerät f. den Luftdruck, s. Barometer.

**Anethol:** Anetholum, p-Methoxy-propenylbenzol, 4-Propenylanisol; $C_{10}H_{12}O$, $M_r$ 148.2. Phenylpropankörper*. Unlösl. in Wasser, lösl. in org. Lösungsmitteln.

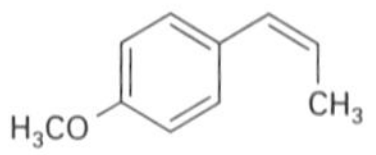


cis-Anethol

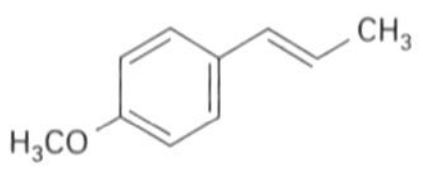


trans-Anethol

Anethol

***trans*-Anethol:** E-Anethol, (E)-1-Methoxy-4-(1-propenyl)benzol; CAS-Nr. 4180-23-8. Schmp. 23°C. Sdp. 233°C. D. 0.99. Farblose Kristallblättchen, bzw. krist., nach Anisöl riechende u. schmeckende Masse. Bestandteil äther. Öle wie des Anisöls, Sternanisöls (s. Illicium verum) u. Fenchelöls (s. Foeniculum vulgare); bzgl. Abbaureaktionen zu Anisaldehyd u. Anethol bzw. zu Dianisoin s. Pimpinella anisum. **Off.:** DAB10. **Anw.:** Antitussivum u. Expektorantium, wie Anisöl; techn.: als Einbettungsflüssigkeit in der Mikroskopie.

***cis*-Anethol:** Schmp. -23°C. Wesentl. giftiger als *trans*-Anethol. Reagenz Ph.Eur.3.

**Isoanethol:** Allylanisol, Estragol; s. Methylchavicol.

**Anetholtrithion:** 5-(2-Methoxyphenyl)-1,2-dithia-4-cyclopenten-3-thion, Mucinol®; CAS-Nr. 532-11-6; $C_{10}H_8OS_3$, $M_r$ 240.36. Schmp. 111°C. Prakt. unlösl. in Wasser lösl. in Pyridin, Chloroform, Benzol, Dioxan, Schwefelkohlenstoff; schlecht lösl. in Ether, Aceton, Ethylacetat, Essigsäure, Ethanol, Cyclohexan, Petrolether. **Anw.:** Choleretikum, Sekretomotorikum, Mundtrockenheit; führt ev. zu intensiver Gelbfärbung. Kon-

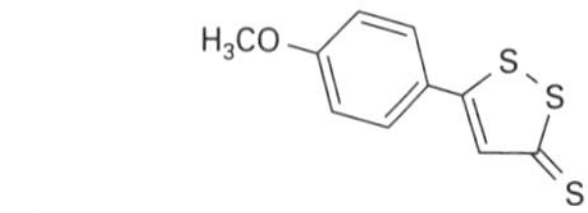


Anetholtrithion

traind.: schwere Gallen- u. Leberfunktionsstörungen. **Übl. Dos.:** Oral: 0.05 g/d in geteilten Dosen vor den Mahlzeiten, Kinder: 0.0125-0.025 g. Parenteral: i.m. 0.02 g.

**Anethum graveolens** L. **var. hortorum** Alef.: Fam. Apiaceae (Umbelliferae), (Garten-)Dill, Gurkenkraut (heim. im Orient, Mittelmeerländern, kult. in vielen Ländern). Stpfl. v. **Fructus Anethi:** Dillfrüchte, Dill, Bergkümmel, Dollensamen. **Inhaltsst.:** äther. Öl (bis 4%), ca. 18% fettes Öl, Bergapten, Scopoletin, Aesculetin, Umbelliferon, Phenolcarbonsäuren. **Anw.:** als blähungstreibendes Mittel u. als Diuretikum, Laktagogum; Gewürz. **Oleum Anethi:** Dillöl, das äther. Öl der Samen; farblose, bald gelb werdende Flüss. von kümmelölähnlichem Geruch. D. 0.890 bis 0.912. $\alpha_D^{20°C}$ +70 bis +82°. Lösl. in 90%igem Ethanol. **Best.:** 30 bis 60% D-Carvon, Phellandren, D-Limonen, Terpinen u.a. **Anw.:** als Karminativum u. Diuretikum; äuß. zu Einreibungen, als Gewürz u. zu Likören. **Herba Anethi: Dillkraut. Inhaltsst.:** 0.5 bis 1.5% äther. Öl (mit ca. 15% D-Carvon, Phellandren etc.). **Anw.:** Stomachikum, Karminativum; das frische (u. getrocknete) Kraut als Gewürz f. Gurken, Salate, Fischgerichte etc.

**HOM:** *Anethum graveolens* (HAB1.5): die ganze frische blühende Pflanze.

**Aneurin:** Vitamin $B_1$, s. Vitamine.

**Aneurinum hydrochloricum:** s. Vitamine (Vitamin $B_1$).

**Aneurinum nitricum:** s. Vitamine (Vitamin $B_1$).

**Aneurysma:** Erweiterung einer Arterie.

**Anexate®:** s. Flumazenil.

**ANF:** Abk. f. Atriale(r) Natriuretische(r) Faktor(en); s. Natriuretische Hormone.

**Anfangsblutspiegel:** s. Blutspiegel.

**Anfangskonzentration:** s. Bateman-Funktion.

**Angelica archangelica** L.: (Archangelica officinalis) Fam. Apiaceae (Umbelliferae), Angelika, Engelwurz, Erzengelwurzel (nördl. Europa, kult. in Thüringen, Sachsen, Nordbayern, Erzgebirge, Riesengebirge). Stpfl. v. **Radix Angelicae: Angelikawurzel**, Engelwurzel, Brustwurzel; der (unter 40°C) getrocknete Wurzelstock mit den Wurzeln. **Off.:** ÖAB90, DAB10. **Inhaltsst.:** äther. Öl (Oleum Angelicae) bis 1.3% (ÖAB90: mind. 0.3%, DAB10: mind. 0.25%); die linearen Furanocumarine Xanthotoxin (Ammoidin*), Imperatorin* u. die angulären Furanocumarine Angelicin*, Archangelicin (mit 1 bzw. als Diester insgesamt 3 Isopentenylresten); Isopentenylcumarine (Prenylcumarine) wie Osthol (7-Hydroxy-8-(3-methyl-2-butenyl)-cumarin) od. Osthenol (7-Methylosthol); einfache Cumarine wie Umbelliferon (7-Hydroxycumarin); Phenolcarbonsäuren, Harz, Gerbstoff, Phytosterine, Zucker, Stärke. **Anw.** med.: als Stomachikum, Amarum, Diuretikum. Die Furanocumarine* sind phototoxisch.

**Oleum Angelicae: Angelikaöl**; das äther. Öl der Wurzeln. Gelbl. bis bräunl. Flüss. von aromat. Geruch u. würzigem Geschmack. D. 0.848 bis 0.913; opt. aktiv ($\alpha_D^{20°C}$ +16° bis +41°), lösl. in 90%igem Ethanol. **Best.:** bis zu 90% Monoterpene wie α- u. β-Phellandren (ca. 20 bzw. 10%), α-Pinen (bis zu 30%), ferner Sabinen, Myrcen, β-Pinen, $\Delta^3$-Caren, Cymol; Sesquiterpene wie β-Bisabolen, Bisabolol, β-Caryophyllen; Valeriansäure, Angelicasäure* u. Ester, 15-Hydroxypentadecylsäurelacton u. andere makrocyclische Lactone, Phthalide. Das Öl (Phellandren) wirkt in geringen Dosen zentral erregend, in größeren Dosen betäubend. **Anw.:** äuß. zu hautreizenden Einreibungen (Spir. Angelicae compositus); inn. als Stomachikum u. Spasmolytikum; ferner in der Likörfabrikation.

**HOM:** *Angelica archangelica (var. archangelica) spag. Zimpel* (HAB1.5): die ganze, frische, blühende Pflanze.

**HOM:** *Angelica archangelica ethanol. Decoctum* (HAB1.2): frische Wurzel.

**Angelicasäure:** (Z)-2-Methyl-2-butensäure, *cis*-2-Methylcrotonsäure, *cis*-2,3-Dimethylacrylsäure; CAS-Nr. 565-63-9; $C_5H_8O_2$, $M_r$ 100.11. Schmp. 45°C, Sdp. 185°C. $pK_s$ 4.3 (25°C). Wasserdampfflüchtig; schlecht in kaltem, gut in heißem Wasser, Ethanol, Ether lösl. Wird durch Kochen wäßriger Lösungen in die stabilere **Tiglinsäure***, mit der sie isomer ist, umgewandelt. Natürliches Vork.: zumeist verestert, z.B. in Angelica archangelica* u. zus. mit Tiglinsäure im ätherischen Öl von Chamaemelum nobile* (Römische Kamille).

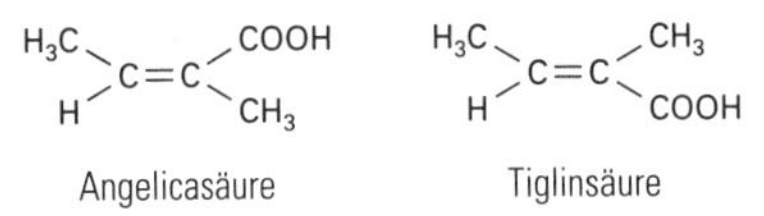

Angelicasäure

**Angelicin:** ein Furanocumarinderivat, enthalten z.B. in Rad. Angelicae (Engelwurz, s. Angelica archangelica.); **Strukturformel** s. Furanocumarine.

**Angelikaöl:** Oleum Angelicae, s. Angelica archangelica.

**Angelikaspiritus, Zusammengesetzter:** s. Spiritus Angelicae compositus.

**Angelikatinktur:** s. Tinctura Angelicae.

**Angelikawurzel:** Radix Angelicae, s. Angelica archangelica.

**Angeli-Rimini-Reaktion:** Nachweisreaktion f. Aldehyde. Aldehyde reagieren in alkalischem Milieu mit Benzolsulfohydroxamsäure zu Hydroxamsäure, die mit Eisen(III)-chlorid eine Rotfärbung ergibt.

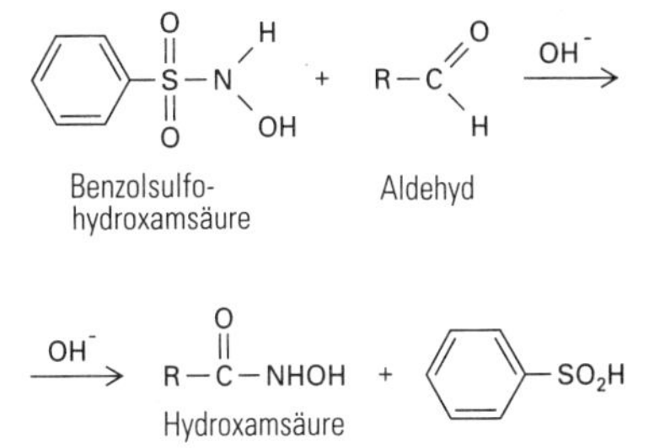

Angeli-Rimini-Reaktion: Bildung von Hydroxamsäure

**Angiitis:** Entzündung eines Gefäßes.

**Angina pectoris:** Stenokardie, Herzbräune, „Engbrüstigkeit"; schmerzhafte, von Todesangst begleitete Beklemmungsgefühle in der Herzgegend mit Ausstrahlung in den linken, manchmal auch in den rechten Arm u. in den Hals als Ausdruck des Mißverhältnisses zwischen Sauerstoffangebot u. Sauerstoffbedarf des Herzmuskels. Zur Ther. werden organische Nitrate*, β-Sympatholytika* u. Calciumantagonisten* od. Kombinationen dieser Substanzgruppen verwendet.

**Angina tonsillaris:** Tonsillitis, Mandelentzündung.

**Angiografin®:** s. Amidotrizoesäure.

**Angiologie:** Lehre, die sich mit den Gefäßen u. deren pathologischen Erscheinungen befaßt.

**Angiospermae:** *syn.* Magnoliophytina*, Bedecktsamer; Unterabteilung der Spermatophyta* (Samenpflanzen). Die Samen(anlagen) liegen im Gegensatz zu den Gymnospermae* in geschlossenen Fruchtblättern, sind also bedeckt; s.a. Blüte.

**Angiotensin I u. II:** s. Hormone (Gewebshormone der Niere).

**Angiotensin-II-Blocker:** sind z.B. Valsartan*, Losartan*; s. ACE-Hemmer.

**Angiotensinamid** INN: L-Asparaginyl-L-arginyl-L-valyl-L-tyrosyl-L-valyl-L-histidyl-L-prolyl-L-phenylalanin, Val5-hypertensin-II-asp-β-amid, Angiotensin-II-amid-5-valin, Hypertensin®; CAS-Nr. 53-73-6; $C_{49}H_{70}N_{14}O_{11}$, $M_r$ 1031.20. Unter Angiotensin II, *syn.* Hypertensin II, s. Hormone (Gewebshormone der Niere), werden mehrere Oktapeptide verstanden, die im menschlichen u. tierischen Körper vorkommen u. sich im Aufbau der Aminosäure-Sequenz unterscheiden. Vorliegender Stoff enthält eine Verbdg. mit Valin an 5. Stelle der Sequenz, das „Hypertensin II des Rindes". Zusätzlich ist Asparaginsäure am Kettenanfang endständig amidiert. Lösl. in Wasser, Ethanol, Propylenglykol; unlösl. in Chloroform u. Ether. **Anw.:** Blutdrucksteigerung nach Schock- u. Kollapszuständen. HWZ 1.2 min. **Übl. Dos.:** Parenteral: Infusion i.v.: 0.00001 g (10 µg)/min, individuell dosieren, bis der Blutdruck sich auf 12 bis 14.7 kPa (90 bis 110 mm Hg (systol.) einstellt.

**Angiotensin Converting Enzyme:** ACE, s. Hormone (Gewebshormone der Niere).

**Angiotensin-Converting-Enzyme-Hemmer:** s. ACE-Hemmer.

**Angiotensinogen:** s. Hormone (Gewebshormone der Niere).

**Angostura:** Angosturabaum, s. Galipea officinalis.

**Angosturatinktur:** s. Tinctura Angosturae.

**Angraecum fragrans** Thou.: (Jumella fragrans (Thou.) Schltr.) Fam. Orchidaceae (Mauritius, Reunion). Stpfl. v. **Folia Faham:** Fahamtee, Bourbontee. **Inhaltsst.:** Cumarin. **Anw.** volkst.: gegen Lungenleiden, als Ersatz f. chines. Tee.

**Angriffsstoffe:** Aggressine*.

**Angström-Einheit:** Ångström-Einheit; Abk. Å od. ÅE, der zehnmillionste Teil eines Millimeters ($10^{-10}$ m). (Ångström, schwedischer Physiker, 1814 bis 1874).

**Anguaraté:** s. Mentzelia cordifolia.

**Angustura:** s. Galipea officinalis.

**Anhalonium (lewinii):** s. Lophophora williamsii var. williamsii.

**Anhidrosis:** s. Anidrosis.

**Anhydrat:** kristallwasserfreie Form einer Substanz, s. Hydrate.

**anhydricus:** wasserfrei.

**-anhydrid:** s. Carbonsäureanhydride.

**Anhydrid:** wasserfreie Verbindung (Oxid), die mit Wasser Säure bilden kann bzw. die durch Wasserentzug aus Säuren entsteht (Säureanhydrid), z.B. ist $SO_3$ das A. der Schwefelsäure, $H_2SO_4$.

**Anhydrit:** $CaSO_4$, wasserfreier Gips*.

**Anhydro-hydroxymercurisalicylsäure:** s. Quecksilbersalicylat.

**Anhydro-orthosulfaminbenzoesäure:** s. Saccharin.

**Aniba coto** (Rusby) Kosterm: (Nectandra coto Rusby) Fam. Lauraceae (Bolivien). Stpfl. v. **Cortex Coto (verus):** Echte Kotorinde. **Inhaltsst.:** ca. 1.5% Cotoin*, Paracotoin*, Hydrocotoin, Methylhydrocotoin, Parostemin, Parosteminin, äther. Öl, Harz, Gummi, Säuren. **Anw.:** früher bei Diarrhö u. Nachtschweiß der Phthisiker.

**Aniba pseudocoto** (Rusby) Kosterm: Fam. Lauraceae (Bolivien). Wahrscheinlich Stpfl. v. **Cortex Paracoto:** Parakotorinde, „Falsche Kotorinde". **Inhaltsst.:** Paracotoin* u. Derivate des Cotoin*. **Anw.:** wie Kotorinde, s. Aniba coto.

**Anidrosis:** verminderte Schweißabsonderung.

**Aniflazym®:** s. Serrapeptase.

**Anilide:** Anilinabkömmlinge, bei denen ein od. beide H-Atome der $NH_2$-Gruppe des Anilins durch Säurereste ersetzt sind, z.B. Acetanilid, $C_6H_5$–NH–$COCH_3$.

**Anilin:** Anilinum, Aminobenzol, Phenylamin; $C_6H_7N$, $M_r$ 93.13. D. 1.021 bis 1.023, Sdp. 182-

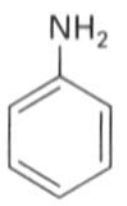


Anilin

185°C. $n_D^{20°C}$ 1.585 bis 1.586. Klare, farblose bis schwach gelbl., ölige, sich schnell rötl.-braun färbende, stark lichtbrechende Flüss. von eigenartigem Geruch, leicht mischbar mit Ethanol, Ether, Schwefelkohlenstoff, fett. u. äther. Ölen, wenig lösl. in Wasser. Anilin bildet wie alle Aminbasen mit Säuren Salze. **Anw.:** Reagenz Ph.Eur.3, z.B. zum Identitätsnachweis von Nicotinamid, Nicotinsäure; techn.: in der Farbstoffindustrie, zur Herst. v. Kunstharzen, Arzneimitteln, Riechstoffen usw. **Tox.:** Anilin ist ein starkes Blutgift. Der Dampf ist eingeatmet giftig. MAK: 19 mg pro $m^3$ Luft. A. wird auch durch die Haut resorbiert. Antid.: Methylenblau, Thionin od. Ascorbinsäure i.v. gegen Methämoglobinämie.

**Anilinacetat:** Anilinum aceticum, Essigsaures Anilin; $C_6H_5NH_2 \cdot CH_3COOH$. Gelbe Flüss. **Anw.** chem.: als Reagenz.

**Anilinhydrochlorid:** Anilinum hydrochloricum, Salzsaures Anilin, Anilinsalz; $C_6H_5NH_2 \cdot HCl$. D. 1.22. Schmp. 198°C. Sdp. 245°C. Weiße Kristalle, die sich an der Luft grünl. färben, leicht lösl. in Wasser u. Ethanol. **Anw.** chem.: als Reagenz; gibt auf holzhaltigem (Lignin) Papier Gelbfärbung.

**Anilinsulfat:** Anilinum sulfuricum, Schwefelsaures Anilin; $(C_6H_5NH_2)_2 \cdot H_2SO_4$. Farblose Kristalle, leicht lösl. in Wasser, wenig lösl. in Ethanol. **Anw.** med.: früher bei Epilepsie u. Krebs; chem.: Reagenz auf Chlorsäure, Lignin.

**Anilinsulfonsäure:** s. Sulfanilsäure.

**Anilinum aceticum:** s. Anilinacetat.

**Anilinum hydrochloricum:** s. Anilinhydrochlorid.

**Anilinum sulfuricum:** s. Anilinsulfat.

**Anilinwasser-Gentianaviolettlösung:** für die Gram-Färbung: 5 mL Anilin werden mit 100 mL Wasser einige min geschüttelt, durch ein mit Wasser angefeuchtetes Filter filtriert u. 11 mL einer gesättigten Lsg. von Gentianaviolett in absol. Ethanol zugesetzt.

**Animales Nervensystem:** (*lat.* animalis belebt, beseelt) im Gegensatz zum vegetativen Nervensystem der Anteil des Nervensystems, der die willkürlichen Funktionen des Organismus regelt.

**Animal-Protein-Faktor:** Abk. APF, Vitamin $B_{12}$, s. Vitamine.

**Anionen:** s. Ion.

**Anionenaustauscher:** s. Ionenaustauscher.

**Anionenaustauscher, stark basischer:** ein synthetischer, organischer Polyelektrolyt (Kunstharz-Ionenaustauscher) mit fixierten, quartären Ammoniumgruppen u. austauschbaren Anionen; gelbbraune bis rotbraune, leicht aneinander haftende Körnchen v. ca. 0.5 mm Durchmesser; prakt. unlösl. in Wasser, verdünnt. Laugen u. Säuren sowie absolutem Ethanol. *Austauschkapazität:* mind. 3.0 mmol Äquivalente/g, ber. auf die 3 h lang bei 105°C getrocknete Substanz. *Austauschaktivität:* mind. 75% der Austauschkapazität; vgl. Ionenaustauscher. Der Austauscher dient z.B. zur Gehaltsbestimmung v. Cholin- u. Dimethylcarbaminoyl-oxyphenyl-trimethylammonium-Salzen. Wird die Lösung eines solchen Salzes durch den Austauscher geschickt, so wird das Säureanion gegen ein Hydroxy-Ion ausgetauscht. Das Eluat enthält dann die freie Base, die nach Zugabe v. 2 Tr. Methylrotlösung u. 1 Tr. Methylenblaulösung mit Salzsäure, 0.1 mol/L, titriert wird.

**Anis:** Fructus Anisi, s. Pimpinella anisum; Sternanis, Fructus Anisi stellati, s. Illicium verum; Japanischer Sternanis, s. Illicium anisatum.

**Anisade:** Liq. Ammon. anisatus, s. Ammoniaklösung, Anisölhaltige.

**Anisaldehyd:** Aubepine, Methylether des p-Hydroxybenzaldehyds; $CH_3$–O–$C_6H_4$–CHO. D. 1.123. Schmp. +2°C. Farbloses cumarinähnl. riechendes Öl, leicht lösl. in Ethanol u. Ether, wenig lösl. in Wasser, nat. im Anis-, Sternanis-, Fenchelöl sowie in Cassiablüten; techn.: durch Oxidation v. Anethol mit Salpetersäure od. Chromsäure. **Anw.:** in d. Parfümerie.

**Anisammoniak:** Liq. ammon. anisatus, s. Ammoniaklösung, Anisölhaltige.

**Anisidine:** 1,2-, 1,3- u. 1,4-Methoxyanilin; $C_7H_9NO$, $M_r$ 123.15. Bei Zimmertemperatur teils flüssige (1,2-M.), teils feste (1,3- u. 1,4-M.), stark hautreizende Substanzen (MAK 0.5 mg/$m^3$). **Anw.:** zur Wirkstoffsynthese.

**Anisierter Ammoniakgeist:** s. Ammoniaklösung, Anisölhaltige.

**Aniskerbel:** s. Myrrhis odorata.

**Anisliquor:** Liquor Ammonii anisatus, s. Ammoniaklösung, Anisölhaltige.

**Anisöl:** Oleum Anisi, s. Pimpinella anisum.

**Anisogamie:** Vereinigung ungleich gestalteter, verschiedengeschlechtiger Gameten* einer Organismenart; Gegenteil: Isogamie*.

**Anisol:** Methylphenylether; $C_7H_8O$, $M_r$ 108.13. D. 0.99. Schmp. -37.5°C. Sdp. 155°C. Farblose, angenehm riechende, brennbare Flüss. **Anw.:** als Lösungsmittel u. für Riechstoffsynthesen.

**Anisometropie:** ungleiche Brechkraft beider Augen.

**Anisophyllie:** s. Heterophyllie.

**Anisotropie:** Eigenschaft bestimmter Körper, in versch. Richtungen verschied. Verhalten aufzuweisen, z.B. hinsichtlich der Festigkeit, Härte, Elastizität, Wärmeleitung, Lichtfortpflanzung (Brechungsindex*) usw. Anisotrop sind alle Kristalle, außer denen des regulären Systems. Anisotrope Körper ergeben durch Brechung vollständig polarisiertes Licht, vgl. Isotrop.

**Anisozytisch:** s. Spaltöffnungen.

**Anisspiritus, Zusammengesetzter:** s. Ammoniaklösung, Anisölhaltige.

**Anistropfen:** Liquor Ammonii anisatus, s. Ammoniaklösung,Anisölhaltige.

**Anisum:** s. Pimpinella anisum.

**Anisum stellatum:** Sternanis, s. Illicium verum.

**Ankylostoma duodenale:** Hakenwurm, Erreger der Ankylostomiasis, Tropenkrankheit, Wurmkrankheit der Tunnelarbeiter u. Bergleute.

**Anlagerungskomplexe:** s. Komplexverbindungen.

**Anlagerungsverbindungen:** s. Molekülverbindungen.

**ANM-Pudergrundlage:** Amylum non mucilaginosum, sterilisierbare Mais-, Reis- od. Kartoffelstärke. Bei der Umsetzung von Stärke mit Tetramethylolacetylendiharnstoff entsteht eine Pudergrundlage, die mehr Wasser aufnehmen kann als native Stärke (das Aufsaugvermögen, die Enslinzahl, ist gegenüber der Ausgangsstärke beinahe verdoppelt), nicht quillt, daher z.B. Wunden nicht verkleistert, resorbierbar u. durch Freigabe kleinster Mengen an Formaldehyd autosteril ist u. im gespannten Wasserdampf bei 120°C entkeimt werden kann (vgl. Absorbable Dusting Powder).

**Annelida:** Ringelwürmer, Klasse der Würmer. Hierzu gehören die Blutegel, **Sanguisuga officinalis** u. **Sanguisuga medicinalis**, s. Hirudo medicinalis.

**Annellierung:** s. Anellierung.

**Annona odorata:** s. Cananga odorata.

**Annuelle Pflanzen:** *bot.* einjährige Pfl., durchlaufen ihr Leben (Keimen, Wachsen, Blühen, Fruchten, Absterben) in wenigen Monaten.

**Annulene:** monocyclische Polyene mit der maximalen Anzahl konjugierter Doppelbindungen.

**Anode:** die positive Elektrode, vgl. Kathode.

**Anodenstrahlen:** elektropositive Strahlen, die v. der Anode ausgehen.

**Anodynum(a):** schmerzstillendes Mittel.

**Anomere:** s. Kohlenhydrate.

**Anomozytisch:** s. Spaltöffnungen.

**Anopheles:** (ἀνωφελήσ schädlich) Gabelmücke, Stechmücke, Fiebermücke; Stechmückengattung mit über 400 (Unter-)Arten; Überträger der Malaria*; s. Plasmodium.

**Anoplura:** Läuse*.

**Anorektika:** s. Appetitzügler.

**Anorexia:** Anorexie, Appetitlosigkeit.

**Anorganisch:** nicht organisch, unbelebt.

**Anorganische Chemie:** Wissenschaft v. den chem. Elementen u. ihren Verbindungen m. Ausnahme der (meisten) Kohlenstoffverbindungen (vgl. Organische Chemie).

**Anotto:** Anottobaum, s. Bixa orellana.

**Anoxie:** völliger Sauerstoffmangel (im Gewebe).

**ANP:** Abk. f. Atriale Natriuretische Peptide; s. Natriuretische Hormone.

**Anreicherungsverfahren:** *biol.* Verfahren zum Nachw. schwerer züchtbarer Mikroorganismen: 1. mechan.: Zentrifugieren, Membranfilter; 2. biol.: Anreicherungsnährmedien, Tierversuch; 3. chem.: durch Abtötung od. Inaktivierung der Begleitflora.

**Anrollverschluß:** s. Garantieverschluß.

**Ansamycine:** s. Makrolide.

**Ansaverbindungen:** Cyclophane; organische Verbindungen, bei denen einer von mind. 2 Ringen henkelartig (Henkel *lat.* ansa) mit dem zweiten Ring verbunden ist. Die Verbindungen sind inkongruent (s.a. Chiralität).

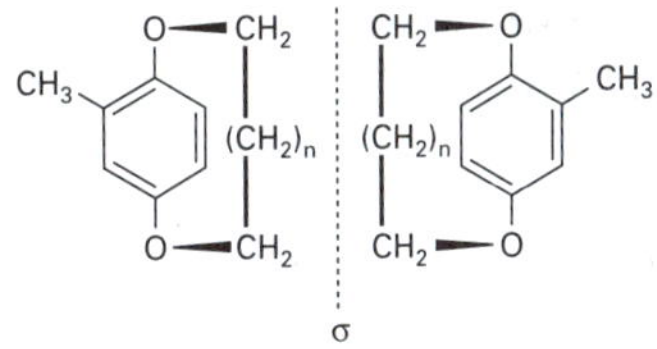


Ansaverbindungen:
Beispiel für ihre Inkongruenz

**Anserin:** Dipeptid (β-Alanin-methylhistidin), das im Muskelgewebe vorkommt.

**Anstaltsapotheke:** in Österreich Bezeichnung für Krankenhausapotheke*.

**Antabus®:** s. Disulfiram.

**Antabuseffekt:** (von Antabus®, s. Disulfiram) verminderte Toleranz gegenüber Ethanol unter dem Einfluß bestimmter Substanzen, wie Dithiocarbamate* od. Inhaltsst. von einigen Pilz-Arten, z.B. Coprin (im Faltentintling, Coprinus atramentarius). Ursache: Blockierung der Aldehyddehdrogenase, so daß der Acetaldehydspiegel steigt.

**Antacidum(a):** s. Antazidum.

**Antagonismus:** Gegenwirkung, Hemmung. **1.** *pharmak.:* **a)** Kompetitiver A.: Substanz (Antagonist) geht Bindung mit Rezeptor ein, ohne eine Eigenwirkung auszulösen. Der Rezeptor wird also blockiert, so daß der Agonist nicht wirken kann. Durch Erhöhung der Konz. des Agonisten kann der Antagonist von der Bindungsstelle verdrängt werden (Konkurrenz um den gemeinsamen Rezeptor). **b)** Partieller A.: Der Antagonist besetzt ebenfalls die Rezeptorstelle, löst dabei aber selbst eine mäßige Agonistenwirkung aus. **c)** Nichtkompetitiver A.: Die Bindungsstelle des Rezeptors bleibt hier zwar f. den Agonisten frei, das antagonistisch wirksame Pharmakon geht aber an anderer Stelle eine Bindung mit dem Rezeptor-Molekül ein u. verhindert dadurch das Auslösen eines Effektes (allosterischer Inhibitor). **d)** Funktioneller A.: Agonist u. Antagonist lösen über jeweils eigene Rezeptoren entgegengesetzte Wirkungen aus, die sich am Erfolgsorgan gegenseitig aufheben. **e)** Chemischer A.: Der Agonist wird durch chemische Reaktion mit einer anderen Substanz inaktiviert, die nicht am Rezeptor abläuft. **2.** *med.:* einander Entgegenwirken von Muskeln od. Muskelgruppen.

**Antagonist:** *pharmak.* Lytikum, Hemmstoff, Inhibitor; Substanz, die die Wirk. von Agonisten* hemmt. Ein voller A. besitzt Affinität zum

Rezeptor aber keine Intrinsic Activity*; s.a. Antagonismus, vgl. Agonist.

**Antalgikum(a):** schmerzstillendes Mittel, s. Analgetikum.

**Antanalgetikum(a):** Mittel, die die Reizschwelle f. Schmerzen herabsetzen u. daher zu einem erhöhten Analgetikabedarf führen; z.B. Barbiturate, Neuroleptika, Sedativa.

**Antapentan®:** s. Phendimetracin.

**Antaphrodisiakum(a):** s. Anaphrodisiakum.

**Antarthritikum(a):** Mittel gegen Gelenksentzündungen; s. Antirheumatika, Gichttherapeutika.

**Antazidum(a):** säurebindendes Mittel, Mittel gegen Hyperazidität (Übersäuerung). **1.** Alkalische Stoffe: z.B. Natriumhydrogencarbonat, Calciumcarbonat, Magnesiumoxid; wirken sofort; Carbonate sind bei vorhandenen Ulcera wegen plötzlichen Druckanstiegs durch freiwerdendes Kohlendioxid riskant. **2.** Aluminiumsalze: z.B. Aluminiumhydroxid, -phosphat; **3.** Magnesiumsalze: z.B. Magnesiumsilicat, -hydroxid; **4.** Aluminium-Magnesium-Salze: z.B. Talcid*, Magaltrat* **5.** Sucralfat*. A. sind in der Lage die Salzsäure des Magens zu neutralisieren od. zu binden; z.T. hemmen sie die Pepsinaktivität u. führen zu einer Abdeckung von offenen Ulcera. Sie wirken somit schmerzlindernd u. beschleunigen die Abheilung von Geschwüren. **Anw.:** Magengeschwüre, hyperazide Gastritis etc. **Nebenw.:** bei langdauernder Anw. ist eine systemische Toxizität möglich, z.B. Osteomalazie* durch Phosphat-Ausschleusung aluminiumhaltiger A., Magnesiumvergiftung durch Magnesiumsalze (besonders bei Niereninsuffizienz), Alkalose (v.a. bei gut resorbierbaren Basen wie Natriumhydrogencarbonat). Bei calciumhaltigen A. besteht die Gefahr einer reaktiven Hypersekretion (Acid rebound*) durch die direkt stimulierende Wirk. von Calcium-Ionen auf die säureproduzierenden Parietalzellen des Magens. Vorsicht ist auch bei gleichzeitiger Verabreichung von A. mit anderen Pharmaka wie Ovulationshemmern, Herzglykosiden u.a. geboten, da deren Resorption durch A. verzögert bzw. gehemmt werden kann. Während A. direkt die gebildeten Säureäquivalente im Magen abfangen, führen Anticholinergika, H2-Antagonisten u.a. durch Angriff an den Parietalzellen im Magen zu einer verminderten Säure- u. Magensaftproduktion; vgl. Antiulkusmittel.

**Antazolin** INN: 2-(N-Benzyl-anilinomethyl)-2-imidazolin, Imidamin, Phenazolin; CAS-Nr. 91-

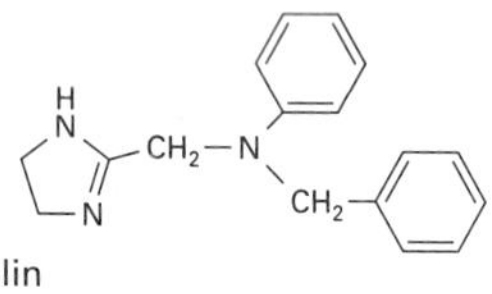

Antazolin

75-8; $C_{17}H_{19}N_3$, $M_r$ 265.35. Schmp. 120-122°C. **Anw.:** Antihistaminikum*. **Übl. Dos.:** Oral: 2 bis 3mal 0.05 g/d. Parenteral: i.v., i.m. 2 bis 3mal 0.25 g/d. Intranasal: Spray: 0.5%. Topikal: Salbe: 2%.

**Antazolinhydrochlorid:** Antazolini hydrochloridum Ph.Eur.3, Antazolinium chloratum; $C_{17}H_{20}ClN_3$, $M_r$ 301.8. Schmp. ca. 240°C unter Zers. Weißes, krist. Pulver; wenig lösl. in Wasser, lösl. in Ethanol. Hingewiesen sei auch auf Antazolinmesilat, Antazolinphosphat u. Antazolinsulfat.

**Ante:** lat. vor, bevor.

**Ante cenam:** (auf Rezepten) vor d. Essen.

**Anteil:** s. Gehalt.

**Ante meridiem:** a.m., vormittags.

**Antemetikum(a):** Mittel gegen Erbrechen; s. Antiemetika.

**Ante mortem:** vor dem Tode.

**Antennaria dioica** (L.) Gaertn.: (Gnaphalium dioicum L.) Fam. Asteraceae (Compositae), Katzenpfötchen (Nord- u. Mitteleuropa, Sibirien, Kaukasien, Armenien, Nordamerika). Stpfl. v. **Flores Gnaphalii:** Flores Pedis cati, Weiße od. Rosa Katzenpfötchen, Weiße od. Rosa Immortellen; (Gelbe Katzenpfötchen, Flores Stoechados citrinae: s. Helichrysum arenarium). **Inhaltsst.:** äther. Öl, Gerbstoff, Bitterstoffe. **Anw.** volkst.: bei Husten, Magenkatarrh, Durchfall, Gallenleiden.

**Antepan®:** s. Protirelin.

**Ante partum:** vor der Geburt.

**Antepileptikum(a):** s. Antiepileptikum(a)

**Anterior:** vorderer (posterior: hinterer).

**Anthelmint(h)ikum(a):** Antihelmint(h)ikum, Wurmmittel, Helminthagogum, Vermizidum (Würmer tötendes A.), Vermifugum (Würmer lähmendes A.). Arzneimittel gegen (tier- u.) menschenpathogene, meist den Darm befallende Nematodes* (Fadenwürmer; z.B. Ascaris*, Ankylostoma*, Necator, Trichinella*, s.a. Filarien), Cestodes (Bandwürmer; z.B. Taenia*, Echinococcus*) u. Trematodes* (Saugwürmer).

**Naturstoffe:** (von historischem u. veterinärmedizinischem Interesse) Santonin* u. Hydroxysantonin bzw. Flos Cinae (s. Artemisia cina), Ascaridol* bzw. Aetheroleum Chenopodii (s. Chenopodium ambrosioides var. anthelminticum), Arecolin* bzw. Semen Arecae (s. Areca catechu), Radix Filicis maris (mit Filixsäure u. Albaspidin, s. Dryopteris filix mas), Flos Koso (mit Phloroglucinderivaten, s. Hagenia abyssinica) u. Kamala (mit Rottlerin, s. Mallotus philippinensis).

**Moderne A.:** Albendazol, Mebendazol, Niclosamin, Piperazin, Centperazin, Diethylcarbamazin, Praziquantel, Pyrantel, Pyrviniumembonat u. Tiabendazol. Die Wirk. richtet sich gegen die geschlechtsreifen Würmer u. nicht gegen Vorstadien (Eier, Larven).

**Anthemidis flos:** s. Chamaemelum nobile.

**Anthemis nobilis:** große (römische) Kamille, s. Chamaemelum nobile.

**Anthemis pyrethrum:** s. Anacyclus pyrethrum.

**Anthere:** *bot.* Pollen tragender Teil des Staubblattes, Staubbeutel; s. Blüte.

**Antheridium:** *bot.* meist vielzelliges, männliches Gametangium, in dem männliche Geschlechtszellen (Spermatozoiden) entstehen, bei allen Pflanzen, außer Samenpflanzen; bei manchen Algen u. Pilzen auch einzellig.

**Anthidrotikum(a):** s. Antihidrotikum.

**Anthion:** s. Kaliumperoxodisulfat.

**Anthocyane:** Anthocyanfarbstoffe, Anthocyan(idin)glykoside; die roten, violetten, blauen Farbstoffe von Blüten, Früchten u. Blättern. Glykoside, die den gelben Farbstoffen der Flavon- u. Flavonolreihe sowie den Catechinen nahestehen. Sie spalten sich beim Kochen mit Säuren od. durch Wirk. von Enzymen in Zucker (z.B. Glucose, Galactose, Rhamnose) u. Anthocyanidine* (wasserunlösliche Aglyka). Die zahlreichen Farb-

**Anthocyanidine**

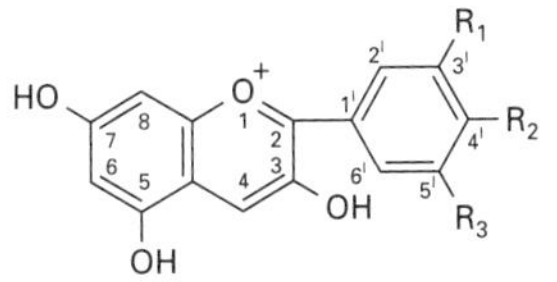

| Beispiele | $R_1$ | $R_2$ | $R_3$ | Vorkommen |
|---|---|---|---|---|
| Pelargonidin | H | OH | H | Dahlien, Scharlachpelargonien, Goldmelisse, Kapuzinerkresse, rote Johannisbeeren |
| Cyanidin | OH | OH | H | Mohn, Rosen, Kornblumen, Kirschen, Pflaumen, Preisel-, Brom-, Holunder-, Weißdornbeeren |
| Delphinidin | OH | OH | OH | Rittersporn, Stiefmütterchen, Lavendel, Lein, Ehrenpreis, Ligusterbeeren, weinrote Wicken |
| Paeonidin | $OCH_3$ | OH | H | Paeonien, Stiefmütterchen |
| Petunidin | OH | OH | $OCH_3$ | Petunien |
| Malvidin | $OCH_3$ | OH | $OCH_3$ | Primula-Arten, blaue Weintrauben |

abstufungen d. Blüten beruhen auf Mischungen der versch. A. u. auch darauf, ob der Farbstoff in saurem, alkalischem od. neutralem Zellsaft eingelagert ist, auf ev. Verbindung mit Gerbstoffen, gelben Flavonen od. sog. Copigmenten. Auch der Metallgehalt d. Zellsaftes spielt möglicherweise eine Rolle, da sich chelatartige Komplexe bilden können. Die Namen der A. ergeben sich durch Verkürzung der entsprechenden Namen der Anthocyanidine* um die Endsilbe *-idin* auf *-in*, z.B. Cyanidin – Cyanin. **Anw.:** s. Anthocyanidine. Die Erforschung der Anthocyane erfolgte vor allem durch R. Willstätter, R. Robinson u. P. Karrer.

**Anthocyanidine:** Aglyka der Anthocyane*; zu den Flavonoiden* gerechnete Gruppe von 2-Phenylbenzopyranen, die auch aus Leukoanthocyanen* (Flavan-3,4-diole) u. Proanthocyanen* (oligomere Flavan-3-ole) infolge Aromatisierung des Pyranringes entstehen. Mit Säuren bilden sie rote Oxoniumsalze. Im neutralen Bereich sind sie farblos u. im alkalischen Bereich bilden sie instabile, violette Anhydrobasen. Aus pflanzlichem Material können sie meist durch Säurebehandlung als Flavyliumchloride gew. werden. Neben dem violetten Cyanidin kommen (in Europa) das rote Pelargonidin u. das blaue Delphinidin am häufigsten vor. **Anw.:** bei herabgesetzter Kapillarresistenz, ferner als Lebensmittelfarbstoffe.

**Anthophylli:** Mutternelken, s. Syzygium aromaticum.

**Anthophyta:** *bot.* Blütenpflanzen, s. Spermatophyta.

**Anthoxanthum odoratum** L.: Fam. Poaceae (Gramineae), Wohlriechendes Ruchgras (Europa). **Inhaltsst.:** Cumaringlykosid, das beim Verwelken Cumarin abspaltet u. den Heuduft bedingt; vgl. Melitosid.

**HOM:** *Anthoxanthum odoratum,* die frische, blühende Pflanze.

**Anthracen:** Anthrazen; $C_{14}H_{10}$. D. 1.25. Schmp. 218°C. Sdp. 351°C. Farblose, violett fluoreszierende Schuppen, leicht lösl. in heißem Benzol, wenig lösl. in Ethanol u. Ether, unlösl. in Wasser. Vork. in den höchstsiedenden Teilen des Steinkohlenteers, dem Anthrazenöl (zu 0.5 bis 2%). **Anw.** techn.: in d. Farbstoffindustrie. Ausgangsmaterial f. die Darst. der Alizarin- u. Indanthrenfarbstoffe. Reagenz Ph.Eur.3.

**Anthracenderivate:** eine Reihe von charakteristischen Drogeninhaltsstoffen leiten sich vom Anthracen* ab. Dazu gehören die als Glykoside vorliegenden Anthrone, Anthranole, Anthrachinone sowie die (einfachen) Dianthrone u. Naphtho(di)anthrone. **Biogenese: 1.** Bei der Fam. Rubiaceae werden die Anthracenderivate (z.B. das Alizarin aus dem Krapp) über Naphthochinonderivate (s. Aromatenbiosynthese) u. Mevalonsäure gebildet. **2.** Bei den anderen Pflanzenfamilien, die die bekannten Abführdrogen liefern, erfolgt die Biogenese über den Polyketidweg von 1 Mol Acetyl-CoA ausgehend. Mit Hilfe von 7 Malonyl-CoA wird vorerst eine Polyketosäure gebildet, deren Carbonylgruppen dann teilweise reduziert werden. Gleichzeitig erfolgt eine Stabilisierung durch Zyklisierung u. Decarboxylierung.

In Pflanzen werden primär **Anthrone** gebildet, die mit **Anthranolen** tautomer sind. Die gelben Anthranole sind nur als Glykoside stabil. Über Zwischenstufen (Oxanthrone, Anthrahydrochinone) werden freie Anthrone zu **Anthrachinonen** oxidiert od. in **Dianthrone**, wie Naphthodianthrone (Hypericine) umgewandelt. Anthracenderivate, die am C-1 u. C-8 phenolische Hydroxylgruppen u. am mittleren Ring mind. eine Ketogruppe haben, wirken abführend; s. Anthraglykoside.

**Anthrachinon:** 9,10-Dioxo-dihydroanthracen; $C_{14}H_8O_2$, $M_r$ 208.2. D. 1.42. Schmp. 284-285°C. Sdp. 380°C. Gelbe Kristalle, unlösl. in Wasser, wenig lösl. in Ethanol u. Ether, leicht lösl. in heißem Benzol. Darst.: durch Oxidation v. Anthracen mit Chromsäure (Kaliumdichromat u. Schwefelsäure). A. ist Ausgangsprodukt zahlreicher wichtiger Teerfarbstoffe (Alizarine, Purpurin, Flavopurpurin usw.). Im Pflanzenreich sind Derivate des Anthrachinons nicht selten, s. Anthrachinone.

**Anthrachinone:** 9,10-Anthracendione (s. Anthracenderivate), die größte Gruppe nat. vorkommender Chinone, von gelber, oranger, roter od. rotbrauner Farbe; fast alle nat. vorkommenden Anthrachinone sind hydroxyliert. Viele Vertreter dieser Naturstoffe wurden in niederen Pilzen (z.B. Penicillium, Aspergillus), einige wenige in Insekten (z.B. in Coccionella-Schildlaus, Dactylopius coccus*, s. Carmin) u. ein weiterer, großer Teil in höheren Pflanzen, v.a. der Fam. Rubiaceae (z.B. Alizarin), Rhamnaceae, Polygonaceae,

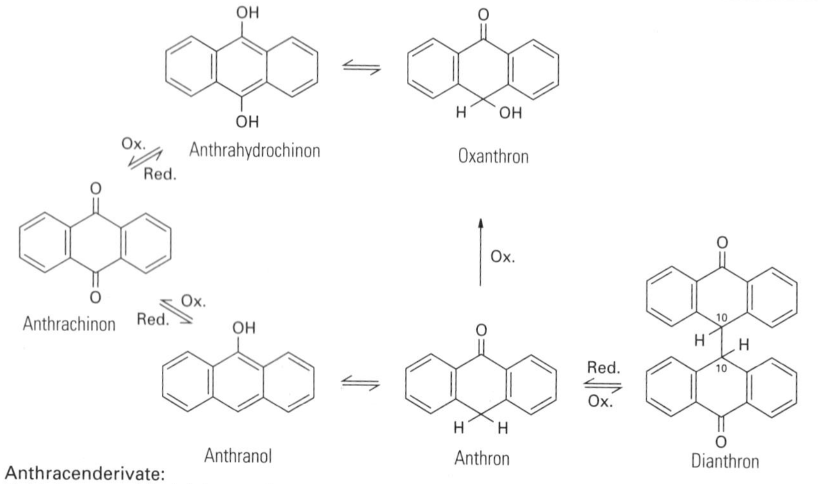


Anthracenderivate:
Oxidations- und Reduktionsstufen

[150]

**Anthrachinone**
1,8-Dihydroxyanthrachinonderivate, Emodine

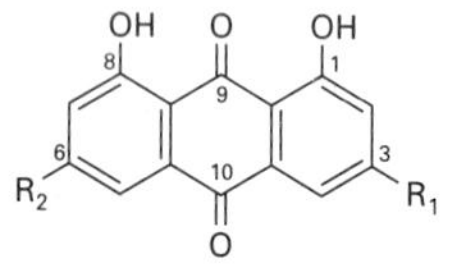


| Name | $R_1$ | $R_2$ | Vorkommen (Beispiele) |
|---|---|---|---|
| Dantron | H | H | synthetisch |
| Chrysophanol | $CH_3$ | H | Rheum palmatum, Andira araroba |
| Rheum-(Frangula-)Emodin | $CH_3$ | OH | Rheum palmatum, Rhamnus frangula |
| Physcion | $CH_3$ | $OCH_3$ | Rheum palmatum |
| Aloe-Emodin | $CH_2OH$ | H | Aloe |
| Rhein | COOH | H | Rheum palmatum |

Bignoniaceae, Verbeneaceae, Liliaceae u.a., gefunden. 1,8-Dihydroxyanthrachinonderivate (nicht also Alizarin) wirken abführend, s. Anthraglykoside. **Nachw.:** s. Bornträger-Reaktion.

**Anthracinum:**

**HOM:** Nosode*, hergestellt aus Milzbrandbazillus; verord. z.B. b. Furunkulose.

**Anthracokali:** Gemisch von Kaliumhydroxid u. Steinkohle.

**HOM:** verord. z.B. b. Flechtenmittel.

**Anthraglykosennin:** nicht mehr üblicher Sammelname f. die in den Sennesblättern enthaltenen Glykoside, s. Cassia-Arten.

**Anthraglykoside:** Hydroxyanthra(cen)glykoside; Glykoside der Hydroxyanthrachinone (**Strukturformeln** s. Anthrachinone), Hydroxyanthrone (Aloin*, Cascaroside) u. Hydroxydianthrone (Sennoside, **Strukturformeln** s. Cassia-Arten). Zur Biogenese s. Anhracenderivate. Die oxidationsempfindlichen Anthron- u. Dianthronderivate kommen grundsätzlich als Glykoside vor, sie sind hauptsächl. mit Glucose, Rhamnose od. Apiose verbunden. Lediglich Anthrachinonderivate können auch frei in Drogen vorkommen. Die wichtigsten Anthraglykosiddrogen (Anw.: Abführmittel*) liefern Arten folgender Gattungen (s. dort): Aloe, Cassia, Rhamnus, Rheum.

Die A. sind gut wasserlösl., werden aber kaum resorbiert. Sie wirken magenreizend u. haben die höchste Wirksamkeit (im Vergleich mit den Aglyka). Nach Einnahme werden die Glykoside im Dickdarm langsam enzymatisch gespalten; dadurch entstehen, z. T. auch nach Reduktion der (bei der Lagerung der Droge gebildeten) Anthrachinonformen, erst die Wirkformen: Anthrole, Anthrone, Dianthrone (**Strukturformeln** s. Anthracenderivate). Diese wirken hydragog u. antiresorptiv. Die oxidierten Formen selbst (Anthrachinone) weisen nur ca. 10% der Wirksamkeit auf. Freie Hydroxyanthra-Verbindungen (z.B. Dantron) werden in den oberen Darmabschnitten resorbiert u. gelangen dann über die Leber in den Dickdarm (enterohepatischer Kreislauf). Nebenw.: s. Abführmittel; eine Einnahme sollte nicht länger als über 1 bis 2 Wochen erfolgen.

**Anthrakose:** Kohlenstaublunge.

**Anthranilsäure:** s. o-Aminobenzoesäure.

**Anthranoide:** nat. vorkommende Anthracenderivate, z.B. Anthraglykoside*, Alizarin*, Anthrarobin*, Chrysarobin* etc.

**Anthranole:** s. Anthracenderivate.

**Anthrarobin:** Anthrarobinum, 3,4-Dihydroxyanthranol, Desoxyalizarin, Leukoalizarin; $C_{14}H_{10}O_3$, $M_r$ 226.22. Reduktionsprodukt von Alizarin. Gelbes bis braunes Pulver, geruch- u. fast geschmacklos, lösl. in heißem Wasser, Ether, Ethanol, leicht lösl. in verd. Alkalien. **Off.:** DAC86. **Anw.** med.: äuß. bei Hautkrankheiten, Ekzemen, Pilzerkrankungen usw. anstelle v. Chrysarobin, da es milder wirkt; s.a. Tinctura Arning RF.

**Anthratriol:** s. Dithranol.

**Anthrax:** Milzbrand*. A.-Bazillen: Milzbrandbazillen (Bacillus anthracis).

**Anthrazen:** s. Anthracen.

**Anthrazit:** s. Kohlenstoff.

**Anthriscus cerefolium** (L.) Hoffm.: Fam. Apiaceae (Umbelliferae), Kerbel (heim. Südeuropa). Stpfl. v. **Herba Cerefolii:** Kerbel. **Inhaltsst.:** äther. Öl (mit Methylchavicol), fettes Öl, Apiin*. **Anw.** volkst.: Diuretikum, zu Frühjahrskuren, bei Skrofulose, hauptsächl. als Gewürz (frisches Kraut).

**9-Anthron:** 9(10H)-Anthracenon; $M_r$ 194.22. Schmp. 155°C. Farblose Nadeln, unlösl. in Wasser, lösl. in Ethanol u. Benzol; s.a. Anthracenderivate. 1,8-Dihydroxy-9-anthron ist das Aglykon von Aloin*.

**Anthrone:** s. Anthracenderivate.

**Anthrophore:** s. Bacilli.

**Anthroposophische Arzneimittel:** s. Arzneimittel, Anthroposophische.

**Anthropozoonosen:** s. Zoonosen.

**Anthyllis vulneraria** L.: Fam. Fabaceae (Leguminosae), Wundklee, Tannenklee (fast ganz Europa, N-Afrika etc.). Stpfl. v. **Flores Anthyllidis vulnerariae:** Wundkleeblüten. **Inhaltsst.:** Saponine, Gerbstoffe, Flavonoide (in den Samen Canavalin*). **Anw.** volkst.: Wundheilmittel, Haarpflegemittel, Blutreinigungsmittel.

**anti-:** s. Konformation.

**Antiabortivum(a):** Mittel, das eine bedrohte Schwangerschaft erhalten soll; s. Gynäkologika.

**Antiadhäsionsmittel:** s. Schmiermittel, Gleitmittel.

**Antiadipositum(a):** Medikament zur Bekämpfung der Fettsucht u. Fettleibigkeit (Adipositas); Verw. finden vor allem Appetitzügler*, die wegen gefährlicher Nebenw. aber nur in Ausnahmefällen verwendet werden sollten. Ebenso ist die Verw. von Hormonpräparaten (Schilddrüsenhormone, Hypophysenhormone) u. iodhaltigen Arzneimitteln mit großen Risiken verbunden. Da Adipositas vor allem auf einer zu reichen Kalorienzufuhr beruht, ist die Diät in Verbindung mit medikamentöser Zusatztherapie, z.B. mit Diuretika*, Laxantien*, Urikosurika*, Multivitaminpräparaten, sowie körperlicher Aktivität wichtigste Therapiemaßnahme.

**Antiallergikum(a):** Arzneimittel zur Unterdrückung allergischer Symptome (s. Allergie). **1. Hemmer der Mediatorfreisetzung:** können bei allergischem Asthma u. Rhinitis sowie Konjunktivitis lokal verwendet werden; z.B. Cromoglicinsäure*, Nedocromil-Natrium*. Die prophylaktische Wirk. wird durch eine Stabilisierung der Mastzellen* erreicht. **2. $H_1$-Antihistaminika*:** werden als spezifische Antagonisten der Mediatorstoffe* bevorzugt bei akuten Allergien (z.B. Heuschnupfen) eingesetzt; z.B. Astemizol, Azelastin, Cetirizin, Ketotifen, Levocabastin, Loratidin, Oxatomid, Triludan. **3. Glucocorticoide:** Die zur Gruppe der Corticosteroide (s. Homone) gehörenden Stoffe hemmen die Phospholipase $A_2$ u. unterdrücken daher Abkömmlinge der Arachidonsäurekaskade (z.B. SRS-A*, s. Eicosanoide), die f. die allergischen Erscheinungen verantwortlich sind. Sie beeinflussen aber auch andere Mechanismen, die vor allem f. die entzündlichen Begleiterscheinungen der Allergie bedeutsam sind. Dem Vorteil einer langen Wirkungsdauer steht der Nachteil einer erheblichen Wirkungslatenz (auch bei parenteraler Applikation) gegenüber. Während die systemische Anw. erhebliche Nebenw. beinhaltet, ist die lokale Anw., z.B. bei Asthma od. allergischer Rhinitis, wesentlich besser verträglich. Auch Corticotropin* (ACTH) wird zur Behandlung von Allergien verwendet. **4. Calciumpräparate:** s. Calciumtherapie. **5. $\beta_2$-Sympathomimetika*:** s. Antiasthmatika. **6. Guajazulen*.**

**Antianämikum(a):** Mittel gegen Blutarmut, Anämie*; je nach Ursache u. Art der Anämie werden verwendet: **1.** Eisensalze bei Eisenmangelanämien, wobei zur oralen Ther. 2wertige Eisensalze (z.B. Eisensulfat, -aspartat, -fumarat, -citrat; häufig stabilisiert mit Reduktionsmitteln wie Ascorbinsäure*) verwendet werden, da 3wertige Eisensalze schlechter resorbiert werden. Zusätze von Polycarbonsäuren wie Bernsteinsäure* führen zu keiner Resorptionsverbesserung. Als Nebenw. treten v.a. gastrointestinale Beschwerden auf. Eine parenterale Anw. von Eisensalzen ist wegen der Gefahr einer Eisenvergiftung u. Gefäßwandschädigungen an der Injektionsstelle nur in Ausnahmefällen (z.B. bei Malabsorption* u. Colitis ulcerosa*) angebracht. Dazu wird 3wertiges Eisen, zur langsameren Eisenfreigabe in komplexgebundener Form, z.B. als Natrium-Eisen(III)-citrat-Komplex od. Eisen(III)-saccharat, angewendet. Die Präparate müssen dabei in kleinen Dosen injiziert werden. Bei Eisenmangelanämien ist eine Kombination mit z.B. Kobalt od. Folsäure nicht sinnvoll, da kein Mangel an diesen Substanzen vorliegt. **2.** Vitamin-$B_{12}$ u. Folsäure bei hyperchromer Anämie (Perniciosa, megaloblastischer u. makrozytärer Anämie), s. Vitamine. **3.** Erythropoetin*, bei schwerer renaler Anämie.

**Antiandrogene:** Substanzen, die die Wirk. von Androgenen aufheben; z.B. Cyproteron (am wirksamsten), Chlormadinon (unüblich), Spironolacton, Nilutamid, ferner Bicalutamid u. Formestan. **Anw.:** z.B. zur Behandlung des Hirsutismus* od. Prostatakarzinoms; s.a. Hormone.

**Antianginosa:** Arzneimittel zur Behandlung von Angina pectoris, s. Koronartherapeutikum(a).

**Antiarrhythmikum(a):** *syn.* Antifibrillantium(en); Pharmaka zur Normalisierung der Herzschlagfolge. Nach elektrophysiologischen Gesichtspunkten erfolgt die Einteilung der Substanzen nach Vaughan Williams: **Klasse I:** Natriumantagonisten; **IA**, Chinidintyp: Chinidin, Ajmalin, Disopyramid, Procainamid; bei ventrikulären u. supraventrikulären Arrhythmien. **IB**, Lidocaintyp: Lidocain, Propafenon, Flecainid; Wirkort u. Indikation wie IA. **Klasse II:** Betarezeptorenblocker; z.B. Metoprolol, Atenolol, Sotalol, Oxprenolol; bei ventrikulären, supraventrikulären Rhythmusstörungen, streßbedingten ventrikulären Extrasystolen. **Klasse III:** Repolarisationsantagonisten (Kaltum-Ausströmhemmer); z.B. Amiodaron, Sotalol (auch Betarezeptorenblocker); besonders bei therapiefraktären ventrikulären u.

supraventrikulären Störungen. **Klasse IV:** Calciumantagonisten; z.B. Verapamil, Diltiazem; bei supraventrikulären tachykarden Störungen (verlängern Überleitung im AV-Knoten). Ferner werden z.B. bei Sinustachykardien u. Kammerextrasystolen herzwirksame Glykoside (s. Herzglykoside) verwendet. Zur Behandlung von bradykarden Herzrhythmusstörungen u. Überleitungsstörungen (z.B. AV-Block) werden (meist nur zur Akutbehandlung) Sympathomimetika wie Orciprenalin, Isoprenalin od. Parasympathomimetika wie Atropin angewendet.

**Antiarteriosklerotikum(a):** s. Arterioskleroseмittel.

**Antiarthritikum(a):** Arzneimittel gegen Gelenksentzündungen, s. Antirheumatika, Gichttherapeutika.

**Antiasthmatikum(a):** Arzneimittel zur Behandlung des Bronchialasthmas, s.a. Asthma bronchiale. Eine Kausaltherapie stellt die Desensibilisierung des Patienten dar, setzt aber die Kenntnis der Ursache voraus u. ist daher nur beschränkt möglich. Bei bakteriellen Ursachen sind Chemotherapeutika angezeigt. Zur symptomatischen Therapie dienen: **1. Mastzellspezifische Antiallergika:** z.B. Cromoglicinsäure, Ketotifen etc.; sie hemmen die Freisetzung von Entzündungsmediatoren aus Mastzellen* (Mastzellenstabilisatoren). **2. Leukotrien-Antagonisten:** Leukotrien-Rezeptorantagonsiten* (z.B. Pranlukast, Montelukast, Zafirlukast) u. Hemmstoffe der 5-Lipoxygenase (s. Eicosanoide, Abb.2), z.B. Zileuton*. **3. Broncholytika*: a)** $\beta_2$-Sympatomimetika: wirken nicht nur bronchodilatorisch, sondern hemmen auch die Freisetzung der Mediatorstoffe aus den Mastzellen. Sie sind bei akutem Asthmaanfällen in Aerosolform Mittel der Wahl, z.B. Salbutamol, Fenoterol, Formoterol. **b)** Theophyllin(-derivate): sind stark bronchodilatorisch, wirken mit β-Sympathomimetika synergistisch u. werden bei Asthma am besten parenteral verwendet. **c)** Parasympatholytika: werden bei vagal bedingten Bronchialspasmen verwendet, meist mit β-Sympathomimetika kombiniert; z.B. Ipratropiumbromid*. **4. Antihistaminika*:** verhindern histaminbedingte Bronchialspasmen. **5. Glucocorticoide:** s. Hormone; sollten nur bei schweren Formen systemisch angewendet werden; lokal (Aerosol) zur Anfallsbehandlung (z.B. Beclamethason-dipropionat). **6. Expektorantien*:** sollen durch Verflüssigung des Schleims dessen Auswurf erleichtern u. die Einengung des Bronchiallumens mit zähem Schleim verhindern; s.a. Antiallergikum.

**Anti-Baby-Pillen:** volkst. Bez. f. Dragees, die ein Östrogen-Gestagen-Gemisch enthalten; s.a. Hormonelle Kontrazeption.

**Antiberiberi-Vitamin:** Vitamin $B_1$, s. Vitamine.

**Antibeschlagmittel:** Präparate gegen das Beschlagen von Glas (Brillen, Schaufenster etc.) durch kondensierte Wassertröpfchen; enthalten sind z.B. Gemische aus Gerbstoffen, Fettalkoholsulfonaten u. Glycerol od. Lösungen von Siliconölen u. dgl.

**Antibiogramm:** Bestimmung der Empfindlichkeit bzw. der Resistenz von Mikroorganismen gegen Antibiotika od. Chemotherapeutika (Blättchentest, Verdünnungsreihentest).

**Antibiose:** Wachstumshemmung od. Abtötung von Mikroorganismen durch Stoffwechselprodukte anderer Mikroorganismen, Pilze od. auch höherer Pflanzen.

**Antibiotikum(a):** organisch-chemische Verbindung, die aus lebenden Zellen von Mikroorganismen, Pilzen, Flechten, Algen od. von höheren Pflanzen od. als deren Stoffwechselprodukt aus dem Substrat isoliert wurde u. die imstande ist, schon in niedriger Konz. andere Mikroorganismen, Viren, Pilze abzutöten od. in ihrem Wachstum zu hemmen. Unter diesen Begriff fallen heute auch chem. verwandte Verbindungen bzw. die Derivate der eigentlichen A.

**Gesch.:** Pasteur erkannte bereits das Phänomen der „Antibiose" (1879), die Tatsache, daß das Wachstum gewisser Bakterien durch andere Keime gehemmt wird. Er erkannte ferner auch den ungeheuren Wert dieser Tatsache f. die Therapie der Infektionskrankheiten. 1899 stellten zwei deutsche Forscher (Emmerich u. Loew) aus dem Stoffwechselprodukt von Pseudomonas aeruginosa*, *syn.* Bacillus pyocyaneus, (worauf schon 10 Jahre vorher Freudenreich aufmerksam gemacht hatte), dem Erreger des blaugrünen Eiters, ein Präparat her, die Pyocyanase*, die auf verschiedene Krankheitserreger (Typhus, Milzbrand, Diphtherie u.a.) wachstumshemmend einwirkte, aber trotz der Erfolge in Vergessenheit geriet. 1928 entdeckte der Londoner Bakteriologe Alexander Fleming (später Sir u. Nobelpreis), daß eine von dem Schimmelpilz Penicillium notatum, der sich zufällig auf einer Staphylococcus-pyogenes-Kultur angesiedelt hatte, ausgeschiedene Substanz auf eine Reihe anderer Bakterien auflösend bzw. wachstumshemmend wirkte, u. er nannte diese zunächst rein hypothetische Substanz „Penicillin", das erst 1940 vom „Oxford-Kreis" (Team m. Fleming, Florey, Chain: Nobelpreis 1945) isoliert wurde; US-Produktion ab 1943; deutsche Entwicklg. ab 1942 mit 1. Präparat 1946 (Wundpuder).

Bis 1987 sind ca. 7000 A. entdeckt worden, von denen ca. 4500 von Actinomyceten (s. Actinomycetales) stammen. Es werden jedoch nur verhältnismäßig wenige in der Ther. verwendet, da die meisten entweder zu giftig od. zu wenig wirksam sind. A. fanden auch in der Tierzucht zur Beschleunigung der Mast od. zum Eindämmen der Sterblichkeit Verw., ferner dienen sie zur Konservierung von Nahrungsmitteln. Nach der **Wirkungsstärke** unterscheidet man bakteriostatische A., die das Wachstum reversibel hemmen, während bakterizide A. die Mikroorganismen töten. Allerdings ist die Wirkungsintensität von der Konz. der A. am Wirkort abhängig. Der Wert, der die Empfindlichkeit eines best. Keimes gegen ein best. A. angibt, ist die *minimale Hemmkonzentration* (MHK). Das ist die niedrigste Konz., bei der unter kontrollierten Bedingungen eine Hemmung des Keimwachstums zu beobachten ist. Angegeben wird sie in µg A. pro mL Serum. Für die antimikrobielle Aktivität der A. sind verschiedene **Wirkungsmechanismen** verantwortlich. **1. Hemmung der Zellwandbiosynthese:** führt nur zu einer Hemmung der proliferierenden Keime. **2. Änderung der Permeabilität der Zytoplasmamembran:** dadurch wird der Stoffwechsel sowohl der ruhenden als auch der proliferierenden Keime gestört. **3. Hemmung der Proteinbiosynthese:** ist ebenfalls bei ruhenden u. proliferierenden Keimen wirksam. Dabei ist eine Störung sowohl der Transskription als auch der Translation möglich. Bei der **Anw.** von β-Lactam-A. kann es zu sogenannten *Erregerpersistenzen* kommen, worunter man das Überleben der Erreger im Ruhezustand

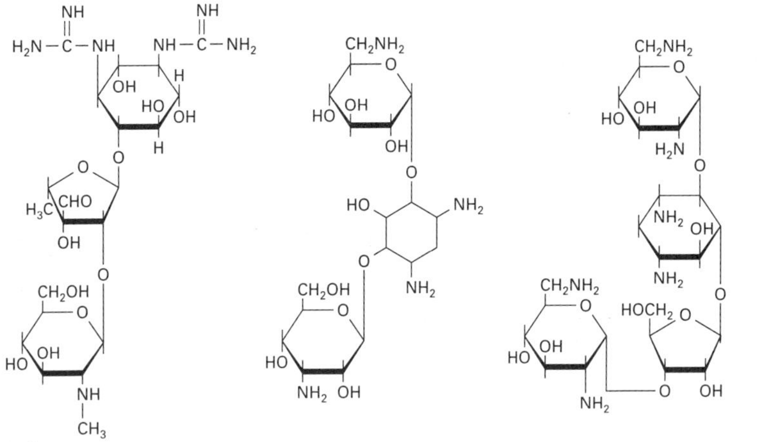


Antibiotika:
Aminoglykosid-Antibiotika; Streptomycin (links), Kanamycin (mitte) und Neomycin C (rechts) als Beispiele

ohne Ausbildung einer Resistenz versteht. Von *Erregerresistenz* spricht man, wenn sich die Erreger bei therapeutisch wirksamen Konzentrationen eines Antibiotikums noch vermehren. Man unterscheidet zwischen natürlicher u. erworbener Resistenz. Unter *natürlicher* Resistenz versteht man die genetisch bedingte Unempfindlichkeit des Mikroorganismus gegen ein bestimmtes A. So ist z.B. Benzylpenicillin bei gramnegativen Bakterien unwirksam, weil es die Zellwand dieser Keime nicht passieren kann. Auch inaktivierende Enzyme, die von Bakterien gebildet werden, sind Ursache f. natürliche Resistenzen; z.B. werden Penicilline u. Cefalosporine durch spezifische β-Lactamasen (Penicillinasen) durch Spaltung des β-Lactamringes inaktiviert. *Erworbene Resistenzen* werden erst durch den Kontakt der Erreger mit dem A. entwickelt. Von *primärer Resistenz* spricht man, wenn Anteile der Mikroorganismen schon zu Beginn der Behandlung durch Mutation resistent wurden. *Sekundäre Resistenz* entwickelt sich erst während der Therapie. Bei der Resistenzentwicklung kommen verschiedene Mechanismen in Frage: Resistenz kann zum einen durch Mutation des Genmaterials der Keime u. anschließende Selektion resistenter Stämme erworben werden. Es sind Spontanmutationen (Streptomycintyp) u. Mehrstufenmutationen (Penicillintyp) möglich. Ein weiterer Mechanismus ist die Übertragung des entsprechenden Genmaterials auf andere Mikroorganismen. Bei der Transduktion wird informationstragende DNS durch Bakteriophagen übertragen. Im Falle der Transformation wird die DNS lysierter Bakterienzellen aufgenommen. Bei Konjugation wird während direkten Zellkontaktes der Bakterien die Resistenzeigenschaft durch extrachromosomale Gene, die sogenannten Plasmide od. R-Faktoren, übertragen. Die Resistenz eines Mikroorganismenstammes richtet sich gegen eine ganze Gruppe verwandter A. mit gleichem Wirkungsmechanismus *(Kreuzresistenz)*. Um die Wirksamkeit eines Antibiotikums bzw. die Resistenz der Mikroorganismen festzustellen, kann ein sogenanntes Antibiogramm* erstellt werden, wobei die Wirk. des Antibiotikums gegen die betreffenden Keime in Kulturen getestet wird. Nach ihrer Herkunft u. chem. Struktur werden die A. in verschiedene Gruppen unterteilt.

**1. Aminoglykosid-Antibiotika:** Einheitliche Gruppe von A., die aus Streptomyces- (dann mit Endsilbe -mycin) u. Mikromonospora-Stämmen (Endsilbe -micin) isoliert wurden. Es handelt sich dabei um tri- u. tetrasaccharidartige Verbindungen, wobei als Monosaccharidbausteine z.B. Streptose* od. N-Methylglucosamin u. als Aglyka verschiedene cyclische Aminozucker, z.B. 2-Desoxystreptamin od. Streptidin, fungieren (s. Abb.1). Als erster Vertreter wurde 1943 von Waksman (definierte 1942 den Begriff Antibiotikum) das Streptomycin* isoliert u. 1945 in die Therapie eingeführt.

*Wirkungsweise:* Aminoglykosid-A. wirken bakterizid im Ruhe- u. Proliferationsstadium auf grampositive als auch auf gramnegative Erreger, einschließlich diverser „Problemkeime" (s. Tab.). Die Wirkstoffmoleküle lagern sich irreversibel an die 30-S-Untereinheiten der bakteriellen Ribosomen* an, stören damit das Ablesen der Messenger-RNS* u. in der Folge die Proteinsynthese der Keime. *Resistenz:* Das klassische Aminoglykosid Streptomycin* führt zu einer sehr raschen, meist einstufigen Resistenzentwicklung. Weniger rasch ist die Resistenzentwicklung bei Anw. moderner Aminoglykosid-A. Innerhalb der Wirkstoffgruppe besteht eine partielle Kreuzresistenz. *Pharmakokinetik:* Bei oraler Gabe kommt es zu keiner Resorption, so daß eine parenterale Applikation, meist als Sulfat, erforderlich ist. Auch topikale Anw. ist üblich. Bei Nierenschäden ist Vorsicht geboten, da die Aminoglykosid-A. durch glomuläre Filtration (unverändert) eliminiert werden. ***Nebenw.:*** Alle Aminoglykosid-A. können ausgeprägte u. irreversible Nebenw. hervorrufen. Dazu gehören: 1. Schädigung des Gleichgewichtssinnes u. der Hörnerven (Schwindel, Ohrenklingen), besonders bei eingeschränkter Nierenfunktion. 2. Nephrotoxizität: v.a. bei hoher Dosierung u. schon bestehenden Nierenschäden. 3. Allergische Reaktionen: selten. Wegen dieser Nebenw.

**Antibiotika** (Fortsetzung siehe nächste Seite)

| Name und Antibiotikaklasse | Applikation[1] | Nebenwirkungen[2] | Grampositive Erreger | | | Gramnegative Erreger[3] | | | | | | | | | | |
|---|---|---|---|---|---|---|---|---|---|---|---|---|---|---|---|---|
| | | | Streptokokken | Pneumokokken | Staphylokokken | Gonokokken | Meningokokken | Bacteroides fragilis | Haemophilus influenzae | Escherichia coli | Pseudomonas aeruginosa | Proteus vulgaris | Proteus mirabilis | Salmonellen | Shigellen | Klebsiellen |
| **Aminoglykosid-Antibiotika** | | | | | | | | | | | | | | | | |
| Anwendung klassisch | | | | | | | | | | | | | | | | |
| Streptomycin | p | # | | | # | | | | | # | | + | + | + | + | # |
| Dihydrostreptomycin | – | # | | | # | | | | | # | # | # | | | | # |
| Anwendung lokal | | | | | | | | | | | | | | | | |
| Framycetin | l | # | | | + | | | | | + | | + | + | # | # | |
| Kanamycin | l | # | | | # | | | | | # | | + | + | | | # |
| Paromycin | l | # | | | # | | | | | # | | # | # | # | # | # |
| Anwendung systemisch | | | | | | | | | | | | | | | | |
| Amikacin | p | + | | | # | | | | | # | # | # | # | | | # |
| Gentamicin | p | + | | | # | + | | | + | # | # | + | + | + | | # |
| Netilmician | p | + | | | # | | | | | # | | | # | | | # |
| Sisomicin | p | + | | | + | | | | | | # | # | # | | | # |
| Spectinomycin | p | + | | | # | # | | | | + | + | + | + | | | |
| Tobramycin | p | + | | | # | + | | | + | # | # | # | + | + | | # |
| **Cefalosporin-Antibiotika** | | | | | | | | | | | | | | | | |
| Anwendung klassisch | | | | | | | | | | | | | | | | |
| Cefaloridin | – | + | # | # | # | # | # | | | | | | | | | |
| Cefalotin | p | + | # | # | # | # | # | | | | | | | | | |
| Cefazedon | p | + | # | # | # | # | # | | | + | | | | | | |
| Cefacetril | p | + | # | # | # | # | # | | | | | | | | | |
| Cefazolin | p | + | # | # | # | # | # | | | + | | | | | | |
| z.T. beta-Lactamase-stabil | | | | | | | | | | | | | | | | |
| Cefamandol | p | + | + | + | # | + | + | | # | | | | | # | | |
| Ceftibuten | o | | # | | | + | + | | # | # | + | # | # | # | # | # |
| Cefuroxim | p | + | # | + | + | # | # | | # | # | + | + | | # | | |
| Hohe beta-Lactamasestabilität, Breitspektrum | | | | | | | | | | | | | | | | |
| Cefetamet | o | | # | | | # | | | # | # | | # | # | # | # | # |
| Cefmenoxim | p | + | + | + | + | # | + | | # | | + | # | # | | | # |
| Cefodizim | p | | # | | # | # | # | + | # | # | | # | # | # | # | # |
| Cefoperazon | p | + | + | + | + | + | + | | # | | # | | | | | |
| Cefotaxim | p | + | + | + | + | # | + | | # | | | # | # | | | # |
| Cefotiam | p | + | + | | + | + | + | | + | + | | | | | | # |
| Cefpodoxim | o | | # | | # | # | | | # | # | | # | # | | | # |
| Ceftazidim | p | + | + | + | + | + | + | | + | | # | # | # | | | |
| Ceftizoxim | p | + | + | + | + | # | + | | # | # | + | # | # | | | # |
| Ceftriaxon | p | + | + | + | + | # | + | | # | # | + | # | # | | | # |
| Cefsulodin | p | + | | + | + | + | | | | + | # | | | | | |
| Loracarbef | o | | # | | # | | # | | # | # | | | # | | | # |
| Cephamycine, beta-Lactamase-stabil | | | | | | | | | | | | | | | | |
| Cefoxitin | p | + | + | + | + | + | + | # | | # | | | | | | # |
| Cefotetan | p | + | + | + | + | + | + | # | | # | | | | | | # |
| Latamoxef | p | + | + | + | + | + | + | # | # | | | | | | | |
| Oral-Cefalosporine | | | | | | | | | | | | | | | | |
| Cefaclor | o | + | + | + | + | + | + | | + | + | | | + | | | |
| Cefadroxil | o | + | + | + | + | + | + | | | | | | | | | |
| Cefalexin | o | + | + | + | + | + | + | | | | | | | | | |
| Cefradin | o | + | + | + | + | + | + | | | | | | | | | |

[1] p: parenteral; l: lokal; o: oral; –: obsolet.
[2] +: Nebenwirkungen beobachtet; #: sehr starke Nebenwirkungen beobachtet.
[3] +: wirksam; #: stark wirksam.

**Antibiotika** (Fortsetzung siehe nächste Seite)

| Name und Antibiotikaklasse | Applikation[1] | Nebenwirkungen[2] | Grampositive Erreger | | | Gramnegative Erreger[3] | | | | | | | | | | |
|---|---|---|---|---|---|---|---|---|---|---|---|---|---|---|---|---|
| | | | Streptokokken | Pneumokokken | Staphylokokken | Gonokokken | Meningokokken | Bacteroides fragilis | Haemophilus influenzae | Escherichia coli | Pseudomonas aeruginosa | Proteus vulgaris | Proteus mirabilis | Salmonellen | Shigellen | Klebsiellen |
| **Chloramphenicole/Thiamphenicole** | | | | | | | | | | | | | | | | |
| Chloramphenicol | o | # | + | + | + | + | + | + | # | + | | + | + | # | + | + |
| Thiamphenicol | o | # | + | + | + | + | + | + | # | + | | + | + | # | + | + |
| Fosfomycin | p | + | + | | # | # | | | # | + | + | | + | + | + | + |
| **Lincomycin-Antibiotika** | | | | | | | | | | | | | | | | |
| Lincomycin | o | + | + | + | + | | | + | | | | | | | | |
| Clindamycin | o | + | + | # | # | | | # | | | | | | | | |
| **Makrolid-Antibiotika** | | | | | | | | | | | | | | | | |
| Erythromycin | o, p | | # | # | | # | | | | | | | | | | |
| Josamycin | o | | # | # | | # | | # | # | | | | | | | |
| Spiramycin | o | | + | + | | + | | | | | | | | | | |
| Azithromycin | o | + | # | + | # | # | | # | # | + | | | | + | # | |
| **Penicillin-Antibiotika** | | | | | | | | | | | | | | | | |
| Anwendung klassisch | | | | | | | | | | | | | | | | |
| Benzylpenicillin | p | + | # | # | | # | # | | | | | | | | | |
| Schmalspektrum-Penicilline | | | | | | | | | | | | | | | | |
| Azidocillin | o | + | # | # | | # | # | | # | | | | | | | |
| Pheneticillin | – | + | + | + | | + | + | | + | | | | | | | |
| Phenoxymethylpenicillin | o | + | # | # | | # | # | | | | | | | | | |
| Propicillin | o | + | # | + | | + | + | | | | | | | | | |
| Penicillinasefeste Penicilline = Isoxazolylpenicilline | | | | | | | | | | | | | | | | |
| Cloxacillin | o, p | + | + | + | # | + | + | | | | | | | | | |
| Dicloxacillin | o, p | + | + | + | # | + | + | | | | | | | | | |
| Flucloxacillin | o, p | + | + | + | # | + | + | | | | | | | | | |
| Meticillin | – | + | + | + | # | + | + | | | | | | | | | |
| Oxacillin | o, p | + | + | + | # | + | + | | | | | | | | | |
| Breitspektrum-Penicilline, Ampicillinderivate | | | | | | | | | | | | | | | | |
| Amoxycillin | o | + | + | + | + | + | + | | # | # | | | # | # | # | |
| Ampicillin | o, p | + | + | + | + | + | + | | # | # | | | # | # | # | |
| Bacampicillin | o | + | + | + | + | + | + | | # | # | | | # | # | # | |
| Epicillin | o, p | + | + | + | + | + | + | | # | # | | | # | # | # | |
| Pivampicillin | o | + | + | + | + | + | + | | # | # | | | # | # | # | |
| Breitspektrum-Penicilline, Carboxypenicilline | | | | | | | | | | | | | | | | |
| Carbenicillin | p | + | + | + | + | + | + | + | | + | + | + | + | | | |
| Carindacillin | o | + | + | + | + | + | + | + | | + | + | + | + | | | |
| Temocillin | p | + | + | + | + | + | + | | # | + | | + | + | | | |
| Ticarcillin | p | + | + | + | + | + | + | + | # | + | # | + | + | | | |
| Breitspektrum-Penicilline, Acylaminopenicilline | | | | | | | | | | | | | | | | |
| Apalcillin | p | + | + | + | + | + | + | # | # | # | # | # | # | + | + | # |
| Azlocillin | p | + | + | + | + | + | + | + | # | + | # | + | # | + | + | |
| Mezlocillin | p | + | + | + | + | + | + | + | | # | + | # | # | + | + | + |
| Piperacillin | p | + | + | + | + | + | + | # | # | # | # | # | # | + | + | # |
| Weitere beta-Lactame | | | | | | | | | | | | | | | | |
| Aztreonam | p | + | | | | | | | + | + | # | | | + | + | + |
| Imipenem | p | + | + | + | + | | | # | # | + | # | + | + | | | |

[1] p: parenteral; l: lokal; o: oral; –: obsolet.
[2] +: Nebenwirkungen beobachtet; #: sehr starke Nebenwirkungen beobachtet.
[3] +: wirksam; #: stark wirksam.

**Antibiotika** (Fortsetzung)

| Name und Antibiotikaklasse | Applikation[1] | Nebenwirkungen[2] | Grampositive Erreger: Streptokokken | Pneumokokken | Staphylokokken | Gramnegative Erreger[3]: Gonokokken | Meningokokken | Bacteroides fragilis | Haemophilus influenzae | Escherichia coli | Pseudomonas aeruginosa | Proteus vulgaris | Proteus mirabilis | Salmonellen | Shigellen | Klebsiellen |
|---|---|---|---|---|---|---|---|---|---|---|---|---|---|---|---|---|
| **Polypeptid-Antibiotika** | | | | | | | | | | | | | | | | |
| Polymyxine | | | | | | | | | | | | | | | | |
| Colistin | o, p | # | | | | | | | + | # | # | | | + | + | # |
| Polymyxin B | o, p | # | | | | | | | + | # | # | | | + | + | # |
| Anwendung lokal | | | | | | | | | | | | | | | | |
| Amphomycin | l | # | + | + | + | + | + | | | | | | | | | |
| Bacitracin | l | # | + | + | + | + | + | + | | | | | | | | |
| Tyrothricin | l | # | + | + | + | + | + | | | | | | | | | |
| **Glykopeptid-Antibiotika** | | | | | | | | | | | | | | | | |
| Teicoplan | p | + | + | + | + | | | | | | | | | | | |
| Vancomycin | o,p | + | + | + | # | | | | | | | | | | | |
| **Tetracyclin-Antibiotika** | | | | | | | | | | | | | | | | |
| Chlortetracyclin | | | | | | # | + | # | # | # | | | | # | # | # |
| Demeclocyclin | | | | | | # | + | # | # | # | | | | # | # | # |
| Doxycyclin | o, p | + | + | + | + | # | + | # | # | # | | | | # | # | # |
| Metacyclin | o | + | + | + | + | # | + | # | # | # | | | | # | # | # |
| Mezlocyclin | p | + | + | + | + | # | + | # | # | # | | | | # | # | # |
| Minocyclin | o, p | + | + | + | + | # | + | # | # | # | | | | # | # | # |
| Oxytetracyclin | o, p | + | + | + | + | # | + | # | # | # | | | | # | # | # |
| Rolitetracyclin | p | + | + | + | + | # | + | # | # | # | | | | # | # | # |
| Tetracyclin | o, p | + | + | + | + | # | + | # | # | # | | | | # | # | # |

[1] p: parenteral; l: lokal; o: oral; –: obsolet.
[2] +: Nebenwirkungen beobachtet; #: sehr starke Nebenwirkungen beobachtet.
[3] +: wirksam; #: stark wirksam.

sollten Aminoglykosid-A. nur lokal od. zur Behandlung schwerer Infektionen mit Problemkeimen eingesetzt werden. Sorgfältige Dosierung bei Patienten mit Nierenfunktionsstörungen; Aminoglykosid-A. sind in der Schwangerschaft kontraindiziert.

**2. Cefalosporin-Antibiotika:** Cephalosporine. C.-A. sind halbsynthetische A., die im wesentlichen Derivate des aus Cephalosporium acremonium isolierten Cefalosporin C sind. Die gemeinsame Grundstruktur ist die 7-Aminocefalosporansäure (7-ACS), die dem Grundgerüst von Penicillin sehr ähnlich ist: ein β-Lactamring, verknüpft mit einem Dihydrothiazinring (s. Abb.2). Das nat. vorkommende Cefalosporin C zeigt nur geringe antibiotische Aktivität, die erst durch Derivatisierung an Stellung 7 erreicht wird, während die Änderung des Substituenten in Stellung 3 eine Beeinflussung der pharmakokinetischen Eigenschaften ermöglicht.

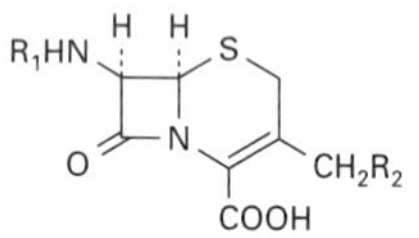


7-Aminocefalosporansäure: $R_1 = H$, $R_2 = OCOCH_3$

Cefalosporin C: $R_1 = {}^{-}OOC-CH(NH_3^{+})-(CH_2)_3-CO$, $R_2 = OCOCH_3$

Antibiotika: Cefalosporin-Antibiotika

*Wirk.:* C.-A. wirken bakterizid durch Hemmung der Zellwandbiosynthese der Erreger in der Proliferationsphase. Das Wirkungsspektrum umfaßt sowohl grampositive als auch gramnegative Keime, einschließlich der penicillinresistenten Staphylokokken. Unwirksam gegen Enterokokken; s. Tab. *Pharmakokinetik:* Die Applikation erfolgt parenteral, da nach oraler Applikation keine Resorption erfolgt. Ausgenommen davon sind die neueren Oral-Cefalosporine (s. Tab.). Die Elimination erfolgt meist renal, wobei es zu hohen Harnkonzentrationen kommt. Es besteht kaum Kumulationsgefahr. *Nebenw.* sind allergische Reaktionen, gastrointestinale Störungen u.

Nephrotoxizität (bei den meisten Substanzen in therapeutischer Dosierung nicht relevant; signifikante Nephrotoxizität besitzt nur Cephaloridin, das aus diesem Grund nicht mehr verwendet wird). Einige zeigen aufgrund der Hemmung der Acetaldehyd-Dehydrogenase eine Inkomp. mit Ethanol (Antabus-ähnliche Wirk.). *Resistenz:* Eine primäre Unempfindlichkeit grampositiver Keime gegenüber Cefalosporin-A. ist selten, bei gramnegativen häufiger; eine sekundäre Resistenzentwicklung während der Ther. ist ebenfalls selten u. erfolgt langsam; es besteht keine Kreuzresistenz mit Penicillin G, eine partielle Kreuzresistenz mit anderern Penicillin-Derivaten.

**3. Chloramphenicol-Antibiotika:** Chloramphenicol* wurde 1947 als erstes Breitspektrum-A. aus Streptomyces venezuelae isoliert. Eine p-Nitrophenyl-dichloracetyl-Struktur (s. Abb.3) ist das gemeinsame Grundgerüst der Chloramphenicol-A., die wegen dieses einfachen Baues heute großteils synth. gew. werden. Sie wirken bakteriostatisch durch Hemmung der Proteinbiosynthese der Bakterien.

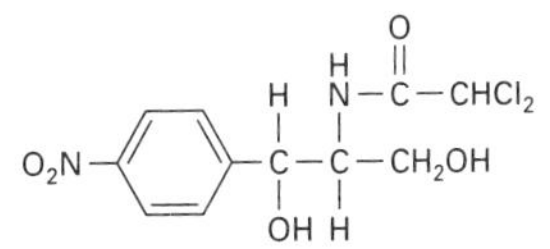

Antibiotika: Chloramphenicol-Antibiotika; Chloramphenicol als Beispiel

*Wirk.:* sehr weites Wirkungsspektrum; es werden sowohl grampositive als auch gramnegative Keime erfaßt, Rickettsien, Chlamydien, Spirochäten, verschiedene Mycoplasmen u. Bacteroides; stark wirksam auf Haemophilus influenzae, Neisseria meningitidis, Salmonella typhi u. Bordetella pertussis. *Pharmakokinetik:* Die Chloramphenicole werden nach oraler Gabe gut resorbiert. Die Elimination erfolgt biliär nach Bindung an Glucuronsäure. *Resistenzentwicklung* selten u. langsam. Ind.: durch die Nebenw. (Hämotoxizität) stark eingeschränkt; Typhus, Paratyphus, verschiedene Meningitiden. ***Nebenw.:*** vor allem Knochenmarksveränderungen; dosisabhängige, reversible Erythrozyten-Abnahme; gravierender sind die irreversiblen aplastischen Blutschäden; Ursache dafür scheint die Hemmung der Proteinsynthese in den Mitochondrien des Knochenmarks zu sein; sie treten erst nach einer mehrwöchigen Latenzzeit auf u. verlaufen als aplastische Anämie, Leuko- od. Thrombozytopenie, in 50% der Fälle tödlich. Gray-Syndrom: tritt bei einer Überschreitung der Dosis von 25 mg/kg KG bei Neu- u. Frühgeborenen auf. Grund ist die zu langsame Glukuronidierung u. Elimination der Chloramphenicol-A. wegen des noch nicht voll ausgebildeten Enzymsystems. Aufgrund der Nebenw. strenge Indikationsstellung.

**4. Lincomycin-Antibiotika:** Lincosamide. Kleine Gruppe von Schmalspektrum-A. mit gemeinsamem Pyranosid-Grundgerüst. Sie werden von Streptomyces lincolnensis gebildet. Durch Hemmung der Proteinbiosynthese wirken sie bakteriostatisch auf grampositive Erreger (Staphylo-, Strepto- u. Pneumokokken) u. Anaerobier (Clostridien, Actinomyceten, Bacteroides, anaerobe Streptokokken); s. Tab. *Hauptindikation* sind therapieresistente Infekte durch grampositive Keime sowie Anaerobierinfekte; Lincomycin-A. werden nach oraler Gabe gut resorbiert; sie weisen eine hohe Metabolisierungsrate auf. ***Nebenw.:*** Gastrointestinale Störungen durch Beeinträchtigung der anaeroben Darmflora, können bis zur tödlichen pseudomembranösen Enterokolitis führen; daher nur nach strenger Indikationsstellung anwenden; sekundäre Resistenzentwicklung selten; teilweise Kreuzresistenz mit Makrolid-A.

**5. Makrolid-Antibiotika:** Makrolide sind eine Gruppe von Schmalspektrum-A., die aus Streptomyces-Kulturen isoliert werden. Das gemeinsame Grundgerüst ist ein makrocyclischer Lactonring mit einem od. mehreren glykosidisch gebundenen Zuckersubstituenten. In therapeutischen Dosen wirken sie bakteriostatisch durch Hemmung der Proteinbiosynthese der Keime. Ihr Wirkungsspektrum umfaßt v.a. grampositive Keime, aber auch z.B. Mycoplasma pneumoniae, Rickettsien u. Chlamydien. Makrolide sind gut verträglich, orale Applikation ist möglich; s. Tab.

**6. Penicillin-Antibiotika:** Penicilline sind A. mit 6-Aminopenicillansäure (abgk. 6-APA od. Penin, 1959 von Batchelor u. Mitarbeitern isoliert) als gemeinsamem Grundgerüst, bestehend aus einem Thiazolidin-Ring kondensiert mit einem β-Lactamring mit einer Aminogruppe in Stellung 6 (s. Abb.4), auch als Penam bezeichnet. Die versch. Varianten unterscheiden sich durch die Seitenkette an der Säureamidgruppe u. werden nach amerikanischer Nomenklatur mit Buchstaben, nach englischer Nomenklatur mit Zahlen bezeichnet: Penicillin F (I) ($\delta^2$-Pentenylpenicillin); Penicillin G (II) (Benzylpenicillin); Penicillin X (III) (p-Hydroxybenzylpenicillin); Penicillin K (IV) (n-Heptylpenicillin); Penicillin V (Phenoxymethylpenicillin); Penicillin O (Allyl-mercaptomethylpenicillin); Dihydroflavicin (n-Amylpenicillin). Die Penicillin-Produktion geht heute meist vom Penicillium chrysogenum aus u. wird im Submers-Verfahren unter Zusatz von Präcursern betrieben. Das ursprünglich verwendete *Benzylpenicillin (Penicillin G)* mit einer Phenylacetamido-Seitenkette ist säurelabil u. kommt daher nur zur parenteralen Anw. in Frage. Die Natrium- u. Kaliumsalze wirken rasch, werden aber schnell eliminiert. Depotformen von Penicillin G, wie Procain-, Clemizol-, Benzathin- u. Penethamat-Penicillin G garantieren eine lange Wirk. Benzylpenicillin ist das wirksamste Penicillin-A., da alle Derivatisierungen Wirkungsverluste mit sich bringen. Als erstes säurestabiles, zur oralen Applikation geeignetes Penicillin wurde *Penicillin V (Phenoxymethylpenicillin*)* mit einer Phenoxyacetamido-Seitenkette in die Ther. eingeführt. Verwendet werden auch seine Kalium-, Calcium- u. Benzathinsalze. Weitere Oralpenicilline sind Propicillin u. Azidocillin (s. Tab.). Ein Nachteil dieser frühen Penicilline ist die Instabilität gegenüber den von vielen Bakterien, vor allem Staphylokokken, gebildeten Penicillinasen, die durch Spaltung des β-Lactamringes zu Wirkungsverlust führen. Durch größere Substituenten am β-Lactamring ist diese Spaltung unmöglich. Entsprechende Penicilline sind Oxacillin, Cloxacillin, Dicloxacillin u. Flucloxacillin (s. Tab.). Neuere Weiterentwicklungen führten zu säure- u. β-Lactamase-stabilen Breitspektrum-Penicillinen. Sie hemmen zusätzlich gramnegative Erreger, wie Haemophilus influenzae, Salmonellen, Proteus mirabilis u. Enterokokken. Außerdem wurden Penicillin-A. mit spezifischer Wirk. auf gramnegative Problemkeime entwikkelt.

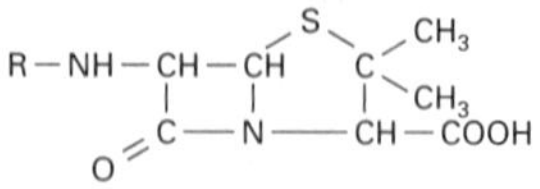

| | R |
|---|---|
| 6-APA | H– |
| Benzylpenicillin (Penicillin G) | $C_6H_5-CH_2-CO-$ |
| Pentenylpenicillin (Penicillin F) | $CH_3CH_2-CH=CH-CH_2-CO-$ |
| n-Heptylpenicillin (Penicillin K) | $CH_3(CH_2)_6-CO-$ |
| Penicillin N | $HOOC-CH(NH_2)(CH_2)_3-CO-$ |
| 6-Aminopenicillansäure (6 APS) | H– |
| Penicillin X | $HO-C_6H_4-CH_2-CO-$ |
| Penicillin V | $C_6H_5O-CH_2-CO-$ |
| Ampicillin | $C_6H_5-CH(NH_2)-CO-$ |

Antibiotika:
Strukturen der 6-Aminopenicillansäure (6-APA) und der wichtigsten Penicilline

Der *Wirkungsmechanismus* aller Penicillin-A. beruht auf der Hemmung der Peptidoglykansynthese u. damit der Zellwandbiosynthese der Bakterien. Die Wirk. ist bakteriostatisch bzw. bakterizid nur in der Proliferationsphase. *Resistenzentwicklung* in der Ther. ist selten u. langsam. *Hauptindikationen:* Strepto-, Pneumo-, Staphylo-, Meningokokken-Infektionen, Gonorrhö, Scharlach, Diphtherie, Angina u. rheumatisches Fieber. *Nebenw.:* Die häufigste Nebenwirkung der Penicilline sind allergische Reaktionen. Sie treten in 0.5 bis 2% der Fälle auf. Da das Allergen die 6-Aminopenicillansäure ist bzw. ihre Abbauprodukte, tritt Kreuzallergie bei allen Penicillinen auf. Neurotoxische Nebenw. werden durch sehr hohe Penicillin-Dosen (über 20 Millionen I.E.) ausgelöst; vor allem bei erhöhter Krampfbereitschaft u. Meningitis. Herxheimer-Reaktion am Behandlungsbeginn der Lues. Abgesehen von den Penicillin-Allergien gute Verträglichkeit auch f. Kleinkinder u. während der Schwangerschaft.

**7. Polypeptid-Antibiotika:** Dabei handelt es sich um Schmalspektrum-A., deren kompliziertes Grundgerüst zum Großteil aus Aminosäuren aufgebaut ist. Sie wirken bakterizid durch Änderung der Permeabilität der Zytoplasmamembran der Bakterien. Sie zeigen gute Wirksamkeit gegen grampositive Keime. Die starken Nebenw. wie Nephro-, Oto- u. Neurotoxizität beschränken ihre Anw. allerdings auf topikale Behandlungen von Hautinfektionen. Zur Erweiterung des Wirkungsspektrums werden sie häufig mit Neomycin* od. Polymyxinen* kombiniert. Polymyxine sind cyclische Decapeptide, die von Bacillus polymyxa gebildet werden. Trotz ihrer guten Wirksamkeit gegen gramnegative Keime sind sie aufgrund ihrer Neuro- u. Nephrotoxizität verdrängt worden. Wichtige Vertreter sind Colistin*, Polymyxin B* (s. Tab.), Bacitracin, Ciclosporin A, Dactinomycin, Gramicidin u. Tyrocidin sowie Capreomycin etc. **Glykopeptid-Antibiotika** sind z.B. Teicoplanin* u. Vancomycin*.

**8. Tetracyclin-Antibiotika:** Tetracycline sind Breitspektrum-A. mit einem Naphthacen-Grundgerüst (s. Abb.5). Sie reagieren amphoter. Als erstes wurde Chlortetracyclin (Aureomycin) aus Streptomyces-Stämmen isoliert u. 1948 in die Ther. eingeführt. Die modernen Tetracycline werden halbsynth. z.B. aus Chlortetracyclin gewonnen. Sie unterscheiden sich untereinander nicht in Wirkungsweise u. Wirkungsspektrum, sondern vielmehr in Wirkungsintensität u. Pharmakokinetik.

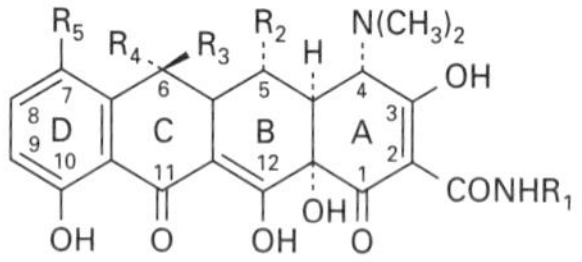

| | $R_1$ | $R_2$ | $R_3$ | $R_4$ | $R_5$ |
|---|---|---|---|---|---|
| Chlortetracyclin (Aureomycin) | H | H | OH | $CH_3$ | Cl |
| Oxytetracyclin (Terramycin) | H | OH | OH | $CH_3$ | H |
| Tetracyclin | H | H | OH | $CH_3$ | H |
| Metacyclin (Rondomycin) | H | OH | $=CH_2$ | | H |
| Doxycyclin (Vibramycin) | H | OH | H | $CH_3$ | H |

Antibiotika:
Strukturen der wichtigsten Tetracycline

*Wirk.:* Tetracycline hemmen die Proteinbiosynthese der Bakterien durch Störung der Translation in den Ribosomen. Sie wirken bei der therapeutisch erreichbaren Konz. bakteriostatisch. Die Wirkungsintensität ist stark abhängig vom jeweiligen Medium. Das Wirkungsspektrum umfaßt Strepto-, Gono-, Pneumo- u. Staphylokokken, Haemophilus influenzae, Actinomyceten, Brucellen, Listerien, Pasteurellen, Pseudomonas mallei u. pseudomallei, Vibrio cholerae, Campylobacter fetus, Leptospiren u. Bordetellen, außerdem Mycoplasmen, Chlamydien u. Rickettsien. Eine sekundäre *Resistenzentwicklung* während der Ther. ist selten, allerdings bilden die Tetracycline untereinander Kreuzresistenzen aus. Die *Resorption* der Tetracycline aus dem Gastrointestinaltrakt ist ebenso wie die Elimination f. die einzelnen Wirkstoffe unterschiedlich. Sie kann durch gleichzeitige Gabe von Milchprodukten sowie verschiedenen Aluminium-, Magnesium-, Kalium- u. Natriumsalzen erheblich gestört werden. ***Nebenw.:*** Leberschäden durch Überdosierung od. Kumulation bei Niereninsuffizienz, Allergien, Photosensibilisierungen, Nierenschädigungen, gastrointestinale Störungen, reversible Leukozytopenie durch Knochenmarksschädigung, irreversible Einlagerung eines gelben Tetracyclin-Calcium-Phosphat-Komplexes in Knochen, Zähne u. Nägel bei Feten u. Kleinkindern; Vorsicht ist daher v.a. bei bestehenden Nieren- u. Leberschäden geboten sowie in der Schwangerschaft ab dem 4. Monat bzw. bei Kindern bis zum 6. Lebensjahr. *Indikationen:* Mischinfektionen des Gastrointestinaltraktes, der oberen Luftwege u. der Harnwege, sowie chronische Bronchitiden u. Infektionen durch empfindliche gramnegative Keime (s. Tab.).

**9. Andere Antibiotika:** Dazu gehören die Steroid-Antibiotika (z.B. Fusidinsäure*) od. Novobiocin*, ein Cumarinderivat, ferner auch z.B. Fosfomycin*. Die Nucleosid-Antimetaboliten* werden auch zuweilen als Nucleosid-Antibiotika bezeichnet.

**Antichlor:** Bez. f. ein chem. wirkendes Mittel zur Entfernung v. Chlor aus Geweben, Papier usw., z.B. Natriumthiosulfat.

**Anticholinergika: 1.** Substanzen, die die Wirkung von Acetylcholin* blockieren; dies kann erfolgen an postganglionären parasympathischen Nervenendigungen (durch Parasympatholytika*), an intermediären Ganglien (durch Ganglienblocker*) od. an der motorischen Endplatte (durch curareartige Muskelrelaxantien*). **2.** Häufig syn. mit Parasympatholytika*.

**Anticholium®:** s. Physostigmin.

**Anticodon:** Sequenz von 3 Nucleotiden in einer Schleife der tRNS; der dem Codon* auf der mRNS entsprechende Abschnitt auf der tRNS. Während der Proteinbiosynthese treten die Anticodonbasen durch Ausbildung von Wasserstoffbrücken mit den komplementären Nucleotiden eines Codons der mRNS in Wechselwirkung, wodurch der Einbau einer bestimmten Aminosäure in die Polypeptidsequenz gesichert wird.

**Anticravingmittel:** s. Entwöhnungsmittel.

**Antidepressivum(a):** s. Psychopharmaka.

**Antidermatitis-Faktor:** Antidermatitisvitamin, Vitamin $B_6$, s. unter Vitamine.

**Antidiabetikum(a):** Mittel zur Behandlung der Zuckerkrankheit. *Absoluter Insulinmangeldiabetes* (s.a. Diabetes mellitus) *vom Typ I* wird durch i.m. od. s.c. Substitution mit **Insulin*** behandelt. Die übliche Applikation wird heute z. T. durch portable od. stationäre Insulinpumpen (s.a. Therapeutische Systeme) ersetzt. **Nebenw.:** Insulinallergie, Hypoglykämie nach Überdosierung (wenn lang andauernd: irreversible Schädigung im Gehirn). **Orale Antidiabetika:** verbessern die Insulinfreisetzung bei vorhandener Restsekretion (D. mellitus Typ II). **1. Sulfonylharnstoffe:** Wichtigste Vertreter sind Chlorpropamid, Glymidin-Natrium, Carbutamid u. Tolbutamid (1. Generation), sowie Glibenclamid*, Glimepirid, Glibonurid, Glipizid, Gliquidon u. Glisoxepid (2. Generation). Nebenw. u. Wechselw. sind relativ gesehen identisch, absolut aber bei der 2. Generation wesentlich geringer, da diese 100- bis 1000fach niedriger dosiert werden. **Nebenw.:** allergische Hautreaktionen, Agranulozytose, aplastische Anämie, unterschiedliche Hepatotoxizität, reduzierte Schilddrüsenfunktion. *Wechselw.:* blutzuckersenkende Wirk. wird durch Ethanol (akut), Sulfonamide, Salicylate, Cumarine u. Sympatholytika verstärkt, durch Ethanol (chron.), Barbiturate, Glucocorticoide, Kontrazeptiva, Phenothiazinderivate u. Sympathomimetika abgeschwächt. *Kontraind.:* Schwangerschaft. **2. Guanidine:** einziger Vertreter: Metformin*.

**Antidiaphoretikum:** s. Antihidrotikum(a).

**Antidiarrhöikum(a):** *syn.* Obstipantia; Pharmaka zur Behandlung von Diarrhöen. Je nach Ursache u. Schwere der Diarrhö kommen zur Anwendung: **1. Quellstoffe** (Mucilaginosa): z.B. Pektine. **2. Adstringentien:** z.B. Tanninalbuminat*, Gerbstoffe* enthaltende Drogen, z.B. Schwarztee (s. Camellia sinensis), getrocknete Heidelbeeren (s. Vaccinium myrtillus), Tormentillwurzelstock (s. Potentilla erecta); nicht mehr in Verw. sind Bismut- u. Silbersalze. **3. Hemmer der Darmmotilität:** Opium(-Tinktur) u. Opiatabkömmlinge wie Diphenoxylat* u. Loperamid*; Uzarin*. **4. Absorbentien:** z.B. Carbo activatus*, Kaolin (s. Weißer Ton) u. kolloidales Kieselgel zur Absorption von toxischen Stoffen. **5. Antibiotika:** bei bakterienbedingten Durchfällen (Shigellosen, Salmonnelosen); z.B. Ampicillin*, Chloramphenicol*; ferner werden Colestyramin* (bei chologener Diarrhö), Salazosulfapyridin* (zur Behandlung der Colitis ulcerosa*) u. Corticoide (z.B. bei Morbus Crohn*) eingesetzt. Zur Wiederherstellung der normalen Darmflora nach Antibiotikatherapie werden u.a. Präparate mit lebenden Coli- sowie anderen Darmbakterien u. deren Stoffwechselprodukten angewendet.

**Anti-D-Immunglobulin vom Menschen:** Immunoglobulinum humanum Anti-D Ph.Eur.3, Anti-Rh-Ig; eine flüssige od. gefriergetrocknete Zuber., die Immunglobuline, vorwiegend Immunglobulin G, enthält. Sie ist gegen den Faktor D (Rh, s. Blutgruppen, Rhesus-Fakoren) gerichtet u. dient der Prophylaxe der Rhesus-Sensibilisierung (Anti-D-Prophylaxe) Rh-negativer Mütter innerhalb von 3 Tagen nach Geburt eines Rh-positiven Kindes. A. ist zur intramuskulären Injektion bestimmt u. wird aus Plasma od. Serum von D-Antigen-negativen Spendern gew., die mit D-Antigen immunisiert wurden. A. enthält spezifische Antikörper gegen das D-Antigen* von Erythrozyten, auch geringe Mengen anderer Blutgruppenantikörper können enthalten sein, z.B. Anti-C, Anti-E, Anti-A od. Anti-B. Immunglobulin vom Menschen kann zugesetzt werden.

**Antidiuretikum(a):** Pharmaka, die die Harnausscheidung durch die Nieren verhindern; z.B. Vasopressin* (HHL-Hormon, s. Hormone) i.m. appliziert aber auch Diuretika* vom Thiazid-Typ (Wirkungsweise ist nicht geklärt). Verwendet werden die A. meist zur Behandlung von Diabetes insipidus*.

**Antidiuretisches Hormon:** Vasopressin*; HHL-Hormon; s. unter Hormone.

**Antidot:** Antidotum(a), Gegengift; Gegenmittel zur Behandlung von Vergiftungen. Substanz, die imstande ist, die Toxizität von Giftstoffen (s. Gifte) aufzuheben od. zumindest herabzusetzen. Nur f. wenige Giftstoffe sind spezifische Gegenmittel bekannt. Daher muß sich die Vergiftungsbehandlung großteils mit symptomatischen Maßnahmen behelfen. Antidote sollten außer von den entsprechenden klinischen Einrichtungen u. vom Notarzt auch in der Apotheke bereitgehalten werden. In der **Tabelle** sind im Gegensatz zu ähnlichen Auflistungen *die auch vom Nichtarzt anwendbaren, oral zu verabreichenden Gegenmittel genauer beschrieben.*

**Antidotum Arsenici:** Gegenmittel der arsenigen Säure. Frisch gefälltes Eisen(III)-hydroxid. Man stellt es her durch Vermischen verdünnter

**Antidot** (Fortsetzung siehe nächste Seite)
Mittel zur Behandlung von Vergiftungen (Auswahl)

| **Antidot**<br>Synonyme, Präparate | **Indikation**<br>Vergiftung durch, Vergiftungsbild od. -zustand; Kurzinformation |
|---|---|
| Aktivkohle (Carbo medicinalis, Medikol®) | Zur unspezifischen Bindung fett- u.wasserlösl. Gifte. Aufschwemmung von 30 bis 50 g in ca. 300 mL Wasser p.o., Kinder die Hälfte |
| Alkohol | s. Ethanol |
| Aminophenol | s. 4-DMAP |
| Amylnitrit | Früher als Sofortmaßnahme bei Blausäurevergiftung empfohlen |
| Antidotum metallorum Sauter | Früher bei Metallvergiftungen (überholt!) |
| Antidotum Thallii Heyl® | s. Berliner Blau |
| Antidotum universale (2 T. Aktivkohle, 1 T. Gerbsäure, 1 T. Magnesia usta) | Außer Sublimatvergiftung keine Indikation mehr |
| Apomorphinhydrochlorid | Auslösen von Erbrechen (als Mischspritze mit Novadral) |
| Aquocobalaminacetat (Vit.$B_{12a}$) | Sofortbehandlung der, Blausäurevergiftung |
| Atropinsulfat | Acetylcholinesterasehemmer (Alkylphosphate, Carbamate) |
| Auxiloson® Dosier-Aerosol | Toxisches Lungenödem |
| BAL (British Anti-Lewisit) | s. Dimercaprol |
| Bentonit | Herbizide der Bipyridyliumgruppe. 50 g in 500 mL physiol. NaCl-Lsg. suspendiert. Ganze Menge mögl. rasch trinken. |
| Berliner Blau (Antidotum Thallii Heyl®), Eisen(III)-hexacyanoferrat(II) | Thallium. 3 g p.o. Tauscht an der Oberfl. Kationen gegen Tl aus |
| Bolus alba (Weißer Ton) | Anw. als Adsorbens f. bas. Stoffe (Alkaloide) |
| Calcium-dinatrium-EDTA (Chelintox Hausmann®, Calciumedetat Heyl®) | Blei, Chrom, Cobalt, Vanadium, Zink, Cadmium, radioaktive Metalle. |
| Calciumedetat-Natrium | s. Calcium-dinatrium-EDTA |
| Calcium-Salze (Gluconat, Lactat) | Fluoride, Oxalate, Allergien (Primel, Thymol, Hg-Verbindungen). Auch p.o. |
| Calcium-Trinatrium-DTPA | s. Ditripentat Heyl® |
| Carbo medicinalis | s. Aktivkohle |
| Cholestipol | s. Colestid® |
| Cholestyramin | s. Quantalan® |
| Co2-EDTA | s. Kelocyanor® |
| Colestid® (Cholestipol) | Digitalisintoxikation |
| Deferoxamin-methansulfonat | s. Desferal® |
| Desferal® (Deferoxaminmethansulfonat) | Eisen |
| Desferrioxamin-B-mesylat | s. Desferal® |
| Dimaval® (DMPS, Na-(2,3)-dimercaptopropan(1)-sulfonat | Org. u. anorg. Quecksilberverbindungen, Arsen |
| Dimercaprol (Sulfactin®, BAL) | Arsen, Antimon, Gold, Nickel, Quecksilber, Bismut |
| D-β,β-Dimethylcystein | s. Metalcaptase® |
| Ditripentat Heyl® (Diethylentriaminpentaacetat, DTPA-calcium-trinatrium-salz) | Blei |
| 4-DMAP (4-Dimethylaminophenol) | Blausäure |
| DMPS | s. Dimaval® |
| DTPA-calcium-trinatriumsalz | s. Ditripentat Heyl® |
| EDTA (Ethylendiamintetraessigsäure) | s. Calcium-dinatrium-EDTA |
| Entschäumer (Sab®, Lefax®) | Nach Einnahme von Schaumbildnern (Waschmittel, Spülmittel u.a.). Erwachsene 5 Teelöffel Sab® simplex, Ki. 1 Teelöffel |
| Essigsäure | Laugenverätzungen (innerlich, verdünnt), Lungenreizung durch NH3 (Inhalation) |
| Ethanol (Ethylalkohol) | Methanol. Blutspiegel auf 1 Promille einstellen |
| Ethylendiamintetraessigsäure | s. Calcium-dinatrium-EDTA |
| Folsan® (Folsäure) | Methanol |
| Glaubersalz | s. Natriumsulfat |
| Hexamethylentetramin | Phosgen |
| Ipecacuanha-Sirup (Orpec®, Ipeca®) | Anw. zum Auslösen von Erbrechen. Erwachsene: 30 mL Orpec® p.o., Kinder: bis 1.5 J. 10 mL, bis 5 J. 15 mL, ab 5 J. 30 mL p.o. |

**Antidot** (Fortsetzung)
Mittel zur Behandlung von Vergiftungen (Auswahl)

| **Antidot** Synonyme, Präparate | **Indikation** Vergiftung durch, Vergiftungsbild od. -zustand; Kurzinformation |
|---|---|
| Kalium-hexacyanoferrat(II) 0.1% (Kaliumferrocyanid, $K_4Fe(CN)_6 + 3H_2O$) | Kupfersalze. 0.6 g in Wasser, zur Magenspülung |
| Kaliumferrocyanid | s. Kalium-hexacyanoferrat (II) |
| Kaliumiodid (KI) | Thallium. 1% p.o. Bildung von TlI, TlI3 |
| Kaliumpermanganat ($KMnO_4$) | Alkaloide. 0.1% p.o. |
| Katalysin® | s. Thionin |
| Kelocyanor® (Co2-EDTA) | Blausäure |
| Kohle | s. Aktivkohle |
| Lefax® | s. Entschäumer |
| Lethidrone® | s. Opiatantagonisten |
| Levallorphan (Lorphan®) | s. Opiatantagonisten |
| Lorfan® (Levallorphan) | s. Opiatantagonisten |
| Lutrol E 400® (Polyethylen-kondensationsprodukt) | Äußerliche Vergiftung durch Phenol, Cresol, Nitrobenzol, Anilin. Anw.: Abwaschen der entspr. Hautbezirke. |
| Magnesia usta (MgO) | Anw. als Säurebinder (50 g/500 mL Wasser p.o.) |
| Medikol® | s. Aktivkohle |
| Medizinische Kohle | s. Aktivkohle |
| Metalcaptase (D-Penicillamin, D-β,β-Dimethylcystein) | Schwermetallvergiftungen (Kupfer, Blei, Quecksilber, Zink, Gold, Cobalt) |
| Methionin | Paracetamol |
| Methylenblau | Früher bei Intoxikation durch Methämoglobinbildner. Ersetzt durch Thionin od. Toluidinblau. |
| Morphinantagonisten | s. Opiatantagonisten |
| Mucolyticum „Lappe"® (N-Acetylcystein) | Paracetamol |
| Nalorphin | s. Opiatantagonisten |
| Naloxon | s. Opiatantagonisten |
| Narcanti® | s. Opiatantagonisten |
| Natriumhydrogencarbonat | Metaldehyd, Methanol. 200 mL 5%ige Lsg. p.o. Bei metabolischer Azidose i.v. |
| Natriumiodid (NaI) | Thallium. Magenspülung mit 1% Lsg. |
| Natriumsulfat (Glaubersalz) | Abführmittel. Erwachsene 10–20 g (ca. 1 EL in 1 Glas Wasser, Kinder: 0.5 g pro kg KG in 1/2 Glas Wasser p.o.) |
| Natriumthiosulfat | Blausäure. CN- wird im Körper in SCN- überführt. |
| Obidoxim (Toxogonin®) | Phosphorsäureester |
| Opiatantagonisten wie Narcanti® (Naloxon), Lorfan® (Levallorphan-Tartrat), Lethidrone® (N-Allyl-normorphin HBr, Nalorphin HBr) | Atemdepression bei Vergiftungen mit Opiaten u. ähnl. wirkenden Stoffen wie „starke Analgetika", Reasec®, Ethanol, Benzodiazepinen |
| Orpec® | s. Ipecacuanha-Sirup |
| PAM (Pralidoxim) | Heute ersetzt durch Toxogonin® |
| Paraffinum liquidum (P.subliquidum) | Fettlösliche Gifte. Entzieht diese durch Lösung der Resorption im Magen-Darm-Trakt. Erwachsene: 1 Glas (200 mL) p.o. Kinder: 3 bis 5 mL/kg KG p.o. Anschließend abführen! |
| D-Penicillamin | s. Metalcaptase |
| Physostigminsalicylat | Anticholinergisches Syndrom. Vergiftungen mit Belldonna-Alkaloiden, Spasmolytika, Anti-Parkinson-Medikamenten, Antihistaminika, Psychopharmaka (Neuroleptika mit anticholinergischer Wirkung, Diphenylmethanderivate, Thymoleptica), Benzydamin, Ethanol u.a. |
| Pralidoxim (PAM) | s. PAM |
| Quantalan® (Cholestyramin) | Digitalisintoxikation, Vit. $K_1$-Antagonisten |
| Sab® simplex (Dimethylpolysiloxan) | s. Entschäumer |
| S-hydril® | s. Natriumthiosulfat |
| Sulfactin | s. Dimercaprol |
| THAM | s. Tris-Puffer |
| Thionin (Katalysin®) | Methämoglobinbildner |
| Toluidinblau | Methämoglobinbildner |
| Toxogonin® (Obidoxim) | Phosphorsäureester |
| Tris-Puffer (Sterofundin®Tris, THAM) | Schwere metabolische Azidose |
| Vitamin $B_{12a}$ | Aquocobalaminacetat |
| Vitamin $K_1$ | Vit.$K_1$-Antagonisten (Cumarin u. Derivate wie Sintrom®, Marcumar®, Tromexan®, Coumadin® u.a.) |

Eisen(III)-chlorid- od. Eisen(III)-sulfat-Lösungen mit einer Aufschwemmung von Magnesia usta in Wasser (nach EB6: 15 T. Gebrannte Magnesia, 100 T. Ferrisulfatlösung, 500 Wasser). Stets frisch zu bereiten, sonst wirkungslos. Alle 10 min 2 Eßlöffel voll, dann Magenspülung. Eisen(III)-hydroxid geht m. arseniger Säure eine unlösl. Verbdg. ein, während das gebildete Magnesiumsulfat gleichzeitig als Abführmittel wirkt.

**Anti-D-Prophylaxe:** s. Anti-D-Immunglobulin vom Menschen.

**Antidysenterikum(a):** Mittel gegen Ruhr*; z.B. Antibiotika u. andere Chemotherapeutika, z.B. Metronidazol* (Amöbenruhr), Ampicillin* (bakterielle Ruhr) u.a.

**Antidyskratikum(a):** s. Dyskrasie.

**Antidysmenorrhöikum(a):** Mittel gegen schmerzhafte Monatsblutungen; s. Gynäkologika.

**Antidyspeptikum(a):** Mittel zur Behandlung allgemeiner Verdauungsstörungen; z.B. Laxantien, Acida, Verdauungsenzyme, Antidiarrhöika.

**Antidystrophisches Vitamin:** Vitamin E, s. Vitamine.

**Antiemetikum(a):** Pharmaka, die das Erbrechen (Vomitus) od. vorübergehende Übelkeit (Nausea) verhindern. **1.** $H_1$-Antihistaminika* wie Diphenhydramin*, Chlorphenoxamin*, Meclozin od. Salze mit 8-Chlortheophyllin (Dimenhydrinat*, Piprinhydrinat*); werden häufig zur Kompensation der sedierenden Nebenw. mit Coffein kombiniert (Unfallrisiko bei Autofahrern). **2.** Phenothiazin-Neuroleptika (z.B. Perphenazin*, Promethazin*, Chlorpromazin*). **3.** Metoclopramid*. **4.** Parasympatholytika mit zentralem Angriff wie Scopolamin* (als transdermales therapeutisches System, s. Therapeutische Systeme). **5.** Pyridoxin (Vitamin $B_6$) in hohen Dosen (Wirkung zweifelhaft), häufig in Kombinationspräparaten. **6.** Serotoninantagonisten* (5-$HT_3$-Antagonisten) wie Granisetron, Ondansetron, Tropisetron. **7.** Ingwer (Zingiber officinale*). **Anw.:** bei Reisekrankheiten (Kinetosen), z.T. (v.a. Phenothiazine, nicht Ingwer) auch bei übermäßigen Schwangerschaftserbrechen (Hyperemesis gravidarum). Bei der Verw. von A. in der Frühschwangerschaft ist v.a. wegen der möglichen teratogenen Wirk. von Antihistaminen (z.B. Meclozin), große Vorsicht geboten.

**Antienzyme:** Stoffe (Proteide), die sich im Blutserum vorfinden u. wie Enzyminhibitoren* Enzyme unwirksam machen bzw. ihre Wirk. hemmen (z.B. Antidiastase, Antiurease); sie bilden sich erst nach Zufuhr artfremden Eiweißes nach Arte einer Antigen-Antikörper-Reaktion*.

**Antiepileptikum(a):** *syn.* Antepileptikum, Antikonvulsivum; Mittel zur Verminderung od. Abschwächung zentral bedingter Krampfanfälle, zur Ther. von Epilepsien*. Ein ideales A. soll zu einer Erhöhung der Krampfschwelle bei geringer sedativer u. hypnotischer Wirk. führen, die motorische Erregbarkeit nicht beeinflussen u. geringe Nebenw. besitzen, da eine Langzeittherapie erforderlich ist. Diese Voraussetzungen werden von keinem der verfügbaren Therapeutika erfüllt. Verwendet werden v.a. bei Grand mal *Barbitursäurederivate,* z.B. Phenobarbital, Methylphenobarbital, die Desoxybarbitursäure Primidon; bei Grand-mal- u. psychomotorischen Anfällen *Hydantoine,* z.B. Phenytoin, Mephenytoin, sowie *Dibenzazepine,* z.B. Carbamazepin; bei Petit mal *Oxazolidine,* z.B. Trimethadion, Paramethadion, sowie *Succinimide,* z.B. Ethosuximid u. Mesuximid; bei allen Formen auch *Valproinsäure,* eine zu den GABA-Homologen gehörige Verbindung, zu denen auch Vigabatrin u. Gabapentin gehören; im Status epilepticus* *Benzodiazepine,* z.B. Diazepam, Clonazepam; ferner *Sulfonamide* (Sultiame), z.B. Acetazolamid u. Sultiam, die als Carboanhydrasehemmer wirken, deren Wirk. aber rasch nachläßt u. die nicht bei Petit mal eingesetzt werden können; neuere Wirkstoffe sind auch Felbamat (mit Meprobamat verwandt) u. Lamotrigin; *Glucocorticoide* bei Petit-mal-Formen.

Wirkungsmech.: nicht genau bekannt; Ziel ist es, die Erregungsausbreitung zu hemmen u. die Krampfschwelle zu erhöhen; mögliche Mechanismen sind Hemmung des Natrium- u. Calcium-Ionen-Einstroms in die Neuronen, Stimulierung inhibitorischer Neuronen, Hemmung der posttetanischen Potenzierung. Infolge der notwendigen chronischen Anw. u. der meist geringen therapeutischen Breite sowie der ausgeprägten Nebenw. sind A. sorgfältig auszuwählen, einschleichend zu dosieren, meist sind Kombinationen erforderlich.

**Antiestrogene:** s. Antiöstrogene.

**Antifaktoren:** physiologische Hemmfaktoren der Blutgerinnung* (Heparin, Antithrombin, Antikörper gegen Gerinnungsfaktoren u.a.).

**Antifebrilium(a):** Fiebermittel, s. Antipyretikum.

**Antifebrin:** s. Acetanilid.

**Antifermente:** s. Antienzyme.

**Antifibrillantien:** s. Antiarrhythmika.

**Antifibrinolytika:** s. Fibrinolyse-Inhibitoren.

**Antiflatulentien:** gegen Blähungsbeschwerden (Flatulenz, Meteorismus, Luftschlucken) wirksame Mittel; zum Einsatz kommen v.a. oberflächenaktive Stoffe (Antischaummittel) wie z.B. Dimetikon u. Karminativa (z.B. Species carminativae*), ferner Absorbentien (z.B. hochdisperses Kieselgel), Enzympräparate (z.B. Pankreatin, Bromelaine) sowie Spasmolytika.

**Antiformin:** Natriumhypochloritlösung mit ca. 5% wirksamen Chlor u. ca. 7.5% überschüssigem Natriumhydroxid. Darst. durch Einleiten von 50 bis 60 g Chlor in 1000 g 15%ige Natronlauge. Bakterien werden durch A. sofort abgetötet, mit Ausnahme v. Tuberkelbakterien u. Milzbrandsporen. Dient bei Sputum-Untersuchungen zur Anreicherung der Tuberkelbakterien, in d. Zahnheilkunde zur Desinfektion, mit gleichen Teilen Wasser zu verdünnen.

**Antigen:** Abk.: Ag; kurz f. **Anti**somato**gen**. **1.** Substanz, die in einem Organismus od. einer Zellkultur eine **Immunantwort*** auslöst, also ein Immunogen* ist, u. auch mit Produkten dieser Immunantwort *spezifisch* reagieren kann. **2.** Substanz, die sich an **Antikörper*** od. **sensibilisierte Lymphozyten** spezifisch anlagern kann (hier als Gegensatz zum Immunogen). Voraussetzung f. Antigenität scheinen Körperfremdheit der Substanz u. eine $M_r$ von über 10 000 zu sein (Polypeptide, Polysaccharide). In Ausnahmefällen können körpereigene Substanzen antigen wirken. Der Teil eines Antigens, an dem sich ein Antikörper* spezifisch anlagern kann, wird als *antigene Determinante* bezeichnet, wobei ein Molekül mehrere antigene Determinanten tragen kann. Auch körperfremde Zellen, Bakterien u. andere Mikroorganismen, die oft eine Vielzahl von antigenen Determinanten tragen, werden als Antigene bezeichnet. **Tolerogene** sind Antigene, die zu Immuntoleranz* führen. Antigene, die Überempfindlichkeit bewirken, werden sie als **Allergene*** bezeichnet. **Alloanti-**

**gene** (früher Isoantigene) sind Antigene, die innerhalb derselben Spezies Immunantworten auslösen können. **Heterophile Antigene** treten in mehr als einer Tierart auf. **Haptene** (früher **Halbantigene**), $M_r$ unter 10 000, sind Substanzen, die nur gekoppelt an einen hochmolekularen Träger (z.B. Globuline) zu Vollantigenen werden.

**Antigen-Antikörper-Reaktion:** Abk. AAR; Vorgang, der sich beim Zusammentreffen eines Antigens* mit einem Antikörper* abspielt, wobei sich Antigen-Antikörper-Komlexe bilden. Antigen-Antikörper-Reaktionen können in vitro (zu diagnost. Zwecken) od. im Körper von Menschen u. Tieren, z.B. zum Schutz gegen krankmachende Antigene (s. Immunisierung) od. als Allergie* ablaufen. Es kann hierbei ein Präzipitat od. eine Agglutination od. eine Lysis eintreten (z.B. Neutralisierung d. Toxine durch Antitoxine, Auflösung von Bakterien durch Bakteriolysine).

**Antigengemeinschaft:** verschiedene Bakterienarten können einen Teil des Antigenbestandes gemeinsam haben. Das gegen eine Art der Bakterien gewonnene Serum agglutiniert dann auch mit anderen Stämmen.

**Antigestagene:** Substanzen, die die Wirk. von Gestagenen* (z.B. Progesteron*) aufheben, z.B. Mifepriston*.

**Antiglaukomatosum(a):** Mittel zur Ther. des Glaukoms*; führen alle zu einer Senkung des Augeninnendrucks, entweder durch Erleichterung des Kammerwasserabflusses (z.B. Parasympathomimetika) od. durch Verminderung der Kammerwasserbildung (z.B. Carboanhydrasehemmer od. Betarezeptorenblocker). Topisch (lokal in Form von Augentropfen od. -salben) werden z.B. die *Parasympathomimetika* Aceclidin, Pilocarpin, Physostigmin, Neostigmin, Carbachol, ferner die *α-Sympathomimetika* Apraclonidin, Clonidin, Dipivefrin, sowie die *β-Sympatholytika* (Betarezeptorenblocker) Timolol, Metipranolol, Befunolol, Betaxolol, Levobunolol als auch der *Carboanhydrasehemmer* Dorzolamid verwendet. Systemische Anw. finden auch Carboanhydrasehemmer (z.B. Acetazolamid, Diclofenamid). Bei allen A. ist mit z.T. erhebl. Nebenw. zu rechnen.

**Antigonorrhöikum(a):** Chemotherapeutika gegen Gonorrhö (Tripper); früher v.a. Silbersalze zur Lokalbehandlung; Mittel der Wahl ist Benzylpenicillin (Penicillin G, s. Antibiotika), daneben Ampicillin*, Amoxicillin*, Erythromycin*, Spectinomycin* u. Tetracycline.

**Anti-Graue-Haare-Faktor:** Pantothensäure, s. Vitamine.

**Antihämophiler Faktor A:** s. Blutgerinnungsfaktor VIII; **Antihämophiler Faktor B:** s. Blutgerinnungsfaktor IX; **Antihämophiler Faktor C:** Blutgerinnungsfaktor XI, s. Blutgerinnung.

**Antihämophiles Globulin:** AHG, Antihämophiler Faktor A, s. Blutgerinnungsfaktor VIII.

**Antihämorrhagikum(a):** s. Hämostyptikum.

**Antihämorrhagisches Vitamin:** Vitamin K, s. Vitamine.

**Antihelmint(h)ikum:** s. Anthelmint(h)ikum(a).

**Antihidrotikum(a):** (ἱδρώς Schweiß) Antihidrotikum (Antihydrotikum), Antiperspirantium, Antidiaphoretikum, Antischweißmittel. Mittel gegen übermäßige Schweißabsonderung (Hyperhidrosis). Als Wirkstoffe kommen in Frage Adstringentien wie Aluminiumverbindungen (Aluminiumchlorid, s. Mucilago contra hyperhidrosim, Solutio Aluminii hexahydrici), Gerbstoffe, Methenamin etc., ferner Parasympatholytika* (z.B. Atropin), Folia Salviae, Agaricinsäure, Allantoin u.a.

**Antihidrotisches Gel:** s. Mucilago contra hyperhydrosim.

**Antihistamin:** früher verwendete Bez. f. Antihistaminikum*.

**Antihistaminikum(a):** (Bovet, Staub 1937) Histaminrezeptorenblocker; verhindern od. beeinflussen abschwächend die Wirkungen parenteral zugeführten Histamins sowie allergischer u. anaphylaktischer Reaktionen (s.a. Antiallergikum). Die A. werden, je nach ihrem Angriffspunkt, in $H_1$- u. $H_2$-Antihistaminika unterteilt.

**1. $H_1$-Antihistaminika:** Histamin-$H_1$-Rezeptorantagonisten, $H_1$–Antagonisten, $H_1$–Rezeptorenblocker; bewirken kompetitive Hemmung der $H_1$-Histaminrezeptoren. Es handelt sich meist um Derivate des Ethylendiamins, Colamins od. Propylamins sowie Phenothiazinderivate; wirken antiallergisch, gefäßabdichtend, juckreizstillend aber auch lokalanästhetisch, spasmolytisch u. meistens sedativ (z.B. Bamipin, Promethazin u.a.). *Nicht sedativ* (zur Einnahme während des Tages) wirken z.B. Astemizol, Mebhydrolin, Terfenadin, Triludan, Mequitazin, Cetrizin, Loratadin Levocabastin u.a. Gleichzeitig *serotoninhemmend* (Serotonin fördert wahrscheinlich das Auftreten allergischer Reaktionen, s.a. Serotoninantagonisten) ist z.B. Cyproheptadin u. Ketotifen. Ind.: z.B. Hautallergosen, Hautjucken, Insektenstiche u. allergische Rhinitiden (vgl. Antiallergika), ferner Kinetosen (vgl. Antiemetika) sowie Parkinsonismus* (z.B. Orphenadrin*). **Nebenw.:** Sedation (Fahrunfähigkeit), Mundtrockenheit (durch anticholinerge Wirk.), Magen-Darm-Beschwerden, zentralnervöse Störungen etc. **Wechselw.:** zentraldämpfende Pharmaka, Alkohol (Wirk. wird verstärkt). **Kontraind.:** Schwangerschaft (z.B. Meclozin*), Glaukom, bei Kleinkindern, Blasenhalsadenom.

**2. $H_2$-Antihistaminika:** $H_2$–Antagonisten, $H_2$–Rezeptorenblocker, Histamin-$H_2$-Rezeptorantagonisten; z.B. Cimetidin, Ranitidin, Famotidin, Roxatidin, Nizaditin; bewirken kompetitive Hemmung der $H_2$-Histaminrezeptoren; die weiteren Faktoren der Säurefreisetzung wie Gastrin u. Vagus werden ebenfalls beeinflußt; wirken sekretionshemmend am Magen (verhindern Übersäuerung). Ind.: Ulkuskrankheiten (vgl. Antiulkusmittel). **Nebenw.:** Benommenheit, Kopfschmerz, Magen-Darm-Beschwerden, ev. Potenzstörungen, Muskelschmerzen.

**Antihormone:** Hormonantagonisten; Substanzen, die die Wirk. von Hormonen entweder durch Hemmung der Biosynthese od. durch kompetitive Hemmung am Rezeptor aufheben; z.B. Antiandrogene*, Antiöstrogene*, Antigestagene*.

**Antihydral®:** s. Methenamin.

**Antihydrotikum:** falsche Schreibweise f. Antihidrotikum*.

**Antihyperlipidämika:** s. Lipidsenker.

**Antihypertonikum(a):** *syn.* **Antihypertensivum(a)**; blutdrucksenkende Arzneistoffe. Man unterscheidet Antisympathotonika*, Vasodilatatoren*, Calciumantagonisten*, α-Sympatholytika*, β-Sympatholytika* u. Arzneimittel mit Wirk. auf das Renin-Angiotensin-System. Zu den **Antisympathotonika** zählt man Stoffe, die durch Senkung des sympathischen Tonus eine Gefäßerweiterung, eine Reduktion des Herzleistungsvolumens u. damit eine Senkung des arteriellen Blutdruckes herbeiführen. Angriffspunkt dieser Pharmaka (Reserpin*, Guanethidin*, Clonidin*, Guanfacin*, Urapidil*, α-Methyldopa*) sind sowohl zentrale als auch peripher vegetative Neuronen bzw. Rezeptoren. Unterschiedlich dazu greifen **Vasodilatoren** direkt am Gefäßmuskel an, wobei der genaue Wirkungsmechanismus nicht bekannt ist. Die wichtigsten Vertreter sind Hydralazin*, Dihydralazin*, Diazoxid* u. Minoxidil*.

**Calciumantagonisten** hemmen den langsamen Einstrom von Calcium-Ionen in die glatten Muskelzellen der Arteriolen, wodurch eine Dilatation der Gefäßmuskulatur u. damit die antihypertensive Wirk. erzielt wird. Vertreter sind z.B. Nifedipin*, Verapamil u. Amlodipin. **α-Sympatholytika** (*syn.* α-Blocker) führen durch kompetitive α-Rezeptorenblockade zu einer peripheren Gefäßerweiterung. Vor allem spezifische $\alpha_1$-Blocker (Prazosin, Bunazosin), welche keinen präsynaptisch verstärkten Sympathikustonus verursachen, sind stark hypotensiv wirksam. Zentrale $\alpha_2$-Sympathomimetika (Clonidin, Guanfacin, Tiamenidin) bewirken durch Stimulierung postsynaptischer $\alpha_2$-Rezeptoren in bestimmten Gehirnzentren eine Senkung des peripheren Sympathikustonus u. damit des Blutdrucks. Viel verwendet u. Mittel der 1. Wahl sind neben Diuretika u. Calciumantagonisten **β-Sympatholytika** (*syn.* Betarezeptorenblocker). Sie vermindern Herzfrequenz u. -kontraktibilität sowie die Erregungsleitungsgeschwindigkeit des Herzens, senken den Plasmareninspiegel u. verstärken, vermutlich über einen zentralen Angriffspunkt, diese blutdrucksenkenden Eigenschaften zusätzlich. Typische Vertreter sind Pindolol*, Metoprolol*, Oxprenolol*. Eingriffe in das **Renin-Angiotensin-Aldosteron-System** (s.a. Diuretika) führen meist zu einer forcierten Ausscheidung von Natrium-Ionen u. Wasser. Folglich wird durch Volumenverminderung das Gefäßsystem entlastet. Ursache dafür kann eine Hemmung der Reninfreisetzung durch Betarezeptorenblocker, eine Hemmung des Angiotensin-Converting-Enzyms durch ACE-Inhibitoren (**ACE-Hemmer***), z.B. Captopril u. Perindopril, od. indirekt über eine Natriumretentionshemmung (Diuretika*) sein.

**Antihypoglykämikum(a):** Mittel zur Ther. der Hypoglykämie*; z.B. Glukagon*, Diazoxid*, Glucose.

**Antihypotonikum(a):** Pharmakon zur Behandlung von Hypotonie*. Therapeutische Ansatzpunkte zur Steigerung des Blutdrucks sind: Verengung peripherer Gefäße, Erhöhung des Herzzeitvolumens durch Steigerung der Kontraktilität des Herzens, Erhöhung des Venentonus u. Steigerung des Plasmavolumens. Dazu dienen Sympathomimetika* (Etilefrin*, Octodrin*, Heptaminol*, Octopamin*, Adrenalin* u.a.), Dihydroergotamin*, Felypressin*, Kreislaufanaleptika* (z.B. Pentetrazol*, Nicethamid*, Coffein* u. Weckamine* wie Prolintan*, Phenmatrazin* etc.), Mineralcorticoide (s. Hormone), Angiotensinamid* u.a. Eine medikamentöse Blutdruckerhöhung bei essentiellen Hypotonien* sollte nur bei schwerwiegenden Hypotoniebeschwerden erfolgen, die z.B. durch körperliches Training nicht beseitigt werden können. Ein weiteres Einsatzgebiet sind Schockzustände. Bei anderen Hypotonieformen (sekundäre, iatrogene) sind primär die Ursachen zu beseitigen.

**Antiinfektiöse Mittel:** gegen Infektionen wirksame Mittel; Desinfizientia*, Chemotherapeutika*, Antibiotika*, Virostatika*, Antimykotika*, Antiparasitäre Mittel*.

**Antiinfektiöses Vitamin:** Vitamin A, s. Vitamine.

**Antiinflammatorisch:** entzündungshemmend, antiphlogistisch, s.a. Antiphlogistikum, Entzündung.

**Antiklin:** senkrecht zur Oberfläche.

**Antiklopfmittel:** Verbindungen, die als Kraftstoffzusatz eine Erhöhung der Oktanzahl* bewirken; z.B. Bleitetraethyl*.

**Antikoagulantien:** gerinnungshemmende Substanzen, die eine intravasale Thrombenbildung z.B. bei Gefäßschäden, nach Operationen, verhindern sollen. **1. Heparin(oide):** direkt wirkende A. ***a)*** *Heparin**:* wirkt u.a. als Cofaktor von Antithrombin III u. verstärkt somit die inhibitorische Wirk. dieses α-Globulins auf die Prothrombinaktivierung u. auf Thrombin; dadurch kann die Umwandlung von Fibrinogen in Fibrin nicht erfolgen. *Antid.:* Protamin*. Bei therapeutischer Anw. Kontrolle der Gerinnungshemmung mit Bestimmung der Plasma-Thrombingerinnungszeit* od. Recalcifizierungszeit*. ***b)*** *Niedermolekulare Heparine:* s. Heparin. ***c)*** *Heparinoide**:* halbsynthetische Mucopolysaccharide mit heparinähnlicher Wirkung.

**2. Vitamin-K-Antagonisten, Cumarine:** indirekt wirkende A.; von Dicumarol* abgeleitete 4-Hydroxycumarine, die durch kompetitive Hemmung des als Coenzym wirkenden Vitamin K die Synthese des Prothrombinkomplexes unterdrücken (z.B. Acenocoumarol, Ethylbiscoumacetat, Phenprocoumon, Warfarin). *Antid.:* Vitamin K. Kontrolltest bei Ther. mit Cumarinen: Thromboplastintest*. **3. Thrombozytenaggregationshemmer***. Als A. *in vitro* dienen lösliche Salze der Oxal-, Citronen- u. Flußsäure sowie Dinatrium- od. Dikalium-Salze der Edetinsäure* (EDTA); sie wirken durch Entzug von Calcium-Ionen; s.a. Blutgerinnung.

**Antikörper:** Abk.: Ak.; ein spezifischer Stoff, der durch Einw. eines Fremdstoffes, eines Antigens*, vom Organismus (ev. auch in vitro) gebildet wird. Die im menschlichen Organismus nachgewiesenen A. sind Immunglobuline*, die von Plasmazellen gebildet werden, s. Immunsystem (vgl. Monoklonale Antikörper). Die biologische Bedeutung der A. liegt in ihrer Schutzfunktion gegen pathogene Mikroorganismen sowie gegen körperfremde bzw. körpereigene entartete Substanzen, die aus dem Körper entfernt od. neutralisiert werden müssen, z.B. Opsonierung von Bakterien, Neutralisation von Toxinen u. Viren, Abwehrreaktionen gegen Tumoren. Sekundär kann die Bildung der A. zu schädlichen Wirkungen führen wie z.B. bei Anaphylaxie*, Bluttransfusion, Autoimmunkrankheiten* u. Transplantationen.

**7S-Antikörper:** A. mit einer Sedimentationsgeschwindigkeit von 7 Svedberg-Einheiten (häufig *syn.* f. IgG-Ak verwendet).

**19S-Antikörper:** A. mit einer Sedimentationsgeschwindigkeit von ca. 19 Svedberg-Einheiten (häufig *syn.* f. IgM-Ak verwendet).

**Antikörper, Bakteriolytischer:** s. Ambozeptor.

**Antikörper, Monoklonaler:** s. Monoklonale Antikörper.

**Antikörper, Natürlicher:** s. Normalantikörper.

**Antikongestivum(a):** gegen Kongestion* wirkende(s) Mittel.

**Antikonvulsivum(a):** Mittel gegen Konvulsionen*; gebräuchlich als Syn. f. Antiepileptikum*.

**Antikonzeptionelle Mittel:** empfängnisverhütende Mittel, Kontrazeptiva. **1.** Mechanisch: beim Mann mittels Kondom (Präservativ*), bei der Frau mittels Frauenkondom (Femidom®), Scheidendiaphrama od. Okklusivpessar (s. Pessar). **2.** Chemische Mittel, die lokal wirken: mittels in die Scheide eingebrachte spermizide Stoffe in Form von Vaginalschaum, Salben, Lösungen, Ovula, Gels etc., die die Spermien abtöten od. deren Beweglichkeit einschränken sollen (z.B. Nonoxinol*), auch kombiniert mit mechanischen Mitteln. **3.** Ovulationshemmer u. ä., s. Hormonelle Kontrazeptiva. **4.** Intrauterinpessar, s. Pessar. **5.** Vgl. Frauenthermometer. (**6.** die sog. Pille f. den Mann: s. Gossypol.). Die Sicherheit einer empfängnisverhütenden Methode wird durch den Pearl-Index* angegeben.

**Antilipämikum(a):** Antilipidämikum(a), s. Lipidsenker.

**Antilog:** *math.* Antilogarithmus, Numerus; die Zahl, die sich beim Potenzieren der Basis $a$ mit dem Logarithmus von x ergibt: $a^{\log x}$ = Antilog. Die Zahl, deren Logarithmus gefragt ist.

**Antilymphozytenserum:** Abk. ALS; aus dem Blut von mit gereinigten Humanlymphozyten immunisierten Tieren (z.B. Pferden) gewonnenes Antiserum zur Immunsuppression*. ALS od. **Antilymphozytenglobuline** (vgl. Antithymozytenglobulin) unterdrücken v.a. zellvermittelte Immunvorgänge u. werden daher auch zur Behandlung von Autoimmunkrankheiten, die auf zellvermittelten Immunvorgängen beruhen (z.B. aplastische Anämie) angewendet sowie zur Unterdrückung der Transplantationsabstoßung. **Nebenw.:** allergische u. anaphylaktische Reaktionen, sowie Thrombo- u. Erythrozytopenie als Begleiterscheinungen der erwünschten Leukozytopenie; bei langdauernder Anw. können Lymphknoten u. Milz atrophieren.

**Antimalariamittel:** bereits im 17. Jhd. war die Wirkung der Chinarinde (s. Cinchona pubescens) gegen die akuten Symptome der Malaria* bekannt. Zu Beginn des 19. Jahrhunderts wurden die Alkaloide Chinin*, Chinidin* u. Cinchonin* (wirken blutschizontizid) aus der Rinde isoliert. Die Entwicklung neuer A. wurde notwendig, als während des ersten Weltkrieges der Zugang zu den Rohstoffquellen f. Chinarinde blockiert war. Von Methylenblau ausgehend wurden in den Zwanziger Jahren dieses Jahrhunderts die **8-Aminochinoline** (Pamaquin*, Primaquin*) entwickelt. Sie wirken gegen die primären u. sekundären Gewebsschizonten u. werden noch in Kombinationspräparaten verwendet. 1934 wurde bei Bayer mit **Chloroquin*** das erste 4-Aminochinolin-Präparat entwickelt. Diese A. zeigen ausgeprägte blutschizontizide Wirkung. Durch forcierte Forschungen im Zweiten Weltkrieg wurden die Biguanid- (Proguanil*), 1,3,5-Triazin- u. Pyrimidin-Malariamittel (Pyrimethamin* 1951, Trimethoprim* 1967) entdeckt. Es handelt sich dabei um schizontizid wirkende Mittel, die jedoch aufgrund des langsamen Wirkungseintrittes hauptsächl. zur Malariaprophylaxe eingesetzt werden. **Neuere Mittel** sind Mefloquin*, Malofantrin, Arteannuin. (Die Anw. von Mefloquin u. anderer Mittel sollte auf chloroquinresistente Gebiete beschränkt werden; auch gegenüber Chinidin soll noch keine Resistenz festgestellt worden sein.) **Malariatherapie:** Die erythrozytären Formen (Blutschizonten) werden durch Gaben von Chloroquin* (u. bei Resistenz von Chinin) abgetötet. Malaria tropica, bei der keine sekundären Gewebsformen in der Leber gebildet werden, kann damit ausgeheilt werden. Bei anderen Malariaformen ist zusätzlich eine Hemmung der Gameten u. extraerythrozytären Stadien (Gewebsschizonten) z.B. mittels Primaquin od. Pyrimethamin notwendig. Bei chloroquinresistenter Malaria wird Mefloquin od. das gegen extraerythrozytäre Formen wirksame Primaquin od. Pyrimethamin in Kombination mit einem Sulfonamid-Chemotherapeutikum (z.B. Sulfadoxin) eingesetzt. **Malariaprophylaxe:** Da kein wirksames Mittel gegen die beim Mückenstich übertragenen Sporozoiten bekannt ist, ist die eigentliche Prophylaxe der Infektion nicht möglich. Um den Ausbruch der Erkrankung zu unterdrücken, muß f. die Dauer des Infektionsrisikos u. anschließend f. die Dauer der Inkubationszeit ein wirksamer Blutspiegel der Malariatherapeutika aufrechterhalten werden. Aufgrund der besseren Verträglichkeit wird dies üblicherweise mit Chloroquin* durchgeführt. In Gebieten mit bekannter Chloroquinresistenz wird trotz des Allergierisikos die Kombination Pyrimethamin*/Sulfadoxin* (Fansidar®) verwendet. Die Wahl der Wirkstoffe sowie deren Dosierung sind der jeweiligen Resistenzsituation anzupassen.

**Antimere:** s. Enantiomere.

**Antimetaboliten:** Verbindungen, die einen Stoffwechselprozeß (Metabolismus) blockieren od. modifizieren. Meist handelt es sich um hochtoxische Substanzen, die wegen ihrer strukturellen Ähnlichkeit mit physiologischen Stoffwechselbausteinen (Metaboliten) vom Organismus mit diesen „verwechselt" werden u. daher kompetitiv od. nicht-kompetitiv deren enzymatische Veränderung od. Einbau in Stoffwechselfolgeprodukte verhindern. In der Folge führen sie zu Störungen des Stoffwechsels u. des Zellwachstums, wobei ihre Wirk. weitgehend unspezifisch ist, d.h. alle Zellen in gleicher Weise betrifft. Therapeutische Anw. finden A. v.a. als Zytostatika*, Immunsuppressiva*, Chemotherapeutika (Sulfonamide), Virostatika* (z.B. Nucleosid-Antimetaboliten* wie Aciclovir*, Cytarabin*) u. Gichtmittel (z.B. Allopurinol*). Beispiele f. typische A.-Klassen sind Folsäureantagonisten (z.B. Methotrexat*), Purinantagonisten (z.B. Mercaptopurin*, Allopurinol*), Pyrimidinantagonisten (Fluorouracil*), 4-Aminobenzoesäureantagonisten (Sulfonamide).

**Antimikrobielles Wirkungsspektrum:** Wirkungsbereich von Substanzen gegen Mikroorganismen, die als Chemotherapeutika, Antibiotika, Desinfektionsmittel, Konservierungsstoffe, Aseptika u.a. verwendet werden.

**Antimitotikum(a):** s. Mitosegifte.

**Antimon:** Stibium, Sb, $A_r$ 121.75, 3- u. 5wertig; OZ 51. D. 6.69. Schmp. 630.5°C; Sdp. 1635°C. Härte 3. Unlösl. in Salzsäure u. verd. Schwefelsäure, lösl. in Salpetersäure unter Bildung von antimoniger Säure ($Sb_2O_3$) od. Antimonsäure ($Sb_2O_5$). Silberweißes, sprödes, leicht pulverisierbares Metall, das ähnl. wie Arsen u. Phosphor in mehreren Modifikationen vorkommt. Nat. meist als Grauspießglanz (Antimonglanz, Antimonit, Stibnit) $Sb_2S_3$, als Weißspießglanz (Antimonblüte, Senarmontit) $Sb_2O_3$, Rotspießglanz (Antimonblende, Antimonzinnober) $Sb_2OS_2$, Antimonocker $Sb_2O_4$, ferner in den Rotgültig- u. Fahlerzen (im Erzgebirge, Harz, Ungarn, Japan, Westfalen). Darst.: durch Rösten v. Grauspießglanzerz. Bereits seit etwa 2500 v. Chr. bekannt (bei den Babyloniern, Ägyptern u. Chinesen); Paracelsus,

1493 bis 1541, u. Basilius Valentinus (Pseudonym, etwa 1575) beschrieben Antimonverbindungen. **Anw.:** zum Härten von Legierungen, zum Dotieren von Halbleitern, zur Herst. v. Arzneimitteln gegen Tropenkrankheiten.

**Nachw. von Antimonverbindungen: 1.** Beim Erhitzen v. Antimonwasserstoff (s. Arsen) bildet sich analog dem As ein Antimonspiegel, der sich vom Arsenspiegel durch dunklere Farbe u. seine Unlöslichkeit in Natriumhypochloritlsg. unterscheidet. **2.** Lösliche Antimonsalze geben m. Wasser weiße Niederschläge v. bas. Antimonsalzen, die in Weinsäure lösl. sind. (z. Unterschied v. Bismutsalzen). **3.** Schwefelwasserstoff fällt aus Lsg. von Antimonsalzen orangerotes Antimontrisulfid $Sb_2S_3$ od. Antimonpentasulfid $Sb_2S_5$, beide lösl. in Alkali- od. Ammoniumpolysulfidlsgen., aus denen sie durch Säuren wieder als orangerotes $Sb_2S_5$ ausgefällt werden.

**HOM:** *Stibium metallicum* (HAB1.2): Metallisches Antimon.

**Antimonate:** Salze der hypothetischen Antimonsäuren SbO(OH) u. $H[Sb(OH)_6]$.

**Antimonbisbrenzkatechindisulfonsaures Natrium:** s. Stibophen.

**Antimonblüte:** s. Antimon(III)-oxid.

**Antimonbutter:** s. Antimon(III)-chlorid.

**Antimon(III)-chlorid:** Antimontrichlorid, Stibium chloratum, Antimonchlorür, Antimonbutter, Butyrum Antimonii; $SbCl_3$, $M_r$ 228.13. D. 3.6. Schmp. 73.4°C. Sdp. 223°C. Farblose bis schwach gelbl., krist.-blättrige, weiche Masse. Lösl. in wenig Wasser, bei weiterer Zugabe von Wasser scheiden sich Oxidchloride (SbOCl) ab, s. unten. Anw. früher zumeist in Form v. **Liquor Stibii chlorati** EB6: Antimonchlorürlösung, Spießglanzbutter, Flüssige Antimonbutter. Ölige, farblose Flüss. Wasser fällt aus dieser Lösung. **Antimonoxidchlorid**, SbOCl, Algarottpulver*, ein amorphes, weißes Pulver, das früher med. verwendet wurde. **Anw.:** Liq. Stibii chlorati wird als Ätzmittel verwendet; techn.: z. Brünieren, als Textilbeize; Reagenz zum Vit.-A-Nachweis.

**Antimon(V)-chlorid:** Antimonpentachlorid, Stibium perchloratum; $SbCl_5$; gelbe, ölige, rauchende, hygr. Flüss.; lösl. in verdünnt. Salzsäure u. Weinsäurelsg. **Anw.** techn.: als Katalysator bei Chlorierungen.

**Antimonchlorür:** s. Antimon(III)-chlorid.

**Antimonigsäureanhydrid:** s. Antimon(III)-oxid.

**Antimonit:** Grauspießglanz. **HOM:** s. Antimon(III)-sulfid.

**Antimonium arsenicosum: HOM:** *Stibium arsenicosum* (HAB1.3): Antimon(V)-oxid u. Arsen(III)-oxid zu gleichen Teilen; Anw. z.B. bei chronischen Bronchialerkrankungen mit Herzmuskelschwäche.

**Antimonium crudum:** Stibium sulfuratum nigrum, s. Antimon(III)-sulfid.

**Antimonium sulfuratum aurantiacum:** Stibium sulfuratum aurantiacum, s. Antimon(V)-sulfid.

**Antimon(III)-oxid:** Stibium oxydatum, Antimontrioxid, Antimonigsäureanhydrid, Antimonblüte, Antimonweiß; $Sb_2O_3$. Weißes, krist. Pulver, unlösl. in Wasser. **Anw.:** als Malerfarbe u. Beizmittel.

**Antimonoxidchlorid:** s. Antimon(III)-chlorid.

**Antimonoxid, Schweißtreibendes:** Stibium oxydatum album (diaphoreticum), Kalium stibicum, Kaliummetantimonat; $KSbO_3$. Weißes Pulver, fast unlösl. in Wasser. **Anw.** med.: früher als Emetikum u. b. Lungenblutungen.

**Antimonpentachlorid:** s. Antimon(V)-chlorid.

**Antimonpentasulfid:** s. Antimon(V)-sulfid.

**Antimonperchlorid:** s. Antimon(V)-chlorid.

**Antimonpersulfid:** s. Antimon(V)-sulfid.

**Antimon(III)-sulfid:** Stibium sulfuratum nigrum, Antimontrisulfid, Grauspießglanz, Schwarzes Schwefelantimon; $Sb_2S_3$. Grauschwarzes Pulver od. krist. Stücke. Darst.: durch Ausseigern des nat. Grauspießglanzes (Antimonit). Anw. früher nur vet. als Expektorans u. um die Freßlust anzuregen; techn. in d. Feuerwerkerei (Zündhütchen), als Reibflächen f. Zündhölzer.

**HOM:** *Stibium sulfuratum nigrum* (HAB1.2), Antimonium crudum: Antimon(III)-sulfid, das aus mind. 98% $Sb_2S_3$ besteht.

**HOM:** *Antimonit* (HAB1.3): aus natürlichem Mineral, mit einem Geh. von mind. 95% $Sb_2S_3$; verord. z.B. b. chron. Magenkatarrh mit Meteorismus, Hyperkeratosen.

**Antimon(V)-sulfid:** Antimonpentasulfid, Stibium sulfuratum aurantiacum, Goldschwefel; $Sb_2S_5$, $M_r$ 403.85. Orangerotes Pulver, unlösl. in Wasser, leicht lösl. in heißer Ammoniaklsg., Alkalien u. Alkalisulfiden. zersetzt sich bei Sonnenlicht u. Kochen mit Wasser zu $Sb_2S_3$ u. Schwefel. Darst.: durch Versetzen einer Lsg. v. Natriumthioantimonat (Schlippe Salz*) mit Salz- od. Schwefelsäure. **Anw.** med.: früher als Expektorans. **Dos.:** 0.01 bis 0.03 g (größere Dosen wirken brecherregend); techn.: zur Vulkanisation u. Rotfärbung v. Kautschuk; in d. Feuerwerkerei; zur Schädlingsbekämpfung.

**HOM:** *Stibium sulfuratum aurantiacum* (HAB1.5), Antimonium sulfuratum aurantiacum: ein nicht stöchiometrisches Gemisch aus Antimon(III)-sulfid ($Sb_2S_3$) u. Schwefel; verord. z.B. b. chronischer Bronchitis mit zähem Schleim.

**Antimonsulfid-[$^{99m}$Tc]Technetium:** radioaktives Nuklid, das als mit Polyvidon stabilisierte, sterile u. pyrogenfreie Injektionslösung (Stibii sulfidi colloidalis et technetii [$^{99m}$Tc] solutio iniectabilis Ph.Eur.3, Kolloidale Antimonsulfid-[$^{99m}$Tc] Technetium-Injektionslösung) verwendet wird. Diese Injektionslösung stellt eine kolloidale Dispersion von Antimonsulfidteilchen dar, welche mit Technetium-99m* (emittiert Gammastrahlen, HWZ 6.02 h) markiert sind. Die Injektionslösung wird aus *Natrium-[$^{99m}$Tc]pertechnetat-Injektionslösung aus Kernspaltprodukten* od. *Natrium-[$^{99m}$Tc]pertechnetat-Injektionslösung nicht aus Kernspaltprodukten* (s. Natriumpertechnetat[$^{99m}$Tc]) hergestellt. Der pH-Wert kann durch Zusatz eines geeigneten Puffers, z.B. einer Citrat-Pufferlösung, eingestellt werden. Die Teilchen haben i.a. einen Durchmesser von 3 bis 50 nm. **Anw.:** Gelegentl. noch zur statischen Leberszintigraphie, Milzszintigraphie, Knochenmarkszintigraphie.

**Antimonsulfid, Rotes:** s. Antimon(V)-sulfid.

**Antimonsulfid, Schwarzes:** s. Antimon(III)-sulfid.

**Antimontrichlorid:** s. Antimon(III)-chlorid.

**Antimontrioxid:** s. Antimon(III)-oxid.

**Antimontrisulfid:** s. Antimon(III)-sulfid.

**Antimonweiß:** s. Antimon(III)-oxid.

**Antimonyl-Kaliumtartrat:** Tartarus stibiatus, Stibio-Kalium tartaricum, Kalium stibyltartaricum, Kalii et Stibii tartras, Kalii stibyli tartras, Kaliumantimonyltartrat, **Brechweinstein**, Tartarus emeticus; $K[(SbO)C_4H_4O_6] \cdot 0.5\ H_2O$. Darst.: durch Erhitzen einer Mischg. v. Antimontrioxid

u. Weinstein m. Wasser u. Auskristallisierenlassen. Farblose Kristalle od. farbloses, krist. Pulver, leicht lösl. in Wasser, unlösl. in Ethanol. **Off.:** ÖAB81. **Anw.** med.: als Emetikum, **Dos.:** 0.03 bis 0.05 g; als Expektorans, Dos. 3 bis 5 mg; MED 0.1 g, MTD 0.3 g. Bei der Verw. d. Brechweinsteins ist größte Vorsicht geboten, da bereits Dosen von 0.2 g bei Erwachsenen tödlich wirken können. Äuß. wurde Brechweinstein früher bei Hautleiden u. als „Pockensalbe" verwendet, er ruft schwere pustulöse Ausschläge, die bis zu Knochennekrosen führen können, hervor. **Zuber.:** Ungt. Tartari stibiati (wird nicht mehr verwendet).

**HOM:** *Kalium stibyltartaricum* (HAB1.3), Tartarus stibiatus, Tartarus emeticus: verord. z.B. b. Bronchitis, Hexenschuß.

**HOM:** *Tartarus stibiatus praecipitatus*: Gefällter Brechweinstein. Darst.: durch Eingießen einer heißen, wäßrigen Brechweinsteinlsg. in Ethanol u. Auswaschen der Kristalle. Anw.: zur Herst. v. Salben.

**Antimyk®:** s. Fenticlor.

**Antimykotikum(a):** Arzneimittel, die (entweder fungistatisch* od. fungizid*) gegen Pilzkrankheiten* (Mykosen) wirken; gehören verschiedenen Stoffklassen an, geringe Strukturspezifität; antimykotisch wirksam sind u.a. Amphotericin B, Nystatin, Griseofulvin, Econazol, Miconazol, Ketoconazol, Clotrimazol, Fluconazol, Tolnaftat, Tolciclat, Amorolfin, Croconazol, Fenticonazol, Omoconazol, Sertaconazol, Naftifin, Terbinafin; nur wenige A. können oral angewendet werden. Bei lokalen Pilzinfektionen (z.B. Fußpilz, Nagelpilz) kommen neben diesen Mitteln eine Vielzahl anderer fungistatisch od. fungizid wirksamer Stoffe in Frage, z.B. Undecylensäure (als Salbe), Salicylsäure (als alkoholische Lsg.), Kaliumcyanid (als wäßrige Lsg.), ferner Phenole u. Aldehyde, Triphenylmethanfarbstoffe*, Schwefel u. Schwefelverbindungen etc. Mittel gegen Pilzbefall von Pflanzen, Holz, Lebensmitteln etc. werden als Fungizide bezeichnet (s. Schädlingsbekämpfungsmittel).

**Antimykotische Creme:** Zstzg. nach NFA: 5.0 T. Undecylensäure, 10.0 T. Zinkundecylenat ad 100 T. Hydrophile Creme*. **Anw.:** Hautpilzerkrankungen.

**Antimykotischer Spiritus:** Zstzg. nach NFA: 3.0 T. Dichlorophen, 1.0 T. Salicylsäure, 1.0 T. Benzoesäure ad 100 T. verdünntes Ethanol. **Anw.:** Dermatomykosen, Juckreiz.

**Antineoplastika:** Substanzen, die Geschwulstbildungen, Gewebswucherungen etc. verhindern sollen; vgl. Zytostatika.

**Antineuralgikum(a):** schmerzstillendes Mittel, vgl. Analgetikum.

**Antineuritisches Vitamin:** Vitamin $B_1$, s. Vitamine.

**Antiöstrogene:** Substanzen, die die Wirk. von Östrogenen aufheben. **1.** Östrogenrezeptorantagonisten: Hemmung des negativen Feedback-Mechanismus der Östrogene u. somit vermehrte Gonadotropinsekretion der Hypophyse durch Blockade der Östrogenrezeptoren; meist Stilbenderivate wie Tamoxifen*, Toremifen u. Droloxifen, partiell östrogene Wirksamkeit zeigen z.B. Clomifen u. Cyclofenil. **2.** Aromatasehemmer*. **Anw.:** als Zytostatika* bei metastasierendes Mammakarzinom u. zur Anregung der Ovulation bei Ovarialinsuffizienz aber intakter Hypothalamus-Hypophysen-Funktion.

**Antioxidantien:** verhindern od. verzögern bereits in geringer Konz. die oxidative Zers. (Autoxidation) von Wirkstoffen u. Hilfsstoffen (z.B. Elastomere). A. werden offensichtl. durch ihr niedriges Redoxpotential u. in ihrer Funktion als Wasserstoffdonatoren leichter oxidiert als die zu schützenden Substanzen. Die Autoxidation wird durch Luftsauerstoff (auch in gelöster Form) hervorgerufen u. durch UV-Licht bzw. Schwermetall-Ionen katalysiert.

$R{-}H \rightarrow R^\bullet + H^\bullet$ (Aktivierung)

$R^\bullet + O_2 \rightarrow R{-}O{-}O^\bullet$

$R{-}O{-}O^\bullet + R{-}H \rightarrow R{-}O{-}O{-}H + R^\bullet$

Die Aktivierung erfolgt durch Wärme, Licht, ionisierende Strahlung, freie Radikale. Es ist daher neben dem Einsatz von A., die außerdem im Verlauf der Oxidation verbraucht werden, zweckmäßig, den Luftsauerstoff aus den zu schützenden Präparaten, Arzneiformen, Behältnissen zumindest teilweise zu entfernen. Dies geschieht durch Inertbegasung (s. Schutzgase*). Weitere Maßnahmen in Komb. mit A. sind Lichtausschluß u. die Inaktivierung von Schwermetall-Ionen (v.a. Kupfer-Ionen) z.B. durch Komplexbildner. **A. für wäßrige Lösungen:** Die Wirkung dieser A. beruht auf einem im Vergleich zu den zu schützenden Wirkstoffen stärker negativen Redoxpotential. Am häufigsten verwendet wird die Ascorbinsäure u. deren Na-Salz (0.01 bis 0.1%) zur Stabilisierung von parenteralen, kutanen u. peroralen Arzneiformen. Weniger häufig aufgrund ihres schlechten Geruchs u. Geschmacks u. der Möglichkeit, mit vielen Wirkstoffen zu reagieren, kommen anorganische u. organische Schwefelverbindungen (Sulfite, Disulfite, Thioglykol-, Thiomilchsäure, Glutathion, Cystein) (0.05 bis 0.15%) zum Einsatz. **A. für Fette, Öle u. Emulsionen:** Man unterscheidet primäre A., präventive A. u. Synergisten, die auf unterschiedliche Weise stabilisierend wirken. Die primären A. od. Kettenabbruch-A. (A-H) besitzen ein bewegliches H-Atom u. unterbrechen die Reaktionskette der Autoxidation, indem sie sich z.B. mit Fettsäureradikalen verbinden (R = Fettsäurerest):

$R{-}O{-}O^\cdot + A{-}H \rightarrow R{-}O{-}O{-}H + A^\cdot$

Das Radikal $A^\cdot$ (entstanden aus dem Antioxidans) ist wesentlich weniger reaktiv als das Peroxidradikal $R{-}O{-}O^\cdot$, das immer wieder neue Fettsäureradikale entstehen läßt. Hierunter fallen u.a. die nat. vorkommenden Tocopherole (physiol. unbedenklich, Anw. 0.001 bis 0.5%), die in höherer Konz. auch direkt durch Sauerstoff oxidiert werden u. die Nordihydroguaiaretsäure (NDGA) (0.01 bis 0.025%). Zu den synthetischen bzw. partialsythetischen A. zählen u.a. die Ascorbinsäureester (-myristat, -palmitat, -stearat, Konz. 0.01 bis 0.2%), Gallussäureester (Ethyl-, Propyl-, Octyl-, Dodecylgallat*, Konz. 0.05 bis 0.1%), beide physiol. unbedenklich, weiter Butylhydroxyanisol* (BHA) (in 0.005 bis 0.02%iger Konz. physiol. unbedenklich), Butylhydroxytoluol* (BHT) (0.01 bis 0.02%, Ionol®) u. Tetraoxydimethylbiphenyl (TDBP). Die präventiven A. sollen die homolytische Zers. der Peroxide in freie Radikale (weiterer Zersetzungsschritt bei der Autoxidation), die durch UV-Licht u. Schwermetall-Ionen katalysiert wird, verhindern. Die synergistischen A. besitzen keine ausgeprägte antioxidative Wirksamkeit, verstärken jedoch jene der eigentlichen A. Die Grenzen zwischen präventiven u. synergistischen A. sind verschwommen. Hierher gehören starke Säuren u. Sulfide, die Hydroperoxide in nichtradikalische Derivate überführen, UV-Absorber u. Metall-Ionen-desaktivierende Komplexbildner, z.B. Polyalkohole, Aminosäuren, Phosphorsäurederivate, Ascorbin-, Citronen- u. Weinsäure (0.001 bis 0.01%), Edetinsäure (EDTA)* als Di-Na- od. Di-Na-Ca-Salz (0.005 bis 0.1%). Die Wirkung der primären A. in Ölen u. Fetten wird vielfach durch diese Präventivstoffe, aber auch durch Kombinationen primärer A. überadditiv (synergistisch) gesteigert.

**Antioxygene:** s. Antioxidantien.

**Antiparasitäre Mittel:** Antiparasitaria; hauptsächl. Mittel zur äußerlichen Behandlung von Erkrankungen (Externa), die durch tierische Parasiten wie Krätzmilben (s.a. Antiscabiosum(a)), Läuse u. Flöhe hervorgerufen werden. Verwendet werden z.B. Schwefelverbindungen wie Mesulfen* u. Malathion*, Benzoesäurebenzylester*, Balsamum peruvianum* u. Lindan*; außerdem kommen noch Pyrethroide*, Pyrethrine* u. Piperonylbutoxid* zum Einsatz; unterstützend zur Juckreizstillung dienen z.B. Benzocain*, Crotamiton*. Zu beachten ist eine mögliche resorptive Toxizität, v.a. bei Kleinkindern. Ältere Mittel wie Semen Sabadillae u. Styrax sind obsolet. Ferner zählen dazu auch Antihelminthika*, Antimykotika* sowie Antibiotika u. Chemotherapeutika, v.a. Antiprotozoenmittel*; vgl. auch Parasiten.

**Antiparkinsonmittel:** s. Parkinsonismus.

**Antipedikulosum(-a):** Läusemittel, s. Läusebefall.

**Antipellagra-Vitamin:** Nicotinamid, s. Vitamine.

**Antiperniziosa-Faktor:** Vitamin $B_{12}$, s. Vitamine.

**Antiperspirantium(a):** s. Antihidrotikum(a).

**Antiphlogistikum(a):** entzündungshemmende(s) Mittel, Entzündungshemmer; v.a. bei chronischen Entzündungen wie rheumatoider Arthritis*, Psoriasis u.a. verwendet (vgl. Antirheumatika). **1.** Nichtsteroidale A. (NSA), die meist zusätzlich analgetisch u. fiebersenkend wirken; ihre Wirk. ist rein symptomatisch u. beruht in erster Linie auf einer Hemmung der Cyclooxygenase bei der Prostaglandinbiosynthese; dazu gehören die schwachen Analgetika* mit Ausnahme der Anilinderivate. **2.** Glucocorticoide (s. Hormone), besitzen auch antiallergische u. immunsuppressive Wirk.; sie hemmen die Freisetzung von Arachidonsäure aus den Membranphospholipiden u. unterbinden daher die Entstehung von den Prostaglandin-Entzündungsmediatoren; die Wirk. ist rein symptomatisch. **3.** Basistherapeutika wie 4-Aminochinoline, Goldsalze u.a., die auch die Ursachen chronischer Entzündungen bekämpfen. **4.** Diverse, z.B. Orgotein*.

**Antiphlogistisch:** entzündungshemmend.

**Antiplaquemittel:** Zahnplaque-Inhibitoren, Plaquehemmer; Stoffe, die der Entstehung von Zahnbelag (Zahnplaque*) entgegenwirken sollen, z.B. Lösungen od. Gele mit Chlorhexidin(derivaten), Sanguinarin (s. Sanguinaria canadensis), Dextranase*.

**Antipoden:** „Gegenfüßler"; **1.** *bot.* 3 Zellen im unteren Teil des Embryosacks*; **2.** *chem.* s. Enantiomere.

**Antiprogesteron:** s. Mifepriston.

**Antiprotozoenmittel:** Chemotherapeutika* gegen Protozoonosen (s. Protozoen). **Beispiele: 1.** Antimalariamittel*; **2.** gegen Toxoplasmose: Langzeitzulfonamide in Kombination mit Pyrimethamin, ev. Spiramycin od. Clindamycin; **3.** gegen Schlafkrankheit: Suramin-Natrium, Pentamidin, Melarsoprol; **4.** gegen Leishmaniasen*: Stibogluconat-Natrium; **5.** gegen Trichomoniasis u. Amöbiasis: Metronidazol, Nimorazol, Tinidazol; **6.** gegen Infektionen mit Pneumocystis carinii* (bei AIDS*): Atovaquon, Cotrimoxazol, Pentamidin.

**Antipruriginosum(a):** juckreizstillendes Mittel; zur lokalen und/oder systemischen Applikation bestimmte Arzneimittel, die durch Dämpfung od. Ausschaltung von sensiblen Hautnerven zur Linderung od. Beseitigung von Juckreiz jeder Art führen; verwendete Wirkstoffe sind z.B. Antihistaminika* u. Lokalanästhetika*; rein extern anzuwendende sind Crotamiton*, Phenol u. Teerpräparate, Campher u.a.; ferner allgemein empfindlichkeitsdämpfende Stoffe wie Sedativa.

**Antipsoriatikum(a):** Mittel zur Behandlung der Schuppenflechte (Psoriasis*); verwendet werden, nach Entfernung der Schuppen mit Keratolytika* (z.B. Salicylsäure), z.B. lokal Dithranol*-Lösung, ev. Glucocorticoide (z.B. Fluticason, Mometason) od. Vitamin-D-Analoga (z.B. Calcipotriol, Tacalcitol); s.a. PUVA-Therapie*; systemisch Methotrexat, Retinoide*, Ciclosporin A.

**Antipsychotika:** Neuroleptika, s. Psychopharmaka.

**Antipyreticum compositum:** Phenyl-dimethylpyrazolonum cum Coffeino citrico, s. Phenazon mit Coffeincitrat.

**Antipyretikum(a):** *syn.* Antifebrilium; Fiebermittel, fiebersenkende(s) Mittel. Meist (schwache) Analgetika* mit antipyretischer Komponente (z.B. Derivate der Salicylsäure, Paracetamol, Phenazon). Sie normalisieren den Sollwert der Körpertemperatur in den Wärmezentren des Hypothalamus durch eine Hemmung der Prostaglandinsynthese. Dadurch kommt es zur erhöhten Wärmeabgabe durch Erweiterung der Hautgefäße u. vermehrte Schweißsekretion u. somit zur Entfieberung; s.a. Fieber, vgl. Febrifugum.

**Antipyretisch:** fiebersenkend.

**Antipyrimindine:** Pyrimidinbasenanaloga, s. Pyrimidine.

**Antipyrin®:** s. Phenazon.

**Antipyrinum cum Coffeino citrico:** Phenyldimethylpyrazolonum cum Coffeino citrico, Phenyldimethylpyrazolon, s. Phenazon mit Coffeincitrat.

**Antipyrinum salicylicum:** Phenyldimethylpyrazolonum salicylicum, Phenyldimethylpyrazolonsalicylat, s. Phenazonsalicylat.

**Antirachitisches Vitamin:** Vitamin D, s. Vitamine.

**Antiretikuläres cytotoxisches Serum:** ACS, Antiretikuloendotheliales Serum, Bogomoletz-Serum; ein von Bogomoletz (1925, UdSSR) erfundenes Serum, das eine Gewebsregeneration bewirken u. damit die Abwehrkraft des Organismus u. die allgemeine Leistungsfähigkeit erhöhen soll. Gew. indem man z.B. Kaninchen mit gemischten Suspensionen von menschlichem Knochenmark u. Milzgewebe hyperimmunisiert. Wissenschaftlich umstritten u. heute obsolet.

**Antiretrovirale Therapie:** s. Transkriptase, Reverse.

**Antirheumatikum(a):** Mittel zur Behandlung rheumatischer Erkrankungen (s. Rheumatismus). Ebenso vielfältig wie Ursachen u. Verlaufsformen rheumatischer Erkrankungen, denen entzündliche (z.B. Arthritis*) u. degenerative (Arthrose*) Veränderungen des Bindegewebes gemeinsam sind, gestaltet sich die Pharmakotherapie. Zur **kausalen** Ther., bei bakterieller Genese bzw. durch Erreger bedingten Schüben, dienen Antibiotika* (v.a. Penicilline). Die **symptomatischen** A. entfalten rasch ihre analgetische u. antiphlogistische Wirk., die nur so lange anhält, wie die Medikamente genommen werden. Hierzu zählen: antiphlogistisch wirkende Analgetika* (nichtsteroidale A., Abk. NSAR) u. Glucocorticoide (s. Hormone). Zur Behandlung chronischer rheumatischer Arthritiden werden als **Basistherapeutika** bezeichnete Substanzen eingesetzt. Sie wirken erst einige Wochen nach Beginn der Ther., die Wirk. hält jedoch auch nach dem Absetzen an. Dazu zählen: Goldpräparate (z.B. Aurothioglucose), Chloroquin, Hydroxychloroquin, D-Penicillamin u. in Ausnahmefällen Immunsuppressiva*. Neuerdings wurden auch Weihrauchextrakte (s. Boswellia bhaw-dajiana) erfolgreich (bei Polyarthritis) eingesetzt. Hyperämisierende Stoffe (z.B. ätherische Öle, Nicotinsäureester, Capsaicin u.a.) werden zur **lokalen** medikamentösen Behandlung eingesetzt. Ihre Wirksamkeit ist umstritten. Zur Ther. von Gicht s. Gichttherapeutika.

**Antirheumatische Mixtur:** s. Mixtura antirheumatica.

**Anti-Rh-Ig:** s. Anti-D-Immunglobulin vom Menschen.

**Antirhinitikum(a):** s. Rhinologikum(a).

**Antiscabiosum(a):** Antiskabiesmittel; Mittel gegen Krätze, z.B. Linimentum contra Scabiem (Krätzeliniment), Ungt. contra Scabiem (Krätzesalbe), s.a. Antiparasitäre Mittel.

**Antischaummittel:** Antifoams, Schaumverhütungsmittel, Entschäumer, Schaumzerstörer. Verbindungen, die häufig selbst oberflächenaktiv sind u. sich an der Grenzfläche Flüssigkeit/Gas anreichern (HLB*-Wert um 3). Setzen dadurch die Stabilität der Schaumlamellen stark herab (z.B. Span®). Früher verwendete man Isoamylalkohol, Octylalkohol, Decylalkohol etc., neuerdings Ester der Ölsäure u. Laurinsäure mit Glycerol, Glykol, Sorbitol u. PEG-Derivate. Besonders bewährt haben sich A. auf Siliconbasis, die oft noch in einer Verdünnung von 1:1 000 000 wirksam sind. Arbeitet man in eine Schmelze von Sorbitol 10% Siliconöl ein, so erhält man nach dem Abkühlen u. Zerkleinern der erstarrten Schmelze ein Pulver, das als A. in geringer Menge f. pharmazeutische Präparate verwendet werden kann; z.B. bei Emulsionen, Suspensionen u. beim Einengen pflanzlicher Extrakte.

**Antischweißmittel:** s. Antihidrotikum(a).

**Antiseborrhöikum(a):** Mittel zur Ther. von seborrhöischen Erkrankungen (s. Seborrhö) u. Akne (s. auch Aknemittel); z.B. Keratolytika*, Teer- u. Schieferölpräparate (z.B. Ammoniumbituminosulfonat), Retinoide*, Tioxolon*, Schwefel- u. Schwefelverbindungen (z.B. Cadmiumsulfid, Pyrithion-Zink, Selensulfid), Benzoylperoxid, Vitamine, Glucocorticoide, Antiseptika (z.B. Thymol), Antibiotika, Sexualhormone (systemisch).

**Antiseborrhöisches Vitamin:** Vitamin H, Biotin, s. Vitamine.

**Antisepsis:** eine von den gegebenen Toleranzgrenzen beeinflußte Maßnahme zur momentanen Eliminierung od. Abtötung von Mikroorganismen u. Inaktivierung von Viren, die lebenden Geweben anhaften (von J. Lister, Glasgow 1827 – 1912, eingeführt, von Ignaz Semmelweis, Wien 1818 – 1865, in seiner Bedeutung ca. 1847 erkannt); s. Desinfektion.

**Antiseptikum(a):** Desinfektionsmittel* (mit A. ein überschneidender, übergeordneter Begriff), die zur prophylaktischen od. therapeutischen Anw. gegen Wundinfektion (Sepsis) geeignet sind; z.B. Iod- u. Iodkomplexe, Quecksilber- u. Silberverbindungen, Alkohole (Ethanol 70%, Propanol-2 60%), Phenole (Thymol, Eugenol, Hexachlorophen u.a.), Detergentien*.

**Antiseptisch:** keimwidrig; vgl. Asepsis.

**Antiseptische Lösung:** s. Solutio antiseptica.

**Antiserum:** Serum, das Antikörper* gegen ein bestimmtes Antigen* (monovalentes Antiserum) od. mehrere Antigene (polyvalentes Antiserum) enthält. Wird von dafür immunisierten Tieren bzw. von Menschen, die diese Krankheit durchgemacht haben, gewonnen. Anw. in der Serumprophylaxe u. -therapie, bei Transplantationen, in der Diagnostik (Blutgruppenbestimmung, Bakterienidentifikation). Therapeutische Anw. eingeschränkt durch hohe Abbaurate bzw. durch Sekundärreaktionen wie z.B. Anaphylaxie*.

**Antiskabiesmittel:** Mittel gegen Krätze, s. Antiscabiosum(a).

**Antiskorbutisches Vitamin:** Vitamin C, s. Vitamine.

**Antispasmodikum(a):** krampfstillendes Mittel, s. Spasmolytikum.

**Antistatika:** polare, z.T. hygroskopische Substanzen, die zu feinen apolaren Pulvern od. bei Verarbeitungsprozessen in schlechtleitenden Behältern hinzugegeben werden, um eine elektrostatische Aufladung zu vermeiden bzw. weitgehend zu beseitigen (s. Siliciumdioxid, hochdisperses*). A. werden auch aus dem gleichen Grund in Kunststoffe eingearbeitet, um deren unerwünschte Eigenschaft, Staub u. Schmutzteilchen anzuziehen u. festzuhalten, mehr od. weniger aufzuheben.

**Antisterilitäts-Vitamin:** Vitamin E, s. Vitamine.

**Antisticking agents:** s. Formentrennmittel.

**Antistreptolysine:** Antikörper* gegen Toxine* der Streptokokken der serologischen Gruppe A.

**Antisympathotonikum(a):** Pharmaka, die nicht postsynaptisch durch Blockade sympathischer Rezeptoren (s. Sympatholytika), sondern durch andere Mechanismen den Sympathikustonus senken: **1.** Entspeicherung u. Hemmung der Wiederaufnahme von Noradrenalin in die Vesikeln der präsynaptischen sympathischen Nervenendigungen (z.B. Reserpin*), **2.** Verhinderung der Freisetzung von Noradrenalin durch Hemmung der Weiterleitung der Impulse vom Zellkörper zur Nervenendigung (z.B. Guanethidin*), **3.** zentrale α-adrenerge Wirkung (z.B. Methyldopa*, Clonidin*), **4.** Ganglienblocker*. Therapeutisch v.a. als Antihypertonika* angewandt.

**Antisyphilitikum(-a):** früher gebrauchter Begriff f. verschiedene (historische) Mittel gegen Syphilis*, z.B. Ammoniumiodid, Arsphenamin*, Bleiiodid, Cadmiumsulfat, Cortex Cascarae amargae, Decoctum Zitmannii, Gold(III)-chlorid, Kaliumgold(I)-cyanid, Kupfer(II)-nitrat, Lignum Guajaci, Quecksilber u. -verbindungen, Radix Sarsapirillae; heute Antibiotika.

**Antiteilchen:** s. Elementarteilchen.

**Antitetanische Mittel:** Antitetanikum(a); Mittel zur Behandlung von tetanischen Krämpfen (s. Tetanie); Calciumsalze dienen zur Ther. der Hypokalzämie, der häufigsten Ursache von Tetanien. Bei tetanischen Krämpfen anderer Ursache (z.B. Strychninvergiftung, Tetanus) sind Muskelrelaxantien wirksam.

**Antithrombin III:** AT III, Heparin-Cofaktor, Atenativ®, Kybernin®; $\alpha_2$- Globulin des Blutplasmas, das die Wirk. von Thrombin* u. dem Blutgerinnungsfaktor X hemmt. **Anw.:** zur Substitution bei erblich bedingtem u. erworbenem Antithrombin III-Mangel, zur Thromboseprophylaxe, zur Prophylaxe u. Ther. bei akutem Leberversagen, bei Verbrauchskoagulopathien, Hämodialyse. Reagenz Ph.Eur.3.

**Antithrombine:** AT; im Plasma physiol. vorkommende Bestandteile, die Thrombin* inaktivieren u. dadurch blutgerinnungshemmend wirken; s.a. Blutgerinnung.

**Antithrombotika:** blutgerinnungshemmende Substanzen, vgl. Antikoagulantien.

**Antithymozytenglobulin:** Antithymozyten-Immunglobulin, ATG. **Wirk.** u. **Anw.:** Immunsuppressivum (vgl. Antilymphozytenserum); zur Verminderung der Abstoßungreaktion bei Organtransplantationen, bei Autoimmunkrankheiten.

**Antithyreotisch:** antithyreoidal, thyreostatisch; gegen die Funktion der Schilddrüse gerichtet; s. Thyreostatika.

**Antitoxin:** (E. v. Behring 1890) Antikörper*, die mikrobielle, pflanzliche od. tierische Toxine* in vivo u. in vitro binden u. neutralisieren (Serumprophylaxe u. -therapie).

**Antitoxin-Einheit:** A.E., *syn.* **Immunitätseinheit** (I.E.); diejenige Serummenge mit Antitoxin, die 100 tödl. Dosen eines bestimmten Toxins neutralisieren kann (Standard: lyophilisiertes Trockenserum bekannter u. gleichbleibender Stärke).

**Antitoxisches Serum:** Serum*, das Antitoxine enthält; zur passiven Immunisierung, Serumprophylaxe.

**$\alpha_1$-Antitrypsin:** s. Alpha1-Antitrypsin.

**Antitussivum(a):** hustenreizstillende(s) Mittel; Wirk. v.a. durch zentrale Hemmung d. Hustenreflexes. Indiziert bei trockenem u. schlafstörendem Reizhusten. Therapeut. Anw. finden Codein u. ähnliche, auch analgetisch wirkende Verbindungen, wie z.B. Clofedanol, Dextromethorphan(hydrobromid), Dihydrocodein, Ethylmorphin, Hydrocodon, Nicocodin, Normethadon, Noscapin, Pholcodin, Thebacon u. ferner Butamirat, Butetamat, Clobutinol, Isoaminyl, Oxeladin, Pentoxyverin, Pipazetat, Prenoxdiazin u.a. Hinsichtl. pflanzlicher (nicht zentral angreifender) hustenreizstillender Mittel s. z.B. Thymus vulgaris, Drosera rotundifolia, Plantago lanceolata u. Schleimdrogen (Tab.); s.a. Expektorantium(a).

**Antiulkus-Faktor:** s. Methioninmethylsulfoniumhydrochlorid.

**Antiulkusmittel:** Ulkustherapeutikum(a); Mittel zur Ther. von peptischen Ulcera (meist Magen- od. Zwölffingerdarmgeschwüre); neben diätetischen Therapiemaßnahmen können z.B. angewendet werden: **1.** Antazida*; **2.** Anticholinergika: z.B. Atropin (starke Nebenw.), Pirenzepin (besitzt selektivere Wirk. auf die Magensaftproduktion); **3.** Carbenoxolon* u. Succus Liquiritiae (s. Glycyrrhiza glabra), steigern die Schleimhautbildung, hemmen aber nicht die Säureproduktion; **4.** Hormone: z.B. Somatostatin, Secretin, Calcitonin, Prostaglandine (z.B. Misoprostol*), hemmen die Magensaftsekretion; **5.** $H_2$-Antihistaminika: z.B. Cimetidin*, Ranitidin*, Famotidin*, Nizaditin* u. Roxatidin* blockieren die histaminbedingte Säure- u. Pepsinproduktion (s.a. Antihistaminikum(a)); **6.** Protonenpumpenblocker*: blokkieren selektiv die ATP-ase in den Belegzellen u. senken somit die Säureproduktion, z.B. Omeprazol*, Pantoprazol*; **7.** antiulzerogene Wirkstoffe: z.B. Sucralfat*, Proglumid* (Gastrinantagonist); **8.** pflanzliche (entzündungshemmende) Mittel: z.B. Kamille(nextrakte), Natriumguanelat* (halbsynth.); **9.** Bismutpräparate: eine Zeit lang als obsolet angesehen, werden sie (s. Bismutdicitrat, Kolloidales) wieder wegen ihrer bakteriziden Wirk. gegen Helicobacter (Campylobacter) pylori (vermutlicher Verursacher chronischer Magenschleimhautentzündung) eingesetzt (auch zus. mit Antibiotika); **10.** Antibiotika: mit Wirksamkeit gegen Helicobacter pylori, z.B. Amoxicillin u. Metronidazol in Kombination (Helicocin®); **11.** Diverse, Wirk. nicht eindeutig gesichert: *Antiulkus-Faktor* (Vitamin U, Cabagin*, Methioninmethylsulfoniumhydrochlorid, aus Kohlblättern), *Capsaicin,* Haferschleim.

**Antivarikosum(a):** Mittel zur lokalen od. systemischen Behandlung von Varizen (Krampfadern); s. Venenmittel, Hämorrhoidenmittel, Venenverödungsmittel.

**Antivertiginosum(a):** Mittel zur symptomatischen Behandlung von vestibulären Schwindelzuständen; s.a. Vertigo. Anw. finden v.a. Psychopharmaka* u. Antihistaminika* sowie durchblutungsfördernde Substanzen (z.B. Xanthinolnicotinat).

**Antivirale Mittel:** s. Virostatika.

**Antivitamine:** s. Vitamine.

**Antixerophthalmisches Vitamin:** Vitamin A, s. Vitamine.

**Antra®:** s. Omeprazol.

**ANTU:** s. α-Naphthylthioharnstoff.

**Anturano®:** s. Sulfinpyrazon.

**Anulus:** (*lat.* anulus Ring) **1.** *bot.* eine Reihe spezialisierter Zellen mit stark verdickten Innen- u. Radialwänden beim Farnsporangium (dienen dem Öffnungsmechanismus); **2.** *bot.* bei Hutpilzen ein ringförmiges Gewebe am Hutstiel.

**Anurie:** Versagen der Harnabsonderung, Harnverhaltung.

**Anus:** After.

**Anus praeternaturalis:** Stoma, Colostomie, Ileostomie, künstl. Darmausgang. Künstlich durch die Bauchwand nach außen geführter Darm, meist der Dickdarm (Colostomie), seltener der Dünndarm (Ileostomie), bei Darmverschluß, Dickdarmkarzinom, angeborenen Dickdarmanomalien u.a. Zur Stomaversorgung ist eine große Palette von Pflegematerialien im Handel; s. Colostomiebeutel.

**Anvitoff®:** s. Tranexamsäure.

**Anxiolyse:** (*lat.* anxius ängstlich, *gr.* λύσις Lösung) Angstlösung, Minderung von Angstgefühlen; meist durch entsprechende Behandlung mit Anxiolytika*.

**Anxiolytikum(a):** Medikament, meist Psychopharmakon, das bei Angst- u. Spannungszuständen dämpfend wirkt, z.B. 1,5-Benzodiazepine, s. Psychopharmaka (Ataraktika).

**Aolept®:** s. Periciazin.

**Aorta:** die große Körperschlagader.

**6-APA:** Abk. f. 6-Aminopenicillansäure, s. Antibiotika (Penicillin-Antibiotika).

**Apalcillin** INNv: (2S,5R,6R)-6-[(R)-2-(4-Hydroxy-1,5-naphthyridin-3-carboxamido)-2-phenylacetamido]-3,3-dimethyl-7-oxo-4-thia-1-azabicyclo[3.2.0]heptan-2-carbonsäure, Lumota®; CAS-Nr. 63469-19-2; $C_{25}H_{23}N_5O_6S$. **Anw.:** Antibiotikum*; Acylaminopenicillin mit breitem Wirkungsspektrum gegen gramnegative Erreger, ähnl. Piperacillin*. HWZ 1 bis 1.5 h. **Übl. Dos.:** i.v. 3mal 2-3 g/d; s.a. Antibiotika (Tab.).

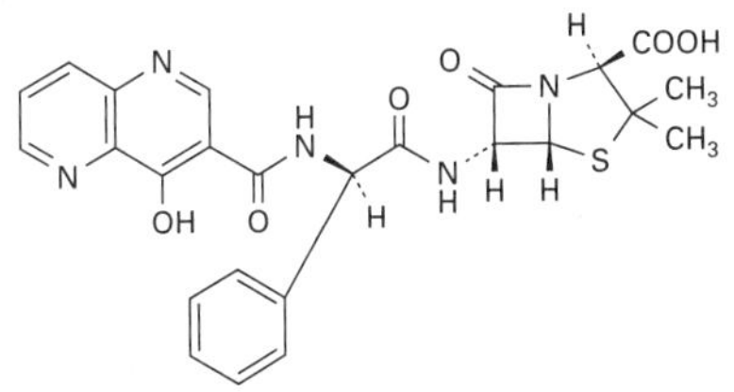

Apalcillin

**Apamin:** bicyclisches Polypeptid, Bestandteil des Bienengiftes; Neurotoxin*, s. Apisinum.

**Apatef®:** s. Cefotetan.

**Apathie:** krankhafte Teilnahmslosigkeit.

**Apatit:** nat. vorkommendes Mineral mit mind. 90% Calciumfluoridphosphat, $Ca_5F(PO_4)$, $M_r$ 504.3.

**HOM:** *Apatit* (HAB1.3): verord. z.B. b. Knochenerkrankungen u. Frakturen.

**ApBetrO:** s. Apothekenbetriebsordnung.

**Aperitivum(a):** **1.** appetitanregendes Mittel, **2.** „eröffnendes" Abführmittel.

**Apertase®:** s. Hyaluronidase.

**Apertur(a):** **1.** *med.* Öffnung; **2.** *bot.* Keimstellen in der Exine von Pollenkörnern; **3.** s. Mikroskop.

**Apetal:** *bot.* ohne Korollblätter, s. Blüte.

**APF:** Abk. f. Animal-Protein-Faktor, Vitamin $B_{12}$, s. Vitamine.

**Apfelbaum:** s. Malus domestica.

**Apfelextrakt, Eisenhaltiges:** s. Extractum Ferri pomati.

**Apfelsäure:** s. Äpfelsäure.

**Apfelsaure Eisentinktur:** s. Tinctura Ferri pomati.

**Apfelschale:** Cortex Pyri mali fructus, s. Malus domestica.

**Apfelsinenschale:** Pericarpium (Cortex) Aurantii dulcis; **Apfelsinenschalenöl:** Oleum Aurantii dulcis, s. Citrus sinensis.

**Aphis chinensis:** s. Gallae chinenses unter Gallen.

**Aphizide:** s. Schädlingsbekämpfungsmittel.

**Aphonie:** Stimmlosigkeit.

**Aphrodin:** s. Yohimbin.

**Aphrodisiakum(a):** (von Aphrodite, gr. Göttin der Liebe u. Schönheit) den Geschlechtstrieb (Libido sexualis) bzw. die Potenz anregendes bzw. wiederherstellendes Mittel; verwendet werden (häufig auch in Kombination) z.B. Yohimbin*, Strychnin*, verschiedene Ätherischöldrogen (reizen Urogenitalsystem, ähnl. Canthariden*), f. den Mann Androgene (s. Hormone). Indikation u. Wirk. der A. ist umstritten u. nicht objektivierbar; vgl. Papaverin.

**Aphthen:** kleine, gelbe Beläge (Bläschen) auf der Schleimhaut (Mund, Genitale); meist (virusbedingtes) Begleitsymptom verschiedener Krankheiten.

**Aphthenseuche:** s. Maul- u. Klauenseuche.

**Apiaceae:** Doldengewächse (Umbelliferen), Od. Araliales. Hauptsächl. in gemäßigten Klimazonen, ca. 3000 Arten, ca. 100 in Mitteleuropa. Meist Kräuter od. Stauden mit wechselständigen, häufig gefiederten Blättern; charakterist. die auffällige, den Stengel umfassende Blattscheide. Blütenformel: *K5C5A5G($\bar{2}$). Blüten in Köpfchen, einfachen od. zusammengesetzten Dolden (mit Hochblättern, als Hüllen bzw. als Hüllchen bezeichnet) angeordnet. Die Früchte sind Doppelachänen (Spaltfrüchte mit Karpophor*), an Fugenseite mehr od. weniger zusammenhängend, gebildet aus den 2 Karpellen jedes Fruchtknotens. Stengel, Wurzel (manchmal rübenartig) u. Früchte häufig von schizogenen Ölgängen durchzogen. Endosperm (stärkefrei) mit Aleuronkörnern u. kleinen Oxalatrosetten (Umbelliferenendosperm). **Chem. Merkmale:** fettes Öl in den Samen, Cumarine (Umbelliferon*), Polyine. Bei mehreren Arten werden chemische Rassen entsprechend der Zstzg. des ätherischen Öles unterschieden. Wegen des ätherischen Öles häufig als Gewürz- u. Arzneipflanzen verwendet. **Wichtige Gattungen** s. z.B. Aegopodium, Aethusa, Ammi, Anethum, Anthriscus, Angelica, Apium, Carum, Centella, Cicuta, Conium, Coriandrum, Cuminum, Daucus, Dorema, Eryngium, Ferula, Foeniculum, Heracleum, Levisticum, Meum, Myrrhis, Oenanthe, Opopanax, Pastinaca, Petroselinum, Peucedanum, Pimpinella, Sanicula, Trachyspermum.

**Apigenin:** 4',5,7-Trihydroxyflavon; **Strukturformel** s. Flavonoide; enthalten z.B. in Schafgarbe (Achillea millefolium*), Benediktendistel (Cardus benedictus*); vgl. Apiin.

**Apiin:** Apigenin-7-apiosylglucosid; $C_{26}H_{28}O_{14}$, $M_r$ 564.48. Flavonglykosid (Aglykon: Apigenin*) in Apium graveolens*, Petroselinum crispum*, Chamaemelum nobile* u.a., farblose Kristalle, lösl. in heißem Wasser u. Ethanol.

**Apikaldominanz:** bevorzugtes Wachstum der Gipfelknospe, gehemmtes od. gar verhindertes (z.B. bei der Sonnenblume) Wachstum der Seitenknospen; die Dominanz der Gipfelknospe über die Seitenknospen beruht auf ihrer Auxinproduktion u. -abgabe; vgl. Auxine.

**Apikalmeristem:** (*lat.* apex Scheitel, Spitze, *gr.* μερίζειν teilen) Wachstumszone aus meristematischem Gewebe an der Spitze von Wurzel u. Sproßachse der Gefäßpflanzen. Sie sind f. die Ausdehnung der Pflanze verantwortlich.

**Apiol:** Apiolum, Petersilienkampfer, 1-Allyl-2, 5-dimethoxy-3,4-methylendioxy-benzol; $C_{12}H_{14}O_4$, $M_r$ 222.23. **Strukturformel** s. Phenylpropanderivate. Hauptbest. des äther. Öls der Petersilienfrüchte, s. Petroselinum crispum. Reines Apiol bildet farblose Kristalle, die in Ethanol, Ether, Benzol, Ölen lösl. sind, unlösl. in Wasser. D. 1.25 bis 1.35. Schmp. ca. 30°C. Sdp. 249°C (im Handel meist als alkohol. od. öliger Auszug aus Petersiliensamen). Starkes Diuretikum, Emmenagogum u. Abortivum (führt zu Nierenreizung u. Leberschädigung, Kreislaufstörungen u. zu zentraler Lähmung); mittl. Dos. 0.1g.

**D-Apiose:** Tetrahydroxyisovaleraldehyd; $C_5H_{10}O_5$, $M_r$ 150.13. Eine Pentose mit verzweigter Kohlenstoffkette. Baustein von Glykosiden, z.B. Apiin*, u. Polysacchariden.

**Apisin(um):** Bienengift, aus der Giftblase der Honigbiene, Apis mellifera*, gelbl., meist wenig getrübte, sauer reagierende Flüss., getrocknet gelb-bräunl. Pulver. **Best.:** Melittin (50% des A., ein Polypeptid aus 26 Aminosäuren) sowie ca. 12% Phospholipase $A_2$, weitere Peptide, wie Apamin (2%; ein zentral erregendes Neurotoxin, aus 18 Aminosäuren bestehend), Enzyme (Hyaluronidase), Histamin, Aminosäuren. Die Giftwirkung beruht besonders auf dem sog. Melittin-Phospholipase-System. **Melittin** ist kein Enzym, sondern eine „natürliche Invertseife"; es verändert die Zellmembran u. bildet mit den Membranlecithinen einen Komplex, wobei sich die Konformation des Lipidmoleküls verändert, so daß die Phospholipase leichter angreifen kann; die Folge ist Bildung von Lysolecithin* (u. damit Zerstörung des Gewebes) sowie einer (meist) ungesättigten Fettsäure, welche zu Prostaglandinen od. Leukotrienen umgewandelt werden kann. **Anw.:** zur unspez. Reizkörpertherapie, bei rheumatischen Erkrankungen, Ischias, Neuralgien.

**HOM:** *Apisinum* (HAB1.5): das schonend getrocknete Gift; Konstitutionsmittel; verord. z.B. b. Entzündungen der Haut, Schleimhaut, Drüsen.

**Apis mellifera:** (A. mellifica) Honigbiene, Fam. Apidae (Od. Hymenoptera); Vork. in der ganzen Welt. Man unterscheidet: Weibchen (Königin, Weisel), Männchen od. Drohne u. Arbeitsbienen (Arbeiterinnen). Die Biene liefert Honig (Mel*), Bienengift (s. Apisinum; pro Biene ca. 0.07 mg), Wachs (Cera flava, s. Wachse), Gelée royale* (Weiselzellenfuttersaft) u. Propolis* (Bienenharz).

**HOM:** *Apis mellifica* (HAB1.4): lebende Honigbiene; verord. z.B. b. Entzündung der Haut, Schleimhaut, Gelenke, inneren Organe, mit Schwellung, Rötung, Schmerz.

**Apium graveolens** L.: Fam. Apiaceae (Umbelliferae), Sellerie (Europa, Westasien bis Ostindien, Nord- u. Südafrika, Südamerika, als Gemüse viel angebaut). Stpfl. v. **Herba Apii:** Selleriekraut. **Inhaltsst.:** Apiin* u. andere Flavonglykoside, ca. 0.1% äther. Öl (mit Phthaliden), Furanocumarine, Vitamin C. **Radix Apii graveolentis:** Selleriewurzel. Inhaltsst: ca. 0.1% äther. Öl (mit Polyinen etc.), Kohlenwasserstoffe, Fett. **Fructus Apii graveolentis:** Selleriefrüchte (fälschl. als Semen A. g., Selleriesamen). **Inhaltsst.:** bis 3% äther. Öl mit Limonen, β-Pinen, Selinen, Butylphthaliden (Sedanolid u.a., Geruchsträger, s. Phthalide); Furanocumarine u. C-Prenylcumarine (Isopentenylcumarine, z.B. Osthenol; vgl. Angelica archangelica). **Anw.** volkst.: (gilt f. alle Pflanzenteile) Diuretikum, auch gegen Gicht, Husten, Nervenschwäche, Blähungen sowie als Gewürz; zur Gew. des äther. Öles (f. Suppenwürzen), Knollen als Gemüse. Seit alten Zeiten gelten die Knollen als Aphrodisiakum.

**HOM:** *Apium graveolens,* die reifen Samen.

**AP-Kautschuk:** s. Polyolefine.

**Apnoe:** Atemstillstand, Atemlähmung, vgl. Dyspnoe.

**Apoatropin:** 1-αH,5-αH-Tropan-3α-ol-atropat, Ester aus Tropin* u. Atropasäure*; $C_{17}H_{21}NO_2$, $M_r$ 271.35. Schmp. 62°C. Nat. in Atropa belladonna*. Entsteht durch Wasserabspaltung aus Hyoscyamin bzw. Atropin.

**Apocannosid:** s. Apocynum cannabinum.

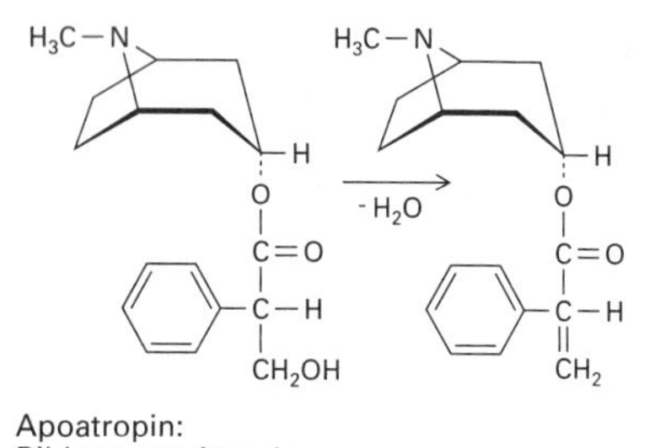


Apoatropin:
Bildung aus Atropin

**Apocodeinhydrochlorid:** Apocodeinum hydrochloricum, Salzsaures Apocodein, Apomorphin-3-methyletherhydrochlorid; $C_{18}H_{19}NO_2 \cdot HCl$. Graues Pulver, leicht lösl. in Wasser u. Ethanol. Darst.: durch Erhitzen von Codeinhydrochlorid mit Zinkchlorid. **Anw.** med.: wie Apomorphin: als Expektorans, Sedativum, Hypnotikum, auch als Laxans (s.c.).

**Apocynaceae:** Hundsgiftgewächse, Od. Gentianales. Meist Holzpflanzen des tropischen Urwaldes (häufig Lianen) z.T. mit kautschukhaltigem Milchsaft. In Mitteleuropa nur wenige Vertreter, Vinca minor (Kleines Immergrün) u. andere Vinca-Arten. Blätter gegenständig, ganzrandig, ungeteilt, Blüten radiär. **Chem. Merkmale:** Indolalkaloide u. Cardenolide. **Wichtige Gattungen** s. z.B. Acokanthera, Alstonia, Apocynum, Aspidosperma, Catharanthus, Funtumia, Holarrhena, Hunteria, Nerium, Rauvolfia, Strophanthus, Thevetia, Vinca.

**Apocymarin:** s. k-Strophanthin-α.

**Apocynamarin:** k-Strophanthidin*.

**Apocynum androsaemifolium** L.: Fam. Apocynaceae, Fliegenfängerwurzel (heim. Nordamerika). Der Wurzelstock enthält Cymarin u. äther. Öl. Anw. ähnl. Apocynum cannabinum*.

**HOM:** *Apocynum androsaemifolium:* der frische Wurzelstock.

**Apocynum cannabinum** L.: Fam. Apocynaceae, Hanfartiger Hundswürger, Amerikanischer Hanf (Heim. Nordamerika, Kanada usw.). Stpfl. v. **Radix Apocyni cannabini:** Amerikanische (Kanadische) Hanfwurzel. **Inhaltsst.:** (auch in der Rinde) k-Strophanthin-α* (Cymarin, Apocymarin), Apocannosid u. Cynocannosid (Strukturformeln s. Herzglykoside, Tab.2.). **Anw.:** bei Herzleiden u. als Diuretikum.

**HOM:** *Apocynum cannabinum* (HAB1.5), Apocynum: die frischen unterirdischen Teile; verord. z.B. b. Herzerkrankungen, Ödemen.

**Apoenzym:** s. Enzyme.

**Apoerythein:** Abk.: AEE, s. Intrinsic-Factor.

**Apo-Ferment:** Apoenzym; s. Enzyme.

**Apoferritin:** s. Ferritin.

**Apokarpie:** *bot.* Fruchtblätter nicht verwachsen; jedes Fruchtblatt wird f. sich zu einem Fruchtknoten (z.B. Ranunculaceae), s. Blüte.

**Apolipoproteine:** Proteinkomponenten, die am Aufbau der individuellen Lipoproteine* beteiligt sind u. sich durch ihre Umsatzgeschwindigkeit unterscheiden. In jedem Lipoprotein in unterschiedlicher Zstzg. vorhanden. Zeigen hohe Affinität zu Lipiden u. besitzen neben ihrer Trägerfunktion auch spezifische Stoffwechselfunktionen.

**Apollonienkraut:** Herba Aconiti, s. Aconitum napellus.

**Apomixis:** (*gr.* ἀπό weg, getrennt von, μῖξις Vermischung) Fortpflanzung ohne Meiose* od. Syngamie*; ungeschlechtliche Fortpflanzung; vegetative Vermehrung.

**Apomorphin:** CAS-Nr. 58-00-4; $C_{17}H_{17}NO_2$, $M_r$ 267.31. Schmp. 195°C unter Zers., aus Chloroform u. Petrolether. Lösl. in Ethanol, Aceton, Chloroform, schlecht lösl. in Wasser, Benzol, Ether, Petrolether. $pK_s$ 8.92 (Säure), $pK_s$ 7.0 (als Ammoniumsalz). A. bildet sich unter dem Einfluß starken Säuren u. Oxidasen aus Morphin. **Anw.:** Emetikum (stärkstes Brechmittel). **Nebenw.:** Blutdruckabfall, Müdigkeit.

**Apomorphinhydrochlorid:** Apomorphini hydrochloridum Ph.Eur.3; Apomorphinum hydrochloricum, Salzsaures Apomorphin; CAS-Nr.

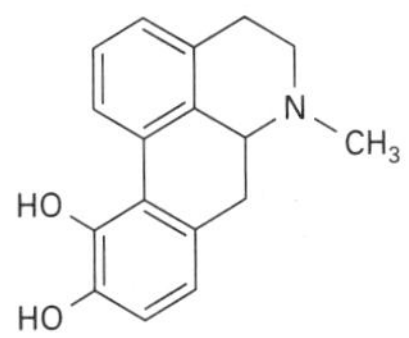

Apomorphin

41372-20-7; $C_{17}H_{18}ClNO_2 \cdot 0.5\ H_2O$, $M_r$ 312.8. Weißes bis grauweißes, krist. Pulver, das sich an der Luft allmählich grün färbt. Lösl. in ca. 50 T. Wasser u. Ethanol 90%. $[\alpha]_D^{20°C}$ -48 bis -52° (c = 1.0 in Salzsäure 0.02 mol/L). **Anw.:** wie Apomorphin* als Emetikum, Expektorans, Hypnotikum. **Dos.:** inn. als Expektorans 0.001 bis 0.003 g (Kinder 0.0003 bis 0.0005 g); s.c. als Brechmittel 0.005 bis 0.01 g. Nach Ph.Eur.3 ist eine A.-Lösung zum oralen Gebrauch aus 1 T. A. u. 10 T. Salzsäure 10% zu bereiten; eine Ampulle soll ferner max. 0.01 g A. enthalten.

**HOM:** *Apomorphinum hydrochloricum,* Apomorphinum muriaticum: verord. z.B. b. Reizhusten mit Brechreiz, Nausea (Übelkeit).

**Aponal®:** s. Doxepin.

**Apoplast:** Gesamtheit aller toten Ausscheidungsstoffe des Symplasten (Zellwände, Kristalle, Stärke etc.); den Transport gelöster Substanzen in den Zellwänden bezeichnet man als apoplastischen Transport.

**Apoplexia:** Apoplexie, Schlaganfall; A. cerebri: Gehirnschlag.

**Aporphinalkaloide:** Alkaloide mit einem tetracyclischen Grundgerüst mit Isochinolingruppierung, z.B. Apomorphin*, Boldin*, Glaucin*, Bulbocapnin*, Magnoflorin*; biogenetisch handelt es sich Benzylisochinolinalkaloide*.

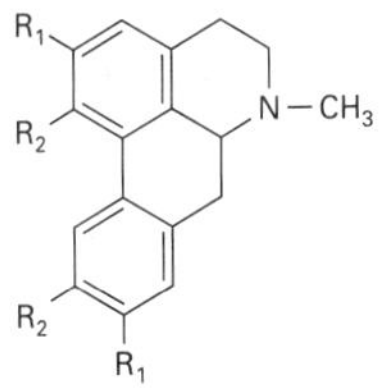


| | $-R_1$ | $-R_2$ |
|---|---|---|
| Aporphin | —H | —H |
| Boldin | —OH | $-OCH_3$ |
| Glaucin | $-OCH_3$ | $-OCH_3$ |

Aporphinalkaloide

**Apothecaries-System:** in Großbritannien u. den USA f. Drogen u. Arzneimittel verwendetes System von Massen- bzw. Gewichtseinheiten (scruple – drachm – apothecaries' ounce – apothecaries' pound) mit einer den Apothekergewichten* entsprechenden Teilung der Einheiten. Zum Apothecaries-System im weiteren Sinne zählen auch die Hohlmaße (Minim, Fluid dram, Fluid ounce, Liquid pint, Liquid quart, Gallon).

**Apothecium(ien):** *bot.* Becher- od. schüsselförmiger Fruchtkörper (Ascocarp*) vieler Schlauchpilze (Ascomyzenten) u. Flechten.

**Apotheke:** (*gr.* ἀποθήκη Aufbewahrungsort) Arzneiniederlage. Staatlich zugelassene u. überwachte Anstalt zur Herst. u. zur Abgabe von Arzneimitteln. Ursprünglich Vorratsraum f. Heilkräuter, wie er in alten Klöstern zur Versorgung der Kranken angelegt war. Mit der Spezialisierung des Berufs im Rahmen des aufblühenden spätmittelalterlichen Städtewesens trat bald ein Magazin f. tierische Drogen, Mineralien u. Salze hinzu. Durch die weitere Entwicklung des Apothekenwesens mit gesetzl. vorgeschriebenen, einer Qualitätsprüfung unterliegenden Herstellungsverfahren, Mindestvorratshaltung u. amtlich festgelegten Preisen (s. Arzneitaxe) entwikkelte sich die Apotheke zu ihrer heutigen Form; s. Apothekenwesen. Je nach Besitzform unterscheidet man in der Bundesrepublik Deutschland öffentliche Vollapotheken, Zweigapotheken*, Krankenhausapotheken*, Bundeswehrapotheken*, Notapotheken*, Hausapotheken* u. Schiffsapotheken*. Eine Vollapotheke ist eine der Allgemeinheit zugängliche u. voll leistungsfähige, d.h. alle Forderungen der Apothekenbetriebsordnung* hinsichtlich der Ausstattung erfüllende Apotheke. Vgl. Apothekengesetz, Apothekenbetriebsordnung. **Österreich:** man unterscheidet öffentliche Apotheken, Filialapotheken*, Anstaltsapotheken (s. Krankenhausapotheke), ärztliche u. tierärztliche Hausapotheken (s. Hausapotheken).

**Apothekenabschlag:** Kassenrabatt. In der Bundesrepublik Deutschland steht den Krankenkassen f. die Arzneispezialitäten ein Rabatt von 5 v.H. von den Preisen der Arzneitaxe* zu, sofern die Rechnung der Apotheke binnen 10 Tagen nach Eingang beglichen wird (§ 130 SGB V [Sozialgesetzbuch V], s. Gesundheitsreformgesetz, GRG).

**Apothekenbesichtigung:** Apothekenvisitation. Früher Revision genannt. Die in den §§ 64 – 69 AMG u. i. der nach § 82 AMG erlassenen „Allg. Verwaltungsvorschrift zur Durchführung des AMG" geregelte Überwachung der Apotheken dient der Feststellung, ob die Vorschriften über den Verkehr mit Arzneimitteln, über die Werbung auf dem Gebiete des Heilwesens u. über das Apothekenwesen beachtet werden. Zuständig sind die Landesbehörden. Die Besichtigungen sind in zweijährigem Abstand unangemeldet während der Geschäftszeiten durchzuführen von einem Vertreter des Regierungspräsidenten (Pharmaziedezernent), in einigen Bundesländern zus. mit einem ehrenamtlich tätigen Pharmazierat. In NRW ist die Überwachung d. Apotheken hauptamtlichen Amtsapothekern bei den Kreisen u. kreisfreien Städten übertragen. Dabei werden der gesamte Zustand der Apotheke, der Warenbestand u. die Betriebsabläufe überprüft. Die zuständige Behörde kann Arzneimittelproben entnehmen u. amtlich untersuchen lassen. Verlauf u. Ergebnis der Besichtigung sind zu protokollieren, wobei besonders Mängel u. Beanstandungen sowie Maßnahmen u. Hinweise zu beachten sind. Im Auftrag der Berufsgenossenschaft f. Gesundheitsdienst u. Wohlfahrtspflege werden auch feuerpolizeiliche u. berufsgenossenschaftliche Beanstandungen festgehalten. **Österreich:** gesetzliche Grundlage: Apothekenbetriebsordnung* (§ 58). Die Betriebsüberprüfung nimmt die zuständige Bezirksverwaltungsbehörde (Bezirkshauptmannschaft, Magistrat) durch ihren Amtsarzt vor. Die Österreichische Apothekerkammer ist berechtigt, Vertreter zur Betriebsprüfung zu entsenden. Bei Betriebsprüfungen, die f. ihren Bereich in Betracht kommen, können auch die Universitätsinstitute f. Pharmakognosie u. pharmazeutische Chemie je einen Vertreter beteiligen. Die Betriebsprüfungen finden im Abstand von 3 Jahren statt. Dazwischen können durch Beamte der zuständigen Bezirksverwaltungsbehörde Proben auch unvermutet entnommen werden.

**Apothekenbetriebsordnung:** ApBetrO; in der Bundesrepublik Deutschland aufgrund der Ermächtigung nach § 21 des Apothekengesetzes* vom BMG am 9.2.1987 erlassen; Bekanntmachung d. Neufassung v. 26.9.1995. Sie enthält nähere Vorschriften über den Betrieb v. öffentlichen Apotheken (s. Apotheke) u. Krankenhausapotheken*, u.a. über Apothekenleiter, Apothekenpersonal*, Beschaffenheit, Größe u. Einrichtung der Apothekenbetriebsräume, wissenschaftliche u. sonstige Hilfsmittel, über Herst., Prüfung, Rezeptur, Defektur u. Großherstellung von Arzneimitteln, über Vorratshaltung, Aufbewahrung, Kennzeichnung u. Abgabe der Arzneimittel* sowie über Arzneimittelrisiken, Dokumentation, Dienstbereitschaft*, Rezeptsammelstellen* u. apothekenübliche Waren*. In den 4 Anlagen zur A. sind aufgelistet: I. Geräte u. Prüfmittel, die in einer Apotheke vorhanden sein müssen, II. Arzneimittelgruppen, aus denen Arzneimittel in Apotheken vorrätig gehalten werden müssen, III. u. IV. Antidota, Sera u. Impfstoffe, die ständig in Apotheken vorrätig gehalten od. kurzfristig beschafft werden können müssen.

Zur **Ausstattung** einer öffentlichen Vollapotheke gehören: **1.** Die Betriebsräume. Nach § 4 ApBetrO muß eine öffentliche Vollapotheke über mind. 4 Betriebsräume (Offizin*, Laboratorium einschließlich Abzug mit Absaugvorrichtung, Lagerungsmöglichkeit unterhalb 20°C, Nachtdienstzimmer) mit einer Mindestgrundfläche von 110 $m^2$ verfügen. Diese Räume müssen nach Lage, Größe u. Einrichtung einen ordnungsgemäßen Apothekenbetrieb, v.a. die einwandfreie Herstellung, Prüfung u. Abgabe von Arzneimitteln, gewährleisten. Sie sollen so angeordnet sein, daß jeder Raum ohne Verlassen der Apotheke zugänglich ist. **2.** Technische Hilfsmittel. Nach § 4 ApBetrO muß die Vollapotheke mit Geräten u. Prüfmitteln so ausgestattet sein, daß sowohl die ordnungsgemäße Herst. der Arzneimittel als auch die Prüfung ihrer Zstzg. u. Güte möglich ist. **3.** Wissenschaftliche u. sonstige Hilfsmittel. Der Apotheker muß jederzeit alle auftretenden Fachfragen eigenverantwortlich klären können. Zu diesem Zweck gibt § 5 ApBetrO eine Aufstellung des notwendigen Mindestbestandes an Literatur, die zur Verfügung stehen muß. Dazu gehören die amtliche Ausgabe des Arzneibuchs*, der Deutsche Arzneimittel-Codex*, das Synonym-Verzeichnis*, wissenschaftl. Literatur zur Information u. Beratung des Kunden über Arzneimittel, insbes. ein Nachschlagewerk der gebräuchlichen Fertigarzneimittel u. ein Verzeichnis der gebräuchlichen Dosierungen von Arzneimitteln, wissenschaftliche Unterlagen zur Information u. Beratung der Ärzte, Zahnärzte u. Tierärzte sowie Texte der f. die Apotheke geltenden rechtlichen Vorschriften. **Österreich:** Verordnung vom 4.7.1934 i.d.F. 1941 betreffend den Betrieb von Apotheken (Apothekenbetriebsordnung), gegliedert in Allgemeine Betriebsvorschriften, Bestimmungen über die Abgabe von Arzneien u. Bestimmungen über die Beaufsichtigung der Apotheke.

**Apothekenbetriebsräume:** s. Apothekenbetriebsordnung.

**Apothekenbetriebsrecht:** s. Apothekenwesen, Entwicklung; Apothekengesetz.

**Apothekenfreie Arzneimittel:** Arzneimittel, die außerhalb der Apotheken abgegeben werden dürfen, s.a. Apothekenpflicht.

**Apothekengesetz:** in der Bundesrepublik Deutschland Kurzbezeichnung f. das Gesetz über das Apothekenwesen vom 20.8.1960 i.d.F. v. 15.10.1980, zuletzt geändert durch das Gesetz zur Anpassung d. Apothekenrechts u. berufsrechtlicher Vorschriften an das Europäische Gemeinschaftsrecht vom 23.8.1994. Beschlossen zur Beseitigung der Rechtszersplitterung auf diesem Gebiet (s. Apothekenwesen, Entwicklung) als Grundlage f. ein bundeseinheitliches Apothekenwesen u. Apothekenbetriebsrecht im Interesse der Sicherstellung einer ordnungsgemäßen Arzneimittelversorgung der Bevölkerung (§ 1, Abs.1). Der Betrieb einer Apotheke bedarf der Erlaubnis (Betriebserlaubnis) der nach Landesrecht zuständigen Behörde, auf deren Erteilung ein Rechtsanspruch besteht, wenn die im Gesetz (§ 2) genannten Voraussetzungen (v.a. deutsche Approbation*, deutsche Staatsangehörigkeit od. Staatsangehörigkeit eines anderen Mitgliedsstaates der EU, Zuverlässigkeit u. Eignung) vorliegen. Die Erteilung der Erlaubnis darf nicht (mehr) von einer Bedürfnisprüfung abhängig gemacht werden (s. Apothekenurteil* des Bundesverfassungsgerichts). Die Erlaubnis gilt nur f. den Apotheker*, dem sie erteilt ist, u. nur f. die in der Erlaubnisurkunde bezeichneten Räume (§ 1). Sie verpflichtet zur persönlichen Leitung der Apotheke in eigener Verantwortung (§ 7). Mehrere Personen dürfen eine Apotheke nur in der Rechtsform einer Gesellschaft bürgerlichen Rechts od. einer Offenen Handelsgesellschaft betreiben (§ 8). In diesen Fällen bedürfen alle Gesellschafter der Erlaubnis. Die bis zum Inkrafttreten des Apothekengesetzes weit verbreitete Beteiligung an einer Apotheke in Form einer Stillen Gesellschaft od. auf der Grundlage von Vereinbarungen, bei denen die Vergütung f. dem Erlaubnisinhaber gewährte Darlehen u. sonst überlassene Vermögenswerte am Umsatz od. Gewinn ausgerichtet ist, v.a. auch am Umsatz od. Gewinn ausgerichtete Mietverträge, sind unzulässig. Ausgenommen hiervon sind Verpachtungen in den besonderen Fällen des § 9 (durch den Verpächter, der noch im Besitz der Erlaubnis ist u. die Apotheke aus einem in seiner Person liegenden wichtigen Grund nicht selbst betreiben kann od. dessen Erlaubnis aus bestimmten Gründen widerrufen od. erloschen ist, durch die erbberechtigten Kinder nach dem Tode eines Erlaubnisinhabers, durch den überlebenden, erbberechtigten Ehegatten). Dem Erlaubnisnehmer ist untersagt, bestimmte Arzneimittel ausschließlich od. bevorzugt anzubieten od. abzugeben od. anderweitig die Auswahl der von ihm abzugebenden Arzneimittel auf das Angebot bestimmter Hersteller od. Händler od. von Gruppen von solchen zu beschränken (§ 10) sowie mit Ärzten Absprachen zu treffen, die eine bevorzugte Lieferung bestimmter Arzneimittel od. die Zuführung von Patienten zum Gegenstand haben (§ 11). Die Erlaubnis erlischt durch Tod des Erlaubnisinhabers (§ 3 Nr. 1), wobei dessen Erben außer der

Verpachtung (§ 9) die Apotheke, jedoch nur f. längstens 12 Monate, durch einen Apotheker verwalten lassen können (§ 13), durch Verzicht (§ 3 Nr. 2), durch Rücknahme od. Widerruf der Approbation (§ 3 Nr. 3), wenn 1 Jahr lang, bei wichtigem Grund in der verlängerten Frist, von der Erlaubnis kein Gebrauch gemacht worden ist (§ 3 Nr. 4) u. wenn dem Erlaubnisinhaber die Erlaubnis zum Betrieb einer anderen Apotheke, die keine Zweigapotheke ist, erteilt wird (§ 3 Nr. 5), was Mehr- u. Fremdbesitz bei Apotheken verhindert (1964 durch das Bundesverfassungsgericht f. zulässig erklärt). Das Gesetz begründet die Ermächtigung zum Erlaß einer bundeseinheitlichen Apothekenbetriebsordnung* (§ 21) mit näheren Bestimmungen, v.a. über Apothekenleiter, Personal, Beschaffenheit der Betriebsräume sowie die Herst., Prüfung, Vorratshaltung, Aufbewahrung, Kennzeichnung u. Abgabe der Arzneimittel. Des weiteren enthält es Vorschriften f. Krankenhausapotheken*, Bundeswehrapotheken*, Zweigapotheken* u. Notapotheken*.

Auf dem Gebiet der ehemaligen **Deutschen Demokratischen Republik** wurden die Apotheken bereits 1949 enteignet, die früheren privaten Apotheker behielten jedoch das Recht, die Apotheken weiterzuführen, was aber in der Folge bedeutungslos (1985 noch ca. 20) geworden ist. Eine Reprivatisierung wird durch eine vom Ministerrat der Deutschen Demokratischen Republik beschlossenen Verordnung über das Apothekenwesen vom 1.8.1990 angestrebt. Diese Verordnung behandelt u.a. die Voraussetzungen zur Führung einer Apotheke, geht auf Krankenhausapotheken, Apotheken der nationalen Volksarmee, auf Zweig- u. Notapotheken ein u. enthält eine Ermächtigung f. den Gesundheitsminister, eine Apothekenbetriebsordung zu erlassen. Ab 1993 gilt das Gesetz über das Apothekenwesen der Bundesrepublik Deutschland.

**Österreich:** Seit über 90 Jahren gilt das Gesetz betreffend die Regelung des Apothekenwesens vom 18.12.1906 (in Kraft getreten am 10.1.1907), kurz ebenfalls Apothekengesetz genannt. Es ist die dritte Fassung eines ersten Entwurfs von 1903, der nicht die Zustimmung der Apothekerschaft gefunden hatte. Das Gesetz wurde mehrfach geändert, zuerst 1955, am umfangreichsten 1984 u. 1993. Für den Betrieb einer Apotheke ist eine behördliche Bewilligung (Konzession) notwendig. Für die Erteilung der Konzession ist in erster Instanz der jeweilige Landeshauptmann (im Rahmen der mittelbaren Bundesverwaltung) zuständig. Sie wird nur erteilt, wenn in der Gemeinde des Standorts der Apotheke ein Arzt seinen Berufssitz hat u. ein Bedarf besteht. Persönliche Voraussetzungen zur Erlangung einer Konzession sind u.a. Pharmaziestudium, 5-jährige fachliche Tätigkeit in öffentlicher Apotheke od. Anstaltsapotheke, Verläßlichkeit, ausgezeichnete Kenntnisse der deutschen Sprache. Vor der Konzessionserteilung (od. ihrer Verweigerung) sind die Gemeinden des Einzugsgebiets, die Apothekerkammer u. die Ärztekammer zu hören. Einzelheiten des Betriebs der Apotheken regelt die Apothekenbetriebsordnung*. Die Festsetzung von Höchstpreisen von Arzneimitteln sowie von Preisnachlässen gegenüber Gebietskörperschaften, öffentlichen Krankenanstalten u. den Sozialversicherungsträgern (Krankenkassen) regelt die, wiederholt geänderte, Arzneitaxverordnung* 1962 (s. Arzneitaxe).

**Schweiz:** Das Apothekenwesen ist grundsätzlich kantonal geregelt. Allgemein ist als fachliche Voraussetzung zur Berufsausübung jedoch der Besitz des eidgenössischen Fähigkeitsnachweises.

**Apothekenhelfer(in):** in der **Bundesrepublik Deutschland** bis 1993 Ausbildungsberuf, dessen Ursprung im Mangel an pharmazeutischem Personal* während des 1. Weltkrieges liegt u. der 1940 durch einen Runderlaß des Reichsministers des Inneren erstmals auf eine rechtliche Grundlage gestellt wurde. Durch die VO über die Berufsausbildung zum Pharmazeutisch-kaufmännisch Angestellten* vom 3.3.1993 wurde die Verordnung über die Berufsausbildung zum Apothekenhelfer vom 28.11.1972 abgelöst. Dem Apothekenhelfer (ebenso d. PKA) obliegen unterstützende Tätigkeiten f. das pharmazeutische Personal* im Rahmen der Apothekenbetriebsordnung* (Handreichung an Personen, die mit der Herst., Prüfung u. Abgabe von Arzneimitteln beschäftigt sind, einfache mechanische Arbeiten bei der Herst. v. Zubereitungen indifferenter Art in der Defektur außerhalb der Offizin, z.B. das Mischen von bereits eingewogenem Tee), das Ausführen von Bestellungen, die Annahme u. das Auspacken von Arzneimittelsendungen, das Auszeichnen u. Einordnen von Spezialitäten u. sonstigen Fertigwaren der Apotheke, das Abfüllen u. Abpacken von Handverkaufsartikeln u. Eigenerzeugnissen, soweit es sich um indifferente Mittel handelt, sowie das Verpacken von Waren, die zum Versand bereit gestellt sind. Während der Berufsausbildung mußten mindestens Kenntnisse über den Apothekenbetrieb (Betriebskunde), über die Grundlagen der Berufsausbildung (Berufskunde), über Arzneimittel in Grundzügen u. über sonstige apothekenübliche Waren, in kaufmännischen Arbeiten, in der werbenden Gestaltung sowie über Arbeitsschutz u. Unfallverhütung erworben werden. Die Ausbildung dauerte 2 Jahre u. wurde mit einer Prüfung, über die ein Zeugnis erteilt wurde, abgeschlossen (s.a. Apothekerkammer). **Österreich:** s. Pharmazeutisch-kaufmännischer Assistent.

**Apothekenmonopol:** § 43 Abs. 1 AMG schreibt vor, daß Arzneimittel, die nicht für den Verkehr außerhalb v. Apotheken freigegeben sind (s. freiverkäufl. Arzneimittel) im Einzelhandel nur in Apotheken in Verkehr gebracht werden dürfen, damit im Interesse von Leben u. Gesundheit Kontrolle, Beratung u. Schutz vor Arzneimittelmißbrauch durch den Arzneimittelfachmann gewährleistet sind (s.a. Apothekenpflicht).

**Apothekenmuseum:** s. Deutsches Apothekenmuseum.

**Apothekenpersonal:** alle in einer Apotheke beschäftigten Personen. Dabei unterscheidet man das pharmazeutische Personal* u. das nichtpharmazeutische Personal (§ 3 ApBetrO). Pharmazeutisches Personal: Apotheker*, pharmazeutisch-technische Assistenten* (PTA), Personen, die sich in der Ausbildung zum Apotheker od. zum PTA befinden, Apothekerassistenten*, ferner Pharmazieingenieure, Apothekenassistenten, pharmazeutische Assistenten (Berufe d. ehem. DDR). Nichtpharmazeutisches Personal: Apothekenhelfer(innen)*, Pharmazeutisch-kaufmännische Angestellte* (PKA), Laboranten, Pharmakanten*, Büro- u. Reinigungspersonal.

**Apothekenpflicht:** im Arzneimittelgesetz* (§ 43 AMG) verankerte Regelung, wonach Arzneimittel* grundsätzlich nur in Apotheken vorrätig gehalten, feilgehalten u. abgegeben werden dürfen (sog. Apothekenmonopol*). Das Gesetz bestimmt Ausnahmen (§ 43 – § 46 AMG), so das Inverkehrbringen von Arzneimitteln durch Tierärzte (s. tierärztliche Hausapotheke) u. den Verkauf von Arzneimitteln, die von pharmazeutischen Unternehmen ausschließlich zu anderen Zwecken als zur Beseitigung od. Linderung von Krankheiten, Leiden, Körperschäden od. krankhaften Beschwerden zu dienen bestimmt sind (z.B. Vorbeugemittel, Tonika*). Für den Verkehr außerhalb der Apotheken sind ferner freigegeben natürliche Heilwässer sowie deren Salze, auch als Tabletten od. Pastillen, künstliche Heilwässer sowie deren Salze, auch als Tabletten od. Pastillen, jedoch nur, wenn sie in ihrer Zstzg. natürlichen Heilwässern entsprechen, Heilerde, Bademoore u. andere Peloide*, Zuber. zur Herst. v. Bädern, Seifen zum äußeren Gebrauch, mit ihren verkehrsüblichen deutschen Namen bezeichnete Pflanzen u. Pflanzenteile, auch zerkleinert, Mischungen aus ganzen od. geschnittenen Pflanzen od. Pflanzenteilen als Fertigarzneimittel, Destillate aus Pflanzen u. Pflanzenteilen, Preßsäfte aus frischen Pflanzen u. Pflanzenteilen, sofern sie ohne Lösungsmittel mit Ausnahme von Wasser hergestellt sind, ausschließlich od. überwiegend zum äußeren Gebrauch bestimmte Desinfektionsmittel sowie Mund- u. Rachendesinfektionsmittel. Diese f. den Verkehr außerhalb der Apotheken zugelassenen Arzneimittel werden als apothekenfreie od. freiverkäufliche Arzneimittel bezeichnet. Der Einzelhandel mit freiverkäuflichen Arzneimittel darf nach § 50 AMG nur betrieben werden, wenn der Unternehmer die erforderliche Sachkenntnis besitzt. § 45 AMG ermächtigt zu weiteren Ausnahmen von der Apothekenpflicht, § 46 AMG dagegen zur Ausweitung der Apothekenpflicht. Die Verordnung über apothekenpflichtige u. freiverkäufliche Arzneimittel* legt ergänzend entsprechend §§ 45, 46 AMG im 1. Abschnitt fest, welche Mittel aus der Apothekenpflicht freigegeben werden u. im 2. Abschnitt, welche Mittel in die Apothekenpflicht einbezogen werden. Arzneimittel, die der A. unterliegen, dürfen nach § 17 ApBetrO nicht im Wege d. Selbstbedienung i.d. Verkehr gebracht werden. **Österreich:** ähnl. geregelt; außerhalb von Apotheken dürfen nur jene Arzneimittel abgegeben werden, die in der Abgrenzungsverordnung von 1989 i.d.F. 1995 genannt sind.

**Apothekenübliche Waren:** gem. § 25 ApBetrO dürfen neben Arzneimitteln in der Apotheke nur in den Verkehr gebracht werden Verbandmittel, Mittel u. Gegenstände zur Kranken- u. Säuglingspflege, ärztliche, zahnärztliche u. tierärztliche Instrumente, Mittel u. Gegenstände der Hygiene u. Körperpflege, diätetische Lebensmittel u. die in der Diätverordnung* genannten Lebensmittel des allgemeinen Verzehrs, Fruchtnektare, Fruchtsäfte, Gemüsesäfte, Gewürze, Honig, Hustenbonbons, Mineralwässer, Quellwässer, Tafelwässer, Spezialnahrung f. Hochleistungssportler, Stoffe u. Zubereitungen zur Nahrungsergänzung sowie Tee u. teeähnliche Erzeugnisse, soweit diese nicht überwiegend dazu bestimmt sind, zum Genuß verzehrt zu werden, Prüfmittel, Chemikalien, Reagenzien u. Laboratoriumsbedarf, Schädlingsbekämpfungs- u. Pflanzenschutzmittel, Mittel zur Aufzucht von Tieren, Raucherentwöhnungsmittel sowie Bücher, Zeitschriften u.a. Informationsträger, soweit sie d. Information u. Beratung über Arzneimittel dienen.

**Apothekenurteil:** das sog. A. des Bundesverfassungsgerichts vom 11.6.1958 erklärte Artikel 3 Abs. 1 des bayerischen Gesetzes über das Apothekenwesen, wonach die Betriebserlaubnis f. eine neu zu errichtende Apotheke nur erteilt werden durfte, wenn die Errichtung der Apotheke zur Sicherung der Arzneimittelversorgung im öffentlichen Interesse lag u. anzunehmen war, daß einerseits ihre wirtschaftliche Grundlage gesichert sei, andererseits sie die wirtschaftliche Grundlage der benachbarten Apotheken nicht in einer die Voraussetzungen f. den ordnungsmäßigen Apothekenbetrieb nicht mehr gewährleistenden Weise beeinträchtigen werde, f. nichtig. Tragender Grund der Entscheidung ist die Auffassung, daß jene Regelung eine sog. objektive Zulassungsvoraussetzung sei, die sich mit der durch Art. 12 des Grundgesetzes verbürgten Freiheit der Berufswahl nicht vereinbaren lasse. Die Entscheidung proklamiert prakt. die unbeschränkte Niederlassungsfreiheit* f. Apotheker, eine der größten Umwälzungen in der deutschen Apothekengeschichte. Das Apothekengesetz* der Bundesrepublik Deutschland basiert bereits auf diesem Grundsatz.

**Apothekenwesen:** Das öffentliche Recht der Apotheken, wie es sich bis zum Gesetz über das Apothekenwesen vom 20.8.1960 in der Bundesrepublik Deutschland (s. Apothekengesetz) u. bis zum Gesetz betreffend die Regelung des Apothekenwesens vom 18.12.1906 in Österreich (s. Apothekengesetz) entwickelt hat.

**Gesch.:** In der Antike, vielerorts noch bis in die Neuzeit, war die Tätigkeit von Arzt u. Apotheker in einer Person vereinigt. Ein Beispiel dafür ist der römisch-hellenistische Arzt Galen*, der die nach ihm benannten „Galenika" (Galenische Mittel*) selbst herstellte. Die erste öffentliche Apotheke wurde Ende des 8. Jahrhunderts unter dem Kalifen Almansor (Al-Mansur) in Bagdad gegründet. Als erste amtliche Regelung des Apothekenwesens auf europäischem Boden ist die Ärzte- u. Apothekerordnung der südfranz. Stadt Arles zu betrachten („Statuta sive Leges Municipales Arelatis", ca. 1170). Dieser Erlaß trennte bereits die Medizin von der Pharmazie. Er schrieb den Apothekern einen Diensteid vor u. verbot den Ärzten das Betreiben von eigenen Apotheken. Zugleich setzte er Strafbestimmungen f. Apotheker u. Ärzte fest. Diese „Leges Arelatis" sind offensichtlich auch die Grundlage f. die Medizinalordnung des Kaisers Friedrich II. (1240), in der erstmalig eine Erlaubniserteilung (Konzession) durch den Landesherrn festgesetzt wird. In den nachfolgenden Jahrhunderten werden Einrichtung, Betrieb, Ausbildung u. Befugnisse des Apothekers sowie Preise der Arzneimittel u. Vorschriften der Arzneimittelherstellung durch einzelne Erlässe der Städte u. später der Länder geregelt, z.B. die Medizinalordnung des Kaisers Karl IV., die „Breslauer Handschrift" 1351, die „Apothekerordnung des Rats der Reichsstadt" 1397, die „Baseler Apothekerordnung" 1423 u. die „Churfürstlich Brandenburgische Medicinal-Ordnung u. Taxa" von 1693, die dadurch besonders interessant ist, daß die darin erlassenen Vorschriften über Aufbewahrung usw. von Giften (Giftschein) z. T. noch heute gültig sind, s.a. Arzneibücher (Geschichte) u. Arzneitaxe. Die gewerblich-rechtlichen Betriebsformen (Apothekenbetriebsrecht) entwickelten sich unterschiedlich. In den deutschen Territorialstaaten waren bis zum Ende des 18. Jahrhunderts die Errichtung u. der Betrieb von Apotheken an fürstliche Privilegien, mitunter auch an solche von Städten, gebunden. Es waren veräußerliche u. vererbliche Realrechte. Sie unterschieden sich in subjektiv-persönliche Rechte u. (an bestimmte Grundstücke gebundene) subjektiv-dingliche Rechte, die im Grundbuch entweder auf dem Blatt des betrieblichen Grundbuches od. auf einem besonderen Blatt eingetragen sein konnten. Exklusivprivilegien berechtigten zur alleinigen Ausübung des Gewerbes in einem bestimmten Bezirk (sog. Bannrecht); sie sicherten dem Inhaber eines solchen Privilegs eine Entschädigung, wenn in dem betreffenden Gebiet eine weitere Apotheke errichtet wurde. Privilegien werden (seit 1810) nicht mehr verliehen. In den vorübergehend franz. beherrschten preußischen Gebietsteilen waren die Privilegien schon vor 1814 abgeschafft u. durch die Personalkonzession ersetzt worden; den besetzten linksrheinischen Gebieten hatte die franz. Herrschaft sogar die völlige Niederlassungsfreiheit gebracht. Die Apotheken dieser Gebiete wurden entsprechend den durch das Gewerbeedikt vor 1810 eingeführten Konzessionen einer in bezug auf Veräußerlichkeit u. Vererblichkeit der Privilegien ähnlichen Rechtsform unterstellt; der Konzessionsinhaber präsentierte als Nachfolger entweder den Apotheker, der f. diese Präsentation zahlte (Veräußerlichkeit), od. Sohn bzw. Tochter (Vererblichkeit). Diese Art des Apothekenbetriebsrechts wird als Realkonzession bezeichnet; doch handelt es sich in Wirklichkeit um eine Personalkonzession mit Präsentationsrecht, wobei der als Nachfolger „präsentierte“ Apotheker die beruflichen Voraussetzungen erfüllen mußte, von denen der Staat seine Bestätigung abhängig machte. Man unterschied (in Österreich noch bis 1995) zwischen radizierten Realapotheken, bei denen die Befugnis zur Ausübung des Gewerbes mit dem Eigentum an einem Grundstück verbunden ist, u. verkäuflichen, nicht radizierten Realapotheken, deren Besitzer nicht Eigentümer der Liegenschaft zu sein braucht, ähnl. den subjektiv-dinglichen u. subjektiv-persönlichen Privilegien. Im weiteren Verlauf des 19. Jahrhunderts entwickelte sich in vielen deutschen Ländern die Realkonzession zur reinen Personalkonzession, in Hessen schon seit 1827, wo später, 1885, auch die „Gemeindeapotheke“ geschaffen wurde. Das ist die Möglichkeit, Apothekenkonzessionen an Gemeinden u. Kreise zu verleihen, die ihrerseits die Apotheke unter den der Erteilung einer Personalkonzession ähnlichen Bedingungen zu verpachten hatten. Im Prinzip ist das ähnl. den Notapotheken* nach § 17 des Apothekengesetzes von 1960. In Württemberg gilt das seit 1843, in Baden seit 1863, in Bayern durch das Gesetz über das Gewerbewesen von 1868, das die Apotheken unverkäuflich machte, in Preußen durch eine Kabinettsordre von 1894. In Österreich führte das Apothekengesetz* von 1906 die konzessionierte, an eine bestimmte physische Person gebundene Apotheke ein, ließ die Rechte bereits gegründeter Realapotheken jedoch fortbestehen. Nach dem zweiten Weltkrieg wurde in den von der amerikanischen Armee besetzten Ländern (Bayern, Bremen, Hessen, Württemberg-Baden) 1949 die unbeschränkte Niederlassungsfreiheit eingeführt, indem jeder qualifizierte Apotheker eine Lizenz genannte Berechtigung zum Betrieb einer Apotheke beantragen konnte, darüber hinaus aber auch unter Beibehaltung des sog. Witwenrechts einheitlich die Vererblichkeit u. Veräußerlichkeit der Apotheken festgelegt. Das Gesetz über die vorläufige Regelung der Errichtung einer Apotheke von 1953 kehrte zu dem am 1.10.1945 geltenden Recht zurück. Es wurde 1956 vom Bundesverfassungsgericht aufgehoben. Dem folgte das Urteil des Bundesverwaltungsgerichts zur Niederlassungsfreiheit*, dann das Apothekenurteil* des Bundesverfassungsgerichts u. schließlich das Apothekengesetz*.

**Apotheker:** Die Berufsbezeichnung Apotheker darf nur führen, wer als Apotheker approbiert (s. Approbation) od. nach § 2 BApO* zur vorübergehenden Ausübung d. Apothekerberufes befugt ist. Die Approbationsordnung (AAppO) vom 19.7.1989 i.d.F. vom 19.6.1991, erlassen aufgrund § 5 Bundes-Apothekerordnung*, legt f. die pharmazeutische Ausbildung nach bestandener Reifeprüfung ein Studium (Pharmaziestudium*) von 4 Jahren an einer Universität, eine Famulatur von 8 Wochen, eine einjähr. prakt. Ausbildung u. die Pharmazeutische Prüfung fest. Die Pharmazeutische Prüfung ist in 3 Prüfungsabschnitte gegliedert, wobei der Erste Abschnitt nach mind. 2 Jahren, der Zweite Abschnitt nach mind. 4 Jahren Studium u. der Dritte Abschnitt nach d. prakt. Ausbildung abzulegen ist.

Das Berufsbild des Apothekers umreißt die Bundes-Apothekerordnung*, die ihn als Teil des Gesundheitswesens* etabliert. Die Berufsausübung regeln das Apothekengesetz* u. die Apothekenbetriebsordnung*. Danach sind die Aufgaben des Apothekers u.a. die Entwicklung, Prüfung, Herst. u. Abgabe von Arzneimitteln sowie die Information u. Beratung über Arzneimittel. Die Berufsinteressen der A. vertreten die Apothekerkammern* u. die Apothekervereine*, die in der ABDA* zusammengeschlossen sind.

Auf dem Gebiet der ehemaligen **Deutschen Demokratischen Republik** besteht bis Ende 1992 die Ausbildung nach bestandener Reifeprüfung in einem 8semestrigen Hochschulstudium mit Praktika während der Semesterferien. Ab 1993 wird hier die Approbationsordnung f. A. der BRD (s.o.) gelten.

**Österreich:** Die Ausbildung zum A. erfordert nach der Matura ein 10semestriges Universitätsstudium mit 2 Diplomprüfungen (jeweils aus mehreren Prüfungsteilen bestehend), die Abfassung einer Diplomarbeit u. das Diplom als Magister der Pharmazie (Mag. pharm., Magister pharmaciae) sowie, daran anschließend, 1 Jahr Tätigkeit als Aspirant in einer öffentlichen Apotheke od. Anstaltsapotheke mit abschließender Staatsprüfung zum Apothekerberuf. (Studienordnung f. die Studienrichtung Pharmazie BGBl. Nr. 773/1990 i.d.F. BGBl Nr. 87/1993 Pharmazeutische Fachkräfteverordnung*.)

**Schweiz:** Die Ausbildung beginnt nach dem Erhalt des Reifezeugnisses mit einem einjährigen naturwissenschaftlichen Studium, das mit einer naturwissenschaftlichen Prüfung abschließt. Es folgt ein einjähriges pharmazeutisches Grundstudium, welches mit der pharmazeutischen Grundfächerprüfung abschließt. Diese ist Voraussetzung f. die Aufnahme einer einjährigen Praktikantentätigkeit in einer Apotheke, die mit einer Assistentenprüfung endet. Daran schließt sich ein zweijähriges Fachstudium an. Abschluß ist eine Fachprüfung mit der Erteilung des Apothekerdiploms, das in der ganzen Schweiz anerkannt ist. (Verordnung über die Apothekerprüfungen vom 16.4.1980, BBl. 1980, II, 649, gestützt auf

Art. 6 des Bundesgesetzes vom 19.12.1877 betreffend die Freizügigkeit des Medizinalpersonals in der Schweizerischen Eidgenossenschaft).

**Gesch.:** Der Apothekerberuf entwickelte sich aus der fortschreitenden Spezialisierung ehemaliger Verwalter klösterlicher Arzneimittelmagazine, Ärzte u. anderer Kräuterkundigen auf die Herst. u. den Verkauf von Arzneimitteln. Das Aufblühen der Städte mit zunehmender handwerklicher Arbeitsteilung begünstigte die Entstehung des besonderen Berufes. Da die Arzneien auf der Grundlage praktischer Erkenntnisse u. Erfahrungen hergestellt wurden, zählte er zunächst zum Handwerk, dies umso mehr, als die A. neben Salben u. Pillen Süßwaren herstellten u. Nahrungsmittel konservierten. Steigendes Erfahrungswissen bei der Herst. der Arzneien ließ die Kunst der A. im Laufe der Zeit zu einem eigenen Fachgebiet zwischen Chemie u. Medizin werden, der Pharmazie. Mit der Akademisierung wuchs das Ansehen der A. Das Verständnis ihrer Tätigkeit als handwerklich trat mehr u. mehr zurück; schon im 16. Jahrhundert löste sich der Berufsstand vom Handwerk; s.a. Apothekenwesen, Entwicklung; vgl. Apotheke.

**Apothekerassistent(in):** Bundesrepublik Deutschland: Syn. Vorexaminierte(r); Person, d. die pharmazeutische Vorprüfung gemäß der Prüfungsordnung vom 8.12.1934 bis einschließlich 31.10.1974 abgelegt hat. Der A. ist befugt, alle pharmazeutischen Tätigkeiten nach Maßgabe der ApBetrO in der Apotheke unter der Verantwortung eines Apothekers auszuüben. Nach § 2 Abs. 6 ApBetrO kann der A. ausnahmsweise f. einen Zeitraum von längstens 4 Wochen im Jahr einen Apothekenleiter vertreten. Des weiteren besitzt der Apothekerassistent die Sachkenntnis nach § 75 AMG, die Tätigkeit als Pharmaberater auszuüben. Seit Erlassung der Approbationsordnung f. Apotheker von 1971 ist es nicht mehr möglich, den Beruf des A. zu ergreifen. **Schweiz:** Die Assistentenprüfung berechtigt aufgrund der Verordnung über die Apothekerprüfungen vom 16.4.1980 (s. Apotheker) zur Tätigkeit als Assistent in einer öffentlichen Apotheke od. Spitalsapotheke.

**Apothekergewicht:** Medizinalgewicht; früher Gewichtsordnung f. Arzneimittel, die von einer Stadt od. vom Staat vorgeschrieben war. In Nürnberg 1555 geschaffen, in Preußen 1816 durch ein eigenes Apothekergewicht abgelöst. Es bestand aus dem Medizinalpfund (libra, Abk. lb, in Preußen 350.78 g, in anderen Ländern bis 420 g) u. war in 12 Unzen zu je 8 Drachmen zu je 3 Skrupel zu je 20 Gran unterteilt; s.a. Apothecaries-System. Nach Aufnahme des Dezimalgewichtssystems in die Pharmacopoea Germanica (s. Arzneibücher, Geschichte), verschwand das Apothekergewicht sehr bald. Grundlage f. das Meß- u. Eichwesen heute ist das Eichgesetz*.

**Apothekerkammern:** in der Bundesrepublik Deutschland: Landesapothekerkammern (LAK). Aufgrund der Landesgesetze über die öffentliche Berufsvertretung, die Berufspflichten, die Weiterbildung u. die Berufsgerichtsbarkeit der Ärzte, Zahnärzte, Tierärzte, Apotheker u. Dentisten (Kammergesetze, Heilberufsgesetze; Fundstellen: neben den Gesetzen der Länder v.a. die Landesausgaben der Apothekenvorschriften u. das Apothekenjahrbuch) neben den Ärztekammern, Zahnärztekammern u. den Tierärztekammern errichtete, mit Rechtsetzungs- u. Aufsichtsfunktionen über ihre Mitglieder ausgestattete Körperschaften des öffentlichen Rechts. Die A. fördern u. vertreten die Berufsinteressen ihrer Mitglieder. Dazu gehören die Beratung in sämtlichen Fragen, die die Führung einer Apotheke od. sonst die Ausübung des Apothekerberufs, aber auch die Tätigkeiten des übrigen Apothekenpersonals* betreffen, sowie die Fortbildung* des gesamten Apothekenpersonals u. die Überwachung der Ausbildung der Apothekenhelfer* u. PKA* nebst Abnahme ihrer Prüfungen. Auch d. Durchführung d. Weiterbildung* fällt in die Zuständigkeit der A. u. wird durch Weiterbildungsordnungen geregelt. Ferner ist die Aufgabe der A. die Unterstützung des öffentlichen Gesundheitsdienstes, namentlich durch Fachgutachten u. Stellungnahmen. Die Rechte u. Pflichten der Kammern u. ihrer Mitglieder sind in den Satzungen geregelt. Sie werden von der f. jeweils 4 Jahre durch die wahlberechtigten Kammermitglieder gewählten Vertreterversammlung beschlossen, die auch den Vorstand, den Präsidenten, dessen Stellvertreter sowie sämtliche Ausschüsse bestimmt u. den jährlichen Kammeretat kontrolliert. Die Landesapothekerkammern verfügen über **Wohlfahrtseinrichtungen**, zu denen die Unterstützungskasse*, die Familien- u. Gehaltsausgleichskasse* u. das Versorgungswerk* gehören. Die A. unterstehen der staatlichen Aufsicht durch das jeweils zuständige Landesministerium (s.a. Gesundheitswesen). Der rechtlichen Stellung der A. als Körperschaften des öffentlichen Rechts entspricht die Pflichtmitgliedschaft u. Meldepflicht f. alle approbierten (s.a. Approbation) Apotheker sowie f. Ausländer, die die Erlaubnis zur Ausübung des Apothekerberufes besitzen. Zuständig ist die Apothekerkammer des jeweiligen Bundeslandes, in der der Apothekerberuf ausgeübt wird, od., falls der Beruf nicht ausgeübt wird, in der der Apotheker seinen Wohnsitz hat. Die siebzehn A. der Länder (Nordrhein-Westfalen hat aus traditionellen Gründen 2 Apothekerkammern) sind in der Bundesapothekerkammer* (BAK) zusammengeschlossen. BAK u. DAV (Deutscher Apothekerverein, s. Apothekervereine) bilden die Bundesvereinigung Deutscher Apothekerverbände (ABDA*).

**Österreich:** Die Österreichische Apothekerkammer hat ihren Sitz in Wien, in den einzelnen Bundesländern fungieren jeweils Landesgeschäftsstellen. Rechtsgrundlage: Bundesgesetz vom 18.6.1947, BGBl. Nr. 152, betreffend die Errichtung einer Apothekerkammer, u.a. i.d.F. der Bundesgesetze BGBl. Nr. 173/1957, BGBl. Nr. 564/1981 u. BGBl. Nr. 54/1989. Die Kammer ist in die Abteilung der selbständigen u. die der angestellten Apotheker gegliedert. Ansonsten ähnliche Aufgaben sowie Rechte u. Pflichten der Mitglieder (Zwangsmitgliedschaft f. selbständige u. angestellte Apotheker) wie in der Bundesrepublik Deutschland.

**Apothekerordnung:** s. Bundesapothekerordnung.

**Apothekerprimel:** Primula veris*.

**Apothekerprüfungen:** s. Apotheker.

**Apothekerrinde(n):** s. Cinchona pubescens.

**Apothekertage, Deutsche:** s. Deutsche Apothekertage.

**Apothekerverband, Österreichischer:** Interessenvertretung nach dem Vereinsgesetz der selbständigen Apotheker in Österreich. Die Interessenvertretung der angestellten österreichischen Apotheker ist der „Pharmazeutischer

Reichsverband f. Österreich". Beide Vereinigungen sind kollektivvertragsfähig.

**Apothekervereine:** in Deutschland u.a. der 1821 gegründete „Deutsche Apotheker-Verein", der 1864 gegründete „Verband Deutscher Apotheker" u. die 1890 gegründete „Deutsche Pharmazeutische Gesellschaft"*. Die beiden ersteren wurden 1935 aufgelöst u. in die „Deutsche Apothekerschaft" überführt. Nach 1945 entstanden die Landesapothekervereine (LAV) als Zusammenschluß von Apothekern in den einzelnen Bundesländern auf freiwilliger Basis neben der Pflichtmitgliedschaft in den Apothekerkammern*. Die Rechtsform richtet sich nach allgemeinem Vereinsrecht. Die A. dienen der wirtschaftlichen Förderung ihrer Mitglieder, so durch den Abschluß von Arzneilieferverträgen mit den Krankenkassen, aber auch durch Öffentlichkeitsarbeit, Schaufensterdekorationsdienste u. regelmäßige Fortbildungsveranstaltungen. Letztere behandeln alle Fragen, die sich bei der betriebswirtschaftlichen Leitung einer Apotheke stellen. Mitglieder der A. d. Länder sind daher in erster Linie Apothekenleiter. Die A. sind im Deutschen Apotheker-Verein (DAV) zusammengeschlossen. Er vertritt die Interessen seiner Mitglieder auf Bundesebene. Dazu führt er jährlich eine große Wirtschaftstagung durch (Baden-Baden). Der DAV ist Inhaber des „Apotheken-A", einem beim Patentamt eingetragenen Verbandszeichen. DAV u. Bundesapothekerkammer bilden die Bundesvereinigung Deutscher Apothekerverbände – ABDA*. In Österreich bestehen der 1861 gegründete „Österreichische Apothekerverband"* u. der 1891 gegründete „Pharmazeutische Reichsverband f. Österreich"*. In der Schweiz gibt es neben dem 1843 gegründeten „Schweizerischen Apothekerverein" weitere wissenschaftliche „Pharmazeutische Gesellschaften", z.B. in Basel seit 1921, in Zürich seit 1950.

**Apotransferrin:** s. Siderophiline.

**Appendicitis:** Wurmfortsatzentzündung (sog. Blinddarmentzündung).

**Appetitzügler:** *syn.* Anorektika, Abmagerungsmittel; Pharmaka, die zu einer Verminderung des Appetits u. damit der Nahrungsaufnahme u. in weiterer Folge zu einer Gewichtsabnahme von übergewichtigen Personen führen sollen. Meist von einer Phenylpropylaminstruktur (z.B. Amphetamin*, Amfetaminil, Methamphetamin, Fenetyllin, Fenfluramin, Phenmetrazin) od. Phenylpropanolaminstruktur (z.B. Levopropylhexedrin*) abgeleitete Substanzen, denen eine direkte Wirk. auf das wahrscheinlich im Hypothalamus gelegene Appetitregulierungszentrum zugesprochen wird. Aufgrund der Gefahr der Entwicklung einer Abhängigkeit u. der raschen Abnahme der Wirk. dürfen A. nur in Ausnahmefällen zur Unterstützung von diätetischen u. psychotherapeutischen Maßnahmen max. 3 Monate lang eingesetzt werden. Klin. werden häufiger Thyreoidea-Präparate verwendet. **Nebenw.:** Unruhe, Schlaflosigkeit; Gefahr der Abhängigkeit.

**Applikation:** Anwendung; Verabreichung von Arzneimitteln.

**Applizieren:** (Arzneimittel) verabreichen.

**Approbation:** die staatliche Zulassung als Arzt, Tierarzt, Zahnarzt, Apotheker*. Die A. als Apotheker berechtigt zu Führung d. Berufsbezeichnung „Apotheker".

**Approbationsordnung für Apotheker: AAppO**, s. Apotheker.

**Approximation:** (*lat.* approximare sich nähern) *math.* angenäherte Darstellung (Bestimmung) einer Funktion od. einer Größe.

**Apraclonidin** INN: 2-[4-Amino-2,6-dichlorphenyl)imino]imidazolidin, Iopidine®; CAS-Nr.

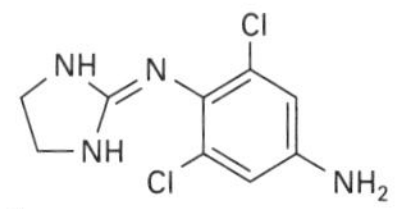

Apraclonidin

66711-21-5; $C_9H_{10}Cl_2N_4$, $M_r$ 245.11. Schmp. über 230°C. **Wirk.** u. **Anw.:** $\alpha_2$-Sympathomimetikum, Glaukomtherapeutikum zur Senkung des Augeninnendruckes bei chronischem Glaukom; max. Wirkung nach 3-5 h, Wirkdauer ca. 12 h. **Nebenw.:** Augenirritationen, Mundtrockenheit, Kopfschmerz, Ödeme, Schwindel, Depressionen, Bradykardie. Kondraind.: schwere Herz-Kreislauf-Erkrankungen, glz. Gabe von MAO-Hemmern, Sympathomimetika, tricyclische Antidepressiva, Anw. bei Kindern unter 12 Jahren. **Übl. Dos.:** Topikal: 3mal 1-2 Tr. einer 0.5%igen Lsg. in den Bindehautsack.

**Apraclonidinhydrochlorid:** CAS-Nr. 73218-79-8; $C_9H_{10}Cl_2N_4 \cdot HCl$, $M_r$ 281.57. Weißes, krist. Pulver. lösl. 1:34 in Wasser, 1:13 in Methanol, 1:74 in Ethanol, prakt. unlösl. in Chloroform, Ethylacetat u. Hexan, eine 1%ige wäßrige Lsg. hat ein pH-Wert von 5.0 bis 6.6.

**Aprical®:** s. Nifedipin.

**Aprikose:** Prunus armeniaca*.

**Aprindin** INN: N-(3-Diethylaminopropyl)-N-phenyl-2-indanamin, Amidonal®; CAS-Nr. 37640-71-4; $C_{22}H_{30}N_2$, $M_r$ 322.49. **Anw.:** Antiar-

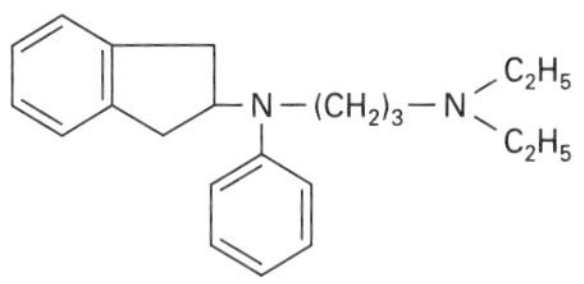

Aprindin

rhythmikum*; zur Langzeittherapie von Kammerrhythmusstörungen; auch lokalanästhetisch wirkend. HWZ 20 bis 30 h. **Übl. Dos.:** Oral: 1mal morgens 0.05 g, bei höheren Dosen EKG erforderlich. Parenteral: i.v. 0.2 g in großem Volumen (mind. 10fach verdünnt) nur unter klinischer Kontrolle. **Nebenw.** (durch Kumulation toxisch): gastrointestinale Störungen, Leberschäden, Agranulozytose, ZNS: Tremor, Schwindel, Sehstörungen; Wechselw.: mit Lokalanästhetika tonisch-klonische Krämpfe, Atemdepression. Gebräuchl. ist auch Aprindinhydrochlorid.

**Aprobarbital** INN: 5-Allyl-5-isopropylbarbitursäure, Allylpropymalum; CAS-Nr. 77-02-1; $C_{10}H_{14}N_2O_3$, $M_r$ 210.23. **Strukturformel** s. Barbiturate. Schmp. 140-141.5°C; polymorph. $pK_s$ 7.54. Fast unlösl. in Wasser, Petrolether, aliphatischen Kohlenwasserstoffen; lösl. in Ethanol, Chloroform, Ether, Aceton, Benzol, Eisessig u. Alkalihydroxid-Lösungen. **Off.:** DAC86. **Anw.:** Hypnotikum, Sedativum. **Übl. Dos.:** Oral: 2- bis

3mal 0.1 g. MED 0.3 g, MTD 0.6 g. Gebräuchl. ist auch Aprobarbital-Natrium; s.a. Barbiturate*.

**Aprotinin** INN: Aprotininum Ph.Eur.3, Trasylol®; CAS-Nr. 9087-70-1; $C_{284}H_{440}N_{86}O_{77}S_7$, $M_r$ 6511.47. Kallikrein-Inaktivator, der auch Plasmin, Trypsin, Chymotrypsin u. verschiedene intrazelluläre Proteasen inaktiviert; einkettiges Polypeptid aus 58 Aminosäureresten; isoelektrischer Punkt pH 10.5; stabil in neutralem u. saurem Medium, bei pH über 12 instabil. Fast weißes Pulver, hygr.; lösl. in Wasser, prakt. unlösl. in organischen Lösungsmitteln. Aprotinin-Aktivität mind. 3.0 Ph.Eur.-E./mg. Gew.: durch Extraktion aus Geweben von Rindern (aus Ländern stammend, in denen BSE* noch nicht nachgewiesen wurde, u. die nicht mit Proteinen von Wiederkäuern gefüttert wurden), anschließend Reinigung (z.B. durch Gelfiltration). **Anw.:** Proteinasen-Inhibitor, Fibrinolyse-Inhibitor*. Ind.: bei akuter Pankreatitis ebenso umstritten wie bei Blutungen aufgrund gesteigerter Hyperfibrinolyse; Prophylaxe u. Ther. von Schockzuständen (Hemmwirkung auf Kallikrein u. Kinine). **Nebenw.:** Übelkeit, Erbrechen, Durchfall, Muskelschmerzen, allergische Reaktionen. HWZ 1 bis 2 h. **Übl. Dos.:** Parenteral: i.v. langsam 200 000 – 500 000 Kallikrein-inaktivierende Einheiten (KIE) sofort, ohne 100 000 E./min zu überschreiten. Dann 200 000 E./4 h als i.v. Infusion (akute Pankreatitis). Hämorrhagie durch Hyperfibrinolyse: Initial bis 500 000 E. dann 50 000 E./h. Parenteral: Infusion i.v. 200 000 KIE 4- bis 6stündlich.

**Konzentrierte Aprotinin-Lösung:** Aprotinini solutio concentrata Ph.Eur.3. Aprotinin-Aktivität mind. 15.0 Ph.Eur.-E./mL. Gew.: analog A.

**Aprotisch:** sind nichtwäßrige Lösungsmittel, die keine ionisierbaren Protonen im Molekül enthalten; können i.a. keine Wasserstoffbrücken bilden u. sind daher nicht in der Lage Ionen zu solvatisieren. Man unterscheidet apolare aprot. L. wie z.B. Benzol u. halogenierte Kohlenwasserstoffe die eine sehr niedrige Dielektrizitätskonstante* besitzen u. polare aprot. L. wie Dimethylformamid mit höheren Dielektrizitätskonstanten, die wegen ihrer Nukleophilie in der Lage sind v.a. Kationen zu solvatisieren.

**APSAC:** Komplex von Human-Lys-Plasminogen mit Streptokinase*, substituiert mit einer para-Anisoyl-Gruppe; Eminase®. **Wirk.** u. **Anw.:** Fibrinolytikum zur Wiedereröffnung verschlossener Koronararterien beim akuten Herzinfarkt. **Nebenw.:** Blutdruckabfall, Flush, diffuse Blutungen. **Pharmakokinetik:** die HWZ des Streptokinase-Plasminogen-Komplexes wird durch Veresterung mit Anissäure von 20 auf ca. 90 min verlängert; reichert sich vor allem in Thrombus an, deshalb prakt. nur lokal wirksam.

**Aptin®:** s. Alprenolol.

**APV:** Arbeitsgemeinschaft f. Pharmazeutische Verfahrenstechnik e.V.; 1954 (Mainz) gegründeter Verein, der sich inzwischen zu einer internationalen wissenschaftlichen Gesellschaft entwikkelt hat. Aufgabe der APV ist die Weiterbildung ihrer Mitglieder auf den Gebieten der Arzneimittelherstellung, pharm. Verfahrenstechnik u. Qualitätskontrolle. Sie ist Herausgeberin des European Journal of Pharmaceutics and Biopharmaceutics (früher: Acta Pharmaceutica Technologica) u. von Richtlinien zur Haltbarkeit u. Durchführung von Bioverfügbarkeitsstudien (APV-Richtlinien).

**Aqua:** **Wasser**, Wasserstoffoxid; $H_2O$, $M_r$ 18.016. Reines Wasser ist eine geruch- u. geschmacklose, klare, durchsichtige, in dünner Schicht farblose, in Schichten von 5 bis 8 m deutlich blaue Flüss., welche definitionsgemäß bei 0°C zu Eis erstarrt (Schmelzenthalpie 6.0131 kJ $mol^{-1}$) u. bei 100°C unter Bildung von Wasserdampf siedet (Verdampfungsenthalpie 40.67 kJ $mol^{-1}$); $n_D^{20°C}$ 1.3330; Dielektrizitätskonstante (0°C) 87.470.

Das Wasser diente wiederholt zur Definition von **Maßeinheiten**. So wurde z.B. die Masse eines Kubikzentimeters Wasser von 4°C als 1 Gramm (g), das Gewicht der so festgelegten Masseneinheit als 1 pond (p) bezeichnet u. die Wärmemenge, die erforderlich ist, um 1 g Wasser von 14.5°C auf 15.5°C zu erwärmen, diente unter dem Namen Kalorie* (cal) als Wärmeeinheit. Die Temperaturskala von A. Celsius (Celsius-Skala) gründet sich auf Schmelz- u. Siedepunkt luftgesättigten Wassers, wobei der Schmelzpunkt unter Atmosphärendruck dem Nullpunkt der Skala u. der Siedepunkt 100°C entspricht. 1 Grad Celsius (1°C) ist dementsprechend der hundertste Teil dieses Temperaturintervalls. Unter 1 Kelvin versteht man ganz analog den 273.16ten Teil der Differenz zwischen dem absoluten Nullpunkt (0 K) u. dem Tripelpunkt des reinen Wassers (273.16 K); s. Phasendiagramme (Abb. *p-T*-Zustandsdiagramm des Wassers).

Die Dampfdruckkurve des Wassers endet bei der kritischen Temp. von 647.3 K (374.1°C) u. dem kritischen Druck von 221.4 bar (218.5 at) (kritische Dichte: 0.324 $g/cm^3$), da bei höheren Temperaturen u. Drucken flüssiges u. gasförmiges Wasser identische Eigenschaften besitzen.

Wasser besteht aus 88.865 Gewichtsteilen Sauerstoff u. 11.135 Gewichtsteilen Wasserstoff. Die Dichte bei 4°C beträgt 1.0000, nimmt aber unter u. über 4°C wieder ab. Beim Übergang von dem flüssigen in den festen Zustand (Gefrieren) dehnt sich das Wasser zum Unterschied von den meisten Flüssigkeiten unter Abnahme der Dichte aus. Die Dichte des Eises bei 0°C berägt 0.9168, die des flüssigen Wassers 0.9999 $g/cm^3$, so daß 1 Raumteil flüssiges Wasser 1.0906 Raumteile Eis ergibt. Die Ausdehnung des Wassers beim Gefrieren ist darauf zurückzuführen, daß das Eis ein weitmaschiges, von Hohlräumen durchsetztes Kristallgitter bildet (gewöhnlich die β-Tridymit-Struktur, od. Wurtzit-Gitter; mind. 9 verschiedene Modifikationen sind bekannt), während bei flüssigem Wasser diese Kristallstruktur weitgehend zerstört ist. Immerhin kommen auch im flüssigen Wasser bei 0°C noch kleinere aus mehreren Molekülen bestehende kristalline Aggregate vor, deren Zusammenbrechen beim Erwärmen das weitere Anwachsen der Dichte des Wassers bei 4°C bedingt. Es bestehen mehrere Theorien über die *Struktur* des Wassers. Aus den Dipoleigenschaften ergeben sich Interaktionen der Wassermoleküle; durch Wasserstoffbrücken kommt es zur Bildung von Molekülaggregaten, wie bei der Tetrahydrol-Struktur (s. Abb.,1). Die meisten Hypothesen postulieren ein Netzwerk (s. Abb.,2) von Wassermolekülen, die durch Bereiche von monomer vorliegenden Wassermolekülen getrennt sind.

Der **Dipolcharakter** des Wassers bedingt die physikalischen u. chemischen Eigenschaften u. ist auch f. seine biologische Funktion von Bedeutung (s. Abb.,3). So interagieren Wassermoleküle mit Makromolekülen wie Proteinen u. Nucleinsäuren unter Bildung einer Wasserhülle. Die

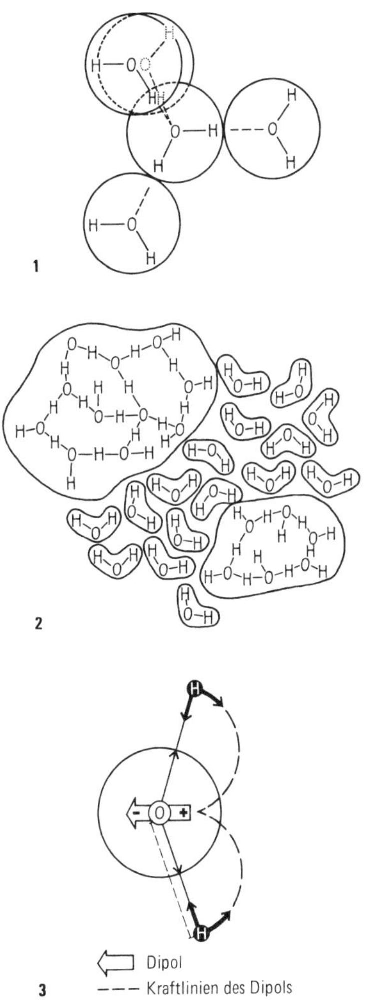


Aqua:
1: Molekülaggregation durch Wasserstoffbrücken (hier: Tetrahydrol); 2: Netzwerk aggregierter und monomerer Wassermoleküle; 3: Dipol des Wassermoleküls [20]

Aktivität von Enzymen im Zytoplasma ist stark abhängig von ihrer Hydration. Wasser löst anorganische u. organische Stoffe u. ist f. deren extra- u. interzellulären Transport verantwortlich (s. Osmose). Es ist Reaktionspartner bei enzymkatalysierten, hydrolytischen Spaltungen von Makromolekülen (Proteine, Kohlenhydrate, Fette) u. ist ein Substrat bei der Photosynthese. Nat. kommt Wasser niemals chem. rein vor; es enthält gelöste Stoffe, hauptsächl. Calcium- u. Magnesiumverbindungen, gelöste Gase (Stickstoff, Sauerstoff, Kohlendioxid) sowie ev. Verunreinigungen wie Staub, Bakterien, organische u. aufgeschwemmte Stoffe. Regenwasser ist relativ am reinsten, da es einen natürliche Destillationsprozeß durchgemacht hat. Nach dem Gehalt an Ca- u. Mg-Salzen (Calciumhydrogencarbonat*, Calciumsulfat*, Magnesiumhydrogencarbonat*) bestimmt man die **Härte** des W. Ein an Ca-Salzen reiches W. nennt man *hartes* Wasser, ein Ca-freies od. -armes W. *weiches* W. Ca- u. Mg-hydrogencarbonat, die beim Kochen des W. als Carbonate ausfallen, bilden die *vorübergehende* od. *temporäre* Härte (auch Bicarbonat-Härte). Die zurückbleibende, auf d. Gehalt von Calciumsulfat beruhende Härte, nennt man *bleibende* od. *permanente* Härte. Temporäre u. permanente Härte ergeben zus. die *Gesamthärte.* Gemessen wird diese in **Härtegraden.** 1 mmol/L bezeichnet die Härte eines Wassers, wenn in 1 L soviel mg Ionen eines Erdalkalimetalls gelöst sind, wie dessen molare Masse $M_r$ (eq), bezogen auf Äquivalente* (z.B. 0.5 $Ca^{2+}$, 0.5 $Mg^{2+}$) angibt. 1 mmol/L entspricht 2.8°d; 1 *Deutscher Härtegrad* (1°d) entspricht 10 mg CaO in 1 L Wasser od. 0.179 mmol Erdalkali-Ionen in 1 L Wasser. Der Menge von 10 mg CaO entsprechen 7.19 mg MgO od. 18.48 mg SrO od. 27.35 mg BaO. 1 *Englischer Härtegrad* (1°e) entspricht 0.143 mol/L od. 0.798°d; 1 *Französischer Härtegrad* (1°f) 0.100 mol/L od. 0.560°d.

**Aqua**
Härtegrade des Wassers

| Bereich | Bezeichnung |
|---|---|
| 0° bis 4°d | sehr weiches Wasser |
| 4° bis 8°d | weiches Wasser |
| 8° bis 12°d | mittelhartes Wasser |
| 12° bis 18°d | hartes Wasser |
| 18° bis 30°d | sehr hartes Wasser |

Ein ausgezeichnetes Merkmal f. die Reinheit des Wassers liefert die Messung der elektrischen Leitfähigkeit, die mit zunehmender Reinheit abnimmt. Vollkommen reines Wasser hat eine Leitfähigkeit von $4 \cdot 10^{-8}$ $\Omega^{-1} \cdot cm^{-1}$ (18°C). **Enthärtung des Wassers:1.** *Kalk-Soda-Verfahren:* durch Zusatz von Kalkmilch zur Ausfällung der Carbonathärte u. weiteren Zusatz von Soda zur Ausfällung der Nichtcarbonathärte (Mineralsäurehärte); **2.** *Ionenaustauscher-Verfahren:* s. Ionenaustauscher; **3.** *Destillation.* **4.** *Elektrodialyse* od. *umgekehrte Osmose:* s. reverse Osmose. **5.** *Gefrierverfahren* u. **6.** *Härtestabilisation:* durch Zusatz von Polyphosphaten. **Trinkwasser:** Aqua fontana, Aqua communis; soll ca. 600 mg Ca- u. Mg-Salze im Liter enthalten, es soll farb- u. geruchlos u. von erfrischendem Geschmack sein sowie frei von gesundheitsschädigenden organischen Bestandteilen (Bakterien, Schmarotzer, Fäulnisstoffe) u. keine schädlichen chem. Stoffe (Phenol, Blei, Arsen usw.) enthalten. **Trinkwasseraufbereitung: 1.** *Technische Verfahren:* alle Verfahren, die notwendig sind, um ein den Anforderungen gerechtes Trinkwasser zur Verfügung zu stellen, wie Entfernung von Geruchs- u. Geschmacksstoffen, Sedimentation, Flockung, Filtration u. Siebung, Belüftung, Enteisenung, Entmanganung, Enthärtung, Entsalzung, Entsauerung u.ä. **2.** *Entkeimungsverfahren:* **a)** Filtrationsverfahren: Langsamfilter, z.B. Sandfilter, die als biologische Filter wirken, keramische Filter (Filterkerzen), keramische Filter mit silberhaltigem Filtermaterial (obligodynamische Wirkung, Katedymverfahren), Anschwemmfilter (z.B. Kieselgur), Membranfilterverfahren f. kleinere Mengen. **b)** Zusatz von Chlor u. chlorhaltigen Präparaten: Zusatz von Chlor, unterchloriger Säure, Natrium- od. Calciumhypochlorit, Chlordioxid tötet Bakterien u. inaktiviert Viren; Menge an aktivem Chlor zur Abtötung von Bakterien u. Inaktivierung von Viren ist von der Einwirkzeit abhängig. **c)** Zusatz von Ozon: tötet Bakterien u. inaktiviert Viren; Menge an Ozon von der Kontaktzeit abhängig; Entfernung von Rest-Ozon notwendig. **d)** UV-Bestrahlung: nur in dünnen Schichten bei ausreichender UV-Durchdringlichkeit des Wassers (bei 254 nm) möglich.

**Aqua ad iniectabilia** Ph.Eur.3: Wasser f. Injektionszwecke, Aqua pro iniectione, Aqua ad iniectonem, Aqua bidestillata. Wasser, das zur Herst. v. Arzneizubereitungen zur parenteralen Anw. bestimmt ist. Die Herst. erfolgt durch Destillation von einwandfreiem Trinkwasser od. gereinigtem Wasser. Die mit Wasser in Berührung kommenden Teile der Apparatur bestehen aus Neutralglas, Quarz od. einem geeigneten Metall u. dürfen kein Überspritzen von Flüssigkeitstropfen od. Verunreinigungen erlauben (sonst kein pyrogenfreies Wasser). Das erste Destillat wird verworfen. A. ist, sofern es nicht sofort nach der Herst. verwendet wird, in keimdicht verschlossenen, sterilen Gefäßen aufzubewahren. Sterilisiertes Wasser f. Injektionszwecke wird in geeigneten Behältnissen (z.B. Ampullen*) aufgefangen, verschlossen u. durch Hitze sterilisiert. Nach der Sterilisation ist zusätzlich zu den Reinheitskriterien bei Aqua purificata* auf saure u. alkalische Verunreinigungen (wegen der zusätzlichen Herauslösung von Alkalispuren aus dem Glasbehälter), Chlorid-Ionen, oxidierbare Stoffe, nichtflüchtige Verunreinigungen, Sterilität u. auf Bakterien-Endotoxine (s. Pyrogene) zu prüfen. **Zur Herst. v. Injektions-, Infusionslösungen u. Augentropfen** darf nur Aqua ad iniectabilia verwendet werden.

**Aqua ad iniectonem:** s. Aqua ad iniectabilia.

**Aqua amygdalarum amararum:** s. Benzaldehydcyanhydrinlösung.

**Aqua aurantii floris:** Pomeranzenblütenwasser. Herst. nach Ph.Helv.6: durch Wasserdampfdestillation frischer Blüten von Citrus aurantium*. Geh. des Wassers an ätherischem Öl: 0.025%; konserviert mit 0.1% Nipaestergemisch. **Anw.:** Antispasmodikum u. Sedativum; Geschmackskorrigens.

**Aqua bidestillata:** s. Aqua redestillata sterilisata; vgl. Aqua ad iniectabilia.

**Aqua bromata:** Bromwasser; eine gesättigte Lsg. von Brom in Wasser; Geh. ca. 3% Brom. **Anw.:** früher als Antiseptikum. Erlenmeyers Bromwasser* ist eine Lsg. von Bromsalzen in nat. kohlensaurem Wasser.

**Aqua Calcariae:** s. Solutio Calcii hydroxydati.

**Aqua carbolisata:** s. Aqua phenolata.

**Aqua carminativa:** Blähungtreibendes Wasser, Windwasser. Zstzg nach FM: Ol. Cort. Aurantii, Ol. Carvi, Ol. Citri, Ol. Coriandri, Ol. Foeniculi, Ol. Menthae pip. aa 0.1 T., 15.0 T. Spir. vini, 135.0 T. Aq. Chamomillae. ÖAB90: Gesättigte Lsg. von Ol. (Aetherol.) Carvi, Ol. Chamomillae, Ol. Citri, Ol. Foeniculi, Ol. Menthae pip. aa 0.5 T. in 1000.0 T. Gereinigt. Wasser; Talk (zum Verteilen der Öle u. zum Klären); s.a. Aquae aromaticae.

**Aqua carminativae regia:** Rotes Windwasser. Zstzg. nach ÖAB90: 60.0 T. Aq. carminativa, 20.0 T. Aromatischer Spiritus, 20.0 T. Einfacher Sirup, 0.1 T. Ponceau 4R (Farbstoff); 1.0 T. Talk (zum Klären); s.a. Aquae aromaticae.

**Aqua chlorata:** Solutio Chlori, Chlorwasser. Geh. ca. 0.4 bis 0.5% Chlor in Wasser. 1 Liter Wasser nimmt ca. 2.5 Liter Chlor auf.

**HOM:** *Chlorum:* Aqua chlorata; verord. z.B. b. Stimmbanderkrankungen.

**Aqua Cinnamomi:** Zimtwasser. Herst. nach DAB6: eine Lsg. von 1 T. Zimtöl in 99 T. Ethanol wird mit 900 T. Wasser geschüttelt u. nach mehrtägigem Stehen filtriert. **Anw.:** bei Magenkrämpfen; verdauungsanregend; Geschmackskorrigens u. Konservierungsmittel f. Mixturen u. Sirupe.

**Aquacobalamin:** s. Vitamin $B_{12}$ unter Vitamine.

**Aqua conservata:** Aqua conservans, konserviertes Wasser. Nach DAC79 eine 0.1%ige Lsg. eines p-Hydroxybenzoesäureestergemisches (75 T. Methylester u. 25 T. Propylester) in Aqua purificata (Ph.Eur.3). Beide Ester werden in frisch abgekochtem, heißem Wasser gelöst. Die Lsg. läßt man bedeckt erkalten, filtriert u. stellt mit frisch ausgekochtem Wasser die vorgeschriebene Konz. ein. Lagerung max. 3 Monate. Inkomp.: Alkalien, Eisensalze Kunststoffe (da Adsorption der Nipaester). Allergische Reaktionen kommen vor. Als Konservierungsmittel in flüssigen Zuber. zum Einnehmen. Autoklavieren bei pH über 6 führt zu merklicher Hydrolyse der Ester. Aqua conservata ist nicht geeignet zur Konservierung von Augentropfen*.

**Aqua cosmetica „Kummerfeld":** Kummerfeld-Waschwasser. Zstzg. nach EB6: 10 T. Campher, 20 T. fein gepulvert. arab. Gummi, 120 T. Gefällter Schwefel, 50 T. Glycerol, 400 T. Rosenwasser, 400 T. Kalkwasser. Herst.: der Campher wird mit arab. Gummi u. der nötigen Menge Rosenwasser emulgiert, dann wird der fein angeriebene gefällte Schwefel u. die anderen Bestandteile zugefügt (vor der Abgabe umzuschütten). **Anw.:** als Waschwasser unverdünnt.

**Aqua cresolica:** Kresolwasser. Zstzg. nach DAB6: 1 T. Kresolseifenlösung, 9 T. Wasser. **Anw.:** zur Desinfektion der Hände u. Instrumente, zum Auswaschen von Wunden mit 5 T. Wasser (dest. Wasser) verdünnen, gewöhnliches Wasser zur Grobdesinfektion.

**Aqua deionisata:** s. Aqua purificata.

**Aqua demineralisata:** Aqua deionisata, demineralisiertes Wasser, s. Aqua purificata.

**Aqua destillata:** s. Aqua purificata.

**Aquae aromaticae:** Aromatische Wässer. Nach ÖAB90, Ph.Helv.7 handelt es sich dabei um klare, gesättigte Lösungen von äther. Ölen od. anderen aromatischen Substanzen in Gereinigt. Wasser (Aqua purificata*). Sie werden hergestellt durch: **1.** Wasserdampfdestillation einer äther. Öldroge od. eines äther. Öls u. Abtrennen vom abgeschiedenen äther. Öl mit anschließender Filtration. **2.** Lösen des äther. Öls durch kräftiges Schütteln in Wasser u. Filtration nach mehrstündigem Stehen. **3.** Lösen des äther. Öls durch kräftiges Schütteln einer Anreibung des äther. Öls mit der zehnfachen Menge an Talcum in ausgekochtem u. auf 40 bis 50°C abgekühltem Gereinigt. Wasser. Filtration nach mehrtägigem Stehen. **4.** Lösen mit Hilfe von Lösungsvermittlern. Durch Solubilisation* mit Hilfe einer 5 bis 10fachen Menge an Tensid, z.B. Polysorbat (Tween®) erhält man klare, höher konz. Lösungen von äther. Ölen. **5.** Ph.Helv.7: das ätherische Öl (0.15 g) wird in Ethanol (0.5 g) gelöst. Diese

Lsg. wird mit 100 mL ausgekochtem u. auf 50°C abgekühltem Gereinigt. Wasser kräftig geschüttelt, dann filtriert. Aromatische Wässer sollen vor Licht geschützt u. nicht länger als 3 Monate (ÖAB90: 6 Monate) aufbewahrt werden (Ph.Helv.7: frisch herzustellen).

**Aquae minerales:** Mineralwässer, nat. Quell- od. Grundwässer, die in 1 Liter mind. 1 g gelöste Salze od. 250 mg freies Kohlendioxid enthalten. Die Inhaltsst. u. Indikationen müssen auf dem Flaschenetikett angegeben sein. Quellwässer, die ohne diese Angaben feilgehalten werden, sind nach den lebensmittelrechtlichen Vorschriften *Getränke.* (Zwischen Mineral- u. Tafelwässern ist keine scharfe Grenze.) Man unterscheidet: **Alkalische Mineralwässer:** Hauptbst.: Natriumhydrogencarbonat; z.B. Fachingen, Gießhübel, Salzbrunn, Vichy, Überkingen. **Alkalisch-salinische Mineralwässer:** (Glaubersalzwässer) Hauptbst.: Natriumsulfat (Glaubersalz), daneben Natriumchlorid u. Natriumhydrogencarbonat (Natron); z.B. Karlsbad, Marienbad, Franzensbad, Elster. **Alkalisch-muriatische Mineralwässer:** Hauptbst.: Natriumchlorid, Kohlendioxid, Natriumhydrogencarbonat; z.B. Ems, Selters, Salzig, Gleichenberg, Pasugg. **Bitterwässer:** Hauptbst.: Magnesiumsulfat, häufig daneben auch Natriumsulfat u. Natriumchlorid; z.B. Friedrichshall, Mergentheim. **Muriatische Mineralwässer:** (Kochsalzquellen) Hauptbst.: Natriumchlorid; z.B. Gmunden, Ischl. *Kochsalz-Säuerlinge,* enthalten daneben noch über 1 g Kohlendioxid; z.B. Kissingen, Soden, Wiesbaden, Reichenhall, Kreuznach, Homburg. **Halothermen:** Kochsalzthermen, sind warme Kochsalzwässer; z.B. Wiesbaden. **Eisen-** (mit Eisensulfat) od. **Stahl-Mineralwässer** (mit Eisencarbonat) **:** Hauptbst.: Eisen $Fe^{2+}$ u. $Fe^{3+}$ (mind. 10 mg Eisen in 1 kg); z.B. Pyrmont, Elster, St. Moritz, Alexisbad. Enthalten sie daneben noch über 1 g Kohlendioxid, heißen sie *Eisen-Säuerlinge;* z.B. Cudova, Schwalbach, Cannstatt, Levico. **Arsenwässer:** Hauptbst.: Arsenige Säure; z.B. Eugenquelle Kudowa mit 0.67 g/L, Kasimirquelle Liebenstein m. 0.5 g/L, Roncegno, Eisensulfatquelle mit 0.42 mg/L. **Iodwässer:** Kochsalzquelle mit mind. 1 mg Iod in 1 kg; z.B. Heilbrunn, Tölz. **Schwefelwässer:** Hauptbst.: Schwefelwasserstoff od. Hydrogensulfide od. beide, mind. 1 mg/kg; z.B. Aachen, Bockleter, Aix-les-Bains. **Erdig-alkalische Mineralwässer:** Hauptbst.: Kalk- u. Magnesiumcarbonate, Kohlendioxid; z.B. Wildungen, Reinerz, Imnau, Rappoldsweiler. **Einfache Säuerlinge:** mit mind. 1 g freiem nat. Kohlendioxid u. weniger als 1 g gelöster Salze im Liter; z.B. Apollinaris, Harzer Sauerbrunnen, Göppinger Sauerbrunnen, Marienquelle (Marienbad). **Wildwässer:** Akratothermen; einfache warme Quellen mit wenig gelösten Best., jedoch mit einer Temp. über 20°C, häufig radioaktiv; z.B. Badenweiler, Gastein. **Solen:** nat. salzreiche Wässer od. durch Wasserentzug angereicherte Mineralwässer. **Radioaktive Mineralwässer:** mit Radiumemanation (stärkste deutsche Quelle Brambach mit 2000 ME in 1 mL, Oberschlema, s. Radium). **Künstl. Mineralwässer:** werden durch Auflösung von den nat. Mineralwässern entsprechenden Mengen an Salzen hergestellt u. ev. mit Kohlendioxid versetzt. Da aber der Gehalt an Spurenstoffen nicht exakt nachgebildet werden kann, können die künstl. Mineralwässer kein völliger Ersatz sein.

**Aquae tritiatae [³H] solutio iniectabilis:** s. Tritiertes [³H]Wasser-Injektionslösung.

**Aqua Foeniculi:** Fenchelwasser, Foeniculi aqua. Herst. nach DAC79: 1 T. Fenchelöl wird in 5 T. Ethanol 90% (V/V) gelöst, mit 994 T. frisch bereitetem, auf 35 bis 40°C temperiertem, konserviertem Wasser wiederholt geschüttelt u. durch ein angefeuchtetes Filter filtriert. ÖAB90: 1.5 T. äther. Fenchelöl wird mit 15 T. Talk verrieben, dann wird mit 1000 T. frisch ausgekochtem, auf 30 bis 40°C abgekühltem Gereinigt. Wasser kräftig geschüttelt. Filtriert nach mehrtägigem Stehen. **Anw.:** Karminativum, Expektorans, Geschmackskorrigens.

**Aqua fontana:** Quellwasser, Trinkwasser, s. Aqua.

**Aqua hydrosulfurata:** Schwefelwasserstoffwasser, Aq. sulfhydrica; eine gesättigte Lsg. v. Schwefelwasserstoff (0.4 bis 0.5%) in Wasser. Herst.: durch Einleiten v. Schwefelwasserstoff in Wasser. **Anw.** chem.: zur Prüfung v. Arzneimitteln auf Schwermetalle. Vorsicht beim Riechen an der Flasche, außerordentl. giftig! (Lähmung der Reflexbewegungen, Bewußtlosigkeit, Exitus). In dicht schließenden, paraffinierten Flaschen aufbewahren; s.a. Schwefel (Schwefelwasserstoff).

**Aqua Laurocerasi:** Kirschlorbeerwasser. Herst. nach Ph.Helv.7: durch Wasserdampfdestillation der frischen Blätter von Prunus laurocerasus (Rosaceae) u. Einstellung des Destillats mit Wasser auf einen Geh. von 0.09 bis 0.11% Cyanwasserstoff. Nach DAB6 kann statt Aq. Laurocerasi Aq. Amygdalarum amararum (s. Benzaldehydcyanhydrinlösung) abgegeben werden. **Anw.:** selten als leichtes Sedativum, Geschmackskorrigens. Schlechte Haltbarkeit.

**Aquamarin:** s. Beryllium.

**Aqua marina:** Aqua maritima, Meerwasser. **Best.:** ca. 2.7% Natriumchlorid, ferner ca. 0.38% Magnesium, Kalium, Calcium, Strontium, Bromid, Sulfat, Hydrogencarbonat u. zahlreiche Spurenelemente sowie wahrscheinlich noch viele z. Z. unfeststellbare, gleichwohl aber sicher wirksame, kleinste Entitäten. Der Gesamtgehalt an Salzen (ca. 3.5%) ist in allen Ozeanen fast konstant. Bei den Binnenmeeren liegen andere Verhältnisse vor (Ostsee z.B. nur ca. 1%, Rotes Meer über 4%, Totes Meer ca. 30% Gesamtsalzgehalt). Das Verhältnis der Mineralstoffe im Meereswasser gleicht annähernd dem im menschlichen Serum

**Aqua marina**
Zusammensetzung des Meerwassers
(nach Kalle)

| Ionen | g/kg Meerwasser |
|---|---|
| **Kationen** | |
| Natrium ($Na^+$) | 10.752 |
| Kalium ($K^+$) | 0.390 |
| Magnesium ($Mg^{2+}$) | 1.295 |
| Calcium ($Ca^{2+}$) | 0.416 |
| Strontium ($Sr^{2+}$) | 0.013 |
| **Anionen** | |
| Chlorid ($Cl^-$) | 19.345 |
| Bromid ($B^-$) | 0.066 |
| Fluorid ($F^-$) | 0.0014 |
| Sulfat ($SO_4^{2-}$) | 2.701 |
| Hydrogencarbonat ($HCO_3^-$) | 0.145 |

u. in d. Gewebesäften (Abderhalden). Zu Trinkzwecken wird das M. aus großen Tiefen (Nordsee) entnommen u. kalt filtriert (am besten Seitz-EK-Filter), wodurch es gleichz. entbittert wird. **Anw.** med.: hauptsächl. zur Konstitutionstherapie, zur Transmineralisation, zur allgemeinen Kräftigung, ferner bei Magen-, Darm-, Leberleiden, Stoffwechselerkrankungen, innersekretorischen Störungen usw.; äuß.: bei juckenden Hauterkrankungen. M. soll nur verdünnt angewendet werden, ca. 2 bis 3 Eßlöffel voll auf ein Glas Wasser, im Laufe des Tages zu trinken.

**Aqua Menthae piperitae:** Pfefferminzwasser, Menthae piperitae aqua. Herst. nach DAC79: 1 T. Pfefferminzöl wird in 5 T. Ethanol (90% V/V) gelöst, mit 994 T. frisch bereitetem, auf 35 bis 40°C temperiertem, konserviertem Wasser mehrmals durchgeschüttelt (5 min) u. anschließend durch ein angefeuchtetes Filter filtriert. ÖAB90: 1.5 T. äther. Pfefferminzöl werden mit 15 T. Talk fein verrieben, dann mit frisch ausgekochtem, auf 40 bis 50°C abgekühltem Gereinigt. Wasser kräftig geschüttelt. Filtriert nach mehrtägigem Stehen; s.a. Aquae aromaticae. **Anw.:** Geschmacks- u. Geruchskorrigens.

**Aquametrie:** quant.-chem. Wasserbestimmung, s. Wassergehaltsbestimmung.

**Aquamycetin®:** s. Chloramphenicol.

**Aqua ophthalmica:** Augenwasser; s. Augenarzneien.

**Aqua Petroselini:** Petersil(ien)wasser. Zstzg. nach EB6: 1 T. Oleum Petroselini (s. Petroselinum crispum), 10 T. Talcum, 999 T. Wasser von 35 bis 40°C.

**Aqua phenolata:** Aq. carbolisata, Phenolwasser, Karbolwasser. Zstzg. nach DAB6: 11 T. verflüssigtes Phenol, 489 T. Wasser. **Anw.:** als Desinfektionslösung.

**Aquaphor®:** s. Xipamid.

**Aqua Plumbi:** Bleiwasser. Zstzg. nach DAB6: 1 T. Bleiessig, 49 T. Wasser. **Anw.:** äuß. als mildes Adstringens; heute obsolet.

**Aqua Plumbi „Goulard“:** Goulard(sches) Bleiwasser, Aq. Plumbi spirituosa. Zstzg. nach EB6; 2 T. Bleiessig, 90 T. Wasser, 8 T. Spir. dil.

**Aqua pro iniectione:** Wasser f. Injektionszwecke: s. Aqua ad iniectabilia.

**Aqua purificata** Ph.Eur.3: Gereinigtes Wasser, Aqua demineralisata, Aqua destillata, Aqua deionisata, Demineralisiertes Wasser, Destilliertes Wasser. Wasser, das durch Destillation, unter Verw. von Ionenaustauschern od. nach anderen geeigneten Methoden (z.B. Elektrodialyse*, Umkehrosmose*) aus Trinkwasser hergestellt (gereinigt) wurde. Prüfung erfolgt auf sauer u. alkalisch reagierende Verunreinigungen, Schwermetall-, Aluminium- (nur zur Herst. v. Dialyselösungen), Calcium-, Magnesium-, Ammonium-, Nitrat-, Nitrit-, Chlorid-, Sulfat-Ionen, sowie auf oxidierbare u. nichtflüchtige Substanzen. In der Rezeptur muß A.p. entkeimt werden (5 min Auskochen od. Keimfiltration, max. 24 h Lagerung). **Zur Herst. v. Injektions-, Infusionslösungen u. Augentropfen** darf Aqua purificata **nicht** verwendet werden (s. Aqua ad iniectabilia).

**Aqua redestillata sterilisata:** zweimal destilliertes u. sterilisiertes Wasser. Wird in gläsernen Destillierapparaten hergestellt. Wichtig ist, daß das redestill. Wasser auch wirklich keimfrei aufgefangen wird, auch das Auffanggefäß muß daher sterilisiert sein, s. Aqua ad iniectabilia.

**Aqua regis:** Aq. regia, Acidum nitro-hydrochloricum, s. Königswasser.

**Aqua Rosae:** Rosenwasser. Herst. nach Ph.Helv.6: durch Wasserdampfdestillation frischer Rosenblätter (Geh. 0.035% ätherisches Öl in Wasser), konserviert mit 0.1% Nipaestern. Herst. nach DAB6: 4 Tr. Rosenöl werden mit 1000 g Wasser von 35 bis 40°C einige Zeit geschüttelt u. nach dem Erkalten filtriert. **Anw.:** als Geruchskorrigens besonders f. Salben.

**Aquasorb®:** ein kreuzvernetztes Celluloseglykolat (vgl. Carboxymethylcellulose-Natrium, vernetzt), ein in Wasser unlösliches, aber quellfähiges Pulver, in Form von Fasern od. als Pulver; Feuchtigkeit-bindender Hilfsstoff.

**Aqua silicata:** s. Silicium.

**Aqua sulfhydrica:** Aqua hydrosulfurata*.

**Aqua vulneraria spirituosa:** Arquebusade, Weiße*.

**Aqua zinco-cuprica:** s. Solutio zinco-cuprica composita.

**Aquilegia vulgaris** L.: Fam. Ranunculaceae, Akelei (Süd- u. Mitteleuropa, Nordafrika, gemäßigtes Asien). Stpfl. v. **Semen Aquilegiae:** Akeleisamen u. **Herba Aquilegiae:** Akeleikraut. **Inhaltsst.:** ein amygdalinartiges Glykosid, fettes Öl, Harz. **Anw.** volkst.: bei Gelbsucht u. Skorbut. **HOM:** *Aquilegia vulgaris* (HAB1.5), Aquilegia: die frische, blühende, ganze Pflanze.

**Ar:** *chem.* Argon*.

**ar:** Präfix der org.-chem. Nomenklatur (gibt bei hydroaromatischen substitierten Verbindungen an, daß die Substitution am aromatischen Ring erfolgt).

**Arabane:** aus L-Arabinose 1,5- u. 1,3-glykosidisch aufgebaute verzweigte hochmolekulare Polysaccharide; s. Kohlenhydrate. Weitverbreitet als Bestandteil von Hemicellulosen* in Pflanzen.

**Arabinogalactan:** Lärchengummi; Polysaccharid ($M_r$ 72000 bis 92000) aus Arabinose- u. Galactose-Bausteinen. Wird von Lärchen (Larix-Arten) nach Verletzung gebildet. Leicht gelbl. Pulver; leicht lösl. in Wasser. **Anw.:** als Zuckerersatz, Emulgator, Stabilisator, Bindemittel.

**Arabinonucleoside:** Nucleoside, die statt Ribose* die isomere Arabinose* enthalten, z.B. Vidarabin*.

**Arabinose:** eine Pentose (s. Kohlenhydrate); $M_r$ 150.13. Nat. in D- u. L-Form. **L-Arabinose,**

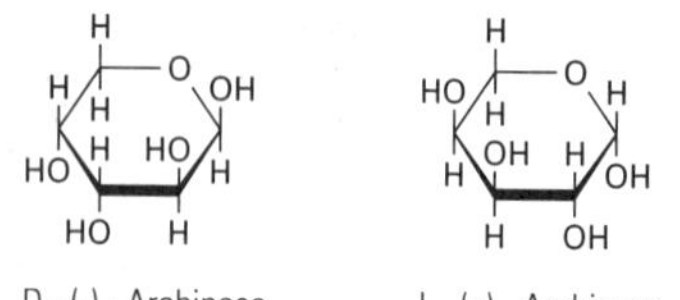

D-(-)-Arabinose   L-(+)-Arabinose

Arabinose

β-Form: Schmp. 160°C, $[\alpha]_D^{20°C}$ +190° → +105° (Wasser); ein Bestandteil von Hemicellulosen, z.B. des Arabans des Kirschgummis, in Pflanzenschleimen, Glykosiden u. Saponinen. **D-Arabinose,** β-Form: Schmp. 160°C, $[\alpha]_D^{20°C}$ -175° → -105.5° (Wasser); wurde als Glykosidbaustein u. aus einigen Bakterien isoliert.

**Arabisches Gummi:** s. Gummi arabicum.

**Araceae:** Aronstabgewächse, Od. Arales (Spadiciflorae); ca. 2000 Arten, davon in Europa ca. 22; Stauden mit Rhizomen od. Knollen, eingeschlechtige od. zwitterige Blüten in vielblütigen Kolben (Spadix) angeordnet, oft von einem auffälligen Hochblatt (Spatha) umgeben, (giftige) Beerenfrüchte. **Chem. Merkmale:** (häufig unbekannte) Scharfstoffe, cyanogene Glykoside; vereinzelt äther. Öl in Ölzellen. Mehrere (giftige) Zimmerpflanzen wie Calla, Dieffenbachia, Philodendron. **Wichtige Gattungen** s. z.B. Acorus, Arisaema, Arum, Dieffenbachia, Dracunculus, Symplocarpus.

**Arachidonsäure:** 5,8,11,14-Eicosatetraensäure; $C_{19}H_{31}COOH$. Ungesättigte (essentielle) Fettsäure*. **Strukturformel** s. Prostaglandine. A. ist als Zellwandkomponente eine Vorstufe bei der Biosynthese der Prostaglandine*, Thromboxane* u. Leukotriene; s. Eicosanoide.

**Arachidonsäurekaskade:** (physiol.) Abbau der Eicosanoide*; Abkömmlinge der A. sind f. allergische Erscheinungen verantwortlich; s. Antiallergikum(a).

**Arachinsäure:** Eicosansäure; $C_{19}H_{39}COOH$. Höhere Fettsäure, nat. in Pflanzenölen (Erdnußöl, Rapsöl u.a.) u. im Milchfett.

**Arachis hypogaea** L.: Fam. Fabaceae (Leguminosae), Erdnuß (heim. trop. Südamerika, kult. fast überall in d. Tropen u. Subtropen). Stpfl. v. **Semen Arachidis: Erdnuß**, Aschantinuß, Arachissamen, Peanut. **Inhaltsst.:** 20 bis 50% fettes Öl, 20 bis 35% Eiweiß.

**Arachidis oleum** Ph.Eur.3: **Erdnußöl**, Arachisöl, Oleum Arachidis; das aus den Samen gewonnene, raffinierte Öl. Klares, hellgelbes Öl von mildem Geschmack, geruchlos od. von schwach nußartigem Geruch; mischbar mit Ether, Chloroform, Benzin, wenig lösl. in Ethanol. Ep. 2°C. D. 0.912 bis 0.918. SZ max. 0.6, POZ max. 5.0, UA max. 1.0%; IZ 73 bis 107, VZ 184 bis 195, $n_D^{20°C}$ 1.468 bis 1.472. **Erdnußöl zur parenteralen Anwendung:** SZ max. 0.5, max. 0.3% Wasser (bestimmt mit der Karl-Fischer-Methode); Sterilisation: im Trockenschrank bei 140°C; s. Öl f. Injektionszwecke. **Best.:** Glyceride der Öl-, Palmitin-, Stearin-, Arachin-, Linolsäure; Tocopherol. **Anw.:** als Salbengrundlage; s. Fette.

**Oleum Arachidis hydrogenatum:** Gehärtetes Erdnußöl, Hydriertes Erdnußöl. **Off.:** ÖAB90, DAC86, Ph.Helv.7. Fast weißes, weiches Fett, das im geschmolzenen Zustand in 1 cm dicker Schicht durchsichtig ist. Schmelzpunkt: 36 bis 38°C. 5 T. Subst. müssen b. Verreiben 1 T. Wasser aufnehmen. IZ 63 bis 75, SZ max. 0.5, VZ 189 bis 195. Gehärtetes E. besitzt infolge der teilweisen Absättigung der ungesättigten Säuren bessere Haltbarkeit u. erhöhte Wasseraufnahmefähigkeit.

**Arachisöl:** Erdnußöl; s. Arachis hypogaea.

**Aräometer:** s. Dichte-Bestimmungsmethoden.

**Aralia:** s. Aralia racemosa.

**Araliaceae:** Efeugewächse, Od. Araliales. Hauptsächlich im tropischen u. subtropischen Asien u. Amerika, ca. 700 Arten. Meist Kräuter od. Stauden mit wechsel- od. gegenständigen Blättern. Blüten fünfzählig, in einfachen Dolden angeordnet; unterständiger Fruchtknoten, Beeren od. Steinfrüchte. **Chem. Merkmale:** Triterpensaponine, ev. Polyine (z.B. Falcarinol). **Wichtige Gattungen** s. z.B. Aralia, Eleutherococcus, Hedera (einzige mitteleuropäische Gattung), Panax.

**Aralia elata** (Miq.) Nakai: (Aralia mandshurica Maxim.) Fam. Araliaceae, Mandschurische Aralie (China, Korea, fernöstl. Gebiete der GUS). **Inhaltsst.:** äther. Öl, Saponine, Araloside (Glykoside). **Anw.:** Stimulans, Kardiotonikum, Ginseng-Ersatz (wie auch andere Aralia-Arten).

**Aralia racemosa** L.: Fam. Araliaceae, Amerikanische Narde, Wilde Sarsaparilla (Nordamerika). Stpfl. v. **Radix Araliae racemosae:** Traubige Araliawurzel. **Inhaltsst.:** 0.3 bis 0.4% äther. Öl., Diterpensäuren, Gerbstoffe, Sapogenine. **Anw.** volkst.: als Diuretikum, Expektorans u. Antirheumatikum.

**HOM:** *Aralia racemosa* (HAB1.5), Aralia: die frischen unterirdischen Teile; verord. z.B. b. Reizhusten mit Verschleimung, Heufieber.

**Araliawurzel, Traubige:** Radix Araliae racemosae, s. Aralia racemosa.

**Aramide:** aromatische Polyamide; werden durch Kondensation von aromatischen Diaminen mit Arylendicarbonsäuren erhalten.

**Aranea avicularis:** Vogelspinne, s. Avicularia avicularia.

**Aranea diadema:** s. Araneus diadematus.

**Araneus diadematus** Clerck: (Aranea diadema L., Epeira diatema Sundvell) Fam. Argiopidae, Kreuzspinne. Verbreitet in ganz Europa. Weibchen bis 17 mm, Männchen bis 11 mm lang. Best. des Giftes: Erythrozyten-Agglutinine, Epeiratoxin, Epeiralysin, Epeiratrypsin u.a. (s.a. Spinnengifte). Der Biß einer Kreuzspinne ist i.a. wesentlich harmloser als ein Bienenstich.

**HOM:** *Aranea diadema,* Araneus diadematus, Epeira diadema: Tinktur durch Mazeration des zerriebenen Tieres mittels 90%igem Ethanol; verord. z.B. b. intermittierendem Fieber, Neuralgien (bes. der Zähne), periphere Durchblutungsstörungen.

**Araneus ixobolus** Thor.: Fam. Argiopidae, Schwarze Nachtspinne (Ost- u. Südeuropa, Amerika). Giftspinne.

**HOM:** *Aranin:* reines, fermentfreies Chelizerengift aus Araneus ixobolus; verord. z.B. b. neuralgischen u. vasomotorischen Kopfschmerzen, Hypertonie.

**Aranin:** s. Araneus ixobolus.

**Araroba:** s. Andira araroba.

**Araroba depurata:** Chrysarobin, s. Andira araroba.

**Arbeit:** *phys.* Symbol W; in der Mechanik das Produkt (Skalarprodukt) aus Kraft* u. Weg, mit der SI-Einheit Joule*. A. kann auf unterschiedliche Art u. Weise, z.B. als Hub-, Deformations-, Reibungs-, Beschleunigungsarbeit od. bei elektromagnetischen Vorgängen (Verschiebung zweier Ladungen) etc., auftreten. In einem Körper, an dem die Arbeit W verrichtet wurde, ist diese als Energie* (Vermögen A. zu verrichten), z.B. als potentielle Energie (nach Hubarbeit), als kinetische Energie (nach Beschleunigungsarbeit), als Wärme (z.B. nach Reibungsarbeit), gespeichert.

**Arbeitgeberverband Deutscher Apotheker:** ADA; führt als Tarifpartner der Arbeitgeber mit dem Tarifpartner der Arbeitnehmer, dem BVA (s. Bundesverband der Angestellten in Apotheken), die Verhandlungen zum Bundesrahmentarifvertrag. Des weiteren erteilt die Organisation ihren Mitgliedern arbeitsrechtliche Auskünfte u. gewährt gegebenenfalls Rechtsvertretung bei arbeitsrechtlichen Streitfällen. Der ADA hat seine Geschäftsstelle in D-48151 Münster, Bismarckallee 25, Tel. 0251/523203.

**Arbeitsgemeinschaft der Berufsvertretungen Deutscher Apotheker:** s. ABDA.

**Arbeitsgemeinschaft der leitenden Medizinalbeamten der Länder:** AGLMB; s. Gesundheitswesen.

**Arbeitsgemeinschaft Deutscher Krankenhausapotheker:** ADKA; 1985 gebildeter Berufsverband der deutschen Krankenhausapotheker mit Sitz in München. Aufgabe der ADKA ist die Pflege u. Weiterentwicklung der Krankenhauspharmazie.

**Arbeitsgemeinschaft für Pharmazeutische Verfahrenstechnik:** s. APV.

**Arbeitslosenversicherung:** s. Sozialversicherung.

**Arbeitsplatzkonzentration, Maximale:** s. MAK.

**Arbeitsstoffverordnung:** Verordnung über gefährliche Arbeitsstoffe vom 27.9.1980. Abgelöst durch die Gefahrstoffverordnung*.

**Arbo-Viren:** Arthropode-borne viruses; RNS-Viren, menschen- u. tierpathogen; in der Regel durch blutsaugende Arthropoden* übertragen. Gruppe A, Gattung Alphavirus; Viren der equinen Enzephalomyelitis. Gruppe B, Gattung Flavivirus; Viren der Zeckenenzephalitis, FSME*, Gelbfieber*; Dengueviren, Virus der Japanischen B-Enzephalitis u. Verwandte, weitere nicht klassifizierte Viren.

**Arbuse:** s. Citrullus vulgaris.

**Arbutin:** Arbutinum, Ursin, Hydrochinon-β-D-glucosid; $C_{12}H_{16}O_7$, $M_r$ 272.3. Schmp. 200 bzw. 165°C (polymorph). $[\alpha]_D^{25°C}$ -64° (c = 3). Glucosid aus den Blättern v. Arctostaphylos uva-ursi*, anderen Ericaceae, ferner in Birnen (Pyrus communis L.) u. Bodanwurzel (s. Bergenia crassifolia); häufig zus. mit Methylarbutin. Weiße, geruchlose seidigglänz. Nadeln v. bitterem Geschmack, hygr. Lösl. in 8 T. kalten u. 1 T. siedenden Wasser, in 16 T. Ethanol. A. wird im Körper in Glucose u. Hydrochinon gespalten. **Anw.** med.: inn. wie Fol. Uvae-ursi bei Blasenkatarrh u. als Diuretikum bei Nierenleiden; Dos. 1 bis 2 g.

**Arbutus uva-ursi:** Arctostaphylos uva-ursi*.

**ARC:** AIDS related complex; ein Krankheitsbild, das zwar einen Verdacht auf AIDS* begründet, verschiedene Kausalzusammenhänge aber unklar.

**Arcasin®:** s. Phenoxymethylpenicillin.

**Arcavit-$B_1$®:** s. Vitamine.

**Archangelica officinalis:** Angelica archangelica*.

**Archegoniatae:** *bot.* Pflanzen, die ein Archegonium* ausbilden (Moose u. Farne).

**Archegonium:** *bot.* mehrzelliger Behälter, der die weiblichen Geschlechtszellen, die Eizellen, einschließt, bei Moosen, Farnen.

**Archimedisches Gesetz:** (A. Prinzip) der Auftrieb (od. scheinbare Gewichtsverlust) eines in eine Flüssigkeit eingetauchten Körpers ist gleich dem Gewicht eines gleich großen Volumens der Flüss. Anw. b. Aräometer.

**Archiv der Pharmazie:** s. Deutsche Pharmazeutische Gesellschaft.

**Arctium-Arten:** Fam. Asteraceae (Compositae), Klette. **A. lappa** L. (Lappa major), große Klette; **A. minus** (Lappa minor), kleine Klette; **A. tomentosum** Mill. (Lappa tomentosa (Mill.) Lam.), Spinnweb- od. Filzklette (Europa, Nordasien, Nordamerika). Stpfl. v. **Radix Bardanae:** Klettenwurzel, Klettendistelwurzel bis zu 30 cm lange, zylindrische, fingerdicke, etwas gedrehte, schwärzlich- o. graubraune Pfahlwurzel von süßl.-schleimigem Geschmack. **Inhaltsst.:** Inulin (A. lappa 45 bis 70%, A. minus bis 27%, A. tomentosum bis 19%), ferner Säuren, Phytosterin, Gerbstoffe, Zucker u.a. In A. lappa etwas äther. Öl. **Off.:** DAC86. **Anw.** volkst.: als Blutreinigungsmittel; äuß. in Form eines öligen Auszugs (Klettenwurzelöl) als Haarwuchsmittel; laut DAC86 sollten nur dem Verbrauch entsprechende Mengen vorrätig gehalten werden.

**HOM:** *Arctium lappa:* frische Wurzel; verord. z.B. b. Akne, chron. Ekzemen, Gebärmuttersenkung.

**Arctostaphylos uva-ursi** (L.) Sprengel: (Arbutus uva-ursi) Fam. Ericaceae, Bärentraube, Achelkraut (Alpen, Heide- u. Gebirgsgegenden des nördlichen Europas, Spaniens, Asiens, Amerikas). Stpfl. v. **Uvae ursi folium** Ph.Eur.3: Folia Uvae ursi, Bärentraubenblätter. **Inhaltsst.:** 6 bis 17% Arbutin*, Methylarbutin (Geh. sehr schwankend), 15 bis 20% Gerbstoffe (Gallotannine, Ellagtannine), 1 bis 2% Flavonglykoside (Hyperosid, Isoquercitrin), ca. 0.5% Triterpene wie die Ursolsäure (**Strukturformel** s. Saponine, Tab. Triterpensapogenine) u. Uvaol (der der Ursolsäure entsprechende Alkohol). **Gehalt:** mind. 8.0% Hydrochinon-Derivate (photometrisch bestimmt), ber. als wasserfreies Arbutin. **Anw.:** bei Cystitis u. Pyelitis, auch bei Enuresis nocturna; Bärentraubenlätter fein geschnitten od. grob gepulvert abgeben. Wirksam jedoch nur in alkalischem (ammoniakalischem) Harn, nicht bei akutem Blasenkatarrh, nicht zus. mit Mitteln verwenden, die sauren Harn bilden, ev. Harn durch Einnehmen von Natriumhydrogencarbonat (od. durch Bevorzugung pflanzlicher Nahrung) alkalisieren. Anw. am besten als Mazerat (ca. 1 Teelöffel voll auf 1 Tasse Wasser), weil hierbei weniger (unerwünschte) Gerbstoffe in den Auszug übergehen. Wirk. beruht auf der Spaltung des Arbutins in Glucose u. Hydrochinon u. der Spaltung der Hydrochinonkonjugate (Schwefelsäure- u. Glucuronsäureester) im Harn. **Nebenw.:** Harn färbt sich olivgrün bis braun (belanglos); bei empfindlichem Magen Übelkeit (wegen Gerbstoffe); bei Überdosierung od. zu langer Anw. auch Hydrochinonvergiftung möglich. **Zuber.:** Spec. urologicae.

**HOM:** *Arctostaphylos uva-ursi* (HAB1.5), Uva ursi: frische Blätter (u. junge Zweigspitzen); verord. z.B. b. Nieren- u. Blasenleiden.

**Areameter®:** Gerät zur Messung der spezifischen Oberfläche mit Hilfe der Gasadsorption; s. Adsorptionsmethode nach Brunauer, Emmet u. Teller.

**Area under the curve:** s. AUC.

**Areca catechu** L.: Fam. Arecaceae (Palmae), Betelnußpalme (tropisches Asien); ca. 10 bis 20 m hohe Fächerpalme; bis eigroße, lebhaft rote Frucht (einsamige Beere mit faserigem Fruchtfleisch), Same mit Ruminationsgewebe*. Stpfl. v. **Semen Arecae:** (fälschl. Nuces Arecae) Arecasamen, Arecanuß, Betelnuß. **Inhaltsst.:** 0.1 bis 0.4% Arecolin* u. Arecaidin (**Strukturformeln** s. Arecolin), Arecain, u. andere Alkaloide, die an Catechingerbstoffe (15 bis 25%, mit Arecarot) gebunden sind; 14 bis 18% fettes Öl, Aminosäuren, Zucker, äther. Öl. LD 8 bis 10 g. **Anw.** med.: als Anthelmintikum, besonders vet. Dient zus. mit Betelblatt u. Kalk als Genußmittel (Betelbissen, näheres s. Piper betle).

**Arecaceae:** Palmen (Palmae), Od. Arecales (Palmales); ca. 3500 Arten, monokotyle Holzpflanzen mit primärem Dickenwachstum sowie meist mit schopfig gehäuft stehenden, fächerartigen Blättern am Ende der unverzweigten Stämme. **Chem. Merkmale:** Polyphenole, fettes Öl (in Früchten u. Samen), charakterisiert durch kurzkettige Fettsäuren, Stärke im Mark der Stämme, Wachs (auf Blätter). **Wichtige Gattungen** s. z.B. Areca, Cocos, Copernicia, Daemonorops, Elaeis, Metroxylon, Phoenix, Serenoa.

**Arecaidin:** s. Arecolin.

**Arecanuß, Arecasamen:** Semen Arecae, s. Areca catechu.

**Arecolin:** Alkaloid aus dem Samen von Areca catechu*. **Wirk.:** Parasympathomimetikum; erzeugt vermehrte Sekretion der Bronchial-, Darm-

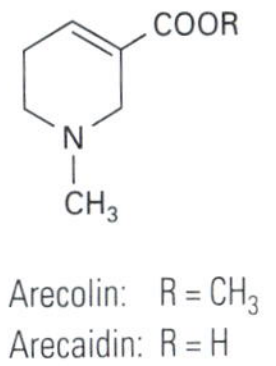


Arecolin

u. vor allem Speicheldrüsen; zentral stimulierend, bewirkt Bradykardie; Anthelminthikum. **Anw.:** s. Arecolinhydrobromid; s.a. Piper betle (Betelbissen).

**Arecolinhydrobromid:** Arecolinum hydrobromicum; $C_8H_{13}NO_2 \cdot HBr$, $M_r$ 236.12. Schmp. 170-171°C. Weiße Kristallnadeln. Leicht lösl. in Wasser u. Ethanol, wenig lösl. in Ether u. Chloroform. **Anw.** med.: als Anthelminthikum vor allem in der Veterinärmedizin (z.T. unsichere Wirk.), in der Humanmedizin obsolet (**Dos.:** 0.004 bis 0.006 g); ev. äuß.: als Miotikum. In gleicher Weise wird Arecolinhydrochlorid gebraucht.

**Aredia®:** s. Pamidronsäure.

**Arelix®:** s. Piretanid.

**Arenaria rubra:** s. Spergularia rubra.

**Arenium-Ion:** s. Elektrophile Substition.

**Argania sideroxylon** Roem. et Schult.: Fam. Sapotaceae, Eisenholzbaum (Marokko). Stpfl. v. **Oleum Arganiae:** Eisenholzsamenöl, Arganiaöl; das fette Öl der Samen (60%). **Anw.:** Ersatz f. Olivenöl.

**Argentan:** Neusilber; Legierung aus Kupfer, Nickel, Zink (Alpaka: versilbertes Neusilber).

**Argenti albuminoacetylotannas:** s. Silbereiweiß-Acetyltannat.

**Argenti albuminoacetylotannatis oculoguttae:** Silbereiweiß-Acetyltannat-Augentropfen, Oculoguttae Targesini; s. Augentropfen.

**Argenti nitras:** s. Silbernitrat.

**Argenti proteinati rhinoguttae:** s. Rhinoguttae.

**Argentit:** nat. vorkommendes Mineral mit mind. 95% Silber(I)-sulfid.

**HOM:** *Argentit* (HAB1.3): dunkelgraues Pulver; verord. z.B. b. Magen-Darmentzündungen.

**Argentometrie:** Verfahren der Maßanalyse* (Fällungstitration), bei dem mit Silbernitrat-($AgNO_3$)Maßlösung titriert wird. Dabei bilden die $Ag^+$-Ionen mit den zu bestimmenden Anionen (Chlorid $Cl^-$, Bromid $Br^-$, Iodid $I^-$) einen schwer löslichen Ndschlg. (AgCl, AgBr, AgI). Je nach Durchführung u. Endpunktserkennung unterscheidet man Bestimmungen nach Gay-Lussac, Volhard, Mohr, Fajans u. Liebig.

**Argentum:** s. Silber.

**Argentum aceticum:** s. Silber(I)-acetat.

**Argentum albumino-acetylotannatum:** s. Silbereiweiß-Acetyltannat.

**Argentum bromatum:** s. Silber(I)-bromid.

**Argentum chloratum:** s. Silber(I)-chlorid.

**Argentum citricum:** s. Silbercitrat.

**Argentum colloidale:** s. Silber.

**Argentum cyanatum:** s. Silber(I)-cyanid.

**Argentum diacetylotannicum proteinicum:** s. Silbereiweiß-Acetyltannat.

**Argentum filum:** Silberdraht, Durchmesser: 0.18 bis 1.9 mm.

**Argentum fluoratum:** s. Silber(I)-fluorid.

**Argentum iodatum:** s. Silber(I)-iodid.

**Argentum iodicum:** s. Silberiodat.

**Argentum lacticum:** s. Silberlactat.

**Argentum metallicum:** s. Silber.

**Argentum nitricum:** s. Silber(I)-nitrat.

**Argentum nitricum cum Kalio nitrico:** s. Silbernitrat, Salpeterhaltiges.

**Argentum oxydatum:** s. Silber(I)-oxid.

**Argentum perchloricum:** s. Silberperchlorat.

**Argentum proteinicum:** s. Silberproteinat.

**Argentum sulfophenolicum:** s. Silberphenolsulfonat.

**Argentum vivum:** s. Quecksilber.

**Argilla alba:** Bolus alba, s. Weißer Ton.

**Argilla rubra:** s. Bolus rubra.

**Arginase:** eine Desaminase*, ein f. den Stoffwechsel wichtiges Enzym (hauptsächl. in Leber, Nieren, Thymus), es zerlegt Arginin* in Harnstoff u. Ornithin.

**Arginin** INN: Abk. Arg; Argininum Ph.Eur.3; α-Amino-δ-guanidinovaleriansäure; CAS-Nr. 74-79-3; $C_6H_{14}N_4O_2$, $M_r$ 174.2. **Strukturformel** s. Aminosäuren. Schmp. 238°C. Leicht lösl. in Wasser. Die am stärksten basische Aminosäure. Optisch aktiv; Arg ist besonders reichlich in Protaminen* u. Histonen enthalten. Außerdem kommt es in vielen Pflanzen in freier Form in hoher Konz. vor, z.B. in Rotalgen, Kürbisgewächsen u. Koniferen, wo es eine Rolle als N-Transportform spielt. Arg ist eine glucoplastische u. halbessentielle Aminosäure, d.h. f. den erwachsenen Menschen ist sie nicht essentiell. Arg ist ein wichtiges Glied des Harnstoffzyklus u. wird dort aus Carbamylphosphat, L-Ornithin u. der α-Aminogruppe von L-Asparaginsäure synthetisiert. **Anw.:** in Infusionslösungen; **L-Argininaspartat** als Lebertherapeutikum.

**Argininhydrochlorid:** Argininmonohydrochlorid, Arginini hydrochloridum Ph.Eur.3; CAS-Nr. 1119-34-2; $C_6H_{15}ClN_4$, $M_r$ 210.7. Leicht lösl. in Wasser. **Anw.:** Bestandteil von Infusionslösungen, 21%ige Lsg. bei metabol. Alkalose; s.a. Arginin.

**Argipressin** INN: 8-Arginin-Vasopressin; $C_{46}H_{65}N_{15}O_{12}S_2$. **Wirk.** u. **Anw.:** Hypophysenhinterlappenhormon, Vasokonstriktor.

**Argon:** Ar, Edelgas. $A_r$ 39.948, OZ 18. Schmp. -189.4°C, Sdp. -185.87°C. Lösl. in 25 T. Wasser. In der Luft sind 0.9325% (V/V) enth.; Vork. auch in Erdgasen. Techn. Gew. aus flüssiger Luft. **Anw.:** als inertes Schutzgas z.B. beim Schweißen u. in Glühlampen.

**Argun®:** s. Lonazolac.

**Argyrie:** graue Verfärbung der Haut u. mancher inn. Organe durch Ablagerung von Silbersulfid bei langer Darreichung von Silberpräparaten.

**Argyrodit:** s. Germanium.

**Arhythmia:** Arhythmie, Unregelmäßigkeit der Herztätigkeit.

**Ariboflavinose:** Lactoflavin-Avitaminose, Vitamin $B_2$-Avitaminose, s. Vitamine.

**Arilin®:** s. Metronidazol.

**Arillus:** *bot.* Samenmantel; fleischige Wucherung des Samenanlagestieles (Funiculus) nach der Befruchtung; z.B. bei Taxus baccata, Myristica fragrans.

**Arillus Myristicae:** Macis, s. Myristica fragrans.

**Arimidex®:** s. Anastrozol.

**Arine:** instabile Derivate aromatischer Verbindungen, die aus diesen durch Abspaltung zweier benachbarter H-Atome entstehen u. daher eine Dreifachbindung enthalten. A. zeigen besonders hohe Reaktionsfähigkeit.

**Arion empiricorum** Férussac: Fam. Arionidae, Nacktschnecke, Waldschnecke, Braune od. Schwarze Wegschnecke. Man unterscheidet eine braune bis schwarze Variante, Arion ater (kältere Gebiete), u. eine rote, Arium rufus (wärmere Gebiete). **Inhaltsst.:** Proteasen, Lipasen, Amylasen. **Anw.:** bei Bronchialerkrankungen in Form von Schneckensirup (Sirupus limax).

**HOM:** *Limax ater:* Tinktur, wird mit 90%igem Ethanol aus dem mit 90%igem Ethanol getöteten u. zerquetschten Tier bereitet; verord. z.B. b. Erkrankungen der Luftwege.

**Arisaema dracontium** (L.) Schott: Fam. Araceae, Grüne Drachenwurz (Nordamerika).

**HOM:** *Arum dracontium:* frische vor der Blüte gesammelte Rhizome.

**Arisaema triphyllum** (L.) Torr.: (A. atrorubens (Ait.) Bl., Arum triphyllum) Fam. Araceae, Zehrwurzel (heim. China, kult. in Nord- u. Südamerika.

**HOM:** *Ariseama triphyllum* (HAB1.4), Arum triphyllum: frischer, vor der Entwicklung der Blätter gesammelter Wurzelstock; verord. z.B. b. Mundschleimhautentzündung, Heiserkeit-Aphonie, Schnupfen.

**Aristamid®:** s. Sulfisomidin.

**Aristolochia clematitis** L.: Fam. Aristolochiaceae, Osterluzei, Biberwurzel (Europa). Stpfl. v. **Radix (Rhizoma) Aristolochiae (vulgaris):** Rhizoma Clematitidis, Osterluzeiwurzel, Biberwurzel. **Inhaltsst.:** Aristolochiasäure*, äther. Öl, Harze, Zucker, Stärke, Clematitin (Bitterstoff). **Herba Aristolochiae:** Osterluzeikraut. **Inhaltsst.:** wie Rad. Arist. **Anw.** volkst.: äuß. als Wundheilmittel, inn. als Emmenagogum sowie bei Rheuma u. Gicht, als unspezifisches Immunstimulans. Seit 1981 nicht mehr im Handel. Wegen Kanzerogenität der Aristolochiasäure(n) sollen Zuber. mit Aristolochia-Arten nicht mehr verwendet werden.

**HOM:** *Aristolochia clematitis* (HAB1.1): frisches Kraut; verord. z.B. b. Akne, klimakterischen Beschwerden, Dysmenorrhö, Frostschäden, in Salben zur Wundheilung.

**Aristolochia rotunda** L.: Fam. Aristolochiaceae (Südeuropa). Stpfl. v. **Radix Aristolochiae rotundae:** runde Osterluzeiwurzel. Inhaltsst. u. **Anw.:** s. A. clematitis.

**Aristolochiasäure:** Aristolochiasäure I, 3,4-Methylen-8-methoxy-10-nitro-1-phenanthrencarbonsäure; CAS-Nr. 313-67-7; $C_{17}H_{11}NO_7$, $M_r$ 341.29. Gelbe Kristalle, sehr schwer lösl. in Wasser. Neben A. I findet man in Aristolochia-Arten noch andere, ähnliche aromatische Nitroverbindungen, die biosynth. aus Isochinolinalkaloiden (Norlaudanosolin-Typ) gebildet werden. **Anw.** med.: früher bei chronischen Eiterungen, Furunkulose, Fisteln. **Dos.** 3mal/d 0.15 mg oral; nicht mehr in Verw., da kanzerogen.

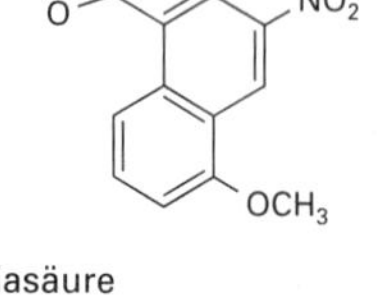


Aristolochiasäure

**Aristolochia serpentaria** L.: Fam. Aristolochiaceae (Nordamerika). Stpfl. v. **Radix Serpentariae:** Virginische Schlangenwurzel (da inn. gegen Schlangenbisse in Verw.). **Inhaltsst.:** Aristolochiasäure*, äther. Öl mit Borneol u.a. (s. A. clematitis).

**Arkebusade:** s. Arquebusade, Weiße.

**Arlacel®:** s. Sorbitanfettsäureester.

**Armenischer Ton:** s. Bolus rubra.

**Arminol®:** s. Sulpirid.

**Armoracia rusticana** P. Gärtn., B. Mey. et Scherb.: (Chochlearia armoracia L., A. lapathifolia Gilib., Nasturtium armoracia) Fam. Brassicaceae (Cruciferae), Meerrettich (Europa, in Deutschland kult.). Stpfl. v. **Radix Armoracia:** Meerrettich, Mährrettich, Kren. **Inhaltsst.:** die Glucosinolate Gluconasturtiin u. Sinigrin, die mit gleichfalls vorhandenem Enzym (Myrosinase) 0.05 bis 0.2% Senföl (Phenylethylsenföl u. Allylsenföl) liefern (antibakteriell wirkend); ferner Asparagin, Glutamin, Arginin etc. **Anw.:** inn.: als Diuretikum, bei Gallensteinkolik, Magenbeschwerden, Blähungen, Husten, Katarrhen usw.; äuß.: frisch zerrieben als Breiumschlag bei Katarrhen, Neuralgien, Ischias, Ohnmacht, Rheumatismus, Muskelschmerzen (da hyperämisierend). Übliche **Dos.:** ca. 20 g/d (frische Wurzel). Nicht bei Kleinkindern anwenden. In Form von Arzneispezialitäten, die ähnl. wie von Tropaeolum majus* (Kapuzinerkresse) z.T. die stabilisierten Glucosinolate noch enthalten, ebenfalls bei Bronchitiden u. Entzündungen des Urogenitaltraktes angewandt. Senföl wird erst nach Applikation am Wirkort freigesetzt. **Oleum Armoraciae:** Meerrettichöl; das aus den Wurzeln durch Dest. gewonn. äther. Öl. **Best.:** ca. 85% Allylsenföl u. ca. 15% Phenylethylsenföl. **Anw.:** wie Rad. Armoraciae.

**HOM:** *Armoracia rusticana:* frischer Wurzelstock.

**Armpalisaden:** *bot.* Palisadenzellen mit einspringenden Membranfalten, z.B. im Blatt von Adonis vernalis*.

**Arndt-Eistert-Synthese:** Verfahren zur Kettenverlängerung von Carbonsäuren unter Bildung ihrer höheren Homologen. Die Umsetzung einer Carbonsäure mit Thionylchlorid führt zu einem Carbonsäurechlorid, welches mit Diazomethan zu einem Diazoketon weiterreagiert, das dann mit Wasser die homologe Carbonsäure liefert.

**Arndt-Schulz-Gesetz:** (Biologisches Grundgesetz, auch Grundlage der Dosierung in der Homöopathie*) schwache Reize fachen die Lebenstätigkeit an, mittelstarke fördern sie, starke hemmen sie u. stärkste heben sie auf. (Arndt, Psychiater, Greifswald; Schulz, Hugo, Pharmakologe, Greifswald).

**Arnica chamissonis** Lessing: Fam. Asteraceae (Compositae), Wiesenarnika, Chamissoarnika; zahlreiche Unterarten, z.B. ssp. chamissonis Maguire u. ssp. foliosa (Nutt.) Maguire, die sich in ihren Inhaltsstoffen unterscheiden. Heim. in Nordamerika, in Europa angebaut, im Gegensatz zu Arnica montana* Anbau leicht möglich. **Arni-**

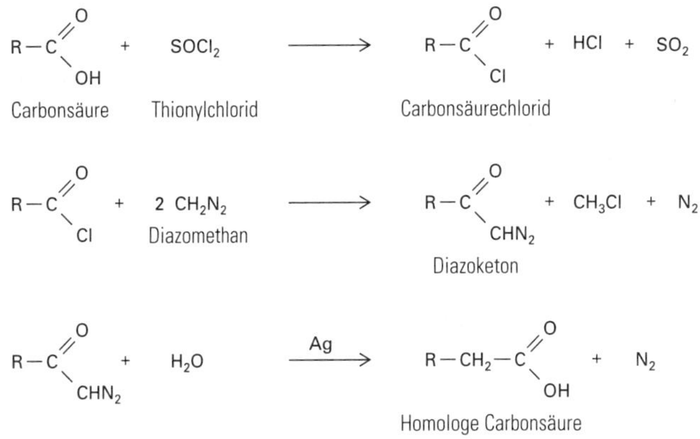


Arndt-Eistert-Synthese

**ca chamissonis** Less. **ssp. foliosa** (Nutt.) Maguire gilt nach DAB10 neben Arnica montana auch als Stammpflanze der Arnikablüten (Arnicae flos, s. Arnica montana). Die Blüten von A. c. nthalten in der Regel weniger äther. Öl als die von Arnica montana; sie unterscheiden sich auch z.B. in der Zstzg. hinsichtlich der Sesquiterpenlactone u. der Flavonoide (ca. 0.5%), da kaum Astragalin vorhanden ist. Hauptbestandteil des äther. Öls sind 40 bis 46% Isobuttersäurethymylester.

**Arnica montana** L.: Fam. Asteraceae (Compositae), Arnika, Wohlverleih (f. Wolferlei), Bergwohlverleih, Johannisblume; Mittel- u. Südeuropa, Norditalien, Balkan, Rußland, Mittelasien, in Wiesen, Mooren, auf Heiden, kalkmeidend, bis 2800 m, durch Düngung u. Aufforstung rasch zurückgehend. Die Blütenköpfchen sind nicht selten mit den schwarzen od. weißen Larven spezifischer Schädlinge (Trypeta arnicivora, Tephritis arnicae, Bohrfliegen) befallen. Stpfl. v. **Arnicae flos:** Flores Arnicae, **Arnikablüten**, Fallkrautblüten, Engelblumen, Wohlverleihblüten; die getrockneten, ganzen (od. teilweise zerfallenen) köpfchenförmigen Blütenstände (Flores A. cum calycibus; richtig: Flores A. cum receptaculis). **Off.:** DAB10, ÖAB90, Ph.Helv.7. (Nach DAB10 gilt als Stammpflanze auch Arnica chamissonis ssp. foliosa.) **Inhaltsst.:** 0.04 bis 0.4% äther. Öl. von butterartiger Konsistenz, bestehend aus ca. 50% versch. Fettsäuren ($C_6$ bis $C_{18}$), 12% Terpenkohlenwasserstoffen (z.B. Azulen), Paraffinen, Thymol u. diversen Thymolderivaten; ca. 0.2% bis 0.7% bitterschmeckende Sesquiterpenlactone* mit Azulengerüst (Pseudoguaianolide) als herz- u. kreislaufwirksame Substanzen (Helenalin u. 11,13-Dihydrohelenalin sowie deren Ester mit niederen Fettsäuren, ferner Arnifoline u.a.), auch f. Kontaktallergien verantwortlich; ca. 0.5% Flavonoide wie Astragalin, Isoquercitrin u.a.; Polyine, Cumarine, Kaffeesäure, Phytomelane u. Triterpene (Arnidiol u. Faradiol). **Anw.:** hauptsächl. äuß. wegen der antimikrobiellen u. antiphlogistischen Wirk. der Sesquiterpene als Wundheilmittel, zu Umschlägen bei Quetschungen, Blutergüssen; inn. (abzuraten) als Expektorans u. Excitans bei Fieber, Pneumonie, Furunkulose, sowie bei Herzschwäche, Arteriosklerose, Bronchialasthma, als Analeptikum; GED (Infus) 0.2 g auf 1 Teetasse (inn.) bzw. 2 g auf 100 mL (äuß.). **Nebenw.:** Mit allergischen Reaktionen (wie auch gegenüber anderen Asteraceen) ist zu rechnen. Bisweilen treten wegen der toxischen Wirk. der Sesquiterpene nach Einnahme größerer Mengen unverdünnter Tinktur Vergiftungserscheinungen auf: Übelkeit, Erbrechen, Gastroenteritis, Atem- u. Herzstörungen, Krämpfe; Gegenmittel: Magenspülung, salinische Abführmittel, Tierkohle, Kreislaufmittel; volkst. wurde Arnica nicht selten als Abortivum benutzt. **Zuber.:** **Arnikatinktur** (s. Tinctura Arnicae) wird aus 1 T. Arnikablüten u. 10 T. Ethanol 70% hergestellt. Arnika ist in zahlreichen Arzneispezialitäten enthalten.

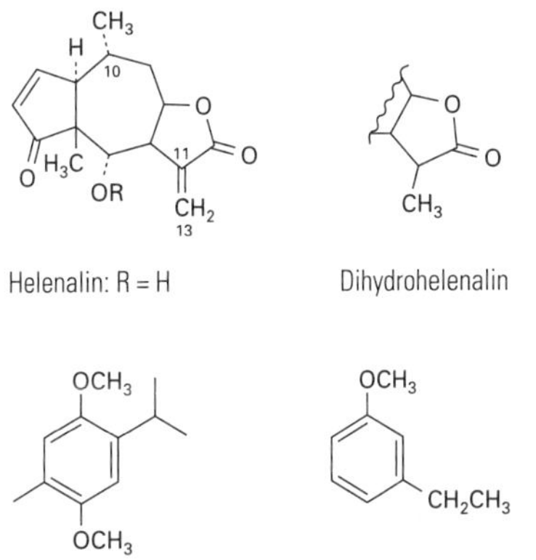


Arnica montana:
Einige Inhaltsstoffe von Blüte (oben) u. Wurzel (unten)

**Radix Arnicae:** Rhizoma Arnicae: Arnikawurzel; aus Rhizom u. Wurzel bestehend. **Off.:** ÖAB90. **Inhaltsst.:** 2.7 bis 6.3% äther. Öl im Rhizom u. 1.8 bis 3.7% in der Wurzel; wesentl. verschieden von dem äther. Öl der Blüte, rettichartig riechend, scharfschmeckend; es enthält hauptsächl. Thymolderivate wie 4-Hydroxythymoldimethylether (Thymolhydrochinondimethylether), ferner Isobuttersäurephlorylester, m-Phlorolmethylether, ungesättigte Kohlenwasserstoffe, eine S-haltige Substanz. **Anw.** volkst.: wie Arnikablüten.

Als **Verfälschung** bzw. Ersatz (v.a. der Blüten) sind zu nennen: Heterotheca inuloides* u. (z.T.) Arnica chamissonis* (ssp. chamissonis).

**HOM:** *Arnica montana* (HAB1.1): getrockneter, gepulverter Wurzelstock mit Wurzeln, Konstitutionsmittel; verord. z.B. b. Verletzungen (Verstauchung, Bluterguß), Arteriosklerose, Furunkulose, Blutungsdiathesen.

**HOM:** *Arnica ad usum externum:* frische, blühende Pflanze; als Arnica-Extern (1:5) u. als Salbe; verord. z.B. b. bei Verletzungen, Blutergüssen.

**HOM:** *Arnica montana e floribus H 10%* (HAB1.3): getrocknete Blütenstände.

**HOM:** *Arnica montana e planta toto* (HAB1.4): ganze, frische, blühende Pflanze.

**Arnikablüten:** Flores Arnicae, s. Arnica montana.

**Arnika, Mexikanische:** s. Heterotheca inuloides.

**Arnikatinktur:** s. Tinctura Arnicae.

**Arning-Lösung:** s. Solutio Arning.

**Arning-Tinktur:** s. Tinctura Arning.

**Arnold-Base:** Tetramethylbase, 4,4'-Methylenbis(N,N-dimethylanilin), dient zum Nachw. v. Ozon (Violettfärbung).

**Arochlor®:** s. Polychlorierte Biphenyle.

**Aroin:** Aronin, Aroidin; flüchtiges Alkaloid aus Arum maculatum*.

**Aromastoffe:** Aromen, s. Geschmackskorrigentien.

**Aromatase:** Cytochrom-P-450 abhängiges Enzym, das durch Aromatisierung des Ringes A von androgenen Steroidhormonen (Testosteron, Androstendion) die Synthese von Östrogenen katalysiert.

**Aromatasehemmer:** Stoffe, die durch Hemmung der Aromatase* die Estrogenbiosynthese unterbinden, wirken als Antiöstrogene*; z.B. Aminogluthetimid, Anastrozol, 4-Hydroxyandrostendion, Formestan, Letrozol, Testolacton. Anw.: z.B. als Zytostatika* bei Brustkrebs. **Lit.:** Med. Mo. Pharm. *16*, 66 – 76 (1993).

**Aromaten:** s. Aromatische Verbindungen.

**Aromatenbiosynthese:** Aromatisierung* durch biologische Systeme. Die folgenden 3 Mechanismen beim Aufbau aromatischer Verbindungen durch (prakt. ausschließl. pflanzliche) Organismen sind die wichtigsten.

**1. Shikimisäure-Chorisminsäure-Weg:** Shikimiatweg. Danach werden die aromatischen Aminosäuren L-Phenylalanin, L-Tyrosin u. L-Tryptophan sowie 4-Hydroxybenzoesäure (Vorstufe von Ubichinon), 4-Aminobenzoesäure (Vorstufe von Folsäure), die Phenylpropankörper ($C_6C_3$), zu denen die Ligninbausteine, Zimtsäurederivate u. die Flavonoide gehören, synthetisiert. Durchgangsstufen aller Aromaten, die nach dem Shikimisäure-Chorisminsäure-Weg synthetisiert werden, sind die Shikimisäure (auch direkte Vorstufe von Gallussäure u. Protocatechusäure) u. die Chorisminsäure. Abb.1 zeigt die Reaktionsfolge zur Bildung von Chorisminsäure, die der erste Verzweigungspunkt in der Biosynthese der entsprechenden Aromaten ist. Ein Weg führt über Anthranilsäure zum Tryptophan, der andere zur (instabilen) Prephensäure, wo sich dieser Weg wiederum zur Bildung von Phenylalanin u. Tyrosin teilt (s. Abb.2). Die Regulation erfolgt durch Feed-back-Kontrolle u. Repressionsmechanismen, die von Spezies zu Spezies variieren. Isoenzyme wirken sowohl beim ersten Schritt der Synthese der 3 aromatischen Aminosäuren als auch bei der Umwandlung von Chorisminsäure in Prephensäure regulierend.

**2. Polyketid-Weg:** Danach werden (formal) Acetatmoleküle kondensiert u. aromatische Verbindungen u. Makrolide, sog. Polyketide*, synthetisiert. Als Startermoleküle dienen verschiedene Carbonsäure-CoA-Ester, z.B. Acetyl-CoA (zur Synthese der Phloroglucin-, Naphthochinon- u. Anthracenderivate* sowie Griseofulvin etc.), Propionyl-CoA, Zimtsäure-CoA (zur Synthese von Flavonoiden, Stilben), Malonyl-CoA bzw. Malonamid (zur Synthese von Tetracyclinen) etc. An das Startermolekül werden Malonyl-CoA-Einheiten unter Decarboxylierung addiert, es entsteht eine Poly-β-ketosäure, die dann durch Zyklisierung stabilisiert wird. Die Biosynthese der Polyketide erfolgt mit Hilfe eines Multienzymkomplexes, in dem (wie beim Fettsäuresynthetase-Komplex, s. Fettsäurebiosynthese) 2 SH-Gruppen vorhanden sein müssen. Der Polyketidweg ist (primär) ähnl. der Fettsäuresynthese, aber die zweifache Reduktion fehlt. Weitere charakteristische Unterschiede zur Fettsäurebiosynthese: Zyklisierung der Kette bevor maximale Länge erreicht wird u. *cis*-Konfiguration der durch Dehydratisierung neu entstandenen Doppelbindungen.

**3. Acetat-Mevalonat-Weg:** wird selten beschritten; primär dient er zur Biosyntese der Terpene*, die aber auch aromatisiert werden können (z.B. Thymol, Gossypol).

**Aromatherapie:** Anw. von pflanzlichen Geruchsstoffen unter der Annahme, daß deren „metaphysischen Kräfte" auf den Organismus übertragen werden. Eine durch Geruchsstoffe (durch Inhalation) vermittelte Wirksamkeit ist lediglich für einige ätherische Öle (s. Olea aetherea) nachgewiesen. **Lit.:** G. Buchbauer, Österr. Apoth. Ztg. *50*, 543-547 (1996); Dtsch. Apoth. Ztg. *136*, 2939 – 2944 (1996).

**Aromatische Kohlenwasserstoffe:** (formal) ungesättigte cyclische Kohlenwasserstoffe* mit (formal) konjugierten Doppelbindungen, (s. Aromatische Verbindungen), wie Benzol*, Toluol*, Xylol*, Naphthalin*.

**Aromatischer Spiritus, Zusammengesetzter:** s. Spiritus Melissae compositus.

**Aromatische Salbe:** s. Unguentum aromaticum.

**Aromatisches Eisenelixir:** s. Elixir ferri aromaticum.

**Aromatisches Elixier:** s. Elixir aromaticum.

**Aromatische Tinktur:** s. Tinctura aromatica.

**Aromatische Tinktur, Saure:** s. Tinctura aromatica acida.

**Aromatische Verbindungen:** Aromaten; *aromatische Kohlenwasserstoffe** u. deren Derivate, wie Nitrobenzol* od. Anilin*, sowie bestimmte *heterocyclische Verbindungen**, wie Pyridin* u. Pyrrol*, u. deren Derivate. Allen A. ist die Delokalisierung (Mesomerie*) der π-Elektronen (s. Doppelbindung) der Ring-Doppelbindungen gemeinsam. Nach Hückel muß die Anzahl dieser π-Elektronen in A. gleich 4n+2 betragen, wobei n die Anzahl der kondensierten Ringe ist.

**Aromatische Wässer:** s. Aquae aromaticae.

**Aromatisierung:** 1. Zusatz von Geruchs- u.

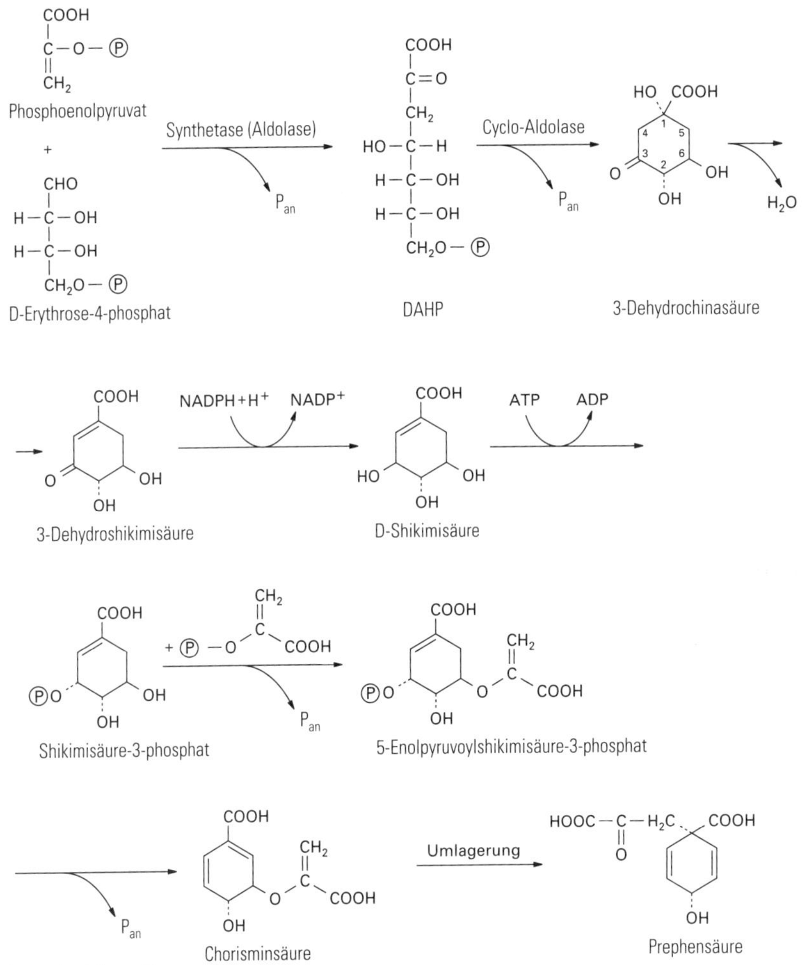


Aromatenbiosynthese:
Synthese der Chorisminsäure bzw. Prephensäure; DAHP: 3-Desoxy-2-oxo-araboheptonsäure-7-phosphat [20]

Geschmackskorrigentien* zu Arznei- u. Lebensmitteln etc. **2.** *chem.* Überführung von Verbindungen in aromatische Verbindungen*; vgl. Aromatenbiosynthese.

**Aromen:** Aromastoffe, s. Geschmackskorrigentien.

**Aronknollen:** Rhizoma Ari, s. Arum maculatum.

**Aronstab, Gefleckter:** s. Arum maculatum.

**Aronstabgewächse:** s. Araceae.

**Aronwurzel:** Rhizoma Ari, s. Arum maculatum.

**Aropax®:** s. Paroxetin.

**Arotinoide:** Retinoide* mit aromatischer Komponente im Molekül.

**Arovit®:** s. Vitamine (Vitamin A).

**Arquebusade, Weiße:** Aqua vulneraria spirituosa; ethanolischer Auszug aus Wermut, Rosmarinblättern, Rautenblättern, Lavendelblüten, Pfefferminzblättern, Salbeiblättern bzw. Mischung der entsprechenden äther. Öle, je 0.5 T. mit 375 T. Ethanol u. 625 T. Aq. dest. **Anw.:** als Wundwasser.

**Arrak:** Branntwein aus vergorenem Reis (s. Spiritus Oryzae) od. vergorenem Palmensaft (Palmwein).

**Arrhenius:** Svante, schwedischer Physiker u. Chemiker, geb. 1859; entwickelte 1882 die Lehre von der elektrolytischen Dissoziation, wofür er 1903 den Nobelpreis erhielt. Arrhenius bezeichnete Wasserstoffverbindungen, die in wäßriger Lösung Wasserstoffionen abgeben, als Säuren* u. solche, die in wäßriger Lösung Hydroxidionen abspalten, als Basen*.

**Arrhenius-Gleichung:** wichtige Gleichung in der chemischen Kinetik, die den Zusammenhang zwischen der Geschwindigkeitskonstante k, einem Häufigkeitsfaktor A u. einem Exponential-

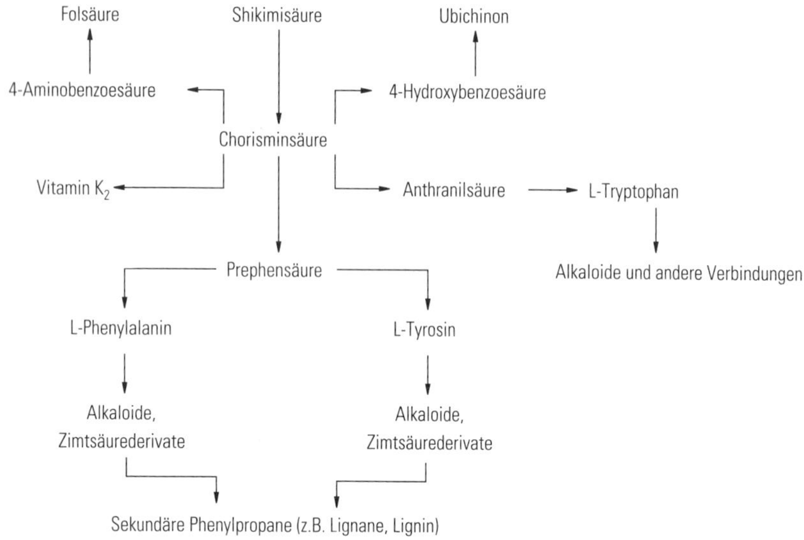


Aromatenbiosynthese: Schlüsselrolle der Chorisminsäure

ausdruck herstellt, in dem neben der Temperatur T u. der allgemeinen Gaskonstante* auch die Aktivierungsenergie* $E_A$ auftritt:

$$k = A \cdot e^{\frac{-E_A}{RT}}$$

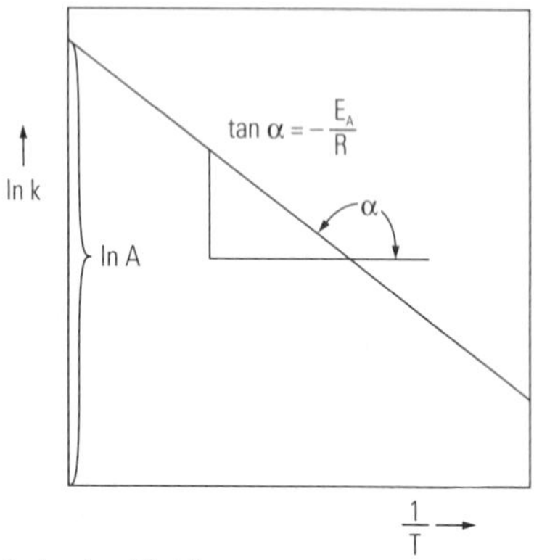


Arrhenius-Gleichung

Gemäß dieser Gleichung liefert die Auftragung von *ln* k gegen 1/T eine Gerade mit der Steigung $-E_A/R$ u. dem Achsenabschnitt *ln* A (Bestimmungsmöglichkeit f. $E_A$ u. A, s. Abb.). Da A u. $E_A$ Konstanten sind, deren Wert von der betrachteten Reaktion abhängt, gibt die A. letztlich die Temperaturabhängigkeit von k u. somit der Reaktionsgeschwindigkeit an. Sie wird daher z.B. in der pharmazeutischen Technologie eingesetzt, um aufgrund der experimentell bei höheren Temperaturen bestimmten Veränderungen auf die Haltbarkeit eines Arzneimittels bei Raum- bzw. Lagerungstemperaturen zu schließen (s.a. Van't-Hoff-Gleichung).

**Arrhythmia:** Arrhythmie, Unregelmäßigkeit der Herztätigkeit.

**Arrowroot, Afrikanisches:** Amylum Cannae*. **A., Bahia-:** Amylum Manihot*. **A., Brasilianisches:** Amylum Batatae u. Amylum Manihot*. **A., Neu-Südwales-:** Amylum Cannae*. **A., Ostindisches:** Amylum Curcumae*. **A., Queensland-:** Amylum Cannae*. **A., Westindisches:** Amylum Marantae*.

**Arsanilsäure:** Acidum arsanilicum, p-Aminophenylarsinsäure; $NH_2–C_6H_4–AsO(OH)_2$. Farblose Kristalle, lösl. in heißem Wasser, sehr schwer lösl. in Ethanol u. kalt. Wasser. Darst.: durch Erhitzen von arsensaurem Anilin. **Anw.:** früher hauptsächl. in Form ihrer Salze gegen Trypanosomen-Erkrankungen (Schlafkrankheit).

**Arsazetin:** Acetyl-p-aminophenylarsinsaures Natrium, Natrium acetylarsanilicum, Acetylarsanilsaures Natrium, $M_r$ 353.10. Geh. 21.2 bis 21.7% Arsen. Weißes, krist. Pulver, leicht lösl. in Wasser. Darst.: durch Umsetzen v. Acetylarsanilsäure mit Natriumcarbonat. **Off.:** DAB6. **Anw.:** früher wie Natrium arsanilicum gegen Schlafkrankheit. Dos. 0.03 g mehrmals tgl., heute nicht mehr verwendet.

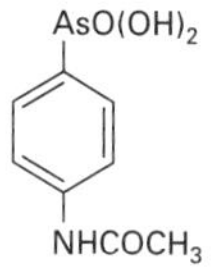


Arsazetin

**Arsen:** Arsenum, As, OZ 33, Schwarzer Arsenik, Arsenum metallicum, $A_r$ 74.9216. D. 5.72.

Schmp. 817°C; sublimiert, ohne zu schmelzen, bei 616°C. Verdampft beim Erhitzen mit bläul. Flamme u. unter knoblauchähnl. Geruch zu weißem Arsentrioxid ($As_2O_3$); 3- u. 5wertig; graue, metallähnl. glänzende Kristalle od. spröde Massen, lösl. in konz. Salpetersäure u. Schwefelsäure. Kühlt man den Dampf stark ab (mit flüssiger Luft), so erhält man nichtmetallisches, phosphorähnliches „Gelbes Arsen", das sich in Schwefelkohlenstoff leicht löst u. aus dieser Lsg. beim Abkühlen auf -70°C in hellgelben, durchsichtigen, wachsweichen Kriställchen mit einer Dichte von 1.97 abscheidet. As war bereits im Altertum bekannt. Es gehört zu den essentiellen Spurenelementen*, doch ist seine Wirk. noch weitgehend unerforscht. Nat. gediegen als Scherbencobalt, Fliegenstein; gebunden als Auripigment ($As_2S_3$), Realgar ($As_2S_2$), Arsenkies (FeSAs), Speiscobalt ($CoAs_2$), Cobaltglanz, Nickelglanz, Kupfernickel, Arsenblüte, Cobaltblüte, in den Fahlerzen, in vielen anderen Mineralien u. in Mineralwässern, spurenweise im menschl. u. tier. Organismus. Darst.: durch Erhitzen v. Arsenkies unter Luftabschluß in Tonröhren. **Anw.** techn.: zur Härtung v. Blei u. Kupfer; in großem Umfang finden As-Verbdgen. Anw. als Schädlingsbekämpfungsmittel. **Tox.:** s. Arsenvergiftung. **Nachw. von Arsen u. Arsenverbindungen: 1.** Marshsche Arsenprobe im Marshschen Apparat: Aus der As-haltigen Flüss. wird mit Hilfe von Zink + $H_2SO_4$ in einer Woulffschen Flasche (s. Abb.) Arsenwasserstoff frei gemacht, dieser durch ein mit Calciumchlorid gefülltes U-Rohr geleitet, um ihn vom Wasserdampf zu befreien, darauf durch eine schwer schmelzbare Glasröhre, die an einer verengten Stelle stark erhitzt wird. Nach dem Passieren dieser erhitzten Stelle schlägt sich das As an der kalten Glaswand als braunschwarzer Spiegel nieder. Der Arsenspiegel verflüchtigt sich beim Erhitzen u. ist in Natriumhypochloritlösung lösl., im Gegensatz zum tiefschwarzen Antimonspiegel, der unlösl. ist. **2.** Probe nach Gutzeit: Der im Marshschen Apparat erzeugte Arsenwasserstoff wird auf einen mit konz. Silbernitratlösung getränkten Filtrierpapierstreifen geleitet. Die Gegenwart von As zeigt sich durch Gelbfärbung, bei Feuchtigkeitszutritt durch Schwarzfärbung an. **3.** Mit Alkalicarbonat u. Alkalicyanid in einem engen Glasröhrchen erhitzt, geben As-Verbindungen einen Arsenspiegel. **4.** Beim Glühen mit Soda auf Kohle geben alle As-Verbindungen einen charakterist., knoblauchartigen Geruch. **5.** Schwefelwasserstoff fällt aus den mit HCl versetzten Lsg. der arsenigen Säure u. Arsenite sofort, aus denen der Arsensäure u. Arsenate erst nach längerem Einleiten, gelbes $As_2S_3$, lösl. in Alkali- u. Ammoniumsulfid- sowie in Ammoniaklösung, unl. in heißer Salzsäure (Unterschied von dem gleichfalls gelben Zink- u. Cadmiumsulfid). Nach Ph.Eur.3 erfolgt der Nachw. von Arsen in Arzneistoffen nach 2 Methoden: bei der 1. Methode nach *H. Smith* werden die Arsenverbindungen mit Zink u. Salzsäure zu Arsin reduziert, das mit dem Quecksilber(II)-bromid-Papier Orange- bis Braunfärbung gibt. Bei der 2. Methode nach *J.Thiele* reduziert eine Hypophosphit-Lsg. die Arsenverbindungen zu elementarem Arsen, das durch Dunkelfärbung od. Abscheidung eines schwarzen Niederschlags zu erkennen ist. Mikrobiol. Nachw. von As mittels Penicillium brevicaule, biol. mittels Aiptasia diaphane (Seeanemone) durch Bildg. von $AsH_3$ (Knoblauchgeruch).

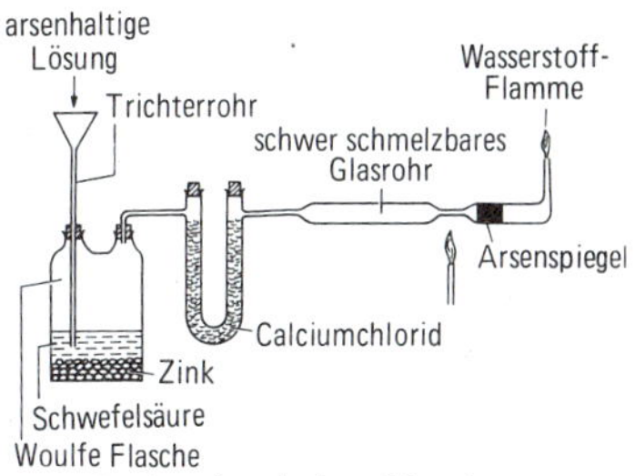

Arsen: Nachweis mit dem Marsh-Apparat [43]

**Arsenate:** Salze der Arsensäure* (Acidum arsenicicum) $H_3AsO_4$.

**Arsenblüte:** Acidum arsenicosum, Arsentrioxid, s. Arsen(III)-oxid.

**Arsen(III)-chlorid:** Arsenum trichloratum, Arsenchlorür, Arsenikbutter, Arsentrichlorid; $AsCl_3$. Farblose, ölige, rauchende Flüss., die bei -18°C erstarrt, leicht lösl. in Ether, Chloroform, Fetten, Ölen; sehr giftig. **Anw.** med.: als Ätzmittel, techn.: zur Herst. v. Insektengiften.

**Arsenchlorür:** Arsen(III)-chlorid*.

**Arsendisulfid:** Arsenum sulfuratum rubrum, Arsenicum rubrum, Roter Arsenik, Arsenrubin, Realgar; $As_4S_4$. Rubinrote Kristalle od. rote amorphe Masse. **Anw.:** in d. Gerberei u. Feuerwerkerei.

**Arsenicum album:** Arsen(III)-oxid*.

**Arsenicum flavum:** Arsen(III)-sulfid*.

**Arsenicum rubrum:** Arsendisulfid*.

**Arsenide:** Verbindungen von Arsen mit einem Metall (Metallarsenide), z.B. $CoAs_2$ (Speisecobalt).

**Arsenige Säure:** $H_3AsO_3$; in freiem Zustand nicht bekannt; beim Eindampfen einer wäßrigen Lsg. scheidet sich Arsen(III)-oxid* ab. Die Salze heißen Arsenite.

**Arsenigsäureanhydrid:** Acidum arsenicosum, Arsentrioxid. s. Arsen(III)-oxid.

**Arsenikbutter:** s. Arsen(III)-chlorid.

**Arsenik, Gelber:** s. Arsen(III)-sulfid.

**Arsenikpillen:** Pilulae asiaticae DAB6.

**Arsenik, Roter:** s. Arsendisulfid.

**Arsenik, Schwarzer:** s. Arsen.

**Arsenik, Weißer:** s. Arsen(III)-oxid.

**Arsen(III)-iodid:** Arsenum iodatum, Arseniodür, Arsentriiodid; $AsI_3$, $M_r$ 455.64. As-Geh. 16.44%. D. 4.39. Braunrote Kristalle, lösl. in 3.5 T. Wasser u. 10 T. Ethanol, lösl. in Ether, Chloroform, Schwefelkohlenstoff. **Anw.** med.: früher bei syphilit. Ausschlägen, Lepra, Impetigo; MED 0.025 g, MTD 0.04 g.

**HOM:** *Arsenum jodatum* (HAB1.4): verord. z.B. b. Lungenerkrankungen.

**Arseniodür:** Arsen(III)-iodid*.

**Arsenite:** Salze der arsenigen Säure*, $H_3AsO_3$.

**Arsenkupferkalkbrühe:** s. Kupferkalkbrühe.

**Arsen(III)-oxid:** Acidum arsenicosum, Arsentrioxid, Arsenigsäureanhydrid, Arsenicum album, Weißer Arsenik, Arsenblüte, Hüttenrauch, Giftmehl; $As_2O_3$, $M_r$ 197.8. Weißes bis fast weißes, schweres, geruchloses Pulver, wenig lösl. in Wasser, in Alkalilaugen u. Alkalicarbonatlsg. unter Salzbildung löslich. Darst.: durch Rösten v. arsenhaltigen Erzen. **Anw.** med.: inn. früher bei Eisenmangelanämie (Chlorose), als Roborans, bei Psoriasis, Ekzemen; äuß. als Ätzmittel bei Geschwüren, Kondylomen, in d. Zahnheilkunde zur Devitalisierung der Zahnpulpa. MED 0.005 g, MTD 0.015 g; LD 0.1 bis 0.2 g. **Zuber.:** Sol. Kalii arsenicosi (Fowler-Lösung). **Tox.:** s. Arsenvergiftung.

**HOM:** *Acidum arsenicosum* (HAB1.1): Arsenicum album, Arsen(III)-oxid, verw. ab $D_4$; verord. z.B. b. Bronchial- u. Darmkatarrh, Ekzemen, Kräfteverfall.

**Arsen(V)-oxid:** Arsensäureanhydrid, Arsenpentaoxid; $As_2O_5$. Weiße, glasige Stücke, die an feuchter Luft leicht zerfließen u. sich in Wasser unter Bildg. von Arsensäure auflösen. Ihre Salze (Arsenate) werden zur Schädlingsbekämpfung verwendet.

**Arsenpentoxid:** s. Arsen(V)-oxid.

**Arsenrubin:** s. Arsendisulfid.

**Arsensäure:** Acidum arsenicicum, Orthoarsensäure; $H_3AsO_4$. Sirupartige, farblose Flüss. od. zerfließl. Kristalle. Ihre Salze (prim., sek., tert. Arsenate) werden z. Schädlingsbekämpfung benutzt, bes. das Ca-Arsenat.

**Arsensäureanhydrid:** s. Arsen(V)-oxid.

**Arsen(III)-sulfid:** Arsenum sulfuratum flavum, Arsenum trisulfuratum, Arsenum citrinum, Arsenicum flavum, Gelber Arsenik, Arsentrisulfid, Operment, Auripigment(um), Gelbes Schwefelarsen; $As_2S_3$, $M_r$ 246.02. D. 3.43. Gelbes Pulver od. Stücke, unlösl. in Wasser u. Säuren, lösl. in Alkalisulfid- u. Ammoniumsulfidlsgen. **Anw. med.:** früher als Ätzmittel u. Enthaarungsmittel; techn.: in d. Gerberei.

**Arsentrichlorid:** s. Arsen(III)-chlorid.

**Arsentriiodid:** s. Arsen(III)-iodid.

**Arsentrioxid:** s. Arsen(III)-oxid.

**Arsentrisulfid:** s. Arsen(III)-sulfid.

**Arsenum:** s. Arsen.

**Arsenum citrinum:** Arsenum sulfuratum flavum, Arsentrisulfid, s. Arsen(III)-sulfid.

**Arsenum iodatum:** Arsen(III)-iodid*.

**Arsenum sulfuratum flavum:** s. Arsen(III)-sulfid.

**Arsenum sulfuratum rubrum:** s. Arsendisulfid.

**Arsenum trichloratum:** Arsen(III)-chlorid*.

**Arsenvergiftung: Elementares Arsen** ist ungiftig, seine **Verbindungen** wie Oxide, Säuren u. deren Salze zeigen dagegen hohe Toxizität. Die Resorption der As-Verbindungen erfolgt im Magen-Darm-Kanal, ferner über die Haut u. nach Inhalation aus der Lunge. Haare u. Nägel speichern Arsen in hohem Maße. $As_2O_3$ (weißer Arsenik) wird als Rattengift verwendet u. hatte lange Zeit große Bedeutung als Mordgift. Als tödliche Dosis gelten 0.3 g. Die früher zur Schädlingsbekämpfung im Obst- u. Weinbau verwendeten Mittel „Schweinfurter Grün" [3 $Cu(AsO_2)_2 \cdot Cu(CH_3COO)_2$] u. Bleiarsenat [$Pb_3(AsO_4)_2$] führten zu teils tödlichen Vergiftungen. Typischerweise kommt es bei der **akuten** Arsenvergiftung zu heftigen Schmerzen im Magen-Darm-Trakt u. zu Brechdurchfällen. **Chronische** Vergiftungen zeigen sich eher in Erkrankungen der Nerven (Polyneuritis, Muskelschwäche, Lähmungen usw.) u. der Haut (Braunfärbungen, Hautverdickungen, Störungen im Nagelwachstum u.a.). Als Spätfolgen wurden verschiedene Formen von Krebs beobachtet. $AsH_3$: im Tierversuch um vieles giftiger als CO. 1550 ppm wirken beim Menschen sofort tödlich. Typisch ist der Knoblauchgeruch der Verbdg. Die früher med. verwendeten (Luestherapie) organischen As-Verbindungen (z.B. Salvarsan) führten oft zu Vergiftungen, teilweise mit tödlichem Ausgang.

**Arsenwasserstoff:** Arsin, $AsH_3$. Sdp. -54.8°C. Schmp. -113.5°C. Farbloses, knoblauchartig riechendes Gas; außerordentl. giftig. Entsteht bei der Einw. v. nascierendem Wasserstoff (Zink u. Schwefelsäure) auf lösliche Arsenverbindungen (Marshsche Probe, s. Arsennachweis unter Arsen); bildet sich auch durch Einw. v. Schimmelpilzen (Penicillium brevicaule) auf arsenhaltige Stoffe. **Tox.:** s. Arsenvergiftung.

**Arsfenamin:** s. Arsphenamin.

**Arsin:** s. Arsenwasserstoff.

**Arsine:** Verbindungen des Arsenwasserstoffes, b. denen ein od. mehrere H-Atome durch Alkylgruppen ersetzt sind, z.B. $(CH_3)_3As$ (Trimethylarsin). Dimethylarsinderivate sind d. *Kakodyl-Verbindungen* (vgl. Kakodyl).

**Arsphenamin** INN: Arsfenamin, 3,3'-Diamino-4,4'-dihydroxy-arsenobenzol-dichlorhydrat, Salvarsan®. 1910 von Paul Ehrlich entdeckte Arsenverbindung mit antimikrobieller Wirk.; wurde gegen Syphilis aller Stadien, Rückfallfieber u. verschiedenste Tropenkrankheiten als Chemotherapeutikum* eingesetzt. In Lsg. sehr instabil; vgl. Neoarsphenamin.

**Art:** *biol.* Spezies, Species*; in der biol. Systematik die unter der Gattung (Genus) stehende Kategorie; Grundeinheit der Taxonomie; s.a. Nomenklatur, binäre.

**Artabsin:** Sesquiterpenlacton (Guaianolid), das in frischen Artemisa*-Pflanzen vorkommt; das Dimere ist Absinthin*.

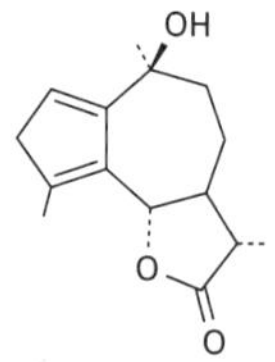

Artabsin

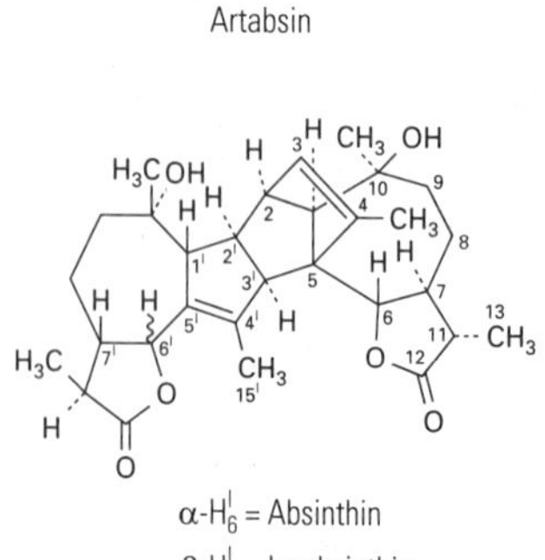

α-$H_6^I$ = Absinthin

β-$H_6^I$ = Isoabsinthin

Artabsin

**Artane®:** s. Trihexyphenidyl.

**Arteannuin:** Artemisinin, Qinghaosu; CAS-Nr. 63968-64-9; $C_{15}H_{22}O_5$, $M_r$ 282.35. Schmp. 157°C. Ein ungewöhnlich gebautes Sesquiterpenlacton aus Artemisia annua*. **Anw.:** Antimalariamittel, als Arteannuin-12α-succinat (Artesunate) bei multiresistenter Malaria tropica.

**Arteficialis:** künstl. hergestellt.

**Artegodan®:** s. Papaverin.

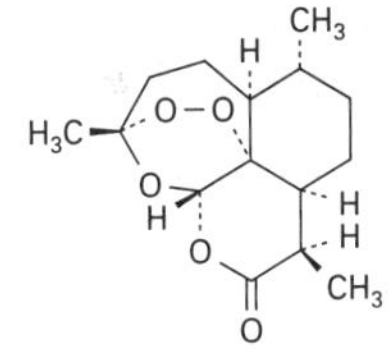

Arteannuin

**Artemisia abrotanum** L.: Fam. Asteraceae (Compositae), Eberraute, Aberraute (Vorderasien, Südeuropa bis Spanien). Stpfl. v. **Herba Abrotani:** Eberrautenkraut, Aberrautenkraut. **Inhaltsst.:** Abrotin (Alkaloid mit chininartiger Wirk.), Bitterstoffe, Cumarinderivate (z.B. Isofraxidin), äther. Öl (mit 1,8-Cineol, vorherrschend). **Anw.** volkst.: als Aromatikum, als Wurmmittel, ähnl. wie Wermut (s. Artemisia absinthium); als Gewürz, ähnl. wie Beifuß (s. Artemisia vulgaris).

**HOM:** *Artemisia abrotanum* (HAB1): junge frische Triebe u. Blätter; verord. z.B. b. Abmagerung, Frostschäden, exsudativen Drüsenerkrankungen.

**Artemisia absinthium** L.: Fam. Asteraceae (Compositae), Wermut, Alsem, Allsei, Bitterer Beifuß, Absinth (südl. u. mittl. Europa, Westasien, Nordamerika); kommt in zahlreichen Varietäten u. chem. Rassen vor, die sich im Wirkstoffgehalt unterscheiden. Stpfl. v. **Absinthii herba: Wermutkraut**, Eltzkraut; die getrockneten, zur Blütezeit gesammelten oberen Sproßteile u. Laubblätter od. die basalen Laubblätter (Ph.Helv.7.). **Off.:** DAB10, ÖAB90, Ph.Helv.7. **Inhaltsst.:** 0.2 bis über 1%, mind. 0.3% (ÖAB90) bzw. 0.2% (DAB10, Ph.Helv.7.) äther. Öl (s. unten: Ol. Absinthii); bis zu 0.4% die Guainolidbitterstoffe Absinthin (dimer), Isoabsinthin, Artabsin* (monomer), Anabsinthin (unterscheidet sich von Absinthin* durch einen zusätzlichen Tetrahydrofuranring), Absinthiin (Glykosid); Flavonoide, Gerbstoff. Bitterwert mind. 15 000 (DAB10) bzw. mind. 10 000 (ÖAB90) od. 250 Ph.Helv.-Einheiten (Ph.Helv.7), nimmt bei unsachgemäßer Lagerung rasch ab. **Anw.:** als Stomachikum (als Tee, wie üblich, *vor* dem Essen) u. Tonikum sowie als Emmenagogum, Anthelmintikum u. als Choleretikum (*nach* dem Essen). **Zuber.:** Spec. amaricantes, Tct. Absinthii, Tct. Absinthii composita, Extr. Absinthii. **Oleum Absinthii:** Wermutöl, das äther. Öl v. A. absinthium; dickliche, meist dunkelgrüne, auch blaue od. braune Flüss., bitter u. kratzend schmeckend u. stark riechend; lösl. in Ethanol. D. 0.895 bis 0.950. **Best.:** Thujon, Isothujon, Thujol (Thujylalkohol), (wesentlich weniger) Sabinol (Sabinylalkohol) u. deren Ester, Phellandren, Pinen, Cadinen, Azulen; Chamazulen bildet sich bei der Wasserdampfdestillation aus Absinthin u. Artabsin, das nur genuin vorhanden ist. (Zstzg. stark von Herkunft u. Ernte der Droge abhängig.) **Oleum Absinthii infusum** EB6: Fettes Wermutöl, ein mit Erdnußöl hergestellter Auszug des Wermuts. **Tox.:** Mißbrauch von Wermutlikör (ethanolischer Auszug), dessen Herst. in vielen Ländern verboten ist, kann zu Krämpfen führen, wofür das Thujon verantwortlich gemacht wird. Hingegen ist Thujon in wäßrigen Auszügen kaum vorhanden.

**HOM:** *Artemisia absinthium* (HAB1.3), Absinthium: frische, obere Sproßteile, junge Blätter u. Blüten; verord. z.B. b. tetanischen Krämpfen u. Erregungszuständen, Magenschleimhautentzündung.

**Artemisia annua** L.: Fam. Asteraceae (Compositae), Einjähriger Beifuß, (chines.) Qinghao (SO-Europa, Asien, in Mitteleuropa u. N-Amerika eingebürgert). **Inhaltsst.:** gegen Malaria wirkende Substanzen wie Arteannuin*.

**Artemisia cina** O.C. Berg et C.F. Schmidt: Fam. Asteraceae (Compositae), Wurmkraut, Zitwer (Turkestan). Stpfl. v. **Flores Cinae:** Zitwerblüten (fälschl. Zitwersamen, Wurmsamen). **Inhaltsst.:** 1 bis 3.8% Santonin*, Artemisin* (Bitterstoff), Cholin, äther. Öl, Harz, Fett. **Anw.** med.: früher gegen Spulwürmer, Dos. 0.5 bis 4 g je nach Alter an 2 aufeinanderfolgenden Tagen morgens nüchtern, danach ein salinisches Abführmittel (Glauber- od. Bittersalz), kein Rizinusöl.

**HOM:** *Cina:* getrocknete, kurz vor dem Aufblühen gesammelte Blütenköpfchen; verord. z.B. b. Nervosität u. Krampfneigung bei Kindern, Wurmmittel.

**Artemisia dracunculus** L.: Fam. Asteraceae (Compositae), Estragon (heim. Orient, Süd- u. Osteuropa). Stpfl. v. **Herba Dracunculi:** Estragon. **Inhaltsst.:** 0.3 bis 3% äther. Öl mit Methylchavicol (Estragol), Ocimen, Myrcen etc. (von Herkunft abhängig), ferner Bitterstoff, Gerbstoff. **Anw.:** als Küchengewürz.

**Artemisia moxa** L.: Fam. Asteraceae (Ostasien). Diese Beifuß-Art wird wie A. chinensis L. u. A. indica Willd. zur Moxibustion (Moxabrennen), einem traditionellem Heilverfahren in Ostasien u. Indien, verwendet. Dabei werden aus den Blättern dieser Beifuß-Arten kleine kegelförmige Gebilde hergestellt, die auf bestimmten Körperstellen (etwa den Akupunkturstellen entsprechend) angezündet werden.

**Artemisia vulgaris** L.: Fam. Asteraceae (Compositae), Beifuß (Mitteleuropa, Balkan, Italien). Stpfl. v. **Herba Artemisiae (vulgaris):** Beifußkraut, Gänsekraut. **Inhaltsst.:** 0.03 bis 0.2% äther. Öl mit Cineol als Hauptbestandteil, Thujon u.a.; (nach der Blüte) Bitterstoffe (Sesquiterpenlactone wie Vulgarin, Psilostachyn u. Psilostachin C), Gerbstoffe. **Anw.:** als Aromatikum u. Amarum; als Gewürz f. fette Speisen wie Gans, bes. die Blütenstandknospen. **Radix Artemisiae:** Beifußwurzel. **Inhaltsst.:** äther. Öl, Inulin, Harz. **Anw.** volkst.: als Tonikum u. Antiepileptikum.

**HOM:** *Artemisia vulgaris* (HAB1.5): die frischen, zu Beginn des Winters geernteten, unterirdischen Teile; verord. z.B. b. Krampfleiden.

**Artemisin:** 8-Hydroxysantonin; $C_{15}H_{18}O_4$, $M_r$ 262.29. Schmp. 203°C. Lichtempfindlicher Bitterstoff aus den Blüten von Artemisia cina* u. anderen Artemisia-Arten wie A. annua*, A. maritima L. (Meerwermut); wirkt blutschizontozid; s. Malaria, Antimalariamittel.

**Artemisinin:** s. Arteannuin.

**Artenschutzübereinkommen, Washingtoner:** Gesetz zum Washingtoner Artenschutzübereinkommen vom 22.5.1975, geändert durch die VO EWG Nr. 2727 d. Kommission v. 27.11.1995, regelt den internationalen Handel mit gefährdeten Arten freilebender Tiere u. Pflanzen.

**Artenschutzverordnung:** s. Bundesartenschutzverordnung.

**Arterenol®:** s. Noradrenalinhydrochlorid.

**Arterien:** pl. *syn.* Arteriae, Schlagadern, Pulsadern. Blutgefäße mit vom Herzen wegleitender Strömungsrichtung des Blutes. Die Arterien unterscheiden sich von den Venen vor allem in der Beschaffenheit ihrer Wandungen, die sich in Innenschicht (Intima), Mittelschicht (Media) u. Außenschicht (Adventitia) untergliedern.

**Arteriosklerose:** Atherosklerose, Arterienverkalkung; Arterienverengung durch chron.-pathologische Verdickung u. Verhärtung der inneren (Intima) u. mittleren (Media) Wandschicht der Arterien. Lipidansammlungen mit Einlagerungen von Cholesterolnadeln u. Kalk bilden die sog. arteriosklerotischen Plaques. Mechanismus der Veränderungen Großteils noch unklar; komplexe Stoffwechselstörung. Eine große Rolle spielen Veränderungen der Plasmazusammensetzung, besonders der Gehalt u. die Art der Serumlipide (s. Lipoproteine) sowie der Gefäßbelastung wie z.B. bei erhöhtem Blutdruck. Als Risikofaktoren gehören neben Bluthochdruck u. Hyperlipoproteinämie*, Diabetes mellitus, Gicht, Hyperthyreose, Übergewicht, körperliche Inaktivität u. Rauchen. Arteriosklerotische Veränderungen treten v.a. an den Coronar- u. Gehirngefäßen sowie an den Gefäßen der Extremitäten auf u. führen dort zu Durchblutungsstörungen, die in der Folge zu koronarer Herzkrankheit*, zu Apoplexie (Gehirnschlag) od. zu Gangrän* u. Claudicatio intermittens* führen können.

**Arteriosklerosemittel:** Mittel zur Ther. u. Prophylaxe der Arteriosklerose*. Für eine erfolgreiche Bekämpfung der Arteriosklerose u. deren Folgeerscheinungen ist in erster Linie die Beseitigung der Risikofaktoren (s. Arteriosklerose) notwendig, da eine sichere medikamentöse Ther. nicht möglich ist. Die verwendeten Pharmaka dienen entweder zur Verhütung der Arteriosklerose od. zur Symptomtherapie. 1. Den Fettstoffwechsel beeinflussende Pharmaka: z.B. Lipidsenker*, pflanzl. Präparate mit Sitosterol* (hemmt die Resorption von Cholesterol), Ballaststoffe*, Knoblauchpräparate (umstritten), Omega-3-Fettsäuren* (verändern das HDL/LDL-Verhältnis, s. Lipoproteine) etc.; 2. Gerinnungshemmende Pharmaka: z.B. Heparin* (s. Antikoagulantien); 3. Durchblutungsfördernde Pharmaka: z.B. Cinnarizin*, Vincamin*, Tocopherolnicotinat*, Bencyclan*; 4. Iodpräparate: z.B. Kaliumiodid, Proloniumiodid*; sollen zur Blutviskositätssenkung u. zur Erweichung der Gefäßwände führen, therapeutischer Wert aber umstritten, schwere Nebenw. möglich.

**Artesunate:** s. Arteannuin.

**Arthritis:** Gelenksentzündung. Formen: z.B. A. rheumatica: Gelenkrheumatismus (chronische Polyarthritis, rheumatoide Arthritis*), A. psoriatica (bei Schuppenflechte), A. tuberculosa, A. urica: Gicht*, etc. Medikamentöse Ther.: s. Antirheumatika, Gichttherapeutika.

**Arthritis, rheumatoide:** chronische Polyarthritis, cP; entzündl. Allgemeinerkrankung der mesenchymalen Gewebe, meist Manifestation als Synovialitis*; Ursache ungeklärt (ev. Autoimmunerkrankung); Frauen sind etwa 3mal häufiger betroffen als Männer. Verlauf: unvorhersehbar, meist chron.-progredient. Medikamentöse Ther.: (nichtsteroidale) Antiphlogistika*, sog. Basistherapeutika (s. Antirheumatika), Analgetika, Oxaceprol, Interferon gamma.

**Arthrose:** verschleißbedingte Gelenkserkrankungen (Arthrosis deformans), die aufgrund eines Mißverhältnisses zwischen Belastung u. Belastbarkeit der Gelenkknorpel entstehen u. eine Degeneration des Gelenks u. des Knochens zur Folge haben. Betroffen sind v.a. Hüftgelenk (Coxarthrose) u. Kniegelenk (Gonarthrose). Klinische Symptome sind z.B. Glenksschmerzen u. -geräusche, Bewegungseinschränkung, Steifigkeit. Ther.: s. Antirheumatika.

**Arthropoden:** Gliederfüßer; artenreichster Tierstamm, f. den Menschen z.T. wichtige Parasiten- u. Krankheitsüberträger bzw. Gifttiere: Krebstiere, Spinnentiere (Milben*, Spinnen*, Zecken*), Zungenwürmer, Insekten (med. wichtig sind Flöhe, Wanzen, Läuse, Fliegen, Mücken); vgl. Schädlingsbekämpfungsmittel.

**Articain** INN: 4-Methyl-3-(2-propylaminopropionamido)-2-thiophencarboxylsäure-methylester, Carticain, Ultracain®; CAS-Nr. 23964-58-

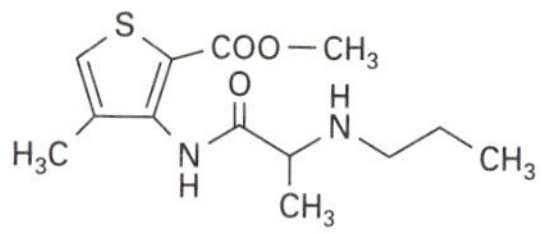

Articain

1; $C_{13}H_{20}N_2O_3S$, $M_r$ 284.37. Sdp. 162-167°C (40 Pa). **Articainhydrochlorid:** CAS-Nr. 23964-57-0; $C_{13}H_{20}N_2O_3S \cdot HCl$, $M_r$ 320.8. Schmp. ca. 178°C. Lösl. in Wasser u. Ethanol. **Anw.:** Lokalanästhetikum.

**Artimisiifolin:** s. Cnicus benedictus.

**Artischocke:** s. Cynara scolymus.

**Artosin®:** s. Tolbutamid.

**Arum Dracontium:** s. Arisaema dracontium.

**Arum Dracunculus:** s. Dracunculus vulgaris.

**Arumil®:** s. Amilorid.

**Arum maculatum** L.: Fam. Araceae, Gefleckter Aronstab (Mittel- u. Südeuropa). Stpfl. v. **Rhizoma Ari:** Rhizoma Aronis, Tubera Ari, Aronknollen, Aronwurzel, Zehrwurzel. **Inhaltsst.:** Aroin (nichterforschtes Scharfstoff-Gem.), Saponin, 70% Stärke, 18% Bassorin*, fettes Öl, ein Alkaloid. **Anw.** volkst.: als Stomachikum u. Tonikum; äuß.: bei schlecht heilenden Wunden u. Geschwüren.

**HOM:** *Arum maculatum* (HAB1.3): frischer, vor der Entwicklung der Blätter gesammelter Wurzelstock; verord. z.B. b. Rachenkatarrh, ähnl. Arisaema triphyllum (Arisaema dracontium*).

**Arum triphyllum:** s. Arisaema triphyllum.

**Arundo donax** L.: Fam. Poaceae, Spanisches Rohr, Wasserrohr (heim. Mittelmeerländer, kult. in Südamerika). Stpfl. v. **Rhizoma Arundonis donacis:** Rhizoma Cannae hispanicae, Rohrwurzel, Donaxwurzel. **Inhaltsst.:** Indolalkylamine wie Gramin (3-[Dimethylaminomethyl]-indol), Bufotenin (3-[2-Dimethylaminoethyl]-5-indolol), Zucker, Stärke. **Anw.:** Diuretikum, Uterusstimulans; in der Homöopathie (frische Rhizomsprossen).

**Arwin®:** s. Ancrod.

**Aryle:** Bez. f. 1wertige aromatische Kohlenwasserstoffreste, z.B. Phenyl $C_6H_5$; **Arylierung:** Einführung eines aromatischen Restes in eine Verbindung.

**Arylhalogenide:** aromatische Halogenkohlenwasserstoffe, die als Lösungsmittel u. als Ausgangsstoffe f. die Synthese von Phenol, Anilin u. Farbstoffen Verw. finden. Die Synthese erfolgt aus Diazonium-Salzen, die mit Lewis-Säuren als Katalysator halogenisiert werden.

**Arylierung:** s. Aryle.

**Arznei:** s. Arzneimittel.

**Arzneibuch:** Pharmakopöe (von *gr.* ποίειν machen), das amtliche Vorschriftenbuch f. d. Zubereitung, Qualität, Prüfung, Bezeichnung, Lagerung u. Abgabe einer bestimmten Auswahl v. Arzneimitteln, den sog. offizinellen Mitteln. Fast alle Länder haben ein eigenes Arzneibuch.

**Bundesrepublik Deutschland:** Das deutsche Arzneibuch, 10. Ausgabe (DAB10), hat am 1.3.1992 aufgrund der 4. Verordnung zur Änderung der Arzneibuchverordnung (4. ABVÄndV) vom 17.12.1991 das DAB9 mit dem 1. u. 2. Nachtrag abgelöst. Das DAB10 ist in einer Loseblattsammlung erschienen, welche die 19 Teilbände u. den Reagenzienband der Ph.Eur., 2. Ausgabe (Ph.Eur.2), u. die Vorschriften des DAB in einer Ausgabe enthielt. Der 1. Nachtrag zum DAB10 trat am 15.12.1992 (5. ABVÄndV) u. der 2. Nachtrag zum DAB10 am 20.12.1993 (6. ABVÄndV) in Kraft. Mit Inkrafttreten der 5. AMG-Novelle vom 11.4.1992 erhält das Arzneibuch einen anderen Rechtscharakter. Es wird nicht mehr durch Rechtsverordnung in Kraft gesetzt, sondern es ist nach § 55 AMG nunmehr eine vom zuständigen Bundesministerium im Bundesanzeiger bekanntgemachte Sammlung anerkannter pharmazeutischer Regeln über die Qualität, Prüfung, Lagerung, Abgabe u. Bezeichnung von Arzneimitteln u. den bei ihrer Herstellung verwendeten Stoffen. Der 3. Nachtrag zum DAB10 trat aufgrund der 16. Bekanntmachung zum Arzneibuch vom 2.11.1994 in Kraft. Mit der Bekanntmachung zum DAB 1996 vom 23.11.1995 („4.Nachtrag") hat das DAB10 die Bezeichnung DAB 1996 erhalten. Die Bezeichnung der jährlichen Ergänzungen des DAB als „Nachträge" ist aufgegeben worden, um die von der Deutschen Arzneibuch-Kommission erarbeiteten Änderungen u. Ergänzungen einmal jährlich in den unverändert gebliebenen Arzneibuchteil einordnen zu können; die damit erhaltene Fassung trägt den Titel DAB 1996 (DAB96), DAB 1997 (DAB97) usw. Die Monographien europäischer Herkunft waren im Titel mit den kreisförmig angeordneten 12 Sternen versehen. Die Ph.Eur. erscheint seit dem 1.1.1997 komplett neu in der 3. Ausgabe. Ihre deutschsprachige Fassung wird in Deutschland, Österreich u. der Schweiz textgleich in Kraft gesetzt. Somit besteht das Arzneibuch der Bundesrepublik Deutschland seit 1.9.1997 neben dem HAB1 aus dem DAB97 u. der Ph.Eur.3. Die Regeln des Arzneibuchs werden von der beim BfArM gebildeten **Deutschen Arzneibuch-Kommission** bzw. **Deutschen Homöopathischen Arzneibuch-Kommission** u. von der **Europäischen Arzneibuch-Kommission** beschlossen. Die offizielle Ausgabe des Europäischen Arzneibuchs erscheint in englischer u. französischer Sprache u. wird gemeinsam von den zuständigen Behörden Deutschlands, Österreichs u. der Schweiz in die deutsche Sprache übersetzt. Von Hartke, Hartke, Mutschler, Rücker u. Wichtl wird ein Kommentar zum DAB – Wissenschaftliche Erläuterungen zum Deutschen Arzneibuch – herausgegeben. Dieser erscheint als Loseblattlieferung u. wird durch Nachlieferungen ergänzt. Eine **Ergänzung zum amtlichen Arzneibuch** ist der Deutsche Arzneimittel-Codex* (DAC).

Die **Europäische Arzneibuch-Kommission** ist vom Gesundheitsausschuß des Europarates berufen. Sie beruht auf dem Übereinkommen vom 22.7.1964 über die Ausarbeitung eines Europäischen Arzneibuches, das die Bundesrepublik Deutschland am 22.6.1965 unterzeichnet hat u. dem durch Gesetz vom 4.7.1973 (BGBl II S. 701) zugestimmt worden ist. Diesem Übereinkommen gehören noch folgende Länder an: Belgien, Dänemark, Finnland, Frankreich, Griechenland, Irland, Island, Italien, Luxemburg, Niederlande (einschl. Surinam u. Niederländische Antillen), Norwegen, Österreich, Portugal, Schweden, Spanien, Schweiz, Vereinigtes Königreich von Großbritannien u. Nordirland (einschl. Insel Man), Zypern.

**Homöopathisches Arzneibuch, HAB:** Das Homöopathische Arzneibuch, 1. Ausg., ist seit 1979 Bestandteil des DAB. Ab 1986 ist es zusammen mit den inzwischen erschienenen 4 Nachträgen (HAB1.1 bis HAB1.4) als „Gesamtausgabe" in Kraft. Der erste Nachtrag (1992) zur Gesamtausgabe ist somit gleichtzeitig auch der 5. Nachtrag (HAB1.5) zu der seit 1979 gültigen Ausgabe. Die Notwendigkeit des HAB u. damit einer speziellen Homöopathischen Arzneibuch-Kommission ist durch die besondere Anwendung homöopathischer Arzneimittel (s. Homöopathie) bedingt. Es handelt sich um Regeln u. Vorschriften, die naturwissenschaftlich nicht begründbar sind. Ihnen liegen teilweise Konventionsmethoden bzw. im Interesse gleichbleibender Zubereitungen beibehaltene historische Herstellungsverfahren zugrunde.

**Österreich:** Aufgrund des § 2 des Arzneibuchgesetzes bzw. der Arzneibuchverordnung besteht das Arzneibuch seit dem 1.1.1982 aus dem Europäischen Arzneibuch (deutschsprachige Fassung, derzeit Amtliche Ausgabe 1990 inkl. Nachträge 1991 u. 1994) u. dem Österreichischen Arzneibuch (derzeit Amtliche Ausgabe 1990, 3. Nachtrag), gleichbedeutend jenen Bestimmungen des Österreichischen Arzneibuches, 9. Ausgabe (Pharmacopoea Austriaca, Editio Nona, ÖAB9), welche durch Vorschriften des Europäischen Arzneibuches nicht ersetzt wurden. Die Nachträge werden jeweils durch Verordnung in Kraft gesetzt.

**Schweiz:** Seit 1.7.1987 ist die *Pharmacopoea Helveticae VII* (Ph.Helv.7) in Kraft u. besteht wie das DAB aus dem nationalen u. europäischen Teil (Ph.Eur.). Mit dem Supplement 1996 wurde der gesamte Inhalt aller 19 Bände der Ph.Eur.3 implementiert. Das Schweizer Arzneibuch erscheint sowohl in deutscher als auch in französischer u. italienischer Sprache.

**Arzneibuch-Kommission:** s. Arzneibuch.

**Arzneibücher, Geschichte:** Altägyptische Vorschriftensammlungen sind bereits aus dem Jahre 1550 v. Chr. (Papyrus Ebers) u. aus dem Jahre 1250 v. Chr. (Berliner medizinischer Papyrus Brugsch major) erhalten. Es handelt sich hierbei um Abschriften, deren Originale auf weit ältere Zeiten zurückgehen. Zwischen dem 6. u. 14. Jahrhundert entstanden zahlreiche Rezeptsammlungen, die Antidotarien, so das „Antidotarium magnum" u. „Antidotarium parvum" des Nikolaus um 1100. Das erste Arzneibuch mit Gesetzeskraft war das Ricettario Florentino f. die Stadt Florenz (1498). In Deutschland gaben zunächst einzelne große Städte amtliche Vorschriftenbücher heraus, vor allem Nürnberg, das im Jahre 1546 das berühmte Dispensatorium des Valerius Cordus herausgab, das 417 Vorschriften v. galenischen Arzneimischungen in 45 verschiedenen

Zuber. enthielt. Die erste Landespharmakopöe war das im Jahre 1698 erschienene „Dispensatorium Brandenburgicum seu norma juxta quam in provinciis Marchionatus Brandenburgici, medicamenta officinis familiaria dispensanda ac praeparanda sunt", das ca. 1000 Mittel enthielt. Im Laufe des 18. Jahrhunderts gaben auch die anderen deutschen Länder eigene Pharmakopöen heraus.

Die erste reichsdeutsche Pharmakopöe erschien 1872 in lateinischer Sprache (Pharmacopoea Germanica), die nun an Stelle der bisherigen Landespharmakopöen trat. Sie enthielt 900 Arzneimittel. Von der 3. Ausgabe (1890) ab erschien die Pharmacopoea Germanica in deutscher Sprache, nunmehr als „Arzneibuch f. das Deutsche Reich", u. wurde von einer beim Reichsgesundheitsamt in Berlin eingesetzten „Ständigen Kommission zur Bearbeitung des Deutschen Arzneibuchs", die aus Apothekern, Ärzten u. Tierärzten bestand, bearbeitet. Der Titel „Deutsches Arzneibuch" gilt ab der 5. Auflage (1910), dem DAB5. Das DAB6 trat 1926, das DAB7 1968, das DAB8 1978 u. das DAB9 1987 (dessen 1. Nachtrag 1990 u. dessen 2. Nachtrag 1991) in Kraft.

Auf dem Gebiet der ehemaligem Deutschen Demokratischen Republik galt das DAB6 bis 1964. Das erste eigene Arzneibuch hieß DAB7-DDR, 1975 vom 2. Arzneibuch der Deutschen Demokratischen Republik (2.AB-DDR) abgelöst; Ergänzungen in Abständen von ca. 2 Jahren; seit 1983 wurde in der offiziellen Bez. die Jahreszahl genannt, z.B. AB-DDR83.

1812 erschien in Wien die Pharmacopoea austriaca, die 1. Ausgabe des heute in Österreich geltenden Arzneibuchs. 1906 trat die Pharmacopoea austriaca VIII (octava) in Kraft. Diese Ausgabe war nicht nur der Tradition wegen noch in lateinischer Sprache abgefaßt, sondern vor allem wegen des Umstandes, daß Österreich ein Vielvölkerstaat war. Diese letzte lateinische Ausgabe des ÖAB galt bis Ende 1938. Am 1.1.1939 wurde das DAB6 amtlich in Österreich eingeführt, welches bis zum 1.7.1961 in Kraft war. Ab diesem Zeitpunkt gab es wieder ein Österreichisches Arzneibuch, das ÖAB9. Ab 1.1.1982 galt das durch das Arzneibuchgesetz 1980 (ABG) vorgeschriebene Arzneibuch f. Österreich (ÖAB81). Es bestand aus dem durch Verordnung f. verbindlich erklärten Europäischen Arzneibuch (3 Bände) u. denjenigen Bestimmungen des ÖAB9, die durch das Europäische Arzneibuch (Ph.Eur.1) nicht ersetzt worden sind (2 Bände). Seit 1.10.1990 ist die Amtliche Ausgabe 1990, bestehend aus 4 Bänden Europäisches Arzneibuch u. 3 Bänden Österreichisches Arzneibuch, in Kraft.

In der Schweiz galt die Pharmacopoea Helvetica (5. Ausgabe 1936) mit 3 Ergänzungsbänden (1948, 1955 u. 1961) bis 1966. Die 7. Ausgabe (Ph.Helv.7) trat am 1.7.1987 in Kraft.

**Homöopathische Arzneibücher** wurden nach Hahnemann mehrere herausgegeben, so von Buchner, Caspari-Marggraf, Gruner, Deventer, Hager, Hartmann, Schwabe u. vom Deutschen Apotheker-Verein. Erstes amtliches, wenn auch nicht amtlich bearbeitetes homöopathisches Arzneibuch, ist das am 1.10.1934 in allen deutschen Ländern gesetzl. in Kraft gesetzte Homöopathische Arzneibuch (2. Aufl.) von Willmar Schwabe (früher Pharmacopoea homoeopathica polyglotta), wodurch erstmals eine einheitliche Grundlage zur Herst. der hom. Arzneimittel geschaffen wurde. Seit 1981 gibt es ein amtliches Homöopathisches Arzneibuch*.

**Ergänzungsbücher**, seit 1890 im Auftrage des Deutschen Apotheker-Vereins herausgegeben, umfaßten solche Arzneimittel, die im Deutschen Arzneibuch nicht enthalten waren, trotzdem aber v. Wichtigkeit erschienen bzw. in den Apotheken häufig gebraucht wurden. Von Bedeutung war (ist z.T. immer noch) das (auch verbindlich vorgeschriebene) **Ergänzungsbuch zum DAB6** (EB6) (1941), 1972 ersetzt durch den Deutschen Arzneimittel-Codex*, DAC, Neuauflage 1979 (DAC79) u. 1986 (DAC86), herausgegeben von der ABDA*.

**Arzneibüro:** heute ABDATA Pharma-Daten-Service. Einrichtung der Bundesvereinigung Deutscher Apothekerverbände-ABDA*. Bearbeitet alle Fragen, die sich aus dem Verkehr mit Arzneimitteln* einschließlich der Betäubungsmittel* u. ausländischer Fertigarzneimittel* ergeben. Die gesammelten Daten werden in vielfältiger Weise veröffentlicht. Sie gehen u.a. in die Große Deutsche Spezialitätentaxe (Lauertaxe*), die Mikropharm I (Interaktionskartei), die Mikropharm II (Novitäten- u. Indikationskartei), die Pharmazeutische Stoffliste* u. die Gelbe Liste der verschreibungspflichtigen Arzneistoffe ein. Das in einer Datenbank gespeicherte Material kann v. CD-ROM od. über das Bildschirmtextverfahren abgerufen werden.

**Arzneidrogen:** Drogen*, die als Arzneimittel od. zu deren Herst. bzw. Isolierung dienen.

**Arzneiflasche:** A.n werden als Einzeldosis- bzw. häufiger als Mehrdosisbehältnisse f. Lösungen, Emulsionen u. Suspensionen aus geeignetem Glas (braun od. farblos) od. Kunststoff (z.B. Polyethylen, Polypropylen, Polyester od. Polyvinylchlorid) mit Schraubverschlüssen od. Schnappverschlüssen aus Kunststoff od. Metall mit Dichtlippen od. eingelegten Dichtungen verwendet. Ein Abtropfrand od. ein eingesetzter Ausgießer mit Abtropfrand aus Kunststoff sorgt f. sauberes Ausgießen. Ein graduierter Meßlöffel od. Meßbecher aus Kunststoff ist geeignet, Volumina von über 1 mL zu dosieren (z.B. f. Mixturen). Als Dosierhilfen f. kleinere Mengen (Tropfen) dienen Tropfeinsätze, seltener Pipetten mit entsprechend geformter Verschlußkappe.

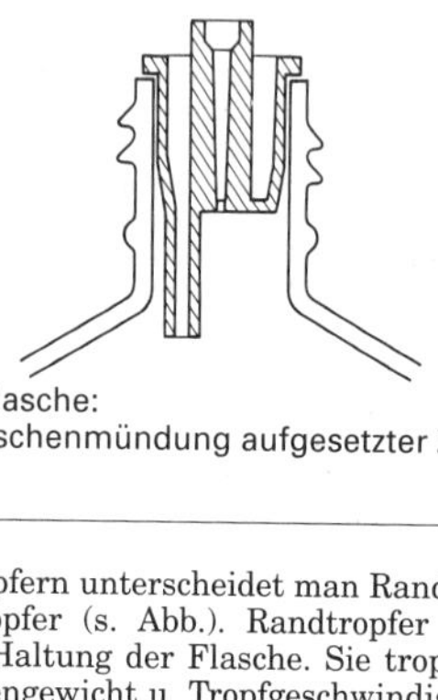

Arzneiflasche:
Auf Flaschenmündung aufgesetzter Zentraltropfer [113]

Bei Tropfern unterscheidet man Randtropfer u. Zentraltropfer (s. Abb.). Randtropfer erfordern geneigte Haltung der Flasche. Sie tropfen leicht an, Tropfengewicht u. Tropfgeschwindigkeit hängen jedoch vom Neigungswinkel ab. Zentraltropfer müssen senkrecht gehalten werden. Wenn Produkt u. Tropfer gut aufeinander abgestimmt sind, sind Tropfengewicht u. Tropfgeschwindigkeit konstant. Antippen zum Antropfen ist gelegentl. erforderlich. Zentraltropfer besitzen ein zentral angeordnetes Austrittsrohr, das zum Abtropfen des Präparates dient, u. zusätzlich ein Belüftungsrohr. A.n f. Suspensionen u. Emulsionen sind nur zu etwa 2 Dritteln gefüllt, um ein genügendes Durchmischen beim obligatorischen Umschütteln vor dem Gebrauch zu gewährleisten. Im Handel sind Weithalsflaschen f. zähe Flüssigkeiten, Enghalsflaschen f. niedrigviskose Flüssigkeiten.

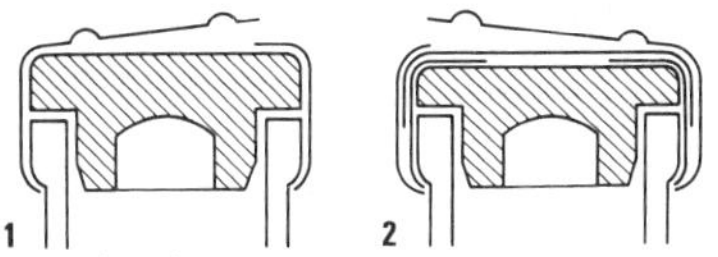


Arzneiflasche: Injektionsflaschen-Verschlüsse mit angebördelter Aluminiumkappe; 1: Einfachverschluß mit Aufreißlappen; 2: Dreifachverschluß mit äußerem Aufreißteil, Staubdeckel und Stopfenfixierung [113]

Injektions- u. Infusionsflaschen (Sonderformen der Enghalsflaschen) sind ebenso wie die Ampullen* f. sterilisierte Lösungen bestimmt. Injektions- u. Infusionsflaschen sind mit einem Stopfen aus Natur- od. synthetischem Kautschuk (s.a. Lyophilisationsstopfen) u. einer angebördelten (anrollierten) Aluminiumkappe versehen (s. Abb.). Es handelt sich dabei entweder um einen Aluminium-Einfachverschluß mit Aufreißlappen od. um einen Dreifachverschluß aus Aluminium mit äußerem Aufreißteil, Staubdeckel u. Stopfenfixierung. Nach dem Öffnen der Aluminiumkappe wird eine Einstichöffnung bzw. Einstichstellen an der Stopfenoberfläche frei, ohne daß die Fixierung des Stopfens beeinträchtigt wird (s.a. Vials). Flaschen aus weichem Kunststoff f. flüssige Externa sind meist mit einer kleinen Öffnung od. einer Kanüle versehen, aus der das Präparat gezielt u. ohne Auslaufgefahr appliziert werden kann (Squeeze-bottle). Weiche Kunststoffflaschen f. Nasenpräparate mit einem Sprüheinsatz ermöglichen das kegelförmige Versprühen des Präparates.

**Arzneiformen:** Arzneizubereitungen aus Arzneistoffen u. mehr od. weniger indifferenten Substanzen (Hilfsstoffen*), hergestellt durch geeignete pharmazeutische Verfahrenstechniken, um den physiologischen Gegebenheiten des Applikationsortes u. d. phys.-chemischen Eigenschaften des (der) Arzneistoffs(e) gerecht zu werden. In seltenen Fällen ist eine Verabreichung auch ohne Hilfsstoffe möglich, z.B. höherdosierte Einzelpulver. A. sind nicht nur Vehikel. Die erforderlichen Hilfsstoffe, wie auch die Herstellungstechnologie, können die Arzneimittelwirkung (Wirkungseintritt, -dauer, -ort u. -intensität) stark beeinflussen. A. müssen eine exakte Dosierung gewährleisten. Voraussetzung dafür ist bei einzeldosierten A. (z.B. Tabletten) sowohl Massekonstanz als auch eine homogene Wirkstoffverteilung. Diese Forderung nach Gehaltsgleichförmigkeit (content uniformity*) betrifft alle einzeldosierten A., besonders jene mit niedrigem Wirkstoffgehalt (USP XXI: unter 50 mg f. Tabletten, Dragees u. Kapseln). A. sollen eine ausreichende Stabilität der inkorporierten Wirkstoffe sichern. Die zur Arzneiformung verwendeten Hilfsstoffe u. technologischen Verfahren sollen die Haltbarkeit der Arzneistoffe nur unwesentlich beeinflussen. Die A. sind überdies in einer geeigneten Verpackung von schädigenden Einflüssen fernzuhalten, um eine ausreichende Haltbarkeit zu gewährleisten. Den Vorschriften entsprechend beschriftet sind die A. an den Patienten abgabefähig. Die in der Tab. angeführten A. zeigen die Vielfalt der Möglichkeiten, Arzneistoffe über Arzneiformen am od. im menschlichen od. tierischen Organismus zur Anwendung zu bringen. Welche Applikationsart u. welcher Applikationsort im Einzelfall gewählt wird, hängt vom Ort u. der Art der Behandlung, Alter u. Zustand des Patienten, aber auch vom gewünschten Wirkungseffekt ab.

**Arzneiformen, Homöopathische:** s. Homöopathie.

**Arzneiformenlehre:** als Unterrichtsfach aus der Galenik* hervorgegangen, häufig syn. mit dieser od. mit Pharmazeutischer Technologie verwendet. Lehre von den pharmazeutisch-technologischen Verfahren, Hilfsstoffen, Verpakkungstechniken etc., die bei der Herst. v. Arzneiformen* Anwendung finden; s. Pharmazeutische Technologie.

**Arzneiformen, Magensaftresistente:** Arzneiformen (meist Tabletten od. Dragees, enteric coatet tablets u. Kapseln), mit Überzügen versehen, die vom sauren Magensaft nicht angegriffen werden, jedoch im schwach sauren, neutralen od. alkalischen Milieu des Dünndarmes rel. rasch zerfallen od. aufgelöst werden. Die inkorporierten Arzneistoffe kommen daher erst im Darm zur Wirkung. Die Herst. dieser Arzneiformen ist dann von Vorteil, wenn 1. eine Zerstörung od. Inaktivierung der Wirkstoffe im Magen erfolgt, 2. von den Arzneistoffen eine Reizwirkung auf den Magen ausgeht, 3. eine direkte Wirkung auf den Darm od. im Darm sinnvoll erscheint, 4. Arzneistoffe im Magen die Verdauung behindern, 5. eine protrahierte Wirkung (s. Arzneiformen mit protrahierter Wirkung) vorgesehen ist, 6. durch Freisetzung der gesamten Wirkstoffmenge im Dünndarm eine verbesserte Resorption eintritt u. erwünscht ist. Magensaftresistente Arzneiformen sind in den meisten Fällen mind. eine halbe Stunde vor den Mahlzeiten einzunehmen, um eine rasche Passage durch den Magen zu ermöglichen. Wichtige Überzugsmaterialien sind die Cellulosephthalate, anionische Copolymere der Methacrylsäure u. ihrer Ester, Gluten, Halbester von Polyvinylmethylether/Maleinsäureanhydrid (PVM/MA) u.a.m. **Magensaftresistente Tabletten** u. **Kapseln** sind nach Ph.Eur.3 Arzneiformen, die mit einer od. mehreren magensaftresistenten Hüllschichten überzogen od. mit bereits magensaftresistenten Granulaten od. Teilchen hergestellt sind, den Zerfall im Darmsaft jedoch gestatten. Prüfung auf Zerfall: Die Tabletten od. Kapseln dürfen nach 2 h Salzsäure (0.1 mol/L) bei 37°C nicht zerfallen. Werden diese anschließend in einer Phosphatpufferlösung pH 6.8 (37°C) bewegt, müssen alle untersuchten Tabletten od. Kapseln nach 60 min zerfallen sein (ev. Zusatz von Pankreaspulver).

**Arzneiformen mit protrahierter Wirkung:** Depotarzneiformen, Retardarzneiformen, Retardpräparate. Arzneiformen, geeignet f. Arzneistoffe mit großer therapeutischer Breite u. guter Wasserlöslichkeit. Eine Wirkungsverlängerung eines Arzneimittels (bis auf max. 8 bis 10 h) ist entweder durch chemische Veränderungen an den

**Arzneiformen**
Übersicht über die wichtigsten Arzneiformen u. Fundorte im Wörterbuch

| Art der Arzneiform | Bezeichnung | Fundort im Wörterbuch |
|---|---|---|
| Feste Arzneiformen | Pulver | Pulveres |
| | Puder | Pulveres adspergendi |
| | Staubaerosole | Aerosole |
| | Granulat | Granulate |
| | Sachet | Sachets |
| | Xerogel | Gele |
| | Tablette | Compressi |
| | Dragee | Compressi obducti |
| | Kapsel | Capsulae |
| | Pastille | Pastillen |
| | Implantat | Implantate |
| Halbfeste Arzneiformen | Salbe | Augensalben, Unguenta |
| | Gel | Gele |
| | Paste | Pasta |
| | Pflaster | Collemplatrum, Emplastrum |
| | Zäpfchen | Suppositoria, Bacilli, Globuli vaginales |
| | Emulsion | Emulsionen, Linimente |
| | Suspension | Suspenmsionen, Lotiones |
| Flüssige Arzneiformen | Lösung | Solutio |
| | Sirup | Sirupi |
| | Saft | Succi |
| | Öl | Oleum, Oleum medicata |
| | Aromatisches Wasser | Aquae aromaticae |
| | Tropfen | Guttae |
| | Injektions- u. Infusionszubereitungen | Ampulle, Spritzampulle, Vials, Iniectabilia, Infundabilia |
| | Augenarzneien | Augentropfen, Augenwässer |
| Durch Drogenextraktion gewonnene Arzneimittel | Wäßriger Auszug | Aufgüsse, Abkochungen, Mazerate |
| | Tinktur | Tincturae |
| | Extrakt | Extracta, Trockenextrakte, Fluidextrakte |
| Gasförmige Arzneiformen | Aerosol | Aerosole, Schäume, Sprays |
| | Inhalate | Inhalate |
| Therapeutische Systeme | Orale osmotische therapeutische Systeme | OROS® |
| | Transdermalsysteme | Transdermales therapeutisches System |
| | Intrauterinpessar | Pessar |
| | Vaginalring | Vaginalring |
| | Insert | Inserte |
| | Lamellen | Lamellen |

Arzneistoffen bzw. pharmazeutisch-technologische Maßnahmen an der Arzneiform, zur Verringerung der Lösungsgeschwindigkeit u. (od.) der Diffusionsgeschwindigkeit der Wirkstoffe od. durch Nutzung physiologischer bzw. pharmakologischer Möglichkeiten am Individuum selbst (durch Wahl des Applikationsortes u. der -art, durch Verabreichung von Reaktionshemmern (Fermenthemmer), Gefäßkonstriktoren od. seltener Ausscheidungsblockern (Nierenblocker)) möglich. **Es werden unterschieden: 1. Langzeitpräparate:** Arzneiformen mit Wirkstoffen (meist chem. modifiziert durch Salz-, Ester- od. Etherbildung, Bildung von Additions- od. Komplexverbindungen, durch Molekülvergrößerung od. Einführung chemischer Gruppen ins Wirkstoffmolekül) mit langen biologischen Halbwertszeiten; die verlängerte Wirkung beruht auf der Verzögerung der Biotransformation *im* u. der Elimination *aus* dem Organismus. **2. Depotpräparate:** Arzneizubereitungen zum parenteralen Gebrauch. Die verlängerte Wirkung beruht hier auf einer allmählichen Freisetzung u. Resorption aus einem Depot. Dies geschieht entweder durch chemische Maßnahmen (siehe 1), durch Variation der Hilfsstoffe (z.B. i.m.-Applikation einer öligen Suspension) od. durch Implantate*. Zu den Depotpräparaten sind auch die Therapeutischen Systeme* zu zählen. **3. Retardpräparate:** Arzneiformen, die meist peroral verabreicht werden u. durch deren Wirkstofffreigabe mit Hilfe pharmazeutisch-technologischer Maßnahmen (z.B. durch Wahl schwer löslicher Modifikationen, des Feinheitsgrades, der Korngrößenverteilung u. Kornform des Wirkstoffes, durch Wahl des Arzneiträgers, der Art u. Menge der Hilfsstoffe, durch Ausnützung bekannter Wechselw. mit Hilfsstoffen, durch eine besondere Herstellungstechnologie (z.B. hohe Tablettenhärte: schlechter Zerfall bei geeigneten Hilfsstoffen), Wahl der Umhüllung od. Einbettung von Arzneistoffen vor der Weiterverarbeitung, durch Überzüge auf den Arzneiformen, Gerüstbildung (Matrixtabletten) od. durch Adsorption an Ionenaustauscher) rasch u. über längere Zeit geeignete Blutspiegelwerte resultieren. In Abhängigkeit von der Art der Wirkstofffreigabe kann man bei den Arzneiformen mit verlängerter Wirksamkeit unterscheiden zwischen dem, **a) Substained-release-Typ**, *syn.* hinhaltende Wirkstofffreigabe, substained action. Durch eine Initialdosis wird eine pharmak. optimale Konz. eingestellt, die f. eine gewisse Zeit über die Wirkung einer Einzeldosis hinaus durch regelmäßige u. gleichmäßige Freigabe des Wirkstoffes in idealer Weise aufrechterhalten wird. Idealtyp einer Depotzubereitung, **b) Prolonged-release-Typ**, *syn.* protrahierte Wirkstofffreigabe, prolonged-action, extended-action, controlled-release, slow-release, time-release, programmed-release. Durch eine Initialdosis wird der gewünschte pharmakodynamische Effekt erzielt. Durch weitere kontinuierliche Wirkstofffreigabe, deren Geschwindigkeit jedoch laufend abnimmt, kommt es zu einer Wirkungsverlängerung, **c) Repeat-release-Typ**, *syn.* gestaffelte Wirkstofffreigabe, repeat-action, layered-time-action. Nach Freisetzung einer Initialdosis wird nach einer bestimmten Zeit eine weitere Einzeldosis frei, der zur gegebenen Zeit noch weitere folgen können, **d) Delayed-release-Typ**, *syn.* verzögerte Wirkstofffreigabe. Kein echtes Depotpräparat. Der Wirkstoff wird erst längere Zeit nach der Applikation freigegeben. Diesen Freigabetyp findet man bei magensaftresistenten, dünndarmlöslichen Präparaten; s. Arzneiformen, magensaftresistente.

In-vitro-Prüfung der **Wirkstofffreisetzung** aus Depotpräparaten: Bechermethode (beaker-Methode), Drehkörbchenmethode (Rotating-Basket-Methode, Drehkörbchen-Apparatur Ph.Eur.3) u. Rührflügelmethode (Paddle-Methode, Blattrührer-Apparatur Ph.Eur.3), Durchflußzelle* Ph.Eur.3. Nach 1 h wird von pH 1 auf pH 7.5 gewechselt, od. es wird auch (z.B. bei Versuchen mit Durchflußzelle, Rotationsmethode od. Zerfallstester) der pH-Wert kontinuierlich von 1 auf 7.5 erhöht (s.a. Half-change-Methode). Die Geschwindigkeit der Freisetzung wird vor allem bestimmt durch: Schichtdicke von Diffusionsfilmen (je dicker, desto langsamer, lineare Freigabe bei geeignetem Mischungsverhältnis u. Schichtdicke), Vorhandensein eines die Initialdosis enthaltenden Mantels bei Matrix-Tabletten* (wenn Mantel schneller den Wirkstoff freigibt), pH-Änderung bei Freisetzungsmethode (bei manchen Präparaten kann ein schneller Sprung von pH 1 auf 7.5 eine schnelle Wirkstofffreigabe bewirken). Zstzg. der Lackkomponenten (Polyacrylatlackgemisch, je mehr undurchlässige Komponente, desto langsamer).

**Arzneikeller:** aufgrund § 4 Abs. 2 der ApBetrO muß eine Vollapotheke über einen ausreichenden Lagerraum verfügen, wobei eine Lagerung der Arzneimittel unterhalb 20°C möglich sein muß. Dieser muß nicht mehr, wie früher gefordert, unter der Erde (Arzneikeller), sondern kann in jedem anderen Geschoß liegen, wenn die Lagerung unter 20°C, ggf. mit einer entsprechenden technischen Einrichtung, gewährleistet ist; s.a. Apotheke.

**Arzneimittel:** (*engl.* drug product) Arzneiform (*engl.* dosage form), welche den aktiven Wirkstoff und i.a. auch (mehr od. weniger) inaktive Hilfsstoffe enthält. Nach § 2 Abs. 1 Arzneimittelgesetz (AMG) der Bundesrepublik Deutschland sind Arzneimittel Stoffe u. Zubereitungen aus Stoffen, die dazu bestimmt sind, durch Anwendung am od. im menschlichen od. tierischen Körper **1.** Krankheiten, Leiden, Körperschäden od. 

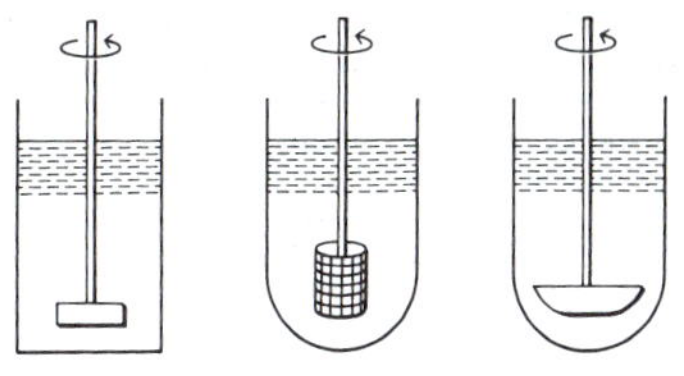


Arzneiformen mit protrahierter Wirkung: Verschiedene Verfahren zur In-vitro-Prüfung der Wirkstofffreisetzung [131]

krankhafte Beschwerden zu heilen, zu lindern, zu verhüten od. zu erkennen, **2.** die Beschaffenheit, den Zustand od. die Funktionen des Körpers od. seelische Zustände erkennen zu lassen, **3.** vom menschlichen od. tierischen Körper erzeugte Wirkstoffe od. Körperflüssigkeiten zu ersetzen, **4.** Krankheitserreger, Parasiten od. körperfremde Stoffe abzuwehren, zu beseitigen od. unschädlich zu machen od. **5.** die Beschaffenheit, den Zustand od. die Funktionen des Körpers od. seelische Zustände zu beeinflussen. Als Folge neuer wissenschaftlicher Erkenntnisse kann es im Einzelfall streitig werden, ob ein Mittel die Voraussetzungen eines Arzneimittels erfüllt. Für diesen Fall bestimmt § 2 Abs. 4 AMG vorsorglich: als Arzneimittel gelten ferner Mittel, die nach diesem Gesetz als Arzneimittel zugelassen od. registriert od. durch Rechtsverordnung von der Zulassung od. Registrierung freigestellt sind. § 2 Abs. 2 AMG gibt zusätzlich sog. Geltungs- od. fiktive Arzneimittel* an, die sich zwar ihrer Art nach von den eigentlichen Arzneimitteln unterscheiden, aber ebenfalls zu gesundheitlichen Zwecken Anwendung finden u. deshalb in den Arzneimittelbegriff einbezogen sind. Es handelt sich im wesentlichen um medizinische Hilfsmittel wie in-vitro-Diagnostika, ärztl. Instrumente, Prothesen, Herzschrittmacher, chirurg. Nahtmaterial etc. Ein Großteil dieser Produkte ist heute dem MPG* unterstellt u. damit aus d. Arzneimittel-Gesetzgebung herausgenommen worden.

**Arzneimittelabhängigkeit:** s. Sucht.

**Arzneimittel-Agentur, Europäische:** European Agency for the Evaluation of Medicinal Products, s. EMEA.

**Arzneimittelallergie:** s. Allergie.

**Arzneimittel, Anthroposophische:** von der anthroposophischen Therapierichtung als Arzneimittel eingesetzte Stoffe; naturwissenschaftlich nicht anerkannt. Die Weltanschauungslehre der Anthroposophie (die Lehre von einem angebl. höheren Wissen; eine Abart der Theosophie) wurde 1912 von Rudolf Steiner (1861 bis 1925) gegründet.

**Arzneimittel, Biogene:** s. Biogen.

**Arzneimittelfarbstoffverordnung:** AMFarbV v. 25.8.1982 (BGBl. I S. 1237), verordnet aufgrund § 6 (Ermächtigung zum Schutz der Gesundheit) u. § 83 (Angleichung an Gemeinschaftsrecht) AMG. Bei der Herstellung von Arzneimitteln im Sinne des § 2 Abs.1 AMG dürfen zur Färbung nur die in der Anlage zur Verordnung bezeichneten Stoffe u. Zubereitungen aus Stoffen verwendet werden. Arzneimittel, die diesen Vor-

**Arzneimittel** (Fortsetzung siehe nächste Seite)
Therapie u. Prophylaxe mit Arzneimitteln

| Symptome bzw. Krankheiten | angewendete Arzneimittel Fundstelle im Wörterbuch |
|---|---|
| Abhängigkeit (Alkohol, Nicotin etc.) | Entwöhnungsmittel |
| Akne | Aknemittel |
| Allergien | Antiallergikum(a) |
| Altersbeschwerden | Geriatrikum(a) |
| Angst- u. Spannungszustände | Anxiolytikum(a) |
| Arteriosklerose | Arterioskleroesemittel |
| Arthritis | Antarthritikum(a) |
| Augeninnendruck zu hoch | Antiglaukomatosum(a) |
| Augenkrankheiten | Ophthalmikum(a) |
| Blähungsbeschwerden | Karminativum(a) |
| Blutarmut | Antianämikum(a) |
| Blutdruck zu hoch (Bluthochduck) | Antihypertonikum(a) |
| Blutdruck zu niedrig | Antihypotonikum(a) |
| Blutfettwerte zu hoch | Lipidsenker |
| Blutgerinnung verstärkt | Antikoagulantium(a) |
| Blutkreislaufstörungen | Kreislaufmittel |
| Blutungen, Blutungsneigung | Hämostyptikum(a) |
| Blutzuckerspiegel zu hoch (Zuckerkrankheit) | Antidiabetikum(a) |
| Blutzuckerspiegel zu niedrig | Antihypoglykämikum(a) |
| Brechreiz, Übelkeit (vorübergehend) | Antiemetikum(a) |
| Bronchialasthma | Antiasthmatikum(a) |
| Bronchialsekretion gestört | Expektorantium(a) |
| Depressionen (Niedergeschlagenheit) | Antidepressivum(a) |
| Durchblutungsstörungen | Durchblutungsfördernde Mittel |
| Durchfälle | Antidiarrhöikum(a) |
| Empfängnis (Verhütung, postkoitale) | Nidationshemmer |
| Empfängnis (Verhütung, präventive) | Antikonzeptionelle Mittel |
| Entzündungen | Antiphlogistikum(a) |
| Epilepsie, Fallsucht | Antiepileptikum(a) |
| Fettsucht, Fettleibigkeit | Antiadiposita |
| Fieber | Antipyretikum(a) |
| Frauenkrankheiten | Gynäkologikum(a) |
| Gallen(wegs)erkrankungen | Cholagogum(a) |
| Gallensteine | Cholelitholytikum(a) |
| Gehirnstoffwechsel eingeschränkt | Nootropikum(a) |
| Geschlechtstrieb zu gering (Alibidinie) | Aphrodisiakum(a) |
| Geschlechtstrieb zu stark | Anaphrodisiakum(a) |
| Geschwulstbildungen, Gewebswucherungen | Antineoplastikum(a) |
| Gicht | Gichttherapeutikum(a) |
| Gonorrhö (Tripper) | Antigonorrhöikum(a) |
| Grippale Infekte, Erkältungskrankheiten | Grippemittel |
| Hämorrhoiden | Hämorrhoidenmittel |
| Harnauscheidung vermindert | Diuretikum(a) |
| Harnwegserkrankungen | Urologikum(a) |
| Harnsteine | Lithagogum(a) |
| Hauterkrankungen | Dermatikum(a) |
| Hautparasiten (Krätzmilben, Läuse, Flöhe) | Antiparasitäre Mittel |
| Herzkrankheiten | Kardiakum(a) |
| Herzkrankheit, Koronare | Koronartherapeutikum(a) |
| Herzrhythmusstörungen | Antiarrhythmikum(a) |
| Husten | Antitussivum(a) |
| Immunsystem geschwächt | Immunstimulantien |
| Infektionen | Antiinfektiöse Mittel |
| Infektionen, bakterielle | Antibiotika, Chemotherapeutika |
| Infektionen, virusbedingt | Virostatikum(a) |
| Infektionen, an Körperoberflächen | Antiseptikum(a) |
| Juckreiz | Antipruriginosum(a) |
| Knorpeldegeneration | Chondroprotektivum(a) |
| Krämpfe, generalisierte | Antikonvulsivum(a) |
| Krämpfe, glatte Muskulatur | Spasmolytikum(a) |
| Krämpfe, tetanische | Antitetanische Mittel |
| Krampfadern | Antivarikosum(a) |
| Krätze | Antiscabiosum(a) |
| Krebs | Zytostatikum(a) |
| Läusebefall | Antiparasitäre Mittel |
| Leberschäden | Lebertherapeutikum(a) |

**Arzneimittel** (Fortsetzung)
Therapie u. Prophylaxe mit Arzneimitteln

| Symptome bzw. Krankheiten | angewendete Arzneimittel Fundstelle im Wörterbuch |
|---|---|
| Magen- od. Zwölffingerdarmgeschwüre | Antiulkusmittel |
| Magen-Darm-Krankheiten | Magen-Darm-Mittel |
| Magenentleerung gestört (verlangsamt) | Gastrokinetikum(a) |
| Magenbeschwerden | Stomachikum(a) |
| Magenübersäuerung | Antazidum(a) |
| Malaria | Antimalariamittel |
| Milchsekretion zu gering | Laktagogum(a) |
| Milchsekretion zu hoch | Laktafugum(a) |
| Mineralstoffmangel | Mineralstoffpräparate |
| Monatsblutungen schmerzhaft | Antidysmenorrhöikum(a) |
| Monatsblutungen zu schwach od. fehlend | Emmenagogum(a) |
| Mund- u. Rachenraumerkrankungen | Mund- u. Rachentherapeutika |
| Nasen- u. Nasennebenhöhlenerkrankungen | Rhinologikum(a) |
| Nerven- od. psychische Erkrankungen | Psychopharmakum (a) |
| Ohrenkrankheiten | Otologikum(a) |
| Ohrenschmalzpfropf | Cerumenolytikum |
| Parkinsonismus | Antiparkinsonmittel |
| Pilzkrankheiten | Antimykotikum(a) |
| Rheumatische Erkrankungen | Antirheumatikum(a) |
| Ruhr | Antidysenterikum(a) |
| Scabies | Antiscabiosum(a) |
| Schilddrüsenerkrankungen | Schilddrüsentherapeutikum(a) |
| Schlafstörungen | Schlafmittel (Hypnotikum) |
| Schmerzen | Analgetikum(a) |
| Schuppenflechte | Antipsoriatikum(a) |
| Schweißabsonderung, übermäßige | Antihidrotikum(a) |
| Schwielen, Warzen, Akne | Keratolytikum(a) |
| Schwindelzustände | Antivertiginosum(a) |
| Seborrhö | Antiseborrhöikum(a) |
| Sommersprossen | Sommersprossenmittel |
| Strahlenschäden (Prophylaxe) | Strahlenschutzmittel |
| Stuhlverstopfung | Abführmittel (Laxans) |
| Tuberkulose | Tuberkulostatikum(a) |
| Unruhe, Angst | Sedativum(a) |
| Verdauungsstörungen | Antidyspeptikum(a) |
| Vergiftungen | Antidotum(a) |
| Vitaminmangel | Vitamine |
| Warzen | Warzenmittel |
| Wunden | Wundbehandlungsmittel |
| Wurmbefall | Anthelmintikum(a) |
| Zahnbelag | Antiplaquemittel |
| Zahnbetterkrankungen | Parodontosemittel |
| Zahnfäulnis (Karies) | Kariestherapeutikum(a) |
| Zellteilung vermehrt (Krebs, Warzen) | Zytostatikum(a) |
| Zuckerkrankheit | Antidiabetikum(a) |

schriften nicht entsprechen, dürfen nicht in den Handel gebracht werden; s. Farbstoffe.

**Arzneimittel, Fiktive:** syn. Geltungs-Arzneimittel; Mittel, die das deutsche AMG* in den Arzneimittelbegriff einbezieht, weil sie ebenfalls zu gesundheitlichen Zwecken Anwendung finden, sich aber in ihrer pharmazeutischen Qualifikation von den eigentlichen Arzneimitteln im engeren Sinn unterscheiden. Demnach gelten nach § 2 Abs. 2 AMG als Arzneimittel **1.** Gegenstände, die ein Arzneimittel nach § 2 Abs. 1 AMG enthalten od. auf die ein Arzneimittel nach § 2 Abs. 1 AMG aufgebracht ist u. die dazu bestimmt sind, dauernd od. vorübergehend mit dem menschlichen od. tierischen Körper in Berührung gebracht zu werden, **1a.** tierärztliche Instrumente, soweit sie zur einmaligen Anwendung bestimmt sind u. aus der Kennzeichnung hervorgeht, daß sie einem Verfahren zur Verminderung der Keimzahl unterzogen worden sind, **2.** Gegenstände, die, ohne Gegenstände nach Nr. 1 od. 1a zu sein, dazu bestimmt sind, dauernd od. vorübergehend in den tierischen Körper eingebracht zu werden, um die Beschaffenheit, den Zustand od. die Funktionen des Körpers od. seelische Zustände erkennen zu lassen od. zu beeinflussen, **3.** Stoffe u. Zuber. aus Stoffen, die, auch im Zusammenwirken mit anderen Stoffen od. Zuber. aus Stoffen, dazu bestimmt sind, *ohne* am od. im menschlichen od. tierischen Körper angewendet zu werden, (a) die Beschaffenheit, den Zustand od. die Funktionen des Körpers erkennen zu lassen od. der Erkennung von Krankheitserregern zu dienen, (b) Krankheitserreger od. Parasiten zu bekämpfen, ausgenommen solche, die .dazu bestimmt sind, der Bekämpfung von Mikroorganismen einschließlich Viren bei Bedarfsgegenständen zu dienen. Ein Großteil dieser Produkte ist heute d. MPG* unterstellt u. damit aus d. Arzneimittel-Gesetzgebung herausgenommen worden.

**Arzneimittel gegen seltene Krankheiten:** s. Orphan Drugs.

**Arzneimittelgesetz:** AMG, Gesetz über den Verkehr mit Arzneimitteln. Bundesrepublik Deutschland: Gesetz zur Neuordnung des Arzneimittelrechts vom 24.8.1976, zuletzt geändert durch das Gesetz vom 2.8.1994 (5. AMG-Novelle). Es ersetzte als sog. 2. AMG das (1.) AMG von 1961, das noch davon ausgegangen war, daß allein der Arzneimittelhersteller die Verantwortung f. seine Produkte übernehmen müsse. Infolge des „Contergan-Falles“ (s. Thalidomide) – Einführung einer dreijährigen, automatischen Verschreibungspflicht* 1964 – u. aufgrund der Forderung, die Gesundheit der Bevölkerung vor Arzneimittelrückständen in tierischen Lebensmitteln zu schützen – „Tierarzneimittelnovelle“, erstes Änderungsgesetz vom 24.2.1983 –, wurden durch die Gesamtreform des Lebensmittelrechts so tiefgreifende u. umfassende Änderungen erforderlich, daß ein neues Gesetz erlassen werden mußte. Es brachte eine erweiterte Aufteilung der Verantwortung bei d. Herst. v. Arzneimittel (statt wie bisher 1 Person jetzt Herstellungsleiter, Kontrolleiter u. Vertriebsleiter) sowie Vorschriften über eine verbesserte Information des Verbrauchers, ein Warnsystem (s. Arzneimittel-Warnhinweisverordnung), ein neues Zulassungssystem f. Naturheilmittel u. homöopathische Arzneimittel. Ferner wurden die Gefährdungshaftung, die klinische Prüfung von Arzneimitteln am Menschen, der Beruf des Pharmaberaters* (Pharmareferenten) etc. gesetzl. verankert. Weitere Forderungen dieses Gesetzes beziehen sich u.a. auf die Herst. u. Haltbarkeit von Arzneimitteln u. die Sicherung ihrer Qualität sowie auf die gesetzliche Überwachung des Arzneimittelverkehrs. Am 16.8.1986 wurde das Gesetz neuerlich durch Beschluß des Bundestages geändert (2. AMG-Novelle). Dieses zweite Änderungsgesetz (2. AMG-Novelle) bringt u.a. Änderungen bei den Ärztemustern*, dem Verfalldatum, d. Kennzeichnung v. Monopräparaten, d. Gebrauchsinformation (Einführung einer Fachinformation*) u. neue Vertriebswegsausnahmen. Das Dritte Änderungsgesetz vom 20.7.1988 (3. AMG-Novelle) ist am 27.7.1988 in Kraft getreten; es veröffentlicht u.a. weitere Regelungen f. die Zulassung von Arzneimitteln u. fordert Bioverfügbarkeitsuntersuchungen f. bestimmte Arzneistoffe u. -formen. In der 4. AMG-Novelle v. 11.4.1990 wird d. einheitl. Apothekenabgabepreis f. apothekenpflichtige Arzneimittel verankert; ab Jan. 1992 müssen auch d. Hilfsstoffe v. Fertigarzneimitteln* deklariert werden. Mit der 5. AMG-Novelle v. 9.8.1994 erhält d. Arzneibuch* einen anderen Rechtscharakter (§ 55 AMG: amtliche Sammlung v. Qualitätsnormen) u. d. Einfuhr v. Arzneimitteln zum persönl. Bedarf u. deren Beschaffung durch Apotheken wird erleichtert; ab Aug. 1996 ist ein Informationsbeauftragter* eingerichtet, der in pharmazeutischen Betrieben f. d. Kontrolle d. Arzneimittel-Kennzeichnung, -Pakkungsbeilagen, -Fachinformationen u. -Werbung verantwortl. ist.

In **Österreich** wurde erstmals 1983 ein Arzneimittelgesetz (BGBl. 185/1983, i.d.F. 1996) beschlossen, das im wesentlichen ähnliche Zielsetzungen wie das AMG der Bundesrepublik Deutschland verfolgt. Bezüglich der Verhältnisse in der **Schweiz** s. Gesundheitswesen.

**Arzneimittelgewöhnung:** s. Sucht.

**Arzneimittel, Homöopathische:** s. Homöopathie.

**Arzneimittel, Import:** s. Einzelimport von Arzneimitteln.

**Arzneimittelinteraktionen:** Arzneimittelwechselwirkungen, Interferenz. Pharmakologische Wechselwirkung zwischen zwei od. mehreren Arzneimitteln, die quantitative od. auch qualitative Wirkungsveränderungen der gleichzeitig verabreichten Arzneimittel bewirken. Man unterscheidet zwischen pharmakodynamischen u. pharmakokinetischen Interaktionen.

**1. Pharmakodynamische Interaktionen:** Wirkstoffe beeinflussen sich durch gleiche (synergistische) od. entgegengesetzte (antagonistische) pharmakologische Wirkungen. Beispiele f. synergistische I. sind die additive Wirkung von Antidiabetika* u. β-Sympatholytika* auf die Senkung des Blutzuckers od. die Verstärkung der zentral dämpfenden Wirk. von z.B. Schlafmitteln durch Antihistaminika*. Ein Beispiel f. eine antagonistische I. ist die Verminderung der blutdrucksenkenden Wirk. von Antihypertensiva* durch Sympathomimetika*. Die Interaktion am Erfolgsorgan kann z.B. auf einem Angriff am gleichen od. an einem zweiten Rezeptor beruhen od. auf der Beeinflussung der Freisetzung einer physiol. wichtigen Substanz (z.B. die Entleerung der Noradrenalinspeicher durch Reserpin* u. somit Verstärkung der Wirk. von Parasympathomimetika).

**2. Pharmakokinetische Interaktionen:** Ein Arzneistoff beschleunigt od. verlangsamt die Resorption, Verteilung, Biotransformation od. Ausscheidung eines zweiten Arzneistoffes. Resorptionsinterferenzen können z.B. durch Komplexbildung zwischen 2 Arzneistoffen (z.B. Antazida* u. Tetracycline*) od. Veränderung der Passagezeit im Magen-Darm-Trakt auftreten (z.B. Laxantia*). Eine bedeutende Rolle spielt auch die wechselseitige Beeinflussung bei der Plasmaeiweißbindung (z.B. Sulfonamide u. Cumarine) was zu einer Veränderung der Verteilung u. Elimination der beiden Arzneistoffe führen kann. Enzyminduktion* (z.B. durch Barbiturate*) od. Enzymhemmung können den Metabolismus eines zweiten Pharmakons verändern. Die Beeinflussung der tubulären Sekretion (z.B. verminderte renale Ausscheidung von Penicillin bei gleichzeitiger Gabe von Probenecid*) od. globulären Rückresorption durch Veränderung des Urin-pH-Wertes, sowie die Veränderung des Gallenflusses durch ein Pharmakon, verändern die Elimination. I.a. können A. erwünscht, s. Arzneistoffkombinationen, od. unerwünscht, s. Nebenwirkungen, sein.

**Arzneimittelkommission der Deutschen Apotheker:** AMK; Fachausschuß der ABDA*. 1975 in Hinblick auf die Bestimmung des Entwurfs f. das Arzneimittelgesetz* (AMG) von 1976 gebildet, wonach die Arzneimittelrisiken (bes. Nebenwirkungen, Wechselwirkungen mit anderen Mitteln, Gegenanzeigen, Resistenzbildung, Verfälschungen, Qualitätsmängel, Mißbrauch) von der zuständigen Bundesoberbehörde (BfArM*) im Zusammenwirken u.a. mit den Arzneimittelkommissionen der Kammern der Heilberufe zentral zu erfassen sind (§ 62 AMG). Die

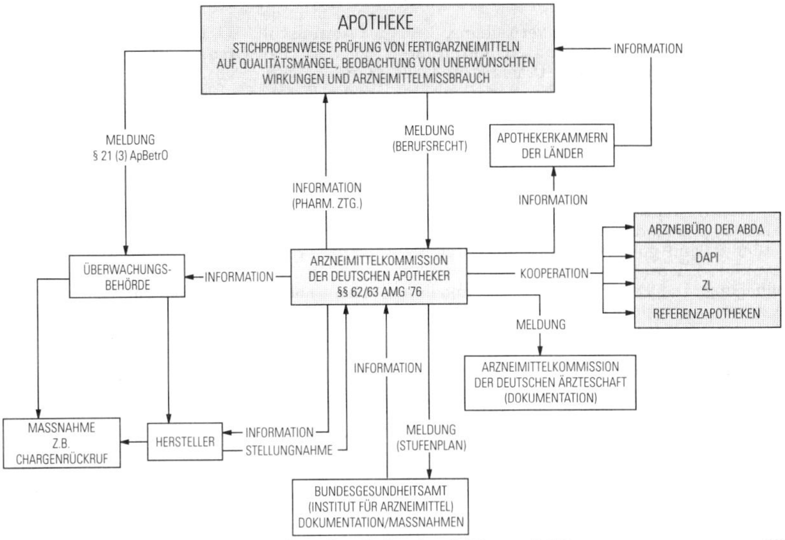

Arzneimittelkommission der Deutschen Apotheker (nach Dinnendahl) [88]

AMK hat 13 durch das Präsidium der ABDA f. jeweils 4 Jahre berufene Mitglieder. Neben den Leitern des Deutschen Arzneimittelinstituts* (DAI) u. des Zentrallaboratoriums* (ZL) sind Sachverständige aus allen wichtigen Bereichen der Pharmazie, z.B. der Offizin-, Krankenhaus-, Bundeswehrpharmazie, Pharmakologie, Toxikologie, pharmazeutischen Chemie, pharmazeutischen Technologie, pharmazeutischen Biologie, in der AMK vertreten. Sie verschafft sich das Erfahrungsmaterial durch besondere Berichtsbögen (sog. „Berichtsbogen zur Meldung von Arzneimittel-Risiken nach Stufenplan", s. Stufenplan); der Apothekenleiter ist standesrechtlich verpflichtet, mit diesen Berichtsbögen die in der Apotheke festgestellten Beanstandungen bei Arzneimitteln der AMK sowie dem Regierungspräsidium als der zuständigen Behörde (festgelegt i. § 21 Abs. 3 ApBetrO) u. dem Hersteller zu melden. Diese werden dann zus. mit anderen am Arzneimittelverkehr Beteiligten nach einem Stufenplan* tätig; s. Abb.

**Arzneimittelmüll:** Altarzneimittel, die vom Verbraucher nicht mehr verwendet werden, müssen einer ordnungsgemäßen Vernichtung zugeführt u. entsorgt werden. Diese Serviceleistung wird von Apotheken geleistet, die Altarzneimittel entgegennehmen u. einer ordnungsgemäßen Beseitigung zuführen.

**Arzneimittelnebenwirkungen:** s. Nebenwirkungen.

**Arzneimittel, Pflanzliche:** s. Biogen, vgl. Phytopharmaka.

**Arzneimittelpreisverordnung:** AMPreisV; vom 14.11.1980, geändert am 9.8.1994, erlassen aufgrund § 78 AMG, trat mit Wirkung vom 1.1.1981 an die Stelle der Deutschen Arzneitaxe* u. der Verordnung über Preisspannen für Fertigarzneimittel (Preisspannenverordnung). Geregelt werden u.a. Großhandels- u. Apothekenzuschläge für Fertigarzneimittel, Apothekenzuschläge für Stoffe u. Zubereitungen aus Stoffen sowie besondere Berechnungen im Notdienst, für Betäubungsmittel u. Sonderbeschaffungen. Es sind keine Preisansätze für Stoffe u. Gefäße enthalten. Diese werden zwischen den Apothekern u. den Trägern der Gesetzlichen Krankenversicherung vereinbart u. in der Hilfstaxe* abgedruckt. Die Preise der Fertigarzneimittel enthält die Große Deutsche Spezialitäten-Taxe (Lauer-Taxe*). **Österreich:** s. Arzneitaxe.

**Arzneimittelprüfrichtlinien:** aufgrund § 26 AMG erlassene allgemeine Verwaltungsvorschrift zur Anwendung der Arzneimittelprüfrichtlinien vom 14.12.89, Bekanntmachung d. Neufassung vom 5.5.1995, die die f. eine Zulassung von Arzneimitteln geforderten analytischen, pharmak.-toxikologischen u. klinischen Prüfungen regelt. Diese Arzneimittelprüfrichtlinien sind Maßstab zur Beurteilung der Qualität, der Wirksamkeit u. der Unbedenklichkeit u. somit Entscheidungsgrundlage f. die Zulassungsbehörde.

**Arzneimittelprüfung:** s. Prüfung, Klinische.

**Arzneimittel, Radioaktive:** s. Radiopharmaka.

**Arzneimittel, Reimport:** s. Reimport (von Arzneimitteln).

**Arzneimittel-Schnellinformation des BfArM:** (ASI) durch schnelle u. offene Berichterstattung über Arzneimittel-Risiken bzw. Nutzen-Risiko-Beurteilung soll in Fachkreisen eine erhöhte Aufmerksamkeit u. intensivere fachliche Diskussion angeregt werden. Apotheker u. Ärzte können durch Einzelfalldarstellungen über unerwünschte Nebenwirkungen u. schnelle Berichterstattung darüber zu einer erhöhten Arzneimittelsicherheit zum Wohl der Patienten beitragen. Die Berichte werden im Bundesgesundheitsblatt veröffentlicht.

**Arzneimittelsucht:** Arzneimittelabhängigkeit, s. Sucht.

**Arzneimittel u. Nahrung:** s. Nahrung, Einfluß auf die Arzneistoffwirkung.

**Arzneimittel u. Schwangerschaft bzw. Stillzeit:** s. Muttermilch (Tab.).

**Arzneimittelverpackung:** s. Verpackung.

**Arzneimittel-Vormischungen zur veterinärmedizinischen Anwendung:** Praemixturae ad alimenta medicata ad usum veterinarium Ph.Eur.3; Mischungen eines Wirkstoffs od. mehrerer Wirkstoffe in geeigneten Trägerstoffen u. in granulierter od. pulverisierter Form; dienen der Wirkstoffgabe an Tiere. Sie werden ausschließlich bei der Zubereitung von Fütterungsarzneimitteln durch einfache Beimischung (mind. 0.5%) zu anderen Bestandteilen verwendet. Die Vormischungen sind gut rieselfähig, u. alle aggregierten Teilchen zerfallen bei normaler Handhabung. Die Partikelgröße u. die anderen Eigenschaften gewährleisten eine homogene Verteilung der Wirkstoffe im Fütterungsarzneimittel.

**Arzneimittel-Warnhinweisverordnung:** AmWarnV; in der Bundesrepublik Deutschland hat der Bundesgesundheitsminister am 21.12.1984 i.d.F. vom 31.10.1987 verordnet, daß Arzneimittel, die Alkohol (Ethanol) od. Tartrazin* enthalten, entsprechende Warnhinweise auf Behältnis, Packungsbeilage u. Umhüllung tragen müssen. Damit soll der Verbraucher auf Gefahren aufmerksam gemacht werden, die mit der Anwendung des Medikamentes verbunden sein können. Bei Rezepturen ist d. Apotheker verpflichtet, die vorgeschriebenen Warnhinweise anzubringen.

**Arzneimittelwechselwirkungen:** s. Arzneimittelinteraktionen.

**Arzneimittelzulassung:** geregelt durch das AMG. In Deutschland ist die zuständige Behörde ist das Bundesinstitut für Arzneimittel und Medizinprodukte*, das Paul-Ehrlich-Institut* (Zulassung von Sera u. Impfstoffen) bzw. das Bundesinstitut für gesundheitlichen Verbraucherschutz und Veterinärmedizin* (Zulassung von Tierarzneimitteln). Das Zulassungssystem der Europäischen Union* besteht aus den EG-Richtlinien* 93/39/EWG, 93/40/EWG und 93/41/EWG für dezentrale (gegenseitige Anerkennung nationaler Zulassungen) u. nationale (einzelne nationale Zulassungen) Zulassungen sowie der Verordnung EWG Nr. 2309/93 für das zentrale Verfahren (EU-Erstzulassungen), das zur EU-weiten Verkehrsfähigkeit führt; s. EMEA.

**Arzneispezialität:** gemäß AMG-1961 waren Arzneispezialitäten Arzneimittel, die in gleichbleibender Zusammensetzung hergestellt u. in abgabefertigen Packungen unter einer besonderen Bezeichnung in den Verkehr gebracht werden. Fehlte eines dieser 3 Merkmale, war das Mittel zwar ein Arzneimittel, jedoch keine Arzneispezialität. Das AMG-1976 verwendet anstelle des Wortes Arzneimittelspezialität den Begriff Fertigarzneimittel*. In **Österreich** wird der Begriff Arzneispezialität weiterhin im obigen Sinne im geltenden AMG verwendet.

**Arzneispezialitäten, Bewertung:** s. PER-Abkommen.

**Arzneispezialitätenverzeichnis:** Verzeichnis von im Handel befindlichen Arzneispezialitäten, meist für ein Land, jährlich neu aufgelegt. Deutsches A.: s. Lauertaxe; österreichisches A.: s. Austria-Codex-Fachinformation; schweizerisches A.: Codex. Wichtige internationale Spezialitätenverzeichnisse sind ferner „European Drug Index“ u. „Index Nominum – International Drug Directory“.

**Arzneistäbchen:** Bacilli*, Cereoli, Styli caustici*, Anthrophore.

**Arzneistoff:** Wirkstoff, der im menschlichen od. tierischen Organismus zur Verhütung, Heilung, Linderung od. Erkennung von Krankheiten dient. Ein A. wird meist erst zus. mit einem od. mehreren Hilfsstoffen* zum Arzneimittel*.

**Arzneistofffreisetzung:** s. Wirkstofffreisetzung.

**Arzneistoffkombinationen:** Kombination von mehreren Wirkstoffen zum Zwecke einer verbesserten Hauptwirkung, Verminderung der Nebenwirkungen, Erweiterung des Wirkungsspektrums, Verbesserung der Pharmakokinetik od. einer bequemeren Applikation. Man kann zwischen notwendigen Kombinationen, bei denen eine gleichzeitige Applikation f. einen optimalen therapeutischen Effekt erforderlich ist (z.B. Gestagen u. Estrogenkombination in Ovulationshemmern) u. Kombinationen, die durch die additiven od. synergistischen Effekte der Einzelkomponenten eine wirksamere od. risikoärmere Ther. als mit Monopräparaten erlauben (z.B. Trimethoprim* u. Sulfametoxazol* od. β-Sympatholytika* u. Diuretika* zur Hypertonie-Therapie), unterscheiden. Nachteile der Kombinationstherapie sind oft Komplikationen mit der Pharmakokinetik u. der Verlust der individuellen Dosierbarkeit. Bei Kombinationspräparaten (fixen Kombinationen, z.B. 2 Wirkstoffe in einer Tablette) müssen phys.-chemische Wechselw. in der Arzneiform* berücksichtigt werden. Aufgrund einer individuelleren Dosierbarkeit ist die Verabreichung der Einzelwirkstoffe in separater Arzneiform einer fixen Kombination oft vorzuziehen.

**Arzneistoffliste:** s. Pharmazeutische Stoffliste.

**Arzneitaxe:** Liste der den Apothekern amtlich vorgeschriebenen Preise f. Arzneimittel, Rezepturzuschläge u. Gefäße. Anstelle der Deutschen Arzneitaxe (DAT) u. der Preisspannenverordnung f. Fertigarzneimittel trat ab 1.1.1981 die Arzneimittelpreisverordnung* (AMPreisV) vom 14.11.1980 i.d.F. vom 9.11.1994. In *Österreich* gilt die aufgrund von § 7 Apothekengesetz* am 10.4.1962 erlassene, seitdem vielfach geänderte Verordnung, womit eine Österreichische Arzneitaxe herausgegeben wird (ÖAT, Österreichische Arzneitaxe 1962).

**Gesch.:** Fast ebenso alt wie die Apotheken ist das Bemühen, die Arzneipreise auf einer f. die Kranken tragbaren Höhe zu halten. Schon die Medizinalordnung des Kaisers Friedrich II. vom Jahre 1240 (s. Apotheken) enthielt – f. Sizilien u. Unteritalien – eine Preisregelung f. Arzneimittel. Die erste deutsche Arzneitaxe ist in der „Medizinalordnung des Kaisers Karl IV.“ (Breslauer Handschrift, ca. 1351) enthalten. Später waren es die einzelnen Städte, die eigene Arzneitaxen einführten, 1552 Dresden, 1574 Brandenburg, 1563 Annaberg, 1584 Bamberg, 1609 Frankfurt a.O. 1749 erschien die „Preußische u. Churfürstliche Brandenburgische Medizinaltaxe“ (157 Seiten mit 3120 Medikamenten). In der preußischen Arzneitaxe vom Jahre 1898 wurde zum ersten Male die Berechnung der Arzneispezialitäten festgelegt, u. zwar wurde ein Zuschlag von 60% auf den Einkaufspreis festgesetzt. Am 1.4.1905 wurde die Deutsche Arzneitaxe (Reichsarzneitaxe) eingeführt, die mit einigen Änderungen, darunter die Herausnahme der Preisregelung f. Fertigarzneimittel durch die Preisspannenverordnung vom 17.5.1977, bis zum 31.12.1980 galt.

**Arzneiträger**: Bezeichnung indifferenter Lösungs-, Verdünnungs- u. Verreibungsmittel f. die wirksamen Arzneistoffe, z.B. Ethanol, dest. Wasser, Gemische beider, Lactose, Saccharose, Glycerol, Salbengrundlagen, insges. die pharmaz. Hilfsstoffe*.

**Arzneiweine**: s. Vina medicata.

**Arzneizubereitungen**: s. Arzneiformen.

**As**: Arsen*.

**as.**: Abk. f. asymmetrisch, s. optische Aktivität.

**ASA**: s. Polyacrylnitril.

**Asa dulcis**: s. Benzoe.

**Asa foetida**: Asant, Gummi Asa foetida. Hom. verwendet wird das getrocknete Harz verschiedener Ferula-Arten, z.B. Ferula assa-foetida* u. Ferula foetida.

**Asam**: Asa foetida, s. Ferula assa-foetida.

**Asant**: Asa foetida, s. Ferula assa-foetida.

**Asant, Wohlriechender**: s. Benzoe.

**Asa odorata**: s. Benzoe.

**Asaron**: Asarin, Asarumkampfer, 2,4,5-Trimethoxy-1-propenylbenzol; $C_{12}H_{16}O_3$, $M_r$ 208.25. Man unterscheidet die *cis*- u. die *trans*-Form (**Strukturformeln** s. Phenylpropanderivate), welche in der Natur (s. Asarum europaeum, Acorus calamus) meist als Mischung, häufig auch gemeinsam mit *Elemicin* (3,4,5-Trimethoxy-1-allylbenzol, s. Phenylpropanderivate, Abb.) od. *Isoelemicin* (3,4,5-Trimethoxy-1-propenylbenzol), vorkommen. **α-Asaron:** *trans*-Isoasaron, *trans*-Asaron, *trans*-1-Propenyl-2,4,5-trimethoxybenzol; CAS-Nr. 2883-98-9. Schmp. 62 (67)°C. Sdp. 296°C. $n_D^{20°C}$ 1.5683. d 1.165. Farblose Kristalle; lichtempfindl.; unlösl. in Wasser, lösl. in Ethanol, Ether, Chlorkohlenstoff; von pfefferartigem Geschmack. Nat. hauptsächl. in Asarum europaeum* (von Rasse abhängig). **β-Asaron:** *cis*-Isoasaron, *cis*-Asaron; CAS-Nr. 5273-86-9. Bei Raumtemperatur flüssig. $n_D^{20°C}$ 1.5614. d 1.073. Ein Hauptbestandteil von Oleum Calami, aber nicht immer vorhanden (s. Acorus calami); wahrscheinlich kanzerogen; wirkt als Schädlingsbekämpfungsmittel, da es bei (weiblichen) Insekten zu Unfruchtbarkeit führt. **γ-Asaron:** 1-Allyl-2,4,5-trimethoxybenzol.

**Asaronsäure**: 2,4,5-Trimethoxybenzoesäure; CAS-Nr. 490-64-2; $(CH_3)_3C_6H_2COOH$, $M_r$ 212.20. Schmp. 144°C.

**Asarum canadense** L.: Fam. Aristolochiaceae, Kanadische Haselwurz, Kanadische Schlangenwurzel, Wilder Ingwer (heim. atlant. Nordamerika). Stpfl. v. **Rhizoma Asari canadensis:** Kanadische Haselwurz. **Inhaltsst.:** äther. Öl 3.5 bis 4.5% (enth. Pinen, Asarol, Asarolacetat, Asarolvalerianat, Methyleugenol). Anw. des äther. Öls in der Parfümerie.

**HOM:** *Asarum canadense:* frischer Wurzelstock.

**Asarum europaeum** L.: Fam. Aristolochiaceae, Haselwurz, Hasenöhrlein, Brechwurz (Süd- u. Mitteleuropa, Sibirien, Kleinasien). Stpfl. v. **Radix Asari:** Rhizoma Asari, Haselwurz, Brechwurzel. **Inhaltsst.:** von der chemischen Rasse abhängig (mind. 4 Rassen sind bekannt); 0.7 bis 4% äther. Öl mit α-Asaron (*trans*-Isoasaron), *trans*-Isoeugenol, *trans*-Isoelemicin u. α-Eudesmol; ferner Diasaron, Bornylacetat, Methyleugenol, Asarylaldehyd u.a. in wechselnder Zstzg.; Gerbstoff etc. **Anw.** med.: als (reflektorisches) Brechmittel (0.5 bis 1.0 g im Infus), Expektorans, Bronchospasmolytikum; **volkst.**: als Diuretikum, Emmenagogum, Abortivum, als Niespulver bei Schnupfen sowie als Mittel gegen Trunksucht.

**HOM:** *Asarum europaeum* (HAB1.3): frische unterirdische Teile phenylpropanhaltiger Rassen; verord. z.B. b. fieberhafter Gastroenteritis, nervös bedingter Übelkeit.

**Asbest**: Alumen plumosum, Bergflachs, Federalaun, Federweiß; ein Mineral (Serpentinasbest, Hornblendeasbest); *chem.* Magnesiumsilicat von wechselnder Zstzg. **Anw.** techn.: als Feuerschutzmittel (Asbestpappe), Adsorbens u. Filterstoff. **Tox.:** Einatmen von feinstem Asbeststaub führt zu schweren Erkrankungen der Lunge (Asbestose*). Ferner dürfen f. Arzneizubereitungen zur parenteralen Anwendung keine Asbestfilter verwendet werden (Gefahr der Abgabe von Fasern an die Lösung u. einer ev. kanzerogenen Wirk.).

**Asbestose**: Staublungenerkrankung (Pneumokoniose), hervorgerufen durch (berufsbedingte) übermäßige Einatmung von Asbeststaub, neigt zu Krebs; Berufskrankheit.

**Ascariden**: Askariden, Spulwürmer; Mittel gegen A. s. Anthelmintikum(a).

**Ascaridol**: $C_{10}H_{16}O_2$, $M_r$ 168.2. Ep. -2.0°C bis +3.3°C. Sdp. 97°C. D. 1.005 bis 1.012. $n_D^{20°C}$ 1.472

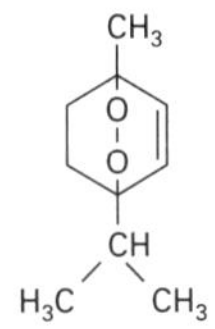


Ascaridol

bis 1.474. Ein Hauptbest. des Chenopodiumöls, s. Chenopodium ambrosioides var. anthelminticum, u. des äther. Öls von Peumus boldus*. Farblose bis schwach grünl.-gelbl. klare, ölige Flüss. v. eigenartigem Geruch u. brennendem Geschmack; lösl. in Ethanol 90% u. Ether, wenig lösl. in Wasser, mischbar mit Essigsäure u. fetten Ölen. **Anw.:** Anthelmintikum (Askariden, Ancylostoma, bei Oxyuren wenig wirksam). MED u. MTD 0.6 g (Kinder bis zu 12 Jahren 0.025 g pro Lebensjahr); danach Abführmittel. Wiederholung frühestens nach 2 Wochen.

**Ascaris lumbricoides**: Spulwurm des Menschen.

**Ascarizid**: Spulwurmtötend.

**Aschantinuß**: Erdnuß, s. Arachis hypogaea.

**Aschantipfeffer**: s. Piper guineense.

**Aschengehaltsbestimmung**: Feststellung des Glüh- od. Verbrennungsrückstandes (Asche) organischer Verbindungen u. Drogen zur Ermittlung des Reinheitsgrades; vgl. Sulfatasche.

**Aschheim-Zondek-Schwangerschaftsreaktion**: abgek. AZR, Methode zur Frühdiagnose von Schwangerschaft, beruht auf dem Nachw. von gonadotropem Chorionhormon im Frauenharn, s. Schwangerschaftsnachweise.

**Asci**: s. Ascus.

**Ascites**: Hydrops, Bauchwassersucht.

**Asclepiadaceae**: Schwalbenwurzgewächse, Od. Gentianales; ca. 2500 Arten; meist tropische Kräuter, Epiphyten, Stammsukkulenten, Lianen u. Holzpflanzen mit kompliziertem Blütenbau, z.B. Antheren mit Teilen der Narbe zu einem Gynostegium* verwachsen. **Chem. Merkmale:** Milchsaft mit Triterpenen u. Kautschuk, Alkaloide eher selten, keine Iridoide; Cardenolide, steroidsaponinartige Bitterstoffe (Polyhydroxypregnanglykoside od. -ester). **Wichtige Gattungen** s. z.B. Asclepias, Calotropis, Gomphocarpus, Gymnema, Marsdenia, Raphionacme, Vincetoxicum, Xysmalobium.

**Asclepias curassavica** L.: Fam. Asclepiadaceae, Indische Seidenpflanze (Mittel- u. Südamerika, Tropen). **Inhaltsst.:** Asclepiadin, Asclepion. **HOM:** *Asclepias curassavica:* frisches blühendes Kraut.

**Asclepias syriaca** L.: (A. cornuti Decne.) Fam. Asclepiadaceae, Syrische Seidenpflanze (Nordamerika, Südeuropa). **Inhaltsst.:** Kautschuk (0.5 bis 1.5% im Milchsaft), Asclepiadin u. andere herzwirksame Glykoside, Asclepion (Bitterstoff). **Anw.:** bei Lungenentzündung.

**HOM:** *Asclepias syriaca:* frischer Wurzelstock.

**Asclepias tuberosa** L.: Fam. Asclepiadaceae, Knollige Schwalbenwurzel. Heim. Nordamerika. **Inhaltsst.:** Asclepiadin, Asclepion.

**HOM:** *Asclepias tuberosa:* frischer Wurzelstock; verord. z.B. b. Brustfellentzündung.

**Ascogon:** weibl. Gametangium bei den Askomyzeten (s. Pilze). Die Ascogonen u. die Antheridien (männlichen Gametangien) entwickeln sich am gleichen Myzel*, an dem sich auch die Konidien* entwickeln.

**Ascokarp:** (*gr.* ἀσκός Schlauch, καρπός Frucht) Fruchtkörper bei Ascomyzeten (Schlauchpilze, s. Pilze), entweder schüsselförmig (Apothezium), flaschenförmig (Perithezium) od. eine geschlossene Hohlkugel (Kleistothezium). Das A. ist von Asci (s. Ascus) ausgekleidet, in denen Kernverschmelzung u. Meiose* mit Ascosporenbildung stattfinden.

**Ascomycetes:** Ascomyzeten, Schlauchpilze, s. Pilze.

**Ascophyllum nodosum** (L.) Le Jolis: Fam. Fucaceae, Knotentang (felsige Küsten des Nordatlantiks). **Inhaltsst.:** 17 bis 20% Mineralstoffe, zahlreiche Spurenelemente, Alginsäure, Fucoidin, Mannitol, Laminarin, Proteine; Sterole wie Fucosterol*; gerbstoffartige Substanzen wie Fucosan; 0.03 bis 0.1% Iod, z.T. proteingebunden. Stpfl. v. **Fucus**, Tang DAC86, s. Fucus vesiculosus. **Anw.:** (wirtschaftlich) wichtigster Rohstoff zur Herst. v. Algenmehl, das als Futtermittelzusatz dient; Bestandteil von (zweifelhaften) Entfettungs- u. Schlankheitspräparaten.

**Ascorbinsäure** INN: Acidum ascorbicum, Vitamin C; s. Vitamine.

**Ascorbinsäure-Injektionslösung 100 mg/mL:** Acidi ascorbici solutio iniectabilis 100 mg/mL. Zstzg. nach Ph.Helv.7: Acidum ascorbicum 11.0 g, Natrii hydrogenocarbonas 5.0 g, Natrii chloridum 2.0 g, Aqua ad iniectabilia ad 100.0 mL. **Anw.:** s.a. Vitamine (Vitamin C).

**Ascorbinsäure-Kapseln 100 mg:** s. Capsulae Acidi ascorbici 100 mg.

**Ascorbinsäureoxidase:** Ascorbatoxidase; ein kupferhaltiges Flavinenzym*, das die Oxidation von Ascorbinsäure zu Dehydroascorbinsäure katalysiert.

**Ascorbinsäure-Tabletten:** s. Compressi acidi ascorbici.

**Ascorbylis palmitas:** s. Palmitoylascorbinsäure.

**Ascosporen:** s. Ascus; vgl. Ascokarp; durch Keimung der A. entsteht bei den Ascomyzeten (s. Pilze) das Myzel.

**Ascus:** Plur. Asci; *bot.* f. die Ascomyzeten (Schlauchpilze, s. Pilze) charakteristisches Sporangium, in dem eine bestimmte Zahl von haploiden, ungeschlechtlichen Sporen (meist 8; die sog. Schlauch- od. Ascosporen*) erzeugt werden. Die Bildung von Asci erfolgt meist am gleichen Myzel, an dem auch die Konidien* gebildet werden, u. zwar in eigenen Fruchtkörpern (s. Ascokarp).

**Asebotoxin:** s. Acetylandromedol.

**Asepal:** s. Blüte.

**Asepsis:** Aseptik, Verhütung des Eindringens von Keimen in Wunden od. Körperhöhlen, in Arzneimittel etc. durch Sterilisation der Gegenstände (Instrumente, Verbände, Mull, Gaze, Watte, Nähmaterial), der Atemmasken, ferner Desinfektion der Hände u. Raumluft; vgl. Antisepsis.

**Aseptische Verfahren:** aufeinander abgestimmte Verfahrensschritte, die eine Verminderung der Keimzahl anstreben mit dem Endziel, ein steriles Produkt zu erhalten; s.a. Entkeimungsfiltration, Keimfiltration, Sterilfiltration, Desinfektion, Sterilisation.

**ASI:** s. Arzneimittel-Schnellinformation des BfArM.

**Asiaticosid:** s. Centella asiatica.

**Asiatischer Ruhrsamen:** Fructus Bruceae, s. Brucea amarissima.

**Asiatsäure:** Triterpensapogenin, **Strukturformel** s. Saponine (Tab.).

**Asiphonogamen:** *bot.* Embryophyta asiphonogama*.

**Askariden:** Spulwürmer; Mittel gegen A.: s. Anthelmintikum(a).

**Asko....:** s. Asco.... .

**Asn:** Abk. f. Asparagin*.

**Asomnie:** Schlaflosigkeit.

**Asp:** Abk. f. Asparaginsäure*.

**Aspalathus linearis** (Burm. f.) Dahlg.: (A. contaminata (Thunb.) Druce) Fam. Fabaceae (Südafrika). Stpfl. v. **Herba Aspalathi:** Massaitee, Massaistrauchspitzen, **Red Bush Tea,** Roter Busch Tee, Rooibos (Roiboos) Tea; die fermentierten jungen Triebe u. Blätter. **Inhaltsst.:** Flavonoidglykosile, Aspalathin (ein Chalkonglykosil), Gerbstoffe (Gallotannine), wenig äther. Öl (mit Guajacol etc.). **Anw.:** Genußmittel (coffeinfreier Tee-Ersatz).

**Asparagin:** Abk. Asn; Asparaginum, L-Asparagin, β-Halbamid der L-Asparaginsäure, Aminobernsteinsäuremonoamid; CAS-Nr. 70-47-3; $C_4H_8N_2O_3$, $M_r$ 132.1. **Strukturformel** s. Aminosäuren. Schmp. 236°C. Nichtessentielle Aminosäure. Optisch aktiv. Lösl. in Wasser, unlösl. in Ethanol, Ether, Methanol. L-Asparagin u. Asparaginsäure kommen in freier Form u. als Proteinbausteine vermutlich überall im Organismus vor. Im Pflanzenreich weit verbreitet, besonders in Spargel, Schwarzwurzeln, Runkelrüben, Süßholz, auch in Keimlingen von Hülsenfrüchten.

**Asparagin-Monohydrat:** Asparaginum monohydricum; $C_4H_{10}N_2O_4$, $M_r$ 150.1. **Off.:** DAB10. **Anw.:** in Infusionslösungen.

**L-Asparaginamidohydrolase:** s. Asparaginase.

**Asparaginase:** L-Asparagin-Amidohydrolase, Crasnitin®; $M_r$ 130 000 bis 140 000. Verbreitet vorkommendes Enzym, das die Aminogruppe des Asparagins unter Bildung von Ammoniak u. Asparaginsäure hydrolisiert. L-Asparaginase wirkt bei einigen Tumoren u. Leukämien zytostatisch, da sie nicht mehr ohne weiteres Asparagin aus Glycin bilden können. **Anw.:** Zytostatikum bei Leukämie, Lymphosarkomatose. **Übl. Dos.:** Parenteral: i.m. 200 E./kg KG.

**Asparaginsäure:** Abk. Asp; Aspartinsäure, Acidum asparticum Ph.Eur.3, L-Aspartat, (S)-Aminobernsteinsäure; CAS-Nr. 56-84-8;

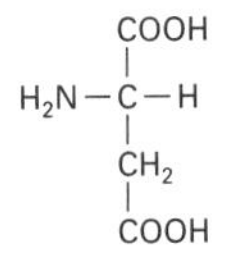

Asparaginsäure

$C_4H_7NO_4$, $M_r$ 133.1. Schmp. 269-271°C. Optisch aktiv. Proteinogene, f. Säugetiere nichtessentielle Aminosäure von saurem Charakter, besonders in Pflanzen sehr verbreitet (z.B. Spargel, Bohnen-, Kürbis- u. Maiskeimlinge). Asp spielt eine wichtige Rolle im Harnstoffzyklus u. für die Purinbiosynthese sowie f. die Pyrimidinbiosynthese nach dem Orotsäureweg. Asp steht mit der Oxalessigsäure durch Transaminierung in Beziehung. **Anw.:** in Infusionslösungen. Gebräuchl. sind auch Kaliumhydrogenaspartat-Hemihydrat* u. Magnesiumhydrogenaspartat-Dihydrat*.

**Asparagus officinalis** L.: Fam. Liliaceae, Spargel (Mittel- u. Südeuropa, Vorderasien, Westsibirien). Stpfl. v. **Rhizoma (Radix) Asparagi:** Spargelwurzel. **Inhaltsst.:** Asparagin*, Aminosäuren, Vanillin, Coniferin, Tyrosin, Zukker, Steroidsaponine. **Anw.** volkst.: als Diuretikum. In den (roten) Beeren, die giftig sein sollen, sind (Steroid-)Saponine enthalten.

**HOM:** *Asparagus officinalis* (HAB1.3): frische, junge unterirdische Sprosse; wird z.B. verordnet als Diuretikum, bei Herzerkrankungen.

**Aspartam:** Aspartamum Ph.Eur.3, L-Aspartyl-L-phenylalanin-methylester Nutrasweet®; CAS-

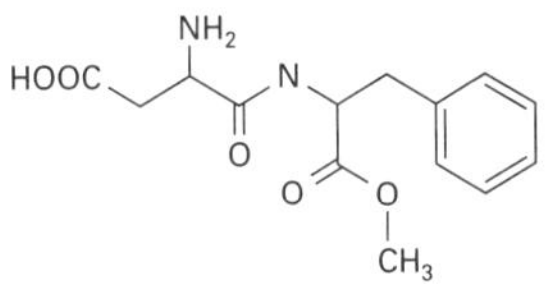

Aspartam

Nr. 22839-47-0; $C_{14}H_{18}N_2O_5$, $M_r$ 294.3. Weißes, krist., schw. hygr. Pulver. Wenig bis schwerlösl. in Wasser. Schmp. 247°C. Ein Süßstoff* (ca. 200mal süßer als Glucose), der wegen seines angenehmen Geschmacks vor allem zum Süßen von Getränken verwendet wird (s.a. Süßmittel).

**Aspartate:** Salze der Asparaginsäure*.

**Aspartinsäure:** Acidum asparticum Ph.Eur.3, s. Asparaginsäure.

**Aspergillus:** Gießkannen- od. Kolbenschimmel, Gattungsbegriff der Fam. Aspergillaceae; Arten z.T. Antibiotikabildner, z.T. auch pathogen (Aspergillose). A. niger, A. oryzae, A. flavus, A. fotidus u. andere Arten dienen auch zur Produktion von Enzymen, die als Substitutionstherapeutika, s. Verdauungsenzyme, eingesetzt werden.

**Aspergillus niger** van Tieghem („besondere Stämme"): kann zur Herst. v. Citronensäure u. Pektinase* verwendet werden.

**Aspergillus-Toxine:** s. Mykotoxine.

**Asperula odorata:** s. Galium odoratum.

**Asphalatus contaminarius:** s. Aspalathus linearis.

**Asphalt:** Asphaltum, Erdpech, Bergpech; dunkelbraune bis schwarze, pechartige Massen, entstanden wahrscheinlich durch Oxidation von Petroleum (nat. Asphaltsee auf Trinidad, A.-Kalkstein auf Sizilien, am Toten Meer, Limmer b. Hannover, Travers in d. Schweiz). Wird beim Reiben elektrisch. Brennbar, lösl. etwas in Ethanol, bis 75% in Ether, vollst. lösl. in Terpentinöl, Petroleum, Chloroform, Schwefelkohlenstoff. **Anw.** techn.: zu Lacken usw., zum Straßenbau (im Altertum Einbalsamierungsmittel). **Goudron** ist künstl. A., gew. aus Rückständen der Stein- u. Braunkohlendestillation, auch mit natürlichem Asphalt vermischt.

**Asphodelus albus** Mill.: (A. ramosus) Fam. Liliaceae, Affodill (Südeuropa, Spanien, Albanien). Stpfl. v. **Radix Asphodeli:** Bulbus Asphodeli, Affodillwurzel. **Inhaltsst.:** Inulin (unterscheidet sich vom Compositen-Inulin), ein Scharfstoff, Zucker, Schleim. **Anw.** volkst.: als Diuretikum, bei Menstruationsstörungen.

**Asphyxia:** Asphyxie, Aufhören der Atmung, Erstickung.

**Aspidinol:** Phloroglucinderivat aus Rhizoma Filicis, s. Dryopteris filix-mas.

**Aspidium filix-mas:** Dryopteris filix-mas*.

**Aspidosperma quebracho-blanco** Schlechtend.: Fam. Apocynaceae, Weißer Quebracho (Südamerika). Stpfl. v. **Cortex Quebracho:** Lignum Quebracho, Quebrachorinde. **Off.:** DAC86. **Inhaltsst.:** Aspidospermin*, Quebrachin (Yohimbin*), Quebrachamin, Aspidosamin u. andere Alkaloide (bis 1.4%; nach DAC86 mind. 1%, ber. als Yohimbin); ca. 3.5% Gerbstoffe, Quebrachit (ein Zucker). **Wirk.** u. **Anw.:** Expektorans, Erregung des Atemzentrums; bei Asthma, Bronchitis; Dyspnoe. **Anw.** techn.: als Gerbmittel.

**HOM:** *Quebracho:* getrocknete Rinde des Stammes u. der Zweige; verord. z.B. b. Herzschwäche.

**Aspidospermin:** Indolalkaloid aus Apocynaceen-Arten; $C_{22}H_{30}N_2O_2$, $M_r$ 354.48. Schmp. 208°C.

**Aspirant:** s. Apotheker bzw. Pharamazeutische Fachkräfteverordnung.

**Aspirin®:** s. Acetylsalicylsäure.

**Aspisol®:** s. Lysinacetylsalicylat.

**Aspro®:** s. Acetylsalicylsäure.

**ASS:** Abk. f. Acetylsalicylsäure*.

**Assimilation:** Stoffwechsel; Aufnahme u. Umwandlung anorg. u. org. Nahrungsstoffe in körpereigene Stoffe, bei Mensch, Tier u. Pflanze, vgl. Dissimilation.

**Assimilationsparenchym:** Gewebe aus chloroplastenhaltigen Parenchymzellen.

**Assistentenprüfung:** s. Apotheker; s. Apothekerassistent.

**Assoziat:** Vereinigung von mehreren gleichartigen Molekülen über Nebenvalenzkräfte (z.B. Wasserstoffbrückenbindungen und/oder elektrostatische Wechselwirkungen, s. Bindungskräfte, intermolekulare). Die Anzahl der assoziierten Moleküle nimmt meist mit steigender Temp. ab.

**Assoziationskolloide:** s. Kolloide.

**Assugrin®:** s. Natriumcyclamat.

**Astacus fluviatilis** Fabr.: (Potamobius fluviatilis L., Cancer astacus L.) Astacidae, Flußkrebs (in Flüssen u. Bächen Europas); s.a. Krebsauge (Lapis cancrorum). Der Flußkrebs ist in Europa nach einer Krebspest-Epidemie selten geworden. Gegen diese Seuche ist der amerikanische Krebs **Cambarus affinis** Say. immun, weshalb dieser anstelle des Flußkrebses ausgesetzt wurde.

**HOM:** *Cancer fluviatilis:* Flußkrebs (Tinktur); lebender Krebs wird betäubt, zerstoßen u. mit Ethanol ausgezogen.

**Astat:** At; OZ 85. Zuerst 1940 durch α-Bestrah-

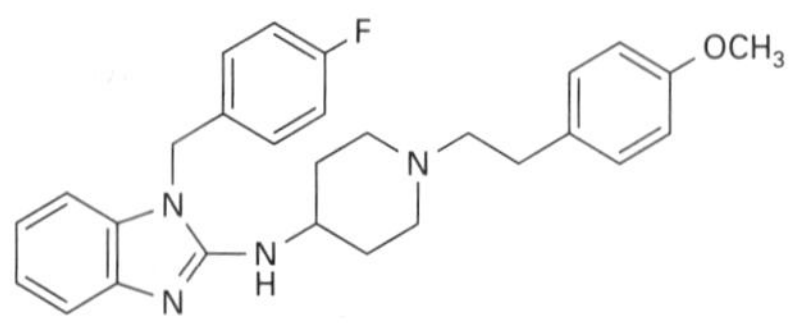

Astemizol

lung von Bismut gewonnenes, radioaktives, zu den Halogenen* gehörendes Element.

**Astaxanthin:** 3,3'-Dihydroxy-β,β-caroten-4,4'-dion; $C_{40}H_{52}O_4$, $M_r$ 596.8. Schmp. 216°C. Weit verbreitetes Carotinoid, das meist bei Tieren (z.B. Crustaceen, in den Federn u. der Haut des Flamingos) u. weniger häufig in Pflanzen vorkommt. Es kommt frei, als Ester gebunden (z.B. das Dipalmitat) od. als ein blaues, grünes od. braunes Chromoprotein* vor.

**Astemizol** INN: 1-[(4-Fluorophenyl)methyl]N-{1-[2-(4-methoxyphenyl)ethyl]-4-piperidinyl}-14-benzimidazol-2-amin, Hismanal®; CAS-Nr. 68844-77-9; $C_{28}H_{31}FN_4O$, $M_r$ 458.6. Schmp. 176°C; polymorph. **Wirk. u. Anw.:** Antihistaminikum ($H_1$-Antagonist), kein sedativer Effekt festzustellen, daher zur Prophylaxe u. Behandlung von allergischen Erkrankungen (Heuschnupfen). HWZ 26 h bzw. 228 h (Metaboliten).

**Asteraceae:** Röhrenblütige, Od. Asterales; *syn.* Tubuliflorae (als Unterfamilie der Fam. Compositae, Korbblütler); vgl. Cichoriaceae. Sehr artenreich (ca. 20 000 Arten), kommen in allen Klimazonen vor, in den Tropen seltener. Die Blätter der Kräuter od. Stauden sind meist wechselständig, manchmal gegenständig. Die Einzelblüten, radiäre Röhrenblüten u. zygomorphe Zungenblüten (diese manchmal fehlend), sind zu einem Blütenköpfchen (-körbchen) vereinigt, das scheinbar einer großen Blüte ähnelt (Pseudanthium). Die Blüten stehen häufig in den Achseln von Spreublättern. Der Kelch ist meist zum Pappus reduziert, der der reifen Frucht als Flugorgan dient. Der Fruchtknoten ist unterständig, zweiblättrig. Die Früchte sind meist Achänen (Pericarp mit Samenschale verwachsen). Die eiweiß- u. ölreichen Samen sind endospermlos. **Chem. Merkmale:** Polyine (von denen sich biogenetisch auch das Phytomelan* ableiten dürfte), Sesquiterpenlactone* (Bitterstoffe, Allergene) u. Polyfructosane (z.B. Inulin*), Pyrrolizidinalkaloide*; äther. Öl wird in Compositendrüsen* od. gestreckten bzw. kugeligen, schizogenen Exkretbehältern gelagert; s.a. Exkretionsgewebe (Abb.). **Wichtige Gattungen** s. z.B. Achillea, Achyrocline, Ambrosium, Anacyclus, Antennaria, Arctium, Arnica, Artemisia, Bellis, Calendula, Carlina, Carthamus, Centaurea, Chamaemelum, Chamomilla, Chrysanthemum, Cnicus, Conyza, Cynara, Echinacea, Espeletia, Eupatorium, Grindelia, Haplopappus, Helianthus, Helichrysum, Heterotheca, Inula, Petasites, Prenanthes, Pseudognaphalium, Senecio, Silybum, Solidago, Spilanthes, Stevia, Tussilago.

**Asterias rubens** L: Fam. Asteriidae (Klasse Asteroidea, Seesterne), Gemeiner Seestern (Nordsee u. westl. Ostsee, küstennah). Durchmesser bis 26 cm, rotbraun bis dunkelviolett, fünfarmig. **Inhaltsst.:** insbes. im schleimigen Sekret der Hautdrüsen, aber auch z.B. im Magen, wie bei allen Seesternen Steroidsaponine (Asterosaponine), wobei es sich vielfach um 6-Glykosylsteroide handelt.

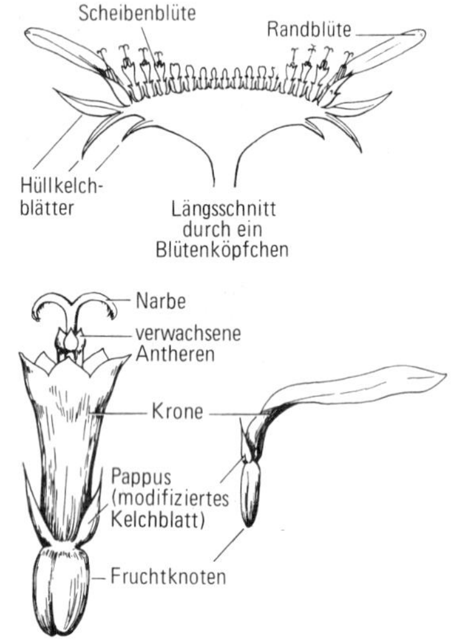


Asteraceae:
Aufbau der Blütenstände (oben) und Blüten (unten) [100]

**HOM:** *Asterias rubens* (HAB1.5): der lebende Seestern.

**Asteroskleireide:** s. Idioblast.

**Asthenie:** Kraftlosigkeit, Schwäche; asthenisch: kraftlos.

**Asthma:** (*gr.* ἆσθμα Atemnot); anfallsweise auftretende Behinderung. **A) Asthma bronchiale:** Bronchial- (eigentlich Bronchiolen-) Asthma. Plötzliche heftige u. kurzdauernde Anfälle oft hochgradiger Atemnot. *1. Hauptform:* konstitutionsallergisches Asthma, entsprechend der allergischen Sofortreaktion; beginnt häufig mit Schnupfen oft kombiniert mit Ekzem*. *2. Hauptform:* infektallergisches Asthma: allergische Spätreaktion, vorwiegend bakteriell ausgelöst; hier besteht Dyspnoe auch zwischen den Anfällen. *Status asthmaticus:* sehr häufig od. tagelang, oft wochenlang anhaltende Anfälle. Oft auch sekundär nichtallergische Auslösung u. Entwicklung eines Lungenemphysems u. Cor pulmonale (Reaktion des Herzens auf eine Drucksteigerung im Lungenkreislauf: u.a. Rechtsdilatation u. Hypertrophie). Arzneimittel gegen A. bronchiale: s. Antiasthmatikum(-a). **B) Asthma cardiale:** anfallsweise, besonders nachts auftretende Atemnot, die durch eine Lungenstauung als Folge einer Linksherzinsuffizienz ausgelöst wird. Zusätzlich tritt eine spastische Verengung der Bronchiolen auf. Die Patienten sitzen aufrecht, haben starken Husten u. eine verlängerte Ausatmung.

**Asthmakraut:** s. Folia Stramonii nitrata.

**Asthmalitan®:** s. Isoetarin.

**Asthmolysin®:** s. Diprophyllin.

**Astigmatismus:** (*gr.* στίγμα Punkt, Fleck) „Nicht-Punktmäßigkeit“, Brennpunktlosigkeit; das durch das opt. System gehende Strahlenbündel wird hinter d. Linse nicht wieder (im Brennpunkt) punktuell vereinigt, es ist also in keiner Entfernung deutliches Sehen möglich; beim Auge infolge abnormer Krümmung d. Hornhaut, seltener d. Linse (verzerrtes Sehen, Korrektur durch Zylinderlinsen).

**Astonin®:** s. Fludrocortison.

**Astragalin:** 3-O-Glucosyl-kämpferol; $C_{21}H_{20}O_{11}$. Schmp. 175-178°C. Flavonolglykosid (s.a. Kämpferol), enthalten z.B. in Arnica montana, Solidago-, Tilia- u. Podophyllum-Arten.

**Astragalus-Arten:** Fam. Fabaceae (Leguminosae) (Balkan u. Vorderasien bis zur indischen Grenze); **Astragalus gummifer** Labill, A. ascendens, A. microcephalus u. zahlreiche andere A.-Arten sind Stpfln. v. **Tragacantha** Ph.Eur.3: **Tragant**, Traganth, Gummi Tragacantha; er entsteht durch Vergummung des Marks u. der Markstrahlen sowie Erhärten des ausgetretenen Schleimes, in Knollen od. Blättchen (Blättertragant). Letzterer wird hauptsächl. pharm. verwendet; er bildet weiße, durchscheinende blattartige, bandartige od. sichelförmige, ca. 1 bis 3 mm dicke u. ca. 5 mm breite, oft gestreifte, geruch- u. geschmacklose hornartige Stücke, die mit Wasser zu einer trüben, gallertartigen Masse aufquellen. Die Volumenzunahme bei Wasserzusatz ist vom pH abhängig u. beträgt im Sauren etwa das 13- u. im Neutralen das 43fache. Nach Ph.Eur.3 muß die Durchflußzeit eines aus 1.0 g Tragant, 8 mL Ethanol u. 72 mL Wasser hergestellten Schleimes durch ein 1 m langes Rohrstück (Durchmesser 6 mm) mind. 10 s betragen. (Wird Tragant zur Herst. v. Emulsionen verwendet, so muß die Durchflußzeit mind. 50 s betragen.) **Best.:** 60 bis 70% Bassorin* (wasserunlösl. aber stark quellend), 30 bis 40% Tragacanthin* (wasserlösl.), Stärke (nur in minderwertiger Ware), Zucker. **Anw.:** als Abführmittel* (Granulat, z.B. Normacol®), ferner wie Gummi arabicum als Bindemittel, Emulgens (z.B. Emulsio Olei Jecoris Aselli, Ungt. Glycerini). Reagenz: Gepulv. Tragant zum Klären bei Alkaloidbestimmungen (Chinarinde, Belladonnaextrakt u.a.), ferner in der Kosmetik (Haftmittel f. Zahnprothesen) u. in der Lebensmittelindustrie (Verdickungsmittel) sowie techn. zu Appreturen.

**Asymmetrische Blätter:** *bot.* Blätter mit ungleicher Blattspreite.

**Asymmetrisches Kohlenstoff-Atom:** asymmetrisches C-Atom; ein mit 4 verschiedenen Liganden besetztes C-Atom, das die Asymmetrie des ganzen Moleküls bewirkt. Bei einem asymmetrischen C-Atom gibt es f. die 4 Liganden 2 verschiedene Anordnungsmöglichkeiten, die sich wie Bild u. Spiegelbild verhalten. (Die Moleküle können nicht mehr zur Deckung gebracht werden.) Asymmetrische C-Atome bewirken eine Art von Stereoisomerie, die als *Spiegelbildisomerie* bezeichnet wird. Die spiegelbildisomeren Stoffe sind optische Antipoden u. werden als *Enantiomere** bezeichnet.

**Asymmetrische Synthese:** s. Enantioselektivität.

**Asymptote:** *math.* eine Kurve, die sich an eine andere Kurve (Gerade) annähert, ohne sie im Endlichen zu berühren (schneiden).

**Aszites:** Ascites*.

**AT:** **1.** Alttuberkulin, s. Tuberkuline; **2.** Antithrombin*, z.B. AT III, s. Antithrombin III.

**at:** s. Atmosphäre.

**A.T.10®:** ölige Lsg. von 250 µg Dihydrotachysterol* pro mL; Ind.: Hypocalciämie.

**Ataraktikum(a):** (*gr.* ἀτάρακτος ruhig) s. Psychopharmaka.

**Atar-Analgesie:** Kombinationsnarkose unter Anw. eines Ataraktikums (s. Psychopharmaka) neben dem Narkotikum*.

**Atarax®:** s. Hydroxyzin.

**Atebrin®:** s. Mepacrin.

**Atemkalk:** Calcaria absorbens; ein Gem. von Erdalkali- u. Alkalihydroxiden, das vorwiegend aus Calcium- u. Natriumhydroxid od. Calcium- u. Bariumhydroxid besteht, durch Schmelzen od. geeignete Hilfsmittel (z.B. Zemente) gekörnt u. mit einem gegen Inhalationsnarkotika indifferenten Indikator f. Kohlendioxid versehen ist. **Anw.:** Kohlendioxidbinder vor allem in Narkoseapparaten.

**Atenativ®:** s. Antithrombin III.

**Atenolol** INNv: Atenololum Ph.Eur.3, (RS)-2-[4-(2-Hydroxy-3-isopropylaminopropoxy)phenyl]-acetamid, Tenormin®; CAS-Nr. 29122-68-7; $C_{14}H_{22}N_2O_3$, $M_r$ 266.34. Schmp. 154°C. Wenig lösl. in Wasser. **Strukturformel** s. β-Sympatholytikum(a). **Anw.:** β-Sympatholytikum* (Betarezeptorenblocker); stark kardioselektives Pharmakon ohne sympathomimetische Komponente, mit hoher Plasmahalbwertszeit u. geringem First-pass-Effekt. Wechselw.: A. vermindert die Wirk. von Disopyramid*, Nicotin reduziert die Wirk. von A. HWZ 6 bis 9 h. **Übl. Dos.:** Oral: 2mal bis zu 200 mg/d.

**Atenos®:** s. Tulobuterol.

**Atepal:** s. Blüte.

**ATG:** s. Antithymozytenglobulin.

**Atherogen:** Förderung von arteriosklerotischen Gefäßveränderungen durch bestimmte Risikofaktoren.

**atherolipin®:** s. Aluminiumclofibrat.

**Atherom:** Grützbeutel, Balggeschwulst.

**Atherosklerose:** s. Arteriosklerose.

**Atmosphäre:** (vgl. Erdatmosphäre) *phys.:* zu vermeidende, SI-fremde Einheiten des Druckes. **1.** 1 physikalische A., atm, entspricht dem Druck einer 760 mm hohen Quecksilbersäule (1/760 atm = 1 Torr); 1 atm = 101325 Pa. **2.** 1 technische A. (neue od. metrische A.), at, entspricht dem Druck von 1 kp auf 1 $cm^2$ (1 kp/$cm^2$, entspricht dem Druck einer 735.5 mm hohen Quecksilbersäule von 0°C od. einer 10 m hohen Wassersäule von +4°C; 1 at = 0.968 atm); 1 at = 98066.5 Pa. **3.** atü: Atmosphärenüberdruck, 1 atü = 1 atm + 1. Die Einheiten atm, at u. Torr sind durch die SI-Einheit* f. den Druck*, Pascal* (Symbol: Pa), überholt. Die Druckeinheiten bar ($10^5$ Pa), atm u. at sind bis auf wenige Prozent gleich groß.

**Atmung:** **1.** Respiration; Tätigkeit der Lungen, wobei das Hämoglobin des Blutes durch die Alveolarwand Sauerstoff aufnimmt u. Endprodukte des Stoffwechsels, v.a. Kohlendioxid abgibt; Einatmung: Inspiration; Ausatmung: Exspiration. **2.** Oxidativer Stoffwechsel; ein Prozeß, bei dem Zellen durch die gesteuerte Reaktion von Wasserstoff mit Sauerstoff zu Wasser Energie in

Form von ATP gewinnen. Der Wasserstoff wird durch Abbau von organischem Substrat mittels Oxidasen u. Dehydrogenasen gew. u. in ein System von Redoxkatalysatoren (s. Atmungskette), das in der Mitochondrienmembran od. in der Zellmembran von Bakterien lokalisiert ist, eingeschleust. Bei 3 Übergängen von einem Redoxkatalysator zum nächsten wird ATP gebildet (s. Atmungskettenphosphorylierung). Am Ende dieser Elektronentransportkette steht ein terminaler Elektronenakzeptor, meist Sauerstoff, seltener das Nitrat-Anion.

**Atmungsferment:** s. Cytochromoxidase.

**Atmungsinhibitor:** eine Verbindung, die blokkierend in die Atmungskette* eingreift. Man unterscheidet **drei Typen: 1.** Entkoppler, die die ATP-Synthese verhindern, ohne den Elektronentransport zu beeinflussen. **2.** Hemmstoffe der Atmungskettenphosphorylierung* im engeren Sinn u. **3.** Inhibitoren des Elektronentransports der Atmungskette. Ein Typ 2 hemmt sowohl die Elektronentransportkette als auch die ATP-Bildung. Der Prototyp dieser Gruppe ist Oligomycin, das die Nutzung der energiereichen Zwischenverbindung f. die ATP-Synthese hemmt. Andere hemmen das mitochondriale Transportsystem f. ATP u. ADP (z.B. das Antibiotikum Bongkreksäure). **Typ 3** hemmt vorwiegend die Elektronentransportkette. Gibt Hinweise über die Reihenfolge der Elektronenüberträger in der Atmungskette*. Die Cytochromoxidase* (das Ende der Kette) wird durch Cyanide, Azide u. Kohlenmonoxid gehemmt. Bei letzterem beruht die Toxizität aber hauptsächl. auf seiner hohen Affinität zu Hämoglobin.

**Atmungskette:** Elektronentransportkette; ein System von Redoxkatalysatoren, das Elektronen von Atmungssubstraten zu Sauerstoff transportiert. Die dabei gewonnene Energie wird zur Bildung von ATP verwendet (s. Atmungskettenphosphorylierung). Die A. ist bei Eukaryonten* in der Mitochondrienmembran (s. Mitochondrien), bei Prokaryonten* in der Zellmembran lokalisiert. Funktionell ist A. eng mit dem Tricarbonsäurezyklus* u. dem Fettsäureabbau* verbunden, die Reduktionsäquivalente in Form von NADH u. $FADH_2$ liefern. Gesamtreaktion:

$$NADH + H^+ + 1/2\ O_2 \rightarrow H_2O + NAD^+$$

Bei 3 Stufen ist die Potentialdifferenz groß genug, um die notwendige Energie zur Synthese von ATP zu liefern (Abb.). Der erste Schritt ist der Elektronenübergang von NADH auf Ubichinon*. Die Elektronen von $FADH_2$ werden erst später eingeschleust u. liefern daher nur 2 Moleküle ATP. Die gebildete ATP-Menge kann durch den *P/O-Quotienten* angegeben werden (gibt die Anzahl der Phosphat-Ionen an, die pro Sauerstoffatom in ATP eingebaut werden). Für Atmungssubstrate, die über NADH eingeschleust werden, ist der P/O-Quotient 3. Für Substrate, die durch Flavinnucleotid-Enzyme oxidiert werden, liegt ein Quotient von 2 vor. Die Elektronen werden dann über eine Kette von Cytochromen* weitertransportiert. Am Ende der Kette steht der Cytochromoxidase-Komplex, bestehend aus Cytochrom a, Cu, das den Elektronenübergang zwischen den beiden Cytochromen a vermittelt, u. Cytochrom $a_3$, der eigentlichen Cytochromoxidase. Sie nimmt direkten Kontakt mit dem Sauerstoff auf.

**Atmungsketteninhibitoren:** s. Atmungsinhibitor.

**Atmungskettenphosphorylierung:** oxidative

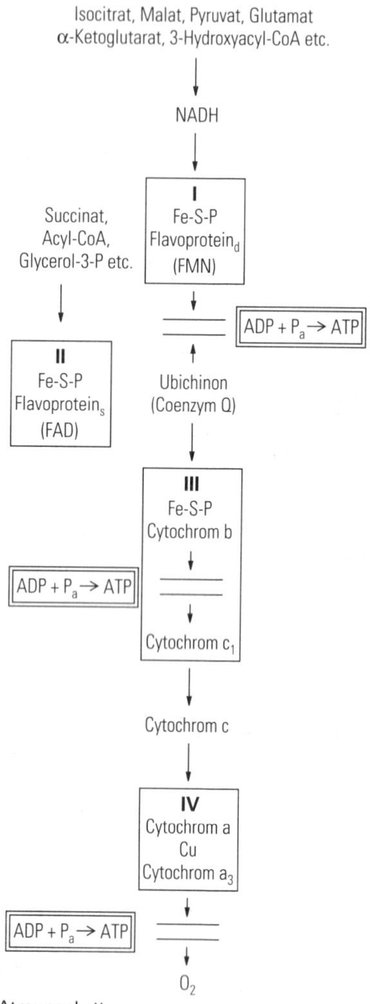

Atmungskette: Schematische Übersicht [20]

Phosphorylierung; Bildung von ATP in Verbindung mit der Atmungskette*, die die dafür notwendige Energie liefert. Die Oxidation von einem Molekül reduziertem Nicotin-adenin-dinucleotid ($NADH + H^+$) liefert 3 Moleküle ATP, dagegen ein Molekül reduziertes Flavin-adenin-dinucleotid ($FADH_2$) nur 2 Moleküle ATP. Bei vollständiger Oxidation von einem Molekül Glucose werden 38 Moleküle ATP gebildet, 2 bei der Glykolyse*, 36 bei der A. Der Mechanismus der A. beruht weitgehend auf Hypothesen (z.B. Hypothese der chemischen Kopplung, Konformationshypothese u. chemiosmotische Theorie des Nobelpreisträgers P. Mitchell).

**Atom:** kleinstes Teilchen eines chem. Elements, das mit chem. Mitteln nicht, physikal. jedoch weiter teilbar ist; infolge Gleichgewicht zwischen positiv geladenem Kern (Atomkern) u.

negativer Hülle (Elektronenhülle) elektr. neutral; bei Elektronenabgabe entsteht ein pos. Ion (Kation), bei Aufnahme ein neg. Ion (Anion); chemische Bindung* zwischen mind. 2 Atomen ergibt ein Molekül*.

**Atomabsorptionsspektrophotometrie (AAS):** Atomabsorptionsspektroskopie, s. Spektroskopie.

**Atombindung:** s. Bindung, Chemische.

**Atombombe:** s. Energie.

**Atomgewicht:** früher in der Chemie oft verwendeter Ausdruck f. die relative Atommasse*.

**Atomistik:** histor. Lehre vom Aufbau der Körper aus Atomen.

**Atommasseneinheit:** s. Dalton.

**Atommasse, relative:** Symbol: $A_r$. Die relative Masse eines Atoms, bezogen auf 1/12 der Masse des als Bezugssubstanz gewählten Nuklids $^{12}C$ (sog. Kohlenstoffstandard). Die relative Atommasse $A_r$ gibt an, wievielmal die Masse des gegebenen Atoms größer (od. kleiner) ist als 1/12 der Masse des Nuklids $^{12}C$. (Bis 1961 galt als Standard Sauerstoff mit der Masse 16, noch früher Wasserstoff mit 1). Die absolute Atommasse in Gramm erhält man, indem man die relative Atommasse durch $6.022045 \cdot 10^{23}$ (s. Avogadro-Konstante*) der Anzahl der in 1 Mol* enthaltenen Atome, dividiert (vgl. Molekülmasse unter Molekül). Die Anwendung relativer Werte, der relativen Atom- u. Molekülmassen, ist f. die Praxis bequemer als die Anwendung der absoluten Massen der Atome u. Moleküle.

**Atomnummer:** s. Ordnungszahl.

**Atomorbital:** s. Orbital.

**Atomsekunde:** s. SI-Einheiten.

**Atomsymbole:** s. Elemente, chemische.

**Atonia:** (*gr.* ἀτονία Mattigkeit, Schlaffheit) Atonie, Erschlaffung der Muskulatur; Verminderung des Spannungszustandes der Muskulatur, s. Hypotonie.

**Atopie:** Überempfindlichkeit vom Soforttyp (Typ I, durch Antikörper vermittelt, s. Allergie) gegenüber (natürlichen) Substanzen, z.B. in Form eines *atopischen* Ekzems, ohne vorherige, nachweisbare Sensibilisierung, auf erblicher Grundlage (vgl. Anaphylaxie). Die atopischen Antikörper werden auch als Reagine* (Immunglobulin E, s. Immunglobuline) bezeichnet.

**Atorvastatin** INNv: [R-(R*,R*)]-2-(4-Fluorphenyl)-β,δ-dihydroxy-5-(1-methylethyl)-3-phenyl-4-[(phenylamino)-carbonyl]-1H-pyrrol-1-heptan-

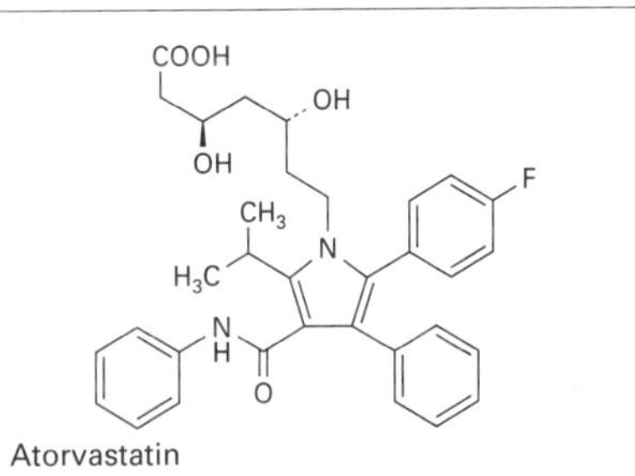

Atorvastatin

säure; CAS-Nr. 134523-00-5; $C_{33}H_{35}FN_2O_5$, $M_r$ 558.65. **Wirk.** u. **Anw.:** HMG-CoA-Reduktasehemmer*, senkt LDL-Cholesterol- u. Triglyceridkonzentration im Plasma. **Nebenw.:** selten Störungen der Muskel- u. Leberfunktion u. des Verdauungstraktes. **Übl. Dos.:** 10-80 mg. Gebräuchl. ist Atorvastatin-Calcium.

**Atosil®:** s. Promethazin.

**Atovaquon** INN: trans-2-[4-(p-Chlorphenyl)-cyclohexyl]-3-hydroxy-1,4-napthochinon,

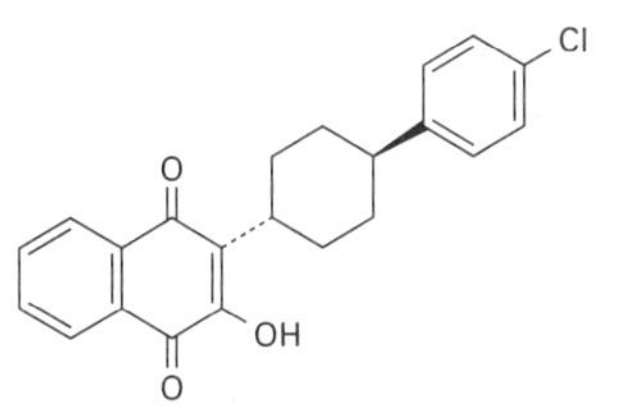

Atovaquon

Wellvone®; CAS-Nr. 95233-18-4; $C_{22}H_{19}ClO_3$, $M_r$ 366.84. **Wirk.** u. **Anw.:** Antiprotozoenmittel*, wirksam gegen Pneumocystis carinii (bei AIDS*) u. Toxoplasmose- u. Malariaerreger; Blockade der Nucleinsäure- u. ATP-Synthese vermutl. durch Hemmung der Oxidation von Dihydroorotat zu Orotat. **Nebenw.:** Exantheme, Erbrechen, Diarrhö, erhöhte Leberenzymwerte, Anämie. HWZ 2-3 d. **Übl. Dos.:** Oral: 3mal 250 mg/d (gemeinsam mit fettreicher Nahrung).

**Atoxisch:** Nicht giftig.

**ATP:** Adenosintriphosphat, s. Adenosinphosphate.

**ATPase:** s. Adenosintriphosphatase.

**ATPase-Inhibitor:** $H^+/K^+$-ATPase-Inhibitor, s. Protonenpumpenblocker.

**Atracuriumbesilat** INN: Tracrium®; $C_{65}H_{82}N_2O_{18}S_2$, $M_r$ 1243.5. Schmp. 85-90°C. Vgl. Cisatracuriumbesilat. **Anw.:** nicht depolarisierendes Muskelrelaxans, hemmt die neuromuskuläre Erregungsübertragung. **Nebenw.:** Hautrötung, Blutdruckabfall. **Übl. Dos.:** 0.3 bis 0.6 mg pro kg KG.

**Atrazin:** 2-Chlor-4-ethylamino-6-isopropylamino-1,3,5-triazin; $C_8H_{14}ClN_5$, $M_r$ 215.7. Schmp. 175-177°C. **Anw.:** selektives systemisches Schädlingsbekämpfungsmittel*.

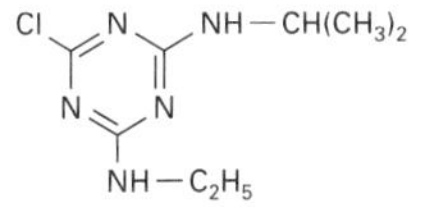

Atrazin

**Atrioventrikular:** Abk. AV.; zwischen Herzvorhof u. Herzkammer gelegen bzw. beide betreffend.

**Atrioventrikularknoten:** s. AV-Knoten.

**Atriplex hortensis** L.: Fam. Chenopodiaceae, Melde, Gartenmelde (Europa, Vorderasien). Stpfl. v. **Herba Atriplicis:** Gartenmeldenkraut. **Inhaltsst.:** Saponine mit Oleanolsäure als Sapogenin, Betalaine, Flavonoide wie Quercetin u. Kämpferol, Spurenelemente, Vitamin C, Oxalat. **Anw.** volkst.: als Aufguß bei Erkrankungen der Verdauungsorgane u. Atemwege (wegen der Saponine); auch als Gemüse u. Futtermittel; bei übermäßigem Verzehr Hautschäden (Atriplizismus).

**Atrop:** s. Samenanlage.

**Atropa belladonna** L.: (ἄτροπος die Unabwendbare, eine der 3 Schicksalsgöttinnen (Moiren), diejenige, die den Lebensfaden durchschneidet) Fam. Solanaceae, Tollkirsche, Schlafkirsche, Waldnachtschatten (Europa; Waldlichtungen, Kahlschläge). 50 bis 150 cm hohe Staude; breitlanzettliche, dünne Blätter, im Blütenbereich Blätter gepaart (ein größeres u. ein kleineres); die schmutzigvioletten Blüten sind glockenförmig; kirschgroße, süßschmeckende (!) schwarze Beeren (mit ca. 0.7% Tropanalkaloiden), von denen 3 Stück f. ein Kind tödlich sein können (s. Atropin). Stpfl. v. **Belladonnae folium** Ph.Eur.3: Folia Belladonnae, Tollkirschenblätter, Belladonnablätter; die getrockneten Blätter mit od. ohne blühende Zweigspitzen, ev. auch mit vereinzelten Früchten. **Inhaltsst.:** ca. 0.5% Tropanalkaloide, hauptsächl. L-Hyoscyamin (nach Ph.Eur.3 mind. 0.3% Gesamtalkaloide, ber. als L-Hyoscyamin), daneben Atropin, Apoatropin*, Belladonnin (dimeres Apoatropin), Scopolamin (Hyoscin), N-Methylpyrrolin, N-Methylpyrrolidin, Pyridin, Cholin, 8 bis 9% Gerbstoffe, Cumarine (Scopoletin*, Scopolin), Flavonylglykoside u.a. **Anw.:** s. Atropin. Werden Belladonnablätter verordnet, ist Eingestelltes Belladonnapulver abzugeben. GED 0.05 bis 0.1 g; MED 0.2 g, MTD 0.6 g. **Belladonnae pulvis normatus** Ph.Eur.3: Eingestelltes Belladonnapulver (aus dem Blatt), Folium Belladonnae titratum, Eingestelltes Tollkirschenblatt; pulverisierte Belladonnablätter, die, falls erforderlich, auf einen Gesamtalkaloidgehalt von 0.28 bis 0.32% mit Hilfe pulverisierter Lactose od. pulverisierten Belladonnablättern mit geringerem Alkaloidgehalt eingestellt werden; ber. als Hyoscyamin ($M_r$ 289.4) u. auf die bei 100 bis 105°C getrocknete Droge bezogen. **Zuber.:** Extr. Belladonnae, Extr. Belladonnae siccum normatum, Tct. Belladonnae.

**Radix Belladonnae:** Tollkirschenwurzel, Belladonnawurzel. **Off.:** DAC86, ÖAB90. **Inhaltsst.:** 0.3% bis 0.9% Alkaloide (ÖAB90: mind. 0.45%, ber. als Hyoscyamin; DAC86: mind. 0.35%), die gleichen Alkaloide wie Folia B., jedoch quantitative Unterschiede. So weist die Wurzel einen höheren Hyoscyamin- u. Belladonnin-Gehalt auf. Ferner ist Cusk(o)hygrin* enthalten, die spasmolytisch wirkenden Flavonoide des Blattes fehlen in der Wurzel; Gerbstoff (10% u. mehr). **Anw.:** als Narkotikum, Spasmolytikum, als gefäßerweiterndes Mittel bei Angina pectoris, (früher) in Form der Bulgarischen Kur* bei Enzephalitis. GED 0.05 g MED 0.2 g, MTD 0.6 g.

**HOM:** *Atropa belladonna* (HAB1.1), Belladonna, *Atropa belladonna Rh* (HAB1.4): am Ende der Blütezeit gesammelte, ganz frische Pflanze, ohne verholzte Stengelteile; Konstitutionsmittel; verord. z.B. b. Fieber mit Hyperämie u. Schweißbildung, trockenen, geröteten Mundschleimhäuten u.Tonsillen (Scharlach, Angina), trockenem Krampfhusten, klopfenden Kopf- u. Ohrenschmerzen, Koliken, Erregungszuständen.

**Atropa mandragora:** Mandragora officinarum*.

**Atropasäure:** α-Phenylacrylsäure. Schmp. 106-107°C. Sdp. 267°C unter Zers. Entsteht aus Tropasäure* od. bei der Spaltung von Atropin mit rauch. Salzsäure. Farblose Kristalle, wenig lösl. in Wasser, lösl. in Ethanol, Ether, Benzol, Chloroform, Schwefelkohlenstoff.

**Atrophie:** Schwund von Organen, Geweben, Zellen, infolge Ernährungsstörungen (z.B. bei

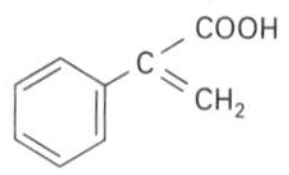


Atropasäure

Säuglingen) sowie infolge Degeneration, Entzündung usw.

**Atropin:** Atropinum, DL-Hyoscyamin, DL-Form des Tropasäureesters von Tropin*; CAS-Nr. 51-55-8; $C_{17}H_{23}NO_3$, $M_r$ 289.38. Schmp. 115-

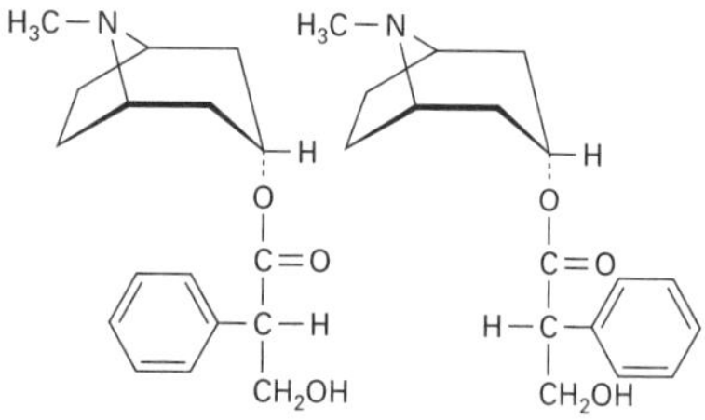


L-Hyoscyamin
(α)D - 21°

D-Hyoscyamin
(α)D + 21° (Ethanol)

Atropin optisch inaktiv

Atropin

117°C. Alkaloid in Solanaceae (Atropa belladonna, Datura stramonium, Hyoscyamus niger u.a.). Das native Alkaloid (L-Hyoscyamin*) geht während des Gewinnungsprozesses in die racemische DL-Form (Atropin) über. Farblose Kristalle, sehr schwer lösl. in Wasser, lösl. in Ethanol, Ether, fetten Ölen, Chloroform. **Off.:** Ph.Helv.7. **Wirk.:** als Parasympatholytikum bewirkt A. am Herzen eine Zunahme der Schlagfrequenz u. eine Verkürzung der atrio-ventrikulären Überleitung, ferner Hautgefäßerweiterung (Wärmegefühl), Hemmung der glatten Muskulatur des Magen-Darm-Traktes, der Harnblase, der Gallenwege u. Bronchien. Speichel-, Schweiß-, Magensaft- u. Bronchialsekretion werden gehemmt. Am Auge führt A. durch Erschlaffung des Musculus sphincter pupillae zur Pupillenerweiterung (Mydriasis). Die Wirk. auf das ZNS äußert sich sowohl in motorischer Erregung als auch Dämpfung, ferner in Delirien u. Halluzinationen. **Anw.:** als Spasmolytikum bei Magen- u. Darmkrämpfen, Asthma, Obstipation, Keuchhusten, Gefäßkrämpfen, Blasentenesmen, Koliken usw.; ferner bei Epilepsie, Chorea usw., äuß. als Mydriatikum. Als Gegengift bei Digitalis-, Muscarin-(Pilz-), Pilocarpin-, Physostigmin-, Barium-, Blei-Vergiftungen, s. Atropinsulfat. HWZ 13 bis 38 h. MED 0.001 g, MTD 0.003 g. **Tox.:** A. ist ein starkes Gift. Die Empfindlichkeit gegen A. ist individuell sehr schwankend, so wird es von Säuglingen u. Kleinkindern meist schlecht vertragen. Tod infolge Atemlähmung. LD 0.05 g bis 0.2 g. Antid.: Magenspülung, Pilocarpin, Physostigmin. Auch bei Tieren ist die Giftwirkung außerordentl. verschieden (so sind z.B. Ziegen, Kaninchen, Wachteln, Fasane außerordentl. resistent gegen A., der Genuß ihres Fleisches kann indessen giftig wirken. Katzen, Hunde, Pferde, Kühe sind sehr empfindl. gegen A.).

**Atropin, Baldriansaures:** s. Atropinvalerianat.

**Atropinbrommethylat:** s. Atropinmethylbromid.

**Atropini sulfatis oculoguttae:** s. Augentropfen.

**Atropini sulfatis solutio iniectabilis:** s. Atropinsulfat-Injektionslösung.

**Atropinmethylbromid:** Methylatropini bromidum Ph.Eur.3, Methylatropiniumbromid, Methylatropinium bromatum, Atropinbrommethylat, Eumydrin®; $C_{18}H_{26}BrNO_3$, $M_r$ 384.33. Schmp. ca. 215°C (Zers.). Weiße Kristalle, leicht lösl. in Wasser, lösl. in Ethanol, wenig lösl. in Chloroform. Darst.: durch Einw. von Methylbromid auf Atropin. **Anw.** med.: wie Atropinsulfat. MED 0.001 g, MTD 0.003 g (weniger giftig wie Atropinsulfat*).

**Atropinmethylnitrat:** Methylatropini nitras Ph.Eur.3, Methylatropiniumnitrat, Atropinmethonitrat, Methylatropinium nitricum; CAS-Nr. 52-88-0; $C_{18}H_{26}N_2O_6$, $M_r$ 366.42. Schmp. 163°C; polymorph. Weißes, krist., geruchloses Pulver v. bitterem Geschmack. Leicht lösl. in Wasser u. Ethanol, sehr schwer lösl. in Ether u. Chloroform. **Anw.** med.: wie Atropin* (jedoch weniger toxisch), äuß. als Mydriatikum (1 bis 5%ige Lsg.), oral bei spastischen Zuständen im Verdauungskanal (1 bis 2 mg), vgl. Homatropin-hydrobromid.

**Atropin, Schwefelsaures:** Atropinsulfat*.

**Atropinsulfat:** Atropini sulfas Ph.Eur.3, Atropinum sulfuricum, Schwefelsaures Atropin; CAS-Nr. 5908-99-6 (bzw. CAS-Nr. 55-48-1 wasserfrei); $C_{34}H_{48}N_2O_{10}S \cdot H_2O$, $M_r$ 694.8. Schmp. ca. 190°C (Zers.). Weiße Kristalle, leicht lösl. in Wasser u. Ethanol, prakt. unlösl. in Chloroform u. Ether. Darst.: durch Lösen von Atropin in alkohol. Schwefelsäure. **Anw.** med.: als gebräuchlichstes Atropinsalz bei Epilepsie, Asthma bronchiale, Magengeschwüren, Speichelfluß, Nachtschweiß usw., s. Atropin. **Übl. Dos.:** 0.3 bis 0.5 mg; äuß. zu Augentropfen 0.2%ig, s.c. 0.5 bis 1 mg bei Neuralgien, Krämpfen. MED 0.005 g, MTD 0.01 g. Antid.: s. Atropin.

**HOM:** *Atropinum sulfuricum* (HAB1): verord. z.B. b. Krämpfen der glatten Muskulatur, Migräne.

**Atropinsulfat-Augentropfen:** s. Augentropfen.

**Atropinsulfat-Injektionslösung 0.1%:** Atropini sulfatis solutio iniectabilis 0.1 per centum, Sol. Atropini sulfurici pro iniectione. DAC86: Geh. 0.09 bis 0.11% (m/V) Atropinsulfat, 0.88 g NaCl, ca. 0.1 mL Salzsäure 10% zur Einstellung auf pH 3. Inkomp.: alkal. reagierende Stoffe, pH-Wert über 5.5. **Anw.:** als Parasympatholytikum (z.B. zur Narkosevorbereitung). **Übl. Dos.:** 1- bis 3mal 0.5-1.0 mL s.c. od. i.v.

**Atropinum methylobromatum:** s. Atropinmethylbromid.

**Atropinum sulfuricum:** s. Atropinsulfat.

**Atropinum valerianicum:** s. Atropinvalerianat.

**Atropinvalerianat:** Atropinum valerianicum, Baldriansaures Atropin; $C_{17}H_{23}NO_3 \cdot C_4H_9COOH \cdot 0.5\ H_2O$. Weiße, etwas nach Baldrian riechende Kristalle, leicht lösl. in Wasser u. Ethanol. **Anw.:** wie Atropinsulfat.

**Atropisomere:** Verbindungen, deren Isomerie aufgrund der Behinderung der freien Drehbarkeit um eine Einfachbindung zustande kommt; z.B. bei Biphenylverbindungen mit ortho-ständigen Substituenten, die die freie Rotation um die C-C-Einfachbindung behindern; s.a. Chiralität.

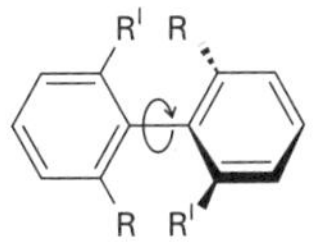


Atropisomere

**Atroscin:** Atroscinum, Racemat des Scopolamin*; $C_{17}H_{21}NO_4 \cdot H_2O$. Farblose Kristalle, lösl. in Ethanol, Ether, fetten Ölen, Chloroform. **Anw.** med.: als Mydriatikum wie Scopolamin*.

**Atrovent®:** s. Ipratropiumbromid.

**Attenuierung:** Abschwächung der Virulenz* von Krankheitserregern durch Weiterzüchtung vermehrungsfähiger Mikroben mittels „Überimpfung" auf künstl. Nährböden, Gewebekulturen od. Versuchstiere unter Erhaltung der antigenen Eigenschaften.

**Attichbeeren:** Fructus Ebuli, Attichbeerenkraut (Herba Ebuli), Attichbeerenwurzel (Radix Ebuli), s. Sambucus ebulus.

**Atto:** s. a.

**Attraktant:** s. Chemotaxis.

**atü:** s. Atmosphäre.

**Au:** *chem.* Gold*, Aurum.

**Aubèpine:** s. Anisaldehyd.

**Aubergine:** s. Solanum melongena.

**AUC:** Abk. f. *engl.* **A**rea **U**nder the **C**urve, Fläche unter der Blutspiegel/Zeit-Kurve. AUC ist in vielen Fällen (bei sog. linearer Kinetik) ein Maß f. den resorbierten Anteil eines gegebenen Arzneistoffes; s. Bateman-Funktion, Bioverfügbarkeit.

**Aucuba japonica** Thunb.: Fam. Cornaceae, Aukube, Japanische Goldorange (Mittel- bis Ostasien). Giftige Zierpflanze. **Inhaltsst.:** in allen Teilen zwischen 1 u. 3% Aucubin (**Strukturformel** s. Plantago lanceolata).

**Aucubin:** ein Bitterstoff bzw. Iridoidglykosid, mit dem (instabilen) Aglucon **Aucubegenin** (antibiotisch wirsam), **Strukturformel** s. Plantago lanceolata. Inhaltsst. in vielen Pflanzen, z.B. in Aucuba japonica, Galium verum, Vitex agnus castus, Plantago-Arten u. insbes. Scrophulariaceae*.

**Aufbaugranulate:** s. Granulieren.

**Aufbau(stoffwechsel):** s. Anabolismus.

**Aufbrech- u. Aufreißverschluß:** auch Abbrech-, Abdreh-, Abreiß-, Abschneideverschluß. Einfache Verschlußart von Einzeldosispackungen* ohne spezielle technische Probleme. Dieser Verschluß wird bei der Verpackung halbfester Arzneiformen, z.B. f. Salben (s. Unguentum) u. Gele*, beim Herstellen von *Tuben* aus Kunststoff angebracht. Ein A. ist schon seit längerer Zeit f. die Verpackung von Nahrungsmitteln (z.B. Kaffeerahm) u. Kosmetika (z.B. Shampoos) in Verw. Abfüllen u. Verschließen der vorgefertigten Behältnisse; s. Tuben. Einzeldosierte flüssige Arzneiformen von 3 mL an aufwärts werden auf Form-, Füll- u. Verschließmaschinen* in *Kunststoffflaschen* mit A. verpackt bzw. in vorgefertigte Flaschen mit A. abgefüllt u. danach zugeschweißt. Anstelle von Kunststoffflaschen kommen auch beutelförmige (5 bis 20 mL) u. becherförmige (ab 2 mL) Behältnisse mit A. zum Einsatz. Hergestellt, abgefüllt u. verschlossen werden die *Beutel* meist auf Schlauchbeutelmaschinen. Als Verpackungsmaterial dienen Ein- od. Mehrschicht-Kunststoffolien od. Aluminiumverbundfolien*. Die einzelnen Beutel können auch zu leicht trennbaren Streifen zusammengefaßt sein. *Becher* werden auf Formpackmaschinen hergestellt u. bestehen aus einem tiefgezogenen Behältnisteil aus Aluminiumverbund- od. Kunststoffolie, der nach dem Füllen mit einer flachen mit Heißsiegellack versehenen Aluminiumverbundfolie abgedeckt u. versiegelt wird (vgl. Blister). Auch hier können mehrere Becher zu leicht abtrennbaren Streifen vereinigt sein. Für Dosiermengen unter 2 mL eignen sich als Verpackung *Einzeldosispipetten* mit A. aus Kunststoff, die auf gleiche Weise wie die Kunststoffflaschen hergestellt, gefüllt u. verschlossen werden (s.o.). Einzeldosispipetten bestehen aus dem eigentlichen Behältnis u. einer dem jeweiligen Applikationsort angepaßten Verlängerung, an deren Ende der A. angebracht ist, u. haben als Behältnisse f. keimfreie flüssige Arzneiformen (Augen-, Nasen- u. Ohrenpräparate) größere Bedeutung (da Kontaminationsgefahr bei Mehrdosenbehältern) erlangt. Sie werden entweder auf Kunststoff-Spritz- od. -Blasmaschinen (s. Spritzgießen, Blasen) geformt (z.B. System Draco), entkeimt, auf eigenen Anlagen gefüllt u. auf der Behältnisunterseite verschweißt od. direkt auf Form-, Füll- u. Verschließmaschinen (z.B. System Bottle Pack) hergestellt. Im letzten Fall ist ein zusätzliches Entkeimungsverfahren nicht erforderlich. Die Einzeldosispipetten sind meist in leicht trennbaren Streifen zusammengefaßt. Auch die *Ampullen** aus Glas als Behältnisse f. Injektionslösungen f. Volumina von 1-10 mL werden entweder nach dem Anfeilen od. direkt bei Vorhandensein eines Sollbruchringes durch Abbrechen des Spießes geöffnet. Der A. erfüllt meist die Anforderungen, die an einen Garantieverschluß* gestellt werden.

**Aufbrennampulle:** s. Ampulle.

**Aufdampfen:** Herstellen von Überzügen aus Metallen u. anorganischen Stoffen auf Metallen, Kunststoffen, Glas u. dgl. Die Überzugsmaterialien werden im Vakuum verdampft u. die Dämpfe auf den zu überziehenden Teilen niedergeschlagen.

**Auffrischungsimpfung:** (Booster-Effekt*) erneute aktive Impfung (Antigengabe), wenn Antikörpertiter abfällt.

**Aufgüsse:** Infusa, Sing. Infusum; Heißaufgüsse; s.a. Drogenauszüge, wäßrige. **Verfahren:** 1 T. Droge wird in der vorgeschriebenen Zerkleinerung mit 3 bis 5 T. Wasser mehrmals durchgeknetet u. 15 min lang stehengelassen. Dieser Ansatz wird mit dem restlichen zum Sieden erhitzten Wasser übergossen u. im Wasserbad 5 min lang auf einer Temp. von 90°C gehalten. Der Ansatz wird bedeckt bis zur Abkühlung (ca. 30°C) stehengelassen. Der Drogenrückstand wird schwach ausgepreßt. Ein ev. fehlendes Gewicht wird ergänzt, indem man den Drogenrückstand mit der erforderlichen Menge kalten Wassers übergießt u. schwach abpreßt u. mit diesem Auszug auf das vorgeschriebene Gewicht auffüllt. Das Durchkneten der vorgefeuchteten Droge (Kaltmazeration) bewirkt eine verstärkte Quellung der geschrumpften Zellen der eingesetzten Droge u. damit eine verbesserte Diffusion der Zellinhaltsstoffe. Andererseits können bei diesem Vorgang Enzyme aktiviert werden, die Inhaltsst. schädigen können. Auch Mikroorganismen werden unter diesen Bedingungen im Wachstum eher gefördert als gehindert. Bei Alkaloiddrogen erfolgt ein Säurezusatz (organische Säuren, oft Citronensäure aus Geschmacksgründen), um die schwer wasserlöslichen Alkaloide in gut lösliche u. vollständig extrahierbare Salze zu überführen.

**Aufklebeetikett:** das bedruckte A. dient der Beschriftung von Behältnissen od. Packungen u. wird mittels Etikettiermaschinen aufgebracht. Je nach Art der A.en unterscheidet man Leimetiketten, die von einem Stapel abgenommen u. unmittelbar vor dem Aufbringen beleimt werden; Haft- od. Selbstklebeetiketten, die bereits mit einem Haftkleber versehen sind u. vor dem Aufkleben von einem Trägerband abgenommen werden. Bei den Heißklebeetiketten muß der Klebstoff thermisch aktiviert werden.

**Auflösung(sgeschwindigkeit):** Die Auflösung eines kristallinen Stoffes beinhaltet den Abbau des Kristallgitters – ähnl. dem Schmelzen – in die einzelnen Gitterbausteine u. die Vermischung derselben mit dem Lösungsmittel. Solvation u. Dispersion sind entscheidende Faktoren des Lösungsprozesses. Die A. ist von Wichtigkeit, weil sie bei schlecht löslichen Arzneistoffen der geschwindigkeitsbestimmende Schritt der Resorption* sein kann (s.a. Dissolution-Test, vgl. Wirkstofffreisetzung). Die (unter physiologischen Bedingungen prakt. immer) durch Diffusion gesteuerte Geschwindigkeit der Auflösung kann durch folgende Gleichung (von Noyes u. Whitney bzw. Nernst u. Brunner) beschrieben werden:

$$dc/dt = \frac{D \cdot F}{d \cdot V} \cdot (c_s - c_t)$$

| | |
|---|---|
| dc/dt | Geschwindigkeit der Auflösung (zeitliche Konzentrationszunahme) |
| D | Diffusionskoeffizient |
| d | Dicke der adhärierenden Schicht (Diffusionsschicht) |
| V | Volumen des Lösungsmittels |
| F | Kontaktfläche zwischen Festkörper u. Lösungsmittel |
| $c_s$ — $c_t$ | Konzentrationsdifferenz zwischen gesättigter Lösung (entspricht in etwa der Konzentration der dem Festkörper adhärierenden Schicht) u. der Konzentration der Lösungshauptmenge zu einer Zeit t |

Die Lösungsgeschwindigkeit dc/dt ist direkt proportional zur (geometrischen od. „aktiven“) Oberfläche F des Feststoffes, seinem Diffusionskoeffizienten D u. dem Konzentrationsgefälle ($c_s$ — $c_t$) u. umgekehrt proportional zur Dicke d der Diffusionsschicht. Bei schwer löslichen Stoffen (Konzentrationsgradient ($c_s$ — $c_t$) sehr klein) ist prakt. die Oberfläche der Partikeln die maßgebliche Einflußgröße, die durch starke Zerkleinerung des Feststoffes (Mikronisierung) eine wesentlich schnellere Auflösung zur Folge hat, wenn nicht andere Effekte (z.B. schlechtere Benetzbarkeit) dem gegenüberstehen.

Wird in obiger Gleichung D, F, d u. V konstant gehalten u. ist $c_t$ gegenüber $c_s$ klein, so ergibt sich nach Integration zwischen t = 0 u. t ein linearer Zusammenhang zwischen Konzentration u. Zeit:

$c = c_0 + k \cdot c_s \cdot t$

Die Geschwindigkeitskonstante k entspricht dem Ausdruck D·F/(d·V). Die A. ist unter diesen Bedingungen proportional der Sättigungslöslichkeit $c_s$.

Die *Temperaturabhängigkeit* der A. wird durch die Arrhenius-Gleichung* wiedergegeben. In der Steigung der *ln* $c_s$ / $T^{-1}$ -Kurve ist die Aktivierungsenergie f. den Auflösungsprozeß u. die Lösungswärme enthalten.

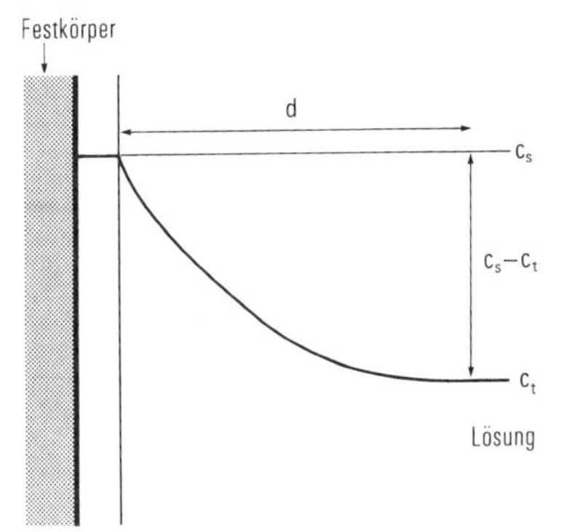


Auflösungsgeschwindigkeit

**Auflösungsvermögen:** s. Mikroskop.

**Aufrahmen:** Anreicherung der meist spezifisch leichteren dispergierten Ölphase im oberen Teil von Emulsionen* (Typ O/W). Gleichzeitig kommt es zu einer Verarmung an disperser Phase an der Unterseite. Der genau umgekehrte Fall tritt ein, wenn die spezifisch schwerere dispergierte Phase (z.B. Wasser) in W/O-Emulsionen sedimentiert. Faktoren, die das A. bzw. Sedimentieren in einer Emulsion beeinflussen, lassen sich aus dem Stoke-Gesetz ableiten. Je größer der Unterschied zwischen den Dichten der beiden Phasen, je größer die Öltröpfchen u. je weniger viskos die äußere Phase ist, umso schneller rahmt die Emulsion auf. Der Durchmesser der Kügelchen besitzt den größten Einfluß auf die Aufrahmungsgeschwindigkeit. Ein Verdoppeln der Tröpfchengröße bringt eine vierfache Geschwindigkeit. Tröpfchen mit einem Durchmesser unter 5 µm hingegen unterliegen der Brown-Molekularbewegung; ein A. od. Sedimentieren ist nicht zu befürchten. Beim A. bleibt die Zahl der dispergierten Teilchen u. deren Größe unverändert; es kommt ledigl. zu einer reversiblen Zusammenballung od. Flockung. Eine aufgerahmte Emulsion kann deshalb durch einfaches Schütteln redispergiert werden. A. ist unter bestimmten Voraussetzungen die Vorstufe der irreversiblen Vereinigung der Kügelchen *(Koaleszenz*)*, die zum Brechen der Emulsion führt.

**Aufreißband:** Garantieverschluß* f. eine Außenverpackung, z.B. Zellglas*-Umhüllung mit A. bei Schiebedosen.

**Aufsaugvermögen von Pulvern:** das A. durch Sorption u. Kapillarwirkung ist von praktischer Bedeutung f. die Adsorption flüssiger Arzneimittel u. Hilfsstoffe an Pulver u. für die Aufnahmefähigkeit von Pudern gegenüber wäßrigen Wundsekreten od. lipophilen Flüss. Zur Charakterisierung dient die *Enslin*-Apparatur. 1 g Pulver wird auf eine Glasfilternutsche aufgebracht, die mit einer graduierten u. mit der aufzunehmenden Flüss. vollständig gefüllten Pipette über einen ebenfalls gefüllten Schlauch verbunden ist. Die Unterseite der Fritte ist umspült mit dieser Flüss. Die Menge aufgenommener Flüss. ist an der Pipette abzulesen. Das A. *(Enslin-Zahl)* ist definiert als diejenige Menge Flüss. (g od. mL), die max. von 1 g Substanz nach längstens 15 min aufgenommen wird. Die Enslin-Zahl W = 4/1.3 bedeutet, daß 1 g Pulver bereits nach 4 min die maximale Menge von 1.3 g Wasser aufgesaugt hat. O anstelle von W in der Angabe der Enslin-Zahl tritt dann, wenn Öl als Prüfflüssigkeit herangezogen wird.

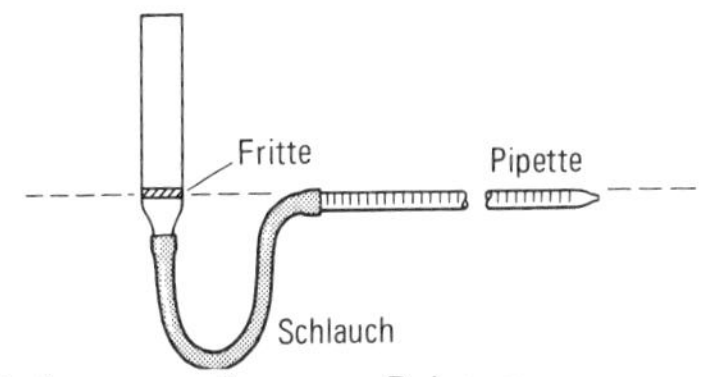


Aufsaugvermögen von Pulvern: Bestimmung mit der Enslin-Apparatur [131]

**Aufschluß:** *chem.* Überführung schwerlösl. Substanzen in säure- od. wasserlösliche Verbindungen, um z.B. deren Kationen od. Anionen auf chemische Weise bestimmen zu können.

**Auftragen:** s. Dragieren.

**Augenaerosole:** s. Augensprays.

**Augenarzneien:** Ophthalmika. **1.** Arzneien zur Behandlung von Erkrankungen u. Verletzungen des äußeren Auges od. der Augenlider, z.B. infektiöse od. allergische Bindehautentzündungen, u. bei infektiösen Entzündungen der Kornea. **2.** Arzneien bei Glaukom u. bei Katarakt. A. können aber auch als Hilfsmittel in der Diagnostik, prophylaktisch bei chirurgischen Eingriffen u. für die Lagerung u. Applikation von Haftschalen verwendet werden. Die meisten A. werden mit Hilfe eines Behälters mit konischem Ansatz im unteren Bindehautsack appliziert ohne das Auge zu berühren; manchmal auch auf den Lidrand aufgetragen; s.a. Augentropfen (Oculoguttae, -stillae), Augensalben (Oculenta, Unguenta ophthalmica), Augenwässer (Collyria), Inserte, Augenbäder (Balnea ophthalmica), Augensprays (Aerosole), Augentabletten, Kontaktlinsenpflegemittel, Lamellen (Lamellae), Lidsalben.

**Augenarzneiträger, Viskoser:** s. Augentropfen.

**Augenbäder:** Balnea ophthalmica. s. Augenwässer.

**Augendarre:** Xerophthalmie.

**Augenduschflasche:** s. Augenwässer.

**Augenfleck:** Stigma; durch Carotine rot gefärbtes, lichtempfindliches Körperchen begeißelter einzelliger Organismen.

**Augeninserte:** s. Inserte.

**Augenlösungen:** s. Augenwässer.

**Augennichts:** Zincum sulfuricum, s. Zinksulfat.

**Augensalbe, Einfache:** Oculentum simplex, Unguentum ophthalmicum simplex. Weißliche, durchscheinende weiche Salbe. Zstzg. nach DAC86: 40.0 g dickflüss. Paraffin u. 60.0 g Weißes Vaselin werden auf dem Wasserbad geschmolzen. Der geforderte Tropfpunkt von 30 bis 38°C muß ev. durch Änderung des Mischungsverhältnisses eingestellt werden. A. u. Zuber. sind in max. 5 g fassenden Tuben mit Applikationsspitze abzugeben. Beschriftung: Nicht konserviert. Zstzg. nach

Ph.Helv.7: 35.0 g dickflüss. Paraffin u. 65 g weißes Vaselin. Tropfpunkt: 30 bis 40°C. **Anw.:** Lipophile Salbengrundlage f. Lösungs- od. Suspensions-Augensalben.

**Augensalben:** Unguenta ophthalmica Ph.Eur.3, Oculenta. Sterile, möglichst reizlose Zuber. von weicher geschmeidiger Konsistenz, guter Haftfähigkeit u. ausreichendem Spreitungsvermögen, die Arzneistoffe in einer geeigneten Salbengrundlage (meist in einer wasserfreien Grundlage) gelöst (einphasige A.) od. gleichmäßig in feinster Form verteilt (suspendiert, emulgiert, W/O; mehrphasige A.) enthalten u. zur Anw. an der Augenbindehaut bestimmt sind. Stabilisatoren (Antioxidantien*) u. Konservierungsmittel (Name u. Konz. muß auf Behältnis angegeben werden) sind erlaubt. Die Wirkstoffe besitzen in A. meist eine bessere chemische Stabilität (nicht in W/O-A.) als in den wäßrigen Augenarzneien u. haben eine längere Verweildauer (prolongierte Wirk.) im Bindehautsack. Allerdings kann die Bioverfügbarkeit der Wirkstoffe aus den A. von derjenigen wäßriger Lösungen abweichen. **Wasserfreie lipophile A.** besitzen als Grundlage haltbare Kohlenwasserstoffgele (Vaselin, verschiedene Paraffine) mit u. ohne Emulgatorzusatz (Cholesterol, Wollwachs, Wollwachsalkohole, Cetanol, u.a.), die durch Zugabe von flüssigem Paraffin auf eine geeignete Konsistenz eingestellt werden. Diese Grundlagen sind bis 160°C heißluftsterilisierbar. Eine Konservierung ist nicht erforderlich. Zum Schutz gegen Licht, Feuchtigkeit, Luftsauerstoff, aber auch um ein Einschleppen von Verunreinigungen u. Mikroorganismen zu vermeiden, werden A. in kleine, sterilisierte, leicht zusammendrückbare, max. 5 g fassende Tuben mit einer Applikationsspitze (Kanüle) unter aseptischen Bedingungen abgefüllt. A. können auch in Einzeldosenbehälter abgepackt werden. **W/O-Augensalben** enthalten neben wäßrigen Lösungen ähnliche Kohlenwasserstoffgrundlagen mit Emulgatorzusatz. Hier ist eine antimikrobielle Konservierung unbedingt erforderlich, wofür meist Benzalkoniumchlorid*, Thiomersal*, Chlorbutanol od. Phenylethylalkohol zugesetzt wird. Einphasige Salben können durch Sterilfiltration bei ca. 80°C, feuchte od. trockene Hitze u. durch Bestrahlung entkeimt werden. Suspensionssalben werden im Heißluftschrank bei 140 bzw. 160°C (Gefahr von Rekristallisationen bzw. von nachträglichem Kristallwachstum!) u. Emulsionssalben im Autoklav od. freiströmenden Wasserdampf behandelt u. beide anschließend unter aseptischen Bedingungen homogenisiert. **Prüfungen:** A., in denen Feststoffteilchen dispergiert sind, müssen folgende Anforderungen erfüllen: Eine Salbenmenge, die mind. 10 µg Wirkstoff enthält, wird vorsichtig in dünner Schicht ausgestrichen. Unter dem Mikroskop bei 50facher Vergrößerung betrachtet, dürfen f. je 10 µg Wirkstoff in fester Form nicht mehr als 20 Teilchen eine Ausdehnung von max. 25 µm u. nicht mehr als 2 Teilchen eine Ausdehnung von max. 50 µm haben; keines der Teilchen darf eine größere Ausdehnung als 90 µm haben. A. müssen der Prüfung auf Sterilität entsprechen.

Die A. haben etwas an Bedeutung verloren, da sie im Auge durch Ausbildung eines schmierigen Filmes ein Fremdkörpergefühl hervorrufen u. das Sehen trüben. Am häufigsten werden sie f. die Nacht od. unter Augenverbänden verwendet. Neben den kohlenwasserstoffhaltigen Grundlagen haben auch wäßrige Gele (z.B. aus Methylcellulose, Na-Carboxymethylcellulose od. besser Carboxyvinylpolymer (Carbopol®934 bzw. 940) vermehrt Verw. als Vehikel f. Ophthalmika gefunden. Sie besitzen im Gegensatz zu den lipophilen Grundlagen eine ausgesprochene Tiefenwirkung.

**Augensprays:** Augenaerosole. Zur lokalen Anw. am Auge bestimmte Druckgaspackungen mit Dosierventil; s.a. Aerosol. Schonende, hygienisch einwandfreie, kontaktlose Applikation einer Sprühlösung, die aus kleinen Aerosoldosen* mit Dosierventil u. trichterförmigem Distanzhalter mit Hilfe von physiol. absolut inerten Treibgasen*, die zudem auch kein Kältegefühl erzeugen, nämlich $N_2$ od. $N_2O$, versprüht wird. Da diese Treibgase nicht wie die Halogenkohlenwasserstoffe antimikrobiell wirksam sind, muß gesondert konserviert werden. Auf Treibgase kann ganz verzichtet werden, wenn Handpumpsysteme mit Dosierventil u. trichterförmigem Distanzhalter verwendet werden. Diese Systeme erzeugen einen groben Sprühstrahl (Sprühregen), dessen Feinheit f. die Applikation am Auge jedoch ausreicht.

**Augenstein:** s. Kupferalaun.

**Augentabletten:** Mikrotabletten* zum Einbringen in den Bindehautsack. Depotform. Müssen den an Parenteraltabletten (s. unter Implantate) gestellten Anforderungen entsprechen.

**Augentropfen:** Guttae ophthalmicae Ph.Eur.3, Oculoguttae, Oculostillae, Collyria, Eye drops, Ophthalmic solutions. Sterile, wäßrige od. ölige Lösungen od. Dispersionen (Suspensionen) eines od. mehrerer Arzneistoffe, die zur Anw. am Auge durch Einträufeln in den Bindehautsack bestimmt sind. Sie werden unter Einsatz von Methoden u. Verw. von Materialien, die Sterilität gewährleisten u. eine Verunreinigung sowie das Wachstum von Mikroorganismen vermeiden, hergestellt, wobei f. wäßrige A. **„Wasser f. Injektionszwecke“** (s. Aqua ad iniectabilia) u. für ölige A. **„Öl f. Injektionszwecke*„** zu verwenden ist. Wünschenswert bei der Herst. der A. ist die Verw. einer sog. Laminarstrom-Box, clean bench (reine Werkbank, s. Laminarflow-Bank), zumindest jedoch das Arbeiten in einem Sterilkasten unter UV-Licht. A. sind in Abhängigkeit von der Stabilität der Arznei- u. Hilfsstoffe durch Sterilisation (Autoklav, ev. freiströmender Wasserdampf) od. durch Sterilfiltration mit Membranfiltern keimfrei zu machen. Um eine Kontamination u. das Wachstum von Mikroorganismen auszuschließen, müssen wäßrige Lösungen in Mehrdosenbehältern mit geeigneten Konservierungsmitteln in der notwendigen Konz. versetzt werden (Ausnahme: die Zuber. ist selbst antimikrobiell). Werden A. ohne Konservierungsmittel verordnet, sollten sie möglichst in Einzeldosisbehältnissen abgegeben werden. Zuber. f. chirurgische Eingriffe dürfen nur in Einzeldosisbehältnissen u. ohne Konservierungsmittel verwendet werden. Häufig eingesetzte **Konservierungsmittel** (mit Angaben über gebräuchliche Konz. u. optimalen pH) sind: Benzalkoniumchlorid* (Quats*) (0.01%, pH 6 u. darüber) besonders in Kombination mit Natriumedetat (0.1%, pH 6 u. darüber), Thiomersal* (0.002 bis 0.01%, schwach sauer bis schwach alkalisch), Phenylquecksilbersalze (0.002%, pH 5.5 bis 7.5), Chlorbutanol* (0.5%, schwach sauer), Chlorhexidinacetat* (0.01%, pH 8). Bei der Wahl des Konservierungsmittels u. der Festlegung der Konz. sind die Wirksamkeit gegen Problemkeime, die

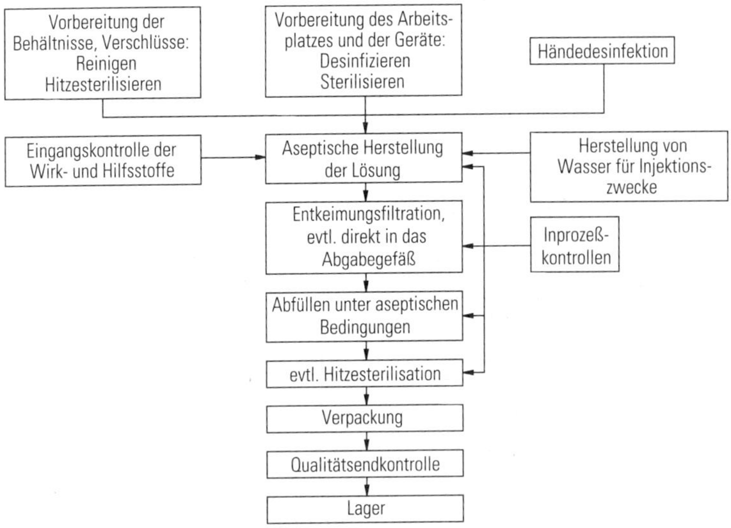


Augentropfen:
Allgemeines Herstellungsschema für Augentropfen [9]

Verträglichkeit mit den Arznei- u. Hilfsstoffen sowie dem Behältnis- u. Verschlußmaterial u. der pH-Wert der Zuber. zu berücksichtigen. Sorptionsbedingte Verluste sind ggf. durch Erhöhung der Konz. auszugleichen. Unter geeigneten Bedingungen geprüft, müssen Augentropflösungen prakt. frei von Fremdstoffpartikeln sein. Verunreinigungen, die während der Herst. der A. u. vor deren Abfüllung eingeführt werden, lassen sich in idealer Weise gleichzeitig mit der Sterilfiltration entfernen. Um Verunreinigungen zu vermeiden, die von den Behältnissen stammen, müssen diese sorgfältigst gereinigt (Ultraschall, partikelfreies Spülwasser, Reinigung in der Laminarstrombox), od. bei keinem Erfolg u.U. andere Behältermaterialien verwendet werden. Augentropfsuspensionen, hergestellt aus Arzneistoffen mit ungenügender Löslichkeit bzw. zur Wirkungsverlängerung, dürfen ein Sediment aufweisen, das leicht aufschüttelbar ist. Die erhaltene Suspension muß ausreichend lange stabil sein, um eine genaue Dosierung zu gewährleisten. A. können Hilfsstoffe zur Erzielung der Isotonie*, zur Steuerung der Viskosität, zum Einstellen od. zur Erhaltung eines bestimmten pH-Wertes, zur Verbesserung der Löslichkeit des Wirkstoffs od. zur Stabilisierung enthalten. Die zugesetzten Hilfsstoffe dürfen die Wirk. nicht beeinträchtigen u. nicht zu lokalen Reizungen führen. Wäßrige A. sollen nach Möglichkeit mit der Tränenflüssigkeit annähernd **isotonisch*** (isoosmotisch*) sein (s. Isotonie). Die Tränenflüssigkeit besitzt aufgrund ihres Elektrolyt- u. Kolloidgehalts einen osmotischen Druck (0.65 bis 0.8 MPa) (s. Osmose), der einer Gefrierpunktserniedrigung* gegenüber Wasser von ca. 0.52 K entspricht. Diese Erniedrigung zeigt auch eine 0.9%ige Kochsalzlösung. Die Toleranz gegenüber osmotischen Abweichungen ist im Gegensatz zum kranken u. verletzten Auge am gesunden Auge recht groß. Lösungen mit einem osmot. Druck vergleichbar mit dem von Kochsalzlösungen im Bereich zwischen 0.7 u. 1.4% sind am Auge ohne Bildung von Tränenfluß (Ausspülen des Arzneistoffs!) reizlos verträglich, was bedeutet, daß hypertone Lösungen besser verträglich sind als hypotone. Zur Isotonisierung der wäßrigen hypotonen Augentropflösung wird ein Hilfsstoff (Natriumchlorid, Borsäure etc.) in vorher abgelesener (aus Nomogrammen*) od. berechneter (über Kochsalzäquivalent od. Gefrierpunktserniedrigung, s. Isotonisch, Tab.) Menge zugesetzt, bzw. die isotonische Wirkstofflösung mit einer isotonischen Hilfsstofflösung (z.B. eine 0.9%ige NaCl-Lsg. bzw. eine Pufferlösung gleichzeitig zur pH-Angleichung) verdünnt. Annähernd isotonische Lösungen erhält man durch Auflösen der vorgeschriebenen Menge Arzneistoff in einem isotonischen bzw. leicht hypotonischen Medium, z.B. sterilisierte Vorratslösungen von Natriumchlorid (0.9 bzw. 0.7%), Borsäure (1.9 bzw. 1.5%), Kaliumnitrat (1.6 bzw. 1.2%). Die Einstellung der wäßrigen A. auf **Isohydrie**, das physiologische pH von 7.4, bzw. auf ein pH innerhalb des Bereiches 7 bis 9, das noch völlige Schmerz- u. Reizfreiheit bietet, ist in den meisten Fällen nicht zu realisieren, da innerhalb dieses Bereiches die Löslichkeit, Wirksamkeit u. Stabilität der Arzneistoffe u. z.T. auch der Hilfsstoffe nicht optimal sind. Es ist daher auf **Euhydrie**, den günstigsten pH-Wert, der einen Kompromiß zwischen den genannten Faktoren darstellt, einzustellen. A., die ein pH außerhalb von 7 bis 9 aufweisen u. aus Stabilitätsgründen nicht auf ein pH innerhalb 6.8 bis 8 gepuffert werden können, sind ohne Pufferung bzw. nur durch Säure- bzw. Laugen-Zusatz herzustellen. A. ohne Pufferzusatz werden von der Tränenflüss. wesentlich schneller an die physiologischen Werte angeglichen als gepufferte A. Die bei manchen Arzneistoffen verringerte Haltbarkeit durch antimikrobielle Behandlung in der Hitze ist bei der pH-Einstellung zu berücksichtigen. Schonender hingegen ist die Sterilfiltration od. die alleinige aseptische Bereitung. Als **Pufferlösungen** kommen in Frage: Phosphatpuffer, Acetatpuffer, Acetat-Borat-Puffer u. Boratpuffer; Borsäurelösungen besitzen eine nur sehr geringe Pufferkapazität*. Augenwässer* u. Spüllösungen sind hingegen immer auf Isohydrie einzustellen. Industriell hergestellte wäßrige A. sind i.a. aus Gründen der Haltbarkeit (5 Jahre) am Auge schlechter verträglich als jene, die in der Apotheke mit einer ausreichenden Haltbarkeit von 2 Monaten angefertigt wurden. **Viskositätserhöhende Stoffe** wie Cellulosederivate, Polyvinylalkohol*, Polyvidon*, Polyacrylamid (s. Polyacrylharze u. Dextran) (f. 25 bis 55 mPa·s) können aus Gründen der Reizminderung u. wegen der schmierenden Eigenschaften hinzugefügt werden, auch um den Abfluß der A. zu verzögern u. den Kontakt mit der Hornhaut zu verlängern; um bei Suspensionen die Sedimentation zu verzögern u. die Resuspendierbarkeit zu erleichtern, da die aufgeschüttelte Suspension lange genug stabil bleiben muß, um die Entnahme der genauen Dosis aus dem Behältnis zu gewährleisten; vgl. Augenarzneiträger, viskoser. **Netzmittel(Tensid-)zusätze** (s.a. Emulgatoren, z.B. Polysorbate, Polyoxyethylen-40-stearat, Benzalkoniumchlorid) dienen einer besseren Benetzbarkeit* u. Penetration*, zur Lösungsverbesserung (Lösungsvermittlung) u. als Dispersionsvermittler (Suspendierhilfsmittel). Viskositätserhöhende Stoffe u. Tenside neigen zu Komplex- u. Mizellbildungen unter Inaktivierung von Arznei- u. Konservierungsmitteln. Ölige A. besitzen ebenfalls eine längere Kontaktzeit an der Kornea, werden nicht ausgewaschen, trüben jedoch die Sicht; vgl. Augensalben*. Aus den hochgereinigten peroxidarmen Pflanzenölen mit niedriger Säurezahl erfolgt die Arzneimittelresorption langsamer. Die Sterilisation der Öle ist gebräuchlich; Isotonierung, Isohydrierung u. Konservierung sind nicht erforderlich. Zur Umgehung von Stabilitätsproblemen darf der Arzneistoff in fester, steriler Form, hergestellt durch aseptische Lyophilisation* einer euhydrisch bereiteten Lösung, abgepackt werden, um kurz vor Gebrauch in einer geeigneten sterilen Flü. gelöst od. suspendiert zu werden. **Prüfung** erfolgt auf Sterilität u. bei Augentropfsuspensionen zusätzlich auf Teilchengröße (s. Augensalben). Auf den Behältnissen sind Art u. Menge der zugesetzten Konservierungsmittel anzugeben u. auf Mehrdosenbehältern der Vermerk anzubringen, daß A. nach Anbruch höchstens innerhalb 6 Wochen verwendet werden dürfen. Mehrdosenbehälter (Glas- od. Kunststoffbehälter mit Tropfpipette od. besser mit eingebautem Tropfer u. Kappe aus Kunststoff) müssen f. eine genaue Dosierung eine geeignete Tropfvorrichtung aufweisen u. nicht mehr als 10 mL enthalten. Einzeldosisbehälter (Weichplastikampullen, s. Aufbrechverschluß) müssen bis zur Anw. steril sein. Die Behältnisse dürfen weder fremde Substanzen abgeben noch Inhaltsst. in unzulässigem Ausmaß adsorbieren.

**Adrenalin-Augentropfen, neutrale:** Adrenalini oculoguttae neutrales, Neutrale Epinephrin-Augentropfen 1.0%. Geh.: 0.9 bis 1.1% Adrenalin. Zstzg. nach DAC86 (bis 1993): 1.00 g Adrenalin, 1.20 g Borsäure, 0.30 g Borax, 0.30 g Natriumdisulfit, 0.05 g Kaliumhydroxychinolinsulfat, 0.002 g Phenylquecksilberborat u. Wasser f. Injektionszwecke ad 100.0 g. Die festen Bestandteile mit Ausnahme von Adrenalin werden in 50 g Wasser zur Injektion unter Aufkochen gelöst. Nach dem Erkalten wird das Adrenalin unter Stickstoffbegasung gelöst, mit restlichem Wasser zur Injektion versetzt u. unter Ausschluß von Licht u. Luft unter aseptischen Bedingungen in sterilisierte dichtschließende Behältnisse (s. Augentropfen) lichtgeschützt sterilfiltriert. Geforderte Eigenschaften: 250 bis 310 mOsmol/1000g Wasser, pH 6.8 bis 7.4. Rot gefärbte od. trübe Lösungen dürfen nicht abgegeben werden. Nicht angebrochen im Kühlschrank ca. 6 Monate haltbar. Beschriftung: Nach Anbruch max. 1 Monat lang verwendbar. Konserviert mit 0.002% Phenylquecksilberborat. **Größte Einzelgabe:** 0.001 g Adrenalin. **Anw.:** bei Konjunktivitiden, Iritis, einigen Glaukomformen.

**Atropinsulfat-Augentropfen 0.5%:** Atropini sulfatis oculoguttae. Geh.: 0.45 bis 0.55% Atropinsulfat. Zstzg. nach NRF: 0.50 g Atropinsulfat (od. entsprechend der Gehaltsangabe), 1.73 g Borsäure (Menge abhängig von der eingesetzten Menge an Atropinsulfat), 0.002 g Thiomersal, Wasser f. Injektionszwecke ad 100.0 g. Die Borsäure wird unter Erwärmen gelöst. Atropinsulfat nach dem Erkalten gelöst. Lösung unter aseptischen Bedingungen in sterilisierte geeignete Behältnisse sterilfiltriert. Werden die A. durch Hitze sterilisiert, so ist das pH vorher auf ca. 4 einzustellen. 250 bis 300 mOsmol/1000 g Wasser, klar u. farblos, pH 4.0 bis 5.5. Beschriftung: Nach Anbruch nur 1 Monat lang verwendbar. Konserviert mit 0.002% Thiomersal. **Atropinsulfat-Augentropfen 0.2%, 0.5%:** Zstzg. nach NFA: 0.04 T. (0.2%) od. 0.10 T. (0.5%) Atropinsulfat, 0.17 T. Natriumchlorid, 0.004 T. Benzalkoniumchlorid ad 20 T. Wasser f. Injektionszwecke. **Anw.:** als Mydriatikum, zur Akkomodationslähmung.

**Augenarzneiträger, viskoser:** Oculoguttae viscosae, Künstliche Tränenflüssigkeit. Zstzg. nach DAC79: 0.90 g NaCl, 0.50 g Methylcellulose f. Augentropfen, 0.01 g Chlorhexidinacetat, Wasser f. Injektionszwecke ad 100.0 g. Die Kochsalzlösung wird in einem Viertel der Wassermenge zum Sieden erhitzt u. darin das Methylcellulosepulver dispergiert. Während des Kaltrührens löst es sich zum Teil. Zur Mischung werden 10 mL einer 0.1%igen wäßrigen Chlorhexidinacetatlösung u. 50 mL Wasser gegeben. Unter Eiskühlung wird weitergerührt, bis ein klares Gel entstanden ist, u. anschließend das restliche Wasser zugemischt. Die Zuber. wird in der Hitze sterilisiert, anschließend mind. 6 h im Kühlschrank unter Umschütteln bis zur klaren Lösung stehengelassen u. unter aseptischen Bedingungen in geeignete sterilisierte Behältnisse abgefüllt. Geringere Konzentrationen an Methylcellulose können durch Verdünnen des A. unter aseptischen Bedingungen mit isotonischer, mit 0.01% Chlorhexidinacetat konservierter NaCl-Lsg. hergestellt werden. Viskosität: 10 bis 25 mPa·s. 250 bis 300 mOsmol/1000 g Wasser, max. sehr schwach opaleszierend, pH 6.0 bis 8.0. Trockenrückstand max. 1.45%. Beschriftung: Nach Anbruch nur einen Monat lang verwendbar. **Tränenflüssigkeit, Künstliche:** Zstzg. nach NFA: 0.28 T. Polyvinylalkohol, 0.156 T. Natriumchlorid, 0.004 T. Benzalkoniumchlorid ad 20 T. Wasser f. Injektionszwecke. **Anw.:** Arzneiträger f. wäßrige Augenarzneimittel, als Tränenersatzflüssigkeit.

**Carbachol-Augentropfen:** Carbacholi oculoguttae NRF. 0.9 bis 1.1% Carbachol od. ±10% des deklarierten Gehaltes. Zstzg.: 1.00 g Carbachol (od. entsprechend der Gehaltsangabe), 1.15 g Borsäure (Menge abhängig von der eingesetzten Menge an Carbachol), 0.01 g Benzalkoniumchlorid (od. 0.007 g Phenylmercuriborat), Wasser f.

Injektionszwecke ad 100.0 g. Die Borsäure wird im Großteil Wasser unter Erwärmen gelöst, nach dem Erkalten die anderen Feststoffe gelöst, mit Wasser aufgefüllt u. unter aseptischen Bedingungen in geeignete sterilisierte Behältnisse sterilfiltriert. 250 bis 300 mOsmol/1000 g Wasser, klar u. farblos, pH 4.5 bis 6.0. Max. 10% Cholin. Beschriftung: Nach Abgabe 6 Wochen lang verwendbar, konserviert mit 0.002% Mercuriborat. Max. Konz.: 3.0% Carbachol. **Anw.:** Als Miotikum bei der Glaukombehandlung zur Herabsetzung des Innendrucks.

**Chloramphenicol-Augentropfen:** Chloramphenicoli oculoguttae DAC86 (bis 1990). 0.45 bis 0.55% Chloramphenicol. Zstzg.: 0.50 g Chloramphenicol, 0.30 g Borax, 1.50 g Borsäure, 0.002 g Phenylquecksilberborat, Wasser f. Injektionszwecke ad 100.0 g. Die festen Bestandteile werden im Großteil des Wassers unter Erwärmen gelöst, das Chloramphenicol in der noch heißen Lsg. gelöst. Die Lsg. wird rasch abgekühlt, mit Wasser ergänzt u. unter aseptischen Bedingungen in geeignete sterilisierte Behältnisse sterilfiltriert. C. sind frisch zu bereiten. 250 bis 310 mOsmol/1000 g Wasser, klar, pH 6.0 bis 8.0. Lagerung unterhalb 6°C. Beschriftung: max. 3 Monate haltbar; nach Anbruch max. 4 Wochen lang verwendbar. Konserviert mit 0.002% Phenylquecksilberborat. **Anw.:** Breitband-Antibiotikum zur Behandlung u. Verhütung von infektiösen Prozessen im vorderen Augenabschnitt (Konjunktivitis, Keratitis, Uveitis od. Tränensackentzündung).

**Ethylmorphinhydrochlorid-Augentropfen:** Aethylmorphini hydrochloridi oculoguttae. 1.8 bis 2.2% Ethylmorphinhydrochlorid od. ±10% des deklarierten Gehalts. Ein Überschreiten von 2.5% (als Base) ist gemäß § 1 des Gesetzes über den Verkehr mit Betäubungsmitteln nicht zulässig. Zstzg. nach NRF (bis 1991): 2.00 g Ethylmorphinhydrochlorid (od. entsprechend d. Gehaltsangabe), 0.60 g NaCl (Menge abhängig von der verwendeten Menge an Ethylmorphinhydrochlorid), 0.01 g Na-EDTA, 0.01 g Benzalkoniumchlorid, Wasser f. Injektionszwecke ad 100.0 g. Die festen Bestandteile werden im Wasser f. Injektionszwecke gelöst u. die Lsg. unter aseptischen Bedingungen in sterilisierte geeignete Behältnisse sterilfiltriert. 250 bis 300 mOsmol/1000 g Wasser, klar u. farblos, pH 4.0 bis 6.0. Beschriftung: Nach Anbruch 6 Wochen lang verwendbar. Konserviert mit 0.01% Benzalkoniumchlorid. **Ethylmorphinhydrochlorid-Augentropfen 1%, 2%:** Zstzg. nach NFA: 0.20 T. (0.40 T. bei 2%) Ethylmorphinhydrochlorid, 0.15 T. (0.12 T. bei 2%) Natriumchlorid, 0.002 T. Chlorhexidinacetat ad 20 T. Wasser f. Injektionszwecke. **Anw.:** zur Aufhellung von Hornhauttrübungen u. -narben; okuläres Lymphagogum, sowie bei Verätzungen u. Verbrennungen. Ind. nicht anerkannt).

**Gelbe Augentropfen:** Collyrium adstringens luteum, Collyrium Zinci luteum, Gelbes Augenwasser. Zstzg. nach EB6: 5 T. Ammoniumchlorid, 10 T. Zinksulfat, 3 T. Campher, 8 T. Safran, 160 T. verd. Ethanol, 800 T. Aq. dest.; 24 h mazerieren u. dann filtrieren. Zstzg. nach ÖAB81: 0.5 T. Zinksulfat, 0.2 T. Ammoniumchlorid, 0.2 T. Campher, 10 T. verd. Ethanol, 0.1 T. Safran u. Aq. ad iniectabilia ad 100. **Anw.:** als Augentonikum, mildes Adstringens. (Zuber. ohne Safran: s. Zinksulfat-Augentropfen, unten).

**Glucose-Augentropfen 40%:** Zstzg. nach NFA: 8.0 T. Glucose ad 20 T. Wasser f. Injektionszwecke. Nach Erstentnahme 1 Monat verwendbar. **Anw.:** Zur Abschwellung u. Entquellung der Hornhaut.

**Kaliumiodid-Augentropfen:** Kalii iodidi oculoguttae. 0.90 bis 1.10% KI od. ±10% des deklarierten Gehaltes. Zstzg. nach DAC86 (bis 1993): 1.00 g Kaliumiodid (od. entsprechend der Gehaltsangabe), 1.06 g Borsäure, 0.10 g Borax, 0.002 g Thiomersal, Wasser f. Injektionszwecke. Weicht die deklarierte Menge an KI von der hier angegebenen ab, so ändern sich die Konz. von Borsäure u. Borax u. deren Verhältnis (Tabelle DAC86). Die festen Bestandteile werden nacheinander gelöst, mit Wasser ergänzt u. unter aseptischen Bedingungen in geeignete sterilisierte Behältnisse sterilfiltriert. Sie sind frisch zu bereiten. 250 bis 300 mOsmol/1000 g Wasser, klar u. farblos, pH 6.5 bis 8.0. Beschriftung: Nur einen Monat lang verwendbar. Konserviert mit 0.002% Thiomersal. **Anw.:** Zur Linsenaufhellung.

**Naphazolinhydrochlorid-Augentropfen:** Naphazolini hydrochloridi oculoguttae NRF. 0.045 bis 0.055% Naphazolinhydrochlorid od. ±10% des deklarierten Gehaltes. Zstzg.: 0.05 g Naphazolinhydrochlorid (od. entsprechend der Gehaltsangabe), 0.20 g Borsäure, 0.80 g NaCl (Menge abhängig von der eingesetzten Menge Naphazolinhydrochlorid), 0.002 g Phenylquecksilberborat, Wasser f. Injektionszwecke ad 100.0 g. Die Lsg. wird unter aseptischen Bedingungen in geeignete sterilisierte Behältnisse sterilfiltriert. 250 bis 300 mOsmol/1000 g Wasser, klar u. farblos, pH 5.5 bis 6.6. Beschriftung: Nach Anbruch 6 Wochen lang verwendbar. Konserviert mit 0.002% Phenylquecksilberborat. **Naphazolinhydrochlorid-Augentropfen 0.05%:** Zstzg. nach NFA: 0.01 T. Naphazolinhydrochlorid, 0.60 T. Borsäure, 0.08 T. Natriumtetraborat, 0.002 T. Chlorhexidinacetat ad 20 T. Wasser f. Injektionszwecke. **Anw.:** Als Vasokonstringens bei akuten u. chronischen Reizerscheinungen der Bindehaut. Alle 3 bis 4 h 1 bis 2 Tr. Nicht über einen längeren Zeitraum anwenden.

**Natriumchlorid-Lösung, isotonische:** s. Solutio Natrii isotonica.

**Natriumedetat-Augentropfen 0.4 u. 2%:** Zstzg. nach NRF: 0.060 bzw. 0.30 g Natriumedetat, 0.015 bzw. 0.06 g Natriumhydrogencarbonat, 0.12 bzw. 0.06 g Natriumchlorid, Wasser f. Injektionszwecke zu 15.0 g. **Anw.:** Zur Nachbehandlung von Kalkverätzungen am Auge.

**Physostigminsalicylat-Augentropfen 0.2%:** Physostigmini salicylatis oculoguttae 0.2 per centum. Geh.: 0.18 bis 0.22% Physostigminsalicylat od. ±10% des deklarierten Gehaltes. Zstzg. nach DAC79, NRF: 0.20 g Physostigminsalicylat (od. entsprechend der Gehaltsangabe), 0.02 g Borax, 1.75 g Borsäure (Menge abhängig von der eingesetzten Menge Physostigminsalicylat), 0.05 g Natriumdisulfit, 0.002 g Thiomersal, Wasser f. Injektionszwecke ad 100.0 g. Die festen Bestandteile ohne Physostigminsalicylat werden unter Erwärmen im Großteil des Wassers gelöst. Nach dem Erkalten wird der Arzneistoff gelöst. Nach dem Auffüllen wird unter aseptischen Bedingungen in geeignete sterilisierte Behältnisse sterilfiltriert. 250 bis 300 mOsmol/1000 g Wasser, klar, pH 4.0 bis 5.5. Lagerung unterhalb 8°C. Beschriftung: Nach Anbruch nur 1 Monat lang verwendbar. MED 1 mg (entspricht 10 Tropfen der 0.2%igen Lsg.), MTD 3 mg; max. Konz. der Lsg.: 0.5%. **Anw.:** Als Miotikum, vorwiegend zur Glaukombehandlung. Hitze beschleunigt die

Zers. erheblich, es resultieren rote od. trübe Zuber., die nicht mehr abgegeben werden dürfen.

**Pilocarpinhydrochlorid-Augentropfen 1.0 od. 2.0%:** Pilocarpini hydrochloridi oculoguttae 1.0 auct 2.0 per centum. Zstzg. nach DAC79, NRF: 1.00 g (2.00 g) Pilocarpinhydrochlorid, 0.66 g (0.41 g) Natriumchlorid, 0.02 g Borax, 0.002 g Thiomersal, Wasser f. Injektionszwecke ad 100.0 g. Die Lsg. wird unter aseptischen Bedingungen in geeignete sterilisierte Behältnisse sterilfiltriert. 250 bis 300 mOsmol/1000 g Wasser, klar u. farblos, pH 4.0 bis 6.0. Lagerung unterhalb 8°C. Beschriftung: Nach Anbruch nur 1 Monat lang verwendbar. Zstzg. nach NFA: 0.20 T. (0.04 T.) Pilocarpinhydrochlorid, 0.002 T. Chlorhexidinacetat, 0.04 T. (0.08 T.) Natriumtetraborat ad 20 T. Wasser f. Injektionszwecke. **Anw.:** Als Parasympathomimetikum* zur Erzielung einer Miosis, besonders bei Glaukombehandlung, manchmal in Komb. mit Physostigmin, als Antidot nach diagnostischer Anw. von Mydriatika. Bei Iritis kontraindiziert.

**Silberacetat-Augentropfen:** Collyrium Argenti acetici, Collyrium pro Neonatis. Zstzg. nach ÖAB90: 1 T. Silberacetat in 99 T. Wasser zur Injektion in der Hitze gelöst (Lichtschutz erforderlich). **Anw.:** Antiseptikum u. Adstringens; in jedes Auge des Neugeborenen ein Tropfen sofort nach der Geburt zur Prophylaxe der Gonoblennorrhö (durch Gonorrhö bedingte Bindehautentzündung) der Neugeborenen nach Credé (Credé-Prophylaxe, s.a. Credé-Lösung); heute teilweise ersetzt durch Merfen®-Augentropfen.

**Silbereiweiß-Acetyltannat-Augentropfen:** Oculoguttae Targesini; Argenti albumino-acetylotannatis oculoguttae. Geh.: 0.25 bis 0.35% Silber entsprechend 4.5 bis 5.5% borathaltiges Silbereiweiß-Acetyltannat* od. ±10% des deklarierten Gehaltes. Zstzg. nach DAC79, NRF: 5.00 g Borathaltiges Silbereiweiß-Acetyltannat (od. entsprechend der Gehaltsangabe), 0.06 g Kaliumnitrat (Menge abhängig von der eingesetzten Menge des Arzneistoffes), 0.002 g Phenylquecksilberborat, Wasser f. Injektionszwecke ad 100.0 g. Zuerst werden die Feststoffe ohne Arzneistoff im Großteil des Wassers gelöst, danach der Arzneistoff aufgestreut u. aufgelöst. Danach wird mit dem restlichen Wasser ergänzt u. die Lsg. unter aseptischen Bedingungen in geeignete sterilisierte Behältnisse sterilfiltriert. Sie sind frisch zu bereiten. 250 bis 300 mOsmol/1000 g Wasser; klare, tief braune Lsg., die beim Schütteln schäumt; pH 6.0 bis 7.0. Beschriftung: Nach Anbruch nur 2 Wochen lang verwendbar. Konserviert mit 0.002% Phenylquecksilberborat. **Diacetyltannin-Protein-Silber Augentropfen:** Zstzg. nach NFA: 1.0 T. Silbereiweiß-Acetyltannat* (Argentum diacetylotannicum proteinicum), 0.0004 T. Phenylquecksilberacetat ad 20 T. Wasser f. Injektionszwecke. **Anw.:** Zur Behandlung von Bindehautentzündungen.

**Synstigminbromid-Augentropfen 3%:** Zstzg. nach NFA: 0.60 T. Synstigminbromid, 0.40 T. Borsäure, 0.04 T. Natriumtetraborat, 0.0004 T. Phenylquecksilberacetat ad 20 T. Wasser f. Injektionszwecke. **Anw.:** Miotikum zur Augendrucksenkung bei Glaukom.

**Tetracainhydrochlorid-Augentropfen:** Tetracaini hydrochloridi oculoguttae DAC79, NRF. 0.45 bis 0.55% Tetracainhydrochlorid od. ±10% des deklarierten Gehaltes. Zstzg.: 0.50 g Tetracainhydrochlorid (od. entsprechend der Gehaltsangabe), 1.66 g Borsäure (Menge abhängig von der eingesetzten Menge Arzneistoff), 0.01 g Chlorhexidinacetat, Wasser f. Injektionszwecke ad 100.0 g. Die festen Bestandteile mit Ausnahme des Arzneistoffes werden im Großteil des Wassers unter Erwärmen gelöst. Nach dem Erkalten wird der Arzneistoff gelöst, mit Wasser ergänzt u. die fertige Lsg. unter aseptischen Bedingungen in geeignete sterilisierte Behältnisse sterilfiltriert. Sie sind frisch zu bereiten. 250 bis 300 mOsmol/1000 g Wasser, klar u. farblos, pH 4.0 bis 5.0. Beschriftung: Nach Anbruch nur einen Monat lang verwendbar. Konserviert mit 0.01% Chlorhexidinacetat. Max. Konz. der Lsg.: 0.5%. **Tetracainhydrochlorid-Augentropfen 1%:** Zstzg. nach NFA: 0.20 T. Tetracainhydrochlorid, 0.14 T. Natriumchlorid, 0.004 T. Benzalkoniumchlorid ad 20 T. Wasser f. Injektionszwecke. **Anw.:** Als Lokalanästhetikum. Kontraind.: Bei Behandlung mit Sulfonamiden. Eine länger dauernde Anw. ist zu vermeiden.

**Zinksulfat-Augentropfen:** Zinci sulfatis oculoguttae, Collyrium Zinci. **Off.:** ÖAB90, DAC79, NRF. Zstzg.: 0.25 g $ZnSO_4$, 1.78 g Borsäure, 0.002 g Thiomersal, Wasser f. Injektionszwecke ad 100.0 g. Die festen Bestandteile ohne $ZnSO_4$ werden unter Erwärmen im Großteil des Wassers gelöst. Nach dem Erkalten wird das $ZnSO_4$ gelöst u. das restliche Wasser ergänzt. Die Lsg. wird unter aseptischen Bedingungen in geeignete sterilisierte Behältnisse sterilfiltriert. 250 bis 300 mOsmol/1000 g Wasser, klar u. farblos, pH 4.5 bis 6.0. Beschriftung: Nach Anbruch nur 1 Monat lang verwendbar. Konserviert mit 0.002% Thiomersal.

**Zinksulfat-Augentropfen 0.25%:** Zstzg. nach NFA: 0.05 T. Zinksulfat, 0.325 T. Borsäure, 0.008 T. Natriumtetraborat, 0.004 T. Benzalkoniumchlorid ad 20 T. Wasser f. Injektionszwecke. **Anw.:** Als Adstringens bei Bindehautentzündungen.

**Augentrostkraut:** Herba Euphrasiae, s. Euphrasia rostkoviana.

**Augenwässer:** Solutiones ophthalmicae Ph.Eur.3, Collyria. Flüssigkeiten für die Anwendung als Augenbäder, Augenspülungen od. zum Tränken von Augenverbänden (nach älterer Nomenklatur umfaßt der Begriff Collyria sowohl A. wie Augentropfen). Sterile, wäßrige Lösungen, die mittels geeigneter Behälter (Augenwanne, Augenbadeglas, Augendusche) zum Baden u. vorsichtigen Spülen der Augen bei Unfällen (Verätzungen, Verbrennungen, Fremdkörper) u. zur Reizlinderung bestimmt sind. Auch zum Tränken von Augenkompressen. Nicht häufig in Verw. Verwendet werden u.a. Lösungen, die auch als Augentropfen* zum Einsatz gelangen, jedoch meist in geringerer Konz., od. wirkstofffreie Lösungen. Die an wäßrige Augentropflösungen gestellten Anforderungen gelten in einem noch strengerem Maße u. möglichst ohne Ausnahme auch f. A. Sie sollten daher steril, isotonisch u. *isohydrisch* sein, ein Konservierungsmittelzusatz ist nur f. Mehrdosenbehälter (max. 200 mL) u. am unverletzten Auge erlaubt. Diese Richtlinien zur Herst. gelten auch f. Kontaktlinsenflüssigkeiten. Eine sterile isotonische Kochsalzlösung kann z.B. in weichen Polyethylenflaschen mit Spülaufsatz (Augenduschflasche Modell Barikos®) speziell bei Chemikalienverätzungen eingesetzt werden. Verwendbarkeit bei Mehrdosenbehältnissen: nach Anbruch 6 Wochen.

**Augenwasser, Gelbes:** Collyrium adstringens luteum, s. Augentropfen (Gelbe Augentropfen).

**Augenwatte:** besteht aus den langfaserigen, vorwiegend 1.5 cm langen Baumwollfasern. Sie darf keine Zellwolle enthalten u. soll möglichst knötchenfrei sein. **Anw.:** in der Augenheilkunde u. überall dort, wo es darauf ankommt, keine kürzeren Fasern zu hinterlassen, z.B. in der Chirurgie, in der Gynäkologie u.a.

**Augmentan®:** s. Amoxicillin.

**Aujeszkysche-Krankheit-Impfstoff für Schweine:** Vaccinum morbi Aujeszkyi ad suem inactivatum Ph.Eur.3; Suspension eines geeigneten Stammes des Aujeszky-Virus (od. einer Fraktion), der so inaktiviert wird, daß seine immunogenen Eigenschaften erhalten bleiben.

**Aujeszkysche-Krankheit-Lebend-Impfstoff für Schweine:** Vaccinum morbi Aujeszkyi ad suem vivum cryodessicatum ad usum parenterale Ph.Eur.3; ist eine Zuber., die einen attenuierten Stamm des Aujeszky-Virus enthält. Er kann gemischt mit einem Adjuvans verabreicht werden.

**Aukube:** s. Aucuba japonica.

**Auramin:** 4,4'-Bis(dimethylamino)-benzophenonimid-hydrochlorid, Benzophenoneidum, Pyoctaninum aureum, Gelbes Pyoktanin, Pyoktaningelb; CAS-Nr. 2465-27-2; $[(CH_3)_2N-C_6H_4]_2C{=}NH \cdot HCl$, $C_{17}H_{22}ClO_3$, $M_r$ 303.83. Schmp. 136°C. Goldgelbes Pulver, wenig lösl. in kaltem Wasser, leicht lösl. in heißem Wasser, Ethanol u. Chloroform, unlösl. in Ether. **Anw.:** als Antiseptikum zu Wund- u. Schleimhautspülungen (vgl. Methylviolett); als gelber Farbstoff; in der Mikroskopie als Färbemittel.

**Auranofin** INN: (2,3,4,6-Tetra-O-acetyl-1-thio-β-D-glucopyranosato)(triethylphosphin)gold,

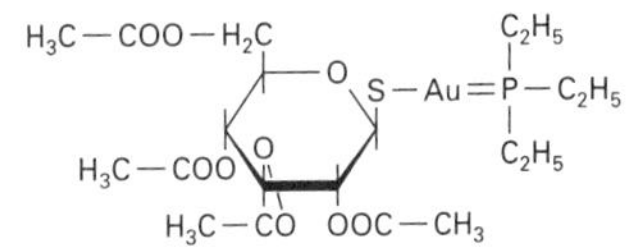

Auranofin

Ridaura®; CAS-Nr. 34031-32-8; $C_{20}H_{34}AuO_9PS$, $M_r$ 678.49. Geh.: 29% Gold. **Anw.:** Antirheumatikum. HWZ 17 bis 25 d. **Übl. Dos.:** Oral: 2mal 0.003 g/d.

**Aurantii amari extractum liquidum normatum:** s. Extractum Aurantii amari fluidum.

**Aurantii dulcis flavedo recens:** s. Citrus sinensis.

**Aurantii floris aetheroleum:** s. Citrus aurantium ssp. aurantium.

**Aurantii flos:** s. Citrus aurantium ssp. aurantium.

**Aurantiin:** s. Naringin.

**Aurantii tinctura:** s. Tinctura Aurantii (amari).

**Aureolsäure:** s. Mithramycin.

**Aureomycin®:** s. Chlortetracyclin.

**Aureotan®:** s. Aurothioglucose.

**Auribromid:** Gold(III)-bromid*.

**Aurichlorid:** s. Gold(III)-chlorid.

**Auri colloidalis [$^{198}$Au] solutio iniectabilis:** Kolloidale Gold [$^{198}$Au]-Injektionslösung; s. Gold-198.

**Auricularia** Ph.Eur.3: (*lat.* auris Ohr, auricula Ohrenmuschel) Ohrenarzneimittel (vgl. Otologika); Pulver, halbfeste od. flüssige Zuber. f. das Ohr. Man unterscheidet Ohrentropfen* u. Ohrensprays, Ohrensalben (müssen den entsprechenden Vorschriften f. Unguenta* entsprechen), Ohrenpulver (müssen den entsprechenden Vorschriften f. Pulveres* entsprechen) sowie Ohrenspülungen (zur Reinigung des äußeren Gehörganges). Zuber. am verletzten Ohr, besonders im Falle von Trommelfell-Perforationen od. vor einem chirurgischen Eingriff, müssen steril, frei von Konservierungsmitteln u. in Einzeldosisbehältnissen abgefüllt sein.

**Aurin:** 4,4'-Dihydrofuchson, Corallin, p-Rosolsäure; $C_{19}H_{14}O_3$. Gelbbraunes Pulver od. rote Kristalle, unlösl. in Wasser, lösl. in Ethanol u. Eisessig mit goldgelber Farbe (daher der Name), in Alkalien fuchsinrote Lösung. Farbumschlag bei pH 6.9 bis 8. **Anw.:** als Indikator.

**Aurintricarbonsäure-ammoniumsalz:** Aluminon; $C_{22}H_{23}N_3O_9$, $M_r$ 473.43. Rotbraunes krist. Pulver. Lösl. in Wasser, wenig lösl. in warmem Ethanol, fast unlösl. in Ether, Aceton, Chloroform. **Anw.:** zum Nachw. von Al; zur photometr. Bestimmung von Al, Be, Ga, Cu.

**Auripigment(um):** s. Arsen(III)-sulfid.

**Auris:** (Plur. aures) Ohr; **aural:** z. Ohr gehörig.

**Auri-Verbindungen:** Gold(III)-Verbindungen.

**Auro-Natrium chloratum:** Natriumtetrachloroaurat(III)*.

**Aurone:** 2-Benzyliden-3-cumarone; gelbe Pflanzenpigmente, aus biogenetischen Gründen auch als Flavonoide* eingereiht; sie können sich

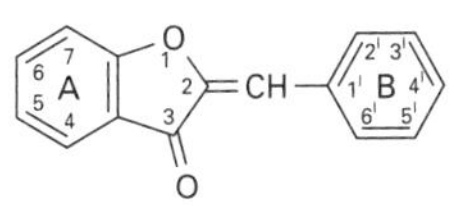

Aurone

aus Chalkonen* bilden. Sie kommen sehr häufig in den Korollblättern von Asteraceae, Fabales, Scrophulariaceae u.a. vor. Die einzelnen A. unterscheiden sich in der Stellung der Hydroxygruppe u. liegen oft als Glykoside vor.

**Aurorix®:** s. Moclobemid.

**Aurothioglucose:** (1-D-Glucosylthio)-gold, (1-Thio-D-glucopyranosato)gold, Aureotan®; CAS-

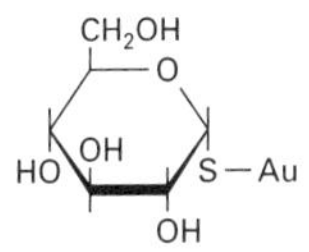

Aurothioglucose

Nr. 12192-57-3; $C_6H_{11}AuO_5S$, $M_r$ 392.2. Gelbe Kristalle mit leicht mercaptanartigem Geruch; lösl. in Wasser unter Zers., unlösl. in Ethanol u. den meisten organischen Lösungsmitteln. **Anw.:** Antirheumatikum*, Antiphlogistikum bei chronischen Gelenkentzündungen, Polyarthritis. **Nebenw.:** s. Gold.

**Aurothiomalat Natrium:** s. Natriumaurothiomalat.

**Aurothiopolypeptid:** Gold in Bindung an Keratin*; Goldgehalt ca. 13%; Anw: Antirheumatikum*.

**Auro-Verbindungen:** s. Gold(I)-Verbindungen.

**Aurum:** s. Gold.

**Aurum chloratum:** s. Gold(III)-chlorid.

**Aurum chloratum natronatum:** s. Natriumtetrachloroaurat(III).

**Aurum colloidale:** s. Gold, kolloidales.

**Aurum foliatum:** s. Blattgold.

**Aurum-Kalium cyanatum:** s. Kaliumdicyanoaurat(I).

**Aurum metallicum:** s. Gold.

**Aurum muriaticum:** Aurum chloratum acidum, s. Gold(III)-chlorid (Tetrachlorogoldsäure).

**Aurum musivum:** Musivgold, s. Zinn(IV)-sulfid.

**Aurum potabile:** s. Gold, trinkbares.

**Aurum tribromatum:** s. Gold(III)-bromid.

**Ausfällen:** (Präzipitieren) Ausscheidung eines gelösten Stoffes, indem man der Lösung geeignete Substanzen zusetzt od. 2 Lösungen aufeinander einwirken läßt, wobei sich durch chemische Umsetzung ein unlöslicher Bestandteil (in Form von Kristallen, Flocken od. Tropfen) ausscheidet.

**Ausflockung:** Koagulation. Ausfällung einer kolloid gelösten Substanz, z.B. durch Aussalzen*.

**Ausgleichsgerade:** s. Ausgleichsrechnung.

**Ausgleichsrechnung:** Bei einem Experiment ist es häufig der Fall, daß eine Größe y eine Funktion einer anderen Größe x ist u. Messungen von Wertepaaren für x und y durchgeführt werden. Aus den gemessenen Werten (sog. Punktwolke) ist eine Kurve zu ermitteln, die einer algebraischen Funktion* $y = f(x)$ entspricht u. so genau wie möglich durch die Meßpunkte geht. Dies ist außer mit graphischen Verfahren mit Hilfe der A. (Regressionsrechnung) möglich. *Methode der kleinsten Quadrate:* Für eine *lineare Funktion*

$y = a + b \cdot x$

sind die Parameter b (Steigung, *engl.* slope) und a (Achsenabschnitt, Ordinatenabschnitt, *engl.* intercept) aus n Paaren von Meßwerten (x, y) zu berechnen. Setzt man voraus, daß die Fehler nur in den y-Werten stecken, kann mit folgendem Rechenschema die beste Gerade (Regressionsgerade, Ausgleichsgerade) nach der Methode der kleinsten Quadrate berechnet werden:

1. $\bar{x} = \Sigma x/n$; $\bar{y} = \Sigma y/n$ (Mittelwerte)
2. $Q_x = \Sigma x^2 - (\Sigma x)^2/n$
3. $Q_y = \Sigma y^2 - (\Sigma y)^2/n$
4. $Q_{xy} = \Sigma xy - (\Sigma x)\cdot(\Sigma y)/n$
5. $Q_{y.x} = Q_y - Q_{xy}^2/Q_x$
6. $s_{y.x} = \sqrt{Q_{y.x}/(n-2)}$

(die Standardabweichung der y-Werte für ein gegebenes x)

7. Damit ergibt sich für:

a) die Steigung: $b = Q_{xy}/Q_x$

b) deren Standardabweichung: $s_b = s_{y.x}/\sqrt{Q_x}$

c) den Ordinatenabschnitt: $a = \bar{y} - b_y \cdot \bar{x}$

d) dessen Standardabweichung:

$$s_a = s_{y.x} \cdot \sqrt{1/n + x^2/Q_x}$$

Ist ein linearer Zusammenhang von der zu erwartenden Beziehung her nicht gegeben, wie z.B. bei der Elimination eines Arzneistoffes aus dem Organismus in Abhängigkeit von der Zeit, so läßt sich nicht selten dennoch eine Gerade erhalten, wenn z.B. der Logarithmus der Konz. des Arzneistoffs im Blut gegen die Zeit aufgetragen wird; s. Transformation.

**Ausläufer:** Stolon; kriechender Seitenzweig (z.B. bei Erdbeere), der in Abständen Knospen trägt, die sich bewurzeln u. zu neuen Pflanzen heranwachsen, können sich auch zu Knollen verdicken (z.B. Kartoffel).

**Auslaufbecher:** Gerät zur Bestimmung der Auslaufzeit (bei 24°C) einer definiert zusammengesetzten Suspension von hochdispersem Siliciumdioxid* in Butandiol. Die Auslaufzeit (45 bis 150 s) steht in direktem Zusammenhang mit dem Gelbildungsvermögen u. stellt eine Reinheitsprüfung dar. Der trichterförmige Aluminiumbecher (eloxiert) mit einem Rauminhalt von 100 mL besitzt eine in ihren Abmessungen definierte eingebaute Auslaufdüse aus nichtrostendem Stahl. Nach Freigabe der Auslauföffnung wird die Zeit gemessen, nach der der Flüssigkeitsfaden bei vollständiger Füllung des A. zum erstenmal abreißt.

**Auslauftrichter nach Maly:** Gerät zur Messung der Fließgeschwindigkeit von Pulvern (Haufwerken). Der Auslauf eines Pulvertrichters wird f. eine vorgewählte Zeit geöffnet u. die in dieser Zeit ausgelaufene Pulvermenge wird durch Wägung festgestellt.

**Auslösezählrohr:** s. Strahlenmeßgeräte.

**Aussalzen:** Ausscheidung eines gelösten Stoffes durch Zusatz eines löslichen Salzes (z.B. Ammonium-, Natrium-, Magnesiumsulfat u. Natriumchlorid), d.h. die Lösungsfähigkeit des Wassers wird verringert, bzw. die Hydrathüllen werden den Molekülen des gelösten Stoffes entzogen. Nach dem Ausfällen wird meist abzentrifugiert; z.B. bei der Herst. v. Seifen, Farben u. zur Gew. von Proteinen.

**Ausscheider:** Personen, die zeitweilig od. dauernd Krankheitserreger ausscheiden, ohne krank od. krankheitsverdächtig zu sein; s. Dauerausscheider, Keimträger.

**Ausscheidung:** *bot.* s. Exkretion; *med.* Ausscheidung (von Arzneistoffen): s. Elimination.

**Ausscheidungsgeschwindigkeit:** von Arzneistoffen: s. Elimination.

**Ausscheidungsgewebe:** *bot.* s. Exkretionsgewebe.

**Ausscheidungsmechanismen:** von Arzneistoffen: s. Elimination.

**Ausschlußchromatographie:** s. Chromatographie.

**Ausschütteln:** *chem.* Form der Flüssig-Flüssig-Extraktion (vgl. extrahieren); in einem geeigneten Schüttelgefäß (z.B. Scheidetrichter*) wird eine gelöste Verbindung wiederholt mit einem reinen Lösungsmittel durchschüttelt, in dem sich die betreffende Verbindung gut löst, das sich aber mit deren ursprünglichen Lösungsmittel nicht mischt. Es stellt sich ein Verteilungsgleichgewicht* der zu extrahierenden Substanz zwischen beiden Lösungsmitteln ein.

**Außenkelch:** s. Blüte.

**Außenverpackung:** s. Behältnis.

**Ausstoßkraft:** jene Kraft, die der Unterstempel einer Tablettenpresse beim Ausstoßen der Tablette ausüben muß, um die auftretende Reibung zwischen Steg u. Matrizenwand zu überwinden. Die A. ist umso geringer, je effektiver die Wirkung des eingesetzten Schmiermittels* ist.

**Austauscherharze:** s. Ionenaustauscher.

**Auster:** s. Ostrea edulis.

**Austernschalen:** Conchae praeparatae*.

**Austernschalenkalk:** s. Calcium carbonicum Hahnemanni.

**Austraghilfen:** mechanische Einrichtungen in od. an Fülltrichtern von Tablettenmaschinen zur Verbesserung der Einheitlichkeit der Masse u. der mechanischen Eigenschaften der hergestellten Tabletten. A. sollen Fließbehinderungen durch schwer tablettierbare Pulvermassen beheben, Entmischungen verhindern u. zur Verbesserung der Matrizenfüllung (Einstreichhilfen) beitragen. A. sind häufig f. die Direkttablettierung* von Nutzen.

**Australin:** s. Castanospermum australe.

**Australische Fieberrinde:** s. Alstonia scholaris.

**Australischer Kastanienbaum: Australische Kastanienstärke:** s. Castanospermum australe.

**Austria-Codex-Fachinformation:** österreichisches Arzneispezialitätenverzeichnis*; jährlich neu aufgelegt; wird von der österreichischen Apothekerkammer unter Mitwirkung der Österreichischen Ärztekammer veröffentlicht. Enthält Angaben über Hersteller, Zusammensetzung, Wirkungen, Nebenwirkungen u.s.w. der Arzneispezialitäten*. Regelungen dazu im Arzneimittelgesetz u. der Verordnung über die Fachinformation für Arzneispezialitäten. Um die in Österreich zugelassenen Arzneispezialitäten auch über ihre Inhaltsstoffe finden zu können, gibt es die „Stoffliste zur Austria-Codex-Fachinformation", ein ebenfalls jährlich erscheinendes Verzeichnis aller Arzneistoffe, Hilfsstoffe u. Synonyma mit Zuordnung der in Österreich verfügbaren Arzneispezialitäten.

**aut idem:** *lat.* oder gleiches; ein entsprechender Vermerk des Arztes auf einer Verschreibung berechtigt den Apotheker zur Abgabe eines dem verordneten Arzneimittel in Wirkstoff, Darreichungsform u. Dosierung entsprechenden Arzneimittels eines anderen Herstellers mit abweichendem Namen. Durch die Arzneimittellieferverträge mit den Krankenkassen wird der Apotheker dabei zur Abgabe eines preisgleichen od. preisgünstigeren Arzneimittels verpflichtet.

**Autismus:** (*gr.* αὐτός selbst) das Sich-Zurückziehen in die eigene Erlebnis- u. Gedankenwelt bei Unfähigkeit zur Kontaktaufnahme mit der Außenwelt. Kernsymptom der Schizophrenie, ev. bis zum Stupor gesteigert.

**Autoantikörper:** gegen körpereigene Substanzen gerichtete Antikörper*.

**Autözisch:** (*gr.* αὐτός selbst, οἶκος Haus) Parasiten (z.B. manche Rostpilze), die ihren gesamten Entwicklungsgang auf einem Wirt durchmachen, bezeichnet man als autözisch.

**Autoimmunisierung:** Antikörperbildung od. Bildung von spezif. sensibilisierten Lymphozyten gegen körpereigene Substanzen.

**Autoimmunkrankheit:** durch eine Immunreaktion auf körpereigene Substanzen verursachte Krankheit.

**Autoinduktion:** s. Enzyminduktion.

**Autointoxikation:** Vergiftung durch im eigenen Körper gebildete giftige Stoffwechselprodukte, z.B. bei Urämie, Coma diabeticum, wenn die Eigenentgiftung des Körpers versagt.

**Autoklav:** (griech.; *lat.* clavis Riegel) Dampfdruckapparat, starkwandiges, mit einem aufschraubbaren, fest u. luftdicht schließenden Deckel sowie mit Sicherheitsventil, Manometer, Thermometer u. Ablaßventil versehenes Gefäß, in dem Stoffe über ihren gewöhnl. Siedepunkt erhitzt werden. Dient zur Sterilisation* mit gespanntem Wasserdampf (wäßrige Lösungen, Instrumenten, Schläuchen u. Verbandstoffen) normalerweise bei 2 bis 3 bar Druck.

**Autolysate:** durch Digestion von Bakterienkulturen gewonnene Extrakte, die filtriert als Impfstoffe verwendet werden.

**Autolyse:** Selbstverdauung, Abbau von Organeiweiß durch zelleigene Enzyme innerhalb od. außerhalb des Organismus, ohne Bakterienhilfe (von Bakterien hervorgerufene Zers. ist Fäulnis* u. Verwesung*).

**Autonomes Nervensystem:** vegetatives Nervensystem, s. Sympathicus.

**Autopolyploidie:** eine Polyploidie*, bei der die Chromosomensätze alle von derselben Art stammen; meist durch Verdopplung der Chromosomenzahl eines einzelnen Individuums hervorgerufen; siehe auch Allopolyploidie*.

**Autoprotolyse:** Eigenprotonierung chemischer Verbindungen, vom pH-Wert abhängig; ein Molekül derselben Verbdg. wirkt als Protonendonator, ein anderes als Protonenakzeptor; z.B.

$2\ H_2O \rightleftarrows H_3O^+ + OH^-$

$2\ R\text{-}COOH \rightleftarrows R\text{-}COOH_2^+ + R\text{-}COO^-$

$2\ H_2SO_4 \rightleftarrows H_3SO_4^+ + HSO_4^-$

Autoprotolysekonstante des Wassers: s. Ionenprodukt.

**Autopsie:** Leichenschau.

**Autoradiographie:** s. Chromatographie.

**Autotoxikose:** Autointoxikation*.

**Autotroph:** s. Autotrophie.

**Autotrophie:** (*gr.* τροφή Ernährung) „Selbsternährung", Aufbauernährung. Die Fähigkeit von Organismen, ihre Körpersubstanz aus anorg. Material, z.B. $CO_2$, selbständig aufzubauen, also die gewöhnliche Ernährung der grünen Pflanzen (Photosynthese); autotrophe Bakterien ernähren sich durch Aufnahme einfacher mineralischer Stoffe, vgl. Heterotrophie.

**Autovakzine:** Eigenvakzine, aus eigenem pathogenem Material des Patienten hergestellte Vakzine*, die f. denselben Kranken als Impfstoff dient.

**Autoxidation:** (Autooxidation) Selbstoxidation, eine freiwillige, nicht durch chem.-physikalische Faktoren erzwungene Oxidation, wobei Stoffe mit Peroxidcharakter entstehen. Man bezeichnet solche Substanzen, die direkt mit molekularem Sauerstoff reagieren können, als autoxidabel. Autoxidationsvorgänge sind in der belebten u. unbelebten Natur von Bedeutung, z.B. beim Ranzigwerden von Fetten, Selbstentzündung von Kohle, Alterung des Gummis sowie der biologischen Oxidation, vgl. Antioxidantien.

**Aut similia:** (aut simile) Abk. aut simil. (auf Rezepten): od. ähnliches.

**Auxiliär:** unterstützend.

**Auxiloson®:** s. Dexamethason.

**Auxinantagonisten:** Hemmstoffe der Auxine*, deren Wirkung zumindest teilweise durch Auxine aufgehoben werden kann. Der Begriff A. wird unabhängig vom Hemmungsmechanismus verwendet; kompetitiv hemmende A. werden als *Antiauxine* bezeichnet. Zu den A. zählen zahlreiche, chem. verschiedenartige Verbindungen, auch einige synthetische Auxine, z.B. Phenylessigsäure u. Phenylbuttersäure.

**Auxine:** Wuchsstoffe, Gruppe von Phytohormonen, die das Wachstum regulieren. Sie fördern bei Pflanzen das Streckungswachstum sowie die Zellteilung im Kambium u. in der Wurzel. Oftmals hemmen A. das Wachstum von Seitenknospen u. bedingen auf diese Weise die Apikaldominanz. A. verzögern Blatt-, Blüten- u. Fruchtfall (Abscission*) u. beeinflussen bestimmte Enzymaktivitäten. Die natürlichen A. sind Derivate des Indols u. werden aus Tryptophan biosynthetisiert. Der wichtigste Vertreter ist die **β-Indolyl-3-essigsäure** (IES, Heteroauxin; s. Abb.), die auch als

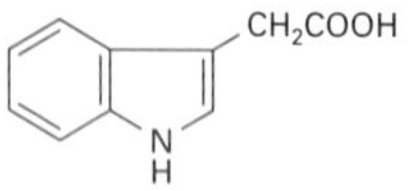


Auxine:
Strukturformel der β-Indolylessigsäure

Vergleichs- u. Standardsubstanz f. die Aktivität anderer Wuchsstoffe dient. IES wurde 1934 von Kögl aus menschlichem Harn isoliert u. 1950 als pflanzliches Wachstumshormon erkannt. Auxinwirkungen in Pflanzen wurden bereits 1926/1928 von Went nachgewiesen. IES wird von allen höheren Pflanzen gebildet u. wird auch in vielen niederen Pflanzen, Pilzen u. Bakterien gefunden. Die quantitative Bestimmung von IES u. anderen A. erfolgt im *Avena-Koleoptilen-Krümmungstest**. Die Angabe der Wirkung erfolgt als *Avena-Einheit**.

**Auxit®:** s. Bromhexin.

**Auxochrome:** auxochrome Gruppen, Bez. für Substituenten (s. Synthese) mit freien Elektronenpaaren* (z.B. –NR, -OR, -COOH, -$SO_3H$) die Farbveränderungen od. Färbbarkeit von Substanzen od. Geweben hervorrufen können.

**Auxosporen:** *bot.* Wachstumssporen, Verjüngungssporen bei den Diatomeen.

**Auxotroph:** prototrophe Mikroorganismen, bei denen sich Mutationen in Genen ereigneten, welche die Bildung notwendiger Enzyme f. die Synthese von Körperbausteinen, z.B. Aminosäuren, veranlassen. So enthält z.B. eine Histidin-a. Bakterienmutante eine Mutation in einem od. mehreren Genen, welche Enzyme f. die Histidin-Produktion bilden.

**AV:** Abk. f. **a**trio**v**entrikulär*.

**Availments:** s. Teilmengen der Fläche unter der Kurve.

**AV-Block:** Atrioventrikulärer Herzblock; Blokkierung der Reizleitung zwischen Vorhof u. Herzkammer (am Atrioventrikularknoten*). Bei einem partiellen AV-Block kommt es zur Verzögerung (1. Grad) od. zum gelegentlichen Ausfall (2. Grad) der Erregungsleitung. Erreichen keine Impulse des Schrittmachers (vgl. Sinuskoten) die Herzkammer mehr, spricht man vom totalen AV-Block (3. Grad). Ursachen: z.B. Herzinfarkt, Hyperkaliämie, Herzmuskelentzündungen, Überdosierung mit Herzglykosiden od. Chinidin. Ther.: β-Sympathomimetika*, elektrischer Schrittmacher.

**Avena-Einheit:** AE; eine A.E. entspricht der Wirkung von $0.02 \cdot 10^6$ mg reinem krist. Auxin (s. Auxine) bei Haferkeimlingen im Krümmungstest.

**Avena-Koleoptilen-Krümmungstest:** Avenatest; ein Biotest zur quantitativen Wertbestimmung von Auxinen*.

**Avena sativa** L.: Fam. Poaceae (Gramineae), gemeiner Hafer. Stpfl. v. **Amylum Avenae:** Haferstärke. **Farina Avenae:** Hafermehl. **Fructus Avenae excorticatus:** (Semen Avenae excorticatum), Hafergrütze. **Best.:** 54% Stärke, 10 bis 12% Wasser, 14 bis 15% Eiweiß (mit zahlreichen Aminosäuren), 6 bis 9% Fett. 2% Zucker; Saponine wie Avenacin (hat antimikrobielle Wirksamkeit, hemmt Pilzwachstum), Avenacosid A u. B; Trigonellin*, Avenin (Alkaloid), Lecithin, mehrere Enzyme, Flavone u. Cumarine (Scopolin, Scopoletin) u.a. **Anw.:** als Nährmittel u. bei Magen-Darm-Erkrankungen (Haferschleim); volkst. auch bei Schlaflosigkeit, Nervenleiden, Fieber. Abkochungen v. Haferstroh (Stramentum Avenae), das Pektinstoffe, reichlich Kieselsäure, Pentosane u. Vitamin A enthält, findet die gleiche Anw.

**HOM:** *Avena sativa* (HAB1.3), *Avena sativa ferm 33c* (HAB1.4): frische, blühende Pflanze; verord. z.B. b. nervösen Erschöpfungszuständen, als Schlafmittel.

**Avena venenata:** mit Strychnin präparierter Hafer, zur Ratten- u. Mäusevertilgung. Herst.: man löst 2 g Saccharin u. 2.5 g Strychninnitrat in 0.5 L kochend. Wasser u. schüttet in diese Lsg. 1000 g geschälten Hafer. Man läßt 24 h unter wiederholtem Umrühren stehen, färbt mit alkoholischer Fuchsinlösung u. läßt trocknen.

**Avenin:** s. Gluteline.

**Avenol:** A. u. Avenex sind Hafermehlextrakte, die ein antioxidativ wirksames Lipoproteid enthalten.

**Avermectine:** Gruppe makrocyclischer Lactone mit breiter antiparasitärer Wirkung (Nematoden*, Arthropoden*); gew. aus Streptomyces avermitilis. Wirken auf GABA-Neuronen von Parasiten, können aber bei Säugetieren nicht in die GABA-Neuronen des ZNS gelangen. Ein halbsynthetisches Derivat ist das Ivermectin*.

**Averrhoa bilimbi** L.: Fam. Oxalidaceae (Fam. Averrhoaceae), Gurkenbaum, Cucumber tree (Indien, Südostasien; kult. in den Tropen). Inhaltsst. u. Anw. ähnl. Averrhoa carambola*.

**Averrhoa carambola** L.: Fam. Oxalidaceae (Fam. Averrhoaceae), Karambolabaum (kult. in den Tropen; Indien, China, Brasilien). Die fünfkantigen Früchte (Karambola) als Obst (mit viel Vit. C u. Oxalat), unreif f. „mixed pickles"; Blätter (mit Leukoanthocyanen) volkst. als Diuretikum, bei Fieber etc.

**Avertin®:** s. Tribromethanol.

**Avicel®:** s. Cellulose, Mikrokristalline.

**A-Vicotrat®:** s. Vitamine (Vitamin A).

**Avicularia avicularia:** (Aranea avicularis, Mygale avicularis) Fam. Aviculariidae, Vogelspinne (Mittelamerika). Giftspinne; größte aller Spinnen, etwa mausgroß. Gefährlichkeit f. den Menschen umstritten.

**HOM:** *Aranea avicularis:* Tinktur durch Mazeration des Tieres mit 90%igem Ethanol (nach homöopathischen Vorschriften); verord. z.B. b. intermittierendem Fieber, Neuralgien.

**Avicularin:** 3-O-Arabino-Derivat von Quercetin*, s. Polygonum aviculare.

**Avidin:** Protein im Hühnereiweiß, das die Vit.-H-Wirkung aufhebt, s. Vitamine.

**Avigilen®:** s. Piracetam.

**Avil®:** s. Pheniramin.

**Avitaminosen:** Vitamin-Mangelkrankheiten, s. Vitamine.

**Avivage:** Vorgang bei der Herst. v. Textilien, zum „Schönen" (Avivieren), d. h. zum Bleichen, zur Verbesserung der Farben, des Glanzes od. des „Griffes" (z.B. auch bei Verbandwatte u. Mull); hierzu dienen org. Säuren wie Essig-, Citronen-, Milchsäure u.a., auch Fettalkoholsulfonate.

**Avizide:** s. Schädlingsbekämpfungsmittel.

**AV-Knoten:** Atrioventrikularknoten, am Übergang vom Vorhof zur Kammer des Herzens gelegen. Ist selbst zur Reizbildung befähigt u. kann die vom Sinusknoten* über die Vorhöfe weitergeleiteten Reize verändert zu den Kammern überleiten.

**Avocadoöl:** Öl der brasilianischen Avocadofrucht, Aguakate (Ahuakate, Alligatorbirne).

Stpfl. *Persea americana* Mill. (Persea gratissima), Fam. Lauraceae; heim. trop. Amerika, Mexiko, Guatemala, Kalifornien, Florida, Hawaii, Kuba, Puerto Rico. Eßbares, dem Olivenöl ähnliches Öl (Ol. Perseae), mit hohem Vitamingehalt. D. 0.915 bis 0.923; $n_D^{20°C}$ 0.1468 bis 1.476; SZ max. 1.0, IZ 80 bis 95; POZ max. 15, VZ 187 bis 195, UVA max. 2.0%. **Off.:** DAC86. **Best.:** ca. 26% gesättigte u. ca. 65% ungesättigte Fettsäuren. **Anw.:** sehr gute Salbengrundlage, vor allem f. kosmet. Cremes, ölige Lösungen u. Emulsionen.

**Avogadro-Konstante:** Avogadrosche Konstante; nach dem italien. Physiker Amedeo Avogadro. Die A. entspricht der *molaren Teilchenzahl* $N_A$, das ist die Anzahl von Atomen, Molekülen, Ionen od. anderen Teilchen, die 1 mol definitionsgemäß enthält; das sind $N_A = 6.022134 \cdot 10^{23}$ mol$^{-1}$. Die molare Teilchenzahl wurde (wird) auch nach dem Physiker Joseph Loschmidt (1821-1895, Wien) als **Loschmidt-Konstante** $N_L$ bezeichnet. Man bezieht heute $N_L$ auf 1 m$^3$, $N_A$ aber auf 2.24138 · 10$^{-2}$ m$^3$ (1 mol) eines idealen Gases im Normzustand (273.15 K, 101325 Pa): $N_L = N_A/2.24138 \cdot 10^{-2}$ m$^3$ mol$^{-1}$ = 2.686754 · 10$^{25}$ m$^{-3}$.

**AV-Überleitung:** Weiterleitung der im Sinusknoten* gebildeten Erregungen vom Vorhof über den Atrioventrikularknoten (AV-Knoten*) zur Herzkammer. Störungen der AV-Ü. s. AV-Block.

**Axeen®:** s. Proxibarbal.

**Axerophthol:** Vitamin A, s. Vitamine.

**Axetil:** chem. Kurzbez. f. 1-Acetoxyethyl.

**Axial(e Substituenten):** s. Konformation.

**Axillarin:** ein Flavonolderivat, **Strukturformel** s. Flavonoide.

**Axungia:** Fett; **Axungia Porci:** Schweineschmalz, Adeps suillus; **Axungia mineralis:** Vaseline; **Axungia muris montanae:** Murmeltierschmalz.

**Ayahuasca:** s. Banisteria caapi.

**Ayurveda:** ein traditionelles indisches Diagnose- u. Behandlungssystem, mit dem hunderte Millionen Inder medizinisch versorgt werden. Unbelebtes u. Belebtes, auch der Mensch, besteht aus den Elementen Erde (Prithvi), Wasser (Jala), Feuer (Tejac), Luft (Vaju), Raum (Akasa). Krankheit, welcher durch ausgeglichene Lebensweise vorgebeugt werden kann, wird durch herrschendes Ungleichgewicht zwischen den Elementen erklärt. Durch Behandlung soll Gleichgewicht wieder hergestellt werden. Behandlungsmethoden sind unter anderem: Abführen, Aderlaß, Einläufe, Erbrechen, Schwitzen. Arzneimittel sind meist pflanzlichen od. mineralischen Ursprungs. Das indische ayurvedische Arzneibuch von 1978, in englischer Sprache, umfaßt 450 Einzeldrogen, Mischpräparate u. Herstellungsvorschriften.

**AZ:** s. Alkoholzahl.

**Aza:** Präfix f. cyclische org. Verbindungen, bei denen eine ringförmig gebund. Gruppe -CH= durch -N= ersetzt ist, z.B. Pyridin: Azabenzol.

**Azactam®:** s. Aztreonam.

**9-Azafluoren:** s. Carbazol.

**Azalee:** s. Rhododendron-Arten.

**9-Azaphenanthren:** s. Phenanthridin.

**Azaphenanthrene:** s. Benzochinolin(e).

**Azapolyether:** s. Kryptanden.

**Azapropazon** INN: Apazone, 5-Dimethylamino-9-methyl-2-propyl-1H-pyrazolo[1,2-α][1,2,4]-benzotriazin-1,3(2H)-dion, Prolixan®; CAS-Nr. 13539-59-8; $C_{16}H_{20}N_4O_2$, $M_r$ 300.37. Schmp. 228°C. **Anw.:** Antirheumatikum, Antiphlogistikum. **Übl. Dos.:** Oral: initial u. bei akuten Fällen:

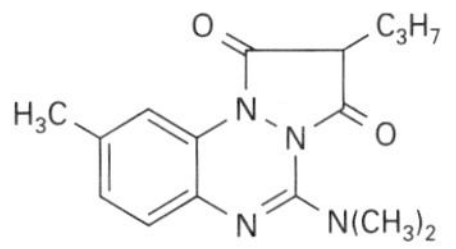

Azapropazon

3mal 0.6 g/d zu den Mahlzeiten; Dauertherapie: 2mal 0.3 g/d; weitere **Anw.:** bei akutem Gichtanfall. HWZ 9 bis 12 h. **Übl. Dos.:** am ersten Tag 2.4 g verteilt auf mehrere Einzeldosen, dann reduzieren auf 1.8 u. schließlich 1.2 g/d bis Patient symptomfrei. **Nebenw.:** gastrointestinale Störungen, allergische Hauterscheinungen, Kopfschmerzen, Schwindel, Ödeme; Vorsicht bei Patienten mit akuter Gastritis, Nierenfunktionsstörungen, Magen-Darm-Ulcera. Gebräuchl. ist auch Azapropazon-Dihydrat.

**Azaron®:** s. Tripelennamin.

**L-Azaserin:** O-Diazoacetyl-L-serin; eine glutaminanaloge Verbindung; hemmt die Übertragung der Amidgruppe von L-Glutamin auf Formylglycinamidribotid. Es wird von Streptomyces-Stämmen gebildet, ist mutagen u. hat Antitumoraktivität. Azaserin ist gegen Clostridien, Mycobacterium tuberculosis u. Rickettsien wirksam.

**Azatadin** INN: 6,11-Dihydro-11-(1-methyl-4-piperidyliden)-5H-benzo[5,6]cyclohepta-[1,2-b]-pyridin, Optimine®; CAS-Nr. 3964-81-6;

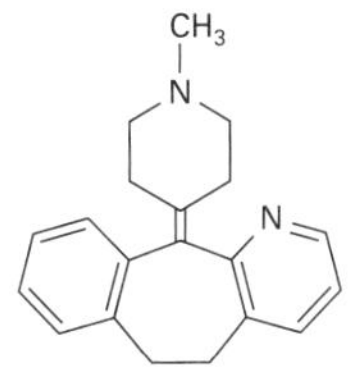

Azatadin

$C_{20}H_{22}N_2$. **Anw.:** Antihistaminikum*, bei Nesselsucht, Arzneimittelallergien. **Nebenw.:** Verdauungsbeschwerden, Sedation, Mundtrockenheit, Beeinflussung des Reaktionsvermögens. Wechselw.: Alkohol, Psychopharmaka, MAO-Hemmer. HWZ 8.7 h. Gebräuchl. ist auch Azatadindimaleat.

**Azathioprin** INN: Azathioprinum Ph.Eur.3, 6-(1-Methyl-4-nitroimidazol-5-ylthio)purin, Imurek®; CAS-Nr. 446-86-6; $C_9H_7N_7O_2S$, $M_r$

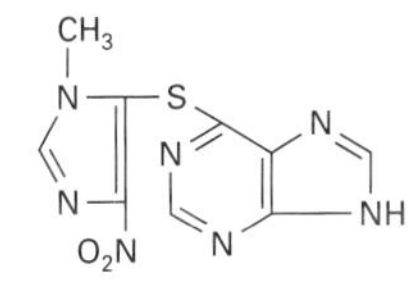

Azathioprin

277.29. Schmp. 243-244°C unter Zers. Blaßgelbes Pulver. Unlösl. in Wasser, sehr schwer lösl. in Ethanol u. Chloroform, wenig lösl. in verdünnten Mineralsäuren, lösl. in schwachen Alkalilösungen. **Anw.:** Zytostatikum, Immunsuppressivum;

bei Organtransplantationen, Autoimmunkrankheiten. HWZ 4.5 bis 5 h. **Übl. Dos.:** Oral: 0.002 g/kg KG/d mehrere Monate lang. Bei Organtransplantationen bis 0.005 g/kg KG/d. Parenteral: i.v.: 0.003 g/kg KG/d. Gebräuchl. ist auch Azathioprin-Natrium.

**Azelainsäure** INN: Nonandisäure, 1,7-Heptandicarbonsäure, Skinoren®; CAS-Nr. 123-99-9; $C_9H_{16}O_4$, $M_r$ 188.2. Schmp. 106.5°C. Kommt in ranzigem Olivenöl vor. Weiße, prismatische Nadeln; lösl. in Wasser u. Ethanol. **Off.:** DAC86. **Wirk.** u. **Anw.:** Aknetherapeutikum mit antimikrobiellen Eigenschaften, Mittel zur Aufhellung übermäßig pigmentierter Stellen. **Nebenw.:** lokale Hautreizungen, phototoxische Reaktionen. **Übl. Dos.:** 20%ige Zuber. in Salben- od. Gelform.

**Azelastin** INN: (±)-4-(4-Chlorbenzyl)-2-(hexahydro-1-methyl-1H-azepin-4-yl)-1(2H)-phthalazinon, Allergodil®, Radethazin®; CAS-Nr. 58581-

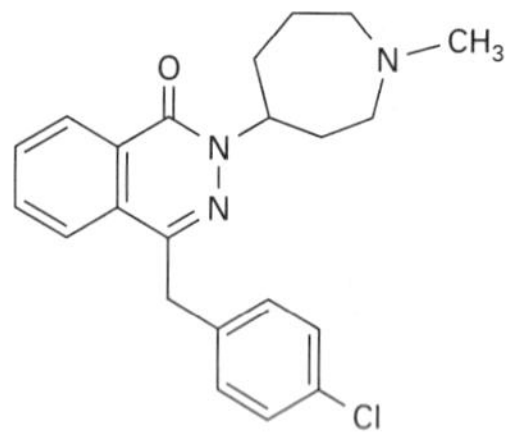

Azelastin

89-8; $C_{22}H_{24}ClN_3O$, $M_r$ 381.91. Ölige Flüssigkeit. Lösl. in Methylenchlorid. **Wirk.** u. **Anw.:** Antihistaminikum ($H_1$-antagonistisch), bei allergischer Rhinitis. **Nebenw.:** Reizung u. Blutung der Nasenschleimhaut. HWZ 17-28 h bzw. 50-56 h (Metaboliten). **Übl. Dos.:** Lokal: 2mal/d 0.14 mg je Nasenloch. **Azelastinhydrochlorid:** CAS-Nr. 79307-93-0; $C_{22}H_{24}ClN_3O \cdot HCl$, $M_r$ 418.37. Schmp. 255-229°C aus Ethanol. **Azelatin-Monohydrat:** $C_{22}H_{24}ClN_3O \cdot H_2O$, $M_r$ 399.92. Kristalle aus Ethanol/Wasser (dimorph).

**Azeotrop:** ist ein Gemisch verschiedener Flüssigkeiten, das einen konstanten Siedepunkt aufweist. Solche azeotropen Gemische werden z.B. bei der Dünnschicht-Chromatographie (s. Chromatographie) als Laufmittel verwendet (z.B. Ethanol/Benzol od. Aceton/Tetrachlormethan).

**Azeotropdestillation:** s. Wassergehaltsbestimmung.

**Azetal:** s. Acetale.

**Azetaldehyd:** s. Acetaldehyd.

**Azetanilid:** s. Acetanilid.

**Azetazolamid:** s. Acetazolamid.

**Azetonkörper:** Ketonkörper, s. Ketonurie.

**Azetonurie:** s. Ketonurie.

**Azida:** s. Acidum(a).

**Azidamfenicol** INN: D-(-)-*threo*-2-Azido-N-(β-hydroxy-α-hydroxymethyl-4-nitro-phenethyl)-acetamid, Leukomycin®; CAS-Nr. 13838-08-9; $C_{11}H_{13}N_5O_5$, $M_r$ 295.25. Schmp. 107°C aus Ethylenchlorid. $[\alpha]_D^{20°C}$ -20° (c = 1.6 in Ethylacetat). Lösl. in Wasser bis zu 2%. **Wirk.** u. **Anw.:** Chloramphenicol-Antibiotikum; nur lokale Anw., Hauptindikation sind Infektionen der Augen. **Übl. Dos.:** Konjunktival: Augentropfen 1%. Pulmonal: Inhalation 1%.

**Azide:** Salze d. Stickstoffwasserstoffsäure $N_3H$. Im Gegensatz zur gefährlich explosiven Stick-

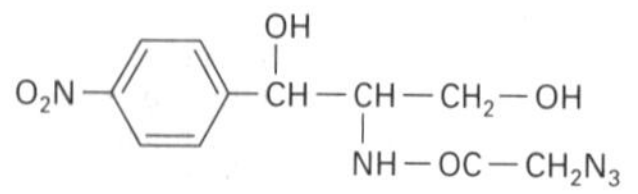

Azidamfenicol

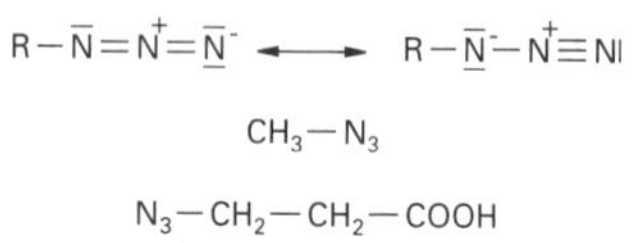

Azide:
Allgemeine Formel (oben); Methylazid (mitte) und 3-Azidopropionsäure (unten) als Beispiele

stoffwasserstoffsäure sind organische A. i.a. sicher zu handhaben (Ausnahme: einige A. mit niedriger Molekülmasse). **IUPAC:** Die Benennung erfolgt analog den Halogen-Verbindungen als Azidoalkane od. Alkylazide.

**Azidimetrie:** s. Säure-Base-Titrationen.

**Azidität:** **1.** Fähigkeit einer Verbdg., Protonen an Wassermoleküle abzugeben. **2.** Säurestärke einer Lösung; ihre Angabe kann durch die Konzentration od. durch den pH-Wert* der Lsg. erfolgen.

**Aziditätskonstante:** *syn.* Säurekonstante*.

**Azidocillin** INN: D-(-)-(α-Azidobenzyl)penicillin, Syncillin®; CAS-Nr. 17243-38-8; $C_{16}H_{17}N_5O_4S$,

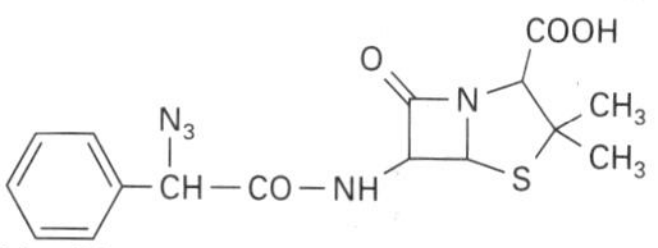

Azidocillin

$M_r$ 375.42. **Wirk.** u. **Anw.:** magensaftresistentes Antibiotikum, halbsynthetisches Oralpenicillin; wirksam gegen grampositive Keime, außerdem gegen Haemophilus influenzae u. Bordetella pertussis; s.a. Antibiotika (Tab.). HWZ 0.5 bis 1 h. **Übl. Dos.:** Oral: Erwachsene: 2mal/d 0.75 bis 1 g, Kinder: 50 bis 100 mg/kg KG/d. Resistenzentwicklung selten u. langsam. Gebräuchl. sind Azidocillin-Kalium u. Azidocillin-Natrium.

**Azidose:** Acidose; erhöhte Säurebildung im Blut (pH-Wert unter 7.37); hohe Kohlensäure- u. niedere Hydrogencarbonatkonzentration im Plasma. **1. Metabolische A.:** Stoffwechselbedingte Übersäuerung, z.B. durch unvollständigen Fettabbau bei Diabetes mellitus u. Hunger (Ketoazidose), anaeroben Abbau von Kohlenhydraten zu Milchsäure als Folge eines Sauerstoffmangels im Gewebe (Laktatazidose), Vergiftungen (Säuren), Hydrogencarbonatverlust (z.B. Diarrhö) u. extrazellulären Kaliumüberschuß. **2. Respiratorische A.:** Erhöhung des Kohlendioxidpartialdrukkes im Blut. Ursache: z.B. Schädigung des Atemzentrums (Schlafmittelvergiftung), Lungenerkrankungen (z.B. Tuberkulose), Verlegung der Atemwege; vgl. Alkalose.

**Azidosetherapeutika:** Stoffe zur Verminderung der erhöhten Wasserstoffionenkonzentration im Blut; z.B. Infusionslösungen von Natriumbicarbonat, Natriumlactat, Trometamol*.

**Azidothymidin:** s. Zidovudin.

**Azidum(a):** s. Acidum(a).

**Azinphos-methyl:** *S*-(3,4-Dihydro-4-oxobenzo[*d*]-1,2,3-triazin-3-ylmethyl)-*O,O*-dimethyldithiophosphat; CAS-Nr. 86-50-0; $C_{10}H_{12}N_3O_3PS_2$, $M_r$ 317.3. **Anw.** techn.: Insektizid; s. Schädlingsbekämpfungsmittel (Tab.).

**Azintamid** INN: 2-[(6-Chlor-3-pyridazinyl)-thio]-N,N-diethylacetamid; CAS-Nr. 1830-32-6;

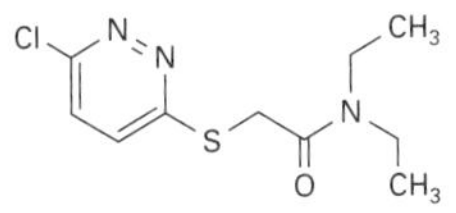

Azintamid

$C_{10}H_{14}ClN_3OS$, $M_r$ 259.77. Schmp. 97-98°C aus Aceton; polymorph. Leicht lösl. in Benzol, Chloroform, Ethylacetat, Aceton. Löslichkeit in Wasser 0.5%. **Anw.:** Choleretikum*. Kontraind.: schwere Leber- u. Gallenschäden. **Übl. Dos.:** Oral: 2- bis 3mal 0.1 g/d zu den Mahlzeiten.

**Aziridine:** gesättigte dreigliedrige Ringverbindungen mit einem Stickstoffatom, z.B. Thiotepa*, wirken als alkylierende Zytostatika*.

**Azithromycin** INN: (2R,3S,4R,5R,8R,10R,11R, 12S,13S,14R)-13-[(2,6-Didesoxy-3-C-3-O-dimethyl-α-L-ribohexopyranosyl)oxy)]-2-ethyl-3,4,10-trihydroxy-3,5,6,8,10,12,14-heptamethyl-11-{[3,4, 6-trideoxy-3-(dimethylamino)-β-D-xylo-hexopyranosyl]oxy}-1-oxa-6-azacyclopentadecan-15-

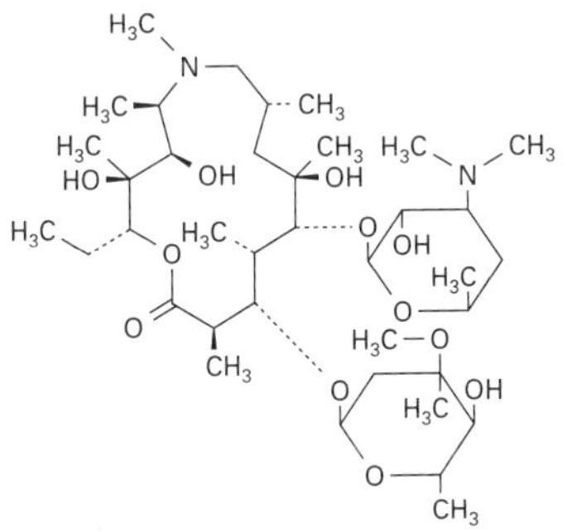

Azithromycin

on; 9-Desoxo-9a-aza-9a-methyl-9a-homoerythromycin A, Zithromax®; CAS-Nr. 83905-01-5; $C_{38}H_{72}N_2O_{12}$, $M_r$ 749.00. Schmp. 113-115°C. $[\alpha]_D^{20°C}$ -37° (c = 1 in Chloroform). $pK_{s,1}$ 8.8 (Dimethylaminogruppe im Aminozucker), $pK_{s,2}$ 8.1 (funktionelle Aminogruppe im Makrolacton). Makrolidantibiotikum (Azalid). **Wirk.** u. **Anw.:** Antibiotikum*, wie Erythromycin* bakteriostat. durch Hemmung der ribosomalen bakteriellen Proteinsysnthese; Wirkungsspektrum umfaßt grampositive u. gramnegative Keime, wobei es gegenüber grampostiven Keimen wie Streptokokken u. Staphylokokken weniger u. gegenüber gramnegativen Keimen wie Haemophilus* influenza, Moraxella catarrhalis stärker aktiv ist; Keime wie E. coli, Toxoplasma gondii u. Campylobacter pylori werden auch erfaßt. **Nebenw.:** gelegentl. gastrointestinale Störungen, selten Überempfindlichkeitsreaktionen, reversibler Anstieg von Leberenzymen u. von Bilirubin im Serum. HWZ 40 h. **Übl. Dos.:** Oral: Erwachsene u. Jugendl. über 45 kg KG 1.5 g/d (3- bis 5tägie Ther.); Kinder 10 mg/kg KG/d (3-Tagestherapie) od. als 5-Tagestherapie: 1. Tag 10 mg/kg KG, an darauffolgenden Tagen je 5 mg/kg KG; Einnahme mind. 1 h vor od. 2 h nach einer Mahlzeit.

**Azithromycin-Dihydrat:** CAS-Nr. 117772-70-0; $C_{38}H_{72}N_2O_{12} \cdot H_2O$, $M_r$ 785.0; s.a. Antibiotika.

**Azlocillin** INN: Acylureido-Penicillin, 6-[(R)-2-(2-Oxoimidazolidin-1-carboxamido)-2-phenylacetamido]-penicillansäure, (2S,5R,6R)-3,3-Dimethyl-7-oxo-6-[(R)-2-(2-oxo-1-imidazolidincarboxamido)-phenylacetamido]-4-thia-1-azabi-

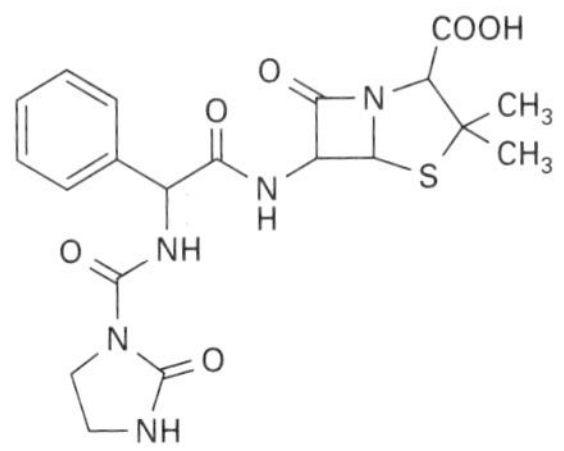

Azlocillin

cyclo[3.2.0]heptan-2-carbonsäure, Securopen®; CAS-Nr. 37091-66-0; $C_{20}H_{23}N_5O_6S$, $M_r$ 461.50. **Anw.:** Antibiotikum, sehr stark wirksam gegen Pseudomonas aeruginosa, Enterokokken u. Bacteroides fragilis; nach peroraler Applikation keine Resorption; indiziert bei schweren Pseudomonas-Infektionen. HWZ 1 bis 1.3 h. **Übl. Dos.:** i.v.: 3mal 5 g/d; Kinder 3mal 0.08 g/kg KG/d; s.a. Antibiotika (Tab.). Gebräuchl. ist Azlocillin-Natrium.

**Azobenzol:** $C_6H_5N{=}NC_6H_5$. D. 1.203. Schmp. 68°C. Sdp. 293°C. 2 stereoisomere Formen. Orangerote Kristalle, leicht lösl. in Ethanol u. Ether, fast unlösl. in Wasser. Zwischenprodukt bei der Reduktion von Nitrobenzol zu Anilin. Muttersubstanz der Azofarbstoffe. **Anw.** in Emulsion od. öliger Lsg. zur Insektenvertilgung (Kartoffelkäfer) u. als Akarizid.

**Azodisalicylsäure:** 5,5'-A., s. Olsalazin.

**Azofarbstoffe:** Teerfarbstoffe; größte Farbstoffgruppe; Derivate des Azobenzols, in denen H-Atome durch Amine od. Oxidgruppen ersetzt sind (auxochrome Gruppen); s.a. Azo-Verbindungen.

**Azolitmin:** gereinigter Lackmusfarbstoff, s. Lackmus. Dunkelviolette Blättchen od. Pulver, lösl. in Wasser u. Alkalihydroxidlsg. unlösl. in Ethanol u. Ether. Anw. als Indikator, Umschlagsgebiet: pH 4.5 (rot) bis pH 8.3 (blau).

**Azomethine:** s. Schiff-Basen.

**Azoospermie:** (*gr.* ζῷον Lebewesen, σπέρμα Same) völliges Fehlen der Spermien bei Vorkommen von Zellen der Samenreifungsreihe im Ejakulat.

**Azosemid** INN: 2-Chlor-5-(1H-tetrazol-5-yl)-N[4]-2-thenylsulfanilamid, Luret®; CAS-Nr. 27589-33-9; $C_{12}H_{11}ClN_6O_2S_2$, $M_r$ 370.83. Schmp. 218-221°C. **Wirk.** u. **Anw.:** Schleifendiuretikum (s.

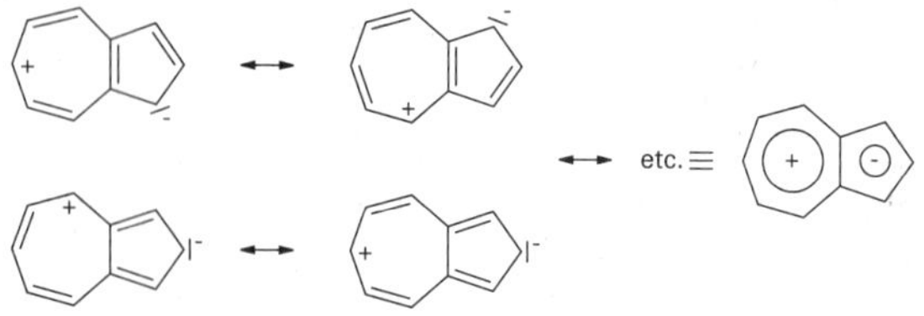


Azulene:
Verschiedene Darstellungsformen der Ladungsverteilung im Azulen-Molekül (links) und Elektronenstruktur (rechts)

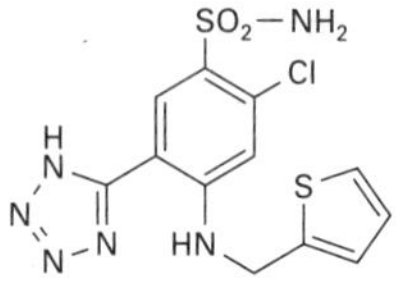


Azosemid

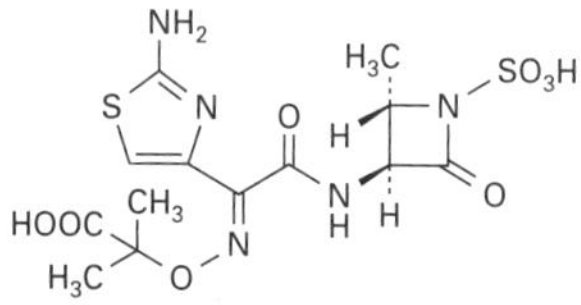


Aztreonam

Diuretika), Abkömmling von Furosemid*. **Nebenw.:** Veränderung des Wasser- u. Elektrolythaushaltes, Blutbildveränderungen. **Übl. Dos.:** morgens 40 bis 80 mg.

**Azotobacter**: gramnegative Stickstoff-Bakterien im Boden, vgl. Nitrifikation u. Wurzelknöllchen.

**Azotomat**: automatisches Azotometer*, bei welchem das Stickstoff-Volumen in einem Gasauffanggefäß gesammelt u. mit Hilfe einer Motorkolbenbürette gemessen wird.

**Azotometer**: Instrument zur Bestimmung des Volumens des aus einer Untersuchungssubstanz beim Erhitzen frei werdenden Stickstoffs; graduiertes, mit 50%iger KOH gefülltes Meßrohr, das alle Gase (z.B. einer org. Elementaranalyse) außer Stickstoff absorbiert.

**Azoverbindungen**: stabile Verbindungen, die die Azo-Gruppe -N=N- enthalten (sie ist das Merkmal der Azofarbstoffe, bei denen die Azogruppe beiderseits aromatisch gebunden ist). Verb. mit 2 Azo-Gruppen werden Bis-azoverbindungen (Bis-azofarbstoffe) genannt, um eine Verwechslung mit den Diazoverbindungen zu vermeiden, die aus primären Aminen u. salpetriger Säure gebildet werden u. aus 2 aneinander geketteten N-Atomen bestehen, von denen nur eines mit dem org. Molekülteil verbunden ist.

**p-Azoxyanisol**: s. Flüssigkristalle.

**AZT**: s. Zidovudin

**Aztreonam** INN: Azactam®; CAS-Nr. 78110-38-0; $C_{13}H_{17}N_5O_8S_2$, $M_r$ 435.4. Erstes, völlig synth. hergestelltes β-Lactamantibiotikum. **Anw.:** Antibiotikum* gegen gramneg. Bakterien, Harnwegsinfektionen. **Nebenw.:** allergische Reaktionen, Blutbildveränderungen.

**Azudoxat®**: s. Doxycyclin.

**Azuglucon®**: s. Glibenclamid.

**Azulen**: Azulenum, Cyclopentacyclohepten; $C_{10}H_8$, $M_r$ 128.2. Schmp. 97-100°C. Dunkelblaue, lichtempfindliche Kristalle. Prakt. unlösl. in Wasser; lösl. in Ethanol u. Hexan. **Off.:** DAB10.

**Azulene**: (*span.* azul blau) blaue bis violette Kohlenwasserstoffe, die sich von Azulen* ableiten, das durch ein 6-π-Elektronensystem stabilisiert ist; wie Naphthalin mit 5 konjugierten Doppelbindungen. A. werden aus farblosen Vorstufen, den Proazulenen*, gebildet u. kommen in vielen äther. Ölen vor: Chamazulen in Kamillen, Röm. Kamillen, Schafgarbe, Wermut; Guajazulen* in Eucalyptus globulus, Geranium, Gurjunbalsam u. halbsynth. aus Guajol (s. Guaiacum-Arten); Vetivazulen in Oleum Vetiveriae; synth. können A. aus Sesquiterpenen u. m-Cymol gew. werden. **Anw.** der nativen u. synth. A. wegen ihrer antiphlogistischen Wirkung.

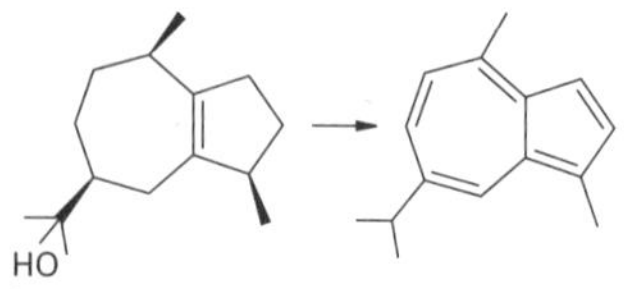


Azulene:
Bildung von Guajazulen (rechts) aus Guajol (links), ein Proazulen

**Azulogene**: s. Proazulene.

**Azulon®**: s. Natriumgualenat, Guajazulen.

**Azupamil®**: s. Verapamil.

**Azutranguil®**: s. Oxazepam.

**Azutrentat®**: s. Pentoxifyllin.

# B

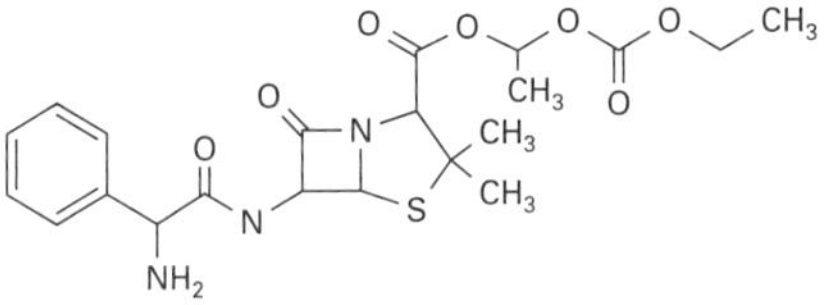


Bacampicillin

**B:** *chem.* Bor*.
**β:** gr. Buchstabe beta; s.a. Beta-... .
**Ba:** *chem.* Barium*.
**Bacampicillin** INN: 1-Ethoxycarbonylethyl-(2S,5R,6R)-6-[(R)-(2-amino-2-phenylacetamido)]-3,3-dimethyl-7-oxo-4-thia-1-azabicyclo[3.2.0]heptan-2-carboxylat, 6-[(R)-2-Amino-2-phenylacetamido]penicillansäure-[1-(ethoxycarbonyloxy)-ethyl]-ester Penglobe®; CAS-Nr. 50972-17-3; $C_{21}H_{27}N_3O_7S$. Ein Ampicillinester, der nach oraler Gabe rasch zu Ampicillin* hydrolisiert wird. **Anw.:** Breitband-Antibiotikum, halbsynthetisches Penicillinderivat mit erweitertem Wirkungsspektrum; hemmt neben den gegen Benzylpenicillin empfindlichen Keimen auch Enterokokken, Listerien u. Haemophilus influenzae. HWZ 1 bis 2 h (Metaboliten). **Übl. Dos.:** Oral: 0.8 g alle 8 h bzw. 0.05 g/kg KG/d; s.a. Antibiotika (Tab.).
**Bacampicillinhydrochlorid:** Bacampicillini hydrochloridum Ph.Eur.3; $C_{21}H_{28}ClN_3O_7S$, $M_r$ 502.0. Hygr. Pulver. Lösl. in Wasser. Gebräuchl. ist auch Bacampicillinembonat.
**Baccae:** Beeren(zapfen); veraltet, statt dessen heute „Fructus".
**Baccae Juniperi:** Fructus Juniperi, Wacholderbeeren, s. Juniperus communis.
**Baccae Lauri:** Lorbeerfrüchte, s. Laurus nobilis.
**Baccae Spinae cervinae:** Fructus Rhamni cathartici, s. Rhamnus catharticus.
**Bach-Blüten:** haben nichts mit Pharmazie zu tun. **Lit.:** Dtsch. Apoth. Ztg. *135*, 2196 (1995).
**Bachbungenkraut:** Herba Beccabungae, s. Veronica beccabunga.
**Bachminze:** s. Mentha aquatica.
**Bachnelkenwurz:** s. Geum rivale.
**Bacillaceae:** Grampos. Stäbchenbakterien, die Dauersporen bilden, begeißelt u. unbegeißelt. 2 Gattungen: **1. Bacillus:** aerob bis fakultativ anaerob wachsende Sporenbildner, z.B. **Bacillus anthracis**, Erreger des Milzbrandes*, **Bacillus cereus, Bacillus subtilis**. **2. Clostridium:** obligat anaerob wachsender Sporenbildner, z.B. **Clostridium perfringens**, Erreger des Gasbrandes*, **Clostridium tetani**, Tetanus- (Wundstarrkrampf-)erreger (s. Tetanus), **Clostridium botulinum**, Toxine verursachen Botulismus*.
**Bacille Calmette-Guèrin:** BCG, Impfstoff gegen Tuberkulose.
**Bacilli:** Arzneistäbchen, Bacilli medicati, Styli medicati, Cereoli, Wundstäbchen, Bougies, Crayons, Candelette. Zylindrische, stäbchenförmige Zuber. zum Einführen in enge Körperöffnungen (Urethra, Vagina, Nase, Gehörgang, Wundkanäle, Schnitte). Fallen unter den Oberbegriff Suppositorien*. Werden wie diese durch Ausgießen od. Pressen mit geeigneten Formen hergestellt. Je nach Grundlage sind sie bei Körpertemperatur schmelzend (Adeps neutralis, ev. mit Wachs od. Ölzusatz je nach gewünschter Konsistenz), lösl. (Glycerol-Gelatine) od. quellbar (Geh. an Tragant, Laminaria). B. müssen abhängig von der Applikation steril sein u. sollen nur biol. abbaubare Hilfsstoffe enthalten. **Off.:** ÖAB90. **Ant(h)rophore** bestehen aus einer Metallspirale, die mit Kautschuk überzogen u. dann mit Gelatine, dem Arzneistoffträger, übergossen wird.
**Bacillus:** s. Bacillaceae.
**Bacillus Cohn:** Bazillus (Bacillaceae): **1.** anthracis Pollender (nicht kapselbildender Stamm) – Milzbrand-Bazillus, Anthrax-Bazillus: grampos. unbewegl. Stäbchen, meist in langen Ketten mit mittelständiger Sporenbildung, einziger aerob wachsender pathogener Sporenbildner. Sporen jahrzehntelang lebensfähig. Verw. f. Milzbrandsporen-Lebendimpfstoff* f. Tiere. **2.** brevis Migula emend. Ford: sporenbildendes Bodenbakterium, Verw. zur Herst. v. Tyrothricin. **3.** polymyxa (Prazmowski) Migula („gewisse Stämme"): sporenbildendes Bodenbakterium, Verw. zur Herst. v. Polymyxin B.
**Bacillus macerans:** s. Cyclodextrine.
**Bacillus stearothermophilus-Sporen:** Bioindikator zur Überprüfung der Autoklavsterilisation.
**Bacillus-Toxine:** Endotoxine von Bacillus cereus u. Bacillus subtilis, Erreger gelegentl. als Lebensmittelvergifter.
**Bacitracin** INN: Bacitracinum Ph.Eur.3, Polypeptid-Antibiotikum aus best. Stämmen von Bacillus subtilis u. licheniformis; CAS-Nr. 1405-87-4; entdeckt 1943 von Johnson, Meleney u. Anker. Weißes, hygr., sehr bitteres Pulver. Lösl. in Wasser, Ethanol, Methanol, unlösl. in Ether, Chloroform, Aceton; liefert bei der Hydrolyse folgende Aminosäuren: L-Cystein, D-Glutaminsäure, L-Histidin, L-Isoleucin, L-Leucin, L-Lysin, D-Ornithin, D-Phenylalanin u. DL-Asparaginsäure. Das Wirkungsspektrum entspricht

etwa dem des Penicillin*. Wirksamkeit nach Ph.Eur.3 mind. 60 I.E. je mg; 1 I.E. entspricht 26 µg. **Anw.:** nur äuß. bei chirurg. Infektionen, in der Dermatologie u. Ophthalmologie, bei Phlegmonen u. Abszessen, da Bacitracin oral nicht resorbiert wird u. parenteral nierenschädigend wirkt (Puder od. Salbe). Häufig kombiniert mit dem gegen gramnegative Keime wirksamen Neomycin*.

**Bacitracin-Zink:** Bacitracinum zincum Ph.Eur.3. Ein Bacitracin-Zink-Komplex. Weißes, hygr. Pulver; schwer lösl. in Wasser u. Ethanol; s.a. Antibiotika (Tab.).

**Backhefe:** s. Faex.

**Backpflaumen:** s. Prunus domestica.

**Backpulver:** dient an Stelle v. Hefe zur Lockerung v. Gebäck. Gemische v. Natriumhydrogencarbonat mit einer Säure od. saurem Salz, die beim Zusammenbringen m. Wasser (Milch) $CO_2$ entwickeln, das den Teig auftreibt. Gebräuchl. Mischungen: 84 T. Natriumhydrogencarbonat u. 188 T. Kaliumhydrogentartrat od. 70 T. Kaliumhydrogentartrat, 30 T. Natriumhydrogencarbonat, 37 T. Weinsäure u. 93 T. Amylum; hiervon 20 g auf 0.5 kg Mehl. Der Stärke- od. Mehlzusatz hat den Zweck, die Haltbarkeit des Backpulvers zu erhöhen. Außer den obigen Substanzen sind noch in Backpulvern erlaubt: Calciumphosphat, Calciumhydrogenphosphat, Calciumlactat, Ammoniumchlorid, Citronensäure sowie Stearinsäure u. andere Salze als Trennmittel. Für bestimmte Gebäcksorten wird auch Hirschhornsalz (Mischung aus Ammoniumcarbonat* u. Ammoniumhydrogencarbonat) od. Pottasche (Kaliumcarbonat*) als Triebmittel verwendet (ABC-Trieb ist Hirschornsalz).

**Back-Verfahren:** Verfahren zur Herst. v. Sulfanilsäure durch Erhitzen von Anilin mit konzentrierter Schwefelsäure.

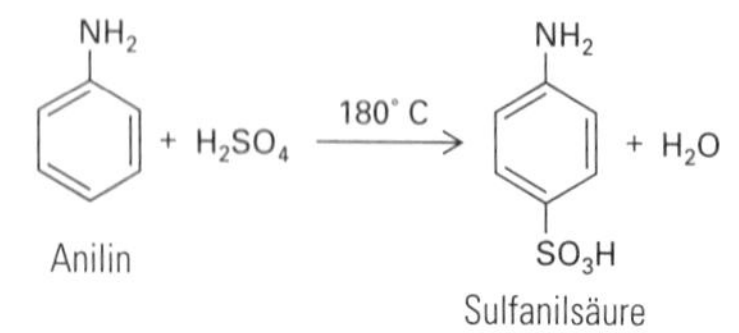

Back-Verfahren

**Baclofen** INN: Baclofenum Ph.Eur.3, 4-Amino-3-(p-chlorphenyl)buttersäure, Lioresal®; CAS-Nr.

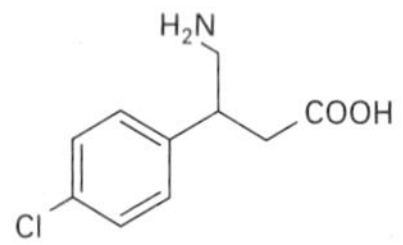

Baclofen

1134-47-0; $C_{10}H_{12}ClNO_2$, $M_r$ 213.67. Schmp. 206-208°C. Schwer lösl. in Wasser. **Anw.:** zentral wirkendes Muskelrelaxans, Spasmolytikum, Myotonolytikum; v.a. bei Spasmen infolge Multipler Sklerose* u. Rückenmarksschädigungen. **Nebenw.:** Übelkeit, Erbrechen, Schwindel, Müdigkeit, Hypotonie, Euphorie, Halluzinationen, Kopfschmerzen, Depressionen, allergische Hauterscheinungen, Nieren- u. Leberfunktionsstörungen, Blutbildveränderungen. HWZ 3 bis 4 h. **Übl. Dos.:** Oral: Initialdos.: 3mal 5 mg/d, steigern mit 15 mg/d alle 4 d bis 3mal 20 mg/d od. bis therapeutischer Effekt erreicht ist.

**Bacteriaceae:** s. Bakterien.

**Bacteriämie:** Vorhandensein von Bakterien in der Blutbahn (bei Sepsis, Pyämie, Abdominaltyphus).

**Bacterium microbacter:** s. Nitrifikation.

**Bacterium pyocyaneum:** s. Pseudomonas aeruginosa.

**Bacterium radicicola:** s. Wurzelbakterien.

**Bacterium tuberculosis:** Mycobacterium tuberculosis, s. Tuberkelbakterien.

**Bacteroides:** Gattungsbezeichnung f. gramneg., unbewegliche, anaerob wachsende Stäbchenbakt., Saprophyten u. Parasiten auf den Schleimhäuten, s. Bakterien.

**Badeschwamm:** Spongia marina*.

**Badezusätze:** **1.** Kosmetische B.: z.B. Duftstoffe enthaltende Schaumbäder (mit Tensiden), Badeöle, Badesalze (wenn brausend mit Natriumhydrogencarbonat u. Citronen- od. einer anderen Säure) etc. **2.** Medizinische B.: s. Balneotherapeutikum(a).

**BADGE:** Bisphenol-A-diglycidylether (s. Glycidol); Weichmacher (Reaktionsverzögerer) f. bestimmte Polymere (z.B. Innenbeschichtung v. Lebensmittelkonserven); Lebensmittel, die mehr als 1 mg/kg BADGE enthalten, sind gesundheitl. als bedenklich eingestuft.

**Badiaga:** Flußschwamm, s. Spongilla lacrustis.

**Badian:** (persisch) Fruct. Anisi stellati, Sternanis, s. Illicium verum.

**Badional®:** s. Sulfathiourea.

**Bäckerhefe:** s. Faex.

**Bädertherapie:** s. Balneotherapeutikum(a).

**Bähungen:** warme, feuchte od. trockene, heiße Umschläge.

**Bärenfenchel:** s. Meum athamanticum.

**Bärengalle:** Aloe*.

**Bärenklau:** **1.** Wiesenbärenklau, s. Heracleum sphondylium; **2.** s. Acanthus mollis.

**Bärenklee:** Herba Meliloti, s. Melilotus officinalis, Melilotus altissima.

**Bärenlauch:** s. Allium ursinum.

**Bärensaft:** Succus Liquiritiae, s. Glycyrrhiza glabra*.

**Bärentraubenblätter:** Fol. uvae-ursi, s. Arctostaphylos uva-ursi.

**Bärlappkraut:** Herba Lycopodii, s. Lycopodium clavatum.

**Bärlappsamen:** s. Lycopodium clavatum.

**Bärlappsporen:** s. Lycopodium clavatum.

**Bärme:** Hefe; Faex*.

**Bärwurz:** s. Meum athamanticum.

**Baeyer-Probe:** Nachweisreaktion f. Alkene. Eine verdünnte Lsg. von Kaliumpermanganat wird durch Alkene entfärbt.

**Baeyer-Spannung:** Bez. f. Instabilität eines (Ring-)Systems, die sich aus der Abweichung der Bindungswinkel vom Tetraederwinkel (109° 28') ergibt. (Bei einem ebenen sechsgliedrigen Ring betragen die Winkel 120°.)

**Baeyer-Villiger-Reaktion:** Oxidation offenkettiger bzw. cyclischer Ketone mit Persäuren zu Estern bzw. Lactonen.

**Baffles:** Schikanen. Arm- od. rippenförmige Einbauten in Dragierkesseln. Dienen der größeren Beweglichkeit von Drageekernen. Zur Verkürzung der Dragierzeiten u. Qualitätsverbesserung der Dragees.

**Carbonsäureester**

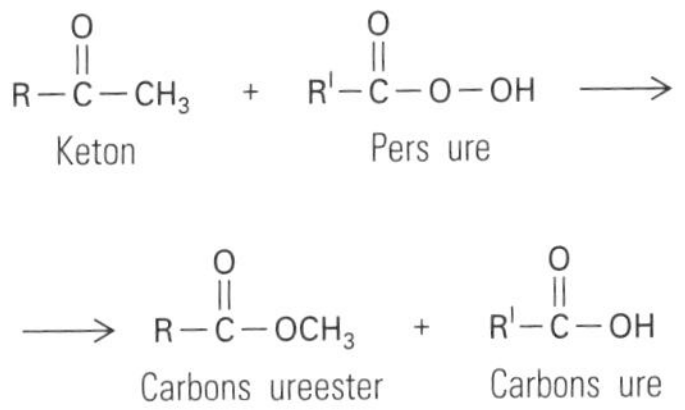

**Lacton**

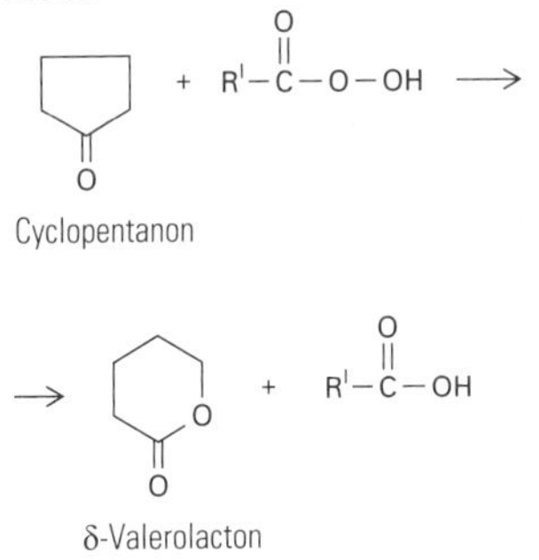

Baeyer-Villiger-Reaktion: Bildung eines Carbonsäureesters oder eines Lactons

**Bagasse:** bei der Zuckergewinnung aus Zuckerrohr anfallenden Rückstände. **Anw.:** zur Papierherstellung.

**BAH:** Bundesfachverband der Arzneimittelhersteller.

**Bajonettbaum:** Yucca filamentosa*.

**BAK:** Abk. f. **1.** Bundesapothekerkammer*; **2.** Blutalkoholkonzentration.

**Bakanae-Krankheit:** bei dieser Krankheit wachsen die Reispflanzen sehr schnell in die Länge, sind spindeldürr, bleich u. schwächlich u. knicken leicht um. Diese Symptome werden von Gibberellin* verursacht.

**Bakelit:** (nach dem belgischen Chemiker Baekeland) Kunstharz, Polymerisationsprodukt von Formaldehyd mit Phenol, verarbeitet zu Gebrauchsgegenständen u. techn. Geräten.

**Bakterien:** (*gr.* βακτήριον Stäbchen) Bacteria, Eubacteria, abgek. *Bakt.* od. *Bkt.*, früher: Spaltpilze, Schizomyzeten. Einzellige, prokaryontische Lebewesen, weisen keinen Zellkern mit Kernmembran, sondern ein Kernäquivalent (Nucleosid) auf; gehören zu den Schizophyta*. Zelle von Zellwand umgeben, Zytoplasma enthält DNS u. RNS. Durchmesser meist unter 1/1000 mm (größte Dicke Milzbrandbazillus 0.002 mm, Tuberkelbakterium 0.0015 mm). Vork. einzeln od. in fadenförmigen, flächigen, würfelförmigen Kolonien. Meist farblos u. unsichtbar. Zahlreiche Arten durch Geißelbildung zeitweise aktiv beweglich. Fortpflanzung ungeschlechtlich durch Zweiteilung (Spaltung). Häufig Bildung äußerst widerstandsfähiger Dauersporen (Endosporen). Teils Aerobier*, teils fakultative od. obligatorische Anaerobier*. Einige stickstoffbindend. Die meisten B. heterotroph (saprophytisch od. parasitisch), einige durch chemosynthetische Prozesse autotroph. Viele beeinflussen durch Enzyme das Substrat. Je nach Zellwandstärke (ein- od. mehrreihige Mureinschicht) lassen sich Bakterien nach Gram unterschiedlich anfärben. Einteilung nach der physiologischen Wirkung: **Chromogene** (farbstoffbildende) **B.; Saprogene** (Fäulnis-) **B.; Zymogene B.** (Gärungserreger); **Pathogene B.** (Krankheitserreger); **Photogene** (lichterzeugende) **B.; Nitrogene** (stickstoffbindende, nitrat- u. nitritbildende) **B.; Eisenbakterien** (scheiden Eisenhydroxid ab); **Schwefelbakterien** (oxidieren durch Fäulnis entstandenen Schwefelwasserstoff zu Schwefel, den sie in Körnchen speichern). Nach der Gestalt unterscheidet man: **Kugelbakterien** (Kokken); **Stäbchenbakterien** ohne Sporen (Bakterien im engeren Sinne); **Stäbchenbakterien** mit Sporen (Bazillen); **Vibrionen** (gekrümmte Stäbchen mit Geißeln); **Spirillen** (starre schraubenförmige B. mit polaren Geißeln); **Spirochäten** (spiralförmige, bewegliche B. ohne Geißeln).

**5 Ordnungen** (nach Bergey's Manual of Determinative Bacteriology): **1. Eubacteriales:** unverzweigt; die meisten Krankheitserreger. Gattungen: **Neisseria** (gramnegative unbewegl. Mikrokokken), z.B. *N. gonorrhoeae, N. meningitidis;* **Streptococcus** (grampositive unbewegl. Kettenkokken), z.B. *St. pyogenes, syn. scarlatinae, erysipelatos, puerperalis, St. acidi lactici;* **Corynebacterium** (grampositive unbewegl. Stäbchen), z.B. *C. diphtheriae;* **Nitrosomonas, Nitrobacter, Azotobacter, Azotomonas** (gramnegative Stickstoffb.); **Pseudomonas; Escherichia** (gramnegative bewegl. Stäbchen, z.B. *E. coli);* **Proteus; Salmonella** (gramnegative, bewegl. Stäbchen, z.B. *S. typhi, S. paratyphi, S. enteritidis,* Gärtnerbakt.); **Brucella; Vibrio; Spirillum** sowie die **Bazillen** (grampositive aerobe Sporenbildner, z.B. *B. anthracis,* Milzbrandbazillus, *B. subtilis,* Heubazillus) u. **Clostridium** (grampositive anaerobe Sporenbildner, z.B. *Cl. botulinum,* Botulinusbazillen, *Cl. tetani,* Starrkrampfbazillen, *Cl. perfringens,* Gasbrandbazillen).

**2. Actinomycetales:** meist lange, sich verzweigende Fäden, unbeweglich, grampositiv. Gattungen: **Actinomyces** (anaerob), z.B. *A. bovis,* Strahlenpilz; **Mycobacterium** (ihre besondere Kennzeichnung ist ihre Säurefestigkeit, bedingt durch einen wachsartigen Überzug), z.B. *M. tuberculosis var. hominis* u. *var. bovis, M. leprae;* **Streptomyces** (nicht säurefest, aerob), z.B. *St. aurefaciens* (s. Chlortetracyclin), *St. fradii* (s. Neomycin), *St. griseus* (s. Streptomycin), *St. rimosus* (s. Tetracyclin); Nocardia.

**3. Chlamydobacteriales:** in Wasser lebende Fadenbakterien.

**4. Myxobacteriales:** Schleimbakterien.

**5. Spirochaetales:** gramnegativ, spiralförmig, beweglich, ohne Geißeln. Gattung: **Treponema** (*Tr. pallidum,* Spirochaeta pallida, Syphilis-Erreger), Borrelia, Leptospira.

**Rickettsien**, die Erreger der verschiedenen Fleckfieberarten, stehen zwischen B. u. Viren.

**Bakterienantagonismus:** normale Abwehrmaßnahmen des gesunden Organismus gegen das Eindringen von Bakterien (z.B. Haut, Schleimhaut, Tränenflüssigkeit, Speichel, Magensaft, Scheidensekret).

**Bakterien-Endotoxine:** s. Endotoxine.

**Bakterienextrakte:** aus Bakterienzellen durch

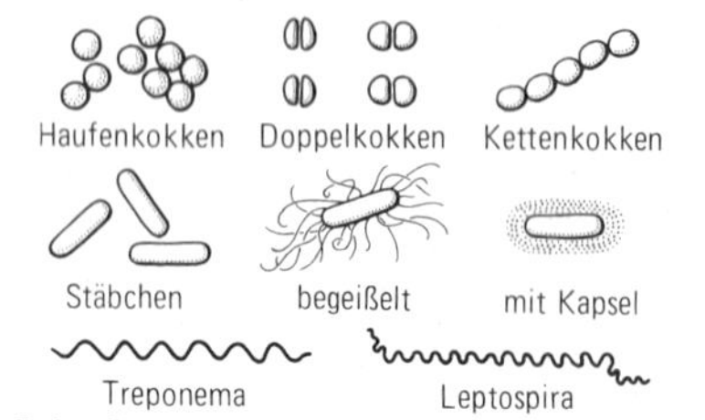


Bakterien:
Verschiedene typische Formen [90]

Autolyse od. Digestion gew. Extrakte, die die Antigene enthalten u. als Impfstoff bzw. Heilmittel verwendet werden.

**Bakterienkulturen:** Kulturen von Bakterien auf Nährböden; Plattenkulturen, Stichkulturen etc.

**Bakteriennährböden:** feste, halbfeste od. flüss. Nährsubstrate zur Züchtung v. Bakterien. Die Zstzg. der künstlichen Nährböden ist den natürlichen Substraten angepaßt; z.B. f. Bodenbakterien Bodenextrakte, f. Krankheitserreger Fleischabkochungen mit Blut u. Serum. Meist verwendet: mit Fleischwasser (Pepton) hergestellte, keimfreie Bouillon-, Agar- u. Gelatinenährböden, s. Nährböden.

**Bakterientoxine:** von verschiedenen Bakterien gebildete, proteinartige Substanzen. Dazu gehören die thermostabilen Staphylokokken-Enterotoxine. Salmonellen treten vermutlich als häufigste Ursache von Lebensmittelvergiftungen* auf. Ein Protein, das von Clostridium botulinum (grampos. Anaerobier) produziert wird, ist das stärkste bekannte Gift. Oral sollen ca. 0.1 μg, parenteral 0.003 μg f. den Menschen tödlich sein. Die Substanz ist thermolabil, kann also durch 5- bis 10minütiges Kochen zerstört werden. Die Vergiftungserscheinungen treten hier erst nach einer Latenzzeit von 12 bis 24 h auf u. führen durch Nervenlähmungen zum Tod. *Tetanustoxin,* der Verursacher des Wundstarrkrampfes, wirkt nur parenteral. Es wird von Clostridium tetani nach Einbringen in eine Wunde unter anaeroben Bedingungen gebildet. Krampfartige tonische Kontraktionen der willkürlichen Muskulatur, die schließlich zum Tod durch Atemlähmung führen, sind die Vergiftungserscheinungen. Der wirksamste Schutz ist die aktive Immunisierung gegen das Toxin. Nach erfolgter Infektion kann durch Gabe von Antitoxin (passive Immunisierung) versucht werden, den Krankheitsausbruch zu verhindern.

**Bakterine:** Bakterien-Vakzine, s. Vakzine.

**Bakteriologie:** Lehre von den Bakterien, vgl. Mikrobiologie, Virologie.

**Bakteriologische Untersuchungsmethoden:** **1. Morphologie:** a) Mikroskop (Ölimmersion, Vergrößerung 500-1000fach); Hellfeld (Hellfeld-Kondensor); ungefärbtes (Nativ-)Präparat (Objektträger, Deckgläschen), Hängender Tropfen; gefärbtes Präparat (Ausstrichpräparat, Klatschpräparat*); Tuscheverfahren (Negativdarstellung d. Bakterien); Dunkelfelduntersuchung (Dunkelfeld-Kondensor); b) Phasenkontrastverfahren; c) Fluoreszenzmikroskopie; d) Elektronenmikroskopie. **2. Züchtbarkeit** (Kulturverfahren): a) übliche Nährböden (Nähragar, Blutagar, Lactose-Indikator-Nährboden, Gelatine, Bouillon, Leberbouillon, Fortner-Platte); b) Spezialnährböden (z.B. Sondernährböden f. Typhus-Koli-Diagnostik, Clauberg-Nährböden f. Diphtherie-Diagnostik, Eiernährböden f. Tbc.-Diagnostik u.a.). **3. Serologie:** a) Präzipitations-, Flockungs- u. Agglutinations-Reaktionen; b) Komplementbindungsreaktion u. Lysin-Reaktion; c) Hämagglutinations-Hemmungstest u. Sedimentations-Reaktion. **4. Tierversuch. 5. Spezielle Untersuchungsmethoden**, z.B. Hautproben, Phagentypisierung* u.a.

**Bakteriolyse:** Auflösung v. Bakterien; s.a. Bakteriolysine.

**Bakteriolysine:** Stoffe im Blut, die Bakteriolyse bewirken. Spezifische Antikörper, die Bakterien in Gegenwart von Komplement* aufzulösen vermögen; s. Antigen-Antikörper-Reaktion, Ambozeptor.

**Bakteriophagen:** Bakterienfresser; Viren, deren Wirtszellen Bakterien sind (entdeckt von D'Herelle 1917); 10 bis 300 nm groß. B. werden in der Bakteriendiagnostik eingesetzt (Phagentypisierung); s. Viren.

**Bakteriostatisch:** Wachstum von Bakterien hemmend.

**Bakteriotropine:** thermostabile Antikörper*, die ohne Komplement* zur Veränderung der Bakterien u. leichteren Phagozytose der Bakterien führen, Opsonine*.

**Bakteriurie:** Vork. von Bakt. im Harn (pathol.: über $10^5$ Keime/mL).

**Bakterizid:** bakterientötend.

**BAL:** s. Dimercaprol.

**Balance:** s. HLB-Wert.

**Balanocarpus-Arten:** s. Shorea wiesneri.

**Balata:** der eingetrocknete Milchsaft von Mimusops globosa*.

**Baldrian, Japanischer:** Valeriana officinalis var. angustifolia.

**Baldrian, Mexikanischer:** s. Valeriana edulis.

**Baldrianöl:** Oleum Valerianae, s. Valeriana officinalis.

**Baldrian, Roter:** s. Centranthus ruber.

**Baldriansäure:** Acid. valerianicum, s. Valeriansäure.

**Baldriantinktur:** s. Tinctura Valerianae.

**Baldriantinktur, Etherische:** s. Tinctura Valerianae etherea.

**Baldriantinktur, Zusammengesetzte:** s. Tinctura Valerianae composita.

**Baldrianwurzel:** Rad. Valerianae, s. Valeriana officinalis.

**Baldrianwurzeltrockenextrakt:** s. Extractum Valerianae siccum.

**Baldrinale:** s. Valepotriate.

**Balgfrucht:** *bot.* s. Fruchtformen.

**Balgkapsel:** *bot.* s. Fruchtformen.

**Baljet-Reagenz:** Mischung von 9.5 mL 1%iger Pikrinsäurelösung u. 0.5 mL 10% Natronlauge; dient bei Cardenoliden zum Nachw. des Butenolidringes, dessen aktive Methylengruppe mit B. einen Meisenheimer-Komplex* bildet. Muß frisch bereitet werden.

**Balkencode:** s. Strichcode.

**Balkis®:** s. Xylometazolin.

**Ballaststoffe:** Gesamtheit der unverdaulichen Nahrungsbestandteile (u.a. Cellulose, Hemicellulosen, Pektine; vgl. Kleie), die durch ihr Volumen als Füllmaterial den Stofftransport im Darm fördern u. die Peristaltik anregen. Im Gegensatz zu pflanzlichen Lebensmitteln enthalten tierische keine B. Ballaststoffarme Ernährung soll Magen-Darm-Erkrankungen begünstigen. Sicher ist, daß eine derartige Ernährung die Obstipation fördert; vgl. Abführmittel.

**Ballaststoffpräparate:** Zubereitungen, die Pflanzenfasern, Weizenkleie, Sojakleie, Guarkernmehl, Semen Psylli od. andere unverdauliche, quellende od. füllende Stoffe enthalten. Dienen bei ballaststoffarmer Ernährung z.B. als milde Abführmittel od. bei Übergewichtigkeit zur Erreichung eines Sättigungsgefühls.

**Ballon:** bauchiger Glasbehälter mit kurzem, engem Hals. Gegen Beschädigung meist durch einen Korb geschützt.

**Ballonpflanze:** s. Cardiospermum halicababum.

**Ballota lanata:** s. Leonurus lanatus.

**Ballota nigra** L.: Fam. Lamiaceae (Labiatae), Schwarznessel, Schwarzer Andorn (Südeuropa, Nordafrika). Stpfl. v. **Herba Ballotae nigrae:** Schwarzer Andorn, Schwarznesselkraut. **Inhaltsst.:** äther. Öl, Bitterstoff, Gerbstoff. **Anw.** volkst.: als Nervinum.

**Ballote, Wollige:** Leonurus lanatus*.

**Balnea medicata:** mit Heilmitteln versetzte Bäder, s. Balneotherapeutikum(a).

**Balneologie:** Bäderlehre.

**Balneotherapeutikum(a):** Mittel zur Bädertherapie; Badezusätze* zur Erzeugung künstlicher Heilbäder (medizinischer Bäder); bestehen z.B. aus Tensiden (ionische u. nichtionische Emulgatoren), Pflanzenextrakten, äther. Ölen, Tannin, Kleie, Teere, Moor, Schwefel, Salicylsäure, Benzylnicotinat od. Zusätzen, die Sauerstoff entwickeln. **Oleobalneologika** (Ölbäder) enthalten auch einen hohen Anteil an Pflanzenölen, die eine Wiederherstellung des Hautlipidmantels bewirken u. eine vorübergehende Schutzschicht aufbauen sollen. Zur Emulgierung der Ölphase werden öllösliche Emulgatoren, hauptsächl. Tenside mit HLB-Werten zwischen 7 u. 10, sowie Lecithin u. Phospholipide verwendet. **Anw.:** zur Ther. von Hauterkrankungen (Psoriasis, Ekzeme), Rheumatischen Erkrankungen, Hämorrhoiden, Durchblutungsstörungen, sog. Frauenkrankheiten u.a; s.a. Moorbäder.

**Balneotherapie:** Bäderbehandlung.

**Balneum:** Bad.

**Balsamapfel:** s. Momordica balsamina.

**Balsambaumgewächse:** s. Burseraceae.

**Balsambirne:** s. Momordica charantia.

**Balsame:** (von *hebräisch* balsam) pflanzl. Sekrete, bes. von Bäumen in den Tropen, in deren Interzellulärgängen sie sich finden. Mehr od. weniger dickflüss., sirupartige Gemische aus Harzen* u. äther. Ölen. Gew., soweit sie nicht von selbst ausfließen, durch Einschnitte od. Auskochen der betreffenden Pflanzenteile. Während der Lagerung können die ätherischen Öle verdunsten, so daß die B. in ihrer Konsistenz oft beinahe glasarig werden. Künstl. B. sind Arzneigemische von balsamartiger Konsistenz.

**Balsamgurke:** s. Momordica balsamina.

**Balsamica:** Balsame*.

**Balsamkraut:** Folia Menthae crispae, s. Mentha crispa.

**Balsampappel:** Populus balsamifera, s. Populus-Arten.

**Balsamtanne:** Abies balsamea. Stpfl. v. Balsamum canadense*.

**Balsamterpentinöl:** s. Terebinthina.

**Balsamum africanum:** Balsamum Copaivae africanum*.

**Balsamum americanum:** Balsamum tolutanum*.

**Balsamum brasiliense:** Balsamum Copaivae*.

**Balsamum canadense:** Kanadabalsam, Kanadischer Terpentin, Balsam der Balsamtanne **Abies balsamea** (L.) Mill., Fam. Pinaceae (heim. i. d. nördl. Staaten v. Nordamerika u. in Kanada); auch **Abies fraseri** (Push) Poir. u. **Tsuga canadensis*** dienen zur Gew. Blaßgelbe od. grünlichgelbe, klare, bisweilen fluoreszierende Flüss., stark klebend, v. angenehm terpentinartigem Geruch u. bitterem Geschmack, verdickt u. erstarrt allmählich an d. Luft; sehr leicht lösl. in Benzol, Chloroform, Xylol, Toluol, Schwefelkohlenstoff; unvollständig lösl. in 90%igem Ethanol, unlösl. in Wasser. D. ca. 0.994. SZ 80 bis 85, VZ 84 bis 95. **Best.:** ca. 28% äther. Öl mit Pinen u. β-Phellandren, ca. 45% Harzsäuren (mit Abietin- u. Neoabietinsäure), Bernsteinsäure, Essigsäure, Ameisensäure, Bitterstoff, Harz. **Anw.** med.: früher (bes. in Amerika) inn. b. Gonorrhö, Blasenentzündung, Bronchitis. **Dos.:** 0.3 bis 1.2 g; äuß.: zu Pflastern; techn.: in d. Mikroskopie als Einschlußmittel; in d. Optik zum Verkitten der Linsen, da gleicher Brechungsindex wie Kronglas; in d. Lackindustrie.

**Balsamum Capivi:** Gurjunbalsam, Balsamum Gurjunae*.

**Balsamum Cativo:** Cativobalsam. Stpfl. **Prioria copaifera** (Kolumbien, Venezuela). Fam. Caesalpiniaceae (Leguminosae). **Inhaltsst.:** 75 bis 80% Resinolsäuren, ca. 13% Resene u. ca. 2% äther. Öl. **Anw.:** Terpentinersatz; wird zu Klebemitteln (Fliegenleim) verwendet.

**Balsamum contra tussim:** Hustenbalsam. Zstzg.: 0.25 g Latschenkieferöl, 0.25 g Eukalyptusöl, 1 g gereinigtes Terpentinöl, 1.5 g starkes Campheröl, 27 g Polyethylenglykolsalbe. Weiße bis gelbliche, weiche Salbe von starkem, aromatischem Geruch. **Anw.:** als Expektorans bei Bronchitis, nicht bei Säuglingen anwenden! **Übl. Dos.:** 2- bis 3mal/d auf Brust u. Rücken einreiben.

**Balsamum Copaivae:** Balsamum Copaibae, B. brasiliense, Kopaivabalsam, Jesuiterbalsam. Der Balsam versch. Copaifera-Arten, Fam. Caesalpiniaceae (Leguminosae), bes. **Copaifera reticulata** Ducke (Brasilien), **Copaifera officinalis** (Jacq.) L. (heim. in Venezuela, Kolumbien), **C. guyanensis** Desf. (Unterlauf des Amazonas), **C. langsdorffii** Desf. (Brasilien), **C. coriacea** Mart. (südl. Brasilien) u. andere C.-Arten. C. reticulata liefert ca. 70% der Kopaivabalsamproduktion. Gew. durch Anzapfen der schizolysigenen Sekretgänge des Holzes u. Markes. Im Handel als Maracaibo-B. (Venezuela, dickflüss.), Para-(Maranham-)-B. (Brasilien, dünnflüss.), Trinidad-B., Surinam-B., Angostura-B. u.a. Beste Sorte aus Para u. Maranham (Brasilien). Klare, gelbl. bis gelbbraune, dickliche Flüss., teilweise schwach fluoreszierend, v. würzig-scharfem, bitterem Geschmack u. würzigem Geruch. D. (20°C) 0.920 bis 0.955. SZ 75.8 bis 84.2, EZ nicht über 14. **Best.:** Harzsäuren (20 bis 60%), äther. Öl. (40%, mit α- u. β-Caryophyllen, L-Cadinen), Bitterstoff. Häufig mit Colophonium, anderen Harzen u. Balsamen verfälscht. Lösl. in absol. Ethanol, Chloroform, Benzin, Amylalkohol, Ether, Terpentin. **Anw.** med.: wird prakt. nicht mehr verwendet; früher inn. b. Gonorrhö, Entzündung der Harnwege, Bronchitis, Lepra, Psoriasis (meist in Kapseln); äuß. b. Geschwüren, Frostbeulen, Krätze; techn.: zu Lacken.

**HOM:** *Balsamum Copaivae:* verord. z.B. b. Bronchitis, Cystitis.

**Balsamum Copaivae africanum:** Balsamum

africanum. Afrikanischer Kopaivabalsam, Illurinbalsam, stammt von **Paradaniella oliveri**, Fam. Fabaceae (Leguminosae). **Anw.:** wie Balsamum copaivae*.

**Balsamum Copaivae ostindicum:** Gurjunbalsam, Balsamum Gurjunae*.

**Balsamum de Mecca:** Balsamum gileadense, Mekkabalsam, Gileadbalsam. Stpfl. **Commiphora opobalsamum** (L.) Engl. (Syrien, Ägypten, Arabien, Somaliküste), Fam. Burseraceae. Dunkelgelbe bis braunrote, dickflüss. Masse v. angenehmem Geruch u. bitterem Geschmack. **Best.:** ca. 10% äther. Öl, ca. 12% unlösliches u. ca. 70% lösliches Harz. 4% Bitterstoff. **Anw.:** in d. Parfümerie.

**Balsamum Dipterocarpi:** Gurjunbalsam, s. B. Gurjunae.

**Balsamum Eustachii:** s. B. tolutanum.

**Balsamum Garnae:** Gurjunbalsam, s. B. Gurjunae.

**Balsamum Gileadense:** Gileadbalsam, s. Balsamum de Mecca.

**Balsamum Gurjunae:** Gurjunbalsam, Gardjanbalsam, Gardschanbalsam, B. Capivi, B. Dipterocarpi, B. Garnae, B. Copaivae ostindicum, Ostindischer Kopaivabalsam. Balsam versch. Dipterocarpus-Arten, Fam. Dipterocarpaceae, hauptsächl. **Dipterocarpus alatus** u. **D. turbinatus** Gaertn. f. (mächtige Bäume in Hinterindien, Bengalen). Gew.: durch Anhauen der Bäume u. Anzünden eines Feuers in der gehauenen Höhlung, wonach der Balsam ausfließt. Hellgelbe bis schwarzbraune, grünlich fluoreszierende, dickliche Flüss. **Best.:** 50 bis 80% äther. Öl, 20 bis 50% Harz. **Anw.:** wie Balsamum Copaivae*.

**Balsamum Hardwickiae:** Hardwickiabalsam. Stpfl. **Hardwickia pinnata** (Kingiodendron pinnatum), Fam. Fabaceae (Leguminosae), (Vorderindien). Ersatz f. Kopaivabalsam (s. Balsamum Copaivae).

**Balsamum indicum album:** Amerikanischer Styrax, s. Liquidambar orientalis.

**Balsamum indicum nigrum:** s. Balsamum peruvianum.

**Balsamum indicum siccum:** s. Balsamum tolutanum.

**Balsamum Mariae:** Tacamahaca, s. Calophyllum inophyllum.

**Balsamum Mentholi compositum:** Mentholbalsam. Zstzg. nach DAB6: 3 T. Menthol, 3 T. Methylsalicylat, 3 T. Wasser, 2 T. Gelb. Wachs, 9 T. Wollfett. **Anw.:** leicht anästhesierend u. schmerzstillend, z.B. bei Hexenschuß, Insektenstichen.

**Balsamum peruvianum** : Perubalsam, B. indicum nigrum, B. peruvianum nigrum, Peruanischer Balsam, Indischer Balsam, Chinaöl, Wundbalsam, Rindenbalsam. Stpfl. **Myroxylon balsamum** (L.) Harms *var.* **pereirae** (Royle) Harms, Fam. Fabaceae (Zentralamerika, u. zwar ein schmaler Küstenstrich, Costa del Balsamo, v. San Salvador in 300 bis 500 m Höhe). Gew.: durch Einschneiden u. teilweises Entrinden der Stämme sowie anschließendem Anräuchern von 10jährigen Bäumen, nach Beendigung der Regenzeit (November, Dezember). Perubalsam findet sich nicht fertig vorgebildet im Holz der Bäume, sondern er stellt ein pathologisches Produkt (schizogener Sekreträume) dar. Dunkelbraune, ölige Flüss. v. aromatischem, vanilleartigem Geruch u. kratzendem, schwach bitterem Geschmack; klar u. durchsichtig, nicht eintrocknend, nicht fadenziehend u. nicht klebend. D. 1.14 bis 1.17. Leicht lösl. in Ethanol absol. u. Chloroform, nicht lösl. in fetten Ölen (mit Rizinusöl bis 15% mischbar); unlösl. in Wasser. **Best.:** mind. 45 u. max. 75% (gravimetrisch bestimmt) mit Ether extrahierbare Zimtsäure- u. Benzoesäurebenzylester (Cinnamein, Zinnamein) mit einer VZ von 235 bis 255, ferner 25 bis 30% Harze, Benzoesäure, Zimtsäure, Vanillin, ca. 5% (α- u. β-) Nerolidol(e) (Peruviol), Farnesol. Infolge seines hohen Preises ist Perubalsam Verfälschungen ausgesetzt; hierzu dienen Terpentin, Benzoe, Gurjunbalsam, Styrax, Rizinusöl, Kopaivabalsam. Zur Prüfung dient DC, Feststellung auf Geh. von fetten Ölen, künstl. Balsamen, Colophonium, Terpentinöl. **Wirk.:** antiseptisch, schwach anästhesierend, granulationsfördernd. **Anw.:** hauptsächl. äuß. als Wundheilmittel, Bestandteil von Hämorrhoidenmitteln, Antiskabiosum (gegen Krätze), zu Einreibungen; inn.: vor allem früher, als Expektorans, Stomachikum, Antiseptikum, ferner b. chron. Katarrhen der Respirations-, Verdauungs-, Urogenitalorgane, b. Asthma, Rheuma. **Dos.:** 0.2 bis 1.2 g mehrmals tgl. **Nebenw.:** relativ häufig Kontaktallergien. **Zuber.:** Linimentum contra Scabiem, Mixtura oleosa balsamica; vet.: als Räudemittel. In Salben u. (-spezialitäten) meist 10%; relativ häufig Bestandteil von Wundsalben.

**HOM:** *Balsamum peruvianum:*; verord. z.B. b. chron. Bronchitis.

**Balsamum styracinum:** s. Liquidambar orientalis.

**Balsamum Styracis (Storacis) liquidum:** s. Liquidambar orientalis.

**Balsamum Terebinthina:** s. Terebinthina.

**Balsamum tolutanum:** Tolubalsam, Resina tolutana, Balsamum Eustachii, B. americanum, B. indicum siccum. Stpfl. **Myroxylon balsamum** (L.) Harms *var.* **balsamum** (M. toluifera, M. balsamum var. genuinum Baillon), (nördl. Südamerika, bes. Unterlauf des Magdalenenstromes in Kolumbien, in der Nähe der Stadt Tolu), Fam. Fabaceae (Leguminosae). **Off.:** Ph.Helv.7. Gew.: durch spitzwinkelige Einschnitte in die Rinde der Bäume. Der frische Balsam ist braungelb u. zähflüss., er härtet an d. Luft zu einer spröden, leicht zerreiblichen Masse. Er besitzt einen feinen Wohlgeruch u. würzigen Geschmack; lösl. in Ethanol, Chloroform, Kalilauge. SZ 112 bis 168. **Best.:** 75 bis 80% Harz, bestehend aus Benzoe- u. Zimtsäureestern eines Toluresinotannols, ferner 7 bis 8% Gem. aus Zimtsäure- u. Benzoesäureester (Cinnamein, s. Balsamum peruvianum), Vanillin, äther. Öl. Geh.: mind. 25.0 u. max. 50.0% freie od. gebundene Säuren, bestimmt als Zimtsäure (Ph.Helv.7). **Anw.** med.: vor allem früher inn. als Expektorans b. Lungenkatarrhen, in Antitussiva; ferner b. Blasenkatarrhen; auch zur Herst. v. Kaugummi u. in der Parfümerie. **Übl. Dos.:** 0.15 bis 1 g mehrmals tgl. in Kapseln, Emulsionen. **Zuber.:** Emulsio Balsami tolutani, Sir. Balsami tolutani.

**Bambec®:** s. Bambuterol.

**Bambuterol** INN: (RS)-5-[2-(tert-Butylamino)-1-hydroxyethyl]-1,3-phenylen bis(N,N-dimethylcarbamat), Bambec®; CAS-Nr. 81732-65-2; $C_{18}H_{29}N_3O_5$, $M_r$ 367.45; p$K_s$ 9.6. **Wirk.** u. **Anw.:** $\beta_2$-Sympathomimetikum, Bronchospasmolytikum bei obstruktiven Atemwegserkrankungen wie Asthma bronchiale, chron. Bronchitis u. Lungenmphysem; das Prodrug bei ist lipophiler u. gewebegängiger als sein Metabolit Terbutalin*. **Nebenw.:** gelegentl., bes. am Therapiebeginn, Tremor, Palpitationen, Unruhegefühl. Kon-

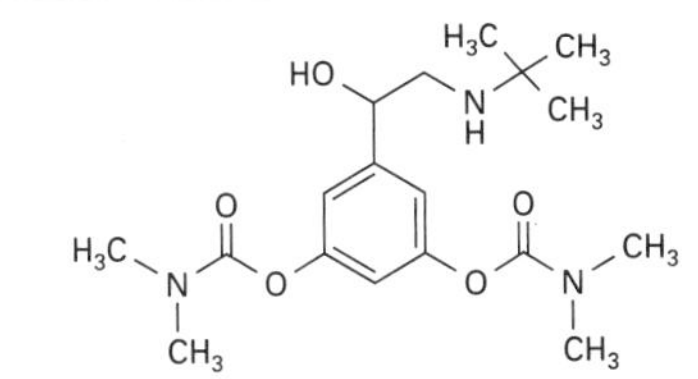


traind.: Hyperthyreose, Tachykardie, tachycarde Arrhytmie. HWZ 10 bzw. 20 h (Metaboliten). **Übl. Dos.:** Oral: zu Beginn 1.25 mg/d (morgens), Erhaltungsdos. 2.5 mg/d; MTD 5 mg. **Bambuterolhydrochlorid:** CAS-Nr. 81732-46-9; $C_{18}H_{29}N_3O_5 \cdot HCl$, $M_r$ 403.91.

**Bamethan** INN: 2-Butylamino-1-(4-hydroxyphenyl)ethanol, Vasculat®; CAS-Nr. 3703-79-5;

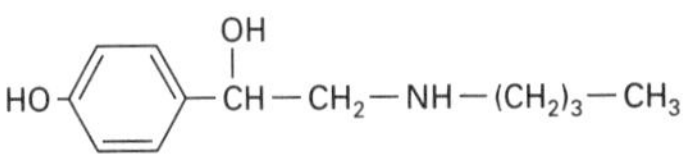


$C_{12}H_{19}NO_2$, $M_r$ 209.28. Schmp. 123.5-125°C. $pK_s$ 12.2, $pK_s$ 8.6 (als Ammoniumsalz). **Anw.:** durchblutungsförderndes Mittel, peripherer Vasodilator, Sympathomimetikum. **Nebenw.:** Schwindel u. andere Zeichen niedrigen Blutdruckes, Gesichtsröte, Tachykardie, Herzrhythmusstörungen, pektanginöse Beschwerden. **Übl. Dos.:** Oral: 0.0125 g alle 4 bis 6 h. Oral retard: 2mal 0.1 g/d. Parenteral: i.m. 0.05 g.

**Bamethansulfat:** Bamethani sulfas; CAS-Nr. 5716-20-1; $C_{24}H_{40}N_2O_8S$, $M_r$ 516.7. Weißes, krist. Pulver; leicht lösl. in Wasser, sehr schwer lösl. in Ethanol. **Off.:** DAC86.

**Bamford-Stevens-Reaktion:** basenkatalysierte Zers. von p-Toluolsulfonylhydrazonen von Aldehyden u. Ketonen zu Alkenen.

**Bamipin** INN: 4-(N-Benzyl)anilino-1-methylpiperidin, Soventol®; CAS-Nr. 4945-47-5; $C_{19}H_{24}N_2$, $M_r$ 280.40. Schmp. 115°C. **Anw.:** Antihistaminikum*.

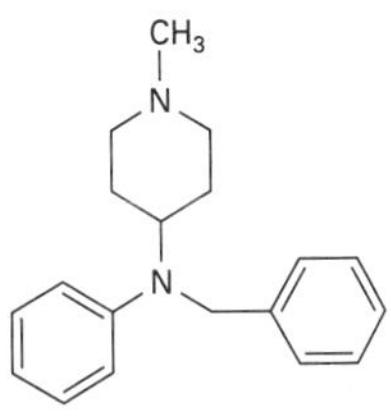


**Nebenw.:** Müdigkeit, Überempfindlichkeitsreaktionen, Beeinflussung des Reaktionsvermögens. Wechselw.: Alkohol, Psychopharmaka. Gebräuchl. sind auch Bamipin-bis[(RS)-lactat], Bamipin-bis(salicylat), Bamipin-dihydrochlorid u. Bamipin-citrat 3:2.

**BAM-Peptide:** BAM: Bovine Adrenal Medulla; 18 bis 28 Aminosäuren enthaltende Peptide mit mehreren Met-Enkephalin-Sequenzen; besitzen bis zu 30fache Opiataktivität von Met-Enkephalin*. Vorläuferpeptid ist Prä-Pro-Enkephalin A.

**BAN:** s. Freinamen.

**Bananenstärke:** Amylum Musae*.

**Bancroft-Regel:** (W. Bancroft, engl. Physikochemiker) Faustregel zur Vorhersage bzw. zur Vorherbestimmung der Phasenverteilung (O/W od. W/O) von Emulsionen* in Abhängigkeit von den verwendeten Emulgatoren. Die B.-R. besagt: Diejenige Flüssigkeit bildet die äußere Phase (das Dispersionsmittel), die den Emulgator besser löst, anreichert, bzw. allgemein besser solvatisiert. Mit Alkaliseifen entstehen O/W-Emulsionen; mit den schwer wasserlöslichen Erdalkaliseifen W/O-Emulsionen. Ausnahmen von der B.-R. sind häufig, da auch das Mengenverhältnis u. die Viskosität beider Phasen u. die Art der Herst. eine Rolle spielen.

**Banderole:** Spruchband.

**Bandwurm:** s. Taenia.

**Bandwurmnuß:** Semen Arecae, s. Areca catechu.

**Bang-Krankheit:** s. Brucella.

**Banisteria caapi** Spruce: (Banisteriopsis caapi (Spruce) Morton) Fam. Malpighiaceae (trop. Südamerika) u. andere B.-Arten, z.B. B. inebriane Morton, B. rusbyana (Niedenzu) Morton. Stpfln. v. **Lignum Banisteriae:** Sprosse der Liane. **Inhaltsst.:** Harmin* u. andere Harmanalkaloide* (ca. 2.2% in der Rinde u. 1% im Holz), Tryptamin-Verbindungen, ca. 0.7% Saponine. **Wirk.** u. **Anw.:** die Abkochung dient den Indianern als halluzinogenes Mittel (Yage, Yaje, Ayahuasca).

**Banisterin:** u. Banisteria-Arten, s. Harmin.

**Bankesia abyssinica:** Hagenia abyssinica*.

**BAnz:** Abk. f. Bundesanzeiger.

**BApoO:** s. Bundes-Apothekerordnung.

**Baptisia tinctoria** (L.) Vent.: Fam. Fabaceae (Leguminosae), Wilder Indigo (Nordamerika). Stpfl. v. **Radix Baptisiae tinctoriae:** Wilde Indigowurzel. **Inhaltsst.:** die Glykoside Baptisin, Baptin, die Alkaloide Cytisin, Methylcytisin, Spartein u.a. **Anw.:** als Abführmittel u. Febrifugum (in Form von alkoholischen Extrakten).

**HOM:** *Baptisia:* frische Wurzel mit der Rinde; verord. z.B. b. typhoidem Fieber mit Halluzinationen.

**Baptitoxin:** s. Cytisin.

**Bar:** Einheit f. den Druck, Symbol: bar. Die (abgeleitete) SI-Einheit* f. den Druck ist Pascal (Pa). 1 bar = $10^5$ Pa = $10^{-5}$ N/m$^2$ (1.019 kp/m$^2$ od. 750 Torr; 1 kp/m$^2$ = 1 at, 1 Torr = 1 mmHg).

**Barazan®:** s. Norfloxacin.

**Barbadoskirsche:** s. Malpighia punicifolia.

**Barbaloin:** *syn.* Aloin, glykosidischer Bitterstoff der Aloe*.

**Barbexaclon** INN: Molekülverbindung (1:1) von Levopropylhexedrin* mit Phenobarbital*, Maliasin®; CAS-Nr. 4388-82-3; $C_{12}H_{12}N_2O_3 \cdot C_{10}H_{21}N$, $M_r$ 387.5. Schmp. 133°C. **Anw.:** Antiepileptikum. **Nebenw.:** Reizbarkeit, Unruhe, Schlafstörungen, Müdigkeit, Appetitlosigkeit, Obstipation, Halluzinosen (v.a. bei Kindern), Benommenheit, Ataxie, Erbrechen; Kontraind.: Leber- u. Nierenfunktionsstörungen, Phäochromozytom, Thyreotoxikose, tachykarde Arrhythmien, schwere Angina pectoris u.a. Zahlreiche Wechselw.! **Übl. Dos.:** Oral: Initialdos. 1mal 0.1 g/d, alle 2 d um 0.1 g erhöhen bis 0.3 g. Individuell einstellen.

**Barbital** INN: Barbitalum Ph.Eur.3, Acidum di(a)ethylbarbituricum, Diethylbarbitursäure, Diethylmalonylharnstoff, Diethylmalonylurea,

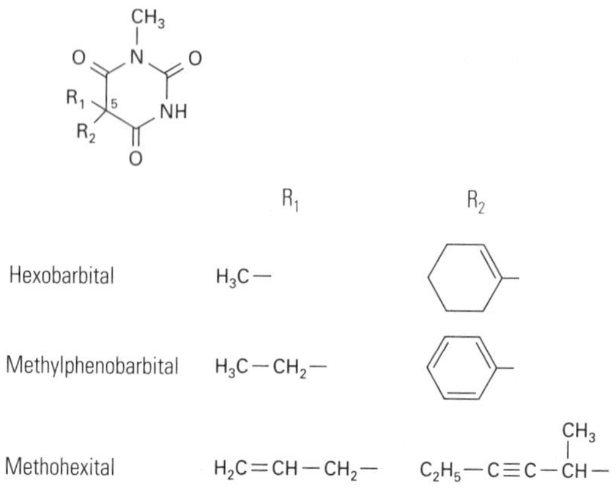


Barbiturate:
N-Methylbarbitursäurederivate

Diemalum, Veronal®; CAS-Nr. 57-44-3; $C_8H_{12}N_2O_3$, $M_r$ 184.19. **Strukturformel** s. Barbiturate. Schmp. 188-192°C; 6 polymorphe Modifikationen sind bekannt. 1 g lösl. in ca. 130 mL Wasser, 13 mL kochendem Wasser, 14 mL Ethanol, 75 mL Chloroform, 35 mL Ether; lösl. in Aceton, Ethylacetat, Alkalien, Petrolether, Essigsäure, Amylalkohol, Pyridin, Anilin, Nitrobenzol. $pK_s$ 8.0 (25°C). **Anw.:** Sedativum, Hypnotikum; nur noch selten als Durchschlafmittel bei schweren Schlafstörungen, in kleinen Dosen in Kombinationspräparaten. Übl. HWZ 4 d. **Dos.:** Oral: 2- bis 3mal 0.25 g/d. Wirkungsdauer einer ED 12 bis 24 h, längere Anw. kann zur Abhängigkeit führen. MTD 1.0 g.

**Barbital-Natrium:** Barbitalum natricum, Barbitalum solubile, Natrium di(a)ethylbarbituricum, Diethylbarbitursaures Natrium; $C_8H_{11}N_2NaO_3$, $M_r$ 206.2. Weißes, krist., hygr. Pulver; leicht lösl. in Wasser. Schmp. 190°C. **Off.:** DAB7, ÖAB90, Ph.Helv.7. Hingewiesen sei auch auf Phenazon-Barbital.

**Barbiturate:** Barbitursäurederivate; sedativhypnotisch wirkende, cyclische Kondensationsprodukte von substituierten Malonsäuren u. Harnstoff (einige **Strukturformeln** s. die beiden folgenden Abbildungen). *Barbitursäure* selbst ist nicht sedativ-hypnotisch wirksam, da sie aufgrund ihrer hohen Azidität ($pK_s$ 4.0) im Organismus überwiegend dissoziiert vorliegt u. daher die Blut-Hirn-Schranke nicht überwinden kann. Durch Substitution der Wasserstoffatome am C-5 u. am N-1 der Barbitursäure erhält man Verbindungen *niedrigerer Azidität* ($pK_s$ 7.3 bis 8.4) u. *höherer Lipophilie* mit dementsprechenden Unterschieden hinsichtlich Wirkungseintritt u. Wirkungsdauer (N-Methylbarbitursäurederivate, s. Abb.). Man kann in **kurz, mittel** u. **lang wirksame** B. einteilen (Wirkungsdauer bis 8 h, 8 bis 16 h, über 16 h). Bei peroraler Applikation werden B. gut u. rasch resorbiert u. in unterschiedlichem Ausmaß an Plasmaproteine gebunden (5% bei Barbital*, 84% bei Thiopental*). Die Ausscheidung erfolgt bei langwirksamen B. weitgehend mit dem Harn, kürzer wirkende B. werden in der Leber fast vollständig abgebaut. Wiederholte Gabe bedingt eine Enzyminduktion u. damit auch eine Toleranzentwicklung (Dosissteigerung) u. den verstärkten Abbau von anderen Stoffen (Wirkungsverminderung von z.B. Antiepileptika, Kontrazeptiva, Antikoagulantien). Weitere *Wechselw.:* Die Wirkung von Alkohol, Morphin (Atemdepression), Psychopharmaka, Antihistaminika, zentral wirkenden Antihypertensiva wird verstärkt. **Indikationen: 1.** als Sedativa in Kombination mit Analgetika u. Antipyretika, **2.** als Einschlaf- u. Durchschlafmittel, **3.** i.v. als Narkotika (z.B. Thiopental*, Hexobarbital*), **4.** aufgrund einer unspezifisch antikonvulsiven Wirk. bei Vergiftungen mit Pharmaka wie Aminophenazon* od. Strychnin*, **5.** bei Epilepsie (Phenobarbital*, Methylphenobarbital*). Der Gebrauch von B. wird i.a. möglichst eingeschränkt. *Eine Neubewertung (1994) der B. erbrachte das Ergebnis, daß das Nutzen/Risiko-Verhältnis bei diesen Arzneistoffen nicht zu tolerieren ist, wenn sie als Sedativa od. Hypnotika eingesetzt werden.* **Nebenw.:** bei niedriger Dosierung selten, nach höheren Dosen am nächsten Tag „Hangover" (Schläfrigkeit am Tag, Schwindel, Verwirrtheit, eingeschränktes Urteilsvermögen, Lethargie), bei empfindlichen Personen: gastrointestinale Störungen, allergische Reaktionen (Ödeme, Exantheme); in manchen Fällen wirken B. zentralerregend u. euphorisierend, wodurch die Suchtgefahr gegeben ist. **Mißbrauch:** einerseits *Gewohnheitsbildung* bei Patienten, die regelmäßig Schlafmittel in größeren Dosen zu sich nehmen u. bei denen eine Entwöhnung meist ohne große Schwierigkeiten vor sich gehen kann, andererseits: *Barbituratsucht* bei Patienten, die euphorisch reagieren, mit Dosissteigerung bis zum Faktor 10 bis 15 u. Entzugserscheinungen (Übererregbarkeit, Tremor, Schwächegefühl u. Angst, bei abruptem Absetzen können Krämpfe u. toxisch bedingte Psychosen auftreten). **Kontraind.:** schwere Herz-, Nieren- u. Leberfunktionsstörungen, akute Porphyrien, Analgetika-, Alkohol- u. Psychopharmakaintoxikationen.
**Barbituratvergiftung:** Störung des ZNS u. – bei schweren Vergiftungen – des kardiovaskulären Systems; *leichte Vergiftung:* ähnliche Erscheinungen wie bei Alkoholvergiftung; *schwere Vergiftung:* Bewußtlosigkeit, Koma, Hauptgefahr ist die Atemlähmung; Ther.: Magenspülung, bei Atemstillstand künstliche Beatmung, Plasmaex-

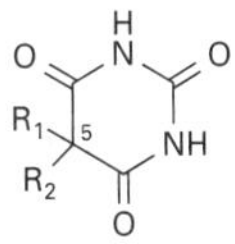


| | $R_1$ | $R_2$ |
|---|---|---|
| Allobarbital | $H_2C{=}CH-CH_2-$ | $H_2C{=}CH-CH_2-$ |
| Amobarbital | $H_3C-CH_2-$ | $(H_3C)_2CH-CH_2-CH_2-$ |
| Aprobarbital | $H_2C{=}CH-CH_2-$ | $(H_3C)_2CH-$ |
| Barbital | $H_3C-CH_2-$ | $H_3C-CH_2-$ |
| Brallobarbital | $H_2C{=}CH-CH_2-$ | Br<br>$H_2C{=}C-CH_2-$ |
| Butobarbital | $H_3C-CH_2-$ | $H_3C-CH_2-CH_2-CH_2-$ |
| Cyclobarbital | $H_3C-CH_2-$ | 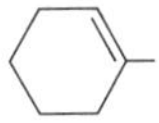 |
| Heptabarbital | $H_3C-CH_2-$ | 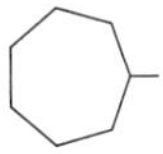 |
| Pentobarbital | $H_3C-CH_2-$ | $CH_3$<br>$H_3C-(CH_2)_2-CH-$ |
| Phenobarbital | $H_3C-CH_2-$ | 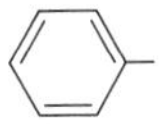 |
| Propallylonal | $(H_3C)_2CH-$ | Br<br>$H_2C{=}C-CH_2-$ |
| Proxibarbital | $H_2C{=}CH-CH_2-$ | OH<br>$H_3C-CH-CH_2-$ |
| Secbutabarbital | $H_3C-CH_2-$ | $CH_3$<br>$H_3C-CH_2-CH-$ |
| Secobarbital | $H_2C{=}CH-CH_2-$ | $CH_3$<br>$H_3C-(CH_2)_2-CH-$ |
| Vinylbital | $H_2C{=}CH-$ | $CH_3$<br>$H_3C-CH_2-CH_2-CH-$ |

Barbiturate

pander, Wirksamkeit der forcierten Diurese ist unterschiedlich: bei langwirksamen B. erhebliche Beschleunigung der Ausscheidung, bei mittellang wirkenden B. unterschiedliche Effektivität (wirkungslos bei Amobarbital*, Butallylonal*, Pentobarbital*, Propallylonal*, Secobarbital*), wirkungslos auch bei kurzwirksamen B., ev. Hämodialyse od. besser Hämoperfusion. **Lit.:** Dtsch. Apoth. Ztg. *134*, 4038 – 4046 (1994).

**Barbitursäure:** Acidum barbituricum, Malonylharnstoff, Malonylcarbamid, Malonylureid; $C_4H_4N_2O_3 \cdot H_2O$. Weiße Kristalle, wenig lösl. in Wasser, unlösl. in Ethanol; reine Barbitursäure wirkt nicht hypnotisch; ledigl. ihre Derivate, bei denen 2 H-Atome durch organische Gruppen, s. Barbiturate (Tab.), ersetzt sind, haben hypnot. Wirkung.

**Barbus fluviatilis:** Karpfen, s. Cyprinus barbus.

**Barcode:** s. Strichcode.

**Barii sulfas:** s. Bariumsulfat.

**Barium:** Ba, Erdalkalimetall, 2wertig, OZ 56, $A_r$ 137.34. D. 3.62, Schmp. 726.2°C, Sdp. 1696°C. 7 Isotope (138 bis 132, 130), nat. als Schwerspat ($BaSO_4$) u. Witherit ($BaCO_3$). Silberweißes Metall (Härte 2), das an der Luft grauschwarz anläuft; lösl. in fast allen Säuren, ausgen. konz. Schwefelsäure; da es sich schon bei Zimmertemperatur mit dem Kohlendioxid der Luft verbindet, muß es unter Luftabschluß aufbewahrt werden. Zersetzt Wasser unter Bildung von $Ba(OH)_2$ u. $H_2$. Darst.: durch Reduktion von Bariumoxid (aus Bariumcarbonat u. Kohle) mit Aluminium od. Silicium bei 1200°C im Vakuum. Elektrolyt. dargest. 1808 von Humphrey Davy (geb. 1778 in Penzance, Cornwall, gestorben 1829 in Genf). **Tox.:** Lösliche Ba-Salze sind giftig. Das Barium-Ion bewirkt Erregung u. Kontraktion der glatten, der quergestreiften u. der Herzmuskulatur. Nach oraler Aufnahme treten Brechdurchfälle, Schwindel, Blutdruckanstieg auf. Bei rasch verlaufender Vergiftung kommt es zu aufsteigenden Lähmungen, schließlich zum Atemstillstand. Wird die Störung durch künstliche Beatmung überbrückt, so führen schließlich cardiale Komplikationen zum Tod. 2 bis 4 g $BaCl_2$ od. $BaCO_3$ gelten als tödliche Dosis. **Nachw. der Bariumverbindungen: 1.** Sie färben die nichtleuchtende Flamme fahlgrün; im Spektrum hellgrüne Linie. **2.** Schwefelsäure fällt auch aus sehr verd. Lsgn. weißes, Bariumsulfat, $BaSO_4$, das in Säuren, Basen u. Wasser unlösl. ist. **3.** Kaliumdichromat fällt gelbes Bariumchromat ($BaCrO_4$). **4.** Hexafluorokieselsäure fällt weißes Bariumhexafluorosilicat ($BaSiF_6$); beide sind unlösl. in Essigsäure. (Calcium- u. Strontiumsalze werden durch diese beiden Reagenzien nicht gefällt).

**Bariumacetat:** Barium aceticum, Essigsaures Barium; $Ba(CH_3CO_2)_2 \cdot H_2O$, $M_r$ 273.36. D. 2.19. Weiße Kristalle, sehr leicht lösl. in Wasser, wenig lösl. in Ethanol. Darst.: durch Eintragen v. Bariumcarbonat in verd. Essigsäure, Eindampfen u. Auskristallisieren. **Anw.** chem.: als Reagenz u. als Beizmittel.

**HOM:** *Barium aceticum,* Baryta acetica: verord. z.B. b. Lähmungen.

**Barium aceticum:** s. Bariumacetat.

**Barium bromatum:** s. Bariumbromid.

**Bariumbromid:** Barium bromatum, Brombarium; $BaBr_2 \cdot 2\ H_2O$, $M_r$ 333. Farblose Kristalle, sehr leicht lösl. in Wasser.

**Bariumcarbonat:** Barium carbonicum, Kohlensaures Barium; $BaCO_3$, $M_r$ 197. Schweres, weißes, geschmackl. Pulver, unlösl. in Wasser, lösl. in verd. Säuren unter Aufbrausen. Darst.: durch Fällung v. Bariumchlorid mit Natriumcarbonat in heißen Lösungen. **Anw.** med.: früher b. Metrorrhagien, Atonie, Abortus (LD 2 bis 4 g); techn.: z. Darst. anderer Bariumsalze.

**HOM:** *Barium carbonicum* (HAB1.3), Baryta carbonica: Konstitutionsmittel, verord. z.B. b. Lymphatismus (bei Kindern), Herzschwäche, Drüsenschwellungen, vorzeitiger Sklerose (Verkalkung).

**HOM:** *Witherit* (HAB1.3), Barium carbonicum nativum: nat. vorkommendes Mineral mit mind. 95% Bariumcarbonat.

**Barium carbonicum:** s. Bariumcarbonat.

**Barium carbonicum nativum:** Nat. Bariumcarbonat*, Witherit.

**Bariumchlorat:** Barium chloricum, Chlorsaures Barium; $Ba(ClO_3)_2 \cdot H_2O$, $M_r$ 322.29. D. 3.18. Schmp. 414°C. Farblose Kristalle, sehr leicht lösl. in Wasser, unlösl. in Ethanol. **Anw.:** in d. Feuerwerkerei (Grünfeuer).

**Barium chloratum:** s. Bariumchlorid.

**Barium chloricum:** s. Bariumchlorat.

**Bariumchlorid:** Barium chloratum, Chlorbarium; $BaCl_2 \cdot 2\ H_2O$, $M_r$ 244.31. D. 3.09. Farblose Kristalle, lösl. in 2.5 T. Wasser, wenig lösl. in Ethanol u. HCl. Darst.: durch Erhitzen von Schwerspat mit Kohle u. Calciumchlorid od. durch Auflösen v. Bariumcarbonat in Salzsäure. **Anw.:** zum Härten von Stahl, als Schädlingsbekämpfungsmittel, (früher) als Frostschutzmittel. **Tox.:** wirkt ähnl. den Digitalisglykosiden auf den Herzmuskel (wurde daher bisweilen entsprechend angewandt, in Dosen v. 0.01 g). Dosen v. 0.2 bis 0.5 g bereits giftig, LD 0.8 bis 3 g! Exitus infolge Atmungslähmung. **Antid.:** Magenspülung mit 2%iger Natriumsulfatlsg., Klistiere m. Natriumsulfatlsg., s.c. Atropin 0.001 g.

**HOM:** *Barium chloratum* (HAB1.3), Baryta muriatica: verord. z.B. b. Hypotonie (tiefe Potenzen), Hypertonie (hohe Potenzen), Sklerose, unterstützend bei rezidivierenden Mandelentzündungen.

**Barium, Chlorsaures:** Bariumchlorat*.

**Bariumchromat:** Barium chromicum, Chromsaures Barium, Barytgelb, Bariumgelb; $BaCrO_4$. Gelbes krist. Pulver, prakt. unlösl. in Wasser, lösl. in verdünnt. Mineralsäuren. **Anw.** techn.: als Malerfarbe (Ultramaringelb, Barytgelb).

**Barium chromicum:** s. Bariumchromat.

**Barium, Chromsaures:** s. Bariumchromat.

**Barium cyanatum:** s. Bariumcyanid.

**Bariumcyanid:** Barium cyanatum, Cyanbarium; $Ba(CN)_2 \cdot 2\ H_2O$, $M_r$ 225.4. Zerfließl. Kristalle, leicht lösl. in Wasser, unlösl. in Ethanol. **Anw.** techn.: in d. Galvanotechnik.

**Barium, Essigsaures:** s. Bariumacetat.

**Bariumgelb:** s. Bariumchromat.

**Bariumhydroxid:** Barium oxydatum hydricum, Baryta hydrica; $Ba(OH)_2 \cdot 8\ H_2O$. Weiße tetragonale Kristalle, lösl. in Wasser, wenig lösl. in Ethanol, leicht lösl. in verdünnten Säuren. **Anw.:** s. Barytwasser.

**Barium iodatum:** s. Bariumiodid.

**Bariumiodid:** Barium iodatum, Jod-Barium; $BaI_2 \cdot 2\ H_2O$, $M_r$ 427.23. Weißes, krist. Pulver od. zerfließl. Kristalle, leicht lösl. in Wasser, lösl. in Ethanol u. Aceton. **Anw.** med.: früher bei Skrofulose; MED 0.015 g.

**HOM:** *Barium iodatum* (HAB1.5), Baryta iodata: getrocknetes Bariumiodid (Monohydrat), $BaI_2 \cdot H_2O$, $M_r$ 409.2; verord. z.B. b. Arteriosklerose mit Hypertonie, exsudativer Drüsenschwellung, chron. Mandelentzündung.

**Barium, Kohlensaures:** s. Bariumcarbonat.

**Bariumnitrat:** Barium nitricum, Salpetersaures Barium; $Ba(NO_3)_2$. D. 3.24. Schmp. 592°C. Farblose Kristalle, lösl. in Wasser, unlösl. in Ethanol. Giftig! **Anw.** techn.: in d. Feuerwerkerei (Grünfeuer).

**Barium nitricum:** s. Bariumnitrat.

**Bariumoxid:** Barium oxydatum anhydricum, Ätzbaryt, BaO, weiße poröse Stücke. **Anw.:** in d. Glasindustrie, als Absorptionsmittel f. $CO_2$ u. Wasser.

**Barium oxydatum:** s. Bariumoxid.

**Bariumperoxid:** Barium peroxydatum, Bariumsuperoxid; $BaO_2$, $M_r$ 169.36. Weiße Stücke od. Pulver, wenig lösl. in Wasser, unlösl. in Ethanol u. Ether, bildet mit verdünnten Säuren Wasserstoffperoxid. Beim Zusammenbringen mit organischen Stoffen besteht Entzündungs- u. Explosionsgefahr! **Anw.** chem.: als Bleichmittel sowie zur Herst. v. Wasserstoffperoxid.

**Barium peroxydatum:** s. Bariumperoxid.

**Bariumplatincyanür:** s. Barium-tetracyanoplatinat(II).

**Barium, Salpetersaures:** s. Bariumnitrat.

**Barium, Schwefelsaures:** s. Bariumsulfat.

**Barium, Schwefligsaures:** s. Bariumsulfit.

**Bariumspeise:** s. Bariumsulfat.

**Bariumsulfat:** Barii sulfas Ph.Eur.3, Barium sulfuricum, Barytweiß, Schwefelsaures Barium; $BaSO_4$, $M_r$ 233.4. D. 4.53. Weißes, schweres Pulver, unlösl. in Wasser, organischen Lösungsmitteln, verd. Säuren u. Laugen, etwas lösl. in konz. Salz-, Schwefel- od. Salpetersäure; infolge seiner schweren Löslichkeit ist $BaSO_4$ ungiftig. Nat. als Schwerspat (Härte 3 bis 3.5), in rhomb. Kristallen od. krist. Massen. Darst.: durch Fällen einer heißen Lsg. v. Bariumchlorid m. Natriumsulfat od. Schwefelsäure. **Anw.** med.: peroral als Röntgenkontrastmittel (darf keinerlei lösl. Bariumverbindungen enthalten), zur Darstellung des Magen-Darm-Traktes. Es sind zahlreiche Präparate mit standardisierten Partikelgrößen (0.3 bis 1 µm) im Handel. Vielfältige Zusätze wie Tragant, Methylcellulose, Glycerol, Paraffin sowie Geschmacksstoffe u.a. sollen Viskosität, Haftfähigkeit u. Benetzungsfähigkeit erhöhen, zu einer Verringerung der Sedimentationsgeschwindigkeit führen sowie durch eine Geschmacksverbesserung die Einnahme erleichtern. Früher wurde Bariumbrei durch Kochen von 15 T. Mondamin, 15 T. Zucker, 20 T. Kakao, 150 T. Bariumsulfat u. 500 T. Wasser hergestellt. **Anw.** techn.: als Malerfarbe (Permanentweiß, Blanc fixe, Barytweiß).

**Bariumsulfid:** Barium sulfuratum, Schwefelbarium; BaS, $M_r$ 169.42. Weißes bis graubraunes Pulver. Graue od. rötlich-weiße Stücke od. Pulver, d. beim Übergießen m. Salzsäure Schwefelwasserstoff entwickeln. Darst.: durch Erhitzen von Schwerspat u. Kohle (in Teig- od. Brikettform) auf 600 bis 800°C. **Anw.** chem.: z. Darst. anderer Bariumverbindungen, zur Herst. v. Lithopone*, Enthaarungsmitteln, Leuchtfarben*, Pflanzenschutzmitteln, in d. Analyse z. Entwicklung v. $H_2S$.

**Bariumsulfit:** Barium sulfurosum, Barium Schwefligsaures; $BaSO_3$, $M_r$ 217. Giftiges weißes Pulver. Wird an Luft zu Bariumsulfat oxidiert; leicht lösl. in Wasser, unlösl. in Ethanol. **Anw.:** in der Papierindustrie.

**Barium sulfuratum:** s. Bariumsulfid.

**Barium sulfuricum:** s. Bariumsulfat.

**Barium sulfurosum:** s. Bariumsulfit.

**Bariumsuperoxid:** s. Bariumperoxid.

**Barium-tetracyanoplatinat(II):** Bariumplatincyanür $Ba[Pt(CN)_4] \cdot 4H_2O$. Gelbgrünl. Kristalle, lösl. in Wasser. **Anw.:** zum Nachw. von Kathoden-, Röntgen- u. radioaktiven Strahlen (gelbgrünes Fluoreszenzlicht, Röntgenschirm).

**Barometer:** Gerät zur Messung des Luftdrucks*. Man kennt Flüssigkeitsbarometer, Aneroidbarometer u. Hypsometer. Beim **Flüssigkeitsbarometer** (z.B. Quecksilberbarometer) wird das Gewicht einer Flüssigkeit (z.B. Quecksilber), die im Gleichgewicht mit dem Lufftdruck steht, gemessen. Das **Aneroidbarometer** besitzt eine Membran, die unter der Wirkung einer Druckdifferenz elastisch deformiert wird. Die Membran schließt einen evakuierten Raum ab u. gibt die vom äußeren Luftdruck bewirkte Auslenkung über ein Hebelsystem mit Zeiger auf einer Skala wieder. Beim **Hypsometer** (Siedebarometer) wird der Luftdruck über die Bestimmung des Siedepunktes einer Flüssigkeit (z.B. Wasser) gemessen).

**Barosma-Arten:** Fam. Rutaceae. **B. betulina, B. crenulata** (sämtl. heim. in Südafrika, bes. Kapland). Stpfl. v. **Folia Bucco (rotunda):** Folia Buchu, Folia Barosmae, (breite) Buccoblätter, Buchublätter. **B. serratifolia:** Stpfl. v. **Folia Bucco longa**, lange Buccoblätter. **Inhaltsst.:** 1.3 bis 2.5% äther. Öl mit ca. 12% Diosphenol* (das sich wahrscheinlich aus dem genuin vorliegendem Piperitonepoxid bildet), 35% (-)-Isomenthon, 9% (+)-Menthon u. 10% Limonen, Pulegon, Terpinen-4-ol etc.; ferner die Flavonylglykoside Diosmin* (Barosmin) u. Hesperidin; Gummi, Schleim (in der oberen Hypodermis), Harz. Diosphenol (Schmp. 83°C) kristallisiert aus äther. Öl aus (früher Barosma- od. Buccokampfer). Diosphenol ist Wirkungsträger (stark antiseptisch, wird renal eliminiert), Gehalt in Barosma betulina am höchsten. **Anw.** med.: als Diuretikum u. entzündungswidriges Mittel bei Harnwegserkrankungen (2 g der Blätter im Aufguß). Folia Bucco kann mit den Blättern von Empleurum unicapsulare* u. E. serrulatum* vermischt (verfälscht) sein.

**HOM:** *Bucco:* getrocknete Blätter.

**Barosmin:** s. Diosmin.

**Barras:** Resina Pini, s. Terebinthina.

**Barrier creams:** Hautschutzsalben. Gegen schädigende Einflüsse hydrophiler Natur schützen hydrophobe Salbengrundlagen (z.B. Vaselin, Lipogele, Absorptionsbasen); gegen lipophile Noxen sind Hydrogele, Polyethylenglykolsalben u. O/W-Emulsionssalben (s. Unguenta) geeignet. Bevorzugt werden als Schutz gegen die meisten hautschädigenden Substanzen siliconhaltige Salben (als Mittel der Wahl) verwendet.

**Barringtogenol:** Triterpensapogenin(e), **Strukturformel** s. Aescin bzw. s. Saponine.

**Bartflechte:** Sykosis.

**Bart-Reaktion:** Bildung von Arsonsäuren aus aromatischen Diazoniumsalzen u. Natriumarsenit in Gegenwart von Kupfer od. Silber.

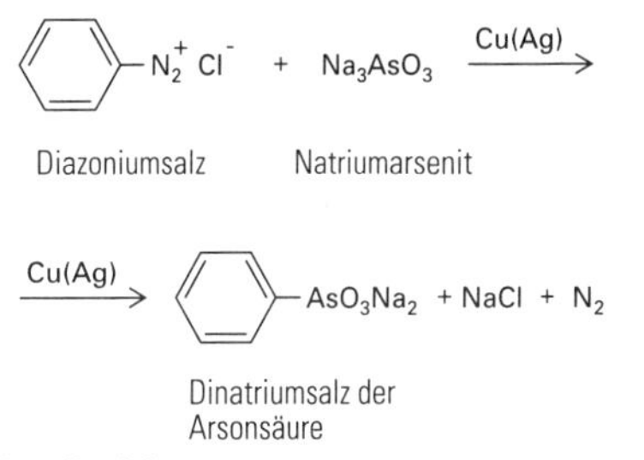


Bart-Reaktion

**Baryta acetica:** s. Bariumacetat; **B. carbonica:** s. Bariumcarbonat; **B. hydrica:** s. Bariumhydroxid; **B. iodata:** s. Bariumiodid; **B. muriatica:** s. Bariumchlorid.

**Barytgelb:** Bariumchromat*.

**Barytwasser:** Lsg. von 1 T. Bariumhydroxid*, $Ba(OH)_2 \cdot 8\,H_2O$, in 19 T. Wasser (reagiert stark alkalisch). Reagenz auf Kohlendioxid.

**Barytweiß:** Bariumsulfat*.

**Basalkörper:** zylinderförmige Zytoplasmastruktur (auch Blepharoplast genannt), aus der Geißeln u. Wimpern entspringen; der Bau gleicht dem der Centriolen*.

**Basaltemperatur:** s. Frauenthermometer.

**Basedow-Krankheit:** Überfunktion der Schilddrüse. Sympt.: Erhöhung des Grundumsatzes, Haarausfall, Glanzauge, Abmagerung, Struma, Vermehrung des Iodgehaltes im Blut, Herzklopfen u.a.

**Basekonstante:** $K_b$, Basizitätskonstante; analog der Säurekonstante* ein Maß für die Stärke einer Base. Sie ist die Gleichgewichtskonstante (s. Massenwirkungsgesetz) für die Reaktion einer Base B (meist) mit Wasser:

$$B + H_2O \rightleftarrows BH^+ + OH^-$$

$$K_b = \frac{a(BH^+) \cdot a(OH^-)}{a(B)}$$

$K_{b,1}$, $K_{b,2}$... sind analog $K_{s,1}$, $K_{s,2}$... definiert (s. Säurekonstante). Häufig wird die Stärke einer Base (B) nicht durch ihre B., sondern durch die Säurekonstante* bzw. den $pK_s$-Wert der *konjugierten Säure* ($BH^+$) angegeben.

**Basen:** alkalisch reagierende Stoffe, die mit Säuren Salze bilden bzw. Stoffe, die in wäßriger Lösung negativ geladene Hydroxid-Ionen ($OH^-$) abspalten. Nach der Definition von **Brönsted** sind B. Protonenakzeptoren, die in wäßriger Lsg. $H^+$-Ionen vom Wasser aufnehmen, wobei $OH^-$-Ionen entstehen (z.B. $NH_3 + H_2O \rightarrow NH_4^+ + OH^-$). Man unterscheidet Neutralbasen, Anionbasen u. Kationbasen. Die Metallhydroxide sind z.B. „Anionbasen". Anorganische B. sind die Hydroxide der Metalle u. des Ammoniaks; organische B. sind Kohlenstoffverbindungen, die neben C u. H noch N enthalten, hierzu gehören die Alkaloide; ist N durch As, P, Sb od. S ersetzt, so erhält man die entsprechenden Arsonium-, Phosphonium-, Stibonium-, Sulfoniumbasen. B. färben rotes Lackmuspapier blau, gelbes Kurkumapapier braun, farblose Phenolphthaleinlsg. rot, rote Methylorangelsg. gelb. Je nachdem, ob 1, 2 usw. OH-Gruppen enthalten sind, unterscheidet man 1-, 2- od. mehrwertige od. -säurige od. mono-, di- usw. -hydrische B. Sind nicht alle Hydroxidgruppen einer mehrwertigen Base durch Säureanionen ersetzt, so spricht man v. basischen (Hydroxy-) Salzen, vgl. Säuren u. Salze. Nach der Definition von **Lewis** sind B. Elektronenpaardonatoren, d.h. Verbindungen mit freien Elektronenpaaren wie $OH^-$, $NH_3$, Ether usw.

**Basenpaarung:** das Gesetz der B. besagt, daß in einer Nucleinsäure-Doppelhelix (s. Desoxyribonucleinsäure) immer Adenin* mit Thymin* (od. Uracil*) u. Guanin* mit Cytosin* paart. Durch Wasserstoffbrücken zwischen den Purin- u. Pyrimidinbasen werden die beiden Nucleinsäure-Stränge zusammengehalten.

**Basidien:** *bot.* keulenförmige Zellen bei Basidiomyzeten (s. Pilze), an denen Basidiosporen* sitzen.

**Basidiokarp:** (*gr.* βάσις Grund, Fuß, καρπός Frucht) Fruchtkörper bei Basidiomyzeten (Ständerpilze), dem Ascokarp der Ascomyzeten analog; v.a. bei Homobasidiomuzeten (s. Pilze) oft als „Hut" ausgebildet (daher „Hutpilze"). Das B. trägt die Basidien*, in denen Kernverschmelzung (Karyogamie) u. Meiose* des Zygotenkerns unter Bildung von 4 haploiden, einkernigen Basidiosporen stattfinden.

**Basidiomyzeten:** Stiel- od. Ständerpilze, s. Pilze.

**Basidiosporen:** entstehen durch Abschnürung von den Basidien (Sporenständer); durch Keimung der B. entsteht bei den Homobasidiomyzeten (s. Pilze) das (primäre, d.h. monokaryontische) Myzel, aus dem dann in der Folge (im Gegensatz zu den Ascomyzeten) ohne Ausbildung von Gameten durch Plasmogamie* das sekundäre, dikaryontische Myzel entsteht (Somatogamie*).

**Basilicum:** s. Ocimum basilicum.

**Basilienkraut, Basilikumkraut:** Herba Basilici, s. Ocimum basilicum.

**Basisch:** alkalisch, s. Basen; basische Salze: s. Salze.

**Basiscreme:** Cremor basalis, Unguentum basale, ambiphile Creme. Herst. nach DAC86: in die auf 60°C erwärmte Mischung von Glycerolmonostearat 60 (4 T.), Cetylalkohol (6 T.), mittelkettigen Triglyceriden (7.5 T.) u. weißem Vaselin (25.5 T.) wird die auf gleiche Temp. erwärmte Lsg. von Polyoxyethylenglycerolmonostearat (7 T.), Propylenglykol (10 T.) u. Wasser (40 T.) anteilsweise eingearbeitet. Die B. wird bis zum Erkalten ständig gerührt u. das verdunstete Wasser ergänzt. Es entsteht eine weiche, mit Wasser von der Haut abwaschbare u. unbegrenzt verdünnbare Creme. VZ 30 bis 40; UA 25 bis 35%. Überfettete O/W-Creme mit hohem Emulgatoranteil bzw. die lipophile als auch die hydrophile Phase liegen in bikohärenter Form zwischen Plattenmizellen verteilt vor *(Mischsystem)*. In die B. können ohne Brechen des Emulsionssystems größere Anteile an Wasser od. an lipophilen Substanzen eingearbeitet werden *(ambiphile Creme)*. Mit gleitenden Übergängen bildet sich dabei innerhalb gewisser Grenzen ein O/W- bzw. ein W/O-Emulsionssystem aus. Dadurch ist die B. in der Rezeptur nahezu universell anzuwenden. Als Packmittel eignen sich bes. innenschutzlackierte Tuben. **Anw.:** bei subakuten Hauterkrankungen sowohl bei seborrhöischem als auch bei sebostatischem Hauttyp.

**Basiseinheiten:** s. SI-Einheiten.

**Basisgel, Hydrophobes:** s. Mucilago basalis hydrophobica.

**Basisgrößen:** s. SI-Einheiten.

**Basistherapeutika:** s. Antirheumatikum(a).

**Basizitätskonstante:** *syn.* Basekonstante*.

**Basodexan®:** s. Harnstoff.

**Basophil: 1.** mit basischen Farbstoffen färbbar; **2.** aus derartigen Zellen bestehend (Basophilie).

**Basophopie:** Furcht vor dem Gehen.

**Bassiaöl:** s. Illipe mallabrorum.

**Bassorin:** Best. des Tragant (s. Astragalus-Arten), Gummi arabicum* u. anderer Gummiarten. Wasserunlösliches, aber stark quellbares Polysaccharid, $M_r$ über 100 000.

**Bast:** sekundäre Rinde*; man unterscheidet zuweilen zwischen Weichbast (Rindengewebe ohne Fasern u. Steinzellen), Hartbast (mit sklerenchymatischen Elementen) u. Hornbast (s. Keratenchym).

**Bastardsafran:** Saflor, Flor. Carthami, s. Carthamus tinctorius.

**Bastfasern:** *bot.* langgestreckte, an den Enden zugespitzte Zellen mit verdickten Zellwänden, zu Strängen od. Bündeln vereinigt. Sie sind Teil des pflanzlichen Festigungsgewebes (s. Sklerenchym, vgl. Phloem). Leinen, Jute, Hanf etc. bestehen aus B.

**Bastparenchymzellen:** *bot.* langgestreckte Zellen, zum Siebteil (Phloem*) gehörend, mit versch. Inhaltsstoffen, können durch Zellwandverdickung sklerotisieren.

**Baststrahlen:** *bot.* sekundäre Markstrahlen* in der Rinde*.

**Basunguent®:** Absorptionsgrundlage* (s. Unguenta); eine hydrophile wasserfreie Salbe (Lipogelgrundlage), aus der mit Wasser eine lipophile Creme (Wasser-in-Öl-Emulsionssystem) entsteht (B. cum Aqua). Zstzg.: Kohlenwasserstoffe: Hartparaffin, Vaseline weiß, Paraffin flüssig u. eine Mischung von n-paraffinhaltigen Kohlenwasserstoff-Wachsen (Salbenwachs 1893) sowie W/O-Emulgatoren: Wollwachsalkohole, Cremophor FM neu (ein nichtionogenes Fettsäureamid) u. Cetylalkohol.

**Batata:** s. Ipomoea batatas.

**Batatasine:** s. Phytoallexine.

**Batatenstärke:** Brasilianisches Arrowroot, Amylum Batatae*.

**Bateman-Funktion:** mathematische Beziehung (zusammengesetzte Exponentialfunktion) zur Wiedergabe einer Folgereaktion, z.B. des Konzentrationsverlaufes nach extravasculärer Verabreichung eines Arzneistoffes, bei der es zur Überlagerung von Invasion* u. Elimination* kommt. Eigentlich wurde diese Gleichung (H. Bateman, 1910) f. den radioaktiven Zerfall einer radioaktiven Muttersubstanz in eine ebenfalls radioaktive Tochtersubstanz erstellt, sie gilt aber mit genügender Genauigkeit f. das pharmakokinetische Modell eines offenen Einkompartimentsystems, wobei Resorption u. Elimination durch Reaktionen 1. Ordnung beschrieben werden können.

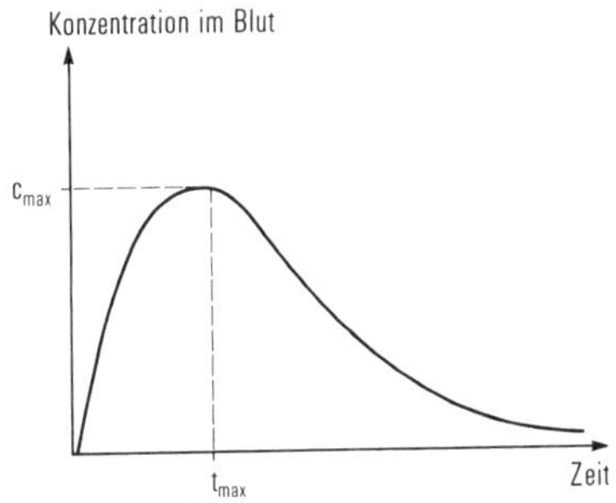


Bateman-Funktion:
Verlauf der Konzentration im Blut nach p.o.-Applikation

$$c = c_0 \cdot \frac{k_r}{k_r - k_e} \cdot (e^{-k_e \cdot t} - e^{-k_r \cdot t})$$

AUC = $c_0/k_e$ (..... also von $k_r$ unabhängig!)

$$c_{max} = c_0 \cdot e^{-k_e \cdot t_{max}}$$

$$t_{max} = ln\ \frac{k_r/k_e}{k_r - k_e}$$

| | |
|---|---|
| AUC | Fläche unter der Blutspiegelkurve (area under the curve); Einheit (z.B.) mg·h/mL. |
| c | Konzentration des Arzneistoffes im Blut (Blutspiegel) |
| $c_0$ | Anfangskonzentration, wobei $c_0 = D \cdot \gamma / V_f$ (D gegebene Dosis, $\gamma$ resorbierter Anteil der Dosis, $V_f$ Verteilungsvolumen*) |
| $c_{max}$ | Blutspiegelmaximum (maximaler Blutspiegel) |
| e | 2.7183, Basis der natürlichen Logarithmen |
| $k_r$ | Geschwindigkeitskonstante (1. Ordnung) der Resorption |
| $k_e$ | Geschwindigkeitskonstante (1. Ordnung) der Elimination |
| t | Zeit |
| $t_{max}$ | Zeit beim maximalen Blutspiegel (Blutspiegelmaximum-Zeit). |

**Bathmometrie:** (*gr.* βάϑμος Stufe, μέτρον Maß) veraltete Bez. f. die potentiometr. Messung der Wasserstoffionenkonzentration (s. pH-Wert u. Potentiometrie).

**Bathmotrop:** die Reizbarkeit der Herztätigkeit beeinflussend.

**Bathochromie:** Verschiebung der Absorption eines Chromophors zu längeren Wellenlängen.

**Batrachotoxin:** kolumbianisches Pfeilgift aus der Haut von Frosch-Arten der Gattung Phyllobates; bewirkt selektive u. irreversible Erhöhung der Permeabilität der Nervenmembranen f. Natrium-Ionen; ca. 10mal toxischer als Tetrodotoxin*.

**Batrafen®:** s. Ciclopiroxolamin.

**Batroxobin** INN: Hämokoagulase, Hämokoagulase Klobusitzki, Reptilase; CAS-Nr. 54182-64-8. Thrombin-ähnliches Enzym (Protease) aus dem Gift der Schlange Bothrops atrox*. **Anw.:** Hämostyptikum. Ind.: periphere, arterielle Durchblutungsstörungen, bei Blutungen jeglicher Art, sofern diese nicht chirurgisch behoben werden müssen. *Nicht mehr im Handel.*

**Bauch:** Abdomen*.

**Bauchspeicheldrüse:** s. Pankreas.

**Baudouin-Reaktion:** Sesamölreaktion, zum Nachw. von Sesamöl in Margarine, s. Sesamum indicum.

**Bauernrhabarber:** Euphorbia cyparissias*.

**Bauernsenf, Bitterer:** s. Iberis amara.

**Bauerntabak:** Ungarischer Tabak, Nicotiana rustica L., s. Nicotiana tabacum.

**Baumé-Grade:** Abk. °Be, Grad-Einteilung des Baumé-Aräometers; 2 Meßbereiche: A) f. Flüss., die leichter, B) f. solche, die schwerer als Wasser sind. Es entsprechen 10°Be der relativen Dichte $d_{15}^{15}$ von 1.000 (A) u. 1.074 (B), 20°Be sind 0.935 (A) u. 1.161 (B), 30°Be entsprechen 0.879 (A) u. 1.261 (B) usw. Die Baumé-Skala ist in 67 Grade eingeteilt; 67°Be entsprechen der Dichte 1.867. Eine willkürliche Einteilung, die aber in der Industrie f. Säuren, Alkalien, Salzlösungen, Süßwaren u. für die Zuckerdragierung (Charakterisierung der Stärkesirupe) noch immer im Gebrauch ist, da die Be-Grade den Konzentrationen der Flüssigkeiten ungefähr proportional gehen. Konz. Schwefelsäure: 66°Be. Aus den Be-Graden kann man die Dichte einer Flüssigkeit berechnen, u. zwar nach folgenden Formeln:

$d_{15}^{15}$ = 144.3/(144.3 -°Be), wenn die Flüss. schwerer als Wasser ist;

$d_{15}^{15}$ = 144.3/(144.3 +°Be), wenn die Flüss. leichter als Wasser ist.

(Antoine Baumé, Apotheker, Paris, 1728 bis 1804.)

**Baumé-Grade**

| Baumé-Grade | Dichte in g/mL | Baumé-Grade | Dichte in g/mL |
|---|---|---|---|
| 2 | 1.014 | 45 | 1.453 |
| 5 | 1.036 | 50 | 1.526 |
| 10 | 1.074 | 55 | 1.616 |
| 15 | 1.116 | 60 | 1.706 |
| 20 | 1.161 | 66 | 1.842 |
| 30 | 1.262 | 67 | 1.867 |
| 40 | 1.381 | | |

**Baumflechte, Baummoos:** Lichen Pulmonariae, s. Lobaria pulmonaria.

**Baumöl:** Oleum Olivarum, s. Olea europaea.

**Baumwachs:** Cera arborea; Mischung aus Erdwachs, Harz, Kolophonium, Terpentin, Rüböl usw.; dient zum Okulieren.

**Baumwolle:** s. Gossypium.

**Baumwollsamenöl:** Oleum Gossypii, s. Gossypium.

**Baumwollwurzelrinde:** Cortex Gossypii Radicis, s. Gossypium.

**Baunscheidtieren:** (Carl Baunscheidt, Bonn, 1809 – 1874) örtliche Hautreizung durch ein besonderes Nadelinstrument u. Behandeln mit einem Hautreizmittel (s. Oleum Baunscheidtii); Art der Reizkörpertherapie*.

**Baunscheidtöl:** s. Oleum Baunscheidtii.

**Bauxit:** nat. vork. Aluminiumhydroxid*; $Al_2O_3 \cdot H_2O$. Mineral, meist mit Eisenoxid u. Kieselsäure vermengt, dient zur Gew. von Aluminium* u. Aluminiumoxid*.

**Baycaron®:** s. Mefrusid.

**Baycillin®:** s. Propicillin.

**Baycuten®:** s. Clotrimazol.

**Bayer 205®:** s. Suramin-Natrium.

**Baygon®:** s. Dichlorvos.

**Baylahuenkraut:** s. Haplopappus baylahuen.

**Bayluscid®:** s. Niclosamid.

**Baymycard®:** s. Nisoldipin.

**Bayöl:** Oleum Pimentae acris, s. Pimenta racemosa.

**Bayotensin®:** s. Nitrendipin.

**Baypen®:** s. Mezlocillin.

**Baypress®:** s. Nitrendipin.

**Bayrum:** s. Spiritus Myrciae.

**Bazillen:** früher allgemeiner Ausdruck f. Krankheitserreger, im strengen Sinn grampositive Sporenbildner der Gattungen Bacillus u. Clostridium (s. Bacillaceae). Zu den Bazillen gehören: Tetanus-B., Milzbrand-B., Botulinus-B., Gasbrand-B.

**Bazillenträger:** veralteter Ausdruck f. Ausscheider*.

**BCG:** Abk. f. Bacille Calmette-Guerin*.

**BCG-Impfstoff, gefriergetrocknet:** Vaccinum tuberculosis (BCG) cryodesiccatum Ph.Eur.3, Tuberkulose-Impfstoff; ein Lebendimpfstoff; eine gefriergetrocknete Zuber. aus lebenden Bakterien, die aus einer Kultur des Bacillus Calmette u. Guérin *(Mycobacterium bovis* BCG-Stamm) gew. wird. Weißes Pulver, nach Resuspendierung zur intradermalen Injektion. **Anw.:** nicht mehr generell empfohlen, nur bei erhöhter Tuberkuloseexposition.

**BCG-Impfung:** Impfung gegen Tuberkulose* mit abgeschwächten lebenden Erregern, hauptsächl. bei Neugeborenen.

**BCNU:** s. Carmustin.

**Bdellium:** Falsche Myrrhe, s. Commiphora-Arten (Commiphora mukul u. Commiphora africana).

**BE:** Abk. f. Broteinheit in d. Diabetes-Therapie; 1 BE entspricht 25 g Schwarzbrot, 60 g Kartoffeln, 18 g Haferflocken, 16 g Weizenmehl, 16 g Roggenmehl, 14 g Stärkemehl, 15 g rohem Reis, 50 g gekochtem Reis, 0.25 L Milch od. 100 g Äpfel.

**Be:** **1.** *chem.* Beryllium*; **2.** Baumé, s. Baumé-Grade.

**Beaker-Methode:** s. Arzneiformen mit protrahierter Wirkung.

**Bechamp-Reaktion:** Béchamp-R.; Methode zur Herst. primärer aromatischer Amine durch Reduktion aromatischer Nitroverbindungen mit Eisen u. Wasser unter Salz- od. Essigsäurekatalyse; z.B. erhält man Anilin aus Nitrobenzol.

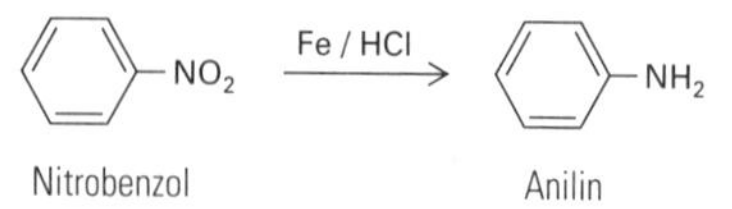


Béchamp-Reaktion:
Bildung von Anilin aus Nitrobenzol als Beispiel

**Becherprimel:** Primula obconica, s. Primelkrankheit.

**Becherzellen:** *bot.* Zellen, die im unteren Teil becherartig verdickt sind, z.B. Palisadenzellen der Samen von Sinapis alba, Brassica nigra.

**Bechikum(a):** früher syn. f. Hustenmittel.

**Beckacite®:** Name f. verschiedene ungesättigte Polyester*- u. modifizierte Phenolharze*.

**Becke-Linie:** s. Refraktometrie.

**Beckmann-Thermometer:** s. Gefrierpunktserniedrigung.

**Beckmann-Umlagerung:** Umlagerung von Ketoximen zu substituierten Säureamiden unter saurer Katalyse (Phosphorpentachlorid).

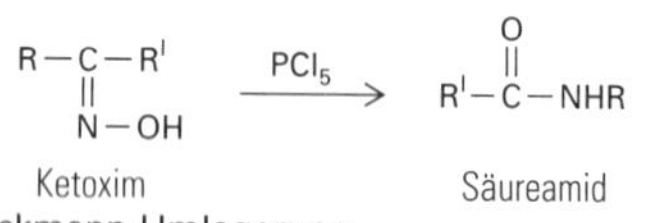


Beckmann-Umlagerung

**Beckosol®:** Name f. verschiedene Alkydharze*.

**Beclamid** INNv: N-Benzyl-3-chlorpropionamid, Benzchlorpropamid, Neuracen®; CAS-Nr. 501-68-8; $C_{10}H_{12}ClNO$, $M_r$ 197.66. Schmp. 94°C

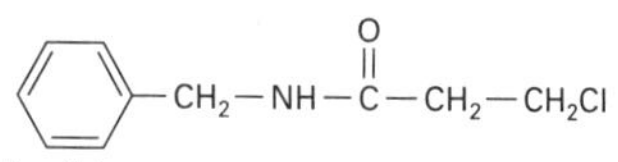

Beclamid

aus Methanol. Schwer lösl. in Wasser (0.005-0.01%), zersetzt sich in heißen wäßrigen Säure- u. Alkalilösungen. **Anw.:** Antiepileptikum* bei Grand mal u. psychomotorischen Anfällen; Psychotropikum bei Verhaltensstörungen mit Reizbarkeit, Aggressivität u. Konzentrationsschwäche v.a. bei Kindern u. Jugendlichen. **Nebenw.:** Benommenheit, gastrointestinale Störungen, Hauterscheinungen, Leukopenie. **Übl. Dos.:** Oral: 3- bis 4mal 0.5-1 g/d.

**Beclobrat** INN: Ethyl-(±)-2-{[α-(*p*-chlorphenyl)-*p*-tolyl]oxy}-2-methylbutyrat; CAS-Nr. 59937-99-0; $C_{20}H_{23}ClO_3$, $M_r$ 346.85. **Wirk.** u. **Anw.:** Lipidsenker* bei Hyperlipoproteinämien* des Typs IIa, IIb u. IV, soll zusätzlich den „atherogenen Index" (VLDL, LDL zu HDL) verbessern. **Nebenw.:** Übelkeit, Verdauungsstörungen. HWZ 4 bis 14 h.

**Beclometason** INN: 9-Chlor-11β,17,21-trihydroxy-16β-methyl-1,4-pregnadien-3,20-dion, Beconase®, Sanasthmax®, Sanasthmyl®, Viarox®; CAS-Nr. 4419-39-0; $C_{22}H_{29}ClO_5$, $M_r$ 408.93. **Anw.:** Corticosteroid-Therapie.

**Beclometason-17,21-dipropionat:** Beclometasoni dipropionas Ph.Eur.3; CAS-Nr. 5534-

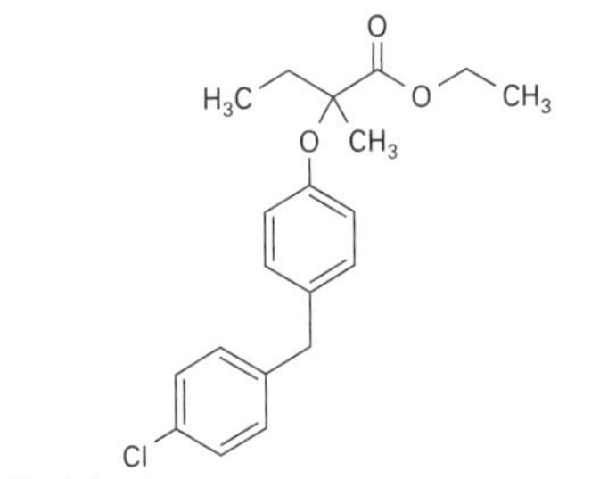

Beclobrat

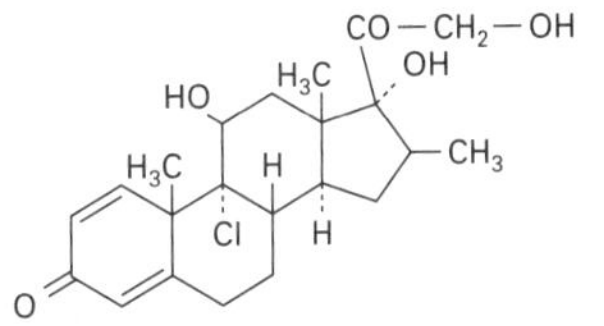

Beclometason

09-8; $C_{28}H_{37}ClO_7$, $M_r$ 521.1. Schmp. ca. 210°C (Zers.). Prakt. unlösl. in Wasser, leich lösl. in Aceton u. Chloroform, wenig lösl. in Ethanol. **Anw.:** s. Beclometason; Applikation mittels Dosieraerosol bei Asthma bronchiale, allergischer Rhinitis.

**Beconase®:** s. Beclometason.

**Becquerel:** SI-Einheit f. die Aktivität einer radioaktiven Substanz (s. Radioaktivität); Symbol Bq. 1 Bq = 1 $s^{-1}$.

**Becquerel, Henri-Antoine:** 1852 bis 1908, Paris. Entdeckt 1896 die radioaktive Strahlung des Urans. Aufgrund dieser Entdeckung gelang dem Ehepaar Curie in Paris die Herst. des Radiums, s. Radioaktivität.

**Becquerel-Strahlung:** nicht mehr verwendeter Name f. natürliche radioaktive Strahlung.

**Bedampfen:** s. Aufdampfen.

**Bedarfsgegenstände:** s. Lebensmittel- u. Bedarfsgegenständegesetz.

**Bedecktsamige Pflanzen:** *bot.* Angiospermae*.

**Beere:** *bot.* s. Fruchtformen.

**Befeuchtungslösung:** s. Rhinoguttae.

**Beflavin®:** s. Vitamine (Vitamin $B_2$).

**Befruchtung:** Verschmelzung zweier Gameten*, vor allem ihrer Kerne, zu einer diploiden Zygote* (Syngamie); *bot.* s. Samenbildung.

**Befruchtung, Doppelte:** *bot.* s. Doppelte Befruchtung.

**Befunolol** INN: 7-[2-Hydroxy-3-(isopropylamino)propoxy]-2-benzofuranylketon, Glauconex®; CAS-Nr. 39552-01-7; $C_{16}H_{21}NO_4$, $M_r$ 291.4. **Anw.:** β-Sympathomimetikum (Betarezeptorenblocker), bei Glaukom.

**Begasung:** stellt häufig eine Stabilisierungsmaßnahme dar. Erzeugung einer Schutzgasatmosphäre (äußere B. z.B. mit $CO_2$ od. $N_2$) zur Verhinderung von Oxidationsreaktionen über empfindlichen flüssigen Arzneizubereitungen bei deren Herst., Sterilisierung u. Lagerung. Von innerer B. spricht man z.B. bei einer $CO_2$-Entwicklung in einer Lösung.

**Begasungsbrutschrank:** s. Brutschrank.

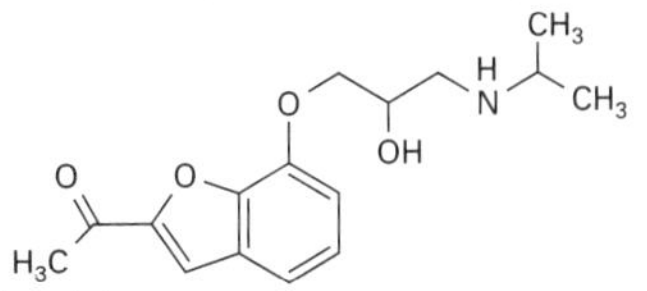

Befunolol

**Behältnis:** Ersatz f. den Begriff „Behälter", soweit damit Packmittel* gemeint sind. Man unterscheidet zwischen innerem u. äußerem Behältnis. Das **innere Behältnis**, Erstbehältnis od. Primärpackmittel, welches in direktem Kontakt mit der Arzneizubereitung steht, übt vorrangig die erforderlichen physikalischen, chemischen u. mikrobiologischen Schutzfunktionen aus. Dem innerem B. kommt entscheidende Bedeutung zu, da dieses primär den Schutz des Arzneimittels bis zum Verbraucher übernehmen muß. Es soll außerdem in einer f. die Applikation geeigneten Form gestaltet sein. Primärpackmittel haben verschiedene Aufgaben zu erfüllen: **1.** Erhaltung der Arzneiform in der deklarierten Zusammensetzung, Reinheit u. Form inklusive ihres Schutzes vor äußeren Einflüssen, welche beim Transport u. während der Lagerung auf das Packgut einwirken können. (Klima, Licht, mechanische Einflüsse, Mikroorganismen, Sauerstoff). **2.** Applikationsgerechte Form, d.h. leichte Handhabung, einfache Wiederverschließbarkeit f. Mehrdosenbehältnisse*, minimaler Vorbereitungsaufwand f. die eigentliche Applikation, Sicherstellung der vorgeschriebenen Dosierung, z.B. durch Tropfer od. Pipetten, Mittragemöglichkeit, etc. **3.** Eindeutige Identifikation des Medikaments bis unmittelbar zum Patienten. **4.** Erfüllung eventueller zusätzlicher Sicherheitsanforderungen wie aseptische Entnahmemöglichkeit, kindergesicherte Packung*, Garantieverschluß*. **5.** Möglichst rationell herstellbare Packung. Die **äußere Umhüllung** od. Außenverpackung umschließt ein od. mehrere Erstbehältnisse u. bildet mit ihnen die vollständige Verpackung. Sie kann **1.** unterstützend od. vollständig Schutzfunktionen übernehmen (mechanischer Schutz des Primärpackmittels sowie Lichtschutz, dies vor allem bei Ampullen*, Vials* u. diversen festen Arzneiformen). Weitere Aufgaben der Außenverpackung: **2.** eindeutige Identifizierungsmöglichkeit der Medikamente u. verschiedener Dosierungen durch eine geeignete graphische Aufmachung, **3.** Informationsträger folgender Daten: Hersteller, Produktname, Dosierungsstärke, Chargennummer*, eventuelle Lagervermerke, Warnhinweise, Verfalldatum, Verkaufsabgrenzung (in gewissen Ländern), Zusammensetzung u. Strichcode*. Soweit erforderlich, werden notwendige u. von Behörden geforderte zusätzliche Angaben auf einem beigepackten Prospekt (Beipackzettel) vermerkt.

**Behennüsse:** Semen Moringae, aus Moringa oleifera, Moringa peregrina; s. Moringa-Arten.

**Behenöl:** Oleum Moringae, aus Moringa oleifera, Moringa peregrina; s. Moringa-Arten.

**Beifuß:** s. Artemisia vulgaris.

**Beifuß, Bitterer:** s. Artemisia absinthium.

**Beifuß, Einjähriger:** s. Artemisia annua.

**Beifußtraubenkraut:** s. Ambrosia artemisiifolia.

**Beilstein-Probe:** Untersuchung zum Nachw. von Halogenen in organischen Substanzen. Dabei bilden sich durch Zers. der halogenhaltigen organischen Substanzen an einem glühenden Kupferdraht Kupferhalogenide, die die Flamme grün bis blaugrün färben.

**Beinasche:** Rohes Calciumphosphat (Calcium phosphoricum crudum).

**Beinschwarz:** Ebur ustum nigrum, Spodium; die pulverisierten Abfälle bei der Gew. der Knochenkohle (Carbo ossium, s. Carbo activatus).

**Beinwell:** s. Symphytum officinale.

**Beipackzettel:** s. Behältnis.

**Belafrüchte:** Fruct. Belae indicae, Marmelosfrüchte, s. Aegle marmelos.

**Belastungs-EKG:** s. Elektrokardiogramm.

**Belastungsversuche:** s. Haltbarkeit.

**Belladin:** s. Amaryllidaceenalkaloide.

**Belladonnablätter:** (Eingestelltes) Belladonnapulver, s. Atropa belladonna.

**Belladonnae pulvis normatus:** Eingestelltes Belladonnapulver; s. Atropa belladonna.

**Belladonnaextrakt:** s. Extractum Belladonnae.

**Belladonnalilie:** s. Amaryllidaceae.

**Belladonnatinktur:** s. Tinctura Belladonnae.

**Bellenknospen:** Gemmae Populi, s. Populus-Arten.

**Bellis perennis** L.: Fam. Asteraceae (Compositae), Gänseblümchen, Maßliebchen (Europa, Asien). Stpfl. v. **Herba Bellidis** u. **Flor. Bellidis. Best.:** Saponin, Gerbstoff, Säuren, Wachs, fett. u. äther. Öl, Inulin, Bitterstoff u.a. **Anw.** volkst.: bei Katarrhen der Luftwege, Magen- u. Darmkatarrh, Gallenblasenentzündung, bei Hypertonie sowie bei Bluthusten, Blutharn, Menostase.

**HOM:** *Bellis perennis* (HAB1.4): frische, blühende Pflanze; verord. z.B. b. Muskelschmerzen, stumpfen Verletzungen, Dermatosen, auch extern.

**Beloc®:** s. Metoprolol.

**Beloc-Duriles®:** s. Metoprolol.

**Beluga:** Acipenser Huso, s. Ichthyocolla.

**Bemegrid** INN: 4-Ethyl-4-methyl-2,6-piperidindion; CAS-Nr. 64-65-3; $C_8H_{13}NO_2$, $M_r$ 155.19. Schmp. 127°C aus Wasser od. Aceton/

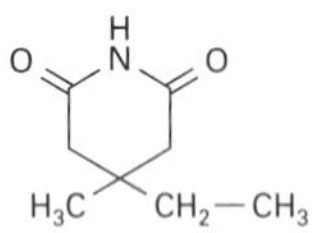

Bemegrid

Ether. 1 T. lösl. in 170 T. Wasser, in 30 T. Alkohol, in 12 T. Aceton, in 4 T. Chloroform u. in 100 T. Ether; lösl. in wäßrigen Alkalihydroxidlösungen. pH-Wert einer 0.5%igen wäßrigen Lsg. 4.5 bis 6.5. $pK_s$ 11.6. **Anw.:** Narkotika-Antagonist, Analeptikum (obsolet). **Übl. Dos.:** Parenteral: Barbituratnarkosebeendigung: i.v. 50 mg, dann 25 mg/min bis 200 mg insgesamt. Barbituratvergiftung: i.v. 50 mg, alle 3 bis 10 min, bis zu 1 g.

**Bemetizid** INN: 6-Chlor-3,4-dihydro-3-(α-methylbenzyl)-2H-1,2,4-benzothiadiazin-7-sulfonamid-1,1-dioxid; CAS-Nr. 1824-52-8; $C_{15}H_{16}ClN_3O_4S$, $M_r$ 369.83. **Anw.:** Saluretikum (s.a. Diuretikum), bei Hypertonie, Ödemen. Nebenw., Wechselw., Kontraind.: s. Bendroflumethiazid.

**Benactyzin** INN: 2-Diethylaminoethylbenzilat,

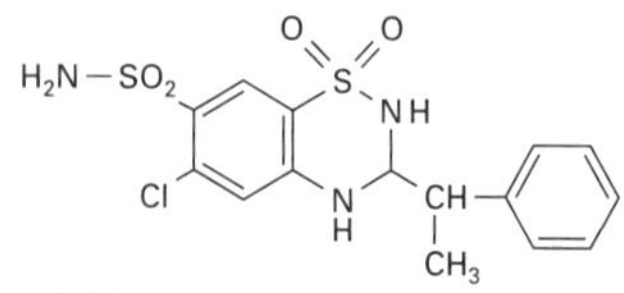

Bemetizid

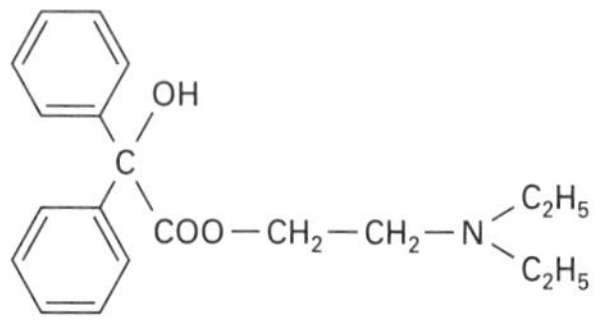

Benactyzin

Benzilsäure-2-diethylaminoethylester; CAS-Nr. 302-40-9; $C_{20}H_{25}NO_3$, $M_r$ 327.41. Schmp. 51°C. $pK_s$ (Ammoniumsalz) 6.6. **Anw.:** Anticholinergikum, Sedativum; hat auch chinidinähnliche Wirk. auf das Herz u. lokalanästhetische Wirkung. **Übl. Dos.:** Oral: 2- bis 3mal 0.001 g/d.

**Benactyzinhydrochlorid:** Schmp. 173-179°C; polymorph.

**Benadion®:** s. Vitamine (Vitamin $B_6$).

**Benannte Stellen:** Medizinproduktegesetz.

**Benazepril** INN: (3S)-3-{[(1S)-1-Ethoxycarbonyl-3-phenylpropyl]amino}-2,3,4,5-tetrahydro-2-

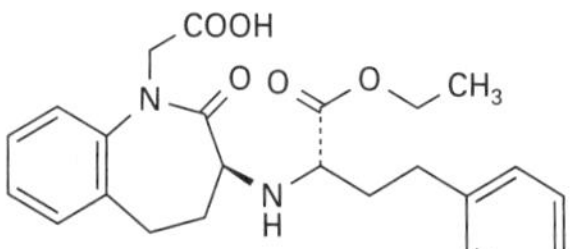

Benazepril

oxo-1H-1-benzazepin-1-essigsäure, Cibacen®; CAS-Nr. 86541-75-5; $C_{24}H_{28}N_2O_5$, $M_r$ 424.50; $pK_{s,1}$ 3.1, $pK_{s,2}$ 5.3 (konjugierte Säure). **Wirk.:** ACE-Hemmer*, das Prodrug bei wird esterhydrolysiert zur aktiven Form Benazeprilat. **Anw.:** Antihypertonikum bei essentieller Hypertonie. **Nebenw.:** gelegentl. bes. am Theraphiebeginn starke Blutdrucksenkung; gelegentl. Nierenfunktionsstörungen, Reizhusten, Bronchospasmus, Mundtrokkenheit, Verdauungsstörungen; in Einzelfällen Leberstörungen, allerg. Reaktionen etc. HWZ ca. 11 h. **Übl. Dos.:** Oral: 10 mg/d, MTD 40 mg.

**Benazeprilhydrochlorid:** CAS-Nr. 86541-74-4; $C_{24}H_{28}N_2O_5 \cdot HCl$, $M_r$ 460.96.

**Bence-Jones-Proteine:** zu den Immunglobulinen* zählende spezifische Proteine ($M_r$ ca. 22500), die bei manchen Erkrankungen, wie Leukämie od. Knochenmarkstumoren, im Harn u. Serum auftreten, u. deren Nachw. die Früherkennung v.a. von Myelomen ermöglicht.

**Bencyclan** INN: 3-(1-Benzylcycloheptyloxy)-N, N-dimethylpropylamin, N-[3-(1-Benzylcycloheptyloxy)propyl]-N,N-dimethylamin, Fludilat®; CAS-Nr. 2179-37-5; $C_{19}H_{31}NO$, $M_r$ 289.45. Sdp. 146-156°C (0.4 kPa). **Anw.:** Vasodilatator, mus-

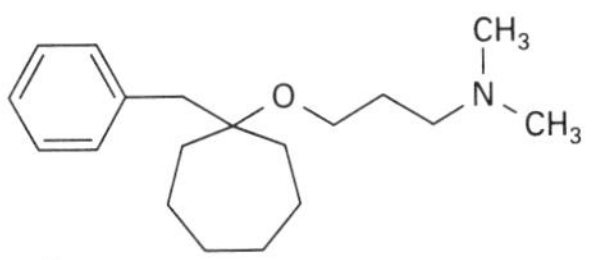

Bencyclan

kulotropes Spasmolytikum. Ind.: Durchblutungsstörungen des Gehirns, der Extremitäten u. der Augen, Thromboseprophylaxe, Migräne. **Nebenw.:** gastrointestinale Beschwerden, Übelkeit, Erbrechen, Unruhe, Schwindel, ev. Verwirrtheit u. Halluzinationen, bei erheblicher Überdosierung tonisch-klonische Krämpfe. HWZ 8 bis 12 h. **Übl. Dos.:** Oral: 2- bis 3mal 0.1 g/d. Parenteral: i.v., i.m., i.a. 0.05 g, bei Bedarf 3- bis 4mal/d, sehr langsam injizieren; Infusion i.v., i.a. 0.2 g in 250 mL, max. 0.5 g/d. Gebräuchl. ist auch Bencyclanhydrogenfumarat.

**Bendazac** INN: 1-Benzyl-1H-indazol-3-yloxyessigsäure, Versus®; CAS-Nr. 621-72-7; $C_{16}H_{14}N_2O_3$, $M_r$ 282.3. Schmp. 160°C. Parktisch unlösl. in Wasser, lösl. in Aceton. **Anw.:** Dermatikum bei entzündlichen Hauterkrankungen.

**Bendroflumethiazid** INN: Bendroflumethiazidum Ph.Eur.3, Benzylhydroflumethiazid, 3-Benzyl-6-trifluormethyl-3,4-dihydro-2H-1,2,4-benzo-

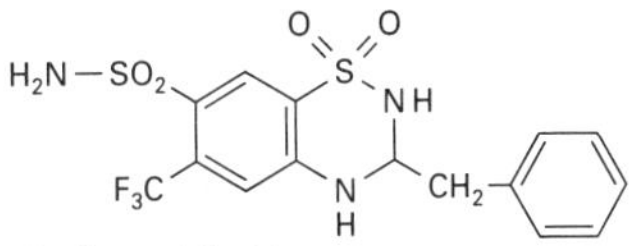

Bendroflumethiazid

thiadiazin-7-sulfonamid-1,1-dioxid, Esberizid®; CAS-Nr. 73-48-3; $C_{15}H_{14}F_3N_3O_4S_2$, $M_r$ 421.41. Schmp. 221-223°C. Weißes, krist. Pulver. Prakt. unlösl. in Wasser, 1 T. lösl. in 17 T. Alkohol, in 1.5 T. Aceton, in 500 T. Ether, unlösl. in Chloroform. **Anw.:** Saluretikum (s. Diuretikum), Ödeme, Hypertonie, Nierenerkrankungen. HWZ 8.5 h. **Übl. Dos.:** Oral: 2.5 bis 10 mg/d. **Nebenw.:** Hypokaliämie, Ansteigen des Harnsäure- u. des Zuckerspiegels, Reaktionsvermögen wird beeinflußt, Übelkeit. Wechselw.: Herzglykoside (Wirkung steigt), Glucocorticoide, Antidiabetika (geringere blutzuckersenkende Wirk.), Lithium (erhöhte Toxizität); Kontraind.: Hypokaliämie, Niereninsuffizienz mit Anurie.

**Benediktenkraut:** Cnicus benedictus* u. Cerum urbanum*.

**Benerva®:** s. Vitamine (Vitamin $B_1$).

**Benetzbarkeit:** Vermögen einer Flüss., sich auf der Oberfläche eines Feststoffes (z.B. Pulverpartikeln) auszubreiten. Gut benetzbare Stoffe werden als lyophil, schlecht od. nicht benetzbare als lyophob bezeichnet. Die B. ist abhängig von den physikochemischen Charakteristika beider Phasen, s.a. Adsorption. Für die Herst. u. Wirksamkeit von Arzneiformen ist die B. von großer Bedeutung, z.B. bei Lösungsvorgängen, beim Tablettenzerfall (Funktion der Hydrophilierungsmittel), bei der Liberation u. Resorption von Wirkstoffen sowie bei der Dispergierung (Herst. v. Suspensionen*) u. Agglomerierung (Verklumpen von lipophilen* (carbophilen, aerophilen) Pulvern in Wasser). Der Grad der B. läßt sich von der experimentell bestimmbaren Größe des Randwinkels $\vartheta$ (Benetzungswinkel, Kontaktwinkel) ableiten. $\vartheta$ entsteht am Rand der Berührungsfläche eines möglichst kleinen Tropfens, der auf die Oberfläche des in dieser Flüss. unlöslichen Feststoffes (bei Pulvern Preßling mit glatter Oberfläche) aufgebracht wurde. Ist der Randwinkel klein (weit unter 90°), kann die Flüss. in alle Poren des Feststoffes eindringen, d.h. der Feststoff adsorbiert Flüss. u. bildet eine Solvatationshülle aus. Die Größe des Randwinkels ($\vartheta$) hängt von den Oberflächenspannungen der flüss. ($\sigma_{Fl}$) u. festen Phase ($\sigma_{Fe}$) u. der Grenzflächenspannung zwischen beiden ($\gamma_{Fe/Fl}$) ab *(Young-Gleichung)*. $\sigma_{Fe}$ ist experimentell nicht bestimmbar.

$$\cos \vartheta = (\sigma_{Fl} - \gamma_{Fe/Fl})/\sigma_{Fl}$$

Ist der Randwinkel groß (über 90°), läßt sich der Feststoff schlecht benetzen; mit Netzmitteln kann die B. durch Verkleinerung der Oberflächenspannung der Flüss. u. der Grenzflächenspannung flüss./fest verbessert werden (s. obige Gleichung). Bei Waschprozessen mit Tensidzusatz spielt die Verbesserung der B. eine große Rolle. Anstelle des Randwinkels kann f. die Beurteilung des Benetzungsverhaltens auch die *Benetzungswärme* dienen. Benetzbare Körper zeigen bei hinreichend großer Oberfläche eine meßbare Wärmetönung.

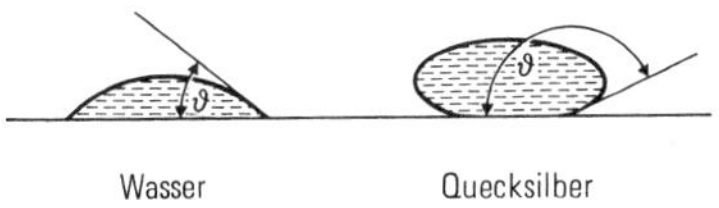


Benetzbarkeit:
Darstellung des Randwinkels $\vartheta$ [10]

**Benetzung:** s. Adhäsion.

**Benetzungswinkel:** s. Benetzbarkeit.

**Benfotiamin** INN: 6-(6-Amino-2-methyl-5-pyrimidinyl)-3-benzoylthio-5-formyl-4-methyl-5-aza-3-hexenyldihydrogenphosphat, S-Benzoylthi-

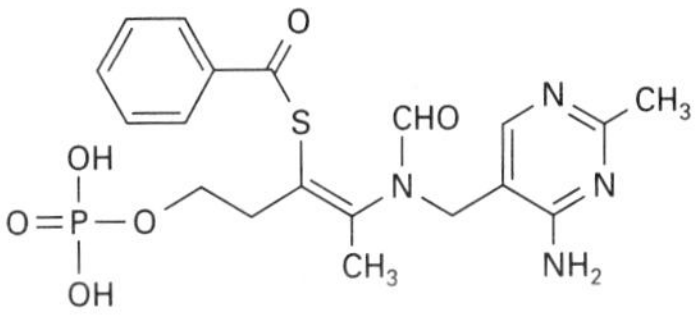

Benfotiamin

amin-O-monophosphat, BTMP; CAS-Nr. 22457-89-2; $C_{19}H_{23}N_4O_6PS$, $M_r$ 466.47. Schmp. 165°C unter Zers., 195°C (δ-Form). Schwer lösl. in Wasser, Alkohol, Chloroform; lösl. in Natriumhydroxid-, Natriumcarbonat- u. HCl-Lösungen. **Anw.:** Neurotropes Analgetikum, Vitamin-$B_1$-Therapie. **Übl. Dos.:** Oral: 2- bis 3mal 0.05 g/d.

**Benignus(a, um):** benigne, gutartig.

**Benomyl:** 1-(N-Butylcarbamoyl)-2-(methoxycarboxamido)-benzimidazol, Benlate®; CAS-Nr. 17804-35-2; $C_{14}H_{18}N_4O_3$, $M_r$ 290.32. **Anw.:** Akarizid, Blattfungizid (s. Schädlingsbekämpfungsmittel); mutagen, wird zu Carbendazim abgebaut.

**Benorilat** INN: 4-Acetamidophenyl-O-acetyl-

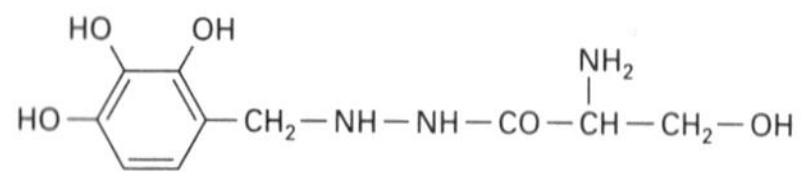

Benserazid

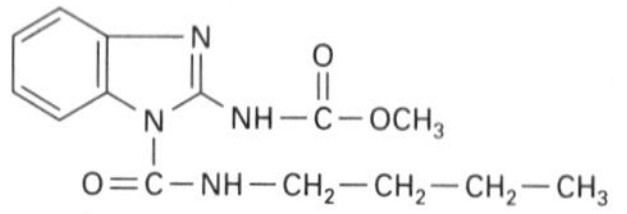

Benomyl

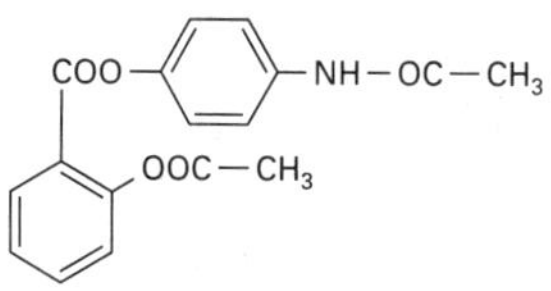

Benorilat

salicylat, 4-Acetamidophenyl-2-acetoxylbenzoat, Benortan®; CAS-Nr. 5003-48-5; $C_{17}H_{15}NO_5$, $M_r$ 313.32. Schmp. 175-176°C aus Methanol od. Ethanol. Prakt. unlösl. in Wasser, schwer lösl. in Ethanol, lösl. in Aceton, Chloroform, Lipiden. **Anw.:** Analgetikum, Antirheumatikum. HWZ 3 bis 22 h, dosisabhängig. **Übl. Dos.:** Oral: als Analgetikum: 3- bis 4mal 1 g/d; als Antipyretikum: bis zu 4mal 1.5 g/d; rheumatoide Arthritis: 4 g morgens u. abends od. 3- bis 4mal 2 g/d; Kinder 3 Monate bis 1 Jahr: bis zu 4mal 25 mg/kg KG/d; Kinder von 1-2 Jahren: bis zu 4mal 250 mg/d; Kinder von 3-5 Jahren: bis zu 3mal 0.5 g/d; Kinder von 6-12 Jahren: bis zu 4mal 0.5 g/d; Jugendliche: 3- bis 4mal 1 g/d.

**Benortan®:** s. Benorilat.

**Benoxinat®:** s. Oxybuprocain.

**Benoxyl®:** s. Benzoylperoxid.

**Benperidol** INN: Benzperidol, 4'-Fluor-4-[4-(2-oxo-1-benzimidazolinyl)piperidino]butyrophenon,

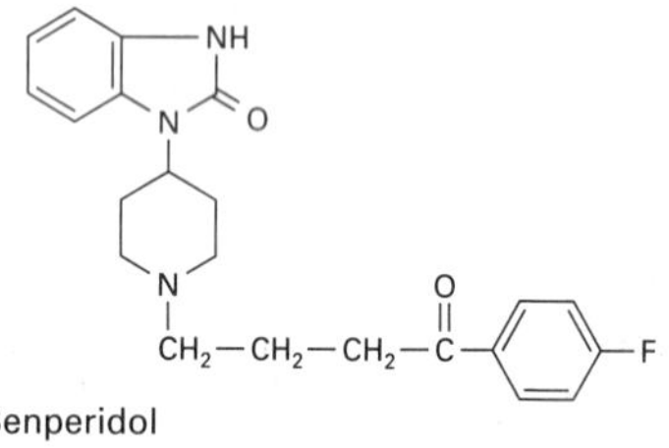

Benperidol

Glianimon®; CAS-Nr. 2062-84-2; $C_{22}H_{24}FN_3O_2$, $M_r$ 381.45. Schmp. 170-172°C; polymorph. Unlösl. in Wasser, 1 T. lösl. in 1000 T. Ethanol, in 4 T. Chloroform, in 625 T. Ether, in 7 T. Essigsäure; wenig lösl. in verdünnten Mineralsäuren. **Off.:** DAC86. **Anw.:** Neuroleptikum; Ind.: Erregungszustände bei Erkrankungen des schizophrenen Formenkreises, Alterspsychosen, Manien. **Nebenw.:** s. Psychopharmaka. Vermindertes Reaktionsvermögen! HWZ 4 ±1.1 h. **Übl. Dos.:** Oral: Initialdos.: 3mal 0.001 g/d, Langzeitdos.: 3mal 0.0005 g/d; individuell einstellen. Parenteral: i.m. u. i.v. 3mal 0.001 g/d.

**Benproperin** INN: 2-Piperidino-1-(2-benzylphenoxy)-propan, 1-[1-(2-Benzylphenoxy)-2-propyl]piperidin, Tussafug®; CAS-Nr. 2156-27-6;

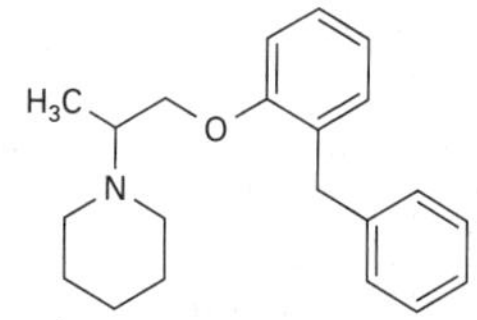

Benproperin

$C_{21}H_{27}NO$, $M_r$ 309.43. Sdp. 159-161°C (26.66 Pa). **Anw.:** Antitussivum* bei Reizhusten. **Nebenw.:** Beeinflussung des Reaktionsvermögens. **Übl. Dos.:** Oral: bis zu 4mal 0.015 g/d. Gebräuchl. sind auch Benproperindihydrogenphosphat; Benproperinembonat.

**Benserazid** INN: DL-Serin-[2'-(2,3,4-trihydroxybenzyl)hydrazid]; CAS-Nr. 322-35-0; $C_{10}H_{15}N_3O_5$, $M_r$ 257.25. **Anw.:** Hemmer der peripheren Dopadecarboxylase, wird in Kombination mit Levodopa* in der Parkinsontherapie verwendet (s. Parkinsonismus, Therapie). Gebräuchl. ist auch Benserazidhydrochlorid.

**Bentiamin** INN: 6-(6-Amino-2-methyl-5-pyrimidinyl)-3-benzoylthio-5-formyl-4-methyl-5-aza-3-hexenylbenzoat, Dibenzoylthiamin, DB T; CAS-Nr. 299-88-7; $C_{26}H_{26}N_4O_4S$. **Anw.:** als fettlösliches Vitamin-$B_1$-Derivat zur perkutanen Anw.; nur in Kombinationspräparaten. Hingewiesen sei auch auf Bentiamin-lauryl-sulfat.

**Bentiromid** INN: $C_{23}H_{20}N_2O_5$, $M_r$ 404.4. Schmp. 240-248°C; polymorph. **Anw.:** diagnostischer Zusatz bei Pankreasfunktionsuntersuchungen.

**Bentonit:** Bentonitum Ph.Eur.3, Montmorillonit, Wilkinit, Quellton, Veegum® (besonders rein); $[Si_7AlO_{20}(OH)_4Al_4]Na$; CAS-Nr. 1302-78-9. Natürliches, kolloidales, wasserhaltiges Aluminiumsilicat* mit wechselndem Mg- u. Ca-Gehalt, das einer besonderen Aufarbeitung unterzogen wurde. Pharmazeutische Sorten sind eisenfrei. Montmorillonite sind aus 3 Schichten aufgebaut, einer Aluminiumhydroxidoctaederschicht, die von 2 Kieselsäuretetraederschichten begrenzt wird; in den Schichten ist jedoch teilweise Si durch Al bzw. Al durch Ca od. Mg ersetzt, was eine Ladungsdifferenz zur Folge hat (anionischer Charakter), die durch Na- od. Ca-Ionen ausgeglichen wird. Sehr feines, grünliches, gelbliches od. weißes Pulver od. Schuppen; ca. 90% sind feiner als 1 μm; hygr.; Wassergehalt max. 12%; unlösl. aber quellfähig in Wasser bis zum 12fachen seines Volumens (Einlagerung von Wasser auch zwischen den Schichten); ab 5 bis 10% Ausbildung thixotroper negativ geladener Gele

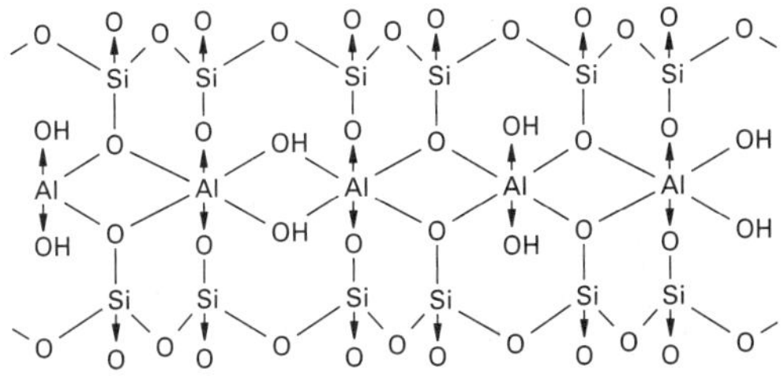

Bentonit

(Hydrogele); quellfähig auch in anderen polaren Flüss. (Glycerol); die Gelbildung wird durch geringe Zusätze von Magnesiumoxid, Phosphat, Natriumcarbonat u.a. Subst. verstärkt, durch Säurezusatz erniedrigt; unlösl. u. nicht quellend in org. Lösungsmitteln; pH (2%ige Suspension) 9 bis 10.5. Inkomp.: kationische Stoffe (Ionenaustauscher*), z.B. Quats*; starke Elektrolyte; positiv geladene Partikeln od. Lösungen (auch Säuren) in höheren Konz. bewirken Flockung bzw. Ausfällung. Geprüft wird nach Ph.Eur.3 auf Sedimentationsvolumen, Quellfähigkeit (2 g B. müssen in Wasser im 100-mL-Meßzylinder auf mind. 22 mL aufquellen) u. größere Teilchen. **Anw.:** 15 bis 20% zur Herst. v. gut verträglichen fettfreien Salben (Hydrogelsalben); als Stabilisator (Thixotropierungsmittel u. Viskositätserhöher) in Suspensionen u. Emulsionen f. den äußerlichen Gebrauch; als Füllmittel f. Seifen u. Zahnpasten; zur Entfärbung von Ölen, Fetten usw. Zur Verkürzung der Quellzeit bei der Herst. v. Bentonitgelen ist Erwärmen u. die Verw. eines hochtourigen Rührers zweckmäßig.

**Bentonitgele:** s. Bentonit.

**ben-u-ron®:** s. Paracetamol.

**Benzaldehyd:** Benzaldehydum, Künstl. Bittermandelöl, Oleum Amygdalarum aethereum artificiale; $C_6H_5$–CHO, $M_r$ 106.12. Schmp. -56°C. Sdp. 179°C. D. 1.046 bis 1.050 (20°C). Farblose, ölige, stark lichtbrechende Flüss., an der Luft allmählich zu Benzoesäure oxidierend. Kräftiger Geruch nach Bittermandelöl, lösl. in Ethanol u. Ether, sehr schwer lösl. in Wasser. Darst.: durch Erhitzen von Benzalchlorid ($C_6H_5$–$CH_2Cl$) mit Wasser u. Eisen od. m. Kalkmilch, auch durch direkte Oxidation v. Toluol. Nat. als Amygdalin* (cyanogenes Glykosid) in bitteren Mandeln, Aprikosen, Kirschkernen usw. **Anw.:** als Lösungsmittel, zur Herst. v. Farbstoffen, als Geruchs- u. Geschmackskorrigens. B. kann Kontaktallergie hervorrufen.

**Benzaldehydcyanhydrin:** Benzaldehydcyanhydrinum, Mandelsäurenitril; $C_6H_5$–CH(OH)CN, $M_r$ 133.14. D. 1.115 bis 1.120. Geh. mind. 89.4% Mandelsäurenitril. Gelbe, ölige, nach Bittermandeln riechende Flüss., fast unlösl. in Wasser, leicht lösl. in Ethanol, Ether, Chloroform. Hauptbest. des äther. Bittermandelöls. Darst.: durch Umsetzung von Benzaldehyd mit Kaliumcyanid in alkal. Lösung. **Off.:** ÖAB90. **Anw.:** z. Herst. v. Aqua Amygdalarum amararum u. z. Darst. von Mandelsäure.

**Benzaldehydcyanhydrinlösung:** Solutio Benzaldehydcyanhydrini, Aq. Amygdalarum amararum, Bittermandelwasser. Geh. an Cyanwasserstoff 0.085 bis 0.105%. Nach ÖAB90: Benzaldehydcyanhydrin 5.5 T., Ethanol 250 T., Gereinigt. Wasser 744.4 T. **Anw.:** nur noch selten bei Asthma, Keuchhusten. **Übl. Dos.:** 1 g; MED: 2 g, MTD 6 g.

**Benzalkonii chloridi solutio 50%:** s. Benzalkoniumchloridlösung.

**Benzalkoniumchlorid** INN: Benzalkonii chloridum Ph.Eur.3, Benzalkonium chloratum, Laudamonium®, Zephirol®, Quartamon®; N-Alkyl-N-benzyl-N,N-dimethyl-ammoniumchlorid (Alkylrest zwischen $C_8H_{17}$ u. $C_{18}H_{37}$); CAS-Nr. 8001-54-5. Prototyp der Invertseifen. Weißes bis gelbliches, hygr. Pulver od. schwach trübes Gel; stark schleimhautreizend; leicht lösl. in Wasser, Ethanol, Aceton; wenig lösl. in Ether; wäßrige Lsg. gibt beim Schütteln einen starken Schaum. **Anw.:** Konservierungsmittel, Desinfiziens mit grenzflächenaktiven Eigenschaften; wenig wirksam gegen Pilze; Sporen sind resistent. Wirkungsoptimum zwischen pH 5 u. 8. Übl. Konz.: 0.1% zur Wundspülung; 0.01 bis 0.02% zu Schleimhautspülungen; 0.001 bis 0.01% zur Konservierung; in Lutschtabletten ca. 1 mg als ED. 0.01%ig als Konservierungmittel in Augentropfen, häufig mit Zusatz von 0.1% Dinatrium-EDTA bzw. 0.05% Dinatrium-EDTA u. 0.5% Benzylalkohol. Inkomp.: anionenaktive Substanzen, nichtionogene Tenside (z.B. Polysorbate), Oxidationsmittel, Bentonit, Aerosil®, fette Öle, Citrate, Alginate, Iodide, Nitrate, Salicylate, Schwermetallsalze (Silbersalze). Niedrig konz. Lösungen von B. können durch Sorption an Naturgummi u. Kunststoffe (Polyvinylchlorid*) ihre konservierende Wirk. verlieren. Gebräuchl. ist eine stark schäumende 50%ige Benzalkoniumchloridlösung*.

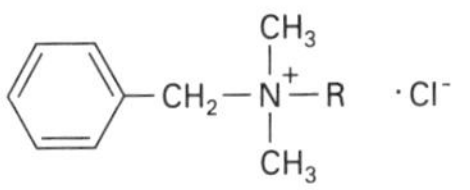

Benzalkoniumchlorid

**Benzalkoniumchloridlösung 50%:** Benzalkonii chloridi solutio Ph.Eur.3, Sol. Benzalkonii chloridi 50%. Geh. 47.5 bis 52.5%, ber. als Benzyldimethyltridecylammoniumchlorid ($C_{22}H_{40}ClN$, $M_r$ 354.0). Farblose bis schwach gelbliche, viskose Flüss.; schwacher, aromatischer Geruch; mischbar mit Wasser u. Ethanol. **Anw.:** als Konservierungsmittel u. Desinfiziens mit grenzflächenaktiven Eigenschaften in äuß. anzuwendenden Arzneimitteln. Wirkungsoptimum zwischen pH 5 bis 8. **Übl. Dos.:** 0.1% zur Wundspülung; 0.01 bis 0.02% zu Schleimhautspülungen; 0.001 bis 0.01%

zur Konservierung. Inkomp.: anionenaktive Substanzen, Oxidationsmittel, Bentonit, hochdisperses Siliciumdioxid, Nitrate, Salicylate, Silbersalze.

**Benzalkoniumchlorid-Stammlösung 0.1%:** Zstzg. nach NRF: 0.16 g Benzalkoniumchlorid-Lösung 50%, Wasser f. Injektionszwecke zu 100.0 g. Das Benzalkoniumchlorid wird ohne Erwärmen vollständig gelöst. Haltbarkeit 1 Jahr. **Anw.:** zur Konservierung wäßriger Ophthalmika.

**Benzalkoniumchlorid-Stammlösung 0.1%, Edetathaltige:** Zstzg. nach NRF: 0.197 T. Benzalkoniumchlorid-Lösung 50%, 1.0 T. Natriumedetat ad 100 T. Wasser f. Injektionszwecke. Haltbarkeit 6 Monate. **Anw.:** zur Konservierung wäßriger Ophthalmika u. Rhinologika.

**Benzanilid:** Benzoylanilin, das Anilid der Benzoesäure; $C_6H_5$–NH($COC_6H_5$). Weiße bis rötlichweiße Kristalle, unlösl. in Wasser, lösl. in Ethanol, Chloroform, Benzol, Ether. **Anw.** med.: früher als Antiseptikum.

**Benzaron** INN: 2-Ethyl-3-(4-hydroxybenzoyl)-benzofuran, (2-Ethyl-3-benzofuranyl)-(4-hydroxyphenyl)-keton, fragivix®; CAS-Nr. 1477-19-6;

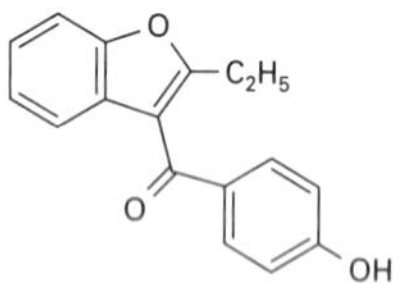

Benzaron

$C_{17}H_{14}O_3$, $M_r$ 266.28. Schmp. 124.3°C. **Anw.:** Kapillartherapeutikum, bei Venenerkrankungen, Thromboseprophylaxe. **Nebenw.:** Photosensibilisierung. **Übl. Dos.:** Oral: 200 mg morgens u. abends zu den Mahlzeiten. Topikal: Creme: 2%. Topikal: Creme: 10%.

**Benzathin-Benzylpenicillin:** Benzylpenicillin-Benzathin, s. Benzylpenicillin, Antibiotika.

**Benzathin-Penicillin:** Benzylpenicillin-Benzathin, s. Benzylpenicillin; vgl. Antibiotika (Penicillin-Antibiotika).

**Benzathinum-Phenoxymethylpenicillinum:** s. Phenoxymethylpenicillin-Benzathin.

**Benzatropin** INN: O-Benzhydryltropin, Tropin-benzylhydrylether, Cogentinol®; CAS-Nr. 86-13-5; $C_{21}H_{25}NO$. $pK_s$ 10.0 (20°C). **Anw.:** Parasympatholytikum zur Parkinsontherapie; s. Parkinsonismus.

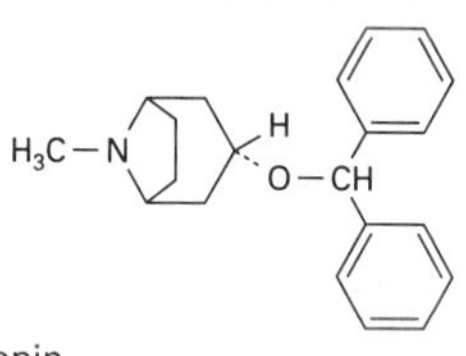

Benzatropin

**Benzazoin-Derivate:** s. Analgetikum(a).

**Benzbromaron** INN: (2-Ethyl-3-benzofuranyl)-(3,5-dibrom-4-hydroxyphenyl)-keton, 2-Ethyl-3-(3,5-dibrom-4-hydroxybenzoyl)benzofuran, Uricovac®; CAS-Nr. 3562-84-3; $C_{17}H_{12}Br_2O_3$, $M_r$ 424.11. Schmp. 151°C. Weißes,

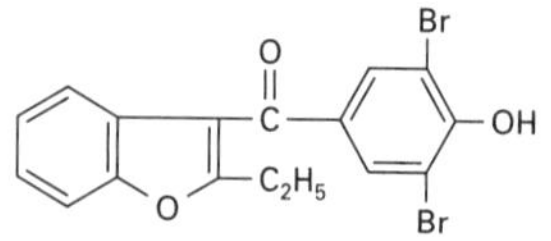

Benzbromaron

bis schwach gelbliches, krist. Pulver. Prakt. unlösl. in Wasser, leicht lösl. in Aceton, Chloroform, wenig lösl. in Ethanol. **Off.:** DAC86, Ph.Helv.7. **Anw.:** Urikosurikum (s. Antiarthritikum), hemmt die tubuläre Rückresorption von Harnsäure; langsamer Wirkungseintritt. HWZ 2 bis 3 h bzw. 12 bis 14 h (Metaboliten). **Übl. Dos.:** Oral: 0.1 g/d.

**Benzedrin:** s. Amphetamin.

**Benzen:** s. Benzol.

**Benzethoniumchlorid** INN: Benzethonii chloridum Ph.Eur.3, Benzyldimethyl-p-(1,1,3,3-tetramethylbutyl)phenoxyethyl-ammoniumchlorid, N-Benzyl-N,N-dimethyl-N-(2-{2-[4-(2,4,4-trimethyl-2-pentyl)-phenoxy]ethoxy}ethyl)ammoniumchlorid; CAS-Nr. 121-54-0; $C_{27}H_{42}ClNO_2$, $M_r$ 448.10. Schmp. 164-166°C. Sehr leicht lösl. in Wasser unter Bildung einer schaumigen, seifigen Lsg.; lösl. in Ethanol, Aceton, Chloroform. **Anw.:** Desinfiziens. **Übl. Dos.:** Topikal: Wundspülung: 0.1%ige wäßrige Lsg.; Hautdesinfektion: 0.2% Lsg. in Ethanol u. Aceton. Gebräuchl. ist auch Benzethonium.

**Benzharze:** s. Harze.

**Benzidin:** 4,4'-Diaminobiphenyl, Diphenyldiamin, $M_r$ 184.2. Schmp. 127-129°C. Sdp. 400-401°C. Weißes bis bräunlichgelbes, krist. Pulver,

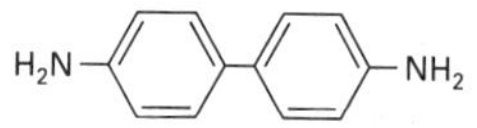

Benzidin

sehr schwer lösl. in kalt. Wasser, leicht lösl. in sied. Wasser, lösl. in Ethanol 96%; kanzerogen. **Anw.:** zum Nachw. von Phosgen in Chloroform, zur Darst. v. Farbstoffen, als chem. Reagenz, zur Identitätsprüfung von Arab. Gummi; ferner zum Blutnachweis, s. Benzidinprobe.

**Benzidinprobe:** unspezif. Blutnachweis in Harn u. Faeces. Ausführung: **1.** 10 mL Harn + 1 mL Eisessig + 5 mL Ether mischen, gut durchschütteln bzw. ein nußgroßes Stück Stuhl mit gleichen T. Wasser u. Eisessig verreiben, zu der Flüss. gleichen T. Ether hinzufügen u. durchschütteln. **2.** 0.5 g Benzidin in 8 mL Alkohol + 2 mL Eisessig lösen u. 2 mL $H_2O_2$ zufügen. **3.** Ether von Mischung 1 abheben u. in einem frischen Reagenzglas mit ca. 1 mL der Benzidinlsg. 2 versetzen. Bei Anwesenheit von Blut grüne bis tiefblaue Färbung (Benzidinblau); empfindl. Reaktion, jedoch nur brauchbar bei Verw. reinsten Benzidins u. sauberster Reagenzgläser!

**Benzidin-Umlagerung:** Methode zur Herst. v. Benzidin* durch Umlagerung von Hydrazobenzol mit starker Säure.

**Benzil:** Diphenylethandion; $C_{14}H_{10}O_2$, $M_r$ 210.2. Schmp. ca. 95°C. Gelbe Prismen; prakt. unlösl. in Wasser, lösl. in Chloroform, Ethanol u. Ether. **Anw.:** Reagenz Ph.Eur.3.

**α-Benzildioxim:** α-Diphenylglyoxim, $M_r$

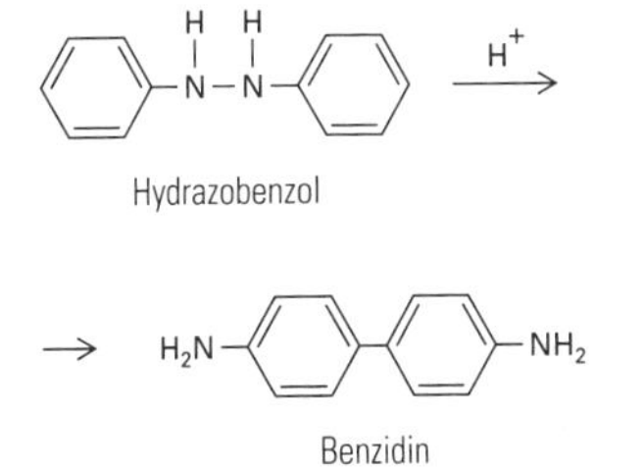

Benzidin-Umlagerung

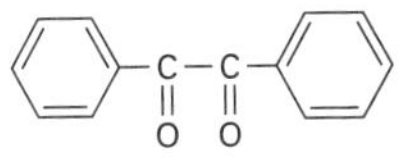
Benzil

240.25. Schmp. 235-237°C unter Zers. Weißes, krist. Pulver. Sehr schwer lösl. in Ethanol u.

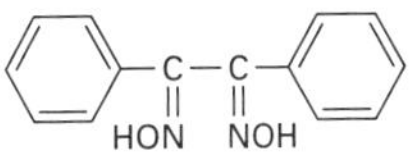
α-Benzildioxim

Aceton, unlösl. in Wasser. α-B. fällt aus Nickelsalzlsg. orange-braunrote Komplexsalze, die noch schwerer lösl. sind als die mit Dimethylglyoxim*.

**Benzilsäure:** α-Phenyl-α-hydroxy-phenylessigsäure, Dipehylglykolsäure; $C_{14}H_{12}O_3$, $M_r$ 228.84. **Strukturformel** s. Benzilsäure-Umlagerung. Schmp. 150°C. Schlecht lösl. in kaltem, gut lösl. in heißem Wasser.

**Benzilsäuretropinester:** s. Tropinbenzilat.

**Benzilsäure-Umlagerung:** Umsetzung von α-Diketonen mit starken Basen zu α-Hydroxysäuren; z.B. reagiert Benzil mit Kaliumhydroxid zum Kaliumsalz der Benzilsäure.

**Benzin:** Produkt der Erdöldestillation (s. Oleum Petrae), die zwischen 50°C u. 180°C übergehenden Fraktionen; ein Gem. von gesättigten aliphatischen Kohlenwasserstoffen (Paraffinen), das bisweilen, je nach Provenienz, auch ungesättigte, aromatische u. naphthenische Kohlenwasserstoffe enthalten kann; Hauptbestandteile sind die Kohlenwasserstoffe Pentan ($C_5H_{12}$) bis Octan ($C_8H_{18}$). Man unterscheidet: Leichtbenzin, Sdp. 50-110°C, Schwerbenzin, Sdp. 100-150°C; Ligroin od. Lackbenzin, Sdp. 150-180°C. Benzine sind wasserhelle, äußerst feuergefährliche u. leicht verdunstende Flüss., sie dienen als Lösungsmittel f. Fette, Öle, Harze, als Fleckentfernungsmittel, als Extraktionsmittel f. Alkaloide, als Insektenvertilgungsmittel, zu Beleuchtungszwecken, als Kraftstoff. **Crack-Benzin** ist ein durch ein besonderes Verfahren gew.es B., wobei man die hochsiedenden Öle unter hohem Druck in leichtsiedende, niedermolekulare benzinähnliche Produkte aufspaltet. Crack-Benzine werden hauptsächl. f. Automobile u. Flugzeuge verwendet, z.Z. sind 50% der Weltbenzinproduktion Crack-Benzine. **Künstliches B.** kann durch Kohlehydrierung od. nach dem Fischer-Tropsch-Verfahren gew. werden. **Verbleites B.:** Mit Bleitetraethyl versetztes B., um das Klopfen der Motoren zu vermindern (Antiklopfmittel: Bleitetraethyl, Eisencarbonyl, Cobaltcarbonyl u.a.).

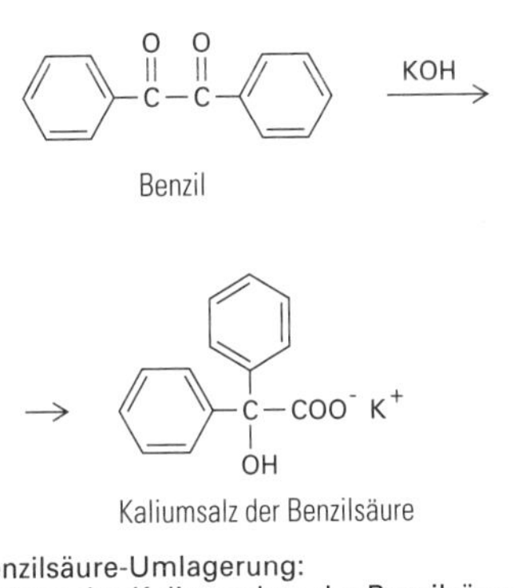

Benzilsäure-Umlagerung:
Bildung des Kaliumsalzes der Benzilsäure als Beispiel

**Benzin, Pharmazeutisch:** Benzinum, Benzinum Petrolei, Benzinum medicinale, Wundbenzin. Gem. niedrig siedender, gesättigter Kohlenwasserstoffe. Farblose, leicht entzündbare, flüchtige Flüss., mischbar mit Ethanol 96%, Ether, Chloroform, äther. u. fetten Ölen (mit Ausnahme von Rizinusöl), in Wasser unlösl. D. 0.641 bis 0.655. **Off.:** DAB10, ÖAB90, Ph.Helv.7. **Anw.** med.: zur Pflasterentfernung, f. Einreibungen; techn.: als Wasch- u. Lösungsmittel. Hierbei Vorsicht vor Vergiftungen: bereits 30 bis 50 mg Benzindämpfe pro Liter Luft wirken in 0.5 bis 1 min unbedingt tödlich! (Atemstillstand.) In leichteren Fällen rauschartige Zustände (mitunter Benzinsüchtigkeit).

**Benzoate:** Salze der Benzoesäure.

**Benzocain** INN: Benzocainum Ph.Eur.3, 4-Aminobenzoesäureethylester, Ethylium p-aminobenzoicum, Aethylis aminobenzoas, Ethoform,

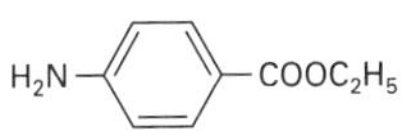
Benzocain

Anästhesin®; CAS-Nr. 94-09-7; $C_9H_{11}NO_2$, $M_r$ 165.2. Schmp. 89-92°C. Sdp. ca. 310°C. Farblose Kristalle od. weißes, krist. Pulver, schwach bitterer Geschmack. Leicht lösl. in Ethanol 90%, Ether, Benzol, Chloroform, wenig lösl. in fetten Ölen, sehr schwer lösl. in Wasser. **Anw.:** als Lokalanästhetikum ohne Reizerscheinungen; inn. bei Husten, Magenschmerzen, Ulcus ventriculi (Dos. 0.5 g); äuß. in Puder (10%) bei Decubitus u. Wundlaufen, in Salben (5 bis 20%) bei Pruritus, in Supposit. bei Hämorrhoiden (0.3 g pro dos.).

**Benzochinolin(e):** Azaphenanthrene (Indizierung der C-Atome s. Phenanthren); $C_{13}H_9N$, $M_r$ 179.21. **1. Benzo[c]chinolin:** 3,4-Benzochinolin, 9-Azaphenanthren, s. Phenanthridin. **2. Benzo[f]chinolin:** 5,6-Benzochinolin, 1-Azaphenanthren, β-Naphthochinolin, Naphthin. Schmp. 93-94°C. Sdp. ca. 350°C. Gelbl. bis rötl. krist. Pulver od. Blättchen. Lösl. in verd. Säuren, Ethanol,

Ether, Benzol, sehr schwer lösl. in Wasser, bildet mit einigen Metallen schwer lösl. Verbdg. **Anw.:** in der Analyse zum Nachw. von Zn u. Cd. **3. Benzo[h]chinolin:** 5,6-Benzochinolin, 4-Azaphenanthren, α-Naphthochinolin. Schmp. 49-51°C. Gelbl. Kristalle. Unlösl. in Wasser, lösl. in org. Lösungsmitteln. **Anw.:** in der Gaschromatographie (s. Chromatographie).

**Benzochinon:** s. Chinone.

**Benzoctamin** INN: 9,10-Dihydro-N-methyl-9, 10-ethanoanthracen-9-yl-methylamin; CAS-Nr. 17243-39-9; $C_{18}H_{19}N$, $M_r$ 249.34. **Anw.:** Tranquilizer (s. Psychopharmaka). **Nebenw.:** Sedation, Mundtrockenheit, eingeschränkte Fahrtüchtigkeit. Gebräuchl. sind auch Benzoctaminhydrochlorid u. Benzoctaminmesilat.

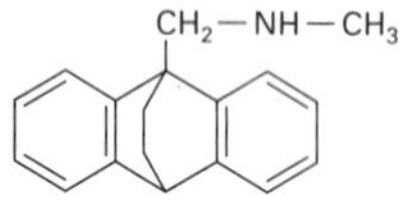

Benzoctamin

**Benzodiazepine:** Benzodiazepinderivate, eine wichtige Gruppe von Pharmaka, die sich von Chlordiazepoxid* u. dessen Metaboliten ableiten u. für deren Wirk. der intakte Siebenring sowie die Lactamstruktur von Bedeutung sind. **Wirk.:** schlafinduzierend (bes. bei psychisch labilen Personen), anxiolytisch, muskelrelaxierend, antikonvulsiv. **Anw.: 1.** als Tranquillantien, Anxiolytika, Antidepressiva (s. z.B. Alprazolam, Bromazepam, Camazepam, Clorazepat, Clotiazepam, Diazepam, Dikaliumclorazepat, Ketazolam, Lorazepam, Medazepam, Nordazepam, Oxazepam, Oxazolam, Prazepam) bei Angstzuständen aller Art (z.B. auch bei Angina pectoris), im Delirium tremens (z.B. Diazepam), bei Entziehungskuren; **2.** als Schlafmittel (s. z.B. Flunitrazepam, Flurazepam, Loprazolam, Lorazepam, Lormetazepam, Midazolam, Nitrazepam, Temazepam, Triazolam), wobei sie im Gegensatz zu den Barbituraten* die REM-Phase nicht beeinflussen; **3.** als Antikonvulsiva im epileptischen Anfall (Clonazepam*); **4.** als Muskelrelexantia (z.B. Tetrazepam), zur Narkoseprämedikation. **Wirkungsmechanismus:** das limbische Systems wird gegenüber äußeren Einflüssen abgeschirmt, B. dämpfen die von dort ausgehende Aktivierung des Wachzentrums, der Formatio reticularis, durch einen verstärkenden Einfluß auf die inhibitierenden GABA- (γ-Aminobuttersäure-)Neuronen, der über spezifische Bindungsstellen („Benzodiazepin-Rezeptoren") mit prä- u. postsynaptischen Angriffspunkten erfolgt. Im Gegensatz zu anderen Psychopharmaka* haben sie keinen od. nur minimal ausgeprägte antagonistische Wirk. gegenüber Dopamin u. Histamin. **Pharmakokinetik:** B. werden nach oraler Applikation schnell u. gut resorbiert, in unterschiedlichem Ausmaß an Plasmaproteine gebunden (Diazepam über 90%) u. im endoplasmatischen Retikulum der Leber je nach Ausgangssubstanz N-desalkyliert, $C_3$–hydroxyliert und/oder $C_3$–glucuroniert, wobei noch aktive Metaboliten mit längerer Eliminationshalbwertszeit entstehen können (z.B. Desmethyldiazepam (Nordazepam*) mit einer Eliminationshalbwertszeit von ca. 100 h). Die Ausscheidung erfolgt meist als Hydroxyverbindungen od. als deren Glucuronide. Im höheren Alter bzw. bei Leberfunktionsstörungen ist die Elimination verlangsamt. **Nebenw.:** Apathie, Müdigkeit, Akkomodationsstörungen, Appetitlosigkeit, paradoxe Reaktionen (z.B. Wutanfälle) bei älteren Personen, Hemmung des Atem- u. Kreislaufzentrums nur bei i.v.-Gabe; Gefahr der Entwicklung einer Toleranz u. psychischen Abhängigkeit vorhanden, aber rel. gering. Therapeutische Breite groß, Todesfälle wurden nur vereinzelt u. nur bei Dosen über 700 mg beobachtet.

**1,3-Benzodiazin:** s. Chinazolin.

**1,4-Benzodiazin:** s. Chinoxalin.

**1,2-Benzodiazol:** s. Indazol.

**Benzododeceniumbromid** INN: N-Benzyl-N-dodecyldimethylammoniumbromid. **Wirk.** u. **Anw.:** wie Benzododeceniumchlorid.

**Benzododeceniumchlorid** INN: N-Benzyl-N-dodecyldimethylammoniumchlorid; CAS-Nr. 139-07-1; $C_{21}H_{38}ClN$, $M_r$ 340.0. **Wirk.** u. **Anw.:** Desinfizienz; auch in Augentropfen.

**Benzoe:** Benzoeharz, Resina Benzoe, Benzoin (engl.), Asa dulcis, Asa odorata, Wohlriechender Asant; das Harz verschiedener Styrax-Arten, Fam. Styracaceae. **Benzoe tonkinensis: Siambenzoe**, Benzoe in lacrimis, stammt von **Styrax tonkinensis** (Pierre) Craib ex Hartwich (heim. Hinterindien, in den Gebirgen im Osten des Mekong in 1200 bis 1500 m Höhe, bes. Tonkin u. Nordannam). Die Gew. erfolgt durch Anschneiden der lebenden 6- bis 10jährigen Bäume, Beklopfen der Wunden u. Sammeln des ausgetretenen Harzes, das allmählich erstarrt. Das Harz ist in schizolysigenen Exkreträumen enthalten. Es bildet flache od. abgerundete, gelblich-weiße, braunrote od. gelbbraune Massen mit eingebetteten weißen Stücken, den „Mandeln" (Benzoe amygdaloides), mit weißlichem Bruch. Geruch nach Vanille, beim Erhitzen entstehen stechend riechende Dämpfe; lösl. in Ether u. Ethanol (in Ethanol unlöslicher Anteil max. 2%). **Best.:** 60 bis 70% Coniferylbenzoat, ca. 2% Cinnamoylbenzoat, wenig p-Cumarylbenzoat, daneben 10 bis 12% freie Benzoesäure, Siaresinolsäure (ein tricyclisches Triterpensapogenin) u. ca. 0.5 bis 2% Vanillin. Nach ÖAB90 u. DAC86 mind. 25%, nach Ph.Helv.7 mind. 20%, freie od. gebundene Säuren, ber. als Benzoesäure. Mit Kaliumpermanganat-Lsg. befeuchtet darf Benzoe keinen Geruch nach Benzaldehyd entwickeln (Sumatra-Benzoe). **Off.:** ÖAB90, Ph.Helv.7, DAC86. **Wirk.** u. **Anw.:** inn.: als Expektorans, f. Mundwässer, zu Inhalationen; äuß.: desinfizierend u. antiphlogistisch, zur Wundbehandlung; in der Kosmetik (Parfümerie); (früher) ferner zur (wenig erfolgreichen) Konservierung von Fetten (s. Adeps benzoatus). **Zuber.:** Tct. Benzoes Ph.Eur.3, Tct. Opii benzoica; vgl. Acidum benzoicum e resina. **Styrax benzoides** Craib liefert ebenfalls Siam-Benzoe. **Styrax benzoin** Dryand. liefert Sumatra-Benzoe, Verfälschung von Siam-Benzoe; harte, rubinrote Massen mit weißlichen „Mandeln"; ähnliche Inhaltsst. wie Siam-Benzoe, aber zusätzlich freie Zimtsäure, weshalb das Harz mit Kaliumpermanganat-Lsg. befeuchtet einen Geruch nach Benzaldehyd entwickelt. **Anw.:** wie Siam-Benzoe.

**Benzoesäure:** Acidum benzoicum Ph.Eur.3; CAS-Nr. 65-85-0; $C_7H_6O_2$, $M_r$ 122.1. Schmp. 121-123°C. Farblose Kristalle od. weißes, krist. Pulver, fast geruchlos, anfangs süßlichsaurer, später kratzender Geschmack. Leicht lösl. in Ethanol 90%, Ether, Chloroform, fetten Ölen, lösl. in siedendem Wasser, wenig lösl. in kaltem Wasser.

**Anw.:** Antiseptikum, früher auch als Expektorans; techn.: als Konservierungsmittel f. Lebensmittel (0.1 bis 0.25%, bei Fischen, Krebsen, Krabben bis 0.4%); nur die undissoziierte Säure (pH 3 bis 5) wirkt bakteriostatisch; vgl. Acidum benzoicum e resina.

**Benzoesäurebenzylester:** Benzylis benzoas, Benzylum benzoicum, Benzylbenzoat; $C_{14}H_{12}O_2$, $M_r$ 212.2. Farblose, ölige Flüss. od. farblose Kristalle; prakt. unlösl. in Wasser, leicht lösl. in Ethanol, Ether, Methanol, Chloroform, Benzol sowie auch i. fetten Ölen u. Mineralölen. **Off.:** DAC86, ÖAB90, Ph.Helv.7. **Anw.:** als Antispasmodikum, äuß. bei Krätze (10% Lsg. in Öl), techn.: als Lösungsmittel f. Celluloseester u. als Weichmacher. Reagenz Ph.Eur.3.

**Benzoesäureethylester:** Ethylium benzoicum; $C_6H_5$–COO–$C_2H_5$. Farblose, angenehm riechende Flüss. **Anw.:** in d. Parfümerie.

**Benzoesäureguajakolester:** Guajacolum benzoicum, s. Guajakolbenzoat.

**Benzoesäuremethylester:** Methylium benzoicum, Methylbenzoat, Niobeöl; $C_6H_5$–COO–$CH_3$. D. 1.093. Sdp. 199.6°C. Ep. -12.5°C. Farblose, angenehm riech. Flüss., unlösl. in Wasser, lösl. in Ethanol, Ether, Methanol. **Anw.** techn.**:** in d. Parfümerie, als Lösungsmittel in d. Lackindustrie.

**Benzoesäure-β-naphthylester:** s. Benzonaphthol.

**Benzoesäuresulfimid:** s. Saccharin.

**o-Benzoesäuresulfimidnatrium:** lösliches Saccharin, Saccharin solubile, s. Saccharin.

**Benzoeschmalz:** s. Adeps benzoatus.

**Benzoes resina:** s. Benzoe.

**Benzoetinktur:** s. Tinctura Benzoes.

**Benzofuran-2-on:** o-Hydroxymethylbenzoesäurelacton, s. Phthalide.

**Benzoin:** Bittermandelölkampfer; $C_6H_5$–CO–CH(OH)–$C_6H_5$. Schmp. 137°C. Sdp. 344°C. Entsteht durch Kondensation von 2 Mol Benzaldehyd unter Einw. von Kaliumcyanid. Farblose bis schwach gelbl. Kristalle, lösl. in warmem Ethanol u. in Aceton, unlösl. in Wasser. **Anw.:** zu org. Synthesen.

**Benzoin-Kondensation:** Methode zur Herst. v. α-Hydroxyketonen durch Kondensation aromatischer Aldehyde unter Alkalicyanid-Katalyse; z.B. entsteht aus Benzaldehyd u. Kaliumcyanid Benzoin (s. Abb.).

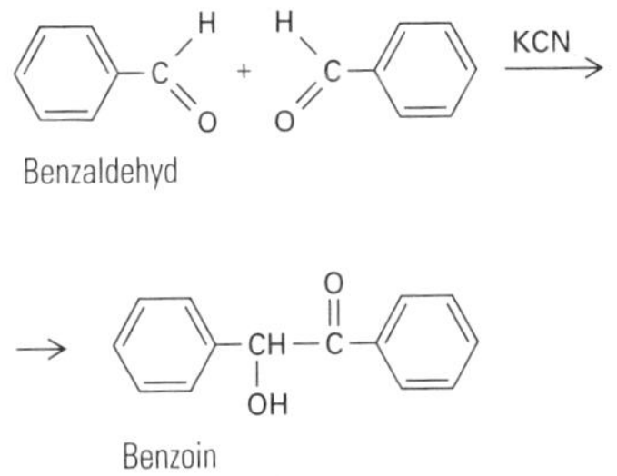


Benzoin-Kondensation: Bildung von Benzoin als Beispiel

**α-Benzoinoxim:** Cupron; $C_6H_5$–CH(OH)–C(NOH)–$C_6H_5$, $M_r$ 227.25. Schmp. 153-155°C. Weißkrist. Pulver. Lösl. in Ethanol, Aceton, Ether, sehr schwer lösl. in Wasser. **Anw.:** in d. chem. Analyse zum Nachw. u. zur quant. Bestimmung von Kupfer u. Molybdän.

**Benzoin(um):** engl. Bez. f. Benzoe*.

**Benzol:** Benzolum, Benzen, *engl.* benzene; $C_6H_6$, $M_r$ 78.11. Sdp. 79-81°C. Ep. mind. +5°C. D.

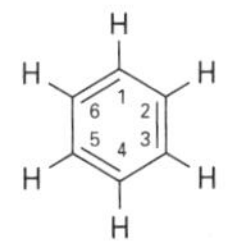


Benzol

0.878 bis 0.880. $n_D^{20°C}$ 1.500 bis 1.502. Flammpunkt -11°C. Klare, farblose, stark lichtbrechende Flüss. von charakterist. Geruch, mischbar mit Ethanol 96%, Ether, Eisessig, prakt. unlösl. in Wasser. Ein Produkt der Steinkohlenteer-Destillation (entdeckt 1825 von Faraday), Gew. aus Erdöl, synth. aus Acetylen. Grundkörper der aromatischen Verbindungen* (besonders stabile Anordnung der Elektronen). **Off.:** ÖAB81. **Anw.:** früher inn. als Anthelminthikum, äuß. gegen Hautparasiten. MED 0.5 g, MTD 1.5 g, mittlere Dos. ca. 15 Tr.; techn.: als Lösungsmittel f. Fette, äther. Öle, Kautschuk, Harze (möglichst durch andere, z.B. Toluol, zu ersetzen), als Treibstoff, zur Herst. v. Teerfarbstoffen, Lacken usw. (Vorsicht! Benzol ist brennbar, bei mehr als 1% in der Luft besteht Explosionsgefahr). **Tox.:** Stark giftiges, karzinogenes Lösungsmittel. Einatmen konzentrierter Dämpfe (20 000 ppm in 5 bis 10 min) führt akut über ein Rausch- u. Krampfstadium zu einer tödlichen Narkose. Trinken von 30 g ebenfalls tödlich. Chronische B.aufnahme bewirkt neben Müdigkeit, Magenschmerzen, Schwindel eine Schädigung der Blutbildungsstätten (Anämie, Leukopenie, Thrombopenie), die auch in eine Leukämie übergehen kann.

**Benzolblau:** s. Trypanblau.

**Benzoldicarbonsäure:** s. Phthalsäure; 1,3-Benzoldicarbonsäure: s. Isophthalsäure.

**Benzolsulfonsäure:** s. Sulfonsäuren.

**Benzonaphthol:** β-Naphthylbenzoat, Naphtholum benzoicum, Benzoesäure-β-naphthylester, Benzonaphtholum, $C_6H_5$–COO–$C_{10}H_7$, $M_r$ 248.1. Schmp. 108-110°C. Weißes, krist. Pulver, leicht lösl. in Ethanol, Chloroform, wenig lösl. in Ether, fast unlösl. in Wasser. **Anw.** med.**:** früher als Darmantiseptikum u. äuß. bei parasitären Hauterkrankungen.

**Benzophenanthridinalkaloide:** s. Isochinolinalkaloide.

**Benzophenon:** Diphenylmethanon; $C_{13}H_{10}O$, $M_r$ 182.2. Schmp. ca. 48°C. Prismatische Kristalle; prakt. unlösl. in Wasser, leicht lösl. in Ethanol u. Ether, lösl. in Chloroform. **Anw.:** Reagenz Ph.Eur.3.

**Benzophenoneidum:** s. Auramin.

**Benzopyran:** s. Chromen.

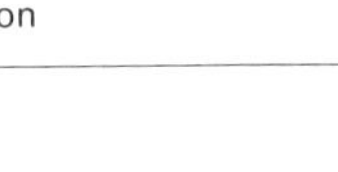


Benzophenon

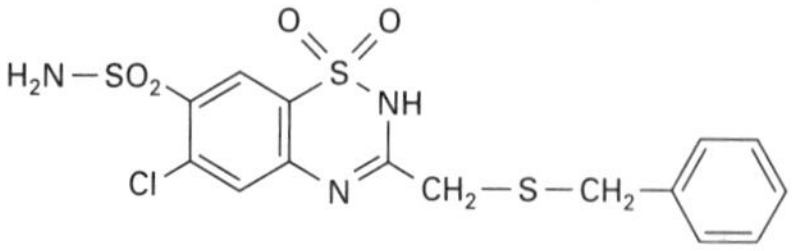

Benzthiazid

**Benzopyranon:** s. Chromen.
**Benzopyrazin:** s. Chinoxalin.
**1,2-Benzopyrazol:** s. Indazol.
**Benzo[a]pyren:** 3,4-Benzpyren; $C_{20}H_{12}$. Schmp. 176°C. Das Molekül besteht aus 5 kondensierten Benzolringen. Best. des Steinkohlenteers. Gelbe Kristallnadeln. Hochkarzinogene Substanz (Benzpyrenkarzinom); entsteht auch beim Verbrennen von Zigarettenpapier u. ist in der Luft der Großstädte enthalten, worauf die Zunahme von Bronchialkarzinom zurückzuführen sein soll.
**5,6-Benzopyrimidin:** s. Chinazolin.
**Benzopyrrol:** s. Indol.
**Benzosulfimid:** Saccharin*.
**Benzothiadiazine:** s. Diuretikum(a).
**Benzothiopen:** Thionaphthen; $C_8H_6S$, $M_r$ 134.19. Schmp. 32°C, Sdp. 221°C. Nach Naphthalin riechende Blättchen. Bestandteil des Holzteers. **Anw.:** f. die Synthese von Pharmazeutika u. von Thioindigo*.
**Benzoxoniumchlorid** INN: Benzoxonii chloridum, Benzyldodecylbis(2-hydroxyethyl)ammoniumchlorid; CAS-Nr. 19379-90-9; $C_{23}H_{42}ClNO_2$, $M_r$ 400.03. **Anw.:** Antiseptikum, Desinfektionsmittel.

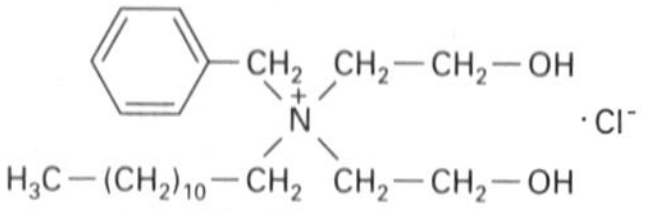

Benzoxoniumchlorid

**Benzoyl:** die Gruppe $C_6H_5$–CO– in org. Verbindungen.
**Benzoylaminoessigsäure:** s. Hippursäure.
**Benzoylanilin:** s. Benzanilid.
**Benzoylchlorid:** Benzoylum chloratum, Benzoesäurechlorid; $C_6H_5$–COCl, $M_r$ 140.6. Sdp. 196-198°C. D. 1.210 bis 1.215. $n_D^{20°C}$ 1.553 bis 1.555. Klare, farblose bis schwach gelbl., an d. Luft rauchende Flüss.; mischbar mit Ether, Benzol, Schwefelkohlenstoff. **Anw.:** als Reagenz, zur Identitätsprüfung von Estron u. Theophyllin-Ethylendiamin, zur Herst. v. Benzoylperoxid*, Farbstoffen u. Pharmazeutika.
**Benzoylglycin:** s. Hippursäure.
**Benzoylglykokoll:** s. Hippursäure.
**Benzoyl-β-naphthol:** β-Naphthylbenzoat, s. Benzonaphthol.
**Benzoylperoxid:** Benzoylum peroxydatum, Dibenzoylperoxid, Benzoylsuperoxid, Panoxyl5®, Scherogel®, Aknefug-oxid®, Benoxyl®, Fissan®; CAS-Nr. 94-36-0; $C_{14}H_{10}O_4$, $M_r$ 242.2. $C_6H_5$-CO-O-O-CO-$C_6H_5$. Schmp. 106-108°C (Zers.). Weißes Pulver, geruch- u. geschmacklos. Sehr schwer lösl. in Wasser, wenig lösl. in Ethanol, Ether, fetten Ölen, leicht lösl. in Chlorbenzol u. Chloroform, Aceton, Toluol. B. kann über Raumtemperatur od. in Gegenwart reduzierender Verbindungen explodieren; unterliegt dem Sprengstoffgesetz. **Anw.** techn.: als Fixierungsmittel in d. Mikroskopie, als Bleichmittel f. Fette, Öle, Wachse, Mehl, als Katalysator bei Polymerisationen (Kunststoffen).
**Wasserhaltiges Benzoylperoxid:** Benzoylum peroxidum aquosum, Benzoylum peroxydatum aquosum. Benzoylis peroxidum cum aqua Ph.Eur.3. Enthält mind. 65.0% u. max. 82.0% $C_{14}H_{10}O_4$. Schmp. ca. 95°C (Zers.). Unterliegt ebenfalls dem Sprengstoffgesetz. Inkomp.: Alkalien (die Beseitigung von nicht mehr benötigtem B. od. entsprechenden Zubereitungen kann mit Natriumhydroxidlösung 8.5% erfolgen). **Anw.** med.: bei Hautkrankheiten, Keratolytikum, Aknemittel. **Übl. Dos.:** 5%- bis 10%ig in Emulsionen od. Gelen.
**Benzoylperoxid-Gel 5 od. 10%:** s. Mucilago benzoylperoxidi 5 aut 10 per centum.
**Benzpyren:** s. Benzo[a]pyren.
**Benzquinamid** INN: Promecon®; CAS-Nr. 130-13-5; $C_{22}H_{32}N_2O_5$, $M_r$ 404.5. Schmp. 130°C. **Anw.:** Antiemetikum* nach Operationen. **Nebenw.:** ev. Herzrhythmusstörungen, Blutdruckanstieg, beeinflußt Reaktionsvermögen.

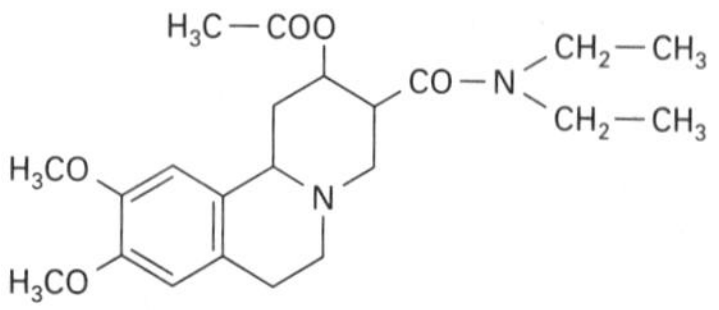

Benzquinamid

**Benzthiazid** INN: 3-Benzylthiomethyl-6-chlor-2H-1,2,4-benzothiadiazin-7-sulfonamid-1,1-dioxid; CAS-Nr. 91-33-8; $C_{15}H_{14}ClN_3O_4S_3$, $M_r$ 431.96. Schmp. 238-239°C; polymorph. Prakt. unlösl. in Wasser, Chloroform, Ether; 1 T. lösl. in 260 T. Ethanol, in 100 T. Aceton; leicht lösl. in Dimethylformamid, schnell lösl. in Alkalihydroxid-Lösungen. **Anw.:** Diuretikum (Saluretikum), Ödeme, Antihypertensivum. **Übl. Dos.:** Oral: Diuretikum: Initialdos.: 50 bis 200 mg/d, Erhaltungsdos.: 50 bis 150 mg/d. Antihypertensivum: Initialdos.: 2mal 25 bis 50 mg/d, Erhaltungsdos.: bis zu 3mal 50 mg/d. Nebenw., Wechselw., Kontraind.: s. Bendroflumethiazid.
**Benzydamin** INN: 1-Benzyl-3-(3-dimethylaminopropoxy)-1H-indazol, Tantum®; CAS-Nr. 642-72-8; $C_{19}H_{23}N_3O$, $M_r$ 309.40. Sdp. 160°C (6.665 Pa). **Anw.:** Antipyretikum, Analgetikum, Antiphlogistikum. HWZ 4 h. **Übl. Dos.:** Oral: Initialdos.: 4mal 0.05 g/d, Erhaltungsdos.: 2- bis 3mal 0.05 g/d, Kinder von 6 bis 12 Jahren: 2- bis 3mal 0.025 g/d, Kinder von 2 bis 6 Jahren: 2- bis 3mal 0.02 g/d, Kinder bis 6 Monate: 2- bis 3mal 0.007 g/d. Parenteral: i.m. bis zu 3mal 0.025 g/d. Gebräuchl. ist auch Benzydaminhydrochlorid.
**Benzyl:** Die Gruppe $C_6H_5$–$CH_2$–.

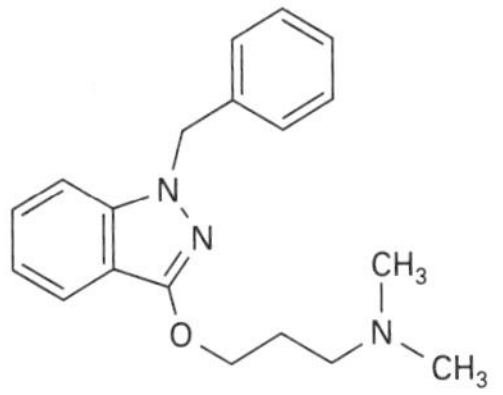

Benzydamin

**Benzylacetat:** Benzylium aceticum, Essigsäurebenzylester; $CH_3$–COO–$CH_2$–$C_6H_5$. Bestandteil verschiedener Blütenöle (Jasmin, Ylang-Ylang, Gardenia); farblose Flüss. **Anw.:** in d. Parfümerie.

**Benzyladenin:** s. Cytokinine.

**Benzylalkohol** INN: Alcohol benzylicus Ph.Eur.3, Alcoholum benzylicum, Phenylcarbinol, Phenylmethanolum; CAS-Nr. 100-51-6; $C_6H_5$–$CH_2OH$, $M_r$ 108.1. Schmp. -15.3°C. Sdp. 202-207°C. Flammpunkt 100°C. D. 1.045 bis 1.048. $n_D^{20°C}$ 1.538 bis 1.541; POZ max. 5. Farblose, ölige Flüss., lösl. in Wasser (30 T.), mischbar mit Ethanol, Ether, Chloroform, ätherischen u. fetten Ölen. Lagerung lichtgeschützt, dicht, in möglichst vollständig gefüllten Behältnissen od. unter Inertgas. Inkomp.: oxidierende Stoffe, Luftsauerstoff (Oxidation zu Benzaldehyd). **Anw.** med.: Schwaches Spasmolytikum; schwaches Lokalanästhetikum in Salben u. Lotionen (10%); in Augensalben 0.5 bis 1%; anästhesierendes Konservierungsmittel in wäßrigen u. öligen Injektionslösungen (s.c. u. i.m., 1 bis 3%), Wirkungsoptimum unter pH 6. Bei Kindern unter 2 Jahren sollten benzylalkoholhaltige Parenteralia nicht verwendet werden, da wegen der noch nicht vollen, kindlichen Metabolisierungskapazität eine Azidose auftreten kann. **Anw.** techn.: als Lösungsmittel in der Lack- u. Kosmetikindustrie (löst Celluloseacetat, Casein, Gelatine), Einschlußmittel in der Mikroskopie, in der Parfümerie zur Herst. künstl. Blütenöle, in der Chromatographie als Elutions- u. Steigflüssigkeit.

**Benzylamin:** Phenylmethylamin; $C_6H_5$–$CH_2$–$NH_2$. Farblose Flüss., mischbar mit Wasser, Ethanol, Ether, Glycerol. **Anw.:** zur Herst. v. quartären Ammoniumverbindungen*.

**Benzylaminopurin:** s. Cytokinine.

**Benzylbenzoat:** s. Benzoesäurebenzylester.

**Benzylcarbinol:** s. Phenylethylalkohol.

**Benzylcinnamat:** s. Zimtsäurebenzylester.

**Benzylisochinolinalkaloide:** Sammelbezeichnung f. wichtige Gruppen von Alkaloiden, deren gehäuftes Vorkommen (auch in abgewandelter Form) für mehrere Familien der Magnoliidae (Aristolochiaceae, Ranunculaceae, Berberidaceae, Menispermaceae, Papaveraceae) charakteristisch ist. In ihrer Grundform kommen sie z.B. in Arten der Gattungen Papaver, u. Erythrina (Fam. Fabaceae, Korallenbaum) sowie als Dimere (Bisbenzylisochinolinalkaloide*) in Chondodendron-Arten (Curare-Alkaloide) vor. Die Biogenese beginnt wie bei den meisten Isochinolinalkaloiden* mit der Hydroxylierung von Tyrosin. Anschließende Dimerisierung des entstandenen DOPA führt zu Norcoclaurin bzw. zu **Norlaudanosolin**, der Vorstufe von **Reticulin**, woraus nun die Phenanthrenalkaloide (Morphin u. Derivate), die Alkaloide vom Protoberberin- u. Berberin-Typ sowie die Aristolochiasäure u. deren Derivate gebildet werden können. Ein Seitenweg führt zu den Aporphinalkaloiden*.

**Benzylisothiocyanat:** Benzylsenföl; CAS-Nr. 622-78-6; $C_8H_7NS$, $M_r$ 149.2. Sdp. 243°C. Unlösl. in Wasser, lösl. in Ethanol. Wirkstoff der Kapuzinerkresse (Tropaeolum majus*), entsteht durch enzymatische Hydrolyse von genuin vorliegenden Glucotropaeolin, einem Glucosinolat*. **Anw.:** Bakteriostatikum. **Übl. Dos.:** Oral: Initialdos.: 3mal 28.8 mg/d; Erhaltungsdos.: 3mal 14.4 mg/d.

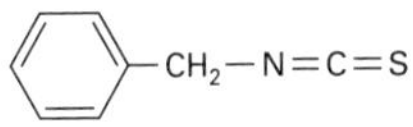

Benzylisothiocyanat

**Benzylium:** veraltete Bez. f. Benzylalkohol.

**Benzylmandelat:** Benzylis mandelas, Benzylium amygdalicum, Mandelsäurebenzylester, Benzyl(RS)-2-hydroxy-2-phenylacetat; CAS-Nr. 890-98-2; $C_{15}H_{14}O_3$, $M_r$ 242.3. Schmp. 92-96°C. Weißes, krist. Pulver mit schwachem Eigengeruch. Prakt. unlösl. in Wasser, leicht lösl. in Aceton u. Chloroform, lösl. in Ethanol u. Ether. **Off.:** DAB10. **Anw.:** Spasmolytikum; s. Mandelsäureester.

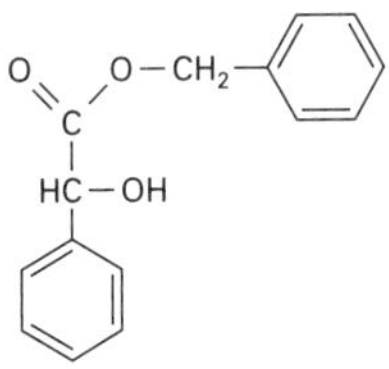

Benzylmandelat

**Benzylnicotinat: Benzylis nicotinas**, s. Nicotinsäurebenzylester.

**Benzylpenicillin** INN: Penicillin G, 6-(Phenylacetylamino)penicillansäure, (2S,5R,6R)-3,3-Dimethyl-7-oxo-6-(2-phenylacetamido)-4-thia-1-azabi-cyclo[3.2.0]heptan-2-carbonsäure; CAS-Nr. 61-33-6; $C_{16}H_{18}N_2O_4S$, $M_r$ 334.38. **Strukturformel** s. Antibiotikum(a). Antibiotikum aus Penicillium notatum u. Penicillium chrysogenum. Wenig lösl. in Wasser, lösl. in Methanol, Ethanol, Ether, Ethylacetat, Benzol, Chloroform, Aceton; unlösl. in Petrolether. $pK_s$ 2.74 (5°C), $pK_s$ 2.76 (25°C), $pK_s$ 4.84 (80% Ethanol von 5°C). **Wirk.** u. **Anw.:** Antibiotikum mit bakterizider Wirk. auf proliferierende grampositive Bakterien wie Strepto-, Pneumo-, Meningo-, Gonokokken, Diphtheriebakterien, Spirochäten. Hauptindikationen: Infekte durch grampositive Kokken; Scharlach, Angina, Gonorrhö, Diphtherie, rheumatisches Fieber, verschiedene Meningitis-Arten, Milzbrand. Applikation aufgrund der Säurelabilität nur parenteral. HWZ 0.6 bis 1 h. **Übl. Dos.:** i.m., i.v. tgl. 1 Million I.E., Kinder 0.04 – 0.06 Millionen I.E./kg KG. 1 I.E. (Oxford-Einheit) entspricht 0.6 μg. **Nebenw.:** v.a. allergische Reaktionen zu beachten; s.a. Antibiotika (Tab.).

**Benzylpenicillin-Kalium:** Benzylpenicillinum kalicum Ph.Eur.3, Penicillin G-Kalium; CAS-Nr. 113-98-4; $C_{16}H_{17}KN_2O_4S$, $M_r$ 372.5. Weißes, krist. Pulver; sehr leicht lösl. in Wasser.

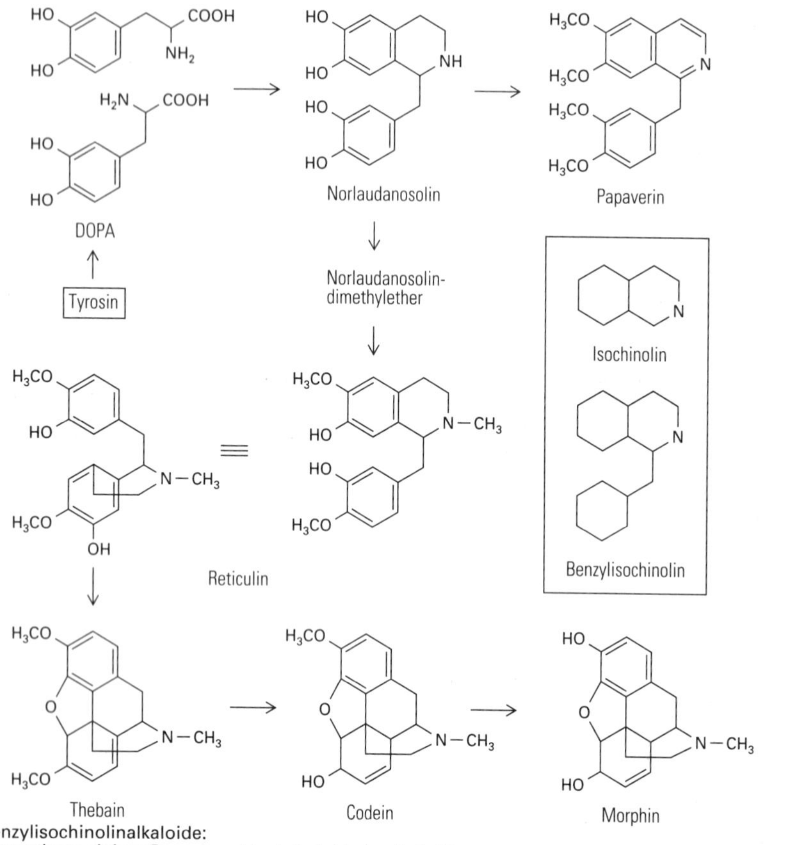


Benzylisochinolinalkaloide:
Biosynthese einiger Benzylisochinolalkaloide (nach Heß) [45]

$[\alpha]_D^{20°C}$ +270 bis 300° (c = 2 in kohlendioxidfreiem Wasser).

**Benzylpenicillin-Natrium:** Benzylpenicillinum natricum Ph.Eur.3, Penicillin G-Natrium; CAS-Nr. 69-57-8; $C_{16}H_{17}N_2NaO_4S$, $M_r$ 356.4. Weißes, krist. Pulver; sehr leicht lösl. in Wasser. $[\alpha]_D^{20°C}$ +285 bis +310° (c = 2 in kohlendioxidfreiem Wasser).

Neben **Phenyracillin, Hydrabamin-Penicillin G, Hydroxyprocain-Penicillin** u. **Clemizol-Benzylpenicillin*** sind folgende **Depot-Penicilline:** in Verwendung:

**Penethamat-Benzylpenicillin:** Penethecillin, Benzylpenicillin-β-(diethyl)aminoethylester; CAS-Nr. 3689-73-4. Auch als Hydroiodid im Gebrauch.

**Benzylpenicillin-Procain:** Benzylpenicillinum procainum Ph.Eur.3, Procain-Penicillin G; CAS-Nr. 6130-64-9; $C_{29}H_{38}N_4O_6S \cdot H_2O$, $M_r$ 588.7. Weißes, krist. Pulver; schwer lösl. in Wasser, leicht lösl. in Ethanol.

**Benzylpenicillin-Benzathin:** Benzylpenicillinum benzathinum Ph.Eur.3, Benzathin-Penicillin G, Tardocillin®; Salz aus Benzylpenicillin u. Dibenzylethylendiamin im Verhältnis 2:1; CAS-Nr. 41372-02-5; $C_{48}H_{56}N_6O_8S_2$, $M_r$ 909. Weißes Pulver; schwer lösl. in Wasser, Ethanol, Chloroform, leicht lösl. in Dimethylformamid.

**Benzylsenföl:** s. Benzylisothiocyanat.

**Benzylum benzoicum:** s. Benzoesäurebenzylester.

**Benzylum cinnamylicum:** s. Zimtsäurebenzylester.

**Benzylum nicotinicum:** s. Nicotinsäurebenzylester.

**Bepanthen®:** s. Dexpant(h)enol bzw. s. Vitamine (Pantothensäure).

**Bepridil:** β-[(2-Methylpropoxy)methyl]-N-phenyl-N-(phenylmethyl)-1-pyrrolidinethanamin, 1-[2-(N-benzyl-anilino)-1-(isobutoxymethyl)ethyl]-pyrrolidin; CAS-Nr. 64706-54-3; $C_{24}H_{34}N_2O$, $M_r$

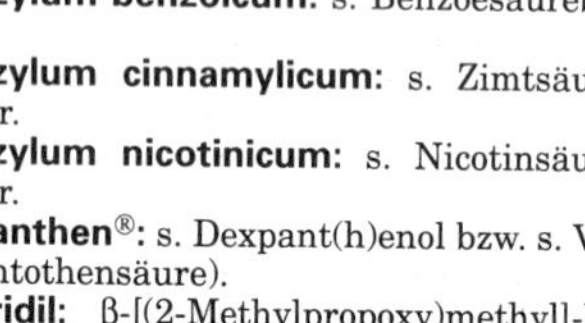

Bepridil

366.54. **Wirk.** u. **Anw.:** Calciumantagonist, bei Angina pectoris. **Nebenw.:** Herzrhythmusstörungen, gastrointestinale Störungen u. Diarrhö.

**Bepridilhydrochlorid-Monohydrat:** CAS-Nr. 74764-40-2; $C_{24}H_{35}ClN_2O \cdot H_2O$. Schmp. 89-93°C.

**Berberidaceae:** Berberitzengewächse, Sauerdorngewächse, Od. Ranunculales; ca. 650 Arten, meist Sträucher od. Stauden mit radiären, meist 6zähligen Blüten. **Chem. Merkmale:** Benzylisochinolinalkaloide, Lignane. **Wichtige Gattungen** s. z.B. Berberis, Caulophyllum, Mahonia, Podophyllum.

**Berberin:** $[C_{20}H_{18}NO_4]^+ OH^-$, $M_r$ 336.37. Schmp. 132°C. Alkaloid (Isochinolinderivat bzw. Benzo-

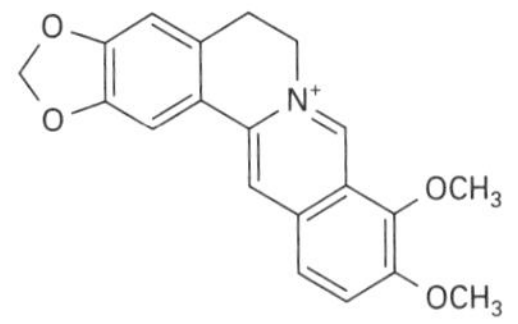

Berberin

phenanthridin) in Berberidaceae wie Berberis vulgaris*, ferner in Hydrastis canadensis*, Chelidonium majus* u.a. Färbt Seide, Baumwolle, Leder gelb. Verhält sich als quaternäre Base. **Wirk.** u. **Anw.:** hämostyptisch, antipyretisch, antidiarrhöisch; lokal bakterizid u. antimykotisch; Berberin wirkt auch blutdrucksenkend sowie anregend auf die Darm-, Blasen-, Uterusmuskulatur; s. Berberinmonosulfat.

**Berberinmonosulfat:** Berberinum sulfuricum; $(C_{20}H_{17}NO_4)_2 \cdot H_2SO_4 \cdot 3\,H_2O$. Gelbes, krist. Pulver, lösl. in Ethanol u. Wasser (ca. 1:30). Meist gebrauchtes Berberinsalz. **Anw.:** gegen Orientbeule (s. Leishmania), kleine Ulcera (B. hemmt die Sauerstoffaufnahme des Tumorgewebes stärker als die des gesunden Gewebes), ferner bei Gelbsucht, chron. Diarrhö, Wechselfieber. **Dos.:** 0.03 bis 0.2 g. Das **Berberinhydrochlorid** findet gleiche Anw.

**Berberis aquifolium:** s. Mahonia aquifolium.

**Berberis vulgaris** L.: Fam. Berberidaceae. Berberitze, Sauerdorn (Europa, Asien). Stpfl. v. **Cortex Berberidis radicis:** Berberitzenwurzelrinde. **Inhaltsst.:** die Alkaloide Berberin* (1 bis 3%), Oxyacanthin u. sein Isomeres Berbamin, ferner Jatrorrhizin, Columbamin u. Palmatin (vgl. Jateorhiza palmata) sowie Harz u.a. **Anw.:** (wissenschaftl. jeweils nicht ausreichend belegt) Choleretikum u. Cholekinetikum bei Leberstörungen, Gallenstauung, Cholelithiasis sowie bei Dysenterie, als Tonikum; vgl. Berberin. **Fructus Berberidis:** Sauerdornbeeren, Berberitzenfrüchte. **Inhaltsst.:** Fruchtsäuren, Pektin, Gummi, Zucker, Vitamin C (in den reifen Früchten kein Berberin); Farbstoffe: Carotin, Lutein, Zeaxanthin. **Anw.:** bei Leber-, Gallen-, Steinleiden; zu Erfrischungsgetränken. **Folia Berberidis:** Berberitzenblätter. **Inhaltsst.:** Berberin. **Anw.:** Abführmittel.

**HOM:** *Berberis vulgaris* (HAB1.4), Berberis: getrocknete Rinde ober- u. unterirdischer Teile; verord. z.B. b. harnsaurer Diathese (Steinbildung, Rheumatismus, Gicht, Dermatosen), Entzündung von Niere u. Blase.

**HOM:** *Berberis vulgaris e fructibus* (HAB1.2): die von den Fruchtstielen gerebelten, frischen, vollausgereiften Samen.

**Berberitze:** s. Berberis vulgaris.

**Berberitzengewächse:** s. Berberidaceae.

**Bergamotte:** s. Citrus aurantium ssp. bergamia.

**Bergapten:** 4-Methoxy-7H-furo[2,3-g][1]benzopyran-7-on, 5-Methoxypsoralen; $C_{12}H_8O_4$, $M_r$ 216.19. Schmp. 188°C. **Strukturformel** s. Furanocumarine. Nat. z.B. in Früchten der Bergamotte (s. Citrus aurantium ssp. bergamia), Pastinak (s. Pastinaca sativa*) u.a.; Photosensibilisator, s. PUVA-Therapie.

**Bergenia crassifolia** (L.) Fritsch: Fam. Crassulaceae, Wickelwurz (Nordafrika, Ostasien, Sibirien). Stpfl. v. **Radix Bergeniae:** Bodanwurzel. **Inhaltsst.:** ca. 20% Gerbstoffe, Bergenin (Isocumarin), ca. 18% Arbutin*, Farbstoffe. **Anw.:** Antidiarrhöikum; zum Gerben. **Folia Bergeniae:** Tschagorischer Tee. **Inhaltsst.:** ähnl. wie in Wurzel. **Anw.:** Adstringens, Antiseptikum, Hämostyptikum.

**Bergflachs:** Alumen plumosum*.

**Berg-Gamander:** s. Teucrium montanum.

**Bergholunder:** s. Sambucus racemosa.

**Bergkristall:** s. Siliciumdioxid.

**Bergkümmel:** Fruct. Anethi, s. Anethum graveolens.

**Berglorbeer:** Kalmia latifolia*.

**Bergmann-Zervas-Carbobenzoxylierung:** N-Carbobenzoxylierung freier Aminogruppen von Aminosäuren bei Peptidsynthesen. Eine Aminosäure wird mit Chlorameisensäurebenzylester zur Carbobenzoxyaminosäure umgesetzt, die mit einer weiteren Aminosäure über eine Peptidbindung verknüpft wird. Nach der Reaktion wird der Benzylrest der Carbobenzoxygruppe hydrogenolytisch mit Palladium/Wasserstoff als Toluol abgespalten, wobei eine Carbamidsäure entsteht, die unter Kohlendioxidabspaltung ein Dipeptid bildet.

**Bergöl:** Oleum Lini sulfuratum*.

**Bergpech:** s. Asphalt.

**Bergtee, Griechischer:** s. Sideritis hirsuta.

**Bergwachs:** Ozokerit, s. Paraffinum solidum.

**Bergweidenröschen:** s. Epilobium-Arten.

**Bergwohlverleih:** Arnica montana*.

**Beriberi:** Kakke, Vitamin-$B_1$-Mangelkrankheit des Menschen, bes. der ostasiatische Reis (nach Entfernung des Silberhäutchens) essenden Völker, schwere Polyneuritis mit allg. Kräfteverfall. **Beriberischutzstoff:** Vitamin $B_1$, s. unter Vitamine.

**Berkefeld-Filter:** Kieselgur-Filter, Tiefenfilter* mit Adsorptionseffekt. Hauptanwendungsgebiet in der Wasseraufbereitung (s. Aqua), in der pharmazeutischen Industrie, gelegentl. f. spezielle Virusfiltrationen.

**Berkelium:** Bk, stark radioaktives Actinoiden-Element, Transuran, OZ 97, gew. durch Beschießung von Americium-241 mit α-Teilchen (1949, Berkeley, Kalifornien).

**Berliner Blau:** Eisen(III)-hexacyanoferrat(II), Ferriferrocyanid, Ferrum cyanatum, Pariser Blau, Turnbull-Blau, Preußisch Blau, Ferrum borussicum, blausaures Eisen; $Fe_4[Fe(CN)_6]_3$. Eisen, in Form von $Fe^{2+}$-Ionen wird mit Kalium-eisen(III)-cyanid, u. in Form von $Fe^{3+}$-Ionen mit Kalium-eisen(II)-cyanid jeweils als B. nachgewiesen. **Anw.:** als lichtechtes Pigment; med.: bei Vergiftungen mit Tellur u. radioaktivem Cäsium. **Gesch.:** 1704 von Johann Conrad Diesbach im Laboratorium des Berliner Theosophen u. Alche-

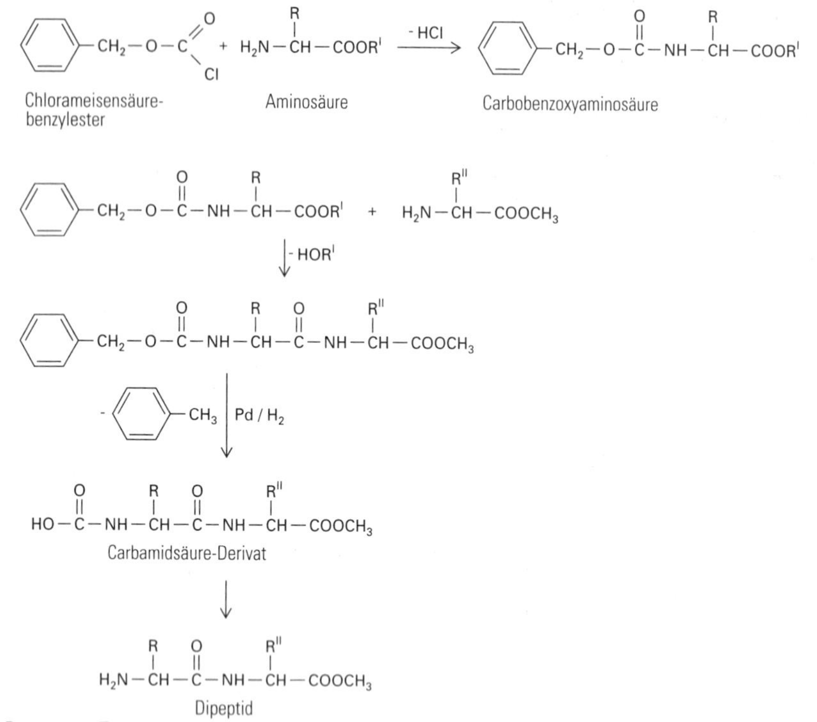
Bergmann-Zervas-Carbobenzoxylierung

misten Joh. Conr. Dippel beim Arbeiten mit Dippels Tieröl (Oleum animale aethereum*), Kaliumcarbonat u. Eisen(II)-sulfat gefunden.

**Berliner Tropfen:** Tinctura Valerianae composita*.

**Berna® (rD):** s. Noscapinhydrochlorid.

**Bernstein:** Succinum, Electrum, Agtstein, d. fossile aus d. Tertiärzeit stammende Harz v. Pinus succinifera, Hauptfundorte sind d. Ostseeküsten („Blaue Erde" des Samlandes). **Best.:** Borneolester, Bernsteinsäureester, ferner Succinoabietinsäure, Schwefel. **Oleum Succini crudum:** Rohes Bernsteinöl, ein durch trockene Dest. aus Bernsteinabfällen gew., teerartiges Öl. **Oleum Succini rectificatum** EB6: Gereinigtes Bernsteinöl; gew. durch Dest. des rohen Bernsteinöls mit Wasserdampf. Hellgelbes, widerl. riechendes Öl; opt. rechtsdrehend ($\alpha_D^{20°C}$ +21 bis +31°C). D. 0.915 bis 0.945. **Anw.** volkst.: als krampfstillendes Mittel.

**HOM:** *Succinum* (HAB1.4): verwendet wird das fossile Harz.

**Bernsteinöl:** s. Bernstein.

**Bernsteinsäure:** Acidum succinicum, Ethandicarbonsäure-(1,2), Butandisäure; $HOOC–CH_2–CH_2–COOH$, $M_r$ 118.1. Schmp.185-187°C. Sdp. 235°C (Bildung von Bernsteinsäureanhydrid). Weiße, säulenförmige Kristalle von stark saurem Geschmack, leicht lösl. in Wasser, lösl. in Ethanol u. Aceton, wenig lösl. in Ether. Nat. i. Braunkohlen u. Bernstein, in vielen Pflanzen (unreifen Stachelbeeren, Weintrauben, Rübensaft); Intermediärprodukt im Tricarbonsäurezyklus; die Salze heißen Succinate. **Anw.:** f. org. Synthesen; K-, Ca-, Mg-succinat als Kochsalzersatz. Reagenz Ph.Eur.3. **Anw.** med.: früher als Expektorans u. Diuretikum.

**Berofor®:** s. Interferon alfa.

**Beromycin®:** s. Phenoxymethylpenicillin.

**Berotec®:** s. Fenoterol.

**Berstversuch:** Werkstoffprüfung, z.B. für Druckgaspackungen*. Ein Hohlkörper wird durch einen wachsenden Innendruck bis zum Bersten belastet, wobei das Verformungs- u. Festigkeitsverhalten ermittelt werden. Wichtige Kennwerte sind der Fließbeginn, bei dem der Werkstoff sich bleibend zu verformen beginnt, der Höchstdruck u. der Berstdruck.

**Bertholletia excelsa** Humb. et Bonpl.: Fam. Lecythidaceae (Topffruchtbaumgewächse), Paranußbaum (Amazonasgebiet). Die bis zu 30 cm großen, verholzten runden Kapselfrüchte des ca. 30 m hohen Baumes enthalten 12 bis 30 dreikantige, hartschalige Samen (keine Nußfrüchte), die als **Paranüsse** (Brasilnuß, Brasilkastanie) bezeichnet werden. **Inhaltsst.:** ca. 70% fettes Öl, ca. 20% Eiweiß. **Anw.:** Genuß- u. Nahrungsmittel, zur Gew. des (wenig haltbaren) fetten Öls.

**Bertramwurzel, Deutsche:** Radix Pyrethri germanici, s. Anacyclus officinarum.

**Bertramwurzel, Römische:** Radix Pyrethri romani, s. Anacyclus pyrethrum.

**Beruf(s)kraut:** Stachys recta* (Sideritis hirsuta); B., Kanadisches: Conyza canadensis*.

**Berufsunfähigkeit:** s. Versorgungswerk.

**Beruhigender Tee:** s. Species sedativae, Species nervinae.

**Beryllium:** Be, Erdalkalimetall, $A_r$ 9.01218, 2wertig, OZ 4. D. 1.84, Schmp. 1285°C, Sdp. 2477°C, entdeckt von Wöhler 1828; stahlgraues, sprödes, seltenes Metall; Nat. gebunden als Beryll $Be_3Al_2(Si_6O_{18})$ (gefärbt z.B. als Smaragd u. Aquamarin), Phenakit $Be_2[SiO_4]$, Chrysoberyll $Al_2[BeO_4]$. Be-Salze schmecken süß, daher der franz. Name „Glucinium“. **Anw.:** in der Luft- u. Raumfahrttechnik, in Kernreaktoren zur Neutronenmoderation u. -reflexion, f. künstliche Neutronenquellen, f. die Fenster von Röntgenröhren, als Legierungsbestandteil. **Tox.:** Alle Be-Salze sind giftig; MAK 2 µg/m³ Be. B. hemmt u.a. die Enzyme Amylase u. alkalische Phosphatase. Zu Vergiftungen kommt es hauptsächl. durch Staubinhalation (auch löslicher Salze). Dabei treten Entzündungen der Luftwege wie auch Pneumonie auf. Die chronische Berylliumkrankheit der Lunge, die Berylliose, ist eine granulomatöse Reaktion des Lungengewebes. Im Tierversuch ist B. eindeutig karzinogen.

**Beschichtung:** Aufbringen von Kunststoffen, Kautschuk, Metallfolien od. Wachsen auf Gewebe, Papier, Folien u.a. z.B. durch ein- od. beidseitiges Aufgießen, Kalandern, Streichen, Tauchen od. Sprühen. Die behandelten Flächen werden dadurch dicht gegenüber Luft u. Gasen, wasser- u. wasserdampfundurchlässig (z.B. mit Polyethylen beschichtetes Papier).

**Besenginster, Besenpfriem:** Cytisus scoparius*.

**Besenheide:** Calluna vulgaris*.

**Besetzungstheorie:** vgl. Rate-Theorie.

**Besilas, Besylat, Besilat:** chem. Kurzbez. f. Benzolsulfonat.

**Besinge, Schwarze:** Fruct. Myrtilli, s. Vaccinium myrtillus.

**Bespar®:** s. Buspiron.

**Bestäubung:** *bot.* die der Befruchtung (s. Samenbildung) vorausgehende Übertragung von Pollen auf die Narbe. Die B. kann mit Hilfe von Wind (Anemogamie), Wasser (Hydrogamie), Tiere (Zoogamie), v.a. Insekten (Entomogamie), erfolgen. Man unterscheidet Fremd- u. Selbstbestäubung (nur bei zwittrigen Blüten*).

**BET:** s. BET-Gleichung.

**Betabion®:** s. Vitamine (Vitamin $B_1$).

**Beta-Blocker:** s. β-Sympatholytika.

**Betacaroten** INN: s. Carotine (β-Carotin).

**Betacyane:** blaue bis rote Pflanzenfarbstoffe; s. Betalaine.

**betadrenol®:** s. Bupranolol.

**Betäubungsmittel:** Abk. BtM; zum Zwecke der Einheitlichkeit u. der Rechtsklarheit vermeidet das Betäubungsmittelgesetz* (BtMG) der Bundesrepublik Deutschland eine begriffliche Definition, sondern verfährt nach dem System der Positivlisten. Betäubungsmittel sind danach die in den Anlagen I, II u. III zum BtMG aufgeführten Stoffe u. Zubereitungen mit psychotropen, bewußtseins- u. stimmungsverändernden Wirkungen, die zu physischer u. psychischer Abhängigkeit führen können, einschließl. der Ether, Ester, Isomere, Molekülverbindungen u. Salze, soweit bei dem einzelnen Stoff möglich. Im Betäubungsmittelgesetz wird unterschieden zwischen *nicht verkehrsfähigen* (Anl. I, z.B. Diacetylmorphinhydrochlorid* (Heroin), Lysergsäurediethylamid* (LSD), Methylendioxymethamphetamin (MDMA) u.a. Designer-Drugs*), *verkehrsfähigen aber nicht verschreibungsfähigen* (Anl. II, z.B. Codein*, Dihydrocodein*, Diphenoxylat*) u. *verkehrsfähigen u. verschreibungsfähigen Substanzen* (Anl. III, z.B. Morphin*, Tilidin*, Pentazocin*, Amphetamin*, Diazepam*, Barbital*). Nach § 1 BtMG können die Anlagen I – III durch Rechtsverordnung jederzeit geändert od. ergänzt werden.

**Österreich:** anstelle des Begriffes B. ist der (ebenfalls unzutreffende) Begriff Suchtgift üblich, seit 1997 durch den Begriff Suchtmittel ersetzt. Vgl. Betäubungsmittelrecht.

**Betäubungsmittel-Außenhandelsverordnung:** BtMAHV, s. Betäubungsmittelgesetz.

**Betäubungsmittel-Binnenhandelsverordnung:** BtMBinHV, s. Betäubungsmittelgesetz.

**Betäubungsmittelgesetz:** BtMG (früher Opiumgesetz, s.a. Betäubungsmittelrecht), **Gesetz über den Verkehr mit Betäubungsmitteln**, letzte Neufassung vom 1.3.1994 mit den folgenden **Ausführungsverordnungen:** *Betäubungsmittel-Außenhandelsverordnung* (BtMAHV): Diese Verordnung regelt Einfuhr, Durchfuhr u. Ausfuhr von BtM. *Betäubungsmittel-Binnenhandelsverordnung* (BtMBinHV): Diese durch § 12 Abs. 4 BtMG begründetete VO regelt den Handel mit BtM innerhalb der Bundesrepublik u. gilt auch f. den Erwerb von BtM durch die Apotheke. Insbes. regelt die VO das sog. Abgabebelegverfahren, welches vorschreibt, daß für jede Abgabe eines BtM (außer auf ärztliche Verschreibung an den Endverbraucher) ein amtliches vierteiliges Formblatt (Abgabebeleg) auszufertigen ist. *Betäubungsmittel-Kostenverordnung* (BtMKostV): In dieser VO sind die Kosten geregelt, die von der Bundes-Opiumstelle f. ihre Amtshandlungen erhoben werden. Die f. die Apotheken **wichtigste Verordnung** ist die *Verordnung über das Verschreiben, die Abgabe u. den Nachw. des Verbleibs von Betäubungsmitteln* (*Betäubungsmittel-Verschreibungsverordnung,* BtMVV) i.d.F. vom 18.1.1994.

**Wichtigste Bestimmungen:** Alle BtM sind grundsätzlich verschreibungspflichtig, ihre Verschreibung unterliegt dem BtM-Recht. Verschreibungsfähig sind nur die in Anlage III BtMG aufgeführten BtM u. nur dann, wenn ihre Anwendung therapeutisch begründet ist. Verschreibungsberechtigt sind Ärzte, Zahnärzte u. Tierärzte. Gem. § 1 BtMVV dürfen BtM nicht als Stoff (Substanz) verschrieben werden, sondern nur als Zuber. mit einem best. Gehalt an BtM. Des weiteren ist die Verschreibung eines Arzneimittels, das versch. BtM enthält, verboten (Einzahlregel); das Verschreiben des gleichen BtM in versch. Darreichungsformen auf der gleichen Verschreibung ist dagegen zulässig. § 2 Abs. 1 BtMVV setzt die verschreibbaren Höchstmengen für den Bedarf von bis zu 30 Tagen u. die verschreibbaren Tageshöchstmengen fest. In begründeten Einzelfällen sind die in § 2 Abs. 2 BtMVV festgelegten Abweichungen möglich. Diesen Fall muß der Arzt auf der Verschreibung durch den Buchstaben „A“ in einem Kreis kennzeichnen. Für den **Praxis- od. Krankenhausbedarf** darf der Arzt eines der in § 2 Abs. 1 aufgeführten BtM bis zu einer Menge seines durchschnittlichen Zweiwochenbedarfs verschreiben; außerdem Alfentanil, Pentobarbital, Sufentanil u. Cocain zu Eingriffen am Auge, am Kehlkopf, an der Nase, am Ohr, am Rachen od. am Kiefer. Für den **Zahnarzt** gilt eine ähnliche Tageshöchstmengenregelung wie f. den Arzt, jedoch darf der Zahnarzt für den Praxisbedarf kein Cocain verschreiben u. er darf in keinem Fall die Tageshöchstmengen überschreiten.

**Form u. Inhalt der Verschreibung: 1. Form:** (§ 5 BtMVV); BtM dürfen nur auf einem besonderen amtlichen Formblatt (dreiteiliger Belegsatz) im Durchschreibeverfahren verschrieben werden (Betäubungsmittelrezept). Seit 1.6.1996 dürfen zum Verschreiben von BtM im ambulanten Bereich – für Patienten u. für den Praxisbedarf – nur noch die neuen querformatigen BtM-Rezeptformulare verwendet werden. Andere Arzneimittel dürfen auf einem BtM-Rezept nur dann verschrieben werden, wenn die Verschreibung neben der eines BtM erfolgt. Die BtM-Rezepte werden vom Bundesinstitut für Arzneimittel u. Medizinprodukte* – Bundesopiumstelle – auf Anforderung an den verordnenden Arzt ausgegeben; dabei ist jedes Rezept numeriert, mit dem Ausgabedatum der Bundes-Opiumstelle u. der BtM-Nummer des verschreibenden Arztes versehen (Codierung). Die Teile I (Blatt 3, verbleibt in der Apotheke u. muß 3 Jahre aufbewahrt werden) u. II (Blatt1, zur Verrechnung bestimmt) des Belegsatzes sind zur Vorlage in der Apotheke bestimmt, Teil III (Blatt2) verbleibt beim Arzt u. muß 3 Jahre bei diesem aufbewahrt werden. Auf Verlangen ist Teil III (ebenso Teil I) dem Bundesinstitut für Arzneimittel u. Medizinprodukte od. der zuständigen Landesbehörde einzusenden od. Beauftragten dieser Behörde vorzulegen. **2. Inhalt:** (§ 6 BtMVV) auf dem Betäubungsmittelrezept sind anzugeben: a) Name, Vorname u. Anschrift des Patienten (bei tierärztlichen Verschreibungen Art des Tieres, sowie Name, Vorname u. Anschrift des Tierhalters). b) Ausstellungsdatum. c) Angabe des BtM: bei einer Rezeptur müssen Bestandteile, Gewichtsmengen u. Darreichungsform, bei abgeteilten Zubereitungen die Stückzahl angegeben werden; bei BtM-Fertigarzneimitteln sind anzugeben die Arzneimittelbezeichnung, die Darreichungsform, der BtM-Gehalt nach Gewicht je Packungseinheit, bei abgeteilten Formen je abgeteilte Form u. die Stückzahl. Die Gewichtsmengen sind in Gramm od. Milligramm, die Stückzahl ist anzugeben u. in Worten zu wiederholen. d) Gebrauchsanweisung mit Einzel- u. Tagesgabe od. im Falle, daß dem Patienten eine schriftliche Gebrauchsanweisung übergeben wurde, der Vermerk „Gem.(äß) schriftl.(icher) Anw.(eisung)“, in den Fällen des § 2 Abs. 2 BtMVV (begründeter Einzelfall) der Buchstabe „A“ in einem Kreis. e) Name, Berufsbezeichnung, Anschrift u. Telefonnummer des verschreibenden Arztes. f) Bei Verschreibungen für den Praxisbedarf der Vermerk „Praxisbedarf“ anstelle der Angaben a) u. d). g) Ungekürzte Unterschrift des verschreibenden Arztes. Nur die Angaben zu c), d) u. g) müssen vom Verschreibenden eigenhändig vorgenommen werden. Betäubungsmittel für den Stationsbedarf dürfen nur auf dreiteiligen, amtlichen Betäubungsmittelanforderungsscheinen verschrieben werden. Teil I u. II sind zur Vorlage in der Apotheke bestimmt (Teil I zur Dokumentation, Teil II zur Verrechnung), Teil III verbleibt bei dem verschreibenden Arzt. Betäubungsmittelanforderungsscheine werden vom Bundesinstitut für Arzneimittel u. Medizinprodukte an den Arzt od. Zahnarzt, der ein Krankenhaus od. eine Krankenhausabteilung leitet, ausgegeben. **Abgabe von BtM:** *Der Apotheker ist nach § 7 BtMVV gesetzl. verpflichtet, die ärztlichen Verschreibungen auf ihre formelle Richtigkeit zu prüfen.* Nach Rücksprache mit dem verschreibenden Arzt, ist der Abgebende berechtigt, Änderungen vorzunehmen. Eine BtM-Verschreibung ist längstens 7 Tage gültig. Im Gegensatz zu früherem Recht sind Teilbelieferungen eines BtM-Rezeptes zulässig (z.B. bei ungenügendem Vorrat). *Abgabevermerk:* nach Abgabe des BtM hat der Abgebende auf der Rückseite des Teiles I der BtM-Verschreibung folgende Angaben dauerhaft zu vermerken: a) Name u. Anschrift der Apotheke, b) BtM-Nummer des Apothekenleiters, c) Abgabedatum u. d) Namenszeichen des Abgebenden.

**Nachw. über den Verbleib u. Bestand von BtM:** § 9 BtMVV verpflichtet zur Führung einer BtM-Kartei. Für jedes BtM muß ein Karteiblatt angelegt u. 3 Jahre, von der letzten Eintragung an gerechnet, in der Apotheke aufbewahrt werden. Der Apothekenleiter hat am Ende eines jeden Kalendermonats die Eintragungen über Zugänge, Abgänge u. Bestände der BtM sowie die Übereinstimmung der Bestände mit den geführten Nachweisen zu prüfen u. sein Namenszeichen u. das Datum anzubringen.

**Betäubungsmittel-Kostenverordnung:** BtMKostV, s. Betäubungsmittelgesetz.

**Betäubungsmittelrecht:** Suchtstoffrecht, Suchtgiftrecht. **1. Völkerrecht:** Durch das Einheitsübereinkommen über Suchtstoffe (EinhÜbk, Single Convention on Narcotic Drugs, Convention 1961, Einzige Suchtgiftkonvention) vom 30.3.1961 (New York) i.d.F. vom 25.3.1972 (Genf) bzw./und durch das Übereinkommen über psychotrope Stoffe von 1971 (PsychÜbk, Convention on Psychotropic Substances, Convention 1971) sowie das Übereinkommen gegen den illegalen Verkehr von Sucht- u. psychotropen Stoffen von 1988 (Convention against illicit Traffic in Narcotic Drugs and Psychotropic Substances 1988, Convention 1988) ist das Betäubungsmittelwesen (Suchtgift-, Rauschgiftwesen) überstaatlich geordnet. Es hat innerstaatliche Bedeutung, da sich alle Teilnehmerstaaten verpflichtet haben, ihr nationales Recht der völkerrechtlichen Entwicklung anzupassen. **Suchtstoffkontrollorgane:** a) *International:* Zur Überwachung des Vertragssystems innerhalb der **UNO** koordiniert der Wirtschafts- u. Sozialrat (**ECOSOC**, Economic and Social Council) spezielle Maßnahmen gegen den Suchtstoffmißbrauch mit den Wirtschafts- u. Sozialprogrammen (s. Abb.). Die **Suchtstoffkommission** (**CND***, Commission on Narcotic Drugs) ist die beratende Fachkommission des ECOSOC; sie konkretisiert u.a. die in der internationalen Suchtgiftpolitik erarbeiteten Richtlinien. Ferner gibt es die Internationale **Suchtstoffkontrollbehörde** (**INCB***, International Narcotics Control Board), die dafür zu sorgen hat, daß weltweit die f. legale Zwecke benötigten Suchtstoffe u. psychotropen Substanzen zur Verfügung stehen, sowie die **Suchtstoffabteilung (DND***, Division of Narcotic Drugs), die beratend u. ausbildend tätig ist u. das Suchtgiftlabor der Vereinten Nationen unterhält. b) *National:* **Bundes-Opiumstelle:** Nach Art. 17 EinhÜbk u. Art. 6 PsychÜbk ist jeder Vertragsstaat gehalten, zur Kontrolle seines gesamten innerstaatlichen BtM-Verkehrs eine zentrale Behörde zu errichten. Das ist f. die Bundesrepublik Deutschland das Bundesinstitut f. Arzneimittel u. Medizinprodukte (BfArM) u. innerhalb des BfArM die Bundes-Opiumstelle.

**2. Deutsches Recht:** s. Betäubungsmittelgesetz.

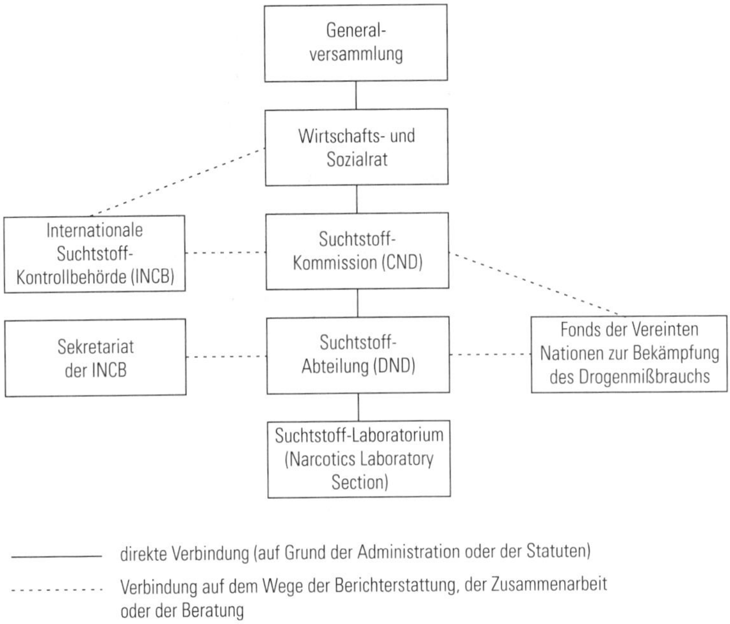


Betäubungsmittelrecht:
Suchtstoffkontrollorgane und mit Suchtfragen betraute Organe der Vereinten Nationen [23]

**3. Österreichisches Recht:** ähnliche Regelungen wie in Deutschland, geregelt durch das Suchtgiftgesetz 1951, BGBl. Nr. 234/1951, i.d.F. BGBl. Nr. 762/1996, womit ebenfalls die Einzige Suchtgiftkonvention erfüllt wird, u. durch die Suchtgiftverordnung 1979, BGBl. Nr. 309/1979, i.d.F. BGBl. Nr. 131/1996.

**Betäubungsmittelverschreibung:** s. Betäubungsmittelgesetz.

**Betäubungsmittel-Verschreibungsverordnung:** BtMVV, s. Betäubungsmittelgesetz.

**Betaferon**®: s. Interferon beta-1b.

**Betahistin** INN: 2-(2-Methylaminoethyl)pyridin, Melopat®, Aequamen®, Vasomotal®; CAS-Nr. 5638-76-6; $C_8H_{12}N_2$, $M_r$ 136.19. Sdp. 113-

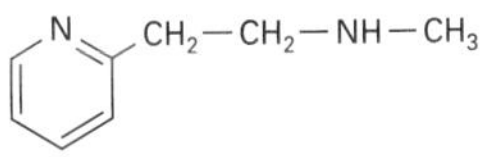


Betahistin

114°C (4 kPa). Lösl. in Wasser, Alkohol, Ether, Chloroform. $pK_s$ (des Salzes) 3.5, 9.7. **Anw.:** Diaminoxydasehemmer, Antiemetikum*, zur Behandlung des Morbus Meniere. **Übl. Dos.:** Oral: 2- bis 3mal 0.008 g/d nach den Mahlzeiten. **Nebenw.:** Gastrointestinale Beschwerden, Herzklopfen, Hitzegefühl. Wechselw.: Antihistaminika* (Wirk. wird vermindert), Beeinflussung des Reaktionsvermögens. Gebräuchl. sind auch Betahistin-dihydrochlorid u. Betahistindimesilat.

**Betain:** Betainum monohydricum, Trimethylaminiessigsäure, Trimethylglykokoll, Trimethylglycin, Oxyneurin; CAS-Nr. 107-43-7; $[(CH_3)_3N^+$-$CH_2$-$COO^-]$ · $H_2O$, $M_r$ 135.17. Schmp. 293°C. Weißes, krist. Pulver v. süßem Geschmack; sehr leicht lösl. in Wasser, wenig lösl. in Ethanol u. Ether. Nat. im Tier- u. Pflanzenreich (Fam. Chenopodiaceae) verbreitet (Melasse aus Zukkerrüben, Miesmuscheln, Krabben), synth. durch Methylieren von Glycin od. aus Chloressigsäure u. Trimethylamin. **Off.:** DAC86. **Anw.:** als lipotroper Wirkstoff bei Arterio- u. Koronarsklerose, Lebererkrankungen. **Dos.:** 3mal/d 200 bis 400 mg per os, nach den Mahlzeiten. Nicht toxisch.

**Betaindihydrogencitrat:** Carboxymethyl-trimethyl-ammoniumdihydrogencitrat; CAS-Nr. 19379-90-9; $C_{11}H_{19}NO_9$, $(C_5H_{12}NO_2)^+ (C_6H_7O_7)^-$, $M_r$ 400.03. **Anw.:** Leberschutztherapie. Gebräuchl. ist auch Betain.

**Betainhydrochlorid:** Betainum hydrochloricum, Betaini hydrochloridum; Carboxymethyl-trimethylammoniumchlorid; $C_5H_{12}ClNO_2$, $M_r$ 153.6. Schmp. 235-240°C (Zers.). Weißes, krist. Pulver, stark saurer Geschmack. Lösl. in 2 T. Wasser, 80 T. Ethanol, prakt. unlösl. in Ether. **Off.:** DAB10, ÖAB90. **Anw.:** anstatt Salzsäure b. Magenerkrankungen, Anazidität. **Übl. Dos.:** 0.5 bis 1.0 g in 100 mL Wasser; s.a. Betain.

**Betaisodona**®: s. Polyvidon-Iod.

**Beta-Lactam-Antibiotika:** Antibiotikum mit einem β-Lactam-Ring als wesentlichem Strukturmerkmal; s. Antibiotika (Penicillin-Antibiotika, Cefalosporin-Antibiotika).

**Betalaine:** Überbegriff f. stickstoffhaltige, alkaloidartige Farbstoffe, die, außer bei den Caryophyllaceae, in der Od. der Caryophyllales (auch als Centrospermae bezeichnet) u. Cactales vorkommen u. unterschiedlich glykosidiert sind. Sie ersetzen weitgehend die sonst üblichen Anthocyane. (Der rote Farbstoff des Fliegenpilzhutes ist auch eine Betalainverbindung). Chem. handelt es sich um Immoniumderivate der Betalaminsäure, die biosynth. aus Tyrosin via Dopa entsteht. Die Verknüpfung der Betalaminsäure mit verschiedenen Aminosäuren, z.B. Prolin (in Indicaxanthin, s. Abb.), bzw. deren Derivate führt dann zu den roten **Betacyanen** (z.B. Betanin*, Amaranthin in Amaranthaceae u. Muscaaurine im Fliegenpilz) u. den gelben bis orangen **Betaxanthinen** (z.B. Indicaxanthin in Opuntia-Arten, Miraxanthine in Mirabilis jalapa, der Wunderblume, u. Vulgaxanthin in Varietäten von Beta vulgaris*.)

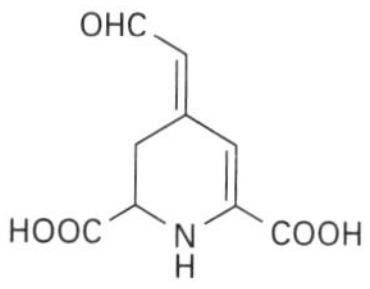


Betalaine:
Strukturformel der Betalainsäure

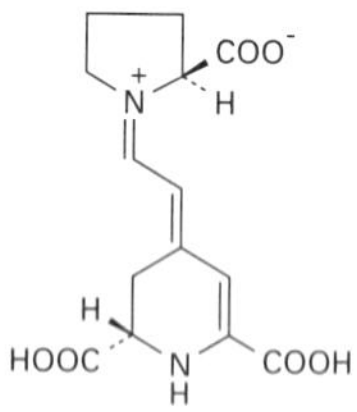


Betalaine:
Indicanxanthin als Beispiel

**Betalaminsäure:** s. Betalaine.

**Betamann®:** s. Metipranolol.

**Betamethason** INN: Betamethasonum Ph.Eur.3, Flubenisolonum, 9-Fluor-11β,17,21-trihydroxy-16β-methyl-1,4-pregnadien-3,20-dion, Betnesol®, Celestan®, Diprosis®, Diprosone®, durabetason®, Euvaderm®; CAS-Nr. 378-44-9; $C_{22}H_{29}FO_5$, $M_r$ 392.47. **Strukturformel** s. Flumetazon. Schmp. 231-234°C unter Zers., aus Ethylacetat. $[\alpha]_D^{20°C}$ +114 bis 122° (c = 3 in Dioxan). Prakt. unlösl. in Wasser, 1 T. lösl. in 75 T. Ethanol, in 1100 T. Chloroform; wenig lösl. in Aceton, Dioxan, Methanol; sehr schwer lösl. in Ether. **Anw.:** Corticosteroid; bei allergischen Erkrankungen des Respirationstraktes, der Haut u. der Augen. HWZ 5 h. **Übl. Dos.:** Oral: 0.5-5 mg/d. Oral: Erhaltungsdos.: 0.5 mg/d. Cushing-Schwellendos.: 2 mg/d. Parenteral: i.v., i.m. 0.004 g, bei bedrohlichen Zuständen bis 0.1 g i.v. Rektal: Instillation: 1mal 0.0005 g/100 mL abends. Topikal: Salbe, Lotio: 0.1%. **Nebenw.:** Aktivierung u. Entstehung von Magen- u. Zwölffingerdarmgeschwüren, Osteoporose, Steroid-Diabetes, psychische Störungen, Hypertension, thromboembolische Komplikationen, verzögerte Wundheilung.

**Betamethason-21-acetat:** Betamethasoni acetas Ph.Eur.3; $C_{24}H_{31}FO_6$, $M_r$ 434.5. Weißes, krist. Pulver. Prakt. unlösl. in Wasser.

**Betamethasondihydrogenphosphat-Dinatrium:** Betamethasonii natrii phosphas Ph.Eur.3, Natrium-betamethason-21-dihydrogenphosphat; $C_{22}H_{28}FNa_2O_8P$, $M_r$ 516.4. Weißes, sehr hygr. Pulver. Leicht lösl. in Wasser.

**Betamethasondipropionat:** Betamethasoni dipropionas Ph.Eur.3, Betamethason-17,21-dipropionat; $C_{28}H_{37}FO_7$, $M_r$ 504.6. Weißes, krist. Pulver. Prakt. unlösl. in Wasser.

**Betamethasonvalerat:** Betamethasoni valeras Ph.Eur.3, Betamethason-17-valerat; $C_{27}H_{37}FO_6$, $M_r$ 476.6. Schmp. ca. 192°C. Weißes, krist. Pulver. Prakt. unlösl. in Wasser. Hingewiesen sei auch auf Betamethasonacibutat, Betamethason-17-benzoat u. Betamethason-21-dihydrogenphosphat.

**Betamethason-Creme:** s. Cremor Betamethasoni.

**Betanidin:** Aglykon von Betanin*, einem Betacyan; s.a. Betalaine.

**Betanidinsulfat:** Betanidini sulfas Ph.Eur.3, Betanidinum sulfuricum, 1-Benzyl-2,3-dimethylguanidinsulfat (2:1); CAS-Nr. 114-85-2;

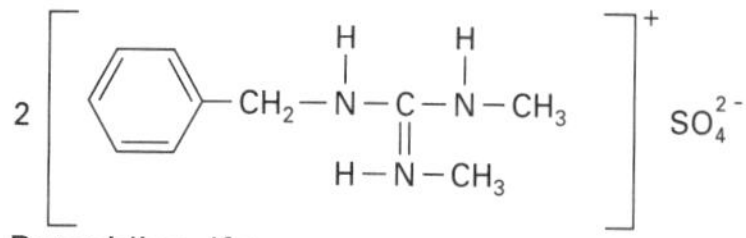


Betanidinsulfat

$C_{20}H_{32}N_6O_4S$, $M_r$ 452.6. Weißes Pulver; leicht lösl. in Wasser, wenig lösl. in Ethanol, prakt. unlösl. in Ether. **Anw.:** Antihypertonikum mit ähnlichem Wirkungsmechanismus wie Guanethidin*. **Übl. Dos.:** Initialdos.: 3mal 0.01 g/d; Erhaltungsdos. 3mal 0.005 g/d; bei Blutdruckkrisen ist eine Initialdos. von 0.02 g möglich.

**Betanin:** Farbstoff der Roten Rübe (Beta vulgaris ssp. vulgaris var. conditiva*), ein Mono-β-glucopyranosid des Betanidins*. B. ist ein Zwit-

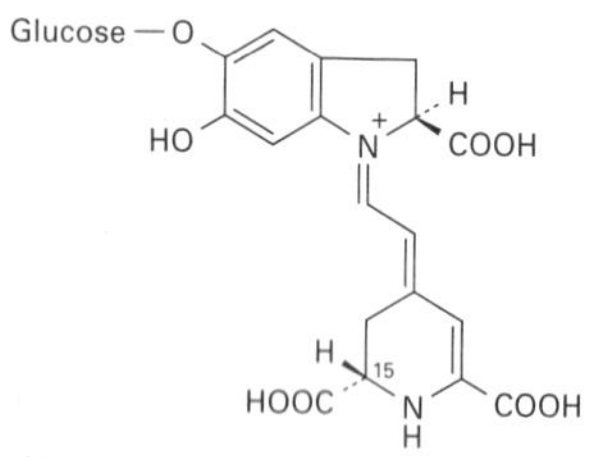


Betanin

ter-Ion u. daher sehr gut wasserlöslich. Es liegt unter pH 2 als Kation vor u. ist von violetter Farbe, über pH 4 ist B. rot.

**Beta-Oxidation:** s. Fettsäureabbau.

**Betarezeptorenblocker:** β-Rezeptorenblocker, s. β-Sympatholytika.

**Beta-Strahlen:** β-Strahlen, s. Radioaktivität.

**Beta-Tablinen®:** s. Propranolol.

**Betatron:** s. Teilchenbeschleuniger.

**Beta vulgaris ssp. vulgaris var. altissima** Döll: (Beta vulgaris ssp. vulgaris convar. vulgaris var. altissima Döll) Fam. Chenopodiaceae, Zuckerrübe, s. Saccharose.

**Beta vulgaris ssp. vulgaris var. conditiva** Alef.: (Beta vulgaris ssp. vulgaris convar. vulgaris var. vulgaris) Fam. Chenopodiaceae, Rote Rübe, Rote Bete. **Inhaltsst.:** Betanin*, Betanidin sowie andere Betacyane u. Betaxanthine etc. (s. Betalaine). **Anw.:** Gemüse; bei Leber- u. Nierenleiden; unterstützende Wirk. bei Tumorbehandlung, wie Strahlen- od. Zytostatikatherapie, auch als Extr. Betae vulgaris.

**Betaxanthine:** gelbe bis orangerote Pflanzenfarbstoffe, s. Betalaine.

**Betaxolol** INN: Betaxololum, 1-{P-[2-(Cyclopropylmethoxy)ethyl]phenoxy}-3-isopropylamino-2-propanol, Betoptima Augentropfen®, Kerlone®; CAS-Nr. 63659-18-7; $C_{18}H_{29}NO_3$, $M_r$ 307.4. **Strukturformel** s. β-Sympatholytika. **Anw.:** β-Sympatholytikum (Betarezeptorenblocker); bei Glaukom. HWZ 16 bis 22 h.

**Beta-Zerfall:** Kernprozeß, bei dem ein Elektron bzw. Positron emittiert wird. Die abgegebenen Elektronen sind also keine Hüllenelektronen. Man unterscheidet: **1.** den negativen B.: ein Neutron (n) wandelt sich in ein Proton (p) um, ein Elektron ($e^-$) u. ein Antineutrino (ν) werden emittiert: $n \rightarrow p + e^- + \nu$; **2.** den positiven B.: bei dem ein Proton in ein Neutron umgewandelt wird u. dabei ein Positron ($e^+$) u. ein Neutrino (ν) abgegeben werden: $p \rightarrow n + e^+ + \nu$. Als Sonderfall des B. gilt der Elektroneneinfang.

**Betazol** INNv: 3-(2-Aminoethyl)pyrazol; CAS-Nr. 105-20-4; $C_5H_9N_3$, $M_r$ 111.15. Sdp. 118-123°C (0.067 kPa). **Anw.:** Stimulans f. die Magensekre-

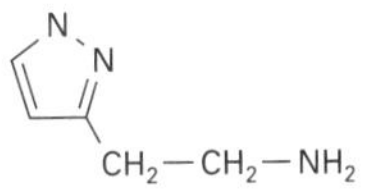

Betazol

tionsanalyse. **Nebenw.:** Kopfschmerzen, Gesichtsrötung, Wärmegefühl. Kontraind.: schwere Herzerkrankungen. Gebräuchl. ist auch Betazoldihydrochlorid.

**BETE:** s. Tropinbenzilat.

**Betelbissen:** s. Piper betle.

**Betelblätter:** s. Piper betle.

**Betelnuß:** Semen Areca, s. Areca catechu.

**Betelnußpalme:** Areca catechu*.

**Betelöl:** Oleum Betle, s. Piper betle.

**Betelpfeffer:** s. Piper betle.

**Bete, Rote:** s. Beta vulgaris ssp. vulgaris var. conditiva.

**BET-Gleichung:** Gleichung von Brunauer, Emmet u. Teller zur Beschreibung von Adsorptionsisothermen* (Gas-Adsorption an festen Grenzflächen, s. Adsorptionsmethode nach Brunauer, Emmet u. Teller). Die B. basiert darauf, daß Atome od. Moleküle eines Gases an den aktiven Stellen eines Feststoffes (Partikel mit großer spezifischer Oberfläche) durch *van-der-Waals-Kräfte* (s. Bindungskräfte, intermolekulare*) reversibel adsorbiert werden (Physisorption*) u. dabei bei steigendem Druck zunächst eine monomolekulare Schicht u. nachfolgend Multischichten ausbilden. Trägt man die adsorbierte Gasmenge gegen den Druck in einem Diagramm auf, repräsentiert der erste Wendepunkt der Adsorptionskurve die vollständige monomolekulare Belegung. Aus dem Produkt aus 4.35 u. dem Volumen (Masse) an adsorbiertem Stickstoff (Adsorptiv) ergibt sich die spez. Oberfläche (BET-Oberfläche) des Festkörpers. Im Faktor 4.35 ist das molare Volumen des Gases, die Avogadro-Konstante u. der Flächenbedarf f. ein Stickstoffmolekül aus einer Monoschicht auf der Oberfläche der Teilchen enthalten.

**Bethanecholchlorid:** N-(2-Carbamoyloxypropyl)-N,N,N-trimethylammoniumchlorid, Myocholine®; CAS-Nr. 590-63-6; $C_7H_{17}ClN_2O_2$, $M_r$ 196.68.

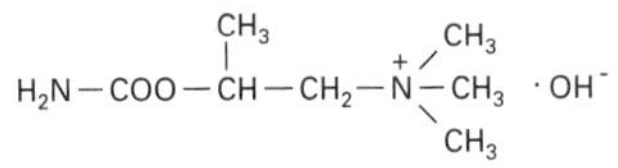

Bethanecholchlorid

Schmp. ca. 219°C unter Zers. Hygr. Kristalle. **Wirk.** u. **Anw.:** Parasympathomimetikum*, bei Blasen- u. Magenatonie als Gastrokinetikum*. **Nebenw.:** Hautrötung, Schweißausbruch, Übelkeit Erbrechen. **Übl. Dos.:** jeweils 25 bis 50 mg alle 4 bis 6 h.

**BET-Methode:** s. Adsorptionsmethode nach Brunauer, Emmet u. Teller.

**Betnesol®:** s. Betamethason.

**BET-Oberfläche:** spezifische Oberfläche von Pulvern in m²/g, bestimmt mit Hilfe der Adsorptionsmethode* nach Brunauer, Emmet u. Teller.

**Betol:** β-Naphthylsalicylat*.

**Beton:** s. Zement.

**Betonica:** s. Stachys officinalis.

**Betonie:** s. Stachys officinalis.

**Betoptima Augentropfen®:** s. Betaxolol.

**Bettendesinfektion:** Vorbehandlung mit Desinfektionsspray, fraktioniertes Vakuumverfahren (VDV), Heißluft-Dampf-Heißluftverfahren (HDH); Wirkungsbereich in der Regel AB (oft ohne Wirksamkeit gegen Hepatitis infectiosa). Sonderprogramme mit Wirksamkeit gegen Bazillensporen.

**Bettendorf-Reagenz:** Solutio Stanni chlorati, gesättigte Lsg. von Zinn(II)-chlorid in rauchender Salzsäure. **Anw.:** als Reagenz auf Arsen (schwarzbrauner Ndschlg. von metallischem Arsen).

**Bettnässen:** Enuresis nocturna.

**Betula lenta** L.: Fam. Betulaceae, Zuckerbirke (Nordamerika, Kanada). Das äther. Öl der Rinde besteht aus fast reinem (99.8%) Salicylsäuremethylester, der durch Einw. des Enzyms Betulase auf das Glykosid Gaultherin* entsteht. Aus dem Saft des Baumes wird Saccharose* gewonnen.

**Betula pendula** Roth: (B. verrucosa Ehrhart, B. alba) Fam. Betulaceae, Hängebirke, u. **Betula pubescens** Ehrhart (B. alba pp.), Moorbirke, sind Stpfln. von **Betulae folium:** Folia Betulae, Birkenblätter. **Off.:** DAB10, ÖAB90, Ph.Helv.7. **Inhaltsst.:** ca. 3% Triterpensaponine (?), Gerbstoff, Bitterstoff, ca. 0.05% äther. Öl, 1 bis 3% Flavonoide (Hyperosid, Myricetindigalactosid), Zucker, Harz. **Gehalt:** mind. 1.5% Flavanoide, ber. als Hyperosid. **Anw.:** (gering wirksames) Diuretikum u. Antirheumatikum, in Haarwässern. **Cortex Betulae:** Birkenrinde. **Best.:** 10 bis 14% (25%) Betulin*, äther. Öl (mit Methylsalicylat*), Harz, Bitterstoff, Gallussäure, Gerbstoff, Betulosid (Glykosid); (die weiße Farbe der Rinde ist durch Betulin u. im Kork eingeschlossene Luft bedingt). **Anw.** volkst.: gegen Fieber, Gicht, chron. Hautleiden, Bäderzusatz, Wassersucht; techn.: zur Gew. des Birkenteers (Pix Betulae). **Gemmae Betulae:** Birkenknospen. **Inhaltsst.:** ca. 4 bis 6% äther. Öl mit Stearoptenen u. Sesquiterpenen. **Anw.** volkst.: als Choleretikum, ferner zu Haarwässern. **Birkensaft:** Kambialsaft junger Birkenstämme, wird vor allem in den nordischen Ländern verwendet. **Inhaltsst.:** ca. 1% Invertzucker, Fruchtsäuren, Aminosäuren u. Peptide, Phytohormone. **Anw.** volkst.: bei Blasen- u. Nierenleiden, bei Rheuma, zu Haarwässern. **Pix Betulae:** Pix betulina, Ol. Rusci, Ol. betulinum, Oleum Betulae empyreumaticum, Birken(rinden)teer. Gew. durch Anschwelen der Rinde u. der Zweige od. durch deren trockene Destillation, hauptsächl. in Schweden, Finnland, Rußland. **Inhaltsst.:** ca. 6% Phenole (Guajakol, Cresol, Kreosol, Xylenol); dicke, schwarzbraune Flüss. von juchtenähnlichem Geruch; völlig lösl. in absol. Ethanol, teilw. lösl. in Chloroform u. Ether. **Anw.:** äuß. bei Hautkrankheiten, in Haarwässern; techn.: zur Herst. v. Juchtenleder. **Oleum Betulae empyreumaticum rectificatum** (Oleum Rusci rectificatum): Rektifiziertes Birkenteeröl. **Anw.:** In der Veterinärmedizin, gegen Koliken u. Würmer.

**HOM:** *Betula alba:* frischer, im Frühjahr gesammelter Saft.

**HOM:** *Betula pendula e cortice, ethanol. Decoctum* (HAB1.2): getrocknete Rinde, nur der weißen Ast- u. Stammteile.

**HOM:** *Betula pendula e foliis* (HAB1.3), Betula pendula ferm 34e (HAB1.4): frische junge Blätter.

**Betulaprenol-8:** s. Polyprenole.

**Betula pubescens:** s. Betula pendula.

**Betula verrucosa:** s. Betula pendula.

**Betulin:** Lup-20(29)-en-3,28-diol, Birkenkampfer; $C_{30}H_{50}O_2$, $M_r$ 442.7. Schmp. 248-251°C. Ein pentacyclischer Triterpenalkohol mit Lupangerüst (vgl. Lupeol). Weit verbreitet, besonders in der Rinde von Erlen u. Birken (in der Rinde bis zu 30%); auch f. die weiße Farbe der Birkenrinde (s. Betula pendula) verantwortlich.

**Beugung:** Diffraktion; Ablenkung von Wellen aller Art (z.B. Schall, elektromagnetische Wellen) aus ihrer ursprünglichen Laufrichtung beim Auftreffen auf Hindernisse; dabei treten seitlich abweichende Beugungsmuster (Interferenzmuster) auf. Beispiele: B. am Spalt, an Lochblenden, Kristallgittern, Röntgenbeugung*; durch B. von Licht an Objekten wird z.B. dem Auflösungsvermögen von Mikroskopen Grenzen gesetzt.

**Bevatron:** Cyclotron, Teilchenbeschleuniger*.

**Bevitol®:** s. Vitamine (Vitamin $B_1$).

**Bewegungsmazeration:** Verfahren zur Herst. v. Tinkturen. Das Ansatzgefäß wird ständig durch Rollen od. Schütteln mit geeigneten Maschinen bewegt.

**Bewertung von Arzneispezialitäten:** s. PER-Abkommen.

**Bezafibrat** INN: 2-{4-[2-(4-Chlorbenzamido)-ethyl]phenoxy}-2-methylpropionsäure, Cedur®;

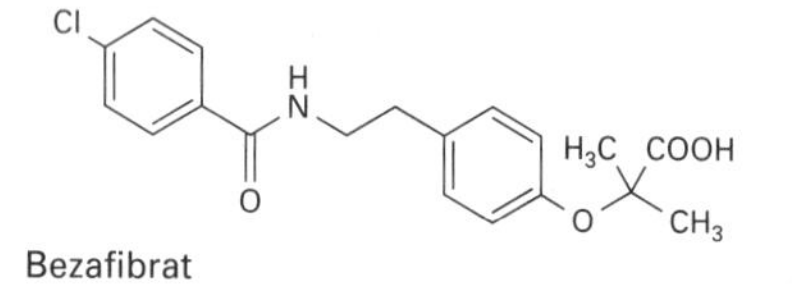


Bezafibrat

CAS-Nr. 41859-67-0; $C_{19}H_{20}ClNO_4$, $M_r$ 361.82. **Anw.:** Senkung erhöhter Serum-Lipid-Spiegel, s.a. Lipidsenker. Nebenw., Wechselw., Kontraind.: s. Clofibrat. HWZ 2.1 h. Vgl. Clofibrat, Clofafibrid, Clofibrinsäure, Etofibrat, Fenofibrat, Simfibrat.

**Bezomil:** chem. Kurzbez. f. (Benzoyloxy)methyl.

**Bezugselektrode:** s. Potentiometrie.

**Bezugsfunktion:** in der chem. Analytik die mathematische Beziehung zwischem dem Meßwert (z.B. Absorption A) u. dem zu bestimmenden Gehalt (z.B. als Konzentration c); f. die beiden Größen A u. c hat die B. die allgemeine Form A = f(c). Die **Bezugskurve** (der Begriff Eichkurve ist zu vermeiden) ist die graphische Darstellung der B.

**BfA:** s. Bundesversicherungsanstalt f. Angestellte.

**BfArM:** Bundesinstitut für Arzneimittel u. Medizinprodukte*.

**BGA:** s. Bundesgesundheitsamt.

**BGB:** Bürgerliches Gesetzbuch.

**BHA:** s. Butylhydroxyanisol; s.a. Antioxidantien.

**Bheng:** Haschisch, s. Cannabis sativa.

**BHI:** Bundesfachverband der Heilmittelindustrie; jetzt: BAH, Bundesfachverband der Arzneimittelhersteller.

**BHT:** s. Butylhydroxytoluol; s.a. Antioxidantien.

**Bi:** *chem.* Bismut*.

**bi-: ter-, quater-, quinque-,...: 1.** Präfixe in der org. chem. Nomenklatur; sind 2, 3, 4, 5... gleiche Teilkomponenten eines Moleküls direkt

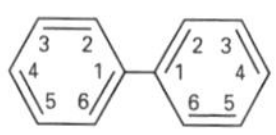


bi-:
Biphenyl als Beispiel

miteinander verknüpft, werden obige Silben dem Namen der Komponenten vorangestellt; s.a. bis- u. di-. **2. bi-:** in der anorganischen Chemie früher anstelle von „hydrogen" zur Benennung von sauren Salzen verwendet (z.B. Natriumbicarbonat).

**Bial-Pentosenprobe u. Reagenz:** zum Nachw. von Pentosen im Harn (Pentosurie). 5 mL Bials-Reagenz (1 g Orcin* in 500 mL 30%iger Salzsäure gel. u. 25 Tr. Eisenchloridlsg.) aufkochen, dann 5 Tr. Harn zufügen; positiv, wenn prachtvolle grüne Färbung auftritt.

**Biamperometrie:** s. Dead-Stop-Methode.

**Biarison®:** s. Proquazon.

**Bibenzoniumbromid** INN: 2-(1,2-Diphenylethoxy)-ethyltrimethyl-ammoniumbromid, Lysbex®; CAS-Nr. 15585-70-3; $C_{19}H_{26}BrNO$, $M_r$ 364.3. Schmp. 144-147°C. Lösl. in kaltem Wasser, Methanol, Ethanol. **Anw.:** Antitussivum.

**Bibenzyl:** 1,2-Diphenylethan; $C_{14}H_{14}$, $M_r$ 182.3. Schmp. 50-53°C. Weißes krist. Pulver. Prakt. unlösl. in Wasser, sehr leicht lösl. in Dichlormethan, leicht lösl. in Aceton, lösl. in Ethanol. **Anw.:** Reagenz Ph.Eur.3. Als interner Standard bei gaschromatographischen Reinheitsprüfungen.

**Bibergeil:** Castoreum*.

**Bibergeiltinktur:** s. Tinctura Castorei.

**Biberklee:** Menyanthes trifoliata*.

**Bibernell:** s. Pimpinella major u. P. saxifraga.

**Bibernelltinktur:** s. Tinctura Pimpinellae.

**Bibernellwurzel:** Radix Pimpinellae, s. Pimpinella major u. P. saxifraga.

**Biberwurz:** Aristolochia clematitis*.

**Bibrocathol** INN: Bibrocathin, Bismuthydroxidtetrabrom-2-diphenolat, Tetrabrombrenzcate-

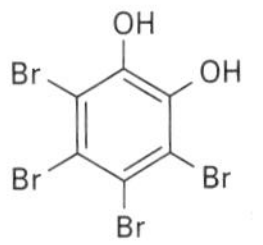

Bibrocathol:
Tetrabrombrenzcatechin

chinbismut, Bismut-tetrabrombrenzcatechin, Noviform®; CAS-Nr. 6915-57-7; $C_6HBiBr_4O_3$, $M_r$ 649.74. Fast unlösl. in Wasser, Chloroform, Ether; schwer lösl. in Ethanol. **Anw.:** Antiseptikum, bei Bindehautentzündungen u. Hautreizungen. **Übl. Dos.:** Konjunktival: Augensalbe 3%. Topikal: Salbe: 10%; Puder unverdünnt.

**Bicalutamid** INN: (±)-4'-Cyano-α,α,α-trifluor-3-[(4-fluorphenyl)-sulfonyl]-2-hydroxy-2-methyl-

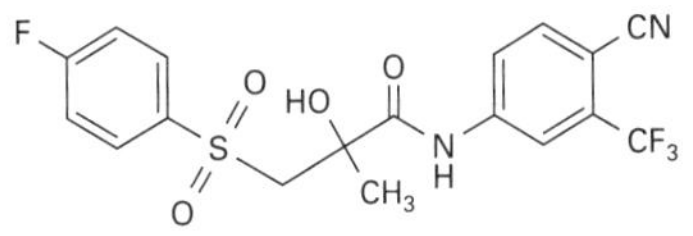

Bicalutamid

m-propionotoluidid, Casodex®; CAS-Nr. 90357-06-5; $C_{18}H_{14}F_4N_2O_4S$, $M_r$ 430.37. Nichtsteroidales Antiantrogen, verwandt mit Flutamid*. **Wirk.:** kommt fast ausschließl. dem R-Enantiomer zu; bindet kompetitiv antagonist. an zellulären Androgenrezeptoren, wodurch die Wirkung von Androgenen auf Prostata- bzw. Prostatakarzinomzellen verhindert wird. **Anw.:** bei fortgeschritttenem Prostatakarzinom. **Nebenw.:** Hitzewallungen, Gynäkomastie, verminderte Libido. Impotenz etc. Kontraind.: Anw. bei Frauen u. Kindern. Wechselw.: Cimetidin* u. Ketoconazol* erhöhen Plasmakonz. von bei; Warfarin* (Verdrängung aus der Eiweißbindung). HWZ 7.4 d (einmal tgl. Dosierung). **Übl. Dos.:** Oral: 1mal 50 mg/d.

**Bicarbonate:** Hydrogencarbonate.

**Bicarbonathärte:** Begriff bei der Trinkwasseruntersuchung, bezeichnet den Gehalt des Wassers an Calcium- u. Magnesiumhydrogencarbonat, s. Aqua.

**Bichromate:** veraltete u. falsche Bez. f. Dichromate, Salze der Dichromsäure $H_2Cr_2O_7$, z.B. Kaliumdichromat*.

**Bickbeeren:** Fruct. Myrtilli, s. Vaccinium myrtillus.

**Bickbeerenblätter:** Fol. Myrtilli, s. Vaccinium myrtillus.

**Bicyclische Verbindungen:** Verbindungen, die 2 über mind. 2 Atome verknüpfte Ringe enthalten, z.B. Naphthalin*.

**Bidocef®:** s. Cefadroxil.

**Biebricher Scharlach:** Aminoazotoluol-azo-β-naphthol; lichtechter Farbstoff, bes. f. Wolle, Seide, Leder.

**Biegefestigkeit:** s. Biegung, Biegeversuch, Bruchfestigkeit von Tabletten.

**Biegesteifigkeit:** s. Biegung.

**Biegeversuch:** Werkstoffprüfung. Der auf Biegung* zu beanspruchende Körper wird an den Enden aufgelegt u. in der Mitte belastet. Ermittelt wird die Last, bei der gerade eine bestimmte plastische Formänderung od. Bruch eintritt (Biegefestigkeit); s.a. Biegung, Bruchfestigkeit von Tabletten.

**Biegung:** elastische od. plastische Formänderung von länglichen Körpern durch Biegemomente, d.h. durch Kräftepaare, die im endlichen Abstand voneinander in entgegengesetzter Richtung auf den Körper wirken. Die B. verursacht auf der einen Seite des Körpers eine Druckspannung u. dadurch eine Verkürzung, auf der entgegengesetzten Seite eine Zugspannung u. dadurch eine Verlängerung. Der Übergang von der Zugspannung auf die Druckspannung über den Querschnitt erfolgt stetig. Durch den Biegeversuch kann die *Biegefestigkeit* des Körpers ermittelt werden. Die Biegefestigkeit unterscheidet sich von der Zugfestigkeit infolge der eintretenden plastischen Verformung mehr od. minder stark.

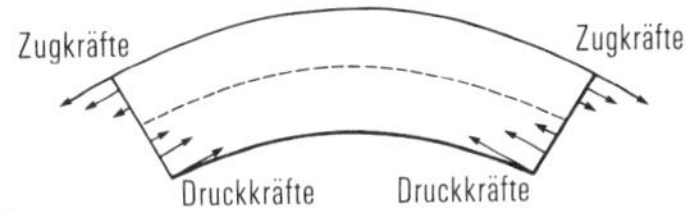


Biegung:
Zug- und Druckkräfte im Querschnitt des gebogenen Körpers [120]

**Bienengift:** Apisinum, s. Apis mellifera.

**Bienenharz:** s. Propolis.

**Bienenköniginnenfuttersaft:** s. Gelée royale.

**Bienensaugblüten, Weiße:** Flor. Lamii albi, s. Lamium album.

**Bienenwachs:** Cera flava, Cera alba; s. Cera flava unter Wachse.

**Bienne:** *bot.* zweijährige Pflanzen; bilden im ersten Jahre den beblätterten Sproß, blühen u. fruchten im zweiten Jahr u. sterben dann ab.

**Bierhefe:** Saccharomyces cerevisiae, s. Faex.

**Biermer-Krankheit:** s. Anaemia perniciosa.

**Bierwürze-Agar:** s. Nährböden.

**Bierwürze-Nährböden:** s. Nährböden.

**Bietamiverin** INN: 2-Diethylaminoethyl-(2-phenyl-2-piperidino)acetat, 2-Phenyl-2-piperidino-essigsäure-β-diethylaminoethylester; CAS-Nr.

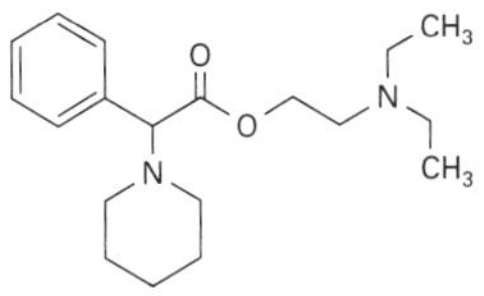

Bietamiverin

479-81-2; $C_{19}H_{30}N_2O_2$, $M_r$ 318.45. Sdp. 65°C (133 Pa); $n_D^{25°C}$ 1.5070. **Anw.:** Spasmolytikum* bei Dysmenorrhoe, Spasmen im Bereich des Gastrointestinaltraktes, der Harnblase u. Harnwege. **Übl. Dos.:** bis zu 300 mg/d. *Nicht mehr im Handel.*

**Bietamiverindihydrochlorid:** $C_{19}H_{32}N_2O_2Cl_2$. Schmp. 194-195°C.

**Bifazial:** zweigesichtig; Oberseite u. Unterseite verschieden (z.B bei einem Blatt).

**Bifidus-Faktor:** in der Frauenmilch (in der Kuhmilch fast ganz fehlend) vorhandene stickstoffhaltige Polysaccharide, die f. das Wachstum gewisser Milchsäurebakterien (Bifidobakterien) im Darm der Säuglinge unentbehrlich sind. Die Darmflora der Säuglinge besteht zu 90% aus **Bifidobacterium bifidus**, wodurch die saure Reaktion u. die Hemmung der Kolibakterien bedingt wird.

**Bifiteral®:** s. Lactulose.

**Biflavonoide:** s. Bisflavonoide.

**Bifokal:** zweibrennweitig, bei Brillengläsern: im unteren Teil f. die Nähe, im oberen Teil f. die Ferne.

**Bifonazol** INN: 1-(4-Phenylbenzhydryl)imidazol, Mycospor®; CAS-Nr. 60628-96-8; $C_{22}H_{18}N_2$, $M_r$

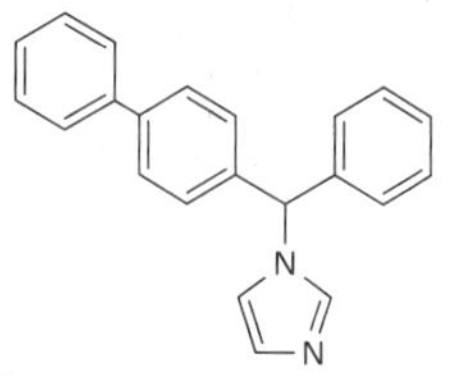

Bifonazol

310.40. Schmp. 142°C. Sehr lipophil, lösl. in Ethanol, DMF, DMSO; Löslichkeit in Wasser bei pH 6 weniger als 0.1 mg/100 mL. **Anw.:** Antimykotikum.

**Bigaradeblüten:** Flores Aurantii, s. Citrus-Arten.

**Bignoniaceae:** Trompetenbaumgewächse, Od. Scrophulariales; ca. 800 Arten; hauptsächl. tropische u. subtropische Holzpflanzen; die Blätter sind meist gegenständig, handförmig geteilt od. gefiedert, seltener ungeteilt; die zygomorphen, oft großen Blüten (mit verwachsenen Kron- u. Kelchblättern) sind 5zählig, mit 4 od. 2 fertilen Staubblättern; der Fruchtknoten ist 1- od. 2fächerig, oberständig, mit vielen Samenanlagen. Die Früchte sind Kapseln, seltener Beeren; Samen ohne Endosperm, oft geflügelt. **Chem. Merkmale:** Anthranoide (Anthrachinone*), (im Holz) hautirritierende Derivate von α-Naphthochinon* (z.B. Lapachol*), Iridoide (z.B. Catalpin, s. Catalpol), Alkaloide. **Wichtige Gattungen** s. z.B. Jacaranda, Tabebuia, Tecoma.

**Bigumalum:** s. Proguanil.

**Bikalm®:** s. Zolpidem.

**Biklin®:** s. Amikacin.

**Bikollateral:** s. Leitbündel.

**Bikonvex:** s. Konvex.

**Bilamid-Cilag®:** s. Hydroxymethylnicotinamid.

**Bilateral:** *bot.* zweiseitig, beiderseits, disymmetrisch, s. Blüte.

**Bildungsgewebe:** s. Meristem.

**Bilharziosis:** Schistosomiasis*.

**Bilibyk®:** s. Iobenzaminsäure.

**Bilirubin:** s. Gallenfarbstoffe.

**Bilis:** Galle; s. Fel.

**Biliscopin®:** s. Iotroxinsäure.

**Biliverdin:** s. Gallenfarbstoffe.

**Billroth-Batist:** wasserdichter Verbandstoff, mit fettsaurem Blei getränktes u. gefirnißtes Baumwollgewebe (Billroth, Chirurg, Wien, 1829 bis 1894).

**Bilobalid:** s. Ginkgo biloba.

**Biloptin®:** s. Iopodate.

**Bilsenkraut:** Hyoscyamus niger*.

**Bilsenkraut, Ägyptisches:** Hyoscyamus muticus*.

**Bilsenkrautblätter:** Folia Hyoscyami; Bilsenkrautsame: Semen Hyoscyami, s. Hyoscyamus niger*.

**Bilsenkrautextrakt:** s. Extractum Hyoscyami.

**Bilsenkrautöl:** Oleum Hyoscyami, Auszug von Bilsenkrautblättern mit Erdnußöl, s. Hyoscyamus niger.

**Bilsenkrauttinktur:** s. Tinctura Hyoscyami.

**Bi-Metall-Thermometer:** Von den auf der Ausdehnung fester Metalle beruhenden Ausdehnungsthermometern ist das B. das gebräuchlichste. Der temperaturempfindliche Teil, ein meist spiralförmig gewickelter Blechstreifen, besteht aus 2 Metallen mit unterschiedlichen thermischen Ausdehnungskoeffizienten, die zusammengelötet od. aufeinander genietet sind. Wird das eine Ende des Streifens an einem festen Zapfen gelagert u. das andere Ende mit einer drehbaren, mit einem Zeiger versehenen Achse befestigt, dann wird diese u. damit der Zeiger bei einer Temperaturänderung gedreht. Die Meßgenauigkeit beträgt ca. 1% des Skalenumfanges. Bimetallstreifen werden auch benutzt, um bei Erreichen einer bestimmten Temp. einen elektrischen Kontakt zu öffnen od. zu schließen u. so eine automatische Temperaturregelung herzustellen.

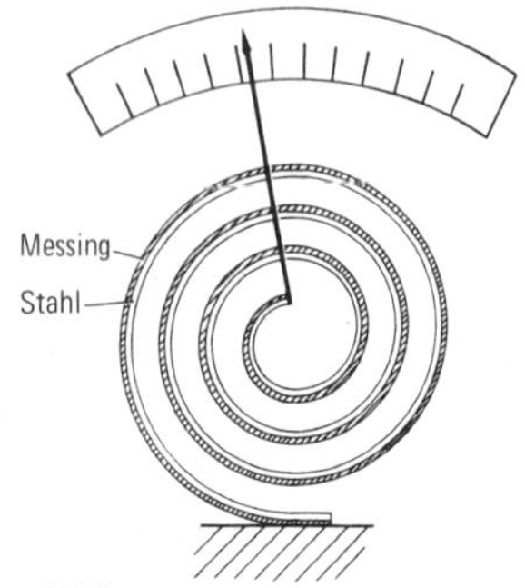


Bi-Metall-Thermometer [120]

**Bimsstein:** Lapis pumicis, poröses vulkanisches Mineral (Insel Lipari; Rheinland) mit ca. 55% Siliciumdioxid ($SiO_2$), 22% Aluminiumoxid ($Al_2O_3$), 11% Alkalimetalloxiden. **Anw.:** als Hautreinigungs- u. Poliermittel, als Zusatzstoff f. Beton.

**Binäre Nomenklatur:** Bezeichnung von Pflanzen u. Tieren nach Gattung u. Art, z.B. Juniperus communis.

**Bindehaut:** Conjunctiva.

**Bindemittel:** Adhäsionsmittel, Hilfsstoffe zur Tablettierung; f. die Festigkeit u. Widerstandsfähigkeit von Tabletten, beim Granulieren in gelöster Form (meist als Schleime) auch f. den Zusammenhalt der Pulverpartikeln im Granulatkorn verantwortlich. Die Verw. von B. alleine od. im Überschuß kann u.U. zu einem ungenügenden Zerfall der Tabletten führen. Als B. werden verwendet: Zucker, Stärken, Gelatine, Cellulosederivate, Gummi arabicum, Tragant, PEGe, PVP u.v.a. *Trockenbindemittel;* s. Direkttablettierung. Eine ungenügende Bindemittelwirkung kann zu einer unbefriedigenden Festigkeit aber auch zum sog. Deckeln (Abstoßung u. Abschilferung einer od. mehrerer Schichten von der Tablettenoberseite) führen.

**Bindung, Chemische:** der Zusammenhalt von Atomen in Molekülen od. Kristallen durch Bindungskräfte (vgl. Bindungskräfte, intermolekulare). Man unterscheidet mehrere Bindungstypen, zwischen denen es jeweils Übergänge gibt.

**Ionenbindung:** resultiert aus der *ungerichteten* Anziehung entgegengesetzt geladener Ionen (Kationen u. Anionen) u. führt zur Bildung von Ionenkristallen mit regelmäßiger Anordnung der Ionen auf Gitterplätzen (in Molekülen kann es keine I. geben). Die Ionen können Atomionen ($Na^+$, $Cl^-$) od. Molekül-Ionen ($NH_4^+$, $SO_4^{2-}$) sein. Typische Verbindungen mit Ionenbindung entstehen aus Elementen mit großer Elektronegativitäts*-Differenz, z.B. aus Alkalimetallen* od. Erdalkalimetallen* (die als Kationen vorliegen) einerseits u. Chalkogenen* u. Halogenen* (die als Anionen vorliegen) anderseits (Beispiele: $2\ Mg + O_2 \rightarrow 2\ Mg^{2+}O^{2-}$; $Na + Cl \rightarrow Na^+Cl^-$; die gebildeten Ionen haben Edelgaskonfiguration).

**Atombindung:** Elektronenpaarbindung, kovalente Bindung; tritt vorwiegend zwischen Nichtmetallen auf. Die Bindung kommt durch ein od. mehrere Elektronenpaare zwischen den beteiligten Atomen zustande (Einfachbindung, Doppelbindung*, Dreifachbindung*). In Strukturformeln wird jedes Elektronenpaar durch einen Strich dargestellt. Normalerweise trägt jeder Partner zu jedem bindenden Elektronenpaar jeweils ein Elektron bei. Stammen beide Elektronen von einem der Partner, z.B.

$$R_3N| + \overline{\underline{O}}| \longrightarrow R_3N - \overline{\underline{O}}|$$

spricht man von *dipolarer, koordinativer* od. *dativer Bindung. Unpolare Atombindung* entsteht, wenn beide Bindungspartner die gleiche Elektronegativität haben, z.B.:

$$2\,H\cdot \longrightarrow H - H$$

$$2\,|\dot{\underline{O}}\cdot \longrightarrow \overline{\underline{O}} = \overline{\underline{O}}$$

$$2\,|\dot{N}\colon \longrightarrow |N \equiv N|$$

(durch die gemeinsamen Elektronen erreichen jeweils beide Atome Edelgaskonfiguration); dabei sind die Bindungselektronen symmetrisch zwischen den Atomen verteilt. Haben die Bindungspartner unterschiedliche Elektronegativität, resultiert eine *polare Atombindung* ($H_2 + Cl_2 \rightarrow 2\ H^{\delta+}{-}Cl^{\delta-}$), wobei die Bindungselektronen stärker zum elektronegativen Atom gezogen werden: dieses trägt daher eine negative ($\delta^-$), das andere Atom eine positive ($\delta^+$) Partialladung. Die polare Atombindung ist eine Übergangsform zwischen unpolarer Atombindung u. Ionenbindung. Atombindung findet man in Kristallen mit Atomgittern (Diamant, Graphit), vor allem aber in Molekülen. Da die Bindungskraft *gerichtet* ist, resultiert eine starre Geometrie mit festen Bindungswinkeln.

**Metallbindung:** Im Metallgitter werden positiv geladene Atomrümpfe von einem dazwischenliegenden „Gas" aus freibeweglichen Elektronen zusammengehalten. Das „Elektronengas" ist die Ursache f. die typischen Metalleigenschaften, wie metallischer Glanz, hohe elektrische u. thermische Leitfähigkeit.

Atom-, Ionen-, u. Metallbindung sind starke, sogenannte *Hauptvalenzbindungen* mit Bindungsenergien von 70 bis 550 kJ/mol. Daneben existieren die weitaus schwächeren *Nebenvalenzbindungen* (Bindungsenergie 8 bis 20 kJ/mol. Zu ihnen gehört die **Van-der-Waals-Bindung** (s. Bindungskräfte, intermolekulare) u. die Wasserstoffbrückenbindung* od. **Wasserstoffbindung**.

Für die Beschreibung von Bindungen wichtige Begriffe sind: *Bindungslänge* od. *Bindungsabstand* (der Abstand der Schwerpunkte der gebundenen Atome in pm od. nm bzw. Å), *Bindungswinkel* (der Winkel zwischen 2 Atombindungen, die von einem Atom ausgehen), *Bindungsordnung* od. *Bindungsgrad* (die Anzahl der an einer Atombindung beteiligten Elektronenpaare), *Bindungsenergie* (die bei der Entstehung der Bindung umgesetzte Energie: bezogen entweder auf die einzelne Bindung, Angabe meist in eV, od. bezogen auf 1 mol Bindungen, Angabe in kJ/mol), *Kraftkonstante**.

**Bindungsenergie:** s. Bindung, Chemische.

**Bindungsgrad:** s. Bindung, Chemische.

**Bindungskräfte, intermolekulare:** s.a. Adhäsion* u. Kohäsion. **1. Van-der-Waals-Kräfte:** *a) Dispersionskräfte (London-Kräfte),* Anziehungskräfte zwischen wechselseitig induzierten Dipolen in benachbarten nichtpolaren Teilchen (gleich- od. ungleichartig). *b) Dipol-Dipol-Kräfte (Keesom-Kräfte),* Anziehungskräfte zwischen 2 Dipolen (Ausrichtkräfte). *c) Dipolinduzierte Dipolkräfte (Debye-Kräfte),* Anziehungskräfte zwischen permanenten Dipolen u. polarisierbaren nichtpolaren Molekülen. **2. Ionen-Dipol- u. ioneninduzierte Dipolkräfte:** Anziehungskräfte zwischen permanenten bzw. induzierten Dipolen ausgerichtet in einem elektrischen Feld eines Ions. **3. Wasserstoffbrücken-Kräfte:** Diese Anziehungskräfte entstehen durch die Wechselwirkung von H-Atomen mit stärker elektronegativen Atomen. Dabei bildet sich eine Brücke zwischen den zugehörigen Molekülen aus; s. Wasserstoffbrückenbindung. **4. Coulomb-Kräfte:** wirken zwischen 2 Ionen.

**Bindungsordnung:** s. Bindung, Chemische.

**Bindungswertigkeit:** *syn.* Bindigkeit; die Bindungswertigkeit gibt an, wieviel Atombindungen von einem Atom eingegangen werden können.

**Bingelkraut:** Mercurialis annua* u. Mercurialis perennis*.

**Bingham-Körper:** idealplastischer Körper. Plastische Körper benötigen f. den Fließbeginn eine Mindestschubspannung (Anlaßwert, Fließgrenze, praktische Fließgrenze $\tau_0$). Unterhalb der Fließgrenze verhält sich das System elastisch, d.h. es ist reversibel verformbar, oberhalb können plastische Körper unterschiedliches Verhalten zeigen. Der B.-K. verhält sich im Gegensatz zum wesentlich häufiger vorkommenden *Casson-Körper** idealviskos (Proportionalität zwischen Deformationsgeschwindigkeit u. der um die Fließgrenze verminderten Schubspannung). Ein B.-K. ist z.B. Zementschlamm; s.a. Viskosität.

**Binokular:** mit beiden Augen; Binokular-Mikroskop: Mikroskop mit 2 Okularen.

**Binomialverteilung:** *statist.* Häufigkeitsverteilung, die die Wahrscheinlichkeit des Eintretens/Nicht-Eintretens eines Ereignisses beschreibt. Wenn P die Wahrscheinlichkeit eines „Erfolges" (Eintreten eines Ereignisses) angibt, ist 1-P die Wahrscheinlichkeit des „Mißerfolgs". Die B. kann z.B. eine wichtige Grundlage zur Absicherung der stichprobenartigen Überwachung von Produktionsprozessen sein.

**Binor:** s. Nor.

**Binotal**®: s. Ampicillin.

**Bioäquivalenz:** **1.** relative Bioverfügbarkeit*; **2.** therapeutische Identität von verschiedenen

Arzneiformen bzw. Fertigarzneimitteln; s. Äquivalente, pharmazeutische.

**Bioavailability:** engl. f. Bioverfügbarkeit*.

**Biocarn®:** s. Carnitin.

**Biocef®:** s. Cefpodoxim.

**Biochemie:** Grundlagenwissenschaft, die mit den Methoden der Chemie die Lebensvorgänge im Organismus (Atmung, Stoffwechsel, Verdauung, Exkretion, innere u. äußere Sekretion u.a.) von Pflanzen u. Tieren untersucht.

**Biofanal®:** s. Nystatin.

**Biogen:** aus Lebendigem, aus der Tätigkeit von Lebewesen entstanden (z.B. Kohle, Erdöl). **Biogene Arzneimittel:** (meist) pflanzliche Arzneimittel wie Drogen*, Zubereitungen daraus u. isolierte Wirkstoff(komplex)e.

**Biogenese:** **1.** Entstehung(sgeschichte) von Lebewesen (aus anderen Lebewesen); **2.** Entstehung von Stoffen u. Strukturen in od. durch Lebewesen (Biosynthese).

**Biograviplan®:** s. Progestasert®.

**Bioindikator:** spezielle, standardisierte Sporen eines bestimmten Mikroorganismus mit gleichbleibender Resistenz* zur Kontrolle von Sterilisationsverfahren*.

**Bioisosterie:** vergleichbare biologische Wirk. isosterer Gruppen; vergleichbare Wirkungsradien u. elektronische Struktur führt zu vergleichbarer biologischer Wirk.; Begriff der Isosterie* erweitert (Friedman) z.B. Carboxyl- u. Tetrazolgruppierung.

**Biokatalysatoren:** unter dieser Bez. werden Vitamine*, Hormone* u. Auxine* zusammengefaßt.

**Bioklimatologie:** Bioklimatik, Lehre v. den Einflüssen des Klimas auf die Lebewesen.

**Biologie:** Wissenschaft v. d. Lebewesen (Mensch, Tier, Pflanze), ihrem Bau u. ihren Funktionen, den Lebensvorgängen sowie d. Beziehungen d. Lebewesen zueinander u. zur Außenwelt.

**Biologisches Grundgesetz:** Arndt-Schulz-Gesetz*.

**Biologische Uhr:** inneres zeitmessendes System, das die endogenen Rhythmen von Organismen zu kontrollieren scheint. Die wichtigsten Zeitgeber sind Licht- u. Temperaturzyklen.

**Biolumineszenz:** von Lebewesen (Leuchtbakterien*, Pilzen, Schwämmen, Flagellaten, Quallen, Würmern, Fischen, Insekten) erzeugte Chemolumineszenz (s. Lumineszenz). Ursache sind uneinheitlich zusammengesetzte organische Substanzen, als Luciferine bezeichnet, die „kaltes Licht" bewirken, wenn sie bei enzymatischen Redoxreaktionen (unter Einw. von Luciferasen) oxidiert werden (Luciferin-Luciferase-System).

**Biom:** Gesamtheit der Organismengesellschaften einer Bioregion, die durch eine bestimmte Vegetation u. ein bestimmtes Klima charakterisiert sind.

**Biomembran:** biologische Membran, Einheitsmembran, unit membrane; ca. 6 bis 10 nm dicke Membran (häutchenartiges Gebilde); im Elektronenmikroskop dreischichtig: 2 dunkle Schichten (ca. 2.5 nm dick), die durch eine hellere Schicht (ca. 3.5 nm) voneinander getrennt sind. Biomembranen bestehen aus Lipiden, Glykolipiden, Proteinen u. Glykoproteinen, wobei sich die Lipide in einem „flüssig-kristallinen" Zustand befinden; s. Fluid-mosaic model. Funktionen: die Zellmembran mitaufbauen u. die Zelle in Kompartimente* unterteilen.

**Biopharmazie:** Lehre von den Zusammenhängen zwischen phys.-chemischen Eigenschaften der Arzneistoffe u. ihren Darreichungsformen einerseits u. ihren biologischen Wirkungen andererseits. Vgl. Bioverfügbarkeit*, Resorption*, Bateman-Funktion*.

**Biophase:** Wirkort des Arzneistoffes; Ort der Wechselwirkungen zwischen Arzneimittelmolekül(en) u. Rezeptor(en). Der Wirkort kann an der Oberfläche (z.B. f. Antihistaminika) od. innerhalb der Zelle liegen.

**Biophenicol®:** s. Chloramphenicol.

**Bioplasma:** Protoplasma*.

**Biopolymere:** polymere Naturstoffe, natürliche Polymere*; die f. die lebende Materie charakteristischen, aus einer Vielzahl von gleich- od. verschiedenartigen Grundbausteinen (Monomeren) aufgebauten, biol. wichtigen, hochmolekularen organischen Substanzen wie Proteine u. Nucleinsäuren.

**Biopterin:** 2-Amino-4-hydroxy-6-(L-*erythro*-1, 2-dihydroxypropyl)-pteridin; $C_9H_{11}N_5O_3$, $M_r$ 237.22. Hellgelbe Kristalle; Zers. ab 250°C. Entdeckt von Patterson 1955 in menschlichem Harn; enthalten z.B. auch im Gelée royale*. **5,6,7,8-Tetrahydrobiopterin** ist Cofaktor der Hydroxylierung von Phenylalanin, Tyrosin u. Tryptophan (s. Pterine). Fehlen dieses Cofaktors führt zu Hyperphenylalaninämie u. Mangel an den Neurotransmittern Dopamin u. Serotonin mit dem Krankheitsbild der atypischen Phenylketonurie.

**Bioregionen:** Untereinheiten der Biosphäre; z.B. Steppen-, Wüsten- od. Regenwaldgebiete der Erde.

**Biosorb®:** s. Absorbable Dusting Powder.

**Biosphäre:** der gesamte von Organismen bewohnte Teil der Erdoberfläche: Luft, Land u. Wasser; weitere Untergliederung nach großklimatischen Gesichtspunkten in Bioregionen*.

**Bios-Stoffe:** Wachstumsstoffe; Bios I = Myo-Inosit*, Bios IIb = Vitamin H (Biotin, s. Vitamine).

**Biosynthese:** s. Biogenese.

**Biotin:** Vitamin H, s. Vitamine.

**Biotisch:** (*gr.* βιοτικός) das Leben betreffend, zum Leben gehörig.

**Biotransformation:** Biometabolismus; biologische Umwandlung eines Wirkstoffs; s.a. Metabolismus.

**Bioverfügbarkeit:** (*engl.* bioavailability) relatives *Ausmaß* der therapeutisch wirksamen Substanz (verabreichter Arzneistoff, aktiver Metabolit od. wirksame Form nach Verabreichung eines Pro-Pharmakons*) u. *Geschwindigkeit,* mit welcher die wirksame Form in die systemische Zirkulation (in das Blut) gelangt bzw. am Wirkort (s. Biophase) verfügbar wird. Nicht gleichbedeutend mit therapeutischer Wirkung*. Bei Bestimmung der B. geht man meistens von Blut- od. Harnspiegelkurven aus. Man nimmt dabei an, daß zwischen Blutspiegel* u. Wirkung ein enger Zusammenhang besteht. Man muß sich aber im klaren sein, daß dieser Zusammenhang nicht einfach proportional ist! Die Wirkung hängt nämlich nicht nur von der resorbierten Dosis ab. Das ist aus einer Dosis-Wirkungs-Kurve* leicht ersichtlich. Die B. wird häufig über die AUC* (Fläche unter der Blutspiegelkurve) angegeben, u. zwar in Prozent der verabreichten Dosis. Dabei unterscheidet man: **1. Absolute B.:** der Anteil der Dosis, der gegenüber der Gesamtdosis verfügbar wird. Bestimmbar (in vielen Fällen) über den Vergleich der AUC nach p.o. u. i.v. Verabreichung. **2. Physiologische B.:** Bioverfügbarkeit, die in bezug auf Ausmaß u. Geschwindigkeit der Resorption ein Optimum darstellt. Das ist der Fall bei Lösung des Arzneistoffes in einem Medium (meist Wasser). Die Resorption aus der Lösung ist generell die tatsächliche des Arzneistoffes, während bei Arzneiformen (z.B. Kapseln, Tabletten) die Wirkstoffliberation (z.B. Zerfall u. Auflösung) eine beträchtliche Rolle spielt. Um den Einfluß der einzelnen Schritte von der Applikation einer Darreichungsform bis hin zur Wirkung zu untersuchen, werden z.B. zuerst Kapseln mit reinem Wirkstoff, dann Kapseln mit Wirkstoff u. Hilfsstoff, dann verschiedene Granulatformen mit Wirk- u. Hilfsstoffen u. schließlich Tabletten aus Wirkstoff u. Hilfsstoff anhand der Fläche unter der Blutspiegelkurve (AUC) f. die Lösung verglichen. **3. Relative B.:** Bioäquivalenz; relatives Ausmaß der Resorption eines Arzneistoffes im Vergleich mit einem Standardpräparat, z.B. einem sich schon auf dem Markt befindlichem Präparat. *Verfügbarkeitskenndaten:* Parameter zur Kennzeichnung der Wirkung (Wirkungsqualität, Wirkungsstärke, Wirkungsdauer). Dazu zählen: Blutspiegelmaximalwert, Blutspiegelmaximumzeit, Verzögerungszeit, minimale effektive Konzentration (MEK), toxische Konzentration (TK), Wirkungsbeginn (WB) u. Wirkungsende (WE).

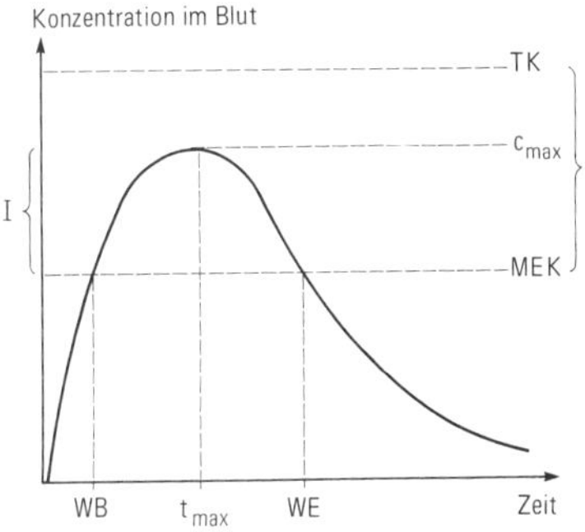


Bioverfügbarkeit:
Blutspiegel-Zeit-Kurve (schematisch) mit den Parametern zur Charakterisierung der Bioverfügbarkeit; TK: toxische Konzentration; MEK: minimale effektive Konzentration; WB: Wirkungsbeginn; WE: Wirkungsende; I: Wirkungsintensität; TB: Therapeutische Breite; $c_{max}$: Blutspiegelmaximum zur Zeit $t_{max}$

**Biozide:** Schadstoffe (u.a. auch Schädlingsbekämpfungsmittel*), die in die naturgegebene Umwelt eingebracht, diese zu schädigen (Verschiebung ökologischer Gleichgewichte) vermögen, ohne daß ein direkter zeitlicher od. auch örtlicher Zusammenhang erkennbar sein muß. In einem anderen (engeren) Sinn versteht man unter Bioziden Stoffe (Schädlingsbekämpfungsmittel, Antibiotika), die Lebewesen (Tiere, Pflanzen, Mikroorganismen, Viren) zerstören können.

**Biperiden** INN: α-Bicyclo[2.2.1]hept-5-en-2-yl-α-phenyl-1-piperidinpropanol, Akineton®; CAS-Nr. 514-65-8; $C_{21}H_{29}NO$, $M_r$ 311.45. Schmp. 112-116°C; polymorph. Wenig lösl. in Wasser u. Ethanol, sofort lösl. in Methanol. **Anw.:** Antiparkinsonmittel, Anticholinergikum. HWZ 18 bis 23 h. **Biperidenhydrochlorid:** Akineton®; CAS-Nr. 1235-82-1; $C_{21}H_{30}ClNO$, $M_r$ 347.9. Schmp. ca. 275°C.

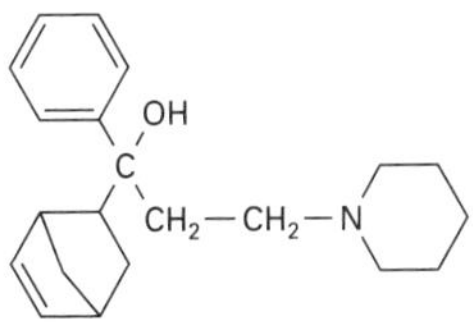


Biperiden

**Biphenyl:** s. Diphenyl.

**Biphenyle, Polychlorierte:** s. PCB.

**Biphenylisomere:** s. Atropisomere.

**4-Biphenylol:** 2-Phenylphenol. **Anw.:** Desinfektionsmittel* zur Händedesinfektion*. Reagenz Ph.Eur.3.

**Biphosphonate:** s. Bisphosphonate.

**Bipindogenin:** s. Convallaria majalis.

**Bipulen®:** Spritzampullen mit Trocken- u. Lösungsmittelampulle.

**Biramentaceon:** s. Drosera ramentacea.

**Birch-Reduktion:** Methode zur Herst. dihydroaromatischer Verbindungen mit Natrium in flüssigem Ammoniak in Gegenwart eines Alkohols. Aus Naphthalin erhält man z.B. 1,4-Dihydronaphthalin.

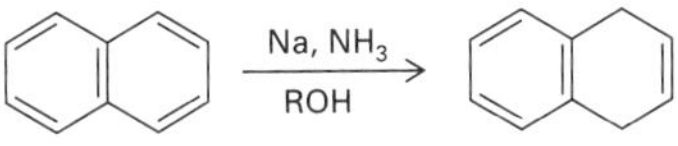


Naphthalin 1,4-Dihydronaphthalin

Birch-Reduktion:
Bildung von 1,4-Dihydronaphthalin

**Birke:** Betula*.

**Birkenblätter:** Folia Betulae, s. Betula pendula.

**Birkenkampfer:** s. Betulin.

**Birkenknospen:** Gemmae Betulae, s. Betula pendula.

**Birkenrinde:** Cortex Betulae, s. Betula pendula.

**Birkensaft:** s. Betula pendula.

**Birkenteer:** Pix betulina, s. Betula pendula.

**Birkenteeröl, Rektifiziertes:** Oleum Betulae empyreumaticum rectificatum, s. Betula pendula.

**Birnen:** Früchte des Birnbaums (Pyrus communis L., Fam. Rosaceae); enthalten Arbutin.

**Birnenether:** s. Amylacetat.

**Birutan®:** s. Rutosid.

**bis-: tris-, tetrakis-, pentakis-,...:** (multiplikative) Präfixe (Vorsilben) in der org. u. anorg. chemischen Nomenklatur mit der Bedeutung 2-, 3-, 4-, 5- ..... -fach.

**Bisabolen:** monocyclisches Sesquiterpen, von

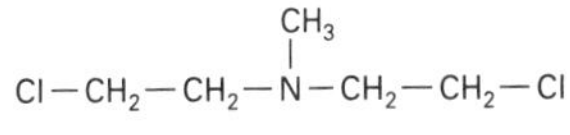


bis-:
Bis(2-chlorethyl)methylamin als Beispiel

dem sich Bisabolol*, Bisabololoxide u. andere Bestandteile des Kamillenöls (s. Chamomilla recutita) ableiten; **Strukturformel** s. Sesquiterpene.

**Bisabol-Myrrhenöl:** s. Opopanax chironium.

**Bisabolol:** (-)-α-Bisabolol, Levomenol INN; CAS-Nr. 23089-26-1; $C_{15}H_{26}O$, $M_r$ 222.0. Sdp. ca. 155°C. Sesquiterpenalkohol, der (formal) durch Anlagerung von $H_2O$ an Bisabolen entsteht. Vork.: z.B. im Kamillenöl (s. Chamomilla recutita). Leicht lösl. in Ethanol, Propanol-2; unlösl. in Glycerol, Wasser. **Wirk.:** entzündungshemmend, granulationsfördernd, desinfizierend, spasmolytisch. **Anw.:** in Kombinationspräparaten zur Wundbehandlung, als Dermatikum.

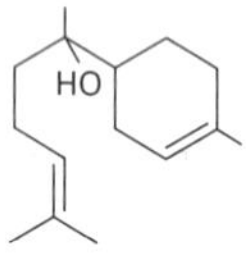

Bisabolol

**Bisacodyl** INN: Bisacodylum Ph.Eur.3, 4,4'-(2-Pyridylmethylen)diphenyldiacetat, (4,4'-Diacetoxy-diphenyl)-pyridyl-2-methan, Dulcolax®, Laxbene®, Nedalax®, Multilax®; CAS-Nr. 603-50-9; $C_{22}H_{19}NO_4$, $M_r$ 361.38. Schmp. 133-135°C; polymorph. Prakt. unlösl. in Wasser, alkalischen Lösungen; lösl. in Säuren, Alkohol, Aceton, Propylenglykol, anderen organischen Lösungsmitteln. Stark schleimhautreizend. **Anw.:** Laxans (s.a. Abführmittel). **Übl. Dos.:** Oral, rektal: 5 bis 10 mg/d. Wird durch Darmbakterien in das freie Diphenol übergeführt; geht enterohepatischen Kreislauf ein; soll nicht mit Antazida u. Milch gemeinsam eingenommen werden. Wirkungseintritt erst nach ca. 8 h. **Nebenw.:** Gastrointestinale Beschwerden (deshalb meist in Drageeform), Störung des Elektrolythaushaltes (Kaliumverluste). Wechselw.: Herzglykoside (Wirk. wird verstärkt). Kontraind.: Darmverschluß. Hingewiesen sei auch auf Bisacodyl-Tanninsäure-Komplex.

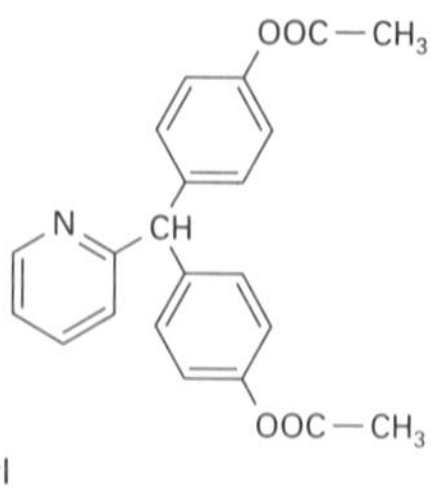

Bisacodyl

**Bisam:** s. Moschus.

**Bisamgarbe:** Moschusschafgarbe, Achillea erba-rotta moschata*.

**Bisamkörner:** Semen Abelmoschi, s. Abelmoschus moschatus.

**Bisamkraut:** Herba Ivae moschatae, s. Achillea erba-rotta ssp. moschata.

**Bisamkürbis:** s. Cucurbita pepo.

**Bisbentiamin** INN: O-Benzoyl-thiamindisulfid, Bis[8-(4-amino-2-methyl-5-pyrimidinyl)-7-formyl-6-methyl-1-oxo-1-phenyl-7-aza-2-oxa-5-octen-5-yl]disulfid, BTD; CAS-Nr. 2667-89-2; $C_{38}H_{42}N_8O_6S_2$, $M_r$ 770.95. Schmp. 146-147°C aus Ethanol. **Anw.:** Vitamin-$B_1$-Derivat; neurotropes Analgetikum. **Übl. Dos.:** Oral: 5-150 mg/d.

**Bisbenzylisochinolinalkaloide:** dimere, meist über O-Brücken verknüpfte Benzylisochinolinalkaloide; z.B. Tubocurarin (**Strukturformel** s. Tubocurarinhydrochlorid) in Chondodendron-Arten od. Tetrandrin in Stephania tetrandra* (beide Fam. Menispermaceae).

**Bischler-Napieralski-Reaktion:** Methode zur Synthese von 3,4-Dihydro-isochinolin u. seiner Derivate durch intramolekulare Cyclisierung der Acylderivate von β-Phenylethylaminen mit Phosphor(V)-oxid od. Zinkchlorid; z.B. erhält man aus N-Acetylphenylethylamin 1-Methyl-3,4-dihydroisochinolin.

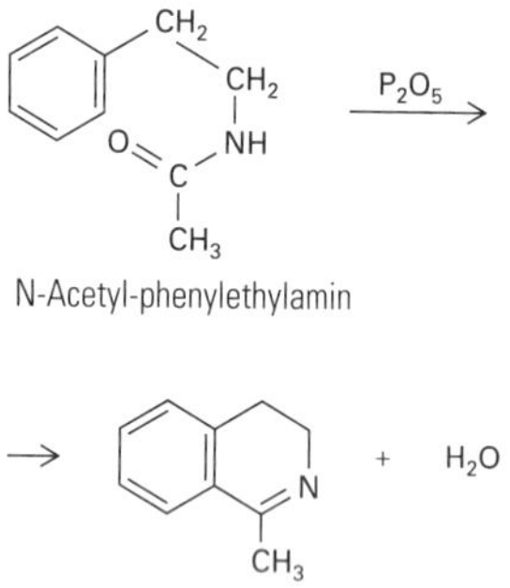

1-Methyl-3,4-dihydro-isochinolin

Bischler-Napieralski-Reaktion: Bildung von 1-Methyl-3,4-dihydroisochinolin als Beispiel

**Bischofskraut:** s. Ammi visnaga.

**Bisdesmethoxycurcumen:** s. Curcuma-Arten.

**Bisdesmoside:** s. Saponine.

**Bisflavonoide:** Biflavonoide, dimere Flavonoide; z.B. Amentoflavon u. dessen Dimethylether Ginkgetin; z.T. charakteristisch f. Gymnospermae (außer Fam. Pinaceae), z.B. auch in Ginkgo biloba*, bei Angiospermae wenig verbreitet (z.B. in Schinus therebinthifolius, Viburnum prunifolium).

**Bishi-Knollen:** Japanische Eisenhutknollen, s. Aconitum ferox, A. japonicum.

**Bismalvawurzel:** Rad. Althaeae, s. Althaea officinalis.

**Bismut:** Wismut, Bi, $A_r$ 208.98, 2-, 3-, 5wertiges Element, OZ 83. D. 9.8. Schmp. 271°C, Sdp. 1560°C. Härte 2.5. Rötl.-silberweißes, glänzendes, sprödes Metall, schon im Altertum bekannt; Bi ist der schlechteste Wärmeleiter unter den Metallen u. dehnt sich beim Erkalten aus. Es gehört zu den seltener vork. Elementen. An der Luft ist es bei gewöhnl. Temp. beständig; bei Rotglut verbrennt es mit bläulicher Flamme zu Bismuttrioxid ($Bi_2O_3$). Mit den Halogenen sowie mit Schwefel, Tellur, Selen verbindet es sich in der Hitze direkt. Es ist unlösl. in Wasser u. nichtoxidierenden Säuren (Salzsäure, Schwefelsäure). In oxidierenden Säuren (Salpetersäure, heiße konz. Schwefelsäure) löst es sich unter Bildung von Salzen. Nat. hauptsächl. gediegen (Südamerika, Australien, Erzgeb.) sowie als Bismutglanz ($Bi_2S_3$) u. Bismutocker ($Bi_2O_3$). Darst.: durch Ausschmelzen aus

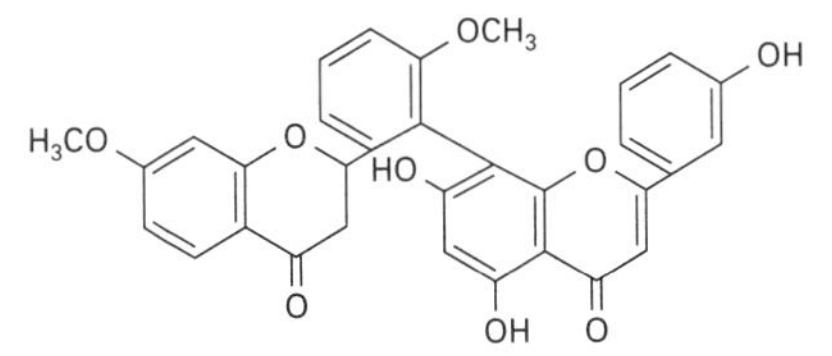


Bisflavonoide:
Ginkgetin als Beispiel

dem Gestein od. Rösten der Erze. **Anw.** techn.: zur Herst. leichtschmelzender Legierungen wie z.B.: Rose-Metall (2 T. Bi, 1 T. Pb, 1 T. Sn), verwendet f. Schmelzsicherungen u. Heizbäder, Schmp. 94°C; Wood-Metall (8 T. Bi, 4 T. Pb, 2 T. Sn, 2 T. Cd), Schmp. 70°C; Lipowitz-Metall (15 T. Bi, 8 T. Pb, 4 T. Sn, 3 T. Cd), Schmp. 60°C. Bei Vergiftungen: Magenspülung mit Dimercaprol*. **Nachw. der Bismutverbindungen: 1.** Viel Wasser fällt weiße, bas. Bismutsalze, lösl. in anorg. Säuren, unlösl. in Weinsäure (Unterschied zu gleichfalls durch viel Wasser gefällten Antimonverbdgen.). **2.** $H_2S$ fällt braunschwarzes, in verd. Säuren u. Alkalisulfiden unlösl. Bismutsulfid $Bi_2S_3$. **3.** Mit Soda auf Kohle geglüht, geben sie metallische Bismutkörner u. gelb-braunen Beschlag von Bismuttrioxid.

**HOM:** *Bismutum metallicum* (HAB1.3): metallisches Bismut.

**Bismutacetat, Basisches:** Bas. Bismutacetat; $BiO(CH_3COO)$. Weißes, feines Pulver; unlösl. in Wasser. **Anw.:** früher inn. wie Bismutnitrat, basisches; äuß. als Wundstreupulver.

**Bismutalbuminat:** Bismutum albuminatum, ein Gem. v. Ammoniumbismutcitrat u. Eiweiß. Grauweißes Pulver, lösl. in Wasser (meist trübe). **Anw.** med.: früher b. Magen- u. Darmerkrankungen.

**Bismut, Baldriansaures:** s. Bismutvalerianat.

**Bismut, Basisches benzoesaures:** s. Bismutbenzoat.

**Bismutbenzoat, Basisches:** Bismutum benzoicum, Bismutum subbenzoicum; $BiO(C_6H_5COO)$. Weißes amorphes Pulver, fast unlösl. in Wasser, lösl. in Mineralsäuren (unter Abscheidung v. Benzoesäure). **Anw.** med.: wie Bismutsalicylat, basisches*.

**Bismutbitannat:** Bismutum bitannicum, Basisches Bismuttannat. **Off.:** DAB6. Geh. mind. 17.9% Bismut. Hellgelbes Pulver v. schwach säuerl., bitterem Geschmack; unlösl. in Wasser, lösl. in Natronlauge u. verd. Salzsäure. **Anw.** med.: früher b. Diarrhö. Dos. 0.3 bis 0.5 g.

**Bismutcarbonat, Basisches:** Bismut(h)i subcarbonas Ph.Eur.3, Bismutum subcarbonicum, Bismutylum carbonicum. Zstzg. variabel, etwa $(BiO)_2CO_3 \cdot 0.5\ H_2O$. Weißes bis gelbl. Pulver, unlösl. in Wasser u. Ethanol. Darst.: durch Umsetzen von Bismutnitrat u. Ammoniumcarbonat. **Anw.** med.: früher als Adstringens, bei Hyperazidität des Magens u. Geschwüren des Magens u. Zwölffingerdarms; obsolet auch als Röntgenkontrastmittel.

**Bismut(III)-Cer-salicylat:** Wismut-Cer-salizylat. Weißes Pulver, unlösl. in Wasser u. Ethanol. **Anw.** med.: früher als Antiseptikum.

**Bismutchlorid, Basisches:** s. Bismutylchlorid.

**Bismutchloridoxid:** s. Bismutylchlorid.

**Bismut(III)-citrat:** Bismutum citricum, Bismutzitrat, Zitronensaures Bismut; $C_6H_5O_7Bi$. Weißes amorphes Pulver, unlösl. in Wasser, lösl. in Ammoniaklsg. **Anw.** med.: wie Bismutnitrat, Basisches.

**Bismut(III)-citrat-hydroxid-Komplex:** s. Telen®.

**Bismutdicitrat, Basisches:** Trikalium-Bismut(III)-dicitrat, CBS (Colloidal Bismuth Subcitrate); $C_{12}H_{10}BiK_3O_{14}$, $M_r$ 1138.1. Leicht lösl. in Wasser. **Wirk.** u. **Anw.:** Ulkustherapie, wirkt bakterizid gegen Helicobacter (Campylobacter) pylori, einem Bakterium, das als Verursacher von chronischer Magenschleimhautentzündung angesehen wird.

**Bismutgallat, Basisches:** Bismutsubgallat, Bismut(h)i subgallas, Bismutum gallicum basicum, Bismutum subgallicum, Bismutylum gallicum; $C_6H_2(OH)_3–COOBi(OH)_2$, $M_r$ 412.1. Geh. 48.0 bis 52.0% Bismut. Gelbes, amorphes, geruch- u. geschmackloses Pulver. Unlösl. in Wasser, Ethanol, Ether, lösl. in verd. Mineralsäuren unter Zers., lösl. in Alkalilaugen mit klarer, gelber Farbe, die an der Luft nach tiefrot wechselt; beim Erhitzen verkohlt bas. Bismutgallat, ohne zu schmelzen. **Off.:** DAB10, ÖAB90. Darst.: Bismutnitrat wird in Essigsäure gelöst u. m. Gallussäure gefällt. **Anw.** med.: früher bei Gastritis u. Enteritis (Kot färbt sich schwarz); äuß. als Adstringens zur Behandlung von Wunden, Ekzemen, Verbrennungen usw. **Zuber.:** Tela cum Bismutylo gallico*.

**HOM:** *Bismutum subgallicum* (HAB1.5): Basisches Bismutgallat.

**Bismutgallatmull:** s. Tela cum Bismutylo gallico.

**Bismut, Gerbsaures:** s. Bismuttannat.

**Bismutglanz:** s. Bismut.

**Bismuthi subcarbonas:** richtig Bismuti s., s. Bismutcarbonat, Basisches.

**Bismuthi subgallas:** richtig Bismuti s., s. Bismutgallat, Basisches.

**Bismut(III)-hydroxid:** Bismutum oxydatum hydricum; $Bi(OH)_3$. Weißes amorphes Pulver, unlösl. in Wasser, lösl. in Säuren. Darst.: durch Fällen von Bismutsalzlösungen mit Ammoniak. **Anw.** med.: wie Bismutcarbonat.

**Bismut(III)-hydroxid-iodid-gallat:** Bismutum oxyiodogallicum; $C_6H_2(OH)_3COOBi(OH)I$, $M_r$ 522. Graugrünes bis dunkelgraues, geruchloses Pulver; Geh. mind. 20% Iod; klarlösl. in warmer verd. Salzsäure, in Wasser u. Ether fast unlösl. Darst.: Erwärmen v. frisch gefälltem Bismuthydroxyiodid mit Gallussäure u. Wasser. **Anw.** med.: früher wie Iodoform als Wundpulver u. in Salben (10%).

**Bismutiodid, Basisches:** s. Bismutyliodid.

**Bismutiodidoxid:** s. Bismutyliodid.

**Bismuti subcarbonas:** s. Bismutcarbonat, Basisches.

**Bismuti subgallas:** s. Bismutgallat, Basisches.

**Bismuti subnitras:** s. Bismutnitrat, Basisches.

**Bismut-β-naphtholat, Basisches:** s. β-Naphtholbismut.

**Bismut(III)-nitrat:** Bismutum nitricum, Bismutnitrat, Salpetersaures neutrales Bismut; $Bi(NO_3)_3 \cdot 5\ H_2O$, $M_r$ 485.10. D. 2.83. **Off.:** DAB6. Geh. mind. 42.1% Bi. Farblose Kristalle, lösl. in Säuren u. wenig Wasser. Darst.: durch Auflösen v. metall. Bismut in Salpetersäure u. Auskristallisieren. **Anw.** med.: früher gegen Lues s.c. u. b. Gastralgie.

**Bismutnitrat, Basisches:** Bismutsubnitrat, Bismut(h)i subnitras, Bismutnitratoxid, Bismutum nitricum basicum, Bismutum subnitricum, Bismutylum nitricum, Magisterium Bismuti; $BiO(NO_3) \cdot H_2O$. Geh. nach ÖAB90 79.0 bis 82.0% Bismutoxyd, ber. auf die getrocknete Substanz. Weißes, mikrokrist., geruchloses Pulver, fast unlösl. in Wasser, lösl. in Mineralsäuren; beim Übergießen mit Schwefelwasserstoffwasser färbt es sich schwarz, beim Kochen mit Natronlauge gibt es gelbes bis gelbrotes $Bi_2O_3$, beim Erhitzen gelbrote Stickoxide, bei 260°C Zers. Darst.: Bismutnitrat wird m. Wasser angerieben u. in siedendes Wasser eingetragen, der Ndschlg; wird gesammelt u. ausgewaschen. **Off.:** DAB8, ÖAB90. **Anw.** med.: früher inn. b. Magen- u. Darmstörungen als Adstringens, ferner bei Ulcus ventriculi, Magenkrebs; auch äuß. obsolet (früher zur Wundbehandlung, besonders der Brandwunden). Auch als Röntgenkontrastmittel nicht mehr gebräuchlich.

**HOM:** *Bismutum subnitricum:* verord. z.B. b. Ulcus ventriculi et duodeni.

**Bismutnitratoxid:** s. Bismutnitrat, Basisches.

**Bismutocker:** s. Bismut.

**Bismutoxychlorid:** s. Bismutylchlorid.

**Bismutoxyiodid:** s. Bismutyliodid.

**Bismutpeptonat:** Bismutum peptonatum. Graubraunes Pulver, lösl. in Wasser, unlösl. in Ethanol. **Anw.** med.: als Darmadstringens.

**Bismut(III)-phenolat:** Bismutum phenolicum, Bismutphenolat; $C_6H_5OBi(OH)_2$. Grauweißes Pulver, unlösl. in Wasser u. Ethanol. **Anw.** med.: als Darmadstringens.

**Bismut(III)-phosphat:** Bismutum phosphoricum, Bismutphosphat; $BiPO_4$. Weißes Pulver, unlösl. in Wasser u. Ethanol. **Anw.** med.: als Darmadstringens.

**Bismutsalicylat, Basisches:** Bismutsubsalicylat, Bismutum salicylicum basicum, Bismutum subsalicylicum; $BiO[C_6H_4(OH)COO]$, $M_r$ 362. Geh. 56.5 bis 60% Bi. Weißes, geruch- u. geschmackloses Pulver, unlösl. in Wasser u. Ethanol; verkohlt beim Erhitzen ohne zu schmelzen unter Bildung von phenolartig riech. Dämpfen. Darst.: Bismutnitrat wird in verd. Essigsäure gelöst, die Lsg. in verd. Ammoniaklsg. gegossen; der entstandene Ndschlg. wird ausgewaschen, in warmem Wasser angerührt u. mit Salicylsäure erwärmt. **Anw.** med.: früher inn. b. Magen- u. Darmerkrankungen, Cholera, Typhus, Dyspepsie, in Mandelöl suspendiert (20%) zu intramuskulären Injektion b. Lues.

**Bismut, Salpetersaures, Neutrales:** s. Bismut(III)-nitrat.

**Bismutsubcarbonat:** s. Bismutcarbonat, Basisches.

**Bismutsubgallat:** s. Bismutgallat, Basisches.

**Bismutsubnitrat:** s. Bismutnitrat, Basisches.

**Bismutsubsalicylat:** s. Bismutsalicylat, Basisches.

**Bismuttannat:** Bismutum tannicum, Gerbsaures Bismut. Geh. an Bi mind. 35.9%. Gelbes bis hellbraunes Pulver, unlösl. in Wasser, Ethanol, Ether. **Anw.:** früher als Adstringens.

**Bismuttannat, Basisches:** s. Bismutbitannat.

**Bismutum albuminatum:** s. Bismutalbuminat.

**Bismutum benzoicum:** s. Bismutbenzoat, basisches.

**Bismutum bitannicum:** s. Bismutbitannat.

**Bismutum carbonicum basicum:** s. Bismutcarbonat, basisches.

**Bismutum-Cerium salicylicum:** s. Bismut-(III)-cer-salicylat.

**Bismutum citricum:** s. Bismut(III)-citrat.

**Bismutum gallicum basicum:** s. Bismutgallat, Basisches.

**Bismutum metallicum:** s. Bismut.

**Bismutum-β-naphtholicum:** s. β-Naphtholbismut.

**Bismutum nitricum:** s. Bismut(III)-nitrat.

**Bismutum nitricum basicum:** s. Bismutnitrat, Basisches.

**Bismutum nitricum praecipitatum:** s. Bismutnitrat, Basisches.

**Bismutum oxychloratum:** s. Bismutylchlorid.

**Bismutum oxydatum hydricum:** s. Bismut-(III)-hydroxid.

**Bismutum oxyiodatum:** s. Bismutyliodid.

**Bismutum oxyiodogallicum:** s. Bismut(III)-hydroxid-iodid-gallat.

**Bismutum peptonatum:** s. Bismutpeptonat.

**Bismutum phenolicum:** s. Bismut(III)-phenolat.

**Bismutum phosphoricum:** s. Bismut(III)-phosphat.

**Bismutum salicylicum basicum:** s. Bismutsalicylat, Basisches.

**Bismutum subaceticum:** s. Bismutacetat, Basisches.

**Bismutum subbenzoicum:** s. Bismutbenzoat, Basisches.

**Bismutum subcarbonicum:** s. Bismutcarbonat, Basisches.

**Bismutum subchloratum:** s. Bismutylchlorid.

**Bismutum subgallicum:** s. Bismutgallat, Basisches.

**Bismutum subgallicum oxyiodatum:** s. Bismut(III)-hydroxid-iodid-gallat.

**Bismutum subnitricum:** s. Bismutnitrat, Basisches.

**Bismutum subsalicylicum:** s. Bismutsalicylat, Basisches.

**Bismutum tannicum:** s. Bismuttannat.

**Bismutum tribromphenylicum:** s. Tribromphenolbismut.

**Bismutum valerianicum:** s. Bismutvalerianat.

**Bismutvalerianat:** Bismutum valerianicum, Baldriansaures Bismut; Formel etwa $C_4H_9COO{\cdot}BiO$. Geh. an Bi 65.4 bis 67.2%. Weißes, nach Baldriansäure riechendes Pulver, unlösl. in Wasser u. Ethanol. **Anw.** med.: früher inn. b. Gastralgie, Kardialgie, Epilepsie.

**Bismutylchlorid:** Bismutchloridoxid, Basisches Bismutchlorid, Bismutoxychlorid, Bismutum oxychloratum, B. subchloratum; BiOCl. Feines weißes Pulver, unlösl. in Wasser, lösl. in Salzsäure od. Salpetersäure. **Anw.** med.: früher äuß. b. Hautkrankheiten u. Hämorrhoiden; techn.: als Malerfarbe („Perlweiß").

**Bismutyliodid:** Bismutiodidoxid, Bismutoxyiodid, Bismutum oxyiodatum, Basisches Bismutiodid; BiOI, $M_r$ 351.9. Ziegelrotes, schweres Pulver, unlösl. in Wasser u. Ethanol. Geh. mind. 60.5 bis 62.5% Bi. Darst.: durch Fällen v. Bismutnitratlsg. m. Kaliumiodilsg. **Anw.** med.: früher inn. b. Magengeschwüren u. Typhus äuß. als Wundantiseptikum wie Iodoform; vet.: als Darmantiseptikum.

**Bismutylum carbonicum:** s. Bismutcarbonat, Basisches.

**Bismutylum gallicum:** s. Bismutgallat, Basisches.

**Bismutylum nitricum:** s. Bismutnitrat, Basisches.

**Bisolvon®:** s. Bromhexin.

**Bisoprolol** INN: (±)-1-{[α-(2-Isopropoxyethoxy)-p-tolyl]oxy}-3-(isopropylamino)-2-propanol. **Strukturformel** s. β-Sympatholytika.

**Bisoprololfumarat (2:1):** Concor®; CAS-Nr. 66722-44-9; $C_{18}H_{31}NO_4$. **Wirk.** u. **Anw.:** Betarezeptorenblocker mit hoher $\beta_1$-Selektivität, Antihypertonikum. HWZ 10 bis 12 h. **Übl. Dos.:** 1mal 5-10 mg/d (morgens). Zahlreiche Kontraind. u. Nebenw. möglich.

**Bisphenol-A:** 4,4'-(1-Methylethyliden)bisphenol, 4,4'-Isopropylidendiphenol, 2,2-Bis(4-hydro-

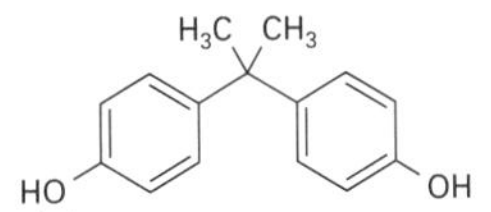

Bisphenol-A

xyphenyl)propan; CAS-Nr. 80-05-7; $C_{15}H_{16}O_2$, $M_r$ 228.29. Schmp. 150-155. Kristalle mit schwachem phenolischem Geruch. Prakt. unlösl. in Wasser, lösl. in wäßrigen alkalischen Lösungen, Ethanol, Aceton, schlecht lösl. in Tetrachlorkohlenstoff. **Anw.:** Fungizid; zur Herstellung von Epoxidharzen* u. Polycarbonaten*.

**Bisphenol-A-diglycidylether:** s. BADGE.

**Bisphosphonate:** Biphosphonate; Analoga des Diphosphats (Pyrophosphats); werden als Regulatoren des Calciumstoffwechsels (s. Calcium), z.B. bei Ostitis* u. Osteoporose* therapeut. genutzt; z.B. Alendronsäure, Clodronsäure, Etidronsäure, Ibandronsäure, Pamidronsäure, Tiludronsäure.

**Bissen:** s. Boli.

**Bistolazonaphtholum rubrum:** s. Scharlachrot.

**Bisulfate:** Primäre Sulfate, Hydrogensulfate, saure Sulfate, z.B. Natriumhydrogensulfat*.

**Bisulfite:** Primäre Sulfite, Hydrogensulfite, saures Sulfite, z.B. Natriumhydrogensulfit*.

**Bitabs®:** Manteltabletten* mit verlängerter Wirkung.

**Bitegmisch:** s. Samenanlage.

**Bitter-aromatischer Tee:** s. Species amaroaromaticae.

**Bitterdistel:** Cnicus benedictus*.

**Bitterer Beifuß:** Artemisia absinthium*.

**Bittere Tinktur:** s. Tinctura amara.

**Bitterfenchel:** Bitterer Fenchel, s. Foeniculum vulgare ssp. vulgare var. vulgare.

**Bitterholz:** Lignum Quassiae (surinamense), s. Quassia amara.

**Bitterholzgewächse:** s. Simaroubaceae.

**Bitterklee:** Folia Trifolii fibrini, s. Menyanthes trifoliata. **B.-Extrakt:** Extractum Trifolii fibrinii.

**Bitterkleesalz:** s. Kaliumtetraoxalat.

**Bitterkraut:** Herba Canchalaguae, s. Centaurium chilensis.

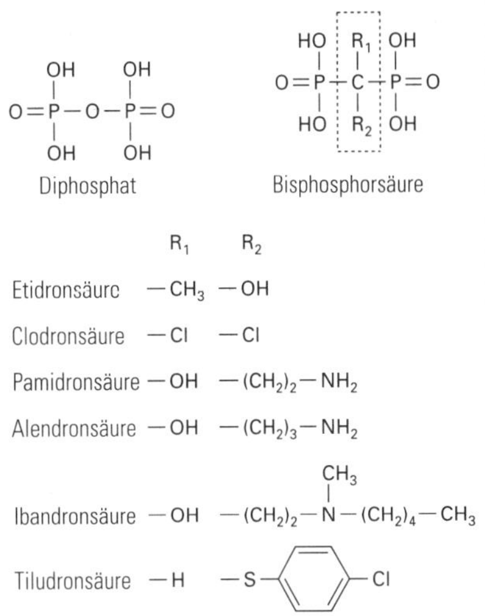

Bisphosphonate

**Bitterkresse:** Cochlearia officinalis*.

**Bittermandel(öl):** s. Prunus dulcis (var. amara).

**Bittermandelöl, Ätherisches:** Oleum Amygdalarum amararum aethereum, s. Prunus dulcis (var. amara).

**Bittermandelöl, Blausäurefreies:** Oleum Amygdalarum amararum sine Acido hydrocyanico, s. Prunus dulcis (var. amara).

**Bittermandelölgrün:** s. Malachitgrün.

**Bittermandelöl, Künstliches:** s. Benzaldehyd.

**Bittermandelwasser:** s. Benzaldehydcyanhydrinlösung.

**Bittermittel:** Amara; Arzneien, die Bitterstoffe* enthalten.

**Bitterorange:** Citrus aurantium ssp. aurantium*.

**Bitterorangenblätter:** Folia Aurantii, s. Citrus aurantium ssp. aurantium.

**Bitterorangenfluidextrakt:** s. Extractum Aurantii amari fluidum.

**Bitterorangensirup:** s. Sirupus Aurantii amari.

**Bitterorangentinktur:** s. Tinctura Aurantii.

**Bitterorangenwein:** s. Vina medicata.

**Bitterrinde:** Cortex Alstoniae constrictae, s. Alstonia constricta.

**Bittersalz:** Magnesium sulfuricum, s. Magnesiumsulfat.

**Bitterstiele:** Stipites Dulcamarae, s. Solanum dulcamara.

**Bitterstoffe, Bitterstoffdrogen:** neben pharmak. hochwirksamen u. bitterschmeckenden Pflanzenstoffen wie den herzwirksamen Glykosiden od. mehreren Alkaloiden (Chinin, Strychnin, Brucin) gibt es eine Reihe von Pflanzenstoffen, die ausschließlich wegen ihres stark bitteren Geschmacks Interesse finden (s. Tab.). Allein diese Stoffe werden als Bitterstoffe u. die entsprechenden Drogen als Bitterstoffdrogen bezeichnet. Für zum (fast) unmittelbaren Gebrauch bestimmte Bitterstoffdrogen od. Zuber. daraus ist auch der Begriff **Amara*** üblich. Zwischen dem bitteren Geschmack u. der Struktur einer Verbdg. ist

**Bitterstoffe, Bitterstoffdrogen**
Beispiele für Bitterstoffe, deren Strukturtyp und Vorkommen

| Bitterstoff | Strukturtyp | Pflanze | Familie |
|---|---|---|---|
| **Terpene** | | | |
| Monoterpene | | | |
| Picrocrocin | Glucosid | Crocus sativus | Iridaceae |
| Asperulosid | Iridoid | Galium odoratum | Rubiaceae |
| Aucubin | Iridoid | Aucuba japonica | Cornaceae |
| Harpagosid | Iridoid | Harpagophytum procumbens | Pedaliaceae |
| Loganin | Iridoid | Menyanthes trifoliata | Menyanthaceae |
| Verbenalin | Iridoid | Verbena officinalis | Verbenaceae |
| Amarogentin | Secoiridoid | Gentiana-Arten | Gentianaceae |
| Foliamenthin | Secoiridoid | Menyanthes trifoliata | Menyanthaceae |
| Gentiopikrin | Secoiridoid | Gentiana-Arten | Gentianaceae |
| Oleuropein | Secoiridoid | Olea europaea | Oleaceae |
| Swertiamarin | Secoiridoid | Swertia chirata | Gentianaceae |
| Sesquiterpene | | | |
| Acoron | Sesquiterpendiketon | Acorus calamus | Araceae |
| Absinthin | Di-Guaianolidlacton | Artemisia absinthium | Asteraceae |
| Anabsinthin | Di-Guaianolidlacton | Artemisia absinthium | Asteraceae |
| Artabsin | Guaianolidlacton | Artemisia absinthium | Asteraceae |
| Cascarillin | Eudesmolid | Croton elutaria | Euphorbiaceae |
| Cynaropikrin | Guaianolidlacton | Cynara scolymus | Asteraceae |
| Cnicin | Germacranolid | Cnicus benedictus | Asteraceae |
| Nobilin | Germacranolidlacton | Anthemis nobilis | Asteraceae |
| Diterpene | | | |
| Carnosol | Diterpenlacton | Salvia officinalis | Lamiaceae |
| Chaparrin | Diterpenlacton | Simarouba glauca | Simaroubaceae |
| Columbin | Diterpenlacton | Jateorhiza palmata | Menispermaceae |
| Marrubiin | Diterpenlacton | Marrubium vulgare | Lamiaceae |
| Triterpene | | | |
| Cucurbitacine | Cucurbitanderivate | Bryonia cretica | Cucurbitaceae |
| Cucurbitacine | Cucurbitanderivate | Citrullus colocynthis | Cucurbitaceae |
| Condurangin | Pregnanderivat | Marsdenia condurango | Asclepiadaceae |
| Quassin | Secotriterpen | Picrasma excelsa | Simarubaceae |
| Quassin | Secotriterpen | Quassia amara | Simarubaceae |
| Limonin | Triterpendilacton | Citrus-Arten | Rutaceae |
| Simarolid | Triterpendilacton | Simarouba amara | Simaroubaceae |
| **Keine Terpene** | | | |
| Chinin | Alkaloid | Cinchona-Arten | Rubiaceae |
| Cetrarsäure | Flechtensäure | Cetraria islandica | Parmeliaceae |
| Naringin | Flavanonglykosid | Citrus-Arten | Rutaceae |
| Neohesperidin | Flavanonglykosid | Citrus-Arten | Rutaceae |
| Humulon | Phloroglucinderivat | Humulus lupulus | Cannabaceae |
| Lupulon | Phloroglucinderivat | Humulus lupulus | Cannabaceae |
| Gentianose | Trisaccharid | Gentiana-Arten | Gentianaceae |

keine einheitliche Beziehung zu erkennen. Bei den meisten Bitterstoffen handelt es sich um Terpene, häufig ist auch ein Lactonring vorhanden, der oft f. den bitteren Geschmack mitverantwortlich ist, nicht selten aber genuin noch nicht vorliegt, sondern erst bei der Isolierung entsteht. **Wirk.** u. **Anw.:** Wegen der auf reflektorischem Wege erfolgten Anregung der Sekretion von Verdauungssäften dienen Bitterstoffdrogen (meistens werden die Auszüge angewandt) zur Förderung von Appetit u. Verdauung. Die **Bitterstoffdrogen** können in verschiedene Gruppen, gekennzeichnet durch das Fehlen od. Vorhandensein anderer wirksamer Begleitstoffe, eingeteilt werden; s. Amarum(a). **Amara pura** sind z.B. die Gentiana-Drogen, Tausendguldenkraut, Fieberklee. Die **Amara aromatica** hingegen zeichnen sich noch durch wirksame Anteile von ätherischem Öl aus. Die Wertbestimmung erfolgt über den Bitterwert*; der bitterste Naturstoff soll das Amarogentin* sein (Bitterwert 60 000 000).

**Bittersüß:** Bittersüßer Nachtschatten, s. Solanum dulcamara.

**Bittersüßstengel:** Stipites Dulcamarae, s. Solanum dulcamara.

**Bittertee:** s. Species amaricantes.

**Bittertropfen:** s. Tinctura amara.

**Bitterwässer:** s. Aquae minerales.

**Bitterwert:** nach DAB10 u. ÖAB90 der reziproke Wert derjenigen Konz. eines Arzneimittels (od. des wäßrigen Auszuges einer Droge), in der es „eben noch“ bitter schmeckt (Ph.Helv.7: s. Bitterwirkung). Bestimmung u. entsprechende Berücksichtigung der individuellen Empfindlichkeit f. Bitter wird von den Arzneibüchern auf unterschiedliche Weise (Bestimmung eines Korrekturfaktors etc.) vorgeschrieben. Als Vergleichssubstanzen dienen Chininhydrochlorid (DAB10, Ph.Helv.7; Bitterwert 200 000) u. Brucinhydro-

**Bitterwert** Tab.2
Mindestbitterwerte bzw. Bitterwirkungen

| Zubereitungen | Bitterwerte DAB10 | ÖAB90 | Einheiten Ph.Helv.7 |
|---|---|---|---|
| Extractum Aurantii amari fluidum | | 500 | 8 bis 12 |
| Extractum Gentianae | | 40 000 | |
| Extractum Gentianae siccum normatum | | 500 | |
| Tinctura Absinthii composita | | 1 000 | |
| Tinctura amara | | 2 000 | |
| Tinctura Aurantii (amari) | 200 | 100 | |
| Tinctura Chinae composita | 300 | 1 000 | |
| Tinctura Gentianae | 1 000 | 1 000 | |
| Tinctura Gentianae titrata | | | 30 bis 40 |
| Vinum Chinae | | 300 | |
| Vinum stomachicum | | 2 500 | |

**Bitterwert** Tab.1
Bitterwerte einiger Reinstoffe u. Drogen

| | |
|---|---|
| Absinthin | ca. 3 000 000 |
| Amarogentin | 58 000 000 |
| Amaropanin | 20 000 000 |
| Amaroswerin | 58 000 000 |
| Brucin | 3 000 000 |
| Chininhydrochlorid | 200 000 |
| Cnicin | 300 000 |
| Columbin | 60 000 000 |
| Gentiopikrosid | 12 000 |
| Quassin, Neoquassin | 17 000 000 |
| Cortex Condurango | 15 000 |
| Folia Menyanthidis | 4 000 bis 10 000 |
| Pericarpium Aurantii | 600 bis 2 500 |
| Herba Absinthii | 10 000 bis 25 000 |
| Herba Cardui benedicti | 800 bis 1 500 |
| Herba Centaurii | 2 000 bis 10 000 |
| Herba Marrubii | 3 000 |
| Lignum Quassiae | 40 000 bis 50 000 |
| Radix Gentianae | 10 000 bis 30 000 |
| Radix Harpagophyti | 5 000 bis 15 000 |
| Radix Taraxaci | mind. 100 (ÖAB90) |

chlorid (ÖAB90; Bitterwert 3 000 000). Der Streuungsbereich der Bitterwertangaben beträgt ca. ±20%; s. Tab.1 u. Tab.2.

**Bitterwirkung:** von Ph.Helv.7 verwendeter Begriff f. Bitterwert; die Bitterwirkung wird in Ph.Helv.-Einheiten angegeben, wobei 1 Ph.Helv.-Einheit dem 2000. Teil der Bitterwirkung von Chininhydrochlorid entspricht.

**Bitterwurzel:** Rad. Gentianae, Enzianwurzel, s. Gentiana.

**Bitumen:** braune bis schwarze, kompliziert zusammengesetzte, flüssige od. feste, brennbare Kohlenwasserstoffgemische. Natürliche B.: nat. vorkommende B., wie Asphalt* u. Ozokerit*; technische (künstliche) B.: ohne Zers. aus nat. B. gewonnene Erzeugnisse, z.B. die Rückstände bei der Erdöldestillation (s. Oleum Petrae).

**Bituminöses Gestein:** bitumenhaltiges Gestein (z.B. Ölschiefer*).

**Bituminosulfonate:** sulfonierte Schieferöle*; vgl. Ammoniumbituminosulfonat.

**Biuret:** Carbamoylharnstoff; $NH_2$–CO–NH–CO–$NH_2$. Schmp. 193°C. Amid der Allophansäure (Ureid der Carbamidsäure); entsteht beim trocknen Erhitzen von Harnstoff auf 150 bis 160°C unter Abspaltung von Ammoniak (Nachw. von Harnstoff). Lange Kristallnadeln; lösl. in 65 T. Wasser. **Anw.:** Reagenz Ph.Eur.3.

**Biuretreaktion:** Biuret* gibt in alkal. Lsg. mit verdünnt. Kupfersulfatlösung eine intensiv violette Färbung unt. Bildung eines Kupferkomplexsalzes. Diese Reaktion dient zum Nachw. von Harnstoff. Die gleiche Farbreaktion geben viele Stoffe, in deren Molekül mehrere –CO–NH-Gruppen vorhanden sind, vor allem die Eiweißkörper von den Tripeptiden aufwärts (Peptide, Polypeptide, Peptone). Die B. dient daher zum Nachw. von Eiweiß. Ausführung: Die zu untersuchende Flüss. (Urin) wird mit Kaliumhydroxid bis zur alkalischen Reaktion versetzt u. dann vorsichtig mit einigen Tr. 1%iger Kupfersulfatlsg. überschichtet; im positiven Falle entsteht an der Berührungsstelle entweder ein blauvioletter Ring (Albumine) od. ein rosaroter Ring (Peptone). Bei vollständig hydrolysiertem Eiweiß fällt die Reaktion negativ aus; man benutzt daher die Probe, um festzustellen, ob z.B. in Suppenwürzen die Proteine völlig hydrolysiert sind.

**Bixa orellana** L.: Fam. Bixaceae, Anottostrauch, Orleanastrauch (trop. Amerika, in allen Tropenländern verwildert u. kult.). Stpfl. v. **Orleana, Orlean, Anotto, Terra orellana:** weiche, knetbare braunrote, innen lebhaft rote Masse od. Pulver od. Brocken, häufig unangenehm faulig riechend; wird aus d. Samen (Semen Orleanae, Semen Achiotti, Anottasaat, Orleansaat, Achotesaat, Rukusamen) gew. u. enthält carotinoide Farbstoffe, deren wichtigster Bixin* ist. **Anw.:** d. Ölauszug d. Orlean dient z. Färben v. Butter, Käse, Öl usw., in der Kosmetik sowie z. Färben v. Baumwolle u. Seide.

**Bixin:** $C_{25}H_{30}O_4$, $M_r$ 394.49. Schmp. 217°C (*trans*-Form). Ein Carotinoid (mit Carbonsäurerest), aus Bixa orellana* (heute hauptsächl. aus den Samen) gew. Dunkelrote, metall. glänzende Blättchen, lösl. in verd. Natronlauge, heißem Ethanol u. Chloroform, unlösl. in Wasser. **Anw.:** Lebensmittelfarbstoff.

**Bk:** Berkelium*.

**BKE:** Abk. f. Brechkrafteinheit, s. Dioptrie.

**Blähungstreibender Tee:** s. Species deflatulentes.

**Blähungstreibende Tinktur:** s. Tinctura carminativa.

**Blähungswidriger Tee:** s. Species carminativae.

**Blättertragant:** s. Astragalus-Arten.

**Black Bean:** s. Castanospermum australe.

**Blaine-Gerät:** Blaine-Permeabilitätsmeßgerät, s. Oberfläche, Spezifische.

**Blanc fixe:** Barium sulfuricum.

**Blanchieren:** Überbrühen, kurzzeitiges Erhitzen.

**Blanc-Reaktion:** Reaktion zur Einführung einer Chlormethylgruppe in aromatischen Verbindungen durch Behandlung mit Formaldehyd u. Chlorwasserstoff in Gegenwart von Zinkchlorid; z.B. erhält man aus Benzol Benzylchlorid (s. Abb.).

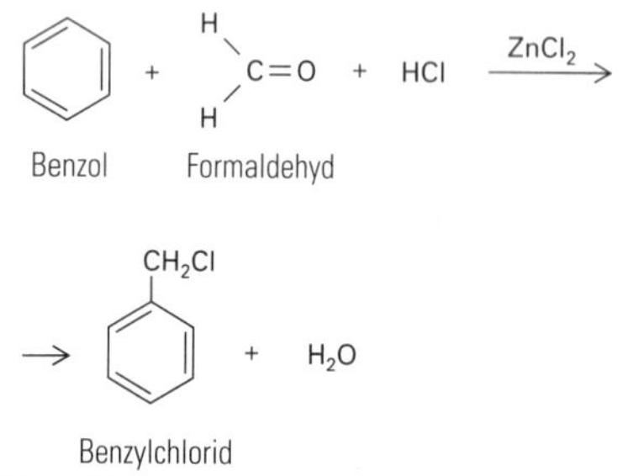

Blanc-Reaktion:
Bildung von Benzylchlorid als Beispiel

**Blankenheimer Tee:** Herba Galeopsidis, s. Galeopsis segetum.

**Blasen:** Formen einer Glasschmelze od. in der Kunststofftechnik ein Verfahren zum Herstellen von Hohlkörpern u. Folien (s. Folienblasen). Flaschen u.a. Behälter werden aus frisch extrudiertem Rohr (meist PE od. PVC), Blasfolien aus frisch extrudiertem PE-Schlauch geblasen.

**Blasendruckmethode:** Bubble-point-Methode; Verfahren zur Bestimmung der Oberflächenspannung (flüss.-gasförmig) u. der Grenzflächenspannung (flüss.-flüss.). Der zum Ausbilden einer Luftblase bzw. eines Tropfens in Halbkugelform am Ende einer Kapillare in einer Flüss. erforderliche Druck steht zur Oberflächen(Grenzflächen-)spannung in einer mathematischen Beziehung:

$p_K = 2 \cdot \sigma / r + g \cdot \rho \cdot h_t$

| | |
|---|---|
| $\sigma$ | Oberflächen(Grenzflächen-)spannung |
| r | Radius der Kapillare |
| $p_K$ | notwendiger äußerer Druck z. Ausbilden einer Blase(Tropfens) in *Halbkugelform* |
| g | Erdanziehung |
| $\rho$ | Dichte der (äußeren) Flüss. |
| $h_t$ | Eintauchtiefe |
| $g \cdot \rho \cdot h_t$ | auf der Blase (Tropfen) lastender hydrostatischer Druck |

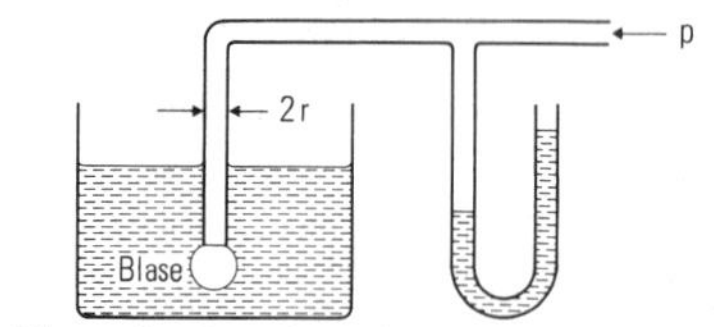

Blasendruckmethode [131]

**Blasendrucktest:** Bubble point test; Test zur Überprüfung der richtigen Funktion u. zur Ermittlung der maximalen Porengröße (Porenradius r) von Membranfiltern*. Durch die Oberflächenspannung* des Wassers ($\sigma$ = 72 mN/m) werden im benetzten Membranfilter (Benetzungswinkel $\delta$) kleine Mengen Wasser in den Poren zurückgehalten. Um dieses Wasser mit Luft herausdrücken zu können (erstes Auftreten eines kontinuierlichen Luftblasenstroms aus dem ins Wasser getauchten Filtrationsgerät; bubble point), wird ein vom Porenradius r abhängiger Druck p benötigt; vgl. Blasendruckmethode.

$r = 2\,\sigma \cdot \cos \delta / p$

Bei einer Nennporenweite von 0.2 µm beträgt der erforderliche Druck (untere Toleranzgrenze) 3.5 bar.

**Blasenkäfer:** s. Canthariden.

**Blasenkirschen:** Fruct. Alkekengi, s. Physalis alkekengi.

**Blasenpflaster:** Emplastrum Cantharidum ordinarium.

**Blasenschwäche:** s. Harninkontinenz.

**Blasenstein:** s. Urolith.

**Blasentang:** s. Fucus vesiculosus.

**Blasen- u. Nierentee:** s. Species urologicae, Species anticystiticae.

**Blastem:** (griech.) Keimgewebe.

**Blastokoline:** (*gr.* βλαστός Trieb, junger Zweig, κολύω hemmen) Stoffe, die das Wachstum von tierischem u. pflanzl. Gewebe hemmen, das vorzeitige Auskeimen von Samen das vorzeitige Ausschlagen von Knospen usw. verhindern. Es sind die Antagonisten der Auxine*. Nat. kommen sie in den Fruchthüllen vor (z.B. von Tomaten, Vogelbeeren, Kartoffel usw.). Solche Stoffe sind z.B. Cumarin, Abscisinsäure, Xanthotoxin u.a.

**Blastom:** (*gr.* βλαστάνω sich entwickeln) Geschwulst, die durch ungehemmtes Wachstum von körpereigenem Gewebe od. von organismusfremdem, parasitärem Gewebe entsteht.

**Blastomyces:** Blastomyzeten; Sproßpilze*, einzellige Pilze, z.T. pathogen, s. Blastomykosen.

**Blastomykosen:** oft schwer verlaufende od. chronische, durch Sproßpilze (z.B. Blastomyces, Cryptococcus, Paracoccidioides) hervorgerufene (Haut-)Erkrankungen (Mykosen) mit Tendenz zur Ausweitung auf den gesamten Organismus (Systemmykose).

**Blatt:** *bot.* Organ der Kormophyten (Sproßpflanzen), dient der Assimilation (s.a. Photosynthese) u. der Transpiration. Man unterscheidet Niederblätter (z.B. Zwiebelschalen), Laubblätter (stellen die Blattdrogen, s. Folia ...), Hochblätter (die meist verkleinerten Blätter im Bereich der Blütenregion, s. Blüte) u. Keimblätter (Kotyledonen). Ein vollständiges Blatt gliedert sich in Blattgrund u. Blattspreite. Dazwischen kann ein Blattstiel eingeschaltet sein. Der Blattgrund kann zu einer Blattscheide, die oft eine offene od. geschlossene Röhre bildet, od. zu Nebenblättern auswachsen. Die **Blattspreite** ist der wichtigste Teil des Blattes (s.a. Blattformen) u. stellt, abgesehen von Sonderformen (z.B. Nadelblätter) eine Gewebeplatte dar. Das Gewebe zwischen oberer u. unterer Epidermis der Blattspreite ist das **Mesophyll** (Chlorenchym), welches sich in **Palisadenparenchym*** u. **Schwammparenchym** gliedert. Befinden sich nur an der Oberseite eines Blattes Palisaden so wird das Blatt als dorsiventral (bifazial), ansonsten als isolateral (äquifazial bzw. unifazial*) bezeichnet. Der Hauptanteil der **Chloroplasten*** befindet sich im Palisadenparenchym, weniger im Schwammparenchym. Die **Charakterisierung** eines Blattes erfolgt makroskopisch vor allem durch die Blattform*, den Blattrand*, die Nervatur (z.B. parallel, netz-, hand-, fiederförmig), die Konsistenz usw. sowie durch anatomische Merkmale wie: Anzahl der Palisadenreihen, Bau der Leitbündel* (kollateral od. bikollateral), Bündelscheiden (parenchymatisch od. mit bisweilen auch Kristalle enthaltenden Sklerechymzellen), Kristalle, Idioblasten*, Kutikula (z.B. gestreift od. glatt), Tüpfelung der Epidermiszellen, Behaarung, Anordnung der Nebenzellen der Stomata (s. Spaltöffnungen), Form der Epidermiszellen, dem Größenverhältnis Epidermiszellen:Palisaden, dem Spaltöffnungsindex* etc.

**Blatta orientalis** L.: (Periplaneta orientalis) Fam. Blattidae, Küchenschabe, Kakerlake.

**HOM:** *Blatta orientalis* (HAB1.5): die lebende, gemeine Küchenschabe; verord. z.B. b. Bronchialasthma.

**Blattdornen:** *bot.* zu Dornen metamorphisierte Blätter.

**Blattern, Schwarze:** Variola; s. Pocken.

**Blattformen:** *bot.* man unterscheidet die Laubblätter bevorzugt nach der Form der Blattspreite nach folgendem Schema.

**1 Einfache Blätter:** Fallen z.B. als ganzes ab, auch wenn sie noch so zergliedert sind (z.B. Kartoffelblatt). **1.1 Ungeteilte Blätter:** sind z.B. nadelförmig, linealisch, lanzettlich, spatel-, eiförmig, elliptisch, kreisrund, nieren-, herz-, pfeil-, spieß-, schildförmig. Eine weitere Unterscheidung erfolgt nach allfälligen Einschnitten am Blattrand*. **1.2 Geteilte Blätter:** Wird die Blattspreite durch tiefe Einschnitte am Rand aufgeteilt, folgt diese Aufteilung dem Verlauf der Nerven, u. man spricht von geteilten Blättern. **1.2.1** Fiederspaltig: Einschnitte nicht zu tief, paarweise aufeinander zulaufend. **1.2.2** Fiederteilig: wie fiederspaltig, aber Einschnitte bis zur Mittelrippe. **1.2.3** Handförmig geteilt: Einschnitte zum Blattgrund hin gerichtet.

**2 Zusammengesetzte Blätter:** Die Blattfläche ist in mehrere getrennte, selbständige Blättchen (Fiedern) geteilt. Der die Fiederblättchen tragende „Mittelnerv“ wird **Blattspindel** (Rhachis) genannt. **2.1 Einfach gefiederte Blätter:** Mindestens 1 Paar von Fiedern (Bättchenpaar, Joch) vorhanden, man unterscheidet 1-, 2-, 3- usw. -jochige Blätter. Unpaarig gefiedert: Endblättchen (Endfieder) vorhanden. Paarig gefiederte Blätter: Endblättchen nicht vorhanden. Unterbrochen gefiedert: große u. kleine Fiederpaare wechseln sich ab. **2.2 Doppelt gefiedert Blätter:** Fiederblättchen sind nochmals gefiedert. **2.3 Mehrfach gefiederte Blätter:** Fiederung der Blättchen ist fortgesetzt. **2.4 Handförmig gefiederte Blätter:** Blattspindel entwickelt sich nicht in die Länge, die Fiedern gehen von einem Punkt aus. Nach Zahl der Blättchen dreizählig, fünfzählig (gefingert), siebenzählig usw.

**Blattgold:** Aurum foliatum; zu feinsten Blättchen (von ca. 0.0001 mm Dicke) ausgewalztes Gold, das in diesen dünnen Folien f. grünes Licht durchlässig ist. Unechtes B. (Rauschgold), das aus Tombak besteht, wird von Salpetersäure leicht gelöst im Gegensatz zu echtem Blattgold. **Anw.:** zum Vergolden von Pillen.

**Blattgrün:** s. Chlorophyll.

**Blattprimordium:** *bot.* Blattanlage, die sich zum Blatt weiterentwickelt.

**Blattrand:** *bot.* **Ganzrandig:** Rand keine Einschnitte. **Gesägt:** Vorsprünge u. Einschnitte spitzwinkelig. **Doppelt gesägt:** größere Zähne wieder gesägt. **Schrotsägeförmig:** rückwärts gerichtete Zähne wieder gesägt. **Gezähnt:** Vorsprünge spitz, Einschnitte abgerundet. **Gekerbt:** Vorsprünge abgerundet, Einschnitte spitzwinkelig. **Buchtig:** Vorsprünge u. Einschnitte abgerundet.

**Blattsilber:** Argentum foliatum, zu dünnen Blättchen ausgewalztes Silber. Diente zum Versilbern von Pillen.

**Blattspindel:** s. Blattformen.

**Blattspreite:** auch Lamina genannt; grüner, oft sehr dünner, flächig verbreiterter Teil des Blattes*.

**Blattspur:** der Teil des Leitbündels, der sich von der Blattbasis bis zu seiner Anschlußstelle an ein Leitbündel der Sproßachse erstreckt.

**Blattstellung:** *bot.* **gegenständig** (dekussiert, kreuzgegenständig): je 2 Blätter am Sproßknoten (Nodium) stehen einander gegenüber, das nächste Blattpaar steht zum vorangehenden um 90° gedreht, **quirlständig:** mehrere Blätter am gleichen Sproßknoten sitzend, **wechselständig** (schraubig): Blätter stehen einzeln abwechselnd am Sproß.

**Blattstielblätter:** *bot.* Phyllodien*.

**Blattsukkulente:** *bot.* Pfl. mit fleischigen, viel Saft enthaltenden Blättern, z.B. Mauerpfeffer, Hauswurz, Aloe-Arten, Agave-Arten.

**Blaualgen:** s. Cyanophyta.

**Blaubeeren:** Fruct. Myrtilli, s. Vaccinium myrtillus.

**Blau, Berliner:** s. Berliner Blau.

**Blaud-Pillen:** s. Pilulae Ferri carbonici Blaudii.

**Blaugel:** Kieselgel (polymerisierte Kieselsäure), das mit Cobalt(II)-Salzen als Feuchtigkeitsindikator imprägniert ist, zum Füllen von Exsiccatoren. Der Farbumschlag (trocken: blau, feucht: violett-rosa-rot) ermöglicht sichtbare Kontrolle. Durch Wasseraufnahme rot gefärbtes B. kann durch Trocknen bei 150°C wieder regeneriert werden, die Trocknungstemperatur darf 180°C nicht überschreiten.

**Blaugummibaum:** s. Eucalyptus globulus.

**Blauholz:** Lignum Campechianum, s. Haematoxylum campechianum.

**Blausäure:** Cyanwasserstoff, Cyanwasserstoffsäure, Acidum hydrocyanicum, Acidum zooticum, Hydrogen Cyanide (engl.); CAS-Nr. 74-90-8; HCN, $M_r$ 27.03. D.(flüss.) 0.688, D.(gasförmig) 0.941 [D.(Luft) 1]. Schmp. -13.2°C. Sdp. 25.7°C. Nitril der Ameisensäure; farblose, nach Bittermandelöl riechende Flüss. od. Gas („Blausäure“, weil zuerst aus Berliner Blau hergestellt). Mit Wasser u. Ethanol mischbar, wenig lösl. in Ether. Brennbar. Die wäßrigen Lösungen zersetzen sich unter Bildung von Ammoniumformiat; beim Aufbewahren in Glasgefäßen polymerisiert B. langsam unter Abscheidung brauner Flocken, wobei der Alkaligehalt des Glases katalytisch wirkt. Gasförmiger Cyanwasserstoff ist farblos. B. ist eine sehr schwache Säure, die schon durch Kohlensäure aus ihren Salzen, den Cyaniden, ausgetrieben wird. Vork.: in vielen Pflanzen, besonders in den Samen (Aprikosen-, Pfirsich-, Kirschkernen, Leinsamen, in den bitteren Mandeln zu 0.25%), u. zwar in Form der **cyanogenen Glykoside** (s. Cyanglykoside), aus denen sie durch Hydrolyse in Freiheit gesetzt wird. Auch im Tabakrauch findet sich HCN. Darst.: durch Einw. von verd. Säuren auf Cyanide u. Cyanoferrate; techn.: durch Erhitzen der Melasseschlempe (Betain, Trimethylamin) auf hohe Temperaturen; durch Überleiten von Ammoniak, Methan u. Sauerstoff über glühendes Platin; durch Reaktion von Stickstoff mit Kohlenwasserstoffen (Methan,

Acetylen, Crackgase) im elektr. Hochspannungsofen; aus Kohlenoxid u. Methylalkohol unter Erhitzen des gebildeten Formamids bei Gegenwart von Katalysatoren (Aluminiumoxid); durch Überleiten von Stickstoff u. Wasserstoff od. Ammoniak über glühende Kohlen. **Mikrochemischer Nachw.:** mittels Alloxan*; vgl. Pagenstecher-Schönbein-Cyanidprobe.

**Tox.:** B. ist ein sehr starkes Gift. Einatmen in entsprechender Menge (man nimmt als tödliche Dosis ca. 1 mg $CN^-$/kg KG an) führt rasch zum Tod. MAK = 11 mL Gas/$m^3$ Luft. Aus oral zugeführten Cyaniden (z.B. Kaliumcyanid) wird durch die Salzsäure im Magen B. freigesetzt. Die f. Erwachsene tödliche Dosis an $CN^-$ ist in ca. 80 Bittermandeln (s. Prunus dulcis var. amara) enthalten, bei Kindern soll es schon durch 5 bis 10 Stück davon zu letalen Vergiftungen gekommen sein. Das Cyanid-Ion wirkt im Warmblüterorganismus durch Komplexbindung an das 3wertige Eisen in zellulären Atmungsenzymen. Dadurch wird die Atmungskette auf der Stufe der Cytochromoxidase-$Fe^{3+}$ blockiert u. so die Aktivierung des Sauerstoffs f. Oxidationsprozesse in der Zelle unterbunden. Inneres Ersticken auf zellulärer Ebene ist die Folge. Man nimmt heute an, daß die Zellen trotzdem einige Zeit mit Hilfe der sog. cyanidresistenten Atmung überleben können. Am empfindlichsten reagieren die sehr stoffwechselaktiven Nervenzellen des Gehirns. Man erklärt sich den Vergiftungsablauf so, daß es durch Schädigung des Atemzentrums zum Atemstillstand u. in dessen Folge zum Erliegen der Herz-Kreislauf-funktion kommt. B. wird auch durch die Haut aufgenommen.

**Vergiftungssymptome:** Die Blockade der Cytochromoxidase erfolgt extrem schnell. Daher setzen die ersten Symptome bei *Inhalation* bereits nach wenigen Sekunden ein (s. u.). Beim Einatmen großer Mengen bricht der Vergiftete plötzlich (oft mit einem Aufschrei) tot zusammen. Nach *oraler* Aufnahme von Cyaniden dauert es meistens mehrere Minuten, nach Einnahme amygdalinhaltiger Pflanzenteile (z.B. Bittermandeln) 15 bis 30 min bis zum Auftreten der ersten Erscheinungen. Erstes Symptom ist eine vorübergehende verstärkte Atmung (Hyperpnoe), ausgelöst durch $O_2$–Mangel an den Chemorezeptoren des Carotissinus. Ferner tritt Rotfärbung der Haut auf ($O_2$ des Blutes kann nicht verwendet werden u. gelangt somit in erhöhter Konz. in das venöse System). Kopfschmerzen, Unwohlsein, Erbrechen, Atemnot, Bewußtlosigkeit, Krämpfe u. Atemstillstand sind weitere Intoxikationserscheinungen. *Ther.:* Das Cyanid-Ion wird im Körper relativ rasch entgiftet (ca. 1 mg/kg KG in 1 h), indem es mit Hilfe des Enzyms *Rhodanese* (bes. in der Leber) zum viel weniger giftigen Thiocyanat umgewandelt wird. Zur Beschleunigung der Entgiftung werden als **Antidote** gegeben: **1.** Komplexbildner: Das Cyanid-Ion bildet mit sechszähnigen Cobaltverbindungen stabile Komplexe. Der Wirkungseintritt erfolgt rasch (1 bis 2 min). Man verwendet $Co_2$–EDTA (600 mg i.v., gewisse Eigentoxizität, kombinieren mit Thiosulfat s. u.) od. Hydroxycobalaminacetat (Vit. $B_{12a}$, ungiftig, Grammdosen). **2.** Na-Thiosulfat ($Na_2S_2O_3$). Wirkt als Schwefeldonator f. die enzymatische Thiocyanatbildung. Man gibt 60 bis 100 mL 10%ige Lsg. i.v. (auch in hohen Dosen gut vertragen, rel. langsamer Wirkungsbeginn, aber große Entgiftungskapazität). **3.** Methämoglobinbildner. Sie führen einen Teil des Hb (2wertiges Fe) in MetHb (3wertiges Fe) über, das wie Cytochromoxidase $CN^-$ komplex bindet. Als Soforthilfe wird Amylnitrit-Inhalation angegeben (Wirkung fraglich). $NaNO_2$ (10 mL 3%ige Lsg. langsam i.v.), p-Dimethylaminophenol (3 mg/kg KG i.v.). Nach oraler $CN^-$-Aufnahme kann sofortige Magenspülung u. Eingabe von 300 mL 2%ige $KMnO_4$–Lsg. erfolgreich sein. Durch künstliche Beatmung (keine Mund-zu-Mund-Beatmung!) u. Aufrechterhaltung des Kreislaufs ist es möglich, die Zeit bis zum Wirksamwerden der Antidottherapie zu überbrücken.

**Anw.** med.: s. Benzaldehydcyanhydrin-Lösung (Aq. Amygdalarum amararum). **Acidum hydrocyanicum dilutum:** Verd. Cyanwasserstoffsäure: Geh. nach EB6 2% HCN. MED 0.1 g, MTD 0.3 g. **Anw.** techn.: B. u. deren Salze werden in großem Umfang zur Bekämpfung von Ungeziefer u. Pflanzenschädlingen benutzt. Silos, Mühlen, Speicher u. Wohnungen werden damit entwest. Da sich das Gas an porösen od. feuchten Gegenständen leicht festsetzt, ist hierbei größte Vorsicht notwendig. Lebensmittel u. offenstehende Getränke müssen vor der Vergasung entfernt werden. Kleider, Betten, Matratzen usw. müssen nach der Vergasung sorgfältig ausgeklopft, die vergasten Räume mehrere Stunden lang gelüftet werden. In Deutschland verwendet man hauptsächl. flüssige B. (Zyklon B), der als Warnmittel der stark riechende Chlorkohlensäuremethylester beigemischt ist. Die mit dieser Mischung getränkte Zellstoffmasse wird in den zu vergasenden Räumen ausgebreitet, wobei die B. langsam verdunstet, während die Zellstoffmasse ungiftig wird.

**HOM:** *Acidum hydrocyanicum:* Ursubstanz 2%ige Blausäure mit gleichen Gew.-teilen $H_2O$ entspricht der 2. Dez. pot.; höhere Verdünnungen mit 45% Weingeist; verord. z.B. b. Kollapszuständen.

**Blausäureglykoside:** s. Cyanglykoside.

**Blau, Schweizer:** s. Schweizer Blau.

**Blauspäne:** s. Haematoxylon campechianum.

**Blau, Thenards:** Cobaltoaluminat, s. Aluminium (Nachw. von Aluminiumverbindungen).

**Blei:** Plumbum, $A_r$ 207.2, 2- u. 4wertig, OZ 82. D. 11.34, Schmp. 327.43°C, Sdp. 1751°C. Eines der schon im frühesten Altertum bekannten Metalle. Bläulichgraues, weiches, dehnbares Schwermetall; läuft an der Luft schnell mattblaugrau an u. überzieht sich m. einer dünnen Schicht v. Bleioxid, PbO; an feuchter Luft (lufthaltigem Wasser) überzieht es sich m. Bleihydroxid, $Pb(OH)_2$. Von Schwefelsäure u. Salzsäure wird B. nur oberflächlich angegriffen, weil das zuerst gebildete Blei(II)-sulfat u. Blei(II)-chlorid das darunter befindliche Pb schützen. Gegen verd. Schwefelsäure ist B. das widerstandsfähigste unedle Metall. Dagegen lösen schwache org. Säuren (z.B. Essigsäure) b. Luftzutritt B. unter Bildung der giftigen Blei(II)-Salze, daher darf B. nicht zu Speisegeräten verwendet werden. Kohlensäurehaltiges Wasser löst B. allmählich unter Bildung von Bleihydrogencarbonat auf. Nat. kommt B. sehr verbreitet als Bleiglanz (PbS) vor, seltener als Weißbleierz ($PbCO_3$), Rotbleierz ($PbCrO_4$), Gelbbleierz ($PbMoO_4$), Kupferbleiglanz ($2PbS \cdot Cu_2S$). Darst.: durch Rösten v. Bleiglanz. **Anw.:** B. findet ausgedehnte Anw. in der Technik; zur Herst. v. Bleiplatten f. Akkumulatoren, zur Herst. v. Bleiröhren u. Bleiblech sowie zur Herst. v. Legierungen (Letternmetall enthält ca. 70 bis 90% Blei neben Antimon u. Zinn).

**Tox.:** B. u. alle Verbdgn. sind sehr giftig! Die **akute Bleivergiftung** tritt nach Aufnahme großer Mengen anorganischer Bleiverbindungen auf. Dabei stehen Darmkoliken im Vordergrund, ferner kommt es bald zu Anämie durch Schädigung der roten Blutkörperchen, zu Schäden an Leber, Nieren u. ZNS (Bleiencephalopathie unbehandelt in 30% der Fälle tödlich). **Chronische Aufnahme** von anorganischem Blei (Schriftsetzer, Maler, Akkumulatorenarbeiter u.a., aus Autoabgasen) führt zu Anämie, Dunkelfärbung des Zahnfleischrandes (Bleisaum durch Bleisulfid-Einlagerung), Darmspasmen, Lähmungen an den Extremitäten, blaßgrauer Hautfarbe (sog. Bleikolorit) u.a. Symptomen. *Metallisches Blei* kann durch Reaktion mit Körperflüssigkeiten in Lösung gehen u. so in den Organismus gelangen. Meist aber sind die Bleioxide an der Metalloberfläche f. die Vergiftung verantwortlich. Pb-Dämpfe entstehen erst bei Temperaturen um den Siedepunkt (1500 bis 1600°C). *Organische Bleiverbindungen* (z.B. das als Antiklopfmittel in Autobenzinen verwendete Bleitetraethyl) führen zu einem völlig anderen Vergiftungsbild. Schäden am ZNS mit Erregungszuständen, epileptiformen Krämpfen, Delir stehen im Vordergrund der akuten Vergiftung. Als Spätschäden sind Lähmungen u. Parkinsonismus bekannt. Blei wird hauptsächl. im Knochen abgelagert (als schwer lösliches Bleiphosphat) u. erst im Laufe von Jahren wieder abgegeben. Bleitetraethyl (bis ca. 1 g/L Motorenbenzin) wird bei der Verbrennung im Motor in $PbCl_2$ u. $PbBr_2$ umgewandelt u. größtenteils mit den Abgasen ausgestoßen. An verkehrsreichen Stellen wurden bis 20 µg Blei pro $m^3$ Luft gemessen (MIK-Pb: 0.003/0.0015 mg/$m^3$ Luft pro Tag/Jahr). Erhöhte Bleigehalte der Pflanzen u. des Erdreiches findet man etwa bis zu 30 m von der Straße entfernt. MAK-Pb. 0.1 mg/$m^3$ Luft.

**Nachw. von Bleiverbindungen:1.** Schwefelwasserstoff fällt aus den Lsgen. schwarzes PbS, unlösl. in Säuren u. Alkalisulfiden. **2.** Alkalilauge fällt weißes $Pb(OH)_2$, lösl. im Überschuß des Fällungsmittels. **3.** Schwefelsäure fällt weißes $PbSO_4$, lösl. in Alkalilauge od. bas. Ammoniumtartrat. **4.** Kaliumiodid fällt zitronengelbes $PbI_2$. **5.** Mit Soda auf Kohle geglüht, liefern die Bleisalze duktile Bleikörnchen u. einen gelben Beschlag v. PbO.

**HOM:** *Plumbum metallicum* (HAB1.4): verord. z.B. b. starken Magen-Darm-Koliken, Neuritiden, Muskelatrophie u. -lähmung, Anämie, Sklerose.

**Blei(II)-acetat:** Plumbi acetas, Plumbum aceticum, Essigsaures Blei, Bleizucker; $Pb(CH_3COO)_2 \cdot 3\ H_2O$, $M_r$ 379.3. D. 2.5. Schmp. 75°C. Farblose, verwitternde Kristalle od. weiße, krist. Stücke; giftig; leicht lösl. in Wasser sowie in 28 T. Ethanol. Darst.: durch Auflösen v. Bleiglätte in warmer Essigsäure. **Off.:** DAB6, ÖAB81. **Anw.** med.: früher als Adstringens u. Hämostatikum b. Magen- u. Darmblutungen, Diarrhöen. MED 0.1 g, MTD 0.3 g; äuß.: früher als entzündungswidriges Mittel, zu Augenwässern u. Umschlägen in 1%iger Lösung. **Zuber.:** Aqua Plumbi, Aqua Plumbi „Goulard"; s.a. Blei(II)-acetat-Lösung (Basische, Weingeistige).

**Liquor Plumbi subacetici** DAB6: Plumbum subaceticum solutum, **Bleiessig**, Bleisubacetatlösung, Acetum plumbicum, eine wäßrige Lsg. v. bas. Bleiacetat $Pb(CH_3COO)OH$ od. $Pb(CH_3COO)_2 \cdot 2\ Pb(OH)_2$. D. 1.232 bis 1.237. Klare, farblose Flüss. Geh. ca. 25% $Pb(CH_3COO)OH$, entsprechend 18 bis 19% Blei. Darst.: 3 T. Bleiacetat werden m. 1 T. Bleiglätte verrieben u. das Gem. in einem verschlossenen Gefäß m. Wasser unter häufigem Umschütteln 1 Woche stehengelassen, bis es gleichmäßig weiß od. rötlich-weiß geworden u. nur noch ein geringer Bodensatz vorhanden ist. Man läßt absetzen u. filtriert. **Anw.** med.: früher als mildes Adstringens, meist m. Wasser verd.

**HOM:** *Plumbum aceticum* (HAB1.4): **Anw.:** s. Blei.

**Blei(II)-acetat-Lösung:** Reagenz Ph.Eur.3; Blei(II)-acetat 9.5 g/100 mL kohlendioxidfreiem Wasser. **Anw.:** z.B. als Fällungsmittel bei versch. Drogen, zur Reinheitsprüfung von Verbandwatte aus Viskose.

**Blei(II)-acetat-Lösung, Basische:** Blei(II)-acetat 40.0 g/90 mL kohlendioxidfreiem Wasser; die Lsg. wird mit Natriumhydroxid-Lsg. 40% auf einen pH-Wert von 7.5 eingestellt; enthält ca. 17% Blei als Acetat ($C_8H_{14}O_{10}Pb_3$).

**Bleiacetat-Lösung, Weingeistige:** Reagenz DAB6; Lsg. von 1 T. Blei(II)-acetat in 29 T. Ethanol von 30 bis 40°C.

**Blei(II)-acetat-Papier:** Ph.Eur.3: Filterpapierstreifen werden mit einer Mischung von 1 Volumteil Essigsäure 12% u. 10 Volumteilen Blei(II)-acetat-Lösung* getränkt u. bei 105°C getrocknet. **Anw.:** z.B. zum Nachw. von Verunreinigungen durch Sulfid-Ionen, zur Grenzprüfung auf Arsen.

**Blei(II)-acetat-Watte:** Herst. nach Ph.Eur.3: Watte wird mit einer Mischung aus 1 Volumteil Essigsäure 12% u. 10 Volumteilen Blei(II)-acetat-Lösung* getränkt u. bei 105°C getrocknet. **Anw.:** zur Prüfung auf Arsen.

**Bleiarsenat:** Plumbum arsenicum, sekundäres Bleiarsenat, Bleihydrogenarsenat; $PbHAsO_4$; handelsübliches Bleiarsenat enthält außerdem $Pb_3(AsO_4)_2$. Weißes Pulver, lösl. in Salpetersäure u. Alkalilaugen, unlösl. in Wasser; giftig, MAK = 0.15 mg Staub pro $m^3$ Luft. **Anw.:** zur Bekämpfung von Pflanzenschädlingen.

**Blei, Arsenigsaures:** Plumbum arsenicosum, s. Bleiarsenit.

**Bleiarsenit:** Plumbum arsenicosum, Arsenigsaures Blei; $Pb_3(AsO_3)_2$. Weißes Pulver, das sich beim Trocknen grauschwarz färbt. **Anw.:** zur Bekämpfung tierischer Pflanzenschädlinge.

**Blei, Arsensaures:** Plumbum arsenicicum, s. Bleiarsenat.

**Bleiborat:** Bleimetaborat; $Pb(BO_2)_2 \cdot 2\ H_2O$. Weißes Pulver, lösl. in verd. Salpetersäure u. siedender Essigsäure. **Anw.** techn.: als Trocknungsmittel f. Firnisse u. Ölfarben (Bleisiccativ).

**Blei, Borsaures:** s. Bleiborat.

**Bleicarbonat, Basisches:** Blumbum carbonicum, Plumbum subcarbonicum, Bleiweiß, Cerussa. Zstzg. annähernd $2(PbCO_3) \cdot Pb(OH)_2$. Weißes, schweres Pulver od. weiße, leicht zerreibl. Stücke, unlösl. in Wasser, lösl. in verd. Salpetersäure u. Essigsäure. **Off.:** DAB6, ÖAB90. **Anw.** med.: früher als Antiseptikum in Form v. Pudern, Salben (s. Unguentum cerussae), Pflastern; techn.: als Malerfarbe, mit 20%, 40% u. 60% Schwerspat verschnitten.

**Bleicherde:** s. Fullererde.

**Bleicher Schöterich:** s. Erysimum crepidifolium.

**Bleichkalk:** Calcaria chlorata, s. Chlorkalk.

**Bleichlauge: 1.** nach Javelle: Liquor Kalii hypochlorosi, s. Kaliumhypochlorit; **2.** nach Labarraque: Liquor Natrii hypochlorosi, s. Natriumhypochlorit.

**Blei(II)-chlorid:** Bleichlorid, Plumbum chloratum, Chlorblei; $PbCl_2$. D. 5.85, Schmp. 501°C.

Weißes, krist. Pulver, wenig lösl. in Wasser. Darst.: durch Fällen von Bleisalzlsgn. mit Salzsäure. **Anw.** techn.: zur Herst. v. Malerfarben.

**Bleichromat:** Plumbum chromicum, Chromsaures Blei; $PbCrO_4$ (Chromgelb, Pariser Gelb, Neugelb); $PbCrO_4 \cdot PbO$ (Chromrot, Pariser Rot, Wiener Rot). **Anw.** techn.: als Malerfarbe; sehr schwer lösl. in Wasser.

**Blei, Chromsaures:** s. Bleichromat.

**Bleichsoda:** Gem. aus Soda, Wasserglas, Phosphorsalzen u. aktiven Schaummitteln. Bleichsoda bewirkt Enthärtung des Wassers u. adsorbiert Eisen- u. Mangansalze, so daß diese sich nicht mehr auf den Wäschefasern niederschlagen u. sie verfärben können, d. h. die Soda bleicht.

**Bleichwasser:** Eau de Javelle, s. Kaliumhypochlorit; Eau de Labarraque, s. Natriumhypochlorit.

**Blei(II)-cyanid:** Bleicyanid, Plumbum cyanatum, Cyanblei; $Pb(CN)_2$. Weißes Pulver, wenig lösl. in Wasser, lösl. in Ammoniumsalzlsgn. **Anw.** techn.: in d. Galvanotechnik, auch als Insektizid.

**Bleidioxid:** s. Blei(IV)-oxid.

**Bleiessig:** Liquor Plumbi subacetici, s. Blei(II)-acetat.

**Blei, Essigsaures:** s. Blei(II)-acetat.

**Blei, Gerbsaures:** Plumbum tannicum, s. Bleitannat.

**Bleiglätte:** Plumbum oxydatum, s. Blei(II)-oxid.

**Blei(II)-iodid:** Bleiiodid, Plumbum iodatum, Iodblei; $PbI_2$. D. 6.16. Schmp. 402°C. Goldgelbes, schweres Pulver, fast unlösl. in Wasser, lösl. in Alkalilaugen. **Anw.** med.: früher bei Syphilis u. Drüsenschwellungen. MED 0.3 g, MTD 1.2 g.

**Bleikristallglas:** s. Glas.

**Bleimanganat:** Plumbum manganicum; $PbMnO_4$. Darst.: durch Schmelzen eines Gemisches von Manganoxid u. Bleinitrat. **Anw.:** als Sikkativ.

**Bleimetaborat:** s. Bleiborat.

**Blei(II)-nitrat:** Plumbum nitricum, Salpetersaures Blei; $Pb(NO_3)_2$. Weißes, krist. Pulver, leicht lösl. in Wasser, wenig lösl. in Ethanol.

**Blei(II)-orthoplumbat:** Minium, s. Mennige.

**Blei(II)-oxid:** Plumbum oxydatum, Bleimonoxid, Lithargyrum, Bleiglätte, Silberglätte, Goldglätte, Massikot; PbO, $M_r$ 223.22. D. 9.5. Schmp. 888°C, Sdp. 1470°C. Schweres, gelbes bis rötliches Pulver, lösl. in verd. Salpetersäure, heißer Salzsäure, Essigsäure, prakt. unlösl. in Wasser u. Ethanol. Darst.: durch Oxidation von geschmolzenem Blei unter Luftzuführung. Blei(II)-oxid kommt in 2 Modifikationen vor, deren Umwandlungspunkt bei 488°C liegt. Unterhalb dieser Temp. resultiert die rote, oberhalb d. Temp. die gelbe Mod. Letztere kann man auch durch Erwärmen von Bleicarbonat u. Bleinitrat erhalten (Massikot). **Off.:** DAC86, ÖAB90. **Anw.:** zur Herst. v. Pflastern, Salben usw.; techn.: in d. Keramik-, Glas- u. Porzellanindustrie.

**Blei(II,IV)-oxid:** s. Mennige.

**Blei(IV)-oxid:** Plumbum dioxydatum, Bleidioxid; $PbO_2$. Schwarzbraunes Pulver, das stark oxidierend wirkt, unlösl. in Wasser, lösl. in Säuren. **Anw.** techn.: als Oxidationsmittel u. in d. Analyse, zus. mit Phosphor als Reibemasse f. Zündhölzer.

**Bleioxid, Rotes:** s. Mennige.

**Bleioxychlorid:** s. Plumbum chloratum basicum.

**Bleipflaster:** s. Emplastrum Plumbi.

**Bleipflastersalbe:** s. Unguentum Plumbi oxydati.

**Bleipflastersalbe, Salicylsäurehaltige:** s. Unguentum Plumbi emplastri cum acido salicylico.

**Bleirot:** s. Mennige.

**Blei, Salpetersaures:** s. Blei(II)-nitrat.

**Bleisikkativ:** s. Bleiborat.

**Bleistearat:** Plumbum stearinicum, Stearinsaures Blei; $Pb(C_{18}H_{35}O_2)_2$. Weißes Pulver, unlösl. in Wasser, wenig lösl. in Ethanol, lösl. in heißem Benzol. **Anw.:** äuß. in Streupulvern u. Salben (5%) bei Intertrigo u. nässenden Ekzemen.

**Bleisubacetat:** s. Blei(II)-acetat.

**Bleisubcarbonat:** s. Bleicarbonat, basisches.

**Blei(II)-sulfat:** Plumbum sulfuricum, Bleisulfat, Bleivitriol, Schwefelsaures Blei, Plumbosulfat; $PbSO_4$, $M_r$ 303.27. D. 6.35. Nat. als Anglesit (Rotbleierz). Weißes Pulver, prakt. unlösl. in Wasser, lösl. in konz. Mineralsäuren u. konz. Alkalilaugen. **Anw.** techn.: zur Herst. v. Malerfarben u. Leinölfirnis.

**Bleisulfid:** Plumbum sulfuratum, Schwefelblei; PbS, $M_r$ 239.3. Schwarzes Pulver, prakt. unlösl. in Wasser, lösl. in Salpetersäure u. heißer verd. Salzsäure; nat. als Bleiglanz (Galenit). Darst.: durch Fällen v. Bleisalzen mit $H_2S$ (s. Nachw. von Bleiverbindungen). **Anw.** techn.: in d. Keramik- u. Kautschukindustrie als Vulkanisationsbeschleuniger.

**HOM:** *Galenit* (HAB1.3): nat. vorkommendes Mineral mit mind. 95% PbS.

**Bleitannat:** Plumbum tannicum, Gerbsaures Blei. Bräunlich-graues, amorphes Pulver, sehr schwer lösl. in Wasser u. Ethanol. **Anw.:** als Adstringens u. Antiseptikum in Form v. Puder u. Salben (5%) bei brandigen Geschwüren u. Decubitus.

**Bleitannatsalbe:** s. Unguentum Plumbi tannici.

**Bleitetraethyl:** $(C_2H_5)_4Pb$. Farblose, ölige Flüss., unlösl. in Wasser, lösl. in Ethanol, Ether, Aceton, Benzol; brennbar. **Anw.:** als Antiklopfmittel f. Treibstoffe (sehr toxisch); **Tox.:** s. Blei.

**Bleithiosulfat:** Plumbum thiosulfuricum, Plumbum sulfurosum, Unterschwefligsaures Blei; $PbS_2O_3$. Weißes Pulver, sehr schwer lösl. in Wasser. Darst. durch Fällung von Bleiacetatlösung mit einer Natriumthiosulfatlösung.

**Bleivergiftung:** s. Blei.

**Bleivitriol:** s. Bleisulfat.

**Bleiwasser:** Aq. Plumbi, s. Blei(II)-acetat.

**Bleiweiß:** Cerussa, s. Bleicarbonat, Basisches.

**Bleiweißsalbe:** s. Unguentum cerussae.

**Bleiweißsalbe, Campherhaltige:** s. Unguentum cerussae camphoratum.

**Bleiwurz:** s. Plumbago europaea.

**Bleizucker:** Plumbum aceticum, s. Blei(II)-acetat.

**Blennorrhö:** (Blennorrhoea) eitrige Augenentzündung.

**Bleomycin** INNv: Bleomycini sulfas Ph.Eur.3, Antibiotikum (Glykopeptidgemisch) aus Kulturen von Streptomyces verticillus od. gleiche, auf anderem Wege hergestellte Verbdg.; enthält 50-70% Bleomycin A2 u. 20-30% Bleomycin B2. CAS-Nr. 11056-06-7. Weißes, stark hygr. Pulver. Sehr leicht lösl. in Wasser, Methanol; schwer lösl. in Ethanol; prakt. unlösl. in Aceton, Ethylacetat, Butylacetat, Ether. **Anw.:** Antineoplastikum, Warzenmittel; bei Plattenepithel-Karzinomen der Haut u. der Mukosa im Kopf u. im Halsbereich, Bronchialkarzinom u.a. Kontraind.: Schwangerschaft. HWZ 1.5 bis 2.5 h. Gebräuchl. ist auch Bleomycinsulfat.

**Blepharitis:** Entzündung des Augenlidrandes.

**Blighia sapida** C.König: Fam. Sapindaceae, Akeepflaume (Tropen, Subtropen; kult. Westindien). In den unreifen Früchten sind hypoglykämisch wirkende Aminosäuren (mit Cyclopropanring) wie Hypoglycin A u. B.

**Blinddarm:** Intestinum caecum (gr. Typhlon).

**Blinddarmentzündung:** volkst., *med.* Typhlitis, *syn.* Wurmfortsatzentzündung, Appendizitis.

**Blindheit:** Amaurosis.

**Blindversuch:** Blindstudie; Versuchsanordnung, z.B. bei einer klinischen Therapiestudie, bei der zur Vermeidung von unbewußten u. ungewollten Verfälschungen der Ergebnisse die Probanden nicht wissen, welche der getesteten Verfahren (d.h. Wirksubstanz od. Placebo*) bei ihnen angewendet werden. Beim **Doppelblindversuch** kennt auch der Versuchsleiter die Zuordnung nicht. Die Zulässigkeit dieser Versuchsanordnung hängt u.a. vom informed consent (Einwilligungsrecht) des Probanden ab.

**Blister:** Durchdrückpackung. Tiefgezogene Kunststoff- (PVC- od. Polystyrol-) od. Aluminium-Verbundfolien (Formteile*, Tiefziehen), die nach Einfüllen des Packgutes mit einer auf der Innenseite mit einem Heißsiegellack versehenen Aluminium-Abdeckfolie versiegelt werden (s. Heißsiegeln). Für jede Arzneimitteleinheit ist ein eigener Napf vorhanden, der bei perforierten Formteilen als Einzeldosis abgetrennt werden kann. Sind in der zu verpackenden Arzneiform* (Tabletten, Dragees, Kapseln) feuchtigkeitsempfindliche Wirkstoffe enthalten, kommen wasserdampfdichte Verbundfolien* (aus PVC/Polyvinylidenchlorid, PVC/Polychlortrifluorethylen od. mit Polypropylen beschichtete Aluminiumfolie) zum Einsatz.

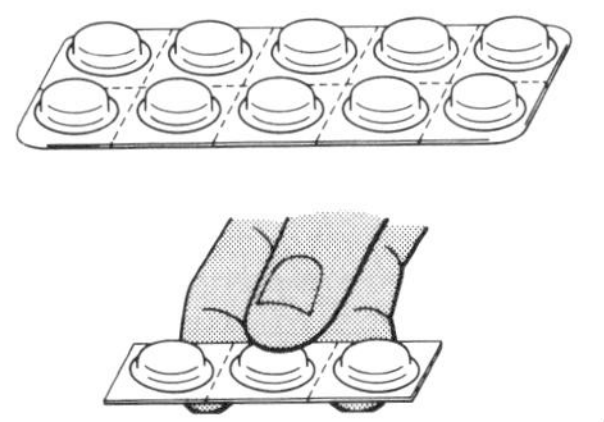

Blister [42]

**Blitzpulver:** s. Lycopodium clavatum.

**α-Blocker:** s. α-Sympatholytika.

**β-Blocker:** s. β-Sympatholytika.

**Bloom:** Bloomwert, Bloomgramm, Bloomgrad. Maß f. die Festigkeit von Gelatinegallerten. Wichtiges Qualitätsmerkmal. Ermittelt wird mit dem Gelometer (nach Bloom) das Gewicht f. eine def. Eindringtiefe (4 mm). Der Wert von 1 Bloom entspricht jener Kraft, die über einen Stempel von 0.5 Zoll (12.7 mm) Durchmesser u. ebener Unterfläche aufgebracht werden muß, damit dieser Stempel 4 mm tief in ein 6.66%iges thermostatisiertes Gelatinegel bei 21°C eindringen kann. Das verwendete Standardgel wurde aus lufttrockener Gelatine hergestellt u. vor der Messung durch 18stündiges Stehen bei 10°C gealtert.

**Blühhormone:** s. Florigen.

**Blüte:** *gr.* ἄνθος, *lat.* flos (Blütendrogen s. Flores). Terminaler Sporophyllstand bei Spermatophyta* (Anthophyta); ein gestauchter Sproß (Kurztrieb) mit metamorphisierten Blättern, der der geschlechtlichen Fortpflanzung dient, getragen vom **Blütenstiel**, der am Ende etwas verdickt ist zum **Blütenboden** (Receptaculum*).

**1 Blütenteile. 1.1 Perianth:** Blütenhülle; aus Kelchblättern **(Sepala)** u. Blumenblättern **(Petala)** od. aus gleichartigen Perigonblättern **(Tepala)** bestehend. **Doppeltes (heterochlamydeisches) Perianth:** Blütenhülle deutlich in Kelch- u. Blumenblätter differenziert. **Korolle:** Blumenkrone; Gesamtheit der Blumenblätter. **Calyx:** Kelch; Gesamtheit der Kelchblätter (meist grün). **Einfaches (homochlamydeisches) Perianth:** Blütenhülle nicht deutlich in Kelch- u. Blumenblätter differenziert, sondern aus gleichartigen Perigonblättern bestehend. **Perigon:** Gesamtheit der Perigonblätter.

Blumenblätter (bzw. Kelchblätter od. Perigonblätter) **frei**: **choripetale** (bzw. **chorisepale** od. **choritepale**) Blüte. Blumenblätter (bzw. Kelchblätter od. Perigonblätter) **verwachsen**: **sympetale** (bzw. **synsepale** od. **syntepale**) Blüte. Blumenblätter (bzw. Kelchblätter od. Perigonblätter) **fehlend: apetale** (bzw. **asepale** od. **atepale**) Blüte. Blütenhülle fehlend: **nackte** od. **achlamydeische** Blüte.

**1.2 Androeceum:** Gesamtheit der Staubblätter. **Stamen:** (Plur. Stamina) Staubblatt (die männliche Mikrosporophylle); bestehend aus **Filament** (Staubfaden) u. **Anthere** (Staubbeutel), welche sich aus dem **Konnektiv** (dem sterilen Mittelstück) u. an den zu beiden Seiten desselben sich befindlichen beiden Staubbeutelfächern **(Theca, Theken)** zusammensetzt. Die Theken bestehen aus je 2 Blütenstaub- od. Pollensäcken, die die **Pollenkörner** (Blütenstaubkörner) enthalten. **Pollen:** Blütenstaub; Gesamtheit der Pollenkörner. **Staminodium:** Unfruchtbares (steriles) Staubblatt; häufig umgewandelt zu korollblattartigen Gebilden (z.B. bei Zingiberaceae) od. Nektarien (Honigsaft abgebende Organe).

**1.3 Gynoeceum:** Gesamtheit der Fruchtblätter. **Karpell:** Fruchtblatt (die weibliche Makrosporophylle); Fruchtblätter offen bei nacktsamigen Pflanzen (Gymnospermae). Fruchtblätter geschlossen (zu Fruchtknoten verwachsen) bei bedecktsamigen Pflanzen (Angiospermae). Jedes Fruchblatt wird f. sich zu einem Fruchtknoten (z.B. Ranunculaceae): **apokarp**. Fruchtblätter miteinander verwachsen: **synkarp**. **Stempel:** Pistillum; die verwachsenen Fruchtblätter; besteht aus Fruchtknoten (Ovarium), Griffel (Stylus), Narbe (Stigma). **Fruchtknoten:** enthält die Samenanlagen*. Seiner Stellung nach ist er: **1.** oberständig: **hypogyn**; **2.** von der Blütenachse umwachsen, unterständig: **epigyn**; **3.** im schüssel- od. becherförmigen Blütenboden frei stehend, mittelständig: **perigyn**.

**2 Blütenformen. 2.1** Nach Geschlecht: **Zwitterblüten:** enthalten Staub- u. Fruchtblätter. **Eingeschlechtige Blüten:** enthalten nur Staub- od. nur Fruchtblätter u. werden daher als männliche od. als weibliche Blüten bezeichnet. Nach dem Auftreten der Blüten auf den Pflanzen unterscheidet man: **einhäusige (monözische) Pflanzen** (männl. u. weibl. Blüten auf einer Pflanze, z.B. bei Betula, Birken), **zweihäusige (diözische) Pflanzen** (männliche u. weibliche Blüten auf verschiedenen Pflanzen, z.B. bei Salix, Weiden, od. Cannabaceae, Hopfen u. Hanf) sowie **polygame Pflanzen** (zwitterige u. eingeschlechtige Blüten auf einer Pflanze, z.B. bei Asterales, Kompositen).

**2.2** Nach Symmetrieverhältnissen: **Radiär** (strahlig, **aktinomorph**, polysymmetrisch): mehr als 2 Symmetrieebenen. **Bilateral** (disymmetrisch): 2 Symmetrieebenen; z.B. bei Dicentra spectabilis (Tränendes Herz). **Dorsiventral** (monosymmetrisch, **zygomorph**): 1 Symmetrieebene; z.B. bei Lamiaceae. **Asymmetrisch:** ohne Symmetrieebene, z.B. bei Canna.

**3. Sonderbildungen der Blüte. Außenkelch:** kelchartiges Gebilde aus mehreren Hochblättern, dicht unter dem Kelch. **Drüsenring:** Diskus*. **Reduzierter Kelch:** Pappus*. **Zungenblüte*** u. **Scheibenblüte (Röhrenblüte*):** s.a. Asteraceae (Abb.). **Schmetterlingsblüte:** besteht aus 1 Fahne, 2 Flügel, 1 Schiffchen (aus 2 Schiffchenblättern bestehend); charakterist. f. Fabaceae* (Papillionaceae). **Lippenblüte:** einlippig (nur mit Unterlippe) od. zweilippig (mit Ober- u. Unterlippe); charakterist. f. Lamiaceae* (Labiatae). **Rachenblüte:** charakterist. f. Scrophulariaceae*.

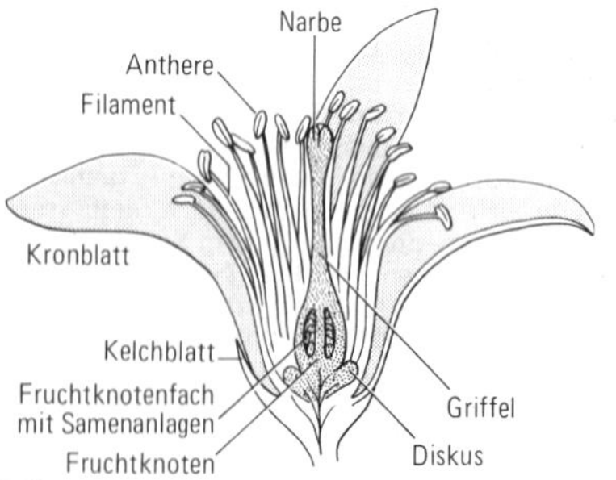


Blüte:
Schema am Beispiel einer Orangenblüte [100]

**Blütenboden:** *bot.* verkürzte Blütenachse.

**Blütendiagramm:** Blütengrundriß; schematische Zeichnung eines Blütenknospen-Querschnitts. Abb.: Diagramm der Liliaceenblüte, darüber das Deckblatt, darunter, durch einen Kreis angedeutet, die Mutterachse.

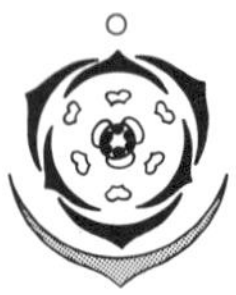

Blütendiagramm:
Liliaceenblüte als Beispiel

**Blütendrogen:** s. Flores.

**Blütenformel:** *bot.* kurze, zahlenmäßige Darstellung der Blütenverhältnisse (s. Tab.), wobei bedeutet: Kelch = K, Korolle = C, Perigon = P, Androeceum = A, Gynaeceum = G. Dazu die Zahl der Glieder. Bei wirteligen Blüten f. jeden Wirtel getrennt.

**Blütengrundriß:** *bot.* Blütendiagramm*.

**Blütenkorb:** *bot.* s. Blütenstand.

**Blütenformel**
Die wichtigsten Symbole u. Beispiele

| Symbol | Position | Bedeutung |
|---|---|---|
| ∞ | | Starke Vermehrung der Glieder |
| ( ) | um die Zahl | Verwachsung der Glieder |
| – | unter der Zahl der Fruchtblätter | Oberständiger Fruchtknoten |
| – | über der Zahl der Fruchtblätter | Unterständiger Fruchtknoten |
| * | | Radiäre Blüte |
| ↓ | | Zygomorphe Blüte |

Beispiele: $*P3+3A3+3G(\overline{3})$; Galanthus
$\downarrow K(5)C(5)A4G(\underline{2})$; Lamium
$*K5+C5A\infty G\underline{\infty}$; Ranunculus

**Blütenölextraktionsverfahren:** s. Enfleurage.

**Blütenpflanzen:** Anthophyta, s. Spermatophyta.

**Blütenpollen:** s. Pollen.

**Blütenstand:** Infloreszenz; Teil des Sprosses, wo die Blüten nicht einzeln in den Achseln von Laubblättern, sondern mehrere od. viele Blüten einzeln od. in Gruppen in den Achseln von Hochblättern **(Brakteen)** in bestimmter Anordnung vorhanden sind. **A.** Hauptachse des Blütenstandes stets die Seitenachsen übergipfelnd **(razemöse Verzweigung)**: **1. Traubige** Blütenstände: **a) Traube:** Blüten einzeln, gestielt. **b) Rispe:** Nebenachsen der Trauben wiederum Trauben (od. Rispen). **c) Ähre:** einfache Ähre: Blüten einzeln, sehr kurz- od. ungestielt; zusammengesetzte Ähre: an Stelle jeder Blüte wiederum eine kleine Ähre („Ährchen"). **d) Kolben:** Ähre mit fleischiger Hauptachse. **e) Kätzchen:** Ähre mit unscheinbaren Blüten, fällt als ganzes später ab. **2. Doldige** Blütenstände: **a) Einfache Dolde:** Haupt- u. Nebenachsen gleich lang; die gestielten Blüten entspringen einem Punkt. (**Spirre:** Dolde, bei der die äußeren Blüten die inneren überragen.) **b) Zusammengesetzte Dolde:** jede Nebenachse trägt wiederum eine Dolde. **c) Köpfchen:** zahlreiche kurz- od. ungestielte Blüten auf der Hauptachse. **d) Blütenkorb:** Köpfchen mit verbreitertem Kopf der Hauptachse u. von Hüllblättern (Hüllkelch, s. Asteraceae, Abb.) umgeben, s.a. Pseudanthium. **B.** Seitenachsen die Hauptachse übergipfelnd: Trugdoldige Blütenstände **(zymöse Verzweigung)**: **1. Pleiochasium (Trugdolde):** Unter der Endblüte der Hauptachse mehrere Nebenachsen auf gleicher Höhe entspringend, diese sich wiederholt wie die Hauptachse verzweigend. **2. Dichasium (Zweigliedrige Trugdolde):** Zwei Nebenachsen von der Hauptachse auf gleicher Höhe abgehend, diese sich wiederum mit 2 Nebenachsen auf gleicher Höhe verzweigend. **3. Monochasium:** Von der Hauptachse nur eine Nebenachse abgehend, von dieser immer wieder eine andere abgehend. **Wickel:** Nebenachsen zweigen nach rechts u. links abwechselnd ab. **Schraubel:** Nebenachsen zweigen stets nur nach einer Seite ab.

**Blumenesche:** s. Fraxinus ornus.

**Blumenrohr:** s. Canna edulis.

**Blut:** (*lat.* sanguis, *gr.* αἷμα Blut) setzt sich zusammen aus dem flüssigen **Blutplasma** (Blutwasser) u. den **geformten Bestandteilen** (ca. 40 bis 45% des Gesamtblutes, s. Hämatokrit). Unter letzteren versteht man **1.** die *roten Blutkörperchen* (Erythrozyten*, mit dem roten Blutfarbstoff Hämoglobin*, dem Transportmittel f. den Sauerstoff, zur Bildung s. Erythropoese); **2.** die *weißen Blutkörperchen* (Leukozyten*, wie Granulozyten, Lymphozyten u.a.); **3.** die *Blutplättchen* (Thrombozyten*).

In 1 $mm^3$ Blut sind 4.5 bis 5 Millionen Erythrozyten, 6 000 bis 8 000 Leukozyten u. ca. 200 000 bis 300 000 Thrombozyten enthalten. Die gesamte Blutmenge eines ca. 70 kg schweren Menschen beträgt 5 bis 6 L, entsprechend ca. einem Zwölftel des KG. Die Farbe des Blutes ist hellrot (arterielles Blut) bis tief dunkelrot (venöses Blut); durch Hämolyse* wird Blut durchsichtig u. lackfarben; sauerstoffreiches Blut erscheint im auffallenden Licht dunkelrot, im durchfallenden Licht grün. D. 1.057 bis 1.06; pH 7.3 bis 7.5; Temp. 37°C; Gefrierpunktserniedrigung 0.56 K; onkotischer Druck* des Serums bei 37°C ca. 2.7 bis 4.7 kPa. Das **Blutplasma** enthält: **1.** 7 bis 8% *Eiweißstoffe* (60 bis 80% Albumine, 20 bis 40% Globuline u. ca. 4% Fibrinogen). Plasma ohne Fibrinogen* ist **Blutserum**. **2.** Wasser. **3.** Anorg. Salze: Natriumchlorid, Natriumhydrogencarbonat, Phosphate, Sulfate, ferner Ca, Mg, Fe, Cu, Zn, K u. Iod (an Eiweiß gebunden). **4.** Org. Best.: Transportstoffe, Nahrungsstoffe (Eiweiße, Kohlenhydrate, Fette), Stoffwechselprodukte, Rest-Stickstoff, Immunkörper, Hormone, Enzyme u.a. **Blutbildung** s. Hämatopoese.

**Blutagar:** s. Bakteriologische Kulturverfahren, Nährböden.

**Blutalbumin:** s. Albumin.

**Blutalkoholkonzentration:** s. Ethanol.

**Blutauge:** Adonis aestivalis*.

**Blutbild:** *syn.* Hämogramm, Blutstatus; Nebeneinanderstellung der aus einer Blutprobe durch Zählung ermittelten Erythrozyten-, Leukozyten, Thrombozyten- u. Retikulozytenwerte. **Blutbilddifferenzierung:** *syn.* Differentialblutbild; Durchmusterung eines Blutausstrichs zur Zusammenstellung des prozentualen Verhältnisses der Leukozytenunterarten untereinander.

**Blutbildung:** s. Hämatopoese.

**Blutdruck:** im Blutgefäßsystem herrschender Druck. **1. Systolischer B.:** höchster Punkt des Druckverlaufs; **2. Diastolischer B.:** niedrigster Punkt des Druckverlaufs.

**Blutdruckmessung:** **1.** direkte Messung durch Drucksonde im Gefäß. **2.** Indirekt nach Riva-Rocci mit einer mit einem Manometer verbundenen aufblasbaren Gummimanschette, welche um den Oberarm gelegt wird.

**Blutegel:** Hirudo*.

**Bluterkrankheit:** s. Hämophilie.

**Blutersatz:** zur Ergänzung einer im Gefäßsystem ausgetretenen od. durch Erkrankungen zerstörte Blutmenge können Blutkonserven, Plasma, Plasmaexpander u. Elektrolytlösungen verwendet werden. Off. in Ph.Eur.3 sind: Blutkonserve (Sanguis humanus) sowie Albumin- u. Plasmaproteinlösung vom Menschen.

**A. Blutkonserven:** Entsprechend der medizinischen Ursache einer Blutarmut (akuter od. chronischer Blutverlust, Schock, Bluterkrankungen, Infektionen, Gerinnungsstörungen) sollten gezielt nur die fehlenden Bestandteile des Vollblutes (meistens Erythrozyten-Konzentrate, sind Mittel der Wahl) infundiert werden. **Gefahren bei Transfusionen: 1.** Verwechslung bzw. falsche blutserologische Untersuchungen; **2.** Abwehrreaktion des Empfängerorganismus durch die bei einer vorhergegangenen Sensibilisierung entstandenen Antikörper. Zur Verhinderung einer Krankheitsübertragung werden Konserven auf Lues, Hepatitis A, Malaria, AIDS u. unspezifische Antikörper u. Bakterien untersucht.

**1. Vollblutkonserve, Blutkonserve:** Lagerungsdauer 3 Wochen; Zusatz von ACD- od. CPD-Stabilisatorlösung (heute kaum mehr verwendet), s. Stabilisatorlösung f. Blutkonserven; Lagerungsdauer bis 3 Wochen (bei 2 bis 8°C); bei akuten Blutverlusten, z.B. Verletzungen, Operationen; s. Sanguis humanus. **2. ACD-A-Vollblut:** ACD-Adenin-Vollblutkonserve, od. **CPD-A-Vollblutkonserve**; enthält neben ACD- bzw. CPD-Stabilisatorlösung* noch 0.0275% Adenin (verlängert die Lebensdauer der Erythrozyten); Lagerungsdauer bis zu 5 Wochen; bei akuten Blutverlusten, z.B. Verletzungen, Operationen. **3. Kationenaustauscherblut:** Lagerungsdauer 5 bis 6 Tage; ohne Stabilisator, nicht toxisch, nicht sauer, aber sehr teuer; bes. geeignet f. Austausch- u. Massivtransfusionen. **4. Heparin-Vollblut:** Lagerungsdauer 8 bis 12 Stunden; Gefahr: nachlassende Heparinwirkung bedingt zunehmende Gerinnung; vorzeitige Hämolyse; f. die Herz-Lungen-Maschine. **5. ACD-Frischblutkonserve:** u. ähnliche; Lagerungsdauer 48 bis 72 Stunden; Gefahr der Lues-Übertragung. Nach 72 Stunden als Vollblutkonserve zu betrachten (allfällig vorhandene Syphylis-Erreger – Treponoma – sind abgestorben); bei akutem Blutverlust mit gleichzeitiger Gerinnungsstörung; zur Austauschtransfusion. **6. Erythrozytenkonzentrat** (buffy-coat*-haltig): Lagerungsdauer bis zu 24 Stunden wegen Kontaminationsgefahr in der Glasflasche; durch Zentrifugieren gew., wodurch das Plasma entfernt wird. Zur raschen Anhebung des Hämoglobingehalts. **7. Erythrozytenkonzentrat** (buffy-coat-frei, leukozytenarm): Lagerungsdauer 3 bis 6 Wochen (im geschlossenen Beutel abhängig von Stabilisator); bei beabsichtigter Organtransplantation, um eine Sensibilisierung des Empfängers gegen fremde Gewebeantigene auszuschalten. **8. Gewaschene Erythrozyten:** Lagerungsdauer 12 bis 24 Stunden; leukozytenarm u. prakt. eiweißfrei durch 5 bis 6malige Waschung zwecks Plasmafreiheit z.B. bei Allergien gegen homologes Plasma u. zur Vermeidung der Kalium-Übertragung bei chronischer Niereninsuffizienz. **9. Granulozytenkonzentrat:** Lagerungsdauer 3 bis 5 Stunden. Bei leukopenischen Krankheitsbildern (Mangel an weißen Blutkörperchen). **10. Thrombozytenkonzentrat:** Lagerungsdauer 4 bis 6 Stunden. Bei Blutgerinnungsstörungen infolge Mangels von Thrombozyten. **11. Thrombozytenreiches Plasma:** Lagerungsdauer bis zu 48 Stunden. Bei Thrombopenien (Mangel an Blutplättchen). **12. Frischplasma:** Lagerungsdauer bis zu 6 Stunden; zur Substitution von Thrombozyten u. Gerinnungsfaktoren, wenn ein spezieller Faktormangel nicht bekannt od. das entsprechende Konzentrat nicht verfügbar ist. **13. Albuminlösungen:** 4 bis 5%ig als Volumenersatz, 20 bis 25%ig zur parenteralen Eiweißsubstitution, s. Albuminlösung vom Menschen. **14. Trockenplasma:** s. Plasma humanum cryodesiccatum. **15. Tiefgekühlte Konserven:** Lagerungsdauer prakt. unbegrenzt.

**B. Plasmaexpander:** Ersatzstoffe zur Aufföllung eines Blutverlustes unter Aufrechterhaltung des onkotischen (kolloidosmotischen) u. osmotischen* Druckes des Blutes. **1. Körpereigene Plasmaersatzstoffe:** sind pasteurisiert (hepatitissicher); Albumin-Lösungen, Plasma-Protein-Lösungen (PPL, s. Plasmaproteinlösung vom Menschen) u. Serumkonserven (lange haltbar). **2. Körperfremde Plasmaexpander:** z.B. Lösungen aus Gelatinederivaten wie Oxypolygelatine* sowie Lösungen von Hydroxyethylstärken* u. Dextranen*, die den (obsoleten) Polyvinylpyrrolidonen (s. Polyvidon) überlegen sind; Verweildauer im Kreislauf jedoch nur zwischen ca. 2 h (Gelatine) u. 12 h (hochmolekulare Dextrane).

**C. Elektrolytlösungen:** z.B. isotonische Kochsalzlösung (s. Natriumchlorid) od. Ringerlösung; dienen zum Ausgleich reinen Flüssigkeitsverlusts.

**Blutfarbstoff:** Hämoglobin*.

**Blutgerinnung:** komplexer, in Kaskaden verlaufender Prozeß, welcher Blut vom Sol- in den Gel-Zustand überführt u. physiol. zur Blutstillung dient. An zentraler Stelle steht die Umwandlung von Prothrombin* in Thrombin* (durch den Komplex des Prothrombinaktivators bestehend aus den Faktoren X akt., V, Calcium u. Phospholipiden), welches seinerseits Fibrinogen* unter Abspaltung der Fibrinopeptide A u. B in Fibrinomere überführt, die sofort zu Fibrin aggregieren. Dieses polymerisiert unter der Wirk. des v. Thrombin aktivierten Faktor XIII zu einem Gerinnsel. Dieser Prozeß kann nun seinerseits sowohl über einen exogenen Weg (Extrinsic-System) als auch über einen endogenen Weg (Intrinsic-System) aktiviert werden. *Exogenes System:* Die bei einer Verletzung von Zellen frei werdende Gewebsthrombokinase aktiviert den Faktor VII, welcher zus. mit $Ca^{2+}$ u. Phospholipiden aus verletzten Gewebszellen den Faktor X aktiviert. *Endogenes System:* Ausgelöst durch einen Kontakt mit einer unphysiologischen Oberfläche wird Faktor XII in seine aktive Form übergeführt. Dieser bildet zus. mit Faktor XI u. dem Plättchen-Faktor 3 (haftet auf Thrombozytenmembranen) einen enzymatischen Komplex, der über den Faktor IX den Faktor X aktiviert. Schematische Darstellung des Gerinnungsablaufs siehe Abb. Physiologisch wird die Gerinnung durch Antithrombine*, Fibrinspaltprodukte, Heparin* (aus basophilen Granulozyten) unter der Voraussetzung einer intakten Gefäßwand gehemmt. Pharmak. kann durch Antikoagulantien* u. Fibrinolytika* eingegriffen werden. Störungen der Blutgerinnung können sich als Bluterkrankheit auswirken, s. Hämophilie. Um Blutproben ungerinnbar zu machen, wird Natriumoxalat, -fluorid od. -citrat zugesetzt, die Ca-Ionen binden; s.a. Stabilisatorlösungen f. Blutkonserven.

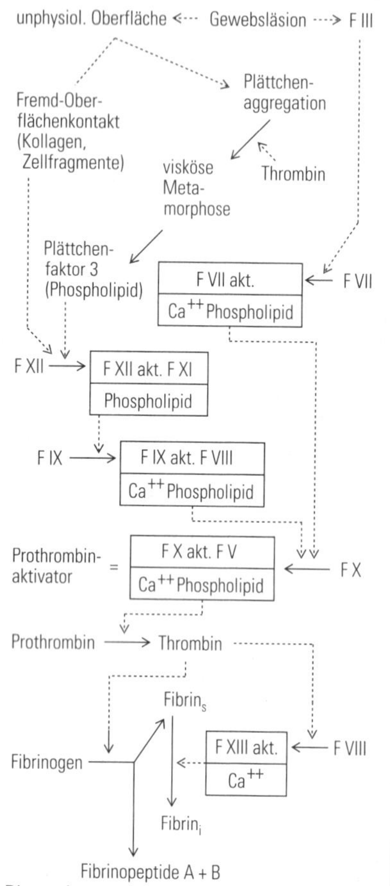


Blutgerinnung:
Schematischer Ablauf [101]

**Blutgerinnungsfaktor I:** s. Fibrinogen.

**Blutgerinnungsfaktor IIa:** s. Thrombin.

**Blutgerinnungsfaktor III:** s. Thromboplastin.

**Blutgerinnungsfaktor VII:** Proconvertin; CAS-Nr. 9001-25-6. **Anw.:** Blutungen u. Blutungsrisiko infolge eines angeborenen od. erworbenen Faktor VII-Mangels. **Nebenw.:** allergische Reaktionen bis Schock, Sensibilisierung, Temperaturanstieg (selten). Übertragung von Virushepatitis möglich.

**Blutgerinnungsfaktor VIII:** Antihämophiler Faktor A; CAS-Nr. 9001-27-8. Aktiviert zus. mit Faktor $IX_a$ den Faktor X; Mangel führt zu Hämophilie A (s. Hämophilie, vgl. Blutgerinnung). In der Ph.Eur.3 off. ist Factor VIII coagulationes sanguinis humani cryodesiccatus, Blutgerinnungsfaktor VIII vom Menschen (gefriergetrocknet); ein weißes od. hellgelbes Pulver. Gew. durch Plasmafraktionierung* , wobei das Plasma von mehr als 10 Spendern stammen soll; nach Ph.Eur.3 müssen umfangreiche Anforderungen hinsichtlich Gew., Herst., Qualität u. Beschriftung der Verpackungselemente erfüllt sein. Dauer der Verwendbarkeit max. 2 Jahre, Lagerung unterhalb 8°C. Eine Vielzahl von Zuber. kann sich hinsichtlich Aktivität u. Reinheitsgrad unterscheiden. **Anw.:** gegen Hämophilie A u. sonstige Erkrankungen mit Faktor-VIII-Mangel. **Nebenw.:** wie Blutgerinnungsfaktor VII.

**Blutgerinnungsfaktor IX:** Antihämophiler Faktor B, Christmas-Faktor; CAS-Nr. 9001-28-9. Einkettiges Glykoprotein; Mangel führt zu Hämophilie B (s. Hämophilie, vgl. Blutgerinnung). In der Ph.Eur.3 off. ist Factor IX coagulationes sanguinis humani cryodesiccatus, Blutgerinnungsfaktor IX vom Menschen (gefriergetrocknet); ein weißes od. schwach gelb gefärbtes, stark hygr. Pulver. Gew. durch Plasmafraktionierung*

**Blutgerinnung**
Gerinnungsfaktoren

| Faktor | Bezeichnung | Relative molare Masse |
|---|---|---|
| I | Fibrinogen | 340 000 |
| II | Prothrombin | 70 000 |
| III | Gewebs-Thromboplastin, Extrinsic-Thromboplastin, Gewebs-Thrombokinase | |
| IV | Calcium-Ionen | |
| V | Proakzelerin, Labiler Faktor | |
| VI | syn. Faktor Va, Akzelerin | |
| VII | Prokonvertin, Stabiler Faktor, Antithrombin I, Serum-Prothrombin-Conversion-Accelerator (SPCA) | |
| VIII | Antihämophiles Globulin (AHG), Antihaemophilic Factor (AHF) | über $10^6$ |
| IX | Christmas-Faktor, Plasma Thrombo Plastin Component (PTC), Antithrombin II | 55 000 (Rind) |
| X | Stuart-Power-Faktor, Antithrombin III | 55 000 |
| XI | Antihämophiler Faktor C, Plasma Thromboplastin Antecedent (PTA), Rosenthal-Faktor | 124 000 |
| XII | Hageman-Faktor | 76 000 |
| XIII | Fibrinstabilisierender Faktor (FSF), Laki-Lorand-Faktor, Plasma-Protransglutaminase | 350 000 |
| PF3 | Plättchen-Faktor 3 (Phospholipide) | |

u. kann neben Faktor IX noch die Faktoren II, X, u. VII enthalten, die gelöste Zuber. kann in Abhängigkeit von der Gewinnungsmethode verschieden (blau, gelb, grün) gefärbt sein. Nach Ph.Eur.3 müssen umfangreiche Anforderungen hinsichtlich Gew., Herst. u. Qualität erfüllt sein. Dauer der Verwendbarkeit max. 3 Jahre, Lagerung unterhalb 8°C. **Anw.:** gegen Hämophilie B u. alle Formen erworbener Faktor-IX-Mangelzustände. **Nebenw.:** wie Blutgerinnungsfaktor VII.

**Blutgerinnungsfaktor XIII:** Fibrinstabilisierender Faktor; vierkettiges $\alpha_2$-Globulin. Lösl. in Wasser. **Anw.:** Kongenitaler (angeborener) Mangel an Blutgerinnungsfaktor XIII u. daraus resultierende hämorrhagische Syndrome, Blutungen u. Wundheilungsstörungen.

**Blutgruppen:** Wenn man das Blut eines Menschen mit dem Blut eines anderen Menschen mischt, so bleibt die gleichmäßige Mischung entweder einige Stunden bestehen, bis die Erythrozyten sedimentieren, od. sie agglutinieren innerhalb weniger Minuten. Alle menschlichen Blutkörperchen besitzen eine Reihe von **Blutgruppenfaktoren**, die ganz verschieden agglutinierbar sind u. durch entsprechende Antikörper agglutiniert werden. Die Antikörper können im Blutserum fertig gebildet vorhanden sein (angeboren) od. sie können erst nach Injektion faktorenfremder Blutkörper gebildet werden (erworben). Nach dem Verhalten der Blutkörperchen u. der Seren zueinander unterscheidet man 4 B. (Landsteiner 1901): 0 (Null), A, B, AB. Die Blutgruppenmerkmale A u. B können einzeln od. zus. (AB) vorkommen od. es können beide fehlen (0). Serum von 0-Menschen enthält Anti-A- u. Anti-B-Agglutinin, während die Faktoren A u. B fehlen. Serum von A-Menschen enthält den A-Faktor u. Anti-B-Agglutinin. Serum von B-Menschen enthält den B-Faktor u. Anti-A-Agglutinin. Serum von AB-Menschen enth. den A- u. B-Faktor, aber keine Agglutinine.

Die B.-Zugehörigkeit bleibt während des ganzen Leben eines Menschen bestehen u. wird nach den Mendel-Gesetzen vererbt. A u. B werden stets dominant über 0 vererbt. Zu Bluttransfusionen soll nur gruppengleiches Blut verwendet werden. Im Notfall kann auch anderes Blut verwendet

**Blutgruppen**
Bestimmung mittels Testpräparaten

| Blutgruppe des Patientenblutes | Serum agglutiniert Testblutkörperchen der Blutgruppe | Blutkörperchen werden agglutiniert vom Testserum der Blutgruppe |
|---|---|---|
| AB | keine | A, B u. 0 |
| A | B u. AB | B u. 0 |
| B | A u. AB | A u. 0 |
| 0 | A, B u. AB | keine |

werden, wenn das Serum des Empfängers nicht die Blutkörperchen des Spenders verklumpt. Außer den oben genannten hat man noch andere Blutgruppenfaktoren aufgefunden, M, N, MN, S u. s, sowie P u. p, die aber f. die Bluttransfusion selten Bedeutung haben, sowie eine Reihe weiterer Blutgruppensysteme (Duffy, Lutheran, Lewis, Cellano-Kell). Zur Feststellung unbekannter B. werden **Test-Seren** mit bekanntem Antikörpergehalt bzw. zur Bestimmung unbekannten Serums **Test-Blutkörperchen*** benutzt.

**Rhesus-Faktoren:** Rh-System; erbliche Blutgruppeneigenschaften an der Erythrozytenoberfläche; aufgefunden v. Landsteiner u. Wiener 1940 nach Injektion von Rhesusaffen-Erythrozyten in Meerschweinchen od. Kaninchen u. dadurch gewonnener Antikörper. Anti-Rh von Mensch u. Tier sind nicht identisch, nur verwandt. Die verschiedenen Rh-Antigene sind hitzelabil (wahrscheinlich Proteine); insgesamt sind über 40 Rhesusantigene bekannt. Das wichtigste u. stärkste Rh-Antigen ist bei 85% aller weißen Menschen vorhanden. Diese sind Rhesus-positiv (Rh, Rh-positiv). Rhesus-negative Individuen, mit rh bezeichnet, bilden bei Kontakt mit rhesuspositivem Blut Antikörper gegen den Rh-Faktor. Daher darf nur rhesusgleiches Blut transfundiert werden.

**Blutharz:** Resina Draconis, s. Daemonorops draco.

**Blut-Hirn-Schranke:** selektiv durchlässige

Schranke zwischen Blut u. Hirnsubstanz, durch die der Stoffaustausch mit dem ZNS einer aktiven Kontrolle unterliegt; als morphologisches Substrat werden Kapillarendothel u. perivaskuläre Gliastrukturen angesehen. Schutzeinrichtung, die schädliche Stoffe von den Nervenzellen abhält. Durchlässigkeit kann durch Bakterientoxine, Fieber, Hypoxydose sowie im Bereich mancher Hirntumoren gesteigert werden.

**Blutkapillaren:** s. Kapillaren.

**Blutkörperchen: rote B.:** Erythrozyten*, **weiße B.:**Leukozyten*, Lymphozyten*, **Blutplättchen:** Thrombozyten*; s.a. Blut.

**Blutkohle:** s. Carbo activatus (Carbo animalis).

**Blutkonserve:** Sanguis humanus*, s.a. Blutersatz.

**Blutkonserven, Stabilisatorlösungen für:** als Stabilisatorlösungen* f. Blutkonserven sind ACD-Stabilisatorlösungen* u. CPD-Stabilisatorlösungen* offizinell (Ph.Eur.3).

**Blutkraut:** Herba Chelidonii, s. Chelidonium majus; Herba Bursae pastoris, s. Capsella bursa-pastoris.

**Blutkrautwurzel:** Rhizoma Hydrastis, s. Hydrastis canadensis.

**Blutkuchen:** Cruor sanguis; Blutgerinnsel bestehend aus vernetzten Fibrinfäden u. Blutzellen; s.a. Blutgerinnung.

**Blutlaugensalz, Gelbes:** Kaliumhexacyanoferrat(II)*.

**Blutlaugensalz, Rotes:** Kaliumhexacyanoferrat(III)*.

**Blut-Liquor-Schranke:** Sicherungseinrichtung zwischen Blut u. Liquor cerebrospinalis, die f. die Liquorzusammensetzung mitbestimmend ist. Bei Störung des Schrankeneffektes durch Erkrankung kann das Gesamteiweiß od. auch nur die Globulinfraktion des Liquors erhöht sein. In die Blutbahn eingebrachte Stoffe erscheinen nur z. T. u. dann meist in anderer Konzentration im Liquor (sog. Schutzschranke).

**Blutnachweis:** im Harn, Faeces, Magensaft: durch die pseudoperoxidatische Aktivität von Myoglobin u. Hämoglobin wird o-Toluidin zu Toluidinblau oxidiert. s.a. Benzidin, Guajak-Probe, (Hämin, Teichmann-Blutprobe), Aloin-Probe.

**Blutplättchen:** s. Thrombozyten.

**Blutplasma:** s. Blut.

**Blutpräparationen:** s. Blutzubereitungen.

**Blutreinigungsmittel:** Mittel zur „Reinigung des Blutes" von schädlichen Stoffen mit Hilfe abführender, schweiß- u. harntreibender Mittel. Von d. wissenschaftl. Medizin verworfen; in d. Volksmedizin gebräuchliche Bezeichnung.

**Blutreinigungstee:** s. Species lignorum.

**Blutreinigungsverfahren:** Verfahren zur Entfernung von harnpflichtigen, toxischen od. pathogenen Substanzen aus dem Blut; hierzu gehören z.B. die Peritonealdialyse*, Hämodialyse*, Hämofiltration*, Hämodiafiltration* u. Hämoperfusion*.

**Blutschwamm:** Fungus Chirurgorum, s. Fomes fomentarius.

**Blutsenkungsgeschwindigkeit:** s. Senkungsreaktion.

**Blutserum:** ist die von den geformten Bestandteilen u. von dem Fibrin befreite, nicht mehr gerinnbare, leicht gelb (Bilirubin-)gefärbte Blutflüssigkeit. Es enthält noch alle Serumeiweißkörper; s.a. Blut.

**Blutspiegel:** Konzentration des Arzneistoffes im Blutplasma* (Plasmaspiegel) bzw. Blutserum*. Zur quantitativen Bestimmung der Arzneistoffkonzentration im Blut werden je nach Konz. folgende Methoden (in der Reihenfolge zunehmender Empfindlichkeit) eingesetzt: Spektroskopie* (UV-Spektroskopie, IR-Spektroskopie, Fluoreszenzspektroskopie, NMR, Massenspektroskopie), Gaschromatographie (Wärmeleitfähigkeitsdetektor, Flammenionisationsdetektor, Elektroneneinfangdetektor) u. HPLC (s. Chromatographie), Enzymimmunoassay* u. Radioimmunoassay*.

**Anfangsblutspiegel:** (Anfangskonzentration) Blutspiegelkonzentration, die sich unmittelbar nach Verabreichung des Arzneistoffes ergeben würde (unendlich schnelle Resorption* bzw. Invasion*). Bei intravaskulärer Verabreichung z.B. aus dem Beginn der Kurve ablesbar, bei extravaskulärer Verabreichung durch Extrapolation der Eliminationsgeraden geschätzt; s. Bateman-Funktion.

**Maximaler Blutspiegel:** (Blutspiegelmaximum, $c_{max}$) höchste Konzentration des Arzneistoffes im Blut bei einer bestimmten Zeit, der Blutspiegelmaximum-Zeit. Bei schneller i.v.-Injektion ist $c_{max}$ zur Zeit Null, da der Arzneistoff zu dem Zeitpunkt im gesamten Verteilungsvolumen als verteilt angenommen werden kann. Bei den meisten Arzneistoffen stellt sich $c_{max}$ nach peroraler Verabreichung ein, wenn maximal resorbiert u. im Vergleich dazu noch wenig eliminiert ist; s. Bateman-Funktion.

**Blutspiegelkurve:** graphische Darstellung der Konzentration des Arzneistoffes im Blut (Plasma, Serum) gegen die Zeit, vgl. Kompartimentmodelle.

**Blutspiegelmaximum:** s. Blutspiegel, Bateman-Funktion.

**Blutspiegelmaximum-Zeit:** s. Bateman-Funktion.

**Blutstein:** Haematit, s. Eisen(III)-oxid.

**Blutstillende Watte:** Eisenchloridwatte, s. Gossypium haemostaticum.

**Blutstillungsmittel:** s. Hämostyptikum(a).

**Blutsturz:** Hämatorrhö; starke, plötzlich auftretende, nicht verletzungsbedingte Blutung.

**Bluttransfusion:** Übertragung von Blut eines Menschen (Spender) auf einen anderen (Empfänger), entspricht einer Gewebetransplantation; s. Blutersatz.

**Blutung:** Hämorrhagie.

**Blutungszahl:** Ölzahl. Maß f. die Ölabscheidung aus Vaselin (Synärese*); bestimmt wird die aufgesaugte Menge Öl am Filterpapier aus der Größe des Ölhofes bzw. gravimetrisch.

**Blutvergiftung:** Sepsis*.

**Blutwäsche:** s. Hämodialyse.

**Blutweiderich:** s. Lythrum salicaria.

**Blutwurzel:** Rhiz. Tormentillae, s. Potentilla erecta.

**Blutwurzel, Kanadische:** Sanguinaria canadensis*.

**Blutzubereitungen:** Blutpräparate, Blutpräparationen, Hämoderivate; Produkte (Arzneimittel* im Sinne des AMG), die aus menschlichem Blut bestehen od. aus menschlichem od. tierischem Blut gew. werden od. diese enthalten. Dazu gehören Blut-, Plasma-, Serumkonserven etc. (s. Blutersatz), Gerinnungsfaktoren (s. Blutgerinnung), Immunglobuline*, Immunseren (Humansereren, s. Serum), Blutgruppen-Testsera u. Test-Blutkörperchen*, Sera zur serologischen Typisierung von Leukozyten, Fibrinschwamm*, Fibrinkleber*, diverse Enzyme (z.B. Plasmin*) etc.

**Blutzucker:** Das Blutserum* eines gesunden Menschen enthält 80 bis 120 mg Glucose pro 100 mL; einen höheren Gehalt des Blutes an Zucker bezeichnet man als Hyperglykämie, einen niederen Gehalt als Hypoglykämie*. Bei Werten über 1.8 mg/mL (180 mg%) tritt der Zucker in den Harn über, s. Diabetes mellitus.

**B-Lymphozyten:** s. Leukozyten.

**BMA:** Abk. f. Bundesministerium f. Arbeit u. Sozialordnung.

**BMG:** Abk. f. Bundesministerium (Bundesminister) f. Gesundheit.

**BMP-Mischindikator-Lösung:** ethanolische Lsg. von Bromthymolblau, Methylrot u. Phenolphthalein. **Anw.:** Reagenz Ph.Eur.3.

**Boberellen:** Fructus Alkekengi, s. Physalis alkekengi.

**Bocksdorn:** s. Lycium berberis.

**Bockshörndl:** s. Ceratonia siliqua.

**Bockshornklee:** Trigonella foenum-graecum*.

**Bockshornkleesame für tierarzneiliche Zwecke:** s. Trigonella foenum-graecum.

**Bockshornsamen:** Semen Foenugraeci, s. Trigonella foenum-graecum.

**Bockskraut:** s. Galega officinalis.

**Bodanwurzel:** Radix Bergeniae, s. Bergenia crassifolia.

**Boe, Franz de la:** s. Iatrochemie.

**Bördeln:** Umbiegen des Randes von Blechteilen od. Rohren unter gleichzeitigem Strecken od. Stauchen. Gebördelt wird, um den Rand zu verstärken, das Werkstück zu versteifen od. es mit glatten Begrenzungsflächen zu versehen. Durch B. werden auch Behältnisse* verschlossen (Bördelverschluß). Gebördelt wird auf Bördelmaschinen mit beweglichen Walzen.

**Böschungswinkel:** *syn.* Schüttwinkel, Ausfließwinkel, Fließneigungswinkel. Fließeigenschaft zur Charakterisierung des Fließverhaltens von Granulaten u. freifließenden bis schwach kohäsiven Pulvern. Unter dem B. (angle of repose) wird der Winkel verstanden, den die freie Oberfläche eines ruhenden, unter festgelegten Bedingungen erhaltenen Granulat- od. Pulverhaufens gegen die Horizontale einnimmt. Zur Bestimmung des B.s gibt es eine große Anzahl **Versuchsanordnungen** (die syn. Bezeichnungen leiten sich davon ab), die das Meßergebnis wesentlich beeinflussen können. Sie lassen sich in 2 Gruppen einteilen: **1.** Es wird ein Schüttgutkegel gebildet (durch Ausfließen aus einem Trichter auf eine ebene Fläche; durch Entfernung zylinderförmiger seitlicher Begrenzungen; Bildung eines Auslaufkraters in Form von 2 Kegelhälften über einer Öffnung usw.) u. der Winkel zur Horizontalen ermittelt (Schüttwinkel, Ausfließwinkel). Der Tangens des B.s ist der Quotient aus Kegelhöhe u. Radius der Kegelgrundfläche. **2.** Ein Schüttgut mit waagrechter Oberfläche wird solange geneigt, bis Fließen einsetzt u. der Winkel zur Waagrechten abgelesen (Fließneigungswinkel). Gutfließende grobkörnige Schüttgüter weisen eine geringe interpartikuläre Reibung u. Haftung auf u. bilden somit niedrige Schüttkegel mit kleinem B. Gegenteiliges Verhalten zeigen feine Pulver mit merklich kohäsiven Eigenschaften. Der B. wird neben dem Feinheitsgrad auch von der Größenverteilung, Porosität, Form u. Oberflächenbeschaffenheit der Partikeln u. durch ev. auftretende Entmischungen beeinflußt. Mit feinen, stark kohäsiven Pulvern werden keine reproduzierbaren B. erhalten.

**Böser Heinrich:** Mercurialis annua*.

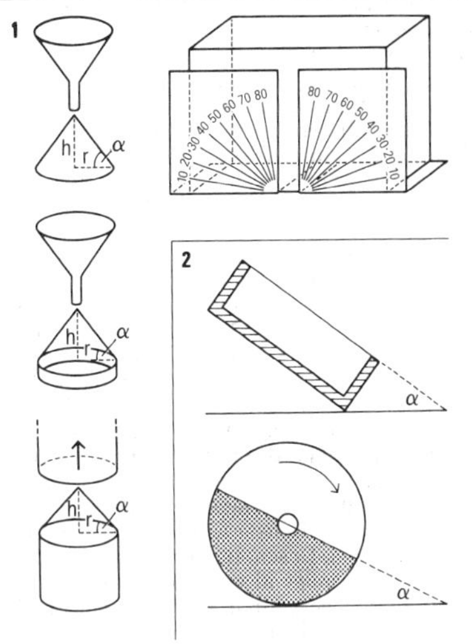


Böschungswinkel: Versuchsanordnungen zur Bestimmung des Winkels α [30]

**Boforsin:** s. Colforsin.

**Bogenmaß:** s. Radiant.

**Bogomoletz-Serum:** s. Antiretikuläres cytotoxisches Serum.

**Bohne:** s. Phaseolus vulgaris ssp. vulgaris var. vulgaris.

**Bohne, Dicke:** s. Vicia faba.

**Bohnenbaum:** s. Laburnum anagyroides.

**Bohnenbaumstärke:** s. Castanospermum australe.

**Bohnenhülsen:** Fruct. Phaseoli sine semine, s. Phaseolus vulgaris ssp. vulgaris var. vulgaris.

**Bohnenkraut:** Herba Saturejae, s. Satureja hortensis.

**Bohnenschalen:** Fructus Phaseoli sine semine, s. Phaseolus vulgaris ssp. vulgaris var. vulgaris.

**Bohnenstärke:** s. Amylum Phaseoli.

**Bois-Formel:** s. Dosierung nach Körperoberfläche.

**Boldin:** 2,9-Dihydroxy-1,10-dimethoxyaporphin; $C_{17}H_{13}N(OH)_2(OCH_3)_2$, $M_r$ 327.37. Schmp. 162°C. Aporphinalkaloid* aus Peumus boldus*. Weißes Pulver, Lösl. in Ethanol, Chloroform u. verdünnten Säuren. **Anw.:** als Diuretikum.

**Boldindimethylether:** s. Glaucin.

**Boldoblätter:** Folia Boldo, s. Peumus boldus.

**Boldo fragrans:** Peumus boldus*.

**Boletus cervinus:** (Fungus cervinus) Hirschbrunst, s. Elaphomyces cervinus.

**Boletus Chirurgorum:** Fungus Chirurgorum, Wundschwamm, s. Fomes fomentarius.

**Boletus igniarius praeparatus:** Fungus Chirurgorum, s. Fomes fomentarius.

**Boletus Laricis:** Fungus Laricis, Lärchenschwamm, s. Fomes officinalis.

**Boli:** Mehrz. v. Bolus*.

**Bolle:** Küchenzwiebel, s. Allium cepa.

**Bologneser Leuchtstein:** s. Leuchtfarben.

**Boltzmann-Konstante:** Symbol *k* (Ludwig Boltzmann, 1844 bis 1906, österreichischer

Physiker); die auf 1 Molekül bezogene Allgemeine Gaskonstante R:

$k = R/N_A = 1.380662 \cdot 10^{-23}$ J $K^{-1}$

($N_A$ = Avogadro-Konstante*).

Die B. hat die Dimension einer Entropie*.

**Bolus: 1.** Bissen; **2.** große Pille, Bissen (ca. 2 bis 20 bis 60 g), hauptsächl. f. größere Tiere; **3.** (große) Arzneistoffmenge, die (schnell) appliziert wird (z.B. Bolusinjektion); **4.** häufig Abk. f. B. alba (s. Weißer Ton).

**Bolus alba:** s. Weißer Ton.

**Bolus Armenia:** s. Bolus rubra.

**Bolus rubra:** Roter Ton, Argilla rubra, Bolus Armenia, Armenischer Ton, Rötel; mit Eisenoxid gefärbter, nat. vorkommender Ton (s. Aluminiumsilicat); im Gegensatz zu Bolus alba (s. Weißer Ton) pharmazeut. prakt. nicht verwendet. **Anw.** techn.: Malerfarbe, zur Herst. v. Kitten etc.

**Bombay-Macis, Bombay-Nüsse:** s. Myristica malabarica.

**Bombierung:** Bombage, Aufbeulung der Deckel u. Böden von Konservendosen infolge Gasentwicklung in den Dosen, hervorgerufen von Bakterien in nicht genügend sterilisierten Dosen (Botulismusgefahr) od. durch Gärung von Früchten ($CO_2$) od. durch Reaktion von Inhalt u. Dosenmetall (Wasserstoff).

**Bombykol:** 10,12-Hexadecadien-1-ol. Pheromon des Seidenspinnerweibchens (s. Bombyx mori), das vom Männchen noch in einer Konz. von $10^{-15}$ g/L erkannt wird (f. den Menschen geruchlos).

**Bombyx chrysorrhoea: HOM:** Tinktur aus der Raupe von Euproctis chrysorrhoea, Fam. Lepidopterae.

**Bombyx mori** L.: Echter Seidenspinner, Fam. Lepidopterae (China, Japan). Naturseide (s. Seidenfibroin) ist das Drüsensekret der Raupe; s. Filum Bombycis tortum asepticum, vgl. auch Serrapeptase*.

**HOM:** *Bombyx mori:* Flügelschuppen.

**Bonamine®:** s. Meclozin.

**Bondronat®:** s. Ibandronsäure.

**Booster-Effekt:** (*engl.* to boost verstärken) Sekundärantwort, Erinnerungsreaktion; wirkt ein spezifisches Antigen* nach einer Latenzzeit erneut auf einen Organismus ein, so bilden sich die Antikörper früher u. steigen schneller u. höher an. Prinzip der Auffrischungsimpfung, z.B. bei Tetanus.

**Bopindolol** INN: (±)-1-(*tert*-Butylamino)-3-[(2-methyl-4-indolyl)-oxy]-2-propanol-benzoat; CAS-

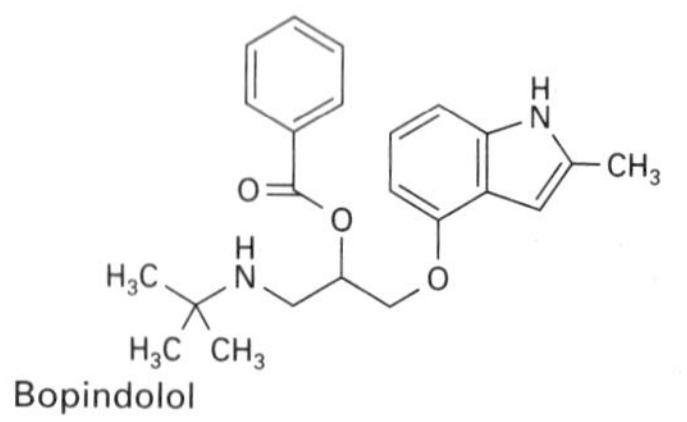


Bopindolol

Nr. 62658-63-3; $C_{23}H_{28}N_2O_3$, $M_r$ 380.49. **Wirk.** u. **Anw.:** nicht selektives β-Sympatholytikum* mit schwacher intrinsischer Aktivität (ISA). **Nebenw.:** Müdigkeit, Schwindel, gastrointestinale Beschwerden, Kopfschmerzen. **Übl. Dos.:** 0.5 bis 1 mg/d.

**Bor:** B, $A_r$ 10.81, 3wertiges chem. Element, OZ 5; Nichtmetall. **Amorphes Bor:** braunes Pulver. D. 1.73. Schmp. 2100°C. Reduktionsmittel, scheidet aus Silbersalzlsg. Silber ab. **Kristallines Bor:** grauschwarze, glänzende Kristalle. D. 2.34. Schmp. 2300°C; Sdp. ca. 2550°C. Krist. Bor ist nach dem Diamant das härteste Element (Härte 9). Nat. als Orthoborsäure $H_3BO_3$ (Sassolin) u. deren Salze, wie Natriumtetraborat (Borax) $Na_2B_4O_7 \cdot 10\,H_2O$, Borazit $Mg_6[Cl_2B_{14}O_{26}]$ u.a., auch in Pflanzen (s. Spurenelemente). Wichtigstes Bormineral ist der Kernit ($Na_2B_4O_7 \cdot 4H_2O$), der in Kalifornien in ungeheuren Lagern vorkommt u. aus dem der Weltbedarf an Borsäure u. Borax zum größten Teil gedeckt wird. Darst.: amorph durch Glühen von Bortrioxid mit Magnesium; krist. durch Glühen von amorphem Bor od. Bortrioxid mit Aluminium. Reines krist. Bor gewinnt man durch Reduktion von Bortrichlorid mit Wasserstoff im Hochspannungslichtbogen zwischen Wolframelektroden. **Nachw. der Bor-Verbindungen: 1.** Erwärmen mit konzentrierter Schwefelsäure u. Methanol. Nach Entzünden der Dämpfe grüne Flamme (Methylborat). **2.** Kurkumapapier* wird von Borsäurelsgn. braun gefärbt; Farbe bleibt auch bei Gegenwart von Salzsäure erhalten (im Gegensatz zu Alkalien), geht nach Zusatz von Ammoniak in Schwarzgrün über. **Gesch.:** Bor wurde erstmalig 1808 v. Davy (England) u. gleichzeitig von Gay-Lussac (Frankreich) aus der Borsäure abgeschieden.

**Boraginaceae:** Rauhblattgewächse, Od. Boraginales; ca. 2000 Arten, meist Kräuter mit steif behaarten (Ausnahme Cerinthe, Wachsblume) ungeteilten, wechselständigen Blättern. Die 5zähligen Blüten sind meist radiär, selten zygomorph (z.B. Echium), oft in auffälligen, schneckenförmigen Doppelwickeln angeordnet; aus dem oberständigen Fruchtknoten entwickeln sich 4 1samige Klausenfrüchte. **Chem. Merkmale:** Mineralisierungstendenz (in den Haaren sind Kieselsäure u. Calciumcarbonat eingelagert, auch als Cystolithen in den Haarbasen), Allantoin, Alkanna-Farbstoffe, Glykoalkaloide, Pyrrolizidinalkaloide*. **Wichtige Gattungen** s. z.B. Alkanna, Anchusa, Borago, Cynoglossum, Echium, Lithospermum, Pulmonaria, Symphytum.

**Borago officinalis** L.: (Borrago off.) Fam. Boraginaceae, Boretsch, Borretsch, Gurkenkraut (Heim. Kleinasien, hier angebaut). Stpfl. v. **Herba Boraginis:** Gurkenkraut, Boretsch. **Inhaltsst.:** Schleim, Saponin, Harz, Gerbstoffe, Pyrrolizidinalkaloide* u.a. **Anw.** volkst.: als Schleimmittel, hauptsächl. als Gewürz. **Oleum Boraginis:** Boretschsamenöl. Off.: DAC86. **Best.:** γ-Linolensäure. **Anw.:** atopisches Ekzem, s. Linolensäure(n).

**HOM:** *Borago officinalis:* die frischen Blätter.

**Borane:** Wasserstoffverbindungen des Bors; allgemeine Formel: $B_nH_{n+4}$ (z.B. Diboran $B_2H_6$) u. $B_nH_{n+6}$ (z.B. $B_4H_{10}$); B. bis n = 4 sind gasförmig, die höheren B. flüssig od. fest. Flüss. u. gasförmige B. sind giftig u. übelriechend.

**Borate:** Salze der Borsäure (Orthoborate, Metaborate, Polyborate).

**Borax:** s. Natriumtetraborat.

**Borax-Methylenblaulösung:** Färbemittel zum Nachw. von Bakterien u. Protozoen, Lsg. von 1 g Methylenblau in 50 mL siedender 50%iger wäßriger Boraxlsg.

**Borax, Oktaedrischer:** Juwelierborax, Borax-Kristall; $Na_2B_4O_7 \cdot 5\,H_2O$. D. 1.26. Kistallisiert aus Boraxlösungen zwischen 56 u. 79°C.

**Boraxperle:** s. Natriumtetratraborat.

**Boraxweinstein:** Tartarus boraxatus, Kalium tartaricum boraxatum, Weiße Lamellen od. Pulver, sehr leicht lösl. in Wasser. Darst.: durch Auflösen von Weinstein in einer Boraxlösung u. Eindampfen bis zur Sirupdicke. **Anw.:** früher als Diuretikum u. Laxans. **Dos.:** 1 bis 10 g/d.

**Borazit:** s. Bor.

**Bordeaux-Brühe:** s. Kupferkalkbrühe.

**Bordelaiser Brühe:** Lsg. aus Kupfersulfat u. Calciumhydroxid (Kupfervitriol-Ätzkalk-Lsg.); Pflanzenspritzmittel gegen Peronospera (Mehltau), s. Kupferkalkbrühe.

**Bordetella:** Gattung der Brucellaceae*; Bordetella pertussis *syn.* Haemophilus pertussis, Keuchhusten-Bazillus, Erreger des Keuchhustens; kleine gramneg. unbewegliche Stäbchen; Impfstoffe s. Keuchhusten-Adsorbat-Impfstoff u. Keuchhusten-Impfstoff

**Boretsch: Boretschsamenöl:** s. Borago officinalis.

**Borke:** *bot.* durch Phellogen* (Korkbildungsgewebe) abgetrennte Rindenschichten; Teil der Baumrinde (s. Rinde), der außerhalb des innersten Peridermstreifens liegt. Die Korkzellen der B. enthalten in den Zellwänden Suberin*, hierdurch sind diese Zellen abgestorben. Sie enthalten Luft, Gerbstoffe, Wachse, Harze sowie wenig Lignin u. Cellulose. Wird angegriffen von konzentrierten Mineralsäuren, Halogenen (elementar) u. Peroxiden. **Schuppenborke** entsteht, wenn das neue, tiefer liegende Phellogen mit seinen Rändern an das alte Phellogen segmentartig anschließt. **Ringelborke** entsteht, wenn das neue Phellogen ringförmig tiefer liegend gebildet wird.

**Bornan:** Grundgerüst bicyclischer Monoterpene*.

**2-Bornanol:** s. Borneol.

**2-Bornanon:** s. Campher.

**Bornaprin** INN: 3-Diethylaminopropyl-2-phenyl-8,9,10-trinorbonan-2-carboxylat, 3-(Diethylamino)propyl-2-phenyl-2-norbonancarboxylat,

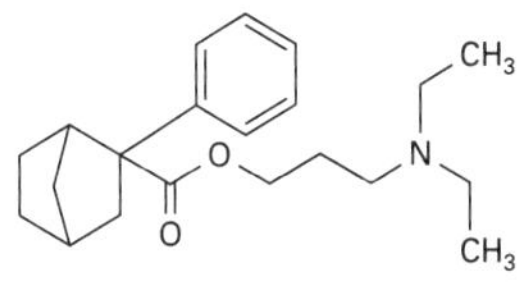


Bornaprin

Sormodren®; CAS-Nr. 20448-86-6; $C_{21}H_{31}NO_2$. **Anw.:** Antiparkinsonmittel; Anticholinergikum mit vorwiegend zentraler Wirk., wirksam vor allem gegen Tremor. HWZ 30 h (ebenso Metaboliten). Gebräuchl. ist auch Bornaprinhydrochlorid.

**Borneocampher:** D-Borneol, s. Dryobalanops aromatica.

**Borneol:** Borneolum, Bornylalkohol, 2-Bornanol, 1,7,7-Trimethylbicyclo[1.2.2]heptan-2-ol; $C_{10}H_{18}O$, $M_r$ 154.24. Ein Monoterpenalkohol mit dem Grundgerüst von Bornan (**Strukturformel** s. Monoterpene). Es gibt 4 Stereoisomere. **endo-2-Bornanol:** D-(+)- u. L-(-)-Borneol; farblose Kristalle von campherähnl. Geruch. Schmp. 208°C. Sdp. 212°C. Leicht lösl. in Ethanol u. Ether, wenig lösl. in Wasser. **Borneocampher** (s. Dryobalanops aromatica) ist fast reines rechtsdrehendes D(+)-Borneol; sonst nat. meist in linksdrehender Form (L-(-)-Borneol), z.B. in Thuja-, Schafgarben-, Baldrian-, Lavendel-, Cardamom-, Muskatöl u.a. neben Borneol- (Bornyl-)estern. **Anw.:** in der Parfümerie. **Racemisches Borneol** wird durch Reduktion von Campher erhalten. **exo-2-Bornanol:** L-(+)- u. D-(-)-Isoborneol. Schmp. 212-214°C.

**Borneolum salicylicum:** s. Bornylsalicylat.

**Bornträger-Reaktion:** Reaktion zum Nachw. der Oxidationsstufe der Anthraglykosidgenine. Bei Kontakt von 1,8-Dihydroxyanthrachinonen (s. Anthrachinone) mit Alkalien tritt eine intensive Rotfärbung ein.

**Bornylacetat:** Bornylium aceticum, Essigsäurebornylester; $C_{12}H_{20}O_2$, $M_r$ 196.28. D. 0.98 bis 0.99. Weiße Kristalle od. Flüss. Hauptbest. des Fichtennadelöls (s. Picea abies), dem es den charakterist. Geruch verleiht; synth. aus Borneol u. Eisessig. **Anw.:** (wie auch Isobornylacetat) zu Badepräparaten, Seifen usw.

**Bornylalkohol:** s. Borneol.

**Bornylium aceticum:** s. Bornylacetat.

**Bornylsalicylat:** Borneolum salicylicum. **Anw. med.:** als Einreibung.

**Borrago officinalis:** s. Borago officinalis.

**Borrelia:** Gattung der Fam. Treponemataceae* (Od. Spirochaetales*); große gramnegative, bewegliche, spiralförmige Bakterien; Erreger von sog. Borreliosen. **Borrelia recurrentis:** Erreger des Läuserückfallfiebers, Übertragung durch Läuse; **Borrelia duttoni:** Erreger des Zeckenrückfallfiebers (Zecken-Borreliose*), Übertragung durch Zecken; **Borrelia burgdorferi:** Erreger der Lyme-Borreliose*.

**Borreliosen:** durch Borrellia* verursachte Gruppe von (fieberhaften) Erkrankungen (Rückfallfieber); Überträger meist Läuse od. Zecken. Ther.: Antibiotika.

**Borretsch:** s. Borago officinalis.

**Borsäure:** Acidum boricum Ph.Eur.3; $H_3BO_3$, $M_r$ 61.83. Farblose, glänzende, sich fettig anfühlende Kristalle od. weißes, feinkrist. Pulver; lösl. in ca. 20 T. Wasser v. 20°C, in ca. 14 T. siedendem Wasser, in ca. 6 T. Glycerol, in ca. 25 T. Ethanol 90%. Beim Erhitzen auf 70°C entsteht Metaborsäure ($HBO_2$), bei ca. 160°C Pyroborsäure ($H_2B_4O_7$), eine glasartige Masse, die sich bei weiterem Erhitzen aufbläht u. unter Verlust des restl. Wassers in Borsäureanhydrid (Bortrioxid, $B_2O_3$) übergeht. Nat. in d. heißen Wasserdampfquellen (Soffionen u. Fumarolen) der Toskana, ferner als Mineral Sassolin in Sasso (Toskana), woraus sie auch gew. wird. In Kalifornien aus den Mineralien Kernit ($Na_2B_4O_7 \cdot 4\,H_2O$) u. Colemanit ($CaB_3O_5OH \cdot 2\,H_2O$), in Kleinasien aus Pandermit ($Ca_4B_{10}O_{19} \cdot 7\,H_2O$). Darst. techn. auch aus Borax mit Schwefelsäure. **Anw.:** schwaches Antiseptikum in Salben, Umschlägen, Schüttelpinselungen u. Pudern. Wegen der geringen antiseptischen Wirk. u. der Toxizität der B., die häufig gerade bei Kindern zu Vergiftungen geführt hat, sind diese Anwendungen abzulehnen. **Borsäure sollte aus medizinischer Sicht durch geeignetere Desinfektionsmittel ersetzt werden.** Gute Dienste leistet B. hingegen in Augentropfen, Augenwässern u. Nasentropfen in Form von Boratpufferlösungen wegen der guten Verträglichkeit u. der sehr guten Wirksamkeit gegen Pseudomonas-Bakterien. Ausspülungen von Körperhöhlen mit B.- od. Boraxlösungen können jedoch unter Umständen zu schweren Vergiftungen führen (Anämie, Kollaps, Nierenschädigungen), ebenso die 10%ige Borsalbe. **Tox.:** Die Vergiftungssymptome entwickeln sich langsam

(Erbrechen, Durchfall, Krämpfe). Als Spätsymptome werden bei Kleinkindern Krämpfe, Kollaps, Koma, Hautläsionen, Anurie beobachtet, bei Erwachsenen auch Haarausfall bis zur Alopezie. 18 bis 20 g (Erwachsene) bzw. 5 bis 6 g (Kleinkind) bzw. 1 bis 3 g (Säugling) gelten als tödliche Dosis. Die früher gebräuchl. Konservierung mit 0.5 bis 3%igen B.- od. Boraxlösungen (bes. bei Fischkonserven) ist verboten, da sie zu schweren Verdauungsstörungen u. infolge beschleunigten Fettabbaus zu gefährlicher Abmagerung führt. Als Entfettungsmittel war B. nur bei ärztl. Verordnung u. Kontrolle erlaubt (B. u. Borax wirken kumulativ auf die Steigerung des Stoffwechsels). **Anw.** techn.: zur Herst. v. Glas, in d. Steingut-, Porzellan-, u. Emailindustrie.

**HOM:** *Acidum boricum* (HAB1.4): verord. z.B. b. Diabetes.

**Borsäureanhydrid:** Bortrioxid, $B_2O_3$, s. Borsäure.

**Borsäure-Lösung:** Acidi borici solutio, Sol. Acidi borici, Borwasser. Herst. nach DAB8, Ph.Helv.7: 3 T. Borsäure, 97 T. destilliertes Wasser; Geh. 2.9 bis 3.1% Borsäure. D. 1.007.

**Borsalbe:** s. Unguentum Acidi borici.

**Bor-Tonerde-Glas:** s. Glas.

**Borwasser:** s. Borsäure-Lösung.

**Boswellia bhaw-dajiana** Birdw.: u. **B. sacra** Flueck. (B. carteri Birdw.), Fam. Burseraceae; kleine Bäume an den Küsten des Roten Meeres, Südarabien (Hadramaut) u. Somaliland. Stpfl. v. **Olibanum:** Gummiresina Olibanum, Gummi Olibanum, **Weihrauch**; das Gummiharz des Baumes, das nach Anschneiden aus der Rinde als milchweiße Emulsion ausfließt u. an der Luft zu gelblichen, rötlichen od. bräunlichen, außen meist weiß bestäubten Körnern (Tränen) od. Stalaktiten erhärtet. Weihrauch ist von bitterlichem Geschmack u. fast geruchlos, erst auf glühende Kohlen gestreut entwickelt er seinen bekannten aromatischen Duft. Teilweise lösl. in Ethanol, Ether, Chloroform, in Wasser zerfällt es. **Best.:** ca. 4 bis 8% äther. Öl mit Pinen, Phellandren, Dipenten u. Terpenalkoholen (Olibanol) u.a., 50 bis 70% alkohollösl. Harze, zur Hälfte aus Boswelliasäure (eine Triterpencarbonsäure, Schmp. ca. 230°C) u. ähnlichen Verbindungen (z.B. 11-Keto-β-boswelliasäure) bestehend; ca. 20% Gummi, 0.5% Bitterstoffe, 6 bis 8% Bassorin*; SZ 30 bis 35. **Anw.** med.: zu Pflastern (heute selten); der **Boswelliasäure** wird eine günstige Wirkung bei rheumatischen Beschwerden u. Polyarthritis zugeschrieben (vermutlich wird die 5-Lipoxygenase u. damit die Bildung der Leukotriene* gehemmt); hauptsächl. als Räuchermittel (als solches wurde Weihrauch vom Beginn der antiken Kulturen an in ungeheurem Ausmaß verbraucht).

**Botanik:** wissenschaftliches Teilgebiet der Biologie*, das die Pflanzen zum Gegenstand hat (dereinst aus der Heilpflanzenkunde hervorgegangen); gliedert sich u.a. in Morphologie u. Anatomie, Physiologie, Systematik (s. Pflanzenreich) u. Geobotanik (einschließl. Pflanzensoziologie u. Ökologie*), s. Pflanzenreich.

**Bothrops atrox:** Fam. Crotalidae, Lanzenotter (Mittel- u. Südamerika); s. Batroxobin.

**Botox®:** s. Botulinustoxin A.

**Bottle-pack-Verfahren:** industrielles Verfahren zur rationellen Verpackung von Lösungen, v.a. von Infusionslösungen, einzeldosierten Augenpräparaten (Ophthiolen) u.a. in Kunststoffbehältnissen; s. Aufbrechverschluß. In einem Automaten werden sterile Behältnisse erzeugt, sogleich gefüllt u. verschweißt. Die Behältnisse werden aus Kunststoffgranulat (blasbare Polyethylene u. Weich-PVC) durch Extrusionsblasen* hergestellt, über einen Blas- u. Fülldorn mit Abluftleitung entlüftet u. gleichzeitig mit einer mit dem Dorn verbundenen Kolbendosiermaschine u. Dreiweghahn mit der gewünschten Flüssigkeitsmenge gefüllt. Anschließend wird nach Entfernen des Dorns der Behälter mit separaten Kopfwerkzeugen verschweißt. Nach dem Öffnen der Formwerkzeuge wird der blasenfrei gefüllte u. hermetisch verschlossene Behälter frei. Je nach Wahl der Größe der Formwerkzeuge können Behältnisse mit Volumina von 3 bis 1000 mL hergestellt u. gefüllt werden.

**Botulinustoxin:** thermolabiles Toxin (Inaktivierung bei 80°C, 6 min) von Clostridium* botulinum; von den 7 verschiedenen Fraktionen (A-G) sind die Typen C u. D nicht giftig. Gekochte Speise (15 min, 100°C) kann keinen Botulismus* verursachen (Clostridium-botulinum-Sporen sind nicht thermolabil). Wirksamstes biologisches Toxin, oral sind 0.1 µg tödlich.

**Botulinustoxin A:** Botox®; $M_r$ ca. 900 000. Eine der 7 Fraktionen von Botulinustoxin*. **Wirk.:** peripheres Muskelrelaxans*, führt zu einer irreversiblen Hemmung der neuromuskulären Übertragung, Impulsübertragung wird erst wieder durch Neubildung der Nervenendigungen erreicht. **Anw.:** zur symptomatischen Behandlung von idiopathischem Blepharospasmus (Lidkrampf) u. koexistierenden hemifazialen dystonen Bewegungsabläufen. **Nebenw.:** lokale Reaktionen u. Störungen am Auge, Hautausschläge, Schwellungen, erhöhte elektrophysiolog. Erregbarkeit einiger Muskeln in der Nähe der Injektionsstelle. Kontraind.: generalisierte Störungen der Muskelaktivität, Infektionen am Auge, gleichzeitige Einnahme von Aminoglykosidantibiotika, Spectinomycin, Polymyxine, Tetracycline, Lincomycin; Anw. bei Kindern; Schwangerschaft u. Stillzeit. **Übl. Dos.:** Parenteral: 1.25 bis 2.5 E. in 0.05 bis max. 0.1 mL Injektionslösung pro Injektionsstelle; pro Auge max. 25 E., Gesamtdos./Behandlung max. 100 E., Wirkung hält ca. 5-28 Wochen an.

**Botulismus:** (*lat.* botulus Wurst) bakteriell bedingte Intoxikation, meist durch unzureichend konservierte bzw. sterilisierte Lebensmittel. Erreger: Clostridium* botulinum; Bildung von Botulismustoxin* außerhalb des Körpers; Inkubationszeit: Stunden bis 14 Tage; Symptome: Augenmuskellähmung, Schluckbeschwerden, Magen- u. Darmlähmung; hohe Letalität.

**Botulismus-Antitoxin:** Immunoserum botulinicum Ph.Eur.3, Immunoserum antibotulinicum, Antibotulinum. Vom Tier gewonnen. Antitoxische Globuline, die die von *Chlostridium botulinum* Typ A, B, E od. jeder Mischung gebildeten Toxine spezifisch neutralisieren. Gew. meist durch Fraktionierung aus Pferdeserum. **Anw.:** zur Ther. von Botulismus*.

**Botulismus-Impfstoff für Tiere:** Vaccinum clostridii botulini ad usum veterinarium Ph.Eur.3; Toxoidimpfstoff; gew. aus einer flüssigen Kultur von *Clostridium botulinum* der Typen C od. D od. einer Mischung beider. Die Toxine im Kulturfiltrat müssen so inaktiviert werden, daß die Toxizität eleminiert wird, jedoch die immunogene Wirksamkeit erhalten bleibt.

**Bougies: 1.** Stabförmige Instrumente, starr od. flexibel, aus Gummi, Metall od. Seidengespinst, zur Dehnung z.B. der Harn- u. Speiseröhre; **2.** veraltete Bez. f. Bacilli* (Arzneistäbchen).

**Bourbontee:** Folia Faham, s. Angraecum fragrans.

**Bourettestoff:** aus Seidenabfällen hergest. Gewebe. **Anw.:** früher als Verbandstoff.

**Bouveault-Blanc-Reduktion:** Reduktion von aliphatischen Carbonsäureestern zu primären Alkoholen mit metallischem Natrium u. Alkohol.

**Bouveault-Synthese:** Verfahren zur Herst. v. Aldehyden durch Umsetzung von N,N-disubstituierten Formamiden mit Grignard-Verbindungen (s. Abb.).

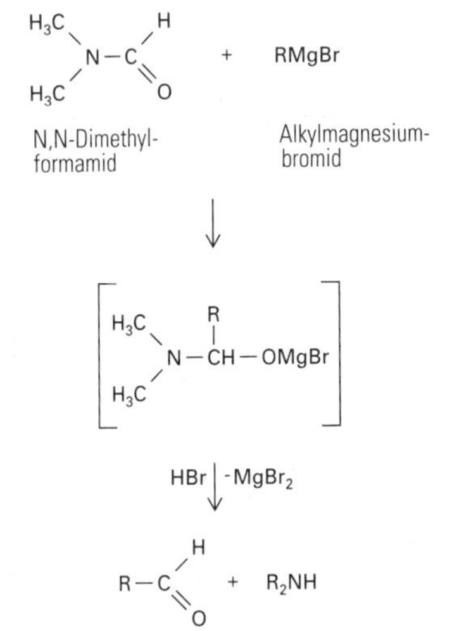

Bouveault-Synthese

**Bovin:** vom Rind, z.B. bovines Insulin: Insulin* aus Rinderpankreas.

**Boviserin:** Rinderserum, zur oralen Therapie.

**Bovista:** s. Lycoperdon bovista.

**Boviste:** s. Pilze.

**Bovo-Tuberkulin Koch:** Mycobacterium bovis, s. Perlsucht.

**Boyle-Mariotte-Gesetz:** Boyle-Gesetz. Das Produkt aus Druck u. Volumen ist f. ideale Gase bei gleichbleibender Temp. konstant ($p \cdot V$ = const.); s.a. Gasgesetze, ideale.

**BPI:** Bundesverband der pharmazeutischen Industrie e.V., Pf. 11025, D-60329 Frankfurt, Tel. 069/2556-0. Die Aufgabe des BPI ist die Förderung u. Vertretung gemeinsamer Interessen der pharmazeutischen Industrie. Er ist u.a. Herausgeber des Pharma-Kodex, einer Sammlung von Gesetzen, Richtlinien u. Empfehlungen, der Roten Liste* u. der Zeitschrift Medikament u. Meinung. Fachinformationen* nach § 11a AMG können beim BPI-Fachinfoservice, Tel 07525/940-0 angefordert werden.

**Bq:** Symbol f. Becquerel*; SI-Einheit f. die Aktivität einer radioaktiven Substanz (s. Radioaktivität); 1 Bq = 1 $s^{-1}$.

**Br:** *chem.* Brom*.

**Brachdistel:** s. Eryngium-Arten.

**Brachdistelkraut:** Herba Eryngii, **Brachdistelwurzel**, Rad. Eryngii, s. Eryngium-Arten.

**Brachium:** Arm, Oberarm; Antebrachium: Unterarm; brachial: zum Arm gehörend.

**Brachyglottis:** s. Pyrrolizidinalkaloide.

**Bractium:** der eingetrocknete Milchsaft von Papaver bracteatum*.

**Bradilan®:** s. Nicofuranose.

**Bradosol®:** Phenododeciniumbromid.

**Bradykardie:** Verlangsamung der Herztätigkeit (Schlagfolge unter 60 pro min).

**Bradykinesie:** allgemeine Verlangsamung der Bewegungen.

**Bradykinin:** wichtiger Vertreter der Kinine, einer Gruppe biol. aktiver Peptide; ein aus 9 Aminosäuren bestehendes Peptidhormon mit der Sequenz Arg-Pro-Pro-Gly-Phe-Ser-Pro-Phe-Arg, das dem Ort seiner Bildung nach zu den Gewebshormonen gehört. B. wird aus Plasmaglobulinen durch das proteolytische Enzym Kallikrein freigesetzt. Es wirkt neben *Kallidin* (Lysylbradikinin) blutgefäßerweiternd u. damit blutdrucksenkend, gefäßpermeabilitätserhöhend u. auf die glatte Muskulatur von Bronchien, Darm u. Uterus kontrahierend; s.a. Hormone (Plasmakinine).

**Bradyphrenie:** (*gr.* βραδύς langsam, φρενός Verstand) Verlangsamung der geistigen Funktionen durch Mangel an innerem Antrieb; Folgezustand der Enzephalitis.

**Bragg-Gleichung:** Bragg-Reflexionsbeziehung; von W.H. u. W.L. Bragg (England, 1913) aufgestellte Gleichung f. die Beugung monochromatischer (Röntgen)Strahlen an Kristallen:

$n \cdot \lambda = 2 \cdot \sin \vartheta$

d ist der Abstand benachbarter Netzebenen*, n die Beugungsordnung (ganze Zahl), $\vartheta$ der Winkel zwischen Primärstrahl u. gebeugtem Strahl u. $\lambda$ die Wellenlänge der Strahlung, die an den Netzebenen* reflektiert wird. Sie bildet die Grundlage f. die Verhältnisse bei der Kristallstrukturanalyse.

**Bragg-Verfahren:** s. Kristallstrukturanalyse.

**Brakteen:** *bot.* Hochblätter, s. Blütenstand.

**Brallobarbital:** 5-Allyl-5-(2-bromallyl)barbitursäure; CAS-Nr. 561-86-4; $C_{10}H_{11}BrN_2O_3$. **Strukturformel** s. Barbiturate. Schmp. 168-169°C. **Anw.:** Sedativum, Schlafmittel.

**Bram:** Besenginster, Cytisus scoparius*.

**Brambeere:** Rubus fruticosus*.

**Brand:** *med.* s. Gangraena.

**Brandbinden:** sind mit Pulvermischungen aus Zinkoxid, Bismutnitrat, Kieselsäuregel u.a. beschichtete Mullbinden. Ihre Anw. ist obsolet.

**Brandliniment:** Linimentum Calcariae*.

**Brandpilze:** Ustilaginales, s. Pilze; z.B. Ustilago zeae* (Maisbrand).

**Branntweinmonopol:** In der Bundesrepublik Deutschland ist das B. das einzige Finanzmonopol des Staates. Es umfaßt die Übernahme des im Monopolgebiet (Gebiet d. BR Deutschland ohne d. Gebiet v. Büsingen u. ohne d. Insel Helgoland) hergestellten Branntweins aus den Brennereien, die Einfuhr, Reinigung u. Verwertung von Branntwein u. den Branntweinhandel (Gesetz über das Branntweinmonopol vom 8.4.1922, nebst Ausführungsbestimmungen). Zuletzt geändert d. Art. 3 d. Verbrauchssteuer-Binnenmarktgesetzes v. 21.12.1992.

**Branntweinsteuer:** In der Bundesrepublik Deutschland ist die B. eine Konsumsteuer (Verbrauchsteuer). Sie wird von der Zollverwaltung bei den Erzeugerbetrieben erhoben, d.h., die Steuer entsteht schon, wenn das Produkt den Betrieb verläßt od. dort verarbeitet wird.

**Brasilholz, Gelbes:** Lignum citrinum, s. Chlorophora tinctoria.

**Brasilholz, Rotes:** Lignum Fernambuci, s. Caesalpinia echinata.

**Brasilianisches Arrowroot:** Amylum Manihot* u. Amylum Batatae*.

**Brasilnuß, Brasilkastanie:** s. Bertholletia excelsa.

**Brassica alba:** s. Sinapis alba.

**Brassicaceae:** Kreuzblütler (Cruciferae), Od. Capparales. Mehr als 100 Arten in Mitteleuropa. Meist Kräuter od. Stauden mit wechselständig angeordneten Blättern. Die Blüten stehen häufig in Trauben, sind radiär gebaut, 4-zählig, meist 6 Staubblätter, von denen 2 kürzer sind. Die Früchte sind schoten- od. nußartig. **Chem. Merkmale:** schwefelhaltige Senfölglucoside (Glucosinolate*), fettes Öl in den Samen. **Wichtige Gattungen** s. z.B. Armoracia, Brassica, Capsella, Cheiranthus, Cochlearia, Erysimum, Iberis, Lepidium, Nasturtium, Raphanus, Sinapis, Sisymbrium.

**Brassica-Faktoren:** s. Glucosinolate.

**Brassica napus** L. emend. Metzg. **var. napus: Raps** u. **Brassica rapa** L. emend. Metzg. var. sylvestris (Lam.) Briggs.: **Rübsen** (B. campestris ssp. oleifera), Fam. Brassicaceae (Cruciferae) (Europa, Kleinasien, Indien), haben fettes Öl von ähnlichen physikalischen u. chemischen Eigenschaften u. sind daher beide Stpfln. v. **Oleum Rapae:** (Ol. Napi) **Rapsöl, Rüböl**, das aus den Samen erucasäurearmer Sorten (ohne Anw. von Wärme) gepreßte Öl, gelb bis bräunlichgelb. **Off.:** DAC86. Nach Ph.Eur.3 (DC-Reagenz) gew. aus verschiedenen Arten von B. nigra. IZ 94 bis 124; POZ max. 10, VZ 180 bis 195; SZ nicht über 1.0; D. 0.916 bis 0.923; Ep. -2 bis -10°C; UA max. 2.0%. **Best.:** Glyceride der Erucasäure (zwischen 40 u. 55%), Ölsäure (ca. 15%), Linolsäure (ca. 13.5%), ferner 6 bis 10% Linolensäure, Palmitinsäure u.a. Nach DAC86 enthält die Fettsäurefraktion max. 5% Erucasäure, 45 bis 65% Ölsäure, 18 bis 32% Linolsäure, 6 bis 14% Linolensäure, 3 bis 8% Palmitinsäure etc. **Anw.:** zu Linimenten u. Salben; als Füllmaterial f. Weichgelatinekapseln; als Speise-, Brenn- u. Schmieröl, DC-Reagenz zur Identifizierung fetter Öle. **Flores Napi:** Rapsblüten, bisweilen zu Teemischungen verwendet. **Semen Napi**, Rapssamen, u. **Semen Rapae**, Rübsen. **Inhaltsst.:** ca. 50% Fett, ein Senfölglucosid, Gluconapin (s. Glucosinolate), das bei enzymatischer Hydrolyse 3-Butenylisothiocyanat liefert. Außer zur Herst. v. Oleum Rapae auch als Vogelfutter verwendet. Ölkuchen u. Rapsschrot können wegen der vorhandenen Glucosinolate nur bedingt zur Fütterung von Tieren eingesetzt werden. Züchtung u. Anbau von Sorten, die diese Inhaltsst. nicht enthalten, wird daher angestrebt.

**Brassica nigra** (L.) Koch: (Sinapis nigra) Fam. Brassicaceae, Schwarzer (Holländischer) Senf (heim. wahrscheinl. südöstl. Mittelmeergebiet, kult. in ganz Europa, Asien, Amerika). Stpfl. v. **Semen Sinapis (nigrae):** Sinapis nigrae semen, Schwarze Senfsamen. **Off.:** ÖAB90, Ph.Helv.7, DAC86. (Neben Brassica nigra werden von Ph.Helv.7 noch folgende Stammpflanzen f. Sinapis nigrae semen genannt: **Brassica juncea** (L.) Czern., **Brassica integrifolia** (West) O.E. Schulz u. **Brassica cernua** (Thunb.) Forb. et Hemsl.). **Inhaltsst.:** ca. 1.0 bis 1.2% **Sinigrin*** (Kaliummyronat), ein Glucosinolat*, das durch das ebenfalls enthaltene Enzym **Myrosinase** (im intakten Samengewebe in Idioplasten abgesondert) in Gegenwart von Wasser in den eigentlichen Wirkstoff Allylsenföl (mind. 0.7% nach ÖAB90, nach DAC86 mind. 0.6%), D-Glucose u. Kaliumhydrogensulfat gespalten wird; ferner Sinapin*, Sinapinsäure, ca. 20% Schleim, ca. 18% Eiweiß, etwas äther. Öl u. ca. 30% fettes Öl (Ol. Sinapis pingue). **Wirk.** u. **Anw.:** zu hautreizenden Pflastern (Charta sinapisata*, Senfpapier, Senfpflaster), Umschlägen u. Bädern. Im Gegensatz zu anderen Hautreizmitteln wie Capsaicin* od. Cantharidin* gelangt Allysenföl rasch in tiefere Hautschichten u. löst dort Entzündungen aus. Es kommt zur Hyperämisierung der Haut. Je nachdem, wie lange Einwirkung erfolgt, resultiert einfache Rötung bis Blasenbildung, bei prädisponierten Menschen kann es auch zu schlecht heilenden Ulzerationen u. Nekrosen kommen. Bei gesunder Haut kann der lokale Hautreizeffekt bis zu 2 Tage anhalten. **Senfbad:** 125 bis 250 g frisch gemahlenes Senfmehl mit warmem Wasser zu einem Brei anrühren, nach 0.5 Stunden in einem Leinenbeutel im Badewasser ausdrücken. Zu Breiumschlägen (Kataplasmen) werden gepulverte Senfsamen (ca. 100 g) mit Wasser von höchstens 40°C angerührt (heißes Wasser hemmt die Enzymwirkung); angewandt bei Bronchopneumonie* u. anderen Arten von Entzündungen im Bereich der Lunge (s. Pneumonie). Anwendungsdauer (im Gegensatz zu Capsicum-Präparaten) beschränkt, (auf der Brust) ca. 10 min, bei Kindern höchstens halb so lange. **Anw.** techn.: zur Herst. v. Mostrich (Mostardum*) (Dijon-Senf besteht fast nur aus dem nicht entölten Schwarzen Senf) u. zur Gew. des fetten u. äther. Öles. Senfmehl eignet sich zur Entfernung von Gerüchen in Gefäßen, Flaschen, Fässern usw., da es viele Riechstoffe zerstört (auf ein 100-L-Faß gibt man 10 g Senfmehl in 1 L heißes Wasser u. läßt es einige Tage verschlossen stehen). **Semen Sinapis pulveratum exoleatum:** Pulvis Sinapis concentratus, entöltes Senfmehl, ist wirksamer u. haltbarer als das nicht entölte Senfsamenpulver. **Oleum Sinapis aethereum:** Natürliches ätherisches Senföl, besteht fast ausschließlich aus Allylsenföl. Äther. Öl nicht mehr offizinell, ist ersetzt durch das synthetische **Oleum Sinapis:** Allylum isorhodanatum, (synthetisches) Allylsenföl*, Allylisothiocyanat. **Oleum Sinapis pingue:** Fettes Senföl, das aus schwarzem wie weißem Senfsamen (s. Sinapis alba) ausgepreßte fette Öl. **Best.:** Glyceride der Eruca- (ca. 50%), Öl- (ca. 25%), Linol- (ca. 20%), Linolen-, Palmitinsäure. **Anw.:** als Speiseöl, Brennöl usw. (wie Ol. Rapae).

**HOM:** *Sinapis nigra*: die reifen Samen; verord. z.B. b. Heuschnupfen.

**Brassica oleracea** L. **convar. capitata** (L.) Alef. **var. capitata:** Fam. Brassicaceae, Kopfkohl, als Rot- u. Weißkohl (f. alba) kultiviert. Der Saft wird bei Magengeschwüren, Hepatopathie u. Pankreasfunktionsstörungen verwendet. **Inhaltsst.:** S-Methylmethionin (Antiulkus-Faktor, schützt Magenschleimhaut, s. Methioniummethylsulfoniumhydrochlorid), Glucobrassicin (strumigen* bei längerer Anwendung).

**HOM:** *Brassica oleracea e planta non florescente* (HAB1.4): frische Kohlköpfe.

**Brassica rapa:** s. Brassica napus.

**Brassidinsäure:** s. Erucasäure.

**Braton-Marshall-Reagenz:** s. Naphthylethylendiamindihydrochlorid.

**Braunalgen:** Phaeophyceae, (Phaeophyta); ca. 1500 Arten umfassende Klasse (bzw. Abteilung) mehrzelliger Meeresalgen (Tange), bei denen Chlorophyll durch das braungefärbte Fucoxanthin* u. andere Carotinoide ersetzt ist; als Quelle von Alginsäure* u. -derivaten sind sie von pharmazeutischem Interesse, v.a. aber auch Ascophyllum nodosum* (Knotentang), Fucus vesiculosus* (Blasentang), Laminaria*-Arten (Riementang) sowie Macrocystis pyrifera* (Kelp) etc.

**Brauneisenstein:** s. Eisen.

**Brauneria angustifolia:** s. Echinacea angustifolia.

**von-Braun-Reaktion:** s. Von-Braun-Reaktion.

**Braunstein:** Manganum dioxydatum, s. Mangan(IV)-oxid.

**Braunüle:** Venenverweilkanüle; f. Infusionen verwendete Kanüle* aus Kunststoff, in der sich ein Stahlmandrin (s. Mandrin) befindet, der nach der Venenpunktion entfernt wird. Die Kanüle kann mehrere Tage in der Vene verbleiben.

**Braunwurz:** s. Scrophularia nodosa.

**Braunwurzgewächse:** s. Scrophulariaceae.

**Brausegranulate:** nichtüberzogene Granulate, die saure Substanzen u. Carbonate od. Hydrogencarbonate (s. Brausetabletten) enthalten. B. werden vor der Einnahme in Wasser gelöst od. dispergiert. Prüfungen s. Granulate. Nach Ph.Eur.3 zusätzliche Prüfung auf Zerfall: 6 Einzeldosen werden in je 200 mL Wasser (15 bis 25°C) gegeben. Sie entsprechen, wenn jede der 6 Dosen innerhalb 5 min zerfallen ist.

**Brausemagnesia:** s. Magnesium citricum effervescens.

**Brausepulver:** s. Pulvis aerophorus.

**Brausepulver, Abführendes:** s. Pulvis aerophorus laxans.

**Brausepulver, Gemischtes:** s. Pulvis aerophorus mixtus.

**Brausetabletten:** B. zerfallen od. lösen sich in Wasser unter Bildung von Kohlendioxid zu einer trinkfertigen Brauselimonade. Dieser Zerfallsmechanismus wird durch eine Kombination von Hydrogencarbonaten od. Carbonaten mit Säuren (Wein-, Citronensäure) verursacht, tritt aber nur in Anwesenheit von Wasser ein. Um eine vorzeitige Reaktion zu unterbinden, ist bei der Herst. (Direkttablettierung od. über Brausegranulate) auf Wasserausschluß zu achten. Außerdem ist eine hermetisch abgeschlossene Verpackung (s. Aluminiumverbundfolie) von besonderer Wichtigkeit. Geprüft wird auf Gleichförmigkeit der Masse* u. auf Zerfall. Die Zerfallszeit wird nach Ph.Eur.3 in folgender Weise geprüft, indem man eine Tablette in 200 mL Wasser von 15 – 25°C einbringt. Nach Beendigung der Gasentwicklung sollte die Tablette zerfallen od. gelöst sein, ohne daß eine Anhäufung von Teilchen zurückbleibt. Diese Prüfung ist mit 6 Tabletten durchzuführen. Die Tabletten entsprechen der Prüfung, wenn alle untersuchten Tabletten innerhalb von 5 min zerfallen sind; s.a. Compressi (Tabletten).

**Brayera anthelminthica:** s. Hagenia abyssinica.

**Brazil wax:** Carnaubawachs, s. Wachse.

**Brechen von Emulsionen:** Trennung in eine ölige u. eine wäßrige Schicht. s. Aufrahmen, Koaleszenz*.

**Brecherregender Sirup:** s. Sirupus emeticus.

**Brechkraft:** *syn.* Brechwert*.

**Brechkraft-Einheit:** s. Dioptrie.

**Brechmittel:** s. Emetikum.

**Brechnuß:** Brechnußsame, Semen Strychni, s. Strychnos nux vomica.

**Brechnußtinktur:** s. Tinctura Strychni.

**Brechringampulle:** s. Ampulle.

**Brechsirup:** s. Sirupus emeticus.

**Brechung des Lichtes:** s. Brechungsgesetz, Brechungsindex, Refraktometrie.

**Brechungsdispersion:** s. Brechungsindex.

**Brechungsgesetz:** Wenn eine Welle aus einem Medium in ein anderes eintritt, so ändert sie an der Grenzfläche die Ausbreitungsrichtung. Fällt z.B. ein Lichtstrahl aus Luft in Wasser, so wird er aus seiner ursprünglichen Richtung abgelenkt od. gebrochen. Der Winkel, den der einfallende Strahl mit dem Lot bildet, heißt Einfallswinkel $\alpha$, der Winkel, den der gebrochene Strahl mit dem Lot bildet, Brechungswinkel $\beta$. Die Brechzahl gibt das Verhältnis des Sinus des Einfalls- u. des Brechungswinkels an. Sie ist f. eine bestimmte Stoffkombination stets konstant (Snellius, 1621; s.a. Refraktometrie) u. entspricht nach dem Brechungsgesetz dem Quotienten der Brechungsindizes $n_a$ u. $n_b$ der beiden Medien (s.a. Brechungsindex):

$\sin \alpha / \sin \beta = n_a/n_b$

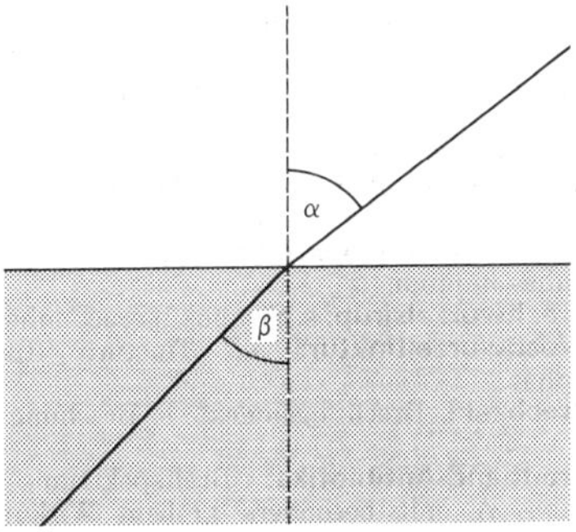


Brechungsgesetz:
Einfallwinkel ($\alpha$) und Brechungswinkel ($\beta$)

**Brechungsindex:** Brechzahl, Brechungsquotient; das Verhältnis n der Lichtgeschwindigkeit im materiefreien Raum (Vakuum) c zur Lichtgeschwindigkeit in einem Stoff $c_m$, d.h. der B. ist dimensionslos u. stoffspezifisch:

$n = c/c_m$

bzw., da sich die Frequenz $\nu$ nicht ändert u.

$c = \nu \cdot \lambda$ ($\lambda$ = Wellenlänge), gilt auch:

$n = \lambda/\lambda_m$

Der B. von Flüssigkeiten läßt sich in einfacher Weise aufgrund des Brechungsgesetzes* über den Grenzwinkel der totalen Reflexion bestimmen; s. Refraktometrie. Da der B. außer von der Substanz u. von der zur Messung benutzten Wellenlänge des Lichtes auch von der Temp. abhängt, fügt man bei der Zahlenangabe dem B. neben der zugehörigen Lichtart als Index auch die Temperatur als Hochzahl an, z.B. $n_D^{20°C}$: B., gemessen mit dem gelben Licht der Natriumdampflampe bei $\lambda(D) = (\lambda_1 + \lambda_2)/2$ (= 589.2 nm) u. 20°C, od. $n_O^{20°C}$: B., gemessen mit dem roten Licht von 656.3 nm eines Wasserstoff-Geißler-Rohres, od. $n_F^{20°C}$, ebenfalls mit dem Wasserstoffrohr mit Licht von 486.1 nm Wellenlänge u. bei 20°C gemessen. Die Buchstaben O, D, F sind die von Fraunhofer eingeführten Bezeichnungen f. die angegebenen Wellenlängen.

Optisch anisotrope Stoffe (die meisten Kristalle u. Flüssigkristalle) haben richtungsabhängig verschiedene Brechungsindizes, was ja das Phänomen der Doppelbrechung* von Kristallen u. Flüssigkristallen bewirkt; jede Richtung hat 2 Werte.

Die Brechungsindizes vermögen i.a. die verschiedenen Stoffe zu charakterisieren; man benutzt sie deshalb zur Bestimmung dieser Stoffe. Oft genügen jedoch solche Zahlenangaben allein noch nicht. Dann benutzt man zur weiteren Unterscheidung die **Brechungsdispersion** (s. Dispersion), d.h. den Unterschied zweier Brechungsindizes verschiedener Wellenlänge f. dieselbe Substanz. Meist gebraucht man dafür die Differenz $n_F - n_O$.

**Brechungswinkel:** s. Brechungsgesetz.

**Brechweinstein:** Tartarus stibiatus, s. Antimonyl-kaliumtartrat.

**Brechweinsteinsalbe:** s. Unguentum Tartari stibiati.

**Brechwert:** Brechkraft (Symbol D); physikalische Größe zur Charakterisierung von lichtsammelnden od. -zerstreuenden Linsen od. Linsensystemen. Der B. einer Linse hängt vom Krümmungsradius sowie von den Brechungsindizes des Glases ($n_L$) u. des umgebenden Mediums $n_M$ ab. In einem allgemeinen Medium gilt $D = n_M/f$ (f = Brennweite), in einem Medium mit $n_M = 1$, wie z.B. Luft, entsprechend $D = 1/f$, d.h. der B. ist dann gleich dem Kehrwert der Brennweite. Die Einheit des B. ist die Dioptrie*.

**Brechwurz:** Rad. Asari, s. Asarum europaeum.

**Brechwurzel:** Rad. Ipecacuanhae, s. Cephaelis ipecacuanha, C. acuminata.

**Brechwurzelfluidextrakt:** s. Extractum Ipecacuanhae fluidum.

**Brechwurzelsirup:** s. Sirupus Ipecacuanhae.

**Brechwurzeltinktur:** s. Tinctura Ipecacuanhae.

**Brechzahl:** Brechungsindex*, s. Brechungsgesetz.

**Breitband-Antibiotika:** Breitspektrum-Antibiotika, A. mit besonders großem Wirkungsspektrum, die auf mehrere bzw. zahlreiche Erreger einwirken; hierzu gehören Chloramphenicol, die versch. Tetracycline u. Erythromycin; s. Antibiotika (Tab.).

**Breitwegerichkraut:** Herba Plantaginis majoris, s. Plantago major.

**Bremsstrahlen:** s. Röntgenstrahlen.

**Brennesselkraut: Brennesselblätter, Brennesselwurzel, Brennesselfrüchte**, s. Urtica-Arten.

**Brennkraut, Indisches:** s. Acalypha indica.

**Brennpunkt:** Fokus (Symbol F); der Punkt, in dem sich parallele Lichtstrahlen nach Durchgang durch eine Konvexlinse (Sammellinse) od. nach Reflexion an einem Konkavspiegel vereinigen. Die **Brennweite** f ist der Abstand des B. vom Linsenmittelpunkt od. vom Scheitelpunkt des Spiegels. Bei Konkavlinsen (Zerstreuungslinsen) bzw. Konvexspiegeln gibt es keine reelle, sondern nur virtuelle Brennpunkte.

**Brennspiritus:** Spir. denaturatus, s. Ethanol.

**Brennweite:** s. Brennpunkt.

**Brennwert, Physiologischer:** Nährwert; diejenige Energiemenge, die durch Abbau (Verbrennung) der Nahrung im Körper entsteht. Dieser Wert beträgt f. Citronensäure ca. 14, für andere organische Säuren, Kohlenhydrate od. Eiweiß ca. 17, für Ethanol ca. 30 u. für Fette ca. 39 kJ/g (1 kJ = 0.239 kcal). Der Energiebedarf eines Erwachsenen beträgt je nach körperlicher Tätigkeit, Schwangerschaft etc. ca. 5 000 bis 13 000 kJ/d; vgl. Grundumsatz.

**Brenzcatechin:** Brenzkatechin, Pyrokatechin, 1,2-Dihydroxybenzol, Pyrocatechusäure, Pyrocatechol, Catechol; $C_6H_4(OH)_2$. Schmp. 104°C. Sdp. 245°C. D. 1.37. Farblose Kristalle, lösl. in Wasser, Ethanol, Ether. Bestandteil vieler Harze sowie im Birkenholzteer (zuerst 1839 durch trockene Destillation von Catechu gew.); Grundstruktur der biol. wichtigen Catecholamine. **Anw.** techn.: in der Photographie als Entwickler, als Reagenz.

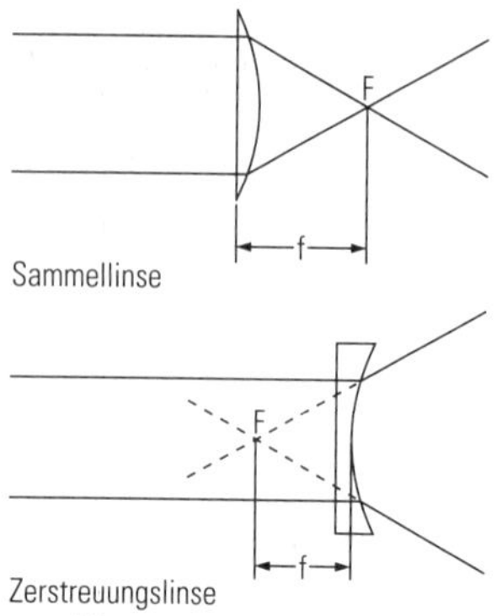

Brennpunkt

**Brenzcatechinmonomethylether:** s. Guajakol.

**Brenzgallussäure:** s. Pyrogallol.

**Brenzschleimsäure:** s. 2-Furancarbonsäure.

**Brenzschleimsäurealdehyd:** s. Furfural.

**Brenztraubensäure:** Abk. BTS, 2-Oxopropionsäure, α-Ketopropansäure, Propanonsäure, Acidum pyrouvicum, Pyruvic acid; $CH_3$–CO–COOH, $M_r$ 88.06. Schmp. 11.8°C. Sdp. 165°C (Zers.). D. 1.27. Einfachste u. wichtigste α-Ketocarbonsäure; ihre Salze werden als **Pyruvate** bezeichnet. Farblose bis gelbl., stechend nach Essigsäure riechende Flüss.; leicht lösl. in Wasser, Ethanol u. Ether; wird durch naszierenden Wasserstoff sehr leicht in Milchsäure umgewandelt u. von konz. Schwefelsäure schon bei gelinder Wärme unter Bildung v. Kohlenmonoxid zersetzt; sie reduziert ammoniakal. Silberlsg. B. ist ein Zwischenprodukt im Stoffwechsel der Kohlenhydrate, der Fettsäuren sowie gewisser Aminosäuren; s. Pyruvat. Darst.: durch Erhitzen v. Wein- od. Traubensäure mit Kaliumhydrogensulfat (zuerst 1835 von Berzelius). **Anw.:** z.B. zur Herst. v. Atophan u. seiner Derivate.

**Brevibloc®:** s. Esmolol.

**Brevimytal®:** s. Methohexital.

**Bricanyl®:** s. Terbutalin.

**Brij®:** Handelsbezeichnung f. verschiedene nichtionogene Emulgatoren aus der Reihe der Polyoxyethylenfettalkoholether*.

**Brikettierverfahren:** s. Granulierung.

**Brillantgrün:** s. Malachitgrün.

**Brillenschlange:** s. Naja naja.

**Brinaldix®:** s. Clopamid.

**Bristamin:** s. Phenyltoloxamin.

**Britanniametall:** Legierung von 90 T. Zinn u. 10 T. Antimon od. 80 T. Zinn, 8 T. Antimon u. 2 T. Kupfer; früher f. Dentalprothesen u. Kronen.

**British Pharmaceutical Codex:** s. Deutscher Arzneimittel-Codex.

**Brocadopa®:** s. Levodopa.

**Broca-Formel:** Formel zur Bestimmung des Sollgewichtes (in kg) entsprechend Körpergröße (in cm) minus 100. Die physiologische Variationsbreite des Körpergewichtes wird von Grafe mit 20%, von Voit mit 10% des Sollgewichtes angegeben.

**Brockmann-Chen-Reaktion:** Nachweisreaktion f. Vitamin D. Wird eine Probelösung mit einer Lsg. von Antimon(III)-chlorid in Chloroform versetzt, beobachtet man beim Vorliegen von Vitamin D eine orangegelbe Färbung.

**Brönsted, Johannes N.:** dänischer Physikochemiker (1879 bis 1947), der 1923 die Säure-Base-Begriffe neu formulierte. Nach Brönsted sind Säuren* Stoffe, die Protonen abgeben können (Protonendonatoren, Brönsted-Säuren). Basen* sind Stoffe, die Protonen aufnehmen können (Protonenakzeptoren, Brönsted-Basen).

**Brom:** Bromum, Br, $A_r$ 79.904, OZ 35. D. 3.14, Schmp. -7.2°C, Sdp. 58.8°C. Entdeckt 1826 v. Balard im Meerwasser. Neben Quecksilber das einzige bei gewöhnl. Temp. flüssige u. neben Fluor u. Chlor das reaktionsfähigste Element; ein Halogen. Dunkelrotbraune, flüchtige, erstickend riechende Flüss., an der Luft braunroten Dampf entwickelnd (Dämpfe 5mal schwerer als Luft), lösl. in ca. 30 T. Wasser, sehr leicht lösl. in Ethanol, Ether, Chloroform, Schwefelkohlenstoff Nat. nur in gebundenem Zustand, hauptsächl. in Form der Bromide, im Meerwasser u. in den Abraumsalzen (Karnallit-Laugen). Gew. techn. aus den Mutterlaugen der Abraumsalze durch Einleiten von Chlorgas. Die Dämpfe reizen sehr stark die Haut u. die Schleimhaut der Augen u. Atemwege. Die Flüss. führt zu Blasenbildung u. Nekrose der Haut. **Anw.:** als techn. Chemikalie; med.: nur im Form der Bromide. **Nachw. von Bromverbindungen: 1.** Silbernitrat fällt aus Lsgn. der Bromide gelbweißes Silberbromid (AgBr), lösl. in Ammoniak (jedoch schwerer lösl. als Silberchlorid), unlösl. in Salpetersäure; **2.** Chlorwasser macht aus Bromidlsg. Brom frei, das sich in Tetrachlorkohlenstoff mit braunroter Farbe löst; **3.** Brom färbt Stärke orangegelb.

**HOM:** *Bromum* (HAB1.4): verord. z.B. b. Akne, Asthma, Laryngitis, Bronchitis.

**Bromacetophenon:** 2-Brom-1-phenylethanon, Phenacylbromid; $C_6H_5COCH_2Br$, $M_r$ 199.05. Schmp. 50°C. Sdp. 140°C (16 mbar). Farblose Prismen, unlösl. in Wasser, lösl. in Ethanol, Chloroform u. Ether. **Anw.:** Tränengas.

**Bromadalum:** s. Carbromal.

**Bromalhydrat:** s. Tribromaldehydhydrat.

**Bromammonium:** s. Ammoniumbromid.

**Bromate:** Bromsaure Salze, Salze der Bromsäure*.

**Bromatologie:** (βρῶμα Speise) Ernährungslehre; Lehre von der menschlichen Ernährung u. den Nahrungsmitteln; vgl. Trophologie.

**Bromatometrie:** Verfahren der Maßanalyse*, bei dem mit Kaliumbromat ($KBrO_3$)–Maßlösung titriert wird. $BrO_3^-$ wird dabei zu $Br^-$ reduziert. Die B. eignet sich u.a. zur Bestimmung von Aluminium, Arsen, Antimon, Bismut, Hydroxylamin.

**Bromazepam** INN: Bromazepamum Ph.Eur.3, 7-Brom-1,3-dihydro-5-(2-pyridyl)-2H-1,4-benzodiazepin-2-on, Lexotanil®; CAS-Nr. 1812-30-2; $C_{14}H_{10}BrN_3O$, $M_r$ 316.16. Weißes, krist. Pulver. Prakt. unlösl. in Wasser. Schmp. 237-238.5°C aus Aceton unter Zers. $pK_s$ 11.8. **Anw.:** Tranquilizer. HWZ 15 bis 28 h. **Übl. Dos.:** Oral: Sedativum: 1.5 mg morgens u. mittags, abends bei Bedarf 3 mg; Hypnotikum: 6 mg; s.a. Benzodiazepine, Psychopharmaka.

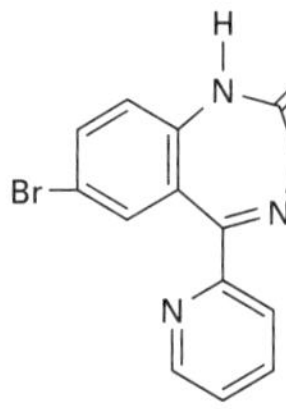

Bromazepam

**Brombarium:** s. Bariumbromid.

**Brombeerblätter:** Folia Rubi fruticosi, s. Rubus fruticosus.

**Bromcalcium:** s. Calciumbromid.

**Bromcampher:** s. Monobromcampher.

**Bromdiethylacetylcarbamid:** s. Carbromal.

**Bromelaine** INN: Bromelin, Ananase, Extranase, Traumanase®; CAS-Nr. 9001-00-7, $M_r$ ca. 33 000. Proteolytische Enzyme aus den Fruchtstielen von Ananas comosus*, Fam. Bromeliaceae. Dem Papain* ähnliche Endopeptidasen (Glykoproteine); werden ebenfalls durch SH-Gruppen blockierende Verbindungen inaktiviert. Schwer lösl. in Wasser; prakt. unlösl. in Ethanol, Chloroform, Ether. Optimum der proteolytischen Wirksamkeit zwischen pH 4 u. 10. **Anw.:** in der Substitutionstherapie zur Verdauungsförderung; Antiphlogistikum; bei entzündlichen Ödemen u. prophylaktisch gegen postoperative Ödeme (mit unklarem Resorptions- u. Wirkungsmechanismus); auch gegen malignes Wachstum eingesetzt (umstritten). **Übl. Dos.:** Oral (ausschließlich): Initialdos.: 4mal 0.04 g/d; Erhaltungsdos.: 4mal 0.02 g/d. **Nebenw.:** Übelkeit, Erbrechen, Diarrhö. Weitere **Anw.:** Vorbehandlung von Fleisch, Herst. v. Proteinhydrolysaten.

**Bromelin:** *syn.* Bromelaine*.

**Bromergocryptin:** s. Bromocriptin.

**Bromethyl:** s. Ethylbromid.

**Bromhexin** INN: N-Cyclohexyl-N-methyl-(2-amino-3,5-dibrombenzyl)amin, Bisolvon®, Auxit®; CAS-Nr. 3572-43-8; $C_{14}H_{20}Br_2N_2$, $M_r$ 376.1. **Anw.:** Mukolytikum; Expektorans. HWZ 1 h. **Übl. Dos.:** Oral: 2- bis 3mal 4 mg/d, Kinder unter 6 Jahre: 2- bis 3mal 2 mg/d. Parenteral: s.c., i.m., i.v. 4 mg.

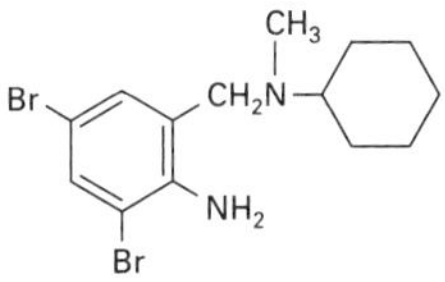

Bromhexin

**Bromhexinhydrochlorid:** Bromhexini hydrochloridum; CAS-Nr. 611-75-6; $C_{14}H_{21}Br_2ClN_2$, $M_r$ 412.6. Schmp. 233-242°C (Zers.). Weißes, krist. Pulver; schwer lösl. in Wasser, wenig lösl. in Ethanol. **Off.:** DAC86.

**Bromhexin-Lösung:** s. Solutio Bromhexini.

**Bromhidrosis:** Absonderung v. übelriechendem Schweiß.

**Bromide: 1.** Salze des Bromwasserstoffsäure, z.B. Kaliumbromid (KBr), Natriumbromid (NaBr) etc., lat. Bez. Kalium bzw. Natrium bromatum od.

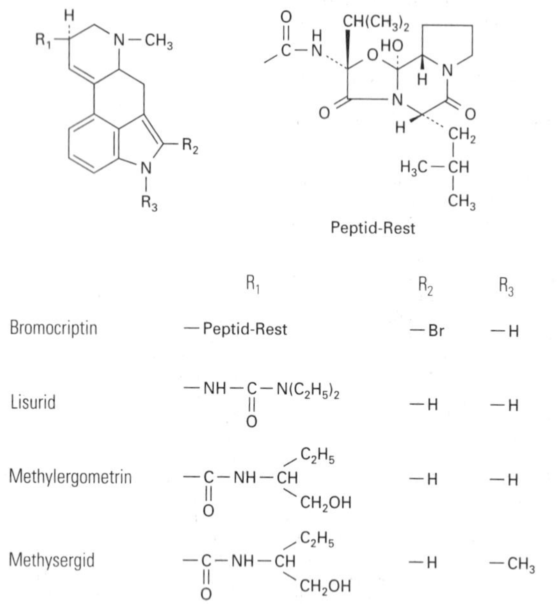


Bromocriptin

Kalii bzw. Natrii bromidum; **2.** in der org. Chemie: Alkylbromide, z.B. Ethylbromid ($C_2H_5Br$), Methylbromid ($CH_3Br$).

**Bromismus:** akute od. (häufiger) chronische Intoxikation durch bromhaltige Arzneimittel (Schlafmittel). Symptome: Verwirrtheitszustände, Gedächtnisschwund, Delirium, Dermatitiden, Konjunktivitis.

**Bromisoval** INN: Bromisovalum, (2-Brom-3-methylbutyryl)urea, α-Bromisovalerianylharnstoff, Bromisovalerianylcarbamid, Bromvaleton,

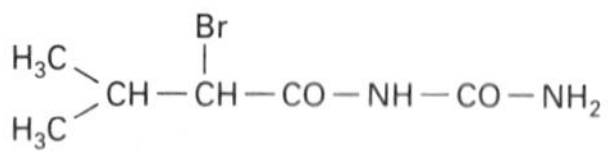

Bromisoval

Bromural, Carbamidum bromisovalerianicum; CAS-Nr. 496-67-3; $C_6H_{11}BrN_2O_2$, $M_r$ 223.08. Schmp. 147-152°C; polymorph. Lösl. 1:500 in Wasser, 1:15 in Ethanol, 1:6 in Chloroform, 1:25 in Ether, in Alkalihydroxid-Lösungen. $pK_s$ 10.8. **Off.:** DAB8, ÖAB90. **Anw.:** Sedativum, Hypnotikum. **Übl. Dos.:** Oral: Sedativum: 4mal 0.05-0.1 g/d; Hypnotikum: bis zu 0.8 g. Längere Einnahme kann durch Abspaltung u. Kumulation von $Br^-$ (HWZ ca. 12 d) zu Symptomen eines Bromismus* führen. Symptome der Überosierung ähnl. Barbituraten, aber Letalität wegen Schocklunge sehr hoch (4 bis 6%). Gefahr der Entwicklung einer Abhängigkeit. Vgl. Carbromal.

**Bromisovalerianylcarbamid:** s. Bromisoval.

**α-Bromisovalerianylharnstoff:** s. Bromisoval.

**Bromisoval-Tabletten:** s. Compressi Bromisovali.

**Bromkalium:** Kalium bromatum, s. Kaliumbromid.

**Bromkampfer:** s. Monobromcampher.

**Bromkresolgrün:** 3,3',5,5'-Tetrabrom-*m*-cresolsulfonphthalein; $C_{21}H_{14}Br_4O_5S$, $M_r$ 698.04. Farbloses, krist. Pulver, sehr schwer lösl. in Wasser, lösl. in Ethanol, unlösl. in Ether u. Benzol. **Anw.:** als Indikator (Säuren, Basen), Umschlagbereich: pH 3.8 (gelb) bis pH 5.4 (blaugrün).

**Bromkresolpurpur:** 5,5'-Dibrom-*o*-cresolsulfonphthalein; $C_{21}H_{16}Br_2O_5S$, $M_r$ 540.24. Rosafarbenes Pulver, lösl. in Ethanol 96%, wenig lösl. in Wasser. **Anw.:** als Indikator (pH 5.2 gelb bis pH 6.8 violett-purpur).

**Bromlithium:** Lithium bromatum, s. Lithiumbromid.

**Bromnatrium:** Natrium bromatum, s. Natriumbromid.

**Bromocriptin** INN: 2-Brom-α-ergocryptin, Parlodel®, Pravidel®; CAS-Nr. 25614-03-3; $C_{32}H_{40}BrN_5O_5$, $M_r$ 654.52. Halbsynthetisches Ergotalkaloid (vgl. Lisurid). Schmp. 215-218°C unter Zers., aus Methylethylketonisopropylether. $[\alpha]_D^{20°C}$ -195° (c = 1 in Methylenchlorid). **Anw.:** Prolactinhemmer*, bei prolactinbedingter Amenorrhö, Sterilität, Galaktorrhö, primärem u. sekundärem Abstillen, Akromegalie, Antiparkinsonmittel. **Nebenw.:** gastrointestinale Störungen (v.a. zu Beginn), Nausea, Kopfschmerzen, Sedierung, Hypotonie; bei hohen Dosen: Verstopfung, Verwirrtheit, Halluzinationen, Dyskinesien, Ödeme, selten Herzrhythmusstörungen, Angina-pectoris-Anfälle. HWZ 48 h. **Übl. Dos.:** Oral: 2mal 2.5 mg/d morgens u. abends während der Mahlzeit; Amenorrhö: 3mal 1.25 mg/d; Parkinson: 10 bis 50 mg/d, häufig kombiniert mit Levodopa.

**Bromocriptinmesilat:** Bromocriptini mesilas

Ph.Eur.3; CAS-Nr. 22260-51-1; $C_{33}H_{44}BrN_5O_8S$, $M_r$ 751. Schmp. 192-196°C (Zers.). Sehr lichtempfindliches, krist. Pulver. Prakt. unlösl. in Wasser, leicht lösl. in Methanol, lösl. in Ethanol. Unter -15°C zu lagern.

**Bromoform**: Tribrommethan, Formylum tribromatum; $CHBr_3$, $M_r$ 252.77. D. 2.289. Schmp. 7.7°C. Sdp. 149.6°C. Farblose, chloroformartig riechende, süßlich schmeckende Flüss. Darst.: durch Dest. v. Ethanol mit Brom u. Alkalilauge. **Bromoform** DAB6 ist eine Mischung von 99 T. B. u. 1 T. absol. Ethanol. **Anw.** med.: früher bei Keuchhusten; MED 0.5 g, MTD 1.5 g; bei Kindern: Anzahl der Lebensjahre + 2 Tr., also im 2. Lebensjahr 2 + 2 = 4 Tr.

**Bromometrie**: Wenig gebräuchliches Verfahren der Maßanalyse*, bei dem mit Brom-Maßlösung titriert wird.

**Bromoprid** INN: 4-Amino-5-brom-N-[2-(diethylamino)ethyl]-2-anisamid, Viaben®; CAS-Nr. 4093-35-0; $C_{14}H_{22}BrN_3O_2$. Schmp. 151°C; poly-

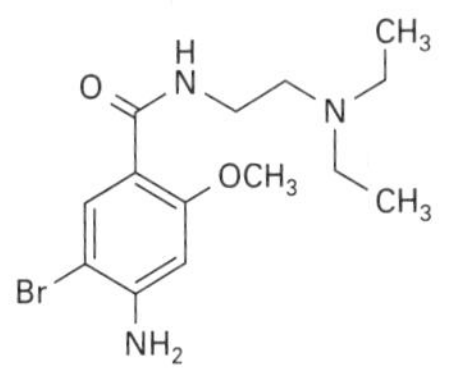


Bromoprid

morph. **Anw.**: Magen-Darm-Therapeutikum (bei gestörter Magen-Darm-Motilität); Antiemetikum. HWZ 3 h. **Übl. Dos.**: Oral: 2- bis 3mal 0.01 g/d in Kombination mit Psychopharmakon. Parenteral: i.m., i.v. 1- bis 2mal 0.01 g/d. Gebräuchl. ist auch Bromopridhydrochlorid.

**Bromperidol** INN: 4-[4-(4-Bromophenyl)-4-hydroxy-1-piperidinyl]-1-(4-fluorophenyl)-1-butanon, Impromen®; CAS-Nr. 10457-90-6;

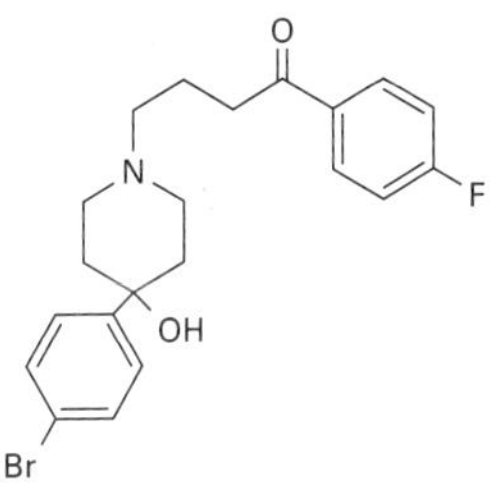


Bromperidol

$C_{21}H_{23}BrFNO_2$, $M_r$ 420.3. Schmp. 155-158°C; polymorph. $pK_s$ (des Salzes) 8.6 bis 8.7. **Anw.**: Neuroleptikum, Butyrophenonderivat; Ind.: bei verschiedenen Formen der Schizophrenie. **Nebenw.**: s. Psychopharmaka (Neuroleptika). HWZ 20 bis 36 h.

**Brompheniramin** INN: 4-Bromdylamin Ph.Eur.3, N-[3-(4-Bromphenyl)-3-(2-pyridyl)propyl]-N,N-dimethylamin, Dimegan®; CAS-Nr. 86-22-6; $C_{16}H_{19}BrN_2$, $M_r$ 319.26. Sdp. 147-152°C (66.7 Pa). Lösl. in verdünnten Säuren. **Anw.**: Antihistaminikum. **Übl. Dos.**: Oral: 2- bis 3mal 16

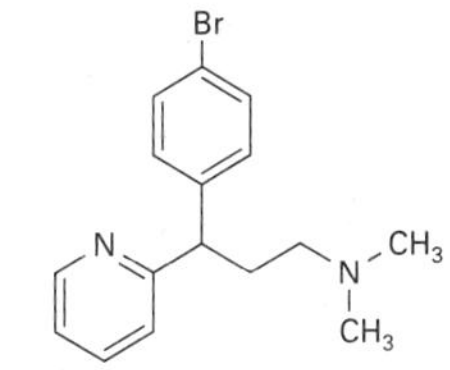


Brompheniramin

mg/d. Parenteral: i.m., s.c. 5 mg. Topikal: Salbe: 2%. **Nebenw.**: s. Azatadin.

**Brompheniraminmaleat**: CAS-Nr. 32865-01-3; $C_{20}H_{23}BrN_2O_4$, $M_r$ 435.3. Schmp. 132-135°C; polymorph. Wenig lösl. in Wasser, Ethanol, pH einer 2%igen wäßrigen Lsg. ist 5. Vgl. Dexbrompheniramin.

**Bromphenolblau**: 3,3',5,5'-Tetrabromphenolsulfonphthalein; $C_{19}H_{10}Br_4O_5S$, $M_r$ 670.02. Braunes Pulver, lösl. in Ethanol, Methanol, unlösl. in Benzol u. Ether, sehr schwer lösl. in Wasser. **Anw.**: Indikator, Umschlagsgebiet: pH 3.0 bis 4.6 (gelb-blauviolett); papierelektrophoret. u. chromatograph. Reagenz; zum Albuminnachweis im Harn u. zur Funktionsprüfung der Leber.

**Bromphenolrot**: 5,5'-Dibromphenolsulfonphthalein; $C_{19}H_{12}Br_2O_5S$, $M_r$ 512.19. Rotbraunes Pulver, leicht lösl. in Ethanol, sehr schwer lösl. in Wasser. **Anw.**: Indikator, Umschlagsgebiet: pH 5.2 bis 6.8 (gelb-rot).

**Brompropylat**: Isopropyl-4,4'-dibrombenzilat; CAS-Nr. 18181-80-1; $C_{17}H_{16}Br_2O_3$, $M_r$ 428.1. **Anw.** techn.: Akarizid; s. Schädlingsbekämpfungsmittel (Tab.).

**Bromsäure**: Acidum bromicum; $HBrO_3$. Darst.: durch Umsetzen von Bariumbromat mit verd. Schwefelsäure; wasserfrei nicht darstellbar; ihre Salze heißen Bromate, sie geben wie die Chlorate leicht Sauerstoff ab u. verpuffen beim Erhitzen mit oxidierbaren Substanzen.

**Bromsalicylchloranilid**: 5-Bromo-4'-chlorsalicylanilid, Multifungin®; CAS-Nr. 3679-64-9; $C_{13}H_9BrClNO_2$, $M_r$ 326.60. Schmp. ca. 240°C;

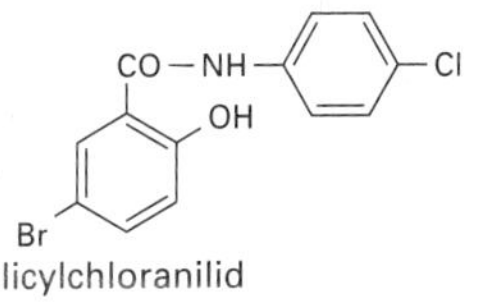


Bromsalicylchloranilid

polymorph. **Wirk.** u. **Anw.**: unspezifisches Antimykotikum*, Desinfiziens. **Nebenw.**: lokale Reizerscheinungen.

**Bromsalz, Brausendes**: s. Kalium bromatum effervescens.

**Bromsaures Barium**: Barium bromicum, s. Bariumbromid.

**Bromsilber**: Argentum bromatum, s. Silberbromid.

**Bromsulfalein**: Phenoltetrabromphthalein-dinatrium-sulfonat, Bromsulfophthalein, Bromthalein®; $C_{20}H_8Br_4Na_2O_{10}S_2$, $M_r$ 838.05. Rosa-gelbes Pulver, unlösl. in Ethanol, leicht lösl. in Wasser. **Anw.**: Farbstoffdiagnostikum zur Funktionsprüfung der Leber (2 bis 5 mg/ kg KG i.v.; vor u. 45 min nach der Injektion Blutentnahme; nach anderer Methode 3 u. 45 min nach der Injektion).

**Bromtetragnost**®: Tetrabromphenolphthalein-Natrium, vgl. Bromphenolblau u. Bromthalein, Tetragnoste.

**Bromthalein**®: s. Bromsulfalein.

**Bromthymolblau:** 3,3'-Dibromthymolsulfonphthalein; $C_{27}H_{28}Br_2SO_5$, $M_r$ 624.39. Rosa Pulver, leicht lösl. in Ethanol u. Ether, lösl. in Wasser. **Anw.:** Indikator, Umschlag: pH 6.0 bis 7.6 (gelb-blau).

**Bromural:** s. Bromisoval.

**Bromwasser nach Erlenmeyer:** s. Erlenmeyers Bromwasser.

**Bromwasserstoff:** Hydrogenbromid, HBr. Schmp. -86.9°C, Sdp. -66.8°C. Farbloses, an der Luft rauchendes Gas, das sich bei Abkühlung zu einer farblosen Flüss. verdichtet. MAK 5 mL/m³. Darst.: durch Zersetzen von Bromiden mit Schwefelsäure od. indem man Wasserstoff u. Bromdämpfe über glühenden Platinasbest leitet. HBr ist in Wasser lösl. (1 Vol. Wasser löst ca. 550 Vol. HBr), s. Bromwasserstoffsäure.

**Bromwasserstoffsäure:** Acidum hydrobromicum, wäßrige Lsg. v. Bromwasserstoff (HBr); eine 25%ige Lsg. hat eine D. von ca. 1.208 (25°Be). **Anw. med.:** (früher) als Ätzmittel, techn. in d. Analyse u. zur Herst. v. Bromverbindungen; Salze heißen Bromide, z.B. Kaliumbromid (KBr).

**Bronchialdrüsen, Getrocknete:** Glandulae bronchiales siccatae, s. Organtherapeutika.

**Bronchitis:** Bronchialkatarrh, Entzündung der Bronchialschleimhaut.

**Bronchitis-Lebend-Impfstoff für Geflügel (gefriergetrocknet), Infektiöse:** Vaccinum bronchitidis infectivae aviariae vivum cryodesiccatum Ph.Eur.3, Vaccinum vivum bronchiticum infectivum aviarium cryodesiccatum; enthält eine od. mehrere lebende, attenuierte Stämme des infektiösen Geflügelbronchitis-Virus.

**Bronchodillatoren:** s. Broncholytikum.

**Broncholytikum(-a):** *syn.* Bronchospasmolytikum, Bronchodilator. Bronchialerweiternde Substanzen sind z.B.: **1.** *Adrenergika:* $\beta_2$-Sympathomimetika (z.B. Terbutalin, Salbutamol, Fenoterol, Clenbuterol, Bambuterol, Salmeterol) werden gegenüber weniger selektiv wirkenden β-Adrenergetika (Isoprenalin*, Orciprenalin*) wegen ihrer geringeren kardialen Nebenw. bevorzugt. **2.** *Phosphodiesterasehemmer:* Theophyllin* u. andere Methylxanthine* (z.B. Diprophylin, Etophyllin, Proxyphyllin) erhöhen den 3.5-cAMP-Spiegel in der Zelle durch Hemmung des abbauenden Enzyms u. führen so zu einer Bronchodilatation. **3.** *Parasympatholytika:* selten therapeutische Bedeutung, aufgrund starker systemischer Nebenw.; vgl. Antiallergika.

**Bronchoparat**®: s. Theophyllin-Natriumglycinat.

**Bronchopneumonie:** Katarrhalische Pneumonie, lobuläre Pneumonie (lobulär: nur einige Lungenläppchen betreffend), s. Pneumonie.

**Bronchopront**®: s. Ambroxol.

**Bronchoretard**®: s. Theophyllin.

**Bronchospasmin**®: s. Reproterol.

**Bronchospasmolyse:** Lösung von Bronchialkrämpfen.

**Bronchospasmolytikum(a):** s. Broncholytikum.

**Bronchospasmus:** Krampf der Bronchialmuskulatur bei Asthma* bronchiale u. Bronchotetanie.

**Bronze:** Kupfer-Zinn-Legierung mit ca. 80 bis 90% Kupfer; (Aluminiumbronze: Kupfer mit 10% Aluminium).

**Bronzehautkrankheit:** s. Addison-Krankheit.

**Brookit:** Kristallform von Titandioxid*.

**Broquinaldol** INN: 5,7-Dibrom-8-hydroxychinaldin, 5,7-Dibrom-8-chinaldinol, 5,7-Dibrom-2-methyl-8-chinolinol; CAS-Nr. 15599-52-7;

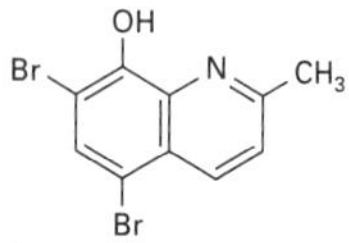


Broquinaldol

$C_{10}H_7Br_2NO$, $M_r$ 316.99. **Anw.:** Bakteriostatikum; Fungistatikum, bei entzündlichen Erkrankungen der Mund- u. Rachenschleimhaut.

**Broteinheit:** 1 Broteinheit (BE) ist eine Menge von insgesamt 12 g an Monosacchariden, verdaulichen Oligo- u. Polysacchariden sowie an Sorbitol* u. Xylitol*. 1 BE entspricht 12 g Kohlenhydrate*.

**Brotizolam** INN: 2-Brom-4-(2-chlorphenyl)-9-methyl-6H-thieno[3,2-f-]-[1,2,4]triazolo[4,3-a][1,

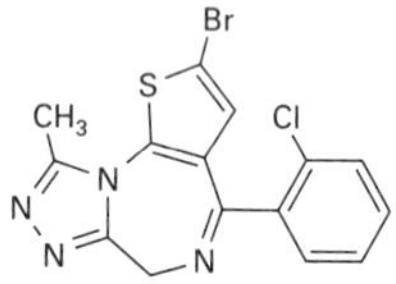


Brotizolam

4]diazepin, Lendormin®; CAS-Nr. 57801-81-7; $C_{16}H_{10}BrClN_4S$, $M_r$ 393.7. Schmp. 212-214°C; polymorph. **Anw.:** Hypnotikum*. **Nebenw.:** Konzentrationsstörungen, Mundtrockenheit; Wechselw.: s. Psychopharmaka, Antihistaminika. HWZ 4.4 bis 6.9 h.

**Brotkohle:** Carbo Panis, s. Carbo activatus.

**Brotschimmel:** s. Schimmelpilze.

**Brotwurzel:** Rhizoma Dioscoreae villosae, s. Dioscorea villosa.

**Brown-Hydroborierung:** Methode zur Synthese von Alkoholen. Alkene liefern mit Diboranen Trialkylborane, die mit alkalischer Wasserstoffperoxid-Lsg. die entsprechenden Alkohole bilden.

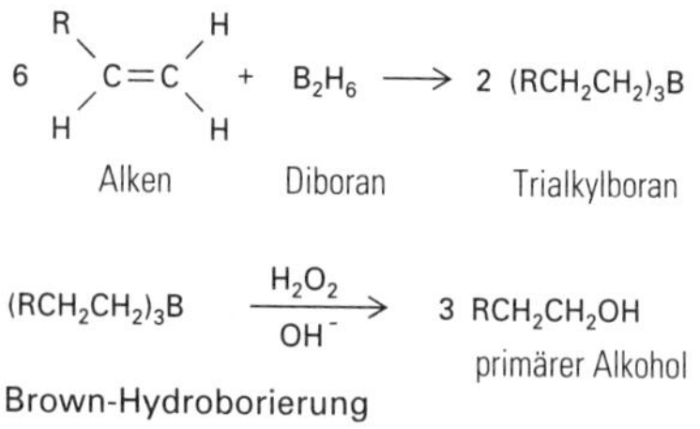


Brown-Hydroborierung

**Brown-Molekularbewegung:** kinetische Eigenschaft von fein dispergierten Teilchen (unter 5 µm) im Dispersionsmedium; thermisch bedingt. Die B. beruht auf der Stoßwirkung der Moleküle des Dispersionsmediums u. bewirkt eine unregelmäßige Bewegung der Teilchen; treibende Kraft der Diffusion*. Je höher die Viskosität des Mediums, um so geringer die B.-M. Die Sedimentation bzw. Flotation (s. Stokes-Gesetz) der dispergierten Teilchen wird durch die B.-M. stark behindert (Verbesserung der Stabilität) bzw. überhaupt verhindert (kolloide Stoffe, unter 0.1 µm). Durch die Zusammenstöße der Teilchen aufgrund der B. hingegen kommt es unter bestimmten Bedingungen (entladene u. u.U. desolvatisierte Teilchen) zur Bildung von größeren Agglomeraten (perikinetische Flockung, Koagulation), die sich wieder leichter separieren u. zusätzlich mit Primärteilchen weiter agglomerieren können (orthokinetische Flockung).

**Broxyquinolin** INN: 5,7-Dibrom-8-chinolinol; CAS-Nr. 521-74-4; $C_9H_5Br_2NO$, $M_r$ 302.97. Schmp. 196°C. Leicht lösl. in Chloroform, Alkohol, Benzol, Essigsäure; schwer lösl. in Ether; prakt. unlösl. in Wasser. **Anw.:** Desinfiziens. **Übl. Dos.:** Oral: 2- bis 3mal 0.25 g/d.

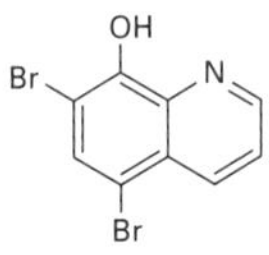

Broxyquinolin

**Brucea amarissima** Desv.: (B. javanica (L.) Merr., B. sumatrana Roxb.) Fam. Simaroubaceae (Hinterindien, ind. Archipel u. Cochinchina bis Australien). Stpfl. v. **Fructus Bruceae:** Bruceafrüchte, Macassarkerne, Asiatischer Ruhrsamen. **Inhaltsst.:** Brucamarin, Kosamin (Quassinoide* als Bitterstoffe), Gerbsäure, Fett. **Anw.:** (in China) gegen Dysenterie.

**Brucella:** Bruzellen; Gattung der Bakterien (s. Brucellaceae); gramneg., unbegeißelte, kleine pleomorphe Stäbchen, Erreger von Brucellosen* bei Menschen u. Tieren; z.B. B. melitensis (Maltafieber), B. abortus (Bang-Krankheit), B. suis (Schweinebrucellose), B. ovis (Schafbrucellose).

**Brucellaceae:** (*syn.* Parvobakterien, veraltet) Sammelbezeichnung f. kleine gramnegative, kokkoide, pleomorphe Stäbchen. Zu Brucellaceae sind folgende Gattungen zugeordnet: Pasteurella*, Yersinia*, Francisella*, Bordetella*, Brucella*, Haemophilus*.

**Brucellose-Lebend-Impfstoff für Tiere (gefriergetrocknet):** Vaccinum brucellosis (Brucella melitensis stirpe Rev.1) vivum cryodessicatum ad usum veterinarium Ph.Eur.3; gefriergetrocknete Suspension von lebenden Bakterien Brucella melitensis des Stammes Rev.1. Ein geeigneter Stabilisator kann enthalten sein.

**Brucellosen:** Infektionskrankheiten, durch Brucella*-Arten übertragen, meist Lebensmittelinfektionen bzw. Berufskrankheiten, in einigen trop. u. subtrop. Regionen häufiger als in gemäßigten Zonen. Inkubationszeit 1-3 Wochen. Ther.: Tetracycline kombiniert mit Streptomycin od. Rifampicin, Cotrimoxazol.

**Bruch:** Eingeweidebruch, Hernia.

**Bruchband:** besteht aus einem anatomisch geformten Druckkissen (Druckpelotte), das mittels Stahlfeder od. Gummigurt auf die zu entlastende Körperstelle (z.B. Nabel, Leistengegend) gedrückt wird.

**Bruchfestigkeit von Tabletten:** mechanische Festigkeit einer Tablette gegenüber einer diametral einwirkenden Kraft (radiale B., Druckfestigkeit) bzw. gegen eine axial wirkende Kraft (axiale B., Biegefestigkeit) in beiden Fällen zum Zeitpunkt des Zerbrechens. Bei Druckfestigkeitsprüfgeräten wird der Preßling entweder durch 2 Backen od. zwischen Dorn u. Amboß über die Schmalseite (Steg) zermalmt (ergibt die Zertrümmerungsfestigkeit) od. aufgespalten (ergibt die Deckeltendenz). Die wichtigsten Prüfgeräte sind u.a. der Tablettenhärteprüfer mit Motorantrieb von Heberlein/Schleuninger u. der Pfizer-Hardness-Tester. Die Bestimmung der Druckfestigkeit dient gemeinsam mit dem Test auf Abrieb* von Tabletten zur Simulierung der Belastung bei der Weiterverarbeitung (s. Dragee, Filmtabletten etc.) u. des Transportes. Die Bestimmung der Härte erfolgt durch Aufdrücken eines Dorns auf die Prüfseite (die gegenüberliegende Fläche ist unterstützt). Die Härte einer Tablette ist die Widerstandskraft ihrer Oberfläche gegen das Eindringen verschiedener Prüfgegenstände (Spitzen, Nadeln, Dorne). Zur Bestimmung der Biegefestigkeit wird der Preßling mit der Ober- od. Unterseite auf 2 Unterstützungspunkte od. Schneiden gelegt u. in der Mitte mit einem Dorn od. einer Schneide belastet. Die der einwirkenden Kraft direkt gegenüber liegende Seite wird dabei nicht unterstützt. Der Abstand der beiden Unterstützungspunkte od. Schneiden wird auch Stützweite bezeichnet. Die mit dem Netzsch-Gerät od. dem Biegefestigkeitstester nach List, Müller, Steffens z.B. erhaltenen Werte sind ebensowenig miteinander vergleichbar wie die der Druckfestigkeitsgeräte, da auch bei ihnen die Belastung unterschiedlich schnell erfolgt u. außerdem die

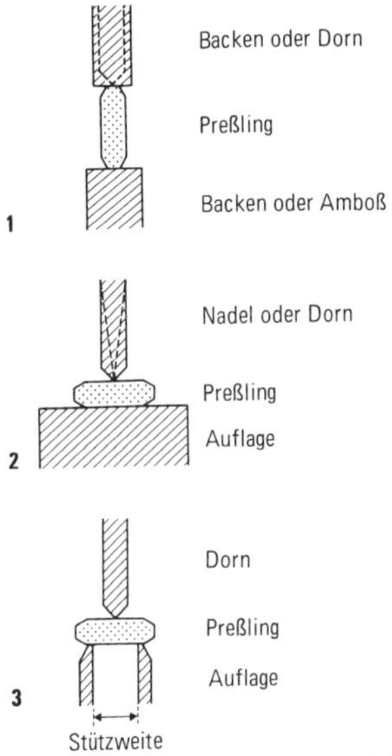

Bruchfestigkeit von Tabletten: Belastungsprinzip bei der Bestimmung der Druckfestigkeit (1), der Härte (2) und der Biegefestigkeit (3)

Dorne, Auflageflächen u. Backen verschieden geformt sind.

Die **Druckfestigkeit** $\sigma_b$ wird entsprechend der Gleichung

$\sigma_b = F/2r \cdot h$ [N/mm²]

aus der aufgewendeten Bruchkraft F, dem Tablettenradius r u. der Steghöhe h berechnet.

Die **Biegefestigkeit** f. runde Tabletten bei einer Stützweite von 2/3 des Tablettendurchmessers ist gleich der zum Bruch benötigten Kraft (N), dividiert durch das Quadrat der Steghöhe der Tablette (mm). Die Ermittlung der Biegefestigkeit ist wichtig bei den Tabletten, die von Patienten geteilt werden müssen. Der **Abrieb** von Komprimaten nimmt mit steigendem Preßdruck in vielen Fällen ab, die Druck- bzw. Biegefestigkeit ebenso wie die Tablettendichte hingegen zu. Andererseits zeigen best. Preßgemische ab einem „kritischen“ Preßdruck wiederum einen Abfall der Bruchfestigkeit (s. Deckeln). Von den Eigenschaften des Preßgutes beeinflussen bes. die Teilchengröße, Art u. Menge des Bindemittels u. anderer Hilfsstoffe, die Kristallform u. der Feuchtegehalt die B. Als günstige Festigkeit f. Tabletten wird mehrfach ein $\sigma_b$ von 1.5 bis 2.5 [N/mm²] angegeben.

**Bruchkraut:** Herniaria glabra*, Herniaria hirsuta*.

**Brucin:** Brucinum, Bruzin, 2,3-Dimethoxystrychnin; $C_{23}H_{26}N_2O_4 \cdot 4\ H_2O$, $M_r$ 466.3. **Strukturformel** s. Strychnin. Alkaloid aus Semen Strychni, s. Strychnos nux vomica. Schmp. 178°C (wasserfrei). Farblose Tafeln od. weiße Kristalle bzw. weißes, krist. Pulver, leicht lösl. in Ethanol u. Chloroform, wenig lösl. in Wasser u. Ether. $pK_{s,1}$ 6.04, $pK_{s,2}$ 11.7. **Anw.:** zur Bestimmung des Bitterwertes* (beträgt $3 \cdot 10^6$) nach ÖAB90; früher wie Strychnin, aber wesentlich schwächer wirkend; wie Brucinnitrat u. Brucinsulfat nicht mehr gebräuchlich. MED 0.1 g, MTD 0.2 g.

**Brückenwaage:** s. Dezimalwaage.

**Brüden:** *techn.* Abdampf, Schwaden, das Abdampfende; **Brüdenraum:** Dampfraum.

**Brufen®:** s. Ibuprofen.

**Brunauer-Emmet-Teller-Methode:** s. Adsorptionsmethode nach Brunauer, Emmet u. Teller.

**Brunellenstein:** Kalium nitricum fusum, Kalium nitricum rotulatum (tabulatum), Sal (Lapis) Prunellae; Mischung aus Kaliumnitrat u. Kaliumsulfat. **Anw.:** als Pökelmittel.

**Brunfelsia uniflora** (Pohl) D.Don: (B. hopeana, Franciscea uniflora) Fam. Solanaceae, Manaka (trop. Amerika). Stpfl. v. **Rad. Manacae:** Rad. Franciscea uniflora, Manakawurzel. **Inhaltsst.:** Manacin (Alkaloid), Aesculetin. **Anw.:** Antirheumatikum, Diuretikum.

**HOM:** *Franciscea uniflora:* frische Wurzel.

**Brunnenkresse:** s. Nasturtium officinale.

**Brunnenwasser:** Aqua fontana, s. Aqua.

**Brunstmittel:** Brunst auslösende vet. Mittel, (früher) v.a. Tct. Cantharidum: f. Kühe, 2mal/d 10 Tr., tgl. um 2 Tr. steigend bis 16 Tr.; bei Schweinen 2mal/d 6 Tr., tgl. um 2 Tr. steigend bis 12 Tr.; auf Brot geträufelt. Ferner Boletus cervinus, s. Elaphomyces cervinus.

**Brustalant:** Inula helenium*.

**Brustbeeren, Rote:** Fruct. Jujubae, s. Zizyphus jujuba.

**Brustbein:** Sternum.

**Brustbräune:** Angina pectoris*.

**Brustelixier:** s. Elixir e Succo Liquiritiae, Elixir pectorale.

**Brustfellentzündung:** Pleuritis.

**Brustlattich:** Fol. Farfarae, s. Tussilago farfara.

**Brustpulver:** s. Pulvis Liquiritiae compositus.

**Brustsirup:** s. Sirupus Ipecacuanhae compositus.

**Brusttee:** s. Species pectorales.

**Brusttee mit Früchten:** s. Species pectorales cum fructibus.

**Brust- u. Hustentee:** nach NRF* werden 8 Teemischungen versch. Zstzg. (Brust- u. Hustentee I bis VIII) unterschieden. Bestandteile sind: Anis, Fenchel, Spitzwegerichkraut, Süßholzwurzel, Thymian, Stiefmütterchenkraut, Malvenblüten, Kornblumenblüten, Quendel, Hagebuttenschalen, Lindenblüten, Schlüsselblumenblüten, Isländisches Moos u. Huflattichblätter. Im Hinblick auf das laufende Verfahren zu pyrrolizidinalkaloidhaltigen Humanarzneimitteln ist von der Herst. v. Teemischungen abzuraten, die Huflattichblätter enthalten (s. Tussilage farfara). Bis auf weiteres sollen deshalb nur Brust- u. Hustentee VI u. VII empfohlen werden. **Brust- u. Hustentee VI:** Zstzg.: 25.0 g Fenchel, 25.0 g Spitzwegerichkraut, 25.0 g Süßholzwurzel, 25.0 g Thymian. **Brust- u. Hustentee VII:** 20.0 g Anis, 50.0 g Lindenblüten, 20.0 g Thymian, 5.0 g Schlüsselblumenblüten, 5.0 g Malvenblüten. **Anw.:** zur Reizlinderung bei Katarrhen der oberen Luftwege mit trockenem Husten; s.a. Species pectorales.

**Brustwurzel:** Rad. Angelicae, s. Angelica archangelica.

**Brutschrank:** in der Mikrobiologie verwendetes schrankartiges Gerät unterschiedlicher Größe, das elektr. beheizt wird u. mittels eines Thermostates eine f. die jeweilige Bakterienart spezifische Brütungstemperatur einstellen läßt. Die Temperaturbereiche bei einem Brutschrank liegen zwischen 20 u. 70°C. **Anaeroben-Brutschrank:** zum Bebrüten von Kulturen unter anaeroben Bedingungen. Die Luft wird abgesaugt u. durch Stickstoff ersetzt. Die Stickstoffzufuhr wird am Dosierventil eingestellt. **Begasungsbrutschrank:** f. Zell- u. Gewebekulturen; Temp. u. $CO_2$-Gehalt lassen sich exakt einstellen, so daß f. Zell- u. Gewebekulturzüchtungen optimale Lebensbedingungen herrschen – mit serienmäßiger Befeuchtungseinrichtung u. Membranpumpe f. die Frischluftzufuhr. **Kühlbrutschrank:** f. bakteriologische Arbeiten, die bei Temperaturen zwischen 0 u. 50°C durchgeführt werden müssen.

**Bruttoformel:** Summenformel. Gibt die Art u. Anzahl der Atome einer chem. Verbdg. an; vgl. Strukturformel.

**Bruzellen:** s. Brucella-Bakterien.

**Bruzin:** s. Brucin.

**Bryonia-Arten:** Fam. Cucurbitaceae. **Bryonia alba** L.: Weiße Zaunrübe, Gichtrübe (bildet schwarze Beeren). **Bryonia cretica** L. **ssp. dioica** (Jaqu.) Tutin: Rotbeerige Zaunrübe (Europa, Asien, Mittel- u. Südamerika). Die Beeren sollen relativ giftig sein. Stpfl. v. **Radix Bryoniae:** Zaunrübe, Gichtrübe, Faselrübe, Tollrübe. **Inhaltsst.:** Bryonin (Bitterstoff) u. für die cytotoxische u. hautreizende Wirk. verantwortliche Cucurbitacine* (v.a. E u. B), Bryoresin (Harz mit abführender Wirk.), ferner Bryonicin (Alkaloid), äther. Öl, Phytosterine, Stärke, Zucker, Gerbstoff, Enzyme. **Anw.** med.: früher als drastisches Abführmittel u. Diuretikum (Bryonium*); heute vor allem in der Homöopathie; volkst.: bei Gicht u. Rheuma.

**HOM:** *Bryonia:* frische, vor der Blüte gegrabe-

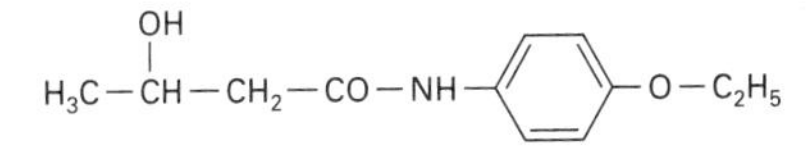

Bucetin

ne dicke Wurzeln, Konstitutionsmittel; verord. z.B. b. rheumatischen Erkrankungen, Brustfellentzündung mit Reizhusten, Schleimhautaffektionen, harnsaurer Diathese.

**HOM:** *Bryonia cretica ssp. dioica* (HAB1.1), *Bryonia cretica ferm 33b* (HAB1.4): frische, vor dem Austreiben geerntete Wurzel; verord. z.B. b. Muskel- u. Gelenksrheumatismus, trockener Bronchitis, Hexenschuß, Gallenkolik.

**Bryonium:** Bryonin, Extrakt aus der Wurzel von Bryonia alba u. B. cretica ssp. dioica. Gelbl.-bräunl. Pulver, lösl. in Wasser u. Ethanol. **Anw. med.:** früher als Drastikum, bei Leberleiden; **Dos.:** 0.001 g.

**Bryophyllum daigremontiana:** s. Kalanchoe daigremontiana.

**Bryophyta:** (*gr.* bryon Moos, phyton Pflanze, Gewächs) Moospflanzen; gefäßlose, terrestrische grüne Pflanzen. Man unterscheidet die 3 Klassen Laubmoose, Lebermoose u. Hornmoose. Für die Heilkunde von Bedeutung sind von den Laubmoosen die Torfmoose*, die den Torf bilden (f. Packungen, Breiumschläge u. -bäder).

**BSE:** *engl.* **B**ovine **S**pongiforme **E**ncephalopathia (*gr.* σπογγία Schwamm), „Rinderwahnsinn"; eine Enzephalopathie (Erkrankung des Gehirns), bei der das Gehirn ein schwammartiges (spongiformes) Aussehen bekommt. BSE wird durch Prionen (s. Prion) ausgelöst. Die Übertragung dieser Prionen von einem Individuum auf das andere verursacht nach etwa zehnjähriger (?) Inkubationszeit die Krankheit, die dann schnell zum Tode führt. Die infektiöse Übertragung ist bei Individuen derselben Spezies u. nahe verwandter Spezies möglich. Ob BSE vom Rind auf den Menschen übertragen werden kann, ist derzeit (1997) noch nicht eindeutig geklärt. Ein Zusammenhang mit der beim Menschen auftretenden Creutzfeld-Jakob-Krankheit* wird angenommen. Dabei handelt es sich, wie BSE beim Rind od. Scrapie beim Schaf, um eine Slow-Virus-Erkrankung*, bei der aus noch unbekannten Gründen Gene mutieren u. statt normaler Proteine unverträgliche, die Prione, herstellen. **Pharmazeutische Produkte**, soweit sie aus Material von Rindern od. Schafen stammen (z.B. Cholesterol, Elastin, Gelatine, Knochenfett, Kollagen, Heparin, Lactose, Leber-Extrakte, Lecithin, Stearinsäure u. Derivate wie Magnesiuumstearat, Pepsin, Galle, Klauenöl, Talg, Wollwachs etc., sowie Extrakte von Drüsen wie Hypophysen, Nebenschilddrüsen, Pankreas, Schilddrüsen, Thymusdrüsen, dürfen aus Rindern (od. Schafen), die von Beständen bzw. Gebieten stammen, in denen BSE aufgetreten ist, nicht hergestellt werden. Aus diesem Grund ist ein BSE-bedingtes Risiko für Arzneimittel mit hoher Wahrscheinlichkeit auszuschließen. **Lit.:** Dtsch. Apoth. Ztg. *136* (15) 1219 (1996), *136* (18) 1495 (1996).

**BSG:** Abk. f. Blutsenkungsgeschwindigkeit, s. Senkungsreaktion.

**BSR:** Abk. f. Blutsenkungsreaktion, s. Senkungsreaktion.

**BtM:** Betäubungsmittel*.

**BtMAHV:** Betäubungsmittel-Außenhandelsverordnung, s. Betäubungsmittelgesetz.

**BtMBinHV:** Betäubungsmittel-Binnenhandelsverordnung, s. Betäubungsmittelgesetz.

**BtMG:** Betäubungsmittelgesetz*.

**BtMKostV:** Betäubungsmittel-Kostenverordnung, s. Betäubungsmittelgesetz.

**BtMVV:** Betäubungsmittel-Verschreibungsverordnung, s. Betäubungsmittelgesetz.

**Bubble-Point-Test:** s. Blasendrucktest.

**Buccal(is, e):** zur Backe, z. Mund gehörig (*lat.* bucca Backe).

**Buccoblätter:** Folia Bucco, s. Barosma-Arten.

**Buccokampfer:** s. Diosphenol.

**Bucetin** INN: 4'-Ethoxy-3-hydroxybutyranilid; CAS-Nr. 1083-57-4; $C_{12}H_{17}NO_3$. **Anw.:** Analgetikum. *Nicht mehr im Handel.*

**Buche:** s. Fagus sylvatica.

**Bucheckernöl:** Oleum Fagi silvaticae, s. Fagus sylvatica.

**Buchengewächse:** s. Fagaceae.

**Buchenholzteer:** Buchenteer, s. Pix Fagi.

**Bucherer-Bergs-Reaktion:** Methode zur Synthese von Hydantoinen* durch Reaktion von Carbonylverbindungen mit Kaliumcyanid u. Ammoniumcarbonat od. von Cyanhydrinen u. Ammoniumcarbonat. Die Hydantoine können zu den entsprechenden α-Aminosäuren hydrolysiert werden.

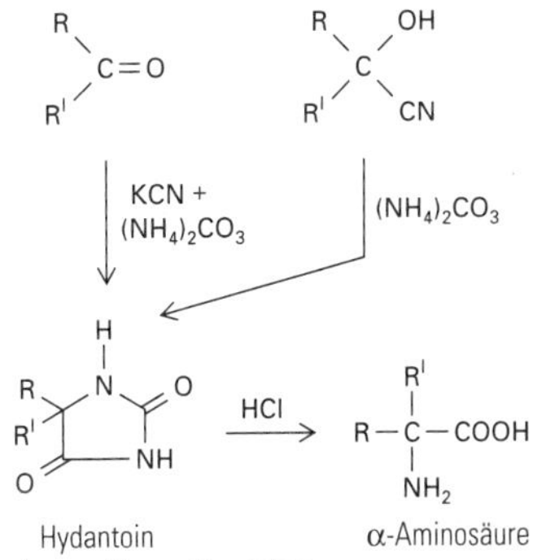


Bucherer-Bergs-Reaktion

**Bucherer-Reaktion:** Methode zur Herst. v. 2-Naphthylaminen durch Erhitzen von 2-Naphthol mit wäßrigem Ammoniumsulfit.

**Buchner-Curtius-Schlotterbeck-Reaktion:** Bildung von Ketonen* aus Aldehyden u. aliphatischen Diazoverbindungen; z.B. erhält man aus Benzaldehyd u. Diazomethan Acetophenon.

**Buchner-Zahl:** gibt an, wieviel Milligramm Kaliumhydroxid zur Neutralisation der aus 1 g Substanz mit Ethanol bestimmter Konzentration extrahierbaren Säuren notwendig sind; nach DAB8 zur Prüfung von Gebleichtem Wachs (Cera alba) u. Gelbem Wachs (Cera flava).

**Buchsbaum:** Buxus sempervirens*.

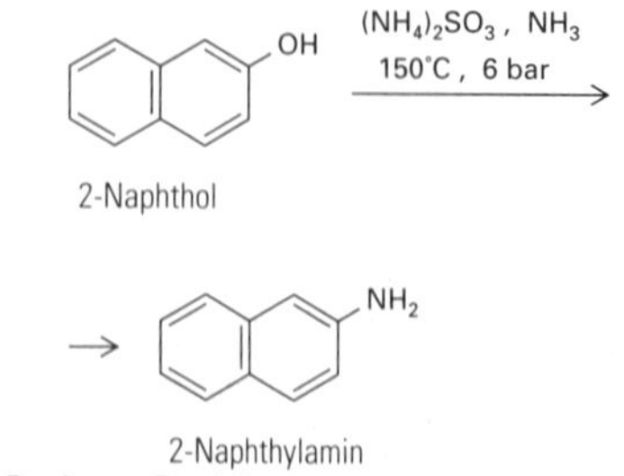


Bucherer-Reaktion:
Bildung von 2-Naphthylamin als Beispiel

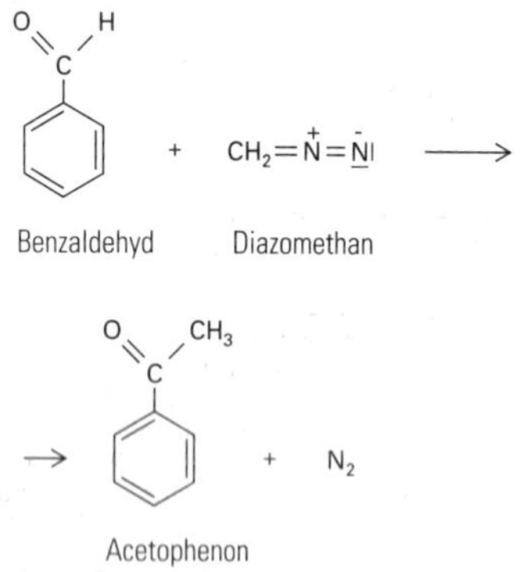


Buchner-Curtius-Schlotterbeck-Reaktion:
Bildung von Acetophenon als Beispiel

**Buchublätter:** Folia Bucco, s. Barosma-Arten.

**Buchweizen:** s. Fagopyrum esculentum, Fagopyrum tataricum.

**Buclizin** INN: Histabutizin, 1-(4-Chlorbenzhydryl)-4-(4-tert-butylbenzyl)piperazin, Posdel®;

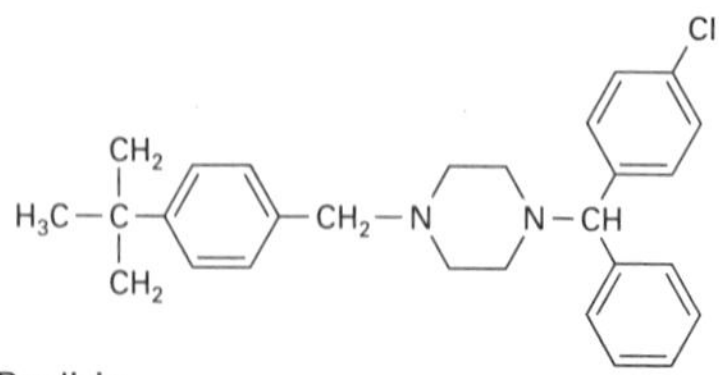

Buclizin

CAS-Nr. 82-95-1; $C_{28}H_{33}ClN_2$, $M_r$ 433.04. Sdp. 217-220°C (0.133 Pa). **Anw.:** Antiallergikum, Antiemetikum, Antihistaminikum.

**Buclizindihydrochlorid:** $C_{28}H_{35}Cl_3N_2$. Schmp. 230-240°C.

**Buclosamid** INN: N-Butyl-4-chlor-2-hydroxybenzamid, N-Butyl-4-chlorsalicylamid; CAS-Nr. 575-74-6; $C_{11}H_{14}ClNO_2$, $M_r$ 227.70. Schmp. 90-92°C aus Chloroform; polymorph. Prakt. unlösl. in Wasser; lösl. 1:3 in Alkohol, Ether. **Anw.:** Antimykotikum, bei Dermatophyten- u. Candidainfektionen der Haut. **Nebenw.:** allergische Reaktionen, Photosensibilisierung der Haut, in

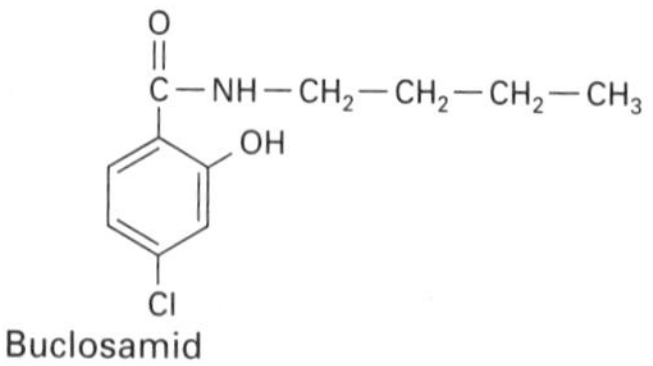

Buclosamid

Präparaten mit Salicylsäure* hautreizend. **Übl. Dos.:** Topikal: 10%.

**Budde-Methode:** Verfahren zur quantitativen Bestimmung von Barbituraten*. Die zu untersuchende Probe wird mit warmer Natriumcarbonat-Lsg. behandelt u. nach Filtration mit Silber(I)-nitrat*-Lsg. bis zur anhaltenden Trübung titriert. 1 Mol Barbitursäure entspricht 1 Mol Silber.

**Buddleja-Arten:** s. Catalpol.

**Budesonid** INN: Pulmicort®; $C_{25}H_{34}O_6$, $M_r$ 430.5. Ein nichthalogeniertes Glucocorticoid. **Anw.:** Glucocorticoid zur lokalen Anw. (Rhinologie, Antiasthmatikum); s.a. Hormone.

**Büchner-Trichter:** Nutschtrichter, s.a. Filtrieren.

**Bündelscheide:** *bot.* Schicht od. Schichten von Zellen, die ein Leitbündel* umgeben; entweder parenchymatisch od. sklerenchymatisch od. beides.

**Büretten:** Glasröhren mit Volumeneinteilung, die am unteren Ende durch einen Quetschhahn od. Glashahn verschlossen sind. Sie werden bei der Maßanalyse* verwendet. Spezielle Ausführungen sind z.B. Feinbüretten*, Mikrobüretten (f. 1 bis 5 mL Inhalt), Wägebüretten (zur Wägetitration, bei der die Reagenzlösung vor u. nach Ende der Titration gewogen wird) etc. Zur Vermeidung des **Parallaxenfehlers** bei der Ablesung dienen Visierblenden (s. Meniskus), Kontrastclips, od. man verwendet **Schellbachbüretten**, die mit einem Schellbachstreifen versehen sind. Dabei handelt es sich um einen an der Rückwand der Bürette eingeschmolzenen breiten Streifen aus Milchglas, der mit einem schmalen blauen Streifen kombiniert ist. Bei Verw. einer **Kolbenbürette*** tritt überhaupt kein Parallaxenfehler auf.

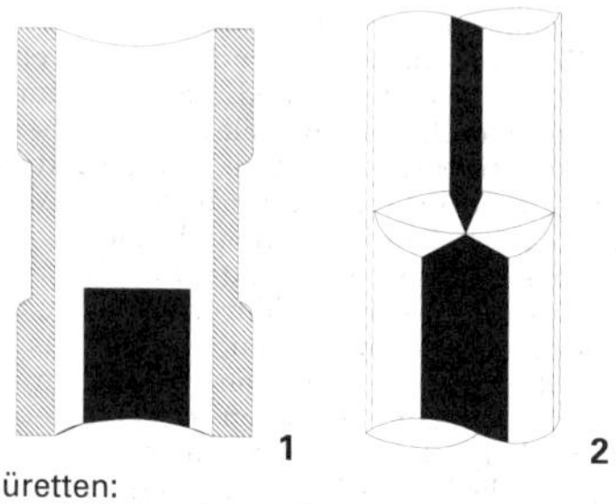

Büretten:
Kontrastclip (1) und Meniskus in einer Schellbachbürette (2) [50]

**Bürger-Grütz-Erkrankung:** s. Hyperlipoproteinämien.

**Bürzeldrüsenfett:** Gefiederfett der Wasservögel (z.B. Enten), bestehend aus verzweigtketti-

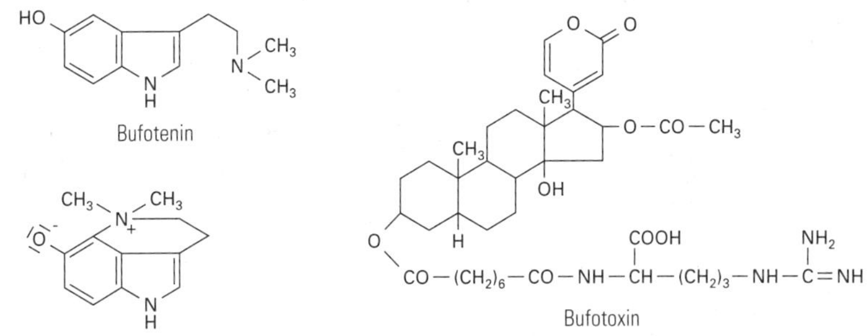
Bufotenin
Dehydrobufotenin
Bufotoxin

Bufo bufo:
Strukturformeln von Inhaltsstoffen des Hautdrüsensekrets

gen Fettsäureestern mit niedrigem Erstarrungspunkt, hohes Spreitungsvermögen. Den Eigenschaften ähnl. ist Cetearyoctanoat* u. Isopropylmyristat*. **Anw.:** als Fettkörper in der Kosmetik.

**Bürzelkohl:** s. Portulaca oleracea.

**Büschelbohne:** s. Cyamopsis tetragonoloba.

**Bufadienolide:** s. Herzglykoside.

**Bufedil®:** s. Buflomedil.

**Bufenolide:** s. Leonurus cardiaca.

**Bufexamac** INN: 2-(4-Butoxyphenyl)-acetohydroxamsäure, 4-Butoxy-N-hydroxyphenylacetamid, Parfenac®; CAS-Nr. 2438-72-4; $C_{12}H_{17}NO_3$,

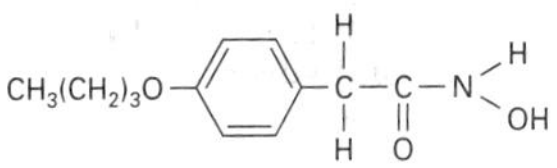
Bufexamac

$M_r$ 223.28. Schmp. 153-155°C aus Aceton. Prakt. unlösl. in Wasser; wenig lösl. in Methanol. **Off.:** DAC86. **Anw.:** inn.: Antiphlogistikum, Analgetikum; äuß.: Antiphlogistikum bei entzündlichen Dermatitiden, Antipruriginosum. **Nebenw.:** inn. gastrointestinale Störungen, äuß.: Stechen u. Brennen; allerg. Reaktionen. **Übl. Dos.:** Oral: 0.75-1.5 g/d. Rektal: 1- bis 3mal 1.0 g/d. Topikal: 5%.

**Buffy coat:** (*engl.* buff lederfarben) Schicht aus Leukozyten u. Thrombozyten zwischen Plasma u. Erythrozyten in der Blutkonserve, bildet sich beim Zentrifugieren von Blut. **Buffy-coat-freies Erythrozytenkonzentrat:** Blutkonserven ohne Leukozyten u. Thrombozyten; s.a. Blutersatz.

**Buflomedil** INN: 2',4',6'-Trimethoxy-4-(1-pyrrolidinyl)butyrophenon, Bufedil®; CAS-Nr. 55837-25-7; $C_{17}H_{25}NO_4$. **Anw.:** peripherer Vasodilatator*. **Nebenw.:** Blutdruckabfall, Tachykardie, Schwindel. Kontraind.: Schwangerschaft, kurz nach der Geburt. HWZ 2 bis 4 h. Gebräuchl. ist auch Buflomedilhydrochlorid.

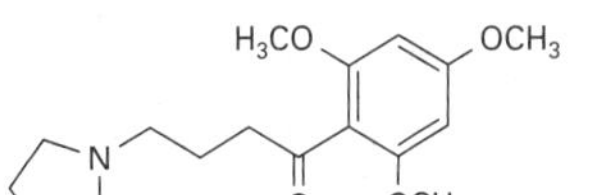
Buflomedil

**Bufo bufo** L.: (B. vulgaris, B. rana) Fam. Bufonidae, Gemeine Kröte, Erdkröte, Landkröte (heim. Europa, nördl. Asien, Japan). Das Sekret der Hautdrüsen enthält Bufadienolide* (Bufogenine), z.B. Bufotoxin (Suberoylarginylester von Bufotalin), u. Alkaloide wie Bufotenin* u. Dehydrobufotenin, die sich biogenetisch vom Tryptamin ableiten.

**HOM:** *Bufo:* Sekret der Hautdrüsen; verord. z.B. b. Sexualneurosen, zerebralen Anfällen.

**Bufotenin:** halluzinoges Alkaloid, **Strukturformel** s. Bufo bufo; isomer mit Psilocin*. Nat. z.B. in Arundo donax*, Piptadenia peregrina*, Virola calophylloidea* u. im Hautsekret von Kröten wie Bufo bufo*.

**Bufotoxin:** s. Bufo bufo.

**Bukkaltabletten:** s. Sublingualtabletten.

**Bulbär:** das verlängerte Mark (Medulla oblongata) betreffend.

**Bulbocapnin:** $C_{19}H_{19}NO_4$, $M_r$ 325.35. Schmp. 213-214°C (Racemat). Aporphinalkaloid aus Corydalis cava*. Farblose Kristalle, unlösl. in Wasser, leicht lösl. in Chloroform u. Alkalilauge. **Anw.:** in der Nervenheilkunde bei der Behandlung von Zitterkrämpfen u. Zwangsbewegungen (Tremor, Chorea, Paralysis agitans), auch in Kombination mit Scopolamin. **Übl. Dos.:** 0.1 g (oral u. s.c.). Bei Überdosierung kommt es zur sog. Bulbocapninstarre.

**Bulbus:** Zwiebel*.

**Bulbus Allii sativi:** Knoblauchzwiebel, s. Allium sativum.

**Bulbus Asphodeli:** (Radix Asphodeli) Affodillwurzel, s. Asphodelus albus.

**Bulbus Cepae:** Zwiebel, Küchenzwiebel, s. Allium cepa.

**Bulbus Colchici:** Herbstzeitlosenknollen, s. Colchicum autumnale.

**Bulbus Pancratii veri:** Bulbus Scillae, s. Urginea maritima.

**Bulbus rotundus:** Runder Allermannsharnisch, s. Gladiolus communis, Gladiolus palustris.

**Bulbus rusticus:** Bulbus Scillae, Meerzwiebel, s. Urginea maritima.

**Bulbus Scillae:** Meerzwiebel, s. Urginea maritima.

**Bulbus Urgineae:** Bulbus Scillae, Meerzwiebel, s. Urginea maritima.

**Bulbus Victorialis longus:** Langer Allermannsharnisch, s. Allium victorialis.

**Bulbus Victorialis rotundus:** Runder Allermannsharnisch, s. Gladiolus comminis, Gladiolus palustris.

**Bulgarische Kur:** (nach dem bulgar. Wunderdoktor u. Bauern Ivan Raeff aus Schipka) Dekokt (s. Decocte) von **Radix Belladonnae** (5%) in Weißwein, dazu Kohlepulver, Pillen aus Brotteig u. Kalmuswurzel zum Kauen (Modifiz. von Deiniger, München, bzw. Panegrossi, Rom). **Anw.** med.: früher gegen chronische Encephalitis.

**Bulimia nervosa:** *syn.* Bulimarexie, Bulimie, Freßkotzsucht, Eßbrechsucht; psychogene Eßstörung, bei der exzessive, meist hochkalorische Nahrungsmengen in kürzester Zeit zugeführt u. anschließend Maßnahmen ergriffen werden, das Körpergewicht in einem subnormalen Rahmen zu halten (z.B. abwechselnd mit periodischem Fasten od. gefolgt von selbstinduziertem Erbrechen od. Mißbrauch von Laxantien od. Diuretika). Häufig gehen extremes Übergewicht od. Anorexia nervosa der Entwicklung dieses Syndroms voraus. Ther.: Psychotherapie.

**Bulkware:** im engeren Sinne pulverförmige Schüttgüter, nicht konfektionierte Arznei- u. Hilfsstoffe.

**Bull-eye Tabletten:** s. Punkttabletten.

**Bullrichs Salz:** Natron (nach Bullrich, brasil. Arzt, 19. Jh.), s. Natriumhydrogencarbonat.

**Bumadizon** INN: Butylmalonsäure-mono(1,2-diphenylhydrazid), 2-(2,3-Diphenylcarbazoyl)-hexansäure, Eumotol®; CAS-Nr. 3583-64-0;

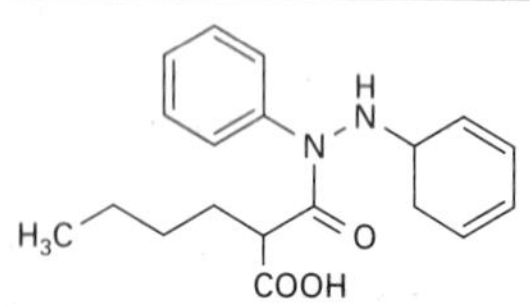


Bumadizon

$C_{19}H_{22}N_2O_3$, $M_r$ 326.40. Schmp. 116-117°C aus Ether-Petrolether. **Anw.:** Antiphlogistikum, Antirheumatikum. HWZ 29 bis 175 h, dosisabhängig (Metaboliten) bzw. 48 bis 72 h (Metaboliten). **Übl. Dos.:** Oral: Erhaltungsdos.: 2- bis 3mal 0.1 g/d; initial: doppelte Dosis. Gebräuchl. ist auch Bumadizon-Calcium-Semihydrat.

**Bumetanid** INN: 3-(Butylamino)-4-phenoxy-5-sulfamoylbenzoesäure, Fordiuran®; CAS-Nr. 28395-03-1; $C_{17}H_{20}N_2O_5S$, $M_r$ 364.42. Schmp. 230-

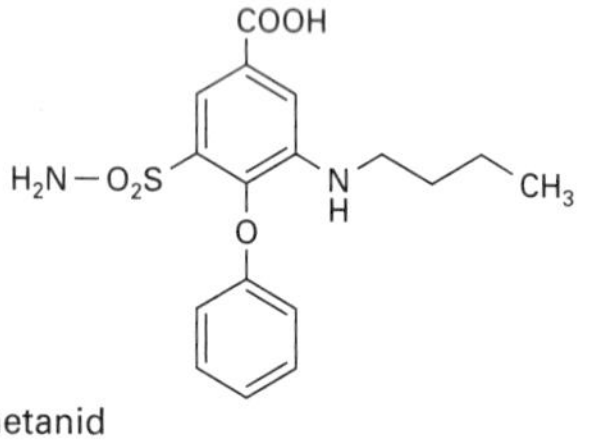


Bumetanid

231°C aus wäßrigem Ethanol; polymorph. **Anw.:** Diuretikum* (Schleifendiuretikum). HWZ 0.7 h bzw. 3 h (Metaboliten). Übl. Dos. Oral: 1mal 0.5 mg (möglichst morgens). Parenteral: i.m., i.v. 0.001 g; Infusion i.v. innerhalb 30 bis 60 min 0.003 g in 500 mL Infusionslösung. Wechselw., Kontraind.: s. Etacrynsäure.

**Buna:** künstl. Kautschuk (Polymerisation v. Butadien*), s. Kautschuk.

**Bunapsilas, Bunapsilat:** chem. Kurzbez. f. 3,7-Di-(tert-butyl)-1,5-naphthalindisulfonat.

**Bunazosin:** 1-(4-Amino-6,7-dimethoxy-2-chinazolinyl)-4-butyrylhexahydro-1H-1,4-diazepin, Andante®; CAS-Nr. 80755-51-7;

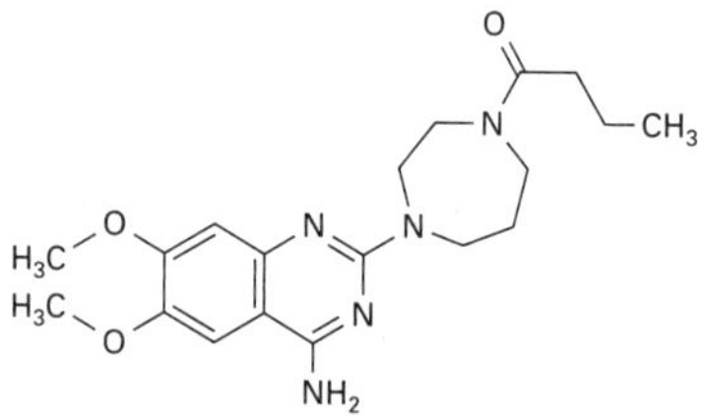


Bunazosin

$C_{19}H_{27}N_5O_3$, $M_r$ 373.46. **Wirk.:** selektiver $\alpha_1$-Blokker vom Chinazolintyp (Prazosin*) mit kompetetiver Hemmung postsynaptischer $\alpha_1$-Adrenozeptor (periphere Vasodilatation). **Anw.:** bei essentieller Hypertonie. **Nebenw.:** insbes. zu Therapiebeginn orthostatische Dysregulationen, Blutdruckabfall bei Lagewechsel, selten Synkopen; Übelkeit, Tachykardien, gastrointestinale Beschwerden, Schwitzen, Sehstörungen, Rhinitis, Depression etc. HWZ 12 h. **Übl. Dos.:** Oral: 1mal 6 mg/d. **Bunazosinhydrochlorid:** $C_{19}H_{27}N_5O_3 \cdot HCl$, $M_r$ 409.92. Schmp. 280-282°C aus Methanol/Ethanol.

**Bundesamt für Sera u. Impfstoffe:** s. Paul-Ehrlich-Institut.

**Bundesapothekerkammer:** BAK; Arbeitsgemeinschaft deutscher Apothekerkammern. Freiwilliger Zusammenschluß der siebzehn Landesapothekerkammern (s.a. Apothekerkammern) zur gemeinsamen Interessenvertretung der Apothekerschaft auf Bundesebene. Die BAK fördert u. koordiniert den Erfahrungs- u. Meinungsaustausch unter den Apothekerkammern. Zu ihren besonderen Aufgaben gehört die Herbeiführung möglichst einheitlicher Regelungen in den Berufsordnungen u. den Grundsätzen f. die Tätigkeit der Apotheker, ferner die überregionale Fortbildung durch den wissenschaftlichen Beirat der BAK. Im Gegensatz zu den Landesapothekerkammern ist die BAK keine Körperschaft öffentlichen Rechts. Diesem Rechtscharakter entsprechend hat die BAK keine Weisungsbefugnis gegenüber den einzelnen Kammern. Die BAK u. der DAV (Deutscher Apotheker-Verein, s. Apothekervereine) bilden die Bundesvereinigung Deutscher Apothekerverbände-ABDA*.

**Bundes-Apothekerordnung:** BApoO; i.d.F. d. Bekanntmachung v. 19.7.1989, zuletzt geändert durch EWR-Ausführungsgesetz v. 27.4.1993. Regelt die Berufsausübung des Apothekers. Das Gesetz legt fest, daß der Apotheker berufen ist, die Bevölkerung ordnungsgemäß mit Arzneimitteln zu versorgen u. er damit der Gesundheit des einzelnen Menschen u. des gesamten Volkes dient (§ 1 BApoO). Es etabliert ihn somit ausdrücklich als Teil des Gesundheitswesens*. Weiterhin ist bestimmt, daß, wer im Geltungsbereich des Gesetzes den Apothekerberuf ausüben will, grundsätzlich der Approbation als Apotheker bedarf (§ 2 Abs. 1 BApoO). Es folgen Bestimmungen über die Ausübung des Apothekerberufs, die Berufsbezeichnung u. die Approbation; s.a. Apotheker, Approbation.

**Bundesartenschutzverordnung:** BArtSchV, vom 19.12.1986; zuletzt geändert durch Art. 42 des Gesetzes vom 25.10.1994 (Markenrechtsreformgesetz), Änderung i. Kraft getreten am 1.1.1995; verordnet vom Bundesminister f. Umwelt, Naturschutz u. Reaktorsicherheit zum Schutz wildlebender Tier- u. Pflanzenarten. Die VO nennt die unter besonderen Schutz zu stellenden Tier- u. Pflanzenarten mit Augenmerk auf die vom Aussterben bedrohten Arten. Des weiteren enthält sie u.a. Bestimmungen f. die Ein- u. Ausfuhr, f. den Erwerb, die Be- u. Verarbeitung u. das Inverkehrbringen der geschützten Tier- u. Pflanzenarten sowie f. deren Haltung u. Zucht. Bestimmte Handlungen, Verfahren u. Geräte, z.B. das Fangen od. Töten mit Netzen, Haken od. Leim u. die Benützung lebender Tiere als Lockmittel, werden verboten.

**Bundesgesundheitsamt:** BGA; früher in der Bundesrepublik Deutschland eine selbständige Bundesoberbehörde, bei der Verwaltungszuständigkeiten des Bundes auf dem Gebiet des Gesundheitswesens zusammengefaßt waren. Duch das Gesetz über die Neuordnung zentraler Einrichtungen des Gesundheitswesens (Gesundheitseinrichtungen-Neuordnungs-Gesetz – GNG) vom 24.6.1994 wurde das BGA aufgelöst. Es gibt nun **4 selbständige Nachfolge-Institute** (s. dort): (1) Bundesinstitut für Arzneimittel u. Medizinprodukte (BfArM), (2) Bundesinstitut für Infektionskrankheiten u. nicht-übertragbare Krankheiten (Robert-Koch-Institut), (3) Bundesinstitut für gesundheitlichen Verbraucherschutz u. Veterinärmedizin, (4) Institut für Wasser-, Boden- u. Lufthygiene.

**Bundesgesundheitsrat:** von der Bundesregierung der Bundesrepublik Deutschland f. eine Legislaturperiode (4 Jahre) ernanntes Sachverständigengremium, das die Bundesregierung in Fragen der öffentlichen Gesundheitspflege, besonders bei der Vorbereitung der Gesundheitsgesetzgebung berät. Dem Bundesgesundheitsrat gehören höchstens 80 Vertreter aller Bevölkerungskreise, darunter auch Apotheker, an. Die Mitglieder werden auf Vorschlag d. Bundesgesundheitsministers berufen.

**Bundesinstitut für Arzneimittel u. Medizinprodukte:** BfArM; eines der Nachfolge-Institute des ehemaligen Bundesgesundheitsamtes* im Geschäftsbereich des Bundesgesundheitsministeriums mit Sitz in 13353 Berlin, Seestr. 10-11, Tel. 030/4548-3261; zuständig für die Bewertung u. Zulassung von Arzneimitteln (s. Arzneimittelzulassung, s. Arzneimittelprüfrichtlinien), die Registrierung homöopathischer Arzneimittel, die Überwachung d. Verkehrs mit Betäubungsmitteln (Bundes-Opiumstelle*), die zentrale Erfassung u. Auswertung von Meldungen über unerwünschte Arzneimittelwirkungen (s. Stufenplan), die Risikoerfassung bei Medizinprodukten*, die Durchführung von Maßnahmen zur Risikominderung sowie Arbeiten zur medizinischen u. technischen Sicherheit u. Eignung von Medizinprodukten nach Vorgaben der Europäischen Union* u. nationaler Vorgaben.

**Bundesinstitut für gesundheitlichen Verbraucherschutz u. Veterinärmedizin:** eines der Nachfolge-Institute des ehemaligen Bundesgesundheitsamtes* im Geschäftsbereich des Bundesgesundheitsministeriums mit Sitz in D-14195 Berlin, Thielallee 88-92, Tel. 030/8412-4300; zuständig für die Sicherung des Gesundheitswesens im Hinblick auf Lebensmittel, Tabakerzeugnisse, Kosmetika, Pflanzenschutzmittel, Schädlingsbekämpfungsmittel u. Chemikalien, Schutz d. Menschen vor Krankheiten, die von Tieren auf Menschen übertragen werden können, die Zulassung von Tierarzneimitteln (s. Arzneimittelzulassung) sowie Tierschutz u. Entw. von Ersatz- u. Ergänzungsmethoden zu Tierversuchen.

**Bundesinstitut für Infektionskrankheiten u. nicht-übertragbare Krankheiten:** Robert-Koch-Institut; eines der Nachfolge-Institute des ehemaligen Bundesgesundheitsamtes* im Geschäftsbereich des Bundesgesundheitsministeriums mit Sitz in D-13353 Berlin, Nordufer 20, Tel. 030/4547-2286; zuständig für die Erkennung, Verhütung u. Bekämpfung von übertragbaren u. nicht-übertragbaren Krankheiten (u.a. AIDS), epidemiologische Untersuchungen von Krankheiten sowie Dokumentation u. Information, Risikoerfassung bei gentechnisch veränderten Organismen u. Produkten u. d. Durchführung d. Gentechnikgesetzes*.

**Bundes-Opiumstelle:** s. Betäubungsmittelrecht.

**Bundes-Seuchengesetz:** BSeuchG; in der Bundesrepublik Deutschland sind im Gesetz zur Verhütung u. Bekämpfung übertragbarer Krankheiten beim Menschen vom 18.12.1979 i.d.F. v. 20.12.1988, Maßnahmen zur Verhütung u. Bekämpfung von Seuchen niedergelegt. Hierzu zählen u.a. die Bestimmungen über die Beschaffenheit von Trinkwasser, Abwasserbeseitigung, Schutzimpfungen etc. Das BSeuchG regelt die Seuchenbekämpfung durch besondere Anzeigepflichten im Verdachts-, Krankheits- od. Todesfall bei bestimmten Erkrankungen, durch Quarantäne, Desinfektion* u.a. seuchenspezifische Maßnahmen wie Schutzimpfungen, Schul- u. Bäderschließungen, Verbot von Menschenansammlungen, Überwachung des Auslandsverkehrs usw. **Meldepflicht besteht f.:** *I) Verdachts-, Erkrankungs- u. Todesfälle:* 1. Botulismus; 2. Cholera; 3. Enteritis infectiosa: a) Salmonellose (Typhus u. Paratyphus); b) übrige Formen einschließlich mikrobiell bedingter Lebensmittelvergiftung; 4. Fleckfieber; 5. Lepra; 6. Milzbrand; 7. Ornithose; 8. Paratyphus A, B u. C; 9. Pest; 10. Pocken; 11.Poliomyelitis; 12. Rückfallfieber; 13. Shigellenruhr; 14. Tollwut; 15. Tularämie; 16. Typhus abdominalis; 17. virusbedingtes hämorrhagisches Fieber. *II) Erkrankungs- u. Todesfälle:* 1. Konnatale Erkrankungen: a) Cytomegalie; b) Listeriose; c) Lues; d) Toxoplasmose; e) Rötelnembryopathie; 2. Brucellose; 3. Diphtherie; 4. Gelbfieber; 5. Leptospirose: a) Weil-Krankheit; b) übrige Formen; 6. Malaria; 7. Meningitis/Enzephalitis: a) Meningokokken-Meningitis; b) andere bakterielle Meningitiden; c) Virus-Meningoenzephalitis; d) übrige Formen; 8. Q-Fieber; 9. Rotz; 10. Trachom; 11. Trichinose; 12. Tuberkulose (aktive Form): a) der Atmungsorgane; b) der übrigen Organe; 13. Virushepatitis: a) Hepatitis A; b) Hepatitis B; c) nicht bestimmbare u. übrige Formen; 14. anaerobe Wundinfektion: a) Gasbrand/Gasödem; b) Tetanus. *III) Todesfälle:* 1. Influenza (Virusgrippe); 2. Keuchhusten; 3. Masern; 4. Puerperalsepsis; 5. Scharlach. *IV)*

*Ausscheider:* von 1. Choleravibrionen; 2. Salmonellen: a) Salmonella typhi; b) Salmonella paratyphi A, B u. C; c) übrige; 3. Shigellen. *V) Verletzungsunfälle:* durch ein tollwutkrankes od. -verdächtiges Tier sowie die unmittelbare Berührung eines Menschen mit einem solchen Tier od. Tierkörper. *Meldepflicht in besonderen Fällen:* (§ 8 BSeuchG) Wenn durch Krankheitserreger verursachte Erkrankungen in Krankenhäusern, Entbindungsheimen, Säuglingsheimen od. anderen Gemeinschaftseinrichtungen f. Säuglinge nicht nur vereinzelt auftreten, so sind diese Erkrankungen als **Ausbruch** zu melden. **Zur Meldung verpflichtet sind: 1.** der behandelnde od. sonst hinzugezogene Arzt; **2.** in Krankenhäusern od. Entbindungsheimen der leitende Arzt od., bei mehreren selbständigen Abteilungen, der leitende Abteilungsarzt; **3.** jede sonstige mit der Behandlung od. Pflege des Betroffenen berufsmäßig beauftragte Person; **4.** die hinzugezogene Hebamme; die außerhalb eines Krankenhauses od. Entbindungsheimes tätig werdende Hebamme ist in jedem Fall zur Meldung verpflichtet; **5.** das Familienhaupt od. der Schriftführer, der Leiter von Pflege- u. Gefangenenanstalten, Heimen, Lagern, Sammelunterkünften od. ähnlichen Einrichtungen sowie der Kapitän auf Seeschiffen; **6.** der Leichenbeschauer. **Österreich:** ähnliche Regelungen durch Epidemie-, Tuberkulose-, AIDS-Gesetz.

**Bundes-Sozialhilfegesetz:** BSHG; in der Bundesrepublik Deutschland regelt das BSHG in der Fassung vom 20. 1. 1987, zuletzt geändert d.d. Gesetz v. 23.7.1996 die Ansprüche Bedürftiger auf Hilfe zum Lebensunterhalt (auch in besonderen Lebenslagen) u. umfaßt u.a. vorbeugende Gesundheitshilfe, Krankenhilfe, Hilfe zur Familienplanung, f. werdende Mütter u. Wöchnerinnen, Eingliederungshilfe f. Behinderte, Blinden- u. Altenhilfe, Hilfe zur Überwindung bes. sozialer Schwierigkeiten. In Krankheitsfällen sollen die Leistungen nach dem BSHG denen d. gesetzl. Krankenversicherung entsprechen.

**Bundesverband der Angestellten in Apotheken:** BVA; als Tarifpartner der Arbeitnehmer führt der BVA mit dem Tarifpartner der Arbeitgeber, dem Arbeitgeberverband Deutscher Apotheker* (ADA), die Verhandlungen zum Bundesrahmentarifvertrag. Des weiteren erteilt die Organisation ihren Mitgliedern arbeitsrechtliche Auskünfte u. gewährt gegebenenfalls Rechtsvertretung bei arbeitsrechtlichen Streitfällen. Die Geschäftsstelle d. BVA befindet sich in 20459 Hamburg, Deichstr. 19, Tel 040/363829.

**Bundesvereinigung Deutscher Apothekerverbände:** s. ABDA.

**Bundesversicherungsanstalt für Angestellte:** BfA; in der Bundesrepublik Deutschland ist die BfA Träger in der Rentenversicherung* f. Angestellte. Sie ist eine Körperschaft öffentlichen Rechts mit Sitz in Berlin. In ihren Organen, dem Vorstand u. der Vertreterversammlung, sind Vertreter der Arbeitgeber u. der Versicherten paritätisch vertreten. Das Bundesversicherungsamt führt die Aufsicht über die BfA (Gesetz über die Errichtung der BfA vom 7.8.1953 u. später folgende Änderungen).

**Bundeswehrapotheke:** besondere, in § 15 Apothekengesetz* vorgesehene Form der Apotheke. Zweck ist, die Arzneimittelversorgung der Bundeswehrangehörigen der der Zivilpersonen gleichzustellen. Sowohl Errichtung als auch Einrichtung u. Betrieb der Bundeswehrapotheken sind dem Geschäftsbereich des Bundesministers f. Verteidigung unterstellt. Man unterscheidet 3 Arten von Bundeswehrapotheken, die Sanitätsdepots, die Bundeswehrkrankenhausapotheken u. die Bundeswehrapotheken der Teilstreitkräfte (Heer, Luftwaffe, Marine).

**Bundeszentrale für gesundheitliche Aufklärung:** BZgA; eine seit 1967 bestehende u. zum BMG gehörende Einrichtung mit Sitz in Köln, die u.a. folgende Aufgaben wahrnimmt: Dienst an der Erhaltung u. Förderung der Gesundheit, Erarbeitung von Richtlinien f. die Gesundheitserziehung, Aus- u. Fortbildung von in der Gesundheitserziehung u. Gesundheitsaufklärung Tätigen, Koordinierung der gesundheitlichen Aufklärung u. Gesundheitserziehung.

**Bunitrolol** INN: O-[3-(tert-Butylamino)-2-hydroxypropoxy]benzonitril, Stresson®; CAS-Nr. 34915-68-9; $C_{14}H_{20}N_2O_2$, $M_r$ 248.3. **Strukturformel** s. β-Sympatholytika. **Anw.:** β-Sympatholytikum* (Betarezeptorenblocker). HWZ 2 h. **Übl. Dos.:** Oral: Initialdos.: 1- bis 2mal 0.01 g/d; bei Bedarf kann die doppelte Dosis genommen werden. Gebräuchl. ist auch Bunitrololhydrochlorid.

**Bunsen-Absorptionskoeffizient:** s. Absorptionskoeffizient.

**Bunsenbrenner: 1.** Bekanntester u. einfachster Gasbrenner, erfunden von Bunsen*. Das Brennerrohr (Mischrohr f. Luft u. Gas) ist

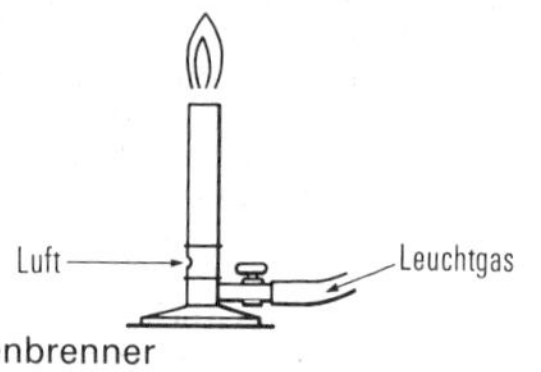

Bunsenbrenner [120]

unten mit 2 gegenüberliegenden Löchern versehen, die durch eine drehbare Manschette ganz od. teilweise verschlossen werden können zwecks Regelung der Luftzufuhr. Das ausströmende Leuchtgas reißt durch diese Luftlöcher Luft an sich u. vermischt sich mit ihr im Brennerrohr. Die Flamme des Bunsenbrenners zeigt große Temperaturunterschiede: im inneren Kegel ca. 300 bis 500°C, außen 1250 bis 1500°C. Eine besondere Art des Bunsenbrenners ist der **Teclu-Brenner** (Nicolaus Teclu, Prof. d. Chemie, 1839 bis 1916, Wien); bei ihm ist das Brennerrohr unten trichterförmig erweitert, die Gaszufuhr kann durch eine seitliche Schraube, die Luftzufuhr durch eine heb- u. senkbare Platte am unteren Teil des Brennerrohres reguliert werden. Bei tiefster Stellung der Platte wird nahezu die Temp. einer Gebläseflamme erreicht. Durch besondere Aufsätze (Kronen-, Pilz-, Schlitz-, Kreuzschlitz-Aufsatz) ist die Verw. des Brenners auch f. Spezialarbeiten möglich. Anstelle dieser Gasbrenner werden auch sog. **elektrische Bunsenbrenner** (mit u. ohne Gebläse) eingesetzt. Die elektr. **Pilz-Heizhaube** erlaubt sauberes u. geruchloses Arbeiten in normaler Atmosphäre. (Kein Rußen, keine reduzierende Flammenwirkung, keine Brandgefahr durch ausströmendes Gas).

**2.** Bedeutende Zeitschrift von u. für Pharmaziestudenten (Innsbruck, Auflage jeweils bis zu 800 Stück).

**Bunsen, Robert Wilh.**: Chemiker in Heidelberg, 1811 bis 1899.

**Bunte Reihe:** Methode zur Differenzierung von Bakterien durch Bestimmung der biochemischen Aktivitäten.

**Buphenin** INN: 4-Hydroxy-N-(1-methyl-3-phenylpropyl)-norephedrin, 1-(4-Hydroxyphenyl)-2-(1-methyl-3-phenylpropylaminopropan-1-ol, Dila-

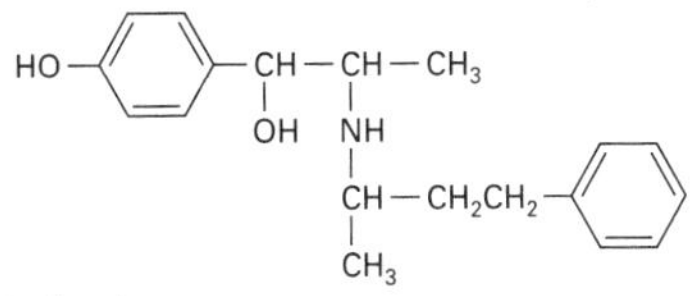

Buphenin

tol®; CAS-Nr. 447-41-6; $C_{19}H_{25}NO_2$, $M_r$ 299.40. Schmp. 111-112°C aus Methanol. **Anw.:** Sympathomimetikum; Vasodilatator, bei peripheren Durchblutungsstörungen; Wehenhemmer. **Nebenw.:** Tachykardie, Herzarrhythmien, ev. Angina pectoris; Kontraind.: Koronarinsuffizienz, Arteriosklerose, Hypertonie, Tachykardie, Thyreotoxikose, Myokardinfarkt. HWZ 3.5 h. **Übl. Dos.:** Oral: bis zu 6mal 0.003 g/d. Parenteral: i.m., s.c. 0.005 g; Infusion i.v. 0.03 g/6 bis 8 h. Gebräuchl. ist auch Bupheninhydrochlorid.

**Bupivacain** INN: DL-1-Butyl-2',6'-dimethyl-2-piperidincarboxanilid; CAS-Nr. 2180-92-9; $C_{18}H_{28}N_2O$, $M_r$ 288.43. **Strukturformel** s. Lokalanästhetika. Schmp. 107-108°C. $pK_s$ (des Salzes) 5.9. **Anw.:** lang wirksames Infiltrations- u. Leitungsanästhetikum. HWZ 2.5 h. **Übl. Dos.:** Parenteral: 0.25%, max.: 0.002 g/kg KG.

**Bupivacainhydrochlorid-Monohydrat:** Bupivacaini hydrochloridum Ph.Eur.3 (monohydricum); CAS-Nr. 14252-80-3; $C_{18}H_{29}ClN_2O \cdot H_2O$, $M_r$ 342.9. Schmp. ca. 254°C unter Zers. Lösl. in Wasser, leicht lösl. in Ethanol.

**Bupranolol** INN: 1-(tert-Butylamino)-3-(2-chlor-5-methylphenoxy)-2-propanol, betadrenol®; CAS-Nr. 14556-46-8; $C_{14}H_{22}ClNO_2$, $M_r$ 271.79. **Strukturformel** s. β-Sympatholytika. **Anw.:** β-Sympatholytikum* (Betarezeptorenblocker); ähnl. Propranolol*. HWZ 2 h. **Übl. Dos.:** Oral: 2mal 0.04 g/d, steigerbar bis 3mal 0.04 g/d, individuell einstellen. Gebräuchl. ist auch Bupranololhydrochlorid.

**Buprenorphin** INN: 2-(N-Cyclopropylmethyl-4,5α-epoxy-3-hydroxy-6-methoxy-6,14-endo-ethanomorphinan-7α-yl)-3,3-dimethyl-2-butanol, Temgesic®; CAS-Nr. 52485-79-7; $C_{29}H_{41}NO_4$. **Wirk.** u. **Anw.:** agonistisch-antagonistische Wirk. an Opiatrezeptoren; starkes Analgetikum. Suchtpotential geringer als das des Morphins; Nebenw. wie bei Morphin außer der Obstipation. HWZ 2 bis 3 h. Gebräuchl. ist auch Buprenorphinhydrochlorid.

**Burgunderbrühe:** s. Kupferkalkbrühe.

**Burgunderharz:** Fichtenharz, Resina Pini, s. Terebinthina.

**Burows Lösung:** Burows Wasser, Liquor Aluminii acetici; Aluminiumacetatlösung, s. Aluminiumacetat.

**Bursera-Arten:** s. Oleum Linaloes.

**Burseraceae:** Balsambaumgewächse, Od. Rutales; ca. 600 Arten. Trop. Bäume od. Sträucher,

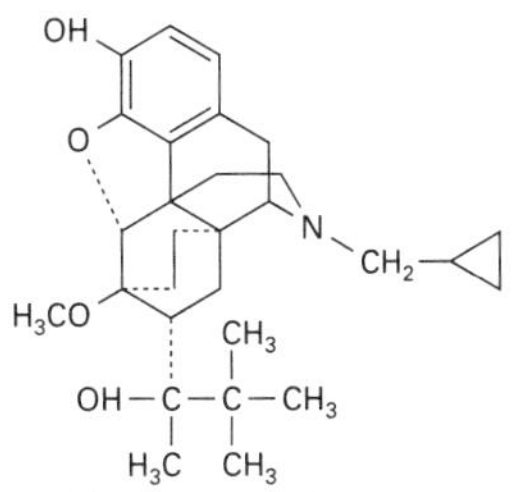

Buprenorphin

meist mit gefiederten od. 3teiligen Blättern; Sproßdornen. Meist kleine, 3- bis 5zählige, eingeschlechtige od. zwittrige Blüten in Rispen. 5- bis 2fächrige Steinfrüchte, ölhaltige Samen. Schizogene Harzgänge in der Rinde, zuweilen Ölzellen im Holz, Schleimzellen in allen Organen (außer im Holz). Calciumoxalatkristalle u. Kieselkörper. **Chem. Merkmale:** reich an Harzen (Triterpene vorherrschend) od. gummiartigen Balsamen; Schleime v.a. aus Galactose u. Arabinose, äther. Öl hauptsächl. aus Monoterpenen. **Wichtige Gattungen** s. z.B. Boswellia, Bursera, Canarium, Commiphora.

**Bursitis:** Schleimbeutelentzündung.

**Bursitis-(Gumboro-Krankheit)-Lebend-Impfstoff für Geflügel (gefriergetrocknet), Infektiöse:** Vaccinum bursitidis infectivae aviariae vivum cryodesiccatum Ph.Eur.3; enthält einen attenuierten Stamm des infektiösen Geflügel-Bursits-Virus.

**Buschklee(kraut):** s. Lespedeza capitata.

**Buschmeister:** Lachesis muta*.

**Busch-Tee, Roter** : s. Aspalathus linearis.

**Buschwindröschen:** Anemone nemorosa*.

**Buscopan**®: s. Butylscopolaminiumbromid.

**Buserelin** INN: 5-Oxo-L-propyl-L-histidyl-L-tryptophyl-L-seryl-L-tyrosyl-O-tert-butyl-D-seryl-L-benzyl-L-arginyl-N-ethyl-L-prolinamid, Suprefact®; CAS-Nr. 57982-77-1; $C_{60}H_{86}N_{16}O_3$. **Anw.:** Zytostatikum, LH-RH-Agonist.

**Bush Tea:** s. Aspalathus linearis.

**Buspiron** INN: 8-{4-[4-(2-Pyrimidinyl)1-piperazinyl]butyl}-8-azaspiro[4,5]decan-7,9-dion, Bespar®; CAS-Nr. 36505-84-7; $C_{21}H_{31}N_5O_2$, $M_r$ 385.55. **Anw.:** Anxiolytikum, s.a. Psychopharmaka (Ataraktika).

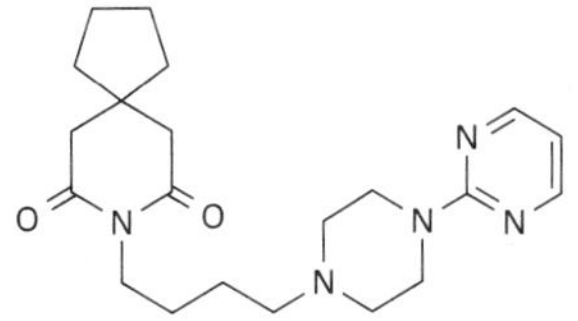

Buspiron

**Busulfan** INN: Busulfanum Ph.Eur.3, Myelosanum, 1,4-Dimethansulfonoxybutan, Tetramethylenbis(methansulfonat), Myleran®; CAS-Nr. 55-98-1; $C_6H_{14}O_6S_2$, $M_r$ 246.31. Schmp. 114-118°C; polymorph. Bei 25°C lösl. in Aceton 2.4:100, in Ethanol 1:1000, in Wasser 1:7500. **Anw.:** Zytostatikum, Alkylans; chronische myeloische Leukämie. HWZ 1 h. **Übl. Dos.:** Oral: 1-

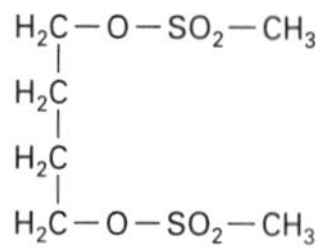

Busulfan

bis 2mal 0.002 g/d; Blutbildkontrolle notwendig. MED 0.006 g, MTD 0.006.

**Butabarbital:** s. Secbutabarbital.

**Butadien:** $H_2C$=CH–CH=$CH_2$. Schweres Gas. Darst.: aus Acetylen. Ausgangsmaterial f. synth. Kautschuk (Buna), s. Kautschuk.

**Butalamin** INN: 5-[(2-Dibutylaminoethyl)amino]-3-phenyl-1,2,4-oxadiazol; CAS-Nr. 22131-35-

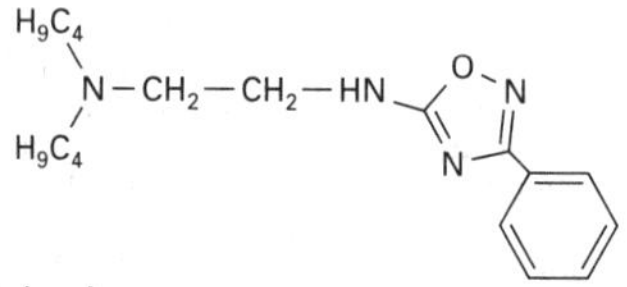

Butalamin

7; $C_{18}H_{28}N_4O$, $M_r$ 316.45. **Anw.:** peripherer Vasodilatator. **Übl. Dos.:** Oral: 2- bis 3mal 0.04 g/d. **Nebenw.:** gastrointestinale Störungen. Gebräuchl. ist auch Butalaminhydrochlorid.

**Butalbital** INN: Alisobumalum, 5-Allyl-5-isobutyl-barbitursäure; CAS-Nr. 77-26-9; $C_{11}H_{16}N_2O_3$, $M_r$ 224.25. Schmp. 138-139°C. Prakt.

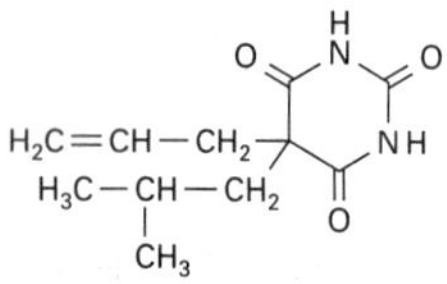

Butalbital

unlösl. in kaltem Wasser, Petrolether; lösl. in siedendem Wasser, Alkohol, Chloroform, Ether, Aceton, Eisessig, wäßrigen Alkali- u. Carbonatlösungen. $pK_s$ 7.6 (20°C). **Anw.:** Sedativum, Hypnotikum. **Übl. Dos.:** Oral: 2- bis 3mal 0.1 g/d. Rektal: 0.1 g/d. Gebräuchl. ist auch Butalbital-Natrium.

**Butallylonal:** Butyl-bromallyl-barbitursäure, Acidum butyl-bromallyl-barbituricum, 5-(2'-Brom-allyl)-5-(1"-methyl-propyl)-barbitursäure; CAS-Nr. 1142-70-7; $C_{11}H_{15}BrN_2O_3$, $M_r$ 303.2. Schmp. 131°C; polymorph. Weißes, krist. Pulver

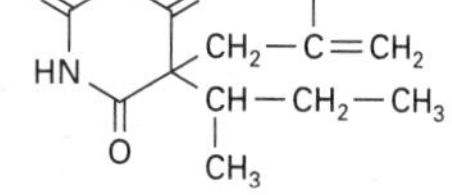

Butallylonal

von schwach bitterem Geschmack; leicht lösl. in Ethanol 90%, Ether, wenig lösl. in Wasser, lösl. in verdünnt. Alkalilaugen unter Salzbildung; vorsichtig aufzubewahren. **Anw.** med.: Durchschlafmittel, ohne Kumulationsgefahr. **Dos.:** 0.2 g, MTD 0.6 g; das Na-Salz dient i.v. als Basisnarkotikum, in d. Geburtshilfe zur Erzeugung e. Dämmerschlafs.

**Butamirat** INN: [2-(2-Diethylaminoethoxy)-ethyl]-(2-phenylbutyrat), Sinecod®; CAS-Nr. 18109-80-3; $C_{18}H_{29}NO_3$, $M_r$ 307.44. Sdp. 140-

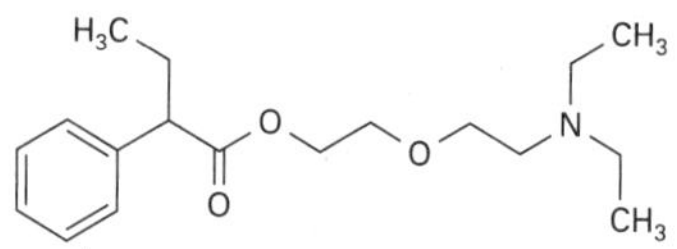

Butamirat

155°C (133.3 Pa). Prakt. unlösl. in Wasser, sehr leicht lösl. in Alkohol, Aceton, Ether. **Anw.:** Antitussivum, Bronchospasmolytikum. HWZ ca. 21 h. **Übl. Dos.:** Oral: 4- bis 6mal 0.005 g/d.

**Butan:** $C_4H_{10}$, 2 Isomere (n-Butan u. **iso-Butan**), beides farblose schwere, geruchlose, brennbare Gase, nat. im Erdgas; vgl. Konformation.

**Butan(1)-carbonsäure:** s. Valeriansäure.

**Butandicarbonsäure:** s. Adipinsäure.

**Butandiole:** Diole mit 4 C-Atomen. **Anw.:** als Lösungsmittel.

**Butandisäure:** s. Bernsteinsäure.

**Butanilicain** INN: 2-Butylamino-6'-chlor-2-acetotoluidid, 2-Butylamino-2'-chlor-6'-methylacetanilid, Hostacain®; CAS-Nr. 3785-21-5; $C_{13}H_{19}ClN_2O$, $M_r$ 254.77. **Strukturformel** s. Lokalanästhetika. Schmp. 45-46°C, Sdp. 145°C (0.133 Pa). **Anw.:** Infiltrations- u. Leitungsanästhetikum. **Übl. Dos.:** Parenteral: s.c.: 0.5% zur Infiltrationsanästhesie; s.c.: 1% zur Leitungsanästhesie bei zahnärztlichen Eingriffen.

**Butanol:** s. Butylalkohol.

**Butanon:** s. Ethylmethylketon.

**Butanonphloroglucide:** s. Dryopteris filixmas.

**Butantan-Institut:** brasilian. Institut zur Sammlung u. Haltung einheim. Giftschlangen u. z. Serumgewinnung.

**Butantetrol:** Erythrit*.

**1,2,4-Butantriol:** $C_4H_7(OH)_3$. D. 1.21. Farblose, ölige, süßschmeckende Flüss. Dient als Glycerolersatz, besonders in d. Textil- u. Kunststoffindustrie, in Schmiermitteln sowie in kosmet. u. pharmaz. Präparaten.

**Butazolidin®:** s. Phenylbutazon.

**Butetamat** INN: 2-Diethylaminoethyl-2-phenylbutyrat, Phenethylamin, α-Phenylbutansäure-2-diethylaminoethylester; CAS-Nr. 14007-64-8; $C_{16}H_{25}NO_2$, $M_r$ 263.37. Sdp. 167-169°C (1.5 kPa); $n_D^{20°C}$ 1.4909. **Anw.:** Antispasmodikum;

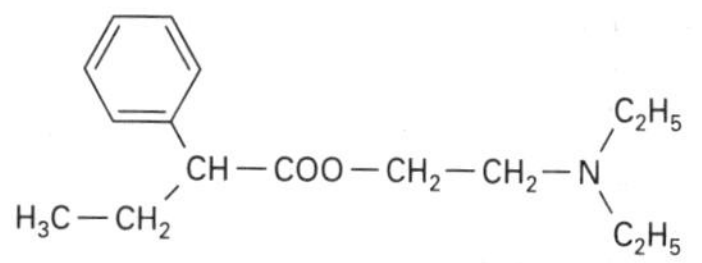

Butetamat

Parasympatholytikum; Sedativum; Antitussivum.

**Butetamatdihydrogencitrat:** Butetamati dihydrogencitras; CAS-Nr. 13900-12-4; $C_{22}H_{36}NO_9$, $M_r$ 455.5. Schmp. ca. 110°C. Leicht lösl. in Wasser, wenig lösl. in Ethanol. **Off.:** DAB10. Anw. s. Butetamat.

**Butinolin** INN: 1,1-Diphenyl-4-(1-pyrrolidinyl)-2-butin-1-ol; CAS-Nr. 968-63-8; $C_{20}H_{21}NO$, $M_r$ 291.4. **Anw.:** Spasmolytikum bei gastrointestinalen Beschwerden. **Übl. Dos.:** Oral: 3mal 5 mg/d vor dem Essen. Gebräuchl. ist auch Butinolindihydrogenphosphat.

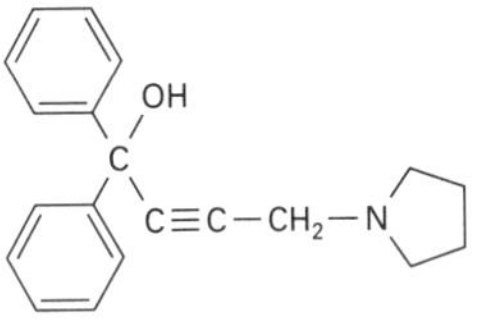


Butinolin

**Butizid** INN: 3-Isobutyl-6-chlor-3,4-dihydro-2H-1,2,4-benzothiadiazin-7-sulfonamid-1,1-dioxid, Thiabutazid, Isobutylhydrochlorothiazid, Saltucin®; CAS-Nr. 2043-38-1; $C_{11}H_{16}ClN_3O_4S_2$, $M_r$ 353.86. Schmp. 241-245°C. **Anw.:** Saluretikum (s. Diuretikum), Ödeme bei Herzinsuffizienz, Nierenerkrankungen. **Übl. Dos.:** Oral: 2mal 0.005 g/d zu Anfang, nach Ausschwemmung der Ödeme 1mal 0.005 g/d; Dauertherapie: 2mal wöchentlich 0.01 g/d. Nebenw., Wechselw., Kontraind.: s. Bendroflumethiazid.

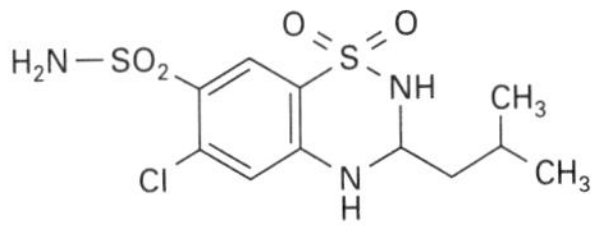


Butizid

**Butobarbital:** Butobarbitalum Ph.Eur.3, 5-Ethyl-5-butyl-barbitursäure; CAS-Nr. 77-28-1; $C_{10}H_{16}N_2O_3$, $M_r$ 212.3. **Strukturformel** s. Barbiturate. Schmp. 122-127°C. Weißes, krist. Pulver, lösl. in Ethanol, Chloroform, schwer lösl. in Wasser. **Anw.:** Hypnotikum, MTD 0.8 g, s.a. Barbiturate.

**Butoxycainhydrochlorid:** Butoxycaini hydrochloridum, Stadacain; 2-Diethylaminoethyl-4-butoxybenzoathydrochlorid; CAS-Nr. 2350-32-5; $C_{17}H_{28}ClNO_3$, $M_r$ 329.9. Schmp. 148°C; polymorph. Weißes, krist. Pulver; schwach bitterer, anästhesierender Geschmack; lösl. in 4 T. Wasser, 5 T. Ethanol, Chloroform. **Off.:** DAB10. **Anw.:** Oberflächen- u. Schleimhautanästhetikum. **Übl. Dos.:** 1%ig in äuß. anzuwendenden Arzneimitteln.

**Butriptylin** INN: Evasidol®; CAS-Nr. 3594-65-2; $C_{21}H_{27}N$, $M_r$ 293.5. Ölige Flüss. Sdp. 180-185°C.

**Butriptylinhydrochlorid:** Evasidol®; $C_{21}H_{28}ClN$, $M_r$ 329.9. Schmp. 188-190°C unter Zers. Lösl. in Wasser. **Anw.:** tricyclisches Antidepressivum; s. Psychopharmaka. **Übl. Dos.:** 25 bis 50 mg/d.

**Butterbaum:** s. Vitellaria paradoxa.

**Butterblume:** Caltha palustris*.

**Butterfly®:** Venenpunktionskanüle mit angeschlossenem Kunststoffschlauch.

**Buttergelb:** Dimethylaminoazobenzol, Methylgelb, Dimethylgelb; $C_6H_5$–N=N–$C_6H_4$–N$(CH_3)_2$, $M_r$ 225.28. Schmp. 116-117°C. Goldgelbe Kristalle; unlösl. in Wasser, lösl. in Ethanol, Ether, Chloroform, Benzol. **Anw.:** als Indikator in d. Maßanalyse, Umschlaggebiet: pH 2.9 bis 4.0 (rot-gelb). Zur Butterfärbung seit 1948 verboten, da zu den karzinogenen* Stoffen gehörend.

**Buttermilch:** s. Milch.

**Butternuß:** s. Juglans cinerea.

**Buttersäure:** Acidum butyricum, n-Buttersäure, Butansäure, Propancarbonsäure, Gärungsbuttersäure; $CH_3$–$CH_2$–$CH_2$–COOH. Schmp. -5.5°C. Sdp. ca. 164°C. Kommt als Glycerolester in Kuhbutter, Crotonöl u. Lebertran vor, frei in ranziger Butter, im Harn, Schweiß, Käse, Sauerkraut, sauren Gurken u.a. Entdeckt 1823 von Chevreul. Künstl. dargestellt durch Vergärung von Zuckerarten od. Stärke mit dem *Bacillus butyricus* (*syn.* Clostridium butyricum, Bacillus amylobacter).

**Iso-Buttersäure:** Schmp. -47°C; nat. in d. Faeces, in faulendem Eiweiß, Johannisbrot, Farnwurzel u.a. Pflanzen.

**Buttersäureethylester:** Ether butyricus, Ethylium butyricum; $C_3H_7$–$CO_2$–$C_2H_5$. D. 0.88. Sdp. 121.6°C. Farblose Flüss. v. ananasähnl. Geruch; mischbar mit Wasser, Ethanol, Ether. **Anw.:** in d. Likörfabrikation (Ananas-Essenz, Kunstrum).

**Buttersäure-isoamylester:** Amylium butyricum; $CH_3$–$(CH_2)_2$–$CO_2$–$CH_2$–$CH_2$–CH$(CH_3)_2$. Sdp. 178.5°C. Farblose Flüss. v. aromat. Geruch, lösl. in Ethanol u. Ether, unlösl. in Wasser. **Anw.:** in d. Riechstoff- u. Likörfarbrikation.

**Buttersäurezahl:** Abk. BsZ; Kennzahl bei der Fettuntersuchung; sie ist ein Maß f. den Gehalt eines Fettes an Buttersäure.

**Butterstuhl:** s. Steatorrhoe.

**Butylacetat:** Butanolacetat, Essigsäure-butylester; $CH_3COOC_4H_9$. Farblose Flüss. D. 0.88. Schmp. -77°C. Sdp. 124.5°C. **Anw.:** als Lösungsmittel f. Celluloid, Nitrocellulose, Celluloseether, Polystyrole usw. Reagenz Ph.Eur.3.

**Butylacetylaminopropionsäureethylester:** s. Repellent.

**Butylalkohol:** Alcohol butylicus; $C_4H_{10}O$, $M_r$ 74.12. Es gibt 4 Isomere. **n-Butylalkohol:** 1-Butanol; $CH_3$–$CH_2$–$CH_2$–$CH_2OH$. D. 0.8. Schmp. -90°C. Sdp. 118°C. Farblose, leicht entzündl., lichtbrechende Flüss., lösl. in Wasser, Ethanol, Ether. Darst.: durch Hydrierung von Crotonaldehyd. **Anw.** techn.: als Lösungsmittel, in d. Lackindustrie usw. **sec-Butylalkohol:** 2-Butanol, 2-Hydroxybutan; $CH_3$–$CH_2$–CH(OH)–$CH_3$. Schmp. -114.7°C (DL-Form), Sdp. 99.5°C (DL-Form). **Anw.** techn.: als Lösungsmittel u. Synthesebaustein in der präparativen organischen Chemie. **tert-Butylalkohol:** 3-Butanol, 2-Methyl-2-propanol; $(CH_3)_3$–COH. Schmp. +25.7°C. Sdp. 82.4°C. campherähnlicher Geruch, lösl. in Wasser, mischbar mit Ethanol, Ether. **Isobutylakohol:** Isobutanol, **2-Methyl-1-propanol**, 1-Hydroxy-2-methylpropan, Gärungsbutylakohol; $CH_3$–CH$(CH_3)$–$CH_2OH$; $C_4H_{10}O$. D. 0.8. Schmp. -108°C. Sdp. 108°C. $n_D^{15°C}$ 1.397 bis 1.399. Klare, farblose Flüss.; mischbar mit Ethanol u. Ether. Gew. aus Fuselöl. **Anw.** techn.: als Lösungsmittel, Synthesebaustein (Herst. v. fruchtig riechenden Estern); Reagenz Ph.Eur.3.

**Butylbromallylbarbitursäure:** s. Butallylonal.

**Butylchloralhydrat:** Butylchloralum hydratum, Butyrchloralhydrat; $CH_3$–CHCl–$CCl_2$–$CH(OH)_2$, $M_r$ 193.4. Schmp. ca. 78°C. Weiße, seidenglänzende Blättchen, lösl. in Wasser, leicht lösl. in Ethanol u. Ether, lösl. in heißem Chloroform. **Anw.** med.: als Antineuralgikum u. Hypnotikum. MED 2.0 g, MTD 4.0 g.

**Butylchloralum hydratum:** s. Butylchloralhydrat.

**Butylessigsäure:** Capronsäure*.

**Butylhydroxyanisol:** Butylhydroxyanisolum Ph.Eur.3, Abk. BHA; CAS-Nr. 25013-16-5; $C_{11}H_{16}O_2$, $M_r$ 180.25. 3-tert-Butyl-4-hydroxyanisol mit unterschiedlichem Geh. an 2-tert-Butyl-4-hydroxyanisol. Schmp. 62-65°C. Unlösl. in Wasser; leicht lösl. in Aceton, Ethanol, Propylenglykol, alkalische Lösungen, Erdnußöl; wenig lösl. in Glycerol, flüssigem Paraffin. **Anw.:** Antioxidans* f. Fette u. Öle, allein (0.005 bis 0.02%) od. zus. mit einem Gallat od. synergistisch wirkenden Substanzen (Citronensäure, Phosphorsäure, Citraconsäure, Ascorbylpalmitat).

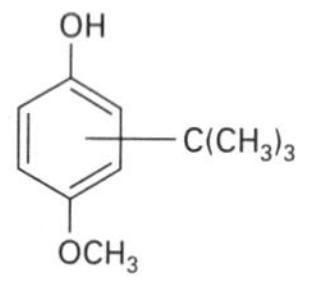

Butylhydroxyanisol

**Butyl-4-hydroxybenzoat:** s. p-Hydroxybenzoesäurebutylester.

**Butylhydroxytoluol:** Butylhydroxytoluenum Ph.Eur.3, BHT, 2,6-Di-*tert*-butyl-p-cresol; CAS-Nr. 128-37-0; $C_{15}H_{24}O$, $M_r$ 220.36. Schmp. 70°C; polymorph. Unlösl. in Glycerol, Propylenglykol, Wasser, Laugen; leicht lösl. in Aceton, Ethanol, Petrolether, Ether, flüssigem Paraffin, fetten Ölen. Inkomp.: Metallspuren (Herabsetzung der Wirk.). **Anw.:** Antioxidans f. Fette u. Öle, allein (0.01 bis 0.02%) od. im Gem. mit Butylhydroxyanisol* u. synergistisch wirkenden Substanzen.

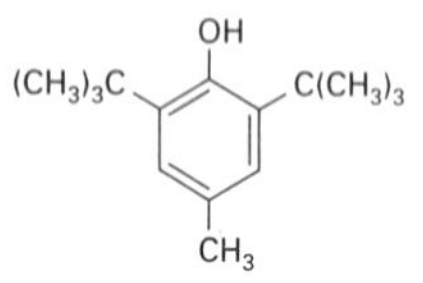

Butylhydroxytoluol

**Butylmethyldisulfid:** s. Sulfide.

**Butylparaben:** s. p-Hydroxybenzoesäurebutylester.

**Butylscopolaminiumbromid:** Butylscopolaminii bromidum, Hyoscin-N-butylbromid, Scopolamin-N-butylbromid, Buscopan®; CAS-Nr. 149-64-4; $C_{21}H_{30}BrNO_4$, $M_r$ 440.4. Schmp. 139-141°C. Weißes, krist. Pulver, leicht lösl. in Wasser u. Chloroform, wenig lösl. in Ethanol. **Off.:** DAB10. **Anw.:** Spasmolytikum mit parasympatholytischer u. ganglionär hemmender Wirk. HWZ 4.2 h.

**Butylvinal:** s. Vinylbital.

**Butyrchloralhydrat:** s. Butylchloralhydrat.

**Butyrospermum parkii:** Butyrospermum paradoxum, s. Vitellaria paradoxa.

**Butyrum Antimonii:** s. Antimon(III)-chlorid.

**Butyrum Cacao:** Oleum Cacao, s. Theobroma cacao.

**Butyrum Nucistae:** Oleum Nucistae, Muskatnußöl, s. Myristica fragrans.

**Butyrum Stanni:** Zinnbutter, Rosiersalz, Stannum bichloratum, s. Zinn(II)-chlorid.

**Butyrum Zinci:** Zinc. chloratum, s. Zinkchlorid.

**Buxus sempervirens** L.: Fam. Buxaceae, Buchsbaum (Mittelmeergebiet heim., sonst als Zierpfl. angebaut). Stpfl. v. **Folia Buxi:** Buchsbaumblätter. **Inhaltsst.:** Zahlreiche Alkaloide (bes. Steroidalkaloide): Cyclobuxin D, Cyclovirobuxein A, B u. D, Buxocyclamin u.a.; äther. Öl, Gerbstoff. **Anw.** volkst.: gegen Fieber u. Malaria, Rheuma u. Gicht, als Abführmittel u. Cholagogum.

**HOM:** *Buxus sempervirens:* frische junge Sprosse mit Blättern.

**Buzepidmetiodid** INN: Metazepiumiodid, 1-(3-Carbamoyl-3,3-diphenylpropyl)hexahydro-1-methylazepiniumiodid; CAS-Nr. 15351-05-0; $C_{23}H_{31}IN_2O$, $M_r$ 478.4. Schmp. 212-213°C (Zers.). **Anw.:** Parasympatholytikum, quarternäre Ammoniumverbindung mit peripheren Wirkungen ähnl. Atropin*; Ind.: als Spasmolytikum* bei viszeralen Spasmen, bei Schnupfen.

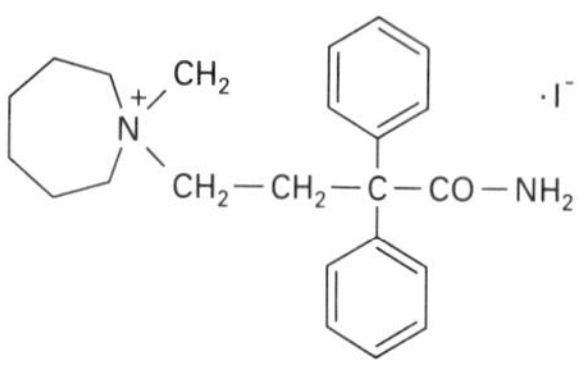

Buzepidmetiodid

**BVA:** Abk. f. **1.** Bundesverband der Angestellten in Apotheken*; **2.** Bundesversicherungsanstalt (Österreich).

**B-Vitamine:** s. Vitamine.

**BVKA:** Bundesverband Krankenhausversorgender Apotheker.

**Bykomycin®:** s. Neomycin.

**B-Zellen:** B-Lymphozyten, s. Leukozyten.

**BZgA:** Bundeszentrale f. gesundheitliche Aufklärung*.

# C

**C:** **1.** *chem.* Kohlenstoff; **2.** gesetzl. zugelassenes Zeichen f. Celsius (in °C); **3.** gesetzl. vorgeschriebenes Zeichen f. Coulomb*, der SI-Einheit der Elektrizitätsmenge (1 C = 1 A·s); **4.** römische Zahl f. Hundert (centum); **5.** *hom.* Centesimalpotenz, s. Homöopathie; **6.** Symbol f. Wärmekapazität (s. Spezifische Wärme).

**c:** **1.** Präfix in d. org.-chem. Nomenklatur f. cyclo-; **2.** Symbol für das Präfix Zenti- (Zehnerpotenzfaktor f. $10^{-2}$).

**C5:** Pentamethonium*.

**C6:** Hexamethonium*.

**C10:** Dekamethonium*.

**CA:** **1.** auch C.A., Abk. f. Chemical Abstracts*. **2.** Abk. f. Celluloseacetat*.

**Ca:** **1.** *chem.* Calcium*; **2.** *med.* Carcinoma: Krebs.

**Cabagin:** s. Methioninmethylsulfoniumhydrochlorid.

**Cabergolin** INN: 1-[(6-Allylergolin-8β-yl)carbonyl]-1-[3-(dimethylamino)propyl]-3-ethylharnstoff, Dostinex®; CAS-Nr. 81409-90-7; $C_{26}H_{37}N_5O_2$, $M_r$ 451.62. **Strukturformel** s. Nicergolin. **Wirk.:** Dopaminagonist. **Anw.:** Prolactinhemmer*; zum Abstillen. **Nebenw.:** Schwindel, Übelkeit, Kopfschmerz, selten Erbrechen, Ohnmacht, Nasenbluten, Blutdruckabfall. **Übl. Dos.:** Oral: 1 g innerhalb der ersten 24 h nach der Geburt (Einnahme zu einer Mahlzeit).

**Ca-Blocker:** s. Calciumantagonisten.

**Cab-O-Sil®:** s. Siliciumdioxid, hochdisperses.

**Cacao:** s. Theobroma cacao.

**Cacaobutter:** Oleum Cacao, s. Theobroma cacao.

**Cachets:** Capsulae amylaceae, Kapseln aus Stärkemasse, eine Arzneiform; s. Capsulae.

**Cachexia:** Kachexie*.

**Cachou:** **1.** *syn.* Catechu*. **2.** Salmiakpastillen, (früher) meist in Stäbchenform u. versilbert.

**Cactinomycin** INN: Actinomycin C; Antibiotikum aus *Streptomyces chrysomallus.* Orangerotes krist. Pulver, lösl. in Aceton, wenig lösl. in Chloroform, Methanol, Benzol, sehr schwer lösl. in Ethanol, unlösl. in Ether u. Wasser. **Wirk.** u. **Anw.:** hochtoxisches Antibiotikum mit antineoplastischen Eigenschaften. A. wirkt zytostatisch u. bakteriostatisch, es fand bes. bei Lymphogranulomatose, chron. lymphatischer Leukämie sowie zusätzl. bei der Karzinombehandlung Anw. ED tgl. ca. 200 µg i.v.

**Cactus:** hom. s. Selenicerus grandiflorus.

**Cactus cochenillifer:** s. Opuntia cochenillifera.

**Cactus grandiflorus:** s. Selenicereus grandiflorus.

**CAD:** *engl.* **C**omputer **A**ided **D**esign, rechnergestütztes Entwerfen, z.B. von Werkstücken, Anlagen, Schaltplänen, Fahr- u. Flugzeugen etc.; vgl. Drug design.

**Cadaverin:** 1,5-Pentandiamin, ω,ω'-Pentamethylendiamin; $H_2N–(CH_2)_5–NH_2$. Biogenes Amin; entsteht bei der Fäulnis von Eiweißstoffen aus der Aminosäure Lysin*; früher als Leichengift (s. Ptomaine) bezeichnet, ist jedoch ungiftig; vgl. Putrescin. Biogenetische Zwischenstufe von Pyridin- u. Piperidinalkaloiden.

**CADD:** Abk. f. computer aided drug design, s. Drug design.

**Cadexomer-Iod** INN: Reaktionsprodukt von Dextrin* u. Epichlorhydrin, gekoppelt an Ionenaustauschergruppen u. Iod*. **Anw.:** Antiseptikum, Dermatikum bei nässenden Wunden.

**Cadinen:** $C_{15}H_{24}$. Sdp. 275°C. Sesquiterpen, Bestandteil vieler äther. Öle (sog. Cadeöl, Destillationsprodukt aus dem Holz von Juniperus oxycedrus*); linksdrehend.

**Cadmia:** Tutia grisea, s. Zinkcarbonat, Basisches.

**Cadmium:** (Klaprothium, Vestalium) Cd, $A_r$ 112.40, OZ 48, 2wertig. D. 8.64. Schmp. ca. 320°C. Sdp. 767°C. Weißes, stark glänzendes Metall, das sich leicht schneiden u. pressen läßt. Entdeckt 1817 v. Karl Samuel Leberecht Herrmann, Apotheker in Schönebeck, u. gleichzeitig von Friedr. Strohmeyer, Prof. in Göttingen. Nat. nur gebunden in den Zinkerzen, bisweilen als Cadmiumsulfid (Greenockit), CdS. Darst.: durch Dest. v. cadmiumhaltigem Zinkstaub m. Kohle. **Anw. techn.:** zur Herst. leicht schmelzbarer Legierungen (Woodsches Metall, Lipowitzsches Metall, s. Bismut) sowie zur Herst. rostschützender Überzüge auf Eisen. **Tox.:** Cd kommt ubiquitär vor. In Austern werden hohe Konzentrationen gefunden. Es ist ein Enzymgift (reagiert mit Sulfhydrylgruppe). Einatmen von CdO-Rauch führt zu Husten, Kopf- u. Brustschmerzen, in schweren Fällen zum tödlichen Lungenödem od. zu Nierenschäden. Verschlucktes CdO (tödl. Dosis mit 30 bis 40 mg angegeben) bewirkt Bauchschmerzen, heftiges Erbrechen, Durchfall, Krämpfe. Chronische Vergiftungen äußern sich in Erkrankungen der Atemwege u. der Nieren. Im Tierversuch erwies sich Cadmium als karzinogen. Die Itai-Itai-Krankheit in Japan (Erkrankung des Knochensystems mit starken Deformierungen) wird auf chronische hohe Cd-Aufnahme mit dem Trinkwasser zurückgeführt. Früher kam es zu Vergiftungen, weil Eisengefäße zur Aufbewahrung von Lebensmitteln mit Cd überzogen waren. MAK: 0.05 mg/m³ Luft (Cd u. Verbindungen). **Nachw. von Cadmiumverbindungen: 1.** Schwefelwasserstoff fällt gelbes Cadmiumsulfid, CdS, unlösl. in Ammoniumsulfid (Unterschied vom gelben Zinn- u. Arsensulfid) u. unlösl. in Säuren. **2.** Beim Glühen m. Soda auf Kohle geben Cd-Verbindungen einen braunen Beschlag (Pfauenauge).

**HOM:** *Cadmium metallicum:* Metallisches Cadmium; verord. z.B. b. Magengeschwüren.

**Cadmiumbromid:** Cadmium bromatum; $CdBr_2 \cdot 4\ H_2O$. Weiße Kristallnadeln, sehr leicht lösl. in Wasser u. Ethanol. **Anw.:** in d. Photographie.

**Cadmium chloratum:** Cadmiumchlorid.

**Cadmiumchlorid:** Cadmium chloratum; $CdCl_2$

· 2 $H_2O$. Farblose Kristalle, leicht lösl. in Wasser, Ethanol u. Methanol. **Anw.:** in d. Färberei u. Photographie, analyt. Chemie, zur galvan. Verzinnung.

**Cadmiumgelb:** Cadmiumsulfid*.

**Cadmiumiodid:** Cadmium iodatum, Iodcadmium; $CdI_2$. D. 5.67. Schmp. 388°C. Sdp. 713°C. Weiße, glänzende Schuppen, sehr leicht lösl. in Wasser, lösl. in Ethanol, Ether u. Aceton. **Anw.:** in d. Photographie.

**Cadmiumkaliumcyanid:** s. Kaliumtetracyanocadmat.

**Cadmiumnitrat:** Cadmium nitricum; $Cd(NO_3)_2 \cdot 2 H_2O$. D. 2.46. Schmp. 59.5°C. Sdp. 132°C. Weiße, strahlige, zerfließl. Kristalle; leicht lösl. in Wasser u. Ethanol. **Anw.:** in d. Porzellanmalerei.

**Cadmiumoxid:** Cadmium oxydatum anhydricum; CdO. Gelbrotes bis dunkelbraunes Pulver od. Kristalle, unlösl. in Wasser, leicht lösl. in verd. Säuren u. Ammoniumsalzlsg. **Anw.:** in d. Galvanotechnik, zu Malerfarben u. Leuchtstoffen.

**Cadmiumrot:** Selenhaltiges Cadmiumsulfid (Cadmium selenatum). Hellrotes bis dunkelrotes Pulver. Giftig! **Anw.:** als Malerfarbe.

**Cadmiumsalicylat:** Cadmium salicylicum, Salizylsaures Cadmium, $(C_6H_4OHCOO)_2Cd \cdot H_2O$. Weiße Kristallnadeln, lösl. in Wasser u. Ethanol. **Anw.** med.: früher als Adstringens bei Augenentzündungen u. Gonorrhö.

**Cadmium selenatum:** s. Cadmiumrot.

**Cadmiumsulfat:** Cadmium sulfuricum; $3 CdSO_4 \cdot 8 H_2O$; $M_r$ 256.5. Farblose, an der Luft verwitternde Kristalle, leicht lösl. in Wasser, unlösl. in Ethanol. Darst.: durch Auflösen v. metallischem Cadmium in einem Gem. v. Schwefel- u. Salpetersäure. **Anw.** med.: früher inn. bei Syphilis u. Rheumatismus, **Dos.:** 0.005 bis 0.03 g; MED 0.1 g, MTD 0.2 g; äuß.: früher wie Zinksulfat in d. Augenheilkunde.

**HOM:** *Cadmium sulfuricum* (HAB1.5): verord. z.B. b. Magengeschwüren, Durchfällen.

**Cadmiumsulfid:** Cadmium sulfuratum, Schwefelcadmium, Cadmiumgelb, Cadmium Yellow, (nat.) Greenockit*; CdS, $M_r$ 144.47. Polymorph. Hellgelbes (α-CdS) od. orangerotes Pulver (β-CdS), unlösl. in Wasser u. verd. Säuren, lösl. in konz. Salzsäure u. Salpetersäure unter Entwicklung von Schwefelwasserstoff. Darst.: durch Fällen v. Cadmiumsalzlsg. m. Schwefelwasserstoff. **Anw.:** Cadmiumgelb, als Pigment (in verschied. Tönungen, hellgelb bis tiefrot).

**Cadmium sulfuratum:** s. Cadmiumsulfid.

**Cadmium sulfuricum:** s. Cadmiumsulfat.

**Cadmium Yellow:** s. Cadmiumsulfid.

**Caecus(a, u, m):** (lat.) blind; Intestinum caecum: Blinddarm.

**Caedax®:** s. Ceftibuten.

**CaEDTA:** $CaNa_2$–EDTA*.

**Caerulein:** s. Ceruletid.

**Caeruleus:** (coeruleus) dunkelblau.

**Caesalpinia bonducella** Fleming: Fam. Caesalpiniaceae (Leguminosae), Kugelstrauch (Molukken, Borneo, Sumatra, Brasilien, Tropen). Stpfl. v. **Semen Bonducellae:** Kugelstrauchsamen, Nickersamen. **Anw.** med.: gegen Fieber u. Wassersucht.

**Caesalpinia brevifolia** (Clos.) Baill.: Fam. Caesalpiniaceae (Leguminosae) (Chile). Stpfl. v. Algarroba*.

**Caesalpiniaceae:** Sennesgewächse, Od. Fabales (Leguminosae); ca. 2000 Arten. Überwiegend tropische- u. subtropische Holzpflanzen. Blätter meist wechselständig, einfach od. doppelt gefiedert, oft mit Nebenblättern; Blüten meist zygomorph, 10 freie Antheren. Die Früchte sind vielsamige Hülsen (Legumen), die sich an Rükken- u. Bauchnaht öffnen. **Chem. Merkmale:** Anthrachinonderivate, Gerbstoffe, Schleime, Pektin, Fruchtsäuren, Balsame. **Wichtige Gattungen** s. z.B. Caesalpinia, Cassia, Ceratonia, Erythrophleum, Haematoxylum, Krameria, Tamarindus.

**Caesalpinia coriaria** Willd.: Fam. Caesalpiniaceae (Leguminosae) (Westindien, Südamerika). Stpfl. v. **Divi-Divi** (Libidibi, Samak): Gerbhülsen, enth. 30 bis 50% Gerbstoff. **Anw.:** in der Gerberei.

**Caesalpinia echinata** Lam.: (Guilandina echinata Spr.) Fam. Caesalpiniaceae (Leguminosae) (trop. Amerika), mit anderen Arten Stpfl. v. **Lignum Fernambusi:** Lignum brasiliense rubrum, Fernambukholz, Rotholz, Brasilholz, Japanholz. **Inhaltsst.:** Brasilin (gelber, im Basischen roter Farbstoff) u. daraus durch Oxidation enstandener roter Farbstoff Brasilein. 6% Gerbstoff, äther. Öl. **Anw.** med.: als Adstringens; techn.: in d. Färberei, Druckerei, zur Herst. roter Tinte (fermentierte Ware f. med. Zwecke nicht verwendbar).

**Caesalpinioideae:** s. Leguminosen.

**Caesium:** Cäsium, Cs, $A_r$ 132.9055, OZ 55, 1wertiges Element. D. 1.88. Schmp. 28.5°C. Sdp. 705°C. Färbt d. Flamme blauviolett. Weiches, silberweißes Metall (Entdeckt 1860 v. Kirchhoff u. Bunsen). Vork.: nat. stets zus. m. Rubidium. Von den Salzen med. früher nur Caesiumbitartrat bei nervösen Herzleiden verwendet.

**Cafaminol** INN: 8-[N-(2-Hydroxyethyl)methylamino]-1,3,7-trimethylxanthin, 8-[(2-Hydroxyethyl)methylamino]coffein, Methylcoffanolamin, 1,2,3,6-Tetrahydro-8-[N-(2-hydroxyethyl)-N-methylamino]-1,3,7-trimethyl-2,6-purindion, Rhinoptil®; CAS-Nr. 30924-31-3; $C_{11}H_{17}N_5O_3$. **Anw.:** Sekretomotorikum bei Schnupfen.

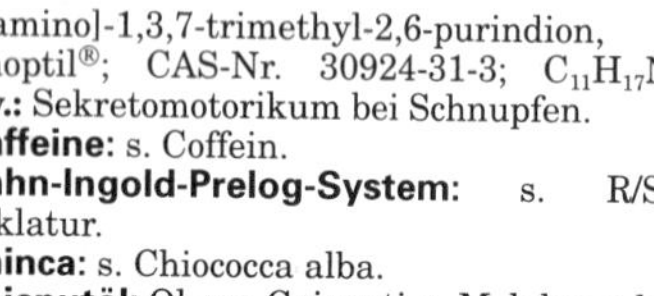

Cafaminol

**Caffeine:** s. Coffein.

**Cahn-Ingold-Prelog-System:** s. R/S-Nomenklatur.

**Cainca:** s. Chiococca alba.

**Cajeputöl:** Oleum Cajeputi, s. Melaleuca leucadendron var. cajeputi.

**Cajeputum:** s. Melaleuca leucadendron var. cajeputi.

**cal.:** Abk. f. Kalorie*, 1 cal entspricht 4.19 J.

**Calabarbohne:** Kalabarbohne, Semen Calabar, s. Physostigma venenosum.

**Caladium seguinum:** s. Dieffenbachia seguine.

**Calamina:** Lapis calaminaris, Galmei, gemahlenes Galmeierz (Zinkcarbonat u. Zinksilicat). Gelbbraunes Pulver. **Anw.** volkst.: als Wundpulver u. zu Wundsalben.

**Calamus:** Kalmus, s. Acorus calamus.

**Calamus aromaticus:** s. Acorus calamus.

**Calamus Draco:** Daemonorops draco*.

**Calcaneus:** Kalkaneus, Fersenbein.

**Calcarea acetica:** Calciumacetat*.
**Calcarea arsenicosa:** Calciumarsenit*.
**Calcarea bromata:** Calciumbromid*.
**Calcarea carbonica:** s. Calcium carbonicum Hahnemanni.
**Calcarea caustica Segini: HOM:** Calcium causticum Segini, gesättigte Lsg. v. Calciumhydroxid in 50%igem Ethanol. Die 5. Dez.-Potenz u. höhere werden mit 45%igem Ethanol hergestellt.
**Calcarea fluorica:** Calcium fluoratum (natürlicher pulverisierter Flußspat), s. Calciumfluorid.
**Calcarea hypophosphorosa:** Calciumphosphinat*.
**Calcarea iodata:** Calciumiodid*.
**Calcarea muriatica:** Calciumchlorid*.
**Calcarea phosphorica:** Calciumphosphat*.
**Calcarea sulfurica:** Calciumsulfat*.
**Calcaria absorbens:** s. Atemkalk.
**Calcaria chlorata:** s. Chlorkalk.
**Calcaria hydrata:** Calciumhydroxid*.
**Calcaria hydrosulfurata:** Calciumhydrogensulfid*.
**Calcaria saccharata:** Zuckerkalk; Geh. nach EB6 mind. 10% CaO. Weiße, seidige Lamellen od. weißes Pulver v. süßl., später laugigem Geschmack; lösl. in Wasser, unlösl. in Ethanol. Inkomp.: lösl. Phosphate, Sulfate, Carbonate. Darst.: durch Zusammenbringen von Calciumhydroxid, Zucker u. Wasser, Eindampfen u. Trocknen. **Anw.** med.**:** als Antazidum bei Diarrhö u. als Gegengift bei Säurevergiftungen (alle 5 min 1 bis 2 Teelöffel in einem Glas Wasser, bes. bei Oxalsäure-Vergiftungen).
**Calcaria usta:** s. Calciumoxid.
**Calcifediol** INN: (5Z,7E)-9,10-Seco-5,7,10(19)-cholestatrien-3β,25-diol; CAS-Nr. 19356-17-3;

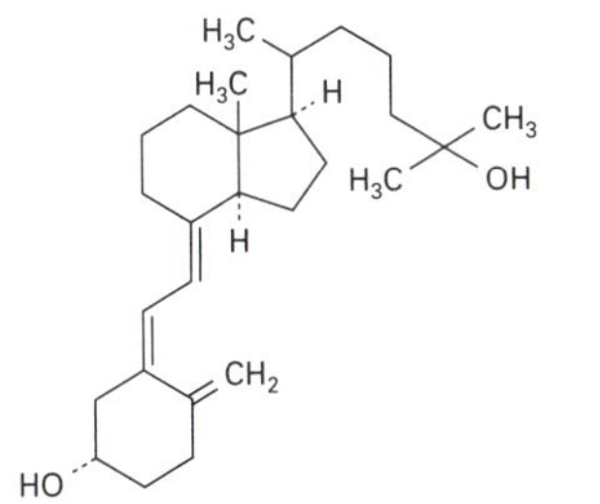

Calcifediol

$C_{27}H_{44}O_2$, $M_r$ 400.65. **Anw.:** Calcium-Regulator. HWZ 30 bis 360 h. **Übl. Dos.:** Oral: 2500-5000 I.E./d. Nebenw., Kontraind.: s. Vitamine (Vitamin D). Gebräuchl. ist auch Calcifediol-Monohydrat.
**Calciferol:** Ergocalciferol, Vitamin $D_2$; s. Vitamine.
**Calciferole:** s. Alfacalcidol, Calcifediol, Calcitriol, Colecalciferol.
**Calcii aminosalicylas:** Calcium-p-aminosalicylat, s. p-Aminosalicylsäure.
**Calcii arachinas:** s. Calciumarachinat.
**Calcii borogluconas:** s. Calciumborogluconat.
**Calcii carbonas:** s. Calciumcarbonat.
**Calcii chloridum:** s. Calciumchlorid.
**Calcii citras tetrahydricus:** s. Calciumcitrat.
**Calcii gluconas:** s. Calciumgluconat.
**Calcii hydrogenophosphas:** s. Calciumhydrogenphosphat.
**Calcii lactas:** s. Calciumlactat.
**Calcii laevulas:** s. Calciumlävulinat.
**Calcii pantothenas:** s. Calcium-D-pantothenat.
**Calcii Phosphas Tribasicus:** s. Calciumphosphat.
**Calcii Stearas:** s. Calciumstearat.
**Calcinieren:** (kalzinieren) einen Stoff in „kalkähnlichen Substanz" verwandeln, d.h. ihm durch Glühen Kohlendioxid u. Wasser entziehen od. org. Beimengungen zerstören (z.B. Pottasche, Soda, Knochen); s. Natriumcarbonat.
**Calcinierte Soda:** Natrium carbonicum siccum crudum, kristallwasserfreie 98- bis 99%ige Soda, s. Natriumcarbonat.
**Calciparin®:** s. Heparin.
**Calcipotriol** INN: (5Z,7E,22E,24S)-24-Cyclopropyl-9,10-secochola-5,7,10(19),22-tetraen-1α,

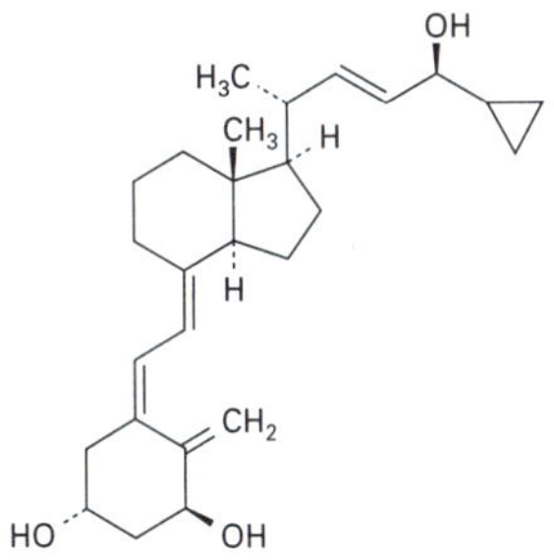

Calcipotriol

3β,24-triol, Daivonex®, Psorcutan®; CAS-Nr. 112828-00-9; $C_{27}H_{40}O_3$, $M_r$ 412.61. **Wirk.:** als Vitamin-$D_3$-Analogon bindet C. an den Rezeptor des natürlichen 1,25-Dihydroxycholecalciferol u. hemmt dadurch die Zellproliferation. **Anw.:** Dermatikum, bei leichter bis mittelschwerer Psoriasis vom Plaque-Typ. **Nebenw.:** gelegentl. Hautreizungen, reversible fasziale u. periorale Dermatiden. Kontraind.: schwere Nieren- u. Lebererkrankungen; Anw. im Gesicht u. auf dem behaarten Kopf; Schwangerschaft u. Stillzeit; Jugendl. unter 18 Jahren. **Übl. Dos.:** Topikal: 1- bis 2mal/d dünn auftragen, max. verbrauchte Menge 15 g/d u. 100 g/Woche einer 0.005%igen Salbe; insgesamt sollten nicht mehr als 30% der Hautfläche eingerieben werden (entspricht einem Arm u. einem Bein).
**Calcitonin** INN: Salmcalcitonin, Thyreocalcitonin, Abk. CT; CAS-Nr. 9007-12-9; $M_r$ ca. 4500. Ein in ultimobronchialen Körpern gebildetes Polypeptidhormon (aus 32 Aminosäuren), extrahierbar aus den Schilddrüsen von Säugetieren od. den ultimobronchialen Drüsen von Nichtsäugetieren od. die synth. gewonnene gleiche Substanz, die den Calcium- u. Phosphatspiegel im Plasma von Säugetieren senkt, indem sie die Freisetzung von Calcium-Ionen aus den Knochen hemmt (Antagonist zum Parathormon); s.a. Hormone.
**Calcitonin vom Schwein:** lösl. in Wasser, Alkalihydroxidlösungen; unlösl. in Aceton, Ethanol, Chloroform, Ether; wenig lösl. in Mineralsäurelösungen. HWZ ca. 40 min.
**Calcitonin vom Lachs:** Calcitoninum salmonis Ph.Eur.3, Calsynar®; CAS-Nr. 12321-44-7; ein synthetisches Polypeptid, die Struktur entspricht der von Salmcalcitonin I. Weißes, leichtes Pulver; sehr schwer lösl. in Ethanol; lösl. 1:10 in Me-

thanol, in Eisessig, Wasser; wenigstens 1:5 bei pH 4 bis 6. HWZ 70 bis 90 min.

**Calcitonin vom Menschen:** Calcitoninum humanum Ph.Helv.7; ein synthetisches Polypeptid, das die Aminosäuresequenz des menschlichen Calcitonins besitzt u. in dem alle opt. aktiven Aminosäuren in der L-Form vorliegen. Es enthält ca. 3 Äqivalente Salzsäure, gebunden an die basischen Gruppen des Peptids, sowie wechselnde Mengen Wasser u. Essigsäure. Weißes amorphes Pulver; lösl. in Wasser, verd. Salzsäure u. Natronlauge. In wäßriger, schwach saurer Lsg. bildet sich eine gallertige Fällung.

**Anw.:** bei zu hohem Serumcalciumspiegel (Hyperkalzämie), Osteoporose (Verminderung des Knochengewebes bei erhaltener Knochenstruktur) mit erhöhtem Mineralumsatz; s. Ostitis. **Nebenw.:** gelegentl. Wärmegefühl im Kopf u. Gesichtsrötung sofort nach der Applikation; ferner gastrointestinale Störungen, Schwindel, Erbrechen u. lokale Irritationen an der Injektionsstelle. Infolge einer Überdosierung kann es zu einer hypokalzämischen Tetanie, die eine Calciumsubstitution erfordert, kommen. Von der Anw. während der Schwangerschaft u. Stillzeit wird abgeraten. **Übl. Dos.:** Parenteral: Hyperkalzämie: s.c., i.m. 5 I.E./kg KG/d auf 2 bis 4 Einzeldosen verteilt; Morbus Paget: s.c., i.m. 100 I.E./d; in dringlichen Fällen auch i.v.-Gabe möglich. Gebräuchl. ist auch Calcitoninhydrochlorid; vgl. Elcatonin.

**Calcitriol** INN: Calcitriolum Ph.Eur.3, 1α,25-Dihydroxycholecalciferol; CAS-Nr. 32222-06-3;

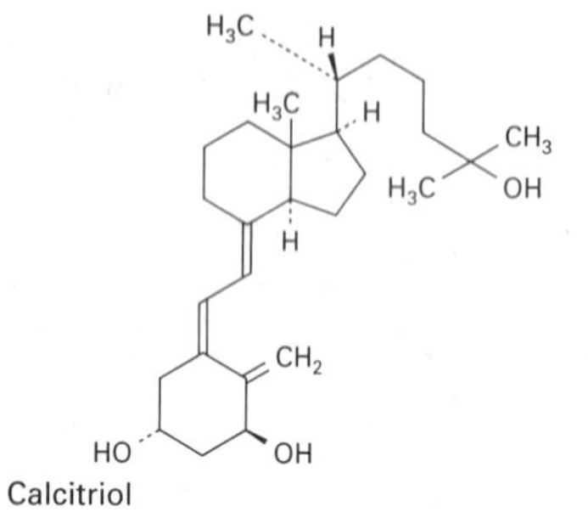

Calcitriol

$C_{27}H_{44}O_3$, $M_r$ 416.65. Farblose, krist. Substanz, empfindlich gegen Luft, Wärme u. Licht. Prakt. unlösl. in Wasser. In Lösung kommt es zur langsamen Isomerisierung zu Prächalcitriol. **Anw.:** Calcium-Regulator bei renaler Osteodystrophie; s.a. Vitamine.

**Calcium:** Kalzium, Ca, $A_r$ 40.08, OZ 20, 2wertig. D. 1.54; Schmp. 845°C; Sdp. 1483°C; Härte 1.5. Erdalkalimetall; weißes, schneidbares Leichtmetall, verbrennt mit gelber Flamme, zersetzt sehr langsam Wasser zu Calciumhydroxid u. Wasserstoff, löst sich in flüss. Ammoniak mit tief blauschwarzer Farbe zu $Ca(NH_3)_6$. Darst.: durch Elektrolyse v. geschmolzenem Calciumchlorid; dargestellt 1808 v. Davy. **Nat. Vork.:** Nur gebunden als Carbonat (Marmor, Kreide, Kalkstein: $CaCO_3$), Sulfat (Alabaster, Gips: $CaSO_4$), ferner als Silicat, Phosphat, Fluorid; gehört zu den 10 häufigsten Elementen, ist zu 3.4% am Aufbau der Erdrinde beteiligt. **Anw.** chem.: als Reduktionsmittel, zum Entwässern org. Verbindungen, z.B. Ethanol (bildet mit Wasser $Ca(OH)_2$).

**Physiologie:** Der menschl. Körper enthält ca. 1 kg C., davon rund 99% als Apatit im Skelett; ca. die Hälfte des C. liegt im Serum als $Ca^{2+}$, die andere Hälfte (vor allem an Proteine) gebunden vor. Die empfohlene Zufuhr an Ca-Verbindungen beträgt ca. 1 g/d; die Ausscheidung beträgt ca. 0.2 g/d. Der **Calciumaushalt** (Calciumstoffwechsel) wird durch resorptionsförderndes Vitamin D u. Parathormon* sowie das antagonistisch wirkende Calcitonin* (Bildungsorte sind Nebenschilddrüse u. Schilddrüse, s. Hormone) reguliert (s.a. Bisphosphonate). Ca ist wichtig f. den Knochenaufbau, die Muskelkontraktion, die Blutgerinnung* u. die Erregungsübertragung in Synapsen* u. Sinneszellen. Es reguliert bzw. aktiviert verschiedene Enzyme wie Adenylatcyclase*, Phosphodiesterase* u. Phospholipase* $A_2$. Ca-Ionen wirken antiphlogistisch u. antiallergisch, sie haben eine die Gefäße abdichtende Wirk.; s. **Calciumtherapie**.

**Nachw. von Calciumverbindungen: 1.** Sie färben die Flamme gelbrot (im Spektrum eine intensiv grüne u. eine violette Linie). **2.** Ammoniumoxalat fällt auch aus sehr verd. Ca-Salzlsgn. weißes Calciumoxalat ($CaC_2O_4$), unlösl. in Essig- u. Oxalsäure. **3.** Schwefelsäure fällt nur aus konz. Ca-Salzlsg. weißes, krist. Calciumsulfat ($CaSO_4$). **4.** Mit Glyoxalbishydroxyanil* bilden Ca-Ionen einen roten Chelatkomplex, der mit Chloroform ausgeschüttelt werden kann.

**Calciumacetat:** Calcium aceticum, Essigsaures Calcium, Graukalk; CAS-Nr. 543-90-8; $Ca(CH_3CO_2)_2$, $M_r$ 158.18. Weißes Pulver, lösl. in Wasser u. Ethanol. **Anw.** med.: als Phosphatbinder bei urämischer Hyperphosphatämie; techn.: in d. Färberei, Gerberei, zur Holzessiggewinnung. Der techn. Graukalk ist eine graue krümelige Masse, die ca. 80% Calciumacetat enthält, daneben ca. 14% Wasser u. 4 bis 6% Phenole.

**HOM:** *Calcium aceticum,* Calcarea acetica: verord. z.B. b. Schleimhautentzündungen.

**Calcium aceticum:** s. Calciumacetat.

**Calcium aceticum solutum Hahnemanni:** **HOM:** Darst.: verdünnte Essigsäure wird mit Calciumcarbonat* gesättigt u. dann erwärmt. Nach dem Erkalten wird sie durch Zusatz von Wasser auf D 1 gebracht u. filtriert. Geh. ca. 22% Calciumacetat; unpotenziert angewendet.

**Calciumacetylsalicylat:** Calcium acetylosalicylicum, früher auch als „Aspirin lösl." im Handel. **Anw.:** wie Acetylsalicylsäure.

**Calciumacetylsalicylatcarbamid:** Calcium acetylsalicylicum carbamidum, s. Carbasalat-Calcium.

**Calciumamygdalat:** Mandelsaures Calcium, s. Calciummandelat.

**Calciumantagonisten:** *syn.* Ca-Antagonisten, Calciumblocker, Calciumkanalblocker; Arzneimittel, die den Einstrom von Calcium in die Zelle vermindern od. verhindern u. damit eine Entkopplung von elektrischer Erregung der Zelle u. Muskelkontraktion bewirken. Als Folge davon nimmt der Gefäßwiderstand, vor allem im arteriellen Teil, ab, u. Sauerstoff wird eingespart. Calciumantagonisten wirken negativ inotrop auf die Herzmuskelzelle u. gefäßerweiternd an kardialen u. peripheren Arterien, wodurch es zu einer Entlastung des Herzens kommt (Verminderung der Nachlast, s. Afterload). Es wird ein günstiges Verhältnis zwischen Sauerstoff-Angebot u. -Verbrauch bewirkt u. die Fähigkeit zu körperlicher Arbeit erhöht. Außerdem wird am Herzen die Frequenz erniedrigt u. die AV-Überleitung* gehemmt. C. sind daher besonders bei Tachyarrythmien der Vorhöfe indiziert. **Anw.:** C. werden allein od. in Kombination mit organischen Nitraten* (Senkung der Vorlast, s. Preload) u. β-Sympatholytika* zur Prophylaxe u. Ther. der Angina pectoris* verwendet sowie bei Bluthochdruck (z.B. die 4-Phenyl-dihydropyridincarbonsäure-Derivate Nifedipin*, Nitrendipin, Amlodipin, Felodipin, Nisoldipin, Nilvadipin, Wirk. v.a. auf Gefäße) u. als Antiarrhythmika* (z.B. Verapamil, Diltiazem, Gallopamin). Weitere Einsatzgebiete sind akute Linksherzinsuffizienz, Infarktprophylaxe, periphere Durchblutungsstörungen, zerebrale Gefäßspasmen u. Migräne, als Tokolytikum (uteruserschlaffend) u. bei Arteriosklerose. **Nebenw.:** Kopfschmerzen, bradykarde Herzrhythmusstörungen, Blutdruckabfall, Beinödeme u. Hautrötungen. Kontraind.: AV-Block, bei bestimmten Formen der Herzinsuffizienz, schwere Hypertonie, frischer Herzinfarkt.

**Calciumarachinat:** Calcii Arachinas, Calcium arachinicum; CAS-Nr. 22302-43-8. Gem. von vorwiegend Calciumarachinat ($Ca(C_{19}H_{39}COO)_2$, $M_r$ 663), Calciumstearat ($Ca(C_{17}H_{35}COO)_2$, $M_r$ 607) u. Calciumbehenat ($Ca(C_{21}H_{43}COO)_2$, $M_r$ 719). In Wasser, Ethanol u. Ether prakt. unlöslich. In Chloroform, Toluol wenig löslich. Inkomp.: s. Calciumstearat. **Anw.:** Hilfsstoff bei der Herst. v. Tabletten (Gleitmittel*) u. Pudern (kühlend, verbessert Haftvermögen).

**Calciumarsenat:** Calcium arsenicicum, Arsensaures Calcium, $Ca_3(AsO_4)_2 \cdot 3\ H_2O$, wenig lösl. in Wasser, lösl. in Säuren; giftig! **Anw.** techn.: als Schädlingsbekämpfungsmittel.

**Calcium arsenicicum:** s. Calciumarsenat.

**Calcium arsenicosum:** s. Calciumarsenit.

**Calciumarsenit:** Calcium arsenicosum; $Ca_3(AsO_3)_2$.

**HOM:** *Calcium arsenicosum,* Calcera arsenicosa; verord. z.B. b. Drüsenerkrankungen, chron. Nierenentzündungen, Herzschwäche.

**Calcium, Arsensaures:** Calciumarsenat*.

**Calciumbehenat:** Calcii behenas, Calcium behenicum; Gem. von Calciumsalzen höherer Fettsäuren (vorwiegend Behensäure, neben Arachinsäure, Lignocerinsäure, Palmitinsäure, Stearinsäure sowie einen kleinen Anteil von Ölsäure); nach DAB10 muß mind. 5.7 bis max. 6.3% Calcium enthalten sein. Weißes, leichtes, in Wasser schwer benetzbares Pulver. Prakt. unlösl. in Wasser, sehr schwer lösl. in wasserfreiem Ethanol u. Ether; s.a. Calciumarachinat.

**Calciumbenzoat:** Calcium benzoicum, Calcium Benzoesaures; $Ca(C_6H_5COO)_2 \cdot 3\ H_2O$. Farblose Kristalle od. Pulver, lösl. in Wasser. **Anw.:** Konservierungsmittel (s. Benzoesäure); früher als Umstimmungsmittel u. Antiseptikum b. sog. Skrofulose, Gicht, Struma; **Dos.:** 0.3 bis 1.0 g.

**Calcium bicarbonicum:** s. Calciumhydrogencarbonat.

**Calciumbiphosphat:** s. Calciumhydrogenphosphat.

**Calciumbisulfit:** Calciumhydrogensulfit*.

**Calcium bisulfurosum:** Calciumhydrogensulfit*.

**Calciumblocker:** s. Calciumantagonisten.

**Calciumborogluconat:** Calcii borogluconas, Calcium borogluconicum; CAS-Nr. 5743-34-0; Komplexverbindung od. etwa äquimolares Gem. von Calciumgluconat* u. Borsäure*; Calciumgehalt 7.3-7.9%, Geh. an Borsäure 12.0-18.0%. Weißes Pulver, langsam lösl. in 5 T. Wasser, leichter in siedendem Wasser. **Off.:** ÖAB90. **Anw.:** vet. bei Hypokalzämie.

**Calcium borogluconicum:** s. Calciumborogluconat.

**Calcium-Brausepulver:** s. Pulvis Calcii effervescens.

**Calcium bromatum:** s. Calciumbromid.

**Calciumbromid:** Calcii bromidum, Calcium bromatum, Calcearea bromata, Bromcalcium; $CaBr_2$, $M_r$ 199.91. D. 3.35. Schmp. 765°C. Sdp. ca. 810°C. Weißes krist., hygr. Pulver, sehr leicht lösl. in Wasser, leicht lösl. in Ethanol, unlösl. in Ether u. Chloroform. Darst.: durch Sättigen von Bromwasserstoffsäure mit Calciumcarbonat u. Eindampfen. **Off.:** ÖAB90. **Anw.** med.: wie Kaliumbromid.

**HOM:** *Calcium bromatum,* Calcarea bromata.

**Calcium-carbaspirin:** s. Carbasalat-Calcium.

**Calciumcarbid:** Kalziumkarbid, Carbid; $CaC_2$, $M_r$ 64.10. *Chem. rein:* farblose, durchsichtige Kristalle; *techn.:* grauschwarze Massen; entwickelt m. Wasser **Acetylen** ($C_2H_2$); 1 kg reines $CaC_2$ entwickelt 350 L Acetylen (bei 15°C). (Der unangenehme Carbid-Geruch beruht auf geringen Beimengungen von Calciumphosphid, aus dem sich bei Feuchtigkeit Phosphorwasserstoff entwickelt; der Geh. an $PH_3$ soll 0.04% (V/V) nicht übersteigen.) Darst.: durch Zus.schmelzen v. Calciumoxid m. Kohle im elektr. Ofen bei 2200 bis 2300°C. **Anw.** techn.: zur Herst. v. Acetylen f. Schweißzwecke, als Reduktionsmittel in d. Metallurgie, z. Herst. v. Kalkstickstoff*, vgl. Carbide. (C. wurde erstmalig v. Fr. Wöhler 1836 dargestellt.)

**Calciumcarbimid:** s. Kalkstickstoff.

**Calciumcarbonat:** Calcii carbonas Ph.Eur.3, Calcium carbonicum, Kohlensaures Calcium, Kalk; CAS-Nr. 471-34-1; $CaCO_3$, $M_r$ 100.1. Nat. als Kalkstein, Kreide, Marmor, Aragonit, Kalkspat, Muschelschalen, Eierschalen, Korallen, Krebssteine, Sepiaknochen. **Schlämmkreide** (Creta praeparata) ist ein feines, weißes, sehr reines Kalkpulver, das durch Schlämmen von Kreide, entstanden in der Kreidezeit aus Kleinlebewesen, erhalten wird. Unlösl. in Wasser u. Ethanol; lösl. in Säuren unter Bildung von Salzen u. Freigabe von Kohlendioxid, etwas lösl. auch in kohlendioxidhaltigem Wasser unter Bildung von Calciumhydrogencarbonat*. Zerfällt ab 900°C in Calciumoxid* (CaO, Gebrannter Kalk)) u. Kohlendioxid. **Anw.** med.: bei Gastritis, Diarrhöen usw. **Dos.:** 0.5 bis 2 g; zu Zahnpulvern, Zahnpasten.

**Calciumcarbonat, Gefälltes:** Calcium carbonicum praecipitatum; $CaCO_3$. Weißes, geschmackloses Pulver, unlösl. in Wasser, lösl. in Säuren unter Aufbrausen. Darst.: durch Fällen von Calciumchloridlsg. m. Natriumcarbonatslg. **Anw.** med.: inn. als Antazidum bei Sodbrennen, Magenhyperazidität, ferner früher b. Rachitis, Skrofulose; **Dos.:** 0.5 bis 2 g mehrmals tgl.; äuß. als Streu- u. Zahnpulver.

**Calciumcarbonat, Gefälltes für äußeren Gebrauch:** Calcium carbonicum praecipitatum pro uso externo. **Anw.:** zu Streupulver u. Zahnpulver.

**Calcium carbonicum:** s. Calciumcarbonat.

**Calcium carbonicum Hahnemanni: HOM:** Austernschalenkalk; HAB1.3: innere weiße Teile zerbrochener Schalen der Auster, Ostrea edulis, ($CaCO_3$, Spurenelemente), Konstitutionsmittel; verord. z.B. b. Rachitis, rezidivierenden Infekten, Neurodermitis, Verdauungsstörungen.

**Calcium carbonicum nativum:** Kreide, natürliche; s. Calciumcarbonat.

**Calcium carbonicum praecipitatum:** s. Calciumcarbonat, gefälltes.

**Calcium carbonicum praecipitatum pro uso externo:** s. Calciumcarbonat, gefälltes f. äußeren Gebrauch.

**Calcium carbonicum praeparatum naturale:** Kreide, natürliche; s. Calciumcarbonat.

**Calcium causticum Segini:** Calcarea caustica Segini*.

**Calciumchlorat:** Calcium chloricum, Chlorsaures Calcium, $Ca(ClO_3)_2 \cdot H_2O$, farblose bis gelbl. Kristalle, leicht lösl. in Wasser, lösl. in Ethanol u. Aceton. **Anw.:** als Unkrautvertilgungsmittel sowie in d. Feuerwerkerei.

**Calcium chloratum:** s. Calciumchlorid.

**Calcium chloricum:** s. Calciumchlorat.

**Calciumchlorid:** Calcii chloridum Ph.Eur.3, Calcium chloratum, Calcearea muriatica, Chlorcalcium; CAS-Nr. 10035-04-8; $CaCl_2 \cdot 2\ H_2O$, $M_r$ 147.0. Weißes, körniges od. krist., hygr. Pulver von brennendem, salzigem, schwach bitterem Geschmack. Leicht lösl. in Wasser u. Ethanol. ($CaCl_2$ kristallisiert auch als Mono-, Tetra- u. Hexahydrat). Gew. als Nebenprodukt beim *Solvay-Soda-Verfahren* (s. Natriumcarbonat) od. durch Lösen v. Calciumcarbonat in Salzsäure. **Anw.** med.: inn. als Hämostatikum, bei Hämorrhagien, Substitution bei akuten u. chronischen Mangelzuständen, Hautkrankheiten, Heuschnupfen, Serumkrankheit. **Dos.:** 0.2 bis 1.0 g mehrmals tgl. in stark verd. Lsg.; schlecht verträglich (zur Calciumtherapie* werden Salze organischer Säuren bevorzugt); äuß.: zu Augenwässern, Verbandwässern. **Zuber.:** Liquor Calcii chlorati.

**Calcium chloratum crudum:** Rohes Calciumchlorid, Chlorcalcium, $CaCl_2$. Gelbl. Stücke. Nebenprodukt bei d. Sodagew. nach Solvay. **Anw.** techn.: zu feuerfesten Anstrichen u. zum Imprägnieren sowie zu Kältemischungen*.

**Calcium chloratum fusum:** Geschmolzenes Calciumchlorid, wasserfreies Calciumchlorid. Farblose, krist. Stücke od. Stangen. Darst.: durch Erhitzen v. Calcium chloratum siccum. **Anw.** chem.: zum Trocknen v. org. Flüss. wie Ether, Chloroform, Ester usw.

**HOM:** *Calcium chloratum,* Calcarea muriaticum.

**Calciumchloridlösung:** s. Liquor Calcii chlorati.

**Calciumcitrat:** Calcium citricum, Calciumcitrat-Tetrahydrat, Calcii citras tetrahydricus, Citronensaures Calcium; CAS-Nr. 5785-44-4. $Ca_3(C_6H_5O_7)_2 \cdot 4\ H_2O$, $M_r$ 570.51. Weißes Pulver, sehr schwer lösl. in Wasser, unlösl. in Ethanol. **Off.:** DAC86, ÖAB90. **Anw.** med.: zur Calciumtherapie*, hauptsächl. in der Kinderpraxis. **Übl. Dos.:** 1.0 g/d (Erwachsene).

**Calcium citricum:** s. Calciumcitrat.

**Calcium cresolicum:** s. Phenolkalk.

**Calciumcyanamid:** s. Kalkstickstoff.

**Calciumcyclohexenylethylbarbituricum:** s. Cyclobarbital-Calcium.

**Calciumdihydrogenphosphat:** Calcii dihydrogenophosphas, Calcium dihydrogenphosphoricum, Calcium phosphoricum monobasicum, primäres Calciumphosphat, Monocalciumphosphat; $Ca(H_2PO_4)_2 \cdot H_2O$, $M_r$ 252.08. Wenig lösl. in Wasser, unlösl. in Ethanol. Inkomp.: Tetracyclin, feuchtigkeitsempfindliche Wirkstoffen (durch langsame Wasserabgabe) u. Wirkstoffe, die mit C. schlecht lösliche Phosphate bilden. **Off.:** Ph.Helv.7. **Anw.** med.: zur Calcium- u. Phosphorsubstitution.

**Calciumdobesilat** INN: Calcii dobesilas INN, Calcium hydrochinonsulfonat, Calcium-bis(2,5-dihydroxybenzolsulfonat), Calcium-2,5-dihydro-

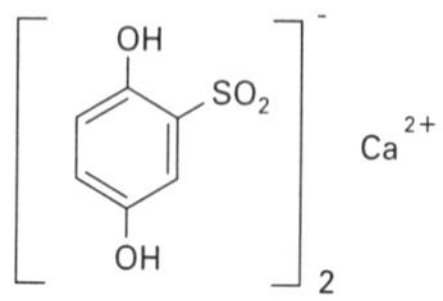

Calciumdobesilat

xybenzolsulfonat, Dexium®; CAS-Nr. 20123-80-2 (Monohydrat); $C_{12}H_{10}CaO_{10}S_2$, $M_r$ 418.41 (wasserfrei). Schmp. 250°C unter Zers. Sehr leicht lösl. in Wasser, Ethanol; prakt. unlösl. in Ether. **Off.:** DAC86 (Monohydrat). **Anw.:** Gefäß- u. Kapillarabdichtung, Venenmittel. HWZ 6 h. **Übl. Dos.:** Oral: 0.5-0.7 g/d in geteilten Dosen zu den Mahlzeiten. Oral: 2mal 0.25 g/d, fallweise zu Beginn höhere Dosierung.

**Calcium, Essigsaures:** s. Calciumacetat.

**Calcium ferro-phospholacticum:** s. Calcium-eisen(II)-phospholactat.

**Calcium fluoratum:** s. Calciumfluorid.

**Calciumfluorid:** Calcium fluoratum, Calcii fluorifum, Fluorcalcium, Flußspat bzw. Fluorit (als Mineral); $CaF_2$, $M_r$ 78.1. Weißes Pulver, unlösl. in Wasser, lösl. in konzentrierten Mineralsäuren. **Off.:** DAB10. **Anw.** med.: inn. zur Kariesprophylaxe, als Nährstoff f. d. Entwicklung der Zähne u. Zahnschmelzbildung. **Dos.:** 0.0025 g; techn.: als Flußmittel in d. Metallurgie, als Mineral f. Schmucksteine (bedingt durch Beimengungen auch gelb, grün, rosa, grau, violett).

**HOM:** *Calcium fluoratum* (HAB1.2), Calcarea fluorica; verord. z.B. b. Bindegewebeschwäche, Drüsenverhärtungen, Karies.

**HOM:** *Fluorit* (HAB1.3): natürlicher, feinpulverisierter Flußspat, enthält mind. 90% $CaF_2$; wir wie Calcium fluoratum verordnet.

**Calciumfolinat** INN: Calcii folinas Ph.Eur.3, Calciumsalz der (S)-2-[(RS)-4-(2-Amino-5-formyl-4-hydroxy-5,6,7,8-tetrahydropteridin-6-ylmethyl-amino)benzamido]pentandisäure (Folinsäure, aktive Form der Folsäure, **Strukturformel** s. Vitamine), Calcium-5-formyl-5,6,7,8-tetrahydropteroylglutamat, Leucovorin®; CAS-Nr. 1492-18-8; $C_{20}H_{21}CaN_7O_7$; $M_r$ 511.51. Wenig lösl. in Wasser. Amorphes od. kristallines Pulver; wenig lösl. in Wasser, prakt. unlösl. in Aceton u. Ethanol. **Anw.:** Antidot bei der Behandlung mit Folsäureantagonisten wie Methotrexat. HWZ 0.5 h bzw. 2.25 h (Metaboliten). **Übl. Dos.:** Oral: Antid.: 0.015 g. Parenteral: Antid.: i.m. 0.003 g; Folsäuremangelanämie: i.m. 0.001 g.

**Calciumformiat:** Calcium formicicum, Ameisensaures Calcium; $Ca(HCO_2)_2$. Weiße Kristalle od. weißes Pulver, leicht lösl. in Wasser. **Anw.** med.: nicht mehr verwendet, früher bei Blutungen.

**Calcium formicicum:** s. Calciumformiat.

**Calciumglucoheptonat: Calciumgluceptat,** Calcium-bis(D-glycero-D-gulo-heptonat); CAS-Nr. 17140-60-2; $C_{14}H_{26}CaO_{16}$, Mr 490.4. Weißes bis leicht gelbliches amorphes Pulver, prakt. unlösl.

in Ethanol u. vielen anderen organischen Lsgm., leicht lösl. in Wasser. **Anw.** med.: zur Calciumtherapie* sowie bei Blutungen, auch als Antidot bei Vergiftungen mit Oxalsäure, Fluoriden etc. (vgl. Calciumgluconat). **Übl. Dos.:** i.m. od. i.v. (22%ige Lsg.).

**Calciumgluconat:** Calcii gluconas Ph.Eur.3, Calcium gluconicum, Calciumsalz d. D-Gluconsäure* (Monohydrat); CAS-Nr. 18016-24-5 (An-

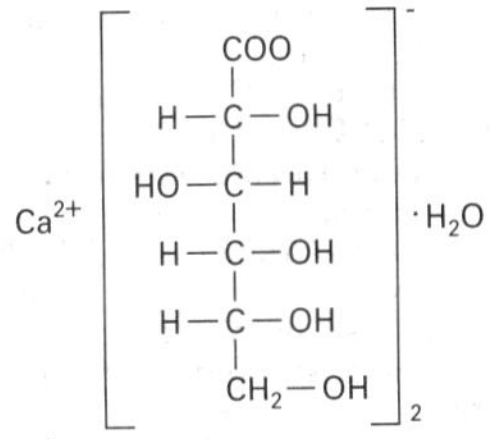

Calciumgluconat

hydrat: CAS-Nr. 299-28-5); $C_{12}H_{22}CaO_{14} \cdot H_2O$, $M_r$ 448.4. Weißes Pulver od. Granulat, opt. rechtsdrehend in wäßriger Lösung. Lösl. in 30 T. Wasser von 20°C, in ca. 4 T. Wasser von 100°C, prakt. unlösl. in Ethanol u. Aceton. **Anw.** med.: z. Calciumtherapie* (Calciummangel, Urticaria, Heuschnupfen u. andere Allergien etc.) sowie bei Blutungen, auch als Antidot bei Vergiftungen mit Oxalsäure, Fluoriden etc. **Dos.:** oral ca. 3 g (1 Teelöffel voll), ferner i.v. u. i.m. in 10%iger Lösung.

**Calciumgluconat zur Herstellung von Parenteralia:** Calcii gluconas ad iniectabile Ph.Eur.3, Calcium gluconicum ad iniectabile. Muß bestimmten Anforderungen, z.B. hinsichtl. Oxalatgehalt od. mikrobieller Verunreinigungen entsprechen.

**Calcium gluconicum:** s. Calciumgluconat.

**Calcium glycerinophosphoricum:** s. Calciumglycerophosphat.

**Calciumglycerophosphat:** Calcii glycerophosphas Ph.Eur.3, Calcium glycerophosphoricum, Glycerinphosphorsaures Calcium; $M_r$ 210.10 (wasserfrei). Gem. der als Hydrate vorliegenden Calciumsalze von (RS)-(2,3-Dihydroxypropyl)dihydrogenphosphat u. [2-Hydroxy-1-(hydroxymethyl)ethyl]dihydrogenphosphat. Weißes, krist. geruchloses u. fast geschmackloses Pulver, lösl. in 40 T. Wasser. Trocknungsverlust max. 12% (4 h, 150°C). **Anw.** med.: inn. b. Schwächezuständen, Chlorose, Rachitis, Arterienverkalkung usw.; **Dos.:** 0.2, 0.5 bis zu 10 g/d, s. Glycerinphosphorsäure.

**Calcium glycerinophosphoricum solubile** enthält einen geringen Zusatz v. Citronensäure; erhöht die Löslichkeit in Wasser auf 20 T. Darst.: durch Neutralisieren einer Lsg. von Glycerinphosphorsäure mit Calciumcarbonat.

**Calcium hydricum solutum:** Aqua Calcariae, s. Solutio Calcii hydroxydati.

**Calciumaushalt:** s. Calcium.

**Calciumhydrogencarbonat:** Calcium bicarbonicum, Calciumbicarbonat; $Ca(HCO_3)_2$. Entsteht bei der Einw. von $CO_2$–haltigem Wasser (Regenwasser) auf Kalk, es verursacht die Härte des Wassers (sog. Bicarbonathärte), scheidet sich b. Kochen od. Verdunsten von Wasser wieder als Calciumcarbonat (Kesselstein, Tropfstein) aus; in fester Form nicht stabil.

**Calciumhydrogenphosphat:** Calcium phosphoricum, Calcium hydrogenphosphoricum, Dicalciumphosphat, Calciumbiphosphat. Feines, weißes, geruch- u. geschmackloses Pulver, in Wasser u. Ethanol prakt. unlösl., leicht lösl. in verdünnter Salz- u. Salpetersäure. **Anw.** med.: zur Calciumtherapie*; vet. viel gebraucht (s. Futterkalk).

**Calciumhydrogenphosphat, Wasserfreies:** Calcii hydrogenophosphas anhydricus Ph.Eur.3; CAS-Nr. 7757-93-9; $CaHPO_4$, $M_r$ 136.1.

**Calciumhydrogenphosphat-Dihydrat:** Calcii hydrogenophosphas dihydricus Ph.Eur.3; CAS-Nr. 7789-77-7; $CaHPO_4 \cdot 2\,H_2O$, $M_r$ 172.1. D. 2.35 bis 2.37. **Anw.** technolog.: Füllstoff f. Tabletten u. Kapseln; Emcompress® (Granulat), ein Trockenbindemittel, besitzt sehr gute Fließeigenschaften u. eignet sich in Komb. mit Schmiermitteln u. Zerfallsbeschleunigern f. die Direkttablettierung, z.B. mit Primojel® (sehr guter Zerfallsbeschleuniger, aber ohne Trockenbindeeigenschaften); in Zahnpasten als Abrasivum.

**HOM:** *Calcium phosphoricum* (HAB1): Konstitutionsmittel; verord. z.B. b. Nervenschwäche von Kindern, Lungenerkrankungen, schlecht heilenden Frakturen, Verdauungsstörungen.

**Calciumhydrogensulfid:** Calciumsulfuratum hydratum, Calciumhydrosulfid, Calciumsulfhydrat, Calcaria hydrosulfurata; $Ca(SH)_2 \cdot 6\,H_2O$, $M_r$ 214.32. Weißes, hygr. Pulver, lösl. in Wasser u. Ethanol. **Anw.:** als Enthaarungsmittel.

**Calciumhydrogensulfit:** Calcium bisulfurosum, Calciumbisulfit; $Ca(HSO_3)_2$, $M_r$ 202.22. **Anw.** med.: als Antiseptikum in Gurgelwässern, zu Vaginal- u. Wundspülungen.

**Calciumhydrosulfid:** s. Calciumhydrogensulfid.

**Calcium hydrosulfuratum:** s. Calciumhydrogensulfid.

**Calciumhydroxid:** Calcium hydroxydatum, Calcii hydroxidum, Calcium oxydatum hydricum, Calcearia hydrata, Gelöschter Kalk; $Ca(OH)_2$, $M_r$ 74.1. Weißes Pulver, wenig lösl. in Wasser, lösl. in Salz-, Salpeter- u. Essigsäure unter Salzbildung. Reagiert leicht mit dem Kohlendioxid der Luft. Entsteht aus Gebranntem Kalk (Calciumoxid) durch Löschen (stark exotherme Reaktion bei Zugabe von Wasser). **Off.:** ÖAB90. **Anw.** med.: inn. bei Hyperazidität des Magens (Kalkwasser, Aqua Calcariae), äuß. bei Verbrennungen (Linimentum Calcariae) sowie bei Vergiftungen mit Schwefelsäure u. Oxalsäure.

**HOM:** *Calcium causticum Segini,* Calcarea caustica Segini: gesättigte Lsg. von Calciumhydroxid in 50%igem Ethanol, ab der 5. Dez.-Potenz verd. mit $H_2O$.

**Calciumhydroxidlösung:** s. Solutio Calcii hydroxydati.

**Calciumhypochlorit:** Calcium hypochlorosum; $Ca(OCl)_2 \cdot 3H_2O$, $M_r$ 197.04. Salz der unterchlorigen Säure. Weißes, chlorkalkähnlich riechendes Pulver, leicht lösl. in Wasser, entwickelt mit HCl Chlor. Darst.: durch Einleiten von Chlor in Kalkmilch (s. Calciumoxid) u. Ausfällen mit Kochsalz. **Anw.** med.: wie Chlorkalk als Antiseptikum u. Desinfiziens; techn.: wie Chlorkalk zum Bleichen, jedoch stärker bleichend u. desinfizierend wirkend, infolge seines größeren Gehalts (ca. 70 bis 80%) an wirksamem Chlor.

**Calcium hypochlorosum:** s. Calciumhypochlorit.

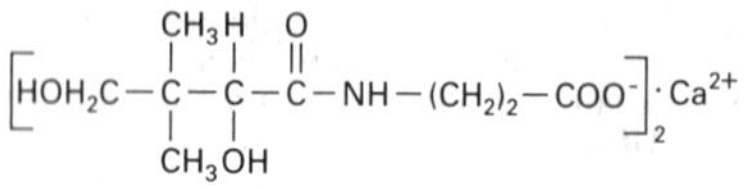

Calcium-D-pantothenat

**Calciumhypophosphit:** s. Calciumphosphinat.

**Calcium hypophosphorosum:** s. Calciumphosphinat.

**Calciumiodat:** Calcium iodicum, Iodsaures Calcium; $Ca(IO_3)_2 \cdot 6\ H_2O$. Weißes, krist. Pulver, wenig lösl. in Wasser, **Anw.:** als Ersatz f. Iodoform.

**Calcium iodatum:** s. Calciumiodid.

**Calcium iodicum:** s. Calciumiodat.

**Calciumiodid:** Calcium iodatum, Calcearea iodata, Iodcalcium; $CaI_2 \cdot 6\ H_2O$, $M_r$ 402.0. Weißes, sehr hygr. Pulver, das sich an d. Luft leicht zersetzt, leicht lösl. in Wasser u. Ethanol. **Anw.** med.: früher wie Kaliumiodid.

**HOM:** *Calcium jodatum* (HAB1.2), Calcarea iodata: verord. z.B. b. Drüsenschwellungen, unterstützend bei chronischer Mandel- u. Mittelohrentzündung.

**Calciumiopodat:** s. Iopodate.

**Calciumkanalblocker:** s. Calciumantagonisten.

**Calcium, Kohlensaures:** s. Calciumcarbonat.

**Calciumlactat:** Calcium lacticum, Milchsaures Calcium. **C. wasserfrei:** $C_6H_{10}CaO_6$, $M_r$ 218.2. Besteht aus dem Calciumsalz von (RS)-2-Hydroxypropionsäure od. Gemischen von (R)-, (S)- u. (RS)-Hydroxypropionsäure. Weißes Pulver, fast geruch- u. geschmacklos; lösl. in Wasser 1:20, sehr leicht lösl. in siedendem Wasser, sehr schwer lösl. in Ethanol. Darst.: durch Sättigen von Milchsäure* m. Calciumcarbonat. **Anw.:** zur Calciumtherapie* bes. bei Schwangeren u. Kindern, ferner als Hämostatikum nach kleineren Operationen u. bei Blutungen in d. Nachgeburtsperiode. **Dos.:** 0.2 bis 2 g, f. Säuglinge 0.1 bis 0.2 g/d, i.v. u. s.c. in 1%iger Lösung.

**Calciumlactat-Pentahydrat:** Calcii lactas pentahydricus Ph.Eur.3; mit 20 bis 27% Wasser.

**Calciumlactat-Trihydrat:** Calcii lactas trihydricus Ph.Eur.3; mit 15 bis 20% Wasser.

**Calciumlävulinat:** Calcii laevulas, Calcium laevulinas, Calcium laevulinicum, Calcium laevulicum; $C_{10}H_{14}CaO_6 \cdot 2\ H_2O$, $M_r$ 306.3. Weißes, krist. Pulver von schwach caramelartigem Geruch; leicht lösl. in Wasser, sehr schwer lösl. in Ethanol. **Off.:** ÖAB90, Ph.Helv.7. **Anw.:** zur Calciumntherapie.

**Calciummandelat:** Calcium amygdalicum, Calcium mandelicum, Calciumamygdalat, Mandelsaures Calcium; $Ca[C_6H_5{-}CH(OH){-}CO_2]_2$, $M_r$ 342.35. Weißes, krist. Pulver, geruchlos wenig lösl. in Wasser, unlösl. in Ethanol. **Anw.** med.: bei Coli-Infektionen der Harnwege; **Dos.:** 3mal 3 bis 4 g/d.

**Calcium mandelicum:** s. Calciummandelat.

**Calcium, Mandelsaures:** s. Calciummandelat.

**Calcium, Milchphosphorsaures:** s. Calciumphospholactat.

**Calcium, Milchsaures:** s. Calciumphospholactat.

**Calciumnitrat:** Calcium nitricum, Salpetersaures Calcium; $Ca(NO_3)_2 \cdot 4\ H_2O$, $M_r$ 236.16. Farblose, leicht zerfließl. Kristalle, sehr leicht lösl. in Wasser, lösl. in Ethanol u. Aceton, unlösl. in Ether. Darst.: durch Einw. von Salpetersäure auf Calciumcarbonat (Norge-Salpeter, Kalksalpeter). **Anw.:** als Düngemittel.

**Calcium nitricum:** s. Calciumnitrat.

**Calicumorotat-Dihydrat:** Calcii orotas dihydricus, Calcium orotiticum dihydricum, Calciumsalz der 1,2,3,6-Tetrahydro-2,6-dioxo-4-pyrimidincarbonsäure (Orotsäure*); CAS-Nr. 22454-86-0; $C_{10}H_6CaN_4O_8 \cdot 2\ H_2O$, $M_r$ 386.3. Weißes Pulver; schwer lösl. in Wasser, prakt. unlösl. in organischen Lösungsmitteln. **Off.:** DAC86. Anw. s. Orotsäure.

**Calciumoxalat:** $Ca(COO)_2$, $M_r$ 128.1. Farblose Kristalle. D. 2.2. Zerfällt beim Erhitzen über 200°C in $CaCO_3$ u. CO. Unlösl. in Wasser u. verd. Essigsäure, lösl. in verd. Salzsäure. Nat. als monoklines Mono- od. als tetragonales Dihydrat (Pflanzenzellen, Harn- u. Nierensteine). Die in pflanzlichen Geweben vorkommenden C.-kristalle haben oft einen charakteristischen Habitus u. sind daher bei der mikroskopischen Identifizierung von Drogen eine wichtige Hilfe; z.B. treten sie bei monokotylen Pflanzen häufig als Raphiden* (monoklin, Monohydrat) auf.

**Calciumoxid:** Calcii oxidum, Calcium oxydatum, Calcium oxydatum causticum, Calcaria usta, Gebrannter Kalk, Ätzkalk; CaO, $M_r$ 56.08. Harte, weiße, an der Luft allmählich zerfallende Stücke, lösl. in verdünnten Säuren unter Salzbildung, unlösl. in Ethanol. Mit 4 T. Wasser zerfällt es unter starker Erhitzung zu Gelöschtem Kalk (Calciumhydroxid*). Darst.: durch Glühen von Kalksteinen od. Marmor. **Off.:** DAB6, Ph.Helv.7. **Anw.** med.: äuß. als Ätzmittel; vet.: bei Hufkrebs; ferner zur Herst. v. Kalkwasser u. zur Konservierung v. Eiern, zum Füllen von Trockenkästen u. Exsikkatoren*. **Kalkmilch** ist ein mit weiterem Zusatz von Wasser verdünnter, gelöschter Kalk, sie wird zum Streichen von Obstbäumen, zum Schutz gegen Tierfraß od. zum Streichen von Tierställen gegen Ungeziefer verwendet.

**Calcium oxydatum:** s. Calciumoxid.

**Calcium oxydatum hydricum:** s. Calciumhydroxid.

**Calcium oxysulfuratum solutum:** Schwefelkalklösung, s. Solutio Calcii sulfurati.

**Calcium-D-pantothenat:** Calcii pantothenas Ph.Eur.3, Calcium pantothenicum; D-3-(2',4'-Dihydroxy-3',3'-dimethyl-butyrylamino-9-propionsäure, Calciumsalz; CAS-Nr. 137-08-6; $C_{18}H_{32}CaN_2O_{10}$, $M_r$ 476.5. $[\alpha]_D^{20°C}$ +25.5° bis +27.5° (c = 5 in Wasser). Weißes, lockeres, schwach hygr., kristallines od. amorphes Pulver. Leicht lösl. in Wasser, lösl. in Glycerol, wenig lösl. in Ethanol u. Methanol. Inkomp.: Laugen, Säuren. **Anw.** med.: bei Lebererkrankungen, Dermatosen, Brandwunden, schlecht heilenden Wunden usw., inn. od. parenteral (**Dos.:** 50 bis 100 mg/d); vgl. Vitamine (Pantothensäure).

**Calciumperborat:** Calcium perboricum; $Ca(BO_3)_2$. Weißes Pulver, wenig lösl. in Wasser. **Anw.** med.: als Antiseptikum u. zur Zahnpflege.

**Calciumpermanganat:** Calcium permanganicum, Übermangansaures Calcium; $Ca(MnO_4)_2 \cdot H_2O$, $M_r$ 305.02. Violette, zerfließl. Kristalle, lösl. in Wasser. **Anw.** med.: inn. bei Darmkrankheiten (**Dos.:** 0.015 bis 0.03 g), äuß. zu Waschungen u. Spülungen wie Kaliumpermanganat (jedoch stärker wirkend).

**Calcium permanganicum:** s. Calciumpermanganat.

**Calciumphosphat:** Tricalciumphosphat, Tricalcii phosphas Ph.Eur.3, Calcii phosphas, Tricalciumdiorthophosphat, tertiäres Calciumphosphat, Calcium phosphoricum tribasicum, Calcearea phosphorica, Calcium phosphoricum, Calcii Phosphas tribasicus,; CAS-Nr. 7758-87-4; $Ca_3(PO_4)_2$, $M_r$ 310.2. Nach Ph.Eur.3 ein Gemisch von Calciumphosphaten. Weißes, amorphes Pulver. D. 2.8. Unlösl. in Ethanol, sehr wenig lösl. in Wasser, lösl. in verdünnten Mineralsäuren. Inkomp.: Beeinflussung der Resorption von Vitamin D; ev. Bildung schwer löslicher Phosphate von Wirkstoffen; schwer löslicher Ca-Komplex mit Tetracyclin. **Anw.:** als Tablettenfüllstoff anstelle von Lactose od. Mannitol; als Füllstoff f. Pulver u. Puder; als abrasives Agens in Zahnpasten. Med. als Calcium- u. Phosphorsupplement, in höherer Dosierung als Antazidum; mittlere **Dos.:** oral 1.0 g.

**Calciumphosphat, primäres:** s. Calciumdihydrogenphosphat.

**Calciumphosphat, sekundäres:** Calciumhydrogenphosphat*.

**Calciumphosphat, tertiäres:** s. Calciumphosphat.

**Calciumphosphid:** Calcium phosphoratum, Phosphorcalcium; $Ca_3P_2$. Braunrote amorphe Massen, die mit Wasser selbstentzündlichen, tox. Phosphorwasserstoff entwickeln. Vorsicht!

**Calciumphosphinat:** Calciumhypophosphit, Calcium hypophosphorosum, Unterphosphorigsaures Calcium; CAS-Nr. 7789-79-9; $Ca(H_2PO_2)_2$, $M_r$ 170.07. Weiße, geruchlose Kristalle od. krist. Pulver, leicht lösl. in Wasser, unlösl. in Ethanol. **Off.:** DAC86. **Anw.** med.: als Roborans. **Übl. Dos.:** 0.2 bis 0.6 g, s.c. 0.1 g.

**HOM:** *Calcium hypophosphorosum,* Calcarea hypophosphorosa: verord. z.B. b. chronischen Eiterungen, Lungenerkrankungen.

**Calciumphospholactat:** Calcium phospholacticum solubile, Milchphosphorsaures Calcium. Eine Mischung von phosphorsaurem u. milchsaurem Calcium; weiße krist. Massen od. Pulver, lösl. in ca. 20 T. Wasser. **Anw.** med.: als Tonikum u. Roborans (Sirupus Calcii phospholactici). **Dos.:** ca. 1.0 g oral.

**Calcium phosphoratum:** s. Calciumphosphid.

**Calcium phosphoricum:** s. Calciumhydrogenphosphat.

**Calcium phosphoricum acidum:** s. Calciumdihydrogenphosphat.

**Calcium phosphoricum tribasicum:** s. Calciumphosphat.

**Calcium, Phosphormilchsaures:** s. Calciumphospholactat.

**Calcium, Phosphorsaures:** Calcium phosphoricum, s. Calciumhydrogenphosphat.

**Calciumpräparate:** s. Calciumtherapie.

**Calciumsaccharat** INN: Calcium-D-glucarat; $C_6H_8CaO_8$, $M_r$ 248.2. **Anw.:** Stabilisator von Calciumgluconat-Injektionslösungen, Mineralstoff.

**Calciumsalicylat:** Calcium salicylicum, Salicylsaures Calcium; $Ca(C_6H_4OHCOO)_2 \cdot H_2O$. Weiße Kristalle od. krist. Pulver, wenig lösl. in Wasser, unlösl. in Ethanol. **Anw.** med.: bei Magen- u. Darmstörungen; **Dos.:** 0.5 g.

**Calcium salicylicum:** s. Calciumsalicylat.

**Calcium, Salicylsaures:** s. Calciumsalicylat.

**Calcium, Schwefelsaures:** s. Calciumsulfat.

**Calciumstearat:** Calcii stearas Ph.Eur.3, Calcium stearinicum; CAS-Nr. 1592-23-0. Besteht vorwiegend aus Calciumstearat ($Ca(C_{17}H_{35}COO)_2$, $M_r$ 607), Calciumpalmitat ($Ca(C_{15}H_{31}COO)_2$, $M_r$ 550.9) u. Calciumarachinat ($Ca(C_{19}H_{39}COO)_2$, $M_r$ 663). Löslichkeiten, Inkomp. u. Anw. s. Magnesiumstearat.

**Calcium stearinicum:** s. Calciumstearat.

**Calciumstoffwechsel:** s. Calcium.

**Calcium stibiato-sulfuratum:** **HOM:** Schmelzprodukt aus Austernschalenkalk (Conchae praeparatae*), schwarzem Schwefelantimon (Antimon(III)-sulfid*) u. Schwefel.

**Calciumsulfaloxinat:** s. Sulfaloxinsäure.

**Calciumsulfamat:** s. Sulfaminsäure.

**Calciumsulfat:** Calcium sulfuricum, Calcearea sulfurica, Schwefelsaures Calcium; $CaSO_4$; nat. als Gips ($CaSO_4 \cdot 2H_2O$), Marienglas, Alabaster, Anhydrit.

**Calciumsulfat-Dihydrat:** Calcii sulfas dihydricus Ph.Eur.3, **Gips;** CAS-Nr. 10101-41-4; $CaSO_4 \cdot 2\ H_2O$. Feines, weißes bis fast weißes Pulver, lösl. in ca. 600 T. Wasser.

**Calciumsulfat-Hemihydrat:** Calcii sulfas hemihydricus, **Gebrannter Gips,** Calcium sulfuricum ustum, Calcii sulfas ad usum chirurgicum, Gebrannter Gips f. chirurgische Zwecke; CAS-Nr. 10034-76-1; $CaSO_4 \cdot 0.5\ H_2O$. Enth. ca. 7% Wasser. **Off.:** DAB10, ÖAB90. Darst.: durch Erhitzen von Gips auf ca. 150°C. Erhitzen auf ca. 200°C führt zu wasserfreiem Stuckgips, der sehr schnell abbindet. Beim Erhitzen bis nahezu 500°C verliert der Gips sein Abbindevermögen, während er bei höherem Erhitzen ab 500°C bis ca. 800 od. 900°C wieder mit Wasser langsam erhärtet, hydraulische Eigenschaften aufweist u. sehr langsam abbindet (Estrichgips). Bei 1000 bis 1200°C wird Gips „totgebrannt" u. verliert die Eigenschaft, mit Wasser zu erhärten. Gebrannter Gips, mit der Hälfte seines Gewichts mit Wasser angerührt, erstarrt zu einer festen Masse. **Anw.** med.: zu Gipsverbänden. Erhärtete Gipsverbände können durch gesättigte Natriumchlorid- od. Bariumchloridlsg. aufgeweicht werden.

**HOM:** *Calcium sulfuricum* (HAB1.1), Calcarea sulfurica: Reaktionsmittel bei eitrigen Prozessen (Abzesse, Furunkel).

**Calciumsulfhydrat:** s. Calciumhydrogensulfid.

**Calciumsulfid:** Calcium sulfuratum, Schwefelcalcium; CaS, $M_r$ 72.14. Gelbl. bis schwach rötl. Pv., wenig lösl. in kaltem Wasser, unlösl. in Ethanol, entwickelt mit verdünnten Säuren (Essigsäure) Schwefelwasserstoff. Darst.: durch Glühen von Calciumsulfat mit Kohle. **Anw.** med.: früher inn. bei Abszessen, Furunkeln (Dos. 0.005 bis 0.015 g mehrmals tgl.); äuß.: bei Hautausschlägen, Geschwüren usw., in Salben 3 bis 12%ig als Enthaarungsmittel; techn.: zus. mit anderen Erdalkalimetallsulfiden zu Leuchtfarben.

**Calciumsulfit:** Calcium sulfurosum, Schwefligsaures Calcium; $CaSO_3 \cdot 2\ H_2O$. Prakt. unlösl. in Wasser, lösl. in Säuren (unter Abspaltung von $SO_2$). **Anw.:** in d. Gärungstechnik als Desinfiziens, in Bleichereien als Antichlor*.

**Calcium sulfuratum:** s. Calciumsulfid.

**Calcium sulfuratum Hahnemanni:** s. Kalkschwefelleber.

**Calcium sulfuratum hydratum**: s. Calciumhydrogensulfid.

**Calcium sulfuratum solutum**: s. Solutio Calcii sulfurati.

**Calcium sulfuricum**: s. Calciumsulfat.

**Calcium sulfuricum ustum**: Gebrannter Gips, s. Calciumsulfat.

**Calcium sulfurosum**: s. Calciumsulfit.

**Calciumtherapie**: orale od. parenterale Gabe von Calciumsalzen bei Calciummangel u. erhöhtem Calciumbedarf (Schwangerschaft u. Stillzeit, während des Wachstums), bei Osteoporose, bei bestimmten Allergien u. anaphylaktischen Prozessen (Erhöhung der Zellmembranstabilität, Verhinderung der Quaddelbildung) u. entzündlichen Erscheinungen (Wirksamkeit nicht unumstritten); Calciumpräparate z.B. mit Calciumcitrat, -gluconat, -lactat, -phosphat etc. Wechselw.: gleichzeitige Gabe mit Herzglykosiden kontraindiziert, mit Tetracyclinen verminderte Resorption; ferner Wirkungsabschwächung von Cumarinderivaten, Griseofulvin, Eisenpräparaten, Fluoriden u. oralen Kontrazeptiva; die Toxizität von Methotrexat kann verstärkt werden. Calciumsalze dienen als Antidot bei Vergiftungen mit Oxalsäure, Fluoriden etc.; s.a. Calcium.

**Calcium-trinatrium-pentetat** INN: Calcii trinatrii pentetas, Calciumtrinatriumdiethylentriamin-N,N,N',N",N"'-pentaacetat; CAS-Nr. 12111-24-9; $C_{14}H_{18}CaN_3Na_3O_{10}$, $M_r$ 497.36. **Strukturformel** s. Pentetsäure. **Anw.:** Chelatbildner zur Behandlung von Metallvergiftungen (z.B. Blei, Plutonium u. andere radioaktive Metalle). **Nebenw.:** allergische Reaktionen.

**Calcium, Übermangansaures**: s. Calciumpermanganat.

**Calcort®**: s. Deflazacort.

**Calculi cancrorum**: Lapis cancrorum, s. Krebsaugen.

**Calendula officinalis** L.: Fam. Asteraceae (Compositae), Ringel-, Studenten- od. Goldblume (heim. Südeuropa, Orient, überall kultiv.). Stpfl. v. **Flores Calendulae (sine calycibus):** Calendulae flos, Ringelblumenblüten, Studentenblumen; die vom Blütenboden abgetrennten Zungenblüten (gefüllter Formen von C. o.). **Off.:** DAC79, Ph.Helv.7. **Inhaltsst.:** 0.12% äther. Öl, Calendulin (Bitterstoff), Calenduloside (Saponine, Oleanolsäureglykoside), Triterpene, β-Carotin, Lycopin, Xanthophylle, Flavonoide (nach Ph.Helv.7 mind. 0.9%, ber. als Hyperosid). **Anw.:** wegen der (Arnikablüten ähnlichen) entzündungshemmenden, bakteriziden u. granulationsfördernden Wirk. in Salben bei schlecht heilenden Wunden u. Geschwüren; inn.: als Choleretikum; volkst.: bei Skrofulose (früher), bei Leber- u. Gallenleiden, als Emmenagogum u. Antispasmodikum; zur Schönung von Teemischungen. (Bisweilen zur Verfälschung v. Safran verwendet). **Herba Calendulae: Ringelblumenkraut. Anw.:** wie Flor. C.

**HOM:** *Calendula officinalis spag. Zimpel* (HAB1.5): die ganze, frische, blühende Pflanze.

**HOM:** *Calendula officinalis* (HAB1.4), Calendula: frisches, blühendes Kraut; wird z.B. verordnet als entzündungshemmendes, blutstillendes, granulationsförderndes (extern: Salbe, Urtinktur) Mittel.

**Caliche**: s. Natriumnitrat.

**Californium**: Cf, OZ 98; $A_r$ 251 (längstlebiges Isotop). Radioaktives Element, gew. durch Beschießung v. Curium mit α-Teilchen (1950).

**Calisaya-Chinarinde**: Cortex Chinae calisayae, s. Cinchona calisaya.

**Calix**: (-icis) *bot.* Kelch, s. Blüte.

**Callitris quadrivalvis**: Tetraclinis articulata*.

**Callose**: wasserunlösliches β-(1-3)-Polyglucan (Kohlenhydrat); kleidet in dünner Schicht die Wände der Siebporen aus; C. verstopft gegen Ende der Vegetationsperiode u. bei Verletzung die Siebporen u. unterbricht so den Stofftransport.

**Calluna vulgaris** (L.) Hull: Fam. Ericaceae, Besenheide (Europa). Stpfl. v. **Herba Callunae:** (Herba Ericae) Heidekraut (Erika). **Inhaltsst.:** Arbutin, Quercitrin u. Myricitrin (Flavonglykoside) sowie Quercetin u. Myricetin (Aglykone), Ericodin u. Ericodinin, Saponine, Gerbstoff. **Anw.** volkst.: als Adstringens bei Durchfall, als Diuretikum u. Diaphoretikum, auch gegen Schlaflosigkeit.

**HOM:** *Calluna vulgaris* (HAB1.4), Erika: frisches, blühendes Kraut.

**Callus**: Kallus; **1.** *bot.* Zellwucherung, um eine Wunde am Stamm zu verschließen, meist unter Bildung von Kork. **2.** *med.* Schwiele, Knochenverdickung. **3.** *In der Gewebezucht* Aggregat von ungeordnet wachsenden Zellen.

**Calmodulin**: ubiquitär vorkommendes, art- u. gewebsunspezifisches calciumbindendes Regulatorprotein. In seiner Funktion als intrazellulärer Intermediator f. Kaliumionen aktiviert es eine Reihe von Enzymen, die in wichtige Zellprozesse involviert sind. Zu diesen Enzymen gehören z.B. die Adenylatcyclase, Guanylatcyclase, Phosphodiesterase, Phospholipase $A_2$, $Ca^{2+}$-ATPase, $Ca^{2+}$-abhängige Proteinkinase u. die Phosphorylase-Kinase. Prozesse wie die Neurotransmitterfreisetzung, Membranphosphorylierung u. die Aktivierung der Aktomyosin-ATPase werden ebenso durch C. vermittelt. C. spielt somit eine bedeutende Rolle bei der Protein-Phosphorylierung, Muskelkontraktion (Strukturähnlichkeit mit Troponin C), beim Metabolismus cyclischer Nukleotide u. anderen metabolischen Reaktionen.

**Calomel**: Hydrargyrum chloratum, s. Quecksilber(I)-chlorid.

**Calophyllum inophyllum** L.: Fam. Guttiferae (Afrika, Ostindien bis Polynesien). Stpfl. v. **Tacamahaca:** Gummi Tacamahaca, Balsamum Mariae, ein aromatisch riechendes, weiches Harz, das früher zu Pflastern u. Räuchermitteln verwendet wurde.

**Calorie**: s. Kalorie.

**Calotropis gigantea** (L.) R.Br.: Fam. Asclepiadaceae (Hinterindien, Malaiischer Archipel, südl. China), u. **Calotropis procera** (Ait.) R. Br., Oscherstrauch (Kleinasien, Indien, Afrika), sind Stpfln. v. **Cortex Calotropidis radicis:** Mudarwurzelrinde, Madar. **Inhaltsst.:** Cardenolide (z.B. Calotropin, Calactin u. Uscharidin, deren Steroidskellet über 2 Sauerstoffatome am C-2 u. C-3 mit einem Tetrahydropyranring verknüpft sind), Harz (Milchsaft). **Anw.** volkst.: in Indien u. Afrika gegen vielerlei Krankheiten.

**HOM:** *Madar:* im April gesammelte, getrocknete Wurzelrinde; verord. z.B. b. Fettleibigkeit.

**Calsynar®**: s. Calcitonin.

**Caltha palustris** L.: Fam. Ranunculaceae, Butterblume, Sumpfdotterblume (Europa, Asien, Amerika). Stpfl. v. **Herba Calthae palustris. Inhaltsst.:** Protoanemonin, Cholin, Carotin, Saponine u. Flavone. **Anw.** volkst.: geg. Gelbsucht.

**HOM:** *Caltha palustris* (HAB1.5): die oberirdi-

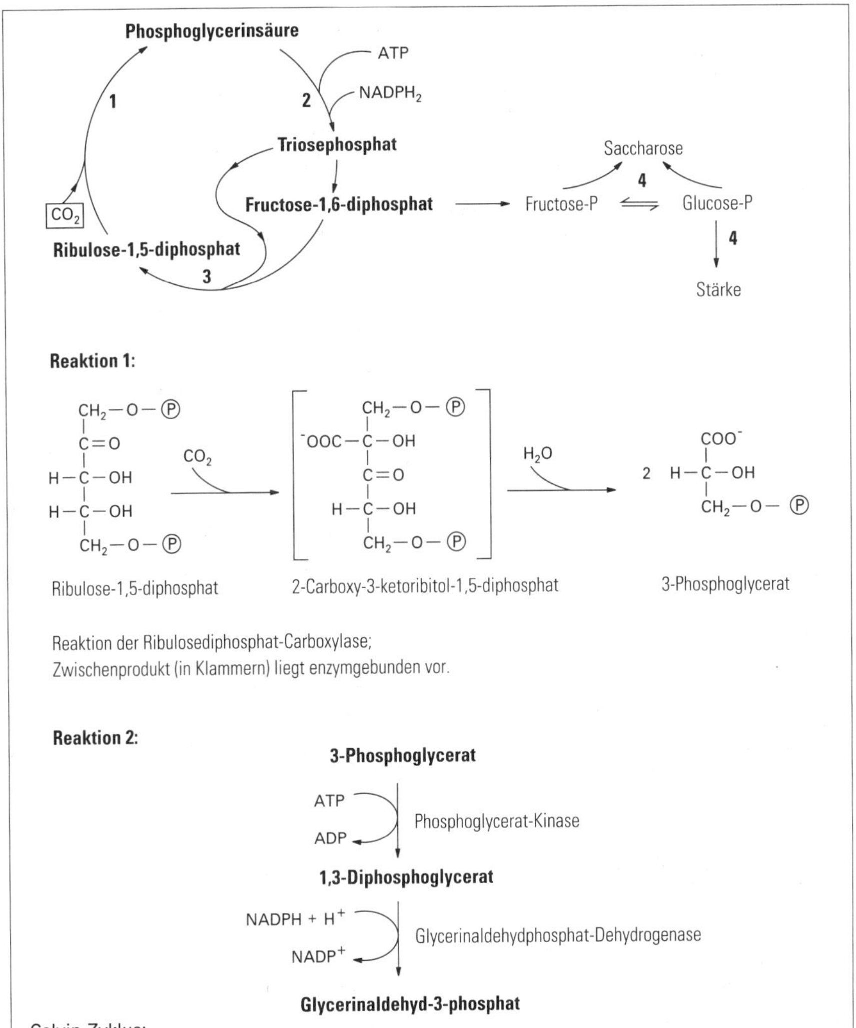


Calvin-Zyklus: Reaktionsabschnitte [20]

schen Teile der frischen, blühenden Pflanze; verord. z.B. b. Hautausschlägen.

**Calumbawurzel:** Rad. Colombo, s. Iateorhiza palmata.

**Calvatia gigantea:** s. Lycoperdon bovista.

**Calvin-Pflanzen:** s. $C_3$-Pflanzen.

**Calvin-Zyklus:** Photosynthesezyklus, reduktiver Pentosephosphatzyklus; eine Serie von mind. 15 enzymatischen Reaktionen, die so miteinander verknüpft sind, daß in der Bilanz aus 6 Molekülen $CO_2$ ein Molekül Hexosephosphat gebildet wird. In dieser Dunkelreaktion werden 12 Moleküle NADPH u. 18 Moleküle ATP pro Molekül Hexosephosphat verbraucht. Man unterscheidet **4 Reaktionsabschnitte: 1.** In der **Carboxylierungsphase** werden aus Ribulose-1,5-diphosphat u. $CO_2$ unter der katalytischen Wirk. der Ribulose-1, 5-diphosphatcarboxylase 2 Moleküle 3-Phosphoglycerinsäure gebildet. **2.** In der **Reduktionsphase** wird die Carbonsäuregruppe von 3-Phosphoglycerinsäure zur Aldehydgruppe von 3-Phosphoglycerinaldehyd reduziert. Im Prinzip stellt diese Reaktion die Umkehr der Oxidation von 3-Phosphoglycerinaldehyd durch die Triosephosphatdehydrogenase im glykolytischen Kohlenhydratabbau dar. Bei der Reduktion werden die Produkte der Lichtreaktionen der Photosynthese*, ATP u. NADPH verbraucht, so daß an dieser Stelle die Kopplung von Licht- u. Dunkelreaktionen erfolgt. **3.** In der **Regenerationsphase** wird der $CO_2$–Akzeptor, Ribulose-1,5-diphosphat, über verschiedene Reaktionsstufen zurückgebildet. Aus 2 Molekülen Triosephosphat wird Fructose-1,6-diphosphat gebildet, das nach Phosphatabspaltung als Fructose-6-phosphat in die **4. Synthesephase** eintritt. In dieser Phase entstehen Stärke bzw. Saccharose.

**Calx:** gebrannter Kalk, s. Calciumoxid.

**Calystegia sepium** (L.) R. Br.: (Convolvulus sepium L.) Fam. Convolvulaceae, Zaunwinde (gemäßigte Zone). **Anw.** volkst.: früher das Harz als Abführmittel; Ersatz f. Resina Scammoniae u. Resina Jalapae (Scammonium germanicum); vgl. Convolvulus arvensis.

**Calystegia soldanella** (L.) R. Br. ex Roem. et Schult.: Fam. Convolvulaceae, Meerkohl (Mittelmeergebiet, an Ufern). Stpfl. v. **Herba Soldanellae:** Herba Brassicae marinae, Meerkohlkraut, u. **Resina Soldanellae:** Soldanellaharz. **Anw.:** Abführmittel.

**Calyx:** Kelch, s. Blüte.

**CAM:** Crassulaceen acid metabolism; s. diurnaler Säurerhythmus.

**Camazepam** INN: 7-Chlor-2,3-dihydro-1-methyl-2-oxo-5-phenyl-1H-1,4-benzodiazepin-3-yl-

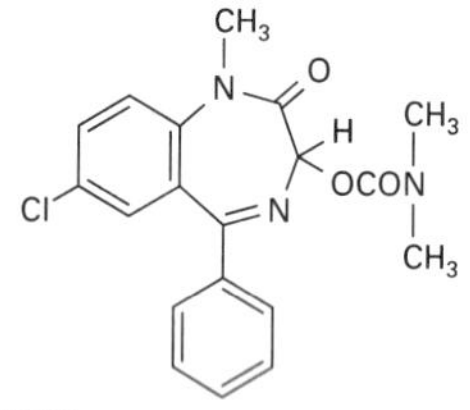

Camazepam

dimethylcarbamat, Albego®; CAS-Nr. 36104-80-0; $C_{19}H_{18}ClN_3O_3$, $M_r$ 371.8. **Anw.:** Tranquilizer. HWZ ca. 20 h; s.a. Benzodiazepine.

**Cambarus affinis:** s. Astacus fluviatilis.

**Cambium:** s. Kambium.

**Cambogia:** Gummigutt, Gutti, s. Garcinia hanburyi.

**Cambric:** Englischer Mull, dichtes, festes Baumwollgewebe zu Verbandstoffen, waschbar (nach der franz. Stadt Cambrai).

**Camellia sinensis** (L.) O.Kuntze: (Thea sinensis, C. theifera) Fam. Theaceae, Teestrauch (kult. China, Japan, Java, Ceylon, Indien, Afrika, Kaukasus, Brasilien). Stpfl. v. **Folia Theae:** die auf unterschiedliche Weise behandelten, sehr jungen, flaumig behaarten Blätter u. Blattknospen. **Schwarztee:** (Chinesischer) Tee, Schwarzer Tee, Thea nigra, die fermentierte Droge; zur Fermentation werden die frischen Blätter angewelkt, maschinell gerollt, eine Zeit lang sich selbst überlassen, getrocknet, teilweise parfümiert u. durch Sieben sortiert. **Oolong-Tee:** halbfermentierter Tee. **Grüner Tee:** (Thea viridis) gedämpfte (blanchierte), gerollte u. getrocknete, aber nicht fermentierte Teeblätter, enthält mehr Gerbstoffe; gebräuchlich in China u. Japan. **Weißer Tee:** nicht gedämpfte u. nicht fermentierte, aber gerollte u. getrocknete Teeblätter. **Inhaltsst.:** 1 bis 4.5% (z.T., v.a. im unbehandelten Tee, an Gerbstoffe gebundene) Methylxanthine* (**Strukturformeln** s. dort), vorwiegend Coffein* (Thein) u. nur 0.02 bis 0.04% Theophyllin* sowie 0.05% Theobromin*, Adenin, Xanthin, 7 bis 25% Gerbstoffe (vorwiegend aus Gallussäureester von Proanthocyanidinen, die aus (4,8)-verknüpften Epigallocatechin, Epicatechin- u. Catechin-Einheiten aufgebaut sind), Flavonoide, Triterpensaponine, Zucker, 0.0085% Fluoride u. ca. 1% freie Aminosäuren, darunter Theanin (5-N-Ethylglutaminsäure), das eine dem Coffein entgegengesetzte Wirk. haben soll. Aroma u. Farbe von Schwarztee entsteht erst durch Fermentation, bei der (aus Carotinoiden) äther. Öl gebildet wird, das neben ca. 200 am Aroma beteiligten Verbindungen u.a. Methylsalicylat u. Geraniol enthält. Aus den im unfermentierten Tee vorkommenden monomeren Flavan-Derivaten (Epicatechin, Epigallocatechin u. deren 3-O-Gallate) entstehen bei der Fermentation charakteristische Farbstoffe, die Theaflavine (gelb) u. Theaflagalline (rot). **Anw.:** Anregungsmittel (als Aufguß von 1 bis 2 min, sonst eher beruhigende Wirk.), Antidiarrhöikum (als Aufguß von ca. 10 min od. als Abkochung). Verwendet (techn.) wird auch das fette Öl der Samen. **Qualitätsbezeichnungen** von Schwarztee sind z.B.: Flowery Orange Pekoe (*FOP,* das zarteste Spitzenblatt, die Blattknospe, mit vielen „Tips", Spitzen), Orange Pekoe (*OP,* zarte Blätter, mit gelbl.-weißen „Tips"), Pekoe (zweite bis dritte Blätter), Pekoe Souchong (vierte bis sechste Blätter). *Broken-Tees* (geschnittener Tee): z.B. Flowery Broken Orange Pekoe (*FBOP*), Broken Orange Pekoe (*BOP*), Broken Pekoe (*BP*), Broken Pekoe Souchong. *Weitere Sorten*: Fannings (Kleinblatt-Tee), Dust (Teestaub) u. Ziegeltee (aus Teegrus gepreßt). **Tee-Ersatz:** s. Haustee.

**HOM:** *Thea sinensis:* getrocknete Zweigspitzen mit den jüngsten Blättern u. Blüten; verord. z.B. b. Schlaflosigkeit, Neuralgien, Gastritis.

**cAMP:** s. Adenosinphosphate.

**Campecheholz:** Lign. Haematoxyli, s. Haematoxylum campechianum.

**Camphen:** Monoterpenkohlenwasserstoff, nat. in vielen äther. Ölen. Darst.: durch Erhitzen von Pinenhydrochlorid (Bornylchlorid) mit Alkalien od. fettsauren Salzen. Ausgangspunkt f. die techn. Camphersynthesen.

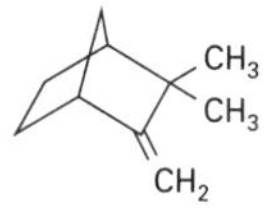

Camphen

**Campher:** Camphora, Kampfer, 2-Bornanon; $C_{10}H_{16}O$, $M_r$ 152.2. C. ist ein bicyclisches Monoterpenketon mit 2 asymmetrischen Kohlenstoffatomen; von 4 möglichen Stereoisomeren sind aber nur die beiden enantiomeren *cis*-Formen, D- u. L-Campher, sowie die synth. DL-Form bekannt. **D-(+)-Campher:** (1R,4R)(+)-1,7,7-Trimethylbicyclo[2.2.1]heptanon-2, (1R,4R)-Bornanon, Japancampher, Formosacampher, Laurineencampher, Dextrocamphora, Dextrokampfer; CAS-Nr. 464-49-31. Bestandteil vieler äther. Öle, z.B. von Salvia-, Lavandula-, Juniperus-, Valeriana- u. Mentha-Arten; wird aus dem äther. Öl des Campherbaumes, s. Cinnamomum camphora, gew. u. durch Sublimation gereinigt. $[\alpha]_D^{20°C}$ +43.8° (c = 7.5 in abs. Ethanol, stark vom Wassergehalt des Ethanols abhängig). **Off.:** DAB10, ÖAB90, Ph.Helv.7. Nach ÖAB90 kann an Stelle von Camphora auch Camphora racemica abgegeben werden.

**L-(-)-Campher:** Matricariacampher; die linksdrehende Form ist bisweilen in äther. Ölen (v.a. von Asteraceen) anzutreffen.

**DL-Campher:** Camphora racemica Ph.Eur.3,

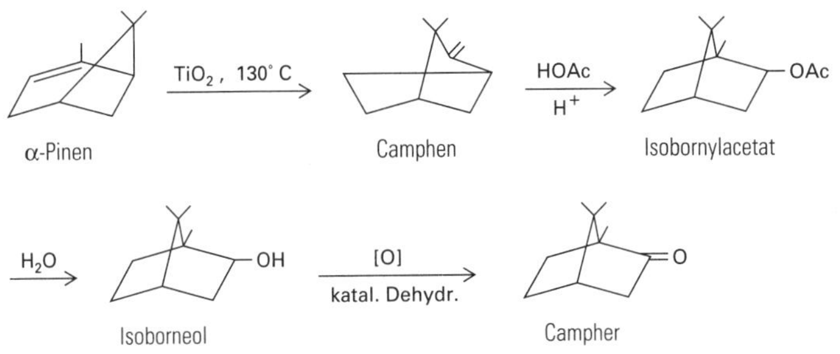


Campher:
Synthetische Herstellung

Camphora synthetica, racemischer C., synthetischer C.; CAS-Nr. 21368-68-3. Die durch Sublimation od. Kristallisation gereinigte, auf synth. Wege (s. Abb.) gewonnene, racemische Form. In seinem Verhalten u. in seiner Wirk. dem nat. C. völlig gleich, jedoch dreht er den polarisierten Lichtstrahl gar nicht od. nur schwach. $[\alpha]_D^{20°C}$ +0.15 bis -0.15° (10%ige Lsg. in Ethanol).

C. bildet weiße, durchscheinende, fettig glänzende, mürbe, krist. Stücke od. krist. Pulver mit starkem Geruch u. brennendem Geschmack; sehr schwer lösl. in Wasser, leicht lösl. in Ethanol, Ether, Chloroform u. fetten Ölen. D. 0.97 bis 0.996. Schmp. 174-179°C bzw. 177.5 bis 177.8°C (reiner D- u. DL-Campher). Umwandlungspunkt (hexagonaler zu kubischem C.) 102 bis 103°C. Sdp. 207-209°C. C. verflüchtigt sich schon b. gewöhnl. Temp., schneller beim Erwärmen; angezündet verbrennt er mit rußender Flamme. Inkomp.: mit vielen Substanzen, wie Resorcin, Menthol, Chloralhydrat, Naphthol u.a. verflüssigt sich C., mit manchen Harzen gibt er ölige Massen.

**Wirk.** u. **Anw.:** lokal hyperämisierend u. schwach anästhetisch; zentrales Analeptikum; äuß.: als Rubefaziens in Einreibungen, Salben, Linimenten, Pflastern; inn.: (früher; heute abzulehen) als Anregungsmittel f. Herz u. Atmung bei Kollaps, Herzkrankheiten, Pneumonie, akuter Kreislaufschwäche u. ähnl.; **Dos.:** 0.05 bis 0.3 g, mehrmals tgl.; als Antaphrodisiakum u. Sedativum bei Epilepsie, Delirium usw.: 0.5 bis 0.8 g, MTD 1 g. (Minimale LD f. Kinder: 1 g !). *Pharmakokinetik:* gute Resorption von Haut u. Schleimhaut; die Placentaschranke wird überwunden; Ausscheidung im Harn als Campherglucuronsäure.

**Zuber.:** Spir. camphoratus (Campherspiritus DAB10), Spir. russicus, Spir. Angelicae compositus, Emplastrum fuscum camphoratum, Emplastrum saponatum, Tct. Opii benzoica, Ungt. Cerussae camphoratum, Linimentum ammoniato-camphoratum, Linimentum saponato-camphoratum (Gallerta saponata camphorata), Vinum camphoratum, Collyrium Zinci; zu subkutanen Injektionen werden Lösungen von Campher in Olivenöl verwendet (Oleum camphoratum 10% u. Oleum camphoratum forte 20%, s. Solutio Camphorae oleosa).

**Anw.** techn.: als Weichmacher von Celluloid, in der Sprengstoffindustrie; wegen der großen molaren Gefrierpunktserniedrigung zur Bestimmung der $M_r$ (nach Rast).

**Gesch.:** C. ist ein uraltes chinesisches Heilmittel, Araber brachten ihn etwa im 11. Jahrhundert nach Europa. Die Konstitutionsformel stellt Bredt 1890 auf (cycl. Keton).

**HOM:** *Camphora* (HAB1): durch Wasserdampfdestillation getrockneter D-Campher aus Cinnamomum camphora; verord. z.B. b. Kollapszuständen, Krampfneigung, beginnenden Erkältungskrankheiten.

**HOM:** *Camphora Rubini:* homöopathische Dilution aus gleichen T. Campher u. 60%igem Ethanol.

**Campherbaum:** s. Cinnamomum camphora.

**Camphergeist:** s. Spiritus camphoratus.

**Campher-Liniment, Flüchtiges:** s. Linimentum ammoniato-camphoratum.

**Campherlösung, Alkoholische:** s. Spiritus camphoratus.

**Campherlösung, Ölige:** s. Solutio Camphorae oleosa.

**Campheröl:** (nicht zu verwechseln mit Oleum camphoratum, s. Solutio Camphorae oleosa); das bei der Destillation des Campherholzes gewonnene braungelbe äther. Öl; s. Cinnamomum camphora.

**Campheröl 20%:** Oleum camphoratum 20 per centum, s. Solutio Camphorae oleosa.

**Campheröl, Starkes:** s. Solutio Camphorae oleosa.

**Camphersäure:** Acidum camphoricum; $C_{10}H_{16}O_4$. Schmp. 187°C. Farb- u. geruchlose Kristalle. Lösl. in siedendem Wasser, wenig lösl. in kaltem Wasser, leicht lösl. Glycerol. **Anw.** med.: gegen Nachtschweiß der Phthisiker (oral 1.0 bis 1.5 g), äuß. als Adstringens (1%).

**Camphersalbe:** s. Unguentum camphoratum.

**Campherspiritus:** s. Spiritus camphoratus.

**Camphertinktur, Benzoehaltige:** s. Tinctura Camphorae benzoica.

**Campherwein:** Vinum camphoratum, s. Vina medicata.

**Camphora:** s. Campher.

**Camphora arteficialis:** Künstlicher Campher: **1.** synthetischer Campher, s. Campher; **2.** ältere Bez. f. Pinenhydrochlorid, $C_{10}H_{17}Cl$, das durch Einw. v. Chlorwasserstoff auf Terpentinöl erhalten wird.

**Camphora benzoica:** Benzoesäure-Campher, ein Gem. v. Campher mit Benzoesäure.

**Camphora in cubulis:** in Würfel gepreßter Campher.

**Camphora monobromata:** s. Monobromcampher.

**Camphora racemica:** racemischer, synthetischer Campher, DL-Campher; s. Campher.

**Camphora sumatrensis:** s. Dryobalanops aromatica.

**Camphora synthetica:** racemischer, synthetischer Campher, DL-Campher; s. Campher.

**Camphora trita:** Campherpulver. Darst.: Campher wird mit Ethanol od. Ether besprengt, kurze Zeit zugedeckt stehengelassen u. dann zerrieben.

**Campral®:** s. Acamprosat.

**Campto®:** s. Irinotecan.

**Camptothecin:** s. Topoisomerase-I-Inhibitoren.

**Campylobacter:** Gattung von Stäbchenbakterien, hauptsächl. bei Tieren vork.; einige Arten werden auch (z.B. über tierische Nahrungsmittel) auf Menschen übertragen u. sind humanpathogen.

**Campylobacter pylori:** neuere Bez. Helicobacter pylori; f. chronische Magenschleimhautentzündung mitveranwortlich, s. Antiulkusmittel.

**Camsilat, Camsylat:** chem. Kurzbez. f. Campher-10-sulfonat.

**Camylofin** INN: N-(2-Diethylaminoethyl)-2-phenylglycin-isopentylester, Isopentyl-α-(N-2-diethylaminoethyl)amino-α-phenylacetat; CAS-Nr.

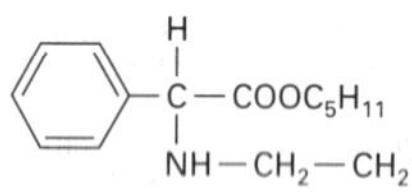

Camylofin

54-30-8; $C_{19}H_{32}N_2O_2$, $M_r$ 320.46. Sdp. 174-178°C (200 Pa). **Anw.:** Spasmolytikum, Anticholinergikum; Ind.: Koliken der Gallen- u. Harnwege, Spasmen im Magen-Darm-Trakt; kaum Atropin*-artige Nebenw.

**Camylofindihydrochlorid:** $C_{19}H_{34}Cl_2N_2O_2$. Schmp. 174-178°C. Lösl. in Wasser.

**Canadin:** s. Hydrastis canadensis.

**$CaNa_2$-EDTA:** CaEDTA, Calciumdinatrium-ethylendiamin-tetraacetat, Antidot bei verschied. Metallvergiftungen, bes. bei Blei. **Dos.:** i.v. nicht über 20 mg/kg KG, max. 0.2% Lsg.; oral bis 2 g/d, Kinder bis 30 mg/kg KG.

**Canalin:** s. Canavanin.

**Cananga odorata** (Lam.) Hook. f. et Thoms.: (Annona odorata Lam.) Fam. Annonaceae, Maccarstrauch (ind.-malai. Gebiet, kult. in versch. trop. Ländern). Stpfl. v. **Oleum Canangae:** Canangaöl, Oleum Annonae, Ylang-Ylang-Öl, Orchideenöl; das äther. Öl der Blüten. **Best.:** Geraniol, Eugenol, Linalool, Farnesol u. Ester, Cadinen u.a. **Anw.:** zu Parfümerien.

**Canarium luzonicum** (Blume) Gray: Fam. Burseraceae (Philippinen). Neben anderen Arten Stpfl. v. **Elemi:** Resina Elemi, Elemiharz, Manila-Elemi. Zur Gew. werden die Bäume verwundet, der aus den schizogenen Sekretgängen austretende Balsam wird als Weiches Elemi bezeichnet; es ist eine salbenartige, glänzende, grünlich-weiße Masse. Die auf den Bäumen eingetrockneten Reste sind das Harte Elemi (weniger wertvoll), welches große wachsartige Klumpen von hell- bis dunkelgelber Farbe bildet. Geruch aromatisch terpentinartig, Geschmack würzig-bitterlich. SZ 17.0 bis 22.8; VZ 20 bis 40; lösl. in Ether, Ethanol, Essigsäureethylester, Chloroform, Benzol. **Best.:** äther. Öl (bis 30%), Elemisäure u. andere Säuren, α- u. β-Amyrin (Kristallnadeln in d. Masse), Resene, Bitterstoff. **Anw.** med.: zu Salben u. Pflastern; techn.: in der Lackindustrie.

**Canavalia ensiformis** (L.) DC.: Fam. Fabaceae, Jackbohne, Schwertbohne (Trop. Amerika). **Inhaltsst.:** in den Samen (im Bohnenmehl) bis zu 4% Canavanin*, ferner Concanavalin A, eines der am besten untersuchten Lektine*.

**Canavanin:** 2-Amino-4-(guanidino)oxybuttersäure; $H_2N{-}C(NH)_2{-}O{-}CH(NH_2){-}COOH$, $C_5H_{12}N_4O_3$, $M_r$ 176.2. Schmp. 184°C (L-Form) bzw. 180 bis 182°C (DL-Form). Ungewöhnliche, nichtproteinogene Aminosäure, die neben anderen ungewöhnlichen Aminosäuren in Fabaceae* (z.B. in Canavalia ensiformis, Galega officinalis, Anthyllis vulneraria etc.) vorkommt. In über der Hälfte der getesteten Fabaceen-Arten wurde C. nachgewiesen, außerhalb der Familie bisher jedoch nicht. C. wird durch Arginase* in Canalin [2-Amino-4-(aminooxy)-buttersäure] u. Harnstoff gespalten.

**Cancer:** *med.* Karzinom, Krebs.

**Cancer fluviatilis:** s. Astacus fluviatilis.

**Cancerogene Stoffe:** s. Karzinogene.

**Canchalagua:** s. Centaurium chilensis.

**Candela:** s. SI-Einheiten.

**Candelae fumales nigrae et rubrae:** schwarze u. rote Räucherkerzchen; bestehen aus Salpeter, Benzoetinktur, Perubalsam, Tolubalsam, Storax, Cumarin, dazu f. schwarze Räucherkerzen Lindenkohle, f. rote Räucherkerzen Sandelholzpulver.

**Candelae Stramonii:** Asthmaräucherkerzchen m. Folia Stramonii.

**Candelillawachs:** Kandelillawachs, Candelinawachs, Kanutillawachs, E902. D. 0.950–0.990. Schmp. 68–70°C. Gew.: durch Auskochen der Blätter v. Euphorbia cerifera mit verd. Schwefelsäure. Bräunliche bis gelblichbraune, harte wachsartige Masse. Unlösl. in Wasser, lösl. in Benzol, Petrolether od. Aceton; härter als Bienen-, aber weicher als Carnaubawachs. **Best.:** hauptsächl. Hentriacontan, $C_{31}H_{64}$. **Anw.:** Ersatz für Carnaubawachs*.

**Candida** Berkhout: (*lat.* candidus glänzend) Fam. Cryptococcaceae*; parasitär u. saprophytisch vorkommende Hefepilze; zahlreiche Arten, vermehren sich ausschließlich asexuell durch Sprossung, werden zu den Fungi imperfecti (s. Pilze) gezählt. Erreger von Mykosen (Candidamykose*), z.B. **Candida albicans** (Soorpilz). Mit verschiedenen Arten kann man (wie mit Aspergillus*-Arten aus Kohlenhydraten) auch Citronensäure* aus n-Alkanen herstellen.

**Candida utilis** (Henneberg) Lodder u. Krieger van Rij ist Hefe-Candida, ein nicht sporenbildender Hefepilz, der neben Saccharomyces cerevisiae auch der Gew. von Hefe (Candida-Hefe) dient, s. Faex.

**Candida kefyr:** Kefirpilz, s. Kefir.

**Candidamykose: Candidiasis**; Sammelbezeichnung f. Pilzerkrankungen durch Candida*; Ther.: s. Antimykotika*, z.B. mit Clotrimazol.

**Candidus (a, um):** (lat.) weiß, glänzend.

**Candio-Hermal®:** s. Nystatin.

**Caneel, Weißer:** Weißer Zimt, Cort. Canellae albae, s. Canella winterana.

**Canella alba:** s. Canella winterana.

**Canella dulcis:** s. Canella winterana.

**Canella regina:** Cort. Cinnamomi, Ceylonzimt, s. Cinnamomum zeylanicum.

**Canella winterana** (L.) Gaertn.: (C. alba, Costus dulcis, Winterana canella) Fam. Canellaceae, Weißer Caneelbaum (Antillen, südl. Florida). Stpfl. v. **Cortex Canellae albae:** Weißer Zimt, weißer Caneel, Canellarinde, Canella dulcis. **Inhaltsst.:** äther. Öl mit Eugenol, Cineol, Caryophyllen u. Pinen, ferner 8% Canellin (Harz), ca. 8% Mannitol, Stärke, Bitterstoff. **Anw.:** als Tonikum u. als Gewürz; zur Aromatisierung von Tabak etc.

**HOM:** *Costus dulcis:* getrocknete Rinde.

**Canesten**®: s. Clotrimazol.

**Canifug**®: s. Clotrimazol.

**Cannabinoide:** s. Cannabis sativa.

**Cannabis sativa** L.: Fam. Cannabinaceae (Cannabaceae), Hanf (heim. u. kult. Mittel-, Süd-, Osteuropa, Iran, Indien, Afrika, Amerika; in allen

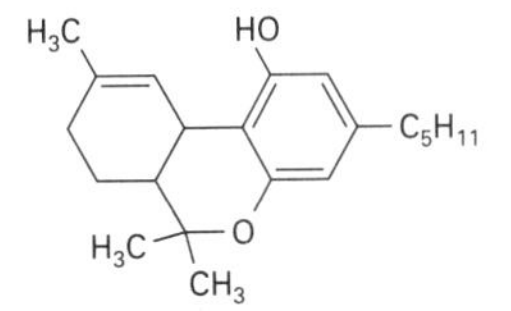

Cannabis sativa:
Strukturformel von THC

warmen bis gemäßigten Zonen, mit Ausnahme der feuchten, tropischen Regenwälder). Die Gattung Cannabis wurde früher der Fam. Moraceae zugeordnet. Ab ca. 1970 wird Cannabis zus. mit Humulus* (Hopfen) als einzige Gattungen der Fam. Cannabinaceae (*syn.* Cannabaceae) geführt. Die Gattung Cannabis besteht nach neueren Ansichten nur aus einer einzigen Art, Cannabis sativa, die wiederum nur in 2 Unterarten, ssp. sativa u. ssp. indica, gegliedert werden kann. Aber auch diese Untergliederung scheint wegen nicht eindeutiger genetischer Fixierung fragwürdig zu sein. Es ist somit nicht auszuschließen, daß die Variabilität von C.-Pflanzen eher durch geographische Rassen, Kultur- od. Chemovarietäten bestimmt wird. Aus diesen Gründen wird daher nicht selten zwischen verschieden Typen, wie „Cannabis-Typ" u. „Faser-Typ" unterschieden, was bei den folgenden Angaben, die nur auf C. s. L. Bezug nehmen, zu beachten ist. Der **Anbau** von C. **für technische Zwecke** (Faser- u. Ölgewinnung) ist (relativ) stark zurückgegangen. C. liefert(e) wertvolle Pflanzenfasern, besonders f. Seilerwaren. (Asiatische Provenienzen sind wegen der stärkeren Verzweigung dafür ungeeignet).

**Fructus Cannabis:** (Semen Cannabis) Hanffrucht, Hanfsame, Hanfkorn. **Inhaltsst.:** fettes Öl (ca. 35%), Trigonellin (ein Betain), Eiweißstoffe (ca. 25%), Harz, Zucker. **Anw.** volkst.: früher bei Gelbsucht, bei Katarrhen der Harnwege; techn.: zur Gew. des fetten Öles; auch vielfach als Vogelfutter.

**Oleum Cannabis:** das ausgepreßte fette Öl der Früchte, bräunlich- bis grünlich-gelb, stark trocknend. D. 0.925 bis 0.928. VZ 190 bis 194; IZ 157 bis 166; bei -15°C noch flüssig. **Best.:** Linolsäure (bis 70%), Linolensäure, Ölsäuren. **Anw.:** in d. Balkanländern als Speiseöl; techn.: zur Herst. grüner Schmierseife, ferner zu Firnissen u. Lacken.

**Herba Cannabis (indicae):** Summitates Cannabis, Indischer Hanf, Cannabis, **Marihuana**, Bheng, Ganja etc.: harzhaltige Triebspitzen der weiblichen Pflanzen. Als **Haschisch** wird das Harz der (weiblichen) Pflanzen bezeichnet. Marihuana u. Haschisch dienen als halluzinogenes Rauschmittel u. werden in den verschiedensten Zusammensetzungen gegessen, getrunken, geschnupft u. geraucht; sog. Wüstentabak. **Inhaltsst.:** mind. 400 Substanzen sind nachgewiesen, davon ca. 60 Cannabinoide; unter 0.4% äther. Öl mit α- u. β-Pinen, Limonen, p-Cymol, Borneol, Eugenol u. Caryophyllinepoxid, das von entsprechend abgerichteten Hunden (Haschischhunde) noch in geringsten Mengen aufgespürt wird.

**Cannabinoide** sind N-freie phenolische Derivate des Benzopyrans, die sich biogenetisch von einem Monoterpen u. einem Phenol (Phenolcarbonsäure) ableiten u. ein $C_{21}$–Skelett aufweisen. Die halluzinogenen Eigenschaften werden allein dem **$\Delta^9$-Tetrahydrocannabinol (THC)**, früher auch als $\Delta^1$-THC bezeichnet, zugeschrieben. Die anderen Inhaltsst., die biosynth. Vorstufen od. (Abbau-)Produkte von THC darstellen, sollen sedierend bzw. antibiotisch wirken. Dazu gehören Cannabidiolcarbonsäure, Cannabidiol (CBD, antibiotisch wirksam) u. das durch Aromatisierung von THC entstehende Cannabinol. Werden C.-Produkte geraucht, werden einige der ansonsten nicht halluzinogen wirkenden Substanzen in das halluzinogene THC umgewandelt. GED 5 bis 20 mg THC. In Marihuana sind 0.1 bis 8%, in Haschisch 1.4 bis 11% u. in Haschischöl 6 bis 30% THC. (Haschischöl wird durch Lösungsmittelextraktion od. Destillation aus Kraut, od. selten auch aus Haschisch, hergestellt.) HWZ von THC 50 bis 60 h (bei wiederholter Applikation daher Kumulation möglich). Die Rauschsymptome reichen von Euphorie bis zu den verschiedensten (angenehmen u. unangenehmen) Symptomen. **Anw.** med.: *früher* als Hypnotikum, Antineuralgikum, Antispasmodikum b. Asthma, Neuralgie, Keuchhusten, Gicht. Synth. hergestellte Cannabinoide sollen erfolgreich als Antiemetika u. Antiepileptika sein. C.-Pflanzen u. -Produkte unterliegen (international) den Bestimmungen über Betäubungsmittel (Rauschgifte, Suchtgifte). Trotzdem dürften C.-Produkte zu den am häufigsten angewandten Rauschgiften gehören (Schätzung: 200 Millionen gewohnheitsmäßige C.-Konsumenten; z.B. 1982 in USA ca. 10% C.-Raucher). **Nachw.:** z.B. mikroskopisch (Retortenhaare mit Zystolithen u.a.) od. chem. z.B. mit Ghamrawy-Test*.

**Cannabis sativa var. indica:** s. Cannabis sativa.

**Canna edulis** Ker-Gawl.: Fam. Cannaceae, Blumenrohr (nördl. Südamerika) u. andere Canna-Arten wie **Canna indica** L. sind Stpfln. v. Amylum Cannae*.

**Cannastärke:** Amylum Cannae*.

**Cannizzaro-Reaktion:** Werden aromatische Aldehyde mit starken Alkalien erhitzt, tritt intermolekulare Oxidation u. Reduktion ein, bei der das eine Aldehydmolekül als Reduktionsmittel wirkt u. zur Carbonsäure oxidiert wird, das andere hingegen als Oxidationsmittel wirkt u. zum entsprechenden Alkohol reduziert wird; z.B. erhält man aus Benzaldehyd Benzylalkohol u. Natriumbenzoat. Bei einer gekreuzten Cannizzaro-Reaktion reagiert ein aromatisches Aldehyd mit Formaldehyd unter Bildung eines Alkohols u. Natriumformiat.

**Cannogenin:** 5-Desoxy-k-strophanthidin, **Strukturformel** s. Herzglykoside; Glykoside von C. sind z.B. Inhaltsst. in Apocynum cannabinum*

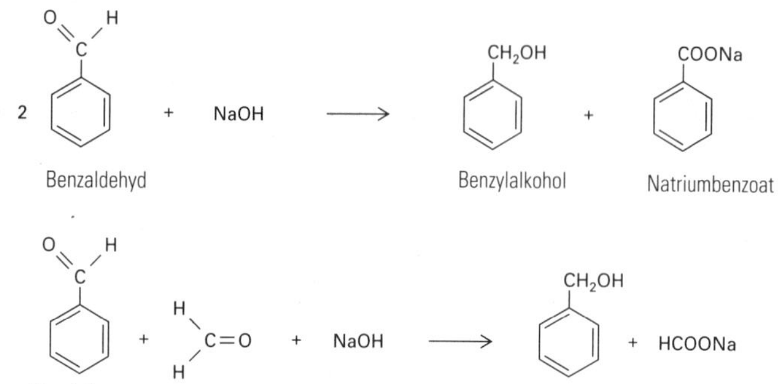


Cannizzaro-Reaktion:
oben: Bildung von Benzylalkohol und Natriumbenzoat als Beispiel; unten: Bildung von Benzylalkohol und Natriumformiat als Beispiel für die gekreuzte Cannizzaro-Reaktion

(Apocannosid, Cynocannosid) u. Thevetia peruviana* (Peruvosid, Thevetin A).

**Canrenoinsäure:** s. Kaliumcanrenoat.

**Cantarella:** s. Canthariden.

**Canthariden:** Cantharides, Spanische Fliegen, Cantarella, Kanthariden, Blasenkäfer, Pflasterkäfer; die getrockneten Körper des Käfers **Lytta vesicatoria** (Cantharis vesicatoria), Fam. Meloideae (Mittel- u. Südeuropa, bes. Südrußland, ferner Sizilien u. Spanien); ca. 1.5 bis 3 cm lang, 5 bis 8 mm breit, smaragdgrün glänzend, blauschillernd, mit eigenartigem starkem Geruch. **Inhaltsst.:** 0.5 bis 1% Cantharidin*, Harz, Fett, Farbstoff. Häufig mit anderen Käfern vermischt. **Anw.:** inn. früher als Aphrodisiakum (MED 0.03 g, MTD 0.06 g; LD 1 bis 3 g); äuß. zu blasenziehenden Pflastern u. in Form der mit Aceton bereiteten Tinktur, bei Neuralgien, Zahnschmerzen usw., auch zu Haarwässern u. Salben. Insbesondere auch in der Tiermedizin (Brunstmittel, gegen Räude). **Zuber.:** Tct. Cantharidum (LD 30 g), Collodium Cantharidatum, Emplastrum Cantharidum ordinarium, E.C. perpetuum, E.C. pro usu veterinario, Ungt. Cantharidum pro usu veterinario. **Tox.:** s. Cantharidin. Antid.: bei inneren Vergiftungen (Speichelfluß, Erbrechen, Schlundkrämpfe) Magenpumpe, Brechmittel, schleimige Mittel (keine Fette u. Öle!); bei äuß. Vergiftungen: Blasenspülung, Sitzbäder, Blutentziehung in der Nierengegend.

**HOM:** *Lytta vesicatoria* (HAB1.3), Cantharis: getrockneter Käfer (mind. 0.15, max. 0.5% Cantharidin); verord. z.B. b. Nierenerkrankungen, Blasenentzündung, Verbrennungen.

**Cantharidin:** Cantharidinum, Canthariden-kampfer, 3,6-Oxo-1,2-dimethylphthalsäureanhydrid; $C_{10}H_{12}O_4$, $M_r$ 196.21. Schmp. 210-218°C.

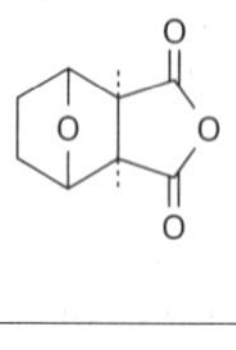

Cantharidin

Hochtox. Wirkprinzip aus Lytta vesicatoria, s. Canthariden; Biosynthese aus Mevalonsäure. Farblose, glänzende Blättchen, die bei 100 bis 110°C sublimieren. Sehr schwer lösl. in Wasser, Ethanol (1:1100) u. Ether (1:700), lösl. in Aceton, Chloroform, fetten Ölen. **Wirk.** u. **Anw.:** Cantharidin bewirkt auf der gesunden Haut unter Blasenbildung eine heftige Entzündung. Wirk. ist aber im Gegensatz zu Senfölen (s. Brassica nigra) nur oberflächlich u. Blasen heilen narbenlos ab. Cantharidin ist stark augenreizend u. inn. ein gefährliches Gift, es wirkt auf den Verdauungstrakt ätzend u. ruft im gesamten Urogenitaltrakt heftige Reizungen u. starke Entzündungen hervor. Schon ab 5 mg schwerste Nierenschäden möglich; früher inn. als Stimulans, Aphrodisiakum, auch bei Pleuritis, Hydrops, Epilepsie, Lupus, Lepra; MED 0.2 mg, MTD 0.4 mg, LD 25 bis 30 mg. Äuß. wie Canthariden* (1 g Cantharidin etwa gleich 200 Canthariden).

**Cantharis vesicatoria:** Lytta vesicatoria, s. Canthariden.

**Canthaxanthin:** β,β-Carotin-4,4'-dion; $C_{40}H_{52}O_2$, $M_r$ 564.86. Schmp. 207°C (Zers.). Violette Kristalle, lösl. in Chloroform. **Anw.:** als roter Lebensmittelfarbstoff.

**CAP:** s. Celluloseacetatphthalat.

**Capers:** s. Capparis spinosa.

**Capilli:** (lat.) Kopfhaare.

**Capilli Folium:** s. Adiantum capillus-veneris.

**Capita Papaveris:** Fruct. Papaveris immaturi; unreife Mohnköpfe, s. Papaver somniferum.

**Capparis spinosa** L.: Fam. Capparaceae, Kapernstrauch (Mittelmeergebiet, Südeuropa vielfach kult.). Stpfl. v. **Flores Capparis:** (Gemmae Capparidis) Kapern, Capers. **Inhaltsst.:** Rutin, Senföle, Saponine. **Anw.:** als Gewürz.

**Capreomycin** INN: Aminoglykosid-Antibiotikum (ein Pentapeptid) aus Kulturen von Streptomyces capreolus, Ogostal®; CAS-Nr. 11003-38-6; Mischung der Capreomycine I A (ca. 25%), I B (ca. 67%), II A (ca. 3%) u. II B (ca. 6%). Lösl. in Wasser, prakt. unlösl. in den meisten organischen Lösungsmitteln. $pK_s$ (DMF 66%) 6.2, 8.2, 10.1, 13.3. **Wirk.** u. **Anw.:** Antibiotikum, Tuberkulostatikum. HWZ 3 h. **Übl. Dos.:** Parenteral: Tuberkulose-Kombinationstherapie: i.m. 1mal 1 g/d über 60-120 d, dann 2- bis 3mal pro Woche. **Nebenw.:** Oto- u. Nephrotoxizität, geringer als bei Streptomycin. Gebräuchl. ist auch Capreomycinsulfat.

**Caprifoliaceae:** Geißblattgewächse, Od. Dipsacales; ca. 450 Arten, meist Stauden od. Holzpflanzen mit gegenständigen, ungeteilten od. zusammengesetzten Blättern u. mit 5zähligen, meistens sympetalen, radiären od. zygomorphen (z.B. Lonicera) Blüten, häufig in Trugdolden, auch einzeln od. zu zweien; Früchte sind Kapseln, Steinfrüchte od. Beeren. Viele Arten als Ziersträucher. **Chem. Merkmale:** Phenolheteroside. **Wichtige Gattungen** s. z.B. Lonicera, Sambucus, Symphoricarpus, Viburnum.

**Caprinsäure:** Decansäure; $C_9H_{18}COOH$. Nat. vorkommende Fettsäure, s.a. Carbonsäuren.

**Caproas, Caproat:** chem. Kurzbez. f. Hexanoat (Ester der Hexansäure).

**ε-Caprolactam:** 6-Aminohexansäurelactam, Ausgangsmaterial f. Polyamide*.

**Capronsäure:** Hexansäure, Pentancarbonsäure; $CH_3(CH_2)_4COOH$. D. 0.93. Schmp. -3.9°C. Sdp. 205°C. Farblose, ölige, ranzig riechende Flüss., unlösl. in Wasser, lösl. in Ethanol u. Ether. Entsteht bei der Buttersäuregärung; als Glycerolester in der Butter enthalten.

**Caprylsäure:** n-Caprylsäure, Heptancarbonsäure; $CH_3(CH_2)_6COOH$. D. 0.91. Schmp. 16.5°C. Sdp. 239.7°C. Klare, farblose, ölige Flüss. von unangenehmem, schweißartigen Geruch, unlösl. in Wasser, lösl. in Ethanol, Chloroform, Ether, Benzol usw. Kommt als Glycerolester im Kokosfett, Ziegenbutter, Palmkernöl u. als Ester im Weinfuselöl vor, vgl. Caprylsäurezahl. **Anw. med.:** als Antimykotikum, techn.: als Fungizid u. Insektenvertilgungsmittel; wirkt gegen Blattläuse bei einer Verdünnung 1:1000.

**Caprylsäurezahl:** Abk. CZ; dient zum Nachw. von Kokosfett, da dieses den höchsten Geh. an Caprylsäure hat (CZ = 17.4 bis 21.8); Angabe der CZ als mL Caprylsäurelsg., 0.01 mol/L (0.01 n), pro 0.5 g Fett.

**Capsaicin:** Vanillylamid einer Isodecenylsäure, der 7-Methylocten-(5)-carbonsäure (8-Methyl-6-nonensäure); CAS-Nr. 404-86-4; $C_{18}H_{27}NO_3$, $M_r$ 305.40. Schmp. 64.5°C. Farblose Kristalle, leicht lösl. in Ethanol, Ether, Benzol, Chloroform; prakt. unlösl. in Wasser. Scharfer Geschmacks- u. Wirkstoff in Fructus Capsici (s. Capsicum annuum u. C. frutescens); in einer Verdünnung von 1:2 Mio. noch wahrnehmbar. **Wirk.** u. **Anw.:** Hilfsmittel der neurobiologischen Forschung. Äuß. (als Antirheumatikum) angewandt wirkt C. auf die Nervenendigungen, die ein Wärmegefühl erzeugen (Antagonist von Menthol), unabhängig von der ebenfalls hervorgerufenen Hyperämisierung; C. wird durch die Haut resorbiert u. erweitert die Kapillaren. C. wirkt aber primär nicht (wie z.B. die Senföle) entzündungserregend, sondern antiphlogistisch u. anästhesierend. C. soll die Synthese der Prostaglandine* (auf der Stufe der Cyclooxygenase) u. auch die Substanz P* hemmen. Unabhängig von der Art der Applikation soll im Hypophysenvorderlappen die Ausschüttung von Corticotropin u. damit die Sekretion von Corticoiden erhöht werden. Inn. eingesetzt stimuliert C. lokal bestimmte (afferente) Nervenendigungen in der Mukosa (Schleimhaut) des Magens, die bei deren Schutz gegenüber ulzerogenen Faktoren mitwirken; die Mukosa wird besser durchblutet u. es wird mehr Schleim gebildet (zytoprotektive Wirk.). C. bewirkt aber auch eine Erhöhung der Magensaftsekretion u. (reflektorisch) eine Anregung von Kreislauf u. Atem.

**Capsaicinoide:** s. Capsicum frutescens.

**Capsanthin:** CAS-Nr. 465-42-9; $C_{40}H_{58}O_3$. Wie Capsorubin carotinoider Farbstoff in Früchten von Capsicum-Arten; s. Capsicum frutescens. C. hat einen, Capsorubin 2 terminale Cyclopentanol-Ringe.

**Capsella bursa-pastoris** (L.) Medik.: Fam. Brassicaceae (Cruciferae), Hirtentäschel (Europa). Stpfl. v. **Herba Bursae pastoris:** (Herba Sanguinariae), Hirtentäschelkraut, Blutkraut, Gänsekresse. **Inhaltsst.:** Kaliumsalze, Flavonoide wie Diosmin, cyclische Peptide (?). **Anw.:** Adstringens u. Blutstillungsmittel (in der Gynälologie, mit unsicherer Wirk.), meist als Tinktur od. Fluidextrakt. **Dos.:** 5 bis 15 g.

**HOM:** *Capsella bursa-pastoris, ethanol. Infusum* (HAB1.3), Thlaspi bursa pastoris: frisches Kraut; verord. z.B. b. diffusen Blutungen.

**HOM:** *Capsella bursa-pastoris* (HAB1.5), Thlaspi bursa pastoris: die frischen oberirdischen Teile der blühenden Pflanze; verord. z.B. bei diffusen Blutungen.

**Capsici fructus acer:** Capsici frutescentes fructus, Cayennepfeffer; s. Capsicum, Capsicum frutescens.

**Capsici frutescentes fructus:** Capsici fructus acer, s. Capsicum frutescens.

**Capsicum:** Gattung der Fam. Solanaceae. Von den ca. 30 C.-Arten werden 5 in einer Unzahl von Varietäten, Rassen u. Sorten kultiviert. Eine exakte, botanische Einordnung ist prakt. wenig sinnvoll. Pharmazeutisch verwendet werden die Früchte verschiedener Arten u. Varietäten mit hohem Gehalt an Scharfstoffen, den Capsaicinoiden*. Aus diesem Grund schreiben das DAB10 u. die Ph.Helv.7 f. die Droge Capsici fructus acer (Capsici frutescentes fructus) nur noch Capsicum frutescens* (sensu latiore) als Stammpflanze vor. ÖAB90 verzichtet sogar auf die Angabe einer Art. Es wurde nur noch die Forderung erstellt, daß die C.-Früchte einen Mindestgehalt von 0.25% an Capsaicinoiden aufweisen müssen. Lediglich HAB1.4 verlangt noch Capsicum annuum* als Stammpflanze.

**Capsicum annuum** L.: Fam. Solanaceae, Paprika (heim. trop. Amerika; kult. in allen wärmeren Ländern, bes. Ungarn, Spanien, Südfrankreich, Italien, Türkei, Bulgarien u.a.), einjähriges Kraut, Früchte sind Trockenbeeren, ein Übergang zwischen Beere u. Kapsel (*lat.* capsa Schachtel). C. a. wird in zahlreichen Formen kult.; je nach Aussehen, Verwendungszweck, Geschmack etc. werden diese folgendermaßen unterschieden: 1. Gemüsepaprika u. Tomatenpaprika sind fleischig, vitaminreich (Vit. C) u. fast frei von Capsaicin* (kein scharfer Geschmack); 2. von Gewürzpaprika kennt man edelsüßen Paprika, halbsüßen Paprika (Gulyas), Rosenpaprika, scharfen Paprika, Merkantilpaprika (aus Abfällen). **Capsicum annuum** (var. **longum**) ist bzw. war (s. Capsicum, Tab.) im DAB6, DAB7 u. HAB1.4 (bzw. Ph.Helv.5 u. ÖAB9) vorgeschrieben als Stpfl. v. **Fructus Capsici, Paprika**, Piper hispanicum, Spanischer Pfeffer, Ungarischer (Türkischer) Pfeffer, Schotenpfeffer; die getrockneten reifen Früchte. **Inhaltsst.:** wie in den Früchten von Capsicum frutescens*, aber weniger Capsaicin* (0.01 bis 0.22%). **Anw.** med.: inn. als Stomachikum u. Karminativum. **Dos.:** 0.05 bis 0.5 g; äuß. als hautreizendes Mittel bei Rheumatismus, Rippenfellentzündung, zum Gurgeln (Tct. Capsici, Spir. russicus).

**HOM:** *Capsicum annuum* (HAB1.4), Capsicum: getrocknete, reife Früchte, Konstitutionsmittel; verord. z.B. b. Gastritis, Mittelohrentzündung, Angina, Neuralgie.

**Capsicum frutescens** L. *s.l.*: Fam. Solanaceae (heim. u. kult. in Afrika, Südamerika, ferner in Westindien, Ostasien), mehrjährige Staude. Stpfl. v. **Capsici fructus acer** DAB10, **Capsici frutescentes fructus** Ph.Helv.7 u. **Fructus Capsici** ÖAB90 (s. aber Capsicum): **Cayennepfeffer**, Chillies (Piper Cayennense, Fructus Piper cayennense); die getrockneten reifen Früchte. **Inhaltsst.**: für den scharfen Geschmack sind ca. 0.3 bis 1% Capsaicinoide (Off.: DAC86) verantwortlich. Dabei handelt es sich um ein Gem. isomerer Säureamide mit ca. 70% Capsaicin*, ca. 30% Dihydrocapsain u. jeweils einigen Prozenten analoger bzw. homologer Verbindungen. Die rote Farbe beruht auf einem Gem. carotinoider Farbstoffe, z.B. Capsorubin u. Capsanthin*. Daneben findet sich fettes Öl u. in der frischen Frucht Ascorbinsäure (Vitamin C) u. fettes Öl. Geh.: mind. 0.4% (ÖAB90: mind. 0.25%) Capsaicinoide, ber. als Capsaicin. **Anw.**: inn. zur Förderung der Peristaltik u. Diurese, äuß. bei Rheumatismus. **Zuber.**: Extr. Capsici, Extr. Capsici fluidum (Capsicumliquidextrakt), Extr. Capsici acris spissum normatum (Eingestellter Cayennepfefferdickextrakt), Tct. Capsici, Ungt. Capsici compositum.

**Capsicum jamaicum**: Myrtus pimenta, s. Pimenta dioica.

**Capsid**: Kapsid; äußere Hülle eines Virus; s. Viren.

**Capsolutverschluß**: s. Vials, Garantieverschluß.

**Capsorubin**: s. Capsanthin.

**Capsulae** Ph.Eur.3: Kapseln, Capsulae medicinales. C. sind feste Arzneizubereitungen, deren Wirkstoffe meist zus. mit geeigneten Hilfsstoffen in fester, flüssiger bzw. halbfester Form in mehr od. weniger elastische Hüllen unterschiedlicher Größe, Form u. ev. unterschiedlicher Färbung eingeschlossen sind. Die Hülle kann aus Gelatine, Stärke od. anderen geeigneten indifferenten Stoffen, die i.a. getrocknete Gele makromolekularer Substanzen darstellen, bestehen. Dies bedingt, daß die C. sich in ihrer Löslichkeit, Feuchtigkeitsempfindlichkeit, thermischen Belastbarkeit u. im Abbau der Kapselhüllen in vivo unterscheiden können. Die Hülle ist daher unter physiologischen Bedingungen entweder lösl., verdaulich od. permeabel. Die Eigenschaften der Hüllmaterialien dürfen die Stabilität u. Bioverfügbarkeit der eingehüllten Wirkstoffe nicht negativ beeinflussen. In Abhängigkeit von ihrer Größe lassen sich die C. in *Makrokapseln* mit einem Durchmesser über 2000 µm u. in *Mikro- u. Nanokapseln* unter 2 000 µm einteilen. Mikro-* u. Nanokapseln* sind als Zwischenprodukt der Arzneiformung anzusehen. Die Makrokapseln sind einzeldosierte Zuber., die normalerweise zur Einnahme durch den Mund bestimmt sind. Je nach der Art des Hüllmaterials sind Makrokapseln entweder Gelatinekapseln od. Stärkekapseln. Über die Eigenschaften der Hüllmaterialien s. Gelatine u. Amylum. Mit den am häufigsten verwendeten **Gelatinekapseln** (Capsulae gelatinosae) lassen sich gegenüber anderen festen Arzneiformen beinahe alle Anforderungen, die an eine orale Arzneiform zu stellen sind, weitgehend erfüllen. Die wichtigsten sind: **1.** schonende u. rationelle Verarbeitung auch empfindlicher u. technologisch problematischer Arzneistoffe, **2.** Schutz der Wirkstoffe vor Umwelteinflüssen (Licht, Luft, Feuchtigkeit), **3.** Haltbarkeit u. Lagerfähigkeit bei nicht zu feuchter Aufbewahrung, **4.** hohe Dosierungsgenauigkeit auch flüssiger od. halbfester Arzneistoffe bzw. Zuber., **5.** optimale u. gesicherte Wirkstofffreisetzung mit u. ohne Retardeffekt, **6.** ansprechende Form, **7.** Geschmacks- u. Geruchsneutralität u. bequeme Applikation, **8.** gute Verträglichkeit u. **9.** eindeutige Identifikationsmöglichkeit (Form, Farbe, Bedruckung), die Folge ist eine erhöhte Arzneimittelsicherheit. **Prüfungen** nach Ph.Eur.3: auf Gleichförmigkeit* des Gehaltes (nur bei C. mit weniger als 2 mg od. weniger als 2% Wirkstoff – bezogen auf die Gesamtmasse), auf Gleichförmigkeit* der Masse u. u.U. auch auf Wirkstofffreisetzung aus festen oralen Arzneiformen*. Gelagert werden Gelatinekapseln dicht verschlossen, nicht über 30°C. C. müssen den Anforderungen der Prüfung auf Zerfall von Tabletten u. C. entsprechen (s. Zerfallsprüfung). Als Prüfflüssigkeit dient Wasser bzw. 0.1n Salzsäure. In jedes der 6 Röhrchen wird auf die C. eine Plastikscheibe gegeben, die Apparatur 30 min lang bewegt u. der Zustand der C. geprüft. Neben der geforderten Arzneibuchqualität muß die bei 60°C gießfähige Gelatinemasse z.B. f. die Herst. v. Gelatinebändern (durch Ausgießen auf Kühltrommeln) eine bestimmte Gallertfestigkeit u. Viskosität aufweisen, die auch nach mehrtägigem Erwärmen der Masse nur geringfügig abfallen dürfen. Der Gelatine können Weichmacher, Netzmittel, Opakisierungsmittel, Konservierungsmittel, Süßstoffe, Farbstoffe u. ev. Aromatisierungsstoffe u. in Sonderfällen Wirkstoffe zugegeben werden. Die mit den Arzneistoffen verarbeiteten Hilfsstoffe können Lösungsmittel, Verdünnungsmittel, Fließverbesserer u. Zerfallsbeschleuniger sein u. dürfen keinen nachteiligen Einfluß auf die Kapselhülle ausüben. Je nach der Zstzg. der Gelatinehülle, dem Herstellungs- u. Verarbeitungsverfahren u. beabsichtigtem Gebrauch unterscheidet man Weichgelatinekapseln (Soft Gelatin Capsules), Hartgelatinekapseln (Hard Gelatin Capsules, Steckkapseln), Magensaftresistente (dünndarmlösliche) Kapseln (s.a. Arzneiformen, Magensaftresistente), Kapseln mit modifizierter Wirkstofffreisetzung, Vaginal- u. Rektalkapseln.

**Weichgelatinekapseln** (Weichkapseln) enthalten in den Hüllen Weichmacherzusätze (Glycerol, Sorbitol, Polyethylenglykol); (z.B. 60% Gelatine u. 40% Glycerol), deren Art u. Menge u.a. die Elastizität u. Geschmeidigkeit bestimmt. Es sind in einem Arbeitsgang einteilig geformte, mit flüssigen od. halbfesten Massen gefüllte u. hermetisch verschlossene C. von vielgestaltiger Form (rund (Perlen), oval, oblong, in suppositorien- od. tubenähnlicher Gestalt) u. Größe. Es ist aber auch eine rezepturmäßige Herst. mit nach dem Tauchverfahren* vorgefertigten Kapselhüllen möglich. Die Kapselhüllen sind dicker als bei Hartgelatinekapseln u. können einen Arzneistoff enthalten. Flüssige Arzneistoffe können direkt verkapselt werden. Feststoffe werden in flüssigen od. halbfesten Grundlagen, z.B. Fetten, Ölen, hydrierten Fetten, Wachsmischungen od. Polyethylenglykolen, ev. in Komb. mit Emulgatoren, gelöst od. suspendiert. Durch den engen Kontakt des flüssigen Inhalts mit der Kapselhülle kann je nach Substanz eine teilweise Migration in die od. aus der Hülle erfolgen.

Weichgelatinekapseln werden entweder vollautomatisch nach dem *Rotary-Die-Verfahren* (Scherer-Verfahren*) (Firmen Allcaps, Scherer, Banner), dem *Accogel-Verfahren** (Firmen Lederle-Cyanamid, Lederle, Grünenthal), mit dem *Nor-*

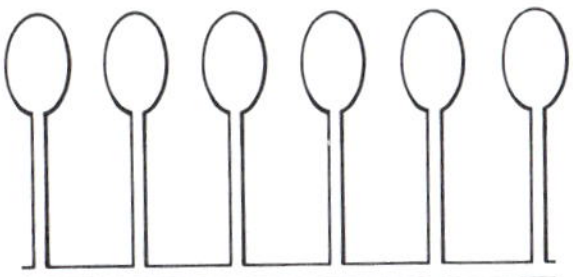

Capsulae:
Formen (Docken) zur Herstellung von Weichgelatinekapseln nach dem Tauchverfahren [71]

*ton-Verkapselungsprozeß** (Firma Banner), nach dem *Tropf- od. Blasverfahren** (Firmen Globex, Pohl-Boskamp), od. mit halbautomatischen Plattenstanzverfahren *(Colton-** u. *Upjohn-Verfahren*)* hergestellt. Zu den besonderen einzeldosierten Applikationsformen der Weichgelatinekapseln zählen Lutschkapseln (hohl, Wirkstoffe in der Hülle f. orale Resorption, z.B. Scherer-Gelsolets®), Kaukapseln (f. rasche orale Resorption), Salbenkapseln (geben Salbe nach Aufschneiden frei) u. die Rektal- u. Vaginalkapseln. Die länglich geformten **Rektalkapseln** entsprechen i.a. Weichgelatinekapseln; zusätzlich besitzen sie gleitende Überzüge. Wenn keine modifizierte Wirkstofffreisetzung od. keine länger anhaltende lokale Wirk. beabsichtigt ist, müssen sie der Prüfung auf Zerfallszeit von Suppositorien u. Vaginalkugeln entsprechen (s. Zerfallsprüfung; der Zustand der Rektalkapseln wird nach 30 min. geprüft).

**Vaginalkapseln** sind i.a. eiförmige Weichgelatinekapseln. Die Prüfung auf Zerfall u. die geforderten Limits entsprechen den Rektalkapseln.

**Hartgelatinekapseln** (Hartkapseln, Capsulae operculatae) besitzen Hüllen ohne Weichmacherzusätze. Sie werden durch separate Herst. der aus Unter- u. Oberteil bestehenden Leerkapseln u. durch separates Füllen u. Verschließen in einem zweiten, völlig unabhängigen Arbeitsgang erhalten. Die einzige, in Normgrößen (000 bis 5) gebräuchliche Form ist oblong mit halbkugelig gerundeten Enden. Füllvolumen in mL der Größe 000 (1.37), 00 (0.95), 0 (0.68), 1 (0.50), 2 (0.37), 3 (0.30), 4 (0.21) u. 5 (0.13). Das Füllgut kann, einzeln od. kombiniert, aus ausreichend fließfähigen (s. Fließeigenschaften von Pulvern) pulverförmigen, granulierten, pelletierten od. tablettierten (Mikrotabletten) Anteilen bestehen, aber auch aus thixotrop od. pastös verdickten Flüssigkeiten od. geeigneten Schmelzzubereitungen. Weißopak eingefärbte Hartgelatinekapseln eignen sich auch zur rezepturmäßigen Verarbeitung alternativ zu den heute obsoleten Pillen, aber auch anstelle von Pulvern od. Tabletten.

Hartgelatinekapseln werden im Gegensatz zu den Weichgelatinekapseln nur nach einer einzigen Methode, dem **Tauchverfahren** (s. Abb.) hergestellt. Die Aufbereitung der Gelatinelösung erfolgt in gleicher Weise wie f. die Herst. der Weichgelatinekapseln, jedoch ohne Weichmacherzusätze. Nach Prüfung der Ausgangsgelatine (Pulver od. Granulat) auf Aussehen, Geruch, Farbe, Korngröße, Löslichkeit, Gelfestigkeit (Bloom*-Zahl), Viskosität, pH, Isoelektrischer Punkt*, Keimgehalt, chem. Reinheit wird unter Wasserzusatz gelöst, entgast u. ev. Farbstoff u. Pigment (z.B. f. Lichtschutz) zugesetzt. In einer vollautomatischen Maschine werden Kapselober- u. -unterteile (Kappe u. Boden) nebeneinander

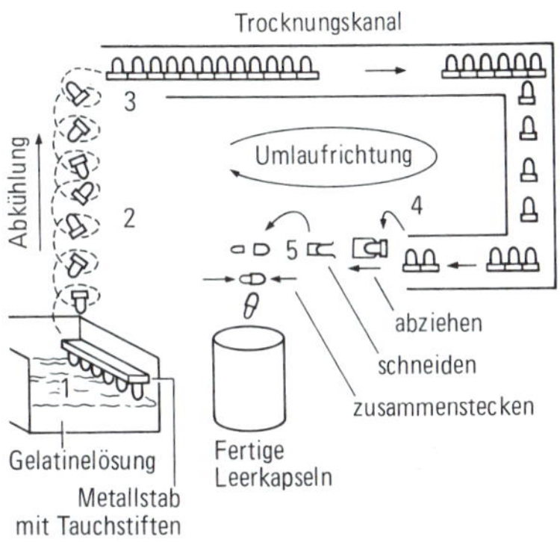


Capsulae:
Herstellung von Hartgelatinekapseln nach dem Tauchverfahren (schematisch) [9]

durch Eintauchen von Tauchstiften (Docken od. Pins) in die warme Gelatinemasse, Abkühlen (Erstarren der Gelatine), Trocknen auf 10 bis 12% Restfeuchte, Abziehen der Hülle von den Docken u. Abschneiden auf die geforderte Länge hergestellt, beide Hälften zusammengesteckt (vorverschlossen) u. als Leerkapsel ausgeworfen (Firmen Capsugel, Elanco u. Scherer). Um ein vorzeitiges Öffnen der leeren, vorverschlossenen C. zu verhindern, aber trotzdem eine leichte Trennung beider Hälften vor dem Füllen zu ermöglichen u. einen möglichst dichten u. sicheren Verschluß der gefüllten Kapseln zu gewährleisten, sind die modernen Hartgelatinekapseln je nach Hersteller mit verschiedenen Verschlußmechanismen versehen, z.B. Kerben f. den Vorverschluß u. einer ringförmigen (od. zahnartigen) Vertiefung im Oberteil, die beim Zusammenschieben in eine Rille (zahnartige Vertiefung) des Unterteils einrastet (Permanentverriegelung), od. ähnlichen Patentverschlüssen wie Coni-Snap®-Kapsel mit Snap-Fit®-Verschluß (s. Abb.) od. Lok-Caps® mit Air-vent®-Verschluß u. Star-Lock®-Verschluß (s. Abb.).

Der Füllvorgang bei Hartgelatinekapseln umfaßt folgende Arbeitsschritte: Ordnen, Einsetzen u. Öffnen der Leerkapseln, Dosieren u. Füllen in das Kapselunterteil, Aufsetzen des Kapseloberteils u. Verschließen u. Auswerfen der gefüllten u. verschlossenen C. Die experimentelle Ermittlung des **Sollfüllgewichtes** im Rezepturmaßstab kann nach 2 Methoden erfolgen: **1. Meßzylindermethode:** Das Schüttvolumen der verriebenen Arzneistoffe wird im Meßzylinder ermittelt, die geeignete Kapselgröße anhand der vom Kapselhersteller angegebenen bzw. selbst ermittelten Füllvolumina ausgewählt, die Arzneistoffmischung auf ca. 70% des berechneten Gesamtvolumens mit weitgehend inertem, gut fließfähigem Füllmittel (Lactose, Mannitol, STARCH 1500®*, tertiäres Calciumphosphat, ev. Zusatz eines Fließregulierungsmittels*, nach Ph.Eur.3 f. **die rezepturmäßige Herst.** vorzugsweise eine Mischung aus 99.5% Mannitol u. 0.5% hochdisperes Siliciumdioxid*) aufgefüllt, die gesamte Pulvermenge homogen gemischt, erneut in den Meßzylinder überführt, mit weiterem Füllstoff auf das endgültige Volumen aufgefüllt u. nochmals durchgemischt. **2. Ergänzungsmethode:** Die

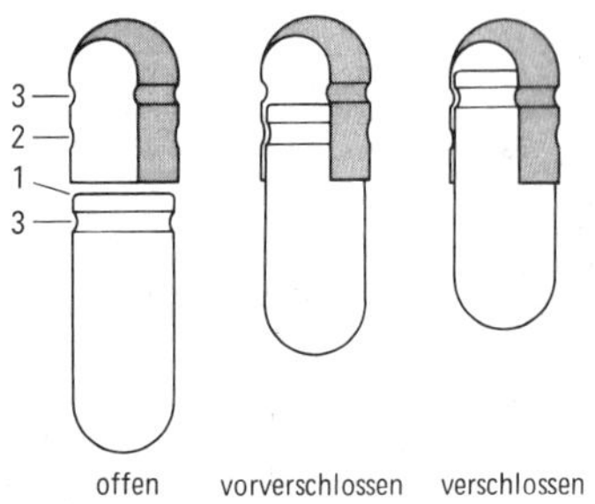

Capsulae:
Coni-Snap®-Kapsel mit Snap-Fit®-Verschluß; 1: konischer Gleitrand verhindert Schlitzen der Kapseln und Eindrücken der Enden; 2: Nocken verhindern vorzeitiges Öffnen; 3: Rillen verriegeln die gefüllte Kapsel [30]

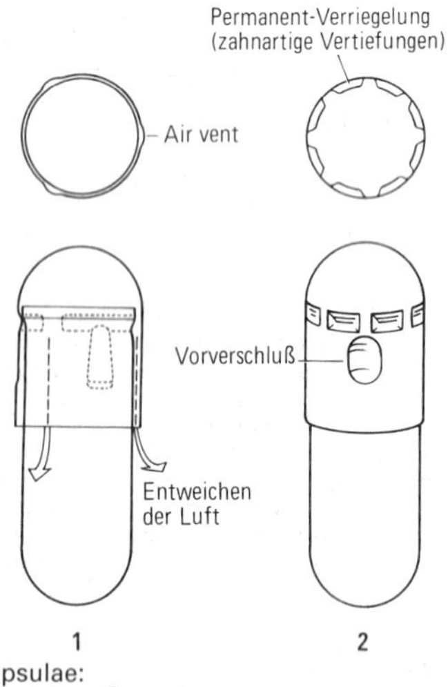

Capsulae:
1: Lok-Caps® mit Air-vent-Verschluß; 2: Star-Lock®-Verschluß [30]

verriebenen Arzneistoffe werden in einem Meßzylinder mit den Füllstoffen auf ca. 70% des Endvolumens aufgefüllt, gemischt, in die Kapselunterteile in der gewählten Größe gegeben, die Unterteile mit weiterem Füllstoff auf das engültige Volumen aufgefüllt, entleert u. das Pulver nochmals durchmischt (entspricht dem Münzelverfahren f. die Suppositorienherstellung). Die zur Abfüllung einer bestimmten Füllgutmenge erforderliche Kapselgröße ist abhängig vom Abfüllverfahren. Bei Hartgelatinekapseln kommen f. rieselfähige Füllgüter folgende **Abfüllmethoden** in der Industrie in Frage. **1. Direkte Abfüllung** in die Kapselunterteile durch Einrieseln od. Einstreichen (Apothekenrezeptur) ev. unter Zuhilfenahme von Vibratoren, Stopfvorrichtungen od. Dosierbechern (s. Abb.). Die früher verbreitete Schnecken- od. Spindeldosierung (s. Abb.) wurde größ-

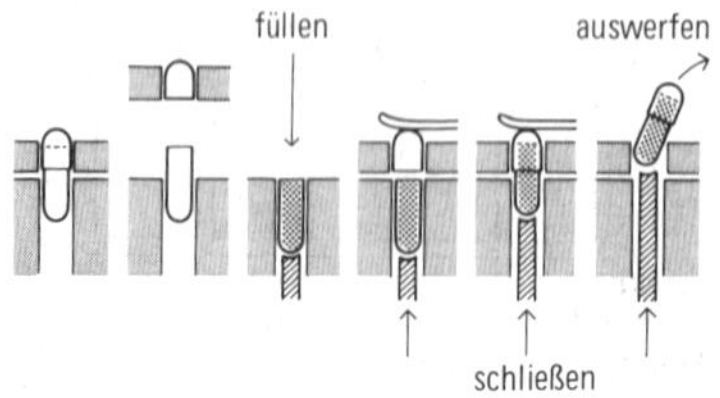

Capsulae:
Füllvorgang bei Gelatine-Steckkapseln [71]

tenteils durch indirekte Dosierverfahren ersetzt.

**2. Indirekte Abfüllung**, bei der die Dosierung u. Abfüllung in 2 getrennten Schritten erfolgt. Zunächst wird das Pulver außerhalb der Kapselunterteile mittels Dosierröhrchen, Dosierzylindern, Dosierscheiben od. Dosierkammern abgeteilt (s. Abb.), meist komprimiert u. erst dann in die Kapselunterteile abgefüllt (vgl. Accofil-Verfahren*).

Geformtes Füllgut (Mikrotabletten, kleine C., s. Abb.) wird mit speziellen Vorrichtungen in die Unterteile eingelegt.

In Hartgelatinekapseln können flüssige u. pastöse Füllgüter nach folgenden Verfahren abgefüllt werden: **1. Thixocap-Verfahren:** Um das Herausfließen eines flüssigen lipophilen Wirkstoffes aus der C. zu verhindern, werden Hilfsstoffe zugesetzt, die zu einem thixotrop verdicktem Füllgut (Gel) führen. Unter Rühren ist die Masse noch flüssig u. kann exakt dosiert werden. **2. Thermocap-Verfahren:** Ähnlich wie bei der Suppositorienherstellung werden Hilfsstoffe verwendet, die in geschmolzenem Zustand dosiert u. abgefüllt werden können u. anschließend in der C. rasch erstarren. Zur sicheren Entkeimung können Hartgelatinekapseln mit Ethylenoxid bzw. Gemischen mit Inertgas begast werden.

Sowohl Weich- als auch Hartkapseln können zur Freisetzungssteuerung des Inhalts (**Kapseln mit modifizierter Wirkstofffreisetzung**) od. zur Erzielung einer Magensaftresistenz (**magensaftresistente Kapseln**) mit geeigneten Filmüberzügen (Celluloseacetatphthalat, Hydroxypropylmethyl-cellulosephthalat, Acrylharzlacke) in Wirbelschichtgeräten od. Dragiertrommeln in Zweistoffverdüsung od. im Airless-System* umhüllt werden. Die Härtung mit Formaldehyd f. Magensaftresistenz führt zu stark nachhärtenden (unlöslichen) C. u. wird kaum mehr angewandt. Eine modifizierte Wirkstofffreisetzung wird auch dann erreicht, wenn die Inhaltsst. der Kapsel entsprechend überzogen sind. Nach Ph.Eur.3 ist die angemessene Wirkstofffreisetzung nachzuweisen.

**Stärkekapseln** (Capsulae amylaceae, Cachets, Oblatenkapseln) sind flachzylindrische Steckkapseln mit einzeldosiertem, festem Wirkstoff od. -gemisch (Pulver, Granulate, Komprimate) zur peroralen Applikation. Die Hüllen bestehen aus einem Ober- u. Unterteil u. werden durch Backen eines Teiges aus Weizenmehl u. -stärke in geeigneten Formen mit einem Fassungsvermögen f. 0.1 bis 1.5 g Füllgut hergestellt. Die Stärkekapseln spielen heute kaum noch eine Rolle, da sie zu feuchtigkeitsempfindlich sind, eine unzureichende mechanische Fe-

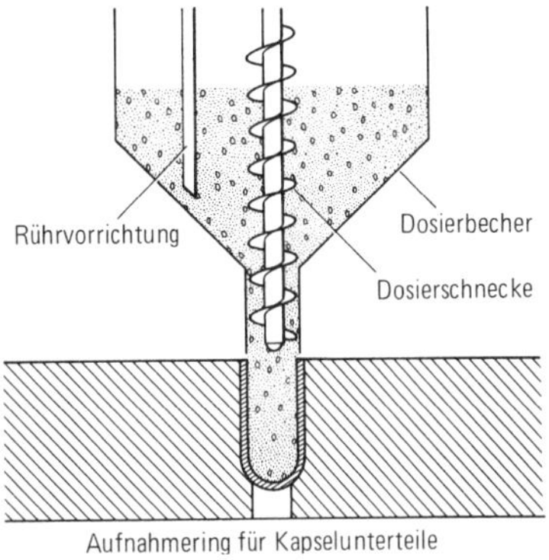


Capsulae:
Industrielle Abfüllung (Spindeldosierung) [30]

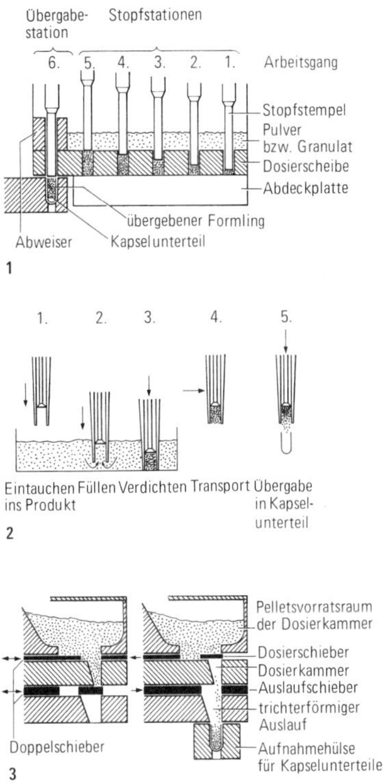


Capsulae:
Verschiedene Dosierungsvorrichtungen für Hartgelatinekapsel-Füllmaschinen. 1: Stopf- und Dosierscheibenverfahren; 2: Röhrchendosierverfahren; 3: Doppelschieberdosierverfahren [30]

stigkeit besitzen u. sich f. die maschinelle Abfüllung nur bedingt eignen.

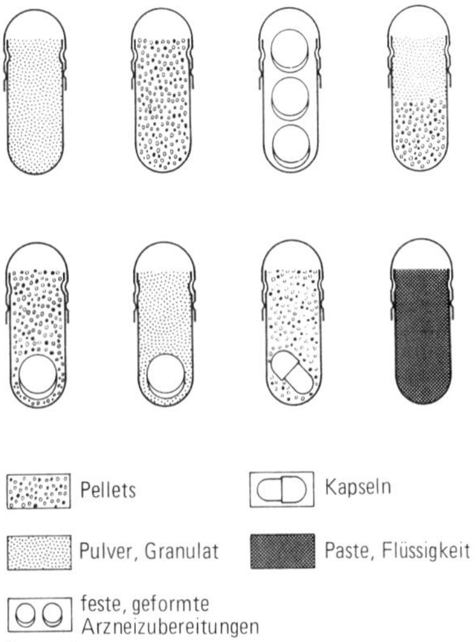


Capsulae:
Einige mögliche Kombinationen von verschiedenen pharmazeutischen Formulierungen in Hartgelatinekapseln [30]

**Papierkapseln** (Capsulae papyraceae): Vorgefaltete Papierhüllen f. abgeteilte Pulver. Der Inhalt muß im Gegensatz zu den anderen C. vor der Applikation entleert werden.

**Capsulae Acidi ascorbici 100 mg**: Ascorbinsäure-Kapseln 100 mg, Acidi ascorbici capsulae 100 mg. 95 bis 105% Ascorbinsäure. Zstzg. (pro Kapsel Nr.1) nach DAC86, NRF: 0.10 g Ascorbinsäure u. Füllstoff (z.B. eine gesiebte Mischung von 0.5 T. Siliciumdioxid, hochdispers, u. 99.5 T. Mannitol) n.B. Abgefüllt nach der Meßzylindermethode (s. Capsulae). **Übl. Dos.:** 1 Kapsel, bei erhöhtem Bedarf bis zu 3 Kapseln/d.

**Capsulae Allopurinoli 100 mg**: Allopurinol-Kapseln 100 mg, Allopurinoli capsulae 100 mg. 95 bis 105% Allopurinol*. Zstzg. (1 Kapsel) nach DAC86: 0.10 g Allopurinol, versetzt mit 0.002 g hochdispersem Siliciumdioxid, Füllstoff n.B. Empfohlener Füllstoff: gesiebte Mischung von 2 T. Siliciumdioxid (hochdispers) u. 98 T. Mannitol. Die Pulvermischung wird nach der Meßzylindermethode in Hartgelatinesteckkapseln 0 abgefüllt. Neben den üblichen Arzneibuch-Prüfungen (Aussehen, Masseabweichung, Zerfallszeit) soll die In-vitro-Freisetzung von Allopurinol mit der Durchflußzelle (Typ A mit Glasperlen) u. Salzsäure, 0.1 mol/L (1 n), nach 60 min mind 75% betragen. **Anw.:** Urikostatikum, ED bis 300 mg, TD bis 800 mg, abhängig von der Höhe des Harnsäurespiegels.

**Capsulae amylaceae**: s. Capsulae.

**Capsulae Cinnarizini 75 mg**: Cinnarizin-Kapseln 75 mg, Cinnarizini capsulae 75 mg. 95 bis 105% Cinnarizin*. Zstzg. (pro Kapsel Nr.1) nach DAC86: 0.075 g Cinnarizin, versetzt mit 0.5% Siliciumdioxid (hochdispers) u. Füllstoff (z.B. eine gesiebte Mischung von 0.5 T. Siliciumdioxid u. 99.5 T. Mannitol) n.B. Gefüllt nach der Meßzylindermethode. Neben den Arzneibuch-Prüfungen müssen nach 60 min mind. 50% Cinnarizin in vitro freigesetzt sein. Geprüft wird mit der Blattrührermethode (USP, Dissolutiontest*) in 900 mL Salzsäure, 0.1 mol/L. **Anw.:** periphere u. zentrale Durchblutungsstörungen. **Übl. Dos.:** 1- bis 3mal/d 1 Kapsel.

**Capsulae Codeini phoshorici 30 mg:** Codeinphosphat-Kapseln 30 mg, Codeini phosphati capsulae 30 mg. 95.0 bis 105.0% Codeinphosphat* · 0.5 $H_2O$. Zstzg. (pro Kapsel Nr.1) nach DAC86, NRF: 0.030 g Codeinphosphat-Hemihydrat u. Füllstoff (z.B. eine gesiebte Mischung von 0.5 T. Siliciumdioxid (hochdispers) u. 99.5 T. Mannitol) n.B. Gefüllt nach der Meßzylindermethode (s. Capsulae). **Anw.:** bei Reizhusten. Übl. Dos. (über 12 Jahre): 2- bis 3mal/d bis zu 2 Kapsel.

**Capsulae Cyanocobalamini[$^{57}$Co]:** s. Cyanocobalamin[$^{57}$Co].

**Capsulae Dimeticoni 40, 80 mg:** s. Dimeticon-Kapseln 40 od. 80 mg.

**Capsulae Diphenhydramini hydrochlorici 25 mg:** Diphenhydraminhydrochlorid-Kapseln 25 mg, Diphenhydramini hydrochloridi capsulae 25 mg. 95.0 bis 105.0% Diphenhydraminhydrochlorid*. Zstzg. (pro Kapsel Nr.1) nach DAC86, NRF: 0.025 g Diphenhydraminhydrochlorid u. Füllstoff (z.B. eine gesiebte Mischung von 0.5 T. Siliciumdioxid (hochdispers) u. 99.5 T. Mannitol) n.B. Abgefüllt nach der Meßzylindermethode. **Übl. Dos.:** Bei Schlafstörungen 1 bis 2 Kapseln.

**Capsulae Ferri sulfurici:** Eisen-Kapseln 100 mg*.

**Capsulae gelatinosae:** s. Capsulae.

**Capsulae operculatae:** s. Capsulae.

**Capsulae papyraceae:** s. Capsulae.

**Capsulae Propranololi hydrochlorici 40 mg:** Propranololhydrochlorid-Kapseln 40 mg, Propranololi hydrochloridi capsulae 40 mg. 95 bis 105% Propranololhydrochlorid*. Zstzg. (pro Kapsel Nr.1) nach DAC86: 0.04g Propranololhydrochlorid u. Füllstoff (z.B. eine gesiebte Mischung von 0.5 T. Siliciumdioxid (hochdispers) u. 99.5 T. Mannitol) n.B. Abgefüllt nach der Meßzylindermethode. **Anw.:** β-Rezeptorenblocker bei koronarer Herzkrankheit, tachykarden Herzrhythmusstörungen, funktionellen Herz-Kreislaufstörungen u. Hypertonie. Außerdem bei Kardiomyopathien, Hyperthyreose u. zur Migräneprohylaxe. **Übl. Dos.:** individuell nach Angaben des Arztes 1 bis 8 Kapseln.

**Captagon®:** s. Fenetyllin.

**Captodiamin:** p-Butylmercaptobenzhydril-β-dimethylamino-ethylsulfid; CAS-Nr. 486-17-9; $C_{21}H_{29}NS_2$, $M_r$ 359.60. Schmp. 132°C. **Anw.:** Tranquilizer. **Übl. Dos.:** 150 bis 200 mg/d.

**Captopril** INN: 1-[(2S)-3-Mercapto-2-methylpropionyl]-L-prolin, Lopirin®, tensobon®; CAS-

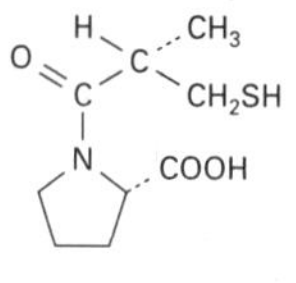

Captopril

Nr. 62571-86-2; $C_9H_{15}NO_3S$, $M_r$ 217.28. Schmp. 88°C bzw. 105°C; polymorph. Leicht lösl. in Wasser, Ethanol, Chloroform, Methylenchlorid. **Wirk.** u. **Anw.:** Antihypertonikum*. Gilt als erster Angiotensin-Converting-Enzyme-(ACE-)Blocker (durch Komplexierung des Zink-Katalysatorsystems des Enzyms, s. ACE-Hemmer) u. senkt so den Angiotensin-II-Spiegel, sowie die Aldosteronfreisetzung. Weitere Indikation: Herzinsuffizienz; häufig mit einem Diuretikum* kombiniert. HWZ 2 h bzw. 12 h (Metaboliten). **Übl. Dos.:** oral: 25 bis 100 mg 3mal/d, 1 Stunde vor bzw. 2 h nach den Mahlzeiten. **Nebenw.:** Hautausschläge, Geschmackssinnstörungen, Proteinurie, Leukopenie, Nierenschädigungen, Störungen des Blutbildes nach längerer Anw.; s.a. Hormone.

**Caput:** (lat.) Kopf.

**Caput mortuum:** Totenkopf, Englischrot, Ferrum oxydatum rubrum, s. Eisen(III)-oxid.

**Capval®:** s. Noscapin.

**Caramel:** Karamel, s. Saccharose.

**Caran:** Grundgerüst bicyclischer Monoterpene*.

**Carazolol** INN: 1-(4-Carbazolyloxy)-3-isopropylamino-2-propanol, Conducton®; CAS-Nr. 57775-29-8; $C_{18}H_{22}N_2O_2$. Schmp. 134-137°C; polymorph. **Strukturformel** s. β-Sympatholytika. **Anw.:** β-Sympatholytikum (Betarezeptorenblocker).

**Carbachol** INN: Carbacholinium chloratum, Carbaminoylcholinium chloratum, Carbaminoylcholinchlorid, (2-Carbamoyloxyethyl)trimethyl-

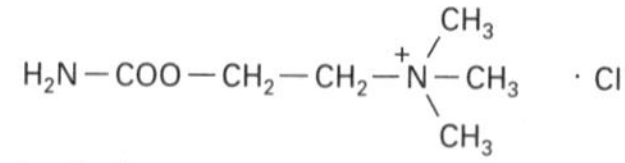

Carbachol

ammoniumchlorid, Cholinchloridcarbamat; CAS-Nr. 51-83-2; $C_6H_{15}ClN_2O_2$, $[H_2N\text{-}COO\text{-}CH_2\text{-}CH_2\text{-}N(CH_3)_3]^+ Cl^-$, $M_r$ 182. Schmp. 200-203°C unter wenig Zers. Weißes, krist. Pulver, schwach aminartiger Geruch. 1 g lösl. in 1 mL Wasser, in 50 mL Ethanol, in 10 mL Methanol, fast unlösl. in Chloroform, Ether; die wäßrige Lsg. ist stabil, auch unter Erhitzen. $pK_s$ (der konjugierten Säure) 4.8. **Off.:** DAC86, ÖAB90, Ph.Helv.7. **Anw.:** direktes Parasympathomimetikum; Miotikum. **Übl. Dos.:** Oral: 3- bis 4mal 1-4 mg/d. Parenteral: s.c. 0.25-0.5 mg.

**Carbachol-Augentropfen:** Carbacholi oculoguttae, s. Augentropfen.

**-carbaldehyd:** s. Aldehyde.

**Carbamate:** Ester der Carbaminsäure*; s. unter Schädlingsbekämpfungsmittel.

**Carbamazepin** INN: Carbamazepinum Ph.Eur.3, 5H-Dibenz[b,f]azepin-5-carboxamid, Tegretol®, Timonil®; CAS-Nr. 298-46-4;

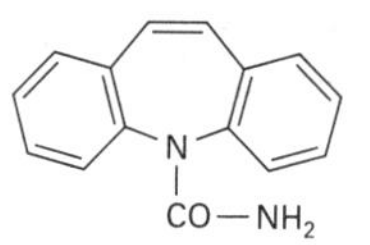

Carbamazepin

$C_{15}H_{12}N_2O$, $M_r$ 236.26. Schmp. 190-191°C (Mod.I), Schmp. 176-178°C (Mod.III, bei Raumtemperatur stabil). Bildet auch Dihydrat. Prakt. unlösl. in Wasser, Ether; lösl. 1:10 in Ethanol, 1:10 in Chloroform, in Aceton. **Anw.:** Antikonvulsivum, Analgetikum. HWZ 16 bis 24 h. **Übl. Dos.:** Oral: Trigeminusneuralgie: initial 1mal 0.2 g/d, steigern auf 2- bis 4mal 0.2 g/d; Kinder bis 1 Jahr: 0.1

g/d, Kinder 1 bis 5 Jahre: 0.2 g/d, Kinder 5 bis 10 Jahre: 0.4 g/d. Antikonvulsivum: initial: 1mal 0.2 g/d, steigern n.B. bis auf 2- bis 3mal 0.4 g/d.

**Carbamazin:** s. Diethylcarbamazin.

**Carbamid:** Carbamidum, s. Harnstoff.

**Carbamidnitrat:** Carbamidum nitricum, salpetersaurer Harnstoff. Urea nitrica; $CO(NH_2)_2 \cdot HNO_3$. Weiße Kristalle. **Anw.:** wie Harnstoff.

**Carbamidsäure:** s. Carbaminsäure.

**Carbamidum bromethylaceticum:** s. Carbromal.

**Carbamidum bromisovalerianicum:** s. Bromisoval.

**Carbaminoylcholinchlorid:** Carbaminoylcholinium chloratum, s. Carbachol.

**Carbaminsäure:** Carbamidsäure; Halbamid der Kohlensäure; $H_2N–COOH$. Entsteht bei der Addition von $NH_3$ an Kohlendioxid od. von Wasser an Cyansäure; nur in Form ihrer Salze beständig (Kalium-, Ammoniumcarbamat). Carbaminsäure-Ethylester s. Urethan.

**Carbaminsäureethylester:** s. Urethan.

**Carbapeneme:** β-Lactam-Antibiotika, bei denen der Schwefel im Penamen, dem Grundgerüst der 6-Aminopenicillansäure (s. Antibiotika, Abb.4) durch Kohlenstoff ersetzt ist; z.B. Imipenem, Meropenem.

**Carbaryl:** N-Methyl-1-naphthylcarbamat; CAS-Nr. 63-25-2; $C_{12}H_{11}NO_2$, $M_r$ 201.22. Schmp. 145°C. MAK 5 mg/m³. **Anw.:** breit wirksames Kontaktinsektizid; s. Schädlingsbekämpfungsmittel.

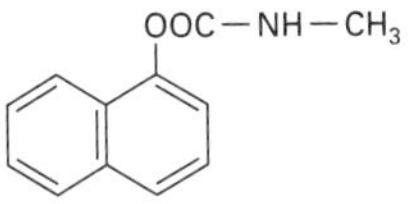


Carbaryl

**Carbasalat-Calcium** INN: Calciumacetylsalicylatcarbamid, Calcium acetylsalicylicum carbamidum, Calcium-carbaspirin, Carbaspirin-Cal-

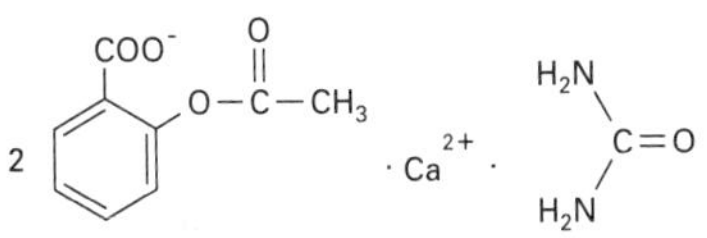


Carbasalat-Calcium

cium, Iromin®, Alcacyl®, Rheomin®; CAS-Nr. 5749-67-7; $C_{19}H_{18}CaN_2O_9$, $M_r$ 458.4. Schmp. (Zers.) 195-202°C. Ein Komplex aus dem Calciumsalz der Acetylsalicylsäure* u. Harnstoff. Löslichkeit: ca. 230 g/L Wasser (37°C, pH 4.8). **Wirk.:** s. Acetylsalicylsäure. **Anw.:** Analgetikum, Antiphlogistikum, Antipyretikum.

**Carbaspirin-Calcium:** s. Carbasalat Calcium.

**Carbazochrom** INN: 3-Hydroxy-1-methyl-5-semicarbazono-6(5H)-indolinon, Adrenochrommonosemicarbazon; CAS-Nr. 69-81-8; $C_{10}H_{12}N_4O_3$, $M_r$ 236.2. Schmp. ca. 222°C unter Zers. Sehr schwer lösl. in Wasser, Ethanol; fast unlösl. in Ether; ein Oxidationsprodukt von Adrenalin*. **Anw.:** Hämostatikum; bei hämorrhagischen Zuständen, Blutungsgefahr bei u. nach Operationen, Zahnextraktionen usw. **Übl. Dos.:** Oral: 6-15

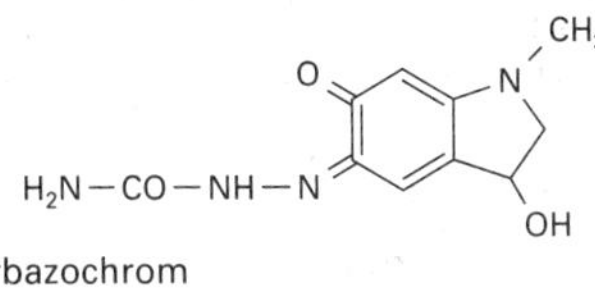


Carbazochrom

mg/d. Oral: 2- bis 3mal 0.0025 g/d; 1 h vor Operationsbeginn: 0.015 g. Parenteral: s.c., i.m. 0.003 g, i.v. 0.0015 g 1 h vor Operationsbeginn. Infusion i.v.: 0.5% 50fach verdünnt. Gebräuchl. ist auch Carbazochromsalicylat u. Natriumcarbazochromsulfonat.

**Carbazol:** 9H-Carbazol, Dibenzopyrrol, 9-Azafluoren; $C_{12}H_9N$, $M_r$ 167.2. **Strukturformel** s. Heterocyclische Verbindungen. Schmp. 246°C, Sdp. 355°C. Grundstruktur von Alkaloiden (z.B. in Glycosmis-Arten, Fam. Rutaceae). Farblose Blättchen. Unlösl. in Wasser, lösl. in Ethanol, in konzentrierter Schwefelsäure unzersetzt löslich. **Anw.:** zur Synthese von Farbstoffen u. Insektiziden.

**Carbendazim:** Methyl-benzimidazol-2-ylcarbamat; CAS-Nr. 10605-21-7; $C_9H_9N_3O_2$, $M_r$ 191.2. Schmp. 310° (Zers.). **Anw.** techn.: systemisches Fungizid mit breitem Wirkungsspektrum, als Saatgut-Behandlungsmittel.

**Carbenia benedicta:** Cnicus benedictus*.

**Carbenicillin** INN: α-Carboxybenzylpenicillin, N-[(2R,5R,6R)-2-Carboxy-3,3-dimethyl-7-oxo-4-thia-1-azabicyclo[3.2.0]hept-6-yl]-2-phenylmalon-

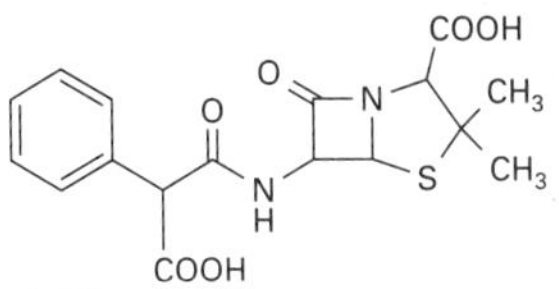


Carbenicillin

amidsäure; CAS-Nr. 4697-36-3; $C_{17}H_{18}N_2O_6S$, $M_r$ 378.42. **Wirk.** u. **Anw.:** Antibiotikum*, Breitband-Penicillin, bei Pseudomonas- u. Proteusinfekten; aufgrund der niedrigen Aktivität selten eingesetzt. HWZ 1.2 h. **Übl. Dos.:** Parenteral: Infusion i.v.: 3.0-20.0 g/6-8 h, je nach Erregerempfindlichkeit; Kinder bis 6 Jahre: 0.1-0.3 g/kg KG/d in 3-4 Gaben; s.a. Antibiotika (Tab.).

**Carbenicillin-Dinatrium:** Carbenicillinum natricum Ph.Eur.3; CAS-Nr. 4800-94-6; $C_{17}H_{16}N_2Na_2O_6S$, $M_r$ 422.4. Weißes bis schwach gelbliches, hygr. Pulver. Leicht lösl. in Wasser. Vgl. Carindacillin.

**Carbenium-Ion:** $R_3C^+$; Ion mit sp²-hybridisiertem (s. Hybridisierung), positiv geladenem C-Atom; Intermediat chemischer Reaktionen von zumeist geringer Lebensdauer. Fälschl. oft auch als Carbonium-Ion bezeichnet, ein Ion mit pentakoordiniertem, positiv geladenem C-Atom; s. Carbokation.

**Carbenoxolon** INN: 3β-(3-Carboxypropionyloxy)-11-oxoolean-12-en-30-säure, Glycyrrhetinhemisuccinat, Ulcus-Tablinen®; CAS-Nr. 5697-56-3; $C_{34}H_{50}O_7$, $M_r$ 570.74. **Strukturformel** s. Glycyrrhetin. Schmp. 291-294°C. $[\alpha]_D^{20°C}$ +128° (Chloroform). **Anw.:** Ulkustherapeutikum (vgl. Glycyrrhiza glabra), Antiphlogistikum in der

Mundhöhle.; äuß. gegen Herpes. **Nebenw.:** wirkt auch als Mineralcorticoid, s. Hormone (Nebennierenrinde). HWZ 13 bis 16 h. **Übl. Dos.:** Oral: 3mal 0.1 g/d über eine Woche, 2. bis 4. Woche: 3mal 0.05 g/d 15 bis 30 min vor dem Essen; Geschwüre u. Aphthen im Mund: Gel, 2%ig, alle 4 bis 6 h auftragen.

**Carbenoxolon-Dinatrium:** Carbenoxolonum dinatricum; CAS-Nr. 7421-40-1; $C_{34}H_{48}Na_2O_7$, $M_r$ 615. Weißes, hygr. Pulver; leicht lösl. in Wasser, lösl. in Ethanol. **Off.:** DAC86.

**Carbesilas, Carbesilat:** chem. Kurzbez. f. p-Carboxybenzolsulfonat.

**Carbide:** Karbide, Verbdg. von Kohlenstoff mit Metallen u. Metalloiden, z.B. Calciumcarbid*, Siliciumcarbid* bzw. Metallverbdg. d. Acetylens (Acetylenide); teils zersetzen sie sich m. Wasser od. Säuren unter Wiederbildung von Acetylen (Calciumcarbid), teils werden sie v. Wasser u. Säuren nicht angegriffen (z.B. Siliciumcarbid).

**Carbidopa** INN: L-(-)-α-Hydrazino-3,4-dihydroxy-α-methylhydrozimtsäure, (2S)-3-(3,4-Dihydroxyphenyl)-2-hydrazino-2-methylpropionsäure; CAS-Nr. 28860-95-9. Schmp. 203-205°C aus heißem Wasser, unter Zers. $[\alpha]_D$ -17.3° (Methanol). Lösl. 1:500 in Wasser, 1:5 000 in Ethanol, schwer lösl. in Methanol, leicht lösl. in Salzsäure, 3 mol/L, prakt. unlösl. in Aceton, Chloroform, Ether. **Anw.:** Hemmer der peripheren Dopadecarboxylase, wird in Kombination mit Levodopa* in der Parkinsontherapie verwendet (s. Parkinsonismus, Therapie). HWZ ca. 2 h.

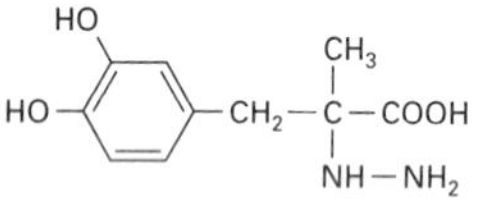

Carbidopa

**Carbidopa-Monohydrat:** Carbidopum monohydricum Ph.Eur.3; CAS-Nr. 38821-49-7; $C_{10}H_{14}N_2O_4 \cdot H_2O$, $M_r$ 244.25. Weißes bis gelblichweißes Pulver. Schwer lösl. in Wasser.

**Carbimazol** INN: Carbimazolum Ph.Eur.3, 1-Ethoxycarbonyl-3-methyl-2-thioimidazol; CAS-Nr. 22232-54-8; $C_7H_{10}N_2O_2S$, $M_r$ 186.23. Schmp. 122-125°C. Lösl. 1:500 in Wasser von 20°C, 1:50 in Ethanol, 1:330 in Ether, 1:3 in Chloroform, 1:17 in Aceton. **Anw.:** Thyreostatikum*, den Thioharnstoffen zuzurechnen. HWZ 3 bis 4 h (Metaboliten). **Übl. Dos.:** Oral: Kontrolldosierung: 30-60 mg/d in geteilten Dosen; Erhaltungsdos.: 5-20 mg/d. **Nebenw.:** treten meist 2 Monate nach Therapiebeginn auf, v.a. Übelkeit, Kopfschmerzen, Hautausschlag, gelegentl. auch Medikamentenfieber mit Gelenksbeschwerden. Die schwerste Nebenwirkung ist die Agranulozytose. C. ist plazentagängig, eine Hypothyreose des Neugeborenen kann die Folge sein.

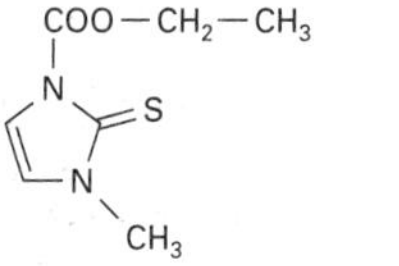

Carbimazol

**Carbinol:** Alcohol methylicus, s. Methanol.

**Carbinoxamin** INN: 2-[4-Chlor-α-(2-pyridyl)-benzyloxy]-N,N-dimethylethylamin, 2-Dimethylaminoethoxy-2-pyridyl-4-chlorphenylmethan; CAS-Nr. 486-16-8; $C_{16}H_{19}ClN_2O$, $M_r$ 290.8. Sdp. 158-162°C (13.3 kPa). **Anw.:** Antihistaminikum. **Übl. Dos.:** Oral: 2mal 0.004 g/d morgens u. abends; nicht f. Kinder unter 6 Jahren. **Nebenw.:** s. Azatadin.

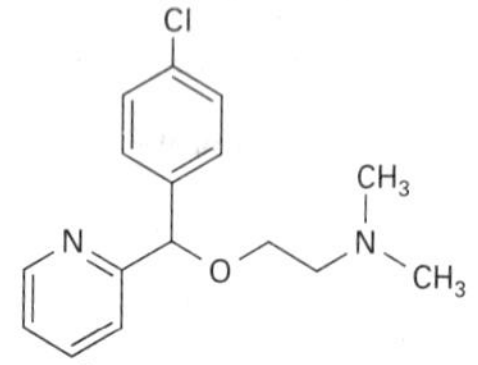

Carbinoxamin

**Carbinoxaminmaleat:** $C_{20}H_{23}ClN_2O_5$. Schmp. 117-119°C. Leicht lösl. in Wasser, Ethanol, Chloroform, sehr leicht lösl. in Ether. **Carbinoxaminhydrochlorid:** $C_{16}H_{19}ClN_2O \cdot HCl$. Schmp. 162-164°C (Zers.). Lösl. in Wasser. Gebräuchl. ist auch Carbinoxamin-Poly(styrol,divinylbenzol)sulfonat.

**Carbo activatus** Ph.Eur.3: Medizinische Kohle, Carbo adsorbens, Carbo medicinalis, Aktivkohle; CAS-Nr. 7440-44-0; gew. aus pflanzlichen Materialien durch Verkohlungsverfahren (Verkohlung von Holz unter Beimengung von gasentwickelnden u. wieder auswaschbaren Stoffen; Behandlung des pflanzl. Materials bei 700 bis 800°C mit Wasserdampf, Luft und/oder $CO_2$, Norit-Verfahren), welche eine große äußere u. innere, aktive Oberfläche erzeugen u. somit ein erhöhtes Adsorptionsvermögen bewirken. Schwarzes, feines, leichtes Pulver; prakt. unlösl. in allen gebräuchlichen Lösungsmitteln; adsorbiert Feuchtigkeit, Gase, in Suspension viele chem. Verbindungen. Man bezeichnet Kohlen, die zur **E**ntfärbung u. Reinigung dienen als **E-Kohlen**, die **A**dsorptionskohlen f. Gase u. Dämpfe als **A-Kohlen.** Nach der Ph.Eur.3 ist auf den Gehalt an fluoreszierenden Substanzen, auf Trocknungsverlust (max. 15% bei 120°C) u. das Adsorptionsvermögen gegenüber Phenazon (Adsorption mind. 40%, bromatometrisch bestimmt aus der Gesamtmenge (Blindversuch) u. der nichtadsorbierten Menge an Phenazon) zu prüfen. **Anw.** med.: inn. b. Meteorismus, Flatulenz, als Antiseptikum zur Adsorption der Bakterien b. infektiösen Darmerkrankungen (Dos. 5 bis 20 g in Wasser angerührt); bei Vergiftungen; äuß.: als Wundstreupulver (Dos. 0.5 bis 2.5 g); techn.: zur Keimfreimachung v. Trinkwasser; zum Entfärben u. Desodorieren.

**Carbo animalis:** Tierkohle, Blutkohle. Gew.: durch Verkohlung v. Knochen, Fleisch, Blut u. anderen tierischen Stoffen. **Anw.:** s. Medizinische Kohle. **Carbo Carnis purus:** Fleischkohle. **Carbo Coffeae:** Kaffeekohle. Gew.: Durch Rösten der grünen, trockenen Kaffeebohnen. **Anw.** med.: inn. bei Ruhr, Dysenterie, Nahrungsmittelallergien; äuß.: bei Angina, Scharlach, Gingivitis, Ekzemen. **Carbo ligni pulveratus:** Gepulverte Holzkohle, Carbo vegetabilis, Vegetabilische Kohle. Gew.: Durch nochmaliges Glühen gewöhnlicher Holzkohle in geschlossenen Gefäßen. Gepulverte Holzkohle soll schwarz sein u. darf an Aktivkohle nichts abgeben. **Carbo mineralis:** Graphit, Pottlot, s. Graphites. **Carbo ossium:** Knochenkohle. Gew.: Durch Erhitzen der m. Benzin od. Schwefelkohlenstoff gereinigten u. zerkleinerten Knochen unter Luftabschluß. Linsen- od. erbsengroße, schwarze, samtartige Stückchen. Der Kohlenstoffgehalt beträgt nur 10%. **Anw.:** zum Entfärben u. Desodorieren, da sie, wie auch die anderen Kohlearten, die Eigenschaft hat, aus Lsg. die Farb- u. Riechstoffe zu adsorbieren. **Carbo ossium depuratus:** Gereinigte Knochenkohle, durch Ausziehen m. Salzsäure v. der Knochenasche befreite Knochenkohle. **Carbo Panis:** Brotkohle. **Carbo Populi:** Pappelholzkohle. **Carbo Sanguinis:** Blutkohle, s. Carbo animalis. **Carbo Spongiae:** Spongia usta, Schwammkohle. Gew.: durch Verkohlen der Meerschwämme. Sie enthält etwas Brom u. Iod. **Anw.** volkst.: gegen Kropf u. zur Entfettung. **Carbo Tiliae:** Lindenholzkohle. **Carbo vegetabilis:** Carbo Ligni pulveratus.

**HOM:** *Carbo animalis* (HAB1.2): verord. z.B. b. Magen-, Darmkatarrh, Drüsengeschwülsten, eitrigen Geschwüren.

**HOM:** *Carbo vegetabilis* (HAB1.1): ausgeglühte Kohle von Rotbuchen- od. Birkenholz, Holzkohle; Konstitutionsmittel; verord. z.B. b. Gastritis, Bronchialkatarrh, Kreislaufschwäche, venösen Stasen.

**Carbo adsorbens:** s. Carbo activatus.

**Carboanhydrase:** Enzym (Zinkproteid), das die reversible Spaltung der Kohlensäure zu $H_2O$ u. $CO_2$ katalysiert; hemmbar durch Acetazolamid (Diamox®) etc., das so als Diuretikum wirkt.

**Carboanhydrasehemmer:** s. Diuretikum(a).

**Carbocistein** INN: R-Carboxymethyl-L-cystein, Carbocysteinum Ph.Eur.3, (R)-2-Amino-4-thia-adipinsäure, Mucopront®, Pulmoclase®,

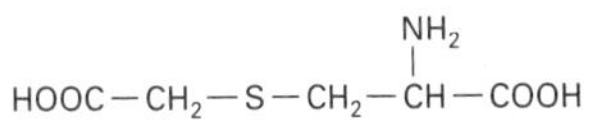

Carbocistein

Transbronchin®; CAS-Nr. 2387-59-9; $C_5H_9NO_4S$, $M_r$ 179.21. Schmp. 204-207°C (Zers.). $[\alpha]_D^{20°C}$ -32.5 bis -35.5° (c = 10 in Wasser). **Anw.:** Mukolytikum, Expektorantium. HWZ 1 bis 3 h. **Übl. Dos.:** Oral: 2- bis 3mal 0.75 g/d; Kinder 1-4 Jahre: 2mal 0.25 g/d, Kinder ab 4 Jahren: 3mal 0.25 g/d. Gebräuchl. ist auch Carbocistein-Natrium.

**Carbocromen** INN: Carbochromen, 3-(2-Diethylaminoethyl)-7-(ethoxycarbonylmethoxy)-4-methyl-cumarin, Ethyl-3-[2-(diethylamino)-ethyl]-4-methyl-2-oxo-2H-1-benzopyran-7-yloxy-acetat, Intensain®; CAS-Nr. 804-10-4; $C_{20}H_{27}NO_5$.

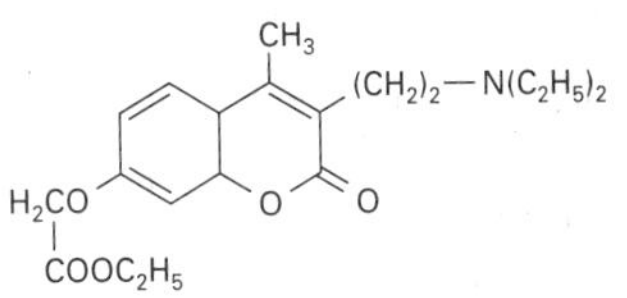

Carbocromen

**Anw.:** Koronardilatator (Man vermutet, daß der Fettsäureabbau im Herzmuskel verlangsamt u. der Glucoseumsatz gesteigert wird; dadurch soll der Sauerstoffverbrauch sinken.) HWZ 0.8 h (Metaboliten). **Übl. Dos.:** Oral: 2- bis 3mal 0.075 g/d. Oral retard: 0.45 g/d, in schweren Fällen 2mal 0.45 g/d. Parenteral: Infusion i.v. 0.2 g in 250-500 mL 5%iger Laevulose-Lsg. innerhalb 1-2 h.

**Carbocromenhydrochlorid:** Schmp. 161-163°C; polymorph.

**Carbocyclische Verbindungen:** cyclische Verbindungen wie Benzol* od. Cyclohexan*, die ausschließlich C-Atome im Ring enthalten.

**Carbodiimide:** Diimide des Kohlendioxids ($CO_2$). Sie addieren leicht Nucleophile an das zentrale C-Atom.

$$R-\overline{N}=C=\overline{N}-R$$

Carbodiimide:
Allgemeine Formel

**Carbogele:** s. Kohlenwasserstoffgele.

**Carbohydrasen:** veralteter Name f. Glykosidasen*.

**Carbokation:** Ion mit positiv geladenem C-Atom. Überbegriff für das trivalente Carbenium-Ion* u. das viel seltenere, pentavalente Carbonium-Ion.

**Carbol, Carbolsäure:** s. Phenol.

**Carbolfuchsin:** Färbemittel f. mikroskop. Präparate, s. Karbol-Fuchsinlösung, Ziehl-Neelsen-Karbol-Fuchsinlösung.

**Carbolinalkaloide:** zu den Indolalkaloiden* gerechnete Gruppe von Alkaloiden mit β-Carbolin (Pyrido[3,4]indol, **Strukturformel** s. Alkaloide) als Grundgerüst, z.B. Harmanalkaloide*, Rauvolfia-Alkaloide, Derivate von Yohimban* etc.

**Carbolineum:** Karbolineum, Produkt d. Steinkohlenteer-Destillation; ölige braunrote, nach Teer riechende Flüss., enthält u.a. Phenole, Naphthalin, Cresol, Anthracen. **Anw.:** zum Imprägnieren von Holz (s. Holzschutz) u. Mauerwerk (Hausschwamm), verdünnt zum Spritzen der Obstbäume, gegen Insektenlarven u. -eier; s. Schädlingsbekämpfungsmittel.

**Carbomer:** Poly(acrylsäure-allylsaccharose); ein quervernetztes Polymer der Acrylsäure mit Allylsaccharose; enthält einen hohen Anteil (56% bis 68%) an Carboxylgruppen. **Anw.:** Reagenz Ph.Eur.3, gelegentl. Zusatz zu Cellulose od. Kieselgel bei DC.

**Carbomycin:** Magnamycin; $C_{42}H_{67}O_{16}N_9$, $M_r$ 841.97. Schmp. 212-214°C. Farblose Kristalle; schwer lösl. in Wasser, lösl. in Ethanol u. Chloroform. **Wirk.** u. **Anw.:** schwach basisches Makrolid-Antibiotikum gegen grampositive Bakterien, Rickettsien u. viele Viren; s.a. Antibiotika.

**Carbonate:** Salze der Kohlensäure*.

**Carbonathärte:** Gehalt des Trinkwassers an Calcium- u. Magnesiumhydrogencarbonat, s. unter Aqua.

**Carbondisulfid:** Carboneum sulfuratum, s. Schwefelkohlenstoff.

**Carbonei dioxidum:** s. Kohlendioxid.

**Carboneum:** s. Kohlenstoff.

**Carboneum chloratum:** Carboneum tetrachloratum, s. Tetrachlorkohlenstoff.

**Carboneum dioxidatum:** s. Kohlendioxid.

**Carboneum oxychloratum:** Kohlenoxychlorid, Carbonylchlorid, s. Phosgen.

**Carboneum sesquichloratum:** Carboneum trichloratum, s. Hexachlorethan.

**Carboneum sulfuratum:** s. Schwefelkohlenstoff.

**Carboneum tetrachloratum:** s. Tetrachlorkohlenstoff.

**Carboneum trichloratum:** Carboneum sesquichloratum, s. Hexachlorethan.

**Carbonium-Ion:** s. Carbenium-Ion.

**Carbonsäure, -carbonsäure:** s. Carbonsäuren.

**Carbonsäureamide:** Derivate des Ammoniaks ($NH_3$), dessen H-Atome durch 1wertige Säurereste ersetzt sind. Sie entstehen z.B. bei der

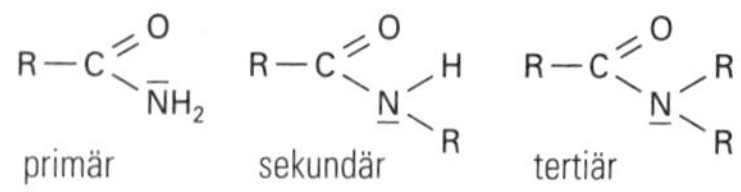

primär sekundär tertiär

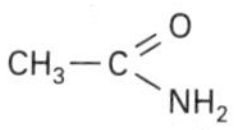

Acetamid

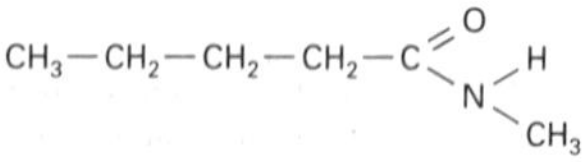

N-Methylvaleramid (N-Methylpentanamid)

Carbonsäureamide:
oben: primäre, sekundäre und tertiäre Carbonsäureamide; mitte: Acetamid als Beispiel; unten: N-Methylvaleramid als Beispiel für Substitution am N-Atom

Reaktion einer Carbonsäure mit Ammoniak bzw. Aminen od. bei der Einw. von $NH_3$ auf Säurechloride od. Säureanhydride sowie aus den Ammoniumsalzen der Fettsäuren unter Wasserabspaltung. Sie werden entsprechend der Zahl der Substituenten am N-Atom in primäre, sekundäre u. tertiäre C. eingeteilt. Sie reagieren langsamer als Carbonsäuren; sie wirken nicht mehr acylierend. **IUPAC:** An den Stammnamen der Acyl-Gruppe der betreffenden Carbonsäure wird das Suffix -amid angefügt. Ist die Verbdg. am N-Atom substituiert, wird vor den Namen des Substituenten ein N eingesetzt.

**Carbonsäureanhydride:** werden formal aus 2 Molekülen Carbonsäure durch Wasserentzug gebildet. Sie besitzen eine ähnl. hohe Reaktionsfähigkeit wie Carbonsäurehalogenide*. **IUPAC:** An den Namen der Carbonsäuren wird das Suffix -anhydrid angehängt. **Cyclische C.:** werden leicht aus Dicarbonsäuren unter Abspaltung von Wasser u. Bildung 5- od. 6gliedriger Ringsysteme erhalten. **IUPAC:** Anhängen des Suffixes -anhydrid an den Namen der entsprechenden Carbonsäure.

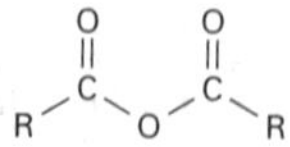

allgemeine Formel

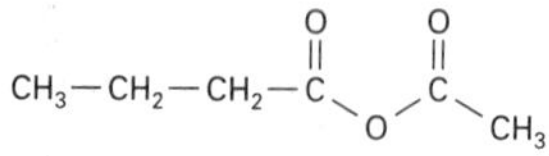

Buttersäureessigsäureanhydrid

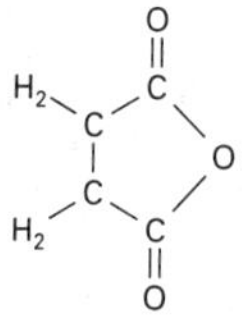

Bernsteinsäureanhydrid

Carbonsäureanhydride:
oben: allgemeine Formel; mitte: Buttersäureessigsäureanhydrid als Beispiel für die IUPAC-Nomenklatur; unten: Bernsteinsäureanhydrid als Beispiel für die Struktur und IUPAC-Nomenklatur der cyclischen Carbonsäureanhydride

**Carbonsäureester:** Produkt der Kondensationsreaktion einer Carbonsäure mit einem Alkohol, allgemeine Formel: R–CO–O–R. Carbonsäureester sind wasserunlösliche, meist angenehm riechende Verbindungen. Die pflanzlichen u. tierischen Fette u. Öle sind Ester von langkettigen, gesättigten u. ungesättigten Carbonsäuren mit dem 3wertigen Glycerol. **IUPAC:** Bez. als Carbonsäurealkylester (früher: Alkylsalze der Carbonsäuren), z.B. Essigsäureethylester, od. Voranstellen des Präfixes Alkoxycarbonyl- vor den Namen des Stammsystems.

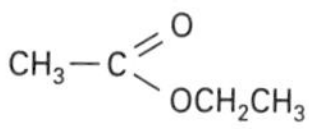

Carbonsäureester:
Essigsäureethylester als Beispiel

**Carbonsäurehalogenide:** allgemeine Formel: R–CO–X (formal: Ersatz der Hydroxylgruppe einer Carbonsäure durch ein Halogen). Darst.:

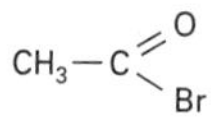

Carbonsäurehalogenide:
Acetylbromid als Beispiel

Umsetzung einer Carbonsäure mit z.B. Thionylchlorid ($SOCl_2$), $PCl_3$, $POBr_3$ od. $PCl_5$. Die leicht zugänglichen C. finden wegen ihrer großen Reaktionsfähigkeit häufig Verw. f. die Darstellung anderer Carbonsäurederivate sowie als Acylierungsmittel. **IUPAC:** Dem Namen der Acyl-Gruppe R–CO– wird der Name des Halogenids (X) angefügt. C., deren Namen sich von Carbonsäuren ableiten, die das Suffix -carbonsäure in ihrem Namen enthalten, erhalten statt dessen in ihrem Namen das Suffix -carbonylhalogenid.

**Carbonsäuren**
Physikalische Eigenschaften einiger wichtiger Carbonsäuren

| Carbonsäure | Struktur | Schmp. (°C) | Sdp. (°C) | $pK_S$ (25°C) | |
|---|---|---|---|---|---|
| **Monocarbonsäuren** | | | | | |
| Ameisensäure | H–COOH | 8 | 100.5 | 3.77 | |
| Essigsäure | $CH_3$–COOH | 17 | 118 | 4.76 | |
| Propionsäure | $CH_3$–$CH_2$–COOH | –22 | 141 | 4.88 | |
| Buttersäure | $CH_3$–$(CH_2)_2$–COOH | –5 | 163 | 4.82 | |
| Valeriansäure | $CH_3$–$(CH_2)_3$–COOH | –35 | 187 | 4.81 | |
| Hexansäure (Capronsäure) | $CH_3$–$(CH_2)_4$–COOH | –2 | 205 | 4.85 | |
| Octansäure (Caprylsäure) | $CH_3$–$(CH_2)_6$–COOH | 16 | 237 | 4.85 | |
| Decansäure (Caprinsäure) | $CH_3$–$(CH_2)_8$–COOH | 31 | 269 | – | |
| Laurinsäure (Dodecansäure) | $CH_3$–$(CH_2)_{10}$–COOH | 43 | – | – | |
| Myristinsäure (Tetradecansäure) | $CH_3$–$(CH_2)_{12}$–COOH | 58 | – | – | |
| Palmitinsäure (Hexadecansäure) | $CH_3$–$(CH_2)_{14}$–COOH | 64 | – | 5.70 | |
| Stearinsäure (Octadecansäure) | $CH_3$–$(CH_2)_{16}$–COOH | 70 | – | – | |
| Glykolsäure | HO–$CH_2$–COOH | 79 | – | 3.83 | |
| Milchsäure | $CH_3$–CH(OH)–COOH | 18 | – | 3.87 | |
| Acrylsäure | $CH_2$=CH–COOH | 13 | 141 | 4.26 | |
| **Dicarbonsäuren** | | | | | |
| Oxalsäure | HOOC–COOH | 190 | – | 1.33 | 4.29 |
| Malonsäure | HOOC–$CH_2$–COOH | 135 (Z.) | – | 2.85 | 5.70 |
| Bernsteinsäure | HOOC–$(CH_2)_2$–COOH | 187 | 235 | 4.21 | 5.64 |
| Glutarsäure | HOOC–$(CH_2)_3$–COOH | 98 | 303 | 4.34 | 5.42 |
| Adipinsäure (Hexandisäure) | HOOC–$(CH_2)_4$–COOH | 152 | 340 | 4.43 | 5.41 |
| Pimelinsäure (Heptandisäure) | HOOC–$(CH_2)_5$–COOH | 105 | – | 4.48 | 5.42 |
| Suberinsäure (Octandisäure) | HOOC–$(CH_2)_6$–COOH | 144 | – | 4.53 | 5.52 |
| Maleinsäure | HOOC–CH=CH–COOH (cis) | 131 | – | 1.30 | 5.95 |
| Fumarsäure | HOOC–CH=CH–COOH (trans) | 287 | – | 2.99 | 4.56 |

**Carbonsäuren:** Karbonsäuren; org. Säuren (s. Tab.), die eine od. mehrere Carboxylgruppen, -CO–OH, als charakteristische funktionelle Gruppe enthalten. Niedrige Monocarbonsäuren sind flüssig, höhere fest. C. liegen in apolaren Lösungsmitteln oft als Assoziate vor. Viele der gebräuchlichen C. wurden erstmalig aus natürlichen Produkten isoliert, speziell aus Fetten, woher, insbes. f. höhere Monocarbonsäuren, auch der Name Fettsäuren* stammt; s.a. Phenolcarbonsäuren. **IUPAC:** An den Namen der Kohlenstoffkette (einschließlich des C-Atoms der Carboxylgruppe) wird das Suffix -säure angehängt (s. Abb.). Das Carboxyl-C-Atom erhält die Ziffer 1. Beachte: Bei der Bez. der C-Atome mit griechischen Buchstaben wird das der Carboxylgruppe benachbarte C-Atom mit α bezeichnet. Wenn eine Carboxylgruppe als Substituent an ein Stammsystem gebunden ist, kann diese entweder durch das Präfix Carboxy- od. durch das Suffix -carbonsäure ausgedrückt werden. Das Carboxylat-Ion $R\text{-}COO^-$ wird durch Anhängen des Suffixes -carboxylat an den entsprechenden systematischen Namen od. Trivialnamen benannt. Salze von C. werden benannt, indem zuerst das Kation u. dann das Carboxylat-Ion genannt werden.

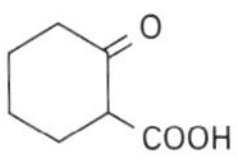


**1** 2-Carboxycyclohexanon

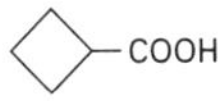


**2** Cyclobutancarbonsäure

$CH_3—COO^{(-)}NH_4^{(+)}$

**3** Ammoniumacetat

Carbonsäuren:
Beispiele zur IUPAC-Nomenklatur

**Carbonsäurenitrile:** s. Nitrile.

**Carbonsäuresalze:** s. Carbonsäuren.

**Carbonyl:** Die Gruppe –CO– in org. Verbindungen.

**Carbonylchlorid:** s. Phosgen.

**Carbonyle:** Kohlenoxid(Carbonyl)-Verbindungen der Metalle, z.B. Chromhexacarbonyl: $Cr(CO)_6$; Nitrosylcarbonyle enthalten neben CO auch NO (Stickoxid) im Molekül.

**Carbonylgruppe:** s. Aldehyde, Ketone.

**-carbonylhalogenide:** s. Carbonsäurehalogenide.

**Carbophil:** *syn.* f. lipophil; s.a. hydrophil.

**Carboplatin** INN: Platinkompex aus Diamminplatin u. 1,1-Cyclobutandicarbonsäure, Carboplat®; CAS-Nr. 41575-94-4; $C_6H_{12}N_2O_4Pt$, $M_r$ 371.2. **Wirk.:** vgl. Cisplatin. **Anw.:** Zytostatikum* bei malignen Karzinomen. **Nebenw.:** gastroenterale Beschwerden, Störungen der Knochenmarksfunktion u. des Blutbildes; Kontraind.: Schwangerschaft. **Übl. Dos.:** 400 mg pro $m^2$ Körperoberfläche.

**Carbopol**®: s. Polyacrylsäure.

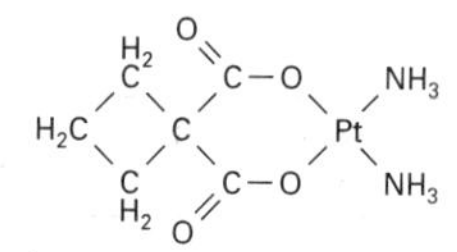

Carboplatin

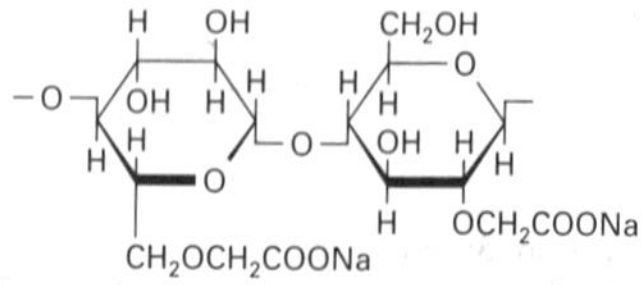

Carboxymethylcellulose-Natrium

**Carborundum**: Siliciumcarbid, SiC. **Anw.**: als Schleifmittel (härter als Korund).

**Carbowax®**: s. Polyethylenglykole.

**Carboxide**: mikrobizides Gasgemisch; 10% Ethylenoxid (EO), 90% $CO_2$. **Anw.**: Gassterilisation*.

**Carboxy**: die 1wertige Gruppe -CO-OH in Carbonsäuren.

**Carboxydismutase**: s. Ribulose-1,5-diphosphatcarboxylase.

**Carboxyhämoglobin**: s. Kohlenmonoxid.

**Carboxyl**: richtig Carboxy*.

**Carboxylasen**: Enzyme*, die $CO_2$ übertragen; sie enthalten Biotin (s. Vitamine) als prosthetische Gruppe*; s. Decarboxylasen, Enzyme.

**Carboxylat-Ion**: s. Carbonsäure.

**Carboxylgruppe**: s. Carbonsäuren.

**Carboxylierung**: die Übertragung von Kohlendioxid, vor allem in aktivierter Form. Von besonderer biochemischer Bedeutung ist die C. von Pyruvat* zu Dicarbonsäuren. Diese Reaktion dient zur Auffüllung des Oxalacetatspiegels (anaplerotische $CO_2$-Fixierung). Oxalacetat wird f. verschiedene Synthesen benötigt (s. Tricarbonsäurezyklus). Die C. des Pyruvats verläuft nach **zwei Prinzipien: 1.** direkte Anlagerung von „aktiviertem $CO_2$" *(Wood-Werkman-Reaktion)* u. **2.** reduzierte C. mittels Malatenzym. Dieses Enzym reduziert Pyruvat mit Hilfe von NADPH u. fixiert $CO_2$ in einem Schritt. Das Produkt ist Malat, das Oxalacetat liefern kann. Die größte Bedeutung hat die C. bei der photosynthetischen $CO_2$-Fixierung (s. Calvin-Zyklus), ferner im Fettsäure- u. Purinstoffwechsel. Letztere verläuft ohne vorhergehende Aktivierung des $CO_2$.

**Carboxymethylamylum natricum**: s. Natriumcarboxymethylstärke.

**Carboxymethylcellulose**: CMC, Syn. f. Carmellose, Celluloseglykolsäureether, Celluloseglykolat; s. C.-Calcium, C.-Natrium.

**Carboxymethylcellulose-Calcium**: Carmellosum calcicum Ph.Eur.3, CMC-Ca, Carmellose-Calcium; Calciumsalz einer partiell O-carboxymethylierten Cellulose; Herst.: aus Carboxymethylcellulose-Natrium*; im Gegensatz zu diesem in Wasser unlösl., weitere Angaben s. dort. **Anw.**: als Zerfallsbeschleuniger f. Tabletten.

**Carboxymethylcellulosegel**: s. Mucilago Carboxymethylcellulosi.

**Carboxymethylcellulose-Natrium**: Carboxymethylcellulosum natricum Ph.Eur.3, Carboxymethylcellulosum Natrium, Carmellose-Natrium, CMC-Na, Natriumcelluloseglykolat, Poly(O-carboxymethyl)cellulose-Natriumsalz, Tylose® C u. CB, Nymcel®, Hercules CMC®, Dehydazol® u.v.a.; CAS-Nr. 9004-32-4. D. ca. 1.36. Natriumsalz des Cellulose-Glykolsäureethers von unterschiedlicher mittlerer Molmasse, mit einem Substitutionsgrad* von 0.3 bis 1.0 an Carboxymethylgruppen. Entsteht durch Einw. von Na-Monochloracetat auf Alkalicellulose. Weißes, hygr. Pulver od. fasriges Material. Trocknungsverlust max. 10%; dicht verschlossen aufzubewahren. C. quillt in Wasser, mit Ausnahme einiger wasserunlöslicher Sorten (das sind alkalilösliche Sorten mit einem mittleren Substitutionsgrad* unter 0.4), es entsteht ein Gel, das bei weiterer Wasserzugabe in eine viskose, anionenaktive, kolloide Lösung übergeht. Für Carboxymethylcellulose gilt allgemein: *Je höher der Substitutionsgrad u. je niedriger die relative Molekülmasse, desto besser ist die Substanz löslich.* In organischen Lösungsmitteln prakt. unlösl.; lösl. in 40%igem Ethanol; die der Bezeichnung C. angefügte Zahl kennzeichnet Produkte, deren wäßrige Lösungen bei gleicher Konz. (üblicherweise 2%) in Abhängigkeit von der Kettenlänge u. dem Substitutionsgrad verschiedene Viskosität* aufweisen (nach Ph.Eur.3 mit einem Rotationsviskosimeter bei 20°C u. einem Schergefälle von 10 $s^{-1}$ bestimmt). Die Viskosität muß 75 bis 140% des angegeben Wertes betragen. Andere Arzneibücher schreiben ein Kapillar- od. Kugelfallviskosimeter vor. In Abhängigkeit von der Konz. pseudoplastisches u. thixotropes Verhalten. Konservierte Lösungen sind lange prakt. ohne wesentlichen Viskositätsabfall lagerbar. Wärmeeinwirkung über 100°C führt zu Viskositätsabnahme (z.B. bei antimikrobieller Behandlung). Inkomp.: Al- u. Schwermetall-Ionen (bilden unlösl. Salze); unter pH 3 Ausflockung der freien Säure (Glykolsäure); schwer lösliche Verbindungen mit kationischen Stoffen (auch beabsichtigt f. Retardformen), mit Netzmitteln (Viskositätserniedrigung), mit Acetylsalicylsäure (beschleunigt Zers.). **Anw.: 1.** Für die Tablettierung bzw. Kapselabfüllung: als Bindemittel in 1- bis 6%iger wäßriger Lsg., als Zerfallsbeschleuniger in Pulverform als 3 bis 6%iger Zusatz (nur wasserunlösliche Typen, also niedersubstituierte od. das Ca-Salz). **2.** Für flüssige u. halbfeste Arzneiformen als Stabilisator f. Emulsionen, Suspensionen u. hydrophile Pasten, Verdickungsmittel in Hydrogelsalben. **3.** Zur Herst. v. Filmen (Xerogelen) mit Weichmacherzusatz. **4.** Med. als Laxativum (3mal/d 1.5 g bei chron. Obstipation), Antazidum. C. darf jedoch unvermischt, trocken nicht eingenommen werden. Nicht zur parenteralen Anw. bestimmt.

**Carboxymethylcellulose-Natrium, vernetzt**: Carboxymethylcellulosum natricum conexum Ph.Eur.3, vernetzte Natriumcarboxymethylcellulose, Carmellosum natricum conexum, Croscarmellose-Natrium, Ac-Di-Sol®, vgl. Aquasorb®. Natriumsalz einer partiell O-carboxymethylierten, vernetzten Cellulose mit mind. 5.0 u. max. 9.0% Natrium. Ein weißes fließfähiges, wasserunlösliches, stark adsorptionsfähiges Pulver; prakt. unlösl. in Aceton, wasserfreiem Ethanol, Ether u. Toluol. Mischung von 1 g Substanz u. 10 mL Wasser ist von gelartiger Beschaffenheit. Max. 10.0% wasserlöslicher Anteil. **Anw.**: Tablettenfüll- u. -sprengmittel (Zusatz bis 2%).

**Carboxymethylcellulosi mucilago**: s. Mucilago Carboxymethylcellulosi.

**Carboxymethylcellulosum natricum cone-**

**xum:** s. Carboxymethylcellulose-Natrium, vernetzt.

**Carboxymethylstärke-Natrium:** s. Natriumcarboxymethylstärke.

**Carboxypeptidase(n):** Gem. von zinkhaltigen Exopeptidasen ($M_r$ ca. 34 000), die terminale Aminosäuren mit der freien Carboxylgruppe (im Gegensatz zu den Aminopeptidasen*) von Peptiden abspalten. Die vom Pankreas* gebildeten **Procarboxypeptidasen** werden erst im Dünndarm aktiviert. **Carboxypeptidase A** ist vor allem bei der Hydrolyse aromatischer od. verzweigtkettiger Oligopeptide beteiligt (pH-Optimum 7.5 bis 8.6). **Carboxypeptidase B** ist f. Lysin u. Arginin spezifisch. Weniger spezifisch wirkende Carboxypeptidasen wurden aus Blättern u. Früchten von Citrus-Arten, Hefe (Faex*), Pseudomonas- u. Aspergillus-Arten isoliert.

**Carboxyvinylpolymer:** s. Polyacrylsäure.

**Carbromal** INN: Carbromalum, (2-Brom-2-ethylbutyryl)harnstoff, (α-Brom-2-ethylbutyryl)-urea, Bromdiethylacetylcarbamidum, Bromdi-

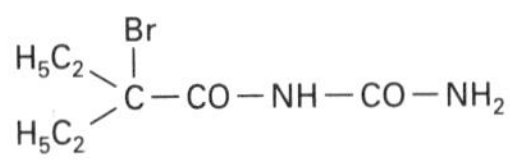

Carbromal

ethylacetylharnstoff, Bromadalum, Uradal, Adalin®, Mirfudorm®; CAS-Nr. 77-65-6; $C_7H_{13}BrN_2O_2$, $M_r$ 237.11. Schmp. 116-119°C. 1 g lösl. in 3000 mL Wasser, in 18 mL Ethanol, in 3 mL Chloroform, in 14 mL Ether; sehr leicht lösl. in kochendem Ethanol; lösl. in konzentrierter Schwefel-, Salpeter- u. Salzsäure, lösl. in Alkalihydroxidlösungen. **Off.:** DAB10, ÖAB90. **Anw.:** Sedativum, schwach wirksames Hypnotikum. **Übl. Dos.:** Oral: 2- bis 3mal 0.5 g. Längere Anw. kann durch Abspaltung u. Kumulation von $Br^-$ (HWZ ca. 12 d) zu Symptomen eines Bromismus* führen. Intoxikation (Suizid) ähnl. Barbituraten, aber wegen Schocklunge Letalität sehr hoch (4 bis 6%). Gefahr der Entwicklung einer Abhängigkeit. Vgl. Bromisoval.

**Carbromal-Tabletten:** Compressi Carbromali.

**Carbunculus:** s. Karbunkel.

**Carbutamid** INN: 1-Butyl-3-sulfanylharnstoff, Invenol®; CAS-Nr. 339-43-5; $C_{11}H_{17}N_3O_3S$, $M_r$ 271.35. Schmp. 144-145°C. Weißes, feinkrist. Pulver; prakt. unlösl. in Wasser, leicht lösl. in Aceton, lösl. in Ethanol. **Off.:** DAC86. **Anw.:** orales Antidiabetikum der 1. Generation. HWZ 44 h. **Übl. Dos.:** 0.5 bis 1 g/d. Nebenw., Wechselw., Kontraind.: s. Antidiabetika.

**Carbuterol** INN: {5-[2-(tert-Butylamino)-1-hydroxyethyl]-2-hydroxyphenyl}urea, Pirem®; CAS-Nr. 34866-47-2; $C_{13}H_{21}N_3O_3$, $M_r$ 267.33. **Anw.:** Broncholytikum* bei Bronchialasthma u. chronischer Bronchitis; $\beta_2$-Sympathomimetikum. **Nebenw.:** Herzklopfen u. Herzrhythmusstörungen, Unruhe. Wechselw.: vermindert die blutzuckersenkende Wirk. von Antidiabetika*. HWZ 3 bis 4 h. **Übl. Dos.:** oral: 3- bis 4mal 1 bis 3 mg/d. Inhalation: 100 bis 200 µg in Intervallen von mind. 3 h. Gebräuchl. ist auch Carbuterolhydrochlorid.

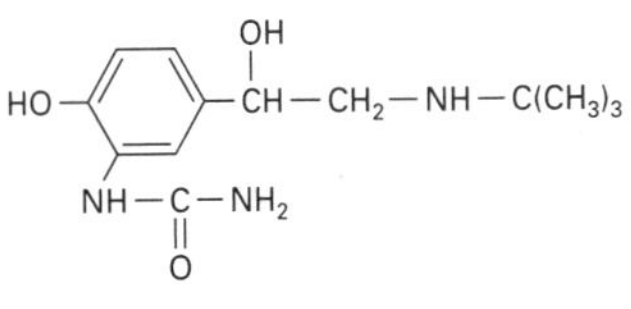

Carbuterol

**Carbylamine:** veralteter Name f. Isocyanide (s. Nitrile).

**Carcinil®:** s. Leuprorelin.

**Carcinogene:** s. Karzinogene.

**Carcinoma:** *syn.* Karzinom*, *med.* Krebs.

**Cardamomen:** Fructus Cardamomi, s. Elettaria cardamomum.

**Cardenolide:** s. Herzglykoside.

**Cardiacum, Cardiotonikum(a):** Kardiakum*, herzstärkendes Mittel.

**Cardiacus(a, um):** (*gr.* καρδία Herz, Magen) zum Herzen od. zum Magenmund gehörig, vgl. Kardia.

**Cardiagutt®:** s. Verapamil.

**Cardialis:** kardial; das Herz betreffend.

**Cardiazol®:** s. Pentetrazol.

**cardibeltin®:** s. Verapamil.

**Cardiospermum halicacabum** L.: Fam. Sapindaceae, Ballonpflanze, Ballonrebe (da ballonartige Früchte) (Tropen, USA), eine Kletterpflanze. **Inhaltsst.:** in den Samen (als Herzsamen bezeichnet) ca. 33% fettes Öl, das etwa zur Hälfte aus seltenen Cyanolipiden besteht. Dabei handelt es sich um Ester aus ungesättigten, isoprenoiden Hydroxynitrilen u. langkettigen Festtsäuren. Im Kraut wurden verschiedene Flavonoide, pentacyclische Triterpenglykoside (Saponine), Phytosterole. **Wirk.** u. **Anw.:** in geeigneten Zubereitungen (Salben) antiphlogistisch u. juckreizstillend.

**HOM:** *Cardiospermum halicacabum* (HAB1.4), Cardiospermum: frisches blühendes Kraut; verord. z.B. b. Gelenkerkrankungen, allergischen u. entzündlichen Dermatosen. **Lit.:** S. Niederle, Z. f. Phytoth. *17*, 61 (1996).

**Cardiostron®:** s. Ethaverin.

**Cardol:** Pentadecadienylresorcinol; CAS-Nr. 25702-11-8, $C_{21}H_{3202}$, $M_r$ 316.47. Stark hautreizender, phenolischer Inhaltsstoff von Anacardiaceae wie Anacardium occidentale* (Lieferant der Cashew nuts), Semecarpus anacardium*, Toxicodendron quercifolium (Giftsumach) etc.

**Cardol(e)um pruriens:** s. Semecarpus anacardium.

**Cardovar®:** s. Trimazosin.

**Carduben®:** s. Visnadin.

**Cardui mariae fructus:** s. Silybum marianum.

**Cardular®:** s. Doxazosin.

**Carduus benedictus:** s. Cnicus benedictus.

**Carduus marianus:** s. Silybum marianum.

**Caren:** $\Delta^3$-Caren; Best. des äther. Öls z.B. von Pinus sylvestris*, Schinus terebinthifolius*, Angelica archangelica; s. Monoterpene.

**Carex arenaria** L.: Fam. Cyperaceae, Sandsegge, Sandriedgras (Europa, bes. Seedünen). Stpfl. v. **Rhizoma Caricis:** Sandriedgraswurzelstock, Sandseggenwurzel, Rote Queckenwurzel. **Inhaltsst.:** Kieselsäure, Spuren äther. Öl, 8 bis 10% Gerbstoffe, Saponine, Zucker, Stärke. **Anw.** volkst.: als Diuretikum, „Blutreinigungsmittel".

**Carica:** Feige; **Caricae fructus** (Feigen); s. Ficus carica.

**Caricae fructus:** s. Ficus carica.

**Carica papaya** L.: Fam. Caricaceae, Melonenbaum (kult. in den Tropen). Stpfl. v. **Fol. Caricae**

**papayae:** Melonenbaumblätter. **Inhaltsst.:** proteolytische Enzyme (Papain), Piperidinalkaloide (Carpain*), Saponine. **Anw.:** in Anbaugebieten als Anthelminthikum (auch die Samen), Abführmittel etc. Breite Anw. findet **Papain*** (Papayotin), ein eiweißspaltendes Enzymgemisch, gew. aus dem eingetrockneten Milchsaft der unreifen Früchte des Baume. Daneben wurden aus dem Milchsaft noch andere Enzyme isoliert (Chymopapain* A u. B, Lysozym*, Callase u.a.).

**HOM:** *Carica papaya:* frische Blätter.

**Caries:** (lat.) Knochenfraß, Karies; Caries dentium: Zahnfäule.

**Carindacillin** INNv: α-(5-Indanyloxycarbonyl) benzylpenicillin, 6-[2-(5-Indanyloxycarbonyl)-2-phenylacetamido]-3,3-dimethyl-7-oxo-4-thia-1-

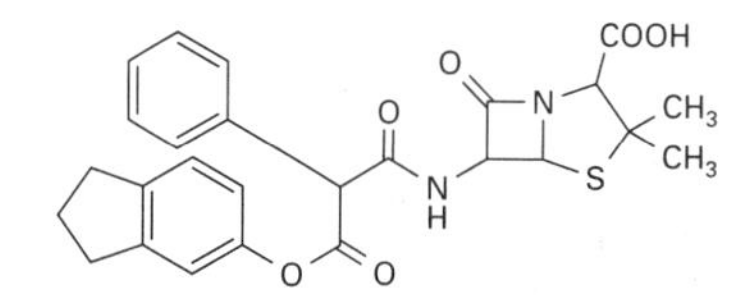

Carindacillin

azabicyclo[3.2.0]heptan-2-carbonsäure, N-(2-Carboxy-3,3-dimethyl-7-oxo-4-thia-1-azabicyclo-[3.2.0]hept-6-yl)-2-phenylmalonamsäure 1-(5-indanyl)ester, 6-[2-(5-Indanyloxycarbonyl)-2-phenylacetamido]penicillansäure*, Carindapen®; CAS-Nr. 35531-88-5; $C_{26}H_{26}N_2O_6S$, $M_r$ 494.57. **Wirk.** u. **Anw.:** Antibiotikum, Breitband-Penicillin; Carbenicillin*-Ester, der rasch resorbiert u. im Körper in Carbenicillin überführt wird; wirksam nur im Harn gegen Proteus- u. Pseudomonas-Arten; gastrointestinale **Nebenw.** möglich; nur bei schweren Pseudomonasinfektionen zur oralen Behandlung indiziert. **Übl. Dos.:** Oral: 1.0 g/6 h; s.a. Antibiotika (Tab.). Gebräuchl. ist Carindacillin-Natrium.

**Carindapen®:** s. Carbenicillin.

**Carisoprodol** INN: N-Isopropylmeprobamat, N-Isopropyl-2-methyl-2-n-propyl-1,3-propandiol-dicarbamat, N-Isopropyl-(2-methyl-2-propyltri-

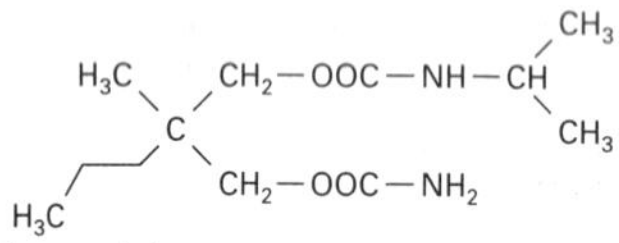

Carisoprodol

methylen)dicarbamat, 2-Methyl-2-propyl-1,3-propandiol-carbamat-isopropylcarbamat, Sanoma®; CAS-Nr. 78-44-4; $C_{12}H_{24}N_2O_4$, $M_r$ 260.33. Schmp. 92-93°C. Sehr wenig lösl. in Wasser; lösl. in vielen organischen Lösungsmitteln; prakt. unlösl. in Pflanzenölen. **Anw.:** Analgetikum, Muskelrelaxans (zentralwirksam). **Übl. Dos.:** Oral: 4mal 0.35 g/d.

**Carlina acaulis** L.: Fam. Asteraceae (Compositae), Silberdistel, Wetterdistel, Eberwurz (Europa, geschützte Pflanze). Stpfl. v. **Radix Carlinae:** Eberwurzel, Karlsdistelwurzel. **Inhaltsst.:** 1 bis 2% äther. Öl mit ca. 80% Carlinaoxid (Benzyl-2-furylacetylen) die erste, 1906 isolierte, pflanzliche Acetylenverbindung; mit antibakterieller Wirk.) u. ca. 15% Carlinen ($C_{15}H_{24}$), ca. 20% Inulin, Gerbstoff, Harz, Labenzym. **Anw.** volkst.: als Diuretikum u. Stomachikum, äuß. in Abkochungen gegen Hautleiden, zum Auswaschen von Wunden u. Geschwüren.

**Carl-Mannich-Medaille:** s. Deutsche Pharmazeutische Gesellschaft.

**Carman-Kozeny-Gleichung:** s. Oberfläche, Spezifische.

**Carmellose:** Bez. f. Carboxymethylcellulose*, Cellulose-Glykolsäureether.

**Carmellose-Calcium:** s. Carboxymethylcellulose-Calcium.

**Carmellose-Gel:** s. Mucilago Carboxymethylcellulosi.

**Carmellose-Natrium:** s. Carboxymethylcellulose-Natrium.

**Carmin:** Carminum, Karmin, Karminrot; Farbstoff aus den getrockneten weibl. Kochenilleläusen, Dactylopius coccus* (Coccus cacti); ein Aluminium-Calcium-Lack (Mischung aus Carminsäure*, Aluminium, Kalk u. Eiweiß). Feurig-rote Stücke, prakt. unlösl. in Wasser, leicht lösl. in alkalischen Lösungen, wenig lösl. in Ether, unlösl. in Petrolether, Benzol u. Chloroform. Die ammoniakalische Lsg. ist violettrot (über pH 6.2) u. wird auf Säurezusatz gelbrot (pH 4.8). **Off.:** Ph.Helv.7. **Anw.:** als Färbemittel in d. Mikroskopie, in der Nahrungsmittelindustrie, Kosmetika (Lippenstifte), als Malerfarbe sowie in d. chem. Analyse, gibt mit einigen Metall-Ionen schwer lösliche, prächtig gefärbte Komplexsalze (Carminlacke).

**Carminativum(a):** blähungtreibendes Mittel; s. Karminativum.

**Carminlacke:** s. Carmin.

**Carminpapier „Blau“:** mit Indigocarmin* imprägniertes Filtrierpapier (zum Nachw. von Sauerstoff u. Ozon).

**Carminpapier „Rot“:** mit ammoniakalischer Carminlsg. getränktes Filtrierpapier (Indikator f. Säuren, wird gelbrot), s. Carmin.

**Carminsäure:** Karminsäure; $C_{22}H_{20}O_{13}$; $M_r$ 492.38; ein Anthrachinonfarbstoff; s. Carmin.

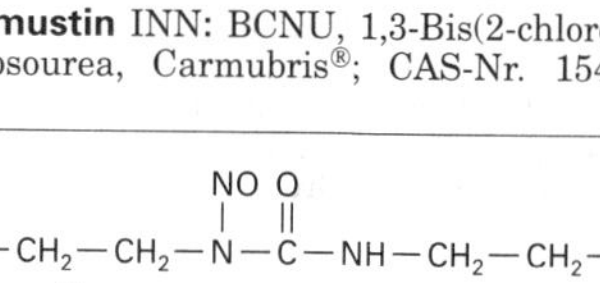

Carminsäure

**Carmustin** INN: BCNU, 1,3-Bis(2-chlorethyl)-1-nitrosourea, Carmubris®; CAS-Nr. 154-93-8;

$$Cl-CH_2-CH_2-\underset{|}{\overset{NO}{N}}-\overset{O}{\overset{\|}{C}}-NH-CH_2-CH_2-Cl$$

Carmustin

$C_5H_9Cl_2N_3O_2$, $M_r$ 214.04. Schmp. 30-32°C. Hellgelbes Pulver, das zu öliger Flüss. schmilzt. Lösl. in Wasser bis 4 mg/mL, in 50% Ethanol bis 150 mg/mL; Zersetzt sich rasch in Säuren u. in Lösungen über pH 7; stabil in Petrolether od. wäßriger Lsg. bei pH 4; bei pH 7 nicht ionisiert u. damit von hoher Lipidlöslichkeit. **Anw.:** Zytosta-

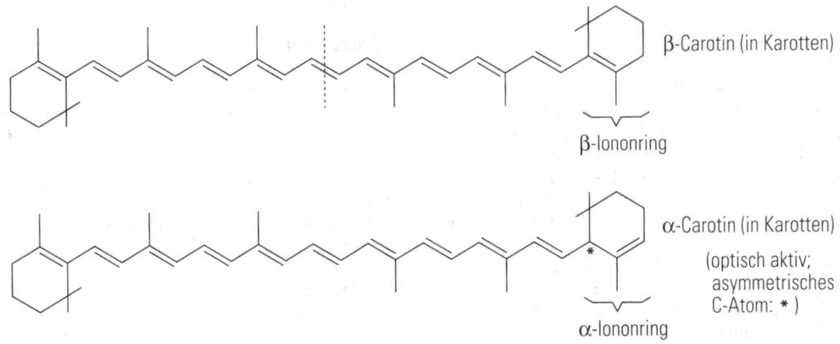

Carotine:
Strukturformeln von β- und α-Carotin

tikum, Alkylans; bei primären Hirntumoren, multiplem Myelom, meningealer Leukämie, malignen Lymphomen, gastrointestinalen Karzinomen u. malignem Melanom. **Übl. Dos.:** Parenteral: i.v. 0.1 bis 0.25 g/m² Körperoberfläche/d an 2 od. 3 aufeinanderfolgenden Tagen, entsprechend einer Serie.

**Carnaubawachs:** Cera carnauba, s. Wachse.

**Carnigen®:** s. Oxilofrin.

**Carnitin** INN: Vitamin T, Torutilin, Termitin, 3-Carboxy-2-hydroxy-propyl-trimethylammoni-

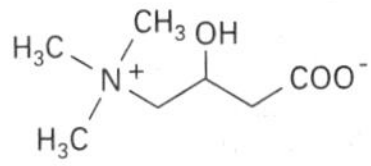

Carnitin

um-hydroxid, Biocarn®; $C_7H_{15}NO_3$, $M_r$ 161.2. Schmp. ca. 197°C. Natürliches Betain in tierischen Geweben, dient als Carrier von Acetyl- u. Acyl-Gruppen durch die Mitochondrienmembran; ein Vitaminoid f. Insekten (sog. Mehlwurmfaktor). **Wirk.** u. **Anw.:** zur Substitution dialysebedingter Carnitinverluste. HWZ 4 bis 5 h.

**Carnivoren: 1.** Insektivoren, „Fleischfressende" Pflanzen; z.B. Pinguicula- (Fam. Lentibulariaceae) u. Drosera*-Arten sowie Dionaea muscipula*; tier. Nahrung durch Insektenfang (Klappmechanismus, Klebeeinrichtung), Verdauung durch eiweißspaltende Enzyme. **2.** *zool.* Od. der Säugetiere.

**CARNO:** s. Chemical Abstracts.

**Carnofilfaser:** aus Muskelfleisch v. Pferd hergestelltes chir. Nahtmaterial, s.a. Chirurgisches Nahtmaterial.

**Carnosin:** Dipeptid (β-Alanyl-histidin), das im Muskelgewebe vorkommt.

**Carnosol:** Picrosalvin (Pikrosalvin); ein diterpenoider Bitterstoff in Salbei (Salvia officinalis*, Salvia triloba*) u. Rosmarin (Rosmarinus officinalis*). Bei Drogenaufarbeitung (Extraktion) kann unter Ringöffnung **Carnosolsäure** (Carnosinsäure) entstehen.

**Caro:** Fleisch (Muskelfasern, Bindegewebe u. Fettgewebe); wichtiger Eiweißträger der Nahrung. Es enthält neben biol. hochwertigen Proteinen viel Phosphat, wasserlösliche Vitamine (Aneurin, Lactoflavin, Pantothensäure, Nicotinsäureamid) u. Extraktivstoffe. Die rote Farbe von Säugetierfleisch beruht auf Myoglobin*,

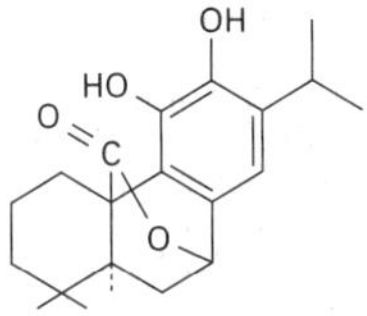

Carnosol

das durch Kochen zerstört wird (Grauwerden).

**Extractum Carnis:** Fleischextrakt, durch Extrahieren v. Fleisch nach dem Verfahren v. Liebig*, gew. braune, dicke, körnige Masse, in Wasser klar lösl. Hauptbest.: Kreatin, Kreatinin, Sarkin, Glykogen, Phosphate, Carnosin, Inosinsäure, Purinbasen, Inosit, org. Säuren u. ca. 4 bis 5% Eiweißstoffe. Nährwert gering, hauptsächl. appetitanregendes Mittel.

**Carobablätter:** Folia Carobae, s. Jacaranda procera.

**Caroben:** Karoben, s. Ceratonia siliqua.

**Carobengummi:** s. Ceratonia siliqua.

**Caroben-Kaffee:** s. Ceratonia siliqua.

**Caro-Säure:** Peroxomonoschwefelsäure, Überschwefelsäure; $H_2SO_5$.Schmp. 45°C. Weiße Kristalle. Starkes Oxidationsmittel; vgl. Peroxodischwefelsäure.

**Carotine:** α-,β-,γ-Carotine, Provitamin A; $C_{40}H_{56}$, $M_r$ 536.88. 1811 von Wackenroder entdeckte Tetraterpene*; es sind ungesättigte Kohlenwasserstoffisomere mit 9 konjugierten *trans*-Doppelbindungen, 4 Methylverzweigungen u. (mind.) einem endständigen β-Iononring; s.a. Carotinoide.

**β-Carotin: Betacaroten** INN, β,β-Carotin, Provitamin A, (all-E)-3,7,12,16-Tetramethyl-1,18-bis(2,6,6-trimethyl-1-cyclohexenyl)-1,3,5,7,9,11,13,15,17-octadecanonaen; CAS-Nr. 7235-40-7. Schmp. 183°C (evakuierte Röhre) aus Petrolether. Blutrote Kristalle. Weniger lösl. als α-Carotin, lösl. in Hexan (109 mg/100 mL bei 20°C), Schwefelkohlenstoff, Benzol, Chloroform, mäßig lösl. in Ether, Petrolether, Ölen; sehr wenig lösl. in Methanol, Ethanol; prakt. unlösl. in Wasser, Säuren, Alkalien. Nat. in allen grünen Pflanzenteilen neben Chlorophyll u. Xanthophyll, sowie in tierischen Organen (Fettgewebe, Milch, Serum, Corpus luteum). Das Carotingemisch der Karotte (Daucus carota*) besteht zu ca. 85% aus β-Carotin u. zu 15% aus α-Carotin. Enzymatisch kann β-

Carotin unter Aufnahme von 2 Molekülen Wasser zu 2 Molekülen Vitamin A gespalten werden. Wegen dieser Vitamin-A-Aktivität hat β-Carotin als Provitamin besondere Bedeutung. **Anw.:** Vitamin-A-Therapie; erythropoetische Porphyrie; in Arzneimitteln zur Anw. bei erythropoetischer Protoporphyrie, Vitiligo u. Lichtdermatosen.

**α-Carotin:** CAS-Nr. 7488-99-5. Schmp. 188°C. α-Carotin ist als Begleitstoff des β-Carotin in der Natur weit verbreitet, tritt aber in weitaus geringerer Konz. auf. Die Vitamin-A-Aktivität beträgt ca. 50% von der des β-Isomeren.

**γ-Carotin:** Schmp. 178°C. Weitaus weniger verbreitet als das α- u. β-Isomere.

**Carotinoide:** (Lipochrome) im Pflanzen- u. Tierreich weit verbreitete Klasse gelber u. roter Farbstoffe. Chem. stellen sie hochungesättigte, aliphatische u. aliphatisch-alicyclische Kohlenwasserstoffe u. deren Oxidationsprodukte dar, die mehrheitlich aus 40 C-Atomen bestehen; sie sind aus 8 Isopreneinheiten ($C_5H_8$) aufgebaut; zur **Biogenese** s. Tetraterpene. Als lipoidlösliche Verbindungen (deshalb Lipochrome genannt) sind sie meist mit Fetten u. Ölen vergesellschaftet. Man unterteilt die C. in **Carotine***, die reine Kohlenwasserstoffe sind (z.B. Carotin, Lycopin*, Neurosporin, Phytofluen*, Phytoen*) u. **Xanthophylle**, die sauerstoffhaltig u. gelb gefärbt sind (z.B. Xanthophyll*, Violaxanthin, Crocetin*, Astaxanthin, Capsanthin* etc.). Die C. der Pflanze sind zu über 90% in den Blättern enthalten, die im tierischen Organismus aufgefundenen C. sind pflanzlichen Ursprungs, da das Tier diese nicht de-novo synthetisieren kann. Die **physiologische Bedeutung** der C. liegt in der Beteiligung an der Energieübertragung bei der Photosynthese, in der Funktion, Zellen vor schädigendem Lichteinfluß zu schützen, sowie bei den Carotinen* in der Funktion als Provitamin.

**Carotis:** (griech.) Kopfschlagader (Arteria carotis), die große zum Kopf führende Halsarterie.

**Caroverin:** 1-(β-Diethylaminoethyl)-3-(p-methoxybenzyl)-1,2-dihydrochinolin-2-on, Spasmium®; CAS-Nr. 23465-76-1; $C_{22}H_{27}N_3O_2$, $M_r$ 365.5. Schmp. 69°C. **Anw.:** muskulotropes Spasmolytikum. **Nebenw.:** Blutdrucksenkung.

**Carpain:** CAS-Nr. 3463-92-1; $C_{28}H_{50}N_2O_4$, $M_r$ 428.70. Schmp. 120°C, $[\alpha]_D^{12°C}$ 24.7° (c = 1.07,

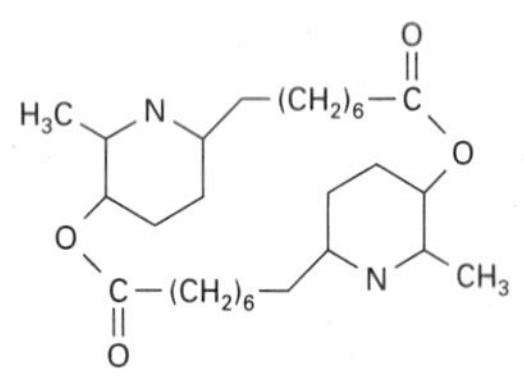

Carpain

Ethanol). Alkaloid aus Caricaceen, z.B. aus Carica papaya*, mit Wirk. auf Herz u. ZNS. Wenig lösl. in Wasser, lösl. in den meisten organischen Lösungsmitteln, außer in Petroleumbenzin.

**Carprofen** INN: (±)-6-Chlor-α-methyl-2-carbazolessigsäure, (±)-2-(6-Chlor-2-carbazolyl)propionsäure, Imadyl®; CAS-Nr. 53716-49-7; $C_{15}H_{12}ClNO_2$, $M_r$ 273.72. **Strukturformel** s. Analgetika. **Anw.:** Antiphlogistikum, Analgetikum, Antirheumatikum. HWZ 12 h.

**Carpule®:** Zylinderampulle*, s.a. Spritzampullen.

**Carrageen:** (Fucus crispus, Fucus irlandicus) Irländisches Moos, Irländische Alge, Perlmoos, Felsenmoos; der von der Sonne gebleichte u. getrocknete Thallus von **Chondrus crispus** (L.) Stackh. u. (seltener) **Gigartina stellata** (Stackh.) Batters (G. mamillosa), Knorpelmoostang, Knorpeltang, Fam. Gigartinaceae, Rotalgen (gesamte Küste des Atlant. Ozeans). **Off.:** ÖAB90, DAB6. Etwa handgroße, laubartige, knorpelige Lappen, die in kaltem Wasser aufquellen, Geschmack schleimig-salzig, Seegeruch. **Inhaltsst.:** 50 bis 70% Schleim (s. Carrageenan), der bei Hydrolyse Schwefelsäure u. versch. Zukker (Galactose, Glucose u.a.) liefert, ferner Eiweißstoffe, Iodide u. Bromide, grüner (Chlorophyll) u. roter (Fucoerythrin) Farbstoff. QZ mind. 18 nach ÖAB90. **Anw.:** als reizmilderndes Schleimmittel (Mucilaginosum) bei Husten u. Diarrhö; zur Herst. fettfreier Salbengrundlagen, als Emulgator; in der Lebensmittelindustrie als Verdickungsmittel; techn.: als Klärmittel u. zu Appreturen.

**Carrageenan:** eine Mischung aus Polysacchariden, dem Agar-Agar* ähnlich, gew. durch Extraktion mit heißem Wasser aus bestimmten Rotalgen (s. Carrageen). C. besteht im wesentlichen aus κ-Carragenin (verzweigtkettig, aus 3,6-Anhydro-α-D-galactose u. D-Galactose-4-sulfat) u. λ-Carrageenin (aus D-Galactose-4-sulfat, α-1,3-glykosidisch miteinander verbunden). In heißem Wasser vollkommen lösl.; verdünnte Lösungen sind viskos, die Viskosität mimmt mit der Konzentration logarithmisch zu; die Lsg. geliert auf Zusatz von Kalium- od. Ammoniumionen. Proteine werden werden durch C. gefällt, wenn der pH der Lsg. unter dem isoeletrischen Punkt des Proteins liegt. **Anw.:** Gelier-, Emulgier- u. Stabilisierungsmittel f. Lebensmittel u.a., insbes. f. Milchprodukte u. andere wäßrige Systeme.

**Carrier:** für biologische Transportsysteme verantwortliche Proteine, die in der Zellmembran lokalisiert sind u. mit polaren, nichtmembrangängigen Substanzen reversible Bindungen eingehen können u. diese so durch die Membranen (s. Biomembran) schleusen können. Kommen vor bei aktivem Transport* u. erleichterter Diffusion*. Charakteristika: Substratspezifität, maximale Transportfähigkeit, Abhängigkeit von metabolischer Energie.

**Carr-Price-Reaktion:** Farbreaktion zum Nachw. von Vitamin A*, das mit Antimon(III)-chlorid-Lsg. in Chloroform ein Blaufärbung gibt. Das Farbprodukt entsteht durch Anlagerung von Antimon(III)-chlorid an polarisierte Doppelbindungen des Vitamin A.

**Carteolol** INN: 5-(3-tert-Butylamino-2-hydroxypropoxy)-3,4-dihydro-2(1H)-chinolinon, 5-[3-(tert-Butylamino)-2-hydroxypropoxy]-3,4-dihydrocarbostyril, Endak®; CAS-Nr. 51781-06-7; $C_{16}H_{24}N_2O_3$, $M_r$ 292.38. **Strukturformel** s. β-Sympatholytika. **Anw.:** β-Sympatholytikum* (Betarezeptorenblocker). HWZ 5 bis 7 h. Gebräuchl. ist auch Carteololhydrochlorid.

**Carteria lacca:** Coccus laccae, s. Schellack.

**Carthamin:** Saflorrot; $C_{43}H_{42}O_{22}$, $M_r$ 910.8. Roter Farbstoff v. Carthamus tinctorius*. Ein dimeres Chalkon. Dunkelrot-grünl. schimmernd. Pulver, lösl. in Ethanol, Ether, Alkalilaugen, wenig lösl. in Wasser. Unter Abspaltung von Glucose entsteht **Carthamidin**, ein Flavon-De-

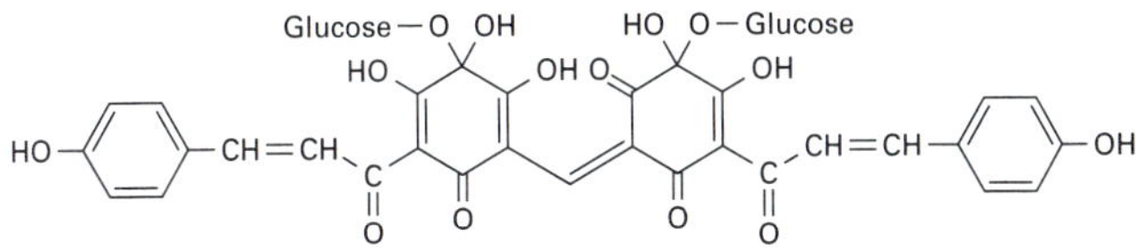

Carthamin

rivat. **Anw.:** Färbemittel, früher f. Baumwolle u. Seide, heute f. Lebensmittel u. in der Kosmetik.

**Carthamus tinctorius** L.: Fam. Asteraceae (Compositae), Färberdistel, Saflor, Wilder Safran (Orient, Ostindien, China, Japan, Nordafrika; auch in versch. südeurop. Ländern kult.). Stpfl. v. **Flores Carthami:** Saflor. **Inhaltsst.:** gelber u. roter Farbstoff, Carthamin* u. Neocarthamin. Die verschiedenen Varietäten unterscheiden sich hinsichtlich der enthaltenen Farbstoffe. **Oleum Carthami:** Safloröl, Distelöl, Färberdistelöl; das fette, raffinierte Öl der Früchte, durch Auspressen gewonnene, ev. mit geeigneten Stabilisatoren. Hellgelbes Öl mit schwachem Geruch. VZ 186 bis 198. **Off.:** DAC86. **Anw.:** für Haut- u. Körperpflegemittel; auch techn. u. als Speiseöl (Afrika, Asien).

**Carticain:** s. Articain.

**Cartox:** mikrobizides Gasgemisch; 10% Ethylenoxid, 90% $CO_2$. **Anw.:** Gassterilisation* (bis 3.9 bar).

**Carubin:** s. Ceratonia siliqua.

**Carubinose:** s. Mannose.

**Carum ajowan:** s. Trachyspermum ammi.

**Carum carvi** L.: Fam. Apiaceae (Umbelliferae), Kümmel (heim. Nordasien, kult. in Europa, hauptsächl. Rußland, Holland, Deutschland, Spanien). Stpfl. v. **Carvi fructus:** Fructus Carvi, **Kümmel. Off.:** DAB10, ÖAB90, Ph.Helv.7. **Inhaltsst.:** 3 bis 7% äther. Öl (DAB10, ÖAB90: mind. 3.0%; Ph.Helv.7: mind. 3.5%, f. tierarzneiliche Zwecke mind. 3.0%), ca. 20% fettes Öl, ca. 20% Eiweiß, Lipoide, Cumarine (Umbelliferon, Herniarin u.a.). **Anw.:** als Karminativum, Spasmolytikum, Stomachikum, Gewürz, in der Likörindustrie. **Zuber.:** Spec. carminativae. **Carvi aetheroleum:** Oleum Carvi, **Kümmelöl**; farbloses, allmähl. gelbwerdendes, äther. Öl von mildwürzigem Geschmack. D. 0.904 bis 0.917, opt. aktiv ($\alpha_D^{20°C}$ +70° bis +81°), $n_D^{20°C}$ 1.484 bis 1.488. Gew.: Durch Dest. der reifen Früchte mit Wasserdampf. **Off.:** DAB10. **Inhaltsst.:** 65% S-(+)-Carvon (D-Carvon; DAB10, ÖAB90: mind. 50.0 u. max. 65.0%); ferner ca. 30% R-(+)-Limonen (D-Limonen), Dihydrocarvon, D-Dihydrocarveol, Carveol u.a. **Anw.:** ähnl. Fructus Carvi. **Zuber.:** Aqua carminativa.

**HOM:** *Carum carvi* (HAB1.5): getrocknete reife Früchte (mind. 3% äther. Öl).

**HOM:** *Carum carvi, ethan. Decoctum* (HAB1.3): getrocknete reife Früchte (mind. 4% äther. Öl).

**Caruncula:** s. Karunkula.

**Carvacrol:** 2-Hydroxy-4-isopropyltoluol, 2-p-Cymenol; $C_{10}H_{14}O$. D. 0.96. Farblose, nach Juchten u. Thymian riech. Flüss.; lösl. in Ethanol u. Ether. Bestandteil vieler äther. Öle (Thymian, Satureja, Origanum), isomer mit Carvon* u. Thymol. **Anw.:** Reagenz Ph.Eur.3.

**Carvedilol** INN: 1-(9*H*-Carbazol-4yloxy)-3-{[2-(2-methoxyphenoxy)ethyl]amino}-2-propanol, Dilatrend®, Dimitone®, Kredex®, Querto®; CAS-Nr. 72956-09-3; $C_{24}H_{26}N_2O_4$, $M_r$ 406.48. Schmp.

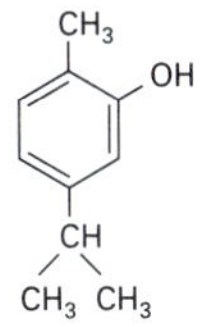

Carvacrol

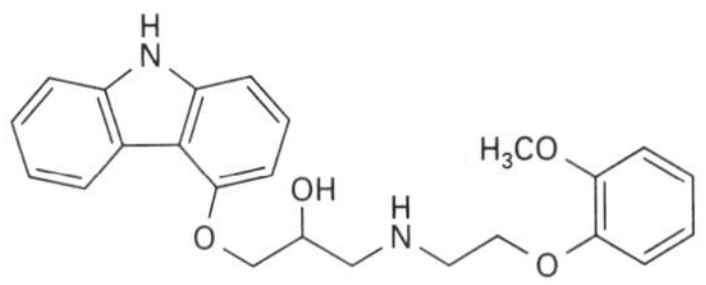

Carvedilol

114°C. Weiße Kristalle. **Wirk.** u. **Anw.:** β-Sympatholytikum* ohne sympathomimetische Restaktivität (ISA) bei zusätzlicher vasodilatierender Eigenschaft durch 2-Methoxyphenoxyethylrest (direkter Angriff an glatter Gefäßmuskulatur); bei Hypertonie und Herzinsuffizienz. HWZ 6 bis 7 h. **Nebenw.:** Müdigkeit, gastrointestinale Beschwerden, Kopfschmerzen. **Übl. Dos.:** Oral: 12.5 (initial u. erhaltend) bis 50 mg/d.

**Carven:** s. Limonen.

**Carvex®-Verfahren:** s. Druckentwesung.

**Carvol:** s. Carvon.

**Carvon:** Carvol, p-Mentha-6,8-dien-2-on; $C_{10}H_{14}O$, $M_r$ 150.2. **(S)-(+)-Carvon:** D-Carvon;

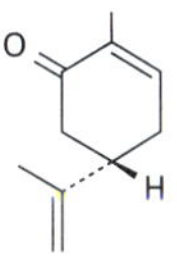

Carvon:
(S)-(+)-Carvon

rechtsdrehend. D. 0.96. Lösl. in Ethanol, unlösl. in Wasser; in den äther. Ölen von Kümmel (60%), Dill u.a. **(R)-(-)-Carvon:** L-Carvon; linksdrehend; es unterscheidet sich deutlich im Geruch vom (+)-Carvon u. kommt z.B. in Mentha crispa* vor. **Anw.:** in d. Likörindustrie.

**Carylin®:** s. Chlorhexidin.

**Caryophyllaceae:** Nelkengewächse, Od. Caryophyllales. Kommen in allen Klimazonen vor, mehr als 600 Arten in Europa. Ein- od. mehrjährige Kräuter mit gegenständigen Blättern; die radiären Blüten sind häufig in dichasialen Blütenständen angeordnet. Samenanlage in Frucht-

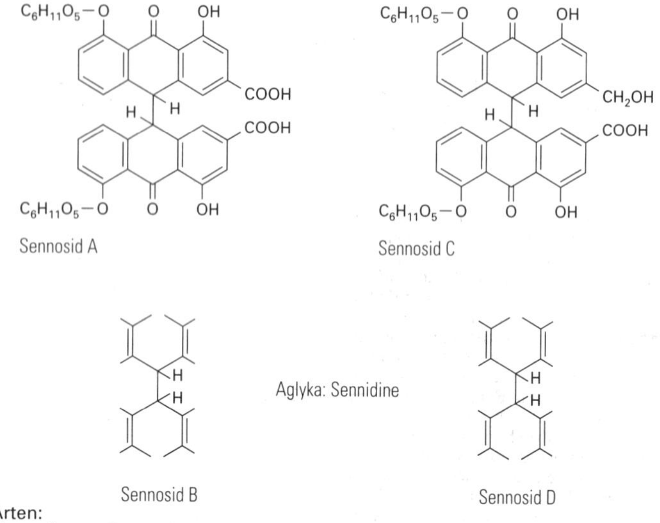


Cassia-Arten:
Strukturformeln von Sennosid A, B, C und D

knotenmitte, daher die frühere Bez. der Od. Centrospermae. Meist Kapseln als Früchte. **Chem. Merkmale:** Saponine, seltener Cumarine. **Wichtige Gattungen** s. z.B. Agrostemma, Gypsophila, Herniaria, Saponaria, Spergularia, Stellaria.

**Caryophyllen:** man kennt α-C. (α-Humulen), β-C., γ-C. (Isocaryophyllen); Sesquiterpene mit ungewöhnlicher Ringstruktur aus 11 Kohlenstoffatomen, die in vielen Ätherischöl-Drogen vorkommen; **Strukturformeln** s. Sesquiterpene.

**Caryophylli ....:** s. Syzygium aromaticum.

**Caryophyllin:** s. Oleanolsäure.

**Caryophyllus aromaticus:** s. Syzygium aromaticum.

**Carzenid** INN: 4-Sulfamoylbenzoesäure, 4-Carboxybenzolsulfonamid; CAS-Nr. 138-41-0; $C_7H_7NO_4S$, $M_r$ 201.19. Schmp. 280°C aus Wasser,

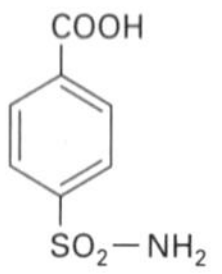

Carzenid

unter Zers. Prakt. unlösl. in kaltem Wasser, Ether, Benzol; leicht lösl. in Ethanol. **Anw.:** Spasmolytikum, Diuretikum.

**Carzinoid:** s. Karzinoid.

**Cascara amarga:** s. Picramnia antidesma.

**Cascararinde:** Cortex Rhamni purshianae, s. Rhamnus purshianus.

**Cascara sagrada:** s. Rhamnus purshianus.

**Cascarilla:** s. Croton eluteria.

**Cascarillrinde:** Cortex Cascarillae, s. Croton eluteria.

**Cascaroside:** s. Rhamnus purshianus.

**Casein(um):** Kasein; Käsestoff, der mit Hilfe von Labessenz (Chymosin) (Labkasein) od. Essigsäure (Säurekasein) aus der Kuhmilch abgeschieden wird; ein Phosphoprotein, das zu ca. 3% in der Milch enthalten ist (Milcheiweiß besteht aus 83% C.). C. besteht aus α-, β-, γ-, δ-Casein (auch andere Bezeichnungen üblich), die sich durch Elektrophorese trennen lassen. Weißes bis gelbl. Pulver od. Stücke, unlösl. in Wasser, kolloidal gelöst durch verd. Säuren u. Alkalien. Vgl. Lab. **Anw.:** als Nährmittel; als Bindemittel f. Farben; zur Herst. v. Klebstoffen, zum Leimen von Papier usw. Bildet mit Formaldehyd eine harte, unlösliche plastische Masse (s. Zerfallshilfsmittel f. Tabletten); früher zur Herst. v. Kunststoffen (CS, Galalith, Lanital usw.). C. u. sein Natrium-Salz (aus C. u. Natriumhydrogencarbonat) sind gute Emulgatoren (z.B. f. Caseinsalben) u. Gelbildner, aber gegen Säuren u. Ca-Salze empfindlich. C. besitzt als Eiweiß ampholytischen Charakter, der isoelektrische Punkt liegt bei pH 4.7; s. Gelatine. Zur Bestimmung der proteolytischen Aktivität von Pankreas-Pulver (nach Ph.Eur.3) u. früher von Pepsin (nach ÖAB81).

**CAS-Nr.:** s. Chemical Abstracts.

**Casodex®:** s. Bicalutamid.

**β-Casomorphine:** opiatartig wirkende Peptide mit endorphinartiger Struktur. Werden aus dem mit der Milch aufgenommenen β-Casein abgespalten.

**Caspary-Streifen:** *bot.* stark lichtbrechende Streifen infolge Einlagerung von Cutin* und/oder Suberin* (auch als Endodermin bezeichnet) in den Radialwänden der Endodermiszellen; s. Endodermis, vgl. Wurzel.

**Cassava:** s. Amylum Manihot.

**Cassein:** Diterpenalkaloid in Erythrophleum suaveolens*.

**Cassia-Arten:** Fam. Caesalpiniaceae (Leguminosae). **Cassia angustifolia** Vahl.: heim. Ostafrika, Arabien; kult. in Ostindien u. südl. Vorderindien, bes. Distrikt Tinnevelly; Lieferant der *Tinnevelly-Sennesblätter* od. *Indischen Sennesblätter.* **Cassia senna** L.: (C. acutifolia Del.)

heim. trop. Afrika, Nilgebiet, Indien; Lieferant der *Alexandriner Sennesblätter.* Beide Arten Stpfl. f. **Folia Sennae:** Sennae folium Ph.Eur.3, **Sennesblätter:** die getrockneten Fiederblättchen. **Inhaltsst.:** ca. 3% Hydroxyanthracenderivate; nach Ph.Eur.3 mind. 2.5% Hydroxyanthracenglykoside, (ber. als Sennosid B). Die Wirkstoffe leiten sich vom Aloe-Emodin-Anthron u. vom Rhein-Anthron ab; s. Anthrachinone. Durch Dehydrierung entstehen Dianthrone, wie die Hauptwirkstoffe *Sennosid A* (Aglykon: Sennidin A, opt. aktiv, rechtsdrehend) u. *Sennosid B* (Aglykon: Sennidin B, diastereomere Mesoform), die aus höhermolekularen Primärglykosiden durch Hydrolyse entstehen. Ferner sind noch Sennosid C u. Sennosid D, andere Hetero-Dianthronglykoside, Chrysophanol, ca. 10% Schleim, Flavonole, ca. 8% Pinit(ol) (ein Cyclohexanol), Bitter- u. Gerbstoffe etc. enthalten. **Wirk.** u. **Anw.:** Die Senna-Glykoside werden im Darm zu Anthronen, Anthranolen u. Dianthronen ab- u. umgebaut, die eine kräftige laxierende Wirk. (im Dickdarm) ausüben; Wirkungseintritt ca. 12 h nach Applikation. Eines der gebräuchlichsten **Abführmittel,** meist im Aufguß od. als Mazerat 7:100 bis 10:100 (nicht gekocht!) sowie in zahlreichen galenischen Präparaten. Größere Gaben über 10 g erzeugen Leibschmerzen. Übl. Dos. 1-2 g (ca. 1 Teelöffel). **Zuber.:** Electuarium Sennae, Sir. Sennae, Pulvis Liquiritiae compositus, Infusum Sennae compositum, Spec. laxantes, Spec. majales.

**Fructus Sennae, Folliculi Sennae: Sennesfrüchte** Muttersennesblätter, Sennesbälglein, Mutterblätter; die getrockneten Früchte (Hülsen mit Samen) von Cassia senna u. Cassia angustifolia. **Inhaltsst.:** ähnl. wie in Folia Sennae. Nach Ph.Eur.3 wird wegen unterschiedlichen Wirkstoffgehalts unterschieden zwischen: **Sennae fructus acutifoliae: Alexandriner-Sennesfrüchte,** v. Cassia senna, mind. 3.4% Hydroxyanthracenglykoside, ber. als Sennosid B; **Sennae fructus angustifoliae: Tinnevelly-Sennesfrüchte,** von Cassia angustifolia, nach Ph.Eur.3 mind. 2.2% Hydroxyanthracenglykoside, ber. als Sennosid B. **Wirk.** u. **Anw.:** wie Folia Sennae, jedoch milder wirkend. (Es sind Tinnevelly-Früchte abzugeben, wenn Sennesfrüchte ohne weitere Angabe verordnet werden.)

**Cassia fistula** L.: 10-15 m hoher Baum in Indien u. anderen tropischen Gebieten. Stpfl. v. **Fructus Cassiae fistulae: Röhrenkassie,** Manna (volkst.), Purgierkassie; schwarzbraune, runde, bis 60 cm lange Hülsen, innen mit zahlreichen Querwänden u. schwarzem, säuerl. schmeckenden Fruchtfleisch. **Inhaltsst.:** ca. 60% Zucker, Pektin, Gerbstoff, Citronensäure, Anthrachinonderivate. **Anw.:** das extrahierte u. eingeengte Fruchtmus (Pulpa Cassiae) als Abführmittel.

**HOM:** *Senna:* getrocknete Blätter von C. angustifolia u. v. C. senna L.; verord. z.B. b. Obstipation mit Koliken.

**Cassiablütenöl:** s. Acacia farnesiana.

**Cassiakolben:** Glaskolben von ca. 100 mL Inhalt, dessen Hals von 8.0 mm Durchmesser über eine Länge von 120 mm in 0.10 mL eingeteilt ist; der Übergang vom Kolben zum Hals muß konisch verlaufen. Zur Prüfung äther. Öle auf Phenole von Ph.Eur.3 vorgeschrieben (s. Olea aetherea).

**Cassia-Öl:** Kassia-Öl, s. Cinnamomum-Arten.

**Cassiopeium:** Cp, frühere Bez. f. das chemische Element Lutetium*.

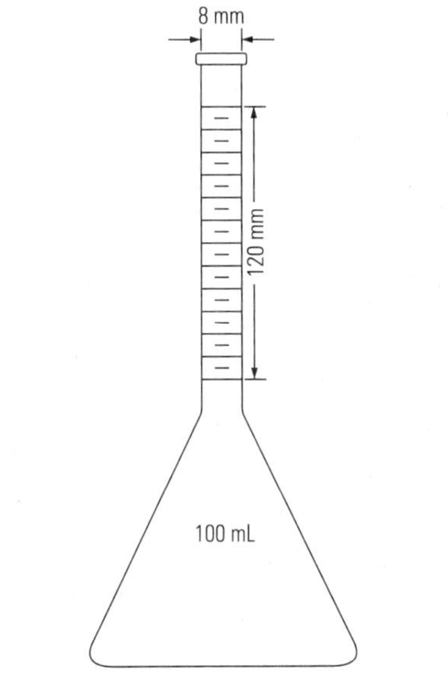


Cassiakolben [22]

**Cassius-Goldpurpur:** s. Gold.

**Casson-Körper:** nicht idealplastischer Körper; s.a. Rheologie; vgl. *Bingham-Körper*.* Der C. zeigt nach Überschreiten der praktischen Fließgrenze $\tau_0$ ein strukturviskoses Verhalten. Die Fließkurve (Rheogramm) im D/τ-Diagramm (D = Deformationsgeschwindigkeit, τ = Schubspannung) zeigt im Bereich kleinerer Schubspannungen einen konvexen Verlauf (keine Proportionalität zwischen D u. des um $\tau_0$ verminderten τ). Das anfänglich verzögerte Fließen geht in fast ideales Fließen (Gerade im D/τ-Diagramm) über. Durch Extrapolation des beinahe geradlinigen Kurventeils auf die Abszisse τ erhält man den theoretischen Fließpunkt $\tau_t$ (dynamischer Fließpunkt), der nicht wie beim Binghamschen Körper mit der praktischen Fließgrenze übereinstimmt. Zu den C.-K. gehören Salbengele, Cremes u. die meisten Pasten.

**Castanea sativa** Mill.: (C. vesca) Fam. Fagaceae, echte Kastanie, Edelkastanie (heim. Westasien; kult. in Südeuropa, bes. Italien). Stpfl. v. **Folia Castaneae:** Kastanienblätter. **Inhaltsst.:** ca. 9% Gerbstoffe (Gallussäure u. Ellagsäure in wechselnden Mengen, je nach dem Alter der Blätter), Pektin, Inosit, Zucker, Flavonylglykoside, Fett, Harz. **Wirk.** u. **Anw.:** Adstringens; als Expektorans (Bronchitis, Pertussis), aber nicht belegt. Die **Früchte** (Maronen, Edelkastanien) enthalten ca. 50% Stärke, 20 – 30% Saccharose, 5% Proteine u. 3% Gerbstoffe; auch als Antidiarrhöikum verwendet.

**Castanospermum australe** A. Cunn. et Fras. ex Hook.: Fam. Fabaceae, Australischer Kastanienbaum (Australien). Verwendet werden die Samen (Black Bean) bzw. deren Stärke (Bohnenbaumstärke, Australische Kastanienstärke). **Inhaltsst.:** in den Samen neben Stärke ca. 7% Saponine, in den Blättern u. Samen giftige Polyhydroxyalkaloide wie **Castanospermin** (ein 1,6, 7,8-Tetrahydroxyindolizidin mit insektizider u.

antiviraler Wirk., auch gegen HIV) u. Australin (ein 3-Hydroxymethyl-1,2,7-trihydroxypyrrolizidin), welche als Zuckermimetika im tierischen Organismus z.B. bestimmte Glykosidasen hemmen können u. daher als Alkaloidal Glycosidase Inhibitors (AGI) bezeichnet werden.

**Castellani-Lösung, Farblose:** s. Solutio Castellani sine colore.

**Casticin:** s. Vitex agnus-castus.

**Castilla elastica:** Stpfl. v. Kautschuk (s. dort).

**Castor equi:** warziger Auswuchs an Pferdebeinen.

**HOM:** verord. z.B. b. Steißbeinschmerzen, wunden Brustwarzen.

**Castoreum:** Bibergeil; die getrockneten (widerlich riechenden), zwischen After u. Geschlechtsteil liegenden Drüsensäcke (Kastor- od. Geilsäcke, birnenförmig, 8 bis 10 cm lang) des (weiblichen u. männlichen) Bibers (s. Castor fiber), die den Tieren zur Wegmarkierung dienen. **C. canadense:** C. americanum, Kanadisches Bibergeil (rot- od. schwarzbraun), u. **C. sibiricum:** Sibirisches Bibergeil (gelblichbraun). **Best.:** äther. Öl mit Benzoesäure (ca. 1% in kanad. u. ca. 2% in sibirischem C.), Castorin (Gem. aus Cholesterol u. Dihydrocholesterol), Harz (Castoreum-Resinoid, ca. 14% in kanad. u. ca. 85% in sibirischem C.), Castoramin (mit den Nuphar-Alkaloiden verwandt, s. Nuphar lutea), Salicylsäure u. Derivate, Benzylalkohol, Hydrozimtsäure etc. Verfälschungen durch in die entleerten Beutel gefüllte Stoffe wie Blut, Sand, Harz u. dgl. od. durch die Hodensäcke der Biber. **Anw.:** früher als Antispasmodikum; in der Parfümerie (als Fixateur).

**HOM:** *Castoreum* (HAB1.5), C. canadense, C. sibiricum: das den Sammelbeuteln entnommene, getrocknete Bauchdrüsensekret; verord. z.B. b. Nervosität, Hysterie.

**Castor fiber** L: (C. fiber L. var. sibirica) Europäischer Biber, u. **C. canadense** Kuhl. (C. fiber L. var. canadensis, C. fiber L. var. americanus), Amerikanischer od. Kanadischer Biber (Nordamerika, Hudson-Bay), Fam. Castoridae, liefern Castoreum*.

**Castoröl:** Oleum Ricini, s. Ricinus communis.

**Castorwax®:** s. Rizinusöl, hydriertes.

**CAT:** s. Cholin-Acetyl-Transferase.

**Catalase:** s. Katalase.

**Catalin:** s. Pirenoxin.

**Catalpol:** ein Iridoidglykosid, Epoxid von Aucubin (Strukturformel s. Plantago lanceolata); Inhaltsstoff in Veronica officinalis*, Plantago* lanceolata u. Buddleja-Arten; nicht selten mit Phenolcarbonsäuren verestert, z.B. mit 4-Hydroxybenzoesäure (Catalposid, Catalpin), 3,4-Dihydroxybenzoesäure (Verprosid), Zimtsäure (Picrosid I), 4-Hydroxy-3-methoxybenzoesäure (Picrosid II), 4-Hydroxy-3-methoxyzimtsäure (Picrosid III).

**Cataplasma:** Kataplasma(en); weiche Paste aus Pflanzenpulvern bzw. Samen od. anderen Arzneistoffen. **Anw.:** als Breiumschlag (Cataplasma Lini).

**Catapresan®:** s. Clonidin.

**Cataracta:** Katarakt*, Grauer Star, Linsentrübung.

**Catechine:** Flavan-3-ole, Catechole; z.B.: **D-Catechin** (ein 2,3-*trans*-Flavon-3-ol, (+)-Catechin, 3,3',4',5',7-Flavanpentol, s. Cianidanol), **L-Catechin** (ein 2,3-*cis*-Flavan-3-ol, (-)-Catechin, Epicatechin), **4-Hydroxycatechin** (Leukocyanidin, Flavan-3,3',4,4',5,7-hexol, s. Leucocianidol); s.a. Flavonoide. C. sind farblose, krist. org. Verbindungen, Bausteine der nichthydrolisierbaren Gerbstoffe* u. der Gerbstoffrote, der Phlobaphene* (z.B. in Catechu, Gambir u.a.). Biogenese durch Hydrierung von Flavanolen* u. Anthocyanidinen*.

**Catechingerbstoffe:** s. Gerbstoffe.

**Catechol:** s. Brenzcatechin.

**Catecholamine:** s. Katecholamine.

**Catechu:** Pegu-Catechu, s. Acacia catechu. Gambir-Catechu, s. Uncaria gambir. Catechu pallidum: s. Uncaria gambir.

**Catenaverbindungen:** Verbindungen, bei denen 2 od. mehrere, miteinander durch keine Bindung verknüpfte Ringe wie die Glieder einer Kette ineinandergreifen.

**Catgut:** resorbierbares, d.h. enzymatisch abbaubares (8 bis 20 Tage), Nahtmaterial aus dem Dünndarm v. Säugetieren (Schafen, Ziegen sowie ursprüngl. auch von Katzen). **Steriles Catgut:** s. Chorda resorbilis sterilis; s.a. Chirurgisches Nahtmaterial.

**Catha edulis** (Vahl) Forssk. ex Endl.: (Celastrus edulis) Fam. Celastraceae, Kat (baumartiger Strauch in den Hochgebirgstälern Äthiopiens, kult. in Südwestarabien). Stpfl. v. Khat- od. **Kat-Tee:** Abessinischer Tee (bei den Eingeborenen Tegg, Tedge genannt); frische Blätter der sog. Strauchdroge (angenehm aromatischer Geschmack, süßlich, leicht adstringierend) od. (v.a. in Kenia) auch die junge Rinde der Baumdroge. **Inhaltsst.:** Khatamine (Cathidine): (-)-Cathinon ((S)-(-)-α-Aminopropiophenon), Cathin ((+)-Norpseudoephedrin*), (-)-Norephedrin; sie sind f. die zentral anregende Wirk. (indirekte Sympathomimetika) u. die meisten Nebenw. wie Austrocknung der Mundschleimhaut, Herzklopfen u.a. vegetative Störungen u. v.a. für die Entwicklung einer psychischen *Abhängigkeit* u. für den geistigen u. körperlichen Verfall bei chronischem Mißbrauch verantwortlich (vgl. Weckamine); weiterhin enthalten sind Sesquiterpenesteralkaloide (Catheduline, mit insektiziden Eigenschaften), Gerbstoffe, Flavonoide, Mono- u. Triterpene. **Anw.:** als stimulierendes Genußmittel (von Äthiopien über die ganze ostafrikanische Küste zum Kap der Guten Hoffnung, Südarabien); Kat läßt, ähnl. wie die Cocablätter, Anstrengungen leichter ertragen, verscheucht Müdigkeit, Schlafbedürfnis u. Hungergefühl, erzeugt Frohsinn, aber keinen eigentlichen Rausch. Gleichzeitig wirkt es hemmend auf den Geschlechtstrieb. Kat wird gekaut, als Tee getrunken od. auch mit Honig vergoren. Anw. volksmed.: bei Husten, Schnupfen, Grippe, Asthma, Müdigkeit. **Lit.:** E. Pallenbach, Dtsch. Apoth. Ztg. *136*, 3399-3410 (1996).

**Catharanthus roseus** (L.) G.Don.: (Vinca rosea (L.), Lochnera rosea Rchb.) Fam. Apocynaceae, Tropisches Immergrün (heim. Madagaskar; verbreitet in Tropen u. Subtropen; auch als Zierpflanze). Man kennt 2 Varietäten: var. albus u.

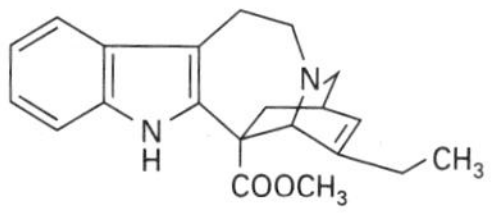


Catharanthus roseus:
Catharanthin als Beispiel für Inhaltsstoffe

var. ocellatus. **Inhaltsst.:** zahlreiche Indolalkaloide mit Monoterpenkomponente, s. Vinca-Alkaloide*, v.a. (antineoplastisch wirkendes) Vinblastin* u. Vincristin* sowie (antidiabetisch wirkendes) Vindolin, Catharanthin u.a. **Anw.:** s. unter den einzelnen Inhaltsstoffen.

**Catheduline:** s. Catha edulis.

**Cathin:** s. Norpseudoephedrin.

**Cathinon:** s. Catha edulis.

**C-Atom, primäres:** s. Primäres Kohlenstoffatom.

**Caules Dulcamarae:** Stipites Dulcamarae, s. Solanum dulcamara.

**Cauliflorie:** *bot.* (Stammblütigkeit) Blüten treten aus älteren Holzteilen hervor, z.B. bei Theobroma cacao*.

**Caulophyllum thalictroides** (L.) Michx.: (Leontice thalictroides) Fam. Berberidaceae (Nordamerika, Asien). Stpfl. v. **Radix Caulophylli:** Löwenblattwurzel, Blauer Hahnenfuß. **Inhaltsst.:** ca. 0.1% Saponine, äther. Öl, das Alkaloid Methylcytisin (früher Caulophyllin), die Glykoside Caulosaponin u. Caulophyllosaponin, fettes Öl, Phytosterin, Citrullol. **Anw.** med.: als Antispasmodikum, Diuretikum, Emmenagogum.

**HOM:** *Caulophyllum thalictroides:* frischer Wurzelstock mit Wurzeln; verord. z.B. b. uterinen Schwangerschafts- u. Menstruationsbeschwerden, Gelenksrheumatismus.

**Causticum(a):** Ätzmittel.

**Causticum Hahnemanni:** Ätzstoff. **HOM:** frisch gebrannter Kalk mit Kaliumhydrogensulfat, Konstitutionsmittel; verord. z.B. b. Reizhusten, Heiserkeit, Harninkontinenz, Lähmungen, Arthrosen.

**Cautschuc:** s. Kautschuk.

**Cave:** Vermeide! Hüte Dich vor...!

**Cavendish, Heinrich:** s. Sauerstoff.

**Cavinton®:** s. Vinpocetin.

**Cayennepfeffer:** s. Capsicum fastigiatum, Capsicum frutescens.

**Cayennepfefferdickextrakt, Eingestellter:** s. Extractum Capsici acris spissum normatum.

**Cayennepfefferextrakt:** s. Extractum Capsici.

**Cayennepfefferfluidextrakt:** s. Extractum Capsici fluidum.

**Cayennepfeffertinktur:** s. Tinctura Capsici.

**CBD:** Cannabidiol, s. Cannabis sativa.

**CBS:** Colloidal Bismuth Subcitrate, s. Bismutdicitrat, Basisches.

**cc:** Abk. f. concisus(a, um)*, geschnitten (Droge).

**CCC:** Abk. f. Chlorcholinchlorid*.

**CCNV:** s. Lomustin.

**CCS:** Chlorphenylchlormethylsulfon, s. Schädlingsbekämpfungsmittel.

**CCT:** s. Cholezystokinin.

**CD:** Abk. f. Circular Dichroism, Zirkulardichroismus*.

**Cd:** **1.** *chem.* Cadmium*. **2.** Symbol f. Candela, s. SI-Einheiten.

**CD4/CD8-Quotient:** s. AIDS.

**CD-Spektroskopie:** spektrometrisches Verfahren, das die Bestimmung des Zirkulardichroismus* zur Aufklärung der Konfiguration* organischer Moleküle verwendet (z.B. v. Nucleinsäuren, Sacchariden, Proteinen) u. bei der Untersuchung von Naturstoffen eine gute Ergänzung zur ORD*-Spektroskopie bildet.

**Ce:** *chem.* Cer*.

**Ceanothus americanus** L.: Fam. Rhamnaceae, Säckelblume (Nordamerika). Stpfl. v. **Folia Ceanothi** u. **Cortex Ceanothi radicis. Inhaltsst.:** Ceanothensäure, Ceanothsäure (Blatt), Ceanothin B, D, E (blutdrucksenkende Alkaloide), Harz (Wurzelrinde) sowie Gerbstoff. **Anw.:** Adstringens.

**HOM:** *Ceanothus americanus* (HAB1.5): getrocknete Blätter; verord. z.B. b. Milz- u. Leberleiden.

**Cebion®:** s. Vitamine (Vitamin C).

**Cedernholzöl:** Oleum Ligni Cedri, s. Juniperus virginiana.

**Cedilanid®:** s. Lanatosid C bzw. s. Deslanosid.

**Cedron:** Cedronsamen, s. Simarouba cedron.

**Cedur®:** s. Bezafibrat.

**Cefacetril** INNv: 7-Cyanacetylaminocefalosporansäure, (6R,7R)-3-Acetoxymethyl-7-(2-cyanacetamido)-8-oxo-5-thia-1-azabicyclo[4.2.0]oct-2-en-2-carbonsäure; CAS-Nr. 10206-21-0; $C_{13}H_{13}N_3O_6S$, $M_r$ 339.33. **Strukturformel** s. Cefalosporin-Antibiotika. **Wirk.** u. **Anw.:** klassisches Cefalosporin-Antibiotikum, das gegen Strepto-, Staphylo-, Gono-, Pneumo- u. Meningokokken sowie gegen Diphtherie-Erreger u. Bacillus anthracis gut wirksam ist, heute aber nur selten bei Lungen- u. Harnwegsinfekten verordnet wird. **Übl. Dos.:** Parenteral: Injektion i.v., i.m. Infusion i.v.: 2 bis 6 g/d auf 2 bis 6 Einzelgaben verteilen; Kinder 0.05-0.1 g/kg KG/d. Bei Niereninsuffizienz Senkung der Dosis; s.a. Antibiotika (Tab.). Gebräuchl. ist Cefacetril-Natrium.

**Cefaclor** INNv: Cephaclor, (6R,7R)-7-[(R)-2-Amino-2-phenylacetamido]-3-chlor-8-oxo-5-thia-1-azabicyclo[4.2.0]oct-2-en-2-carbonsäure, Panoral®; CAS-Nr. 53994-73-3; $C_{15}H_{14}ClN_3O_4S$, $M_r$ 367.81. **Wirk.** u. **Anw.:** orales Cefalosporin-Antibiotikum, welches auf grampositive Bakterien wie Staphylo-, Strepto-, Pneumo-, Meningo- u. Gonokokken wirkt, allerdings etwas schwächer als die parenteral zu applizierenden Cefalosporin-Antibiotika. Im Vergleich zu den anderen Oral-Cefalosporinen jedoch effizienter gegenüber Strepto-, Pneumokokken u. gramnegativen Stäbchen wie E. coli, Proteus mirabilis u. Klebsiella; wirksam auch gegen Haemophilus influenzae. Dieses Antibiotikum bewirkt nur geringe Resistenzerscheinungen u. wird in der Ther. bei Atemwegs-, Harnwegs- u. Hautinfektionen eingesetzt. HWZ 0.75 bis 1 h. **Übl. Dos.:** oral: 3mal/d 0.5 bis 1 g; Kinder 0.05 bis 0.10 g/kg KG/d; s.a. Antibiotika (Tab.).

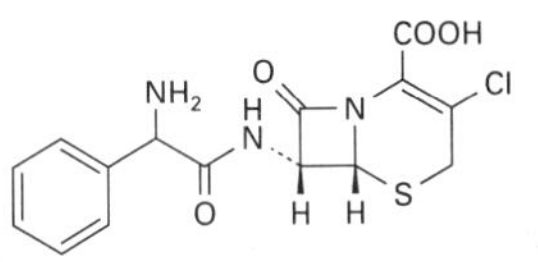

Cefaclor

**Cefaclor-Monohydrat:** Cefaclorum Ph.Eur.3; CAS-Nr. 70356-03-5; $C_{15}H_{14}ClN_3O_4S \cdot H_2O$, $M_r$ 385.8.

**Cefadroxil** INNv: Cephadroxil,, (6R,7R)-7-[(R)-2-Amino-2-(4-hydroxyphenyl)acetamido]-3-methyl-8-oxo-5-thia-1-azabicyclo[4.2.0]oct-2-en-2-carbonsäure, Bidocef®; CAS-Nr. 50370-12-2; $C_{16}H_{17}N_3O_5S$, $M_r$ 363.39. Weißes Pulver. Schwer lösl. in Wasser. **Strukturformel** s. Cefalosporin-Antibiotika. **Wirk.** u. **Anw.:** orales Cefalosporin-Antibiotikum mit bakterizider Wirk. auf grampositive Bakterien wie Staphylo-, Strepto-, Pneumo-, Meningo- u. Gonokokken. Wirk. schwächer als die der klassischen Cefalosporine. Ind.: Haut-, Harnwegs- u. Atemwegsinfektionen mit empfindlichen Erregern. HWZ 1.4 ±0.2 h. **Übl. Dos.:** peroral: 2mal 1 g/d; Kinder: 2mal 0.05 bis 0.1 g/kg KG/d; s.a. Antibiotika (Tab.).

**Cefadroxil-Monohydrat:** Cefadroxilum Ph.Eur.3; CAS-Nr. 66592-87-8; $C_{16}H_{17}N_3O_5S \cdot H_2O$, $M_r$ 381.4.

**Cefalexin** INNv: Cephalexin, (6R,7R)-7-[(R)-2-Amino-2-phenylacetamido]-3-methyl-8-oxo-5-thia-1-azabicyclo[4.2.0]oct-2-en-2-carbonsäure, Keflex®, Oracef®, Ospexin®; CAS-Nr. 15686-71-2; $C_{16}H_{17}N_3O_4S$, $M_r$ 347.40. **Strukturformel** s. Cefalosporin-Antibiotika. Lösl. 1:100 in Wasser, 1:30 in 0.2%iger Salzsäure, in verdünnten Alkalilösungen, schwer lösl. in Dioxan, Dimethylacetamid, Dimethylformamid, sehr schwer lösl. in Ethanol, Aceton, Chloroform, Ether. $pK_s$ 5.2, 7.3. $UV_{max}$ 260 nm (ε 7750). **Wirk.** u. **Anw.:** orales Cefalosporin-Antibiotikum, bakterizid wirksam gegen grampositive Kokken wie Staphylo-, Strepto-, Pneumo-, Meningo- u. Gonokokken; Wirksamkeit geringer als die der parenteralen Cefalosporine. Zur Ther. von Atem- u. Harnwegs- sowie von Hautinfektionen. HWZ 0.9 bis 1.2 h. **Übl. Dos.:** Oral: 0.25 g/6 h, max. 4.0 g/d; Kinder: 0.06 g/kg KG/d. Soll aus dem GI vollständig resorbiert werden; s.a. Antibiotika (Tab.).

**Cefalexin-Monohydrat:** Cefalexinum Ph.Eur.3, CAS-Nr. 23325-78-2; $C_{16}H_{17}N_3O_4S \cdot H_2O$, $M_r$ 365.40.

**Cefaloridin** INNv: Cefaloridinum Ph.Eur.3, (6R,7R)-8-Oxo-3-(1-pyridiniomethyl)-7-[2-(2-thienyl)acetamido]-5-thia-1-azabicyclo[4.2.0]oct-2-en-2-carboxylat; CAS-Nr. 50-59-9 (wasserfreie Form); $C_{19}H_{17}N_3O_4S_2$, $M_r$ 415.50. Ein Derivat des Cefalosporin C; **Strukturformel** s. Cefalosporin-Antibiotika. Lösl. 1:5 in Wasser, 1:1000 in Ethanol; prakt. unlösl. in Chloroform, Ether, organischen Lösungsmitteln. Gesättigte wäßrige Lsg. hat einen pH-Wert zwischen 5.0 u. 5.5. **Wirk.** u. **Anw.:** klassisches Cefalosporin-Antibiotikum, das wegen der starken Nephrotoxizität aber nicht mehr verwendet werden sollte. **Dos.:** Die tägliche Dosis sollte 4 g nicht überschreiten; s.a. Antibiotika (Tab.).

**Cefalosporin-Antibiotika:** Antibiotika mit dem Grundgerüst der 7-Aminocefalosporansäure (s. Antibiotika), der als Ringsystem das 5-Thia-1-azabicyclo[4.2.0]oct-2-en zugrunde liegt; **s. Tab.**.

**Cefalosporin C:** s. Antibiotikum(a).

**Cefalotin** INNv: (6R,7R)-3-(Acetoxymethyl)-8-oxo-7-[2-(2-thienyl)acetamido]-5-thia-1-azabicyclo[4.2.0]oct-2-en-2-carbonsäure; CAS-Nr. 153-61-7; $C_{16}H_{16}N_2O_6S_2$, $M_r$ 396.44. $pK_s$ 2.2 (30°C). **Strukturformel** s. Cefalosporin-Antibiotika. **Wirk.** u. **Anw.:** Cefalosporin-Antibiotikum, wirksam gegen grampositive Erreger; heute nur noch selten angewandt; lokal, i.m. relativ schlecht verträglich; muß i.v. appliziert werden; s.a. Antibiotika (Tab.). HWZ 0.5 h.

**Cefalotin-Natrium:** Cefalotinum natricum Ph.Eur.3; $C_{16}H_{15}N_2NaO_6S_2$, $M_r$ 418.4. Weißes Pulver. Leicht lösl. in Wasser.

**Cefamandol** INN: 7-D-Mandelamido-3-{[(1-methyl-1H-tetrazol-5-yl)thio]methyl}-8-oxo-5-thia-1-azabicyclo[4.2.0]oct-2-en-2-carbonsäure, [6R,7R)-7-[(R)-2-Hydroxy-2-phenylacetamido]-3-[(1-methyl-1H-tetrazol-5-yl)thiomethyl]-8-oxo-5-thia-1-azabicyclo[4.2.0]oct-2-en-2-carbonsäure, Mandokef®; CAS-Nr. 34444-01-4; $C_{18}H_{18}N_6O_5S_2$, $M_r$ 462.5. **Strukturformel** s. Cefalosporin-Antibiotika. **Wirk.** u. **Anw.:** β-Lactamase-resistentes Cefalosporin-Antibiotikum mit guter Wirk. auf Enterobakterien, Salmonellen, Staphylokokken u. Haemophilus influenzae. Zur ungezielten Ther. schwerer Infektionen mit Staphylokokken od. resistenter gramnegativer Keime. HWZ 1.2 h. **Übl. Dos.:** Parenteral: i.v., i.m. 3- bis 6mal 1.0 g/d bis max. 10 g/d; Kinder 3mal/d 0.005 g/kg KG. **Nebenw.:** Alkoholunverträglichkeit wegen Blockade der Alkoholdehydrogenase (sog. Antabus-Effekt). Aus Stabilitätsgründen wird meist Cefamandolformiat angewandt; s.a. Antibiotika (Tab.).

**Cefazedon** INN: (6R,7R)-7-[2-(3,5-Dichlor-4-oxo-1(4H)-pyridyl)acetamido]-3-{[(5-methyl-1,3,4-thiadiazol-2-yl)thio]methyl}-8-oxo-5-thia-1-azabicyclo[4.2.0]oct-2-en-2-carbonsäure, Refosporin®; CAS-Nr. 56187-47-4; $C_{18}H_{15}Cl_2N_5O_5S_3$, $M_r$ 548.44. **Strukturformel** s. Cefalosporin-Antibiotika. **Wirk.** u. **Anw.:** Cefalosporin-Antibiotikum, wirksam gegen grampositive Erreger; bei schweren Lungen- od. Harnwegsinfektionen durch unbekannte grampositive Erreger. Nur noch selten verwendet; Vorsicht bei Niereninsuffizienz; s.a. Antibiotika (Tab.). HWZ 1.6 bis 2.2 h. Gebräuchl. ist Cefazedon-Natrium.

**Cefazolin** INNv: (6R,7R)-3-[(5-Methyl-1,3,4-thiadiazol-2-yl)thiomethyl]-8-oxo-7-[2-(1H-tetrazol-1-yl)-acetamido]-5-thia-1-azabicyclo[4.2.0]oct-2-en-2-carbonsäure, Gramaxin®, Elzogram®; CAS-Nr. 25953-19-9; $C_{14}H_{14}N_8O_4S_3$, $M_r$ 454.50. **Strukturformel** s. Cefalosporin-Antibiotika. Schmp. 198-200°C unter Zers., aus Aceton. Leicht lösl. in Dimethylformamid, Pyridin; lösl. in Gemischen von Aceton-Wasser, Dioxan-Wasser, Ethanol-Wasser; schwer lösl. in Methanol; prakt. unlösl. in Chloroform, Benzol, Ether. $pK_s$ 2.10. $UV_{max}$ (in Pufferlösung pH 6.4): 272 nm (ε 13150). **Wirk.** u. **Anw.:** klassisches Cefalosporin-Antibiotikum, gut wirksam gegen grampositive Keime; wird nur noch selten bei Lungen- u. Harnwegsinfektionen verordnet; keine Resorption nach peroraler Applikation, renale Elimination. Vorsicht bei Niereninsuffizienz. HWZ ca. 2 h. MTD 6 g/d; s.a. Antibiotika (Tab.).

**Cefazolin-Natrium:** Cefazolin natricum Ph.Eur.3; $C_{14}H_{13}N_8NaO_4S_3$, $M_r$ 476.5. Weißes, stark hygr. Pulver. Leicht lösl. in Wasser.

**Cefepim** INN: (6R,7R)-7-[(Z)-2-(2-Amino-4-thiazolyl)-2-methoxyiminoglyoxylamido]-3-(1-methylpyrrolidinomethyl)-8-oxo-5-thia-1-azabicyclo[4.2.0]oct-2-en-2-carboxylat; CAS-Nr. 88040-23-7, $C_{19}H_{24}N_6O_5S_2$, $M_r$ 480.57. Schmp. 150°C (Zers.).

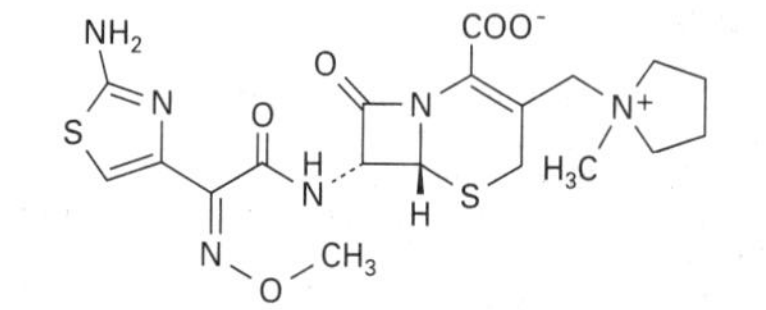

Cefepim

**Cefepimhydrochlorid-Monohydrat:** Maxipime®; CAS-Nr. 123171-59-5; $M_r$ 571.5. **Wirk.:** C. ist ein Zwitter-Ion, daher rascher Durchtritt durch Bakterienmembran; gut im gramnetativen, aber auch im grampositiven Bereich. **Anw.:** Antibiotikum (Cephalosporin), bei Infektionen z.B. der Atem- u. Harnwege, Haut u. Weichteile etc. Wechselw.: Schleifendiuretika, Aminoglykoside.

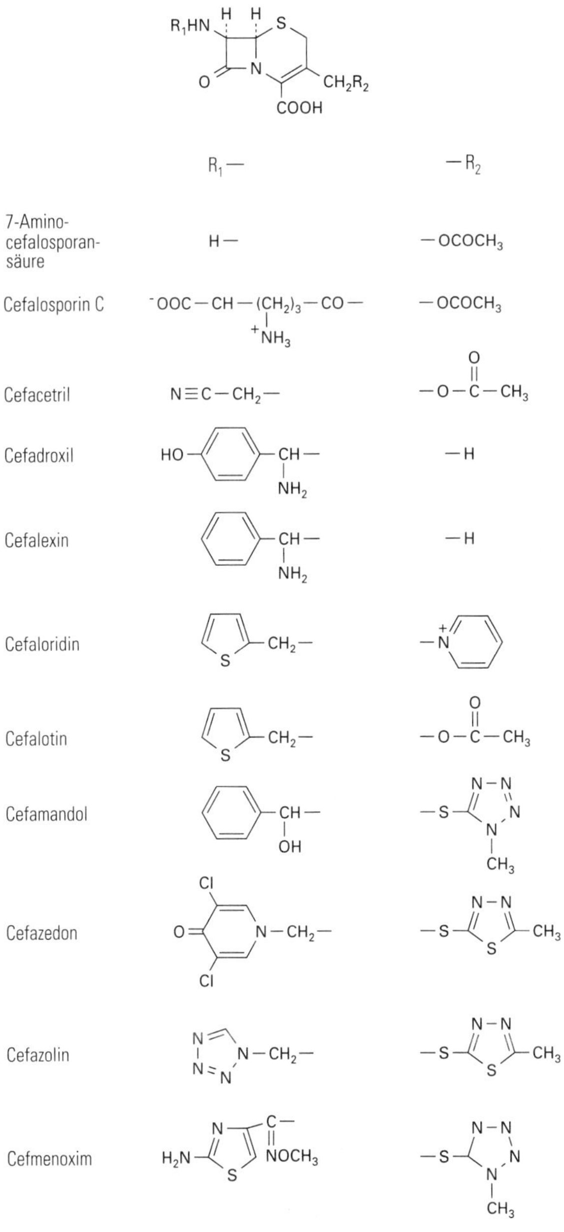


Cefalosporin-Antibiotika:
(Fortsetzung s. nächste Seite)

**Nebenw.:** Überempfindlichkeit, Magen-Darm-Beschwerden, Herz-Kreislauf-Beeinträchtigungen etc. Kontraind.: Kreuzallergie gegen Penicilline, Hyperkaliämie, Asthma. HWZ 2 h. **Übl. Dos.:** i.v. od. i.m. 2mal/d 1 (bis 2) g.

**Cefetamet** INN: (6R,7R)-7-[2-(2-Amino-4-thiazolyl)glyoxylamido]-3-methyl-8-oxo-5-thia-1-

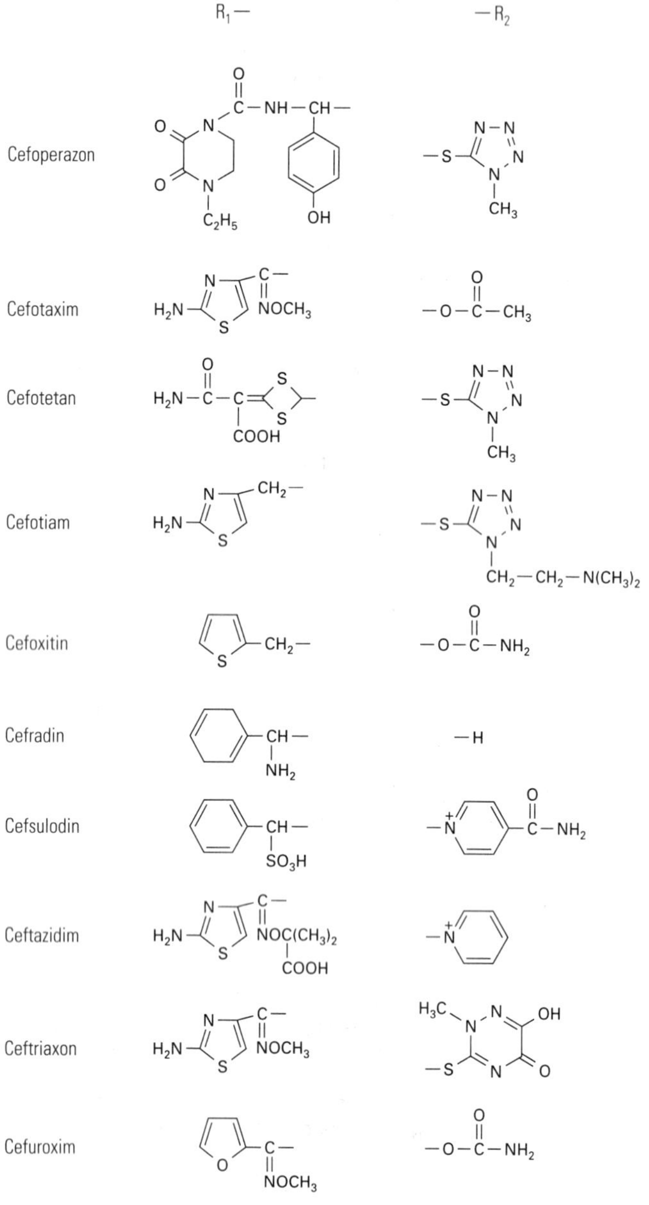


Cefalosporin-Antibiotika (Fortsetzung)

azabicyclo[4.2.0]-oct-2-en-2-carbonsäure, Globocef®; CAS-Nr. 65052-63-3; $C1_4H1_5N_5O_5S_2$, $M_r$ 397.42. Cefalosporinantibiotikum (s. Antibiotika). **Wirk.:** gut auf gramnegative Erreger, β-Lactamase*-stabil. Aus dem Prodrug C.-Pivoxil wird durch Esterhydrolyse die aktive Verbindung C. frei. **Anw.:** bei Infektionen der oberen u. unteren Atemwege, komplizierte Harnwegsinfektionen,

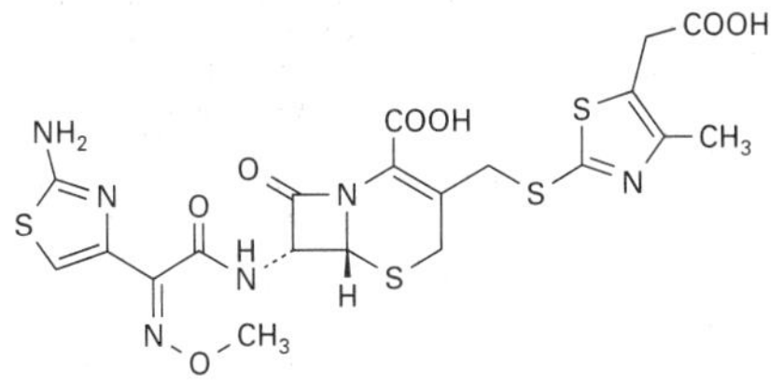

Cefodizim

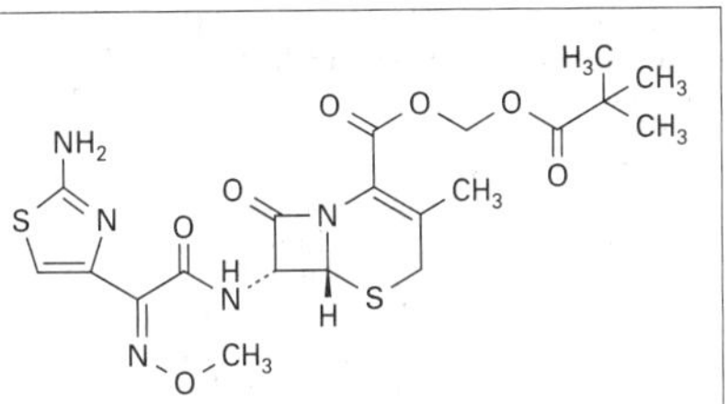

Cefetamet:
Cefetametpivoxil

akute gonorrhoische Urethritis. **Nebenw.:** gastrointestinale Beschwerden, Überempfindlichkeitsreaktionen, Veränderungen der Leberfunktionen, Leukopenie, Eosinophilie od. Thrombozytenzunahme, Gingivitis, Fieber. Kontraind.: eingeschränkte Nierenfunktion, Carnitinmangel, Schwangerschaft, Stillzeit, Anw. bei Kinder unter 1 Jahr. HWZ 2 bis 3 h. **Übl. Dos.:** Oral: Erwachsene u. Kinder über 12 Jahren 2mal/d 500 mg C.-Pivoxilhydrochlorid (500 mg entsprechen 362.6 mg C.) u. Kinder unter 12 Jahren 2mal/d 10 mg/kg KG C.Hydrochlorid. **Cefetametpivoxil:** Pivoxil*-Ester von Cefetamet; CAS-Nr. 65243-33-6; $C_{20}H_{25}N_5O_7S_2$, $M_r$ 511.57. Gebräuchl. ist Cefetametpivoxilhydrochlorid.

**Cefixim** INN: (6R,7R)-3-(Ethenyl)-7-[2-(2-amino-4-thiazolyl)-2Z-(methoxyimino)-acetamido]-8-oxo-5-thia-1-azabicyclo[4.2.0]oct-2-en-2-carbonsäure, Cephoral®; CAS-Nr. 79350-37-1; $C_{16}H_{14}N_5O_7S_2$, $M_r$ 452.44. Strukturell mit Cefotaxim* verwandt (**Strukturformel** s. Cefalosporin-Antibiotikum); C. enthält anstelle der Acetoxymethylgruppe eine Vinylgruppe. **Wirk.** u. **Anw.:** Cefalosporin-Antibiotikum* mit starker antibakterieller Wirksamkeit im gramnegativen Bereich, weitgehend stabil gegen β-Lactamase. **Nebenw.:** Verdauungsbeschwerden. **Übl. Dos.:** 2mal/d 200 mg.

**Cefmenoxim** INN: Tacef®; CAS-Nr. 65085-01-0; $C_{15}H_{17}N_7O_5S_3$, $M_r$ 471.6. **Strukturformel** s. Cefalosporin-Antibiotika. Leicht lösl. in Wasser. **Anw.:** Wirkungsspektrum entspricht im wesentlichen dem Cefotaxim; s.a. Antibiotika (Tab.). Gebräuchl. ist das Cefmenoxim-Hydrochlorid.

**Cefobis®**: s. Cefoperazon.

**Cefodizim** INN: (6R,7R)-7-[2-(2-Amino-4-thiazolyl)-2-glyoxylamido]-3-[(5-carboxymethyl-4-methyl-2-thiazolylthio)methyl]-8-oxo-5-thia-1-azabicyclo[4.2.0]-oct-2-en-2-carbonsäure, Modivid®, Timecef®; CAS-Nr. 69739-16-8; $C_{20}H_{20}N_6O_7S_4$, $M_r$ 584.66. $pK_{s,1}$ 2.85 (COOH-Gruppe), $pK_{s,2}$ 3.37 ($NH_2$-Gruppe), $pK_{s,3}$ 4.18 (-COOH). Cefalosporinantibiotikum (s. Antibiotika). **Wirk.:** ähnl. wie Cefotaxim* zeigt C. eine erhöhte ß-Lactamasestabilität u. wirkt gegen grampositive Kokken, Haemophilus* influenzae u. Entereobacteriaceae, die Aktivität ist jedoch bei C. geringer; weiters zeigt C. immunmodulierende Wirkung, weshalb es bes. zur Behandlung immunsupprimierter Patienten geeignet scheint. **Anw.:** bei unkomplizierten Harnwegsinfektionen der Frau, Infektionen der unteren u. oberen Harnwege, der unteren Atemwege u. Gonorrhö. **Nebenw.:** Überempfindlichkeitsreaktionen, gastrointestinale Beschwerden, Erhöhung der Leberenzyme im Serum, Thrombozytopenie, Eosinophilie; sehr selten hämolyt. Anämie, Leukopenie, Agranulozytose; entzündl. Reizungen u. Schmerzen an der Injektionstelle. Kontraind.: Stillzeit, Anw. bei Kinder unter 14 Jahre, 1. Trimenon der Schwangerschaft nur unter strenger Kontrolle. HWZ 2.5 bis 3 h. **Übl. Dos.:** Parenteral: allg. Erwachsene u. Jugendl. ab 14 Jahren 1- bis 2mal/d 1 bis 2 g, bei Gonorrhö einmalig 0.25 g, bei penicillasebildenden Gonokokken einmalig 0.5 g C. (1 g C. entspricht 1.075 g C.-Dinatrium). **Cefodizim-Dinatrium**: CAS-Nr. 86329-79-5; $C_{20}H_{18}N_6Na_2O_7S_4$, $M_r$ 628.62.

**Cefoperazon** INN: (6R,7R)-7-[(R)-2-(4-Ethyl-2,3-dioxo-1-piperazincarboxamido)-2-(4-hydroxyphenyl)-acetamido]-3-[(1-methyl-1H-tetrazol-5-yl)thiomethyl]-8-oxo-5-thia-1-azabicyclo[4.2.0]oct-2-en-carbonsäure, Cefobis®; CAS-Nr. 62893-19-0; $C_{25}H_{27}N_9O_8S_2$, $M_r$ 654.68. **Strukturformel** s. Cefalosporin-Antibiotika. **Wirk.** u. **Anw.:** Cefalosporin-Antibiotikum mit erweitertem Wirkungsspektrum, pseudomonaswirksam; geeignet zur ungezielten Ther. schwerer lebensbedrohender Infektionen durch gramnegative Stäbchen; Harnwegsinfektionen, bei Penicillinallergie. HWZ 2 bis 2.5 h. Biliäre Elimination. Übl. Dosis: i.v. 2 bis 4 g/d, max. 6 g/d in 2 bis 3 Einzelgaben; Kinder: 0.05 bis 0.10 g/kg KG/d, max. 0.2 g/kg KG/d; i.m.-Gabe schmerzhaft. Parenteral als Natrium-Salz verwendet. **Nebenw.:** Durchfälle, Alkoholunverträglichkeit; s.a. Antibiotika (Tab.).

**Cefotaxim** INN: (6R,7R)-3-(Acetoxymethyl)-7-[2-(2-amino-4-thiazolyl)-2Z-(methoxyimino)-acetamido]-8-oxo-5-thia-1-azabicyclo[4.2.0]oct-2-en-2-carbonsäure, Claforan®; CAS-Nr. 63527-52-6; $C_{16}H_{17}N_5O_7S_2$, $M_r$ 455.48. **Strukturformel** s. Cefalosporin-Antibiotika. **Wirk.** u. **Anw.:** stark wirksames Cefalosporin-Antibiotikum mit erweitertem Wirkungsspektrum. **Dos.:** wie Cefoperazon*. Parenteral ist Cefotaxim-Natrium gebräuchlich (1.05 g Natriumsalz entspricht 1 g Cefotaxim). HWZ 1.1 bis 1.6 h. Elimination über die Niere; s.a. Antibiotika (Tab.).

**Cefotaxim-Natrium:** Cefotaxinum natricum Ph.Eur.3; $C_{16}H_{16}N_5NaOS_2$, $M_r$ 477.4. Hygr. Pulver. Sehr leicht lösl. in Wasser.

**Cefotetan** INN: Apatef®; CAS-Nr. 69712-56-7; $C_{17}H_{17}N_7O_8S_4$, $M_r$ 575.6. C. ist ein Cefamycin mit hochgradiger β-Lactamase-Stabilität. **Strukturformel** s. Cefalosporin-Antibiotika. **Anw.:** parenteral als Cefotetan-Dinatrium, s.a. Antibiotika (Tab.).

**Cefotiam** INN: (6R,7R)-7-[2-(2-Amino-4-thiazolyl)acetamido]-3-{[1-(2-dimethylaminoethyl)-1H-tetrazol-5-yl]thiomethyl}-8-oxo-5-thia-1-azabicyclo[4.2.0]oct-2-en-2-carbonsäure, Spizef®; CAS-Nr. 61622-34-2; $C_{18}H_{23}N_9O_4S_3$, $M_r$ 525.62. **Strukturformel** s. Cefalosporin-Antibiotika. **Wirk.** u. **Anw.:** Cefalosporin-Antibiotikum mit ausreichender β-Lactamase-Stabilität; relativ gut wirksam gegen Staphylokokken, wenn Serumspiegel zwischen 0.4 bis 0.8 µg/mL beträgt; ebenfalls gut wirksam gegen A- u. B-Streptokokken, Meningokokken, Haemophilus influenzae. Das Antibiotikum wird z.B. bei schweren Harnwegsinfektionen, sekundärer Pneumonie, bei Infektionen mit H. influenzae bei Ampicillinresistenz eingesetzt. **Übl. Dos.:** bei schweren Infektionen 3mal 2g/d, Kinder 3mal 0.05 g/kg KG/d. **Nebenw.:** wie andere Cefalosporin-Antibiotika*, Alkoholunverträglichkeit; s.a. Antibiotika (Tab.).

**Cefoxitin** INN: 7-Methoxy-cefalosporin, (6R,7R)-3-(Carbamoyloxymethyl)-7-methoxy-8-oxo-7-[2-(2-thienyl)acetamido]-5-thia-1-azabicyclo[4.2.0]oct-2-en-2-carbonsäure, Mefoxitin®; CAS-Nr. 35607-66-0; $C_{16}H_{17}N_3O_7S$, $M_r$ 427.46. **Strukturformel** s. Cefalosporin-Antibiotika. Schmp. 149-150°C unter Zers. **Wirk.** u. **Anw.:** das Cefalosporin-Antibiotikum hat eine hohe Stabilität gegen β-Lactamasen; wirksam gegen gramnegative Stäbchen wie Proteus mirabilis u. vulgaris, E. coli u.a.; wirkt außerdem gegen diverse Bacteroides-Arten. Geeignet f. ungezielte Ther. schwerer Infektionen durch grampositive Kokken bzw. resistente gramnegative Stäbchen od. Bacteroides fragilis wie Sepsis, sekundäre Pneumonie, Harnwegs- u. schwere Gewebsinfektionen; außerdem spezielle Ther. bei Infektionen mit sensiblen Erregern; in Kombination mit Aminoglykosid-Antibiotika bei Infektionen mit resistenten Enterobakterien. HWZ 1 h. **Übl. Dos.:** i.v. 3- bis 4mal/d 2 g; Kinder: 3- bis 4mal 0.05 mg/kg KG/d. Dosierungsintervalle bei chronischer Niereninsuffizienz verlängern; s.a. Antibiotika (Tab.).

**Cefoxitin-Natrium:** Cefoxitinum natricum Ph.Eur.3; $C_{16}H_{16}N_3NaO_7S_2$, $M_r$ 449.4. Weißes, stark hygr. Pulver. Sehr leicht lösl. in Wasser.

**Cefpodoxim** INN: (+)-(6R,7R)-7-[2-(2-Amino-4-thiazol)glyoxylamido]-3-(methoxymethyl)-8-oxo-5-thia-1-azabicyclo[4.2.0]-oct-2-en-2-car-

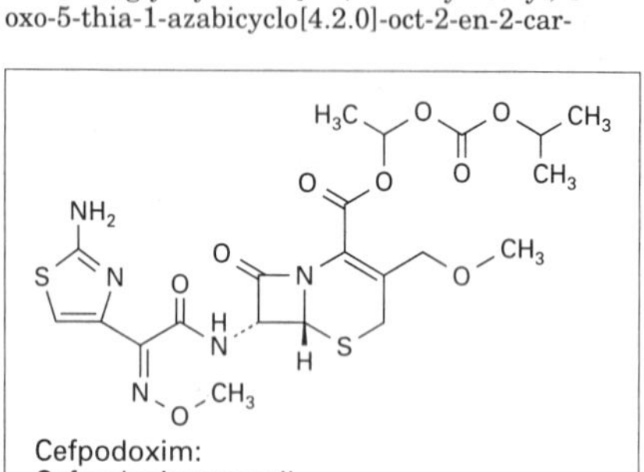

Cefpodoxim:
Cefpodoximproxetil

bonsäure, Biocef®, Orelox®, Otreon®, Podomexef®; CAS-Nr. 80210-62-4; $C_{15}H_{17}N_5O_6S_2$, $M_r$ 379.45. Cefalosporinantibiotikum (s. Antibiotika). **Wirk.:** gut gegenüber grampositive u. gramnegative Keime, im gramnegativen Bereich ähnlich wie Cefixim* u. ähnlich wie Cefuroximaxetil* im grampositiven Bereich; β-Lactamase-stabil; nicht wirksam gegenüber Meticillin-resistente Staphylokokken u. Pseudomonaden. **Anw.:** bei Infekten der oberen u. unteren Atemwege. **Nebenw.:** gastrointestinale Störungen, selten Kopfschmerz, reversibler Anstieg der Leberenzyme, Blutbildveränderungen, Anstieg harnpflichtiger Substanzen im Serum. Kontraind.: Schwangerschaft, Stillzeit, Allergien u. Asthma. HWZ 2.4 h. **Übl. Dos.:** Oral: 2mal/d 100 – 200 mg (100 mg C. entspr. 130.45 mg C.-Proxetil) mit reichl. Flüssigkeit zu einer Mahlzeit im Abstand von 12 h, Dosisreduktion bei Nierenfunktionseinschränkung. **Cefpodoximproxetil:** Proxetil*-Ester von Cefpodoxin; CAS-Nr. 87239-81-4; $C_{21}H_{27}N_5O_9S_2$, $M_r$ 557.59.

**Cefradin** INN: Cefradinum Ph.Eur.3, (6R,7R)-7-[(R)-2-Amino-2-(1,4-cyclohexadienyl)acetamido]-3-methyl-8-oxo-5-thia-1-azabicyclo[4.2.0]-oct-2-en-2-carbonsäure, Sefril®; CAS-Nr. 38821-53-3; $C_{16}H_{19}N_3O_4S$, $M_r$ 349.41. **Strukturformel** s. Cefalosporin-Antibiotika. Lösl. in Wasser 1:50 bei pH 6, wenig lösl. in Wasser bei saurem od. neutralem pH, leicht lösl. in Propylenglykol; wenig lösl. in Aceton, Ethanol; prakt. unlösl. in Chloroform, Ether. $pK_s$ (konjugierte Säure) 2.63, $pK_s$ 7.27. **Wirk.** u. **Anw.:** oral applizierbares Cefalosporin-Antibiotikum; bakterizid wirksam gegen grampositive Bakterien wie Pneumo- Strepto-, Staphylo-, Gono- u. Meningokokken; Wirk. schwächer als bei den parenteral verwendeten Cefalosporinen. C. wird eingesetzt bei Harnwegs-, Atemwegs- u. Hautinfektionen mit empfindlichen Erregern. HWZ 0.8 h. **Übl. Dos.:** Oral: 1.0 g/6 h bis max. 8.0 g/d. Parenteral: 1.0 g/6 h. Nahezu vollständige Resorption bei peroraler Gabe; s.a. Antibiotika (Tab.). Gebräuchl. ist Cefradin-Monohydrat.

**Cefsulodin** INN: (6R,7R)-3-[(4-Carbamoylpyridinio)methyl]-8-oxo-7[(R)-2-phenyl-2-sulfoacetamido]-5-thia-1-azabicyclo[4.2.0.]oct-2-en-2-carboxylat, Pseudocef®; CAS-Nr. 62587-73-9; $C_{22}H_{20}N_4O_8S_2$, $M_r$ 532.55. **Strukturformel** s. Cefalosporin-Antibiotika. **Wirk.** u. **Anw.:** Cefalosporin-Antibiotikum mit guter Wirksamkeit gegen Pseudomonas aeruginosa; teilweise auch gegen Carbenicillin- u. Gentamicin-resistente Pseudomonas-Stämme wirksam. C. wird eingesetzt bei Pseudomonas-Infektionen der Harn- u. Atemwege, der Haut u. der Knochen; oft in Kombination mit einem Aminoglykosid-Antibiotikum. HWZ 1.6 ±0.2 h. Übl. Dosis.: 2 bis 3 g/d, max. 6 g/d; Kinder: 0.05 g/kg KG/d in 2 bis 3 Einzelgaben; i.m. mit 0.5%iger Lidocain-Lsg.; s.a. Antibiotika (Tab.). Gebräuchl. ist Cefsulodin-Natrium.

**Ceftazidim** INN: (Z)-(7R)-7-[2-(2-Aminothiazol-4-yl)-2-(1-carboxy-1-methylethoxyimino)-acetamido]-3-(1-pyridiniomethyl)-3-cephem-4-carboxylat; CAS-Nr. 72558-82-8; $C_{22}H_{22}N_6O_7S_2$, $M_r$ 546.6. **Strukturformel** s. Cefalosporin-Antibiotika. **Anw.:** Cefalosporin-Antibiotikum mit besonderer Aktivität gegen Proteus vulgaris, Pseudomonas, Enterobacter cloacae. **Übl. Dos.:** Parenteral: als Pentahydrat in Kombination mit Natriumcarbonat; i.v. 2 bis 4 g/d, Kinder 50 bis 100 mg/kg KG; s.a. Antibiotika (Tab.).

**Ceftibuten** INN: (+)-(6R,7R)-7-[(Z)-2-(2-Amino-4-thiazoyl)-4-carboxyisocrotonamido)-8-oxo-5-thia-1-azabicyclo[4.2.0]-oct-2-en-2-carbonsäure, Caedax®, Keimax®; CAS-Nr. 97519-39-6;

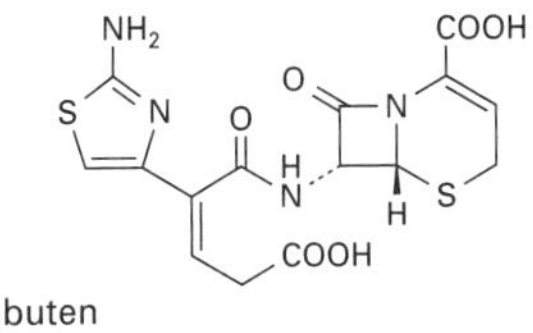

Ceftibuten

$C_{15}H_{14}N_4O_6S_2$, $M_r$ 410.42. Bildet auch ein Dihydrat. $pK_{s,1}$ 2.17 (COOH-Gruppe, Cephemring), $pK_{s,2}$ 3.67 (COOH-Gruppe, Seitenkette), $pK_{s,3}$ 4.07 ($NH_2$-Gruppe). Cefalosporinantibiotikum (s. Antibiotika). **Wirk.:** β-Lactamase-stabil; Wirkspektrum ähnelt dem von Cefixim*, vorteilhaft ist die hohe Aktivität gegen Enterobacteriaceae wie E. coli, Klebsiellen, Proteusarten u. Morganella, Pseudomonaden sind stets, Enterobacter, Actinetobacter u. Serratia teilweise resistent. **Anw.:** bei akuter Bronchitis, Nieren- u. Harnwegsinfektionen. **Nebenw.:** gastrointestinale Beschwerden, Kopfschmerzen, Blutbildveränderungen. Kontraind.: Säuglinge unter 3 Monaten, Asthma bronchiale u. ausgeprägte Allergien. HWZ 2.5 h. **Übl. Dos.:** Oral: tgl. 400 mg (entspr. 435.14 mg C.-Dihydrat), Kinder bis 12 Jahre od. 45 kg KG tgl. 9 mg/kg KG; Einnahme 1 bis 2 h vor od. nach der Mahlzeit.

**Ceftix®**: s. Ceftizoxim.

**Ceftizoxim** INN: (6R,7R)-7-[2-Amino-4-thiazolyl)glyoxylamido]-8-oxo-5-thia-1-azabizyclo[4.2.0]oct-2-en-2-carbonsäure-$7^2$-(Z)-(*O*-methyloxim); CAS-Nr. 68401-81-0; $C_{13}H_{13}N_5O_5S_2$, $M_r$ 383.40. Schmp. 227°C (Zers).

**Ceftizoxim-Natrium:** Ceftix®; CAS-Nr. 68401-82-1. **Anw.:** Breitband-Cefalosporinantibiotikum, gegen β-Lactamasen stabil; vergleichbar mit Cefotaxim*. **Übl. Dos.:** Erwachsene 2- bis 3mal/d 1 bis 3 g i.v., Kinder: 50 bis 200 mg/kg KG/d in 2 bis 3 Einzeldosen.

**Ceftriaxon** INN: Rocephin®; CAS-Nr. 73384-59-5; $C_{18}H_{18}N_8O_7S_3$, $M_r$ 554.6. **Strukturformel** s. Cefalosporin-Antibiotika. **Anw.:** Cefalosporin-Antibiotikum. HWZ 8 ±1.3 h. Wirkungsspektrum u. -intensität entsprechen dem Cefotaxim. **Übl. Dos.:** i.v. od. i.m. 1- bis 2mal/d 1 bis 2 g, Kinder: 50 bis 70 mg/kg KG/d. s.a. Antibiotika (Tab.).

**Ceftriaxon-Dinatrium:** Ceftriaxonum natricum Ph.Eur.3; $C_{18}H_{16}N_8Na_2O_7S_3 \cdot 3.5\ H_2O$, $M_r$ 662. Schwach hygr. Pulver. Sehr leicht lösl. in Wasser.

**Cefuroxim** INN: (6R,7R)-Carbamoyloxymethyl-7-[2-(2-furyl)-2Z-(methoxyimino)-acetamido]-8-oxo-5-thia-1-azabicyclo[4.2.0]-oct-2-en-2-carbonsäure, Zinacef®; CAS-Nr. 55268-75-2; $C_{16}H_{16}N_4O_8S$. **Strukturformel** s. Cefalosporin-Antibiotika. **Wirk.** u. **Anw.:** Cefalosporin-Antibiotikum mit verbesserter antimikrobieller Wirksamkeit gegen gramnegative Stäbchen u. weitgehender β-Lactamase-Stabilität; gut wirksam gegen A- u. B-Streptokokken, Gono- u. Meningokokken sowie Haemophilus influenzae. Erfolgreich bei schweren Infektionen mit Staphylokokken u. resistenten gramnegativen Stäbchen wie sekundäre Pneumonie, Harnwegs- u. Gewebsinfektionen; häufig in Kombination mit Aminoglykosid-Antibiotika*; ferner zur Ther. von Infektionen mit Haemophilus influenzae, Klebsiella pneumoniae u. penicillinresistenten Gonokokken. HWZ 1.1 h. **Übl. Dos.:** bei schweren Infektionen i.v. 3mal 2 g/d (bei Gonorrhö i.m. 1mal 1.5 g); Kinder: 3mal 0.05 g/kg KG/d; s.a. Antibiotika (Tab.).

**Cefuroxim-Natrium:** Cefuroxinum natricum Ph.Eur.3; $C_{16}H_{15}N_4NaO_8S$, $M_r$ 446.4. Weißes, schwach hygr. Pulver. Leicht lösl. in Wasser.

**Cefuroximaxetil:** 1-Acetoxyethylester von Cefuroxim*, Elobact®; $C_{20}H_{22}N_4O_{10}S$, $M_r$ 510.1. **Wirk.** u. **Anw.:** Cefalosporin-Antibiotikum*, breit wirksam gegen grampositive u. gramnegative Erreger. **Nebenw.:** allergische Hautreaktionen, Übelkeit, Durchfälle u. gastrointestinale Beschwerden.

**Celestan®**: s. Betamethason.

**Celiprolol** INN: 3-[3-Acetyl-4-(3-tert-butylamino-2-hydroxypropoxy)phenyl]-1,1-diethylharnstoff, St 1396; CAS-Nr. 56980-93-9; $C_{20}H_{33}N_3O_4$, $M_r$ 379.50. **Strukturformel** s. β-Sympatholytika. Schmp. 117°C aus Aceton. Monohydrat: Schmp. 76-79°C (inhomogen). $pK_s$ (konjugierte Säure) 9.68 (20°C).

**Celiprololhydrochlorid:** Selectol®; CAS-Nr. 57470-78-7; $C_{20}H_{34}ClN_3O_4$, $M_r$ 415.96. Schmp. 198-202°C; polymorph. $UV_{max}$ (Salzsäure, 0.01 mol/L) 232 nm, ε 27400. Löslk. über 50 g/L (Wasser, Raumtemperatur). **Wirk.** u. **Anw.:** kardioselektives β-Sympatholytikum* (Betarezeptorenblocker) mit intrinsischer Aktivität ($\beta_1$-Selektivität), vasodilatierend; Indik.: Hypertonie, Angina pectoris. **Nebenw.:** Müdigkeit, Kopfschmerz, gastrointestinale Beschwerden. Wechselw.: Antihypertensiva, Antidiabetika. **Übl. Dos.:** morgens 200 mg. **Pharmakokinetik:** wegen des stark hydrophilen Charakters wird das Blutspiegelmaximum erst nach ca. 3 h erreicht u. die Blut-Hirn-Schranke kaum überwunden; HWZ (der überwiegend renalen Elimination) ca. 4.5 h, geringe Metabolisierung.

**Celite®**: Präparierte u. standardisierte Kieselgur*, die als Filtrierhilfsmittel u. in der Säulenchromatographie Verw. findet.

**Cella**: Zelle; Cellula: kleine Zelle.

**Cellacefat**: s. Celluloseacetatphthalat.

**CellCept®**: s. Mycophenolatmofetil.

**cellferon®**: s. Interferon alfa.

**Cellobiasen**: β-1,4-Glucosidasen; im Tier- u. Pflanzenreich weitverbreitet (besonders in reifenden Früchten, Mikroorganismen, z.B. Hefe, u. in der Dünndarmschleimhaut). C. zerlegen Cellobiose* in Glucose.

**Cellobiose**: Zellobiose; ein reduzierendes Disaccharid, das aus 2 Molekülen D-Glucose besteht, β-1,4-glykosidisch verknüpft; $M_r$ 342.3.

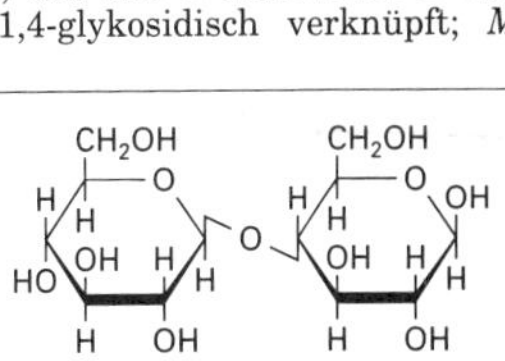

Cellobiose

Schmp. 225°C. $[\alpha]_D^{20°C}$ +14° → +35° (Wasser). C. unterscheidet sich von der Maltose durch die Konfiguration der glykosidischen Bindung. Wird durch Hefe nicht fermentiert u. durch Maltase nicht hydrolysiert. C. wird aber beim Kochen mit Säuren od. durch die Einw. der Cellobiasen* in Glucose gespalten. Nat. nicht in freier Form, sondern nur vereinzelt als Glykosidbaustein. C. stellt als Disaccharideinheit einen Baustein von Cellulose* u. Lichenin* dar.

**Cellophan®**: regenerierte Cellulose; s. Zellglas.

**Cellosolve®**: Ethylenglykolethylether.

**Cellulasen**: Enzyme, welche die Cellulose* zu Cellobiose* abbauen. C. fehlen im Organismus des Menschen, sind aber weitverbreitet in Bakterien (auch in der celluloseverdauenden Mikroflora des Wiederkäuermagens), Pilzen, Insekten, Schnecken, Würmern u. Samen höherer Pflanzen. C. dienen zur Herst. v. Verdauungsenzympräparaten, zur Entfernung unerwünschter Cellulose in Nahrungsmitteln u. zur Verzuckerung der Cellulose.

**Celluloid**: Zellhorn; hornartige Masse, ein Gem. von Nitrocellulose u. Campher (feste Lösung); lösl. in Aceton, Etheralkohol, Essigsäureethylester, läßt sich schneiden, drehen, auswalzen u. erwärmt in Formen pressen. Es ist sehr leicht entzündbar u. brennt mit heller Stichflamme. **Anw.**: zu Gebrauchsgegenständen aller Art. Lösungen v. C.-Abfällen in Ethanol, Essigsäureethylester od. Aceton dienen als Leim.

**Cellulose**: Zellulose; $(C_6H_{10}O_5)_n$. Ein pflanzliches Polysaccharid, besteht aus hochmolekularen unverzweigten Ketten, in denen D-Glucoseeinheiten β-1,4-glykosidisch miteinander verknüpft sind. Die relative Molmasse $M_r$ liegt genuin je nach dem Polymerisationsgrad zwischen 10 000 u. über 2 000 000 was 500 bis 10 000 Glucoseeinheiten entspricht. (Bei Cellulose in Holz beträgt der Polymerisationsgrad etwa 500 bis 2 000, in Baumwolle 3 000 bis über 10 000.) C. wird enzymatisch (unter Einw. von Cellulasen*) zum Disaccharid Cellobiose* hydrolysiert. Durch Behandlung mit konz. Säuren, z.B. 40%iger Salzsäure od. 60 bis 70%iger Schwefelsäure, bei erhöhter Temp. wird C. zu D-Glucose gespalten. Dieser als **Holzverzuckerung** bezeichnete Prozeß dient zur Erzeugung von gärfähigen Zuckern. C. ist in Wasser u. üblichen Lösungsmitteln unlöslich. **Nachw.**: mit Chlorzinkiodlösung*; lösl. z.B. in ammoniakalischer Kupfersulfatlösung (Schweizers Reagenz*).

**Vork.**: C. stellt den Hauptbestandteil der pflanzlichen Zellwände dar. Bestimmte Pflanzenfasern, wie Baumwolle, Hanf, Flachs u. Jute, bestehen aus fast reiner C.; Holz dagegen enthält nur 40 bis 60% C. In der Zellwand findet man 200 bis 300 Cellulosemoleküle zu 4 bis 10 nm dicken, elektronenmikroskopisch sichtbaren Mikrofibrillen vereinigt. Teile der Mikrofibrillen, die Micellen, sind parallel angeordnet, durch Wasserstoffbrückenbindungen stabilisiert u. haben kristallinen Charakter. Die Mikrofibrillen vereinigen sich zu Makrofibrillen u. sind in der Zellwand in eine Grundmasse, eine Matrix, eingebettet, in der sich auch polymere Kohlenhydrate von Nicht-Cellulosecharakter befinden, z.B. Pektine*, Hemicellulosen* u. Lignin* sowie geringe Mengen an Protein. C. ist mengenmäßig der bedeutendste Naturstoff. Celluloseabbauende Enzyme (Cellulasen*) sind in niederen Pflanzen, holzzerstörenden Pilzen u. einigen Bakterien enthalten. Pflanzenfressende Tiere können ebenfalls C. verwerten, da sie in ihrem Verdauungssystem symbiotisch lebende Mikroorganismen enthalten. Mensch u. fleischfressende Tiere können dagegen C. nicht spalten.

**Darst.** u. **Verw.**: C. hat große Bedeutung in der Industrie. Sie wird primär als Zellstoff* aus Holz od. anderen cellulosehaltigen Pflanzenteilen gew., indem die Begleitstoffe (Lignin, Hemicellulosen etc.) herausgelöst werden. Die Rohcellulose wird mit 17.5%iger Natronlauge behandelt, worin sich die α-Cellulose (besteht noch aus über 2000 Glucoseeinheiten) nicht löst, während die β-C. (Polymerisationsgrad 10 bis 150) u. γ-C. (unter 10) sich auflösen. Durch Ansäuren kann die β-C. wieder ausgefällt werden. Neben der Auflösung in Kupferoxidammoniaklösung (Schweizers Reagenz*) läßt sich C. auch durch andere Reagenzien u. vor allem in Form von Cellulosexanthogenat* lösen. Aus diesen Lösungen kann sie wieder in Form von Folien od. Fasern ausgefällt werden; man erhält regenerierte Cellulose (Zellwolle*), die z.B. auch zu Verbandwatte (s. Lanugo cellulosi absorbens) verarbeitet wird.

**In der pharmazeutischen Technologie** wird f. die Tablettierung u. Kapselabfüllung C. in mikrokristalliner (s. Cellulose, Mikrokristalline) od. mikrofeiner Qualität (s. Cellulosepulver) u. in verschiedenen Feinheitsgraden (Pulver, Granulat) verwendet.

**Cellulosederivate:** Die Art des Substituenten u. der Substitutionsgrad nehmen Einfluß auf die Löslichkeit. *Hydrophile* Substituenten (Hydroxyethyl-, Hydroxypropyl-) bewirken bei rel. geringem mittleren Substitutionsgrad* (MS ca. 0.5) Wasserlöslichkeit. Diese bleibt auch bei höherem MS erhalten. *Hydrophobe* Substituenten (Ethyl-, in geringem Maße auch Methyl-) werden bei einem MS von ca. 1.0 wasserlöslich. Bei höherem MS nimmt die Wasserlöslichkeit ab u. die Löslichkeit in organischen Lösungsmitteln zu; s. Carboxymethylcellulose, Cellulose, oxidierte, Celluloseacetat, Celluloseacetatphthalat, Cellulosenitrat, Collodium, Ethylcellulose, Ethylhydroxyethylcellulose, Hydroxyethylcellulose, Hydroxypropylcellulose, Hydroxypropylmethylcellulose, Hydroxypropylmethylcellulosephthalat, Methylcellulose.FIG-SF-H7: Cellulose: Cellulosederivate.

**Celluloseacetat**: Cellulosi acetas Ph.Eur.3, CA, Acetylcellulose; CAS-Nr. 9004-35-7. Eine partiell O-acetylierte Cellulose; entsteht bei der Einw. von Essigsäureanhydrid auf Cellulose bei Gegenwart von Schwefelsäure. Besteht hauptsächl. aus Cellulosetriacetat (CTA). Pulver od. Körner, hygr., prakt. unlösl. in Wasser, Aceton, Etganol, lösl. in Ameisensäure od. 2-Methoxyethanol. Durch Hydrolyse entstehen aus den Celluloseacetaten die **Cellulosehydroacetate**. Diese u. C. bilden weiße bis durchsichtige amorphe Massen, die thermoplast., nicht explosiv u. schwer brennbar sind. Während Cellulosehydroacetate in Aceton lösl. sind, ist dies bei C. nicht der Fall. Letzteres löst sich in Chloroform, Eisessig, Nitrobenzol u. anderen Lösungsmitteln. **Anw.**: zur Herst. celluloidähnlicher, aber schwer brennbarer Massen (Zellon, Zellit), ferner zur Herst. v. Filmen, Kunstleder u. Kunstseide (Acetyl- od. Acetatseide*).

**Celluloseacetatphthalat**: Cellulosi acetas phthalas Ph.Eur.3, Cellulosum acetico-phthalicum, Cellulosum acetylatum-phthalylatum, Acetylphthalylcellulosum, CAP, Cellacefat; CAS-Nr. 9004-38-0. Gemischter Partialester der Cellulose mit einem Gehalt von 30 bis 40% Phthalylgruppen (eine –CO–OH-Gruppe unverestert, frei zur Salzbildung), 17 bis 26% Acetylgruppen u. max. 3% freien Säuregruppen (freie Phthalsäure). Weißes, hygr. Pulver; prakt. unlösl. in Wasser, Ethanol, Kohlenwasserstoffen (auch chlorierten); lösl. in einigen Ketonen (Aceton), Estern, Ethern, Dioxan, Alkohol-Chlorkohlenwasserstoff-Gemischen, Keton-Alkohol-Gemischen, u.a. Quillt in neutralen od. leicht alkalischen Lösungen. Lösl.

ab ca. pH 6 (Salzbildung an der freien Phthalatcarboxylgruppe); Viskosität 50 bis 90 mPa·s (cP) (15%ige Lsg. in Aceton mit 0.4% Wasser bei 25°C); Wassergehalt max. 5%; kühl aufzubewahren. Inkomp.: Eisensalze, Silbernitrat, Na-Citrat, Al-Sulfat, $CaCl_2$, $HgCl_2$, Ba-Nitrat, bas. Bleiacetat, starke Alkalien od. Säuren (Hydrolyse); Hydrolyse auch unter feuchten u. warmen Lagerungsbedingungen. **Anw.:** Als magensaftresistenter Überzug auf Tabletten u. Dragees (Anteil 5 bis 9% der Arzneiform, meist aufgesprüht). Der Überzug quillt u. löst sich (innerhalb 1 h) in wäßrigem Milieu oberhalb pH 5.9. Die Zugabe von 5 bis 30% eines Weichmachers ist zweckmäßig (Dibutyl-, Diethyl-, Dimethylphthalat u.a.). Na-, Ammonium- od. Triethanolamin-Salze eignen sich f. die Mikroverkapselung (s. Mikrokapseln). Ähnliche Eigenschaften besitzen Celluloseacetatsuccinat, Stärkeacetatphthalat u. Methylcellulosephthalsäurehalbester.

**Celluloseacetatsuccinat:** s. Celluloseacetatphthalat.

**Celluloseester:** wichtige Derivate der Cellulose, die durch teilweise od. vollständige Veresterung der freien Hydroxylgruppen der Cellulose erzeugt werden; z.B. s. Celluloseacetat, Celluloseacetatphthalat, Cellulosenitrat.

**Celluloseether:** wichtige Derivate der Cellulose, s. z.B. Methylcellulose u. Carboxymethylcellulose.

**Cellulosefasern:** s. Kunstseiden.

**Celluloseglykolat:** Celluloseglykolsäureether, s. Carboxymethylcellulose.

**Cellulosehydroacetate:** s. Celluloseacetat.

**Cellulose, Mikrofeine:** Cellulosi pulvis, s. Cellulosepulver.

**Cellulose, Mikrokristalline:** Cellulosum microcristallinum Ph.Eur.3, MCC, Avicel®; eine teilweise depolymerisierte Cellulose, gew. aus α-Cellulose (s. Cellulose), die noch einer sauren Hydrolyse unterzogen wird. Sie hat daher nicht nur eine kleinere u. einheitlichere Molmasse ($M_r$ ca. 36000, ca. 220 Glucoseeinheiten), sondern auch einen verminderten amorphen Anteil. Sie kann in feuchter Atmosphäre unter begrenztem Quellen bis zu 25% Wasser aufnehmen (zerfallsbeschleunigende Wirk.); besitzt gegenüber der mikrofeinen C. eine bessere Quellfähigkeit. Die rel. schlechte Fließfähigkeit der Pulver kann durch Aerosil®-Zusatz deutlich verbessert werden. **Anw.** med.: Abführmittel vom Typ der Füllmittel, zur Verminderung des Hungergefühls. Anw. pharm.: als Füllmittel, aber auch als hervorragendes Bindemittel u. Zerfallsbeschleuniger (Sprengmittel), bevorzugt in 2 bis 5%iger Konz., besonders f. die Direkttablettierung* eingesetzt. Als Sprengmittel (Zerfallshilfmittel) ist sie der Stärke (Amylum*) überlegen.

**Cellulosenitrat:** Nitrocellulose, Schießbaumwolle, Salpetersäureester der Cellulose. Darst.: durch Einw. einer Mischung von starker Salpetersäure (1 T.) u. Schwefelsäure (2 bis 3 T.) u. ca. 10 bis 20% Wasser auf Baumwolle (Watte, Linters) od. Holzzellstoff. C. sieht aus wie Bauwolle u. verbrennt beim Entzünden blitzartig ohne Explosion, explodiert aber äußerst heftig durch Schlag od. Initialzündung (m. Knallquecksilber, elektr. Funken). Sie ist geruch- u. geschmacklos, unlösl. in Wasser, lösl. in Aceton, Amylacetat u.a. org. Lösungsmitteln. Beim Befeuchten mit einem Ethanol/Ether-Gem. quillt C. auf u. gelatiniert. Diese gelatinierte Masse explodiert langsamer u. wird zu rauchlosem bzw. rauchschwachem Schießpulver verwendet. C. hat einen N-Gehalt von 12.5 bis 13.5%. Eine Lsg. von 7 bis 8% C. in Nitroglycerol ergibt einen gallertartigen Körper, die **Sprenggelatine**; vgl. Collodium u. Dynamit; s.a. Membranfilter.

**Cellulose, Oxidierte:** Oxidized Cellulose USP. Ein Teil der OH-Gruppen der Cellulose* ist zu Carboxylgruppen oxidiert. Ähnliche Eigenschaften wie die Carboxymethylcellulose*.

**Cellulosepulver:** Cellulosi pulvis Ph.Eur.3, Pulvis Cellulosi, mikrofeine Cellulose, (gepulverte) Fasercellulose, Elcema®, Solka-Floc®, Tablettierhilfsmittel K®; CAS-Nr. 9004-34-6; eine gereinigte, gebleichte u. gepulverte C., gew. aus α-Cellulose (s. Cellulose). **Anw.:** in der pharmazeut. Technologie ähnl. wie mikrokristalline Cellulose*.

**Cellulose, Regenerierte:** s. Cellulosexanthogenat, Zellwolle.

**Cellulosexanthogenat:** Zwischenprodukt (rein nicht herstellbar) bei der Herst. v. Kunstseiden nach dem Viskoseverfahren. Entsteht durch Behandlung von Alkalicellulose mit Schwefelkohlenstoff in wäßriger Lsg. als orangerote, viskose Flüss. (sog. Viskose). Durch Säurefällung (es entweicht Schwefelwasserstoff u. Schwefelkohlenstoff) erhält man Kunstseide* bzw. regenerierte Cellulose* (s. Zellwolle) etc.

**Cellulosi acetas phthalas:** Cellulosum acetico-phthalicum, s. Celluloseacetatphthalat.

**Cellulosi pulvis:** s. Cellulosepulver.

**Cellulosum:** s. Verbandzellstoff.

**Cellulosum depuratum:** Cellulosum regeneratum, Verbandwatte aus Viskose (Zellwolle), s. Lanugo cellulosi absorbens.

**Cellulosum foliatum:** s. Verbandzellstoff, Hochgebleichter.

**Cellulosum ligni depuratum:** s. Verbandzellstoff, Hochgebleichter.

**Cellulosum ligni depuratum sterile:** s. Verbandzellstoff, Hochgebleichter.

**Cellulosum microcristallinum:** s. Cellulose, Mikrokristalline.

**Carmellosum natricum conexum:** s. Carboxymethylcellulose-Natrium, vernetzt.

**Cellulosum nitricum:** s. Collodiumwolle.

**Cellulosum regeneratum:** Cellulosum depuratum, Verbandwatte aus Viskose (Zellstoff), s. Lanugo cellulosi absorbens.

**Celsius, A.:** s. Aqua.

**Celsius-Skala:** in 100 Grade eingeteilte Temperaturskala zwischen Schmp. des Eises (0°C) u. Sdp. des Wassers (100°C); s. Aqua.

**Celutab®:** s. Emdex®.

**Cembran:** makrocyclisches Diterpengrundgerüst; Strukturformel s. Diterpene.

**Centaurea cyanus** L.: Fam. Asteraceae (Compositae), Kornblume (Europa). Stpfl. v. **Flores Cyani:** Kornblumen; die geschlechtslosen Randblüten der Blütenstände. **Inhaltsst.:** Centaurin (entspricht Cnicin*) (?), Gerbstoff, Cyanin (blauer Farbstoff), Harz, Schleim, Cichoriin (ein Cumaringlykosid). **Anw.:** als Tonikum sowie zu Augenwässern, zu Teemischungen (als Schönungsmittel) u. Räucherpulvern. (Die blauen Blüten bleichen am Licht leicht aus).

**Centaurium chilensis** (Willd.) Druce: (Erythraea chilensis) Fam. Gentianaceae, Bitterkraut (Peru, Chile). Stpfl. v. **Herba Canchalaguae:** Bitterkraut. **Inhaltsst.:** glykosidischer Bitterstoff, fettes Öl, Gerbstoff. **Anw.:** als Tonikum, Fiebermittel.

**HOM:** *Canchalagua:* getrocknetes, blühendes Kraut.

**Centaurium erythraea** Rafn: (C. minus Moench, C. umbellatum, Erythraea centaurium) Fam. Gentianaceae, Tausendgüldenkraut (Europa, Nordafrika, Nordamerika). Stpfl. v. **Centaurii herba:** Herba Centaurii, **Tausendgüldenkraut**; die getrockneten oberirdischen Teile blühender Pflanzen. **Off.:** DAB10, ÖAB90, Ph.Helv.7. **Inhaltsst.:** ca. 0.5 bis 1% Secoiridoidbitterstoffe (vor allem in den Blüten) wie Amarogentin*, Gentiopikrin* (Gentiopikrosid), Swertiamarin*, Gentianin*; Aglykon Erythrocentaurin u.a.; Phenolcarbonsäuren wie Kaffee- u. Syringasäure, Flavonoide wie Kämpferolglykoside. Bitterwert mind. 2 000 (DAB10, ÖAB90) bzw. mind. 100 Ph.Helv.-Einheiten (Ph.Helv.7.); Bitterwert der Blüten: bis ca. 12 000. **Anw.:** Bittermittel (Amarum purum); ähnl. wie Rad. Gentianae (s. Gentiana-Arten) als Stomachikum, auch bei Leber- u. Gallenleiden; früher als Fiebermittel. GED 1.5 g auf 1 Teetasse. **Zuber.:** Spec. amaricantes, Tct. amara.

**Centella asiatica** (L.) Urb.: (Hydrocotyle asiatica L.) Fam. Apiaceae (Umbelliferae), Asiatischer Wassernabel (Ostasien, Madagaskar). Stpfl. v. **Herba Centellae asiaticae:** Asiatisches Wassernabelkraut. **Inhaltsst.:** 0.1% äther Öl, Flavonolderivate; Ursanderivate, z.B. (freie) Asiatsäure (Strukturformel s. Saponine, Tab.1) u. deren Trisaccharid-Ester, z.B. Asiaticosid (Triterpensäure-Zuckerester-Spektrum wahrscheinlich von chem. Rassen abhängig). **Anw.:** in Form von Salben u. Tinkturen zur Wundbehandlung (antimikrobielle u. antiphlogistische Wirk., Kollagenbildung soll gefördert werden), i.m. u. peroral als Venenmittel*; in der indischen bzw. ostafrikan. Volksmedizin als Diuretikum, gegen Lepra, als Wundheilmittel.

**HOM:** *Centella asiatica* (HAB1.4), Hydrocotyle asiatica: getrocknete Pflanze.

**Centipoise:** abgek. cP (1/100 Poise), nicht mehr anzuwendende Einheit der dynamischen Viskosität*; 1 cP = 1 mPa·s (Millipascalsekunde).

**Centistokes:** 1/100 Stokes, nicht mehr anzuwendende Einheit der kinematischen Viskosität* (1 cSt = 1 $mm^2/s$).

**Centoxin®:** s. HA-1A.

**Centranthus ruber** (L.) DC.: (Kentranthus ruber, Valeriana rubra L.) Fam. Valerianaceae, Spornblume, Roter Baldrian (Mittelmeergebiet, Kalifornien, in Mitteleuropa auch als Zierpflanze). Stpfl. v. **Radix Centranthi:** Spornblumenwurzeln; **Inhaltsst.:** 1 bis 4% Valepotriate*, davon ca. 90% Valtrat, aber keine Alkaloide u. kein äther. Öl wie bei Valeriana-Arten. **Anw.:** Sedativum; zur Darstellung von Valepotriaten.

**Centriol:** in der Mitte des Centrosoms* gelegen; zeigt im Elektronenmikroskop denselben Bau wie ein Geißelquerschnitt.

**Centromer:** (*gr.* κέντρον Stachel, Mittelpunkt, Zirkel; μερος Teil) Teil des Chromosoms, an dem die Spindelfasern befestigt werden; nimmt auf jedem Chromosom eine charakteristische Stelle ein u. teilt es in 2 Arme unterschiedlicher Länge; auch Kinetochor genannt.

**Centrophenoxin:** s. Meclofenoxat.

**Centrosom:** tubuläres Gebilde, das stets in tierischen Zellen u. begeißelten Zellen anderer Organismengruppen vorkommt; normalerweise außerhalb der Kernhülle gelegen; verdoppelt sich vor der Mitose*; die beiden Centrosomen wandern während der Prophase* zu entgegengesetzten Zellpolen u. organisieren den Spindelapparat.

**Centrospermae:** s. Caryophyllaceae.

**Ceolat®:** s. Dimeticon.

**Cepa:** s. Allium cepa var. cepa.

**Cepaen:** s. Allium cepa var. cepa.

**Cepa marina:** Bulbus Scillae, s. Urginea maritima.

**Ceph...:** s.a. Cef... .

**Cephaelin:** $C_{28}H_{38}N_2O_4$, $M_r$ 466.60. Schmp. 116°C. Sekretolytisch u. emetisch wirkendes Alkaloid aus Cephaelis ipecacuanha*.

**Cephaelis ipecacuanha** (Brot.) A. Rich.: (Uragoga ipecacunha (Brot.) Baill., Psychotria ipecacuanha (Brot.) Stokes) u. **Cephaelis acuminata** Karst. (Uragoga granatensis Karst., Uragoga granatensis Bill.), Fam. Rubiaceae, sind Stpfln. von **Rad. Ipecacuanhae:** Ipecacuanhae radix Ph.Eur.3, Ipecacuanhawurzel, Brechwurzel. Je nach Abstammung bzw. Herkunft unterscheidet man *Mato-Grosso-* od. *Rio-Ipecacuanha* (von Cephaelis ipecacuanha; braune Farbe, tiefe Wülste, mäßige Dicke, kleine Stärkekörner) u. *Cartagena-*, *Nicaragua-*, *Costa-Rica-* od. *Panama-Ipecacuanha* (von Cephaelis acuminata; graue bis rötlich-braune Farbe, flachere Wülste, größere Dicke, größere Stärkekörner). Erstere ist heim. in Brasilien, kult. bes. in Matto Grosso u. Minas Geraes, von wo die Wurzel über Rio de Janeiro u. Bahia in den Handel kommt; letztere ist heim. in Nord- u. Zentralkolumbien. **Johore-Ipecacuanha:** stammt von in Indien u. Indonesien kultivierter C. ipecacuanha u. soll qualitativ der Rio-Droge entsprechen. **Inhaltsst.:** 1.8 bis 4% Alkaloide (in der Rinde!), Hauptalkaloide sind Emetin*, Cephaelin*, Psychotrin u. O-Methylpsychotrin; Nebenalkaloide sind z.B. Emetamin u. Protoemetamin; ferner sind enthalten 30 bis 40% Stärke, Saponine, Zucker, Pflanzensäuren. Das Emetin-Cephaelin-Verhältnis beträgt bei der wertvolleren Rio-Droge von C. i. 2:1 bis 3:1, bei

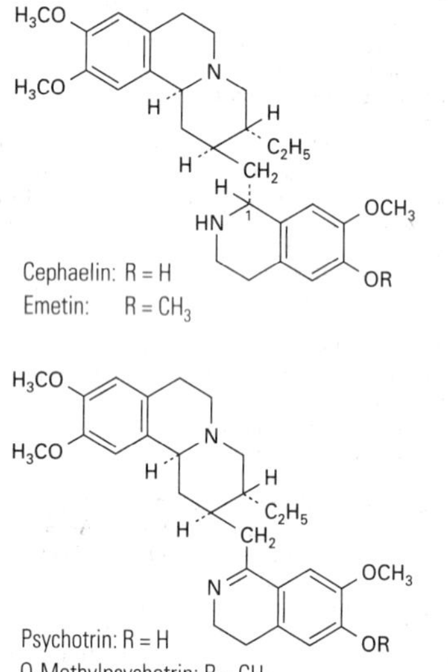

Cephaelis ipecacuanha: Hauptalkaloide

der Cartagena-Droge von C. acuminata ca. 1:1. **Gehalt:** mind. 2% Alkaloide, ber. als Emetin ($C_{29}H_{40}N_2O_4$). **Anw.:** als sekretolytisch u. sekretomotorisch wirkendes Expektorans; **Dos.:** ca. 10 g eines 0.5%igen Infuses; ferner als Emetikum (Brechmittel). Wird gepulverte Ipecacuanhawurzel verordnet, so ist Eingestelltes Ipecacuanhapulver zu verwenden. **Zuber.:** Sir. Ipecacuanhae, Sir. emeticus, Extr. Ipecacuanhae, Extr. Ipecacuanhae fluidum, Tct. Ipecacuanhae, Infusum Ipecacuanhae, Pulvis Ipecacuanhae opiatus. **Ipecacuanhae pulvis normatus** Ph.Eur.3: Eingestelltes Ipecacuanhapulver (Eingestellte Brechwurzel); Geh. an Alkaloiden, ber. als Emetin, 1.90 bis 2.10%.

**HOM:** *Cephaelis ipecacuanha* (HAB1.3): getrocknete unterirdische Organe (mind.1.8% Emetin); verord. z.B. b. Darmentzündung, Migräne, Bronchitis, Diarrhö.

**Cephalosporinasen:** s. β-Lactamasen.

**Cephalosporine:** s. Cefalosporin-Antibiotika.

**Cephoral®:** s. Cefixim.

**Cer:** Cerium, Zerium, Cerium metallicum, Ce, $A_r$ 140.12, OZ 58. D. 6.773. Schmp. 798°C. Sdp. 3257°C. Grausilbernes, leicht schneidbares Seltenerdmetall*.

**Cera:** Wachs, s. Wachse.

**Cera alba:** Gebleichtes Wachs, s. Wachse.

**Cera Carnauba:** Karnaubawachs, s. Wachse.

**Cera chinensis:** Chinesisches Wachs, Insektenwachs, s. Wachse.

**Cera Coperniciae:** Karnaubawachs, s. Wachse.

**Cera emulsificans:** s. Emulgierender Cetylstearylalkohol.

**Cera flava:** Gelbes Wachs, Bienenwachs, s. Wachse.

**Cera japonica:** Japanwachs, s. Wachse.

**Cera Lanae:** s. Wollwachs.

**Cera Lanae cum Aqua composita:** Wasserhaltiges Wollwachs [ÖAB90], s. Lanolin.

**Cera liquida:** Flüssiges Wachs, Ölsäuredecylester, Decyloleat, Cetiol® V; CAS-Nr. 3687-46-5; Gem. von Ölsäureestern verschiedener flüssiger Fettalkohole, vorwiegend Decanol. Klare, schwach gelbliche, ölige Flüss., trübt sich unterhalb 5°C. In jedem Verhältnis mischbar mit Ether, Chloroform, Benzol, Petrolether, fetten Ölen od. flüssigem Paraffin; prakt. nicht mischbar mit Ethanol. D. 0.860 bis 0.880; $n_D^{20°C}$ 1.454 bis 1.458; Viskosität (20°C): 15 bis 20 mPa·s; IZ 55 bis 65; VZ 130 bis 140; SZ max. 1.0; OHZ max. 2. **Off.:** ÖAB94, DAC86. **Anw.:** konsistenzvermindernder Bestandteil der Fettphase von Cremes; als Spreitungshilfsstoff in Salben; Lösungsmittel f. lipophile Arzneistoffe; Sorptionsvermittler; zur Verbesserung der Hautaffinität von Salbengrundlagen.

**Ceramid:** s. Glykolipide.

**Ceramidphosphorylcholine:** s. Phosphatide.

**Cera mineralis:** s. Paraffinum solidum.

**Cer(IV)-ammoniumnitrat:** Ammoniumcer(IV)-nitrat, Cer(IV)-ammonium nitricum, Ammoniumhexanitratocerat; $(NH_4)_2[Ce(NO_3)_6]$, $M_r$ 548.26. Orangegelbes krist. Pulver, leicht lösl. in Wasser, lösl. in verd. Mineralsäuren; starkes Oxidationsmittel. **Anw.:** in der Cerimetrie*.

**Cer(IV)-ammoniumsulfat:** Ammoniumcer(IV)-sulfat; $(NH_4)_4Ce(SO_4)_4 \cdot 2\,H_2O$, $M_r$ 668.62. Orangefarb. Kristalle od. krist. Pulver, lösl. in Wasser, unlösl. in Ethanol. **Anw.:** in der Cerimetrie*.

**Cera montanglycoli:** s. Montanglykolwachs.

**Cera Palmarum:** Karnaubawachs, s. Wachse.

**Cerasus virginiana:** s. Prunus serotina.

**Ceratae:** Cerate werden in der Homöopathie* aus Ursubstanzen, Urtinkturen od. Verreibungen mit einer Mischung aus 3 T. Ol. Arachidis u. 7 T. Cera flava im Verhältnis 1:9 bereitet.

**Ceratonia siliqua** L.: Fam. Caesalpiniaceae (Leguminosae), Johannisbrotbaum (Mittelmeerländer, kult. in subtrop. Ländern, z.B. auch in Kalifornien). Stpfl. v. **Fructus Ceratoniae:** Siliqua dulcis, Johannisbrot, Bockshörndl; die reifen, getrockneten Hülsenfrüchte, meist vom Samen befreit. **Inhaltsst.:** 30 bis 70% Zucker (davon ca. 50% Saccharose, 20% Glucose, 17% Fructose, 2 bis 3% Xylose, Primverose, Ceratose u.a.), ca. 35% Stärke, 0.5% Fett, 3% Schleim, 4% Proteine, Pektine, Cellulose, Hemicellulosen, Lektine (Concanavalin A), Saponine, Isobuttersäure (f. den Geschmack der Früchte verantwortlich). **Anw.:** als Nahrungsmittel, als Antidiarrhöikum (Kinder); als Kaffee-Ersatz (Carobenkaffee). **Semen Ceratoniae:** Semen Carobae, Johannisbrotkerne, Karoben (Caroben). Der Same besteht zu ca. 45% aus Schleimendosperm. **Johannisbrotkernmehl:** Johannisbrotmehl, Carobengummi; das gepulverte Schleimendosperm. **Inhaltsst.:** Schleim, besteht zu 90% aus Carubin, ein Galactomannan (s. Leguminosenschleim). **Anw.:** als Verdickungsmittel (z.B. f. Lebensmittel), zu Diätmitteln bei der Behandlung akuter Ernährungsstörungen, bei Zöliakie*, gegen Erbrechen bei Säuglingen; auch als Abmagerungsmittel verwendet, da geringer Nährwert u. das Hungergefühl wird herabgesetzt.

**Ceratum(a):** Wachssalbe, eine veraltete Arzneizubereitung, zwischen Salben u. Pflaster stehend, meist aus Wachs, Walrat, Ceresin bestehend.

**Cerebral:** das Gehirn (Cerebrum) betreffend.

**Cerebroforte®:** s. Piracetam.

**Cerebronsäure:** 2-Hydroxytetracosansäure, α-Hydroxylignocerinsäure; $CH_3(CH_2)_{21}CHOHCOOH$; $M_r$ 384.63. Schmp. 101°C. Hydroxylierte Fettsäure, Bestandteil verschiedener Glykolipide*.

**Cerebroside:** zu den Lipoiden* gehörende, phosphorfreie Substanzen (Cerebron, Kerasin, Nervon, Oxynervon), die sich vorwiegend im Gehirn (ca. 11% der Trockensubstanz), aber auch in der Milz, Niere, Lunge u. in Blutzellen vorfinden; s.a. Glykolipide.

**Cerebrospinalis:** zu Gehirn u. Rückenmark gehörend.

**Cerebrosteril®:** s. Piracetam.

**Cerebrum:** Gehirn.

**Ceredase®:** s. Alglucerase.

**Cereoli:** Arzneistächen, Wundstäbchen, s. Bacilli (medicati).

**Ceresinum:** Wachs, Mikrokristallines; s. Paraffinum solidum, Ozokerit.

**Cereus grandiflorus:** s. Selenicerus grandiflorus.

**Cergem®:** s. Gemeprost.

**Cerimetrie:** Verfahren der Maßanalyse*, bei dem (z.B.) mit Cer(IV)-sulfat-Maßlösung titriert wird. Ce(IV) wird dabei zu Ce(III) reduziert. Die C. eignet sich u.a. zur Bestimmung von Arsen, Eisen, Cer, Oxalat, Glucose u. Weinsäure.

**Cerium:** s. Cer.

**Cerium(IV)-ammonium nitricum:** s. Cer(IV)-ammoniumnitrat.

**Cerium nitricum:** s. Cer(III)-nitrat.

**Cerium oxalicum:** s. Cer(III)-oxalat.

**Cer(III)-nitrat:** Cer(III)-nitrat-Hexahydrat, Cerium nitricum (hexahydricum), Ceronitrat, salpetersaures Cerium; $Ce(NO_3)_3 \cdot 6\ H_2O$. Farblose hygr. Kristalle, leicht lösl. in Wasser u. Ethanol. **Off.:** DAC86. **Anw.** med.: als Sedativum, bei Dyspepsie (heute obsolet); als bakterizides u. fungistatisches Oberflächenantiseptikum bei Verbrennungen.

**Ceronitrat:** s. Cer(III)-nitrat.

**Cerooxalat:** s. Cer(III)-oxalat.

**Cer(III)-oxalat:** Cerium oxalicum, Cerooxalat, Cerooxyduloxalat; $Ce_2(C_2O_4)_3 \cdot 9\ H_2O$, $M_r$ 706.47. Weiß., krist., geruch- u. geschmackloses Pulver, fast unlösl. in Wasser u. Ethanol, lösl. in heißer Salzsäure. **Off.:** ÖAB90. **Anw.** med.: früher als Sedativum bei Magen- u. Darmkatarrhen, bei Erbrechen u. Seekrankheiten.

**HOM:** *Cerium oxalicum:* verord. z.B. b. Hyperemesis (Erbrechen).

**Cerotinsäure:** $C_{25}H_{51}COOH$. Farblose Kristalle, leicht lösl. in siedendem Ethanol, unlösl. in Wasser; nat. im Bienenwachs, s.a. Wachse.

**Certomycin®:** s. Netilmicin.

**Ceruletid** INN: Synthetisches Caerulein, 5-Oxo-L-propyl-L-glutaminyl-L-aspartyl-L-tyrosyl-L-threonylglycyl- L-tryptophyl-L-methionyl-L-aspartyl-L-phenylalaninamid-4-(hydrogensulfat)(ester), Takus®; CAS-Nr. 17650-98-5; $C_{58}H_{73}N_{13}O_{21}S_2$, $M_r$ 1352.41. **Anw.:** Pankreasfunktionsdiagnostikum; Adjuvans bei der Röntgenuntersuchung der Gallenblase, der Gallenwege, des Verdauungstraktes. HWZ 0.05 bis 0.08 h. Gebräuchl. sind auch Ceruletid-tris(diethylamin)-Trihydrat u. Ceruletid-diethylamin.

**Cerumenolytikum:** erweichendes Mittel f. Zerumenalpfropfen (Ohrenschmalzpfropfen). Entsprechende Präparate enthalten z.B. Glycerol, Ethanol, Chlorbutanol, Natriumcarbonat, Docusat-Natrium*. Dürfen nicht bei perforiertem Trommelfell angewendet werden.

**Cerussa:** s. Bleicarbonat, Basisches.

**Cervix:** (lat.) Hals, Nacken; **C. uteri:** Gebärmutterhals.

**Cerylalkohol:** $C_{26}H_{53}OH$. Schmp. 79°C. Feste weiße Substanz, lösl. in Ethanol, unlösl. in Wasser, kommt verestert in Wachsen* u. Lanolin vor.

**Cesol®:** s. Praziquantel.

**Cestodes:** Bandwürmer, s. Taenia, Echinococcus.

**Cestrum:** s. Solanum-Alkaloide.

**Cetaceum:** s. Walrat.

**Cetaceum artificale:** s. Cetylpalmitat.

**Cetal®:** s. Vincamin.

**Cetalkoniumchlorid** INN: Cetalkonii chloridum INN, Benzylhexadecyldimethylammoniumchlorid; CAS-Nr. 122-18-9; $C_{25}H_{46}ClN$, $M_r$ 396.12.

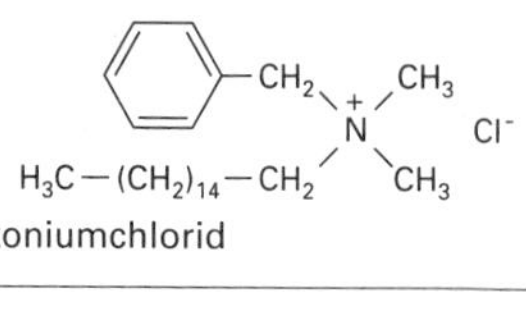


Cetalkoniumchlorid

Schmp. 59°C aus Ethylacetat/Petrolether. Lösl. in Wasser, Ethanol, Aceton, Ethylacetat, Propylenglykol, Sorbitol-Lösungen, Glycerol, Ether, Tetrachlorkohlenstoff. pH 7.2 (wäßrige Lösungen). **Anw.:** Hilfsstoff (Lösungsvermittler, Netzmittel), Desinfiziens. **Übl. Dos.:** Topikal: Händedesinfektion: 2%. Gebräuchl. ist auch Cetalkonium.

**Cetanol:** s. Cetylalkohol.

**Cetearyloctanoat:** Cetearylis octoneas, Ethylhexansäurecetylstearylester; ein Gem. v. Estern der 2-Ethylhexansäure mit 1-Hexadecanol u. 1-Octadecanol, das bis zu 10% Isopropyltetradecanoat (Isopropylmyristat*) enthalten kann. Dem Bürzeldrüsenfett* ähnliche wachsartige Substanz. Viskosität 15 mPa·s (cP), D. 0.850 bis 0.860, $n_D^{20°C}$ 1.444 bis 1.448, SZ max. 1.0, POZ max.2.0, VZ 140 bis 150. **Off.:** DAC86. **Anw.:** zur Herst. von Salben etc.

**Cetiol®:** s. Ölsäureoleylester.

**Cetiol® A:** Laurinsäurehexylester; Sorptionsvermittler; s.a. Cera liquida.

**Cetiol® V:** s. Cera liquida.

**Cetirizin** INN: (±)-[2-[4-(4-Chlor-α-phenylbenzyl)-1-piperazinyl]ethoxy]essigsäure, Zyrtec®;

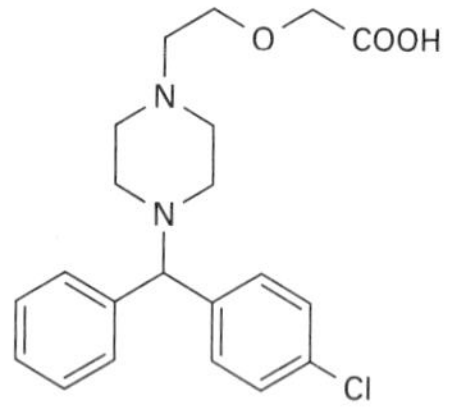


Cetirizin

CAS-Nr. 83881-51-0; $C_{21}H_{25}ClN_2O_3$, $M_r$ 388.90. Hauptmetabolit von Hydroxyzin*. **Wirk.** u. **Anw.:** Antihistaminikum, Antiallergikum ohne sedierenden Effekt, anitallergische Wirk. durch selektive Hemmung von Histamin-$H_1$-Rezeptoren. **Nebenw.:** selten Kopfschmerz, Mundtrockenheit, gastrointestinale Störungen. Kontraind.: schwere Nierenerkrankungen, Schwangerschaft (1. Trimenon), Stillzeit, Anw. bei Kinder unter 12 Jahren. HWZ 7.4 h. **Übl. Dos.:** Oral: 10 mg/d (abends).

**Cetirizindihydrochlorid**: CAS-Nr. 83881-52-1; $C_{21}H_{27}Cl_3N_2O_3$, $M_r$ 461.82. Schmp. 225°C.

**Cetobemidon** INN: [4-(3-Hydroxyphenyl)-1-methyl-4-piperidyl]ethylketon, Ketobemidonum, Cliradon®; CAS-Nr. 469-79-4; $C_{15}H_{21}NO_2$, $M_r$ 247.33. Schmp. 156-157°C. **Anw.:** Starkes Analgetikum. Gebräuchl. ist auch Cetobemidonhydrochlorid.

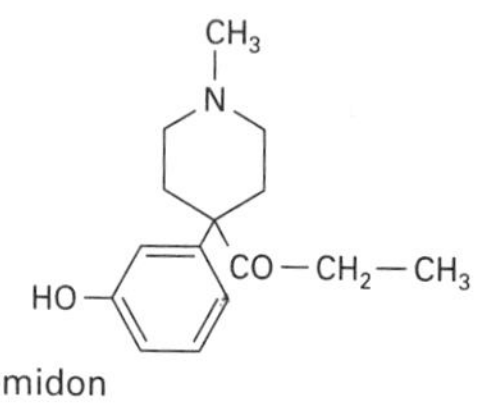


Cetobemidon

**Cetomacrogol® 1000:** Ether Polyoxylicus et Cetostearylicus; Polyoxyethylen-1000-cetylstearylether, Polyoxyl-20-Cetostearylether, Cremophor O®, Cyclogol® 1000, Eumulgin C 1000®; $M_r$ 1210. Lösl. in Wasser, Ethanol u. Aceton; unlösl. in Petrolether. OHZ 40 bis 52.5. Inkomp.: Phenole (vermindern die bakterizide Wirk. von quaternären Ammoniumverbindungen). Sterilisierbar im

Heißluftschrank bei 150°C 1 Stunde. **Anw.:** nichtionogener Emulgator* (HLB-Wert 16.1) f. pH-stabile u. elektrolytunempfindliche O/W-Emulsionen; Solubilisator f. ätherische Öle (1.0 bis 1.5%). Zur Herst. eines Komplexemulgators: 2 T. C. u. 8 T. Cetylstearylalkohol (Cetomacrogol Emulsifying Wax); s.a. Polyoxyethylenfettalkoholether.

**Cetostearolum emulsificans:** s. Emulgierender Cetylstearylalkohol.

**Cetraria islandica** (L.) Ach. *sensu latiore*: (Fucus islandicus) Fam. Parmeliaceae, Isländisches Moos (richtig Isländische Flechte), (Europa, im hohen Norden, aber auch Gebirge Mitteleuropas). Stpfl. v. **Lichen islandicus:** Cetrariae lichen, Isländisches Moos, Kramperltee; der getrocknete, laubartige Thallus der Flechte. **Off.:** DAB10, ÖAB90, Ph.Helv.7. **Inhaltsst.:** ca. 50% Schleim, bestehend aus Lichenin* u. Isolichenin (s. Lichenin), ca. 3% bitterschmeckende Flechtensäuren* wie Protocetrarsäure u. Cetrarsäure*, Fumarprotocetrarsäure (**Strukturformel** s. Cetrarsäure) u. Protolichesterinsäure (wirken bakteriostatisch), Usninsäure*; ferner Vitamin A u. $B_1$, Iod etc. QZ mind. 4.5 (DAB10) bzw. 5 (Ph.Helv.7). **Anw.:** als reizmilderndes Mittel bei Bronchitiden (Mucilaginosum), als Bittermittel* sowie als Kräftigungsmittel (durch Kochen wird die Droge entbittert); äuß.: bei schlecht heilenden Wunden. **Lichen islandicus desamaratus:** Entbittertes Isländisches Moos; weniger wirksam.

**HOM:** *Cetraria islandica* (HAB1.5), Lichen islandicus.

**Cetrarsäure:** Cetrarin; $C_{20}H_{18}O_9$, $M_r$ 402.34. Bitterstoff (ein Depsidon*) aus Cetraria islandica*. Weißes, äußerst bitteres, krist. Pulver, unlösl. in Wasser, sehr schwer lösl. in Ethanol, Ether, Aceton. **Anw.:** als Amarum bei Verdauungsstörungen; **Dos.:** 0.1 bis 0.2 g, mehrmals tgl.

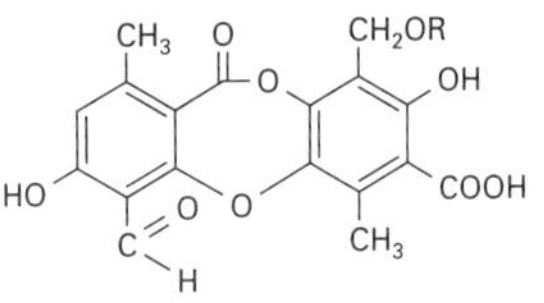


Cetrarsäure: R = $-C_2H_5$

Fumarprotocetrarsäure: R = $-CO-(CH)_2-COOH$

Cetrarsäure

**Cetrimid** INN: Cetrimidum Ph.Eur.3; CAS-Nr. 8044-71-1; $C_{17}H_{38}BrN$, $M_r$ 336.4. Gemisch, besteht vorwiegend aus Trimethyltetradecylammoniumbromid:

$[H_3C-(CH_2)_n-N(CH_3)_3]^+ Br^-$ (n = 11, *13*, 15)

Weißes, leichtes, frei fließendes Pulver, schwacher, charakteristischer Geruch; lösl. in 2 T. Wasser, leicht lösl. in Ethanol; wenig lösl. in Aceton; unlösl. in Ether. Invertseife. **Anw.:** Als Antiseptikum (0.005 bis 0.01%) in wäßrigen, ophthalmologischen, nasalen, kutanen u. peroralen Arzneiformen; als Netzmittel; als kationischer Emulgator f. O/W-Emulsionen.

**Cetrimoniumbromid** INN: Cetrimonii bromidum INN, Trimethylhexadecylammoniumbromid; CAS-Nr. 57-09-0; $C_{19}H_{42}BrN$, $M_r$ 364.48. Schmp. 237-243°C. Lösl. in 10 T. Wasser; leicht lösl. in Ethanol; wenig lösl. in Aceton; prakt. unlösl. in Ether, Benzol. Reagenz Ph.Eur.3. **Anw.** med.: Desinfektionsmittel; kationisches Netzmittel; vgl. Cetrimid. Gebräuchl. ist auch Cetrimonium.

**Cetylalkohol:** Alcohol cetylicus Ph.Eur.3, Cetanol, Cetanolum, Ethal, Lorol C16®, Laurex 16®, Lanette 16; CAS-Nr. 36653-82-4. Schmp. 46-52°C. Sdp. 316-344°C. OHZ 218-238, IZ max. 2. VZ max. 2, SZ max 1.0. D. 0.811 bis 0.830. $n_D^{79°C}$ 1.4283. Gemisch höherer Fettalkohole, hauptsächl. **Hexadecylalkohol**: Hexadecanol; $C_{16}H_{34}O$, $M_r$ 242.4. Weiße, wachsartige Masse in Form von mattglänzenden Tafeln, Schuppen od. Körnern; leicht lösl. in Ethanol, Ether, Chloroform; lösl. in Benzin, in Wasser prakt. unlösl. Geschmolzen mischbar mit flüssigen od. geschmolzenen Fetten bzw. Paraffinen bzw. Wachsen. **Anw.:** s. Cetylstearylalkohol. Nichtionogener Stabilisator in Emulsionen*; Bestandteil der Polyethylenglykol-Salbe zur Erhöhung der Wasseraufnahmefähigkeit. Hautglättend u. -geschmeidigmachend mit einem gewissen Matteffekt. Für feste Arzneiformen als Schmiermittel, als wasserunlöslicher Zusatz f. Retardformen.

**Cetylanum:** s. Emulgierender Cetylstearylalkohol.

**α-Cetylcitronensäure:** Acidum agaricinium, s. Agaricinsäure.

**Cetylpalmitat:** Cetylii palmitas, Cetylum palmitatum, Cetaceum artificale, künstliches Walrat, Cutina® CP. $n_D^{75°C}$ 1.431 bis 1.437; Tropfpunkt 43 bis 49°C. SZ max. 1.5; VZ 114 bis 129; UA 44 bis 55%, POZ max. 5. Gem. von Estern aus gesättigten Fettsäuren (hauptsächl. Palmitinsäure, aber auch Myristicin- u. Stearinsäure) u. gesättigten Alkoholen (Cetyl-, Stearylalkohol), hauptsächl. aus Hexadecylhecadecanoat, $C_{32}H_{64}O_2$. Weiße, fettige Schuppen od. Stücke; unlösl. in Wasser, Ethanol, lösl. in Benzin u. Chloroform. **Off.:** DAB10, ÖAB94. **Anw.:** zur Konsistenzerhöhung in Salben u. Stiften, s. Walrat.

**Cetylpyridiniumchlorid** INN: Cetylpyridinii chloridum Ph.Eur.3, Cetylpyridinium Chloride USP, CPC, 1-Hexadecylpyridiniumchlorid; CAS-Nr. 6004-24-6; $C_{21}H_{38}ClN \cdot H_2O$, $M_r$ 358. Schmp. 77-83°C. Weißes bis fast weißes Pulver, schwach seifig anzufühlen; reizt stark die Schleimhäute. Lösl. in Wasser (ca. 20 T.); lösl. in Ethanol, Chloroform; prakt. unlösl. in Ether; pH 4.8 bis 5.8 (1%ige Lsg.); Wassergehalt mind. 4.5 bis max. 5.5%; dicht verschlossen aufzubewahren. Invertseife. **Wirk.** u. **Anw.:** als Hautantiseptikum in Verdünnungen (0.01 bis 1%), auch bei Infektionen des Mund- u. Rachenraums, Husten. Als kationisches Konservierungsmittel u. Desinfiziens mit grenzflächenaktiven Eigenschaften; 0.1% zur Wundspülung; 0.01 bis 0.02% zu Schleimhautspülungen; 0.001 bis 0.01% zur Konservierung; 1 bis 2 mg als ED in Lutschtabletten. Die bei Benzalkoniumchlorid* angeführten Kombinationen f. eine verstärkte Wirksamkeit sind auch f. C. nützlich. In Salben u. Cremes 0.02 bis

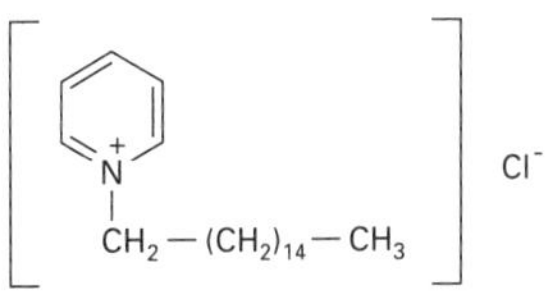


Cetylpyridiniumchlorid

0.2%ig als Bakterizid bzw. Antiseptikum. Inkomp.: s. Benzalkoniumchlorid, außerdem mit Methylcellulose.

**Cetylsalbe:** s. Unguentum cetylicum.

**Cetylstearylalkohol: Alcohol cetylicus et stearylicus** Ph.Eur.3, Stearolum, Lanette O®, Laurex CS®. Ein Gem., das mind. 40% Stearylalkohol enthält u. in dem die Anteile von Stearylalkohol (1-Octadecanol, $C_{18}H_{38}O$, $M_r$ 270.5) u. Cetylalkohol (1-Hexadecanol, $C_{16}H_{34}O$, $M_r$ 242.4) gemeinsam mind. 90% betragen. Ep. am rotierenden Thermometer 46-52°C. SZ max. 1.0. OHZ 200-220, VZ max. 2, IZ max. 2. Weiße bis schwach gelbliche, wachsartige Masse, in Form von Tafeln, Schuppen od. Körnern. Leicht lösl. in Ether, lösl. in Ethanol 90% u. Petrolether, in Wasser prakt. unlösl. **Anw.:** W/O-Emulgator mit begrenztem Emulgiervermögen. Überwiegend als lipophiler Stabilisator in Komplexemulgatoren (zus. mit O/W-Emulgatoren) in Verw.; s. Emulgierender Cetylstearylalkohol. Zur Verbesserung der Gelstruktur (konsistenzverbessernd, viskositätserhöhend) von Fettphasen bei Salben, Cremes u. Emulsionen. Ein 5%iger Zusatz in Polyethylenglykolsalbengrundlagen verbessert deren Wasseraufnahmefähigkeit. Reagenz Ph.Eur.3.

**Cetylstearylalkohol, Emulgierender:** s. Emulgierender Cetylstearylalkohol.

**Cetylstearylschwefelsaures Natrium:** Natrii cetylo- et stearylosulfas Ph.Eur.3, **Natriumcetylstearylsulfat**, Natrium cetylstearylosulfuricum, Natrium cetylosulfuricum, Natriumzetylsulfat, Lanette E®; enthält mind. 90% Natriumcetylstearylsulfat $C_{18}H_{37}NaO_4S$, $M_r$ 372.5) u. mind. 40% Natriumcetylsulfat ($C_{16}H_{33}NaO_4S$, $M_r$ 344.5). Weißes bis schwach gelbes, amorphes od. krist. Pulver; 5 T. geben beim Schütteln mit 1 T. warmem Wasser einen Schaum, der 30 min beständig ist; Fettalkohole max. 11%. **Anw.:** anionenaktives Tensid*, anionischer O/W-Emulgator in Cremes u. Lotionen. Enthalten im Emulgierenden Cetylstearylalkohol* (Typ A) u. in den damit hergestellten Zuber. Kationische Wirk- u. Hilfsstoffe können zum Brechen der O/W-Emulsionssysteme führen u. erleiden einen Wirkungsverlust durch Bildung schwer löslicher Salze. Reagenz Ph.Eur.3.

**Cetyltrimethylammoniumchlorid:** $C_{16}H_{33}N(CH_3)_3{\cdot}Cl$. Weißes, krist. Pulver, lösl. in Wasser, Ethanol, Glycerol; infolge seiner bakteriostat. Wirk. wird es zu desinfizierenden u. desodorierenden Präparaten (1 bis 2%ig) verw.

**Cevadin:** krist. Veratrin, s. Veratrinum.

**Cevan:** hexacyclisches Grundgerüst (mit tertiärem Ring-Stickstoff) von Veratrum-Alkaloiden*.

**Ceveratrum-Alkaloide:** s. Veratrum-Alkaloide.

**Cevin:** $M_r$ 509.65. Schmp. 213-215°C. Wenig lösl. in Wasser. Steroidalkaloid aus der Gruppe der Veratrum-Alkaloide*, stark schleimhautreizend; s. Veratrum album.

**Ceylonzimt:** s. Cinnamomum verum.

**CFC:** Abk. f. Chlor-Fluor-Kohlenwasserstoffe; s.Treibgase.

**CG:** Abk. f. Choriongonadotropin*.

**cGMP:** s. Second Messenger.

**Ch:** Symbol f. Charrière, s. Katheter.

**Chagas-Krankheit:** s. Trypanosoma.

**Chalaza:** **1.** *bot.* Ansatzstelle des Stiels der Samenanlage (Funiculus) an der Samenanlage. **2.** Hagelschnur; s. Ei.

**Chalkogene:** (*gr.* χαλκός Erz, γένεσις Erzeugung) die Elemente der 6. Hauptgruppe d. Periodensystems: Sauerstoff, Schwefel, Selen, Tellur. So bezeichnet, weil sie hauptsächl. am Aufbau der nat. Erze beteiligt sind. Polonium, das ebenfalls zu dieser Gruppe gehört, ist ein radioaktives Zerfallsprodukt des Urans u. kommt nat. nur in geringen Mengen vor.

**Chalkone:** Gruppe gelber od. orangefarbener Flavonoide* (im weiteren Sinn), die keinen geschlossenen Pyranonring aufweisen, z.B. Phloretin*, Isoliliquiritigenin (s. Glycyrrhiza glabra). Sie liegen meist als Glykoside vor, z.B. Phlorizin*.

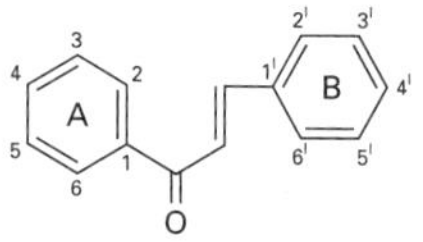


Chalkone

**Chalkosin:** nat. vorkommendes Mineral mit einem Geh. von mind. 85% Kupfersulfid. Mohs-Härte 2.5 bis 3.

**HOM:** *Chalkosin* (HAB1.3).

**Chamaedrys:** s. Teucrium chamaedrys.

**Chamaeleonviolett:** s. Kaliumpermanganat.

**Chamaelirium luteum** (L.) A. Gray: (Helonias dioica Pursh.) Fam. Liliaceae, falsches Einkorn (Amerika); ausdauernde, getrenntgeschlechtliche, krautige Pflanze. Stpfl. v. **Radix (Rhizoma) Heloniadis dioicae:** Teufelsbißwurzel, Heloniaswurzel. **Inhaltsst.:** Diosgenin*, Chamaelirin (ein Diosgeninglykosid). **Anw.:** Tonikum, Diuretikum.

**HOM:** *Chamaelirium luteum* (HAB1.5), Helonias dioica: frische unterirdische Teile; verord. z.B. b. Schwäche des Beckenbindegewebes, Chron. Lumbalsyndrom, vegetative Erschöpfungszustände.

**Chamaemelum nobile** (L.) All.: (Anthemis nobilis L., Ormenis nobilis) Fam. Asteraceae (Compositae), Römische Kamille, Doppelkamille (heim. südl. u. westl. Europa, teilweise kult. im mittleren Europa). Stpfl. v. **Chamomillae romanae flos** Ph.Eur.3: Anthemidis flos, **Römische Kamille**(n), Doppelkamillen; verwendet werden gefülltblütige Kultursorten (wenige od. keine Röhrenblüten vorhanden). **Inhaltsst.:** 0.6 bis 2.4% (mind. 0.7%) äther. Öl, Sesquiterpenbitterstoffe (Germacranolide, z.B. Nobilin, ein mit Tiglinsäure verestertes Sesquiterpenlacton), Hydroperoxide, ca. 0.5% Flavonoide wie Quercitrin u. Apiin (Flavonglykoside) u. deren Aglykone Quercetin u. Apigenin, Cumarinderivate (z.B. Scopolosid), Kaffeesäure u. deren Ester, Polyine u. Thiophenderivate (v.a. in den Wurzeln), Triterpene (z.B. Taraxasterin) u.a. **Anw.:** Bittermittel; krampfstillendes Mittel, ähnl. wie Flos Chamomillae (s. Chamomilla recutita); Haarpflegemittel (wegen Hydroperoxide, f. blondes Haar, sog. Waschkamille). **Oleum Chamomillae romanae:** Oleum Anthemidis; das (selten blaue) durch Licht- u. Lufteinfluß allmählich in Grün u. Braungelb umschlagende äther. Öl enthält Ester der Angelicasäure*, Tiglinsäure, Isobuttersäure, Metacrylsäure etc. mit Isoamylalkohol, Butylalkohol, ferner ca. 5% Terpene (Pinene, Caryophyllene), wenig Chamazulen.

**HOM:** *Chamaemelum nobile* (HAB1.5), Anthemis nobilis, Chamomilla romana: die frischen oberirdischen Teile blühender Pflanzen der ungefüllten Varietät.

**Chamaenerion angustifolium:** s. Epilobium-Arten.

**Chamazulen:** s. Azulene.

**Chamberland-Filterkerzen:** röhrenartige Saugfilter aus porösem Porzellan, zum Entkeimen v. Flüss.

**Chamisso-Arnika:** s. Arnica chamissonis.

**Chamomilla recutita** (L.) Rauschert: (Matricaria recutita L., Matricaria chamomilla L.p.p.) Fam. Asteraceae (Compositae), Kamille (heim. gemäßigtes Eurasien, bis 1000 m, nach Amerika u. Australien verschleppt; in Mitteldeutschland eingebürgert u. vor allem in Ungarn, Böhmen, Rumänien, Rußland, Italien, Spanien, Nordafrika (Ägypten, Marokko), Ostafrika, Argentinien u. Brasilien kult.). Stpfl. v. **Matricariae flos** Ph.Eur.3: **Flores Chamomillae** (vulgaris), **Kamillenblüten**, Kamillen; Ernte kurz nach der Blüte (in Europa Ende April). **Inhaltsst.: 1.** ca. 0.3% bis 2% (3%) (mind. 0.4%) äther. Öl (Hauptträger der Wirk.), hauptsächl. bestehend aus cyclischen Sesquiterpenen* (s. unten bei Oleum Chamomillae). **2.** Flavone wie Apigenin, Quercetin, Luteolin u.a. sowie deren 7-O-Glucoside, v.a. auch z.B. Apigenin-7-(6"-O-acetyl)-glucosid, ferner lipophile, methoxylierte Flavonoide etc. (sind spasmolytisch wirksam). **3.** Cumarine wie Umbelliferon u. Herniarin (schwach spasmolytisch wirksam). **4.** Sesquiterpenlactone wie Matricin* u. Matricarin. **5.** Cholin, Schleimstoffe etc. **Oleum Chamomillae:** Aetheroleum Chamomillae, (Ätherisches) **Kamillenöl**; das durch Wasserdampfdestillation aus den Blütenköpfchen gewonnene äther. Öl. Dickflüss., bei niederer Temp. butterartiges, tief dunkelblaues Öl, das unter dem Einfluß v. Licht u. Luft allmählich in Grün u. Braun übergeht. Bitterwürziger Geschmack. D. 0.922 bis 0.956. Die Zungen- u. Röhrenblüten liefern bevorzugt blaues, die Blütenböden u. Hüllkelche grünes äther. Öl; für die blaue Farbe des Öls sind Azulene verantwortlich. **Off.:** ÖAB90, EB6. **Best.: 1.** Bis ca. 20% Azulene; sind nicht ursprünglich in Kamillenöl enthalten. So bildet sich das blaue, antiphlogistisch wirkende Chamazulen erst bei der Wasserdampfdestillation aus dem farblosen Matricin*, einem Proazulen* (Proazulen C), nach Hydrolyse (Abspaltung von Essigsäure), Wasserabspaltung u. Decarboxylierung (nach Aufspaltung des Lactonringes). Die Azulene wirken antipeptisch u. antiulzerogen (setzen die Pepsinaktivität herab). **2.** 0 bis zu 50% Bisabolen-Derivate wie (-)-α-Bisabolol* (Levomenol INN), Bisabololoxide u. Bisabolonoxide, die ebenfalls, z.T. stärker als Chamazulen, antiphlogistisch wirken; antiulzerogen wirkt vor allem das Bisabolol. **3.** En-In-Dicycloether (Spiroether bzw. Polyine), in (der wichtigeren) *cis-* u. *trans*-Form, haben hohe spasmolytische Wirksamkeit. **4.** Farnesen (acyclisches Sesquiterpen) u.a. Begleitstoffe von geringer Bedeutung. **Wirk.** u. **Anw.:** Die Flavonglykoside der Blüten sind vor allem f. die spasmolytische Wirk. verantwortlich, während das äther. Öl entzündungswidrig wirkt; nachgewiesen sind auch antibakterielle u. fungizide Wirkungen. Blüten u. Öl werden daher als entzündungswidrige Mittel bei Verbrennungen, Wunden, Furunkeln, ferner als Karminativum u. Spasmolytikum f. den Magen-Darm-Trakt bei Krämpfen u. Koliken u. zu Spülungen eingesetzt; auch günstige Wirk. auf Hautstoffwechsel möglich, aber nicht bewiesen. Aufguß nicht am Auge verwenden, Gefahr einer Bindehautentzündung. GED Aufguß: inn.: 1.5 g auf 1 Teetasse, äuß.: 3 g/100 mL Wasser. **Zuber.:** Extr. Chamomillae fluidum (mind. 0.3% äther. Öl nach ÖAB90), Tct. Chamomillae, Spec. carminativae, Spec. cholagogae, Spec. laxantes, Spec. majales; Aqua carminativa (mit Aetherol. Chamomillae). In zahlreichen Spezialitäten, z.B. Kamillosan®. **Oleum Chamomillae citratum** EB6 ist eine Mischung v. Oleum Chamomomillae u. Oleum Citri ana.

**HOM:** *Chamomilla recutita* (HAB1.4), Chamomilla: frische, ganze, blühende Pflanze, Konstitutionsmittel; verord. z.B. b. Zahnungsbeschwerden u. Schlaflosigkeit bei Kindern, Blähungskolik, Dysmenorrhö.

**Chamomilla suaveolens** (Pursh) Rydb.: (Matricaria matricarioides (Less.) Porter p.p., M. discoidea DC.) Fam. Asteraceae (Compositae), Strahlenlose Kamille, Zigeunerkamille (Ostasien, westl. Nordamerika, Europa). Stpfl. v. **Flores Matricariae discoideae**, enthält zwar viel äther. Öl, aber kein Azulen, besitzt daher nicht die entzündungswidrige Wirk. wie die echte Kamille. **Anw.** volkst.: als Karminativum.

**Champignon:** s. Agaricus campestris.

**Chandu:** s. Tschandu.

**Chargennummer:** befindet sich auf jedem Primärpackmittel (inneren Behältnis*) u. auch auf jedem dazugehörenden Sekundärpackmittel (Außenverpackung). Die C. erlaubt dem Hersteller, bei Rückfragen den Werdegang eines Produktes bis in alle Einzelheiten (einschließlich verwendeter Wirk- u. Hilfsstoffe, sowie Verpakkung) zu rekonstruieren.

**Charge-Transfer-Komplexe:** C-T-Komplexe; Molekülverbindungen in Form eines Elektronen-Donator-Akzeptor-Komplexes* wie z.B. Chinhydron*, Meisenheimer-Komplexe*, die entstehenden Iodverbindungen mit Lösungsmittelmolekülen in braunen (z.B. alkoholischen) Iodlösungen etc.

**Charriére:** s. Katheter.

**Charta bibula:** Fließpapier u. Filtrierpapier.

**Chartae:** kleine vorgefaltete Papierhüllen f. abgeteilte Pulver; Capsulae papyraceae; Papierkapseln; s.a. Capsulae.

**Chartae ceratae:** Wachskapseln, Wachspapierkapseln. Verpackungsmaterial f. abgeteilte Pulver mit hygroskopischen, stark riechenden od. flüchtigen Bestandteilen.

**Chartae medicamentosae:** arzneiliche Papiere. Papier- od. Gewebestücke, die mit einer Arzneizubereitung getränkt od. überzogen sind.

**Charta nitrata:** Salpeterpapier. Weißes Filtrierpapier wird nach DAB6 mit einer Lsg. von 1 T. Kaliumnitrat in 5 T. Wasser getränkt u. getrocknet. Salpeterpapier muß nach dem Anzünden gleichmäßig u. vollständig verglimmen. **Anw.:** früher gegen Asthma.

**Charta sinapisata:** Senfpapier; nach DAB6 mit gepulvertem, von fettem Öl befreitem, schwarzem Senf überzogenes Papier. Der Überzug muß dem Papier fest anhaften. Senfpapier darf weder sauer noch ranzig riechen u. muß nach dem Eintauchen in Wasser sofort einen starken Geruch nach Senföl entwickeln. 100 $cm^2$ Senfpapier müssen mind. 0.0119 g Allylsenföl ($C_3H_5$–NCS, $M_r$ 99.12) liefern. Senfpapier muß vor Feuchtigkeit geschützt aufbewahrt werden. **Anw.:** als Hautreizmittel, bei Pleuritis, Neuritis, Rheumatismus, Gelenkrheumatismus, Pneumonie usw.

**Chaulmoograöl:** Oleum Chaulmoograe, s.

Hydnocarpus kurzii; **Strukturformel** s. Cyclopentenfettsäuren.

**Chavica betle:** Piper betle*.

**Chavica roxburghii:** Piper longum*.

**Chavicin:** s. Piperin.

**Chavicinsäure:** s. Piperin.

**Chavicol:** 4-(2-Propenyl)-phenol, p-Allylphenol; CAS-Nr. 501-92-8; $C_9H_{10}O$, $M_r$ 134.17. Schmp. 16°C. Als Phenylpropankörper Bestandteil einiger äther. Öle; z.B. in Piper betle*.

**ChE:** s. Cholinesterasen.

**Cheese-effect:** eine Nebenwirkung von MAO-Hemmstoffen, s. Psychopharmaka (Antidepressiva).

**Cheiranthus cheiri** L.: Fam. Brassicaceae (Cruciferae), Goldlack, Gelbveiglein (heim. Mitteleuropa, in Deutschland häufig kult.). Stpfl. v. **Flores Cheiranthi cheiri:** Goldlackblüten. **Inhaltsst.:** Cheiranthin (Glykosid mit Digitaliswirkung), Cheirolin (ein Glucosinolat* mit Sulfongruppe im Aglykon), Quercetin u. Isorhamnetin, äther. Öl (im Samen 2 weitere herzwirksame Glykoside). **Anw.** volkst.: als Herzmittel sowie als Abführmittel u. bei Gelbsucht.

**HOM:** *Cheiranthus cheiri* (HAB1.5): die frischen oberirdischen Teile blühender Pflanzen.

**Cheirolin:** s. Glucosinolate.

**Chelate:** (*gr.* χηλή Kralle) **Chelatkomplexe**; innere Komplexsalze, bei denen ein Metallatom als Zentralatom wie in dem Gelenk einer Schere gelagert ist bzw. von einer Kralle umfaßt wird. Nat. C. sind. z.B. Chlorophyll* u. Hämoglobin*, ein chem.- analyt. Nickel-Dimethylglyoxim; von dieser Chelatbildung geht als maßanalyt. Methode die **Chelatometrie** od. **Komplexometrie** aus. Anw. der Chelatbildner zur Wasserenthärtung (s. Ionenaustauscher), als Antidote bei Schwermetallvergiftungen, als Reagenzien; s.a. Titriplexe®.

**Chelatometrie:** Sammelbezeichnung f. die Komplexbildungstitrationen*, denen die Bildung von Chelaten* zugrundeliegt.

**Chelerythrin:** s. Chelidonium majus.

**Chelidonin:** Benzophenanthridinalkaloid aus dem Milchsaft von Chelidonium majus* u. anderen Papaveraceen; $C_{20}H_{19}NO_5$, $M_r$ 353.36. Schmp.

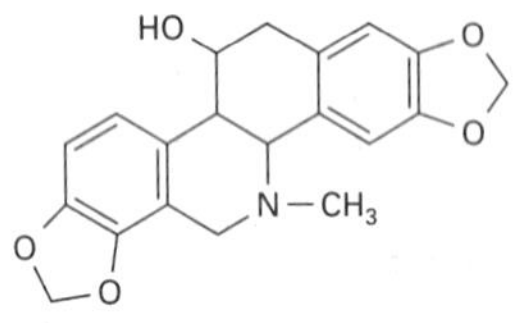


Chelidonin

135-136°C. Gelbl. Kristalle, lösl. in Ethanol, Ether, Chloroform, unlösl. in Wasser. C. hat eine morphinähnliche, aber wesentlich schwächere zentralberuhigende, spasmolytische u. analgetische Wirkung.

**Chelidonium majus** L.: Fam. Papaveraceae, Schöllkraut, Warzenkraut, Goldwurz (Europa, südl. Asien, Nordamerika). Stpfl. v. **Chelidonii herba: Schöllkraut**, Goldkraut, Blutkraut. **Off.:** DAB10. **Inhaltsst.:** im Milchsaft Benzophenanthridinalkaloide (Benzylisochinolinalkaloide*) (insgesamt ca. 0.1 bis 1%, Höchstgehalt im Spätsommer; DAB10: mind. 0.6% Gesamtalkaloide, ber. als Chelidonin), die haupsächl. als Salze der

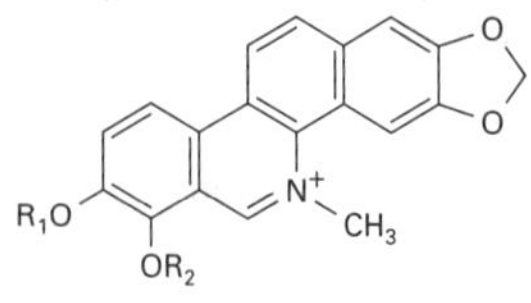


Chelerythrin: $R_1, R_2 = CH_3$

Sanguinarin: $R_1 - R_2 = -CH_2-$

Chelidonium majus:
Chelerythrin und Sanguinarin als Beispiele für Inhaltsstoffe

Chelidonsäure* u. der Meconsäure* vorliegen. Hauptalkaloide: Chelidonin*, Coptisin* u. Berberin* (gelb). Nebenalkaloide: Chelerythrin (stark reizend, toxisches Prinzip der Pflanze), α-, β-, γ-Homochelidonin, Sanguinarin, Protopin, Allokryptopin; ferner sind enthalten: Citronensäure, proteolytische Enzyme u. Oxidasen, äther. Öl, Chelidoxanthin (gelb). **Wirk.:** wegen der verschiedenen Inhaltsst. sehr unterschiedl., insgesamt gesehen jedoch krampflösend auf Magen-Darm-Trakt, ferner schwach sedativ u. analgetisch (Chelidonin), cholekinetisch (Berberin). **Anw.:** bei Leber- u. Gallenleiden, Gicht, Rheuma, als Antineuralgikum, als Spasmolytikum bei Magen u. Darmerkrankungen sowie bei Angina pectoris; in vielen Arzneispezialitäten (meist unterdosiert). Da Gehalt u. Zstzg. der Wirkstoffe starken Schwankungen unterliegt, ist die Anw. als Aufguß nicht zu empfehlen. **Herba Chelidonii recens:** Frisches Schöllkraut, das frische, zu Beginn der Blüte mit der Wurzel gesammelte Kraut; Alkaloidgehalt geringer als bei der Wurzel, Wirk. nimmt beim Trocknen stark ab. **Anw.** volkst.: äuß. auch gegen Warzen (frischer Milchsaft). **Radix Chelidonii:** Schöllkrautwurzel. Inhaltsst. u. **Anw.:** wie bei Herba Chelidonii, Geh. 0.2 bis 1.4% Alkaloide, ber. auf Chelidonin.

**HOM:** *Chelidonium majus* (HAB1.3): frischer Wurzelstock mit anhängenden Wurzeln. **HOM:** *Chelidonium majus Rh* (HAB1.3): Vergärung der Wurzel nach Kalt-, Warm-Rhythmus.

**HOM:** *Chelidonium majus e floribus, ethanol. Digestio* (HAB1.3): frische Blüten; verord. z.B. b. Leber- u. Gallenleiden (Beschwerden rechtsseitig).

**Chelidonsäure:** Jervasäure, 4-Dihydropyran-4-on-2,6-dicarbonsäure; CAS-Nr. 99-32-1; $C_7H_4O_6$,

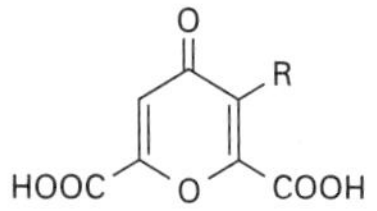


Chelidonsäure: R = H

Meconsäure: R = OH

Chelidonsäure:
Chelidon- und Meconsäure

$M_r$ 184.10. Schmp. ca. 257°C unter Zers. Auch als Monohydrat. Nat. in Chelidonium majus* u. in vielen anderen Pflanzen, meistens zus. mit 3-Hydroxychelidonsäure (Meconsäure*), auch verestert, z.B. auch mit Veratrum-Alkaloiden*. In Wasser löst sich ca. 1 g in 65 mL (20°C).

**Chelizeren:** die ersten Gliedermaßenpaare des Mundes der Spinnentiere, dienen zum Zerkleinern der Nahrung u. enthalten das Spinnengift*.

**ChemG:** s. Chemikaliengesetz.

**Chemical Abstracts:** CA; das weltweit bedeutendste, vom Chemical Abstracts Service (CAS) herausgegebenes Referateorgan auf dem Gebiet der Chemie u. den angrenzenden Gebieten. Der CAS teilt jeder chemischen Verbdg. eine Registriernummer (CAS-Nr. od. CARNO, Chemical Abstracts Registratory Number) zu, durch die diese eindeutig gekennzeichnet wird.

**Chemie:** diejenige Wissenschaft, die sich (1) mit den chemischen Elementen in freiem od. gebundenem Zustand, (2) den Reaktionen, Umsetzungen, Umwandlungen u. Wechselwirkungen der chem. Elemente u. ihrer Verbindungen, (3) deren Bestimmung, Steuerung u. Vorhersage, Deutung u. Auswertung sowie (4) mit den Grunderscheinungen u. Kräften der Natur hinsichtl. ihrer Anwendung auf verschiedene Reaktionen auseinandersetzt; s.a. Analytische C., Anorganische C., Biochemie, Medizinische C., Organische C., Physikalische C., Supramolekulare C., Technische C.

**Chemikaliengesetz:** ChemG. In den meisten EU-Mitgliedsstaaten sind Chemikaliengesetze erlassen, die u.a. vor allem auf der Richtlinie des Rates vom 18.9.1987 (79/831/EWG) beruhen. Mit dieser Richtlinie über die Prüfung u. Anmeldung neuer Stoffe sollen in den EG-Mitgliedsstaaten auch die Vorschriften hinsichtlich f. Menschen u. die Umwelt gefährlicher Stoffe einander angeglichen werden. **Bundesrepublik Deutschland:** Gesetz zum Schutz vor gefährlichen Stoffen, zuletzt geändert am 27.9.1994. Es regelt den gewerbsmäßigen u. sonstigen wirtschaftlichen (nicht den wissenschaftlichen) Verkehr von Stoffen u. bezweckt, den Menschen u. die Umwelt vor schädlichen Einwirkungen gefährlicher Stoffe zu schützen. Das ChemG sieht folgende Schutzmaßnahmen vor: die Prüfungs- u. Anmeldepflicht neuer Stoffe, die Einstufungs-, Verpackungs- u. Kennzeichnungspflicht gefährlicher Stoffe u. Zuber., die Mitteilungspflicht aller wesentlichen Änderungen der Anmeldeunterlagen, des weiteren Verbote u. Beschränkungen, betriebliche Schutzmaßnahmen, Betriebsüberwachung u. behördliche Anordnungen. Neben der Gefahrstoffverordnung* u. d. ChemVerbV* ist das Chemikaliengesetz Teil des Gefahrstoffrechts*, s.a. GLP. **Österreich:** Bundesgesetz über den Schutz des Menschen u. der Umwelt vor Chemikalien (BGBl. Nr. 326/1987), ChemG, in Kraft seit 1.2.1989 i.d.F. BGBl. Nr. 759/1992; mit vielen Verordnungsermächtigungen; weitgehend konform mit der EU-Richtlinie zur Harmonisierung der Chemikaliengesetze. Hauptzweck des ChemG: Ähnl. wie in der Bundesrepublik Deutschland soll damit eine möglichst umfassende u. lückenlose Erfassung u. Kontrolle aller auf dem Markt bereits befindlichen Chemikalien u. neu einzuführenden Chemikalien erreicht werden. **Schweiz:** Besondere Stoffgruppen unterliegen nach dem 1983 erlassenen Umweltschutzgesetz u. Giftgesetz einem Anmelde- u. Bewilligungsverfahren.

**Chemikalien-Verbotsverordnung:** Verordnung über Verbote u. Beschränkungen des Inverkehrbringens gefährlicher Stoffe, Zubereitungen u. Erzeugnisse nach dem Chemikaliengesetz* (ChemVerbotsV) vom 14.10.1993, Bekanntmachung d. Neufassung vom 19.7.1996. Die ChemVerbotsV dient in erster Linie dem Schutz des Verbrauchers u. enthält u.a. Vorschriften über Informations- u. Aufzeichnungspflichten bei der Abgabe („Inverkehrbringen“) gefährlicher Stoffe u. Zubereitungen. Stoffe u. Zubereitungen, die im Anhang der ChemVerbotsV aufgeführt sind, dürfen außer zu Forschungs-, Lehr- u. Ausbildungszwecken nicht in Verkehr gebracht werden (u.a. Clofenotan*, Formaldehyd, Benzol, aromatische Amine, Pentachlorphenol, aliphatische Chlorkohlenwasserstoffe). Für Gefahrstoffe, die nach der Gefahrstoffverordnung* mit den Gefahrensymbolen* T+, T, C, O, F+ od. Xn mit R40, R62 od. R63 zu kennzeichnen sind, besteht nach §3 der ChemVerbotsV ein Selbstbedienungsverbot im Einzelhandel.

**Chemilumineszenz:** s. Lumineszenz.

**Chemische Bindung:** s. Bindung, Chemische.

**Chemische Landesuntersuchungsanstalten:** Landessonderbehörden der unteren Verwaltungsstufe (Gesundheitswesen*) in der Bundesrepublik Deutschland. Sie sind zuständig f. die Untersuchung u. Beurteilung von nichttierischen Lebensmitteln.

**Chemische Verschiebung** δ: s. Spektroskopie.

**Chemisorption:** Art der Sorption*; im Gegensatz zur Physisorption* Bildung einer festen chemischen Bindung einer Substanz an der Oberfäche eines Sorbens*; meist irreversibel. Geht nur bis zur Belegung der Oberfläche mit einer Monoschicht; z.B. Sauerstoff, Holzkohle bei 150 K.

**Chemolumineszenz:** s. Lumineszenz.

**Chemonukleolyse:** Auflösung von Bandscheibengewebe mit Hilfe von Nukleolytika*-Injektionen.

**Chemoprophylaxe:** eigentlich Frühtherapie, z.B. bei Verhütung von Malaria* (u. anderen Infektionskrankheiten).

**Chemorezeptoren:** s. Chemotaxis.

**Chemoselektiv:** ist eine Reaktion, bei der von 2 od. mehreren verschiedenen funktionellen Gruppen bevorzugt nur eine reagiert, obwohl alle reagieren könnten. **Chemospezifisch** ist eine Reaktion, wenn ausschließlich nur eine funktionelle Gruppe reagiert.

**Chemosterilisation:** Sterilisation unter Zusatz von chemischen Substanzen wie Formaldehyd, Ethylenoxid u.a.; s.a. Sterilisationsverfahren, Gassterilisation.

**Chemotaxis:** Einfluß chemischer Reize auf die Bewegung einzelner Zellen (Bakterien, Gameten). Bewegen sich Zellen dem chem. Reiz (der höheren Konzentration einer chemischen Substanz) entgegen, spricht man von positiver, im anderen Falle von negativer Chemotaxie. Ein **Chemotaktikum** (eine chemotaktisch wirkende Substanz) mit positiven Einfluß wird als **Attraktant**, eine solche mit negativem aber als **Repellent** bezeichnet. Die chemotaktisch wirkenden Moleküle werden an als **Chemorezeptoren** wirkende Proteinmoleküle der Zelle gebunden, was über eine Art Kettenreaktion eine entsprechende Bewegung der Zelle bzw. von Anhangsorganen (Geißeln) auslöst. Als Chemotaktika wirken z.B. Zucker, Aminosäuren od. ganz bestimmte Sexuallockstoffe. Die Bewegung ortsgebundener pflanzlicher Organe (z.B. Tenta-

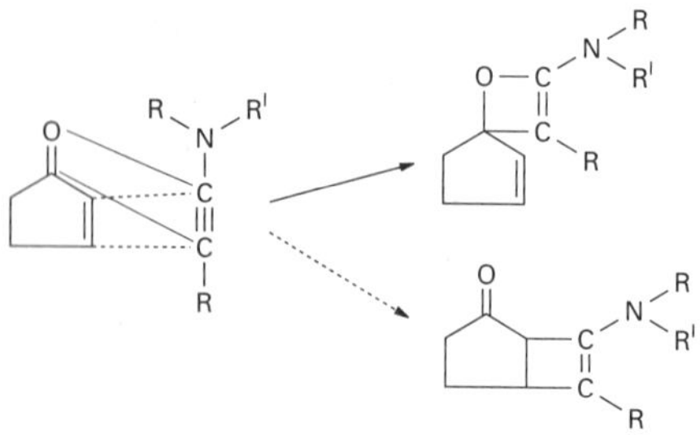


Chemoselektiv:
Beispiel für Chemoselektivität

kel bei Drosera-Arten) fällt unter den Begriff **Chemotropismus***.

**Chemotaxonomie**: ein Wissenschaftsgebiet der Biowissenschaften, das als Grenzgebiet aus der vergleichenden Biochemie, Phytochemie u. Taxonomie entstand. Aufgrund des Vorkommens u. der Verbreitung charakteristischer Inhaltsst. von Pflanzen werden unter Bezug auf die Ergebnisse der Taxonomie Aussagen über natürliche Verwandtschaften getroffen. Aufgrund zahlreicher Fälle chemischer Divergenz vergleicht man nicht ausschließlich das Vorkommen von Naturstoffen, sondern ermittelt u. beachtet die Biosynthesewege, da der gleiche Naturstoff auf unterschiedlichen Reaktionssequenzen im Stoffwechsel verschiedener Organismen gebildet werden kann.

**Chemotherapeutika**: nicht nat. vorkommende od. von natürlichen Stoffen abgeleitete antimikrobiell wirksame Substanzen. Ihre Anwendung geht auf Paul Ehrlich (1854 bis 1915) zurück, der 1909 die selektive Toxizität von Arsphenamin* (Salvarsan) auf den Erreger der Syphilis feststellen konnte. Als weitere wichtige Gruppe von Chemotherapeutika wurden in den darauffolgenden Jahren eine Reihe von Antimalariamitteln* entwickelt. 1935 wurden die Sulfonamid-C. als die bedeutendste Wirkstoffklasse in die Chemotherapie eingeführt. Die Abgrenzung der C. von den Antibiotika* beruht ledigl. auf der unterschiedlichen Herkunft bzw. Gew. der Wirkstoffe. Wirkungsmechanismen, Resistenzentwicklung etc. sind vergleichbar.

**1. Antimalariamittel*.**

**2. Sulfonamid-Chemotherapeutika.**
Sulfanilamide, Amide der Sulfonsäuren (s. Sulfanilsäure), die durch die Sulfanilamid-Konfiguration (p-Aminobenzolsulfonamid) gekennzeichnet sind. An diese Sulfonamidgruppe u. eine in p-Stellung dazu befindlichen Aminogruppe ist die Wirk. der Sulfonamide gebunden. Jedoch hat man auch Stoffe mit sulfonamidartiger Wirk. gefunden, die anders aufgebaut sind, in denen z.B. die Amidgruppe fehlt. Die Aminogruppe des Sulfonamidrestes kann durch andere Gruppen ersetzt sein, u. es sind auf diese Weise mit Hilfe aromatischer u. heterocyclischer Reste eine große Anzahl ähnl. wirkender Sulfonamide gew. worden. Sie sind derzeit die wichtigsten C. zur Bekämpfung bakterieller Infektionen (vgl. Antibiotika*). **Wirkungsmechanismus:** Sulfonamid-C. sind Folsäureantagonisten, sie wirken bakteriostatisch durch kompetitive Verdrängung der p-Aminobenzoesäure bei der Folsäurebiosynthese der Mikroorganismen. Sie sind f. Menschen relativ untoxisch, da diese nicht zur Folsäuresynthese befähigt sind, sondern Folsäure mit der Nahrung aufnehmen. Außerdem hemmen die Sulfonamid-Ch. die Zellatmung der Mikroorganismen. **Wirkungsspektrum:** Sulfonamid-C. sind gut wirksam gegen Pneumo-, Strepto- (außer Entero-) u. Meningokokken, Escherichia coli, Haemophilus influenzae u. Neisserien. **Hauptindikationen:** Harnwegs- u. Gallenwegsinfektionen (Kombinationen mit Trimethoprim* sollte dabei der Vorzug gegeben werden), Meningitis, Tonsillitis, gastrointestinale Infekte, lokal bei Augeninfektionen, als Mittel der Wahl bei Nocardiose; gegen Toxoplasmose u. chloroquinresistente Malaria in Kombination mit Pyrimethamin*; kontraindiziert bei viralen Infekten. **Pharmakokinetik:** allgemein gute Resorption nach oraler Gabe; entsprechend den unterschiedlichen Halbwertszeiten werden bei den Sulfonamid-C. kurz-, mittel- u. langwirksame unterschieden (**Strukturformeln** s. Sulfonamide). Die Elimination erfolgt großteils durch die Niere in Form von Acetylderivaten u. Glukuroniden; die schwer resorbierbaren Sulfonamid-C. werden zu 90% über die Fäzes ausgeschieden. **Übl. Dos.:** oral: Kurzzeit-Sulfonamide 4.0 bis 6.0 g/d, Kinder 1.0 bis 4.0 g/d; Mittelzeit-S. 1.0 g/d, Kinder 0.25 bis 1 g/d; Langzeit-Sulfonamide 0.5 g/d, Kinder 0.06 bis 0.37 g/d; schwer resorbierbare Sulfonamide 4 bis 5 g/d, Kinder 0.75 bis 2 g/d; lokale Anw. sollte außer am Auge vermieden werden, um Sensibilisierung zu verhindern. **Nebenw.:** Nierenschäden infolge Auskristallisierens von schwer löslichen Metaboliten im sauren Harn, v.a. bei älteren Präparaten (große Flüssigkeitszufuhr!); allergische Reaktionen; gastrointestinale Störungen; Hyperbilirubinämie mit Kernikterus bei Früh- u. Neugeborenen, da die Glukuronidierung u. damit die Ausscheidung des Bilirubins durch die Sulfonamid-Metabolisierung behindert ist; außerdem wird Bilirubin aus Albuminbindungen verdrängt u. freigesetzt; Blutbildveränderungen durch Knochenmarkschäden, die bis zur Agranulocytose u. aplastischen Anämie führen können sind selten u. treten nur bei langer Behandlungsdauer auf; Stevens-Johnson-Syndrom. **Wechselw.:** Hemmung der Wirk. bei gleichzeitiger Gabe von Lokalanästhetika, die sich von der p-Aminobenzoesäure ableiten; Sulfonylharnstoffe (hypoglykämischer Schock); Indometazin setzt Sulfonamid aus Eiweißbindungen frei, so daß toxische Blutspiegelwerte erreicht werden können. **Resistenz:** zunehmende Resistenz, v.a. bei Enterokokken; Kreuzresistenz innerhalb der Sulfonamid-Ch.-Gruppe.

**3. Diaminopyrimidin-Sulfonamid-Kombinationen:**
**Wirkungsweise:** Diaminopyrimidin-Derivate wie Trimethoprim* u. Tetroxoprim* hemmen die Folsäurebiosynthese der Mikroorganismen durch Blockade der Reduktion von Dihydro- zu Tetrahydrofolsäure, sind also Folsäureantagonisten. In Monotherapie wirken sie wie die Sulfonamid-Ch. bakteriostatisch, in Kombination mit Sulfonamiden aufgrund der zweifachen Folsäuresynthesehemmung bakterizid. Das *Wirkungsspektrum* umfaßt nahezu alle pathogenen Keime außer Clostridien, Chlamydien, Rickettsien, Leptospiren, Tuberkelbakterien u. Pseudomonas aeruginosa; allgemein sehr gut wirksam gegen gramnegative Erreger. **Resistenz:** heute zunehmende Zahl an resistenten Stämmen; Resistenzentwicklung während der Ther. möglich. **Pharmakokinetik:** die pharmakokinetischen Eigenschaften der kombinierten Substanzen sollten möglichst übereinstimmen; gute Resorption; die **übl. Dos.** ist so zu wählen, daß im Organismus das f. die Wirk. optimale Verhältnis erzielt wird (s. Cotetroxazin, Cotrifamole, Cotrimazin, Cotrimoxazol). **Indikationen:** akute u. chronische Harnwegsinfekte, Bronchitiden; auch Enteritiden, Wund- u. Gallenwegsinfektionen. **Nebenw.:** s. Sulfonamid-Chemotherapeutika, Trimethoprim*.

**4. Weitere Chemotherapeutika** gehören folgenden Gruppen an: Gyrasehemmer*, Nitroimidazole (s. Metronidazol, Tinidazol), Nitrofurane (s. Nitrofurantoin, Nitrofurtoinol); vgl. Antiprotozoenmittel.

**Chemotherapeutischer Index:** Verhältnis der Konzentration des Mittels, das die Erreger tötet, zu der Konzentration, die gerade noch f. den Wirt verträglich ist. Je größer der ch. I. eines Stoffes, desto geringer ist die toxische Gefahr f. den Wirt.

**Chemotherapie:** Behandlung von Infektionen od. Tumorerkrankungen mittels Chemotherapeutika*.

**Chemotropismus:** Wirkung chemischer Reize auf die Bewegung ortsgebundener pflanzlicher Organe; dazu gehören z.B. die Bewegungen bei den Karnivoren wie Drosera-Arten od. die Bewegung der Pollenschläuche unter dem Einfluß von Eiweißstoffen od. Diastase. Die Fortbewegung von einzelnen Zellen od. nicht ortsgebundenen pflanzlichen Organismen (z.B. auch Algen) wird als Chemotaxis* bezeichnet.

**Chemotyp:** *bot.* chemische Rasse.

**ChemVerbV:** s. Chemikalien-Verbotsverordnung.

**Chen-Kao-Reaktion:** Nachweisreaktion f. Ephedrinhydrochlorid*. Versetzt man eine Lsg. von Ephedrinhydrochlorid mit Kupfer(II)-sulfat u. Natronlauge, so entsteht Violettfärbung. Beim Schütteln mit Ether färbt sich die Etherschicht rot, die wäßrige Phase blau.

**Chenoclavin:** s. Secale cornutum.

**Chenode(s)oxicholsäure** INN: Acidum chenode(s)oxycholicum INN, Chenodiol, 3α,7α-Dihydroxy-5β-cholan-24-säure, Chenofalk®; CAS-Nr. 474-25-9; $C_{24}H_{40}O_4$, $M_r$ 392.56. **Strukturformel** s. Gallensäuren; in bezug auf die Hydroxylgruppe am C-7 epimer mit Ursodesoxycholsäure*. Schmp. 164-168°C aus Ethylacetat/Heptan; polymorph. $[\alpha]_D^{20°C}$ +11.5° (Dioxan). Leicht lösl. in Methanol, Ethanol, Aceton, Essigsäure; prakt. unlösl. in Wasser, Petrolether, Benzol. **Off.:** DAC86. **Anw.:** Cholelitholytikum bei Cholesterolhaltigen Gallensteinen. **Nebenw.:** Durchfall. Kontraind.: Schwangerschaft, schwere Leber- u. Gallenerkrankungen. HWZ 4 d. **Übl. Dos.:** Oral: 0.75-1.5 g/d; s.a. Gallensäuren.

**Chenodiol:** s. Chenode(s)oxicholsäure.

**Chenofalk®:** s. Chenodesoxicholsäure.

**Chenopodiaceae:** Gänsefußgewächse, Od. Caryophyllales; ca. 1500 Arten, meist windblütige Kräuter in Trockenregionen u. an Meeresküsten mit unscheinbaren Blüten u. ungeteilten, wechselständigen Blättern. Ausbildung großer Blasenhaare (dienen der Entsalzung) sowie von Blatt- u. Stammsukkulenz. Eng verwandt mit den C. sind die **Amaranthaceae** (Fuchsschwanzgewächse). **Chem. Merkmale:** salzliebende Pflanzen (Halophyten, Ruderalpflanzen), Nitratakkumulation, vielfach Calciumoxalat (als Drusen), Betain, Saponine, Betalaine. **Wichtige Gattungen** s. z.B. Atriplex, Beta, Chenopodium, Salicornia, Spinacia.

**Chenopodium ambrosioides** L. **var. ambrosioides:** Fam. Chenopodiaceae, (Mexikanisches) Traubenkraut, Mexikanisches Teekraut, Wohlriechender Gänsefuß (heim. Mexiko, Brasilien, Chile, kult. in Nordamerika, auch in Europa, bes. Kroatien u. Böhmen). Stpfl. v. **Herba Chenopodii ambrosioidis:** (Mexikanisches Traubenkraut), Gänsefußkraut, Karthäusertee, Jesuitentee. **Inhaltsst.:** 0.25 bis 0.3% äther. Öl mit ca. 40% Ascaridol* u. fast 60% L-Pinocarvon, ferner Saponine u.a. **Anw.:** in der Volksmedizin als Anthelmintikum, Tonikum, Stomachikum.

**HOM:** *Chenopodium ambrosioidis var. ambrosioides* (HAB1.5), Chenopodium ambrosioidis: die frischen oberirdischen Teile blühender Pflanzen.

**Chenopodium ambrosioides var. anthelminticum** (L.) A. Gray: (Ch. anthelminticum L.) Fam. Chenopodiaceae, Wurmsamen, Wurmkraut (Mittelamerika, bes. Mexiko, südl. Nordamerika, kult. in Europa). Stpfl. v. **Oleum Chenopodii anthelmintici:** Chenopodii aetheroleum, Amerikanisches Wurmsamenöl (Wurmkrautsamenöl); das durch Wasserdampfdestillation gewonnene äther. Öl des Krautes. Farblose od. gelbliche Flüss. von widerlichem Geruch u. bitterem brennendem Geschmack. D. 0.958 bis 0.985. $\alpha_D^{20°C}$ -4 bis -9°. $n_D^{20°C}$ mind. 1.475. Sdp. 221-223°C. **Best.:** ca. 70% Ascaridol*, 20 bis 40% p-Cymol, α-Terpinen, L-Limonen, D-Campher u.a. **Anw.:** früher als Anthelmintikum, spez. gegen Spulwürmer (Askariden) u. Hakenwürmer (Ankylostoma duodenale, Necator americanus), heute nur noch ausnahmsweise. **Übl. Dos.:** da Ol. Chenopodii toxisch wirkt, ist seine Dosierung genau zu beachten. Kindern gibt man so viel Tr. wie sie Jahre alt sind, max. jedoch 10 Tr. Erwachsenen 1- bis 3mal 8 Tr. in dreistündigem Abstand; danach ein salinisches Abführmittel (kein Rizinusöl!). MED 0.5 g, MTD 1 g. Vergiftungen äußern sich durch Ohrensausen, Koma, Krämpfe. **Anw.** vet.: gegen Lungenegel.

**HOM:** *Chenopodium ambrosioides var. anthelminticum,* Ch. anthelminticum: frisches, blühendes Kraut; verord. z.B. b. Arteriosklerose, Schwindel, Leberleiden.

**Chenopodium anthelminticum:** s. Chenopodium ambrosioides var. anthelminticum.

**Chenopodium bonus-henricus** L.: Fam. Chenopodiaceae, Guter Heinrich (Europa). **Inhaltsst.:** im Kraut Kämpferol, Kaffee- u. Ferulasäure, Saponine. **Anw.:** früher Kraut u. Wurzel bei Entzündungen u. Geschwülsten, auch als Spinat gegessen.

**Chenopodium quinoa** Willd.: Fam. Chenopodiaceae, Reismelde, Reisspinat (Südamerika, Anden). **Inhaltsst.:** die Samen enthalten ca. 60% Stärke, 16% Eiweiß, 5% fettes Öl, Saponine. **Anw.:** als „Quinoa", ein Nahrungsmittel (Pseudoceralie) der Eingeborenen; Diaphoreticum Expektorans.

**Chenopodium vulvaria:** s. Trimethylamin.

**Chiasma:** (Pl. Chiasmata) in der späten Prophase I der Meiose* wird die in der mittleren Prophase I vollzogene Paarung der homologen Chromosomen durch Auflösen des synaptonemalen Komplexes wieder rückgängig gemacht. Dabei bleibt der synaptonemale Komplex* an bestimmten Haftpunkten, den Chiasmata, bestehen; Orte des crossing over*.

**Chicle-Gummi:** s. Manilkara zapota.

**Chicorée:** s. Cichorium intybus.

**Chilesalpeter:** s. Natriumnitrat.

**Chillie:** s. Capsicum frutescens.

**Chimaphila umbellata** (L.) Nutt.: (Pyrola umbellata) Fam. Pyrolaceae, Doldiges Winterlieb (Wintergrün), Harnkraut (Europa, Nordamerika, Japan). Stpfl. v. **Herba Pirolae umbellatae, Herba Chimaphilae:** Doldiges Wintergrünkraut, Harnkraut, Gichtkraut. **Inhaltsst.:** Arbutin (Bitterstoff), Urson (Bittersoff), Gerbstoff (ca. 4%), Salicylsäuremethylester, Harz. **Anw.:** als Diuretikum u. Harndesinfiziens bei Gicht u. Rheuma.

**HOM:** *Chimaphila umbellata* (HAB1.3): frisches, blühendes Kraut; wird z.B. unterstützend verordnet bei chronischer Nierenbeckenentzündung.

**China:** s. Cinchona pubescens.

**China-Alkaloide:** s. Cinchona-Alkaloide.

**Chinacrin:** s. Mepacrin.

**China-Eisenwein:** s. Vina medicata.

**Chinaelixier:** s. Elixir Cinchonae.

**Chinaextrakt:** s. Extractum Chinae.

**Chinaextrakt, Weingeistiges:** s. Extractum Chinae spirituosum.

**Chinafluidextract:** s. Extractum Chinae fluidum.

**China-food-Syndrom:** s. Natriumglutam(i-n)at.

**China fusca:** s. Cinchona calisaya.

**Chinaknollen:** Tubera Chinae, s. Smilax china.

**Chinaldinsäure:** Chinolin-2-carbonsäure; $C_{10}H_7NO_2 \cdot 2\ H_2O$. Schmp. 155-157°C. Weißes bis gelbl. krist. Pulver, lösl. in Wasser, Ethanol u. Alkalihydroxidlösungen. **Anw.:** in der Analyse zur gewichtsanalyt. Bestimmung von Zink, Kupfer, Cadmium, Uran, Palladium sowie zur colorimetr. Bestimmung von Fe(II).

**Chinalizarin:** 1,2,5,8-Tetrahydroxyanthrachinon; $M_r$ 272.20. Schmp. oberhalb 275°C. Rotes mikrokrist. Pulver mit grünen Metallglanz, Unlösl. in Wasser, lösl. in Aceton, ferner lösl. in wäßriger Alkalilsg. mit rotvioletter, in Eisessig mit gelber, in Schwefelsäure mit blauvioletter Farbe **Anw.:** zum Nachw. u. zur colorimetr. Bestimmung v. Be, Mg, B, Al, Ga, In, zur Bestimmung von Fluoriden, ferner in d. Baumwollfärberei.

**Chinaöl:** Balsamum peruvianum*.

**Chinarinde: 1.** Rote Ch. (Apothekenrinde): s. Cinchona pubescens; **2.** Gelbe Ch. (Fabriksrinde): s. Cinchona calisaya var. ledgeriana; **3.** Braune (Graue) Ch.: s. Cinchona officinalis.

**Chinasäure:** L-Chinasäure, Acidum chinicum, 1,3,4,5-Tetrahydroxy-cyclohexancarbonsäure; $M_r$ 192.17. Schmp. 168-170°C. $[\alpha]_D^{20°C}$ -42 bis -44° (c = 10 in Wasser). Inhaltsstoff d. Chinarinde (s. Cinchona pubescens), ferner in Kaffeebohnen, Heidelbeeren, Zuckerrüben u.a.; farblose, stark sauer schmeckende Kristalle, leicht lösl. in Wasser u. Eisessig, wenig lösl. in Ethanol, fast unlösl. in Ether. **Anw.** med.: früher gegen Gicht; **Dos.:** 0.5 g mehrmals tgl. Die Chlorogensäure* ist der Kaffeesäureester der Chinasäure.

**Chinatinktur:** s. Tinctura Chinae.

**Chinatinktur, Zusammengesetzte:** s. Tinctura Chinae composita.

**Chinawein:** Vinum Chinae, s. Vina medicata.

**Chinawurzel:** s. Smilax china.

**Chinazolin:** 1,3-Benzodiazin, 5,6-Benzopyrimidin; CAS-Nr. 253-82-7; $C_8H_6N_2$, $M_r$ 130.14. **Strukturformel** s.Alkaloide. Schmp. 48°C, Sdp. 243°C. Leicht lösl. in Wasser u. vielen organischen Lösungsmitteln.

**Chinazolinalkaloide:** Alkaloide* mit Chinazolin als Grundgerüst, z.B. Vasicin* (Peganin), Febrifugin*. Biogenese erfolgt wie bei den Acridonalkaloiden* über Anthranilsäure. Vork.: z.B. in Acanthaceen (Adhatoda vasica*), Rutaceen, Saxifragaceen (Dichroa febrifuga*) sowie in Linaria-Arten (Fam. Scrophulariaceae) u. Peganum harmala* (Fam. Zygophyllaceae); auch in Tieren (vgl. Tetrodotoxin) u. Bakterien.

**Chinesische Gallen:** s. Gallen.

**Chinesischer Sumach:** s. Ailanthus altissima.

**Chinesicher Tee:** s. Camellia sinensis.

**Chinesischer Zimt:** Cinnamomum aromaticum, s. Cinnamomum-Arten.

**Chinesisches Wachs:** Cera chinensis, s. Wachse.

**Chinhydron:** Additionsverbindung äquimolekularer Mengen Chinon u. Hydrochinon; $C_6H_4O_2 \cdot C_6H_4(OH)_2$. Schmp. 171°C. Rotbraune Nadeln mit grünem Oberflächenglanz, leicht lösl. in Ethanol u. heißem Wasser. Auch äquimolekulare Verbindungen v. Chinon mit Phenol, Brenzcatechin, Resorcin u.a. liefern Chinhydrone. **Ch.-Elektroden** werden zur Bestimmung von Wasserstoffionenkonzentrationen verwendet.

**Chinidin:** Chinidinum; CAS-Nr. 56-54-2 (wasserfrei), CAS-Nr. 63617-04-4 (Dihydrat); $C_{20}H_{24}N_2O_2$, $M_r$ 324.43 (wasserfrei). **Strukturformel** s. Cinchona-Alkaloide. Schmp. 172°C. Alkaloid aus d. Chinarinde (s. Cinchona pubescens). Stereoisomeres des Chinins*. Weiße, bitter schmeck. Kristalle, sehr schwer lösl. in Wasser, wenig lösl. in Ethanol u. Ether, lösl. in Chloroform. **Anw.:** klassisches Antiarrhythmikum vom membranstabilisierenden Typ; bei Vorhofflimmern, -flattern, zur Vorbeugung paroxysmaler supraventrikulärer Tachykardien durch a) direkte Wirk. an den Herzmuskelzellen u. b) parasympatholytische (atropinartige) Vagushemmung. Verlängerung der Aktionspotentiale u. der Refraktärzeiten im Bereich des Sinusknotens u. der Vorhöfe. HWZ 6 bis 7 h. **Dos.:** zunächst Probedos. 0.2 g, dann (falls ohne Nebenw.) 0.2 bis 0.4 g 3- bis 4mal/d. **Nebenw.:** Geringe therap. Breite. In der Initialphase gastrointestinale Beschwerden, es folgen zentralnervöse Erscheinungen (Schwindel, Kopfschmerz, Ohrensausen, Seh- u. Hörstörungen); in schweren Fällen Bewußtseinstrübung, Krampfanfälle, Koma, Atemstillstand, Herz-, Kreislaufstillstand, ferner Nierenschäden, Depressionen, Blutbildstörungen (s.a. Cinchonismus). Wechelwirk.: Reduktion der renalen Clearance von Digoxin, durch Phenobarbital u.

Phenytoin wird die HWZ von Ch. verkürzt. Kontraind.: primäre Überempfindlichkeit, AV-Block 2. u. 3. Grades, Hyperkalämie, Digitalisüberdosierung.

**Chinidini sulfas:** s. Chinidinsulfat.

**Chinidinpolygalacturonat:** CAS-Nr. 27555-34-6 (wasserfrei), CAS-Nr. 65484-562 (Hydrat); $C_{20}H_{24}N_2O_2 \cdot (C_6H_{10}O_7)_x \cdot x\ H_2O$. Schmp. 180°C unter Zers. Unlösl. in Methanol, Ethanol, Chloroform, Ether, Aceton, Dioxan; lösl. 1:50 in Wasser bei 25°C; 12% lösl. in 40% Methanol, Ethanol. **Anw.:** Antiarrhythmikum. **Übl. Dos.:** Oral: Initialdos.: max. 1- bis 3mal 0.6 g/d; Erhaltungsdos.: 1- bis 3mal 0.3 g/d; s.a. Chinidin.

**Chinidinsulfat:** Chinidini sulfas Ph.Eur.3, Chinidinum sulfuricum; CAS-Nr. 6591-63-5; $C_{40}H_{50}N_4O_8S \cdot 2\ H_2O$, $M_r$ 783.0. Farblose, nadelförmige, häufig verfilzte Kristalle v. stark bitterem Geschmack. Lösl. in 100 T. Wasser v. 20°C, in 15 T. Wasser v. 100°C, in 15 T. Chloroform, in 10 T. Ethanol 90%. $[\alpha]_D^{20°C}$ +277 bis +290° (c = 2 in Schwefelsäure, 0.1 mol/L). **Anw.** med.: s. Chinidin. MED 0.4 g, MTD 4.0 g.

**Chinidinum sulfuricum:** s. Chinidinsulfat.

**Chinin:** Chininum (purum); CAS-Nr. 130-95-0; $C_{20}H_{24}N_2O_2 \cdot 3\ H_2O$, $M_r$ 378.5. **Strukturformel** s. Cinchona-Alkaloide. Schmp. 174-178°C. $[\alpha]_D^{20°C}$ -159 bis -172° (c = 1.5 in Ethanol absol.). Wasserfreies Chinin, vgl. Chinin, Gefälltes. Alkaloid aus Chinarinden (s. Cinchona). Weißes, feinkrist. Pulver von stark bitterem Geschmack; lösl. in Ethanol 96% u. Chloroform, sehr schwer lösl. in Wasser v. 20°C, wenig lösl. in siedendem Wasser. **Wirk.** u. **Anw.:** ältestes Antimalariamittel*, aber Ende der fünfziger Jahre durch das wirksamere u. besser verträgliche Chloroquin ersetzt. Das Wirkungsspektrum erstreckt sich auf Blutschizonten (ungeschlechtliche Form) aller 4 Erreger der Malaria, ferner auf Gametozyten von Plasmodium vivax u. P. malariae. Der Wirkungsmechanismus besteht in der Hemmung der Nucleinsäuresynthese durch Komplexbildung mit DNS (weitere im einzelnen noch ungeklärte Wirkungen, allgemeines Protoplasmagift). Die Anw. von C. erfolgt in Form seiner Salze, bes. als Chininhydrochlorid*; bei Malaria, bei Erregerstämmen, die gegenüber Chloroquin u. anderen synthetischen Antimalariamitteln* resistent sind. HWZ 8.5 h. **Übl. Dos.:** oral: 1 bis 2 g Chininsalz tgl. in mehreren Dosen, Kinder unter einem Jahr 0.1 bis 0.2 g/d in mehreren Dosen, 1 bis 3 Jahre 0.2 bis 0.3 g/d, 4 bis 6 Jahre 0.3 bis 0.5 g/d, 7 bis 11 Jahre 0.5 bis 1 g/d; Dauer der Behandlung 10 d; (häufig Kombinationen mit Pyrimethamin*, Sulfadoxin* od. Dapson*). Wirksam als Muskelrelaxans bei nächtlichen Wadenkrämpfen (Krampussyndrom, Dos. 0.2 g). Chininlösungen (5 bis 20%) werden auch als Venenverödungsmittel verwendet. Wirk. bei Grippe u. Bronchopneumomie nicht erwiesen, bei Herzarrhythmien von Chinidin* verdrängt, als wehenanregendes Mittel zur Geburtseinleitung überholt (auch mißbräuchlich als Abortivum); als Analgetikum u. Antipyretikum wegen der relativ beträchtlichen Nebenw. (v.a. Allergierisiko) nicht mehr zu empfehlen; aufgrund des bitteren Geschmacks in Tonika u. Stomachika sowie in Erfrischungsgetränken, sog. tonic waters (s.a. Chininhydrochlorid), max. 0.085 g/L zulässig. **Nebenw.:** gastrointestinale Störungen, allergische u. neurotoxische Wirkungen wie u.a. Seh- u. Hörstörungen, Schwächung der körpereigenen Abwehr, Herz-Kreislaufreaktionen (hemmt die Erregbarkeit des Herzmuskels), Atemdepression, Blutbildstörungen, wirkt teratogen. Kontraind.: hämolytische Anämie, Vorschädigung von Hör- u. Sehorgan, Schwangerschaft. Vorsicht bei Nieren- u. Leberschäden sowie bei Glucose-6-phosphatdehydrogenasemangel (wahrscheinlich Grund f. Schwarzwasserfieber*). Nachw.: **1.** s. Thalleiochinreaktion. **2.** Fluoresziert blau in wäßrigen Lösungen, die O-haltige Säuren (Schwefelsäure, Essigsäure etc) enthalten, wenn Chlorid-Ionen abwesend sind.

**Gesch.:** 1630 brachten die span. Eroberer aus Peru zum ersten Male Chinarinde nach Europa (Kina-Kina-Pulver, Indianerpulver, Gräfinpulver, Jesuitenpulver); Charles Marie de la Condamine, 1701 bis 1774, Paris, 1735 bis 1746 in Peru, beschreibt zum ersten Male den „Fieberbaum“; 1820 isolierten die Pariser Apotheker Joseph Bienaime Caventou (1795 bis 1777) u. Joseph Pelletier (1788 bis 1842) C. aus der Chinarinde u. errichteten die erste Chininfabrik. 1913 erfolgte die Synthese von Hydrochinin durch Paul Rabe (geb. 1869), 1944 die Totalsynthese von C. durch R.B. Woodward u. W.E. Doering (USA).

**Chininarsenit: HOM:** *Chininum arsenicosum;* lange seidenglänz. Kristallnadeln, wenig lösl. in Wasser, leicht lösl. in Ethanol, Ether, Chloroform; verord. z.B. b. erschöpfenden u. fieberhaften Erkrankungen als Tonikum.

**Chinin, Baldriansaures:** s. Chininvalerianat.

**Chininbisulfat:** s. Chininhydrogensulfat.

**Chinincinnamylat:** Chininum cinnamylicum; $(C_{20}H_{24}O_2N_2)C_9H_8O_2$, $M_r$ 472.3. Geh. mind. 66% Chinin. Weißes, amorphes Pulver, lösl. in Ethanol, fast unlösl. in Wasser. **Anw.:** s. Chinin. GED 0.3 g.

**Chinindihydrobromid:** Chininum dihydrobromicum; CAS-Nr. 549-47-3; $(C_{20}H_{24}O_2N_2)\cdot{}_2HBr \cdot 3\ H_2O$, $M_r$ 540.1. Geh. mind. 58.8% Chinin. Weiße Kristalle, lösl. in Ethanol u. Wasser. GED 0.3 g.

**Chinindihydrochlorid:** Chinini dihydrochloridum, Chininum dihydrochloricum, Saures Chininhydrochlorid; CAS-Nr. 60-93-5; $C_{20}H_{24}O_2N_2 \cdot 2HCl \cdot H_2O$, $M_r$ 415.3. Schmp. 220-230°C; polymorph. Weiße Kristalle, leicht lösl. in Wasser (1:0.7) u. Ethanol, wenig lösl. in Chloroform u. verd. Salzsäure. **Off.:** ÖAB90, DAC86. **Anw.:** s. Chinin, bes. zu Injektionen. GED 0.3 g.

**Chinin, Gefälltes:** Chininum praecipitatum, Gefälltes (wasserfreies) Chinin; $C_{20}H_{24}N_2O_2$, $M_r$ 324.2. Schmp. 174-175°C. Weißes, amorphes od. krist. Pulver, leicht lösl. in Ethanol u. Chloroform, sehr schwer lösl. in Wasser; s. Chinin. GED 0.25 g, i.m. 0.25 g.

**Chinin, Gerbsaures:** Chininum tannicum, s. Chinintannat.

**Chinin, Glycerophosphorsaures:** Chininum glycerinophosphoricum. Geh. mind. 70% Chinin. Weiße Kristalle od. weißes Pulver, lösl. in Ethanol, wenig lösl. in Wasser. GED 0.3 g.

**Chinin-Harnstoffdihydrochlorid:** Chininum dihydrochloricum carbamidatum; $[C_{20}H_{24}O_2N_2 \cdot HCl] \cdot [CO(NH_2)_2 \cdot HCl] \cdot 5\ H_2O$, $M_r$ 547.3. Geh. mind. 58% Chinin. Farblose Kristalle, lösl. in Wasser u. Ethanol. **Anw.** med.: zu subkutanen Injektionen (0.5 g) bei Malaria; vgl. Chinin.

**Chininhydrobromid:** Chininum hydrobromicum; $C_{20}H_{24}O_2N_2 \cdot HBr \cdot H_2O$, $M_r$ 423.2. Weiße krist. Nadeln, lösl. in Wasser, leicht lösl. in Ethanol, Chloroform, wenig lösl. in Ether. **Anw.** med.: früher als Antipyretikum, Antimalarikum, Antineuralgikum. GED 0.3 g.

**Chininhydrochlorid:** Chinini hydrochloridum

Ph.Eur.3, Chininii chloridum, Chininum hydrochloricum; CAS-Nr. 130-89-2 (wasserfrei); CAS-Nr. 6119-47-7 (Dihydrat); $C_{20}H_{25}ClN_2O_2 \cdot 2\ H_2O$, $M_r$ 369.9. Schmp. 220-230°C; polymorph. $[\alpha]_D^{20^\circ C}$ -240 bis -253° (c = 2 in Salzsäure, 0.1 mol/L). Weiße, krist. Nadeln, lösl. in 25 T. Wasser, in 3 T. Ethanol, 2 T. Chloroform. Darst.: durch Umsetzung v. Chininsulfat m. Bariumchlorid. **Anw.:** s. Chinin; als Standardsubstanz zur Bestimmung des Bitterwerts*. **Dos.:** bei Malaria 0.3 g 3mal/d.

**Chininhydrogensulfat:** Chininbisulfat, Chinini hydrogensulfas, Chinini bisulfas, Chininum bisulfuricum, Saures schwefelsaures Chinin; $C_{20}H_{24}O_2N_2 \cdot H_2SO_4 \cdot 7\ H_2O$, $M_r$ 548.4. Weißes, krist. Pulver, verwittert leicht u. färbt sich am Licht allmählich gelblich. Lösl. in 10 T. Wasser u. 30 T. Ethanol. **Off.:** ÖAB90. **Anw.:** s. Chinin. Chiningehalt jedoch nur 59.1%. GED 0.3 g, MED 0.5 g, MTD 2.0 g.

**Chinini hydrochloridum:** s. Chininhydrochlorid.

**Chininii chloridum:** s. Chininhydrochlorid.

**Chinini sulfas:** s. Chininsulfat.

**Chininsalicylat:** Chininum salicylicum, Salicylsaures Chinin; CAS-Nr. 750-90-3; $(C_{20}H_{24}O_2N_2)C_7H_6O_3 \cdot H_2O$, $M_r$ 480.6. Schmp. 199°C; polymorph. Weiße Kristalle, lösl. in Ethanol, wenig lösl. in Wasser. GED 0.3 g.

**Chinin, Salicylsaures:** s. Chininsalicylat.

**Chinin, Saures Schwefelsaures:** s. Chininhydrogensulfat.

**Chinin, Schwefelsaures:** s. Chininsulfat.

**Chininsulfat:** Chinini sulfas Ph.Eur.3, Chininum sulfuricum, Schwefelsaures Chinin; CAS-Nr. 804-63-7 (wasserfrei); CAS-Nr. 6119-70-6; $C_{40}H_{50}N_4O_8S \cdot 2\ H_2O$, $M_r$ 783.0. Farblose, nadelförmige Kristalle od. weißes, krist. Pulver v. stark bitterem Geschmack, lösl. in ca. 810 T. Wasser v. 20°C, in ca. 35 T. siedendem Wasser, wenig lösl. in Ethanol u. in Chloroform. $[\alpha]_D^{20^\circ C}$ -233 bis -245° (c = 2 in Salzsäure, 0.1 mol/L). **Anw.** med.: s. Chinin.

**HOM:** *Chininum sulfuricum* (HAB1.4): verord. z.B. b. Schwindelzuständen; als Rekonvaleszenzmittel.

**Chinintannat:** Chininum tannicum, Gerbsaures Chinin. Zstzg. uneinheitlich, Geh. an Chinin ca. 30 bis 32%. Gelbl.-weißes, amorphes Pulver, in Wasser kaum lösl., etwas lösl. in heißem Wasser. **Anw.** med.: früher bes. in d. Kinderpraxis, da am wenigsten bitter schmeckend, b. Durchfall, Grippe, Fieber, Keuchhusten, Migräne, Nachtschweiß. **Dos.:** 0.3 bis 2 g (meist das 2- bis 4fache v. Chininsulfat).

**Chininum aethylcarbonicum:** s. Euchinin.

**Chininum amorphum fuscum:** s. Chinoidin.

**Chininum arsenicosum:** s. Chininarsenit.

**Chininum bisulfuricum:** s. Chininhydrogensulfat.

**Chininum cinnamylicum:** s. Chinincinnamylat.

**Chininum dihydrobromicum:** s. Chinindihydrobromid.

**Chininum dihydrochloricum:** s. Chininhydrochlorid.

**Chininum dihydrochloricum carbamidatum:** s. Chinin-Harnstoffdihydrochlorid.

**Chininum ferro-citricum:** s. Eisenchinincitrat.

**Chininum glycerinophosphoricum:** s. Chinin, Glycerophosphorsaures.

**Chininum hydrobromicum:** s. Chininhydrobromid.

**Chininum hydrochloricum:** s. Chininhydrochlorid.

**Chininum praecipitatum:** s. Chinin, Gefälltes.

**Chininum salicylicum:** s. Chininsalicylat.

**Chininum sulfuricum:** s. Chininsulfat.

**Chininum tannicum:** s. Chinintannat.

**Chininvalerianat:** Chininum valerianicum, Baldriansaures Chinin; $(C_{20}H_{24}O_2N_2)C_5H_{10}O_2 \cdot H_2O$, $M_r$ 444.3. Weiße Kristallschuppen, lösl. in 100 T. Wasser u. 5 T. Ethanol. **Anw.** med.: als Tonikum u. früher auch als Antineuralgikum. **Dos.:** 0.05 bis 0.5 g.

**Chininzinnamylat:** s. Chinincinnamylat.

**Chiniofonum:** s. Iod-hydroxychinolin-sulfonsäure.

**Chinium:** Rohes Chinin*. Braune amorphe Masse.

**Chinoform:** s. Clioquinol.

**Chinoidin:** Chininum amorphum fuscum; Gemenge versch. amorpher Chinaalkaloide, die bei der Chininfabrikation aus den Mutterlaugen als Nebenprodukt gew. werden. Braune harzartige Masse m. muscheligem Bruch, lösl. in Ethanol u. Chloroform sowie in angesäuertem Wasser. **Anw.** med.: früher bisweilen als Chininersatz.

**Chinolin:** Benzo[b]pyridin; $C_9H_7N$, $M_r$ 129.1. D. 1.088 bis 1.093. Schmp. -19.5°C. Sdp. 235-237°C. Vork.: im Steinkohlenteer (0.3%); synth. nach

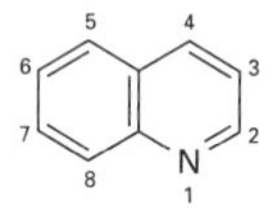

Chinolin

Skraup. Gelbl., stark lichtbrechende Flüss., leicht lösl. in Ethanol, Ether, Chloroform, Benzin, Schwefelkohlenstoff, wenig lösl. (6%) in Wasser. **Anw.** med.: als Antiseptikum, zur Konservierung v. Harn u. Blut; inn.: b. Intermittens (obsolet; MED 0.75 g, MTD 1.5 g); äuß.: zu Mund- u. Gurgelwässern, Pinselungen (m. gleicher Wirk. Chinolinhydrochlorid u. Chinolinthiocyanat); techn.: zur Konservierung anatomischer Präparate u. als Einschlußmittel in der Mikroskopie, zur Herst. v. Photosensibilisatoren, Vulkanisationsbeschleuniger, Farbstoffen, Arzneimittel. Weitere Chinolinabkömmlinge sind z.B. Chinolintartrat, 8-Hydroxychinolin* (Chinolin-8-ol), Chinolin-2-carbonsäure (Chinaldinsäure*), 2-Phenylchinolin-4-carbonsäure (Cinchophen*) sowie 4-Oxo-1,4-dihydrochinolin (4-Chinolon, s.a. Gyrasehemmer) u. die Chinolinalkaloide*.

**Chinolin-2-carbonsäure:** s. Chinaldinsäure.

**Chinolinalkaloide:** Alkaloide* mit Chinolin als Grundgerüst, z.B. China-Alkaloide (Cinchona-Alkaloide*) sowie Cusparin u. Derivate (in Cortex Angosturae, s. Galipea officinalis). Aus biogenetischen Gründen werden sie z.T. auch, wie die Cinchona-Alkaloide, zu den Indolalkaloiden* gezählt. Die Biogenese erfolgt nämlich, ausgehend von Tryptophan (od., weniger häufig, Anthranilsäure), über ein Indolgerüst, aus dem durch Ringerweiterung das Chinolingerüst gebildet wird. Vork.: nicht nur in höheren Pflanzen, sondern auch in Mikroorganismen.

**Chinolinol:** s. 8-Hydroxychinolin.

**Chinolinoli et kalii sulfas:** s. 8-Hydroxychinolinsulfat-Kaliumsulfat.

**Chinolinoli sulfas:** s. 8-Hydroxychinolinsulfat.

**Chinolinolsulfat-Kaliumsulfat:** s. 8-Hydroxychinolinsulfat-Kaliumsulfat.

**8-Chinolinolsulfat-Monohydrat:** s. 8-Hydroxychinolinsulfat.

**Chinolinsäure:** s. Nicotinsäure.

**Chinolizidinalkaloide:** Lupinenalkaloide; Alkaloide* mit Chinolizidin (Norlupinan) als Grundgerüst; die Biogenese erfolgt hauptsächl. über Lysin, aus welchem nach Decarboxylierung das entstandene biogene Amin, das Cadaverin, zum bicycl. Chinolizidingerüst (z.B. im Lupinin) dimerisiert. An dieses können weitere Cadavererineinheiten kondensiert werden, so daß auch tricycl. (Cytisin*) u. tetracycl. Verbindungen (Anagyrin, Lupanin, Hydroxylupanin, Spartein*) entstehen. Vork. vor allem in Fabaceae (Lupinus-Arten, Cytisus scoparius, Genista scoparius, Laburnum anagyroides, Sophora pachycarpa); das Chinolizidinskelett kommt als mehrkerniges System z.B. auch in Berberin* vor.

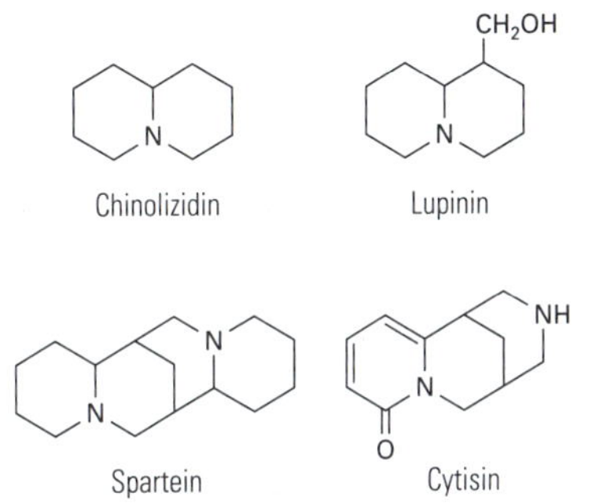

Chinolizidinalkaloide

**Chinolon-Derivate:** Chinoloncarbonsäure-Derivate, s. Gyrasehemmer.

**Chinone:** große Gruppe org. Verb., die durch Oxidation von Phenolen od. polycycl. aromat. Kohlenwasserstoffen entstehen, meist v. goldgelber od. roter Farbe u. eigentüml. Geruch. Einfachstes Chinon: **p-Benzochinon (p-Chinon),** $C_6H_4O_2$. Schmp. 116°C. Goldgelbe Kristalle mit charakterist. stechendem Geruch; lösl. in Ethanol, Ether, heißem Wasser.

**Chinosol:** s. 8-Hydroxychinolinsulfat-Kaliumsulfat.

**Chinotoxin:** s. Viquidil.

**Chinovasäure:** s. Saponine (Tab.1).

**Chinovin:** Glykosid aus Chinarinde; s. Cinchona pubescens.

**Chinoxalin:** 1,4-Benzodiazin, Benzopyrazin; CAS-Nr. 91-19-0; $C_8H_6N_2$, $M_r$ 130.15. Schmp. 30°C (Monohydrat: Schmp. 37°C). Sdp. 220-223°C. Leicht lösl. in Wasser, Ethanol, Ether, Benzol etc.

**Chiococca alba** (L.) Hitchc.: (C. racemosa L.) Fam. Rubiaceae, Schneebeerenbaum (heim. Brasilien, Argentinien, Westindien), neben Ch. densifolia Mart. u. Ch. anguifuga Mart. Stpfl. v. **Radix Caincae:** Cainca, Schneebeerenwurzel. **Inhaltsst.:** Caincasäure (saponinart. Glykosid), Caincin (Caincabitter), Kaffeegerbsäure, Harz. **Anw.:** als Diuretikum u. Laxans.

**HOM:** *Cainca:* getrocknete Wurzelrinde; wird z.B. unterstützend verordnet bei chron. Nierenentzündung, Ödemen.

**Chionanthus virginicus** L.: (Chionanthus latifolia Ait.) Fam. Oleaceae, Giftesche, Virgin. Schneeflockenbaum (Nordamerika). Stpfl. v. **Cortex Chionanthi virginici (radicis):** Gifteschenwurzelrinde. **Inhaltsst.:** Chionanthin (Glykosid). **Anw.:** als Tonikum, Febrifugum, bei Leberleiden; äuß.: auf Wunden.

**HOM:** *Chionanthus virginicus* (HAB1.4): frische Wurzelrinde mit anhängenden Seitenwurzeln; verord. z.B. b. Leber- u. Gallenleiden.

**Chiragra:** Gicht* in den Gelenken der Hand.

**Chiralität:** Händigkeit (die rechte Hand läßt sich mit der linken nicht zur Deckung bringen); Ch. tritt bei Molekülen auf, bei denen sowohl eine Spiegelebene*, Drehspiegelachse* als auch ein Symmetriezentrum* fehlen. Ch. ist Voraussetzung für Auftreten von Enantiomeren* u. optischer Aktivität*. Jeder Gegenstand, der mit seinem Spiegelbild nicht zur Deckung gebracht werden kann, ist chiral (s.a. prochiral). Je nachdem ob die Ch. durch ein Zentrum, eine Achse od. eine Ebene zustande kommt, spricht man von *Zentrochiralität, axialer* od. *planarer Chiralität.* Bei der Zentrochiralität muß der dreidimensionale Raum um ein Chiralitätszentrum stark unterschiedlich gestaltet sein (asymmetrisches Kohlenstoffatom*); bei N-Verbindungen kann ein nichtbindendes Elektronenpaar als Ligand dienen. Die axiale Ch.; wird weiter in die konfigurativ-axiale (z.B. Allene, Spiroverbindungen) u. die konformativ-axiale Ch. (Atropisomere*, Biphenylverbindungen) unterteilt. Beispiel f. eine planare Chiralität stellen Cyclooctene u. Cyclophane (Ansa-Verbindungen*) dar. Bei der Helizität ist die spirale Form f. die Ch. verantwortlich. **Lit.:** J. Roth, Chiralität in der Ph.Eur.97, Dtsch. Apoth. Ztg. *137*, 1030 – 1037 (1997).

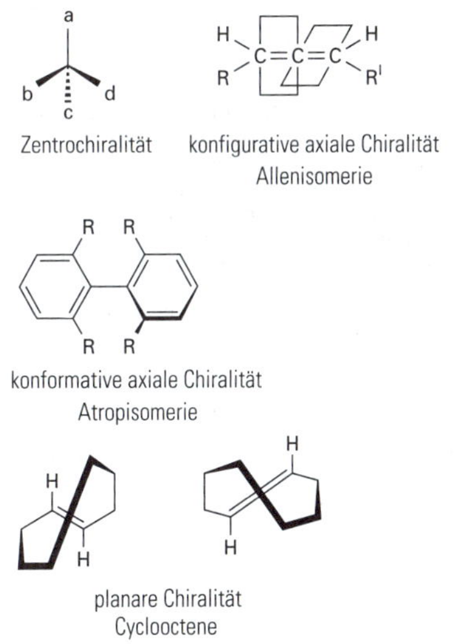

Chiralität:
Verschiedene Beispiele

**Chirata indica:** s. Swertia chirata.

**Chirettakraut:** Herba Chirettae indicae, s. Swertia chirata.

**Chirurgisches Nahtmaterial:** Medizinisches Nahtmaterial, Suturamenta medicinalia. **1. Re-**

**Chirurgisches Nahtmaterial**

| Deutsche Bezeichnung | Lateinische Bezeichnung in der Ph.Eur.3 Fundort im Wörterbuch |
|---|---|
| **Resorbierbares Nahtmaterial** | |
| Steriles Catgut | Chorda resorbilis sterilis |
| Sterile, resorbierbare Kollagenfäden | Fila collagenis resorbilia sterilia |
| Sterile, resorbierbare, synth. Fäden | Fila resorbilia synthetica monofilamenta (od.: torta) sterilia |
| **Nichtresorbierbares Nahtmaterial** | |
| Sterile, nicht resorb., synth. Fäden | Fila non resorbilia sterilia |
| Steriler, geflochtener Seidenfaden | Filum bombycis tortum sterile |
| Steriler Polyesterfaden | Filum ethyleni polyterephthalici sterile |
| Steriler Leinenfaden | Filum lini sterile |
| Steriler Polyamid-6-Faden | Filum polyamidicum-6 sterile |
| Steriler Polyamid-6/6-Faden | Filum polyamidicum-6/6 sterile |

**sorbierbares Nahtmaterial:** Resorbierbares Nahtmaterial wird durch proteolytische Enzyme des Körpers abgebaut. Catgut wird aus der Submucosa des Dünndarms vom Schaf u. von anderen Säugetieren hergestellt. Resorbierbares Nahtmaterial muß sterilisiert u. so verpackt sein, daß die Sterilität gewährleistet ist. Synthetische Materialien bestehen z.B. aus Polyglykolsäure (Dexon®). Die in der Ph.Eur.3 beschriebenen Fäden werden entsprechend ihres unterschiedlichen Durchmessers (von ca. 0.01 bis 0.8 mm) u. der damit verbundenen Reißkraft (bis max. 70 N) mit einer Fadennummer (0.1 bis 8) gekennzeichnet.

**2. Nicht resorbierbares Nahtmaterial:** besteht aus Metall od. aus organischen Substanzen, die vom lebendem Gewebe nicht abgebaut werden. Die aus organischen Substanzen hergestellten Fäden sind monofil (einfädig, Filum monofilamentum) od. aus Fasern versponnen, geflochten (Filum tortum) od. mit einem Überzug versehen. Die Fäden können farblos od. mit einem unschädlichen Farbstoff gefärbt sein. Das Material kann sterilisiert od. nichtsterilisiert – im letzteren Falle zur Sterilisation durch den Verbraucher – in den Handel gebracht werden. Nicht resorbierbares organisches Nahtmaterial wird aus Seide, Leinen, Polyamid-6 (Suturamid®), Polyamid-6/6 (Supramid®) od. Polyester hergestellt. Die in der Ph.Eur.3 beschriebenen Fäden werden entsprechend ihres unterschiedlichen Durchmessers (von ca. 0.005 bis ca. 0.9 mm) u. damit verbundenen Reißkraft (bis max. 73 N) mit einer Fadennummer (0.05 bis 8) bezeichnet. Über die in der Ph.Eur.3 beschriebenen, nicht resorbierbaren Fäden sowie über Catgut gibt es jeweils auch eigene Monographien f. Fäden **im Fadenspender f. Tiere** (in fuso ad usum veterinarium).

**Chitin:** nat. vork. N-haltiges Polysaccharid, $(C_8H_{13}NO_5)_n$; [N-Acetyl-D-glucosamin]$_n$ in β-1,4-glykosid. Bindung, Gerüstsubstanz der Insekten u. Mollusken, auch in Würmern, Bakterien, Pilzen u. Flechten. Starke Säuren spaltet Chitin vollkommen in Glucosamin u. Essigsäure.

**Chitosamin:** s. Glucosamin.

**Chlamydien:** Sammelbezeichnung f. bakterienähnliche Mikroorganismen; obligate Zellparasiten; häufig Ursache f. Genitalinfektionen.

**Chloasma:** Leberfleck, Mutterfleck.

**Chlor:** Chlorum, Cl, OZ 17, $A_r$ 35.453; gehört zu den reaktionsfähigsten Elementen; Halogen; Oxidationsstufe i.a. -1 (in Chlorwasserstoff* od. Chloriden, z.B. NaCl), nur bezüglich der elektronegativen Elemente Sauerstoff u. Fluor (z. T. auch Stickstoff) positive Oxidationsstufen: +1 (z.B. $ClO^-$, ClF, $ClN_3$), +3 (z.B. $ClO_2^-$, $ClF_3$), +5 (z.B. $ClO_3^-$, $ClF_5$), +7 (z.B. $ClO_4^-$, $ClO_3F$), seltener +2 (z.B. ClO, instabil), +4 (z.B. $ClO_2$), +6 (z.B. $Cl_2O_6$). Gebrochene Oxidationsstufen kommen dem Chlor in den Ionen $Cl_3^-$ (-1/3) bzw. $Cl_3^+$ (1/3) zu. Krit. Temp. 143.5°C, krit. Druck 74.6 bar; unter Druck flüssig (D. 1.57, Sdp. -34.1°C, Ep. -101.0°C); 2 Isotope (35 u. 37); entd. 1774 v. Scheele. Nat. nur gebunden als Kochsalz (NaCl), Sylvin (KCl), Magnesiumchorid ($MgCl_2$), Carnallit ($KCl \cdot MgCl_2 \cdot 6\ H_2O$) u.a., im Meerwasser, in d. Staßfurter Abraumsalzen, in Salzsolen sowie im tier. u. pflanzl. Körper, der Cl-Gehalt der Erdoberfläche beträgt 0.15%. Darst.: 1. Aus Braunstein u. Salzsäure (Weldon-Verfahren, ist längst überholt) od. durch Einw. von HCl auf Chlorkalk, Kaliumpermanganat, $H_2O_2$ od. Kaliumchlorat; 2. durch Chloralkali-Elektrolyse, od. elektrochemisch aus Chlorwasserstoff; 3. nach dem katalytischen Verfahren von Deacon, wobei man ein Gem. von Luft u. Chlorwasserstoff über mit Kupferchloridlsg. getränkte Tonkugeln leitet, heute nur noch vereinzelt u. in modifizierter Form (z.B. „Shell-Deacon-Verfahren"). Gelbgrünes, erstickend riechendes, sehr giftiges Gas; 2.5mal schwerer als Luft, sehr reaktionsfähig; C. ist in Wasser lösl., 1 T. $H_2O$ löst ca. 2.5 Vol. C. (Aqua chlorata EB6, Geh. 0.4 bis 0.5% wirksames C.). **Anw.:** zur Herst. v. Chlorkalk, Salzsäure u. von Chloriden, zur Chlorierung org. Stoffe, als Oxidationsmittel, zur Sterilisation von Trinkwasser, zur Desinfektion von Bade- u. Abwässern, als Bleichmittel. MAK = 0.5 mL pro $m^3$ Luft (0.5 ppm). **Tox.:** Chlorgas besitzt starke Reizwirkung auf die Schleimhäute. Luftkonzentration von 1 ppm führt noch zu Reizung der Nasen-, Rachen- u. Augenschleimhaut. Bei oftmaligem Kontakt tritt eine gewisse Gewöhnung ein. 690 ppm in der Atemluft führten rasch zu Atemnot, Cyanose u. Tod durch Ersticken. Durch 0.5 bis 1-stündiges Einatmen von 50 ppm kommt es ebenfalls zum Tod.

**Nachw.:** **1.** C. macht aus Kaliumiodid Iod frei, daher wird Kaliumiodidstärkepapier gebläut. **2.** Chloride geben in salpetersaurer Lsg. mit Silbernitrat einen weißlich-gelben Ndschlg. von Silberchlorid (AgCl), der in Ammoniak lösl. ist (Chlorate müssen erst in Chloride umgewandelt werden!). **3.** Wäßrige Lsg. von Indigo od. Lackmus werden durch C. entfärbt.

**Chloracetanilid:** 4-Chloracetanilid; $C_8H_8ClNO$, $M_r$ 169.6. Schmp. ca. 178°C. Krist. Pulver; prakt.

unlösl. in Wasser, lösl. in Ethanol. **Anw.:** Reagenz Ph.Eur.3.

**Chlorakne:** s. TCDD.

**Chloral:** Trichloracetaldehyd, Chloralanhydrid; $CCl_3$–CHO, $M_r$ 147.4. Schmp. -57.5°C. Sdp. 98°C. Farblose, stechende riechende Flüss. **Anw.:** zur Herst. v. Chloralhydrat*, Chloralformamid* sowie zur Herst. des Insektizides DDT mit Chlorbenzol unter dem Einfluß von Schwefelsäure (s. Clofenotan).

**Chloralamid:** Chloralformamid*.

**Chloralanhydrit:** s. Chloral.

**Chloralchloroform:** s. Chloroformium e Chloralo hydrato.

**Chloralformamid:** Chloralum formamidatum, Chloralamid, Chloramid, N-(2,2,2-Trichloro-1-hydroxyethyl)formamid; $CCl_3$–CH(OH)–NH–CHO, $M_r$ 192.4. Weiße, geruchlose Kristalle v. bitterem Geschmack, lösl. in Wasser u. Glycerol, leicht lösl. in Ethanol. **Anw.** med.: früher als Hypnotikum, ähnl. Chloralhydrat*.

**Chloralhydrat:** Chlorali hydras Ph.Eur.3, 2,2,2-Trichlorethan-1,1-diol, Chloralum hydratum; CAS-Nr. 302-17-0; $C_2H_3Cl_3O_2$, $M_r$ 165.4. Schmp. 59.5°C (Mod.II) bzw. 74.5°C (Mod.I); in der Praxis aber zwischen ca. 50 u. 75°C, je nach Bestimmungsmethode (zerfällt beim Schmelzen z.T. in Chloral u. Wasser), Kristallform u. Reinheit. Sdp. 97°C. D. 1.9. Farblose, durchsichtige Kristalle v. charakterist., stechend. Geruch u. schwach bitterem, brennend. Geschmack. Sehr leicht lösl. in Wasser, Ethanol, Ether, leicht lösl. in Chloroform. Inkomp.: viele Substanzen. Darst. zuerst 1832 von Liebig. **Anw.:** ältestes synthetisches Schlafmittel; gutes Ein- u. Durchschlafmittel, hinterläßt prakt. keine Nachwirkungen am folgenden Tag; angewendet v.a. bei Kindern u. älteren Patienten; ferner bei Erregungszuständen u. zentral ausgelösten Krämpfen. Hauptmetabolit ist Tribromethanol. Größere Dosen verursachen Magenstörungen u. Schleimhautschädigungen, Kreislaufstörungen, Herzlähmung u. Leberschädigungen. Kontraind.: Herz- u. Lebererkrankungen. Der Gebrauch von C. führt mitunter zur Abhängigkeit (was früher häufig vorkam u. als Chloralismus bezeichnet wurde). HWZ 4 min bzw. 6 bis 10 h (Metaboliten). **Dos.:** Einnahme 0.5 bis 1.0 g mit Mucilaginosa od. in Kapseln; MED 2.0 g, MTD 6.0 g; als Klysma 0.5 g in Mucilaginosum od. in öliger Lösung; Kleinkinder: 0.25 bis 0.5 g. LD ca. 6 bis 10.0 g. Äuß.: als Antiseptikum zu Spülungen bei Rachenkatarrh, Angina usw. sowie zu Haarwässern; techn.: Reagenz Ph.Eur.3.; als **Chloralhydratlösung** (ca. 60%ig) in der Mikroskopie als Einschluß- u. Aufhellungsmittel.

**Chloralismus:** s. Chloralhydrat.

**Chloralum formamidatum:** s. Chloralformamid.

**Chloralum hydratum:** s. Chloralhydrat.

**Chlorambucil** INN: Chlorambucilum Ph.Eur.3, 4-{4-[Bis(2-chlorethyl)amino]phenyl}-buttersäure, Chloraminophen, Leukeran®; CAS-

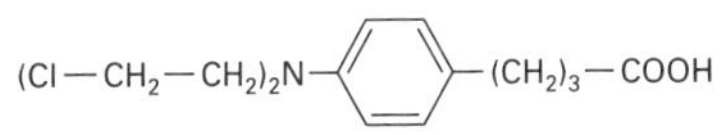


Chlorambucil

Nr. 305-03-3; $C_{14}H_{19}Cl_2NO_2$, $M_r$ 304.23. Schmp. 64-66°C aus Petrolether. Sehr schwer lösl. in Wasser; lösl. 1:1.5 in Ethanol, 1:2 in Aceton, 1:2.5 in Chloroform, in verdünnten Alkalihydroxid-Lösungen. $pK_s$ 5.8. **Anw.:** Zytostatikum, Alkylans; bei chronischer lymphatischer Leukämie, Morbus Hodgkin. HWZ 1.7 h. **Übl. Dos.:** Oral: 1mal 0.1 mg/kg KG/d über 3-6 Wochen, Erhaltungsdos.: 0.03 mg/kg KG/d.

**Chloramin 80: Chloramin-T, Chloraminum,** s. Tosylchloramid-Natrium.

**Chlorammonium:** s. Ammoniumchlorid.

**Chloramphenicol** INN: Chloramphenicolum Ph.Eur.3, Laevomycetin, D-(-)-threo-2-Dichloracetamido-1-(4'-nitrophenyl)-propan-1,3-diol, 2,2-Dichloro-N-[2-hydroxy-1-(hydroxymethyl)-2-(4-

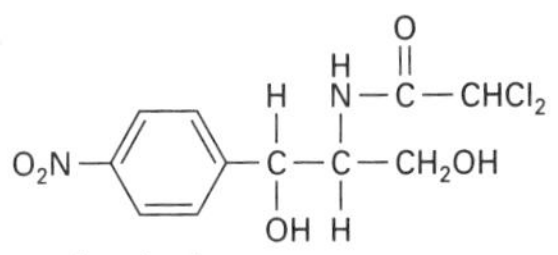


Chloramphenicol

nitrophenyl)ethyl]acetamid, Aquamycetin®, Paraxin®, Biophenicol®, Leukomycin®, Chloromycetin®, Oleomycin®; CAS-Nr. 56-75-7; $C_{11}H_{12}Cl_2N_2O_5$, $M_r$ 323.1. Schmp. 152°C. $[\alpha]_D^{20°C}$ +18.5 bis 21.5° (c = 5 in absol. Ethanol), in Ethylacetat linksdrehend. Weißes bis gelbl.-weißes, krist. Pulver von stark bitterem Geschmack; leicht lösl. in Ethanol 90%, Aceton, Ethylacetat, wenig lösl. in Wasser. Ursprünglich gew. aus Streptomyces venezuelae (von I. Ehrlich, Bartz, Schatz, Bugie; 1948), heute nach verschiedenen Verfahren synth. hergestellt. C. ist eine der wenigen nat. vorkommenden Nitroverbindungen u. zeigt strukturell Verwandschaft mit Ephedrin. **Wirk.** u. **Anw.:** Das Antibiotikum wird v.a. peroral, ggf. auch i.v. u. i.m., bei Kindern nur in Ausnahmefällen rektal, ferner auch lokal angewendet. Es ist ein Breitband-Antibiotikum, das bakteriostat. wirksam ist gegen einige gramnegative (z.B. Proteus, Salmonellen, Shigellen) u. einige grampositive Keime sowie Rickettsien u. einzelne größere Virusarten (z.B. Psittakose). Hauptind.: Salmonelleninfektionen (Typhus, Paratyphus B), Meningitis, Rickettsiosen; äuß.: bei Augeninfektionen, Konjunktivitis. Resistenzentw. langsam u. selten. HWZ 2 bis 5 h. **Übl. Dos.:** optimale Tagesdos. 1.5 bis 2 g (bis 3 g: Ausnahme!) in 4 Einzeldosen, insges. max. 30 g in 10 bis 14 Tagen. Kinder: 25 bis 50 mg/kg KG/d in 4 Einzelgaben. Äuß.: Auge: 1%, Haut: 2%. **Nebenw.:** s. Antibiotika; v. a. Knochenmarksveränderungen; Grey-Syndrom* (nach Dosis-Überschreitung bei Neu- u. Frühgeborenen). Aufgrund der Nebenw. strenge Indikationsstellung. Inkomp.: starke Alkalien. Für Augentropfen haltbare Lsg. in Boratpuffer: vgl. auch Chloramphenicol-Augentropfen (s. Augentropfen); s.a. Antibiotika (Tab.).

**Ester:** Wegen des stark bitteren Geschmacks werden, vor allem in der Kinderheilkunde, f. die perorale Anw. die Stearinsäure- u. Palmitinsäureester eingesetzt, die an u. für sich nicht resorbiert werden können u. daher unwirksam wären, wenn sie nicht im Gastrointestinaltrakt der enzymatischen Hydrolyse unterworfen würden. Geschwindigkeit u. Ausmaß der Hydrolyse u. damit der Wirksamkeit von Chloramphenicolstearat u. Chloramphenicolpalmitat hängt von der Kristallform (polymorphen Modifikation) ab.

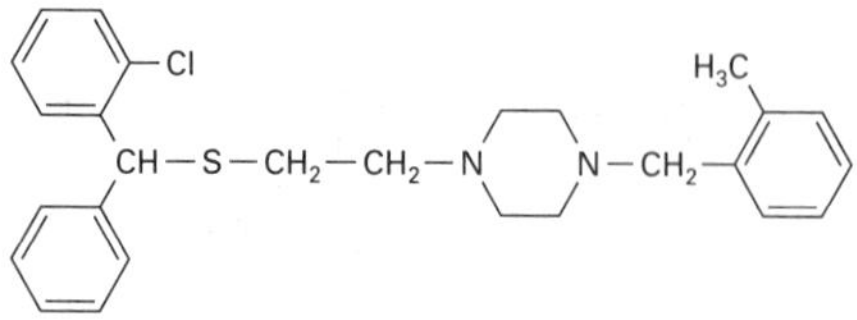


Chlorbenzoxamin

**Chloramphenicolpalmitat:** Chloramphenicoli palmitas Ph.Eur.3; CAS-Nr. 530-43-8; $C_{27}H_{42}Cl_2N_2O_6$, $M_r$ 561.6. Schmp. 95°C (Mod.I, unwirksame Form) bzw. 89°C (Mod.II, wirksame Form); zwei weitere Modifikationen. Weißes, fettiges Pulver; prakt. unlösl. in Wasser, leicht lösl. in Aceton u. Chloroform, wenig lösl. in Ethanol.

**Chloramphenicolhydrogensuccinat-Natrium:** Chloramphenicoli natrii succinas Ph.Eur.3; $C_{15}H_{15}Cl_2N_2NaO_3$, $M_r$ 445.2. Isomerengemisch. Weißes, hygr. Pulver. Sehr leicht lösl. in Wasser. Gebräuchl. ist auch Chloramphenicolstearylglykolat.

**Chloramphenicol-Augentropfen:** Chloramphenicoli oculoguttae, s. Augentropfen.

**Chloramphenicolpalmitat:** s. Chloramphenicol.

**Chloranil:** Tetrachlorchinon, 2,3,5,6-Tetrachlor-1,4-benzochinon; $C_6Cl_4O_2$, $M_r$ 245.9. Schmp. 296°C (Sublimation). **Anw.:** als Oxidationsmittel, Getreidebeizmittel, Schädlingsbekämpfungsmittel.

**Chloranilin:** 4-Chloranilin; $C_6H_6ClN$, $M_r$ 127.6. Schmp. ca. 71°C. Kristalle; lösl. in heißem Wasser, leicht lösl. in Ethanol u. Ether. **Anw.:** Reagenz Ph.Eur.3.

**Chloraniline:** 2-, 3- u. 4-Chloranilin; wie Anilin* sind auch die C. Blut- u. Nervengifte, die durch die Haut resorbiert werden.

**Chlorate:** Salze der Chlorsäure.

**Chlorazanil** INN: 2-Amino-4-(4-chloranilino)-1, 3,5-triazin, Orpidan®; CAS-Nr. 500-42-5;

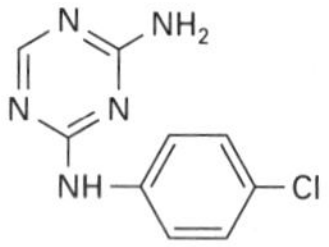


Chlorazanil

$C_9H_8ClN_5$, $M_r$ 221.65. Schmp. 233-234°C, 256-258°C aus Ethanol. **Anw.:** Diuretikum*, Herz- u. Leberödeme. **Übl. Dos.:** Oral: 1mal 0.15 g/d. **Nebenw.:** Hypokaliämie. Wechselw.: Herzglykoside, Antidiabetica (Gefahr der Hyperglykämie), Glucocorticoide. Kontraind.: Leberkoma, Niereninsuffizienz mit Anurie, Hypokaliämie. Gebräuchl. ist auch Chlorazanilhydrochlorid.

**Chlorbarium:** s. Bariumchlorid.

**Chlorbenzoxamin** INN: 1-[2-(2-Chlor-α-phenylbenzyloxy)ethyl]-4,2-methylbenzylpiperazin, Chlorbenzoxyaethamin; CAS-Nr. 522-18-9; $C_{27}H_{31}ClN_2O$, $M_r$ 434.99. Sdp. 234-236°C (1.33 Pa).

**Chlorbenzoxamindihydrochlorid:** CAS-Nr. 5576-62-5; $C_{27}H_{33}Cl_3N_2O$, $M_r$ 507.94. Schmp. 197-200°C. Bildet Dihydrat. Leicht lösl. in Methanol, Wasser, Aceton; lösl. in Ethanol, Chloroform, Essigsäure; prakt. unlösl. in Acetonitril, Ether, Benzol. **Anw.:** Anticholinergikum, Ulkustherapie. **Übl. Dos.:** Oral: akute Zustände: bis zu 150 mg/d in geteilten Dosen.

**2-Chlorbutan:** s. Konfiguration.

**Chlorbutanol: Chlorbutol**, s. Chlorobutanol.

**Chlorcalcium:** s. Calciumchlorid.

**Chlorchinaldol:** s. Chlorquinaldol.

**Chlorcholinchlorid:** Abk. CCC; 2-Chlorethyltrimethylammoniumchlorid, ein synthetischer Pflanzenhemmstoff mit wachstumsverzögernder Wirkung. CCC ruft bei Getreide eine Halmverkürzung u. -verdickung hervor u. führt so zu einer größeren Standfestigkeit des Getreides. Ist ein Gibberellinantagonist*.

**Chlorcresole:** s. Cresol.

**Chlordan:** 1,2,4,5,6,7,8,8-Octachlor-2,3,3a,4,7, 7a-hexahydro-4,7-methanoinden; CAS-Nr. 57-74-9; $C_{10}H_6Cl_8$, $M_r$ 409.8. **Anw.** techn.: Insektizid; s. Schädlingsbekämpfungsmittel (Tab.).

**Chlordiazepoxid** INN: Chlordiazepoxidum Ph.Eur.3, 7-Chlor-2-methylamino-5-phenyl-3H-1, 4-benzodiazepin-4-oxid, Methaminodiazepoxid,

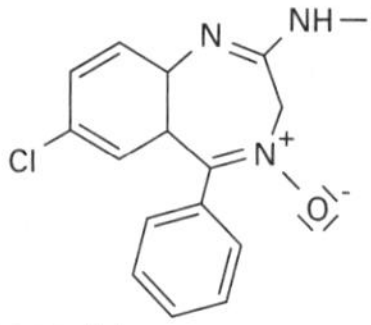


Chlordiazepoxid

Librium®; CAS-Nr. 58-25-3; $C_{16}H_{14}ClN_3O$, $M_r$ 299.75. Schmp. 240-244°C. Unlösl. in Wasser; lösl. 1:40 in Ethanol; schwer lösl. in Chloroform, Ether. **Anw.:** Tranquilizer. HWZ 10 bis 15 h bzw. 50 bis 90 h (Metaboliten). **Übl. Dos.:** Oral: 2- bis 3mal 0.005 g/d; stationär bis 3mal 0.05 g/d.

**Chlordiazepoxidhydrochlorid:** Chlordiazepoxidi hydrochloridum Ph.Eur.3; CAS-Nr. 438-41-5; $C_{16}H_{15}Cl_2N_3O$, $M_r$ 336.2. Schmp. ca. 216°C (Zers.). Weißes, krist. Pulver; lösl. in Wasser, wenig lösl. in Ethanol; s.a. Benzodiazepine.

**1-Chlor-2,4-dinitrobenzol:** $C_6H_3ClN_2O_4$, $M_r$ 202.56. Schmp. 53°C (stabile Form, mind. 3 Modifikationen). Gelbe Kristalle. Verw. zur gravimetrischen Bestimmung des Morphingehaltes im Opium, Identifizierung von Pyridinderivaten etc.

**Chloreisentinktur, Etherische:** s. Tinctura Ferri chlorati etherea.

**Chlorethan:** s. Ethylchlorid.

**Chlorethyl:** Aether chloratus, s. Ethylchlorid.

**Chloreton:** s. Chlorobutanol.

**Chlorfenvinphos:** Clofenvinfos, [2-Chlor-1-(2, 4-dichlorphenyl)vinyl]diethylphosphat; CAS-Nr. 470-90-6; $C_{12}H_{14}Cl_3O_4P$, $M_r$ 359.6. **Anw.** techn.:

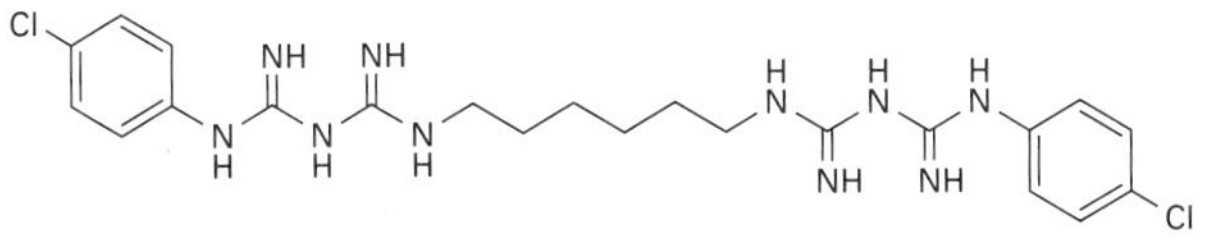


Chlorhexidin

Insektizid, Akarizid; s. Schädlingsbekämpfungsmittel (Tab.).

**Chlorhexamed®**: s. Chlorhexidin.

**Chlorhexidin** INN: 1,6-Bis(4-chlorphenyldiguanido)hexan, Chlorhexamed®, Corsodyl®, Carylin®; CAS-Nr. 55-56-1; $C_{22}H_{30}Cl_2N_{10}$, $M_r$ 505.48. Schmp. 134°C aus Methanol. **Anw.:** Antiseptikum, Mund- u. Rachendesinfiziens. **Nebenw.:** Geschmacksirritationen, Verfärbung der Zunge u. der Zähne. **Übl. Dos.:** Oral: Lutschtablette: 2- bis 3mal 0.002 g/d. Topikal: Wundspülung: 0.05%. Gebräuchl. sind auch Chlorhexidindiacetat*, Chlorhexidindigluconat* u. Chlorhexidindihydrochlorid*.

**Chlorhexidindiacetat:** Chlorhexidini acetas Ph.Eur.3, 5,5'-Bis(4-chlorphenyl)-1,1'-hexamethylen-bis(biguanid)-diacetat, Hibitane®; CAS-Nr. 56-95-1; $C_{26}H_{38}Cl_2N_{10}O_4$, $M_r$ 625.6. Weißliches Pulver; lösl. in Wasser (55 T.), in Ethanol (15 T.); prakt. unlösl. in Glycerol 85% u. Propylenglykol. Lagerung dicht u. unterhalb 25°C; pH (0.2%ige wäßr. Lsg.) 6.5 bis 7.5 (die Base selbst ist stark alkalisch). Inkomp.: Carboxymethylcellulose, Natriumalginat, Silbernitrat, Zinksulfat; Seifen u. ähnliche anionenaktive Verbindungen, je nach verwendeter Konz. an Ch., pH, Lagerung u. anderen Einflüssen, auch mit Sulfaten, Hydrobromiden, Boraten, Phosphaten, Nitraten, Hydrogencarbonaten. Geh. an 4-Chloranilin (Zersetzungsprodukt) max. 0.05%. **Anw.:** Antiseptikum (0.07%) zur Aufbewahrung sterilisierter, chirurgischer Instrumente u. Geräte u. für chirurgisches Nahtmaterial u. Ligaturen (0.02%); als Konservierungsmittel in Augentropfen (0.005 bis 0.01%; Wirkungsoptimum bei pH 8); in Lutschtabletten 1 bis 5 mg als ED.

**Chlorhexidindigluconat:** Chlorhexidini digluconas; CAS-Nr. 18472-51-0; $C_{34}H_{54}Cl_2N_{10}O_{14}$, $M_r$ 897.8. Lösl. in Wasser. Weitere Eigenschaften u. Anw. s. Chlorhexidindiacetat.

**Chlorhexidindigluconat-Gurgellösung:** s. Gargarisma Chlorhexidini.

**Chlorhexidindigluconat-Zahngel:** Zstzg. nach NFA: 0.20 T. Chlorhexidindigluconat, 0.60 T. Hydroxyethylcellulose ad 20 T. destilliertes Wasser. Hydroxyethylcellulose wird in 18.4 g heißem destilliertem Wasser dispergiert. Dann fügt man 1 g Chlorhexidingluconatlösung (20%) zu u. läßt bis zur vollständigen Quellung (mind. 3 h) stehen. Haltbarkeit: 3 Monate. **Anw.:** Akute Entzündungen des Zahnfleisches u. der Mundhöhle sowie lokale Verletzungen im Mundbereich. Vorbeugend gegen Zahnbelag u. Karies (Plaquehemmer).

**Chlorhexidindihydrochlorid:** Chlorhexidini hydrochloridum Ph.Eur.3; CAS-Nr. 3697-42-5; $C_{22}H_{32}Cl_4N_{10}$, $M_r$ 578.4. Weißliches, krist. Pulver. Wenig lösl. in Wasser u. Propylenglycol, sehr schwer lösl. in Ethanol. Weitere Eigenschaften u. Anw. s. Chlorhexidindiacetat.

**Chlorhexidingluconat-Lösung:** s. Solutio Chlorhexidini gluconatis.

**Chlorhexidin-Gurgellösung:** s. Gargarisma Chlorhexidini.

**Chlorhydrine:** α-Chloralkohole, entstehen durch Umsetzung von HCl mit Glykolen od. Epoxiden od. Anlagerung von Unterchloriger Säure an Alkene. Die C., z.B. das äußerst giftige Ethylenchlorhydrin (2-Chlorethanol, $Cl–CH_2–CH_2–OH$, Sdp. 129°C), sind, wie die Cyanhydrine*, wichtig f. organ. Synthesen; vgl. Epichlorhydrin.

**Chloride:** Salze der Salzsäure* (s.a. Chlorwasserstoff).

**Chlorite:** Salze der Chlorigen Säure, $HClO_2$.

**Chlorkalium:** s. Kaliumchlorid.

**Chlorkalk:** Calcaria chlorata, Calcii hypochloris, Bleichkalk. Die Zstzg. v. handelsübl. C. ist sehr unterschiedlich, der wesentliche Bestandteil ist das Calciumhypochlorit-chlorid, CaCl(OCl). Weißes, nach Chlor riechendes Pulver, in Wasser nur teilweise lösl., Geh. mind. 30% aktives Chlor, das durch Säuren frei gemacht wird. An Licht u. Luft wird C. allmählich zersetzt u. wird schmierig unter Abgabe v. Sauerstoff [Ph.Helv.7]. Der Handelswert v. techn. C. richtet sich nach dem Prozentgehalt an wirksamem Chlor, der ca. 35 bis 36% beträgt. Darst.: durch Einwirken v. Chlorgas auf trockenes Calciumhydroxid. **Anw.** med.: als Adstringens u. Desinfiziens (zuerst als solches eingeführt v. Semmelweis, Ign. Phil., Gynäkologe, Wien, 1818 bis 1865); techn.: als Bleichmittel.

**Chlorknallgas:** s. Chlorwasserstoff.

**Chlorkresol:** s. Chlorocresol.

**Chlormadinon** INN: 6-Chlor-17-hydroxypregna-4,6-dien-3,20-dion; CAS-Nr. 1961-77-9; $C_{21}H_{27}ClO_3$. **Anw.:** Gestagen-Therapie. HWZ 46 bis 54 h. Gebräuchl. ist auch **Chlormadinonacetat**; CAS-Nr. 302-22-7. In der Humanmedizin nicht mehr verwendet.

**Chlormagnesia:** Magnesium hypochlorosum, s. Magnesiumhypochlorit.

**Chlormagnesium:** Magnesium chloratum, s. Magnesiumchlorid.

**Chlormerodrin [$^{197}$Hg]:** Chlormerodrini [$^{197}$Hg], 2-Methoxy-3-ureidopropylquecksilber [$^{197}$Hg]-chlorid. Organische Verbdg. des radioaktiven Quecksilber-197, die als Injektionslösung f. die szintigraphische Abbildung der Nieren (Speicherung in den proximalen Nierentubuli) sowie zur Hirntumorszintigraphie verwendet wird. **Zuber.:** Chlormerodrini [$^{197}$Hg] solutio iniectabilis Ph.Eur.1: Chlormerodrin [$^{197}$Hg]-Injektionslösung.

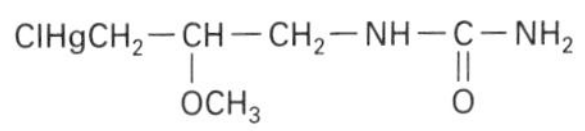


Chlormerodrin [$^{197}$Hg]

**Chlormerodrini [$^{197}$Hg] solutio iniectabilis:** s. Chlormerodrin [$^{197}$Hg].

**Chlormethin:** s. Stickstofflost.

**Chlormethyl:** s. Methylchlorid.

**Chlormethyloxiran:** s. Epichlorhydrin.

**Chlormezanon** INN: 2-(4-Chlorphenyl)-3,4,5,6-tetrahydro-3-methyl-2H-1,3-thiazin-4-on 1,1-dioxid, Chlormethazanon; CAS-Nr. 80-77-3;

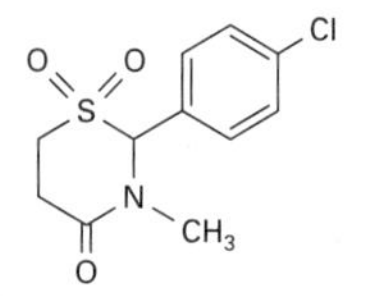

Chlormezanon

$C_{11}H_{12}ClNO_3S$, $M_r$ 273.75. Schmp. 116-118°C. Lösl. in Wasser bei 25°C unter 0.25% (m/V), in 95% Ethanol bei 25°C unter 1.0% (m/V). **Anw.:** Muskelrelaxans; bei Verspannungen der Skelettmuskulatur, Bandscheibenschäden, Weichteilrheumatismus, nach Traumen u.ä., als Tranquilizer. **Nebenw.:** Schwindel, Übelkeit, Mattigkeit, allergische, schwerwiegende Hautreaktionen, Mundtrockenheit; Kontraind.: Myasthenia gravis, im 1. Trimenon der Schwangerschaft; potenziert die analgetische Wirk. von Opoiden, nicht mit MAO-Hemmern kombinieren. HWZ ca. 24 h. **Übl. Dos.:** Oral: 0.3 bis 0.8 g/d in geteilten Gaben. Oral: 2- bis 3mal 0.2 g/d.

**Chlormidazol** INN: 1-p-Chlorbenzyl-2-methylbenzimidazol; CAS-Nr. 3689-76-7; $C_{15}H_{13}ClN_2$, $M_r$ 256.74. Sdp. 240-242°C (1.6 kPa). **Anw.:** Anti-

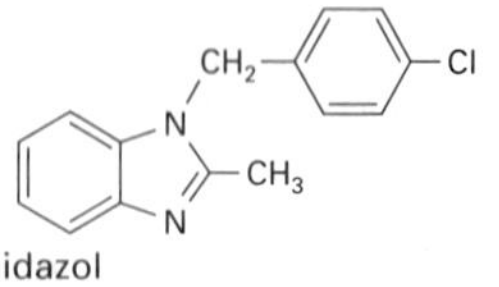

Chlormidazol

mykotikum, bei Pilzinfektioen der Haut. **Übl. Dos.:** Topikal: Salbe 2.5%; auch zus. mit Salicylsäure als Tinktur 5%.

**Chlormidazolhydrochlorid:** $C_{15}H_{14}Cl_2N_2$. Schmp. 227-228°C; polymorph.

**Chlornatrium:** s. Natriumchlorid.

**Chlornickel:** s. Nickel(II)-chlorid.

**Chlorobutanol(um)** INN: Chlorobutanolum anhydricum Ph.Eur.3, Wasserfreies Chlorobutanol, Wasserfreier Trichlor-tertiär-butylalkohol, Chlorbutanol, Chlorbutol, 1,1,1-Trichlor-2-me-

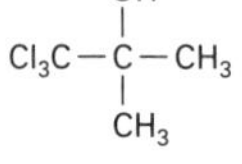

Chlorobutanol

thyl-2-propanol, β-,β-,β-Trichlor-tertiär-butylalkohol, Alcohol trichlorisobutylicus, Acetonchloroform, Chloreton; CAS-Nr. 57-15-8; $C_4H_7Cl_3O$, $M_r$ 177.47. Schmp. 97°C. Sdp. 167°C (101.3 kPa) 135°C (32.8 kPa). Leicht lösl. in Ethanol 1 g/1 mL, in Glycerol 1 g/10 mL, in Chloroform, lösl. in heißem Wasser, Ether, Aceton, Petrolether, Essigsäure, fetten Ölen. **Anw.:** Hypnotikum (Durchschlafmittel), Konservierungsmittel f. Injektionslösungen, nasale u. ophthalmische, v.a. ölige Arzneimittel (bakterizid, fungistatisch), Anästhetikum (äuß. bei Hautjucken, Verbrennungen, schmerzenden Wunden u. Geschwüren in Form von Einreibungen u. Pudern), als örtliches Analgetikum in der Zahnheilkunde.

**Chlorobutanol-Hemihydrat:** Chlorobutanolum hemihydricum Ph.Eur.3; CAS-Nr. 6001-64-5; $C_4H_7Cl_3O \cdot 0.5\ H_2O$, $M_r$ 186.5. Schmp. 78°C.

**Chlorochinum diphosphoricum:** s. Chloroquindiphosphat.

**Chlorocresol** INN: Chlorocresolum Ph.Eur.3, 6-Chlor-3-hydroxytoluol, 4-Chlor-3-methylphenol, Chloroxymethylbenzol, Parachlormetacresol,

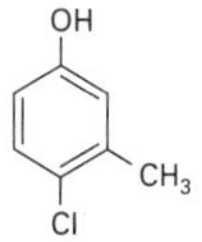

Chlorocresol

Chlorkresol, PCMC; CAS-Nr. 59-50-7; $C_7H_7ClO$, $M_r$ 142.58. Schmp. 55.5°C, 66°C aus Ligroin. Sdp. 235°C (101 kPa). Lösl. in Wasser 1 g/260 mL bei 20°C, besser lösl. in heißem Wasser, leicht lösl. in Ethanol, Benzol, Chloroform, Ether, Aceton, Petrolether, fetten Ölen, Terpenen, wäßrigen alkalischen Lösungen. Inkomp.: oxidierende Stoffe, Eisen(III)-Salze. **Anw.:** Desinfiziens; als Konservierungsmittel, Bakterizid u. Fungizid. **Übl. Dos.:** Zur Konservierung von Injektionen 0.1%. Gebräuchl. sind auch Chlorocresol-Natrium u. isomere Chlocresole (s. Cresol).

**Chloroform:** Chloroformium, Trichlormethan; $CHCl_3$, $M_r$ 119.4. D. (20°C) 1.475 bis 1.481. Sdp. 59-62°C. Farblose, klare Flüss., v. süßlichem Geruch u. Geschmack, wenig lösl. in Wasser, mischbar mit Ethanol, Ether, fetten u. äther. Ölen. **Off.:** ÖAB90. Darst.: zuerst 1831 von Liebig u. Soubeiran (unabhängig voneinander) durch Einw. von Chlorkalk auf Ethanol, heute hauptsächl. durch Methanchlorierung. Da C. durch Licht u. feuchte Luft allmählich in das giftige Phosgen ($COCl_2$) umgesetzt wird, wird Ethanol zugesetzt (z.B. nach ÖAB90 0.6 bis 1.0%), um das Phosgen zu binden (Bildung unschädlicher Kohlensäureester). Nachw.: s. Lustgarten-Reaktion. **Anw.** med.**:** früher zur Narkose (10 000 ppm), s. Chloroform zur Narkose; inn. b. Erbrechen, Singultus, Flatulenz, Typhus sowie als Anthelmintikum (mit Oleum Ricini). **Dos.:** 3 bis 20 Tr.; MED 0.5 g, MTD 1.5 g; äuß. zu Einreibungen bei Neuralgien, Rheumatismus usw.; techn.: als Lösungsmittel f. Iod, Schwefel, Phosphor, Kautschuk, Harze, Fette u.a. **Tox.:** Höhere Konz. führen zu Atemlähmung, bei schneller Zufuhr zu Kammerflimmern u. Sekundenherztod. Bei längerer Einw. (Narkose) kommt es zu Blutdruckabfall u. Herzmuskelschäden sowie zu Leberzellnekrosen. C. wird im Verlauf weniger Stunden nach der Aufnahme zu ca. 90% wieder ausgeatmet, die im Körper verbliebenen Reste können indessen noch zu gefährlichen Schädigungen, u.U. noch zu Spättodesfällen, führen. MAK: 10 ppm. Karzinogenverdächtig.

**Chloroformium e Chloralo hydrato:** Chloralchloroform; nach EB6 aus Chloral od. Chloralhydrat bereitetes Chloroform*.

**Chloroformöl:** s. Oleum Chloroformii.

**Chloroform zur Narkose:** Chloroformium pro narcosi. **Anw.:** obsolet; reines Chloroform, ist in kleinen, braunen, ganz gefüllten Flaschen v. max. 60 mL Inhalt, m. Glasstopfen verschlossen, aufzubewahren. Korkverschlüsse müssen mit einer inerten Folie (Zinnfolie) unterlegt werden; s.a. Chloroform.

**Chlorogensäure:** 1,3,4,5-Tetrahydroxycyclohexancarbonsäure-3-O-(3,4-dihydroxyzimtsäureester); $C_{16}H_{18}O_9$, $M_r$ 354.3. Verbdg. aus je 1

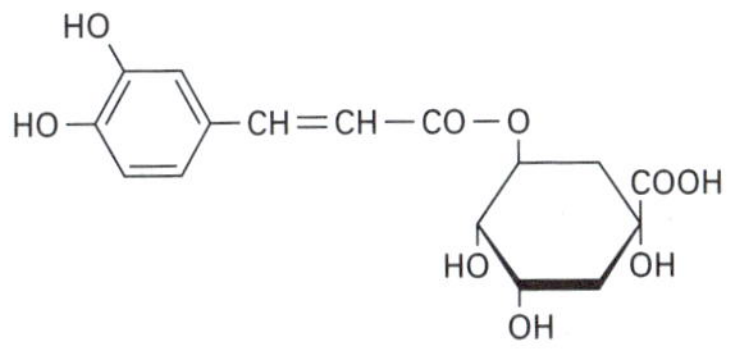

Chlorogensäure

Molekül Chinasäure u. Kaffeesäure; ein Depsid. Schmp. 208-210°C. Als Semihydrat farblose Nadeln. Lösl. in Wasser, leicht lösl. in Ethanol u. Aceton. Vork.: in Kaffee, jungem Wein, Blättern von Steinobstbäumen, Artischocken, Tabak u. vielen Pflanzen; wichtiger Faktor im pflanzl. Stoffwechsel.

**Chloroguanid:** s. Proguanil.

**Chloroiodochin:** s. Clioquinol.

**Chloromycetin®:** s. Chloramphenicol.

**Chlorophenothan:** DDT, s. Clofenotan.

**Chlorophora tinctoria** (L.) Gaudich. ex Benth. et Hook. f.: (Maclura tinctoria (L.) D.Don. ex Steud., Morus tinctoria) Fam. Moraceae, Tatajuba, Färbermaulbeerbaum (Süd- u. Mittelamerika, Kuba, West- u. Ostindien). Stpfl. v. **Lignum citrinum:** Gelbes Brasilholz, Zitronenholz, Fustikholz. **Inhaltsst.:** die Farbstoffe Morin* u. Maclurin. **Anw.:** als Beizenfarbstoff bes. in Form des Extraktes (Gelbholzextrakt, Fustikextrakt), der Wolle u. Baumwolle khakigelb färbt.

**Chlorophyceae:** Grünalgen, s. Algen.

**Chlorophyll:** Sammelbezeichnung f. grüne photosynthetische Pigmente, die bei allen höheren Pflanzen in den Chloroplasten* vorkommen. Chem. sind Chlorophylle Magnesiumkomplexe von Tetrapyrrolen. Sie können als Derivate von Protoporphyrin, einem Porphyrin* mit 2 freien od. veresterten Carboxylgruppen, betrachtet werden. Sie zeigen gegenüber anderen Porphyrinen charakteristische Unterschiede: 1. sie weisen zwischen C-Atom 7 u. 8 keine Doppelbindung auf, 2. der Pyrrolring III trägt den isocyclischen Pentanonring, dessen Carboxylgruppe als Methylester vorliegt, 3. C-Atom 7 trägt einen veresterten Propionsäurerest, der bei Chlorophyll a mit Phytol ($C_{20}H_{39}OH$) verestert ist (Abb.). Dieser langkettige Alkohol ist f. die wachsige Beschaffenheit verantwortlich u. verhindert die Kristallisation. Die Kohlenwasserstoffkette stellt das lipophile Ende dar, der Tetrapyrrolring bedingt die Hydrophilie. Dies ist von Bedeutung f. die Anordnung der C.-Moleküle in der Thylakoidmembran. Entfernung von Mg aus C. führt zu *Phäophytin.* Durch Hydrolyse der Phytolbindung entsteht ein wasserlösliches *Chlorophyllid.* Diese Reaktion

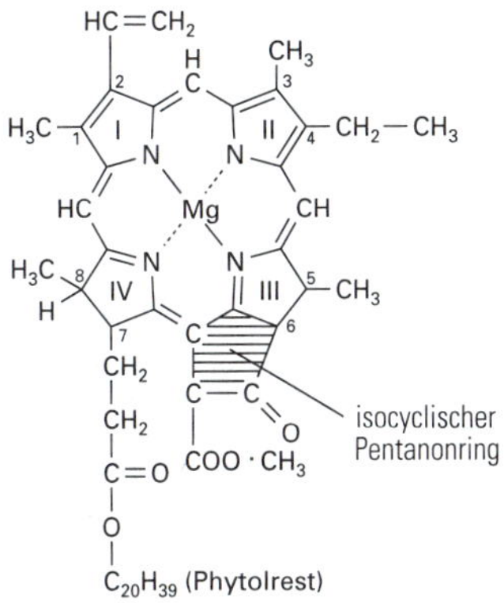


Chlorophyll:
Strukturformel des Chlorophyll a

wird durch das Enzym Chlorophyllase* katalysiert. In den Thylakoidmembranen liegen die Ch.e als Protein-Komplexe vor. Von entscheidender Bedeutung f. die Photosynthese* sind nur das Chlorophyll a u. Bakteriochlorophyll a. C. $a_I$ u. C. $a_{II}$ sind in Verbindung mit Plastochinon* f. die Primärprozesse der Photosynthese unbedingt erforderlich. Mehr als 99% der C.e dienen aber zus. mit den thylakoiden Carotinoiden* als akzessorische Pigmente, die das Licht auffangen u. zu den Reaktionszentren der Photosysteme I u. II weiterleiten.

**Chlorophyllase:** ein zu den Carbonsäureesterasen zählendes pflanzliches Enzym, das die reversible Umwandlung von Chlorophylliden zu Chlorophyll* katalysiert. C. findet man in allen Pflanzen, in den grünen wie nichtgrünen Teilen, z.B. in den Wurzeln. Es ist in der Lipoproteinschicht der Thylakoidmembran der Chloroplasten* lokalisiert.

**Chlorophyllid:** s. Chlorophyll.

**Chlorophyllin:** durch Esterverseifung aus Chlorophyll* gewonnener saurer Porphyrinkörper, Na- od. K-Salz. **Anw.:** in der Kosmetik gegen Mund- u. Körpergeruch.

**Chloroplasten:** Orte der Photosynthese bei höheren Pflanzen. C. sind linsenförmige Zellorganellen, bei denen die Membranstrukturen (s.a. Thylakoide) stapelförmig in eine wäßrige Grundsubstanz, das Stroma*, eingebettet sind. In den Thylakoiden ist Chlorophyll* enthalten u. hier erfolgt auch die Umwandlung von Lichtenergie zu ATP u. einem Reduktionsäquivalent (NADPH). Beide werden zur Reduktion des $CO_2$ zu Kohlenhydraten benötigt. Dieser Vorgang wird als Lichtreaktion bezeichnet (s. Photosynthese). Die Dunkelreaktionen finden im Stroma statt. Hier befinden sich nicht nur die Enzyme f. die $CO_2$–Reduktion, die Stärke-, Fettsäure- u. Aminosäuresynthese, sondern auch das genetische System der Ch., einschließlich der Komponenten der Transkription u. Translation.

**Chloropyramin** INN: N-(4-Chlorbenzyl)-N-(2-dimethylaminoethyl)-2-pyridylamin, 2-[(4-Chlorbenzyl)(2-dimethylaminoethyl)amino]pyridin; CAS-Nr. 59-32-5; $C_{16}H_{20}ClN_3$, $M_r$ 289.82. Sdp. 154-155°C (26.7 Pa). **Anw.:** Antihistaminikum, Antiallergikum. **Übl. Dos.:** Oral: 2- bis 3mal 25 mg/d. Parenteral: i.m., i.v. 2- bis 3mal 20 mg/d.

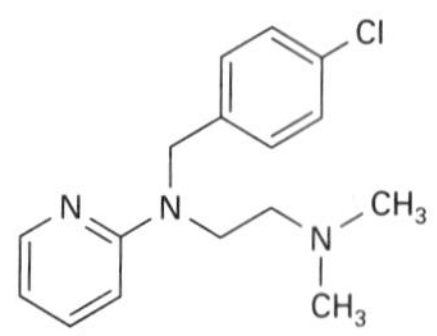

Chloropyramin

Topikal: 1%. **Chloropyraminhydrochlorid:** $C_{16}H_{21}Cl_2N_3$. Schmp. 172-174°C aus Aceton.

**Chloroquin** INN: 7-chloro-4-(4-diethylamino-1-methylbutylamino)chinolin, Resochin®; CAS-Nr.

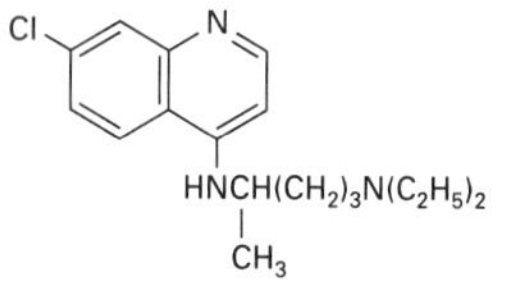

Chloroquin

54-05-7; $C_{18}H_{26}ClN_3$, $M_r$ 319.89. Schmp. 87-92°C. Schwer lösl. in Wasser. **Anw.:** Antimalariamittel*. Schnell eintretende schizontizide Wirk. durch Interferenz mit der DNS der Plasmoiden; tötet die erythrozytären Formen in allen Entwicklungsstufen ab, hat aber keine Wirk. auf die Gewebsformen in der Leber; bei der Behandlung der Malaria tertiana u. quartana wird daher Primaquin* in einer zweiwöchigen Nachbehandlung zur Abtötung der extraerythrozytären Formen u. Gameten gegeben. HWZ 72 u. mehr, dosisabhängig. **Übl. Dos.:** *Malariatherapie:* oral 0.6 g Chloroquinbase (entspricht 1 g Chloroquindiphosphat*) initial; dann nach 6, 24 u. 48 h je 0.3 g Chloroquinbase; Säuglinge, Klein- bzw. Schulkinder initial 0.1, 0.2 bzw. 0.3 g nach 6, 24 u. 48 h 50, 100 bzw. 150 mg Chloroquinbase; Nachbehandlung mit Primaquin*. *Malariaprophylaxe:* oral 0.3 g alle 7 d während der Zeit des Infektionsrisikos sowie 4 bis 8 Wochen anschließend. **Nebenw.:** gastrointestinale Störungen, daher Einnahme nach den Mahlzeiten. **Weitere Anw.:** Antirheumatikum, zur Basistherapie bei chronischen Polyarthritiden; beeinflußt Bindegewebsstoffwechsel u. stabilisiert die Lysosomenmembran; Wirkungseintritt nach Wochen bis Monaten. **Übl. Dos.:** oral 250 mg/d Chloroquindiphosphat*. **Nebenw.:** Exantheme, Photosensibilisierung der Haut, reversible Hornhauttrübungen, Retinopathien, Muskeldegeneration u. epileptiforme Krämpfe. **Gebräuchl.** sind Choroquindiphosphat* u. Chloroquinsulfat*.

**Chloroquin(di)phosphat:** Chloroquini (di)phosphas Ph.Eur.3, Chlorochinum (di)phosphoricum; CAS-Nr. 50-63-5; $C_{18}H_{32}ClN_3O_8P_2$, $M_r$ 515.9. Schmp. (Mod.I) ca. 218°C; Schmp. (Mod.II) ca. 195°C. Lösl. in 4 T. Wasser, unlösl. in Chloroform u. Ether. Anw. s. Chloroquin.

**Chloroquinsulfat:** Chloroquini sulfas Ph.Eur.3, Chlorochinum sulfuricum; CAS-Nr. 132-73-0; $C_{18}H_{28}ClN_3O_4S \cdot H_2O$, $M_r$ 436.0. Schmp. 208°C; polymorph. Leicht lösl. in Wasser u. Methanol, unlösl. in Chloroform u. Ether. Anw. s. Chloroquin.

**Chlorose:** nicht mehr benützte Bez. f. eine Eisenmangelanämie b. jungen Mädchen u. Frauen.

**Chlorotenoxicam:** 6-Chloro-4-hydroxy-2-methyl-N-2-pyridinyl-2H-thienol[2,3-e]-1,2-thiazin-3-carboxamid-1,1-dioxid; CAS-Nr. 70374-39-9; $C_{13}H_{10}ClN_3O_4S_2$. **Anw.:** Antirheumatikum.

**Chlorothiazid** INN: Chlorothiazidum Ph.Eur.3, 6-Chlor-2H-1,2,4-benzothiadiazin-7-sulfonamid-1,1-dioxid; CAS-Nr. 58-94-6;

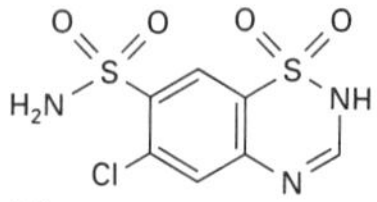

Chlorothiazid

$C_7H_6ClN_3O_4S_2$, $M_r$ 295.7. Schmp. 343°C (Zers.). Weißes, krist. Pulver. Sehr schwer lösl. in Wasser, schwer lösl. in Ethanol, wenig lösl. in Aceton, lösl. in verd. Alkalihydroxidlösungen unter Zers. **Anw.:** Saluretikum (s.a. Diuretikum), Antihypertonikum. **Übl. Dos.:** 1- bis 2mal 0.5 bis 1.0 g/d verteilt auf 3 bis 5 d/Woche. Nebenw., Wechselw. s. Bendroflumethiazid. **Chlorothiazid-Natrium:** CAS-Nr. 7085-44-1; $C_7H_5ClN_3NaO_4S_2$, $M_r$ 317.7.

**Chlorothymolum:** s. Chlorthymol.

**Chlorotrianisen** INN: Chlor-tris(4-methoxyphenyl)ethylen, Merbentul®; CAS-Nr. 569-57-3; $C_{23}H_{21}ClO_3$, $M_r$ 380.86. Schmp. 114-116°C aus

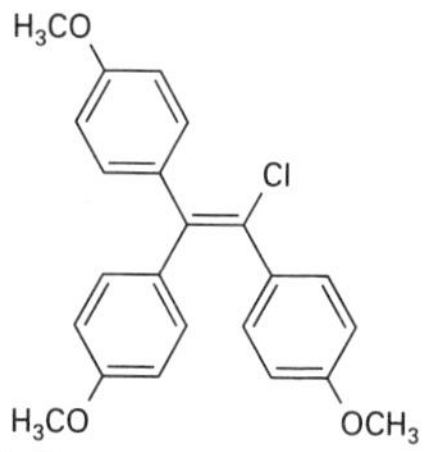

Chlorotrianisen

Methanol. Prakt. unlösl: in Wasser; lösl. in Ethanol 0.28 g/100 mL, in Ether 3.6 g/100 mL, in Eisessig, Aceton, Chloroform, Tetrachlorkohlenstoff, Benzol, pflanzlichen Ölen. **Anw.:** synthetisches, nicht steroidales Östrogen. **Übl. Dos.:** Oral: Prostatakarzinom: 1mal 0.024 g/d. Oral: Menopausen-Syndrom: 0.012-0.024 g/d über 30 d; Lactations-Suppression: 3mal 0.048 g/d über 4 d od. 4mal 0.012 g/d über 7 d.

**Chloroxychinolin:** s. Cloxiquin.

**Chloroxylenol** INN: 3-Chlor-3,5-dimethylphenol; CAS-Nr. 88-04-0; $C_8H_9ClO$, $M_r$ 156.6. **Anw.:** Desinfektionsmittel* zur äußerlichen Anw.

**Chlorphenamin** INN: Chlorhistapyridamin, Chlorpheniramin, 3-(4-Chlorphenyl)-N,N-dimethyl-3-(2-pyridyl)propylamin, 2-[4-Chlor-α-(2-dimethylaminoethyl)benzyl]pyridin; CAS-Nr. 132-22-9; $C_{16}H_{19}ClN_2$. **Anw.:** $H_1$–Antihistaminikum. **Übl. Dos.:** Oral: 2- bis 4mal 0.002 g/d, 2mal 0.006 g/d; Kinder unter 6 Jahren: 2- bis 4mal 0.5 mg/d. **Nebenw.:** s. Azatadin.

**Chlorphenaminhydrogenmaleat:** Chlorphenamini maleas Ph.Eur.3, Chlorphenaminum maleinicum; CAS-Nr. 113-92-8; $C_{20}H_{23}ClN_2O_4$, $M_r$

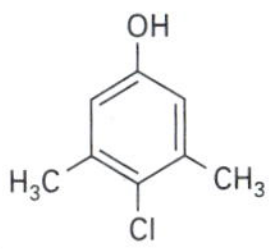
Chloroxylenol

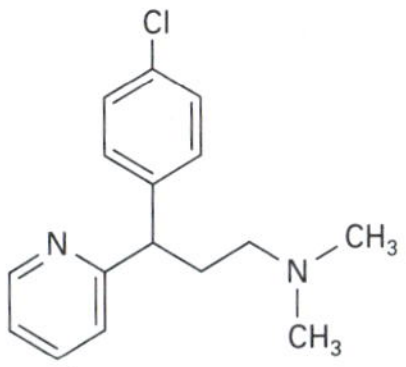
Chlorphenamin

390.9. Leicht lösl. in Wasser, lösl. in Ethanol, Chloroform, schwer lösl. in Ether. Gebräuchl. ist auch Chlorphenamintannat. Hingewiesen sei ferner auf Chlorphenamin-Poly(styrol,divinylbenzol)sulfonat.

**Chlorphenesin** INN: 3-(4-Chlorphenoxy)-1,2-propandiol, p-Chlorphenyl-α-glycerylether; CAS-

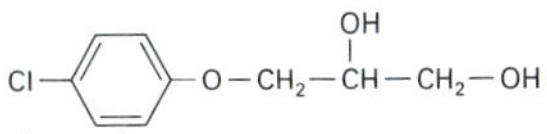
Chlorphenesin

Nr. 104-29-0; $C_9H_{11}ClO_3$, $M_r$ 202.64. Schmp. 77-79°C. **Anw.:** Antimykotikum*; hat antibakterielle u. antimykotische Eigenschaften, lokal zur Prophylaxe u. Ther. von Hautpilzerkrankungen, bei Kolpitis.

**Chlorphenol:** Chlorphenolum, 4-Chlorphenol, p-Chlorphenol; $C_6H_5ClO$, $M_r$ 128.6. Schmp. ca. 42°C. Farblose, zerfließl. Kristalle von phenolartigem Geruch; färbt sich an Licht u. Luft allmählich rosa; wirkt ätzend auf Schleimhäute. Lösl. in 60 T. Wasser, leicht lösl. in Ethanol, Ether, Chloroform u. Alkalihydroxidlösungen. **Off.:** ÖAB90 (bis 1996). **Anw.:** Desinfektionsmittel; übl. Konz. für äußerliche Anw. 0.2%; Reagenz Ph.Eur.3.

**Chlorphenole:** Sammelbezeichnung f. die verschiedenen Chlorderivate des Phenols. Alle C. haben desinfiziende u. antimykotische Eigenschaften, reizen Haut u. Schleimhaut, sind hepatotoxisch u. biol. schwer abbaubar.

**Chlorphenoxamin** INN: 2-(4-Chlor-α-methyl-α-phenylbenzyloxy)-N,N-dimethylethylamin, 2-(1,4-Chlorphenyl-1-phenylethoxy)ethyldimethylamin, Systral®; CAS-Nr. 77-38-3; $C_{18}H_{22}ClNO$, $M_r$ 303.84. Sdp. 150-155°C (6.67 Pa). **Anw.:** $H_1$-Antihistaminikum. **Nebenw.:** s. Azatadin.

**Chlorphenoxaminhydrochlorid:** Chlorphenoxamini hydrochloridum; CAS-Nr. 562-09-4; $C_{18}H_{23}Cl_2NO$, $M_r$ 340.3. Schmp. 128°C. Leicht lösl. in Wasser, Ethanol. **Off.:** DAC86.

**Chlorpikrin:** Trichlornitromethan; $CCl_3NO_2$; bekannt als Kampfstoff Klop; gehört zu den Augenreizstoffen. Heute wird es im Gem. mit Methylisothiocyanat zur Bekämpfung von Nematoden gebraucht.

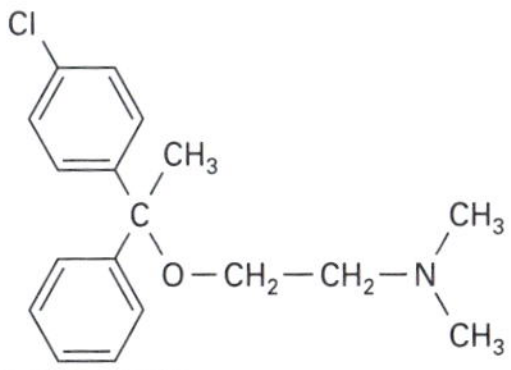
Chlorphenoxamin

**Chlorpromazin** INN: 2-Chloro-10-(3-dimethylaminopropyl)phenothiazin, Megaphen®; CAS-Nr. 50-53-3; $C_{17}H_{19}ClN_2S$, $M_r$ 318.88. Ölige, aminartig

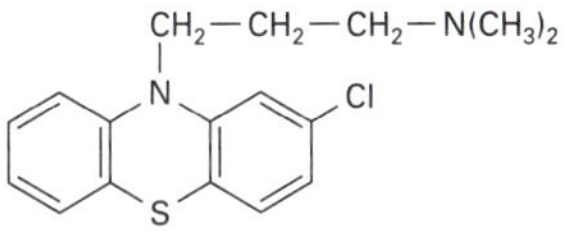
Chlorpromazin

riechende alkalisch reagierende Flüss. **Wirk.:** C. hemmt kompetitiv dopaminerge u. α-adrenerge Rezeptoren. **Anw.:** Neuroleptikum (v.a. verwendet bei agitierten psychotischen Zuständen), in der Anästhesiologie zur Narkosevorbereitung in lytischen Mischungen (senkt die Körpertemperatur, vgl. Hibernation artificielle); Antiemetikum (bei zentral ausgelöstem Erbrechen). **Nebenw.:** allergische Reaktionen, Blutdrucksenkung zu Beginn der Ther., Tachykardie, bleibende orthostatische Kollapsneigung, Appetitsteigerung, Leukopenie, Agranulozytose (Blutbildkontrolle!), parkinsonähnliche Symptome. Kontraind.: Leberschäden, schwere Kreislaufschwäche. Wegen der sedierenden Wirk. Vorsicht im Straßenverkehr. HWZ 15 bis 30 h.

**Chlorpromazinhydrochlorid:** Chlorpromazini hydrochloridum Ph.Eur.3, Chlorpromazinum hydrochloricum; CAS-Nr. 69-09-0; $C_{17}H_{20}Cl_2N_2S$, $M_r$ 355.3. Schmp. ca. 196°C. Weißes od. schwach mattgelb gefärbtes, krist., geruchloses Pulver von bitterem Geschmack. Sehr leicht lösl. in Wasser, leicht lösl. in Ethanol, prakt. unlösl. in Ether u. Benzol; wird an der Luft u. unter Lichteinwirkung zuerst gelb, rosa u. dann violett.

**Chlorpropamid** INN: 1-(4-Chlorphenylsulfonyl)-3-propylurea; CAS-Nr. 94-20-2; $C_{10}H_{13}ClN_2O_3S$, $M_r$ 276.75. Schmp. 127-129°C aus

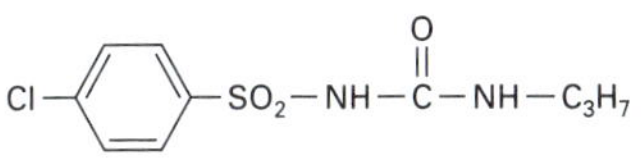
Chlorpropamid

verdünntem Ethanol; polymorph. Lösl. in Wasser 2.2 mg/mL bei pH 6, prakt. unlösl. bei pH 7.3, lösl. in Ethanol, mäßig lösl. in Chloroform, wenig lösl. in Ether, Benzol. **Anw.:** Antidiabetikum der 1. Generation zur oralen Anw. **Übl. Dos.:** Oral: 0.25-0.5 g/d. Nebenw., Wechselw.: s. Antidiabetika.

**2-Chlorpropan:** s. Isopropylchlorid.

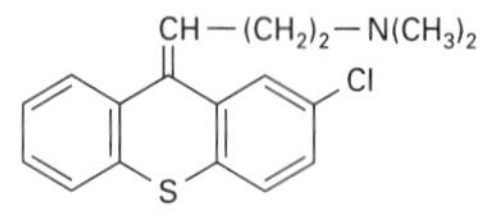

Chlorprothixen

**Chlorprothixen** INN: (Z)-2-Chlor-N,N-dimethylthioxanthen-Δ⁹,γ-propylamin, Truxal®, Truxaletten®; CAS-Nr. 113-59-7; $C_{18}H_{18}ClNS$, $M_r$ 315.86. Schmp. 97-98°C. Prakt. unlösl. in Wasser, lösl. in Ethanol, Ether, Chloroform. **Off.:** DAC86. **Anw.:** Neuroleptikum, Sedativum. HWZ 8 bis 12 h. **Übl. Dos.:** Oral: 0.03 bis 0.6 g/d in geteilten Dosen. Parenteral: i.m. 0.0125 bis 0.2 g/d. **Nebenw.:** Schwindel, Müdigkeit, Mundtrockenheit, Tachykardie, Arrhythmien, Agitiertheit, Depression, Agranulozytose, Leukopenie, hämolytische Anämie, allergische Reaktionen wie Urtikaria, Photosensibilisierung, exfoliative Dermatitis, Veränderung endokriner Funktionen (Amenorrhö, Galaktorrhö, Gynaekomastie, Hyperglykämie, Diabetes mellitus).

**Chlorprothixenhydrochlorid:** Chlorprotixeni hydrochloridum Ph.Eur.3; $C_{18}H_{19}Cl_2NS$, $M_r$ 352.3. Schmp. ca. 220°C. Weißes, krist. Pulver. Leicht lösl. in Wasser. Gebräuchl. ist auch Chlorprothixenacetat.

**Chlorpyrifos-methyl:** *O,O*-Dimethyl-*O*-(3,5,6-trichlor-2-pyridyl)thiophosphat; CAS-Nr. 5598-13-0; $C_7H_7Cl_3NO_3PS$, $M_r$ 322.5. **Anw.** techn.: Insektizid, Akarizid; s. Schädlingsbekämpfungsmittel (Tab.).

**Chlorquinaldol** INN: Chlorchinaldol, 5,7-Dichlor-2-methyl-8-chinolinol, Hydroxydichlorquin-

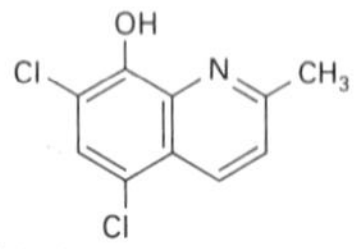

Chlorquinaldol

aldin; CAS-Nr. 72-80-0; $C_{10}H_7Cl_2NO$, $M_r$ 228.08. Schmp. 114-115°C aus Ethanol; polymorph. Prakt. unlösl. in Wasser, lösl. bei 25°C: in Ethanol 1.0 g/100 mL, in Chloroform 5.0 g, in Aceton 4.0 g, in Ether 3.0 g, in 0.1 N Natriumhydroxid 1.4 g, in Benzol, Eisessig. **Off.:** DAC86. **Anw.:** Antiseptikum, Desinfiziens, Antimykotikum. **Übl. Dos.:** bei Lutschtabletten ED 2 mg, 5%ig in Pasten u. Pudern, 3%ig in Salben u. 1%ig in Vaginalgelen.

**Chlorsäure:** $HClO_3$. Farblose, stechend riechende Flüss.; sehr starkes Oxidationsmittel. Darst.: durch Umsetzung v. Bariumchlorat mit Schwefelsäure. Anw. i. d. Analyse zur Zerstörung org. Stoffe. Salze d. C.: Chlorate.

**Chlorsaures Kali:** Kalium chloricum, s. Kaliumchlorat.

**Chlorsaures Natrium:** Natrium chloricum, s. Natriumchlorat.

**Chlorschwefel:** s. Dischwefelchlorid.

**Chlorsilber:** s. Silberchlorid

**Chlortalidon** INN: Chlortalidonum Ph.Eur.3, 2-Chlor-5-(1-hydroxy-3-oxoisoindolin-1-yl)benzolsulfonamid, Hygroton®; CAS-Nr. 77-36-1; $C_{14}H_{11}ClN_2O_4S$, $M_r$ 338.8. **Strukturformel** s. Diuretika. Schmp. 220°C (Zers.); polymorph. Prakt. unlösl. in Wasser, Lösl. in Aceton u. Methanol, schwer lösl. in Ethanol, prakt. unlösl. in Chloroform u. Ether. Schmp. ca. 220°C unter Zers. **Anw.:** Saluretikum. **Nebenw.:** s. Bendroflumethiazid. HWZ 44 bis 48 h.

**Chlortestosteron:** s. Clostebol.

**Chlortetracyclin** INN: 7-Chlortetracyclin, Aureomycin®; CAS-Nr. 57-62-5; $C_{22}H_{23}ClN_2O_8$, $M_r$ 478.5. **Strukturformel** s. Antibiotika. Ausscheidungsprodukt des Schimmelpilzes Streptomyces aureofaciens; entdeckt 1948 von Duggar, USA. Durch Hydrierung läßt sich C. in Tetracyclin* überführen. **Wirk.** u. **Anw.:** Bakteriostatisch (i.v. teilweise bakterizid) wirksames Antibiotikum mit großer Wirkungsbreite (s. Antibiotika, Tab.) bei relativ geringer Toxizität. Wegen der niedrigen Resorptionsrate ist die Anw. heute stark eingeschränkt; eingesetzt bei Darmoperationen, um den Darm völlig bakterienfrei zu machen; lokal bei Augenkrankheiten, in d. Zahnheilkunde bei bakteriellen Infektionen in d. Mundhöhle sowie zur Behandlung v. Hautkrankheiten. **Übl. Dos.:** Orale Tagesdos. f. Erwachsene 1 (bis 2) g, in mehrere Einzeldosen aufgeteilt, äuß. 3%, am Auge 1%ige Zuber.

**Chlortetracyclinhydrochlorid:** Chlortetracyclini hydrochloridum Ph.Eur.3; CAS-Nr. 64-72-2; $C_{22}H_{24}Cl_2N_2O_8$, $M_r$ 515.4. Eine gelbliche krist. Substanz (2 Kristallformen). $pK_{s,1}$ 3.30 (enolische OH-Gruppe am C-3), $pK_{s,2}$ 7.44 (phenolisches β-Diketonsystem, C-10 bis C-12), $pK_{s,3}$ 9.27 (Dimethylammoniumgruppe am C-4). Leicht lösl. in Wasser, etwas schwerer in physiol. Kochsalzlsg. Lösungen sind sauer (pH 3 bis 4.5) u. halten sich ca. 2 Wochen; in alkal. Lsg. verliert Ch. schnell seine Wirkung.

**Chlortetragnost®:** Phenoltetrachlorphthalein-Natrium (früher zur Prüfung der Leberfunktion); vgl. Tetragnoste*.

**Chlorthenoxazin** INN: 2-(2-Chlorethyl)-2,3-dihydro-4H-1,3-benzoxazin-4-on, Benzmethoxa-

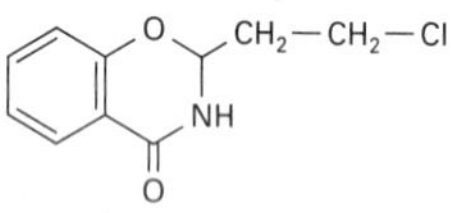

Chlorthenoxazin

zon; CAS-Nr. 132-89-8; $C_{10}H_{10}ClNO_2$, $M_r$ 211.65. Schmp. 146-147°C aus Ethanol, unter Zers. Lösl. in Chloroform, unlösl. in Wasser. **Anw.:** Antiphlogistikum, Antipyretikum, Analgetikum. **Übl. Dos.:** Oral: 3- bis 4mal 0.5 g/d.

**8-Chlortheophyllin:** 8-Chlor-3,7-dihydro-1,3-dimethyl-1H-purin-2,6-dion; CAS-Nr. 85-18-7; $C_7H_7ClN_4O_2$, $M_r$ 214.6. Schmp. 300°C unter Zers. Weißes, krist. Pulver; sehr schwer lösl. in Wasser, schwer lösl. in Ethanol. **Off.:** DAC86. **Anw.:** Antiemetikum in Kombination mit Diphenhydramin* als Dimenhydrinat*.

**Chlorthymol:** Chlorothymolum, Monochlorthymol; CAS-Nr. 89-68-9; $C_{10}H_{13}ClO$, $M_r$ 184.7. Wasserdampfflüchtig, lichtempfindlich. Lösl. in 1200 T. Wasser; leicht lösl. in Ethanol, Ether, Chloroform, Toluol; lösl. in Petrolether, fetten Ölen. **Off.:** DAC86. **Anw.:** als Konservierungsmittel, als Bakterizid u. Fungizid in Salben u. Cremes (bis zu 1%ig). Inkomp.: s. Chlorocresol.

**Chlorum:** s. Chlor.

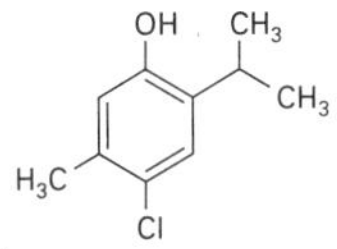

Chlorthymol

**Chlorum solutum:** s. Chlor.

**Chlorwasser:** s. Chlor.

**Chlorwasserstoff:** HCl, $M_r$ 36.46. D. 1.27. Schmp. -114.2°C. Sdp. -85.05°C. Krit. Temp. 51.3°C, krit. Druck 81.3 bar. Stechend riechendes, nicht brennbares Gas, das sich leicht verflüssigen läßt. 1 Raumteil Wasser löst bei 0°C ca. 507 Raumteile HCl bei Atmosphärendruck; die wäßrige Lsg. heißt Chlorwasserstoffsäure bzw. **Salzsäure***. Nat. frei in Vulkangasen, gebunden als Chlorid, in geringer Menge im Magensaft. Aus einem Gem. gleicher Volumen Chlor u. Wasserstoff (Chlorknallgas) bildet sich im zerstreuten Tageslicht allmählich, bei Sonnenbestrahlung u. bei Erhitzung dagegen explosionsartig Chlorwasserstoff. Darst.: techn. als Nebenprodukt beim Leblanc-Sodaprozeß od. durch Synthese aus den Elementen bei der Chloralkali-Elektrolyse. Für den Laborbedarf stellt man HCl-Gas im Kipp-Apparat* aus Ammoniumchlorid u. Schwefelsäure her od. durch Erhitzen von Salzsäure. **Tox.:** HCl-Gas wirkt schleimhautreizend (Augen, Atemwege). Ferner ist eine Schädigung des Zahnschmelzes u. Verfärbung der Zähne möglich. **Nachw.:** C. gibt mit Ammoniak weiße Nebel von Ammoniumchlorid ($NH_4Cl$); s.a. Chlor.

**Chlorwasserstoffsäure:** Acidum hydrochloricum, s. Salzsäure.

**Chlorxylenol:** 4-Chlor-3,5-dimethylphenol; CAS-Nr. 88-04-0; $C_8H_9ClO$, $M_r$ 156.6. Weißes, krist. Pulver; phenolartiger Geruch; prakt. unlösl. in Wasser, leicht lösl. in Ethanol, Ether. Inkomp.: s. Chlorocresol. **Off.:** DAC86. **Anw.:** als Bakterizid u. Fungizid. **Übl. Dos.:** 0.5%ig in Pudern u. Lösungen.

**Chlorzink:** s. Zinkchlorid.

**Chlorzinkiodlösung:** dient zum Nachw. von Cellulose. 30 g Zinkchlorid, 5 g Kaliumiodid u. 1 g Iod werden in 14 mL Wasser gelöst. Werden mikroskopische Schnitte von Pflanzen od. Drogenpulver in einen Tropfen der Lsg. eingebracht, so kommt es bereits ohne Erwärmen mit Cellulose zu einer Blauviolettfärbung. Das Reagenz ist sehr instabil, kann auch unter Lichtabschluß u. im Kühlschrank nicht lange aufbewahrt werden.

**Chlorzoxazon** INN: 5-Chlor-2(3H)-benzoxazolon,5-Chlor-3H-benzoxazol-2-on, Chloroxazon;

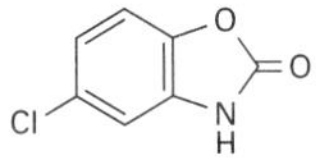

Chlorzoxazon

CAS-Nr. 95-25-0; $C_7H_4ClNO_2$, $M_r$ 169.58. Schmp. 191-191.5°C aus Aceton. Wenig lösl. in Wasser, lösl. in Methanol, Ethanol, Isopropanol, leicht lösl. in wäßrigen Alkalien, Ammoniak. **Off.:** DAC86. **Anw.:** Zentral angreifendes Muskelrelaxans; wie Mephenesin*. **Nebenw.:** Übelkeit, Erbrechen, Sodbrennen, Verstopfung, Schwindel, Kopfschmerzen, Gelbsucht. Vorsicht bei Patienten mit Leberfunktionsstörungen, sollte bei Auftreten von Hautausschlägen, Hautjucken u. Zeichen von Leberschäden nicht mehr verwendet werden. **Übl. Dos.:** Oral: 2- bis 3mal 0.25 g/d.

**Cholämie:** Übertritt von Galle ins Blut (Gelbfärbung des Serums).

**Cholagogum(a):** Mittel, das den Gallenfluß entweder durch Steigerung der Gallenproduktion in der Leber (s. Choleretikum(a)) od. der Gallenblasenentleerung (s. Cholekinetikum) fördern soll. (Auch syn. f. Cholekinetikum).

**Cholane:** s. Steroide.

**Cholangitis:** Entzündung der Gallenwege; vgl. Cholezystitis.

**Cholansäure:** $C_{23}H_{39}COOH$, Muttersubstanz der Gallensäuren*.

**Cholate:** Salze der Gallensäuren*.

**Cholecalciferol:** Vitamin $D_3$, s. Vitamine; **Cholecalciferol-Cholesterol:** s. Colecalciferol-Cholesterol. **Cholecalciferoli guttae orales:** s. Colecalciferol-Tropfenflüssigkeit, Orale. **Cholecalciferoli pulvis:** s. Colecalciferol-Trockenkonzentrat. **Cholecalciferolum densatum oleosum:** s. Colecalciferol, Ölige Lösung von; **Cholecalciferolum in aqua dispergibile:** s. Colecalciferol-Konzentrat, Wasserdispergierbares.

**Cholecalciferolum densatum oleosum:** s. Colecalciferol, Ölige Lösungen von.

**Cholecystokinin:** s. Cholezystokinin.

**Cholekinetikum(a):** Gallenwegstherapeutikum(a); Arzneimittel, das die Entleerung der Gallenblase u. -wege fördert, z.B. Vasopressin* (direkter Angriff), 10- bis 30%ige Magnesiumsulfatlösung, Spasmolytika*; Zuber. od. einzelne Inhaltsst. aus Curcuma-Arten*, Chelidonium majus* (Schöllkraut), Raphanus sativus* (Rettich), Cynara scolymus* (Artischocke) etc., vgl. Bitterstoffdrogen.

**Cholelithiasis:** (*gr.* χολή Galle, λίθος Stein) Gallensteinleiden, Gallensteinkolik.

**Cholelitholytikum(a):** Arzneistoff, der die Auflösung von Gallensteinen bewirken soll, z.B. bestimmte Gallensäuren* wie Chenodesoxycholsäure* od. Ursodesoxycholsäure*. Anw. nur bei inoperablen Cholesterinsteinen sinnvoll: Dauertherapie.

**Cholera:** (*gr.* χολή Galle) akute, durch Vibrio* cholerae od. Vibrio cholerae El Tor (entdeckt 1883 von Robert Koch) durch Bildung von Enterotoxinen hervorgerufene Infektionskrankheit; Erkrankung durch infektiöse Lebensmittel; unstillbare Diarrhoe, hohe Letalität (pro Jahr ca. 1 Million Erkrankungen, ca. 100 000 bis 130 000 Tote). Inkubation: Stunden bis Tage. Prophylaxe: Cholera-Impfstoff* u. Einhaltung hygienischer Maßnahmen (boil it, cook it, peel it or forget it).

**Cholera-Impfstoff:** Vaccinum cholerae Ph.Eur.3; Totimpfstoff; homogene Suspension geeigneter Stämme von Vibrio cholerae, enthält mind. 8 Milliarden inaktivierte Bakterien je Dosis; diese beträgt max. 1.0 mL. Die Bakterien werden entweder durch Erhitzen od. durch Zusatz von Formaldehyd od. Phenol abgetötet; meist Mischung aus versch. Serotypen (die beiden Haupttypen: Ogawa u. Inaba). **Dos.:** altersabhängig; Erwachsene: 1mal 0.5 mL, nach 8 bis 14 Tagen 1mal 1.0 mL s.c; Auffrischungsimpfung nach 6 Monaten.

**Cholera-Impfstoff, gefriergetrocknet:** Vaccinum cholerae cryodesiccatum Ph.Eur.3; wird nach sterilem Abfüllen gefriergetrocknet.

**Neuere Entwicklungen**, zur oralen Applikation geeignet, sind ein (1) *Totimpfstoff*, bestehend aus Formaldehyd- bzw. hitzeinaktivierten Choleravibrionen dreier verschiedener Stämme, kombiniert mit rekombinanten Cholera-Toxin-B-Untereinheiten, sowie ein (2) oraler *Lebendimpfstoff* (Orochol®), bestehend aus Choleravibrionen eines gentechn. veränderten Stammes. Das gefriergetrocknete Pulver wird unmittelbar vor Applikation mit einer Puffersubstanz (Schutz des Impfstoffes vor Magensäure) in Wasser aufgelöst. Schutzbeginn ca. 1 Woche nach Impfung. Die Schutzquote nach einmaliger Schluckimpfung liegt bei ca. 83% für ca. 1 bis 3 Jahren.

**Choleratropfen:** s. Tinctura anticholerica.

**Cholera-Vibrionen:** Erreger der Cholera; s. Vibrio.

**Cholerese:** Gallenabsonderung aus der Leber in die Gallenblase.

**Choleretikum(a):** Mittel, das d. Gallensekretion in d. Leberzellen anregen u. steigern soll (z.T. umstritten), z.B. Azintamid, Anetholtrition, Cyclobutyrol, Cyclovalon, Febuprol, Fenipentol, Hymecromon, Phenylpropanol, Piprozolin, Gallensäuren*, Zuber. od. einzelne Inhaltsst. aus Curcuma-Arten, Marrubium vulgare* (Andorn), Cynara scolymus* (Artischocke), ätherische Öle (s. Olea aetherea) etc. Kontraind.: Gallenwegsverschluß (Gallensteine) u.a.

**Cholergol®:** s. Cholinorotat.

**Cholestan(e):** s. Steroide.

**Cholesterase:** s. Cholesterolesterase.

**Cholesterin:** s. Cholesterol.

**Cholesterin-Synthese-Enzym-Hemmer:** s. HMG-CoA-Reduktasehemmer.

**Cholesterisch:** s. Flüssigkristalle.

**Cholesterol(um):** Cholesterin(um) Ph.Eur.3, Cholest-5-en-3β-ol; CAS-Nr. 57-88-5; $C_{27}H_{45}OH$, $M_r$ 386.6. Schmp. (Kapillare) 146 bis 150°C,

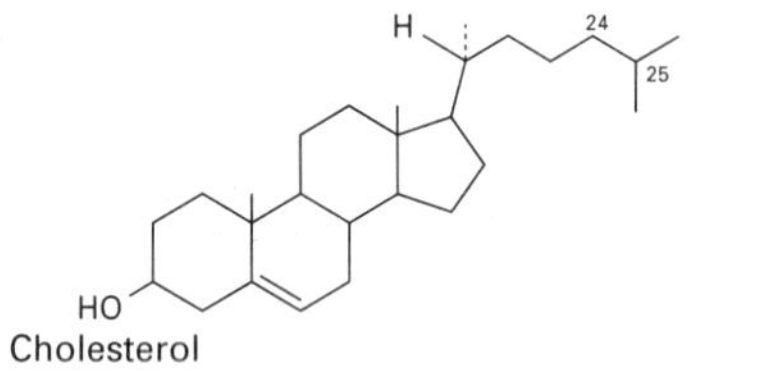

Cholesterol

(Kofler) 147 bis 149. Sdp. 360°C. $[\alpha]_D^{20°C}$ -31.5° (c = 2 in Ether). D. 1.067. Ungesättigter, 1wertiger hydroaromatischer Alkohol. Hauptvertreter der Sterine. Farblose, geruch- u. geschmacklose, fettige Schuppen. Lichtempfindlich. Prakt. unlösl. in Wasser; wenig lösl. in Ethanol, Dioxan; leicht lösl. in heißem Ethanol, Ether, Chloroform; lösl. in fettem Öl (40 T.), flüss. Paraffin od. Vaselin (150 T.). **Vork.:** zu etwa 30% in den Wollwachsalkoholen (W/O-Emulgatoren, s. Wollwachs). In allen Zellen d. menschl. Körpers; wesentl. Bestandteil aller Membranen tier. Zellen; höchster Gehalt in NNR, Gehirn u. Galle, Hauptbestandteil d. Gallensteine. Mensch bildet 1 bis 2 g/d (über 90% in Leber u. Darm), C.-Resorption tgl. bei fettarmer Kost 0.04 bis 0.1 g, bei fettreicher Kost bis 1.4 g; Konz. im Serum: normal 150 bis 240 mg/100 mL, davon 60 bis 70% als Ester, der Rest frei. Durch falsche Ernährung od. Enzymstörungen kann eine Hypercholesterolämie (patholog. erhöhter Serum-C.-Spiegel) entstehen u. Mitursache von Arteriosklerose sein. Durch Schilddrüsenhormone u. Estrogen wird die C.-Synthese gehemmt. **Biosynthese:** s. Steroide. *Grundstoff zur Biosynthese:* 1. der Gallensäuren in d. Leber, 2. der Corticosteroide in d. NNR, 3. der Östrogene, Androgene u. d. Progesterons in NNR, Testes u. Ovar, 4. des Calciferols (Vit. D) in der Haut.

**Gew.:** aus Gallensteinen (die fast gänzlich aus Ch. bestehen) durch Extraktion mit Ethanol-Ether, techn. Gew. aus Wollfett od. tierischem Rückenmark. **Anw.:** Reagenz Ph.Eur.3 (zur Reinheitsprüfung von Olivenöl); W/O-Emulgator, auch inn. einsetzbar, f. kosmetische u. pharmazeut. Präp., Textilwaren, Lederpflegemittel, in Haarwuchsmitteln, zur Synthese von Vit. D u.a. Steroiden. **Nachw.:** z.B. photometrisch (bei ca. 410 nm) nach Oxidation zu $\Delta^4$-Cholesteneon, wobei freiwerdendes Wasserstoffperoxid unter Einw. von Katalase Methanol zu Formaldehyd oxidiert, welches zu 3,5-Diacetyl-4,5-dihydrotolutidin umgesetzt wird. Mit Saponinen verbindet sich C. zu unlösl. Komplexen, so daß die hämolytische Wirk. der Saponine aufgehoben wird; so wird es aus alkohol. Lösungen durch Digitonin als Cholesteroldigitonid gefällt.

**HOM:** *Cholesterinum:* verord. z.B. b. Leber- u. Gallenleiden.

**Cholesterolesterase:** *syn.* Cholesterase; Enzym, das die Ester des Cholesterols in freies Cholesterol u. Fettsäure spaltet; Vork. in d. Darmschleimhaut, im Blutserum u. and. Organen.

**Cholestyramin:** s. Colestyramin.

**Cholezystitis:** Gallenblasenentzündung.

**Cholezystokinin:** Cholecystokinin, CCT, Pankreozymin, Pancreozymin PZ; $C_{166}H_{262}N_{50}O_{52}S_4$, $M_r$ 3838 (Schwein). In der Dünndarmschleimhaut gebildetes gastrointestinales Hormon, ein Polypeptid bestehend aus 33 Aminosäureresten. **Wirk.:** fördert die Enzymproduktion des Pankreas, die Kontraktion der Gallenblase, hemmt die Magenmotorik u. stimuliert die Darmperistaltik; s. Hormone. **Anw.:** Diagnostikum. **Übl. Dos.:** Parenteral: i.v. 1-2 E./kg KG.

**Cholin:** (2-Hydroxy-ethyl)-trimethylammoniumhydroxid; CAS-Nr. 123-41-1; $[(CH_3)_3\text{-}N^+\text{-}CH_2\text{-}CH_2] \cdot OH^-$, $M_r$ 121.2. Farblose, bitterschmeckende, hygr., viskose Flüss. od. Kristallmasse; leicht lösl. in Wasser u. Ethanol. Wichtigste bas. Komponente d. Lecithins. Es senkt wie Acetylcholin (jedoch viel geringer) den Blutdruck u. wirkt der Fettablagerung in d. Leber entgegen (s. lipotrope Stoffe); wichtig f. Methylierungsprozesse im Stoffwechsel. Nat. in vielen menschl. u. tier. Organen u. in vielen Pflanzen (z.B. Hirtentäschel, Mutterkorn, Gerste, Steinklee, Hopfen, Pilzen); gew. aus Ethylenchlorhydrin u. Trimethylamin (salzsaures Cholin) od. durch Anlagerung von Trimethylamin an Ethylenoxid (Cholinbase). **Anw.** med.: bei Leberkrankheiten u. Arteriosklerose (**Dos.:** 2 bis 3 g/d) sowie auch zur Anregung der Peristaltik v. Magen u. Darm (Wirksamkeit ist zweifelhaft); techn.: als Katalysator, Neutralisationsmittel bei der Herst. v. Polymerisaten, zu Arzneimittelsynthesen.

**Cholin-Acetyl-Transferase:** Abk. CAT; Enzym, das die Synthese von Acetylcholin* aus Cholin* u. Acetyl-Coenzym A* katalysiert.

**Cholinchlorid** INN: Cholinii chloridum, Cholinum chloratum, (2-Hydroxy-ethyl)-trimethylammoniumchlorid, $[(CH_3)_3N\text{-}CH_2\text{-}CH_2\text{-}OH]^+ \cdot Cl^-$; $C_5H_{14}ClNO$, $M_r$ 139.6. Farblose, hygr., an der Luft leicht zerfließl. Kristalle von schwachem, aminartigem Geruch, sehr leicht lösl. in Wasser, Ethanol 90%, sehr schwer lösl. in Ether, Aceton, prakt. unlösl. in Chloroform, Benzin. **Off.:** DAB10, ÖAB90. **Anw.:** bei Lebererkrankungen (Leberschutzstoff). **Übl. Dos.:** oral 2 bis 4 g/d, am besten in 10%iger Lsg., i.v. 1 bis 4 g/d in physiolog. Kochsalzlsg. od. in 5%iger Glucoselsg.

**Cholincitrat:** **Cholindihydrogencitrat**, Tricholinum citricum, Tricholincitrat, Neurotropan®; CAS-Nr. 77-91-8; $C_{11}H_{21}NO_8$, $M_r$ 295.3. Schmp. 102-105°C; polymorph. **Anw.:** wie Cholinchlorid*.

**Cholinerg:** auf die Wirkung von Acetylcholin* bezogen; vgl. Anticholinergika, adrenerg.

**Cholinergikum(a):** s. Parasympath(ik)omimetikum.

**Cholinesterasehemmer:** Cholinesteraseinhibitor; s. Parasympathomimetika, indirekte.

**Cholinesterasen:** Abk. ChE; Enzyme zum Abbau von Cholinestern; **Acetylcholinesterase: AChE**, spezifische Cholinesterase, kommt im ZNS, im postsynaptischen Membranen der quergestreiften Muskulatur, in parasympathischen Ganglien u. in den Erythrozyten vor; katalysiert den Abbau von Acetylcholin* zu Cholin* u. Acetat; das aktive Zentrum besteht aus 2 Teilen, der anionischen Seite zur Anlagerung des quarternären Stickstoffatoms, das f. die Alkoholspezifität verantwortlich ist, u. dem esteratischen Zentrum, wo die Esterbindung unter Beteiligung eines Serin- u. Histaminrestes gespalten wird. **Pseudocholinesterase:** unspezifische Acylcholinesterase, die Butyroyl- u. Propionoylcholin schneller hydrolysiert als Acetylcholin; Vork. in Leber, Pankreas, Erythrozyten, Leukozyten u. Gliazellen.

**Cholinesterasereaktivatoren:** Antidot bei Vergiftungen mit Alkylphosphaten (z.B. Parathion). Aufgrund einer größeren Affinität zu Alkylphosphaten reaktivieren die Ch. die vergiftete Cholinesterase*; z.B. Obidoxim*, Pralidoxim*; Ther. oft in Kombination mit Atropin.

**Cholinhydrogentartrat:** Cholinii tartras, Cholinum bitartaricum, Cholinbitartrat, (2-Hydroxyethyl)-trimethyl-ammonium-L-hydrogentartrat $C_9H_{19}NO_7$, $M_r$ 253.3. Schmp. 147-152°C. Farblose, schwach hygr. Kristalle, sehr leicht lösl. in Wasser, wenig lösl. in Ethanol 90%, sehr schwer lösl. in Ether u. Aceton, prakt. unlösl. in Chloroform u. Benzin. **Off.:** DAB10. **Anw.** med.: s. Cholinchlorid.

**Cholinomimetikum(a):** Parasympathomimetikum(a)*.

**Cholinorotat:** CAS-Nr. 24381-49-5, Cholergol®; $C_{10}H_{17}N_3O_5$, $(C_5H_{14}NO)^+\cdot(C_5H_3N_2O_4)^-$, $M_r$ 259.27. **Anw.:** bei Hepatitis, Lebertherapeutikum. **Übl. Dos.:** Oral: 2- bis 3mal 0.2 g/d.

**Cholinsalicylat** INN: Cholini salicylas INN, (2-Hydroxyethyl)trimethylammoniumsalicylat; CAS-Nr. 2016-36-6; $C_{12}H_{19}NO_4$, $M_r$ 241.28. Schmp. 49.5-50.0°C. Sehr leicht lösl. in Wasser; lösl. in Ethanol, Aceton, anderen hydrophilen Lösungsmitteln; prakt. unlösl. in Ether, Petrolether, Benzol, Ölen. pH 6.5 (10% wäßrige Lsg.). **Anw.:** Antipyretikum, Analgetikum, Antiphlogistikum. **Übl. Dos.:** Oral: 3- bis 4mal 0.87 bis 1.74 g/d; Kinder 6 bis 12 Jahre: 0.21 bis 0.42 g/3 bis 4 h. Topikal: 20%ige Lsg. od. 8.7%iges Gel. **Nebenw.:** wie Acetylsalicylsäure*, greift die Magenschleimhaut weniger an.

**Cholinsalicylatstearat:** $C_{35}H_{68}N_2O_7$, $M_r$ 628.94. **Anw.:** lokales Antirheumatikum u. Antiphlogistikum. **Übl. Dos.:** Topikal: Salbe, Liniment: 4%.

**Cholinstearat:** CAS-Nr. 23464-76-8; $C_{23}H_{49}NO_3$, $M_r$ 387.65. **Anw.:** lokales Antiphlogistikum. **Übl. Dos.:** Oral: 2- bis 3mal 0.1 g/d. Vaginal: Zäpfchen: 0.04 g. Topikal: Salbe: 2%.

**Cholintheophyllinat** INN: Cholini theophyllinas INN, Euspirax®; CAS-Nr. 4499-40-5; $C_{12}H_{21}N_5O_3$, $M_r$ 283.34. 1 g lösl. in 1 mL Wasser; Lösl. 1:10 in Ethanol; sehr schwer lösl. in Chloroform, Ether. pH 10.3 (1% wäßrige Lsg.). **Anw.:** Broncholytikum (anfallsweise Atemnot), Kardiakum, Diuretikum*. **Übl. Dos.:** Oral: Erwachsene: 4mal 0.1-0.4 g/d, beginnend mit 0.2 g jeweils nach den Mahlzeiten; Kinder 1-5 Jahre: 3mal 0.05-0.1 g/d; Kinder 6-12 Jahre: 3mal 0.1-0.2 g/d; Säuglinge: bis 0.0055 g/kg KG. **Nebenw.:** Verdauungsstörungen, nervöse Herzbeschwerden, Unruhe, Übelkeit. Wechselw.: $H_2$–Antagonisten, Makrolid-Antibiotika, Nebenw. von Sympathomimetika verstärkt. Kontraind.: Ulzera, Herzarrhythmien, frischer Herzinfarkt.

**Cholinum bitartaricum:** s. Cholinhydrogentartrat.

**Cholinum chloratum:** s. Cholinchlorid.

**Cholinum citricum:** s. Cholincitrat.

**Cholit-Ursan®:** s. Ursodeoxycholsäure.

**Cholonerton®:** s. Hymecromon.

**Cholsäure:** Cholalsäure, Acidum cholicum, 3α,7α,12α-Trihydroxy-5β-cholansäure; $C_{24}H_{40}O_5$, $M_r$ 408.6. **Strukturformel** s. Gallensäuren. Schmp. 195°C. Weißes, krist. Pulver. Leicht lösl. in heißem Wasser, lösl. in Ethanol, Aceton, Alkalien. Hauptbest. d. Säugetiergalle, meist als gepaarte Gallensäure, in Menschenblut zu 1 bis 2 mg/100 mL. **Off.:** ÖAB90 (bis 1996). **Anw.** med.: b. Gallen-, Leber-, Magenstörungen, als Laxans; vgl. Gallensäuren.

**Cholspasmin®:** s. Hymecromon.

**Cholurie:** Vork. von Gallenbestandteilen im Harn.

**Chondodendron tomentosum** Ruiz et Pav.: Fam. Menispermaceae, Behaarter Knorpelbaum (eigentlich also Chond*r*odendron) (Nordbrasilien, Peru). Stpfl. v. **Radix Pareirae bravae:** Grieswurzel, Pareirawurzel. **Inhaltsst.:** 0.5 bis 3% Alkaloide wie Pelosin, Tubocurarin (**Strukturformel** s. Tubocurarinchlorid), Curin (L-Bebeerin), Chondocurin, Isochondodendrin (Isobebeerin), β-Bebeerin u.a.; Gerbstoff, Pelamin (Bitterstoff). **Anw.:** als Diuretikum, Emmenagogum u. Spasmolytikum. Aus Chondodendron-Arten wird Tubocurare gew.; s. Curare.

**HOM:** *Pareira brava:* getrocknete Wurzel; verord. z.B. b. Blasenentzündung, Nierenkolik.

**Chondriosomen:** *syn.* Mitochondrien*.

**Chondrodendron:** s. Chondodendron.

**Chondroitinsulfat:** Hauptbestandteil der Knorpelsubstanz, auch in den Sehnen, spaltet bei der Hydrolyse in Schwefelsäure, Glucuronsäure, Essigsäure u. Galactosamin* (Aminozucker), s. Hyaluronidase.

**Chondroprotektivum(a):** Knorpeldegeneration-hemmende Substanz; v.a. bei Gelenksknorpeldegenerationen (Arthrose) u. meist intraartikulär* eingesetzt; Wirksamkeit z.T. umstritten. Zur Behandlung nicht entzündeter Gelenke dienen z.B. Mucopolysaccharidpolyschwefelsäureester (s. Heparinoide) u. Salze des D-Glucosamins (Glucosaminsulfate), bei entzündeten Gelenken können z.B. Corticoide od. Orgotein* angewendet werden. Langzeitmedikation erforderlich.

**Chondrosamin:** s. Galactosamin.

**Chondrus crispus:** s. Carrageen.

**Chorda resorbilis sterilis** Ph.Eur.3: Steriles

Catgut, Suturamenta chirurgica resorbibilia, resorbierbares chirurgisches Nahtmaterial. Fäden, die aus dem Kollagen der Darmwand von Säugetieren hergestellt sind; die gereinigten, verschieden breit geschnittenen Darmschichten werden nach gewünschten Durchmesser verzwirnt, dann getrocknet, sortiert u. sterilisiert. Einzelfadenlänge 350 cm, kann mit chem. Mitteln wie Chromsalzen zur Resorptionsverzögerung od. Glycerol zur Erhöhung der Geschmeidigkeit behandelt sein. Aufbewahrung: entweder trocken od. in einer konservierenden Flüss.; s.a. Chirurgisches Nahtmaterial. **Chorda resorbilis sterilis in fuso ad usum veterinarium** Ph.Eur.3: Steriles Catgut im Fadenspender f. Tiere. Der Faden wird in einem Fadenspender in Verkehr gebracht, der die Sterilität des Fadens sichert, auch wenn nur ein Teil des Fadens entnommen wird.

**Chorea:** Ch. St. Viti, Veitstanz (ursprüngliche Bez. f. d. Tanzwut, Tarantella des 14. Jahrh., zu deren Heilung man nach der Veitskapelle b. Ulm wallfahrte), Hypotonie der Muskulatur, typische Hyperkinesen: schnelle, unwillkürliche Kontraktionen einzelner, wechselnder Muskeln od. Muskelgruppen; dadurch kommt das Bild allgemeiner motorischer Unruhe u. ständigen Grimassierens zustande; unwillkürliches Schnalzen u. Grunzlaute. Tritt in mehreren Formen mit unterschiedlichen Ursachen auf.

**Choriongonadotrop(h)in** INN: Abk. CG od. HCG: human chorionic gonadotropin, Gonatropinum chorionicum Ph.Eur.3, Primogonyl®; gonadotropes Chorionhormon, Hormon des Chorionepithels, tritt im Urin der Schwangeren auf, vgl. Schwangerschaftsnachweis. Gew. durch Extraktion aus dem Harn schwangerer Frauen, keimfiltriert u. gefriergetrocknet. Ph.Eur.3: die Aktivität beträgt mind. 2500 I.E./mg. **Anw.:** verzögerte Pubertät, Leistenhoden. Kontraind.: Prostata- u. Brustkarzinom; s. Hormone. HWZ ca. 30 h.

**Choripetal:** *bot.* s. Blüte.

**Chorisepal:** s. Blüte.

**Chorisminsäure:** s. Aromatenbiosynthese.

**Choritepal:** s. Blüte.

**Christdornblätter:** Folia Aquifoliae, s. Ilex aquifolium.

**Christmas-Faktor:** s. Blutgerinnungsfaktor IX.

**Christophskraut:** s. Actaea spicata.

**Christpalmöl:** Oleum Palmae Christi: Rizinusöl, s. Ricinus communis.

**Christrose:** s. Helleborus niger.

**Christrosenwurzel:** Rhiz. Hellebori nigri, s. Helleborus niger

**Christuspalme:** s. Ricinus communis.

**Christwurzel, Grüne u. Schwarze:** s. Helleborus niger u. H. viridis.

**Chrom:** Chromium, Cr, $A_r$ 51.996, 2-, 3-, 4-, 5- u. 6wertig, OZ 24. D. 7.14, Schmp. 1903°C, Sdp. 2640°C; silberglänzendes, zähes, dehn- u. schmierbares, außerordentl. widerstandsfähiges Metall, das bei gewöhnl. Temp. weder an der Luft noch unter Wasser oxidiert; reines Chrom wird von Salpetersäure nicht angegriffen, löst sich aber in verdünnter Salz- od. Schwefelsäure. Nat. als Chromeisenstein (Chromit); $FeCr_2O_4$, u. als Rotbleierz, $PbCrO_4$ (Südafrika, Kleinasien, GUS). Der menschl. Körper enthält 10 bis 20 mg Cr; empfohlene Zufuhr 0.1 bis 0.5 mg/d. Cr ist wichtig f. die Verwertung der Blutglucose, es ist ein Cofaktor der Insulinwirkung. Entdeckt 1797 v. Louis Nicolas v. Vauquelin, Apotheker u. Prof. d. Chemie in Paris, 1763 bis 1829. Darst.: durch Reduktion von Chromoxid mit Aluminium nach dem Thermitverfahren (s. unter Aluminium). **Anw.:** hauptsächl. zu Chromeisenlegierungen, (Chromstahl, Chrom-Nickel-Stahl, der sich durch besondere Härte u. Widerstandsfähigkeit gegen Luft u. Säuren auszeichnet, Nirosta, nicht rostender Stahl). **Tox.:** Von den Verbindungen des Chrom sind die 3wertigen viel weniger toxisch als die 4- u. 6wertigen. 6 bis 8 g Kaliumdichromat gelten als letale Dosis. Bei oraler Aufnahme kommt es zu starken Verätzungen der Schleimhäute. Chronisches Einatmen von Chromstaub führt zu Geschwüren der Schleimhaut des Atemtraktes u. schließlich zu Perforationen der Nasenscheidewand. Hautverletzungen entarten bei Kontakt mit Chromat geschwürig u. heilen sehr schlecht ab. Die Allergie gegen Chromat (Kontaktdermatitis bei Zementarbeitern) gehört zu den häufigsten Allergien. Chromat ist karzinogen. **Nachw. von Chromverbindungen: 1.** Alle Chromverbindungen färben die Borax- od. Phosphorsalzperle smaragdgrün. **2.** Lsg. von Chromaten werden durch Reduktionsmittel, wie $SO_2$ od. $H_2S$, grün gefärbt. **3.** Aus Lsgn. von Chrom(III)-Salzen fällen NaOH, KOH, $NH_3$ grünes Chrom(III)-hydroxid, das im Überschuß des Lösungsmittels lösl. ist u. beim Erhitzen wieder ausfällt.

**Chrom-51:** $^{51}Cr$, Radioisotop des Chrom, wird im Kernreaktor durch Bestrahlung von $^{50}Cr$ (n.γ-Prozeß) erzeugt; zerfällt unter Elektroneneinfang u. Gamma-Emission zu Vanadium-51. HWZ 27.7 d; s.a. Chromedetat [$^{51}Cr$] u. Natriumchromat [$^{51}Cr$].

**Chromalaun:** s. Chrom(III)-kaliumsulfat.

**Chroman:** s. Chromen.

**Chromate:** Salze der Chromsäure. s.a. Chrom(VI)-oxid.

**Chromatide:** eines der beiden durch das Centromer* zusammengehaltenen Längselemente, aus denen ein Chromosom* besteht.

**Chromatin:** mit spezifischen Kernfarbstoffen färbbarer Komplex aus DNS u. Proteinen (v.a. Histonen) im Zellkern eukaryontischer Zellen.

**Chromatische Aberration:** s. Aberration.

**Chromatogramm:** s. Chromatographie.

**Chromatographie:** chromatographische Analyse; man unterscheidet bei diesem Untersuchungsverfahren in Adsorptions-, Affinitäts-, Ausschluß- od. Gelchromatographie, Ionenaustauscherchromatographie. Bei der chromatograph. Analyse werden die zu trennenden Substanzen zwischen einer mobilen u. einer stationären Phase verteilt.

Jede Substanz hat eine ganz bestimmte Wanderungsgeschwindigkeit, die man als Rf-Wert (*engl.* Retention factor) bezeichnet. Dieser Wert ist definiert als Quotient aus der von der Substanz zurückgelegten Strecke u. der vom Lösungsmittel zurückgelegten Strecke. Der Rf-Wert ist f. jeden Stoff konstant u. ist neben Schmelzpunkt, Siedepunkt, Kristallform, Drehung, Spektrum usw. ein neues Kriterium f. den betr. Stoff (selbstverständlich bei gleicher mobiler, stationärer Phase u. gleicher Temp., die daher bei Nennung des Rf-Wertes stets mit angegeben werden müssen). Die stationäre Phase (fest od. flüssig) ist mit der mobilen Phase nicht mischbar. Es gibt folgende Kombinationen der Phasen: flüssig – fest (*engl.* liquid-solid chromatography, LSC), Gas – fest (gas-solid chromatography, GSC), flüssig – flüssig (liquid-liquid chromatography, LLC), Gas – flüssig (gas-liquid chromatography,

GLC). Die Komponenten einer Probe werden durch verschiedene Reaktionen an der stationären Phase getrennt. Bei der Adsorptionschromatographie wird als stationäre Phase ein Adsorbens verwendet, das auch aus einer Flüssigkeit bestehen kann, die dann als dünner Film (einige µm) auf einem feinkörnigen Träger ausgebreitet ist. Beispiele: Papierch., Dünnschichtch., GSC, GLC, LSC, LLC.

Die **Adsorptionschromatographie** wurde 1906 von dem russischen Botaniker M.S. Tswett zur analytischen Methode entwickelt, u. zwar zur Trennung von Pflanzenfarbstoffen. Vor ihm hatte schon der amerikanische Geologe D. T. Day die Beobachtung gemacht, daß die zur Reinigung von Rohpetroleum benutzte Fullererde (Al-Mg-Silicat) die Eigenschaft hatte, das durchfiltrierende Rohöl in Fraktionen von verschiedenen Siedepunkten zu zerlegen. Das Verfahren wurde von Engler, Brockmann, Kuhn, Hesse, Tiselius, Zechmeister u.a. weiterentwickelt. Das Verfahren beruht darauf, daß man die zu analysierenden Lösungen durch eine in einer engen, ca. 10 bis 15 cm langen Glasröhre befindliche Adsorptionssäule (Aluminiumoxid od. Magnesiumoxid, Soda, Zucker, Talk, Silicagel, Bleicherden, Kohle, Infusorienerde, Cellulosepulver) laufen läßt, wobei die verschiedenen Inhaltsst. je nach ihrem Verhalten in verschiedenen Schichten der Säulen fixiert werden. Die Schichten werden dann getrennt, die fixierten Substanzen eluiert (herausgelöst) u. untersucht; zur Elutionskraft der Lösungsmittel (mobile Phasen) s. eluotrope* Reihe. Man kann die Lösungen einfach hindurchlaufen lassen od. das untere Ende der Röhre an eine Wasserstrahlpumpe anschließen, um das Durchlaufen zu beschleunigen, od. auch unter erhöhtem Druck arbeiten.

Die **Affinitätschromatographie** ist ein Verfahren zur Isolierung von Enzymen, Antigenen u. Antikörpern. Dabei wird ein Substrat, Antigen od. Antikörper kovalent an das Trägermaterial gebunden. Während der C. werden nur die spezifisch mit dem Trägermaterial reagierenden Substanzen am Trägermaterial zurückgehalten u. nach dem Auswaschen der unspezifischen Substanzen aus der Trennsäule mit einem geeigneten Elutionsmittel eluiert.

Die **Ausschluß- od. Gelchromatographie** (Gelpermeationschromatographie, GPC) wird zur Isolierung von biol. Material u. zur Bestimmung von Molekülgrößen angewandt. Sie basiert auf dem Prinzip, daß in Trägermaterial (z.B. Sephadex®, s. Dextrane) mit definierter Porengröße (granulierte Gele) kleine Moleküle diffundieren u. damit ein größeres Flüssigkeitsvolumen zur Verfügung haben als große Moleküle, die nur den Raum zwischen den Gel-Partikeln der stationären Phase zur Wanderung zur Verfügung haben. Es werden daher die Substanzen nach absteigender Molekülmasse eluiert. Im Ausschlußvolumen (Zwischenkornvolumen) werden große Moleküle eluiert, u. im Einschlußvolumen (Volumen der Säule abzüglich Volumen der festen Anteile des Trägermaterials) erfolgt die Elution der kleinen Moleküle. Der Retentionskoeffizient ($K_{av}$) errechnet sich aus der folgenden Gleichung ($V_r$ Retentionsvolumen, $V_a$ Ausschlußvolumen, $V_e$ Einschlußvolumen):

$$K_{av} = \frac{V_r - V_a}{V_e - V_a}$$

Bei der **Ionenaustauscherchromatographie** wird als stationäre Phase ein Ionenaustauscher verwendet. Die Elution erfolgt mit wäßrigen Pufferlösungen. Die Retention der Substanzen ist abhängig von deren Dissoziation. Anwendung f. die Analyse von org. Säuren, Aminosäuren u. Aminen.

Bei der **Verteilungschromatographie** (1941 bis 1943 von Martin, Gordon u. Synge geschaffen) bringt man auf eine mit einer bestimmten Wassermenge durchtränkte Silicagel-Säule (wäßrige Phase) die zu untersuchende Substanz u. läßt ein organisches Lösungsmittel (Butanol, Petrolether, Chloroform u.a.) als organische Phase, darüberlaufen; die einzelnen Komponenten werden nun von der org. Phase weitergewaschen u. infolge ihrer verschiedenen Wanderungsgeschwindigkeiten getrennt. Diese Methode hat sich besonders zur Trennung acetylierter u. freier Aminosäuren, von Zuckern, Alkaloiden, Steroiden, Fettsäuren usw. bewährt.

Fußend auf dieser Verteilungschromatographie sowie der alten Tüpfelmethode erfanden dann Consden, Gordon u. Martin die **Papierchromatographie** (PC), die ebenfalls eine Verteilungschromatographie ist. Hierbei wird an Stelle von Silicagel u.a. Filtrierpapier als Adsorbens verwendet (ca. 50 cm lange u. ca. 3 cm breite Papierstreifen). Ein Tropfen der zu untersuchenden Substanzlösung wird mittels Pipette an einer markierten Stelle auf den Streifen aufgebracht u. eintrocknen gelassen. Nunmehr läßt man ein Lösungsmittel (wassergesättigtes Butanol, wasserhaltiges Phenol u.a.) von dem Papier aufsaugen, wobei die einzelnen Substanzen je nach ihrer Löslichkeit von dem Lösungsmittel in verschiedenen Geschwindigkeiten mitgeführt u. so getrennt werden. Bei der „aufsteigenden" Methode hängt man den Papierstreifen in einen mit dem Lösungsmittel gefüllten Trog, bei der „absteigenden" Methode wird der mit Substanz behaftete Streifen so über den Rand eines mit dem Lösungsmittel gefüllten Troges gehängt, daß das Lösungsmittel von oben nach unten über den Substanzflecken hinweg das Papier durchtränkt. Man nennt diese auf- od. absteigende Methode das „eindimensionale" Verfahren. Da man auf diese Weise, also mit nur einem Lösungsmittel, häufig eine Trennung sämtlicher Komponenten nicht erreichen kann, wendet man das „zweidimensionale" Verfahren an: Hierbei benutzt man einen quadratischen Bogen (ca. 30 bis 40 cm), in dessen einer Ecke man den Tropfen mit dem Substanzgemisch aufträgt, u. läßt dann das erste Lösungsmittel darüberlaufen. Nach dem Trocknen dreht man den Bogen um 90°C u. läßt nun ein zweites Lösungsmittel, also in der anderen Richtung, darüberlaufen. Nach Verdunsten auch dieses Lösungsmittels findet man die Flecken sämtlicher Komponenten über die ganze Fläche des Papiers landkartenartig verteilt. Das nach der einen od. anderen Methode gewonnene u. getrocknete Chromatogramm muß nun erst, falls es sich um farblose u. nicht fluoreszierende Komponenten handelt, entwickelt werden, indem man entsprechende Reagenzien mit einem Zerstäuber aufsprüht bzw. mit Gasen od. Dämpfen räuchert, wonach die Flecken der einzelnen Komponenten farbig hervortreten. Stößt ein Teil der vordringenden gelösten Moleküle auf ein Hindernis, eine Substanz, mit der diese reagieren, so bleibt dieser Teil hinter den daneben weiter vorrückenden Anteilen zurück, so daß eine Lücke entsteht. Das Vordringen an der Hindernisstelle wird erst fortgesetzt, wenn beide Partner miteinander reagiert haben. Die Fläche der Frontlücke stellt also ein Maß f. die Zahl der zurückhaltenden Hindernismoleküle dar.

Die **Dünnschichtchromatographie** (DC), s. Abb., ist von der Durchführung mit der aufsteigenden Papierchromatographie vergleichbar. Das Adsorbens ist in dünner Schicht auf Glasplatten, Kunststoff- od. Aluminiumfolien aufgetragen. Die DC zeichnet sich durch größere Trennleistung, einfachere Handhabung u. kürzere Laufzeiten aus. In letzter Zeit wurde die HPTLC (High Performance Thin Layer Ch.) entwickelt, wobei die Korngröße der verwendeten Adsorbentien zwischen 3 u. 10 µm liegt. Die Vorteile dieser Methode sind geringere Laufzeiten u. noch bessere Trennungen.

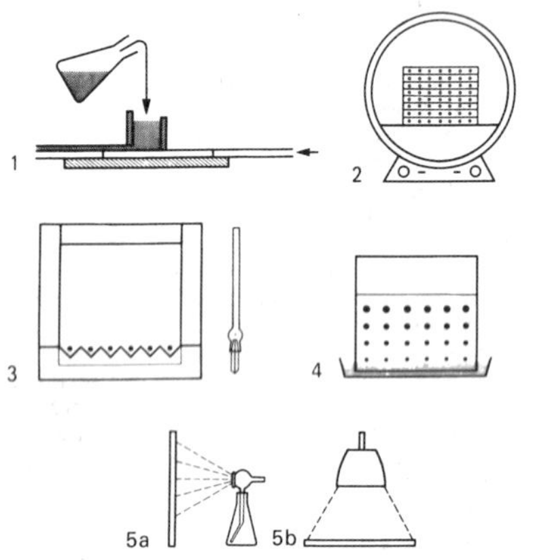


Chromatographie:
Schema der Dünnschichtchromatographie; 1: Sorptionsmittel, gemischt mit Wasser, wird mittels Beschichtungsgerät gleichmäßig auf Glasplatten aufgebracht. 2: Die Schichten werden getrocknet. Die fertigen Platten können dann längere Zeit aufbewahrt werden. 3: Die zu untersuchenden Proben werden mittels Mikropipette auf die Schicht aufgetragen. 4: Das Chromatogramm wird „entwickelt", indem Lösungsmittel in der Schicht aufsteigt. 5: Die getrennten Substanzen werden sichtbar gemacht: a) mittels Sprühreagens, b) durch UV-Licht [90]

Die PC u. DC sind f. alle Substanzen brauchbar, die sowohl in Wasser wie in der organischen Phase wenigstens etwas lösl. sind, die durch physikalische Eigenschaften od. chemische Reaktionen auf dem Chromatogramm sichtbar gemacht werden können u. die weder mit der stationären noch mit der mobilen Phase reagieren. Fluoreszierende Stoffe können unter der Analysenlampe (254 nm od. 365 nm) lokalisiert werden; bei radioaktiven Stoffen legt man das Chromatogramm auf ein Fotopapier auf od. zählt den Papierstreifen mit einem Geiger-Zähler durch (Autoradiographie). Beim Photometrieren wird das entwickelte Chromatogramm mit einem Photometer (photoelektrisches Colorimeter) ausgemessen u. die Intensitäten graphisch festgehalten. Die PC u. DC sind f. zahllose Stoffe verwendbar, z.B. f. Aminosäuren u. andere org. Säuren, Eiweißstoffe, Zucker, Purine, Anthocyane, Steroide, Antibiotika, Alkaloide, Pterine usw. Die Empfindlichkeit ist außerordentl. hoch, so lassen sich von Aminosäuren noch Mengen von 0.1 µg sichtbar machen, von radioaktiven u. manchen biol. wirksamen Substanzen noch weit geringere Mengen.

Zur Trennung gasförmiger, leichtflüchtiger bzw. verdampfbarer Stoffe hat sich die **Gaschromatographie** (GC) zum Standardverfahren entwickelt. Das Prinzip der Trennung entspricht den oben beschriebenen Verfahren. In der *Gas-Adsorptions-Chromatographie* sind die Trennsäulen mit festen aktiven Adsorbentien (GSC) gefüllt. In der *Gas-Verteilungs-Chromatographie* od. *Gas-Flüssigkeits-Chromatographie* wird mit einer flüss. stationären Phase gearbeitet, die in dünner Schicht auf ein inertes Trägermaterial von sehr gleichmäßiger Korngröße aufgebracht wird (GSC); od. in sehr dünner Schicht an der inneren Wand einer langen (25 bis 50 m) Glas- od. Quarzkapillare (Kapillarchromatographie, Kapillar-GC) aufgebracht ist (GLC); mobile Phase ist stets ein Gas ($N_2$, $H_2$, Ar, He). Die stationäre Phase, mit der das Trägermaterial imprägniert wird, richtet sich nach dem jeweils vorliegenden Trennproblem. Das zu prüfende Gem. wird mittels einer Dosiervorrichtung auf die Säule gegeben, bei konstanter Temp. verdampft u. die Gasphase mit Hilfe eines inerten Trägergases durch die Säule geleitet. Die einzelnen Fraktionen treten zus. mit dem Trägergas hintereinander aus der Säule aus, werden durch geeignete Meßvorrichtungen (Detektoren) erkannt u. meist automatisch registriert. Die vom Schreibgerät aufgezeichnete Kurve dient sowohl zur Ermittlung der Konzentration der einzelnen Fraktionen als auch der qualitativen Zusammensetzung des Prüfgemisches. GC-Headspace: s. Headspace-Analyse

**Detektoren f. die Gaschromatographie:** *Flammenionisationsdetektor:* (FID) Mittels einer Wasserstofflamme werden die Probenkomponenten im Trägergasstrom erhitzt u. teilweise verbrannt (s. Abb.). Die dabei entstehenden thermischen Ionen bewirken zwischen 2 Elektroden mit einer Potentialdifferenz von 150 bis 300 V einen Stromfluß von $10^{-13}$ bis $10^{-5}$ A, der als Meßsignal einem Verstärker zugeführt wird. Der FID dient dem unspezifischen Nachw. von Kohlenwasserstoffverbindungen.

*Thermoionischer Detektor:* (TID, N-FID) Der

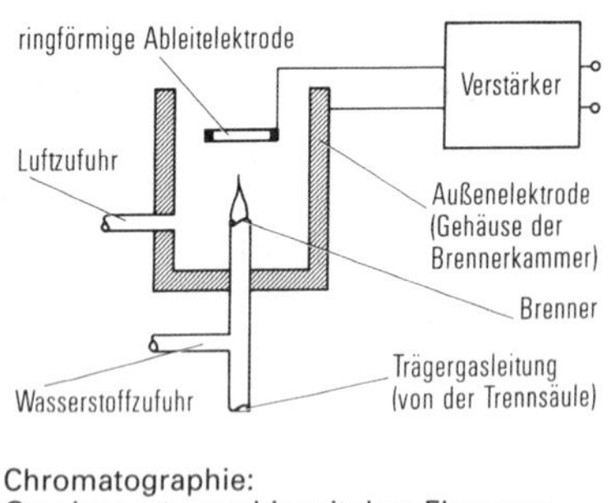


Chromatographie:
Gaschromatographie mit dem Flammenionisationsdetektor (FID)

TID arbeitet nach dem selben Prinzip wie der FID (s. Abb.). In der Brennkammer befinden sich jedoch Alkalisalzdämpfe, die hohe Empfindlichkeit f. Stickstoff-, Phosphor u. Halogenverbindungen bewirken, während f. reine Kohlenwasserstoffverbindungen die Nachweisempfindlichkeit gegenüber dem FID stark reduziert ist.

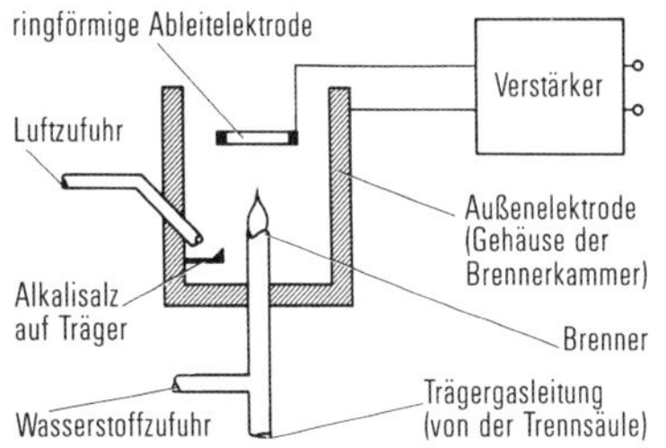


Chromatographie: Gaschromatographie mit dem thermoionischen Detektor (TID)

*Elektroneneinfangdetektor:* (ECD) Der Detektor besteht aus 2 Elektroden, zwischen denen der Trägergasstrom hindurchgeleitet wird (s. Abb.). Die Ionisation wird durch einen schwachen β-Strahler (z.B. $^{63}$Ni od. bei älteren Geräten $^{3}$H) bewirkt. Im Ruhezustand wird durch die Ionisation ein schwacher konstanter Stromfluß bewirkt. Elektronenaffine Substanzen wie z.B. Halogenverbindungen bewirken eine Schwächung des Stromflusses. Der Stromfluß wird von der Elektronik des Detektors durch Erhöhung der Potentialdifferenz an den Elektroden wieder auf den konstanten Wert eingestellt. Die Änderung des Elektrodenpotentials dient als Meßgröße.

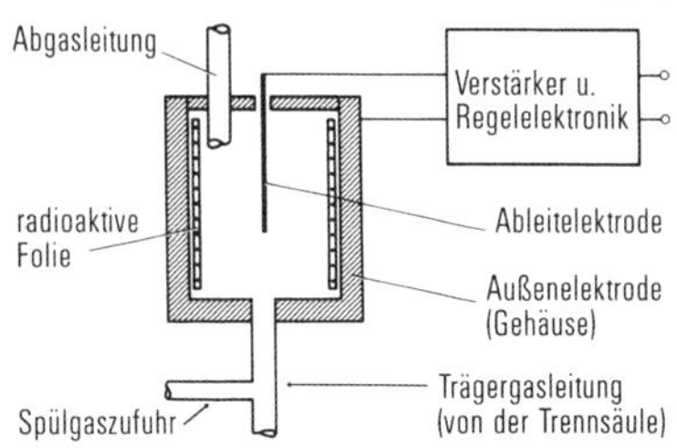


Chromatographie: Gaschromatographie mit dem Elektroneneinfangdetektor (ECD)

*Flammenphotometerdetektor:* (FPD) Der FPD wird zum spezifischen Nachw. von Phosphor u. Schwefelverbindungen benutzt. Seine Wirkungsweise gleicht der eines Flammenphotometers. Die bei der Verbrennung der im Trägerstrom (s. Abb.) enthaltenen schwefel- od. phosphorhaltigen Verbindungen ausgestrahlten Spektrallinien werden durch ein optisches Interferenzfilter, das f. eine f. Schwefel od. Phosphor spezifische Wellenlänge durchlässig ist, einem Photomultiplier zur Messung zugeleitet. Die am Photomultiplier auftreffende Lichtintensität dient als Meßgröße.

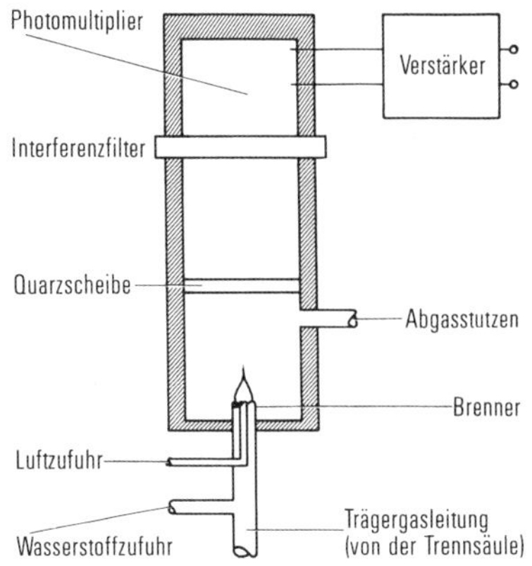


Chromatographie: Gaschromatographie mit dem Flammenphotometerdetektor (FPD)

*Wärmeleitfähigkeitsdetektor:* (WLD) Der WLD ist wie der FID ein unspezifischer Detektor. Seine Wirkungsweise (s. Abb.) beruht auf der Abkühlung von Meßwiderständen durch die unterschiedliche Wärmeleitfähigkeit des Trägergases u. der darin enthaltenen Substanzen. Die Meßwiderstände sind zu einer Wheatstone-Brücke zusammengeschaltet. Der WLD arbeitet weitgehend zerstörungsfrei. Deshalb findet er auch in der präparativen GC Anwendung. In der analytischen GC wird der WLD vorwiegend f. gepackte Säulen verwendet.

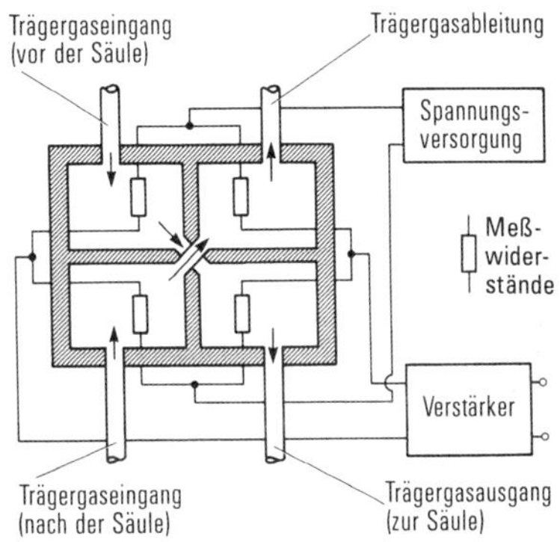


Chromatographie: Gaschromatographie mit dem Wärmeleitfähigkeitsdetektor (WLD)

*Massenspektrometrischer Detektor:* (GC-MS)-Detektor mit hoher Informationsausbeute u. geringem Substanzbedarf. Dieser Detektor ist besonders f. Kapillarsäulen geeignet (s. Spektroskopie).

Die **Hochdruckflüssigkeitschromatographie,** HPLC, *engl.* High Performance Liquid Chromatography. Die stat. Phase (Korngröße 3-

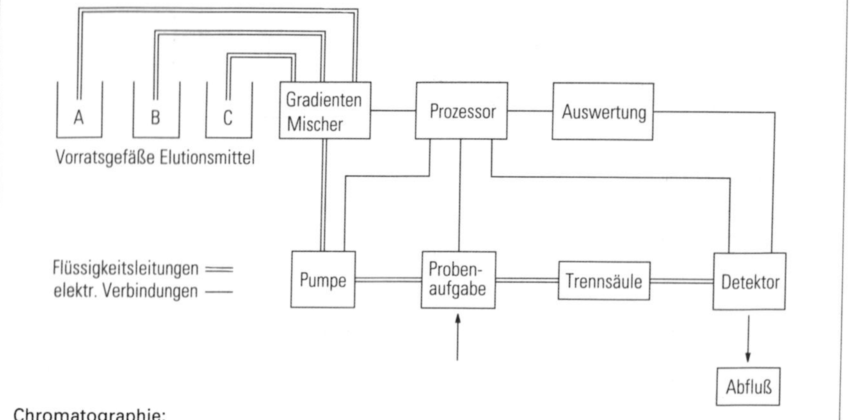


Chromatographie:
Schema eines HPLC-Gerätes

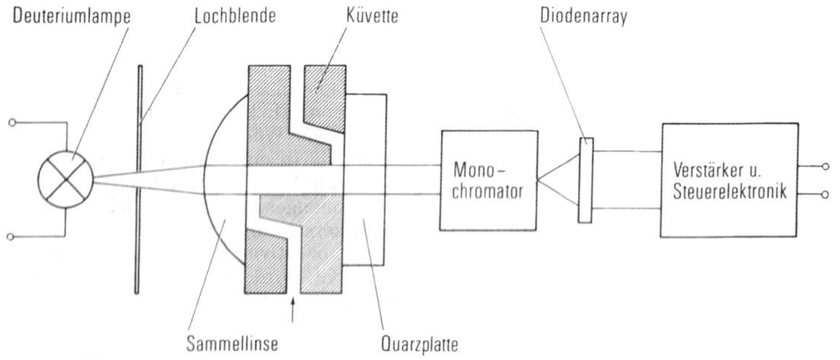


Chromatographie:
Schema eines Diodenarraydetektors für HPLC

10 µm) wird in Edelstahlrohre (Trennsäulen, Länge 5-30 cm, Innendurchmesser 1.5 bis 8 mm) gefüllt. Die mobile Phase wird mittels Pumpen, die bis zu 400 bar Druck liefern, mit Flußraten von 0.1 – 5 mL $min^{-1}$ durch die Trennsäule gepumpt. Dabei können mit mikroprozessorgesteuerten Gradientenmischern im Chromatogrammverlauf variable Mischungen aus 2 od. 3 versch. Elutionsmitteln hergestellt werden. An dem Auslaß der Säule ist ein Detektor angeschlossen, der ein der Substanzmenge äquivalentes elektrisches Signal liefert (s. Abb.).

**Detektoren f. die HPLC:** In der HPLC werden mit Ausnahme von speziellen Untersuchungen vorwiegend optische Detektoren verwendet. Der gebräuchlichste Detektor ist der *photometrische Detektor*. Detektoren dieses Typs sind sehr zuverlässig. Sie eignen sich jedoch nur f. Substanzen, die bei der verwendeten Wellenlänge Licht absorbieren. Zunehmend werden auch Dioden-Array-Detektoren (DAD) eingesetzt.

*Dioden-Array-Detektor:* Der DAD (s. Abb.) verfügt über eine große Anzahl von Photodioden (meist 255), die in einer kurzen Zeile angeordnet sind, wobei jede Diode von einem kleinen Teil des optischen Spektrums (meist 1 bis 2 nm) bestrahlt wird. Dieser Detektor nimmt ständig das gesamte optische Spektrum auf. Durch einen Mikroprozessor werden die Spektren der verwendeten Lichtquelle u. des Lösungsmittels rechnerisch vom Spektrum der eluierten Probelösung subtrahiert. Dieser Detektor gestattet in Verbindung mit einem Computer die simultane Darstellung des Chromatogramms bei verschiedenen Wellenlängen u. die Aufnahme von Spektren zur Identifizierung der eluierten Substanzen während der Chromatographie. Der DAD ist jedoch nicht so empfindlich wie das Spektrallinien-Filterphotometer.

Der *fluoreszenzphotometrische Detektor* wird zum Nachw. von fluoreszierenden Substanzen eingesetzt. Er ist sehr selektiv u. außerordentl. empfindlich. Mit diesem Detektor lassen sich beispielsweise Chinin u. Thiamin im pg-Bereich der zur C. eingesetzten Substanzen nachweisen.

Der *Brechungsindexdetektor* (RI-Detektor, *engl.* refractive index detektor) ist als Universaldetektor zu betrachten. Die Änderungen des Brechungsindex* in der HPLC sind sehr gering. Der Meßbereich beträgt zwischen $10^{-8}$ u. $10^{-4}$ Einheiten. Die RI-Detektoren reagieren daher auf Temperatureinflüsse sehr empfindlich. Die Temp. des Detektors darf während der Dauer eines Chromatogrammes nicht mehr als ±0.05°C schwanken. Diese Detektoren werden hauptsächl. bei der C. von Kohlenhydraten verwendet.

Die Nachweisgrenze liegt durchwegs zwischen 1 u. 10 µg der zur C. eingesetzten Substanz.

Neben diesen angeführten, hauptsächl. verwendeten, optischen Detektoren werden noch eine Reihe f. spezielle Zwecke adaptierte Detektoren eingesetzt wie etwa chem. Reaktionsdetektoren, Flammenphotometer, pH-Meter* u. Infrarotspektrophotometer (s. Spektroskopie).

**Chromatometrie:** Verfahren der Maßanalyse*, bei dem mit Kaliumdichromat- ($K_2Cr_2O_7$) -Maßlösung titriert wird. $Cr_2O_7^{2-}$ wird dabei zu $Cr^{3+}$ reduziert. Die Endpunkterkennung erfolgt potentiometrisch (s. Potentiometrie) od. mit Redoxindikatoren (s. Redoxsystem). Die C. eignet sich u.a. zur Bestimmung von Eisen, Blei.

**Chromatophoren:** bei einigen Bakterien Vesikeln, die von einer einfachen Membran umgeben sind u. Photosynthesepigmente enthalten.

**Chromchloride:** **Chrom(II)-chlorid:** Chromochlorid, Chromchlorür; $CrCl_2$. Weiße, hygr. Kristalle. **Chrom(III)-chlorid:** Chromichlorid, Chromium (tri)chloratum; $CrCl_3$. Pfirsichrote Blättchen, in heißem Wasser mit grüner Farbe lösl. **Chrom(III)-chlorid, wasserhaltig:** Chromium sesquichloratum; $CrCl_3 \cdot 6\,H_2O$. Grünes, krist. hygr. Pulver, lösl. in Ethanol u. verd. Säuren. **Anw.:** als Beizen in d. Textilindustrie, zur Wasserdichtimprägnierung, zur Darst. anderer Chromverbindungen, zum Verchromen, als Katalysator bei org. Synthesen.

**Chromchlorür:** s. Chromchloride.

**Chromedetat [^51Cr]:** Chrom-51* in Form eines Komplexes von Chrom(III) mit einem Überschuß von Ethylendiamintetraessigsäure. Verwendet wird eine sterile Lsg. (Chromii [$^{51}$Cr] edetatis solutio iniectabilis Ph.Eur.3, [$^{51}$Cr]Chromedetat-Injektionslösung), die durch Zusatz von Natriumchlorid isotonisiert werden kann u. auch ein geeignetes Konservierungsmittel, z.B. Benzylalkohol, enthalten darf. **Anw.:** zur Bestimmung der glomerulären Filtrationsrate der Niere.

**Chromeisenstein:** Chromit, Mineral; $FeCr_2O_4$.

**Chromen:** Benzopyran; von C. leiten sich zahlreiche Naturstoffe, z.B. Cumarine*, Flavonoide*, Cannabinoide*, ab. Hydrierung des

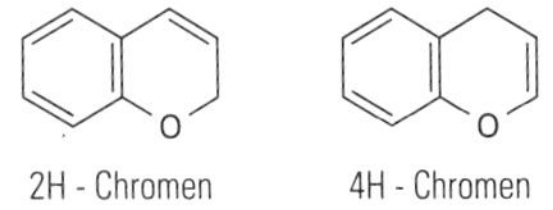

Chromen

Pyranringes ergibt **Chroman**. Man unterscheidet 2H-Chromen u. 4H-Chromen. **Chromon** (vgl. Furanochromone) ist Benzo-γ-pyranon (4H-Benzo-1-pyran-4-on, Chromen-4-on) u. Cumarin* ist Benzo-α-pyranon (2H-Benzo-1-pyran-2-on, Chromen-2-on).

**Chromgelatine:** Lsg. v. Kaliumdichromat in Gelatine (Dunkelkammer!). Bei Lichtzutritt wird Dichromat zu Chrom(III) reduziert, das die Gelatine unlösl. macht. **Anw.:** früher zum Gelatinedruck sowie zum Kleben, Kitten u. um Korke an Laborgeräten abzudichten.

**Chromgelb:** Plumbum chromicum, s. Bleichromat.

**Chromgrün:** s. Chrom(III)-oxid.

**Chromhydroxid:** s. Chrom(III)-hydroxid.

**Chrom(III)-hydroxid:** Chromhydroxid, Chromium oxydatum hydricum; $Cr(OH)_3 \cdot x\,H_2O$. **Anw.:** als Malerfarbe, Textilbeize.

**Chromichlorid:** s. Chromchloride.

**Chromii [^51Cr] edetatis solutio iniectabilis:** s. Chromedetat [$^{51}$Cr].

**Chromikaliumsulfat:** s. Chrom(III)-kaliumsulfat.

**Chromi-Kalium-sulfuricum:** s. Chrom(III)-kaliumsulfat.

**Chromit:** Chromeisenstein*.

**Chromium nitricum:** s. Chrom(III)-nitrat.

**Chromium oxydatum anhydricum:** s. Chrom(III)-oxid.

**Chromium oxydatum hydricum:** s. Chrom(III)-hydroxid.

**Chromium sesquichloratum:** Chrom(III)-chlorid, wasserhaltig, s. Chromchloride.

**Chromium trichloratum:** Chrom(III)-chlorid, wasserfrei, s. Chromchloride.

**Chromi-Verbindungen:** Chrom(III)-Verbindungen.

**Chrom-Kalium:** s. Kaliumchromat.

**Chrom(III)-kaliumsulfat:** Chromalaun, Chromikaliumsulfat, Chromi-Kalium-sulfuricum; $KCr(SO_4)_2 \cdot 12\,H_2O$, $M_r$ 499.43. D. 1.83. Schmp. 89°C. Dunkelviolette, oktaedrische Kristalle od. hellviolettes, krist. Pulver, leicht lösl. in Wasser, unlösl. in Ethanol. Die wäßrige violette Lsg; wird beim Erhitzen grün. Darst.: durch Zusammenbringen von Lösungen gleicher Stoffmengen Kaliumsulfat u. Chrom(III)-sulfat u. Eintrocknenlassen des Gemisches. **Anw.:** als Beizmittel in d. Färberei u. Kattundruckerei, zur Ledergerbung (Chromleder), in d. Photographie zur Gelatinehärtung, in d. analyt. Chemie als Reagenz.

**Chrom-Natrium:** s. Natriumchromat.

**Chrom(III)-nitrat:** Chromium nitricum; $Cr(NO_3)_3 \cdot 9\,H_2O$, $M_r$ 400.18. Violette Kristalle, in Wasser mit blauvioletter Farbe lösl., die Lsg. färbt sich beim Erhitzen grün u. wird beim Erkalten wieder blau, lösl. in Ethanol. **Anw.:** als Beize u. als Reagenz auf Silber, als Korrosionsschutz.

**Chromobakterien:** Farbstoffe bildende, gramnegative, polar begeißelte Stäbchenbakterien; Sammelbezeichnung f. Flavo- u. Chromobacterium, Serratia, Pseudomonas-Arten. Chromobacter violaceum: apathogen, bildet blauvioletten Farbstoff.

**Chromochlorid:** s. Chromchloride.

**Chromogen:** Farbstoff bildend, z.B. chromogene Bakterien.

**Chromometrie:** Verfahren der Maßanalyse*, bei dem mit Chrom(II)-sulfat($CrSO_4$)–Maßlösung titriert wird. Cr(II) wird dabei zu Cr(III) oxidiert. Die C. eignet sich u.a. zur Bestimmung von Silber, Bismut, Kupfer, Quecksilber, Chromat.

**Chromon:** Benzo-γ-pyranon, s. Chromen.

**Chromophore Gruppen:** Chromophore; Atomgruppen, die sichtbares od. unsichtbares (z.B. UV-) Licht absorbieren; z.B. Benzolkern, Anthracenkern, Azogruppe -N=N–, Nitrosogruppe -N=O usw.).

**Chromoplasten:** Plastide, die Farbstoffe enthalten; meist gelbe u. orangefarbene Carotinoide, aber kein Chlorophyll. Können aber aus Chloroplasten* entstehen; z.B. beim Reifen von Früchten.

**Chromoproteine:** zusammengesetzte Proteine, die als prosthetische Gruppe eine kovalent od. nichtkovalent gebundene Farbstoffkomponente enthalten. Zu diesen Ch.n gehören die Hämoproteine* u. die Eisenporphyrinenzyme,

Flavoproteine, Chlorophyll-Eiweiß-Verbindungen u. porphyrinfreie eisen- od. kupferhaltige Proteine von Wirbeltieren u. Wirbellosen.

**Chromosomen:** Idiosomen; intensiv färbbare, faden- od. schleifenförmige, aus Chromatin* aufgebaute Partikel (mit linear angeordneten Genen) in Zellkernen der Eukaryonten u. in Prokaryonten, die das gesamte od. Teile des genetischen Materials eines Organismus enthalten (Träger der Erbanlagen). Beim Menschen sind es 46 C., die eine diploide Zelle, u. 23 C., die eine haploide Zelle (Gameten) ausmachen. Prokaryonten enthalten nur ein Chromosom. Sie sind nur sichtbar in der stark verkürzten Transportform (Mitose- u. Meiosekern), nicht aber in der stark aufgelockerten Funktionsform. Chemische Hauptbestandteile der C. sind DNS, RNS sowie saure u. basische Proteine. Die Menge an DNS je Chromosomensatz ist artspezifisch u. wird semikonservativ repliziert. Die Mitose regelt die Weitergabe der Information von Zelle zu Zelle nach Verdopplung der C. durch Längsspaltung. Der RNS-Gehalt der C. unterliegt großen Schwankungen u. ist von der Transkriptionsaktivität des Zellkerns abhängig.

**Chromosomenpaarung:** Aneinanderlagerung homologer Chromosomen u. deren Verbindung zu einem starren synaptonemalen Komplex* durch ein zentrales RNS-Proteid; findet in der mittleren Prophase I der Meiose* statt.

**Chromotropsäure, Dinatriumsalz:** $C_{10}H_6Na_2O_8S_2 \cdot 2\,H_2O$, $M_r$ 400.3. Weiße Nadeln od. Plättchen, lösl. in Wasser. **Anw.:** Zwischenprodukt bei Farbstoffsynthesen, im Labor als Reagenz zum Nachw. von Formaldehyd u. Methanol, zur Identitätsprüfung v. Ethacridinlactat, zur quant. Bestimmung von Ag, B, Cr, Hg, Ti, Chromat, Nitrit u. Nitrat.

**Chromo-Verbindungen:** Chrom(II)-Verbindungen.

**Chromoxide:** Gegenüber Sauerstoff kann Chrom 2-, 3-, 4- u. 6wertig sein; am wichtigsten ist Chrom(III)-oxid*.

**Chrom(III)-oxid:** Chromsesquioxid, Chromium oxydatum anhydricum, Chromgrün; $Cr_2O_3$. Je nach Herst. metallglänzende Kristalle od. dunkelgrünes, amorphes Pulver, unlösl. in Wasser. **Anw.:** als Malerfarbe, in d. Porzellanmalerei, wegen seiner großen Härte in Schleifmitteln, in hochtemperaturbeständigen Werkstoffen; bildet Mischkristalle mit $Al_2O_3$: nat. u. synth. herstellbare „Rubine".

**HOM:** *Chromium oxydatum.*

**Chrom(VI)-oxid:** Acidum chromicum, Chromtrioxid; $CrO_3$. Braunrote, hygr. Kristalle, sehr leicht lösl. in Wasser; stark giftig, vermutlich karzinogen. **Anw.** med.: früher als Ätzmittel (Warzen, Kondylome u. dgl.), gegen Fußschweiß, techn.: in d. Färberei u. Gerberei; LD ca. 0.6 g.

**Chromsäure:** s. Chrom(VI)-oxid.

**Chrom-Schwefelsäure:** Mischung aus Natrium- od. Kaliumdichromat u. konzentrierter Schwefelsäure. Wird wegen der starken Oxidationswirkung im Laboratorium zum Reinigen stark verschmutzter Glasgeräte verwendet. Das Dichromat wird dabei zu grünem Chrom(III)-sulfat reduziert. *Herst.:* 10 g Kaliumdichromat werden in 20 mL Waser suspendiert. In diese Suspension werden langsam unter Umrühren 100 mL konz. Schwefelsäure gegossen.

**Chromsesquioxid:** s. Chrom(III)-oxid.

**Chromtrichlorid:** s. Chromchloride.

**Chromtrioxid:** s. Chrom(VI)-oxid.

**Chronisch:** langsam verlaufend, im Gegensatz zu akut.

**Chronopharmakologie:** Wissenschaftszweig, der auf der Beobachtung fußt, daß die Wirkung von Arzneimitteln (u. anderen physiol. wirksamen Substanzen) vom Zeitpunkt der Applikation abhängig sein kann, d.h. daß Arzneimittel zu verschiedenen Tageszeiten in ihren Wirkungen u. ihrer Pharmakokinetik durch die rhythmisch ablaufenden Vorgänge des Organismus beeinflußt werden. Bei der phasengerechten Anwendung bestimmter Pharmaka (z.B. $H_2$-Rezeptorenblocker, Glucocorticoide, Heparin, Zytostatika) spart man erhebliche Wirkstoffmengen u. verringert die Nebenwirkungen.

**Chronotherapeutischer Index:** optimale Applikationszeit (Timing) einer Medikation; s.a. Chronopharmakologie.

**Chronotropie:** die Schlagfrequenz des Herzens beeinflussend; **positiv chronotrop:** Herzfrequenz steigernd (Sympathomimetika*); **negativ chronotrop:** Frequenz mindernd (Herzglykoside*, Parasympathomimetika*).

**Chrysanthemum cinerariifolium** (Trev.) Vis.: (Pyrethrum cinerariifolium Trev., Tanacetum cinerariifolium (Trev.) Schultz Bip.) Fam. Asteraceae (Compositae), Dalmatinische Insektenblume (heim. u. kult. in Dalmatien, Italien, Kaukasus, Nordafrika; Hauptanbaugebiete heute in vielen tropischen u. subtropischen Gebieten, v.a. Kenia). Stpfl. v. **Flores Chrysanthemi cinerariifolii: Flos Pyrethri** (Dalmatini), (Dalmatinische) Insektenblüten, Pyrethrumblüte; die getrockneten, max. halb geöffneten Blütenkörbchen. **Off.:** ÖAB90 (bis 1996). **Inhaltsst.:** 0.3 bis 8% Pyrethrine*, bestehend aus Pyrethrin I, Pyrethrin II, Cinerin I, Cinerin II, Jasmolin I u. Jasmolin II (**Strukturformeln** s. Pyrethrine). **Gehalt:** nach ÖAB90 mind. 1.0% Pyrethrine, davon mind. die Hälfte Pyrethrin I. **Anw.:** früher inn. als Anthelmintikum; äuß.: als Antiskabiosum, Hauptverwendung als Insektenvertilgungsmittel, besonders in Form der Petroleumauszüge. Zur Anw. u. Gew. der insektiziden Wirkstoffe (s. Pyrethrine) werden entweder die getrockneten Blütenköpfchen gemahlen u. liefern Pulvis Florum Chrysanthemi (Pulvis Florum Pyrethri, Pulvis insectorum, Insektenpulver) od. sie werden (ferner) durch Kombination polarer u. unpolarer Lösungsmittel extrahiert u. auf ca. 25% Wirkstoffgehalt eingestellt. Die so erhaltenen Stäube od. Extrakte werden vor allem auf dem Hygienesektor, im Haushalt u. im biologischen Landbau verwendet.

**Chrysanthemum coccineum** Willd.: (Ch. roseum, Pyrethrum carneum) u. **Chrysanthemum marschalli** Acerson, Fam. Asteraceae (Compositae), sind Stpfln. v. **Flores Chrysanthemi Persici:** Flores Pyrethri Persici, Persische od. kaukasische Insektenblüten. Inhaltsst. u. Anw. s. Chrysanthemum cinerariifolium.

**Chrysanthemum parthenium** (L.) Bernh.: (Matricaria parthenium L., Tanacetum parthenium (L.) Schultz Bip.) Fam. Asteraceae (Compositae), Mutterkraut (Balkanländer). Stpfl. v. **Herba Matricariae:** Herba Parthenii, Mutterkraut. **Inhaltsst.:** äther. Öl mit L-Campher, L-Borneol, Sesquiterpenlactone* wie Parthenolid. **Anw.:** in der Volksmedizin wie Kamillen; die frischen Blätter auch als Migränemittel (Wirkungsmechanismus unklar).

**Chrysanthemum vulgare** (L.) Bernh.: (Tanacetum vulgare, Chrysanthemum tanacetum) Fam. Asteraceae (Compositae), Rainfarn (Europa, Nordasien, Nordamerika). Stpfl. v. **Flores Tanaceti:** Rainfarnblüten, Wurmkrautblüten. **Inhaltsst.:** 0.2 bis 1.5% äther. Öl (s. unten), Tanacetin (Bitterstoff), Säuren, Wachs, Harz. **Anw.:** früher als Anthelmintikum, bei Neuralgien u. Migräne, bes. vet.; volkst. auch als Stomachikum (Vorsicht, da auch abortiv wirkend). **Herba Tanaceti:** Rainfarnkraut, Wurmkraut. **Inhaltsst.:** 0.2 bis 0.8% äther. Öl u. wie Fl. Tanaceti. **Anw.** volkst.: wie Flores Tanaceti. **Oleum Tanaceti:** Rainfarnöl. **Best.:** β-Thujon (Tanaceton), α-Thujon, Thymol, Chamazulen, L-Campher, Borneol, Terpen; es gibt verschiedene chemische Rassen mit unterschiedlicher Zstzg. des äther. Öls; die jeweiligen Hauptbestandteile sind zu 70 – 80% enthalten u. man spricht dann z.B. vom α-Thujon-, β-Thujon-, Campher- usw. Typ. Als weitere Stoffe wurden Polyine, Polyene u. Bitterstoffe gefunden. D. 0.918 bis 0.950. **Anw.:** früher als Anthelmintikum; mißbräuchlich als Abortivum (LD 15 bis 30 g); äuß.: Hautreizmittel bei Rheumatismus.

**HOM:** *Chrysanthemum vulgare* (HAB1.5), Tanacetum vulgare: die frischen oberirdischen Teile ohne Stengel.

**Chrysarobin:** s. Andira araroba.

**Chrysin:** 5,7-Dihydroxy-2-phenyl-4H-1-benzoyran-4-on; 5,7-Dihydroxyflavon; $C_{15}H_{10}O_4$, $M_r$ 254.2. Schmp. 285°C. Ein Flavonderivat (**Strukturformel** s. Flavonoide). Hellgelbe Prismen; unlösl. in Wasser, lösl. in Alkalihydroxid-Lösungen, leicht lösl. in Ethanol, Ether, Chloroform. Flavon*, das z.B. in Pappelknospen u. im Kernholz vieler Pinus-Arten vorkommt.

**Chrysoidin:** 2,4-Diamino-azobenzol; $(NH_2)_2C_6H_5{-}N{=}N{-}C_6H_5$, $M_r$ 212.25. Schmp. 117.5°C. Gelbe Kristalle, lösl. in Ethanol u. Ether, wenig lösl. in Wasser. **Anw.:** zum Färben von Baumwolle, Leder u. Papier; in d. Bakteriologie zum Färben von Diphtheriebakterien (Neisser-Färbung*).

**Chrysophansäure: Chrysophanol**, 3-Methyl-1,8-dihydroxy-anthrachinon; $C_{15}H_{10}C_4$. **Strukturformel** s. Anthrachinone. Bestandteil des Chrysarobin (s. Andira araroba) sowie in d. Rhabarberwurzel, Frangularinde, Sennesblättern u. einigen Flechten- u. Rumexarten. **Anw.:** früher bisweilen wie Chrysarobin, als Hautreizmittel.

**Chrysoplenetin:** ein Flavonolderivat, **Strukturformel** s. Flavonoide.

**Chrysoplenol:** ein Flavonolderivat, **Strukturformel** s. Flavonoide.

**Chylomikronen:** *syn.* Chyluskörner, Lipomikronen; Lipoproteinfraktion mit der geringsten Dichte u. dem größten Lipidanteil; primäre Lipidtransportpartikel, die in der Mukosazelle der Darmschleimhaut synthetisiert werden u. von dort auf dem Lymphweg in das venöse Blut gelangen; kommen im Nüchternplasma des Stoffwechselgesunden nicht vor. Durch die Lipoproteinlipase u. Triglyceridlipase kommt es dann zum Abbau der Lipide. Die dabei entstehenden Abbauprodukte mit einer HWZ von nur wenigen Minuten werden von der Leber aufgenommen, s.a. Lipoproteine.

**Chylurie:** Ausscheidung von Chylus im Harn.

**Chylus:** (*gr.* χυλός Brühe) Milchsaft, Speisesaft, der Inhalt der Darmlymphe, der bei Nahrungsaufnahme infolge des Fettgehalts milchig trübe aussieht.

**Chyluskörner:** s. Chylomikronen.

**Chymopapain** INN: Chymodiactin, Discase; CAS-Nr. 9001-09-6. Ein proteolytisches Enzym aus dem rohen Latex von Carica papaya*; ein Sulfhydrylenzym, ähnl. Papain*; besteht aus 4 Komponenten. **Anw.** med.: Nukleolytikum (umstritten); Injektionen bei Schmerzen im Bereich des Ischiasnervs infolge von Bandscheibenschäden.

**Chymosin:** Labferment, s. Lab.

**Chymotrypsin** INN: CAS-Nr. 9004-07-3. Gruppe von strukturell verwandten Proteasen*, die in Form ihrer Vorstufen in der Bauchspeicheldrüse gespeichert sind. Chymotrypsinogen A (241 Aminosäuren, $M_r$ 25000) liegt bei pH 8 als Kation, Chymotrypsinogen B als Anion vor. Unterschiede bestehen in der Substratspezifität der aktivierten Formen. Alle Chymotrypsine hydrolysieren bevorzugt Phenylamin-, Tyrosin- u. Tryptophanpeptidbindungen; pH-Optimum zwischen 7.8 u. 8.5; bei einem pH-Wert von 3 ist die Aktivität reversibel gehemmt, C. sind bei diesem pH-Wert am stabilsten. Chymotrypsinogen A besteht aus einer Polypeptidkette mit 5 intermolekularen Disulfidbrücken (1-122, 136-201, 168-182, 191-221). Trypsin* aktiviert Chymotrypsinogen A durch Hydrolyse der Peptidbindung zwischen $Arg^{15}$-$Ile^{16}$, wobei π-Chymotrypsin entsteht. Dieses Enzym wiederum entfernt die Dipeptide $Ser^{14}$-$Arg^{15}$ u. $Thr^{147}$-$Asn^{148}$ von anderen π-Chymotrypsinmolekülen; hierbei wird das stabile α-Chymotrypsin gebildet.

**Chymotrypsin(um) Ph.Eur.3:** aus Rinderpankreas gewonnenes proteolytisches Enzym; Aktivität mind. 5.0 μkat/mg. Weißes, hygr., amorphes Pulver; wenig lösl. in Wasser. **Anw.:** als Antiphlogistikum z.B. bei Hämatomen, in der Augenheilkunde zur Auflösung der Zonulafasern bei Entfernung der Augenlinse (Staroperation). **Nebenw.:** Asthma-Anfälle bei Inhalationen, anaphylaktische Reaktionen.

**Chymotrypsinogene:** inaktive Vorstufen von Chymotrypsin*.

**Chymus:** (*gr.* χυμός Saft) der im Magen befindliche, sauer reagierende Speisebrei.

**Ci:** s. Curie.

**Cianidanol** INN: D-Catechin, (+)-Catechin, 2,3-Dihydro-4-desoxo-quercetin, (+)-5,7-Dihydroxy-2-(3,4-dihydroxyphenyl)-3-chromanol, (+)-2-(3,4-

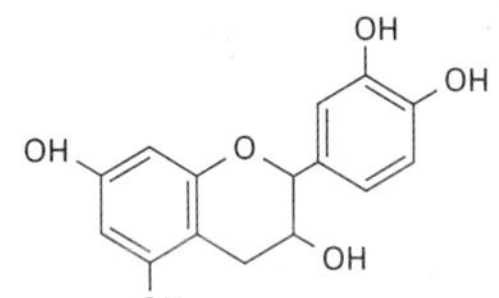

Cianidanol

Dihydroxyphenyl)-3,5,7-chromantriol, (+)-Flavan-3,3',4',5,7-pentol, (2R,3S)-3,3',4',5,7-Flavanpentol, Catergen®; CAS-Nr. 154-23-4; $C_{15}H_{14}O_6$, $M_r$ 290.28. Schmp. 175-177°C. In Gambir enthalten, s. Uncaria gambir; s.a. Catechine, vgl. Leucocianidol. **Wirk.** u. **Anw.:** früher ähnl. Silibinin*, Lebertherapeutikum. **Nebenw.:** Magenunverträglichkeiten, Fieber; wegen weiterer, schwerer Nebenw. (hämolytische Anämie) nicht mehr zugelassen.

**Ciatyl®:** s. Clopenthixol.

**Cibacen®:** s. Benazepril.

**Cibazol®:** s. Sulfathiazol.

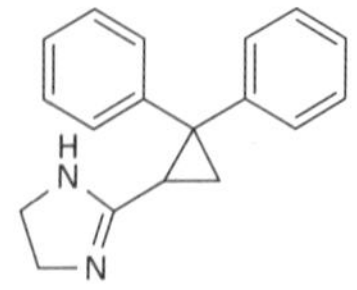

Cibenzolin

**Cibenzolin** INN: 2-(2,2-Diphenylcyclopropyl)-4,5-dihydro-1*H*-imidazol, (±)-2-(2,2-Diphenylcyclopropyl)-2-imidazolin; CAS-Nr. 53267-01-9; $C_{18}H_{18}N_2$, $M_r$ 262.35. Schmp. 104°C. **Cibenzolinsuccinat:** CAS-Nr. 57625-97-5. **Wirk.** u. **Anw.:** Antiarrhythmikum* der Klasse 1, zeigt auch Charakteristika der Gruppen 2 u. 4. **Nebenw.:** Erbrechen, Übelkeit, zentralnervöse Beschwerden. **Übl. Dos.:** 50 mg oral alle 6 h.

**Cibotium barometz** Link: Fam. Dicksoniaceae, Vegetabilisches Lamm (Ostindien, China, Japan). Stpfl. v. **Paleae haemostaticae:** Paleae stypticae, Penghawar Djambi, Farnhaare. **Anw.** med.: als Haemostyptikum (obsolet); techn.: als Polstermaterial.

**Cichoriaceae:** Zungenblütige, Od. Asterales; *syn.* Liguliflorae, als Unterfamilie der Fam. Compositae (Korbblütler); s.a. Asteraceae. Meist gelbblühende Kräuter (außer z.B. Cichorium intybus*), mit Milchsaft in anastomisierenden Milchsaftschläuchen; nur Zungenblüten. **Chem. Mermale:** im Milchsaft Latex (Kautschuk), Bitterstoffe, Inulin; im Gegensatz zu Asteraceae i.a. kein äther. Öl, selten Polyine. **Wichtige Gattungen** s. z.B. Cichorium, Lactuca, Scorzonera, Taraxacum.

**Cichorium endivia** L.: Fam. Cichoriaceae (Compositae), Endivie. Als Salatpflanze kult., mehrere Varietäten.

**Cichorium intybus** L.: Fam. Cichoriaceae (Compositae), Zichorie, Wegwarte. Man unterscheidet: **1. var. foliosum** Hegi, Salatzichorie, Chicorée, mit verdickter Wurzel u. großen Blättern (nur kult. bekannt); **2. var. intybus** (var. sylvestre Vis.), Wilde Zichorie (Europa, Asien); **3. var. sativum** DC. (ssp. sativum (DC.) Janchen), Wurzelzichorie, Kaffeezichorie, mit stark verdickter Wurzel (nur kult. bekannt). Letztere ist die Stpfl. v. **Radix Cichorii:** Zichorienwurzel. **Inhaltsst.:** im Milchsaft Intybin (Lactucopicrin, ein Sesquiterpenbitterstoff), α- u. β-Lactucerol, Cichoriumsäure (eine Phenolcarbonsäure), Gerbstoff, Phytosterine; in der Wurzel bis 58% Inulin (bei var. intybus nur ca. 20%). **Anw.** volkst.: als Blutreinigungsmittel, als Stomachikum u. Cholagogum; als Kaffeesurrogat.

**HOM:** *Cichorium intybus Rh* (HAB1.3): die ganze zur Blütezeit gesammelte Pflanze der var. sativum.

**HOM:** *Cichorium intybus, ethanol. Decoctum* (HAB1.3): die ganze blühende, getrocknete Pflanze der var. sativum u. var. intybus; verord. z.B. b. Dyspepsie (Verdauungsstörung).

**Cichoriumsäure:** s. Phenolcarbonsäuren.

**Ciclacillin** INN: Cyclacillin, 6-(1-Aminocyclohexancarboxamido)-3,3-dimethyl-7-oxo-4-thia-1-azabicyclo[3.2.0]heptan-2-carbonsäure, (1-Aminocyclohexyl)penicillin; CAS-Nr. 3485-14-1; $C_{15}H_{23}N_3O_4S$, $M_r$ 341.43. Ein Derivat des Ampicillin*. Schmp. 182-183°C (Anhydrat). $[\alpha]_D^{25°C}$ +268° (Wasser). Löslichkeit in Wasser bei 38°C: ca.

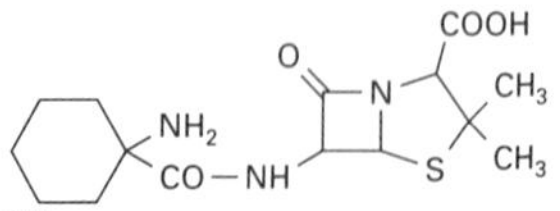

Ciclacillin

0.0029 g/mL. $pK_{s,1}$ 2.68 (Wasser), $pK_{s,1}$ 4.16 (Dioxan, 50%); $pK_{s,2}$ 7.50 (Wasser), $pK_{s,2}$ 7.04 (Dioxan, 50%). **Wirk.** u. **Anw.:** Antibiotikum; nur noch selten verwendet; wirksam v.a. gegen gramnegative Keime. **Übl. Dos.:** Oral: Erwachsene: 4mal 0.5-1.5 g/d; Kinder 6-14 Jahre: 0.05-0.1 g/kg KG/d; Kinder bis 6 Jahre: 0.1g-0.2 g/kg KG jeweils auf 4 Einzeldosen verteilt.

**Cicletanin** INN: (RS)-3-(4-Chlorophenyl)-1,3-dihydro-6-methylfuro[3,4-c]-pyridin-7-ol, Ju-

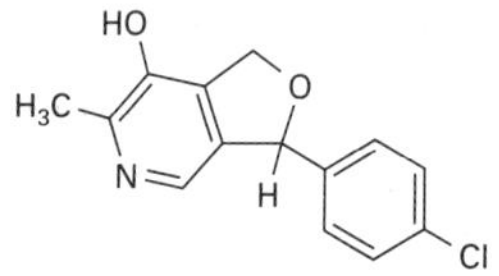

Cicletanin

star®; CAS-Nr. 89943-82-8; $C_{14}H_{12}ClNO_2$, $M_r$ 261.7. Schmp. 219-228°C als Hydrochlorid. weiße Kristalle, unlösl. in Wasser. **Wirk.** u. **Anw.:** Diuretikum*, Antihypertonikum*, steigert auch die Prostacyclinsynthese. **Nebenw.:** Erniedrigung des Kaliumspiegels, Kopfschmerzen, Hautrötung. **Übl. Dos.:** 1mal/d 50 bis 100 mg.

**Cicloniumbromid** INN: Ciclonii bromidum INN, Cycloniumbromid, N,N-Diethyl-N-methyl-{2-[(α-methyl-α-8,9,10-trinorborn-5-en-2-yl)ben-

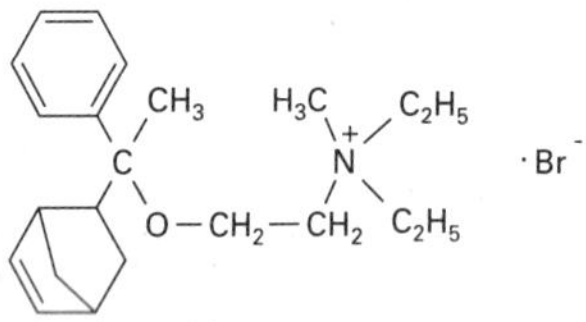

Cicloniumbromid

zyloxy]ethyl}ammoniumbromid; CAS-Nr. 29546-59-6; $C_{22}H_{34}BrNO$. **Anw.:** Spasmolytikum* bei Koliken der Gallen- u. Harnwege; Parasympatholytikum*.

**Ciclopiroxolamin** INN: 6-Cyclohexyl-1-hydroxy-4-methyl-2(1H)-pyridon, Verbdg. mit 2-Aminoethanol (1:1), Batrafen®; CAS-Nr. 41621-49-2; $C_{14}H_{24}N_2O_3$ bzw. $C_{12}H_{17}NO_2 \cdot$ C2-H7-N-O, $M_r$ 268.36. **Anw.:** Antimykotikum, Chemotherapeutikum (oft in der Gynäkologie).

**Ciclosporin** INN: Ciclosporinum Ph.Eur.3, Cyclosporine, Sandimmun®; Gruppe von biol. aktiven Metaboliten aus verschiedenen Pilzen, z.B. Trichoderma polysporum; die Hauptkomponenten (Ciclosporin A u. C) sind cyclische Oligopeptide (11 Aminosäuren) mit immunsuppressiven, antimykotischen u. antiphlogistischen Eigenschaften. **Ciclosporin A:** CAS-Nr. 59865-13-3; $C_{62}H_{111}N_{11}O_{12}$. Schmp. 148-151°C. Weißes Pul-

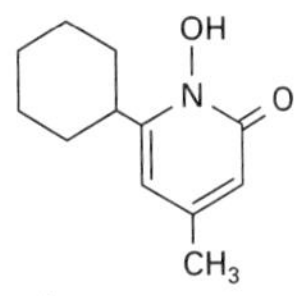

Ciclopiroxolamin

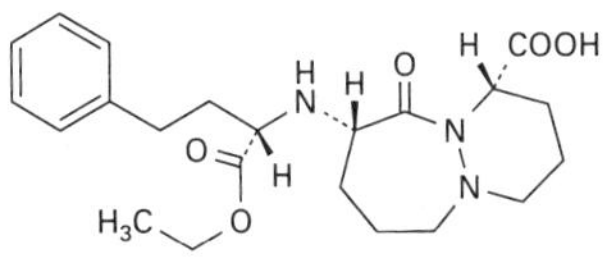

Cilazapril

ver. Prakt. unlösl. in Wasser. **Anw.:** Immunsuppressivum; zur Unterdrückung von Abwehrreaktionen gegen implantierte Organe u. Gewebe. **Nebenw.:** Nierenschäden, gastrointestinale Beschwerden, Hirsutismus, Wasserretention u. damit verbundene Ödeme u. Bluthochdruck. **Ciclosporin B:** $C_{61}H_{109}N_{11}O_{12}$. **Ciclosporin C:** $C_{62}H_{111}N_{11}O_{13}$. **Ciclosporin D:** $C_{63}H_{113}N_{11}O_{12}$.

**Ciclotas, Cyclotas, Ciclotat:** chem. Kurzbez. f. 4-Methylbicyclo[2,2,2]oct-2-en-1-carboxylat.

**Cicuta virosa** L.: Fam. Apiaceae (Umbelliferae), Wasserschierling (Nord- u. Mitteleuropa, Nordasien). Stpfl. v. **Herba Cicutae virosae:** Wasserschierlingskraut. **Inhaltsst.:** Cicutoxin* u. andere Polyine, in allen Teilen der Pflanze enthalten, besonders reichlich in den Markhöhlen u. Wurzeln; in frischen Wurzeln bzw. den gekammerten Rhizomknollen 0.2%, in getrockneten bis ca. 3.5%, aber Abbau im Laufe der Zeit; ferner äther. Öl. Weitere giftige Stoffe, Alkaloide od. Glykoside sind nicht sicher festgestellt. **Anw. volkst.:** (abzulehnen) früher bei Krämpfen u. Rheumatismus; äuß.: Kraut u. Wurzel (Radix Cicutae virosae) zu schmerzstillenden Kataplasmen u. Salben. Häufig wird (wurde) Herba Cicutae virosae mit Herba Conii verwechselt (s. Conium maculatum). **Semen Cicutae virosae:** Wasserschierlingsamen. Inhaltsst. u. **Anw.:** wie Herba Cicutae virosae.

**HOM:** *Cicuta virosa:* frischer, bei Blütebeginn gesammelter Wurzelstock mit anhängenden Wurzeln;wird verordnet z.B. b. cerebralen Krämpfen mit Opislotonus (Rückwärtsbeugung des Kopfes u. Überstreckung von Rumpf u. Extremitäten).

**Cicutoxin:** CAS-Nr. 505-75-9; $C_{17}H_{22}O_2$, $M_r$ 258.35. Schmp. 54°C. Polyindiol aus dem Wasserschierling (Cicuta virosa*); ein außerordentl. giftiges, zentral angreifendes Krampfgift (ähnl. dem Picrotoxin).

**Cignolin:** s. Dithranol.

**Cilastatin** INN: eine um Cystein über eine S-Brücke verlängerten α-Aminoheptensäure, die amidartig mit einer Dimethylcyclopropancarbon-

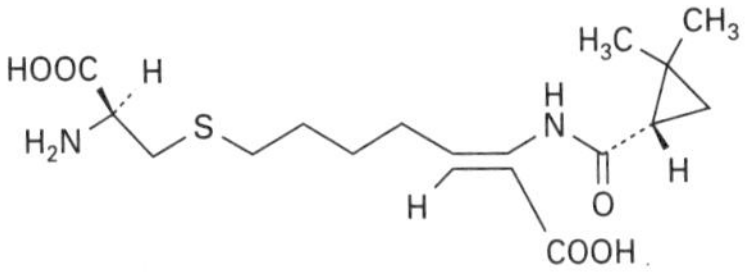

Cilastatin

säure verknüpft ist. **Anw.:** C. selbst hat keine antibakteriellen Eigenschaften, es wirkt aber kompetitiv hemmend auf eine Dehydropeptidase, die tubulär sezernierte β-Lactamantibiotika (z.B. Imipenem*) inaktiviert. Verwendet wird das Na-Salz.

**Cilazapril** INN: (1S,9S)-[[(S)-1-Carboxy-3-phenylpropyl]amino]-octahydro-10-oxo-6H-pyridazino[1,2-α][1,2]diazepin-carbonsäure,9-ethylester; CAS-Nr. 88768-40-5; $C_{22}H_{31}N_3O_5$, $M_r$ 435.5. Schmp. 95-97°C. **Wirk.** u. **Anw.:** Antihypertonikum*, ACE-Hemmer* (vgl. Captopril), liegt als Prodrug vor, wird von unspezifischen Esterasen erst in Wirkform überführt. **Nebenw.:** Husten, Hautausschläge, Schwindel. **Übl. Dos.:** 1mal/d 2.5 mg.

**Cileste®:** s. Norgestimat.

**Cilia:** Wimpern.

**Cillimycin®:** s. Lincomycin.

**Cimetag®:** s. Cimetidin.

**Cimetidin** INN: Cimetidinum Ph.Eur.3, 1-Cyan-2-methyl-3-(2-{[(5-methylimidazol-4-yl)-methyl]thio}ethyl)-guanidin, Cimetag®, Neutro-

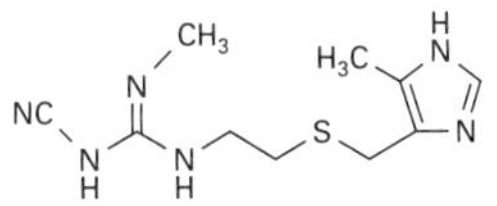

Cimetidin

med®, Tagagel®, Tagamet®; CAS-Nr. 51481-61-9; $C_{10}H_{16}N_6S$, $M_r$ 252.34. Schmp. 141-143°C (polymorph). Lösl. in Wasser 1.4% bei 37°C, Löslichkeitserhöhung durch verdünnte Salzsäure. **Anw.:** $H_2$-Rezeptor-Antagonist (s. Antihistaminika), Ulkustherapeutikum. HWZ 1.8 bis 2.3 h. **Übl. Dos.:** Oral: 3mal 0.2 g zu den Mahlzeiten, zusätzlich 0.4 g vor dem Schlafengehen; bei Magen-Darm-Ulcera u. Erosionsblutungen im oberen Gastro-Intestinal-Trakt; bei Bedarf u. bei peptischer Reflux-Oesophagitis: 4mal 0.4 g/d. Parenteral: i.v. 0.2 g/4-6 h. **Nebenw.:** Durchfälle, Muskelschmerzen, Benommenheit, Kopfschmerzen, Verwirrtheit, Gynäkomastie, Impotenz. Gebräuchl. ist auch Cimetidinhydrochlorid.

**Cimicifuga racemosa** (L.) Nutt.: (Actaea racemosa L.) Fam. Ranunculaceae, Wanzenkraut, Silberkerze (Nordamerika, Kanada, England). Stpfl. v. **Rhizoma (Radix) Cimicifugae:** (Radix Actaeae racemosae) Zimizifugawurzelstock, Amerikanische Schlangenwurzel. **Inhaltsst.:** die Glykoside (Xyloside) Actaein (hypotensives Prinzip) u. Cimifugosid, deren Aglyka (Acetylacteol u. Cimigenol) Triterpene (mit Cyclopropanring) sind; ferner Formomonetin (7-Hydroxy-4'-methoxyisoflavon), Isoferulasäure u. Alkaloide, wie Cytisin u.a. sowie Salicylsäure, Gallussäure, Gerbstoff, Harz, äther. Öl. **Wirk.** u. **Anw.:** wegen der schwachen östrogenen Wirk. bei Dysmenorrhö u. klimakterischen Beschwerden (auch in der Veterinärmedizin); ferner als Sedativum, Antipyretikum, Antirheumatikum, Antineuralgikum.

**HOM:** *Cimicifuga racemosa* (HAB1.1): frischer Wurzelstock mit Wurzeln; verord. z.B. b.

klimakterischen Beschwerden, Menstruationsstörungen, Muskel- u. Gelenksschmerzen.

**Cina**: s. Artemisia cina.

**Cinchocain** INN: 2-Butoxy-N-(2-diethylaminoethyl)cinchoninamid, Percain®, 2-Butoxy-N-(2-diethylaminoethyl)-4-chinolincarboxamid; CAS-Nr. 85-79-0; $C_{20}H_{29}N_3O_2$, $M_r$ 343.57. Schmp. 62-65.5°C. Lösl. in Wasser 1:4600, in Ether 1:1.4-1.5, in Erdnußöl 1:30, in Leichtpetroleum, flüssigem Paraffin, Mineralsäuren. **Anw.:** Lokalanästhetikum. **Übl. Dos.:** Topikal: Hautsalbe 1%. Konjunktival: Augensalbe 0.5%. Parenteral: ölige Lsg. 0.5%.

**Cinchocainchlorid**: Cinchocaini hydrochloridum, Cinchocainhydrochlorid, Cinchocainum hydrochloricum, Percain®; $C_{20}H_{30}ClN_3O_2$, $M_r$ 379.9.

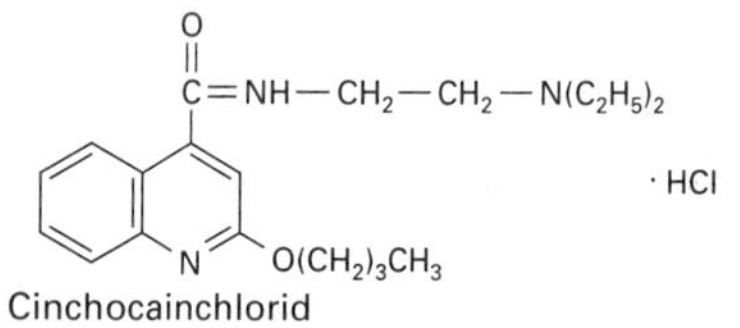

Cinchocainchlorid

Schmp. 93-101°C. Farblose Kristalle od. weißes, krist. Pulver, schwach bitter, hygr., sehr leicht lösl. in Wasser od. Ethanol, leicht lösl. in Chloroform, sehr schwer lösl. in Ether. Bildet leicht Klumpen u. färbt sich am Licht dunkel. **Off.:** ÖAB90, Ph.Helv.7. **Anw.:** Lokalanästhetikum, oft in Kombination mit Adrenalin*.

**Cinchona**: Gattung der Fam. Rubiaceae. Bäume, heim. in den südamerikanischen Anden (Venezuela, Columbia, Ecuador, Peru, Bolivien); kult. in der Heimat, ferner in Indien, Ceylon, Jamaika, Ostafrika; Hauptanbaugebiet ist heute Java. In den Anden sind 40 Arten der Gattung Cinchona heim., die in Höhen von 1200 bis 3400 m gedeihen.

**Cinchona-Alkaloide**: China-Alkaloide; über 30 in Cinchona-Arten* vorkommende Chinolinalkaloide*, z.B. Chinin*, Chinidin*, Cinchonidin*, Cinchonin*. Biogenese erfolgt wie bei den Indolalkaloiden von Tryptophan ausgehend, wobei es

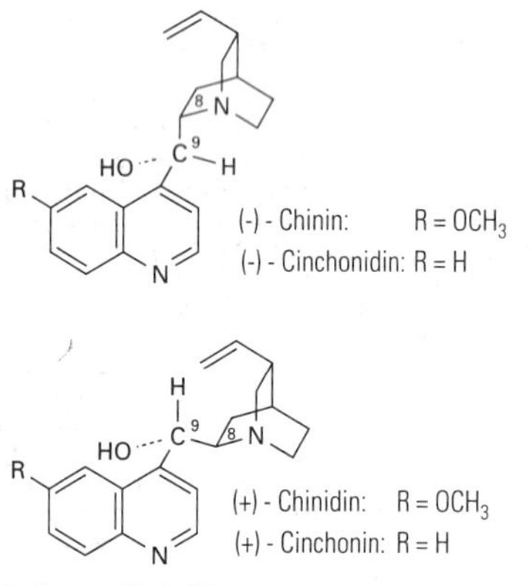

Cinchona-Alkaloide:
Chinin, Chinidin, Cinchonin und Cinchonidin

nach Einbau eines Monoterpenbausteins u. anschließender Umlagerung zur Sprengung des Indolringsystems u. neuerlichem Ringschluß zur Ausbildung des Chinolinsystems kommt. Chinin u. Chinidin sowie Cinchonin u. Cinchonidin sind Diastereomere, die sich durch eine konfigurative Umkehr am C-Atom 8 u. 9 unterscheiden. Nachw.: mit der Thalleiochin-Reaktion*.

**Cinchona calisaya** Wedd. **var. ledgeriana** How.: (C. ledgeriana (How.) Moens ex Trim.) Fam. Rubiaceae, Gelber Chinarindenbaum; s. Cinchona. Stpfl. v. **Cortex Chinae calisayae (regiae):** Cortex Chinae flavae, Calisaya-Chinarinde, Königschinarinde, Gelbe Chinarinde. **Anw.** u. **Inhaltsst.:** wie Cinchonae cortex (s. Cinchona pubescens), Geh. 5 bis 16% Alkaloide, davon 3 bis 15% Chinin; dient hauptsächl. zur industriellen Gew. der Alkaloide. Außerdem dienen auch andere Arten zur Alkaloidgewinnung, wozu nicht nur die Stamm- u. Zweigrinde, sondern auch die Wurzelrinde als sog. Fabriksrinde verwendet wird.

**HOM:** *China fusca:* getrocknete Rinde.

**Cinchona ledgeriana**: s. Cinchona calisaya.

**Cinchona officinalis** L.: Fam. Rubiaceae (Ecuador). Stpfl. v. **Cortex Chinae fuscae:** Braune (Graue) Chinarinde. **Anw.:** Bittermittel.

**Cinchona pubescens** Vahl: (Cinchona succirubra Pav. ex Klotzsch), Fam. Rubiaceae, Roter Chinarindenbaum, u. Varietäten (auch Hybriden mit anderen C.-Arten); s.a. Cinchona. Stpfl. v. **Cinchonae cortex** Ph.Eur.3: Chinarinde, Cinchonae succirubrae cortex, **Cortex Chinae**, Cortex Chinae succirubrae, Rote Chinarinde, Fieberrinde, Königsrinde (franz. Quinquina, span. Corteza de quina). **Inhaltsst.:** Cinchona-Alkaloide*, von denen vor allem Chinin*, Chinidin*, Cinchonin* u. Cinchonidin* wichtig sind, in der Rinde als Salze der Chinasäure*, Chinagerbsäure, Chinovasäure (Triterpensapogenin, Strukturformel s. Saponine), in der Droge an Tannine gebunden (daher versagen mikrochem. Alkaloidreagenzien); ferner Chinasäure, Chinagerbsäure, Chinarot u. andere Gerbstoffe; das Chinovasäureglucosid Chinovin, ein Bitterstoff, der neben Chinin f. den bitteren Geschmack der Rinde verantwortlich ist. Im ganzen sind über 30 Alkaloide isoliert worden. **Alkaloidgehalt:** 4 bis 9%, nach Ph.Eur.3 mind. 6.5% Gesamtalkaloide, von denen mind. 30 u. max. 60% aus Alkaloiden vom Typ des Chinins bestehen sollen. **Anw.:** früher gegen Malaria; ersetzt durch die reinen Alkaloide bzw. Antimalariamittel*; heute ausschließlich als Stomachikum, Tonikum u. Roborans, s. Chinin; im Gegensatz zu den gelben Chinarinden (s. Cinchona calisaya var. ledgeriana) sind rote Chinarinden zur Alkaloidgewinnung weniger geeignet u. werden daher als Apothekerrinden bezeichnet. **Zuber.:** Extr. Chinae, Extr. Chinae fluidum, Extr. Chinae spirituosum, Extr. Cinchonae siccum, Tct. Chinae, Tct. Chinae composita, Vinum Chinae. **Gesch.:** Chinarinde wurde etwa um die Mitte des 17. Jahrhunderts erstmalig nach Europa gebracht. Weiteres zur Geschichte s. Chinin.

**HOM:** *Cinchona succirubra* (HAB1.2): getrocknete Rinde junger Stämme u. älterer Zweige.

**Cinchonae succirubrae cortex:** s. Cinchona pubescens.

**Cinchonae tinctura composita**: s. Tinctura Chinae composita.

**Cinchona succirubra**: s. Cinchona pubescens.

**Cinchonidin**: $C_{19}H_{22}N_2O$, Alkaloid aus d.

Chinarinde, stereoisomere Base von Cinchonin*; $C_{19}H_{22}N_2O$, $M_r$ 294.38. **Strukturformel** s. Cinchona-Alkaloide. Schmp. 210°C. $pK_{s,1}$ 5.80, $pK_{s,2}$ 10.3. Weiße Kristalle v. bitterem Geschmack, sehr schwer lösl. in Wasser, lösl. in Ethanol u. Chloroform, wenig lösl. in Ether. **Anw.** med.: wie Chinin.

**Cinchonidinhydrochlorid:** Cinchonidinum hydrochloricum, $C_{19}H_{22}N_2O \cdot HCl \cdot 2\ H_2O$. Weißes, krist. Pulver, lösl. in Wasser, Ethanol, Chloroform, wenig lösl. in Ether. **Anw.** med.: wie Chininhydrochlorid*.

**Cinchonidinsulfat:** Cinchonidinum sulfuricum, Schwefelsaures Cinchonidin, $(C_{19}H_{22}N_2O)_2 \cdot H_2SO_4 \cdot 3\ H_2O$. Weiße, hygr. Kristalle, sehr schwer lösl. in Wasser, Ethanol, Chloroform, unlösl. in Ether. **Anw.** med.: wie Chininhydrochlorid*.

**Cinchonidinum hydrochloricum:** s. Cinchonidinhydrochlorid.

**Cinchonidinum sulfuricum:** s. Cinchonidinsulfat.

**Cinchonin:** Cinchoninum, Zinchonin; $C_{19}H_{22}N_2O$. Schmp. 264°C. Alkaloid aus Chinarinden (s. Cinchona-Arten); Stereoisomeres von Cinchonidin*; **Strukturformel** s. Cinchona-Alkaloide. Weißes, krist. Pulver von bitterem Geschmack, wenig lösl. in Ethanol, Ether, Chloroform, sehr schwer lösl. in Wasser. **Anw.:** in Form seiner Salze wie Chinin*; zur Racematspaltung, zur Fällung von Bi, Cd, Ge, Mo u. W.

**Cinchoninsulfat:** Cinchoninum sulfuricum, Schwefelsaures Cinchonin, $(C_{19}H_{22}N_2O)_2 \cdot H_2SO_4 \cdot 2\ H_2O$. Weiße glänzende Kristalle von bitterem Geschmack, wenig lösl. in Wasser u. Chloroform, lösl. in Ethanol, unlösl. in Ether. **Anw.** med.: wie Chininsulfat* (s.a. Chinin).

**Cinchoninum sulfuricum:** s. Cinchoninsulfat.

**Cinchonismus:** komplexes Vergiftungsbild durch Chinidin-Überdosierung; neurotoxische Erscheinungen (Sehstörungen: Photophobie, Doppeltsehen, Farbsehstörungen; Hörstörungen: Ohrensausen; Schwindel, Kopfschmerzen, Delirien), Allergien (Urtikaria, Thrombozytopenie), gastrointestinale Beschwerden (Erbrechen, Gastritis, Diarrhö).

**Cinchophen** INN: 2-Phenyl-4-chinolincarbonsäure, Acidum phenylchinolincarbonicum, 2-Phenylcinchoninsäure; CAS-Nr. 132-60-5; $C_{16}H_{11}NO_2$,

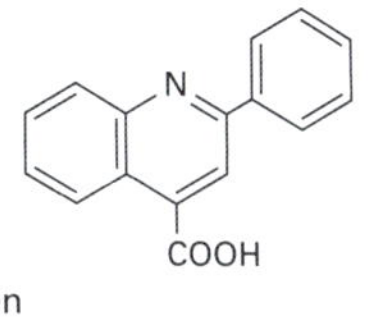

Cinchophen

$M_r$ 249.26. Schmp. 213-216°C. Prakt. unlösl. in Wasser, lösl. in Chloroform 1 g/400 mL, in Ether 1 g/100 mL, in Ethanol 1 g/120 mL. **Anw.:** Antiphlogistikum, Antipyretikum, Antirheumatikum; wurde vor allem bei chronischer Gicht in Dosen von 300 bis 600 mg verwendet, aufgrund der Toxizität durch andere Stoffe ersetzt.

**Cineol:** s. Eucalyptol.

**Cineraria:** s. Pyrrolizidinalkaloide.

**Cinereus:** Grau, z.B. Unguentum Hydrargyri cinereum.

**Cinerin:** s. Chrysanthemum cinerariifolium.

**Cinnabaris:** s. Quecksilber(II)-sulfid, rotes.

**Cinnamein:** Gem. aus Benzoesäurebenzylester u. Zimtsäurebenzylester*, enthalten im Perubalsam (Balsamum peruvianum*).

**Cinnamomum acutum:** Cortex Cinnamomi, s. Cinnamomum zeylanicum.

**Cinnamomum aromaticum** Nees: (C. cassia Bl.) Fam. Lauraceae, Chinesischer Zimtbaum (heim. u. kult. in Südchina, Cochinchina; angebaut auf Java, Ceylon, Sumatra, auch in Japan, Mittel- u. Südamerika). Stpfl. v. **Cortex Cinnamomi cassiae:** Cortex Cassiae, Cortex Cinnamomi sinensis, Chinesische Zimtrinde, Zimtkassia, Kaneel. **Inhaltsst.:** 1 bis 2% äther. Öl, Zucker, Mannitol, Harz, Gerbstoff. **Anw.:** als Gewürz u. Aromatikum wie Cortex Cinnamomi. **Oleum Cinnamomi cassiae:** Chinesisches Zimtöl, Kassiaöl, das aus den Blättern u. Rindenabfällen gewonnene äther. Öl. **Best.:** 70 bis 90% Zimtaldehyd, Eugenol, Zimtsäure, Benzaldehyd, Benzoesäure, Methyl-o-cumaraldehyd, Hydroxyzimtsäure. $\alpha_D^{20°C}$ 6 bis -1°. D. 1.049 bis 1.064. **Anw.:** wie Oleum Cinnamomi. **Flores Cassiae:** Flores Cinnamomi, Zimtblüten, Kassiablüten, Kaneelblüten. **Inhaltsst.:** äther. Öl mit ca. 80% Zimtaldehyd, Anisaldehyd etc. **Anw.:** als Gewürz.

**Cinnamomum camphora** L.: (Camphora officinarum, Laurus camphora) Fam. Lauraceae, Campherbaum (Küstengebiete Ostasiens, v. Vietnam bis an den Jangtsekiang u. auf den Inseln des südchinesischen Meeres, Formosa, Hainan u. den südl. Inseln Japans, kult. auch in Nordamerika, Marokko, Ceylon, Ostafrika, Hauptanbaugebiet Insel Formosa). In den Spalten u. Rissen älterer Bäume findet sich auskristallisierter D-(+)-Campher, hauptsächl. aber gelöst im äther Öl (ca. 50%). Stpfl. v. **Camphora**, s. Campher, u. **Oleum Camphorae:** (äther.) Campheröl; äther. Öl, gew. durch Wasserdampfestillation des Holzes von Stamm u. Wurzeln (aber auch von Blättern) des Campherbaumes, dem der überwiegende Teil des Camphers entzogen ist; von campherartigem Geruch. D. 0.95 bis 0.99. Sdp. 175-200°C. Rechtsdrehend. **Best.:** Safrol, Campher, Pinen, Phellandren, Acetaldehyd, Camphen, Borneol, Cineol, Eugenol, Azulen, Carvacrol, Limonen, Terpineol, Sesquiterpene usw. **Anw.** med.: als Einreibemittel; techn.: als Lösungsmittel f. Lacke.

**Cinnamomum cassia:** s. Cinnamomum aromaticum.

**Cinnamomum verum:** s. Cinnamomum zeylanicum.

**Cinnamomum zeylanicum** Nees: (C. verum J.S. Presl) Fam. Lauraceae, Ceylon-Zimtbaum (heim. u. kult. auf Ceylon, Molukken, Westindien, Brasilien). Stpfl. v. **Cinnamomi cortex** Ph.Eur.3: Zimtrinde, Cortex Cinnamomi zeylanici, Cinnamomum acutum, Ceylonzimt, Echter Zimt, Echter Kaneel; die von der Korkschicht (primären Rinde) befreite Stamm- u. Zweigrinde junger Triebe; 0.2 bis 0.8 mm dicke, zu Röhren od. Doppelröhren eingerollte u. ineinandergeschobene Rindenstücke, 20-30 cm lang, Durchmesser ca. 1 cm. **Inhaltsst.:** 0.5 bis 4% (mind. 1.2%) äther. Öl (siehe unten); Invertzucker, Mannitol, 2% Gerbstoff, 2.5 bis 6% Calciumoxalat. **Anw.:** als Stomachikum, Geruchs- u. Geschmackskorrigens; volkst.: bei zu schwachen Wehen, unregelmäßigen Monatsblutungen; als Gewürz. **Zuber.:** Spec. amaricantes, Magentee, Magen- u. Darmtee, Tct. Cinnamomi (Zimttropfen), Sir. Cinnamomi, Tct. aromatica, Tct. Chinae composita, Tct. Opii crocata, Elixir Aurantii compositum, Tct. Absinthi composita. **Oleum Cinnamomi:** Zimtöl, Cinnamomi aetheroleum, (Oleum Cinnamomi zeylanici, Ceylon-Zimtöl), das aus (den Abfällen u. Bruch) der Rinde durch Wasserdampfdestillation gewonnene äther. Öl. **Off.:** ÖAB90, Ph.Helv.7, DAC86. Hellgelbes Öl von würzigem Geruch, süßem u. brennendem Geschmack. $\alpha_D^{20°C}$ 0 bis -1°; $n_D^{20°C}$ 1.580 bis 1.591. D. 1.025 bis 1.042. **Best.:** 55 bis 85% (mind. 65.0 u. max. 76.0% Carbonylverbindungen, berechet als Zimtaldehyd), o-Methoxyzimtaldehyd (fungistatisch wirkend), 5 bis 11% Eugenol, ferner Furfurol, p-Cymol, *trans*-Zimtsäure, Phellandren, Benzaldehyd u. andere Aldehyde. **Anw.:** als Aromatikum u. Geschmackskorrigens, zu Mundwässern, Likören usw. **Zuber.:** Aqua Cinnamomi, Spir. Melissae compositus, Spir. Rhei, Emulsio Jecoris aselli.

**HOM:** *Cinnamomum zeylanicum* (HAB1.3), Cinnamomum: getrocknete, innere Rinde junger Sprößlinge; verord. z.B. b. zu früher u. zu starker Menstruation, allg. verstärkte Blutungsneigung.

**Cinnamylaldehyd:** s. Zimtaldehyd.

**Cinnarizin** INN: Cinnarizinum Ph.Eur.3, 1-Benzhydryl-4-cinnamylpiperazin, *trans*-1-Cinnamyl-4-diphenylmethylpiperazin, Stutgeron®;

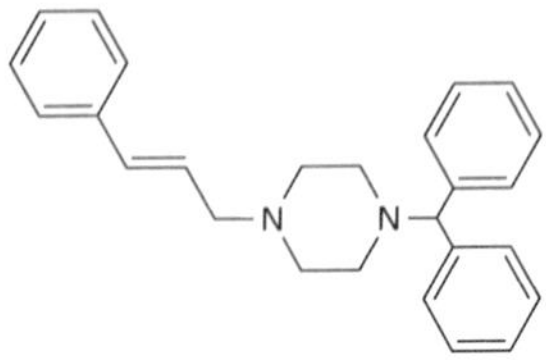

Cinnarizin

CAS-Nr. 298-57-7; $C_{26}H_{28}N_2$, $M_r$ 368.50. Weißes Pulver; prakt. unlösl. in Wasser, leicht lösl. in Dichlormethan. **Anw.:** Antihistaminikum; Antizerebralsklerotikum, Antiarteriosklerotikum. **Nebenw.:** Müdigkeit. HWZ 60 bis 70 h. **Übl. Dos.:** Oral: 2- bis 3mal 0.075 g/d. Oral retard: 1mal 0.075 g/d.

**Cinnarizin-Kapseln 75 mg:** s. Capsulae Cinnarizini 75 mg.

**Cinnoloncarbonsäure-Derivate:** s. Gyrasehemmer.

**Cinobactin®:** s. Cinoxacin.

**Cinoxacin** INN: Cinobactin®; CAS-Nr. 28657-80-9; $C_{12}H_{10}N_2O_5$, $M_r$ 262.2. Schmp. 265°C. **Anw.:** Chemotherapeutikum*, Gyrasehemmer*, bei Harnwegsinfektionen. **Nebenw.:** Übelkeit, allergische Reaktionen.

**Cioprin®:** s. Acediasulfon.

**CIP:** *engl.* **C**leaning **I**n **P**lace; automatische

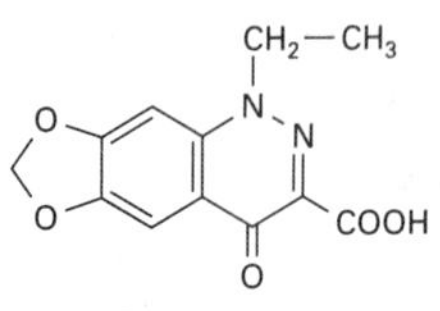

Cinoxacin

Reinigung von Apparaten und Maschinen ohne Ausbau von Teilen.

**Cipionas, Cipionat, Cypionat:** chem. Kurzbez. f. 3-Cyclopentenylpropionat.

**Cipramil®:** s. Citalopram.

**Ciprobay®:** s. Ciprofloxacin.

**Ciprofloxacin** INN: 1-Cyclopropyl-6-fluoro-1,4-dihydro-4-oxo-7-(1-piperazinyl)-3-chinolincarbonsäure, Ciprobay®; CAS-Nr. 85721-33-1;

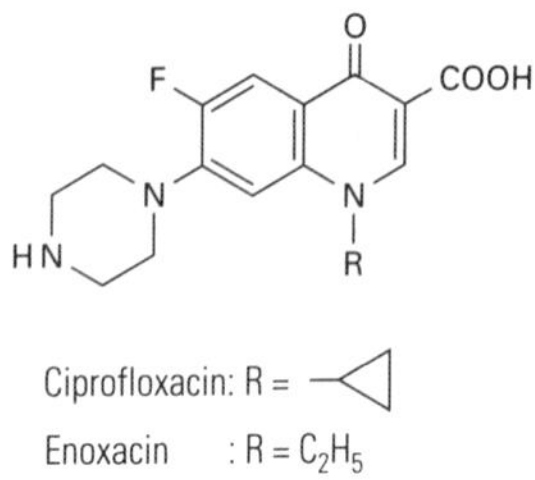


Ciprofloxacin

$C_{17}H_{18}FN_3O_3$, $M_r$ 331.35. **Wirk.** u. **Anw.:** Gyrasehemmer*, Atemwegsinfektionen, Infekte der Nieren, ableitenden Harnwege u. Geschlechtsorgane. **Nebenw.:** Gastrointestinale Beschwerden, zentralnervöse Störungen. **Übl. Dos.:** 0.5 bis 2 g/d.

**Circadianer Rhythmus:** Tagesrhythmus; rhythmischer Verlauf von Wachstums-, Bewegungs- u. Stoffwechselvorgängen mit einer endogenen Periodenlänge von ca. 24 h.

**Circo-Maren®:** s. Nicergolin.

**Circulardichroismus:** s. Zirkulardichroismus.

**Circulus vitiosus:** Irrkreis, Teufelskreis; in der Medizin versteht man darunter den (nicht seltenen) Umstand, daß eine an u. für sich zweckmäßige Behandlung einer ganz bestimmten Störung eine andere Störung hervorruft od. verstärkt, die ihrerseits wieder auf die ursprünglich behandelte Störung zusätzlich negativ einwirkt.

**Circupon®:** s. Etilefrin.

**Cirrhosis:** (*gr.* κιρρός gelb) Zirrhose, Begriff f. eine Gewebsumwandlung, die zu Verhärtung u. Schrumpfung eines Organs führt. Ursprünglich nur gebraucht f. Leberzirrhose (C. hepatis), wobei die Leber rötlich-gelb gefärbt ist (Muskatnußleber).

**cis:** s. Konfiguration.

**Cisaprid** INN: *cis*-4-Amino-5-chloro-*N*-{1-[3-(4-fluorophenoxy)-propyl]-3-methoxy-4-piperidinyl}-2-methoxybenzamid, Alimix®, Propulsin®; CAS-Nr. 81098-60-4; $C_{23}H_{29}ClFN_3O_4$, $M_r$ 465.95. Weißes Pulver. Prakt. unlösl. in Wasser. Zeigt Polymorphie. **Wirk.** u. **Anw.:** Antiemetikum* u. Gastrokinetikum*; fördert die Magen-Darm-motilität über eine Acetylcholinfreisetzung ohne Beeinflussung der Säuresekretion des Magens, hat kaum dopaminerge Wirkungen. Anw. daher bei gastrointestinalen Störungen, die auf mangelnde Motilität u. motorische Koordination, wie gastro-ösophagaler Reflux, Magenlähmung (Gastroparese) u. intestinale Pseudoobstruktion, zurückzuführen sind. **Nebenw.:** Durchfälle, abdominale Krämpfe. Nicht anzuwenden bei Epilepsie u. Schwangerschaft.

**Cisaprid-Monohydrat:** Cisapridum Ph.Eur.3; $C_{23}H_{31}ClFN_3O_5$, $M_r$ 484.0.

**Cisatracuriumbesilat** INN: Nimbex®; $C_{65}H_{82}N_2O_{18}S_2$, $M_r$ 1243.49. C. ist das 1R-cis-1'R-

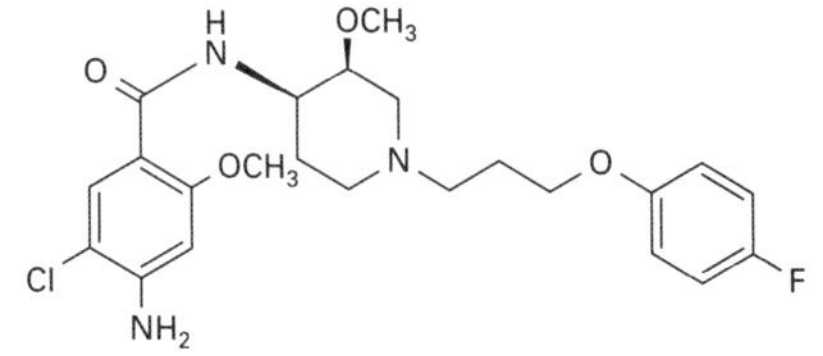

Cisaprid

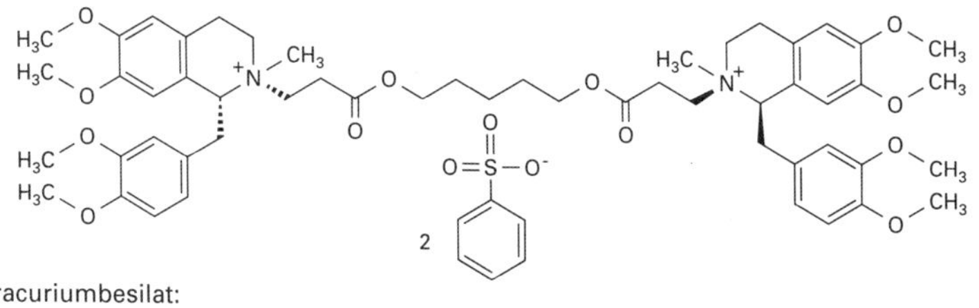

Cisatracuriumbesilat:
Cisatracurium

cis-Stereoisomere von Atracuriumbesilat*. **Wirk. u. Anw.:** nicht depolarisierendes Muskelrelaxans*, hemmt die neuromuskuläre Erregungsübertragung; wirkt 4fach stärker (mit einer größeren therapeut. Breite) als Atracuriumbesilat. **Nebenw.:** Hautrötungen, Bradykardie, Blutdruckabfall, Bronchospasmen. Kontraind.: Schwangerschaft, Anw. bei Kindern unter 2 Jahren; die Milchgängigkeit von C. ist nicht bekannt. HWZ 22 bis 29 min. **Übl. Dos.:** allg. Parenteral: 0.15 mg/kg KG/d, Kinder von 2 bis 12 Jahren 0.1 mg/kg KG/d.

**Cisclomifen:** s. Clomifen.

**Cisplatin** INN: Cisplatinum Ph.Eur.3, *cis*-Diammindichloroplatin; CAS-Nr. 15663-27-1;

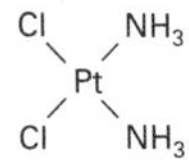

Cisplatin

$Cl_2H_6N_2Pt$, $[PtCl_2(NH_3)_2]$, $M_r$ 300.1. **Wirk.:** Alkylans. **Anw.:** Zytostatikum; bei Hodentumoren, Prostatakarzinom, Blasenkarzinom, malignem Melanom; peroral: nach individuellem Behandlungsschema.

**Cistus-Arten:** s.a. Ladanum.

**Cistus canadensis:** s. Helianthemum canadense.

**Citalopram** INN: 1-[3-(Dimethylamino) propyl]-1-(4-fluorphenyl)-5-phtalancarbonitril, Cipramil®; CAS-Nr. 59729-33-8; $C_{20}H_{21}FN_2O$, $M_r$ 324.4. **Wirk. u. Anw.:** Serotonin-Reuptake-Hemmer* (Hemmstoff der Serotonin-Wiederaufnahme mit höchster Selektivität), Antidepressivum*. **Nebenw.:** Übelkeit, starkes Schwitzen, Mundtrockenheit. HWZ 1.5 d. **Übl. Dos.:** Oral: 1- bis max. 3mal 20 mg/d.

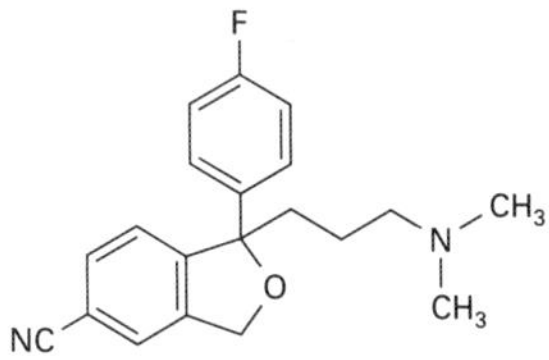

Citalopram

**Citicolin** INN: Cytidin-5'-diphosphorsäure-cholinester, Startonyl®; CAS-Nr. 987-78-0; $C_{14}H_{26}N_4O_{11}P_2$, $M_r$ 488.3. Amorphes, etwas hygr. Pulver. Leicht lösl. in Wasser, prakt. unlösl. in organischen Lösungsmitteln. **Wirk. u. Anw.:** durchblutungsförderndes Mittel, bei cerebrovaskulärer Insuffizienz. **Übl. Dos.:** 0.2 bis 1 g/d.

**Citiolon** INN: (RS)-N-(Tetrahydro-2-oxo-3-thienyl)acetamid, N-Acetyl-DL-homocystein-thiolac-

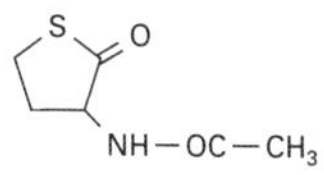

Citiolon

ton; CAS-Nr. 1195-16-0; $C_6H_9NO_2S$, $M_r$ 159.20. Schmp. 112°C (Nadeln aus Toluol). Weißes, krist. Pulver von charakteristischem Geruch. Leicht lösl. in Wasser. **Off.:** DAB10. **Anw.:** Leberschutztherapie. **Übl. Dos.:** Oral: 3mal 0.15 g/d 3 Wochen lang, dann reduzieren. Parenteral: Infusion i.v. 0.25 g alle 1-2 d 2 Wochen lang.

**Cito:** (citus: schnell) Vermerk auf Rezepten: sofort, eilig! **citissime:** sehr eilig! (Bei lebensgefährlichen Erkrankungen, Vergiftungen.)

**Citole®:** gebrauchsfertige Spritzampulle.

**Citraconsäure:** Methylmaleinsäure; $CH_3$–C(COOH)=CH–COOH, $M_r$ 130.1. Schmp. 91°C. Farblose Prismen, lösl. in Wasser, unlösl. in Benzol. **Anw.:** Antioxidans f. Öle u. Fette.

**Citral:** Geraniumaldehyd, Geranial, Lemonal, 3,7-Dimethyl-2,6-octadienal; $C_{10}H_{16}O$, $M_r$ 152.2. D. 0.88. Sdp. 228°C. Bestandteil vieler äther. Öle, bes. des Citronenöls (s. Citrus limon) u. Lemongrasöls (s. Cymbopogon citratus). Mischung aus den *cis-trans*-Isomeren Geranial u. Neral; angenehm zitronenartig riech. gelbl. Öl. Lösl. in Ethanol. **Anw.:** in d. Parfüm- u. Likörindustrie. Zur Synthese von Vitamin A, Methyljonon u. Jonon*.

**Citrat-Blut:** s. Blutgerinnung u. Antikoagulantien.

**Citrate:** Salze der Citronensäure.

**Citratzyklus:** s. Tricarbonsäurezyklus.

**Citrin:** Vitamin P, historische Bez. f. Flavonoide*.

**Citrinholz:** Lign. Santali album, s. Santalum album.

**Citrinin:** 4,6-Dihydro-8-hydroxy-3,4,5-trimethyl-6-oxo-3H-2-benzopyran-7-carbonsäure; CAS-Nr. 518-75-2; $C_{13}H_{14}O_5$, $M_r$ 250.25. Mykotoxin* von Penicillium citrinum, Nierengift.

**Citrone:** Zitrone, s. Citrus limon.

**Citronellal:** Citronellaldehyd, 3,7-Dimethyl-6-octenal; $C_{10}H_{18}O$, $M_r$ 154.2. Bestandteil vieler äther. Öle (Zitronellöl, Zitronenöl, Eucalyptusöl u.a.). **Anw.:** in der Parfümerie, zur Darst. v. Menthol u. Citronellol, zur Insektenabwehr.

**Citronellgeist, Zusammengesetzter:** s. Spiritus Melissae compositus.

**Citronellgras:** Citronellöl, s. Cymbopogon winterianus.

**Citronellol:** 3,7-Dimethyl-6-octen-1-ol; $C_{10}H_{20}O$, $M_r$ 156.3. Ungesättigter höherer Alkohol; nat. in vielen äther. Ölen (Rosenöl, Geraniumöl u.a.). **Anw.:** wegen des rosenartigen Geruchs in der Parfümerie.

**Citronenkraut:** s. Melissa officinalis.

**Citronenmilch:** Zitronenmilch; mit Citronensäure gesäuerte Milch zur Säuglingsnahrung (1/2 Teelöffel frischer Zitronensaft od. 0.4 g Citronensäure auf 100 g Vollmilch); (früher) verwendet wegen besserer Verdaulichkeit. Gefahr einer Azidose.

**Citronenöl:** Oleum Citri, Limonis aetheroleum, s. Citrus limon.

**Citronensäure:** Acidum citricum, 2-Hydroxypropan-1,2,3-tricarbonsäure. Opt. inaktiv. Weiße Kristalle od. krist. Pulver v. saurem Geschmack. Sehr leicht lösl. in Wasser, leicht lösl. in Ethanol u. in Glycerol, wenig lösl. in Ether. Eine der verbreitetsten Pflanzensäuren, nat. auch im Blut, Harn, Muskel, in d. Milch der Säugetiere; spielt im Stoffwechsel eine wichtige Rolle (s. Tricarbonsäurezyklus). Darst.: aus dem Saft der Zitronen (Geh. 5 bis 7%) durch Behandlung mit Kalkmilch u. Zerlegung d. gebildeten Calciumcitrats mit Schwefelsäure. Durch Vergärung v. Glucose od. Rüben- od. Rohrzuckermelasse mit Schimmelpilzen (Citromyces glaber, Aspergillus niger); früher im Oberflächen-, heute im Submersverfahren. Weltjahresproduktion 1993 ca. 600 000 t. **Anw.** med.: bei Salzsäuremangel im Magen (Dos. 0.25 bis 1 g), als Geschmackskorrigens, als Brausepulver u. (früher) zur Herst. v. saurer Milch f. die Säuglingsernährung* (s. Citronenmilch), zur Herst. des Citratpuffers, z.B. f. die Gew. von Citratplasma (s. ACD-Stabilisatorlösungen). In Brausetabletten, Sirupen; in Infusen u. Dekokten von Alkaloiddrogen. Inkomp.: lösliche Barbiturate, Benzoate, Salicylate (Fällung der freien Säuren), Oxidationsmittel (Zers. über die Acetondicarbonsäure); aus Kaliumtartrat wird Kaliumhydrogentartrat. Weitere Anw. in der Lebensmittelindustrie, zu Limonaden, als Essigersatz; ferner in Gerbereien, Leder- u. Lackfabriken, Färbereien, in d. Tabakindustrie; zur Entfernung von Kesselstein, Tintenflecken, Rost, zum schnelleren Abbinden von Beton usw. **Tox.:** Einnahme größerer Mengen führt zu resorptiver Entionisierung von Calcium, v.a. im Blutplasma, u. zu Azidose. Ätzwirkungen an Schleimhäuten nur oberflächlich, LD ca. 25 g.

**Wasserfreie Citronensäure:** Acidum citricum anhydricum Ph.Eur.3; CAS-Nr. 77-92-9; $C_6H_8O_7$, $M_r$ 192.1. Schmp. 153°C (Zers.). D. 1.665.

**Citronensäure-Monohydrat:** Acidum citricum monohydricum Ph.Eur.3; CAS-Nr. 5949-29-1; $C_6H_8O_7 \cdot H_2O$, $M_r$ 210.1. Schmp. bei ca. 70°C; Schmp. nach Wasserabgabe, je nach Aufheizgeschwindigkeit, ab 100 bis 153°C. D. 1.542.

**HOM:** *Acidum citricum* (HAB1.4): wasserfreie C.

**Citronensäurezyklus:** s. Tricarbonsäurezyklus.

**Citronensaft:** Succus Citri, s. Citrus limon.

**Citronenschale:** Pericarpium Citri, s. Citrus limon.

**Citrophen:** Monophenetidincitrat; $C_{14}H_{19}O_8N$, $M_r$ 329.2. Schmp. 186°C. Weißes, krist. Pulver **Anw.** med.: früher als Antipyretikum u. Antineuralgikum.

**Citropten:** s. Citrus limon.

**Citrovorum-Faktor:** veraltete Bez. f. Folinsäure (Formyltetrahydrofolsäure); s. Vitamine (Folsäure).

**Citrullamon®:** s. Phenytoin.

**Citrullin:** (S)-2-Amino-5-ureidovaleriansäure, α-Amino-δ-ureidovaleriansäure, N-δ-Carbamylornithin; CAS-Nr. 372-75-8; $H_2N–CO–NH–(CH_2)_3–CH(NH_2)–COOH$, $C_6H_{13}N_3O_3$, $M_r$ 175.2. Schmp. 222°C. $[\alpha]_D^{20°C}$ +3.7° (c = 2). $pK_{s,1}$ 2.43; $pK_{s,2}$ 9.41. Nat. in Tieren u. Pflanzen in freier Form, in großen Mengen vor allem im Blutungssaft von Birken u. Erlen sowie in Xylemsäften von Birken- u. Walnußgewächsen. Es wird in der Leber aus Carbamylphosphat u. Ornithin* durch Ornithintranscarbamylase gebildet. C. wurde zuerst von Wada 1930 aus dem Preßsaft von Wassermelonen (Citrullus vulgaris) isoliert. **Off.:** DAC86. **Anw.:** bei Asthenie.

**Citrullus colocynthis** (L.) Schrad.: Fam. Cucurbitaceae, Koloquinte (heim. Wüsten u. Steppen Nordafrikas, Vorderasiens, Arabiens, kult. in Spanien, Zypern, Syrien, Vorderindien). Stpfl. v. **Fructus Colocynthidis:** Koloquinten, bitter apple; die von der äußeren harten Fruchtschale befreiten reifen Früchte. Weiße bis gelblichweiße Kugeln von 6 bis 8 cm Durchmesser. **Inhaltsst.:** 0.6 bis 2% Cucurbitacine* (tetracyclische Triterpene, Tumorhemmstoffe), v.a. Cucurbitacin E (auch als Glucosid Colocynthin*), I u. B, ferner Phytosterine, Fettsäuren, Kalisalze v. Wein-, Äpfel-, Citronensäure etc. Die Samen (ohne Wirk.) enthalten ca. 12 bis 16% fettes Öl. **Anw.** med.: als Drastikum, ferner bei Gicht, Rheumatismus, Neuralgien. Dos. 0.05 bis 0.3 g. MED 0.3 g, MTD 1.0 g. Größere Dosen gefährlich, führen zu Darmentzündungen; techn.: in Abkochung zur Wanzenvertilgung (früher: Extr. Colocynthidis, Tct. Colocynthidis). **Fructus Colocynthidis praeparati:** Gepulverte Koloquinten; von den Samen befreite u. fein zerschnittene Koloquinten werden mit arab. Gummi gemischt u. mit Wasser zu einem Brei angestoßen, der nach dem Trocknen zu feinem Pulver zerrieben wird. MED 0.3 g, MTD 1.0g.

**HOM:** *Colocynthis:* geschälte, entkernte Früchte; verord. z.B. b. Magen-, Darm-, Gallenkolik, Dysmenorrhö, Nervenentzündungen.

**Citrullus vulgaris** Schrad.: Fam. Cucurbitaceae, Arbuse, Melone, Wassermelone (Afrika, in allen wärmeren Ländern angebaut). In den Samen fettes Öl, Cucurbitol, Cucurbitocitrin. Im Saft des Fruchtfleisches als Inhaltsst. Citrullin*, ca. 7% Zucker, Carotine. Zuckermelone: s. Cucumis melo.

**Citrus:** wichtigste Gattung der Fam. Rutaceae, ca. 60 Arten. In den verschiedenen Anbaugebieten werden zahlreiche Sorten, Hybriden, Varietäten von Citrus-Arten kultiviert. Eine genaue Zuordnung (Definition) ist daher bei der Gattung Citrus nicht immer leicht. (Die Zstzg. der einzelnen ätherischen Öle kann somit sehr unterschiedlich sein.) Bei den Citrus-Pflanzen handelt es sich um dornige Sträucher od. kleine Bäume mit immergrünen ledrigen Blättern (kahl, durchscheinend punktiert, Ölräume); der Blattstiel ist geflügelt. Die Citrus-Gewächse u. -Früchte werden auch als *Agrumen* bezeichnet. Von pharmazeutischem Interesse sind die Blätter, Blüten, Früchte u. vor allem das daraus gewonnene ätherische Öl. (Die Ätherischöl-Gew. erfolgt bei Blättern u. Blüten durch Wasserdampfdestillation, bei den Früchten bzw. Fruchtschalen aber meistens durch Auspressen; s. Olea aetherea.) Die *Früchte* sind abgewandelte Beeren. Sie haben ein gelb bis orange gefärbtes Exokarp (Flavedoschicht) mit (schizo)lysigenen Ölräumen u. ein schwammiges farbloses Endokarp (Albedo). (Als Droge wird die äußere Fruchtschale oft fälschl. als „Cortex" bezeichnet; auch die Bez. „Pericarpium" ist inkorrekt, richtig ist „Exocarpium".) Am Endokarp entspringen schlauchartige Anhangsgebilde, die mit saftreichem Gewebe gefüllt sind u. das saftige „Fruchtfleisch" bilden. Zwischen diesen Zotten liegen die Samen. **Inhaltsst.:** Im Flavedo äther. Öl u. Carotinoide (β-Carotin, Xanthophyll, Citroxanthin u.a.), die f. die Farbe verantwortlich sind. Im Albedo sind Hemicellulosen, Pectine, Pentosane, Flavonoide, Bitterstoffe wie z.B. Flavanonglykoside, Limonin* u. andere Limonoide. Im saftigen Fruchtfleisch ist der wichtigste Inhaltsstoff die Ascorbinsäure (Vit.C); daneben Citronensäure u. andere Fruchtsäuren. Die *ätherischen Öle* sind Gemische aus aliphatischen u. aromatischen Terpenen bzw. Oxidationsprodukten derselben (Alkohole, Aldehyde, Ketone, Säuren, Ester). Für den Geruch sind die sauerstoffhaltigen Verbindungen maßgebend. Manche Öle enthalten aber auch große Mengen sauerstofffreier Terpene, bes. Limonen (bis 90%). Durch entsprechende Rektifikation erhält man auch daraus die feineren, „terpenfreien" Öle. Die wichtigsten Bestandteile der ätherische Öle sind Limonen, Citral, Citronellal, Linalool, Geraniol, Nerol. In geringer Menge vorkommende, aber charakt. Begleitstoffe sind Anthranilsäuremethylester (f. blaue Fluoreszenz der Öle verantwortlich) u. N-Methylanthranilsäuremethylester (beide Ester besitzen noch in starker Verdünnung angenehmen Blütenduft); ferner Cumarinderivate (z.B. Bergapten), auch mit Terpenresten als Substituenten (z.B. Meranzin, ein Derivat des Herniarin mit hemiterpenartigem Substituenten am C-8).

**Citrus aurantiifolia** (Christm.) Swingle: (C. lima Lunan, C. medica var. acida (Roxb.) Engl.) Fam. Rutaceae, Saure Limonette, Limonelle (Westindien, Malaiischer Archipel). Stpfl. v. **Oleum Limettae:** Limettöl. **Best.:** 6 bis 9% Citral, 1-α-Terpineol, Bisabolen, Anthranilsäuremethylester etc. **Anw.:** Parfümerie, Getränkeindustrie.

**Citrus aurantium** L. **ssp. aurantium:** (C. aurantium L. ssp. amara Engl.) Fam. Rutaceae, Pomeranzenbaum, Bitterorange, Bigarade (heim. Ostasien, kult. im Mittelmeergebiet, Florida etc.). Stpfl. v. **Flores Aurantii: Aurantii flos,** Flores Naphae, Pomeranzenblüten, Orangenblüten, Neroliblüten, Bigaradeblüten; die getrockneten (noch geschlossenen od. offenen) Blüten (Abb.: s. Blüte). **Off.:** ÖAB94, Ph.Helv.7, EB6. **Inhaltsst.:** ca. 1% (mind. 0.2%, nach Ph.Helv.7 mind. 0.18%) äther. Öl (Ol. Aurantii Floris, s. unten), Hesperidin*, Bitterstoffe. **Anw.** med.: als Sedativum u. Nervinum. **Zuber.:** Spec. sedativae.

**Oleum Aurantii floris:** Oleum Neroli, Aurantii floris aetheroleum, (Ätherisches) Orangenblütenöl, **Pomeranzenblütenöl,** Neroliöl; das aus den frischen Blüten mit Wasserdampf destillierte od. durch Extraktion mit flüchtigen Lösungsmitteln od. durch Enfleurage (s. Olea aetherea) gewonnene, gelbliche, schwach fluoreszierende Öl. **Off.:** ÖAB90, Ph.Helv.7, EB6. **Best.:** ca. 0.6% Anthranilsäuremethylester, der Geruch u. Fluoreszenz bedingt, ferner ca. 30% Linalool, ca. 7% L-Linalylacetat, Nerol, ca. 6% Nerolidol, Nerylacetat, Geraniol, Geranylacetat, Jasmon, Terpineol, Terpenalkohole, Ester. D. bei 25°C 0.906. Hauptherkunftsgebiete: Südfrankreich, Italien, Spanien, Algerien, Israel. **Anw.:** in der Parfümerie (Kölnisch Wasser).

**Aurantii pericarpium:** Pericarpium Aurantii (amari), (richtig: Exocarpium Aurantii, fälschl. auch als Cortex Aurantii fructus bezeichnet), Flavedo Aurantii (amari), Aurantii amari flavedo, **Pomeranzenschale,** Bittere Orangenschale; die getrocknete, in Längsvierteln abgezogene, vom Albedo zum größten Teil befreite, äußere Schicht der Fruchtwand der reifen Früchte. **Off.:** DAB10, ÖAB90, Ph.Helv.7. **Inhaltsst.:** 1 bis über 3% (mind. 1.0% bzw. mind. 3% nach Ph.Helv.7) äther. Öl (Ol. Aurantii pericarpii), nicht bittere (z.B. Hesperidin) u. bitterschmeckende Flavonglykoside wie Neohesperidin, Naringin (s. Naringenin) u. andere Bitterstoffe, v.a. Limonin, ein Triterpen. Bitterwert mind. 600 bzw. mind. 15 Ph.Helv.-Einheiten. Hauptlieferländer: Italien, Spanien. *„Cortex Aurantii fructus amari sine albedo"* ist expulpierte Fruchtschale. *Albedo Aurantii* wurde in der Parfümerie (zu Riechkissen u. zu Räucherpulvern) verwendet. **Anw.** med.: als Stomachikum, Aromatikum, Geschmackskorrigens. **Zuber.:** Elixir Aurantii compositum, Extr. Aurantii amari fluidum (Aurantii amari extractum liquidum normatum), Sir. Aurantii, Tct. Absinthii composita, Spec. amaricantes, Spec. sedativae, Tct. Aurantii amari, Tct. amara, Tct. Chinae composita.

**Oleum Aurantii fructus amari:** Oleum Aurantii pericarpii (Oleum Aurantii corticis), Pomeranzenschalenöl; das aus den Schalen gepreßte äther. Öl, gelbbraun. **Best.:** hauptsächl. (R)-(+)-Limonen, Linalool u. Terpineol, ferner Aldehyde, Ester usw. D. 0.847 bis 0.852, $\alpha_D^{20°C}$ +88 bis +96°. **Anw.:** in der Parfümerie- u. Likörindustrie.

**Folia Aurantii:** Bitterorangenblätter, Orangenblätter, Pomeranzenblätter. **Inhaltsst.:** 0.3% äther. Öl (s. unten Ol. Petitgrain), Hesperidin, Bitterstoffe. **Anw.:** als Aromatikum u. Amarum.

**Fructus Aurantii immaturi:** Unreife Pomeranzen, die getrockneten unreifen Früchte. **Inhaltsst.:** Hesperidin u. Bitterstoffe wie Neohesperidin; Citronen- u. Äpfelsäure, wenig Gerbstoff,

0.7 bis 2.5% äther. Öl (s. unten Ol. Petitgrain). **Anw.** med.: als Stomachikum u. Aromatikum (Tct. amara).

**Oleum Petitgrain:** Petitgrainöl, das durch Dest. aus den Blättern, Zweigen u. unreifen Früchten gewonnene äther. Öl. **Best.:** 30 bis 60% Linalylacetat, Citral, Pyrrol, Furfural, Geraniol, Nerol, Camphen, Limonen, Farnesol u.a. Hauptherkunftsgebiete: Italien, Spanien, Südfrankreich. **Anw.:** in d. Parfümerie. Der Geruch des weniger wertvollen Petitgrainöls ist dem des Neroliöls ähnlich.

**Citrus aurantium ssp. bergamia** (Risso et Poit.) Engl.: (C. bergamia Risso et Poit.) Fam. Rutaceae, Bergamotte (heim. u. kult. im Mittelmeergebiet, bes. Kalabrien). Stpfl. v. **Oleum Bergamottae:** Bergamottöl, das aus den frischen Fruchtschalen durch Auspressen gewonnene äther. Öl. Gelbgrünes, angenehm riechendes Öl. **Best.:** 30 bis 45% Linalylacetat, L-Linalool, ca. 50% D-Limonen, Dihydrocuminalkohol, Dipenten, Camphen, Nerol, Terpineol, ca. 5% Bergapten*, das f. phototox. Hautreaktionen verantwortlich ist, u.a. $\alpha_D^{20°C}$ +5 bis +24°. D. 0.881 bis 0.886. **Anw.:** in d. Parfümerie, in der Likör- u. Zuckerwarenfabrikation.

**Citrus japonica:** s. Fortunella japonica.

**Citrus lima:** s. Citrus aurantiifolia.

**Citrus limon** (L.) Burm. f.: (C. medica var. limonum (Risso) Wight et. Arn.,) Fam. Rutaceae, Zitronenbaum (Mittelmeergebiet, kult. bes. in Kalabrien, Sizilien, Spanien, ferner auch in Kalifornien, Florida, Indien, Türkei). Stpfl. v. **Fructus Citri:** Zitrone, Limone, Sauerzitrone; die frische reife Frucht. **Inhaltsst.:** ca. 7% Citronensäure, Vitamin C, etwas Zucker, 0.1 bis 0.3% äther. Öl (s. unten). **Succus Citri:** Zitronensaft; gew. durch Auspressen der frischen Früchte.

**Pericarpium Citri:** (Cortex Citri fructus) Zitronenschale, die getrocknete, in Spiralbändern abgezogene, äußere Schicht der Fruchtwand von ausgewachsenen, jedoch nicht völlig reifen Früchten. **Inhaltsst.:** 0,7 bis 2% äther. Öl, Hesperidin u. andere Flavonylglykoside, Bitterstoffe, Gerbstoff. **Anw.:** als Aromatikum.

**Limonis flavedo recens:** Flavedo citri recens, Pericarpium Citri recens, Frische Zitronenschale; die von der reifen, frischen Frucht abgelöste, vom Albedo möglichst befreite, äußere, nicht getrocknete Fruchtwandschicht. **Off.:** Ph.Helv.7. Geh.: mind. 1.2% äther. Öl. Zur Herst. v. Tct. citri (Limonis tinctura).

**Limonis aetheroleum** Ph.Eur.3: **Zitronenöl**, Oleum (Aetheroleum) Citri, Citronenöl, Limonenöl; das durch geeignete mechanische Verfahren (z.B. Auspressen) ohne Erwärmen gewonnene äther. Öl der frischen Fruchtschale. Hellgelbe Flüss. $\alpha_D^{20°C}$ +57 bis +70°, $n_D^{20°C}$ 1.474 bis 1.476. D. 0.850 bis 0.858. 1 g Öl entspricht 53 Tropfen. **Best.:** ca. 90% D-Limonen, (als Geruchsträger) Citral u. Neral (nach Ph.Eur.3 mind. 2.2 u. max. 4.5% Carbonylverbindungen, ber. als Citral), ferner Citronellal, α-Terpineol, Geranylacetat, Phellandren, Anthranilsäuremethylester sowie Cumarine* wie Citropten (Limettin, 5-7-Dimethoxycumarin) u. 7-Geranoxy-5-methoxycumarin etc. **Anw.:** als Aromatikum u. Geschmackskorrigens; ferner in d. Likörindustrie u. als Gewürz. **Zuber.:** Aqua carminativa.

**Citrus medica** L.: Fam. Rutaceae, Zitronatzitrone (Mittelmeergebiet); liefert das **Zitronat, Succade** (Cedrat), die kandierten Fruchtschalen, die zu Backwaren, Morsellen usw. verwendet werden.

**Citrus medica var. acida:** s. Citrus aurantiifolia.

**Citrus reticulata** Blanco: (C. nobilis var. deliciosa) Fam. Rutaceae, Mandarinenbaum (heim. südl. China u. Cochinchina, kult. in Italien, Spanien, Südfrankreich, Algerien, Florida), liefert die **Mandarinen** u. das durch Auspressen der Früchte (Fruchtschalen) gewonnene **Mandarinenöl** (Oleum Mandarinae). **Best.:** ca. 1% Methylanthranilsäuremethylester, D-Limonen, Terpineol, Dipenten u.a.

**Citrus sinensis** (L.) Pers.: (Citrus aurantium ssp. sinensis (L.) Engl.) Fam. Rutaceae, Apfelsinenbaum, Orangenbaum (heim. China, Cochinchina, kult. in Sizilien, Spanien, Südportugal, ferner in Südamerika, Florida etc.). Nach Ph.Helv.7 auch Stammpflanze f. Flos Aurantii, s. Citrus aurantium ssp. aurantium. Stpfl. v. **Aurantii dulcis flavedo recens:** Flavedo aurantii dulcis recens, Pericarpium Aurantii dulcis recens, Frische Orangenschale; die von der reifen frischen Frucht abgelöste, vom Albedo möglichst befreite, äußere, nicht getrocknete Fruchtwandschicht. **Off.:** Ph.Helv.7. Geh.: mind. 1.5% äther. Öl. Zur Herst. v. Tinctura aurantii dulcis* (Süße Orangentinktur). **Pericarpium Aurantii dulcis:** (Cortex Aurantii fructus dulcis) Apfelsinenschale. **Inhaltsst.:** äther. Öl, wenig Bitterstoffe, Carotinoide, Hesperidin etc. **Oleum Aurantii (fructus) dulcis:** Apfelsinenschalenöl; gelbes bis gelbbraunes, opt. aktives Öl. **Best.:** 80 bis 90% D-Limonen, ferner D-Linalool, D-Terpineol, Anthranilsäuremethylester, n-Nonanol u.a. **Anw.:** in der Parfümerie, Likör- u. Lebensmittelindustrie.

**Cl:** *chem.* Chlor*.

**Cladribin:** 2-Chlordesoxyadenosin, Leustatin®; CAS-Nr. 4291-63-8; $C_{10}H_{12}ClN_5O_3$, $M_r$ 285.69. Schmp. 220°C. **Wirk.:** Inhibitor der Adenosindesaminase. **Anw.:** Zytostatikum, bei Haarzelleukämie. **Nebenw.:** häufig, vielfach. **Übl. Dos.:** 0.09 bis 0.1 mg/m² Körperoberfläche.

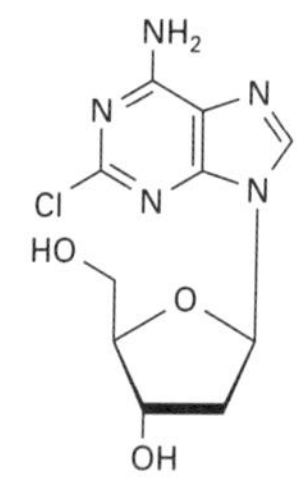

Cladribin

**Claforan**®: s. Cefotaxim.

**Claisen-Kolben:** Destillierkolben f. Vakuum-Destillation mit einer vom Kolbenhals nach oben gerichteten Abzweigung, die das Dampfabführungsrohr trägt. In diese Abzweigung wird das Thermometer eingeführt, während im Kolbenhals die Kapillare steckt.

**Claisen-Kondensation:** Methode zur Synthese von β-Ketoestern durch basenkatalysierte Kondensation eines Esters, der ein α-ständiges Wasserstoffatom trägt, mit einem Molekül desselben od. eines anderen Esters.

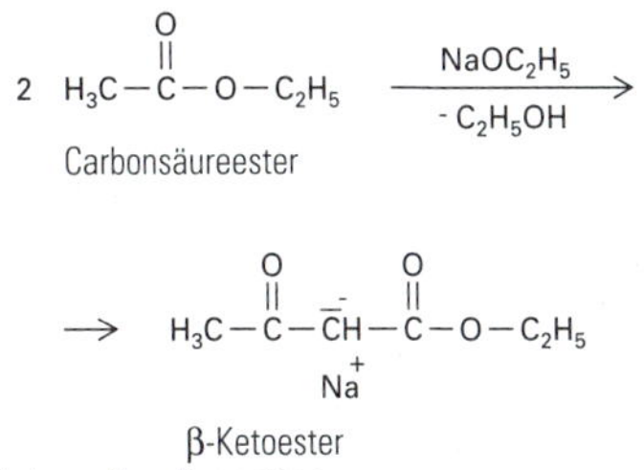

Claisen-Kondensation

**Claisen-Schmidt-Kondensation:** Methode zur Herst. α,β-ungesättigter Aldehyde od. Ketone durch basische Kondensation eines aromatischen Aldehyds mit einem aliphatischen Aldehyd od. Keton; z.B. erhält man aus Benzaldehyd u. Acetaldehyd Zimtaldehyd.

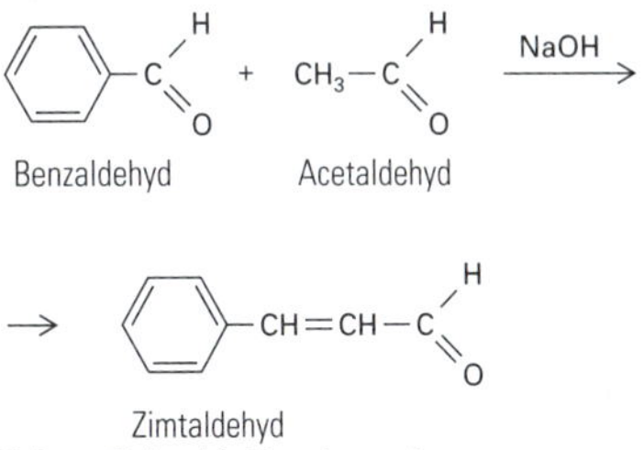

Claisen-Schmidt-Kondensation:
Bildung von Zimtaldehyd als Beispiel

**Claisen-Umlagerung:** Umlagerung der Allylgruppe vom Sauerstoff zum Kohlenstoff beim Erhitzen von Enol- od. Phenol-Allylethern auf 190 bis 220°C; z.B. entsteht aus einem Allyl-vinylether Allyl-acetaldehyd bzw. aus Phenol-Allylether o-Allyl-phenol.

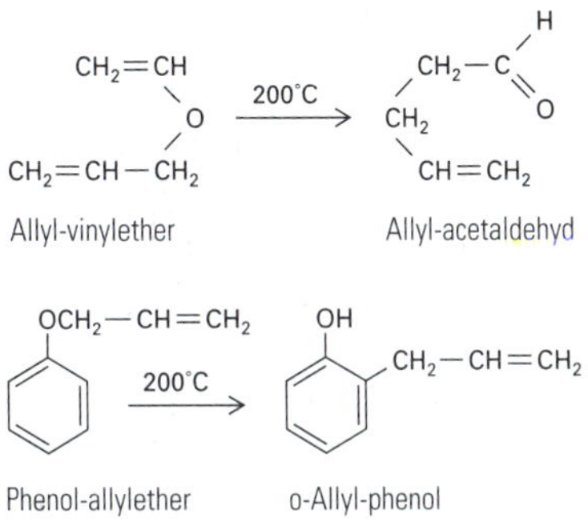

Claisen-Umlagerung:
Bildung von Allyl-acetaldehyd bzw. o-Allyl-phenol als Beispiel

**Clamoxyl®:** s. Amoxicillin.

**Clarithromycin** INN: 6-O-Methylerythromycin, Cyllind®, Klacid®; CAS-Nr. 81103-11-9; $C_{38}H_{69}NO_{13}$; $M_r$ 747.96. Schmp. 222-225°C aus Ethanol. **Anw.:** bei Atemwegsinfektionen; ein säurestabiles Makrolidantibiotikum.

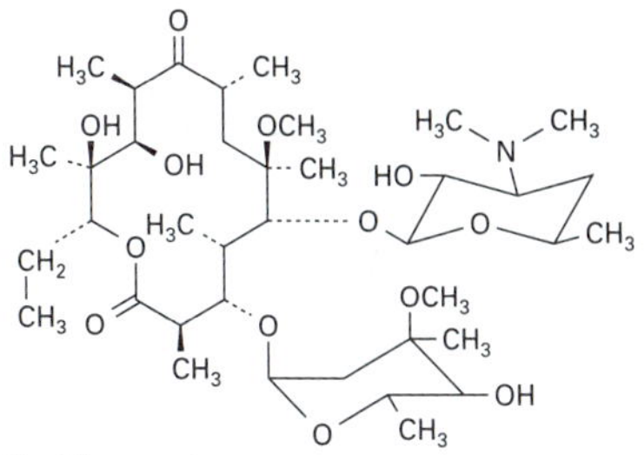
Clarithromycin

**Clarvisor®:** s. Pirenoxin.

**Clathrate:** Käfigeinschlußverbindungen, s. Einschlußverbindungen.

**Clauden®:** s. Thromboplastin.

**Claudenwatte:** blutstillende Watte, die mit einem aus tierischem Lungengewebe gewonnenen Extrakt imprägniert wurde.

**Claudicat®:** s. Pentoxifyllin.

**Claudicatio intermittens:** intermittierendes Hinken, Schaufensterkrankheit; infolge arteriosklerotischer Veränderungen der Beinarterien auftretende Durchblutungsstörungen der Beine, die bei längerer Gehstrecke zu starken Wadenschmerzen führen u. den Patienten zum Anhalten zwingen. In Ruhe verschwinden die Schmerzen wieder, da die Durchblutung der Muskulatur ausreichend ist.

**Clausius-Clapeyron-Gleichung:** wichtige thermodynamische Gleichung, die in ihrer allgemeinen Form f. ein Einkomponentensystem mit 2 Phasen* (vgl. Phasendiagramme) einen Zusammenhang zwischen der Abhängigkeit eines Gleichgewichtsdrucks P (Schmelz-, Dampf-, Sublimations-, Umwandlungsdruck) von der Temperatur T u. einer Phasenumwandlungenthalpie (Reaktionsenthalpie) ΔH (Schmelz-, Verdampfungs-, Sublimations-, Umwandlungswärme) herstellt (ΔV ist die die Differenz der Molvolumina der beiden Phasen):

$$dP/dT = \Delta H/(T\,\Delta V)$$

Mit der integrierten Gleichung

$$P_2 - P_1 = (\Delta H/\Delta V) \cdot ln\,(T_2/T_1)$$

kann z.B. die Änderung des Schmelzpunktes in Abhängigkeit von der Druckänderung berechnet werden.

Für die Temperaturabhängigkeit des Dampfdrucks* p z.B. einer Flüssigkeit kann deren spezifisches Volumen gegenüber dem des Gases (wird als ideales Gas aufgefaßt) vernachlässigt werden ($\Delta H_{vap}$ = Verdampfungsenthalpie, R = allgemeine Gaskonstante):

$$\frac{d\ln p}{dT} = \frac{\Delta H_{vap}}{R \cdot T^2}$$

Die Integration unter der – in einem kleinen Temperaturintervall näherungsweise gültigen – Annahme, $\Delta H_{vap}$ = const., liefert die integrierte C. für die Dampfdruckkurve:

$$\ln\frac{p_2}{p_1} = \frac{-\Delta H_{vap}}{R \cdot (1/T_2 - 1/T_1)}$$

**Clavacin:** s. Patulin.

**Claversal®**: s. 5-Aminosalicylsäure.

**Claviceps paspali**: s. Secale cornutum.

**Claviceps purpurea**: s. Secale cornutum.

**Clavinalkaloide**: therapeut. unwirksame Ergolin-Derivate (Ergotalkaloide), besitzen am C-8 des Ergolin keine C=O–Gruppe; s. Secale cornutum.

**Clavulansäure** INN: (Z)-(2R,5R)-3-(2-Hydroxyethyliden)-7-oxo-4-oxa-1-azabicyclo[3.2.0]heptan-

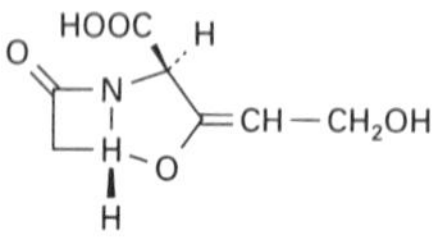
Clavulansäure

2-carbonsäure; CAS-Nr. 58001-44-8; $C_8H_9NO_5$, $M_r$ 199.2. **Wirk.** u. **Anw.**: β-Lactam-Antibiotikum, das von Streptomyces clavuligerus gebildet wird. Das Grundgerüst Oxapenam unterscheidet sich von dem der Penicilline durch einen Oxazolidinring anstelle des Thiazolidinringes. Die C. selbst weist nur geringe antibakterielle Aktivität auf, ist aber ein starker, irreversibler β-Lactamase-Inhibitor. Die Wirk. von Penicillinen u. Cefalosporinen wird daher bei Kombination mit C. auf resistente, penicillinasebildende Stämme ausgedehnt. Aufgrund der übereinstimmenden pharmakokinetischen Eigenschaften wird v.a. die Kombination Amoxycillin-Clavulansäure 4:1 (in Deutschland) od. 2:1 (in Großbritannien) angewendet. Gebräuchl. ist auch das Kaliumsalz. Gute Resorption nach peroraler Applikation. Die Hauptindikation sind Harnwegsinfekte. **Übl. Dos.**: Oral: 3mal 0.5 g/d Amoxycillin in Kombination mit 0.125 g/d Clavulansäure; parenteral: 3mal 0.5 g/d Amoxycillin in Kombination mit 0.1 g/d C.

**Clavus**: Hühnerauge, Leichdorn.

**Clean up**: (*engl.* to clean reinigen) v.a. im Rahmen der Spurenanalytik (z.B. Nachw. von Pflanzenschutzmitteln) verwendeter Ausdruck f. (meistens pysikalisch-chemische) Anreicherungsverfahren, d.h. Vortrennungen, vor dem eigentlichen Nachw. der gesuchten Substanz(en).

**Clearance**: (*engl.* to clear klären, befreien) die Entfernung eines best. Stoffes aus dem Blut durch ein Ausscheidungsorgan; bestimmbar z.B. als renale Clearance. Das ist dasjenige Blutplasmavolumen, aus dem pro Zeiteinheit der Stoff via Nieren in den Harn übergeht; Einheit (z.B.) mL/min. Ein Kriterium der Nierenfunktion. (Niedrige C. entspricht einer langsamen u. hohe C. einer schnellen Ausscheidung.) Wichtig f. die Chemotherapie u. die klin. Diagnostik (Nieren u. Leber) sowie in der Pharmakokinetik.

**Totale C.**: hypothetisches Plasmavolumen, das pro Zeiteinheit über verschiedene Mechanismen (Niere, Leber, Metabolisierung u.a.) von einem Stoff befreit wird. Die totale C. $Cl_{tot}$ ist berechenbar nach:

$Cl_{tot} = k_e \cdot V_f/60$

$k_e$ Geschwindigkeitskonstante der Elimination; $V_f$ Verteilungsvolumen* (Der Faktor 60 berücksichtigt, daß bei der Geschwindigkeitskonstanten die Zeit in Stunden, bei der C. in Minuten angegeben ist.)

**Renale C.**: hypothetisches Plasmavolumen, welches durch die Niere pro Zeiteinheit von einem Stoff befreit wird (s. Elimination). Berechenbar nach:

$Cl_{ren} = u \cdot V_u/b$

bzw.:

$Cl_{ren} = Cl_{tot} \cdot (U_\infty/D)$

$Cl_{ren}$ renale Clearance; b Konzentration des Stoffes im Blut; u Konzentration des Stoffes im Urin; $U_\infty$ die Gesamtmenge des über die Nieren (in den Urin) ausgeschiedenen Arzneistoffs; $V_u$ Urinvolumen, das je Minute ausgeschieden wird (Harnzeitvolumen); D Dosis

**Extrarenale C.**: Befreiung eines bestimmten Plasmavolumens von einem Stoff durch andere Organe, z.B. Leber, Darmschleimhaut u. Lunge. Abschätzbar als Differenz der totalen u. der renalen C. Besondere Bedeutung hat die **hepatische Clearance** zur Funktionsprüfung der Leber. Da (z.B.) Bromsulphalein nur über die Galle ausgeschieden wird, kann aufgrund der C. dieses Stoffes die Tüchtigkeit der Leber überprüft werden.

**Cleen bench**: s. Laminarflow-Bank.

**Clemastin** INN: Meclastin, Mecloprodin, (+)-2-{2-[(4-Chlor-α-methyl-α-phenylbenzyl)oxy]ethyl}-1-methylpyrrolidin, Tavegil®; CAS-Nr. 15686-

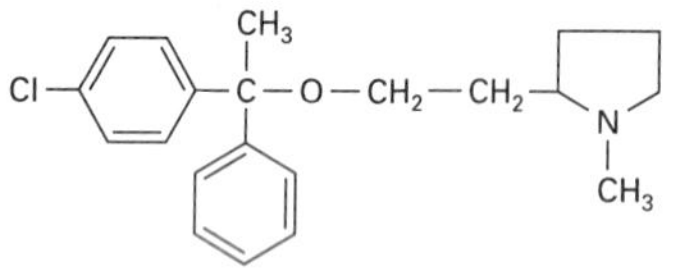
Clemastin

51-8; $C_{21}H_{26}ClNO$, $M_r$ 343.90. Sdp. 154°C (2.66 Pa); $n_D^{22°C}$ 1.5582. **Anw.**: Antihistaminikum*. HWZ 8.1 h. **Übl. Dos.**: Oral: 2mal 0.001 g/d vor der Mahlzeit. Kinder bis 6 Jahre: 2mal 0.0005 g/d. Parenteral: i.v. 1- bis 2mal 0.002 g/d. **Nebenw.**: s. Azatadin.

**Clemastinhydrogenfumarat**: Clemastini fumaras, Clemastinfumarat; CAS-Nr. 14976-57-9; $C_{25}H_{30}ClNO_5$, $M_r$ 460.0. Schmp. 177-178°C; polymorph. Weißes krist. Pulver; sehr schwer lösl. in Wassser, schwer lösl. in Ethanol u. Methanol. **Off.**: Ph.Helv.7. Gebräuchl. ist auch Clemastinhydrogenmalonat.

**Clematis recta** L.: Fam. Ranunculaceae, Aufrechte od. Steife Waldrebe (Europa) u. **Clematis vitalba** L., Gemeine od. Echte Waldrebe (Mittel.- u. Südeuropa, Rußland). Stpfl. v. **Herba Clematidis**: Waldrebenkraut. **Inhaltsst.**: Protoanemonin (im frischen Kraut); in C. vitalba auch Saponin. **Anw.** volkst.: gegen Ekzeme, Geschwüre (Krebs), gegen Gicht, Rheumatismus, Nierenleiden.

**HOM:** *Clematis recta* (HAB1.3), Clematis: frisches, blühendes Kraut; verord. z.B. b. Orchitis (Hodenentzündung), Blepharitis (Lidrandentzündung), Hautausschlägen.

**HOM:** *Clematis vitalba:* **Anw.**: wie Clematis recta.

**Clemizol** INN: 1-(p-Chlorbenzyl)-2-(1-pyrrolidinmethyl)-benzimidazol; CAS-Nr. 442-52-4; $C_{19}H_{20}ClH_3$, $M_r$ 325.9. Schmp. 167°C. **Anw.**: Antihistaminikum, Antiallergikum; bildet mit Benzylpenicillin Salz, Clemizol-Penicillin*. Gebräuchl. ist auch Clemizolhydrochlorid.

**Clemizol-Penicillin** INN: Penicillin-Clemizol, Benzylpenicillin kombiniert mit 1,4-Chlorbenzyl-

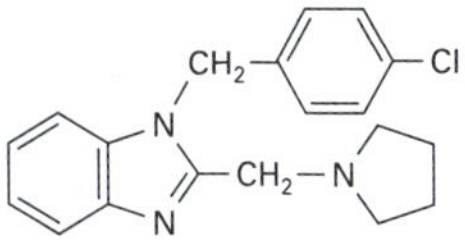

Clemizol

2-pyrrolidin-1'-ylmethylbenzimidazol, Antihistamin-Penicillin-G, Penicillinclemizolum, Megacillin®; CAS-Nr. 6011-39-8; $C_{35}H_{38}ClN_5O_4S$ bzw. $C_{19}H_{20}ClN_3$ · C16-H18-N2-O4-S, $M_r$ 660.2. **Wirk.** u. **Anw.:** Depotantibiotikum (vgl. Benzylpenicillin). HWZ 24 h. **Übl. Dos.:** Parenteral: i.m. 2mal 400 000 I.E./d od. 1mal 1 Mega/d, in schweren Fällen 2mal 1 Mega/d; Kinder bis 10 Jahre: 1mal 250 000-500 000 I.E./d; Säuglinge bis 1 Jahr: 1mal 250 000 I.E./d.

**Clemmensen-Reduktion:** Methode zur Herst. v. Kohlenwasserstoffen aus Ketonen durch Reduktion der Carbonylgruppe mit amalgamiertem Zink u. Salzsäure; z.B. wird Acetophenon zu Ethylbenzol reduziert.

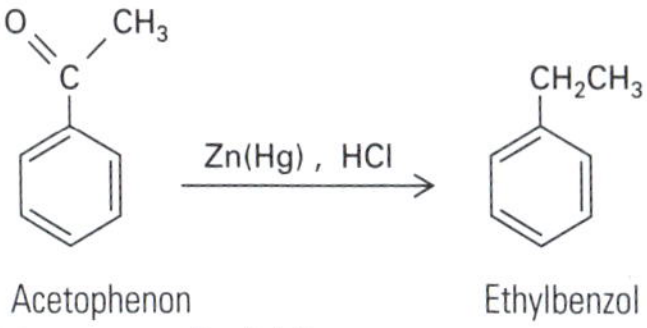

Clemmensen-Reduktion:
Bildung von Ethylbenzol als Beispiel

**Clenbuterol** INN: 4-Amino-α-[(tert-butylamino)methyl]-3,5-dichlorbenzylalkohol, 1-(4-Amino-

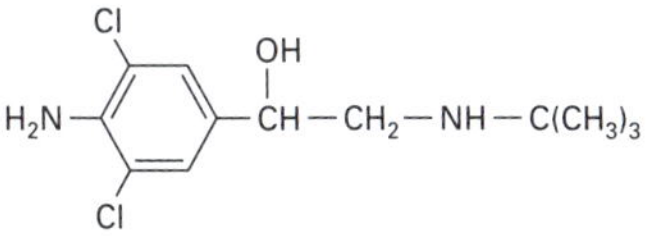

Clenbuterol

3,5-dichlorphenyl)-2-(tert-butylamino)ethanol, Spiropent®; CAS-Nr. 37148-27-9; $C_{12}H_{18}Cl_2N_2O$, $M_r$ 277.18. **Anw.:** Bronchodilatator, selektives $\beta_2$-Sympathomimetikum zur Langzeittherapie chron. obstruktiver Atemwegserkrankungen, Tokolytikum* (vet.). Mißbräuchl. auch als Dopingmittel. **Nebenw.:** Tremor, Unruhe, Kopfschmerzen, gelegentl. kardial bedingte Beschwerden. Kontraind.: Thyreotoxikose, tachykarde Herzrythmusstörungen, akute Koronarerkrankungen, erste 3 Schwangerschaftsmonate. HWZ 35 h. **Übl. Dos.:** Oral: 2mal 0.0002 g/d; bei Langzeitbehandlung Dosisreduktion möglich. **Clenbuterolhydrochlorid:** Schmp. 184-186°C; polymorph.

**Clexane®:** s. Enoxaparin-Natrium.

**Clibucain** INN: 2',4'-Dichlor-3-piperidinobutyranilid, β-Piperidino-buttersäure-2,4-dichloranilid, β-Piperidinobutyryl-2,4-dichloranilin; CAS-Nr. 15302-10-0; $C_{15}H_{20}Cl_2N_2O$, $M_r$ 315.24.

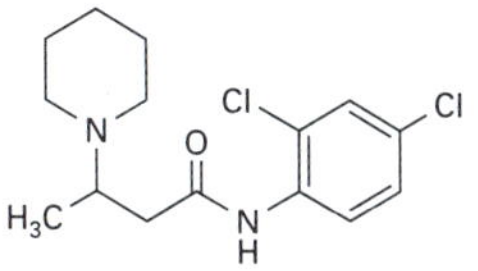

Clibucain

**Anw.:** Lokalanästhetikum*. Gebräuchl. ist auch Clibucainhydrochlorid.

**Clidiniumbromid** INN: Clidinii bromidum INN, 3-Benziloyloxy-1-methyl-chinuclidinium-bromid; CAS-Nr. 3485-62-9; $C_{22}H_{26}BrNO_3$, $M_r$

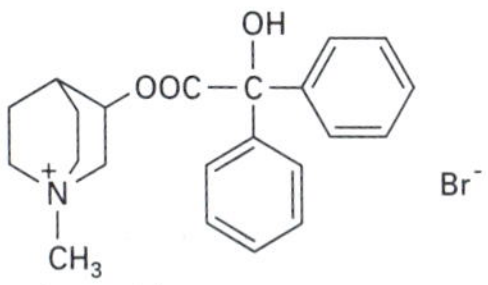

Clidiniumbromid

432.36. Schmp. 240-241°C aus Methanol/Aceton/Ether. Lösl. in Wasser, Ethanol; sehr schwer lösl. in Ether. **Anw.:** Anticholinergikum, Ulkustherapeutikum v.a. in Kombination mit Chlordiazepoxid*. **Übl. Dos.:** Oral: 3- bis 4mal 2.5-5 mg/d. Gebräuchl. ist auch Clidinium.

**Clift®:** s. Meproscillarin.

**Clindamycin** INN: 7-Chlor-7-desoxy-lincomycin, Methyl[7-chlor-6,7,8-tridesoxy-6-*trans*-(1-methyl-4-propyl-L-2-pyrrolidin- carboxamido)-

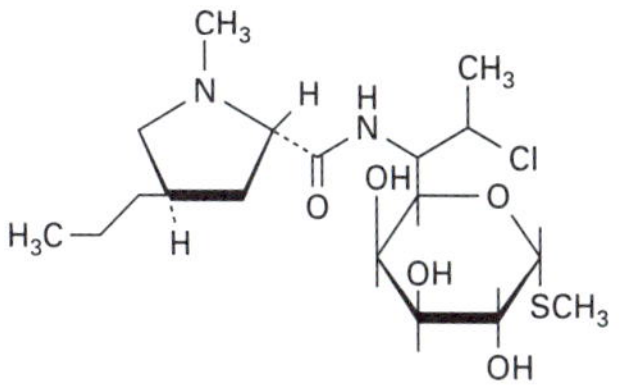

Clindamycin

1-thio-L-threo-α-D-galacto-octopyranosid], Sobelin®; CAS-Nr. 18323-44-9; $C_{18}H_{33}ClN_2O_5S$, $M_r$ 424.98. $[\alpha]_D$ +214° (Chloroform). $pK_s$ (konjugierte Säure) 7.45. **Wirk.** u. **Anw.:** Lincomycin-Antibiotikum; bakteriostatisch wirksam gegen grampositive Bakterien u. Anaerobier; nur langsame Resistenzentwicklung. Hauptindikation: Anaerobierinfektionen; therapieresistente Staphylokokkeninfektionen. HWZ 2 bis 3 h. **Übl. Dos.:** Oral: Erwachsene: 0.15-0.45 g/6 h; Kinder älter als 4 Wochen: 0.008-0.02 g/kg KG/d, verteilt auf 4 Einzeldosen; Kinder unter 10 kg KG: 3mal 0.038 g/kg KG/d u. höher. **Nebenw.:** gastrointestinale Störungen bis zur Enterokolitis; s.a. Antibiotika (Tab.).

**Clindamycinhydrochlorid:** Clindamycini hydrochloridum Ph.Eur.3; CAS-Nr. 58207-19-5 (Monohydrat); $C_{18}H_{34}Cl_2N_2O_5S$, $M_r$ 461.5 (wasserfrei). Mit unterschiedlichen Mengen Kristallwasser. Schmp. 141-143°C. Sehr leicht lösl. in Wasser, schwer lösl. in Ethanol.

**Clindamycindihydrogenphosphat:** Clindamycini phosphas Ph.Eur.3; $C_{18}H_{34}ClN_2O_8PS$, $M_r$ 505. Weißes, schwach hygr. Pulver; polymorph. Leicht lösl. in Wasser. Gebräuchl. ist auch Clindamycinpalmitat.

**Clinium®:** s. Lidoflazin.

**Clinovir®:** s. Medroxyprogesteron.

**Clioquinol** INN: Chinoform, 5-Chlor-7-iod-8-chinolinol, Chlorojodochin, Iodochlorhydroxyquin, Chloriodhydroxychinolin, Iodochloroxychinolinum, Vioform®; CAS-Nr. 130-26-7; $C_9H_5ClINO$, $M_r$ 305.52. Schmp. 172°C unter Zers. Lösl. 1:43 in kochendem Ethanol, 1:128 in Chloroform, 1:17 in kochendem Ethylacetat, 1:170 in kalter Essigsäure, 1:13 in kochender Essigsäure, fast unlösl. in Wasser, kaltem Ethanol, Ether. **Off.:** DAC86, ÖAB90, Ph.Helv.7. **Anw.:** Antiseptikum u. Chemotherapeutikum mit antibakterieller u. fungizider Wirk.; starke Wirk. gegen Entamoeba histolytica; Hauptindikation: intestinale Amöbiasis. **Übl. Dos.:** Oral: 3mal 0.25 g/d, maximale Anwendungsdauer 4 Wochen; Amöbiasis: zu Therapiebeginn bei Bedarf bis doppelte Dosis. Topikal: Wundsalbe: 3 bis 10%; Wundpuder: unverdünnt. **Nebenw.** bei längerer u. hochdosierter Anw. möglich; s. Smon-Krankheit.

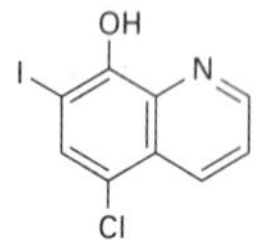

Clioquinol

**Clipsules®:** ausdrückbare Gelatinekapseln.

**Cliradon®:** s. Cetobemidon.

**Clivarin®:** s. Reviparin-Natrium.

**Clivia:** s. Amaryllidaceae.

**Clobazam** INN: 7-Chlor-2,3,4,5-tetrahydro-1-methyl-5-phenyl-1H-1,5-benzodiazepin-2,4-dion, Frisium®; CAS-Nr. 22316-47-8; $C_{16}H_{13}ClN_2O_2$, $M_r$ 300.74. Schmp. 180-182°C. **Anw.:** Tranquilizer. HWZ 18 bis 42 bzw. 36 bis 46 h (Metaboliten). **Übl. Dos.:** Oral: Initialdos.: 5 mg morgens u. abends; Erhaltungsdos.: 10 bis 30 mg/d in geteilten Dosen; Psychiatrie: bis 60 mg/d. HWZ der Elimination 10 bis 30 h; s.a. Benzodiazepine.

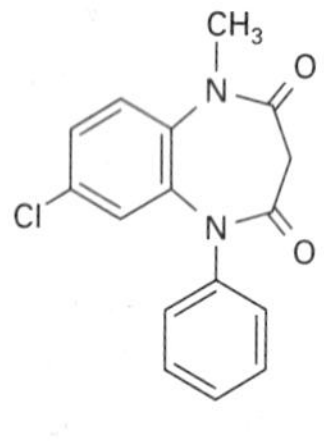

Clobazam

**Clobetasol** INN: 21-Chlor-9α-fluor-11β,17-dihydroxy-16β-methyl-1,4-pregnadien-3,20-dion, Dermoxin®; CAS-Nr. 25122-41-2; $C_{22}H_{28}ClFO_4$, $M_r$ 410.91. **Anw.:** Corticosteroid. **Übl. Dos.:** Topikal: Salbe, Creme: 0.5%.

**Clobetasol-17-propionat:** Clobetasoli propionas, Clobetasolum propionicum; CAS-Nr. 25122-46-7; $C_{25}H_{32}ClFO_5$, $M_r$ 467.0. **Off.:** DAC86.

**Clobetason** INN: 21-Chlor-9α-fluor-17-hydroxy-16β-methyl-1,4-pregnadien-3,11,20-trion, Emovate®; CAS-Nr. 54063-32-0; $C_{22}H_{26}ClFO_4$, $M_r$ 408.90. **Anw.:** Corticosteroid. Hingewiesen sei auch auf Clobetason-17-butyrat. Vgl. Clobetasol.

**Clobutinol** INN: 2-(4-Chlorbenzyl)-4-dimethylamino-3-methyl-2-butanol, Silomat®; CAS-Nr. 14860-49-2; $C_{14}H_{22}ClNO$, $M_r$ 255.79.

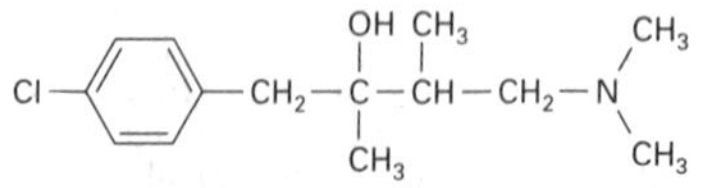

Clobutinol

Sdp. 179-180°C (1.6 kPa). **Anw.:** Antitussivum. HWZ 1.5 bis 3.5 h. **Übl. Dos.:** Oral: 2- bis 3mal 0.04 g/d. Parenteral: i.m., i.v., s.c. 0.02 g.

**Clocortolon** INN: 9-Chlor-6α-fluor-11β,21-dihydroxy-16α-methylpregna-1,4- dien-3,20-dion, Kaban®; CAS-Nr. 4828-27-7; $C_{22}H_{28}ClFO_4$, $M_r$ 410.91. Schmp. 254°C unter Zers. **Anw.:** topikal verwendetes Corticosteroid. Hingewiesen sei auch auf Clocortolon-21-acetat, Clocortolon-21-pivalat u. Clocortolon-21-hexanoat.

**Clodronsäure** INN: (Dichlormethylen)diphosphonsäure, Ostac®; CAS-Nr. 10596-23-3; $CH_4Cl_2O_6P_2$, $M_r$ 244.89. **Strukturformel** s. Bisphosphonate. **Wirk.** u. **Anw.:** gegen Auflösung von Knochengewebe (Osteolyse) u. Hypercalciämie infolge Knochenmetastasen od. malignen Tumoren, hemmt Calciumfreisetzung aus dem Skelett durch Komplexbildung mit Hydroxylapatit*. **Nebenw.:** gastrointestinale Beschwerden; Wechselw. mit calciumhaltigen Nahrungsmitteln. **Übl. Dos.:** 4mal/d 500 mg 1 Stunde vor den Mahlzeiten.

**Clofedanol** INN: 1-(2-Chlorphenyl)-1-phenyl-3-dimethylaminopropanol, Clophedanol, 2-Chlor-α-[2-(dimethylamino)ethyl]benzhydrol, Chlophedianol, Pectolitan®; CAS-Nr. 791-35-5; $C_{17}H_{20}ClNO$, $M_r$ 289.80. **Anw.:** Antitussivum*. **Nebenw.:** Übelkeit, Mundtrockenheit. **Übl. Dos.:** Oral: Erwachsene 2- bis 3mal 0.025 g/d; Kinder: 2- bis 3mal 0.01 g/d. **Clofedanolhydrochlorid:** Schmp. 122°C; polymorph.

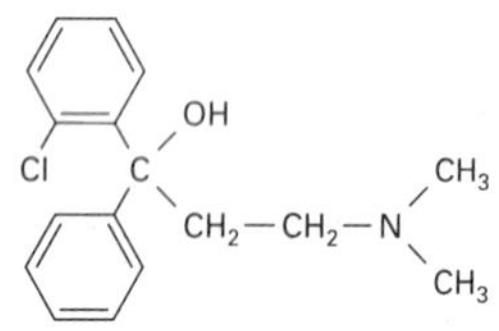

Clofedanol

**Clofenamid** INN: 4-Chlor-3-benzoldisulfonamid, 4-Chlorbenzol-1,3-disulfonamid, Monochlorphenamide; CAS-Nr. 671-95-4; $C_6H_7ClN_2O_4S_2$, $M_r$ 270.73. Schmp. 217-219°C; polymorph. Lösl. in heißem Ethanol, Wasser; schwer lösl. in kalten Solventien. **Anw.:** Diuretikum*, Carboanhydrasehemmer. Glaukom. **Übl. Dos.:** Oral: 0.2-0.4 g/d 2-3 Tage in der Woche.

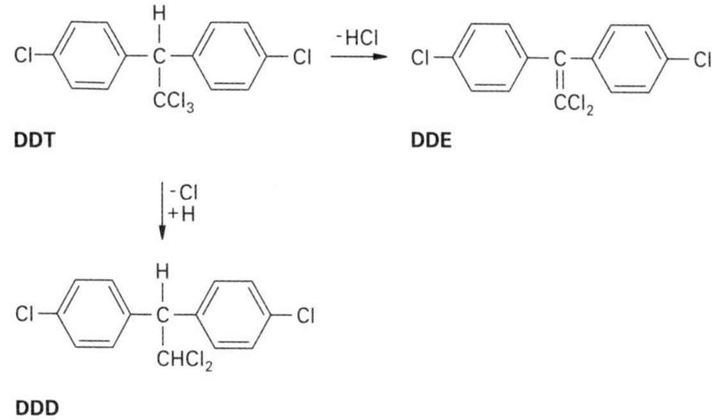


Clofenotan :
DDT und seine Metaboliten DDE und DDD

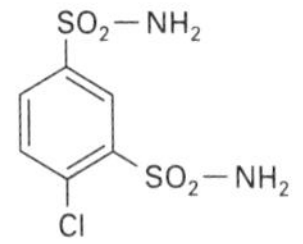

Clofenamid

Nebenw., Wechselw., Kontraind.: s. Acetazolamid.

**Clofenotan(um)** INN: Chlorophenothan(um), 1,1'-(2,2,2-Trichloro-ethyliden)-bis[4-chlorobenzol], 2,2-Bis[4-chlor-phenyl]-1,1,1-trichlor-ethan, Dichlor-diphenyl-trichlorethan, p,p-DDT, **DDT**, Gesarol®; CAS-Nr. 50-29-3; $C_{14}H_9Cl_5$, $M_r$ 354.5. Abhängig vom Reinheitsgrad weißes bis gelbl., krist. od. amorphes Pulver von schwach aromatischem Geruch, das bis 10% Isomere, vorwiegend o,p-DDT [2-(4'-Chlorphenyl)-2-(2'-chlorphenyl)-1, 1,1-trichlorethan], enthalten kann. Leicht lösl. in siedendem Ethanol, Ether, Chloroform, Aceton, Benzin; wenig lösl. in Ethanol von 20°C, Petrolether; prakt. unlösl. in Wasser. C. ist weitgehend licht-, luft- u. säurestabil. **Synthese:** aus Chloral* u. Chlorbenzol in Gegenwart von Schwefelsäure. **Off.:** ÖAB90 (bis 1996). **Wirk.** u. **Anw.:** als Kontaktinsektizid; HWZ bis 15 Jahre; als **Metaboliten**, die wie DDT ebenfalls im Fettgewebe gespeichert werden, treten auf: DDE (1,1-Dichlor-2,2-bis[4-chlor-phenyl]ethylen) u. DDD (TDE, 2,2-Bis[4-chlor-phenyl]-1,1-dichlor-ethan), s. Abb. Im Urin findet sich DDA (Bis[4-chlor-phenyl]-essigsäure); s. Schädlingsbekämpfungsmittel (Tab.).

**Gesch.:** 1874 das erstemal beschrieben, aber erst 1940 von P. Müller (Nobelpreis 1948) wiederentdeckt. Mit Hilfe von DDT konnte die Malaria in vielen Ländern nahezu ausgerottet werden. Heute wegen der hohen Persistenz u. Akkumulation in der Umwelt (Nahrungskette) in vielen Ländern **verboten** (s.a. Schädlingsbekämpfungsmittel), in der Bundesrepublik Deutschland durch das DDT-Gesetz*, die Gefahrstoffverordnung* u. der Chemikalien-Verbotsverordnung*.

**Clofenvinfos:** s. Chlorfenvinphos.

**Clofexamid** INN: α-p-Chlorphenoxy-N-2-diethylaminoethylacetamid-hydrochlorid; $C_{14}H_{21}ClN_2O_2 \cdot HCl$, $M_r$ 321.2. **Anw.:** Antidepressivum; wurde mit Phenylbutazon kombiniert; s. Clofezon.

**Clofezon** INN: Clofezon-Dihydrat; CAS-Nr. 60104-29-2; $C_{33}H_{41}ClN_4O_4 \cdot 2\ H_2O$; $C_{14}H_{21}ClN_2O_2 \cdot C_{19}H_{20}N_2O_2 \cdot 2\ H_2O$. Verbdg. aus je 1 Molekül Clofexamid u. Phenylbutazon. **Anw.:** Analgetikum, Antirheumatikum. Nicht mehr im Handel.

**Clofibrat** INN: Clofibratum Ph.Eur.3, 2-(4-Chlorphenoxy)-2-methyl-propionsäureethylester, Ethyl[2-(4-chlorphenoxy)-2-methylpropionat], Regelan®; CAS-Nr. 637-07-0; $C_{12}H_{15}ClO_3$, $M_r$ 242.71. **Strukturformel** vgl. Clofibrinsäure (ist die Wirkform). Sdp. 148-150°C (2.66 kPa). Farblose Flüss., schwach beißender Geruch. Prakt. unlösl. in Wasser, sofort mischbar mit Ethanol, Aceton, Chloroform, Ether. $pK_s$ 2.95. Dichte: 1.138 bis 1.144. **Anw.:** Senkung erhöhter Serum-Lipidspiegel, s. Lipidsenker. HWZ 6 bis 25 h (Metaboliten). **Übl. Dos.:** Oral: Initialdos.: 2mal 0.5 g/d, nach 2-3 Tagen erhöhen auf 1.5-2.0 g/d. Vgl. Bezafibrat, Clofibrid, Clofibrinsäure, Etofibrat, Fenofibrat, Nicofibrat. Kontraind.: Gallenblasen-, Nieren- u. Lebererkrankungen, Schwangerschaft. **Nebenw.:** Verdauungsstörungen, Übelkeit, Pruritis, Libidoverlust, Anstieg des Transaminasenspiegels. Wechselw.: Antikoagulantien (Wirk. nimmt zu).

**Clofibrid** INN: [3-(Dimethylcarbamoyl)propyl][2-(4-chlorphenoxy)-2-methylpropionat]; CAS-

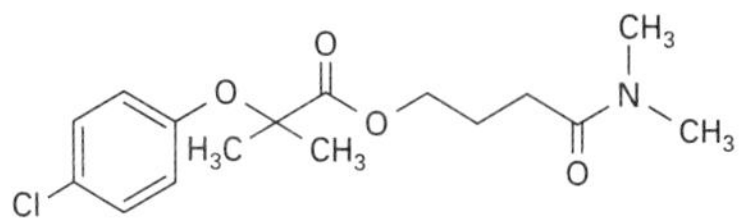

Clofibrid

Nr. 26717-47-5; $C_{16}H_{22}ClNO_4$, $M_r$ 327.82. Unlösl. in Wasser, lösl. in Olivenöl. **Anw.:** Senkung erhöhter Serumlipidspiegel (Triglyceridämien u. Hypercholesterolämie), s.a. Lipidsenker. **Übl. Dos.:** Oral: 2mal 0.45-1.35 g/d. Nebenw., Wechselw., Kontraind.: s. Clofibrat. Vgl. Bezafibrat, Clofibrat, Clofibrinsäure, Etofibrat, Fenofibrat.

**Clofibrinsäure** INN: Acidum clofibricum INN, α-(4-Chlorphenoxy)-isobuttersäure, 2-(4-Chlorphenoxy)-2-methylpropionsäure; CAS-Nr. 882-09-7; $C_{10}H_{11}ClO_3$, $M_r$ 214.66. Schmp. 118-119°C aus Wasser od. Methanol. Wirkform v. Clofibrat*. **Anw.:** Senkung erhöhter Serumlipidspiegel (Tri-

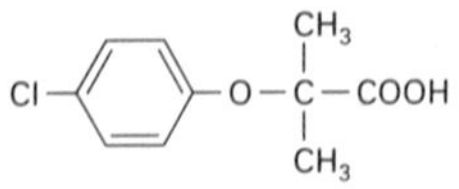

Clofibrinsäure

glyceridämie), s.a. Lipidsenker. Nebenw., Wechselw., Kontraind.: s. Clofibrat. Gebräuchl. ist auch Aluminiumclofibrat*, Clofibrat*, Magnesiumclofibrat. Vgl. Bezafibrat, Clofibrid, Etofibrat, Fenofibrat.

**Clofibrinsäure, Aluminiumsalz:** s. Aluminiumclofibrat.

**Clomethiazol** INN: 5-(2-Chlorethyl)-4-methylthiazol, 4-Methyl-5-(2'-chlorethyl)-thiazol, Chloraethiazol, Distraneurin®; CAS-Nr. 533-45-9;

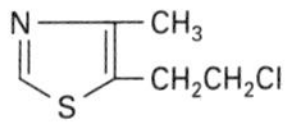

Clomethiazol

$C_6H_8ClNS$, $M_r$ 161.7. Ölige viskose Flüss., Sdp. 92°C; charakterist., unangenehmer Geschmack. $pK_s$ (konjugierte Säure) 3.2. **Anw.:** Antikonvulsivum, Hypnotikum, Sedativum; verwendet v.a. bei Agitiertheit, Delirium tremens u. anderen toxisch bedingten Delirien od. organischen Hirnerkrankungen, senilem Delirium. HWZ 3 bis 5 h. **Übl. Dos.:** Oral: 0.5 g/d abends od. 3mal/d Parenteral: Delirium tremens: Infusion i.v. 5-8 g. **Nebenw.:** nach parenteraler Appl. ist mit Blutdruckabfall u. Atemdepression zu rechnen; allergische Hautreaktionen, Übelkeit, Brechreiz, Schleimhautreizung, Niesreiz, Blutdrucksenkung. Gefahr von Gewöhnung u. Abhängigkeit. Maximal 1 bis 2 Wochen anzuwenden, ausschleichend zu dosieren. Kontraind.: Lungenerkrankungen.

**Clomethiazoledisilat:** $C_{14}H_{22}Cl_2N_2O_6S_4$; $M_r$ 513.5. Weißes, krist. Pulver von charakterist. Geruch; leicht lösl. in Wasser u. warmem Ethanol, prakt. unlösl. in Ether.

**Clomifen** INN: Mischung des E-Isomers (Enclomifen INN, Cisclomifen) u. des Z-Isomers (Zuclomifen INN, Transclomifen) von 2-[4-(2-Chlor-1,

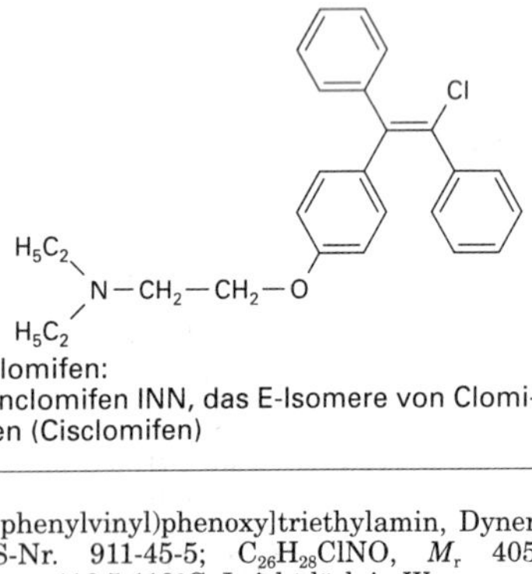

Clomifen:
Enclomifen INN, das E-Isomere von Clomifen (Cisclomifen)

2-diphenylvinyl)phenoxy]triethylamin, Dyneric®; CAS-Nr. 911-45-5; $C_{26}H_{28}ClNO$, $M_r$ 405.98. Schmp. 116.5-118°C. Leicht lösl. in Wasser, wenig lösl. in Ethanol, unlösl. in Ether. Synthetisches, nichtsteroidales Estrogen. **Anw.:** Ovulationsstimulans*. HWZ 120 h. **Übl. Dos.:** oral: 50 bis 100 mg/d vom 5. bis zum 9. Zyklustag. **Nebenw.:** Hitzewallungen, Visusstörung, Übelkeit, Mehrlingsschwangerschaften.

**Clomifencitrat:** Clomifeni citras Ph.Eur.3; $C_{32}H_{36}ClNO_8$, $M_r$ 598.1. Weißes bis blaßgelbes krist. Pulver. Schwer lösl. in Wasser. Gebräuchl. ist auch Clomifendihydrogencitrat.

**Clomipramin** INN: 3-Chlor-5-(3-dimethylaminopropyl)-10,11-dihydro-5H-dibenzo[b,f]azepin, Chlorimipramin, Anafranil®; CAS-Nr. 303-

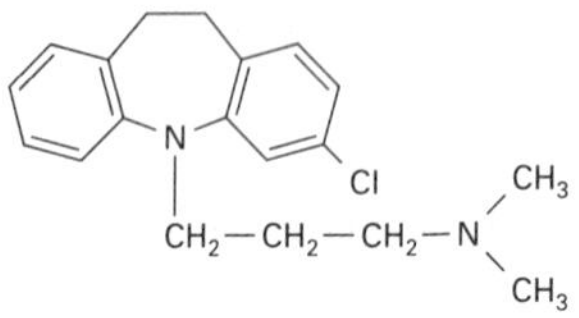

Clomipramin

49-1; $C_{19}H_{23}ClN_2$, $M_r$ 314.9. **Anw.:** tricyclisches Antidepressivum vom Imipramin*-Typ, s. unter Psychopharmaka; Ind.: Depressionen, Zwangsvorstellungen, chronische Schmerzen. HWZ 21 h.

**Clomipraminhydrochlorid:** Clomipramini hydrochloridum Ph.Eur.3; $C_{19}H_{24}Cl_2N_2$, $M_r$ 351.3. Schmp. 190-191°C; polymorph. Weißes, schwach hygr., krist. Pulver.

**Clonazepam** INN: Clonazepamum Ph.Eur.3, 5-(2-Chlorphenyl)-2,3-dihydro-7-nitro-1H-1,4-benzodiazepin-2-on, Rivotril®; CAS-Nr. 1622-

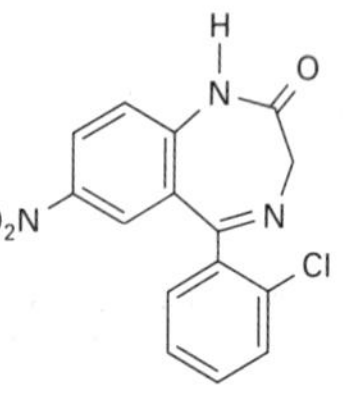

Clonazepam

61-3; $C_{15}H_{10}ClN_3O_3$, $M_r$ 315.72. Schmp. 236.5-238.5°C aus Ethanol-Methylenchlorid. Sehr schwer lösl. in Wasser; ein Benzodiazepin mit ausgeprägten antikonvulsiven Eigenschaften. **Anw.:** Antikonvulsivum, Antiepileptikum; Ind.: alle Formen von Epilepsien u. auch im Status epilepticus. **Nebenw.:** Müdigkeit, Sedierung, Muskelschwäche, Koordinationsstörungen, Ataxie. HWZ 25 bis 40 h. **Übl. Dos.:** schrittweise bis zur Erhaltungsdos. erhöhen. Oral: Erwachsene 4-8 mg/d; Kleinkinder: 0.5-1 mg/d; Kinder 1-5 Jahre: 1-3 mg/d; Kinder 5-12 Jahre: 3-6 mg/d jeweils in 3-4 geteilten Gaben. Parenteral: Status epilepticus: Erwachsene: 1 mg i.v.; Kleinkinder u. Kinder 0.5 mg i.v.

**Clonidin** INN: 2-[(2,6-Dichlorphenyl)imino]-imidazolidin, Catapresan®, Dixarit®, Isoglaucon®; CAS-Nr. 4205-90-7; $C_9H_9Cl_2N_3$, $M_r$ 230.10. Schmp. 130°C. $pK_s$ (konjugierte Säure) 8.25. **Wirk.:** $\alpha_2$-Sympathomimetikum mit zentralem u. peripherem Angriffspunkt; reduziert Empfind-

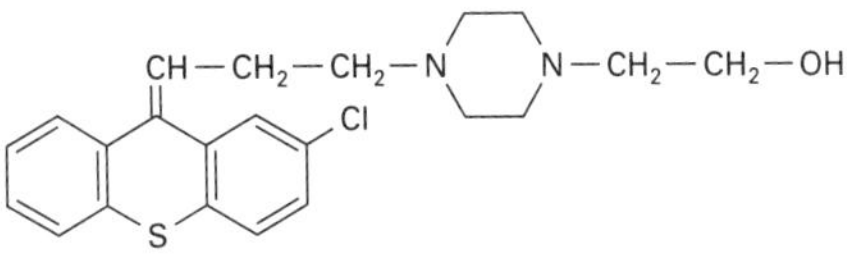

Clopenthixol

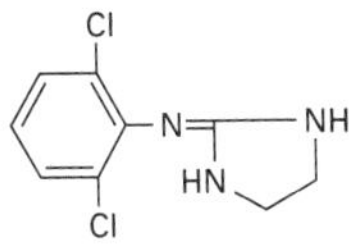

Clonidin

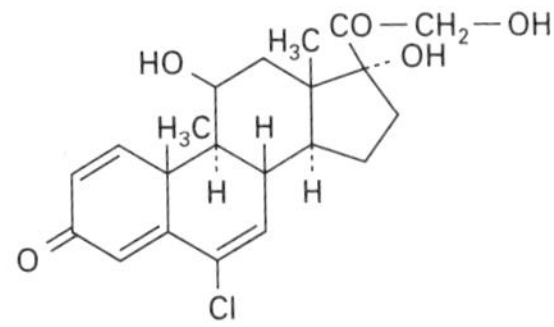

Clopredmol

lichkeit der Gefäße, auf dilatorische u. konstriktorische Reize zu reagieren (Migräne!). **Anw.:** Antihypertonikum, Migräneprophylaktikum, in Augentropfen gegen Glaukom, zur Milderung der Entzugssymptomatik bei Morphinabhängigen, (vorgeschlagen) zur Behandlung des Alkoholentzugssyndroms (Delirium tremens). **Nebenw.:** Mundtrockenheit, Schläfrigkeit, Farbensehen, Benommenheit, Halluzinationen, Obstipation, starke Reboundphänomene, Kopfschmerzen nach dem Absetzen. HWZ 9 bis 15 h. **Übl. Dos.:** Oral: 3mal 0.075 mg/d langsam steigern auf 3mal 0.15 mg/d, individuell dosieren. Parenteral: i.m., i.v. u. s.c. bis 4mal 0.15 mg/d. Konjunktival: 0.25%.

**Clonidinhydrochlorid:** Clonidini hydrochloridum Ph.Eur.3; CAS-Nr. 4205-91-8; $C_9H_{10}Cl_3N_3$, $M_r$ 266.6. Weißes, krist. Pulver, lösl. in Wasser u. wasserfreiem Ethanol.

**Clont®:** s. Metronidazol.

**Clonus:** s. klonische Krämpfe.

**Clopamid** INN: 4-Chlor-N-(*cis*-2,6-dimethylpiperidino)-3-sulfamoylbenzamid, Chlosudimeprimyl, Brinaldix®; CAS-Nr. 636-54-4; $C_{14}H_{20}ClN_3O_3S$, $M_r$ 345.86. **Strukturformel** s. Diuretika. Schmp. 244-246°C aus Methanol u. Diisopropylether. Lösl. 1:250 in Wasser, 1:100 in wasserfreiem Ethanol, 1:250 in Chloroform. **Anw.:** Saluretikum (s.a. Diuretikum), Ödeme, Hypertonie. **Übl. Dos.:** Oral: Initialdos. 40 bis 60 mg/d; Erhaltungsdos. 20 bis 40 mg/d. Oral: Ödeme: 1mal 0.02 g/d morgens; Erhaltungstherapie: 1mal 0.005 g/2d. Nebenw., Wechselw., Kontraind.: s. Bendroflumethiazid.

**Clopenthixol** INN: 4-[3-(2-Chlorthioxanten-9-yliden)propyl]-1-piperazinylethanol, Ciatyl®; CAS-Nr. 982-24-1; $C_{22}H_{25}ClN_2OS$, $M_r$ 400.99. **Anw.:** Neuroleptikum. Ind.: Psychosen mit Agitiertheit u. Wahnbildung, Schizophrenie, Manie, Delirium tremens. **Nebenw.:** s. Psychopharmaka. Vermindertes Reaktionsvermögen! HWZ 24 bis 31 h. **Übl. Dos.:** Oral: ambulant: 3- bis 4mal 0.01 g/d; stationär: 0.075-0.1 g/d. Parenteral: 0.025 g i.m.; in Notfällen 0.05-0.1g, Tagesdos. 0.075-0.15 g. Gebräuchl. ist auch Clopenthixoldihydrochlorid.

**Clophen®:** s. Polychlorierte Biphenyle.

**Cloprednol** INN: 6-Chlor-11β,17α,21-trihydroxy-1,4,6-pregnatrien-3,20-dion, Syntestan®; CAS-Nr. 5251-34-3; $C_{21}H_{25}ClO_5$, $M_r$ 392.9. **Anw.:** Glucocorticoid. Ca. 2mal so wirksam wie Prednisolon*.

**Clorazepat** INN: 7-Chlor-2,3-dihydro-2,2-dihydroxy-5-phenyl-1H-1,4-benzodiazepin-3-carbonsäure; CAS-Nr. 23887-31-2; $C_{16}H_{13}ClN_2O_4$, $M_r$ 332.74. **Anw.:** Tranquilizer. Verwendet wird das Dikaliumclorazepat*.

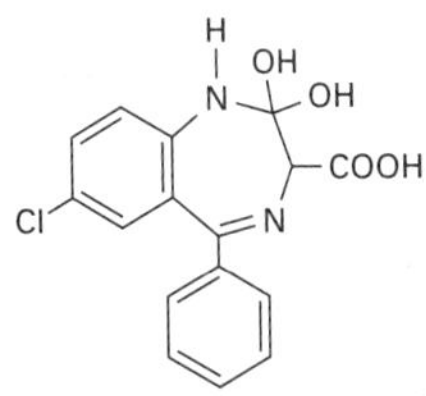

Clorazepat

**Clorina:** s. Tosylchloramid-Natrium.

**Clorindanol** INN: 7-Chlor-4-indanol; CAS-Nr. 145-94-8; $C_9H_9ClO$, $M_r$ 168.63. Schmp. 91-93°C aus Petrolether; polymorph. **Anw.:** Chemotherapeutikum.

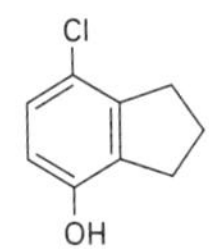

Clorindanol

**Closilas, Closilat, Closylat:** chem. Kurzbez. f. p-Chlorbenzolsulfonat.

**Clostebol** INN: 4-Chlor-17β-hydroxy-4-androsten-3-on, 4-Chlor-testosteron, Steranabol®; CAS-Nr. 1093-58-9; $C_{19}H_{27}ClO_2$, $M_r$ 322.89. Schmp. 188-190°C aus Aceton u. Hexan; polymorph. $[\alpha]_D^{20°C}$ +148° (in Chloroform). **Anw.:** Anabolikum*. **Übl. Dos.:** Parenteral: i.m. 40 mg 2mal in der Woche. Gebräuchl. ist Clostebolacetat (CAS-Nr. 855-19-6).

**Clostridiopeptidase A:** s. Kollagenase.

**Clostridium:** Gattung der Fam. Bacillaceae*; grampos., streng anaerob wachsende Sporenbildner, zahlreiche menschen- u. tierpathogene Arten. **Clostridium botulinum:** Toxine verursachen Botulismus*, peritrich begeißelte Stäbchen

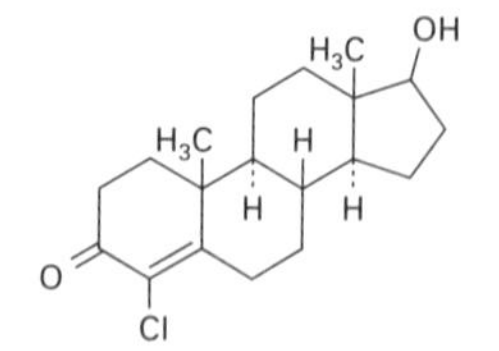

Clostebol

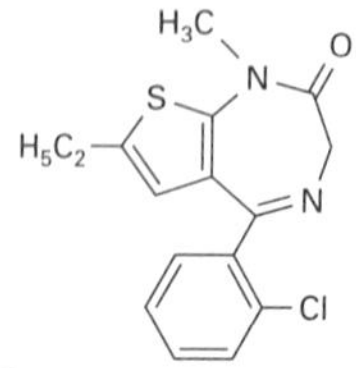

Clotiazepam

mit ovalen mittel- bis endständigen Sporen (aufgetriebener Bakterienleib). **Clostridium tetani:** Toxine verursachen Wundstarrkrampf (Tetanus*), peritrich begeißelte Stäbchen mit kugelförmigen endständigen Sporen (Tennisschlägerform); Vork. im Darm von Menschen u. Tieren, gedüngter Erde (Pferdemist), Straßenstaub; Impfungen s. Tetanus-Adsorbat-Impfstoff u. Kombinationsimpfstoffe mit Diphtherie*. **Clostridium perfringens:** Toxine verursachen Gasbrand*. **Clostridium septicum:** Pararauschbrandbazillus. Tierpathogene Clostridien: z.B. **Clostridium chauvoei:** Rauschbranderreger. Apathogene Clostridien: zahlreiche Typen spielen bei Eiweißfäulnis u. Kohlenhydratgärung eine Rolle.

**Clostridium-Novyi-Alpha-Antitoxin für Tiere:** Immunoserum clostridii novyi alpha ad usum veterinarium Ph.Eur.3; Zuber. von Globulinen, die das Alpha-Toxin von *Clostridium novyi* (Cl. oedematiens) spezifisch neutralisieren, von immunisierten Tieren gewonnen.

**Clostridium-Novyi-(Typ B)-Impfstoff für Tiere:** Vaccinum clostridii novyi B ad usum veterinarium Ph.Eur.3; aus einer Flüssigkultur eines geeigneten Stammes von *Clostridium novyi* (Cl. oedematiens) (Typ B) wird das Toxin gew. u. inaktiviert.

**Clostridium-Perfringens-Beta-Antitoxin für Tiere:** Immunoserum clostridii perfringentis beta ad usum veterinarium Ph.Eur.3; Zuber., die Globuline enthält, die das Beta-Toxin von *Clostridium perfringens* Typ B u. C spezifisch neutralisieren, von immunisierten Tieren gewonnen.

**Clostridium-Perfringens-Epsilon-Antitoxin für Tiere:** Immunoserum clostridii perfringentis epsilon ad usum veterinarium Ph.Eur.3; Zuber., die Globuline enthält, die das Epsilon-Toxin von *Clostridium perfringens* Typ D spezifisch neutralisieren, von immunisierten Tieren gewonnen.

**Clostridium-Perfringens-Impfstoff für Tiere:** Vaccinum clostridii perfringentis ad usum veterinarium Ph.Eur.3; aus einer Flüssigkultur von *Clostridium perfringens* Typ B, C od. D od. einer Mischung dieser Typen wird das Toxin gew. u. inaktiviert.

**Closylat, Closilat, Closilas:** chem. Kurzbez. f. p-Chlorbenzolsulfonat.

**Clotiazepam** INN: 5-(2-Chlorphenyl)-7-ethyl-2,3-dihydro-1-methyl-1H-thieno[2,3-e][1,4]diazepin-2-on, Trecalmo®; CAS-Nr. 33671-46-4; $C_{16}H_{15}ClN_2OS$. **Anw.:** Tranquilizer. HWZ 5 bis 15 h.

**Clotrimazol** INN: Clotrimazolum Ph.Eur.3, 1-(2-Chlor-α,α-diphenylbenzyl)imidazol, Canesten®, Canifug®, Mono Baycuten®, Myko Cordes®, Mycofug®, Pedisafe®; CAS-Nr. 23593-75-1; $C_{22}H_{17}ClN_2$, $M_r$ 344.84. Schmp. 147-149°C. Prakt. unlösl. in Wasser; lösl. in Ethanol, Chloroform; schwer lösl. in Ether. Lösl. in Aceton. Inkomp.:

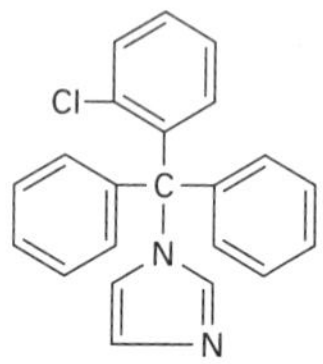

Clotrimazol

sauer reagierende Stoffe. **Anw.:** Breitband-Antimykotikum; fungizid durch Synthesehemmung steroidaler Membranbausteine; lokale Anw. bei Haut- u. Genitalmykosen; orale Anw. ungünstig. **Nebenw.:** gastrointestinale u. zentralnervöse Störungen, Erhöhung der Transaminasen nach systemischer Anw. **Übl. Dos.:** Topikal: Lösung, Creme 1% 2- bis 3mal/d. Vaginal: 1- bis 2mal 1.0 g/d.

**Clotrimazol-Hautspray 1%:** Herst. nach NRF: 0.4 g Clotrimazol werden unter Erwärmen in 10.0 g Macrogol 400 u. 29.6 g Isopropylalkohol gelöst. **Anw.:** äuß. als Antimykotikum. Das Spray soll wegen des Gehaltes an Isopropylalkohol nicht bei Hautläsionen angewendet werden. **Übl. Dos.:** 2- bis 3mal/d dünn aufsprühen (Flasche mit Zerstäuberpumpe).

**Clotrimazol-Lösung 1%:** Herst. nach NRF: 0.3 g Clotrimazol werden unter Erwärmen in 29.7 g Macrogol 400 gelöst. **Anw.:** äuß. als Antimykotikum. Als alkoholfreie Zuber. v.a. auch bei nicht intakter Haut geeignet. **Übl. Dos.:** 2 bis 3mal/d dünn auftragen.

**Cloxacillin** INN: (6R)-6-[3-(2-Chlorophenyl)-5-methylisoxazol-4-carboxamido]-penicillansäure;

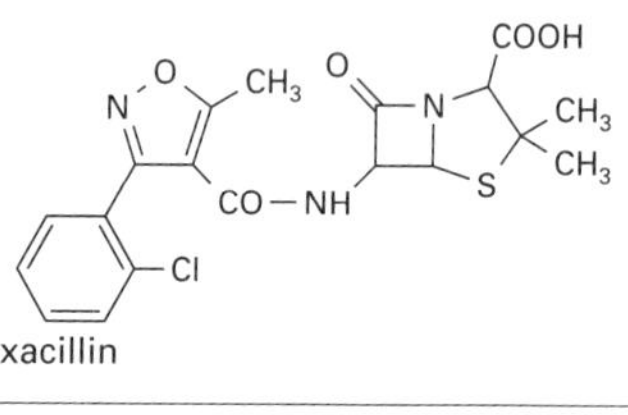

Cloxacillin

CAS-Nr. 61-72-3; $C_{19}H_{17}ClN_3O_5S$. **Wirk.** u. **Anw.:** Antibiotikum; penicillinasefestes Penicillin-Derivat; wirkt v.a. gegen die meisten grampositiven Keime (einschließlich der β-Lactamase-bildenden Staphylokokken) u. Neisseria ssp.; s.a. Antibiotika (Tab.). **Übl. Dos.:** Oral: 4mal/d 0.5 g; Kinder: 4mal/d 0.25 g; i.v.: 4mal/d 0.5 g (langsame Infusion).

**Cloxacillin-Natrium-Monohydrat:** Cloxacillinum natricum Ph.Eur.3; CAS-Nr. 7081-44-9; $C_{19}H_{17}ClN_3NaO_5S \cdot H_2O$, $M_r$ 475.9. Weißes, krist., hygr. Pulver. Leicht lösl. in Wasser u. Methanol; lösl. in Ethanol.

**Cloxazolam** INNv: 10-Chlor-11b-(chlorphenyl)-2,3,7,11b-tetrahydrooxazol[3,2-d]benzodiazepin-6(5*H*)-on, Olcadil®; CAS-Nr. 24166-13-0;

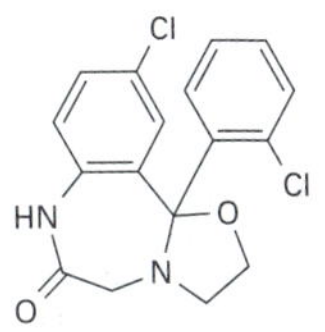

Cloxazolam

$C_{17}H_{14}Cl_2N_2O_2$, $M_r$ 349.21. Schmp. 202-204°C. Krist. Pulver; leicht lösl. in Eisessig, lösl. in Chloroform, wenig lösl. in abs. Ethanol, Aceton, Ethylacetat u. Benzol, unlösl. in Wasser. **Wirk. u. Anw.:** Tranquilizer u. Anxiolytikum aus der Benzodiazepingruppe, mit beruhigender, antikonvulsiver u. schwach ausgeprägter sedierender Eigenschaft. **Nebenw.:** bei hohen Einzeldosen Sedation, Schwindel, Müdigkeit, Mundtrockenheit u. Kopfschmerzen. Während der Schwangerzeit nur bei strenger Indikationsstellung, die Anw. während der Stillzeit ist nicht ratsam. **Übl. Dos.:** 1 bis 3 mg/d.

**Cloxiquin** INN: 5-Chlor-8-chinolinol, Chloroxychinolin, 5-Chlor-8-hydroxychinolin, Cloxyquin; CAS-Nr. 130-16-5; $C_9H_6ClNO$, $M_r$ 179.62.

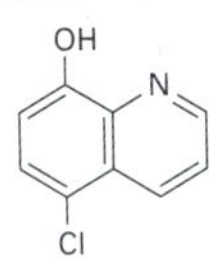

Cloxiquin

Schmp. 130°C aus Ethanol. Wenig lösl. in kalter verdünnter Salzsäure. **Off.:** DAC86. **Anw.:** Antimykotikum. **Übl. Dos.:** Topikal: Salbe: 1%, 2mal/d auftragen.

**Clozapin(um)** INN: 8-Chlor-11-(4-methyl-1-piperazinyl)-5H-dibenzo[b,e][1,4]diazepin; Lepo-

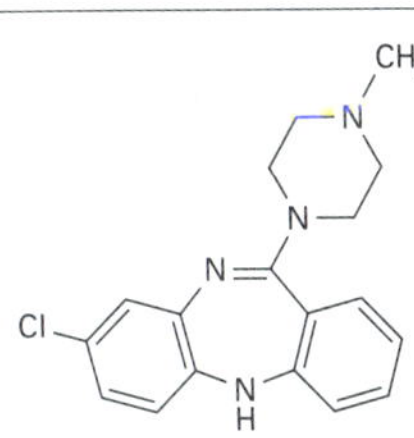

Clozapin

nex®; CAS-Nr. 5786-21-0; $C_{18}H_{19}ClN_4$, $M_r$ 326.83. Schmp. 183-184°C. Gelbe Kristalle; prakt. unlösl. in Wasser, lösl. in Ethanol u. Methanol. **Off.:** Ph.Helv.7. **Anw.:** Neuroleptikum (s. Psychopharmaka), keine extrapyramidalen Begleitwirkungen wie andere Neuroleptika; wegen schwerer Nebenw. (Agranulozytose, Leukopenie) nur f. klinische Behandlung zugelassen. **Übl. Dos.:** 200 bis 400 mg/d.

**Clunes:** (lat.) Hinterbacken, Gesäß.

**Clupanodonsäure:** 4,8,12,15,19-Docosapentaensäure; $C_{21}H_{33}COOH$, $M_r$ 330.5. Blaßgelbe Flüss., verursacht Fischgeruch. Inhaltsstoff der Fischlebern (im Dorschlebertran zu 10% enthalten); s. Fettsäuren, Essentielle.

**Clupein:** aus Heringssperma gewonnenes Protamin, s. Protamine.

**Clusius-Trennrohr:** s. Trennrohrverfahren.

**Cm:** *chem.* Curium*.

**CMC:** **1.** Abk. f. Carboxymethylcellulose*. **2.** Abk. f. Kritische Mizellbildungskonzentration*.

**CMC-Ca:** s. Carboxymethylcellulose-Calcium.

**CMV:** s. Zytomegalie.

**CND:** Commission on Narcotic Drugs, Suchtstoffkommission, eine Institution der Vereinten Nationen (UNO); die Suchtstoffkommission konkretisiert u.a. die in der internationalen Suchtstoffpolitik erarbeiteten Richtlinien; s. Betäubungsmittelrecht.

**Cnici benedicti herba:** s. Cnicus benedictus.

**Cnicin:** ein mit einer C5-Säure verestertes Sesquiterpenlacton* (Bitterstoff), ein Germacranolid-7,6-lacton mit exocyclischer Methylengrup-

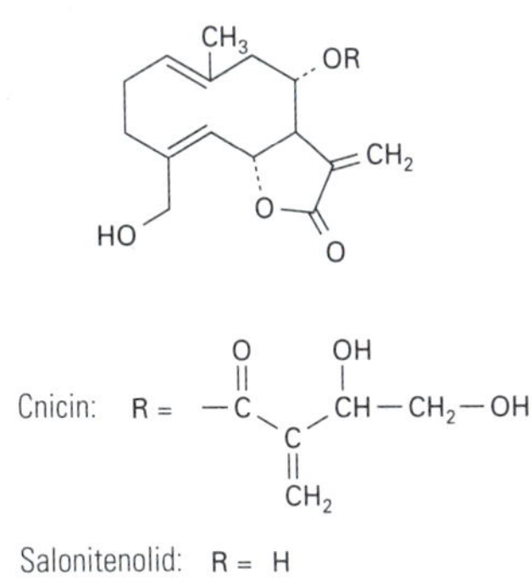

Cnicin bzw. Salonitenolid

pe am γ-Lactonring; $C_{20}H_{26}O_7$, $M_r$ 378.41. Schmp. 143°C. Hauptbitterstoff in Cnicus bendictus*; weist antibiotische u. cytotoxische Wirk. auf.

**Cnicus benedictus** L.: (Carduus benedictus, Carbenia benedicta) Fam. Asteraceae (Compositae), Kardobenedikte, Benediktendistel, Bitterdistel (Mittelmeergebiet, kult. in Deutschland). Stpfl. v. **Herba Cardui benedicti:** Cnici benedicti herba, Kardobenediktenkraut, Benediktenkraut, (Bitter-)Distelkraut. **Off.:** ÖAB90, DAC86. **Inhaltsst.:** ca. 0.25% Sesquiterpenlacton-Bitterstoffe wie Cnicin (hauptsächl.) u. Salonitenolid (**Strukturformeln** s. Cnicin) sowie Artimisiifolin (ein Germacranolid-7,8-lacton), ferner Flavonoide (Luteolin, Apigenin), ca. 0.3% äther. Öl (mit Polyinen wie Dodeca-1,11-dien-3,5,7,9-tetrain u. mit antibakteriellen Eigenschaften), Triterpene sowie Gerbstoffe; hoher Gehalt an Kalium- u. Magnesiumsalzen. Bitterwert mind. 800. **Anw.:** als Tonikum u. Amarum; volkst.: als Emetikum, Diuretikum u. Expektorans, als Wundheilmittel; größere Dosen wirken brecherregend; kann allergische Kontaktdermatiden verursachen. **Zuber.:** Extr. Cardui benedicti.

**HOM:** *Cnicus benedictus spag. Zimpel* (HAB1.5), Carduus benedictus spag. Zimpel: die ganze, frische, blühende Pflanze.

**HOM:** *Cnicus benedictus* (HAB1.4), Carduus benedictus.

**HOM:** *Cnicus benedictus, ethanol. Decoctum* (HAB1.4): die frischen, oberirdischen Teile blühender Pflanzen; verord. z.B. b. Verdauungsstörungen, Mundtrockenheit.

**Co:** *chem.* Cobalt* (Kobalt).

**CoA, CoA-SH:** s. Coenzym A.

**Coating:** s. Film-coating.

**Cobalamine:** Sammelbez. f. Stoffe mit der Wirk. des Vitamin $B_{12}$; s. Vitamine.

**Cobalt:** Kobalt, Co, $A_r$ 58.9332, 1-, 2- u. 3wertig, selten 4- u. 5wertig, OZ 27. D. 8.89, Schmp. 1493°C, Sdp. 3100°C. Nat. Isotop: $^{59}$Co, künstl. radioaktive Isotope: 54 bis 58, 60 bis 64. Schon im Altertum bekanntes stahlgraues, magnetisches, glänzendes Metall, härter als Stahl, wird von feuchter Luft nicht angegriffen, von nichtoxidierenden Säuren nur langsam, von verd. Salpetersäure leicht angegriffen, während es von konz. Salpetersäure wie Fe u. Ni passiviert wird. Nat. gediegen im Meteoreisen (ca. 2%), sonst nur gebunden (Speisekobalt, $CoAs_2$, Glanzkobalt, CoS·As, Cobaltblüte, $Co_3(AsO_4)_2$, fast stets von Nickel begleitet. Hauptproduktionsgebiete sind Katanga (Zaire), Ontario (Kanada), Indien, China, früher hauptsächl. Erzgebirge. Darst.: aus den Nickel-, Cobalt-, u. Kupfer-Erzen. Verw. zu Legierungen (Hartmetallen) u. zu Cobaltfarben in der keramischen u. Glasindustrie („Smalte“ ist Kalium-Cobalt-Silicat). Da die wasserfreien Cobalt(II)-Salze rein blau, nach Wasseraufnahme aber rot gefärbt sind, werden sie zu sympathetischen Tinten (s. Cobalt(II)-chlorid), zu Hygrometern („Wetterblumen“) sowie als Indikator in Silicagel benutzt. Von den künstl. radioaktiven Co-Isotopen dient $^{60}$Co an Stelle von Radium zur Krebsbehandlung. Es sendet β- u. γ-Strahlen aus, seine HWZ beträgt 5.2 Jahre. Co ist ferner ein Bestandteil von Vitamin $B_{12}$; der menschl. Körper enthält 2 bis 3 mg Co, die empfohlene Zufuhr ist 1 bis 2 µg/d. **Tox.:** Co-Verbindungen führen zu Verätzungen des Magen-Darm-Traktes (500 mg Co(II)-chlorid führt beim Menschen zu Erbrechen, Durchfall, Hitzegefühl). Zur Schaumstabilisierung wurden früher dem Bier Co-Verbindungen (ca. 1 mg/L $CoSO_4$) zugesetzt. Es kam in Canada u. Belgien zu teils tödlichen Vergiftungen. **Nachw. von Cobaltverbindungen: 1.** Mit Borax od. Phosphorsalz zusammengeschmolzen geben sie blaue, glasartige Massen (Cobaltperle). **2.** Ammoniumsulfid fällt schwarzes, in verd. Salzsäure unlösl. Cobalt(II)-sulfid. **3.** Alkalilauge fällt blaue Cobalt(II)-salze. **4.** Aus mit Essigsäure versetzten Cobalt(II)-salzlsg. fällt Kaliumnitrit gelbes komplexes Kaliumhexanitrocobaltat(III) $K_3[Co(NO_2)_6]$, das auch zur Co/Ni-Trennung dient.

**HOM:** Cobaltum metallicum (HAB1.5): verord. z.B. b. Ekzemen, Neurasthenie.

**Cobalt-57:** Kobalt-57, $^{57}$Co. Radioisotop des Cobalt. Es ist ein reiner Gamma-Strahler, HWZ 270 d, wird zur radioaktiven Markierung von Vitamin $B_{12}$ verwendet (s.a. Cyanocobalamin [$^{57}$Co]). Die Herst. erfolgt im Zyklotron durch Protonenbeschuß entweder von Ni-60 od. von Ni-58 über Ni-57.

**Cobalt-58:** Kobalt-58, $^{58}$Co. Radioisotop des Cobalt, das wie Co-57 zur Markierung von Vitamin $B_{12}$ verwendet wird (s.a. Cyanocobalamin [$^{58}$Co]). Die Darstellung erfolgt im Zyklotron durch einen n,p-Prozeß aus $^{58}$Ni. Es zerfällt unter Emission von Positronen u. Gammastrahlung in Eisen-58. HWZ 71.3 d.

**Cobalt(II)-acetat:** Cobaltoacetat, Cobaltum aceticum oxydulatum; $Co(CH_3CO_2)_2 \cdot 4\,H_2O$. Rote, nach Essigsäure riechende Kristalle, leicht lösl. in Wasser u. Säuren, lösl. in Ethanol, Amylalkohol, Amylacetat. **Anw.** techn.: als Sikkativ f. Lacke u. Firnisse.

**Cobaltblau:** Thenards Blau, s. Aluminium.

**Cobaltbombe:** s. Strahlentherapie.

**Cobalt(II)-chlorid:** Cobaltochlorid, Cobaltum chloratum (oxydulatum); $CoCl_2 \cdot 6\,H_2O$, $M_r$ 237.9. Rotviolette Kristalle, leicht lösl. in Wasser mit roter Farbe, lösl. in Ethanol mit tiefblauer Farbe. **Off.:** ÖAB90. **Anw.** med.: in Roborantien, zus. mit Eisensalzen; vet.: bei Cobaltmangelerkrankungen; techn.: in der Glas- u. Porzellanmalerei, zur Herst. sympathet. Tinten u. von Hygrometern.

**Cobaltchlorür:** Cobaltum chloratum, s. Cobalt(II)-chlorid.

**Cobaltiake:** veralteter Name f. Cobalt-Ammoniakate, Cobalt-Ammine. Komplexe Ammoniak-Verbindungen der Cobalt(III)-Salze.

**Cobalti-Verbindungen:** Cobalt(III)-Verbindungen.

**Cobalt(II)-nitrat:** Cobaltonitrat, Cobaltum nitricum oxydulatum, $Co(NO_3)_2 \cdot 6\,H_2O$. D. 1.87. Schmp. 56°C. Bräunlichrote, hygr. Kristalle; sehr leicht lösl. in Wasser u. Ethanol. **Anw.** techn.: zur Lötrohranalyse u. zu Cobaltfarben.

**HOM:** *Cobaltum nitricum:* verord. z.B. b. Magengeschwüren, Ekzem.

**Cobaltochlorid:** s. Cobalt(II)-chlorid.

**Cobaltonitrat:** s. Cobalt(II)-nitrat.

**Cobaltosulfat:** s. Cobalt(II)-sulfat.

**Cobalto-Verbindungen:** Cobalt(II)-Verbindungen.

**Cobalt(II)-sulfat:** Cobaltosulfat, Cobaltum sulfuricum oxydulatum, Cobaltvitriol; $CoSO_4 \cdot 7\,H_2O$. Karminrote Prismen, leicht lösl. in Wasser, sehr schwer lösl. in Ethanol. **Anw.** vet.: wie Cobalt(II)-chlorid; techn.: in der Porzellanmalerei, zur Herst. v. Cobaltfarben.

**Cobaltum:** s. Cobalt.

**Cobaltum aceticum:** s. Cobalt(II)-acetat.

**Cobaltum chloratum (oxydulatum):** s. Cobalt(II)-chlorid.

**Cobaltum metallicum:** s. Cobalt.

**Cobaltum nitricum:** s. Cobalt(II)-nitrat.

**Cobaltum sulfuricum:** s. Cobalt(II)-sulfat.

**Cobaltvitriol:** s. Cobalt(II)-sulfat.

**Cobamamid** INNv: 5'-Desoxyadenosyl-cobalamin, 5,6-Dimethylbenzimidazolylcobamid-Coenzym, inneres Salz des Co-(5'-desoxyadenosin-5')-Derivates des 3'-Esters von Cobinamidphosphat mit 5,6-Dimethyl-1-α-D-ribofuranosylbenzimidazol, Coenzym $B_{12}$, D.B.C.C.; CAS-Nr. 13870-90-1; $C_{72}H_{100}CoN_{18}O_{17}P$, $M_r$ 1579.57. Lösl. in Ethanol, Phenol, prakt. unlösl. in Aceton, Ether, Dichlorethylen, Dioxan. p$K_s$ 3.5. **Anw.:** Protein-Anabolikum, bei Kachexie, Untergewicht, Wachstumsstörungen bei Säuglingen u. Kindern. **Übl. Dos.:** Oral: 1- bis 2mal 1 mg/d. Parenteral: i.m. 2mal 1 mg/7 h bis zu 1 mg/d.

**Cobra:** Kobra, Brillenschlange, s. Naja naja.

**Cobratoxin:** s. Schlangengifte.

**Coca(blätter):** s. Erythroxylum coca.

**Cocain:** Cocainum, Erythroxylin, Methylbenzoylecgonin, Methylester des Benzoylecgonins, 3-

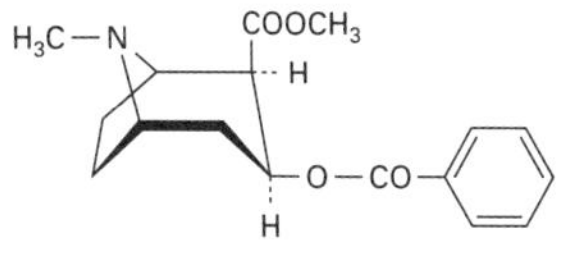

Cocain

(Benzoyloxy)-8-methyl-8-azabicyclo[3.2.1]octan-2carboxylsäure-methylester, 3β-Hydroxy-1αH, 5αH-tropan-2β-carboxylsäure-methylester-benzoat; CAS-Nr. 50-36-2; $C_{17}H_{21}NO_4$, $M_r$ 303.35. Hauptalkaloid der Cocablätter (Folia Cocae, s. Erythroxylum coca). Im Gegensatz zum Atropin* (bzw. Hyoscyamin) ist die OH-Gruppe am C-3 *cis*-ständig zur N-Brücke. Schmp. 98°C aus Ethanol; Sublimation ab 90°C. Farblose, bitter schmeckende Kristallnadeln, lösl. in Ethanol, Ether, Chloroform, sehr schwer lösl. in Wasser (1:600), ferner lösl. in verd. Säuren u. in fetten Ölen, unlösl. in Glycerol. Gew.: durch Ausziehen der mit Sodalösung angefeuchteten Cocablätter mit Petroleum u. Ausfällen des Rohcocains; auch Abbau des isolierten Alkaloidgemisches zu Ecgonin* u. anschließend Veresterung mit Benzoesäure u. Methanol. **Wirk.** u. **Anw.:** äuß. als lokales Anästhetikum (hauptsächl. in Form von Cocainhydrochlorid*), vasokonstriktorisch. Infolge seiner Wirk. auf das ZNS (bei Dos. per os von 50 mg Euphorie, Appetithemmung, Leistungssteigerung, bei höherer Dos. aber Erregung, Halluzinationen, Schwindel, Lähmungen, Tod durch Atemlähmung) dient C. in großem Umfange als Rauschgift (Cocainismus) u. unterliegt daher den Betäubungsmittel-(Suchtgift-)rechtlichen Vorschriften.

**Gesch.:** 1855 entdeckt von d. Apotheker F. Gaedcke, 1860 rein dargest. v. Alb. Niemann (in Wöhlers Laboratorium zu Göttingen), 1885 von Merck u. Skraup aus Benzoylecgonin u. Methyliodid hergestellt, ca. 1900 synthetisiert (Strukturaufklärung) von R. Willstätter. 1884 wandte in Wien der Augenarzt Karl Koller (geb. 1857 in Westböhmen, 1888 Emigration in die USA, gest. 1944 in New York) C. zum ersten Male zur Anästhesie bei Augenoperationen an (Beginn des Zeitalters der Lokalanästhesie). Modellsubstanz f. synthetische Lokalanästhetika. Nach 1912 u. wieder ab ca. 1980 starke Verbreitung des Cocainismus.

**Cocainhydrochlorid:** Cocaini hydrochloridum Ph.Eur.3, Cocainum hydrochloricum; CAS-Nr. 53-21-4; $C_{17}H_{22}ClNO_4$, $M_r$ 339.8. Schmp. ca. 197°C (Zers.). Farblose Kristalle od. krist. Pulver, bitter schmeckend, hygr. Sehr leicht lösl. in Wasser, leicht lösl. in Ethanol 90% (1:4), lösl. in Chloroform (1:20), unlösl. in Ether u. fetten Ölen. $[\alpha]_D^{20°C}$ -70 bis -73° (c = 2.0 in Wasser, pH 4.5). **Anw.:** als lokales Anästhetikum (es lähmt d. sensiblen Nervenendigungen), hauptsächl. zur Schleimhautanästhesie, zu Pinselungen mit 10- bis 20%igen Lsgn. (am Auge 1 bis 4%) od. als subkutane Injektionen (häufig mit Adrenalin kombiniert, aber nichtnotwendig); inn. nicht mehr verwendet; vgl. Cocain.

**Cocainismus:** Cocain-Mißbrauch, vgl. Cocaismus.

**Cocainnitrat:** Cocainum nitricum, Salpetersaures Cocain; CAS-Nr. 5913-62-2; $C_{17}H_{21}O_4N \cdot HNO_3 \cdot 2\,H_2O$, $M_r$ 402.40. Schmp. 58-63°C. Farblose Kristalle, lösl. in Wasser u. Ethanol. Anw. wie Cocainhydrochlorid.

**Cocainsulfat:** Cocainum sulfuricum, Schwefelsaures Cocain; CAS-Nr. 5913-65-5; $(C_{17}H_{21}O_4N)_2 \cdot H_2SO_4$, $M_r$ 401.43. Anw. wie Cocainhydrochlorid*, jedoch selten.

**Cocainum hydrochloricum:** s. Cocainhydrochlorid.

**Cocainum nitricum:** s. Cocainnitrat.

**Cocainum sulfuricum:** s. Cocainsulfat.

**Cocaismus:** die Gewohnheit, (frische) Cocablätter zu kauen, s. Erythroxylum coca; vgl. Cocainismus.

**Cocamidopropylbetain-Lösungen:** Cocamidopropylbetaini solutio, Sol. Cocamidopropylbetaini. Im DAC86 sind eine 30- u. eine 38%ige Lösung beschrieben. Cocamidopropylbetain ist 3-

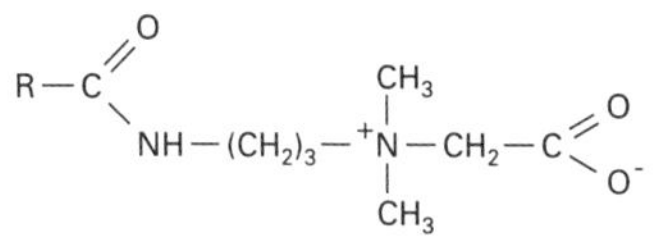

Cocamidopropylbetain-Lösungen: Strukturformel des Acylaminopropyldimethylammonioacetat

Acylaminopropyldimethyl-ammonioacetat. Hellgelbe bis gelbe, klare bis schwach getrübte, niedrig viskose Flüss.; prakt. ohne Geruch. **Anw.:** als haut- u. schleimhautverträgliches Tensid zur Herst. medizinischer u. kosmetischer Waschlösungen.

**Cocarboxylase:** **1.** Pyrophosphorsäureester des Thiamins; s. unter Vitamine; **2.** obsolete Bez. f. die prosthetische Gruppe der Pyruvatdecarboxylase der Hefe.

**Cocarcinogene:** s. Kokarzinogene.

**Coccaceae:** (*gr.* κόκκος Kugel) kugelförmige Bakterien. Gramnegativ: Gonokokken, Meningokokken. Grampositiv: Staphylokokken, Streptokokken, Pneumokokken.

**Coccelskörner:** s. Anamirta cocculus.

**Coccidia:** Od. der Sporozoa; Epithelschmarotzer, in den Darmdeckzellen der Tiere, Erreger der Coccidiosen (rote Ruhr der Rinder, Geflügelseuchen u.a.), in leichter Form auch bei Menschen, s. Kokzidiose.

**Coccionella(schildlaus):** Koschenille, s. Dactylopius coccus.

**Cocculi:** (C. indici, levantici, piscatorii) Kokkelskörner, s. Anamirta cocculus.

**Cocculus:** s. Anamirta cocculus.

**Coccus cacti:** s. Dactylopius coccus.

**Coccus ceriferus:** s. Wachse (Cera chinensis).

**Coccus laccae:** Carteria lacca, Gummilackschildlaus, s. Schellack.

**Cochenille:** s. Dactylopius coccus.

**Cochlearia armoracia:** s. Armoracia rusticana.

**Cochlearia officinalis** L.: Fam. Brassicaceae (Cruciferae), Löffelkraut, Skorbutkraut, Bitterkresse (Europa, hauptsächl. Nordseeküsten). Stpfl. v. **Herba Cochleariae:** Löffelkraut, Skorbutkraut, Scharbockskraut (vgl. Ranunculus ficaria). **Inhaltsst.:** das Senfölglykosid Glucocochlearin, das sekundäres D-Butylsenföl abspaltet (s. Glucosinolate), Bitterstoffe, Gerbstoff, reich an Vitamin C (zwischen 0.4 u. 1% f. das wasserfreie Kraut). **Anw.** volkst.: bei Skorbut, Rheuma, Leberleiden, zu Frühjahrskuren sowie als Diuretikum u. Stomachikum; auch äuß. zu Einreibungen. **Spiritus Cochleariae:** wurde nach EB6 mit künstlichem iso-Butylsenföl hergestellt.

**HOM:** *Cochlearia officinalis* (HAB1.4).

**HOM:** *Cochlearia officinalis spag. Krauß* (HAB1.4): frisches, blühendes Kraut.

**Cochliobolin:** s. Sesterpene.

**Cochlospermum gossypium** (L.) DC: Fam. Cochlospermaceae (Od. Violales) (Indien, Ostafrika). Stpfl. v. **Kutira-Gummi:** Ketira-Gummi, Cochlospermum-Gummi; pathologische Absonderung der Bäume, ähnliche Eigenschaften wie Karaya-Gummi (s. Sterculia urens), daher auch Ersatz f. diesen u. für Tragant. **Best.:** ca. 75% Schleim, ähnl. wie Karaya-Gummi, ein mit Essigsäure verestertes Polysaccharid mit den Bausteinen D-Galacturonsäure (ca. 40%), D-Galactose (ca. 15%) u. L-Rhamnose (ca. 15%). **Anw.:** Abführmittel, Verdickungsmittel.

**Cocktail lytique:** s. Hibernation, artificielle.

**Cocosbutter, Cocosnußöl:** Oleum Cocos, s. Cocos nucifera.

**Cocos nucifera** L.: Fam. Arecaceae (Palmae), Kokospalme (heim. wahrscheinl. Westasien, in allen trop. Küstengebieten verbreitet, vor allem auf den Korallenriffen). Stpfl. v. **Oleum Cocos:** Kokosbutter, Kokosnußöl, Kalappusöl; gew. aus dem getrockneten Fruchtfleisch (Kopra) der Kokosnüsse (Gesamtfettgehalt 60 bis 70%). Weißes bis gelbl., meist etwas ranzig riechendes Fett. Vgl. Triglyceride, Mitttelkettige. **Best.:** ca. 45% Laurin-, ca. 20% Myristin-, ca. 9% Capryl-, ca. 10% Caprin-, ca. 7% Palmitin-, ca. 5% Stearin- u. Ölsäureglyceride. D. 0.88 bis 0.90. Schmp. 20-28°C. IZ 8 bis 10; VZ 253.5 bis 268.5; lösl. in 2 T. 90%igem Ethanol. **Anw.:** zu Salbengrundlagen u. Speisefetten (s. Caprylsäurezahl).

**Cocospalme:** s. Cocos nucifera.

**Code:** s. genetischer Code.

**Codehydrasen:** veraltete Bez. f. die Coenzyme NAD* (Codehydrase I) u. NADP* (Codehydrase II).

**Codein:** Codeinum Ph.Eur.3, Morphin-3-methylether, Codipertussin®, Tricodein®, Codi-

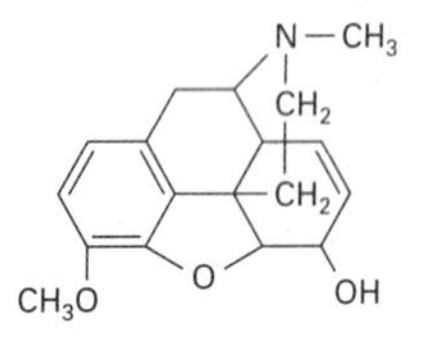

Codein

compren®; CAS-Nr. 6059-47-8; $C_{18}H_{21}NO_3 \cdot H_2O$, $M_r$ 317.38. Räumliche Darstellung der Strukturformel: s. Opium. Schmp. 154-156°C aus Wasser od. verdünntem Ethanol. $[\alpha]_D^{20°C}$ -142 bis 146° (c = 2 in Ethanol 96%). Alkaloid aus dem Opium. Farblose Kristalle od. weißes Pulver. Lösl. in Wasser 1 g/120 mL, in Wasser von 80°C 1 g/60 mL, in Ethanol 1 g/2 mL, in heißem Ethanol 1 g/1.2 mL, in Benzol 1 g/13 mL, in Ether 1 g/18 mL, in Chloroform 1 g/0.5 mL; leicht lösl. in Amylalkohol, Methanol, verdünnten Säuren; prakt. unlösl. in Petrolether, Lösungen von Alkalihydroxiden. Darst.: aus dem Opium (Geh. 0.5 bis 0.8%), synth. durch Methylierung d. Morphins. **Anw.:** Antitussivum, Analgetikum. HWZ 3 h bzw. 2.5 h (Metaboliten). MED 0.1 g, MTD 0.3 g. **Gesch.:** 1832 von Pierre Jean Robiquet (1780 bis 1840) isoliert, synthetisiert aus Morphin durch Albert Knoll 1886).

**Codeinhydrochlorid:** Codeini hydrochloridum, Codeinum hydrochloricum; $C_{18}H_{22}ClNO_3 \cdot 2\ H_2O$, $M_r$ 371.87. $[\alpha]_D^{20°C}$ -116 bis -119° (c = 2.0 in Wasser). Weiße Kristallnadeln, lösl. in Wasser, schwer lösl. in Ethanol u. Chloroform. **Off.:** ÖAB90, Ph.Helv.7. **Anw.:** wie Codeinphosphat; MED 0.1 g, MTD 0.3 g.

**Codeinphosphat: Codeinphosphat-Hemihydrat:** Codeini phosphas hemihydricus Ph.Eur.3, Codeinum phosphoricum, Phosphorsaures Codein; CAS-Nr. 41444-62-6; $C_{18}H_{21}NO_3 \cdot H_3PO_4 \cdot 0.5\ H_2O$, $M_r$ 406.4 (wasserfrei 397.4). **Codeinphosphat-Sesquihydrat:** Codeini phosphas sesquihydricus Ph.Eur.3; $C_{18}H_{24}NO_7P \cdot 1.5\ H_2O$, $M_r$ 424.4. $[\alpha]_D^{20°C}$ -98 bis -102°C (c = 2.0 in Wasser). Weißes, krist. Pulver, lösl. in 3.2 T. Wasser, wenig lösl. in Ethanol. Darst.: durch Auflösen v. Codein in warmer Phosphorsäure. **Anw.** med.: als Narkotikum u. Sedativum, hauptsächl. bei Hustenreiz. Dos. 0.02 bis 0.05 g; MED 0.1 g, MTD 0.3 g.

**Codeinphosphat-Kapseln 30 mg:** s. Capsulae Codeini phosphorici 30 mg.

**Codeinphosphatsirup:** s. Sirupus Codeinii phosphorici.

**Codeinsulfat:** Codeinum sulfuricum, schwefelsaures Codein; $(C_{18}H_{21}NO_3)_2 \cdot H_2SO_4 \cdot 5\ H_2O$, $M_r$ 786.91 (wasserfrei 696.83). Weiße, nadelfeine Kristalle. Lösl. in Wasser (1:30), wenig lösl. in Ethanol, unlösl. in Ether u. Chloroform. **Anw.:** wie Codeinphosphat.

**Codeinum hydrochloricum:** s. Codeinhydrochlorid.

**Codeinum phosphoricum:** s. Codeinphosphat.

**Codeinum sulfuricum:** s. Codeinsulfat.

**Codergocrin:** s. Dihydroergotoxin.

**Codergocrinmesilat:** s. Dihydroergotoxinmesilat.

**Codicompren®:** s. Codein.

**Codipertussin®:** s. Codein.

**Codipront®:** s. Phenyltoloxamin.

**Codon:** Codetriplett; 3 benachbarte Nucleotide auf einer mRNS bilden ein Nucleotidtriplett, das Code-Wort (Codon), das f. den Einbau einer bestimmten Aminosäure in Polypeptid verantwortlich ist. Von den 64 möglichen C.s stehen 61 f. die 20 Aminosäuren zur Verfügung, da f. dieselbe Aminosäure oft mehrere C.s bestehen; die restlichen 3 Codons dienen als Stoppsignale der Translation; s.a. Genetischer Code. Einem C. auf der mRNS entspricht ein komplementäres Codogen auf der DNS (wobei nur Uracil gegen Thymin ausgetauscht ist) u. ein Anticodon auf der tRNS.

$$\text{Codonogen (DNS)} \xrightarrow{\text{Transskription}}$$

$$\text{Codon (mRNS)} \xrightarrow{\text{Translation}} \text{Anticodon (tRNS)}$$

**Coecus:** Caecus*.

**Cönocytisch:** Begriff zur Beschreibung eines Organismus od. Teils eines Organismus, der vielkernig ist, dessen Kerne also nicht durch Zellwände voneinander getrennt sind.

**Coenzym:** Coferment, s. Enzyme.

**Coenzym A:** CoA, CoA-SH; $M_r$ 767.6. Das Coenzym der Acylierung, besteht aus Adenosin-3',5'-diphosphat u. Pantethein-4'-phosphat. Für die biologische Aktivität ist die Thiolgruppe des Cysteamins verantwortlich. Prakt. die gesamte

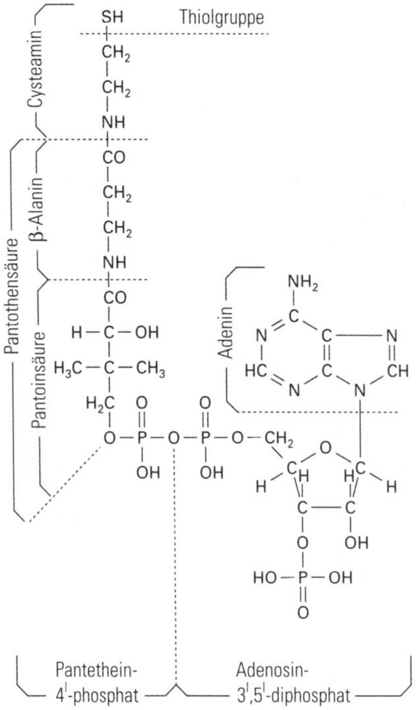


Coenzym A

Pantothensäure der Zelle ist an CoA gebunden. Die stoffwechselaktive Form ist das Acyl-CoA, das als Acylgruppendonator dient. Die Bedeutung von CoA liegt in der Fähigkeit, energiereiche Thioester zu bilden. Durch die Bildung des Thioesters kann sowohl die Carboxylgruppe als auch die benachbarte Methylengruppe aktiviert werden. Die folgenden Reaktionen der aktivierten Carboxylgruppe sind von biochemischer Bedeutung: 1. Reduktion zum Aldehyd, 2. Transacylierung bei der Bildung von Acetylcholin, Hippursäure, acetylierten Aminozuckern, 3. Austausch der Sulfhydrylkomponente in der Thiophorasereaktion, bei der z.B. CoA von Succinyl-CoA auf Acetyl-CoA übertragen wird. Für die aktivierte Methylengruppe sind zahlreiche Kondensationsreaktionen typisch, vor allem (1.) die Carboxylierung von Acetyl-CoA zu Malonyl-CoA durch die biotinabhängige Acetyl-CoA-carboxylase, die f. die Fettsäuresynthese von Bedeutung ist u. (2.) die Aldolkondensation im Tricarbonsäurezyklus*. Derivate von CoA sind Zwischenprodukte bei der β-Oxidation der Fettsäuren (s. Fettsäureabbau).

**Coenzym R:** s. Vitamine (Vitamin H).

**Coffea:** Fam. Rubiaceae, Kaffeestrauch; **C. arabica L.**, Bergkaffee (heim. Äthiopien, Ostafrika, kult. in den Tropen, vor allem Brasilien); **C. liberica** Bull ex Hiern, Liberiakaffee (heim. trop. Westafrika); **C. canephora** Pierre ex Froehn. (C. robusta Lind.), Kongokaffee, Robustkaffee (trop. Westafrika). Stpfln. v. **Semen Coffeae (tostae):** Kaffeebohnen (geröstet). Hauptherkunftsgebiete sind Mittel- u. Südamerika (Mexiko, Guatemala, Costa Rica, Venezuela, Brasilien, Ekuador); Afrika (Liberia, Kamerun, Togo, Angola, Kongo); Asien (Ceylon, Java, Sumatra). **Inhaltsst.:** 0.7 bis 2.5% Coffein, z.T. an Chlorogensäure* (3.3 bis 8% im Rohkaffee) gebunden, sowie wenig Theobromin u. Theophyllin; 10 bis 13% fettes Öl (Kaffeeöl) mit Cafestol, Sitosterin, Stigmasterin, Dihydrositosterin, Coffeasterin; Trigonellin* (0.8 bis 1.25% im Rohkaffee, 0.3 bis 0.6% im Röstkaffee); Kaffeesäure (s. unter Chlorogensäure), Gerbstoffe u. Cholin. Gerösteter Kaffee enthält flüchtige u. nichtflüchtige Aromastoffe wie α-Furfurylmercaptan, Kahweofuran etc. **Anw.:** s. Coffein; Genußmittel, zu Schnupfpulvern (Mentholin), zu Kaffeekohle (s. Carbo Coffeae unter Carbo activatus); die Chlorogensäure wirkt diuretisch. **Coffeinfreier Kaffee:** entcoffeinierter Kaffee, wird erzeugt, indem dem Kaffee das Coffein mittels Extraktion mit Wasser(dampf), organischen Lösungsmitteln (Dichlormethan, Trichlorethylen, Essigester) od. überkritischen Gasen (Kohlendioxid) entzogen wird. Es verbleiben jedoch immer noch gewisse Mengen Coffein im Kaffee zurück. Nach den lebensmittelrechtlichen Bestimmungen darf entcoffeinierter („coffeinfreier") K. max. 0.08%, „coffeinarmer" K. max. 0.2% Coffein enthalten. **Magenschonender Kaffee** wird hergestellt, indem Rohkaffee vor dem Röstvorgang mit übersättigtem Wasserdampf behandelt wird (Lendrich-Verfahren). Dabei wird die Chlorogensäure partiell gespalten. Das sich z. T. bildende 3, 4-Dihydroxystyrol wird entfernt, die Gehalte an Brenzcatechin, 4-Ethylbrenzcatechin u. Furfurylalkohol im Kaffeegetränk werden reduziert.

**Kaffee-Ersatz- u. Zusatzmittel:** als solche dienen: Cichorie (Wurzeln v. Cichorium intybus*), Runkel- u. Zuckerrüben (Beta vulgaris*), geröstete Keimblätter d. Eicheln (Quercus robur*), Getreidekörner, Roggen, Gerste, gekeimte Gerste, Malz (Malzkaffee), Früchte v. Ceratonia siliqua* (Carobenkaffee), Leguminosensamen, bes. Lupinensamen, Feigen (Ficus carica*), Dattelkerne (Phoenix dactylifera*), diese zus. mit echtem Kaffee u. Cichorie als Melilotinkaffee, Weintraubenkerne (Vitis vinifera*), Karamel u.a.; Sultan- od. Sakka-Kaffee besteht aus d. gerösteten Fruchtschalen d. Kaffeebohnen. Kentucky-Kaffee s. Gymnocladus canadensis.

**HOM:** *Coffea arabica* (HAB1): von Samenschale befreite, ungeröstete, getrocknete Samen (mind. 1.3% Coffein); verord. z.B. b. Schlaflosigkeit, Nervosität.

**Coffein:** Coffeinum Ph.Eur.3, Coffeinum anhydricum, Coffeinum purum, 1,3,7-Trimethylxanthin, Methyltheobromin, 1,2,3,6-Tetrahydro-1,3,7-trimethyl-2,6-purindion, Guaranicum, Kaffein, Thein, Caffeine (engl.); CAS-Nr. 58-08-2; $C_8H_{10}N_4O_2$, $M_r$ 194.19. **Strukturformel** s. Methylxanthine. Schmp. 236°C; polymorph. Weißes, krist. Pulver (od. seidenglänzende, ineinander verfilzte Nadeln) von bitterem Geschmack. Leicht sublimierbar. Lösl. in Wasser 1 g/46 mL, in Wasser von 80°C 1 g/5.5 mL, in kochendem Wasser 1 g/1.5 mL, in Ethanol 1 g/66 mL, in Ethanol von 60°C 1 g/22 mL, in Aceton 1 g/50 mL, in Chloroform 1 g/5.5 mL, in Ether 1 g/530 mL, in Benzol 1 g/100 mL, in kochendem Benzol 1 g/22 mL, in Ethylacetat; leicht lösl. in Pyrrol, Tetrahydrofuran (mit 4% Wasser); schwer lösl. in Petrolether; s.a. Methylxanthine. Nat. Vork.: in Kaffee (0.7 bis 2.5%), Schwarztee (1 bis 4.5%), Mate (0.5 bis 1.5%), Pasta Guarana (4 bis 8%), Kolanüssen, Kakao. Darst.: früher aus Teestaub, jetzt bei der Herst. v. coffeinfreiem Kaffee. **Wirk.:** C. erregt das ZNS, wirkt psychoanaleptisch (beseitigt Ermüdungserscheinungen, erhöht beim Ermüdeten die geistige Regsamkeit), durch größere Dosen auch Erregung des Atem- u. Vasomotorenzentrums, Erhöhung der Kontraktionskraft des Herzens, in kleinen Dosen unter Frequenzverminderung, in höheren mit Frequenzsteigerung, Erweiterung der Gefäße am Herzen, in der Niere u. in der Haut, ohne den normalen Blutdruck zu senken, broncholytisch, diuretisch. **Anw.:** Analeptikum, zentrales Stimulans, aufgrund der Weckwirkung, um unerwünschten, sedierenden Effekten durch z.B. Antihistaminika entgegenzuwirken, in Kombination mit Analgetika besonders bei Kopfschmerzen u. Migräne, bei Kollapszuständen gegebenenfalls in Form injizierbarer Zuber., Diuretikum. HWZ 5 h. **Übl. Dos.:** Oral: 2- bis 3mal 0.1 g. MED 0.3 g, MTD 1.0 g. **Nebenw.:** größere Mengen können Ideenflucht, Muskelzittern, Schlaflosigkeit, Übererregbarkeit, Konzentrationsschwäche, Extrasystolen hervorrufen; chron. Mißbrauch bedingt eine leichte Form der Abhängigkeit mit z.B. Kopfschmerzen beim Entzug. LD ca. 10 g.

**Coffein-Monohydrat:** Coffeinum monohydricum Ph.Eur.3; CAS-Nr. 5743-12-4; $C_8H_{10}N_4O_2 \cdot H_2O$, $M_r$ 212.2. Trocknungsverlust (1 Stunde, 100 bis 105°C) 5 bis 9%; in Wirklichkeit ein 4/5-Hydrat (0.8 mol Wasser pro mol C. bzw. theoret. 7.5% Wasser); nur bei einer relativen Luftfeuchtigkeit von über ca. 70% stabil.

**Gesch.:** Entdeckt 1819 v. Apotheker Friedlieb Ferd. Runge, auf Anregung von Goethe; im Jahre 1821, unabhängig von Runge, gemeinsam v. den Apothekern Jos. Pelletier, Jos. Caventou u. Pierre Robiquet in Paris.

**Coffeincitrat:** Coffeini citras, Coffeinum citricum, Citronensaures Coffein, Coffeincitrat. Gem. von je 1 T. Coffein u. Citronensäure (in Wasser gelöst u. zur Trockne verdampft). Geh. ca. 50% Coffein. Weißes Pulver, lösl. in Wasser, Ethanol. **Off.:** DAC86, ÖAB90. **Anw.** med.: wie Coffein*, mittl. Dos. 120 bis 600 mg.

**Coffeincitrat, Brausendes:** Coffeinum citricum effervescens. Herst.: 40 T. Coffeincitrat, 270 T. Weinsäure, 180 T. Citronensäure, 140 T. Saccharose u. 510 T. Natriumhydrogencarbonat, mischen, erwärmen, granulieren u. vorsichtig trocknen (nicht über 55°C).

**Coffeini citras:** s. Coffeincitrat.

**Coffein-Monohydrat:** s. Coffein.

**Coffein-Natriumbenzoat:** Coffeinum-natrii benzoas, Coffeinum-Natrium benzoicum. Darst.: 2 T. Coffein (bei 100°C getrocknet) werden mit 3 T. Natriumbenzoat in 8 T. Wasser gelöst u. die Lsg. zur Trockne verdampft; DAB10: Geh. an Coffein 39.0 bis 42.0%; an Natriumbenzoat 58.0 bis 61.0%. Weißes Pulver od. körnige Masse, lösl. in 2 T. Wasser u. 80 T. Ethanol. **Off.:** DAB10, ÖAB90. **Anw.** med.: früher als 25%ige Lsg. s.c. als Kreislauf- u. Atemstimulans u. Diuretikum verwendet.

**Coffein-Natriumsalicylat:** Coffeinum-natrii salicylas, Coffeinum-Natrium salicylicum. Darst.: 10 T. Coffein (bei 100°C getrockn.) werden mit 13 T. Natriumsalicylat in 40 T. Wasser gelöst u. die Lsg. zur Trockne verdampft; DAB10: Geh. an Coffein 39.0 bis 42.0%; an Natriumsalicylat 58.0 bis 61.0%. Weißes Pulver od. körnige Masse, lösl. in 2 T. Wasser u. 50 T. Ethanol. **Off.:** DAB10, ÖAB90. **Anw.** med.: früher als Kreislauf- u. Atemstimulans u. Diuretikum s.c. als 50%ige Lsg. appliziert.

**Coffeinprobetrunk:** Reiztrunk zur Prüfung der Magensekretion: 0.2 g Coffeinum purum in 300 mL Aqua dest. lösen u. 3 Tr. 2%ige wäßrige Methylenblaulösung zufügen.

**Coffein-Tabletten:** s. Compressi Coffeini.

**Coffeinum anhydricum:** s. Coffein.

**Coffeinum citricum:** s. Coffeincitrat.

**Coffeinum citricum effervescens:** s. Coffeincitrat, Brausendes.

**Coffeinum monohydricum:** s. Coffein.

**Coffeinum-natrii benzoas:** s. Coffein-Natriumbenzoat.

**Coffeinum-natrii salicylas:** s. Coffein-Natriumsalicylat.

**Coffeinum-Natrium benzoicum:** s. Coffein-Natriumbenzoat.

**Coffeinum-Natrium salicylicum:** s. Coffein-Natriumsalicylat.

**Coffeinum purum:** s. Coffein.

**Cogentinol®:** s. Benzatropin.

**Cognex®:** s. Tacrin.

**Cohn-Fraktionen: Cohn-Verfahren**, s. Plasmafraktionierung.

**Cohoba:** s. Piptadenia peregrina.

**Cola-Arten:** Fam. Sterculiaceae. **C. acuminata** P. Beauv. u. insbes. **C. nitida** (Vent.) Schott et Endl. (C. vera K. Schum.) (westl. trop. Afrika, Kamerun, kult. in Westindien, Südamerika) sind Stpfln. v. **Semen Colae:** Colae semen, Nuces Colae, Kolanuß, Gurunuß, Kolasame; rundlich-eiförmige, kantige, 2.5 bis 4 cm lange, rötlichbraune, innen etwas hellere, bitter schmeckende Samenkerne (Kodyledonen). **Off.:** ÖAB90, Ph.Helv.7. **Inhaltsst.:** 0.6 bis 3% Coffein u. ca.

0.1% Theobromin (Alkaloidgehalt mind. 1.5%), 2 bis 4% Catechingerbstoffe (Cola-Tannin), 40% Stärke, Fett. In der frischen Droge ist das Coffein an Cola-Tannin gebunden u. wird als *Colanin* bezeichnet. Die enzymatische Freisetzung des Coffeins aus dieser Bindung wird durch Behandlung der Droge mit Ethanol u. Wärme unterbunden. Colanin soll auf zentrale Zentren im Sinne einer Anregung des Herzens günstiger wirken als reines Coffein. **Anw.:** als Tonikum u. Stimulans, bei Migräne u. Ermüdung. **Dos.:** 1 bis 3 g. **Zuber.:** Extr. Colae, Extr. Colae fluidum, Tct. Colae.

**HOM:** *Cola* (HAB1.5), Kola: die reifen, gtrockneten Samen ohne Samenschale verschiedener coffeinhältiger Arten der Gattung Cola, bes. v. Cola nitida.

**Colamin:** 2-Aminoethanol, s. Ethanolamin.

**Colanin:** Cola-Tannin, s. Cola.

**Colaspase:** s. Asparaginase.

**Colatur:** s. Kolieren.

**Colchamin:** s. Demecolcin.

**Colchicin:** Colchicinum Ph.Eur.3, Kolchizin; CAS-Nr. 64-86-8; $C_{22}H_{25}NO_6$, $M_r$ 399.5. Alkaloid aus Colchicum autumnale*. Schmp. 160-164°C.

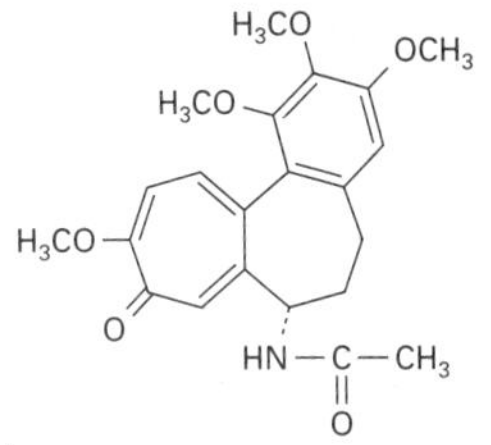

Colchicin

$[\alpha]_D^{20°C}$ -235 bis -245°C (c = 0.5 in Ethanol). Gelblichweiße, kristallines od. amorphes, bitter schmeckendes Pulver. Lösl. in Wasser, Ethanol, Chloroform, wenig lösl. in Ether. **Anw. med.:** beim akuten Gichtanfall (s. Gicht). **Dos.:** 0.0005 bis 0.001 g mehrmals tgl.; MED 0.002 g, MTD 0.005 g. Die C.-Wirkung wird durch Cortisone, Chinin, Sexualhormone u.a. verstärkt, durch Sulfonamide gehemmt. C. wurde (versuchsweise) auch erfolgreich gegen Leberzirrhose eingesetzt. **Wirk. u. Tox.:** C. ist ein starkes Zell-, Kapillar- u. Mitosegift (Zytostatikum); LD 20 mg (in ca. 5 g Herbstzeitlosensamen od. in ca. 50 g Tct. Colchici enthalten). Vergiftungsymptome: nach mehreren Stunden Kratzen u. Brennen im Rachen, Übelkeit, Durstgefühl, choleraähnliche Durchfälle, Hämaturie, zentrale Lähmungserscheinungen, Atemnot, Cyanose, Exitus infolge Atemlähmung. Antidot.: Tannin, Tierkohle, Brechmittel, Magenpumpe, Kochsalzinfusion, Wärme, Analeptica, Lobelin etc.

C. ist auch von Bedeutung f. d. Pflanzenzüchtung, da es zu Änderungen bei den Kern- u. Zellteilungen führt (Mitosegift), vgl. Mitose, Polyploidie.

**Colchicum autumnale** L.: Fam. Liliaceae (Unterfamilie Wurmbaeoideae bzw. Fam. Colchicaceae), Herbstzeitlose (Europa, Nordafrika, südl. Kaukasus). Stpfl. v. **Semen Colchici:** Colchici semen, Zeitlosensamen, Herbstzeitlosensamen. **Off.:** DAC86. **Inhaltsst.:** 0.2 bis 1% (mind. 0.4%) Colchicin* u. Nebenalkaloide (Colchicein, Demecolcin* u. Colchicosid, ein Glucosid), 6 bis 17% fettes Öl, Eiweißstoffe, Zucker, Hemicellulosen (Stärke nur in der Karunkula*). **Anw.:** (früher) bei Gicht u. Rheuma; volkst.: bei Wassersucht u. Asthma. **Zuber.:** Tct. Colchici. **Bulbus Colchici:** Tubera Colchici, Cormus Colchici, Herbstzeitlosenknollen. **Inhaltsst.:** Colchicin, Chelidonsäure, ca. 20% Stärke, Zucker. **Anw.:** früher bei Gicht u. Rheuma, Wassersucht.

**HOM:** *Colchicum autumnale* (HAB1.3): frische, im Frühjahr gesammelte Knollen; verord. z.B. b. Krampfneigung, akuter Gastroenteritis, Kollapszuständen, gichtig-rheumatischen Beschwerden.

**HOM:** *Colchicum e seminibus:* reife Samen.

**Colcothar:** (Caput mortuum) Ferrum oxydatum rubrum, s. Eisen(III)-oxid.

**Cold Cream:** s. Unguentum leniens, Kühlsalbe.

**Coleb®:** s. Isosorbidmononitrat.

**Colecalciferol** INN: Cholecalciferlol(um), Vitamin $D_3$; s. Vitamine.

**Colecalciferol-Cholesterol:** Colecalciferolum-Cholesterinum, Cholecalciferol-Cholesterol, Vitamin-$D_3$-Cholesterol; $C_{27}H_{44}O \cdot C_{27}H_{46}O$, $M_r$ 771.3. Molekülverbindung aus 1 Mol Cholecalciferol u. 1 Mol Cholesterol. Schmp. 115-121°C. $[\alpha]_D^{20°C}$ +24.0 bis +28.0° (c = 2.0 in Aceton). $A_{1\%}^{1cm}$ 230 bis 258 bei 265 nm in Ethanol. Farblose Kristalle od. weißes, krist. Pulver, leicht lösl. in Ether, Methanol, Chloroform, Aceton, wenig lösl. in Ethanol, fetten Ölen, prakt. unlösl. in Wasser. 1 g entspricht in seiner antirachitischen Wirksamkeit 20 Millionen I.E. Vitamin D. **Off.:** DAB8. **Anw.:** wie Vitamin $D_3$, s. Vitamine. MTD 0.03 g.

**Colecalciferol-Konzentrat, Wasserdispergierbares:** Cholecalciferolum in aqua dispergibile Ph.Eur.3. Eine Lösung von Colecalciferol (Vitamin $D_3$, s. Vitamine) in einem geeignetem pflanzlichen Öl mit einem Zusatz geeigneter Lösungsvermittler. Geh.: mind. 100 000 I.E./g (2.5 mg/g). Stabilisatoren (z.B. Antioxidantien) können enthalten sein. Schwach gelbl. Flüss. von unterschiedl. Opaleszenz u. Viskosität; sehr konzentrierte Lösungen können bei tieferen Temperaturen trüb werden od. gelieren. **Anw.:** wie Vitamin $D_3$.

**Colecalciferol, Ölige Lösungen von:** Cholecalciferolum densatum oleosum Ph.Eur.3. Ölige Lösung von Colecalciferol in einem geeigneten pflanzlichen Öl mit od. ohne einem geeignetem Antioxidantium. Geh.: 500 000 I.E./g. Klare gelbl. Flüss.; je nach Temp. kann teilweise Erstarrung eintreten. **Anw.:** wie Vitamin $D_3$ (s. Vitamine).

**Colecalciferol-Trockenkonzentrat:** Cholecalciferoli pulvis Ph.Eur.3; durch Dispersion einer öligen Lsg. in einer geeigneten Gerüstsubstanz wie Gelatine u. Kohlenhydrate hergestellt. Geh.: mind. 100 000 I.E./g. Weiße bis gelblichweiße, kleine Teilchen, die je nach Art der Herst. in Wasser prakt. unlösl. sind, quellen od. eine Dispersion bilden. **Anw.:** wie Vitamin $D_3$ (s. Vitamine).

**Colecalciferol-Tropfenflüssigkeit, Orale:** Cholecalciferoli guttae orales 15 mg/mL; nach Ph.Helv.7 eine Lösung von Colecalciferol in einem geeigneten vegetabilischen Öl. Geh.: 12.7 bis 17.2 mg Colecalciferol je mL. **Anw.:** wie Vitamin $D_3$ (s. Vitamine).

**Colestipol** INN: Copolymer aus Diethylentriamin u. 1-Chlor-2,3-epoxypropan. **Anw.:** Hypercholesterolämie, s.a. Lipidsenker. **Nebenw.:** ev. Obstipation. Wechselw.: Resorptionsverzögerung

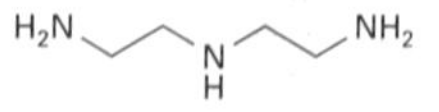

Colestipol

von anderen Arzneimitteln. Gebräuchl. ist auch Colestipolhydrochlorid.

**Colestyramin** INN: Cholestyramin-Harz, Quantalan®. Chlorid eines stark basischen Anionenaustauscherharzes, das aus Polymeren von

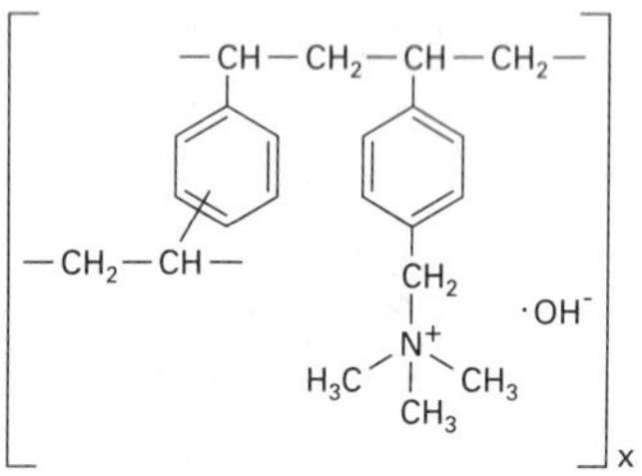

Colestyramin

Styrol (Vinylbenzol) u. ca. 2% Divinylbenzol mit in die Netzstruktur eingefügten quartären Ammoniumgruppen besteht. **Anw.:** Senkung erhöhter Serum-Lipidspiegel (s.a. Lipidsenker). Unlösl. in Wasser, Ethanol, Chloroform, Ether. **Übl. Dos.:** Oral: 10-16 g/d in geteilten Dosen. **Nebenw.:** Obstipation, Verdauungsstörungen. Wechselw.: verändert Bioverfügbarkeit von Arzneistoffen. Kontraind.: vollständiger Gallengangsverschluß.

**Coleus forskohlii** (Poir.) Briq.: Fam. Lamiaceae (Labiatae) (Afrika, Indien); s. Colforsin.

**Colfarit®**: s. Acetylsalicylsäure.

**Colforsin** INN: Forskolin, Boforsin, [3R-(3α, 4αβ,5β,6β,6aα,10α,10aβ,10bα)]-5-(Acetoxy)-3-ethenyldodecahydro-6,10,10b-trihydroxy-3,4a,7, 7,10a-pentamethyl-1*H*-naphtho[2,1-*b*]-pyran-1-

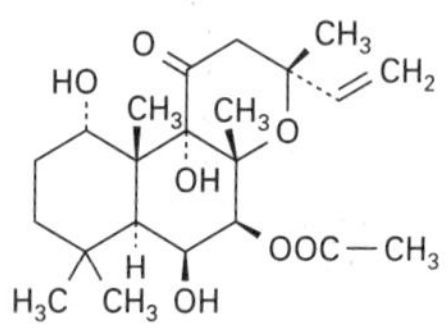

Colforsin

on; CAS-Nr. 66575-29-9; $C_{22}H_{34}O_7$, $M_r$ 410.51. Antihypertonikum aus Coleus forskohlii* mit Wirk. auf die Adenylatcyclase*, was eine Zunahme von cAMP bewirkt; biogenetisch ein Diterpen.

**Colfoscerilpalmitat** INN: 1,2-Dipalmitoyl-sn-glycero-3-phosphocholin, Exosurf®; CAS-Nr. 63-89-8; $C_{40}H_{80}NO_8P$, $M_r$ 734.05. Hauptbestandteil des menschlichen Surfactant*, der im Gegensatz zu tier. Produkten (s. Surfactant, pulmonal) keine Proteine enthält (keine Infektionsgefahr durch das Ausgangsmaterial, vgl. BSE). **Wirk.:** Reduktion der Oberflächenspannung in den Alveolen,

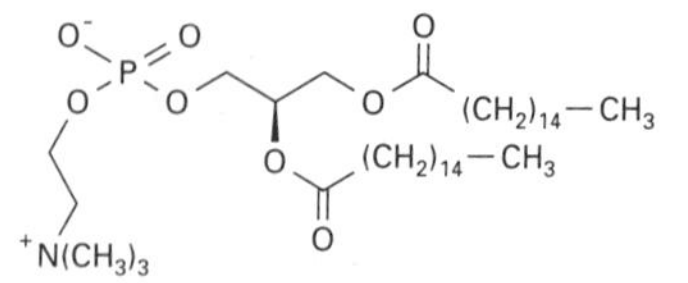

Colfoscerilpalmitat

verbessert die elastische Dehnbarkeit des Lungengewebes, erleichtert dadurch Gasautausch u. Atmung. **Anw.:** Atemnotsysndrom (Respiratory Distress Syndrome; RDS) bei intubierten Neugeborenen mit mind. 0.7 kg KG. **Nebenw.:** selten pulmonale Blutungen, Schleimabsonderung, zentrale Atemstörung mit Apnoe. **Übl. Dos.:** 2mal/d 67.5 mg/kg Geburtsgewicht im Abstand von 12 h (endotracheale Instillation).

**Coli-Bakterien**: s. Escherichia-Bakterien.

**Colistimethat-Natrium**: s. Colistin.

**Colistin** INNv: Polymyxin E; Antibiotikum aus Bacillus polymyxa var. colistinus (entd. 1950 in Japan); Gem. von antimikrobiell wirksamen Polypeptiden. CAS-Nr. 1066-17-7. Weißes, schwach bitter schmeckendes, geruchloses Pulver, opt. aktiv (linksdrehend), die Salze sind wasserlösl. u. auch gegen höhere Temperaturen unempfindlich.

**Colistinsulfat:** Colistini sulfas Ph.Eur.3; CAS-Nr. 1264-72-8. **Colistimethat-Natrium:** Colistimethatum natricum Ph.Eur.3, Colistinmethansulfonat-Natrium, Natrium colistinmethansulfonicum; CAS-Nr. 8068-28-8. Beide Substanzen sind weiße, hygr. Pulver, leicht lösl. in Wasser, schwer lösl. in Ethanol, prakt. unlösl. in Aceton, Chloroform u. Ether. **Wirk.** u. **Anw.:** bakterizide Wirk. gegen gramnegative Erreger; Ind.: orale Gabe des nicht resorbierbaren C. zur Darm-Dekontamination u. bei Gastroenteritis; lokale äuß. Anw.; systemische Anw. ist wegen der hohen Toxizität nur bei therapieresistenten Infekten durch empfindliche Erreger angezeigt. HWZ 2 bis 3 h. **Übl. Dos.:** Kleinkinder 0.5 bis 2 Mill. Einheiten, Erwachsene bis 3 Mill. Einheiten (1 mg = 30 000 E. reine Colistinbase, 0.04878 µg Colistinsulfat entsprechen 1 E.); lokal: 1% in Lösungen, Puder, Salben. **Nebenw.:** Neuro- u. nephrotoxisch bei Gaben über 120 000 I.E./kg KG/d über eine Woche u. bei Kumulation durch eingeschränkte Nierentätigkeit; s.a. Antibiotika (Tab.).

**Colitis**: s. Kolitis.

**Colitis ulcerosa**: chron. entzündliche Erkrankung des Dickdarms mit blutigen Durchfällen u. Geschwürbildung. Ursache unbekannt.

**Coliurie**: s. Koliurie.

**Colla**: Leim, Tischlerleim.

**Collagen**: s. Kollagen.

**Colla piscium**: Hausenblase, s. Ichthyocolla.

**Collemplastrum(a)**: Kautschukpflaster, Heftpflaster; s. Emplastra adhaesiva.

**Collemplastrum adhaesivum**: Kautschukheftpflaster. Zstzg. nach DAB6: Fein geschnittener Kautschuk 20 T., Dammar 11 T., Colophonium 8 T., Rohes Zinkoxid 10 T., Fein gepulverte Veilchenwurzel 20 T., Wollfett 30 T., Petroleumbenzin 148 T.

**Collemplastrum Zinci**: Zinkkautschukpflaster. Zstzg. nach DAB6: fein geschnittener Kautschuk 20 T., Dammar 11 T., Colophonium 8 T., Rohes Zinkoxid 30 T., Wollfett 30 T., Petroleumbenzin 148 T.

**Collinsonia canadensis** L.: Fam. Lamiaceae

(Labiatae), Kanadische Collinsonie (heim. Nordamerika bis Florida u. Kansas). Stpfl. v. **Radix Collinsoniae canadensis:** Grieswurzel. **Inhaltsst.:** Tannin, Harz, äther. Öl, Säuren, ein saponinartiges Glykosid. **Anw.:** als Adstringens. **HOM:** *Collinsonia canadensis* (HAB1.4): frischer, im Frühjahr gesammelter Wurzelstock; verord. z.B. b. venösem Blutstau des Beckens u. der Beine, Hämorrhoiden mit Obstipation.

**Collip-Einheit:** biol. Standard f. Parathormon (Nebenschilddrüsenextrakte, 1 C.-E. = 5 USP-Einheiten; s. Hormone).

**Collip-Hormon:** Parathormon, H. der Nebenschilddrüsen, s. Hormone.

**Collodium:** Lösung von Collodiumwolle* in einem Gem. von Ethanol 90% u. Ether (1:3). Zur Herst. des C.s wird 1 T. C.wolle in einer Flasche mit 6 T. Ethanol 90% durchfeuchtet u. mit 18 T. Ether versetzt, wiederholt geschüttelt u. schließlich die Lsg. nach dem Absetzen klar abgegossen. Farblose od. schwach gelbl., sirupdicke Flüss., die beim Verdunsten ein fest zusammenhängendes Häutchen hinterläßt. **Off.:** DAC86, ÖAB90. **Anw. med.:** äuß. zum Verschließen kleiner Wunden, Frostbeulen usw. (z.T. mit Zusätzen wie Iodoform, Salicylsäure, Kanthariden usw.). Zum Entfernen des C. von der Haut eignet sich am besten Essigsäureethylester.

**Collodium cantharidatum:** Spanisch-Fliegen-Collodium. Herst. nach DAB6: 100 g gepulverte Spanische Fliegen werden mit Ether ausgezogen, der Auszug auf 15 T. eingedampft u. mit 85 T. Collodium vermischt.

**Collodium elasticum:** Mischung v. 3 T. Rizinusöl u. 97 T. Collodium. **Off.:** DAC86, ÖAB90. **Anw.:** wie Collodium.

**Collodium salicylicum:** Salicylcollodium, Salicylsäure-Kollodium. **Off.:** DAC86, NRF, NFA. Herst.: 10.0 g Salicylsäure u. 11.1 g (10.0 g nach NFA) Milchsäure werden auf 100.0 g Collodium elasticum gelöst. **Anw.:** als Schälmittel bei Hyperkeratosen (Schwielen, Hühneraugen, Warzen).

**Collodiumwolle:** Pyroxilinum, Cellulosum nitricum, Colloxylinum; ist vorwiegend Dinitrocellulose $[C_6H_8(NO_2)_2O_5]_n$ (im Gegensatz zu Schießbaumwolle, die höher verestert ist, sich in Ethanol/Ether nicht löst, sondern nur aufquillt, vgl. Cellulosenitrat). C. wird hergestellt, indem man 11 T. gereinigte (d.h. entfettete) Baumwolle in einem Gem. v. 80 T. roher Salpetersäure u. 200 T. roher Schwefelsäure vorsichtig eindrückt u. 24 h lang bei Zimmertemperatur stehenläßt. Danach bringt man die C. in einen bedeckten Trichter u. läßt 24 h abtropfen, wäscht mit Wasser aus, bis die Säure vollständig entfernt ist (bis zur neutralen Reaktion) u. trocknet bei 25°C. Weißliche, verfilzte Masse, lösl. in Aceton, Essigsäure 98%. **Off.:** DAC86, ÖAB90; s.a. Collodium.

**Colloidal Bismuth Subcitrate:** s. Bismutdicitrat, Basisches.

**Colloxylinum:** s. Collodiumwolle.

**Collum:** (lat.) Hals.

**Collutorium(a):** (Gargarisma) Mund- u. Gurgelwasser.

**Collyrium(a):** Augenwasser; s.a. Augenarzneien, Augentropfen.

**Collyrium adstringens luteum:** Gelbes Augenwasser, Gelbe Augentropfen, Collyrium Zinci luteum; s. Augentropfen.

**Collyrium Argenti acetici:** Silberacetat-Augentropfen, Collyrium pro Neonatis; s. Augentropfen.

**Collyrium pro Neonatis:** Collyrium Argenti acetici, s. Augentropfen.

**Collyrium Zinci:** Zinksulfat-Augentropfen, s. Augentropfen.

**Collyrium Zinci luteum:** Gelbe Augentropfen, s. Augentropfen.

**Colocynthin:** 2-O-β-D-Glucopyranosylcucurbitacin E; $C_{38}H_{54}O_{13}$, $M_r$ 718.81. Glykosid aus Koloquinten, den Früchten von Citrullus colocynthis*. Gelbes, sehr bitteres Pulver, Schmp. 158-160°C. Lösl. in Wasser u. Ethanol. **Anw. med.:** (früher) Abführmittel. **Dos.:** 0.005 g; MED 0.01 g, MTD 0.03 g, auch rektal u. subkutan.

**Colocynthis:** s. Citrullus colocynthis.

**Colombowurzel:** s. Jateorhiza palmata.

**Colombowurzel, Amerikanische:** s. Frasera carolinensis.

**Colon:** (griech.) intestinum colon, Grimmdarm, Dickdarm.

**Colophonium:** Kolophonium, Terebinthinae resina, Resina Colophonium (Terebinthinae), Pix graeca, Geigenharz; das aus dem Harzbalsam von Pinus-Arten nach Entfernen (durch Wasserdampfdestillation) der flüchtigen Anteile gereinigte Harz; gew. als Rückstand bei der Terpentinöldest.; s. Terebinthina. **Off.:** DAB6, ÖAB90, Ph.Helv.7. Glasartige, hellgelbe (bis braune), leicht bestäubte Stücke von muscheligem Bruch. Erweichungstemperatur ab ca. 70°C, viskose Flüssigk. bei ca. 110°C; bei stärkerem Erhitzen (über 150°C) entweichen schwere, weiße, aromatisch riechende Dämpfe; unlösl. in Wasser, lösl. in Ethanol, Ether, Chloroform, Aceton, Benzin, Essigsäure; unvollständig lösl. in Schwefelkohlenstoff u. Petrolether, mit heißen Laugen verseifbar. D. 1.071 bis 1.083; SZ 145 bis 180; VZ 165 bis 197. **Best.:** hauptsächl. Diterpensäuren (Harzsäuren) wie Abietinsäure* u. Pimarsäure. **Anw. med.:** als Hautreizmittel, zu Salben u. Pflastern. **Zuber.:** Emplastrum Cantharidum perpetuum, Emplastrum Cantharidum pro usu veterinario, Collemplastrum adhaesivum, Collemplastrum Zinci, Sol. Masticis composita, Ungt. basilicum. **Anw.** techn.: in der Lackindustrie.

**Coloquinthen:** s. Citrullus colocynthis.

**Coloradokäfer:** s. Doryphora declemlineata.

**Colorimetrie:** s. Kolorimetrie.

**Colostomie:** s. Anus praeter naturalis.

**Colostomiebeutel:** dient dem Auffangen des Stuhles u. der Darmgase bei Trägern eines künstlichen Darmausganges (Anus praeternaturalis*). Die Fixierung des Beutels um das Stoma (operativ hergestellte Öffnung) kann durch verschiedene Mechanismen erfolgen, z.B. mittels eines Ringes (Pelotte), der den Darmausgang umschließt u. mit einem Gürtel fixiert wird, ferner durch verschiedene Klebesysteme.

**Colostrum:** s. Kolostrum.

**Colpitis:** Kolpitis, *syn.* Vaginitis, Scheidenentzündung.

**Colton-Verfahren:** diskontinuierliches Stanzverfahren zur Herst. v. Weichgelatinekapseln. Gelatinefolie wird auf erwärmte Formplatten gelegt u. sinkt dabei in die Formmulden ein. Nach dem Füllen der Gelatinenäpfe wird eine weitere Gelatinefolie aufgelegt u. durch Aufpressen werden die Ränder verschweißt, die noch unrunden Kapseln ausgestanzt, rolliert u. getrocknet. Die Folge ist keine äquatorial verlaufende Schweißnaht wie bei den Scherer-Kapseln.

**Columbin:** Bitterstoff (Bitterwert ca. 60 000) aus Jateorhiza palmata* mit Labdanstruktur (s. Diterpene).

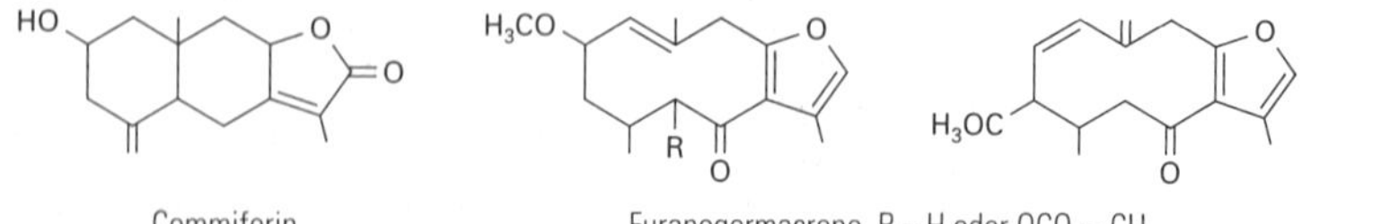


Commiferin Furanogermacrene, R = H oder $OCO-CH_3$

Commiphora-Arten:
Strukturformeln von Commiferin und von Furanogermacrenen

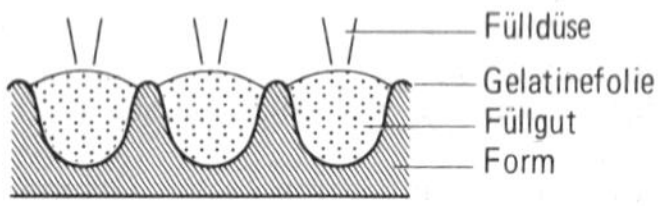


Colton-Verfahren [71]

**Columbium:** Niob*.

**Columbo:** s. Jateorhiza palmata.

**Columna:** *bot.* Staubgefäßröhre mit freistehenden Antheren, die durch Verwachsung der Stamina gebildet wird; ein systematisches Merkmal der Malvaceae*.

**Columniferae:** s. Malvaceae.

**Coma:** Koma*.

**Combustio:** *med.* Verbrennung.

**Comedones:** Mitesser.

**CoMFA:** s. QSAR.

**Comfrey:** s. Symphytum officinale.

**Commiphora-Arten:** Fam. Burseraceae (Nordostafrika, Südarabien, Abessinien, Nubien). **Commiphora molmol** Engl., neben anderen Commiphora-Arten (C. abyssinica Engl., C. schimperi (Berg) Engl. u.a.). Stpfl. v. **Myrrha:** Myrrhe, Gummi-Resina Myrrha, echte Myrrhe, Somali-Myrrhe; der aus der Rinde ausgetretene u. an der Luft getrocknete Milchsaft, ein Gummiharz (s. Harze); unregelmäßige, gelbl. bis rötl. Körner od. löcherige Massen von Nuß- bis Faustgröße. **Off.:** DAB10, ÖAB90, Ph.Helv.7. **Best.:** 25 bis 40% Harz (besteht aus Triterpenen, in Ethanol lösl.), 2 bis 10% äther. Öl (in Ethanol lösl.) sowie 50 bis 60% Rohschleim od. Rohgummi (in Ethanol unlösl.) mit ca. 20% Proteinen u. ca. 65% Kohlenhydraten (mit den Bausteinen Galactose, 4-O-Methylglucuronsäure, Arabinose). Bestandteile des äther. Öls sind Furanosesquiterpene mit Eudesman-, Germacran-, Guaian- u.a. Strukturen, z.B. Commiferin u. Furanogermacrene (Abb.); ferner auch Sesquiterpenalkohole u. -kohlenwasserstoffe sowie Monoterpene (Pinen, Dipenten, Limonen u.a.). **Wirk.** u. **Anw.:** Myrrhe hat desinfizierende, desodorierende u. granulationsfördernde Wirk. u. wird häufig bei Entzündungen des Mund- u. Rachenraumes verwendet; in Zahnpflegemitteln oft kombiniert mit Rad. Ratanhiae (als adstringierende Gerbstoffdroge, s. Krameria triandra) u. in Hautcremes, ferner als Räuchermittel u. in der Parfümindustrie; Myrrhentinktur: s. Tinctura Myrrhae. **Commiphora opobalsamum** (L.) Engl.: Stpfl. v. Balsamum de Mecca* (Mekkabalsam). **Commiphora erythracea** (Ehrenb.) Engl. var. **glabrescens** Engl. liefert Bisabol-Myrrhenöl (fälschl. auch als Opopanax-Öl bezeichnet). **Commiphora kataf** Engl.: (Balsamodendron kataf) liefert handelsübliches Opopanax, während das echte Opopanax von Opopanax chironium* stammt. **Commiphora mukul** (Hook.) Engl. u. **Commiphora africana** (Arn.) Engl. liefern **Bdellium** (Falsche Myrrhe), das ähnl. wie Myrrhe verwendet wird.

**HOM:** *Myrrha* (HAB1.5): das Gummiharz v. C. molmol od. anderen, chem. vergleichbaren C.-Arten.

**HOM:** *Amyris gileadense:* stammt von C. opobalsamum.

**Commotio cerebri:** Gehirnerschütterung.

**Comocladia dentata** Jacq.: Fam. Anacardiaceae, Comoclade, (Südamerika, Westindien). Stpfl. v. **Cortex Comocladiae:** Comocladiarinde, Guao. Die Pollen der Pflanze reizen die Augen. **Anw.:** in Westindien als Hypnotikum, Niesmittel.

**HOM:** *Comocladia dentata:* frische Rinde; verord. z.B. b. nässenden, juckenden Hauteffloreszenzen, Muskelrheumatismus.

**COMOD®-System:** Mehrdosenbehältnis für konservierungsmittelfreie Augen- u. Nasentropfen. Durch ein eingebautes Airless-System* u. flexible Innenbeutel wird eine Kontamination während der Entnahme durch zurückströmende Außenluft u. Flüssigkeit verhindert.

**Compactin:** s. Mevastatin.

**Complamin®:** s. Xantinolnicotinat.

**Compliance:** (engl. Einwilligung, Bereitschaft) **1.** die Bereitschaft, Mitarbeit bzw. das „Sich-Fügen" (Zuverlässigkeit) eines Patienten in das therapeutische u. diagnostische Vorgehen. **2.** Compliance, pulmonale: Maß f. die volumenabhängige Dehnbarkeit des Systems Thorax-Lunge als Ausdruck der Wechselwirkungen zwischen den elastischen Rückstellkräften von Brustwand u. Lunge.

**Compositae:** *bot.* Kompositen, Korbblütler(familie); entspricht der Od. Asterales; gliedert sich in Tubuliflorae u. Liguliflorae (als Unterfamilien), entsprechend der Fam. Asteraceae* u. der Fam. Cichoriaceae*.

**Compositendrüsen:** *bot.* Zellen in 2 Reihen von 3 bis 4 Etagen, nach oben größer werdend, von der blasigen Cuticula umgeben; charakterist. f. Asteraceae*; s. Exkretionsgewebe (Abb.).

**Compositus(a, um):** zusammengesetzt.

**Compound A:** 11-Dehydrocorticosteron; **Compound B:** Corticosteron; **Compound E:** Cortison*; **Compound F:** 17-Hydroxycorticosteron (sämtlich nach Kendall; Hormone der Nebennierenrinde).

**Compressi** Ph.Eur.3: Tabletten, Tabulettae, Komprimate, Comprimés, Preßlinge. C. sind einzeldosierte feste Arzneiformen. Sie werden durch Pressen gleich großer Volumina von kristallinen, gepulverten od. granulierten Arzneistoffen bzw. Gemischen, meist unter Zusatz von Hilfsstoffen, in entsprechenden Maschinen (s. Exzenterpresse, Rundläuferpresse) unter Anw. eines hohen Druckes hergestellt. Durchgesetzt hat sich v.a. die runde, mehr od. weniger stark bikonvex gewölbte bzw. flache, facettierte (zum Steg hin abgeflachte) Form. Die Oberflächen von C. können Kerben od. Bruchrillen, ein Symbol od.

andere Markierungen aufweisen. Als Hilfsstoffe werden (soweit notwendig) Füll- u. Streckmittel, Bindemittel, Zerfallsbeschleuniger, Formentrennmittel, Schmiermittel, Stoffe, die das Verhalten der Wirkstoffe im Verdauungstrakt beeinflussen können, Farbstoffe u. gegebenenfalls Geschmackskorrigentien eingesetzt. Häufig werden die Pulverteilchen wegen unzureichender physikalischer Eigenschaften (Fließverhalten, Kompressionsverhalten*) vor der Tablettierung einer geeigneten Vorbehandlung, z.B. einer Granulierung*, unterzogen. Ohne Vorbehandlung werden direktkomprimierte C. erhalten (Direkttablettierung*). C. gelangen entweder unverändert als eigentliche C. od. überzogen als Filmtabletten* od. Dragees zur Anwendung. Nach Ph.Eur.3 unterscheidet man bei den **peroralen Tabletten:** Nichtüberzogene Tabletten, Brausetabletten*, Überzogene Tabletten (s. Compressi obducti), Magensaftresistente Tabletten (s. Arzneiformen, Magensaftresistente), Tabletten mit modifizierter Wirkstoffreisetzung (s. Arzneiformen mit protrahierter Wirk.), Tabletten zur Anw. in der Mundhöhle (s. Lutsch-, Kau- u. Sublingualtabletten). Ferner sind zu nennen: Injektions-Tabletten, Implantations-Tabletten, Lösungs-Tabletten, Vaginal-Tabletten u. Mikrotabletten, entsprechend des Anwendungsortes bzw. Größe.

**Prüfung** nach Ph.Eur.3: auf Gleichförmigkeit* der Masse (nichtüberzogene C. u. Filmtabletten) u. auf Gleichförmigkeit* des Gehaltes; i.a. müssen Tabletten mit weniger als 2 mg od. weniger als 2% Wirkstoff (auf Gesamtmasse bezogen), der Prüfung auf Gleichförmigkeit des Gehaltes entsprechen. Ist die Prüfung f. den Wirkstoff od. alle Wirkstoffe vorgeschrieben, so ist die Prüfung auf Gleichförmigkeit der Masse nicht durchzuführen; außer Brausetabletten, Tabletten mit modifizierter Wirkstofffreisetzung u. solche zur Anw. in der Mundhöhle müssen C. auch der Zerfallsprüfung* entsprechen (Ph.Eur.3). Nichtüberzogene Tabletten sollen i.a. innerhalb von 15 min in einer geeigneten Apparatur in Wasser von 37°C zerfallen. Kleben die 6 Tabletten an den aufgelegten Scheiben, so ist die Prüfung ohne Scheiben zu wiederholen. Kautabletten u. solche Tabletten, bei denen eine Prüfung auf Wirkstofffreisetzung vorgeschrieben ist, werden nicht auf Zerfall untersucht. C. sollen leicht applizierbar sein, eine ausreichende Festigkeit (Test auf Abrieb*, Bruchfestigkeit* u. Härte*) besitzen (keine Pharmakopöe-Forderungen an eine ausreichende mechanische Festigkeit), um Transport u. Lagerung gut zu überstehen u. eine über Jahre gewährleistete physikalische u. chemische Stabilität haben. Besonderer Wert wird auch auf die biologische Verfügbarkeit gelegt.

**Compressi acidi acetylosalicylici:** Tabletten mit 0.5 g Acetylsalicylsäure; max. ±5% Abweichung (DAB8).

**Compressi acidi ascorbici:** Tabletten mit 0.05 g, 0.2 g, 0.5 g u. 1.0 g Ascorbinsäure; mind. 90% vom angegebenen Geh. (DAB8).

**Compressi Bromisovali:** Tabletten mit 0.3 g Bromisoval; max. ±5% Abweichung (DAB8).

**Compressi Carbromali:** Tabletten mit 0.5 g Carbromal*; max. ±5% Abweichung (DAB8).

**Compressi Coffeini:** Tabletten mit 0.1 g u. 0.2 g Coffein; max.±5% Abweichung (DAB8).

**Compressi Cyclobarbitali calcici:** Tabletten mit 0.2 g Cyclobarbital-Calcium; max. ±5% Abweichung (DAB8).

**Compressi Ephedrini hydrochloridi:** Tabletten mit 0.05 g Ephedrinhydrochlorid; max. ±7.5% Abweichung (DAB8).

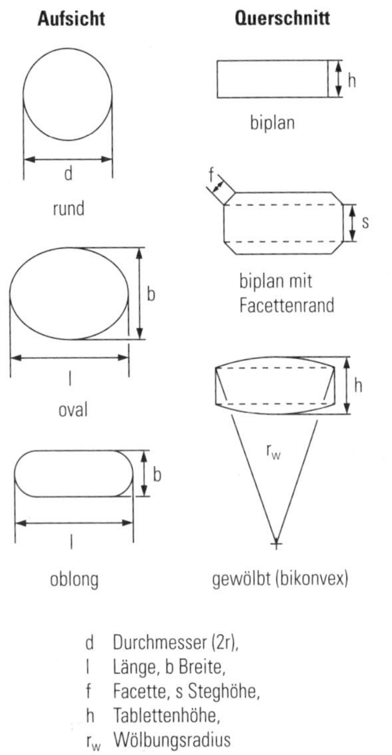


Compressi: Die wichtigsten Tablettenformen [9]

**Compressi Kalii iodidi 65 mg:** Compressi Kalii jodati 65 mg, Kaliumiodid-Tabletten 65 mg. **Off.:** ÖAB90, Ph.Helv.7. Nichtüberzogene Tabletten; können nach Ph.Helv.7 zur Verhinderung der Bildung von Iod eine Stabilisator, z.B. Natriumthiosulfat, enthalten. **Anw.:** zur Prophylaxe im nuklearen Katastrophenfall.

**Compressi Methylphenobarbitali:** Tabletten mit 0.03 g u. 0.2 g Methylphenobarbital; max. ±7.5% Abweichung (DAB8).

**Compressi obducti:** Dragees, Überzogene Tabletten, Tabulettae obductae, coated tablets, comprimés enrobés. Dragees sind überzogene perorale od. orale Komprimate, die meist geschluckt, manchmal auch gelutscht (Lutschdragees) od. zerbissen werden (Kaudragees). Ein Dragee besteht aus einem Kern (besonders geformte Tablette, s. Compressi), ev. Granulatkörner od. Streukügelchen), der mit einer od. mehreren lückenlosen, gleichmäßigen, meist gefärbten Schichten überzogen ist. Für die Kernumhüllung kommen in Betracht: natürliche u. synthetische Harze, Gummen, Gelatine, inaktive u. unlösliche Füllmittel, Zucker, Weichmacher, Polyole, Wachse, Farbstoffe, Geschmackskorrigentien u. ev. Wirkstoffe. Häufig besteht der Überzug aus Zukker in Kombination mit anderen Hilfsstoffen (Zuckerdragees*), od. die Überzugsschicht ist zuckerfrei u. dünn (Filmtabletten*, Filmdragees). Eine Zwischenstellung nehmen die Dünnschichtdragees ein, deren Hülle nur 10 bis 30% des Kerngewichts wiegt. **Vorteile gegenüber nicht überzogenen Tabletten: 1.** Geruchs- od. Geschmacksmaskierung, ästhetisches Aussehen, leichtere Einnahme durch glatte Oberfläche (Verbesserung der „Patient Compliance“), **2.** Verbesserung der Stabilität (Schutz vor Licht, Luftsauerstoff, Luftfeuchtigkeit u. mechanischer Beanspruchung, Vermeidung von Inkomp. zwischen Arzneistoffen z.B. durch Umhüllen der einzelnen Granulate), **3.** Möglichkeit der gesteuerten Wirkstofffreisetzung, **4.** Schutz der Magenschleimhaut vor reizenden Arzneistoffen bzw. Schutz der Arzneistoffe vor der Magensäure (durch Verw. magensaftresistenter Überzüge), **5.** Verbesserung der Möglichkeit der Identifizierung der Arzneiform. **Anforderungen an Dragees:** Hinsichtlich der mechanischen Eigenschaften u. der Dosierungsgenauigkeit müssen sie den Tabletten entsprechen. Geprüft wird nach Ph.Eur.3 die Zerfallszeit (mit Ausnahme der Kaudragees): 6 Dragees (überzogene Tabletten) müssen innerhalb von 60 min in Wasser von 37°C in einer geeigneten Apparatur zerfallen. Zerfallen nicht alle Tabletten, ist der Versuch mit 6 weiteren Dragees zu wiederholen, wobei anstelle von Wasser Salzsäure, 0.1 mol/L, verwendet wird. Filmtabletten müssen der Zerfallszeit nichtüberzogener Tabletten entsprechen ( 30 min. in Wasser von 37°C). Magensaftresistent überzogene Tabletten (dünndarmlösl. überzogene Tabletten) werden nach folgender Vorschrift auf Zerfall geprüft: 6 Dragees dürfen nach 2 h in Salzsäure, 0.1 mol/L, keine Veränderungen aufweisen. Hingegen müssen sie nach diesem Test anschließend in Phosphat-Puffer-Lösung pH 6.8 innerhalb von 60 min zerfallen. Kleben die Dragees, Filmtabletten od. magensaftresistent-überzogenen Tabletten beim Zerfallstest an den aufgelegten Kunststoffscheiben, so ist die jeweilige Prüfung zu wiederholen.

**Compressi Phenobarbitali:** Tabletten mit 0.025 g, 0.1 g u. 0.3 g Phenobarbital; unter 25 mg: max. ±7.5% Abweichung; über 25 mg: max. ±5% Abweichung (DAB8).

**Compressi Pyridoxinii chloridi:** Tabletten mit 0.04 g Pyridoxinhydrochlorid; max. ±10% Abweichung (DAB8).

**Compressi Thiamini:** Tabletten mit 0.05 g; 0.1 g u. 0.3 g Aneurinchloridhydrochlorid od. Aneurinnitrat; max. ±10% Abweichung (DAB8).

**Compton-Effekt:** s. Radioaktivität.

**Computer Aided Design:** s. CAD.

**Computer Aided Drug Design:** s. Drug Design.

**Computertomographie:** CT. Röntgendiagnostisches Verfahren nach dem Prinzip der Tomographie*, bei dem die aus dem Körper austretenden Röntgenstrahlen nicht zur Schwärzung eines Filmes dienen, sondern ihre lokalen Absorptionswerte durch einen Computer errechnet u. zu einem Bild zusammengesetzt werden.

**COMT:** Abk. f. Katechol-O-methyltransferase*; s.a. Katecholamine.

**Conalbumin:** s. Siderophiline.

**Concanavalin A:** Lektin* aus Canavalia ensiformis* (Schwertbohne). Anw.: zur Reinigung von Glykoproteinen, zum Nachw. von Membranveränderungen (Krebszellen) etc.

**Conchae:** s. Calcium carbonicum Hahnemanni.

**Conchae praeparatae:** Pulverisierte u. geschlämmte Austernschalen (von Ostrea edulis*).

**Anw.:** früher zu Zahnpulvern, zur Herst. v. Calcium stibiato-sulfuratum*, Kalkschwefelleber*.

**Concisus(a, um):** abgek. cc, zerschnitten; Zerkleinerungsgrad von Schnittdrogen*; nach DAB10: *grob geschnitten* (Siebe von 4000 bis 2800 µm Maschenweite); **minutim concisus:** *fein geschnitten* (Sieb mit 2000 µm Maschenweite).

**Concor®:** s. Bisoprolol.

**Concretes:** s. Olea aetherea.

**Conditum(a):** s. Confectiones.

**Condom:** Kondom, s. Präservativ.

**Conducton®:** s. Carazolol.

**Condurangin:** s. Marsdenia condurango.

**Condurangorinde:** Cortex Condurango, s. Marsdenia condurango.

**Condurit:** s. Marsdenia condurango.

**Condyloma(ta):** s. Kondylom(en).

**Conessirinde:** s. Holarrhena pubescens.

**Confectiones:** Condita; mit Zucker überzogene (kandierte) Arzneistoffe; z.B. Confectio Cinae (Wurmsamen), Confectio Zingiberis (kandierter Ingwer).

**Congestio:** (lat.) Blutwallung, Anschoppung.

**Congorot:** s. Kongorot.

**Conhydrin:** s. Conium maculatum.

**Conidendrine:** α-C. u. β-C.; $C_{20}H_{20}O_6$, $M_r$ 356.36. Als Antioxidantien f. Fette u. Öle verwendete krist. Verbindungen, die bei der Verarbeitung von Nadelhölzern zu Cellulose* anfallen.

**γ-Conicein:** 2,3,4,5-Tetrahydro-6-propylpyridin; $C_8H_{15}N$, $M_r$ 125.21. Sdp. 171°C. Dehydroderivat von Coniin*; Piperidinalkaloid aus Conium maculatum*. Alkalische Flüss. mit Geruch nach Mäusen. Wasserdampfflüchtig. Wird leich zu DL-Coniien reduziert.

**Coniferae:** Pinidae, Koniferen, Nadelhölzer, Nadelholzgewächse; größte Gruppe der nacktsamigen Samenpflanzen (Spermatophyta*).

**Coniferin:** Koniferin, Abietin; $C_{16}H_{22}O_8$. Glykosid des Coniferylalkohols; im Kambialsaft der Koniferen, auch im Spargel, Schwarzwurzel u.a. enthalten, wird durch das Enzym Emulsin in Glucose u. Coniferylalkohol* ($C_{10}H_{12}O_3$) zerlegt, letzterer oxidiert mit Chromsäure zu Vanillin*.

**Coniferophytina:** s. Spermatophyten.

**Coniferylalkohol:** 4-(3-Hydroxy-1-propenyl)-2-methoxyphenol, 4-Hydroxy-3-methoxyzimtalkohol; $C_{10}H_{12}O_3$, $M_r$ 180.2. Schmp. 74°C. Sdp. 163-165°C. Farblose Prismen. In Benzoeharz als Benzoat, eine monomere Vorstufe von Lignin.

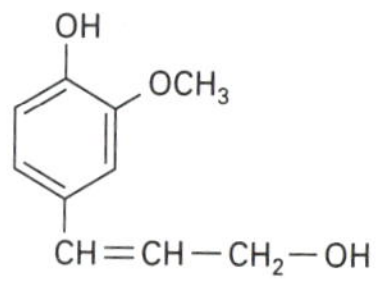


Coniferylalkohol

**Coniin:** Coniinum, 2-n-Propylpiperidin; CAS-Nr. 458-88-8; $C_8H_{17}N$, $M_r$ 127.2. Alkaloid aus Conium maculatum*. D. 0.844. Schmp. -3°C. Sdp. 165-170°C. Farblose, ölige Flüss., rechtsdrehend, von charakterist. Geruch nach Mäuseharn u. brennendem Geschmack; lösl. in 100 T. Wasser sowie unbeschränkt in Ethanol, Ether, fetten u. äther. Ölen. **Wirk.:** Starkes Gift, das von der Haut u. Schleimhäuten rasch resorbiert wird. Bei

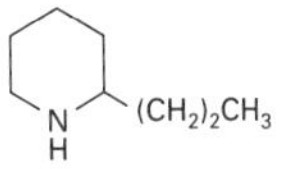


Coniin

Einnahme wirkt C. in kürzester Frist, es erfolgt aufsteigende Lähmung d. motorischen Nervenendigungen u. d. Rückenmarks u. d. Tod tritt in 1 bis 5 h infolge zentraler Atemlähmung bei vollem Bewußtsein ein (im Altertum Schierlingsbecher zur Hinrichtung, Tod des Sokrates 399 v. Chr.). **Anw.** med.: das reine C. wird med. nicht mehr verwendet, früher meist in Form d. Hydrobromids (s. Coniinhydrobromid); äuß. zu schmerzstillenden Einreibungen (LD 0.5 bis 1 g). C. ist das erste Pflanzenalkaloid, das synth. hergestellt wurde (1886 von Ladenburg).

**Coniinhydrobromid:** Coniinum hydrobromicum; $C_8H_{17}N{\cdot}HBr$, $M_r$ 208.1. Schmp. 210-214°C. Farblose Kristalle od. weißes, krist. Pulver, leicht lösl. in heißem Ethanol, Chloroform. **Anw.** med.: früher inn. als Analgetikum, Antineuralgikum.

**Coniinhydrochlorid:** Coniinum hydrochloricum; $C_8H_{17}N \cdot HCl$. Farblose Kristalle, leicht lösl. in Wasser, Ethanol, Chloroform, lösl. in Ether. **Anw.:** wie Coniinhydrobromid.

**Coniinum:** s. Coniin.

**Coniinum hydrobromicum:** s. Coniinhydrobromid.

**Coniinum hydrochloricum:** s. Coniinhydrochlorid.

**Conium maculatum** L.: Fam. Apiaceae (Umbelliferae), Gefleckter Schierling (heim. mittl. Europa, Asien, in Nordamerika u. Chile eingebürgert). Stpfl. v. **Herba Conii (maculati):** (fälschl. auch **Herba Cicutae**) Schierlingskraut, Dollkraut, Fleckschierlingskraut, Giftpetersilie. **Inhaltsst.:** D-Coniin (s. Coniin) u. andere Piperidinalkaloide wie γ-Conicein*, N-Methylconiin, Pseudoconhydrin, Conhydrin (α-Hydroxyconiin), ferner Diosmin*, 0.02% äther. Öl. Gesamtalkaloide in der frischen Pflanze ca. 2%, in der getrockneten nur ca. 0.7 bis 0.05% (lange gelagerte Droge ist vielfach ganz alkaloidfrei). **Anw.:** früher als Sedativum (Asthma), als Antispasmodikum u. Antineuralgikum, äuß. in Form v. Kataplasmen od. Salben geg. Drüsenschwellungen. MED 0.3g, MTD 1.5 g. Wegen der außerordentlichen Giftigkeit ist größte Vorsicht geboten; s. Coniin. **Fructus Conii:** Schierlingsfrüchte, Schierlingssamen, Dollkrautsamen. **Inhaltsst.:** ähnl. Herba Conii, Alkaloidgehalt ca. 2% in unreifen, 0.43% in reifen Früchten. **Anw.:** wie Herba Conii.

**HOM:** *Conium:* frisches, blühendes Kraut, Konstitutionsmittel; verord. z.B. b. Reizhusten, Drüsenverhärtung, Impotenz (Senium), Hypochondrie, Parästhesien.

**Conjugen®:** s. Equilin.

**Conjunctivitis:** Entzündung der Augenbindehaut (Conjunctiva).

**Connatus:** (lat. zusammengewachsen) bei der Verwachsung gleicher Teile (z.B. Kronblätter) untereinander; vgl. Adnatus.

**Conray®:** s. Iotalaminsäure.

**Consolidin:** s. Cynoglossum officinale.

**Conspergere:** Abk. consp.; bestreuen, z.B. Pillen; Conspergens, Streumittel.

**Conspersi:** s. Puder.

**Constipatio:** *syn.* Obstipation, Verstopfung.

**Constituens:** s. Konstituens.

**Contagium:** (lat.) Ansteckung, Ansteckungsstoff; contagiös, ansteckend.

**Contamex®:** s. Ketazolam.

**Conteben®:** s. Thioacetazon.

**Content availability:** pharmazeutische in vitro Verfügbarkeit; Freisetzungscharakteristik eines Arzneistoffes aus einer Arzneiform. Definiert als der aus einer Arzneiform freigesetzte Wirkstoffanteil u. als die Geschwindigkeit, mit der die Freisetzung abläuft.

**Contenton®:** s. Amantadin.

**Content uniformity:** Gehaltsgleichförmigkeit; Homogenität der Wirkstoffverteilung in einzeldosierten Arzneiformen, in denen der Wirkstoff nicht in gelöster Form vorliegt, z.B. Tabletten, Dragees, Kapseln, Suppositorien. Wesentliche Voraussetzung f. die zuverlässige Wirk. eines Arzneimittels neben anderen Einflüssen auf dessen Bioverfügbarkeit (Dissolutionsrate, Teilchengröße, u.a.). Der deklarierte Wirkstoffgehalt darf nur innerhalb definierter Grenzen schwanken. Voraussetzung f. C. u. ist einerseits, den Wirkstoff z.B. in der Pulvermischung (Mischgüte), im Granulat, in der Suppositorienmasse unter Verw. geeigneter Hilfs- u. Wirkstoffe (Partikelgröße, -form, u.a.) u. geeigneter Misch- u. Granulierverfahren gleichmäßig zu verteilen u. andererseits diese Verteilung während der weiteren Verarbeitung (Pressen zu Tabletten, Abfüllen der Kapseln, Gießen der Suppositorien) beizubehalten. Abweichungen vom Sollgehalt z.B. einer Tablette können demnach von einer inhomogenen Verteilung des Wirkstoffs und/oder von schwankendem Tablettengewicht herrühren. Liegt eine homogene Verteilung des Wirkstoffes vor bzw. ist der Hilfsstoffanteil gering, sind die Gehaltsstreuungen der Tabletten prakt. nur von deren Gewichtsstreuungen abhängig. Die **USP** enthält Vorschriften f. die Durchführung eines Tests auf Gehaltsgleichförmigkeit *(Content uniformity test)* f. Kapseln, gewisse sterile Pulver, sterile Suspensionen u. Tabletten mit einem Wirkstoffanteil von 50 mg/ED u. weniger. Liegt der Wirkstoffgehalt über 50 mg u. beträgt der Wirkstoffanteil nicht weniger als 50% des Gesamtgewichts der Arzneiform, ist anstelle des Content uniformity tests die einfachere Überprüfung der Gewichtskonstanz gestattet. Diesen USP-Vorschriften analoge Vorschriften finden sich in der Ph.Eur.3, s. Gleichförmigkeit des Gehaltes sowie Gleichförmigkeit der Masse.

**Contergan®:** s. Thalidomide.

**Contradol®:** s. Acetylsalicylsäure.

**Contrheuma®:** s. Acetylsalicylsäure.

**Contusio:** (lat.) Kontusion, Quetschung.

**Contusus(a, um):** zerstoßen, zerquetscht (bei Vegetabilien); contunde (auf Rezepten): zerstoße.

**Convallamarin:** Glykosid-Komplex aus dem Kraut u. der Wurzel von Convallaria majalis*. Gelbes amorphes Pulver, lösl. in Wasser u. verd. Ethanol.

**Convallaria majalis** L.: Fam. Liliaceae (Unterfamilie: Asparagoideae, bzw. Fam. Convallariaceae), Maiglöckchen, Maiblume (Europa, Nordasien, Nordamerika). Stpfl. v. **Convallariae herba:** Herba C., Maiglöckchenkraut. **Off.:** DAB10, ÖAB90. **Inhaltsst.:** ca. 0.3 bis 0.4% herzwirksame Glykoside wie die k-Strophanthidinrhamnoside Convallatoxin* u. Convallosid, die Strophanthidolrhamnoside Convallatoxol u. Convallatoxolosid (**Strukturformeln** s. Herzglykoside) sowie z.B. Lokundjosid, ein Rhamnosid von Bipindogenin (11-Hydroxyperiplogenin), u.a.; ferner Convallarin u. Convallarinsäure (Steroidsaponine), Asparagin, Äpfel-, Citronensäure, Zukker, Harz, äther. Öl. Die Convallaria-Glykoside wirken wie Digitalis-Glykoside bzw. Strophanthin, werden aber i.a. rascher eliminiert u. besitzen keine kumulative Wirkung. **Anw.:** als Herzmittel wie Digitalis, besonders in Fällen, in denen Digitalis nicht gegeben werden kann. Wird Maiglöckchenkraut verordnet, so ist, wenn aus der Verordnung nichts anderes hervorgeht, Eingestelltes Maiglöckchenpulver zu verwenden. **Zuber.:** Tct. Convallariae. **Convallariae pulvis normatus** DAB10: Eingestelltes Maiglöckchenpulver, soll einen Wirkwert besitzen, der einem Geh. von 0.2% Convallatoxin* entspricht. GED 0.1 bis 0.2 g; MED 0.5 g, MTD 1.5 g. **Flores Convallariae:** Maiglöckchenblüten. **Inhaltsst.:** Convallatoxin (ca. 0.3 bis 0.4%), Convallarin, Convallarinsäure, äther. Öl (mit Farnesol). Anw. u. Dos. wie Herba Convallariae.

**HOM:** *Convallaria majalis* (HAB1.2): frisches, blühendes Kraut; verord. z.B. b. Herzkrankheiten, Sehstörungen.

**Convallatoxin:** $C_{29}H_{42}O_{10}$, $M_r$ 550.7. Schmp. ca. 238°C. Glykosidischer Hauptwirkstoff aus Convallaria majalis*, **Strukturformel** s. Herzglykoside. Farblose Kristalle, lösl. in Ethanol u. Aceton, wenig lösl. in Chloroform, sehr schwer lösl. in Wasser. **Anw.:** bei allen Indikationen der Strophanthin-Therapie, bes. bei akuter Herzinsuffizienz, da die Wirk. unmittelbar eintritt, am besten i.v.

**Convallogenin A:** Steroidsapogenin, **Strukturformel** s. Saponine (Tab.2).

**convar.:** s. Konvarietät.

**Convarietät:** s. Konvarietät.

**Convolvulaceae:** Windengewächse, Od. Solanales; ca. 1400 Arten. Meist Schlingpflanzen (Kräuter od. Stauden) der Tropen u. Subtropen. Die einfachen Blätter sind wechselständig. Die Blüten sind groß u. trichterförmig, die Früchte (viersamige) Kapseln. Bikollaterale Leitbündel, Milchsaftzellen. Eng verwandt mit den C. sind die Cuscutaceae (Teufelszwirngewächse, bleiche nichtgrüne, schmarotzende Schlingpflanzen mit kleinen Blättern, mit der Gattung Cuscuta). **Chem. Merkmale:** Tropanalkaloide, Glykoretine*, Lysergsäurederivate (z.B. Ergin*). **Wichtige Gattungen** s. z.B. Calystegia (Zaunwinde), Convolvulus (Winde), Ipomoea (Prunkwinde), Operculina, Pharbitis (Trichterwinde), Rivea.

**Convolvulinolsäure:** s. Glykoretine.

**Convolvulus arvensis** L.: Fam. Convolvulaceae, Ackerwinde, Feldwinde (in Europa als Unkraut verbreitet). Stpfl. v. **Herba Convolvuli (arvensis):** Ackerwindenkraut. **Inhaltsst.:** Harzglykoside nach Art der Glykoretine*, Gerbstoffe. **Anw.** volkst.: als Abführmittel.

**HOM:** *Convolvulus arvensis:* frisches blühendes Kraut.

**Convolvulus scammonia** L.: Fam. Convolvulaceae (heim. östl. Mittelmeergebiet bis Kaukasus, Kleinasien). Stpfl. v. **Radix Scammoniae asiaticae:** Asiatische Skammoniawurzel, Purgierwindenwurzel. **Best.:** neben dem Harz (Resina Scammoniae) Gummi, Gerbstoff, Zucker. **Anw.:** zur Gew. des Skammoniumharzes. **Resina Scammoniae:** Skammoniumharz; gew. durch Ausziehen der Wurzel mit Ethanol (Resina Scammoniae EB6 bzw. Rad. Scammoniae mexicanae stammt von Ipomoea orizabensis*); graue bis dunkelbraune, spröde Stücke. **Inhaltsst.:** Glykoside der Jalapinolsäure (s. Glykoretine) u. deren Methylester, freie Japalinolsäure, Jalapin, Valeriansäure. **Anw.:** Laxans. Dos. 0.05 bis 0.15 g; MED 0.2 g, MTD 0.5 g. **Scammonium usu Aleppo:** der eingetrocknete Milchsaft (nicht selten verfälscht mit Resina Scammoniae u.a. Harzen). **Anw.:** (früher) als Abführmittel wie Resina Scammoniae.

**Convulex®:** s. Valproinsäure.

**Conyza canadensis** (L.) Cronq.: (Erigeron canadensis) Fam. Asteraceae (Compositae), Kanadisches Berufskraut (heim. Nordamerika; in Europa eingeschleppt u. verwildert). Stpfl. v. **Herba Erigeronis canadensis:** Kanadisches Berufskraut. **Inhaltsst.:** 0.3-0.6% äther. Öl (Hauptbest. D-Limonen), Gerbstoff, Gallussäure, Flavon, Cholin. **Anw.:** gegen uterine Blutungen, Durchfall, Dysenterie, Typhus, Ruhr, als Wurmmittel.

**HOM:** *Conyza canadensis* (HAB1.4); Erigeron canadensis: frisches, blühendes Kraut; verord. z.B. b. diffusen Blutungen, Metrorrhagie (verlängerte Monatsblutungen).

**Copaifera reticulata:** s. Balsamum Copaivae.

**Copaiva-Balsam:** s. Balsamum Copaivae.

**Copal:** Resina (Gummi) Copal, Kopal, Kopalharz, auch (Hartes bzw. Weißes) Dammar(harz); das z.T. fossile Harz v. Bäumen verschiedener Familien, bes. von Trachylobium- u. Agathis-Arten. Vielfach ist die Herkunf unbekannt. **Manilakopal** stammt wahrscheinl. v. **Agathis dammara** (Lamb.) L.C. Rich., Dammarabaum (Gattung Agathis: *syn.* Dammara), Fam. Araucariaceae (Sundainseln, Phillipinen, Molukken). **Agathis australis** Salisb., Kaurifichte (heim. Neuseeland), liefert **Kaurikopal**. **Sansibarkopal** stammt v. **Trachylobium verrucosum** (Gaertn.) Oliv., Fam. Caesalpiniaceae (Leguminosae) (trop. Ostafrika). Ferner unterscheidet man **Weichkopal** (z.B. Manilakopal), der von lebenden Bäumen stammt (rezente Kopale) u. **Hartkopal** (z.B. Kaurikopal), der als fossiles od. subfossiles Harz aus der Erde gegraben wird, an Stellen, wo Kopalbäume standen. Die fossilen Harze sind die wertvolleren, am besten u. härtesten ist der Sansibarkopal. Dieser Kopal ist bernsteinartig, hart, durchsichtig, farblos bis gelblich-bräunlich, geruch- u. geschmacklos (im Gegensatz zu anderen Sorten). Schmp. je nach Herkunft verschieden, von 180 bis 360°C, in den üblichen Lösungsmitteln sehr schwer lösl., Kopale werden daher zur Verarbeitung vorher geschmolzen u. längere Zeit erhitzt. **Best.:** Diterpene (Resinolsäuren u. Resine), äther. Öl, Bitterstoff. **Anw.** techn.: (früher) zur Herst. v. Lacken u. Firnissen.

**Cope-Eliminierung:** Verfahren zur Herst. v. Alkenen durch mäßiges Erwärmen von Aminoxiden; z.B. läßt sich Styrol* aus Dimethyl-(α-phenyl-ethyl)-aminoxid gewinnen.

**Copernicia prunifera** (Mill.) H.E.Moore: (C. cerifera (Arr. Cam. ex Koster) Mart., Corypha cerifera) Fam. Arecaceae (Palmae), Wachspalme. Stpfl. v. Cera Carnaubae, Carnaubawachs; s. Wachse.

**Copolymere:** s. Polymer(e).

**Copolyvidon:** Copolyvidonum Ph.Eur.3; $(C_6N_9NO)_n \cdot (C_4H_6O_2)_m$ (n entspricht ca. 1.2 m). Copolymerisat von 1-Vinyl-pyrrolidin-2-on (s. Polyvidon) u. Vinylacetat (6:4), enthält mind. 7.0 u. max. 8.0% Stickstoff. $M_r$ entspricht einem K-Wert* von 26 bis 34. Weißes bis gelblichweißes, körniges Pulver; leicht lösl. in Wasser, Ethanol, Chloroform, Methylenchlorid, Glycerol; unlösl. in

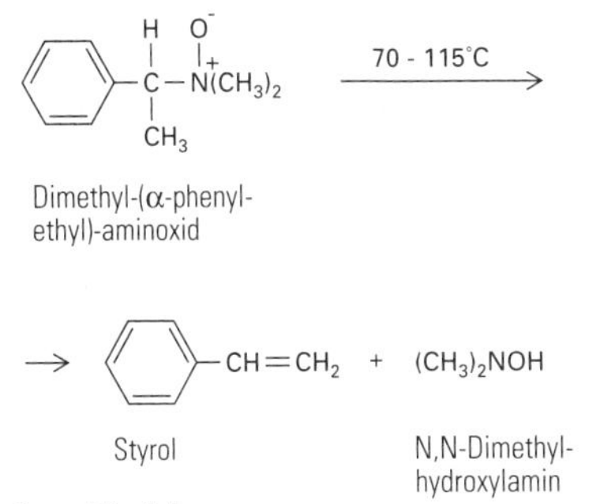


Cope-Eliminierung:
Bildung von Styrol als Beispiel

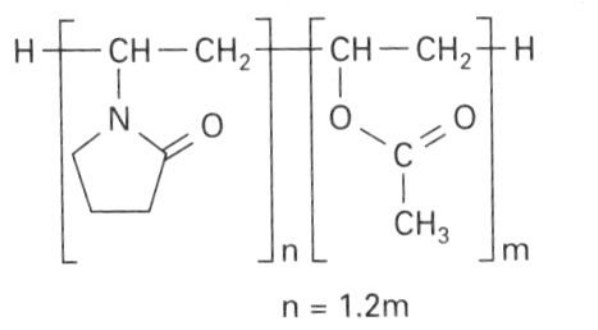


Copolyvidon

Ether, Petrolether. VZ 230 bis 270. **Anw.:** Bindemittel f. Tablettengranulate (meist 2 bis 5%) insbes. f. Brausetabletten u. in Fällen, bei denen die höhere Hygroskopizität von *löslichem Polyvinylpyrrolidon* (s. Polyvidon) stört. Ferner als Bindemittel zur Direkttablettierung* (1 bis 6%), als Filmbildner in Tablettenüberzugslösungen u. zur Isolierung von Drageekernen (5 bis 10%). Inkomp.: s. Polyvidon.

**Copolyvidonum:** s. Copolyvidon.

**Coprinus atramentarius:** Faltentintling, s. Antabuseffekt.

**Coprostane:** alte Bez. f. 5β-Cholestane; s. Steroide.

**Coptisin:** 7,8,13,13a-Tetrahydro,2,3:9,10-bismethylendioxyberbinium, Bis[methylendioxy]-protoberberin; $[C_{19}H_{14}NO_4]^+$, $M_r$ 320.33. Benzylisochinolinalkaloid in Chelidonium majus* u. Coptis trifolia*.

**Coptis trifolia** (L.) Salisb.: (Helleborus trifolia L.) Fam. Ranunculaceae, Goldfaden (Canada, Japan). Stpfl. v. **Radix Coptidis trifoliae:** Goldfadenwurzel. **Inhaltsst.:** Coptisin*, Berberin*. **Anw.** volkst.: (in Nordamerika) Bittermittel, Tonikum. Auch andere Coptis-Arten werden verwendet.

**Coq.:** coque (auf Rezepten), koche.

**Cor:** (lat.) Herz (*gr.* καρδία).

**Corallium rubrum** Lam.: Fam. Gorgoniaceae (Coralliidae), Rote Koralle, Edelkoralle. Verbreitet im Mittelländ. u. Adriatischen Meer. **Inhaltsst.:** Erdalkalicarbonate; Iod-, Brom-, Phosphor- u. Eisenverbindungen; Spurenelemente.

**HOM:** *Corallium rubrum* (HAB1.4): Bruchstücke des Kalkskelettes (Geh. mind. 82% Calciumcarbonat); verord. z.B. b. Krampfhusten.

**Corangin**®: s. Isosorbidmononitrat.

**Corbadrin** INN: 2-Amino-1-(3,4-dihydroxyphenyl)-1-propanol, Nordephrin, α-Methylnoradrenalin; $C_9H_{13}NO_3$. **Wirk.:** sympathomime-

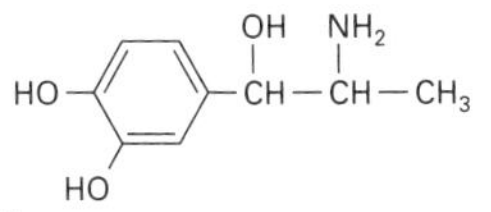

Corbadrin

tisch, Vasokonstriktor. **Anw.:** v.a. in der Zahnmedizin.

**Corbadrinhydrochlorid:** Dihydroxyphenylaminopropanolum hydrochloricum; $C_9H_{14}ClNO_3$, $M_r$ 219.7. Weißes, krist. Pulver, verfärbt sich allmählich an Licht u. Luft. Lösl. in 2 T. Wasser, 12 T. Ethanol. **Off.:** ÖAB81.

**Corchorosid A:** k-Strophanthidin-desoxymethylpentosid; CAS-Nr. 508-76-9; $C_{29}H_{42}O_9$. Herzwirksames Glykosid mit hoher biologischer Wirksamkeit, in Corchorus-Arten.

**Corchorus capsularis** L.: Fam. Tiliaceae, Rundkapseljute (heim. Indien, in den Tropen, vor allem Vorderindien, viel kult.), u. andere Corchorus-Arten (z.B. Corchorus olitorius*) sind Stpfl. v. Jute*. Das fette Öl aus den Samen, das Jutesamenöl, wird als Speise- u. Brennöl verwendet. Die Samen enthalten Cardenolide, z.B. Corchorosid A*.

**Corchorus olitorius** L.: Fam. Tiliaceae, Langkapseljute, Naltajute (Indien, Tropen). Wie C. capsularis Stpfl. v. Jute*. Die Samen enthalten Cardenolide, z.B. Corchorosid A*.

**Cordarex**®: s. Amiodaron.

**Cordes® Basis:** flüssige Rezepturgrundlage; Lösungsmittel f. zahlreiche in der Dermatologie angewandte Wirkstoffe. Hervorragende Hautverträglichkeit, gute Verstreichbarkeit, schnelles Einzugsvermögen u. leicht adstringierende Eigenschaften. Zstzg.: Isopropanol, Propylenglykol, Fettsäurealkylolamid, Emulgatoren vom Typ der Polysorbate*, Farbpigmente, Cellulosederivate, Geruchskorrigentien, entmineralisiertes Wasser. Konservierungsmittel u. Antioxidantien fehlen.

**Cordes® H:** s. Hydrocortison.

**Coriandrum sativum** L.: Fam. Apiaceae (Umbelliferae), Koriander, Wanzendill (da frisch nach Wanzen riechend, wofür Tridecen-(2)-al(1) verantwortlich ist), (heim. Mittelmeergebiet, kult. hauptsächl. in Deutschland, Rußland, Ungarn, Bessarabien). Die var. vulgare Alef. (var. macrocarpum D.C.) od. die var. microcarpum D.C. sind Stpfln. v. **Fructus Coriandri:** Coriandri fructus, Koriander. **Off.:** DAB10., ÖAB90. **Inhaltsst.:** 0.2 bis 1% äther. Öl (DAB10: mind. 0.6%, ÖAB90: mind. 0.5%), 13 bis 20% fettes Öl, Zucker, Eiweiß, Gerbstoff, Vitamin C. **Anw.:** als Stomachikum u. Karminativum, Gewürz. **Oleum Coriandri:** Korianderöl, das äther. Öl der Korianderfrüchte. **Best.:** D-Linalool (60 bis 70%), Geraniol, Cymol, L-Borneol, α- u. β-Pinen, α- u. γ-Terpinen, Phellandren u.a. **Anw.:** wie Fruct. Coriandri.

**Cordicant**®: s. Nifedipin.

**Cordierit:** s. Glas.

**Cordus, Valerius:** s. Arzneibücher, Geschichte.

**Cori-Ester:** s. Glucose-1-phosphat.

**Corindolan**®: s. Mepindolol.

**Cormed**®: s. Nicethamid.

**Cormelian**®: s. Dilazep.

**Cormobionta:** Unterreich in der Taxonomie der Pflanzen, die das natürliche System der Pflanzen in die Reiche Prokaryonta u. Eukaryonta, in die Unterreiche der Thallobionta (Lagerpflanzen) u. Cormobionta (Sproßpflanzen) u. in 7 Abteilungen ordnet.

**Cormus:** s. Kormus.

**Cormus Colchici:** s. Colchicum autumnale.

**Cornea:** (lat.) Kornea, Hornhaut des Auges.

**Cornina®:** s. Salicylsäure.

**Cornu Cervi raspatum:** Hirschhorn. **Anw.:** früher zu Gallerten (heute durch Gelatine ersetzt), als Blumendünger.

**Corolle:** *bot.* Gesamtheit der Blumenblätter, s. Blüte.

**Coronate:** s. Kronenverbindungen.

**Corotrend®:** s. Nifedipin.

**Corovliss®:** s. Isosorbiddinitrat.

**Corpora lutea siccata:** s. Corpus luteum.

**Corpusculum:** (Plur. corpuscula) Körperchen; z.B. Corpuscula sanguinis, Blutkörperchen.

**Corpus luteum:** Gelbkörper, der am Ovarium (Eierstock) aus dem gesprungenen Follikel entsteht (s. Menstruationszyklus) u. das **Corpus-luteum-Hormon** (Progesteron) produziert (s. Hormone).

**Corpora lutea siccata**, aus den Corpora lutea von Kühen hergestellt; s. Hormone.

**Correllogenin:** Steroidsapogenin, **Strukturformel** s. Saponine (Tab.).

**Corrigentium(a):** Korrigens, geschmackverbessernder Zusatz zu einer Arznei.

**Corrinoide:** Sammelname f. Vitamin-$B_{12}$-Gruppe; jetzt als Cobalamine bezeichnet.

**Corrosivus(a, um):** ätzend.

**Corsodyl®:** s. Chlorhexidin.

**Cortex:** (Plur. Cortices) Rinde*; *bot.* derjenige Teil der Sproßachse u. der Wurzeln bei den Diktoylen mit sekundärem Dickenwachstum, der außerhalb des Kambiums* liegt.

**Cortex Alni:** Erlenrinde, s. Alnus glutinosa.

**Cortex Alstoniae constrictae:** Alstoniarinde, s. Alstonia constricta.

**Cortex Alstoniae scolaris:** s. Alstonia scholaris.

**Cortex Andirae inermis:** Wurmrinde, s. Andira inermis.

**Cortex Angosturae:** Angosturarinde, s. Galipea officinalis.

**Cortex Aurantii dulcis:** Pericarpium Aurantii dulcis, Apfelsinenschalen, s. Citrus sinensis.

**Cortex Aurantii Fructus:** Pericarpium Aurantii, Pomeranzenschalen, s. Citrus aurantium ssp. aurantium.

**Cortex Berberidis radicis:** Berberitzenwurzelrinde, s. Berberis vulgaris.

**Cortex Betulae:** Birkenrinde, s. Betula pendula.

**Cortex Cacao:** Kakaobohnenschalen, s. Theobroma cacao.

**Cortex Calisayae:** Calisaya-Chinarinde, s. Cinchona calisaya.

**Cortex Calotropidis radicis:** Madarwurzelrinde, s. Calotropis gigantea.

**Cortex Canella albae:** Weißer Zimt, s. Canella winterana.

**Cortex Cascarae amargae:** Honduras-Rinde, s. Picramnia antidesma.

**Cortex Cascarae sagradae:** Cortex Rhamni purshianae, s. Rhamnus purshianus.

**Cortex Cascarillae:** Kaskarillrinde, s. Croton eluteria.

**Cortex Castaneae equinae:** Roßkastanienrinde, s. Aesculus hippocastanum.

**Cortex Ceanothi radicis:** s. Ceanothus americanus.

**Cortex Chinae:** Chinarinde, s. Cinchona pubescens.

**Cortex Chinae calisayae:** Calisaya-Chinarinde, s. Cinchona calisaya.

**Cortex Chinae flavae:** Gelbe Chinarinde, s. Cinchona calisaya.

**Cortex Chinae fuscae:** Braune (Graue) Chinarinde, s. Cinchona officinalis.

**Cortex Chinae succirubae:** Cortex Chinae, s. Cinchona pubescens.

**Cortex Chionanthi virginici radicis:** Gifteschenwurzelrinde, s. Chionanthus virginius.

**Cortex Cinchonae:** Cort. Chinae, s. Cinchona pubescens.

**Cortex Cinnamomi cassiae:** s. Cinnamomum aromaticum.

**Cortex Cinnamomi sinensis:** Chinesische Zimtrinde, s. Cinnamomum aromaticum.

**Cortex Cinnamomi (zeylanici):** Ceylonzimt, s. Cinnamomum zeylanicum.

**Cortex Citri fructus:** Pericarpium Citri, Zitronenschale, s. Citrus limon.

**Cortex Comocladiae:** s. Comocladia dentata.

**Cortex Condurango:** Condurangorinde, s. Marsdenia condurango.

**Cortex Copalchi:** Mexikan. Fieberrinde, s. Croton niveus.

**Cortex Coryli avellanae:** Haselnußrinde, s. Corylus avellana.

**Cortex Coto:** Kotorinde, s. Aniba coto.

**Cortex Crotonis:** Cortex Cascarillae, s. Croton eluteria.

**Cortex Cuspariae:** s. Galipea officinalis.

**Cortex Dictamni radicis:** Diptamwurzel, s. Dictamnus albus.

**Cortex Ditae:** s. Alstonia scholaris.

**Cortex Eluteriae:** Cortex Cascarillae, s. Croton eluteria.

**Cortex Erythrophlei:** s. Erythrophleum suaveolens.

**Cortex Evonymi atropurpureae:** Pfaffenhütleinrinde, s. Evonymus atropurpurea.

**Cortex Frangulae:** Faulbaumrinde, s. Rhamnus frangula.

**Cortex Fraxini:** Eschenrinde, s. Fraxinus excelsior.

**Cortex Geoffroyae:** s. Cortex Andirae inermis.

**Cortex Gossypii radicis:** Baumwollwurzelrinde, s. Gossypium.

**Cortex Granati:** Granatwurzelrinde, s. Punica granatum.

**Cortex Granati fructum:** Granatapfelschalen, s. Punica granatum.

**Cortex Hamamelidis:** Hamamelisrinde, s. Hamamelis virginiana.

**Cortex Harongae:** Harongarinde, s. Haronga madagascariensis.

**Cortex Hippocastani:** Roßkastanienrinde, s. Aesculus hippocastanum.

**Cortex Holarrhenae antidysentericae:** Kurchirinde, s. Holarrhena pubescens.

**Cortex Juglandis cinereae:** Butternußrinde, s. Juglans cinerea.

**Cortex Juglandis fructus:** Walnußschalen, s. Juglans regia.

**Cortex Juglandis regiae nucum:** Cort. Juglandis fructus, Walnußschalen, s. Juglans regia.

**Cortex Lapacho:** s. Tecoma lapacho.

**Cortex Mezerei:** Seidelbastrinde, s. Daphne mezereum.

**Cortexon:** s. Desoxycorton.

**Cortex Paracoto:** s. Aniba pseudocoto.

**Cortex Phaseoli:** s. Phaseolus vulgaris ssp. vulgaris var. vulgaris.

**Cortex Piri mali fructi:** Apfelschalen, s. Malus domestica.

**Cortex Piscidiae erythrinae:** Piscidiarinde, s. Piscidia piscipula.

**Cortex Piscidiae radicis:** Piscidiawurzelrinde, s. Piscidia piscipula.

**Cortex Platani:** s. Platanus-Arten.

**Cortex Populi:** Pappelrinde, s. Populus-Arten.

**Cortex Pruni padi:** Traubenkirschenrinde. s. Prunus padus.

**Cortex Pruni virginianae:** Virgin. Traubenkirschenrinde, s. Prunus serotina.

**Cortex Punicae granati:** Cort. Granati, s. Punica granatum.

**Cortex Pygei africani:** s. Pygeum africanum.

**Cortex Pyri mali fructi:** Apfelschalen, s. Malus domestica.

**Cortex Quebracho:** Quebrachorinde, s. Aspidosperma quebracho-blanco.

**Cortex Quercus:** Eichenrinde, s. Quercus-Arten.

**Cortex Quercus ad usum veterinarium:** s. Quercus-Arten.

**Cortex Quillajae:** Quillajarinde, s. Quillaja saponaria.

**Cortex Rhamni purshiani:** Amerikan. Faulbaumrinde, s. Rhamnus purshianus.

**Cortex Rhois aromaticae radicis:** Gewürzsumachwurzelrinde, s. Rhus aromatica.

**Cortex Salicis:** Weidenrinde, s. Salix-Arten.

**Cortex Sambuci:** Holunderrinde, s. Sambucus nigra.

**Cortex Sassafras radicis:** Sassafraswurzelrinde, s. Sassafras albidum var. molle.

**Cortex Sassy:** s. Erythrophleum suaveolens.

**Cortex Simar(o)ubae radicis:** Simarubawurzelrinde, s. Simarouba amara.

**Cortex Suberis:** Kork, s. Quercus-Arten.

**Cortex Syzygii cumini:** s. Syzygium cumini.

**Cortex Syzygii jambolani:** Cort. Syzygii cumini, Jambulrinde, s. Syzygium cumini.

**Cortex Tabebuiae:** s. Tabebuia impetiginosa.

**Cortex Tabernaemonantanae:** s. Alstonia scholaris.

**Cortex Tsugae:** s. Tsuga canadensis.

**Cortex Ulmi:** Ulmenrinde, s. Ulmus minor.

**Cortex Viburni opuli:** Schneeballbaumrinde, s. Viburnum opulus.

**Cortex Viburni prunifolli:** Amerikanische Schneeballbaumrinde, s. Viburnum prunifolium.

**Cortex Winteranus verus:** Echte Wintersrinde, s. Drimys winteri.

**Cortex Xanthoxyli:** s. Zanthoxylum fraxineum.

**Cortex Yohimbehe:** Yohimbe(he)-Rinde, s. Pausinystalia johimbe.

**Corti-Attritin®:** s. Dexamethason.

**Cortical:** (*lat.* cortex Rinde) *med.* corticalis: auf die Großhirnrinde bezogen, von der Großhirnrinde ausgehend; subcorticalis: unterhalb der Rinde, im Marklager des Gehirns gelegen.

**Corticoide:** Kurzname f. Corticosteroide*.

**Corticosteroide:** physiologische Steroidhormone der Nebennierenrinde mit ihren Untergruppen: Gluco-, Mineralo-, Androcorticosteroide; s. Hormone (Nebennierenrindenhormone).

**Corticosteron:** natürliches Glucocorticoid; s. Hormone.

**Corticotrop(h)in** INN: Corticotropinum Ph.Eur.3, ACTH, (adreno)corticotropes Hormon, Adrenocorticotropin, Acortan®; CAS-Nr. 9061-27-2. Peptidhormon (s. Hormone); gew. aus den Hypophysenvorderlappens von Schweinen, Aktivität mind. 70 I.E./mg. Hygr. Pulver od. Flocken. **Wirk.:** spezif. auf Nebennierenrinde, welche zu vermehrter Produktion u. Sekretion von Glucocorticoiden angeregt wird. Fehlen dieses Hormons führt zu Atrophie der Nebennierenrinde; peroral ist es unwirksam, da es durch Trypsin zerstört wird. **Anw.:** Nebennierenrindeninsuffizienz; Hauptind.: akuter u. subakuter Gelenksrheumatismus, chron. Polyarthritis, Multiple Sklerose, Asthma bronchiale, anaphylaktischer Schock u.a. Kontraindiziert bei Tbc. u. Poliomyelitis, vgl. Cortison. HWZ 0.2 h. **Übl. Dos.:** Parenteral: Injektion i.m.: 60 I.E. auf 4-6 Einzeldosen verteilt, nach 2-3 d Dosis abbauen; Injektion Depot i.m.: 1mal 20 I.E./d; Infusion i.v.: 200 I.E. zu diagnostischen Zwecken; s. Hormone. Hingewiesen sei auch auf **Corticotrop(h)in zur Injektion**: Corticotropinum ad iniectabile, Corticotropini solutio iniectabilis; **Corticotrophinhexaacetat** u. **Corticotrophin-Zinkhydroxid-Injektionssuspension**: Corticotropini Zinci hydroxidi suspensio iniectabilis. Vgl. Tetracosactid*, Tosactid*.

**Corticotropin (1-24):** s. Tetracosactid.

**Corticotropin (1-28):** s. Tosactid.

**Corticotropini solutio iniectabilis:** Corticotrophin-Injektionslösung; s. Corticotrop(h)in.

**Corticotropini zinci hydroxidi suspensio iniectabilis:** Corticotrophin-Zinkhydroxid-Injektionssuspension, s. Corticotrop(h)in.

**Corticotropinum ad iniectabile:** s. Corticotrop(h)in.

**Cortin:** Kortin; nicht mehr gebräuchliche Sammelbezeichnung f. die Wirkstoffe der Nebennierenrinde, s. Hormone.

**Cortisol:** s. Hydrocortison.

**Cortison** INN: (Compound E) 17-Hydroxy-11-dehydrocorticosteron; CAS-Nr. 53-06-5. Schmp. 220-224°C; polymorph. Hormon der Nebennierenrinde (s. Hormone), entd. 1935 von Edward Calvin Kendall (Totalsynthese 1952 in USA). Gew. aus Rindern, halbsynth. gew. aus Sarmentogenin (s. Strophanthus sarmentosus). Farblose Kristallblättchen, lösl. in Ethanol, Aceton, Methanol, wenig lösl. in Ether, Benzol, Chloroform, sehr schwer lösl. in Wasser. **Anw.:** Glucocorticoid zur Substitutionstherapie bei primärer (Morbus Addison) u. sekundärer NNR-Insuffizienz; da C. in der Leber zum biol. wirksamen Hydrocortison metabolisiert wird, wird dieses zur Substitutionstherapie bevorzugt. Weitere Anw. in Ophthalmika, früher oft bei entzündlichen u. allergischen Erkrankungen wie akutem u. chronischem Gelenksrheumatismus, Asthma bronchiale; aufgrund der ausgeprägten mineralocorticoiden **Nebenw.** (Na-Retention) werden heute synthetische Corticosteroide bevorzugt. HWZ 0.5 bis 2 h. **Übl. Dos.:** bei Substitutionstherapie: oral: 25 bis

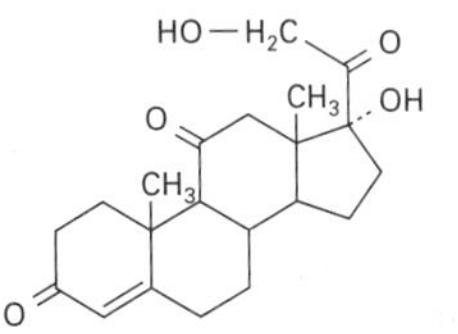

Cortison

50 mg/d. Hingewiesen sei auch auf Cortisonacetat*.

**Cortisonacetat:** Cortisoni acetas Ph.Eur.3, Cortisonum aceticum, 21-Acetoxy-17α-hydroxy-4-pregnen-3,11,20-trion; CAS-Nr. 50-04-4; $C_{23}H_{30}O_6$, $M_r$ 402.5. Schmp. ca. 240°C unter Zers. $[\alpha]_D^{20°C}$ +209 bis +217°C (c = 1.0 in Dioxan). Farblose bis schwach gelbliche Kristalle od. krist. Pulver; leicht lösl. in Chloroform, wenig lösl. in Ethanol, Aceton, fetten Ölen, sehr schwer lösl. in Ether, prakt. unlösl. in Wasser. Inkomp.: Oxidationsmittel, Säuren u. Basen. **Anw.:** s. Cortison.

**Cortisone:** Glucocorticosteroide, s. Hormone (Nebennierenrindenhormone) u. Cortison.

**Cortisonum aceticum:** s. Cortisonacetat.

**Corvaton®:** s. Molsidomin.

**Corydalin:** 2,3,9,10-Tetramethoxy-13α-methyl-13-αβ-berbin; $C_{22}H_{27}NO_4$, $M_r$ 369.44. Schmp. 135°C (D-Form). Isochinolinalkaloid aus Corydalis-Arten, z.B. Corydalis cava*; schwach narkotisch wirkend, in größeren Dosen lähmend auf das Rückenmark.

**Corydalis cava** (L. emend. Mill.) Schweigg. et Koerte: Fam. Papaveraceae (od. Fam. Fumariaceae, da milchsaftfrei), Hohler Lerchensporn (Europa, Nordamerika). Stpfl. v. **Rhizoma Corydalidis:** (Radix Aristolochiae cavae) Lerchenspornwurzel. **Inhaltsst.:** die Alkaloide Corydalin*, Corybulbin, Isocorybulbin, Corypalmin, Isocorypalmin (Corydalingruppe); Bulbocapnin*, Corydin, Isocorydin, Corytuberin (Bulbocapningruppe); Corycavin (Methylprotopin, wirkt blutdrucksenkend u. erregend auf motorische Zentren), Corycavidin, Corycavamin (Protoniumgruppe) sowie noch eine Anzahl weiterer Alkaloide wie Dehydrocorydalin, D-Tetrahydropalmatin, D-Canadin, Glaucin* u.a. (Gesamtalkaloidgehalt der trocknen Knollen ca. 5 bis 6%); gelber Farbstoff. **Anw.** volkst.: als Sedativum u. Narkotikum (s. Bulbocapnin), früher als wurmtreibendes u. menstruationsförderndes Mittel.

**Corydalis formosa:** (Dicentra canadensis) Fam. Fumariaceae (bzw. Fam. Papaveraceae) (heim. in Nordamerika). **Inhaltsst.:** neben Bulbocapnin* ebenfalls ähnliche od. die gleichen Alkaloide wie Corydalis cava*.

**HOM:** *Corydalis formosa:* frischer Wurzelstock; verord. z.B. b. Ulzera, chron. Krankheiten mit Kräfteverfall.

**Corylus avellana** L.: Fam. Betulaceae, Haselnußstrauch, Waldhaselstrauch (in ganz Europa heim. u. kult., bes. in der Türkei); Stpfl. v. **Folia Coryli avellanae:** Haselnußblätter. **Inhaltsst.:** 0.04% äther. Öl, Saccharose, Taraxerol, β-Sitosterin. **Anw.** volkst.: wie Hamamelis bei Varizen, Hämorrhagien usw. **Cortex Coryli avellanae:** Haselnußrinde (Hazel Bark). **Inhaltsst.:** äther. Öl, Gerbstoff, Phlobaphene, Harzsäuren. **Anw.** volkst.: wie Cortex Hamamelidis. **Oleum Coryli avellanae:** Haselnußöl, das fette Öl der Haselnußkerne (ca. 85% Ölsäureglycerinester, ca. 10% Palmintinsäureglycerinester). **Anw.:** als Speiseöl, in der Bäckerei, in der Kosmetik, zur Seifenfabrikation usw.

**Corynanthein:** s. Pausinystalia johimbe.

**Corynanthe johimbe:** s. Pausinystalia johimbe.

**Corynebacteriaceae:** Familienbezeichnung f. grampos. Stäbchen der Gattung Corynebacterium*, Listeria* u. Erysipelothrix.

**Corynebacterium:** (Korynebakterien) Gattungsbezeichnung f. grampos., nicht sporenbildende Stäbchen, pleomorph, häufig mit keulenförmiger Verdickung. Menschenpathogen: Corynebacterium diphtheriae*, C. pyogenes, C. diphteroides; nicht pathogen: C. pseudodiphthericum; weiteres Vork. beim Menschen: C. acnes (Aknebakterien); Tierpathogen: C. pyogenes, C. murisepticum, C. renale, C. bovis.

**Corynebacterium diphtheriae:** *syn.* Bacterium diphtheriae, Mycobacterium diphtheriae, Diphtherie-Bakterien. Erreger (Toxine) der Diphtherie, von Löffler 1884 entdeckt, grampos. Stäbchen, keulenförmig, an den Polen Polkörperchen; s.a. Diphtherie.

**Corynin:** Yohimbin*.

**Coryza:** (griech.) Schnupfen.

**Cosaldon®:** s. Pentifyllin.

**Cosoltrim:** Mischung von Sulfametrol* u. Trimethoprim*, üblicherweise 5:1; Lidaprim®. Durch die gegenseitige Wirkungsverstärkung der beiden Komponenten bakterizid (s. Chemotherapeutika). **Anw.:** Infektionen des Hals-, Nasen-, Ohrenbereiches, der Nieren u. Harnwege, der Haut u. des Magen-Darm-Traktes. Mögliche **Nebenw.:** Übelkeit, Erbrechen, Kopfschmerzen, allergische Reaktionen (Juckreiz, Hautrötungen); Kontraind.: Sulfonamid- u. Trimethoprimüberempfindlichkeit, Schwangerschaft, während der Stillperiode, schwere Leber- u. Nierenschäden, toxisches Lungen- u. Hirnödem. **Übl. Dos.:** oral: 0.16 g Trimethoprim, 0.8 g Sulfametrol.

**Cosolubilisierung:** s. Lösungsvermittlung.

**Costa:** (lat.) Rippe.

**Costunolid:** Sesquiterpenlacton, **Strukturformel** s. Laurus nobilis; ferner enthalten z.B. in Liriodendron tulipifera* u. Saussurea lappa C.B. Clarke (Fam. Asteraceae, Kostuspflanze).

**Costus dulcis:** s. Canella winterana.

**Cotarnin:** Cotarninium, Methoxyhydrastinin; $C_{12}H_{15}NO_4$. Spaltprodukt des Noscapins; nur in Salzen verwendet.

**Cotarninchlorid:** s. Cotarninhydrochlorid.

**Cotarninhydrochlorid:** Cotarninium chloratum, Cotarninchlorid; $C_{12}H_{14}ClNO_3 \cdot 2\,H_2O$. Gelbes, krist. Pulver, leicht lösl. in Wasser u. Ethanol. **Off.:** DAB6, ÖAB81. **Anw.** med.: wie Hydrastinin* als blutstillendes Mittel bei Uterusblutungen. MED 0.1 g, MTD 0.3 g.

**Cotarninium:** s. Cotarnin.

**Cotarninium chloratum:** s. Cotarninhydrochlorid.

**Cotetroxazin:** Mischung von Sulfadiazin* u. Tetroxoprim* (üblicherweise 2.5:1). **Anw.:** Chemotherapeutikum* mit bakterizider Wirk.; Ind.: Haut- u. Atemwegsinfekte. **Nebenw.:** s. Cosoltrim. **Übl. Dos.:** oral 0.2 g Tetroxoprim u. 0.5 g Sulfadiazin.

**Cotoin:** Cotoinum verum, Kotoin, 2,6-Dihydroxy-4-methoxy-benzophenon; CAS-Nr. 479-21-0; $C_{14}H_{12}O_4$, $M_r$ 244.3. Schmp. 130-131°C; polymorph. Gelbe Kristalle, lösl. in Ethanol, Ether, Chloroform, sehr schwer lösl. in Wasser. Inhaltsstoff d. echten Kotorinde (s. Aniba coto). **Anw.** med.: als Antidiarrhöikum; vgl. Paracotoin.

**Cotoinum (Para-):** s. Paracotoin.

**Cotorinde, Echte:** Cortex Coto, s. Aniba coto.

**Cotrifamol:** Kombination aus 5 T. Sulfamoxol* u. 1 T. Trimethoprim*. **Anw.:** Chemotherapeutikum* mit bakterizider Wirkung. **Nebenw.:** s. Cosoltrim. **Übl. Dos.:** oral 0.16 g Trimethoprim u. 0.8 g Sulfamoxol.

**Cotrimazin:** Kombination von Sulfadiazin* u. Trimethoprim*. **Anw.:** Chemotherapeutikum* mit bakterizider Wirkung. **Nebenw.:** s. Cosoltrim. **Übl. Dos.:** 0.18 g Trimethoprim u. 0.82 g Sulfadiazin.

**Cotrimoxazol:** Kombination von Sulfamethoxazol* u. Trimethoprim* im Verhältnis 5:1, womit das am Wirkort optimale Verhältnis von 20:1 garantiert wird. **Anw.:** Chemotherapeutikum*; Ind.: Harnwegsinfekte, Atemwegsinfekte (auch Pneumocystis-carnii-Pneumonie, s. Antiprotozoenmittel). **Nebenw.:** s. Cosoltrim. **Übl. Dos.:** oral 0.32 g Trimethoprim u. 1.6 g Sulfamethoxazol.

**Cotton-Effekt:** s. ORD u. Zirkulardichroismus.

**Cottonöl:** Baumwollsamenöl, Oleum Gossypii, s. Gossypium.

**Coulomb:** nach dem gleichnamigen französischen Physiker (1736-1806) benannte abgeleitete SI-Einheit* der Elektrizitätsmenge; Zeichen C. 1 C = 1 A·s, d.h. in einer Sekunde fließt bei der Stromstärke 1 Ampere die Elektrizitätsmenge von 1 Coulomb. Durch sie werden aus einer wäßrigen $AgNO_3$–Lsg. 1.118 mg Ag abgeschieden. 1 C = $6.24 \cdot 10^{18}$ Elektronen.

**Coulomb-Energie:** s. Coulomb-Kräfte.

**Coulomb-Gesetz:** s. Coulomb-Kräfte.

**Coulomb-Kräfte:** die elektrostatischen Abstoßungskräfte (zwischen Ladungen mit gleichem Vorzeichen) bzw. Anziehungskräfte (zwischen Ladungen mit entgegengesetztem Vorzeichen), f. die das **Coulomb-Gesetz** gilt:

$F_c = q_1 \cdot q_2/(4 \cdot \pi \cdot \varepsilon_0 \cdot r^2)$

$F_c$ Coulomb-Kraft, $\varepsilon_0$ elektrische Feldkonstante = $8.85 \cdot 10^{-12}$ $C^2N^{-1}m^{-2}$, $q_1$ u. $q_2$ elektrische Ladungen im Abstand r

Nähert man 2 Ladungen $q_1$ u. $q_2$ vom Abstand r = ∞ bis auf den Abstand r = r, muß man die **Coulomb-Energie** $E_c = q_1q_2/(4\pi\varepsilon_0 r)$ aufwenden bzw. diese wird freigesetzt. Eine wichtige Rolle spielen die C. bei der Ionenbindung (s. Bindung*, chemische); vgl. Bindungskräfte, intermolekulare.

**Coulometrie:** elektroanalytische Methode, bei der der Stromverbrauch als Maß f. Titrationsverbrauch gilt. Die Basis dafür liefert das Faraday-Gesetz:

$m = M \cdot Q/(z \cdot F)$

m = Masse der Substanz in g, M = molare Masse in g/mol, Q = gemessene Elektrizitätsmenge in C, s. Coulomb, z = Zahl der ausgetauschten Elektronen, F = Faraday-Konstante = 96 483 C/mol

Bedingung ist konstante Spannung od. Stromstärke u. quantitative Stromausbeute der Elektrolyse; Reagenz muß mit der zu bestimmenden Substanz eine stöchiometrische Reaktion eingehen. Das Reagenz f. die Titration wird elektrolytisch erzeugt; s.a. Karl-Fischer-Titration.

**Coulter-Counter-Verfahren:** Impulsverfahren. Elektronisches Verfahren zur Korngrößenanalyse* od. zur Zählung von Blutkörperchen (vgl. Zählkammern). Eine elektrolythaltige wäßrige Suspension (enthält das zu untersuchende Teilchengemisch) wird in der Meßzelle kontinuierlich mit definiertem Volumen durch eine Mikrobohrung (Düse) gepumpt. Der elektrische Widerstand der Mikrobohrung in einem mit Elektroden auf beiden Seiten der Bohrung aufgebauten elektrischen Feld hoher Stärke ändert sich kurzzeitig (Spannungsimpuls) beim Durchgang eines Teilchens durch die Düse infolge deren Querschnittsänderung, u. zwar proportional dem Teilchenvolumen. Die unterschiedliche Größe der Spannungsimpulse (abhängig vom Teilchenvolumen u. eingestelltem Schwellenwert) u. deren Anzahl werden registriert. Durch Veränderung des Schwellenwertes ist eine Korngrößenanalyse möglich.

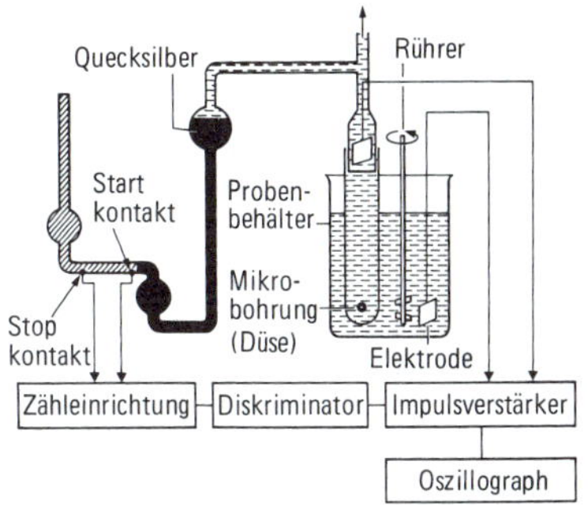


Coulter-Counter-Verfahren [131]

**Coumafos** INN: O,O'-Diethyl-O''-(3-chlor-4-methyl-7-cumarinyl)-thiophosphat, Perizin®;

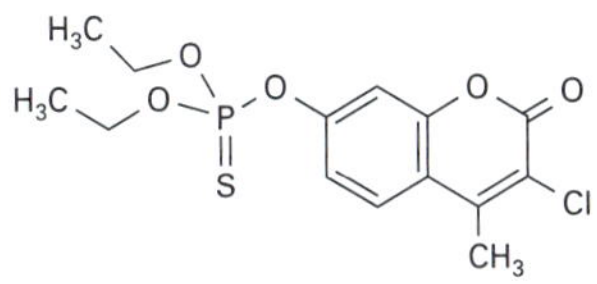

Coumafos

CAS-Nr. 56-72-4; $C_{14}H_{16}ClO_5PS$, $M_r$ 362.78. Schmp. 91°C; polymorph. Prakt. unlösl. in Wasser, wenig lösl. bis lösl. in organischen Lösungsmitteln. **Wirk.** u. **Anw.:** Schädlingsbekämpfungsmittel*, Phosphorsäureester mit insektizider u. anthelmintischer Wirk.; zum Nachw. u. Diagnose der Varroatose* bei Bienen (in trachtfreier Zeit anzuwenden).

**Coumamycin:** Coumermycin, s. Gyrasehemmer.

**Coversum®:** s. Perindopril.

**COX:** s. Cyclooxygenase.

**Coxa:** (lat.) Hüfte.

**Coxalgia:** Koxalgie, Hüftschmerz.

**Coxitis:** Hüftgelenkentzündung.

**Coxsackie-Viren:** Gruppe der Enteroviren* (RNS-Viren), weltweit verbreitet, Subgruppen A u. B.

**Cox-Serum:** Polio-Serum, s. Poliomyelitis.

**Cozymase:** veraltet f. Nicotinamid-adenin-dinucleotid (s. NAD).

**Cp:** *chem.* Cassiopeium, frühere Bez. f. das Seltenerdmetall Lutetium*.

**cP: 1.** s. Centipoise; **2.** chronische Polyarthritis, s. Arthritis, rheumatoide.

**CPC:** s. Cetylpyridiniumchlorid.

**CPD-Stabilisatorlösung:** eine phosphathaltige Stabilisatorlösung* f. Blutkonserven; enthält **C**itronensäure, **P**hosphat u. **D**extrose (Glucose). Zstzg. nach Ph.Eur.3: 26.3 g Natriumcitrat (Dihydrat), 3.27 g Citronensäure-Monohydrat od. 2.99 g wasserfreie Citronensäure, 25.5 g Glucose-Monohydrat od. 23.2 g wasserfreie Glucose, 2.51 g

Natriumdihydrogenphosphat-Dihydrat, Wasser f. Injektionszwecke zu 1000 mL. pH-Wert 5.0 bis 6.0. Zur Herst. der Blutkonserven werden 100 mL Blut mit 14.0 mL CPD-Stabilisatorlösung vermischt. Im übrigen gelten die an Infusionslösungen gestellten Anforderungen. ACD-Stabilisatorlösungen* sind nicht phosphathaltig; s.a. Blutersatz, Sanguis humanus.

**C3-Pflanzen:** $C_3$-Pflanzen, Calvin-Pflanzen; grüne Pflanzen, die als Primärprodukt der $CO_2$-Fixierung $C_3$-Körper bilden. Diese Reaktion wird durch die Ribulose-1,5-diphosphatcarboxylase* katalysiert:

Ribulose-1,5-diphosphat + $CO_2 \rightarrow$ 2 3-Phosphoglycerinsäure

Die 3-Phosphoglycerinsäure wird durch die Produkte der Lichtreaktionen, ATP u. NADPH, zu 3-Phosphoglycerinaldehyd reduziert, das über die Reaktionen des Calvin-Zyklus* umgesetzt wird. Der Großteil der grünen Pflanzen besteht aus $C_3$-Pflanzen.

**C4-Pflanzen:** $C_4$-Pflanzen; grüne Pflanzen, die als Primärprodukte der $CO_2$–Fixierung $C_4$-Körper, wie Oxalacetat, Aspartat u. Malat bilden. Das Carboxylierungsenzym ist die Phosphoenolpyruvatcarboxylase, die Phosphoenolpyruvat zu Oxalacetat carboxyliert (s. Hatch-Slack-Kortschak-Zyklus). Diese Pflanzen haben daneben noch den Calvin-Zyklus*. $C_4$-Reaktionen laufen in tropischen Gräsern u. dikotylen Pflanzen ab, die sich dem heißen u. trockenen Klima anpassen müssen. Diese Pflanzen schließen während der heißen Tageszeit die Spaltöffnungen, um einen zu großen Wasserverlust zu verhindern. Dies begrenzt die $CO_2$–Verfügbarkeit auf die Mesophyllzellen. Die Affinität der Phosphoenolpyruvatcarboxylase zu $CO_2$ ist wesentlich höher als die der Ribulose-1,5-diphosphatcarboxylase, dem primären Enzym des Calvin-Zyklus. $C_4$-Pflanzen können auch bei geschlossenen Spaltöffnungen eine effektive Photosynthese durchführen; vgl. Diurnaler Säurerhythmus.

**CPMP:** Committee for Proprietary Medicinal Products; EG-Ausschuß f. Arzneispezialitäten, hauptsächl. mit Arzneimittelzulassungen in den EG-Mitgliedstaaten befaßt; s. EMEA.

**Cr:** *chem.* Chrom*.

**Crack:** Ausdruck (der sog. Drogenszene) f. Rauschgift (Suchtgift), das aus Cocain (Base) besteht u. mit Tabak gemischt auch geraucht wird.

**Cracken:** s. Kracken.

**Cramer-Schiene:** s. Schiene.

**Cram-Regel:** ein nucleophiler Angriff an einer Carbonylgruppe (z.B. Aldehyde) findet bevorzugt an der Seite des kleinsten Substituenten statt, das heißt an der Seite, wo es zur geringsten sterischen Hinderung kommt.

**Cranium:** (*gr.* κρανίον Schädel) *lat.* cranialis (kranial) zum Schädel gehörig.

**Cranoc®:** s. Fluvastatin.

**Crasnitin®:** s. Asparaginase.

**Crassinucellat:** s. Samenanlage.

**Crataegus-Arten:** Fam. Rosaceae, Weißdorn, Maidorn, Hagedorn, Mehldorn (heim. Europa bis Mittelskandinavien u. Südfinnland, kult. in Amerika). Folgende Arten kommen f. die Blatt-, Blüten- u. Frucht-Drogen in Frage: **C. laevigata** (Poir.) DC. (C. oxyacantha L.), Zweigriffeliger Weißdorn; **C. monogyna** Jaqu. emend. Lindman, Eingriffeliger Weißdorn; **C. azarolus** L., Azaroldorn; **C. nigra** Waldst. et Kit., Schwarzfrüchtiger Weißdorn; **C. pentagyna** Waldst. et Kit. ex Willd., Fünfgriffeliger Weißdorn; diverse europ. Arten. **Crataegi folium cum flore:** Folia Crataegi cum floribus (Folium Crataegi cum flore), **Weißdornblätter mit Blüten**; die getrockneten, bis ca. 7 cm langen, blühenden Zweigspitzen aller oben genannten Arten (nach Ph.Helv.7 nur die von C. monogyna u. C. laevigata). **Off.:** DAB10, ÖAB90, Ph.Helv.7. **Inhaltsst.:** insgesamt ca. 1 bis 2% Flavonoide (nach DAB10 u. ÖAB90 mind. 0.7%, ber. als Hyperosid), vor allem Flavonglykoside, insbes. mit Quercetin als Aglykon (Rutin, Hyperosid); ferner Flavonglykosile (Flavon-C-glykoside), nach Ph.Helv.7 mind. 0.6%. ber. als Vitexin (Apigenin-8-C-glucosid); oligomere Procyanidine (Hauptwirkstoffe?), auch als Pycnogenole od. Leukoanthocyanidine bezeichnet, wie ein dimeres, C4-C8-verknüpftes Epicatechin (als B-2 bezeichnet), ferner Catechine, Epicatechin, Epicatechingerbstoffe; Crataegussäure (Triterpensäuregemisch, mit Ursol-, Oleanol- u. Crataegolsäure, Strukturformeln s. Saponine); Phenolcarbonsäuren (Kaffeesäure, Chlorogensäure); biogene Amine, darunter Guanin, Adenin etc. **Wirk.** u. **Anw.:** Herz- u. Kreislaufmittel, verbessert die Koronardurchblutung; die Wirk. ist blutdruckregulierend u. krampflösend; Ind.: bei nachlassender Leistungsfähigkeit des Herzens (Stadium II nach NYHA, s. Herzinsuffizienz), wenn andere Maßnahmen (z.B. Digitalisierung) noch nicht erforderlich sind. GED (Infus) 1.5 g auf 1 Teetasse. **Zuber.:** Extr. Crataegi fluidum.

**Flores Crataegi:** Crataegi flos, Weißdornblüten, Hagedornblüten. Inhaltsst. u. Geh. siehe oben. **Off.:** DAC86. **Folia Crataegi**, Weißdornblätter sind ebenfalls im Handel. Anw. u. Inhaltsst. siehe oben. **Fructus Crataegi:** Weißdornbeeren, Mehlbeeren; stammen vor allem von C. laevigata und/oder C. monogyna od. ihren Bastarden. **Off.:** DAC86. **Inhaltsst.:** wie Weißdornblätter mit Blüten, mind. 1.0% Procyanidine (ber. als Cyanidinchlorid), daneben finden sich noch andere Gerb- u. Farbstoffe sowie Vitamine. **Anw.:** wie die Blatt- u. Blütendrogen, enterale u. parenterale Darreichungsformen.

**HOM:** *Crataegus* (HAB1.4): frische, reife Früchte von C. laevigata; verord. z.B. b. Hypotonie, Herzbeschwerden, Altersherz.

**Credé-Lösung:** 1%ige Silbernitratlösung zur Credé-Prophylaxe* (1 bis 2 Tr. in den Bindehautsack).

**Credé-Prophylaxe:** Prophylaxe der Gonorrhö des Auges (Blennorrhö) beim Neugeborenen durch Applikation von Credé-Lösung*, s.a. Augentropfen (Silberacetat-Augentropfen), od. öliger Penicillinlösung in den Bindehautsack.

**Creme, Nichtionische hydrophile:** s. Unguentum emulsificans nonionicum aquosum.

**Cremes:** sind mehrphasige Zubereitungen; sie bestehen im einfachsten Fall aus einer lipophilen u. einer wäßrigen Phase. Ph.Eur.3 unterscheidet hydrophobe u. hydrophile C. Bei **hydrophoben** C. ist die zusammenhängende (äußere) Phase lipophil (W/O-Emulsionssystem). Sie enthalten Wasser-in-Öl-Emulgatoren wie Wollwachs, Sorbitanester u. Monoglyceride. Bei **hydrophilen** C. ist die zusammenhängende (äußere) Phase wäßrig (O/W-Emulsionssystem). Sie enthalten Öl-in-Wasser-Emulgatoren wie Natrium- u. Triethanolaminseifen, Fettalkoholsulfate u. Polysorbate, falls erforderlich auch in Kombination mit Wasser-in-Öl-Emulgatoren (Komplexemulgatoren, s. Emulgatoren). **Ambiphile** C. besitzen einen erhöhten Emulgatoranteil, beide Phasen liegen in kohärenter Form zwischen Plattenmizellen (solvatisierter Emulgator) verteilt vor (Mischsystem); s. Decoderm, Basiscreme u.a.; s.a. Unguenta.

**Cremeschmelzverfahren:** bei der Zäpfchenherstellung (s. Suppositorien) im Gießverfahren unterscheidet man 2 Arten: das *Klarschmelzverfahren* u. das *C.* (cremeartige Schmelze), wobei das Kriterium f. die gewählte Art neben der Möglichkeit einer Verteilung des Arzneistoffes (Sedimentation in der klar geschmolzenen Zäpfchengrundmasse bei Suspensionszäpfchen, Lösungszäpfchen) auch dessen Verhalten (z.B. Polymorphie*, chemische Stabilität) in der Grundmasse ist.

**Cremophore®:** Handelsbezeichnung f. chem. unterschiedliche polyethylenoxylierte, nichtionogene O/W-Emulgatoren u. Solubilisatoren. Den Polyoxyethylenestern sind z.B. die C. EL, RH, S9 u. den Polyoxyethylenethern die C. der Reihe A zuzuordnen; Cremophor AP, s. Polyethylenglykolstearate. Cremophor EL ist ein Umsetzungsprodukt von Rizinusöl (1 Mol) mit Ethylenoxid (35 Mol) u. stellt ein Gem. aus ca. 83% eher hydrophoben Verbindungen (meist Polyoxyethylenglycerolricinoleat u. wenig nicht umgesetztes Rizinusöl) u. ca. 17% hydrophilem Anteil (Polyoxyethylenglycerol u. Polyethylenglykol). Für Cremophor RH wird anstelle von Rizinusöl hydriertes Rizinusöl (hauptsächl. Hydroxystearinsäureglycerid, Cutina HR®, Sterotex K®, Castorwax®) eingesetzt. Die C. sind in Wasser, in vielen org. Lösungsmitteln lösl. u. mischbar mit Fettalkoholen, Fettsäuren u. einigen fetten Ölen. Inkomp.: stärker saure u. alkalische Substanzen (Hydrolyse der Ester), z.T. phenolische Stoffe; u.U. wegen Komplexbildung Inaktivierung v. Arzneistoffen. C. sind Hilfsstoffe f. die äußerliche u. innerliche Anw.

**Cremophor O®:** s. Cetomacrogol® 1000.

**Cremor basalis:** s. Basiscreme.

**Cremor Betamethasoni:** Betamethason-Creme. Zstzg. nach NRF: 0.061 T. bzw. 0.122 T. Betamethason-17-valerat (mikrofein), 0.5 T. mittelkettige Triglyceride, Basiscreme* auf 100 T. ergänzt. **Anw.:** bei entzündlichen u. allergischen Dermatosen.

**Cremor Dexpantothenoli:** Dexpantothenoli cremor, Pantothenylalkoholcreme (NRF, NFA). Herst.: 2.5 g D-(+)-Pantothenylalkohol (s. Vitamine), 2.5 g Wasser, 45 g Basiscreme* nach NRF od. eine nach NFA Hydrophile Creme*. **Anw.:** zur Förderung der Epithelisierung einfacher Hautverletzungen; z.B. als nicht fettende Zuber. eher f. nässende Wunden u. für unbedeckte Körperstellen (Haare, Gesicht) geeignet; aufgrund der weichen Konsistenz besonders auch bei leichten Verbrennungen wie z.B. Sonnenbrand; s.a. Unguentum Dexpantothenoli.

**Cremor Dimeticoni:** Dimeticon-Creme. Zstzg nach NRF: Basiscreme* mit 10% Dimeticon 350. **Anw.:** als Hautschutzcreme bei feuchtigkeitsempfindlicher Haut.

**Cremor Hydrocortisoni:** Hydrocortison-Creme (Hydrophile), 0.5 od. 1%. Zstzg. nach NRF, NFA: 0.5 T. bzw. 1 T. mikrofeines Hydrocortison, 1.5 bzw. 3 T. mittelkettige Triglyceride u. ergänzt auf 100 T. mit Basiscreme* (od. einer hydrophilen Creme, z.B. Ungt. emulsificans aquosum, Ungt. emulsificans nonionicum aquosum, Diprosicc, Dortin, Ultrasice od. Decoderm-Basis). **Anw.:** bei entzündlichen u. allergischen Dermatosen.

**Cremor hydrophilicum nonionicum:** Nichtionische hydrophile Creme, s. Unguentum emulsificans nonionicum aquosum.

**Cremor Prednisoloni 0.5 per centum:** Prednisolon-Creme 0.5%. Zstzg. nach NRF: 0.5 T. mikrofeines Prednisolon; 1.5 T. mittelkettige Triglyceride u. Basiscreme* auf 100 T. **Anw.:** Glucocorticoidcreme zur lokalen Anw. bei entzündlichen u. allergischen Dermatosen.

**Cremor Tartari:** Tartarus depuratus, s. Kaliumhydrogentartrat.

**Cremor Triamcinoloni 0.1 per centum:** Triamcinolonacetonid-Creme 0.1%. Zstzg. nach NRF: 0.1 T. Triamcinolonacetonid (mikrofein), 0.5 T. mittelkettige Triglyceride, Basiscreme* auf 100 T. **Anw.:** entzündl. u. allergischen Dermatosen.

**Crena:** (lat.) Spalte; Crena ani; Afterspalte.

**Creolin:** Desinfiziens z. Scheuern (Steinkohlenteeranteile u. Harzseifen).

**Creosotal:** *syn.* Kreosotum carbonicum*.

**Creosotum:** s. Kreosot.

**Cresol:** Cresolum, Kresol, Methylphenol, Hydroxytoluol (Isomerengemisch); $C_6H_4(CH_3)OH$, $M_r$ 108.06. D. ca. 1.056. Best. des Steinkohlen- u. Buchenholzteers, Gem. aus ortho-, meta-, para-Cresol (siehe), kommt nach einmaliger Destillation als „Rohe Karbolsäure“ (Acidum carbolicum crudum) in den Handel. **Cresolum crudum:** Rohkresol, Gem. von m- u. p-Cresol nebst anderen Phenolen u. Kohlenwasserstoffen; Geh. mind. 50% m-Cresol. Ölige, farblose, lichtbrechende u. stark riech. Flüss., die sich allmählich dunkler färbt; leicht lösl. in Ethanol, Ether, NaOH, sehr schwer lösl. in Wasser (ca. 1%). **Off.:** ÖAB90. **Anw.:** als Desinfektionsmittel, stärker wirkend als Phenol, dabei weniger giftig, vgl. Sapo Cresoli. **Chlorcresole** sind Benzolderivate, bei denen 3 H-Atome des Benzols durch $-CH_3$, -Cl u. -OH ersetzt sind; farblose Kristalle, die nach Phenol riechen, lösl. in Ethanol, Benzol, Ether, Aceton, unlösl. in Wasser. **Anw.:** als Desinfektionsmittel u. zur techn. Konservierung; vgl. Chlorocresol.

**m-Cresol:** m-Kresol, 3-Methylphenol, 1-Methyl-3-hydroxybenzol; $C_7H_8O$. Schmp. 11-12°C. Sdp. ca. 200°C. D. 1.030 bis 1.033. Farblose bis gelbl. Flüss. von phenolartigem Geruch; sehr schwer lösl. in Wasser, mischbar mit Ethanol, Ether, Chloroform. **Anw.:** in d. Papierchromatographie als Elutions- u. Steigflüssigkeit, auch zus. mit anderen Lösungsmitteln.

**o-Cresol:** o-Kresol, 2-Methylphenol; $C_7H_8O$. Schmp. 31°C. Eigenschaften u. **Anw.:** s. Cresol, vgl. m-Cresol; Reagenz Ph.Eur.3 (zur Bestimmung von Cineol in äther. Ölen).

**m-Cresolsulfonsäure:** Negatan®, Albothyl®; CAS-Nr. 9011-02-3; Kondensationsprodukt von sulfoniertem m-Cresol u. Formaldehyd mit relativ hoher Molmasse. Kolloidal lösl. in Wasser unter saurer Reaktion. **Anw.:** gegen Entzündungen, v.a. im Vaginalbereich.

**Cresolum crudum:** s. Cresol.

**Cresolum saponatum:** s. Sapo Cresoli.

**Creta praeparata:** Schlämmkreide, s. Calciumcarbonat.

**Creutzfeld-Jakob-Krankheit:** (Jakob-Creutzfeld-Krankheit) eine subakute spongiforme (schwammartige) Enzephalopathie (Slow-Virus-Erkrankung*), wahrscheinlich durch Prionen (s. Prion) verursacht u. durch Blut- bzw. Gewebeinokulation übertragbar (Inkubationszeit 0.5 bis 3 Jahre). Anfangs Gedächtnis-, Konzentrations- u. Merkfähigkeitsstörungen; erhöhte Reizbarkeit, Kopfschmerz, Schlaflosigkeit, Schwindelgefühl; später Demenz, Muskelatrophien, generalisierte

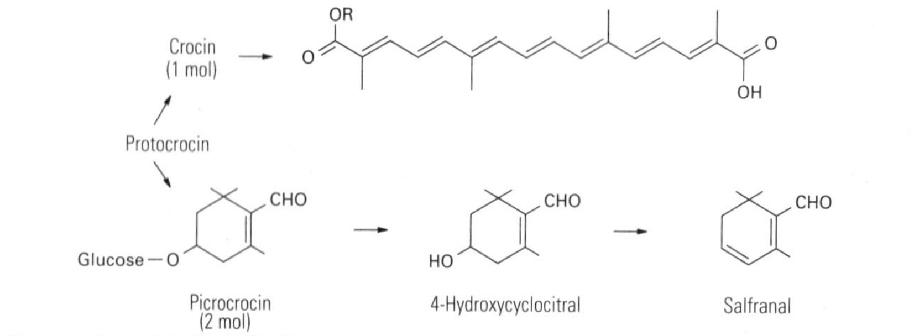

Crocus sativus: Inhaltsstoffe, R = Gentiobiose

Krampfanfälle etc.; Tod nach wenigen Wochen bis zu 2 Jahren.

**Criegee-Reaktion:** Glykole mit benachbarten Hydroxylgruppen werden an der C–C-Bindung zwischen den hydroxilierten Kohlenstoffatomen

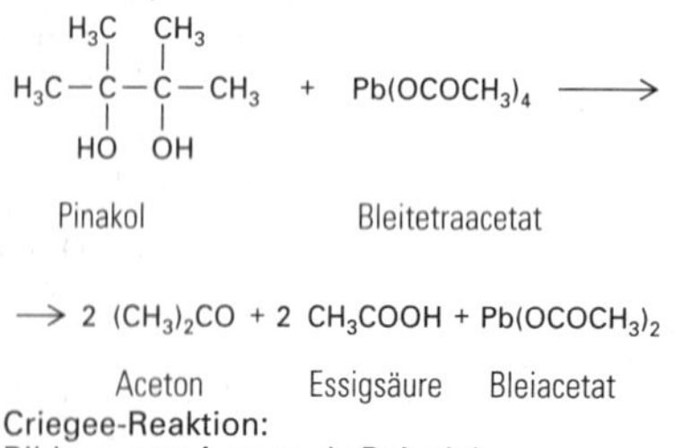

Criegee-Reaktion:
Bildung von Aceton als Beispiel

mit Bleitetraacetat gespalten, wobei Aldehyde bzw. Ketone od. Gemische von Aldehyden u. Ketonen entstehen (s. auch Malaprade-Reaktion). Aus 2,3-Dimethyl-2,3-butandiol (Pinakol) ensteht z.B. Aceton.

**Crill®:** s. Sorbitanfettsäureester.

**Crillet®:** s. Polysorbate.

**Crimidin:** 2-Chlor-4-dimethylamino-6-methylpyrimidin, Castrix®. Anw.: als rotgefärbtes Giftgetreide hauptsächl. zur Bekämpfung von Haus- u. Feldmäusen. Seine schnelle Metabolisierung verhindert Sekundärvergiftungen. Vergiftungssymptome setzen schnell ein (Latenzzeit ca. 15 bis 45 min).

**Crinis:** Haar, Haupthaar; crinis capitis: Haupthaar; crinis pubis: Schamhaar.

**Crinum amabile:** s. Amaryllidaceae.

**Cristae:** taschen- od. scheibenförmige Einstülpungen der inneren Mitochondrienmembran (cristae mitochondriales).

**Crixivan®:** s. Indinavir.

**Crocetin:** s. Crocus sativus.

**Crocin:** s. Crocus sativus.

**Croci stigma:** s. Crocus sativus.

**Croconazol** INN: 1-{1-[2-(3-Chlorbenzyloxy)-phenyl]vinyl}-imidazol, Cloconazol,Pilzcin®; CAS-Nr. 77175-51-0; $C_{18}H_{15}ClN_2O$, $M_r$ 310.78. Schmp. 72-73°C. Lösl. in Ethylacetat. **Wirk.:** hemmt Ergosterolbiosysnthese in der Zellmembran von Pilzzellen. **Anw.:** Antimykotikum* vom Imidazoltyp; bei Dermatomykosen wie Fußpilz. **Nebenw.:** Hautirritationen u. Rötungen. Kontraind.: Anw.

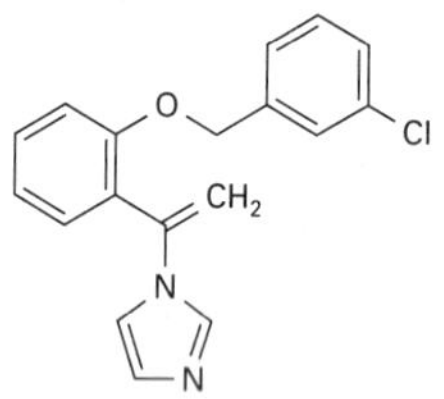

Croconazol

an der Brust während der Stillzeit; strenge Indiaktionsstellung während der Schwangerschaft. HWZ 12 h. **Übl. Dos.:** Topikal: 1%ige Creme od. Gel, 1mal/d dünn auftragen. **Croconazolhydrochlorid:** $C_{18}H_{15}ClN_2O \cdot HCl$, $M_r$ 347.25. Schmp. 148.5-150°C aus Ethylacetat/Acetonitril.

**Crocus sativus** L.: Fam. Iridaceae, Safran (heim. vermutl. Griechenland; nur in Kultur bekannt, kult. in Frankreich, Spanien, Griechenland, Südrußland). Stpfl. v. **Crocus: Safran**, Flos Croci, **Croci Stigma** (Stigma Croci bzw. Stigmata Croci, da die Droge nur aus den Narbenschenkeln besteht), Krokus, Gewürzsafran. **Off.:** Ph.Eur.1, DAC86, ÖAB90. **Inhaltsst.:** Protocrocin (genuines Glykosid), das sich bei der Hydrolyse in Crocine (Farbstoffe) u. Picrocrocin (Bitterstoff) spaltet; α-, β- u. γ-Crocin sind Ester der Carotinoidfarbstoffe α-, β-, γ-Crocetin. Das äther. Öl (0.4 bis 1%) enhält als Hauptgeruchsträger Safranal, welches auch durch Dehydratisierung aus β-Hydroxycyclocitral, dem Aglykon des Picrocrocin, entsteht. Die Hydrolyse erfolgt schon beim Trocknen, wobei der charakterist. Geruch auftritt. Ferner sind noch α-, β-, γ-Carotin u. Xanthophylle enthalten. Bis zur Verd. $1{:}10^5$ färbt Crocus deutl. gelb. Sein hoher Preis bedingt auch heute noch viele **Verfälschungen**. Unter **„Feminell“** versteht man die getrockneten Griffel des Safrans, bisweilen auch d. Zungenblüten von Calendula officinalis; **Saflor** sind die Röhrenblüten von Carthamus tinctorius*. Nachw. im Fluoreszenzmikroskop: Safran fluoresziert nicht, dagegen die Verfälschungen; häufig wird Safran auch mit Zucker, Natriumsulfat, Ammoniumchlorid, Bariumsulfat, Soda beschwert, was durch Aschenanalyse nachweisbar ist. **Anw.** med.: als Sedativum, bei Krämpfen, gegen Asthma; Wirk. nicht erwiesen; (früher) auch als Stomachikum, Emmenagogum. **Zuber.:** Tct. Opii crocata, Tct. Aloes comp. **Anw.:** hauptsächl. als Gewürz u.

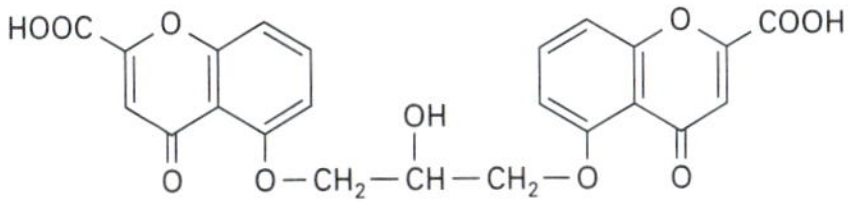

Cromoglicinsäure

Färbemittel f. Backwaren; volkst.: (früher) vielfach als (gefährliches) Abortivum (5 bis 10 g) verwendet; LD 20 g (ev. auch weniger). Vergiftungserscheinungen: Brechdurchfälle, Koliken, Krämpfe, Delirien, Uterusblutungen, Hämaturie, Hämorrhagien (Augen Nase, Lippen).

**HOM:** *Crocus sativus* (HAB1.2): getrocknete Narbenschenkel; verord. z.B. b. Menstruationsbeschwerden, drohendem Abortus, Krampfneigung.

**Cromacas, Cromacat:** chem. Kurzbez. f. [(6-Hydroxy-4-methyl-2-oxo-2H-1-benzopyran-7-yl)-oxy]-acetat.

**Cromesilas, Cromesilat:** chem. Kurzbez. f. 6, 7-Dihydroxycumarin-4-methansulfonat.

**Cromoglicinsäure** INN: 1,3-Bis(2-carboxy-chromon-5-yloxy)-2-hydroxypropan, 5,5'-(2-Hydroxytrimethylendioxy)-bis(4-oxo-4H-1-benzopyran-2-carbonsäure), Acidum cromoglicicum, Cromolyn, Intal®, Opticrom®, Vividrin®, Allergocrom®, duracroman®, Lomupren®; CAS-Nr. 16110-51-3; $C_{23}H_{16}O_{11}$, $M_r$ 468.38. **Wirk.:** stabilisiert die Membranen der Mastzellen*. **Anw.:** Antiasthmamittel, Antiallergikum; dient zur Asthmaprophylaxe, aber nicht zur Ther. des Asthmaanfalles. HWZ 1.4 h. **Übl. Dos.:** Pulmonal: Inhalation: 4mal 0.02 g/d. Intranasal: 4mal 0.02 g/d.

**Natriumcromoglicat** Ph.Eur.3: Natrii cromoglicas, Dinatriumcromoglicinat; CAS-Nr. 15826-37-6; $C_{23}H_{14}Na_2O_{11}$, $M_r$ 512.3. Schmp. ca. 242°C (Zers.). Weißes, hygr. Pulver. Lösl. in Wasser; prakt. unlösl. in Chloroform, Ethanol, Ether.

**Cromolyn:** s. Cromoglicinsäure.

**Cronheim-Ware-Methode:** Verfahren zur quantitativen Bestimmung sehr geringer Mengen basischer Arzneimittel (z.B. Alkaloide*). Die in Toluol, Benzol od. Chloroform gelösten u. zu bestimmenden Substanzen werden mit einer Pufferlösung (pH ca. 4) geschüttelt, die einen sauren Indikator (z.B. Bromphenolblau) enthält. Ein der Substanzmenge äquivalenter Teil des Indikators geht in die organische Phase, die abgetrennt u. mit wäßriger Lauge extrahiert wird. Die darin enthaltene Indikatormenge wird photometrisch bestimmt.

**Cropropamid** INN: N-[1-[(Dimethylamino)-carbonyl]-propyl]-N-propyl-2-butenamid; CAS-Nr. 633-47-6; $C_{13}H_{24}N_2O_2$, $M_r$ 240.34. **Anw.:** Analeptikum*, zus. mit Crotetamid* zur Anregung der Atmung.

**Croscarmellose-Natrium:** s. Carboxymethylcellulose-Natrium, vernetzt.

**Crospovidone:** s. Polyvidon.

**Crossing over:** Cross over, Faktorenaustausch; Vermischung u. Verteilung der Gene (Überkreuz-Austausch homologer Chromatidenabschnitte) bei der Meiose*.

**Cross-over-Studie:** *stat.* Versuchsplan, bei dem die verschiedenen Blöcke (z.B. jeweils eine bestimmte Anzahl Tiere) gleich (allerdings zeitlich versetzt) behandelt werden. Vorteil: Versuchsfehler wird verringert. Nachteil: Versuchsdauer wird (z.T. wesentlich) erhöht.

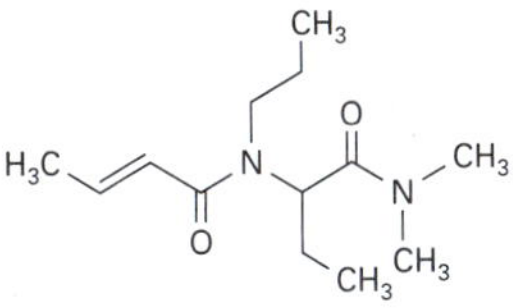

Cropropamid

**Crotalus-Arten:** Fam. Crotalidae; Klapperschlangen; sehr gefährliche Giftschlangen. **Crotalus horridus** L.: Nordamerikanische Waldklapperschlange. **Crotalus durissus terrificus** Laurenti: Südamerikanische Schauer- od. Schrekkenklapperschlange, Cascabel. Es wird das in den Drüsensäcken der Oberkiefer befindliche Gift **Crotoxin** (bestehend aus den Neurotoxinen Crotamin u. Crotactin, ferner Phospholipase A, gerinnungshemmende Enzyme u.a.) verwendet, das frisch eine helle, gelbe, dickliche Flüss., getrocknet eine hornartig durchscheinende, bröcklige Masse bildet. Zstzg. u. Wirk.: vgl. Schlangengifte. **Anw.:** bei Durchblutungsstörungen, zur Erhöhung der Kapillarrestinz; äuß. zu Einreibungen bei Rheuma, Ischias, Gelenksentzündungen.

**HOM:** *Crotalus:* von Crotalus horridus; verord. z.B. b. delirischen Zuständen, Gangrän, Sepsis, Coronarinsuffizienz, Gallen- u. Lebererkrankungen etc.

**HOM:** *Crotalus Cascavella:* von Crotalus durissus terrificus; verord. z.B. b. Blutvergiftung, Haemorrhagie (Blutungsneigung), Gangrän, Intoxikationen mit Kollapsneigung.

**Crotamitex®:** s. Crotamiton.

**Crotamiton** INN: N-Ethyl-2'-methyl-crotonanilid, N-Ethyl-2-crotonotoluidin, Crotamitex®, Euraxil®; CAS-Nr. 483-63-6; $C_{13}H_{17}NO$, $M_r$

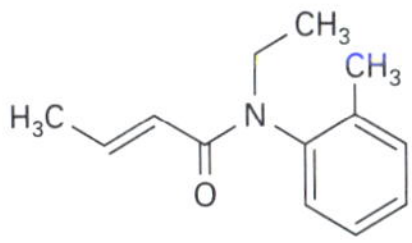

Crotamiton

203.27. Sdp. 153-155°C (17.3 Pa). Lösl. in Wasser 1:400, mischbar mit Ethanol, Ether. **Anw.:** juckreizstillendes Mittel, Antiscabiosum, Antipruriginosum. Kontraind.: nicht auf verletzte Hautflächen. **Übl. Dos.:** Topikal: Salbe, Waschlotion: 10%.

**Crotetamid** INN: N-(1-Dimethylcarbamoylpropyl)-N-ethylcrotonamid; CAS-Nr. 6168-76-9; $C_{12}H_{22}N_2O_2$, $M_r$ 226.31. Sdp. 132-134°C (bei 4 Pa). Leicht lösl. in Wasser, Ether. **Anw.:** Analeptikum*, zus. mit Cropropamid* zur Anregung der Atmung. **Nebenw.:** Kopfschmerzen, Paräs-

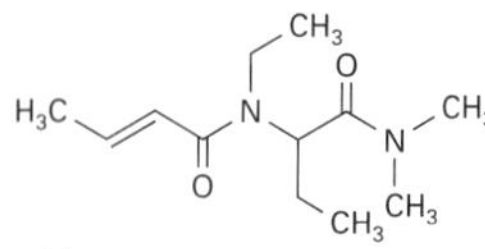

Crotetamid

thesien, Ruhelosigkeit, Tremor, Krämpfe. Cave: Patienten mit Epilepsie.

**Croton eluteria** Benn.: Fam. Euphorbiaceae, Kaskarillabaum (heim. Bahamainseln, Kuba, kult. auf Java, in China). Stpfl. v. **Cortex Cascarillae:** Cort. Crotonis, Cort. Eluteriae, Kaskarillarinde, Kaskarille. **Inhaltsst.:** Cascarillin (Bitterstoff), Gerbstoff; 1.5 bis 3% äther. Öl mit Terpenen, Sesquiterpenen, Cymol u. etwas Eugenol; Harz (15%). **Anw.** med.: als Aromatikum u. Tonikum.

**HOM:** *Cascarilla:* getrocknete Rinde von Croton eluteria.

**Croton niveus:** (Cr. pseudochina) Fam. Euphorbiaceae (heim. Mittel- u. Südamerika, Mexiko, Westindien). Stpfl. v. **Cortex Copalchi:** Copalchirinde, Pseudochinarinde, Mexikanische Fieberrinde. **Inhaltsst.:** Copalchin (Bitterstoff), äther. Öl, Alkaloide. **Anw.:** als Aromatikum, Diuretikum, Stimulans, Antidiabetikum. In Mexiko wird sie auch als Ersatz f. Cortex Chinae gebraucht.

**Crotonöl:** s. Croton tiglium.

**Croton purgans:** s. Jatropha curcas.

**Crotonsäure:** 2-Butensäure; $H_3C{-}CH{=}CH{-}COOH$; 2 Isomere. ***trans*-Crotonsäure:** Schmp. 72°C. Sdp. 180°C. Wasserlösl., butterartig riechende Kristalle. **Allo-** od. **Isocrotonsäure:** *cis*-Form. Schmp. 15.5°C. Sdp. 169°C. Geht beim Erhitzen über 100°C in die *trans*-C. über. Best. des Crotonöls (s. Croton tiglium). **Anw.:** zur Herst. v. Polymerisaten mit Vinylacetat f. z.B. Lacke, zur Erzeugung von Weichmachern f. synth. Kautschuk, in der pharmazeut. Chemie zur Synthese v. DL-Threonin u. Vitamin A.

**Croton tiglium** L.: Fam. Euphorbiaceae (trop. Asien, Westafrika, bes. Ceylon, Sundainseln, Malabarküste). Stpfl. v. **Semen Crotonis:** Semen Tiglii, Crotonsamen, Purgierkörner, Granatillkörner. **Inhaltsst.:** bis 45% fettes Öl (Ol. Crotonis), Crotin, Crotonisid (Glykosid), Amylase u. andere Enzyme, (toxische) Eiweißstoffe. Anw. nur vet.: als Drastikum. **Oleum Crotonis:** Oleum Tiglii, Crotonöl, Krotonöl, das Öl aus den Samen von Croton tiglium. D. (20°C) 0.936 bis 0.956. Ep. +16°C. Gelbbraunes, dickflüss. Öl, lösl. in absol. Ethanol. **Best.:** zahlreiche Fettsäureglyceride, Ölsäure (ca. 37%), Linolsäure (ca. 19%), Palmitin-, Myristin-, Laurin-, Tiglinsäure u.a.; wirksame Best. sind Ester der Tiglin- u. Crotonsäure* mit dem Diterpenalkohol Phorbol*. **Anw.** med.: früher eines der stärkstes Abführmittel (1 Tr. auf 30.0 Tr. Ol. Ricini, davon 1/4 bis 1/2 Eßlöffel voll in Kaffee). MED 0.05 g, MTD 0.15 g; letal: 4 bis 20 Tr. Krotonöl; wird wegen der kocarzinogenen Wirk. nicht mehr verwendet (s. Kocarzinogene).

**HOM:** *Croton tiglium* (HAB1.4): reife, getrocknete Samen; verord. z.B. b. juckenden Hauterkrankungen (Gesicht, Skrotum), Gastroenteritis mit wäßrigen Durchfällen.

**Crotoxin:** Neurotoxin aus dem Gift von Crotalus-Arten*; s.a. Schlangengifte.

**Cruciferae:** Kreuzblütler, s. Brassicaceae.

**Crudus(a, um):** lat. roh, ungereinigt.

**Crush-Niere:** Krankheitsbild des posttraumatischen myoglobinurischen Nierenversagens mit ausgedehnten Parenchymschäden u. Nekrosen. Hämoglobin, Myoglobin, Eiweiß kommen über die Blutbahn in großen Mengen zur Niere, schädigen den distalen Tubulusteil mit folgender Oligurie bzw. Anurie.

**Crustecdyson:** s. Ecdysteron.

**Cryofluran** INN: Dichlor-tetrafluorethan, Freon 114, Frigen 114; CAS-Nr. 76-14-2; $C_2Cl_2F_4$, $M_r$ 170.9. Sdp. +4.1°C; krit. Temp. 145.7°C. Farbloses, geruchloses, nahezu inertes Gas. Lösl. in Ethanol u. Ether. **Anw.:** Treibgas f. Aerosole, Kühlgas.

**Cryoxide:** mikrobizides Gasgemisch aus 11% Ethylenoxid u. 89% Freon. **Anw.:** Gassterilisation* bei 1.35 bis 2.2 bar.

**Cryptococcaceae:** (*gr.* κρυπτός verborgen, κόκκος Kugel) Familie hefeähnlicher Pilze, z.B. Candida*, menschenpathogen, Erreger von Blastomykosen.

**Cryptopin:** $C_{21}H_{23}NO_5$, $M_r$ 369.4. Schmp. 218-219°C. Opiumalkaloid. Opt. inaktiv.

**Cryptosporidium:** s. Protozoen.

**Cs:** *chem.* Caesium*.

**C4-Säurezyklus:** $C_4$-S.; s. Hatch-Slack-Kortschak-Zyklus.

**CSE-Hemmer:** s. HMG-CoA-Reduktasehemmer.

**CSF:** Abk. f. (engl.) colony stimulating factor, koloniestimulierender Faktor; verschiedene, von Monozyten, Makrophagen u. T-Lymphozyten gebildete Glykoproteine, die Wachstum u. Reifung von Zellen des Monozyten-Makrophagen-Systems (M-CSF), von Granulo- u. Monozyten (GM-CSF) od. ausschließl. von Granulozyten fördern (G-CSF) bzw. die Bildung gemischter Zellkolonien stimulieren (multi-CSF, auch Interleukin 3, s. Interleukine). CSF wird auch zu den Cytokinen* gezählt. **Anw.:** als rekombinanter humaner CSF (Filgrastim*, Lenograstim*, Molgramostim*) v.a. in der Onkologie.

**CSV:** s. Voltammetrie.

**CT:** s. Computertomographie.

**CTA:** s. Celluloseacetat.

**C-T-Komplexe:** s. Charge-Transfer-Komplexe.

**C-Toxiferin I:** s. Toxiferin.

**Cu:** *chem.* Kupfer*.

**Cubebae:** Fruct. Cubebae, Cubebenpfeffer, s. Piper cubeba.

**Cubebin:** s. Piper cubeba.

**Cubitus:** Ellbogen; cubitalis: zum Ellbogen gehörig.

**Cucumis melo** L.: Fam. Cucurbitaceae; Melone, Zuckermelone; Samen u. Wurzel wirken brecherregend (Melonen-Emetin).

**Cucumis sativus** L.: Fam. Cucurbitaceae, Gurke (heim. Ostindien, überall kult.). Die Samen enth. ca. 30% fettes Öl (in Frankreich als Speiseöl) u. werden zu kosmet. Emulsionen, bes. in England, verwendet.

**Cucurbitaceae:** Kürbisgewächse, einzige Familie der Od. Cucurbitales (eng mit Violales, z.B. Passifloraceae, verwandt), ca. 850 Arten. Kräuter od. Stauden mit Sproßranken; eingeschl., 1- od. 2häusig; 5zählige, sympetale radiäre Blüten, trichter- od. glockenförmig; unterständiger, dreifächriger Fruchtknoten; Beerenfrüchte. Bikollaterale Leitbündel. **Chem. Merkmale:** Triterpenbitterstoffe (s. Cucurbitacine), pentacyclische Triterpensaponine. **Wichtige Gattungen** s. z.B.

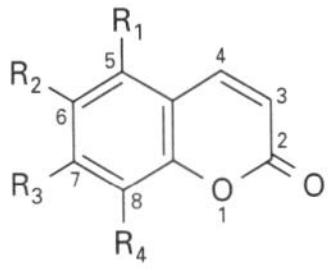


| $R_1$ | $R_2$ | $R_3$ | $R_4$ | |
|---|---|---|---|---|
| H | H | OH | H | Umbelliferon (7-Hydroxycumarin) |
| H | H | $OCH_3$ | H | Herniarin (7-Methoxycumarin) |
| H | OH | OH | H | Aesculetin (6,7-Hydroxycumarin) |
| H | H | OH | OH | Daphnetin (7,8- Hydroxycumarin) |
| H | $OCH_3$ | OH | H | Scopoletin (6-Methoxy-7-hydroxycumarin) |
| H | $OCH_3$ | OH | OH | Fraxetin (6-Methoxy-7,8-hydroxycumarin) |
| $OCH_3$ | H | $OCH_3$ | H | Citropten (Limettin) (5,7-Dimethoxycumarin) |
| H | $OCH_3$ | OH | $OCH_3$ | Isofraxidin (7-Hydroxy-6,8-methoxycumarin) |
| $OCH_3$ | OH | $OCH_3$ | H | Fraxinol (6-Hydroxy-5,7-methoxycumarin) |

Cumarine:
Strukturformeln einfacher Cumarine [141]

Bryonia, Citrullus, Cucumis, Cucurbita, Ecballium, Luffa, Momordica, Trichosanthes.

**Cucurbitacine**: Gruppe von tetracyclischen Triterpenen*, die meist in glykosidisch gebundener Form außer in Cucurbitaceae auch in Brassicaceae, Scrophulariaceae (z.B. in Gratiola officinalis*) u.a. vorkommen. C. sind meist giftige, abführende (s. Bryonia-Arten), stark bitter schmeckende Verbindungen, die sich formal von Lanosterol ableiten lassen; einige wirken antineoplastisch; werden auch als insektenanziehende Mittel verwendet. **Cucurbitacin E** wurde erstmals 1831 in kristalliner Form unter dem Namen Elaterin isoliert. Weiße Kristalle, wenig lösl. in Ethanol u. leicht lösl. in Chloroform.

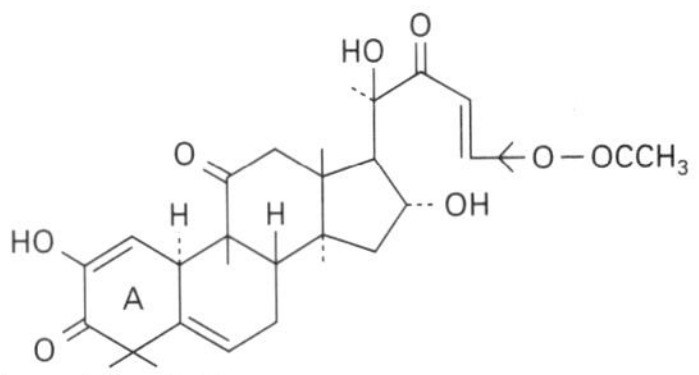


Cucurbitacine:
Cucurbitacin E als Beispiel

**Cucurbita pepo** L.: Fam. Cucurbitaceae, Gartenkürbis, Kürbis; ferner **Cucurbita maxima** Duch., Riesenkürbis u. **Cucurbita moschata** (Duch.) Duch. ex Poir, Moschuskürbis, Bisamkürbis (heim. Mittelamerika, kult. Europa, Nord- u. Mittelamerika). Stpfln. v. **Semen Cucurbitae:** Kürbissamen, Kürbiskerne; die ganzen, getrockneten, reifen Samen von C. pepo u./od. verschiedenen Kulturvarietäten davon. **Off.:** DAB10. **Inhaltsst.:** 30 bis 40% fettes Öl, ca. 30 bis 55% Eiweiß, Lecithin, 6 bis 10% Kohlenhydrate (v.a. Pektine) 4 bis 5% Mineralstoffe (mit ca. 0.03% Selen), ca. 3% Δ5- u. Δ7-Sterole u. deren Glucoside, Spuren von Squalen, Cucurbitacine, Tocopherole, Carotinoide. **Wirk.:** Δ7-Sterole hemmen bei entsprechender Konzentration die Umwandlung von Testosteron in 5α-Dihydrotestosteron. **Anw.:** bei beginnender benigner Prostatahyperplasie*; (früher) Spul- u. Bandwurmmittel, Dos. f. Kinder 200 bis 400 g, Erwachsene 400 bis 700 g ungeschälte Samen (werden geschält, zerstoßen u. mit Fruchtmus vermischt; danach Rizinusöl od. Magnesiumsulfat). **Oleum Cucurbitae:** Kürbiskernöl als Speise- od. Brennöl.

**HOM:** *Cucurbita pepo:* frische Samen.

**Culat®**: s. Erythropoetin.

**Cumarin**: Kumarin, 2H-Benzo-1-pyran-2-on, 2H-Chromen-2-on, Benzo-α-pyranon, 1,2-Benzopyron, α-Chromon, Tonkabohnenkampfer; $C_9H_6O_2$, $M_r$ 146.1. Schmp. 69-70°C. Sdp. 302°C. D. 0.935. Bestimmt den aromatischen Geruch zahlreicher Pflanzen (Waldmeister, Ruchgras, Steinklee, Tonkabohnen u.a.); entsteht biosynth. aus o-Cumarsäure* bzw. ihrem Glucosid, dem Melilotosid*; synth. aus Salicylaldehyd, Natriumacetat u. Essigsäureanhydrid. Farblose Prismen mit charakteristischem, anhaltenden, angenehmen Geruch; lösl. in Ethanol, Ether, äther. Ölen, wenig lösl. in Wasser. C. muß vor Licht geschützt aufbewahrt werden. **Off.:** DAB10. **Tox.:** C. ist kreislaufwirksam (gefäßdilatierend) u. führt zu Kopfschmerzen, Übelkeit, Schwindel, schließlich Bewußtlosigkeit u. Atemlähmung, kann Leber- u. Nierenschäden verursachen. **Anw.:** als Riechstoff, in der Parfümerie, in der Likörfabrikation, zur Aromatisierung von Tabak, in der Galvanotechnik als Glanzbildner; soll wegen kanzerogener Eigenschaften in der Lebensmittelindustrie (Tierexperiment) nicht mehr verwendet werden.

**Cumarine**: Cumarinverbindungen, Derivate des Cumarin*, meistens Methoxy- u. Hydroxycumarine. Als Pflanzeninhaltsstoffe in der Zelle meist wie Melilotosid* in glykosidifizierter Form vorliegend; weit verbreitet, v.a. bei Apiaceen, Fabaceen, Rutaceen, Lamiaceen, Solanaceen,

Asteraceen, Poaceen. Bei Beschädigung der Zelle od. unter enzymatischem Einfluß Hydrolyse u. Freisetzung der Aglyka, wobei der charakteristische Geruch (Waldmeister, Heu) auftritt. **Wirk.:** gefäßerweiternd, spasmolytisch, sedierend, bakterizid; gerinnungshemmend, v.a. Dicumarol* u. andere 4-Hydroxycumarine (s. Antikoagulantien); s.a. Cumarin. **Cumarin-Drogen:** z.B. Herba Meliloti, Herba Asperulae (s. Galium odoratum), Semen Tonca, Fructus Ammi visnagae, Rad. Pimpinellae, Rad. Angelicae, Asa foetida u.a. Man unterscheidet neben den einfachen C.n auch **kondensierte C.**, wie dimere C., Furanocumarine* u. Pyranocumarine*. Weitere Cumarinderivate sind z.B. die Aflatoxine* u. das Antibiotikum Novobiocin*.

**Cumarinsäure:** *cis*-Form der o-Hydroxyzimtsäure, s. Cumarsäure.

**Cumaron:** Benzo[b]furan; $C_8H_8O$, $M_r$ 120.14. D. 1.1. Schmp. -18°C. Farblose ölige Flüss., Bestandteil des Steinkohlenteers (in der zwischen 175 bis 178°C übergehenden Fraktion); unlösl. in Wasser, lösl. in org. Lösungsmitteln. Mittels Einw. von Schwefelsäure erhält man **Cumaronharze**, die techn. vielfache Verw. finden (zur Herst. v. Lacken, Klebstoffen, Schallplatten usw.). Strukturelement der Aurone*.

**Cumarsäure:** *trans*-Formen der o- u. p-Cumarsäure (o- u. p-Hydroxyzimtsäure, *engl.* coumaric acid); $C_9H_8O_3$, $M_r$ 164.15. Schmp. 210-213°C (p-Cumarsäure). Die *cis*-Form der o-Cumarsäure (Cumarinsäure) bildet leicht das Lacton Cumarin*.

**Cuminum cyminum** L.: Fam. Apiaceae (Umbelliferae), Mutterkümmel (Mittelmeergebiet). Stpfl. v. **Fruct. Cumini:** Mutterkümmel, Römischer Kümmel, Kreuzkümmel. **Inhaltsst.:** fettes u. äther. Öl, Harz, Gummi, Gerbstoff. **Anw.:** wie Kümmel als Karminativum u. als Gewürz.

**Cupressaceae:** Zypressengewächse, Od. Pinales. Blätter meist schuppenförmig, gegenständig od. wirtelig angeordnet. Zapfen verholzt, außer bei Gattung Juniperus, dort fleischige Beerenzapfen. **Chem. Merkmale:** ätherisches Öl (Pinen, Camphen, Borneol, Thymol, Carvacrol etc.). **Wichtige Gattungen** s. z.B. Juniperus, Cupressus, Thuja (Lebensbaum), Tetraclinis (Gliederzypresse).

**Cupressus sempervirens** L.: Fam. Cupressaceae, Zypresse (östl. Mittelmeergebiet, Persien, Syrien, Kreta, Zypern usw.). Man unterscheidet: var. horizontalis (Mill.) Gord. u. var. sempervirens. Stpfl. v. **Oleum Cupressi:** Zypressenöl, das äther. Öl der Blätter u. jungen Zweige, gelbl., angenehm riechende Flüss. $\alpha_D^{20°C}$ +4 bis +31°. D. 0.864 bis 0.896. Lösl. in 90%igem Ethanol. **Best.:** Furfural, Cymol, D-α-Pinen, D-Camphen, D-Sylvestren, L-Cadinen, Ester der Essig- u. Baldriansäure, Cedrol (Zypressencampher), Harz. **Anw.:** zu Inhalationen bei Husten, bes. Keuchhusten; in der Parfümerie u. Kosmetik. (Die in Deutschland u. Frankreich gew. Öle weichen in ihren physikalischen Eigenschaften voneinander ab).

**Cupri.....:** s. Kupfer(II)-..... .

**Cupri sulfas:** s. Kupfer(II)-sulfat.

**Cupri-Verbindungen:** Kupfer(II)-Verbindungen.

**Cupro......:** s. Kupfer(I)-...... .

**Cupron:** α-Benzoinoxim*.

**Cupro-Natrium citricum:** s. Kupfer-Natriumcitrat.

**Cupro-Verbindungen:** Kupfer(I)-Verbindungen.

**Cuprum:** Kupfer*.

**Cuprum acetico-arsenicosum:** s. Kupfer, Essigarsenigsaures.

**Cuprum aceticum:** s. Kupfer(II)-acetat.

**Cuprum aluminatum:** s. Kupferalaun.

**Cuprum arsenicosum:** s. Kupferarsenit.

**Cuprum bichloratum:** s. Kupfer(II)-chlorid.

**Cuprum carbonicum:** s. Kupfer(II)-carbonat.

**Cuprum chloratum (monochloratum):** Kupferchlorür, s. Kupfer(I)-chlorid.

**Cuprum cyanatum:** s. Kupfer(I)-cyanid.

**Cuprum metallicum:** s. Kupfer.

**Cuprum nitricum:** s. Kupfer(II)-nitrat.

**Cuprum oxydatum:** s. Kupfer(II)-oxid.

**Cuprum oxydatum ammoniatum:** s. Schweizers Reagenz.

**Cuprum oxydulatum:** s. Kupfer(I)-oxid.

**Cuprum phenolsulfonicum:** s. Kupferparaphenolsulfonat.

**Cuprum subaceticum:** s. Kupfer(II)-acetat, basisches.

**Cuprum subcarbonicum:** s. Kupfer(II)-carbonat, basisch.

**Cuprum sulfocarbolicum:** s. Kupferparaphenolsulfonat.

**Cuprum sulfuricum:** s. Kupfer(II)-sulfat.

**Cuprum sulfuricum ammoniatum:** s. Tetraamminkupfer(II)-sulfat.

**Cuprum sulfuricum crudum:** s. Kupfer(II)-sulfat.

**Curaçao-Aloe:** s. Aloe.

**Curare:** (Urari, Uvari, Ourari, Wurali, Woorari) Extractum Toxiferum americanum; Pfeilgift, das von den Indianern Südamerikas hauptsächl. in den Stromgebieten des Orinoko u. Amazonas in Form des eingedickten schwarzbraunen, in Wasser größtenteils löslichen Extrakts aus Rinden zahlreicher Strychnos- (Strychnos toxifera Schomb. ex Benth., Strychnos castelnaeana Wedd., Strychnos crevauxii u. viele andere) u. Menispermaceen- (Chondodendron-)Arten hergestellt wird (vgl. afrikan. Pfeilgift unter Strophanthus-Arten); in verschied. Sorten in Verwendung (Calebassencurare, Topfcurare, Tubocurare in Bambusröhren u.a.). Die Zstzg. des Roh-C. ist außerordentl. variierend. C. enthält zahlreiche Alkaloide, Curine (tertiäre Basen), Curarine (quartäre Basen). **Topf-** u. **Tubocurare** sind einander ähnl., werden hauptsächl. aus Chondodendron-Arten* gew. u. enthalten als wirksame Inhaltsst. Isochinolinalkaloide, von denen das wichtigste das quarternäre Bisbenzylisochinolinalkaloid **Tubocurarin** ist (Strukturformel, Angaben über Eigenschaften, Wirk., Anw. etc. s. Tubocurarinchlorid). **Calebassencurare** stammt ausschließlich von Strychnos-Arten (z.B. Strychnos toxifera) u. ist extrem giftig. Die Indolalkaloide lassen sich hauptsächl. dem Strychnin-Typ, ein kleinerer Teil aber dem Yohimbin-Typ zuordnen. Die C.-Alkaloide im eigentlichen Sinn sind die muskelrelaxierenden, dimeren Strychninalkaloide mit quarternärem C-Atom. Der wichtigste Vertreter aus dieser Gruppe ist das **C-Toxiferin I*** (C- steht f. Calebassen-), das ca. 20mal giftiger als Tubocurarin ist. C. wirkt nur, wenn es direkt ins Blut gelangt (nicht vom Magen aus); es wirkt lähmend auf die Muskulatur; Tod erfolgt durch Lähmung des Atemzentrums (nach EB6: MED 0.02 g, MTD 0.06 g). Die C.-Wirkung kann durch Physostigmin* od. Prostigmin* u. anderen Cholinesterasehemmern in wenigen Sekunden aufge-

**Curcuma-Arten**
Inhaltsstoffe u. Anwendung von Curcuma zanthorrhiza u. Curcuma longa

| Droge<br>Stammpflanze | Javanische Gelbwurz<br>C. zanthorrhiza | Kurkumawurzel<br>C. longa (C. domestica) |
|---|---|---|
| Ätherisches Öl | 3–12%; DAB10: mind. 5%,<br>β-Curcumen, ar-Curcumen | 2–7%; DAC86: mind. 3%,<br>Turmeron, ar-Turmeron,<br>Xanthorrhizol |
| Dicinnamoylmethanderivate<br>(Diferuloylmethanderivate,<br>Curcuminoide) | 1–2%; DAB10: mind. 1%<br>Curcumin, Monodesmethoxycurcumin | 3–5%; DAC86: mind. 3%<br>Curcumin, Monodesmethoxycurcumin<br>Bisdesmethoxycurcumin |
| Anwendung | 1. Choleretikum<br>2. Cholekinetikum | 1. Gewürz (Curry)<br>2. Cholagogum |

hoben werden. **Gesch.:** ca. 1900 wurde von Böhm das Curin (L-Bebeerin, s. Chondodendron-Arten) u. das Tubocurarin, das eigentl. wirksame Prinzip, isoliert. 1935 stellte King (USA) das D-Tubocurarinchlorid (Intocostrin) rein dar, das ab 1942 als Muskelrelaxans* Anw. fand.

**HOM:** *Curare:* verord. z.B. b. Lähmungen, Muskelkrämpfen, Emphysem (Lungenblähung).

**Curarine:** s. Curare.

**Curatoderm®:** s. Tacalcitol.

**Curcasnüsse:** Semen Jatrophae, s. Jatropha curcas.

**Curcasöl:** s. Jatropha curcas.

**Curcin:** s. Jatropha curcas.

**Curcuma-Arten:** Fam. Zingiberaceae. **Curcuma angustifolia** Roxb. u. **Curcuma rubescens:** (Vorderindien) Stpfl. v. Amylum Curcumae*, Ostindisches Arrowroot.

**Curcuma longa** L.: (C. domestica Val.) Gelbwurzel, Kurkuma, (heim. wahrscheinlich Ostindien, kult. in Indien, Südchina u. anderen tropischen u. subtropischen Gebieten). Stpfl. v. **Curcumae longae rhizoma:** Rhizoma Curcumae (longae), Radix Curcumae, **Curcumawurzelstock**, Lange Kurkumawurzel, Gelbwurzelstock; die nach dem Ernten gebrühten u. getrockneten Wurzelstöcke. **Off.:** DAC86. **Inhaltsst.:** s. Tab. u. Abbildungen; ferner Gummi, fettes Öl, 30 bis 40% Stärke. **Anw.:** als Cholagogum; als Gewürz (s. Curry*). **Anw.** techn.: zum Färben; als Reagenz (s. Curcumapapier).

**Curcuma zanthorrhiza** Roxb.: (C. xanthorrhiza) Javanische Gelbwurz (Malaiische Halbinsel). Stpfl. v. **Curcumae xanthorrhizae rhizoma:** Rhizoma (Radix) Curcumae xanthorrhizae, **Javanische Gelbwurzel, Temoe lawak**; die in Scheiben geschnittenen, knolligen Wurzelstöcke. **Off.:** DAB10. **Inhaltsst.:** s. Tab. u. Abbildungen; ferner fettes Öl, Zucker, 30 bis 40% Stärke. Für die choleretische Wirk. ist vor allem das äther. Öl verantwortlich. **Anw.:** Choleretikum u. Cholekinetikum; die cholekinetische Wirk. wird auf die nicht wasserdampfflüchtigen Curcuminoide zurückgeführt (eine Ausnahme ist Bisdesmethoxycurcumin, das sich in C. longa findet, es soll eher choleresehemmend sein). **Zuber.:** Extr. Curcumae xanthorrhizae.

**Curcuma zedoaria** (Christm.) Rosc.: (heim. Himalaja, Cochinchina, kult. auf Ceylon u. in Vorderindien, bes. Madras, Bombay, Bengal). Stpfl. v. **Rhizoma Zedoariae:** Radix Zedoariae, **Zitwerwurzel. Inhaltsst.:** ca. 1% äther. Öl (Oleum Zedoariae, nach DAB6 mind. 0.8%), Curcuminoide, Stärke, Zucker. **Anw.:** als Stomachikum, Choleretikum u. Aromatikum. **Zuber.:** Tct. Aloes composita, Tct. amara. **Oleum Zedoariae:**

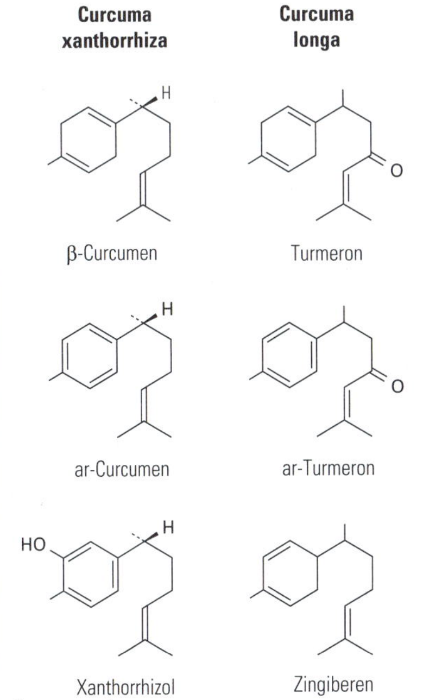

Curcuma-Arten:
Bestandteile der ätherischen Öle

Zitwerwurzelöl, das durch Dest. aus dem Rhizom gewonnene äther. Öl. **Best.:** ca. 48% Sesquiterpenalkohole, ca. 10% andere Sesquiterpene wie Zingiberen (vgl. Zingiber officinale), ferner Cineol, Borneol, D-Campher, Pinen. Dickflüss. grünliches Öl. **Anw.:** wie Rhiz. Zedoariae, bes. in d. Likörindustrie.

**Curcumapapier:** Kurkumapapier; mit Curcumin* od. Kurkumatinktur getränktes Filterpapier, das von Alkalien u. Borsäure braun gefärbt wird. Empfindlichkeit f. Kaliumhydroxid 1:180 000, f. Ammoniak 1:35 000. Curcumin ergibt mit Borsäure Rosocyanin, eine im Sauren rotgefärbte Komplexverbindung, deren Farbe im Alkalischen nach Blau umschlägt. Der Nachw. von Borsäure erfolgt in salzsaurer Lösung. Wird C. damit befeuchtet u. anschließend getrocknet, wird es nicht mehr gelb, sondern braunrot. Wird das Papier nun mit (schwachen) Alkalien

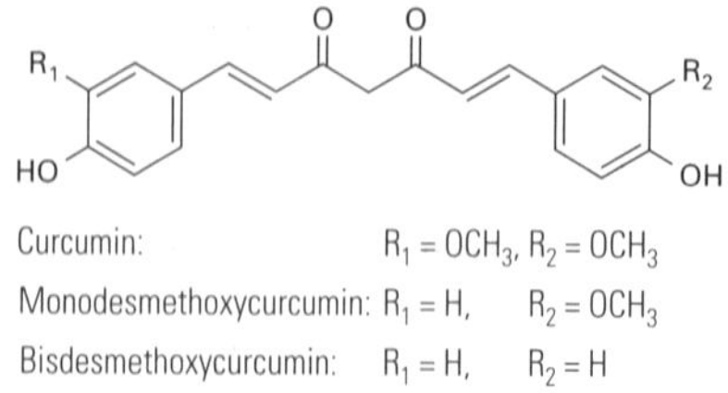


Curcuma-Arten:
Curcuminoide

betupft, färbt es sich (blau)grün bis grünschwarz.

**Curcumin:** Diferuloylmethan, Kurkumin, Kurkumagelb; $C_{21}H_{20}O_6$, $M_r$ 368.37. Schmp. 183°C. Farbstoff aus Curcuma-Arten*. Orangegelbe Prismen; leicht lösl. in Ether u. Ethanol, wenig lösl. in Benzol, fast unlösl. in Wasser. Färbt Baumwolle u. Seide direkt gelb. **Anw.:** Lebensmittelfarbstoff, Indikator (s. Curcumapapier).

**Curie:** Einheit f. Radioaktivität*, Symbol Ci; s. Radium, vgl. Becquerel.

**Curine:** Alkaloide in Curare* mit tertiärem Stickstoff.

**Curium:** Cm; metall. Element; OZ 96, gew. durch Beschießung v. Plutonium-239 mit α-Teilchen (1944), stark radioaktiv; s. Transurane. Insgesamt kennt man bis heute 14 Cm-Isotope, $A_r$ 238 bis 251.

**Curosurf®:** s. Surfactant, pulmonal.

**Curry:** Curry-Powder. Scharf-pikante Gewürzmischung ind. Herkunft. Hauptbestandteile sind Kurkumawurzel, Ingwer, Pfeffer, Cardamom, Zimt.

**Curtius-Umlagerung:** Acylazide, enstanden aus Carbonsäurechloriden u. Natriumazid, lagern sich beim Erhitzen in indifferenten Lösungsmitteln (Benzol od. Chloroform) zu Isocyanaten um. In wäßriger Lsg. reagieren die Isocyanate zu primären Aminen weiter.

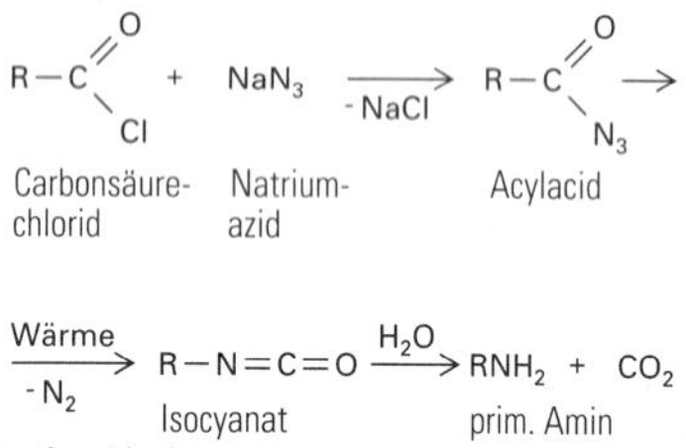


Curtius-Umlagerung:
Bildung eines Isocyanats bzw. eines primären Amins als Beispiel

**Cuscutaceae:** Teufelszwirngewächse, s. Convolvulaceae.

**Cuscuta europaea** L.: (C. major, C. vulgaris) Fam. Convolvulaceae (Europa, Asien, Nordafrika), Teufelszwirn, Kleeseide, Hopfenseide; eine Schmarotzerpflanze. **Inhaltsst.:** Cuscutin (Glykosid), Gerbstoff, Glucose. **Anw.:** früher als Laxans.

**HOM:** *Cuscuta europaea:* frische, blühende Pflanze.

**Cushing Syndrom:** Hypercorticismus; Krankheitsbild, das durch Überfunktion der Nebennierenrinde od. lange hochdosierte Corticosteroidtherapie ausgelöst wird. Symptome: Vollmondgesicht, Stammfettsucht, Hypertonie, Diabetes mellitus.

**Cuskhygrin:** Pyrrolidinalkaloid in Solanaceen u. Cocablättern; $C_{13}H_{14}N_2O$, $M_r$ 224.34. Ölige, mit Wasser mischbare Flüss.; wird durch Säuren u. Basen leicht in Hygrin umgewandelt.

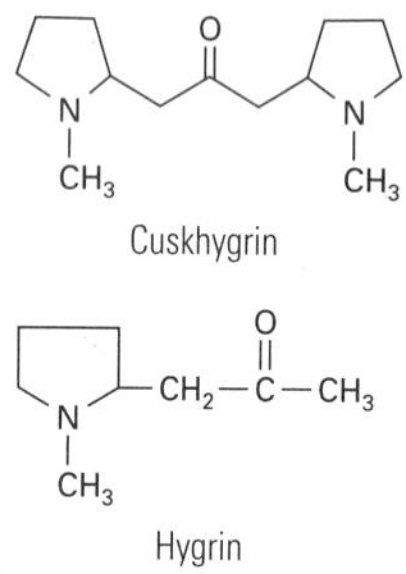


Cuskhygrin

**Cusparia angustura:** s. Galipea officinalis.

**Cusparia febrifuga** Humb. ex DC.: (Cusparia trifoliata Engl.) Fam. Rutaceae (heim. Südamerika, bes. Venezuela, Westindien). Die Rinde gilt als Verfälschung der echten Angosturarinde (s. Galipea officinalis), der sie ähnl. ist; früher auch an Stelle der Chinarinde verwendet.

**Cusparia officinalis:** s. Galipea officinalis.

**Cusso:** Flor. Koso, s. Hagenia abyssinica.

**Cuticula:** Häutchen, *bot.* s. Kutikula.

**Cutina® HR:** s. Rizinusöl, hydriertes.

**Cutin:** (*lat.* cutis Haut) dem Lignin bzw. dem Suberin* ähnliche, hochpolymere, phenolische Ester gesättigter u. ungesättigter $C_{16}$– u. $C_{18}$–Fett- sowie entsprechender 10- u. ω-Hydroxyfettsäuren wie auch Epoxyfettsäuren. Der Anteil an ungesättigten Fettsäuren ist sehr gering. Hydrophobe Wandsubstanzen, die sich mit lipophilen Farbstoffen wie Sudanglycerin* anfärben. C. wird auf od. in den äußeren Zellwänden von Epidermiszellen abgelagert, wodurch der Wasserverlust der Pflanze herabgesetzt wird. Die Kutikula* besteht aus C.

**Cutis:** lat. Haut; *med.* Oberhaut (Epidermis) u. die darunterliegende bindegewebige Lederhaut (Korium); s. Haut.

**Cuvalit®:** s. Lisurid.

**C-Vitamin:** Ascorbinsäure, s. Vitamine.

**CVMP:** s. EMEA.

**Cyanglykoside**
Beispiele

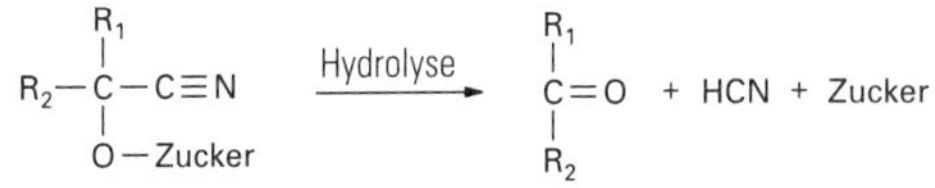


| Cyanglykosid | Präkursor | $R_1$ | $R_2$ | Zucker | Vorkommen |
|---|---|---|---|---|---|
| Linamarin | L-Valin | $-CH_3$ | $-CH_3$ | β-D-Glucose | Linum, Hevea |
| Lotaustralin | L-Isoleucin | $-C_2H_5$ | $-CH_3$ | β-D-Glucose | Lotus, Linum |
| Amygdalin | L-Phenylalanin | $-C_6H_5$ | -H | β-D-Gentiobiose | Rosaceae |
| Prunasin | L-Phenylalanin | $-C_6H_5$ | -H | β-D-Glucose | Rosaceae |
| Sambunigrin | D-Phenylalanin | $-C_6H_5$ | -H | β-D-Glucose | Sambucus |
| Dhurrin | L-Tyrosin | $-C_6H_4OH$ | -H | β-D-Glucose | Poaceae |
| Taxiphyllin | D-Tyrosin | $-C_6H_4OH$ | -H | β-D-Glucose | Liliatae |

**Cyacetacid** INN: Cyanessigsäurehydrazid; NC–$CH_2$–CO–NH–$NH_2$, $C_3H_5N_3O$, $M_r$ 99.1. **Anw.:** früher als Tuberkulostatikum; vet.med.: als Anthelmintikum.

**Cyamemazin** INN: 10-[3-(Dimethylamino)-2-methylpropyl]-10H-phenothiazin-2-carbonitril, Cyamepromazin; CAS-Nr. 3546-03-0; $C_{19}H_{21}N_3S$,

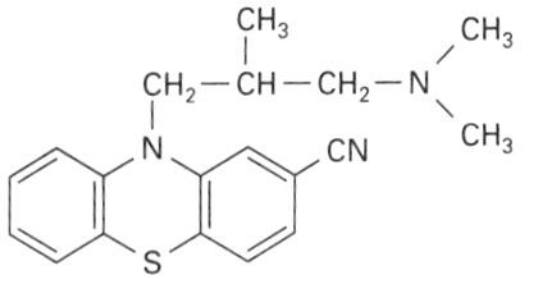
Cyamemazin

$M_r$ 323.5. Gelbes Öl; prakt. unlösl. in Wasser, lösl. in Ethanol u. organischen Lösungsmitteln. **Anw.:** Neuroleptikum, Antihistaminikum, Phenothiazinderivat mit ähnlichen Eigenschaften wie Chlorpromazin*; s.a. Neuroleptika unter Psychopharmaka. **Cyamemazinmaleat:** $C_{19}H_{21}N_3S \cdot C_4H_4O_4$. Schmp. 196-197°C.

**Cyamepromazin:** s. Cyamemazin.

**Cyamopsis tetragonoloba** (L.) Taub.: Fam. Fabaceae (Leguminosae), Guarbohne, Büschelbohne (Indien, USA, kultiv. in Brasilien). Stpfl. v. **Guar:** Guar-Mehl (auch Guar-Gummi), Guarkernmehl; das Schleimendosperm. **Inhaltsst.:** fast 80% **Guaran**, ein Galactomannan (Polysaccharid), bestehend aus β-1,4-glykosidisch gebundenen Mannoseeinheiten, wobei mit jeder zweiten Mannoseeinheit Galactose α-1,6-glykosidisch verbunden ist (dieser Aufbau des Schleims ist f. Leguminosenschleim* charakteristisch). **Anw.:** Wegen der starken Quellbarkeit u. schlechten Verdaubarkeit als Füllstoff in Diätprodukten zur Gewichtsreduzierung; verzögert auch die Resorption der Nährstoffe, daher auch zur Unterstützung der Anti-Diabetes-Behandlung; als Verdickungs- u. Geliermittel in Pharmazie u. Lebensmittelindustrie; Guar ermöglicht die Herst. v. hochviskosen Kolloiden, wobei die höchste Viskosität in neutralen Lösungen erreicht wird.

**Cyan-:** s.a. Nitrile.

**Cyanamid:** Amid der Cyansäure bzw. Nitril der Carbamidsäure; $H_2N$–CN, $M_r$ 42.0. Schmp. ca. 40°C. Farblose, krist., hygr. Masse, leicht lösl. in Wasser, Ethanol, Ether. Darst.: aus Ammoniak u. Chlorcyan. **Anw.:** in der Produktion thermostabiler Papiersorten, Lackindustrie, als Guanidierungsmittel, als Herbizid; techn. wichtig ist Calciumcyanamid (Kalkstickstoff*). **Tox.:** sehr stark haut- u. schleimhautreizend, Einnahme od. Inhalation führen zu vorübergehender intensiver Gesichtsröte, Kopfschmerzen, Schwindel, gesteigerter Atmung, Tachykardie, Hypotension.

**Cyanate:** Salze der Cyansäure* H-O–C≡N, meist ungiftig.

**Cyaneisenkalium:** Kalium ferrocyanatum; s. Kaliumhexacyanoferrat(II).

**Cyanessigsäureethylester:** Ethyl-2-cyanacetat; $C_5H_7NO_2$, $M_r$ 113.1. Sdp. 205-209°C unter Zers. Farblose bis blaßgelbe Flüss.; schwer lösl. in Wasser, mischbar mit Ethanol u. Ether. **Anw.:** Reagenz Ph.Eur.3.

**Cyanessigsäurehydrazid:** s. Cyacetacid.

**Cyanglykoside:** Cyanogene Glykoside, Cyanoglykoside, Blausäureglykoside, Nitriloside; O-glykosidifizierte u. damit stabilisierte Cyanohydrine*, die bei der enzymatischen od. in Gegenwart von Säure ablaufenden Hydrolyse die Cyanohydrine u. daraus in Gegenwart von Säure Blausäure (HCN) abspalten (s. Tab.); s. Amygdalin. Biogenetisch von Aminosäuren abstammend kommen sie nicht nur in ca. 2000 Pflanzenarten, sondern auch bei Tieren (Schmetterlinge) vor. Bekannte Blausäureglykosid-Pflanzen finden sich unter den Rosaceae (Steinobst, Äpfel), Fabaceae (Lotus, Trifolium), Linaceae (Linum), Asteraceae u. Euphorbiaceae. Bei den Liliatae finden sich nur solche C., die sich vom Tyrosin ableiten.

**Cyanhydrine:** s. Cyanohydrine.

**Cyanide:** Salze der Cyanwasserstoffsäure (Blausäure*), z.B. Kalium-, Natrium-, Calciumcyanid; Nachw. z.B. s. Pagenstecher-Schönbein-Cyanidprobe; organische C. s. Nitrile.

**Cyanidin:** s. Anthocyanidine.

**Cyanin:** s. Anthocyane.

**Cyankalium:** s. Kaliumcyanid.

**Cyanobakterien:** s. Cyanophyta.

**Cyanocobalamin** INN: Cyanocobalaminum Ph.Eur.3, Vitamin $B_{12}$, s. Vitamine.

**Cyanocobalamin-Injektionslösung 0.1 mg/mL:** Cyanocobalamini solutio iniectabilis 0.1 mg/mL, Iniectabile cyanocobalamini 0.1 mg/mL. Geh. nach Ph.Helv.7 0.095 bis 0.110 mg Cyanocobalamin je mL. Klare, rosarot gefärbte, geruchlose Flüss. Cyanocobalamin in Lsg. zersetzt sich am Licht u. an der Luft. **Anw.:** s. Vitamine (Vitamin $B_{12}$).

**Cyanocobalamin[57Co]:** Cyanocobalamini

[57Co], α-(5,6-Dimethylbenzimidazol-1-yl)-Cobamid[57Co]-cyanid. Das mit 57Co radioaktiv markierte Vitamin $B_{12}$ kann biosynth. unter Verw. von Streptomyces griseus auf Cobalt(II)[57Co]-Ionen enthaltenden Nährböden hergestellt werden. Man kann auch auf halbsynthetischem Wege durch nachträglichen Einbau von Cobalt-57 in das entsprechende Cobalamin zur obigen Verbdg. gelangen. Cyanocobalamin[57Co] wird nur oral entweder in trockener Form (z.B. mit Lactose in Gelatinekapseln) od. als wäßrige Lsg. f. nuklearmedizinische Zwecke verwendet. Es läßt sich damit eine differentialdiagnostische Abklärung von Vitamin-$B_{12}$-Mangelkrankheiten vornehmen. Mit dem Test nach *Schilling* (Urinexkretionstest) läßt sich nachweisen, ob Vitamin $B_{12}$ im Darm in ausreichendem Maße resorbiert wird. Dazu erhält der Patient eine orale Dosis (üblicherweise $10^{-6}$ g) markierten Cyanocobalamins, 2 h später i.m. 1 mg nicht markiertes Vitamin $B_{12}$, das die Ablagerung des radioaktiven Vitamins in der Leber verhindert u. die Ausscheidung durch die Niere provoziert. Erscheinen im 24-Std.-Harn 10 bis 25% des zugeführten markierten Vitamins (normale Nierenfunktion vorausgesetzt), so gilt die Resorption als normal. Zur weiteren Differenzierung kann bei ungenügender Resorption zus. mit der Testdosis ein Intrinsic-Faktor(IF-)-Präparat gegeben werden. Lag der Störung ein endogener IF-Mangel zugrunde, so kommt es nun zu einer verbesserten Resorption u. somit zu erhöhter Urinausscheidung. Strahlenbelastung: Ganzkörper ca. 60 mrd/μCi (16 · $10^{-9}$ Gy/Bq). **Zuber.:** Cyanocobalamini[57Co] solutio Ph.Eur.3, Cyanocobalamini[57Co] capsulae Ph.Eur.3.

**Cyanocobalamin[58Co]:** Cyanocobalamini [58Co]. Vgl. Cyanocobalamin[57Co]. Mit 58Co markiertes Vitamin $B_{12}$. Anw. u. Herst. analog dem 57Co-markierten Vitamin $B_{12}$. Strahlenbelastung: Gesamtkörper 20 bis 150 mrd/μCi (5.4 bis 40.5 · $10^{-9}$ Gy/Bq). **Zuber.:** Cyanocobalamini[58Co] solutio Ph.Eur.3.

**Cyanocobalamini[57Co] capsulae:** s. Cyanocobalamin[57Co].

**Cyanocobalamini[57Co] solutio:** s. Cyanocobalamin[57Co].

**Cyanocobalamini[58Co] solutio:** s. Cyanocobalamin[58Co].

**Cyanogene Glykoside:** s. Cyanglykoside.

**Cyanoglykoside:** s. Cyanglykoside.

**Cyanohydrine:** Cyanhydrine, Oxynitrile; Nitrile von α-Hydroxysäuren, entstehen durch Anlagerung von Blausäure an Aldehyde u. Ketone, indem man die Komponenten einfach aufeinander einwirken läßt od. indem man die Aldehydhydrogensulfitverbindung mit Natrium- od. Kaliumcyanid umsetzt. Die C. sind, wie die Chlorhydrine*, wichtig f. org. Synthesen; vgl. Cyanglykoside.

**Cyanophyta:** (Cyanophyceae) Blaualgen, Cyanobakterien; blaugrüne, prokarytische Organismen ohne Zellkern (wie die Bakterien) u. ohne Chromatophoren; zur Photosynthese befähigt; die Farbstoffe sind diffus im Plasma verteilt; können große Zellverbände bilden, daher auch als Blaugrüne Algen* bezeichnet.

**Cyanose:** bläuliche Verfärbung der Haut (bes. gut an Lippen u. Fingernägeln zu sehen) infolge mangelnder $O_2$-Sättigung des Blutes od. bei erhöhtem Methämoglobingehalt.

**Cyanquecksilber:** Hydrargyrum cyanatum, s. Quecksilber(II)-cyanid.

**Cyansäure:** H–O–C≡N, $M_r$ 43.0. D. 1.14. Schmp. -86°C. Farblose, zu Tränen reizende Flüss. Darst.: durch Erhitzen der Cyanursäure* u. Kondensation der entstehenden Dämpfe in einem Kältebad. Die wäßrige Lsg. zerfällt über 0°C sehr rasch in $CO_2$ u. $NH_3$. Ihre tautomere Form ist die **Isocyansäure** H–N=C=O. Die Salze der beiden Säuren heißen Cyanate bzw. Isocyanate*. Ein Isomer der C. ist die Knallsäure* H–C≡N–O.

**Cyansilber:** Argentum cyanatum, s. Silbercyanid.

**Cyanursäure:** 1,3,5-Triazin-2,4,6-triol, mit tautomerer Isocyanursäure im Gleichgewicht u. nur in Form der Derivate trennbar; $C_3N_3(OH)_3$, $M_r$ 129.1. Schmp. 320-330°C. Farblose Kristalle. Polymerisationsprodukt der Cyansäure, entsteht beim Erhitzen von Harnstoff. **Anw.:** zur Herst. v. Cyansäure* in Labormengen, zur Erzeugung v. Bleich- u. Desinfektionsmitteln sowie Lackhilfsmitteln.

**Cyanwasserstoff:** s. Blausäure.

**Cyanwasserstoffsäure:** s. Blausäure.

**Cycadophytina:** s. Spermatophyten.

**Cyclacillin:** s. Ciclacillin.

**Cyclamat:** s. Natriumyclamat.

**Cyclamen purpurascens** Mill.: (Cyclamen europaeum L. auct. non Mill.) Fam. Primulaceae, Alpenveilchen (Mittel- u. Südeuropa). Stpfl. v. **Rhizoma Cyclaminis:** Alpenveilchenknollen, Erdbrot, Saubrot; **Inhaltsst.:** Triterpensaponine wie Cyclamin; in der Blüte wohlriechendes äther. Öl, das Nerol u. Farnesol enth. **Anw.:** früher bei Gicht, Rheuma, Kolik, Verstopfung, Zahnschmerzen, Regelstörungen. (Die Droge wirkt stark toxisch, bereits bei 0.3 g treten Erbrechen u. Durchfälle auf, bei größeren Dosen Krämpfe, Lähmungen u. Atemlähmung.)

**HOM:** *Cyclamen europaeum* (HAB1.3): frische, unterirdische Teile; verord. z.B. b. Migräne, Dysmenorrhö, Heuschnupfen.

**Cyclandelat** INN: 3,3,5-Trimethylcyclohexylmandelat, 3,5,5-Trimethylcyclohexyl-α-phenyl-α-hydroxyacetat, Spasmocyclon®; CAS-Nr. 456-59-

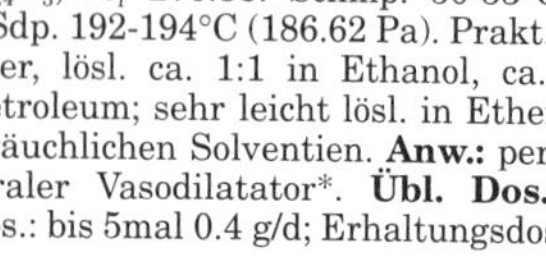

Cyclandelat

7; $C_{17}H_{24}O_3$, $M_r$ 276.36. Schmp. 50-53°C; polymorph. Sdp. 192-194°C (186.62 Pa). Prakt. unlösl. in Wasser, lösl. ca. 1:1 in Ethanol, ca. 1:2 in Leichtpetroleum; sehr leicht lösl. in Ether, anderen gebräuchlichen Solventien. **Anw.:** peripherer u. zentraler Vasodilatator*. **Übl. Dos.:** Oral: Initialdos.: bis 5mal 0.4 g/d; Erhaltungsdos.: 2mal 0.2 g/d.

**Cyclische Carbonsäureanhydride:** s. Carbonsäureanhydride.

**Cyclisches Adenosin-3',5'-monophosphat:** s. Adenosinphosphate.

**Cyclische Verbindungen:** Ring-Verbindungen, s. Kohlenwasserstoffe.

**Cyclit:** Meso-Inosit, das bedeutendste Cyclitol*; s. Myo-Inosit.

**Cyclitole:** Cyclite, Cyclohexanole; mehrwertige cyclische Alkohole (Zuckeralkohole*), die sich von Cyclohexan ableiten; von Hexahydroxocyclohexan

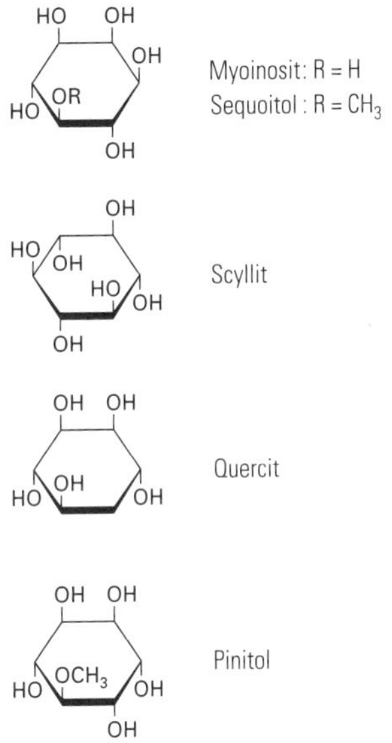

Cyclitole

gibt es (theoretisch) 9 Stereoisomere. Verbreitetes Vork. im Pflanzen- u. Tierreich. Am bedeutendsten ist Myo-Inosit(ol)*, das sich zu ca. 0.8% in Pflanzen (Trockenmasse) findet. Das zu Myo-Inosit stereoisomere Scyllit(ol) (scyllo-Inosit) findet sich in Haifischen u. Rochen sowie zus. mit dem Pentahydroxycyclohexan Quercit(ol)* in den Samen bzw. Früchten u. Blättern von Eichen. Charakterist. f. Gymnospermen (in den Zweigen u. Nadeln) ist das Vork. von Pinitol u. Sequoyitol (ein Isomeres des Pinitols, fehlt vollkommen bei Angiospermen).

**Cyclizin** INN: 1-Benzhydryl-4-methylpiperazin; CAS-Nr. 82-92-8; $C_{18}H_{22}N_2$, $M_r$ 266.4. Schmp. 106°C. **Anw.:** Antihistaminikum ($H_1$-Antagonist).

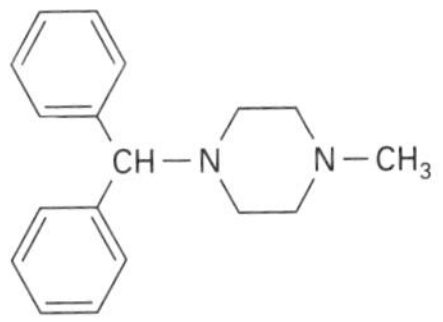
Cyclizin

**Cycloadditionen:** s. Reaktionen, konzertierte.

**Cycloalkane:** gesättigte cyclische Kohlenwasserstoffe*, z.B. Cyclohexan*.

**Cyclo-AMP:** cAMP, s. Adenosinphosphate.

**Cyclobarbital** INN: 5-(1-Cyclohexenyl)-5-ethylbarbitursäure, Hexemalum, Cyclohexenylethylbarbitursäure, Acidum cyclohexenylethylbarbituricum, Somnupan®; CAS-Nr. 52-31-3; $C_{12}H_{16}N_2O_3$, $M_r$ 236.26. **Strukturformel** s. Barbiturate. Schmp. 171-174°C; polymorph. Lösl. 1:800 in Wasser, 1:4 in Ethanol, 1:20 in Chloroform, 1:15 in Ether, in Lösungen aus Alkalihydroxiden u. -carbonaten. $pK_s$ 7.6 (20°C). **Off.:** ÖAB90. **Anw.:** Hypnotikum, Sedativum; mittellang wirksames Barbiturat (Durchschlafmittel), Wirkungsdauer 6 bis 8 h; Nachwirkungen in den folgenden Tag hinein sind selten (vgl. Barbiturate). HWZ 12 h. **Übl. Dos.:** Oral: 3- bis 4mal 0.2-0.4 g/d. Gebräuchl. ist auch Cyclobarbital-Calcium*.

**Cyclobarbital-Calcium:** Cyclobarbitalum calcicum Ph.Eur.3, Calcium cyclohexenylethylbarbituricum, Cyclohexenyl-ethyl-barbitursaures Calcium; CAS-Nr. 143-76-0; $C_{24}H_{30}CaN_4O_6$, $M_r$ 510.6. Weißes od. schwach gelbliches, krist. Pulver; lösl. in ca. 200 T. Wasser, prakt. unlösl. in Ethanol, Chloroform. **Anw.:** Hypnotikum, Sedativum. MTD 1.2 g. **Übl. Dos.:** s. Cyclobarbital.

**Cyclobarbital-Calcium-Tabletten:** s. Compressi Cyclobarbitali calcici.

**Cyclobutandicarbonsäure:** s. Carboplatin.

**Cyclobutyrol** INN: α-Ethyl-1-hydroxycyclohexanessigsäure, 2-(1-Hydroxycyclohexyl)buttersäure; CAS-Nr. 512-16-3; $C_{10}H_{18}O_3$, $M_r$ 186.24.

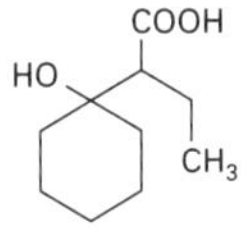

Cyclobutyrol

Schmp. 81-82°C aus Ether-Petrolether. Sdp. 164°C (3.2 kPa) 167-170°C (2.1 kPa). $n_D^{18.8°C}$ 1.4680. Schwer lösl. in Wasser, Petrolether; sehr leicht lösl. in Alkoholen, Aceton, Dioxan, Chloroform, Ether; vollständig lösl. in wäßrigen Alkalien bei pH 7.5-8; d18.8/4 1.0010. **Anw.:** Choleretikum*. Kontraind.: Schwere Leber- u. Gallenerkrankungen. Gebräuchl. ist auch Cyclobutyrol-Natrium.

**Cyclodextrine:** $(C_6H_{10}O_5)_n \cdot x\ H_2O$. Beim enzymatischen Abbau von Stärke durch Bacillus macerans gebildete ringförmige Oligosaccharide aus 6 bis 8 Glucoseeinheiten; α-1,4-verknüpft. In den durch den Ring gebildeten Hohlraum können fremde Moleküle eingeschlossen werden. Diese Einschlußverbindungen* sind auch in Lösung existent. Je nach Durchmesser des Hohlraums (0.6, 0.75 u. 0.9 bis 1 nm) unterscheidet man α-, β- u. γ-Cyclodextrine. **Anw.:** zur Analyse (Auftrennung von Stoffgemischen), NMR*-Verschiebungsreagenzien f. Kohlenwasserstoffe; zur Verbesserung der Löslichkeit (Digoxin), zur Stabilisierung labiler Arzneistoffe (Prostaglandine), zum Überdecken von Geruch u. Geschmack etc.

**Cyclofenil** INN: 4,4'-(Cyclohexylidenmethylen)diphenyldiacetat, Fertodur®; CAS-Nr. 2624-43-3; $C_{23}H_{24}O_4$, $M_r$ 364.44. Schmp. 135-136°C aus Ethanol. Prakt. unlösl. in Wasser, lösl. 1:250 in Ethanol, 1:2 in Chloroform, 1:30 in Ether. **Anw.:** Stilbenderivat, Ovulationsauslöser, bei Infertilität. HWZ ca. 29 h. **Übl. Dos.:** Oral: 3mal 0.2 g/d über 5 d ab 5. Zyklustag. **Nebenw.:** gastrointestinale Beschwerden, Fieber, Eierstockvergrößerung.

**Cyclohexan:** Hexahydrobenzol; $C_6H_{12}$, $M_r$ 84.2. Zur Konformation u. **Strukturformel** s. Konformation. Sdp. 80-81°C. Ep. 5.0 bis 6.5°C. D. 0.778 bis 0.779 (20°C). $n_D^{20°C}$ 1.426 bis 1.427. Klare, farblose, leicht brennbare Flüss. von benzinähnl. Geruch, mischbar mit Ethanol 96%, Chloroform, Essigsäure. MAK-Wert 1050 mg/m³ Luft; in grö-

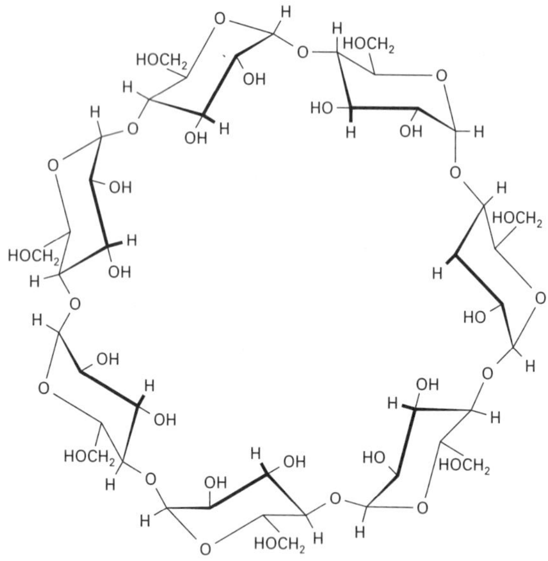

Cyclodextrine:
β-Cyclodextrin

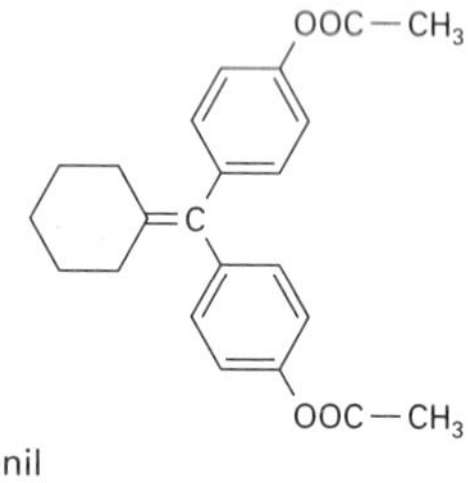

Cyclofenil

ßeren Mengen eingeatmet narkotisch wirkend. **Anw.:** nach Ph.Eur.3 z.B. zur Spektroskopie; ferner in d. Chromatographie als Lösungsmittel, Elutions- u. Steigflüssigkeit; zur Prüfung Medizinischer Kohle; techn. als Lösungsmittel f. Lacke u. Harze, zur Synthese von Cyclohexanol, Cyclohexanon, Adipinsäure, Benzol, ε-Caprolactam.

**Cyclohexandinitrilotetraessigsäure:** *trans*-1, 2-Cyclohexandinitrilotetraessigsäure-Monohydrat; $C_{14}H_{22}N_2O_8 \cdot H_2O$, $M_r$ 364.4. Schmp. ca. 204°C. Weißes krist. Pulver. **Anw.:** Reagenz Ph.Eur.3 (zur Reinheitsprüfung von Flucytosin).

**meso-Cyclohexanhexol:** s. Myo-Inosit(ol).

**Cyclohexanol:** Hexalin; $C_6H_{11}OH$, $M_r$ 100.2. D. 0.941. Schmp. 25°C. Sdp. ca. 160°C. Wasserklare Flüss. mit campherähnlichem Geruch. Mischbar mit den meisten org. Lösungsmitteln. Wirkt leicht schleimhautreizend u. narkotisch, kann Leber- u. Nierenschäden hervorrufen. MAK 200 mg/m³. **Anw.:** als Lösungsmittel f. Wachse, Öle, Fette, Kautschuk, Acetylcellulose usw.

**Cyclohexanole:** s. Cyclitole.

**Cyclohexanon:** $C_6H_{10}O$, $M_r$ 98.14. D. 0.947. Schmp. -26°C. Sdp. 155.7°C. Farblose Flüss., nach Aceton u. Pfefferminz riechend. Lösl. in Ethanol, Ether, Wasser; haut- u. schleimhautreizend, kann Leber u. Niere schädigen. MAK 200 mg/m³. **Anw.:** als Lösungsmittel f. Celluloid, Acetylcellulose, Fette, Öle, Kautschuk usw.

**Cyclohexenylallylthiobarbitursaures Natrium:** s. Thialbarbital-Natrium.

**5-Cyclohexenyl-1,5-dimethylbarbitursäure:** s. Hexobarbital.

**Cyclohexenylethylbarbitursäure:** s. Cyclobarbital.

**Cyclohexenylethylbarbitursaures Calcium:** Calcium cyclohexenylaethylbarbituricum, s. Cyclobarbital-Calcium.

**Cyclohexylamin:** $C_6H_{13}N$, $M_r$ 99.2. Sdp. 134-135°C. $n_D^{20°C}$ ca. 1.460. Farblose Flüss. Lösl. in Wasser, mischbar mit den gebräuchlichen organischen Lösungsmitteln. **Anw.:** Reagenz Ph.Eur.3 (z.B. zur Reinheitsprüfung von Natriumcyclamat).

**Cyclohexylsulfamat:** Süßstoff. Cyclamat ist Cyclohexylsulfaminsaures Natrium, s. Natriumcyclamat.

**Cycloniumbromid:** s. Cicloniumbromid.

**Cyclooxygenase:** COX; Enzym, das die Bildung von cyclischen Endoperoxiden aus ungesättigten Fettsäuren (z.B. aus Arachidonsäure*) katalysiert, die dann weiter in Prostaglandine*, Prostacycline* u. Thromboxan* übergeführt werden; s. Eicosanoide. Man kann zwischen zwei Formen, COX-1 (physiologische, konstitutive Form) u. COX-2 (wird im Verlauf einer Entzündung induziert), unterscheiden.

**Cyclooxygenasehemmer:** schwach wirkende Analgetika* wie Acetylsalicylsäure (hemmt COX-1) od. Ibuprofen (hemmt vorwiegend COX-2), s. Cyclooxygenase.

**Cycloparaffine:** s. Cycloalkane.

**Cyclopentadien:** $C_5H_6$, $M_r$ 66.1. Schmp. -85°C. Sdp. 41°C. D. 0.8. Farblose Flüss., gew. aus Steinkohlenteer; lösl. in Ethanol, Ether, Benzol, unlösl. in Wasser. **Anw.:** zu org. Synthesen von Alkaloiden, Kunstharzen, Sesquiterpenen usw.

**Cyclopentamin** INN: N-α-Dimethylcyclopentylethylamin, Cyclopentadrin; CAS-Nr. 102-45-4;

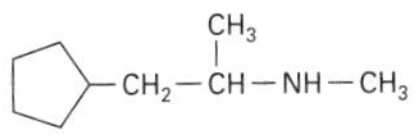

Cyclopentamin

$C_9H_{19}N$, $M_r$ 141.25. Sdp. 83-86°C (4.00 kPa). $n_D^{25°C}$ 1.4500. $pK_s$ (konjugierte Säure) 11.5. **Anw.:** Sympathomimetikum*, Vasokonstriktor. **Übl. Dos.:** Oral: 2- bis 3mal 0.0075 g/d. Parenteral: i.m. u. i.v. 2- bis 3mal 0.015 g/d. Gebräuchl. ist auch Cyclopentaminhydrochlorid.

**Cyclopentansesquiterpene:** Best. des äther. Öls von Valeriana officinalis* (Baldrian).

**Cyclopentenfettsäuren:** ungewöhnliche Fettsäuren (z.B. Chaulmoograsäure u. Hydnocarpussäure, s. Hydnocarus kurzii) mit 6 bis 18 Kohlenstoffatomen u. einem terminalen Cyclopentenring; ihr Vork. ist f. Flacourtiaceae (Od. Violales) charakteristisch.

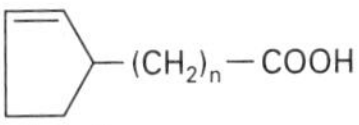

Cyclopentenfettsäuren:
n=0: Aleprolsäure, n=4: Aleprestinsäure, n=6: Aleprylsäure, n=8: Aleprinsäure, n=10: Hydrocarpussäure, n=12: Chaulmoograsäure

**Cyclopenthiazid** INN: 6-Chlor-3-(cyclopentylmethyl)-3,4-dihydro-2H-1,2,4-benzothiadiazin-7-sulfonamid-1,1-dioxid; CAS-Nr. 742-20-1; $C_{13}H_{18}ClN_3O_4S_2$, $M_r$ 379.89. Schmp. 230°C aus verdünntem Ethanol; polymorph. Fast unlösl. in Wasser; lösl. 1:12 in Ethanol, 1:600 in Chloroform; lösl. in Aceton, Ether. **Anw.:** Saluretikum (s.a. Diuretikum), Ödeme, Hypertonie. **Übl. Dos.:** Oral: 0.25-0.5 g/d. Nebenw., Wechselw., Kontraind.: s. Bendroflumethiazid.

**Cyclopentolat** INN: (2-Dimethylamino-ethyl-[2-(1-hydroxy-cyclopentyl)-2-phenyl]acetat, α-(1-Hydroxy-1-cyclopentyl)-α-phenyl-essigsäure-β-di-

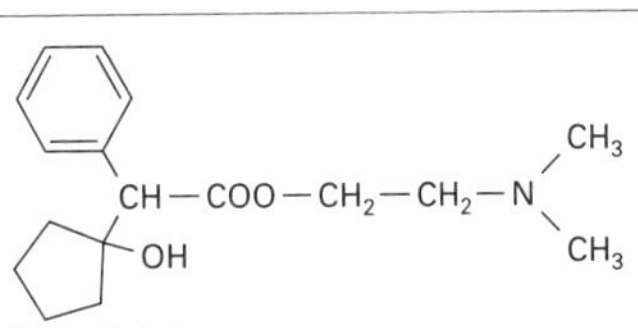

Cyclopentolat

methylaminoethylester; CAS-Nr. 512-15-2; $C_{17}H_{25}NO_3$, $M_r$ 291.38. **Anw.:** Zytoplegikum, Mydriatikum; Zykloplegie zur Refraktionsbestimmung, Mydriasis zur Fundoskopie. $pK_s$ (konjugierte Säure) 7.9. **Übl. Dos.:** Conjunctival: Augentropfen 1%. Gebräuchl. ist auch Cyclopentolathydrochlorid.

**Cyclophane:** s. Ansa-Verbindungen.

**Cyclophosphamid** INN: Cyclophophamidum (RS)-2-[Bis(2-chlorethyl)amino]-1,3,2-oxazaphos-

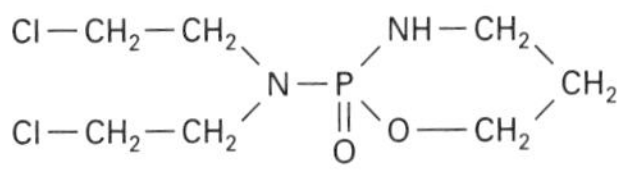

Cyclophosphamid

phinan-2-oxid, Cyclostin®, Endoxan®; CAS-Nr. 50-18-0; $C_7H_{15}Cl_2N_2O_2P$, $M_r$ 261.10. Schmp. 41-45°C. Schwer lösl. in Ethanol, Benzol, Ethylenglykol, Tetrachlorkohlenstoff, Dioxan; lösl. in Wasser: 40 g/L; wenig lösl. in Ether, Aceton. **Anw.:** Zytostatikum (Alkylans); bei akuten u. chronischen lymphatischen u. myeloischen Leukämien, Morbus Hodgkin, Weichteil- u. Knochensarkomen. HWZ 4 bis 8 h. **Übl. Dos.:** Oral: 0.1-0.15 g/d; Kinder bis 1 Jahr: 10-30 mg/d; Kinder 1-5 Jahre: 30-50 mg/d; Kinder 6-12 Jahre: 50-100 mg/d. Parenteral: i.v. 0.3 g od. 0.03 g/kg KG als einmaliger Stoß. Kontrolle des Blutbildes erforderlich. Zur Prophylaxe Mesna*.

**Cyclophosphamid-Monohydrat:** Cyclophosphamidum (monohydricum) Ph.Eur.3; CAS-Nr. 6055-19-2; $C_7H_{15}Cl_2N_2O_2P \cdot H_2O$, $M_r$ 279.10. Lösl. in Wasser, sehr leicht lösl. in Ethanol.

**Cyclopropan:** Trimethylen; CAS-Nr. 75-19-4; $C_3H_6$, $M_r$ 42.08. Farbloses, brennbares Gas von charakteristischem Geruch; bildet mit Luft od. Sauerstoff explosive Gemische. 1 Volumteil lösl. in 2.9 Volumteilen Wasser, sehr leicht lösl. in Ethanol, Ether. **Off.:** ÖAB90 (bis 1996). **Anw.:** Inhalationsnarkotikum, nur in Kombination mit Sauerstoff (s. Narkotika).

**Cyclopyrrolone:** s. Schlafmittel.

**D-Cycloserin** INN: (+)-(R)-4-Aminoisoxazolidin-3-on; CAS-Nr. 68-41-7; $C_3H_6N_2O_2$, $M_r$ 102.1. Antibiotikum aus Streptomyces orchidaceus,

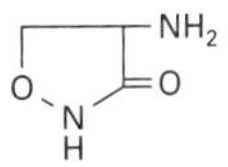

D-Cycloserin

Streptomyces garyphalus, Streptomyces lavandulae; Herst. totalsynthetisch. Weiße krist. amphotere Substanz (eine 10%ige Lsg. hat einen pH zwischen 5.7 u. 6.3), leicht lösl. in Wasser. **Wirk.** u. **Anw.:** Antibiotikum*, Tuberkulostatikum*; bakteriostatische Wirk. durch kompetitive Hemmung des Einbaues von D-Alanin in die Bakterienzellwand. Gut wirksam gegen Tuberkelbakterien, die sich gegen andere Tuberkulostatika (PAS, INH, Streptomycin) resistent zeigen, wirksam ferner bei Infektionen der Harnwege u. Colidyspepsie der Säuglinge (tgl. 30 mg pro kg KG). **Übl. Dos.** anfangs 1mal, dann 3mal/d 250 mg f. Erwachsene, während der Mahlzeiten. **Nebenw.:** Bei Tagesdosen über 1 g gegebenenfalls Somnolenz, Schwindel, Sehstörungen. Im Handel ist noch Terizidon*, ein Cycloserin-Derivat, das im Körper als Cycloserin wirkt.

**Cyclosporine:** s. Ciclosporin.

**Cyclostin®:** s. Cyclophosphamid.

**Cyclothiazid** INN: 6-Chlor-3,4-dihydro-3-(8,9,10-trinorborn-5-en-2-yl)-2H-1,2,4-benzo thiadiazin-7-sulfonamid-1,1-dioxid; CAS-Nr. 2259-96-3; $C_{14}H_{16}ClN_3O_4S_2$, $M_r$ 389.91. Schmp. 234°C aus verdünntem Ethanol. Prakt. unlösl. in Wasser,

Chloroform; lösl. 1:70 in Ethanol, 1:30 in Methanol; leicht lösl. in Aceton. **Anw.:** Diuretikum*, Antihypertonikum, Ödeme. **Übl. Dos.:** Oral: Initialdos.: 1-2 mg/d, reduzieren auf 2- bis 3mal/ Woche; Hypertension: 2 mg/d. Nebenw., Wechselw., Kontraind.: s. Bendroflumethiazid.

**Cyclotron:** s. Teilchenbeschleuniger.

**Cyclovalon** INN: 2,6-Divanillylidencyclohexanon, Divanillalcyclohexanon; CAS-Nr. 579-23-7; $C_{22}H_{22}O_5$, $M_r$ 366.40. Schmp. 178-179°C aus Essigsäure. Lösl. in Wasser, Ethanol. **Anw.:** Cholagogum*, Choleretikum*. **Übl. Dos.:** Oral: 2- bis 3mal 0.1 g/d.

**Cydonia oblonga** Mill.: (C. vulgaris Del.) Rosaceae, Quitte (heim. Westasien, überall kult., bes. Süd- u. Mitteleuropa). Stpfl. v. **Semen Cydoniae:** Quittensamen, Quittenkerne. **Inhaltsst.:** bis zu 22% Schleimstoffe (hauptsächl. Pentosane, die bei der Hydrolyse Arabinose u. Xylose liefern), ca. 0.4% Amygdalin, Emulsin, 15% fettes Öl. **Anw.:** zu schleimigen Mixturen gegen Husten, bei aufgesprungener u. entzündeter Haut (Lippen, Brustwarzen); Quittenschleim ist eine reizlose, fettfreie Salbengrundlage; techn.: als Appreturmittel.

**Cyklon B:** s. Zyklon B.

**Cyllind®:** s. Clarithromycin.

**Cylocain®:** s. Lidocain.

**Cymarigenin:** s. k-Strophanthidin.

**Cymarin:** s. k-Strophanthin-α.

**Cymarol:** Cardenolid mit dem Aglykon k-Strophanthidol. **Strukturformel** s. Herzglykoside (Tab.2). Nat. z.B. im Samen verschiedener Strophanthus*-Arten (z.B. Strophantus hispidus, Strophanthus kombe).

**Cymarose:** 3-Methyldigitoxose, eine Desoxyhexose, Baustein der Herzglykoside* in Strophanthus-Arten*.

**Cymbopogon citratus** (DC.) Stapf: (Andropogon citratus DC.) Fam. Poaceae (Gramineae), Lemongras (Westindien, Ceylon, Madagaskar, Java, Tonking) u. **Cymbopogon flexuosus** (Nees ex Steud.) W. Wats (Andropogon flexuosus Nees ex Steud.), Malabar- od. Cochingras (Vorderindien), sind Stpfln. von **Oleum Andropogonis citrati:** Lemongrasöl, Zitronengrasöl. **Best.:** Citral (70 bis 75%), Geraniol, Dipenten, Farnesol, Nerol u.a.; das Öl ist von zitronenartigem Geruch, lösl. in Ethanol u. außerordentl. lichtempfindlich. **Anw.:** in der Parfümerie (das Öl v. C. c. wurde früher als Westindisches Lemongrasöl, das von C. flexuosus als Ostindisches Lemongrasöl bezeichnet).

**Cymbopogon martinii** (Roxb.) W.Wats. **var. motia:** (Andropogon schoenanthus) Fam. Poaceae (Gramineae), Geraniumgras, Rusagras (heim. u. kult. in Nordindien). Stpfl. v. **Oleum Palmarosae:** Oleum Geraniae indicum, Indisches Geraniumöl, Palmarosaöl; das durch Dest. mit Wasserdampf aus dem Kraut gewonnene äther. Öl. Farbloses bis hellgelbes, rosenartig riechendes Öl. **Best.:** bis ca. 95% Geraniol, aber kein Stearopten (zum Unterschied von Ol. Rosae). **Anw.:** als Ersatz bzw. Verfälschung von Oleum Rosae, s. Rosa damascena.

**Cymbopogon nardus** (L.) W.Wats.: (Andropogon nardus L.) u. **Cymbopogon iwarancusa** (Roxb.) Schult. (Andropogon iwarancusa Roxb.), Fam. Poaceae (Gramineae), Citronellgras, dien(t)en neben Cymbopogon winterianus* zur Herst. v. Citronellölen (Ceylontyp), mit anderer Zusammensetzung als das offizinelle Citronellöl vom Javatyp (s. Cymbopogon winterianus.

**Cymbopogon winterianus** Jowitt: Fam. Poaceae (Gramineae) (SO-Asien; nur kult.), Wintergras, Citronellgras (vgl. Cymbopogon nardus). Stpfl. v. **Oleum Citronellae** (Javatyp): Oleum Citronellae javanicum, Citronellöl, Zitronellöl (irreführende Bezeichnungen sind auch Oleum Melissae indicum, indisches Melissenöl); das durch Dest. mit Wasserdampf aus dem Kraut gewonnene äther. Öl. Gelbliche Flüss. von zitronenartigem Geruch. D. 0.883 bis 0.903. $n_D^{20°C}$ 1.463 bis 1.475. $\alpha_D^{20°C}$ 1.5 bis -4°. **Off.:** ÖAB90, Ph.Helv.7, DAB6. **Best.:** Citronellal (geruchsbestimmend), Geraniol, Eugenol, Methyleugenol, Citral, Borneol, Nerol, Farnesol u.a.; Geh. nach ÖAB90: 30.0 – 40.0% acetylierbare Substanzen (ber. als Geraniol). Geh. nach der Ph.Helv.7. (gaschromatographisches Profil): mind. 1.0 u. max. 5.0% Limonen, mind. 30.0 u. max. 55.0% Citronellal, mind. 9.0 u. max. 15.0% Citronellol, max. 2.0% Neral, mind. 20.0 u. max. 45.0% Geraniol, max. 2.0% Geranial. **Anw.:** als Geruchskorrigens, zu Einreibungen; als Ersatz f. Melissenöl, s. Melissa officinalis; in der Parfümerie. **Zuber.:** Spir. Melissae compositus.

**Cymeven®:** s. Ganciclovir.

**Cymol: Cymen**, Isopropylmethylbenzol, Isopropyltoluol; $C_{10}H_{14}$, $M_r$ 134.21. 3 Isomere.

**p-Cymol:** p-Isopropylmethylbenzol. Schmp. -68°C. Sdp. 175°C. D. 0.86. Das wichtigste Isomer, ein Monoterpen* mit Menthangerüst. Angenehm riech., leicht brennbare Flüss.; lösl. in Ethanol, Chloroform, unlösl. in Wasser. Best. vieler äther. Öle (Thymian-, Kümmel-, Eucalyptusöl u.a.); physiolog. dem Toluol ähnl.

**m-Cymol:** Flüss. Schmp. –64°. Sdp. 175°. **o-Cymol:** Flüss. Schmp. –72°. Sdp. 178°.

**Cymphomandra:** s. Solanum-Alkaloide.

**Cynanchum vincetoxicum:** Schwalbenwurz; s. Vincetoxicum hirundinaria.

**Cynara scolymus** L.: Fam. Asteraceae (Compositae), Artischocke (Mittelmeergebiet). Stpfl. v. **Folia Cynarae:** Artischockenblätter. **Inhaltsst.:** Phenolcarbonsäuren, v.a. ca. 1% Derivate der Kaffeesäure u. Cynarin*, sowie 0.5 bis 6% Bitterstoffe* wie das Sesquiterpenlacton Cynaropikrin, ferner bis zu 1% Flavonoide, Inulin, Monosaccharide etc. **Anw.:** Choleretikum. Als Gemüse dienen die Blütenböden mit den Hüllkelchblättern.

**Cynarin** INN: 1-O,3-O-Bis(3,4-dihydroxycinnamoyl)chinasäure, 1,3-O,O'-Dicaffeoyl-L-chinasäure, Chinasäure-1,3-dikaffeesäureester, 1-O,3-O-Bis(3,4-dihydroxycinnamoyl)-1-L-1,3,4,5-tetrahydroxycyclohexancarbonsäure, 3,4-Dihydroxyzimtsäure-1-carboxy-4,5-dihydroxy-1,3-cyclohexylen-ester; CAS-Nr. 1884-24-8; $C_{25}H_{24}O_{12}$, $M_r$ 516.44. Schmp. 225-227°C aus verdünnter Essigsäure. $[\alpha]_D^{25°C}$ -59° (c = 2 in Methanol). Bitterstoff aus Cynara scolymus*, auch in Echinacea angustifolia*. Wenig lösl. in kaltem, mehr in kochendem Wasser; lösl. in Eisessig, Alkoholen. **Anw.:** Choleretikum, Regulans bei Hyperlipidämien. **Übl. Dos.:** Oral: 2- bis 3mal 0.25 g/d zu den Mahlzeiten.

**Cynaropikrin:** s. Cynara scolymus.

**Cynarosid:** s. Luteolin.

**Cynips Rosae:** Rhodites Rosae, Rosengallwespe. s. Rosa canina.

**Cynips tinctoria:** Gallwespe, s. Gallen.

**Cynocannosid:** s. Apocynum cannabinum.

**Cynoglossophin:** s. Heliosupin.

**Cynoglossum officinale** L.: Fam. Boraginaceae, Hundszunge (gemäßigtes Europa, Sibi-

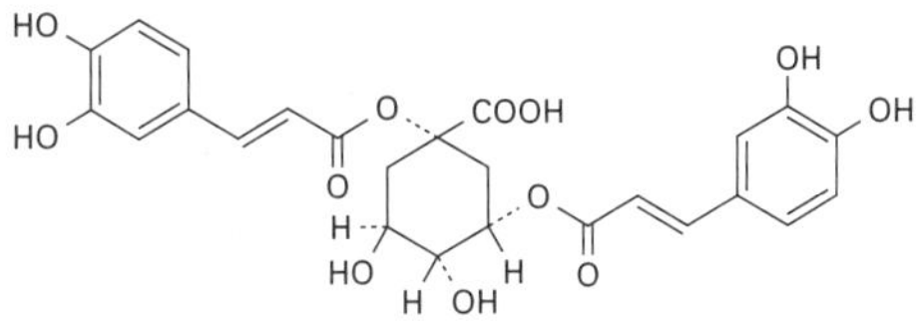


Cynarin

rien, Nordamerika). Stpfl. v. **Radix Cynoglossi:** Hundszungenwurzel. **Inhaltsst.:** Cynoglossin (Alkaloid), Consolidin (Glykoalkaloid) u. dessen Spaltbase Consolicin, Pyrrolizidinalkaloide* (bis zu 1.4%) wie Heliosupin (Cynoglossophin), ferner Bitterstoff Cynoglossidin, Cholin, äther. Öl, Schleimstoffe, Gerbstoff. Cynoglossin wirkt auf Kaltblütler curareähnlich lähmend, ist aber bei Warmblütlern unwirksam. Die Toxizität verschwindet beim Lagern der Droge. **Anw.** volkst.: als Antineuralgikum inn. u. äuß. gegen Durchfall, rote Ruhr, Blutflüsse, bei schmerzhaftem Husten; äuß. bei Wunden u. Geschwüren; keine Dauerbehandlung (wegen Pyrrolizidinalkaloide*).

**Cynosbata:** Fruct. Cynosbati, Hagebutten, s. Rosa canina.

**Cynosbati fructus:** s. Rosa canina.

**Cynosbatus:** Rosenschwamm, s. Rosa canina.

**Cypermethrin:** [(*RS*)-α-Cyano-3-phenoxybenzyl]-(1*RS*)-*cis,trans*-3-(2,2-dichlorvinyl)-2,2-dimethylcyclopropancarboxylat; CAS-Nr. 52315-07-8; $C_{22}H_{19}Cl_2NO_3$, $M_r$ 416.3. **Anw.** techn.: Insektizid; s. Schädlingsbekämpfungsmittel (Tab.).

**Cyprinus barbus: HOM:** der frische Rogen des Karpfens **Barbus fluviatilis**.

**Cypripedium calceolus var. pubescens** (Willd.) Correll: (C. pubescens Willd.) Orchidaceae, Amerikanischer Frauenschuh (östl. Amerika). Stpfl. v. **Radix (Rhizoma) Cypripedii:** Frauenschuhwurzel, Nervenwurzel. **Inhaltsst.:** ätherisches Öl, Harz, Gerbstoffe. **Anw.:** Sedativum.

**HOM:** *Cypripedium calceolus var. pubescens* (HAB1.3): frische im Herbst geerntete unterirdische Teile; verord. z.B. b. nervösen Schlafstörungen mit Unruhe der Extremitäten.

**Cyproheptadin** INN: 4-(5-Dibenzo[a,d]-cyclohepten-5-yliden)-1-methylpiperidin, Periactinol®; CAS-Nr. 129-03-3; $C_{21}H_{21}N$, $M_r$ 287.39. Schmp. 112.3-113.3°C aus verdünntem Ethanol. **Anw.:** als Serotonin- u. Histaminantagonist bei Allergien, Pruritus, zur Appetitsteigerung. HWZ 6 bis 9 h. **Übl. Dos.:** Oral: Initialdos.: 1mal 0.004 g/d nach den Mahlzeiten, bei Bedarf bis 4mal 0.004 g/d; Kinder 6 bis 14 Jahre: 1- bis 3mal 0.004 g/d; Kinder 2-6 Jahre: 1(- bis 3)mal 0.002 g/d.

**Cyproheptadinhydrochlorid**: Cyproheptadini hydrochloridum Ph.Eur.3. Schmp. 260-263°C; polymorph. Weißes bis schwach gelbes krist. Pulver; schwer lösl. in Wasser, leicht lösl. in Methanol, wenig lösl. in Ethanol.

**Cyproteron** INN: 6-Chlor-17-hydroxy-1α,2α-methylenpregna-4,6-dien-3,20-dion; CAS-Nr. 2098-66-0; $C_{22}H_{27}ClO_3$, $M_r$ 374.92. Schmp. 237.5-240°C aus Ethylacetat. **Anw.:** Antiandrogen bei Prostatatumoren, Akne, Hirsutismus, männlicher Pubertas praecox, weiblicher Alopezie sowie Hypersexualität beim Mann („chemische Kastration", anstelle der operativen Entmannung von Sexualtriebtätern). HWZ 48 ±10 h. **Übl. Dos.:** Oral: 2mal 0.05 g/d nur f. Männer; Kinder: 2mal 0.025 g/d. Gebräuchl. ist Cyproteronacetat*.

**Cyproteronacetat:** Androcur®; CAS-Nr. 427-51-0; $C_{24}H_{29}ClO_4$, $M_r$ 416.9. Schmp. 201°C. **Anw.:** s. Cyproteron.

**Cyrpon®:** s. Meprobamat.

**Cystathionin:** S-(β-Amino-β-carboxyethyl)-homocystein; HOOC-CH($NH_2$)-$CH_2$-S-$CH_2$-$CH_2$–CH($NH_2$)–COOH. Bei der Biosynthese von Cystein u. beim Abbau v. Methionin entstehendes Stoffwechselzwischenprodukt (v.a. im Hirn).

**Cystein:** Abk. Cys; Cysteinum, (R)-2-Amino-3-mercaptopropionsäure, L-α-Amino-β-mercaptopropionsäure, β-Mercaptoalanin; CAS-Nr. 52-90-4; $C_3H_7NO_2S$, $M_r$ 121.2. **Strukturformel** s. Aminosäuren. Schmp. 220-240°C (Zers.). Weißes Pulver von charakterist. Geruch. Optisch aktive, schwefelhaltige, proteinogene Aminosäure, zentrale Verbdg. im Schwefelstoffwechsel; hat zugleich große Bedeutung in Redoxreaktionen des Organismus. In Proteinen ist die Thiolgruppe -SH, aber auch die Disulfidbindung -S-S- des L-Cystins wichtig f. die Proteinstruktur bzw. f. die biologische Aktivität. L-Cystein ist bei neutralem od. alkalischem pH an der Luft instabil, so daß wäßrige Lösungen sofort zu L-Cystin* oxidiert werden. **Off.:** DAB10. **Anw.** med.: bei Leberschäden, Infektionskrankheiten, Metallvergiftungen (aufgrund der Radikalfängereigenschaften der SH-Gruppe), zur Wundheilung, in Infusionslösungen.

**L-Cysteinhydrochlorid-Monohydrat:** Cysteini hydrochloridum monohydricum Ph.Eur.3; CAS-Nr. 7048-04-6; $C_3H_8ClNO_2S \cdot H_2O$, $M_r$ 175.6. Schmp. 168-170°C (Zers.). $[\alpha]_D^{20°C}$ +5.0 bis +8.0° (c = 5 in Salzsäure, 1 mol/L). Farblose Kristalle od. Pulver, leicht lösl. in Wasser. **Anw.:** s. Cystein; zur Herst. v. Cystein-Nährboden I u. II, s. Nährböden.

**Cystin:** Cystinum Ph.Eur.3, 3,3'-Dithio-bis(2-aminopropionsäure), L-Cystin, Dicystein, $(Cys)_2$; $C_6H_{12}N_2O_4S_2$, $M_r$ 240.3. **Strukturformel** s. Aminosäuren. Schmp. 260-261°C. Weißes, krist. Pulver, unlösl. in Wasser u. Ethanol, leicht lösl. in Alkalilaugen u. Mineralsäuren. Optisch aktiv. Disulfid des Cysteins*, entsteht durch Oxidation von 2 L-Cysteinresten; bildet in Proteinen die Disulfidbrücke. **Anw.:** bei Eiweißmangelschäden, perniziöser Anämie, in d. Dermatologie, in Lebertherapeutika, Infusionslösungen, Anabolika.

**Cystit®:** s. Nitrofurantoin.

**Cystitis:** s. Zystitis.

**Cystolithen:** s. Zystolithen.

**Cytarabin** INN: Cytarabinum Ph.Eur.3, 4-Amino-1-(β-D-arabinofuranosyl)-2-1H-pyrimidin-2-on, 1-Arabinofuranosylcytosin, Cytosin-Arabinosid, Alexan®, Udicil®; CAS-Nr. 147-94-4; $C_9H_{13}N_3O_5$, $M_r$ 243.22. Schmp. 212-213°C aus Ethanol 50%. $[\alpha]_D^{20°C}$ +154 bis +160° (c = 1 in Wasser), $[\alpha]_D^{24°C}$ +153° (c = 0.5 in Wasser). Lösl. 1:10 in Wasser, schwer lösl. in Ethanol u. Chloro-

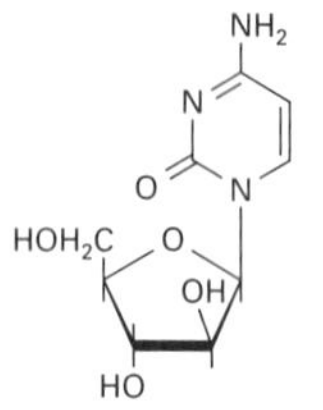
Cytarabin

form. **Anw.:** Zytostatikum vom Typ Antimetabolit; gegen Leukämie, maligne Lymphome. HWZ 2 h. **Übl. Dos.:** Oral: 0.006 g/kg KG/d in einer Dosis. Gebräuchl. ist auch Cytarabinhydrochlorid.

**Cytidin:** 4-Amino-1-β-D-ribofuranosyl-2(1H)-pyrimidinon; CAS-Nr. 65-46-3; $C_9H_{13}N_3O_5$, $M_r$ 243.22. Schmp. 220-230°C aus Ethanol (Zers.). $[\alpha]_D^{25°C}$ +31° (c = 0.7 in Wasser). Leicht lösl. in Wasser, weniger lösl. in Ethanol. **Anw.:** Ophthalmikum, muskuläre Ermüdungserscheinungen des Auges.

**Cytidinphosphate:** aus Hefe-Ribonucleinsäure herstellbare phosphorylierte Ribonucleotide (s. Nucleotide), die sich von Cytosin* ableiten; Bestandteil von Coenzymen zur Biosynthese von Phosphatiden* u. Transfer-RNS*. Cytidinmonophosphat (CMP, Cytidylsäure) enthält eine Phosphat-, Cytidindiphosphat- (CDP), eine Diphosphat- u. Cytidintriphosphat- (CTP) u. eine Triphosphatgruppe.

**Cytidylsäure:** s. Cytidinphosphate.

**Cytisin:** Sophorin, Baptitoxin, Ulexin, 1,2,3,4,5,6-Hexahydro-1,5-methano-8H-pyrido-[1,2-a][1,5]-diazocin-8-on; CAS-Nr. 485-35-8; $C_{11}H_{14}N_2O$, $M_r$ 190.24. **Strukturformel** u. Biogenese s. Chinolizidinalkaloide. Schmp. 153°C. $[\alpha]_D^{20°C}$ -120° (Wasser). Nat. z.B. in Laburnum anagyroides*, Sophora japonica*, Baptisia tinctoria*, Ulex europaeus* etc. Farblose Kristalle, lösl. in Wasser (1:1.3), Aceton (1:13), Ethanol (1:3.5), Chloroform (1:2.0). **Wirk.:** dem Nicotin ähnl.; in größeren Dosen: Erregung, dann Lähmung d. ZNS, Blässe infolge Gefäßverengung, Erhöhung d. Blutdrucks, vermehrter Speichelfluß, vermehrte Darmperistaltik, bei stärkeren Vergiftungen Delirien, Bewußtlosigkeit, Krämpfe, Tod infolge Atemlähmung.

**Cytisus laburnum:** s. Laburnum anagyroides.

**Cytisus scoparius** (L.) Link: (Sarothamnus scoparius (L.) Wimm. ex W.D.J.Koch) Fam. Fabaceae (Leguminosae), Besenginster (Mittel- u. Osteuropa, Balkanländer). Stpfl. v. **Flores Sarothamni scoparii:** Flores Spartii scoparii, Flores Genistae, Besenginsterblüten, Pfriemblüten. **Inhaltsst.:** 0.2 bis 0.3% L-Spartein* u. Nebenalkaloide wie Cytisin* u. Genistein-Alkaloid (α-Isospartein, Stereoisomeres des Spartein), Tyramin u. Oxytyramin, Bitter- u. Gerbstoffe, äther. Öl, ein Terephthalsäureester, Scoparin (8-C-Glucosylchryseriol) u. andere Flavonoide. **Wirk.** u. **Anw.:** Diuretikum, Kreislaufmittel, wehenförderndes Mittel (Spartein-Wirkung); volkst. auch als Blutreinigungsmittel. **Herba Sarothamni scoparii:** Sarothamni scoparii herba, Herba Spartii scoparii, Herba Genistae, Besenginsterkraut. **Off.:** DAC86. **Inhaltsst.:** die Alkaloide (mind. 0.7%, ber. als Spartein) L-Spartein*, Genistein, Cytisin*, Methylcytisin, Anagyrin u.a., Tyramin u. Oxytyramin, Scoparin, Spuren ätherischen Öls mit Furfural. **Wirk.** u. **Anw.:** wie Flores Sarothamni. **Radix Sarothamni scoparii:** (Rad. Spartii scoparii, Rad. Genistae) Besenginsterwurzel. Inhaltsst. sowie **Wirk.** u. **Anw.:** siehe Herba-Droge. Verwendet wird auch der Same: Semen Sarothamni scoparii.

**HOM:** *Cytisus scoparius* (HAB1.3); Spartium scoparium: frisch abgestreifte Blüten mit anfallenden Blättern, ohne Zweigspitzen; verord. z.B. b. Herzinsuffizienz, Herzmuskelschaden.

**Cyto..:** s.a. Zyto...

**Cytobion®:** s. Vitamine (Vitamin $B_{12}$).

**Cytochrome:** eine Gruppe eisenhaltiger, elektronenübertragender Proteine in aeroben Zellen, die hintereinandergeschaltet in der Atmungskette* den Elektronentransport vom Ubichinon* zum molekularen Sauerstoff bewerkstelligen; weiterhin fungieren sie als Redoxkatalysatoren bei der Photosynthese*. Sie besitzen prosthetische Gruppen, die Eisenporphyrine enthalten u. damit dem Hämoglobin u. Myoglobin ähneln. Alle diese Substanzen gehören zur Klasse der *Hämoproteine*. Die Elektronenübertragung wird durch den reversiblen Valenzwechsel des zentralen Eisenatoms von Fe(II) zu Fe(III) ermöglicht. In Abhängigkeit von den charakteristischen Maxima ihrer Lichtabsorptionsspektren unterscheidet man **3 Hauptklassen: 1. Cytochrom-a/a$_3$-Komplex:** identisch mit der Cytochromoxidase*. Anstelle des Protoporphyrins enthält er Hämin A, das andere Substituentengruppen aufweist. Von allen C. der Atmungskette kann nur C. $a_3$ direkt mit Sauerstoff reagieren. **2. Cytochrom b:** enthält dieselbe prosthetische Gruppe wie Hämoglobin, Eisen(II)-protoporphyrin, hat von den C. der Atmungskette das niedrigste Redoxpotential u. liegt daher zwischen Ubichinon u. Cytochrom c. Es ist sehr fest an die Mitochondrienmembran gebunden u. kann nur unter der Einw. von Detergentien abgelöst werden. **Cytochrom f** ist u.a. in der Chloroplastenmembran von höheren Pflanzen enthalten, wo es mit C. $b_{559}$ beim Elektronentransport in der Photosynthese* mitwirkt. Ebenfalls zum Cytochrom-b-Komplex gezählt wird **Cytochrom-P-450*** mit dem ungewöhnlichen Absorptionsmaximum ($\lambda_{max}$) bei 450 nm. **3. Cytochrom c:** am weitesten verbreitet u. am besten untersucht. Es ist zentraler Bestandteil der Atmungskette* in den Mitochondrien. C. c ist leicht zu extrahieren u. weist eine geringe Größe auf. Die Hämgruppe ist über 2 thioetherartige Bindungen an die Cysteinreste des Apoproteinmoleküls gebunden. Das Eisenatom ist mit 2 weiteren Resten verbunden, Methionin 80 u. Histidin 18, die eine Reaktion des Eisens im nativen C. c mit Sauerstoff od. hämkomplexierenden Agentien, wie z.B. CO, verhindern. Dagegen sind die C. c-Aggregate biol. inaktiv u. autooxidabel.

**Cytochromoxidase:** Warburgsches Atmungsferment; das letzte Glied der Elektronentransportkette. Reagiert bei der Zellatmung mit Sauerstoff, kann aber durch $CN^-$ od. CO gehemmt werden. Die prosthetische Gruppe ist Hämin A, od. Cytohämin, mit einer lipophilen $C_{12}$-Seitenkette, einer Aldehyd- u. Vinylgruppe am Porphyrinring. Im Nativzustand ist C. als Komponente eines phospholipidhaltigen Riesenmoleküls fest an die Mitochondrienmembran gebunden. Dieser Komplex kann nur durch Behandlung mit Detergentien getrennt werden.

**Cytochrom-P-450:** der B-Gruppe der Cyto-

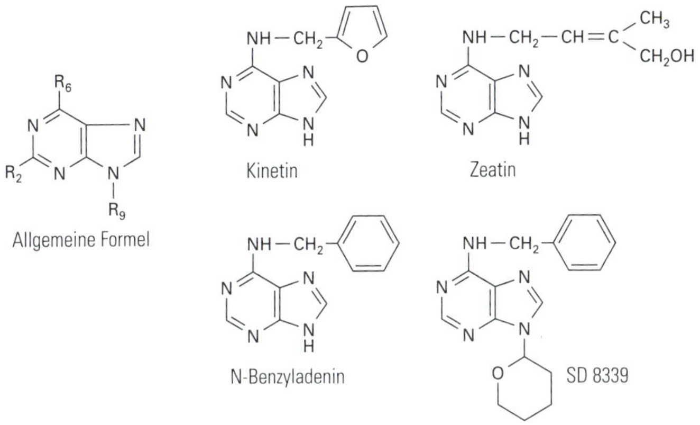


Cytokinine

chrome* angehörendes Enzym, das bei zahlreichen Metabolisierungsreaktionen beteiligt ist, wobei ein Mol Sauerstoff übertragen wird (Monooxigenase). Cytochrom-P-450 abhängige Oxidationsreaktionen sind auf die Beteiligung von NADPH, einem Flavinenzym* (NADPH-Cytochrom-P-450-Reduktase) u. anderen Komponenten angewiesen, die die Elektronen zur Reduktion des $Fe^{3+}$zum $Fe^{2+}$ im C.-P-450 liefern. Die reduzierte Form bindet molekularen Sauerstoff, von dem ein Molekül auf das Substrat übertragen wird, bildet aber auch Kohlenmonoxidkomplexe, deren Absorptionsmaximum bei 450 nm liegt (daher Name). Vork.: v.a. in Leber- u. Nebennierenrindenmikrosomen. Spielt bedeutende Rolle bei der Metabolisierung von v.a. lipophilen endogenen u. körperfremden Stoffen, sowie bei der Biosynthese von Prostaglandinen, Leukotrienen, Steroiden etc. Die Metabolisierung erfolgt durch Hydroxylierung, O-, N- u. S-Desalkylierung, N-Oxidation, Dehalogenierung, Sulfoxidation, Desaminierung u. Epoxidierung. Lipophile Stoffe werden durch C.-P-450 vermittelte Oxidation polarer u. daher besser eliminierbar; sie können aber auch zu toxischen Stoffen od. verschiedenen Karzinogenen* umgewandelt werden. Die Enzymaktivität ist durch Arzneistoffe (z.B. Barbiturate) induzierbar (Toleranzentstehung). C.-P-450 existiert in verschiedenen Formen mit verschiedenen Substratspezifitäten. Die Konkurrenz von (Arznei-)Stoffen u. endogenen Substraten um das gleiche Enzym ist die Ursache von zahlreichen Sekundärwirkungen von Wirkstoffen (Wirkungsverlängerung u. -verkürzung).

**Cytokine:** (*gr.* κύτος Zelle, κινεῖν bewegen) Polypeptide, die vor allem von immunologisch aktiven Zellen in das Blut bzw. das umgebende Gewebe (daher z.T. auch als Gewebshormone bezeichnet) ausgeschieden werden. Nach Bindung an spezifische Rezeptoren beeinflussen sie die Funktionen anderer Zellen od. machmal auch die C. produzierenden Zellen selbst. Von Lymphozyten sezernierte C. werden als Lymphokine*, von Leukozyten sezerenierte als Interleukine* u. von Monozyten ausgeschiedene als Monokine* bezeichnet. Auch die sog. Wachstumsfaktoren (z.B. Tumornekrosefaktor*, CSF*) zählt man zu den Cytokinen.

**Cytokinese:** Zellteilung.

**Cytokinine:** Phytokinine, Kinine; Gruppe von Phytohormonen, die v.a. die Zellteilung fördern u. allgemein den Pflanzenstoffwechsel stimulieren, besonders die RNS- u. Proteinbiosynthese. C. sind vorwiegend N-substituierte Derivate der Purinverbindung Adenin (s. Abb.). Regulieren in Verbindung mit anderen pflanzlichen Hormonen (Gibberelline*, Auxine*) u. bestimmten Umweltfaktoren (z.B. Licht) Wachstums-, Differenzierungs- u. Entwicklungsprozesse der Pflanze. Die wichtigsten Vertreter sind Kinetin*, Zeatin* u. Dihydrozeatin. Die synthetischen C. N-Benzyladenin (C-Benzylaminopurin) u. SD 8339 weisen auch eine hohe Aktivität auf.

**Cytopemsis:** s. Zytopemsis.

**Cytoplasma:** Zytoplasma, s. Protoplasma.

**Cytosin:** Abk. **C**, 2-Hydroxy-6-amino-pyrimidin; $M_r$ 111.1. Schmp. 320-325°C. Derivat des 1,3-Diazins, als Pyrimidinbase Baustein der Desoxyribonucleinsäuren u. der Ribonucleinsäuren; s. Pyrimidine.

**Cytostatika(um):** s. Zytostastikum.

**Cytotec®:** s. Misoprostol.

**Cytotyp:** Zytotyp; ein bestimmter Organismus mit einem bestimmten Ploidiegrad*.

# D

**D:** *chem.* **1.** Deuterium*; **2.** kennzeichnet die Konfiguration am asymmetr. Kohlenstoff (D-, L-); früher (insbes. *d)* f. (+), rechtsdrehend (dexter, dextrogyr), gebraucht; **3.** *phys.* Dichte; **4.** *ophth.* Dioptrie*; **5.** *hom.* Dezimalpotenz; **6.** römische Zahl f. Fünfhundert (quingenti); **7.** Abk. f. Dosis.

**d:** Symbol f. Tag (lat. dies).

**Δ:** gr. Großbuchstabe Delta; **1.** kennzeichnet die Lage von Doppelbindungen in organischen Verbindungen; **2.** Symbol f. Differenz.

**δ:** gr. Kleinbuchstabe delta; dient zur Kennzeichnung der Stellung von Substituenten in chem. Verbindungen.

**d.:** auf Rezepten: da od. detur (gib) od. divide (teile); Abk. f. Dosis.

**2,4-D:** s. 2,4-Dichlorphenoxyessigsäure.

**da:** gesetzliches Vorzeichen f. Deka (das 10fache einer Grundeinheit), z.B. dag Dekagramm (10 g).

**DAB:** Deutsches Arzneibuch, s. Arzneibuch.

**DAB7-DDR:** s. Arzneibücher, Geschichte.

**DAC:** s. Deutscher Arzneimittel-Codex.

**Dacarbacin** INN: Imidazolcarboxamid, 5-(3,3-Dimethyl-1-triazeno)imidazol-4-carboxamid;

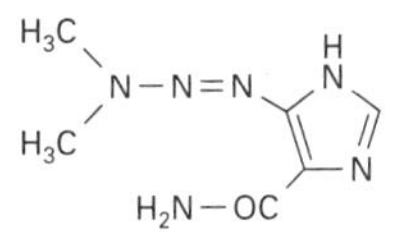

Dacarbacin

CAS-Nr. 4342-03-4; $C_6H_{10}N_6O$, $M_r$ 182.2. Schmp. 204-207°C. **Anw.:** Zytostatikum, wahrscheinlich nach Aktivierung in der Leber als Alkylans wirkend, kaum immunsuppressiv. Ind.: Melanome, Sarkome u.a. **Nebenw.:** Leukämie, Thrombozytopenie, Übelkeit, Erbrechen; s.a. Nimustin. HWZ 5 h.

**Dactinomycin** INN: Actinomycin D, Meractinomycin, Lyovac-Cosmegen®; Peptid-Antibiotikum aus Streptomyces-Stämmen; Antibiotikum gleicher Herkunft wie Actinomycin C (Cactinomycin*); CAS-Nr. 50-76-0; $C_{62}H_{86}N_{12}O_{16}$, $M_r$ 1255.47. Schmp. 241.5-243°C (Zers.), aus absolutem Ethanol. $[\alpha]_D^{28°C}$ -315° (c = 0.25 in Methanol). Lösl. in Ethanol, Propylenglykol, Wasser/Glykol-Mischung. **Anw.:** hochtoxisches Antibiotikum mit antineoplastischen Eigenschaften; Zytostatikum; bei Wilms-Tumor, Rhabdomyosarkom, Karzinomen des Hodens u. des Uterus. HWZ 36 h. **Übl. Dos.:** Parenteral: i.v. 0.5 mg/d über max. 5 d; untere Extremitäten: i.m. 0.05 mg/kg KG/d, obere Extremitäten: i.m. 0.035 mg/kg KG/d.

**Dactyli:** Datteln, s. Phoenix dactylifera.

**Dactylopius coccus** Costa: (Coccus cacti L.) Fam. Coccidae, Scharlachschildlaus, Coccionellaschildlaus, Cochenillelaus, Nopalschildlaus, Kaktusschildlaus (Mexiko, Texas, Kalifornien, Kanar. Inseln, Algerien, Java); lebt auf dem Koschenillekaktus (Opuntia cochinellifera, Nopalea cochinellifera); die getrockneten, befruchteten Weibchen kommen als **Cocionella** (Koschenille, Cochenille, Alkermeskörner) in den Handel. Der in ihnen enthaltene rote Farbstoff ist Carminsäure* (ca. 10%); s.a. Carmin. **Anw.:** als Färbemittel.

**HOM:** *Dactylopius coccus* (HAB1.5) Coccus cacti: die befruchteten, getrockneten weiblichen Tiere; verord. z.B. b. Bronchialkatarrh, Blasen- u. Nierenbeckenentzündungen.

**Dactylorhiza maculata** (L.) Soó: (Orchis maculata L.) Fam. Orchidaceae, Geflecktes Knabenkraut (Europa); eine der Stpfln. von **Tubera Salep**, s. Orchis morio.

**DAD:** Abk. f. Dioden-Array-Detektor, s. Chromatographie.

**DADPS:** s. Dapson.

**Daemonorops draco** Bl.: (Calamus draco) Fam. Arecaceae (Palmae) (Indisch-malaiische Inseln). Stpfl. v. **Resina Draconis:** (Sangius Draconis, Gummi Sanguis Draconis), Ostindisches Drachenblut, Palmendrachenblut, Blutharz. Das rote bis dunkelrotbraune Harz der Früchte. **Best.:** Benzoesäureester des Dracoresinotannols (Dragoresen, Dracoalban). Im Handel in Form von Stangen, Kugeln, Körnern, zwiebelartig geformten Kuchen. **Anw.** med.: zu Pflastern; techn.: zu Lacken; zum Färben von kosmet. Präparaten.

**Dänische Königstropfen:** Elixir e Succo Liquiritiae*.

**DAI:** s. Deutsches Arzneiprüfungsinstitut.

**Daivonex®:** s. Calcipotriol.

**Dakin-West-Reaktion:** Reaktion von α-Aminosäuren mit Essigsäureanhydrid zu α-Acetaminoketonen in Gegenwart einer Base (Pyridin, 4-Dimethylamino-pyridin).

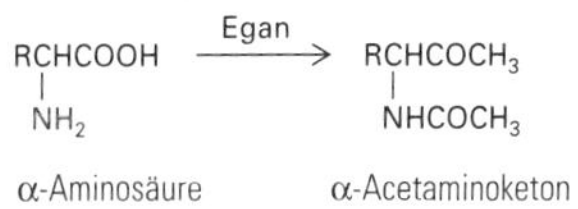

Dakin-West-Reaktion:
(Egan: Essigsäureanhydrid)

**Daktar®:** s. Miconazol.

**Dalmadorm®:** s. Flurazepam.

**Dalmatinische Insektenblume:** s. Chrysanthemum cinerariifolium.

**Dalmatinisches Insektenpulver:** Flor. Chrysanthemi cinerariifolii, s. Chrysanthemum cinerariifolium.

**Dalton:** in Physik u. Chemie gebräuchliche Atommasseneinheit, Symbol Da (gebräuchlich ist auch das Symbol u od. $m_u$ f. unit bzw. mass unit); 1 Da ist ein Zwölftel des $^{12}C$-Nuklids, entspricht also der Masse eines hypothetischen Atoms mit der relativen Atommasse* 1; zahlenmäßig durch den Kehrwert der Avogadro-Konstante* ($N_A$) festgelegt u. in Gramm ausgedrückt. 1 Da = $1.6606 \cdot 10^{-24}$ g.

**Dalton-Gesetz:** Partialdruckgesetz; der Druck einer Mischung verschiedener idealer Gase ergibt sich aus der Summe der Beiträge aller vorhandenen Gase. Jedes Gas übt auf die Gefäßwand den Partialdruck aus, der auftreten würde, wenn dieses ideale Gas allein in dem Gefäß vorhanden wäre. Dies wird in folgender Gleichung ausgedrückt:

$p \cdot V = V \cdot (p_1 + p_2 + p_3 \ldots)$

Der Druck eines Gasgemisches ist also gleich der Summe der Einzeldrücke (Partialdrücke), die jede einzelne Gaskomponente ausüben würde, wenn es das gesamte Volumen des Gasgemisches ausfüllte.

**Damascenin:** s. Nigella damascena.

**Damiana:** s. Turnera diffusa var. aphrodisiaca.

**Dammar:** **1.** Dammarharz, s. Shorea wiesneri. **2.** Hartes od. Weiches D. s. Copal.

**Dammara** Rumphius: Synonym für die Gattung Agathis Salisb., Fam. Aracauriaceae; s. Copal.

**Dammarabaum:** **1.** Agathis dammara, s. Copal; **2.** Shorea wiesneri*.

**Dammaran:** Grundgerüst von Triterpensapogeninen (z.B. in Panax pseudoginseng*), **Strukturformel** s. Saponine.

**Dampf:** Gas*, dessen Temp. am od. in der Nähe seines Kondensationspunktes (also des Siedepunktes der entsprechenden Flüssigkeit) liegt. Insbesondere wird auch die an eine flüssige od. feste Phase angrenzende Gasphase eines Stoffes als D. dieses Stoffes bezeichnet.

**Dampfdichte:** Gasdichte; die Dichte eines Dampfes* (Gases*) ist der Quotient aus Masse u. Volumen; Angabe meist in g/L od. kg $m^{-3}$. Der Meßwert kann mit dem idealen Gasgesetz* auf den Normzustand umgerechnet werden. Die D. eines idealen, undissoziierbaren Gases ist seiner relativen Molekülmasse (s. Molekül) proportional. Sie kann deshalb zur Berechnung der Molekülmasse benutzt werden.

**Dampfdruck:** Sättigungsdampfdruck; der nur von der Temp. abhängige u. für jede Substanz charakteristische Gleichgewichtsdruck, der sich in einem abgeschlossenen Gefäß in der Gasphase über einer flüssigen od. festen Phase einstellt. **Wasserdampfdruck:** s. Mollier-h,x-Diagramm.

**Dampfdruckdiagramm:** Darstellung der Dampfdruckkurven (s. Phasendiagramme) einer Substanz (od. einer Mischung) in Abhängigkeit von der Temp.; z.B. s.a. Polymorphie (Abb.).

**Dampfdruckerniedrigung:** durch eine gelöste Substanz wird der Dampfdruck* einer Lösung gegenüber dem Dampfdruck des reinen Lösungsmittels bei gegebener Temp. herabgesetzt. Diese D. ist dem osmotischen Druck der Lösung (s. Osmose) proportional; s. Gefrierpunktserniedrigung (Abb.).

**Dampfraumanalyse:** s. Head-space-Analyse.

**Dampfsterilisation:** s. Sterilisationsverfahren.

**Danazol** INNv: 17α-Pregna-2,4-dien-20-ino[2, 3-d]isoxazol-17-ol; CAS-Nr. 17230-88-5; $C_{22}H_{27}NO_2$, $M_r$ 337.46. Schmp. 224.4-226.8°C aus Aceton. $[\alpha]_D^{25°C}$ +7.5° (Ethanol); $[\alpha]_D^{25°C}$ +21.9° (Chloroform). **Anw.:** Gonadotrophinhemmer, bei Endometriose, Brusthypertrophie bei Frauen u. Männern, Pubertas praecox. HWZ 5 h. **Übl. Dos.:** Oral: 200-800 mg/d in 2-4 Dosen; Kinder: 100-400 mg/d je nach Alter u. Gewicht.

**Dantamacrin®:** s. Dantrolen.

**Dantrolen** INN: 1-{[5-(4-Nitrophenyl)furfuryliden]amino}hydantoin, Dantamacrin®; CAS-Nr. 7261-97-4; $C_{14}H_{10}N_4O_5$, $M_r$ 314.26. Schmp. 279-280°C aus wäßrigem DMF. **Wirk.:** hemmt die Freisetzung von Calciumionen aus dem sarkoplasmatischen Retikulum u. hat zusätzlich zentrale Wirk. **Anw.:** Muskelrelaxans; bei Spasmen infolge von Kinder-, Querschnittlähmung, Multipler Sklerose, Schlaganfall u.a.; bei maligner Hyperthermie*. **Nebenw.:** Schwindel, Schwäche, Müdigkeit, Durchfall, Hautjucken, Hautausschläge, Leberfunktionsstörungen, Herzinsuffizienz; Kontraind.: Lungen- u. Lebererkrankungen, Herzinsuffizienz, Schwangerschaft u. Stillzeit; Wirk. wird durch Tranquillantien verstärkt. HWZ 7 bis 8 h.

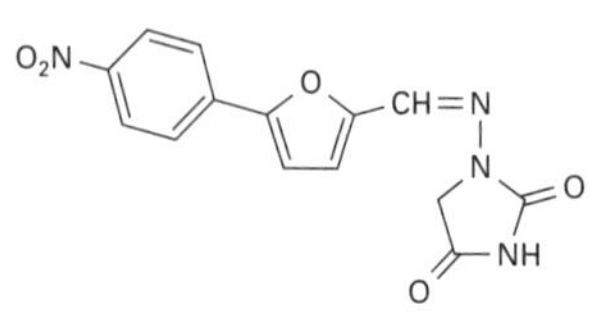


Dantrolen

**Dantron** INN: Dantronum, Dianthron(um), 1, 8-Dihydroxyanthrachinon, Dioxyanthrachinon(um), Istizin®; CAS-Nr. 117-10-2; $C_{14}H_8O_4$, $M_r$ 240.20. **Strukturformel** s. Anthrachinone. Schmp. 193-197°C aus Ethanol. Fast unlösl. in Wasser, lösl. in Ethanol 1:2000, in Ether 1:500, in heißem Eisessig 1:10, schwer lösl. in wäßrigen Alkalihydroxid-Lösungen, in 0.5 mol/L Natriumhydroxidlösung 0.8 g/100 mL; mäßig lösl. in Chloroform. **Off.:** DAB8, ÖAB90. **Anw.:** hydragog u. antiabsortiv wirkendes Abführmittel*. **Übl. Dos.:** Oral: 3- bis 4mal 25-100 mg/d. **Nebenw.:** Hypokaliämie, Elektrolytverluste. Kontraind.: Darmverschluß, während der Stillzeit. Wechselw.: durch Kaliumverlust wird die Wirk. der Herzglykoside verstärkt. Seit Jänner 1987 auf Veranlassung des BGA *aus dem Verkehr* gezogen (Verdacht auf mutagene u. kanzerogene Wirkungen).

**Daphne mezereum** L.: Fam. Thymelaeaceae, Seidelbast, Kellerhals (gem. Zone Europas, Asien). Die ganze Pflanze ist äußerst giftig, 10 bis 20 Beeren können letal sein. Stpfl. v. **Cortex Mezerei:** Seidelbastrinde. **Inhaltsst.:** die Diterpenester (Phorbolester) Mezerein (wirkt canthari-dinähnlich) u. Daphnetoxin, die in der ganzen Pflanze vorkommen (s.a. Kokarzinogene*), ferner verschiedene Hydroxy- u. Methoxycumarine, z.B. Daphnetin (**Strukturformel** s. Cumarine), bzw. deren Glykoside, z.B. Daphnin (Daphnetinglucosid). **Wirk.** u. **Anw.:** als hautreizendes, blasenziehendes Mittel in Pflastern u. Salben; bei chron. Hautleiden, Gicht, Rheumatismus, auch als Abortivum.

**HOM:** *Daphne mezereum* (HAB1.5), Mezereum: frische, vor Blütebeginn gesammelte Zweigrinde; verord. z.B. b. Gürtelrose, entzündlichen Hautreizungen mit Neuralgien.

**Daphnetin:** s. Cumarine.

**DAI:** s. Deutsches Arzneiprüfungsinstitut.

**Dapiprazol** INN: 5,6,7,8-Tetrahydro-3-[2-(4-o-tolyl-1-piperazinyl)ethyl]-s-triazolo[4,3-a]pyridin, Remydrial®; CAS-Nr. 72822-12-9; $C_{19}H_{27}N_5$, $M_r$ 325.46. Schmp. 158-160°C. **Anw.:** $\alpha_1$-Adrenozeptorantagonist; zur Rückbildung (Pupillenverengung) arzneimittelbedingter Pupillener-

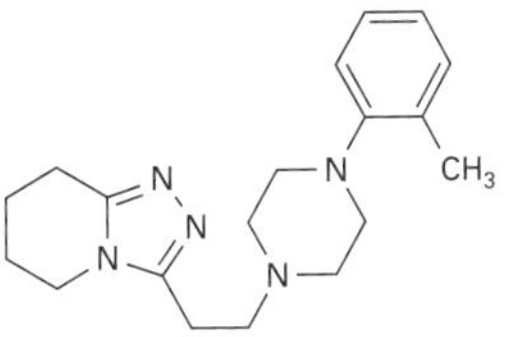

Dapiprazol

weiterung (z.B. durch Mydriatika*). **Nebenw.:** Irritationen am Auge (Juckreiz, Tränenfluß) etc. Kontraind.: akute Iritis, Schwangerschaft u. Stillzeit. **Übl. Dos.:** Topikal: 3mal 1 Tr. in das Auge im Abstand von 5 min. **Dapiprazolhydrochlorid:** CAS-Nr. 72822-13-0; $C_{19}H_{27}N_5 \cdot HCl$, $M_r$ 361.92. Schmp. 206-207°C aus absolutem Ethanol.

**Dapotum®**: s. Fluphenazin.

**Dapson** INN: Dapsonum Ph.Eur.3, 4,4'-Diaminodiphenylsulfon, 4,4'-Sulfonyldianilin, Diaphenylsulfon, DADPS, DDS, Diphenason; CAS-Nr.

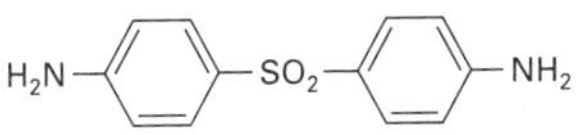

Dapson

80-08-0; $C_{12}H_{12}N_2O_2S$, $M_r$ 248.30. Schmp. 180.5°C; polymorph (Kristallform aus Ethanol 95%: Schmp. 175-176°C). Prakt. unlösl. in Wasser, wenig lösl. in Ethanol, Methanol; leicht lösl. in Aceton, verdünnter Salzsäure. $pK_s$ (konjugierte Säure) 1. Breitband-Bakteriostatikum; wirkt durch Hemmung der Folsäuresynthese (s. Sulfonamid-Chemotherapeutika); Hauptanwendung gegen Mycobacterium leprae. **Anw.:** Chemotherapeutikum*. HWZ 25 bis 30 h. **Übl. Dos.:** Oral: bei Lepra: Initialdos.: 2mal 25 mg/7 d, dann erhöhend um 25-50 mg/Monat bis max. 2mal 200-400 mg/7d od. 100 mg/d; ruft häufig Nebenw. hervor. Hingewiesen sei auch auf Dapson-N,N'-digalactosid.

**Daptazile®**: s. Amiphenazol.

**Daraprim®**: s. Pyrimethamin.

**Darm**: s. Intestinum.

**Darmeinlauf**: s. Klistier.

**Darmverschluß**: Ileus.

**Darreichungsform**: Arzneiform, in der ein od. mehrere Wirkstoffe dem menschlichen Körper verabreicht werden z.B. Tabletten, Dragees, Zäpfchen, Salben usw.; s. Arzneiformen.

**Darzens-Erlenmeyer-Claisen-Kondensation**: α-Halogencarbonsäureester (z.B. Chloressigester) lagern sich in Gegenwart von Natriumamid an Aldehyde od. Ketone an u. bilden unter Kondensation Glycidester. Verseifung des Glycidesters u. Ansäuern führt zur thermisch instabilen Glycidsäure, die beim Erwärmen unter Abspaltung von Kohlendioxid zu einem homologen Aldehyd od. Keton zerfällt.

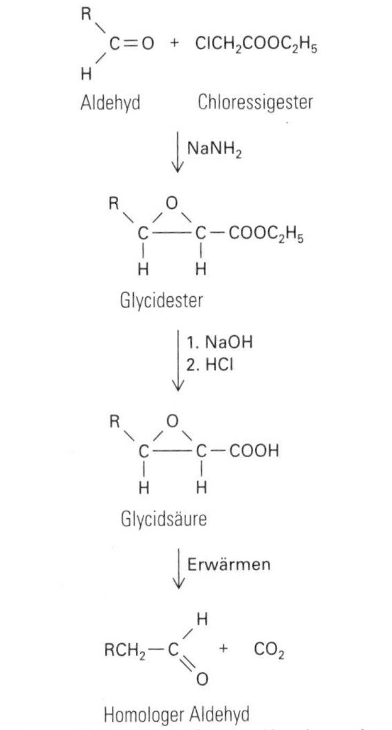


Darzens-Erlenmeyer-Claisen-Kondensation

**Darzens-Verfahren**: Methode zur Herst. v. Alkylchloriden aus primären u. sekundären Alkoholen durch Behandlung mit Thionylchlorid in Gegenwart von Pyridin.

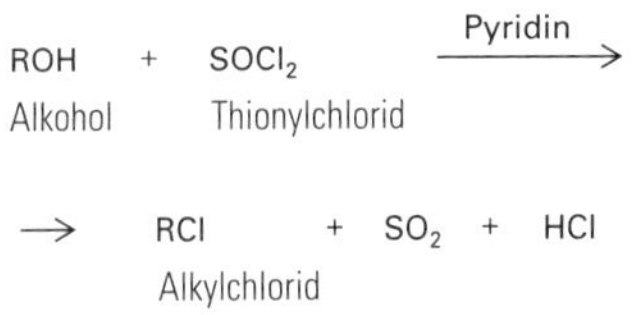


Darzens-Verfahren

**DAT**: Deutsche Arzneitaxe, s. Arzneitaxe.

**DAT®**: s. Tiocarlid.

**Datisca cannabina** L.: Fam. Datiscaceae, Scheinhanf, Sreichkraut (Kreta, Südwest-Asien). Verwendet wird die Wurzel (Akalbir, Gelbe Hanfwurzel); in Indien (Lahore) zum Färben von Seide. **Inhaltsst.:** der Farbstoff Datiscin u. das Spaltprodukt Datiscetin (2',3,5,7-Tetrahydroxyflavon; $C_{15}H_{10}O_6$, $M_r$ 286.23; gelbe Nadeln; Schmp. 271°C).

**HOM:** *Datisca cannabina* (HAB1.4): frisches Kraut; verord. z.B. b. Stoffwechselstörungen.

**Dative Bindung**: s. Bindung, Chemische.

**Datteln**: s. Phoenix dactylifera.

**Datura arborea** L.: Fam. Solanaceae, Großer Stechapfel (Peru, Chile). **Inhaltsst.:** hautpsächlich L-Scopolamin.

**Datura stramonium** L.: Fam. Solanaceae, Stechapfel (heim. südöstl. Rußland, Balkanländer, verwildert in ganz Europa u. Asien). Mehrere Varietäten. Stpfl. v. **Stramonii folium** Ph.Eur.3: Stramoniumblätter, Folia Stramonii, Folia Daturae, Stechapfelblätter; die getrockneten Blätter mit od. ohne blühenden Zweigspitzen, ev. auch mit vereinzelten Früchten. **Inhaltsst.:** 0.2 bis 0.5% Tropanalkaloide, hauptsächl. L-Hyoscyamin (mind. 0.25% Gesamtalkaloide, ber. als Hyoscyamin), daneben etwas Atropin (Daturin ist ein

Gemenge beider Alkaloide), L-Scopolamin (Menge vom Alter der Pflanze abhängig), Belladonnin, Apoatropin; bis 7% Gerbstoff, Flavonylglykoside, Umbelliferon, Scopolin, Spuren äther. Öls. **Anw.:** inn. als Hypnotikum u. krampfstillendes Mittel (s. Atropin), bes. b. Asthma, Krampfhusten usw. Hauptanw. früher zur Herst. v. Asthmazigaretten u. -zigarren, Räuchermitteln, Asthmakraut (s. Folia Stramonii nitrata). GED 0.05 bis 0.1 g; MED 0.2 g, MTD 0.6 g. Werden Stramoniumblätter verordnet, ist Eingestelltes Stramoniumpulver abzugeben. **Stramonii pulvis normatus** Ph.Eur.3: Eingestelltes Stramoniumpulver, Folium Stramonii titratum, Eingestelltes Stechapfelblatt; gepulverte Stramoniumblätter, die, falls erforderlich, auf einen Gesamtalkaloidgehalt von 0.23 bis 0.27% mit Hilfe gepulverter Lactose od. gepulverten Stramoniumblättern mit geringerem Alkaloidgehalt eingestellt werden; Berechnung als Hyoscyamin ($M_r$ 289.4) u. auf die bei 100 bis 105°C getrocknete Droge bezogen. **Herba Stramonii recens:** Stechapfelkraut, das frische, zur Zeit der beginnenden Blüte (Juni) gesammelte Kraut. Anw. u. Inhaltsst.: wie Folia Stramonii. MED 1.0 g, MTD 3.0 g. **Semen Stramonii:** (Semen Daturae) Stechapfelsame, Zigeunersamen. **Inhaltsst.:** Hyoscyamin, Atropin, Scopolamin (Gesamtalkaloidgehalt 0.25 bis 0.5%), 15 bis 20% fettes Öl. **Anw.:** wie Fol. Stramonii. MED 0.2 g, MTD 0.6 g. **Zuber.:** Tct. Stramonii Seminis.

**HOM:** *Datura stramonium* (HAB1.3): frisches, zur Zeit der Blüte gesammeltes Kraut; verord. z.B. b. psychischen Erkrankungen, Erregungszuständen, Schlafstörungen bei Kleinkindern.

**Daucus carota** L.: Fam. Apiaceae (Umbelliferae), Möhre, Gelbe Rübe (Mittel- u. Südeuropa). Stpfl. v. **Fructus Dauci:** (Semen Dauci), Möhrenfrüchte, Karottenfrüchte. **Inhaltsst.:** äther. Öl mit Asaron. **Anw.:** Diuretikum, Spasmolytikum, selten als Wurmmittel. **Radix Dauci:** Mohrrübe, Gelbe Rübe. **Inhaltsst.:** Phytosterine, Enzyme, Asparagin, Lecithin, Glutamin, Zucker, Pektinstoffe, α-, β-, γ-Carotin (Provitamine A), ferner die Vitamine $B_1$, $B_2$ u. C. **Anw.** med.: als Diuretikum, Anthelmintikum sowie als Roborans; wichtiger Vitaminträger.

**Dauerausscheider:** Personen, die noch 10 Wochen nach überstandener Krankheit Erreger ausscheiden; i.e.S. Salmonellenausscheider.

**Dauerinfusion:** kontinuierliche, gleichmäßige i.v. Zufuhr von Substanz. Es ergibt sich eine Blutspiegelkurve, die anfangs exponentiell ansteigt u. dann auf einem Plateau verläuft (steady state, Fließgleichgewicht*), da sich Zufuhr u. Elimination die Waage halten. Nach Beendigung der D. sinkt der Blutspiegel gemäß der Eliminationsgeschwindigkeit ab. Eine D. wird durchgeführt, um einen konstanten Arzneistoffspiegel über längere Zeit aufrecht zu erhalten. Durch die Initialdosis (priming dose) erhält man von Beginn der D. an die Konzentration des Fließgleichgewichtes. Diese Dosis wird berechnet durch Multiplikation der Konzentration im Fließgleichgewicht mit dem Verteilungsvolumen*.

**Dauersporen:** s. Sporen.

**Daunorubicin** INN: (1S,3S)-3-Acetyl-1,2,3,4,6,11-hexahydro-3,5,12-trihydroxy-10-methoxy-6,11-dioxo-1-naphthacenyl-3-amino-2,3,6-tridesoxy-α-L-lyxo-hexopyranosid, Rubidomycin, Daunoblastin®; CAS-Nr. 20830-81-3; $C_{27}H_{29}NO_{10}$, $M_r$ 527.51. Antibiotikum aus Streptomyces peuceticus od. Streptomyces coeruleorubidus. **Anw.:**

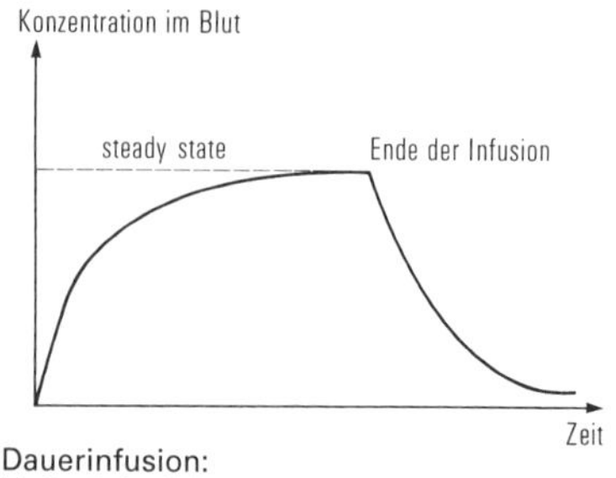

Dauerinfusion:
Verlauf der Wirkstoffkonzentration im Blut während einer i.v.-Dauerinfusion

Zytostatikum; bei akuten Leukämien. HWZ 11 bis 27 h. **Übl. Dos.:** Parenteral: i.v. 1 mg/kg KG/d über 1 Woche. **Daunorubicinhydrochlorid:** Daunorubicini hydrochloridum Ph.Eur.3; CAS-Nr. 23541-50-6; $C_{27}H_{30}ClNO_{10}$, $M_r$ 564.0. Rotoranges, hygr., krist. Pulver. Leicht lösl. in Wasser u. Methanol; sehr schwer lösl. in Chloroform; prakt. unlösl. in Aceton.

**DAV:** Deutscher Apotheker-Verein, s. Apothekervereine.

**Daxauten®:** s. Prenylamin.

**DBS:** Dibromsalicil*.

**DC:** Dünnschichtchromatographie, s. Chromatographie.

**DCCC:** Droplet counter current chromatography; Verteilungschromatographie (s. Chromatographie) zwischen 2 nicht mischbaren Flüssigkeiten. Die stationäre Phase befindet sich in einem senkrecht positionierten Rohr; die mobile Phase fällt od. steigt, je nach der Dichte, in kleinen Tröpfchen durch die stationäre Phase.

**DCF:** s. Freinamen.

**DDA:** s. Clofenotan.

**DDD:** s. Clofenotan.

**DDE:** s. Clofenotan.

**DDK:** s. DSC.

**DDS:** s. Dapson.

**DDT:** s. Clofenotan.

**DDT-Gesetz:** Gesetz über den Verkehr mit DDT vom 7.8.1972, zuletzt geändert durch § 44 PflSchutzG v. 15.9.1986; verbietet im Interesse des Gesundheitsschutzes die Herst., Einführung, Ausführung, das Inverkehrbringen, den Erwerb u. die Anwendung von 1,1,1-Trichlor-2,2-bis(4-chlorphenyl)-ethan (DDT, Clofenotan*) u. seinen Isomeren u. von Erzeugnissen, die unter Zusatz von DDT als Wirkstoff (DDT-Zubereitungen) hergestellt werden. Dieses Verbot gilt nicht, wenn DDT u. DDT-Zuber. ausschließlich zur Bekämpfung der Läuse (Pediculidae), Pharao-Ameise (Monomorium pharaonis) u. Bettwanze (Cimex lectularis) bestimmt sind (§ 3 DDT-Gesetz). In Einzelfällen können weitere Ausnahmen f. Forschungs-, Untersuchungs- u. Versuchszwecke sowie zur Synthese anderer Stoffe zugelassen werden.

**DDVP:** s. Dichlorvos.

**Dead-Stop-Methode:** Polarisationsstromtitration mit 2 polarisierbaren Elektroden; an einer Doppelplatinelektrode wird eine konstante Gleichspannung angelegt; liegt in einer Lösung ein Redoxpaar vor wie z.B. $Fe^{2+}/Fe^{3+}$, fließt ein Strom; wird ein Bestandteil dieses Redoxpaares während der Titration aufgebraucht, wird der

Stromfluß unterbrochen (toter Punkt, Äquivalenzpunkt); bei der Karl-Fischer-Titration* wird erst durch das beim Äquivalenzpunkt vorliegende Redoxpaar Iod/Iodid ein steiler Stromanstieg beobachtet; dieser Stromfluß muß mind. 30 Sekunden anhalten; auch zur Bestimmung von Stickstoff in primären Aminen.

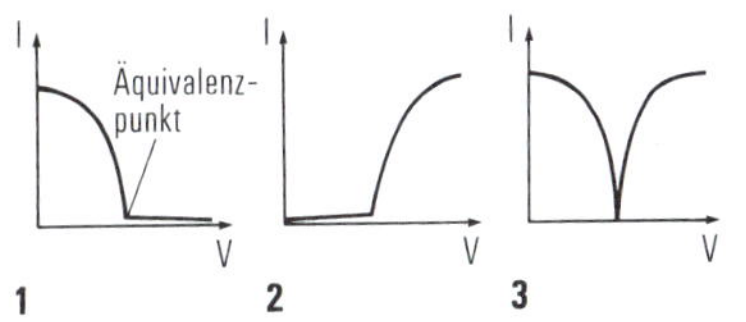


Dead-Stop-Methode:
I: Stromstärke; V: zugesetztes Volumen an Maßlösung. Eine Polarisation der Elektroden erfolgt ab dem Äquivalenzpunkt (1), bis zum Äquivalenzpunkt (2), nur am Äquivalenzpunkt (3) [50]

**Deanil:** chem. Kurzbez. f. 2-(Dimethylamino)-ethyl.

**Deanol** INNv: 2-Dimethylaminoethanol, DMAE, Risatarun®; CAS-Nr. 108-01-0; $C_4H_{11}NO$, $M_r$ 89.14. Sdp. 135°C (101 kPa). $n_D^{20°C}$ 1.43. Mischbar mit Wasser, Ethanol, Ether; $d_4^{20}$ 0.8866. **Anw.:** ZNS-Stimulans. Wirkungsmechanismus: D. soll ein Präkursor von Acetylcholin sein u. cholinerge Aktivität besitzen. Ind.: hyperkinetische Verhaltensstörungen bei Kindern, Leistungs-, Koordinations-, Lern- u. Konzentrationsstörungen, psychische Störungen nach Hirntraumen u.a. **Nebenw.:** Kopfschmerzen, Obstipation, Muskelspannung, Schlaflosigkeit, Hautausschläge, Blutdrucksenkung. Kontraind.: Grand-mal-Epilepsie. **Übl. Dos.:** Oral: 25-300 mg/d in geteilten Dosen.

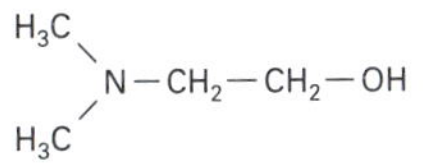

Deanol

**Deanolaceglumat:** $C_{11}H_{22}N_2O_6$, $M_r$ 278.3. Lösl. in Wasser. **Deanolacetamidobenzoat:** $C_{13}H_{20}N_2O_4$, $M_r$ 268.3. Schmp. 159-161.5°C. Lösl. in Wasser. **Deanolhydrogensuccinat:** $C_8H_{17}NO_5$, weißes, hygr. krist. Pulver, sehr leicht lösl. in Wasser, Ethanol, wenig lösl. in Chloroform, Benzol. Gebräuchl. sind auch Deanolhydrogencarbonat, Deanolcitrat, Deanol-L-hydrogenglutamat u. Deanol-(R,R)-hydrogentartrat.

**Deblaston®:** s. Pipemidsäure.

**Debridat®:** s. Trimebutin.

**Debrisoquin** INN: 1,2,3,4-Tetrahydro-isochinolin-2-carboxamidin; CAS-Nr. 1131-64-2; $C_{10}H_{13}N_3$, $M_r$ 175.2. **Anw.:** Antihypertonikum. **Debrisoquinsulfat**: Declinax®; $C_{20}H_{28}N_6O_4S$. Schmp. 278-280°C. Lösl. in Wasser.

**Debye-Hückel-Grenzgesetz für Aktivitätskoeffizienten:** s. Aktivitätskoeffizient.

**Debye-Kräfte:** s. Bindungskräfte, intermolekulare.

**Debye-Scherrer-Verfahren:** s. Kristallstrukturanalyse.

**Decadron®:** s. Dexamethason.

**Decahydronaphthalin:** s. Decalin.

**Decalin:** Dekalin, Decahydronaphthalin; $C_{10}H_{18}$. *cis*-Form: Schmp. -43.3°C. Sdp. 195.7°C. *trans*-Form: Schmp. -30.4°C. Sdp. 187.3°C. Farblose Flüss. Handelsware ist meist Gem. aus *cis*- u. *trans*-D. **Anw.:** als Lösungsmittel (Terpentinölersatz), zur Herst. v. Lacken, Bohnerwachsen.

**1-Decanol:** s. Decylalkohol.

**Decapeptyl®:** s. Gonadorelin[6-D-Trp].

**Decarboxylasen:** zu den Lyasen gehörende Enzyme*, die $CO_2$ aus der COOH-Gruppe von Carbonsäuren* abspalten. Die Pyruvatdecarboxylase decarboxyliert z.B. Pyruvat* zu Acetaldehyd*, wobei Thiaminpyrophosphat (s. Vitamine, Vit. $B_1$) als Coenzym (s. Enzyme) wirkt.

**Decentan®:** s. Perphenazin.

**Decholin®:** s. Dehydrocholsäure.

**Decil:** veraltet f. Decyl.

**Deckblatt:** *bot.* Hochblatt, in dessen Achsel ein Blütensproß steht.

**Deckeln:** s. Bindemittel.

**Declinax®:** s. Debrisoquin.

**Decoctum(a):** s. Abkochungen.

**Decoctum Ispaghulae:** s. Plantago ovata.

**Decoctum Sarsaparillae compositum:** s. Smilax regelii.

**Decoctum Zitmannii:** Zittmann-Abkochung. Nach DAB6 eine Abkochung von Rad. Sarsaparilla (s. Smilax regelii) mit (in einem leinenen Säckchen eingeschlossenem) Quecksilber(I)-chlorid u. Quecksilber(II)-sulfid sowie Zucker u. Alaun, der auch Anis, Fenchel, Sennensblätter u. Süßholz zugesetzt wurden. **Anw.:** obsolet, früher gegen Syphilis.

**Decoderm®:** s. Flupredniden.

**Decoderm®-Basis:** Nichtionogene *ambiphile* Creme (s. Unguenta) mit einem im Vergleich zu anderen Komplexemulgatorsalben um ca. das Dreifache höheren Gehalt an Emulgatoren. Bei der D. handelt es sich um einen bikohärenten Mischtyp mit zusammenhängender Wasser- u. Fettphase. Aufgrund ihrer Zwischenstellung zwischen O/W u. W/O-Emulsionssystemen ist D.-B. universell einsetzbar u. für jeden Hauttyp (auch bei trockener Haut) geeignet. D. läßt sich nicht nur mit Wasser zu einer eindeutigen O/W-Emulsionssalbe u. weiter zu einer stabilen Milch verdünnen (wie auch die anderen Komplexemulgatorsalben) sondern auch mit Fett u. Kohlenwasserstoffen unter Bildung einer stabilen W/O-Emulsionssalbe (ambiphiler Charakter der D.). Zstzg.: Kohlenwasserstoffe (Paraffin dickflüssig, Vaseline weiß), Miglyol®* 812 Neutralöl (Träger f. Steroide), Emulgatoren (Cetylstearylalkohol (W/O), Glycerolmonostearat* (W/O), Polysorbat* 40 (Tween 40) (O/W)), hochdisperses Siliciumdioxid* (Stabilisator, Verdickungsmittel, vermindert fettige Eigenschaften), 1,2-Propylenglykol* (Feuchthalter, Penetrationsverbesserer, konservierend), Sorbinsäure (Konservierungsmittel*), Crematest (Geruchsstoff), demineralisiertes Wasser (ca.40%). D. ist die Creme-Grundlage der corticoidhaltigen Spezialitäten Decoderm-comp.® u. Decoderm-Creme®.

**Decortilen®:** s. Prednyliden.

**Decortin®-H:** s. Prednisolon.

**Decortin®:** s. Prednison.

**Decubitus:** Wundliegen, Druckbrand.

**Decylalkohol:** 1-Decanol; $H_3C–(CH_2)_8–CH_2–OH$, $C_{10}H_{22}O$, $M_r$ 158.3. Sdp. ca. 230°C. $n_D^{20°C}$ ca. 1.436. Viskose Flüss., bei ca. 6°C erstarrend; prakt. unlösl. in Wasser, lösl. in Ethanol u. Ether. **Anw.:** Reagenz Ph.Eur.3.

**Decyl-Verbindungen:** organische Verbindungen mit 10 C-Atomen in d. Kette, z.B. Decylalkohol*.

**Deep compartment:** tiefes Kompartiment, s. Kompartiment.

**Defäkation:** **1.** Reinigung, Klärung von Flüssigkeiten. **2.** Stuhlentleerung.

**Deferoxamin** INNv: 30-Amino-3,14,25-trihydroxy-3,9,14,20,25-pentaazatriacontan-2,10,13,21,24-penton, Desferal®; CAS-Nr. 70-51-9; $C_{25}H_{48}N_6O_8$, $M_r$ 560.69. **Anw.:** Eisenkomplexbildner; Antidot bei Eisenvergiftung. HWZ 1 h.

**Deferoxaminmesilat:** Deferoxamini mesilas Ph.Eur.3; $C_{26}H_{52}N_6O_{11}S$, $M_r$ 657. Weißes Pulver, leicht lösl. in Wasser, schwer lösl. in Methanol, sehr schwer lösl. in Ethanol. Gebräuchl. ist auch Deferoxaminhydrochlorid.

**Defibrillator:** elektr. Gerät zur Beseitigung des (z.B. bei elektrischen Unfällen auftretenden sehr gefährlichen) Herzkammerflimmerns.

**Deflazacort** INN: 11β,21-Dihydroxy-2'-methyl-5'βH-pregna-1,4-dieno[17,16-d]oxazol-3,20-dion-

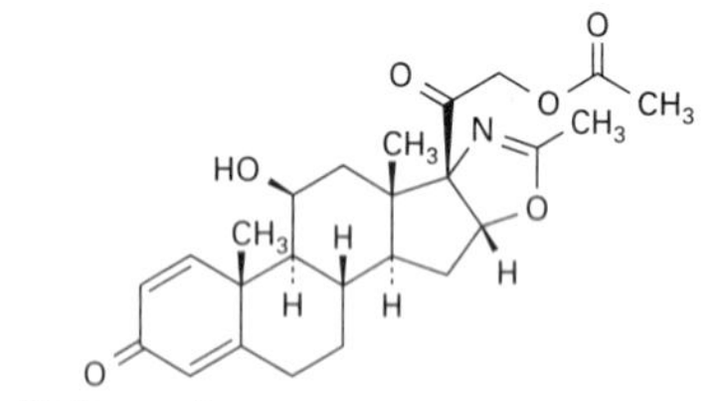

Deflazacort

21-acetat, Calcort®; CAS-Nr. 14484-47-0; $C_{25}H_{31}NO_6$, $M_r$ 441.52. Schmp. 255-256.5°C aus Aceton/Hexan. $[\alpha]_D^{20°C}$ +62.3° (c = 0.5 in Chloroform). $A_{1\%}^{1cm}$ 352.5 (Methanol). Glucocorticoid (s. Hormone). **Wirk.:** antiphlogistisch, immunsuppresiv, geringe mineralcorticoide Wirkung. **Anw.:** bei rheumatoider Arthritis. **Nebenw.:** Magem-Darm-Blutungen, herabgesetzte Abwehrraktionen gegen Infektionen, Kopfschmerz etc. Kontraind.: Magen-Darm-Ulcera, Osteoporose, Diabetes mellitus, Epilepsie etc. HWZ 1.1 bis 1.9 h. **Übl. Dos.:** Oral: allg. 6 bis 18 mg/d (Einmaldos., während des Frühstücks).

**Deformation:** Änderung der Form und/oder des Volumens eines Körpers durch Einw. von Kräften. **Elastische (reversible) D.:** der Körper nimmt nach Aufhören der Krafteinwirkung wieder seine ursprüngliche Form bzw. sein Volumen an. **Plastische (irreversible) D.:** nach Beendigung der Krafteinwirkung bleibt die Form- bzw. Volumenänderung bestehen.

**Degree of polymerisation:** s. DP.

**Dehiszenz:** (*lat.* dehiscere sich klaffend auftun, öffnen, spalten) das Öffnen einer Anthere, Frucht, od. eines anderen kapselartigen Organs unter Ausstreuung der darin enthaltenen Fortpflanzungseinheiten.

**Dehnungsmeßstreifen:** Folien mit eingebettetem Widerstandsdraht; dienen z.B. zur Ermittlung des Kraft-Weg-Verlaufes bei der Kompression auf einer Tablettenpresse. D. werden in Richtung der auftretenden Kraft auf die belasteten Maschinenteile (Tablettenwerkzeuge) geklebt. Durch die auf diese Teile aufgebrachten Kräfte (Preßdruck) werden Stauchungen hervorgerufen, die auch zu einer Verformung der D. u. in der Folge zu einer Widerstandsänderung in den D. führen, die durch eine entsprechende Schaltung in elektrische Signale umgewandelt werden kann.

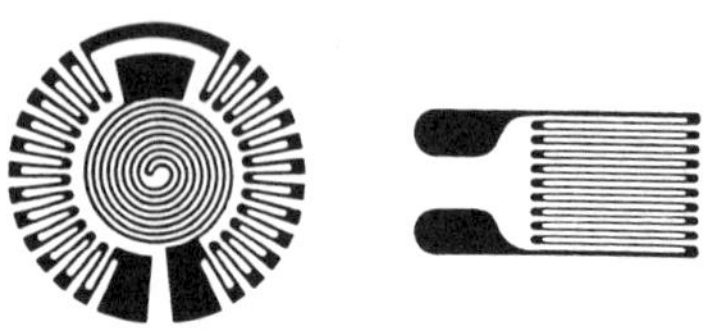
Dehnungsmeßstreifen: Verschiedene Typen [71]

**Dehydrasen:** s. Dehydrogenasen.

**Dehydratasen:** Enzyme, die zur Dehydratisierung (Wasserabspaltung) von Substraten fähig sind.

**Dehydratisierung:** Dehydra(ta)tion, Wasserentzug, Entwässerung (chem., physiol.).

**Dehydrierung:** *chem.* Entziehung von Wasserstoff, vgl. Oxidation.

**Dehydroandrosteron:** männl. Keimdrüsenhormon, s. Hormone.

**7-Dehydrocholesterol:** Provitamin $D_3$; bei Bestrahlung aktiviert zu Vit. $D_3$; s. Vitamine.

**Dehydrocholsäure** INN: 3,7,12-Trioxocholansäure, Acidum dehydrocholicum, Decholin®; CAS-Nr. 81-23-2; $C_{24}H_{34}O_5$, $M_r$ 402.51. Schmp. 237°C aus Aceton. $[\alpha]_D^{20°C}$ +26° (c = 1.4 in Ethanol). Lösl. bei 15°C in Wasser 0.18 g/L, in Ethanol 3.3 g/L, in Ether 0.46 g/L, in Chloroform 9.04 g/L, in Benzol 1.04 g/L, in Aceton 7.76 g/L, in Ethylacetat 7.4 g/L, in Eisessig 7.42 g/L. **Off.:** DAC86, ÖAB90. **Anw.:** Cholagogum, Choleretikum, Obstipation mit Spasmen (s. Abführmittel), Diuretikum*. Kontraind.: Verschluß des Dünndarms u. der Gallenwege, stark eingeschränkte Lebertätigkeit. Gebräuchl. ist auch **Magnesiumdehydrocholat-Hydrat** u. **Natriumdehydrocholat:** $C_{24}H_{33}NaO_5$, $M_r$ 424.5. Zuber. früher im ÖAB81: Injektionslösung von dehydrocholsaurem Natrium, Injectio Natrii dehydrocholici.

**Dehydrocorticosteron:** 21-Hydroxypregn-4-en-3,11,20-trion; CAS-Nr. 72-23-1; $C_{21}H_{28}O_4$, $M_r$ 344.43. Schmp. 178-180°C. Glucocorticoid der Nebenniere, s.a. Hormone. Hochvakuumdestillierbar. **Dehydrocorticosteronacetat:** $C_{23}H_{30}O_5$. Schmp. 179-181.

**Dehydrocortisol:** Prednisolon*; s. unter Hormone.

**Dehydrocortison:** Prednison*; s. unter Hormone.

**Dehydrocostuslacton:** s. Laurus nobilis.

**Dehydroepiandrosteron:** Dehydroisoandrosteron, s. Prasteron.

**Dehydrogenasen:** früher auch Dehydrasen, zu den Oxidoreduktasen gehörende Enzyme* (z.B. Flavinenzyme*), die die Übertragung von Wasserstoff katalysieren.

**Dehydroisoandrosteron:** Prasteron*; s. unter Hormone.

**Deionisiertes Wasser:** s. Aqua demineralisata.

**Deka:** Vorsilbe f. das 10fache einer Grundeinheit; Symbol: da.

**Dekalin:** s. Decalin.

**Dekamethonium:** Abk. C10; Diiodid, Dibromid od. Dichlorid des Decamethylen-1,10-bis(trimethylammoniums). **Wirk.** u. **Anw.:** Muskelrelaxans von stärkerer Wirk. als Curare*, jedoch kürzere Wirkungsdauer. Prakt. ohne therapeut. Bedeutung.

**Dekantieren:** Abklären, Trennung eines festen Stoffes von einer Flüss. durch Absitzenlassen u. Abhebern der Flüss.

**Dekoktorium:** *syn.* Infundierapparat; ein Dekoktorium ist ein meist elektrisch beheiztes Wasserbad, in das eine Infundierbüchse eingehängt wird. Es dient zur Herst. v. Infusen u. Dekokten; außerdem kann es f. die Dampfsterilisation od. als Wasserbad verwendet werden.

**Dekontamination:** Methoden u. Verfahren zur Behebung einer Kontamination* **1.** bei radioaktiver Kontamination; **2.** hygienisch, mikrobiologisch: Desinfektion, Sterilisation etc.

**Dekussiert:** *bot.* s. Blattstellung.

**Delayed-release:** s. Arzneiformen mit protrahierter Wirkung.

**Delaviridin:** s. Transkriptase, Reverse.

**Delépine-Reaktion:** Methode zur Synthese primärer Amine durch Reaktion reaktionsfähiger organischer Halogenverbindungen mit Hexamethylentetramin u. nachfolgende saure Hydrolyse des enstandenen quartären Salzes; z.B. ensteht aus Benzylchlorid Benzylamin.

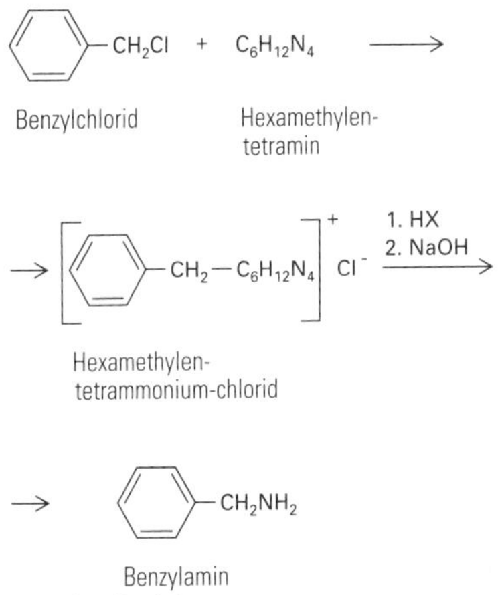

Delépine-Reaktion

**Delfen**®: s. Nonoxinol.

**Delgesic**®: s. Lysinacetylsalicylat.

**Delix**®: s. Ramipril.

**Delokalisierung:** Erscheinung, daß bestimmte Elektronen in Molekülen nicht einzelnen Atomen zugeordnet sind, sondern sich im Molekül (od. zumindest in Teilen desselben) frei bewegen können. So gehören die π-Elektronen in konjugierten ungesättigten Verbindungen (Verbindungen mit alternierenden Doppel- u. Einfachbindungen) nicht einzelnen Kohlenstoffatomen an, sondern allen an der Konjugation* beteiligten Kohlenstoffatomen. Durch die D. der Elektronen wird die Energie der Verbindung im Vergleich mit der hypothetischen, formal identischen Verbindung mit lokalisierten Elektronen herabgesetzt.

**Delonal**®: s. Alclometason.

**Delphicort**®: s. Triamcinolon.

**Delphimix**®: s. Diclofenac.

**Delphinidin:** das Aglykon von Delphinin*; $C_{15}H_{11}ClO_7$, $M_r$ 338.7. **Strukturformel** s. Anthocyanidine.

**Delphinin: 1.** Anthocyan, bestehend aus Delphinidin* (Aglykon), Glucose u. Hydroxybenzoesäure; $C_{41}H_{39}ClO_{21}$. **2.** Ein dem Aconitin* ähnliches Alkaloid ($C_{33}H_{45}NO_9$, $M_r$ 599.7), biogenetisch ein Diterpenabkömmling, aus den Samen von Delphinium staphisagria*.

**Delphinium consolida** L.: (Consolida regalis S. F. Gray) Fam. Ranunculaceae, Ackerrittersporn, Rittersporn (Europa, Kleinasien, Armenien, Uralgebiet). Stpfl. v. **Flores Calcatrippae:** (Flores Delphinii consolidae) Rittersspornblüten. **Inhaltsst.:** Delphinin* (Anthocyan), Kämpferol (Flavonol); keine Alkaloide (im Kraut Alkaloid Calcatrippin, im Samen die aconitinähnlichen Esteralkaloide Delsolin u. Delcosin, die lähmend aufs Herz wirken, in größerer Dos. zu zentraler Atemlähmung führen können). **Anw.** volkst.: als Diuretikum u. Anthelmintikum; die Samen werden als Antiparasitikum verwendet.

**Delphinium staphisagria** L.: Fam. Ranunculaceae, Stephanskraut (Mittelmeergebiet). Stpfl. v. **Semen Staphisagriae:** Semen Pediculariae, Stephanskörner, Läusekörner, Läusepfeffer. **Inhaltsst.:** Delphinin* (Esteralkaloid, nicht zu verwechseln m. d. Anthocyan Delphinin in Delphinium consolida), Staphisagrin, Delphisin, Delphinoidin u. andere Alkaloide (ca. 1.3%), fettes Öl (bis 35%), ca. 0.02% äther. Öl. **Anw.** med.: früher als Antineuralgikum, Narkotikum u. Antispasmodikum, auch als Wurmmittel, Drastikum u. Emetikum.

**HOM:** *Delphinium staphisagria* (HAB1.5), Staphisagria: getrocknete reife Samen (mind. 1.5% Alkaloide, ber. als Delphinin); verord. z.B. b. juckenden Ekzemen, Gerstenkorn, Karies, konstitutionsabhängig bei Hypochondrie.

**Deltamethrin:** [(*S*)-α-Cyano-3-phenoxybenzyl]-(1*R*,3*R*)-3-(2,2-dibromvinyl)-2,2-dimethylcyclopropancarboxylat; CAS-Nr. 52918-63-5; $C_{22}H_{19}Br_2NO_3$, $M_r$ 505.2. **Anw.** techn.: Insektizid; s. Schädlingsbekämpfungsmittel (Tab.).

**Delta-sleep-inducing-peptide:** s. DSIP.

**Demecariumbromid** INN: 3,3'-[N,N'-Decamethylen-bis(methylcarbamoyloxy)]-bis(N,N,N-trimethylanilinium)dibromid; CAS-Nr. 56-94-0; $C_{32}H_{52}Br_2Nr_4O_4$, $M_r$ 716.6. **Anw.:** Cholinesterase-Hemmstoff mit sehr langer Wirkung.

**Demeclocyclin** INN: 7-Chlor-4β-dimethylamino-1,4,4a,5,5a,6,11,12a-octahydro-3,6α,10,12,12aβ-pentahydroxy-1,11-dioxo-2-naphthacen-

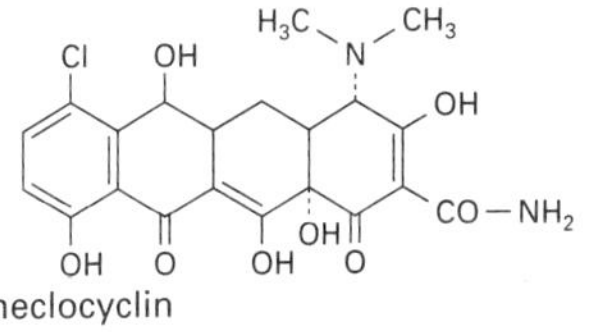

Demeclocyclin

carboxamid, 6-Demethyl-7-chlor-tetracyclin, Demethylchlortetracyclinum, Ledermycin®; CAS-Nr. 127-33-3; $C_{21}H_{21}ClN_2O_8$, $M_r$ 464.88. Wenig lösl. in Wasser, lösl. in Ethanol 1:200, in Methanol 1:40, in verdünnter Salzsäure, in Alkalihydroxid- u. -carbonat-Lösungen (amphoterer Stoff). $pK_{s,1}$ (konjugierte Säure) 3.3, $pK_{s,2}$ (Säure) 7.2,

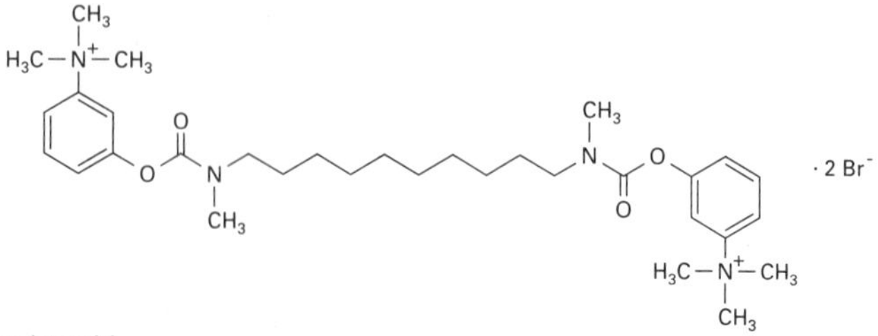

Demecariumbromid

$pK_{s,3}$ (Säure) 9.2 (25°C). **Wirk.** u. **Anw.:** Tetracyclin-Antibiotikum mit breiten Wirkungsspektren, führt häufiger zu Nebenw. als andere Tetracyclin-Antibiotika; s.a. Antibiotika (Tab.). HWZ 10 bis 13 h.

**Demeclocyclinhydrochlorid:** Demeclocyclini hydrochloridum P.Eur.2, Demeclocyclinum hydrochloricum; CAS-Nr. 64-73-3; $C_{21}H_{22}Cl_2N_2O_8$, $M_r$ 501.3. Gelbes krist. Pulver. Lösl. bis wenig lösl. in Wasser, schwer lösl. in Ethanol, sehr schwer lösl. in Aceton u. Chloroform, lösl. in Alkalihydroxid- u. Alkalicarbonat-Lösungen. $[\alpha]_D^{20°C}$ -248 bis -263° (c = 1 in Salzsäure 0.1 mol/L).

**Demecolcin:** Colchamin; $C_{21}H_{25}NO_5$, $M_r$ 371.42. Schmp. 186°C. Alkaloid aus Colchicum autumnale*, welches anstelle der Acetylgruppe am Stickstoff des Colchicins* eine Methylgruppe trägt u. im Gegensatz zu Colchicin daher basisch reagiert. **Anw.:** Zytostatikum.

**Demethylchlortetracyclin:** s. Demeclocyclin.

**Demethylierung:** Abspaltung von Methylgruppe(n) aus org. Verbindungen.

**Demetrin®:** s. Prazepam.

**Demineralisiertes Wasser:** s. Aqua demineralisata.

**Demjanow-Umlagerung:** Desaminierung primärer alicyclischer Amine mit salpetriger Säure führt unter Ringerweiterung od. Ringverengung zu einem Gem. alicyclischer Alkohole; z.B. erhält man aus Cyclopropylamin u. Cyclobutylamin ein Gem. von Cyclopropylcarbinol u. Cyclobutanol.

**Denan®:** s. Simvastatin.

**Denaturieren:** Vergällen; einen Stoff durch Zusatz eines anderen Stoffes f. den Genuß unbrauchbar machen, z.B. Ethanol durch Zusatz von Pyridin, Kochsalz durch Zusatz von Eisenoxid u.a. (Vergällung von Branntwein, s. Ethanol).

**Dendrit:** (*gr.* δένδρον Baum) kurzer Fortsatz einer Nervenzelle; ein Neuron (Nervenzelle) hat etwa 1 bis 12 Dendriten. Dem Aufbau nach stehen die Dendriten dem Zellkörper näher als der Neurit (s.a. Neuron).

**Dendrobium nobile** Lindl.: Fam. Orchidaceae (China), u. andere Dendrobium-Arten wie D. liwanianum Reichb. werden als Magenmittel etc. in der chinesischen Medizin verwendet. **Inhaltsst.:** Nobilin, Dendrobin u. andere Terpenalkaloide*.

**Denigés-Reaktionen:** Nachweisreaktionen, die auf Denigés zurückgehen. Beim Nachw. von Methanol in Ethanol wird nach Oxidation zu Formaldehyd fuchsinschweflige Säure (Schiff-Reagenz*) zur mineralsauren Lsg. gegeben, wobei ein rotviolettes Formaldehydadditionsprodukt entsteht. Der Nachw. von Citronensäure nach Deginés erfolgt mit Quecksilber(II)-sulfat u.

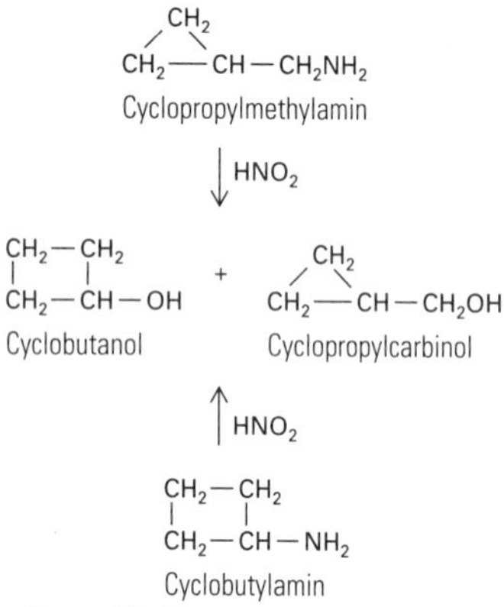


Demjanow-Umlagerung: Bildung von Cyclobutanol und Cyclopropylcarbinol als Beispiel

Kaliumpermanganat. Es bildet sich eine weiße Fällung.

**Denitrifikation:** s. Nitrifikation.

**Dens:** (lat.) Zahn; Plur. Dentes; dentalis(e), zu den Zähnen gehörig; Dentalgie, Zahnschmerz.

**Densimeter:** s. Dichte-Bestimmungsmethoden.

**Densitometrie:** Durchlaufmessung („Scanning“) der opt. Dichten od. Opazitäten (vgl. Klarheit v. Flüssigkeiten) von Materialien. Detektionsmethode der Dünnschichtchromatographie (s. Chromatographie).

**Dentin:** (lat.) Zahnbein, der eigentliche Zahnkörper (Substantia eburnea); Härte 5 bis 6.

**Depasan®:** s. Spartein.

**Depigman®:** s. Monobenzon.

**Depigmentierende Wirkstoffe:** s. Sommersprossenmittel.

**Depilation:** Haarentfernung durch chemische od. mechanische Methoden, wobei die Haarwurzel nicht beschädigt wird.

**Depilatorium:** Depilationsmittel, Enthaarungsmittel; Mittel zur chemischen Haarentfernung. Verwendet werden z.B. Alkali- u. Erdalkalisulfide, Mercaptane, Wasserstoffperoxid u.a.; Haarwurzeln bleiben dabei erhalten.

**Depolarisatoren:** s. Polarisation, Elektrische.

**deponit®:** s. Prednisolon.

**Depostat®:** s. Gestonoroncaproat.

**Depotarzneiformen:** s. Arzneiformen mit protrahierter Wirkung.

**Depotpenicillin:** s. Antibiotika (Penicillin-Antibiotika).

**Depotpräparate:** s. Arzneiformen mit protrahierter Wirkung.

**Depside:** (*gr.* δέψειν gerben, kneten) Ester aus 2 (Didepside) od. mehreren Molekülen (Tridepside usw.) aromatischer Hydroxycarbonsäuren (Phenolcarbonsäuren*); nat. als Gerbstoffbestandteile u. Flechtensäuren*; z.B. m-Galloylgallussäure, Rosmarinsäure*; s.a. Depsidone.

**Depsidone:** Depside* mit einer zusätzlichen Etherbrücke, z.B. Cetrarsäure*.

**Depurantium(a):** Reinigungsmittel, Abführmittel.

**Depuratus(a, um):** gereinigt (bei Drogen u. Chemikalien).

**Dequaliniumchlorid** INN: Dequalinii chloridum, Dequalinium chloratum, 4,4'-Diamino-2, 2'-dimethyl-1,1'-decamethylen-di(chinolinium-

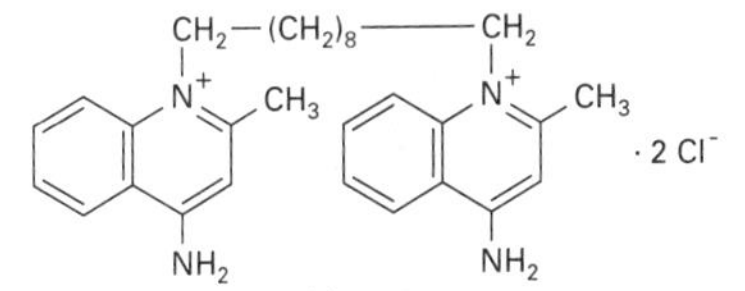

Dequaliniumchlorid

chlorid); CAS-Nr. 522-51-0; $C_{30}H_{40}Cl_2N_4$, $M_r$ 527.60. Schmp. 326°C aus Ethanol, unter Zers. Lösl. 1 g/200 mL in Wasser bei 25°C; lösl. 1:30 in kochendem Wasser, 1:200 in Propylenglykol. **Off.:** DAB10. **Anw.:** Antiseptikum, Antimykotikum, Mund- u. Rachendesinfiziens. **Übl. Dos.:** Buccal: 0.25 mg/3 h. Topikal: Salbe 0.4%. Vaginal: 0.2%. Gebräuchl. ist auch Dequalinium.

**Dequaliniumchlorid-Gurgellösung:** Zstzg. nach NFA: 0.015 T. Dequaliniumchlorid, 0.035 T. Benzalkoniumchlorid, 25.0 T. Sir. simplex ad 100 T. destilliertes Wasser. **Anw.:** Erkrankungen im Mund- u. Rachenbereich, Candidamykosen, Pharyngitis.

**Derivantium(a):** ableitendes (hautreizendes) Mittel, z.B. Senfmehlumschlag; vgl. Hautreizmittel, Reizkörpertherapie.

**Derivat:** *chem.* Abkömmling; Verbindung, die sich aus einer chem. Grundsubstanz ableiten od. herstellen läßt, z.B. ist Methanol ein Derivat von Methan.

**Derma:** *lat.* cutis, *gr.* δέρμα Haut.

**Dermatikum(a):** *syn.* Dermatotherapeutikum(a), Dermatologikum(a); lokal od. systemisch applizierte Arzneimittel zur Behandlung von Hauterkrankungen. Bei äußerlicher Anw. spielen neben den Wirkstoffen, z.B. Antibiotika, Corticoide, Analgetika, Adstringentien, Keratolytika, auch Hilfsstoffe, Arzneiform u. die Applikationsart eine große Rolle s.a. z.B. Wundbehandlungsmittel, Antiseborrhöika, Antipsoriatika.

**Dermatitis:** Hautentzündung.

**Dermatomykosen:** durch Pilze hervorgerufene Hauterkrankungen. **1.** Dermatophytien: vor allem auf Haut, Haaren, Nägeln (Erreger: Dermatophyten, zu den Fungi imperfecti gezählte Fadenpilze wie z.B. Epidermophyton-, Trichophyton-, Mikrosporum-Arten); **2.** Hefemykosen: Haut, Schleimhäute, innere Organe, s. Candidamykosen; **3.** Schimmelmykosen: z.B. Aspergillosen; **4.** Systemmykosen: auf Organsystemen; s. Pilzkrankheiten.

**Dermatop®:** s. Prednicarbat.

**Dermatosen:** Hautkrankheiten.

**Dermorphine:** opiatartig wirkende Peptide, aus der Haut von südamerikanischen Fröschen (Phyllomedusa sauvagei, P. rhodei) isoliert.

**Dermoxin®:** s. Clobetasol.

**Derris elliptica** (Wall.) Benth.: Fam. Fabaceae (Leguminosae) (Malaiisches Gebiet). Stpfl. v. **Radix Derridis:** Derriswurzel, Tubawurzel. **Inhaltsst.:** 3 bis 16% Rotenon* u. ähnliche Verbindungen (Rotenoide), Gerbsäure, Harze. **Anw.:** als Insektenvertilgungsmittel (Wurzelpulver, auch in Wasser od. organischen Lösungsmitteln), bes. geg. Dasselfliegenlarven, Tabakläuse, Blattläuse, Raupen usw.; s. Schädlingsbekämpfungsmittel.

**Des....:** de...; Präfix in chem. Namen, das die Entfernung od. das Fehlen einer best. Gruppe od. eines Atoms gegenüber der terminolog. Stammsubstanz bezeichnet, z.B. Desoxycholsäure ist Cholsäure, bei der 1 od. mehr Hydroxygruppen (Oxygruppen) fehlen.

**Desacetylbaccatin III:** s. Taxol.

**Desaggregation:** s. Zerfall.

**Desaminasen:** Aminasen; Enzyme* der Gruppe Desamidasen (Obergruppe Hydrolasen), die den Aminorest aus Aminoverbindungen hydrolyt. abspalten, z.B. Adenosindesaminase (spaltet A. in Inosin u. $NH_3$ auf). **Desamidasen** spalten alle C-N-Bindungen mit Ausnahme der in Peptiden.

**Desaminierung:** Abspaltung der $NH_2$–Gruppe aus org. Verbdg., die Aminogruppen enthalten; biol. wichtig ist die oxidative D. der Aminosäuren im Organismus (Abbau der Eiweißstoffe), wobei Ketosäuren u. Ammoniak ($NH_3$) gebildet werden. Letzterer wird in der Leber zu Harnstoff umgewandelt u. ausgeschieden.

**Desclidium®:** s. Viquidil.

**Desensibilisieren:** Unempfindlichmachen gegen Allergene, s. Allergie.

**Deseril®:** s. Methysergid.

**Deserpidin:** s. Rauvolfia serpentina.

**Desferal®:** s. Deferoxamin.

**Desfluran** INN: (±)-2-(Difluormethoxy)-1,1,1,2-tetrafluorethan, Suprane®; CAS-Nr. 57041-67-5;

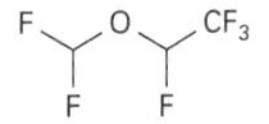

Desfluran

$C_3H_2F_6O$, $M_r$ 168.04. **Wirk.** u. **Anw.:** Inhalationsnarkotikum (s. Narkotika), durch den niedrigen Blut-Gas-Verteilungskoeffizienten, flutet D. rasch an u. ab, wird nur gering metabolisiert; minimale alveoläre Konzentration (MAC) 6 bis 7.25%. **Nebenw.:** dosisabhängig: Blutdrucksenkung, Atemdämpfung, Tachykardie; dosisunabhängig: Apnoe, Speichelfluß, Husten, Erbrechen.

**Desglugastrin** INN: N-(4-Carboxybutyryl)-L-alanyl-L-tyrosylglycyl-L-tryptophyl-L-leucyl-L-α-aspartyl-L-phenylalaninamid. **Anw.:** zur Untersuchung der Magensaftsekretion. Nicht mehr im Handel.

**Designer-Drugs:** **Designerdrogen.** Bez. f. Abwandlungen bekannter Substanzen, v.a. Analgetika u. Weckamine*, die nach der molekularen Veränderung oft eine drastische Steigerung von Wirkung u. Suchtgifteigenschaften aufweisen.

**Desinfektion:** Maßnahmen (s. Desinfektionsverfahren, Desinfektionsmittel), die einen Gegenstand in einen Zustand versetzen, in dem er nicht

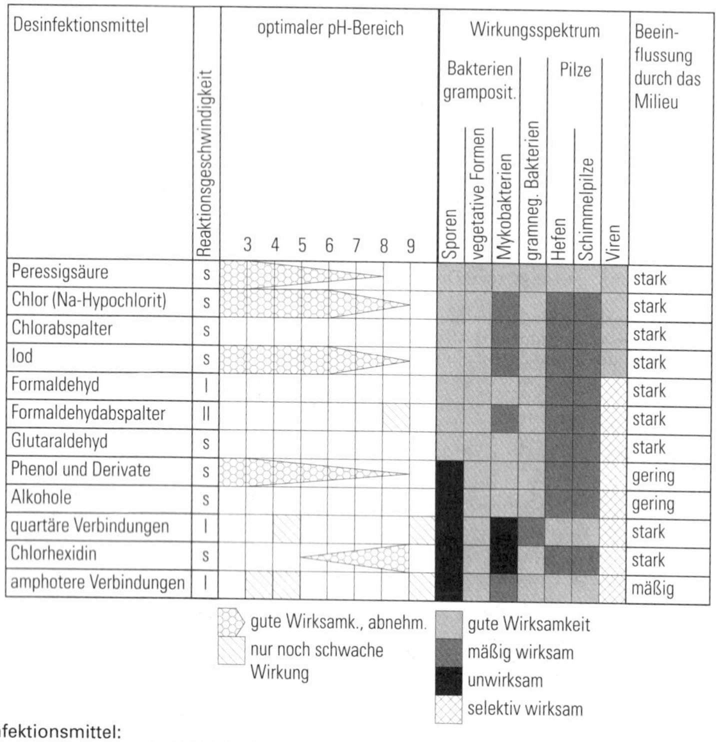

Desinfektionsmittel:
Wirkungsspektrum und pH-Abhängigkeit der wichtigsten Desinfektionsmittel [145]

mehr infizieren kann (vgl. Asepsis, Sterilisation); selektive Maßnahme mit dem Ziel, die Übertragung aller pathogenen Mikroorganismen (samt Sporen) u. Viren zu verhindern, Abtötung, Entfernung, Inaktivierung aller pathogenen Mikroorganismen u. Viren; s.a. Desinfektion von Ausscheidungen.

**Desinfektionslösung:** s. Solutio ad desinfectionem.

**Desinfektionsmittel:** Desinfizientium(a), Desinfizienz(ien); Stoffe u. Stoffgemische, die zur Desinfektion* geeignet sind. Die Einteilung der chemischen D. erfolgt nach ihrem Wirkungsmechanismus (s. Tab.1) bzw. (s. Tab.2 u. Abb.) Anwendungsbereich (Liste der vom BGA anerkannten Desinfektionsverfahren bzw. der D. aufgegliedert nach dem Wirkungsbereich bzw. die Liste der von der Deutschen Gesellschaft f. Hygiene u. Mikrobiologie geprüften u. als wirksam befundenen Desinfektionsmittel). **Hauptanforderungen:** *Gutes Desinfektionsvermögen* bei möglichst weitem Wirkungsbereich in relativ geringer Zeit (verbunden mit emulgierender, benetzender u. Tiefenwirkung); *gute Verträglichkeit* f. Haut, Wäsche u. Instrumente (dabei nicht toxisch, keine Geruchsbelästigung, keine korrodierenden Eigenschaften); *gute Wirtschaftlichkeit;* keines der zur Zeit verwendeten Mittel erfüllt diese Forderungen optimal.

**Desinfektionsverfahren:** ein D. richtet sich sowohl nach den zu desinfizierenden Erregern (vegetative Keime, Sporen, Viren) als auch nach

**Desinfektionsmittel** Tab.1
Einteilung nach Wirkungsmechanismus

| Wirkungsmechanismus | Beispiele |
|---|---|
| Eiweißfällende Desinfektionsmittel | Alkohole, Aldehyde, Schwermetallsalze, Amphotenside, Quats |
| Ätzende u. auflösende Desinfektionsmittel | Säuren u. Laugen |
| Oxidierende Desinfektionsmittel | Iodpräparate, Chlorpräparate, Peroxide, Persäuren, Kaliumpermanganat |
| Desinfektionsmittel mit Tiefenwirkung auf Bakterienzelle | Phenole, Cresole |

dem Desinfektionsgut (Raum, Wäsche, Ausscheidungen, Geräte, Hände, Haut usw.); kann als Grobdesinfektion od. Feindesinfektion ausgeführt werden. **I. Mechanische Verfahren:** Händedesinfektion*, Scheuerdesinfektion*, Spüldesinfektion. **II. Physikalische Verfahren: 1.** *Strahlen:* UV-Licht (Raum, Trinkwasser); nur Oberflächenwirkung. **2.** *Thermische Verfahren:* a) Trockene Hitze: Verbrennen (Einweggeräte), Abflammen*. b) Feuchte Hitze: Auskochen: Zusatz von

**Desinfektionsmittel** Tab.2
Einteilung nach Anwendungsbereich

| Wirkung | Wirkungsbereich |
|---|---|
| A | Abtötung von vegetativen Bakterien, Mykobakterien, Pilzen u. Pilzsporen |
| B | Inaktivierung von Viren |
| C | Abtötung von Milzbrandsporen |
| D | Abtötung von Sporen der Erreger von Gasbrand u. Tetanus (nur im Autoklaven möglich, bei 121 °C, 15 min) |

0.5%iger Sodalösung, 30 min (Wäsche), Wirkungsbereich ABC. Dampfdesinfektion: Strömender Wasserdampf, 100°C, 5 min, Wirkungsbereich AB; 100°C, 15 min (30 min), Wirkungsbereich ABC. Mit Sattdampf f. Wäsche mit 75°C, 105°C evakuiert. Fraktioniertes Vakuumverfahren: (VDV-Verfahren), Heißluft-Dampf-Heißluft-Verfahren (HDH-Verfahren) 120 bis 130°C, 8 bis 15 min, Wirkungsbereich AB-ABC. Pasteurisieren*: Kurzzeiterhitzen bei Milch u.ä. **III. Chemische Verfahren:** Durch Desinfektionsmittel*; Substanzen, die die Krankheitserreger derart verändern, daß deren Weiterleben u. Vermehrung unmöglich ist. *Gasförmige Präparate:* Ethylenoxid f. hitzelabile Materialien, Formaldehyd f. Raumluft, Ozon f. Trinkwasser, Abwasser, Chlor (Halogene) f. Trinkwasser, Abwässer von Krankenhäusern. *Flüssige u. feste Präparate* (lösl. bis emulgierbar): Anw. f. Hände-, Haut-, Wäsche-, Geräte-,Raum- u. Ausscheidungsdesinfektion. *Aerosole:* Flächen-, Raum- u. Händedesinfektion. **IV. Kombinierte chemisch-physikalische Verfahren:** Dampf-Formaldehyd f. Raumdesinfektion, chemo-thermische Waschverfahren f. Wäsche durch Zusatz von Aldehyden, Phenolen od. Amphotensiden.

**Desinfektion von Ausscheidungen: Auswurfdesinfektion:** Phenole, Phenolderivate, Chlorabspalter, 5 bis 6%, 4 h Einwirkzeit, Wirkungsbereich A, bei Chlorabspaltern auch B (1 T. Sputum, 2 T. Desinfektionsmittel). **Stuhldesinfektion:** Phenol u. Phenolderivate. 5%, 6 h Einwirkzeit, Wirkungsbereich A. Kalkmilch, 20%, 6 h Einwirkzeit, Wirkungsbereich AB, bei Tuberkulose nicht geeignet (1 T. Stuhl, 2 T. Desinfektionsmittel). **Harndesinfektion:** Phenol u. Phenolderivate. 5%, 2 h Einwirkzeit, Wirkungsbereich A (1 T. Harn, 1 T. Desinfektionsmittel).

**Desinfizientium(a):** Desinfizienz(ien), s. Desinfektionsmittel.

**Desintegration:** s. Zerfall.

**Desipramin** INN: 10,11-Dihydro-5-(3-methylaminopropyl)-5H-dibenz[b,f]azepin, Demethylimipramin, Pertofran®; CAS-Nr. 50-47-5;

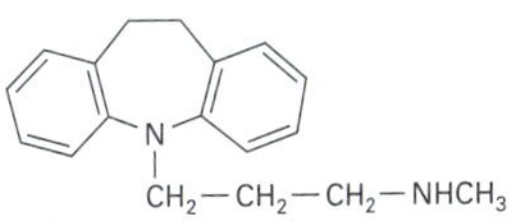

Desipramin

$C_{18}H_{22}N_2$, $M_r$ 266.37. Sdp. 172-174°C (2.67 Pa). **Anw.:** tricyclisches Antidepressivum. Ind.: depressive mit Antriebslosigkeit einhergehende Erkrankungen. **Nebenw.:** s. Psychopharmaka (Antidepressiva). Mind. 14 d vor Therapiebeginn müssen MAO-Hemmer abgesetzt werden. HWZ 15 bis 18 h. **Übl. Dos.:** Oral: Initial: 1- bis 3mal 0.025 g/d, bei Bedarf steigern bis 3- bis 4mal 0.05 g/d. Parenteral: i.m. 1- bis 2mal 0.025 g, dann umstellen auf orale Form. **Desipraminhydrochlorid:** Desipramini hydrochloridum Ph.Eur.3; CAS-Nr. 58-28-6; $C_{18}H_{23}ClN_2$, $M_r$ 302.8. Schmp. 214-218°C. Weißes, krist. Pulver. Lösl. in Wasser u. Ethanol.

**Deslanosid** INN: Deslanosidum Ph.Eur.3, Desacetyl-lanataglykosid C, Desacetyl-lanatosid C, Deslanosid C, 3β-[O-β-D-Glucopyranosyl-(1→4)-O-β-D-digitoxosyl-(1→4)-O-β-D-digitoxosyl-(1→4)-β-D-digitoxosyloxy]-12β,14-dihydroxy-5β,14β-card-20(22)-enolid, Cedilanid®-Injektionslösung; CAS-Nr. 17598-65-1; $C_{47}H_{74}O_{19}$, $M_r$ 943.11. Schmp. 265-268°C aus Methanol, unter Zers. $[\alpha]_D^{20°C}$ +12° (c = 1.084 in 75% Ethanol). Lösl. in Wasser 1:5000, in Methanol 1:200, in Ethanol 1:2500; sehr schwer lösl. in Chloroform; prakt. unlösl. in Ether. D. unterscheidet sich von Digoxin* nur durch eine zusätzliche endständige Glucose, die eine größere Wasserlöslichkeit u. damit eine eingeschränkte Resorption bedingt. **Anw.:** Koronartherapeutikum; alle Bereiche der Digitalistherapie. **Übl. Dos.:** Parenteral: Initialdos.: i.v. 0.8-1.2 mg; Erhaltungsdos.: 0.2-0.6 mg. Vgl. Lanatosid C, Digitoxose.

**Desmethyldiazepam:** s. Nordazepam.

**Desmolasen:** veralteter Sammelname f. Enzyme*, die den Abbau des Kohlenstoffgerüstes der organischen Verbindungen katalysieren.

**Desmopressin** INN: Desamino-Cys1-D-Arg8-Vasopressin, DDAVP, Minirin®; CAS-Nr. 16679-58-6; $C_{46}H_{64}N_{14}O_{12}S_2$, $M_r$ 1069.24. $[\alpha]_D^{25°C}$ +85.5° ±2° (freies Peptid). **Anw.:** Antidiuretikum, zur Behandlung u. Diagnose des zentralen Diabetes insipidus. **Übl. Dos.:** Intranasal: 1- bis 2mal 0.01-0.02 mg/d; Kinder: 1- bis 2mal 0.005-0.01 mg/d. Gebräuchl. ist auch Desmopressinacetat-Trihydrat u. Desmopressindiacetat. Vgl. Argipressin, Lypressin, Ornipressin, Vasopressin.

**Desmotropie:** veralteter Bergriff f. solche Fälle von Tautomerie*, bei denen eine präparative Trennung der beiden Formen möglich ist.

**Desmotubulus:** Tubulus des endoplasmatischen Reticulums*, der den Plasmodesmenkanal durchzieht u. das endoplasmatische Reticulum zweier benachbarter Zellen miteinander verbindet.

**Desogestrel** INN: 13-Ethyl-11-methylen-18,19-dinor-17α-pregn-4-en-20-in-17-ol, Desogestrelum; CAS-Nr. 54024-22-5; $C_{22}H_{30}O$, $M_r$ 310.48. Schmp. 109-110°C. **Anw.:** Progestagen, in hormonellen Kontrazeptiva.

**Desonid** INN: 11β,21-Dihydroxy-16α,17-dimethylmethylendioxy-1,4-pregnadien-3,20-dion, Desfluortriamcinolon-acetonid, Tridesilon®; CAS-Nr. 638-94-8; $C_{24}H_{32}O_6$, $M_r$ 416.51. **Strukturformel** s. Prednison. Schmp. 274-275°C aus Methanol. $[\alpha]_D^{25°C}$ +123° (c = 0.5 in DMF). **Anw.:** synthetisches Corticosteroid. **Übl. Dos.:** Topikal: Salbe 0.05%.

**Desorption:** umgekehrter Vorgang der Sorption* (Adsorption, Absorption). Zwischen Sorption u. Desorption kommt es oft zu einer Hysterese*; v.a. bei Kapillarkondensation u. Quellung.

**Desoximetason** INN: 9-Fluor-11β,21-dihydroxy-16α-methyl-1,4-pregnadien-3,20-dion, Topisolon®; CAS-Nr. 382-67-2; $C_{22}H_{29}FO_4$, $M_r$ 376.47. Schmp. 217°C aus Ethylacetat. $[\alpha]_D$ +109° (Chloroform). Lösl. in Ethanol, Aceton, Chloro-

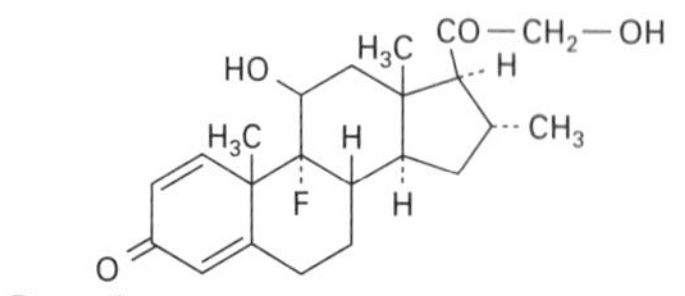

Desoximetason

form, heißem Ethylacetat; schwer lösl. in Ether, Benzol; unlösl. in Wasser, verdünnten wäßrigen Säuren u. Basen. **Anw.:** Corticosteroid; lokale Anw. bei Ekzemen, Sonnenbrand. **Übl. Dos.:** Topikal: Salbe: 0.25%.

**Desoxy-:** s.a. Desoxi-.

**Desoxyalizarin:** s. Anthrarobin.

**Desoxycholsäure:** s. Gallensäuren.

**Desoxycorticosteron:** Desoxycorton*.

**Desoxycorticosteronacetat:** s. Desoxycortonacetat.

**Desoxycorticosteronum aceticum:** s. Desoxycortonacetat.

**Desoxycorton** INN: Cortexon, (11-)Desoxycorticosteron, 21-Hydroxy-3,20-dioxopregn-4-en, 21-Hydroxy-4-pregnen-3,20-dion, Substanz Q nach Reichstein, DOC, Desoxycorticosteronum, 21-Hydroxyprogesteron; CAS-Nr. 64-85-7; $C_{21}H_{30}O_3$, $M_r$ 330.45. Schmp. 141-142°C aus Ether. $[\alpha]_D^{22°C}$ +178° (Ethanol). Hormon der Nebennierenrinde (s. Hormone). Leicht lösl. in Ethanol, Aceton. **Anw.:** Mineralocorticoid, bei primärer (Morbus Addison) u. sekundärer NNR-Insuffizienz; Salzverlustsyndrom bei kongenitalem, adrenogenitalem Syndrom zusätzlich zu Glucocorticoiden. **Übl. Dos.:** Parenteral: i.m. 1 bis 5 mg/d, Sublingual: 2 bis 10 mg/d. s.a. Hormone. Gebräuchl. ist auch Desoxycortonacetat, Desoxycortonenantat, Desoxycortonpivalat. Hingewiesen sei auch auf Desoxycortonglucosid, Desoxycorton-(3-phenylpropionat).

**Desoxycortonacetat:** Desoxycortoni acetas Ph.Eur.3, Desoxycorticosteronacetat, Desoxycorticosteronum aceticum, 21-Acetoxy-4-pregnen-3,

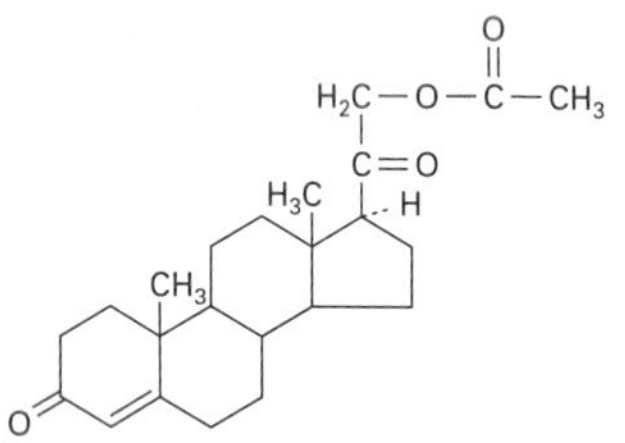

Desoxycortonacetat

20-dion, DOCA, Cortexonacetat; CAS-Nr. 56-47-3; $C_{23}H_{32}O_4$, $M_r$ 372.5. Schmp. 154-161°C. Farblose bis leicht gelbl. Kristalle od. krist. Pulver. Leicht lösl. in Chloroform, lösl. in Aceton, wenig lösl. in Ethanol, Ether, fetten Ölen, prakt. unlösl. in Wasser. $[\alpha]_D^{20°C}$ +168 bis +177° (c = 1.0 in Dioxan), $A_{1\%}^{1cm}$ 435 (±10) bei 240 nm, (in Ethanol 96%). Inkomp.: Oxidationsmittel, Alkalien, Säuren. **Anw.:** bei Nebennierenrindeninsuffizienz (Morbus Addison), Schwangerschaftserbrechen, s. Hormone; vgl. Desoxycorton.

**Desoxyhexosen:** s. Desoxyzucker.

**Desoxyribonuclease:** s. Nucleasen.

**Desoxyribonucleinsäure:** Desoxyribosenucleinsäure, Abk. **DNS**, *engl.* **DNA**, Thymusnucleinsäure; aus Desoxyribonucleotiden aufgebautes Biopolymer, das in allen lebenden Zellen u. in einigen Viren als Speicher f. die genetische Information dient. Die meisten D.n besitzen eine extrem hohe molare Masse. Von einer Spezies zur anderen bestehen erhebliche Unterschiede in der Basenzusammensetzung u. Sequenz. **Struktur:** Die Mononucleotide der DNS bestehen aus Phosphorsäure u. 2-Desoxyribose, die mit einer der 4 Basen Adenin*, Guanin*, Cytosin* u. Thymin* N-glykosidisch verknüpft ist. In der DNS höherer Organismen ist Cytosin teilweise durch 5-Methylcytosin ersetzt. Die Verknüpfung der Mononucleotide zu einer unverzweigten Polynucleotidkette erfolgt über 3',5'-Phosphodiesterbrücken. Zwei rechtsdrehende Polynucleotidketten sind dann aufgrund der Basenpaarung* in Form einer **Doppelhelix** (Duplex) um eine (immaginäre) gemeinsame Achse gewunden (Doppelhelixmodell nach Watson u. Crick, 1953). Aufgrund der Basenpaarung* ist die Anzahl der Purinbasen ist gleich der Anzahl der Pyrimidinbasen. Die beiden Stränge der doppelhelikalen DNS sind weder in ihrer Basenzusammensetzung noch in ihrer Sequenz miteinander identisch. Sie sind komplementär zueinander angeordent u. enthalten in ihrer Basensequenz die komplementäre Information. Es gibt verschiedene Typen der Doppelhelix. Die DNS kann in einigen Viren auch als einsträngiges, gewundenes Molekül vorkommen. Sowohl ein- als auch doppelsträngige DNS kann ringförmig ausgebildet sein (Bakterien, Mitochondrien). Ringförmige DNS kann auch in einer verdrillten (*engl.* supercoiled), überspiralisierten Form als **Superhelix** vorliegen. Da sich (einfacher) Ring u. Superhelix somit nur topologisch unterscheiden werden sie als **Topoisomere** bezeichnet. **Lokalisation:** ca. 95% der DNS einer eukaryontischen Zelle ist im Zellkern lokalisiert u. an spezifische Proteine gebunden. Diese Nucleoproteine sind die Grundsubstanz der Chromosomen. DNS kommt auch in zytoplasmatischen Organellen, d.h. in Mitochondrien u. Plastiden vor (extrachromosomale DNS). Mitochondriale DNS macht ca. 1 bis 2% der Gesamt-DNS der Zelle aus, Chloroplasten-DNS bis zu 5%. Keimzellen enthalten nur 50% der DNS von Körperzellen. In Bakterien u. Blaualgen, die keinen Zellkern enthalten, ist ringförmige DNS in Kernäquivalenten lokalisiert u. darüber hinaus in extrachromosomalen Komponenten, den Plasmiden* bzw. Episomen*. **DNS-Replikation:** In der Natur kommt ausschließlich die *semikonservative Replikation* vor, d.h. jeder Strang der doppelhelikalen Eltern-DNS dient als Matrize f. die Replikation komplementärer Tochterstränge. Auf diese Weise werden 2 Tochterstränge gebildet, die mit der Eltern-DNS identisch sind u. von denen jeder einen Strang aus der Eltern-DNS enthält. Die DNS eukaryotischer Chromosomen besteht aus mehreren Replikationseinheiten, die Replikation beginnt also an mehreren Punkten eines DNS-Moleküls. Der Startbereich besteht aus einer Nucleotidsequenz von 100 bis 200 Basenpaaren, der von bestimmten spezifischen Zellproteinen erkannt wird u. somit den Replikations-Zyklus an diesem Punkt initiiert. Die biologische DNS-Synthese ist ein enzymatischer Prozeß, in dem die vier 5'-Nucleosidtriphosphate linear miteinander verknüpft werden. Der Energiebedarf für diesen

Polymerisationsvorgang wird durch Pyrophosphatabspaltung gedeckt; an der Reaktion sind DNS-Polymerasen, DNS-Ligasen u. Nucleasen beteiligt. Neben der normalen DNS-abhängigen DNS-Synthese ist auch eine RNS-abhängige DNS-Synthese beschrieben worden. **Reparatur der DNS:** Zur Wiederherstellung von DNS, die durch chemische u. physikalische Faktoren od. durch mutagene Fehler bei der Replikation geschädigt worden ist, verfügt die Zelle über ein Enzymsystem, das die defekte Position entfernt (Nuclease), die richtige Polynucleotidfolge synthetisiert (DNS-Polymerase*) u. in die entsprechende Position der DNS einfügt (Ligase). **DNS-Abbau:** In vitalen Zellen wird DNS normalerweise nicht abgebaut, sie ist stabil u. unterliegt keinem Umsatz. In Geweben kommen jedoch verschiedene DNS-abbauende Enzyme vor, die beim Zelltod od. beim Zellaufschluß zum Abbau der DNS führen (Nucleasen, Desoxyribonuclease, Phosphodiesterase). **Biologische Bedeutung:** Die DNS enthält in ihrer Basensequenz die Information zur Synthese aller Zellproteine (s. Genetischer Code*). Der semikonservative Replikationsmechanismus erklärt die Weitergabe der unveränderten Information im Replikationsgeschehen.

**2'-Desoxyribonucleoside:** s. Nucleoside.

**Desoxyribonucleotide:** s. Nucleotide.

**2-Desoxyribose:** eine zu den Desoxyzuckern* gehörende Pentose; $M_r$ 134.13. Schmp. 82°C (α-Form), Schmp. 98°C (β-Form). Kohlenhydratbestandteil in den Desoxyribonucleinsäuren.

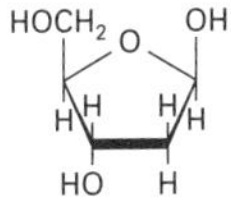


2-Desoxyribose

**Desoxyzucker:** Monosaccharide, bei denen eine od. mehrere Hydroxylgruppen durch Wasserstoff ersetzt sind. Man unterscheidet zwischen D. mit endständiger Methylgruppe, z.B. die 6-Desoxyhexosen wie Fucose* u. Rhamnose*, D. mit mittelständiger Methylengruppe, zu denen der DNS-Baustein 2-Desoxyribose* zählt, u. 2,6-Didesoxyhexosen (Digitoxose*, Cymarose*) sowie deren C3-O-Ether (Cymarose*, Thevetose*, Sarmentose*, Oleandrose*, Digitalose*). D. sind vielfach Zuckerkomponenten von Glykosiden, v.a. der Herzglykoside*.

**Desphenylalanin-Insulin:** s. Insulindefalan.

**Despumare:** Abschäumen.

**Destillation:** therm. Verf. zur Gew. od. Reinigung (Rektifikation) von meist flüssigen Stoffen, die sich unzersetzt in Dampfform überführen lassen. Die Dest. besteht aus dem Verdampfen der Flüss. (im Destillierkolben) u. der Kondensation der erhaltenen Dämpfe (im Kühler). Das Kondensat wird in der Vorlage aufgefangen. Siedeverzug* u. „Stoßen" der Flüss. vermeidet man, indem man einige Siedesteinchen in das Destillationsgefäß gibt. Die **Fraktionierte D.** dient zur Trennung von Gemischen von versch. Siedepunkten mit Fraktionieraufsätzen*. Stoffe, die sich bei ihrem Siedepunkt zersetzen könnten, werden durch Wasserdampfdestillation* od. **Vakuum-D.**, also bei vermindertem Druck, destilliert. Hierbei wird der Sdp. um 80 bis 150 K gegenüber dem bei Atmosphärendruck herabgesetzt. So siedet Nitrobenzol unter 101 kPa Druck bei 205°C, unter 16 kPa Druck bereits bei 87.8°C; s. Rotationsverdampfer.

**Destillation, Azeotrope:** Azeotropdestillation, s. Wassergehaltsbestimmung; vgl. Azeotrope Gemische.

**Destilliertes Wasser:** s. Aqua purificata.

**Detektoren:** Meßanordnungen, die z.B. bei chromatographischen Verfahren (s. Chromatographie) auf die Substanzen ansprechen, die nachgewiesen od. quantitativ bestimmt werden sollen. Dieser Nachw. kann z.B. auf Änderung der Wärmeleitfähigkeit, der Lichtabsorption, der Fluoreszenz od. elektrochemischer Eigenschaften beruhen.

**Detergentien:** **1.** Netzmittel, s. Tenside; **2.** (wund)reinigende Mittel; detergens, reinigend.

**DET MS®:** s. Dihydroergotamin.

**Detrusor (vesicae):** (lat. detrudere fortdrängen) zusammenfassende Bez. für die für die Entleerung der Harnblase verantwortliche Muskulatur.

**Deuterium:** (*gr.* δεύτερος zweiter) Schwerer Wasserstoff, D od. $^2H$, $A_r$ 2.0147; Isotop des Wasserstoffs; im Wasserstoffgas zu ca. 1:6000 enthalten.

**Deuterium**
Vergleich einiger charakteristischer Eigenschaften von $D_2O$ u. $H_2O$

| Physikalische Eigenschaft | $D_2O$ | $H_2O$ |
|---|---|---|
| Dichte bei 20°C | 1.1059 | 0.9982 |
| Temperatur des Dichtemaximums | 11.6°C | 4.00°C |
| Schmelzpunkt | 3.82°C | 0.00°C |
| Siedepunkt | 101.43°C | 100.00°C |

**Deuteriumoxid**, Schweres Wasser: $D_2O$, $^2H_2O$; in minimalen Mengen in gewöhnlichem $H_2O$, in Meer-, See-, Flußwasser. Darst.: durch Elektrolyse von alkalisiertem gewöhnl. Wasser an Nickelelektroden, wobei H u. O entweichen, während $D_2O$ zurückbleibt u. sich allmählich anreichert. $D_2O$ reagiert langsamer als $H_2O$.

**Deuteromycetes:** Fungi imperfecti, s. Pilze.

**Deuteronen:** 1fach positiv geladene Atomkerne d. Deuteriums*, sie bestehen aus 1 Proton u. 1 Neutron, Elektronen fehlen.

**Deutsche Apothekertage:** von der Bundesvereinigung Deutscher Apothekerverbände – ABDA* durchgeführte Veranstaltungen. Sie dienen dazu, die Richtlinien der Berufspolitik sowie größere wirtschaftliche u. wissenschaftliche Themen zu behandeln. Auf dem Deutschen Apothekertag wird die Lesmüller-Medaille verliehen; sie zeichnet Apotheker aus, die sich um die Pharmazie besonders verdient gemacht haben. Als Ehrungen in besonderen Fällen werden die Scheele-Plakette, die Ehrenmedaille der Deutschen Apotheker (Hans-Meyer-Medaille), die Ehrengabe des Deutschen Apothekerstandes u. die Ehrennadel der Deutschen Apotheker verliehen.

**Deutsche Arzneitaxe:** DAT, s. Arzneitaxe.

**Deutsche Bertramwurzel:** s. Anacyclus officinarum.

**Deutsche Pharmazeutische Gesellschaft:** DPhG; am 6. Nov. 1890 in Berlin gegründeter Verein zur Förderung aller wissenschaftlichen

Bestrebungen auf dem Gesamtgebiet der Pharmazie mit Sitz in Berlin. (seit 1990 wieder vereinigt mit der Pharmazeutischen Gesellschaft der DDR). Herausgeberin der „Pharmazie in unserer Zeit“ u., gemeinsam mit der ABDA*, des „Archiv der Pharmazie“. Für herausragende Leistungen verleiht sie die Carl-Mannich-Medaille, die Ferdinand-Schlemmer-Medaille, die Sertürner-Medaille sowie die Hermann-Thoms-Medaille. **Lit.:** W. Caesar, Dtsch. Apoth. Ztg. *130*, 1953 (1990).

**Deutscher Apotheker-Verein:** DAV, s. Apothekervereine.

**Deutscher Arzneimittel-Codex:** DAC; als Ergänzung zum amtlichen Arzneibuch von der ABDA* 1986 (DAC86), früher 1972 als Ersatz d. bis dahin vorgeschriebenen Ergänzungsbandes zum DAB6 (EB6) u. 1979 (DAC79), herausgegebenes Nachtragswerk. Es werden f. die praktische Pharmazie wesentl. Arzneistoffe, Arzneizubereitung, Drogen u. Hilfsstoffe in Monographien abgehandelt, die im Arzneibuch (noch) nicht beschrieben sind. Ferner werden eigene Prüfmethoden u. dafür erforderl. Reagenzien beschrieben, sowie Hilfen f. die pharmazeutische Praxis (z.B. Angaben zu Isotonisierung, Konservierung, eine Tropftabelle, eine Aufstellung über Siebgrößen) gegeben. Der DAC hat im Gegensatz zum Arzneibuch* keine Rechtsverbindlichkeit, zählt aber zu den allgemein anerkannten Regeln der pharmazeutischen Wissenschaft u. muß lt. § 5 ApBetrO als wissenschaftliches Hilfsmittel in jeder Apotheke vorhanden sein. Dem DAC angeschlossen ist das sog. NRF (Neues Rezeptur-Formularium), eine Sammlung zeitgemäßer Rezepturvorschriften, bearbeitet vom Zentrallaboratorium Deutscher Apotheker unter fachlicher Beratung durch die Arzneimittelkommission Deutscher Apotheker. Regelungen dieser Art finden sich auch in anderen Ländern, z.B. in Großbritannien (British Pharmaceutical Codex) u. in den Vereinigten Staaten (National Formulary, NF).

**Deutscher Bertram:** s. Anacyclus officinarum.

**Deutsche Rezept-Formeln:** DRF, s. Magistralformeln.

**Deutscher Ingwer:** s. Acorus calamus.

**Deutsches Apothekenmuseum:** gegründet 1937 mit Sitz zunächst in München, seit 1957 im Heidelberger Schloß.

**Deutsches Arzneibuch:** DAB, s. Arzneibuch.

**Deutsches Arzneiprüfungsinstitut:** DAI (auch DAPI); Selbsthilfeeinrichtung der Standesorganisation der Apotheker; Ende 1993 von München nach Eschborn in das Gebäude des Zentrallaboratoriums Deutscher Apotheker* (ZL) verlegt. Träger ist der 1952 gegründete „Verein Deutsches Arzneiprüfungsinstitut e.V.“ mit Sitz in Frankfurt am Main (Deutsches Apothekerhaus); Vereinsmitglieder können Angehörige der Heilberufe, v.a. Apotheker u. Ärzte, sowie deren Berufsorganisationen werden. Zu den Aufgaben des DAI zählen die wissenschaftliche Bearbeitung aller die Prüfung von Arzneimitteln betreffenden Fragen, u.a. Reihenuntersuchungen bekannter Wirkstoffgruppen, Untersuchungen von Fertigarzneimitteln im Auftrag der Arzneimittelkommission Deutscher Apotheker*, Untersuchung von suchtstoffverdächtigen Proben u. von Arzneimitteln im Rahmen des Standardzulassungsverfahrens. Ferner erstellt das DAI Gutachten u. unterstützt die Gesundheitsbehörden auf dem Gebiet der Arzneiversorgung.

**Deutsches Institut für Medizinische Dokumentation und Information:** DIMDI; zum Geschäftsbereich des BMG gehörende Behörde mit Sitz in 50939 Köln, deren Hauptaufgabe darin besteht, der fachlich interessierten Öffentlichkeit aktuelle Informationen aus dem gesamten Gebiet der Biowissenschaften (Schwepunkte Gesundheitswesen u. Medizin) zugänglich zu machen.

**Develin®:** s. Dextropropoxyphen.

**Dewargefäß:** wärmeisolierendes Gefäß nach dem Prinzip der Thermosflasche, z.B. zur Aufbewahrung von flüssiger Luft. (Erf. von J. Dewar, Schottland, 1842 bis 1923).

**Dexabene®:** s. Dexamethason.

**Dexamethason** INN: Dexamethasonum Ph.Eur.3, Fluormethylprednisolon, 9-Fluor-11β, 17,21-trihydroxy-16α-methyl-1,4-pregnandien-3, 20-dion, Decadron®, Auxiloson®, Corti-Attritin®, Dexabene®, Dexamonozon®, Fortecortin®, isopto-Dex®, Predni-F-Tablinen®, Spersadex®; CAS-Nr. 50-02-2; $C_{22}H_{29}FO_5$, $M_r$ 392.5. **Strukturformel** s. Flumetazon. Schmp. 262-264°C. Weißes bis fast weißes, geruchloses Pulver. Prakt. unlösl. in Wasser, wenig lösl. in Ethanol, schwer lösl. in Chloroform. **Anw.:** Corticosteroid. Ind.: u.a. akutes rheumatisches Fieber, primär chronische Polyarthritis (rheumatoide Arthritis), allergische Erkrankungen, Asthma bronchiale, akute Leukämien, maligne Tumoren; s.a. Hormone. HWZ 3 bis 5 h. **Übl. Dos.:** Einnahme: zu Beginn 5 mg/d, dann zurückgehend auf 1 bis 1.5 mg/d. Intramuskuläre Depotinjektion (als Isonicotinat od. Acetat) 10 mg (f. 14 d ausreichend). Intra- od. perartikuläre Injektion: 2 bis 4 mg je nach Gelenk. Augentropfen: 0.1%ig.

Gebräuchl. sind auch Dexamethasonacetat*, Dexamethason-21-(3,3-dimethylbutyrat), Dexamethason-21-phosphat, Dexamethasondihydrogenphosphat-Dinatrium*, Dexamethason-21-diethylaminoacetat, Dexamethason-21-isonicotinat.

**Dexamethasonacetat:** Dexamethasoni acetas Ph.Eur.3, Dexamethason-21-acetat; CAS-Nr. 1177-87-3 (Monohydrat: CAS-Nr. 55812-90-3); $C_{24}H_{31}FO_6$, $M_r$ 434.5. Prakt. unlösl. in Wasser, leicht lösl. in Aceton u. Ethanol, schwer lösl. in Ether. Anw. u. Handelsnamen s. Dexamethason.

**Dexamethasondihydrogenphosphat-Dinatrium:** Dexamethasoni natrii phosphas Ph.Eur.3, Dinatrium-dexamethason-21-dihydrogenphosphat; CAS-Nr. 2392-39-4; $C_{22}H_{28}FNa_2O_8P$, $M_r$ 516.4. Sehr hygr. weißes Pulver. Prakt. unlösl. in Wasser, leicht lösl. in Aceton u. Ethanol, schwer lösl. in Ether. Anw. u. Handelsnamen s. Dexamethason.

**Dexamonozon®:** s. Dexamethason.

**Dexamphetaminsulfat:** Dexamphetamini sulfas, Dexamphetaminium sulfuricum, Bis[(S)-(+)-α-methylphenethylamin]-sulfat; CAS-Nr. 51-63-8; $C_{18}H_{28}N_2O_4S$, $M_r$ 368.5. Weißes, krist. Pulver; leicht lösl. in Wasser, schwer lösl. in Ethanol, prakt. unlösl. in Ether. $[\alpha]_D^{20°C}$ +20.0 bis +24.0° (c = 4 in Wasser). **Off.:** Ph.Helv.7. **Anw.:**s. Amphetamin.

**Dexbrompheniramin** INN: D-2-[4-Bromo-α-(2-dimethylaminoethyl)-benzyl]-pyridin; CAS-Nr. 132-21-8. **Strukturformel** s. Dexchlorpheniramin. **Anw.:** Antihistaminikum; s. Brompheniramin.

**Dexchlorpheniramin** INN: (+)-N,N-Dimethyl-[3-(4-chlorphenyl)-3-(2-pyridyl)-propyl]-amin; CAS-Nr. 25523-97-1; $C_{16}H_{19}ClN_2$, $M_r$ 274.80.

**Dexchlorpheniraminmaleat:** Polaronil®; CAS-Nr. 2438-32-6; $C_{16}H_{19}ClN_2 \cdot C_4H_4O_4$. Schmp.

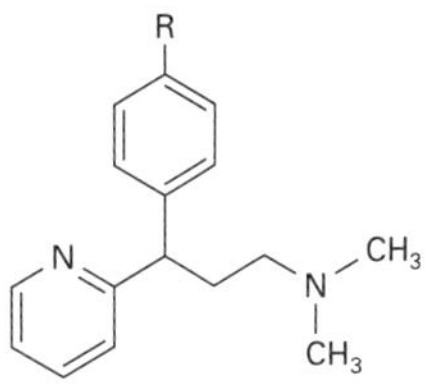

Dexchlorpheniramin

110-115°C. Lösl. in Wasser. **Anw.:** Antihistaminikum, Antiallergikum. **Nebenw.:** Beeinflußung der Reaktionsfähigkeit, Sedierung.

**Dexfenfluramin** INN: (+)-(*S*)-*N*-Ethyl-α-methyl-*m*-(trifluormethyl)phenethylamin, D-Fenfluramin, Isomeride®; CAS-Nr. 3239-44-9; $C_{12}H_{16}F_3N$, $M_r$ 231.27. $[\alpha]_D^{25°C}$+9.5°. **Wirk.:** relativ selektiver Serotoninantagonist, der das Sättigungszentrum stimuliert. **Anw.:** Appetitzügler; vgl. Fenfluramin.

**Dexibuprofen:** s. Ibuprofen.

**Dexium®:** s. Calciumdobesilat.

**Dexpant(h)enol** INN: Pantothenol(um), D-(+)-Pantothenylalkohol, D-(+)-2,4-Dihydroxy-N-(3-hydroxypropyl)-3,3-dimethylbutyramid, Bepanthen®; CAS-Nr. 81-13-0; $C_9H_{19}NO_4$, $M_r$ 205.25. $[\alpha]_D^{20°C}$ +29.5° (c = 5). $n_D^{20°C}$ 1.497. $d_{20}^{20}$ 1.2. Klare, hoch viskose, etwas hygr. Flüss. Leicht lösl. in Wasser, Ethanol, Methanol; schwer lösl. in Ether. Im Organismus Oxidation zu Pantothensäure. **Off.:** DAC86, ÖAB90. **Anw.:** Dermatikum, Wundbehandlung, Förderung der Epithelisierung, Prophylaxe von Hautentzündungen, Bronchitis; s. Vitamine. **Übl. Dos.:** oral 500 mg/d; äuß. 5%.

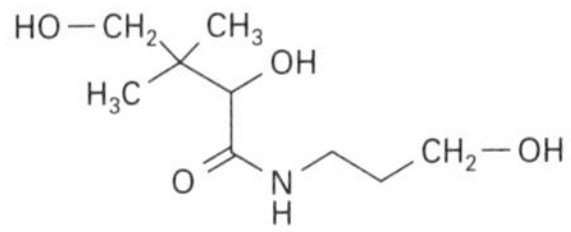
Dexpant(h)enol

**Dexpanthenol-Lösung:** Pantothenylalkohol-Lösung. Zstzg. nach NRF: 2.5 g D-(+)-Pantothenylalkohol, 0.02 g wasserfreie Citronensäure, 0.05 g Benzoesäure u. gereinigtes Wasser auf 50.0 g. Herst.: Benzoesäure wird in 45 g frisch abgekochtem u. auf ca. 60°C abgekühltem gereinigtem Wasser gelöst. D-(+)-Pantothenylalkohol u. wasserfreie Citronensäure werden in ein tariertes zweites Gefäß eingewogen u. dazu die erkaltete Benzoesäure-Lsg. filtriert. Nach dem Lösen wird mit frisch abgekochtem u. wieder erkaltetem gereinigtem Wasser auf 50.0 g ergänzt. **Anw.:** zur Heilungsförderung bei Haut- u. Schleimhautdefekten. **Übl. Dos.:** 1- bis 3mal auf die erkrankten Stellen. Bei Hals-Nasen-Rachenraum-Erkrankungen 20 Tr. in die Nase od. als Aerosol inhalieren; f. Mundspülungen zu gleichen Teilen mit Wasser mischen.

**Dexter:** (-a, -um) rechts; s.a. D.

**Dextranase:** Enzym; spaltet die α(1→6)-Bindungen von Dextran(en)*; wird aus Penicillium-Kulturen isoliert. **Anw.** med.: Antiplaquemittel*.

**Dextran(e):** hochmolekulare Polysaccharide, die von bestimmten Mikroorganismen (z.B. von Leuconostoctoc mesenteroides aus Saccharose) synthetisiert werden; bestehen aus α-glykosidisch, meist 1,6-, aber auch einigen 1,3- u. 1,4-gebundenen D-Glucose-Einheiten; $M_r$ der von Mikroorganismen stammenden D. einige Millionen. D. werden aufgrund der starken Verzweigung durch die üblichen α-Glucosidasen (z.B. Amylase) nicht angegriffen; Abbau durch Dextranase*. In Ph.Eur.3 sind off.: **Dextran 40 (60, 70) zur Herstellung von Parenteralia**, Dextranum 40 (60, 70) ad iniectabile). **Anw.:** ca. 6%ige Lösungen von Dextranen mit $M_r$ von ca. 40 000 bis 70 000 werden, isotonisiert mit Natriumchlorid, als Plasmaexpander (s. Blutersatz) verwendet; ihr kolloidosmotischer Druck entspricht dem des Blutes. D. werden über Nieren (bei $M_r$ unter 50 000 harngängig) u. Darm ausgeschieden unter teilweise langsamen enzymatischen Abbau (wegen der ungewöhnlichen 1,6-Bindung erschwert). Im Handel sind u.a.: **Dextran 60** (Macrodex®), $M_r$ ca. 60 000, HWZ über 24 h, zur Volumensauffüllung; **Dextran 40** (Rheomacrodex®), $M_r$ ca. 40 000, HWZ ca. 6 h; eingesetzt zur Verbesserung der Strömungsverhältnisse in Kapillaren zur Behandlung zerebraler u. peripherer Durchblutungsstörungen. Zur Prophylaxe anaphylaktischer Reaktionen bei Infusion von Dextranlösungen werden vor Infusion Lösungen von Dextranen mit niedererer Molmasse ($M_r$ ca. 1000, HWZ 1.9 h), z.B. Promit®, injiziert, was die vorhandenen Antikörper blockieren soll.

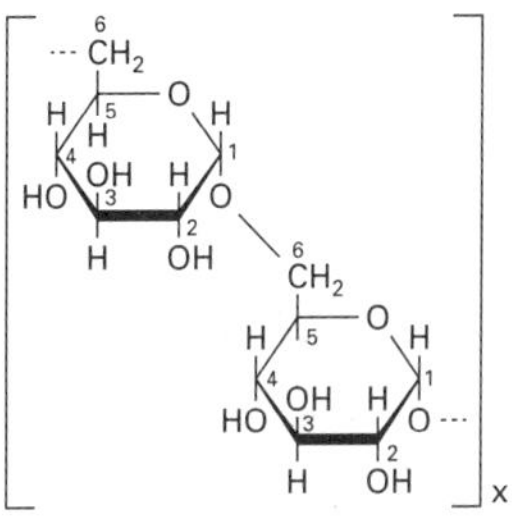
Dextran(e): Partialstruktur

**Anw.** techn.: Hilfsstoff in der pharmazeutischen Technologie. D. sind auch Ausgangsmaterial f. **Dextrangele**, die als Molekularsiebe, zur Adsorptionschromatographie u. Gelpermeationschromatographie, f. Ionenaustauscher u.a. Verw. finden. Durch Querverknüpfung entsteht ein dreidimensionales Netzwerk, das entsprechend des Grades der Vernetzung u. der dadurch bedingten Porengröße zur Aufnahme von mehr od. weniger Wasser fähig ist. Handelsname dieser D. Sephadex®.

**Dextranomer** INN: Dextran-2,3-dihydroxypropyl-2-hydroxy-1,3-propandiylether; CAS-Nr. 56087-11-7. Dreidimensional vernetztes Reaktionsprodukt aus der Umsetzung von Dextran* mit Epichlorhydrin. Unlösl. in allen Lösungsmitteln. In Wasser, salzhaltigen u. basischen Lösungen sowie schwachen Säuren stabil. **Anw.:** Wund-

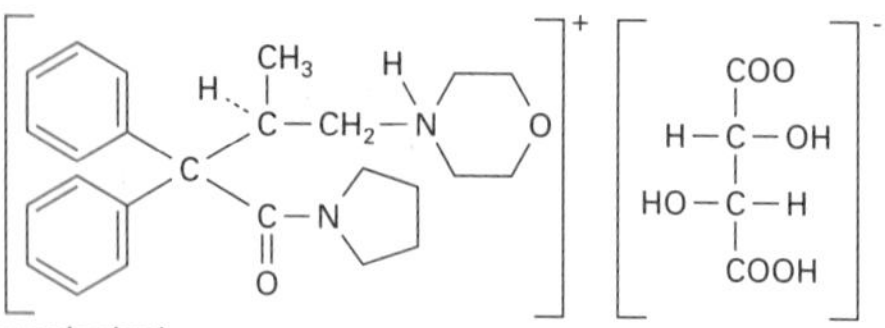

Dextromoramidhydrogentartrat

reinigung, zur Absorption von Nässe u. kleineren Molekülen aus eiternden Wunden; nicht in Augennähe.

**Dextrin:** Dextrinum; CAS-Nr. 9004-53-9; Gem. von Polysacchariden, gew. durch Teilhydrolyse aus Stärke, s. Dextrine. Weißes bis gelbl. amorphes Pulver von schwachem Geruch u. süßl. Geschmack; lösl. in Wasser v. 20°C, leicht lösl. in sied. Wasser, prakt. unlösl. in Ethanol, Ether, Chloroform; opt. rechtsdrehend. **Off.:** DAB10, ÖAB90. **Anw.:** zur Säuglingsernährung, als Diätetikum; zum Einstellen von Trockenextrakten; s. Dextrine.

**Dextrine:** Polysaccharide, die bei der sauren Hydrolyse (Säuredextrin), beim therm. (Röstdextrin) od. enzymat. Abbau der Stärke entstehen (von dexter, rechts: rechtsdrehende Polysaccharide). Sie sind wie die Stärke aus einer wechselnden Anzahl von Glucose-Molekülen aufgebaut. Zur Herst. der D. eignen sich alle Stärkearten, bevorzugt wird jedoch von Kartoffel-, Mais-, od. Tapiokastärke (s. Manihot esculenta) ausgegangen (s. Amylum Solani, Amylum Maidis, Amylum Manihot). Man unterscheidet α-, β-, γ-, τ-, σ-Dextrin u.a. Mit abnehmender Molekülmasse verändert sich die Iodreaktion: Amylodextrine blau, Erythrodextrine rot, die niedermolekularen Achroodextrine geben keine Iodfärbung mehr. Das übliche Handelsdextrin besteht meist aus Achroodextrin, Erythrodextrin u. Stärkezucker. Darst.: 1. durch Rösten von Stärke bei 160 bis 220°C; 2. durch Einw. von Säuren auf Stärke; 3. durch Einw. von Diastase auf Stärke. Darst. im Labor: 1 kg Stärke wird mit 2 bis 4 g konz. Salzsäure vermischt u. nach einiger Einw. auf 150°C erhitzt (in offenen Schalen). **Anw.:** In der Pharmazie wird bevorzugt Säuredextrin (s. Dextrin) u. techn. (als Klebstoff, zu Appreturen usw.) Röstdextrin eingesetzt.

**Dextrocamphora:** s. Campher.

**Dextrolichenin:** s. Lichenin.

**Dextromethorphan** INNv: (+)-3-Methoxy-N-methylmorphinan; CAS-Nr. 125-71-3. **Anw.:** Antitussivum.

**Dextromethorphanhydrobromid:** Dextromethorphani hydrobromidum Ph.Eur.3, Dextromethorphanum hydrobromicum, Romilar®; CAS-Nr. 6700-34-1; $C_{18}H_{26}BrNO \cdot H_2O$, $M_r$ 370.3. Schmp. ca. 125°C (Zers.). $[\alpha]_D^{20°C}$ +28 bis +30° (c = 2 in Salzsäure 0.1 mol/L). Weißes, krist. Pulver; wenig lösl. in Wasser, leicht lösl. in Chloroform (Trübung durch Abscheidung von Wassertröpfchen möglich) u. Ethanol, prakt. unlösl. in Ether. 'MD 0.05 g. MTD 0.15 g.

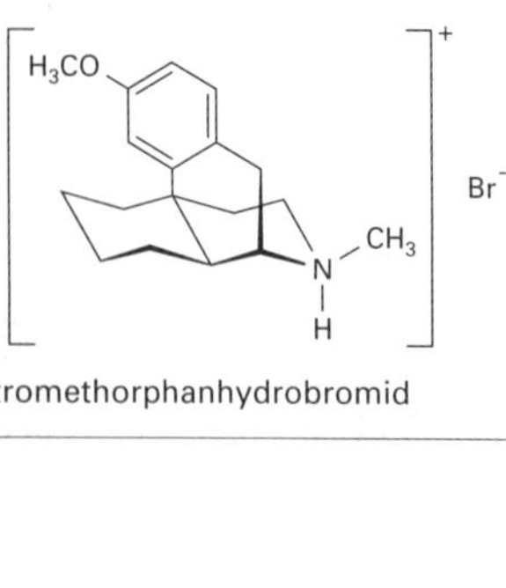

Dextromethorphanhydrobromid

**Dextromoramid** INN: D-2,2-Diphenyl-3-methyl-4-morpholino-butyryl-pyrrolidin; $C_{25}H_{32}N_2O_2$, $M_r$ 393.55. Schmp. 180-184°C. $[\alpha]_D^{20°C}$ +25.5° (c = 5 in Benzol). Weißes Pulver, lösl. in Benzol u. anderen organischen Lsgsm., prakt. unlösl. in Wasser. **Anw.:** stark wirkendes Analgetikum (stärker wirkend als Morphin). **Dos.:** oral 5 bis 2 mg.

**Dextromoramidhydrogentartrat:** Dextromoramidi tartras Ph.Eur.3, Dextromoramidum bitartaricum, Jetrium®; CAS-Nr. 2922-44-3; $C_{29}H_{38}N_2O_8$, $M_r$ 542.6. Schmp. bei ca. 190°C unter leichter Zers.; auch amorph. $[\alpha]_D^{20°C}$ +21 bis +23° (c = 5 in Salzsäure 0.1 mol/L). Weißes, amorphes od. krist. Pulver; lösl. in Wasser, wenig lösl. in Ethanol.

**Dextronsäure:** s. Gluconsäure.

**Dextropropoxyphen** INN: (1S,2R)-1-Benzyl-3-dimethylamino-2-methyl-1-phenylpropyl-propionat; CAS-Nr. 469-62-5; $C_{22}H_{29}NO_2$, $M_r$ 339.48.

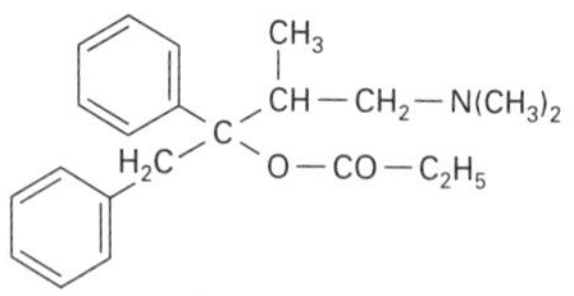

Dextropropoxyphen

Schmp. 75-76°C aus Petrolether. $[\alpha]_D^{25°C}$ +67.3° (c = 0.6 in Chloroform). **Anw.:** starkes Analgetikum, Spasmolytikum. HWZ 3 bis 5 h. **Übl. Dos.:** Oral: 2- bis 3mal 0.05 g/d; Oral retard: 2mal 0.15 g/d. Parenteral: i.m. 0.075 g. Rektal: 0.15 g.

**Dextropropoxyphenhydrochlorid:** Dextropropoxypheni hydrochloridum Ph.Eur.3, Develin®; CAS-Nr. 1639-60-7; $C_{22}H_{30}ClNO_2$, $M_r$ 375.9. Schmp. 164-169°C. Weißes, krist., hygr. Pulver; sehr leicht lösl. in Wasser, leicht lösl. in Ethanol. Hingewiesen sei auch auf Dextropropoxyphennapadisilat-Monohydrat; Proxifezon.

**Dextrose:** s. Glucose.

**Dextrosi-electrolyti mixtura:** s. Mixtura dextrosi electrolyti.

**Dextrosulfenidol:** s. Thiamphenicol.

**Dextrosum anhydricum:** s. Glucose.

**Dextrosum monohydricum:** s. Glucose.

**Dextrothyroxin-Natrium** INN: Dextrothyroxinum natricum INN, Natrium-D-Thyroxin, Natrium-D-3,3',5,5'-tetraiodthyronin, Eulipos®;

CAS-Nr. 137-53-1; $C_{15}H_{10}I_4NNaO_4$, $M_r$ 798.86. Lösl. in Wasser 1:700, in Ethanol 1:300, in Lösungen von Alkalihydroxiden, in heißen Alkalicarbonatlösungen; unlösl. in Aceton, Chloroform u. Ether. pH 8.9 (gesättigte Lsg.). **Anw.:** Antihyperlipidämikum (s.a. Lipidsenker). Fördert Bildung von Gallensäuren aus Cholesterol. HWZ 72 bis 96 h. **Übl. Dos.:** Oral: 1 bis 8 mg/d. **Nebenw.:** Herzrhythmusstörungen, Aufgewühltheit. Wechselw.: Antikoagulantien (Effektsteigerung). Kontraind.: Leber-, Nierenfunktionsstörungen, Hyperthyreose, Herzinfarkt, Herzarrhythmien. Vgl. Levothyroxin-Natrium.

**Dezimalpotenz:** s. Homöopathie.

**Dezimalwaage:** Brückenwaage; dient zum Abwägen besonders schwerer Lasten. Sie beruht auf dem Prinzip des ungleicharmigen Hebels.

**DFP:** Di-isopropylfluorphosphat, s. Fluostigmin.

**dH:** Deutsche Härte(grade); Begriff bei der Wasseruntersuchung, s. Aqua.

**DHA:** s. Dihydroxyaceton.

**DHE:** Abk. f. Dihydroergotamin*.

**Dhurrin:** s. Cyanglykoside.

**di:** wie tri-, tetra-,... Präfix in der org. chem. Nomenklatur. Kommen identische Substituenten 2-, 3-, 4mal vor, werden obige Silben dem Substituentennamen vorangestellt; s.a. bi-..., bis-... .

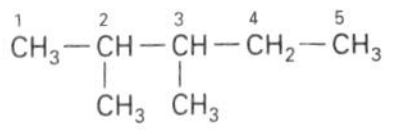


di:
2,3-Dimethylpentan als Beispiel

**dia-basan®:** s. Glibenclamid.

**Diabetes:** (*gr.* διά durch, βαίνω gehen) Harnruhr.

**Diabetes insipidus:** Wasserharnruhr; Polyurie mit Ausscheidung eines hypotonen Urins wegen Adiuretinmangels *(Diabetes insipidus centralis)* od. als Folge einer fehlenden Ansprechbarkeit der Epithelzellen des distalen Tubulus u. des Sammelrohres der Niere auf Adiuretin *(Diabetes insipidus renalis)*. Bei Wasseraufnahme, die nicht der Steigerung des Harnvolumens angeglichen ist, rapide Entwicklung lebensbedrohlicher hypertoner Dehydratation. Ther. mit Adiuretin (ADH) nur bei Diabetes insipidus centralis.

**Diabetes mellitus:** Zuckerharnruhr, Zuckerkrankheit. Absoluter od. relativer Mangel an Insulin*. ***Typ I:*** Absoluter (juveniler) Insulinmangeldiabetes durch Ausschaltung od. Zerstörung der β-Zellen der Langerhansschen Inseln der Bauchspeicheldrüse. Ursachen: Pankreatektomie, chronische Pankreatitis, β-zytotrope Viren. ***Typ IIa:*** „Normalgewichtiger Altersdiabetes"; defekte Kopplung zwischen Glucosestimulation u. Insulinsekretion bei ausreichender Insulinproduktion. ***Typ IIb:*** Altersdiabetes bei übergewichtigen Patienten durch Reduktion der Insulinrezeptoren an den Erfolgsorganen. Andere Formen entstehen durch vermehrten Insulinabbau, Bildung von Insulinantikörpern od. Überproduktion von Insulinantagonisten (Glucagon, Somatotropes Hormon, Glucocorticoide). Insulinmangel: primäre Stoffwechselstörungen sind Glucosurie, Hyperglykämie (Blutglucosewerte über 170 bis 180 mg/100 mL); äußere Kennzeichen: vermehrte Acetonausscheidung (renal u. pulmonal!), starke renale Glucoseausscheidung, starkes Durstgefühl. Die vermehrte Ketonbildung überfordert die Alkalireserve u. führt über eine metabolische Azidose zum Coma diabeticum. Sekundäre Stoffwechselstörungen: Hyperlipoproteinämie* (begünstigt Arteriosklerose, Myocardinfarkt, Nephrosklerose), diabetischer Katarakt u. Neuropathie. **Ther.:** s. Antidiabetika.

**Diabetogen:** Diabetes mellitus auslösend od. durch Diabetes bedingt. **Diabetogene Stoffe** sind z.B. Glucagon, Adrenalin, Glucocorticoide, ACTH, STH, TSH.

**Diacetyl:** s. Diketone.

**Diacetylaminoazotoluol:** Diacetazotol, 4-Diacetylamino-2',3-dimethylazobenzol, Pellidol®; $C_{18}H_{19}N_3O_2$, $M_r$ 309.4. Schmp. 73-76°C. Gelbrotes

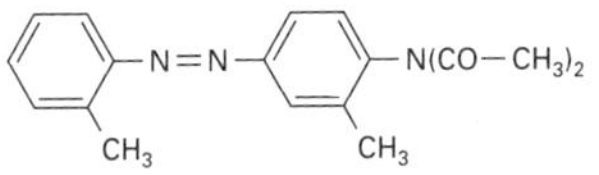


Diacetylaminoazotoluol

Pulver von schwach säuerl. Geruch. Leicht lösl. in Ether, Chloroform, lösl. in Ethanol 90% u. in fetten Ölen, wenig lösl. in Vaselin, prakt. unlösl. in Wasser u. Glycerol. **Off.:** ÖAB81. **Anw.:** zur Epithelisierung größerer Wundflächen, bei Ulcus cruris, Decubitus, Ekzemen, Verbrennungen meist in 2%igen Salben od. in Öl-Lsg.

**Diacetyldioxim:** Dimethylglyoxim*.

**Diacetylmorphinhydrochlorid:** Heroin; grundsätzlich gleiche Wirkungsqualitäten wie Morphin*, jedoch ca. 6mal wirksamer. Suchtgefahr ebenfalls viel größer; med. Verw. daher ausgeschlossen.

**Diacetyltannin-Protein-Silber:** s. Silbereiweiß-Acetyltannat.

**Diacetyltannin-Protein-Silber-Augentropfen:** Silberweiß-Acetyltannat-Augentropfen, s. Augentropfen.

**Diacetyltannin-Protein-Silber-Nasentropfen:** s. Rhinoguttae.

**Diachylon:** (*gr.* διαχέω auflösen, flüssig machen) ursprüngl. „mit Pflanzensaft bereitet"; jetzt: bleihaltiges Pflaster (Emplastrum diachylon) od. Salbe (Ungt. diachylon, s. Unguentum Plumbi oxydati). **Diachylonpflaster:** Emplastrum Plumbi, Emplastrum Lithargyri. **D., Gelbes:** Emplastrum Lithargyri compositum DAB6.

**Diacytisch:** diazytisch, s. Spaltöffnungen.

**Diät:** Krankenkost; die dem einzelnen Kranken aus ärztlichen Gründen vorgeschriebene Ernährung, die eine Ther. unterstützen soll; z.B.: Diabetikerdiät, kochsalzarme, fettarme, purinarme Diät.

**Diätetikum(a):** Diätmittel; diätetisches Lebensmittel; enthalten sind z.B. Eiweiße, Aminosäuren, Vitamine, Elektrolyte, Spurenelemente, Kohlenhydrate, Zuckeraustauschstoffe (s. Süßstoffe), Diätsalz*; s. Diätverordnung.

**Diäth-, Diaeth-:** s. Dieth-.

**Diätsalz:** Kochsalzersatz, NaCl-frei; s. Natriumchlorid.

**Diätverordnung:** DiätV; Verordnung über diätetische Lebensmittel, Neufassung vom 25.8.1988. Sie enthält Vorschriften f. Lebensmittel, die besonderen Ernährungserfordernissen dienen, wie sie bei Krankheit, Mangelerscheinung, Funktionsanomalie, Überempfindlichkeit gegen einzelne Lebensmittel od. deren Bestandteile sowie während der Schwangerschaft u.

Stillzeit als auch beim Säugling u. Kleinkind auftreten; vgl. Diätetikum(a).

**Diagnose, Diagnosis:** Erkennung u. Benennung einer Krankheit; Differentialdiagnose (DD): Unterscheidung u. Abgrenzung ähnlicher Krankheitsbilder.

**Diagnostik:** alle Maßnahmen, die zur Erkennung einer Krankheit durchgeführt werden.

**Diagnostikum(a):** Diagnosemittel; Stoffe, die zur Untersuchung des Zustandes u. der Funktion des Organismus verwendet werden. Sie dienen der Krankheitsverlaufskontrolle, der Therapiekontrolle u. Therapiesteuerung. D. werden entweder außerhalb des Organismus angewendet od. müssen d. Patienten oral od. parenteral appliziert werden. D. können chemischer, biochemischer od. immunologischer Natur sein. Chemische D. dienen häufig zur Bildung von Farbstoffen mit den zu identifizierenden Stoffen, die dann photometrisch gemessen werden während biochemische D. auf enzymatischen Reaktionen beruhen. Zu den immunologischen D. gehören z.B. radioaktiv markierte Immunogene*, die an best. Antikörper gebunden werden (s. Radioimmunoassay). Die mit D. durchgeführten Bestimmungsmethoden sollten bei hoher Spezifität, Genauigkeit u. Nachweisempfindlichkeit schnell durchführbar u. wenn möglich automatisierbar sein. **Einteilung: 1.** Stoffwechseldiagnostika; dienen zur Bestimmung von körpereigenen Stoffen u. Stoffwechselprodukten; z.B. Enzymdiagnostika, Gerinnungsdiagnostika, Immundiagnostika; sie werden häufig außerhalb d. Organismus angewendet. **2.** Funktionsdiagnostika: zur Funktionsprüfung von Organen; sind v.a. Stoffe die von den entsprechenden Organen in bekannter Weise umgesetzt werden, z.B. ACTH zur Nebennieren-Funktionsprüfung. **3.** Organdiagnostika: dazu zählen Röntgenkontrastmittel*, Radiopharmaka(-diagnostika) u. Magnetopharmaka* zur Organdarstellung. Mit den mit D. zur Stoffwechsel- u. Funktionsprüfung durchgeführten Analysen beschäftigt sich die Klinische Chemie*.

**h,x-Diagramm:** s. Mollier-*h,x*-Diagramm.

**Diakolation:** Perkolationsverfahren nach Breddin. Extrahiert wird unter Druck.

**Dialkylether:** s. Ether.

**Dialursäure:** s. Murexid.

**Dialysata:** Dialysate; Fluidextrakt aus frischen Pfl., durch Dialyse gew. (Apotheker Golaz, Vevey).

**Dialysator:** s. Osmose.

**Dialyse:** s. Osmose.

**Dialysebehandlung:** Behandlungsmethode zur Elimination von harnpflichtigen Substanzen, anderen Stoffwechsel(end)produkten u. Wasser aus dem Organismus unter Anw. bestimmter Blutreinigungsverfahren*. **Anw.:** bei akutem Nierenversagen, Entgiftung bei Intoxikation mit dialysierbaren Substanzen; bei Niereninsuffizienz als Überbrückung bis zu einer Nierentransplantation od. als chron., lebenslange Organersatztherapie; übliches Therapieintervall bei Dauer-Dialyse 3mal pro Woche, bei akutem Nierenversagen u. Entgiftung alle 12-24 h; Durchsatz von ca. 50·L Blut während einer D. von 3-4 h Dauer.

**Diamagnetisch:** s. Magnetochemie.

**Diamantgrün:** s. Malachitgrün.

**Diamicron®:** s. Gliclazid.

**Diamid:** s. Hydrazin.

**Diamine:** org. Verbdg. (aliphat. u. aromat.) mit 2 Aminogruppen ($NH_2$), z.B. Cadaverin* (Pentamethylen-diamin), Putrescin* (Tetramethylendiamin), Hexamethylen-diamin*.

**2,4-Diaminoazobenzol:** s. Chrysoidin.

**α-,γ-Diaminobuttersäure:** s. Lathyrus sativus.

**Diaminocapronsäure:** s. Lysin.

**Diaminosäuren:** basische Aminosäuren* mit 2 $NH_2$-Gruppen.

**Diamminplatin:** s. Carboplatin.

**Diammoniumphosphat:** s. Ammoniumphosphat, sekundär.

**Diamox®:** s. Acetazolamid.

**Dianthron:** s. Dantron.

**Diapedesis:** Diapedese, Durchtritt von Blutkörperchen durch die Gefäßwand.

**Diaphensulfon:** s. Dapson.

**Diaphorese:** Schweißsekretion.

**Diaphoretikum(a):** (*syn.* Sudoriferum, Sudorifikum, Hidrotikum) schweißtreibende(s) Mittel; z.B. Pilocarpin*, Physostigmin* u. andere Parasympathomimetika; Schweißtreibender Tee, s. Species diaphoretica.

**Diaphragma:** Scheidewand: **1.** *med.* Zwerchfell; Scheidendiaphragma (s. Antikonzeptionelle Mittel). **2.** *phys.* Blende. **3.** Bei der Elektrolyse die poröse Wand, die den Anoden- vom Kathodenraum trennt. **4.** Bei der Osmose* u. Dialyse Bez. f. die teildurchlässige Membran, die die verschiedenen Flüss. trennt.

**Diarrhö:** Diarrhoea, Durchfall; häufige Entleerung eines dünnflüssigen Stuhls (mehr als 200 mL Stuhlwasser tgl.). Als Ursachen gelten Störungen der Darmmotilität, des Ionentransport-Mechanismus u. der Permeabilität der Mucosa, sowie osmotische u. sekretorische Defekte. Grob unterscheidet man akute D. mit meist infektiösen Ursachen (z.B. Reisediarrhö) u. chronische D. die auf eine funktionelle Störung des Darmes zurückzuführen od. organisch bedingt sind, z.B. b. chron. Entzündungen, Malabsorption*, endokrin-metabolischen Störungen (z.B. chologene D. durch Gallensäuren) od. durch Arzneimittel (Laxantien, Antazida wie Magnesiumsulfat, Ganglienblocker, Rauvolfia-Alkaloide u.a.). Schwere u. langdauernde D. können wegen starken Wasser- u. Elektrolytverlusten zum Kreislaufkollaps führen. Ein wesentlicher Bestandteil der Ther. ist daher die Substitution von Elektrolyten u. Wasser (oral, parenteral), sowie die Gabe von Antidiarrhöika*.

**Diastase: 1.** i.e.S. diastat. Enzym, Maltinum, Amylase, Enzym aus Gerstenmalz, das Stärke in Maltose überführt (1 T. verzuckert b. 40°C 100 T. Stärke), gelblichweißes Pulver, trübe lösl. in Wasser. **Anw.** med.: bei Dyspepsien. **2.** Alternative Bez. f. Amylasen*.

**Diastaseeinheit:** ungefähres Maß f. die Aktivität der Diastase; nach Schade die Enzymmenge, die 10 mg Stärke bei 40°C bis zu einem willkürlich festgesetztem Endpunkt (50% Lichtdurchlässigkeit) abbaut.

**Diastasezahl nach Schade:** Schade-Zahl; gibt an, wieviel Gramm Stärke von in 100 g Honig enthaltenen Diastase abgebaut werden.

**Diastereoisomere:** Diastereomere; Stereoisomere*, die sich nicht wie Enantiomere* wie Bild zu Spiegelbild verhalten; haben unterschiedliche physikalische Eigenschaften (z.B. Dichte).

**Diastereoselektivität:** s. Stereoselektivität.

**Diastole:** (*gr.* διαστολή Ausdehnung) Rhythmische Erweiterung des Herzens, die der Systole, der Kontraktion des Herzens, folgende Erschlaffung des Herzens.

**Diathermie:** *syn.* Thermopenetration, Wärmedurchdringung. Anw. von hochfrequenten Wechselströmen, um Gewebe u. Körperinneres zu durchwärmen (z.B. zur Schmerzstillung od. zur Resorption, krampflösend).

**Diathese:** Anlage zu bestimmten Krankheiten. **Exsudative D.:** b. Kindern angeb. Veranlagung zu lymphat. Wucherungen, Skrofulose, Katarrhen usw.

**Diatomeen:** Diatomeae, Kieselalgen*. **Diatomeenerde:** s. Kieselgur u. Siliciumdioxid.

**Diatrizoate:** s. Amidotrizoesäure.

**Diazemuts®:** s. Diazepam.

**Diazepam** INN: Diazepamum Ph.Eur.3, 7-Chlor-2,3-dihydro-1-methyl-5-phenyl-1H-1,4-benzodiazepin-2-on, Valium®, Diazemuts®, Neurolytril®, Tranquase®, Tranquo-Tablinen®, Valiquid®; CAS-Nr. 439-14-5; $C_{16}H_{13}ClN_2O$, $M_r$ 284.74. Schmp. 130-132°C. Weißes od. gelbes, geruchloses, krist. Pulver mit bitterem Nachgeschmack. Sehr schwer lösl. in Wasser, lösl. 1:25 in Ethanol, 1:2 in Chloroform, 1:30 in Ether. **Anw.:** Tranquilizer, Muskelrelaxans. **Nebenw.:** wie bei anderen Benzodiazepinen* mild, wenig häufig, betreffen meist ältere Personen; beobachtet werden dann z.B. Ataxie, Schwindel, Benommenheit, manchmal Kopfschmerzen, Hypotension, Übelkeit, Obstipation, Sehstörungen, Urticaria; ev. Auftreten von paradoxen Reaktionen (Exzitation, Dysphorie); nach chron. Anw. kann sich eine psychische u. physische Abhängigkeit entwickeln; das Abhängigkeitspotential ist allerdings gering. Auch die Metaboliten Desmethyldiazepam (Nordazepam*) u. Oxazepam* sind Tranquilizer. HWZ 24 bis 48 h bzw. 50 bis 80 h (Metaboliten). **Übl. Dos.:** Oral: 2- bis 3mal 2 mg/d bis 5-15 mg/d. Parenteral: i.m. 10 mg. Rektal: 10 mg; Kinder bis 1 Jahr: 4mal 50 µg/kg KG/d; Kinder 1 bis 5 Jahre: 2 mg/d; Kinder 6 bis 12 Jahre: 4 mg/d.

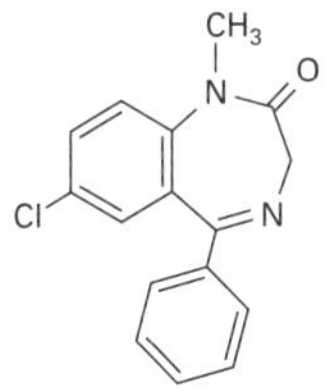


Diazepam

**Diazepam-Suppositorien:** s. Suppositoria diazepami.

**Diazet .....:** s.a. Diacet ..... .

**Diazine:** 6gliedrige heterocyclische Verbindungen mit 2 N-Atomen im Ring (Pyrimidin, Pyridazin, Pyrazin).

**Diazinon:** Dimpylat, *O,O*-Diethy-*O*-(2-isopropyl-6-methylpyrimidin-4-yl)thiophosphat; CAS-Nr. 333-41-5; $C_{12}H_{21}N_2O_3PS$, $M_r$ 304.3. Cholinesteraseinhibitor. **Anw.** techn.: Insektizid, Akarizid; s. Schädlingsbekämpfungsmittel (Tab.).

**Diazoniumsalze:** Salpetrigsäurederivate aromatischer Amine; es sind sehr reaktionsfähige Verbindungen, die als Zwischenstufen bei der Synthese einer großen Zahl aromatischer Verbindungen eingesetzt werden. Darst.: kalte Lsg. eines aromatischen Amins in wäßriger Säure mit Natriumnitrit. Allgemeine Strukturformel:

$[Ar\text{–}N{\equiv}N]^+X^-$

Ar = Phenyl ($C_6H_5$, Homologe u. Derivate), $X^-$ = Anion

Die D. sind meist leicht lösl. in Wasser, sehr schwer lösl. in Ethanol u. Ether. Sie sind wichtige Ausgangsstoffe f. Azofarbstoffe.

**Diazoverbindungen:** s.a. Azoverbindungen.

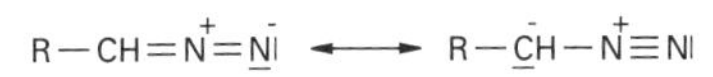


Diazoverbindungen: Allgemeine Formel

**Diazoxid** INN: Diazoxidum Ph.Eur.3, 7-Chlor-3-methyl-2H-1,2,4-benzothiadiazixin-1,1-dioxid, Proglicem®; CAS-Nr. 364-98-7; $C_8H_7ClN_2O_2S$, $M_r$ 230.67. Schmp. 330-331°C aus verdünntem Ethanol. Lösl. in Ethanol, basischen Lösungen; unlösl. in Wasser. **Anw.:** Antihypertonikum* der 2. Wahl, nur bei Krisenzuständen; genauer Mechanismus der Gefäßerweiterung nicht bekannt; Antihypoglykämikum Blutzuckersteigerung durch Hemmung der Insulinfreisetzung; **Nebenw.:** sympathomimetische Gegenregulation, daher Herzfrequenz u. Schlagvolumen erhöht; bei Langzeitanwendung Lupus-erythematodes-Gefahr. HWZ 28 h. **Übl. Dos.:** Oral: Initialdos.: 5 mg/kg KG/d, dann individuell einstellen; Kinder: 15-20 mg/kg KG/d in 2-3 Einzeldosen geteilt. Parenteral: hypertensive Krise: i.v. 0.3 g.

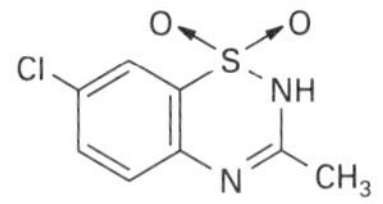


Diazoxid

**Diazytisch:** s. Spaltöffnungen.

**Dibekacin** INN: Didesoxykanamycin B, O-[3-Amino-3-desoxy-α-D-glucopyranosyl-(1→4)]-O-[2,6-diamino-2,3,4,6-tetradesoxy-α-D-erythro-hexopyranosyl-(1→6)]-2-desoxy-L-streptamin; CAS-Nr. 34493-98-6; $C_{18}H_{37}N_5O_8$, $M_r$ 451.54. $[\alpha]_D^{20°C}$ +132° (c = 0.65). **Anw.:** Aminoglykosidantibiotikum zur Ther. schwerer Infektionen mit gramnegativen Problemkeimen. *Nicht mehr im Handel.*

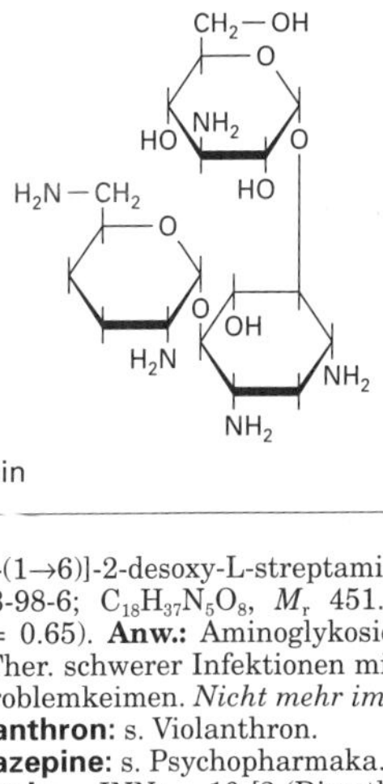


Dibekacin

**Dibenzanthron:** s. Violanthron.

**Dibenzazepine:** s. Psychopharmaka.

**Dibenzepin** INN: 10-[2-(Dimethylamino)-ethyl]-10.11-dihydro-5-methyl-5H-dibenzo[b,e]

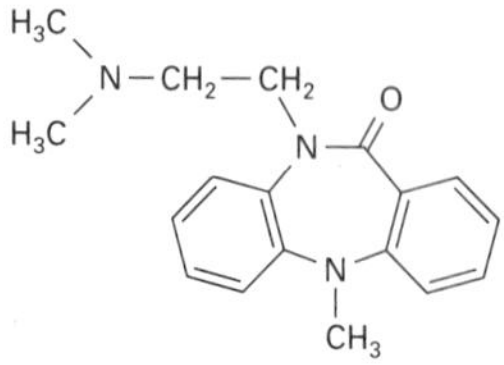


Dibenzepin

[1,4]diazepin-11-on, 5-Methyl-10β-dimethylaminoethyl-10.11-dihydro-11-oxo-5H-dibenzo[b, e][1,4]-diazepin, Noveril®; CAS-Nr. 4498-32-2; $C_{18}H_{21}N_3O$, $M_r$ 295.37. Schmp. 116-117°C. Sdp. 185°C (1.33 Pa). **Anw.:** tricyclisches Antidepressivum vom Imipramin-Typ; s.a. Psychopharmaka (Antidepressiva). **Übl. Dos.:** Oral: Initialdos.: 4- bis 6mal 0.04 g/d, steigerbar bis 0.48-0.72 g/d, Erhaltungsdos.: 0.24-0.36 g/d, ausschleichende Dosierung. Oral retard: Initialdos.: 1mal 0.48 g/d morgens, nach 2-3 Monaten 1mal 0.24 g/d morgens. Parenteral: i.m. 2- bis 3mal 0.04 g/d bis 0.12 g/d, Infusion: i.v. 0.36 g in 3-4 h. **Dibenzepinhydrochlorid:** CAS-Nr. 315-80-0; $C_{18}H_{22}ClN_3O$, $M_r$ 331.8. Schmp. 238°C. $pK_s$ 8.25. Lösl. in Wasser, Ethanol, Chloroform.

**Dibenzopyrrol:** s. Carbazol.

**Dibenzoylperoxid:** s. Benzoylperoxid.

**Dibenzthion:** s. Sulbentin.

**Dibenzyran®:** s. Phenoxybenzamin.

**Diblocin®:** s. Doxazosin.

**5,7-Dibrom-8-hydroxychinolin:** s. Broxyquinolin.

**Dibromethan:** s. Ethylenbromid.

**Dibrom-o-kresolsulfophthalein:** s. Bromkresolpurpur.

**Dibromsalicil:** 5,5-Dibromsalicyl, Bis(5-bromo-2-hydroxyphenyl)ethandion, DBS; $C_{14}H_8Br_2O_4$. Schmp. 212-213°C. Gelbes, krist. Pulver, ohne Geruch u. Geschmack. Lösl. in Ethanol, Ether, Aceton, wenig lösl. in Wasser. **Anw.** med.: äuß. als Antiseptikum bei Staphylokokkeninfektionen u. als Antimykotikum in Salben od. alkohol. Lösungen. DBS ist noch in Verdünnung $1:10^6$ wirksam.

**Dibromsalicylamid:** 3,5-Dibromsalicylamid; CAS-Nr. 17892-25-0; $C_7H_5Br_2NO_2$, $M_r$ 294.9. Schmp. 167-170°C; polymorph. Weißes, krist. Pulver; prakt. unlösl. in Wasser, leicht lösl. in verd. Alkalihydroxid-Lösungen, lösl. in Ethanol, Aceton, Ether. **Off.:** DAC86. **Anw.:**Antiseptikum, Antimykotikum. **Übl. Dos.:** 0.5% in Pinselungen, 10% in Pudern.

**Dibudinas, Dibudinat:** chem. Kurzbez. f. 2,6-Di-tert-butyl-1,5-naphthalindisulfonat.

**Dibunat:** chem. Kurzbez. f. 2,6-Di-tert-butyl-1-naphthalinsulfonat.

**Dibutylphthalat:** Phthalsäuredibutylester Ph.Eur.3; $C_{16}H_{22}O_4$, $M_r$ 278.3. $d_{20}^{20}$ 1.043 bis 1.048. $n_D^{20°C}$ 1.490 bis 1.495. Klare, farblose bis schwach gefärbte, ölige Flüss.; sehr schwer lösl. in Wasser, mischbar mit Aceton, Ethanol u. Ether. **Anw.:** Repellent; Reagenz Ph.Eur.3.

**Dicalciumphosphat:** s. Calciumhydrogenphosphat.

**Dicarbonsäuren:** s. Carbonsäuren (Tab.).

**Dicetel®:** s. Pinaveriumbromid.

**Dichasium:** *bot.* s. Blütenstand.

**Dichlorbenzol:** s. Paradichlorbenzol.

**2,6-Dichlorchinonchlorimid:** 2,6-Dichlor-1,4-chinon-4-chlorimid, N,2,6-Trichlor-1,4-benzochinonimin; $C_6H_2Cl_3NO$, $M_r$ 210.4. Schmp. 64-68°C. Blaßgelbes od. grünlichgelbes, krist. Pulver. Prakt. unlösl. in Wasser, lösl. in Ethanol u. verdünnten Alkalihydroxid-Lösungen. **Anw.:** zum Nachw. von Phenol, als Reagenz auf Vitamin $B_6$; Reag. Ph.Eur.3 (z.B. als Sprühreagenz bei der DC-Prüfung von Antioxidantien in fetten Ölen).

**Dichloressigsäure:** $C_2H_2Cl_2O_2$, $M_r$ 128.9. Sdp. ca. 193°C. $n_D^{20°C}$ ca. 1.466. $d_4^{20}$ ca. 1.563. Farblose Flüss. Mischbar mit Wasser, Ethanol u. Ether. **Anw.:** Reagenz Ph.Eur.3.

**Dichlordiethylsulfid:** Senfgas, Gelbkreuz, Lost; $(CH_2Cl\text{–}CH_2)_2S$. Schmp. 14.4°C. Sdp. 217°C. D. 1.28. **Strukturformel** s. Stickstofflost. Senfölartig riechende Flüss. Wenig lösl. in Wasser, lösl. in Ethanol, Ether, Fetten, Ölen. Wurde als Kampfstoff verwendet (Yperit, Gelbkreuz; schwer heilende Wunden: Augen, Haut u. Bronchien); durchdringt Kleider, Leder usw. Nachw.: mit Natriumpentacyano-amminferrat getränktes Filtrierpapier gibt mit Spuren von D. blaugrüne Färbung.

**Dichlor-diphenyl-trichlorethan:** DDT, s. Clofenotan.

**1,1-Dichlorethan:** s. Ethylidenchlorid.

**1,2-Dichlorethan:** s. Ethylenchlorid.

**Dichlormethan:** s. Methylenchlorid.

**Dichlorophen** INN: Di-(5-chlor-2-hydroxyphenyl)-methan, 4,4'-Dichlor-2,2'-methylendiphenol, 2,2'-Dihydroxy-5,5'-dichlordiphenyl-methan,

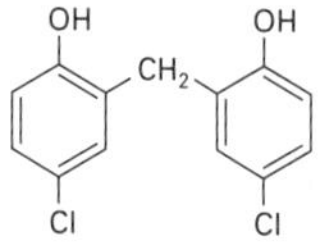


Dichlorophen

Ovis®; CAS-Nr. 97-23-4; $C_{13}H_{10}Cl_2O_2$, $M_r$ 269.12. Schmp. 177-178°C aus Toluol. Prakt. unlösl. in Wasser; wenig lösl. in Toluol; lösl. 1g/1g in Ethanol 95%, 1g in weniger als 1g Ether, in Methanol, Isopropylether, Petrolether; lösl. unter Zers. in Alkalien. **Off.:** ÖAB90. **Anw.:** Antiseptikum, Antimykotikum, Anthelmintikum. **Übl. Dos.:** Topikal: Seife 3.0%, Salbe 2.0%, Puder 5%. Oral: Anthelmintikum: Erwachsene: 6 g in geteilten Dosen an 2 od. 3 aufeinanderfolgenden Tagen od. 3mal 2 – 3 g in 24 h; Kinder: 2-4 g an 2 od. 3 aufeinanderfolgenden Tagen od. 3mal 1-2 g in 24 h.

**2,6-Dichlorphenolindophenol-Natrium:** $C_{12}H_6Cl_2NNaO_2 \cdot 2\ H_2O$, $M_r$ 326.1. Ph.Eur.3: Reagenz; dunkelgrünes Pulver, leicht lösl. in Wasser u. wasserfreiem Ethanol. Dient als Tillmans Reagenz* zur Bestimmung von Ascorbinsäure (Vitamin C).

**2,4-Dichlorphenoxyessigsäure:** 2,4-D; $C_8H_6Cl_2O_3$, $M_r$ 221.4. Farblose Kristalle, leicht lösl. in Ethanol, wenig lösl. in Wasser. **Anw.:** Herbizid (s. Schädlingsbekämpfungsmittel); im Vietnamkrieg zur Entlaubung der Wälder eingesetzt. Wuchsstoff, wirksamer als Heteroauxin (s. Auxine). Wird zur Erzielung kernloser Früchte (Tomaten, Zitronen, Apfelsinen usw.) verwendet sowie auch, da der Stoff bei bestimmten Pflanzen u. in bestimmter Dosierung wachstumshemmend wirkt, zur Unkrautvertilgung.

**Dichlor-Stapenor®**: s. Dicloxacillin.
**Dichlortetrafluorethan**: s. Cryofluran.
**Dichlorvos**: O-(2,2-Dichlorvinyl)-O,O-dimethyl-phosphat, DDVP, Vapona®; CAS-Nr. 62-

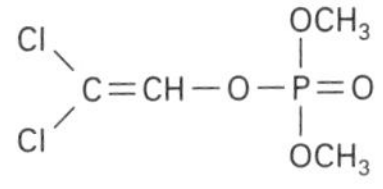

Dichlorvos

73-7; $C_4H_7Cl_2O_4P$, $M_r$ 220.98. Sdp. 140°C (2.66 kPa). Löslichkeit in Wasser: 10 g/L. **Wirk.** u. **Anw.**: Insektizid, Cholinesterasehemmer; oft auch in Verbindung mit Propoxur* (Baygon®); s. Schädlingsbekämpfungsmittel.
**Dichotomie**: *bot.* Gabelung eines Pflanzensprosses in 2 gleich starke Nebenäste.
**Dichroa febrifuga** Lour.: Fam. Saxifragaceae (Tropen, Subtropen, China). Verwendet werden Wurzel u. Blätter. **Inhaltsst.**: ca. 0.1% Chinazolinalkaloide wie Febrifugin*. **Anw.**: in China seit über 2000 Jahren als Febrifugum, Antimalariamittel.
**β-Dichroin**: s. Febrifugin.
**Dichroismus**: Eigenschaft anisotroper Stoffe, eine Richtungsabhängigkeit der Lichtabsorption aufzuweisen, was eine entsprechende Abhängigkeit des Brechungsindex* zur Folge hat. In absorptionsfreien Spektralbereichen wird diese Eigenschaft als **Doppelbrechung*** bezeichnet.
**Dichromate**: Salze der Dichromsäure; $H_2Cr_2O_7$.
**Dichte**: Quotient ρ aus der Masse m u. dem Volumen V eines homogenen Stoffes bei einer bestimmten Temperatur t; auch als **absolute Dichte** bezeichnet: $\rho_t = m/V$; übliche Einheit: $g/cm^3 = g/mL$ (CGS-System) bzw. $kg/m^3$ (SI). **Relative Dichte:** Verhältnis der absoluten D. eines Stoffes bei 20°C zu der des Wassers bei 20°C ($d_{20}^{20}$) od. 4°C ($d_4^{20}$). Die Ph.Eur.3 schreibt im Gegensatz zu anderen Arzneibüchern, die die absolute D. bestimmen lassen, die Ermittlung der relativen D. $d_{20}^{20}$ od. $d_4^{20}$ vor. Da die relative D. nur das Verhältnis der D. einer Substanz bei 20°C u. der des Wassers bei 20 bzw. 4°C darstellt, gibt sie im Gegensatz zur absoluten D. nur eine Verhältniszahl an u. ist somit dimensionslos. Im *Gesetz über Einheiten im Meßwesen (1969)* wurde das Liter einem Kubikdezimeter gleichgesetzt, womit sich folgende Werte f. die absolute Dichte des Wassers bei 4 beziehungsweise 20°C ergeben:

$\rho_4(H_2O) = 0.999972\ g/cm^3 = 0.999972\ g/mL$

$\rho_{20}(H_2O) = 0.998203\ g/cm^3 = 0.998203\ g/mL$

Zur Bestimmung der relativen u. der absoluten D. werden geeichte Pyknometer verwendet, die eine Messung bis zur 4. Dezimale erlauben, da die Werte f. die Dichte in der Ph.Eur.3 auf die 3. Dezimale genau angegeben werden. Die absolute D. kann mit folgender Gleichung berechnet werden:

$\rho_t = m_1/m_2 \cdot [\rho_t(H_2O) - \rho_t(Luft)] + \rho_t(Luft)$

Zwischen der absoluten D. $\rho_{20}$ u. der relativen Dichte $\rho_{20}^{20}$ besteht der Zusammenhang:

$\rho_{20} = (d_{20}^{20} \cdot 0.9970 + 0.0012)\ g/cm^3$

$\rho_t$: Gesuchte Dichte einer Flüssigkeit bei der Temperatur t in g/mL $\rho_t(H_2O)$: Dichte der Vergleichsflüssigkeit Wasser in g/mL (0.9982 g/mL bei 20°C) $\rho_t$(Luft): mittlere Luftdichte (0.0012 g/mL) $m_1$: Masse der zu untersuchenden Flüssigkeit + Pyknometer in g $m_2$: Masse der Vergleichsflüssigkeit + Pyknometer in g.

**Dichte-Bestimmungsmethoden: 1. Aräometer:** Senkspindeln zur Bestimmung der Dichte*; beruhen auf dem Prinzip, daß ein schwimmender Körper so tief in eine Flüssigkeit einsinkt, daß die von ihm verdrängte Flüssigkeit ebensoviel wiegt wie er selbst (Auftrieb). Zylindrisch geformte Glaskörper (Schwimmer), die unten verdickt u. mit Quecksilber od. Schrot gefüllt sind; im engen Hals befindet sich eine Skala, vielfach auch ein Thermometer. An der Skala (abgelesen wird der Teilstrich, der mit der Flüssigkeitsoberfläche zusammenfällt) kann unmittelbar die relative Dichte od. der Prozentgehalt der Flüssigkeit abgelesen werden. Je geringer die Dichte der Flüssigkeit, desto tiefer sinkt das Aräometer ein. Man unterscheidet A. mit gleichteiliger Skala (Volumeter nach Gay-Lussac, Aräometer nach Baumé (s. Baumé-Grade) u. mit ungleichteiliger Skala (Densimeter), ferner Alkoholmeter*, Saccharometer*, Urometer* u. Laktometer*. Wichtige Richtlinien beim Gebrauch der Aräometer: Sie müssen absolut trocken u. rein sein; langsam eintauchen; Aräometer darf nicht an Glaswand anstoßen; beim Ablesen Meniskus unberücksichtigt lassen; Temperatur der Flüssigkeit muß berücksichtigt werden. **2. Hydrostatische Waagen:** Mohr-Westphal-Dichtewaage; man bestimmt das bei Eintauchen in die zu untersuchende Flüssigkeit benötigte Kompensationsgewicht bei 20°C u. dividiert es durch den auf gleiche Weise erhaltenen Wert von Wasser; daraus ergibt sich der Wert f. die relative Dichte der Flüssigkeit. Der Luftauftrieb kann unberücksichtigt bleiben. Die Genauigkeit solcher H. Waagen ist abhängig von der Empfindlichkeit der verwendeten Waage u. vom Volumen der Senkspindel. Eichfähige Volumina der Senkkörper sind 10, 50 beziehungsweise 100 mL u. Massen von 30, 150 u. 300 g. Die von der Ph.Eur.3 geforderte Genauigkeit der Messung auf die 3. Dezimale nach dem Komma wird von einem Senkkörper mit 10 mL Volumen meist nicht erreicht. **3. Flaschenpyknometer:** beruht auf dem Prinzip der Differenzwägung. Je nach Form unterscheidet man z.B. den Flaschentyp von Reischauer od. den Pipettentyp von Lipkin od. Sprengel-Ostwald. Auch Pyknometer, die durch einen Stopfen mit kapillarer Bohrung verschlossen werden, stehen zur Verw., sind jedoch aufgrund der beim Verschließen überlaufenden Flüssigkeit u. der daraus resultierenden Verschmutzung nicht sehr geeignet; auch kann es bei Temperaturdifferenzen zwischen Füllen u. Wägen zum Austritt von Flüssigkeit kommen; zur Ermittlung der Dichte von Festkörpern sind Flaschenpyknometer nicht sehr geeignet. **4. Luftvergleichspyknometer:** Insbesondere zur Bestimmung der Dichte von Festkörpern geeignet. Besteht aus 2 gleichen, gasdichten Zylindern (Meßzyinder u. Referenzkolben), die mit einem Differenzdruckmesser verbunden sind. Durch die in den Meßkolben eingebrachte Substanz verringert sich dessen Gasvolumen. Die Volumendifferenz wird mit Hilfe beweglicher Kolben bestimmt, wobei bei Meßende keine Druckdifferenz zwischen den beiden Zylindern besteht. Bei oberflächenaktiven Substanzen sollte das Probengut mit einem Inertgas (z.B. Helium) gespült werden. Die Bestimmung eignet sich v.a. f. poröse Materialien u. bei pulverförmigen Stoffen; Genauigkeit: ca. 0.1 $cm^3$ bei

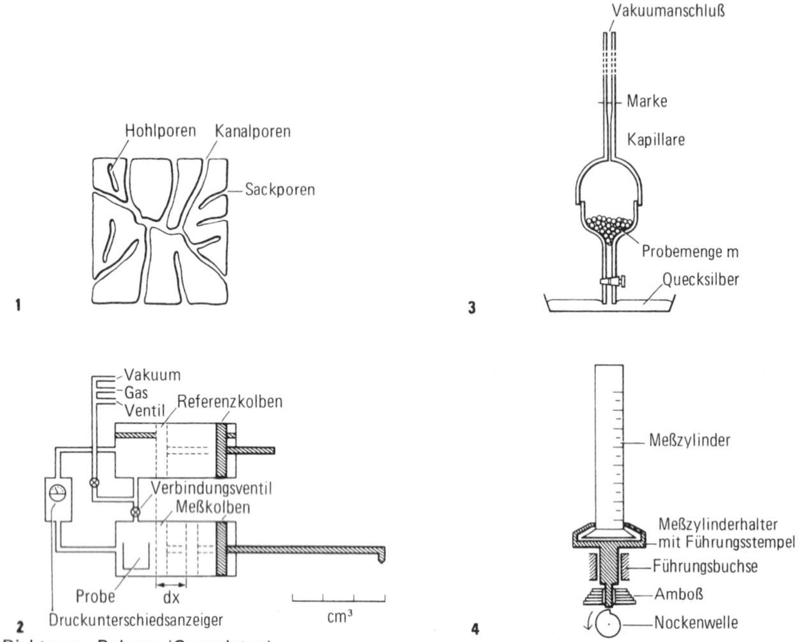


Dichte von Pulvern (Granulaten):
1: Darstellung der Poren und Hohlräume inhomogener Körper; 2: Beckman-Gas-Vergleichspyknometer; 3: Quecksilberpyknometer nach Higuchi; 4: Stampfvolumeter [71, 131]

einem Meßbereich von 0 bis 50 $cm^3$. Ausführung: mechanisch od. elektronisch.

**Dichteverteilungskurve:** s. Korngrößenanalyse.

**Dichte von Pulvern (Granulaten):** unterschieden wird zwischen wahrer u. scheinbarer Dichte sowie Schüttdichte u. Stampfdichte. Bei inhomogenen Festkörpern u. Pulvern, die Poren u. Hohlräume besitzen, muß im Gegensatz zu homogenen Festkörpern, Flüssigkeiten u. Gasen zwischen der wahren u. scheinbaren Dichte unterschieden werden.

Unter **wahrer Dichte** (Reindichte) $\rho$ als temperaturabhängige Stoffkonstante des Feststoffes ist der Quotient aus Masse u. Volumen eines Feststoffes ohne Poren u. Hohlräume zu verstehen, während die **scheinbare Dichte** (Rohdichte) $\rho_s$ das durch Poren (15 µm u. kleiner) bedingte größere Volumen mitberücksichtigt. Die scheinbare Dichte ist somit mit Ausnahme von nichtporösen Feststoffen numerisch stets kleiner als die wahre Dichte. Die wahre Dichte von Pulvern (Granulaten) bestimmt man mit Hilfe von Flüssigkeitspyknometern (durch Verdrängung einer inerten, benetzenden Flüss., nämlich Wasser, Ethanol, Benzol, Paraffinöl od. Petroleum, durch das im gewählten Dispersionsmittel enthaltene unlösliche Pulver, das durch feine Zerkleinerung keine Hohlräume mehr enthält) od. genauer mit manometrischen Methoden (mittels Luft od. besser Gasen (z.B. Helium), die besser als Flüss. befähigt sind, in feine Poren des zerkleinerten Pulvers (Granulates) einzudringen, ohne adsorbiert zu werden; s. Dichte-Bestimmungsmethoden, Fekrumeter, Gas- bzw. Luft-Vergleichspyknometer u.a. Durch Verpressen der Massen unter sehr hohem Druck kann u.U. auch die wahre Dichte annähernd ermittelt werden. Zur Bestimmung der scheinbaren Dichte von Pulvern (Granulaten) bedient man sich eines Flüssigkeitspyknometers, nämlich des Quecksilberpyknometers nach Higuchi, weil Quecksilber infolge seiner hohen Oberflächenspannung bei Normaldruck nicht in der Lage ist, in Poren mit einem Durchmesser kleiner als 15 µm einzudringen u. die meisten zu untersuchenden Güter in Quecksilber unlösl. sind. Mit Hilfe der wahren u. der scheinbaren Dichte läßt sich die *intrapartikuläre Porosität* $\varepsilon_i$ z.B. von Granulaten bestimmen:

$\varepsilon_i = 1 - (\rho_s/\rho)$

Die **Schüttdichte** $\rho_b$ ist das Verhältnis der Masse eines Haufwerkes in lockerer Schüttung zum Volumen (g/mL). Nach DIN 53912 werden 100 g Schüttgut (Pulver od. Granulat) locker in einen 250-mL-Meßzylinder eingebracht u. das Volumen abgelesen. Der Reziprokwert ist das *Schüttvolumen* $V_b$. Wird das Schüttgut im 250-mL-Meßzylinder reproduzierbar aufgestoßen (mit Hilfe des Stampfvolumeters nach DIN 53194), erhält man die größere **Stampfdichte** $\rho_{st}$ bzw. das kleinere *Stampfvolumen* $V_{st}$. Aus der Schüttdichte u. der scheinbaren Dichte kann die *Zwischenraumporosität* $\varepsilon_z$ errechnet werden:

$\varepsilon_z = 1 - (\rho_b/\rho_s)$

Die *Gesamtporosität* $\varepsilon_{gesamt}$ eines Schüttgutes setzt sich aus den Hohlräumen zwischen den Teilchen u. den Poren der Teilchen zusammen. Berechnung s. Porosität. Vgl. Hausner-Faktor, Pigmentvolumenkonzentration.

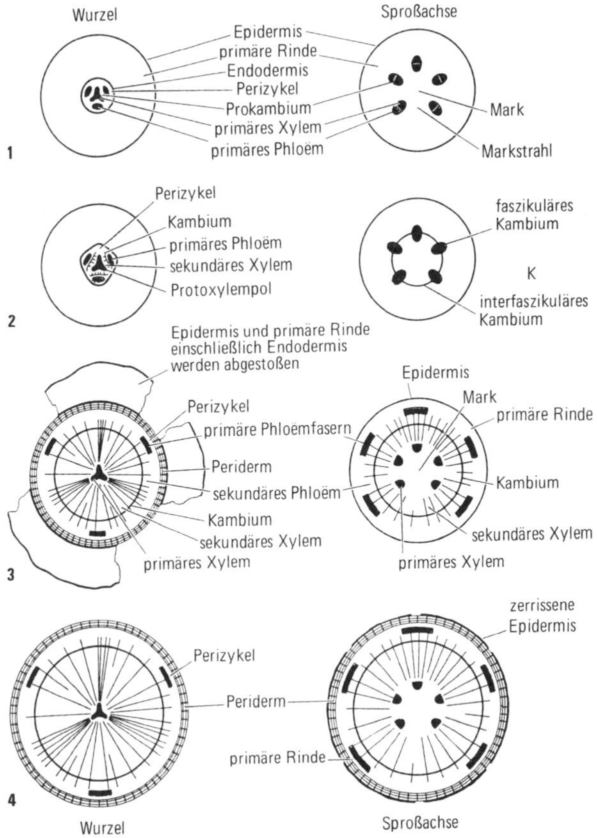


Dickenwachstum:
Vergleich der Primär- und Sekundärstruktur von Wurzel und Sproßachse einer dikotylen Gehölzpflanze.
1: Wurzel und Sproßachse nach Beendigung des primären Wachstums. Bei der hier dargestellten triarchen Wurzel ist an drei voneinander getrennten Stellen die Kambium-Bildung eingeleitet worden, u. zwar aus dem zwischen den drei primären Phloëmsträngen und dem primären Xylem gelegenen Prokambium heraus.
2: Entstehung des Kambiums. In der Wurzel tragen auch die Perizykelzellen, die den drei Protoxylempolen gegenüberliegen, zur Bildung des Kambiums bei. Von dem neu gebildeten Kambium prokambialen Ursprungs ist bereits etwas sekundäres Xylem abgegeben worden.
3: In Wurzel und Sproßachse sind sekundäres Xylem und sekundäres Phloëm gebildet worden, und in der Wurzel ist aus dem Perizykel ein Periderm entstanden.
4: Bereits nach einjährigem Wachstum ist der verändernde Einfluß des sekundären Dickenwachstums – einschließlich der Peridermbildung – auf den primären Pflanzenkörper (Sproßachse und Wurzel) deutlich sichtbar [100]

**Dichtewaage:** s. Dichte-Bestimmungsmethoden.

**Dicht verschlossen:** Lagerungsvorschrift nach Ph.Eur.3. Der Inhalt ist besonders sorgfältig gegen das Eindringen von fremden Stoffen, gegen Verwitterung, Zerfließen u. Verdunsten zu schützen.

**Dickdarm:** Intestinum crassum.

**Dickenwachstum:** *bot.* die primäre Zunahme des Querschnitts (primäres Dickenwachstum) von Sprossen u. Wurzeln beruht auf Zellteilungen. Das sekundäre Dickenwachstum ist vor allem f. Gymnospermen (Nacktsamer) u. Dikotyledonen charakteristisch; bei Monokotyledonen tritt es nur selten auf (s. Abb.).

**Dickextrakte:** s. Extracta.

**Dickungsmittel:** s. Verdickungsmittel.

**Diclo-Attritin®:** s. Diclofenac.

**Diclofenac** INN: [2-(2,6-Dichloranilino)phenyl]essigsäure Allvoran®, Monoflam®, Voltaren®, Myogit®, Delphimix®, Diclo-Attritin®, Diclo-Phlogont®, dolobasan®; CAS-Nr. 15307-86-5; $C_{14}H_{11}Cl_2NO_2$, $M_r$ 296.15. Schmp. ca. 285°C. **Anw.:** Antiphlogistikum, Antirheumatikum; bzgl. Wirkungsmechanismus s. Analgetika. **Nebenw.:** gastrointestinale Beschwerden, ulcerogen, tokoly-

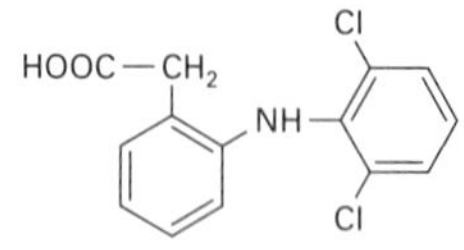

Diclofenac

tisch etc. HWZ 2 h. **Übl. Dos.:** Oral: 2- bis 3mal 0.025g, initial doppelte Dosis. Parenteral: i.m. 0.075 g.

**Diclofenac-Natrium:** Diclofenacum natricum Ph.Eur.3; $C_{14}H_{10}Cl_2NNaO_2$, $M_r$ 318.1. Schmp. ca. 280°C (Zers.). Weißes, krist., schwach hygr. Pulver. Wenig lösl. in Wasser.

**Diclofenamid** INN: Dichlorphenamid, 4,5-Dichlorbenzol-1,3-disulfonamid; CAS-Nr. 120-97-8;

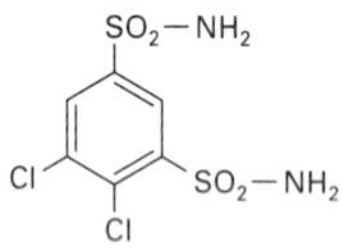

Diclofenamid

$C_6H_6Cl_2N_2O_4S_2$, $M_r$ 305.16. Schmp. 235-238°C aus DMSO/Wasser; polymorph. Prakt. unlösl. in Wasser; lösl. in Alkalien; lösl. in Ethanol 1:30; schwer lösl. in Ether; leicht lösl. in Pyridin. $pK_{s,1}$ 7.4, $pK_{s,2}$ 8.6. **Anw.:** Carboanhydrasehemmer (s.a. Diuretikum), Glaukom. **Übl. Dos.:** Oral: bis zu 4mal 0.025-0.5 g/d. Nebenw., Wechselw., Kontraind.: s. Acetazolamid.

**Diclo-Phlogont®:** s. Diclofenac.

**Dicloxacillin** INN: (2R,5R,6R)-6-[3-(2,6-Dichlorphenyl)-5-methyl-4-isoxazolylcarboxamido]-3,3-dimethyl-7-oxo-4-thia-1-azabicyclo[3.2.0]hep-

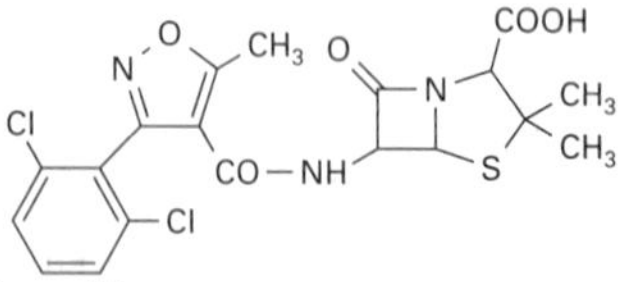

Dicloxacillin

tan-2-carbonsäure, Dichlor-Stapenor®; CAS-Nr. 3116-76-5; $C_{19}H_{17}Cl_2N_3O_5S$, $M_r$ 470.33. **Wirk.** u. **Anw.:** Antibiotikum; penicillinasefestes Isoxazolyl-Penicillin, säurefest u. wasserlösl.; gut wirksam gegen penicillinasebildende Staphylokokken. HWZ 0.5 bis 1 h. **Übl. Dos.:** Oral: 4mal 0.5 g/d. Parenteral: i.m., i.v. 4mal 0.5 g/d; Kinder 1 bis 6 Jahre: 4mal 0.25 g/d; Säuglinge bis 3 Monate: 3mal 0.02 g/kg KG/d; Frühgeborene: 2mal 0.01 g/kg KG/d; s.a. Antibiotika (Tab.).

**Dicloxacillin-Natrium:** Dicloxacillinum natricum Ph.Eur.3, Dicloxacillin-Natrium-Monohydrat; CAS-Nr. 13412-64-1; $C_{19}H_{16}Cl_2N_3NaO_5S \cdot H_2O$, $M_r$ 510.3. Schmp. 222-225°C (Zers.). Weiße, hygr. Kristalle. Leicht lösl. in Wasser; lösl. in Methanol u. Ethanol.

**Dicodid®:** s. Hydrocodon, Hydrocodonhydrogentartrat.

**Dicoumarolum:** s. Dicumarol.

**Dictamnin:** s. Ruta graveolens.

**Dictamnus albus** L.: Fam. Rutaceae, Diptam (Mittel- u. Südeuropa bis zum Kaukasus u. Nordchina). Stpfl. v. **Radix Dictamni** (Cort. Dictamni radicis): Diptamwurzel. **Inhaltsst.:** Dictamnin (Alkaloid), ein 4-Methoxyfuranochinolin, das sich auch in Aegle marmelos* findet; ferner Dictamnolacton, Trigonellin, Cholin, Saponin, äther. Öl, Zucker, Wachs u.a. **Anw.:** als Wurmmittel u. Diuretikum, mit spasmolytischem Effekt.

**HOM:** *Dictamnus albus, Dictamnus albus e radice:* frische Blätter (Tinktur), frisches Kraut od. Wurzel.

**Dictyosom:** (*gr.* δίκτυον Netz, σῶμα Körper) s. Golgikörper.

**Dicumarol:** Dicoumarol(um), 3,3'-Methylenbis(4-hydroxycumarin); CAS-Nr. 66-76-2; $C_{19}H_{12}O_6$. Schmp. 285-290°C; polymorph. Ent-

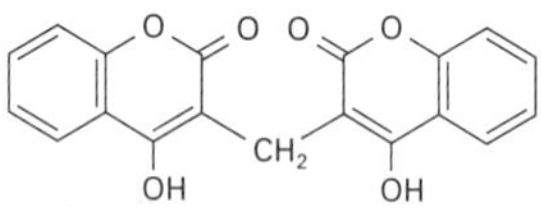

Dicumarol

steht im Kleeheu (v.a. von Melilotus-Arten, vgl. Melilotus officinalis) unter Wirk. eines Schimmelpilzes aus Cumarin*. **Wirk.:** D. vermindert die Blutgerinnung durch Hemmung der Prothrombinbildung in der Leber; Vitamin-K-Antagonist. **Anw.:** Antikoagulans, i.v. u. peroral b. Thrombose* (unter klin. Kontrolle). Derivate von D. werden auch als Rattengift benutzt.

**Dicyclohexylamin:** $C_{12}H_{23}N$, $M_r$ 181.3. Ep. 0 bis 1°C. $n_D^{20°C}$ ca. 1.484. Farblose Flüss. Wenig lösl. in Wasser, mischbar mit den gebräuchl. org. Lösungsmitteln. **Anw.:** Reagenz Ph.Eur.3.

**Dicyclomin:** s. Dicycloverin.

**Dicycloverin** INN: Dicyclomin, Bicyclohexyl-1-carbonsäure-2'-diethylaminoethylester, 2-Diethylaminoethyl-1-cyclohexyl-1-cyclohexan-

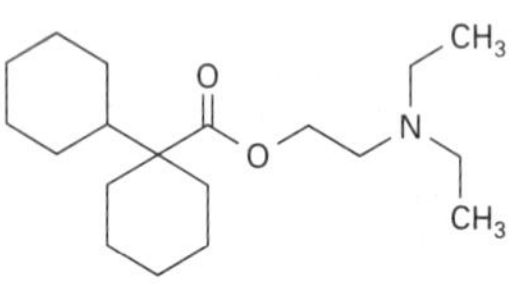

Dicycloverin

carboxylat; CAS-Nr. 77-19-0; $C_{19}H_{35}NO_2$, $M_r$ 309.50. **Anw.:** Spasmolytikum mit lokalanästhetischer Wirkungskomponente, Parasympatholytikum; periphere Wirkungen wie Atropin*, nur schwächer; in Kombinationspräparaten zur Lösung von Spasmen im Magen-Darm-Trakt sowie im Bereich der Gallen- u. Harnwege. **Übl. Dos.:** Oral: 2- bis 3mal 0.02 g nach den Mahlzeiten. Gebräuchl. ist auch Dicycloverinhydrochlorid.

**Didanosin** INN: 2',3'-Didesoxyinosin, Videx®; CAS-Nr. 69655-05-6; $C_{10}H_{12}N_4O_3$, $M_r$ 236.23. Purinnucleosidanalgon (Inosinanalgon). **Wirk.:** wird in der Zielzelle zu Didesoxyadenosintriphosphat (ddATP) metabolisiert, welches die Reverse Transkriptase* hemmt, die zur Synthese der Provirus-DNS benötigt wird (vgl. Zidovudin). **Anw.:** Virostatikum, bei Infektionen durch das

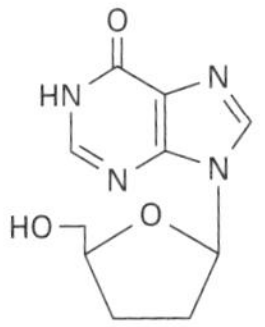


Didanosin

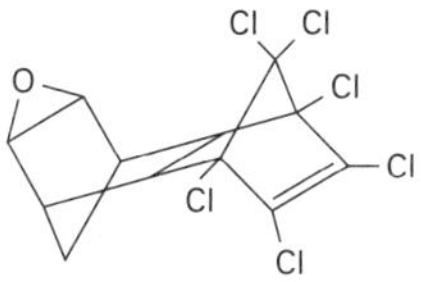


Dieldrin

HIV*-Virus (s. AIDS). **Nebenw.:** Diarrhö, akute Bauchspeichelentzündung, bei Kindern Depigmentierung der Netzhaut, Diabetes etc. Kontraind.: Nutzen/Riskio-Abwägung bei Schwangerschaft; Phenylketonurie. HWZ 1.4 h. **Übl. Dos.:** Oral: Anfangsdos. f. Erwachsene über 75 kg KG 2mal/d 150 mg, von 50 bis 74 kg KG 2mal/d 100 mg, von 35 bis 49 kg KG 2mal/d 50 mg; für Kinder ab 6 Monate 200 mg/m$^2$ Körperoberfläche in 2 Einzelgaben; Einnahme auf nüchteren Magen.

**Didesoxyhexosen:** s. Desoxyzucker.

**Didesoxykanamycin B:** s. Dibekacin.

**Didrovaltrat:** s. Valepotriate.

**Didym:** s. Seltenerdmetalle.

**Didynamie:** *bot.* Zweimächtigkeit, d.h. von 4 Staubblättern sind 2 länger als die anderen (Lamiaceae).

**Dieckmann-Reaktion:** basenkatalysierte intramolekulare Cyclisierung von Dicarbonsäureestern zu cyclischen β-Ketoestern; z.B. enstehen aus Adipinsäureestern u. Natriumethylat Cyclopentanon-(1)-carbonsäureester-(2).

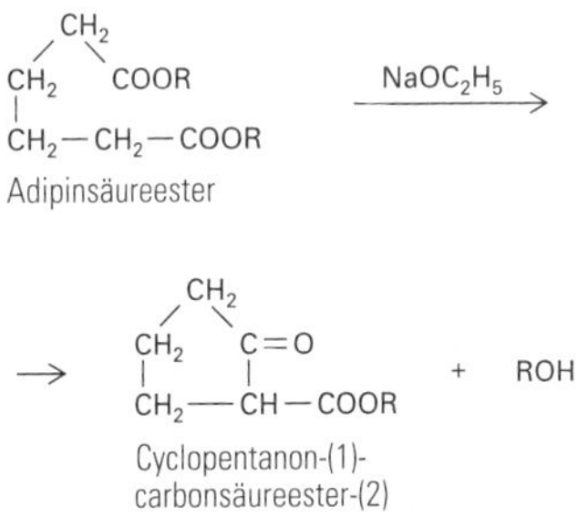


Dieckmann-Reaktion:
Bildung von Cyclopentanon-(1)-carbonsäureester-(2) als Beispiel

**Dieffenbachia seguine** (Jacq.) Schott: (Caladium seguinum Vent.) Fam. Araceae, Dieffenbachie, Schweigrohr, Giftaron (Westindien, Tropen). Die frische Pflanze, die in Europa auch als Topf- u. Zimmerpflanze gehalten wird, ist sehr giftig. Das toxische Prinzip ist noch nicht ganz aufgeklärt. Zweifellos spielen bei der Giftwirkung aber die sog. Schießzellen (ampullenförmige Zellen, aus denen ca. 0.25 mm lange Oxalatraphiden „herausgeschossen" werden können) eine entscheidende Rolle. Auch der Preßsaft wirkt hautreizend.

**HOM:** *Caladium seguinum:* frischer Wurzelstock, Stengel u. Blätter; verord. z.B. b. Pruritus vulvae (Jucken am Scheideneingang), Impotenz.

**Dieldrin:** 1,2,3,4,10,10-Hexachlor-6,7-epoxy-1,4,4a,5,6,7,8,8a-octahydro-1,4-endo-5,8-exodimethanonaphthalin; CAS-Nr. 60-57-1; $C_{12}H_8Cl_6O$, $M_r$ 380.93. **Anw.:** s. Aldrin.

**Dielektrikum:** Nichtleiter.

**Dielektrische Wassergehaltsbestimmung:** s. Wassergehaltsbestimmung.

**Dielektrizitätskonstante:** stoffspezifische Konstante, die angibt, um wieviel sich die Kapazität eines Kondenastors gegenüber dem Vakuum erhöht, wenn zwischen seine Platten ein Nichtleiter (Dielektrikum) eingebracht wird. Die relative D. $\varepsilon_r$ beträgt f. Gase ca. 1. Der hohe $\varepsilon_r$-Wert f. Wasser (Tab.) wird bei der dielektrischen Wassergehaltsbestimmung* ausgenützt.

**Dielektrizitätskonstante**
Beispiele

| | ε (20°C) | | ε (20°C) |
|---|---|---|---|
| Wasser | 80.4 | Ether | 4.3 |
| Methanol | 33.7 | Salzsäure | 4.6 |
| Ethanol | 25.7 | Olivenöl | 3.1 |
| Glycerol | 43.0 | Dioxan | 2.3 |
| Aceton | 21.4 | Trockene Nichtleiter | 2 bis 10 |

**Diels-Alder-Reaktion:** Methode zur Herst. sechsgliedriger Ringverbindungen durch Addition α,β-ungesättigter Verbindungen (Dienophile) an die 1,4-Positionen eines konjugierten Diens; z.B. ensteht aus 1,3-Butadien u. Acrolein 1,2,3,6-Tetrahydrobenzaldehyd.

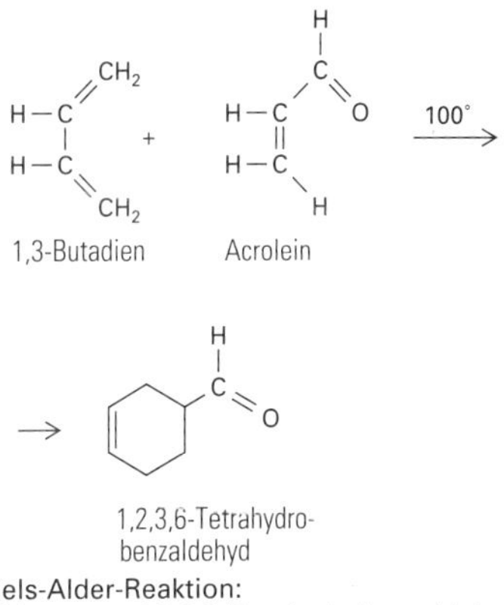


Diels-Alder-Reaktion:
Bildung von 1,2,3,6-Tetrahydrobenzaldehyd als Beispiel

**Diene:** Diolefine, s. Kohlenwasserstoffe.

**Dienestrol** INN: Dienestrolum Ph.Eur.3, Hexadienoestrol, (E,E)-4,4'-(1,2-Diethylidenethy-

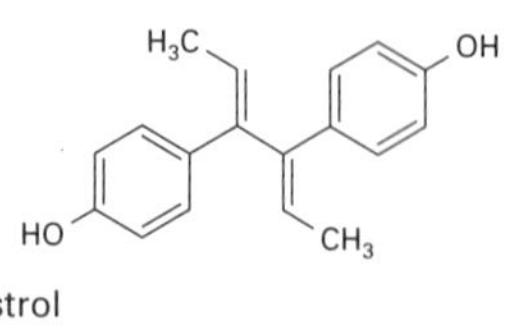

Dienestrol

len)-diphenol, Dienöstrol; CAS-Nr. 84-17-3; $C_{18}H_{18}O_2$, $M_r$ 266.32. Schmp. 227-228°C aus verdünntem Ethanol; sublimiert bei 130°C u. 133 Pa. Schmp. 231-234°C (Sublimat). Leicht lösl. in Ethanol, Methanol, Ether, Aceton, Propylenglykol; lösl. in Chloroform, wäßrigen Alkalilösungen, Pflanzenölen (nach Erwärmen); prakt. unlösl. in Wasser, verdünnten Säuren. **Wirk.:** synthetisches nichtsteroidales Östrogen, s. Hormone, vgl. Diethylstilbestrol. **Anw.:** bei primärer u. sekundärer Amenorrhö, Dysmenorrhö, klimakterische Beschwerden, Sterilität, Laktationsverhinderung usw., bei Schwangerschaftskomplikationen; als Zytostatikum bei Mamma- u. Prostatakarzinom. **Übl. Dos.:** Oral: Menopausensymptome: 0.5-5 mg/d; Unterdrückung der Laktation: 3mal 15 mg/d über 3 d, dann 15 mg/d über 6 d; Prostata- u. Mammakarzinom: 15-30 mg/d. Topikal: Salbe 2.5%.

**Dienestroldiacetat:** Dienestroli diacetas, Dienestrolum diacetylatum; CAS-Nr. 84-19-5; $C_{22}H_{22}O_4$, $M_r$ 350.4. Schmp. 119-123°C. Weißes, krist. Pulver. Unlösl. in Wasser, lösl. in Ether u. Chloroform, schwer lösl. in Ethanol. **Off.:** ÖAB81. Hingewiesen sei auch auf Dienestroldimethylether, Dienestrolmonomethylether.

**Dienestroldiacetat:** s. Dienestrol.

**Dienol:** s. Endiole.

**Dienstalterszulage:** s. Familien- u. Gehaltsausgleichskasse.

**Dienstbereitschaft:** für Apotheken in § 23 ApBetrO festgelegt. Grundsätzlich sind die Apotheken 24 Stunden am Tag dienstbereit. Die heute erreichte Apothekendichte ermöglicht aber f. die meisten Apotheken eine von der zuständigen Behörde genehmigte Befreiung von der ständigen D., z.B. f. die Dauer der ortsüblichen Schließzeiten der Einzelhandelsgeschäfte (z.B. während der Mittagszeit). Das gilt jedoch nicht f. die Zeiten, in denen die Apotheke f. den Notdienst eingeteilt ist. Für Gemeinden od. benachbarte Gemeinden mit mehreren Apotheken hat nach dem Ladenschlußgesetz die zuständige Verwaltungsbehörde außerdem anzuordnen, daß während der allgemeinen Ladenschlußzeiten ein Teil der Apotheken geschlossen sein muß.

**Diethanolamin:** 2,2'-Iminodiethanol, Diolamin(um); $C_4H_{11}NO_2$, $M_r$ 105.1. Schmp. ca. 28°C. Viskose, klare, schwach gelbliche Flüss. od. zerfließliche Kristalle; sehr leicht lösl. in Wasser, Aceton u. Methanol. **Anw.:** Reagenz Ph.Eur.3.

**Diethylamin:** $C_4H_{11}N$, $M_r$ 73.1. Sdp. ca. 55°C. $d_{20}^{20}$ ca. 0.71. Klare, farblose, entflammbare Flüss., stark alkalisch; mischbar mit Wasser u. Ethanol. **Anw.:** Reagenz Ph.Eur.3.

**2-Diethylaminoethanol:** 2-Hydroxytriethylamin; CAS-Nr. 100-37-8; $(C_2H_5)_2N–CH_2–CH_2OH$, $C_6H_{15}NO$, $M_r$ 117.19. D. 0.88. Sdp. 163°C. Farblose Flüss., lösl. in Wasser, Ethanol, Ether, Benzol. Entsteht im Gewebe bei der enzymatischen Hydrolyse von Procain* u. wirkt gewebserweiternd. **Anw.** med.: wie Deanol* (Dimethylaminoethanol); techn.: zur Herst. v. Arzneimitteln (Antihistaminika, Spasmolytika, Lokalanästhetika).

**Diethylaminoethyldextran:** Anionenaustauscherharz, das als Hydrochlorid vorliegt u. mit Wasser ein Gel bildet. **Anw.:** Reagenz Ph.Eur.3.

**N,N-Diethylanilin:** $C_{10}H_{15}N$, $M_r$ 149.2. Schmp. ca. -38°C. Sdp. ca. 217°C. $d_{20}^{20}$ ca. 0.938. **Anw.:** Reagenz Ph.Eur.3.

**Diethylbarbitursäure:** s. Barbital.

**Diethylcarbamazin** INN: N,N-Diethyl-4-methyl-1-piperazincarboxamid, 1-Diethyl-carbamoyl-4-methyl-piperazin, Carbamazin, Hetrazan®;

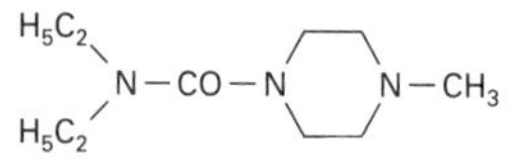

Diethylcarbamazin

CAS-Nr. 90-89-1; $C_{10}H_{21}N_3O$, $M_r$ 199.3. **Anw.:** Anthelminthikum; breites Wirkungsspektrum (Filariose, Onchozerkose), Wirkungsmechanismus nicht genau bekannt. **Nebenw.:** häufig Übelkeit, Erbrechen, Kopfschmerzen zu Beginn der Ther.; allergische Reaktionen. Kontraind.: Epilepsie, Niereninsuffizienz.

**Diethylcarbamazindihydrogencitrat:** Diethylcarbamazini citras Ph.Eur.3, Dimethylcarbamazinum citricum; CAS-Nr. 1642-54-2; $C_{16}H_{29}N_3O_8$, $M_r$ 391.4. Schmp. 138°C. Weißes, hygr. Pulver, sehr leicht lösl. in Wasser, lösl. in Ethanol.

**Diethyldihydroxystilben:** Cyren A, s. Diethylstilböstrol.

**Diethylendiamin:** s. Piperazin.

**Diethylenglykol:** Diethylenglycol, Diglykol; 2,2'-Oxy-bis-ethanol; CAS-Nr. 111-46-6; $C_4H_{10}O_3$, $M_r$ 106.12; $HO–CH_2–CH_2–O–CH_2–CH_2–OH$. Sdp. 242-247°C. $d_{20}^{20}$ ca. 1.118. Farblose, viskose u. hygr. Flüss., die u.a. als Kühl- u. Heizbadflüssigkeit sowie als Lösungsmittel f. ätherische Öle (Parfümerie) dient. Mit höheren Fettsäuren verestert ergeben sich gute Emulgatoren u. Gleitmittel. 1985 wurden beträchtliche Mengen D. in Weinen gefunden, das anstelle von Zucker zugesetzt worden war. In seiner Toxizität entspricht D. weitgehend dem Glykol; die letale Dosis f. den Menschen schätzt man auf 1 g/kg KG. D. wird zum größeren Teil unverändert ausgeschieden. Bei Aufnahme von größeren Mengen D. kommt es zu Nieren- u. Leberschäden.

**Diethylenoxid:** s. Tetrahydrofuran.

**Diethylentriamin:** s. Colestipol.

**Diethylentriaminpentaessigsäure:** s. Pentetsäure.

**Diethylether:** s. Ether.

**N,N-Diethylethylamin:** s. Triethylamin.

**Diethylhexylphthalat:** Bis(2-ethylhexyl)-phthalat; $C_{24}H_{38}O_4$, $M_r$ 390.5. Farblose, ölige Flüss.; prakt. unlösl. in Wasser, lösl. in organischen Lösungsmitteln. **Anw.:** Reagenz Ph.Eur.3.

**Diethylmalonylharnstoff:** s. Barbital.

**Diethyl-m-toluamid:** s. Repellent.

**Diethylnicotinamid:** N,N-D., s. Nicethamid.

**Diethylphenylendiaminsulfat:** *N,N*-Diethyl-*p*-phenylendiaminsulfat; $C_{10}H_{18}N_2O_4S$, $M_r$ 262.3. Schmp. ca. 185°C, unter Zers. Weißes bis schwach gelbliches Pulver. Lösl. in Wasser. **Anw.:** Reagenz Ph.Eur.3. Zur Bestimmung von Gesamtchlor u. Wasser zur Verdünnung konzentrierter Hämodialyselösungen.

**Diethylphthalat:** Phthalsäurediethylester Ph.Eur.3; $C_{12}H_{14}O_4$, $M_r$ 222.2. $d_{20}^{20}$ 1.117 bis 1.121. $n_D^{20°C}$ 1.500 bis 1.505. Klare, farblose bis schwach gelbe, ölige Flüss.; sehr schwer lösl. in Wasser, mischbar mit Aceton, Ethanol u. Ether. **Anw.:** Repellent, Weichmacher; vgl. Phthalsäureester.

**Diethylpropion:** s. Amfepramon.

**Diethylstilbestrol:** Diethylstilbestrolum Ph.Eur.3, Diaethylstilboestrolum, (E)-α-β-Diethylstilben-4,4'-diol; Diethyldihydroxystilben,

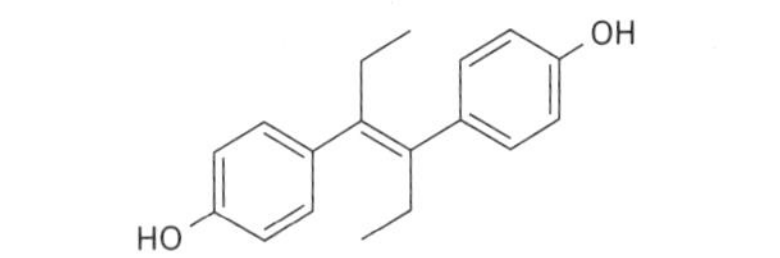

Diethylstilbestrol

Stilboestrolum, Stilböstrol; CAS-Nr. 56-53-1; $C_{18}H_{20}O_2$, $M_r$ 268.4. Schmp. 178-180°C. Farblose Kristalle od. krist. Pulver, leicht lösl. in Ethanol, Ether, Methanol, Aceton, wenig lösl. in fetten Ölen, prakt. unlösl. in Chloroform, Wasser; unter Salzbildung lösl. in Alkalihydroxidlösungen. **Wirk.:** synthetisches Estrogen ohne Steroidgerüst, s.a. Hormone. **Anw.:** früher bei Menopausensymptomen, sekundärer Amenorrhö durch Eierstockinsuffizienz, Laktationshemmung, Mammakarzinom; wegen karzinogener Wirk. (vor allem auf Nachkommen) heute nur noch bei Prostatakarzinom; als Östrogentherapie bei Frauen kontraindiziert.

**Diethylstilbestroldimethylether:** Diethylstilbestroli dimethylas, Stilboestrolum dimethylatum; CAS-Nr. 130-79-0; $C_{20}H_{24}O_2$, $M_r$ 296.4. Farblose Kristalle; unlösl. in Wasser, schwer lösl. in Ethanol, leicht lösl. in Chloroform. **Off.:** ÖAB90 (bis 1996). **Wirk.** u. **Anw.:** s. Diethylstilbestrol.

**Diethylstilbestroldiphosphat:** s. Fosfestrol.

**Diethylstilbestroldiproponiat:** Diaethylstilboestrolum dipropionicum, Diaethylstilboestroli dipropionas, Stilboestrolum dipropionylatum, Stilböstroldipropionat; CAS-Nr. 130-80-3; $C_{24}H_{28}O_4$, $M_r$ 380.5. Schmp. 104-108°C. Farblose Kristalle od. krist. Pulver, leicht lösl. in Ether, Chloroform, Aceton, lösl. in fetten Ölen, wenig lösl. in Ethanol, Methanol, prakt. unlösl. in Wasser. **Off.:** DAB8, ÖAB81. **Wirk.** u. **Anw.:** s. Diethylstilbestrol.

**Diethylsulfid:** s. Sulfide.

**Diethylsulfondimethylmethan:** s. Sulfonal.

**Diethylsulfonmethylethylmethan:** s. Methylsulfonal.

**Difenoxin** INN: Diphenoxin, 1-(3-Cyan-3,3-diphenylpropyl)-4-phenylisonipecotinsäure, 1-(3-Cyan-3,3-diphenylpropyl)-4-phenyl-4-piperidincarbonsäure; CAS-Nr. 28782-42-5; $C_{28}H_{28}N_2O_2$, $M_r$ 424.54. **Wirk.** u. **Anw.:** Antidiarrhöikum, Metabolit von Diphenoxylat*.

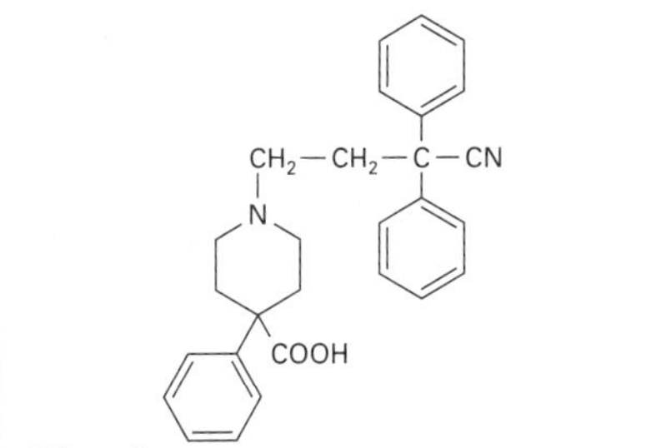

Difenoxin

**Difenoxinhydrochlorid:** Lyspafen®; CAS-Nr. 35607-36-4; $C_{28}H_{29}ClN_2O_2$, $M_r$ 461.0. Schmp. 290°C. Gut lösl. in Wasser.

**Different:** wirksam, eingreifend (in bezug auf Arzneimittel), verschieden, ungleich; Gegensatz: indifferent*.

**Differential-Blutbild:** Hämogramm, s. Blutbild.

**Differentialdiagnose:** s. Diagnose.

**Differential Scanning Calorimetry:** s. DSC.

**Differentialthermoanalyse:** **1.** Abk. **DTA**, Differential Thermal Analysis, Differentielle Thermoanalyse; Untersuchungsmethode zur Bestimmung des thermischen Verhaltens von Stoffen. Die Probe u. eine thermisch indifferente Vergleichsubstanz werden gemeinsam in einem Ofen aufgeheizt u. die *Temperaturdifferenz* zwischen beiden wird aufgezeichnet (bei DSC* wird die entsprechende *Energiedifferenz* gemessen). Steigt die Temp. der Probe über od. fällt sie unter diejenige der Vergleichssubstanz, ist dies ein Hinweis darauf, daß es in der Probe zu thermisch bedingten exo- od. endothermen Veränderungen, wie chem. Reaktionen od. Phasenumwandlungen, kommt. **2.** Überbegriff f. DSC* u. DTA sowie andere differentielle Methoden der Thermoanalyse*.

**Differin**®: s. Adapalen.

**Diffraktion:** s. Beugung.

**Diffus:** zerstreut, ohne bestimmte Grenze, ausgebreitet.

**Diffusion:** **1.** Zerstreuung, z.B. auf Licht bezogen.

**2.** Die langsame Durchdringung u. Mischung v. Flüssigkeiten od. Gasen bis zur gleichmäßigen Durchmischung (Konzentrationsausgleich), ohne Einw. äuß. Kräfte, vgl. Effusion. Die treibende Kraft ist die Brown-Molekularbewegung. Höhere Temp. bewirkt höhere Molekularbewegung u. damit eine größere Diffusionsgeschwindigkeit. Durch D. geht ein geordneter Zustand in einen ungeordneten über; diese irreversible Änderung ist mit Erhöhung der Entropie verbunden. Das **1. Ficksche Gesetz** beschreibt formal die Diffusionsgeschwindigkeit; es besagt, daß der Massenfluß $dm/dt$ durch die Querschnittsfläche F proportional dem Konzentrationsgradienten $dc/dx$ ist:

$$dm/dt = -D \cdot F \cdot dc/dx$$

Die Proportionalitätskonstante D ist der **Diffusionskoeffizient** mit der SI-Einheit $m^2s^{-1}$. Die Diffusion ist wichtig f. den Austausch von Gasen (Sauerstoff, Kohlendioxid) u. Nährstoffen sowie f. Resorption, Verteilung u. Elimination von Arzneistoffen etc.; s. Diffusion, passive; vgl. Diffusion, erleichterte.

**Diffusion, Erleichterte:** Transportmechanismus durch Biomembranen*; s.a. Resorption, vgl. Diffusion (Passive Diffusion) u. Aktiver Transport*. Die Ursache f. diese Art des Stofftransports ist ein Konzentrationsgefälle; die Carrier* transportieren Moleküle aus einem Bereich höherer Konzentration in ein Gebiet niedriger Konzentration. Die Transportrichtung ist also dieselbe wie bei der passiven Diffusion, der Transport ist aber wie beim aktiven Transport selektiv u. u. nur bis zu einer bestimmten Grenzsättigung möglich.

**Diffusion, Passive:** die nichtionische od. passive Diffusion* durch Biomembranen ist ein Hauptmechnanismus der Resorption f. (lipophile) Arzneistoffe. Die Resorption* erfolgt bei diesem Prozeß aufgrund eines Konzentrationsgefälles zwischen dem peripheren u. zentralen Kompartiment. Für die pro Zeiteinheit diffundierte Arzneistoffmenge ($dQ/dt$) ergibt sich folgende Differentialgleichung:

$dQ/dt = -D \cdot F \cdot K_v \cdot c \cdot d^{-1}$

D = Diffusionskoeffizient; F = Fläche; $K_v$ = Verteilungskoeffizient zwischen der hydrophilen u. lipophilen Phase des verabreichten Arzneistoffs; c = Konzentration des Arzneistoffs; d = Dicke der Membran (s. Biomembran)

Demnach ist die passive Diffusion vor allem davon abhängig, wieviel Arzneistoff verfügbar ist (c), sowie von dessen Verteilungskoeffizienten ($K_v$) zwischen peripherem Kompartiment u. Membran. Da sich c auf die diffusionsfähigen, nicht dissoziierten Arzneistoffmoleküle bezieht, hängt die Diffusionsgeschwindigkeit ferner nicht nur von der vorhandenen *gelösten* Menge, sondern bei den meisten Arzneistoffen auch vom pH-Wert am jeweiligen Resorptionsort (z.B. Magen) u. den Säure-Base-Eigenschaften (Aziditätskonstanten) der diffusionsfähigen Substanz ab. Der Diffusionskoeffizient ist f. die jeweilige Barriere eine Konstante, die angibt, wieviel bei einem bestimmten Konzentrationsgradienten durch eine Membran mit einer bestimmten Dicke passiert (Einheit $cm^2/s$). Bei Körpertemperatur ist der Diffusionskoeffizient ledigl. von der Größe der diffundierenden Moleküle abhängig. Die Geschwindigkeit der Resorption in Abhängigkeit vom Resorptionsort hängt von D, F u. d ab.

**Diffusionsgeschwindigkeit:** s. Diffusion.

**Diffusionskoeffizient:** s. Diffusion.

**Diffusionstheorie:** s. Strahlenbiologie.

**Diflorason** INN: 6α,9-Difluor-11β,17,21-trihydroxy-16β-methyl-1,4-pregnadien-3,20-dion, Florone®; CAS-Nr. 2557-49-5; $C_{22}H_{28}F_2O_5$, $M_r$ 410.46. **Strukturformel** s. Flumetazon. **Anw.:** fluoriertes Corticosteroid f. topische Applikation. Gebräuchl. ist auch Diflorason-17,21-diacetat.

**Diflucan®:** s. Fluconazol.

**Diflucortolon** INN: 6α,9-Difluor-11β,21-dihydroxy-16α-methyl-1,4-pregnadien-3,20-dion, Nerisona®, Temetex®; CAS-Nr. 2607-06-9;

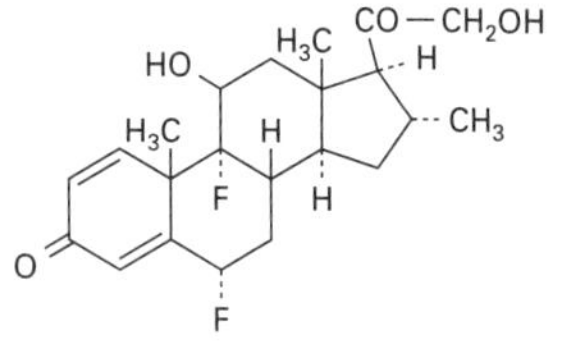

Diflucortolon

$C_{22}H_{28}F_2O_4$, $M_r$ 394.46. **Anw.:** Corticosteroid-Therapie. **Übl. Dos.:** Topikal: Salbe, Creme 0.1% initial 2- bis 3mal/d, dann 1mal/d. Gebräuchl. ist auch Diflucortolon-21-pivalat, Diflucortolon-21-valerat.

**Diflunisal** INN: Diflunisalum Ph.Eur.3, 2',4'-Difluor-4-hydroxy-3-biphenylcarbonsäure, 5-(2,4-Difluorphenyl)salicylsäure, Fluniget®; CAS-Nr. 22494-42-4; $C_{13}H_8F_2O_3$, $M_r$ 250.20. Schmp. 210-211°C. Weißes, krist. Pulver. Prakt. unlösl. in

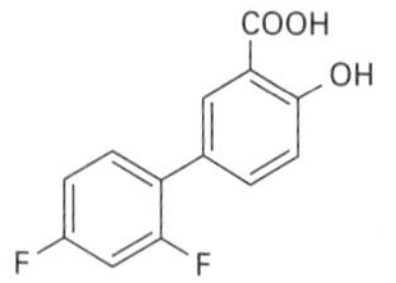

Diflunisal

Wasser, lösl. in Ethanol u. Ether. **Anw.:** Analgetikum, Antiphlogistikum. **Nebenw.:** gastrointestinale Störungen (Blutungen u. Ulzerationen), Hautausschläge, Kopfschmerzen, Benommenheit u.a. HWZ 8 h.

**Digerieren:** Ausziehen bzw. Lösen eines Stoffes (Droge) durch Stehenlassen bei gelinder Wärme (Digestion), auch zum Trennen eines Gemisches schwer u. leicht löslicher Stoffe benutzt.

**Digestion:** **1.** Verdauung. **2.** Extraktion löslicher Inhaltsst. aus Drogen durch Mazeration* bei erhöhter Temp. (meist 30 bis 50°C). Aufgüsse* u. Abkochungen* können als Sonderform einer D. angesehen werden; vgl. Digerieren.

**Digestionstraktus:** Verdauungskanal.

**Digestivum(a):** Verdauungsförderndes Mittel.

**Digicor®:** s. Digitoxin.

**Digimed®:** s. Digitoxin.

**Digitalis ferruginea** L.: Fam. Scrophulariaceae, Rostfarbener Fingerhut (Südeuropa, Kleinasien); eine der glykosidreichsten Digitalis-Arten. **Inhaltsst.:** Lanatoside A, B, C, D, Strospesid, Verodoxin.

**Digitalis grandiflora** Mill.: Fam. Scrophulariaceae, Großblütiger Fingerhut (Ost- u. Mitteleuropa, Kleinasien); enthält ca. 0.0004% Digitoxin.

**Digitalis lanata** Ehrh.: Fam. Scrophulariaceae, Wolliger Fingerhut (SO-Europa, Balkan). Stpfl. v. **Folia Digitalis lanatae:** Digitalis lanatae folium, Blatt des Wolligen Fingerhutes. **Off.:** DAB10, ÖAB90. **Inhaltsst.:** die herzwirksamen Glykoside (bis zu 1%; **Strukturformeln** s. Herzglykoside) Lanatosid (Digilanid) A, B u. C, aus den bei der Hydrolyse der endständigen Glucose durch eine β-Glucosidase α-Acetyldigitoxin, α-Acetylgitoxin u. α-Acetyldigoxin* entstehen. Alkalische Hydrolyse führt zur Abspaltung der Acetylgruppe u. es bilden sich Digitoxin, Gitoxin u. Digoxin, die auch in der Pflanze vorkommen. Die Aglyka sind Digitoxigenin (A), Gitoxigenin (B) u. Digoxigenin (C). Weitere Inhaltsst. sind noch die Glykoside Lanatosid D u. Diginatin (jeweils mit den Aglykon Diginatigenin, das ist 16-Hydroxydigoxygenin), Lanatosid E (Aglykon Gitaloxigenin), Steroidsaponine (z.B. Digitonin*) sowie das Enzym Digilanidase. **Gesamtgehalt** an den über 60 bekannten, herzwirksamen Glykosiden 1%; davon entfallen ca. 50% auf Lanatosid A u. Lanatosid C. **Wirk.** u. **Anw.:** s. Herzglykoside; die Herzwirkung von Digitalis lanata ist 3- bis 6mal so stark wie die von Digitalis purpurea, die Glykoside werden jedoch rascher resorbiert u. ausgeschieden, so daß keine Kumulation eintritt. Werden Digitalis-lanata-Blätter verordnet, so ist, wenn aus der Verordnung nichts anderes hervorgeht, Eingestelltes Digitalis-lanata-Pulver zu verwenden. **Zuber.:** Eingestelltes Digitalis-lanata-Pulver, Tct. Digitalis lanatae.

**Digitalis lanatae pulvis normatus:** Eingestelltes Digitalis-lanata-Pulver, Folium Digitalis lanatae titratum, Eingestelltes Blatt des Wolligen

Fingerhutes. **Off.:** DAB10, ÖAB90. Das Pulver soll einen Wirkwert (geprüft am Meerschweinchen) aufweisen, der dem Geh. von 0.5% Digoxin entspricht (DAB10).

**Digitalis lutea** L.: Fam. Scrophulariaceae, Gelber Fingerhut (südwestl. Deutschland, Schweiz, westl. Tirol). **Inhaltsst.:** ca. 0.25% Digitalis-Glykoside (Lanatoside, Strospesid etc.) u. ca. 0.75% Saponine.

**HOM:** *Digitalis lutea:* frische Blätter.

**Digitalis purpurea** L.: Fam. Scrophulariaceae, Roter Fingerhut (heim. West- u. Mitteleuropa). Stpfl. v. **Folia Digitalis (purpureae):** Digitalis purpureae folium Ph.Eur.3, Digitalisblätter, Fingerhutblätter; die zur Blütezeit (Juni-August) gesammelten, getrockneten Laubblätter. Es gibt verschiedene Rassen, z.B. Digitoxin-, Gitoxin-Rasse. **Inhaltsst.:** herzwirksame Stoffe (bis zu 0.4%; **Strukturformeln** s. Herzglykoside) wie die genuinen Purpurea-Glykoside A ($C_{47}H_{74}O_{18}$) u. B ($C_{47}H_{74}O_{19}$), die durch Enzymeinwirkung unter Abspaltung von Glucose in Digitoxin* (A, $C_{41}H_{64}O_{13}$) u. Gitoxin (B, $C_{41}H_{64}O_{14}$) übergehen, die dann durch Hydrolyse noch weiter in die Aglyka Digitoxigenin (A) u. Gitoxigenin (B), den Desoxyzucker Digitoxose u. Glucose aufgespalten werden. Weitere Inhaltsst. sind die Glykoside Gitaloxin ($C_{42}H_{64}O_{15}$, Aglykon Gitaloxigenin) u. Strospesid (Aglykon Gitoxigenin), ca. 1% Steroidsaponine (Digitonin*, Gitonin, Tigonin, Natigin), Digitoflavon (Luteolin) u. andere Flavonoide, Gerbstoffe, Enzyme (Digipurpidase), Schleim u. org. Säuren. Während die genuinen Purpurea-Glykoside amorph sind, kristallisieren die Spaltprodukte Digitoxin, Gitoxin u. Gitalin. Die Hydrolyse durch die entsprechenden Enzyme tritt nur bei Feuchtigkeit u. mäßiger Wärme ein. Um den ursprünglichen Wirkungswert zu erhalten, müssen daher die Blätter sorgfältig getrocknet u. vor Feuchtigkeit geschützt aufbewahrt werden. **Gehalt** (Ph.Eur.3): mind. 0.3% Cardenolidglykoside, bezogen auf Digitoxin u. ber. auf die getrocknete Droge. **Anw.:** s. Herzglykoside. Werden Digitalis-purpurea-Blätter verordnet, so ist, wenn aus der Verordnung nichts anderes hervorgeht, Eingestelltes Digitalis-purpurea-Pulver zu verwenden. **Zuber.:** Eingestelltes Digitalis-purpurea-Pulver, Tct. Digitalis purpureae. **Digitalis purpureae pulvis normatus:** Eingestelltes Digitalis-purpurea-Pulver, Folium Digitalis purpureae titratum, Eingestelltes Blatt des Roten Fingerhutes. **Off.:** DAB10, ÖAB90. Das Pulver soll einen Wirkwert (geprüft am Meerschweinchen) aufweisen, der dem Geh. von 1% Digitoxin entspricht (DAB10).

**Gesch.:** D. erstmalig erwähnt in einem irländ. Werk (Meddygon Myddfai), ca. 700 bis 1100. Als Diuretikum zuerst von William Withering 1785 eingeführt, als Herzmittel erst ab Mitte des 19. Jahrhunderts in Gebrauch. Der Name Digitalis stammt v. Leonhart Fuchs (1543). Erforschung der Glykoside durch Windaus, Tscheche, Jakobs, Stoll, Elderfield.

**HOM:** *Digitalis purpurea* (HAB1.2): frische Blätter einjähriger Pflanzen od. die bei Blütenbeginn gesammelten Blätter zweijähriger Pflanzen; verord. z.B. b. Herzerkrankungen, Depressionen, Prostatahypertrophie.

**Digitalistinktur:** s. Tinctura Digitalis.

**Digitaloide:** Glykoside mit digitalisähnlicher Wirk., jedoch nicht von Digitalis stammend, z.B. Strophanthin, Adonidin, Neriin; s. Herzglykoside.

**Digitalose:** 6-Desoxy-3-O-methylgalactose, 3-Methyl-D-fucose; $C_7H_{14}O_5$, $M_r$ 178.18. Ein Desoxyzucker, Bestandteil von Herzglykosiden aus Digitalis- u. Strophanthus-Arten.

**Digitogenin:** 5α,22α-Spirostan-2α,3β,15β-triol. Steroidsapogenin, **Strukturformel** s. Saponine (Tab.).

**Digitonin:** Digitoninum, Digitin; $C_{56}H_{92}O_{29}$, $M_r$ 1229. Steroidsaponin aus Digitalis-Arten, das Aglykon ist Digitogenin*. Weißes, krist. Pulver, sehr schwer lösl. in Wasser, lösl. in warmem Ethanol u. Essigsäure, unlösl. in Ether u. Chloroform. Blutgift, das noch in großer Verdünnung rote Blutkörperchen aufzulösen vermag. **Anw.:** zur quant. Bestimmung v. Wollwachsalkoholen u. Cholesterol, mit dem es Komplexverbdg. bildet, auch zum Nachw. von Pflanzenfetten in Tierfetten. Vgl. Cholesterol.

**Digitoxigenin:** s. Digitalis lanata u. D. purpurea.

**Digitoxin** INN: Digitoxinum Ph.Eur.3, Digitoxosid, 3,14-Dioxycardenolid-tridigitoxosid-(3), Digimerck®, Ditaven®, Tardigal®, Digicor®, Digimed®; CAS-Nr. 71-63-6; $C_{41}H_{64}O_{13}$, $M_r$ 765.0. **Strukturformel** s. Herzglykoside. Glykosid aus Blättern von Ditigalis purpurea u. anderen Digitalis-Arten. Weißes, feinkrist. Pulver von sehr bitterem Geschmack, wenig lösl. in Ethanol, Chloroform, prakt. unlösl. in Wasser, leicht lösl. in einer Mischung von gleichen Volumteilen Chloroform u. Methanol. $[\alpha]_D^{20°C}$ +16.5 bis +18.5° (c = 2 in Chloroform). **Anw.:** alle Formen der Herzinsuffizienz, spez. f. Dauerbehandlung. Digitoxin wird fast quantitativ resorbiert, hat aber nur eine Abklingquote von 7%. D. wird noch zur Dauerbehandlung verwendet, jedoch übertreffen sie andere Herzglykoside in bezug auf einen schnellen Wirkungseintritt u. eine geringere Kumulationsgefahr. HWZ 180 h. **Dos.:** die zum Erreichen der erwünschten klinischen Wirk. erforderliche Richtdosis (Vollwirkdosis) beträgt 2 mg. Erhaltungsdos.: 0.15 mg. Intravenös: Beginn mit 0.75 bis 1.2 mg/d. In jedem Fall muß individuell dosiert werden.

**Digitoxin-Tropfenflüssigkeit, Orale:** Digitoxini guttae orales 0.1 mg/mL, Guttae digitoxosidi 0.1 mg/mL. Nach Ph.Helv.7 Geh. 0.09 bis 0.11 mg Digitoxin je mL. **Anw.:** s. Digitoxin.

**Digitoxose:** 2,6-Didesoxy-ribo-hexose, 2,6-Didesoxy-D-allose; $C_{16}H_{12}O_4$, $M_r$ 148.16. Schmp. 112°C. Charakteristischer Desoxyzucker (Desoxyhexose) der Herzglykoside* aus Digitalis-Arten.

**Digitoxosid:** s. Digitoxin.

**Digostada**®: s. β-Acetyldigoxin.

**Digotab**®: s. β-Acetyldigoxin.

**Digoxin** INN: Digoxinum Ph.Eur.3, 12β-Hydroxydigitoxin, Lanicor®, Novodigal®, Allocor® i.v. Injektionslösung, Leuoxin®; CAS-Nr. 20830-75-5; $C_{41}H_{64}O_{14}$, $M_r$ 780.96. **Strukturformel** s. Herzglykoside. Herzwirksames Glykosid aus Digitalis lanata*. **Anw.:** Früh- u. Dauerbehandlung der Herzinsuffizienz. Die orale Resorption liegt bei 70%. Die Abklingquote beträgt 20%. HWZ 36 h. **Dos.:** Individuell; Sättigungsbehandlung; f. eine schnelle Sättigung gibt man oral 0.5 bis 0.75 mg, bei langsamer Sättigung kann man gleich mit der Erhaltungsdosis beginnen, die bei 0.25 bis 0.375 mg liegt; s.a. Herzglykoside.

**Dihuang:** s. Rehmannia glutinosa.

**Dihydergot**®: s. Dihydroergotamin.

**Dihydralazin** INN: 1,4-Dihydrazinophthalazin, Nepresol®; CAS-Nr. 484-23-1; $C_8H_{10}N_6$, $M_r$ 190.21. Schmp. 180°C aus Wasser, unter Zers. **Anw.:** Antihypertonikum; Blutdrucksenkung

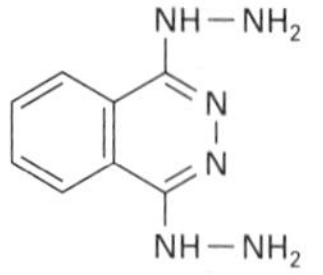

Dihydralazin

durch direkte erschlaffende Wirk. am Gefäßmuskel; zur Monotherapie nicht geeignet, übliche Kombinationen mit Betarezeptorenblockern u. Diuretika können unerwünschte Nebenw. zurückdrängen. **Nebenw.:** Kopfschmerzen, Tachykardie, Hautausschläge. HWZ 4 bis 5 h. **Übl. Dos.:** oral: Initialdos.: 0.0125 g, steigbar bis max. 0.2 g/d, starker First-pass-Effekt*, Parental: i.v., i.m. 0.0125 g.

**Dihydralazinsulfat:** Dihydralazini sulfas, Dihydralazinum sulfuricum; CAS-Nr. 7327-87-9; $C_8H_{12}N_6O_4S$, $M_r$ 288.3. Hygr. Schmp. 250-260°C (Zers.). **Off.:** DAB10.

**Dihydralazinsulfat-Hydrat:** Dihydralazini sulfas hydricus, Dihydralazinum sulfuricum hydricum, Dihydralazinsulfat-Hemipentahydrat; $C_8H_{12}N_6O_4S \cdot 2.5\ H_2O$, $M_r$ 333.3. Gelbes, feinkrist. Pulver; schwer lösl. in Wasser, lösl. in Mineralsäuren, prakt. unlösl. in Ethanol. **Off.:** DAB10.

**Dihydralazinmesilat:** Dihydralazini mesilas; $C_9H_{14}N_6O_3S$, $M_r$ 286.3. Hygr. Schmp. ca. 225°C (Zers.). Blassgelbes Pulver; leicht lösl. in Wasser, lösl. in Mineralsäuren, schwer lösl. in Ethanol u. Methanol, prakt. unlösl. in Aceton u. Ether. **Off.:** Ph.Helv.7.

**Dihydroampicillin:** s. Epicillin.

**Dihydrocodein** INN: 7,8-Dihydrocodein, 4,5α-Epoxy-3-methoxy-9a-methyl-6α-morphinanol,

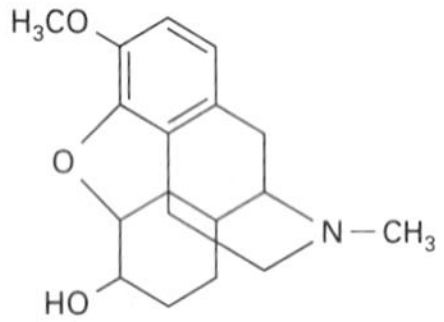

Dihydrocodein

Paracodin®; CAS-Nr. 125-28-0; $C_{18}H_{23}NO_3$, $M_r$ 301.37. Schmp. 112-113°C aus Methanol/Wasser. Sdp. 248°C (2 kPa). **Anw.:** Antitussivum*. **Nebenw.:** Suchtgefahr, Obstipation. HWZ 3.3 bis 4.5 h. Gebräuchl. ist auch Dihydrocodeinhydrochlorid, Dihydrocodeinhydrogentartrat*, Dihydrocodeinthiocyanat, Dihydrocodein-Poly(styrol, divinylbenzol)sulfonat.

**Dihydrocodeinbitartrat:** s. Dihydrocodeinhydrogentartrat.

**Dihydrocodeinhydrogentartrat:** Dihydrocodeini tartras, Dihydrocodeinum bitartaricum, Dihydrocodeinbitartrat, Hydrocodeinhydrogentartrat; CAS-Nr. 5965-13-9; $C_{22}H_{29}NO_9$, $M_r$ 451.5. Schmp. 190-202°C (Zers.). $[\alpha]_D^{20°C}$ -70.0 bis -73° (c = 5 in Wasser). Weißes, krist. Pulver von bitterem Geschmack, lösl. in ca. 6 T. Wasser u. ca. 80 T. Ethanol 90%. **Off.:** DAB10, ÖAB90. **Anw.:** gegen Reizhusten (wie Codeinphosphat*). Unterliegt dem Betäubungsmittelgesetz*. MED 0.05 g, MTD 0.15 g.

**Dihydrocodeinonhydrogentartrat:** s. Hydrocodonhydrogentartrat.

**Dihydrocodeinonum bitartaricum:** s. Hydrocodonhydrogentartrat.

**Dihydrocodeinum bitartaricum:** s. Dihydrocodeinhydrogentartrat.

**Dihydrodibenzazepine:** s. Psychopharmaka.

**Dihydroergocornin:** $C_{31}H_{41}N_5O_5$, $M_r$ 563.7. Dihydrolysergsäure-Derivat; s. Dihydroergotoxinmesilat.

**Dihydroergocristin:** Nehydrin®; CAS-Nr. 17479-19-5, $C_{35}H_{41}N_5O_5$, $M_r$ 611.76. Weißes, krist. Pulver, leicht lösl. in Chloroform, lösl. in absolut. Ethanol, Aceton, wenig lösl. in Ether, unlösl. in Wasser. **Anw.:** zerebraler Vasodilator; als Sympatikolytikum. **Übl. Dos.:** 0.25 bis 1.5 mg (oral, s.c., i.m.); enthalten in Hydergin®, s. Dihydroergotoxinmesilat; s.a. Secale cornutum.

**Dihydroergocryptin:** zweifach hydriertes Ergocryptin (**Strukturformel** s. Secale cornutum); CAS-Nr. 25447-66-9 (α-Isomeres) bzw. CAS-Nr. 19467-62-0; $C_{32}H_{43}N_5O_5$, $M_r$ 732.60. Vgl. Dihydroergotoxinmesilat.

**Dihydroergosterin:** Provitamin $D_4$, s. unter Vitamine.

**Dihydroergotamin** INN: DHE, Dihydergot®, Ergomimet®, Tonopres®, Agit®, DET MS®, Ergont®; CAS-Nr. 511-12-6; $C_{33}H_{37}N_5O_5$, $M_r$ 583.7. Dihydriertes Peptidalkaloid (Ergotamin) aus Mutterkorn (s. Secale cornuteum, Tab.). Farblose Kristalle, sehr schwer lösl. in Ethanol, unlösl. in Wasser. **Anw.:** venentonisierendes Mittel bei orthostatischen Beschwerden, Sympatholytikum, bei Migräne, arteriosklerotischen Kopfschmerzen. **Nebenw.:** Erbrechen, Übelkeit; Wechselw.: Makrolid- u. Tetracyclinantibiotika. HWZ 21 h. MTD 2 mg.

**Dihydroergotamintartrat:** Dihydroergotamini tartras Ph.Eur.3; CAS-Nr. 5989-77-5; $(C_{33}H_{37}N_5O_5)_2 \cdot C_4H_6O_6$, $M_r$ 1317.5. Schmp. 203°C (Zers.). Weiße od. farblose Kristalle. Sehr schwer lösl. in Wasser; wenig lösl. in Chloroform u. Ethanol.

**Dihydroergotaminmesilat:** Dihydroergotamini mesilas Ph.Eur.3, Dihydroergotaminmethansulfonat, Dihydroergotaminium methansulfonicum; CAS-Nr. 6190-39-2; $C_{34}H_{41}N_5O_8S$, $M_r$ 680. Weißes, krist. Pulver; schwer lösl. in Wasser u. Ethanol; wenig lösl. in Chloroform u. Methanol. Inkomp.: basische Stoffe. Sterilisation von Lösungen durch Keimfiltration.

**Dihydroergotaminmesilat:** s. Dihydroergotamin.

**Dihydroergotoxin:** 9,10-Dihydroergotoxin, Codergocrin; ein Gem. der dihydrierten Peptidalkaloide der Ergotoxingruppe aus Secale cornutum*, nämlich Dihydroergocristin*, Dihydroergocryptin* u. Dihydroergocornin*.

**Dihydroergotoxinmesilat:** Codergocrinmesilat, Codergocrini mesilas, Codergocrinum methansulfonicum, Ergoloidmesilat, Hydergin®; CAS-Nr. 8067-24-1; besteht aus gleichen Teilen der Mesilate von Dihydroergocornin* ($C_{32}H_{45}N_5O_8S$, $M_r$ 659.8), Dihydroergocristin* ($C_{36}H_{45}N_5O_8S$, $M_r$ 707.8) sowie α-u. β-Dihydroergocryptin* im Verhältnis 2:1 ($C_{33}H_{47}N_5O_8S$, $M_r$ 673.8). Weißes Pulver; schwer lösl. in Wasser, wenig lösl. in Ethanol. **Off.:** Ph.Helv.7. **Wirk.** u. **Anw.:** α-Sympatholytikum*, besitzt nur schwach uteruskontrahierende Wirk. u. führt zu einer deutlichen Erhöhung des venösen Gefäßtonus; indiziert bei: Hypertonie, peripheren Durchblutungsstörungen, Funktionsstörungen des Gehirns mit zerebraler Abbausymptomatik.

**4,4'-Dihydrofuchson:** s. Aurin.

**Dihydrohydroxycodeinon(-hydrochlorid):** s. Oxycodon bzw. Oxycodonhydrochlorid.

**Dihydroliponsäure:** s. α-Liponsäure.

**9,10-Dihydrolysergsäureverbindungen:** s. Secale cornutum.

**Dihydromethysticin:** s. Piper methysticum.

**Dihydromorphinhydrochlorid:** $C_{17}H_{21}O_3N \cdot HCl$. Weißes, krist. Pulver, sehr leicht lösl. in Wasser, wenig lösl. in Ethanol. **Anw.:** wie Morphinhydrochlorid (nur s.c.).

**Dihydromorphinon:** s. Hydromorphon.

**Dihydro-oxycodeinonum hydrochloricum:** s. Oxycodonhydrochlorid.

**Dihydrostilböstrol:** s. Hexestrol(um).

**Dihydrostreptomycin** INN: 2,4-Diguanidino-3,5,6-trihydroxycyclohexyl-5-desoxy-2-O-(2-desoxy-2-methylamino-α-L-glucopyranosyl)-3-hydroxymethyl-β-L-lyxo-pentanofuranosid; CAS-Nr. 128-46-1; $C_{21}H_{41}N_7O_{12}$, $M_r$ 583.62. **Wirk.** u. **Anw.:** Aminoglykosid-Antibiotikum, Tuberkulostatikum. D. sollte aufgrund seiner Toxizität nicht mehr verwendet werden; s.a. Antibiotika (Tab.). Gebräuchl. ist auch Dihydrostreptomycinsesquisulfat, Dihydrostreptomycin-D-pantothenat.

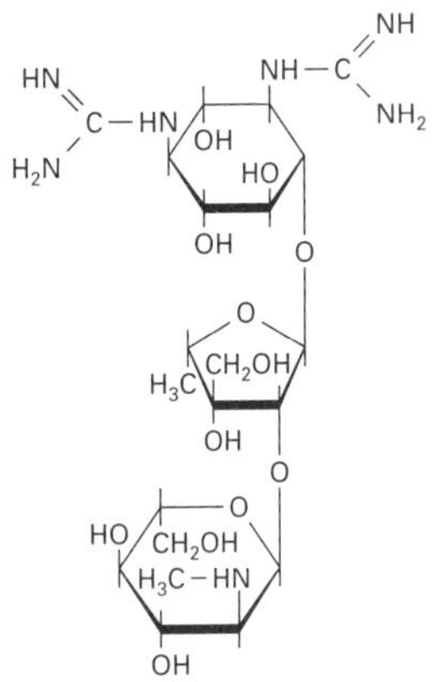

Dihydrostreptomycin

**Dihydrostreptomycinsulfat:** Dihydrostreptomycini sulfas Ph.Eur.3, Dihydrostreptomycinum sulfuricum, 4-O-[2-O-(2-Deoxy-2-methylamino-2-L-glucopyranosyl)-5-deoxy-3-C-hydroxymethyl-α-L-lyxofuranosyl]-N,N-diamidino-D-streptaminsulfat; CAS-Nr. 5490-27; $(C_{21}H_{41}N_7O_{12})_2 \cdot 3\,H_2SO_4$, $M_r$ 1461.4. Weißes bis fast weißes Pulver von schwach bitterem Geschmack, leicht lösl. in Wasser, prakt. unlösl. in Ethanol. $[\alpha]_D^{20°C}$ -82 bis -88° (c = 2 in Wasser). **Wirk.** u. **Anw.:** Aminoglykosid-Antibiotikum, Tuberkulostatikum; wirkt bakterizid gegen Tuberkelbakterien u. gramnegative Keime, vgl. Streptomycin*, aber stärker ototoxisch, daher nur in Ausnahmefällen indiziert. **Übl. Dos.:** i.m. 0.5 bis 1 g.

**Dihydrotachysterol** INN: (5E,7E,22E)-9,10-Seco-5,7,22-ergostatrien-3β-ol, 24-Methyl-9,10-secocholesta-5,7,22-trien-3β-ol, Dichysterol, Dihydrotachysterin, A.T. 10®; CAS-Nr. 67-96-9; $C_{28}H_{46}O$, $M_r$ 398.65. Schmp. 125-127°C aus Methanol 95%. $[\alpha]_D^{22°C}$ +97.5° (Chloroform). Chem. verwandt mit Calciferol (Vitamin $D_2$, s. Vitamine). Prakt. unlösl. in Wasser, lösl. 1:20 in Ethanol, 1:0.7 in Chloroform, 1:3 in Ether, 1:50 in Erdnußöl. **Anw.:** bei Hypocalcämie u. Vitamin-D-resistenter Rachitis, ev. bei Osteomalazie; geringe therapeutische Breite; Symptome der Überdosierung: Appetitlosigkeit, Abgespanntheit, Schwindel, Übelkeit, Erbrechen, Durchfall, Polyurie, Kopfschmerzen; reversibel erhöhte Calcium- u. Phosphatkonzentrationen in Serum u. Urin, sowie erhöhter Cholesterolplasmaspiegel. **Übl. Dos.:** Oral: 0.125 bis 1.25 mg/d.

**Dihydrotestosteron:** s. Androstanolon.

**Dihydroxyaceton:** 1,3-Dihydroxypropanon, DHA; CAS-Nr. 96-26-4; $C_3H_6O_3$, $M_r$ 90.1. Dreiwertiger Zucker; liegt im kristallinen Zustand normalerweise in dimerer Form vor; geht beim Erhitzen, Schmelzen, Lösen in Wasser od. Ethanol in die monomere Form über. Nat. im menschlichen Körper, reagiert (analog der Maillard-Reaktion*) mit Peptiden u. Aminosäuren der Haut unter Braunfärbung (verantwortl. für Braunfärbung der Zähne). **Off.:** DAC86. **Anw.:** eine 4%ige Lsg. in Ethanol/Wasser als Hautbräunungsmittel* (bes. bei Vitiligo).

**Dihydroxyanthrachinon:** s. Dantron.

**3,4-Dihydroxyanthranol:** s. Anthrarobin.

**2,5-Dihydroxybenzoesäure:** s. Gentisinsäure.

**1,2-Dihydroxybenzol:** s. Brenzcatechin.

**1,3-Dihydroxybenzol:** s. Resorcin.

**1,4-Dihydroxybenzol:** s. Hydrochinon.

**2,3-Dihydroxyinden:** s. Indan.

**1,3-Dihydroxynaphthalin:** 1,3-Naphthalindiol, Naphthoresorcin; $C_{10}H_8O_2$, $M_r$ 160.2. Schmp. ca. 104°C. Krist., meist bräunlichviolettes Pulver, leicht lösl. in Wasser u. Ethanol. **Anw.:** Reagenz auf Glucuronsäure u. Zucker etc.

**2,7-Dihydroxynaphtalin:** 2,7-Naphthalindol; $C_{10}H_8O_2$, $M_r$ 160.2. Schmp. ca. 190°C. Nadeln lösl. in Wasser, Chloroform, Ethanol u. Ether. **Anw.:** Reagenz Ph.Eur.3 (zur Reinheitsprüfung von Carboxymethylcellulose-Natrium).

**Dihydroxyphenylalanin:** Dioxyphenylalanin, DOPA, 3-Hydroxytyrosin; $C_9H_{11}NO_4$, $M_r$ 197.2. Nat. Aminosäure, Oxidationsprodukt des Tyrosins (unter Mitwirkung des Enzyms Tyrosinase). Dopa ist Vorstufe bei der Pigmentbildung (Melanine) der Haut u. wichtiges Zwischenprodukt der Adrenalinbiosynthese, wird durch Dopadecarboxylase zu Dopamin*. L-Form: s. Levodopa. **Anw.:** bei Parkinsonismus* in Kombination mit Dopadecarboxylasehemmern.

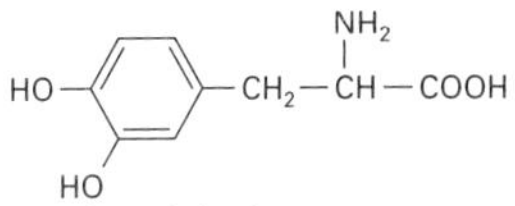

Dihydroxyphenylalanin

**Dihydroxyphenylaminopropanolum hydrochloricum:** s. Corbadrin.

**Dihydroxypropyltheophyllin:** s. Diprophyllin.

**2,4-Dihydroxypyrimidin:** s. Uracil.

**Dihydrozeatin:** s. Cytokinine.

**Diioddithymol:** s. Dithymoldiiodid.

**3,5-Diiod-4-hydroxybenzolsulfonsäure:** s. Sozoiodolsäure.

**Diiodtyrosin:** Iodgorgosäure, 3,5-Di-iodo-L-tyrosindihydrat; CAS-Nr. 66-02-4 (Anhydrat); $C_9H_9I_2NO_3 \cdot 2H_2O$, $M_r$ 469.0 (Anhydrat $M_r$ 433.0).

Weißes bis schwach bräunliches Pulver. Schwer lösl. in Wasser, lösl. in 250 T. Ethanol, leicht lösl. in Alkalihydroxid-Lösungen, Mineralsäuren. **Off.:** ÖAB90 (bis 1996). Vorstufe in der Biosynthese von Thyroxin* u. Triiodthyronin in der Schilddrüse (vgl. Hormone); wurde bei Hyperthyreose eingesetzt.

**Diiodyl:** Ricinstearinsäurediiodid, $M_r$ 550.1. Schmp. 68-70°C. Geh. 45 bis 46% Iod. Weißes bis gelblichweißes Pulver, lösl. in Ethanol u. Ether, unlösl. in Wasser. **Anw.** med.: früher zur Iodtherapie wie Kaliumiodid; mittl. **Dos.:** 0.15 g.

**Diisobutylketon:** 2,6-Dimethyl-4-heptanon; $C_9H_{18}O$, $M_r$ 142.2. Sdp. ca. 168°C. $n_D^{20°C}$ ca. 1.414. Klare farblose Flüss. Schwer lösl. in Wasser, mischbar mit den meisten organischen Lösungsmitteln. **Anw.:** Reagenz Ph.Eur.3.

**Diisopromin** INN: N,N-Diisopropyl-3,3-diphenylpropylamin; CAS-Nr. 5966-41-6; $C_{21}H_{29}N$, $M_r$ 295.45. **Anw.:** Cholagogum, Spasmolytikum, meist mit Sorbitol bei viszeralen Störungen. Gebräuchl. ist auch Diisoprominhydrochlorid.

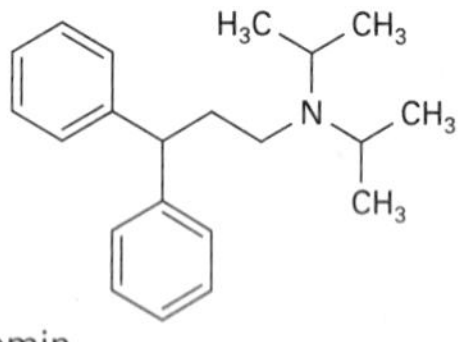


Diisopromin

**Diisopropylfluorphosphat:** s. Fluostigmin.

**Dikalii phosphas:** s. Kaliummonohydrogenphosphat.

**Dikaliumclorazepat** INN: Dikalii clorazepas Ph.Eur.3, [(3-Carboxy-7-chlor-2,3-dihydro-2-hydroxy-5-phenyl-1H-1,4-benzodiazepin-2-yl)oxy]-kalium, Tranxilium®; CAS-Nr. 57109-90-7; $C_{16}H_{11}ClK_2N_2O_4$, $M_r$ 408.92. Leicht lösl. in Wasser; sehr schwer lösl. in Ethanol; prakt. unlösl. in Ether, Chloroform. **Anw.:** Tranquilizer. HWZ 48 h. **Übl. Dos.:** Oral: 15 mg/d. Oral: 3mal 5 mg/d. Lange Anw. kann zu Abhängigkeit des Barbiturat-Alkohol-Typs führen, Neigung zum Mißbrauch gering. Weitere **Nebenw.:** s. Benzodiazepine. Gebräuchl. ist auch Clorazepat* (vgl. Strukturformel) u. Monokaliumclorazepat.

**Dikaliummonohydrogenphosphat:** s. Kaliummonohydrogenphosphat.

**Dikaliumorthophosphat:** s. Kaliummonohydrogenphosphat.

**Dikaryon:** Paarkernstadium. Bei Pilzen (Ascomyceten u. Basidiomyceten) ist die Verschmelzung der Sexualzellen (Plasmogamie*) von der Verschmelzung der Sexualkerne (Karyogamie*) durch ein Paarkernstadium getrennt.

**Diketone:** (Alkadine) Ketone mit 2 CO-Gruppen. Je nach der Stellung der Gruppen unterscheidet man 1,2-D.: α-Diketone u. 1,3-D.: β-Diketone. Einfachstes Diketon ist das **Diacetyl**, eine gelbe, süßl. stechend riechende Flüss., die in äther. Ölen, als Geruchsträger z.B. in der Kuhbutter, in Essig, Kaffee u. anderen Lebensmitteln vorkommt.

**Dikotyledonae:** *bot.* Magnoliatae, Dikotyle; zweikeimblättrige (dikotyle) Pflanzen; neben den Monokotyledonae* (Liliatae, einkeimblättrige Pflanzen) Klasse der Magnoliophytina (Angio-

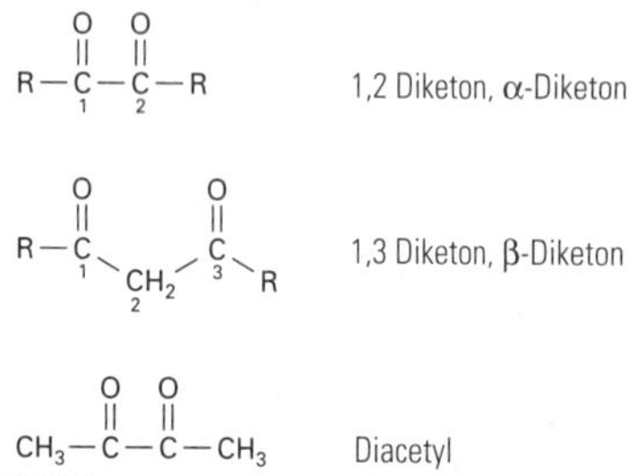


Diketone

spermae, bedecktsamige Samenpflanzen, s.a. Spermatophyta).

**Dilatante Körper:** s. Rheologie.

**Dilatation:** Ausdehnung von Substanzen bei Erwärmung bzw. Abkühlung. Die meisten Substanzen dilatieren beim Erwärmen, Wasser jedoch vergrößert sein Volumen bei Abkühlen unter 4°C u. besonders beim Gefrieren.

**Dilatol®:** s. Buphenin.

**Dilatrend®:** s. Carvedilol.

**Dilaudid®:** s. Hydromorphon.

**Dilazep** INN: Dilazepam, 1,4-Bis[3-(3,4,5-trimethoxybenzoyloxy)propyl]perhydro-1,4-diazepin, 3,3'-(Perhydro-1,4-diazepin-1,4-diyl)-dipropyl-bis(3,4,5-trimethoxybenzoat), Cormelian®; CAS-Nr. 35898-87-4; $C_{31}H_{44}N_2O_{10}$, $M_r$ 604.70. **Anw.:** Koronardilatator. Hemmt den Abbau von Adenosin u. erhöht dadurch dessen Konz. an den Gefäßrezeptoren, was eine Verstärkung des koronaren Blutdurchflusses bewirkt. HWZ 4 h. **Übl. Dos.:** Oral: 2- bis 3mal 0.05 g/d. Gebräuchl. ist auch Dilazep-dihydrochlorid.

**Dilcoran®:** s. Pentaerythrityltetranitrat.

**Dill:** Dillkraut, s. Anethum graveolens.

**Dillöl:** Oleum Anethi, s. Anethum graveolens.

**Diltiazem** INN: *cis*-(+)-5-(2-Dimethylaminoethyl)-2,3,4,5-tetrahydro-2-(4-methoxyphenyl)-4-

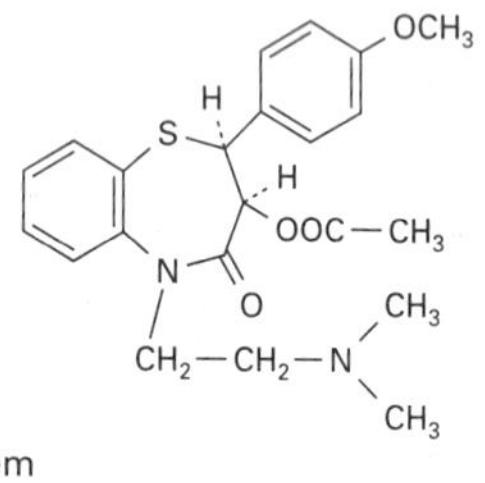


Diltiazem

oxo-1,5-benzothiazepin-3-ylacetat, Dilzem®; CAS-Nr. 42399-41-7; $C_{22}H_{26}N_2O_4S$, $M_r$ 414.52. **Anw.:** Koronardilatator; Calciumantagonist, Dauerbehandlung der koronaren Herzkrankheit; Anfallsprophylaxe von Angina-pectoris-Anfällen. HWZ 4 bis 9 h.

**Diltiazemhydrochlorid:** Diltiazemi hydrochloridum Ph.Eur.3; $C_{22}H_{27}ClN_2O_4S$. Schmp. 213°C (Zers.). Weißes, krist. Pulver. Leicht lösl. in Wasser, Dichlormethan u. Methanol, schwer lösl. in Ethanol.

**Dilution:** Verdünnung, die mit flüssigen Stoffen zubereitet wird, z.B. mit Alkohol, Wasser od. Glycerol. Vgl. Homöopathie.

**Dilutus(a, um):** verdünnt.

**Dilzem®:** s. Diltiazem.

**Dimazeration:** zweifache Mazeration. Die vorgeschriebene Drogenmenge wird zunächst mit der Hälfte des Extraktionsmittels u. nach dessen Abtrennung mit der anderen Hälfte mazeriert.

**DIMDI:** s. Deutsches Institut für Medizinische Dokumentation und Information.

**Dimegan®:** s. Brompheniramin.

**Dimegluminsalze:** Salze mit N-Methylglucamin (Meglumin); meist verwendet als Röntgenkontrastmittel.

**Dimenhydrinat** INN: Dimenhydrinatum Ph.Eur.3, 2-Benzhydryloxy-N,N-dimethylethylamin-8-chlortheophyllinat, Diphenhydramin-8-Chlortheophyllinat, Salz von Diphenhydramin* (Strukturformel) mit 8-Chlortheophyllin, Vomex A®; CAS-Nr. 523-87-5; $C_{24}H_{28}ClN_5O_3$, $M_r$ 469.96. Schmp. 102-107°C. Leicht lösl. in Ethanol, Chloroform; lösl. in Benzol, in Wasser ca. 3 mg/mL; fast unlösl. in Ether; pH 6.8-7.3 (gesättigte, wäßrige Lösung). **Anw.:** Antiemetikum (gegen Reisekrankheit), Antihistaminikum. **Nebenw.:** Verdauungsbeschwerden, Sedation, Mundtrokkenheit, beeinflußt das Reaktionsvermögen. Wechselw.: Alkohol, Aminoglykosid-Antibiotika, Psychopharmaka. **Übl. Dos.:** Oral: 0.05 g bis 6-stündlich. Parenteral: i.v. 0.05 g; i.m. 0.1 g. Rektal: 0.15 g.

**Dimenhydrinat-Suppositorien:** s. Suppositoria Dimenhydrinati.

**Dimepranol** INN: 1-(Dimethylamino)-2-propanol; s. Inosin Pranobex.

**Dimercaprol** INN: Dimercaprolum Ph.Eur.3, Sulfactin®; 2,3-Dimercaptopropanol, Dithiopropanol, BAL, British Anti Lewisite, Dimerkaptopropanol; CAS-Nr. 59-52-9; $C_3H_8OS_2$, $M_r$ 124.21. Sdp. 60°C (27 Pa), 100°C (745 Pa), 120°C (2 kPa), 130°C (3.3 kPa), 140°C (5.3 kPa). $n_D^{25°C}$ 1.5720. $d_4^{25}$ 1.2385. Farblose bis schwach gelbe Flüss., knoblauchartiger Geruch. 8.7 g lösen sich in 100 mL Wasser unter Zers.; lösl. in Pflanzenölen, mischbar mit Ethanol, Benzylbenzoat, Ether, Methanol. pH 5 bis 6.5 (gesättigte Lsg. in Wasser). **Anw.:** parenterales Antidot gegen Metallvergiftungen (cave Blei- u. Eisenvergiftungen), Hautantiseptikum. HWZ 1 h. **Übl. Dos.:** Parenteral (intraglutaeal in öliger Lsg.): i.m. 2 bis 3 d lang 0.0025 g/kg KG/d, dann Dosis herabsetzen; bei akuter Vergiftung 1. u. 2. Tag 0.0025 g/kg KG 4stündl., 3. Tag 0.0025 g/kg KG 6stündl., 4. bis 10. Tag 2mal 0.0025 g/kg KG/d; auch in 10%iger Lsg. mit Zusatz von 20% Benzylbenzoat (BAL in Oil). Die Substanz war im 1. Weltkrieg engl. Gegenmittel gegen Lewisite-Kampfstoff (Chlorvinylarsindichlorid).

$$HS-CH_2-\underset{|}{\overset{SH}{CH}}-CH_2-OH$$

Dimercaprol

**Dimercaprol-Injektionslösung 100 mg/mL:** Dimercaproli solutio iniectabilis 100 mg/mL, Iniectabile dimercaproli 100 mg/mL. Zsztg. nach Ph.Helv.7: Dimercaprol 10.0 T., Benzylbenzoat 20.0 T. u. Öl f. Injektionszwecke auf 100.0 mL. Klare, gelbe, dickflüssige, nach Knoblauch riechende Flüss. **Anw.:** s. Dimercaprol.

**Dimetacrin** INN: Dimethacrin, 10-(γ-Dimethylaminopropyl)-9,9-dimethylacridan, 9,9-Dimethyl-10-(3-dimethylaminopropyl)-9,10-dihydroacridin, 9,9-Dimethyl-10-(3-dimethylaminopropyl)acridan; CAS-Nr. 4757-55-5; $C_{20}H_{26}N_2$, $M_r$ 294.42. Sdp. 200°C (133 Pa). **Anw.:** tricyclisches Antidepressivum vom Imipramin-Typ; s.a. Psychopharmaka (Antidepressiva). **Übl. Dos.:** Oral: 0.075-0.6 g/d, je nach Zustand. Parenteral: i.m., i.v. bis 3mal 0.025 g/d; Infusion i.v.: 0.1 g in 30-60 min, 0.6 g in 180 min. Gebräuchl. ist auch **Dimetacrinhydrochlorid** ($C_{20}H_{26}N_2 \cdot HCl$; Schmp. 151-154°C) u. Dimetacrinhydrogentartrat.

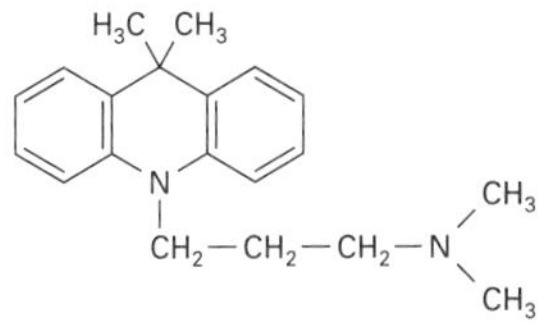


Dimetacrin

**Dimethinden:** s. Dimetinden.

**Dimethisoquin:** s. Quinisocain.

**Dimethocain** INN: Larocainhydrochlorid, p-Amino-benzoyl-2,2-dimethyl-3-diethyl-amino-propanolhydrochlorid; $C_{16}H_{26}N_2O_2$, $M_r$ 314.7. Schmp. 196-197°C. Weiße Kristalle, leicht lösl. in Wasser u. Ethanol. **Anw.:** Lokalanästhetikum.

**Dimethoxyphenecillin:** s. Meticillin.

**Dimethoxystrychnin:** s. Brucin.

**Dimethylallylpyrophosphat:** Dimethylallyldiohosphat, DAPP; Zwischenprodukt bei der Biosynthese der Terpene*.

**Dimethylaminoantipyrin:** s. Aminophenazon.

**Dimethylaminoazobenzol:** s. Buttergelb.

**4-Dimethylaminobenzaldehyd:** $N(CH_3)_2$–$C_6H_4$–CHO; $C_9H_{11}NO$, $M_r$ 149.2. Schmp. ca. 74°C. Weiße bis gelbl. Kristalle, sehr schwer lösl. in Wasser, lösl. in Ethanol, Ether, Chloroform. **Anw.:** Reagenz Ph.Eur.3; zum Nachw. v. stickstoffhaltigen Verbindungen (Ergometrinmaleat, Ergotannintartrat, v.a. Urobilinogen u. Stercobilinogen etc.) in 2%iger salzsaurer Lsg. (Ehrlichs Reagenz), in der Chromatographie als Sprühreagenz, zur Synthese von Azofarbstoffen.

**2-Dimethylaminoethanol:** s. Deanol.

**Dimethylaminophenazon:** s. Aminophenazon.

**Dimethylaminophenyldimethylpyrazolon:** s. Aminophenazon.

**Dimethylarsinsäure:** Acidum kakodylicum, s. Kakodylsäure. **D.-Natriumsalz**, s. Natriumkakodylat.

**Dimethylcarbamoyloxy-methylsulfat:** s. Neostigminmethylsulfat.

**Dimethylcarbinol:** Alcohol isopropylicus, s. Isopropylalkohol.

**Dimethylergometrin:** s. Methysergid.

**Dimethylether:** Methylether; $CH_3$–O–$CH_3$, $M_r$ 46.07. Schmp. -138°C. Sdp. -23°C. Farbloses, schwach etherisch riechendes Gas. 1.6mal schwerer als Luft. Feuergefährlich (Flammpunkt -42.2°C). Wirk.: schwach narkotisch. MAK 1910 mg/m³. **Anw.** techn.: zur Synthese z.B. von Essigsäure u. Dimethylsulfat; als neuer Kraftstoff in Erprobung. Herst.: z.B. aus Erdgas.

**Dimethylethylcarbinol:** Amylenum hydratum, s. Amylenhydrat.

**Dimethylformamid:** Ameisensäuredimethylamid, DMF; CAS-Nr. 68-12-2; $C_3H_7NO$, $M_r$ 73.1. Sdp. ca. 153°C. Klare, farblose, neutrale Flüss.; mischbar mit Wasser u. Ethanol. **Anw.:** Reagenz Ph.Eur.3.

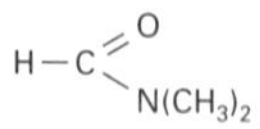

Dimethylformamid

**Dimethylfumarat:** s. Fumarsäure.

**Dimethylgelb:** s. Buttergelb.

**Dimethylglyoxim:** Diacetyldioxim, 2,3-Butandiondioxim; CAS-Nr. 95-45-4; $C_4H_8N_2O_2$, $M_r$ 116.12. Schmp. ca. 238°C unter Zers. Weißes,

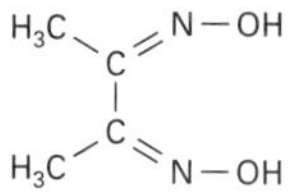

Dimethylglyoxim

krist. Pulver, lösl. in Ether, Ethanol, Aceton u. in wäßriger alkal. Lsg., in Wasser 0.04%. **Anw.:** als Tschugaeff-Reagenz in d. Analyse, bildet gefärbte Metallkomplexsalze, bes. z. Nachw. v. Nickel u. Bismut, z. Abtrennung v. Nickel von Cobalt u. vielen anderen Metallen (Palladium von Zinn, Gold, Rhenium, Iridium). Das Natriumsalz des D. ist leicht lösl. in Wasser u. wird in 1.5%iger wäßriger Lsg. ebenfalls zum Nachw. von Nickel benutzt, vgl. α-Benzildioxim.

**2,6-Dimethyl-4-heptanon:** s. Diisobutylketon.

**Dimethylketon:** s. Aceton.

**Dimethylphenylpyrazolon:** s. Antipyrin.

**Dimethylphthalat:** Phthalsäuredimethylester; $C_6H_4(COOCH_3)_2$. D. 1.12. Sdp. 160-164°C. Farblose, ölige Flüss., sehr schwer lösl. in Wasser, mischbar mit org. Lösungsmitteln. **Anw.** techn.: als Lösungsmittel, Weichmacher usw., ferner als Insektenschutzmittel (ein dünner Überzug mit D. schützt die Haut mehrere Stunden lang gegen Insekten, s. Repellent). Vorsicht: schleimhaut- u. augenreizend; wenn eingeatmet, Depression des ZNS möglich.

**Dimethylpolysiloxan:** s. Dimeticon.

**Dimethylpyridine:** s. Pyridin.

**Dimethylpyrinden:** s. Dimetinden.

**Dimethylsulfat:** DMS, Schwefelsäuredimethylester; CAS-Nr. 77-78-1; $(CH_3)_2SO_4$, $M_r$ 126.13. D. 1.33. Schmp. -32°C. Sdp. 187-188°C unter Zers. Farblose ölige Flüss.; sehr leicht lösl. in Ethanol u. Ether, prakt. unlösl. in Wasser; sehr giftig, reizt die Haut u. d. Atmungsorgane. MAK 0.05 mg/m³ Luft. **Anw.** techn.: als Methylierungsmittel in d. org. Chemie, zur Herst. v. Farbstoffen, Vanillin, Phenazon usw., als Reagenz auf Eiweiß, Hydroxycholesterol u.a.

**Dimethylsulfon:** Sulfonyldimethan; $C_2H_6O_2S$, $M_r$ 94.1. Schmp. 108-110°C. Weißes krist. Pulver. Leicht lösl. in Wasser, lösl. in Aceton u. Ethanol. **Anw.:** Reagenz Ph.Eur.3 (zur Reinheitsprüfung von DMSO).

**Dimethylsulfoxid** INN: Ph.Eur.3, DMSO; CAS-Nr. 67-68-5; $(CH_3)_2SO$, $M_r$ 78.1. Klare, hygr. Flüss., mischbar mit Wasser, Ethanol, Ether, Chloroform. **Off.:** DAC86. **Anw.:** äuß. als Analgetikum u. Antiphlogistikum; beschrieben werden antiphlogistische, lokalanästhetische, schwach bakterio- u. fungistatische, diuretische u. vasodilatorische Wirkungen; zur Verbesserung der Resorption von verschiedenen Pharmaka durch die Haut. **Nebenw.:** Brennen der Haut, Erytheme, Blasenbildung, Schwindel, Erbrechen, abdominale Krämpfe auch nach lokaler Applikation. Nicht am Auge u. während der Schwangerschaft; techn.: als aprotisches Lösungsmittel.

**Dimethyltryptamin:** s. Piptadenia peregrina.

**Dimethyltubocurariniumchlorid** INN: Dimethyltubocurarinii chloridum INN, Metocurinchlorid; CAS-Nr. 33335-58-9; $C_{40}H_{48}Cl_2N_2O_6$, $M_r$ 723.74. **Anw.:** peripheres stabilisierendes Muskelrelaxans*; 2- bis 3mal wirksamer als Tubocurarinchlorid*, Wirkdauer 25 bis 90 min.

**Dimethyltyramin:** s. Hordenin.

**1,3-Dimethylxanthin:** s. Theophyllin.

**3,7-Dimethylxanthin:** s. Theobromin.

**Dimeticon** INN: Dimeticonum Ph.Eur.3, Dimethylpolysiloxan, Poly(dimethylsiloxan), Ceolat®, sab® simplex; CAS-Nr. 9006-65-9;

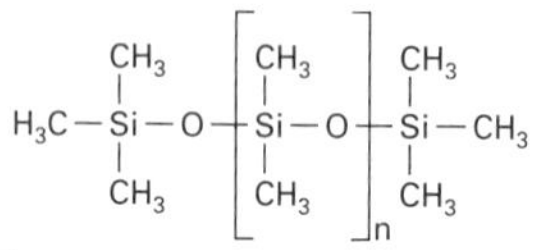

Dimeticon

$(C_2H_6OSi)_n$. $n_D^{25°C}$ ca. 1.404. d 0.965-0.970. Siliconöl als Arzneimittel (als Gleitmittel s. Silicone), entsteht durch Hydrolyse u. Polykondensation von Dichlordimethylsilan u. Chlortrimethylsilan. Jedem Dimeticon-Namen folgt eine Nummer, die sich auf die Viskosität der Substanz (in Centistokes) bezieht. Der Polymerisationsgrad (n = 20 bis 400) entspricht einer kinematischen Viskosität von 20 bis 1000 cSt (20 bis 1000 $mm^2 \cdot s^{-1}$). Klare, farblose, geruchlose Flüss. verschiedener Viskosität. Unmischbar mit Wasser, Ethanol, mischbar mit Chloroform, Ether. **Anw.:** bei Meteorismus, gastrointestinalen Beschwerden, Hautschutzmittel; Reagenz Ph.Eur.3; vgl. Simethicon (Dimeticon, aktiviert mit Silicagel).

**Dimeticon-Creme:** s. Cremor Dimeticoni.

**Dimeticon-Kapseln 40 od. 80 mg:** Capsulae Dimeticoni 40, 80 mg. Zstzg. nach NRF (pro Kapsel Größe 1): 0.04 bzw. 0.08 g Dimeticon, 0.05 g bzw. 0.01 g hochdisperses Siliciumdioxid, leichtes Magnesiumoxid n.B. **Anw.:** bei Meteorismus. **Übl. Dos.:** 1 bis 2 Kapseln nach den Mahlzeiten u. bei Bedarf vor dem Schlafengehen.

**Dimeticon-Pulver 40 od. 80 mg:** nicht abgeteiltes Pulver mit ED 40 bzw. 80 mg. Zstzg. nach NRF (f. 50 Einzeldosen): 2.0 g (4.0 g) Dimeticon, 0.1 g (0.2 g) hochdisperses Siliciumdioxid, 1.5 g (3.0 g) leichtes Magnesiumdioxid, 0.5 g Orangentrockenaroma, 38.0 g (35.0 g) Sorbitol. **Anw.:** bei Meteorismus. **Übl. Dos.:** 1 bis 2 Dosierlöffel (1.7 mL Fassungsvermögen) mit etwas Flüss. nach den Mahlzeiten u. bei Bedarf vor dem Schlafengehen. 1 g Dimeticon- Pulver 40 bzw. 80 mg nimmt ein Volumen von ca. 2.0 bzw. 1.9 mL ein.

**Dimetinden** INN: Dimethinden, N,N-Dimethyl-3-[1-(2-pyridyl)ethyl]inden-2-ethylamin, Dimethylpyrinden, N,N-Dimethyl-N-{3-[1-(2-pyridyl)ethyl]-2-indenylethyl}amin, Fenistil®; CAS-Nr. 5636-83-9; $C_{20}H_{24}N_2$, $M_r$ 292.41. **Anw.:** Antial-

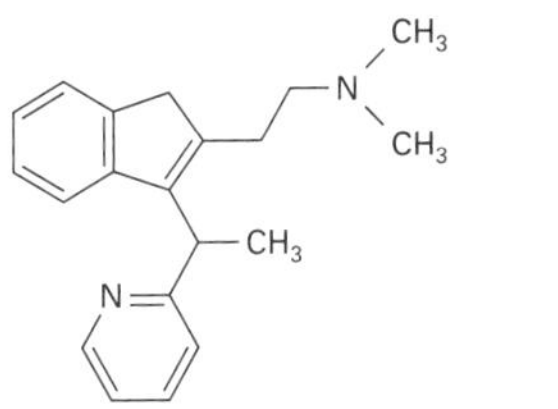

Dimetinden

lergikum, Antihistaminikum, Antipruriginosum. HWZ 5 bis 7 h. **Übl. Dos.:** Oral: 3mal 0.001 g/d; Kinder 1 bis 8 Jahre: 3mal 0.5 mg/d; Säuglinge: 3mal 0.25 mg/d; Oral retard: 0.0025 g morgens u. abends; Topikal: Gel 1%. **Nebenw.:** Sedierung, Mundtrockenheit, Beeinflussung des Reaktionsvermögens. Wechselw.: Alkohol u. Psychopharmaka.

**Dimetindenmaleat:** CAS-Nr. 3614-69-5; $C_{20}H_{24}N_2 \cdot C_4H_4O_4$, $M_r$ 408.5.

**Dimetotiazin** INN: N,N-Dimethyl-10-(2-dimethylaminopropyl)-2-phenothiazinylsulfonamid;

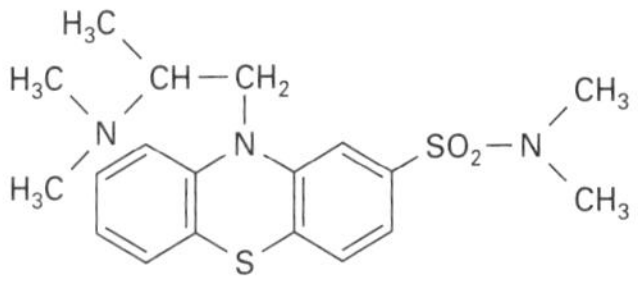

Dimetotiazin

CAS-Nr. 7456-24-8; $C_{19}H_{25}N_3O_2S_2$, $M_r$ 391.56. **Anw.:** Antihistaminikum*, Serotoninantagonist*, Antianaphylaktikum. **Übl. Dos.:** Oral: 2- bis 3mal 0.02 g/d; Kinder: 0.001 g/kg KG/d. Gebräuchl. ist auch Dimetotiazinmesilat.

**Dimidium:** Dim.; (lat.) Rezepturanweisung „...die Hälfte".

**Dimitone®:** s. Carvedilol.

**Dimorphie:** Polymorphie*, die sich auf 2 Modifikationen beschränkt.

**Dimpylat:** s. Diazinon.

**DIN:** urspr. Abk. f. „Deutsche Industrie-Norm", heute Kurzform f. „Deutsches Institut f. Normung e.V." mit Sitz in Berlin, das als gemeinnütziger Verein technische Standards (DIN-Normen) erarbeitet u. unter dem Verbandszeichen DIN herausgibt (Bezugsquelle: Beuth Verlag GmbH, D-10772 Berlin, Tel. 030/26010, s.a. ISO.

**Dinatrii phosphas dihydricus:** s. Natriummonohydrogenphosphat.

**Dinatrii phosphas dodecahydricus:** s. Natriummonohydrogenphosphat.

**Dinatrii phosphas heptahydricus:** s. Natriummonohydrogenphosphat.

**Dinatriumcromoglicinat:** s. Cromoglicinsäure.

**Dinatrium-EDTA:** s. Natriumedetat.

**Dinatriumhydrogenphosphat:** s. Natriummonohydrogenphosphat.

**Dinatriumorthophosphat:** s. Natriummonohydrogenphosphat.

**Dinatriumpentacyanonitrosylferrat(II):** s. Natriumnitroprussid.

**Dinitrobenzoesäure:** 3,5-Dinitrobenzoesäure; CAS-Nr. 99-34-3; $C_7H_4N_2O_6$, $M_r$ 212.1. Schmp. ca. 206°C. Beinahe farblose Kristalle; schwer lösl. in Wasser, sehr leicht lösl. in Ethanol. **Anw.:** Reagenz Ph.Eur.3.

**1,3-Dinitrobenzol:** CAS-Nr. 99-65-0; $C_6H_4N_2O_4$, $M_r$ 168.1. Schmp. 89-91°C; polymorph. Kristalle od. krist. Pulver, gelblich; prakt. unlösl. in Wasser, schwer lösl. in Ethanol, lösl. in Chloroform. Nach Ph.Eur.3 als Reagenz: 1,3-Dinitrobenzol-Lösung (1%ig in Ethanol 96).

**3,5-Dinitrobenzoylchlorid:** CAS-Nr. 99-33-2; $C_7H_3ClN_2O_5$, $M_r$ 230.6. Schmp. 68°C. Gelbes bis grünlichgelbes Pulver; lösl. in Aceton, Ether u. Toluol. **Anw.:** Reagenz Ph.Eur.3, zum Nachw. von Alkoholen (Ethanol 96%, Methanol, Menthol).

**Dinitrocresol:** 4,6-Dinitrocresol, DNOC; $CH_3$–$C_6H_2(NO_2)_2$–OH. Gelb. Pulver, leicht lösl. in Ether u. Benzol, lösl. in Ethanol. **Anw.:** zur Schädlingsbekämpfung, als Herbizid. Vorsicht: Hautkontakt kann zu lokalen Nekrosen u. schweren systemischen Nebenw. führen.

**2,4-Dinitrofluorbenzol:** Sanger-Reagenz, s. Sanger-Endgruppenanalyse.

**2,4-Dinitrophenol:** 1-Hydroxy-2,4-dinitrobenzol; CAS-Nr. 51-28-5; $C_6H_3(OH)(NO_2)_2$, $M_r$ 184.10. Schmp. 114°C. Gelbes, krist. Pulver. Leicht lösl. in Ethanol, Chloroform, Benzol, lösl. in heißem Wasser. **Anw.:** zur Holzimprägnierung gegen Pilzbefall (0.5%) sowie in der Farbstoffindustrie; als Indikator: pH 2.6 farblos, 4.4 gelb; zum Nachw. von Kalium- u. Ammoniumionen. **Tox.:** Sehr giftig, Atmungsketten-Entkoppler, s. Atmungsinhibitor. Früher in Abmagerungsmitteln; aufgetretene Vergiftungserscheinungen: Dermatitiden, Schwindel, Erbrechen, Granulocytopenie, Leber- u. Nierenschädigungen, Erblindungen u. Todesfälle (s.a. Dinitrocresol, Dinitrothymol u. Dinitronaphthol).

**2,4-Dinitrophenylhydrazin:** CAS-Nr. 119-26-6; $C_6H_6N_4O_4$, $M_r$ 198.1. Schmp. 203-204°C. Orangerote Kristalle. Sehr schwer lösl. in Wasser, schwer lösl. in Ethanol. **Anw.:** zur Bestimmung von Aldehyden u. Ketonen; DC-Reagenz; zur Herst. der D.-Schwefelsäure-Lösungen (Reagenz DAB10); als Dinitrophenylhydrazin-Reagenz (Ph.Eur.3): 0.2 g D. werden in 20 mL Methanol gelöst u. mit 80 mL einer Mischung von gleichen Volumteilen Salzsäure 25% u. Essigsäure 30% versetzt. Bei Bedarf frisch herzustellen.

**Dinkel(weizen):** s. Triticum spelta.

**Dinoprost** INN: Prostaglandin $F_{2\alpha}$, $PGF_{2\alpha}$, 7-[3,5-Dihydroxy-2-(3-hydroxy-1-octenyl)cyclopentyl]-5-heptensäure, (5Z,9α,11α,13E,15S)-9,11,15-Trihydroxy-5,13-prostadiensäure, Minprostin $F_{2\alpha}$®; CAS-Nr. 551-11-1; $C_{20}H_{34}O_5$, $M_r$ 354.49. **Strukturformel** s. Prostaglandine. Schmp. 25-35°C. $[\alpha]_D^{25°C}$ +23.5° (c = 1 in Tetrahydrofuran). Leicht lösl. in Methanol, abs. Ethanol, Ethylacetat, Chloroform, schwer lösl. in Wasser. **Anw.:** Oxytozikum, bei atonischen Nachblutungen nach einer Geburt. **Nebenw.:** Übelkeit, Erbrechen, Durchfall, Hitzewallungen, Schüttelfrost, Kopfschmerz, Schwindel, Fieber, Leukozytose*. HWZ 0.02 bis 0.2 h. **Übl. Dos.:** Parenteral: i.v., lokale Applikation am Muttermund 0.005 g; s.a. Prostaglandine. Hingewiesen sei auch auf Dinoprosttrometamol.

**Dinoproston** INN: Prostaglandin $E_2$, $PGE_2$, (5Z,11α,13E,15S)-11,15-Dihydroxy-9-oxo-5,13-prostadiensäure, 7-[3-Hydroxy-2-(3-hydroxy-1-octenyl)-5-oxocyclopentyl]-5-heptensäure, Minprostin $E_2$®; CAS-Nr. 363-24-6; $C_{20}H_{32}O_5$, $M_r$ 352.48. **Strukturformel** s. Prostaglandine. Schmp. 66-68°C. $[\alpha]_D^{26°C}$ -61° (c = 1 in Tetrahydro-

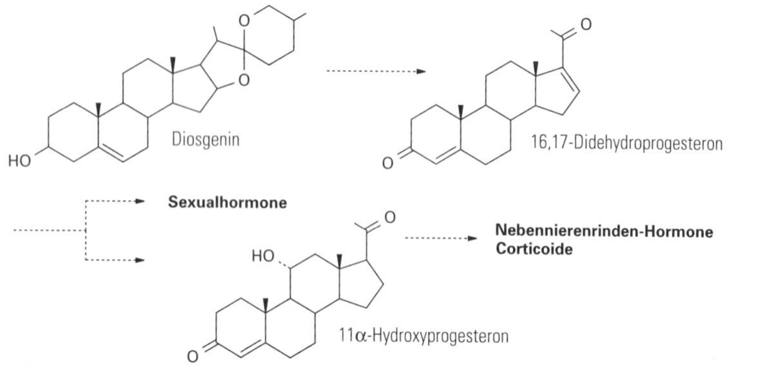


Diosgenin:
Partialsynthese von Steroidhormonen

furan). Lösl. 1:1000 in Wasser; lösl. in Ethanol. **Anw.:** Oxytozikum, zur Vorbereitung einer instrumentellen Ausräumung des Uterus bei verhaltenem Abort od. Blasenmole, zur Geburtseinleitung, bei atonischen Nachblutungen. **Nebenw.:** Übelkeit, Erbrechen, Durchfall, Schüttelfrost, Fieber, Hitzewallungen, Kopfschmerz, Leukozytose, Krampfanfälle; s.a. Dinoprost. HWZ 0.6 min.

**Dioctylnatriumsulfosuccinat:** s. Natriumdioctylsulfosuccinat.

**Dioctylphthalat:** s. Phthalsäureester.

**Diodenarray-Detektor:** DAD, s. Chromatographie (Abb.).

**Diodon:** Iodopyracet, Diethanolamin-Salz der α-(1,4-Dihydro-3,5-di-iodo-4-oxo-1-pyridyl)-essigsäure; CAS-Nr. 300-37-8; $C_{11}H_{16}I_2N_2O_5$, $M_r$ 510.1. Säure: $C_7H_5I_2NO_3$, $M_r$ 404.9. Diodon: Schmp. 155-157°C (Zers.). Lösl. zu 36% in Wasser, 12% in Methanol; unlösl. in Aceton, Ether, Chloroform. pH der wäßrigen Lsg. 5 bis 8 (von Konz. abhängig). **Anw.:** Röntgenkontrastmittel f. die Urethrographie u. Hysterosalpingographie. Die Lsg. läßt sich im Autoklaven od. durch Filtration sterilisieren.

**Diözisch:** *bot.* zweihäusig, d.h. die Pfl. hat nur männl. od. weibl. Fortpflanzungsorgane.

**-diol:** s. Alkohole.

**Diolamin(e), Diolaminum:** chem. Kurzbez. f. Diethanolamin*.

**Diolefine:** s. Diene.

**Diolen®:** Polyterephthalsäureester*.

**Dionaea muscipula** Ellis: Fam. Droseraceae, Venusfliegenfalle (North u. South Carolina). Stpfl. v. **Herba Dioneae recens:** frisches Venusfliegenfallenkraut; der Preßsaft dieser Carnivore* wurde als Krebsmittel verwendet (nicht mehr zugelassen). **Inhaltsst.:** Proteine, Enzyme, ansonsten unbekannt.

**Dioptrie:** Abk.: dpt (früher auch D, dptr.), Brechkrafteinheit = BKE. Eine Linse von 1 m Brennweite hat die Brechkraft D = 1 dpt. Je höher die Brechkraft, d. h. die Zahl der D.n, desto kürzer die Brennweite. Eine Linse von 2 dpt hat doppelte Brechkraft, also 0.5 m Brennweite. Formel: D = 1/b (b = Brennweite in m), z.B. b = 20 cm, D =1/0.20 = 5 Dioptrien.

**Dioptrik:** Lehre von der Brechung* (Refraktion) des Lichtes.

**Dioscin:** s. Diosgenin.

**Dioscorea villosa** L.: Fam. Dioscoreaceae, Zottige Yamswurzel (atlant. Nordamerika, vielfach kult.). Stpfl. v. **Rhizoma Dioscoreae villosae:** Yamswurzel, Brotwurzel, Wild Yam Root; der getrocknete Wurzelstock ohne Wurzeln, frisch von betäubender Wirk. u. von bitterem Geschmack; durch Einweichen in Wasser u. durch Kochen wird das Rhizom eßbar. **Inhaltsst.:** Saponine wie Dioscin (s. Diosgenin), harzartiges Dioscorein, ca. 80% Stärke. **Anw.:** als Expektorans u. als Rheumamittel, bei den Eingeborenen wegen seines Stärkegehalts als Nahrungsmittel.

**HOM:** *Dioscorea villosa* (HAB1): frischer, nach der Blütezeit gesammelter Wurzelstock; verord. z.B. b. Koliken der Verdauungsorgane; Vagusübererregbarkeit.

**Dioscoreophyllum cumminsii** Diels: Fam. Menispermaceae (West- u. Zentralafrika). Die Früchte (Serendipity-Beeren) enthalten Monellin, ein Protein ($M_r$ ca. 11000), ca. 2000 bis 3000mal süßer als Saccharose; s.a. Süßmittel.

**Diosgenin:** ein Steroidsapogenin; Aglykon von Dioscin, einem Steroidsaponin aus Dioscorea-Arten; in diesen bis zu 10% enthalten. Wichtiges Ausgangsmaterial f. die Partialsynthese der Steroidhormone* (Nebennierenrindenhormone, Sexualhormone etc., s. Hormone); s. Abb. Die Partialsynthese erfolgt durch ein kombiniertes chemisches u. mikrobielles Verfahren.

**Diosmin** INNv: 3',5,7-Trihydroxy-4'-methoxyflavon-7-rhamnoglucosid, Diosmetin-7-rutinosid, Barosmin, Tovene®. CAS-Nr. 520-27-4; $C_{28}H_{32}O_{15}$, $M_r$ 608.6. **Strukturformel** des Aglykon Diosmetin s. Flavonoide (Tab.). Flavonglykosid, z.B. in Barosma-Arten, Conium maculatum, Capsella bursa pastoris etc. Schmp. 283°C. **Anw.:** Venenmittel (venöse Insuffizienz), gynäkologische Blutungen. **Dos.:** Oral: bis 600 mg/d.

**Diosphenol:** 1-Methyl-4-isopropyl-1-cyclohexen-2-ol-3on, 1-p-Menthen-2ol-3-on, 2-Hydroxypiperiton, Buccokampfer; CAS-Nr. 490-03-9; $C_{10}H_{16}O_2$, $M_r$ 168.23. Schmp. 83°C. Wirkstoff aus Barosma-Arten*. Kaum lösl. in Wasser, besser in Ethanol, lösl. in Chloroform, Ether, Schwefelkohlenstoff.

**Diospyros-Arten:** Fam. Ebenaceae (Tropen, Subtropen), Dattelpflaume. Stpfln. von Ebenholz, einem sehr harten u. widerstandsfähigen Holz, schwerer als Wasser; enthält Naphthochinonderi-

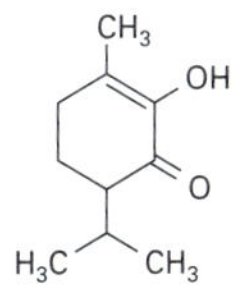

Diosphenol

vate u. Gerbstoffe; z. T. resistent gegen Termiten. Das Holz (v.a. von Dyospyros lotus*) wurde früher auch arzneilich wie Lignum Guajaci* verwendet.

**Diospyros kaki** L.: Fam. Ebenaceae, Kaki-Pflaume (Mittelmeergebiete, Asien, Kalifornien). Die Früchte enthalten u.a. Iod u. im unreifen Zustand Gerbstoffe. **Anw.:** Obst, leichte Schilddrüsenerkrankungen.

**Diospyros lotus** L.: Fam. Ebenaceae, Lotuspflaume, Dattelpflaume (Asien, Mittelmeergebiet). Die kirschgroßen Früchte (zuerst gelb, im reifen Zustand aber blauschwarz) sind ein süßlich schmeckendes Obst mit viel Gerbstoffen; in den Wurzeln sind Naphthochinone.

**Diospyros virginiana** L.: Fam. Ebenaceae, Persimone (östliches Nordamerika). Stpfl. v. Persimonöl (Dattelpflaumenöl), einem halbtrocknenden Öl aus den Samen (dem Erdnußöl ähnl.). Die orangen Früchte (2 bis 3 cm) sind eßbar.

**Diovan**®: s. Valsartan.

**Dioxan:** 1,4-Dioxan; $C_4H_8O_2$, $M_r$ 88.11. Ep. 9 bis 11°C. Sdp. 100-102°C. D. 1.031 bis 1.034. $n_D^{20°C}$ 1.421 bis 1.424. Klare, farblose, charakterist. riechende Flüss., mischbar mit Wasser, Ethanol 96%, Ether. Entsteht auch bei der Umsetzung entsprechender Ausgangsverbindungen mit Ethylenoxid*. **Anw.** techn.**:** universelles Lösungsmittel f. Cellulose, Wachse, Harze, Öle, usw., als Lösungsmittel zur Molmassenbestimmung; darf wie Ethylenoxid in kosmetischen Produkten nicht vorhanden sein.

**Dioxethedrin** INN: 2-Ethylamino-1-(3,4-dihydroxyphenyl)propanol, N-Ethyl-3,4-dihydroxynorephedrin; CAS-Nr. 497-75-6; $C_{11}H_{17}NO_3$, $M_r$ 211.25. **Anw.:** Sympathomimetikum, Broncholytikum. Gebräuchl. ist auch Dioxethedrinhydrochlorid.

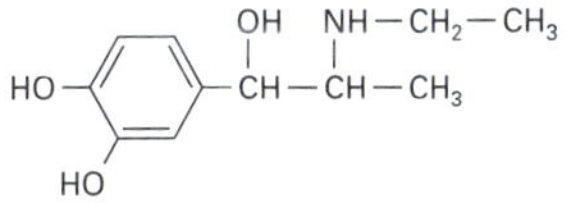

Dioxethedrin

**Dioxide:** Oxide mit 2 Atomen Sauerstoff in der Formeleinheit, soweit es sich nicht um Hyperoxide (z.B. $KO_2$) od. Peroxide (z.B. $CaO_2$) handelt.

**Dioxin:** s. TCDD.

**Dioxy-: 1.** Veraltet f. Dihydroxy; **2.** Bez. f. die Gruppe -O-O- in organischen Peroxiden.

**1,2-Dioxyanthrachinon:** s. Alizarin.

**1,8-Dioxyanthrachinon:** s. Dantron.

**Dioxyanthranol:** s. Anthrarobin.

**o-Dioxybenzol:** s. Brenzcatechin.

**Dioxybernsteinsäure:** Acid. tartaricum, s. Weinsäure.

**Dioxydiethylstilben:** s. Diethylstilböstrol.

**Dioxyfluoran:** s. Fluorescein.

**Dioxyphenylalanin:** s. Dihydroxyphenylalanin.

**Dioxyphenylethanolmethylamin (ortho):** s. Adrenalin.

**2,6-Dioxypurin:** Xanthin*.

**Dipasic**®: s. Pasiniazid.

**Dipenten:** DL-Limonen, s. Limonen.

**Dipentum**®: s. Olsalazin.

**Dipeptidasen:** Enzyme, die Dipeptide (s. Peptide) spalten, s. Proteasen.

**Dipeptide:** s. Peptide.

**Diphenason:** s. Dapson.

**Diphenhydramin** INN: 2-Benzhydryloxy-N,N-dimethylethylamin, 2-Diphenylmethoxy-N,N-dimethylethylamin; CAS-Nr. 58-73-1; $C_{17}H_{21}NO$, $M_r$ 255.35. Sdp. 150-165°C (266 Pa).

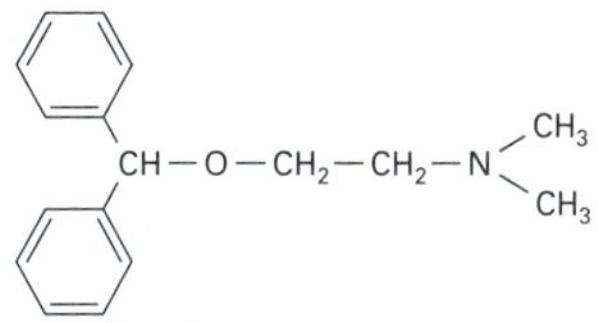

Diphenhydramin

**Diphenhydraminhydrochlorid:** Diphenhydramini hydrochloridum Ph.Eur.3, Diphenhydraminum hydrochloricum; CAS-Nr. 147-24-0; $C_{17}H_{22}ClNO$, $M_r$ 291.8. Schmp. 166-170°C; polymorph. Weißes, krist. Pulver, wird unter Lichteinfluß langsam dunkel, bitterer Geschmack. 1 g lösl. in 1 mL Wasser, 2 mL Ethanol, 2 mL Chloroform, 50 mL Aceton, sehr schwer lösl. in Benzol, Ether. pH einer 1%igen Lsg. im Wasser 5.5. **Anw.:** Antihistaminikum, Antitussivum, Spasmolytikum, Sedativum; hat antihistaminische, antiemetische u. lokalanästhetische Eigenschaften. HWZ 6 h. **Übl. Dos.:** Oral: 2- bis 3mal 0.05 g/d; MTD 0.2. Parenteral: i.m., i.v. 2- bis 3mal 0.05 g/d. Gebräuchl. ist auch Diphenhydraminmesilat, Diphenhydraminmetilbormid, Diphenhydraminsalicyclat u.a.; vgl. auch Dimenhydrinat (Diphenhydramin-8-chlortheophyllinat).

**Diphenhydraminhydrochlorid-Kapseln 25 mg:** s. Capsulae Diphenhydramini hydrochlorici 25 mg.

**Diphenoxin:** s. Difenoxin.

**Diphenoxylat** INN: Ethyl-1-(3-cyan-3,3-diphenylpropyl)-4-phenyl-4-piperidincarboxylat, 1-(3-Cyan-3,3-diphenylpropyl)-4-phenylpiperidin-4-carbonsäureethylester; CAS-Nr. 915-30-0;

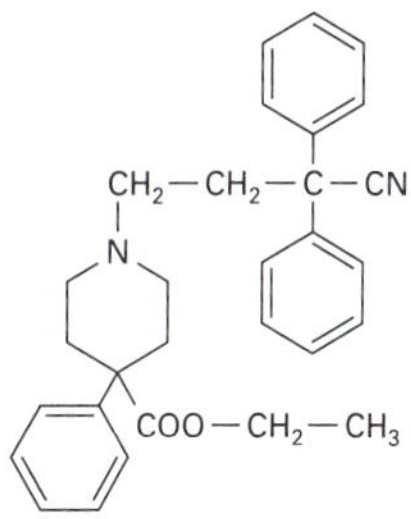

Diphenoxylat

$C_{30}H_{32}N_2O_2$, $M_r$ 452.57. **Anw.:** Antidiarrhöikum; in Reasec® in Kombination mit Atropin. **Übl. Dos.:** Oral: bis 4mal 0.005 g/d bei Darmerkrankungen; Kinder über 6 Jahre: bis 4mal 0.00125 g/d.

**Diphenoxylathydrochlorid:** Diphenoxylati hydrochloridumg Ph.Eur.3; $C_{30}H_{33}ClN_2O_2$, $M_r$ 489.1. Schmp. 220°C (Zers.). Weißes, krist. Pulver. Sehr schwer lösl. in Wasser, leicht lösl. in Dichlormethan.

**Diphenyl:** Biphenyl, Phenylbenzol; $C_6H_5–C_6H_5$, $M_r$ 154.2. D. 1.04. Schmp. ca. 70°C. Sdp. 254°C. Farblose, glänzende, aromatisch riechende Blättchen; leicht lösl. in Ethanol u. Ether, unlösl. in Wasser. Im Steinkohlenteer enthalten. Darst.: durch Kondensation von Iod- od. Brombenzol, mit Natrium od. Kupfer, ferner entsteht es beim Durchleiten von Benzoldämpfen durch glühende Rohre. Bei der Oxidation liefert D. Benzoesäure. Muttersubstanz vieler Azofarbstoffe. **Anw.:** zur Oberflächenkonservierung von Zitrusfrüchten.

**Diphenylamin:** $C_6H_5–NH–C_6H_5$, $M_r$ 169.2. Schmp. 53-54°C. Sdp. 302°C. Farblose Kristalle, leicht lösl. in Ethanol, Ether, lösl. in Benzol, unlösl. in Wasser. Nat. in Küchenzwiebel (Allium cepa*).

**Diphenylamin-Lösung:** Reagenz Ph.Eur.3: 1. Lsg. v. 0.1 g Diphenylamin in 100 mL Schwefelsäure 96%; 2. Lsg. v. 1.0 g Diphenylamin in 100 mL Schwefelsäure 96%. **Anw.:** als Redoxindikator in d. Cerimetrie u. bei chromatometrischen Gehaltsbestimmungen, ferner zum Nachw. von Salpetersäure bzw. Nitraten.

**Diphenylbenzidin:** N,N'-Diphenylbenzidin; $C_{24}H_{20}N_2$, $M_r$ 336.4. Schmp. ca. 248°C. Weißes bis schwachgraues, krist. Pulver; prakt. unlösl. in Wasser, schwer lösl. in Aceton u. Ethanol. **Anw.:** Reagenz Ph.Eur.3.

**Diphenylcarbazid:** Diphenylcarbohydrazid; $O=C(NH–NH–C_6H_5)_2$, $M_r$ 242.27. Schmp. 162-175°C. Weißes, krist. Pulver, an der Luft sich schwach rosa färbend. Lösl. in Ethanol, Aceton, Eisessig. Wenig lösl. in Wasser, unlösl. in Ether. **Anw.:** in d. Analyse zum Nachw. von Chrom, Hg, Mg, Chlorid sowie von $H_2O_2$ u.a.m.; als Indikator bei der Titration von Fe.

**Diphenylcarbazon:** 1,5-Diphenylcarbazon; $C_{13}H_{12}N_4O$, $M_r$ 240.3. Schmp. ca. 157°C unter Zers. Orangegelbes, krist. Pulver; prakt. unlösl. in Wasser, leicht lösl. in Chloroform u. Ethanol. **Anw.:** Reagenz Ph.Eur.3.

**Diphenyldiamin:** s. Benzidin.

**Diphenylethan:** 1,2-Diphenylethan, s. Bibenzyl.

**Diphenylglyoxim:** s. α-Benzildioxim.

**Diphenylhydantoin:** s. Phenytoin.

**Diphenylpyralin** INN: Diphenylpyrilen, Benzhydryl-(1-methyl-4-piperidyl)ether, 4-Diphenylmethoxy-1-methylpiperidin; CAS-Nr. 147-20-6; $C_{19}H_{23}NO$, $M_r$ 281.38. **Anw.:** Antihistaminikum*, in Arzneimitteln gegen Schwangerschaftserbrechen. **Übl. Dos.:** Topikal: Hautgelee: 1.5%. Inhalation: Dosieraerosol: 2- bis 3mal 0.001 g/d in jedes Nasenloch. **Nebenw.:** Sedierung, Hautreaktionen. Gebräuchl. ist auch Diphenylpyralinhydrochlorid. Hingewiesen sei auch auf Diphenylpyralin-Poly(styrol,divinylbenzol)sulfonat. Vgl. Piprinhydrinat.

**Diphenylthiocarbazon:** Dithizon, $M_r$ 256.3. Schmp. bei 170°C unter Zers. Dunkelviolette Nadeln od. schwärzliches Pulver, lösl. in Tetrachlorkohlenstoff, Chloroform, konz. Schwefelsäure, Alkalien, wenig lösl. in Ethanol u. Ether,

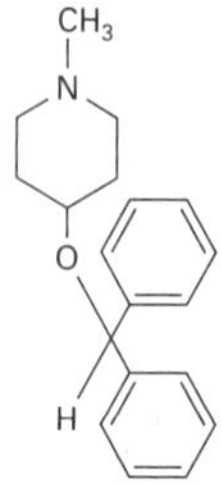

Diphenylpyralin

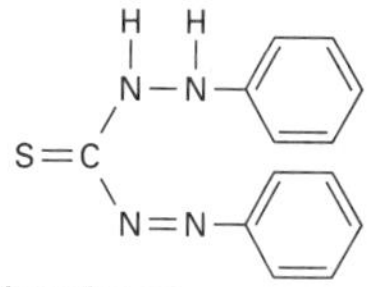

Diphenylthiocarbazon

unlösl. in Wasser; bildet mit Metallen komplexe Verbdgn., die Metalldithionate, die in Wasser prakt. unlösl. sind, sich aber in Tetrachlorkohlenstoff, Chloroform, Schwefelkohlenstoff usw. mit charakteristischen Farben lösen. **Anw.:** in d. Analyse zum Nachw. u. zur quantitativen Bestimmung von Cu, Ag, Pb, Zn, Hg, Bi, Cd, Tl usw., zur Mikro- u. Spurenanalyse (mit D. lassen sich z.B. Zinkspuren noch in Verdünnungen von $1:50\cdot10^6$ nachweisen).

**Diphos®:** s. Etidronsäure.

**Diphosphan:** s. Phosphine.

**Diphosphate:** Salze der Diphosphorsäure, s. Phosphorsäuren.

**Diphosphopyridinnucleotid:** s. NAD.

**Diphosphorsäure:** s. Phosphorsäuren.

**Diphtherie:** durch *Corynebacterium* diphtheriae* hervorgerufene Infektionskrankheit, die durch die Wirk. der Bakterientoxine gekennzeichnet ist; schmutzig weißgelbliche Beläge im Rachenraum u. Luftwege, aber vor allem irreversible Schäden an Herz, Nebenniere u.a. Organen. Tröpfchen-, selten Schmierinfektion; Inkubation 2-7 d, Erkrankung hinterläßt relative antitoxische Immunität. (Schick-Test mit Diphtherie-Toxin*). Prophylaxe durch aktive Immunisierung mit Diphtherie-Impfstoffen*, Behandlung mit Diphtherie-Antitoxin*.

**Diphtherie-Adsorbat-Impfstoff:** Vaccinum diphtheriae adsorbatum Ph.Eur.3, Vaccinum diphthericum adsorbatum; Toxoidimpfstoff; durch Formaldehyd entgiftetes Toxin von Corynebacterium diphtheriae (Diphtherie-Formoltoxoid, Diphtherietoxoid, s.a. Toxoide), an ein mineralisches Adjuvans (Aluminiumphosphat, Aluminiumhydroxid, Calciumphosphat) adsorbiert, in blutisotoner Lösung. Phenole u. Phenolderivate dürfen nicht zugesetzt sein, da sie die antigene Wirk. nachteilig beeinflussen. Nach Ph.Eur.3 mind. 30 I.E./ED. **Anw.:** Impfprophylaxe bis zum 7. Lebensjahr (hoher Toxoidgehalt nur bis zu diesem Alter gut verträglich). Meist als Kombinationsimpfstoff (s. Diphtherie-Pertussis-Tetanus-Adsorbat-Impfstoff, s. Diphtherie-Tetanus-Adsorbat-Impfstoff) verabreicht.

**Diphtherie-Adsorbat-Impfstoff für Erwach-**

**sene und Heranwachsende:** Vaccinum diphtheriae adulti et adulescentis adsorbatum Ph.Eur.3; Herst. u. Eigenschaften s. Diphtherie-Adsorbat-Impfstoff. Im Gegensatz zu diesem ist der Toxoidgehalt reduziert (nach Ph.Eur.3 mind. 2 I.E./ED u. Nachw. der Verträglichkeit für diese Altersgruppe). **Anw.:** Schutzimpfung ab dem 7. Lebensjahr.

**Diphtherie-Antitoxin:** Immunoserum diphthericum Ph.Eur.3, Immunoserum antidiphthericum; nach Immunisierung vom Tier gewonnenes Nativserum mit antitoxischen Globulinen gegen das Toxin von *Corynebacterium diphtheriae;* mind. 1000 I.E./mL aus Pferdeserum, mind. 500 I.E./mL, wenn aus einer anderen Spezies gewonnen. Prüfung der Wirksamkeit gegen Diphtherie-Toxin u. Vergleich mit einem internationalen Standardpräparat von D.-A. **Anw.:** nur nach strenger Indikationsstellung, da heterologes (vom Tier gewonnenes) Antiserum, zur Prophylaxe ungeimpfter exponierter Personen; neben Chemotherapie zur Ther. der Diphtherie.

**Diphtherie-Bacillus:** s. Corynebacterium diphtheriae.

**Diphtherie-Formoltoxoid:** s. Diphtherie-Adsorbat-Impfstoff.

**Diphtherie-Impfstoffe:** s. Diphtherie-Adsorbat-Impfstoff, Diphtherie-Adsorbat-Impfstoff f. Erwachsene u. Heranwachsende, Diphtherie-Pertussis-Tetanus-Adsorbat-Impfstoff, Diphtherie-Tetanus-Adsorbat-Impfstoff.

**Diphtherie-Pertussis-Tetanus-Adsorbat-Impfstoff:** Vaccinum diphtheriae, tetani et pertussis adsorbatum Ph.Eur.3, Vaccinum diphthericum, tetanicum et pertussis adsorbatum, DTP; Totimpfstoff; bestehend aus Diphtherietoxoid, Tetanustoxoid u. abgetöteten Bordetella-pertussis-Bakterien. Die Toxoide* werden aus Toxinen von Corynebacterium diphtheriae u. Clostridium tetani gew., an mineralisches Adjuvans (Aluminiumphosphat, Aluminiumhydroxid, Calciumphosphat) adsorbiert, in blutisotoner Lösung. Phenole, Phenolderivate u. quartäre Ammoniumverbindungen dürfen nicht zugesetzt sein; vgl. Diphtherie-Tetanus-Adsorbat-Impfstoff, Diphtherie-Adsorbat-Impfstoff. **Anw.:** wegen des hohen Diphtherie-Toxoidgehaltes nur bis zum 7. Lebensjahr.

**Diphtherie-Tetanus-Adsorbat-Impfstoff:** Vaccinum diphtheriae et tetani adsorbatum Ph.Eur.3, Vaccinum diphthericum et tetanicum adsorbatum, DT. Diphtherietoxoid u. Tetanustoxoid, an mineralisches Adjuvans (Aluminiumphosphat, Aluminiumhydroxid, Calciumphosphat) adsorbiert, in blutisotoner Lösung. Phenole u. Phenolderivate dürfen nicht zugesetzt sein. Diphtherie-Komponente mind. 30 I.E., s.a. Diphtherie-Adsorbat-Impfstoff. **Anw.:** wegen des hohen Diphtherie-Toxoidgehaltes nur bis zum 7. Lebensjahr.

**Diphtherie-Tetanus-Adsorbat-Impfstoff für Erwachsene u. Heranwachsende:** Vaccinum diphtheriae et tetani adulti et adulescentis adsorbatum Ph.Eur.3, αT; Diphtherietoxoid u. Tetanustoxoid. Herst. u. Eigenschaften s. Diphtherie-Tetanus-Adsorbat-Impfstoff. Im Gegensatz zu diesem ist der Diphtherie-Toxoidgehalt reduziert (nach Ph.Eur.3 2 I.E./ED; vgl. Diphtherie-Adsorbat-Impfstoff für Erwachsenen u. Heranwachsende), da bei über Siebenjährigen die volle Kinderdosis zu schweren Nebenreaktionen führen kann.

**Diphtherie-Toxin für Schick-Test:** Toxinum diphthericum diagnosticum Ph.Eur.1, Toxin in blutisotoner Lsg. mit Konservierungsmittel. **Schick-Test:** Hauttest (0.1 mL der Lösung werden intracutan injiziert), um den Diphtherie-Immunstatus festzustellen. Die Reaktion gilt als positiv (Schutz vor Infektion nicht vorhanden), wenn eine gerötete Papel von mind. 10 mm Durchmesser nach 3-4 d entsteht. Der Test ist nicht sehr zuverlässig, durch Labormethoden (Messung des Antitoxintiters) abgelöst.

**Dipidolor®:** s. Piritramid.

**Dipikrylamin:** Bis(2,4,6-trinitrophenyl)-amin; $C_{12}H_5N_7O_{12}$, $M_r$ 439.2. Gelbes, krist. Pulver; prakt. unlösl. in Wasser, Aceton, Ethanol u. Ether. Löst sich in Alkalihydroxid- u. Alkalicarbonat-Lösungen unter Rotfärbung. Die Substanz ist in wasserfreier Form stark explosiv u. daher mit Wasser befeuchtet zu lagern. **Anw.:** Reagenz Ph.Eur.3.

**Dipiperon®:** s. Pipamperon.

**Dipivefrin** INN: 4-[1-Hydroxy-2-(methylamino)-ethyl]-1,2-phenylen-dipivalat, Glaucothil®; CAS-Nr. 52365-63-6; $C_{19}H_{29}NO_5$, $M_r$ 351.44. **Anw.:** Sympathomimetikum* zur Glaukomtherapie (Glaucoma simplex). Kontraind.: Engwinkelglaukom. Gebräuchl. ist auch Dipivefrinhydrochlorid.

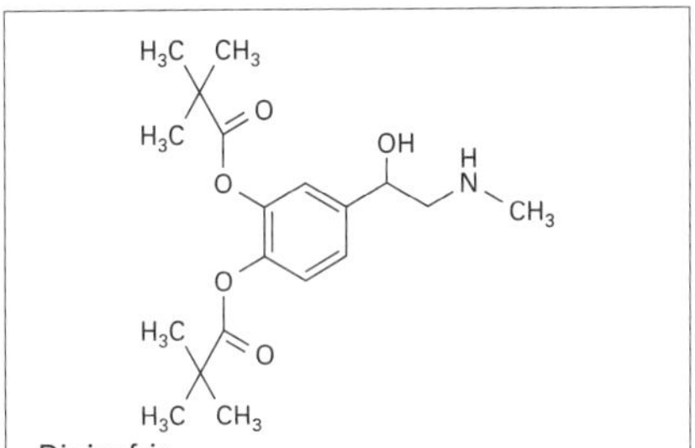

Dipivefrin

**Diploid:** (gr.) zweifach; diploide Zellen, Zellen mit doppeltem Chromosomensatz, wie ihn die sog. somatischen Zellen aufweisen; vgl. haploid u. Polyploide.

**Diplokokken:** Kokken, die in Zweierform angeordnet sind. **1. Diplococcus:** Gattungsbegriff der Fam. Lactobacteriaceae, grampos., z.B. Diplococcus pneumoniae. **2.** Gramneg., in Diploform angeordnete Kokken, s. Neisseria.

**Dipol:** Moleküle, bei denen die Ladungsschwerpunkte nicht zusammenfallen, bezeichnet man als D., z.B. das Wassermolekül.

**Dipolare Bindung:** s. Bindung, Chemische.

**Dippels Tieröl:** Ol. animale aeth.*.

**Dipropar®:** allergenfreie Paraffin-Kohlenwasserstoff-Salbengrundlage. Lipophile Salbe (s. Unguenta). Mit Wasser nur unter Zusatz von geeigneten Emulgatoren mischbar.

**Diprophyllin** INN: Diprophyllinum Ph.Eur.3, Dyphyllin, 7-(2,3-Dihydroxypropyl)theophyllin, 7-(2,3-Dihydroxypropyl)-1,2,3,6-tetrahydro-1,3-dimethyl-2,6-purindion, Asthmolysin®; CAS-Nr. 479-18-5; $C_{10}H_{14}N_4O_4$, $M_r$ 254.25. Schmp. 160-163°C (Mod.I) bzw. 150°C (Mod.II). Lösl. 1:3 in Wasser von 25°C, in Ethanol 2 g/100 mL, in Chloroform 1 g/100 mL. pH 6.6 bis 7.3 (1%ige wäßrige Lsg.). **Anw.:** Diuretikum, Vasodilatator, Antiasthmatikum. HWZ 2 h. **Übl. Dos.:** Oral: 2- bis 3mal 0.15 g. Parenteral: i.v. 2- bis 3mal 0.125 g; i.m. 2- bis 3mal 0.25 g. Rektal: 2- bis 3mal 0.4 g. Als Einzelgabe max. 0.5 g bzw. 1.5 g/d. Hingewie-

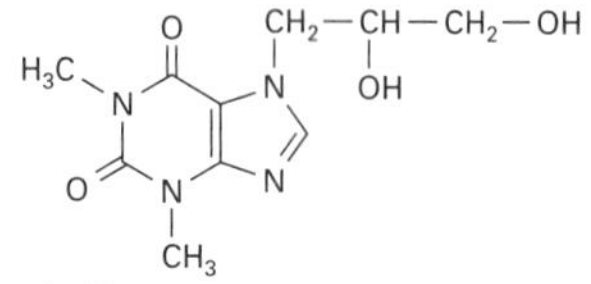

Diprophyllin

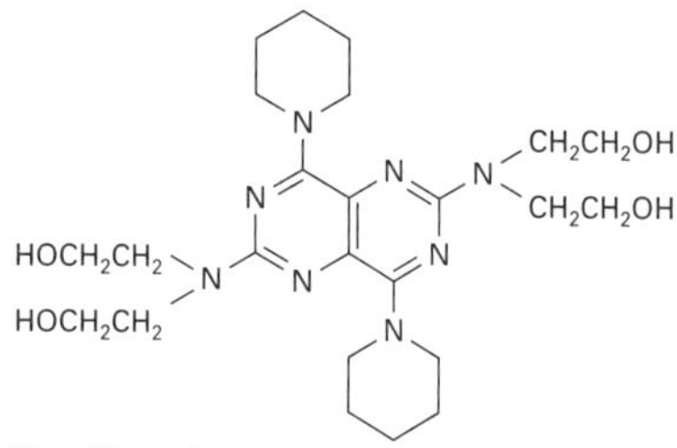

Dipyridamol

sen sei auch auf Diprophyllin-dinitrat (Diester). Nebenw., Wechselw., Kontraind.: s. Cholintheophyllinat.

**Diprophyllin-Injektionslösung 100 mg/mL:** Diprophyllini solutio iniectabilis 100 mg/mL. Zsztg. nach Ph.Helv.7: Diprophyllin 10.0 T., Natriumchlorid 0.12 T., Wasser f. Injektionszwecke auf 100.0 mL. Die Injektionslösung ist isokryoskopisch*. **Anw.:** s. Diprophyllin.

**Dipropionylöstradiol:** s. Estradioldipropionat.

**Dipropylbarbitursäure:** s. Propylbarbital.

**Dipropylessigsäure:** s. Valproinsäure.

**Diprosicc®:** nichtionogene Öl-in-Wasser-Salbengrundlage (Komplexemulgatorsalbe) mit folgender Zstzg.: Vaseline weiß, Paraffin flüssig, Cetostearylalkohol, Cetomacrogol 1000 (Polyethylenoxid (20-24)-Ether mit Cetylstearylalkohol), Chlorocresol als Konservierungsmittel, Natriumdihydrogenphosphat u. Phosphorsäure als Puffer u. Aqua destillata. Gegenüber kationischen Arznei- u. Hilfsstoffen stabil.

**Diprosis®:** s. Betamethason.

**Diprosone®:** s. Betamethason.

**Diptam:** Diptamwurzel (Radix Dictamni), s. Dictamnus albus.

**Diptamdost:** s. Origanum dictamnus.

**Diptam, Kretischer:** s. Origanum dictamnus.

**Dipterocarpus-Arten:** Stpfl. v. Balsamum Gurjunae*.

**Dipteryx odorata** (Aubl.) Willd.: Fam. Fabaceae (Leguminosae) (Venezuela, Guayana, Surinam, Nordbrasilien). Neben anderen Arten Stpfl. v. **Semen Tonca:** Faba Tonco, Faba de Tonca, Tonkabohne; 3 bis 5 cm lange, 1 bis 2 cm breite u. ca. 1 cm dicke, schwarze, gerunzelte, an beiden Enden abgerundete Samen, häufig mit kleinen weißen Kristallen bereift, Geruch nach Cumarin, Geschmack bitterlich würzig (die kleinen braunen Bohnen, „Parabohnen“ od. „Englische Tonkabohnen“, stammen von D. oppositifolia). **Inhaltsst.:** 1 bis 3% Cumarin, fettes Öl (bis 25%), Gummi, Stärke, Zucker, Sitosterin, Stigmasterin, äther. Öl. **Anw.:** als Aromatikum (f. Tabak u. Spirituosen); Ersatz f. Waldmeister.

**Dipyridamol** INN: 2,6-Di[di-(2-hydroxymethyl)amino]-4,8-dipiperido[5,4-d]pyrimidin, N,N'-(4,8-Dipiperidino-pyrimido[5,4-d]pyrimidin-2,6-diyl)-bis(2,2'-iminodiethanol), Persantin®; CAS-Nr. 58-32-2; $C_{24}H_{40}N_8O_4$, $M_r$ 504.62. Schmp. 163°C aus Ethylacetat; polymorph. Schwer lösl. in Wasser; lösl. in verdünnten Säuren von pH 3.3 od. darunter; sehr leicht lösl. in Methanol, Ethanol, Chloroform; weniger lösl. in Aceton, Benzol, Ethylacetat. **Wirk.** u. **Anw.: 1.** Koronartherapeutikum, -dillatator, Prophylaxe u. Nachbehandlung des Myokardinfarktes. Wirk. erfolgt durch Hemmung des Adenosinabbaus. **2.** Thrombozytenaggregationshemmer, hemmt Thrombozytenphosphodiesterase u. verstärkt die aggregationshemmende Wirk. von Adenosin u. Prostaglandin $E_1$; wird meist in Kombination mit anderen Antikoagulantien angewendet. HWZ 0.5 bis 1 h. **Übl. Dos.:** Oral: 2- bis 3mal 0.05 g/d mind. 1 Stunde vor der Mahlzeit. Parenteral: i.m., i.v. 0.01 g, Wiederholung nach 30 min möglich.

**Dipyrone:** s. Metamizol.

**Direktfarbstoffe:** substantive Farbstoffe, sog. direktziehende Farbstoffe. Farbstoffgruppen (meist Tris- od. höhere Polyazofarbstoffe), die Baumwolle u. Kunstseide direkt färben, d. h. ohne Beizen.

**Direktioselektiv(ität):** Umsetzung, bei der aufgrund der kinetischen Kontrolle die Reaktion bevorzugt in eine Richtung verläuft z.B. Additionsreaktionen.

**Direkttablettierung:** Herst. v. Tabletten (Compressi*) direkt aus Arzneistoffen od. häufiger aus Arzneistoffmischungen mit geeigneten direkt preßbaren Hilfsstoffen ohne besondere Vorbehandlung (vorausgehende Granulierung) s. Granulate. Besonders geeignet bei feuchtigkeits- u. wärmeempfindlichen Arzneistoffen. Die D. ist nur dann ökonomischer als die Verpressung von Granulaten, wenn die eingesetzten Pulver ein geeignetes Kompressionsverhalten* aufweisen. Grobkristalline Substanzen lassen sich leichter komprimieren als sehr feine Pulver. Durch Änderung der Korneigenschaften (Größe, Form, Größenverteilung), durch Einsatz von Trockenbindemitteln, die die Pulverpressung erleichtern, durch Zusatz von Hilfsstoffen (Bindemittel, Fließregulierungsmittel, Formentrennmittel) u. durch maschinelle Einrichtungen (hoher Preßdruck, Füllhilfen) ergeben sich günstige Voraussetzungen f. die D. Als Trockenbindemittel eignen sich spezielle Sorten von Calciumphosphaten, Lactose, Stärke, Stärkehydrolysate, Cellulose, Hexite, synthetische Polymere.

**Disaccharidasen:** Disaccharid-spaltende Enzyme. Sind besonders in reifenden Früchten, Mikroorganismen (Hefe) u. in den Dünndarmmucosazellen lokalisiert. Die bekanntesten D. sind: β-D-Fructofuranosidase (Invertase od. Saccharase) der Hefe, α-1,4-Glucosidasen (Maltase), die α-D-Glucoside, die Maltose, Saccharose u. Turanose hydrolysieren; β-1,4-Glucosidasen (Gentiobiase, Cellobiase), die Gentiobiose u. Cellobiose hydrolysieren u. β-Galactosidase (Lactase), die Lactose hydrolysiert.

**Disaccharide:** s. Kohlenhydrate.

**Disalgesic®:** s. Salsalat.

**Disalicylsäure:** s. Salsalat.

**Disazofarbstoffe:** Farbstoffe mit 2 Azogruppen im Molekül, z.B. Kongorot; s. Azofarbstoffe.

**Dische-Reaktion:** Nachweisreaktion f. 2-Desoxypentosen (s. Pentosen). Mit dem Dische-Reagenz (Diphenylamin, Eisessig u. konzentrierte Schwefelsäure) bildet sich ein charakteristischer blauer Farbstoff.

**Dischwefelchlorid:** Chlorschwefel, Dischwefeldichlorid, Schwefelchlorür, Sulfur chloratum; $S_2Cl_2$. D. 1.68. Schmp. -76.5°C. Sdp. 137°C. Rötl.-gelb. Öl von erstickendem Geruch, an feuchter Luft rauchend. Darst.: durch Einleiten von Chlor in geschmolzenen Schwefel. **Anw.:** zum Kaltvulkanisieren von Kautschuk.

**Dischwefelsäure:** Pyroschwefelsäure; $H_2S_2O_7$, $M_r$ 178.15. Durchsichtige, kristalline Masse, Schmp. 36°C, kristallisiert aus rauchender Schwefelsäure, die 18 bis 62% Schwefeltrioxid enthält, beim Abkühlen aus. Ihre Salze heißen **Disulfate** bzw. **Pyrosulfate.**

**Discomycetidae:** s. Pilze.

**Diskelektrophorese:** s. Elektrophorese.

**Diskets**®: Mehrschichttabletten.

**Diskus:** *bot.* Auswuchs des Blütenbodens zwischen Staubblättern u. Fruchtknoten, häufig scheibenförmig u. Nektar ausscheidend.

**Disoprivan**®: s. Propofol.

**Disopyramid** INN: Disopyramidum Ph.Eur.3, α-(2-Diisopropylaminoethyl)-α-phenyl-2-pyridinacetamid, 4-Diisopropylamino-2-phenyl-2-(2-pyri-

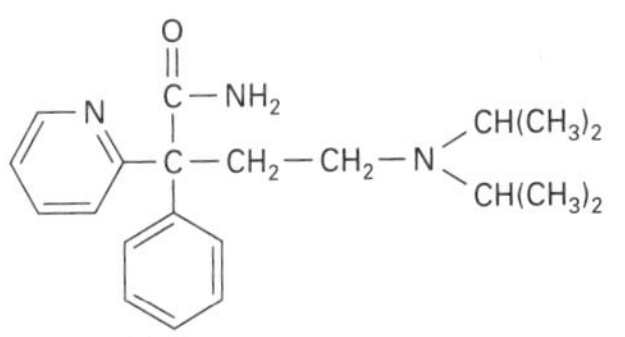

Disopyramid

dyl)butyramid, Rythmodul®; CAS-Nr. 3737-09-5; $C_{21}H_{29}N_3O$, $M_r$ 339.47. Schwer lösl. in Wasser. Schmp. 94.5-95.0°C aus Hexan. **Anw.:** Antiarrhythmikum, zur Ther. u. Prophylaxe ventrikulärer Arrhythmien (s. Antiarrhythmika). **Nebenw.:** Sedierung, Schwindel, atropinartige Wirkungen; Kontraind.: dekompensierte Herzinsuffizienz, Bradykardie, Engwinkelglaukom, Prostatahypertrophie; Wechselw.: mit Sedativa verstärkt sedierend, mit Furosemid gesteigerte Elimination, Verstärkung negativ inotrop* wirkender Pharmaka. HWZ 5 bis 8 h. **Übl. Dos.:** Oral: Initialdos.: 4mal 0.1 g/d, langsam erhöhen bis max. 0.8 g/d; nach Besserung reduzieren auf 3- bis 4mal 0.1 g/d.

**Disopyramiddihydrogenphosphat:** Disopyramidi phosphas Ph.Eur.3; $C_{21}H_{32}N_3O_5P$, $M_r$ 437.5. Lösl. in Wasser, wenig lösl. in Ethanol.

**Disorat**®: s. Metipranolol.

**Dispensatorium:** mittelalterliches Arzneibuch, Apothekerbuch, z.B. D. des Valerius Cordus (1515 bis 1544), D. coloniense (1565) u.a.; Dispensary, amerikan. offiziöses Arzneibuch (Ergänzungsbuch); s. Arzneibücher, Geschichte.

**Dispensatorium Brandenburgicum:** s. Arzneibücher, Geschichte.

**Dispenser:** sind Volumenmeßgeräte, die zum schnellen Abmessen von Flüssigkeiten aus Vorratsflaschen – v.a. f. Seriendosierungen – entwickelt wurden. Sie arbeiten nach dem Saugkolbenprinzip. Es gibt D. mit fix eingestelltem Volumen od. solche, bei denen das gewünschte Dosiervolumen innerhalb des Einstellbereiches stufenlos fixiert werden kann.

**Dispensieren:** eine Arznei zubereiten u. abgeben.

**Dispensierrecht:** s. Hausapotheke.

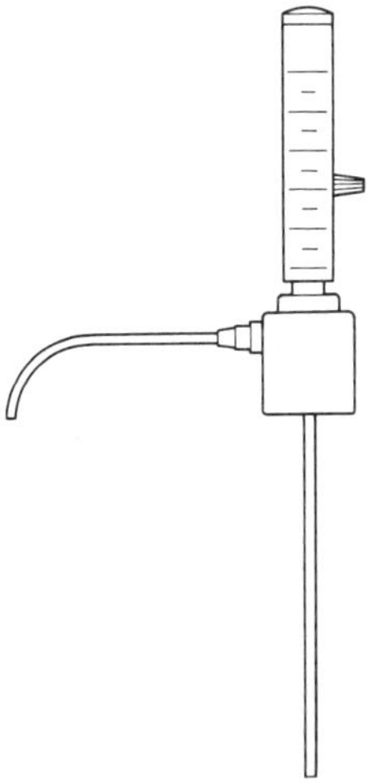
Dispenser [50]

**Dispensierscheren:** s. Pulverscheren.

**Dispergens:** Dispersionsmittel, s. Dispersion.

**Dispers:** feinverteilt.

**Dispersion: 1.** Feinste Verteilung von miteinander nicht mischbaren Phasen; die disperse Phase (Dispersum) bildet mit dem Dispersionsmittel (Dispergens) das Dispersoid; vgl. Kolloide. **2.** D. des Lichtes (od. anderer elektromagnetischer Wellenerscheinungen): die Abhängigkeit der Lichtbrechung (s. Brechungsindex), der optischen Drehung (s. ORD) od. anderer physikalischer Erscheinungen von der Wellenlänge (bzw. Frequenz). **3.** Zerlegung von weißem Licht in farbiges (s. Spektrum).

**Dispersionskolloide:** s. Kolloide.

**Dispersitätsgrad:** Dispersionsgrad, Dispersität; Verteilungsgrad bei der Dispersion*; vgl. Kolloide.

**Dispersoid:** durch Dispersion* entstandenes disperses System, bestehend aus Dispersum u. Dispergens, von bestimmtem Dispersitätsgrad; vgl. Kolloide.

**Disposition:** *med.* Veranlagung, Bereitschaft, Empfänglichkeit des Körpers f. Krankheiten bzw. f. die Wirk. schädlicher Einflüsse; kann angeboren, ererbt od. erworben sein.

**Dispositionsprophylaxe:** alle Maßnahmen, die zur Hebung der individuellen Infektionsabwehr, Resistenz führen, z.B. aktive u. passive Immunisierung (Immunprophylaxe), Hebung des Ernährungszustandes.

**Disproportionierung:** Übergang eines Elementes in einer Verbdg. bei einer Redoxreaktion von einer mittleren Oxidationszahl in eine höhere u. eine niedrigere.

**Dissemination:** Ausbreitung.

**Dissertation:** wissenschaftliche Abhandlung zur Erlangung der Doktorwürde.

**Dissimilation:** Abbau u. Verbrauch der durch d. Assimilation* gewonnenen Körpersubstanz. Hierbei wird durch Abbau höherer org. Verbdgn. in einfachere Substanzen die Energie frei, die den Lebensprozeß in Gang hält. Endprodukte d. D. sind z.B. Kohlensäure, Wasser, Harnstoff, Ammoniak.

**Dissolution-Test:** (*engl.* dissolution Auflösung) Bestimmung der Auflösungs- bzw. Freisetzungsgeschwindigkeit (Beaker-Methode, Rotating-Bascet-Methode, Paddle-Methode, Durchflußmethode, Lösemodell nach Sartorius®, Schrägkolbenmethode etc.); s. Auflösung(sgeschwindigkeit), s.a. Wirkstofffreisetzung, vgl. Arzneiformen mit protrahierter Wirkstofffreigabe.

**Dissolventium(a):** auflösendes, zerteilendes Mittel.

**Dissoziation:** Zerlegung von Molekülen in neutrale Teilchen (Homolyse) od. in Ionen (Heterolyse, Ionisation). **Thermische D.:** D. durch Wärmezufuhr. **Photochem. D.:** Die Spaltung erfolgt durch Lichtquanten. **Elektrolytische D.:** s. Ion.

**Dissoziationskonstante:** D. einer Säure: s. Säurekonstante; D. einer Base: s. Basekonstante.

**Dissymmetrische Moleküle:** haben zwar Symmetrieachsen*, jedoch keine Spiegelebenen* hat (chiral, s.a. Chiralität). Das Kriterium f. Dissymmetrie ist daher, ob ein Molekül ein dekkungsgleiches Spiegelbild besitzt od. nicht; nichtdissymmetrisch: Bild u. Spiegelbild stimmen überein (achiral).

**Distal:** vom Bezugspunkt (meist dem Hauptteil des Körpers) weggerichtet od. von diesem weit entfernt gelegen. Gegenteil von proximal*.

**Distel:** deutscher Name f. die Gattung Carduus (Fam. Asteraceae, ca. 100 Arten); daneben allgem. Bez. f. eine stachelige, krautige Pflanze, v.a. der Fam. Asteraceae od. Apiaceae, z.B.: Brachdistel (s. Eryngium-Arten), Benedikten- od. Bitterdistel (s. Cnicus benedictus), Färberdistel (s. Carthamus tinctorius), Marien- od. Frauendistel (s. Silybum marianum), Silber- od. Wetterdistel (s. Carlina acaulis).

**Distelkraut:** Herba Cardui benedicti, s. Cnicus benedictus.

**Distelöl:** s. Carthamus tinctorius.

**Distickstoffmonoxid:** s. Lachgas.

**Distickstoffpentoxid:** Stickstoff(V)-oxid, Distickstoffpentaoxid, Salpetersäureanhydrid; $N_2O_5$, $M_r$ 108.01. Schmp. 30°C. Farblose, an der Luft zerfließende Kristalle. Stark oxidierend, sehr unbeständig u. zerfällt oft explosionsartig.

**Distigminbromid:** Hexamethylen-bis(N-methylcarbaminsäure-3-pyridylester-brommethylat), Ubretid®; CAS-Nr. 15876-67-2; $C_{22}H_{32}Br_2N_4O_4$, $M_r$ 576.36. Schmp. 149°C unter Zers. **Anw.:** langwirksamer Cholinesterasehemmer.

**Distomer:** s. Eudismisches Verhältnis.

**Distraneurin®:** s. Clomethiazol.

**Distribution:** der Resorption* (od. intravenöse Applikation) folgende Verteilung des Arzneistoffs zwischen den verschiedenen Flüssigkeitsräumen* des Körpers.

**Disulfate:** Pyrosulfate, Derivate der Dischwefelsäure (Pyroschwefelsäure) $H_2S_2O_7$; entstehen durch Erhitzen von Hydrogensulfaten unter Wasserabspaltung, beim Erhitzen über 200°C gehen sie unter $SO_3$–Abspaltung in Sulfate über.

**Disulfidbrücken:** Cystinbrücke; Bez. f. die Disulfidbindung -S-S- in Peptiden u. Proteinen, die sich durch Oxidation zwischen 2 Sulfhydrylgruppen ausbildet. D. sind hauptverantwortlich f. die Ausbildung u. Aufrechterhaltung der Sekundärstruktur der Proteine. D.-reiche Proteine sind sehr widerstandsfähig gegen Denaturierungsmittel u. gegen proteolytische Enzyme. Die Spaltung der D. kann reduktiv mit Mercaptoethanol od. oxidativ, z.B. durch Perameisensäure, erfolgen; s. Proteine.

**Disulfide:** s. Sulfide.

**Disulfiram** INN: Disulfiramum Ph.Eur.3, Bis-(diethylthiocarbamoyl)-disulfid, Ethyldithiuram, Tetraethylthiuramdisulfid, TTD, Antabus®;

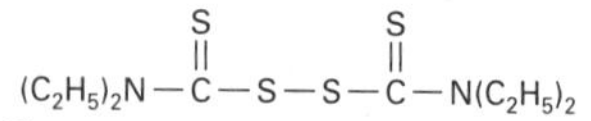

Disulfiram

CAS-Nr. 97-77-8; $C_{10}H_{20}N_2S_4$, $M_r$ 296.54. Schmp. 70°C. Weißes Pulver, geruchlos u. geschmacklos, Lösl. in Wasser 0.02 g/100 mL, in Ethanol 3.82 g/100 mL, in Ether 7.14 g/100 mL, in Aceton, Benzol, Chloroform, Schwefelkohlenstoff. pH-Wert einer gesättigten wäßrigen Lsg. 6 bis 7; d 1.30. **Wirk.** u. **Anw.:** Alkohol-Entwöhnung (nur unter ärztlicher Kontrolle, zur ambulanten Behandlung aufgrund der schwerwiegenden Nebenw. nicht zu empfehlen!); D. ist ein Hemmer der Aldehyddehydrogenase, Ethanol wird nur noch bis zum Acetaldehyd abgebaut, es treten die Symptome einer Acetaldehydvergiftung auf (Atemnot, Tachykardie, Blutdruckanstieg, Kollapsneigung, Angstgefühl, Erbrechen; in hoher Dosis Atemlähmung u. Schock); Kontraind.: Diabetes, Herz- u. Kreislaufinsuffizienz. **Übl. Dos.:** Ther. nicht vor 12 Stunden nach Alkoholgenuß. Oral: 0.8 g am ersten Tag, dann tgl. Dosisreduktion um 0.2 g bis zur niedrigsten Erhaltungsdos. von 0.1-0.2 g/d; alternativ 2mal 0.4 g/Woche.

**Disulfite:** Pyrosulfite; entstehen durch Wasserabspaltung aus den Hydrogensulfiten; s.a. Kaliumdisulfit.

**Disymmetrisch:** *bot.* bilateral, s. Blüte.

**Dita-Rinde:** s. Alstonia scholaris.

**Ditaven®:** s. Digitoxin.

**Diterpene:** formal aus 4 Isopreneinheiten aufgebaute Terpene ($C_{20}H_{32}$). Phytol*, ein aliphatisches Diterpen, hat als Esterkomponente des Chlorophylls* sowie als Bestandteil von Vitamin K u. E Bedeutung. Neben einigen Kohlenwasserstoffen u. Alkoholen liegen die cyclischen D. hauptsächl. als Säuren vor u. haben vielfältige biologische Eigenschaften (s. Tab.). Mono- bis tetracyclische Vertreter werden auch nach ihren Grundtypen eingeteilt. Cembran u. Labdan sind mono- bzw. bicycl., Pimaran u. Abietan sind tricycl., Kauran, Atisan, Aconan u. Gibberellan sind tetracyclisch (s. Abb.). **Biosynthese:** s. Terpene.

**Dithiocarbamate:** Salze u. Ester der Dithiocarbamidsäure bzw. ihrer Derivate mit Metallen wie Zink (Zineb), Mangan (Maneb) u.a. Sie dienen als Vulkanisationsbeschleuniger u. Fungizide (s. Schädlingsbekämpfungsmittel) u. weisen eine relative geringe Toxizität f. Säugetiere

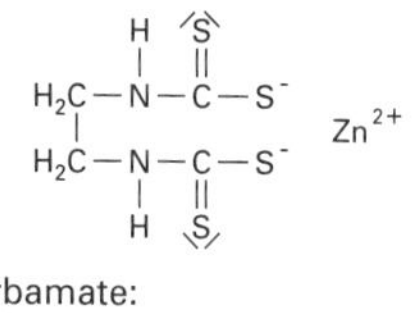

Dithiocarbamate:
Zinksalz der Dithiocarbamidsäure als Beispiel

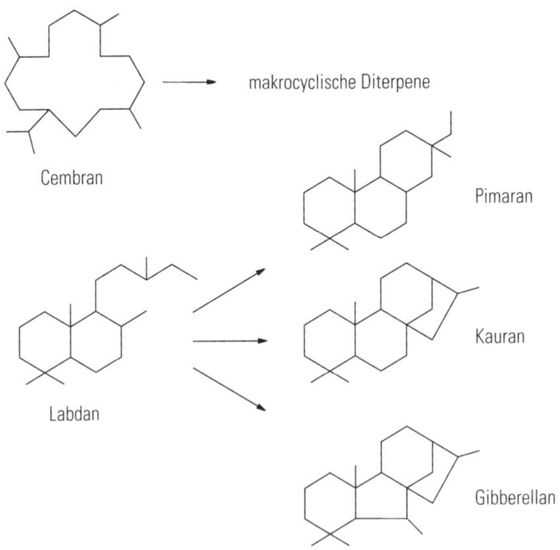


Diterpene:
Einige Strukturtypen cyclischer Diterpene

**Diterpene**
Cyclische Diterpene u. ihre Bedeutung

| Bedeutung | Beispiele<br>Fundstelle im Wörterbuch | Vorkommen |
|---|---|---|
| Antihypertonikum | Andromedotoxin | Ericaceae-Arten |
| Antihypertonikum | Colforsin (Forskolin) | Coleus forskohlii |
| Bitterstoff | Carnosol (Picrosalvin) | Salvia officinalis |
| Bitterstoff | Columbin | Jateorhiza palmata |
| Chromophor | Retinal | Sehpurpur |
| Harzsäure | Abietinsäure | Harze, Colophonium |
| Harzsäure | Pimarsäure | Harze, Colophonium |
| Hormone | Gibberelline | Pflanzen |
| Insektizid | Ryanodin | Ryania speciosa |
| Pseudoalkaloid | Aconitin | Aconitum-Arten |
| Pseudoalkaloid | Cassain | Erythrophleum-Arten |
| Pseudoalkaloide | Taxine, Taxol | Taxus-Arten |
| Süßstoff | Steviosid | Stevia rebaudiana |
| Vitamine | Vitamin A | Eigelb, Lebertran |

auf; charakteristisch ist der „Antabuseffekt“, d.h. die verminderte Toleranz gegenüber Ethanol.

**6,8-Dithioctansäure:** s. α-Liponsäure.

**Dithiol:** 4-Methyl-1,2-benzoldithiol; $C_7H_8S_2$, $M_r$ 156.3. Schmp. ca. 30°C. Weiße, hygr. Kristalle; lösl. in Methanol u. Alkalihydroxid-Lösungen. **Anw.:** Reagenz Ph.Eur.3.

**Dithionsäure:** Unterdischwefelsäure; $H_2S_2O_6$, farblose Säure, nur in wäßriger Lsg. beständig. Salze: Dithionate.

**Dithizon:** s. Diphenylthiocarbazon.

**Dithranol** INN: Dithranolum Ph.Eur.3, 1,8,9-Anthracentriol, 1,8,9-Anthratriol, 1,8-Dihydroxy-9-anthron, Cignolin; CAS-Nr. 1143-38-0; $C_{14}H_{10}O_3$, $M_r$ 226.2. Schmp. 175-181°C. Gelbes, krist. Pulver; unlösl. in Wasser; schwer lösl. in Ethanol u. Ether; lösl. in Alkalihydroxidlösungen, Aceton, Chloroform u. fetten Ölen. **Anw.:** Antiseptikum, Psoriasistherapie. Die Wirk. beruht wahrscheinlich auf der Bildung aktiver Sauerstoffspezies (Singulettsauerstoff, Wasserstoffperoxid u. Superoxidradikal, s. Hyperoxid). **Nebenw.:** Hautbrennen, Augenirritationen.

**Dithranol-Salbe:** Zstzg. nach NFA: 0.1 T. Dithranol (Konz. von Dithranol kann bis zu 1% gesteigert werden), 0.5 T. Salicylsäure ad 100 T. Weißes Vaselin (s. Vaselinum album). **Anw.:** Psoriasis; Brennen der behandelten Haut zeigt das Ansprechen der Ther. an. **Nebenw.:** Braunfärbung der Haut möglich. Kontraind.: Schwangerschaft. Hinweise: Kontakt mit den Augen, UV-Bestrahlung vermeiden.

**Dithymoldiiodid:** Thymolum biiodatum, Diioddithymol; Mischung von Iodderivaten des Thymols, haupsächlich Dithymoldiiodid; CAS-Nr. 552-22-7; $C_{20}H_{24}I_2O_2$, $M_r$ 550.23. Rotbraunes, geschmackloses Pulver; leicht lösl. in Ether u. fetten Ölen, wenig lösl. in Ethanol, unlösl. in Wasser u.

Glycerol. **Anw.:** früher als Antiseptikum in Form von (meist 10%igen) Salben u. Pudern.

**Diurese:** Harnausscheidung.

**Diuretikum(a):** Stoff, der die Harnauscheidung steigert. Die speziellen Diuretika steigern die renale Ausscheidung von Natrium-Ionen (Natriu-

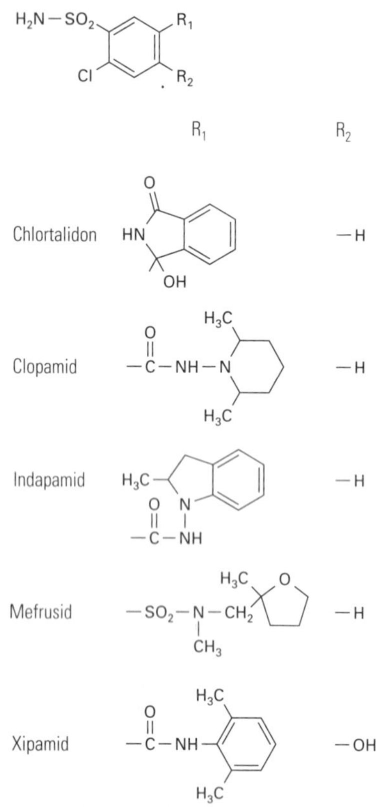


Diuretikum(a): Thiazidanaloge Sulfonamide

retika) u. Salzen (Saluretika). Es kommt zur Vermehrung der Ausscheidung extrazellulärer Flüssigkeit. Anw. vor allem bei Ödemen (jeder Art) u. bei Hypertonie. Bei einer Ther. mit D. zur Verminderung hypertoner Zustände muß auf die Störung des Elektrolythaushaltes hingewiesen werden. Nierenerkrankungen werden durch D. meist ungünstig beeinflußt, da es durch diese Wirkstoffe meist nicht zu einer Erhöhung der glomerulären Filtrationsrate kommt. Die D. werden in mehrere Gruppen eingeteilt: **1. Thiazide:** (Benzothiadiazine, Disulfonamide) Derivate u. Abwandlungen des Hydrochlorothiazid* wie z.B. Hydroflumethiazid* sowie **thiazidanaloge Verbindungen** wie Clopamid*, Mefrusid* u.a.; verhindern die Rückresorption von Natrium- u. Chlorid-Ionen in den distalen Tubuli. Die Ausscheidung von Kalium-Ionen nimmt zu, die von Calcium-Ionen dagegen ab; Gefahr von Hypokaliämie u. Hämokonzentration (Thromben), Erniedrigung der Glucosetoleranz. **2. Schleifendiuretika:** stark wirksam, z.B. Etozolin, Etacrynsäure, Furosemid, Azosemid, Torasemid u. Bumetamid; wirken durch Hemmung der Natrium- u. Chlorid-Ionen-Rückresorption im aufsteigenden Teil der Henleschen Schleife; sehr stark wirksam (bis zu 60 L Flüssigkeit in 24 h); bei Ödemen u. akutem Nierenversagen; Nebenw. gleich wie bei den Thiaziden. **3. Aldosteronantagonisten:** Spironolacton*, Canrenon*, Kaliumcanrenoat*; blockieren die Aldosteronrezeptoren in der Tubuluszelle (reversible Hemmung), dadurch kommt es zu einer geringfügigen Erhöhung der Natrium- u. Wasserausscheidung u. zu einer Verminderung der Kaliumausscheidung. Der pH-Wert des Urins steigt durch gesteigerte Ausscheidung von Hydrogencarbonat-Ionen; geringer diuretischer Effekt; indiziert nur bei Ödemen infolge Hyperaldosteronismus (z.B. Leberzirrhose mit Bauchwassersucht); Wirk. kann durch Kombination mit Thiaziden erhöht werden, Gefahr von Hyperkaliämie (v.a. bei Niereninsuffizienz), Gynäkomastie u. Potenzstörungen (Männer), Amenorrhö u. Hirsutismus (Frauen). **4. Carboanhydratasehemmer, Carboanhydrasehemmer:** z.B. Acetazolamid*, Diclofenamid*; wirken durch Hemmung des Austausches von Wasserstoff- u. Natrium-Ionen in den Tubuluszellen, die Ammoniumausscheidung wird vermindert. Infolge der Mehrausscheidung von $Na^+$- u. $K^+$-Ionen, Hydrogencarbonat-Ionen u. Wasser kommt es zum diuretischen Effekt; Dauer nur einige Stunden, durch Basenverlust wird Azidose hervorgerufen, wodurch die Wirk. dieser Pharmaka gehemmt wird; kaum mehr verwendet als D., heute zur Glaukomtherapie, bei Epilepsie, akuter Pankreatitis; die diuretische Wirk. ist dabei unerwünscht. **5. Kaliumsparende Diuretika:** Amilorid*, Triamteren*; verhindern die Natriumresorption in die Tubuluszelle u. dadurch die Kaliumsekretion aus der Tubuluszelle, auch die Wasserstoffionenkonzentration im Urin nimmt ab; diese Wirkungen bleiben auch bei Kombination mit anderen Diuretika erhalten; Nebenw. sind Hyperkaliämie (v.a. bei Niereninsuffizienz), ev. Erbrechen u. megaloblastische Anämie (Triamteren). **6. Osmodiuretika:** z.B. Mannitol* (10 bis 20%ige Lsg.), Sorbitol*, Harnstoff*; wirken bei i.v.-Gabe durch das von ihnen osmotisch gebundene Wasser, da sie wohl glomerulär filtriert, im Tubulus aber nicht rückresorbiert werden; die Ausscheidung von Elektrolyten wird nur wenig erhöht; bei Hirnödemen, verhindern Nierenversagen bei Schock; kontraindiziert bei Anurie. **7. Xanthinderivate:** Coffein*, Theophyllin*, Theobromin*; wirken durch Erhöhung der Nierenmarksdurchblutung (Fähigkeit der Niere zur Harnkonzentrierung nimmt ab), der positiv inotropen Wirk. (Glomeruläre Filtrationsrate nimmt zu) u. durch Hemmung der NaCl-Rückresorption; nur sehr kurz wirksam, deshalb kaum in der Ther. verwendet. **8. Quecksilberdiuretika:** obsolete Substanzklasse; z.B. Quecksilber(I)-chlorid*, Chlormerodrin; hemmen Natrium- u. Chloridresorption u. steigern Kaliumsekretion; Wirk. steigt bei saurem pH-Wert. **9. Rein pflanzliche Diuretika:** z.B. Rad. Levistici, Rad. u. Fruct. Petroselini, Fruct. Juniperi, Fol. Bucco, Rad. Ononidis, Herba Herniariae, Fol. Betulae (soll keine Reizwirkung auf das Nierenparenchym haben) u. Stigmata Maydis; führen wie die oben erwähnten D. zu Wasser- u. Elektrolytverlusten.

**Diurnaler Säurerhythmus:** Tag-Nacht-Fluk-

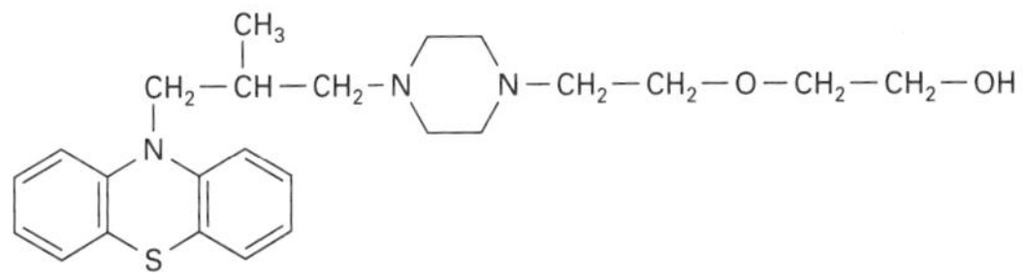
Dixyrazin

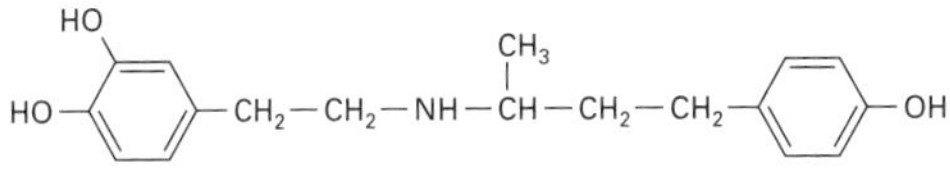
Dobutamin

tuation des Gehaltes an organischen Säuren in chlorophyllhaltigen Teilen sukkulenter Pflanzenarten, z.B. Kakteen, Dickblattgewächsen. In der Nacht führt eine $CO_2$-Fixierung durch Carboxylierung von Phosphoenolpyruvat zu Oxalacetat u. dessen Reduktion zu Malat zu einer erheblichen Ansäuerung im Gewebe (vgl. C4-Pflanzen). Bei Tag wird dann Malat oxidativ decarboxyliert zu Pyruvat. Das dabei freigesetzte $CO_2$ wird an Ribulose-1,5-diphosphat fixiert. Es schließen sich die bekannten Reaktionen des Calvin-Zyklus* an (s.a. Hatch-Slack-Kortschak-Zyklus). Dieser Mechanismus erlaubt den Pflanzen eine $CO_2$-Absorption in der Nacht, wo die Spaltöffnungen ohne der Gefahr eines großen Wasserverlusts geöffnet werden können. Sie passen sich also der großen Trockenheit in ariden Regionen an.

**Divide:** (auf Rezepten) teile; divide in partes aequales, teile in gleiche Mengen.

**Divi-Divi:** s. Caesalpinia coriaria.

**Dixarit®:** s. Clonidin.

**Dixyrazin:** 2-(2-{4-[3-(10-Phenothiazinyl)-2-methyl,propyl]-1-piperazinyl}ethoxy)ethanol, 10-[3-(4-β-Hydroxyethoxyethyl-1-piperazinyl)-2-methyl]-propyl-phenothiazin, Esucos®; CAS-Nr. 2470-73-7; $C_{24}H_{33}N_3O_2S$, $M_r$ 427.60. Sehr schwer lösl. in Wasser; lösl. in Alkohol, Essigsäure, Aceton, Chloroform, Ether u. Methylalkohol. **Anw.:** Neuroleptikum, Psychosedativum. Ind.: Erwachsene: psychomotorische Erkrankungen, neurovegetative Störungen; Kinder u. Jugendliche: charakterliche Instabilität, Erregungszustände. Psychiatrie: Neurosen, Psychosen, Depressionen. **Nebenw.:** s. Psychopharmaka. Vermindertes Reaktionsvermögen! HWZ 2 bis 3 min. **Übl. Dos.:** Oral: 25-50 mg/d. Oral: ambulant, Geriatrikum: 3mal 0.01 g/d; klin.: Initialdos.: 0.075-0.15 g/d, innerhalb 8 d reduzieren auf 0.05-0.07 g/d; Kinder bis 6 Jahre: Initialdos.: 0.02-0.03 g/d, innerhalb 8 d reduzieren auf 0.01-0.02 g/d.

**Djamboe-od. Djambu-Blätter:** s. Psidium guajava.

**DL-:** (veraltet: dl-) Vorsatz f. racemische Verbdg., s. Racemat.

**D/L-Nomenklatur:** s. Fischer-Projektion.

**DMF:** s. Dimethylformamid.

**DMS:** s. Dimethylsulfat.

**DMSO:** s. Dimethylsulfoxid.

**DMT:** N,N-Dimethyltryptamin, s. Piptadenia peregrina.

**D Mulsin®:** s. Vitamine (Vit. $D_3$).

**DNA:** engl. Abk. f. Desoxyribonucleinsäure* (DNS).

**DNA-rekombinationstechnisch hergestellte Produkte:** Producta ab ADN recombinante Ph.Eur.3; werden durch genetische Modifikationen hergestellt, bei der die kodierende DNA (s. DNS) für das benötigte Produkt gewöhnlich mit Hilfe eines Plasmids* od. viralen Vektors* in einen geeigneten Mikroorganismus od. eine geeignete Zellinie eingeführt wird, in denen diese DNS exprimiert (s. Genexpression) u. in Protein translatiert (s. Translation) wird; s. Gentechnologie. Diese Bestimmungen der Ph.Eur.3 gelten im Zusammenhang mit den jeweiligen einzelnen Arzneibuchmonographien über DNA-rekombinationstechnisch hergestellte Produkte, z.B. Somatotropin*. Diese Vorschriften betreffen somit im wesentlichen nur offizinelle Produkte. Sie gelten auch nicht für modifizierte lebende Organismen, die für die direkte Anwendung am Menschen u. am Tier vorgesehen sind, z.B. als Lebend-Impfstoffe.

**DNA-Viren:** s. Virenklassifizierung.

**DND:** Division of Narcotic Drugs, Suchtstoffabteilung der Vereinten Nationen (UNO) mit Sitz in Wien; die Suchtstoffabteilung hat sowohl beratende als auch ausbildende Aufgaben u. unterhält das Suchtstofflabor der Vereinten Nationen; s.a. Betäubungsmittelrecht.

**DNOC:** s. Dinitrocresol.

**DNS:** DNA; Abk. f. Desoxyribonucleinsäure*.

**DNS-Neukombination:** s. Rekombination.

**DNS-Polymerase:** Enzym, das aus Desoxyribonukleotiden (s. Nucleotide) an einer (DNS-) Matrize Desoxyribonucleinsäure* (DNS) synthetisiert; ist an Replikation* u. Reparatur von DNS beteiligt.

**DNS-Rekombinationstechnologie:** DNA-Rekombinationstechnik, s. Gentechnologie.

**DOB:** 2,5-Dimethoxy-4-bromamphetamin; sehr gefährliches, schon in geringen Dosen potentiell tödliches, lang wirkendes Halluzinogen; Analogon zu Mescalin*; s.a. DOM.

**Dobutamin** INN: (±)-4-{2-[3-(4-Hydroxyphenyl)-1-methylpropylamino]-ethyl}brenzcatechin, Dobutrex®; CAS-Nr. 34368-04-2; $C_{18}H_{23}NO_3$, $M_r$ 301.39. **Anw.:** Antihypotonikum bei kardiogenem Schock; sympathomimetisch mit schwacher α- u. starker $\beta_1$-Komponente, positiv inotrop wirksam, nicht aber dopaminerg. **Nebenw.:** Tachykardie, Tachyarrythmien, Übelkeit, Kopfschmerzen, erhöhter Blutdruck, Angina-pectoris-Anfälle.

**Dobutaminhydrochlorid:** Schmp. 185-189°C; polymorph.

**Dobutrex®:** s. Dobutamin.

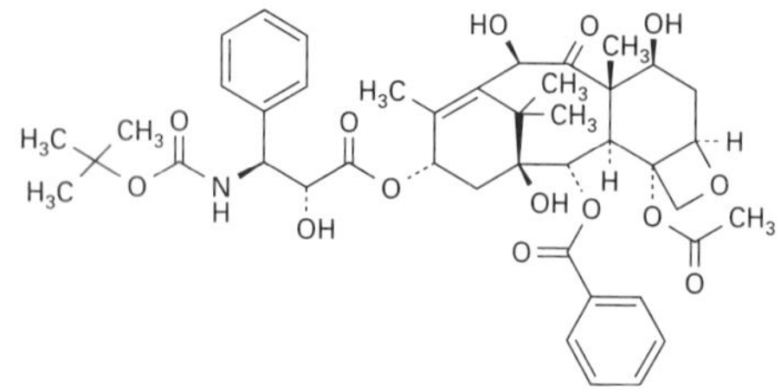

Docetaxel

**DOC:** Desoxycorticosteron; s. Hormone.

**DOCA:** Desoxycorticosteronacetat; s. Hormone.

**Docetaxel** INNv: (2R,3S)-N-Carboxy-3-phenylisoserin, N-tert-butylester, 13-Ester mit 5β-20-epoxy-1,2α,4,7β,10β,-13α-hexahydroxytax-11-en-9-on 4-acetat 2-benzoat, Taxotere®; CAS-Nr. 114977-28-5; $C_{43}H_{53}NO_{14}$, $M_r$ 807.89. D. wird partialsynthet. aus 10-Desacetylbaccatin III* (in Blättern von Taxus baccata* zu 0.02%) hergestellt. **Wirk.**: wie Taxol* auf die Mikrotubuli, jedoch 2mal stärker als dieses; v.a. in der S-Phase des Zellzyklus aktiv. **Anw.:** wie Taxol* bei fortgeschrittenem od. metastasierendem Mammakarzinom. **Nebenw.:** Neutropenie, Anämie, Haarausfall etc. Kontraind.: Schwangerschaft u. Stillzeit, schwere Leberfunktionsstörungen, Neutropenie. HWZ 4 min, 26 min u. 11 h (dreiphasige Kinetik). **Übl. Dos.:** Parenteral: Monotherapie alle 3 Wochen 100 mg/m² Körperoberfläche (einstündige i.v. Infusion).

**Docetaxel-Trihydrat:** CAS-Nr. 148408-66-6; $C_{43}H_{53}NO_{14} \cdot 3\ H_2O$, $M_r$ 861.95.

**Dociton®:** s. Propranolol.

**Docosahexaensäure:** s. Fettsäuren, Essentielle.

**Docosapentaensäure:** 4,8,12,15,19-Docosapentaensäure, s. Clupanodonsäure.

**Docosenamid:** (Z)-13-Docosenamid, s. Erucamid.

**Docosensäure:** s. Erucasäure.

**Docusat-Natrium** INN: Docusatum natricum INN, Natriumdioctylsulfosuccinat, Dioctylnatriumsulfosuccinat; CAS-Nr. 577-11-7; $C_{20}H_{37}NaO_7S$, $M_r$ 444.56. Löslk. in Wasser: 15 g/L bei 25°C, 23 g/L bei 40°C, 30 g/L bei 50°C, 55 g/L bei 70°C; lösl. in Tetrachlorkohlenstoff, Petrolether, Naphtha, Xylol, Dibutylphthalat, Petroleum, Aceton, Ethanol, Pflanzenölen; sehr gut lösl. in Wasser/Ethanol sowie Wasser u. wassermischbaren organischen Lösungsmitteln. **Anw.:** Laxans (Seife, anionisches Detergens), Gleitmittel, s.a. Abführmittel. **Übl. Dos.:** Oral: 2- bis 3mal 0.1 g/d. Rektal: 0.1 g/d. Wenig wirksam in der Kurzzeitanwendung (Langzeitanwendung ist abzulehnen). Wechselw.: mit zahlreichen anderen Arzneistoffen möglich, da Docusat die Resorption der Arzneistoffe (Herzglykoside, Schleifendiuretika etc., aber auch anderer Laxantien wie Paraffinöl) fördert. Gebräuchl. ist auch Dioctylsuccinatsulfonsäure.

**Dodecylgallat:** Dodecylis gallas, s. Gallussäurelaurylester.

**Dogmatil®:** s. Sulpirid.

**Dokumentation:** gemäß § 22 Apothekenbetriebsordnung sind alle Aufzeichnungen, die im Zusammenhang mit Arzneimitteln gemacht werden, mind. bis 1 Jahr nach Ablauf des Verfalldatums u. insgesamt nicht weniger als 3 Jahre aufzubewahren. Es sind dies z.B. Aufzeichnungen über die Herst., Prüfung, Einfuhr, das Inverkehrbringen, den Rückruf u. die durch Rückruf veranlaßte Rückgabe von Arzneimitteln.

**Dolantin®:** s. Pethidinhydrochlorid.

**Dolde:** *bot.* s. Blütenstand.

**Doldengewächse:** s. Apiaceae.

**Dolgit®:** s. Ibuprofen.

**Dolichole:** s. Polyprenole.

**Dolichos biflorus:** s. Vigna unguiculata.

**Dolichos pruriens:** s. Mucuna pruriens.

**Dolinac®:** s. Felbinac.

**Dollensamen:** s. Anethum graveolens.

**Dollkraut:** s. Conium maculatum.

**dolobasan®:** s. Diclofenac.

**DOM:** 2,5-Dimethoxy-4-methylamphetamin; Derivat des Mescalin* mit vielfacher halluzinogener Wirk.; s.a. DOB.

**Domatium:** (lat. Wohnung) Höhle od. Haarbüschel an pflanzlichen Organen (z.B. Blätter), in denen andere Organismen (z.B. Milben) leben.

**Dominal®:** s. Prothipendyl.

**Dominantes Gen:** ein Gen, das einen bestimmten Phänotypus zur Ausbildung bringt, gleichgültig, welchen allelen Partner es hat; also ein Gen, das die Wirk. seines Allels (des rezessiven Gens*) verdeckt.

**Domperidon** INN: Domperidonum Ph.Eur.3, 5-Chlor-1-{1-[3-(2,3-dihydro-2-oxobenzimidazol-1-yl)propyl]-4-piperidyl}-2(3H)-benzimidazolon,

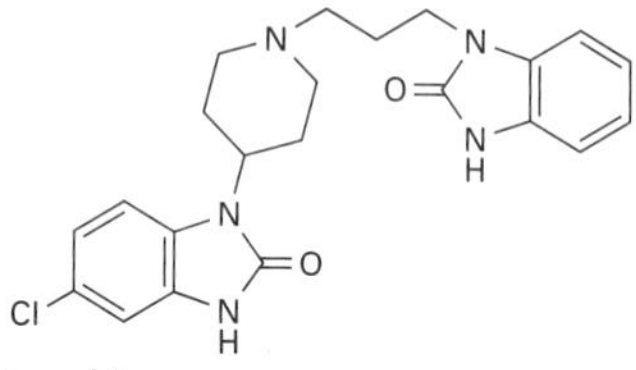

Domperidon

Motilium®; CAS-Nr. 57808-66-9; $C_{22}H_{24}ClN_5O_2$, $M_r$ 425.92. Weißes Pulver. Prakt. unlösl. in Wasser. Schmp. 244-248°C. **Anw.:** Antiemetikum, Gastrokinetikum.

**Domperidonmaleat:** Domperidoni maleas Ph.Eur.3; $C_{26}H_{28}ClN_5O_6$, $M_r$ 542.0. Weißes Pulver (polymorph). Sehr schwer lösl. in Wasser u. Ethanol. Gebräuchl. ist auch Domperidonacetat.

**Donax arundinaceus:** Arundo donax*.

**DOPA:** s. Dihydroxyphenylalanin.

**Dopadecarboxylasehemmer:** Hemmer der peripheren Dopadecarboxylase, die den Abbau von Dopa zu Dopamin katalysiert; s. Parkinsonismus.

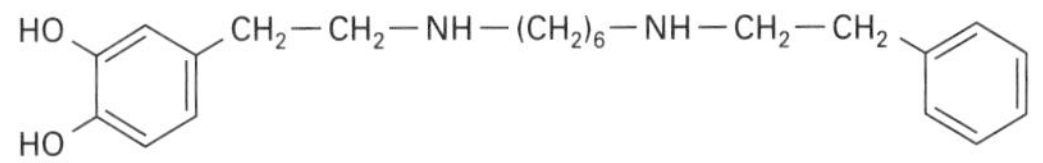


Dopexamin

**Dopamin** INNv: 4-(2-Aminoethyl)brenzcatechin, 3-Hydroxytyramin; CAS-Nr. 51-61-6; $C_8H_{11}NO_2$, $M_r$ 153.18. Ein Katecholamin*, Neuro-

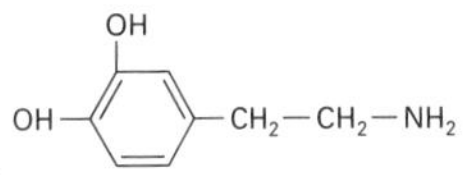


Dopamin

transmitter der dopaminergen Neuronen im ZNS (an der Steuerung der Feinmotorik beteiligt), Vorstufe bei der Synthese von Adrenalin u. Noradrenalin (s. Katecholamine). **Wirk.:** D. stimuliert in niedrigen Dosen v.a. die Dopaminrezeptoren im Bereich von Niere, Darm, Magen, Leber usw. u. bewirkt dort eine Gefäßdilatation; in höheren Dosen wirkt D. überwiegend α- u. β-sympathomimetisch (s.a. Sympathomimetika) u. damit herzfrequenz- u. blutdrucksteigernd, was z. T. auf der Verdrängung von Noradrenalin aus den Speichervesikeln beruht (indirekte Wirk.). D. hemmt die Freisetzung von Prolactin, fördert die Synthese des Somatotropen Hormons (STH). *Störungen des Dopamin-Transmittersystems:* Mangel an dopaminergen Neuronen bedingt Parkinsonismus*, exzessive Dopaminfreisetzung im limbischen System wird mit Schizophrenie* in Verbindung gebracht. **Anw.:** Sympathomimetikum, bei akutem Herzinfarkt u. kardiogenem Schock; Erhöhung des arteriellen Blutdrucks ohne Verschlechterung der Nierendurchblutung! **Nebenw.:** Brechreiz u. Erbrechen durch Stimulierung des Brechzentrums, Herzarrhythmien, Tachykardie, zu starke Blutdrucksteigerung bei Überdosierung. HWZ 1 bis 3 min. **Übl. Dos.:** Parenteral: Infusion i.v. 3 µg/kg KG/min, Dosierungsbereich: 2.5 bis 4.0 µg/kg KG/min

**Dopaminhydrochlorid:** Dopamini hydrochloridum Ph.Eur.3; CAS-Nr. 62-31-7; $C_8H_{12}ClNO_2$, $M_r$ 189.6. Schmp. 241°C (Zers.). Leicht lösl. in Wasser; lösl. in Ethanol; wenig lösl. in Aceton.

**Dopaminrezeptoren:** Man unterscheidet zwischen verschiedenen D. **1. Zentrale D.:** *postsynaptische* $D_1$- (Stimulierung der Adenylatcyclase) u. $D_2$-Rezeptoren (leichte Hemmung der Adenylatcyclase); *präsynaptische* D.: steuern die Neurotransmitterfreisetzung durch negative Rückkopplung. **2. Periphere D.:** *postsynaptische* D.: Erregung bewirkt eine Dilatation der Gefäße in der Niere u. im Splanchnikusbereich (Magen, Darm, Leber usw.); *präsynaptische* D.: wie zentrale präsynaptische Rezeptoren.

**Dopergin®:** s. Lisurid.

**Dopexamin** INN: Dopacard®; CAS-Nr. 86197-47-9; $C_{22}H_{32}N_2O_2$, $M_r$ 365.5. **Wirk.** u. **Anw.:** bei akuter Herzinsuffizienz (z.B. Herzinfarkt) mit besonderer Wirk. am $\beta_2$-Rezeptor sowie an den Dopaminrezeptoren D1 u. D2 (geringere Wirksamkeit als Dopamin*), keine Wirk. an α-Rezeptoren, erhöht auch renalen Blutfluß u. führt so zur Abnahme des systemischen- u. Lungengefäßwiderstandes. **Nebenw.:** Übelkeit, Erbrechen, Herzarrhythmien.

**Doping:** Applikation von Wirkstoffen zur Beeinflussung der Leistungsfähigkeit von Mensch u. Tier (z.B. Rennpferde); im Sport unerwünscht u. verboten. Als **Dopingmittel** werden z.B. verwendet: Weckamine*, Anabolika*, β-Sympatholytika* (Betarezeptorenblocker), Diuretika (zur Reduktion des Körpergewichtes), Opiate, Strychnin (bei Stemmern).

**Doppelachäne:** Spaltfrucht der Apiaceen; s. Fruchtformen.

**Doppelbindung:** Verbindung zweier Atome durch 2 Elektronenpaare, die durch 2 Valenzstriche symbolisiert wird, obwohl die beiden Bindungen, die (feste) σ- u. die (weniger feste) π-Bindung, nicht gleichwertig sind; wegen der geringeren Elektronendichte der π-Bindung ist diese räumlich ausgedehnter als die σ-Bindung, was die höhere Reaktionsfähigkeit von Verbindungen mit Doppelbindungen bewirkt.

**Doppelblindversuch:** s. Blindversuch.

**Doppelbrechung:** Ein Lichtstrahl, der nicht in der Richtung der opt. Achse eines doppelbrechenden einachsigen Kristalls (z.B. Kalkspatkristall) auf diesen trifft, wird in 2 polarisierte Strahlen, den ordentlichen u. den außerordentlichen Strahl (s. Polarisation* des Lichtes), zerlegt, deren Schwingungsebenen senkrecht aufeinander stehen; s. Dichroismus.

**Doppelhelix:** s. Desoxyribonucleinsäure.

**Doppelkamille:** s. Chamaemelum nobile.

**Doppelsalze:** Salze, die entstehen, wenn die H-Atome einer Säure durch versch. Metallatome ersetzt werden, z.B. $KAl(SO_4)_2$, Kaliumaluminiumsulfat.

**Doppelschicht, elektrische:** D., elektrochemische; elektrisch aufgeladene Schicht an der Grenzfläche zweier Phasen. Ionen, Elektronen od. orientierte Dipole können sich hier bevorzugt in einer Phase anreichern u. entgegengesetzt geladene Ionen od. orientierte Dipole anziehen.

**Doppelte Befruchtung:** *bot.* Verschmelzung von Eizelle u. Spermakern (unter Bildung der diploiden (2n) Zygote) u. die gleichzeitige Verschmelzung des zweiten Spermakerns mit den beiden Polkernen (unter Bildung eines triploiden (3n) Endospermkerns); Hauptmerkmal f. alle Angiospermen; s. Samenbildung.

**Doppeltkohlensaures Natrium:** Natrium bicarbonicum, s. Natriumhydrogencarbonat.

**Doppelwasserglas:** Mischung aus Kalium- u. Natrium-Wasserglas, s. Kaliumsilicat u. Natriumsilicat.

**Doppelzellen:** s. Hybridzellen.

**Dopram®:** s. Doxapram.

**Dorant, Weißer:** Herba Marrubii, s. Marrubium vulgare.

**Dorema ammoniacum** D. Don: Fam. Apiaceae (Umbelliferae) (nordöstl. Persien bis Turkestan u. Afghanistan, Wüsten östl. des Aralsees u. Südsibirien). Stpfl. v. **Ammoniacum:** Gummi Ammoniacum, Gummiresina Ammoniacum; Ammoniakgummi, Armenisches Gummi; der Milchsaft, der entweder freiwillig od.

nach Verwundung durch Insekten aus den Blattstielen ausfließt u. an der Luft erhärtet. Lose od. zusammenklebende Körner von bräunlicher, auf dem frischen Bruch von weißlicher Farbe. **Inhaltsst.:** 60 bis 70% Harz (Salicylsäureester), 11% Gummi, äther. Öl. **Anw.** med.: zu hautreizenden Pflastern (Emplastrum Lithargyri compositum).

**HOM:** *Ammoniacum.*

**Dorithricin**®: s. Tyrothricin.

**Doritin**®: O/W-Emulsionssalbengrundlage (Komplexemulgatorsalbe, hydrophile Creme). Zstzg.: Erdnußöl, Komplexemulgator (Gem. aus anionischem O/W-Emulgator (Natriumcetylsulfat), nichtionogenem O/W-Emulgator (methylenoxylierter Oleylcetylalkohol) u. W/O-Emulgatoren (Cetylalkohol, Stearylalkohol, Myristylalkohol)), (mind. 70%) Wasser als äußere Phase. Inkomp.: kationische Arznei- u. Hilfsstoffe.

**Dormanz:** Ruheperiode bei Zwiebeln, Knospen (Knospenruhe), Samen (Keimruhe) u. anderen Pflanzenorganen, während der das Wachstum aufhört u. erst wieder aufgenommen wird, wenn bestimmte Bedingungen – wie z.B. ausreichende Feuchtigkeit, richtige Temp. u. Tageslänge – erfüllt sind.

**Dormicum**®: s. Midazolam.

**Dormin:** s. Abscisinsäure.

**Dornase alfa:** Rekombinate humane Desoxyribonuklease I, Pulmozyme®; CAS-Nr. 143831-71-4; $M_r$ 29250.0. Gentechnisch hergestellt aus einer Ovarialzellinie des chinesichen Hamsters. **Wirk.:** spaltet selektiv extrazelluläre DNS, die hochkonzentriert im eitrigen Sekret in den Atemwegen vorhanden ist, u. erniedriegt die Viskosität des Sputums. **Anw.:** Mukolytikum; bei zystischer Fibrose (Mukoviscidose*) von Patienten (älter als 5 Jahre). **Nebenw.:** Pharyngitis, Laryngitis, Juckreiz. Kontraind.: Schwangerschaft (sehr strenge Indikationsstellung), Stillzeit. **Übl. Dos.:** Pulmonal: 2mal/d Inhalation von 2500 E. (2.5 mg D.).

**Dornen:** spitze, starre, pfriemförmige Gebilde, die durch Umwandlung aus Blättern (z.B. Berberitze), Blatt-Teilen, Sproßachsen (z.B. Weißdorn) od. seltener Wurzeln entstehen; s.a. Stacheln.

**Dorsal:** (*lat.* dorsalis, von dorsum, Rücken) zum Rücken gehörig (Gegensatz: ventral, zum Bauch gehörig).

**Dorsch:** s. Lebertran.

**Dorsilon**®: s. Mephenoxalon.

**Dorsiventral:** *bot.* s. Blüte.

**Doryphora decemlineata:** Fam. Chrysomelidae, Coloradokäfer od. amerikanischer Kartoffelkäfer (Amerika, Europa), lebt auf Solanaceen; ca. 10 mm lang u. 6 bis 7 mm breit.

**HOM:** *Doryphora decemlineata:* das mit Ethanol 90% getötete u. zerriebene Tier; verord. z.B. b. Nierenleiden.

**Dorzolamid** INN: (4S,6S)-4-(Ethylamino)-5,6-dihydro-6-methyl-4H-thieno[2,3-b]thiopyran-2-sulfonamid 7,7-dioxid, Trusopt®; CAS-Nr. 120279-96-1; $C_{10}H_{16}N_2O_4S_3$, $M_r$ 324.43. **Wirk.:** Carboanhydrasehemmer (s. Diuretikum); bei lokaler Applikation am Auge Hemmung der Carboanhydrase II im Ziliarkörper, dadurch verringert sich die Kammerwasserproduktion u. damit der Augendruck. **Anw.:** Antiglaukomatosum*; bei erhöhtem Augeninnedruck, Offenwinkelglaukom, bes. als Zusatztherapie mit β-Sympatholytika* od. als Monotherapie, wenn Sympatholytika kontraindiziert sind. **Nebenw.:** Irritationen u. Entzündungen des Auges, Übelkeit, Müdigkeit. Kontraind.: schwere Nieren- u. Leberfunktionsstörungen, Schwangerschaft u. Stillzeit. HWZ 4 Monate (Dauertherapie). **Übl. Dos.:** Topikal: 2%ige Tropflösung; Monotherapie 3mal/d, als Zusatztherapie bei β-Sympatholytika 2mal/d 1 Tr. in den Bindehautsack des Auges. Gebräuchl. ist Dorzolamidhydrochlorid.

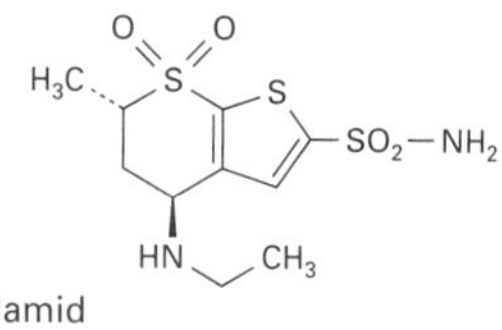

Dorzolamid

**Dose:** Kleine Büchse od. Schachtel mit Deckel aus Metall, Holz, Glas u.a.

**Dosierinhalator:** (*engl.* Metered Dose Inhaler, MDI) Inhalator (s. Inhalate), mit dem Arzneistoffe dosiert appliziert werden können; der resorbierbare Anteil eines Aerosols* wird mit einem (Twin- od. Metal-) **Impaktor*** gemessen.

**Dosierung nach Körperoberfläche:** Möglichkeit der individuell besser abgestimmten Dosierung von Medikamenten. Die Körperoberfläche O (cm²) kann nach der Du Bois-Formel aus dem Körpergewicht G (kg) u. der Körperlänge L (cm) errechnet werden:

$$O = 167.2 \cdot \sqrt{G \cdot L}$$

**Dosierungsintervall:** Zeit zwischen der Verabreichung von 2 Dosen; wichtig f. die Aufrechterhaltung des Wirkstoffspiegels; muß größer sein, je langsamer Stoff abgebaut wird. **Relatives D.:** Zeit zwischen 2 Dosen bezogen auf die Geschwindigkeit der Elimination, berechnet als Quotient aus D. durch die HWZ der Elimination; ausschlaggebend f. den zeitlichen Verlauf u. das Ausmaß der Kumulation*: die Kumulationsneigung ist umso ausgeprägter, d.h. der Kumulationsprozeß dauert umso länger, je kleiner das relative D.

**Dosierungsschema:** Verabreichungsmuster eines Arzneistoffes zur Aufrechterhaltung eines konstanten Wirkstoffspiegels über längere Zeit. Kumulierungserscheinungen müssen f. die richtige Wahl der Dosis u. des Dosierungsintervalles berücksichtigt werden. Es setzt sich zusammen aus: Initialdosis* (höher als die folgenden) u. Erhaltungsdosis*.

**Dosierventil:** s. Aerosolventil.

**Dosimeter:** Gerät zur Messung der Strahlendosis. Beruflich strahlenexponierte Personen müssen während der Tätigkeit im Strahlenbereich* stets ein D. am Rumpf tragen. Nach dem **Arbeitsprinzip** unterscheidet man **1. Ionisationskammer-D.:** („Taschen"-D., „Füllhalter-D.", „Durchsicht-D.") Sie bestehen im Prinzip aus einem gut isolierten Kondensator, der vor Beginn der Messung aufgeladen wird. Gelangt ionisierende Strahlung in das D., so werden Ladungsträger erzeugt, die den Ladungstransport zwischen Anode u. Kathode besorgen u. so zur mehr od. weniger starken Entladung des Kondensators führen. **2. Film-D.:** Das D. enthält einen photographischen Film, dessen Grad der Schwärzung durch die Strahlung Rückschlüsse auf die Strahlendosis gibt. Die Meßergebnisse sind aus technischen Gründen relativ ungenau. **3. Festkörper-**

**D.:** Diese können die Information über die Strahlendosis in einem festen Körper speichern u. geben die Meßwerte durch geeignete Auslesevorgänge wieder frei. Das **Thermolumineszenz-D.** (TLD) z.B. enthält geeignete Thermolumineszenzmaterialien (LiF:Mg,Ti od. $CaSO_4$:Dy u.a.), in denen durch Bestrahlung Elektronen in angeregte Energiezustände versetzt werden u. dort mit großer Wahrscheinlichkeit verbleiben. Bei der Auswertung wird dem D. Energie in Form von Wärme zugeführt. LiF-6, einem LiF-Material mit einem besonders hohen Anteil am Lithiumisotop $^6$Li, wird z.B. auf 210°C u. $CaSO_4$:Dy auf 200°C erhitzt. Dadurch fallen die angeregten Elektronen in den energetisch tiefer liegenden Grundzustand zurück. Sie geben dabei einen bestimmten Teil der freiwerdenden Energie in Form von Lichtquanten ab, die mit geeigneten Geräten gemessen werden können. Die Anzahl der Lichtquanten ist proportional zur eingestrahlten Dosis. Das Verfahren ist relativ genau. Ein Nachteil dieser D. ist der Verlust der Information bei der Auswertung.

**Dosimetrie:** Messung der Strahlendosis radioaktiver Strahlung (s.a. Radioaktivität) u. von Röntgenstrahlen mittels Dosimeter*. Die ermittelten physikalischen Größen sollen in möglichst engem Zusammenhang mit der biologischen Strahlenwirkung stehen, um eine Dosierung, z.B. in der Strahlentherapie, zu ermöglichen od. die Notwendigkeit u. Wirksamkeit des Strahlenschutzes* abzuschätzen.

**Dosisbegriffe u. Dosiseinheiten: 1. Energiedosis D:** Maß f. die von einem Material aufgenommene Strahlenenergie. Sie ergibt sich als Differentialquotient aus der Energie w der Strahlung u. der Masse m des bestrahlten Materials: E = dw/dm. Die Energiedosis kann im lebenden Gewebe nicht direkt gemessen werden. *Einheiten:* 1 Gray (Gy) = 1 J/kg (SI) = 100 Rad (radiation absorbed dose); 1 Rad (rd) = 0.01 Gy = 100 erg/g. **2. Dosisleistung:** Quotient aus Dosis u. Zeit, wird folglich in Gy/s angegeben. **3. Ionendosis J:** gibt an, wieviele Ionen eine Strahlung in einer bestimmten Masse Luft erzeugt. Man erhält sie als Differentialquotienten aus der elektrischen Ladung der Ionen Q u. der Masse der Luft w: I = dQ/dm. Die Ionendosis ist also nur f. Luft definiert u. gilt f. alle ionisierenden Strahlen, ausgenommen Neutronen. *Einheiten:* Coulomb/kg Luft (C/kg) (SI); 1 R (Röntgen) = 0.000258 C/kg. 1 R entspricht einer Strahlenmenge, die in 1 kg Luft eine Elektrizitätsmenge (Ionen) von 0.000258 Coulomb freisetzt. Das ist gleich einer Strahlenmenge, die in 1.293 kg (= 1 $m^3$) Luft $2 \cdot 10^{15}$ Ionenpaare erzeugt, was einer Ladung von $3.3356 \cdot 10^{-4}$ C entspricht. Für Luft gilt: 1 R = 8.69 mGy. **4. Äquivalentdosis $D_q$:** Sie berücksichtigt die biologische Wirksamkeit ionisierender Strahlen u. ist daher f. den Strahlenschutz wichtig. Die Ä. ist das Produkt aus der Energiedosis E u. einem Qualitätsfaktor f: $D_q = q \cdot D$. Der Faktor q ist von der Art u. Energie einer Strahlung abhängig. Sein Zahlenwert wurde aus biologischen Erkenntnissen festgelegt: Photonen- u. Elektronenstrahlen: q = 1, Alpha-, Protonen-, Deuteronenstrahlung: q = 10, schwere Kerne: q = 20, Neutronen (je nach Energie): q = 2-10. *Einheiten der Äquivalentdosis:* 1 Sievert (Sv) = 1 J/kg (SI), 1 rem (roentgen equivalent man) = 1 rad · f = 1/100 Sv.

**Dosis:** Plur.: Dosen. **1.** Verabreichte Menge eines Pharmakon. ED: Einzeldosis. $ED_{50}$: $WD_{50}$ (Wirkdosis): Dosis, die bei 50% der behandelten Individuen eine bestimmte Wirk. erkennen läßt. LD: Letale Dosis. $LD_{50}$: Dosis, bei der 50% der Versuchstiere eines Kollektivs getötet werden. Maximal-Einzel-Dosis (MED): im Arzneibuch festgelegter Höchstwert einer ED. Maximal-Tages-Dosis (MTD): im Arzneibuch festgelegte Höchstmenge eines Arzneimittels, die pro Tag einer Person verabreicht werden darf. Dosis refracta: verringerte Dosis. „Dosis zur Zeit Null" gibt diejenige (fiktive) Menge an, die sich bei augenblicklicher, homogener Verteilung einer i.v. applizierten Dosis zur Zeit Null im Meßkompartiment ergeben würde. **2.** *radiol.:* Menge einer verabreichten Strahlung; Einheiten: s. Dosimetrie.

**Dosisangaben, Übliche:** s. Volumenangaben, empirische.

**Dosis infectiosa:** DI; $DI_{50\%}$: infektiöse Dosis (eines Virus), die bei 50% der Testobjekte bzw. der Testsysteme, Zell- od. Gewebekultur (ZK od. GK) bzw. Ei (E) einen Effekt hervorruft; je nach Testsystem daher auch: $ZKID_{50\%}$, $GKID_{50\%}$ bzw. $EID_{50\%}$.

**Dosisleistung:** *radiol.* Strahlendosis pro Zeiteinheit.

**Dosistitration:** Einstellung eines Patienten auf ein Arzneimittel, bzw. exakte Festlegung der notwendigen Wirkstoffmenge f. einen bestimmten Patienten.

**Dosis-Wirkungs-Kurve:** Konzentrations-Wirkungs-Kurve; graphische Darstellung der Beziehung zwischen Dosis bzw. Konz. u. Wirk. eines Pharmakon. Die meisten Pharmaka zeigen eine nichtlineare Abhängigkeit der Wirk. von der Dosis, d.h. bei Dosisverdoppelung verdoppelt sich nicht auch das Wirkungsausmaß. Werden f. diesen Fall die Werte arithmethisch aufgetragen (üblicherweise auf Abszisse: Dosis bzw. Konz.; auf Ordinate: % des max. möglichen Effekts), so ergibt sich eine Kurve etwa von der Form der Abb.1. Eine erkennbare Wirkung tritt erst nach Überschreiten einer Schwellendosis (-Konz.) auf. Bei weiterer Dosiserhöhung kommt es zuerst zu einer raschen, dann langsameren Zunahme des Wirkungsausmaßes bis schließlich das Wirkungsmaximum erreicht wird. Weitere Zufuhr des Pharmakon bringt keine Steigerung der untersuchten Wirkung mit sich, es können aber andere Effekte in Erscheinung treten. Wird die Dosis bzw. Konz. in logarithmischem Maßstab aufgetragen, so wird die Kurve im mittleren Teil annähernd gerade (Abb.2). Die Steilheit der Kurve ist ein Maß dafür, wie schnell die Wirkung bei Dosissteigerung zunimmt. Bei steilem Kurvenverlauf führen schon geringe Konzentrationserhöhungen des Pharmakon zu raschem Wirkungsanstieg. Dies erfordert im Vergleich zu flach verlaufenden Kurven sehr feine Dosierungsabstufungen, die in der Praxis oft nicht durchführbar sind. Abb.3 zeigt die Dosis-Wirkungs-Kurven von 4 verschiedenen Pharmaka. a u. b sind imstande, gleiche max. Wirkung zu erzeugen, allerdings bei unterschiedlich hohen Konzentrationen. b ist also bei gleicher Dosis schwächer wirksam als a. Will man aus diesem Wirkungsstärkenvergleich bei einer bestimmten Dosis den Schluß ziehen, daß a insgesamt das stärker wirksame Pharmakon als b ist, so kann dies korrekterweise nur zulässig sein, wenn die beiden Kurven annähernd parallel verlaufen. Die Pharmaka b u. c zeigen bei gleicher Dosis jeweils 50% ihrer max. Wirkung, was ohne Kurvenver-

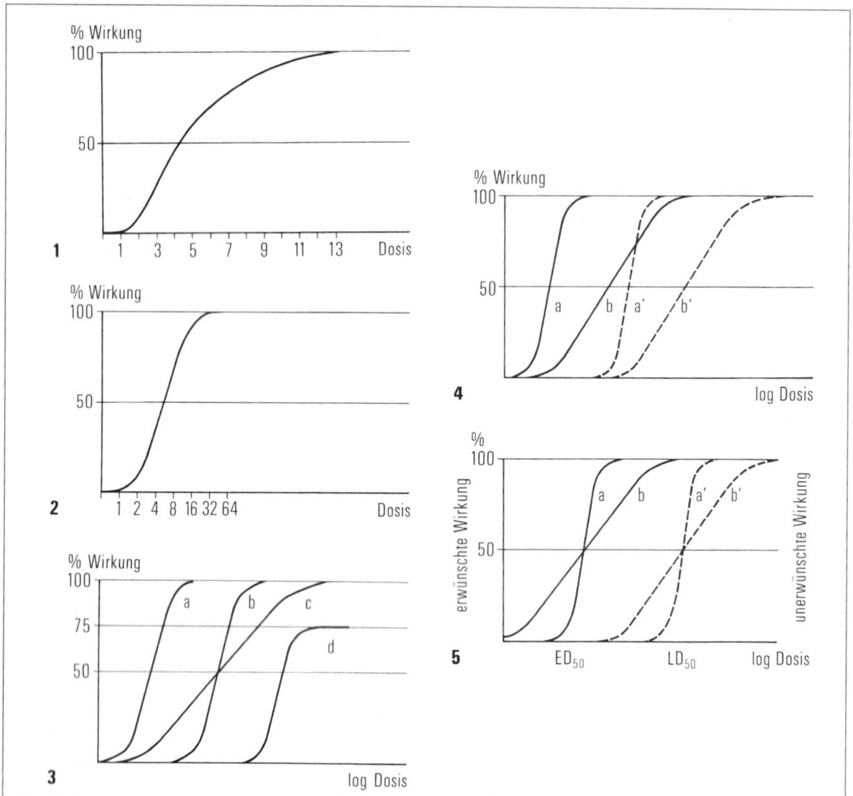


Dosis-Wirkungs-Kurve:
1 und 2: häufigste Form; 1: mit arithmetischer Abszisse; 2: mit logarithmischer Abszisse; 3: vier verschiedene Pharmaka im Vergleich (s. Text); 4 und 5: erwünschte Wirkungen (a, b) und unerwünschte Wirkungen von zwei Pharmaka (a', b'); 4: a hat die größere therapeutische Breite; 5: a hat den günstigeren therapeutischen Index

gleich dazu führen könnte, sie generell als gleich stark wirksam zu bezeichnen. Substanz d führt auch bei noch so hoher Dosierung nicht zum gleich starken Effekt wie a od. b. Die Dosis-Wirkungs-Kurven können auch dazu herangezogen werden, verschiedene Wirkungen eines Pharmakon zu vergleichen. In Abb.4 stellt Kurve a die Dosis-Wirkungs-Beziehung f. eine erwünschte, a' f. eine nicht erwünschte Wirk. desselben Pharmakon dar. Bei Dosen, die gerade zur maximalen erwünschten Wirkung führen, tritt die nicht erwünschte Wirk. noch nicht ein. Analoge, flacher verlaufende Kurven einer anderen Substanz (b, b') zeigen, daß bereits eine unerwünschte Wirk. in Erscheinung tritt, bevor noch das erwünschte Wirkungsmaximum erreicht ist. Die Differenz zwischen den Dosen bei Erreichen des Maximums der erwünschten Wirk. u. dem Auftreten der ersten unerwünschten (letalen) Wirkung wird als **Therapeutische Breite** bezeichnet. Sie soll ein Maß f. die Sicherheit bei der Anwendung eines Arzneimittels sein. Im Tierversuch wird häufig das Verhältnis $LD_{50}/ED_{50}$ eines Arzneimittels als **Therapeutischer Index** bezeichnet (vgl. Dosis). Der Vergleich zweier Arzneimittel mit gleicher $LD_{50}$ u. $ED_{50}$, aber verschiedener Steilheit der Kurven, läßt die Problematik dieser Definition erkennen (Abb.5: Kurven a u. b: Dosisabhängigkeit der erwünschten Wirkungen zweier Pharmaka, a' bzw. b' der entsprechenden unerwünschten Wirkungen). Die Substanzen a u. b besitzen zwar den zahlenmäßig gleichen therapeutischen Index, unterscheiden sich aber trotzdem wesentlich in der Sicherheit ihrer Anwendung. Durch eine Dosis des Pharmakon b, die gerade 100% der Intensität der erwünschten Wirk. hervorruft, werden bereits ca. 30% der Versuchstiere getötet. Daher ist es vorteilhafter, den therapeutischen Index durch den Quotienten $LD_{25}/ED_{75}$ zu bestimmen. Eine exakte Beurteilung des Sicherheitsabstandes ist nur möglich, wenn man den gesamten Kurvenverlauf betrachtet. Unerwünschte Wirkungen bei der Anwendung eines Arzneimittels sind demnach umso weniger zu erwarten, je steiler u. je weiter voneinander entfernt die beiden Kurven sind.

**Dostenkraut:** Dost, s. Origanum vulgare.

**Dost, F.H.:** s. Pharmakokinetik.

**Dostinex®:** s. Cabergolin.

**Dost, Kretischer:** s. Origanum creticum bzw. Origanum onites.

**Dost-Prinzip:** s. Flächengesetz.

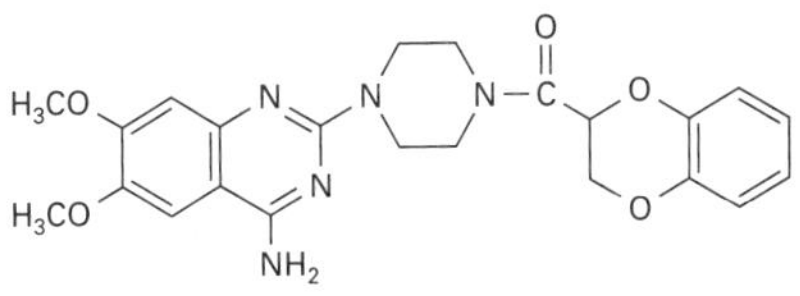

Doxazosin

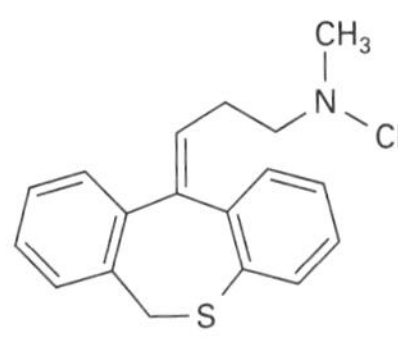

Dosulepin

**Dosulepin** INN: Dothiepin, 3-(Dibenzo[b,e]thiepin-11(6H)-yliden)-N,N-dimethyl-1-propanamin, Idom®; CAS-Nr. 113-53-1; $C_{19}H_{21}NS$, $M_r$ 295.45. **Anw.:** tricyclisches Antidepressivum vom Amitriptylin-Typ, s. Psychopharmaka (Antidepressiva). **Dosulepinhydrochlorid:** CAS-Nr. 897-15-4, $M_r$ 331.9. Schmp. 218-221°C.

**Dothiepin:** s. Dosulepin.

**Dotter:** Eigelb, Vitellus Ovi, s. Ei.

**Dover-Pulver:** s. Pulvis Ipecacuanhae opiatus.

**Down-Regulation:** Abnahme der Rezeptorzahl bei länger dauernder Ther. mit Agonisten dieses Rezeptors; z.B. beobachtet bei β-Sympathomimetika*, Gonadorelin*.

**Doxapram** INN: 1-Ethyl-4-(2-morpholinoethyl)-3,3-diphenyl-2-pyrrolidinon, Dopram®;

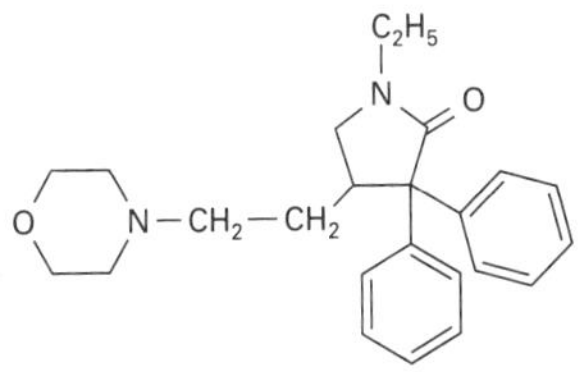

Doxapram

CAS-Nr. 309-29-5; $C_{24}H_{30}N_2O_2$, $M_r$ 378.50. **Anw.:** Atmungs- u. ZNS-Stimulans. Ind.: postoperative, medikamentös od. durch chronische Lungenerkrankungen bedingte Atmungsstörungen. **Nebenw.:** Schweißausbruch, Übelkeit, Erbrechen, Niesen, Husten, Hauterscheinungen, Tachykardie, Herzrhythmusstörungen, Fieber, Angst, Unruhe, in hohen Dosen Krämpfe u. schließlich zentrale Depression. HWZ 0.1 bis 0.25 h. **Übl. Dos.:** Parenteral: i.v. 0.001 g/kg KG; Infusion i.v. 0.002 g/min. Gebräuchl. ist auch Doxapramhydrochlorid-Monohydrat.

**Doxazosin** INN: 1-(4-Amino-6,7-dimethoxy-2-chinazolinyl)-4-[(2,3-dihydro-1,4-benzodioxin-2-yl)carbonyl]piperazin; CAS-Nr. 74191-85-8; $C_{23}H_{25}N_5O_5$, $M_r$ 451.45.

**Doxazosinmesilat:** Cardular®, Diblocin®, Prostadilat®, Supressin®; CAS-Nr. 77883-43-3; $M_r$ 547.6. **Wirk.:** selektiver, peripherer u. reversibler $\alpha_1$-Rezeptorenblocker. **Anw.:** Antihypertonikum; bei benigner Prostatahyperplasie. **Nebenw.:** orthostatische Dysregulationen (First-Dose-Effekt), Kopfschmerzen. HWZ 22 h. **Übl. Dos.:** Oral: initial 1.2 mg/d, dann auf 2.4-4.8 mg/d erhöhen (1.2 mg entsprechen 1 mg D.).

**Doxepin** INN: 3-(6,11-Dihydrodibenz[b,e]oxepin-11-yliden)-N,N-dimethylpropylamin, 11-(3-Dimethylamino-propyliden)-6,11-dibenz-[b,e]-ox-

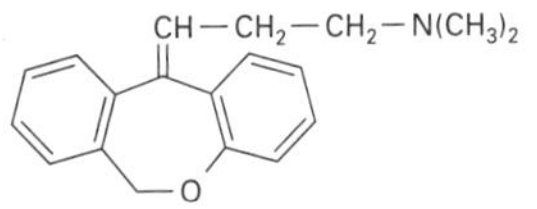

Doxepin

epin, Aponal®, Sinquan®; CAS-Nr. 1668-19-5; $C_{19}H_{21}NO$, $M_r$ 279.37. Sdp. 154-157°C (4 Pa) 260-270°C (26.7 Pa). **Anw.:** tricyclisches Antidepressivum vom Amitriptylin-Typ; s. Psychopharmaka (Antidepressiva). Ind.: psychovegetative Störungen u. Verstimmungszustände, depressiv überlagerte Organerkrankungen, Angst- u. Erregungszustände, Suizidgefahr, Entziehungssymptome nach Absetzen von Hypnotika, Alkohol u.ä. HWZ 11 bis 19 h bzw. 40 h (Metaboliten). **Übl. Dos.:** Oral: Hypnotikum: 1mal 0.005 g abends; Antidepressivum: 1mal 0.025 g, in schweren Fällen bis 3mal 0.1 g. Parenteral: i.v., i.m., Infusion i.v. 0.025 g.

**Doxepinhydrochlorid:** $C_{19}H_{22}ClNO$. Schmp. 183-186°C, 192-193°C (*trans-*, E-Isomer). *cis-*Isomer (Z-Isomer) ist aktiver als E-Isomer.

**Doxorubicin** INN: (1S,3S)-3-Glycoloyl-1,2,3,4,6,11-hexahydro-3,5,12-trihydroxy-10-methoxy-6,11-dioxo-1-naphthacenyl-(3-amino-2,3,6-tridesoxy-α-L-lyxo-hexopyranosid), Adriamycin, Hydroxydaunorubicin, Adriblastin®; CAS-Nr. 23214-92-8; $C_{27}H_{29}NO_{11}$, $M_r$ 543.54. Antibiotikum aus Kulturen einer Mutante von Streptomyces peuceticus od. gleiche, auf anderem Wege hergestellte Verbdg. Lösl. in Wasser (Hydrolyse). **Anw.:** Antineoplastikum; bei Lymphomen, Leukämien, soliden Tumoren. HWZ 30 bis 33 h. **Übl. Dos.:** Parenteral: Infusion i.v.: 60-75 mg/m² Körperoberfläche od. 1.2-2.4 mg/kg KG als Einzelgabe od. aufgeteilt über 3 d alle 3 Wochen. Hämatologische Überwachung erforderlich.

**Doxorubicinhydrochlorid:** Doxorubicini hydrochloridum Ph.Eur.3; $C_{27}H_{30}ClNO_{11}$, $M_r$ 580. Rotoranges, hygr., krist. Pulver. Lösl. in Wasser.

**Doxycyclin** INN: Doxycyclinum (Monohydrat) Ph.Eur.3, 4-Dimethylamino-1,4,4a,5,5a,6,11,12a-octahydro-3,5,10,12,12a-pentahydroxy-6-methyl-1,11-dioxo-2-naphthacencarboxamid, α-6-Desoxy-5-hydroxytetracyclin, Vibramycin®, Azudoxat®, Eftapan®-Doxy, Sigadoxin®, Supracyclin®, Vibravenös®; CAS-Nr. 564-25-0; $C_{22}H_{24}N_2O_8$, $M_r$ 444.43. **Strukturformel** s. Antibiotika (Tetracyclin-A.).

Sehr schwer lösl. in Wasser; wenig lösl. in Ethanol; prakt. unlösl. in Chloroform u. Ether; als amphotere Vbdg. leicht lösl. in verdünnten Säuren u. alkalischen Hydroxiden. $pK_{s,1}$ 3.5 (enolische Gruppe), $pK_{s,2}$ 7.7 (enolische Gruppe), $pK_{s,3}$ 9.5 (konjugierte Säure, Dimethylammoniumgruppe); vgl. Tetracyclin. **Wirk.** u. **Anw.:** Breitband-Antibiotikum; Langzeit-Tetracyclin mit hoher Resorptionsrate bei oraler Gabe u. langer HWZ (15 h bzw. 23 h bei Dauertherapie), breites Wirkungsspektrum (s. Antibiotika); Indikationen: Mischinfektionen der Luft- u. Harnwege, des Gastrointestinaltraktes. **Übl. Dos.:** Oral: 1. Tag: 2mal 0.1 g/d, folgende Tage 1mal 0.1 g/d; Kinder: 1. Tag: 0.004 g/kg KG/d, folgende Tage: 0.002 g/kg KG/d. Parenteral: i.v. wie oral; s.a. Antibiotika (Tab.).

**Doxycyclin-Hyclat:** Doxycyclini hyclas Ph.Eur.3; CAS-Nr. 24390-14-5; $C_{22}H_{25}ClN_2O_8 \cdot 0.5\ C_2H_6O \cdot 0.5\ H_2O$, $M_r$ 512.9. Ein Hydrochlorid, Hemiethanolat u. Hemihydrat. Gelbes, krist. Pulver; leicht lösl. in Wasser u. Methanol, wenig lösl. in Ethanol, prakt. unlösl. in Ether u. Chloroform. Gebräuchl. sind auch: Doxycyclin-Monohydrat (CAS-Nr. 17086-28-1) u. Doxycyclinhydrochlorid (CAS-Nr. 10592-13-9).

**Doxylamin** INN: 2-[α-(2-Dimethylaminoethoxy)-α-methylbenzyl]pyridin, N,N-Dimethyl-2-[(α-methyl)-α-(2-pyridyl)benzyloxy]ethylamin, Mereprine®, Sedaplus®; Decapryn, Histadoxylamin; CAS-Nr. 469-21-6; $C_{17}H_{22}N_2O$, $M_r$ 270.38. Sdp. 137-141°C (66.7 Pa). **Anw.:** Antihistaminikum, Antiemetikum, Sedativum. **Übl. Dos.:** Oral: 1- bis 3mal 0.025 g/d.

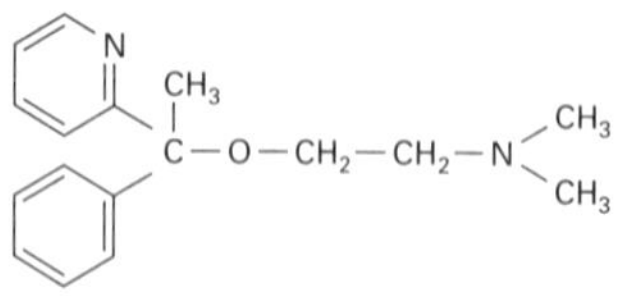

Doxylamin

**Doxylaminsuccinat:** $C_{21}H_{28}N_2O_5$, $M_r$ 388.5. Schmp. 101-104°C; polymorph. 1 g lösl. in 1 mL Wasser, 2 mL Ethanol, 2 mL Chloroform, wenig lösl. in Benzol, Ether. 1%ige Lsg. im Wasser hat pH 4.9 bis 1.5. **Off.:** DAC86.

**DP:** Degree of polymerisation; durchschnittlicher Polymerisationsgrad; z.B. bei Cellulose-Ketten von Cellulose-Derivaten.

**DPhG:** s. Deutsche Pharmazeutische Gesellschaft.

**DPN:** Abk. f. die veraltete Bez. Diphosphopyridin-nucleotid, ersetzt durch NAD*.

**dpt:** Abk. f. Dioptrie*.

**Drachenblut, Ostindisches:** Resina Draconis, s. Daemonorops draco.

**Drachenwurz:** s. Dracunculus vulgaris; **Grüne Drachenwurz:** s. Arisaema dracontium.

**Dracontium foetidum:** s. Symplocarpus foetidus.

**Dracunculus vulgaris** Schott: (Arum dracunculus L.) Drachenwurz, Schlangenwurz, Fam. Araceae (Südeuropa). **Inhaltsst.:** Scharfstoffe, Stärke (Amylum Ari).

**HOM:** *Arum dracunculus:* frischer, vor der Entwicklung der Blätter gesammelter Wurzelstock.

**Dragees:** s. Compressi obducti; vgl. Dragieren.

**Drageletten®:** mehrstufig dragierte Gelatinekapseln.

**Dragendorff-Reagenz:** Kaliumbismutiodidlösung; ein wichtiges Sprühreagenz zum Nachw. von Alkaloiden auf Chromatogrammen (Rotfärbung). Es werden zahlreiche Variationen der Zstzg., auch in den Arzneibüchern (z.B. Ph.Eur.3), beschrieben. Besteht i.a. aus 2 Lösungen; bei Lsg. A sind 0.85 g basisches Bismutnitrat in einer Mischung von 10 mL Eisessig u. 40 mL Wasser, bei Lsg. B 8 g Kaliumiodid in 20 mL Wasser gelöst. Für die eigentliche Sprühlösung werden 5 mL der Lösungen A u. B mit 20 mL Eisessig gemischt u. mit Wasser auf 100 mL aufgefüllt.

**Dragieren:** lückenloses Überziehen von mechanisch ausreichend stabilen, trockenen, staubfreien u. meist rasch in den Verdauungssäften zerfallenden Komprimaten (Drageekerne, z.B. Tabletten, Granulatkörner). Es wird das Verfahren der Zuckerdragierung od. der Filmdragierung eingesetzt. Die zu überziehenden Tabletten sollen eine runde bis bikonvexe Form mit möglichst niedrigen Stegen besitzen, besonders dann, wenn beim Dragieren die Kerne eine Rollbewegung ausführen müssen. Die Herst. v. **Zuckerdragees** (Normaldragees) erfolgt bei Raumtemperatur od. häufiger in der Wärme im rotierenden Dragierkessel durch mehrmalige Zugabe von Zuckerlösungen (Saccharose) u. Puder zu den Kernen u. anschließendes Trocknen (Aufbringen mehrerer Schichten). Dieser Vorgang läßt sich i.a. in **fünf Phasen** untergliedern: **1. Andecken:** Aufbringen einer Schutzschicht auf den Kern durch mehrere Andeckschichten. Erfolgt mit Andecksirup (50 bis 65%iger Zuckersirup, ev. mit Zusätzen) bis die Kerne zusammenkleben u. mit Andeckpuder (Gemische aus Talk, Puderzucker, $CaCO_3$, Aerosil® u.a.) bis die Kerne wieder frei im Kessel rollen. In manchen Fällen ist das Aufbringen eines speziellen Schutzüberzuges z.B. aus Schellack, Öl, Acrylharz (s. Eudragit®) od. PVP auf den Kern erforderlich *(Imprägnieren).* **2. Auftragen:** Eigentlicher Vorgang des D.s. Auch hier wird wechselweise Sirup (ev. eine Suspension f. den schnelleren Aufbau der Hülle) u. Puder aufgetragen u.

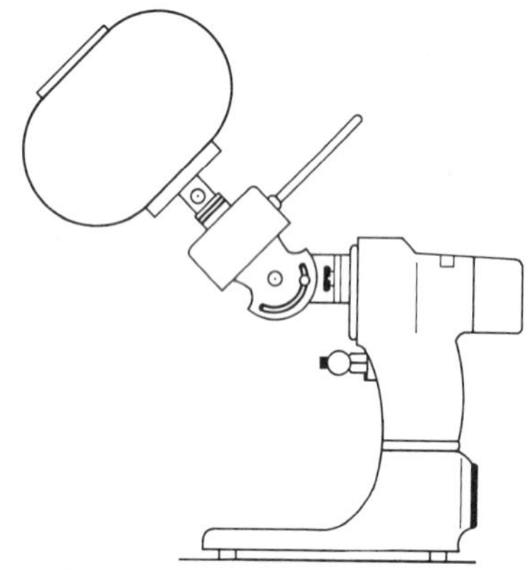

Dragieren:
Dragierkessel „Stada" nach H. Köhler [71, 40]

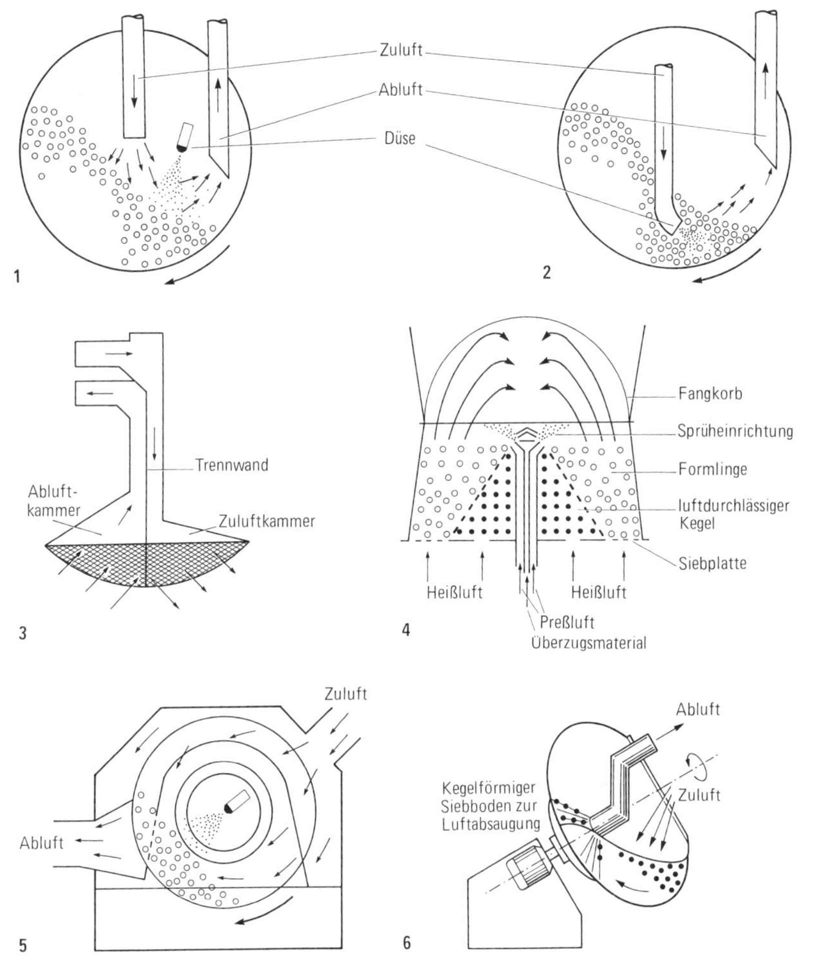


Dragieren:
Verschiedene Dragierverfahren; 1: Aufsprühverfahren; 2: Tauchrohrverfahren; 3: Tauchschwertverfahren; 4: Wirbelschichtlack-Verfahren; 5: Accela-cota-Dragierverfahren; 6: PIK-AS-Verfahren [9]

getrocknet, bis das Gewicht der Drageehülle 30 bis 50% des Kerngewichtes beträgt. **3. Glätten:** Durch alleiniges Auftragen von Glättsirup (Zuckerlösung mit Glucosezusatz) in einem Dragierkessel mit glatter Innenwand entsteht ohne Wärmezufuhr ein glatter, harter Zuckerüberzug (Glasur). **4. Färben:** Erfolgt i.a. mit dem Auftragen durch Zusatz von 1 bis 5% physiol. unbedenklicher Pigmentfarbstoffe (Eisenoxid, Titandioxid, $CaCO_3$, wasserunlösliche organische Farbstoffe, Farblacke) zum Auftragsirup od. zu viskosen Lösungen von makromolekularen Gelbildnern in stabiler, feindisperser Suspension. **5. Polieren:** Erzeugt hochglänzende, vor Luftfeuchte u. -sauerstoff geschützte Dragees in Kesseln mit glatter gewachster Innenwand od. in speziellen Poliertrommeln durch Zusatz von Polierwachs (Wachsmischungen), Polierlösung (gelöste Wachse), Polieremulsion (Fettemulsion mit Talk) od. Poliertalk (Pulvermischung aus Polierfett u. Talk). Zur Herst. v. **Filmdragees**(s. Filmtabletten) bedient man sich der Kesseldragierung (Aufsprüh-, Tauchrohr-, Tauchschwert- u. Accela-cota-Verfahren) u. des am häufigsten eingesetzten Wirbelschicht-(Luftsuspensions-)Verfahrens *(Wurster- u. Glattverfahren)*. Beim **Aufsprühverfahren** wird Warmluft in den rotierenden Kessel eingeleitet, die Lacklösung od. -dispersion kontinuierlich auf die Kerne aufgesprüht u. die Lösungsmitteldämpfe abgesaugt. Das **Tauchrohrverfahren** arbeitet mit einem in das Dragiergut eintauchenden Rohr, das der Warmluftzufuhr dient u. an dessen unterem Ende die Sprühdüse angebracht ist. Die Zuluft bildet eine

Luftblase im Kernbett, in die die Lösung od. Suspension gesprüht wird. Das **Tauchschwertverfahren** arbeitet mit einem in das Kernbett eingetauchten hohlen, in eine Kammer f. Zuluft u. eine f. Abluft vertikal geteilten Tauchkörper, dessen unteres Ende f. den Austritt der Zuluft u. für die Aufnahme der Abluft stark perforiert ist. Die Sprühdüsen sind seitlich des Tauchschwertes über dem Dragiergut angeordnet. Beim **Accela-cota-Verfahren** ist ein in der Lauffläche perforierter Kessel mit Sprüheinrichtung in einem Gehäuse untergebracht, in das Warmluft eingeblasen u. aus dem die Abluft abgesaugt wird. Dadurch ist eine Prozeßsteuerung u. eine starke Reduktion der Trocknungszeit möglich. Die Wirbelschicht-(Wirbelbett-)Apparaturen (eignen sich in modifizierter Form auch zum Granulieren* u. Trocknen) überziehen die Kerne in der zylindrisch od. konisch geformten Wirbelkammer, die nach unten durch einen Siebboden abgeschlossen ist u. auf dem sich das Dragiergut anfänglich befindet. Durch einen starken, aufwärts gerichteten beheizbaren Luftstrom werden die Kerne hochgewirbelt u. im schwebenden Zustand mit Überzugsmaterial besprüht. Beim **Wurster-Verfahren** ist im Zentrum des Wirbelbettes der Luftstrom stärker u. die Kerne sinken außen wieder ab, um neuerlich im Zentrum mit der laminaren Luftströmung nach oben an der Zerstäuberdüse vorbeigeführt zu werden. Beim Wirbelschicht-Lackdragierer (WSLD) der Fa. *Glatt* führt ein am Rand der Wirbelkammer aufsteigender Luftstrom zu einem rotierenden Wirbelbett. Die Kerne sinken im Zentrum des Wirbelbettes auf den in der Mitte des Siebbodens angebrachten Kegel ab, an dessen Spitze sich die Sprüheinrichtung befindet, gleiten an den Rand u. werden wieder hochgewirbelt.

**Drastikum(a):** sehr starkes Abführmittel*.

**Drehanode:** s. Röntgenröhre.

**Drehkörbchenmethode:** s. Arzneiformen mit protrahierter Wirkung.

**Drehspiegelachse:** $S_n$; ein Gegenstand hat dann eine D., wenn eine Drehung um eine n-zählige Drehachse u. nachfolgende Spiegelung an einer Ebene senkrecht zu dieser Achse die ursprüngliche geometrische Anordnung reproduziert. Die Teilschritte, also die Drehung u. die Spiegelung, sind im in der Abb. gegebenem Beispiel keine Symmetrieelemente*, sondern nur deren Kombination. Verbindungen, die keine Drehspiegelachse enthalten, sind **chiral**, solche, die eine enthalten, **achiral**; vgl. Chiralität.

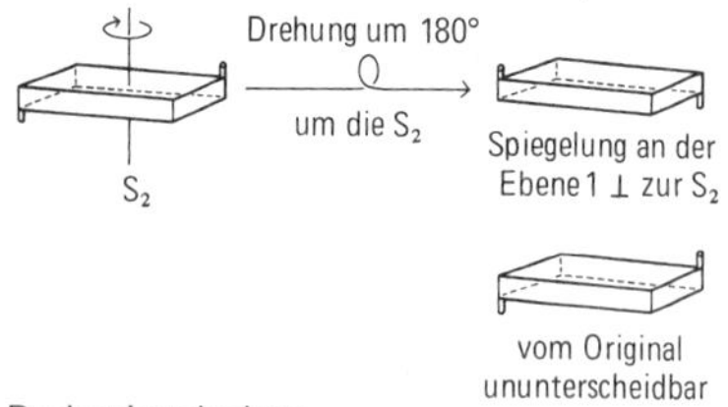


Drehspiegelachse:
Gegenstand mit einer zweizähligen Drehspiegelachse $S_2$

**Drehung, Optische:** s. Spezifische Drehung.

**Dreiding-Modelle:** s. Molekülmodelle.

**Dreifachbindung:** Verbindung zweier Atome durch 3 Elektronenpaare, was durch 3 Valenzstriche symbolisiert wird; z.B. bei Acetylen*. Die 3 Bindungen sind trotz der formelmäßig identischen Darstellung nicht gleichwertig, sondern unterscheiden sich wesentlich, was auch die hohe Reaktionsfähigkeit von Verbindungen mit Dreifachbindungen bewirkt; vgl. Doppelbindung.

**Dreifaltigkeitskraut:** Herba Violae tricoloris, s. Viola tricolor.

**Dreiwalzenmühle:** Dreiwalzenstuhl, Salbenmühle, Salbenmaschine; zur Homogenisierung bes. von Suspensionssalben u. Pasten zwischen gegeneinander laufenden Porzellanwalzen, deren Abstände zueinander verstellbar sind. Die Walzen rotieren mit geringfügig verschiedener Geschwindigkeit, um f. die Zerstörung von Pulveragglomeraten eine zusätzliche Scherung zu erreichen. Eine weitere Zerkleinerung des dispergierten Stoffes ist mit der D. prakt. nicht mehr möglich.

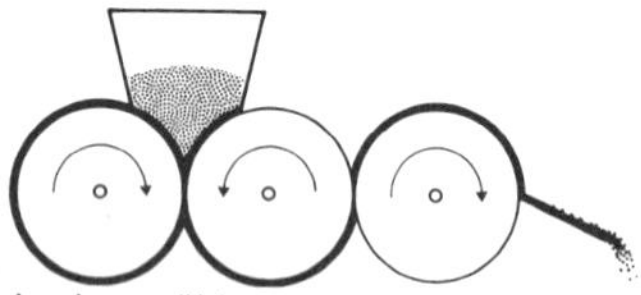

Dreiwalzenmühle

**Dreiweghahn:** Hahn mit 3 Ansatzrohren u. T-förmig durchbohrtem Küken. Je nach Stellung des Kükens gibt es 3 Wege f. den Durchfluß.

**Drenusil®:** s. Polythiazid.

**Drewpole®:** s. Polyglycerolfettsäureester.

**DRF:** Deutsche Rezeptformeln, s. Magistralformeln.

**Dridase®:** s. Oxybutynin.

**Drimys winteri** J. R. et G. Forst.: Fam. Winteraceae (Od. Magnoliales), Winterrinde (heim. Mexiko, durch das ganze westl. Südamerika bis Magalhaesstraße). Stpfl. v. **Cortex Winteranus verus:** Echte Wintersrinde, Magalhaesischer Zimt. **Inhaltsst.:** ca. 10% äther. Öl mit Eugenol, L-Pinen, Caryophyllen etc., Harz, Stärke. **Anw.:** als Stomachikum.

**Drofenin** INN: Hexahydroadiphenin, α-Cyclohexylphenylessigsäure-2-(diethylamino)ethylester; CAS-Nr. 1679-76-1; $C_{20}H_{31}NO_4$, $M_r$ 317.48.

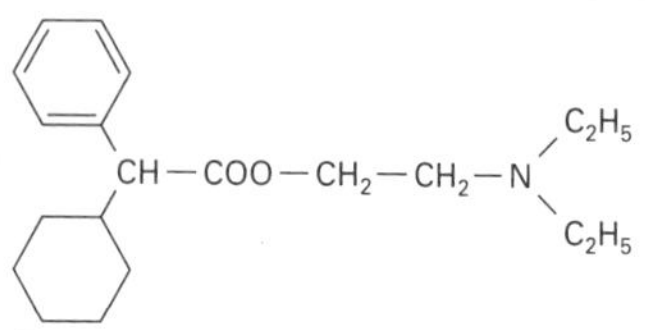


Drofenin

**Anw.:** neurotrop-muskulotropes Spasmolytikum*.

**Drofeninhydrochlorid:** Drofenini hydrochloridum, Hexahydroadipheninhydrochlorid, Hexahydroadiphenini hydrochloridum; CAS-Nr. 548-66-3; $C_{20}H_{32}ClNO_2$, $M_r$ 353.9. Schmp. 147-150°C. Weißes, lockeres, krist. Pulver; sehr leicht lösl. in Wasser, leicht lösl. in Aceton, Chloroform u. Ethanol. **Off.:** DAC86, Ph.Helv.7.

**Droge:** **1.** Pflanzlicher od. tierischer Rohstoff. **2.** Arzneidroge; im Deutschen bezeichnet man als Droge auch eine (getrocknete) Arzneipflanze od. deren Teile (Wurzel, Rinde, Blätter, Blüten, Samen, Früchte u. Sekrete, z.B. ätherische Öle). **3.** Im angelsächsischen Sprachraum steht „drug" f. Arzneimittel generell, wurde dann aber speziell beschränkt auf Rauschmittel; daher werden auch heute im Deutschen unter „Drogen" (allerdings nicht fachsprachlich) die verschiedenartigen Rauschdrogen od. Suchtgifte verstanden. Diese Begriffsverschiebung muß beachtet werden, da man keinesfalls „Arzneimittel" mit „Drogen" gleichsetzen darf.

**Drogenanalyse:** s. Pharmakognosie.

**Drogenauszüge, Wäßrige:** Zuber., die aus zerkleinerten Pflanzenteilen hergestellt werden u. zum baldigen Verbrauch bestimmt sind. Je nach Art der Herst. erden unterschieden: Abkochungen* (Decocta), Aufgüsse* (Infusa) u. Mazerate* (Macerata). Das übliche Ansatzverhältnis beträgt 1 T. Droge u. 10 T. Wasser mit Ausnahme der verschreibungspflichtigen Drogen, die ohne Angabe des Verhältnisses in der Verschreibung nicht extrahiert werden dürfen. Wegen der Unsicherheit des Gehaltes an Wirkstoffen u. wegen ihres hohen Gehaltes an vermehrungsfähigen Mikroorganismen entsprechen wäßrige Drogenauszüge nicht mehr den Anforderungen, die an eine Arznei gestellt werden; s. GMP.

**Drogenkunde:** s. Pharmakognosie.

**Drogen, Pestizid-Rückstände:** s. Schädlingspekämfungsmittel.

**Droloxifen** INN: 3-Hydroxytamoxifen, (E)-1-[4'-(2-Dimethylaminoethoxy)phenyl]-1-(3'-hydroxyphenyl)-2-phenylbut-1-en; CAS-Nr. 82413-20-5; $C_{26}H_{29}NO_2$, $M_r$ 387.5. **Strukturformel** s. Tamoxifen. Schmp. 162°C; polymorph. **Wirk.** u. **Anw.:** Antiöstrogen*, zur Behandlung von Brustkrebs.

**Droloxifencitrat:** CAS-Nr. 97752-20-0; $C_{26}H_{29}NO_2 \cdot C_6H_8O_7$. Schmp. 133 bis 139°C. Bildet auch Monohydrat.

**Dromotropie:** Reizleitungsgeschwindigkeit des Herzmuskels beeinflussend: positiv dromotrop: Leitungsgeschwindigkeit steigernd; negativ dromotrop: Reizleitungsgeschwindigkeit vermindernd (s. Herzglykoside).

**Droperidol** INN: Droperidolum Ph.Eur.3, 4'-Fluor-4-[4-(2,3-dihydro-2-oxo-1-benzimidazolyl)-1,2,3,6-tetrahydro-1-pyridyl]-butyrophenon, 1-{1-[3-(4-Fluorbenzoyl)propyl]-1,2,3,6-te-

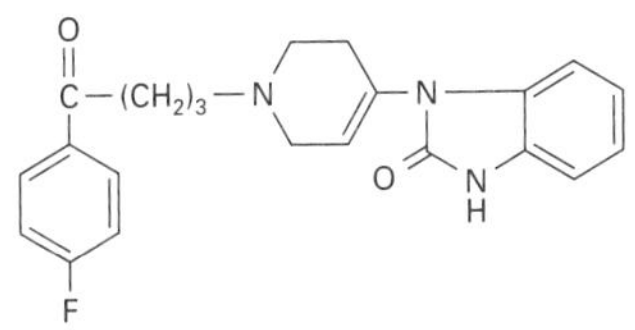

Droperidol

trahydro-4-pyridyl}-2-benzimidazolinon; Dehydrobenzperidol; CAS-Nr. 548-73-2; $C_{22}H_{22}FN_3O_2$, $M_r$ 379.44. Schmp. 143-147°C; polymorph. Prakt. unlösl. in Wasser; lösl. in Ethanol 1:140, in Chloroform 1:4, in Ether 1:500. **Anw.:** Neuroleptikum; ein Butyrophenon mit ähnlichen Eigenschaften wie Haloperidol*. Ind.: Zus. mit Analgetika (z.B. Fentanyl*) zur Neuroleptanalgesie, zur Narkosevorbereitung, früher auch als Antiemetikum* u. bei agitierten Patienten mit akuten Psychosen. **Nebenw.:** s. Psychopharmaka; vermindertes Reaktionsvermögen! HWZ 2 h. **Übl. Dos.:** Oral: 3- bis 4mal 5-20 mg/d. Parenteral: Neuroleptanalgesie: i.v. 0.015 g; Schock: Infusion i.v. 0.1 mg/kg KG, wiederholbar nach 15-60 min.

**Droplet Counter Current Chromatography:** s. DCCC.

**Dropropizin** INN: 3-(4-Phenyl-1-piperazinyl)-1,2-propandiol; N-Phenyl-N'-(2,3-dihydroxypropyl)-piperazin; CAS-Nr. 17692-31-8; $C_{13}H_{20}N_2O_2$, $M_r$ 236.30. **Anw.:** Expektorantium, Antitussivum.

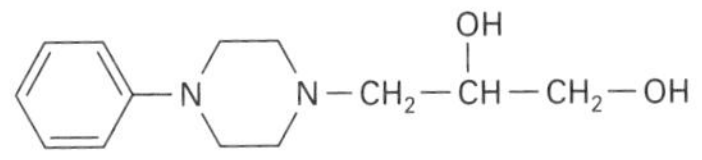

Dropropizin

**Drosera anglica:** Langblättriger Sonnentau, s. Drosera rotundifolia.

**Drosera burmannii:** s. Drosera rotundifolia.

**Drosera intermedia:** Mittlerer Sonnentau, s. Drosera rotundifolia.

**Drosera longifolia:** s. Drosera rotundifolia.

**Drosera peltata:** s. Drosera rotundifolia.

**Drosera ramentacea** Burch. ex Harv. et Sond.: Fam. Droseraceae, Kap-Sonnentau, afrikanischer Sonnentau (Südafrika, Madagaskar). Stpfl. v. **Herba Droserae (ramentaceae):** Sonnentaukraut; anstelle des Krautes von Drosera rotundifolia* im Handel. **Inhaltsst.:** ca.0.2% 1,4-Naphthochinonderivate wie Ramentaceon (7-Methyljuglon) u. dessen Dimeres Biramentaceon, Plumbagin u.a. **Wirk.** u. **Anw.:** expektorierend, spasmolytisch u. hustenreizstillend; indiziert (z.B. als Fluidextrakt) bei Bronchitis, Keuchhusten etc.

**Drosera rotundifolia** L.: Fam. Droseraceae, (Rundblättriger) Sonnentau, Himmelstau (Mitteleuropa, Osteuropa, Grönland, Asien, Nordamerika). Stpfl. v. **Herba Droserae:** Herba Rorellae, Sonnentaukraut, Sonnenkraut, Herrgottslöffel. **Inhaltsst.:** im Sekret der Drüsenhaare Enzyme (Proteinase, Pepsinase), (antibiotisch u. spasmolytisch wirkende) Naphthochinonderivate (ca. 0.5%) wie Plumbagin, Droseron (Strukturformeln s. α-Naphthochinon, Tab.) u. Ramentaceon (7-Methyljuglon, 5-Hydroxy-7-methyl-naphthochinon); Flavonolglykoside (Aglyka: Quercetin, Myricetin, Kämpferol). **Anw.:** früher gegen Husten, Bronchitis, Asthma, Arteriosklerose, als krampflösendes Mittel bei Keuchhusten; volkst.: bei Tuberkulose u. Leberleiden; äuß. b. Augenleiden sowie zur Beseitigung von Warzen u. Sommersprossen. Wegen des drastischen Zurückgehens der Bestände dieser Karnivore (Insektivore), aber auch von **Drosera anglica** Huds. (Drosera longifolia L., Langblättriger Sonnentau) u. **Drosera intermedia** Hayne (Drosera longifolia auct. non L., Mittlerer Sonnentau), mit ähnlichen Inhaltsstoffen wie D. rotundifolia), infolge Einschränkung des Lebensraumes (Hochmoore), der schwierigen Kultivierung u. der Ausrottung durch Sammeln, bzw. wegen des Washingtoner Artenschutzabkommens nicht mehr im Handel (trotzdem vom HAB1.3 noch vorgeschrieben); anstelle dessen aber das Kraut von Drosera ramentacea* u. anderen nichteuropäischen, sond. vermutl. bevorzugt asiatischen Drosera-Arten wie **Drosera burmannii** Vahl. od. **Drosera peltata** Sm. in Willd. (mit ca. 0.6% Naphthochinonderivaten), im Handel.

**HOM:** *Drosera rotundifolia* (HAB1.3), Drosera: auch von D. intermedia, D. anglica; ganze, frische, bei Blütebeginn gesammelte Pflanze; verord. z.B. b. krampfartigem Reizhusten, Heiserkeit.

**Droseron:** s. Drosera rotundifolia.

**Drosselbeeren:** Fruct. Sorbi aucupariae, s. Sorbus aucuparia.

**Drostanolon** INN: 17β-Hydroxy-2α-methyl-5α-androstan-3-on; CAS-Nr. 58-19-5; $C_{20}H_{32}O_2$.

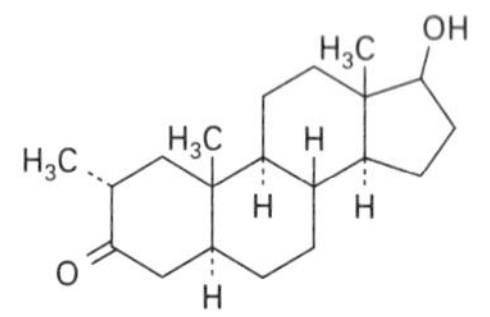

Drostanolon

**Anw.:** Anabolikum*, bei Mammakarzinom in der Postmenopause. **Übl. Dos.:** Parenteral: 3mal 0.1 g/Woche, über 1 Monat, dann 2mal 0.1 g/Woche.

**Drostanolonpropionat:** Schmp. 126-131°C; polymorph.

**Druck:** Quotient aus der senkrecht auf eine Fläche einwirkenden Kraft u. der Fläche. Die SI-Einheit des Druckes ist das Pascal* (Pa); 1 Pa = 1 N/m² (Newton pro Quadratmeter). Weitere zugelassene bzw. gebräuchliche Einheiten sind bar ($10^5$ Pa) od. mmHg (Millimeter-Quecksilbersäule) bzw. Torr (f. den Druck von Körperflüssigkeiten in der Medizin, z.B. Blut; 1 mmHg = 133.322 Pa. Andere, noch vielfach gebräuchliche, im geschäftlichen Verkehr aber nicht mehr zugelassene Druckeinheiten sind die technische (1 at = 1 kp/cm²) u. physikalische Atmosphäre* (1 atm = 760 Torr), Meter Wassersäule (1 mWS = 979.0 Pa) sowie (im angelsächsischen Raum) pounds per square inch (1 psi = 6895 Pa = 0.06895 bar). Die Messung des Druckes erfolgt z.B. mit Manometer* bzw. (zur Messung des Luftdruckes) mit Barometer*; s.a. Hydrostatischer D., Onkotischer D., Osmotischer D.

**Druckentlastungsverfahren:** s. Druckentwesung.

**Druckentwesung:** PEX-Verfahren (Pressure-EXpansion-Verfahren), Druckentlastungsverfahren, Carvex®-Verfahren; umweltfreundliche Alternative zur herkömmlichen Giftgasbehandlung von Arzneidrogen zum Zwecke der Entwesung mit Hilfe von Kohlendioxid bei Umgebungstemperatur u. Drücken bis 40 bar, wodurch Schadinsekten (aller Entwicklungsstufen) abgetötet werden.

**Druckfestigkeit:** s. Bruchfestigkeit von Tabletten.

**Druckfiltergeräte:** Filtration mit Überdruck; besonders geeignet f. die Gew. des *sterilen Filtrats;* f. kleine Mengen *Filtrationsvorsätze* zu Injektionsspritzen (Einmalspritzen); f. industrielle Produktion nahezu nur Druckfiltration; verwendet werden: *Scheibenfiltergeräte* (Einschicht- u. Mehrschichtfilter), *Filterpressen** u. *Filterkerzen**.

**Druckfiltration:** Sterilfiltration von Lösungen mit speziellen Filtern durch Überdruck.

**Druckfüllung:** s. Aerosoldose.

**Druckgaspackung:** pressurized packaging; heute vorwiegend als **Aerosol*** bezeichnet. Bei den Aerosol-Zerstäubern werden die Wirkstoffe

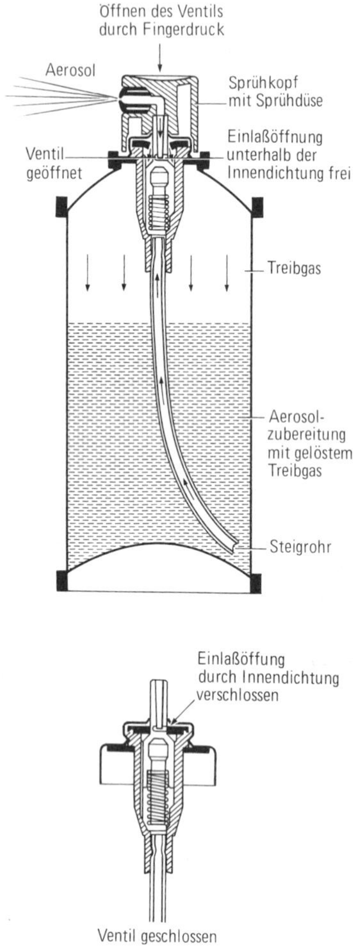

Druckgaspackung: Druckgasaerosol [9]

durch Treibmittel (Kohlendioxid, Stickstoff, fluorierte Chlorkohlenwasserstoffe wie Frigene, Freone u.a.) unter Druck von 3000 bis 6000 hPa (3 bis 6 at) durch Druck auf den Knopf des Behälters herausgesprüht. Die Behälter bestehen aus Kunststoff, Glas, Metall. Die D. stellt eine Einheit von Inhalt (zu versprühender Stoff inklusive Treibgase*), Verpackung u. funktionellen Bestandteilen (Ventil, Steigrohr, Sprühaufsatz, Schutzkappe) (s. Aerosoldose, Aerosolventil) dar. Die D. können aus Metall, Glas, Kunststoff od. einer Kombination dieser Materialien bestehen u. müssen mit dem Inhalt kompatibel sein. Glasbehältnisse müssen mit Kunststoff ummantelt sein. **Anw.:** zur Zerstäubung von Arzneistoffen, Parfüms, Sonnenschutzmitteln, Cremes, Desodorantien, Haarlacken, Antischweißmitteln usw. Techn. f. Insektenvertilgungsmittel, Feuerlöschmittel, Polituren, Kunstharze usw. **Vorteile: 1.** Anwendungsgerechte, funktionsbereite u. handliche Verpackung einer fertigen Formulierung. **2.** Schutz des Inhalts vor Licht, Sauerstoff, Feuchtigkeit, Verschmutzung u. Mikroorganismen durch den hermetischen Abschluß (Verpackung) u. die inerten Treibgase. **3.** Einfachste Bedienung. An die präzise Fertigung u. zuverlässige Funktion der D.n werden hohe Ansprüche gestellt. Daher sind umfangreiche Prüfungen der einzelnen Bestandteile vor der Herst. (Druckfestigkeit, Fallstabilität der Behältnisse, Vollständigkeit der Innenschutzlackierung), des Doseninhaltes (Füllmenge) u. des fertigen Produktes (Dichtigkeitstest im Warmwasserbad bei 55°C, Gehaltseinheitlichkeit, Innendruck, Masseeinheitlichkeit bei Dosierventilen, s. Aerosolventil, Ventilfunktion u. Sprühstrahlcharakteristik) unerläßlich.

**Druck, Kolloidosmotischer:** s. Onkotischer Druck.

**Druck, Osmotischer:** s. Osmotischer Druck.

**Drüsen:** Glandulae, s. Organtherapeutika.

**Drüsenhaare:** (Glandulae) s. Exkretionsgewebe.

**Drüsenhormone:** s. Hormone.

**Drüsenring:** Diskus, s. Blüte.

**Drüsenschuppen:** s. Exkretionsgewebe.

**Drug:** engl., s. Arzneimittel, Droge.

**Drug Design:** Computer Aided Drug Design, CADD, computerunterstützte Optimierung von Struktur-Wirkungs-Beziehungen von Arzneistoffen auf der Grundlage der phys.-chemischen bzw. biochemischen Merkmale u. Eigenschaften von Wirkstoff u. Rezeptor; s. QSAR.

**Drug Monitoring: 1.** s. Prüfung, Klinische (Phase IV). **2.** Die wiederholte Messung der Plasmakonzentration eines Arzneistoffs zur individuellen Dosisfindung u. zur Therapiekontrolle. Eine derartige Überwachung der Ther. ist angebracht bei Aminoglykosid-Antibiotika, Chloramphenicol (v.a. bei Neugeborenen), herzwirksamen Glykosiden, Theophyllin, Lithiumsalzen, Antiepileptika etc.

**Drug Targeting:** (*engl.* drug Arzneistoff, target Ziel) gezielte Konzentrierung des Arzneistoffs am Wirkort (Zielorgan, target organ); in andere Organe soll nur wenig Arzneistoff gelangen; bedeutungsvoll z.B. f. Zytostatika.

**Druse:** kugeliges Kristallaggregat aus zahlreichen, spitz nach außen ragenden Einzelkristallen (aus Calciumoxalat), die um ein Bildungszentrum angeordnet sind.

**Dry-coated Tablets:** s. Manteltabletten.

**Dryobalanops aromatica** Gaertn. f.: Fam. Dipterocarpaceae (SO-Asien). Stpfl. v. Borneocampher (Camphora sumatrensis, Sumatracampher), hauptsächl. aus D(+)-Borneol bestehend. **Anw.:** wie Campher, in Ostasien auch zu kultischen Zwecken.

**Dryopteris filix-mas** (L.) Schott: (Aspidium filix-mas) Fam. Polypodiaceae, Wurmfarn (nördl. Halbkugel, zirkumpolar). Stpfl. v. **Rhizoma Filicis:** Radix Filicis maris, Wurmfarnwurzel, Johanniswurzel, Teufelsklaue. Der im Herbst gesammelte, von d. Wurzeln befreite, ungeschälte u. unzerschnittene, bei gelinder Wärme getrocknete Wurzelstock mit den daransitzenden Blattbasen. Geschmack herb, süßlich, kratzend. Bei frischen

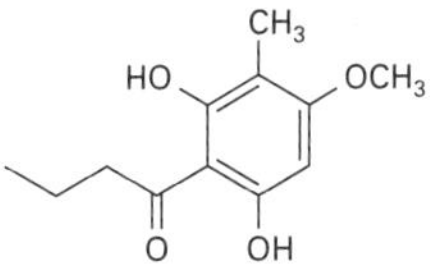


Aspidinol

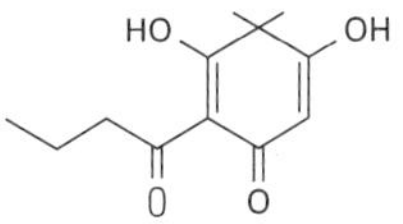


Filicinsäurebutanon

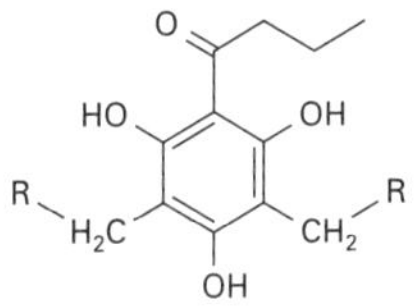


Filixsäure
R = Filicinsäurebutanon

R—CH$_2$—R

Albaspidin
R = Filicinsäurebutanon

Dryopteris filix-mas:
Einige Phloroglucinderivate als Inhaltsstoffe

Drogen ist die Bruchfläche grün, bei älteren braun bis braunrot. **Inhaltsst.:** Der Wirkstoffkomplex wird als Rohfilicin bezeichnet u. besteht aus monomeren (Aspidinol, Filicinsäurebutanon), dimeren (Albaspidin, Floraspidinol, Flavaspidsäure), trimeren (Filixsäure) u. tetrameren Butanonphloregluciden, ferner Filixgerbsäure, etwas fettes u. äther. Öl, Bitterstoff, Stärke, Schleim, Farbstoffe usw.; Geh. nach DAB6 mind. 8% Etherextrakt mit 25% Filixsäure. **Anw.** med.: früher als Bandwurmmittel (gegen Spulwürmer wirkungslos). **Dos.:** 4 bis 12 g bzw. 10 g Etherextrakt od. andere Extrakte (in geeigneter Dosierung), 1 Stunde danach Abführmittel, am besten 2 Eßlöffel Magnesiumsulfat od. Natriumsulfat (kein Rizinusöl) (der Bandwurm wird nicht getötet, sondern nur gelähmt); Kinder unter 4 Jahren sowie Schwangere, schwächliche, schwer herzkranke u. alte Personen dürfen d. Mittel nicht erhalten, bei größeren Dosen Erbrechen, Leibschmerzen, Durchfälle, Atmungs-, Kreislauf- u. Leberschädigungen sowie Sehstörungen, ev. völlige Erblindung (Filixamaurose). **Anw.** volkst.: inn. als Abortivum, äuß. bei Beingeschwüren, entzündete Krampfadern, Hämorrhoiden; vet. gegen die Leberegelseuche bei Rindern, Ziegen u. Schafen. Farnwurzel u. Farnwurzelpulver darf nicht länger als 1 Jahr aufbewahrt werden. **Zuber.:** Extr. Filicis (siccum).

**HOM:** *Dryopteris filix-mas* (HAB1.5), Aspidium

filix-mas, Filix: frischer, im Herbst gesammelter, von den Wurzeln befreiter Wurzelstock mit den daransitzenden Blattbasen.

**DS:** s. Substitutionsgrad, mittlerer.

**DSC:** Abk. f. **Differential Scanning Calorimetry**, Differentielle Scanning (Abtast-) Kalorimetrie, auch als Dynamische Differenzkalorimetrie, DDK, bezeichnet. Dabei wird die Differenz eines Wärmestromes (*Energiedifferenz*) zu einer Probe u. einer Referenz (von gleicher Temp.) bei konstanter od. programmiert sich verändernder Temp. gemessen (bei der DTA*, s. Differentialthermoanalyse, wird die entsprechende *Temperaturdifferenz* gemessen). Durch Integration über die Zeit erhält man die Enthalpieänderung der Probe. **Anw.:** Bestimmung der Wärmekapazität, Schmelzwärme, Reinheit, Reaktionskinetik, Oxidationsstabilität, Polymorphie, des Schmelzverhaltens usw. **Temperaturmodulierte DSC:** TMDSC, Modulierte DSC (MDSC); DSC-Technik bei der ein lineares Heizprogramm zusätzlich durch geringfügige Heiz- und Kühlschritte moduliert wird (Sinusfrequenz). Die Vorteile dieser Technik liegen (1) in der Trennung von Effekten, die mit der Änderung der spezif. Wärme zusammenhängen (z.B. Glasumwandlung) von anderen Prozessen (z.B Kristallisation, Zersetzung, Feuchtigkeitsabgabe), (2) in der einfachen Meßbarkeit spezifischer Wärmen (quasi-isotherm) und (3) der Trennung von sich übelagernden Schmelz- und Kristallisationsprozessen.

**DDSC:** Dynamic differential scanning calorimetry; geschützter Begriff für temperaturmodulierte DSC bei Kalorimetern mit Leistungskompensationsprinzip (Perkin-Elmer).

**DSIP:** Abk. f. Delta-sleep-inducing-peptide; körpereigenes Neuropeptid (Nonapeptid), das vermutlich den zirkadianen Schlaf-Wachrhythmus mitsteuert. Sequenz: Trp-Ala-Gly-Gly-Asp-Ala-Ser-Gly-Glu. **Anw.:** zur Kausalbehandlung von Schlafstörungen.

**DTA:** **1.** Abk. f. duldbare tägliche Aufnahmemenge (*engl.* ADI, acceptable daily intake), s. ADI-Wert. **2.** Abk. f. Differentialthermoanalyse*.

**DTP:** s. Diphtherie-Pertussis-Tetanus-Adsorbat-Impfstoff.

**DTPA:** s. Pentetsäure.

**Duboisia myoporoides** R.Br.: Fam. Solanaceae (Australien, kult. in USA). Stpfl. v. **Folia Duboisiae:** Duboisiablätter. **Inhaltsst.:** ca. 2% Alkaloide: Hyoscyamin, Scopolamin (Hauptalkaloid) u.a. **Anw.:** wie Fol. Belladonnae; zur Gew. von Scopolamin*.

**HOM:** *Duboisia:* frische Blätter.

**Duboisinsulfat:** Duboisinum sulfuricum, Sulfat der etherlöslichen Gesamtalkaloide von **Duboisia myoporoides*.** Gelblich-weißes, krist. Pulver, leicht lösl. in Wasser u. Ethanol. **Anw. med.:** Sedativum, Hypnotikum. MED 0.0015 g, MTD 0.003 g; äuß. wie Atropin.

**Duboisinum sulfuricum:** s. Duboisinsulfat.

**Dünndarm:** Intestinum tenue.

**Dünndarmkarzinoid, malignes:** s. Karzinoid.

**Dünnextrakte:** s. Extracta.

**Dünnschicht-Chromatographie:** DC, s. Chromatographie.

**Duff-Reaktion:** Verfahren zur Herst. substituierter aromatischer Aldehyde; z.B. entsteht aus Phenol u. Hexamethylentetramin in Gegenwart eines sauren Katalysators durch ortho-Formylierung Salicylaldehyd, aus N,N-Dialkylanilin durch para-Formylierung p-Dialkylamino-benzaldehyd.

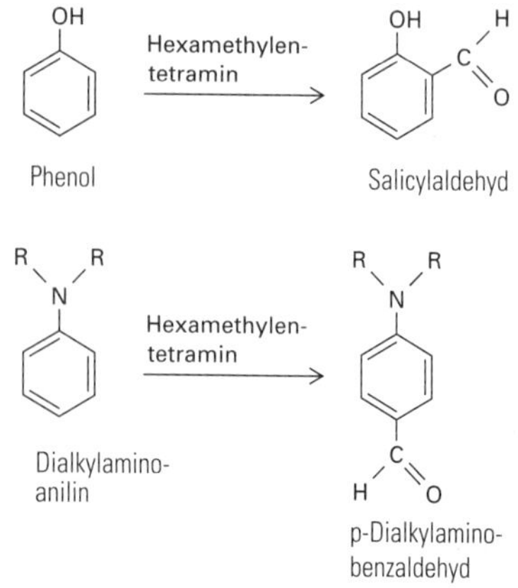


Duff-Reaktion:
Bildung von Salicylaldehyd und p-Dialkylamino-benzaldehyd als Beispiel

**Duktilität:** s. Zügigkeit.

**Dulcamara:** s. Solanum dulcamara.

**Dulcin:** p-Phenetylcarbamid, 4-Ethoxyphenylurea; $C_9H_{12}N_2O_2$, $M_r$ 180.11. Schmp. 172-173°C.

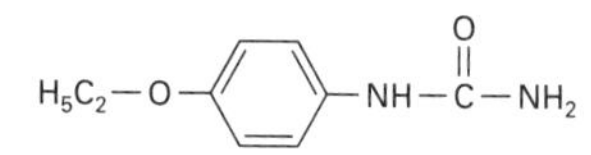

Dulcin

Farbloses krist. Pulver, wenig lösl. in kaltem Wasser (1:800), lösl. in 50 T. siedendem Wasser, lösl. in 25 T. Ethanol. Künstl. Süßstoff, ca. 200mal süßer als Saccharose, erhöht die Süßkraft des Saccharins; wird nur ausnahmsweise verwendet, kann mitgekocht werden.

**Dulcit(ol):** Galactit(ol); $CH_2OH(CHOH)_4CH_2$-OH, $M_r$ 182.17. Schmp. 189°C. Ein von der Galactose abgeleiteter opt. inaktiver Zuckeralkohol. Vork.: Algen, Pilzen sowie in Saft u. Rinde verschiedener höherer Pflanzen. Gew.: durch Isolierung aus Madagaskar-Manna (aus Melampyrum nemorosum L. u. anderen Melampyrum-Arten, Fam. Scrophulariaceae, Madagaskar) od. durch Reduktion von Galactose.

**Dulcolax®:** s. Bisacodyl.

**Dumping-Syndrom:** Symptomkomplex intestinaler Beschwerden mit Störung der Kreislauffunktion u. Hauterscheinungen; kann nach allen Formen der Magenoperation auftreten. **1. Frühsyndrom:** sofort od. 15 min nach einer Mahlzeit Blässe, Schweißausbruch, Druckgefühl im Oberbauch, Schluckauf, Übelkeit, Erbrechen, ev. Kreislaufkollaps, hervorgerufen durch eine zu rasche Füllung des Dünndarmes mit hyperosmolaren Nahrungsmitteln, was einen Flüssigkeitsstrom aus dem Plasma ins Darmlumen u. damit eine Erniedrigung des Plasmavolumens zur Folge hat. **2. Spätsyndrom:** 1 bis 4 h nach einer Mahlzeit Symptome wie unter 1., dazu Symptome der Hypoglykämie*. D.-S. tritt bes. nach Genuß von Milch u. Kohlenhydraten auf. Ther.: 1. konservativ, häufige kleine Mahlzeiten, Vermeidung von Nahrungsmitteln hoher osmolarer Aktivität; 2. chirurgisch, mit dem Ziel, die Passage der Nahrung aus dem Magenstumpf in den Darm zu verzögern; 3. medikamentös mit Serotoninantagonisten*.

**Dunkelfeldbeleuchtung:** s. Mikroskop.

**Dunkelreaktionen:** s. Photosynthese, s. Calvin-Zyklus.

**Duodenum:** Intestinum duodenum, Zwölffingerdarm; **duodenal:** zum D. gehörig; **Duodenitis:** Entzündung des D.

**Duolip®:** s. Etofyllinclofibrat.

**Duolite:** Gruppe von Ionenaustauschern* auf Kunstharzbasis.

**Duphaston®:** s. Dydrogesteron.

**Dupletten®, Duplex®:** Magensaftresistente Dragees mit Initialdosis in der Zuckerhülle.

**Duplex:** Doppelhelix, s. Desoxyribonucleinsäure.

**Duplextabletten:** im Überzugsverfahren hergestellte Dragees (enthalten die Depotdosis), die mit weiteren Schichten (enthalten Initialdosis) überzogen sind.

**durabetason®:** s. Betamethason.

**duraclamid®:** s. Metoclopramid.

**duracroman®:** s. Cromoglicinsäure.

**duraglucon®:** s. Glibenclamid.

**Duraluminium:** Dural; Aluminiumlegierung mit 5% Kupfer, 0.5% Magnesium, 0.5% Mangan od. 2.5 bis 5.5% Cu, bis 1.2% Mn, 0.2 bis 2% Mg, 0.2 bis 1% Si od. in anderen Zstzg. Die Legierungen zeichnen sich durch besondere Korrosionsfestigkeit u. Härte aus u. werden von Seewasser nicht angegriffen.

**durametacin®:** s. Indometacin.

**Duranest®:** s. Etidocain.

**Duran®-Glas:** s. Glas.

**duranifin®:** s. Nifedipin.

**duraphyllin®:** s. Theophyllin-Ethylendiamin bzw. s. Theophyllin.

**durapindol®:** s. Pindolol.

**Duraxglas®:** s. Glas.

**Durchblutungsfördernde Mittel:** Pharmaka, die zur Behandlung von Durchblutungsstörungen verwendet werden; z.B. gefäßerweiternde Mittel (s. Vasodilatatoren), Thrombozytenaggregationshemmer*, Antikoagulantien*. Ihr therapeutischer Einsatz ist umstritten.

**Durchdringungskomplexe:** s. Komplexverbindungen.

**Durchdringungsvermögen:** Eindringtiefe, v.a. bei der Sterilisation gebrauchter Begriff f. die Beurteilung des sterilisierenden Agens, z.B. feuchte Hitze, trockene Hitze, Gase, Strahlen.

**Durchdrückpackung:** s. Blister.

**Durchflußzelle:** Neben der Blattrührer- u. Drehkörbchenapparatur (s. Arzneiformen mit protrahierter Wirkung) die dritte in der Ph.Eur.3 offizinelle, jedoch aufwendigere Apparatur zur Bestimmung der Wirkstofffreisetzung* aus festen peroralen Arzneiformen, die im wesentlichen aus einer Kammer aus durchsichtigem Material, gefüllt mit Glasperlen geeigneter Größe, in die die zu prüfende Arzneiform eingebracht wird, einem Wasserbad (37°C) sowie einer Pumpe, die das Auflösungsmedium von unten nach oben durch die vertikal angeordnete Zelle drückt, besteht. Sink-Bedingungen* werden mit der Durchflußrate eingestellt. Ungelöste Bestandteile hält ein Filter in der Zelle zurück. Der nach Ph.Eur.3 festgelegte Zellentyp A od. B wird für eine unterschiedliche Freisetzungsrate eingesetzt. Um den in-vivo-Verhältnissen näherzukommen, kann der

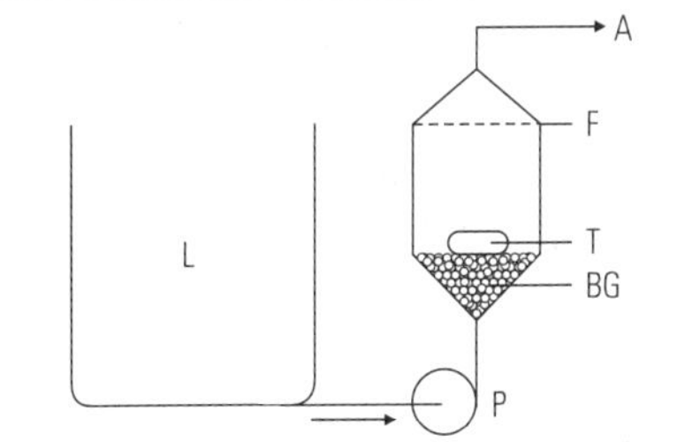


Durchflußzelle:
Prinzip der Durchflußmethode; A zur Analyse, T Tablette als Untersuchungsprobe, L Lösungsmittel, P Pumpe, BG Glasperlen-Bett, F Filter

pH-Wert durch Mischung verschiedener Auflösemedien kontinuierlich verändert werden. Ein weiterer Vorteil liegt in der räumlichen Fixierung der Arzneiform innerhalb der Zelle. Die als offenes System betriebene Durchflußzellenmethode bietet daher bei Löslichkeitsproblemen od. schwimmenden Arzneiformen eine sinnvolle Alternative. Als Nachteile sind der größere apparative Aufwand, die ständige Kontrolle der Durchflußrate u. bei großer Verdünnung Probleme mit dem analytischen Nachweis des Wirkstoffes zu nennen.

**Durchlässigkeit:** s. Absorptionskoeffizient.

**Durchlaßzelle:** Endodermiszelle der Wurzel*, die dünnwandig bleibt u. ihren Caspary-Streifen behält, während die angrenzenden Endodermiszellen dicke Sekundärwände bilden.

**Durchstechstopfen:** u. Durchstichflaschen; s. Vials.

**Durenat®:** s. Sulfametoxydiazin.

**Duretter®:** Matrixtabletten mit verzögerter Wirkstoffabgabe.

**Duromere:** Sammelbegriff f. alle härtbaren Kunststoffe, die beim Erwärmen auf bestimmte Temp. od. nach Zugabe von Katalysatoren meist unter Druck in die gewünschte Form (Platten, Formteile, etc.) gebracht werden u. dabei deren Moleküle irreversibel räumlich eng vernetzen (durch Polykondensation*, Polyaddition* od. Polymerisation*) u. in einen unlöslichen Zustand übergehen (Härtung). Die gehärteten Erzeugnisse besitzen in allen Temperaturbereichen unterhalb des Zersetzungspunktes hohe mechanische Festigkeit (Härte, Sprödigkeit) bei gleichzeitiger guter thermischer u. chemischer Beständigkeit (erweichen u. schmelzen nicht beim Erwärmen bis zum Zersetzungspunkt u. sind unlösl.). Zu den D. gehören v.a. die Pheno- u. die Aminoplaste, die Epoxidharze u. die ungesättigten Polyester.

**Duroplaste:** s. Duromere.

**Durrha-Durrha:** Mohrenhirse, s. Sorghum bicolor.

**Dusodril®:** s. Naftidrofuryl.

**Duspatal®:** s. Mebeverin.

**Duvadilan®:** s. Isoxsuprin.

**Duwock:** s. Equisetum palustre.

**Dy:** *chem.* s. Dysprosium.

**Dydrogesteron** INN: 6-Dehydro-retro-progesteron, Isopregnenon, 9β,10α-Pregna-4,6-dien-3,20-dion, Duphaston®; CAS-Nr. 152-62-5; $C_{21}H_{28}O_2$, $M_r$ 312.44. Schmp. 169-170°C aus Aceton u. Hexan. $[\alpha]_D^{25°C}$ -484.5° (Chloroform). Unlösl.

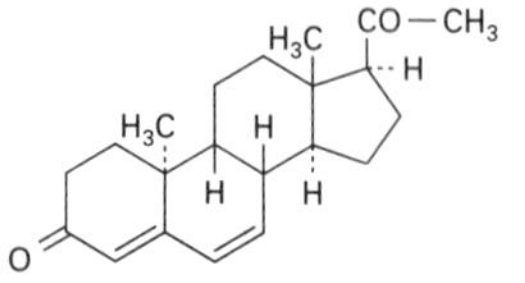
Dydrogesteron

in Wasser, lösl. 1:52 in Ethanol, 1:17 in Aceton, 1:2 in Chloroform, 1:140 in Ether, 1:40 in Methanol, 1:180 in fetten Ölen. **Anw.:** Eigenschaften u. Anw. wie Progesteron* bei Dysmenorrhö, Endometriose, Infertilität infolge Corpus-luteum-Insuffizienz, bei habituellem u. drohendem Abort. HWZ 18 h. **Übl. Dos.:** Oral: 5-30 mg/d als Einzelgabe od. in geteilten Dosen.

**dyn:** Einheit der Kraft* im CGS-System; durch die SI-Einheit* Newton abgelöst; 1 dyn = 1 $g \cdot cm \cdot s^{-2} = 10^{-5}$ N (Newton).

**Dynacil®:** s. Fosinopril.

**Dynamische Differenzkalorimetrie:** s. DSC.

**Dynamische Viskosität:** s. Viskosität.

**Dynamit:** Nitroglycerol, durch Aufsaugen in Kieselgur in eine feste Form gebracht (urspr. ca. 75% Nitroglycerol u. 25% gebrannte Kieselgur). Dann verwendete man als Aufsaugmasse Mischungen von Natriumnitrat u. Holzmehl, die selbst explodierten u. die Wirk. verstärkten. Heute wird durch Gelatinieren des Nitroglycerols mit Collodiumwolle Gelatine-Dynamit erzeugt u. der Gehalt an Sprengöl durch Zugabe von Natriumnitrat, Holzmehlen u. anderen Zusätzen variiert (Sprenggelatine, vgl. Cellulosenitrat). D. wurde 1867 von Alfred Nobel (1833 bis 1896), Schweden, erfunden.

**Dyneric®:** s. Clomifen.

**Dynocard®:** s. Gitoformat.

**Dynorphine:** Gruppe sehr potenter Opioidpeptide* aus 17 Aminosäuren, die als N-terminale Sequenz Leu-Enkephalin enthalten. Wirken z.T. 200mal stärker als Morphin u. besitzen gewisse Affinität zu κ-Opioidrezeptoren*. Der Name leitet sich von dynamis (gr. Macht) u. Endorphin ab. Wurden erstmals aus Schweinehypophysen isoliert; vgl. Endorphine.

**Dyphyllin:** s. Diprophyllin.

**Dysenterie:** Ruhr, Shigella*, Amöbenruhr*.

**Dyskinesia:** (*gr.* δυσκίνητος schwer zu bewegen) Dyskinesie; fehlerhafte bzw. krankhafte motorische Funktion (z.B. Gehstörungen, intermittierendes Hindern) od. Fehlfunktionen von Organen (z.B. der Gallenblase).

**Dyskrasie:** „schlechte Säftemischung" (Hippokrates), fehlerhafte Blutzusammensetzung, Konstitutionsanomalie; **Antidyskratikum(a):** Mittel gegen D.

**Dysmelie:** Störung der Gliedmaßenentwicklung während der Schwangerschaft.

**Dysmenorrhö:** schmerzhafte Monatsblutung.

**Dyspepsie:** allgemeine Verdauungsstörung.

**Dyspnoe:** (*gr.* δύσπνοος schwer atmend) jede Form der Atemstörung; subjektives Phänomen: das Bewußtwerden, vermehrt Atemtätigkeit leisten zu müssen, mit Atemnot, Lufthunger, Kurzatmigkeit. Pathophysiolog. ist die D. abhängig vom Betrag der pulmonalen Ventilation, der durch die jeweiligen physiologischen Erfordernisse bedingt ist, u. der Fähigkeit des Atemapparates, die erforderliche Ventilation mit einem Minimum an Atemarbeit zu ermöglichen.

**Dysprosium:** Dy, $A_r$ 162.50, OZ 66, ein Seltenerdmetall*.

**Dystonia:** Dystonie, fehlerhafter Tonus von Muskeln u. Gefäßen; **vegetative Dystonie:** Störung im vegetativen Nervensystem, Neurose.

**Dystrophie:** Degeneration durch Ernährungsstörung.

# E

**E:** **1.** Abk. f. Emmetropie (Normalsichtigkeit), f. Einheit od. f. Escherichia (s. Escherichia-Bakterien); **2.** Vorsatz f. die Zuordnung geometrischer Isomere, s. E/Z-Nomenklatur; **3. E**-*Nummern* s. Lebensmittelzusatzstoffe.

**e:** **1.** Eulersche Zahl, Basis der natürlichen Logarithmen u. ihrer Umkehrfunktion, der Exponentialfunktion; Grenzwert der Folge $(1 + 1/n)^n$ f. $n \to \infty$; e = 2.718281828.... . **2.** Abk. f. Elektron* bzw. Symbol f. Elementarladung*.

ε: gr. Buchstabe epsilon; Symbol f. die molare Absorption* (früher Extinktion).

**E-:Nummern**, s. Lebensmittelzusatzstoffe.

**E 600:** s. Paraoxon.

**E 605:** s. Parathion.

**Eadie-Hofstee:** s. Michaelis-Menten-Gleichung.

**Eatan®:** s. Nitrazepam.

**Eau de Javelle:** Liquor Kalii hypochlorosi, s. Kaliumhypochlorit.

**Eau de Labarraque:** Liquor Natrii hypochlorosi, s. Natriumhypochlorit.

**Ebastel®:** s. Ebastin.

**Ebastin** INN: 4'-t-Butyl-[4-(diphenyl-methoxy)-piperidino]-butyrophenon, Ebastel®; CAS-Nr.

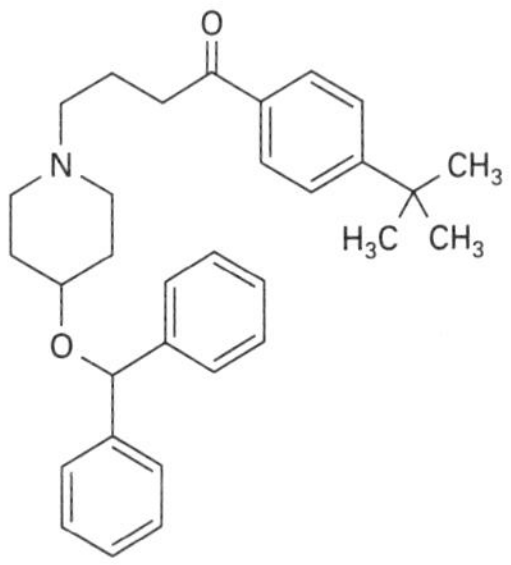


Ebastin

90729-43-4; $C_{32}H_{39}NO_2$, $M_r$ 469.67. **Wirk.** u. **Anw.:** Antihistaminikum; bei Urticaria u. Rhinitis; Histamin-$H_1$-Rezeptorenblocker mit guter antiallergischer Wirksamkeit, ohne sedative Nebenw.

**Ebenholz:** s. Diospyros-Arten.

**Eberesche:** s. Sorbus aucuparia.

**Eberraute:** s. Artemisia abrotanum.

**Eberwurzel:** s. Carlina acaulis.

**Ebola-Virus:** Erreger des Ebola-Fiebers, das erstmals 1976 im Gebiet des Ebola-Flusses (Zentralafrika) aufgetreten ist (über 500 Tote); Letalität 50 bis 90%.

**Ebonit:** Hartgummi, s. Kautschuk.

**Ebrantil®:** s. Urapidil.

**Ebullioskopie:** Bestimmung der molekularen Masse aus der Siedepunktserhöhung, vgl. Gefrierpunktserniedrigung, Molekül.

**Ebullioskopische Konstante:** s. Gefrierpunktserniedrigung.

**Ebur ustum album:** rohes Calciumhydrogenphosphat*.

**Ebur ustum nigrum:** s. Beinschwarz.

**EC:** s. Ethylcellulose.

**Ecballium elaterium** (L.) A.Rich.: Fam. Cucurbitaceae, Spritzgurke, Eselsgurke (Mittelmeergebiet). Stpfl. v. **Fructus Ecballii:** (Fructus Elaterii) Springgurke; **Inhaltsst.:** Cucurbitacine*. **Anw.:** füher als Drastikum, in der griechischen Volksheilkunde als Analgetikum u. Krebsmittel.

**HOM:** *Elaterium:* die noch nicht ganz reifen Früchte; verord. z.B. b. wäßrigen Durchfällen, Nesselsucht.

**Ecdysone:** eine Gruppe von Steroidhormonen, die bei Insekten u. Krebsen (Crustaceen) als Häutungshormone wirken, die aber auch bei

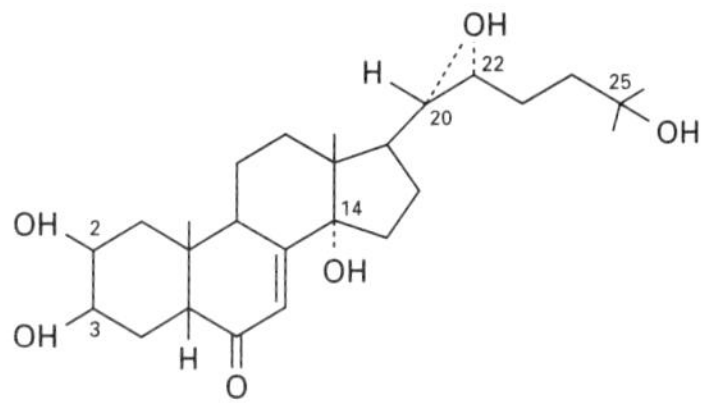


Ecdysone:
α-Ecdyson als Beispiel

Pflanzen (z.B. in Polypodium vulgare* u. Helleborus-Arten) gefunden wurden; man spricht daher auch von Zooecdysonen u. Phytoecdysonen. Die Insekten synthetisieren diese Verbindungen aus Cholesterol u. Phytostyrolen, die die Insekten als Vitamine benötigen. α-Ecdyson (Ecdyson, $C_{27}H_{44}O_6$) wurde als erste dieser Verbindungen aus der Seidenraupenpuppe (Bombyx mori*) extrahiert; s.a. Ecdysteron.

**Ecdysteron:** 20-Hydroxyecdyson, β-Ecdyson, Crustecdyson; $C_{27}H_{44}O_7$, $M_r$ 480.65. Schmp. 240-242°C. Ein Häutungshormon (s. Ecdysone), das vor allem in Pflanzen gefunden wurde, z.B. in Polypodium vulgaris*.

**Ecgonin:** Tropan-3β-ol-2-carbonsäure; $C_9H_{15}NO_3$. **Strukturformel** s. Tropanalkaloide. Wichtige Zwischenstufe in der Biosynthese von Tropanalkaloiden*, v.a. der Coca-Alkaloide (s. Erythroxylum coca). Cocain* ist der Benzylester von 2-Methylecgonin. E. ist kein Rauschgift. Es wird aber als solches von den Suchtstoff-Vorschriften erfaßt.

**Echinacea angustifolia** DC.: (Brauneria angustifolia Heller) Fam. Asteraceae (Compositae); Schmalblättriger Sonnenhut (Igelkopf), Kegelblume (Nordamerika). Stpfl. v. **Echinaceae angustifoliae radix:** Sonnenhutwurzel. **Inhaltsst.:** Echinacosid, ein Ester der Kaffeesäure mit einem

Trisaccharid, das seinerseits glykosidisch mit Brenzcatechinethanol verbunden ist, u. andere Kaffeesäureester, z.B. Cichoriumsäure (mit Weinsäure) od. Cynarin* (mit Chinasäure); Polyine u. Polyene mit Säureamidfunktion (z.B. Isobutylamid einer Dodecatetraensäure, stark insektizid wirkend, vgl. Scharfstoffe* wie Capsaicin*); Inulin u. andere Polysaccharide (u. zwar Heteropolysaccharide, sollen auf das Immunsystem wirken); Flavonoide, Spuren von (nicht toxischen) Pyrrolizidinalkaloiden; Phytomelan. **Wirk.:** geeignete perorale u. parenterale Zuber. (Preßsäfte etc.) sollen die Zahl der Leukozyten u. der Milzzellen u. somit die Phagozytose steigern. **Anw.:** als Antiseptikum u. Febrifugum, zur Resistenzsteigerung bei akuten u. chronischen Infektionen, Eiterungen, Entzündungen, bei infizierten Schleimhautwunden, bei Diphtherie neben der Serumbehandlung usw., äuß. bei schlecht heilenden, eitrigen Wunden, Ulcus cruris, Ekzemen usw.; altes indianisches Heilmittel bei Schlangenbissen u. Wunden. **Nebenw.:** bei parenteraler Anw. sind allerg. Reaktionen möglich. Verwechslungen bzw. Verfälschungen: mit Wurzeln von Echinacea pallida*, Parthenium integrifolium L.

**HOM:** *Echinacea angustifolia* (HAB1.1): frische blühende Pflanze mit Wurzeln; wird z.B. verordnet zur Steigerung der Abwehrkräfte, gegen bakterielle Infektionen, als Wundheilmittel (extern).

**Echinacea pallida** (Nutt.) Nutt.: (Brauneria pallida Heller) Fam. Asteraceae (Compositae); Bleicher Sonnenhut (Igelkopf), (Nordamerika). **Inhaltsst.:** in den Wurzeln 0.2 bis 2% äther. Öl mit Mono- u. Sesquiterpenen (Humulan- u. Germacranderivate) sowie Ketoalkeninen u. Hydroxyketoalkeninen (jeweils 14 bis 17 C-Atome); Kaffeesäurederivate, z.B. Echinacosid (s. Echinacea angustifolia, im Gegensatz dazu aber kein Cynarin*); Phytomelan. **Anw.:** wie Echinacea angustifolia*.

**Echinacea purpurea (L.)** Moench: Fam. Asteraceae (Compositae), Roter Sonnenhut (Nordamerika). Stpfl. v. **Herba Echinaceae purpureae:** Purpursonnenhutkraut. **Inhaltsst.** u. **Anw.:** wie E. angustifolia*, vor allem in der Homöopathie; enthält aber in den Wurzeln z.B. kein Echinacosid (u. kein Phytomelan).

**HOM:** *Echinacea purpurea* (HAB1.4): frisches, blühendes Kraut.

**Echinococcus:** Hundebandwurm (Cestodes*). Die ausgewachsenen Würmer, je nach Art 1 bis 6 mm lang, leben im Dünndarm von Hundeartigen (Carnivoren), die Finnen in pflanzen- u. fleischfressenden Säugetieren (Zwischenwirte); Infektion erfolgt durch Verschlucken der Eier (enger Kontakt mit Hunden, Verschleppung durch Fliegen).

**Echinokokkose:** Infektion mit Echinococcus*; Ther.: s. Anthelminthika.

**Echium vulgare** L.: Fam. Boraginaceae, Natternkopf (Europa, Vorderasien). Stpfl. v. **Rad. Echii:** Rad. Buglossi agrestis, Natternkopfwurzel. **Inhaltsst.:** Cynoglossin (Pyrrolizidinalkaloid*), Consolidin (Glykoalkaloid), Allantoin. **Anw.** volkst.: Wundheilmittel, Epilepsie.

**ECHO-Viren:** Abk. f. **E**nteric **C**ytopathogenetic **H**uman **O**rphan Viren, die den *Enteroviren* zugeordnet werden; verursachen u.a. „grippale Infekte".

**Echtblausalz B:** 3,3'-Dimethoxy-4,4'-biphenyl-bis(diazonium)-dichlorid; $C_{14}H_{12}Cl_2N_4O_2$, $M_r$ 339.2. Dunkelgrünes, feines Pulver mit gelblicher Verfärbung; lösl. in Wasser. Dicht verschlossen, vor Licht geschützt u. kühl zu lagern. **Anw.:** Reagenz Ph.Eur.3.

**Echtrotsalz B:** 2-Methoxy-4-nitrobenzoldiazonium-hydrogen-1,5-naphthalindisulfonat; $C_{17}H_{13}N_3O_9S_2$, $M_r$ 467.4. Orangegelbes Pulver; lösl. in Wasser, schwer lösl. in Ethanol. Dicht verschlossen, vor Licht geschützt, zwischen 2 u. 8°C zu lagern. **Anw.:** Reagenz Ph.Eur.3.

**E.C.-Nomenklatur:** s. Enzyme.

**E. coli:** Abk. f. Escherichia coli, Kolibakterium, s. Escherichia-Bakterien.

**Econazol** INN: 1-{2,4-Dichlor-β-[(4-chlorbenzyl)oxyl]phenethyl}imidazol, Gyno-Pevaryl®;

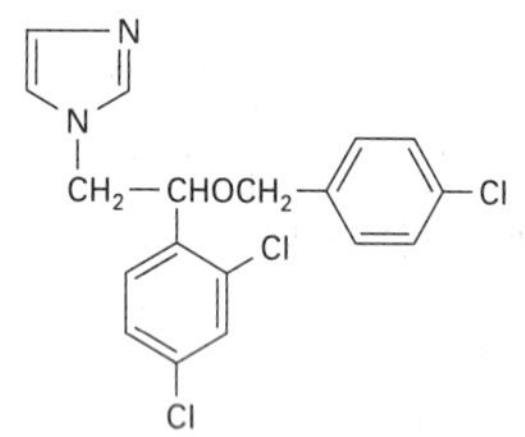


Econazol

CAS-Nr. 27220-47-9; $C_{18}H_{15}Cl_3N_2O$, $M_r$ 381.68. Schmp. 86.8°C. Gut lösl. in polaren Lösungsmitteln. **Anw.:** Antimykotikum; fungizid durch Hemmung der Synthese steroidaler Membranbausteine mit nachfolgenden Permeabilitätsstörungen u. Lyse der Zellen; großes Wirkungsspektrum, wirksam gegen Dermatophyten, Hefen u. Schimmelpilze sowie grampositive Bakterien. **Nebenw.:** gastrointestinale Störungen, allergische Reaktionen nach i.v.-Applikation, Tachykardien.

**Econazolnitrat:** Econazoli nitras Ph.Eur.3; CAS-Nr. 68797-31-9; $C_{18}H_{16}Cl_3N_3O_4$, $M_r$ 444.7. Schmp. 161-166°C. Weißes Pulver. Sehr schwer lösl. in Wasser, lösl. in Methanol.

**Econorm®:** s. Erythropoetin.

**ECOSOC:** Economic and Social Council, vom UN-Wirtschafts- u. Sozialrat berufene Suchtstoffkommission, kurz die „Kommission" genannt; s. Betäubungsmittelrecht.

**Ecothiopatiodid** INN: (2-Diethoxyphosphinylthioethyl)trimethylammoniumiodid, Phospholinjodid® (Augentropfen); $C_9H_{23}INO_3PS$, $M_r$ 383.2.

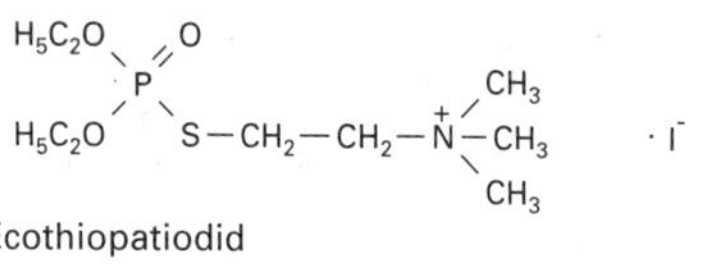


Ecothiopatiodid

Schmp. ca. 119°C (Zers.). Weißes Krist., hygr. Pulver. Löslichk.: 1:1 in Wasser, 1:25 in Ethanol, 1:3 i. Methanol, kühl u. lichtgeschützt aufzubewahren. **Anw.:** irreversibler Cholinesterasehemmer.

**Ecstasy:** 3,4-Methylendioxy-N-methylamphetamin, MDMA; es können (am Schwarzmarkt) auch andere Amphetamine od. auch Mischungen mit anderen Substanzen, z.B. Coffein, damit bezeichnet sein; vgl. Designer-Drugs. **Wirk.:** sti-

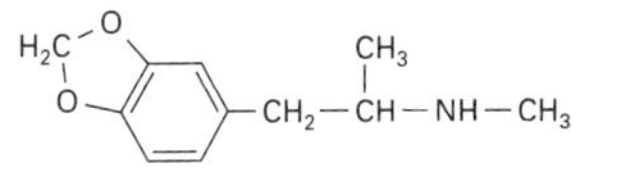

Ecstasy:
MDMA (3,4-Methylendioxy-N-methylamphetamin)

mulierend u. enthemmend, wahrscheinlich wegen der Freisetzung von Serotonin im Gehirn; vgl. Mescalin, Methamphetaminhydrochlorid. **Anw.:** mißbräuchl. als Aufputschmittel; Suchtgift. **Lit.:** Med. Mo. Pharm. *19*, 2-5, 1996; Dtsch. Apoth. Ztg. *136*, 4503-4305 (1996).

**Ecuelle-Verfahren:** s. Olea aetherea.

**Ecural®:** s. Mometason.

**ED:** Einzeldosis.

**EDA-Komplexe:** s. Elektronen-Don(at)or-Akzeptor-Komplexe.

**Edaphische Faktoren:** (*gr.* ἔδαφος Grund, Boden) Bodenfaktoren, die das Pflanzenwachstum beeinflussen.

**Edelgamander:** s. Teucrium chamaedrys.

**Edelgase:** die 6 gasförmigen Elemente in der VIII. Hauptgruppe des Periodensystems: Helium (He), Neon (Ne), Argon (Ar), Krypton (Kr), Xenon (Xe) u. Radon (Rn). Sie sind chem. außerordentl. reaktionsträge u. bilden daher nur teilweise (Kr, Xe, Rn) u. auch hier nur mit den elektronegativsten Elementen (F, Cl, Br, O, N) chemische Verbindungen. E. besitzen eine mit 8 Elektronen (He: 2 Elektronen) vollbesetzte äußere Elektronenschale. Vork.: in Luft (ca. 1%), Erdgasen (bis 8% Helium), Mineralien. **Anw.:** zur Füllung von Glühlampen u. Leuchtstoffröhren; He in der Tieftemperaturtechnik; He u. Ar als inerte Schutz- u. Trägergase; Argon als Schutzgas beim elektrischen Schweißen.

**Edelkastanie:** s. Castanea sativa.

**Edelkoralle:** s. Corallium rubrum.

**Edelmetalle:** s. Metalle.

**Edelmetallelektrode:** s. Potentiometrie.

**Edelraute:** Ruta graveolens*.

**Edeltannenöl:** s. Albies alba.

**Edeltannenzapfenöl:** s. Albies alba.

**Edestin:** hexameres, globuläres Protein* aus der Hanfsaat (Cannabis sativa*). $M_r$ 300 000. Jede der 6 Untereinheiten besitzt 2 nicht identische Polypeptidketten, $M_r$ 27 000 u. 23 000, die durch Disulfidbrücken verknüpft sind. In den USA muß, um einen Mißbrauch zu verhindern, die Hanfsaat hitzebehandelt werden, wobei neben Verlust der Rauschwirkung auch das E. zerstört wird. Sehr eng strukturverwandte Proteine kommen auch in Samen einiger Cucurbitaceen wie Cucurbita pepo* vor.

**Edetat:** chem. Kurzbez. f. Ethylendiamintetraacetat.

**Edetinsäure** INN: Acidum edeticum, EDTA, AeDTE, Ethylendiamino-N,N,N',N'-tetraessigsäure, Ethyldiamintetraessigsäure, EDTA, Versensäure, Tetrinsäure; CAS-Nr. 60-00-4; $C_{10}H_{16}N_2O_8$, $M_r$ 292.24. Schmp. 220°C aus Wasser, unter Zers. Lösl. 0.5 g/L in Wasser bei 25°C u. in Alkalihydroxidlösungen. **Anw.:** Komplexbilder, Metallvergiftungen, Hyperkalzämie, Konservierungsmittel f. Impfstoffe, Cobalt-Salz bei Blausäurevergiftung. Gebräuchl. ist auch Dinatrium-edetat-Dihydrat (s. Natriumedetat), Trinatrium-edetat, Tetranatrium-edetat-Dihydrat, Tetranatrium-edetat, Dicalcium-edetat, Dicobalt-edetat, Dikalium-kupfer(II)-edetat, Calcium-kupfer-edetat-Dihydrat, Dikalium-edetat-Dihydrat, Edetinsäure-2,2'-Iminodiethanol-Salz. Hingewiesen sei auch auf Natrium-feredetat, Natrium-calcium-edetat.

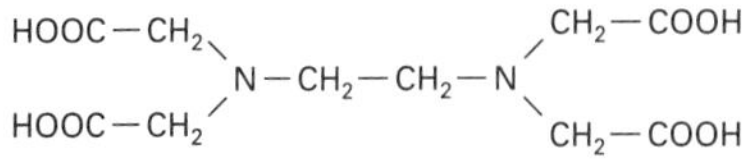

Edetinsäure

**Edisilas, Edisilat, Edisylat:** chem. Kurzbez. f. 1,2-Ethandisulfonat.

**Edman-Abbau:** Methode zur Ermittlung der Aminosäure-Sequenz von Peptiden durch schrittweise Abspaltung der N-terminalen Aminosäure mittels Phenylisothiocyanat. Das zunächst gebildete Phenylthioharnstoff-Derivat wird mit Salzsäure zum Phenylthiohydantoin cyclisiert u. gleichzeitig das um eine Aminosäure verkleinerte Peptid erhalten (s. Abb.). Das Phenylthiohydantoin wird identifiziert.

**EDTA, EDTE:** s. Edetinsäure.

**Efektolol®:** s. Propranolol.

**Efeu:** s. Hedera helix.

**Efeugewächse:** s. Araliaceae.

**Effektorzellen:** s. Leukozyten.

**Efferenzen:** (*lat.* efferens, wegtragend) Nerven, die Erregungen vom ZNS zur Peripherie leiten, v.a. zu Muskeln.

**Effervescens:** aufbrausend (z.B. Sal bromatum effervescens: Brausendes Bromsalz).

**Effloreszenz:** Hautblüte, krankhafte Veränderungen der Haut (Bläschen, Knötchen, Pusteln usw.).

**Effortil®:** s. Etilefrin.

**Effusion:** Diffusion zweier Gase durch eine poröse Scheidewand, s. Diffusion.

**EFTA:** European Free Trade Association, Europäische Freihandelsgemeinschaft mit Sitz in Genf, errichtet 1960. Mitglieder der EFTA sind Island, Norwegen, Schweiz u. Liechtenstein.

**Eftapan®:** s. Eprazinon.

**Eftapan Doxy®:** s. Doxycyclin.

**EG:** Europäische Gemeinschaften, sie umfassen die Europäische Wirtschaftsgemeinschaft (EWG), die Europäische Atomgemeinschaft (EA, Euratom) u. die Europäische Gemeinschaft f. Kohle u. Stahl (EGKS, Montanunion). Seit Inkrafttreten d. Maastrichter Verträge ist die EG Teil d. Europäischen Union* (EU). Mitgliedstaaten: Belgien, Dänemark, Bundesrepublik Deutschland, Frankreich, Griechenland, Großbritannien, Irland, Italien, Luxemburg, Niederlande, Portugal, Spanien, Österreich, Finnland u. Schweden.

**EG-Gefahrstoffliste:** Liste der gefährlichen Stoffe u. Zubereitungen nach §4a der Gefahrstoffverordnung*, zuletzt geändert am 11.5.1994; entspricht dem Anhang I der Richtlinie 67/548/EWG des Rates vom 16.8.1967, zuletzt geändert duch Richtlinie 92/32/EWG (s. EG-Richtlinien). Die frühere Gefahrstoffliste wurde aus der Gefahrstoffverordnung herausgenommen (bisher dort Anhang VI). Die jetzt selbständige Liste der ca. 1700 bereits eingestuften gefährlichen Stoffe u. Zubereitungen wird regelmäßig im Bundesanzeiger bekanntgegeben. Die EG-Stoffliste ist in 6 Spalten eingeteilt u. enthält Informationen über Bezeichnungen der Gefahrstoffe, EWG- u. CAS-Nummer, Einstufung u. Kennzeichnung der Stof-

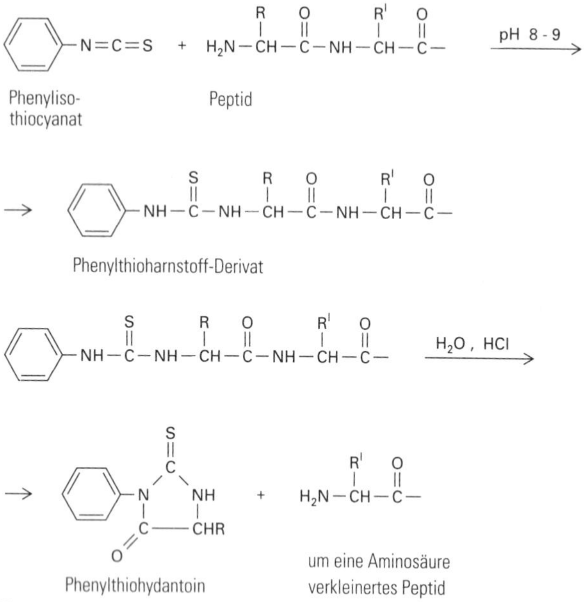


Edman-Abbau

fe (Gefahrensymbole*, R-Sätze*, S-Sätze*, Angaben zu krebserzeugenden, erbgutverändernden u. fortpflanzungsgefährdenden Eigenschaften), Einstufung u. Kennzeichnung der Zubereitungen (z.B. Lösungen) von Gefahrstoffen.

**EG-Richtlinien:** vom europäischen Ministerrat u. der EG-Kommission erlassen. Die Richtlinien sind jeweils f. die Mitgliedstaaten, f. die sie erlassen sind, verbindlich; die nationalen Gesetzgeber müssen sie dann innerhalb gegebener Fristen in nationales Recht überführen. Ziel der Richtlinien ist die Schaffung eines einheitlichen Rechts in den EG-Mitgliedstaaten. Für den pharmazeutischen Bereich werden seit 1965 Richtlinien erlassen. So gehen z.B. wesentliche Teile des Arzneimittelgesetzes od. der Bundes-Apothekerordnung der Bundesrepublik Deutschland auf EG-Richtlinien zurück. Neben den pharmazeutischen EG-Richtlinien gibt es auch Richtlinien f. die Bereiche Chemikalien (s. Chemikaliengesetz, s. EG-Gefahrstoffliste) u. Lebensmittel. Folgende Richtlinien sind f. den pharmazeutischen Bereich bedeutsam:

**1.** Richtlinien zur pharmazeutischen Ausbildung u. zum Niederlassungsrecht innerhalb der Mitgliedstaaten (Apothekerrichtlinien): 85/432/EWG i.d.F. vom 3.1.1994, 85/433/EWG i.d.F. vom 3.1.1994.

**2.** Richtlinien betreffend Arzneimittel u. Arzneimittelverkehr innerhalb der EG (Arzneimittelrichtlinien) sowie Richtlinien über die Angleichung der Rechts- u. Verwaltungsvorschriften f. Arzneispezialitäten: 65/65/EWG i.d.F. vom 3.1.1994, 75/318/EWG i.d.F. vom 3.1.1994, 75/319/EWG i.d.F. vom 3.1.1994, 78/25/EWG i.d.F. vom 3.1.1994, 81/464/EWG, 83/570/EWG, 87/19/EWG, 87/21/EWG, 89/341/EWG. Auf diesen EG-Richtlinien basieren u.a. Vorschriften zur Arzneimittelzulassung*, Nachzulassung, Kennzeichnung, Fachinformation, Packungsbeilage, Herstellung u. Kontrolle, Ein- u. Ausfuhr, Überwachung, Arzneimittelprüfrichtlinien*, Farbstoffe, Generika. Ferner gibt es: *Richtlinie* 90/385/EWG u. *Richtlinie* 93/42/EWG (betreffend Medizinprodukte*), *Richtlinie* 89/342/EWG (zur Festlegung zusätzlicher Vorschriften f. immunologische Arzneimittel, die aus Impfstoffen, Toxinen od. Seren u. Allergenen bestehen), *Richtlinie* 89/343/EWG (zur Festlegung zusätzlicher Vorschriften f. radioaktive Arzneimittel), *Richtlinie* 89/381/EWG (zur Festlegung zusätzlicher Vorschriften f. Arzneimittel aus menschlichem Blut od. Blutplasma), die *Transparenzrichtlinie* 89/105/EWG i.d.F. vom 3.1.1994 (zur Festsetzung von Arzneimittelpreisen sowie zu Positiv- u. Negativlisten f. die Erstattung durch das staatliche Krankenversicherungssystem).

**3.** Richtlinien betreffend Tierarzneimittel: 81/851/EWG i.d.F. vom 3.1.1994, 81/852/EWG i.d.F. vom 3.1.1994.

**EHEC:** s. Ethylhydroxyethylcellulose.

**Ehrenpreis:** s. Veronica officinalis.

**Ehrlich-Reagenz:** Ehrlich-Lösung; Reagenz zum Nachw. von Urobilinogen u. Stercobilinogen im Harn. 2 T. 4-Dimethylaminobenzaldehyd* sind in 98 T. 20%iger Salzsäure zu lösen. Probe muß in der Kälte ausgeführt werden; positiv: Rotfärbung (Braun- od. Gelbfärbung ist nicht positiv). Der Farbstoff muß sich in Chloroform od. Amylalkohol ausschütteln lassen.

**Ei:** **1.** *bot.* Ovium, s. Gameten; **2.** Ovum, Hühnerei, Ei vom Haushuhn, **Gallus domesticus**, besteht aus d. äuß. harten **Schale** (89 bis 97% Calciumcarbonat, bis 2% Magnesiumcarbonat, bis 5% Calcium- u. Magnesiumphosphat, 1 bis 5% org. Substanz), die innen mit der **Schalenhaut** (einem hornartigen Stoff) bekleidet ist. Es folgt das von der **Eihaut** umkleidete **Eiweiß** (Eiklar), bestehend aus 84.7 bis 86.6% Wasser, 12.0 bis 13.5% Proteinsubstanz (Ovoalbumin, Ovoglobin), Spuren Fett, Ca, P, K, Na; im Eiweiß eingebettet das **Eidotter** (Eigelb), umgeben von der **Dotterhaut** u. gehalten von 2 spiraligen **Eiweißschnüren** (Chalazae, Hagelschnüre), das eigentliche Ei, m. der **Keimscheibe** (Hahnentritt) u. dem Keimbläschen. Das Eidotter enthält die f. den Keimaufbau nötigen Vorratsstoffe: ca. 16% Proteine (Phosphatide, Lecithin*, Ovovitellin, Purinbasen), 30 bis 23% Fett, Ca-, Na-, K-, Mg-Phosphate, Eisen, Cholesterol, Enzyme, Vitamine A, $B_1$, $B_2$, besond. reichlich $B_6$, D, E, gelben Farbstoff, Lutein, Spuren Kieselsäure u. ca. 50 bis 51% Wasser. Der physiologische Brennwert des Gesamteies beträgt 6.9 kJ/g. Ein normales Hühnerei wiegt 50 bis 70 g, die Schale ca. 6 g, das Eiweiß ca. 29 g, Dotter ca. 15 g (bei einem 50 g schweren Ei). Die Dichte frischer Eier beträgt 1.08 (sie sinken in 10%iger Natriumchloridlösung unter). **Oleum Ovorum:** Eieröl, das fette Öl des Eigelbes, volkst. angewandt bei Entzündungen der Augen u. der Brustwarzen. **Albumen Ovi:** Eiereiweiß. **Albumen Ovi siccum**: Getrocknetes Eiereiweiß, Eieralbumin; nach EB6 das von den Häuten befreite u. bei mäßiger Wärme getrocknete Hühnereiweiß. **Steriles Hühnereiweiß** in Ampullen wurde zur parenteralen Eiweißtherapie angewandt. **Vitellus:** (Vitellum Ovi) Eigelb, Eidotter (s. Mixtura Stockesii). **Ei-Ersatz** besteht meist aus Casein mit einem geringen Zusatz von getrocknetem Eigelb od. aus gefärbtem Casein od. gefärbter Maisstärke (Leim od. Gelatine darf nicht enthalten sein).

**Enteneier** enthalten häufig Enteritisbakterien (Salmonella enteritidis Gärtner) u. müssen vor dem Verbrauch 10 min gekocht werden.

**EIA:** Enzymimmunoassay*.

**Eiapparat:** s. Samenbildung.

**Eibe(nbaum):** s. Taxus baccata; **Pazifische Eibe**, s. Taxus brevifolia.

**Eibischblätter:** s. Althaea officinalis.

**Eibischsirup:** s. Sirupus Althaeae.

**Eibischtee:** s. Species Althaeae.

**Eibischwurzel:** s. Althaea officinalis.

**Eichäpfel:** s. Gallen.

**Eiche:** s. Quercus-Arten.

**Eichel:** Semen Quercus; E., Geröstete (Semen Quercus tostum), s. Quercus-Arten.

**Eichen:** **1.** Prüfung u. Stempelung („Punzierung") eines Meßgerätes (z.B. einer Waage) od. einer Maßverkörperung (z.B. eines Gewichtsstükkes) durch die zuständige Eichbehörde. Durch die Prüfung wird festgestellt, ob das der Behörde vorgelegte Gerät die Eichvorschriften erfüllt, durch die Stempelung wird dies beurkundet. **2.** In der Technik wird auch Justieren* u. Kalibrieren* als E. bezeichnet; vgl. Bezugsfunktion.

**Eichenfarnwurzel:** Rhizoma Polypodii, s. Polypodium vulgare.

**Eichengallen:** s. Gallen.

**Eichenrinde:** s. Quercus-Arten

**Eichenrinde für tierarzneiliche Zwecke:** s. Quercus-Arten.

**Eichfaktor:** Angabe in der pharmazeutischen Technologie, die f. die exakte Dosierung des Wirkstoffes bei der Herst. v. Zäpfchen (Suppositorien*) benötigt wird: der Eichfaktor der Gießform gibt an, wieviel Gramm einer bestimmten Grundlage die Form genau faßt.

**Eichgesetz:** EichG; Grundlage für das Meß- u. Eichwesen in der Bundesrepublik Deutschland ist das Gesetz über das Meß- u. Eichwesen (Eichgesetz) vom 11.7.1969, i.d.F. vom 23.3.1992, sowie die Eichordnung (EO) vom 12.8.1988 i.d.F. der 2. Änderungs-VO vom 21.6.1994. In § 3 des EichG, der früher den gesamten Bereich der Heilkunde einbezog, wird nunmehr allein f. den Bereich der Herst. u. Prüfung von Arzneimitteln eine **Eichpflicht** begründet. Die Bestimmung lautet: „Meßgeräte zur Bestimmung der Masse, des Drucks, der Temperatur, der Dichte od. des Gehalts müssen geeicht sein, wenn sie bei der Herst. od. Prüfung von Arzneimitteln verwendet werden od. so bereitgehalten werden, daß sie ohne besondere Vorbereitung in Gebrauch genommen werden können". Hierunter fallen u.a. Gewichte, Waagen u. Meßgeräte f. wissenschaftliche u. technische Untersuchungen, die zur Gehaltsermittlung dienen. Für Volumenmeßgeräte muß eine **Konformitätsbescheinigung** ausgestellt sein (d.h. die Übereinstimmung des Meßgerätes mit seiner Zulassung wird überprüft); bei bereits geeichten Volumenmeßgeräten entfällt diese. Die Gewährleistung der Meßsicherheit medizinischer Meßgeräte (Eichpflicht bzw. Konformitätsbescheinigung) gründet sich jetzt auf die ebenso umfangreichen wie komplizierten Vorschriften des § 4 EichG. Danach wird durch Rechtsverordnung im Interesse des Gesundheitsschutzes od. zur Durchführung von Rechtsakten der Europäischen Gemeinschaften bestimmt, daß medizinische Meßgeräte nur dann in den Verkehr gebracht, bereitgehalten u. verwendet werden dürfen, wenn sie zugelassen sind. Zu den gleichen Zwecken kann u.a. die Eichpflicht vorgeschrieben werden. Medizinische Meßgeräte im Sinne des Gesetzes sind zum einen Geräte, mit denen bei der Ausübung der Heilkunde, Zahnheilkunde od. Tierheilkunde Messungen zur Untersuchung od. Behandlung von Menschen od. Tieren vorgenommen werden (z.B. Blutsenkungsrohre, Zellenzählkammern), zum anderen Meßgeräte, die der Selbstkontrolle des Gesundheitszustandes von Menschen dienen (z.B. Fieberthermometer, Blutdruckmeßgeräte). Durch das Gesetz über Einheiten im Meßwesen, in neuer Fassung ebenfalls vom 22.2.1985 (BGBl. I S. 408) ist bestimmt, daß alle Leistungen nach Maß u. Gewicht nur noch nach den gesetzlichen Einheiten (z.B. m, kg) od. den daraus abgeleiteten Einheiten angeboten, verkauft u. berechnet werden dürfen. Bestimmte Meßgeräte, die bei der Herst. u. Prüfung von Arzneimitteln Verw. finden (z.B. Meßzylinder, Reagenzgläser, Erlenmeyerkolben etc.), sind nach § 8 EO von der Eichpflicht ausgenommen. Die Gültigkeitsdauer der Eichung von Meßgeräten ist bei den meisten Meßgeräten befristet. Sie wurde früher in der Eichgültigkeitsverordnung festgelegt; heute sind diese Bestimmungen in §§ 12 u. 13 EO geregelt; soweit sich aus Anhang B der Eichordnung nichts anderes ergibt, ist die Gültigkeitsdauer der Eichung auf zwei Jahre befristet. Bei Weiterverwendung der Geräte besteht Nacheichpflicht. Eichungen können nur von Eichämtern vorgenommen werden, Konformitätsprüfungen können neben den Eichämtern auch die Herstellerbetriebe durchführen. Für die Aufstelllung, den Gebrauch u. die Wartung von Meßgeräten sowie für die Pflichten bei der Eichung sind in §§ 6 u. 7 EO Vorschriften festgelegt.

**Österreich:** es gilt das Bundesgesetz vom 5.7.1950 (BGBl. Nr. 152/1950) über das Maß- u. Eichwesen (Maß- u. Eichgesetz, MEG) i.d.F. der Bundesgesetze BGBl. Nr. 40/1957, i.d.F. 1996, mit in weiten Teilen ähnlichen Bestimmungen wie in der Bundesrepublik Deutschland.

**Eichhornia crassipes** (Mart.) Solms: (E. speciosa Kunth), Fam. Pontederiaceae (zu den Liliales gehörend), Wasserhyazinthe (Tropen u. Subtropen, besonders Amerika; schwimmende Rosettenpflanze). Stpfl. v. **Herba Eichhorniae. Inhaltsst.:** Alkaloide, Gerbstoffe, Triterpene (?). **Anw.** volkst.: im Orinokogebiet bei Verdauungsstörungen.

**HOM:** *Eichhornia crassipes* (HAB1.3): ganze frische Pflanze; verord. z.B. b. chron. Bauchspeicheldrüsenerkrankungen mit Verdauungsstörungen.

**Eichkurve:** s. Bezugsfunktion.

**Eichpflicht:** s. Eichgesetz.

**Eicosanoide:** von Eicosansäure (s. Arachinsäure) abgeleiteter Sammelbegriff f. oxygenierte Derivate mehrfach ungesättigter $C_{20}$-Fettsäuren. Die meisten E. sind hochwirsame Stoffe des Zellgeschehens u. werden auch als Gewebshormone bezeichnet. Ausgangssubstanzen bei der Biosynthese sind Omega-3- u. Omega-6-Fettsäuren (s. Fettsäuren, Essentielle). Durch Einw. der Cyclooxygenase auf Omega-6-Fettsäuren wie Arachidonsäure entstehen (Vorgang wird daher als Arachidonsäurekaskade bezeichnet) mit $O_2$ über Endoperoxide (s. Abb.1) **Prostaglandine***, **Thromboxane*** bzw. **Prostacycline*** mit 2 Doppelbindungen (2-Reihe). Sind Omega-3-Fettsäuren wie Eicosapentaensäure Substrat, bilden sich die entsprechenden Verbindungen mit 3 Doppelbindungen (3-Reihe). Treten anstelle der Cyclooxygenase spezifische Lipoxygenasen (s. Abb.2), werden aus Arachidonsäure über 5-Hydroxy-peroxyeicosatetraensäure (5-HPTE) 5-Hydroxy-eicosatetraensäure (5-HETE) u. die verschiedenen **Leukotriene***, entweder mit 4 od. 5 Doppelbindungen, synthetisiert; auch 12-HETE u. 15-HETE wird gebildet. Die Reduktion der HPETE's zu den HETE's erfolgt unter dem Einfluß der Glutathionperoxidase*.

**Eicosansäure:** s. Arachinsäure.

**Eicosapentaensäure:** s. Fettsäuren, Essentielle.

**$EID_{50\%}$:** s. Dosis infectiosa.

**Eidetik:** (*gr.* εἶδοσ Aussehen, Gestalt) Fähigkeit zur Erzeugung wahrnehmungsnaher Anschauungsbilder.

**Eidetikum:** Psychosomimetikum, s. Psychopharmaka.

**Eidotter:** Vitellus Ovi, s. Ei.

**Eieralbumin:** s. Ei, Albumen Ovi, Albumen Ovi siccatum.

**Eiereiweiß:** Albumen Ovi, s. Ei.

**Eierfrucht:** s. Solanum melongena.

**Eieröl:** Oleum Ovorum, das fette Öl des Eidotters, s. Ei.

**Ei-Ersatz:** s. Ei.

**Eierstockentzündung:** Oophoritis.

**Eierstock, Getrockneter:** Ovarium siccum, s. Organtherapeutika.

**Eifel-Fango:** s. Fango.

**Eigelb:** Vitellum Ovi, s. Ei.

**Eigenhemmung:** bei der Komplementbindungsreaktion kann das Patientenserum ohne Zusatz von Antigen das Komplement zerstören.

**Eigeninduktion:** s. Enzyminduktion.

**Eigen-Vaccine:** s. Autovakzine.

**Eiklar:** s. Ei.

**Eiko......:** s. Eico.

**Eilecithin:** s. Lecithin.

**Eimeria:** Erreger der Kokzidiose*.

**Einbeere:** s. Paris quadrifolia.

**Eindampfen:** Verdampfen des Lösungsmittels, um eine Lsg. zu konzentrieren (einzuengen) od. um die gelöste Substanz (krist.) zu gewinnen.

**Einfachbindung:** s. Bindung, Chemische.

**Einfache Salbe:** s. Unguentum simplex.

**Einfach-Schwefelammonium:** Ammonium sulfuratum, s. Ammoniumsulfid.

**Einfach-Schwefeleisen:** s. Eisen(II)-sulfid.

**Eingestellter Cayennepfefferliquidextrakt:** s. Extractum Capsici fluidum titratum.

**Eingestelltes Digitalis-lanata-Pulver:** s. Digitalis lanata.

**Eingestelltes Digitalis-purpurea-Pulver:** s. Digitalis purpurea.

**Eingestelltes Hyoscyamuspulver:** s. Hyoscyamus niger.

**Eingestelltes Maiglöckchenpulver:** s. Convallaria majalis.

**Eingestelltes Meerzwiebelpulver:** s. Urginea maritima.

**Eingestelltes Oleanderpulver:** s. Nerium oleander.

**Eingestelltes Opium:** s. Opium titratum.

**Eingestelltes Stramoniumpulver:** s. Datura stramonium.

**Eingeweide:** s. Intestinum.

**Einhäusig:** monözisch, s. Blüte.

**Einheit:** *phys.* Im SI* (Internationales System der Einheiten) gibt es 7 Basiseinheiten, aus denen alle anderen Einheiten durch Multiplikation und/oder Division abgeleitet werden; s. SI-Einheiten.

**Einheitsübereinkommen:** s. Betäubungsmittelrecht.

**Einhorn-Reaktion:** Verfahren zur Herst. v. Carbonsäureestern aus Hydroxylverbindungen mit Carbonsäurechloriden in Gegenwart von Pyridin; z.B. läßt sich aus Benzylchlorid u. Phenol Benzoesäurephenylester gewinnen.

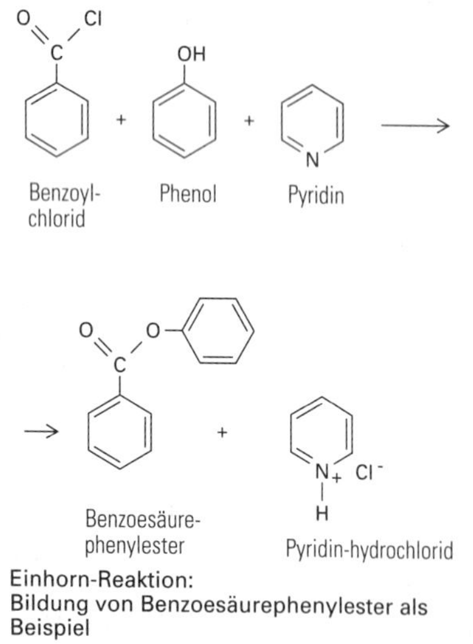


Einhorn-Reaktion:
Bildung von Benzoesäurephenylester als Beispiel

**EinhÜbk:** Einheits-Übereinkommen, s. Betäubungsmittelrecht.

**Einjähriger Beifuß:** s. Artemisia annua.

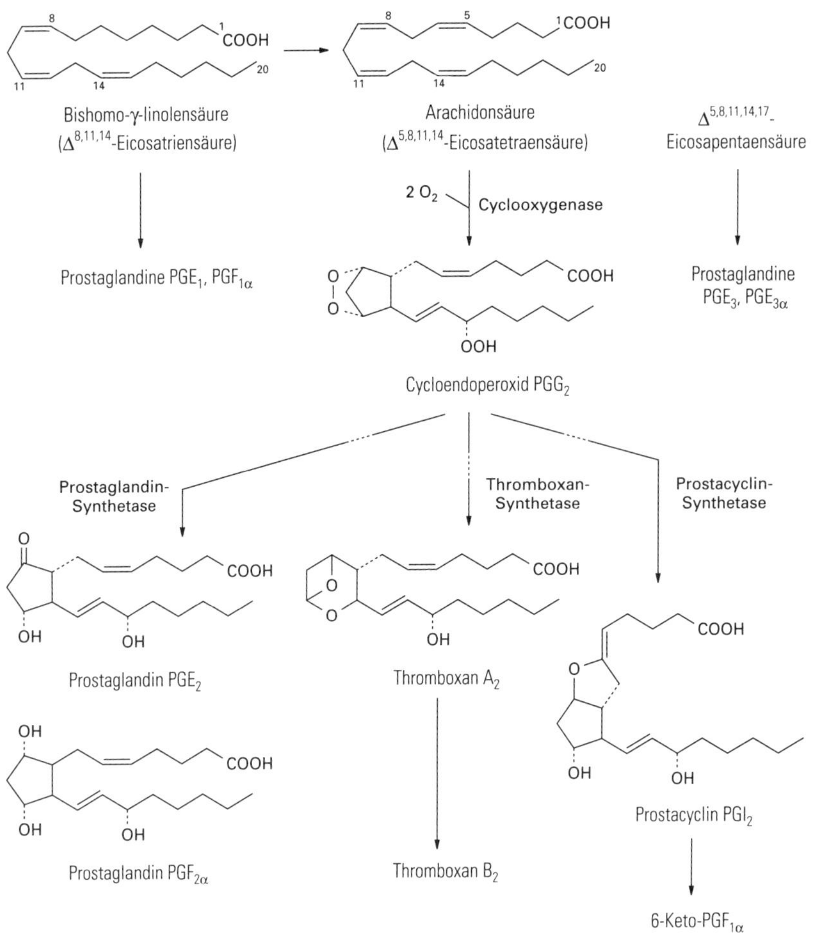


Eicosanoide:
Biosynthese der Prostaglandine, Thromboxane und Prostacycline [13]

**Einkompartimentsystem:** s. Kompartimentmodelle.

**Einkorn, falsches:** s. Chamaelirium luteum.

**Einlauf:** s. Klistier.

**Einreibung, Flüssige:** s. Liniment.

**Einsalzen:** s. Konservierung.

**Einsame Elektronenpaare:** s. Elektronenpaare, Einsame.

**Einschlußkörperchenkrankheit:** s. Zytomegalie.

**Einschlußverbindungen:** Molekülverbindungen*, bei denen kleinere Moleküle in die Hohlräume von größeren eingelagert sind. Die Partner werden z.B. durch van-der-Waals-Kräfte zusammengehalten. Je nach Geometrie der Hohlräume spricht man von: **1.** *Kanaleinschlußverbindungen*, bilden z.B. Cyclodextrine*, Stärke (mit Iod) od. Desoxycholsäure u. Harnstoff, womit z.B. auch die unverzweigten Kohlenwasserstoffe von verzweigten wie Isooctan getrennt werden können; **2.** *Schichteinschlußverbindungen*, werden z.B. von Graphit u. Bentonit (mit Paraffinen od. Alkoholen) gebildet; **3.** *Käfigeinschlußverbindungen, syn.* Clathrate; kristallisieren in käfigartigen Strukturen u. können in die entstehenden Hohlräume kleinere Moleküle einschließen. Beispiele sind Hydrate von Nichtelektrolyten wie $CHCl_3 \cdot 17\ H_2O$, Komplexe von Hydrochinon mit $SO_2$, $CO_2$, Edelgasen u.a. od. Gashydrate wie $Xe \cdot 23\ H_2O$, $Cl_2 \cdot 6\ H_2O$; vgl. Warfarin (Warfarin-Natrium-Clathrat).

**Einstein-Beziehung:** s. Energie.

**Einsteinium:** (Eka-Holmium) Es, 3wertiges Element, OZ 99; mind. 14 Isotope entdeckt, gew. durch Beschießung von Plutonium mit Neutronen od. durch Einw. energiereicher Stickstoffkerne auf $^{238}_{92}U$.

**Einstoffdüse:** s. Airless-System.

**Einzelabweichungen:** s. Ausgleichsrechnung.

**Einzeldosispackung:** Unit dose package. Enthält die zur einmaligen Anwendung erforderliche Menge Packgut (Füllgut) u. kann nach Gebrauch

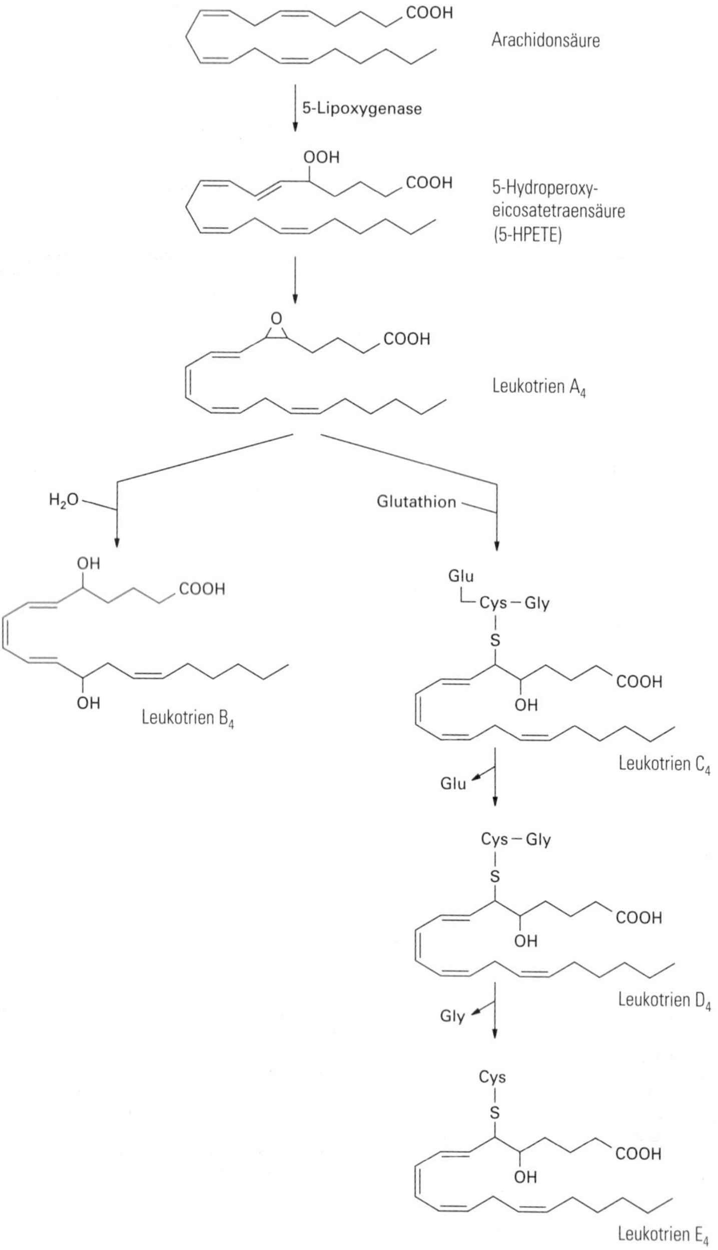


Eicosanoide:
Biosynthese der Leukotriene [13]

nicht wieder verschlossen werden (Einwegpackung).

**Einzelimport von Arzneimitteln**: Im Gegensatz zum sog. allgemeinen "Verbringungsverbot" für in Deutschland nicht zugelassene Arzneimittel dürfen nach § 73 Abs. 3 AMG Fertigarzneimittel, die in Deutschland nicht zugelassen sind, nach Deutschland importiert werden, wenn sie im

Herkunftsland in Verkehr gebracht werden dürfen u. von Apotheken bestellt sind. Apotheken dürfen solche Arzneimittel aber nur auf besondere Bestellung (ärztliche Verschreibung bzw. Kundenwunsch) beziehen. Arzneimittel, die aus Ländern, die nicht Mitglied der Europäischen Gemeinschaften od. d. Abkommens über den Europäischen Wirtschaftsraum sind, importiert werden, dürfen grundsätzlich nur auf ärztliche Verschreibung abgegeben werden. Über Bezug u. Abgabe von einzeln importierten Arzneimitteln sind nach § 18 ApBetrO in der Apotheke Aufzeichnungen zu führen.

**Einzeller:** Organismen, die nur aus einer einzigen Zelle bestehen.

**Einzige Suchtgiftkonvention:** s. Betäubungsmittelrecht.

**Eisen:** Ferrum, Fe, 2-, 3-, 6wert. Element, OZ 26, $A_r$ 55.847. D. 7.873, Schmp. 1539°C, Sdp. 3070°C; reines E. ist silberweiß, an feuchter Luft wird es unt. Bildung von Rost ($xFeO \cdot yFe_2O_3 \cdot zH_2O$) angegriffen; lösl. in verd. Säuren, unlösl. in konz. Säuren (Passivität infolge Bildung einer Oxidschicht). Feinstverteiltes Fe ist an der Luft entzündl. (sog. pyrophores E.). 3 enantiotrope Modifikationen (α-, γ-, δ-Fe). Vork.: selten gediegen (Meteoreisen), in d. Erdrinde zu ca. 4.7%, im Gestein, Meer-, Fluß-, Quellwasser. Wichtige Eisenerze: Magneteisenstein ($Fe_3O_4$), Roteisenstein ($Fe_2O_3$, s. Eisen(III)-oxid), Brauneisenstein ($2\ Fe_2O_3 \cdot 3\ H_2O$), Spateisenstein ($FeCO_3$), Eisenkies ($FeS_2$). Gew. durch Verhüttg. der Erze mit Koks im Hochofen. (Roheisen enthält über 1.7%, Stahl unter 1.7% Kohlenstoff. Zahlreiche Legierungen). Roheisen ist spröde, daher nicht schmiedbar u. schmilzt beim Erhitzen plötzlich. Stahl ist schmiedbar u. beim Schmelzen allmählich erweichend.

**Physiologie:** wichtiges Bioelement f. Mensch, Tier u. Pflanze. Die Unentbehrlichkeit von E. f. jede Form organischen Lebens beruht auf seiner Mitwirkung bei Elektronenübertragungsreaktionen (s. Atmungskette). Bei den höher entwickelten vielzelligen Lebewesen wird ferner die Fähigkeit des komplexgebundenen Eisens zur reversiblen Bindung molekularen Sauerstoffs ausgenutzt (s. Hämoglobin). Der Eisenbestand beim Erwachsenen beträgt insgesamt 3 bis 5 g, davon ca. 65% im Hämoglobin*. Der tägliche Bedarf eines Erwachsenen beträgt ca. 1 bis 5 mg Eisen. Die tägliche Zufuhr an Gesamt-Fe soll 10 bis 15 mg betragen, da nur ein Bruchteil resorbiert wird; Resorption als $Fe^{2+}$, $Fe^{3+}$ wird im Darm zu $Fe^{2+}$ reduziert. Eisenverlust des Körpers durch Abschilferung des Darmepithels u. der Haut ca. 1 mg/d. Bei jeder Blutung geht mit dem Hämoglobin Eisen verloren (1 mL Blut enthält 0.5 mg Fe). Die bei der Menstruation ausgeschiedene Eisenmenge wurde mit 10 bis 30 mg Eisen/Monat bestimmt. Der Eisenverlust durch Schwangerschaft u. Geburt beträgt ca. 500 mg, durch Stillen gehen 0.5 g/d verloren. Eine gesteigerte Eisenresorption sorgt in diesen Fällen f. Ausgleich. **Anw.** med.: bei Eisenmangelanämie* u. großen Blutverlusten, in der Schwangerschaft etc. Zur peroralen Zufuhr werden hauptsächl. Eisen(II)-Salze verwendet, da sie rasch resorbiert werden; i.v. sind Eisen(III)-Komplexe wirksamer.

**Tox.:** Eisensulfat ($FeSO_4 \cdot 12\ H_2O$) u. die Eisenchloride ($FeCl_2$, $FeCl_3$) wirken in höheren Konz. ätzend. Aus Kalium-eisen(III)-cyanid, $K_3[Fe(CN)_6]$, kann im Magen Blausäure (HCN) entstehen. Einnahme von Eisen(II)-sulfat(-Tabletten) in Grammdosen führt zu blutigem Erbrechen, Diarrhö, Teerstuhl, bes. bei Kindern auch zum Tod. Geschätzte letale Dosis: Kleinkinder 3 bis 10 g, Erwachsene 10 bis 50 g. Antid.: Deferoxamin*.

Nachw.: $Fe^{2+}$ wird z.B. mit Kalium-eisen(III)-cyanid, $Fe^{3+}$ mit Kalium-eisen(II)-cyanid jeweils als Berliner Blau nachgewiesen, $Fe^{3+}$ auch als tiefrotes Thiocyanat; quantitativ kann Fe oxidimetr., manganometr., komplexometr. od. gravimetr. bestimmt werden. Kolorimetr. kann $Fe^{2+}$ z.B. mit Phenanthrolinhydrochlorid* u. $Fe^{3+}$ als Thiocyanat bestimmt werden.

**Gesch.:** E. war bereits im 3. Jhd. v. Chr. in Ägypten u. Kleinasien in Gebrauch; in Europa wurden Hinweise auf Eisenverhüttung um das 5. Jhd. v. Chr. gefunden. Die ersten Hochöfen gab es etwa im 14. Jhd.

**HOM:** *Ferrum metallicum* (HAB1.3): reduziertes Eisen; Konstitutionsmittel; verord. z.B. b. Anämie, Migräne, Rheumatismus (Schulterbereich), Bronchitis, Fieber, Magenleiden.

**HOM:** *Ferrum sidereum* (HAB1.2): Eisenmeteorit (schwere Splitter mit schwachem Metallglanz (mind. 75% Fe).

**Eisen(III)-acetat:** Ferrum aceticum, Basisches Ferriacetat, Basisch-essigsaures Eisenoxid. Zstzg. wechselnd, meist $(CH_3COO)_2FeOH$, Geh. an Eisen ca. 30%. Darst.: durch Auflösen von Eisenhydroxid in verd. Essigsäure; läßt man diese Lsg. verdunsten, so erhält man **Lösl. bas. Eisen(III)-acetat** (Ferrum aceticum solubile), rotbraunes Pulver od. Lamellen, lösl. in kaltem Wasser, Ethanol sowie in HCl u. $HNO_3$. Dampft man d. Lsg. ein, so erhält man **Unlösl. bas. Eisen(III)-acetat** (Ferrum aceticum siccum), gelbbraunes Pulver, unlösl. in Wasser. **Anw.** med.: früher als Tonikum (Liqu. Ferri subacetici, Tct. Ferri acetici Rademacher); hauptsächl. techn.: in der Gerberei.

**HOM:** *Ferrum aceticum:* verord. z.B. b. Rheumatismus (Schulterbereich), Bronchitis; s.a. Eisen.

**Eisen, Äpfelsaures:** s. Eisenmalat.

**Eisenammoniumalaun:** s. Ammoniumeisen(III)-sulfat.

**Eisen(III)-ammoniumcitrat:** s. Ammoniumeisen(III)-citrat.

**Eisen(II)-ammoniumsulfat:** s. Ammoniumeisen(II)-sulfat.

**Eisen(III)-ammoniumsulfat:** s. Ammoniumeisen(III)-sulfat.

**Eisenalbuminat:** Ferrum albuminatum, Zstzg. ungeklärt, Fe-Geh. ca. 13%. Rotbraune Lamellen, in schwach alkalischer Lsg. lösl., od. braunes Pulver, unlösl. in Wasser. **Zuber.:** Liquor Ferri albuminati* (Ferrum albuminatum solutum).

**Eisenalbuminatlösung:** s. Liquor Ferri albuminati.

**Eisen(II)-arsenat:** Ferrum arsenicicum, Ferroarsenat, Arsensaures Eisenoxydul; $Fe_2(AsO_4)_3 \cdot 3\ H_2O$. Fe-Geh. 10 bis 12.5%. Gelbgrünes od. gelbbraunes Pulver, unlösl. in Wasser, leicht lösl. in verd. Salzsäure. **Anw.** med.: früher bei Lupus, Krebs.

**Eisen(III)-arsenit:** Ferrum arsenicosum, Ferriarsenit, basisches arsenigsaures Eisenoxid, Zstzg. etwa: $4\ Fe_2O_3 \cdot As_2O_3 \cdot 5\ H_2O$. Darst.: durch Fällen einer Eisen(III)-acetat-Lsg. mit der Lsg. eines Alkalimetallarsenits.

**HOM:** *Ferrum arsenicosum:* basisches arsenigsaures Eisenoxid; verord. z.B. b. Appetitlosigkeit, Anämie, zur Rekonvaleszenz.

**Eisenbakterien:** in eisenhaltigen Gewässern (auch im Trinkwasser) bisweilen massenhaft auftretende Bakterien, die $Fe^{2+}$ zu $Fe^{3+}$ oxidieren.

**Eisen(II)-bromid:** Ferrum bromatum, Eisenbromür; $FeBr_2$. Hellgrüne, zerfließl. Kristalle. Darst.: durch Auflösen von Eisenpulver in Bromwasserstoffsäure.

**Eisen(III)-bromid-Lösung:** Ferrum sesquibromatum solutum, Ferribromidlösung, Liquor Ferri sesquibromati; wäßrige Lsg. von $FeBr_3$. Darst.: durch Eintragung von Eisenpulver in Brom unter Wasser; dunkelbraune Flüss.

**Eisenbromür:** s. Eisen(II)-bromid.

**Eisen(II)-carbonat:** Ferrum carbonicum, Ferrocarbonat; $FeCO_3$. Darst.: durch Zusammengießen heißer Lsg. von Eisen(II)-sulfat u. Natriumhydrogencarbonat. Grünlichweißes Pulver, nicht haltbar, oxidiert an der Luft zu Eisenhydroxid u. wird braun. Es wird daher mit Zucker verrieben, der das Präparat vor der Oxidation schützt. **Ferrum carbonicum cum Saccharo** DAB6: Zuckerhaltiges Ferrocarbonat, Ferrum carbonicum saccharatum. Grünlichgraues, geruchloses, hygr. Pulver, das anfangs süß, dann schwach nach Eisen schmeckt, in Wasser nur teilweise lösl., Fe-Geh. 9.5 bis 10%. Darst.: Frisch gefälltes u. ausgewaschenes Eisen(II)-carbonat (s. o.) wird mit Zucker verrieben u. zur Trockne eingedampft. **Anw.** med.: zur Eisensubstitution. **HOM:** *Ferrum carbonicum:* Ferrum carbonicum cum Saccharo, **HOM:** *Siderit* (HAB1.3): natürliches Mineral (mind. 70% Eisen(II)-carbonat); verord. z.B. b. Migräne, Bronchitis; s.a. Eisen.

**Eisencarbonat, Zuckerhaltiges:** s. Eisen(II)-carbonat.

**Eisenchinincitrat:** Chininum ferro-citricum; keine einheitliche Verb., sondern Gem. v. Chinincitrat m. Eisen(II)- u. Eisen(III)-citrat. Glänzende, dunkelrotbraune Blättchen v. bitterem Geschmack, lösl. in Wasser, wenig lösl. in Ethanol; Geh. 9 bis 10% wasserfreies Chinin u. 21% Eisen. **Off.:** ÖAB90. **Anw.** med.: als Roborans, Tonikum, Stomachikum; **Dos.:** 0.05 bis 0.2 g mehrmals tgl.

**Eisen(II)-chlorid:** Eisen(II)-chlorid-tetrahydrat, Ferrochlorid, Eisenchlorür, Ferrum chloratum (vgl. aber Eisen(III)-clorid); $FeCl_2 \cdot 4\ H_2O$, $M_r$ 198.8. Blaßgrünes, krist. Pulver, sehr leicht lösl. in Wasser unter Zusatz von einigen Tr. Salzäure. Inkomp.: alkal. Stoffe, Oxidationsmittel, Phosphate. Darst.: durch Auflösen v. Eisen in reiner Salzsäure u. Eindampfen. **Anw.** med.: zur Eisensubstitution.. **Ferrum chloratum siccum:** Trokkenes Eisenchlorür. Weißes Pulver, in Wasser fast klar lösl. **Anw.:** wie Eisen(II)-chlorid-tetrachlorid.

**Eisen(III)-chlorid:** Eisen(III)-chlorid-hexahydrat, Ferri chloridum, Ferrichlorid, Ferrum chloratum (vgl. aber Eisen(II)-chlorid), Ferrum trichloratum, Ferrum sesquichloratum cristallisatum, Kristallines Eisenchlorid, Ferrum perchloratum; $FeCl_3 \cdot 6\ H_2O$, $M_r$ 270.3. Gelbe, krist., hygr. Stücke, sehr leicht lösl. in Wasser, Ethanol u. Ether. **Off.:** DAC86, ÖAB90, Ph.Helv.7. **Anw.** med.: als Styptikum u. Kaustikum in Form der Solutio Ferri chlorati* (Eisenchloridlösung); s. Gossypium haemostaticum. (Eisenchloridlsg. koaguliert Eiweiß, daher inn. nicht verwendbar). **HOM:** *Ferrum sesquichloratum,* F. muriaticum, *Ferrum sesquichloratum solutum* (HAB1.4); Liquor Ferri sesquichlorati: wäßrige Lsg. von Eisen(III)-chloridhexahydrat (47.4 bis 49.8%). **Anw.:** s. Eisen.

**Eisenchlorid, basisches:** Eisenoxychlorid, Ferrum oxychloratum. Enthalten in **Liqu. Ferri oxychlorati:** Eisenoxychloridlösung. Braunrote, klare Flüss. Eisengehalt ca. 3.5%. **Liquor Ferri oxychlorati dialysati** DAB6: Dialysierte Eisenoxychloridlösung. Zstzg.: 50 T. Eisenchloridlösung, 33 T. Ammoniak. Klare, tiefbraunrote Flüss. **Anw.:** äuß. früher als Styptikum.

**Eisen(III)-chlorid-Lösung:** s. Solutio Ferri chlorati.

**Eisenchloridwatte:** s. Gossypium haemostaticum.

**Eisenchlorür:** s. Eisen(II)-chlorid.

**Eisen(III)-citrat:** Ferrum citricum oxydatum, Ferricitrat, Eisen(III)-zitrat, Zitronensaures Eisenoxid; $FeC_6H_5O_7 \cdot 3\ H_2O$; Geh. an Fe ca. 20%. Rote Lamellen, leicht lösl. in heißem Wasser, langsam aber vollkommen lösl. in kaltem Wasser, unlösl. in Ethanol. **Anw.** med.: zur Eisensubstitution.

**Eisen(II)-cyanwasserstoffsäure:** s. Hexacyanoeisen(II)-säure.

**Eisen(III)-cyanwasserstoffsäure:** s. Hexacyanoeisen(II)-säure.

**Eisen(III)-diphosphat:** Eisen(III)-pyrophosphat; Ferrum pyrophosphoricum, Ferripyrophosphat, pyrophosphorsaures Eisenoxid; $Fe_4(P_2O_7)_3 \cdot 9\ H_2O$, $M_r$ 907.7. Eisengehalt mind. 22%. Weißes Pulver, fast unlösl. in Wasser, lösl. in verdünnter Salzsäure. **Anw.:** früher bei Eisenmangelanämie.

**Eisen(III)-diphosphat mit Ammoniumcitrat:** Eisen(III)-pyrophosphat mit Ammoniumcitrat; Ferrum pyrophosphoricum cum Ammonio citrico, Geh. ca. 15.6% Eisen. Grünlichgelbe Blättchen, lösl. in Wasser.

**Eisen(II)-disulfid:** s. Eisen(II)-sulfid.

**Eisen-Elixier:** s. Solutio Ferri aromatica.

**Eisen(II)-fumarat:** Ferrofumarat Ph.Eur.3, Ferretab®; CAS-Nr. 141-01-5; $C_4H_2FeO_4$, $M_r$ 169.9. Rötlich braunes Pulver, geschmack- u. geruchlos. Wenig lösl. in Wasser. **Anw.:** Substitution bei Eisenmangelanämie. **Nebenw.:** gastrointestinale Beschwerden.

**Eisenglanz:** s. Eisen(III)-oxid.

**Eisen(II)-gluconat:** Ferrosi gluconas Ph.Eur.3, Ferrum gluconicum, Ferrosum gluconicum, Ferrogluconat; $C_{12}H_{22}FeO_{14} \cdot 2\ H_2O$, $M_r$ 482.2. Bräunl. Pulver, lösl. in Wasser, sehr schwer lösl. in Ethanol. **Anw.:** bei Eisenmangelanämien.

**Eisenglycerophosphat:** Ferrum glycerinophosphoricum, Ferriglycerophosphat, Glycerinphosphorsaures Eisenoxid; $[C_3H_5(OH)_2OPO_3]_3Fe_2$. Gelbl.grüne, glänzende Lamellen od. grünlichgelbes Pulver, lösl. in Wasser u. verd. Ethanol. Fe-Geh. 14 bis 15%. Darst.: durch Auflösen von Eisenhydroxid in Glycerinphosphorsäure. **Anw.** med.: zur Eisensubstitution, bei Anämie, Rekonvaleszenz. **Dos.:** 0.1 bis 0.2 g (Kinder 0.05 g bis 0.2g pro die).

**Eisen(III)-hexacyanoferrat(II):** s. Berliner Blau.

**Eisenholzsamenöl:** s. Argania sideroxylon.

**Eisenhut, Blauer:** s. Aconitum napellus.

**Eisenhut, Gelber:** s. Aconitum septentrionale.

**Eisenhutknollen:** Tubera Aconiti, s. Aconitum napellus.

**Eisenhuttinktur:** s. Tinctura Aconiti.

**Eisen(III)-hydroxid:** Ferrum oxydatum hydricum, Ferrum oxydatum fuscum, Braunes Eisenoxidhydrat; $Fe(OH)_3$. Rotbraunes Pulver, lösl. in verd. HCl. **Anw.** med.: zur Eisensubstitution. **Zuber.:** Ferrum oxydatum cum Saccharo, s. Eisenzucker.

**Eisen(II)-hypophosphit:** s. Eisen(II)-phosphinat.

**Eisen(III)-hypophosphit:** s. Eisen(III)-phosphinat.

**Eisen(II)-iodid:** Ferrum iodatum, Ferroiodid, Eiseniodür, Iodeisen; $FeI_2$. Graublaue, hygr., krist. Masse, nicht haltbar. Darst.: durch Aufeinanderwirken von Eisenpulver u. Iod in Wasser u. Eindampfen der Lsg. Verwendet in Sirupus Ferri iodati*. **Ferrum iodatum saccharatum:** Zukkerhaltiges Eisen(II)-iodid, Verreibung v. Eisen(II)-iodid-Lsg. mit Lactose. Gelbl.-weißes Pulver, lösl. in Wasser, Geh. ca. 20% $FeI_2$.

**HOM:** *Ferrum jodatum:* verord. z.B. b. Kindern mit Drüsenschwellung, Anämie, Infektion der oberen Luftwege.

**Eiseniodür:** s. Eisen(II)-iodid.

**Eisen(III)-kakodylat:** Ferrum kakodylicum, Ferrikakodylat, Eisenkakodylat, kakodylsaures Eisenoxid; $[(CH_3)_2AsO_2]_3Fe$, $M_r$ 466.9. Gelbl. bis braungelbes Pulver, lösl. in Wasser, fast unlösl. in Ethanol, Geh. an As 45 bis 48.5%. Darst.: durch Umsetzung von Bariumkakodylat mit Eisen(III)-sulfat. **Anw.** med.: früher bei Eisenmangelanämie.

**Eisenkies:** s. Eisen.

**Eisenkraut:** s. Verbena officinalis, Stachys recta.

**Eisen(II)-lactat:** Ferrum lacticum DAB6, Ferrolactat, milchsaures Eisenoxydul; $[CH_3–CH(OH)–COO]_2Fe \cdot 3\ H_2O$, $M_r$ 288.03. Grünl.-weiße, aus kleinen nadelförmigen Kristallen bestehende Krusten od. krist. Pulver, lösl. in ca. 40 T. kalt. Wasser u. 12 T. heißem Wasser, sehr schwer lösl. in Ethanol, Geh. mind. 97.3% Eisen(II)-lactat (entspricht 18.9% Fe). Darst.: durch Zusammenbringen von Calciumlactat u. Eisen(II)-chlorid-Lsg. u. Auskristallisieren. **Anw.** med.: bei Eisenmangelanämie.

**Eisenlösung, Aromatische:** s. Solutio Ferri aromatica.

**Eisenmalat:** Ferrum malicum, Ferrum pomatum, Äpfelsaures Eisen, Ferrimalat; $C_{12}H_{12}Fe_2O_{15}$. Darst.: durch Auflösen von metall. Eisen in Apfelsaft u. Eindampfen der Lsg. **Anw.** med.: früher bei Eisenmangelanämie; nur in Form von Extractum Ferri pomati*, Eisenhaltiges Apfelextrakt, u. Tinctura Ferri pomati*, Äpfelsaure Eisentinktur.

**Eisenmangel:** zur Therapie (Substitution): s. Eisen.

**Eisenmangelanämie:** häufige Anämieform, bei der die Hämoglobinbildung durch Eisenmangel behindert ist. Ursachen: 1. Eisenverlust durch Blutungen, 2. mangelhafte Ausnutzung des mit der Nahrung aufgenommenen Eisens, 3. mangelhafte Resorption, 4. mangelhafte Zufuhr. Symptome: Kopfschmerzen, Müdigkeit, Schlafstörungen, fahle Blässe der Haut, depressive Verstimmung u.a. Ther.: s. Eisen.

**Eisenmeteorit:** s. Eisen.

**Eisenmohr:** Ferrum oxydulatum nigrum, Aethiops martialis, wasserhaltiges Eisen(II,III)-oxid; $Fe_3O_4$; schwarzes, amorphes Pulver, lösl. in Salzsäure; als Druckerfarbe verwendet.

**Eisen(III)-nitrat:** Ferrum nitricum, Ferrinitrat, salpetersaures Eisenoxid; $Fe(NO_3)_3 \cdot 9\ H_2O$. Hellviolette, hygr. Kristalle, leicht lösl. in Wasser, lösl. in Ethanol mit brauner Farbe. Darst.: durch Auflösen von Eisenpulver in 20 bis 30%iger Salpetersäure. **Anw.** med.: früher als Adstringens bei Magen- u. Darmblutungen (eiweißfällend); techn.: zum Schwarzfärben von Seide, als Beize in der Färberei (Eisenbeize), zum Gerben.

**Eisen(III)-oxid:** Ferrum oxydatum rubrum, Eisenoxid (rotes), Ferrioxid; $Fe_2O_3$. Rote bis schwarze Kristalle, unlösl. in Wasser. Kommt in zwei Modifikationen vor. Natürliches Eisen(III)-oxid (Eisenoxid, Roteisenstein, Hämatit, Rötel, Eisenglanz, Blutstein, Roter Glaskopf) ist paramagnetisches $\alpha$-$Fe_2O_3$ u. ist ein häufiges Mineral; es entsteht auch aus ferromagnetischem $\gamma$-$Fe_2O_3$ beim Erhitzen auf über 300°C. **Anw.** techn.: Malerfarbe (Caput mortum, Colcothar vitrioli, Englisch Rot, Braunrot, Pariser Rot, Pompejan. Rot) u. Poliermittel (Polierrot).

**HOM:** *Hämatit* (HAB1.3), Lapis Haematitis: nat. vorkommendes Mineral mit mind. 90% Eisen(III)-oxid; verord. z.B. b. Anämie, Migräne, Fieber; s.a. Eisen.

**Eisenoxid, Basisch-essigsaures:** s. Eisen(III)-acetat.

**Eisenoxid, Citronensaures:** s. Eisen(III)-citrat.

**Eisenoxid, Glycerinphosphorsaures:** s. Eisenglycerophosphat.

**Eisenoxidhydrat, Braunes:** s. Eisen(III)-hydroxid.

**Eisenoxid, Kakodylsaures:** s. Eisen(III)-kakodylat.

**Eisenoxid, Natürliches:** s. Eisen(III)-oxid.

**Eisenoxid, Phosphorsaures:** s. Eisen(III)-phosphat.

**Eisenoxid, Pyrophosphorsaures:** s. Eisen(III)-diphosphat.

**Eisenoxid, Salpetersaures:** s. Eisen(III)-nitrat.

**Eisenoxid, Schwefelsaures:** s. Eisen(III)-sulfat.

**Eisenoxychlorid:** s. Eisenchlorid, basisches.

**Eisenoxydul, Arsensaures:** s. Eisen(II)-arsenat.

**Eisenoxydul, Milchsaures:** s. Eisen(II)-lactat.

**Eisenoxyduloxid:** Nat. Magneteisenstein, s. Eisen.

**Eisenoxydul, Phosphorsaures:** s. Eisen(II)-phosphat.

**Eisenoxydul, Schwefelsaures:** s. Eisen(II)-sulfat.

**Eisenoxydul, Unterphosphorigsaures:** s. Eisen(II)-phosphinat.

**Eisenpeptonat:** Ferrum peptonatum [EB6], Ferripeptonat, Peptoneisen. Braune Kristalle, lösl. in Wasser, Fe-Geh. ca. 24 bis 25%. **Anw.** med.: bei Eisenmangelanämie (Liquor Ferri peptonati).

**Eisen(II)-phosphat:** Ferrum phosphoricum oxydulatum, Ferrophosphat, Phosphorsaures Eisenoxydul; $Fe_3(PO_4)_2 \cdot 8\ H_2O$. Graublaues Pulver, unlösl. in Wasser u. Ethanol, lösl. in Säuren. **Anw.** med.: wie Eisen(III)-phosphat, als Eisen(II)-salz leichter resorbierbar.

**Eisen(III)-phosphat:** Ferrum phosphoricum oxydatum, Ferriphosphat, Phosphorsaures Eisenoxid, Eisenoxidphosphat; $FePO_4 \cdot 4\ H_2O$, $M_r$ 222.9. Gelblichweißes Pulver, unlösl. in Wasser u. Ethanol, lösl. in Säuren. Darst.: durch Zusammengießen v. Eisenchlorid u. Natriumphosphatlsgen u. Trocknen des Niederschlags. **Anw.** med.: früher bei Rachitis. **Dos.:** 0.1 bis 0.5 g mehrmals tgl.

**HOM:** *Ferrum phosphoricum:* verord. z.B. b. Anämie, initialen Fieberzuständen, Bronchialerkrankungen, Mittelohrentzündung.

**Eisen(II)-phosphinat:** Eisen(II)-hypophosphit;

Ferrum hypophosphorosum oxydulatum, Ferrohypophosphit, Unterphosphorigsaures Eisenoxydul; $Fe(H_2PO_2)_2$. Grünl. krist. Pulver; sehr leicht zersetzlich.

**Eisen(III)-phosphinat:** Eisen(II)-hypophosphit; Ferrum hypophosphorosum oxydatum, Ferrihypophosphit, Unterphosphorigsaures Eisenoxid; $Fe(H_2PO_2)_3$. Grauweißes Pulver, fast unlösl. in Wasser. **Anw.** med.: früher als Tonikum.

**Eisen(II)-picrat:** $Fe[C_6H_2(NO_2)_3O]_2 \cdot 5\ H_2O$. **HOM:** *Ferrum picrinicum:* verord. z.B. b. Prostatahypertrophie.

**Eisenpillen:** s. Pilulae Ferri carbonici Blaudii.

**Eisenpulver:** Ferrum pulveratum, Ferrum porphyrisatum, Limatura Martis praeparata. Gehahlt an Fe mind. 99%. Feines, schweres, graues Pulver, lösl. in verd. Salz- u. Schwefelsäure unter Wasserstoffentwicklung.

**Eisen(III)-pyrophosphat:** s. Eisen(III)-diphosphat.

**Eisen(III)-pyrophosphat mit Ammoniumcitrat:** s. Eisen(III)-diphosphat mit Ammoniumcitrat.

**Eisenquelle:** nat. Heilquelle mit mind. 10 mg Fe/kg. Man unterscheidet Carbonatquellen, oft mit natürlicher Kohlensäure (Eisensäuerling), u. Eisensulfatquellen. Wirk. auf die Blutbildung. **Anw.:** Trinkkuren u. Bäder.

**Eisen, Reduziertes:** Ferrum reductum DAB6, Ferrum hydrogenio reductum, reines Eisen, im Wasserstoffstrom reduziert. Fe-Geh. mind. 96.5%. Feines, schweres, glanzloses, grauschwarzes Pulver, lösl. in verd. Salz- od. Schwefelsäure unter Entwicklung von Wasserstoff. **Anw.** med.: früher bei Eisenmangelanämie; mildes Eisenmittel, wird im Magen von d. Salzsäure zu Eisen(II)-chlorid gelöst, wurde daher unmittelbar vor den Mahlzeiten gegeben (ev. unter Beigabe v. HCl). **Dos.:** 0.5 bis 1 g 3mal/d

**Eisen(III)-rhodanid:** s. Eisen(III)-thiocyanat.

**Eisensäuerling:** Mineralquelle mit mind. 10 mg Eisen u. über 1 g freiem, gelöstem $CO_2$ pro Liter, meist als Eisenhydrogencarbonat, seltener als Eisen(II)-sulfat; vgl. Eisenquelle.

**Eisen(II)-sulfat:** Ferrosi sulfas Ph.Eur.3, Eisen(II)-sulfat-heptahydrat, Ferrum sulfuricum, Ferrosum sulfuricum heptahydricum, Ferrosulfat, schwefelsaures Eisenoxydul; $FeSO_4 \cdot 7\ H_2O$, $M_r$ 278.0. Krist., hellgrünes Pulver; leicht lösl. in Wasser u. Glycerol, unlösl. in Ethanol. Die Substanz färbt sich durch Oxidation in feuchter Luft braun. Darst.: durch Auflösen v. Eisen in Schwefelsäure. **Anw.** med.: bei Eisenmangelanämie usw. **Ferrum sulfuricum siccatum:** Getrocknetes Eisen(II)-sulfat, Eisen(II)-sulfat-sesquihydrat, Ferrosi sulfas sesquihydricus, Ferrosum sulfuricum sesquihydricum; $FeSO_4 \cdot 1.5\ H_2O$, $M_r$ 178.9. Weißl. Pulver, das sich langsam in Wasser löst. **Off.:** ÖAB90, Ph.Helv.7. Darst.: durch Erwärmen von Eisen(II)-sulfat im Wasserbad, bis es 35 bis 36% seines Gewichts verloren hat. **Anw.:** wie Eisen(II)-sulfat. **Ferrum sulfuricum crudum:** Eisenvitriol. Grüne Kristalle. Anw. vet. u. äuß.: zu Eisenbädern.

**HOM:** *Ferrum sulfuricum,* Ferrum sulfuricum siccatum.

**Eisen(III)-sulfat:** Ferrum sulfuricum oxydatum, Ferrisulfat, schwefelsaures Eisenoxid; $Fe_2(SO_4)_3$. Gelblichweißes Pulver, lösl. in Wasser.

**Eisen(II)-sulfid:** Ferrum sulfuratum, Ferrosulfid, Schwefeleisen, Eisenmonosulfid, Eisensulfür (nat. Magnetkies). FeS, $M_r$ 87.9. Grauschwarze, blasige Massen, entwickelt mit verd. Salzsäure Schwefelwasserstoff. Darst.: durch Erhitzen v. Eisenfeilspänen m. Schwefel. **Anw.:** zur Schwefelwasserstoffdarstellung im Laboratorium. *Eisen(II)-disulfid:* nat. Schwefelkies, Eisenkies, Pyrit; $FeS_2$, $M_r$ 120.0. Messinggelbe Kristalle. **Anw.** techn.: Gew. von Schwefelsäure, Sulfitlauge; $FeSO_4$, Fe.

**HOM:** *Pyrit* (HAB1.2): natürliches Mineral mit mind. 90% Eisen(II)-disulfid; verord. z.B. b. chronischer Heiserkeit.

**Eisensulfür:** s. Eisen(II)-sulfid.

**Eisen(III)-thiocyanat:** Ferrum rhodanatum, Ferrirhodanid, Ferrisulfocyanid; $Fe(SCN)_3$. Entsteht als blutrote Lsg. beim Zusammengeben einer Eisen(III)-Salzlsg. u. einer Thiocyanatlsg. Wegen der außerordentlichen Empfindlichkeit dieser Reaktion wird sie zum Nachw. geringster Spuren von Eisen(III)-Ionen benutzt.

**Eisentinktur, Äpfelsaure:** s. Tinctura Ferri pomati.

**Eisenvitriol:** s. Eisen(II)-sulfat.

**Eisen(III)-zitrat:** s. Eisen(III)-citrat.

**Eisenzucker:** Ferri oxidum saccharatum, Ferrum oxydatum cum Saccharo, Ferrum oxydatum saccharatum. Rotbraunes, süß u. schwach nach Eisen schmeckendes Pulver; lösl. in Wasser; Eisengehalt 2.8 bis 3%. Darst.: durch Vermischen von frisch gefälltem Eisen(III)-hydroxid mit Zukker. **Off.:** DAB6, ÖAB90, Ph.Helv.7. **Anw.:** als Tonikum.

**Eisenzucker, Flüssiger:** Ferri oxidum saccharatum liquidum; Ferrum oxydatum cum Saccharo liquidum. 2.8 bis 3.1% Fe (55.85). Zstzg. nach DAC86: 145 g Eisen-(III)-chlorid, 260 g Natriumcarbonat-Dekahydrat, 450 g Saccharose, 10 g Kaliumtartrat-Hemihydrat, 50 g 90% Ethanol, Weinsäure n.B., Wasser n.B. **Anw.:** als Bestandteil von Elixieren zur Ther. von Eisenmangelanämien. **Übl. Dos.:** Erwachsene 3mal/d 1 g; Kinder (6 bis 14 J.) 3mal/d 0.35 g.

**Eisenzuckersirup:** s. Sirupus Ferri oxydati.

**Eisessig:** Acidum aceticum glaciale; s. Essigsäure.

**Eismycin®:** s. Mupirocin.

**Eisprung:** s. Ovulation.

**Eispunkt:** 0°C (273.15 K, 32°F); Fixpunkt der Celsius-Temperatur-Skala. Schmelzpunkt des Eises, die Gleichgewichtstemperatur zwischen Eis u. luftgesättigtem Wasser bei 101.3 kPa (1.013 bar, 760 Torr).

**Eisstein:** Kryolith, s. Natriumhexafluoroaluminat*.

**Eiter:** Pus.

**Eiter.....:** s.a. Pyo.... .

**Eiterbecken:** Nierenförmige Schale aus Email-le od. Kunststoff, die zur Aufnahme von Blut od. Sekreten dient. Die nierenförmige Form eignet sich besonders zum dichten Anlegen an den Körper.

**Eiweiß, Eiweiß.....:** s. Protein, Protein..... .

**Eiweißanaphylaxie:** s. Anaphylaxie.

**Eiweißbindung:** s.a. Plasmaproteinbindung.

**Eiweißkörper:** s. Proteine.

**Eiweißlösung:** 1 T. frisches Hühnereiweiß wird in 9 T. Wasser gelöst. Bei Bedarf frisch zu bereiten u. zu filtrieren.

**Eiweißzellen:** bestimmte Phloemparenchymzellen bei Gymnospermen, die morphologisch u. physiol. eng mit den Siebzellen verbunden sind; auch Strasburger-Zellen genannt.

**Ejakulat:** s. Sperma.

**Eka-(Elemente):** als der russische Forscher D. I. Mendelejew sein Periodensystem* der Elemente aufstellte, fand er Lücken, f. die er noch zu entdeckende Elemente mit bestimmten chemischen u. physikalischen Eigenschaften 1871 voraussagte. Er verwendete für diese Elemente die Vorsilbe Eka (Sanskrit: eins), also z.B. „Eka-Aluminium" (Gallium), „Eka-Bor" (Scandium) u. „Eka-Silicium" (Germanium). Später hat man „Eka" auch auf für andere neue Elemente verwendet.

**EKG:** s. Elektrokardiogramm.

**Ekgonin:** s. Ecgonin.

**Eklampsie:** (*gr.* ἐκλάμπω hervorstrahlen) lebensgefährliche, blitzartig auftretende Gestose*.

**Ekliptisch:** s. Konformation.

**E-Kohle:** s. Aktivkohle.

**ektebin®:** s. Protionamid.

**Ektoenzyme:** veraltete Bez. f. Enzyme*, die von Zellen sezerniert werden u. außerhalb der Zelle (z.B. im Darm) wirken; vgl. Endoenzyme.

**Ektoparasit:** (*gr.* ἐκτός außen, παράσιτος mitspeisend) Außenparasit (Gegensatz Endoparasit*); temporär od. stationär auf einer anderen Spezies lebender tierischer Schmarotzer; bes. Arthropoden* (Gliederfüßer).

**Ektoplasma:** die äußere Protoplasmaschicht, s. Protoplasma.

**Ektosporen:** s. Sporen.

**Ektotoxine:** von Bakterien ausgeschiedene Toxine z.B. Diphtherie, Tetanus, Botulismus, Gasbrand, Staphylokokken; vgl. Endotoxine.

**Ekzem:** Hautausschlag, der auf mannigfachsten Ursachen beruht u. in den verschiedensten Formen auftritt: Knötchen-, Pustel-, Bläschen-, Schuppenbildung, Schwellung u. Rötung, juckend u. nässend, ohne Narbenbildung abheilend.

**Elaeis guineensis** Jacq.: Fam. Arecaceae (Palmae), Ölpalme (Tropen). Stpfl. v. **Oelum Palmae:** Palmfett, Palmbutter, Palmöl, ein butterartiges, schwach veilchenartig riechendes dunkelgelbes Fett aus dem Fruchtfleisch. **Inhaltsst.:** Glyceride der Palmitin-, Stearin-, Öl- u. Linolsäure sowie freie Fettsäuren u. Carotin. Aus den Fruchtkernen wird das **Palmkernöl** gew. Anw. beider Öle als Speisefette sowie zur Kerzen- u. Seifenfabrikation. Aus dem Palmöl wird ferner Carotin gewonnen.

**Elaeoptene:** Äther. Öle, s. Olea aetherea.

**Elaeosaccharum(a):** Ölzucker. Mischung von ätherischem Öl mit Zucker (in der Regel Saccharose). Erlaubt die Verarbeitung u. Verabreichung kleiner Mengen an äther. Öl in feindispergierter pulveriger Form. Nach ÖAB90: 1 Tr. äther. Öl u. 2.0 g Saccharose. **Anw.:** als nicht abgeteiltes Pulver, als Geschmackkorrigens u. als mildwirkendes Adjuvans, z.B. in Magenpulvern. Wegen der hohen Flüchtigkeit u. Oxidationsempfindlichkeit des ätherischen Öls ist E. bei Bedarf frisch zu bereiten. Heute finden ätherische Öle in Gelatinehüllen mikroverkapselt als rieselfähige, trockene Aromastoffe Verw., s. Mikrokapseln.

**Elaidinprobe:** dient zur Unterscheidung v. trocknenden u. nichttrocknenden Ölen. Sie beruht auf der durch Stickoxide ($HNO_3$) bewirkten Umwandlung der aus der Glyceridbindung abgespaltenen flüss. Ölsäure *(cis-Form)* in die feste, ihr *trans-isomere* Elaidinsäure. Ausführung: Man gibt zu einer Mischung von 10 mL Salpetersäure u. 2 g des zu untersuchenden Öles 1 g Natriumnitrit in kleinen Anteilen u. läßt an einem kühlen Ort stehen; nach 4 bis 10 h erstarrt dann ein nichttrocknendes Öl (z.B. Ol. Olivarum, Ol. Amygdalarum) zu einer weißen Masse (trocknende Öle bleiben flüssig, halbtrocknende erstarren teilweise od. bleiben ebenfalls ganz flüssig). Die Elaidin-Probe dient auch zur Prüfung von Lebertran auf ev. Beimischung nicht trocknender Öle.

**Elaidinsäure:** *trans*-9-Octadecensäure, Transisomeres der Ölsäure, in geringen Mengen in Fetten u. Ölen enthalten; $C_{18}H_{34}O_2$, $M_r$ 282.5. D. 0.85. Schmp. 51°C. Sdp. 225°C.

**Elainsäure:** Acid. oleinicum, s. Ölsäure.

**Elaiosom:** *bot.* besonders fett- u. eiweißreiches Gewebeanhängsel an einem Samen, z.B. bei Viola tricolor*.

**elantan®:** s. Isosorbidmononitrat.

**Elaphomyces cervinus** (Pers.) Schröter: (Elaphomyces granulatus) Fam. Elaphomycetaceae, Hirschbrunst (Europa), ein Pilz. Stpfl. v. **Fungus (Boletus) cervinus:** Hirschbrunst, Hirschtrüffel. **Inhaltsst.:** Mannitol, Farbstoff, Salze, Gummi, Wirkstoff unbekannt. **Anw.** vet.**:** als Brunstmittel f. Rinder u. Schweine. **Dos.:** 50 bis 60 g.

**Elaps corallinus:** Fam. Elapidae, Korallenschlange, Korallenotter (Tropen). Bis 70 cm lange, rote, giftige Schlange. Inhaltsst. des Giftes: Adenosintriphosphatase, L-Aminosäuredehydrogenase. Giftwirkung auf Kreislauf- u. Nervensystem.

**HOM:** *Elaps corallinus:* Gift aus den Giftdrüsen; verord. z.B. b. Lungenerkrankungen.

**Elastase:** eine Protease, z.B. auch im Pankrassaft enthalten; s. Elastin.

**Elaste:** s. Elastomere.

**Elastin:** Strukturprotein, welches das Hauptprotein der elastischen Fasern, Sehnen, Bänder, Bronchien u. Arterienwände ist u. diesen Geweben ihre hohe Elastizität verleiht. Es besteht hauptsächl. aus Polypeptiden mit hohem Gehalt an Glycin, Alanin u. Prolin u. an apolaren Aminosäuren mit isoprenähnlicher Seitenkette wie Valin, Leucin u. Isoleucin. Daneben ist es quervernetzt durch 2 ungewöhnliche, im UV-Bereich bläulich fluoreszierende Aminosäuren *Desmosin* u. *Isodesmosin,* die als Vernetzer wirken. Das dreidimensionale Netzwerk bedingt außer der Elastizität auch die gelbe Farbe des E., seine Unlöslichkeit in Wasser u. Natronlauge, seine Nichtdenaturierbarkeit durch Hitze u. seine Nichtangreifbarkeit durch Proteasen (außer Elastase). Vorläufer des E. ist das Tropo-Elastin, das noch keine Desmosin- od. Isodesmosin-Quervernetzung aufweist.

**Elastisches Collodium:** s. Collodium elasticum.

**Elastomere:** Elaste. Bei Raumtemperatur gummielastische Körper (nat. od. synth.) mit räumlich weitmaschig vernetzten Molekülen, die sich oberhalb eines best. Temperaturbereiches zersetzen. E. können in best. Lösungsmitteln aufquellen.

**Elateren:** längliche, spindelförmige, sterile Zellen mit schraubenförmiger Wandverdickung im Sporangium des Lebermoos-Sporophyten, die der Sporenausstreuung dienen.

**Elaterin:** *syn.* Cucurbitacin E; s. Cucurbitacine.

**Elaterium:** s. Ecballium elaterium.

**Elaylchlorid:** s. Ethylenchlorid.

**Elcatonin** INN: Carbicalcin, Carbocalcitonin, 1-Butyryl-7-(L-2-aminobutyryl)-26-L-aspartyl-27-L-valyl-29-L-alanylcalcitonin; CAS-Nr. 60731-46-6; $C_{148}H_{244}N_{42}O_{47}$, $M_r$ 3363.82. Ein zum Calcitonin des Aals analoges synth. Calcitonin*. **Anw.:** s. Calcitonin.

**Elcema®:** s. Cellulosepulver.

**Eldisine®:** s. Vindesin.

**Electrocortin:** Aldosteron, s. unter Hormone.

**Electuarium(a):** Latwerge. Brei- od. teigförmige Zuber. aus festen, flüssigen od. zähflüssigen Stoffen, die meist eine Stunde am Wasserbad erhitzt wird, um Enzyme zu zerstören. Als Feststoffe kommen meist Pflanzenpulver zum Einsatz; als Bindemittel dient Sirup, Honig, Tamarindenmus od. Pflaumenmus. Latwergen müssen, um ausreichend haltbar zu sein, am besten sterilisiert werden. Alte Arzneiform; selten verwendet.

**Electuarium Sennae:** Electuarium e Senna, Sennalatwerge. Zstzg. nach DAB6: 1 T. Sennesblätter, 4 T. Zuckersirup, 5 T. gereinigtes Tamarindenmus. Anw. med. u. volkst.: als mildes Abführmittel.

**Electuarium Theriaca:** Theriak*.

**Elefantenläuse, Ostindische:** s. Semecarpus anacardium; E., Westindische: s. Anacardium occidentale.

**Elefantenohr:** s. Amaryllidaceae.

**Elektrische Leitfähigkeit:** s. Leitfähigkeit, Elektrische.

**Elektrischer Leitwert:** s. Leitwert, Elektrischer.

**Elektroanalyse:** quantitative Bestimmung u.a. von Metallen durch elektrische Methoden wie Coulometrie*, Konduktometrie*, Elektrogravimetrie, Polarographie* u. Hochfrequenztitration; s. Elektrolyse.

**Elektrochemie:** Zweig der physikalischen Chemie, Lehre vom Zusammenhang chemischer u. elektrischer Vorgänge.

**Elektroden:** s. Potentiometrie; Glaselektrode: s. pH-Meter (Abb.).

**Elektrodengel:** s. Mucilago ad electrocardiographiam.

**Elektroden, Ionensensitive:** prinzipiell wie die zur pH-Messung verwendete Glaselektrode (s. pH-Meter) aufgebaute Elektroden, die selektiv auf 1wertige Metallkationen (z.B. $Ag^+$, Alkalimetall-Ionen) u. $NH_4^+$ ansprechen u. für deren quantitative Bestimmung verwendet werden. Auf welche Kationen eine i.E. anspricht, hängt vom Aufbau der aktiven Membran der Elektrode ab (z.B. Kaligläser f. $K^+$-sensitive Elektronen). Die Grenzkonzentration liegt bei Bestimmungen mit i.E. oft im Bereich $10^{-8}$g/L u. darunter.

**Elektrodialyse:** s. Osmose.

**Elektrokardiogramm:** EKG, Aufzeichnung der bei der Herztätigkeit entstehenden elektrischen Vorgänge (Aktionsströme bzw. -Spannungen) sowohl in Ruhe (Ruhe-EKG) als auch unter Belastung (Belastungs-EKG).

**Elektrolumineszenz:** s. Lumineszenz.

**Elektrolyse:** durch elektrischen Strom hervorgerufene chem. Veränderung in einem Elektrolyt*, z.B. die Zers. von $H_2O$ zu $H_2$ u. $O_2$ od. einer $CuSO_4$–Lsg. zu Cu u. $O_2$ an Platinelektroden bei Stromdurchgang; s.a. Ion.

**Elektrolyte:** Stoffe wie Salze u. Säuren, die in Lösung od. in geschmolzenem Zustand ganz od. teilweise in Ionen* zerfallen u. daher den elektrischen Strom leiten.

**Elektrolytische Dissoziation:** s. Dissoziation.

**Elektrolytlösung, Zusammengesetzte:** s. Solutio Natrii chlorati composita „Ringer".

**Elektromagnetische Strahlung:** die materiefreie Form von Strahlung*. Die E. St. tritt auf in Form von Licht, Wärmestrahlen, Radiowellen, Röntgenstrahlen*, Gammastrahlen etc. Diese Art von Strahlung heißt so, weil bei ihrer Forpflanzung elektrische u. magnetische Felder kontinuierlich u. wechselnd ineinander übergehen. Die Strahlungsenergie wird mit sinusförmiger Amplitude linear fortgepflanzt. Die elektromagnetischen Strahlen lassen sich daher einfach durch ihre Wellenlänge $\lambda$ bzw. ihre Frequenz $\nu$ charakterisieren. Die Wellenlängen reichen von ca. $10^{-15}$ bis $10^8$ m. Die Frequenz $\nu$ ergibt sich aus $\nu = c/\lambda$, wobei c die Lichtgeschwindigkeit (ca. $3 \cdot 10^{10}$ $cm \cdot s^{-1}$) ist, u. hat die Dimension 1/Zeit (übl. Einheit: $s^{-1}$). Die Wellenzahl, in der Spektroskopie häufig verwendet, ist die reziproke Wellenlänge u. hat daher die Dimension 1/Länge (Übl. Einheit: $cm^{-1}$). E. St. hat grundsätzlich Wellennatur, ist aber in Quanten (Energiepakete) aufgeteilt, so daß sie auch die Charakteristika einer korpuskulären Strahlung zeigt. (Dies kommt auch in den Synonymen Quantenstrahlung, Photonenstrahlung zum Ausdruck.) Diese Strahlungsquanten (Energiequanten) werden als Photonen bezeichnet u. sind durch $E = h \cdot \nu$ definiert ($h$ ist das Planck-Wirkungsquantum*).

**Elektron:** **1.** Elementarteilchen, s. Elektronen. **2.** Elektron®; Leichtmetall-Legierung, bestehend aus ca. 90% Magnesium mit Zusätzen von Aluminium, Kupfer, Zink, Mangan, Silicium u.a. (je nach dem Verwendungszweck). Im Altertum verstand man unter E. eine Gold-Silber-Legierung, die bereits den Sumerern (4. Jahrtausend v. Chr.) bekannt war.

**Elektronegativität:** Maß f. das Bestreben eines Atoms, innerhalb eines Moleküls Elektronen an sich zu ziehen. Ein niedriger Zahlenwert der E. bedeutet ein geringes Bestreben, Elektronen anzuziehen u. eine große Tendenz, Elektronen abzugeben. Ein hoher Zahlenwert hingegen bedeutet eine große Fähigkeit, Elektronen anzuziehen, u. eine geringe Tendenz, Elektronen abzugeben. Die E. nimmt innerhalb einer Gruppe des Periodensystems von oben nach unten ab u. innerhalb einer Periode von links nach rechts zu. Die E. bezieht sich nur auf im Molekül gebundene Atome od. Ionen, nicht auf den Grundzustand.

**Elektronen:** Elementarteilchen* mit einer negativen elektrischen Ladung von $1.6021892 \cdot 10^{-19}$ Coulomb (Elementarladung), einer Ruhemasse von $0.9109534 \cdot 10^{-27}$ Gramm (1/1836.5 der Masse von Wasserstoffatomen 1.0080), also einer relativen Atommasse $A_r$ („Atomgewicht") von 0.000548 u. einem Radius von ca. $10^{-14}$ m. Positiv geladene E. heißen Positronen*. Der korpuskuläre Charakter der E. kann nicht alle Erscheinungen erklären (E. müßten sich z.B. unter dauernder Energieabgabe auf einer spiralförmigen Umlaufbahn allmählich dem Atomkern nähern u. schließlich in ihn stürzen). Daher wird den E. auch Wellencharakter zugeschrieben (elektronegative Ladungswolke).

**Elektronenaffinität:** Energie, die bei Aufnahme eines Elektrons in die Hülle eines Atoms bzw. Moleküls umgesetzt wird.

**Elektronenakzeptor:** Substanz, die von einer anderen, dem Elektronendonator, Elektronen aufnehmen kann, also ein Oxidationsmittel ist.

**Elektronendonator:** Substanz, die an eine andere, dem Elektronenakzeptor, Elektronen abgeben kann, also ein Reduktionsmittel ist.

**Elektronen-Don(at)or-Akzeptor-Komplexe:** EDA-Komplexe; Molekülverbindungen*, die durch Übertragung von Elektronen zwischen 2 Molekülen od. 1 Molekül u. 1 Ion entstehen; vgl. Lewis-Säure-Base-Definition u. Charge-Transfer-Komplex.

**Elektroneneinfang:** s. K-Einfang.

**Elektronenmikroskop:** EM, Mikroskop bei

| Bezeichnung | Anwendung | Wellenlänge l in m | Frequenz n in Hz | Quantenenergie ε in eV |
|---|---|---|---|---|
| Niederfrequenz | | | $-10^{3}$ | $-10^{-11}$ |
| | | $-10^{5}$ | $-10^{4}$ | $-10^{-10}$ |
| Langwellen (LW) | | $-10^{4}$ | $-10^{5}$ | $-10^{-9}$ |
| Mittelwellen (MW) | Rundfunk | $-10^{3}$ | $-10^{6}$ | $-10^{-8}$ |
| Kurzwellen (KW) | Fernsehen | $-10^{2}$ | $-10^{7}$ | $-10^{-7}$ |
| Ultrakurzwellen (UKW) | Kernspinresonanz-tomographie | $-10^{1}$ | $-10^{8}$ | $-10^{-6}$ |
| Dezimeterwellen | | $-10^{0}$ | $-10^{9}$ | $-10^{-5}$ |
| | | $-10^{-1}$ | $-10^{10}$ | $-10^{-4}$ |
| | Radar | $-10^{-2}$ | $-10^{11}$ | $-10^{-3}$ |
| Mikrowellen | | $-10^{-3}$ | $-10^{12}$ | $-10^{-2}$ |
| | | $-10^{-4}$ | $-10^{13}$ | $-10^{-1}$ |
| Infrarot | Thermographie | $-10^{-5}$ | $-10^{14}$ | $-10^{0}$ |
| sichtbares Licht | | $-10^{-6}$ | $-10^{15}$ | $-10^{1}$ |
| | | $-10^{-7}$ | $-10^{16}$ | $-10^{2}$ |
| Ultraviolett | | $-10^{-8}$ | $-10^{17}$ | $-10^{3}$ |
| Röntgen- | | $-10^{-9}$ | $-10^{18}$ | $-10^{4}$ |
| strahlung | Röntgendiagnostik | $-10^{-10}$ | $-10^{19}$ | $-10^{5}$ |
| und | Strahlentherapie | $-10^{-11}$ | $-10^{20}$ | $-10^{6}$ |
| Gammastrahlung | Nuklearmedizin | $-10^{-12}$ | $-10^{21}$ | $-10^{7}$ |
| | | $-10^{-13}$ | $-10^{22}$ | $-10^{8}$ |

Elektromagnetische Strahlung: Hauptbereiche des Spektrums

dem statt Lichtstrahlen Elektronenstrahlen benutzt werden. Die Wirkungsweise des EM beruht auf 2 Grunderkenntnissen: 1. nach der von de Broglie entwickelten Wellenmechanik kann jedem schnell bewegten Teilchen eine Welle zugeordnet werden. Elektronen von 50-100 keV entsprechen so kurzen Wellenlängen, daß die Vergrößerung eines EM um 2-3 Zehnerpotenzen gegenüber einem Lichtmikroskop ansteigt; 2. mit elektrostat. od. elektromagnet. Linsen kann die Flugbahn der Elektronen so beeinflußt werden,

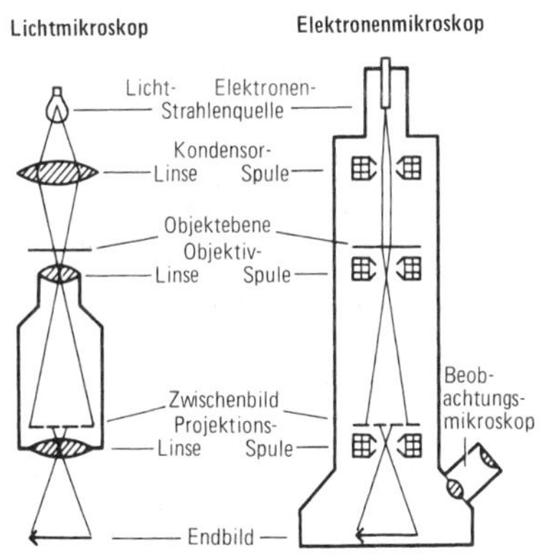


Elektronenmikroskop: Strahlengang im Lichtmikroskop (links) und im Elektronenmikroskop (rechts) [44]

daß z.B. eine abbildende Wirkung entsteht (wie beim Lichtstrahl durch die Brechung im Glas). Nach der Art d. Elektronenoptik gibt es elektrostat. u. (elektro-)magnetische EM; letztere haben Vorteile, die zur Bevorzugung dieser Technik geführt haben. Die Energie der Elektronen liegt bei 50-100 keV. Elektronen können nur im Hochvakuum bestehen. Daher muß auch das Präparat in Vakuum eingeschleust werden, was eine eigene Präparationstechnik erfordert; z.B. können wasserhaltige Präparate nicht benutzt werden. Statt dessen wurde eine Aufdampftechnik entwickelt, die sozusagen metallische Abgüsse benutzt. Die Dicke der Präparate darf nur im Bereich kleiner als 1 Mikrometer liegen. Analog zum Lichtmikroskop wird bei den meisten EM das Präparat v. d. Elektronen durchstrahlt (**Durchstrahlungs-EM**). Für gewisse Anwendungen u. mit einer völlig anderen Bildgeometrie bestehen auch **Reflexions-EM**. Bei den genannten Konstruktionstypen werden die Elektronen auf konventionelle Weise mit einer Glühkathode u. einer (pos. geladenen) Anode erzeugt, bevor sie bildgebend benutzt werden. In sehr wenigen Sonderfällen kann das zu untersuchende metallische Präparat selbst zur Elektronen emittierenden Kathode werden; man spricht dann vom **Emissions-EM** bzw. **Feldemissions-EM**. Die Umwandlung des vergrößerten Elektronenbildes erfolgt bei den genannten Grundtypen immer in ebenfalls konventioneller Weise mit einem Leuchtschirm (Ähnl. e. Röntgen-Leuchtschirm), der noch im Vakuumraum untergebracht ist. Durch ein seitliches Fenster kann dieses Bild beobachtet od. z.B. photographiert werden. Eine wesentliche Weiterentwicklung des EM stellt das **Rasterelektronenmikroskop** dar. Der das Präparat durchdringende Elektronenstrahl ist nur noch punktförmig fein, u. das gesamte Bild entsteht zeitl. nacheinander durch eine magnetisch erzeugte rasterförmige Abtastung (wie bei allen Fernsehsystemen). Die Vorteile dieser Konstruktion sind, daß 1. der extrem schlanke Elektronenstrahl eine wesentl. größere Schärfentiefe hat, 2. der dem einzelnen Bildimpuls entspr. Elektronenstrom mit einem Multipler verstärkt werden kann, u. das Bild außerhalb des EM auf einem Monitor entsteht.

**Elektronenpaare, Einsame:** nichtbindende Elektronenpaare, die zur Ausbildung koordinativer od. kovalenter Bindungen benutzt werden können. Einsame Elektronenpaare können bestimmten Atomen zugeordnet (lokalisiert) od. über mehrere Atome verteilt sein (delokalisiert).

**Elektronenschale:** s. Orbital.

**Elektronenspektren:** s. Spektroskopie.

**Elektronenspin:** s. Spinquantenzahl.

**Elektronentransportkette:** s. Atmungskette.

**Elektronvolt:** eV; 1 eV ist die diejenige (kinetische) Energie, die ein Elementarteilchen mit der Elementarladung von $1.602 \cdot 10^{-19}$ C (Coulomb), also ein Elektron od. Proton, besitzt, das eine Potentialdifferenz von 1 Volt durchlaufen hat. (Fälschl. auch als Elektron*en*volt bezeichnet). Umrechnung: 1 eV = $1.602 \cdot 10^{-19}$J ($1.602 \cdot 10^{-12}$ erg, $3.826 \cdot 10^{-20}$ cal).

**Elektroosmose:** s. Osmose.

**Elektrophil:** Begriff zur Kennzeichnung von Reagenzien mit Tendenz zur Elektronenaufnahme (z.B. Verbindungen mit Elektronenlücken, wie Lewis-Säuren*, od. Kationen, wie Carbenium-Ionen* $R_3C^+$), die die Reaktionspartner bei Additions- od. Substitutionsreaktionen bevorzugt an den Stellen hoher Elektronendichte angreifen (elektrophile Addition bzw. Substitution; s.a. nukleophil).

**Elektrophile Addition:** elektrophile Reagenzien, d.h. Gruppen od. Verbindungen, die einen Elektronenmangel aufweisen (z.B. Protonen, Bortrifluorid), lagern sich an einen elektronenliefernden Partner (z.B. die Kohlenstoff-Kohlenstoff-Doppelbindung eines Alkens) an.

**Elektrophile Substition:** Substitutionsreaktion an einem System mit hoher Elektronendichte (z.B. Aromate), bei der ein positives Ion od. ein Dipol als angreifende Spezies eine andere Gruppe, als Abgangsgruppe bezeichnet, verdrängt. Bei aromatischen Systemen bildet sich intermediär das Arenium-Ion, ein durch Mesomerie* stabilisiertes, positives Ion; vgl. elektrophile Addition, Nucleophile Substitution.

**Elektrophorese:** (*gr.* φέρω tragen) Transport geladener Partikel durch den elektr. Strom. Verfahren zur analytischen u. präparativen Trennung verschiedenster Substanzgemische im elektr. Gleichstromfeld, wobei das größte Interesse der biochem. Analytik v. Proteinen u. Nucleinsäuren gilt. Mit der **Hochspannungs-E.** ist auch die Trennung von Gemischen kleinerer Moleküle möglich (u.a. Aminosäuren, Purine, Pyrimidine, Lipoide).

**1. Trägerelektrophorese.** Als Träger dienen zumeist Filterpapier, Celluloseacetat-Folie, Stärke- od. Polyacrylamidgel (hervorragende Trennschärfe). Bei der Papier- od. Celluloseacetat-E. hat sich folgende Arbeitsweise bewährt: Das Substanzgemisch wird in Mikromengen (0.0005 mL) auf einen mit Puffer getränkten Folie-Streifen strichförmig aufgetragen. Dieser Streifen wird waagerecht über eine Brücke so aufgespannt, daß seine Enden in die Puffervorratsgefäße tauchen, in denen die Elektroden angebracht sind. Je nach Klemmenspannung (100/200/400 Volt) wird die Trennung so rechtzeitig unterbrochen, daß nach Färbung u. Entfärbung der Streifen alle Fraktionen gut erkennbar sind. Die **Auswertung** erfolgt i.d.R. durch Photometrie. Die Streifen mit den angefärbten Banden werden am Lichtspalt vorbeigeführt. Die Extinktionswerte ergeben eine Extinktionskurve. Die Flächenwerte f. die einzelnen Fraktionen entsprechen der Menge der in den einzelnen Fraktionen enthaltenen Teilchen. Pathol. Veränderungen zeigen sich durch Verschiebung der Relativwerte.

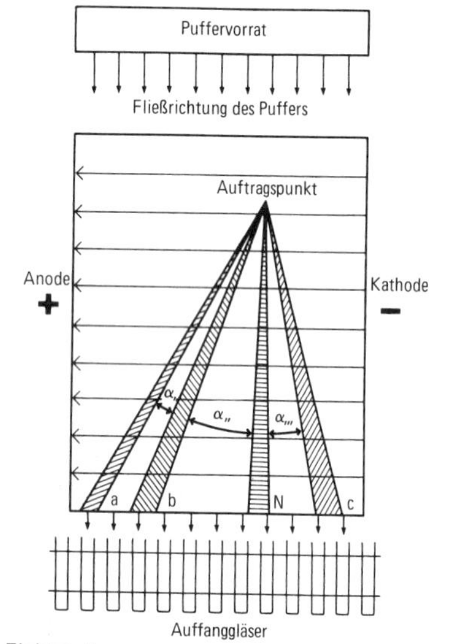


Elektrophorese:
Schema der kontinuierlichen Trennung in einer Elphor-VaP-Apparatur [90]

Eine Trennung in zahlreiche Fraktionen wird bei der E. in **Stärke- u. Polyacrylamidgel** erreicht, was auch durch einen in diesen Trägern auftretenden Molekularsiebeffekt zu erklären ist. Die Wanderungsgeschwindigkeit der Moleküle wird nicht nur durch ihre Ladung, sondern auch durch ihre Größe bestimmt. Durch Zugabe anionischer Detergentien (z.B. Natrium-Dodecylsulfat, SDS) tragen alle zu trennenden Protein-Moleküle ähnliche Ladungen. Die Wanderungsgeschwindigkeit dieser Moleküle wird dann fast ausschließl. durch ihre Größe bestimmt. Damit können mit Hilfe der E. Molekülmassenbestimmungen durchgeführt werden. **Immunelektrophorese:** Nach elektrophoret. Trennung der zu untersuchenden proteinhaltigen Flüssigkeit in einem Agarfilm, der auf eine Glasplatte aufgebracht wurde, läßt man ein geeignetes Antiserum (vom Pferd od. vom Kaninchen) aus einem ausgestanzten Kanal im Agarfilm in Richtung auf die Proteinfraktionen diffundieren. Es entstehen streng lokalisierte Präzipitatlinien als Ausdruck der Antigen-Antikörper-Reaktion. Bestimmte Krankheiten ergeben typische Abwandlungen einiger Präzipitatlinien (GC-Bestimmungen).

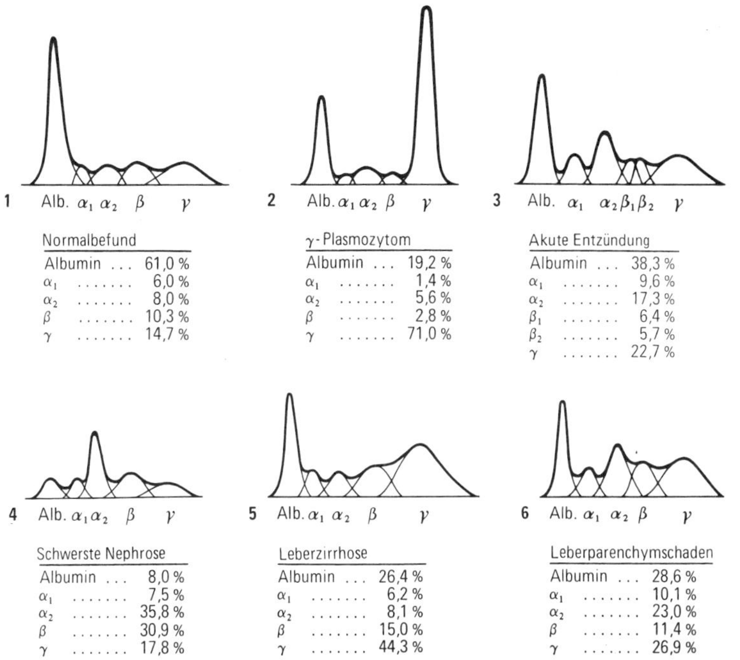


Elektrophorese:
Serum-Elektropherogramme mit eingezeichneten Gauss-Verteilungskurven; Normalbefund und charakteristische pathologische Veränderungen [90]

**Diskelektrophorese:** Eine diskontinuierliche Elektrophorese mit besonders hoher Trennschärfe.

**2. Trägerfreie Elektrophorese:** Die Trennung von Substanzgemischen ist auch im freien Pufferfilm möglich, der zwischen 2 Glasplatten abwärts fließt. Das Substanzgemisch fließt mit dem Puffer nach unten. Senkrecht zu dieser Strömungsrichtung legt man ein über den ganzen Bereich gleichbleibendes elektr. Feld an, wodurch die Teilchen entsprechend ihrer Ladung mehr od. weniger in Richtung der Elektroden abgelenkt werden. Bei diesem Verfahren können auch Zellgemische, Zellorganellen, Bakterien usw. getrennt werden.

**Elektrophysiologie:** Physiologie der elektrischen Erscheinungen im tierischen Körper, auch Elektrobiologie.

**Elektrostatische Aufladung:** s. Antistatika.

**Elektrostatische Filter:** Anlegen eines elektrischen Feldes (hochgespannter Gleichstrom) beim Durchleiten der Luft. Staub u. Mikroorganismen werden an der Niederschlagselektrode abgeschieden. Aseptische Verfahren*; s. Asepsis.

**Elektrotherapie:** Anw. v. Elektrizität zu Heilzwecken (Farado-, Galvano-Therapie).

**Elektrum:** s. Bernstein.

**Element:** s. Elemente.

**Elementaranalyse:** Nachw. der Elemente u. Bestimmung der Atomverhältnisse in org. Verbindungen z. Aufstellung der Summenformel.

**Elementarkörperchen:** (Abk. El.K) Viren, s. Virus.

**Elementarladung:** Symbol e; kleinste elektrische Ladung: e = 1.602 C (Coulomb*), positiv beim Positron*, negativ bei Elektronen*; s.a. Spektroskopie.

**Elementarmembran:** s. Biomembran.

**Elementarteilchen:** Bausteine der Atome. Die klassischen, unteilbaren E. waren die Elektronen, Neutronen u. Protonen (die beiden letzten werden als *Nukleonen* bezeichnet, da sie den Kern aufbauen). Man fand aber, daß die E. beim Einwirken von großer Energie neue Teilchen emittieren, ohne selbst zu zerfallen. Heute sind zahlreiche E. bekannt, von denen aber nur Photon, Neutrino, Elektron u. Proton sowie deren Antiteilchen, nämlich Antiphoton (ident. mit Photon), Antineutrino, Positron u. Antiproton stabil sind. *Antiteilchen* haben gleiche Masse, gleiche mittlere Lebensdauer sowie gleichen Spin u. Isospin wie die zugeordneten Teilchen. Ihre ladungsartigen Quantenzahlen besitzen bei gleichem Betrag aber entgegengesetztes Vorzeichen (z.B. elektr. Ladung, magnet. Moment; vgl. Elemtarladung).

**Elementarzelle:** kleinste dreidimensionale Einheit eines Kristallgitters, die gerade noch alle wesentlichen Eigenschaften (Symmetrie, Atomanordnung) des betreffenden Kristallsystems aufweist; s. Kristalle. Die Charakterisierung einer E. erfolgt durch ein Koordinatensystem mit den Achsen x, y u. z, die in die Richtung der Basisvektoren $\vec{a}$, $\vec{b}$ u. $\vec{c}$ zeigen u. die Winkel α, β u. γ einschließen (s. Abb.).

**Elemente, Chemische:** Stoffe, deren Atome die gleiche Kernladungszahl (Ordnungszahl*, Protonenzahl, Atomnummer) besitzen. Haben alle Atome eines Elements zugleich die gleiche

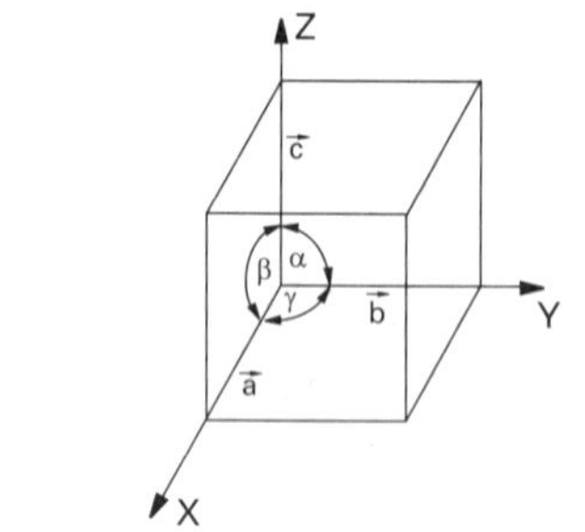

Elementarzelle: Achsensystem [46]

Masse, so liegt ein **Reinelement**, anderenfalls ein **Mischelement** vor (s. Isotope). Die Namen der E. werden auch durch **Elementsymbole** (Atomsymbole) wiedergegeben, z.B. H f. Wasserstoff (von Hygrogenium), O f. Sauerstoff (von Oxygenium) etc. Diese dienen auch zur näheren Charakterisierung. So wird die Kernladungszahl (Ordnungszahl OZ) am Elementsymbol durch einen links unten angeführten Index angegeben, darüber schreibt man die Massenzahl; die Ladungszahl eines Elementatoms E wird rechts oben, die Atomzahl darunter angeschrieben

$$^{\text{Massenzahl}}_{\text{Kernladungszahl}}\mathrm{E}^{\text{Ladungszahl}}_{\text{Atomzahl}}$$

So bezeichnet z.B. $^{16}_{8}O_2^{2-}$ ein doppelt negativ geladenes, aus 2 Atomen Sauerstoff der OZ 8 u. der Massenzahl (Nukleonenzahl) 16 aufgebautes Ion (Peroxid-Ion); s.a. Periodensystem der Elemente.

**Elemente, Galvanische:** dienen zur Erzeugung elektr. Ströme durch Umwandlung chemischer in elektr. Energie. Sie haben große Bedeutung als Energiequellen (Batterien od. Akkumulatoren) f. transportable elektrische Geräte.

**Elementsymbole:** s. Elemente, chemische.

**Elemi:** Resina Elemi, s. Canarium luzonicum.

**Elemicin:** s. Asaron.

**Elephantiasis:** unförmige Anschwellung von Körperteilen, besonders der Extremitäten, infolge chronischer Lymphstauung. Ursache: z.B. angeborene Lymphbahndefekte, Verschlüsse u. Verlegung der Lymphbahnen u. Knoten durch Filarien*, bei Lepra u. Erysipel* u. Ausschaltung der Lymphknoten durch Tumoren Operation u. ionisierende Strahlung.

**Elettaria cardamomum** (L.) Maton: (E. cardamomum (Roxb.) Maton var. minuscula Burkill) Fam. Zingiberaceae, Malabarkardamome (Westküste Vorderindiens, Malabarküste, Ceylon, Java, Malaiischer Archipel). Stpfl. v. **Fructus Cardamomi:** Kardamomen, Malabar-Kardamomen. Kapselfrucht mit 3 Fächern, in jedem Fach sind 4 bis 8 sehr harte, ca. 3 mm lange, braune Samen. Zu verwenden sind nur die Samen, gehandelt werden aber die Früchte, da die Fruchtschale die Verdunstung des ätherischen Öls aus der Samenschale verhindert u. ferner eine Verwechslung (Verfälschung) mit den Samen anderer Elettaria-Arten nicht so leicht möglich ist, da sich die Früchte deutlicher unterscheiden als die Samen allein. **Off.:** DAC86. **Inhaltsst.:** im Samen sind 2 bis 8% (mind. 4.5%) äther. Öl, bis 10% fettes Öl, 20 bis 40% Stärke, Zucker, Protein, Gummi. **Anw.:** Aromatikum, Tonikum, Karminativum, Gewürz (Lebkuchen). **Oleum Cardamomi:** Kardamomenöl, das äther. Öl der Samen, enth. bis 50% 1,8-Cineol, Borneol, α-Terpineol, Terpenylacetat, Campher, Limonen usw. D. 0.923 bis 0.944; lösl. in 2 bis 5 Vol. Ethanol. **Anw.:** wie die Früchte (Samen).

**Eleutherococcus senticosus** (Rupr. et Maxim. ex Maxim.) Maxim.: (Acanthopanax senticosus (Rupr. et Maxim. ex Maxim.) Harms) Fam. Araliaceae, Teufelsbusch (China, Mandschurei). Stpfl. v. **Radix Eleutherococci:** Taigawurzel, Sibirischer Ginseng. **Inhaltsst.:** geringe Mengen Oleanolsäureglykoside (Eleutheroside, den Hedera-Saponinen ähnl.), Sitosterolglucosid, Lignane, Cumarine. **Anw.:** als Tonikum, wie Ginseng (s. Panax pseudoginseng), obwohl z.B. nur sehr wenig Saponinstoffe vorkommen.

**Elimination:** *pharmakokin.* Entfernung (Ausscheidung) eines Stoffes in der zugeführten od. beobachteten Form aus dem betrachteten Kompartiment. Sie kann erfolgen über Niere, Galle, Darmschleimhaut, Lunge, Haut, Schweiß u. Milch. Der Abfall des Blutspiegels mit der Zeit folgt meist einer Reaktion 1. Ordnung.

**Eliminationsmechanismen:** (Ausscheidungsmechanismen) Die meisten Arzneistoffe verlassen den Organismus über die Nieren. Andere, weniger wichtige, mögliche Arten der Ausscheidung sind, über die Gallenwege (biliäre E.), Darmschleimhaut (gastrointestinale E.): z.B. schwache Basen (Morphin, Atropin, Chinin), Lunge (pulmonale E.): z.B. Alkohole, leicht flücht. Stoffe, Haut (Schweiß): salzartige Verbindungen mit hohem Elektrolytgehalt, Milch: z.B. Tetracycline (Zahnschmelzschäden!), Speichel: z.B. Schwermetalle, Lithium u. viele andere Stoffe. Wird biliär od. intestinal eliminiert, erscheinen Arzneistoffe od. Metaboliten im Kot. (Auch nichtresorbierte Arzneistoffe erscheinen im Kot!). E. kann auch durch Anlage eines Depots im Organismus erfolgen (E. des Pharmakons vom Wirkort u. aus dem Blut durch Speicherung im Fettgewebe, z.B. DDT, od. Bindung an Serumalbumine). Das Entfernen des Stoffes durch die Niere geschieht aufgrund folgender Mechanismen: 1. *glomeruläre Filtration;* 2. *tubuläre Rückresorption:* a) aktiv (organische u. anorganische Ionen) od. b) passiv (infolge eines Gradienten, lipophile Stoffe); 3. *tubuläre Sekretion* durch aktiven Transport* aus postglomerulärem Blut gegen Konzentrationsabfall (Penicilline, Quecksilber-Verbindungen, Röntgenkontrastmittel). Welcher von diesen Mechanismen vorherrscht, ist z.B. bestimmbar durch Vergleich mit der Clearance* von Inulin (ca. 125 mL/min). Wenn die **Inulin-Clearance** ca. gleich 125 mL/min: nur glomeruläre Filtration; Clearance unter 125 mL/min: auch tubuläre Rückresorption od. Bindung an Plasmaproteine, so daß der Stoff nicht glomulär filtriert werden kann; Clearance über 125 mL/min: auch aktive, tubuläre Sekretion (z.B. Penicilline). Achtung: Die verschiedenen Mechanismen können auch gleichzeitig wirksam sein, was bei der Beurteilung des Eliminationsmechanismus berücksichtigt werden muß.

**Eliminationsgeschwindigkeit:** (Ausscheidungsgeschwindigkeit) Die Eliminationsgeschwindigkeitskonstante (1. Ordnung) gibt an, wieviel von der im Verteilungsvolumen vorhandenen Substanz pro Zeiteinheit eliminiert wird. Einheit (z.B.) $h^{-1}$, wenn E. einer Reaktion erster Ordnung folgt. **Bestimmung** (bezogen auf Einkorpartimentsystem, E. folgt Reaktion erster

Ordnung): **1.** Über die Blutspiegelkurven. Bei i.v.-Injektion nach halblogarithmischer Auftragung des zeitlichen Verlaufs des Blutspiegels aus der Steigung der sich ergebenden Geraden; bei p.o.-Verabreichung aus der halblogarithmischen Auftragung aus der Steigung des terminalen Astes (bei Flip-Flop-Fall* durch Abschälen, s. Feathering). **2.** Aus den Harnspiegelkurven, z.B. nach Auftragung der logarithmierten mittleren Ausscheidungsgeschwindigkeit über der linear aufgetragenen Zeit. Bei den meisten Arzneistoffen hat die Eliminationsgeschwindigkeitskonstante (1. Ordnung) eine Größe von 0.06 – 0.3 $h^{-1}$. Ausnahmen davon: langsamer: Langzeitsulfonamide, Digitoxin, Phenylbutazon, Cumarin-Derivate, Diazepam, Barbiturate; schneller: hydrophile Arzneistoffe (Penicillin, Nitrofurantoin, Ammonium-Verbindungen, Cortisone).

**Eliminationshalbwertszeit $t_{1/2}$:** **HWZ**; Zeit, in der die Hälfte des Arzneistoffes eliminiert wird. Bei E. nach Reaktion 1. Ordnung gilt, wenn $k_e$ Geschwindigkeitskonstante der Elimination ist:

$t_{1/2} = ln\ 2/k_e$

**ELISA:** Abk. f. **E**nzyme **L**inked **I**mmuno **S**orbent **A**ssay. Heterogene Enzymimmunoassays zur Bestimmung von Immunogenen (Antigene*, Haptene*) u. Antikörpern*. Prinzip: Antigen-Antikörper-Reaktion*.

**Elixir:** Elixier (Plur. Elixiria, Elixiere), von arab. „al iksir", das Wesentliche. Weingeistige od. weinige Tinkturen mit Zusätzen von Zucker, Extrakten, äther. Ölen usw. Viele unserer heute noch gebräuchlichen „Lebenselixiere" stammen aus alchemistischer Zeit.

**Elixir ad longam vitam:** s. Tinctura Aloes composita.

**Elixir aromaticum:** Aromatisches Elixier. Zstzg. nach Ph.Helv.6: 0.1 T. Crocus, 0.15 T. Flos Caryophylli, 0.15 T. Semen Myristicae, 0.2 T. Cortex Cinnamomi werden mit 20 T. Ethanol 6 d mazeriert. Der Auszug wird mit 10 T. Spir. e vino, 56 T. Sir. simplex u. 15 T. Aqua Aurantii floris versetzt. **Anw.:** Stomachikum; Aromatikum in Mixturen.

**Elixir Aurantii compositum:** Pomeranzenelixier, Hoffmanns Magenelixier. Zstzg. nach DAB6: 20 T. fein zerschnittene Pomeranzenschalen, 4 T. fein zerschnittener Ceylonzimt, 1 T. Kaliumcarbonat, 100 T. Xereswein, 2 T. Enzianextrakt, 2 T. Wermutextrakt, 2 T. Bitterklee-Extrakt. **Anw.:** bei Magenbeschwerden.

**Elixir Cinchonae:** Chinaelixier. Zstzg. nach Ph.Helv.6: 0.5 T. Extr. Cinchonae siccum werden in der Mischung von 21 T. Ethanol, 30 T. Wasser u. 2.5 T. Glycerol (85%) gelöst u. mit 10 T. Tct. aurantii dulcis u. 36 T. Sir. simplex versetzt. **Anw.:** Stomachikum.

**Elixir e Succo Liquiritiae:** Brustelixier, Elixir regis Daniae, Dän. Königstropfen. Zstzg. nach DAB6: 40 T. gereinigt. Süßholzsaft, 120 T. Wasser, 6 T. Ammoniaklösung, 1 T. Anisöl, 1 T. Fenchelöl, 32 T. Ethanol.

**Elixir Ferri aromaticum:** Aromatisches Eisenelixier. Herst. nach Ph.Helv.7: eine Lsg. von 7 T. Ferrum oxydatum saccharatum in 65.5 T. Wasser werden 0.5 T. Tct. Aurantii dulcis, 0.3 T. Tct. aromatica, 15.2 T. Ethanolum u. 11.5 T. Saccharum hinzugefügt. **Anw.:** mildes, angenehm schmeckendes Eisenpräparat bei Anämien. 3mal/d 1 Kaffee- bis 1 Eßlöffel.

**Elixir paregoricum:** s. Tinctura Opii benzoica.

**Elixir pectorale:** Brust-Elixier. Herst. nach Ph.Helv.6: zur Lsg. von 0.1 mL Aetheroleum Anisi u. 1 gtt. Aetheroleum Foeniculi in 16.0 mL Ethanolum werden 4.0 mL Sol. Ammonii hydroxydati 10%, 40.0 mL Extr. Liquiritiae fluidum u. 40.0 mL Aqua dest. zugesetzt. **Anw.:** Expektorans bei Bronchialkatarrh.

**Elixir pectoralis:** s. Elixir e Succo Liquiritiae.

**Elixir Regis Daniae:** s. Elixir e Succo Liquiritiae.

**Elixir stomachicum Hoffmanni:** s. Elixir Aurantii compositum.

**Elixir viscerale Hoffmanni:** s. Elixir Aurantii compositum.

**Elkapin®:** s. Etozolin.

**Elkosin®:** s. Sulfisomidin.

**Ellagsäure:** Dilacton der Hexahydroxydiphensäure, einer Digallussäure; Baustein kondensierter, aber hydrolisierbarer Gerbstoffe*, die als Ellagen-Gerbstoffe od. **Ellagitannine** bezeichnet werden.

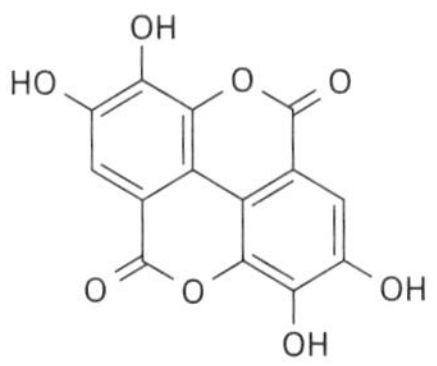


Ellagsäure

**Ell-Cranell®:** s. 17α-Estradiol.

**Ellipticin:** s. Interkalation.

**Elmenrinde:** Cortex Ulmi, s. Ulmus minor.

**Elmetacin®:** s. Indometacin.

**Elobact®:** s. Cefuroximaxetil.

**Eloxieren:** s. Aluminium.

**Eltzkraut:** Herba Absinthii, s. Artemisia absinthium.

**Eluat:** s. Elution.

**Eluatfaktor:** Folsäure, s. Vitamine.

**Eluotrope Reihe:** empirisch ermittelte Lösungsmittelreihe, geordnet nach zunehmender Elutionskraft $\varepsilon_0$ (Adsorptionstendenz) an polaren Adsorbentien bei chromatographischen Trennprozessen. $\varepsilon_0$-Werte können aus der Adsorptionsenergie eines Lösungsmittels berechnet werden; die Eluierkraft des Lösungsmittels Pentan ist willkürlich mit 0 definiert. Eluotrope Reihen werden auf ein bestimmtes Adsorbens bezogen, z.B. $Al_2O_3$ od. $SiO_2$ u. entsprechen im wesentlichen dem Verlauf der Polarität, die wiederum zur Dielektrizitätskonstanten* DK parallel verläuft. Für unpolare Adsorptionsmittel kehrt sich die Reihenfolge um.

**Elution:** (von *lat.* eludo) Auswaschung, Herauslösen von sorbierten Substanzen aus Sorptionsmitteln mit Flüssigkeiten od. Gasen; die erhaltene (abtropfende) Lsg. nennt man Eluat.

**Elzogram®:** s. Cefazolin.

**Emaculatio:** Fleckentfernung (auch die kosmet. Anw.).

**Eman:** veraltete Maßeinheit zur Charakterisierung des Emanationsgehaltes (s. Emanation) von Thermalwässern (z.B. Brambachsche Radiumquelle = 25 000 Eman-Einheiten); 1 Eman = $10^{-10}$ Curie/L; 1 Mache*-Einheit = 3.64 Eman.

**Emanation:** (*lat.* emenatio, Ausfluß) veraltete Bez. f. die radioaktiven Gase (gasförmigen Zer-

**Eluotrope Reihe**
Elutionskraft $\varepsilon_0$ und Dielektrizitätskonstante DK verschiedener Lösungsmittel

| Lösungsmittel | $Al_2O_3$ | $SiO_2$ | DK | Polarität |
|---|---|---|---|---|
| Pentan | 0.00 | 0.00 | 1.84 | unpolar |
| Cyclohexan | 0.04 | 2.24 | 2.02 | |
| Toluol | 0.29 | – | 2.3 | |
| Benzol | 0.32 | 0.25 | 2.28 | |
| Diethylether | 0.42 | 0.38 | 4.33 | |
| Chloroform | 0.40 | 0.26 | 4.8 | |
| Dichlormethan | 0.42 | 0.32 | 8.9 | |
| Aceton | 0.56 | 0.47 | 21.4 | |
| Essigsäure-ethylester | 0.58 | 0.38 | 6.1 | |
| Acetonitril | 0.65 | 0.50 | 37.5 | |
| Pyridin | 0.71 | – | 12.4 | |
| Ethanol | 0.88 | – | 25.8 | |
| Methanol | 0.95 | 0.73 | 36.6 | |
| Wasser | größer | – | 80.4 | polar |

fallsprodukte), die aus den radioaktiven Elementen Radium, Actinium u. Thorium entstehen u. Isotope des Radon* darstellen.

**Embden-Meyerhof-Parnas-Weg:** s. Glykolyse.

**Embolie:** Verstopfung der Blutgefäße durch einen Fremdkörper, meist Blutgerinnsel (Thrombus, Embolus), auch durch Fett, Luft, Bakterien usw.; mögliche Folgen: Infarkt*, Gehirnschlag.

**Embonas, Embonat:** (früher Pamoat) chem. Kurzbez. f. 4,4'-Methylen-bis[3-hydroxy-2-naphthoat]; Salze der Embonsäure*.

**Embonsäure:** Pamoasäure, 4,4'-Methylenbis(3-hydroxy-2-naphthoesäure); CAS-Nr. 13-85-8;$C_{23}H_{16}O_6$, $M_r$ 388.4. Salze der E. (Embonate) bewirken eine Verzögerung der Wirkstofffreigabe (Depotwirkung) von Arzneimitteln.

**Embryo:** **1.** *med.* die Frucht im Mutterleib während der Zeit der Organentwicklung (beim Menschen bis zum 3. Monat, dann Fetus genannt); embryonal: zum Embryo gehörig (während der Entwicklung des Embryos), häufig auch *syn.* angeboren. **2.** *bot.* Junge Pflanze (Samenpflanze), bis zur Keimung des Samens* im Ruhestadium. Der junge Sporophyt* ist aus der befruchteten Eizelle (Zygote) im Embryosack* der Samenanlage* entstanden. Er ist vom Nährgewebe (kann auch fehlen) des Samens u. der Samenschale umgeben. Am reifen Embryo erkennt man (mikroskopisch) das Würzelchen (Keimwurzel, Radicula), die Keimblätter (Kotyledonen*, bei Monokotyledonen meist nur 1) u. das Knöspchen (Plumula), die junge Anlage des Sprosses; s.a. Samenbildung.

**Embryophyta asiphonogama:** *bot.* Asiphonogamen, Archegoniatae. Nicht mehr gebräuchlicher Begriff f. Pflanzen, deren Sprosse meist eine Gliederung in Blatt u. Stamm zeigen; mit 2 Generationen, einer geschlechtlichen, Archegonium* u. Antheridium* tragend, u. einer ungeschlechtlichen, Sporen erzeugenden Generation. Hierzu gehören Moose u. Farne.

**Embryophyta siphonogama:** *bot.* Siphonogamen, Phanerogamen, Spermatophyten, Endoprothalliaten, Anthophyta, Samenpflanzen. Nicht mehr gebräuchlicher Klassifizierungs-Begriff f. Pflanzen, deren Sproß in Stamm u. Blatt gegliedert ist u. die einen verdeckten Generationswechsel aufweisen.

**Embryosack:** *bot.* liegt im Nucellus d. Samenanlage* u. enthält neben der Eizelle die 2 Synergiden* u. 3 Antipoden*, wobei es sich um Zellen mit je einem Zellkern handelt, die an den Polen im Inneren des E. liegen. In der Mitte des E. befindet sich der diploide, durch Verschmelzung der beiden Polkerne gebildete, sekundäre E.kern; s.a. Samenbildung.

**Emcompress®:** s. Calciumhydrogenphosphat.

**EMD:** Einzelmaximaldosis.

**Emdex®:** früher Celutab®; ein Maltodextrin*; hergestellt durch enzymatische Hydrolyse von Stärke mit Amylase*, anschließend gereinigt u. sprühgetrocknet zu einheitlichen, kugelförmigen, porösen Körnern. Besteht aus 92% Glucose, 5% Maltose u. 3% Oligosacchariden. Letztere sollen f. die Bindefähigkeit des Hilfsstoffs verantwortlich sein. Süßer Geschmack, direkttablettierbares Füll- u. Bindemittel (Zusatz mind. 20%) f. die Herst. v. Lutschtabletten.

**EMEA:** **E**uropean **M**edicines **E**valuation **A**gency (European Agency for the Evaluation of Medicinal Products); europäische Zulassungsagentur für Arzneimittel mit Sitz in London. 1995 eröffnete Agentur, deren Aktivitäten dem Gesundheitsschutz u. der Gesundheitsförderung d. Bürger in den Mitgliedstaaten der EU dienen. Über ein zentrales Zulassungsverfahren für Arzneimittel soll der Zugang zu innovativen therapeutischen Möglichkeiten verbessert und der freie Wahrenverkehr pharmazeutischer Präparate innerhalb der EU erleichtert werden. Neben Zulassungsangelegenheiten hat die Agentur noch weitere Aufgaben, z.B. die Koordinierung einzelstaatlicher Aktivitäten auf dem Gebiet der Arneimittelsicherheit. Die EMEA spielt auch eine wichtige Rolle bei der internationalen Harmonisierung der Zulassungsanforderungen, die sich die Internationale Harmonisierungskonferenz* (ICH) zum Ziel gesetzt hat. Zentrale Gremien der EMEA sind der Verwaltungsrat, der Verwaltungsdirektor und das ständige Sekretariat mit dem „Ausschuß für Arzneispezialitäten" (Committee for Proprietary Medicinal Products, CPMP) und dem „Ausschuß für Tierarzneimittel" (Committee for Veterinary Medical Products, CVMP); s. Arzneimittelzulassung. **Lit.:** H. Blasius, Dtsch. Apoth. Ztg. *136*, 1271-1286 (1996).

**Emeproniumbromid** INN: Ethyldimethyl(1-methyl-3,3-diphenylpropyl)-ammoniumbromid, Uro-Ripirin-Novum®; CAS-Nr. 3614-30-0; $C_{20}H_{28}BrN$, $M_r$ 362.4. Schmp. 204°C. **Anw.:** Parasympatholytikum, Spasmolytikum; Ind.: v.a. bei Spasmen im Urogenitaltrakt. HWZ 1 h.

**Emergenzen:** *bot.* vielzellige Anhangsgebilde, an deren Entstehung nicht nur d. Epidermis, sondern auch tieferliegende Gewebeteile beteiligt sind, z.B. Stacheln der Rose.

**Emerson-Effekt:** die Steigerung der photosynthetischen Quantenausbeute im Bereich des langwelligen Rotlichts (700 nm) durch Licht kürzerer Wellenlänge (kleiner als 670 nm). Beweis, daß an der photosynthetischen Sauerstoffentwicklung 2 Photosysteme mit unterschiedlichem Pigmentsystem beteiligt sind.

**Emesis:** (giech.) *syn.* Vomitus, Erbrechen; **E. gravidarum:** Erbrechen der Schwangeren; Emema, das Erbrochene.

**Emetiko-kathartikum(a):** Mittel, d. gleichzeitig Erbrechen u. Durchfall erzeugt.

**Emetikum(a):** Arzneimittel, die das Erbrechen auslösen, ohne wesentliche allgemeine Vergiftungssymptome od. Stoffwechselveränderungen zu bewirken. E. wirken auf das Brechzentrum.

*Periphere* od. *Reflexemetika:* beeinflussen afferente, in der Magenschleimhaut liegende Fasern des Nervus vagus, z.B. Cephaelis ipecacuanha* bzw. Emetin*, Brechweinstein (Antimonyl-kaliumtartrat*), Kupfer(II)-sulfat*. *Zentrale Emetika:* beeinflussen die chemorezeptive sog. Trigger-Zone der Medulla oblongata, z.B. Apomorphin*, Digitalisglykoside (in toxischer Dosis). **Anw.:** zur Entleerung des Mageninhaltes bei Vergiftungen (wenn keine Magenspülung möglich).

**Emetin:** Methylcephaelin; $C_{29}H_{40}N_2O_4$, $M_r$ 480.63. Schmp. 74°C. Alkaloid aus der Wurzel v. Cephaelis ipecacuanha* (**Strukturformel** s. dort). Weißes Pulver od. Stücke, leicht lösl. in Ethanol u. Chloroform, wenig lösl. in Wasser. **Anw.:** s. Emetindihydrochlorid*.

**Emetindihydrochlorid:** Emetinum hydrochloricum, Emetinum chloratum; CAS-Nr. 316-42-7; $C_{29}H_{40}N_2O_4 \cdot 2\ HCl \cdot x\ H_2O$, $M_r$ 553.6 (wasserfrei). Obwohl der Wassergehalt fast linear von der relativen Luftfeuchtigkeit abhängt, schreibt die Ph.Eur.3 (fälschl.erweise) stöchiometrische Hydrate vor. **Emetindihydrochlorid-Heptahydrat:** Emetini hydrochloridum heptahydricum Ph.Eur.3, Emetinum hydrochloricum heptahydricum; CAS-Nr. 79300-08-6. Entspricht dem Wassergehalt bei Lagerung unter fast 100% relativer Luftfeuchtigkeit. **Emetindihydrochlorid-Pentahydrat:** Emetini hydrochloridum pentahydricum Ph.Eur.3, Emetinum hydrochloricum pentahydricum. Entspricht dem Wassergehalt bei Lagerung unter ca. 80% relativer Luftfeuchtigkeit. Weißes, krist. Pulver, leicht lösl. in Wasser, Ethanol u. Chloroform; lichtempfindlich. **Anw.:** Emetikum, Expektorans u. bei Amöbenruhr (Protoplasmagift). MED 0.05 g, MTD 0.1 g.

**Eminase®:** s. APSAC.

**Eminor®:** s. Norfloxacinsuccinil.

**Emiozytose:** *syn.* Emiosis, elektronenmikroskopisch zu beobachtender Sekretionsvorgang bei in Granulaform gespeicherten Hormonen, z.B. Insulin*, Proinsulin* u. Glucagon*; die membranumhüllten Granula wandern zur Zellmembran, die beiden Membranen verschmelzen, die Nahtstelle reißt auf, die Granula werden in den Extrazellulärraum sezerniert.

**Emission: 1.** *phys.:* Aussendung von elektromagnet. od. Teilchenstrahlung; **2.** *techn.:* Abgabe von festen, flüss., gasförmigen Stoffen, von Energie, Strahlung, Lärm usw. an die Umwelt; **3.** *med.:* Entleerung (z.B. der Harnblase).

**Emissionsspektrum:** Stoffe, die thermisch od. elektrisch auf hohe Temperaturen gebracht od. mit energiereicher Strahlung bestrahlt wurden, strahlen Licht von bestimmter Wellenlänge aus. Für jeden Stoff erkennt man im Spektrum farbige Linien od. Banden. Die Linien rühren von Elementen her, die Banden (Linienbündel) von Molekülen; feste, glühende Stoffe geben ein kontinuierliches Spektrum, Gase ein diskontinuierliches Linienspektrum. Durch Auswertung von Emissionsspektren einer Probe erhält man qualitative u. quantitative Aussagen über deren Zusammensetzung (Optische Emissionsspektralanalyse OES, Fluoreszenzspektroskopie (s. Spektroskopie), Röntgenfluoreszenzspektroskopie) od. Struktur (Raman-Spektroskopie*).

**Emmenagogum(a):** Menstruationsfördernde(s) Mittel, z.B. Apiol, Myristicin (in starker Verdünnung), früher Juniperus sabina* (bei Überdosierung als Abortiva* wirksam); s. Olea aetherea, vgl. Gynäkologika.

**Emmetropie:** Normalsichtigkeit.

**Emodine:** 1,8-Dihydroxydervivate der Anthrachinone* mit abführender Wirkung.

**Emollientium(a):** Erweichende(s) Mittel, z.B. warmer Umschlag, Fett, Seife, Species emollientes*.

**Emovate®:** s. Clobetason.

**Empfängnisverhütung:** s. Antikonzeptionelle Mittel; vgl. Frauenthermometer.

**Empfindlichkeit: 1.** *syn.* Grenzkonzentration*. **2.** In der instrumentellen Analytik die Steigung der Bezugsfunktion*, z.B. bei der AAS (s. Spektroskopie) die Steigung dA/dc (A = Absorption, c = Konzentration).

**Emphysem:** Aufblähung durch Fäulnisgase (durch gasbildende Bakterien) od. Luft in ungewöhnl. Maß in bereits lufthaltigen Geweben u. Organen (z.B. Lungenemphysem) od. in Geweben ohne Luftgehalt (z.B. Hautemphysem).

**Empirische Formel:** Summen- od. Bruttoformel, welche die quantitative Elementezusammensetzung eines Moleküls wiedergibt, z.B. $NH_3$, $H_2O$, vgl. Strukturformel.

**Emplastra adhaesiva:** Heftpflaster, Collemplastra, Leukoplast®, Porofix®. **Off.:** Ph.Eur.3. Sie enthalten keine Wirkstoffe, sondern dienen als Fixiermittel zum Befestigen von Wundauflagen od. ähnlichem auf der Haut. E. bestehen aus einer Klebemasse (stark klebend auf trockener Haut, jedoch ohne Hautschädigung entfernbar), aufgetragen in gleichmäßiger Schicht auf einen Träger aus Gewebe, Vliesstoff od. Kunststoffolie. Die Klebeschicht (z.T. auch bei aufgerollten E.) ist mit einer Schutzfolie abgedeckt. E. können perforiert, starr, dehnbar od. elastisch sein, ferner wasserdicht, wasserdicht – jedoch dampfdurchlässig, od. wasser-, dampf- u. luftdurchlässig. Vorgeschrieben sind nach Ph.Eur.3 Prüfungen auf Klebekraft, Reißkraft (nicht zu prüfen bei elast. E. u. solchen mit Kunststoffolie), Wasserundurchlässigkeit, Wasserdampfdurchlässigkeit, Elastizität (elastische Pflaster), Dehnbarkeit (dehnbare Pflaster mit Kunststoffolie). Lagerung unter Lichtschutz nicht über 25°C. **Anw.:** zum Fixieren von Wundverbänden; s.a. Wundschnellverband.

**Emplastra transcutanea:** s. Transdermale Pflaster.

**Emplastrum(a):** Pflaster. Zum äußerlichen Gebrauch bestimmte Arzneizubereitung, deren Grundmasse in der Regel aus Bleisalzen von höheren Fettsäuren besteht. Zu ihrer Herst. finden außer Bleioxid, Ölen u. Fetten ggf. auch Wachse, Harze u. Balsame ev. unter Zusatz von Arzneistoffen, Verw. E. sind bei gewöhnlicher Temp. fest u. in der Hand knetbar; beim Erwärmen werden sie flüssig. Sie kommen als Tafeln, Stangen od. Stücke von verschiedener Form in den Handel. **Off.:** ÖAB90. Früher dermatologisch bedeutend. Nach dem Erwärmen konnten die Pflaster auf eine geeignete Unterlage gestrichen werden.

**Emplastrum Cantharidum ordinarium:** Spanischfliegenpflaster. Zstzg. nach DAB6: 2 T. mittelfein gepulverte span. Fliegen, 1 T. Erdnußöl, 4 T. Gelbes Wachs, 1 T. Terpentin. **Anw.:** Antirheumatikum. Obsolet.

**Emplastrum Cantharidum perpetuum:** Immerwährendes Spanischfliegenpflaster. Zstzg. nach DAB6: 14 T. Colophonium, 7 T. Terpentin, 10 T. Gelbes Wachs, 4 T. Hammeltalg, 4 T. span. Fliegen, 1 T. mittelfein gepulvertes Euphorbium. **Anw.:** Antirheumatikum. Obsolet.

**Emplastrum Cantharidum pro usu veterinario:** Spanischfliegenpflaster f. tierärztlichen Gebrauch. Zstzg. nach DAB6: 6 T. Colophonium, 6 T. Terpentin, 3 T. span. Fliegen, 1 T. mittelfein gepulvertes Euphorbium.

**Emplastrum diachylon:** s. Emplastrum Plumbi.

**Emplastrum Hydrargyri:** Quecksilberpflaster (Geh. 18.7 bis 20.1% Hg). Zstzg. nach DAB6: 6 T. Bleipflaster, 1 T. gelbes Wachs, 1 T. Wollwachs, 2 T Quecksilber. Obsolet.

**Emplastrum Lithargyri:** s. Emplastrum Plumbi.

**Emplastrum Lithargyri compositum:** Emplastrum Plumbi compositum, Gelbes Zugpflaster (Zugsalbe). Zstzg. nach DAB6: 24 T. Bleipflaster, 3 T. Gelbes Wachs, 2 T. Ammoniakgummi (s. Dorema ammoniacum), 2 T. Galbanum, 2 T. Terpentin. Obsolet.

**Emplastrum Plumbi:** Bleipflaster, Plumbi emplastrum, Emplastrum Lithargyri, Emplastrum diachylon. Bleigehalt mind. 29.0 u. max. 32.5%. Grauweiße bis gelbliche Masse. Herst. nach DAC86: 1 T. Blei(II)-oxid wird in 2 T. Olivenöl (60°C) dispergiert, unter ständigem Umrühren auf 105 bis 110°C erhitzt u. durch Zugabe von heißem Wasser in kleinen Anteilen bei 110°C (max. 120°C) das Pflaster gebildet. Die Pflasterbildung ist abgeschlossen, wenn eine Probe sich in kaltem Wasser kneten läßt ohne zu kleben. Das gebildete Glycerol wird bei 40°C in Wasser ausgeknetet u. das E. P. bei 95°C getrocknet. Lagerung: Dicht verschlossen, unter Lichtschutz, max. 1 Jahr lang nach Herst. Bestandteil in Unguentum Plumbi oxydati* (Ungt. diachylon). **Emplastrum Plumbi simplex:** Einfaches Bleipflaster (nach ÖAB90), Emplastrum diachylon. Herst.: Gleiche Teile Schweineschmalz, Erdnußöl u. fein gepulvertes Bleioxid werden wie unter Emplastrum Plumbi zum Pflaster umgesetzt.

**Emplastrum saponatum:** Seifenpflaster. Bleigehalt mind. 22.7 u. max. 26.5%. Herst. nach ÖAB90 (bis 1996): 80 T. Einfaches Bleipflaster u. 10 T. weißes Wachs werden zusammengeschmolzen. Die Verreibung von 5 T. Natronseife, 1 T. Campher in 4 T. Erdnußöl wird in die halb erkaltete Mischung eingearbeitet.

**Emplastrum saponatum salicylatum:** Salicylseifenpflaster. Herst. nach ÖAB81: 80 T. Seifenpflaster u. 10 T. weißes Wachs werden zusammengeschmolzen. In die halberkaltete Mischung werden 10 T. fein gepulverte Salicylsäure dispergiert.

**Empleurum unicapsulare** (L.f.) Skeels: u. **E. serrulatum:** Fam. Rutaceae (Südafrika). Diese Pflanzen liefern Blätter, die denen von Barosma serratifolia ähnl. sind. **Inhaltsst.:** Diosphenol, Methylnonylketon, Hesperidin, Diosmin u.a. Vielfach (als Verfälschung) der Handelsware Folia Bucco beigemischt; s. Barosma-Arten.

**Empyem:** Eiteransammlung in vorgebildeten Körperhöhlen, z.B. im Brustfellraum.

**Empyreumatisch:** durch trockene Destillation bzw. Verkohlung entstanden, von brenzligem Geruch u. Geschmack.

**Emser Salz:** Sal Ems u. Sal Ems factitium (künstliches E.), s. Sal anticatarrhale compositum.

**Emulgatoren:** molekular lösliche Stoffe mit lyobipolarem (amphiphilem*) Charakter. Je nachdem ob der hydrophile, wasserlösliche, od. der lipophile (oleophile), öllösliche, Molekülanteil überwiegt, lösen sie sich in einer von 2 miteinander nicht mischbaren Phasen (z.B. Wasser u. Öl) besser, reichern sich orientiert in der Grenzfläche zwischen diesen Phasen an, setzen die Grenzflächenspannung herab u. vermögen elastische Emulgatorfilme auszubilden. Mit diesen Eigenschaften gehören die E. in die große Gruppe der grenzflächenaktiven Substanzen, der sog. Tenside. In Abhängigkeit von den Konzentrationsverhältnissen Wasser-, Öl- u. Emulgatorphase können kolloid-phys. komplexere Systeme vorliegen (mizellare Lösungen, flüssig-kristalline Bereiche, etc.). E. dienen der Herst. (Verringerung der nötigen Emulgierarbeit, d.h. Herabsetzung des Energiebedarfs durch die Erniedrigung der Oberflächen- bzw. Grenzflächenspannung) u. Stabilisierung von Emulsionen, Suspensionen u. Salben (abhängig von den Eigenschaften u. der Konz. der E.). Der resultierende Emulsionstyp (s. Emulsionen) wird durch den Emulgator u. dessen Affinität (d.h. Löslichkeit) zur äußeren Phase mitbestimmt. **O/W-Emulgatoren:** Darunter fallen die stark hydrophilen, schwach alkalisch reagierenden Alkali- od. Triethanolamin-Salze von Fettsäuren (Seifen), die zur Herst. kosmetisch verwendeter Stearatcremes (Tagescremes, Vanishing Cream) Anwendung finden, mit Erdalkalimetall-Ionen jedoch schwer wasserlösliche Seifen (wirken als W/O-Emulgatoren) bilden; weitere anionische E. sind die Alkylsulfate* der Kettenlänge $C_{12}$ bis $C_{18}$ in Form von Natriumlauryl-, -cetyl- od. -stearylsulfat (s. Cetylstearylschwefelsaures Natrium, Lanette® E), die Alkylsulfonate* u. andere saure Verbindungen u. deren Salze wie saure Saponine, Cholate u.a. Die Emulgierwirkung wird durch das starke Hydratationsvermögen der Alkali-Kationen am anionischen Carboxyl-, Sulfat- od. Sulfonatrest bestimmt. Die bisher angeführten anionischen E. können z.B. mit großen organischen Arzneistoffkationen inkomp. sein, d.h. schwer lösliche Salze ausbilden. Kationische E. (Invertseifen, z.B. Benzalkoniumchlorid, -bromid, Alkoniumchlorid, Cetrimidum, Cetylpyridiniumchlorid) zeigen diese Inkompatibilität nicht, werden jedoch nur in Ausnahmefällen eingesetzt, da sie sich physiol. nicht indifferent verhalten (starke Eiweißbindung, antiseptische Wirk.). Zu den ionischen E. können auch die amphoteren E. gezählt werden, die im Molekül sowohl anionische als auch kationische Gruppen enthalten (z.B. Betaine, Proteine, Lecithin, Gelatine, Casein u.a.; s.a. Ampholytseifen) u. als O/W- u. W/O-Emulgatoren wirken. Am häufigsten werden heute nichtionogene E. vom Typ der Ester u. Ether der Polyethylenglykole mit höheren Fettsäuren bzw. Fettalkoholen herangezogen; z.B. die Polysorbat-Typen (Tweens®), Polyoxyethylenglycerolmonostearat (Tagat® S2), weiterhin Polyethylenglykolstearate u. Polyethylenglykolfettalkoholether u.a. Durch Verknüpfung des hydrophilen mit dem lipophilen Molekülanteil über mehrwertige Alkohole lassen sich die amphiphilen Eigenschaften über die Kettenlänge u. die Anzahl der hydrophilen u. lipophilen Anteile in weiten Grenzen verändern. Die nichtionogenen O/W-E. stellen synthesebedingt Gemische von homologen Verbindungen bzw. von Anteilen mit abweichendem Veresterungsgrad dar. Im Gegensatz zu den ionischen E. sind Inkomp. mit phenolischen Substanzen zu erwarten. Für stabile O/W-Emulsionssalben benötigt man meist ein Emulgatorgemisch **(Komplexemulgator)** aus O/W-E. u. einem öllöslichen Emulgator (W/O-E., s. unten). Solche

Emulgatorkomplexe bilden einen besonders stabilen Film aus (z.B. Emulgierender Cetylstearylalkohol, Lanette® N; Kombinationen von nichtionischen O/W-E. mit Cetylstearylalkohol od. Glycerolmonostearat; self emulsifying waxes). Zum Nachw. des Emulgatortyps von O/W-E. in Emulsionen bzw. abwaschbaren Salben eignet sich ein Zusatz von 5%iger Rivanollösung (Brechen des Emulsionssystems bei Anwesenheit eines anionischen Emulgators) u. von 5%iger Tanninlösung (Brechen des Systems bei Anwesenheit von nichtionischen E. mit Polyethylenglykolanteil im Molekül). **W/O-Emulgatoren:** Amphiphile Verbindungen mit mäßig hydrophilen, schwach hydratisierten OH-Gruppen u. ausgeprägt lipophilen Gruppen (Kohlenwasserstoffketten od. Steringerüst). Zu diesem Emulgatortyp gehören die Wollwachsalkohole*, Cholesterol u. die Sorbitan-Fettsäureester (Spans®), deren hydrophiles-lipophiles Gleichgewicht durch Zahl u. Länge der Fettsäurereste variiert werden kann. Cetylstearylalkohol* u. Glycerolmonostearat sind W/O-E. mit geringerem Emulgiervermögen u. werden überwiegend in Komplexemulgatoren bzw. zur Verbesserung der Gelstruktur von Fettphasen herangezogen. E. sind enthalten in Absorptionsgrundlagen* (vorwiegend Wollwachs, Wollwachsalkohole sowie hydrophile nichtionische u. anionische Tenside).

**Emulgendum:** seltene Bez. f. den unlöslichen Bestandteil einer Emulsion* (Öl, Harz, Balsam).

**Emulgierender Cetylstearylalkohol:** Alcohol cetylicus et stearylicus emulsificans (A bzw. B) Ph.Eur.3, Stearolum (Cetostearolum) emulsificans, Cera emulsificans, Cetylanum, Lanette N®. **Typ A:** Gem. aus mind. 90% Cetylstearylalkohol* u. mind. 7% Natriumcetylstearylsulfat (s. Cetylstearylschwefelsaures Natrium). **Typ B:** Gem. aus mind. 90% Cetylstearylalkohol u. mind. 7% Natriumdodecylsulfat (Natriumlaurylsulfat*). Herst.: durch Eintragen von 5 T. siedendem Gereinigt. Wasser u. Natriumcetylstearylsulfat bzw. Natriumdodecylsulfat (10 T.) nacheinander in den geschmolzenen Cetylstearylalkohol (90 T.). Die Schmelze wird unter Rühren weiter erhitzt, bis das Wasser verdampft ist, danach wird abgekühlt. Weiße bis schwach gelbliche, wachsartige Masse in Form von Tafeln, Schuppen od. Körnern; leicht lösl. in siedendem Ethanol, teilw. lösl. in Ether, Chloroform, Benzol od. Petrolether; in geschmolzenem Zustand entsteht beim Schütteln mit der gleichen Menge warmem Wasser eine haltbare O/W-Emulsion. **Anw.:** Komplexemulgator (O/W), in vielen pharmazeutischen Cremes, z.B. in Hydrophile Salbe (DAB10), Wasserhaltige Hydrophile Salbe (DAB10), Ungt. hydrophilicum anionicum (Ph.Helv.7), Ungt. emulsificans (ÖAB90), Ungt. emulsificans aquosum (ÖAB90). Inkomp.: s. Cetylstearylschwefelsaures Natrium.

**Emulgierende Salbe:** s. Unguentum emulsificans.

**Emulgierende Salbe, Wasserhaltige:** s. Unguentum emulsificans aquosum.

**Emulgor:** Emulsionsmaschine, Homogenisier-Apparat; s. unter Emulsionen.

**Emulsin:** Sammelname f. die Enzyme der bitteren Mandeln u. anderer Pflanzen, die Cyanglykoside* enthalten; s. Amygdalin.

**Emulsio ammoniata:** s. Linimentum ammoniatum.

**Emulsio ammoniata-camphorata:** s. Linimentum ammoniato-camphoratum.

**Emulsio Calcis:** s. Linimentum Calcariae.

**Emulsionen:** Emulsiones (von lat. *emulgere,* ausmelken; bezieht sich auf Milch, eine natürliche Emulsion). **Off.:** ÖAB90 (Emulsiones), Ph.Helv.7 (Emulsiones orales). E. sind disperse (Tröpfchendurchmesser i.a. zwischen 1 u. 20 µm), mehr od. weniger dickflüssige, zur äußerlichen od. innerlichen Anwendung bestimmte Zuber., die aus 2 od. mehreren ineinander nicht löslichen Flüssigkeiten bestehen, von denen eine wäßrig ist. Vgl. Mikroemulsionen*. Liegen 2 miteinander nicht mischbare Flüssigkeiten vor u. handelt es sich um einfache Emulsionssysteme, kann man 2 Typen von Emulsionen unterscheiden: Öl-in-Wasser-Emulsionen (O/W-E.), bei denen das Öl als innere, offene od. disperse Phase u. das Wasser als äußere od. geschlossene Phase (Dispersionsmittel) vorliegt, u. Wasser-in-Öl-Emulsionen (W/O-E.), bei denen das Wasser als innere, offene od. disperse Phase u. das Öl als äußere od. geschlossene Phase (Dispersionsmittel) vorliegt. Grundsätzlich steht W f. hydrophile Phasen u. O f. lipophile Phasen. E. enthalten in der Regel zur Erhöhung ihrer Stabilität noch bestimmte, dem Emulsionstyp entsprechende Emulgatoren* (O/W- bzw. W/O-Emulgatoren), häufig auch viskositätserhöhende Zusätze zur äußeren Phase u. manchmal feinste Feststoffe als Emulsionsförderer (Bentonit, Magnesiumtrisilicat, Magnesiumhydroxid, Aluminiumhydroxid u.a., erzeugen sog. *Pickering-E.* od. armierte E.). Der sich bildende Emulsionstyp ist neben der chemischen Struktur der eingesetzten Emulgatoren auch vom Verhältnis des Phasenvolumens, von der Viskosität der Phasen u. von der Herstellungstechnologie u.a. abhängig. Bei peroralen E. handelt es sich gewöhnlich um O/W-Emulsionen. Dabei ist in vielen Fällen das Öl selbst der Wirkstoff od. er ist in der öligen Phase gelöst (Lebertranemulsion, Paraffinemulsion).

**Herst.:** *entweder* durch Dispergieren des Emulgators in derjenigen Phase, in der er nicht lösl. ist (innere Phase), u. Verarbeiten mit vorerst nur einem Teil der anderen Phase (äußere Phase, in der der Emulgator lösl., zumindest aber benetzbar ist) bis zur Bildung eines Emulsionskerns (Primäremulsion, Linctus) u. anschließendem Vermischen mit der restlichen äußeren Phase *(Suspensionsmethode,* kontinentale Methode), od. durch Auflösen des Emulgators bzw. seiner Bestandteile (aus denen er sich während der Emulgierung bildet) in der äußeren Phase u. anschließendes portionsweises Einemulgieren der inneren Phase *(Lösungsmethode,* englische Methode). Die disperse Phase ist so fein zu verteilen u. zu stabilisieren, daß nach der Herst. mind. f. einen Zeitraum von 24 h Entmischungserscheinungen nicht auftreten u. für einen Zeitraum von 6 Monaten kein Brechen der E. erfolgt. Im Anschluß an die Emulgierung wird die Emulsion mit den übrigen Rezepturbestandteilen gemischt, wobei leicht lösliche Stoffe in der Regel in einem kleinen, zurückgehaltenen Anteil einer der Flüssigkeiten gelöst u. schwer lösliche mit einer kleinen Menge der Emulsion sorgfältig angerieben werden. E. sind vor der Abgabe u. vor dem Gebrauch zu schütteln. Das Emulgieren wird bei kleineren Ansätzen zunächst durch Rühren in der Reibschale od. Schütteln in geräumigen Flaschen vorgenommen. Zur feineren Dispergierung der inneren Phase, d.h. zur Erhöhung der Stabilität der E. auch f. größere Mengen, dienen eigene schnellaufende Rührwerke (z.B. Ultra-Turrax-Geräte), Schüttelmaschinen, Kolloidmühlen, Homogenisiermaschinen (Pressen durch verstellbare Düsen) od. Ultraschallgeräte. Feindisperse u. haltbare E. werden umso leichter herzustellen sein (d.h. mit weniger Emulgierarbeit), je stärker der (die) Emulgator(en) die Grenzflächenspannung erniedrigen. E. sind phys. instabile Zubereitungen, da die in ihnen verteilten Öltröpfchen zum Zusammenlagern (Agglomerieren) u. zum Aufrahmen od. zum Absetzen (Sedimentieren) neigen (s. Aufrahmen, Koaleszenz). Zur Aufrechterhaltung des Zerteilungszustandes u. zur Verhinderung ungleichmäßiger Wirkstoffverteilung werden Stabilisatoren (sog. *Quasi- od. Pseudoemulgatoren,* z.B. Tragant, Gelatine, Agar-Agar, Alginate, halbsynthetische Celluloseether, Bentonite, Aerosil®, Polyacrylsäure, Polyvidon u.a.) eingesetzt. Diese erhöhen die Viskosität u. verzögern od. verhindern das Entstehen von Inhomogenitäten. Unter *Phasenumkehr* (Phaseninversion) versteht man Vertauschung von innerer u. äußerer Phase, z.B. unter dem Einfluß von Temperaturänderungen od. Zugabe eines Emulgators vom entgegengesetzten Typ. O/W-E. sind anfällig gegenüber Mikroorganismen (Bakterien, Schimmelpilze) u. müssen deshalb mit Konservierungsmitteln* (meist p-Hydroxybenzoesäureester, Sorbinsäure) gegen Verderbnis geschützt werden. Sofern erforderlich, werden auch Antioxidantien* eingesetzt.

**Linimente*** (Linimenta) (von *linire,* einreiben) sind zur kutanen Verw. bestimmte Lösungen u. E. Auch andere Arzneiformen wie Salben u. Zäpfchen können im physikalischen Sinne E. darstellen. **Trockenemulsionen** od. Xeroemulsionen (z.B. Trockenmilch) werden durch Zerstäubungstrocknung (Sprühtrocknung*) hergestellt.

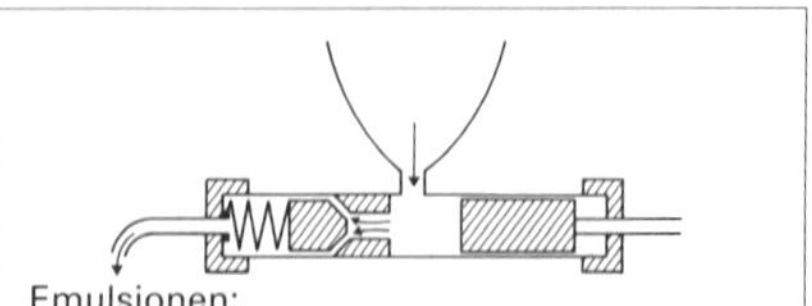

Emulsionen: Funktionsprinzip des Düsenhomogenisators [40]

**Emulsionen, Bestimmung des Emulsionstyps:** zur Bestimmung des Emulsionstyps (der Phasenverteilung; Bancroftsche Regel*) werden folgende **Prüfverfahren** herangezogen: **1. Färbemethode:** Farbstoffe, die in der äußeren Phase lösl. sind, färben die ganze Emulsion einheitlich an. O/W-Emulsionen werden mit wäßrigen Lösungen von Methylenblau bzw. Malachitgrün u. W/O-Emulsionen mit einer öligen Lsg. von Sudan III homogen gefärbt. **2. Verdünnungsmethode:** Emulsionen lassen sich nur in der äußeren Phase verdünnen, d.h. O/W-Emulsionen mit Wasser u. W/O-Emulsionen mit lipophilen Flüssigkeiten (Öle). **3. Leitfähigkeitsmessung:** Lediglich O/W-Emulsionen leiten den elektrischen Strom. Sicherste Methode zur Ermittlung des Emulsionstyps.

**Emulsionsgele:** s. Gele.

**Emulsionspolymerisation:** s. Eudragit.

**Emulsionssalben:** s. Unguenta.

**Emulsio Olei Amygdalae:** Mandelölemulsion nach ÖAB90. 10 T. Mandelöl, 5 T. Gummi arab. (enzymfrei) u. 85 T. Gereinigt. Wasser werden mit Hilfe der Suspensionsmethode (s. Emulsionen) zu einer O/W-Emulsion verarbeitet. Stets frisch zu bereiten. Vor Gebrauch umzuschütteln. **Anw.:** inn. als reizlinderndes Mittel bei Darmaffektionen; Excipiens f. öllösliche Arzneistoffe; vgl. Emulsio oleoso-saccharata.

**Emulsio Olei Jecoris Aselli:** Lebertranemulsion (nach ÖAB90 bis 1996). Mind. 300 I.E. Vitamin A pro g Emulsion. 1 T. Gummi arab. (enzymfrei) u. 1 T. Tragant werden mit 8 T. Glycerol (85%) angerieben, mit 49 T. warmem Gereinigt. Wasser (darin 0.01 T. Saccharin-Na gelöst) versetzt u. 3 h quellen gelassen. Danach werden 40 T. Lebertran* (0.01 T. ätherisches Zimtöl darin gelöst) einemulgiert u. die Lsg. von 0.01 T. Gallussäurelaurylester in 1 T. Ethanol zugesetzt. Dickflüssige O/W-Emulsion. Vor Gebrauch umzuschütteln. **Anw.:** Vitamin-A- u. -D-Therapie (GED 20 bis 30 g).

**Emulsio Olei Jecoris Aselli composita:** Zusammengesetzte Lebertranemulsion (nach DAB6); Geh. 40% Lebertran. Zstzg.: 400 T. Lebertran, 5 T. fein gepulv. arab. Gummi, 5 T. fein gepulv. Tragant, 1 T. Weißer Leim, 5 T. Calciumphypophosphit, 100 T. Zimtwasser, 75 T. Glycerol, 409 T. Wasser, 0.1 T. Saccharin, 0.15 T. Benzaldehyd. Vgl. Emulsio Olei Jecoris Aselli.

**Emulsio Olei Ricini:** Rizinusölemulsion nach ÖAB90. 5 T. Gummi arab. (enzymfrei) u. 2 T. Tragant werden mit einer Mischung aus 0.04 T. Vanillin, 1 T. Ethanol u. 40 T. Rizinusöl angerieben, die Lsg. von 0.02 T. Saccharin-Na in 20 T. Gereinigt. Wasser zugegeben u. die restlichen 32 T. Gereinigt. Wasser unter Schütteln hinzugefügt. Dickflüssige O/W-Emulsion. Stets frisch zu bereiten. Vor Gebrauch umzuschütteln. **Anw.:** Mildes, sicher wirkendes Laxans (GED 1 bis 2 Eßlöffel).

**Emulsio oleoso-saccharata:** Gezuckerte Mandelöl-Emulsion nach Ph.Helv.6: 10 T. Mandelöl, 10 T. Gummi arabicum, 10 T. Orangenblütenwasser, 15 T. Einfacher Sirup u. 55 T. Wasser werden mit Hilfe der Suspensionsmethode (s. Emulsionen) zu einer O/W-Emulsion verarbeitet. Stets frisch zu bereiten. Vor Gebrauch umzuschütteln. **Anw.:** s. Emulsio Olei Amygdalae.

**Emulsio Paraffini liquidi:** Paraffinemulsion, Paraffini liquidi emulsio orales. ÖAB90 (bis 1996): Zur Anreibung von 1 T. Gummi arab. (enzymfrei) u. 1 T. Tragant mit 10 T. Glycerol (85%) wird die erwärmte Lsg. von 0.1 T. Benzoesäure u. 0.01 T. Saccharin-Na in 47.9 T. Gereinigt. Wasser gegeben u. die Mischung 3 h der Quellung überlassen. Danach werden 40 T. flüssiges Paraffin einemulgiert. Ph.Helv.7: 1.0 T. Benzoesäure u. 1.0 T. Saccharin-Na werden bei ca. 70°C in 455.0 T. Gereinigt. Wasser gelöst; 2.0 T. Methylcellulose 4000 werden mit der Hälfte der noch warmen Lsg. unter Umschütteln gemischt, nach dem Abkühlen mit der zweiten Hälfte versetzt, u. 16 h im Kühlschrank quellen gelassen. 1.0 T. Vanillin werden in 40.0 T. Glycerol 85% gelöst u. mit der Methylcellulose gemischt. Nach Zusatz von 200.0 T. Sorbitol 70% werden 300.0 T. dickflüssiges Paraffin portionsweise unter kräftigem Rühren in die wäßrige Phase einemulgiert. Dickflüssige O/W-Emulsion. Vor Gebrauch umzuschütteln. **Anw.:** als Laxans etwas umstritten; bei längerer Anw. Fremdkörperreaktionen möglich. GED 10 bis 20g.

**Emundantium(a):** Reinigendes Mittel.

**-en:** s. Alkene.

**Enalapril** INN: 1-[N-[1-(Ethoxycarbonyl)-3-phenylpropyl]-L-alanyl]-L-prolin, Pres®, Xanef®;

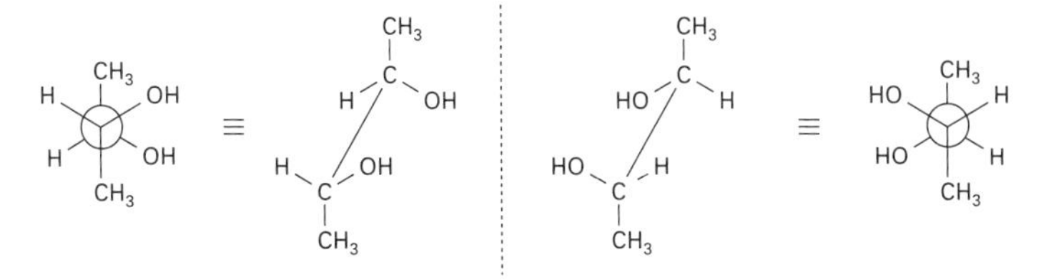

Enantiomere:
Enantiomere des 2,3-Butandiols als Beispiel [1]

$C_{20}H_{28}N_2O_5$, $M_r$ 376.45. **Anw.:** Antihypertonikum*, Hemmer des Angiotensin-Converting-Enzyms (ACE-Hemmer*). HWZ 11 h.

**Enalaprilmaleat:** $C_{24}H_{32}N_2O_9$. Schmp. 143-144.5°C.

**Enantas, Enant(h)at, Önanthat:** chem. Kurzbez. f. Heptanoat.

**Enanthem:** Ausschlag auf der Schleimhaut.

**Enantiomere:** (optische Antipoden, Antimere) Stereoisomere*, die linear polarisiertes Licht (s. Polarisation des Lichtes) um den gleichen Betrag in entgegengesetzter Richtung drehen (s. optische Aktivität). Sie unterscheiden sich nicht in anderen physikalischen Eigenschaften, jedoch oft sehr stark in ihrer physiologischen Wirkung (s. Enantioselektivität). Damit ein Molekül in enantiomeren Formen auftreten kann, dürfen sein Bild u. Spiegelbild nicht deckungsgleich sein (s. Chiralität), was z.B. (häufig) durch ein asymmetrisches Kohlenstoffatom* bewirkt wird. Das E., das linear polarisiertes Licht nach rechts (im Uhrzeigersinn) dreht, wird mit dem Präfix (+)-, das linksdrehende mit (-)- versehen. Diese Angabe macht keine Aussage über die tatsächliche Konfiguration*. Die ursprüngliche Nomenklatur enantiomerer Formen ging von den beiden spiegelbildlichen Glycerolaldehyden als Standardsubstanzen aus. Eindeutig definiert werden die Konfigurationen der beiden Glycerolaldehyde durch die Fischer-Projektion* od. durch die R/S-Nomenklatur*; vgl. Diastereoisomere; s.a. Racemat, Racematspaltung.

**Enantiomerentrennung:** s. Racematspaltung.

**Enantiomorphie:** liegt vor, wenn Enantiomere* in spiegelbildlichen Kristallen (enantiomorphe Formen) existieren.

**Enantioselektivität:** Bez. für Stereoselektivität*, wenn (1) bei einer Reaktion ein achirales Ausgangsprodukt durch einen chiralen Katalysator (z.B. ein Enzym) od. Reagenz (z.B. D-Epichlorhydrin*) in ein chirales Produkt überführt wird (enantioselektive od. asymmetrische Synthese), wobei bevorzugt ein Enantiomer* gebildet wird (vgl. Racematspaltung), od. wenn (2) Enantiomere* sich in ihrem physiologisches (pharmakodynamisches, pharmakokinetisches, toxikologisches) Verhalten unterscheiden. Viele Arzeistoffe wirken enantioselektiv. **Lit.:** J. Knabe, Pharm. i. u. Z. *24*, 324 – 330 (1995).

**Enantiostereo-Isomerie:** s. Enantiomere.

**Enantiotopie:** zwei Liganden, deren Umgebung sich zueinander spiegelbildlich verhält u. die sich durch eine Drehspiegelung ineinander überführen lassen, sind enantiotop. Ein solches Molekül hat somit 2 Seiten; ein von einer Seite angreifendes Reagenz sieht das Spiegelbild dessen, was ein Reagenz auf der anderen Seite sieht. Die beiden Substituenten werden, je nachdem ob

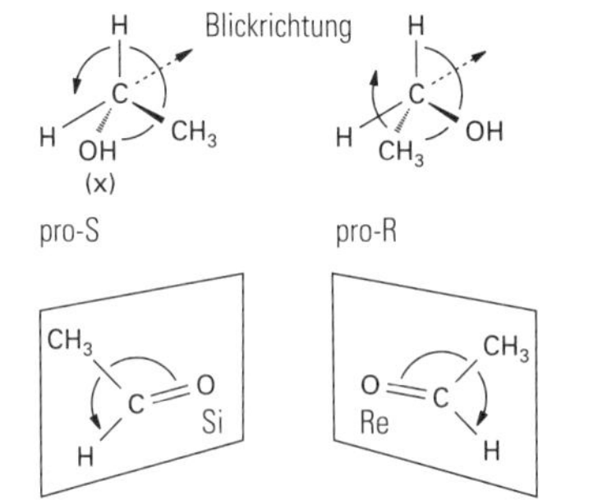


Enantiotopie

die Priorität der übrigen Liganden nach der R/S-Nomenklatur* im od. gegen den Uhrzeigersinn läuft, mit pro-R od. pro-S bezeichnet. Bei einem trigonalen C-Atom ($C_{xyz}$) wird auf gleiche Weise vorgegangen, wobei die beiden enantiotopen Seiten, je nach Prioritätssequenz, mit Re (im Uhrzeigersinn) u. Si bezeichnet werden.

**Enantiotropie:** Form der Polymorphie*, bei der die Modifikationen eines Stoffes einen Umwandlungspunkt (Temp., bei der die Modifikationen die gleiche Freie Enthalpie, d.h. den gleichen Dampfdruck od. Löslichkeit aufweisen) unter ihrem Schmelzpunkt haben; gibt es unter dem Schmelzpunkt keinen Umwandlungspunkt, spricht man von Monotropie.

**Encephabol®:** s. Pyritinol.

**Enclomifen** INN: s. Clomifen.

**Encordin®:** s. Peruvosid.

**Endak®:** s. Carteolol.

**Endemie:** (*gr.* ἐνδέμω zubauen) Dauerverseuchung eines geographischen Gebietes; vgl. Epidemie.

**Endergon(isch):** *chem.* ist eine Reaktion, zu deren Ablauf Energie (in Form von Arbeit) zugeführt werden muß. Eine unter Zufuhr von *Wärmeenergie* ablaufende Reaktion wird als *endotherm* bezeichnet; vgl. Gibbs-Helmholtz-Gleichung.

**Endiole:** *syn.* Reduktone. Verbindungen mit 2 Hydroxylgruppen an 2 doppelt gebundenen C-Atomen, früher als Dienole bezeichnet, z.B. Ascorbinsäure (s. Vitamine). Endiole sind außerordentl. leicht (schon durch Luftsauerstoff) oxidierbar.

**Endivie:** s. Cichorium endivia.

**Endoamylase:** s. Amylasen.

**Endocytose:** s. Endozytose.

**Endodermis:** *bot.* scheidenförmige Zellenschicht in Wurzeln u. (bisweilen) auch in Spros-

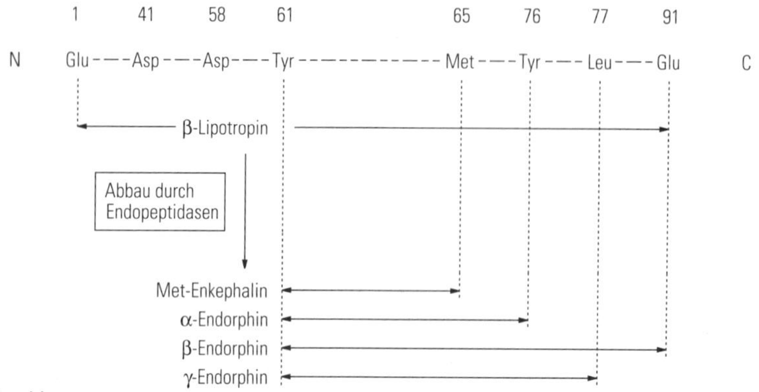

Endorphine:
β-Lipotropin als Vorstufe der Endorphine [13]

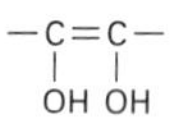
Endiole

sen, die deren zentrale Gefäßbündel einzeln od. (z.B. bei den Rhizomen monokotyler Pflanzen) in ihrer Gesamtheit vom benachbarten Gewebe abgrenzt. Bei einer Wurzel* folgt auf die E. (als der innersten Zellschicht der primären Rinde) nach innen das Perizykel*. Die Endodermiszellen sind charakteristisch gebaut; sie haben Caspary-Streifen* od. sind (bei der Tertiären E. der Wurzeln monokotyler Pflanzen) U-, V- bzw. O-förmig verdickt, dazwischen sind vereinzelt (über Xylemsträngen) Durchlaßzellen.

**Endoenzyme:** früher Bez. f. Enzyme*, die im Zellinneren wirken; heute bezeichnet man als E. solche Enzyme, die die Substratmoleküle von innen her abbauen (s. Amylasen u. Exoenzyme).

**Endogen:** (*gr.* ἔνδον drinnen, γεννάω erzeugen) **1.** im Körper entstanden; **2.** aus dem Körper hervorgegangen; im Gegensatz zu exogen.

**Endografin®:** s. Adipiodon.

**Endojodin®:** s. Proloniumiodid.

**Endokarditis:** Herzinnenhautentzündung.

**Endokarp:** *bot.* innere Schicht der Fruchtwand (entspricht der oberen Epidermis des Blattes), s. Fruchtformen.

**Endokrine Drüsen:** Drüsen m. innerer Sekretion, s. Hormone.

**Endolysine:** (*gr.* ἔνδον drinnen, λύω zerstören, beseitigen) in Zellen vorkommende Lysine (s. Ambozeptoren), meist Bacteriolysine; s.a. Lysozym.

**Endomembransystem:** Gesamtheit aller inneren Membranen, mit Ausnahme der Mitochondrien- u. Plastidenmembran, die ein Kontinuum bilden (Plasmalemma*, Tonoplast, endoplasmatisches Reticulum*, Golgikörper* u. Kernhülle*) mit dem endoplasmatischen Reticulum als primären Bildungsort.

**Endometriose:** Vork. von endometriumähnlichem Gewebe außerhalb der physiol. Schleimhautauskleidung der Uterushöhle, das ähnlichen zykl. Veränderungen unterworfen ist wie das Endometrium*. Ther.: operativ od. Hormonbehandlung (Gestagene*, Danazol* od. Gonadorelin*-Analoga).

**Endometrium:** Gebärmutterschleimhaut, Uterusschleimhaut (s. Menstruationszyklus). **Endrometritis:** Entzündung des E.

**Endomid:** [1R-(2-endo,3-exo)]-N,N,N',N'-Tetraethylbicyclo[2.2.1]hept-5-en-2,3-dicarboxamid]; CAS-Nr. 4582-18-7; $C_{17}H_{28}N_2O_2$, $M_r$ 292.42. **Anw.:** Analeptikum; kaum mehr verwendet.

**Endomirabil®:** s. Iodoxaminsäure.

**Endoneural:** im Innern der Nerven.

**Endonuclease:** s. Nucleasen.

**Endoparasit:** (*gr.* ἔνδον drinnen, παράσιτος mitspeisend) im Organismus einer anderen Spezies lebender tierischer Schmarotzer. Endoparasiten des Menschen gehören zu den einzelligen Protozoen*, Helminthes* u. Arthropoden*. Gegensatz: Ektoparasit*.

**Endopeptidasen:** s. Proteasen.

**Endophlebitis:** Entzündung der inneren Venenhaut.

**Endoplasma:** die innere Plasmaschicht, s. Protoplasma.

**Endoplasmatisches Reticulum:** Abk. ER; ein ausgedehntes, netzförmiges, beidseitig von einer Elementarmembran begrenztes Hohlraumsystem; kommt in eukaryontischen Zellen vor; unterteilt das Zytoplasma in Kompartimente u. Kanäle; oft von Ribosomen besetzt (rauhes od. granuläres ER; spielt eine Rolle bei der Proteinsynthese pflanzlicher u. tierischer Zellen).

**Endoprothalliaten:** s. Embryophyta siphonogama.

**Endorphine:** körpereigene, schmerzblockierende Poly- u. Oligopeptide, die mit Opioidrezeptoren* reagieren. Der Name leitet sich von „endogene Morphine" ab da ihre Wirkung in vitro u. in vivo mit der Wirk. des Morphins vergleichbar ist. Als erstes E. wurde 1975 das Pentapeptid Met-Enkephalin entdeckt, das genau der Aminosäuresequenz 61 bis 65 des β-Lipotropins* entspricht. Inzwischen sind viele E. u. deren Vorläuferpeptide bekannt. Man unterscheidet je nach Vorstufe: **Enkephaline** (Pentapeptide); Met-Enkephalin* u. Leu-Enkephalin*, kommen als Teilsequenzen in anderen E. vor; Hauptvorstufe ist Prä-Pro-Enkephalin A (v.a. im Nebennierenmark); **Endorphin-Familie** (Polypeptide); z.B. α-, β- u. γ-Endorphin, sind in der Sequenz 61 bis

91 von β-Lipotropin, dem Abkömmling von Prä-Pro-Opiomelanocortin* (Hypophyse), enthalten; besitzen als N-terminale Sequenz Met-Enkephalin; wirksamster Vertreter ist β-E. (31 Aminosäuren). α- u. β-Neoendorphin leiten sich wie die **Dynorphine*** von Prä-Pro-Enkephalin B (Hypothalamus) ab u. enthalten als N-terminale Sequenz Leu-Enkephalin. Gemeinsames Strukturelement der E. ist die Aminosäurensequenz Tyr-Gly-Gly-Phe, wobei v.a. das terminale Tyrosin wegen der Ähnlichkeit mit dem hydroxylierten aromatischen Ring im Morphinmolekül f. die Agonistenwirkung an Opioidrezeptoren* wichtig zu sein scheint. Die analgetische Wirk. kann durch Opiat-Antagonisten vollkommen aufgehoben werden; wegen der suchterzeugenden Wirk. können sie aber nicht als Ersatz der starken Analgetika* verwendet werden. E. werden mit anderen, an Opioidrezeptoren* angreifenden Peptiden unter dem Begriff Opioidpeptide* zusammengefaßt.

**Endorphinolytika:** s. Opiat-Antagonisten.

**Endosmose:** s. Osmose.

**Endosperm:** Nährgewebe des Samens. 1. Primäres Endosperm: haploid, schon vor der Befruchtung gebildet, bei Gymnospermen. 2. Sekundäres Endosperm: triploid, aus sekundärem Embryosackkern (Verschmelzung zweier Embryosackkerne mit einem Spermakern) u. Embryosackplasma gebildet; nur bei Angiospermen.

**Endosporen:** s. Sporen.

**Endosulfan:** 6,7,8,9,10,10-Hexachlor-1,5,5a,6,9,9a-hexahydro-6,9-methano-2,4,3-benzodioxathiepin-3-oxid; CAS-Nr. 1215-29-7. Cyclodien-Insektizid aus der Gruppe der chlorierten Kohlenwasserstoffe (s. Schädlingsbekämpfungsmittel, Tab.); ein breit wirkendes Kontakt-u. Fraßgift, das im Arzneipflanzenbau, Ackerbau u. Forst angewandt wird. Es hat nützlingsschonende Eigenschaften u. ist außerdem bienenungefährlich. Das technische E. besteht aus 70% α-Endosulfan u. 30% β-Endosulfan. Es wird u.a. zum Endosulfansulfat metabolisiert.

**Endotheline:** *med.* Peptide aus je 21 Aminosäuren, die in Endothelzellen* enzymatisch aus entsprechenden Vorläuferproteinen aufgebaut werden. Mit Endothelin-1 wurde 1988 der erste Vertreter der E. isoliert. Später folgten Endothelin-2 u. Endothelin-3. E. wirken auf den Gefäßtonus u. die Zellproliferation (s. Entzündung) u. beeinflussen die Hormonproduktion sowie die Entstehung von Herz- u. Gefäßkrankheiten. **Lit.:** B. Bornkessel, Med. Mo. Pharm. *19*, 66 (1996).

**Endothel(zellen):** **1.** *med.* innere Auskleidung der Gefäße, Kapillaren u. serösen Höhlen, Plattenepithel; **2.** *bot.* dünnwandige, polygonale Zellen, die die Ölstriemen (z.B. der Apiaceen-Früchte) auskleiden.

**Endotherm(isch):** sind alle Prozesse (chem. Reaktionen, Phasenumwandlungen usw.), die unter Energieverbrauch ablaufen; vgl. exotherm.

**Endothezium:** *bot.* Faserzellschicht (Faserschicht) unter der Epidermis der Pollensäcke mit mechanischer Funktion bei der Entleerung des Pollens.

**Endotoxine:** Bakterien-Endotoxine, giftige Bakterienstoffe, die erst nach Auflösen der Bakterien frei werden, meist hitzebeständig u. durch Immunserum schwerer angreifbar, hochmolekulare Mucopolysaccharide; vgl. Ektotoxine.

**Endoxan®:** s. Cyclophosphamid.

**Endozytose:** (*gr.* ἔνδον innen, κύτος Höhle, Gefäß, Zelle) Aufnahme von Material in Zellen mittels Einstülpung der Plasmamembran. Die Einstülpung führt zu kleinen sackartigen Bläschen, die von der Plasmamembran abgeschnürt werden u., zusammen mit dem eingeschlossenen Material, ins Zytoplasma transportiert werden. S. Phagozytose, Pinozytose*.

**Endpunkt:** s. Titrationsgrad.

**Endrin:** 1,2,3,4,10,10-Hexachlor-6,7-epoxy-1,4,4a,5,6,7,8,8a-octahydro-1,4-endo-5,8-endo-dimethanonaphthalin; CAS-Nr. 72-20-8; s. Aldrin.

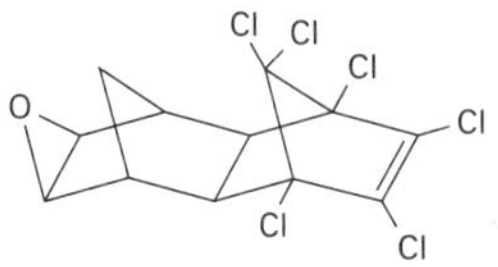

Endrin

**Enelfa®:** s. Paracetamol.

**Enematum(a):** Enema, Klistier.

**Energie:** Symbol E; die Fähigkeit eines Systems, Arbeit* zu leisten. SI-Einheit: Joule* (J). Alle Energieformen, z.B. chemische, elektrische, potentielle Energie, Wärmestrahlungs- u. Kernenergie sind prinzipiell ineinander umwandelbar. Hierbei bleibt (nach der klassischen Physik) die Summe aller Energien erhalten (s. Hauptsätze der Thermodynamik). Nach der **Einstein-Beziehung**, $E = m \cdot c^2$, sind Masse m u. Energie ineinander umwandelbar (c Lichtgeschwindigkeit* im materiefreien Raum); beispielsweise wurde bei der Explosion der Atombombe in Hiroshima (August 1945) ca. 1 g Masse in Energie umgewandelt.

**Energiedosis:** s. Dosimetrie.

**Energiequanten:** s. Elektromagnetische Strahlung.

**Energiequotient:** Abk. EQ; Begriff aus der Ernährungslehre; Kilojoule (kJ) pro Kilogramm (kg) Körpergewicht (KG) u. Tag (d). Ein Säugling im 1. Trimenon hat einen EQ von ca. 481, während er beim Erwachsenen nur ca. 167 kJ/kg KG/d beträgt.

**Energine:** Sammelbezeichung f. Hormone, Vitamine, Enzyme.

**Enfleurage:** E.-Verfahren, Blütenölextraktionsverfahren; schon in der Antike angewandtes Verfahren zur Gew. von ätherischem Öl. Das frische Pflanzenmaterial, in der Regel Blüten, wird auf fettbestrichene (Rindertalg od. Schweinefett) Glasplatten gestreut, die in Holzrahmen gespannt sind u. zu Kästen gestapelt werden. Von Zeit zu Zeit werden die Blütenblätter erneuert; das Fett resorbiert das ätherische Öl; beide zus. ergeben die sogenannte Blütenpomade. Reines Öl wird durch Alkoholextraktion gewonnen. Besonders bei Pflanzen, in denen das äther. Öl nicht in eigenen Behältern, sondern diffus verteilt ist (z.B. Rosen- u. Jasminblüten).

**Enfluran** INN: 2-Chlor-1,1,2-trifluorethyl-(difluormethyl)ether, Ethran; CAS-Nr. 13838-16-9; $C_3H_2ClF_5O$, $M_r$ 184.50. Sdp. 56.5°C (101 kPa). $n_D^{20°C}$ 1.3025. $d_{25}^{25}$ 1.5167. Mischbar mit organischen Flüssigkeiten sowie Fetten u. Ölen. **Anw.:** Inhalationsnarkotikum; rascher Wirkungseintritt ohne Excitationsstadium. **Nebenw.:** erhöhte Krampfbereitschaft bei sehr hoher Dosierung.

**Engelblumen:** Flor. Arnicae, s. Arnica montana.

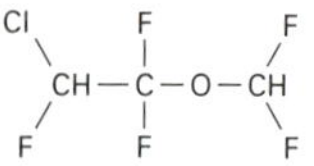
Enfluran

**Engelsüß:** s. Polypodium vulgare.
**Engelwurzel:** Rad. Angelicae, s. Angelica archangelica.
**Engerix®:** s. Hepatitis-B-Impfstoff.
**Englische Krankheit:** s. Rachitis.
**Englische Methode:** s. Emulsionen.
**Englische Schwefelsäure:** Acidum sulfuricum crudum, s. Schwefelsäure.
**Englisches Gewürz:** Fructus Pimentae, s. Pimenta dioica.
**Englisches Salz:** Magnesium sulfuricum, s. Magnesiumsulfat.
**Enkephalin:** s. Endorphine.
**Enolase:** Enzym (Hydratase) der Glykolyse*, das 2 Phosphoglycerinsäure durch Wasserabspaltung in Phosphoenolbrenztraubensäure überführt u. bei der Gluconeogenese die Reaktion in umgekehrter Richtung katalysiert.
**Enole:** org. Verbindungen mit der Gruppe –CH=C(OH)–.
**Enoxacin** INN: 1-Ethyl-6-fluor-1,4-dihydro-4-oxo-(1-piperazinyl)-1,8-naphthyridin-3-carbonsäure, Gyramid®; CAS-Nr. 74011-58-8; $C_{15}H_{17}FN_4O_3$, $M_r$ 320.32. **Strukturformel** s. Ciprofloxacin. **Wirk.** u. **Anw.:** Gyrasehemmer*, Nieren- u. Harnwegsinfektion, Infektionen d. Atemwege. **Nebenw.:** Übelkeit, zentralnervöse Störungen, Schwindel; Kontraind.: Schwangerschaft. **Übl. Dos.:** 400 bis 800 mg/d, nicht länger als 14 d.
**Enoxaparin-Natrium:** niedermolekulares Heparin, Clexane®, Lovenox®; $M_r$ 4000 bis 6000. **Wirk.** u. **Anw.:** Antithrombotikum; vgl. Heparin. **Nebenw.:** Blutergüsse, Schleimhautblutungen.
**Enoximon** INN: 1,3-Dihydro-4-methyl-5-[4-(methylthio)benzoyl]-2H-imidazol-2-on, Perfan®;

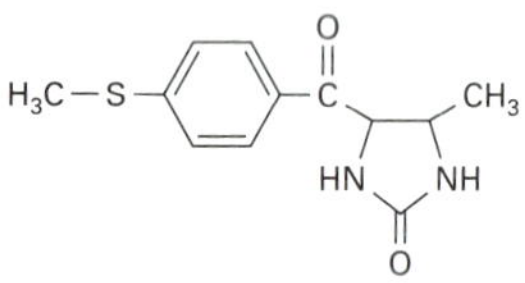
Enoximon

CAS-Nr. 77671-31-9; $C_{12}H_{12}N_2O_2$, $M_r$ 248.3. Schmp. 255-258°C unter Zers. **Wirk.** u. **Anw.:** Koronartherapeutikum zur kurzzeitigen Behandlung einer schweren Herzinsuffizienz, Phosphodiesterasehemmer mit positiv inotroper u. vasodilatorischer Wirkung. **Nebenw.:** Herzarrhythmien, Hypotonie, gastrointestinale Beschwerden. Kontraind.: Schwangerschaft u. Stillzeit, Vorsicht bei schweren Leber- u. Nierenerkrankungen. **Übl. Dos.:** 0.5 bis 1.0 mg/kg KG.
**Enslin-Apparatur u. -Zahl:** s. Aufsaugvermögen von Pulvern.
**Entamoeba histolytica:** Erreger der Amöbenruhr*.
**Ente:** Uringlas f. bettlägerige Männer.
**Enteneier:** s. Ei.
**Entenfußbaum:** s. Ginkgo biloba.
**Enteral:** (*gr.* ἔντερον Darm) die Eingeweide betreffend.
**Enteramin:** s. Serotonin.
**Enteric Coated Tablets:** s. Arzneiformen, magensaftresistente.
**Enteritis:** Darmentzündung, Darmkatarrh.
**Enteritisbakterien:** Salmonella-B., Gärtner-B.
**Enterobacter:** (Aerobacter) gramnegatives, bewegliches, Lactose-positives Stäbchenbakterium der Fam. Enterobacteriaceae.
**Enterobacteriaceae:** Familienbezeichnung von gramnegativen, nicht sporenbildenden, begeißelten u. unbegeißelten Stäbchenbakterien der Klassen Escherichiae, Salmonellae, Klebsiellae u. Proteae.
**Enterobius vermicularis:** (Oxyuris vermicularis) Madenwurm, Pfriemenschwanz, Springwurm.
**Enterocura®:** s. Sulfaguanol.
**Enterogastron:** Gewebshormon; s. Hormone.
**Enteroglucagon:** chem., biol. u. immunolog. analog zu Glucagon*; wird bei enteraler Glucosezufuhr aus der duodenalen Darmwand freigesetzt; stimuliert die glucoseunabhängige Insulinfreisetzung.
**Enterohepatischer Kreislauf:** Elimination einer Substanz über die Leber in die Galle, womit sie in den Darm gelangt. Von dort wiederum Resorption, wobei die Substanz über die Pfortader wieder in die Leber gelangt, so daß der Kreislauf von neuem beginnt. Substanzen, die dem enterohepatischen Kreislauf unterworfen sind: Gallensäuren, Gallenfarbstoffe, Steroidhormone, Glucocorticoide u. verschiedene Arzneistofffe (z.B. Digitoxin).
**Enterokinase:** *syn.* Enteropeptidase; im Sekret der Darmschleimhaut, besonders des Duodenums, vorkommendes Enzym, das die Vorstufen Trypsinogen u. Chymotrypsinogen in Trypsin u. Chymotrypsin umwandelt; besteht aus 2 kovalent gebundenen Glykopeptiden.
**Enterokokken:** Darm-Streptokokken (Streptococcus faecalis u.a.), grampositive, meist lanzettförmige Diplokokken. Normale Darmbewohner, außerhalb des Darmes pathogen (Peritonitis, Appendizitis, Pyelitis, Zystitis etc.).
**Enterotoxine:** auf den Magen-Darm-Trakt wirkende Toxine* von Bakterien verschiedener Gattungen, z.B. von Staphylococcus, Vibrio, Clostridium, Pseudomonas, Escherichia. Die E. der Staphylococcus-aureus-Stämme sind relativ thermostabil, so daß sie bei der üblichen Zubereitung von Speisen nicht zerstört werden.
**Enteroviren:** zu den Picornaviren (RNS-Viren) gehörende Gruppe von menschen- u. tierpathogenen Viren (s. Virus-Klassifikation). Zu den menschenpathogenen Vertretern gehören die Poliomyelitis*-Viren, die Coxsackieviren* u. ECHO-Viren*.
**Enthaarungsmittel:** s. Depilatorium.
**Enthärtung des Wassers:** s. Aqua.
**Enthalpie:** Symbol H; thermodynamische Zustandsfunktion, die den Wärmeinhalt eines Systems bei konstantem Druck angibt. SI-Einheit: Joule* (J). Die Enthalpie H ist definiert als die Summe der **inneren Energie** U u. der Volumenarbeit p·V (p Druck, V Volumen):

$$H = U + p \cdot V$$

Die Änderung der Enthalpie ΔH bei isobaren u. isothermen Vorgängen wird als Reaktionsenthalpie bezeichnet, s. Gibbs-Helmholtz-Gleichung; zur Temperaturabhängigkeit von H, s. Enthalpie, Freie (Abb.).

**Enthalpie, Freie:** *syn.* Gibbssche freie Energie, Gibbs-Energie (IUPAC); Symbol G; von Gibbs eingeführte thermodynamische Zustandsfunktion* (Gibbs-Funktion), die durch

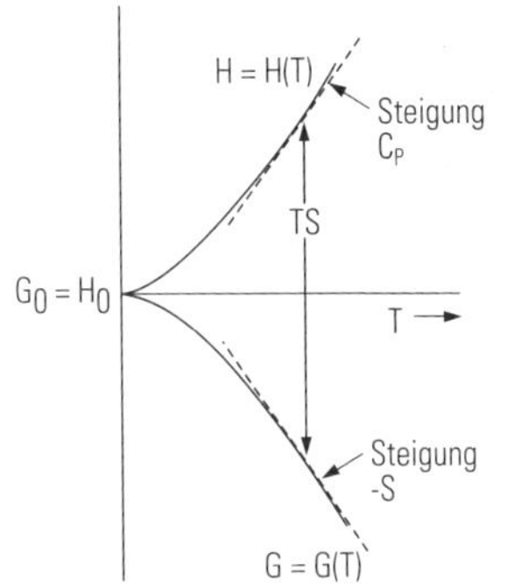


Enthalpie, Freie:
Änderung der Gibbs-Energie G und der Enthalpie H eines reinen Stoffes mit der Temperatur T bei konstantem Druck P (schematisch). S Entropie, $C_p$ Wärmekapazität. Die Grenzwerte der Steigung der beiden Kurven bei $T \to 0$ sind Null, so daß $C_p$ und $S \to 0$, wenn $T \to 0$ [80]

$$G = H - T{\cdot}S$$

definiert ist (T absolute Temp., S Entropie, H Enthalpie). Die Änderung der Freien Enthalpie $\Delta G$ bei isobaren u. isothermen Vorgängen wird als Freie Reaktionsenthalpie bezeichnet, s. Gibbs-Helmholtz-Gleichung.

**Entkeimung(sfiltration):** s. Sterilisation, Keimfiltration, Aseptische Verfahren.

**Entmineralisiertes Wasser:** entsalztes, entionisiertes Wasser; s. Aqua demineralisata.

**Entomogamie:** s. Bestäubung.

**Entpyrogenisiertes Wasser:** Wasser, das frei von Pyrogenen (fiebererregenden Stoffen) ist. Gew.: Destillation, adsorptive Filtration, (Aktivkohle od. Asbestfilter, s. Keimfiltration), Umkehrosmose*, Ultrafiltration (s. Ultrafilter) u. Ozonbehandlung. Vgl. Aqua.

**Entropie:** Symbol S; thermodynamische Zustandsfunktion*, die ein Maß f. den thermodynamischen Ordnungszustand eines Systems bzw. f. die Irreversibilität eines Vorganges in einem abgeschlossenen System darstellt; SI-Einheit: Joule/Kelvin ($J{\cdot}K^{-1}$). Die Zahl der Anordnungsmöglichkeiten der Moleküle wird als thermodynamische Wahrscheinlichkeit W bezeichnet, welche über die Boltzmann-Konstante* $k$ mit der Entropie folgendermaßen in Beziehung steht:

$$S = k{\cdot}ln\ W$$

Die Änderung der E. $\Delta S$ während einer isobaren u. isothermen Reaktion wird als Reaktionsentropie bezeichnet; s. Gibbs-Helmholtz-Gleichung. Reaktionsentropien (Entropiedifferenzen), die bei isothermen u. isobaren Vorgängen (z.B. beim Schmelzen) auftreten, lassen sich leicht ermitteln. Für die Schmelzentropie $\Delta S_f$ (in $kJ{\cdot}mol^{-1}{\cdot}K^{-1}$) beim Schmelzpunkt $T_f$ (in Kelvin) gilt z.B.:

$$\Delta S_f = \Delta H_f / T_f$$

($\Delta H_f$ molare Schmelzenthalpie, in $kJ{\cdot}mol^{-1}$).

**Entschäumer:** s. Antischaummittel.

**Entseuchung:** s. Desinfektion, Dekontamination.

**Entsorgung:** unter diesen Oberbegriff erfaßt man die Gesamtheit der Prozesse, die mit der Beseitigung der Abwässer u. aller Abfallprodukte (Industrie- u. Hausmüll) auf hygienisch einwandfreie, umweltschonende Art zusammenhängen.

**Entwesung:** Raumentwesung, Desinsektion; Ungezieferbekämpfung (Wanzen, Läuse, Flöhe, Ratten, Motten usw.) mittels Blausäure, Chlorgas, Phosphin, Methylbromid, Schwefeldioxid, DDT (Clofenotan*), trockene Hitze usw.; s.a. Druckentwesung. E. ist keine Desinfektion*, sie richtet sich gegen höher organisierte Lebewesen; Bakterien u. Bakteriensporen werden nicht vernichtet.

**Entwöhnungsmittel:** Anticravingmittel; **1.** Alkoholentwöhnungsmittel: s. Disulfiram, Acamprosat. **2.** Tabakentwöhnungsmittel (Raucherentwöhnungsmittel): nicotinhaltige Kaugummis u. Pflaster (s. Transdermale Therapeutische Systeme), lobelinhaltige Tropfen (s. Lobelin); vgl. Sucht.

**Entzündung:** Abwehrreaktion des Organismus u. seiner Gewebe gegen verschiedenartige, schädigende Reize (Noxen). Ziel einer E. ist es in der Regel, das schädigende Agens u. seine Folgen zu beseitigen. **Ursache einer E.:** mechanische Einflüsse (Reibung, Druck, Fremdkörper), chemische Substanzen (Säuren, Basen), physikalische Faktoren (Temp., Strahlen), Mikroorganismen (Viren, Bakterien, Pilze, Parasiten) sowie vom Körperinnern wirkende (autogene) Reize wie Urämie, Zerfall von Zellen z.B. bei bösartigen Tumoren. Die Kenntnis der Ursache ermöglicht eine kausal begründete Therapie. **Pathogenese einer E.:** eine E. kann ohne od. mit Beteiligung von immunpathologischen Mechanismen ablaufen. Letztere bestimmen bisweilen die Verlaufsform u. Schwere der E. Der E.sreiz wirkt dabei als Antigen u. löst zelluläre u. humorale Immunreaktionen aus.

**Ablauf der lokalen Entzündungsreaktion:** Als Folge einer Gewebeschädigung kommt es zu einer *Störung der Durchblutung* in der terminalen Strombahn, einem *Austritt von Blutplasma* (Exsudation) in den extrazellulären Raum infolge einer Erhöhung der Kapillarpermeabilität u. zur *Erregung von Schmerzrezeptoren.* Diese Reaktionen werden durch die *Freisetzung von Mediatorstoffen* (Histamin, Serotonin, Prostaglandine*, Kinine) verursacht. Nach diesen anfänglichen Reaktionen kann die Entzündung abklingen, wenn die schädigende Einw. aufhört. Meist kommt es aber außerdem noch zu einer *Emigration von Blutzellen* (z.B. Granulozyten, Makrophagen, Lymphozyten) in den extrazellulären Raum sowie zu einer *Proliferation* von Histiozyten u. Fibroblasten. Daraus ergeben sich die **Symptome einer lokalen E.:** *Rubor* (Rötung), *Calor* (Hitze), *Tumor* (Schwellung), *Dolor* (Schmerz), *Functio laesa* (gestörte Funktion durch Dolor, Tumor u. sonstige Organbeeinträchtigung). **Allgemeine Entzündungsreaktion:** Der Gesamtorganismus zeigt als generalisierte Antwort auf einen E.reiz in der Regel **1.** eine beschleunigte Bildung von Granulozyten, **2.** eine Zunahme der Synthese bestimmter Plasmaeiweiße (E.skonstellation), **3.** eine Steigerung des Stoffwechsels *(Fieber*)*, **4.** Auslösung von *Immunreaktionen* sowie **5.** verschiedene subjektive Erscheinungen wie *Krankheitsgefühl,* Abgeschlagenheit usw. **Einteilung der Entzündungen**

kann nach verschiedenen Gesichtspunkten erfolgen: **1.** nach zeitlichem Ablauf: perakute E., akute E., subakute E., chronische E., rezidivierende E.; **2.** nach Ausbreitung u. Lokalisation: lokalisierte (ortsständige) E., generalisierte (ausgebreitete) E., metastasierende E. (mit Absiedelung entzündlicher Herde); **3.** nach der Verlaufsform: **Exsudative E.:** Exsudat steht im Vordergrund; **Granulomatöse E.:** herdförmige Ansammlung von Zellen (Granulom) ohne od. mit Nekrosen steht im Vordergrund; **Proliferative E.:** Vermehrung von faserbildenden Zellen mit späterer Bildung von Zwischenzellsubstanz steht im Vordergrund. **Prognose des E.svorgangs** hängt von der Stärke, Art u. Dauer des E.reizes, vom Ort der E. sowie von der örtlichen u. allgemeinen Reaktion des Organismus ab; entweder **1.** *völlige Wiederherstellung* von Gestalt u. Funktion (restitutio ad integrum) od. **2.** *chronische E.* bei Weiterschwelen des Reizes (ein Herd kann zum Ausgangspunkt f. Streuungen werden) bzw. **3.** *Narbenbildung.*

**E-Nummern:** s. Lebensmittelzusatzstoffe.

**Enuresis:** unwillkürliches Harnlassen; **E. nocturna**, nächtliches Bettnässen; **E. diurna**, Unfähigkeit, am Tage die Harnentleerung zurückzuhalten.

**Enzephalitis:** Gehirnhautentzündung. Erkrankungen des Gehirns, meist auf infektiös-toxischer od. infektiöser Basis: **1.** direkte Infektionen durch Mikroorganismen einschl. Pilze; **2.** indirekte E., z.B. parainfektiöse E.

**Enzephalomyelitis-Lebend-Impfstoff für Geflügel, Aviäre-infektiöse-:** Vaccinum encephalomyelitidis infectivae aviariae vivum Ph.Eur.3; eine Zuber., die einen immunogenen Stamm des Geflügel-Enzephalomyelitis-Virus enthält. Der Impstoff kann flüssig od. gefriergetrocknet sein.

**Enzian(wurzel):** s. Gentiana-Arten.

**Enzianextrakt:** s. Extractum Gentianae.

**Enziangewächse:** s. Gentianaceae.

**Enziantinktur:** s. Tinctura Gentianae.

**Enzym:** s. Enzyme.

**Enzymaktivität:** wichtiges Hilfsmittel zur Diagnosestellung (s. Enzymdiagnostik) u. zur Verlaufskontrolle von Krankheiten. Die Aktivität eines Enzymes wird in Enzymeinheiten angegeben; s.a. Anlage, Tabellen der physiologischen Normbereiche. **Enzymeinheiten:** Eine internationale Einheit ist die Enzymmenge, welche die Umwandlung von 1 mol Substrat (bzw. 1 µmol Substrat) in der Zeiteinheit (s bzw. min) unter Standardbedingungen katalysiert (Standardbedingungen sind z.B. bei einer Temp. von 25°C, Einhalten eines pH-Optimums u. bei Substratsättigung gegeben). Zwei Definitionen, eine ältere u. eine dem SI entsprechende, sind gebräuchlich: 1. Eine **Einheit** (U, Unit) ist die Enzymmenge, welche die Umwandlung von 1 µmol Substrat pro min katalysiert. 2. Eine **katalytische Einheit** (kat, Katal) ist die Enzymmenge, welche die Umwandlung von 1 mol Substrat pro Sekunde katalysiert. Für praktische Zwecke verwendet man bevorzugt Mikro- (µkat) od. Nanokatal (nkat).

1 U = 1/60 µkat (16.67 nkat)

1 nkat = 0.06 U.

Ist das Substrat ein Protein, Polysaccharid od. ein anderes Molekül, bei dem mehr als eine Bindung angegriffen werden kann, so tritt in dieser Definition der Begriff 1 µmol bzw. 1 mol Äquivalente der betreffenden (durch das Enzym veränderten) Gruppe anstelle des Ausdruckes 1 µmol bzw. 1 mol Substrat. Als Maß der Reaktion wird hier also die Zahl der gespaltenen Peptid- od. Glykosidbindungen genommen u. nicht die Zahl der vollständig gespaltenen Moleküle. Im Falle einer bimolekularen Reaktion, z.B. A + B = B + C, wird logischerweise 1 µmol Substrat A od. B als Bezugsbasis genommen, lediglich, wenn 2 identische Substratmoleküle miteinander reagieren (A = B), bezieht sich die Aktivitätsangabe auf 2 µmol Substrat/min bzw. 2 mol Substrat/s. Die Einführung einer internationalen Einheit hat den Vorteil, daß Aktivitäten verschiedener Enzyme miteinander verglichen werden können. Da sich die Aktivitäten der einzelnen Enzyme auch bei Zugrundelegung der genannten Definition oft beträchtlich unterscheiden, werden Enzymeinheiten auch in Millieinheiten (mU) bzw. Mikroeinheiten (µkat) od. Nanoeinheiten (nkat) ausgedrückt. Die **spezifische Aktivität** eines Enzyms bezeichnet die Einheiten/mg bzw. kg Protein (U/mg Protein bzw. µkat/kg Protein). Die spezifische Aktivität ist ein direktes Maß f. die Reinheit des Enzyms. Die **molekulare Aktivität** eines Enzyms gibt die Zahl der Substratmoleküle (od. der äquivalenten Gruppen) an, die in einer Minute bzw. einer Sekunde von einem Enzymmolekül (bei optimalem Substratangebot) umgesetzt werden. Die Konzentration einer **Enzymaktivität in Lösung** wird in Einheiten/Volumen (U/L, mU/L bzw. µkat/L) angegeben.

**Enzymatische Analyse:** **1.** Die Bestimmung von Enzymaktivitäten* mit standardisierten Substratlösungen, z.B. Bestimmung der Aktivität von Transaminasen* (GOT, GPT) bei Herz- u. Lebererkrankungen. **2.** Die Bestimmung von Substanzen (Substraten) mit Hilfe von Enzymen. Vorteile der E.A. sind die große Spezifität u. die Möglichkeit der Erfassung geringster Substanzmengen. **Anw.:** z.B. Sequenzanalyse von Nucleinsäuren u. Peptiden, Lebensmitteluntersuchungen, Enzymdiagnostik*, Bestimmung des Blutalkohols (s. ADH-Methode) usw.

**Enzymdiagnostik:** klinisch-diagnostische Nutzung der quantitativ-analytischen Bestimmung der Aktivitätsspiegel einer Vielzahl von Enzymen im Serum. Die E. beruht auf der Tatsache, daß jeder Zellzerfall, aber auch jede reversible Schädigung der Membranfunktion zum Austreten zelleigener Substanzen u. damit auch der Enzyme führt, die dann im Serum nachweisbar werden. Hinweise auf die Herkunft aus einem bestimmten Organ ergeben die **Relation** bestimmter Enzyme zueinander u. der Nachw. **organspezifischer Enzyme**. Dabei besteht ein Zusammenhang zwischen der Höhe des Anstiegs der Enzymaktivität* u. dem Umfang der Schädigung. Diagnostisch relevant ist der Anstieg der Serumenzyme bei Herzinfarkt, akuter u. chronischer Hepatitis, bei Muskelerkrankungen.

**Enzyme:** (*gr.* ἐν darin, ζύμη Hefe Sauerteig) *syn.* Fermente (*lat.* fermentum, fervere aufwallen); hochmolekulare Eiweißkörper, die als Biokatalysatoren im lebenden tierischen u. pflanzlichen Organismus f. die Reaktionen im intermediären Stoffwechsel unerläßlich sind u. auch außerhalb des Organismus wirken. Die Funktion eines Enzyms ist an die Unversehrtheit seines räumlichen Aufbaus gebunden, wobei durch die Anordnung mehrerer benachbarter Aminosäurereste das *Aktivitätszentrum* gebildet wird. Die an der Reaktion beteiligten Substanzen (Substrate) werden dort angelagert u. das Produkt nach Ablauf der Reaktion abgelöst. Das Aktivitätszentrum kann auch durch ein **Coenzym** mit Nichtproteincharakter repräsentiert sein. Das Coenzym verbindet sich mit dem allein nicht wirksamen Enzymprotein **(Apoenzym)** zum aktiven Enzym **(Holoenzym).** Viele Coenzyme sind Derivate von Vitaminen*. Es gibt verschiedene Enzyme, die Metall-Ionen als Cofaktor benötigen, die sog. **Metallproteide** od. Metallenzyme (z.B. die eisenhaltigen Atmungsenzyme od. die kupferhaltigen Oxidasen). Die E. sind kolloider Natur u. diffundieren nicht durch Membranen; durch neutrale Salze werden sie ausgefällt. Erhitzen auf über 60°C, Zusatz von Schwermetallen, starke Säuren u. Basen machen sie unwirksam, indem sie das Enzymprotein chem. verändern. Die E. einer Stoffwechselkette sind meistens in bestimmten Zellräumen zusammengefaßt **(Kompartimentierung)**, z.B. Atmungskette in den Mitochondrien, Glykolyse im Zytoplasma, Proteinbiosynthese an den Ribosomen. Ein Enzym kann jeweils nur eine der f. ein Substrat möglichen Reaktionen katalysieren **(Wirkungsspezifität)**. Die E. sind **substratspezifisch**. Sie werden nach dem Substrat bezeichnet, zu dem sie Affinität besitzen, indem man an den Stamm des Substratnamens die Endung „-ase" anhängt, z.B. heißt das die Maltose spaltende E. Maltase. Man kennt aber auch E., die ähnl. gebaute Substrate angreifen, diese bezeichnet man als gruppenspezifisch. Ein Maß f. die Affinität zwischen Enzym u. Substrat (Abhängigkeit der Reaktionsgeschwindigkeit von der Substratkonzentration) ist die Michaelis-Konstante, die man mit Hilfe der Michaelis-Menten-Gleichung* empirisch ermitteln kann. Die Arbeitsgeschwindigkeit eines Enzyms (z.B. bezogen auf Masse, Volumen od. Stoffmenge) wird durch die Enzymaktivität* (Maßeinheit: Katal*) veranschaulicht. Entscheidend f. die Enzymaktivität ist u.a. der optimale pH-Bereich.

**Enzyme**
pH-Optimum einiger Enzyme

| Enzym | pH-Optimum |
|---|---|
| Arginase | 9.0 bis 9.5 |
| Pankreaslipase | 8 |
| Erepsin | 7.8 |
| Trypsin | 7.8 bis 8.7 |
| Urease | 7 |
| Katalase | 7 |
| Pepsin | 1.5 bis 1.6 |

Die **Einteilung** der E. erfolgt nach ihrer Wirkungsspezifität in 6 Hauptklassen. International gültig ist das System der „Enzyme Commission" (E.C.-Nomenklatur) der Internat. Union of Biochemistry (IUB) von 1972. **1. Oxidoreduktasen:** z.B. $H_2$-übertragende E. (Dehydrogenasen) u. Oxidasen; **2. Transferasen:** Gruppen-übertragende E. f. $C_1$-, Aldehyd-, Keto-, Acyl-, Amino-, Glykosyl- u.a. Gruppen (z.B. Transaminasen, Kinasen). **3. Hydrolasen:** hydrolytisch spaltende E. f. Ester-, Ether-, Peptid-, Glykosid- u.a. -Bindungen, z.B. Esterasen, Phosphatasen, Glykosidasen, Proteasen. **4. Lyasen:** E., die vom Substrat unter Bildung von Doppelbindungen Gruppen abspalten (z.B. folgende Bindungen lösen: C-C, C-O, C-N, C-S), z.B. Dehydratasen, Decarboxylasen od. die Anlagerung einer Gruppe an eine Doppelbindung bewirken **(Synthasen)**. **5. Isomerasen:** E., die die Umwandlung isomerer Verbindungen katalysieren z.B. Racemasen, Epimerasen u. Isomerasen. **6. Ligasen (Synthetasen):** E., die zwischen 2 Substraten unter Energieverbrauch (z.B. ATP-Abbau) neue Bindungen (z.B. zwischen C-C, C-O, C-N, C-S u.a.) knüpfen, z.B. Carboxylasen, Phosphorylasen.

**Gesch.:** Fermentative Vorgänge waren wahrscheinlich schon in prähistorischer Zeit bekannt (Gärung, Fäulnis); die Natur der Enzymwirkungen erkannte 1834 J.J. Berzelius (1779 bis 1848, Schweden). 1815 fand Alexander Marzet (1770 bis 1822) die Enzyme Steapsin u. Lipase, 1817 Heinr. Aug. v. Vogel (1778 bis 1867) das Emulsin; 1836 isolierte Theodor Schwann (1810 bis 1882) das Pepsin aus dem Magensaft, 1894 isolierte Emil Fischer (1852 bis 1919) Maltase u. Lactase, 1897 isolierte Eduard Buchner die Zymase; 1867 gelang Willy Kühne (1837 bis 1900) die erste Reindarstellung v. Enzymen; 1911 erkannte Albert Prescott Mathews u. Glenn, daß die E. ein Coenzym u. ein Apoenzym enthalten. 1926 stellte James Sumner (geb. 1887) das erste krist. Enzym (Urease) dar, 1930 gewann John Howard Northrop (geb. 1891) krist. Pepsin u. Trypsin, 1934 Eugen Bamann u. Laeverenz krist. Lipase.

**Enzyme, Allosterische:** s. Allosterie.

**Enzymeinheit:** U bzw. kat, s. Enzymaktivität.

**Enzymhemmung:** s. Enzyminhibition.

**Enzymimmunoassay:** (EIA) Methode zum Nachw. von Pharmaka in geringsten Konzentrationen; Alternative zu Radioimmunoassay*. Prinzip: beruht auf der Bildung von Antikörper(Immunglobuline)-Antigen-Komplexen. Als Antigene* werden einerseits markierte Antigen-Enzym Verbindungen u. als zu bestimmende Stoffe nichtmarkierte Antigene (Haptene) von niedrigerer $M_r$ als 300 (Pharmaka) eingesetzt. Die Enzyme haben eine Aktivität, deren Meßsignal zur quantitativen Bestimmung geeignet ist. Die Menge an Antigen-Enzym ist bekannt. Es kommt zur kompetitiven Bindungsreaktion von Enzym-markiertem u. nichtmarkiertem Antigen u. spezifisch bindendem Antikörper. Die Komplexe werden mit verschiedenen Methoden abgetrennt u. innerhalb dieser Komplexe wird das aktive Enzym nachgewiesen. Je geringer dessen Aktivität, desto mehr Antigen-Antikörper-Komplex des Pharmakons ist vorhanden. Aus der Differenz kann die Konzentration des nichtmarkierten Antigens, also des Pharmakons bestimmt werden.

**Enzyminduktion:** allmählich sich steigernde Aktivität von Enzymen, die dadurch zustande kommt, daß die Strukturen in den Leberzellen zunehmen, an denen Enzyme lokalisiert sind, die zur Elimination der Arzneistoffe durch Metabolisierung führen. Dadurch kommt es zu beschleunigtem Abbau von bestimmten Arzneistoffen u. zu Toleranz*. Beispiele f. Stoffe, die dazu führen: Barbiturate, Glutethimid, Tolbutamid, Nicethamid u.a. Die Biotransformation kann auf diese Weise vom betroffenen Arzneistoff selbst (Autoinduktion, Eigeninduktion) od. von anderen Arzneistoffen (Fremdinduktion) beeinflußt werden.

**Enzyminhibition:** Hemmung der Aktivität von Enzymen durch kompetitive od. nichtkompetitive Mechanismen (s. Antagonismus) bzw. durch Überangebot an Substrat (Substrathemmung). Hemmung u. Aktivierung von bestimmten Enzymen spielen bei der Steuerung des Stoffwechsels sowie bei der Metabolisierung von Arzneistoffen eine große Rolle. Folgen der Hemmung von Enzymen, die an der Metabolisierung von Arznei-

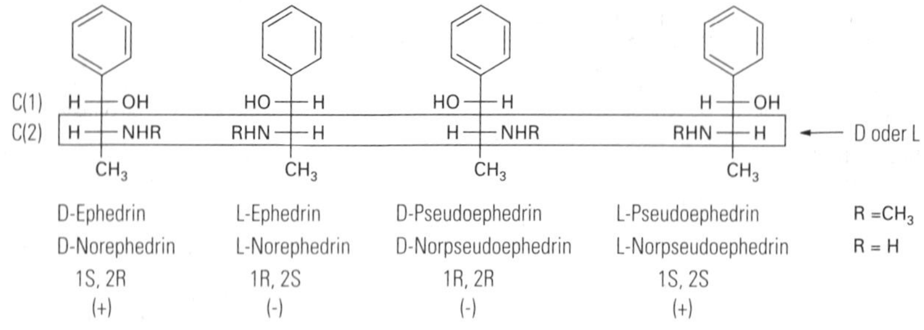

Ephedrine:
Gegenüberstellung der Ephedrin- u. Norephedrin-Stereoisomeren

stoffen beteiligt sind, können verlängerte HWZ, Erhöhung des Serumspiegels, Wirkungsverstärkung u. -verlängerung sowie eine Verstärkung der Nebenw. u. der Toxizität des Stoffes sein. Arzneimittelwechselwirkungen* beruhen oft auf diesem Prinzip, z.B. Verstärkung der Phenytoinnebenwirkungen wegen verminderter Verstoffwechselung bei gleichzeitiger Verabreichung von Dicoumarol. Daneben beruht die Wirkung vieler Arzneimittel auf dem Prinzip der E.; s. Enzyminhibitoren.

**Enzyminhibitoren:** Stoffe, die spezifische Enzyme hemmen können. Dazu gehören eine große Zahl von Arzneimitteln wie Cholinesterasehemmer (indirekte Parasympathomimetika*), Carboanhydrasehemmer* (s. Diuretika), Proteasehemmer*, Xanthinoxidasehemmer*, HMG-CoA-Reduktasehemmer*, Protonenpumpenblocker* etc. Als E. wirken auch viele Gifte, z.B. Alkylphosphate* u. verschiedene Schwermetalle (z.B. Quecksilber); vgl. Enzyminhibition.

**Enzymkinetik:** s. Michaelis-Menten-Gleichung.

**Enzymregulationen:** natürliche Mechanismen, die die Enzymwirkung steuern, wie Induktion, Repression, allosterische Effekte, kovalente Modifikationen von Enzymproteinen.

**Enzymsättigung:** wenn alle aktiven Stellen eines Enzyms mit Substrat abgesättigt sind, ist die maximale Reaktionsgeschwindigkeit der Reaktion erreicht. Weitere Zugabe von Substrat kann die Reaktionsgeschwindigkeit nicht mehr erhöhen. Handelt es sich beim Substrat um einen Arzneistoff, der enzymatischen Veränderungen unterliegt, kann sich E. in einer nichtlinearen Dosis/Wirkungs-Beziehung auswirken.

**EO:** s. Eichgesetz.

**Eosin:** **1.** *E. gelblich:* Natriumsalz des Tetrabromfluoresceins; $C_{20}H_6Br_4Na_2O_5$, $M_r$ 691.9. Schmp. 295-296°C. Rotes, krist. Pulver, lösl. in Wasser, Ethanol. **Anw.:** als Farbstoff f. Lippenstifte, Lacke, auch f. Genußmittel; in der Mikroskopie zur Anfärbung von Präparaten, als Reagenz, s. Jenner-Eosin-Methylenblau-Lösung. **2.** *E. bläulich:* Natriumsalz des Dibromdinitrofluoresceins; $C_{20}H_6Br_2N_2Na_2O_9$, $M_r$ 624.1. Rotbraunes, krist. Pulver, **Anw.:** zum Färben von Wolle, Baumwolle, Papier, in der Mikroskopie.

**EP:** s. Epoxidharze.

**Ep.:** s. Erstarrungspunkt, Erstarrungstemperatur.

**Epanutin®:** s. Phenytoin.

**Epeira diatema:** Kreuzspinne, s. Araneus diadematus.

**Ephedra distachya** L. **ssp. distachya:** (E. vulgaris L. C. Rich.) Fam. Ephedraceae (Mittelmeergebiet bis Indien). **Inhaltsst.:** D-Pseudoephedrin u. wenig L-Ephedrin.

**HOM:** *Ephedra distachya* (HAB1.5), Ephedra vulgaris: die frischen oberirdischen Teile..

**HOM:** *Ephedra distachya spag. Zimpel* (HAB1.2): frisches Kraut.

**Ephedra sinica** Stapf: Fam. Ephedraceae, Ephedra, Meerträubchen, Ma Huang (China, Tibet, Indomalaiischer Archipel), neben anderen Ephedra-Arten wie **E. equisetina** Bunge u. **E. shennungiana** Tang Stpfl. v. **Herba Ephedrae:** Ephedrakraut, Ma Huang; die im Herbst gesammelten, jungen Rutenzweige. **Off.:** DAB10. **Inhaltsst.:** L-Ephedrin, D-Pseudoephedrin, L-Methylephedrin, D-Methylpseudoephedrin, L-Norephedrin, D-Norpseudoephedrin (Gesamtalkaloidgehalt über 1%), ferner Saponine, Gerbstoffe. **Anw.:** gegen Asthma, Rhinitis, Heufieber, Kreislaufschwäche u. zur Herst. des Ephedrins*.

**Ephedratinktur:** s. Tinctura Ephedrae.

**Ephedra vulgaris:** s. Ephedra distachya ssp. distachya.

**Ephedrin:** L-(-)-Ephedrin (*erythro*-Form), (1R, 2S)-2-Methylamino-1-phenylpropan-1-ol. **Strukturformel** s. Ephedrine. Alkaloid aus Ephedra-Arten. Off. sind: **Wasserfreies Ephedrin:** Ephedrinum anhydricum Ph.Eur.3; CAS-Nr. 299-42-3; $C_{10}H_{15}NO$, $M_r$ 165.2. Schmp. ca. 38°C. **Ephedrin-Hemihydrat:** Ephedrinum hemihydricum Ph.Eur.3; CAS-Nr. 50906-05-3; $C_{10}H_{15}NO \cdot 0.5\ H_2O$, $M_r$ 174.2. Schmp. 40-43°C. Weißes, krist. Pulver od. farblose Kristalle, geruchlos od. schwach aromatischer Geruch. Lösl. in Wasser, Ethanol, Ether, Chloroform, Glycerol, Paraffin u. Vaselinöl. **Anw.:** findet fast ausschließlich nur Ephedrinhydrochlorid*.

**ψ-Ephedrin:** Pseudoephedrin*.

**Ephedrine:** Phenylalkylaminalkaloide*. Nat. (z.B. in Ephedra-Arten u. Catha edulis*) die Diastereomere* L-Ephedrin* u. D-Pseudoephedrin* sowie D-Norpseudoephedrin*. Herst. von L-Norephedrin*, der jeweiligen Enantiomere u. Racemate (z.B. Ephetonin*) synthetisch.

**Ephedrinhydrochlorid:** Ephedrini hydrochloridum Ph.Eur.3, Ephedrinum hydrochloricum, Salzsaures Ephedrin, (1R,2S)-2-Methylamino-1-phenyl-1-propanol-hydrochlorid; CAS-Nr. 50-98-6; $C_{10}H_{16}ClNO$, $M_r$ 201.7. Schmp. 217-

220°C. $[\alpha]_D^{20°C}$ -34 bis -35°C (c = 5 in Wasser). Farblose Kristalle od. weißes, krist. Pulver von bitterem Geschmack. Lösl. in 4 T. Wasser, lösl. in Ethanol, sehr schwer lösl. in Chloroform. Inkomp.: mit viele Stoffen. **Wirk.** u. **Anw.:** indirekes Sympathomimetikum* mit schwächerer zentraler Wirkung. Ind.: Asthma bronchiale, Husten, Rhinitis, allergische Erkrankungen wie Heuschnupfen u.a., bei Kreislaufschwäche. HWZ 3 bis 6 h. **Übl. Dos.:** oral: 0.02 g, MED 0.1 g, MTD 0.3 g; s.c.: 0.01 g, MED 0.04 g, MTD 0.12 g; Nasentropfen: 0.1%, Nasensalbe: 3%. **Racemisches Ephedrinhydrochlorid:** s. Ephetonin; vgl. Norephedrin.

**Ephedrinhydrochlorid-Tabletten:** s. Compressi Ephedrini hydrochloridi.

**Ephedrin, Salzsaures:** Ephedrinum hydrochloricum, s. Ephedrinhydrochlorid.

**Ephedrin, Schwefelsaures:** Ephedrinum sulfuricum, s. Ephedrinsulfat.

**Ephedrinsulfat:** Ephedrinum sulfuricum, Schwefelsaures Ephedrin; CAS-Nr. 134-72-5; $(C_{10}H_{15}ON)_2 \cdot H_2SO_4$. Schmp. 238-245°C; polymorph. Weiße Kristalle od. krist. Pulver, leicht lösl. in Wasser, lösl. in Ethanol. Anw. u. Dos. wie Ephedrinhydrochlorid*.

**Ephedrinum hydrochloricum:** s. Ephedrinhydrochlorid.

**Ephedrinum sulfuricum:** s. Ephedrinsulfat.

**Epheliden:** Sommersprossen.

**Ephetonin:** Racephedrinhydrochlorid, REH, salzsaures racemisches Ephedrin. Schmp. 186-188°C. Weißes, krist. Pulver, leicht lösl. in Wasser, lösl. in Ethanol. Anw. u. Dos. wie Ephedrinhydrochlorid*.

**Ephynal®:** s. Vitamine (Vitamin E).

**Epi...:** in Verbdg.: auf, über, oberhalb, an, in, bei, nach, durch.

**Epicatechin:** s. Catechine.

**Epichlorhydrin:** 1-Chlorpropan-2,3-epoxid, Chlormethyloxiran; $C_3H_5ClO$, $M_r$ 92.53. DL-Form: Sdp. 117°C. D. 1.18. Stechend riechende, giftige Flüss. Wenig lösl. in Wasser, mischbar mit organ. Lösungsmitteln. Explosive Gemische mit Luft. Karzinogen, nierenschädigend, neurotox. **Anw.:** wegen des reaktiven Oxiranringes für org. Synthesen, z.B. zur Herst. der Epoxidharze* u. Derivaten von Stärke (Absorbable Dusting Powder*), Dextrinen (Cadexomer-Iod*) u. Dextranen (Dextranomer*).

**Epicillin** INN: Dihydroampicillin, Spectacillin, 6-[D-2-Amino-2-(1,4-cyclohexadien-1-yl)acetamido]-3,3-dimethyl-7-oxo-4-thia-1-azabi-

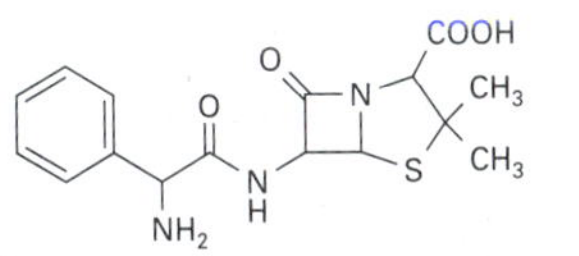

Epicillin

cyclo[3.2.0]heptan-2-carbonsäure, 6-[D-2-Amino-2-(1,4-cyclohexadienyl)acetamido]penicillansäure, α-Amino-3,6-dihydrobenzylpenicillin, Spectacillin®; CAS-Nr. 26774-90-3; $C_{16}H_{21}N_3O_4S$, $M_r$ 351.43. Schmp. 202°C unter Zers. (Hemihydrat); Lösl. in Wasser 1:250. **Wirk.** u. **Anw.:** Antibiotikum; halbsynthetisches Penicillin mit erweitertem Wirkungsspektrum; hemmt neben den benzylpenicillin-empfindlichen Keimen auch Haemophilus influenzae, Enterokokken u. Listerien; heute selten verwendet. HWZ 1 h. **Übl. Dos.:** Oral: 3- bis 4mal 0.5-1.0 g/d; Kinder 2-6 Jahre: 3mal 0.5 g/d; Kinder 1-2 Jahre: 3mal 0.375 g/d; parenteral: i.m., i.v. 3mal 1.0 g/d; Kinder 6-14 Jahre: 3mal 0.75 g/d; Säuglinge: 2mal 0.25 g/d; s.a. Antibiotika (Tab.). Gebräuchl. ist auch Epicillin-Natrium.

**Epidemie:** (*gr.* ἐπίδημος im Volk verbreitet) gehäuftes Auftreten einer bestimmten Infektionskrankheit (Seuche*) in örtlicher u. zeitlicher Begrenzung; vgl. Endemie.

**Epidemiologie:** Seuchenlehre; Lehre von den Ursachen u. Verbreitungen von Infektionskrankheiten.

**Epidermis:** Oberhaut; **1.** *bot.* Primäres Abschlußgewebe*; äußerste, meist einzellige Schicht von Blättern u. jungen Sproßachsen; Gewebeart, die die Pflanze vor äußeren Einwirkungen od. (übermäßigem) Wasserverlust abschirmt. Die Epidermis der Wurzeln hat eine andere Funktion, s. Rhizodermis. **2.** *med.* Gefäßlose, äußerste Schicht der Haut; ektodermaler Herkunft; besteht aus mehrschichtigem verhornten Plattenepithel. Dicke je nach Körperregion zwischen 30 µm u. 4 mm.

**Epidermophytie:** Sammelname f. Erkrankungen durch Fadenpilze (Epidermophyton-Arten, s. Pilze), die vornehmlich die Epidermis befallen; s.a. Dermatomykosen.

**Epiduralanästhesie:** Lokalanästhetika werden mittels Kanüle in den Epiduralraum gebracht, um die Wurzeln der sensiblen Nerven, die z.B. Uterus u. Geburtskanal versorgen, zu blokkieren. **Anw.:** in der Geburtshilfe, bei gyn., urol. u. chir. Eingriffen: z.B. Lidocain*, Bupivacain*.

**Epigastrium:** Magengrube, die Region zwischen Schwertfortsatz des Brustbeins, Rippenbögen u. Nabel; Oberbauch.

**Epiglaufrin®:** s. Adrenalin.

**Epigyn:** *bot.* unterständig, s. Blüte.

**Epikotyl:** oberer Teil der Embryoachse (Keimlingsachse) bzw. erstes Internodium oberhalb der Kotyledonen.

**Epikrise:** (*gr.* ἐπίκρισις Beurteilung, Entscheidung) Endurteil (abschließender Bericht) über eine Krankheit.

**Epilation:** Haarentfernung durch Elektrolyse od. Röntgenbestrahlung, wobei die Haarwurzeln zerstört werden.

**Epilepsie:** *syn.* Fallsucht, in der Antike Morbus sacer; chron. zerebrale Funktionsstörung, die durch sich wiederholende epileptische (zerebrale) Anfälle charakterisiert ist (Gastaut 1976); **Epileptischer Anfall:** plötzlich einsetzende Funktionsstörung des Gehirns, der eine Entladung der Neuronen mit exzessiv gesteigerter Frequenz u. abnormer Synchronie zugrunde liegt. Tritt in verschiedenen Krankheitsbildern auf; es sollte besser von Epilepsien gesprochen werden. **Epilepsien mit primär generalisierten Anfallserscheinungen:** durch eine Ausbreitung der Erregung unter Einbeziehung von Hirnstammstrukturen, mit Bewußtseinstrübung bzw. Bewußtlosigkeit: *Grand-mal-Formen* (GM): Beginn blitzartig, Bewußtlosigkeit, tonische u. klonische Krämpfe, vegetative Begleitsymptome: weite, lichtstarre Pupillen, Tachykardie, Zyanose, schaumiger, ev. blutiger Speichel, ev. Urin-/Stuhlabgang; Dauer 2 bis 4 min; *Petit-mal-Formen* (PM): Beginn blitzartig, im Gegensatz zum GM Krampferscheinungen fehlend od. nur kurz angedeutet, z.B. kurze Krämpfe der Extremitäten- und/oder Gesichtsmuskulatur, blitzartiger Sturz infolge plötzlichen Tonusverlustes der Muskeln, plötzliche Bewußtseinspausen, Dauer bis 20 Sekunden; *Epilepsieformen bei Kindern.* **Epilepsien mit fokaler Genese:** durch eng umgrenzte epileptische Störungen; a) mit elementarer Symptomatik, b) mit komplexer Symptomatik: *syn.* Psychomotorischer Anfall, Dämmerattacken, c) mit sekundär generalisierten Anfällen (Grand-mal- u. Petit-mal-Formen). **Status epilepticus:** Wiederholung von mind. 3 großen generalisierten Anfällen innerhalb von Minuten od. wenigen Stunden. **Ursachen:** Zusammenwirken exogener Schadensmechanismen u. endogener Faktoren: *Exogene Faktoren:* verschiedene Erkrankungen des Gehirns selbst (Fehlbildung, Trauma, Blutung, Entzündung, Tumor) u. Erkrankungen des Gesamtorganismus, die mit einer Funktionsstörung des Gehirns einhergehen (z.B. metabolische Störungen wie Urämie, Hypoglykämie usw., Intoxikationen). *Endogene Faktoren:* erbliche Disposition uneinheitlicher Natur. **Therapie:** 1. Beseitigung der Ursache bei faßbaren Hirnerkrankungen (z.B. Hirntumor); 2. Langzeittherapie mit antikonvulsiven Medikamenten, durch die heute 60 bis 70% der Patienten anfallsfrei werden, s. Antiepileptika.

**Epilobium-Arten:** Fam. Onagraceae (Oenotheraceae), Weidenröschen (Europa). Verwendet werden neben **Epilobium angustifolium** L. (Chamaenerion angustifolium (L.) Scop.), Schmalblättriges Weidenröschen (oft auch als Verfälschung angesehen), vor allem (unbegründeterweise) die kleinblütigen Arten: **E. parviflorum** Schreb., Kleinblütiges W.; **E. montanum** L., Berg-Weidenröschen; **E. roseum** Schreb., Rosarotes Weidenröschen; **E. collinum** S.G. Gmel., Hügel-Weidenröschen, u. andere. Diese Arten dienen als Stpfl. v. **Herba Epilobii:** Herba Chamaenerii angustifolii, Weidenröschenkraut. **Inhaltsst.:** Gerbstoffe, Flavonoide (z.B. ein Myricetinglururonid), Schleim, Anthocyane, Triterpensäuren u. noch (weitgehend) unbekannte Stoffe. **Anw.:** bei benigner Prostatahyperplasie*; therapeutische Wirk. ist wissenschaftlich aber nicht gesichert; die Prostaglandinbildung wird beeinflußt.

**Epimere:** Diastereoisomere* mit mehreren Asymmetriezentren, die sich aber nur an einem von diesen unterscheiden (z.B. Lysergsäure u. Isolysergsäure); vgl. Kohlenhydrate (z.B. D-Glucose u. D- Mannose).

**Epimestrol** INN: 3-Methoxyestra-1,3,5(10)-trien-16α,17α-diol, Stimovul®; CAS-Nr. 7004-98-0; $C_{19}H_{26}O_3$, $M_r$ 302.42. **Anw.:** Estrogen, Ovulationsstimulans, bei Infertilität u. Amenorrhoe.

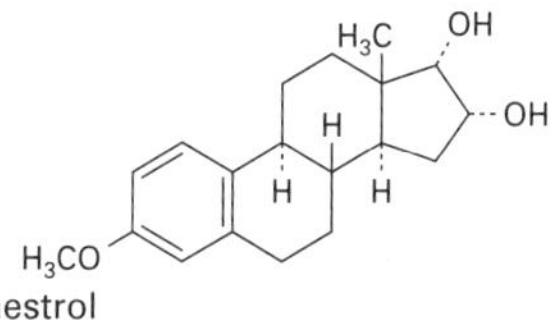

Epimestrol

**Epi-Monistat®:** s. Miconazol.

**Epinephrin** INN: s. Adrenalin.

**Epinephrin-Augentropfen (Neutrale):** s. Augentropfen.

**Epinephrinhydrogentartrat:** s. Adrenalinhydrogentartrat.

**Epiphyse, Epiphysis:** **1.** *syn.* Glandula pinealis, Zirbeldrüse, Bildungsort von Melatonin*, s. Hormone (Epiphyse). **2.** Gelenkende, proximal u. distal gelegene End-(Gelenk-)Stücke des langen Röhrenknochen.

**Epiphyt:** ein Organismus, der auf einem anderen wächst, aber nicht auf diesem parasitiert, z.B. Algen, Flechten, Moose, Orchideen u. Bromelien.

**Epirubicin** INN: Farmorubicin®; CAS-Nr. 56420-45-2; $C_{27}H_{29}NO_{11}$, $M_r$ 543.54. Antibiotikum aus Streptomyces peucetius var. caesius (Anthracyclin). **Anw.:** Zytostatikum. HWZ 24 bis 52 h.

**Episom:** Extrachromosomales, genetisches Element, *syn.* Plasmid*.

**Epispatikum(a):** heranziehendes Mittel, Hautreizmittel; s. Rubafacientia, Vesikantia, Suppurantia.

**Epistase:** Geninteraktion, bei der ein Gen bestimmt, ob der durch ein anderes, nicht-alleles Gen desselben Gentyps gegebene Phänotyp ausgebildet wird od. nicht.

**Epistaxis:** (*gr.* στάζω tröpfeln, triefen) Nasenbluten.

**Epithelgewebe:** geschlossener ein- od. mehrschichtiger Zellverband, der innere od. äußere Körperoberflächen bedeckt, dient dem Schutz, dem Stoffaustausch u. der Reizaufnahme.

**Epithelkörperchen:** Glandulae parathyreoideae, Nebenschilddrüsen (enth. Parathormon u. Calcitonin); s. Hormone.

**Epithelschutzvitamin:** Vitamin A, s. Vitamine.

**Epithelzylinder:** s. Harnzylinder.

**Epivir®:** s. Lamivudin.

**EPO:** s. Erythropoetin.

**Epodyl®:** s. Etoglucid.

**Epoetin:** s. Erythropoetin.

**Epóna:** s. Virola calophylloidea.

**Epoxide:** *syn.* Alkenoxide, Oxirane; Gruppe von cyclischen Ethern, die infolge der starken Spannung des Dreiringsystems sehr reaktionsfähig sind u. wesentlich rascher aufgespalten werden als die normalen acyclischen u. ungespannten cyclischen Ether. Die E. (z.B. Epichlorhydrin*, Ethylenoxid*, Glycidol*) haben deswegen eine verbreitete Anwendung zur Synthese von Verbindungen gefunden, die 2 funktionelle Gruppen in α-, β-Stellung enthalten. Nat. vorkommende E. sind selten, z.B. s. Valepotriate, Violaxanthin, Fosfomycin.

**Epoxidharze:** Duroharze, Epikote®, EP. Entstehen durch Vernetzung von Epichlorhydrin mit aromatischen Hydroxyverbindungen (z.B. Bisphenol-A*) unter Zusatz von Alkalilauge mit geeigneten Härtern. Verwendet f. hochbeanspruchte Behälter, Rohrleitungen, als lufttrocknende korrosionsfeste Anstriche, Korrosionsschutzlacke an Tuben u. Dosen (Aushärtung bei ca. 300°C, Einbrennlackierung).

**Epoxy-:** Bez. die Gruppierung –O– als Überbrückung einer od. mehrerer C–C-Bindungen, z.B. bei Epoxiden*, Eucalyptol, Cantharidin.

**Eppich:** volkst.: **1.** Apium graveolens*; **2.** Sambucus ebulus*; **3.** Hedera helix*.

**Eprazinon** INN: 3-[4-(β-Ethoxyphenethyl)-1-piperazinyl]-2-methyl-propiophenon, Eftapan®; CAS-Nr. 10402-90-1; $C_{24}H_{32}N_2O_2$, $M_r$ 380.51. **Anw.:** Mukolytikum, Expektorans, Antitussivum. HWZ 2 bis 3 h.

**Epsomsalz:** Magnesium sulfuricum, s. Magnesiumsulfat.

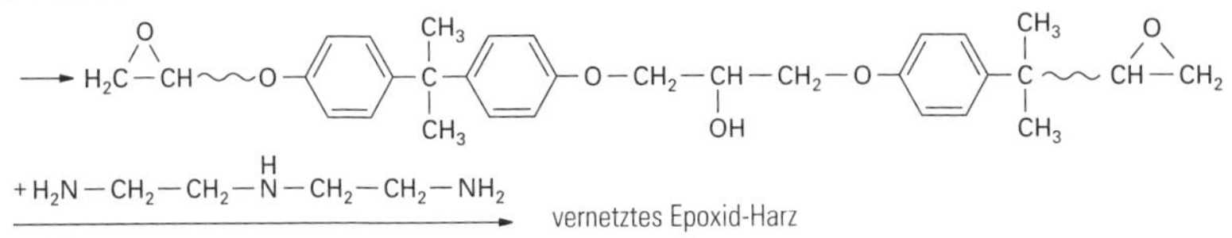

Epoxidharze:
Schema zur Synthese

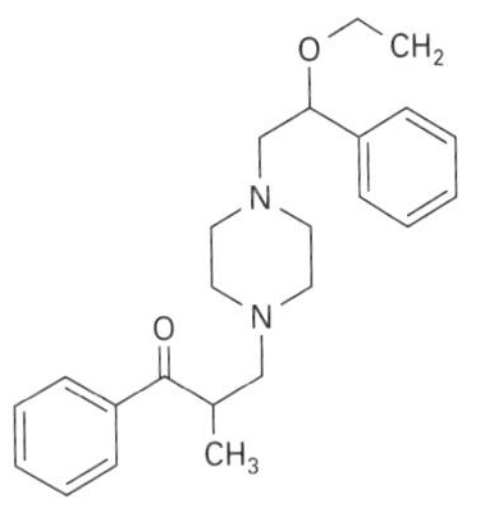
Eprazinon

**Epstein-Barr-Virus:** EBV; Erreger der Mononukleose* (Mononucleosis infectiosa); s. Herpes-Viren.

**Equilibrin®:** s. Amitriptylinoxid.

**Equilin** INN: 3-Hydroxyestra-1,3,5(10),7-tetraen-17-on, Conjugen®; CAS-Nr. 517-09-9; $C_{18}H_{20}O_2$, $M_r$ 268.3. Schmp. 238-240°C. Lösl. in Alkohol, Aceton, wenig lösl. in Wasser. **Wirk.** u. **Anw.:** Östrogen (s. Hormone); bei klimakterischen Beschwerden. **Nebenw.:** Übelkeit, gastrointestinale Beschwerden.

**Equipur®:** s. Vincamin.

**Equisetum arvense** L.: Fam. Equisetaceae, Ackerschachtelhalm, Katzenwedel, Scheuerkraut, Zinnkraut, Kannenkraut (Europa). Stpfl. v. **Equiseti herba:** Herba Equiseti, Schachtelhalmkraut, Zinnkraut; besteht aus den getrockneten, sterilen Sproßen der Pflanze. **Off.:** DAB10, ÖAB90, Ph.Helv.7. **Inhaltsst.:** 8 bis 14% Kieselsäure, lösliche Kieselsäure ca. 0.5 bis 1%, andere anorganische Stoffe (z.B. relativ viel Kaliumchlorid); ferner Flavonglykoside (Isoquercitrin, Galuteolin, Equisetrin), Polyensäuren, höhere Dicarbonsäuren (z.B. Equisetolsäure, mit insgesamt 30 C-Atomen), Bitterstoff, Harz, oberflächenaktive Stoffe (z.B. Derivate höherer Fettsäuren; Saponine, früher als Equisetonin bezeichnet, sind *nicht* vorhanden). **Anw.** volkst.: als Diuretikum, früher auch bei Lungenleiden, Arteriosklerose, als Hämostyptikum (Preßsaft); äuß.: Behandlung von Wunden, Ekzemen, Erysipel, Bartflechte u.a. Die lösliche Kieselsäure soll zu einer Steigerung der Leukozytentätigkeit führen (oral anwendbares Immunstimulans?). GED (Infus) 1.5 g auf 1 Teetasse. **Zuber.:** Spec. urologicae.

**HOM:** *Equisetum arvense:* frische, im Spätsommer gesammelte Pflanze mit sterilen Stengeln.

**Equisetum hyemale** L.: Fam. Equisetaceae, Großer Schachtelhalm, Winterschachtelhalm (Europa). Stpfl. v. **Herba Equiseti majoris. Inhaltsst.:** fettes Öl, Kieselsäure, Zucker. **Anw.** volkst.: als Diuretikum.

**HOM:** *Equisetum hyemale:* frische Pflanze; verord. z.B. b. Enuresis nocturna (nächtliches Bettnässen), Reizblase, Nierensteinen.

**Equisetum palustre** L.: Fam. Equisetaceae, Sumpfschachtelhalm, Duwock, (Europa). **Inhaltsst.:** das Hauptalkaloid Palustrin ist f. die Giftwirkung verantwortlich.

**Er:** *chem.* Erbium*.

**Erbelkraut:** Fol. Fragariae, s. Fragaria vesca.

**Erbfaktoren:** Gene, s. Gen.

**Erbgrind:** Favus*.

**Erbium:** Er, $A_r$ 167.26, 3wertig, OZ 68, ein Seltenerdmetall*.

**Erbocain®:** s. Fomocain.

**Erbrechen:** s. Emesis.

**Erbsenstärke:** s. Amylum Pisi.

**Erdalkalien:** Die Erdalkalimetalle*.

**Erdalkalimetalle:** Barium, Beryllium, Calcium, Magnesium, Radium, Strontium (2. Hauptgruppe des Periodensystems). Sie gehören mit Ausnahme des Radiums sämtl. zu den Leichtmetallen.

**Erdanziehung:** s. Schwerkraft.

**Erdatmosphäre:** Gashülle der Erde. Wird in mehrere Zonen unterteilt: **Troposphäre** (0 bis 10 km), **Stratosphäre** (10 bis 50 km), **Mesosphäre** (50 bis 100 km), **Thermosphäre** (100 bis 500 km), **Exosphäre** (über 500 km).

**Erdbeerblätter:** Fol. Fragariae, **Erdbeer-Arten**, s. Fragaria vesca.

**Erdbeschleunigung:** s. Fallbeschleunigung.

**Erdbirne:** s. Helianthus tuberosus.

**Erdbrot:** Rhiz. Cyclaminis, s. Cyclamen purpurascens.

**Erdefeu:** Herba Hederae terrestris, s. Glechoma hederacea.

**Erden:** hochschmelzende Metalloxide wie $Al_2O_3$ (Tonerde), BeO od. $TiO_2$. **Saure E.:** Vanadium-, Niob- u. Tantalpentaoxid. **Alkalische E.:** Die Oxide von Barium, Calcium, Magnesium, Strontium. **Seltene E.:** Die Oxide der Seltenerdmetalle*.

**Erdgas:** s. Leuchtgas.

**Erdige Quellen:** Mineralwässer, die hauptsächl. Calcium- u. Magnesiumhydrogencarbonat enthalten, s. Aquae minerales.

**Erdkraut:** Herba Fumariae, s. Fumaria officinalis.

**Erdmann-Reagenz:** Mischung aus 20 mL Schwefelsäure u. 0.5 mL Salpetersäure 0.15%; dient zum Nachw. von Alkaloiden, mit denen es eine Farbreaktion eingeht.

**Erdmetalle, Seltene:** s. Selten-Erdmetalle.

**Erdmoos:** s. Lycopodium clavatum.

**Erdnuß:** Semen Arachidis, s. Arachis hypogaea.

**Erdnußöl:** Oleum Arachidis, s. Arachis hypogaea.

**Erdnußöl, Gehärtetes:** Oleum Arachidis hydrogenatum, s. Arachis hypogaea.

**Erdöl:** Petroleum, s. Oleum Petrae.

**Erdölbenzin:** Benzinum Petrolei, s. Benzin.

**Erdpech:** s. Asphalt.
**Erdphosphate:** im Harnsediment vorkommenden Tricalcium- u. Trimagnesiumphosphate.
**Erdrauch:** s. Fumaria officinalis, Adlumia fungosa.
**Erdstrahlung:** s. Terrestrische Strahlung.
**Erdwachs:** Ceresinum, Ozokerit*, s. Paraffinum solidum.
**Erechthites:** s. Pyrrolizidinalkaloide.
**Erektion:** *med.* Versteifung u. Aufrichtung von mit Schwellkörpern ausgestatteten Organen (v.a. des Penis); **erektil:** auf die E. bezogen, schwellfähig; **erektile Impotenz:** fehlende Erektion des Penis, s. Schwellkörper-Autoinjektionstherapie.
**Erepsin:** alte Bez. f. die im Darmsekret vorkommenden Peptidasen (Aminopolypeptidase, Dipeptidase, Prolinase).
**Erfassungsgrenze:** Symbol: EG. Die meist in µg angegebene Masse eines Stoffes, der durch eine bestimmte Analysenmethode gerade noch nachgewiesen werden kann (s.a. Grenzkonzentration).
**erg:** nicht mehr zulässige Maßeinheit der Energie bzw. Arbeit; 1 erg ist diejenige Arbeit, welche die Kraft 1 dyn längs eines Weges von 1 cm leistet, es ist also: 1 erg = 1 dyn·1 cm. Die Arbeit von 1 erg wird geleistet, wenn man eine Masse von 1.02 mg um 1 cm hochhebt. $10^7$ erg = 1 Joule (Wattsekunde).
**Ergänzungsstoffe:** s. Vitamine.
**Ergenyl®:** s. Valproinsäure.
**Ergin:** Lysergsäureamid; halluzinogenes Säureamidalkaloid aus Ascomycetes (Schlauchpilze, z.B. Claviceps purpurea) u. Convolvulaceae (Windengewächse, z.B. Rivea corymbosa* u. Ipomoea violacea*); **Strukturformel** s. Secale cornutum.
**Ergine:** Ergone, auch Energine; nicht mehr gebräuchliche Sammelbezeichnungen f. Enzyme, Hormone, Vitamine.
**Ergobasin:** s. Ergometrin.
**Ergocalciferol** INN: Calciferolum, Vitamin $D_2$; s. Vitamine.
**Ergocalciferol-Tropfenflüssigkeit, Orale:** Ergocalciferoli guttae orales 15 mg/mL; ist eine Lsg. von Ergocalciferol in einem geeigneten vegetabilischen Öl. Geh. nach Ph.Helv.7: 12.7 bis 17.2 mg Ergocalciferol je mL. **Anw.:** s. Vitamine (Vitamin $D_2$).
**Ergocornin:** Peptidalkaloid, s. Secale cornutum.
**Ergocristin:** Peptidalkaloid, s. Secale cornutum.
**Ergocryptin:** α- u. β-E.; Peptidalkaloide, Bestandteile von Ergotoxin*; **Strukturformeln** s. Secale cornutum.
**Ergolin:** Grundgerüst der Ergotalkaloide, **Strukturformel** s. Secale cornutum.
**Ergometer:** Arbeitsmeßgerät, mit dem eine dosierbare Belastung vorgenommen werden kann zur Beurteilung von Belastungsreaktionen (s. Elektrokardiogramm).
**Ergometrin** INN: Ergobasin, Ergonovin; CAS-Nr. 60-79-7; $C_{19}H_{23}N_3O_2$, $M_r$ 325.41. Säureamidalkaloid aus Secale cornutum. **Wirk.** u. **Anw.:** Gynäkologikum, α-Sympatholytikum; bei verzögerter Lösung der Plazenta, bei Blutungen nach Lösung der Plazenta, bei mangelnder Rückbildung des Uterus im Wochenbett; die Wirk. am Uterus tritt schnell ein u. klingt auch schnell wieder ab; auf den Sympathikus prakt. ohne Wirk.; E. wird wie Methylergometrin* also hauptsächl. in der Nachgeburtsphase eingesetzt; vor der Geburt des Kindes besteht die Gefahr einer Dauerkontraktion des Uterus. Weitere Angaben u. **Strukturformel** s. Secale cornutum.
**Ergometrinhydrogenmaleat:** Ergometrini maleas Ph.Eur.3, Ergometrinmaleat, Ergometrinum maleicum; CAS-Nr. 129-51-1; $C_{23}H_{27}N_3O_6$, $M_r$ 441.5. Weißes, krist. Pulver. Lösl. ca. 25 g/L in Wasser; schwer lösl. in Ethanol, prakt. unlösl. in Chloroform u. Ether. **Anw.:** s. Ergometrin.
**Ergometrinmaleat:** s. Ergometrinhydrogenmaleat.
**Ergomimet®:** s. Dihydroergotamin.
**Ergone:** s. Ergine.
**Ergonin:** s. Secale cornutum.
**Ergonovin:** s. Ergometrin.
**Ergont®:** s. Dihydroergotamin.
**Ergopeptine:** Peptidalkaloide in Secale cornutum*.
**Ergoptin:** s. Secale cornutum.
**Ergosin:** s. Secale cornutum.
**Ergostane:** s. Steroide.
**Ergosterin:** Provitamin $D_2$, s. Vitamine.
**Ergostin:** s. Secale cornutum.
**Ergotalkaloide:** Mutterkornalkaloide, Secalealkaloide; eine Gruppe von über 30 Indolalkaloiden mit Ergolin als Grundgerüst, s. Secale cornutum.
**Ergotamin** INN: Gynergen®; CAS-Nr. 113-15-5; $C_{33}H_{35}N_5O_5$, $M_r$ 581.65. Schmp. ab 214-216°C (Zers.). Peptidalkaloid aus Secale cornutum. Unlösl. in Wasser, schlecht lösl. in Benzol, gut lösl. in Chloroform, Pyridin, Eisessig; lösl. in ca. 70 T. Methanol u. 150 T. Ethanol. **Anw.:** Migränemittel, Vasokonstriktor. HWZ 20 bis 34 h. Weitere Angaben u. **Strukturformel** s. Secale cornutum.
**Ergotamintartrat:** Ergotamini tartras Ph.Eur.3, Ergotaminum tartaricum; CAS-Nr. 379-79-3; $C_{70}H_{76}N_{10}O_{16}$, $M_r$ 1313. Schmp. ca. 203°C unter Zers. Auch als Dimethanolat (Kristallform mit 2 Mol Methanol pro Mol E.) existent. Weißes, krist. Pulver, schwach hygr.; Löslichkeit: in Wasser: ca. 2 g/L, schwer lösl. in Ethanol u. Chloroform; wäßrige Lösungen trüben sich allmählich durch Hydrolyse (kann durch Zusatz von Weinsäure verhindert werden). **Anw.:** s. Ergotamin, Secale cornutum.
**Ergotinum:** *syn.* Extractum Secalis cornuti fluidum (hom.); s. Secale cornutum.
**Ergotismus:** Kriebelkrankheit, Mutterkornvergiftung, s. Secale cornutum.
**Ergotoxin:** Gem. aus den Ergopeptinen (Mutterkorn-Peptidalkaloiden) Ergocristin, α- u. β-Ergocryptin sowie Ergocornin, s. Secale cornutum.
**Ergotropie:** Wirkung im Sinne einer Mobilisierung der zur Selbsterhaltung in der Auseinandersetzung mit der Umwelt notwendigen Energie (Eingreifen des adrenergischen (sympathischen) Systems).
**Ergovalin:** s. Secale cornutum.
**Erhaltungsdosis:** Dosis, die bei Mehrfachverabreichung eines Arzneistoffes die Aufrechterhaltung eines gewünschten Blutspiegels ermöglicht, liegt niedriger als die Initialdosis, da aufgrund der Kumulation noch Stoff vorhanden ist.
**Ericaceae:** Heidekrautgewächse, Od. Ericales. Holzpflanzen, Zwergsträucher, ca. 2000 Arten. Vork. überwiegend in gemäßigten u. kalten Regionen. Blätter häufig immergrün, meist wechselständig, ungeteil, oft nadelförmig mit ledriger Konsistenz. Die Blüten sind radiär, 5-zählig, Fruchtknoten ober- od. unterständig. Die Frucht ist eine Kapsel, Steinfrucht od. Beere. **Chem. Merkmale:** Polymere Phenole (Catechin-Gerb-

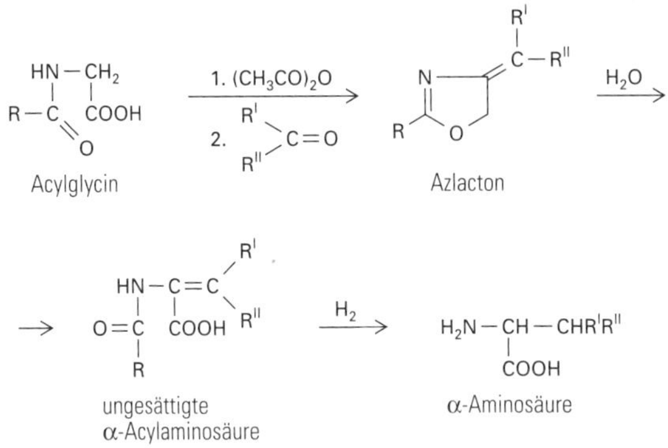

Erlenmeyer-Plöchl-Azlactonsynthese

stoffe), Phenolglucoside (z.B. Arbutin), Vaciniin* (6-Benzoyl-D-glucose). **Wichtige Gattungen** s. z.B. Arctostaphylos, Calluna, Gaultheria, Kalmia, Ledum, Oxydendrum, Rhododendron, Vaccinium.

**Erigeron canadensis:** s. Conyza canadensis.

**Erika:** Im Drogenhandel übl. u. volkst. Bez. f. Herba Callunae, s. Calluna vulgaris.

**Eriobothrya japonica:** Fam. Rosaceae, Japanische Mispel; s. Mispel.

**Eriochromschwarz T:** Natriumsalz der 3-Hydroxy-4-[1-hydroxy-2-naphthyl)-aso]-7-nitro-1-naphthalinsulfonsäure; $C_{20}H_{12}N_3NaO_7S$, $M_r$

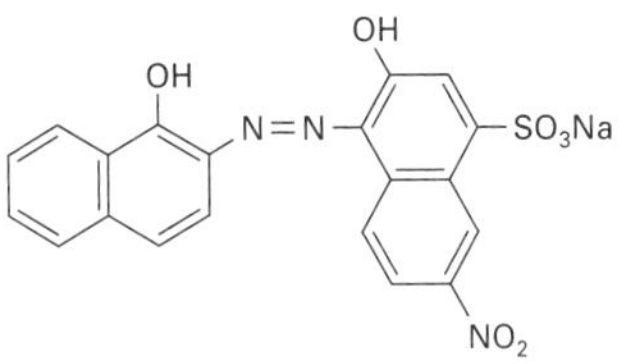
Eriochromschwarz T

461.4. Bräunlich schwarzes Pulver. Reagenz f. die komplexometrische Maßanalyse (s. Chelate); weinrot unterhalb pH 6, blau bei pH 8 bis 12, orange über pH 13; mit Mg, Cd, Pl, Hg weinrote Komplexsalze.

**Eriodictyol:** 3',4',5,7-Tetrahydroxyflavanon; **Strukturformel** s. Flavonoide; z.B. in Eriodictyon californicum*, Lophophytum leandri*. **Eriodictin** ist das 7-L-Rhamnosid.

**Eriodictyon californicum** (Hook. et Arn.) Torr.: (E. glutinosum Benth.) Fam. Hydrophyllaceae, Santakraut (Nordamerika, Kalifornien) u.a. Eriodictyon-Arten. Stpfl. v. **Folia Eriodictyonis** Herba E., Herba Santa, Eriodictyonblätter, Santakraut. **Inhaltsst.:** antibakterielle Substanzen, Eriodictyol u. Derivate (Glykoside) sowie ähnliche Verbindungen, äther. Öl, Fett, Gerbsäure, Harz. **Wirk.** u. **Anw.:** Geschmackskorrigens, soll die Empfindung f. bitteren Geschmack aufheben, ferner auch als Diuretikum u. Expektorans (Tct. Eriodictyonis).

**HOM:** *Eriodictyon californicum* (HAB1.4), Herba santa: frisches, blühendes Kraut.

**Erisimin:** Erysimin, s. Helveticosid.

**Erleichterte Diffusion:** s. Diffusion, erleichterte.

**Erlenmeyer-Bromwasser:** Lsg. von je 4 g Kaliumbromat, Natriumbromat u. 2 g Ammoniumbromat in 750 g natürlichem kohlensäurehaltigem Mineralwasser; früher als Sedativum.

**Erlenmeyer-Kolben:** pyramidenförmiger Glaskolben mit flachem Boden.

**Erlenmeyer-Plöchl-Azlactonsynthese:** Carbonylverbindungen setzen sich in Gegenwart von Essigsäureanhydrid mit Acylglycinen zu Azlactonen um, die zu ungesättigten α-Acylaminosäuren hydrolysiert werden. Anschließende Hydrierung führt zu α-Aminosäuren.

**Erlenmeyer-Regel:** besagt, daß 2 Hydroxylgruppen an einem Kohlenstoffatom i.a. nicht existieren können, da intramolekulare Protonenübergänge stattfinden. Ein Beispiel ist die Kohlensäure.

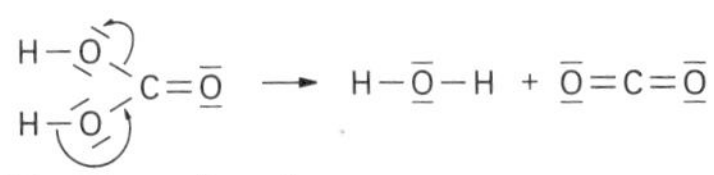
Erlenmeyer-Regel

**Erlenrinde:** Cort. Alni, s. Alnus glutinosa.

**Ersatzfasern:** *bot.* verdickte, faserartige, lebende Zellen, die anstelle der Holzfasern Funktionen pflanzlichen Stützgewebes im Holz der Samenpflanzen erfüllen.

**Erstarrungspunkt, Erstarrungstemperatur:** Abk. Ep.; diejenige Temp., bei der die Erstarrung während des Temperaturabfalles beginnt. Bei einheitl. Substanzen ist der Ep. mit dem Schmp. identisch. Zur Bestimmung d. Ep. werden z.B. 6 bis 8 g des zu untersuchenden Stoffes in einem Reagenzglas, in dem sich ein Thermometer befindet, vorsichtig geschmolzen. Durch Eintauchen in Wasser, dessen Temp. ca. 5 K niedriger ist als der zu erwartende Ep., wird d. Schmelze auf ca. 2 K unter dem E. abgekühlt u. darauf durch Rühren m. dem Thermometer, nötigenfalls durch Einimpfen eines kleinen Kristalls des zu untersuchenden Stoffes, zum Erstarren gebracht. Beim Übergang in d. festen Aggregatzustand tritt durch die freiwerdende Schmelzwärme ein vorübergehender Temperaturanstieg ein (Erstarrungswärme). Die Erstarrungstemperatur ist die während des

Erstarrens beobachtete höchste Temperatur. Zur Charakterisierung von Fetten, fettähnlichen Stoffen, Salbengrundlagen (Cetylstearylalkohol, Hartparaffinen, Vaselinen) s. **Rotierendes Thermometer**.

**Erstarrungswärme:** s. Erstarrungspunkt, Schmelzwärme.

**Erstmilch:** s. Kolostrum.

**Erucamid:** (Z)-13-Docosenamid; $C_2H_{43}NO$, $M_r$ 337.6. Schmp. ca. 70°C. Gelbliches bis weißes Pulver od. Körner. Prakt. unlösl. in Wasser, leicht lösl. in Dichlormethan, lösl. in Ethanol. **Anw.:** Reagenz Ph.Eur.3.

**Erucasäure:** *cis*-13-Docosensäure, $CH_3$–$(CH_2)_7$–CH=CH–$(CH_2)_{11}$–COOH; $C_{22}H_{42}O_2$, $M_r$ 338.6. Schmp. 34°C. Sdp. 255°C. Weiße, amorphe Masse. Lösl. in Ethanol u. Ether, unlösl. in Wasser. Nat. als Glycerolester, in Oleum Rapae (s. Brassica napus), im fetten Öl der Senfsamen, im Traubenkernöl u. Dorschleberöl. Die stereoisomere **Brassidinsäure** (*trans*-13-Docosensäure) kommt nicht nat. vor.

**Erweichende Kräuter:** s. Species emollientes.

**Erycin:** Erythromycin*.

**Erycinum®:** s. Erythromycin.

**Eryngium-Arten:** Fam. Apiaceae (Umbelliferae), Mannstreu, Brachdistel, Eseldistel. **E. campestre** L., Feldmannstreu (Mittelmeergebiet, Mitteleuropa), u. **E. planum** L., Flachblättriger Mannstreu (östl. Deutschland bis Südrußland, Transkaukasien, Ural, Altai, Kaschmir), sind Stpfln. v. **Herba Eryngii**, Mannstreukraut, u. **Radix Eryngii**, Mannstreuwurzel. **Inhaltsst.:** Saponine, Gerbstoff, äther. Öl. **Anw.:** als Diuretikum sowie gegen Keuchhusten, Bronchialkatarrh. **E. maritimum** L.: Meerstranddistel (Küsten der Nord- u. Ostsee). **Inhaltsst.:** Saponine.

**HOM:** *Eryngium maritimum:* frische, blühende Pflanze.

**Erypo®:** s. Erythropoetin.

**Erysimol:** Cardenolid mit dem Aglykon k-Strophanthidol. **Strukturformel** s. Herzglykoside (Tab.2). Nat. z.B. im Samen verschiedener Strophanthus*-Arten (z.B. Strophanthus hispidus, Strophanthus kombe).

**Erysimosid:** Cardenolid mit dem Aglykon k-Strophanthidin. **Strukturformel** s. Herzglykoside (Tab.2). Nat. z.B. im Samen verschiedener Strophanthus*-Arten (z.B. Strophanthus hispidus, Strophanthus kombe), in Cheiranthus cheiri* u. in Erysimum-Arten (s. Erysimum crepidifolium).

**Erysimum crepidifolium** Rchb.: Fam. Brassicaceae (Cruciferae), Bleicher Schöterich, Gänsesterbekraut, Sterbekraut (heim. u. kult. in Mittel- u. Osteuropa). Stpfl. v. **Herba Erysimi:** Schöterichkraut. **Inhaltsst.:** im Kraut sind ca. 1% (u. mehr) Cardenolide (herzwirksame Glykoside) mit k-Strophanthidin* als Aglykon, wie Helveticosid u. Erysimosid (Strukturformeln s. Herzglykoside, Tab.2); ferner Glucosinolate*, z.B. Glucoraphanin u. Glucoerysolin. Die Samen enthalten ca. 3.5% Cardenolide. **Anw.:** Zur Gew. von Helveticosid. Auch andere Erysimum-Arten enthalten herzwirksame Glykoside, z.B. **Erysimum diffusum** Ehrh., der Graublättrige Hederich.

**Erysimum officinale:** s. Sisymbrium officinale.

**Erysipel:** Erysipelas, Gesichtsrose, Wundrose; ansteckende Hautentzündung. Auf dem Lymphweg zur Ausbreitung neigend. Mit Schüttelfrost u. Fieber einhergehende, scharf begrenzte, schmerzhafte u. ödematöse Rötung mit flammenförmigen Ausläufen, oft Bläschen u. Blasen. Erreger: Streptococcus erysipelatos (Streptococcus pyogenes).

**Erysipeloid:** Rotlauf, erysipelartiger Hautausschlag.

**Erythema:** Erythem, entzündliche Rötung der Haut, bedingt durch Hyperämie.

**Erythema-migrans-Krankheit:** s. Lyme-Borreliose.

**Erythraea centaurium:** s. Centaurium erythraea.

**Erythraea chilensis:** s. Centaurium chilensis.

**Erythrina:** s. Benzylisochinolinalkaloide.

**Erythrina piscipula:** s. Piscidia piscipula.

**Erythrit:** *meso*-Erythrit, Erythritum, Erythritol, Erythrol, 1,2,3,4-Butantetrol, Tetrahydroxybutan, Phycit; $C_4H_6(OH)_4$, $M_r$ 122.1. Schmp. 120°C. Sdp. 330°C. Weiße Kristalle, etwa doppelt so süß wie Saccharose. Leicht lösl. in Wasser, wenig lösl. in Ethanol. Optisch inaktives Zukkeralkoholderivat von D-Erythrose*. Inhaltsstoff einiger Flechten (z.B. Rocella tinctoria*), Algen u. Pilze.

**Erythrittetranitrat:** Erythritum tetranitricum, Erythritylis tetranitras, Erythroltetranitrat, Nitroerythrit(ol), Erythrolnitrat, Salpetersäureester des Erythrits; $C_4H_6O_{12}N_4$, $M_r$ 302.08. Farblose Kristalle, lösl. in Ethanol u. siedendem Wasser; explosiv. **Anw.:** Vasodilatator, ähnl. Nitroglycerol, bei Angina pectoris; Isosorbidmononitrat* u. Isosorbiddinitrat* vom Markt verdrängt. Wird E. verordnet, so sind für 1 T. E. 4 T. E.-Verreibung abzugeben. Der Wirkungseintritt erfolgt sublingual erst nach 5-10, peroral nach 20-30 min; dagegen kann die Wirksamkeit bei entsprechender Dosierung 4-6 h anhalten.

**Erythrittetranitrat-Verreibung:** Nitroerythrolum trituratum, Erythritylis tetranitras trituratus. **Off.:** ÖAB90. Verreibung von 24.5 bis 26% Erythrittetranitrat* mit Lactose; vgl. Pentaerythrittetranitrat-Verreibung. **Übl. Dos.:** 0.06 bis 0.1 g; MED 0.1 g; MTD 0.3 g.

**erythro:** s. erythro-, threo-Konfiguration, Konfiguration.

**Erythroblasten:** Die kernhaltigen Mutterzellen (Jugendzellen) der roten Blutkörperchen (Erythrozyten*), s. Erythropoese. Normal (im postfetalem Leben) nur im Knochenmark; pathologisch im Blut als Zeichen schwerer Anämie, Zerstörung der Knochenmarkstruktur durch Metastasen, bei stark gesteigerter Erythrozytenneubildung etwa nach Blutungen (Erythroblastose).

**Erythroblastose:** s. Erythroblasten.

**Erythrocin:** s. Erythromycin.

**Erythrodextrine:** s. Dextrine.

**Erythrogenin:** s. Erythropoetin.

**Erythrolnitrat:** s. Erythrittetranitrat.

**Erythromycin** INN: Erythromycinum Ph.Eur.3, (2R,3S,4S,5R,6R,8R,10R,11R,12S,13R)-3-(2,6-Didesoxy-3-C,3-O-dimethyl-α-L-ribo-hexopyranosyloxy)-5-(3,4,6-trideoxy-3-dimethylamino-β-D-xylo-hexopyranosyloxy)-6,11,12-trihydroxy-2,4,6,8,10,12-hexamethyl-9-oxopentadecan-13-olid, Erythrocin®, Paediathrocin®, Akne-mycin®, Aknin®, Erycinum®, Monomycin®; CAS-Nr. 114-07-8 (Erythromycin A); $C_{37}H_{67}NO_{13}$, $M_r$ 733.9. Schmp. 190-193°C; polymorph. Weißes, krist. Pulver. Löslichkeit: in Wasser 1:1000, schlechter bei höherer Temp.; lösl. in 5 T. Ethanol, Chloroform u. Ether; lösl. in Methanol u. verdünnter Salzsäure. Makrolid-Antibiotikum aus Streptomyces-erythreus-Stämmen; Mischung von Ery-

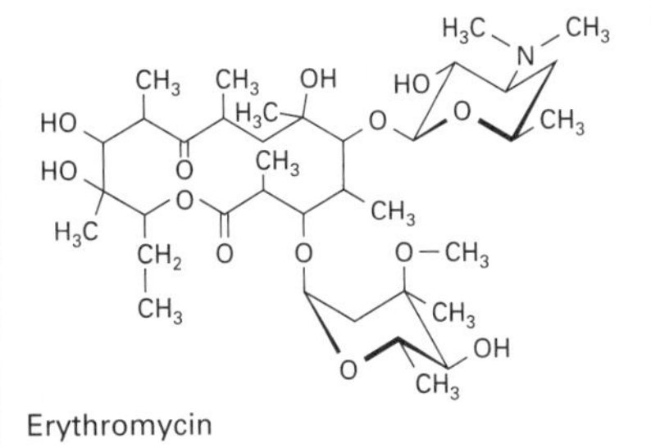


thromycin A mit geringen Anteilen von Erythromycin B u. C. **Wirk.** u. **Anw.:** Antibiotikum*; das Wirkungsspektrum umfaßt v.a. grampositive Keime, daneben auch gramnegative wie Neisseria, Haemophilus influenzae, Bordetella pertussis, einige Rickettsien, Chlamydien u. Spirochäten. Hauptindikation: Alternative zu Penicillin bei dessen Unverträglichkeit. HWZ 2 bis 3 h. **Übl. Dos.:** oral: als Ethylsuccinat: 1 g/d; Kinder 30 mg/kg KG/d in 4 Einzelgaben; bei Niereninsuffizienz keine Dosisreduzierung notwendig; i.v. als Lactobionat od. Glucoheptonat: 1-2 g/d; Kinder 20-30 mg/kg KG/d; gut verträglich, aber sekundäre Resistenzentwicklung bei längerer Anw. möglich; s.a. Antibiotika (Tab.).

**Erythromycinethylsuccinat:** Erythromycini ethylsuccinas Ph.Eur.3; CAS-Nr. 41342-53-4; $C_{43}H_{75}NO_{16}$, $M_r$ 862. Weißes, krist. Pulver. Prakt. unlösl. in Wasser, leicht lösl. in Aceton, Chloroform, wasserfreiem Ethanol u. Methanol.

**Erythromycinstearat:** Erythromycini stearas Ph.Eur.3, Erythromycinum stearicum; CAS-Nr. 643-22-1; $C_{55}H_{103}NO_{15}$, $M_r$ 1018. Löslichkeit s. E.-ethylsuccinat.

**Erythromycinestolat:** Erythromycini estolas Ph.Eur.3; CAS-Nr. 3521-62-8; $C_{52}H_{97}NO_{18}S$, $M_r$ 1056. Schmp. 135-140°C. Prakt. unlösl. in Wasser u. verdünnter Salzsäure, leicht lösl. in Chloroform u. Ethanol, lösl. in Aceton.

Ferner wird verwendet: Erythromycin-Lactobionat, -Glucoheptonat, -Ethylcarbonat, -Propionat.

**Erythrophleum suaveolens** (Guill. et Perrott.) Brenan: (E. guineense G. Don) Fam. Caesalpiniaceae, Rotwasserbaum (Afrika, bes. Sierra Leone). Neben andereren E.-Arten Stpfl. v. **Cortex Sassy:** Cort. Erythrophlei, Rotwasserbaumrinde, Sassyrinde. **Inhaltsst.:** Diterpenalkaloide (Hauptalkaloid Cassein), die digitalisartige Wirkungen zeigen. **Anw.:** von den Eingeborenen als Herzmittel, auch als Pfeilgift.

**Erythropoese:** (*gr.* ἐρυθρός rot, ποίησις Machen, Tun) Bildung der Erythrozyten*; erfolgt während der Embryonalentwicklung in 3 sich überlappenden Phasen; zunächst kurzdauernde E. außerhalb des Feten im Dottersack, dann ab dem 2. Monat *hepatische Eyrythropoese* u. ab dem 3. Monat auch *lienale E.;* vom 5. Monat an beginnt die *medulläre E.,* die bis zur Geburt zunimmt. Bei Neugeborenen ist das gesamte Knochenmark hämatopoetisch aktiv (s. Hämatopoese). Die E. ist ein regulierter Vorgang, bei dem die Produktion der Destruktion der Erythrozyten angepaßt wird. Diese Regulation erfolgt auf humoralem Wege; s. Erythropoetin.

**Erythropoetin:** Erythropoietin, Epoetin INN, EPO, Erypo®, Econorm®; CAS-Nr. 11096-26-7. Nicht artspezifisches Gewebshormon, wird aus Erythropoetinogen unter dem Einfluß von Erythrogenin gebildet, s.a. Hormone (Gewebshormone der Niere); einGlykoprotein (bestehend aus 165 Aminosäuren u. 4 Zuckermolekülen, $M_r$ ca. 30 000), das (insbes. bei Sauerstoffmangel) die Erythropoese* im Knochenmark stimuliert.

**Rekombinantes humanes EPO:** r-HuEPO; unterschiedliche Glykosilierung erfolgt durch die zusätzliche Kennzeichnung alpha, beta usw. **Epoetin alfa** INN: Erypro®, Recormon®; CAS-Nr. 113427-24-0. **Epoetin beta** INN: rekombinantes humanes EPO, r-HuEPO, EPOCH, Culat®, Recormon Neu®; CAS-Nr. 122312-54-3. **Epoetin gamma:** CAS-Nr. 130455-76-4. **Epoetin delta:** CAS-Nr. 130455-76-4.

**Anw.:** Antianämikum, zur Substitution bei Niereninsuffizienz.

**Erythropsin:** s. Rhodopsin.

**Erythrose:** D-Erythrose; $C_4H_8O_4$, $M_r$ 120.1. Eine süß schmeckende Aldotetrose; rechtsdrehend (langsame Mutorotation). Erwärmen mit Salzsäure ergibt Milchsäure. Fehling-Lösung wird in der Kälte langsam reduziert.

**Erythrose-4-phosphat** hat Bedeutung als Intermediärprodukt im Kohlenhydratstoffwechsel*.

**Erythrosin:** Dinatrium-2-(2,4,5,7-tetraiod-6-oxido-3-oxo-3H-xanthen-9-yl)benzoat, Dinatrium 2,4,5,7-tetraiodfluoresceinat; CAS-Nr. 16423-

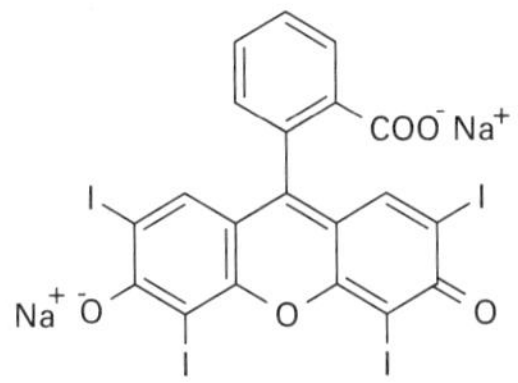


68-0; $C_{20}H_6I_4Na_2O_5$, $M_r$ 879.92. Lösl. in Wasser u. Ethanol. $UV_{max}$ (Wasser) 524 nm; in 95% Ethanol: 531 nm; in Säuren kirschrot, in Alkalien gelbbraun. **Anw.:** Gallenblasen-Röntgenkontrastmittel; Farbstoff (Lebensmittel, Kosmetika); Indikator; als Zahnplaque-Indikator* zur Sichtbarmachung mikrobieller Plaques in der Dentalmedizin. Gebräuchl. ist auch Erythrosin-Monohydrat.

**Erythrotin:** Vitamin $B_{12}$, s. Vitamine.

**Erythroxylum coca** Lam.: Fam. Erythroxylaceae, mehrere Varietäten (ein Strauch, in den Anden v. Peru u. Bolivien heim., dort auch kult.; ferner in Ekuador, Kolumbien, Brasilien, Indien, Java kult.). Stpfl. v. **Folia Cocae:** Fol. Coca, Folia Erythroxyli cocae, Cocablätter. **Inhaltsst.:** dreierlei verschiedene Alkaloide (0.7 bis 2.5%), u. zwar: 1. Derivate von Ecgonin* wie Cocain* (Hauptbestandteil, bis ca. 1%), Cinnamoylcocain, Benzoylecgonin, α- u. β-Truxillin* (Cocamine); 2. Derivate des Tropins u. Pseudotropins wie (besonders in der auf Java kult. Pflanze) Tropacocain* (Biosynthese u. Strukturformeln s.a. Tropanalkaloide); 3. Hygrin u. Derivate wie Cuskhygrin*; ferner 0.02 bis 0.13% äther. Öl (mit Methylsalicylat), Flavonolglykoside, Chlorogensäure, Wachs. **Anw.:** hauptsächl. zur Herst. v. Cocain*. Folia Cocae unterliegen dem Betäubungsmittelrecht. Bei den Eingeborenen als Genußmittel zum Kauen, mit Kalk gemischt (Cocaismus, s. aber Cocainismus).

**Erythrozyten:** *syn.* rote Blutkörperchen; erscheinen im ungefärbten Blutausstrich als etwa gleich große, runde, blasse, kernlose Scheiben mit zentraler Aufhellung (bikonkav) u. einem Durchmesser von ca. 8.4 µm; bestehen aus 67% Wasser, 27% Hämoglobin* u. 6% Lipiden, Zukker, Salzen usw.; Erythrozytenzahl s. Blut; *Funktion:* Transport von Sauerstoff u. Kohlendioxid, Beteiligung an der pH-Regulation des Blutplasmas durch das Hämoglobin*; *Neubildung:* s. Erytropoese; *Lebensdauer:* ca. 120 d; *pathologische Veränderungen* betreffen u.a. die Zahl (Anämie*, Polyglobulie), Größe (Mikro-, Makro-, Anisozytose), Form, Hämoglobingehalt (Hypo-, Hyperchromie), Färbbarkeit; s.a. Blutersatz.

**Erythrozytenkonzentrat:** s. Blutersatz.

**Erzengelwurzel:** Angelikawurzel, Rad. Angelicae, s. Angelica archangelica.

**Es:** *chem.:* Einsteinium*.

**Esbach-Reagenz:** Esbach-Lösung; Reagenz (1 T. Pikrinsäure u. 2 T. Citronensäure in 97 T. Wasser) zum Nachw. von Eiweiß im Harn. Ausführung: 10 mL mit Essigsäure angesäuerter Harn werden m. 10 mL E.-R. versetzt; positiv, wenn Trübung od. Fällung entsteht. Auch zur quantitativen Eiweißbestimmung im Esbach-Albuminometer. Ungenau u. nicht eindeutig, daher nicht mehr gebräuchlich. (Esbach, Georges Hubert, Arzt, Paris 1843 bis 1890).

**Esberidin®:** s. Vincamin.

**Esberizid®:** s. Bendroflumethiazid.

**Eschenblätter:** Folia Fraxini, s. Fraxinus excelsior.

**Eschendornblüten:** s. Prunus spinosa.

**Eschenmanna:** Manna, s. Fraxinus ornus.

**Eschenrinde:** Cortex Fraxini, s. Fraxinus excelsior.

**Escherichia-Bakterien:** Gattungsbegriff gramnegativer, beweglicher Stäbchenbakterien der Fam. Enterobacteriaceae. Hauptvertreter: **Escherichia coli**, Abk. E. coli, Kolibakterium, im Dickdarm u. Kot gesunder Warm- u. Kaltblüter; plumpe, kokkoide, peritrich begeißelte Stäbchen, die Glucose u. Lactose unter Gas- u. Säurebildung spalten u. die Indol-positiv u. Schwefelwasserstoff-negativ sind (Bunte Reihe*). Indikatorkeim f. Fäkalverunreinigungen. (Escherich, Theodor, Arzt, Graz u. Wien, 1857 bis 1911).

**Eschscholzia californica** Cham.: Fam. Papaveraceae, Kalifornischer Mohn, Schlafmützchen (Kalifornien). Stpfl. v. **Herba Eschscholziae: Eschscholzienkraut. Inhaltsst.:** ca. 0.1% Alkaloide wie Chelidonin, β- u. γ-Homochelidonin, Chelerythrin, Sanguinarin, Protopin, ferner Xanthophylle u. Rutosid (Flavonglykosid). **Anw.:** als Schlafmittel u. Antineuralgikum, bes. f. Kinder, Spasmolytikum; auch als Zierpflanze.

**Eschweiler-Clarke-Reaktion:** Methode zur Methylierung primärer od. sekundärer Amine mittels Formaldehyds u. Ameisensäure (s. auch Leuckart-Wallach-Reaktion). Aus Dimethylamin erhält man z.B. Trimethylamin.

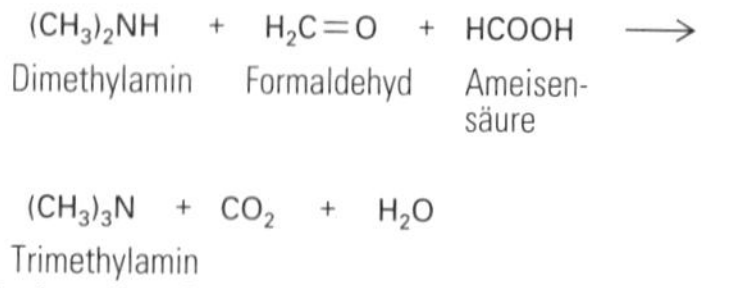


Eschweiler-Clarke-Reaktion:
Bildung von Trimethylamin als Beispiel

**Escin:** s. Aescin.

**Escin-Gel:** Aescin-Gel, s. Mucilago Escini.

**Esclama®:** s. Nimorazol.

**Esdragon:** Estragon, s. Artemisia dracunculus.

**Eseldistel:** s. Eryngium-Arten.

**Eselsgurke:** s. Ecballium elaterium.

**Eseresamen:** Semen Calabar, s. Physostigma venenosum.

**Eseridin:** Alkaloid aus den Samen von Physostigma venenosum*; $C_{15}H_{21}N_3O_3$, $M_r$ 291.3. Schmp. 132°C. Farblose Kristalle, fast unlösl. in Wasser, lösl. in Ethanol, Ether, Chloroform u. Säuren. **Anw.** med.: wie Physostigmin*, aber weniger giftig, indirektes Parasympathomimetikum. MED 0.005 g, MTD 0.015 g.

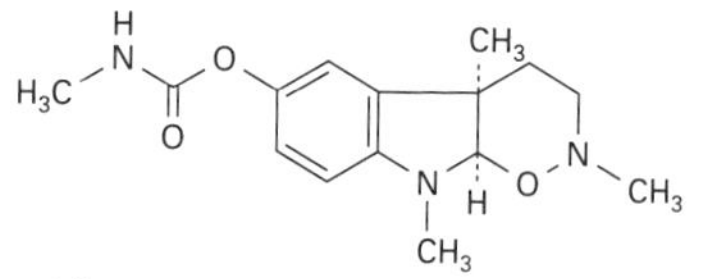


Eseridin

**Eseridintartrat:** Eseridinum tartaricum, weinsaures Eseridin; $C_{15}H_{21}O_3N_3 \cdot C_4H_6O_6$. Farblose Kristalle, lösl. in Wasser u. Ethanol. **Anw.** med.: wie Physostigmin*.

**Eserin:** Eserinum; s. Physostigmin.

**Eserinum salicylicum:** Eserinii salicylas, s. Physostigminsalicylat.

**Eserinum sulfuricum:** s. Physostigminsulfat.

**Eserolin:** s. Physostigmin.

**Esidrix®:** s. Hydrochlorothiazid.

**Esilas, Esilat, Esylate:** chem. Kurzbez. f. Ethansulfonat.

**Eskazole®:** s. Albendazol.

**Esma®:** s. Wachse.

**Esma®-Spreng:** Tabletten- u. Drageekernzerfallsmittel auf Formaldehyd-Casein-Basis; s. Casein.

**Esmarin®:** s. Trichlormethiazid.

**Esmeron®:** s. Rocuronium.

**Esmolol:** (+)-Methyl-p-[2-hydroxy-3-(isopropylamin)propoxy]hydrocinnamat, (+)-4-[2-Hydroxy-3-[(1-methylethyl)amino]-propoxy]benzenpropancarbonsäuremethylester; CAS-Nr. 84057-94-3; $C_{16}H_{25}NO_4$, $M_r$ 295.38. Schmp. 48-50°C. **Wirk.** u. **Anw.:** Betarezeptorenblocker, der relativ selektiv an $Beta_1$-Rezeptoren wirkt. Verwendet zur Behandlung spezieller Formen von Herzrhythmusstörungen. **Nebenw.:** häufig Blutdruckabfall, gelegentl. Bradykardie, Erbrechen u. Müdigkeit. **Esmololhydrochlorid:** Brevibloc®. Schmp. 85-86°C. **Übl. Dos.:** zu Beginn 500 µg/kg KG/min; Erhaltungsdos.: 50 µg/kg KG/min.

**Esocin:** Aus Hechtsperma gewonnenes Protamin, s. Protamine.

**Espeletia grandiflora:** (Espeletia schultzii Wedd.) Fam. Asteraceae (Compositae), (Südamerikanische Anden). **Inhaltsst.:** in Blättern u. Blüten: Harz mit Kauran- u. Kauradienverbindungen.

**HOM:** *Espeletia,* Espeletia schultzii: Blätter u.

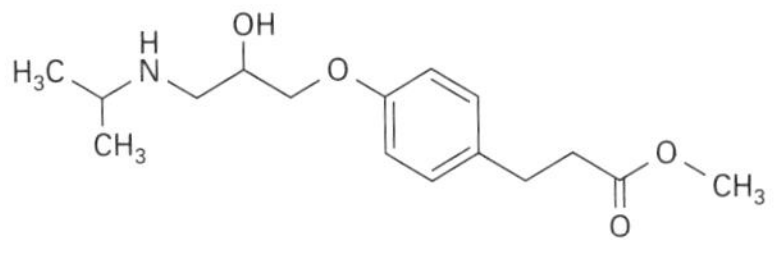


Esmolol

Blüten; verord. z.B. b. Angina-pectoris-Syndrom, Durchblutungsstörungen.

**Eßbrechsucht:** s. Bulimia nervosa.

**Essences absolues:** s. Olea aetherea.

**Essences concretes:** s. Olea aetherea.

**Essential oils:** engl. ätherische Öle; s. Olea aetherea.

**Essentiell:** **1.** *biol.:* wesentlich, lebensnotwendig; gebraucht f. Stoffe, die f. den Körper lebensnotwendig sind, die er aber nicht selbst zu erzeugen vermag, so daß sie von außen, d. h. mit der Nahrung, zugeführt werden müssen, z.B. e. Aminosäuren*, e. Fettsäuren* sowie Vitamine u. gewisse Spurenelemente. **2.** *med.:* ohne erkennbare Ursache (der Entstehung einer Krankheit), vgl. idiopathisch.

**Essentielle Fettsäuren:** s. Fettsäuren.

**Essenzen:** konzentrierte, meist alkoholische Auszüge bzw. Lösungen von ätherischen Ölen u. anderen Duftstoffen.

**Essig:** Acetum; klare, farblose bis gelbliche Flüss. von saurem Geschmack u. saurem, leicht aromatischem Geruch. E. entsteht, wenn man verdünnte alkoholhaltige Flüssigkeiten, wie Wein, Bier, vergorene Fruchsäfte, dem Luftzutritt aussetzt. Hierbei wird durch Essigbakterien (Acetobacter aceti) die sog. E.-Gärung bewirkt, d.h. der Ethanol zu Essigsäure oxidiert. Die Essigbakterien sind vorwiegend gramnegative Kurzstäbchen, die in langen Ketten zusammenhängen. Bei einem Geh. von 15% Alkohol od. 14% Essigsäure der Flüss. sterben die Bakterien ab. Industriell erfolgt die Essigherst., indem man alkoholhaltige Maische mehrmals über mit Essigbakterien besiedelte Buchenholzspäne laufen läßt (Schnellessigfabrikation). Der übl. Handelsessig wird meist ledigl. durch Verdünnen von Essigsäure mit Wasser hergestellt, unter ev. Zusatz von Aromastoffen (Kunstessig). Die Prüfung erstreckt sich auf Schwermetallsalze, Salpeter-, Schwefel- u. Salzsäure bzw. deren Salze sowie auf ev. scharfmachende Zusätze wie Paprika u. ähnliche. 10 g durch Essiggärung gewonnener E. sollen max. 0.5 g Rückstand hinterlassen, der weder scharf noch bitter schmecken darf (Pfeffer u. ähnl. Zusätze) u. der beim Glühen eine alkalisch reagierende Asche ergeben muß (freie Mineralsäuren). Die **Handelssorten** sollen mind. 5 g, jedoch max. 15 g wasserfreie Essigsäure in 100 mL enthalten. (Flüssigkeiten mit über 15.5 g Essigsäure in 100 mL müssen als Essigsäure bezeichnet werden.) **Echter Weinessig** darf nur aus Wein, Traubenmost od. Traubenmaische hergest. werden. Wird dem Wein Branntweinmaische zugesetzt, so muß das Produkt als „Weinessigverschnitt" deklariert werden. Die handelsüblichen Weinessige bestehen meist aus 1 Teil echtem Weinessig u. 4 T. Branntweinessig (Spritessig). **Gärungsessige** sind: z.B. echter Weinessig (Traubenessig), Branntweinessig, Malzessig, Obstessig. Es sollen an wasserfreier Essigsäure in 100 mL enthalten: Echter Weinessig (Traubenessig) 6 g, Speise- od. Tafelessig mind. 5 g, Einmacheessig mind. 5 g, Doppelessig mind. 7 g, Dreifachessig mind. 10.5 g, Essigsprit (Branntweinessig) mind. 10.5 g, Spritessig (aus Branntwein) mind. 3.5 g.

**Essigessenz** ist reine od. mit Aromen versetzte, bisweilen auch gefärbte Essigsäure, Geh. 60 bis 80% reine Essigsäure (Acid. aceticum). **Kräuter-**, Frucht-, Gewürz-, Blütenessige (z.B. Estragon-, Himbeer-, Birnen-, Apfel-, Pflaumen-, Rosenessig) werden durch Ausziehen der betr. Kräuter, Früchte, Gewürze od. Blüten mit E. od. durch Vermischen von E. od. Essigsäure mit Fruchtsäften hergestellt. E. darf nicht in Metallgefäßen aufbewahrt werden, da die Essigsäure allmählich die Metalle löst (Zink, Kupfer usw.), auch emaillierte Gefäße sind zu vermeiden. In verdünnten Essigen bilden sich häufig durch **Essigälchen** od. sonstige Mikroorganismen hervorgerufene Trübungen. Durch kurzes Erwärmen auf 50°C können diese Mikroorganismen abgetötet werden. **Toilette-Essig** ist eine meist leicht gefärbte Mischung von Essigsäure mit äther. Ölen od. sonstigen Aromastoffen (z.B. Ol. Lavandulae 5.0 T., Ol. Rosae 1.0 T., Acid. acet. 40.0 T., Wasser 434.0 T., Spiritus 500.0 T.). *Holzessig* s. dort; *Bleiessig* s. Blei(II)-acetat; *Sabadillessig* s. Acetum sabadillae.

**Essigäther:** Aether aceticus, s. Essigsäureethylester.

**Essigbakterien:** s. Essig.

**Essigbaum:** Rhus typhina, s. Rhus-Arten.

**Essigessenz:** s. Essig.

**Essigester:** s. Essigsäureethylester.

**Essigether:** Aether aceticus, s. Essigsäureethylester.

**Essiggeist:** s. Aceton.

**Essigrose:** s. Rosa centifolia.

**Essigsäure:** Acidum aceticum, Methancarbonsäure, Ethansäure; $CH_3$–COOH, $M_r$ 60.05. Tritt bei vielen natürlichen (enzymatischen) Oxidationsprozessen u. im Stoffwechsel als Acetyl-Coenzym-A* (aktivierte Essigsäure) auf. **Darst.:** Durch trockene Dest. des Holzes (s. Holzessig); durch Oxidation von Ethanol (Essig-Gärung), großtechn. aus Calciumcarbid über Acetylen u. Acetaldehyd als Zwischenprodukte. **Eisessig, wasserfreie Essigsäure:** Schmp. 16.6°C. Sdp. 117-119°C. D. 1.049 bis 1.051. $pK_s$ 4.74. Klare, farblose, ätzende Flüss. von stechendem Geruch od. eisähnliche Kristalle; hygr., mischbar mit Wasser, Ethanol, Ether, Chloroform, Glycerol; Dämpfe sind leicht entzündl. **Essigsäure/Wassergemische:** ihre Dichte steigt bis zu einem E.-Geh. von 80% an, um dann wieder abzusinken; so können Dichten zwischen 1.0498 bis 1.0700 zwei Konzentrationen entsprechen. Um in solchem Falle den genauen E.-Geh. festzustellen, titriert man unter Zugabe von Phenolphthalein-Lsg. mit Natronlauge, 1 mol/L (1 mL Natronlauge, 1 mol/L entspricht 60.05 mg $C_2H_4O_2$). E. ist in den verschiedenen Arzneibüchern in unterschiedlichen Konz. angeführt: **Essigsäure, wasserfreie:** Ph.Eur.3-Reagenz, mind. 99.6% (m/m) $C_2H_2O_2$.

**Essigsäure 99%, Acidum aceticum glaciale** Ph.Eur.3: Acidum aceticum 99 per centum, Acidum aceticum (HAB1.4). **Essigsäure 98%**: Ph.Eur.3-Reagenz, Acidum aceticum 98 per centum, Acidum aceticum concentratum ÖAB90, Konzentrierte Essigsäure (enthält 96 bis 100% Essigsäure). **Essigsäure 35%**: Acidum aceticum ÖAB90, Essigsäure. **Essigsäure 30%**: Ph.Eur.3-Reagenz, Acidum aceticum 30 per centum Ph.Helv.7. **Essigsäure 12%**: Ph.Eur.3-Reagenz, Acidum aceticum dilutum ÖAB90, Verdünnte Essigsäure. **Essigsäure 6%**: Acetum DAB6, Essig.

**Anw.** med.**:** äuß. als Ätzmittel bei Warzen u. Hühneraugen (konzentrierte E.), zu Umschlägen bei Entzündungen u. Quetschungen (5- bis 6%ig); als Hyperämisierungsmittel, zu Abreibungen bei Nachtschweißen u. als Antidot bei Laugenverätzungen (1- bis 3%ig), inn. (als Antidot) 1 bis 2%ig, Antiseptikum (1 bis 5%ig); techn.: zur Herst. v. Speiseessig (s. Essig); in großem Umfang zur Herst. v. Acetylcellulosen, Acetatseide, Farbstoffen u. Arzneimitteln (meist als Essigsäureanhydrid, als Acetylchlorid od. Ester). **Tox.:** ätzend bzw. stark ätzend auf Haut u. Schleimhäute ab ca. 30%; DL (inn.) ca. 25 g Eisessig. MAK 10 ppm bzw. 25 mg/m$^3$. **Nachw.: 1.** durch den charakterist. Geruch. **2.** Nach Neutralisierung mit Natronlauge werden Lsg. von Essigsäure u. essigsauren Salzen durch Eisenchloridlösung tief rot gefärbt; d. Färbung verschwindet nach Zusatz von Salzsäure.

**HOM:** *Acidum aceticum* (HAB1.4): Essigsäure 99%; nur in flüssiger D3- bis D6-Form ($D_3$-$D_6$) verw.; verord. z.B. b. Diarrhö, Ödemen, Abmagerung.

**Essigsäure, aktivierte:** s. Acetyl-Coenzym A.

**Essigsäureamylester:** Essigsäure-isoamylester, s. Amylacetat.

**Essigsäureanhydrid:** Acetanhydrid; $CH_3$–CO–O–CO–$CH_3$, $C_4H_6O_3$, $M_r$ 102.09. Sdp. 136-138°C. D. 1.079 bis 1.082. Klare, farblose, stechend riechende Flüss., lösl. in Ethanol, Ether, Chloroform, leicht lösl. in heißem Wasser. **Anw.** techn.**:** anstelle von Essigsäure, zur Acetylierung*.

**Essigsäurebenzylester:** Benzylium aceticum, s. Benzylacetat.

**Essigsäurebornylester:** Bornylium aceticum, s. Bornylacetat.

**Essigsäurebutylester:** s. Butylacetat.

**Essigsäurechlorid:** s. Acetylchlorid.

**Essigsäureethylester:** Ethylis acetas Ph.Eur.3, Ethylacetat, Ethylethanoat, Aether aceticus, Aethylium aceticum, Essigester, (Essigether, Essigäther, alte, aber falsche Bez., da chem. kein Ether, sondern ein Ester); CAS-Nr. 141-78-6; $CH_3$–CO–O–$C_2H_5$, $M_r$ 88.1. D. 0.90. Schmp. -82.4°C. Sdp. 77.1°C. Farblose, leicht entzündbare Flüss. von angenehmem fruchtigem Geruch; lösl. in Ethanol, Ether, in fetten u. äther. Ölen, wenig lösl. in Wasser. Darst.: durch Dest. v. Alkohol, Essigsäure u. konz. Schwefelsäure. MAK 400 mL/m$^3$ Luft. **Anw.** med.**:** äuß. bei Neuralgien u. rheumatischen Beschwerden; techn.: Lösungsmittel (bei der Herst. v. Cellophan, Celluloid, Collodiumwolle, Lacken, Kunstharz usw.), zur Extraktion von Antibiotika; zum Aromatisieren von Likören, Bonbons, Limonaden u. Arzneizubereitungen.

**Essigsäuregärung:** s. Gärung.

**Essigsäureisoamylester:** Amylium aceticum, s. Amylacetat.

**Essigsäuremethylester:** s. Methylacetat.

**Essigsaure Tonerde:** s. Aluminiumacetat; Liquor Aluminii acetici, Solutio Aluminii aceticotartarici, Aluminiumacetat-tartrat-Lösung.

**Essigsaure-Tonerde-Gel:** Zstzg. u. Herst. nach NFA: 10.0 T. Aluminiumacetat-tartrat-Lösung* werden in 82.0 T. heißem, destilliertem Wasser dispergiert u. 1 Stunde quellen gelassen. Hierauf setzt man die Mischung aus essigsaurer-weinsaurer Tonerdelösung in E. zu u. läßt bis zur vollständigen Quellung (mind. 3 h) stehen. **Anw.:** Sonnenbrand, Insektenstich.

**Essig-weinsaure Tonerde:** s. Aluminiumacetat-tartrat.

**Eßlöffel:** s. Volumenangaben, empirische.

**Estarinum®:** s. Hartfett.

**Ester:** Verbindungen, die durch Vereinigung eines Alkohols m. einer Säure unter Wasseraustritt entstehen. Mit mehrbasigen Säuren entstehen saure u. neutrale E. Man unterscheidet E. der Mineralsäuren, z.B. Schwefelsäureethylester, $(C_2H_5)_2SO_4$, u. E. der org. Säuren, z.B. Essigsäureethylester*. Viele dieser E. werden als Duftstoffe u. Fruchtessenzen gebraucht. Ester des Glycerols mit den höheren Fett- u. Ölsäuren sind die Fette.

**Esteralkaloide:** mit Pflanzensäuren veresterte Pseudoalkaloide*, z.B. Aconitin*, Veratrum-Alkaloide*.

**Esterasen:** Enzyme (Gruppe der Hydrolasen), die Ester sowohl zu spalten wie auch zu synthetisieren vermögen; so spalten u. synthetisieren z.B. die Cholesterolesterase die Ester des Cholesterols, die Lipasen die Fette, die Lecithinasen (in gewissen Schlangengiften) das Lecithin, die Phosphatasen die esterartig gebundene Phosphorsäure aus den Nucleotiden, den Phosphatiden u. den Zuckerphosphorsäuren ab, die Cholinesterase spaltet das Acetylcholin in Essigsäure u. Cholin, die Sulfatasen spalten Schwefelsäure-Ester (Chondroitinsulfat, Phenolschwefelsäure, Indican); vgl. Enzyme.

**Esterzahl:** EZ; gibt an, wieviel Milligramm KOH zur Verseifung der in 1 g äther. Öl, Wachs usw. vorhandenen Ester verbraucht werden, u. errechnet sich aus der Differenz zwischen Verseifungszahl VZ u. Säurezahl SZ.

**Estolas, Estolat:** chem. Kurzbez. f. Propionatlaurylsulfat.

**Estolide:** intermolekular veresterte Hydroxysäuren, z.B. Milchsäureester (Lactylmilchsäure).

**Estracyt®:** s. Estramustin.

**Estraderm®TTS:** Transdermales Therapeutisches System* mit Estradiol* als Wirkstoff.

**17α-Estradiol** INN: 1,3,5(10)-Estratrien-3,17α-diol, Ell-Cranell®; CAS-Nr. 57-91-0; $C_{18}H_{24}O_2$, $M_r$ 272.37. Schmp. 220-225°C. **Anw.:** (topischer) 5α-Reduktasehemmer; zur Verminderung von androgenetisch bedingtem Haarausfall bei Mann u. Frau. Reagenz Ph.Eur.3.

**Estradiol** INN: **17β-Estradiol,** Estradiolum, Östradiol, 1,3,5(10)-Estratrien-3,17β-diol, körpereigenes Follikelhormon, Dihydrofollikulin, Dihydro-Follikelhormon, Dihydro-oestron, Progynon®, Estrifam®, Estraderm®TTS, Estring®-Vaginalring*; CAS-Nr. 50-28-2; $C_{18}H_{24}O_2$, $M_r$ 272.37. **Strukturformel** s. Hormone. Schmp. 173-179°C; polymorph. $[\alpha]_D^{25°C}$ +76 bis +83° (Dioxan). Prakt. unlösl. in Wasser; lösl. in Ethanol 1:28, in Aceton 1:17, in Chloroform 1:435, in Ether 1:150, in Dioxan u. Lösungen von alkalischen Hydroxiden; wenig lösl. in fetten Ölen. **Anw.:** Substitutionstherapie, z.B. bei primärer Amenorrhö, verzögertem Pubertätseintritt, ferner zur Behandlung von Karzinomen der Prostata u. der Brust nach dem Eintritt der Menopause; bei klimakterischen Beschwerden (sog. Menopausensyndrom) u. der damit auftretenden Osteoporose. **Übl. Dos.:** Oral: 2- bis 3mal 0.0001 g perlingual. Parenteral: i.m. 0.001 g; Tabletten zur Implantation: 0.01 g. Topikal: Salbe 0.01%. Oral: 1- bis 3mal 200-500 µg. Parenteral: i.m. 2- bis 3mal 0.22-1.5 mg/7 d; Implantation: 0.025 g.

**Estradiol-Hemihydrat:** Estradiolum hemihydricum Ph.Eur.3; $C_{18}H_{24}O_2 \cdot 0.5\ H_2O$, $M_r$ 281.4.

Gebräuchl. ist auch Estradiolbenzoat*, Estradiol-(17β)-17-butyrylacetat, Estradiol-17β-cipionat, Estradiol-3,17β-dienantat, Estradiol-3,17β-dipropionat*, Estradiol-17β-(3-phenylpropionat), Estradiolundecylenat*, Estradiolvalerat*, Estradiolenantat; vgl. 17α-Estradiol.

**Estradiolbenzoat** INN: Estradioli benzoas Ph.Eur.3, Oestradiolum benzoylatum, Oestradioli benzoas, Östradiolbenzoat, Benzoylöstradiol, Estradiol-(17β)-3-benzoat, Progynon® Boleosum Injektionslösung, Jephagynon®, Malun®, Syngynon®, Alpicort-F, NeyNormin®; CAS-Nr. 50-50-0; $C_{25}H_{28}O_3$, $M_r$ 376.50. Schmp. 191-196°C aus Ethanol; polymorph. $[\alpha]_D^{20°C}$ +57 bis +63° (c = 1 in Dioxan). Prakt. unlösl. in Wasser; lösl. in Ethanol 1:150, in Aceton 1:50, in Erdnußöl 1:500, in Chloroform 1:5, in Ether 1:150, in Ethyloleat 1:200, in Dioxan; schwer lösl. in fetten Ölen; unlösl. in Lösungen von Alkalihydroxiden. **Anw.:** wie Estradiol*. HWZ 2 bis 5 d. **Übl. Dos.:** Oral: 0.0001g perlingual. Parenteral: i.m. 0.005 g/4 d, s.c. 1mal 0.01 g zwischen 4. u. 7. Zyklustag.

**Estradioldipropionat:** Estradioli dipropionas, Oestradiolum dipropionylatum, Oestradiolum dipropionicum, Dipropionylöstradiol; $C_{24}H_{32}O_4$, $M_r$ 384.5. Schmp. 104-109°C; polymorph. $[\alpha]_D^{20°C}$ +36 bis +40° (c = 1 in Dioxan). Weißes, krist. Pulver; prakt. unlösl. in Wasser, lösl. in Aceton u. Ethanol, wenig lösl. in fetten Ölen. **Off.:** ÖAB90 (bis 1996), Ph.Helv.7. **Anw.:** wie Estradiol*.

**Estradiolundecylat** INN: Oestradioli undecylas, Estradioli undecylas INN, Estradiol-17-undecylat, Progynon®-Depot-100 Injektionslösung; CAS-Nr. 3571-53-7; $C_{29}H_{44}O_3$, $M_r$ 440.66. Schmp. 108-111°C; polymorph. $[\alpha]_D^{20°C}$ +42° (Chloroform). **Anw.:** wie Estradiol*. **Übl. Dos.:** Parenteral depot: i.m. 1mal 0.1 g alle 2-3 Wochen.

**Estradiolvalerat** INN: Estradioli valeras, Estradiol-17n-valerianat, Progynova®; CAS-Nr. 979-32-8; $C_{23}H_{32}O_3$, $M_r$ 356.50. Schmp. 144-145°C; polymorph. Prakt. unlösl. in Wasser, lösl. in Benzylbenzoat, Dioxan, Methanol, Rizinusöl, wenig lösl. in Erdnußöl u. Sesamöl. **Anw.:** wie Estradiol*. HWZ 24 h. **Übl. Dos.:** Oral: 1-2 mg/d. Parenteral: i.m. 5-40 mg alle 1-3 Wochen. Parenteral: i.m. 0.04 g alle 2-3 Wochen.

**Estradurin®:** s. Polyestradiolphosphat.

**Estragol:** s. Methylchavicol.

**Estragon:** Herba Dracunculi, s. Artemisia dracunculus.

**Estramustin** INN: 17β-Hydroxy-1,3,5(10)estratrien-3-yl-N,N-bis(2-chlorethyl)carbamat, Estracyt®; CAS-Nr. 2998-57-4; $C_{23}H_{31}Cl_2NO_3$, $M_r$ 440.41. Schmp. 104-105°C aus Benzol-Petrolether. $[\alpha]_D^{20°C}$ +50° (in Dioxan). $UV_{max}$ (Ethanol): 270.7, 276.5 nm. **Anw.:** Zytostatikum, Alkylans, bei Prostatakarzinom. **Übl. Dos.:** Parenteral: i.v. 1mal 0.3 g/d 20 d lang, dann 2mal 0.45 g/Woche. Kontrolle der Leberfunktion erforderlich. Gebräuchl. ist auch Estra-

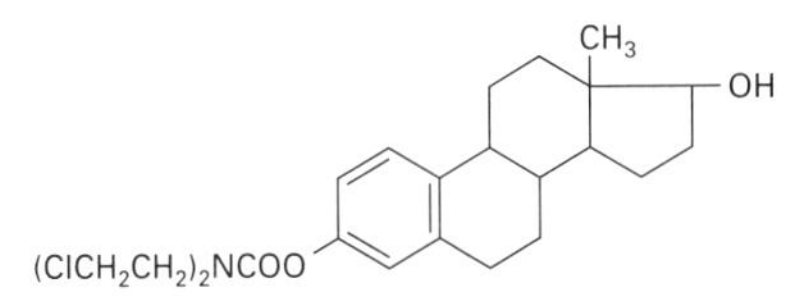

Estramustin

mustin-17β-dihydrogenphosphat, Estramustin-17β-dihydrogenphosphat-Dinatriumsalz, Estramustin-17β-dihydrogenphosphat-Megluminsalz.

**Estrane:** s. unter Steroide.

**Estrifam®:** s. Estradiol.

**Estring®:** s. Vaginalring.

**Estriol** INN: 1,3,5(10)-Estratrien-3,16α,17β-triol, α-Follikelhormonhydrat, Hormomed®, Ortho-Gynest®, Ovestin®, klimax-E Oekolp®; CAS-Nr. 50-27-1; $C_{18}H_{24}O_3$, $M_r$ 288.37. **Strukturformel** s. Hormone. Schmp. 282°C. $[\alpha]_D^{25°C}$ +58° ±5° (c = 4 in Dioxan). Prakt. unlösl. in Wasser; lösl. in Ethanol 1:500, Aceton, Chloroform, Dioxan, Ether, fetten Ölen. Leicht lösl. in Pyridin, in Lösungen von Alkalihydroxiden; d 1.27. Ein nat. vorkommendes Östrogen. **Wirk.** u. **Anw.:** wie Estradiol*. HWZ 0.5 bis 1 h. **Übl. Dos.:** Oral: 0.25-1 mg/d. Oral: 0.0001 g/d. Parenteral: i.m. 2mal 0.001 g/7 d; s. Hormone. Hingewiesen sei auch auf Estriolsuccinat*.

**Estriolsuccinat** INN: Estrioli succinas INN, Synapause®; CAS-Nr. 514-68-1; $C_{26}H_{32}O_9$, $M_r$ 488.53. **Anw.:** bei Entzündungen aufgrund von Estrogenmangel. HWZ 5 bis 6 h. **Übl. Dos.:** Oral: 1mal 0.001 g/d 3 Wochen, dann 1 Woche Pause. Parenteral: i.m., i.v. 0.02 g. Gebräuchl. ist auch Estriol-succinat-Dinatriumsalz.

**Estrogene:** Östrogene, Follikuline, weibliche Sexualhormone; s. Hormone.

**Estron** INN: Oestronum, Östron, 3-Hydroxy-1,3,5(10)-estratrien-17-on, 1,3,5(10)-Estratrien-3-ol-17-on; CAS-Nr. 53-16-7; $C_{18}H_{22}O_2$, $M_r$ 270.36. **Strukturformel** s. Hormone. Schmp. (DL-Form) 251-254°C aus Aceton; Schmp. (natürliche D-Form) 254-256°C aus Aceton; polymorph. $[\alpha]_D^{22°C}$ +152° (c = 0.995 in Chloroform). Prakt. unlösl. in Wasser; lösl. in Ethanol 1:250, in kochendem Ethanol u. Aceton bei 50°C 1:50, in Chloroform 1:110, in fetten Ölen 1:800, in Dioxan; schwer lösl. in absolutem Ethanol, Ether, Lösungen von Alkalihydroxiden. Natürliche D-Form: lösl. in Wasser bei 25°C 0.003 g/100 mL, in Ethanol (96%) bei 15°C 1 g/25 mL, in kochendem Ethanol 1 g/50 mL, in Aceton bei 15°C 1 g/50 mL, in kochendem Benzol 1 g/145 mL; lösl. in Pyridin. Ein natürliches Estrogen. **Off.:** Ph.Eur.1, ÖAB90 (bis 1996). **Wirk.** u. **Anw.:** wie Estradiol*. **Übl. Dos.:** Parenteral: i.m. 0.2-5 mg/7 d. Oral: 2- bis 3mal 0.0025 g/d; s. Hormone. Gebräuchl. ist auch Estron-3-hydrogensulfat-Natriumsalz.

**Estrovis®:** s. Quinestrol.

**Estulic®:** s. Guanfacin.

**Esucos®:** s. Dixyrazin.

**Etacrynsäure** INN: Acidum etacrynicum Ph.Eur.3, 2,3-Dichlor-4-(2-ethylacryloyl)phenoxyessigsäure, [2,3-Dichlor-4-(2-methylenbutyryl)-phenoxy]-essigsäure, Hydromedin®; CAS-Nr. 58-54-8; $C_{13}H_{12}Cl_2O_4$, $M_r$ 303.15. Schmp. 121-122°C. Weißes, krist. Pulver. Sehr schwer lösl. in Wasser; lösl. 1:1.6 in Ethanol, 1:6 in Chloroform, 1:3.5 in Ether. $pK_s$ 3.5 (20°C). **Wirk** u. **Anw.:** Diuretikum* (Schleifendiuretikum), Ödeme. HWZ 1 bis 4

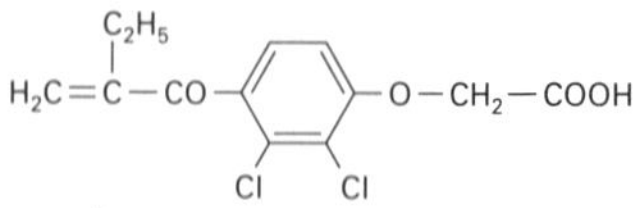

Etacrynsäure

h. **Übl. Dos.:** Oral: 0.05-0.2 g/d in geteilten Dosen. Oral: 1mal 0.05 g/d, langsam steigerbar. Parenteral: Infusion i.v. 0.0005-0.001 g/kg KG. **Nebenw.:** Hypokaliämie, Hypourikämie, Ansteigen des Blutzuckerspiegels. Wechselw.: Herzglykoside (Wirk. wird verstärkt), Antidiabetika, Cefalosporine, Aminoglykoside, Li-Salze (Toxizität verstärkt). Kontraind.: Hyponatriämie, Hypokaliämie, Leberkoma, Niereninsuffizienz. Gebräuchl. ist auch Natrium-etacrynat.

**Etafedrin** INN: Etaphedrin, Nethamin, L-N-Ethylephedrin, (1R,2S)-2-(N-Ethyl-N-methylamino)-1-phenyl-1-propanol; CAS-Nr. 7681-79-0;

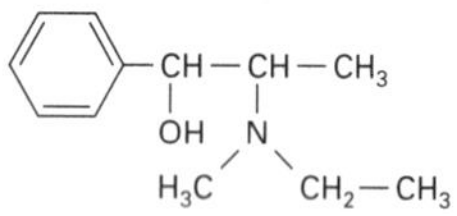

Etafedrin

$C_{12}H_{19}NO$, $M_r$ 193.28. **Anw.:** Broncholytikum*, Sympathomimetikum; ähnl. Ephedrin*; nur in Kombinationspräparaten.

**Etafedrinhydrochlorid:** Schmp. 182-187°C; polymorph.

**Etafenon** INN: 2'-(2-Diethylaminoethoxy)-3-phenylpropiophenon, Baxacor®; CAS-Nr. 90-54-0;

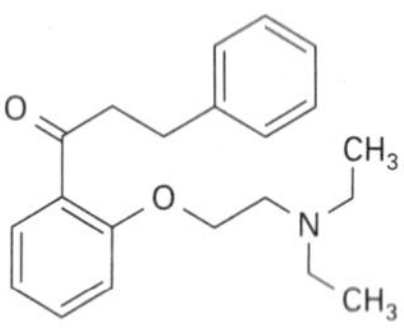

Etafenon

$C_{21}H_{27}NO_2$, $M_r$ 325.43. Sdp. 264-268°C (40 kPa). **Anw.:** Koronartherapeutikum bei Durchblutungsstörungen. Die muskulotrop-spasmolytische Wirk. von E. auf die Herzkranzgefäße soll eine erhöhte Sauerstoffzufuhr bewirken. **Übl. Dos.:** Oral: 2- bis 3mal 0.075 g/d. Parenteral: i.m., i.v. 0.01 g.

**Etafenonhydrochlorid:** $C_{21}H_{28}ClNO_2$. Schmp. 129-130°C.

**Etamiphyllin** INN: 7-(2-Diethylaminoethyl)-1,2,3,6-tetrahydro-1,3-dimethyl-2,6-purindion, Etamphyllin, Diaethamiphyllin, 7-(2-Diethylaminoethyl)theophyllin, Paraphyllin; CAS-Nr. 314-35-2; $C_{13}H_{21}N_5O_2$, $M_r$ 279.34. Schmp. 75°C. Sehr leicht lösl. in Wasser, Aceton; schwer lösl. in Ethanol, Ether. **Anw.:** Antiasthmatikum, Analeptikum, Diuretikum, Spasmolytikum. Nebenw., Wechselw., Kontraind.: s. Cholintheophyllinat. Gebräuchl. sind auch Etamiphyllinhydrochlorid, Etamiphyllin-Camphersulfonat.

**Etamivan** INN: N,N-Diethylvanillamid, Vanil-

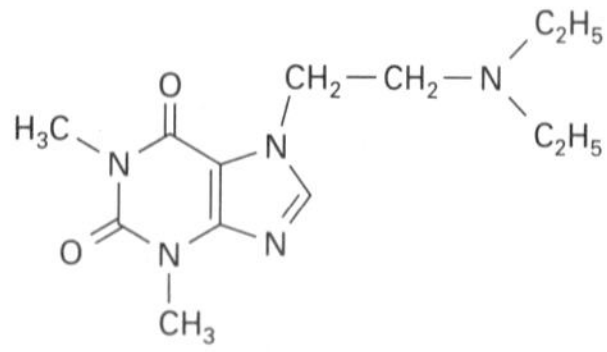

Etamiphyllin

linsäurediethylamid; CAS-Nr. 304-84-7; $C_{12}H_{17}NO_3$, $M_r$ 223.27. Schmp. 95-95.5°C aus

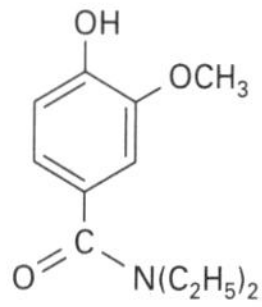

Etamivan

Ligroin; polymorph. Lösl. 1:100 in Wasser, 1:2 in Ethanol, 1:3 in Aceton, 1:1.5 in Chloroform, 1:50 in Ether. pH 5.7-7 (1%ige wäßrige Lsg.). **Anw.:** Kreislauf- u. Atemanaleptikum mit kurzer Wirkungsdauer. **Nebenw.:** s. Nicethamid. **Übl. Dos.:** Oral: mehrmals 0.02 g/d. Parenteral: i.m., i.v. 0.1 g; Kinder 0.025 g. Gebräuchl. ist auch Etamivanhydrochlorid.

**Etamsylat** INN: Cyclonamin, Diethylammonium-2,5-dihydroxybenzolsulfonat, Altodor®; CAS-Nr. 2624-44-4; $C_{10}H_{17}NO_5S$, $M_r$ 263.33. Schmp.

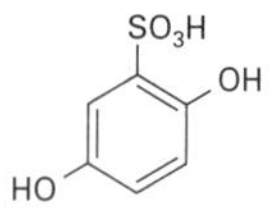

Etamsylat

125°C aus Ethanol. **Anw.:** Hämostatikum; Ind.: Ther. u. Prophylaxe von Sickerblutungen der Haut u. der inneren Organe, Weichteilschwellungen nach Operationen u. Verletzungen. HWZ 3.7 h.

**Étard-Reaktion:** Verfahren zur Synthese aromatischer Aldehyde durch partielle Seitenketten-Oxidation von Methylgruppen aromatischer Kohlenwasserstoffe mit Chromylchlorid ($CrO_2Cl_2$); z.B. wird aus Toluol Benzaldehyd gebildet.

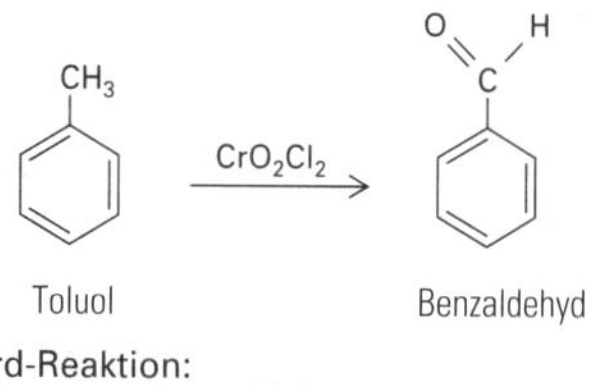

Étard-Reaktion:
Bildung von Benzaldehyd als Beispiel

**Ethacridin** INN: 6,9-Diamino-2-ethoxyacridin, Rivanol®; CAS-Nr. 442-16-0; $C_{15}H_{15}N_3O$, $M_r$ 253.29. Schmp. 226°C aus Ethanol 50%. **Anw.:**

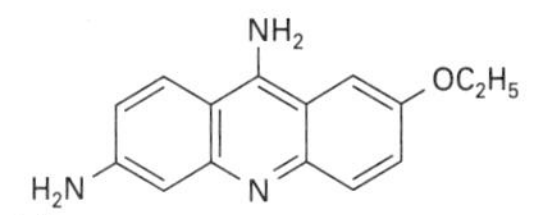

Ethacridin

Antiseptikum bei Wundinfektionen, Angina, Pyodermien, Erysipel, Konjuktivitis usw.; Desinfiziens, Durchfälle, spastische Obstipation, Harnwegsinfektionen. **Übl. Dos.:** Oral: Ther.: 3mal 0.1 g/d. Prophylaxe: 1mal 0.1 g/d. Parenteral: Tiefenantisepsis: s.c. 0.05% in 5%iger Glucose-Lösung. Topikal: Pinselung 2.5%, Spülung 0.03%, Salbe 0.5%, Pulver 2.5%. Gebräuchl. ist auch Ethacridinlactat*.

**Ethacridinlactat:** Ethacridini lactas, Äthacridinum lacticum, 2-Ethoxy-6,9-diaminoacridinlactat (vgl. Acridin); CAS-Nr. 1837-57-6; $C_{18}H_{21}N_3O_4 \cdot H_2O$, $M_r$ 361.4 (wasserfrei: $M_r$ 343.39). Gelbes krist. Pulver von bitterem Geschmack, lösl. in Wasser, wenig lösl. in Ethanol. **Off.:** DAB10, ÖAB90, Ph.Helv.7. **Anw.:** s. Ethacridin.

**Ethadion:** 3-Ethyl-5,5-dimethyl-2,4-dioxooxazolidin, Petidion®; CAS-Nr. 520-77-4; $C_7H_{11}NO_3$, $M_r$ 157.2. Schmp. 76-77°C. **Anw.:** Antiepileptikum bei Petit mal u. Absenzen. **Nebenw.:** Hautausschläge, Schwindel.

**Ethambutol** INN: 2,2'-(Ethylendiamino)dibutanol, etibi®, Myambutol®; CAS-Nr. 74-55-5;

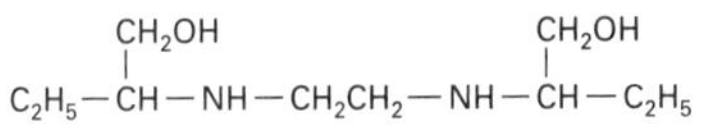

Ethambutol

$C_{10}H_{24}N_2O_2$, $M_r$ 204.31. Schmp. 87.5-88.8°C. $pK_s$ (konjugierte Säure) 6.6, 9.5. **Anw.:** Tuberkulostatikum* mit bakteriostatischer Wirk. auf proliferierende Keime. Ind.: Kombinationstherapie der Tuberkulose, auch bei therapieresistenten Infektionen durch atypische Mycobakterien. HWZ 3 h. **Übl. Dos.:** Oral: morgens 0.025 g/kg KG/d. Parenteral: i.m. 0.025 g/kg KG/d, Infusion i.v. 0.025 g/kg KG/d, Instillation: 10% 1-5ml. **Nebenw.:** Sehstörungen beginnend mit einer Farbsinnstörung. Resistenzentwicklung langsam.

**Ethambutoldihydrochlorid:** Ethambutoli hydrochloridum Ph.Eur.3; CAS-Nr. 1070-11-7; $C_{10}H_{26}Cl_2N_2O_2$, $M_r$ 277.2. Schmp. 195-200°C; polymorph. Leicht lösl. in Wasser, lösl. in Ethanol, sehr schwer lösl. in Ether.

**Ethambutoli hydrochloridum:** s. Ethambutol.

**Ethan:** $C_2H_6$, Kohlenwasserstoff der Alkanreihe. Farb- u. geruchloses Gas, lösl. in Ethanol, wenig lösl. in Wasser, brennt mit schwach leuchtender Flamme; nat. im Erdöl.

**Ethanal:** s. Acetaldehyd.

**Ethandisäure:** s. Oxalsäure.

**Ethanol:** Ethylalkohol, Äthylalkohol; CAS-Nr. 64-17-5; $CH_3–CH_2OH$, $C_2H_6O$, $M_r$ 46.07. Schmp. -114.1°C. Sdp. 78.32°C. Ep. unter -130°C. $n_D^{20°C}$ 1.361. Heizwert 29.68 kJ/g. Vgl. Ethanol, Absolutes; s. Ethanol-Wasser-Gemische.

**Ethanol 96%:** Ethanolum 96 per centum, Alkohol, Alcohol aethylicus, Spiritus (vini), Weingeist; azeotropes Gemisch mit 4.43% (m/m) Wasser. Geh. mind. 96.0 u. max. 97.2% (V/V), entspricht 93.8 bis 95.6% (m/m). Sdp. 78.2°C. D. 0.804 bis 0.809. Flammpunkt 9 bis 11°C. Klare, farblose, brennend schmeckende, leicht entzündliche Flüss., die mit schwach bläulicher, nicht rußender Flamme brennt; mischbar mit Wasser, Ether, Chloroform. Beim Vermischen mit Wasser tritt Erwärmung u. Volumenverminderung (Kontraktion) ein (s. Ethanol-Wasser-Gemische). **Off.:** DAB10, ÖAB90, Ph.Helv.7. **Anw.:** in Pharmazie u. Industrie vielfach, in größtem Umfang zur Herst. alkohol. Getränke; gutes Lösungsmittel f. Harze, äther. Öle, Wachse, Fettsäuren u. zahlreiche andere Substanzen; als Konservierungsmittel u. Desinfiziens (70%ig). E. besitzt bakterizide Wirk., Sporen werden nicht abgetötet.

**Spiritus denaturatus:** Denaturierter Weingeist, **Brennspiritus**, vergällter Branntwein. Ethanolgehalt 92.4% (m/m) entspricht 95.0% (V/V). Als amtliches Vergällungsmittel diente früher eine Mischung von 9 T. rohem, acetonhaltigem Holzgeist (Methanol) u. 1 T. Pyridinbasen, die zu 2% dem Branntwein zugesetzt wurde. Statt dessen wurde in der BRD ab 15.3.1962 Methylethylketon* (2-Butanon) als allgemeines u. vollständiges Vergällungsmittel (also auch f. Brennspiritus) eingeführt, u. zwar 0.75 L auf 100 L Weingeist unter Zufügung von Pyridinbasen. Methylethylketon ist toxikologisch unbedenklich (letale Dosis oral 50 g). Auch dürfte bei äußerlicher Anwendung eine Sensibilisierung nicht eintreten. (Unter Sekunda-Sprit versteht man ein wenig gereinigtes E., das noch Fuselöle, Säuren u. Aldehyde enth. u. für technische Zwecke verwendet wird.) **Ethanolum ketonatum** Ph.Helv.7: Aethanolum ketonatum, Industriesprit mit 2% Keton; eine Mischung von Ethanol 96% mit 2% (m/m) Ethylmethylketon.

**Darst.:** **1.** Durch Vergärung von Zuckerarten mit Hefe (s. Gärung); techn. fast ausschl. aus Kartoffeln, wobei die Stärke erst durch die Diastase* der hinzugesetzten, gekeimten Gerste in Maltose verwandelt u. diese dann durch das Enzym der Hefe (Zymase) vergoren wird. Das vergärfähige Produkt wird als Maische u. deren Rückstand als Schlempe* bezeichnet. Aus der vergorenen Maische mit ca. 10% Alkoholgehalt wird durch Rektifikation reines E. gew., während das durch Abbau der Aminosäuren entstehende Fuselöl* zurückbleibt. **2.** Synth. Darst. durch Verseifung v. Ethylschwefelsäure (gew. aus Ethylen mit Schwefelsäure) od. indem man an Acetylen Wasser anlagert (unter Benutzung von Quecksilbersalzen als Katalysatoren) u. den gebildeten Acetaldehyd katalytisch mit Wasserstoff u. Nickel zu E. reduziert. Heute auch aus Ethylen durch direkte katalyt. Hydratisierung bei hoher Temp. u. hohem Druck, s. Alkohole.

**Bestimmung des Ethanolgehaltes:** Flüss. (Arznei-)Zubereitungen werden destilliert u. die Dichte des Destillats gemessen. Die Destillationsapparatur nach Ph.Eur.3 zeigt die Abbildung. Die Dichtemessung des Destillates erfolgt (wie in Ethanol-Wasser-Gemischen*) mittels Senkspindel (Aräometer, s. Dichte-Bestimmungsmethoden) od. mit Hilfe eines Pyknometers (s.a. Alkoholzahl).

**Pharmakokinetik:** Die Resorption erfolgt sowohl vom Magen als auch vom Dünndarm. Die Geschwindigkeit ist wesentlich von der Magen-Darm-Füllung abhängig (nüchtern: Resorption in wenigen Minuten). $CO_2$-haltige Getränke beschleunigen die Resorption. Sofort nach der Zufuhr beginnt die Elimination des E., ca. 90 bis 96% werden in den Leberzellen mit Hilfe der Alkoholdehydrogenase* (ADH) über Acetaldehyd in Essigsäure umgewandelt. Diese wird zum Großteil in $CO_2$ u. $H_2O$ gespalten. Der Abbau erfolgt mit einer konstanten Rate (Reaktion 0. Ordnung), unabhängig von der Alkoholkonzentration (beim Mann 0.1, bei der Frau 0.085 g/kg KG/h). Das relative Verteilungsvolumen* (V) von E. beträgt beim Mann 0.68 u. bei der Frau 0.55, d.h. daß die Blutalkoholkonzentration (b) beim Menschen stündl. um 0.15 g/kg (Promille) abnimmt. Ethanoldosis (in g) = b · V · KG. (1 g E. liefert 29.7 kJ (7.1 kcal).)

**Bestimmung der Blutalkoholkonzentration**: **1.** nach Widmark, durch Oxidation des E. mit Kaliumdichromat u. anschließende iodometrische Bestimmung; **2.** enzymatisch, s. ADH-Methode; **3.** gaschromatographisch.

**Tox.:** Die akute Ethanolwirkung zeigt sich in erster Linie am ZNS. Mit E. lassen sich alle Stadien der Narkose erreichen. Wegen fehlender Steuerbarkeit u. geringer Narkosebreite wird E. nicht als Narkosemittel verwendet. Ab ca. 0.3 µg/mL (Promille) Blutalkoholgehalt treten erste Gangstörungen auf (Beeinträchtigung der Kleinhirnfunktionen). Es kommt zunehmend zur Verminderung der Konzentrationsfähigkeit u. der motorischen Leistungen mit Verlängerung der Reaktionszeit, Einschränkung der Selbstkritik u. Erhöhung des Selbstbewußtseins. Die anfängliche psychomotorische Erregung geht allmählich in Antriebslosigkeit über. Ab 2 bis 2.5 Promille tritt meist Narkose ein. Blutwerte von 3.5 bis 5 µg/mL gelten als tödlich (entsprechend einer aufgenommenen Menge von 200 bis 300 mL). Die Grenze der Fahrtüchtigkeit wurde vom Gesetzgeber mit 0.8 µg/mL festgelegt. E. bewirkt außerdem eine Erweiterung der Hautgefäße (Wärmegefühl, Gefahr der Unterkühlung durch zu große Wärmeverluste). Ferner wird durch Hemmung der Vasopressin*-Ausschüttung im Hypophysenhinterlappen die Diurese gesteigert. Der *chronische Alkoholismus* ist gekennzeichnet durch chron. Gastritis (E. wirkt schleimhautreizend), Fettleber, die in eine Leberzirrhose übergehen kann, Störungen der exokrinen Pankreasfunktion, Polyneuritis (Vit.-$B_1$-Mangel) sowie durch körperliche u. psychische Abhängigkeit. Als Zeichen einer toxischen Gehirnschädigung kann es unter anderem zum Delirium tremens kommen.

**Gesch.:** Durch Gärung* erzeugte alkoholische Getränke (Obstwein, Honigwein) waren schon in der Steinzeit bekannt. Aristoteles kannte „brennbare Dämpfe", die bei Erhitzung aus starken Weinen entwichen; Griechen u. Babylonier kannten den Palmwein u. die Bierherstellung. Alkoholgewinnung im 11. Jahrhundert in Italien (Salerno). Cardanus erwähnt erstmalig 1554 reinen (absoluten) E. (u. Ether). 1787 fand Lavoisier, daß bei der Gärung aus Zucker E. u. $CO_2$ entsteht. 1796 erfolgte erstmalig die Darst. von absolut. E. durch Tobias Lowitz (geb. 1757 in Göttingen, gest. als Hofapotheker u. Prof. in St. Petersburg).

**Ethanol, Absolutes:** Wasserfreies Ethanol, Ethanolum absolutum; Geh. nach Ph.Eur.3 mind. 99.5%(V/V). D. 0.7905-0.7938. Herst.: durch Destillation über gebranntem Kalk, wasserfreiem, geglühtem Kupfersulfat od. Kaliumsulfat; durch Destillation mit Trichlorethylen od. Benzol als Schleppmittel, wobei zuerst das Wasser azeotrop* entfernt wird; nach Abdestillieren des zugesetzten Lösungsmittels bleibt absolutes Ethanol zurück.

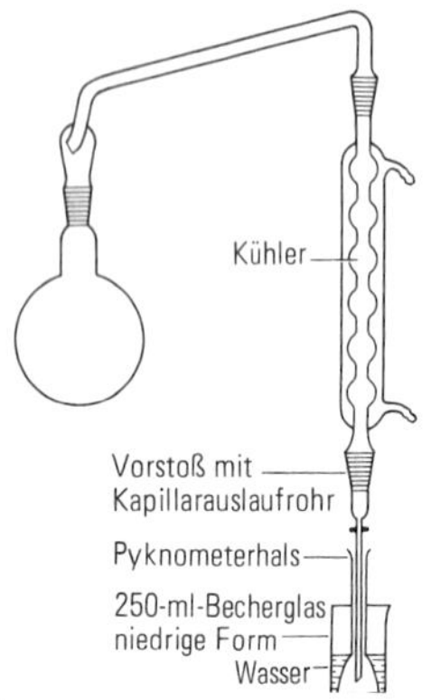

Ethanol:
Destillationsapparatur (nach Ph.Eur.) zur Bestimmung des Ethanolgehalts

**Ethanol, Aldehydfreies:** Herst.: 1200 mL Ethanol wird mit einer Lsg. von 2 g Silbernitrat in 5 mL Wasser u. einer Lsg. von 5 g KOH in 10 mL Wasser versetzt, einige Tage stehengelassen, filtriert u. destilliert. Die zugesetzten Silberionen werden durch vorhandenes Aldehyd zu metallischem Silber reduziert. **Anw.:** Ph.Eur.3 als Reagenz, z.B. zur Herst. v. ethanolischer KOH-Lsg. u. zur Gehaltsbestimmung von Dexamethason.

**Ethanolamin:** 2-Aminoethanol, 2-Hydroxyethylamin, Colamin; CAS-Nr. 141-43-5; $H_2N-CH_2-CH_2-OH$, $C_2H_7NO$, $M_r$ 61.1. Schmp. ca. 11°C. Sdp. 171°C. $d^{20}_{20}$ ca. 1.04. $n_D^{20°C}$ ca. 1.454. Im Organismus als Spaltungsprodukt von Phosphatiden u. bei der Decarboxylierung von Serin*. Klare, farblose bis gelbliche, viskose Flüss., die schwach nach Ammoniak riecht; wirkt ätzend auf die Schleimhäute. In jedem Verhältnis mischbar mit Wasser, Ethanol, Chloroform. **Off.:** ÖAB90. **Anw.:** in Kombination mit Ölsäure zur Behandlung von Varizen. **Übl. Dos.:** Ethanolaminoleat i.v. 2 bis 5 mL. Anw. techn.: Reagenz Ph.Eur.3; als Puffer, zur Entfernung von $CO_2$ u. $H_2S$ aus Gasgemischen, als Fettsäureester in Tensiden u. als Weichmacher.

**Ethanolische Fuchsinlösung 4%:** s. Fuchsinlösung 4%, ethanolische.

**Ethanolische Zinkoxidschüttelmixtur:** s. Lotio alba spirituosa.

**Ethanolische Zinkoxidschüttelmixtur mit Ammoniumsulfobitol:** s. Lotio alba spirituosa cum ammoniumsulfobitolo.

**Ethanolische Zinkoxidschüttelmixtur mit Chlorkresol u. Steinkohlenteerlösung:** s. Lotio alba spirituosa cum chlorcresolo et liquore picis lithanthracis.

**Ethanolum ketonatum:** Industriesprit, mit Ketonen versetztes Ethanol*.

**Ethanol-Wasser-Gemische:** nach DAB10: **Ethanol 90% (V/V):** 85.7%(m/m), D. 0.828 bis 0.832; **Ethanol 80% (V/V):** 73.5% (m/m), D. 0.859 bis 0.862; **Ethanol 70% (V/V):** 62.4% (m/m), D. 0.887 bis 0.889; **Ethanol 60% (V/V):** 52.1% (m/m), D. 0.910 bis 0.912; **Ethanol 50%**

**(V/V):** 42.4% (m/m), D. 0.931 bis 0.932; **Ethanol 45% (V/V):** 37.8% (m/m), D. 0.941 bis 0.942.

**Ethaverin** INN: 6,7-Diethoxy-1-(3',4'-diethoxybenzyl)isochinolin, Cardiostron®; CAS-Nr. 486-47-5; $C_{24}H_{29}NO_4$, $M_r$ 395.48. Schmp. 99-101°C aus Ethanol/Ether. Unlösl. in Wasser; gut lösl. in heißem Ethanol; schlecht lösl. in Ether u. Chloroform. **Anw.:** Spasmolytikum vergleichbar mit Papaverin*. Ind.: supraventrikuläre Herzarrhythmien, Spasmen der Koronargefäße, Angina pectoris. Gebräuchl. ist auch Ethaverinhydrochlorid; Ethaverinamidosulfat.

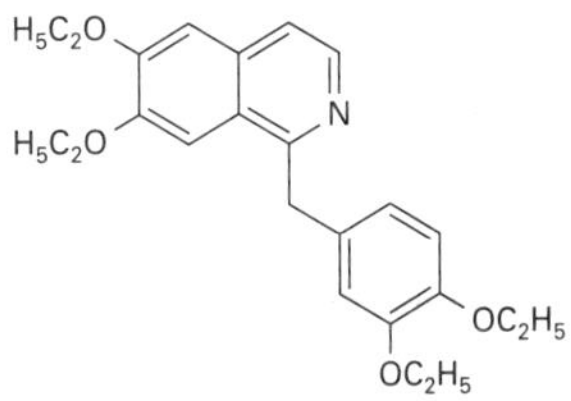

Ethaverin

**Ethazol:** s. Sulfaethidol.

**Ethen:** s. Ethylen.

**Ethenzamid** INN: 2-Ethoxybenzamid; CAS-Nr. 938-73-8; $C_9H_{11}NO_2$, $M_r$ 165.19. Schmp. 132-134°C. Prakt. unlösl. in kaltem Wasser; schwer lösl. in kochendem Wasser u. Ether; lösl. in Ethanol u. Aceton; leicht lösl. in Chloroform. **Off.:** DAC86, ÖAB90. **Anw.:** Analgetikum, Antiphlogistikum, Antipyretikum. **Übl. Dos.:** Oral: 2- bis 3mal 0.25 g/d.

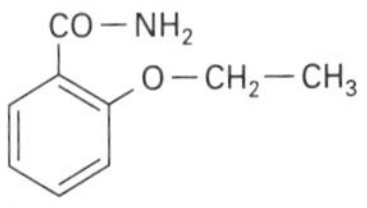

Ethenzamid

**Ether:** Äther; der Ersatz beider H-Atome des Wassers durch Alkyl-Reste führt (formal) zu den Ethern, R–O–R. Sie können auch als Anhydride der Alkohole aufgefaßt werden, die entstehen, wenn sich 2 gleiche od. verschiedene Alkohole unter Wasseraustritt verbinden, Beispiel siehe Abb. Die Reaktivität der E. ist nicht sehr groß. Mit starken Säuren ergeben sie wasserlösliche Dialkyloxoniumsalze. Einige cyclische Ether, besonders Dioxan* u. Tetrahydrofuran, dienen als Lösungsmittel. **Nomenklatur:** Anhängen der Gruppenbezeichnung -ether an den Namen der beiden am O-Atom befindlichen Alkyl-Gruppen. Sind beide Alkyl-Reste gleich, spricht man exakt von Dialkylether. E. mit kompliziertem Alkyl-Rest können als Alkoxyderivat des komplizierteren Molekülteils benannt werden, z.B. 3-Ethyl-2-methoxypentan. Ist der Sauerstoff in ein Ringsystem eingebaut, spricht man von einem Heterocyclus (s.a. Heterocyclische Verbindungen).

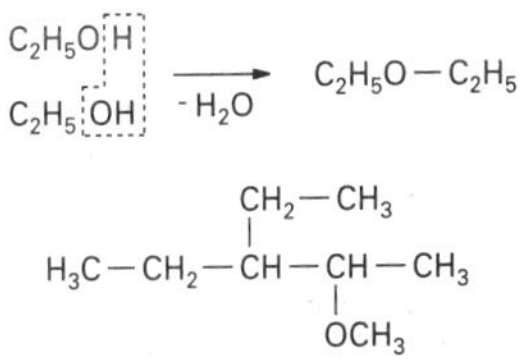

Ether:
Entstehung durch Verbindung zweier Alkohole (oben) und 3-Ethyl-2-methoxypentan (unten) als Beispiel

**Ether:** Aether Ph.Eur.3, Ethylether, Äthyläther, Diethylether, Ether ethylicus, Schwefelether, Ether sulfuricus; CAS-Nr. 60-29-7; $C_2H_5$–O–$C_2H_5$, $M_r$ 74.12. D. 0.714 bis 0.716. Schmp. -113°C. Sdp. 34-35°C. Klare, farblose, flüchtige Flüss., sehr leicht entzündbar, an Luft u. Licht leicht oxidierend; mischbar mit Ethanol 90%, Chloroform, Benzin, fetten u. äther. Ölen. 100 g Ether nehmen bei 20°C ca. 1.3 g Wasser auf. MAK 400 $cm^3/m^3$ Luft. Darst.: durch Dest. von Ethylalkohol mit konz. Schwefelsäure (deshalb früher Schwefelether genannt). **Achtung:** beim längeren, nicht lichtgeschützten Stehenlassen von Ether od. beim Destillieren kann es zur Anreicherung von explosiblen Peroxiden* kommen. Auch sind Etherdämpfe schwerer als Luft u. bilden mit atmosphär. Luft ein explosives Gem., daher muß das Umfüllen größerer Mengen Ether mit größter Vorsicht geschehen! **Anw.** techn.: als Lösungs- u. Extraktionsmittel von Alkaloiden, Harzen, Ölen, Phosphor, Iod usw. **Anw.** med.: zur Inhalationsnarkose sowie zur Lokalanästhesie, heute kaum noch verwendet, jedoch bei Notoperationen am einfachsten; früher inn. als Analeptikum bei Ohnmachten, Kollaps, Hysterie (Spiritus ethereus*). **Nebenw.:** über das parasympathische Nervensystem reflektorisch bedingter Atemstillstand (Atropinprämedikation unbedingt nötig), stark ausgeprägte Excitationsphase, Darmatonie; Vorteile: keine Beeinflussung des kardiovaskulären Systems, Muskelrelaxation.

**Ether zur Narkose:** Aether anaestheticus Ph.Eur.3, Aether ad narcosim, Narkoseether; ein Diethylether, der ein geeignetes, nicht flüchtiges Antioxidans in bestimmter Konz. enthalten kann. Narkoseether ist in braunen, trockenen, fast ganz gefüllten u. gut verschlossenen Flaschen von max. 150 mL Inhalt, kühl u. vor Licht geschützt aufzubewahren. Darst.: durch wiederholte Dest. von Ether über Natrium.

**Gesch.:** E. kannten schon die Alchemisten; er wurde 1540 erstmalig von Valerius Cordus, Nürnberg, als Ol. Vitrioli dulce beschrieben; betäubende Wirkung erstmalig von Faraday, London, 1818 entdeckt, die erste Ethernarkose erfolgte 1846 durch Morton (Boston, USA.).

**Etheralkohol, Etherweingeist:** s. Spiritus ethereus.

**Ethin:** s. Acetylen.

**Ethinylestradiol** INN: Ethinylestradiolum Ph.Eur.3, 17α-Ethinyl-oestradiol, 19-Nor-17α-pregna-1,3,5(10)-trien-20-in-3,17-diol, Aethinylöstradiol, Progynon®C; CAS-Nr. 57-63-6; $C_{20}H_{24}O_2$, $M_r$ 296.39. Schmp. 141-146°C (Hemihydrat), 182-184°C (wasserfrei); polymorph. $[\alpha]_D^{20°C}$ -27.0 bis 30.0° (c = 5 in Pyridin). Prakt. unlösl. in Wasser; lösl. in pflanzlichen Ölen u. Lösungen von Alkalihydroxiden; lösl. 1:6 in Ethanol, 1:4 in Ether, 1:5 in Aceton, 1:4 in Dioxan, 1:20 in Chloroform. **Anw.:** E. ist ein synthetisches Estrogen mit denselben Wirkungen u. demselben Anwendungsbereich wie Estradiol*, nur viel potenter. In Kombination mit Norgestrel* od. Levonorgestrel* wird es als hormonelles Kontrazeptivum verwendet, weiterhin bei klimakterischen Beschwerden in einer Dosis von 0.02 bis 0.05 mg/d, bei Prostata- u. Mammakarzinomen nach der Menopause in einer Dosierung von 0.1 bis 2 mg/d, bei Amenorrhö, bei habituellem od. drohendem Abort, bei weiblicher Akne. HWZ ca. 24 h.

**Ethinyltestosteron:** s. Ethisteron.

**Ethion:** *S,S'*-Methylenbis(*O,O*-diethyldithiophosphat); CAS-Nr. 563-12-2; $C_9H_{22}O_4P_2S_4$, $M_r$ 384.5. Cholinesteraseinhibitor. **Anw.** techn.: Akarizid, Insektizid; s. Schädlingsbekämpfungsmittel (Tab.).

**Ethionamid:** Ethionamidum Ph.Eur.3, 2-Ethylthioisonicotinsäureamid; CAS-Nr. 536-33-4; $C_8H_{10}N_2S$, $M_r$ 166.25. Schmp. 160-163°C; poly-

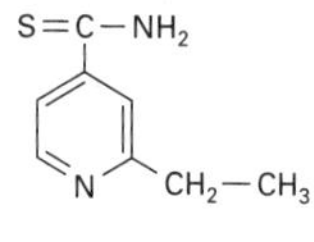
Ethionamid

morph. Gelbl. Kristalle, sehr schwer lösl. in Wasser, wenig lösl. in Ethanol. **Anw.:** Tuberkulostatikum bei pulmonaler u. extrapulmonaler Tuberkulose. **Übl. Dos.:** Oral: Erwachsene 3mal 500 mg/d, Kinder je nach Alter 15 bis 25 mg/kg KG/d. **Nebenw.:** bisweilen Übelkeit, Erbrechen, Kopfschmerzen, Inappentenz, bei Schwangerschaft soll es nicht verabfolgt werden.

**Ethisteron** INN: Ethisteronum Ph.Eur.3, Ethinyltestosteron, Pregneninolon, Pregnin, 17-Hydroxy-17α-pregn-4-en-20-in-3-on; CAS-Nr. 434-

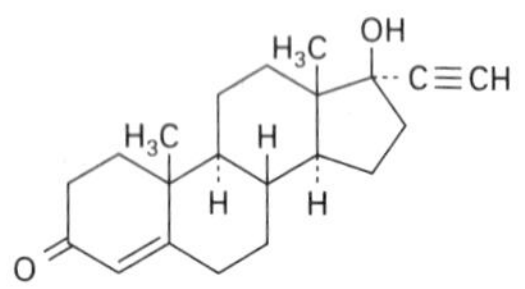
Ethisteron

03-7; $C_{21}H_{28}O_2$, $M_r$ 312.5. Schmp. 274°C (Zers.). $[\alpha]_D^{20°C}$ +29 bis +33 (c = 1 in Pyridin). Weißes, krist. Pulver; prakt. unlösl. in Wasser, wenig lösl. in Pyridin, schwer lösl. in Chloroform, sehr schwer lösl. in Ethanol. **Wirk.** u. **Anw.:**Gestagen*, s. Progesteron. **Übl. Dos.:** oral: 25 bis 100 mg/d; s.a. Hormone (Corpus-Luteum-Hormon).

**Ethocel®:** s. Ethylcellulose.

**Ethoform:** s. Benzocain.

**Ethorphin:** s. Etorphin.

**Ethosuximid** INN: Ethosuximidum Ph.Eur.3, 2-Ethyl-2-methylsuccinimid, Petnidan®, Suxinutin®; 3-Ethyl-3-methyl-2,5-pyrrolidindion; CAS-Nr. 77-67-8; $C_7H_{11}NO_2$, $M_r$ 141.17. Schmp. 64-65°C aus Aceton/Ether. Weiße, wachsartige Masse od. mikrokrist. Pulver, schwacher eigenartiger Geruch. Leicht lösl. in Wasser, Chloroform, Ethanol u. Ether. **Anw.:** Antiepileptikum, besonders bei Petit mal u. psychomotorischen Anfällen. **Nebenw.:** gastrointestinale Störungen wie Übelkeit, Erbrechen, Appetitlosigkeit, Müdigkeit, Lethargie, Photophobie, Parkinsonismus, Blutbildveränderungen, Änderungen des psychischen

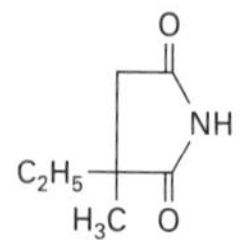
Ethosuximid

Verhaltens (Euphorie, Depression, Psychosen). HWZ 33 bis 55 h. **Übl. Dos.:** Oral: initial 2mal 0.25 g/d, alle 4-7 Tage um 0.25 g steigern bis max. 4mal 0.25 g/d; Kinder unter 6 Jahren: initial 1mal 0.25 g.

**Ethoxazorutosid** INN: 2-[3-Hydroxy-4-(2-morpholinoethoxy)phenyl]-5,7-dihydroxy-3-(6-O-α-L-rhamnopyranosyl-β-D-glucopyranosyloxy)-4-chromenon, 2-Morpholinoethylrutin, 3',5,7-Trihydroxy-4'-(2-morpholinoethoxy)-4-oxoflaven-3-yl-rutinosid; CAS-Nr. 30851-76-4; $C_{33}H_{41}NO_{17}$. **Anw.:** Kapillar-Therapeutikum bei Durchblutungsstörungen; Vorsicht bei Glaukom.

**Ethoxose®:** s. Hydroxyethylcellulose.

**4-Ethoxyacetanilid:** s. Phenacetin.

**Ethoxyaniline:** s. Phenetidine.

**2-Ethoxybenzamid:** s. Ethenzamid.

**Ethoxzolamid:** 6-Ethoxy-2-benzothiazolsulfonamid, Redupresin®; CAS-Nr. 452-35-7; $C_9H_{10}N_2O_3S_2$, $M_r$ 258.3. Schmp. 188°C. **Anw.:** Carboanhydrasehemmer, Diuretikum*, Glaukomtherapie. **Nebenw.:** s. Acetazolamid.

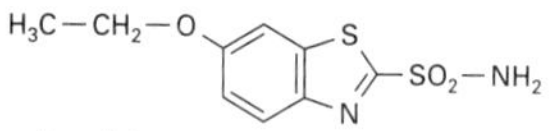
Ethoxzolamid

**Ethran:** s. Enfluran.

**Ethulose:** s. Ethylhydroxyethylcellulose.

**Ethyl:** systematischer Name f. die Atomgruppierung $-CH_2CH_3$.

**Ethylacetat:** Aether aceticus, s. Essigsäureethylester.

**Ethylacrylat:** Ethylpropenoat; $C_5H_8O_2$, $M_r$ 100.1. Schmp. ca. -71°C. Sdp. ca. 99°C. $n_D^{20°C}$ ca. 1.406. **Anw.:** Reagenz Ph.Eur.3 (zum Nachw. von Monomeren in Poly(ethylacrylat-methylmethacrylat)-Dispersion*).

**Ethylaldehyd:** Acetaldehyd*.

**Ethylalkohol:** Ethanol*.

**Ethylamin:** Aminoethan; $CH_3$–$CH_2$–$NH_2$. D. 0.7. Schmp. -84°C. Sdp. 18°C. Nach $NH_3$ riechende Flüss. Stärker basisch als Ammoniak. **Anw.:** f. Synthesen v. Farbstoffen u. Pharmaka, in versch. technischen Prozessen.

**α-Ethylbenzylakohol:** s. Phenylpropanol.

**Ethylbromid:** Aether bromatus, Aethylium bromatum, Bromethyl, Monobromethan; $C_2H_5Br$, $M_r$ 108.98. Sdp. 36-38.5°C. Klare, farblose, äther. riechende Flüss., unlösl. in Wasser, mischbar mit Ethanol, Ether, Chloroform. MAK: 200 cm³/m³ Luft. **Anw.** med.: früher als lokales Anästhetikum u. als Inhalationsnarkotikum (Rauschnarkose). Vorsicht vor Verwechslungen mit d. giftigeren Ethylenbromid.

**Ethylcellulose:** Ethylcellulosum Ph.Eur.3, Ethocel®, EC; CAS-Nr. 9004-57-3. Ethylether der Cellulose mit einem mittleren Substitutionsgrad* (MS) von 2.0 bis 2.6. Ethoxylgehalt 45 bis 50%. Herst. durch Einwirken von Ethylchlorid auf

Alkalicellulose. Lösl. in Methanol, Ethanol, Ethylacetat, Benzol, Aceton; $CH_2Cl_2$; Sorten mit MS um 2.0 sind prakt. unlösl. in Wasser, Glycerol, Propylenglykol. Wasserlösliche Typen sind niedrig substituiert (MS unter 1.5) u. besitzen ähnliche Eigenschaften wie Methylcellulose*. Wassergehalt max. 3%; thermoplastisch (s. Spritzgußverfahren). Inkomp.: Paraffin. E.-Lösungen sind stabil. **Anw.: 1.** Für die Granulierung als Bindemittel (behindert u.U. die Auflösung von Wirkstoffen). **2.** Für die Filmdragierung als Lacküberzug (ev. Zerfallsverlängerung). **3.** Als Verdickungsmittel f. flüss. u. halbfeste Arzneiformen.

**Ethylchlorid:** Ethylis chloridum, Aethylium chloratum, Aether chloratus, Aethylchlorid, Chloraethyl, Monochlorethan, Chlorethan; $H_3C–CH_2Cl$; CAS-Nr. 75-00-3; $C_2H_5Cl$, $M_r$ 64.52. Schmp. -138.7°C. Sdp. 12.3°C (101 kPa), 32.5°C (203 kPa), 180.5°C (507 kPa). D. 0.9214. Lösl. 0.574 g/100 mL in Wasser von 20°C, 48.3 g/100 mL in Ethanol, mischbar mit Ether. Darst.: durch Einw. von Chlorwasserstoff auf Ethanol. MAK: 1000 $cm^3/m^3$ Luft. **Off.:** DAB7, ÖAB90. Aufbewahrung in zugeschmolzenen Glasröhren, Spraydosen od. in Spritz-Ampullen. **Anw.:** Kälte-Anästhetikum, Lösungs- u. Treibmittel, nur noch selten als Inhalations-Narkotikum. **Nebenw.:** bei systemischer Anw. vermehrter Speichelfluß, Bronchitis, Erregungszustände; Kontraind. f. systemische Anw. ist Verdacht auf Phäochromozytom*, Herz- u. Lungeninsuffizienz, Leberfunktionsstörungen.

**Ethyldimethylmethanol:** s. Amylenhydrat.

**Ethylen:** Ethen; $H_2C=CH_2$, $M_r$ 28.05. Sdp. -101°C. Krit. Temp. +13°C. Süßl. riechendes Gas, brennbar, wenig lösl. in Wasser, lösl. in Ethanol u. Ether. Bildet mit Sauerstoff (Luft) explosive Gemische. **Anw.** med.: zur Inhalationsnarkose; techn. zur Herst. v. Kunststoffen, Schmierstoffen, Waschmitteln, ferner zur Ausreifung unreif geernteter Früchte, wie Bananen, Tomaten, Apfelsinen, Zitronen; s.a. Alkene.

**Ethylenbromid:** Aethylenum bromatum, Ethylendibromid, 1,2-Dibromethan; $CH_2Br–CH_2Br$, $M_r$ 187.89. D. 2.179. Schmp. 10°C. Sdp. 131.4°C. Farblose, chloroformartig riechende u. brennend schmeckende Flüss., sehr schwer lösl. in Wasser, mischbar mit Ethanol u. Ether. **Anw.** med.: früher bei Epilepsie, Dos. 0.1 bis 0.3 g; als Schädlingsbekämpfungsmittel* (Fungizid) z.B. in Citrusplantagen. Toxizität: Irritation v. Augen, Haut u. Schleimhaut; wird durch die Haut resorbiert; bei Inhalation Depression des ZNS, Nieren-, Leberschäden; im Tierexperiment kanzerogen. Techn. als Lösungsmittel f. Harze, Celluloid, Gummi usw.

**Ethylenchlorhydrin:** s. Chlorhydrine.

**Ethylenchlorid:** Aethylenum chloratum, Ethylendichlorid, Elaylum chloratum, 1,2-Dichlorethan; $CH_2Cl–CH_2Cl$, $M_r$ 98.97. D. 1.255. Schmp. -36°C. Sdp. 83.5-86°C. Ölige, farblose, nach Chloroform riechende Flüss. von süßlich-brennendem Geschmack; sehr schwer lösl. in Wasser, mischbar mit Ethanol, Aceton, Ether, Chloroform; MAK 400 $mg/m^3$. Darst.: aus Ethylen u. Chlorgas. **Anw.** med.: früher inn. als Anästhetikum u. Antispasmodikum. Äuß. zu Einreibungen; techn. als Lösungsmittel f. Harze, Fette, Kautschuk, Öle; als Schädlingsbekämpfungsmittel; Vorsicht! Feuersicher aufbewahren. Toxizität: Schleimhautreizend, Dermatiden, Leber-, Nierenschädigung, zentrale Depression, kanzerogen.

**Ethylendiamin:** Ethylendiaminum Ph.Eur.3, 1,2-Diaminoethan; CAS-Nr. 107-15-3; $H_2N–CH_2–CH_2–NH_2$, $M_r$ 60.10. D. 0.9. Schmp. 8.5°C. Sdp. 116.5°C. Nach Ammoniak riechende, farblose, an der Luft rauchende, hygr. Flüss., mischbar mit Wasser u. Ethanol. Darst.: aus Ethylenchlorid u. alkohol. Ammoniak. **Anw.:** als Schädlingsbekämpfungsmittel, zur Herst. v. Kunstharzen u. -wachsen. Von dieser Verbdg. leiten sich ferner zahlreiche Antihistaminika* ab; vgl. Theophyllin-Ethylendiamin (Aminophyllin).

**Ethylendiamin-Monohydrat:** Ethylendiaminhydrat, Ethylendiamini hydras, Aethylendiaminum hydratum. CAS-Nr. 6780-13-8. Schmp. 10°C. **Off.:** ÖAB90.

**Ethylendiamintetraessigsäure:** s. Edetinsäure.

**Ethylendiamintetraessigsäure, Dinatriumsalz:** s. Natriumedetat.

**Ethylenglykol:** Glykol, Ethan-1,2-diol; $HOCH_2CH_2OH$, $M_r$ 62.07. Farblose, sirupartige, süß schmeckende giftige Flüss. D. 1.11 bis 1.13. Schmp. -155°C. Sdp. 196-198°C. $n_D^{20°C}$ 1.430 bis 1.433. Mischbar mit Wasser, Ethanol (96%), mit Glycerol, Aceton, wenig lösl. in Ether u. Benzin. **Anw.** techn.: als Gefrierschutzmittel, in der Kunstharz- u. Celluloseindustrie als Weichmacher, auch zur Raumdesinfektion. Als Glycerolersatz f. med. u. kosmetische Zwecke sowie in der Lebensmittelherstellung darf E. nicht verwendet werden (Unterscheidung von Glycerol s. Glycerol). Von E. leiten sich eine Reihe veretherter u. veresterter Produkte ab, die ebenfalls in kosmetischen u. pharmazeutischen Produkten Verw. finden, z.B. Ethylenglykolmethylether (s. 2-Methoxyethanol), Ethylenglykolethylether* etc. **Tox.:** Kleine Mengen (25 g wurden oral ohne Vergiftungssymptome vertragen) gelten als unschädlich. Die orale Aufnahme großer Dosen kann akut zu Trunkenheit, Krämpfen, Schock u. zum Tod führen, bei überleben kann eine Nierenschädigung auftreten. Als mittlere letale Dosis gelten 1.4 mL/kg KG.

**Ethylenglykolethylether:** Cellosolve; $M_r$ 90.12. D. 0.931. Schmp. -100°C. Sdp. 135°C. **Anw.:** Lösungsmittel, Weichmacher; vgl. 2-Methoxyethanol*.

**Ethylenglykolmonomethylether:** s. 2-Methoxyethanol.

**Ethylenglykolsalicylat:** Ethylenglycoli salicylas, Glykolmonosalicylat, Salicylsäure-2-hydroxyethylester; CAS-Nr. 87-28-5; $C_9H_{10}O_4$, $M_r$ 182.2. Schmp. ca. 26°C. Sdp. bei 1.6 kPa 169-172°C. $n_D^{20°C}$ 1.548 bis 1.551. Farblose, ölige Flüss. od. farblose, kristalline Masse; schwer lösl. in Wasser, leicht lösl. in Ethanol, Ether, fetten Ölen. **Anw.:** bei rheumatischen Beschwerden, Gelenk- u. Muskelschmerzen. **Übl. Dos.:** 5-10%ig in Salben od. Lösungen.

**Ethylenoxid:** Oxiran; $C_2H_4O$. Schmp. -111°C. Sdp. +12.5°C. Ätherisch riechende, giftige Flüss., lösl. in Wasser, Ethanol, Ether, bildet mit Luft explosive Gemische. **Anw.:** zur Schädlingsbekämpfung (T-Gas); zur Sterilisation von z.B. chirurgischen Instrumenten; wegen toxikologischer Bedenken Anw. vielfach in Frage gestellt bzw. verboten. Durch Polymerisation gelangt man zu Stoffen (z.B. Fettalkoholethersulfate, ethoxylierte Sorbitanester, Fettalkohol- u. Fettsäureglyceridethoxylate), die als Emulgatoren, Waschmittel, Weichmacher, Kunststoffe, Wachse, Lederöle usw. Verw. finden. **Tox.:** stark augen- u. schleimhautreizend, in hohen Konzentrationen Lungenödem.

**Ethylentetrachlorid:** s. Perchlorethylen.

**Ethylentrichlorid:** s. Trichlorethylen.

**Ethylethanoat:** s. Essigsäureethylester.

**Ethylether:** s. Ether.

**Ethylformiat:** s. Ameisensäureethylester.

**2-Ethyl-1,3-hexandiol:** s. Repellent.

**Ethylhexansäurecetylstearylester:** s. Cetearyloctanoat.

**Ethylhydrogenfumarat:** s. Fumarsäure.

**Ethylhydrokuprein:** s. Optochin.

**Ethylhydrokupreinhydrochlorid:** s. Optochinhydrochlorid.

**Ethyl-4-hydroxybenzoat:** s. p-Hydroxybenzoesäureethylester.

**Ethylhydroxyethylcellulose:** Ethulose, EHEC. Nichtionogener Celluloseether, hergestellt durch gleichzeitiges Einwirken von Ethylenoxid u. Ethylchlorid auf Alkalicellulose. Die eingeführten Reste sind Ethyl-, Hydroxyethyl- u. Diethylenglykol-Gruppen. Lösl. in kaltem Wasser u. in Gegenwart von mit Wasser mischbaren Lösungsmitteln, hingegen in heißem Wasser unlösl. (s. Methylcellulose). Verschieden viskose Typen werden als Verdickungsmittel (salbenartige Gele in Konz. von 10 bis 15%), Schaumstabilisierungsmittel, Filmbildner verwendet. Inkomp.: phenolische Stoffe, Gerbsäure, Ichthyol®. Geringe Oberflächenaktivität.

**Ethylidenchlorid:** Aethylidenum chloratum, 1, 1-Dichlorethan; $CH_3$–$CHCl_2$. Schmp. -97°C. Sdp. 57°C. Farblose, nach Chloroform riechende Flüss., sehr leicht lösl. in Ethanol u. Ether, wenig lösl. in Wasser. **Anw.** med.: früher als Inhalationsanästhetikum, äuß. als Analgetikum.

**Ethylidendiethylether:** s. Acetale.

**Ethylidenmilchsäure:** s. Milchsäure.

**Ethyliodid:** Aether jodatus, Aethylium jodatum, Iodethyl, Monoiodethan; $C_2H_5I$, $M_r$ 156.0. D. 1.916 bis 1.926. Sdp. 72°C. Farblose, beim Aufbewahren sich bräunende bis rot färbende Flüss., sehr schwer lösl. in Wasser, mischbar mit Ethanol, Ether, Chloroform. **Anw.** med.: früher bei Keuchhusten, Bronchitis, Asthma; äuß. bei Hautaffektionen.

**Ethylis acetas:** s. Essigsäureethylester.

**Ethylisoamyl-barbitursäure:** s. Amobarbital.

**Ethylis oleas:** s. Ethyloleat.

**Ethylis parahydroxybenzoas:** s. p-Hydroxybenzoesäureethylester.

**Ethyllinolat:** (Z,Z)-9,12-Octadecadiensäureethylester; CAS-Nr. 544-35-4. Vitamin-F-Faktor. **Anw.:** Dermatikum bei rauher, trockener Haut; s.a. Vitamine (Vit. F).

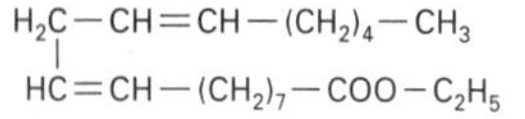

Ethyllinolat

**2-Ethyl-2-methylbernsteinsäure:** *(R,S)*-2-Ethyl-2-methylbutandisäure; $C_7H_{12}O_4$, $M_r$ 160.2. Schmp. ca. 104 - 107°C. **Anw.:** Reagenz Ph.Eur.3 (zur Reinheitsprüfung von Ethosuximid).

**Ethylmethylbutylbarbitursäure:** s. Pentobarbital.

**Ethyl-methylbutyl-thiobarbitursaures Natrium mit Natriumcarbonat:** s. Thiopental-Natrium.

**Ethylmethylketon:** Methylethylketon, 2-Butanon; $CH_3$–CO–$CH_2$–$CH_3$, $C_4H_8O$, $M_r$ 72.1. Schmp. -86°C. Sdp. +79.6°C. $d^{20}_{20}$ ca. 0.81. Klare, farblose, etherisch riechende, entflammbare Flüss.; lösl. in Wasser zu ca. 30%, mischbar mit Ethanol u. Ether. **Anw.:** als Vergällungsmittel f. Branntwein (Ethanol*); Reagenz Ph.Eur.3.

**Ethylmorphinhydrochlorid:** Ethylmorphini hydrochloridum Ph.Eur.3, Aethylmorphinum hydrochloricum, 4,5α-Epoxy-3-ethoxy-17-methyl-7-morphinen-6α-ol-hydrochlorid; CAS-Nr. 125-30-4; $C_{19}H_{24}ClNO_3 \cdot 2\ H_2O$, $M_r$ 385.90. Schmp. 122-124°C. $[\alpha]^{20°C}_D$ -102 bis -105° (c = 2.0 in Wasser). Weißes, krist. Pulver, geruchlos, von bitterem Geschmack. Lösl. in ca. 12 T. Wasser, ca. 25 T. Ethanol (90%); prakt. unlösl. in Ether u. Chloroform. **Anw.:** bei Husten, Keuchhusten, Asthma bronchiale; MED 0.1 g, MTD 0.3 g; äuß. in d. Ophthalmologie bei Hornhauttrübungen (2 bis 5%ige Lösungen); suchterzeugende Wirkung gering, kann aber zur Gewöhnung führen. Unterliegt dem Betäubungsmittelgesetz*.

**Ethylmorphinhydrochlorid-Augentropfen:** Aethylmorphini hydrochloridi oculoguttae, s. Augentropfen.

**Ethylnitrit:** s. Salpetrige Säure.

**Ethyloleat:** Ethylis oleas, Ölsäureethylester, Aethylium oleinicum; CAS-Nr. 11-62-6. Ölige Flüss., unlösl. in Wasser, mischbar mit Ethanol, Ether, fetten Ölen; Viskosität: 5 mPa·s (30°C); VZ 177 bis 186; IZ 75 bis 84; POZ max. 0.5. Inkomp.: Kautschuk (Quellung); wird durch Luft bei Lichteinwirkung rascher oxidiert (Lagerung unter Inertgas). Sterilisierbar (1 Stunde bei 150°C). **Anw.:** Parenteral eingesetztes Lösungsmittel f. Steroidhormone, injizierbare Antibiotika u. Vitamine.

**Ethylparaben:** s. p-Hydroxybenzoesäureethylester.

**5-Ethyl-5-phenylbarbitursäure:** s. Phenobarbital.

**1-Ethylpiperidin:** $C_7H_{15}N$, $M_r$ 113.2. D. 0.822 bis 0.825. Sdp. 127-130°C. $n^{20°C}_D$ 1.442 bis 1.444. Farblose Flüss. von charakterist. Geruch, lösl. in Wasser, mischbar mit Ethanol u. Isoamylacetat. **Anw.:** Reagenz DAB8 zur Gehaltsbestimmung von Penicillinsalzen.

**Ethylpropenoat:** s. Ethylacrylat.

**Ethylsalicylat:** s. Salicylsäureethylester.

**Ethylundecylenoat:** s. Undecylensäureethylester.

**Ethyol®:** s. Amifostin.

**etibi®:** s. Ethambutol.

**Etidocain** INN: (±)-2-(N-Ethylpropylamino)-2',6'-dimethylbutyranilid, Duranest®; CAS-Nr. 36637-18-0; $C_{17}H_{28}N_2O$, $M_r$ 276.42. **Strukturformel** s. Lokalanästhetika. **Anw.:** langwirksames Lokalanästhetikum. HWZ 2.6 h. **Übl. Dos.:** Parenteral: Leitungsanästhesie: s.c. 0.5%, max. 0.3 g.

**Etidronsäure** INN: Acidum etidronicum, (1-Hydroxyethyliden)diphosphonsäure, Diphos®; CAS-Nr. 2809-21-4; $C_2H_8O_7P_2$, $M_r$ 206.03. **Strukturformel** s. Bisphosphonate. **Anw.:** Morbus Paget des Skeletts (s. Ostitis). **Nebenw.:** Schwindel, leichter Durchfall, gelegentl. Verschlimmerung der Knochenentzündung. HWZ 24 h. **Übl. Dos.:** 20 mg/kg KG/d mind. 6 Monate, aber nicht länger als 12 Monate. Gebräuchl. ist auch Dinatriumetidronat.

**Etifelmin** INN: 2-(Diphenylmethylen)butylamin, 2-Ethyl-3,3-diphenylallylamin; CAS-Nr. 341-00-4; $C_{17}H_{19}N$, $M_r$ 237.33. **Anw.:** Antihypoto-

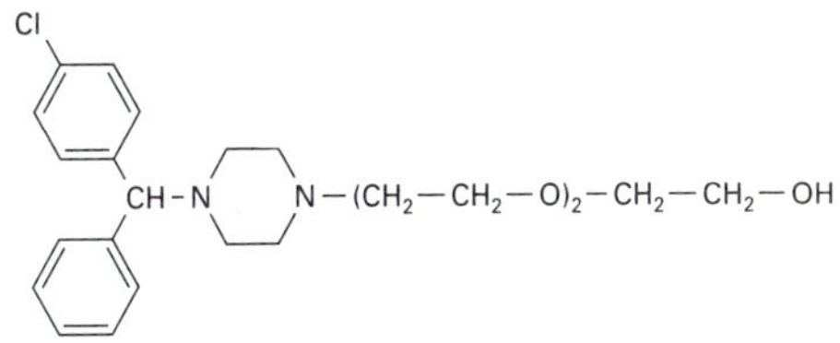

Etodroxizin

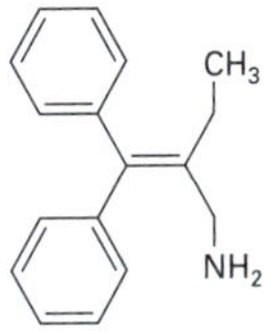

Etifelmin

nikum. **Übl. Dos.:** Parenteral: i.v. 0.03 g, nach 3-4 h wiederholbar.

**Etifelminhydrochlorid:** Schmp. 228-234°C; polymorph.

**Etifelminnicotinat**: Schmp. 180°C; polymorph.

**Etifenin** INNv: N-(Carboxymethyl)-N-{2-[(2,6-diethylphenyl)amino]-2-oxoethyl}glycin; CAS-Nr. 63245-28-3; $C_{16}H_{22}N_2O_5$, $M_r$ 322.36. **Anw.:** diagnostischer Hilfsstoff, s. Technetium-[$^{99m}$Tc]-Etifenin-Injektionslösung.

**Etilefrin** INN: Ethyladrianol, α-(Ethylaminomethyl)-3-hydroxy-benzylalkohol, DL-1-(3'-Hydroxyphenyl)-2-ethylaminoethanol, Circu-

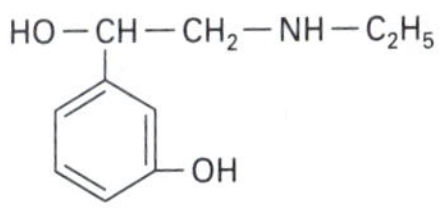

Etilefrin

pon®RR, Effortil®; CAS-Nr. 709-55-7; $C_{10}H_{15}NO_2$, $M_r$ 181.23. **Anw.:** α-Sympathomimetikum, oral anwendbares Antihypotonikum; bei Hypotonie*, Kreislaufkollaps, hypotonen Kreislaufstörungen; lokale Vasokonstriktion, systemisch Erhöhung des peripheren Gefäßwiderstandes u. des Blutdrucks, zusätzlich Erhöhung des Herzminutenvolumens. **Nebenw.:** Herzklopfen, Tachykardie, Schlaflosigkeit, Unruhe, Magenunverträglichkeit, pectanginöse Beschwerden, ventrikuläre Rhythmusstörungen. Kontraind.: Thyreotoxikose, Koronarinsuffizienz, Hypertonie, Phäochromozytom*, Ther. mit MAO-Hemmern. HWZ 2.5 h.

**Etilefrinhydrochlorid:** Etilefrini hydrochloridum; $C_{10}H_{16}ClNO_2$, $M_r$ 217.7. Weißes, krist. Pulver; sehr leicht lösl. in Wasser, lösl. in Ethanol. **Off.:** DAC86. Hingewiesen sei auch auf (+)-Etilefrin, (±)-Etilefrin, Etilefrin-Poly(styrol,divinylbenzol)sulfonat.

**Etiocholane:** alte Bez. f. 5β-Androstane.

**Etiolierung:** tritt bei Pflanzen auf, die im Dunkeln od. bei stark reduziertem Licht herangezogen wurden; Zustand, der verstärktes Längenwachstum der Sproßachse, kümmerliche Blattentwicklung u. Fehlen von Chlorophyll umfaßt.

**Etiroxat** INN: α-Methyl-DL-thyroxinethylester, 3,3',5,5'-Tetraiod-α-methyl-DL-thyroninethylester, Skleronorm®; CAS-Nr. 17365-01-4;

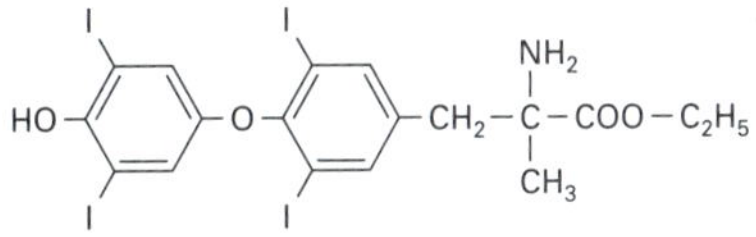

Etiroxat

$C_{18}H_{17}I_4NO_4$, $M_r$ 818.95. **Anw.:** Hyperlipoproteindämien* (s. Lipidsenker), besonders Hypercholesterolämie. **Übl. Dos.:** Oral: 1- bis 2mal 0.02 g/d. **Nebenw.:** Übelkeit, Verdauungsstörungen, Allergien. Wechselw.: Antikoagulantien. Kontraind.: Leber-, Nierenfunktionsstörungen, Herzinfarkt, Herzarrhythmien, Hyperthyreose. Gebräuchl. ist auch Etiroxathydrochlorid.

**Etodroxizin** INN: 2-(2-{2-[4-(4-Chlor-α-phenylbenzyl)-1-piperazinyl]ethoxy}ethoxy)ethanol; CAS-Nr. 17692-34-1; $C_{23}H_{31}ClN_2O_3$, $M_r$ 418.98. Sdp. 250°C (1.33 Pa). **Anw.:** Hypnotikum, Sedativum. **Etodroxizindihydrogenmaleat:** $C_{31}H_{39}ClN_2O_{11}$, $M_r$ 651.1.

**Etofenamat** INN: 2-(2-Hydroxyethoxy)ethyl-N-(3-trifluormethylphenyl)anthranilat, Rheumon®, Traumon®; CAS-Nr. 30544-47-9;

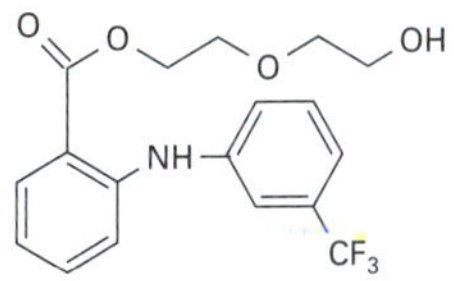

Etofenamat

$C_{18}H_{18}F_3NO_4$, $M_r$ 369.35. Blaßgelbe, viskose Flüss., prakt. unlösl. in Wasser, mischbar mit org. Lösungsmitteln. **Anw.:** Antiphlogistikum; Antirheumatikum. **Übl. Dos.:** Topikal: Gel 5%.

**Etofibrat** INN: 2-[2-(4-Chlorphenoxy)-2-methylpropionyloxy]ethyl-nicotinat, Lipo-Merz®; CAS-Nr. 31637-97-5; $C_{18}H_{18}ClNO_5$. Weißes bis gelbliches krist. Pulver. **Off.:** DAC86. **Anw.:** zur Senkung erhöhter Serum-Lipidwerte (Triglyceridämien, Hypercholesterolämien), s. Lipidsenker. HWZ 16 h (Metaboliten). **Übl. Dos.:** Oral: 3mal 0.3 g/d. **Nebenw.:** Übelkeit, Schwindel, Blutdruckabfall. Wechselw.: Antikoagulantien. Kontraind.: Gallenblasen-, Leber- u. Nierenerkrankungen, Schwangerschaft. Vgl. Be-

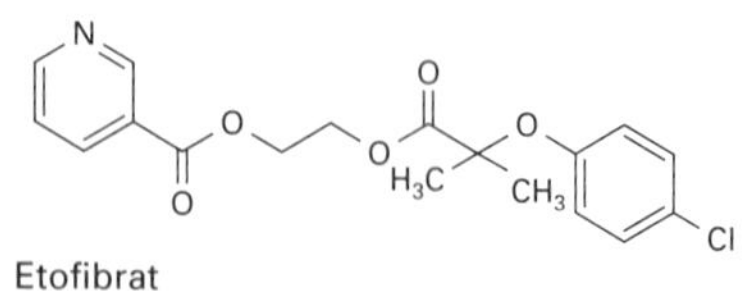
Etofibrat

zafibrat, Clofibrat, Clofibrid, Clofibrinsäure, Fenofibrat.

**Etofyllin** INN: Etofyllinum Ph.Eur.3, 1,2,3,6-Tetrahydro-7-(2-hydroxyethyl)-1,3-dimethyl-2,6-purindion, 7-(β-Hydroxyethyl)theophyllin, Oxy-

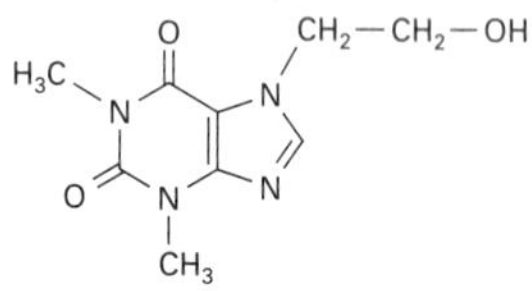
Etofyllin

ethyltheophyllin; CAS-Nr. 519-37-9; $C_9H_{12}N_4O_3$, $M_r$ 224.22. Schmp. 163°C (Mod.I); polymorph. Lösl. in Wasser; schwer lösl. in Ethanol. pH 6.5-7.0 (5%ige wäßrige Lsg.). **Anw.:** Diuretikum*, Kardiotonikum, Muskelrelaxans. HWZ 4 bis 7 h. **Übl. Dos.:** Oral: 2- bis 3mal 0.1 g/d. Parenteral: i.m., i.v. 0.1 g. Rektal: 0.25 g. Nebenw., Wechselw., Kontraind.: s. Cholintheophyllinat. Gebräuchl. ist auch Etofyllinnicotinat.

**Etofyllinclofibrat** INN: Etofyllini clofibras INN, 2-(7-Theophyllinylethyl)-2-(4-chlorphenoxy)-2-methylpropionat, Duolip®; CAS-Nr. 54504-70-0; $C_{19}H_{21}ClN_4O_5$, $M_r$ 420.85. **Anw.:** Senkung erhöhter Serum-Lipidspiegel, s.a. Lipidsenker. Nebenw., Wechselw., Kontraind.: s. Clofibrat.

**Etoglucid** INN: Triethylenglycoldicyclodiether, Epodyl®; CAS-Nr. 1954-28-5; $C_{12}H_{22}O_6$, $M_r$ 262.3. Schmp. -15 bis -10°C. **Anw.:** Zytostatikum bei Harnblasenkarzinomen. **Nebenw.:** Blutbildungsstörungen.

**Etomidat** INN: (+)-Ethyl-1-(α-methylbenzyl)-5-imidazolylcarboxylat, Hypnomidate®; CAS-Nr.

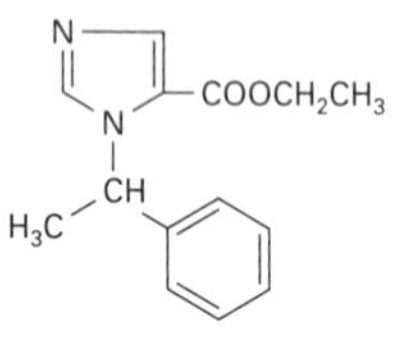
Etomidat

33125-97-2; $C_{14}H_{16}N_2O_2$, $M_r$ 244.29. **Anw.:** Hypnotikum, Kurznarkotikum. HWZ 0.5 bis 1.25 h bzw. 4.5 h (Metaboliten). **Übl. Dos.:** Parenteral: i.v. 300 µg/kg KG über 30 s; Narkosedauer 4 bis 8 min, keine Muskelrelaxation, Atem- u. Kardiodepression. **Nebenw.:** Husten, Schluckauf, Myoklonie, Dyskinesien, kurzzeitiger Anstieg von Blutdruck u. Herzfrequenz. Gebräuchl. ist auch Etomidathydrogensulfat, Etomidathydrochlorid.

**Etoposid** INN: Etoposidum Ph.Eur.3, 4'-Desmethylepipodophyllotoxin-9-(4,6-O-ethyliden-β-D-glucopyranosid), Vepesid®; CAS-Nr. 33419-42-0; $C_{29}H_{32}O_{13}$, $M_r$ 588.56. Schmp. ca. 250°C. Weißes, krist. Pulver. Prakt. unlösl. in Wasser. Derivat von Podophyllotoxin (s. Podophyllin), Mitosegift. **Anw.:** Zytostatikum, bei Bronchialkarzinomen, Morbus Hodgkin, Leukämie. HWZ 11.5 h. **Übl. Dos.:** Individuell, oral u. peroral.

**Etorphin:** Ethorphin, Propylorvinol, 7,8-Dihydro-7α-[1(R)-hydroxy-1methylbutyl]-6,14-*endo*-ethenomorphin; CAS-Nr. 14521-96-1; $C_{25}H_{23}NO_4$, $M_r$ 411.52. Schmp. 215°C. **Wirk.** u. **Anw.:** Betäubungsmittel f. große Tiere (auch zus. mit Acepromazinmaleat), ca. 1000mal wirksamer als Morphin, hohes Suchtpotential.

**Etoscol®:** s. Hexoprenalin.

**Etox:** mikrobizides Gasgemisch; 90% Ethylenoxid (EO), 10% $CO_2$. **Anw.:** Gassterilisation* bei 5.33 kPa (40 Torr).

**Etoxiat:** Mikrobizides Gasgemisch; 50% Ethylenoxid, 50% Methylformiat. **Anw.:** Gassterilisation bei 5.33 kPa (40 Torr).

**Etozolin** INN: Ethyl-3-methyl-4-oxo-5-piperidino-2-thiazolanylidenacetat, Elkapin®; CAS-Nr.

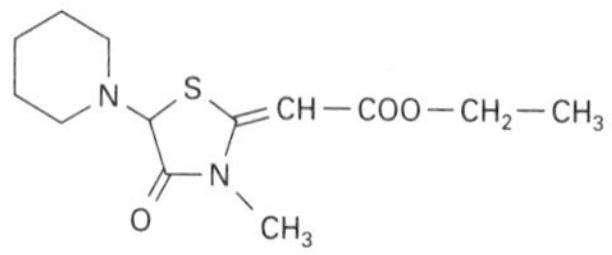
Etozolin

73-09-6; $C_{13}H_{20}N_2O_3S$, $M_r$ 284.39. Schmp. 140°C aus Methanol. Eigentliche Wirksubstanz Ozolinon (entsteht durch Verseifung). **Anw.:** Diuretikum* (Schleifendiuretikum), Ödeme. Nebenw., Wechselw., Kontraind.: s. Etacrynsäure. HWZ 8.5 h bzw. 6.5 h (Metaboliten).

**Etretin:** s. Acitretin.

**Etretinat** INN: Ethyl-(all-E)-9-(4-methoxy-2,3,6-trimethylphenyl)-3,7-dimethyl-2,4,6,8-nonatetraenoat, Tigason®; CAS-Nr. 54350-48-0; $C_{23}H_{30}O_3$, $M_r$ 354.47. Strukturformel vgl. Acitretin. **Anw.:** Dermatotherapeutikum bei Hyperkeratosen, Psoriasis. **Nebenw.:** Hautabschälungen, Trockenheit der Mund- u. Nasenschleimhäute, Haarausfall, ev. Erhöhung der Leberfunktionswerte; wirkt teratogen, deshalb bei Frauen Empfängnisverhütung während der Therapie. Wechselw.: Phenytoin.

**Etynodiol** INNv: 19-Nor-17α-pregn-4-en-20-in-3β,17-diol; CAS-Nr. 1231-93-2; $C_{22}H_{28}O_2$, $M_r$ 300.42. **Anw.:** Gestagentherapie; stärkere Wirksamkeit als Progesteron*. Gebräuchl. ist auch Etynodioldiacetat.

**EU:** s. Europäische Union.

**Eu:** *chem.* Europium, s. Seltenerdmetalle.

**EuAB:** Europäisches Arzneibuch, Ph.Eur., Pharmacopoea Europaea, s. Arzneibuch.

**Eucalyptol:** Eucalyptolum, Zineol, 1,8-Cineol, 1,8-Oxido-p-menthan; CAS-Nr. 470-82-6; $C_{10}H_{18}O$, $M_r$ 154.3. Schmp. 1.5°C. Sdp. 175-177°C. D. 0.923 bis 0.926. Hauptbest. des äther. Öles von Eucalyptus globulus* u.a. Eucalyptus- u. Melaleuca-Arten; ferner in größeren Mengen auch enthalten im äther. Öl von Salvia triloba, Laurus nobilis, Rosmarinus vulgaris, Artemisia abrotanum, Artemisia vulgaris, Elettaria cardamomum, Achillea- u. Lavandula-Arten etc. Farblose, campherartig riechende Flüss., lösl. in Ether, Chloroform, Ethanol, Terpentinöl, fetten Ölen; fast

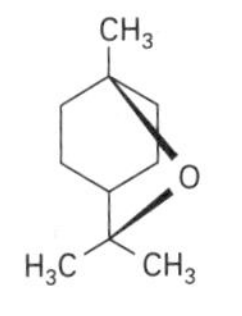

Eucalyptol

unlösl. in Wasser. **Off.:** DAC86, Ph.Helv.7. Reagenz Ph.Eur.3. **Anw.** med.: Antiseptikum, Expektorans, Anthelmintikum. **Dos.:** 0.1 bis 1 g, MTD 3 g.

**Eucalyptus fruticetorum:** s. Eucalyptus globulus.

**Eucalyptus globulus** Labill.: Fam. Myrtaceae, Eukalyptusbaum, Fieberbaum, Blaugummibaum (heim. Australien, kult. Südeuropa, Afrika, Mittelmeergebiet). Stpfl. v. **Eucalypti folium:** Folia Eucalypti, Eukalyptusblätter; die getrockneten Sichelblätter, das sind die Folgeblätter von älteren Bäumen (s. Heterophyllie). **Off.:** DAB10. **Inhaltsst.:** 1.5 bis 3.5% (mind. 2.0%) äther. Öl, Gerbstoff (Angaben über Menge sehr schwankend), 2 bis 4% Triterpene (Ursolsäurederivate), Gerbstoffe, Flavonoide. **Anw.:** als Antiseptikum u. Febrifugum, b. Bronchial- u. Blasenkatarrhen. **Dos.:** 1 bis 3 g. Hauptsächlich aber zur Gew. von äther. Öl. **Eucalypti aetheroleum** Ph.Eur.3: Oleum Eucalypti, Eucalyptusöl. Durch Wasserdampfdestillation aus frischen Blättern od. Zweigspitzen erhaltenes u. rektifiziertes äther. Öl aus Eucalyptus-Arten, die vorwiegend Cineol enthalten. Das sind neben Eucalyptus globulus z.B.: **Eucalyptus fruticetorum** F. v. Muell. ex Miq. (Eucalyptus polybractea R.T. Bak.), **Eucalyptus smithii** R.T.Bak.). D. 0.906 bis 0.925. Sdp. 177-179°C. Farblose bis gelbl. Flüss. von angenehmem Geruch. $\alpha_D^{20°C}$ 0 bis +10°; $n_D^{20°C}$ 1.458 bis 1.470. **Best.:** 1,8-Cineol (Eucalyptol*) mind. 70% (nach Ph.Eur.3 bestimmt mit Hilfe des Erstarrungspunktes der Molekülverbindung mit o-Cresol); ca. 12% α-Pinen, Camphen, α-Phellandren (wegen unerwünschter Herzwirkung soll davon möglichst wenig enthalten sein), Sesquiterpene (z.B. Eudesmol) u.a. Gew.: durch Wasserdampfdestillation der Blätter od. frischen Zweigspitzen von Eucalyptus-Arten. Das Rohöl muß wegen der die Atemwege reizenden Aldehyde (Butyl-, Valeryl-, Caprylaldehyd) rektifiziert werden. **Wirk.** u. **Anw.:** Antiphlogistikum, Antiseptikum, Antipyretikum, Expektorans; zur Inhalation bei Bronchialkatarrh, als Hautreizmittel zu Einreibungen bei Rheumatismus, (früher auch als Wurmmittel). **Dos.:** 5 bis 20 Tr. mehrmals tgl. Die Elimination des Eucalyptusöls erfolgt auch über die Lunge, sodaß, von der Applikation unabhängig, immer eine desinfizierende u. sekretomotorische Wirk. vorhanden ist. **Nicht bei Kindern unter 2 Jahren anwenden.** Zur Gew. von Eukalyptusöl dienen noch zahlreiche andere Eucalyptus-Arten (die Gattung umfaßt über 600 Arten) bzw. chemische Rassen. Diese Öle unterscheiden sich z.T. stark durch d. Phellandren- u. Cineol-Gehalt, einige enthalten auch Piperiton (hauptsächl. v. E. dives), das zur Herst. v. Thymol verwendet wird, einige enthalten Citral, Citronellol, Citronellal, Geranylacetat usw. u. finden Verw. in der Parfümerie.

**HOM:** *Eucalyptus globulus* (HAB1.3): getrocknete Blätter älterer Zweige (mind. 1.5% äther. Öl); verord. z.B. b. Bronchialkatarrh, Nierenbeckenentzündung, Wechselfieber, Grippe.

**Eucalyptus polybractea:** s. Eucalyptus globulus.

**Eucalyptus smithii:** s. Eucalyptus globulus.

**Eucerin®:** Eucerinum® anhydricum, Wollwachsalkoholsalbe (vgl. Unguentum Alcoholum Lanae). Zstzg.: 6% Wollwachsalkoholen (Eucerit®), Cetylstearylalkohol u. Vaseline in gleichbleibender Zstzg. SZ kleiner 1; VZ kleiner 1.5; Ep. 49 bis 52°C; Viskosität bei 90°C ca. 7 mPa·s. **Anw.:** Gut haltbare Salbengrundlage, zur Herst. stabiler W/O-Emulsionen (1 T. nimmt bis zu 2 T. Wasser auf); Verträglichkeit gut, Allergien selten.

**Eucerinum® anhydricum:** s. Eucerin®.

**Eucerinum® cum aqua:** Wasserhaltige Wollwachsalkoholsalbe (vgl. Unuentum Alcoholum Lanae aquosum); W/O-Emulsion aus gleichen Teilen Eucerin® u. Wasser.

**Eucerit®:** Handelsbezeichnung f. Wollwachsalkohole (s. unter Wollwachs); besteht zu ca. 75% aus $C_{27}$- u. $C_{28}$-Sterolen u. zu ca. 25% aus aliphatischen Alkoholen; wachsartige, gelbe Masse; Tropfpunkt 58 bis 72°C; SZ kleiner 1; VZ unter 3; OHZ 120 bis 180. E. dient als W/O-Emulgator.

**Eucheuma muricatum:** (E. spinosum) Fam. Solieriaceae (Rhodphyta) (Java, Makassar); dient neben Gelidium- u. Gracillaria-Arten vielfach als zusätzlicher, aber nicht ganz geeigneter Rohstoff zur Gew. von Agar-Agar*.

**Euchinin:** [EB6] Chininum aethyl(o)-carbonicum, Ethylkohlensäureester des Chinins; $C_2H_5O$–CO–$OC_{20}H_{23}N_2O$, $M_r$ 396.48. Schmp. 91-92°C. Weißes, leichtes Pulver, aus verfilzten Nadeln bestehend, leicht lösl. in Ethanol, Ether, Chloroform. **Anw.** med.: früher wie Chinin bei Malaria, Grippe, Keuchhusten. **Dos.:** 0.05 bis 0.4 g; da fast geschmacklos, war es bes. in der Kinderpraxis gebräuchlich.

**Eucupin:** s. Euprocin.

**Eucupin bihydrochloricum:** s. Euprocindihydrochlorid.

**Eudalin:** ein zweifach ungesättigter Sesquiterpenkohlenwasserstoff mit der Grundstruktur des Eudesman*.

**Eudesman:** (früher auch *syn.* Selinan), Grundgerüst bicyclischer Sesquiterpene*.

**Eudesmin:** Pinoresinoldimethylether; ein Lignan.

**Eudesmol:** α- u. β-Eudesmol sind einfach ungesättigte, tertiäre Sesquiterpenalkohole mit der Grundstruktur des Eudesman*.

**Eudesmolid:** Sesquiterpenlacton* mit der Grundstruktur eines bicyclischen Sesquiterpens vom Eudalintyp (Eudesman); vgl. Bitterstoffe.

**Eudiometer:** einseitig geschlossenes, graduiertes Glasrohr zum Auffangen u. Abmessen von Gasen.

**Eudismisches Verhältnis:** Verhältnis eines stärker wirksamen Stereoisomeren (Eutomer) zum schwächer wirksamen (Distomer) als Maß f. die Stereoselektivität der pharmakologischen Wirkung.

**Eudragit®:** Handelsbezeichnung f. Acrylharze, verwendet als vollsynthetische Dragierlacke u. Filmbildner, Bindemittel f. die Granulierung u. als Gerüststoffe f. Retard-Tabletten. Gew. durch Polymerisation von Acryl- u. Methacrylsäure bzw. deren Ester (z.B. Butylester od. Dimethylaminoethylester). Die Polymere besitzen eine $M_r$ von über 100 000. Es stehen die Typen E, L, S, RL, RS als 12.5%ige organische Lösungen (in Isopropanol/Aceton od. Isopropanol, ohne u. mit Di-

 

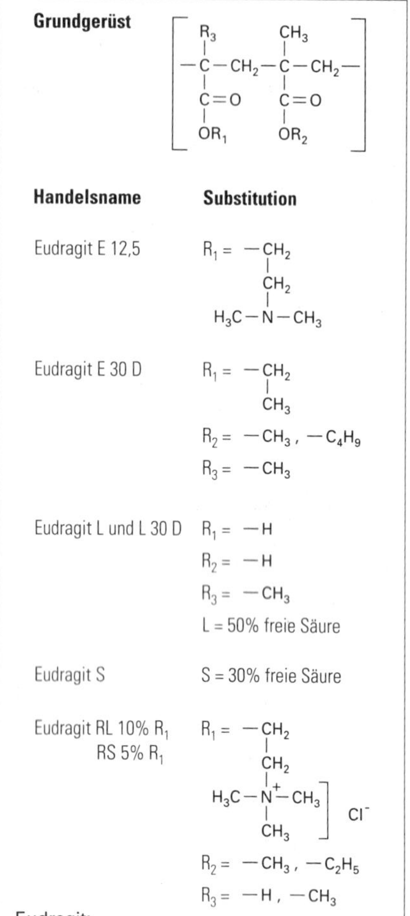

Eudragit: Verschiedene Typen [71]

butylphthalat als Weichmacher) od. lösungsmittelfreie Feststoffe, die Typen E u. L zusätzlich als 30%ige wäßrige Acrylharzdispersionen zur Verfügung (E30D u. L30D).

**Eudragit-E-Typen:** Die Bez. E (E: Endlack) bezieht sich auf das Hauptanwendungsgebiet als Endüberzüge f. perorale Arzneiformen (Tabletten, Dragees, Kapseln). E. E ist ein kationisches Copolymerisat auf der Basis von Dimethylaminoethylmethacrylat u. neutralen Methacrylsäureestern. Lösl. in polaren organischen Lösungsmitteln; unlösl. in Wasser, Speichel; quillt u. löst sich im sauren Bereich durch Salzbildung. Technologisch verwendet in der Filmdragierung als magensaftlöslicher Lacküberzug; 5 bis 20% als Bindemittel f. die Granulierung.

**Eudragit-L- u. -S-Typen:** Die Bez. L u. S kommt von **l**eicht bzw. **s**chwer lösl. im Darmsaft. Es sind anionische Copolymerisate aus Methacrylsäure u. Methacrylsäureestern. E. L enthält 50%, E. S 30% Methacrylsäure. Lösl. in polaren organischen Lösungsmitteln; unlösl. in Wasser; E. L: quillt nicht unter pH 5.7, löst sich über pH 6 (Salzbildung mit Alkalien); E. S: quillt nicht unter pH 6.5, löst sich über pH 7 (Salzbildung mit Alkalien). Für die Filmdragierung als magensaftresistente Überzüge mit unterschiedlicher Löslichkeit verwendet; 5 bis 20% als Bindemittel f. die Granulierung.

**Eudragit-RL- u. -RS-Typen:** (R: retard) Copolymerisate aus Acryl- u. Methacrylsäureestern, die z.T. quaternäre Ammoniumgruppen enthalten (RS: 5%, RL: 10% Trimethylammoniummethacrylatchlorid). Lösl. in Isopropanol/Aceton-Gem.; quellen in wäßrigem Milieu, abhängig vom pH u. dem Anteil an quaternären Gruppen (RL quillt stärker). Für die Filmdragierung als wasserunlösliche jedoch permeable Filmüberzüge, deren Permeabilität pH-unabhängig ist, zur verzögerten Wirkstofffreigabe (RL-Überzüge sind durchlässiger als RS-Filme); als Bindemittel f. die Granulierung.

*Eudragit E30D u. L30D:* Durch Emulsionspolymerisation (s.Abb.) erhaltene, 30%ige wäßrige Dispersionen; milchig weiße, niedrigviskose Flüss. Mit Wasser in jedem Verhältnis mischbar. Inkomp.: lösliche Elektrolyte u. speziell bei L30D Alkoholzusatz (Koagulation der Dispersion). **E. E30D** ist ein Copolymerisat mit neutralem Charakter auf der Basis von Acrylsäureethylester u. Methacrylsäuremethylester (70:30). Die wasserunlöslichen Lackfilme sind in Wasser quellbar u. unabhängig vom pH permeabel (Retardeffekt). Durch wasserlösliche od. in Wasser quellbare Zusätze läßt sich die Quellung u. Permeabilität soweit steigern, daß schnellzerfallende Überzüge entstehen. **E. L30D** ist ein anionisches Copolymerisat (50:50) auf der Basis von Methacrylsäure u. Acrylsäuremethylester. Weichmacherzusatz erforderlich. Durch Salzbildung mit Alkalien ab pH 5.5 löslich. Für magensaftresistente, dünndarmlösliche Filmüberzüge.

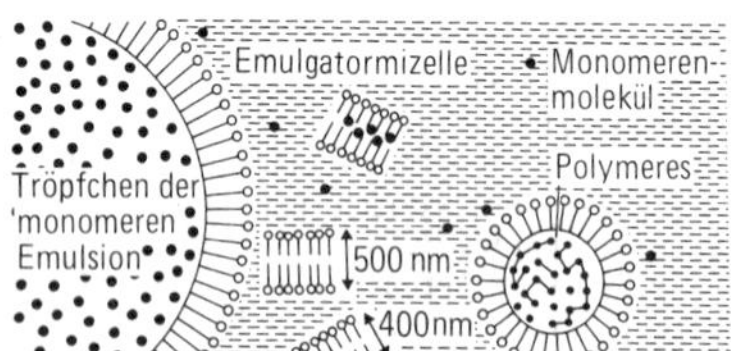

Eudragit: Mechanismus der Emulsionspolymerisation [69]

**Eudragit® NE 30 D:** s. Poly(ethylacrylat-methylmethacrylat)-Dispersion 30%.

**Eudyna®:** s. Tretinoin.

**EUFEPS:** European Federation for Pharmaceutical Sciences. 1991 gegründet, um die pharmazeutischen Wissenschaften u. die Arzneimittelforschung in Europa zu fördern sowie um die wissenschaftlichen Interessen u. die Wissenschaftler im Arzneimittelwesen in allen Bereichen zu vertreten. Die EUFEPS umfaßt 1996 bereits 22 Gesellschaften aus 19 europäischen Ländern. EUFEPS-Sekretariat: P.O.B. 1136, S-11181 Stockholm. Tel.: (46)8 7235000, Fax: (46)8 2055111.

**Eugenia caryophyllata:** Syzygium aromaticum*.

**Eugenia jambos(a):** s. Syzygium jambos.

**Eugenol:** Eugenolum, 2-Methoxy-4-(2-propenyl)-phenol, 4-Allylbrenzkatechin-2-methylether, 4-Allyl-2-methoxyphenol; $C_{16}H_{12}O_2$, $M_r$ 164.2. **Strukturformel** s. Phenylpropanderivate. Schmp. -7 bis -9°C. Sdp. 252°C. D. 1.066 bis 1.069. $n_D^{20°C}$ 1.540 bis 1.542. Opt. inaktiv. Hauptbest. des äther. Nelkenöls (Ol. Caryophylli) u. anderer äther. Öle (Bay-, Piment-, Lorbeer-, Kalmus-, Rosen-, Zimtrinden-, Nelkenwurzelöl u.a.). Farblose bis schwach gelbl. Flüss. (wird an Luft u. Licht allmählich dunkler u. dickflüssiger), stark nach Nelkenöl riechend u. sehr scharf schmekkend, leicht lösl. in Ethanol 70%, Ether, Chloroform, Eisessig; prakt. unlösl. in Glycerol. Inkomp.: Eisen(III)-salze (Verfärbung), oxidierende Stoffe (Zers.). **Off.:** DAC86, Ph.Helv.7. **Anw. med.:** wie Nelkenöl, als Anästhetikum in d. Zahnheilkunde, zu Salben gegen Ausschläge in 10%iger Konz.; techn.: in d. Mikroskopie zum Aufhellen der Präparate; in d. Parfümerie. In großem Umfang wird E. zur Herst. v. Vanillin verwendet: E. wird zunächst durch Alkalien in Isoeugenol umgelagert u. dieses mit Ozon od. Nitrobenzol u. Alkali od. $KMnO_4$ zu Vanillin oxidiert.

**Euglena-Test:** Test zur Bestimmung der Serum-Konzentration an Vitamin $B_{12}$ (s. Vitamine); da Vitamin $B_{12}$ in geringster Konz. ein Wachstumsfaktor f. gewisse Mikroorganismen, Bakterien, Grünalgen, Protisten ist, benutzt man Euglena gracilis (ein zu den Flagellaten gehöriger, grüner, einzelliger Organismus), um Vorhandensein von Vitamin $B_{12}$ u. die Konz. in der zu untersuchenden Flüss. festzustellen.

**Euglucon®:** s. Glibenclamid.

**Euhydrie:** s. Augentropfen.

**Eukalyptusblätter:** Fol. Eucalypti, s. Eucalyptus globulus.

**Eukalyptusöl:** Oleum Eucalypti, s. Eucalyptus globulus.

**Eukaryonten:** Eukaryoten; Organismen, deren Zellen einen echten Zellkern mit Kernhülle, membranbegrenzte Organellen u. Chromosomen besitzen, in denen die DNS mit Proteinen vergesellschaftet ist; vgl. Prokaryonten (Prokaryoten); s.a. Zelle.

**Eukodal®:** s. Oxycodonhydrochlorid.

**Eukrasie:** „gute (richtige) Mischung der Körpersäfte", vgl. Dyskrasie, Humoralpathologie.

**Euler-Zahl:** s. e.

**Eulipos®:** s. Dextrothyroxin-Natrium.

**Eumotol®:** s. Bumadizon.

**Eumulgin®:** s. Polyoxyethylenfettalkoholether.

**Eumulgin C 1000®:** s. Cetomacrogol® 1000.

**Eumycetes:** *bot.* Echte Pilze, Gruppe des Pflanzensystems, s. Pilze.

**Eumydrin®:** s. Atropinmethylnitrat.

**Eunerpan®:** s. Melperon.

**Euonymus atropurpurea** Jacq.: Fam. Celastraceae, Pfaffenhütchen, Spindelbaum, Spillbaum (Nordamerika). Stpfl. v. **Cortex Evonymi atropurpureae radicis:** Pfaffenhütchen-Wurzelrinde. **Inhaltsst.:** Cardenolide der Digitoxigeninreihe, Tannin, Furan-β-carbonsäure, Bitterstoff (Evonimin), Harz. **Anw.:** als Cholagogum, Laxativum, Diuretikum.

**HOM:** *Evonymus atropurpureus,* Euonymus atropurpureus: frische Rinde der Zweige u. Wurzeln.

**Euonymus europaea** L.: (Evonymus europaea) Fam. Celastraceae, Europäisches Pfaffenhütchen, Spindelbaum (heim. Nordamerika, verbr. Europa, Asien). Verwendet werden die Früchte; **Inhaltsst.:** in den Samen sind Alkaloide (Bitterstoffe), wie Evonin, ferner Evonosid (schwach herzwirksames Glykosid) u. andere sich von Digitoxigenin ableitende Digitaloide, Farbstoffe (Carotinoide), Gerbstoffe, Phlobaphene; im fetten Öl der Samen Triacetin (Glyceroltriacetat). **Anw.:** Abkochung der Früchte volkst. gegen Krätze u. Ungeziefer. Zweige u. Früchte sind sehr giftig, 30 bis 40 Früchte sollen tödlich sein. Ther. bei Vergiftung: Magenspülung etc., symptomatische Behandlung (Analeptika etc.).

**HOM:** *Euonymus europaea* (HAB1.5), Evonymus europaea: frische, reife Früchte.

**Euosmophore:** s. Osmophore Gruppen.

**Eupaletin:** ein Flavonolderivat, **Strukturformel** s. Flavonoide.

**Euparin:** 5-Acetyl-6-hydroxy-2-isopropenylbenzofuran; $C_{13}H_{12}O_3$; Inhaltsstoff in Eupatorium-Arten.

**Eupatoletin:** ein Flavonolderivat, **Strukturformel** s. Flavonoide.

**Eupatorin:** 3',5-Dihydroxy-4',6,7-trimethoxyflavon; **Strukturformel** s. Flavonoide; enthalten z.B. in Eupatorium perfoliatum*, Orthosiphon aristatus.

**Eupatorium cannabinum** L.: Fam. Asteraceae (Compositae), Wasserhanf, Wasserdost(en), Lämmerschwanz, Kunigundenkraut (Europa, Nordafrika, Syrien, Kleinasien, Persien, Westsibirien, Kaukasien). Stpfl. v. **Herba Eupatorii cannabini:** Herba Cannabinae aquaticae, Wasserhanfkraut, Kunigundenkraut. **Inhaltsst.:** Eupatoriopicrin (bitteres Glykosid), Euparin*, Pyrrolizidinalkaloide*, Triterpene, Gerbstoffe. **Anw.:** unspezif. Immunstimulans; volkst.: Tonikum, Diuretikum, Leber- u. Gallenleiden, Wundheilmittel.

**HOM:** *Eupatorium cannabinum:* frisches, blühendes Kraut.

**Eupatorium perfoliatum** L.: Fam. Asteraceae (Compositae), Wasserdost (Nordamerika). Stpfl. v. **Herba Eupatorii perfoliati:** Wasserdostenkraut. **Inhaltsst.:** zytotoxische Sesquiterpenlactone u. Flavonoide wie Eupatorin*. **Anw.:** als Grippemittel, Amarum, Diaphoretikum, unspezif. Immunstimulans.

**HOM:** *Eupatorium perfoliatum* (HAB1.3): frisches, bei Blütebeginn gesammeltes Kraut; verord. z.B. b. grippalen Infekten mit Gliederschmerzen, Grippehusten, Migräne (rechtsseitig).

**Eupatorium purpureum** L.: Fam. Asteraceae (Compositae), Wasserdost (Nordamerika). **Inhaltsst.:** Euparin*, Sesquiterpene, die Epoxid- u. Lactongruppierungen enthalten.

**HOM:** *Eupatorium purpureum:* (HAB1.4) frischer, im Herbst gesammelter Wurzelstock; verord. z.B. b. Blasenleiden, rheumatischen u. grippalen Gliederschmerzen.

**Eupaverin®:** s. Moxaverin.

**Euphorbiaceae:** Wolfsmilchgewächse, Od. Euphorbiales. Es sind Kräuter, Sträucher, Bäume u. Stammsukkulente, vorwiegend in tropischen Gebieten vork. Die Blüten sind sehr unterschiedlich gebaut, oft stark reduziert. Häufig Milchsaft führend (typisch f. Gattung Euphorbia sind ungegliederte Milchröhren). **Chem. Merkmale:** Alkaloide, cyanogene Verbindungen, im Milchsaft Kautschuk*, in den Samen fettes Öl (z.B. Rizinusöl), sie enthalten z. T. giftige Lektine (Ricin, s. Ricinus communis). **Wichtige Gattungen** s. z.B. Acalypha, Croton, Euphorbia, Hippomane, Jatropha, Mallotus, Manihot, Mercurialis, Ricinus, Stillingia.

**Euphorbia cerifera:** s. Candelillawachs.

**Euphorbia cyparissias** L.: (Tithymalus cyparissias) Fam. Euphorbiaceae, Zypressenwolfsmilch (Europa, Nordafrika). **Inhaltsst.:** im Milchsaft Euphorbon (N-freies Lacton), ferner bis 15% Harz, toxische (cokarzinogene, hautreizende) Diterpene, ca. 2% Kautschuk, Gummi, Euphorbin; im Kraut Gerbstoff, Cholin, in der Blüte Luteolin, im Samen fettes Öl. **Anw.** volkst.: als Diuretikum u. Abführmittel (deswegen auch als Bauernrhabarber bezeichnet); äuß. als Hautreizmittel; der eingedickte Milchsaft wurde früher als Brech- u. Abführmittel verwendet (Scammonium europaeum). **Tox.:** die ganze Pflanze ist, wie auch andere Euphorbiaceen, stark giftig. Bei Berührung führt sie zu starken Hautentzündungen mit Geschwürbildung, am Auge zu starker Bindehautentzündung, inn. zu Krämpfen, Erbrechen u. heftigen Durchfällen, Kreislaufschwäche u. Kollaps. Tod nach 2 bis 3 Tagen. Antid.: Entleerung des Magen-Darm-Kanals, schleimhaltige Mittel, Uzara, Analeptika.

**HOM:** *Euphorbia cyparissias* (HAB1.4): Zypressenwolfsmilch; ganzes frisches, blühendes Kraut; verord. z.B. b. Katarrhen der Atemwege, Magenkolik u. Diarrhö, Ekzemen, Psoriasis. Weitere hom. gebräuchliche **Euphorbia-Arten:** E. amygdaloides, E. corollata, E. esula, E. villosa; sämtliche E.-Arten sind giftig.

**Euphorbia resinifera** Berger: Fam. Euphorbiaceae (Marokko, an den Abhängen des Atlas). Stpfl. v. **Euphorbium:** Gummiresina Euphorbium; der eingetrocknete Milchsaft aus Stamm u. Zweigen. Unregelmäßige, leicht zerreibliche, gelblich-gelbbraune Stücke, geruchlos u. v. brennendem Geschmack, in siedendem Ethanol fast völlig löslich. **Best.:** ca. 40% Euphorbole (Triterpenderivate) u. ca. 40% Harz; ferner Kautschuk, Bitterstoff, Säuren. **Anw.** vet.: als Rubefaziens. Giftig, reizt stark die Schleimhäute. Zuber. nach DAB6: Emplastrum Cantharidum perpetuum, Emplastrum Cantharidum pro usu veterinario.

**HOM:** *Euphorbium:* (HAB1.4) der erhärtete Milchsaft; verord. z.B. b. fiebrigen Erythemen der Haut, Katarrhen der oberen Luftwege, Bindehautentzündungen.

**Euphorbium:** s. Euphorbia resinifera.

**Euphrasia officinalis:** s. Euphrasia rostkoviana.

**Euphrasia rostkoviana** Hayne: (E. officinalis L.p.p., E. stricta) Fam. Scrophulariaceae, Augentrost (Europa) u. andere Euphrasia-Arten sind Stpfl. v. **Herba Euphrasiae:** Augentrostkraut. **Off.:** DAC86. **Inhaltsst.:** Iridoidglykoside wie Aucubin*, Catepol* u. Euphrosid, ferner Gerbstoff, Bitterstoff, äther. Öl u.a. **Anw.** volkst.: bei Augenleiden, besonders Bindehaut- u. Hornhautentzündungen, bei Husten u. Schnupfen, ferner bei Gelbsucht u. als Magenmittel.

**HOM:** *Euphrasia officinalis* (HAB1.3) *Euphrasia officinalis ferm 33c* (HAB1.4): ganze, frische, blühende Pflanze; verord. z.B. b. Augenleiden.

**Euphrasia stricta:** s. Euphrasia rostkoviana.

**Euphyllin**®: s. Theophyllin-Ethylendiamin.

**Euprocin** INN: Eucupin, Eucupin basicum, Isoamylhydrokuprein, (9R)-10.11-Dihydro-6-(3-methylbutoxy)cinchonan-9-ol; $C_{24}H_{34}N_2O_2$, $M_r$ 382.3. Weißes Pulver, leicht lösl. in Ethanol, Ether, Chloroform u. in heißen Fetten. **Anw.** med.: früher äuß. als Lokalanästhetikum, in Salben od. Öl. Bei Einnahme sehr toxisch: Sehstörungen u. Blindheit.

**Euprocindihydrochlorid:** Eucupin bihydrochloricum, Eukupindihydrochlorid, Isoamylhydrokupreindihydrochlorid; $(C_{24}H_{34}N_2O_2) \cdot 2HCl \cdot H_2O$, $M_r$ 473.2. Farblose Kristalle, leicht lösl. in Wasser u. Ethanol. **Anw.:** früher als 0.1%ige Lsg. in Ohrentropfen; lokalanästhetisch mit gewisser bakterizider Wirkung.

**Euraxil**®: s. Crotamiton.

**EureCor**®: s. Isosorbiddinitrat.

**Eurespiran**®: s. Acetylcystein.

**Eurex**®: s. Prazosin.

**Europäische Gemeinschaften:** s. EG.

**Europäisches Arzneibuch:** EuAB, Pharmacopoea Europaea, Ph.Eur., s. Arzneibuch.

**Europäische Union:** Abk. EU; gegründet im Februar 1992 durch Unterzeichnung der Maastrichter Verträge (benannt nach einer Stadt in den Niederlanden) durch die Außen- u. Finanzminister der EG-Staaten (s. EG). Nach Ratifizierung durch alle EG-Mitglieder traten die Maastrichter Verträge im November 1993 in Kraft. Ziele der EU sind die Einigung der EG-Staaten auf politischer, wirtschaftlicher u. sozialer Ebene u. die enge Zusammenarbeit in der Außen- u. Sicherheitspolitik.

**European Agency for the Evaluation of Medicinal Products:** s. EMEA.

**Europium:** Eu, $A_r$ 151.96; OZ 63; ein Seltenerdmetall*.

**Euryangium sumbul:** s. Ferula moschata.

**Eurythmie:** Regelmäßigkeit der Herzschlagfolge, Pulsregelmäßigkeit.

**Euscorpius italicus** Herbst: (Scorpio italicus Herbst, Scorpio europaeus L.) Fam. Chactidae (Od. Scorpionae), Europäischer Skorpion, (Südeuropa). **Inhaltsst.:** Skorpiongift, bestehend aus Toxinen (giftigen Proteinen), Enzymen u. Aminen.

**HOM:** verwendet wird die Tinktur.

**Euspirax**®: s. Cholintheophyllinat.

**Euspongia officinalis:** s. Spongia marina.

**Eutektikum:** Löst man in einer Flüss. A einen Stoff B od. umgekehrt in flüssigem B den Stoff A in steigenden Mengen, so werden d. Schmelzpunkte je nach dem Gehalt an B od. A sinken. Trägt man die erhaltenen Schmelzpunkte in ein Koordinatensystem ein (Ordinate: Schmelzpunkte; Abszisse: Stoffmengenanteil (Molprozente) A bzw. B), so erhält man zwei abfallende Kurven (Schmelzdiagramm), die sich schließlich in einem tiefsten Punkt (eutektischer Punkt) schneiden (s. Abb.). Dies ist der niedrigste Erstarrungspunkt bzw. Schmelzpunkt, in dem sich sowohl A wie B in Form eines innigen mikroskop. krist. Gemenges von konstanter Zusammensetzung, Eutektikum, abscheiden.

**Euthyrox**®: s. Levothyroxin-Natrium.

**Eutomer:** s. Eudismisches Verhältnis.

**Eutrophie:** Guter Ernährungszustand des Säuglings.

**Euvaderm**®: s. Betamethason.

**Euvernil**®: s. Sulfacarbamid.

**eV:** s. Elektronvolt.

**Evakolation:** Perkolation* unter Vakuum.

**Evakuieren:** s. Vakuum-Apparat.

**Evaporation:** Verdampfung, Verdunstung.

**Evasidol**®: s. Butriptylin.

**Evasion:** *pharmakokinet.* umfaßt alle Prozesse, die zur Verringerung der Arzneistoffkonzentration am Wirkort führen.

**Evawurzel:** Runder Allermannsharnisch, Bulbus Victorialis rotundae, s. Gladiolus communis, G. palustris.

**Eventin**®: s. Levopropylhexedrinhydrochlorid.

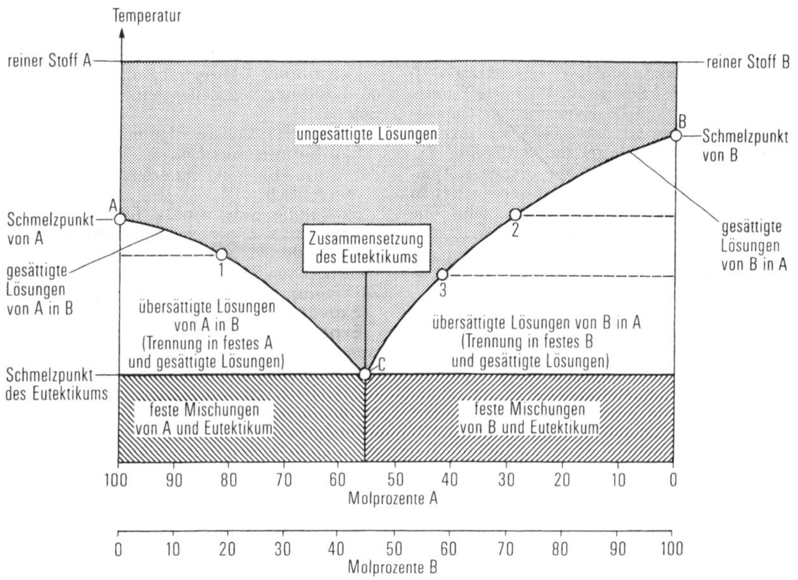


Eutektikum:
Abscheidung reiner Stoffe ohne Verbindungsbildung im Schmelzdiagramm [43]

**E-Vicotrat®:** s. Vitamine (Vitamin E).

**Evion®:** s. Vitamine (Vitamin E).

**Evipan®:** s. Hexobarbital.

**Evonymus atropurpurea:** s. Euonymus atropurpurea.

**Evonymus europaea:** s. Euonymus europaea.

**Evosin:** antibiot. wirkendes Gem. aus Flechten (Usneaceae u. Parmeliaceae), hauptsächl. wirksam gegen Tbc-Bazillen, Staphylokokken, Streptokokken.

**EWG:** s. EG.

**Examaratus(a, um):** entbittert.

**Exanthem:** Hautausschlag.

**Exazerbation:** Verschlimmerung, Steigerung, Wiederaufbrechen.

**Excipient:** s. Hilfsstoffe.

**Excitantium(a):** Excitans, Stimulans, anregendes, belebendes Mittel.

**Exclusivprivilegien:** s. Apothekenwesen, Entwicklung.

**Exergon(isch):** *chem.* ist eine Reaktion, bei deren Ablauf Energie freigesetzt wird. Eine unter Entweichen von *Wärmeenergie* ablaufende Reaktion wird als *exotherm* bezeichnet; vgl. Gibbs-Helmholtz-Gleichung.

**Exine:** *bot.* die äußere, sehr widerstandsfähige Haut des Pollenkorns*; weist artspezifische Oberflächenstrukturen (glatt, gewarzt, stachelig etc.) auf; besteht im Gegensatz zur Intine* vor allem aus bestimmten Polyterpenen, den Sporopolleninen.

**Exirel®:** s. Pirbuterol.

**Exitus:** (Exitus letalis) Tod, s.a. Mors.

**Exkrement:** Ausscheidung, besonders benutzt f. Harn u. Kot.

**Exkret: 1.** Absonderungsprodukt, das f. den Körper nicht mehr nötig ist, z.B. Harn, Schweiß; vgl. Sekret. **2.** *bot.* s. Exkretionsgewebe.

**Exkretbehälter, Exkretgänge:** s. Exkretionsgewebe.

**Exkretion:** Ausscheidung; Befreiung des Organismus von Stoffen in Form von Exkreten* od. mit Hilfe des Metabolismus*, s. Elimination; bezügl. Pflanzen s. Exkretionsgewebe.

**Exkretionsgewebe:** *bot.* pflanzliches Ausscheidungsgewebe; Exkrete sind Produkte des Sekundärstoffwechsels (vgl. Sekundäre Metaboliten), die f. den pflanzlichen Organismus nicht mehr lebensnotwendig od. deren Funktion zumindest noch nicht ganz geklärt ist. Eine Unterscheidung zwischen pflanzlichen *Sekreten* u. *Exkreten* ist wenig sinnvoll. Die Exkrete kristallisieren od. fallen im pflanzlichen Gewebe aus (Calciumoxalat, Gerbstoffe, Phytomelan*) od. werden auch gasförmig ausgeschieden ($H_2O$, $CO_2$, $O_2$). **Milchsaft*** (s. Milchröhren) sowie **äther. Öle** (s. Olea aetherea) u. Harze (s. Harzgänge) hingegen werden meistens in eigenen Behältern abgelagert, wobei grundsätzlich zwischen 2 Mechanismen unterschieden wird. (1) Das äther. Öl wird in zahlreiche kleine od. größere Vakuolen vom Protoplasten abgeschieden u. fließt dann zu einem größeren Tropfen zusammen. Es bilden sich so Idioblasten* in Form von **Exkretzellen** od. lysigene Exkretbehälter (wenn die Zellwände von Gruppen von Exkretzellen sich auflösen). (2) Wird das äther. Öl aber durch die Zellwand ausgeschieden, so bilden sich Drüsenhaare (Drüsenschuppen) od. schizogene Exkretionsbehälter (Exkret in Interzellulare ausgeschieden, die umliegenden Zellen sezernieren).

Ölzellen sind von verkorkter Zellwand u. Ölräume von Endothel(zellen) umgeben (Zelle stirbt bei Suberineinlagerung meist ab, äther. Öl bleibt lokalisiert). **Ölzellen:** charakterist. f. Lauraceae (z.B. Cinnamomum), Illiciaceae, Myristicaceae, Aristolochiaceae (Asarum), Piperaceae, Araceae (Acorus), Zingiberaceae etc.; bei Poaceae langgestreckt. **Lysigene Ölräume:** kugelige Exkretbehälter; charakterist. f. Rutaceae (z.B. bei Ruta, Citrus, Barosma) etc. **Schizogene Ölräume:** kugelige Exkretbehälter; charakterist. f. Myrtaceae (z.B. bei Syzygium, Pimenta; Entstehung aber noch fraglich), Hypericaceae, Cupressaceae (z.B. Juniperus), Asteraceae (z.B. Arnica) etc. **Schizogene Ölgänge:** langgestreckte Exkretbehälter; sind charakterist. f. Pinaceae, Apiaceae (in Früchten u. Wurzeln), Asteraceae (z.B. in Hüllkelchblättern, Blütenböden, Wurzeln) etc. **Drüsenhaare:** sind zahlreich anzutreffen, charakteristisch sind v.a. die Drüsenschuppen der Lamiaceae (Labiatendrüsen) u. der Asteraceae (Compositendrüsen).

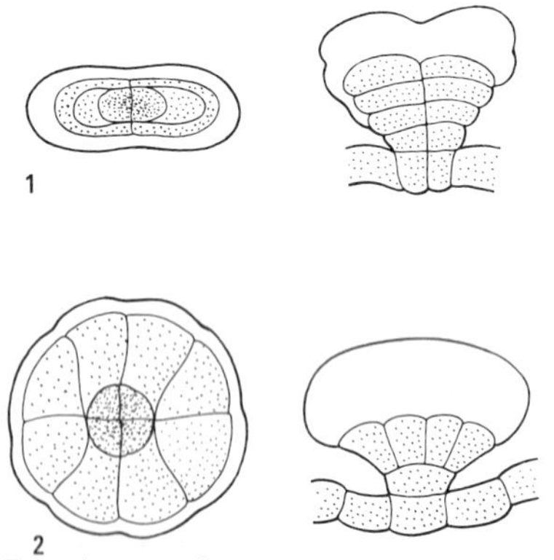

Exkretionsgewebe:
(links Aufsicht, rechts Seitenansicht):
1: Kompositendrüse; 2: Labiatendrüse [22]

**Exkreträume, Exkretzellen:** s. Exkretionsgewebe.

**Exoamylase:** s. Amylasen.

**Exocarpium Mali domesticae:** s. Malus domestica.

**Exocytose:** s. Exozytose.

**Exoderil®:** s. Naftifin.

**Exodermis:** Abschlußgewebe* der Wurzel nach Verlust der Rhizodermis*.

**Exoenzyme:** früher Syn. f. Ektoenzyme*; heute Bez. f. Enzyme*, die die Substratmoleküle vom Ende her abbauen (s. Amylasen u. Endoenzyme).

**Exogen:** (*gr.* ἔξ aus, außen, γένεσις Entstehung) außen entstanden bzw. entstehend, von außen eingeführt.

**Exogonium purga:** s. Ipomoea purga.

**Exogonsäure:** s. Glykoretine.

**Exokarp:** *bot.* s. Fruchtformen.

**Exon:** kodierender Bereich eines eukaryontischen Gens, der in der m-RNS repräsentiert ist. Verschiedene Exons sind durch sog. Introns* unterbrochen. Erst auf der Stufe der m-RNS-Bildung werden die verschiedenen Exons durch den Spleißvorgang miteinander verschmolzen.

**Exopeptidasen:** s. Proteasen.

**Exophthalmus:** (*gr.* ἐξόφθαλμος mit hervorstehenden Augen) sog. Glotzauge, Vordrängung des Augapfels mit Bewegungseinschränkung; häufig als Symptom einer Hyperthyreose vor allem bei Morbus Basedow. Als Ursache wurde früher ein Exophthalmus producing factor angenommen, dessen Existenz nach neueren Erkenntnissen bestritten wird.

**Exosmose:** s. Osmose.

**Exosphäre:** s. Erdatmosphäre.

**Exosporen:** Ektosporen; durch Abschnürung od. Loslösung von Zellen entstandene Keime, s. Sporen.

**Exosurf®:** s. Colfoscerilpalmitat.

**Exotherm(isch):** *chem.* ist eine Reaktion, bei der Wärme-Entwicklung erfolgt; vgl. endotherm, s. exergonisch.

**Exotoxine:** Ektotoxine, s. Toxine.

**Exozytose:** Export von Substanzen aus Zellen in Vesikeln od. speziellen Vakuolen; z.B. Antransport von Substanzen in Golgi-Vesikeln f. die Zellwandsynthese; umgekehrte Endozytose*.

**Expectal®:** s. Propylbarbital.

**Expektorantium(a):** Expektorans (-antien), Auswurf förderndes Mittel. E. verstärken die physiologische Expektoration durch direkte od. reflektorische Steigerung der Bronchialsekretion od. durch Verringerung der Viskosität des Bronchialsekrets, die tatsächliche medizinische Bedeutung ist teilweise umstritten. Jedenfalls sollten sie i.a. nicht mit Antitussiva* (indiziert nur bei trockenem Reizhusten) kombiniert werden. Die folgende Unterteilung ist nicht als scharfe Trennung zu betrachten.

**1. Sekretolytika:** bewirken eine Verflüssigung des Bronchialsekrets, z.B. Emetika (Emetin, Rad. Ipecacuanhae, Mixtura Ipecacuanhae), anorganische Salze (Ammoniumchlorid), Saponindrogen (Rad. Primulae, Rad. Senegae, Hedera helix, z.B. s. Mixtura solvens), synth. Seifen (Cetylpyridiniumchlorid) od. **Mukolytika*** (N-Acetylcystein, Ambroxol, Bromhexin, Carbocistein, Eprazinon, Mesna, Dornase alfa).

**2. Sekretomotorika:** verstärken den Abtransport des Bronchialschleims, z.B. ätherische Öle (z.B. s. Ammoniaklösung, Anisölhaltige, Balsamum contra tussim, Sir. Thymi compositus, Ungt. contra tussim etc., vgl. Olea atherea, Tab.), die auch antibakteriell wirken, u. Kaliumiodid (z.B. s. Mixtura Kalii iodati) sowie Phenolderivate (Guajakol u. -derivate wie Guaifenesin).

**3. Broncholytika*:** haben expektorationsfördernde Wirkungskomponenten (z.B. $\beta_2$-Sympathomimetika).

**4. Mucilaginosa:** überziehen die entzündeten Schleimhäute mit einer Schutzschicht: schleimhaltige Drogen (z.B. Rad. Althaeae, Sem. Foenugraeci etc. sowie Spec. pectorales u.a. Zuber., s. Schleimdrogen, Tab.).

**Expit®:** s. Ambroxol.

**Explosion:** *chem.* außerordentl. schnell (schlagartig) ablaufende Reaktion, verbunden mit enormer Drucksteigerung, die durch gebildete heiße Gase hervorgerufen wird.

**Explotab®:** ein Natriumglykolat der Kartoffelstärke; CAS-Nr. 9063-38-1; $M_r$ 500 000 bis 1 Million; ca. 25% der Glucose-Anteile sind carboxymethyliert; Substitutionsgrad 0.18-0.25 (entspricht den Anforderungen der NF für Sodium Starch Glycolate). Herst.: nach dem gleichen Verfahren wie Primojel® (s. Amylum, vgl. Natriumcarboxymethylstärke). Weißes Pulver mit mittelmäßigen Fließeigenschaften, der Korngrößenbereich entspricht dem der Kartoffelstärke; mittlere Korngröße 35-45 µm. Wassergehalt (1 h, 105°C) max. 10%, Schüttdichte 1.4; Stampfdichte 1.06. Gehalt an Natrium (als Na-Stärkeglykolat) 2.8-4.2%, an Natriumchlorid max. 7%, Viskosität 100 mPa s (2%ige Lösung). E.-Körnchen nehmen ca. 300% Wasser auf; Iodreaktion positiv. **Anw.:** Tablettensprengmittel (0.5-8%, höhere Zusätze verringern die Sprengwirkung).

**Exponentialfunktionen, Zusammengesetzte:** s. Feathering.

**Expositionsprophylaxe:** prophylaktische Maßnahmen zum Ausschalten der Infektionsquelle bzw. Unterbrechung der Infektkette durch 1. Meidung des direkten Kontaktes bei Haut- u. venerischen Erkrankungen u. 2. Aufbereitung (Erhitzung, Filtration) von Lebensmitteln u. Getränken bei peroral übertragenen Infektionen sowie 3. durch Elimination von Faktoren, die Krankheitserreger übertragen (z.B.: Anwendung von Insektiziden etc.).

**Expression: Exprimieren**, s. Genexpression.

**Exsiccantium(a):** austrocknendes Mittel.

**Exsikkator:** luftdicht abschließbares Glasgefäß, gefüllt mit hygr. Stoffen (ungelöschter Kalk, Blaugel*, Calciumchlorid, geglühtes Natriumsulfat, Kaliumcarbonat, konz. Schwefelsäure u.a.), zum Trocknen v. Chemikalien u. Drogen. Gefäßrand u. Deckel sind plangeschliffen u. werden zur Abdichtung mit Vaseline eingefettet. Auch heizbare E. u. Vakuum-E. sind im Gebrauch.

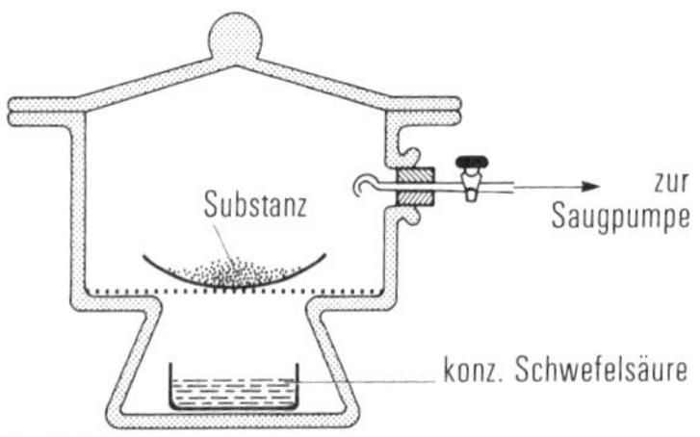


Exsikkator: Funktionsprinzip eines Vakuum-Exsikkators [43]

**Exsikkose:** Austrocknung; Abnahme des Gesamtkörperwassers durch inadäquaten Ersatz der Wasserverluste. Vork.: bei Diabetes insipidus, Diabetes mellitus, Diarrhö u.a. Klinische Zeichen: trockene Schleimhäute, Oligurie, erniedrigter zentralnervöser Druck.

**Exspektative Behandlung:** abwartende Behandlung (ohne Anwendung spezifischer Heilmittel).

**Exstirpatio:** Entfernung, Ausrottung eines erkrankten Organs od. einer Geschwulst.

**Exsudat:** (*lat.* sudare schwitzen) durch Entzündung hergerufener Austritt von Flüssigkeit, teils im Gewebe, teils in serösen Höhlen (z.B. im Brustfell); vgl. Transsudat.

**Exsudative Diathese:** s. Diathese.

**Extensive Größen:** physikalische Größen, die auf die Stoffmenge bezogen sind u. sich daher additiv verhalten. Die Werte f. ein System werden aus der Summe der Einzelwerte erhalten. Extensive Größen sind z.B. Teilchenzahl, Volumen, Masse; vgl. Intensive Größen.

**Extensometer:** s. Spreitung.

**Externum(a):** äußerlich anzuwendende(s) Arzneimittel.

**Extinktion: 1.** Auslöschung od. Veränderung eines stoffl. Zustandes, z.B. feinste Verteilung v. Quecksilber in Fett (Hydrargyrum extinctum, s. Quecksilber). **2.** Zu vermeidender, anstelle von (Licht)-Absorption verwendeter Begriff, der im Unterschied zur reinen Absorption die Abschwächung der Intensität einer Strahlung beim Durchgang durch ein Medium durch Absorption u. Streuung berücksichtigt; s. Extinktionskoeffizient.

**Extinktionskoeffizient:** Symbol E; häufig anstelle des Absorptionskoeffizienten* verwendet. Die Bez. des Absorptionskoeffizienten als E. ist nur dann zulässig, wenn beim Durchstrahlen eines Mediums neben reiner Absorption* eine Schwächung der Lichtintensität auch durch Streuung auftritt. E ist eine dimensionslose Stoffkonstante, deren Größe von der Absorption u. der Streuung eines mit monochromatischem Licht bestrahlten Stoffes bzw. Stofflösung abhängt. Der E. setzt sich somit aus dem Absorptionskoeffizienten* k u. der Streuungskonstanten k' zusammen u. gilt z.B. f. Lösungen, die den sogenannten Tyndall-Effekt zeigen (s. Kolloide). Für solche Systeme gilt das Lambert-Beer-Gesetz, d.h. die Extinktion E ist direkt proportional der Konzentration. E nimmt mit wachsender Teilchengröße stark zu.

**Extracort®:** s. Triamcinolon.

**Extracta** Ph.Eur.3: Extrakte; konzentrierte, gegebenenfalls auf einen bestimmten Wirkstoffgehalt eingestellte Zuber. aus Drogen. Sämtliche Herstellungsvorgänge sind mit Apparaturen aus indifferentem Material, das gegen das Lösungsmittel u. die Drogeninhaltsstoffe beständig ist, durchzuführen. Die Herst. der Extrakte erfolgt entweder durch **Mazeration*** (s.a. Tinkturen) od. **Perkolation*.** Bei der Extraktherstellung sind auch andere Herstellungsmethoden zulässig, sofern die erhaltenen Extrakte in ihren Kennzahlen u. sonstigen Eigenschaften mit den durch Perkolation od. Mazeration gewonnenen übereinstimmen. Nach der Beschaffenheit werden verschiedene E. unterschieden:

**Fluidextrakte: Extracta fluida.** Sie werden mit Ethanol od. Mischungen aus Ethanol u. Gereinigt. Wasser, ggf. mit bestimmten Zusätzen, so hergestellt, daß aus 1 T. Ausgangsdroge 1 T. Fluidextrakt entspricht. Art u. Konz. des verwendeten Extraktionsmittels sind anzugeben. Zur Einstellung der Fluidextrakte (u. Tinkturen) auf einen bestimmten Wirkstoffgehalt dient folgende Formel (A in F enthaltene Menge Wirkstoffe in g; a geforderter Gehalt in %; F zu verdünnende Menge Flüssigkeit in g; x zuzufügende Menge Lösungsmittel in g):

$x = 100 \cdot A/a - F$

A reicht aus zur Bereitung von $100 \cdot A/a$ g Fluidextrakt (bzw. Tinktur); somit muß F mit $(100 \cdot A/a)$-F g Lösungsmittel verdünnt werden.

**Dünnextrakte: Extracta tenua.** Teilweise eingeengte, aber noch flüssige Extrakte, meist sehr anfällig gegen Mikroorganismen (in Ph.Eur. nicht off.).

**Dickextrakte: Extracta spissa**, Zähflüssige Extrakte, Spissumextrakte. Durch Einengen erhaltene, zähflüssige od. plastische Massen; mikrobiologisch sehr anfällig.

**Trockenextrakte: Extracta sicca.** Diese werden durch Einengen u. Trocknen flüssiger Drogenauszüge unter schonenden Bedingungen erhalten; sie sind meist hygr. u. daher dicht verschlossen u. über Trockenmittel aufzubewahren. Trockenextrakte sind thermoplastisch, d.h. sie erweichen meist schon bei gelinder Wärmezufuhr u. werden klebrig. Sie müssen daher in kaltem Zustand pulverisiert werden. Lösungen von Trockenextrakten dürfen nicht vorrätig gehalten werden. Um ein Trockenextrakt durch Auflösen des Verdünnungsmittels in der Extraktbrühe einzustellen, ermittelt man deren Wirkstoffgehalt u. Trockenrückstand u. berechnet den zuzusetzenden Hilfsstoff (Lactose od. Dextrin) unter der Annahme eines durchschnittlichen Feuchtigkeitsgehaltes von 3% nach folgender Formel (a in der Extraktbrühe enthaltene Menge Wirkstoffe in g; b geforderter Gehalt in %; T Trockenrückstand in g; x zuzufügende Menge Verdünnungsmittel in g):

$x = 95 \cdot a/b - T$

**Extractum Absinthii:** Wermutextrakt. Herst. nach DAB6: durch Extraktion von 2 T. grobgepulvertem Wermut mit einer Mischung von 3 T. Ethanol 96% u. 12 T. Wasser. **Anw.:** Magenmittel.

**Extractum Alkannae:** s. Alkannin.

**Extractum Aloes:** Aloeextrakt, Aloes extractum, s.a. Aloe. Herst. nach ÖAB90 (bis 1996): durch Heißwasserextraktion; mind. 22% u. max. 33% Aloin. Lösl. in warmem Wasser, verd. Ethanol od. Ethanol. **Anw.:** chronische Obstipation. Kontraindiziert während Gravidität, Menstruation, bei Hämorrhoiden; bei hohen Dosen Gefahr von Nierenschädigung. **Übl. Dos.:** ED 0.1 g.

**Extractum Aloes siccum:** Aloetrockenextrakt. Herst. nach Ph.Helv.6: durch Mazeration mit Aceton. Geh.: 18 bis 22% Aloin. Leicht lösl. in Ethanol (63%). **Anw.:** s. Extractum Aloes. GED 0.05 g, GTD 0.1 g.

**Extractum Aloes siccum normatum:** Aloes extractum siccum normatum Ph.Eur.3, Eingestellter Aloetrockenextrakt, Extr. Aloes titratum. Herst.: aus Curaçao-Aloe, Kap-Aloe (s. Aloe) od. einer Mischung beider durch Heißwasserextraktion, falls erforderl. mit Saccharose auf einen Geh. von 19.0 bis 21.0% Hydroxyanthracen-Derivaten, ber. als wasserfreies Aloin, eingestellt. **Anw.:** s. Extractum Aloes.

**Extractum Aurantii amari fluidum:** Bitterorangenfluidextrakt, Aurantii amari extractum liquidum normatum, Eingestellter Pomeranzenliquidextrakt; s.a. Citrus aurantium ssp. aurantium. Herst.: nach ÖAB94 durch Perkolation mit verd. Ethanol. Bitterwert* mind. 500; mit verd. Ethanol klar, mit Ethanol u. Wasser trüb mischbar. Nach Ph.Helv.7 wird mit verd. Ethanol (20%) unter Weinsäurezusatz extrahiert (Mazeration), dann das Filtrat eingedampft u. mit Ethanol 70% entsprechend verdünnt u. eingestellt; Bitterwirkung mind. 8 u. max. 12 Ph.Helv.7-Einheiten; mit Ethanol 96% trüb, mit Wasser klar mischbar. **Anw.:** als Stomachikum, Aromatikum.

**Extractum Belladonnae:** Belladonnaextrakt, Belladonnae extractum, Tollkirschenextrakt, s.a. Atropa belladonna. Herst. nach ÖAB94: durch Perkolation mit verd. Ethanol; Geh.: 1.40 bis 1.60% Alkaloide, ber. als Hyoscyamin. Braunes, hygr., stark bitter schmeckendes Pulver; lösl. in Wasser od. verd. Ethanol, unlösl. in Ethanol 90%. Inkomp.: alkal. Stoffe, Gerbstoffe, Iod. **Anw.:** Spasmolytikum. MED 0.05 g, MTD 0.15 g. **Übl. Dos.:** 0.01 bis 0.025 g.

**Extractum Belladonnae siccum normatum:** Belladonnae extractum siccum normatum, Eingestellter Belladonnatrockenextrakt. Herst.: nach DAB10 durch Perkolation der Blätter mit Ethanol 70% (V/V); nach Ph.Helv.7 mit einer Ethanol-Aceton-Mischung. Geh.: mind. 1.30 u. max. 1.45% (DAB10) bzw. 0.95 bis 1.05% (Ph.Helv.7) Alkaloide, ber. als Hyoscyamin. **Anw.:** s. Extractum Belladonnae.

**Extractum Betae vulgaris:** sprühgetrockneter Saft der Roten Rübe; **Wirk.** u. **Anw.:** s. Beta vulgaris ssp. vulgaris var. conditiva.

**Extractum Capsici:** Paprikaextrakt, Cayennepfefferextrakt, s.a. Capsicum frutescens. Herst. nach ÖAB94: durch Perkolation mit Aceton; mind. 2.5% Capsaicin; viskose rote Flüss.; mit Fetten, fetten Ölen od. Vaselin mischbar; mit Ethanol nur teilweise, mit Wasser nicht mischbar. **Anw.:** früher bei Verdauungsschwäche, äuß. zu antirheumatischen Einreibungen.

**Extractum Capsici acris spissum normatum:** Eingestellter Cayennepfefferdickextrakt. Herst. nach DAC86 mit Ethanol 80%; Geh. an Capsaicinoiden mind. 2.0 u. max. 2.4%, ber. als Capsaicin*. Rotbraune, zähflüssige Masse, Haut u. Schleimhaut stark reizend.

**Extractum Capsici fluidum titratum:** Capsici extractum liquidum normatum, Eingestellter Cayennepfefferliquidextrakt. Herst. nach Ph.Helv.7 wie Extr. Capsici ÖAB90, nach dem Abdestillieren des Acetons zusätzlich Ethanol-(96%)-Zusatz zur Klärung u. neuerliches Eindampfen. Dabei Einstellung auf 1.8 bis 2.2% Capsaicin; mischbar mit Aceton, Ethanol 96%.

**Extractum Castanae fluidum:** Kastanienfluidextrakt [EB6], s.a. Aesculus hippocastanum. **Anw.:** bei Durchblutungsstörungen, Varizen, venösen Stauungen. **Übl. Dos.:** 5.0 g.

**Extractum Centaurii:** Tausendgüldenkrautextrakt [EB6], s.a. Centaurium erythraea. **Anw.:** als Amarum bei Dyspepsien. **Übl. Dos.:** 0.5 g.

**Extractum Cepae:** Zwiebelextrakt, s. Allium cepa.

**Extractum Chamomillae fluidum:** Matricariae extractum fluidum, Kamillenfluidextrakt, s.a. Chamomilla recutita. Herst. nach ÖAB94 mit verd. Ethanol (250 T. u. 237.5 T. Ger. Wasser) u. (12.5 T.) Ammoniak (anscheinend ohne Einfluß auf die Ausbeute an äther. Öl) perkoliert; mind. 0.3% ätherisches Öl. Ethanolgehalt mind. 40.0% (V/V); mit verd. Ethanol klar mischbar. **Anw.:** äuß.: Dermatitis, Furunkel, banale Wunden, Badezusatz. Inn.: leichte Magen-Darm-Katarrhe, Gastritis, Enteritis.

**Extractum Chamomillae fluidum normatum:** Eingestellter Kamillenliquidextrakt, Matricariae extractum liquidum normatum. Geh.: mind. 0.12 bis 0.18% äther. Öl (Ph.Helv.7). Herst.: Perkolation mit einer Mischung von Ammoniak-Lsg. 10%, Wasser u. Ethanol 96% (Verhältnis 1:19:20). **Anw.:** s. Extractum Chamomillae fluidum.

**Extractum Chinae:** Chinaextrakt, Extr. Cinchonae, s.a. Cinchona pubescens. Alkaloidgehalt nach ÖAB94: 15.8 bis 16.2% (berechnet als äquimolekulares Gem. von Chinin u. Cinchonin). Mit einem Ethanol/Wasser-Gem. unter Zusatz von Ameisensäure (leicht flüchtig beim Eindampfen) perkoliert. **Anw.:** nur noch als Amarum. **Übl. Dos.:** 0.2 g. Inkomp.: alkal. reagierende Stoffe, Eisensalze, Gerbstoffe, Iod, Iodide.

**Extractum Chinae fluidum:** Chinafluidextrakt, Extr. cinchonae fluidum. Alkaloidgehalt nach ÖAB94: 4.4 bis 4.6% (ber. als äquimolekulares Gem. von Chinin u. Cinchonin). Herst. nach ÖAB94 durch Perkolation mit Ethanol/Gereinigt. Wasser-Gem. unter Ameisensäurezusatz; Ethanolgehalt mind. 40% (V/V); s.a. Cinchona pubescens. Inkomp.: s. Extractum Chinae. **Anw.:** s. Extractum Chinae. **Übl. Dos.:** 0.5 bis 1.0 g.

**Extractum Chinae spirituosum:** Weingeistiger Chinaextrakt. Nach DAB6 Herst. durch Mazeration von 1 T. grobgepulverter Chinarinde mit 10 T. Ethanol 70%.

**Extractum Cinchonae:** s. Extractum Chinae.

**Extractum Cinchonae fluidum:** s. Extractum Chinae fluidum.

**Extractum Cinchonae siccum titratum:** Cinchonae extractum siccum normatum, Eingestellter Chinaextrakt. Hwerst. nach Ph.Helv.7 durch Perkolation mit einer Mischung Ethanol-Wasser-Ameisensäure (Verhältnis 4.6:5.0:0.4). Gesamtalkaloidgehalt: 18.0 bis 22.0%, ber. als Mittelwert Chinin u. Cinchonin. **Anw.:** s. Extractum Chinae.

**Extractum Colae:** Kolaextrakt, s.a. Cola. Herst. nach ÖAB94: durch Perkolation mit einem Ethanol/Gereinigt. Wasser-Gem., Gesamtalkaloidgehalt: 9.75 bis 10.25%; lösl. in Ethanol. **Anw.:** s. Extractum Colae fluidum. **Übl. Dos.:** 0.2 bis 0.3 g.

**Extractum Colae fluidum:** Kolafluidextrakt, s.a. Cola. Herst. nach ÖAB94 durch Auflösen des Trockenextrakts in einem Ethanol/Gereinigt. Wasser-Gemisch. Gesamtalkaloidgehalt 1.4 bis 1.6%. Alkoholgehalt mind. 48% (V/V). Mit verd. Ethanol klar mischbar. **Anw.:** früher als Anregungsmittel bei Abgespanntheit, Appetitlosigkeit, als Roborans. **Übl. Dos.:** 2.0 bis 5.0 g.

**Extractum Condurango fluidum:** Kondurangofluidextrakt, Condurango extractum liquidum, s.a. Marsdenia condurango. Herst. nach ÖAB94, Ph.Helv.7: Perkolationsverfahren mit einem Ethanol/Gereinigtes-Wasser-Gem. im Verhältnis 1:3; mit der gleichen Menge verd. Ethanol klar mischbar. Ethanolgehalt mind. 25% (V/V). Geh.: mind. 0.4% (m/m) Kondurangoglykoside. **Anw.:** früher bei Gastritis, Appetitlosigkeit. **Übl. Dos.:** 0.5 bis 1.0 g. Condurangin fällt in der Wärme aus, daher Extraktion der Droge bei Zimmertemperatur.

**Extractum Crataegi fluidum:** Weißdornfluidextrakt. Herst. nach DAB10 aus Weißdornblättern mit Blüten u. Ethanol 70% (V/V) vorzugsweise durch Perkolation. Flavonoid-Gehalt 0.5%, ber. als Hyperosid. **Anw.:** leichtes Herztonikum.

**Extractum Crataegi siccum normatum:** Eingestellter Weißdorntrockenextrakt. Nach Ph.Helv.7 0.8 bis 1.2% Flavonoid-Gehalt, ber. als Hyperosid. Hergestellt durch Perkolation mit einer Mischung aus 2/3 Ethanol u. 1/3 Wasser. Mit Lactose auf vorgeschriebenen Gehalt eingestellt. Inkomp.: alkal. reagierende Stoffe, Eisensalze, Säuren. **Anw.:** leichtes Herztonikum.

**Extractum Faecis:** Hefe-Trockenextrakt, s.a. Faex; der aus Preßhefe nach Selbstverdauung gewonnene, mit gärunfähiger Trockenhefe versetzte u. zur Trockne eingedampfte Extrakt (DAB7, ÖAB94). **Anw.:** Hautkrankheiten, Verdauungsbeschwerden.

**Extractum Faecis spissum:** Hefe-Dickextrakt, s.a. Faex. Nach DAB7 der aus entbitterter Bierhefe od. Preßhefe nach Selbstverdauung gewonnene dicke Extrakt.

**Extractum Fellis Bovis:** s. Fel.

**Extractum Ferri pomati:** Eisenhaltiges Apfelextrakt. Herst. nach DAB6: 50 T. reife, saure Äpfel, 1 T. gepulvertes Eisen. Farbe grünschwarz, in Wasser lösl. (s.a. Tinctura Ferri pomati).

**Extractum Filicis maris:** Extr. filicis siccum, s.a. Dryopteris filix-mas. Nach Ph.Helv.6: mind. 20% Flavaspidsäure; Herst.: 100 g Wurmfarn (frisch gepulvert) u. 2 g Natriumsulfit mit Ether perkoliert; Ether entfernt u. 100 T. Extrakt mit 10 T. Natriumsulfit (Oxidationsschutz) versetzt u. mit 200 T. Magnesiumoxid (Bildung von wasserlöslichen Magnesiumsalzen der Phloroglucinderivate) verrieben. Mischung mit Trinkwasser mehrmals extrahiert. Aus diesen Auszügen Rohfilicin mit Essigsäure ausgefällt u. Ndschlg. getrocknet. Abgegeben nur in Form von öligen Lösungen. Wirksamkeit nimmt durch Oxidation ab. **Anw.:** als Bandwurmmittel; 1 bis 2 h nach Verabreichung ist ein kräftiges Abführmittel erforderlich.

**Extractum Frangulae:** Faulbaumextrakt, Extr. frangulae siccum, s.a. Rhamnus frangula. Herst. nach ÖAB90: Perkolation mit verd. Ethanol; Geh. an Anthracenderivaten mind. 7.5%, ber. als 1,8-Dihydroxyanthrachinon; in verd. Ethanol klar löslich. **Anw.:** Abführmittel bei chronischer Obstipation. **Übl. Dos.:** 0.2 bis 0.5 g.

**Extractum Frangulae fluidum:** Faulbaumfluidextrakt. Herst. nach ÖAB94 durch Auflösen von 33 T. Faulbasumextrakt in 78 T. verd. Ethanol. Geh. an Anthracenderivaten mind 2.5%, ber. als 1,8-Dihydroxyanthrachinon; Ethanolgehalt mind. 50% (V/V). **Anw.:** wie Frangulaextrakt. **Übl. Dos.:** 0.5 bis 2.0 g.

**Extractum Frangulae siccum normatum:** Eingestellter Faulbaumrindentrockenextrakt. Nach Ph.Helv.7 durch Perkolation mit Methanol hergestellt. Nach dem Eindampfen wird mit Saccharose auf den vorgeschriebenen Gehalt eingestellt. Geh.: 15.0 bis 17.0% Glucofranguline, ber. als Glucofrangulin A. **Anw.:** wie Extractum Frangulae*.

**Extractum Gentianae:** Enzianextrakt; s.a. Gentiana-Arten. Herst.: nach ÖAB94 nach dem Perkolationsverfahren mit verd. Ethanol. Bitterwert* mind. 40 000; in verd. Ethanol löslich. **Anw.:** Appetitlosigkeit, Dyspepsien. **Übl. Dos.:** 0.2 g.

**Extractum Gentianae siccum normatum:** Eingestellter Enziantrockenextrakt. Herst. nach Ph.Helv.7 nach dem Perkolationsverfahren mit einer Mischung von Ethanol u. Wasser (Verhältnis 2:1). Wird mit Saccharose auf einen Bitterwert von 400 bis 500 Ph.Helv.-Einheiten eingestellt. **Anw.:** wie Extr. Gentianae.

**Extractum Hamamelis liquidum normatum:** Eingestellter Hamamelisliquidextrakt; s.a. Hamamelis virginiana. Herst. nach Ph.Helv.7 durch Perkolation mit einer Mischung von 1 T. Ethanol 96% u. 2 T. Wasser. Rotbraune, klare Flüssigkeit; mischbar mit Wasser, in verd. Ethanol löslich. Geh.: 3.5 bis 4.5% Gerbstoff. **Anw.:** Venenerkrankungen, Hämorrhoiden, Kosmetikindustrie. **Übl. Dos.:** 1.0 bis 3.0 g.

**Extractum Hippocastani siccum normatum:** Eingestellter Roßkastaniensamentrockenextrakt; s.a. Aesculus hippocastanum. Herst. nach DAB10: aus zerkleinerten Roßkastaniensamen mit 40- bis 60%igem Ethanol od. Methanol nach einem für Extrakte* geeignetem Verfahren. Gelbliche bis gelbraune pulverförmige od. pulverisierbare Masse. Lösl. in Wasser od. 50%igem Ethanol. Geh.: mind. 16 u. max. 20% Triterpensaponine, ber. als Aescin. **Anw.:** bei Schwellungen infolge von Verletzungen, bei Veneninsuffizienz; s. Aescin.

**Extractum Hydrastis (fluidum):** Fluid-Extrakt aus den Rhizomen von Hydrastis canadensis.

**Extractum Hyoscyami:** [EB6] Bilsenkrautextrakt mit 0.47 bis 0.55% Hyoscyamin, s.a. Hyoscyamus niger. **Anw.:** früher als Antineuralgikum u. Antirheumatikum, spastische Obstipation. MED 0.15 g.

**Extractum Ipecacuanhae:** Ipecacuanhaextrakt, Ipecacuanhae extractum. Herst. durch Perkolation* mit Ethanol 70%. **Anw.:** s. Extractum Ipecacuanhae fluidum.

**Extractum Ipecacuanhae fluidum:** Ipecacuanhafluidextrakt, Ipecacuanhae extractum fluidum, Brechwurzelfluidextrakt, s.a. Cephaelis ipecacuanhae. Herst. nach DAC86 nach dem Perkolationsverfahren aus 1 T. gepulverte Ipecacuanhawurzel u. Ethanol 70% n.B. 1.9 bis 2.1% Alkaloide, ber. als Emetin. **Anw.:** früher als Expektorans, selten als Emetikum. **Übl. Dos.:** 0.05g.

**Extractum Ipecacuanhae siccum normatum:** Eingestellter Ipecacuanhatrockenextrakt, Brechwurzeltrockenextrakt. Herst. nach DAB10: nach einem f. Trockenextrakte beschriebenem Verfahren der Perkolation der Ipecacuanhae radix (s. Cephaelis ipecacuanhae). Herst. nach Ph.Helv.7 durch Perkolation mit einer Mischung von Ethanol, Wasser, Ameisensäure 25% (48:11:1). Eingestellt durch Verreiben mit Lactose od. Dextrin (DAB10) bzw. Mannitol (Ph.Eur.3). Geh. an Alkaloiden nach DAB10: 1.9 bis 2.10%, nach Ph.Helv.7: 7.5 bis 8.5% Gesamtalkaloide, ber. als Emetin. **Anw.:** s. Extractum Ipecacuanhae fluidum.

**Extractum Liquiritiae:** Süßholzextrakt, s.a. Glycyrrhiza glabra. Herst. nach ÖAB94 mittels Perkolation (Gereinigt. Wasser u. Ammoniak 95:5); trüb lösl. in Wasser. **Anw.:** selten bei Spasmen im Magen-Darm-Trakt, Gastritis, häufiger als Expektorans bei Husten. **Übl. Dos.:** 1.0 g.

**Extractum Liquiritiae fluidum:** Süßholzfluidextrakt, Liquiritiae extractum fluidum, Liquiritiae extractum liquidum, Süßholzliquidextrakt; s.a. Glycyrrhiza glabra. Herst. nach ÖAB94, Ph.Helv.7: nach dem Perkolationsverfahren mit Gereinigtem Wasser u. Ammoniak (95:5, Ph.Helv.7: 60:1) u. nachträglichem Zusatz von Ethanol. Ethanolgehalt mind. 10% (V/V); klar mischbar mit Wasser od. verd. Ethanol. **Anw.:** s. Extractum Liquiritiae. **Übl. Dos.:** 2.5 g.

**Extractum Liquiritiae fluidum normatum:** Eingestellter Süßholzfluidextrakt, Liquiritiae extractum fluidum; s.a. Glycyrrhiza glabra. Herst. nach DAB10 vorzugsweise durch Perkolation aus pulverisierter Süßholzwurzel mit Ethanol 70%; Geh.: mind. 4.0 u. max. 6.0% Glycyrrhizinsäure. **Anw.:** s. Extractum Liquiritiae. **Übl. Dos.:** 2.5 g.

**Extractum Lupuli:** Hopfenextrakt [EB6], s.a. Humulus lupulus. **Anw.:** Tagessedativum. **Übl. Dos.:** 0.2 g.

**Extractum Malti:** Malzextrakt; der wäßrige, bis zur Sirupdicke bzw. zur völligen Trockne eingedampfte Auszug aus dem Malz (Maltum*); er enthält bis zu 70% Maltose, 10-16% Dextrin, 10-12% Glucose, 4-6% Eiweiß, daneben Mineralbestandteile, aktive Diastase, Vitamine. **Anw.:** als Kräftigungsmittel bes. f. Kinder, sowie bei Husten, Bronchitis usw.; als Geschmackskorrigens.

**Extractum Nucis vomicae:** s. Extractum Strychni.

**Extractum Opii:** Opiumextrakt, Extr. Opii siccum; s.a. Opium. Geh. nach ÖAB94, Ph.Helv.7: 19.0 bis 21.0% an Morphin. In Wasser leicht löslich. **Anw.:** früher bei starken Spasmen im Magen-Darm-Trakt, Gallen- u. Nierenkoliken, Ruhigstellung des Darms bei starken Diarrhöen mit spastischen Zuständen. **Übl. Dos.:** 0.025 bis 0.05 g; MED 0.075 g, MTD 0.25 g.

**Extractum Pini:** Fichtennadelextrakt [EB6], s.a. Pinus silvestris. Das aus jungen Zweigen gewonnene Extrakt, dem vorher abdestilliertes äther. Öl (mind. 1%) zugesetzt ist. **Anw.:** als Badezusatz ca. 150 bis 500 g auf ein Vollbad.

**Extractum Primulae:** Primelextrakt; Herst. nach ÖAB94: durch Perkolation von Rad. Primulae (s. Primula veris) mit einem Ethanol/Gereinigtes-Wasser-Gem. im Verhältnis 1:1, mit Ammoniak neutralisiert; lösl. in verd. Ethanol. Hämolyt. Index 9 000 bis 11 000. **Wirk.** u. **Anw.:** Saponine sorgen f. eine starke expektorierende Wirk., früher bei Bronchitiden, Reiz- u. Krampfhusten. **Übl. Dos.:** 0.1 bis 0.2 g.

**Extractum Primulae fluidum:** Primelfluidextrakt. Herst. nach ÖAB94 durch Lösen des Trokkenextrakts (Extr. Primulae*) in einem Gem. von Ethanol, gereinigtem Wasser u. Glycerol. Hämolyt. Index 2 700 bis 3 300. Ethanolgehalt mind. 35% (V/V). **Anw.:** wie Extr. Primulae. **Übl. Dos.:** 0.5 g.

**Extractum Ratanhiae siccum normatum:** Eingestellter Ratanhia-Trockenextrakt. Herst. nach Ph.Helv.7 durch Perkolation von Rad. Ratanhiae (s. Krameria triandra) mit 54%igem Ethanol, eingestellt mit Zucker auf einen Geh. von 18.0 bis 22.0% Gerbstoff. **Anw.:** Adstringens in Pulvern, Kapseln, Tabletten, Salben u. Suppositorien.

**Extractum Rhei:** Rhabarberextrakt, Rhei extractum, s.a. Rheum officinale. Herst. nach ÖAB94 durch Perkolation von Rad. Rhei mit Ethanol 70%. Lösl. in verd. Ethanol; Geh. mind. 6.5% Anthracenderivate, ber. als 1,8-Dihydroxyanthrachinon. **Anw.:** Abführmittel*; in kleinen Dosen Stomachikum. Relative Kontraind. stellen Gicht, Zystitis u. Oxalurie dar (hoher Oxalsäuregehalt des Extraktes). **Übl. Dos.:** 0.3 bis 1.0 g.

**Extractum Rhei siccum normatum:** Eingestellter Rhabarbertrockenextrakt. Herst. nach Ph.Helv.7 durch Perkolation von Rad. Rhei mit Methanol, eingestellt mit Mannitol auf einen Geh. von 6.5 bis 8.5% Hydroxyanthracen-Derivate, ber. als Rhein (s. Anthrachinone). Geh. nach DAB10: 4.0 bis 6.0% Hydroxyanthracen-Derivate, ber. als Rhein, eingestellt mit Lactose od. Dextrin. **Anw.:** s. Extractum Rhei.

**Extractum Secalis cornuti fluidum:** Mutterkornfluidextrakt; s.a. Secale cornutum. Herst. nach DAB6: grobgepulvertes Mutterkorn, Mischung aus gleichen Teilen Ethanol 96% u. Wasser. **Anw.:** selten zur Sympathikolyse, bei Hyperthyreosen u. Migräne, hauptsächl. heute noch in der Gynäkologie u. Geburtshilfe: atonische Uterusblutungen, Menorrhagie (verlängerte Regelblutung) u. Metrorrhagien (Gebärmutterblutung außerhalb der Menstruation). **Übl. Dos.:** 3mal/d 15 bis 25 Tr.

**Extractum Senegae siccum titratum:** Eingestellter Senegatrockenextrakt, Polygalae extractum siccum normatum. Herst. nach Ph.Helv.7 durch Perkolation von Rad. Senegae mit 42.5%igem Ethanol; Ammoniakzusatz verbessert die Löslichkeit der Inhaltsst. (Senegin u.a.). Hämolytische Wirksamkeit 16 bis 24 Ph.Helv.-Einheiten/g. **Anw.:** als Expektorans.

**Extractum Strychni:** Brechnußextrakt. Herst. nach ÖAB94 aus Semen Strychni nach dem Perkolationsverfahren mit verd. Ethanol, mit Ether entfettet; sehr bitter schmeckendes Pulver, in verd. Ethanol löslich. Geh. an Alkaloiden 15.75

bis 16.25%, ber. als äquimolares Gem. von Strychnin u. Brucin. **Anw.:** heute keine therapeutische Bedeutung mehr; bei Lähmung motorischer Funktionen, als Roborans, Stomachikum, Rekonvaleszenz, bei Hypotonie. Hauptsächlich verwendet zum Vergiften von Tieren (Strychninköder f. Mäuse u. Ratten).

**Extractum Strychni siccum normatum:** Eingestellter Brechnußtrockenextrakt. Herst. nach Ph.Helv.7 durch Perkolation mit einer Mischung Ethanol-Wasser (2:1). Geh. 9.5 bis 10.5% Gesamtalkaloide, ber. als Mittelwert von Brucin u. Strychnin. **Anw.:** s. Extractum Strychni.

**Extractum Thymi fluidum:** Thymianfluidextrakt, Thymi extractum fluidum s.a. Thymus vulgaris. Herst. nach DAB10 durch Mazeration mit einer Mischung aus 1 T. Ammoniak-Lsg. 10%, 20 T. Glycerol 85%, 70 T Ethanol 90% u. 109 T. Wasser. Geh.: mind. 0.03% Phenole, ber. als Thymol; klar mischbar mit Wasser od. der gleichen Menge verd. Ethanol. Herst. nach ÖAB94: zuerst Droge mit einer Mischung Ethanol-Gereinigt. Wasser-Glycerol 85% im Verhältnis 2:2:1 gleichmäßig durchfeuchten, dann extrahieren nach dem Perkolationsverfahren mit einem Ethanol-Gereinigtes-Wasser-Gem. (1:4); Ethanolgehalt mind. 33%. **Anw.:** Bronchitis, Pertussis, Reizhusten; selten bei subaziden Gastropathien; f. Mundwässer zum Gurgeln bei Gingivitis, Angina, Affektionen der Mundschleimhaut. **Übl. Dos.:** bei oraler Verabreichung: 2.0 g.

**Extractum Thymi fluidum normatum:** Thymi extractum liquidum normatum, Eingestellter Thymianliquidextrakt. Herst. nach Ph.Helv.7: zuerst Droge mit einer Mischung Ethanol 96%-Wasser-Glycerol 85% (2:2:1) gleichmäßig durchfeuchten, dann perkolieren mit einer Ethanol-Wasser-Mischung (1:5). Geh.: 0.015 bis 0.025% wasserdampfflüchtige Phenole, ber. als Thymol. **Anw.:** s. Extractum Thymi fluidum.

**Extractum toxiferum americanum:** s. Curare.

**Extractum Valerianae siccum:** Valerianae extractum siccum, Baldrianwurzeltrockenextrakt. Herst. nach DAB10 aus Rad. Valerianae mit Ethanol 70% (V/V) nach einem off. Verfahren. Droge/Extrakt = 4/1 bis 7/1. **Anw.:** s. Valeriana officinalis.

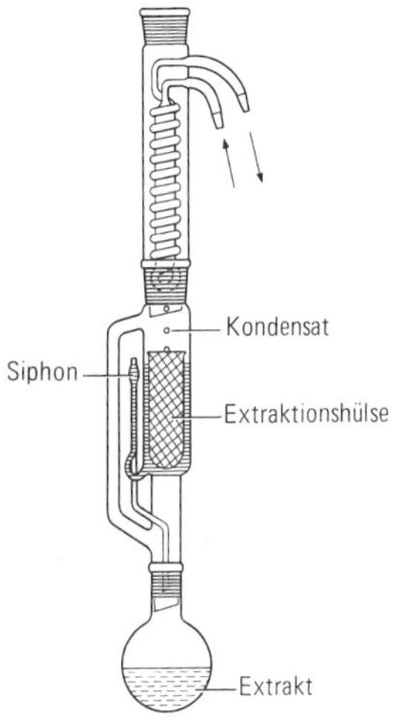


Extrahieren:
Soxhlet-Extraktionsapparat [1]

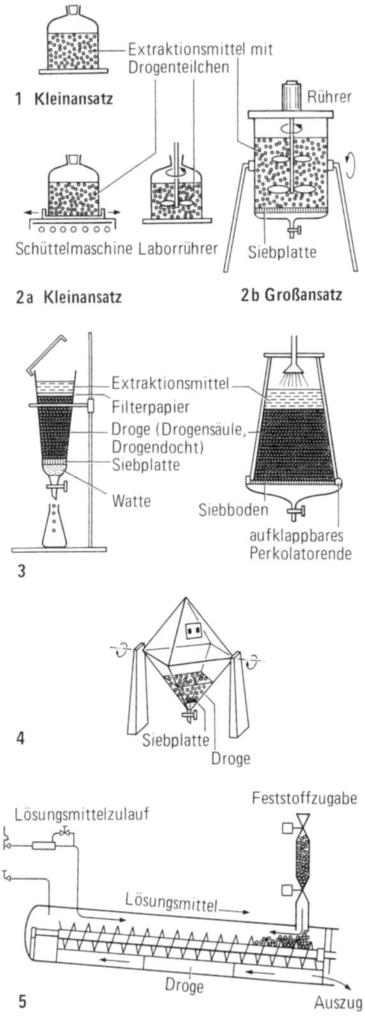


Extrahieren:
Verschiedene Extraktionsverfahren: 1: Ruhende Mazeration; 2: Schüttelmazeration; 3: Perkolation; 4: Kombination von Mazeration und Perkolation mittels kubischer Perkolatoren; 5: Gegenstromextraktion [9]

**Extrahieren:** herauslösen (*lat.* extraho) eines od. mehrerer Stoffe aus einem festen od. flüssigen Substanzgemisch (Extraktionsgut) mittels eines geeigneten Lösungsmittels (Extraktionsmittel), wobei zwischen dem Extraktionsmittel u. den extrahierten Stoffen möglichst keine chemischen Reaktionen stattfinden sollen. Als Extrak-

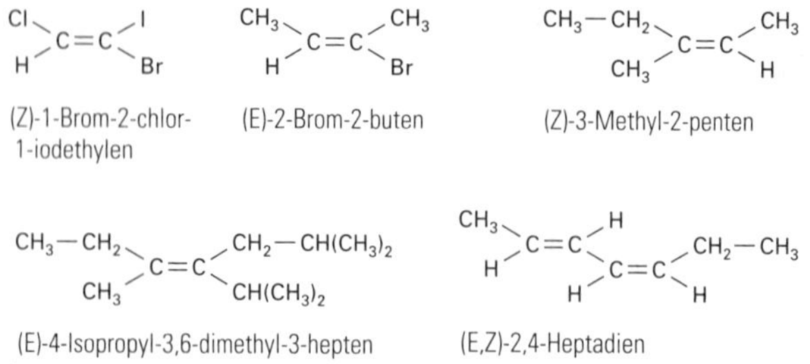

E/Z-Nomenklatur:
Beispiele

tionsmittel benutzt man, je nach der Löslichkeit der herauszulösenden Stoffe: Wasser, Alkohol, Ether, Chloroform, Petrolether, Tetrachlorkohlenstoff, Benzol usw., bisweilen auch warme Fette (s. Olea aetherea). Die Extraktion kann erfolgen durch Mazerieren, zweifach Mazerieren (bei Zimmertemperatur), Digerieren (bei ca. 35 bis 40°C), Schüttelmazerieren, Turboextrahieren, Ultraschallextrahieren, Infundieren, Perkolation, Reperkolation, Ausschütteln im Scheidetrichter* od. man extrahiert in kontinuierlich arbeitenden Apparaten (Kolben mit Rückflußkühler, Soxhlet-Apparat), in denen das Extraktionsgut mit immer neuem Lösungsmittel ausgezogen wird. **Vorgehen: 1.** Behandlung des Extraktionsgutes mit dem Extraktionsmittel; **2.** Trennung des mit den herausgelösten Stoffen beladenen Extraktionsmittels von dem zurückbleibenden Restgut mittels Dekantieren, Filtern, Zentrifugieren; **3.** Trennung des gelösten Stoffes vom Extraktionsmittel durch Destillation od. Verdampfung; **4.** bei festen Rohstoffen Entfernung der Extraktionsmittelreste aus den Rückständen, vgl. Mazeration, Extracta, Digerieren, Perkolation.

**Extrakte, Extraktherstellung:** s. Extracta.

**Extranase:** s. Bromelaine.

**Extrapyramidales System:** *med.* alle motorischen Kerngebiete in kortikalen u. subkortikalen Bereichen des ZNS mit den zugehörigen Bahnen, die nicht dem Pyramidensystem angehören (z.B. Corpus striatum, Substantia nigra, Formatio reticularis). **Funktion:** Regulierung des Muskeltonus, der unwillkürlichen u. Koordinationsbewegungen, der Körperhaltung, der Ausdrucks- u. Abwehrbewegungen, des Gleichgewichts.

**Extrasystolen:** Abk. ES; außerhalb des Grundrhythmus auftretende Herzschläge, die einzeln od. gehäuft auftreten u. im EKG aufgezeigt werden.

**Extravasculäre Applikation:** alle Applikationsmöglichkeiten, außer der intravenösen, also: i.m., s.c., p.o., oral, rektal, vaginal, topisch, pulmonal, nasal usw.

**Extrazelluläre Flüssigkeit:** EZF, s. Flüssigkeitsräume im Körper.

**Extrelut®:** s. Kieselgur.

**Extremwerte: 1.** Höchster u. niederster Wert einer Zahlenfolge, z.B. von Meßwerten („Ausreißer"). **2.** Maxima u. Minima von Funktionen. Bei E.n ist die erste Ableitung der Funktion gleich Null, d.h. die Tangenten an der Kurve der Funktion verlaufen parallel zur x-Achse.

**Extrinsic factor:** s. Intrinsic factor u. Vitamin $B_{12}$.

**Extrudieren:** Strangpressen, extrusion moulding. Zur Verarbeitung von thermoplastischen Kunststoffen. Die unter Wärmeeinwirkung plastisch erweichte Masse wird aus einer Druckkammer durch ein entsprechend profiliertes Werkzeug (Strangpreßwerkzeug) ins Freie gepreßt. Der **Extruder** ist eine Strangpreßmaschine mit einer Schnecke als Förder- u. Plastifizierelement. Pulverförmige Kunststoffe werden auf einem Doppelschnecken-Extruder verarbeitet. Strangpreßwerkzeuge sind z.B. Rohrköpfe f. Rohre u. Schläuche; Folienblasköpfe f. Blasfolien; Breitschlitzdüsen f. Platten u. Folien.

**Extrusionsblasen:** Hohlkörperblasen, Blasformen, blow moulding. Aus einem horizontal angeordneten Extruder (s. Extrudieren) mit Schlauchkopf wird durch eine Umlenkdüse kontinuierlich ein Schlauch senkrecht nach unten extrudiert. Aus dem Schlauch wird in einem Formwerkzeug durch Aufblasen ein Hohlkörper (Kunststoffbehältnis) geformt, dieser vom Schlauch abgeschnitten u. nach dem Abkühlen u. Öffnen des Formwerkzeugs ausgestoßen.

**Exuracid®:** s. Tisopurin.

**Exzenterpresse:** Tablettenpresse, bei der der Komprimiervorgang wie bei der Rundläuferpresse* in einer Matrize zwischen Ober- u. Unterstempel (Preßwerkzeug f. verschiedene Formen von Tabletten) stattfindet. Der Oberstempel wird jedoch von einem Exzenter (einstellbar auf den gewünschten Preßdruck) auf- u. abbewegt u. ist meist allein am Preßvorgang (tiefste Stellung) aktiv beteiligt. Durch Verändern der untersten Position des Unterstempels in der Matrize wird das gewünschte Füllvolumen in der Matrize eingestellt. Der Unterstempel bildet das Gegenlager während des Preßvorganges, schiebt anschließend die Tablette aus der Matrize, um neuerlich f. den Füllvorgang in seine tiefste Stellung zurückzufallen. Die Matrize inklusive Matrizentisch ist

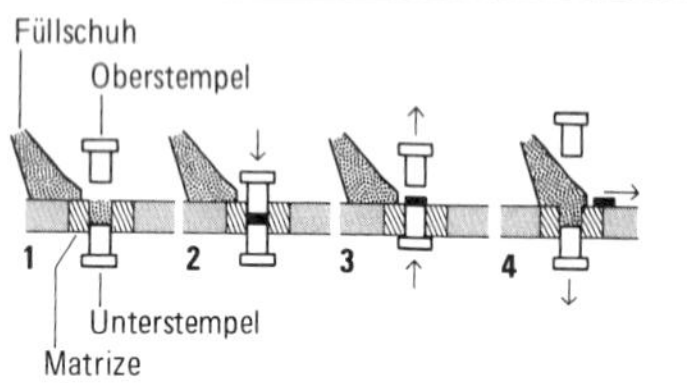

Exzenterpresse:
Schema des Preßvorgangs bei einer Exzenterpresse [131]

fest installiert; der Füllschuh gleitet auf dem Matrizentisch hin u. her u. sorgt f. die ständige Neufüllung der Matrize. Die Stundenleistung ist wesentlich geringer (ca. 2000 Tabletten/h) als die der Rundläuferpressen.

**EZ:** Esterzahl*.

**E/Z-Nomenklatur:** System zur eindeutigen Zuordnung von Verbdgn., v.a. Alkenen*, die mit 3 od. 4 verschiedenen Liganden substituiert sind. Benennung zeigt Ähnlichkeit mit R/S-Nomenklatur*. Stehen die Liganden höherer Priorität auf der gleichen Seite, so spricht man von Z-Konfiguration (**Z**usammen), befinden sie sich auf entgegengesetzter Seite, so liegt eine E-Konfiguration (**E**ntgegen) vor.

**EZF:** Extrazelluläre Flüssigkeit, s. Flüssigkeitsräume im Körper.

# F

**F:** **1.** *chem.* Fluor; **2.** *phys.* Fusionspunkt, Schmelzpunkt; **3.** auf Thermometern: Fahrenheit.

**f:** Symbol f. das Präfix (SI-Vorsatz) Femto (Zehnerpotenzfaktor f. $10^{-15}$).

**f.:** (auf Rezepten) fiat, fiant: es ist (sind) anzufertigen; **f.l.a.**: fiat lege artis: es möge kunstgerecht angefertigt werden.

**FA:** Formulae Austriacae; s. Magistralformeln.

**Fab:** Abk. f. (engl.) fragment antigen binding; antigenbindendes Fragment, Fab-Teil, s. Immunglobuline.

**Faba(e):** Bohne(n).

**Faba Calabaricae:** Semen Calabar, Semen Physostigmatis; s. Physostigma venenosum.

**Fabaceae:** (früher Papilionaceae) Schmetterlingsblütler, Schmetterlinsgblütengewächse, Od. Fabales (Leguminosen*, Hülsenfrüchtler). In allen Klimazonen verbreitet; ca. 11000 Arten (ca. 800 in Europa); es sind Kräuter, Stauden, Holzpflanzen, die z. T. Balsame liefern (vgl. Balsamum peruvianum, Balsamum tolutanum). Die Blätter sind wechselständig, gefiedert, gefingert, häufig 3zählig, mit Nebenblättern. Die Blüten (Schmetterlingsblüten) sind 5zählig, der Kelch zweilippig, die Krone besteht meist aus sogenannter Fahne, 2 Flügeln u. dem aus 2 verwachsenen Kronblättern gebildeten Schiffchen. Von den 10 Staubblättern sind oft 9 röhrig verwachsen; der Fruchtknoten ist oberständig, einblättrig u. die Frucht meistens eine vielsamige Hülse. Die Fabaceae leben in Symbiose mit Bakterien (Rhizobium), die zur $N_2$-Fixierung fähig sind, weshalb sie auch auf stickstoffarmen Böden gedeihen. In den Samen meist viel Eiweiß u. Stärke (Bohne, Erbse, Linse) od. Öl (Soja, Erdnuß). **Chem. Merkmale:** Chinolizidinalkaloide u. andere Alkaloide, Isoflavone (z.B. Rotenoide*), Saponine, nichtproteinogene, ungewöhnliche Aminosäuren (z.B. Canavanin*), häufig toxische Eiweißkörper (s.a. Lektine) in den Samen (z.B. Phasin*, Abrin*). **Wichtige Gattungen** s. z.B. Abrus, Anagyris, Andira, Anthyllis, Arachis, Aspalathus, Astragalus, Baptisia, Canavalia, Castanospermum, Cyamopsis, Cytisus, Derris, Dipteryx, Galega, Genista, Glycine, Glycyrrhiza, Gymnocladus, Indigofera, Laburnum, Lathyrus, Lens, Lespedeza, Medicago, Melilotus, Mucuna, Myroxylon, Ononis, Phaseolus, Physostigma, Piptadenia, Piscidia, Pisum, Pterocarpus, Robinia, Sophora, Trifolium, Trigonella, Ulex, Vicia.

**Faba de Tonca:** F. Tonco, Semen Tonco; s. Dipteryx odorata.

**Fabae Pichurim:** Pichurimbohnen, Ocotea puchury-major.

**Faba febrifuga:** Semen Ignatii, s. Strychnos ignatii.

**Fabales:** s. Leguminosen.

**Faba Physostigmatis:** Semen Physostigmatis, s. Physostigma venenosum.

**Faba St. Ignatii:** Semen Ignatii, s. Strychnos ignatii.

**Fabiana imbricata** Ruiz. et Pav.: Fam. Solanaceae (Bolivien, Chile, Peru). Stpfl. v. **Herba Fabianae imbricatae**: Summitates Fabianae, Herba Pichi-Pichi, Fabiankraut, Pichi-Pichi-Kraut. **Inhaltsst.:** äther. Öl mit Fabianol, ferner Fabianin (Alkaloid), Scopoletin, Fabiatrin (Glykosid, Zucker. **Anw.:** früher (bzw. in Südamerika) gegen Cystitis, Enuresis, Gonorrhö. **Lignum Fabianae**: Lignum Pichi-Pichi, Pichi-Pichi-Holz. **Inhaltsst.:** Fabianin, Fabiatrin, vgl. Herba F. **Anw.:** wie Herba Fabianae.

**HOM:** *Pichi-Pichi:* getrocknete Zweigspitzen; verord. z.B. b. chron. Blasen- u. Prostataentzündung u. Bandscheibenschäden.

**Fabianakraut:** Herba Fabianae imbricatae, s. Fabiana imbricata.

**Fachinformation:** spezielle Gebrauchsinformation eines Medikamentes für Fachkreise, die der Hersteller eines Fertigarzneimittels auf Anforderung zur Verfügung stellen muß. Die F. eines Fertigarzneimittels enthält neben den auch in der Gebrauchsinformation („Packungsbeilage“) enthaltenen Informationen u.a. auch Angaben zu pharmakologisch-toxikologischen Eigenschaften, Pharmakokinetik, Bioverfügbarkeit, Notfallmaßnahmen bei Überdosierung. Aufbau u. Inhalt der F. sind in §11a AMG geregelt. **Österreich:** s. Austria-Codex-Fachinformation.

**Fachzeitschriften, Pharmazeutische:** s. Pharmazeutische Fachzeitschriften.

**Facies:** Gesicht; F. hippocratica: der Gesichtsausdruck Sterbender; facialis(e): zum Gesicht gehörend.

**Factitius(a, um):** künstlich (z.B. Sal Carolinum factitium, Künstliches Karlsbader Salz).

**Factor VIII coagulationes sanguinis humani cryodesiccatus:** s. Blutgerinnungsfaktor VIII.

**Factor IX coagulationes sanguinis humani cryodesiccatus:** s. Blutgerinnungsfaktor IX.

**FAD:** Flavin-adenin-dinucleotid, Wirkgruppe (prosthetische Gruppe) von vielen Flavinenzymen*. Die Abb. zeigt den Elektronenakzeptor im oxidierten (FAD) u. im reduzierten ($FADH_2$) Zustand; Adenosinmonophosphat u. Riboflavinphosphat sind miteinander durch eine Pyrophosphatbindung verknüpft.

**Fadenpilze:** Hyphomyzeten, Fungi imperfecti, s. Pilze.

**Fadenwürmer:** Nematodes*; vgl. Filarien.

**Faeces:** (Plural v. *lat.* faex, faecis Hefe, Bodensatz) s. Kot.

**Fächerblattbaum:** s. Ginkgo biloba.

**Fäden, Sterile, nicht resorbierbare:** s. Fila non resorbilia sterilia.

**Fällung:** Ausscheidung einer gelösten Substanz durch Zugabe einer anderen Lösung od. eines anderen Lösungsmittels.

**Fällungssalben:** s. Pultiformsalben.

**Fällungstitrationen:** Verfahren der Maßanalyse*, die auf einer Fällungsreaktion beruhen, vor allem die Argentometrie*.

**Färbeindex:** F.I., nicht mehr benutzte, aus Hämoglobinmenge u. Erythrozytenzahl errechne-

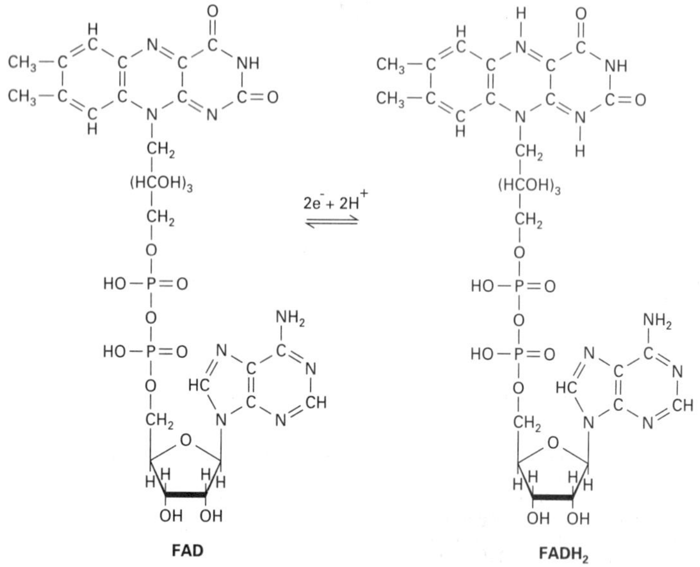


FAD:
FAD und $FADH_2$

te Angabe des Hämoglobingehaltes der Erythrozyten. Ersetzt durch Färbekoeffizient*.

**Färbekoeffizient:** *syn.* $Hb_E$; gibt den Hämoglobingehalt (in pg) der einzelnen Erythrozyten an. Normalwert: 27 bis 34 pg; unter 27 pg hypochrom, über 34 pg hyperchrom. Erniedrigung bei hypochromen (z.B. Eisenmangel, Vit.-$B_6$-Mangelanämie), Erhöhung bei hyperchromen (perniziöser Anämie, Folsäuremangelanämie) Anämien.

**Färbemethode:** Bestimmung der Phasenverteilung, s. Emulsionen.

**Färbemittel:** s. Farbstoffe.

**Färberdistel:** s. Carthamus tinctorius.

**Färberginster:** Genista tinctoria*.

**Färberkrapp:** s. Rubia tinctorum.

**Färberkrautwurzel:** Radix Alkannae, s. Alkanna tuberculata.

**Färberröte:** Krappwurzel, Radix Rubiae, s. Rubia tinctorum.

**Färberwaid:** Isatis tinctoria*.

**Färbung:** Durchtränkung von histologischen od. bakteriologischen Präparaten mit Farbstoffen. F. mit Methylenblau, Fuchsin, Gram-Färbung*, nach Ziehl-Neelsen*, nach Giemsa*. **Färbung von Flüssigkeiten:** Nach dem Ph.Eur.3 erfolgt die Prüfung der Farbstärke einer Flüssigkeit im Bereich der Farben Braun, Gelb u. Rot durch visuelle Vergleiche mit Referenzlösungen.

**Fäulnis:** durch Bakterien bedingter Abbau von Eiweißstoffen.

**Fäulnis-Bakterien:** Aerobe u. anaerobe Bakterien, die durch Abbau von Eiweißstoffen Fäulnis bewirken, wobei Verbindungen wie Indol, Skatol, Phenol u.a., Gase wie $NH_3$, $H_2S$, sowie die Ptomaine* entstehen.

**Faex:** Hefe, Bärme, Lie, Yeast, Hefepilze. Stpfl.: **Saccharomyces cerevisiae** Meyen emend. Hansen, Fam. Saccharomycetaceae (Ascomyzeten, s. Pilze). Sproßpilze, welche die alkoholische Gärung* verursachen; Einzelzellen od. wenigzellige Verbände (die Saccharomycetaceen bilden noch kein echtes Mycel); nur in Kultur bekannt. Es gibt verschiedene Stämme od. Rassen, die f. unterschiedliche Zwecke gezüchtet u. kult. werden, z.B. Weinhefen, Branntweinhefen (ergeben hohen Ethanolgehalt bei der Gärung), Bäckerhefe (Backhefe, bewirkt starke Kohlendioxidentwicklung) sowie obergärige u. untergärige Bierhefe, welche neben der Preßhefe zur Gew. der medizin. Hefe dient; Preßhefe (Germ) besteht meistens aus entwässerter Bäckerhefe (nicht entwässerte Hefe enthält ca. 70% Wasser). Als Stpfl. f. Hefe gilt auch **Candida utilis***; vgl. Torula-Hefe. **Inhaltsst.: 1.** Enzyme: Invertase, Maltase, Amylase usw. (früher als Zymase bezeichneter Enzymkomplex, der bei der alkoholischen Gärung zuckerhaltiger Flüssigkeiten beteiligt ist); **2.** Vitamine: vor allem Vitamin $B_1$, $B_2$ u. $B_6$, Biotin, Folsäure, Pantothensäure, Nicotinsäureamid, Ergosterin (Provitamin $D_2$), Inosit, ferner Orotsäure u. sämtl. essentiellen Aminosäuren, Glutathion; **3.** Nucleinsäuren; **4.** ca. 50% Proteine, 30% Kohlenhydrate (Glucane, Mannane), 1 bis 2% Lecithin, ca. 5% Fett u. ca. 7 bis 8% Mineralsalze (davon die Hälfte Phosphate), auf wasserfreie Hefe bezogen.

**Faex medicinalis (siccata):** Medizinische (Trocken-)Hefe. Ausgewaschene, entbitterte, untergärige Bierhefe; nach ÖAB90 mit Rohrzucker (5 T.) verriebene u. bei 35 – 40°C getrocknete Preßhefe (100 T.); nach Ph.Helv.6 auch von Candida utilis*, Candida-Hefe (nicht sporenbildender Hefepilz). Hellbräunlich, eigenartig (angenehm brotartig) riechendes Pulver, aus toten u. lebenden Zellen bestehend.

**Wirk.:** im wesentlichen auf Vitamin-B-Komplex zurückzuführen (s. Vitamine); ferner hemmt Hefe im Gastrointestinaltrakt u. in der Vagina sowie äuß. die Entwicklung unerwünschter Mikrorganismen (durch Verdrängung), auch eine abführende Wirk. ist vorhanden; soll auch die Phagozytose* steigern. **Anw.** med.: bei Hautkrankheiten (Akne, Ekzeme, Furunkulose), Diabetes mellitus, Anämien, bei Eiweißmangel, Erschöpfungszuständen usw. GED 2.0 g (3mal/d).

**Trockenhefe zur Pillenherstellung:** Faex medicinalis pro pilulis ÖAB90, Faex desenzymata siccata Ph.Helv.6; zur Pillenbereitung darf nur med. Hefe verwendet werden, die 2 h lang im Trockenschrank auf 120°C erhitzt worden ist u. die bei der Gärprobe innerhalb 3 Stdn. keine Gärung hervorruft. **Zuber.:** Extr. Faecis spissum (Hefedickextrakt), Extr. Faecis (Hefeextrakt).

**Faex torula:** s. Torula-Hefe.

**Fäzes:** Faeces (Plural), Fäkalien, s. Kot.

**Fagaceae:** Buchengewächse, Od. Fagales; ca. 900 Arten, davon ca. 30 in Europa; anemogame, einhäusige Laubbäume mit eingeschlechtigen Blüten, männliche Blüten in Kätzchen; die Früchte sind einsamige Nüsse ohne Endosperm, mit Cupula (Fruchtbecher). **Chem. Merkmale:** Gerbstoffe. **Wichtige Gattungen** s. z.B. Castanea, Fagus, Quercus.

**FAGAK:** s. Familien- u. Gehaltsausgleichskasse.

**Fagopyrismus:** s. Fagopyrum esculentum.

**Fagopyrum esculentum** Moench: (Fagopyrum sagittatum Gilib.) Fam. Polygonaceae, Buchweizen, Heidekorn (heim. Nord- u. Ost-Asien, kult. in Europa). **Inhaltsst.:** in der Blüte u. Samenhülle Naphthodianthronderivate, v.a. Fagopyrin (vgl. Hypericin), als Photosensibilisatoren*, die bei Mensch u. Tier Vergiftungserscheinungen (Fagopyrismus) hervorrufen können; im Samen Stärke (bis 50%), fettes Öl (bis 32%), Eiweiß, Kieselsäure, im Kraut bis zu 6% Rutosid* (Rutin). **Anw.:** der Samen u. Stärke der Samen: als Nahrungsmittel; das Kraut zur Rutingewinnung.

**HOM:** *Fagopyrum esculentum* (HAB1.4): frische, vor der Fruchtreife geerntete Pflanze; verord. z.B. b. Haut- u. Schleimhauterkrankungen.

**Fagopyrum tataricum** (L.) Gaertn.: Fam. Polygonaceae, Tatarischer Buchweizen, Französischer Buchweizen (heim. Mittelasien, Sibirien, Himalaja). **Anw.:** wird wie Fagopyrum esculentum* zur Gew. von Rutin (bes. USA) kultiviert.

**Fagus sylvatica** L.: Fam. Fagaceae, Buche, Rotbuche (Westeuropa). Stpfl. v. **Oleum Fagi silvaticae:** Bucheckernöl. **Anw.:** als Speiseöl, in der Margarine- u. Seifenindustrie. Bucheckern (die Samen) enthalten bis zu 45% fettes Öl u. ca. 23% Eiweißstoffe; die Ölpreßkuchen enthalten einen giftigen Wirkstoff, der zu langanhaltenden Durchfällen, Erbrechen u. in größeren Mengen auch zu Krämpfen u. Lähmungserscheinungen führt. Von den Haustieren scheinen Pferde besonders empfindl. zu sein. Das ausgepreßte Öl ist indessen völlig ungiftig. **Oleum Fagi empyreumaticum:** Buchenholzteer, s. Pix Fagi; Buchenholzteerkreosot: s. Kreosot.

**Faham-Tee:** Folia Faham, s. Angraecum fragrans.

**Fahne:** s. Blüte.

**Fahrenheit-Grade:** s. Thermometer.

**Faktor:** bei volumetrischen Lösungen (Maßlösungen), s. Maßlösung.

**Faktor P:** Vitamin P, Permeabilitätsvitamin; veraltete Bezeichnungen f. Flavonoide*.

**Falcarinol:** s. Polyine.

**Falcarinon:** s. Polyine.

**Fallaxrinde:** s. Rhamnus alpinus ssp. fallax.

**Fallbeschleunigung:** Schwerebeschleunigung, Erdbeschleunigung; Symbol g; die Beschleunigung eines im materielosen Raum fallenden Körpers; auf der Erde bei 45° geographischer Breite u. auf Meeresniveau gilt: g = 9.80665 $m/s^2$. Die F. macht sich durch das Gewicht* eines Körpers bemerkbar.

**Fallkrautblüten:** Flores Arnicae, s. Arnica montana.

**Fallsucht:** s. Epilepsie.

**Faltblattstruktur:** s. Proteine.

**Faltentintling:** Coprinus atramentarius, s. Antabuseffekt.

**Falzen:** Ränder dünnwandiger Bleche werden zusammengefügt, wobei sie zunächst so umgebogen werden, daß sie sich ineinanderhaken lassen, dann werden sie zusammengedrückt u. gekröpft.

**Famciclovir** INN: 2[2-(2-Amino-9H-purin-9-yl)ethyl]-1,3-propandiol diacetat, Famvir®; CAS-

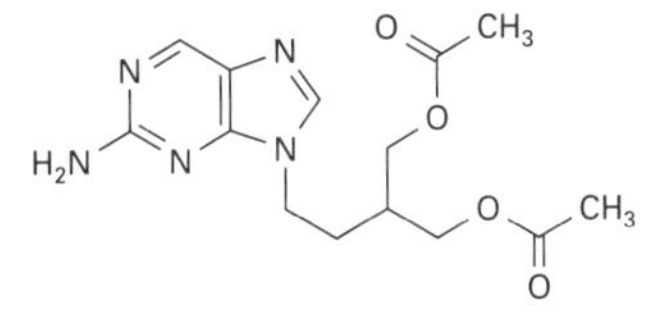

Famciclovir

Nr. 104227-87-4; $C_{14}H_{19}N_5O_4$, $M_r$ 321.34. **Wirk.:** wird nach peroraler Applikation zum aktiven Metaboliten Penciclovir* metabolisiert. **Anw.:** Virostatikum, wirkt gegen Herpes-simplex*-Viren I u. II, Varicella-Zoster-, Epstein-Barr-, Zytomegalie- u. Hepatitis-B-Viren. Zur Frühbehandlung von akutem Herpes zoster. **Nebenw.:** Kopfschmerz u. Übelkeit. Kontraind.: Schwangerschaft u. Stillzeit, Jugendl. unter 18 Jahren; immunsupprimierte Patienten; Dialysepatienten. HWZ 10 bis 20 h. **Übl. Dos.:** Oral: allg. 3mal/d 250 mg.

**Familie:** taxonomische Einheit zwischen Ordnung (ordo) u. Gattung (genus); bei Tieren u. heterotrophen Protisten endet der Familienname auf -idae, bei allen anderen Organismen, so auch bei Pflanzen u. Pilzen, auf -aceae.

**Familien- u. Gehaltsausgleichskasse:** FAGAK; Wohlfahrtseinrichtung bei Apothekerkammern der Bundesrepublik Deutschland, die einen sozialen Ausgleich zwischen älteren u. jüngeren in öffentlichen Apotheken tätigen pharmazeutischen Mitarbeitern sowie solchen mit u. ohne Familie bewirken soll. Die Kasse wird durch bestimmte Beträge dotiert, die der Apothekenleiter je approbierten Mitarbeiter, Apothekerassistenten* u. pharmazeutisch-technischen Assistenten* zahlt. Die Leistungen bestehen aus Dienstalterszulagen ab dem 9. Berufsjahr u. aus Kinderzulagen.

**Famotidin** INN: Famotidinum Ph.Eur.3, 3-{[2-(Diaminomethylenamino)-4-thiazolyl]methylthio}-$N^2$-sulfamoylpropamidin, Pepdul®; CAS-Nr. 76824-35-6; $C_8H_{15}N_7O_2S_3$, $M_r$ 337.43. Schmp. ca. 170°C (Mod.I) bzw. 162°C (Mod.II), jeweils unter Zers. Weißes, krist. Pulver. Sehr schwer lösl. in Wasser u. Ethanol. Schwer lösl. in Methanol, prakt. unlösl. in Ether u. Ethylacetat. **Anw.:** Antiulkusmittel*, Histamin-$H_2$-Rezeptorantagonist (s. Antihistaminikum). **Nebenw.:** wahr-

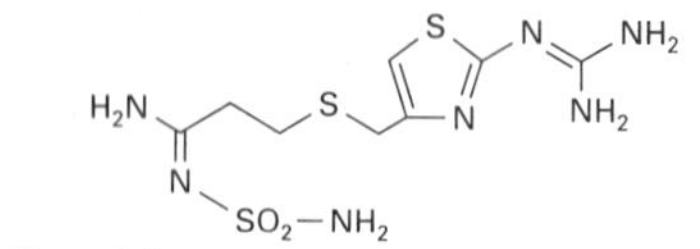

Famotidin

scheinlich geringer als bei den höher zu dosierenden $H_2$-Antagonisten (s. Cimetidin). HWZ ca. 3 h. Übl. Dosis: 0.04 g/d.

**Famprofazon** INN: 4-Isopropyl-2-methyl-3-{[N-methyl-N-(α-methylphenethyl)amino]methyl}-1-phenyl-3-pyrazolin-5-on; CAS-Nr. 22881-

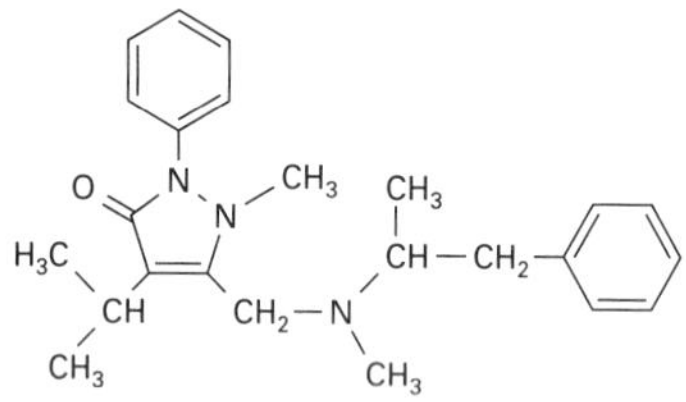

Famprofazon

35-2; $C_{24}H_{31}N_3O$, $M_r$ 377.51. **Anw.:** Analgetikum, Antipyretikum meist in Kombination mit anderen Analgetika, soll schwach sympathomimetisch wirken. **Übl. Dos.:** oral, bis zu 3mal 25-50 mg/d.

**Famvir®:** s. Famciclovir.

**Fango:** Mineralschlamm zu Bädern (Eifel, Battaglia), enthält neben organischen Substanzen Calcium-, Aluminium-, Eisen-, Magnesiumsalze. In Mullsäckchen eingenäht dient er als *Fangopackung*, wegen seines Wärmespeichervermögens u.a. zur Behandlung rheumatischer Beschwerden.

**Fannings:** s. Camellia sinensis.

**Fansidar®:** Kombination von Sulfadoxin* u. Pyrimethamin*; s. Antimalariamittel.

**Fantaschale:** s. Patene.

**FAO:** Abk. f. Food and Agriculture Organization, Ernährungs- u. Landwirtschaftsorganisation der UNO. Aufgaben: verbesserte Erzeugung u. Verteilung von Nahrungsmitteln etc.

**Farad:** F, SI-Einheit f. d. elektr. Kapazität; ein Leiter besitzt die Kapazität von 1 F, wenn er durch d. Elektrizitätsmenge 1 Coulomb (C) auf d. Spannung 1 Volt (V) aufgeladen wird: F = C/V. (Faraday, Michael 1791 bis 1861, Prof. d. Chemie, London).

**Faraday-Gesetz:** s. Coulometrie.

**Faradisation:** Farado-Therapie, *med.* Behandlung mit faradischen Strömen, d.h. Induktionsströmen.

**Farblacke:** Buntpigmente. Synthetische, wasserunlösliche organische Farbpigmente, aus wasserlöslichen sauren Farbstoffen mit Metallsalzen (Al-, Ca-Salze) od. organischen Verbindungen in Anwesenheit von geeignetem feinem, unlöslichem Substrat (Al-Oxidhydrat, Kieselsäure) auf diesem ausgefällt (aufgezogen). Neben den anorganischen Farbpigmenten auch in Kombination mit diesen häufig zur Färbung pharmazeutischer Präparate, z.B. Tabletten, Dragees, Filmtabletten u. Suppositorien herangezogen.

**Farbstoffe:** Färbemittel. Für F., die zur Färbung von Arzneimitteln verwendet werden, gibt es strenge gesetzliche Regelungen. Es müssen je nach den Zielmärkten nationale und/oder internationale Listen der zugelassenen Lebensmittel- bzw. Arzneimittelfarbstoffe beachtet werden. Die bekanntesten Listen sind die FDC (Food, Drug and Cosmetic Colors) sowie die DC-Liste der FDA*. Die DC-Liste enthält nur die für externe Zubereitungen zugelassenen F. In der BRD gilt für Arzneimittel die Arzneimittelfarbstoffverordnung*. Es gibt heute praktisch kaum mehr Farbstoffe, die weltweit ohne Einschränkungen zugelassen sind; vgl. Lebensmittelzusatzstoffe. **Anw.:** in der Pharmazie zur Identifizierung, als Warnfärbung für nicht zur peroralen Einnahme bestimmte Zubereitungen, zur Homogenitätskontrolle. Aus pharmazeutisch-technologischer Sicht unterscheidet man lösliche, nicht lösliche (Pigmente wie Titandioxid, Eisenoxidfarbstoffe u. Aluminiumlacke) sowie natürliche F. Synth. wasserlösliche Farbstoffe haben meist anionischen Charakter. Nichtlösliche Farbstoffe haben den Vorteil, daß sie beim Trocknen von Dragéedecken keine scheckigen Überzüge verursachen. Aluminiumlacke werden aus löslichen Farbstoffen durch Bindung an Aluminiumhydroxid erhalten. Die natürlichen Farbstoffe, z.B. die öllöslichen Carotinoide od. Chlorophyll, bringen bei der Anwendung oft beträchtliche Stabilitätsprobleme mit sich.

**Farctil®:** s. Octacain.

**Fareston®:** s. Toremifen.

**Farfara:** s. Tussilago farfara.

**Farfarae folium:** s. Tussilago farfara.

**Farial®:** s. Indanazolin.

**Farina:** lat. Mehl.

**Farina Amygdalarum:** Mandelkleie, der Preßrückstand bei der Gew. des fetten Mandelöls, Oleum amygdalarum (s. Prunus dulcis). **Anw.:** in der Kosmetik (Waschcremen) u. Parfümerie.

**Farina Lini:** Placenta Seminis Lini, s. Linum usitatissimum.

**Farinzucker:** unreiner, gelb-braun gefärbter Zucker, Abfallprodukt bei der Zuckerraffination (zu Bäckereien, z.B. zu Honigkuchen verwendet).

**Farmorubicin®:** s. Epirubicin.

**Farn(e):** s. Pteridophyta.

**Farnesol:** 3,7,11-Trimethyl-2,6,10-dodecatrien-1-ol; $C_{15}H_{26}O$, $M_r$ 222.4. Aliphatischer Sesquiterpenalkohol, Strukturformel (von Farnesylphosphat) s. Sesquiterpene. Farbloses, nach Maiglöckchen riechendes Öl, in äther. Ölen (in Flores Tiliae, Flor. Convallariae u.a.). **Anw.:** in der Parfümerie.

**Farnextrakt:** s. Extractum Filicis maris.

**Farnhaare:** Paleae haemostaticae, s. Cibotium barometz.

**Farnochinon:** Vitamin $K_2$, s. Vitamine.

**Farnpflanzen:** samenlose Gefäßpflanzen; **Farne** (im engeren Sinn), Filicatae; s. Pteridophyta.

**Farnwurzel:** Rhizoma Filicis, s. Dryopteris filix-mas.

**Faselrübe:** s. Bryonia-Arten.

**Faserbanane:** s. Musa textilis.

**Fasercellulose:** s. Cellulosepulver.

**Faserproteine:** s. Skleroproteine.

**Faserzellschicht:** Faserschicht, s. Endothezium.

**Faszikularkambium:** faszikuläres Kambium, Leitbündelkambium; (im Gegensatz zum interfaszikulären Kambium) innerhalb eines Leitbündels gelegenes Kambium*.

**Faulbaumextrakt:** s. Extractum Frangulae.

**Faulbaumfluidextrakt:** s. Extractum Frangulae fluidum.

**Faulbaumgewächse:** s. Rhamnaceae.

**Faulbaumrinde:** Cortex Frangulae, s. Rhamnus frangula.

**Faulbaumrinde, Amerikanische:** Cortex Rhamni purshiani, s. Rhamnus purshianus.

**Favismus:** Bohnenkrankheit, besondere Form des erblichen Glucose-6-phosphatdehydrogenase-Mangels; s. Glucose-6-phosphatdehydrogenase.

**Favistan®:** s. Thiamazol.

**Favorskii-Umlagerung:** α-Halogenketone lagern sich beim Erhitzen unter basischer Katalyse zu Carbonsäuren mit der gleichen Zahl von Kohlenstoffatomen um. Cyclische α-Halogenketone bilden unter Ringverengung Carbonsäuren (s. auch Wallach-Reaktion); z.B. liefert 2-Chlor-cyclohexanon Cyclopentan-carbonsäure.

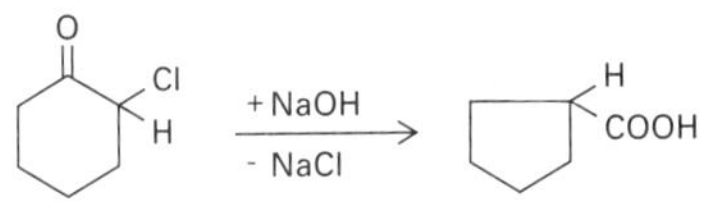


2-Chlor-cyclohexanon Cyclopentancarbonsäure

Favorskii-Umlagerung: Bildung von Cyclopentan-carbonsäure als Beispiel

**Favus:** Erbgrind, Kopfgrind, Pilzgrind, eine ansteckende Pilzkrankheit (Dermatomykose, s. Pilzkrankheiten), meist auf die behaarte Kopfhaut beschränkt.

**Fc:** Abk. f. (frz.) fragment crystalline; Fc-Teil, s. Immunglobuline.

**FCKW:** Abk. f. Fluor-Chlor-Kohlenwasserstoffe, s. Treibgase.

**FD:** Froschdosis, vgl. Digitalis.

**FDA:** Food and Drug Administration, die f. das Lebens- u. Arzneimittelwesen zuständige Behörde der USA, Sitz Washington DC.

**Fe:** *chem.* Eisen*.

**Feathering:** (engl., im Sinne von Federn rupfen) Abschälmethode, graphisches Abschälen (*engl.* peeling-off) zusammengesetzter Exponentialfunktionen; Methode zur Bestimmung der Resorptionsgeschwindigkeitskonstanten aus der Blutspiegelkurve* bei extravasaler Applikation. Dazu verwendet man die halblogarithmische Blutspiegelkurve u. verlängert die absteigende Gerade der Elimination bis zur Ordinate. Das Abschälen besteht darin, daß man f. einige Zeitpunkte die Differenz zwischen extrapolierten u. gemessenen Werten bildet. Es entsteht die Resorptionsgerade, aus deren Steigung die Geschwindigkeitskonstante der Resorption ermittelt wird.

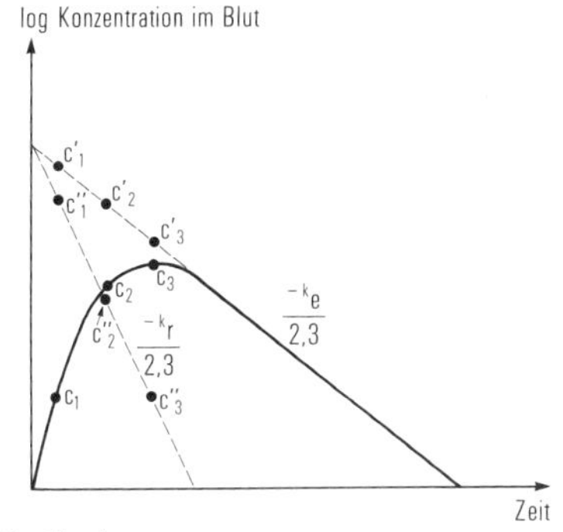


Feathering: Abschälmethode von Blutspiegel-Zeit-Kurven im halblogarithmischen Raster zur Bestimmung der Resorptionsgeschwindigkeitskonstante $k_r$

**Febrifugin:** β-Dichroin; $C_{16}H_{19}N_2O_3$, $M_r$ 301.34. Schmp. 140°C bzw. 156°C (polymorph). Chinazolinalkaloid aus Hydrangea-Arten (Hortensien, Fam. Hydrangeaceae) u. Dichroa febrifuga*.

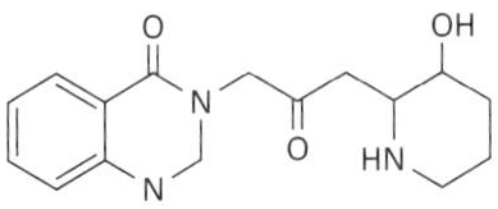


Febrifugin

**Febrifugum(a):** (veraltete) Bez. f. (hauptsächl. pflanzliche) fiebersenkendes (Cortex Salicis, s.a. Antipyretika) od. vor Fieber schützendes Mittel wie pflanzliche Diaphoretika sowie Pflanzen mit (meist zweifelhafter) unspezifischer Wirk. auf das Immunsystem. Beispiele: Baptisia tinctoria, Chionanthus virginicus, Echinacea angustifolia, Eucalyptus globulus, Sideritis Arten, Stachys recta, Dichroa febrifuga etc.

**Febrilis:** Fieberhaft.

**Febris:** Fieber*. **F. intermittens:** aussetzendes Fieber, Wechselfieber, Malaria; **F. remittens:** Nachlassendes F.; **F. recurrens:** Rückfallfieber (s. Borrelia); **F. continua:** Gleichmäßiges Fieber (von gleichbleibender Höhe).

**Febuprol** INN: 1-Butoxy-3-phenoxy-2-propanol, Valbil®; CAS-Nr. 3102-00-9; $C_{13}H_{20}O_3$, $M_r$ 224.3. Farbloses Öl. **Anw.:** Choleretikum; Nebenwirkung: leichte Durchfälle; Kontraind.: 1. Trimenon der Schwangerschaft, Stillzeit, Magen- od. Darmerkrankungen.

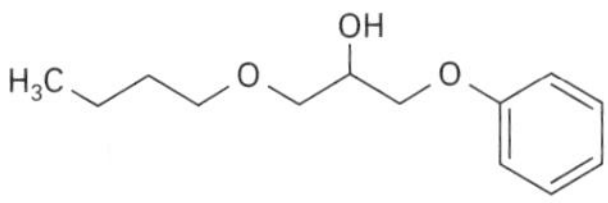


Febuprol

**Federalaun:** Alumen plumosum, s. Asbest.

**Fédération Internationale Pharmaceutique:** s. F.I.P.

**Federharz:** s. Kautschuk.

**Federweiß:** Federalaun, Alumen plumosum, s. Asbest.

**Fedia:** s. Valepotriate.

**Fedrilat** INN: (1-Methyl-3-morpholinopropyl)-tetrahydro-4-phenyl-2H-pyran-4-carboxylat; CAS-Nr. 23271-74-1; $C_{20}H_{29}NO_4$. **Anw.:** Antitussivum, bei akuter u. chronischer Bronchitis (in Kombination mit Tetracyclinhydrochlorid). Gebräuchl. ist auch Fedrilathydrogenmaleat.

**Feedback-Mechanismus:** Art der Signalübertragung bei der biologischen Stoffwechselregula-

**Fehlerrechnung**
Werte für t und $t/\sqrt{n}$

Tab.2

| Anzahl n der Einzelwerte | 1-σ-Regel P = 68.3% | | 3-σ-Regel P = 99.73% | | P = 95% | | P = 99% | |
|---|---|---|---|---|---|---|---|---|
| | t | $t/\sqrt{n}$ | t | $t/\sqrt{n}$ | t | $t/\sqrt{n}$ | t | $t/\sqrt{n}$ |
| (2) | (1.8) | (1.3) | (235) | (166) | (12.7) | (9.0) | (64) | (45) |
| 3 | 1.32 | 0.76 | 19.2 | 11.1 | 4.30 | 2.5 | 9.92 | 5.73 |
| 4 | 1.20 | 0.60 | 9.2 | 4.6 | 3.18 | 1.6 | 5.84 | 2.92 |
| 5 | 1.15 | 0.51 | 6.6 | 3.0 | 2.78 | 1.24 | 4.60 | 2.06 |
| 6 | 1.11 | 0.45 | 5.5 | 2.3 | 2.57 | 1.05 | 4.03 | 1.65 |
| 7 | 1.09 | 0.41 | 4.9 | 1.85 | 2.45 | 0.92 | 3.71 | 1.40 |
| 8 | 1.08 | 0.38 | 4.5 | 1.6 | 2.37 | 0.84 | 3.50 | 1.24 |
| 9 | 1.07 | 0.36 | 4.3 | 1.4 | 2.31 | 0.77 | 3.36 | 1.12 |
| 10 | 1.06 | 0.34 | 4.1 | 1.29 | 2.26 | 0.72 | 3.25 | 1.03 |
| 20 | 1.02 | 0.23 | 3.4 | 0.77 | 2.09 | 0.47 | 2.86 | 0.64 |
| 30 | 1.02 | 0.19 | 3.3 | 0.60 | 2.05 | 0.37 | 2.76 | 0.50 |
| 50 | 1.01 | 0.14 | 3.16 | 0.45 | 2.00 | 0.28 | 2.78 | 0.38 |
| 100 | 1.00 | 0.10 | 3.10 | 0.31 | 2.00 | 0.20 | 2.62 | 0.26 |
| 200 | 1.00 | 0.07 | 3.04 | 0.22 | 1.97 | 0.14 | 2.60 | 0.18 |
| über 200 | 1.00 | 0.00 | 3.00 | 0.00 | 1.96 | 0.00 | 2.58 | 0 |

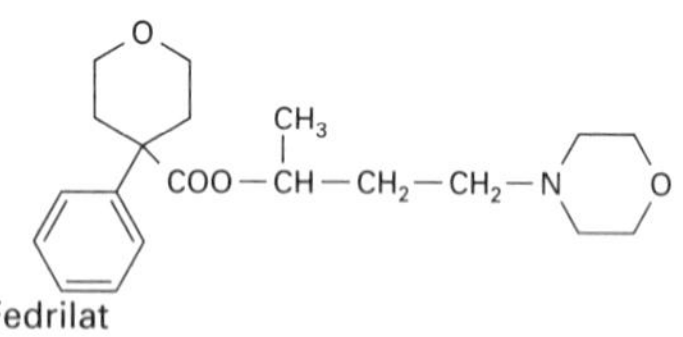

Fedrilat

tion, bei der Metaboliten die Signale sind. Ein Feedback-Mechanismus ist eine Kontrollmöglichkeit von Enzymen, die sich auf die Enzymaktivität, die Enzymsynthese u. den Enzymabbau erstreckt. Als F.-Regulation wird eine *positive* od. *negative* Rückkoppelungskontrolle verstanden: ein positives Feedback kann die Förderung der Aktivität od. Synthese eines Enzyms od. mehrerer Enzyme einer Reaktionskette durch ein Endprodukt bedeuten, ein negatives Feedback eine irgendwie geartete Endprodukthemmung. Der F.-M. ist wie andere Mechanismen Bestandteil der intrazellulären Stoffwechselregulation.

**Fehlerrechnung:** Bei der Bestimmung einer physikalischen Größe od. der Durchführung einer Analyse kann i.a. nicht erwartet werden, daß der sich ergebende Wert gleich dem wahren Wert ist. Daher ist es wichtig, einen Hinweis über die Genauigkeit bzw. Zuverlässigkeit der Meßergebnisse in Form einer Fehlerangabe anzubringen. (Ohne diese ist z.B. die Angabe eines Mittelwertes oft sinnlos.) Die F. gilt nur f. zufällige Fehler, die mit gleicher Wahrscheinlichkeit positive u. negative Werte annehmen u. mit Hilfe der Statistik abgeschätzt werden können. Sie gilt nicht f. systematische Fehler, verursacht durch immer im gleichen Sinne wirkende Mängel der Meßmethode. Sie gilt ebenfalls nicht f. persönliche Fehler, die durch die Neigung des Beobachters, immer im gleichen Sinne etwas unkorrekt abzulesen, entstehen können. **Mittelwert** u. **Standardabweichungen:** Wenn n Messungen derselben Größe (z.B. Dichte eines Arzneistoffes) durchgeführt wurden u. alle Einzelmessungen untereinander gleichwertig (d. h. normalverteilt) sind, dann ist der wahrscheinlichste Wert der gemessenen Größe der arithmetische Mittelwert:

$\bar{x} = \Sigma x/n$

Die Standardabweichung s läßt sich dann auf folgende Weise berechnen:

$$s = \sqrt{\frac{\Sigma(x-\bar{x})^2}{(n-1)}}$$

Dabei ist zu beachten, daß s nur ein Schätzwert der wahren Standardabweichung σ ist, die aus einer sehr großen (theoretisch unendlichen) Zahl von Einzelmessungen (Grundgesamtheit) ermittelt wird.

**Fehlerrechnung** Tab.1

| Fehler in den Grenzen ±k·σ | Statistische Sicherheit P |
|---|---|
| 0.675·σ | 50.0 % |
| 1.00 ·σ | 68.3 % |
| 1.64 ·σ | 90.0 % |
| 1.96 ·σ | 95.0 % |
| 3.00 ·σ | 99.7 % |
| 3.29 ·σ | 99.9 % |
| 4.00 ·σ | 99.99% |

Die **Standardabweichung** ist eine statistische Güteziffer f. das Meßverfahren u. besagt im Einzelfall ledigl., daß bei einer in der Regel vorliegenden Zufallsverteilung (Normalverteilung*) 68.3% aller Meßwerte innerhalb des Streubereichs von ±σ um den Mittelwert liegen. Will man die Ergebnisse mit einer größeren statistischen Sicherheit angeben, so muß der Bereich auf k·σ vergrößert werden. P sollte dann immer auch angegeben werden; s. Tab.1.

**Vertrauensbereich des Mittelwertes:** Der Vertrauensbereich (Mutungs- od. Konfidenzbereich) des Mittelwertes gibt die Grenzen zu einem gefundenen Wert xQUER an, innerhalb derer sich der wahre Wert mit einer gegebenen statistischen Sicherheit P befindet. Der Vertrauensbereich VB kann nach der folgenden Gleichung berechnet werden:

$$VB = \pm t \cdot s/\sqrt{n}$$

Der Faktor t (t-Verteilung nach Student, s. Student-Verteilung) hängt von der gewählten statistischen Sicherheit P u. der Anzahl n der Meßwerte (bzw. der Freiheitsgrade*) ab; s. Tab. 2.

**Darstellung eines Endergebnisses E** unter Angabe des Vertrauensbereichs VB:

$$E = \bar{x} \pm VB = \bar{x} \pm s \cdot t/\sqrt{n}$$

Als Maß f. den relativen, zufälligen Fehler wird häufig auch der relative VB (prozentuale VB) angegeben.

**Fehling-Reagenz: Fehling-Lösung**, zum qualitativen u. quantitativen Nachw. von reduzierenden Zuckern u. Aldehyden z.B. im Harn (vgl. Tollens-Lösung), ist alkal. Kupfertartratlsg. u. besteht aus den beiden folgenden Lösungen: **I.** Lsg. von 7 g reinem krist. Kupfersulfat in Wasser zu 100 mL. **II.** Lsg. von 35 g Kaliumnatriumtartrat (Seignettesalz) u. 10 g Natriumhydroxid in Wasser zu 100 mL. Beide Lösungen werden getrennt aufbewahrt u. erst unmittelbar vor der Probe zu gleichen Teilen gemischt. Ein **modifiziertes F.**, nur aus 1 Lsg. bestehend, setzt sich aus 2 g Kupfersulfat, 10 g Triethanolamin, 5 g Kaliumhydroxid u. dest. Wasser ad 100 g zusammen. Die Reaktion beruht auf der Reduktion von Kupferhydroxid, wobei Kupfer(I)-oxid ($Cu_2O$) als feinkörniger gelbroter, kupferroter od. rotbrauner Ndschlg. ausfällt. (Fehling, Hermann von, Prof. f. Chemie, Stuttgart 1811 bis 1885).

**Fehlkorn:** Begriff aus der Siebtechnik. Die in der Praxis durchgeführten Absiebungen verlaufen nie so vollkommen, daß eine absolute Trennung von Grob u. Fein in bezug auf die Sieböffnung erfolgt, sondern der über das Sieb sich bewegende Grobkornanteil, auch Siebrückstand, Siebüberlauf, Siebgrobes genannt, enthält immer noch Feines als **Unterkorn**, u. im durch die Sieböffnungen tretenden Feinkorn, auch Siebdurchgang, Siebunterlauf, Siebfeines genannt, finden sich u.U. gröbere Teile als sog. **Überkorn**. Ist der Anteil an Unterkorn zu groß, ist die Siebung als Klassierverfahren ungeeignet. Das Auftreten von Überkorn hat seine Ursache in ungleichmäßiger Kornform. Längliche Partikeln können sich während des Siebvorganges aufrichten u. durch eine Sieböffnung fallen. Besonders schwierig abzusieben ist das **Grenzkorn**, das größte Korn, das gerade noch durch die Siebmaschen fällt, auch Trennkorngröße genannt, deren Abmessungen sich denen der Sieböffnungen so sehr nähern, daß es sich festsetzen kann. Unterkorn u. Überkorn werden gemeinsam als F. bezeichnet. Je kleiner die Menge an F., desto schärfer ist die Trennung.

**Feigen:** Caricae, s. Ficus carica.

**Feigenbaum:** s. Ficus carica.

**Feigensirup, Zusammengesetzter:** s. Sirupus Caricae compositus.

**Feigwarze:** Kondylom*.

**Feigwurz:** Ranunculus ficaria, s. Ranunculus-Arten.

**Feinbürette:** Bürette von ca. 60 cm Länge, die 10 mL Flüss. faßt u. deren Skala in 1/50 mL eingeteilt ist. Die Abflußvorrichtung der Feinbürette muß so beschaffen sein, daß ca. 40 Tr. 1 mL entsprechen; s. Büretten, Maßanalyse.

**Fekrumeter:** Gerät zur Bestimmung des wahren Volumens $V_p$ (s. Porosität) einer bekannten Masse eines Schüttgutes. Das Meßprinzip beruht auf dem Boyle-Mariotte-Gesetz* ($p \cdot V$ = const.). Durch die in der Meßkammer A (Anhängeglas) durch die vorhandene Pulverprobe kleinere Luftmenge sinkt die Manometerflüssigkeit in einem angeschlossenen U-Rohr nicht so stark ab wie bei leerer Meßkammer. Das F. ist vor der ersten Messung mit verschiedenen Mengen Wasser in der Meßkammer zu kalibrieren.

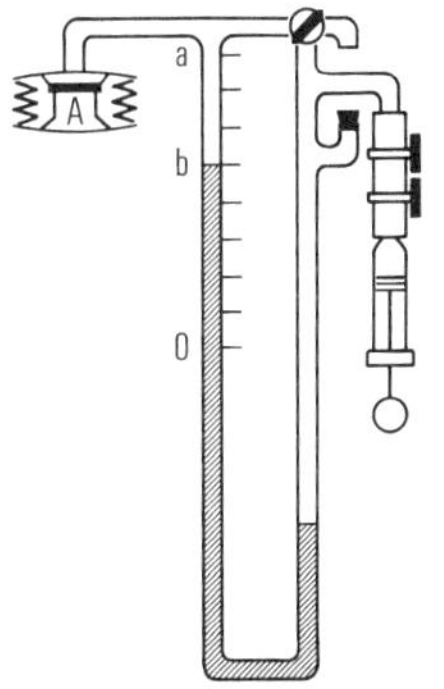


Fekrumeter: Das in der Meßkammer A befindliche Pulver senkt den Spiegel der Manometerflüssigkeit von a auf b; bei leerer Meßkammer fällt der Spiegel auf 0 [71]

**Fel:** (*syn.* Bilis) Galle*. **Fel Tauri:** Fel Bovis, Rindergalle, Ochsengalle; bräunl.-grüne, schleimige Flüss. von eigentümlichem Geruch u. außerordentl. bitterem Geschmack. D. 1.018 bis 1.028 (15°C). **Best.:** Gallensäuren, Gallenfarbstoffe (Bilirubin, Biliverdin), Cholesterol, Lecithin, Fette, Harnstoff, Mineralstoffe [NaCl; $Ca_3(PO_4)_2$, $FePO_4$]. **Fel Tauri inspissatum:** Eingedickte Ochsengalle. **Fel Bovis depuratum:** Gereinigte Rindergalle, Fel Tauri depuratum siccum, Gereinigte u. getrocknete Ochsengalle, Extr. Fellis Bovis. **Off.:** ÖAB90. 1 T. Extrakt entspricht 10 T. frischer Galle (es sind alle Bestandteile der Galle enthalten, die in konz. Ethanol lösl. sind). **Anw.:** zur Substitution bei Gallen-, Lebererkrankungen; vielfach in Arzneispezialitäten, zus. mit Verdauungsenzymen. **Dos.:** 0.2 – 0.5 g. Anstelle der Galle werden auch oft die reinen Gallensäuren eingesetzt, die f. die cholagoge Wirk. der Galle verantwortlich sind.

**HOM:** *Fel Tauri* (HAB1.3): frische Rindergalle; verord. z.B. b. Leber- u. Gallenleiden.

**Felbamat** INN: 2-Phenyl-1,3-propandioldicarbamat, Taloxa®; CAS-Nr. 25451-15-4; $C_{11}H_{14}N_2O_4$, $M_r$ 238.24. Strukturformel vgl. mit Meprobamat.

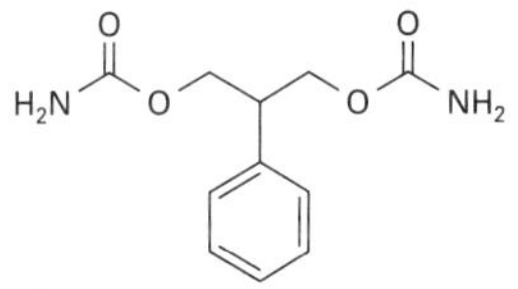


Felbamat

**Anw.:** Antiepileptikum, zur Kombinationsbehandlung bei Erwachsenen u. Kindern über 4 Jahren mit Lennox-Gastaut-Syndrom (Form einer generalisierten Epilepsie*). **Nebenw.:** aplast. Anämie, Leberfuntionsstörungen, Übelkeit etc. Kontraind.: Bluterkrankungen, Leberfuntionsstörungen, Schwangerschaft u. Stillzeit, Patienten unter 4 u. über 65 Jahren. HWZ 15 bis 23 h. **Übl. Dos.:** Oral: über 14 Jahre anfangs 0.6 bis 1.2 g 2-3mal/d, Steigerung bis max. 3.6 g/d (in 3 bis 4 Einzelgaben); zwischen 4 u. 14 Jahren anfangs 2- bis 3mal/d 7.5 – 15 mg/kg KG, Steigerung bis max. 45 mg/kg KG tgl. (in 3 bis 4 Einzelgaben; jedoch max. 3.6 g).

**Felbinac** INN: 1,1-Biphenyl-4-essigäure, Dolinac®, Target®; CAS-Nr. 5728-52-9; $C_{14}H_{12}O_2$, $M_r$

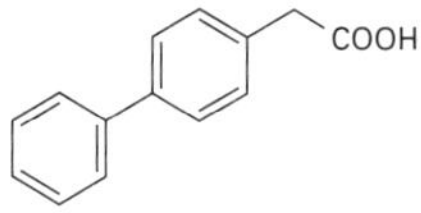


Felbinac

212.25. Schmp. 164-165°C aus Diethylether. Weißes, krist. Pulver. p$K_s$ 3.9. **Wirk.** u. **Anw.:** nichtsteroidales Antiphlogistikum* zur topischen, symptomat. Behandlung enzündl. Erkrankungen des Bewegungsapparates, Weichteilverletzungen, Arthrosen der Kniegelenke. **Nebenw.:** lokale Erytheme, Dermatitis etc. Kontraind.: Schwangerschaft u. Stillzeit; Anw. bei Kleinkindern. HWZ 10 bis 17 h. **Übl. Dos.:** Topikal: 3%iges Gel 2- bis 4mal/d einreiben (entspr. 1 bis 2 g F.).

**Fel Bovis:** Fel Tauri, s. Fel.

**Felden®:** s. Piroxicam.

**Feldgarbe:** s. Achillea millefolium.

**Feldkamillen:** Flores Chamomillae, s. Chamomilla recutita.

**Feldkümmel:** Quendel, Herba Serpylli, s. Thymus serpyllum.

**Feldmannstreu:** Eryngium campestre, s. Eryngium-Arten.

**Feldmohnblüten:** Flores Rhoeados, s. Papaver rhoeas.

**Feldthymian:** s. Thymus serpyllum.

**Feldwinde:** s. Convolvulus arvensis.

**Felicur®:** s. Phenylpropanol.

**Felodipin** INN: Felodipinum Ph.Eur.3, 4-(2,3-Dichlorphenyl)-1,4-dihydro-2,6-dimethyl-3,5-pyridindicarbonsäureethylmethylester, Munobal®, Plendil®; CAS-Nr. 72509-76-3; $C_{18}H_{19}CL_2NO_4$, $M_r$ 384.3. Weißes, krist. Pulver. Prakt. unlösl. in Wasser. Leicht lösl. in Aceton, Ethanol u. Methanol. **Strukturformel** s. Nifedipin. Schmp. 145°C. **Wirk.** u. **Anw.:** Antihypertonikum; Calciumantagonist mit langsamer Eliminationsgeschwindigkeit. **Nebenw.:** Beinödeme, Flush, Kopfschmerzen. **Übl. Dos.:** 1mal/d 5 mg.

**Felsenmoos:** s. Carrageen.

**Felypressin** INN: Phe2-Lys8-vasopressin, 2-(Phenylalanin)-8-lysinvasopressin; CAS-Nr. 56-59-7; $C_{46}H_{65}N_{13}O_{11}S_2$, $M_r$ 1040.26. **Anw.:** Vasokonstriktor; vergleichbar mit Vasopressin*, allerdings geringere antidiuretische u. koronargefäßkonstriktorische Wirk. als dieses. **Übl. Dos.:** Parenteral: Gewebsinfiltration: 2 bis 5 I.E. in 2 bis 50 mL isotonischer NaCl-Lsg.; Zusatz zur Lokalanästhesie: 5 bis 10 I.E. in 30 bis 100 mL; Ösophagus-Varizenblutung: Infusion i.v. 10 I.E. in 200 mL; Blutersatz bei Kollaps: 10 I.E. in 500 mL.

**Femara®:** s. Letrozol.

**Femidom®:** Frauenkondom, Kondom für die Frau; vgl. Antikonzeptionelle Mittel.

**Feminell:** s. Crocus sativus.

**Femovan®:** s. Gestoden.

**Fempress®:** s. Moexipril.

**Femto:** s. f.

**Femur:** Oberschenkel, Oberschenkelknochen; femoralis, zum O. gehörend.

**Fenamate:** s. Analgetikum(a).

**Fenbufen** INN: 3-(4-Biphenyl-carbonyl)propionsäure, Lederfen®; CAS-Nr. 36330-85-5; $C_{16}H_{14}O_3$, $M_r$ 254.29. Schmp. ca. 180°C; poly-

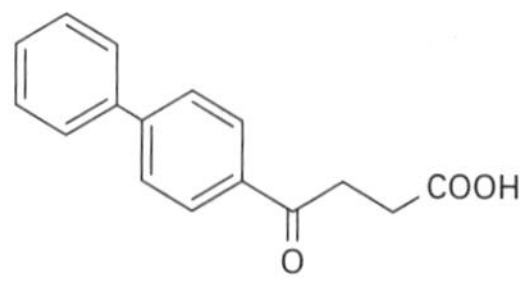


Fenbufen

morph. **Anw.:** Analgetikum, Antiphlogistikum, Antirheumatikum. HWZ 10 bis 12 h. **Übl. Dos.:** Oral: 400-600 mg/d. **Nebenw.:** ähnl. Ibuprofen*.

**Fenbutrazat** INN: 2-(3-Methyl-2-phenylmorpholino)ethyl-2-phenylbutyrat; CAS-Nr. 4378-36-

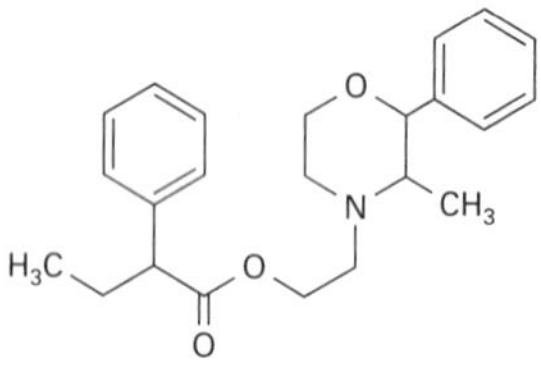


Fenbutrazat

3; $C_{23}H_{29}NO_3$, $M_r$ 367.47. Sdp. 235-240°C (6.7 Pa). Lösl. in Methanol. **Anw.:** Zentrales Stimulans, Appetitzügler*; in Ausnahmefällen u. nur kurzzeitig bei Übergewichtigkeit, rascher Ermüdbarkeit, depressiven Verstimmungszuständen; in Kombination mit Phenmetrazin*. Gebräuchl. ist auch Fenbutrazathydrochlorid.

**Fencamfamin** INN: N-Ethyl-3-phenyl-8,9,10-trinorbornan-2-amin, 3-Phenyl-N-ethyl-2-norbornanamin, 2-Ethylamino-3-phenylnorcamphan,

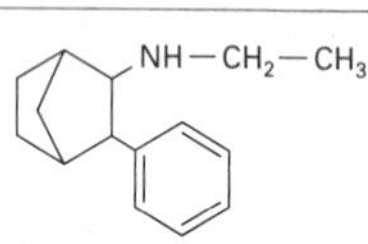


Fencamfamin

Fencamphamin; CAS-Nr. 1209-98-9; $C_{15}H_{21}N$, $M_r$ 215.33. Sdp. 128-131°C (1.333 Pa). **Anw.:** psychotropes Energetikum (Weckamin*) mit geringer Kreislaufwirkung bei Übelkeit u. depressiven Zuständen. **Übl. Dos.:** Oral: 1- bis 2mal 0.01 g/d. Gebräuchl. ist auch Fencamfaminhydrochlorid.

**Fencarbamid** INN: Penacarbamid, S-(2-Diethylaminoethyl)diphenylthiocarbamat; CAS-Nr. 3735-90-8; $C_{19}H_{24}N_2OS$, $M_r$ 328.49. Schmp. 48-49°C. Sdp. 120-126°C (1.4 Pa). Prakt. unlösl. in Wasser; leicht lösl. in Methanol, Ether, Chloroform; lösl. in Petrolether. **Anw.:** Analgetikum, Spasmolytikum, Anticholinergikum. Gebräuchl. ist auch Fencarbamidnapadisilat.

**Fenchel: Bitterer F.:** s. Foeniculum vulgare

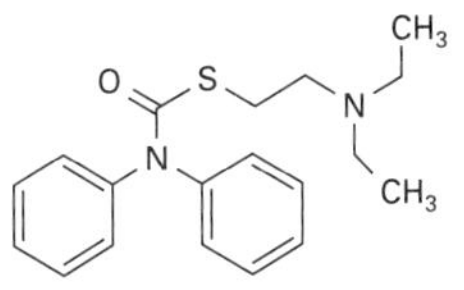
Fencarbamid

ssp. vulgare var. vulgare; **Süßer F.:** Römischer, Kretischer F., s. Foeniculum vulgare ssp. vulgare var. dulce.

**Fenchelholz: Fenchelholrinde**, s. Sassafras albidum var. molle.

**Fenchelöl:** Oleum Foeniculi, s. Foeniculum vulgare ssp. vulgare var. dulce.

**Fenchelwasser:** s. Aqua Foeniculi.

**Fenchon: D-Fenchon**, (1S,4R)-1,3,3-Trimethylbicyclo[2.2.1]heptan-2-on; $C_{10}H_{16}O$, $M_r$ 152.2.

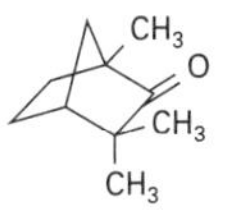
Fenchon:
D-Fenchon

Schmp. 6°C. Sdp. 193°C. D. 0.947. Farbloses, campherartig riechendes Öl, mit Campher* isomer. Reagenz Ph.Eur.3. Nat. im Fenchelöl. **L-Fenchon:** nat. im Thujaöl.

**Fendilin** INN: 3,3-Diphenyl-N-(1-phenylethyl)-propylamin, Phenazaxan, Sensit®; CAS-Nr.

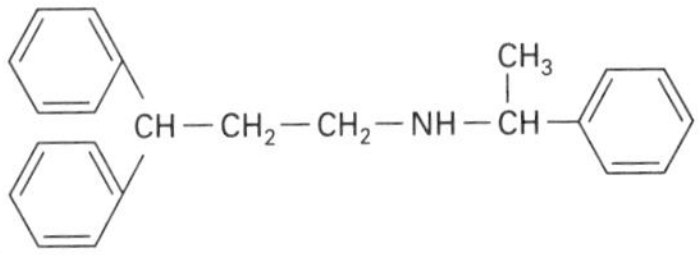
Fendilin

13042-18-7; $C_{23}H_{25}N$, $M_r$ 315.46. Sdp. 206-210°C (40 Pa). **Anw.:** Calciumantagonist, Koronartherapeutikum; zur Nachbehandlung des Herzinfarktes. HWZ 20 h. **Übl. Dos.:** Oral: 2- bis 3mal 0.05 g/d.

**Fendilinhydrochlorid:** Schmp. 192-205°C; polymorph.

**Fendizoas, Fendizoat:** chem. Kurzbez. f. o-[(2'-Hydroxy-4-biphenylyl)-carbonyl]-benzoat.

**Fenetyllin** INN: 1,3-Dimethyl-7-[2-(α-methylphenethylamino)ethyl]-2,6-(1H,3H)-purindion, 7-{2-[(α-Methylphenethyl)amino]ethyl}theophyllin, N-[β-(7-Theophyllinyl)-ethyl]-amphetamin, Captagon®; CAS-Nr. 3736-08-1; $C_{18}H_{23}N_5O_2$, $M_r$ 341.40. Ein Theophyllinderivat von Amphetamin*. **Anw.:** zentrales Stimulans (Weckamin*). Ind.: bei durch schwere Erkrankungen, Schädeltraumen, Alter u.a. bedingten Antriebsstörungen, ferner bei Narkolepsie u. hyperkinetischen Verhaltensstörungen bei Kindern. **Nebenw.:** Herzklopfen, -rhythmusstörungen, Erregungszustände; Abhängigkeit vom Amphetamin*-Typ. HWZ 1.5 h. **Übl. Dos.:** Oral: 2- bis 3mal 0.025 g/d.

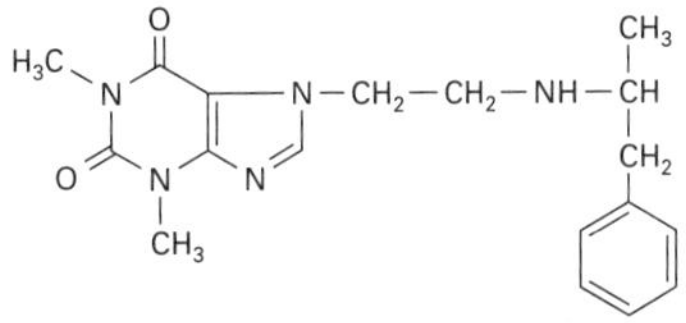
Fenetyllin

**Fenetyllinhydrochlorid:** Schmp.232-237°C; polymorph.

**Fenfluramin** INN: DL-Fenfluramin, N-Ethyl-α-methyl-3-(trifluormethyl)phenethylamin, 1-(3-Trifluormethylphenyl)-2-ethylaminopropan, Phenfluramin, 3-Trifluormethyl-ethylamphet-

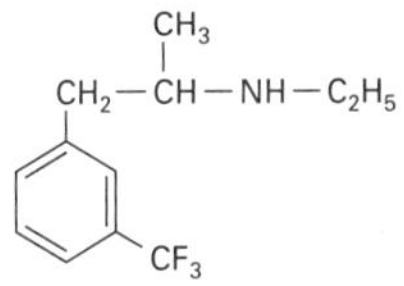
Fenfluramin

amin, Ponderax®; CAS-Nr. 458-24-2; $C_{12}H_{16}F_3N$, $M_r$ 231.27. Sdp. 108-112°C (1.6 kPa, freie Base). **Anw.:** Appetitzügler*; Sympathomimetikum, in therapeutischen Dosen ohne zentralstimulierendem Effekt. Ind.: Übergewichtige mit kardiovaskulären Erkrankungen bzw. Beschwerden im Bereich der Wirbelsäule, Diabetes mellitus* Typ II. **Nebenw.:** Übelkeit, Durchfall, Kopfschmerzen, Sedation, Mundtrokkenheit, Müdigkeit, Schlafstörungen, hämolytische Anämie. HWZ 20 h. **Übl. Dos.:** Oral: 2mal 0.02 g/d, mögliche Steigerung auf 3mal 0.04 g/d; Kinder von 6-8 Jahren: 1mal 0.02 g/d. Gebräuchl. ist Fenfluraminhydrochlorid; vgl. Dexfenfluramid.

**Fenipentol** INN: α-Butylbenzylalkohol; 1-Phenylpentanol; CAS-Nr. 583-03-9; $C_{11}H_{16}O$, $M_r$

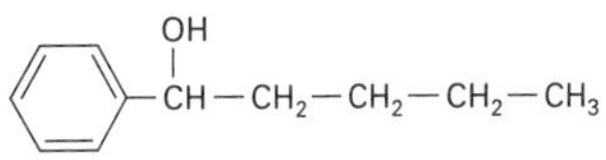
Fenipentol

164.25. Sdp. 123-124°C (1.5996 kPa). $n_D^{20°C}$ 1.5112. Mischbar mit organischen Lösungen prakt. unlösl. in Wasser. **Anw.:** Choleretikum*, Spasmolytikum. Kontraind.: schwere Gallen- u. Lebererkrankungen. **Übl. Dos.:** Oral: 3mal 0.2 g/d nach den Mahlzeiten.

**Fenistil®:** s. Dimetinden.

**Fenitrothion:** *O,O*-Dimethyl-*O*-(3-methyl-4-nitrophenyl)thiophosphat; CAS-Nr. 122-14-5; $C_9H_{12}NO_5PS$, $M_r$ 277.2. Cholinesteraseinhibitor. **Anw.** techn.: Insektizid; s. Schädlingsbekämpfungsmittel (Tab.).

**Fenofibrat** INN: Isopropyl-2-[4-(4-chlorbenzoyl)phenoxy]-2-methylpropionat, Procetofen, Lipanthyl®; CAS-Nr. 49562-28-9; $C_{20}H_{21}ClO_4$, $M_r$ 360.8. **Anw.:** Senkung des Serum-Lipidspiegels, s.a. Lipidsenker. **Übl. Dos.:** Oral: 0.2-0.4

 

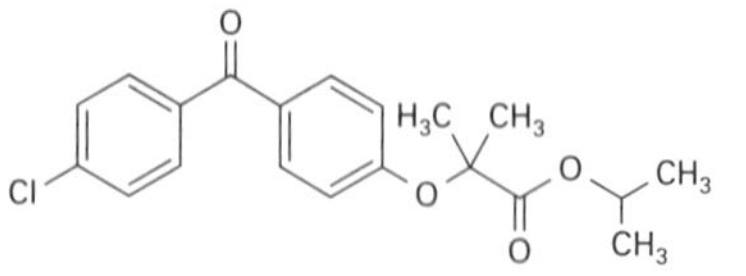

Fenofibrat

g/d in 2 geteilten Dosen. Nebenw., Wechselw., Kontraind.: s. Clofibrat.

**Fenoprofen** INNv: (±)-DL-3-Phenoxyhydratropasäure, 2-(3-Phenoxyphenyl)propionsäure, Feprona®; CAS-Nr. 31879-05-7; $C_{15}H_{14}O_3$, $M_r$ 242.28. **Strukturformel** s. Analgetika. Sdp. 168-171°C (146.66 Pa). $n_D^{25°C}$ 1.5742. Viskose Flüss. $pK_s$ 4.5. **Anw.:** Analgetikum, Antipyretikum, Antiphlogistikum. HWZ 1.5 bis 3 h. **Übl. Dos.:** Oral: 3- bis 4mal 0.3 g/d. **Nebenw.:** wie Ibuprofen*, sowie Stevens-Johnson-Syndrom. Gebräuchl. ist auch Fenoprofen-Calcium.

**Fenoterol** INN: 3,5-Dihydroxy-α-[(4-hydroxy-α-methylphenethyl)aminomethyl]benzylalkohol, 1-(3,5-Dihydroxyphenyl)-2-{[1-(4-hydroxyphenyl)-

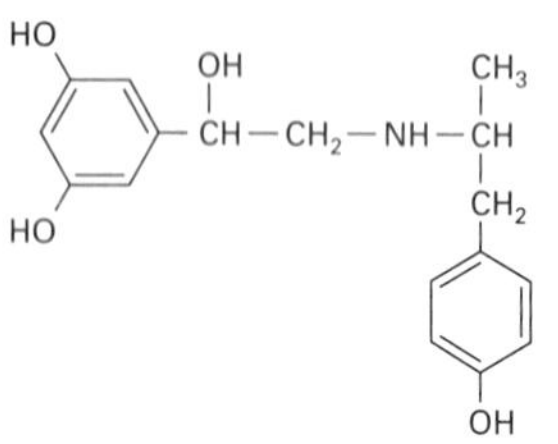

Fenoterol

2-propyl]amino}ethanol, Berotec®; CAS-Nr. 13392-18-2; $C_{17}H_{21}NO_4$, $M_r$ 303.47. **Anw.:** Bronchodilatator, bei spastischer Bronchitis u. Asthma bronchiale, Tokolytikum; β-Sympathomimetikum. **Nebenw.:** Herzklopfen, Tremor. HWZ 3.2 h.

**Fenoterolhydrobromid:** Fenoteroli hydrobromidum Ph.Eur.3; $C_{17}H_{22}BrNO_4$, $M_r$ 384.3. Weißes, krist. Pulver. Lösl. in Wasser u. Ethanol.

**Fenoxazolin** INN: 2-(2-Isopropylphenoxymethyl)-2-imidazolin, Phenoxazolin, Snup®; CAS-Nr. 4846-91-7; $C_{13}H_{18}N_2O$, $M_r$ 218.29. **Anw.:** Vaso-

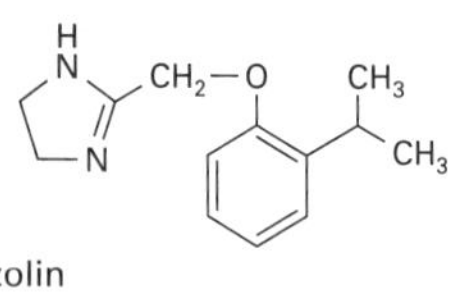

Fenoxazolin

konstriktor, α-Sympathomimetikum. Ind.: lokal bei Schnupfen, Heuschnupfen, Nasennebenhöhlenentzündung. **Nebenw.:** s. Oxymetazolin. **Übl. Dos.:** Intranasal: Tropfen, Spray 0.1%; f. Kinder 0.05%.

**Prednazolin** INN: eine Molekülverbindung (1:1) von F. mit Prednisolon; CAS-Nr. 6693-90-9. Gebräuchl. ist auch Fenoxazolinhydrochlorid.

**Fenpipramid** INN: Phenpipramid, 2,2-Diphenyl-4-piperidinobutyramid; CAS-Nr. 77-01-0; $C_{21}H_{26}N_2O$, $M_r$ 322.43. Schmp. 188°C. **Anw.:** Spasmolytikum, Parasympatholytikum. Vgl. Fenpiveriniumbromid. Gebräuchl. ist auch Fenpipramidhydrochlorid.

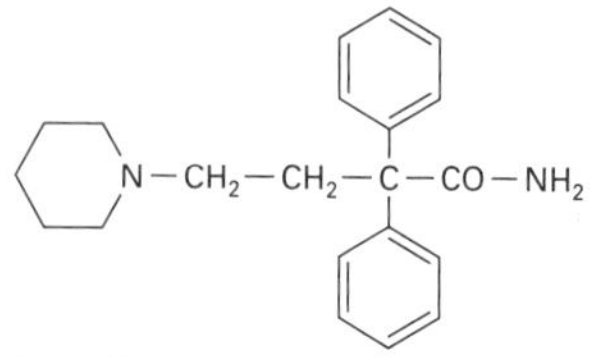

Fenpipramid

**Fenpiveriniumbromid** INN: Fenpiverinii bromidum, 1-(3-Carbamoyl-3,3-diphenylpropyl)-1-methylpiperidinium-bromid; CAS-Nr. 125-60-0;

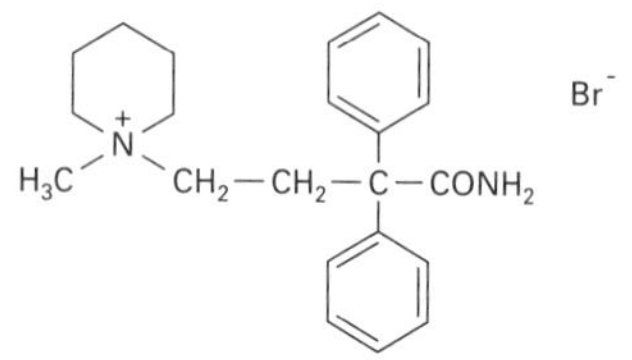

Fenpiveriniumbromid

$C_{22}H_{29}BrN_2O$, $M_r$ 417.41. Schmp. 177.5-178.5°C bzw. 216-216.5°C (polymorph). Leicht lösl. in Wasser. **Anw.:** Spasmolytikum; Ind.: zus. mit Analgetika bei Koliken der Gallen- u. Harnwege. Gebräuchl. ist auch Fenpiverinium.

**Fenproporex** INN: 3-[(1-Phenyl-2-propyl)amino]propionitril; CAS-Nr. 15686-61-0; $C_{12}H_{16}N_2$, $M_r$ 188.3. **Anw.:** Appetitzügler* bei nahrungsbeding-

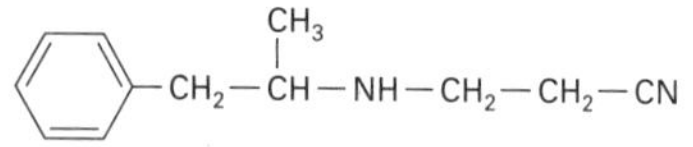

Fenproporex

ter Übergewichtigkeit nur in Ausnahmefällen; *Suchtgefahr!* **Übl. Dos.:** Oral: 2- bis 3mal 0.1 g/d vor den Mahlzeiten; Kinder über 12 Jahre: 2mal 0.1 g/d.

**Fenproporexhydrochlorid:** Schmp. 145-151°C; polymorph.

**Fensterglas:** s. Glas.

**Fentanyl** INN: N-(1-Phenethyl-4-piperidyl)propionanilid; Phentanyl; CAS-Nr. 437-38-7; $C_{22}H_{28}N_2O$, $M_r$ 336.46. Schmp. 83-84°C. Weiße Körner od. weißes, glänzendes krist. Pulver, geruchlos, bitterer Geschmack. **Anw.:** Analgetikum zur Neuroleptanalgesie* in Kombination mit einem Neuroleptikum; analgetische u. atemdepressorische Wirk. sehr stark, Wirkungsdauer extrem kurz. **Nebenw.:** längere Anw. führt zur *Abhängigkeit;* weitere Nebenw. wie Morphin*. Mit Atropin können vagale Effekte des F. wie Bradycardie verhindert, ev. auftretende Muskel-

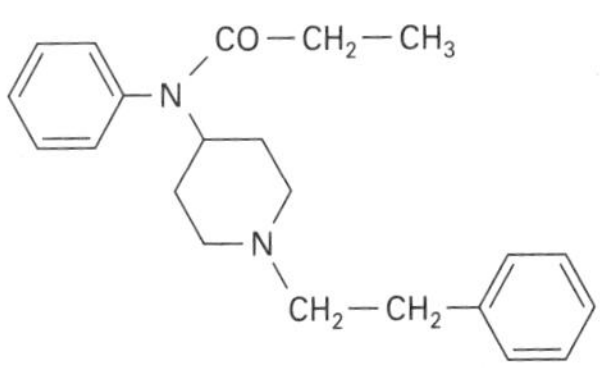

Fentanyl

steifheit durch ein Muskelrelaxans gemildert werden. HWZ 2 bis 4 h. Gebräuchl. ist auch Fentanyldihydrogencitrat.

**Fentiazac** INN: 4-(4-Chlorphenyl)-2-phenyl-5-thiazol-essigsäure, Norvedan®; CAS-Nr. 18046-21-4; $C_{17}H_{12}ClNO_2S$, $M_r$ 329.8. Schmp. 161-162°C. Farblose Nadeln. **Anw.:** Antirheumatikum, Antiphlogistikum. **Nebenw.:** gastrointestinale Störungen. **Übl. Dos.:** 200 mg/d.

**Fenticlor** INN: 4,4'-Dichlor-2,2'-thiodiphenol, Antimyk®; CAS-Nr. 97-24-5; $C_{12}H_8Cl_2O_2S$, $M_r$

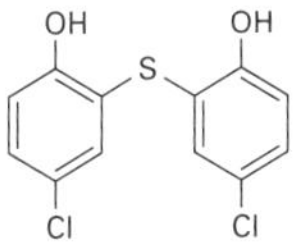

Fenticlor

287.18. Weißes geruchloses, krist. Pulver. Schmp. 175°C aus Toluol. Lösl. in wäßrigen NaOH-Lösungen, Ethanol, heißem Benzol; prakt. unlösl. in Wasser. **Anw.:** Antimykotikum; bei Dermatophyten- u. Candida-Infektionen von Haut u. Schleimhaut. **Nebenw.:** Photosensibilisierung der Haut. **Übl. Dos.:** Topikal: Salbe, Hautlösung: 5%. Gebräuchl. ist auch Fenticlordiacetat.

**Fenticonazol** INN: (±)-1-{(2,4-Dichlor-β-[4-(phenylthio)benzyloxy]-phenethyl)}imidazol,

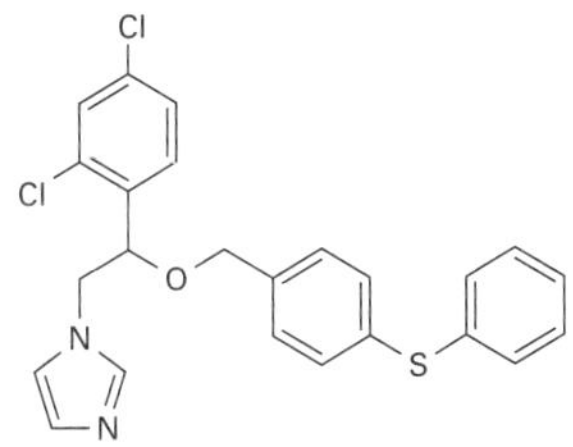

Fenticonazol

Lomexin®; CAS-Nr. 72479-26-6; $C_{24}H_{20}Cl_2N_2OS$, $M_r$ 455.40. **Wirk.:** fungistatisch u. in hohen Konz. fungizid durch Hemmung der Lanosterol-Demethylase der Pilzzelle, dadurch werden Ergosterol u. andere 14-Methylsterole statt des physiolog. Ergosterols in die Zytoplasmamembran eingelagert; **Anw.:** lokales Antimykotikum; bei Pilzerkrankungen der Haut u. Infektionen durch Dermatophyten u. Hefen. **Nebenw.:** Erythembildung, Jucken, Brennen etc. Kontraind.: Anw. an der Brust während der Stillzeit, Schwangerschaft; Anw. bei Kleinkinder u. Säuglinge. **Übl. Dos.:** Topikal: 2%ige Creme od. Lsg. 1- bis 2mal/d dünn auf die Haut auftragen. **Fenticonazolnitrat:** CAS-Nr. 73151-29-8; $C_{24}H_{20}Cl_2N_2OS \cdot HNO_3$, $M_r$ 518.42. Schmp. 136°C. Weißes, krist. Pulver. Leicht lösl. in Dimethylformamid, Ethanol, Methanol, Chloroform. Wenig lösl. in Wasser, Ethylether. $pK_s$ 6.54.

**Fentoniumbromid** INN: Fentonii bromidum, 8-(4-Phenylphenacyl)-3α-[(-)-tropoyloxy]-1αH, 5αH-tropanium-bromid; CAS-Nr. 5868-06-4; $C_{31}H_{34}BrNO_4$, $M_r$ 564.53. Schmp. 203-205°C unter Zers. $[\alpha]_D^{23°C}$ -5.68° (c = 5 in DMF). $[\alpha]_D^{25°C}$ -4.7° (c = 5 in DMF). **Anw.:** Anticholinergikum, Ulkustherapeutikum. *Nicht mehr im Handel.*

**Fenton-Reaktion:** Methode zur Herst. v. α-Ketosäuren aus α-Hydroxysäuren durch Oxidation mit Wasserstoffperoxid u. Eisen(II)-sulfat (Fenton-Reagenz).

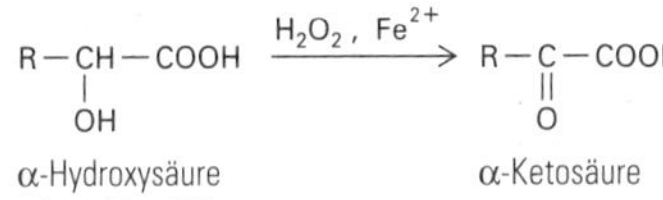

Fenton-Reaktion

**Fentrinol**®: s. Amidephrinmesilat.

**Fenvalerat:** [(*RS*)-α-Cyano-3-phenoxybenzyl]-(*RS*)-2-(4-chlorophenyl)-3-methylbutyrat; CAS-Nr. 51630-58-1; $C_{25}H_{22}ClNO_3$, $M_r$ 419.9. **Anw. techn.:** Insektizid, Akarizid; s. Schädlingsbekämpfungsmittel (Tab.).

**Fenyramidol** INN: Phenyramidol, 1-Phenyl-2-(2-pyridylamino)ethanol, α-(2-Pyridylaminomethyl)benzylalkohol; CAS-Nr. 553-69-5; $C_{13}H_{14}N_2O$,

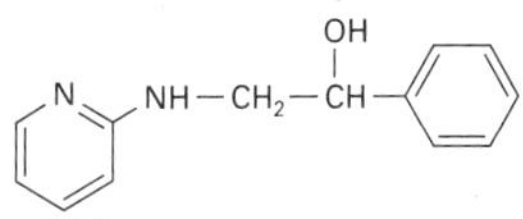

Fenyramidol

$M_r$ 214.26. Schmp. 82-85°C aus verdünntem Methanol. **Anw.:** Muskelrelaxans, Analgetikum. **Übl. Dos.:** Oral: 2- bis 3mal 0.4 g/d. Parenteral: i.m. 1mal 0.8 g/d. Rektal: 1- bis 2mal 0.8 g/d. **Nebenw.:** Gastro-intestinale Störungen, Müdigkeit, Hauterscheinungen, Blutdruckabfall. Wechselw.: kann Wirk. von Cumarinderivaten, Antidiabetika* u. Phenytoin* vermindern. Gebräuchl. ist auch Fenyramidolhydrochlorid.

**Feprazon** INN: Prenazon, 4-(3-Methyl-2-butenyl)-1,2-diphenyl-3,5-pyrazolidindion, Zepelin®; CAS-Nr. 30748-29-9; $C_{20}H_{20}N_2O_2$, $M_r$ 320.4. Schmp. 156.5°C. Leicht lösl. in Ethanol, Ether, unlösl. in Wasser. **Anw.:** Antirheumatikum. **Nebenw.:** gastrointestinale Störungen (Hyperazidität, Aufstoßen), Schwindel. **Übl. Dos.:** 400 mg/d.

**Feprona**®: s. Fenoprofen.

**Fer:** Ferrum, Eisen*.

**Fermentation:** Fermentierung (*lat.* fermentum Sauerteig, Gärung), durch Enzyme* (Fermente) bewirkte chem. Umwandlung bzw. Zerlegung bestimmter Stoffe (biochem. Reaktionen), spez. Gärung. Bei der Fermentierung pflanzlicher Stoffe (Tee, Kakao, Tabak, Kaffee usw.) wirken wahrscheinlich in d. Pflanzen enthaltene Enzyme u.

Mikroorganismen zusammen. Vielfach werden Enzyme künstlich zugesetzt, um eine kräftigere u. schnellere F. zu erreichen.

**Fermentdiagnostik:** s. Enzymdiagnostik.

**Fermente:** s. Enzyme.

**Fermentieren:** s. Fermentation.

**Fermentum Kefir:** s. Kefir.

**Fermium:** (Eka-Erbium) Fm, 3wertig, OZ 100; 1953 entdecktes Element, 1954 gew. (mit Einsteinium) bei der Einw. von Neutronen auf metall. Plutonium ($^{239}_{94}Pu$) sowie bei der Beschießung von $^{238}_{92}U$ mit Sauerstoffkernen (benannt nach dem ital. Forscher u. Nobelpreisträger Enrico Fermi); mind. 18 Isotope.

**Fermoserum:** s. Immunsera f. Menschen.

**Fernambukholz:** Lignum Fernambuci, s. Caesalpinia echinata.

**Ferrate:** Verbindungen mit komplexen Anionen u. Eisen als Zentralatom (z.B. Kaliumhexacyanoferrat(III); $K_3[Fe(CN)_6]$); im engeren Sinn die Salze der (hypothetischen) Eisensäure $H_2FeO_4$.

**Ferredoxine:** sind Eisen-Schwefel-Proteine mit niedriger relativer Molmasse. Sie fungieren als Elektronenüberträger zwischen Enzymsystemen, ohne eigene Enzymaktivität zu haben. F. sind an zahlreichen Stoffwechselreaktionen beteiligt. So nehmen 8-Fe-Ferredoxine u. 4-Fe-Ferredoxine an vielen Elektronenübertragungsprozessen in Photosynthese- u. Gärungsbakterien teil. 2-Fe-Ferredoxine haben Bedeutung f. Grünalgen u. höhere Pflanzen. Sie wirken als Elektronentransferkatalysatoren bei der zyklischen u. nichtzyklischen Photophosphorylierung*.

**Ferretab®:** s. Eisen(II)-fumarat.

**Ferret-Durchmesser:** s. Korngrößenanalyse.

**Ferriacetat:** s. Eisen(III)-acetat.

**Ferriammoniumcitrat, Braunes:** s. Ammoniumeisen(III)-citrat.

**Ferriammoniumcitrat, Grünes:** s. Ammoniumeisen(III)-citrat.

**Ferriammoniumcitrat mit arsenigsaurem Ammonium:** s. Ammoniumeisen(III)-citrat mit Ammoniumarsenit.

**Ferriammoniumsulfat:** s. Ammoniumeisen-(III)-sulfat.

**Ferriarsenit:** s. Eisen(III)-arsenit.

**Ferribromidlösung:** s. Eisen(III)-bromidlösung.

**Ferrichlorid:** s. Eisen(III)-chlorid.

**Ferrichloridlösung:** s. Eisen(III)-chlorid.

**Ferricitrat:** s. Eisen(III)-citrat.

**Ferricyankalium:** Kalium ferricyanatum, s. Kaliumhexacyanoferrat(III).

**Ferriferrocyanid:** s. Berliner Blau.

**Ferriglycerophosphat:** s. Eisen(III)-glycerophosphat.

**Ferrihämoglobin:** s. Methämoglobin.

**Ferrihämoglobinbildner:** s. Methämoglobinbildner.

**Ferrihypophosphit:** s. Eisen(III)-phosphinat.

**Ferrikakodylat:** s. Eisen(III)-kakodylat.

**Ferrikalium cyanatum rubrum:** Kalium ferricyanatum, s. Kaliumhexacyanoferrat(III).

**Ferrimalat:** s. Eisenmalat.

**Ferrinitrat:** s. Eisen(III)-nitrat.

**Ferrioxid:** s. Eisen(III)-oxid.

**Ferri oxydatum cum Saccharo liquidum:** s. Eisenzucker, Flüssiger.

**Ferri oxydum saccharatum liquidum:** s. Eisenzucker, Flüssiger.

**Ferripeptonat:** s. Eisenpeptonat.

**Ferriphosphat:** s. Eisen(III)-phosphat.

**Ferripyrophosphat:** s. Eisen(III)-diphosphat.

**Ferrirhodanid:** s. Eisen(III)-thiocyanat.

**Ferrisaccharat:** s. Eisenzucker.

**Ferristen:** Abdoscan®. F. besteht aus magnet. Eisenoxidkristallen, die in die Oberfläche von polymeren Teilchen eingelagert sind. **Anw.:** Kontrastmittel für die Magnetresonanztomographie. **Nebenw.:** Obstipation, gelegentl. Erbrechen u. Diarrhöe. Kontraind.: Perforationen u. intestinale Obstruktionen des Gastrointestinaltraktes; entzündl. Darmerkrankungen, Anw. bei Kindern u. Jugendl. **Übl. Dos.:** Oral: 0.2 g für das obere u. 0.4 g für das gesamte Abdomen; Einahme je 0.1 g F. mit 300 mL Wasser, jeweils in 30min. Abstand vor der Untersuchung.

**Ferrisulfat:** s. Eisen(III)-sulfat.

**Ferrisulfocyanid:** s. Eisen(III)-thiocyanat.

**Ferritin:** ein eisenhaltiges Protein, das sich in der Darmschleimhaut, in der Milz, im Knochenmark u. in der Leber findet u. das durch Anlagerung von 3wertigem Eisen an den Eiweißkörper Apoferritin entsteht (Geh. ca. 23% Eisen). Speicherung u. Abgabe alimentären (mit Nahrung in den Darm gelangten) Eisens. Eisen ist im F. als basisches Eisen(III)-phosphat enthalten; Eisen-Vorrat: 16% v. ges. Körperbestand.

**Ferri-Verbindungen:** Eisen(III)-Verbindungen.

**Ferro-Ammoniumsulfat:** s. Ammoniumeisen-(II)-sulfat.

**Ferroarsenat:** s. Eisen(II)-arsenat.

**Ferrocarbonat:** s. Eisen(II)-carbonat.

**Ferrocarbonat, Zuckerhaltiges:** Eisen(II)-carbonat, zuckerhaltiges, s. Eisen(II)-carbonat.

**Ferrochlorid:** s. Eisen(II)-chlorid.

**Ferrocyankalium:** Kalium ferrocyanatum, s. Kaliumhexacyanoferrat(II).

**Ferrocyanwasserstoffsäure:** s. Hexacyanoeisen(II)-säure.

**Ferrohypophosphit:** s. Eisen(III)-phosphinat.

**Ferroin:** Redoxindikator, s. Phenanthrolinhydrochlorid.

**Ferroiodid:** s. Eisen(II)-iodid.

**Ferrokalium cyanatum flavum:** s. Kaliumhexacyanoferrat(II).

**Ferrolaktat:** s. Eisen(II)-lactat.

**Ferrometrie:** Verfahren der Maßanalyse*, bei dem mit Eisen(II)-Maßlösung titriert wird. Dabei wird Fe(II) zu Fe(III) oxidiert. Die F. eignet sich u.a. zur Bestimmung von Chrom u. Vanadium.

**Ferrophosphat:** s. Eisen(II)-phosphat.

**Ferrosi gluconas:** s. Eisen(II)-gluconat.

**Ferrosi sulfas:** s. Eisen(II)-sulfat.

**Ferrosulfat:** s. Eisen(II)-sulfat.

**Ferrosulfid:** s. Eisen(II)-sulfid.

**Ferrosum gluconicum:** s. Eisen(II)-gluconat.

**Ferrosum sulfuricum heptahydricum:** s. Eisen(II)-sulfat.

**Ferrosum sulfuricum sesquihydricum:** s. Eisen(II)-sulfat.

**Ferro-Verbindungen:** Eisen(II)-Verbindungen.

**Ferrum:** s. Eisen.

**Ferrum aceticum:** s. Eisen(III)-acetat.

**Ferrum albuminatum:** s. Eisenalbuminat.

**Ferrum albuminatum solutum:** s. Liquor Ferri albuminati.

**Ferrum arseniato-citricum ammoniatum:** s. Ammoniumeisen-(III)citrat mit Ammoniumarsenit.

**Ferrum arsenicicum:** s. Eisen(II)-arsenat.

**Ferrum arsenicosum:** s. Eisen(III)-arsenit.

**Ferrum borussicum:** s. Berliner Blau.

**Ferrum bromatum:** s. Eisen(II)-bromid.

**Ferrum carbonicum:** s. Eisen(II)-carbonat.
**Ferrum chloratum:** s. Eisen(III)-chlorid.
**Ferrum citricum ammoniatum fuscum:** s. Ammoniumeisen(III)-citrat.
**Ferrum citricum ammoniatum viride:** s. Ammoniumeisen(III)-citrat.
**Ferrum citricum oxydatum:** s. Eisen(III)-citrat.
**Ferrum cyanatum:** s. Berliner Blau.
**Ferrum gluconicum:** s. Eisen(II)-gluconat.
**Ferrum glycerinophosphoricum:** s. Eisenglycerophosphat.
**Ferrum hydrogenio reductum:** s. Eisen, reduziertes.
**Ferrum hypophosphorosum oxydatum:** s. Eisen(III)-phosphinat.
**Ferrum hypophosphorosum oxydulatum:** s. Eisen(II)-phosphinat.
**Ferrum in filis pro analysi:** Eisendraht zur chem. Analyse.
**Ferrum iodatum:** s. Eisen(II)-iodid.
**Ferrum kakodylicum:** s. Eisen(III)-kakodylat.
**Ferrum lacticum:** s. Eisen(II)-lactat.
**Ferrum malicum:** s. Eisenmalat.
**Ferrum metallicum:** s. Eisen.
**Ferrum muriaticum:** s. Eisen(III)-chlorid.
**Ferrum nitricum:** s. Eisen(III)-nitrat.
**Ferrum oxychloratum:** s. Eisenchlorid, Basisches.
**Ferrum oxydato-oxydulatum:** s. Magnetit.
**Ferrum oxydatum cum Saccharo:** s. Eisenzucker.
**Ferrum oxydatum fuscum:** s. Eisen(III)-hydroxid.
**Ferrum oxydatum hydricum:** s. Eisen(III)-hydroxid.
**Ferrum oxydatum rubrum:** s. Eisen(III)-oxid.
**Ferrum oxydulatum nigrum:** s. Eisenmohr.
**Ferrum peptonatum:** s. Eisenpeptonat.
**Ferrum perchloratum:** s. Eisen(III)-chlorid.
**Ferrum phosphoricum oxydatum:** s. Eisen(III)-phosphat.
**Ferrum phosphoricum oxydulatum:** s. Eisen(II)-phosphat.
**Ferrum picrinicum:** s. Eisen(II)-pikrat
**Ferrum pomatum:** s. Eisenmalat.
**Ferrum porphyrisatum:** s. Eisenpulver.
**Ferrum pulveratum:** s. Eisenpulver.
**Ferrum pyrophosphoricum:** s. Eisen(III)-diphosphat.
**Ferrum pyrophosphoricum cum Ammonio citrico:** s. Eisen(III)-diphosphat mit Ammoniumcitrat.
**Ferrum reductum:** s. Eisen, Reduziertes.
**Ferrum rhodanatum:** s. Eisen(III)-thiocyanat.
**Ferrum sesquibromatum solutum:** s. Eisen(III)-bromidlösung.
**Ferrum sesquichloratum cristallisatum:** s. Eisen(III)-chlorid.
**Ferrum sidereum:** s. Eisen.
**Ferrum sulfuratum:** s. Eisen(II)-sulfid.
**Ferrum sulfuricum:** s. Eisen(II)-sulfat.
**Ferrum sulfuricum oxydatum:** s. Eisen(III)-sulfat.
**Ferrum sulfuricum oxydatum ammoniatum:** s. Ammoniumeisen(III)-sulfat.
**Ferrum sulfuricum oxydulatum ammoniatum:** s. Ammoniumeisen(II)-sulfat.
**Ferse:** Calx; Fersenbein, Calcaneus.
**Fertigarzneimittel:** Gem. § 4 Abs. 1 AMG sind Fertigarzneimittel Arzneimittel, die im voraus hergestellt u. in einer zur Abgabe an den Verbraucher bestimmten Packung in den Verkehr gebracht werden; vgl. Arzneispezialität.
**Fertignährböden:** 1. **Flüssignährboden:** Bouillon (ursprünglich aus Fleischwasser hergestellt u. mit Pepton, Natriumchlorid u. Natriumhydrogenphosphat versetzt u. auf pH 7.2 bis 7.4 eingestellt); Mikroorganismen wachsen diffus im Medium. **2. Feste Nährböden:** Flüssignährböden werden zur Verfestigung mit Agar-Agar, Gelatine od. einem anderen Geliermittel versetzt; die Mikroorganismen wachsen makroskopisch erkennbar als Kolonien. Durch Zugabe von Hemmsubstanzen, die das Wachstum unerwünschter Begleitbakterien hemmen, kann man selektiv eine Bakterienart züchten (Selektivnährboden). Durch gezielte Zugabe von Zuckerarten, Proteinen, Aminosäuren etc. ist es möglich, die biochemischen Aktivitäten der einzelnen Bakterienarten zu überprüfen bzw. sie zu identifizieren (Bunte Reihe*).
**Fertil:** fruchtbar.
**Fertilisation:** Befruchtung einer Eizelle; *in-vitro*-Fertilisation: künstliche, außerhalb des Organismus vorgenommene Befruchtung einer Eizelle.
**Fertilitäts-Vitamin:** Vitamin E, s. Vitamine.
**Fertinorm®:** s. Urofollitropin.
**Fertodur®:** s. Cyclofenil.
**Ferula assa-foetida** L.: Fam. Apiaceae (Umbelliferae), Stinkasant (Iran, Afghanistan) sowie **Ferula narthex** Boiss. (Himalaja), **Ferula jaeschkaena** u. andere F.-Arten sind Stpfl. v. **Asa foetida:** Gummiresina Asa foetida, Asant, Stinkasant, Teufelsdreck, Stercus diaboli; der eingetrocknete Milchsaft der Wurzeln der Pflanzen. Gelbbraune, lose od. verklebte Körner od. Klumpen mit widerl., knoblauchartigem Geruch. **Inhaltsst.:** 24 bis 65% Harz mit ca. 60% Ester der Ferulasäure*, ca. 30% Gummi, 5 bis 20% äther. Öl (mit Lauchölen*), Vanillin, Umbelliferon u. andere Cumarine; der starke Geruch ist vor allem auf schwefelhaltige Verbindungen (Disulfide, z.B. Isobutylpropenyldisulfid) zurückzuführen. **Anw.:** Nervinum, Karminativum; Bestandteil des Schwedenbitter*; früher bei Hysterie, Krämpfen, Kolik, zu Klistieren.
**HOM:** *Asa foetida* (HAB1.4): Gummiharz verschiedener Ferula-Arten, z.B. F. assa-foetida u. Ferula foetida (Bunge) Regel; verord. z.B. b. Gastritis mit Meteorismus.
**Ferula foetida:** s. Ferula assa-foetida.
**Ferula gummosa** Boiss.: (Ferula galbaniflua Boiss. et Buhse) Fam. Apiaceae (Umbelliferae) (Iran), nebst anderen F.-Arten Stpfl. v. **Galbanum:** Mutterharz, Gummiresina Galbanum, Galbensaft; das Gummiharz aus den Sektretbehältern der Stengel. Walnußgroße, unregelmäßige, harzartige Körner v. bräunlichgelber Farbe, meist verklebt, von würzigem Geruch u. Geschmack. **Best.:** ca. 70% Harz, ca. 20% Gummi, 10 bis 20% äther. Öl mit Cadinen, Pinen etc. **Anw.:** zu Pflastern, als Antirheumatikum, Expektorans, zu Pflastern.
**Ferula moschata** (Reinsch) Kozo-Polj.: (Ferula sumbul (Kauffm.) Hook. f., Euryangium sumbul Kauffm., Sumbulus moschatus) Fam. Apiaceae (Umbelliferae) (Zentralasien, Turkestan). Stpfl. v. **Radix Sumbuli:** Sumbulwurzel, (Persische) Moschuswurzel. **Inhaltsst.:** bis 1% äther. Öl, nach Moschus riechendes Harz, Angelicasäure, Bitterstoffe, fettes Öl, Umbelliferon u. andere Hydroxycumarine. **Anw.:** als Tonikum, Sedati-

vum u. Stimulans, in d. Parfümerieindustrie als Fixateur.

**HOM:** *Sumbulus moschatus:* getrocknete Wurzel; verord. z.B. b. nervösen Herzstörungen.

**Ferula narthex:** s. Ferula assa-foetida.

**Ferulasäure:** 4-Hydroxy-3-methoxy-zimtsäure; $C_{10}H_{10}O_4$, $M_r$ 194.18. Schmp. 174°C (*trans*-Form). Bestandteil (verestert) von Asa foetida (s. Ferula assa-foetida), von Benzharzen (s. Harze) u. charakteristischer Bestandteil der Zellwände der Caryophyllales.

**Fervidus(-a, -um):** (lat.) siedend, kochend.

**Festanode:** s. Röntgenröhre.

**Festigungsgewebe:** *bot.* Stützgewebe; neben dem Turgor* sind f. die Festigkeit der Pflanzen 2 spezielle Gewebstypen verantwortlich: das aus lebenden Zellen bestehende Kollenchym* u. das Sklerenchym*.

**Festkörper:** Stoffe im festen Aggregatzustand. Sie besitzen ein bestimmtes Volumen u. Form, deren Änderung schwerer durchführbar ist als bei Flüssigkeiten (od. Gasen). In kristallinen Festkörpern sind die Bausteine regelmäßig, auf Gitterpositionen, angeordnet (s. Kristalle). In amorphen Festkörpern (z.B. Glas) ist diese Ordnung nur (auf mehr od. weniger) kleine Bereiche beschränkt. Treten einkomponentige F. in verschiedenen Kristallgittern auf, spricht man von Polymorphie*.

**Festkörperdosimeter:** s. Dosimeter.

**Festkörperreaktionen:** Sammelbezeichnung f. diejenigen chemischen Reaktionen, bei denen feste Stoffe miteinander reagieren (Beispiel: Bildung von Spinell* aus Zinkoxid u. Aluminiumoxid durch die F.: $ZnO + Al_2O_3 \rightarrow ZnAl_2O_4$). F. laufen in der Regel erst bei höherer Temp. genügend schnell ab. Da eine Durchmischung der reagierenden Moleküle im Gegensatz zu Gasen u. Flüssigkeiten bei Festkörpern nicht möglich ist, sind F. Grenzflächenreaktionen u. der Transport der Reaktionspartner zu den Grenzflächen erfolgt durch Diffusion, wobei Fehlstellen im Kristallgitter von wesentlicher Bedeutung sind. Eine wichtige Rolle spielen F. bei der Herst. keramischer Stoffe.

**Festphasenextraktion:** Solid Phase Extraction, SPE; selektive Isolierung von Substanzen bzw. Anreicherung von Stoffen aus verdünnten Lösungen, wobei unterschiedliche Wechselwirkungen zwischen Sorbens, Eluent u. Probemolekülen ausgenützt werden.

**Festucae Caryophyllorum:** Stipites Caryophyllorum, Nelkenstiele, s. Syzygium aromaticum.

**Fetal:** s. Fetus.

**Fett:** s. Fette.

**Fettabbau:** biochemische Hydrolyse der Esterbindung von Neutralfetten zu Fettsäure u. Diacylglycerol, das in der Folge weiter zu Fettsäuren u. Glycerol abgebaut wird. Die Reaktion wird durch Lipasen katalysiert, die in größeren Mengen im Pankreas, in der Darmwand u. in der Leber lokalisiert sind. Glycerol u. Fettsäuren unterliegen weiteren Abbaureaktionen.

**Fettalkohole:** höhere 1wertige Alkohole mit 8 bis 18 C-Atomen in vorwiegend unverzweigten Ketten aus den entsprechenden Fettsäuren, z.B. Laurinalkohol, $C_{12}H_{25}OH$, u. Myristylalkohol, $C_{14}H_{29}OH$. Die höhermolekularen Alkohole, die hauptsächl. durch Verseifung in Wachsen entstehen, nennt man **Wachsalkohole** (z.B. Cetylalkohol, $C_{16}H_{33}OH$, Cerylalkohol, $C_{26}H_{53}OH$). F. sind neutrale, ölige Flüssigkeiten od. weiche, farblose Massen, leicht lösl. in Ethanol u. Ether, sehr schwer lösl. in Wasser (aber leicht damit emulgierbar). Bei der Sulfonierung der F. mittels konz. Schwefelsäure entstehen die **Fettalkoholsulfonate**, die in großem Umfang als Wasch- u. Reinigungsmittel Anwendung finden.

**Fettalkoholphosphorsäureester:** Hostaphat® KO 300, KL 340 u.a. Mono-, Di- od. Triester der Phosphorsäure mit Fettalkoholen od. deren Gemische. Bei manchen Verbindungen ist der Fettalkohol über eine Ethylenglykolbrücke mit Phosphorsäure verknüpft. **Anw.:** F. sind je nach Zstzg. O/W- od. W/O-Emulgatoren; einige W/O-Typen bilden in 2 bis 3%iger Konz. stabile Emulsionen. Häufig in kosmetischen Präparaten.

**Fettalkoholschwefelsäureester:** s. Alkylsulfate.

**Fettbiosynthese:** Triacylglycerolbiosynthese; Biosynthese von Neutralfetten aus Fettsäuren u. Glycerol. Fettsäuren u. Glycerol werden auf getrennten Wegen synthetisiert u. nachfolgend über eine Reihe von Reaktionen miteinander vereinigt (s. Abb.). Dabei werden die Acylhälften der Acyl-CoA-Derivate der Fettsäuren auf Glycerinphosphate übertragen. Diese Reaktion wird durch die Glycerinphosphatacyltransferase katalysiert, deren Aktivität bei $C_{16}$- bis $C_{18}$-Fettsäuren am größten ist. Nach Entfernen des Phosphatrestes von 1,2-Diacylglycerophosphat (Phosphatidsäure) kann eine dritte Fettsäure mit Glycerol verestert werden.

**Fette:** Triacylglyceride; Glycerolester gesättigter u. ungesättigter Fettsäuren*. F. sind neutrale Verbindungen. Bekannt sind Mono-, Di- u. Triglyceride, wobei die nat. vorkommenden F. nahezu ausschließlich aus Triglyceridgemischen bestehen. Als Begleitstoffe sind Phospholipide, Sterole, Triterpene, Carotinoide, Tocopherole, aliphatische Alkohole, Fettsäuren, Kohlenwasserstoffe u. andere hydrophobe Substanzen zu finden. Die Fettsäuren der natürlichen F. sind fast ausnahmslos unverzweigt mit einer geraden Anzahl von C-Atomen (meist 4 bis 26). In den pflanzlichen F. sind die primären Hydroxylgruppen an den C-Atomen 1 u. 3 des Glycerols i.a. mit gesättigten Fettsäuren verestert, während die Position 2 mit einer ungesättigten Fettsäure besetzt ist. Eine Ausnahme ist Kokosfett, das wie ein tierisches Fett ein nahezu vollständig gesättigtes Fett darstellt. Bisher sind ca. 50 verschiedene Fettsäuren als Esterbestandteile der natürlichen F. identifiziert worden. Weit verbreitet sind die gesättigte Palmitin- ($C_{16}$) u. Stearinsäure ($C_{18}$) u. die ungesättigte Öl-, Linol- u. Linolensäure (alle $C_{18}$). Bei hydrolytischer Spaltung der F. durch Alkalien (Verseifung) od. durch Lipasen entstehen als Endprodukte Glycerol u. Fettsäuren bzw. deren als Seifen bezeichnete Alkalisalze. Die F. unterscheiden sich in ihrer **Konsistenz**. Der Schmelzpunkt der F. hängt von der Natur ihrer Fettsäuren ab. F. mit einem hohen Grad an ungesättigten Fettsäuren sind bei Raumtemperatur flüssig, solche mit einem hohen Grad an gesättigten Fettsäuren fest od. halbfest, da ungesättigte Fettsäuren einen niedrigeren Schmelzpunkt als gesättigte besitzen. Dabei werden die bei Raumtemperatur flüssigen F. als **fette Öle, Olea pinguia**, bezeichnet (ÖAB90). Diese werden entsprechend ihrer unterschiedlichen Tendenz zur autokatalytischen Oxidation in Gegenwart von Sauerstoff unterteilt in: *trocknende, halbtrocknende bzw. nichttrocknende Öle*. Das „Trocknen" od. „Verharzen" der fetten Öle beruht

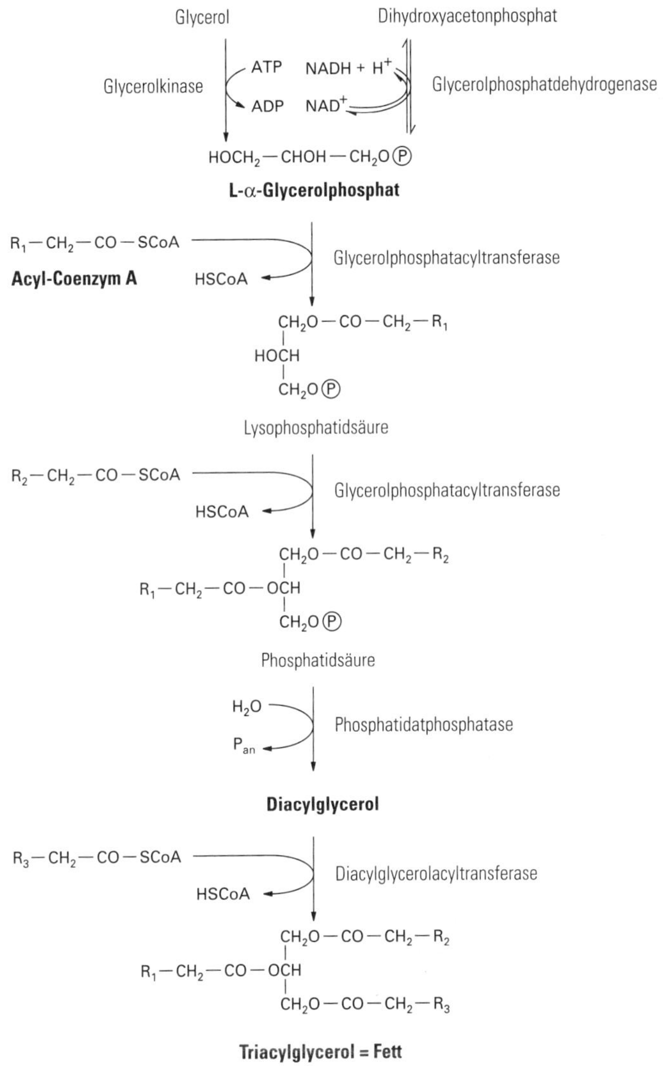


Fettbiosynthese:
$R_1$, $R_2$, $R_3$ sind verschiedene Alkyl- oder Alkenylreste [20]

auf einer Polymerisation u. Vernetzung mehrfach ungesättigter Fettsäuren durch Sauerstoff-, Peroxy- u. Kohlenstoffbrücken. Lein- u. Mohnöl sind **trocknende Öle**, Erdnuß- u. Rapsöl sind **halbtrocknende Öle**, u. Olivenöl ist ein **nichttrocknendes Öl**. Pflanzenöle unterliegen, da sie antioxidativ wirkende Tocopherole enthalten, weniger der Autoxidation als tierische Öle. Nach ihrer **Herkunft** kann man analytisch zwischen Pflanzenfetten u. Tierfetten unterscheiden, da sie als Begleitstoffe unterschiedliche Sterole enthalten – Phytosterol bei Pflanzenfetten, Cholesterol bei tierischer Herkunft. **Pflanzenfette** finden sich weit verbreitet vor allem in Samen, z.B. 40 bis 45% in Raps, Mohn u. Lein. Oliven enthalten bis zu 25% Fett. Die wichtigsten Fruchtfette sind Palmöl u. Olivenöl; die bedeutendsten Samenfette sind Kokosfett, Palmkernfett u. Kakaobutter. Ebenfalls von wirtschaftlicher Bedeutung sind die Samenöle von Baumwolle, Mais, Sonnenblumen, Erdnüssen, Sojabohnen, Mandeln, Sesam-, Lein-, Mohn-, Raps-, Senf- u. Ricinussamen. **Tierfette** werden im Unterhautgewebe, im Netzgewebe, in der Bauchhöhle u. im Bereich der Nieren gespeichert. Von ökonomischer Bedeutung sind das Körperfett von Schwein, Rind, Schaf u. Gans, das Fett von Seetieren (Wal-, Robben-, Fischleber- u. Spermöl) sowie die Milchfette von Kuh, Ziege u. Schaf. **Untersuchung** der F. erstreckt sich auf Bestimmung der Fettkennzahlen*. Die

**Gewinnung** der F. erfolgt aus geeigneten Rohstoffen durch Auspressen, Ausschmelzen od. Extraktion mit Lösungsmitteln, wie Benzol od. Trichlorethylen. Speisefette werden zur Verbesserung von Aussehen, Geschmack, Geruch u. Haltbarkeit gereinigt (raffiniert). Flüssige Öle können durch Hydrierung ihrer Doppelbindungen sowie durch Umesterung u. Fraktionierung od. auch durch Abtrennen von niederschmelzenden Fraktionen in feste F. überführt werden (**gehärtete Öle od. Fette**), z.B. f. Margarine. F. sind relativ leicht verderblich. Durch Hydrolyse können Fettsäuren freigesetzt werden; ungesättigte Fettsäuren oxidieren leicht zu Aldehyden u. Ketonen, sie werden ranzig. Antioxidantien, Schwermetalle od. Sauerstoffänger können diesen Prozeß verlangsamen. F. liefern viel mehr Energie (s. Brennwert, Physiologischer) als andere Nahrungsstoffe (Kohlenhydrate, Proteine). Sie haben im Körper Bedeutung als Wärmeisolator, als Organschutz u. als Bestandteil von Zellmembranen. Außer als Lebensmittel dienen die F. auch zur Herst. v. Fettsäuren, Glycerol, Seifen, Salben, Kerzen, Heiz-, Beleuchtungs- u. Schmiermitteln. Die trocknenden Öle werden zur Herst. v. Lacken, Firnissen, Malerfarben u. Textilfarbstoffen verwendet.

**Fette, Gehärtete:** s. Fette.

**Fettgeschwulst:** Lipom.

**Fetthenne, Große:** Sedum telephium, s. Sedum acre.

**Fettkennzahlen:** werden zur Qualitätsbeurteilung u. Kennzeichnung von Fetten, Ölen u. Wachsen ermittelt; dazu gehören: Säurezahl*, Verseifungszahl*, Esterzahl*, Verhältniszahl*, Buchnerzahl*, Iodzahl*, Peroxidzahl*, unverseifbare Anteile*, ferner Schmelzpunkt, Dichte u. Brechungsindex.

**Fettleibigkeit:** Mittel gegen F.: s. Antiadipositum(a).

**Fettlösl.:** s. lipophil.

**Fettsäure:** s. Fettsäuren.

**Fettsäureabbau:** biologischer Abbauweg f. Fettsäuren. Der wichtigste ist die β-Oxidation; weniger Bedeutung haben α- u. ω-Oxidation.

**1. β-Oxidation**, stufenweiser Abbau von Fettsäuren, bei dem vom Carboxylende ausgehend jeweils 2 C-Atome als Acetyl-CoA abgespalten werden. Dabei wird das β-C-Atom oxidiert. Die Initialreaktion ist die Aktivierung der Fettsäure durch Coenzym A mittels einer Acyl-CoA-Synthetase, ein Vorgang der ATP benötigt. In der Folge werden zur Abspaltung je eines Acetyl-CoA-Restes **vier enzymatische Stufen benötigt: a)** Dehydratation der C-Atome 2 u. 3 durch die FAD-abhängige Acyl-CoA-Dehydrogenase, **b)** Wasseranlagerung an die resultierende 2,3-*trans*-Doppelbindung durch die Enoylhydratase, **c)** Oxidation mittels einer $NAD^+$-abhängigen Dehydrogenase u. **d)** thioklastische Spaltung des gebildeten β-Ketoacyl-CoA durch die Thiolase zur Bildung von Acetyl-CoA u. dem um 2 C-Atome verkürzten Fettsäure-CoA-Ester. Dieser kann dann erneut den Zyklus durchlaufen (**Fettsäurespirale**, s. Abb.). Acetyl-CoA kann über den Tricarbonsäurezyklus* bis zum $CO_2$ weiter oxidiert werden od. auch zu Synthesen verwendet werden. Vollständige Oxidation von 1 Molekül Stearinsäure liefert 148 Moleküle ATP (18 C-Atome ergeben 9 Acetyl-CoA; 1 Acetyl-CoA liefert über den Tricarbonsäurezyklus 12 Moleküle ATP; dazu kommen je 5 Moleküle ATP, die bei jedem der 8 β-Oxidationsschritte gebildet werden).

**2. α-Oxidation** von Fettsäuren tritt vor allem in keimenden Pflanzensamen auf. Eine Fettsäureperoxidase katalysiert die Decarboxylierung u. gleichzeitige Bildung des Aldehyds. Der Aldehyd kann entweder durch Oxidation in eine verkürzte Fettsäure od. durch Reduktion in einen Fettalkohol* überführt werden.

**3. ω-Oxidation**, die durch tierische od. mikrobielle Enzyme katalysierte Oxidation der endständigen Methylgruppe von Fettsäuren (ω-Stellung). Substrate sind besonders $C_8$ bis $C_{12}$-Säuren, die über ω-Hydroxyfettsäuren zu Dicarbonsäuren umgewandelt werden.

**Fettsäurebiosynthese:** stufenweiser Aufbau der Fettsäuren aus Acetyleinheiten. Die Synthese der **gesättigten, geradzahligen Fettsäuren** gliedert sich in die Startreaktion, die Kettenverlängerung u. die Abschlußreaktion. Acetyl-CoA* wird in der Startreaktion auf ein spezifisches, SH-Gruppen enthaltendes Protein, das Acyl-Carrier-Protein* (ACP), des Multienzymkomplexes der Fettsäuresynthetase* transferiert. Anschließend erfolgt in der Kettenverlängerung ein Malonyltransfer. Eine aus Malonyl-CoA stammende Malonylgruppe wird auf eine reaktive zentrale SH-Gruppe des Enzyms übertragen u. reagiert mit Acetyl-S-ACP unter Bildung von Acetoacetyl-S-ACP u. $CO_2$. Durch Reduktion, anschließender Dehydratation u. weiterer Reduktion unter Beteiligung von NADPH entsteht ein gesättigter Fettsäurerest. 6 weitere Moleküle Malonyl-S-ACP reagieren nacheinander mit dem Carboxylende der wachsenden Fettsäurekette, so daß Palmityl-S-ACP als Endprodukt entsteht. Bei der Abschlußreaktion wird die Acylgruppe nicht auf die SH-Gruppe des Multienzymkomplexes übertragen, sondern auf die SH-Gruppe des Coenzym A. Aus Palmitinsäure können dann durch Kettenverlängerung Stearinsäure u. Fettsäuren mit mehr als 18 C-Atomen gebildet werden, entweder durch Reaktion mit Acetyl-CoA in Mitochondrien od. mit Malonyl-CoA in Mikrosomen. Bei der Synthese von **ungeradzahligen Fettsäuren** wird bei der Startreaktion anstelle von Acetyl-CoA Propionyl-CoA am Enzym gebunden. Die einfach **ungesättigten Fettsäuren**, Palmitoleinsäure u. Ölsäure werden aus Palmitin- bzw. Stearinsäure unter Einw. von mischfunktionellen Oxygenasen, die NADPH benötigen, aufgebaut. Diese ungesättigten Fettsäuren sind Vorstufen f. mehrfach ungesättigte Fettsäuren. Linolsäure u. Linolensäure, die essentiellen Fettsäuren, können leicht von Pflanzen, jedoch nicht von Säugetieren gebildet werden. Diese müssen sie mit der Nahrung aufnehmen.

**Fettsäuren:** Syn. bzw. Unterbegriff f. (höhere) aliphatische Monocarbonsäuren. Nat. in den Ölen, Fetten u. Wachsen, esterartig gebunden an Glycerol od. an hochmolekulare Alkohole. Unterschieden werden gesättigte od. ungesättigte, kurz- od. langkettige, geradkettige od. verzweigte, geradzahlige od. ungeradzahlige F. Daneben gibt es noch F. mit ungewöhnlichen Strukturen. Man bezeichnet die F. nach der Art ihres natürlichen Vorkommens mit Trivialnamen, wie Essigsäure, Buttersäure od. Palmitinsäure; ihre systematischen Namen werden gebildet, indem man der Endung „-carbonsäure" die Namen der Alkane vorsetzt, also z.B. Propancarbonsäure f. $CH_3CH_2CH_2COOH$ (Buttersäure); **Strukurformeln** s. Carbonsäuren (Tab.).

**1. Gesättigte Fettsäuren:** allgemeine Formel $C_nH_{2n}O_2$; z.B. Ameisen-, Essig- od. Stearinsäure.

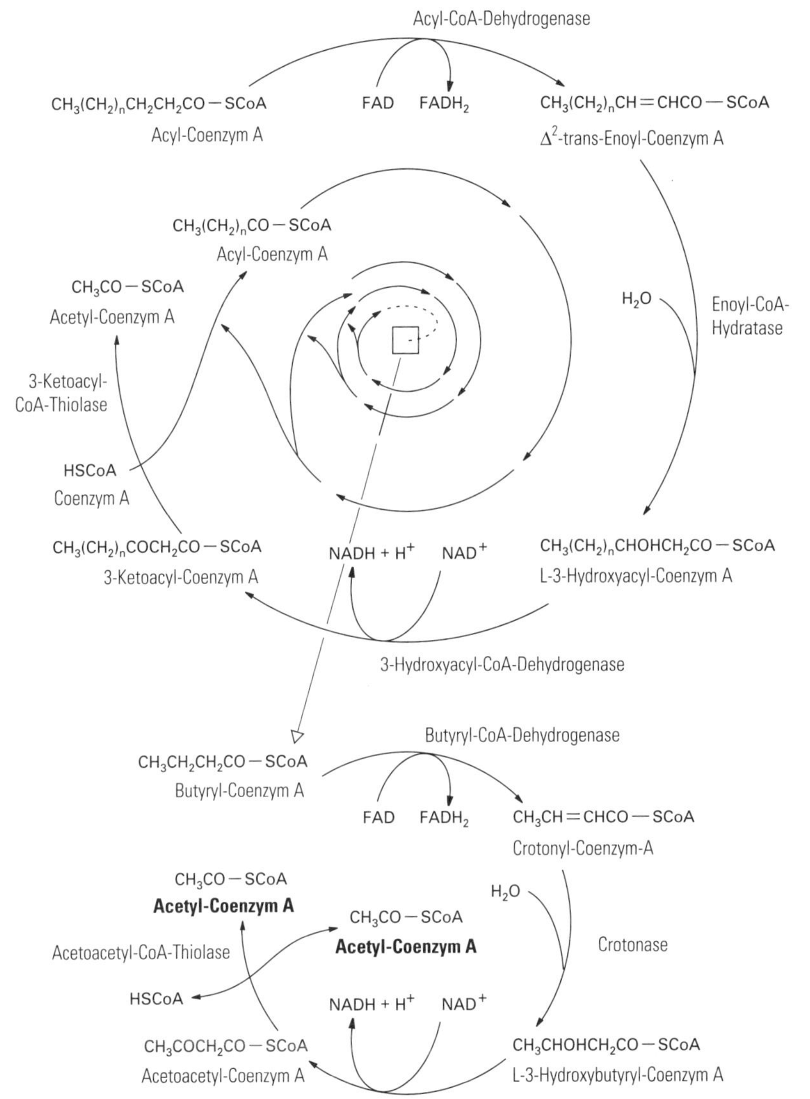


Fettsäureabbau:
Die sog. Fettsäurespirale [20]

Die niedrigen Glieder der Fettsäurereihe sind leicht bewegliche Flüssigkeiten mit stechendem Geruch, mit Wasser leicht mischbar u. können bei gewöhnlichem Druck unzersetzt destilliert werden. Die mittleren Glieder von $C_4$ bis $C_9$ besitzen einen widerwärtigen Geruch u. sind nur begrenzt mit Wasser mischbar. Die höheren Glieder, von $C_{10}$ an, sind feste, paraffinartige Körper, geruchlos, sie werden von Wasser kaum aufgenommen u. können nur im Vakuum unzersetzt destilliert werden.

Nat. sind die höheren F. weit verbreitet u. können in diesem Sinne tatsächlich als „Fettsäuren" bezeichnet werden; die natürlichen Fette enthalten fast ausschließlich F. mit einer geraden Zahl von C-Atomen. Von ihnen sind am wichtigsten Palmitin- u. Stearinsäure, die als Glycerolester die Hauptbestandteile aller tierischen u. pflanzlichen Fette sind. Bei der hydrolytischen Spaltung dieser Ester mit Alkalien (Verseifung) entstehen die Alkalisalze der F., die Seifen.

**2. Ungesättigte Fettsäuren:** allgemeine Formel ($C_nH_{2n-x}O_2$) mit einer od. mehreren Doppelbindungen (Anzahl: x); z.B. Ölsäure, Linolsäure, Linolensäure. Die meisten ungesättigten F. besitzen all-*cis*-Konfiguration. Sie finden sich vor

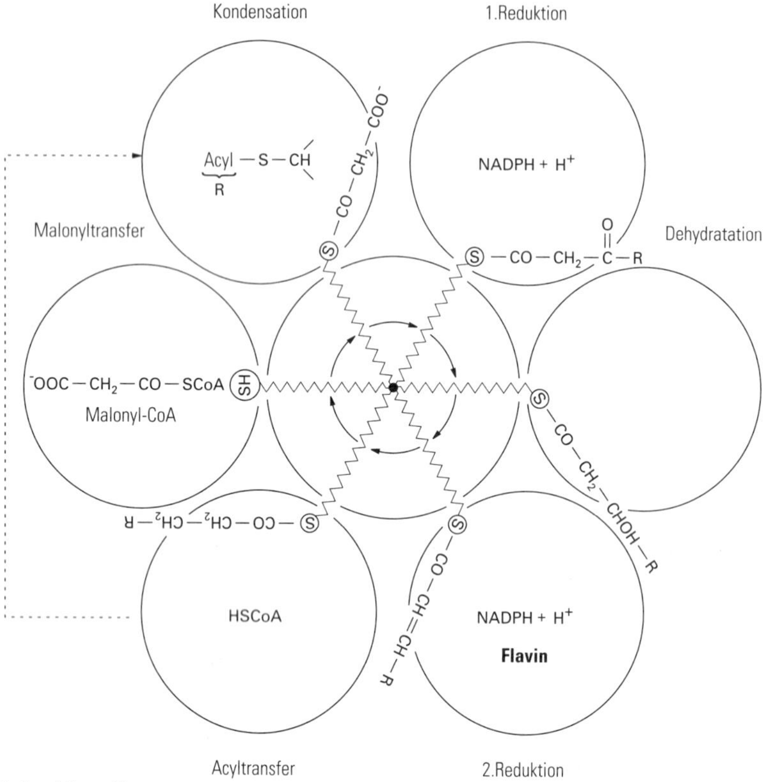


Fettsäurebiosynthese:
Mechanismus der Synthese an der Fettsäuresynthetase; die Zickzacklinie symbolisiert den beweglichen Pantetheinarm des Acyl-Carrier-Proteins als Träger der zentralen SH-Gruppe. Die sieben Kreise stellen die einzelnen Enzyme des Systems dar [20]

allem in pflanzlichen Ölen u. Fischölen. **Mehrfach ungesättigte Fettsäuren:** s. Fettsäuren, Essentielle.

**3. Fettsäuren mit ungewöhnlichen Strukturen:** weit verbreitet sind Mono- u. Dihydroxy-F. in niederen u. höheren Pflanzen, z.B. die Ricinolsäure, eine 12-Hydroxy-ölsäure. Epoxy-F. sind in Pflanzen der Asteraceen- u. Euphorbiaceen-Familie gefunden worden, z.B. die Vernolsäure, eine 12,13-Epoxyölsäure. Ringsysteme haben z.B. Cyclopentenfettsäuren*, u. die Sterculiasäure*.

**Fettsäuren, Essentielle:** (Vitamin F) mehrfach ungesättigte Fettsäuren, die im Organismus nicht synthetisiert werden können u. daher mit der Nahrung zugeführt werden müssen. Sie werden oft auch nach Anzahl u. Position ihrer Doppelbindungen gekennzeichnet; so bedeutet z.B. die Schreibweise C18:2ω-6 (f. Linolsäure), daß die Säure 18 C-Atome u. 2 Doppelbindungen aufweist, u. daß sich, vom Methylende an gezählt, die erste Doppelbindung am sechsten C-Atom befindet. Von besonderer Bedeutung sind die **Omega-6-Fettsäuren** (ω-6-Fettsäuren), wie die γ-Linolensäure* u. Linolsäure* Bestandteile pflanzlicher Öle, sowie die **Omega-3-Fettsäuren** (ω-3-Fettsäuren), die sich in Kaltwasserfischen (Hering, Lachs) u. den daraus hergestellten Fischölen finden. (Die α-Linolensäure, C18:3ω-3, ist auch im Leinöl, s. Linum usitatissimum, u. im Portulak, s. Portulaca oleracea, enthalten). Der tierische Organismus kann eine ungesättigte Fettsäure vom Methylende bis zur ersten Doppelbindung nicht verändern, so daß diese beiden Reihen auch der Verstoffwechselung entsprechen. Die hoch ungesättigten Fettsäuren mit 20 C-Atomen, wie Arachidonsäure (C20:4ω-6), Eicosapentaensäure (C20:5ω-3) u. Docosahexaensäure (C22:6ω-3), sind Muttersubstanzen der Eicosanoide* (Prostaglandine, Thromboxane, Leukotriene). **Wirk.** u. **Anw.:** Ein Mangel an essentiellen Fettsäuren führt zu Hautveränderungen u. Wachstumsstörungen; sie finden Anw. bei Ekzemen, Psoriasis, Verbrennungen, Furunkeln usw., sowie auch in der Kosmetik. Omega-3-Fettsäuren u. die entsprechenden Fischöle* werden (nicht unumstritten) zur Prophylaxe von Herz-Kreislauf-Erkrankungen u. Störungen des Fettstoffwechsels empfohlen.

**Fettsäuresorbitanester:** s. Sorbitanfettsäureester.

**Fettsäurespirale:** s. Fettsäureabbau.

**Fettsäuresynthetase:** ein Multienzymkomplex; wurde aus Hefe, Bakterien, Pflanzen, Tauben- u. Rattenleber isoliert. Besteht aus 7 verschiedenen Enzymen u. dem niedermolekularen Acyl-Carrier-Protein* u. wird durch hydrophobe Wechselwirkungen u. elektrostatische Kräfte stabilisiert; s.a. Fettsäurebiosynthese.

**Fettsucht:** Mittel gegen F.: s. Antiadipositum(a).

**Fetus:** Foetus, Leibesfrucht v. 3. Monat an; fetalis, zum Fetus gehörig.

**Feuchthaltemittel:** verhindern ein zu starkes Austrocknen z.B. von Hydrogelen (Stärkekleister, Cellulosederivate), von Granulaten zur Tablettierung; s. Glycerol, Sorbitol, Ethylenglykol, 1,2-Propylenglykol.

**Feuchtigkeit:** Flüssigkeit (v.a. Wasser), die an Festkörpern (Pulvern) sorbiert (vgl. Wassergehaltsbestimmung, Hygroskopizität, hygroskopischer Punkt, Trocknen) od. in anderen Flüssigkeiten od. Gasen enthalten ist (s. Hygrometer, Luftfeuchtigkeit, Mollier-h,x-Diagramm, Sorptionsisothermen). Je nach Bindungsart unterscheidet man z.B. zwischen Haftwasser*, Kapillarwasser*, Quellungswasser*, Hydratwasser*.

**Feuchtigkeit, Absolute:** s. Mollier-h,x-Diagramm.

**Feuerblumen:** Flor. Rhoeados, s. Papaver rhoeas.

**Feuerschwamm:** Fungus Chirurgorum, s. Fomes fomentarius.

**Fevarin®:** s. Fluvoxamin.

**Fexofenadin:** α,α-Dimethyl-4-{1-hydroxy-4-[4-(hydroxydiphenylmethyl)-1-piperidinyl]butyl}-

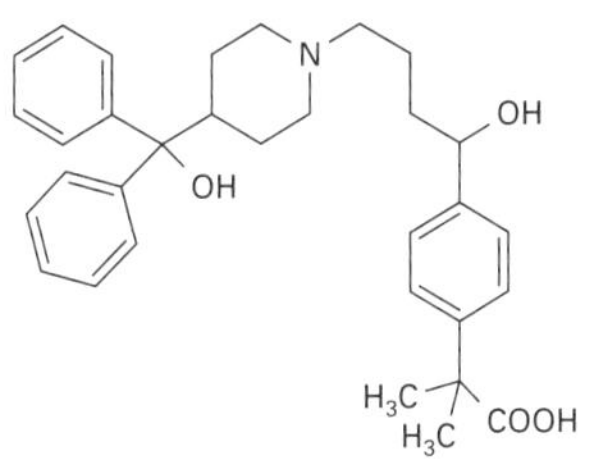

Fexofenadin

phenylessigsäure, Allegra®; CAS-Nr. 83799-24-0; $C_{32}H_{39}NO_4$, $M_r$ 501.67. Schmp. 142°C. **Wirk.:** selektives, nicht sedierendes $H_1$-Antihistaminikum ohne zentralnervöse, anticholinerge od. α-adrenerge Wirkungen; aktiver Metabolit von Terfenadin*, ohne Herzwirkung infolge Interaktionenen mit Chemotherapeutika. **Anw.:** z.B. gegen Heuschnupfen. **Übl. Dos.:** Oral: 2mal/d 60 mg.

**F-Faktor:** Fertilitätsfaktor; episomale DNS bei Bakterien.

**F1-Generation:** $F_1$-G.; Filialgeneration; erste Tochtergeneration bei jeder beliebigen Kreuzung zwischen 2 Eltern (P); $F_2$ u. $F_3$ sind die zweite bzw. dritte Tochtergeneration.

**FH:** **1.** Follikelhormon, s. Hormone. **2.** Abk. f. Formularium Helveticum; Magistralformeln*, 1984 vom Schweizerischen Apotheker-Verein herausgegeben.

**F.I.:** Abk. f. Färbeindex*.

**Fiat:** Abk. (auf Rezepten) **f.**: es werde gemacht.

**Fiblaferon®:** s. Interferon beta.

**Fibrate:** s. Lipidsenker.

**Fibrille:** (*lat.* fibrilla Fäserchen) man unterscheidet kollagene F.n im Knochen, Myofibrillen im Muskelgewebe, Neurofibrillen im Nervengewebe u. Tonofibrillen im Epithelgewebe.

**Fibrin:** (*lat.* fibra Faser, Faserstoff) Bestandteil des Blutes; hochmolekulares, nicht wasserlösliches Protein, das bei der Blutgerinnung* durch enzymatische Einw. von Thrombin* auf Fibrinogen* entsteht. Submikroskopisch ein feines Geflecht; wird z.B. durch Plasmin* (eine Protease) wieder abgebaut (Fibrinolyse*).

**Fibrinkleber:** Fibrini glutinum Ph.Eur.3, Gewebekleber; Arzneimittel (z.B. Tissukol®), das z.B. dazu dient, um Operationswunden zu verschließen. Die Technik der Fibrinklebung entspricht der letzten Phase der Blutgerinnung*. Fibrinogen (Faktor I) wird durch Thrombin in Anwesenheit von Faktor XIII u. $Ca^{2+}$ zu Fibrin umgesetzt. Prakt. geht man wie bei einem technischen Zweikomponentenkleber vor, man spricht auch von Zweikomponenten-F. Das gegenüber normalem Plasma ca. 30fach so konzentriert vorliegende Fibrinogen wird mit einer Thrombinlösung auf die Wundfläche aufgetragen, z.B. mit einer Doppelspritze. Während der Wundheilung wird das Fibrinnetz wieder protolytisch abgebaut.

**Fibrinogen** INN: Blutgerinnungsfaktor I; CAS-Nr. 9001-32-5; $M_r$ ca. 340 000 (dimere Form). Blutgerinnungsförderndes Globulin im Blut, bestehend aus 3 miteinander durch mehrere Disulfidbrücken verbundene Peptidketten; Bildung in der Leber u. im Rückenmark; Plasmakonzentration 2 bis 4 g/L; unter Einw. des Thrombins* zerfällt F. in die Fibrinopeptide A u. B u. in das Fibrin*-Monomer. Gew. durch Plasmafraktionierung* aus menschlichem Blut. In der Ph.Eur.3 war F. vom Menschen (gefriergetrocknet), **Fibrinogenum humanum cryodesiccatum**, bis 1989 off. **Anw.:** Substitution bei angeborenem u. erworbenem Fibrinogenmangel. **Nebenw.:** allergische Reaktionen bis zum Schock, Sensibilisierung, selten Temperaturanstieg, hämolytische Reaktionen. HWZ 72 bis 96 h.

**Fibrinogenum humanum cryodesiccatum:** s. Fibrinogen.

**Fibrinogen[$^{125}$I] vom Menschen (gefriergetrocknet):** Fibrinogenum humanum iodinatum[$^{125}$I] cryodesiccatum Ph.Eur.3; eine sterile, pyrogenfreie Zuber. aus mit Iod-125* markiertem Fibrinogen vom Menschen. Fibrinogen* vom Menschen wird aus dem Plasma von gesunden Spendern hergestellt. Insbesondere müssen Prüfungen auf Hepatitis-B-Oberflächenantigen u. HIV-Antikörper mit Hilfe geeigneter, empfindlicher Methoden durchgeführt werden u. in beiden Fällen zu negativen Ergebnissen führen. Das Herstellungsverfahren muß ein Endprodukt mit einem Gehalt von mind. 80% Fibrinogen, bezogen auf den Gesamtproteingehalt, ergeben. Anteil an Iod-126 max. 1.0% der Gesamtradioaktivität.

**Fibrinolyse:** Reaktionskette zur Auflösung von Fibrin* in Fibrinspaltprodukte durch Plasmin*. Dieses wird unter Einfluß von **Gewebsaktivatoren** (zellständig in Lunge, Niere, Uterus, Prostata) od. **Plasmaaktivatoren** (Faktor XII des Gerinnungssystems u. Cofaktoren) aus Plasminogen* gebildet. Physiologisch als Gegenspieler der latent ablaufenden Blutgerinnung* zur Aufrechterhaltung des hämostatischen Gleichgewichts. Pharmak. kann eine F. durch Fibrinolytika* aktiviert u. durch Fibrinolyse-Inhibitoren* gehemmt werden.

**Fibrinolyse-Inhibitoren:** Antifibrinolytika, Fibrinolyse-Hemmstoffe; **direkt wirksam:** Aprotinin* durch Hemmung der Plasmin*-Synthese u.

-Aktivität; **indirekt wirksam:** synthetische Aminosäuren wie ε-Aminocapronsäure* EACA, Tranexamsäure* AMCHA, p-Aminomethylbenzoesäure* PAMBA. Klinische **Anw.:** bei Zuständen, in denen es zu gesteigerter Fibrinolyse* u. damit zu schweren Blutungen kommen kann, v.a. bei Operationen (Prostata, Lunge) u. auch in der Geburtshilfe.

**Fibrinolysin:** alte Bez. f. Plasmin*.

**Fibrinolytikum(a):** Substanz, die die Fibrinolyse* aktiviert. **Anw.:** zur Auflösung von Thromben od. bei verstärkter Gerinnungsneigung; z.B.: Plasmin* (wirkt direkt) od. als Plasminogen-Aktivatoren Streptokinase*, Urokinase*, Gewebsplasminogen-Aktivator*. Pharmakologische Aktivatoren der Fibrinolyse sind Nicotinsäure*, Salicylsäurederivate, Phenylbutazon*, Indometacin*.

**Fibrinschwamm:** durch Einblasen von Luft in Rinderblut ausgefälltes, gewaschenes u. getrocknetes, schwammartiges Fibrin*. Wegen dessen Aufsaugvermögens kann man dieses Produkt zum Tamponieren von Wunden (bei chirurg. Eingriffen) verwenden. Wird dann vollständig resorbiert.

**Fibrinstabilisierender Faktor:** s. Blutgerinnungsfaktor XIII.

**Fibroblasten:** Vorstufe der Fibrozyten*, Zellen im Bindegewebe, bilden Fibronectin*; lassen sich in vitro züchten.

**Fibroblasten-Interferon:** s. Interferone.

**Fibrom:** gutartige Bindegewebsgeschwulst.

**Fibronectin:** ein Glykoprotein, $M_r$ 450 000, aus 2 Polypeptidketten bestehend, die über 2 Disulfidbrücken miteinander verbunden sind. Oberflächenbestandteil von Bindegewebszellen, wird von den Fibroblasten* erzeugt u. abgegeben. Hat die Fähigkeit zahlreiche Makromoleküle (z.B. Kollagen, Fibrinogen etc.) sowie auch einige Bakterien zu binden (sog. Molekülkleber).

**Fibrose:** Vermehrung des Bindegewebes, Bindegewebsneubildung.

**Fibrose, Zystische:** s. Mukoviszidose.

**Fibrozyten:** spindelförmige Zellen des Bindegewebes mit langen Fortsätzen; bilden sich aus den Fibroblasten.

**Ficaria verna:** Ranunculus ficaria, s. Ranunculus-Arten.

**Fichte:** s. Picea abies.

**Fichtenharz:** Resina Pini, s. Terebinthina.

**Fichtennadelextrakt:** s. Extractum Pini.

**Fichtennadelöl:** s. Picea abies.

**Fichtennadelöl, Schwedisches:** Oleum Pini silvestris, s. Pinus sylvestris.

**Fichtennadelöl, Sibirisches:** Oleum Pini sibiricum, s. Abies sibirica.

**Fichtensprossen:** Turiones Pini, s. Pinus sylvestris.

**Ficin:** Protease, die ähnl. wie Papain* u. die Bromelaine* durch Cystein aktiviert wird. F. kommt im frischen Milchsaft von Ficus-Arten (Ficus lamifolia, Ficus glabrata), Fam. Moraceae, vor u. ist 4- bis 10mal so aktiv wie Papain. **Anw.:** ähnl. wie Papain, in der Lebensmittelindustrie, zur Herst. kälteresistenten Bieres, in der Leder- u. Textilindustrie, zur Bestimmung des Rh-Faktors etc.

**Fick-Diffusionsgesetze:** mathematische Gleichungen f. die Beschreibung des Diffusionsvorganges, s. Diffusion.

**Ficortril®:** s. Hydrocortison.

**Ficus carica** L.: Fam. Moraceae, Feigenbaum (Mittelmeergebiet, kult. in allen warmen Zonen). Stpfl. v. **Caricae fructus:** Fruct. Caricae, Pseudofructus caricae, Feige; der getrocknete Fruchtstand (mit den Steinfrüchtchen). **Off.:** Ph.Helv.7, EB6. **Inhaltsst.:** ca. 50% Invertzucker, Fett, org. Säuren, Eiweißstoffe, Vitamin A, B, C, D u. Enzyme. **Anw.:** als Geschmackskorrigens, zu Teemischungen, als mildes Abführmittel; geröstet zur Herst. v. Kaffee-Ersatz (Feigenkaffee); vgl. Ficin.

**Ficus elastica:** Stpfl. v. Kautschuk*.

**Fieber:** Febris*; Wärmeregulation der Körpertemperatur* auf einem höheren Temperaturniveau als dem Sollwert von durchschnittl. 37°C Kerntemperatur. Temperaturerhöhung von 38 bis 38.5°C ist mäßiges F., 39 bis 40.5°C hohes F., darüber: sehr hohes F. Messung mit Fieberthermometer* od. Fieberteststreifen. Ursachen sind Infektionen, Zerstörung von Körperzellen (Zerfallsprodukte, z.B. aus Blutergüssen, Exsudat, bei Knochenbruch usw.), inkorporiertes artfremdes Eiweiß, nervöse Ursachen (Verletzung des Corpus striatum, des Thalamus). Viren u. Bestandteile von Membranen gramnegativer Bakterien können als sogenannte *exogene Pyrogene* F. auslösen. Sie regen wahrscheinlich die Phagozyten zur Bildung *endogener Pyrogene* an, was dann über eine Erhöhung der Prostaglandinsynthese in den Wärmezentren* die Körpertemperatur erhöht. Die Umstellung auf das höhere Niveau bewirkt eine Vasokonstriktion der Hautgefäße, Kältezittern (Schüttelfrost) u. eine verminderte Schweißsekretion u. somit einen geringeren Wärmeverlust u. einen Temperaturanstieg: Fieber. Während der Entfieberungsphase kommt es zu Schweißausbrüchen, Vasodilatation der Hautgefäße u. einem subjektiven Wärmegefühl. Fiebersenkende Mittel s. Antipyretikum(a).

**Fieberbaum:** 1. s. Alstonia constricta; 2. s. Eucalyptus globulus.

**Fieberbläschen:** s. Herpes simplex.

**Fieberklee:** s. Menyanthes trifoliata.

**Fieberkraut:** s. Centaurium erythraea.

**Fiebermittel, Fiebersenkende(s) Mittel:** s. Antipyretikum(a).

**Fiebermücke:** Anopheles*.

**Fieberrinde: Chinarinde:** Cort. Chinae, s. Cinchona pubescens; **Australische F.:** s. Alstonia scholaris; **Falsche F.:** Cortex Cascarillae, s. Croton eluteria; **Mexikanische F.:** Cortex Copalchi, s. Croton niveus.

**Fieberteststreifen:** Kunstoffolie mit eingesiegeltem, temperaturempfindlichem Flüssigkristallsystem zur Anzeige der Körpertemperatur*; ungenau u. nicht eichfähig, kein Ersatz f. Fieberthermometer*.

**Fieberthermometer:** dient zur Messung der Körpertemperatur*; Meßbereich: 30 bis 42°C, auf (mind.) 0.1 K genau, die maximale Anzeige wird gespeichert bzw. fixiert. Beim Flüssigkeitsthermometer erreicht man dies durch eine Verengung am unteren Ende der Kapillare. Beim Abkühlen reißt der Flüssigkeitsfaden an einem Engpaß der Kapillare ab; die Flüssigkeitssäule hält so die maximale Temperaturanzeige aufrecht. Vor der nächsten Messung muß die Flüssigkeit aus der Kapillare herausgeschleudert werden. Anstelle eines Flüssigkeitsthermometers wird heute ein spezielles elektronisches (digitales) Thermometer zu bevorzugen sein; Messung innerhalb von 60 bis 90 s, auch Basaltemperatur (s. Frauenthermometer) kann gemessen werden. F. müssen geeicht sein u. sind vor Gebrauch zu desinfizieren (z.B. mit 70%igem Ethanol).

**Fieberwurzel:** Galgantwurzel, Rhiz. Galangae, s. Alpinia officinarum.

**Fiedern:** s. Blattformen.

**Fiehes-Reaktion:** Nachw. von Invertzucker in Naturhonig als Reinheitsprobe. 5 g Honig verreibt man mit reinem, wasserfreiem (über Na aufbewahrt.) Ether, gibt den Etherauszug in ein Porzellanschälchen u. läßt verdunsten. Den Rückstand befeuchtet man mit einigen Tropfen einer frisch bereiteten Lsg. von 1 g Resorcin in 100 g rauchender Salzsäure (D. 1.19). Bei Anwesenheit von künstl. Invertzucker tritt eine kirschrote Färbung auf, die mind. 1 Stunde anhalten muß. (Rosa- od. Orangefärbung, die rasch verschwindet, ist nicht beweiskräftig.) Farbreaktion beruht auf Hydroxymethylfurfurolbildung.

**Fila collagenis resorbilia sterilia** Ph.Eur.3: Sterile, resorbierbare Kollagenfäden; werden aus Kollagen, welches vorwiegend von Muskelsehnen gesunder Säugetiere stammt, durch Extrahieren u. Wiederverfestigen in Form von Fäden hergestellt u. sterilisiert. Die Fäden werden entsprechend ihres unterschiedlichen Durchmessers (von ca. 0.01 bis 0.9 mm) u. damit verbundenen Reißkraft (bis max. 70 N) mit einer Fadennummer (0.1 bis 8) bezeichnet. In der Augenheilkunde eingesetzt, wird gleichmäßiger als Catgut (s. Chorda resorbilia sterilis) resorbiert. Dürfen mit chem. Mitteln, wie z.B. Chromsalzen zur Resorptionsverzögerung od. Glycerol zur Erhöhung der Geschmeidigkeit behandelt werden. **Anw.:** resorbierbares, Chirurgisches Nahtmaterial*.

**Filamentum:** **1.** Fadenförmige Gebilde, z.B. im Harn; **2.** *bot.* der fadenförmige Teil des Staubblattes, Filament, s. Blüte.

**Fila non resorbilia sterilia** Ph.Eur.3: Sterile, nicht resorbierbare Fäden, Suturamenta chirurgica irresorbilia, nicht resorbierbares chirurgisches Nahtmaterial. Fäden, welche im lebenden Organismus nicht abgebaut werden (s. Chirurgisches Nahtmaterial). Die Fäden bestehen aus tierischem, pflanzlichem od. synthetischem Material u. kommen als zylindrische Monofilamente od. Multifilamente in den Handel. Die Multifilamente sind aus Elementarfasern aufgebaut, die zu einem Faden gedreht od. geflochten sind. Eventuell sind sie ummantelt. Die Einzelfadenlänge von nicht resorbierbaren Fäden darf 350 cm nicht überschreiten. Die Fäden sind zum einmaligen Gebrauch unmittelbar nach Öffnen der sterilen Packung bestimmt. Eine Imprägnierung zur Verhinderung der Kapillarität ist gestattet, ebenso eine Färbung mit zugelassenen Farbstoffen od. Pigmenten. Anschließend werden die Fäden sterilisiert.

**Fila non resorbilia sterilia in fuso ad usum veterinarium** Ph.Eur.3: Sterile, nicht resorbierbare Fäden im Fadenspender f. Tiere. Der Faden wird in einem Fadenspender in Verkehr gebracht, der die Sterilität des Fadens sichert, auch wenn nur ein Teil des Fadens entnommen wird.

**Fila resorbilia synthetica monofilamenta (torta) sterilia** Ph.Eur.3: Sterile, resorbierbare, (geflochtene,) synthetische Fäden; bestehen aus einem od. mehreren synthetischen Polymeren od. Copolymeren, sie werden im lebenden Organismus abgebaut; s. Chirurgisches Nahtmaterial.

**Filarien:** (*lat.* filum Faden) Sammelbezeichnung f. verschiedene Fadenwürmer (fadenförmige Nematoden); in Tropen u. Subtropen verbreitet. Es sind 8 Arten bekannt, die im Menschen parasitieren können. Über 1 Milliarde Menschen sollen davon betroffen sein. Davon sind humanpathogen: Wuchereria brancrofti, Brugia malayi, Brugia timori, Loa loa, Onchocerca volvulus u. Mansonella streptocerca. Nicht humanpathogene Arten sind Mansonella perstans u. Mansonella ozzardi. Entwicklung: vom Ei über 4 Larvenstadien (Mikrofilarien) zum adulten (reifen, erwachsenen) Wurm (Makrofilarien). Zwischenwirte u. Überträger sind blutsaugende Insekten. F. besiedeln Lymphsystem u. Bindegewebe des Menschen u. sind die Verursacher gefürchteter Krankheiten wie Elephantiasis* (Wucheria b. u. Brugia m.), Loiasis* (Loa l.) u. Onchozerkose* (Onchocerca v.). Filarieninfektionen werden unter dem Sammelbegriff Filariose* bzw. Filariasis zusammengefaßt.

**Filariose:** durch Filarien* hervorgerufene Krankheit; Arzneistoffe gegen F. sind: Diethylcarbamazin* u. Suramin*, daneben Benzimidazole (Mebendazol*, Flubendazol) u. Ivermectin*.

**Filarizid:** gegen Filarien* wirksam.

**Filgrastim:** rekombinanter humaner Granulozyten-Kolonien-stimulierender-Faktor (G-CSF), Neupogen®; CAS-Nr. 121181-53-1; $M_r$ 18799. Aus E. coli K12 gentechn. hergestelltes Cytokin*, s. CSF. **Wirk.:** erhöht wie Lenograstim* die Bildung funktionsfähiger neutrophiler Granulozyten u. deren Freisetzung aus dem Knochenmark, es kommt gleichzeitig zum Anstieg von Monozyten im Blut. **Anw.:** Immunstimulator, zur Verkürzung der Dauer von Neutropenien (Verminderung der Granulozyten im Blut) bei myelosuppressiver Chemotherapie. **Nebenw.:** Knochen- u. Muskelschmerzen, Miktionsbeschwerden, Blutdruckabfall etc. HWZ 3.5 h. **Übl. Dos.:** Parenteral: allg. 0.5 Mio. E. (5 mg)/kg KG s.c.

**Filialapotheke:** Sonderform der Apotheke* in Österreich (vgl. Zweigapotheken). Nach § 24 des österr. Apothekengesetzes* kann dem Inhaber einer öffentlichen Apotheke auf Antrag der Betrieb *einer* F. gestattet werden. Voraussetzung dafür ist, daß in der Ortschaft keine öffentliche Apotheke od. ärztliche Hausapotheke* vorhanden ist. Die F. darf nur im Zusammenhang mit der öffentlichen Apotheke, f. die sie bewilligt wurde, betrieben werden. Die §§ 25 bis 27 des österr. Apothekengesetzes regeln die weiteren Voraussetzungen wie Dauer der Erlaubnis, räumliche Erfordernisse etc. (s. auch Zweigapotheken*).

**Filicin:** Filixsäure. Inhaltsstoff d. Rhizoma Filicis, s. Dryopteris filix-mas.

**Filipendula ulmaria** (L.) Maxim.: (Spiraea ulmaria L.) Fam. Rosaceae, Mädesüß (Geißbart), (Mitteleuropa). Stpfl. v. **Flores Spiraeae:** Spierblumen, Mädesüß. **Inhaltsst.:** Phenylglykoside, Spiraein u. Gaultherin* mit ihren Aglyka, 0.2% äther. Öl (mit Salicylsäuremethylester, freier Salicylsäure, Salicylaldehyd), Spuren von Heliotropin u. Vanillin, Flavonylglykoside u. Gaultherosid (Ethylprimeverosid). **Anw.:** Diuretikum, Diaphoretikum, Adstringens; volkst.: als Antirheumatikum. **Herba Spiraeae ulmariae:** Mädesüßkraut, Spierkraut. **Inhaltsst.:** Salicylsäure, Salicylsäuremethylester, Glykoside (Gaultherin*, Spiraein). **Anw.:** als Antirheumatikum u. Diuretikum.

**HOM:** *Filipendula ulmaria* (HAB1.4), Spiraea ulmaria: frische Wurzel; verord. z.B. b. akutem Muskel- u. Gelenksrheumatismus mit Ödemen, Aszites (Bauchwassersucht).

**HOM:** *Filipendula ulmaria ferm 34c* (HAB1.4): frisches, blühendes Kraut.

**Filix:** s. Dryopteris filix-mas.

**Filixamaurose:** s. Dryopteris filix-mas.

**Filixsäure:** Filicin, s. Dryopteris filix-mas.

**Filmaron:** angereicherter Wirkstoffkomplex aus Rhiz. Filicis, s. Dryopteris filix-mas.

**Film-coating:** Coating, Filmdragieren, Überzugsverfahren; s.a. Filmtabletten. Aufbringen von Filmüberzügen (Lackierung) meist mit einer Dicke von 40 bis 50 µm auf feste Arzneiformen wie Tabletten, gewölbte Drageekerne, Kapseln od. Pellets. Die Lackierung erfolgt entweder im Dragierkessel mit Kelle od. Sprühpistole od. im Wirbelbett (s. Wurster-Verfahren u. Glatt-Verfahren unter Dragieren). Überzüge aus Eudragit®*, Ethylcellulose* od. Celluloseacetatphthalat* ermöglichen eine Magensaftresistenz bzw. eine verzögerte Wirkstofffreisetzung (langsame Diffusion durch den Überzug).

**Filmdosimeter:** s. Dosimeter.

**Filmdragees:** s. Filmtabletten.

**Filmdragieren:** s. Film-coating.

**Filmtabletten:** Lacktabletten, Filmdragees, s. a. Compressi obducti. Meist schwach gewölbte Tabletten, die mit einer dünnen Lackschicht überzogen sind. Vgl. Zuckerdragees*. Die Wirkstofffreisetzung erfolgt prakt. gleich wie bei nicht überzogenen Formen. Durch entsprechende Auswahl des Filmüberzugs kann dieser die Freisetzung u. damit die Absorptionsgeschwindigkeit u. den Absorptionsort des Wirkstoffs steuern. Für das Überziehen von Tabletten mit Filmen haben sich heute Sprühmethoden durchgesetzt, die im normalen Dragierkessel, in Vertikaltrommeln od. in Wirbelschichtgeräten angewendet werden. Von den Filmbildnern kommen vorwiegend in Wasser unlösliche makromolekulare Verbindungen zum Einsatz: Cellulosederivate (Methylhydroxypropylcellulose, Ethylcellulose, Celluloseacetatphthalat, Hydroxypropylmethylcellulosephthalat (die letzten beiden f. Magensaftresistenz), synthetische Polymere (Polymerisate aus Acrylsäure, Methacrylsäure u. deren Ester, z.B. Eudragite®). Filmbildner werden als Lösung (in organischen Lösungsmitteln) od. vielfach auch als Suspension eingesetzt. Zunehmend werden wäßrige Kunststoffdispersionen (kolloide Systeme, gew. durch Emulsionspolimerisation) zum Überziehen benutzt. Neben den Filmbildnern benötigt man meist noch weitere Hilfsstoffe wie Hydrophilisatoren (Film wird wasserdurchlässig bzw. zerfällt in Wasser), Weichmacher (erhöhen Flexibilität u. Elastizität des Films), Tenside (verbessern Benetzungsvermögen u. Spreitbarkeit des Films), Farbstoffe u. Weißpigmente* (Farbaufhellung), Geschmackskorrigentien, Löse- bzw. Dispersionsmittel (Tensid-, Peptisatorzusatz zum Stabilisieren), Glanz- u. Gegenklebemittel; s.a. Compressi.

**Filmtabs®:** Filmtabletten*.

**Filmüberzüge:** s. Film-coating.

**Filterkerzen:** Keramikfilter (s. Tiefenfilter) od. Membranfilter*, als Kerzen ausgebildet; können als Chargenfilter eingesetzt werden, mehrere Kerzen werden in ein Filtergehäuse eingesetzt.

**Filterpressen:** Filterplatten, z.B. Seitz Entkeimungsfilter*.

**Filtrat-Faktor:** Pantothensäure, s. Vitamine.

**Filtration, Glomuläre:** s. Elimination.

**Filtrieren:** Trennung eines festen Stoffes von einer Flüssigkeit mittels Filter, entweder um eine Flüssigkeit von festen Bestandteilen zu befreien od. die in einer Flüssigkeit enthaltenen festen Stoffe zu sammeln (z.B. Niederschläge). Die durch das Filter laufende Flüssigkeit heißt **Filtrat**, der auf dem Filter verbleibende feste Stoff heißt **Rückstand**. Als Filter dienen die verschiedensten Stoffe, hauptsächl. Filterpapier, ungeleimtes Papier mit Poren von ca. 0.005 mm Weite, das eine bestimmte Saugfähigkeit u. (f. quantitative Analysen) einen bekannten Aschengehalt haben muß. Zur Abtrennung feinster Niederschläge benutzt man gehärtete Filter, das sind Filtrierpapiere, die in Schwefelsäure-Salpetersäure getaucht (pergamiert) wurden. Das Papier wird entweder kegelförmig gefaltet glatt in den Trichter gelegt (Filtertüte) od. gefaltet (Faltenfilter), wobei infolge der vergrößerten Oberfläche das F. rascher vonstatten geht. Um bei größeren Flüssigkeitsmengen ein Zerreißen des Filters zu vermeiden, legt man in den Trichter unter die Filterspitze einen Watte- od. Gazebausch od. ein kleines glattes Filter. Die Filter können ferner aus Gewebe (Filtertücher; s. Kolieren), Glaswolle, Asbest, Sand, Porzellan, Ton, Quarz, Kieselgur, Kohle od. aus einem Brei von zerrupftem u. befeuchtetem Filterpapier bestehen. Bei **Saugfiltern** wird unter dem Filter mittels einer Saugpumpe, z.B. einer Wasserstrahlpumpe* ein luftleerer Raum erzeugt, so daß durch Druck- bzw. Saugwirkung ein schnelleres F. ermöglicht wird. Hierzu benutzt man im Labor die Saugflasche u. Filter-Nutschen. Auf die Siebplatte der Nutsche wird ein rundgeschnittenes, gehärtetes glattes Filter gelegt (Filterpapier od. ein Stück Gewebe, Leinen, Perlon, Nylon etc.). Bei **Druckfiltern** u. **Filterpressen** wird das Filtergut in geschlossenen Apparaten mittels Druckluft durch den Filter gepreßt. **Filterkerzen*** sind Filtriervorrichtungen in Form von Hohlzylindern, bei denen die Flüssigkeit von außen durch die Wandungen dringt, in denen die festen Stoffe festgehalten werden, im inneren Hohlraum hochsteigt u. von da abgesaugt wird. **Goochtiegel** (Filtertiegel) sind kleine Porzellantiegel mit Siebplatte, unter die fasriger, gereinigter Asbest od. Filterbrei gelegt wird; zum Sammeln von quantitativen Niederschlägen. Zur **Heißfiltration** benutzt man mit Wasser od. Dampf heizbare doppelwandige Trichter (z.B. zum Filtrieren von geschmolzenen Fetten, Wachsen usw.). Zsigmondy-Filter: nicht mehr gebräuchlicher Name f. **Membranfilter***, erfunden 1918 von Richard Zsigmondy, Göttingen (Nobelpreis f. Chemie 1925, Aufklärung der heterogenen Natur kolloidaler Lösungen).

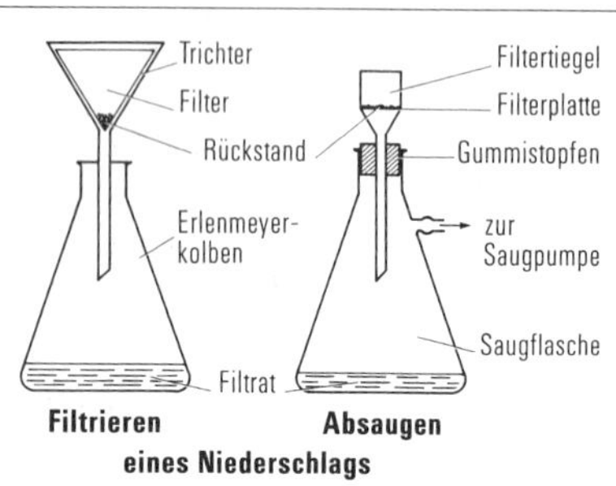


Filtrieren [43]

**Filum bombycis tortum sterile** Ph.Eur.3: Steriler, geflochtener Seidenfaden; wird durch Flechten einer dem Durchmesser entsprechenden Anzahl ausgekochter Seidenfäden erhalten, die durch Abhaspeln der Kokons der Seidenspinnerraupe, *Bombyx mori**, gew. werden. Der Seidenfaden kann mit zugelassenen Farbstoffen gefärbt sein. Anschließend wird er sterilisiert. Seidenfäden bestehen aus Seidenfibroin*, einem Faserprotein. **Anw.:** nichtresorbierbares Chirurgisches Nahtmaterial*. **Filum bombycis tortum sterile in fuso ad usum veterinarium** Ph.Eur.3: Steriler geflochtener Seidenfaden im Fadenspender f. Tiere.

**Filum ethyleni polyterephthalici sterile in fuso ad usum veterinarium:** Filum polyestericum sterile, Steriler Polyesterfaden; besteht aus gesponnenem Polyethylenterephthalat (Diolen®, Trevira®). Der Faden wird durch Flechten von sehr feinen Fäden in einer dem gewünschten Durchmesser entsprechenden Anzahl hergestellt. Der Polyesterfaden ist weißlich u. kann mit zugelassenen Farbstoffen od. Pigmenten gefärbt sein u. wird anschließend sterilisiert. Er ist prakt. unlösl. in den meisten gebräuchlichen Lösungsmitteln, wird aber angegriffen von konzentrierten Alkalihydroxid-Lösungen, ist unbeständig gegenüber Phenolen. **Anw.:** nicht resorbierbares, Chirurgisches Nahtmaterial. **Filum ethyleni polyterephthalici sterile in fuso ad usum veterinarium:** Ph.Eur.3: Steriler Polyesterfaden im Fadenspender f. Tiere.

**Filum lini sterile** Ph.Eur.3: Steriler Leinenfaden; besteht aus den Bastfasern von **Linum usitatissimum***. Die Fasern von 2.5 bis 5 cm Länge werden zu Bündeln von 30 bis 80 cm zusammengefaßt, darauf zu kontinuierlichen Fäden bis zum gewünschten Durchmesser gesponnen. Der Leinenfaden ist i.a. cremeweiß u. kann mit zugelassenen Farbstoffen gefärbt sein. Anschließend wird er sterilisiert. **Anw.:** nicht resorbierbares, Chirurgisches Nahtmaterial. **Filum lini sterile in fuso ad usum veterinarium** Ph.Eur.3: Steriler Leinenfaden im Fadenspender f. Tiere.

**Filum polyamidicum-6 sterile** Ph.Eur.3: Steriler Polyamid-6-Faden; besteht aus gesponnenem Kunststoff, der durch Polymerisation von ε-Caprolactam hergestellt wird (Perlon®). Er besteht aus zylindrischen glatten Monofilamenten, geflochtenen Multifilamenten od. einem leicht verdrehten, mit demselben Material überzogenen Faden; kann mit zugelassenen Farben od. Pigmenten gefärbt sein u. wird anschließend sterilisiert. Er ist prakt. unlösl. in den üblichen organischen Lösungsmitteln, wird nicht von verdünnten 10%igen Alkalihydroxidlösungen (m/V), jedoch von verdünnten 2%igen Mineralsäuren (m/V) u. in der Wärme von Essigsäure 98% u. von 70%iger Ameisensäure (m/m) angegriffen. **Anw.:** nicht resorbierbares, Chirurgisches Nahtmaterial. **Filum polyamidicum-6 sterile in fuso ad usum veterinarium** Ph.Eur.3: Steriler Polyamid-6-Faden im Fadenspender f. Tiere.

**Filum polyamidicum-6/6 sterile** Ph.Eur.3: Steriler Polyamid-6/6-Faden; besteht aus gesponnenem Kunststoff, welcher durch Polykondensation von Hexamethylendiamin* u. Adipinsäure* hergestellt wird (Nylon®). Er besteht aus zylindrischen glatten Monofilamenten od. einem leicht verdrehten, mit demselben Material überzogenen Faden. Er kann mit zugelassenen Farbstoffen od. Pigmenten gefärbt sein u. wird anschließend sterilisiert. Er ist prakt. unlösl. in den üblichen organischen Lösungsmitteln u. wird nicht angegriffen von verdünnten Alkalihydroxid-Lösungen, jedoch von verdünnten Mineralsäuren u. in der Wärme von Essigsäure 98% u. von 80%iger Ameisensäure (m/m). **Anw.:** nicht resorbierbares, Chirurgisches Nahtmaterial. **Filum polyamidicum-6/6 sterile in fuso ad usum veterinarium** Ph.Eur.3: Steriler Polyamid-6/6-Faden im Fadenspender f. Tiere.

**Filum polyestericum sterile:** s. Filum ethyleni polyterephthalici sterile.

**Finasterid** INN: N-tert-Butyl-3-oxo-4-aza-5α-androst-1-en-17β-carboxamid, Proscar®; CAS-Nr.

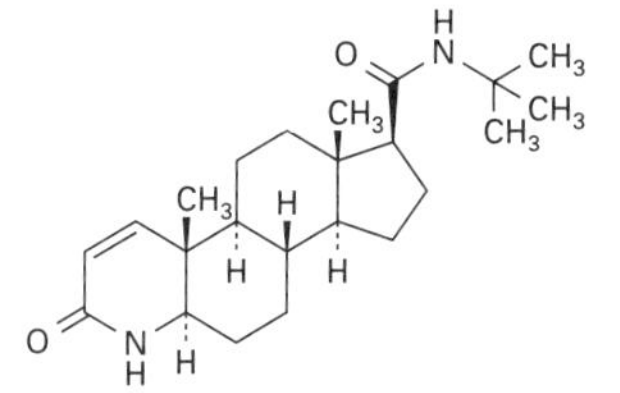

Finasterid

98319-26-7; $C_{23}H_{36}N_2O_2$, $M_r$ 372.55. Schmp. 252-254°C. $[\alpha]_D^{20°C}$ -59°. Weißes, krist. Pulver. Leicht lösl. in Chloroform, Dimethylsulfoxid, Ethanol, Methanol, n-Propanol, wenig lösl. in Propylenglycol 400, schwer lösl. in Salzsäure (c = 1 mol/L), Natronlauge (c = 0.1 mol/L) u. Wasser. **Wirk.:** 5α-Reduktasehemmer*. **Anw.:** Prostatamittel; bei benigner Prostatatahyperplasie*. **Nebenw.:** gelegentl. Impotenz, verminderte Libido, vermindertes Ejakulationsvolumen, Gynäkomastie. Kontraind.: Anw. bei Frauen u. Kindern, Patienten mit häugfiger Harnentleerung. Hinweis: F. während der Schwangerschaft eingenommen führt zu Mißbildungen der äußeren Geschlechtsorgane männl. Feten. F. findet sich auch in geringen Mengen im Sperma, daher ist der Kontakt von Sperma mit gebärfähigen Frauen zu verhindern. HWZ 30 d. **Übl. Dos.:** Oral: 5 mg/d.

**Fingerhutblätter:** Folia Digitalis, s. Digitalis purpurea.

**Fingerhut, Gelber:** s. Digitalis lutea.

**Fingerhut, Großblütiger:** s. Digitalis grandiflora.

**Fingerhut, Roter:** s. Digitalis purpurea.

**Fingerhuttinktur:** s. Tinctura Digitalis.

**Fingerhut, Wolliger:** s. Digitalis lanata.

**Fingerkraut:** s. Potentilla anserina.

**Fingerkraut, Kriechendes:** s. Potentilla reptans.

**Finkelstein-Reaktion:** Methode zur Herst. v. Alkyliodiden aus Alkylchloriden od. -bromiden mit Natriumiodid in Aceton als Lösungsmittel.

$$\underset{\text{Alkylbromid}}{R{-}Br} + \underset{\text{Natriumiodid}}{NaI} \xrightarrow{\text{Aceton}} \underset{\text{Alkyliodid}}{R{-}I} + \underset{\text{Natriumbromid}}{NaBr}$$

Finkelstein-Reaktion

**Finne:** Entwicklungsstufe des Bandwurms, s. Taenia, Echinococcus.

**Finnenausschlag:** s. Akne.

**F.I.P.:** Abk. f. Fédération Internationale Pharmaceutique, International Pharmaceutical Federation, 1912 in Den Haag gegründete internationale pharmazeutische Vereinigung, der bereits mehr als 60 Länder angehören. Nach Art. 2 ihres Statuts hat sie zum Ziel „die Pharmazie auf internationalem Boden sowohl als Berufsstand als auch als angewandte Wissenschaft zu entwickeln u. die Rolle des Pharmazeuten im Gesundheitswesen auszudehnen". Sie ist Herausgeberin des „International Pharmacy Journal". Generalsekretariat: Andries Bickerweg 5, NL-2517 JP Den Haag, Tel. +3170 363 1925.

**FIR:** Fernes Infrarot*.

**Firnis:** ein mit Sikkativen* (1 bis 5%) versetztes trocknendes Öl, meist Leinöl; Firnis soll, auf eine undurchlässige Fläche gestrichen, innerhalb 12 bis 24 h zu einer festen, elastischen, nicht klebenden Haut eingetrocknet sein.

**First Messenger:** engl. erster Bote; Hormone u. Neurotransmitter deren physiologische Reaktion nach Bindung an spezifische Membranrezeptoren der Zielzelle durch Botenstoffe (s. Second Messenger) im Intrazellulärraum vermittelt wird. Sie können selbst nicht in den Intrazellulärraum gelangen. Dazu gehören z.B. viele Gewebshormone u. Peptidhormone (s. Hormone), Catecholamine, Histamin u. Acetylcholin.

**First-Pass-Effekt:** (engl.) FPE, Effekt der 1. (Leber-)Passage. Veränderungen eines Arzneistoffes bei seinem Übertritt vom Gastrointestinaltrakt in die systemische Zirkulation. Dabei kommt es entweder in der Leber, im Magen-Darm-Trakt etc. zur Biotransformation des Arzneistoffs od. zur Ausscheidung über die Galle. Dadurch ist der in die systemische Zirkulation gelangende Arzneistoff nicht mehr die ursprüngliche Substanz, sondern (z.T.) ein Metabolit od. es gelangt weniger Arzneistoff in den Blutkreislauf. Dieser Prozeß unterliegt einer Sättigung. Der Effekt des FPE ist von der Konzentration des Stoffes, bei der Halbsättigung des umsetzenden Systems eintritt (Michaelis-Menten-Konstante), von der maximalen Metabolisierungsrate u. von der Dosis abhängig. Wenn es zur Sättigung des Enzymsystems kommt, dann nimmt die AUC* proportional zur Dosis zu, während sie vorher langsamer zunahm, da ein Teil der Dosis durch FPE eliminiert wurde. Man spricht von **dosisabhängiger Kinetik.**

**Fischbandwurm:** Breiter Grubenkopfbandwurm, Diphyllobothrium latum; in Binnenseegebieten Europas, Asiens u. Amerikas vorkommende Bandwurmart; Parasit im Dünndarm des Menschen u. fischefressender Säugetiere.

**Fischbein, Weißes:** Sepiaknochen, Ossa Sepiae, s. Sepia officinalis.

**Fischblase:** s. Ichthyocolla.

**Fischer-Gatsch:** s. Gatsch.

**Fischer-Hepp-Umlagerung:** sekundäre aromatische Nitrosamine lagern sich in alkoholischer Salzsäure in p-Nitroso-arylamine um; aus N-Nitroso-N-methylanilin ensteht z.B. p-Nitroso-N-methylanilin.

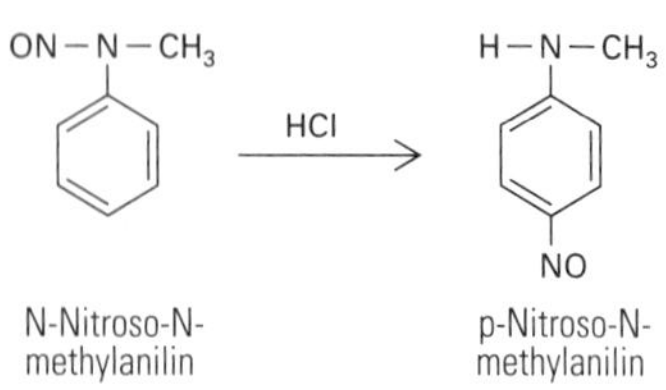


Fischer-Hepp-Umlagerung: Bildung von p-Nitroso-N-methylanilin als Beispiel

**Fischer-Peptidsynthese:** Methode zur Synthese von Peptiden*; dabei wird ein α-Halogensäurechlorid mit einem Aminosäureester umgesetzt, zur Säure hydrolysiert u. anschließend das α-Halogen mit Hilfe von Ammoniak gegen eine Aminogruppe ausgetauscht (s. Abb.).

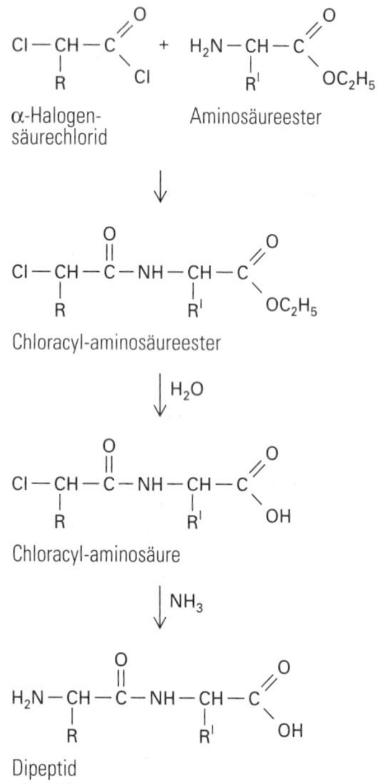


Fischer-Peptidsynthese

**Fischer-Phenylhydrazinsynthese:** Diazoniumsalze werden mit überschüssigem Natriumsulfit bei erhöhter Temp. behandelt. Das zunächst gebildete Diazosulfonat wird zum Natriumsalz der Phenylhydrazinsulfonsäure reduziert, das mit Salzsäure hydrolysiert wird (s. Abb.).

**Fischer-Projektion:** Molekülprojektion auf die Papierebene (zwecks Definition der Konfiguration*), wobei die waagrechten Bindestriche stets die vor der Papierebene u. die senkrechten Bindestriche stets die hinter der Papierebene befindli-

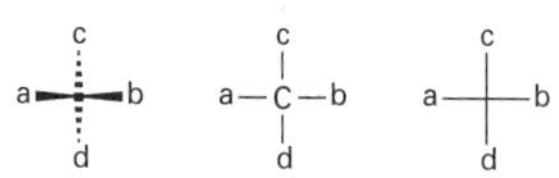


Fischer-Projektion: Drei gleichwertige Formulierungen des asymmetrischen C-Atoms; links und Mitte: Projektionsformeln, rechts: Fischer-Projektion

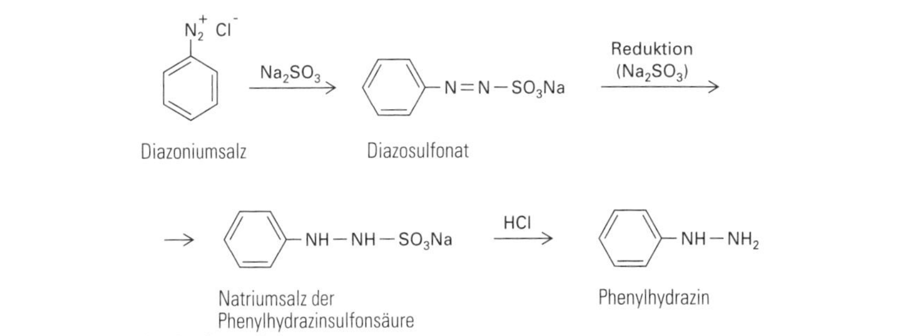

Fischer-Phenylhydrazinsynthese

chen Liganden kennzeichnen. Bei der besonders einfachen Fischer-Projektion wird sogar das Symbol f. das asymmetrische C-Atom* fortgelassen. Nach Fischer werden zur Beschreibung der Konfigurationen von Enantiomeren*, v.a. von Kohlenhydraten* u. Aminosäuren*, die Präfixe D- (dexter: rechts) u. L- (laevus: links) verwendet, was nichts mit der Drehrichtung linear polarisierten Lichtes zu tun hat. Bezugssubstanz ist Glycerolaldehyd. Wegen der gelegentlichen Zweideutigkeit der D/L-Nomenklatur* wurde f. spiegelbildisomere Verbindungen die R/S-Nomenklatur* entwickelt. **Prinzip der F.: 1.** Das Molekül wird so dargestellt, daß sich eine möglichst lange C-Kette mit zumindest 1 asymmetrischem C-Atom ergibt. **2.** Das C-Atom mit der höchsten Oxidationszahl steht oben (am „Kopf" der Kette). **3.** Werden nun die an das asymmetrische C-Atom gebundenen Kettennachbarn unter die Papierebene gedacht, liegen die an diesen C-Atomen gebundenen Substituenten (z.B. H- u. HO-) näher beim Betrachter. **4.** Dieses Gebilde wird nun gedanklich in eine Ebene gepreßt u. mit dem Glycerolaldehyd verglichen. **5.** Jene Konfiguration, in der z.B. die HO–Gruppe rechts von der senkrechten Kette liegt, heißt D-Form, die andere L-Form. (Bei Zuckern ist das Bezugs-C-Atom das unterste, bei Aminosäuren das oberste asymmetrische C-Atom der gedachten Kette.).

**Fischer-Speier-Veresterung:** Veresterung von Carbonsäuren durch Kochen mit überschüssigem Methanol od. Ethanol unter saurer Katalyse (3%ige Salzsäure); z.B. erhält man aus Essigsäure u. Ethanol Essigsäureethylester.

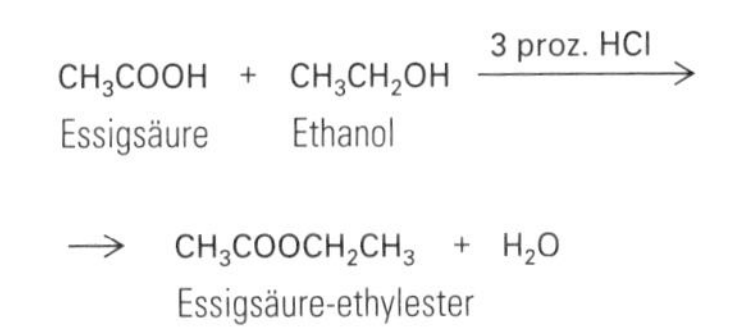

Fischer-Speier-Veresterung:
Bildung von Essigsäure-ethylester als Beispiel

**Fischkörner:** s. Anamirta cocculus.

**Fischleim:** Colla piscium, s. Ichthyocolla; Japanischer, Vegetabilischer Fischleim: Agar Agar*.

**Fischöle: 1.** Öle, oft aus dem ganzen Körper von Fischen, v.a. Kaltwasserfischen, sind reich (bis zu 75%) an ungesättigten Fettsäuren, v.a. ω-3-Fettsäuren (s. Fettsäuren, Essentielle); daneben auch hoher Gehalt an Cholesterol. **2.** Fischleberöle, s. Lebertran.

**Fischrinde:** s. Piscidia piscipula.

**Fischtran:** Waltran, durch Auskochen des Specks der Walfische gew.

**Fischvergiftung:** s. Lebensmittelvergiftung.

**Fisetin:** ein Flavonolderivat, **Strukturformel** s. Flavonoide.

**Fisole:** s. Phaseolus vulgaris.

**Fissan®:** s. Benzoylperoxid.

**Fissura:** Spalte, Rhagade, z.B. Fissura ani, Afterschrunde.

**Fistula:** Fistel; F.ani, Mastdarmfistel.

**Fixiernatron, Fixiersalz:** Natrium thiosulfuricum, s. Natriumthiosulfat.

**Flachs:** Linum usitatissimum*.

**Flacourtiaceae:** Od. Violales, s. Cyclopentenfettsäuren.

**Flächendesinfektion:** (Scheuerdesinfektion*) erfolgt in allen Krankenhäusern, Lebensmittelbetrieben, pharmazeutischen Betrieben entweder im Zusammenhang mit einer Infektionskrankheit od. als prophylaktische Maßnahme. Bevorzugte Wirkstoffe sind Aldehyde, Quats, Alkohole, Phenole, Amphotenside, Aktivchlor, Guanidine (Liste BGA u. DGHM).

**Flächengesetz:** Dost-Prinzip; Dost formulierte das Gesetz der korrespondierenden Flächen: die Fläche unter der Blutspiegelkurve* (AUC*) ist unabhängig davon, auf welchem Weg die Applikation eines Arzneistoffs erfolgt. Diese Regel setzt neben identischen Dosen folgendes voraus: 1. Die Metabolisierungsgeschwindigkeit *vor* der Resorption (Aufnahme in den großen Kreislauf) darf bei einem Resorptionsweg (z.B. Verdauungstrakt → Vena porta → Leber → Vena cava → Herz) gegenüber anderen Resorptionsarten (z.B.: i.v.-Applikation) nicht bevorzugt sein (first-pass-Effekt*). 2. Mit Ausnahme der Resorption müssen alle Konzentrationsverläufe (Elimination, Metabolisierung) einer Kinetik nach 1. Ordnung folgen. 3. Resorbierte u. metabolisierte Anteile müssen unabhängig von der (Versuchs-)Person sein.

**Fläche unter der (Blutspiegel/Zeit-)Kurve:** s. AUC u. Bateman-Funktion.

**Fläche zwischen den Kurven:** s. ABC.

**Flagellata:** *syn.* Mastigophora, Geißeltierchen, s. Protozoen.

**Flagellocystenreaktion:** dient zum mikroskopischen Nachw. von Salzen der Mecon- od. Chelidonsäure; diese ergeben mit einer 0.5%igen

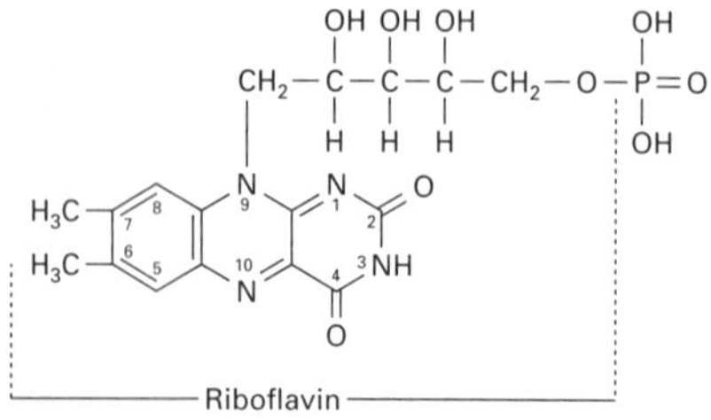

Flavinenzyme:
Flavinmononucleotid als Beispiel

wäßrigen Tanninlösung charakteristische Färbungen (härchenartige Gebilde).

**Flagyl®:** s. Metronidazol.

**Flammazine®:** s. Sulfadiazin, Silbersalz.

**Flammenphotometrie:** s. Spektroskopie.

**Flammpunkt:** Abk. Fp., der Entflammungspunkt, d.h. diejenige Temp., bei der sich über einer brennbaren Flüssigkeit durch Verdunstung so viel Dampf gebildet hat, daß dieser durch eine angenäherte Flamme entzündet wird, ohne daß die Flüss. weiterbrennt. Bei etwas höherer Temp., dem Brennpunkt, entzündet sich dann die ganze Flüss. Wichtig f. die Prüfung von Erdöl, Benzin, Schmierölen usw.

**Flaschenglas:** s. Glas.

**Flaschenlack:** Siegellack od. Celluloselack.

**Flatulenz:** Blähung.

**Flaumeiche:** s. Quercus-Arten.

**Flavan:** (*lat.* flavus gelb) 2-Phenylchroman, Grundstruktur der Flavonoide*.

**Flavanole:** *Flavan-3-ole*, s. Catechine; *Flavan-3,4-diole*, s. Leukoanthocyanidine; Strukturformeln s.a. Flavonoide.

**Flavanone:** farblose Flavonoide, vom Ringsystem des Flavanon (2,3-Dihydroflavon) abgeleitet. Hydroxylierte Flavanone sind in freier od. glykosidischer Form in höheren Pflanzen verbreitet, besonders in den Fam. Rosaceae, Rutaceae u. Asteraceae. Flavanone mit einer Hydroxylgruppe in Position 3 werden **Flavanonole** (z.B. Taxifolin) genannt. Strukturformeln einiger Vertreter s. Flavonoide (Tab.).

**Flavanonollignane:** (Flavanolignane) Kondensationsprodukte aus Flavanonolen od. Flavananolen, z.B. Taxifolin (2,3-Dihydroquercetin) u. Coniferylalkohol od. ähnl. Verbdgn.; z.B. Silibinin*, das in Mariendistelfrüchten enthalten ist (s. Silybum marianum, Silymarin).

**Flavedo:** äußere, gelbe Schicht (im Gegensatz zur inneren, weißen Schicht, dem Albedo) der Fruchtschale (Pericarp) von Arten der Gattung Citrus*.

**Flavedo Aurantii:** Pericarpium Aurantii, Pomeranzenschale, s. Citrus aurantium ssp. aurantium.

**Flavedo Aurantii (amari):** Pomeranzenschale, s. Citrus aurantium ssp. aurantium.

**Flavedo aurantii dulcis recens:** Orangenschale, s. Citrus sinensis.

**Flavedo citri recens:** Zitronenschale, s. Citrus limon.

**Flavin-adenin-dinucleotid:** s. FAD.

**Flavine:** Lyochrome. Gelbe, wasserlösliche Farbstoffe, die sich vom Isoalloxazin (Flavin), Struktur s. Flavinenzyme, ableiten. Das Riboflavin (Vitamin $B_2$, s. Vitamine) ist das wichtigste Derivat.

**Flavinenzyme:** Flavoproteine; eine Gruppe weit verbreiteter Oxidoreduktasen, die als Wirkgruppe (prosthetische Gruppe) meistens die Flavinnucleotide FAD* (Flavin-adenin-dinucleotid) od. (weniger häufig) FMN (Flavin-mononucleotid) aufweisen. Das Isoalloxazin-Ringsystem, das Grundgerüst von Riboflavin, wirkt als Redoxsystem. Die Metalloflavoenzyme enthalten zusätzlich noch Metalle wie Fe, Mg, Cu, Mo. Zu den F. gehören: **1. Oxidasen**, welche Sauerstoff als Elektronenakzeptor benutzen. Dazu gehören z.B. Glucoseoxidase*, Xanthinoxidasen, Aminosäureoxidasen*, Laccase, Ascorbinsäureoxidase*. **2. Reductasen**, die hauptsächl. mit Cytochromen reagieren, z.B. einige Cytochromreductasen, Glutathionreductase, Nitratreductasen*. **3. Dehydrogenasen:** der Wasserstoffakzeptor einiger Vertreter dieser Gruppen ist noch nicht bekannt. Beispiele sind Succinatdehydrogenase*, Acyl-CoA-Dehydrogenase, NADH- u. NADPH-Dehydrogenase.

**Flavin-mononucleotid:** s. Flavinenzyme.

**Flavinnucleotide:** s. Flavinenzyme.

**Flavobakterien:** Flavobacterium: Gattungsbegriff f. gramneg. Bakterien der Fam. Achromobacteriaceae (sog. Gelbkeime); bilden gelben Farbstoff. Vork.: im Wasser u. gelegentl. in Stuhlproben.

**Flavon:** 2-Phenylbenzo-γ-pyron, 2-Phenylchromon. Schmp. 99-100°C. Farblose Nadeln, prakt. unlösl. in Wasser. Grundkörper vieler gelber (flavus gelb) Blüten- u. Kernholzfarbstoffe, s. Flavonoide.

**Flavone:** Flavonfarbstoffe, 2-Phenylchromone, Derivate des Flavons. Wichtige Pflanzenfarbstoffe, die zu den Flavonoiden* gehören. Alle F. bestehen aus 2 verschieden substituierten Phenylringen, sowie dem γ-Pyronring, der f. die typischen Reaktionen der F. wie basisches Verhalten u. Salzbildung verantwortlich ist u. ein System konjugierter Doppelbindungen aufweist. Es sind ca. 300 nat. vorkommende F. bekannt; außer Flavon sind alle hydroxyliert. Wie andere Flavonoide* kommen die meisten F. als wasserlösliche Glykoside vor, z.B. Rutosid (Rutin), Hyperosid u. Quercitrin (Glykoside von Quercetin), Hesperidin, Morin*, Luteolin, Kämpferol, Chrysin*; sie treten vielfach als Copigmente der Anthocyane* auf. Das Zusammenspiel beider Farbstofftypen erklärt das gleichzeitige Auftreten von Gelb u. Rot in verschiedenen Blüten.

**Flavonoiddrogen:** Drogen mit hohem Gehalt (ca. 0.5 bis 3%) an Flavonoiden, z.B. Birkenblätter (s. Betula pendula), Weißdornblätter u. -blüten (s.

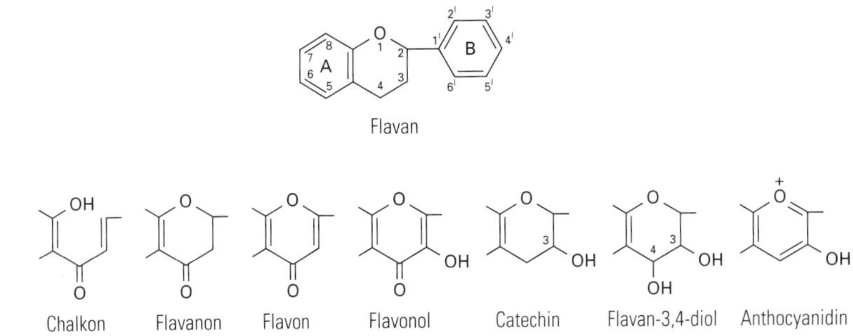


Flavonoide:
Übersicht über einige Flavonoide. Oben der Grundkörper Flavan, darunter der mittlere Heterocyclus einiger Gruppen von Flavonoiden [45]

Crataegus-Arten), Holunderblüten (s. Sambucus nigra). Besonders hoch ist der Gehalt an Flavonoiden im Buchweizen (Fagopyrum esculentum*) mit ca. 6% u. in Schnurbaumknospen (s. Sophora japonica) mit ca. 25% Rutosid* (Rutin). Durch hohen Flavonoidgehalt zeichnen sich z.B. auch die Blüten folgender Pflanzen aus: Linden (Tilia-Arten), Gelbe Katzenpfötchen (Helichrysum arenarium*), Ringelblume (Calendula officinalis*), Mädesüß (Filipendula-Arten), Johanniskraut (Hypericum perforatum*), Gartenraute (Ruta graveolens*), Goldrute (Solidago virgaurea*), Arnica, Königskerze (Verbascum-Arten), Primula-Arten. Zum Teil abgewandelte Flavonoide finden sich in Mariendistelfrüchten (s. Silybum marianum), Ginkgoblättern (s. Ginkgo biloba), Hauhechelwurzeln (s. Ononis spinosa), Pomeranzenschalen (s. Citrus aurantium ssp. aurantium). **Anw.:** Venenmittel, Spasmolytika, Diuretika u. Leberschutzmittel; s.a. Flavonoide bzw. die einzelnen Stammpflanzen.

**Flavonoide:** (frühere Bez.: Citrin, Permeabilitätsfaktor, Permeabiltätsvitamin, Vitamin P etc.) weit verbreitete Gruppe von sekundären Pflanzenstoffen (s. Tab.) mit Phenylchroman-Grundgerüst. Nach Stellung des Phenylrestes unterscheidet man zwischen **Flavanen, Isoflavanen** u. **Neoflavanen**, also den 2-, 3- u. 4-Phenylchroman-Derivaten. Je nach Oxidationsgrad des Pyranringes unterteilt man in Flavone* bzw. Isoflavone* u. Flavanone* (2,3-Dihydroflavonderivate). Aus biochemischen u. strukturchemischen Gründen zählen die Chalkone*, Aurone*, Catechine* (Flavan-3-ole), Anthocyanidine* u. Leukoanthocyanidine* (Flavan-3,4-diole) ebenfalls zu den Flavonoiden (s. Abb.).

Die **Biogenese** der Aglyka erfolgt teils über den Shikimiat-Weg u. teils über den Polyketid-Weg (s. Aromatenbiosynthese*). F. sind an pflanzlichen Oxidoreduktase-Systemen beteiligt, sie wirken als Lichtschutzstoffe u. Phytoalexine*. **Vork.:** fast ausnahmslos in den oberirdischen Teilen von Blütenpflanzen (s. Flavonoiddrogen), vielfach als gelbe, orangefarbene, rote, blaue od. schwarze Farbstoffe f. die Färbung von Blüten, Blättern, Früchten u. anderen Pflanzenteilen verantwortlich. Die meisten F. sind lösl. in Wasser; in der Pflanze liegen die F. als O- od. (selten) als C-Glykoside (Glykosile, z.B. Vitexin* od. in Lespedeza capitata*) vor. Als Kohlenhydratreste treten einfache Hexosen u. Pentosen auf, die mono-, aber auch di- u. trisaccharidisch gebunden sein können; auch diese verschiedenen Glykosidifizierungsmöglichkeiten bedingen eine breite Palette von Flavonoidstrukturen. Bei Aufarbeitung der Drogen können F. auch hydrolisiert werden, so daß die Aglyka vorliegen. Es gibt auch einige lipophile F.; dabei handelt es sich wie beim Scutellareintetramethylether od. beim Sinensetin (in Orthosiphon aristatus*) um methoxylierte Flavone ohne freie (bzw. glykosidifizierte) OH-Gruppen. **Wirk.** u. **Anw.:** F. können verschiedene Enzyme, z.B. die Hyaluronidase (daher kapillarabdichtende Wirk., z.B. von Rutinosid* u. Hesperidin*), hemmen. Sie wirken als Antioxidantien, was ihre „Vitaminwirkung" begründet. *In vitro* zeigen sie antivirale u. geringe antibakterielle Eigenschaften. F. weisen vielerlei andere biologische Wirkungen auf, deren Bedeutung allerdings nicht geklärt ist. Nachw.: s. Wilson-Tauböck-Reaktion u. Shinoda-Test.

**Flavonole:** Derivate des Flavon* (3-Hydroxyflavon); s. Flavonoide.

**Flavoprotein:** s. Flavinenzyme.

**Flavoxat** INN: 2-Piperidinomethyl-3-methyl-4-oxo-2-phenyl-4H-1-benzopyran-8-carboxylat, Spa-

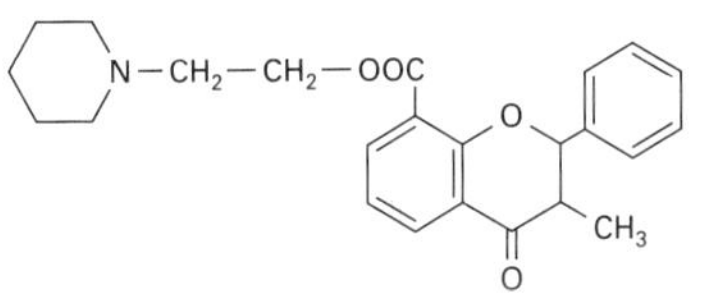

Flavoxat

suret®; CAS-Nr. 15301-69-6; $C_{24}H_{25}NO_4$, $M_r$ 391.45. **Anw.:** Spasmolytikum. Ind.: Spasmen des Urogenitaltraktes, Parasympatholytikum mit entsprechenden Nebenw. HWZ 3 h bzw. 8 h (Metaboliten). Gebräuchl. ist auch Flavoxat-hydrochlorid.

**Flecainid** INN: N-(2-Piperidylmethyl)-2,5-bis(2,2,2-trifluorethoxy)benzamid, Tambocor®; CAS-Nr. 54143-55-4; $C_{17}H_{20}F_6N_2O_3$, $M_r$ 414.36. **Anw.:** Antiarrhythmikum. Gebräuchl. ist auch Flecainidacetat.

**Flechte, Isländische:** Isländisches Moos, Lichen islandicus; s. Cetraria islandica.

**Flechten:** **1.** *bot.* Lichenes*; **2.** *med.* Dermatomykosen* (Pilzflechten).

**Flechtenfarbstoffe:** s. Depside.

**Flavonoide**
Flavanon- u. Flavonderivate als Aglyka

| Name | C-3 | C-5 | C-6 | C-7 | C-3' | C-4' | C-5' |
|---|---|---|---|---|---|---|---|
| **Flavanon** | H | H | H | H | H | H | H |
| Eriodictyol | H | OH | H | OH | OH | OH | H |
| Hesperetin | H | OH | H | OH | OH | OCH3 | H |
| Liquiritigenin | H | H | H | OH | H | OH | H |
| Naringenin | H | OH | H | OH | H | OH | H |
| Pinocembrin | H | OH | H | OH | H | H | H |
| **Flavanonol** | OH | H | H | H | H | H | H |
| Taxifolin | OH | OH | H | OH | OH | OH | H |
| **Flavon** | H | H | H | H | H | H | H |
| Apigenin | H | OH | H | OH | H | OH | H |
| Chrysin | H | OH | H | OH | H | H | H |
| Diosmetin | H | OH | H | OH | OH | $OCH_3$ | H |
| Eupatorin | H | OH | $OCH_3$ | $OCH_3$ | OH | $OCH_3$ | H |
| Luteolin | H | OH | H | OH | OH | OH | H |
| Scutellarein | H | OH | OH | OH | H | OH | H |
| Scutellareintetramethylether | H | $OCH_3$ | $OCH_3$ | $OCH_3$ | H | $OCH_3$ | H |
| Sinensetin | H | $OCH_3$ | $OCH_3$ | $OCH_3$ | $OCH_3$ | $OCH_3$ | H |
| **Flavonol** | OH | H | H | H | H | H | H |
| Axillarin | $OCH_3$ | OH | $OCH_3$ | H | OH | OH | H |
| Chrysoplenetin | $OCH_3$ | OH | $OCH_3$ | $OCH_3$ | $OCH_3$ | OH | H |
| Chrysoplenol | $OCH_3$ | OH | $OCH_3$ | $OCH_3$ | OH | OH | H |
| Eupaletin | OH | OH | $OCH_3$ | $OCH_3$ | H | OH | H |
| Eupatoletin | OH | OH | $OCH_3$ | $OCH_3$ | OH | OH | H |
| Fisetin | OH | H | H | OH | H | OH | OH |
| Galangin | OH | OH | H | OH | H | H | H |
| Gossypetin | OH | OH | OH | OH | OH | OH | H |
| Isorhamnetin | OH | OH | H | OH | $OCH_3$ | OH | H |
| Jaceidin | $OCH_3$ | OH | $OCH_3$ | H | $OCH_3$ | OH | H |
| Kämpferol | OH | OH | H | OH | H | OH | H |
| Myricetin | OH | OH | H | OH | OH | OH | OH |
| Patuletin | OH | OH | $OCH_3$ | H | OH | OH | H |
| Quercetagenin | OH | OH | OH | OH | OH | OH | H |
| Quercetin | OH | OH | H | OH | OH | OH | H |
| Rhamnetin | OH | OH | H | $OCH_3$ | OH | OH | H |
| Robinetin | OH | H | H | OH | H | OH | H |
| Spinacetin | OH | OH | $OCH_3$ | H | $OCH_3$ | OH | H |

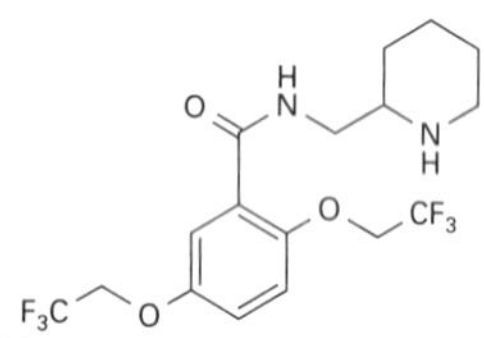

Flecainid

**Flechtensäuren:** für Flechten (Lichenes*) charakteristische, z.T. bakteriostatisch wirkende u. bittere Verbindungen. Es handelt sich dabei um Depside od. Depsidone von Phenolcarbonsäuren (z.B. Cetrarsäure* in Lichen islandicus, s. Cetraria islandica), Derivate des Orcin* (Dihydroxytoluol) wie Orsellinsäure* od. Dibenzofuranderivate (z.B. Usninsäure*) etc.

**Flechtenstärke:** s. Lichenin.

**Flechtgewebe:** s. Plectenchym.

**Fleckfieber:** *1. Epidemisches F.:* Typhus exanthematicus, Läusefleckfieber, klassisches Fleckfieber, Fleckfieber. Durch Rickettsia* prowazecki hervorgerufene u. durch Läuse übertragene, äußerst schwere Infektionskrankheit. *2. Murines F.:* endemisches Fleckfieber, Rattenfleckfieber, Flohfleckfieber. Durch Rickettsia mooseri (R. typhi) hervorgerufene u. durch den Rattenfloh übertragene Infektionskrankheit.

**Fleckenkraut:** Pulmonaria officinalis*.

**Fleckschierlingkraut:** Herba Conii, s. Conium maculatum.

**Fleisch:** s. Caro.

**Fleischextrakt:** s. Caro.

**Fleischpepton:** s. Pepton.

**Fleischvergiftung:** s. Lebensmittelvergiftung.

**Fleischwasser, Fleischbouillon:** früher als Nährbouillon zur Herst. v. Nährböden* verwendet; aus Rind- od. Pferdefleisch durch Aufkochen mit Wasser unter Zusatz von Pepton, Natriumchlorid u. Natriumcarbonat zubereitet.

**Fleming, Alexander:** s. Antibiotikum(a).

**Fleroxacin** INN: 6,8-Difluoro-1-(2-fluoroethyl)-1,4-dihydro-7-(4-methyl-1-piperazinyl)-4-oxo-3-chinolincarbonsäure, Quinodis®; CAS-Nr. 79660-72-3; $C_{17}H_{18}F_3N_3O_3$, $M_r$ 369.34. **Wirk.:** Gyrasehemmer*. **Anw.:** Antibiotikum mit hoher Wirksamkeit gegenüber aerobe gramnegative Keime (v.a. Enterobateriaceae) u. gramnegative Keime wie Staphylokokken. **Nebenw.:** gastrointestionale Beschwerden, Kopfschmerzen, psych. Störungen, Blutbildveränderungen etc. Kontraind.: Epilepsie, Anw. bei Kindern, Schwangerschaft u. Stillzeit. HWZ 9 bis 13 h. **Übl. Dos.:**

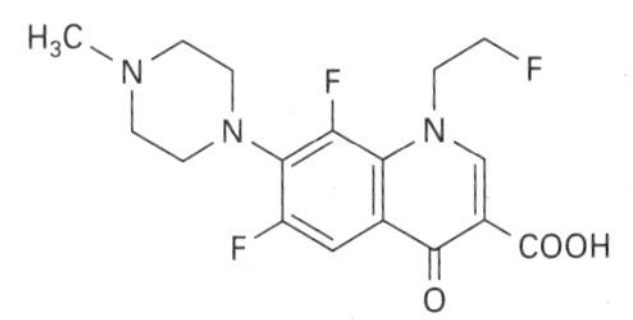

Fleroxacin

Oral: Erwachsene 400 mg/d. **Fleroxacinhydrochlorid:** $C_{17}H_{18}F_3N_3O_3 \cdot HCl$, $M_r$ 405.80. Schmp. 269-271°C aus Wasser.

**Flexiole**®: flexibler Tropfbehälter.

**Flieder, Deutscher**: Holunder, Sambucus nigra*.

**Flieder, Gewöhnlicher**: Syringa vulgaris*.

**Fliegen**: Brachycera (Kurzfühler); zu den Diptera gehörende Insekten (vgl. Arthropoden) mit meist dreigliedrigen Fühlern u. gedrungenem Körperbau. Entwicklung über Ei, Larve (Made), Tönnchenpuppe z. Imago. Häufig Überträger von Infektionskrankheiten bzw. Erreger der Myiasis*.

**Fliegenholz**: Lign. Quassiae, s. Quassia amara, Picrasma excelsa.

**Fliegenmadenkrankheit**: s. Myiasis.

**Fliegenpfeffer**: s. Piper longum.

**Fliegenpilz**: Amanita muscaria*.

**Fliegen, Spanische**: s. Canthariden.

**Fließeigenschaften von Schüttgütern**: die Fließfähigkeit (Rieselfähigkeit) von Pulvern u. Granulaten, beeinflußt durch die interpartikuläre Reibung. Untersuchung durch: **1.** Bestimmung der Fließgeschwindigkeit durch geeignete Trichter (nach Ph.Eur.3) mit od. ohne Rohr sowie verschiedenen Winkeln u. Öffnungsdurchmessern (s.a. Auslauftrichter nach Maly), **2.** den Böschungswinkel*, **3.** Zugfestigkeitstester*, **4.** Scherzellen*.

**Fließgeschwindigkeit**: s. Fließeigenschaften von Schüttgütern.

**Fließgleichgewicht**: *engl.* steady state*; Blutspiegel, bei dem die resorbierte Menge an Arzneistoff gleich groß ist wie die eliminierte, ergibt sich nach multipler Dosierung aufgrund der Kumulation.

**Fließpunkt**: Temperatur, die das Schmelzverhalten von Fetten charakterisiert.

**Fließregulierungsmittel**: Glidants; verbessern in geeigneter Konz. die Rieselfähigkeit pulverförmiger, v.a. kohäsiver Schüttgüter (Beweglichkeit der Pulverteilchen) durch Anlagerung an die Oberfläche der Teilchen (partikulär od. als dünner Film) unter Reduktion der interpartikulären Haftkräfte. Die Folge ist ein gleichmäßigeres Fließen u. eine höhere Abteilgenauigkeit (Dosierungsgenauigkeit) z.B. bei der Tablettenherstellung u. Kapselabfüllung. Als F. eignen sich Aerosil®, Stärke (getrocknet), Metallseifen u.a.

**Flimmerepithel**: Epithelgewebe* in Uterus, Tube, Atemwegen etc.

**Flintglas**: stark lichtbrechendes Bleiglas f. optische Zwecke (s. Glas).

**Flip-Flop-Fall**: *pharmakokinet.* tritt auf, wenn die Resorption langsamer verläuft als die Elimination. Die Resorptionsgeschwindigkeitskonstante wird in diesem Fall aus dem terminalen Ast der Blutspiegelkurve bestimmt, die Eliminationsgeschwindigkeitskonstante durch Abschälen (Feathering*). Beispiel: Inulin (kleines Verteilungsvolumen), kurzkettige quartäre Ammoniumverbindungen (hydrophil), Penicilline (tubuläre Sekretion), Depotpräparate (verzögerte Freisetzung).

**Flockung**: s. Aufrahmen.

**Flockungsreaktion**: Antigen-Antikörper-Reaktion; s. Präzipitation, serologisches Untersuchungsverfahren.

**Floctafenin** INN: 2,3-Dihydroxypropyl-N-[8-(trifluormethyl)-4-chinolyl]-anthranilat; CAS-Nr.

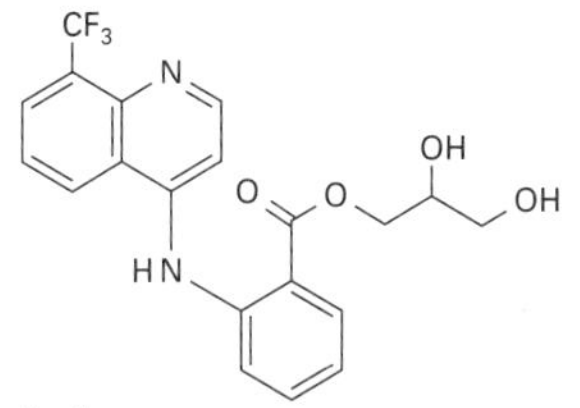

Floctafenin

23779-99-9; $C_{20}H_{17}F_3N_2O_4$, $M_r$ 406.37. Gelblichweißes Pulver. Schmp. 179-180°C aus Methanol. Lösl. in Ethanol; sehr schwer lösl. in Ether, Chloroform, Methylenchlorid; unlösl. in Wasser. **Anw.:** Analgetikum, Antirheumatikum. **Übl. Dos.:** Oral: 0.2 g, zur Milderung leichter Schmerzen, 0.2 bis 0.4 g 4mal/d bei rheumatischen Erkrankungen. **Nebenw.:** Gastro-intestinale Störungen, Müdigkeit, Schwindel, Kopfschmerzen.

**Flöhe**: (von fliehen) Siphonaptera, Aphaniptera. Max. 1 bis 7 mm große, seitlich abgeplattete Insekten; blutsaugende Arthropoden*, z.T. wichtige Krankheitsüberträger*. **Menschenfloh** (Pulex irritans). **Hundefloh** (Ctenocephalides canis): Überträger von Ricketsia* mooseri, Zwischenwirt von Bandwürmern. **Tropischer (oriental.) Rattenfloh** (Xenopsylla cheopis): häufigster Floh von Haus- u. Wanderratte in warmen Ländern; wichtigster Pestfloh (Überträger von Yersinia* pestis auf den Menschen beim Stich; bleibt nach Aufnahme von Pestblut 6 Wochen infektiös).

**Flohblume**: Stachys officinalis (Stachys betonica)*.

**Flohsame**: Semen Psyllii; s. Plantago afra.

**Flohsamen(schalen), Indische**: s. Plantago ovata.

**Flohwegerich**: Flohkraut, s. Plantago afra.

**Flor.**: Abk. f. Flores*.

**Flor de Piedra**: s. Lophophytum leandri.

**Florentiner Flasche**: Vorrichtung zur Trennung von Flüss., bes. bei der Gew. äther. Öle.

**Florentium**: s. Promethium.

**Flores**: (Sing. Flos) Abk. Flor., Blüten; s. Blüte.

**Flores Acaciae (nostratis)**: Flores Pruni spinosae, Schlehdornblüten, s. Prunus spinosa.

**Flores Acaciae farnesianae**: Akazienblüten, s. Acacia farnesiana.

**Flores Acaciae germanicae**: Flores Pruni spinosae, Schlehdornblüten, s. Prunus spinosa.

**Flores Achilleae moschatae**: Moschusblüten, s. Achillea erba-rotta ssp. moschata.

**Flores Alceae**: Stockrosenblüten, s. Alcea rosea.

**Flores Althaeae**: Eibischblüten, s. Althaea officinalis.

**Flores Anthemidis**: Römische Kamille, s. Chamaemelum nobile.

**Flores Anthos**: Rosmarinblüten, s. Rosmarinus officinalis.

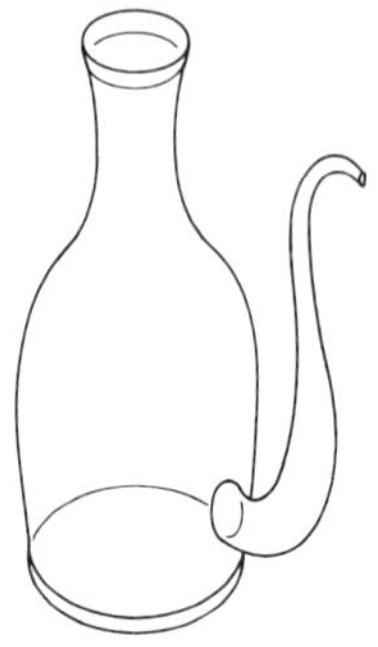
Florentiner Flasche

**Flores Anthyllidis vulnerariae:** Wundkleeblüten, s. Anthyllis vulneraria.
**Flores Antimonii:** Antimonblüte, Stibium oxydatum, s. Antimon(III)-oxid.
**Flores Arnicae:** Arnikablüten, s. Arnica montana.
**Flores Aurantii:** Pomeranzenblüten, s. Citrus aurantium ssp. amara.
**Flores Balaustii:** Granatblüten, s. Punica granatum.
**Flores Bellidis:** Gänseblümchen, s. Bellis perennis.
**Flores Bismalvae:** Eibischblüten, s. Althaea officinalis.
**Flores Boraginis:** Boretschblüten, s. Borago officinalis.
**Flores Brayerae:** Flores Koso, Kosoblüten, s. Hagenia abyssinica.
**Flores Cacti grandiflori:** Kaktusblüten, s. Selenicerus grandiflorus.
**Flores Calcatrippae:** Rittersspornblüten, s. Delphinium consolida.
**Flores Calendulae:** Ringelblumen, s. Calendula officinalis.
**Flores Calendulae sine Calycibus:** Ringelblumenblüten, s. Calendula officinalis.
**Flores Capparidis:** Kapern, s. Capparis spinosa.
**Flores Carthami:** Wilder Safran, s. Carthamus tinctorius.
**Flores Caryophylli:** Gewürznelken, s. Syzygium aromaticum.
**Flores Cassiae:** Zimtblüten, s. Cinnamomum aromaticum.
**Flores Chamomillae hortensis:** Römische Kamille, s. Chamaemelum nobile.
**Flores Chamomillae majoris:** Römische Kamille, s. Chamaemelum nobile.
**Flores Chamomillae nobilis:** Römische Kamille, s. Chamaemelum nobile.
**Flores Chamomillae odorati:** Römische Kamille, s. Chamaemelum nobile.
**Flores Chamomillae romanae:** Römische Kamille, s. Chamaemelum nobile.
**Flores Chamomillae vulgaris:** Kamille, s. Chamomilla recutita.
**Flores Cheiranthi cheiri:** Goldlackblüten, s. Cheiranthus cheiri.
**Flores Chrysanthemi cinerariifolii:** Insektenblüten, s. Chrysanthemum cinerariifolium.
**Flores Chrysanthemi persici:** Persische Insektenblüten, s. Chrysanthemum cinerariifolium (Chrysanthemum coccineum, Chrysanthemum marschallii).
**Flores Cinae:** Zitwerblüten, s. Artemisia cina.
**Flores Cinnamomi:** Zimtblüten, s. Cinnamomum aromaticum.
**Flores Convallariae:** Maiglöckchenblüten, s. Convallaria majalis.
**Flores Crataegi (oxyacanthae):** Weißdornblüten, s. Crataegus-Arten.
**Flores Croci:** Crocus, Safran, s. Crocus sativus.
**Flores Cyani:** Kornblumenblüten, s. Centaurea cyanus.
**Flores Delphinii consolidae:** Rittersspornblüten, s. Delphinium consolida.
**Flores Ericae:** Heideblüten, s. Calluna vulgaris.
**Flores Farfarae:** Huflattichblüten, s. Tussilago farfara.
**Flores Genistae:** Flores Sarothamni scoparius, s. Cytisus scoparius.
**Flores Gnaphalii:** Weiße od. Rosa Katzenpfötchen, s. Antennaria diocia.
**Flores Graminis:** Blüten(stände) verschiedener Poaceae (Gramineen), s. Heublumen.
**Flores Granati:** Granatbaumblüten, s. Punica granatum.
**Flores Helianthii annui:** Sonnenblumen, s. Helianthus annuus.
**Flores Hibisci sabdariffae:** Hibiscusblüten, Sudantee, s. Hibiscus sabdariffa.
**Flores Hippocastani:** Roßkastanienblüten, s. Aesculus hippocastanum.
**Flores Humuli lupuli:** Hopfenzapfen, s. Humulus lupulus.
**Flores Hyperici recentes:** Frische Johanniskrautblüten, s. Hypericum perforatum.
**Flores Ivae moschatae:** Moschusblüten, s. Achillea erba-rotta ssp. moschata.
**Flores Koso:** Kosoblüten, s. Hagenia abyssinica.
**Flores Lamii albi:** Weiße Taubnesselblüten, s. Lamium album.
**Flores Lavandulae:** Lavendelblüten, s. Lavandula angustifolia ssp. angustifolia.
**Flores Lavandulae romana:** Schopflavendelblüten, s. Lavandula stoechas.
**Flores Liliorum:** Weiße Lilien, s. Lilium candidum.
**Flores Lonicerae:** Geißblattblüten, s. Lonicera caprifolium.
**Flores Macidis:** Macis, s. Myristica fragrans.
**Flores Malvae:** Malvenblüten, s. Malva sylvestris.
**Flores Malvae arboreae:** Stockrosenblüten, s. Alcea rosea.
**Flores Malvae hortensis:** Stockrosenblüten, s. Alcea rosea.
**Flores Matricariae discoideae:** Strahlenlose Kamille, s. Chamomilla suaveolens.
**Flores Millefolii:** Schafgarbenblüten, s. Achillea millefolium.
**Flores Naphae:** Flores Aurantii, Neroliblüten, s. Citrus aurantium ssp. aurantium.
**Flores Napi:** Rapsblüten, s. Brassica napus.
**Flores Paeoniae:** Pfingstrosenblüten, s. Paeonia officinalis.
**Flores Papaveris rhoeados:** Klatschrosenblüten, s. Papaver rhoeas.
**Flores Pedis cati:** Flores Gnaphalii, Weiße od. Rosa Katzenpfötchen, s. Antennaria dioica.
**Flores Primulae cum calycibus u. sine calycibus:** Schlüsselblumen, s. Primula veris.

**Flores Pruni spinosae:** Schlehdornblüten, s. Prunus spinosa.
**Flores Pyrethri:** Insektenpulver, s. Chrysanthemum cinerariifolium.
**Flores Rhoeados:** Klatschrosenblüten, s. Papaver rhoeas.
**Flores Rosae:** Rosenblütenblätter, s. Rosa centifolia.
**Flores Rosae benedictae:** s. Paeonia officinalis.
**Flores Rosmarini:** Rosmarinblüten, s. Rosmarinus officinalis.
**Flores Sambuci:** Holunderblüten, s. Sambucus nigra.
**Flores Sarothamni scoparii:** Besenginsterblüten, s. Cytisus scoparius.
**Flores Sophorae:** Schnurbaumblüten, s. Sophora japonica.
**Flores Sorbi:** Ebereschenblüten, s. Sorbus aucuparia.
**Flores Spartii scoparii:** Flores Sarothamni scoparii, Besenginsterblüten, s. Cytisus scoparius.
**Flores Spicae:** Speikblüten, s. Lavandula latifolia.
**Flores Spiraeae:** Spierblumen, s. Filipendula ulmaria.
**Flores Stoechados:** Ruhrkrautblüten, Gelbe Katzenpfötchen, s. Helichrysum arenarium.
**Flores Stoechados arabicae (purpureae):** Schopflavendelblüten, s. Lavandula stoechas.
**Flores Stramonii:** Stechapfelblüten, s. Datura stramonium.
**Flores Sulfuris:** Schwefelblüten, s. Sulfur sublimatum, Schwefel.
**Flores Syringae:** Türkische Fliederblüten, s. Syringa vulgaris.
**Flores Tanaceti:** Rainfarnblüten, s. Chrysanthemum vulgare.
**Flores Tiliae:** Lindenblüten, s. Tilia cordata.
**Flores Ulmariae:** Flores Spiraeae, Mädesüßblüten, s. Filipendula ulmaria.
**Flores Verbasci:** Königskerzenblüten, s. Verbascum-Arten.
**Flores Violae odoratae:** Veilchenblüten, s. Viola odorata
**Flores Violae tricoloris:** Stiefmütterchenblüten, s. Viola tricolor.
**Flores Zinci:** Zinkweiß, Zincum oxydatum crudum, s. Zinkoxid, Rohes.
**Florideenstärke:** Reservekohlenhydrat der Rotalgen.
**Florigen:** Blühhormon, hypothetisches Pflanzenhormon, das die Pflanze zur Blüte bringt.
**Florone®:** s. Diflorason.
**Flos:** (Plur. Flores*) Abk. Fl., Blüte*.
**Flotation:** (Gegensatz zur Sedimentation, s. Suspensionen) das Aufsteigen von Feststoffteilchen od. deren Agglomerate* in einer Flüssigkeit an die Oberfläche. F. in Wasser tritt bei hydrophoben (aerophilen), mit Wasser ungenügend benetzbaren (s. Benetzbarkeit) u. somit schlecht dispergierbaren Pulvern auf, die Luft an der Partikeloberfläche adhärieren od. Luft in Agglomeraten einschließen u. daher trotz größerer Dichte aufsteigen. Beispiele f. aerophile Substanzen: Schwefel, Graphit, Sulfide, Talk, Mg-Stearat, Sulfonamide u.v.a.
**Fluanison** INN: 4'-Fluor-4-[4-(2-methoxyphenyl)-1-piperazinyl]butyrophenon, Haloanison, Sedalande®; CAS-Nr. 1480-19-9; $C_{21}H_{25}FN_2O_2$, $M_r$ 356.45. Schmp. 73-75°C; polymorph. Lösl. in Chloroform; wenig lösl. in Methanol; schwer lösl.

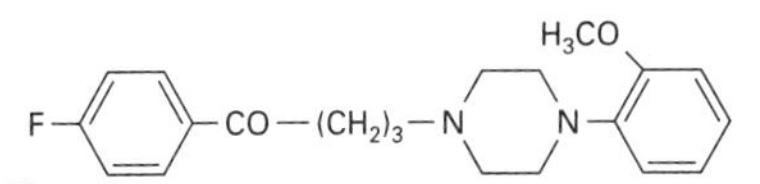

Fluanison

in Ether; prakt. unlösl. in Wasser. **Anw.:** Neuroleptikum; Ind.: psychomotorische Unruhe, als Sedativum bei schmerzhaften Erkrankungen, Nervosität, Einschlafstörungen. **Nebenw.:** s. unter Psychopharmaka. Kontraind.: u.a. Schwangerschaft. Vermindertes Reaktionsvermögen! **Übl. Dos.:** Oral: Sedativum: 3mal 0.0015 g/d; Hypnotikum: 0.003 g/d. Parenteral: i.m. 0.02-0.04 g/d.
**Fluanxol®:** s. Flupentixol.
**Flubendazol** INN: Fluoromebendazol*, 5-(p-Fluorobenzoyl)-2-benzimidazolcarbaminsäuremethylester; CAS-Nr. 31430-15-6; $C_{16}H_{12}FN_2O_3$, $M_r$ 313.3. Schmp. 260°C. **Anw.:** Breitband-Anthelminthikum, hemmt die Glucoseaufnahme in die Parasitenzelle.
**Flucloxacillin** INN: 6-[3-(2-Chlor-6-fluorphenyl)-5-methyl-4-isoxazolcarboxamido]-3,3-dimethyl-7-oxo-4-thia-1-azabicyclo[3.2.0]heptan-2-car-

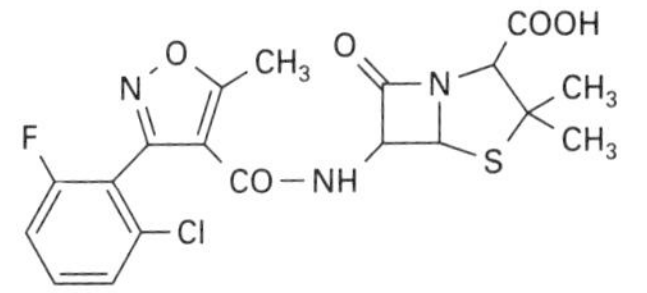

Flucloxacillin

bonsäure, 3-(2-Chlor-6-fluorphenyl)-5-methyl-4-isoxazolylpenicillin, Staphylex®; CAS-Nr. 5250-39-5; $C_{19}H_{17}ClFN_3O_5S$, $M_r$ 453.88. **Wirk.** u. **Anw.:** Antibiotikum, penicillinasefestes Isoxazolyl-Penicillin; säurestabil u. wasserlösl.; gut wirksam gegen penicillinasebildende Staphylokokken. HWZ 0.7 bis 1 h. **Übl. Dos.:** Oral: 3- bis 4mal 0.5 g/d. Parenteral: i.m., i.v. 4mal 0.5 g/d; Kinder: 0.03-0.06 g/kg KG/d auf 4 Einzeldosen verteilt; s.a. Antibiotika (Tab.). **Flucloxacillin-Natrium:** Flucloxacillinum natricum Ph.Eur.3, Flucloxacillin-Natrium-Monohydrat; CAS-Nr. 32214-51-2; $C_{19}H_{16}ClFN_3NaO_5S \cdot H_2O$, $M_r$ 493.9. Weiße, hygr. Kristalle. Leicht lösl. in Wasser u. Methanol.
**Fluconazol** INN: 2-(2,4-Difluorphenyl)-1,3-bis(1H-1,2,4-triazol-1-yl)-propan-2-ol, Diflucan®,

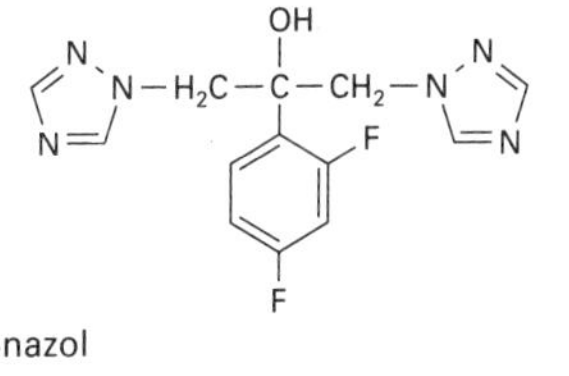

Fluconazol

Fungata®; CAS-Nr. 86386-73-4; $C_{13}H_{12}F_2N_6O$, $M_r$ 306.3. Schmp. 138-140°C. **Wirk.** u. **Anw.:** Breitband-Antimykotikum zur oralen u. parenteralen Anw., v.a. bei Candidosen. **Nebenw.:** gastrointestinale Beschwerden, Übelkeit. **Übl. Dos.:** 1mal 150 mg.

**Fluctin**®: s. Fluoxetin.

**Flucytosin** INN: Flucytosinum Ph.Eur.3, 4-Amino-5-fluor-2(1H)-pyrimidinon, Ancotil®; 5-

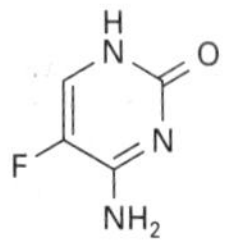


Flucytosin

Fluorcytosin; CAS-Nr. 2022-85-7; $C_4H_4FN_3O$, $M_r$ 129.09. Schmp. 295-297°C unter Zers. Lösl. in Wasser bei 25°C 1.5 g/100 mL. Schwer lösl. in Ethanol; prakt. unlösl. in Chloroform, Ether. $pK_{s,1}$ (Säure) 10.71, $pK_{s,2}$ (konjugierte Säure) 2.90. $UV_{max}$ (Salzsäure, 0.1 mol/L): 285 nm (ε 8900). **Anw.:** Chemotherapeutikum gegen systemische Mykosen; Fungistatikum mit guter Wirksamkeit gegen Candida u. Cryptococcus neoformans; Hauptindikation: schwere systemische Infekte durch Candida, Cryptococcus; Infekte des Urogenitaltraktes; Kombination mit Amphothericin, um resistente Stämme zu erfassen; ruft häufig gastrointestinale Nebenw. hervor. HWZ 3 bis 5.3 h. **Übl. Dos.:** Oral: 2.5 g/6 h (0.15 g/kg KG/d). Parenteral: Infusion i.v. 0.15 g/kg KG innerhalb 20-30 min. Topikal: Salbe: 10%, mit Einnahme kombiniert.

**Fludarabin:** 9-β-D-Arabinofuranosyl-2-fluor-9*H*-purin-6-amin, Fludara®; CAS-Nr. 21679-14-1;

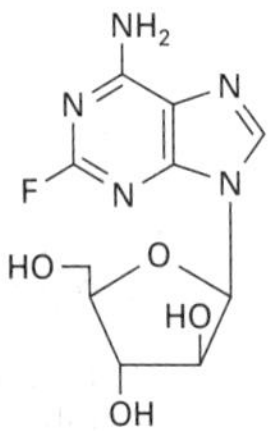


Fludarabin

$C_{10}H_{12}FN_5O_4$, $M_r$ 285.23. Schmp. 260°C. **Wirk.:** Antimetabolit (Purinanalogon); ein fluoriertes Vidarabin*. **Anw.:** Zytostatikum, bei chron.-lymphatischer Leukämie, nach Versagen der Standardtherapie. **Nebenw.:** häufig, vielfach. Wechselw.: dramatische mit Pentostatin.

**Fludarabin-5'-dihydrogenphosphat:** Fludarabinphosphat; CAS-Nr. 75607-67-9; $C_{10}H_{13}FN_5O_7P$, $M_r$ 365.2. **Übl. Dos.:** i.v. 25 mg/m² Körperoberfläche, in Abständen von 28 d jeweils 5 d hintereinander.

**Fludestrin**®: s. Testolacton.

**Fudilat**®: s. Bencyclan.

**Fludrocortison** INN: 9-Fluor-11β,17,21-trihydroxy-4-pregnen-3,20-dion, Astonin®-H, Scherofluron®; CAS-Nr. 127-31-1; $C_{21}H_{29}FO_5$, $M_r$ 380.46. Schmp. 260-262°C unter Zers. $[\alpha]_D^{23°C}$ +139° (c = 0.55 in 95% Ethanol). Lösl. in Wasser: 0.14 mg/mL. **Anw.:** synthetisches Corticosteroid mit glucocorticoider u. mineralcorticoider Wirk.; indiziert bei primärer (Morbus Addison) u. sekun-

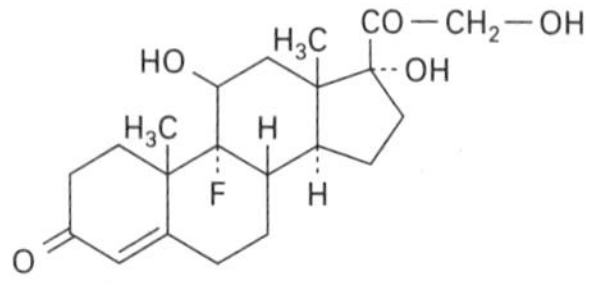


Fludrocortison

därer NNR-Insuffizienz; bei schwerer orthostatischer Dysregulation. HWZ 1 h bzw. 4.8 h (Metaboliten). **Übl. Dos.:** Parenteral: i.a. u. in entzündetes Gewebe: 0.3%. Konjunktival: Augensalbe 0.05%. Topikal: Salbe 0.1%. Oral: Initialdos.: 2mal 0.0001 g morgens, 1mal 0.0001 g mittags, dann abbauend auf 2mal 0.0001 g/d.

**Fludrocortison-21-acetat:** Fludrocortisoni acetas Ph.Eur.3; CAS-Nr. 514-36-3; $C_{23}H_{31}FO_6$, $M_r$ 422.5. Schmp. 233 – 234°C; polymorph. Weißes, krist. Pulver. Prakt. unlösl. in Wasser, wenig lösl. in wasserfreiem Ethanol.

**Fludroxycortid** INN: 16-α,17-Dimethylmethylendioxy-6α-fluor-11β,21-dihydroxy-4-pregnen-3,20-dion, Sermaka®; CAS-Nr. 1524-88-5; $C_{24}H_{33}FO_6$, $M_r$ 436.52. Schmp. 247-255°C aus Aceton/Hexan; polymorph. $[\alpha]_D$ +140-150° (Chloroform). Prakt. unlösl. in Wasser u. Ether; lösl. in Methanol; wenig lösl. in Ethanol; leicht lösl. in Chloroform. **Anw.:** Lokale Corticosteroidtherapie. **Übl. Dos.:** Topikal: Folie: 4 µg/cm²; Salbe, Creme 0.025%; Lotio: 0.05%.

**Flüchtiges Campher-Liniment**: s. Linimentum ammoniato-camphoratum.

**Flüchtiges Salz:** s. Ammoniumcarbonat.

**Flügel:** s. Blüte.

**Flüssigkeitsbarometer:** s. Barometer.

**Flüssigkeitsräume im Körper:** das Gesamtkörperwasser GKW macht ca. 60% des Körpergewichtes KG aus (Neugeborene: ca. 75%) u. besteht aus der intrazellulären IZF u. der extrazellulären Flüssigkeit EZF (GKW = IZF + EZF). Die F. stehen mit den pharmakokinetischen Begriffen Kompartiment* u. Verteilungsvolumen* in engem Zusammenhang.

**Flüssigkeitsräume im Körper**

| | Prozent des Körpergewichts |
|---|---|
| Intrazelluläre Flüssigkeit (IZF) | ca. 33 |
| Extrazelluläre Flüssigkeit (EZF) | ca. 27 |
| davon intravasale Flüssigkeit | 4.3 |
| davon interstitielle Flüssigkeit, leicht zugänglich | 9 |
| davon interstitielle Flüssigkeit, schwer zugänglich | 11 |
| transzelluläre Flüssigkeit (Magen-, Darmsaft, Augenkammerwasser etc.) | 2.5 |

**Flüssigkeitsszintillationszähler:** s. Szintillationszähler.

**Flüssigkristalle:** Flüssige Kristalle, kristalline Flüssigkeiten, anisotrope Flüssigkeiten, Abk. LC (liquid crystals), Mesophasen, mesomorphe Phasen. Flüssigkeiten, die bestimmte, normalerweise f. Kristalle charakteristische Eigenschaften auf-

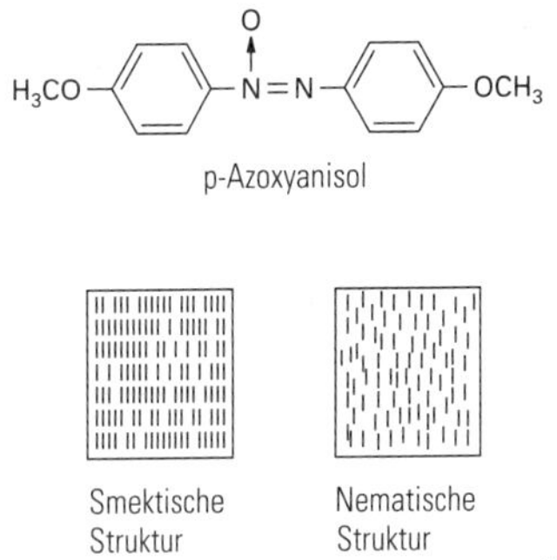

Flüssigkristalle [80]

weisen, wie z.B. Doppelbrechung. Ursache dafür ist, daß die regelmäßige Anordnung der Moleküle im flüssigen Zustand teilweise erhalten ist. Vor allem organische Verbindungen mit stäbchenförmigen Molekülen wie p-Azoxyanisol neigen zur Bildung von F. Je nach dem Ordnungsgrad der Moleküle unterscheidet man: **1. Nematische F.:** Die Moleküle sind parallel, aber nicht in Schichten angeordnet. **2. Smektische F.:** Die Moleküle sind in voneinander getrennten, parallelen Schichten angeordnet; alle Moleküle – auch in unterschiedlichen Schichten – haben die gleiche Orientierung. **3. Cholesterische F.:** Die Moleküle sind wie in smektischen F. in Schichten angeordnet, aber die Orientierung ändert sich von Schicht zu Schicht ein wenig. F. werden in großem Umfang f. Flüssigkristallanzeigen (liquid-crystal displays, LCD) benötigt, in denen meist der Effekt ausgenutzt wird, daß eine cholesterische Flüssigkeitskristallschicht einen Polarisationsfilter darstellt, dessen Sperrichtung sich beim Anlegen eines elektrischen Feldes ändert.

**Flüssig-Mosaik-Modell**: s. Fluid-mosaic model.

**Flufenaminsäure** INN: Acidum flufenamicum INN, 2-(3-Trifluormethylanilino)benzoesäure, N-(α,α,α-Trifluor-3-tolyl)anthranilsäure, Sastri-

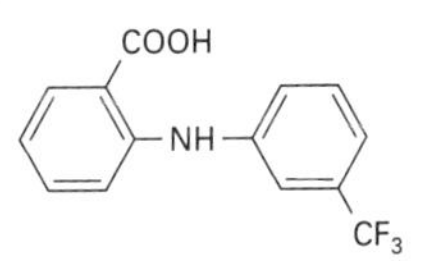

Flufenaminsäure

dex®; CAS-Nr. 530-78-9; $C_{14}H_{10}F_3NO_2$, $M_r$ 281.24. Schmp. 125°C aus 50% Ethanol; polymorph. Blaßgelbes, geruchloses, krist. Pulver. Prakt. unlösl. in Wasser; lösl. 1:7 in Chloroform, 1:3 in Ether, 1:4 in Ethanol. **Off.:** DAC86. **Anw.:** Antiphlogistikum, Antirheumatikum. HWZ ca. 2 h. **Übl. Dos.:** Oral: Initialdos. 3mal 0.2 g/d, Erhaltungsdos. 3mal 0.1 g/d; Patienten unter 45 kg: 0.01 g/kg KG/d. Hautgel 2.5%: 2- bis 3mal/d. **Nebenw.:** gastro-intestinale Störungen, Hauterscheinungen, Schwindel, Depression, Leukopenie.

**Fluid:** (fluidus flüssig) Flüssiges Mittel, z.B. Einreibung.

**Fluidchromatographie, Überkritische:** s. SFC.

**Fluidextrakte:** s. Extracta.

**Fluid-mosaic model:** Flüssig-Mosaik-Modell; Modell zur Beschreibung biologischer Membranen (s.a. Biomembran), das 1972 von S. J. Singer u. G. L. Nicolson entwickelt wurde. Nach dem F. besteht die Membran aus einer fluiden Lipid-Doppelschicht (phospholipid-bilayer), in die hinein od. durch die hindurch von beiden Seiten Proteinmoleküle reichen (Lipid-Protein-Mosaikstruktur). Die Proteinmoleküle, die auch die Funktion von Carriern* wahrnehmen können, sind nicht regelmäßig angeordnet, sie können jedoch in Komplexen organisiert sein. Wahrscheinlich ist die Membran unsymmetrisch. Die äußere Oberfläche der Plasmamembran von eukaryontischen Zellen trägt Oligosaccharidketten, die aus den Glykolipiden u. Glykoproteinen herausragen.

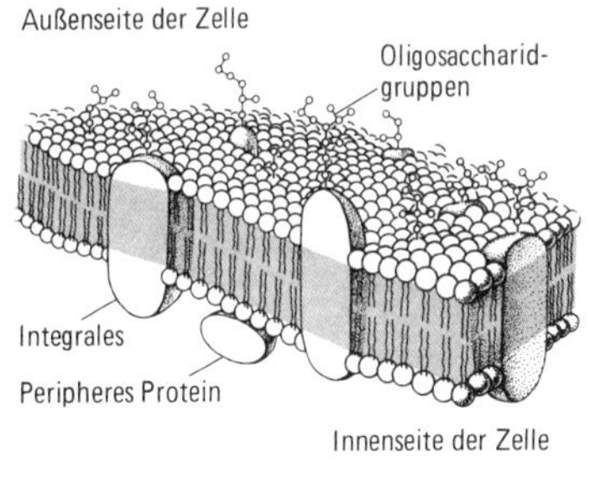

Fluid-mosaic model [70]

**Fluimucil®:** s. Acetylcystein.

**Flumazenil** INN: 8-Fluoro-5,6-dihydro-5-methyl-6-oxo-4*H*-imidazo[1,5-α][1.4]benzodiazepin-

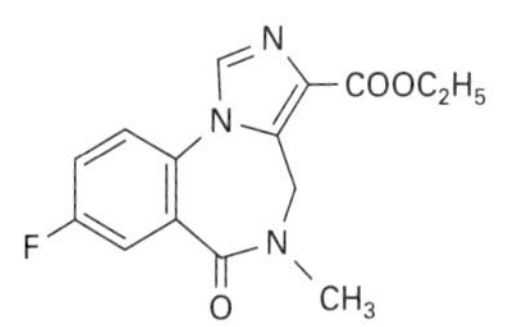

Flumazenil

3-carboxylsäureethylester, Anexate®; CAS-Nr. 78755-81-4; $C_{15}H_{14}FN_3O_3$, $M_r$ 303.29. **Wirk.** u. **Anw.:** spezifischer Benzodiazepin-Antagonist, hebt die zentralnervösen Effekte, die über Benzodiazepinrezeptoren vermittelt werden auf, Barbiturat-, Meprobamat- u. Alkoholwirkungen bleiben unbeeinflußt; antagonistische Wirk. gleich wie agonistische Wirk. von Diazepam*, allerdings hält Effekt nur 2 bis 3 h an. **Nebenw.:** Übelkeit, Schwindel, Angst, Herzklopfen.

**Flumedroxon** INN: 17-Hydroxy-6-α-trifluormethyl-4-pregnen-3,20-dion; CAS-Nr. 15687-21-5; $C_{22}H_{29}F_3O_3$. **Anw.:** Migräne*-Therapeutikum. **Übl. Dos.:** Oral: 3mal 0.001 g/d 4 bis 6 Tage vor der Menstruation. Gebräuchl. ist auch Flumedroxonacetat; CAS-Nr. 987-18-8.

**Flumedroxonacetat:** 6-α-Trifluoromethyl-17-α-acetoxiprogesteron; CAS-Nr. 987-18-8;

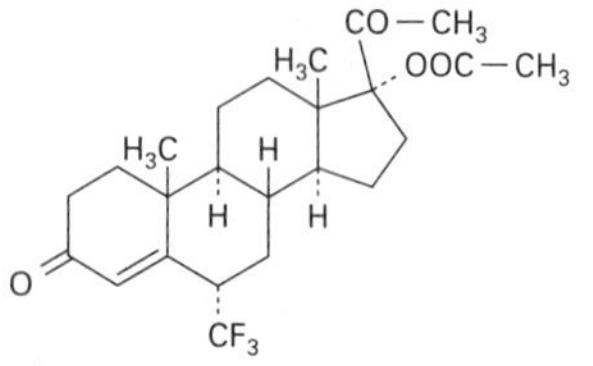

Flumedroxon

$C_{24}H_{31}F_3O_3$, $M_r$ 440.5. Schmp. 206°C. Wenig lösl. in Wasser; synthetisches Steroid, Wirk. wie Progesteron*; s.a. Hormone.

**Flumetason** INN: 6α,9-Difluor-11β,17,21-trihydroxy-16α-methyl-1,4-pregnadien-3,20-dion,

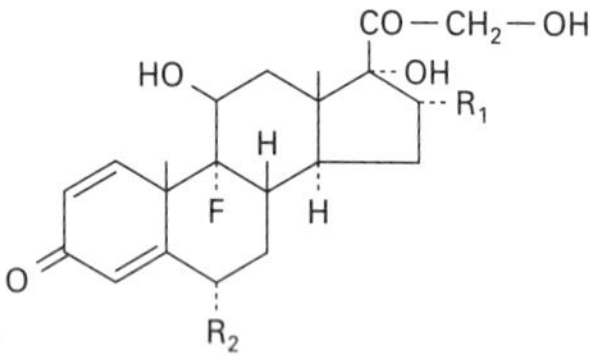

| | $R_1$ | $R_2$ |
|---|---|---|
| Flumetason | $-CH_3$ | $-F$ |
| Dexamethason | $\cdots CH_3$ | $-H$ |
| Betamethason | $-CH_3$ | $-H$ |
| Diflorason | $-CH_3$ | $\cdots F$ |

Flumetason und Derivate

Locacorten®; CAS-Nr. 2135-17-3; $C_{22}H_{28}F_2O_5$, $M_r$ 410.46. **Anw.:** lokale Corticosteroid-Therapie. **Übl. Dos.:** Topikal: Salbe, Creme, Lotio, Schaum: 0.02%.

**Flumet(h)asonpivalat:** Flumetason-21-pivalat, Flumet(h)asoni pivalas, Flumethasontrimethylacetat; CAS-Nr. 2002-29-1; $C_{27}H_{36}F_2O_6$, $M_r$ 494.6. Weißes krist. Pulver; prakt. unlösl. in Wasser, lösl. in Aceton u. Dioxan, schwer lösl. in Ethanol u. Ether. **Off.:** Ph.Helv.7.

**Flunarizin** INN: 1-Cinnamyl-4-[bis(4-fluorphenyl)methyl]piperazin, Sibelium®; CAS-Nr. 52468-

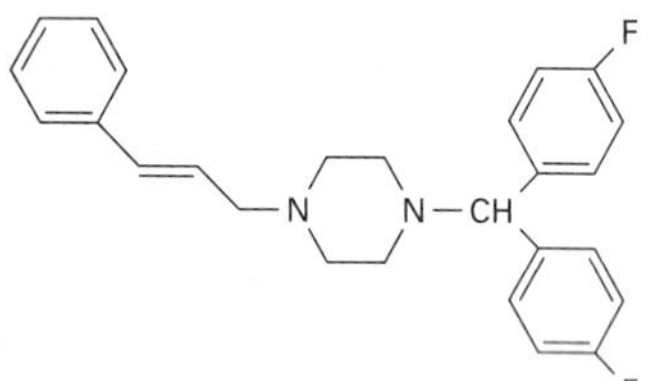

Flunarizin

60-7; $C_{26}H_{26}F_2N_2$. **Anw.:** peripherer u. zentraler Vasodilatator*. HWZ 1 bis 3 Wochen. **Übl. Dos.:** Oral: 1mal 0.01 g/d; in schweren Fällen initial: 2mal 0.01 g/d über 4 Wochen. Gebräuchl. ist auch Flunarizin-dihydrochlorid.

**Fluniget**®: s. Diflunisal.

**Flunisolid** INN: 16α,17-Dimethylmethylendioxy-6α-fluor-11β,21-dihydroxy-1,4-pregnadien-3,20-dion, Syntaris®; CAS-Nr. 3385-03-3; $C_{24}H_{31}FO_6$, $M_r$ 434.50. **Anw.:** Corticoid-Therapie, als Nasenspray zur Prophylaxe u. Behandlung einer allergischen Rhinitis. Gebräuchl. ist auch Flunisolidacetat.

**Flunitrazepam** INN: 5-(2-Fluorphenyl)-1,3-dihydro-1-methyl-7-nitro-2H-1,4-benzodiazepin-2-on, Rohypnol®; CAS-Nr. 1622-62-4;

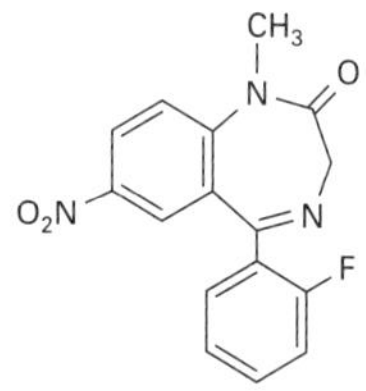

Flunitrazepam

$C_{16}H_{12}FN_3O_3$, $M_r$ 313.30. Schmp. 166-167°C aus Methylenchloridhexan. Wenig lösl. in Wasser, sofort lösl. in Ethanol. **Anw.:** Hypnotikum, Muskelrelaxans; s.a. Benzodiazepine. HWZ 10 bis 20 h.

**Flunixin** INN: 2-{[2-Methyl-3-(trifluormethyl)-phenyl]amino}-3-pyridincarboxylsäure; CAS-Nr. 38677-85-9; $C_{14}H_{11}F_3N_2O_2$, $M_r$ 296.2. Schmp. 226-228°C. **Anw.:** Veterinärmedizin, Analgetikum, Antiphlogistikum.

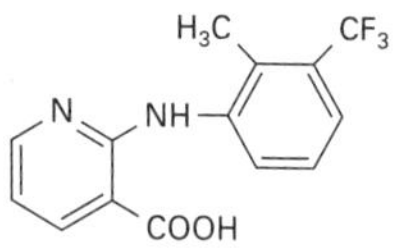

Flunixin

**Fluocinolonacetonid** INN: Fluocinoloni acetonidum Ph.Eur.3, 6α,9α-Difluor-11β,21-dihydroxy-16α,17-isopropylidendioxy-1,4-pregnadien-3,20-dion, Jellin®; CAS-Nr. 67-73-2; $C_{24}H_{30}F_2O_6$, $M_r$ 452.50. Schmp. 265-266°C aus Aceton/Hexan. $[\alpha]_D^{20°C}$ +92 bis +96° (c = 1 in Dioxan). Unlösl. in Wasser; lösl. 1:10 in Aceton, 1:26 in absolutem Ethanol, 1:15 in Chloroform, in Methanol; wenig lösl. in Propylenglykol; schwer lösl. in Ether; prakt. unlösl. in Leichtpetroleum. **Anw.:** lokale Corticosteroid-Therapie. **Übl. Dos.:** Topikal: Salbe, Creme, Lotio, Gel: 0.025%. Vgl. Fluocinonid.

**Fluocinonid** INN: Fluocinolonacetonid-21-acetat, 6α,9α-Difluor-11β,21-dihydroxy-16α,17-isopropylidendioxy-1,4-pregnadien-3,20-dion-21-acetat, Topsym®; CAS-Nr. 356-12-7; $C_{26}H_{32}F_2O_7$, $M_r$ 494.55. Schmp. 308-311°C aus Methanol. $[\alpha]_D$ +83° (Chloroform). Weißes bis schwach gelbes feinkrist. Pulver. Prakt. unlösl. in Wasser, Leichtpetroleum; lösl. 1:70 in Ethanol, 1:10 in Aceton 1:10 in Chloroform; schwer lösl. in Methanol; sehr schwer lösl. in Ether. **Off.:** DAC86. **Anw.:** lokale Corticosteroid-Therapie. **Übl. Dos.:** Topikal: Salbe, Pinselung: 0.05%.

**Fluocortinbutylester** INN: Fluocortinbutyl, Butyl-(6α-fluor-11β-hydroxy-16α-methyl-3,20-dioxo-1,4-pregnadien-21-oat); CAS-Nr. 41767-29-7; $C_{26}H_{35}FO_5$, $M_r$ 427.56. **Anw.:** lokale Corticoid-Therapie. Hingewiesen sei auch auf Fluocortin.

**Fluocortolon** INN: 6α-Fluor-11β,21-dihydroxy-16α-methyl-1,4-pregnadien-3,2 0-dion, 6α-

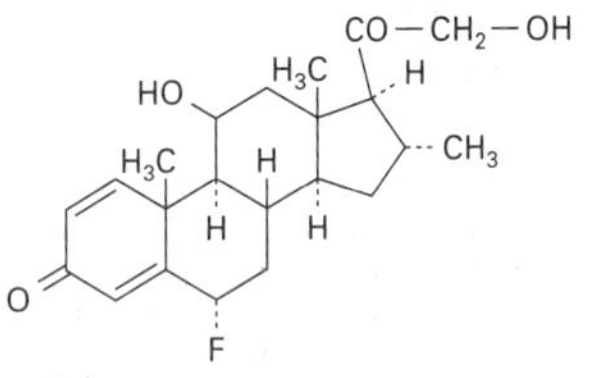

Fluocortolon

Fluor-16α-methyl-1-dehydrocorticosteron, Ultracur®, Ultralan®; CAS-Nr. 152-97-6; $C_{22}H_{29}FO_4$, $M_r$ 376.47. Schmp. 200-213°C; polymorph. $[\alpha]_D^{20°C}$ +100° (Dioxan). Lösl. 295 mg/L in Wasser (37°C), 120 mg/L in Ethanol (20°C), 440 mg/L in Toluol (20°C). **Anw.:** Corticosteroid-Therapie. HWZ 0.5 bis 3.5 h. **Übl. Dos.:** Oral: Initialdos.: 0.04-0.06 g/d, Erhaltungsdos.: 1mal 0.005-0.02 g/d; Kinder: Initialdos.: 0.01-0.04 g/d, Erhaltungsdos.: 0.025-0.015 g/d. Parenteral: i.a. unter Infiltration in entzündete Gewebe: 2.5%. Topikal: Salbe, Creme: 0.5%, Spray: 0.25%. Gebräuchl. ist auch Fluocortolon-Monohydrat; Fluocortolon-21-hydrogensulfat-Natriumsalz. Hingewiesen sei auch auf Fluocortolon-21-hexanoat, Fluocortolon-21-pivalat.

**Fluor:** Fluorum, F, $A_r$ 18.9984, 1wertig; OZ 9. Schmp. -219.61°C, Sdp. -188.1°C. Elementares F. ($F_2$) ist ein schwach gelbgrünes, sehr giftiges Gas von stechendem Geruch. Als Flüss. hellgelb (D. 1.5127). Reaktionsfähigstes Element, ein Halogen. Es wurde zuerst rein dargest. v. Moissan (1886). Nat. nur in Form der Verbindungen, z.B. im Flußspat ($CaF_2$, Fluorit, s. Calciumfluorid), Kryolith ($Na_3AlF_6$), Apatit, Topas u.a., ferner in den Knochen u. Zähnen sowie in Pflanzen (z.B. Camellia sinensis*). Darst.: durch Elektrolyse von wasserfreien Hydrogenfluoridschmelzen.

**Fluor in der Zahnmedizin:** Der gesunde Zahnschmelz enthält ca. 0.01-0.1% F. (je nach Schicht des Schmelzes, exogener $F^-$-Zufuhr u.a.). Verminderter Gehalt erhöht die Anfälligkeit f. Karies*. Die Wirkungsweise von Fluorid als Kariesprophylaktikum* ist nicht im letzten geklärt, doch kommt es zu einer Erhöhung der Säureresistenz des Schmelzes durch Austausch von $OH^-$ gegen $F^-$ im Hydroxylapatit* $[Ca_3(PO_4)_2]_3 \cdot Ca(OH)_2$. (Als eine Art der Kariesentstehung gilt die Schädigung der Zahnhartsubstanzen durch Säuren, die von Bakterien der Zahnplaque* aus Zuckern gebildet werden). Zur Kariesprophylaxe muß Fluorid nicht nur während bestimmter Perioden der Zahnentwicklung, sondern auch laufend nach dem Durchbruch der Zähne zugeführt werden. In letzterem Fall wirkt F. direkt od. über den Speichel an der Zahnoberfläche. Der tägliche Bedarf liegt bei ca. 1.5 mg $F^-$. Mit der Nahrung werden ca. 0.2-0.5 mg/d Fluorid aufgenommen (Milch, Fisch, Hirse, grünes Gemüse u.a.). Das Trinkwasser enthält meist $F^-$-Mengen unter 0.2 mg/L (ausgenommen fluorendemische Gebiete). Zusätzliche Fluoridgabe durch: **1.** Trinkwasserfluoridierung (WHO-Empfehlung 1975: 1 mg/L); **2.** Fluoridtabletten (zB. Natrium- od. Calciumfluorid): 6. Lebensmonat bis Ende 2. Lebensjahr (LJ): 0.25 mg/d, 3. u. 4. LJ: 0.50 mg $F^-$/d, 5. LJ: 0.75 mg $F^-$/d, ab 6. LJ: 1 mg $F^-$/d; **3.** Kochsalzfluoridierung (250 mg/kg); **4.** lokale Applikation (Zahnpasten, Mundwässer u.a.). **Tox.:** MAK f. Fluor 0.1 mL/m³ (ppm) Luft. LD (oral) von Natriumfluorid, akut: 30 bis 60 mg $F^-$/kg KG. Chron.: in therapeutischen Dosen keine fluorbedingten Allgemeinerkrankungen bekannt (Fluorendemiegebiete bis zu 8 mg $F^-$/L Trinkwasser). Höhere Dosen: Fluorose (Osteosklerose, Versteifung von Gelenken). Während der Zahnentwicklung kann längere $F^-$-Aufnahme über 2 mg/d zu Schmelzflecken führen (Dentalfluorose). Ausscheidung fast ausschließlich durch die Nieren. In therapeutischen Dosen keine $F^-$-Akkumulation. **Nachw. von Fluoriden:** erfolgt durch ihre ätzende Wirkung auf Glas (Kriechprobe): man erhitzt Fluoride mit konz. Schwefelsäure im Reagenzglas; der entstandene Fluorwasserstoff* bildet mit dem $SiO_2$ des Glases gasförmiges Siliciumtetrafluorid ($SiF_4$), wobei das Glas angeätzt wird.

**Fluor albus:** *syn.* Fluor vaginalis. Weißfluß.

**Fluorammonium:** Ammonium fluoratum, s. Ammoniumfluorid.

**Fluorandrenolon:** s. Fludroxycortid.

**Fluorapatit:** Substanz, die in den oberen Schichten des Zahnschmelz aus Hydroxylapatit*, einem basischen Calciumphosphat, gebildet wird. F. ist wesentlich säureresistenter als Hydroxylapatit; das Ziel der Kariesprophylaxe muß also der Aufbau u. Erhalt einer ausreichenden Fluorapatitschicht sein.

**Fluorcalcium:** Flußspat, Calcium fluoratum, s. Calciumfluorid.

**Fluor-Chlor-Kohlenwasserstoffe:** s. Treibgase.

**1-Fluor-2,4-dinitrobenzol:** s. Mannich-Bestimmung.

**Fluorescein:** Resorcinphthalein, 6-Hydroxy-9-(2-carboxyphenyl)-3(3H)-xanthenon; $C_{20}H_{12}O_5$, $M_r$

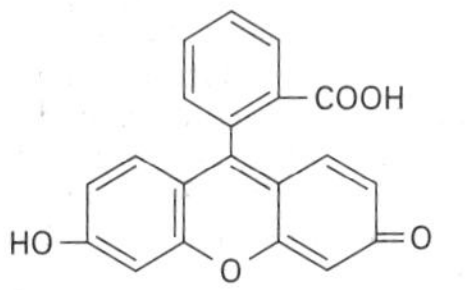

Fluorescein

332.32. Rotes krist. Pulver, fast unlösl. in Wasser, Chloroform u. Ether, lösl. in Ethanol, Eisessig, Alkalihydroxid- u. -carbonatlösungen. Die Lösungen zeigen intensiv gelbgrüne Fluoreszenz, die noch in starken Verdünnungen nachweisbar ist (1:10⁸). Darst.: durch Erhitzen von Resorcin mit Phthalsäureanhydrid mehrere Stunden auf ca. 300°C, Lösen der Schmelze in verd. Natronlauge, Filtrieren u. Ausfällen des F. mit Salzsäure. Reduktion von F. mit Natronlauge u. Zink ergibt Fluorescin. **Anw.:** zur Bestimmung der Kreislaufzeit bei peripheren Durchblutungsstörungen; zur Diagnose von Hornhautdefekten; in der analyt. Chemie als Indikator; zum Nachw. unterirdischer Wasserläufe; als Farbzusatz f. Badetabletten. Fluorescein solubile (Uranin) ist Fluoresceinnatrium*. **Fluorescein-papier:** (nach Dr. Zellner) mit F. getränktes schwarzes Papier zum Nachw. von Alkalien u.

Ammoniak, besonders in Brunnenwässern (sehr empfindl.).

**Fluoresceindilaurat:** 3',6'-Dihydroxy-spiro-(phthalan-1,9'-xanthen)-3-on-dilaurat, 1,3-Dihydro-3-oxo-spiro[isobenzofuran-1,9'-xanthen]-3',6'-ylen-dilaurat-3,6-bis(lauroyloxy)-9-phenyl-xanthylium-2-carboxylat; $C_{44}H_{56}O_7$. **Anw.:** Farbstoff, Pankreas-Diagnostikum. **Nebenw.:** Blutdrucksenkung. Kontraind.: akute nekrotisierende Pankreatitis.

**Fluoresceinkalium:** Kalium fluoresceinicum; $C_{20}H_{10}K_2O_5$. Rotbraunes, metallisch glänzendes Pulver; lösl. in Wasser. **Anw.** med.: In der Augenheilkunde zur Diagnose von Kornealdefekten.

**Fluoresceinnatrium:** Fluoresceinum natricum, Fluorescinum dinatrium, Fluoresceini Natrium, Uranin (gelb), Fluorescein solubile; 2-(6-Hydroxy-3-oxo-3H-xanthen-9-yl) benzoesäure, Dinatriumsalz; CAS-Nr. 518-47-8; $C_{20}H_{10}Na_2O_5$, $M_r$ 376.27. Orangerotes, geruchloses Pulver, leicht lösl. in Wasser mit gelbroter Farbe, wenig lösl. in Ethanol, die wäßrige Lsg. ist von starker gelbgrüner Fluoreszenz, auch in stärkster Verdünnung (1: ca. 40 Millionen). Die Fluoreszenz verschwindet beim Ansäuern u. tritt auf Zusatz von Alkali wieder auf. **Off.:** ÖAB90, DAC86, Ph.Helv.7. **Anw.** med.: zur Diagnose von Kornealdefekten am Auge (lokal in 2%iger Lsg., oral 2 bis 3 g), als diagnost. Hilfsmittel bei Gallenblasen- u. Darmoperationen; techn.: zur Untersuchung unterirdischer Wasserläufe, zur Beobachtung von Verunreinigungen durch Abwässer.

**Fluorescin:** Reduktionsprodukt von Fluorescein*, oxidiert leicht zu diesem.

**Fluoreszenz:** s. Spektroskopie (Fluoreszenzspektroskopie).

**Fluoreszenz-Antikörper-Technik:** Nachw. von Antigenen durch Antikörper, die mit Fluoreszenzfarbstoffen (Fluorochrome) markiert sind. s. Fluoreszenzmikroskopie.

**Fluoreszenzmikroskopie:** Auflichtmikroskopie fluoreszierender bzw. fluochromisierter Objekte, die bei Bestrahlung mit kurzwelligem od. ultraviolettem Licht infolge Anregung fluoreszierender Stoffe Licht einer längeren Wellenlänge abstrahlen u. (nach Abfilterung des anregenden Lichts) auf dunklem Hintergrund aufleuchten. Objekte können auch mit sog. Fluorochromen (fluoreszierende Farbstoffe, wie z.B. Acridinorange, Auramin, Berberinsulfat, Thioflavin, Primulin) angenfärbt werden.

**Fluoreszenzspektroskopie:** s. Spektroskopie.

**Fluoridbehandlung:** s. Kariesprophylaxe, vgl. Fluor.

**Fluoride:** Salze der Fluorwasserstoffsäure, s. Fluor.

**Fluorimetrie:** s. Spektroskopie (Fluoreszenzspektroskopie).

**Fluorit:** s. Calciumfluorid.

**Fluornatrium:** s. Natriumfluorid.

**Fluorochrome:** s. Fluoreszenzmikroskopie.

**Fluorometholon** INN: 21-Desoxy-6α-methyl-9α-fluorprednisolon, 9-Fluor-11β,17-dihydroxy-6α-methyl-1,4-pregnadien-3,20-dion, Isopto-Flucon®; CAS-Nr. 426-13-1; $C_{22}H_{29}FO_4$, $M_r$ 376.47. Schmp. 292-303°C aus Aceton. Prakt. unlösl. in Wasser; schwer lösl. in Ethanol; sehr schwer lösl. in Chloroform, Ether. **Anw.:** Lokale Corticosteroid-Therapie. **Übl. Dos.:** Konjunktival: Augentropfen: 0.1%.

**Fluorose:** s. Fluor.

**Fluorouracil** INN: Fluorouracilum Ph.Eur.3, 5-Fluor-2,4(1H,3H)-pyrimidindion, Fluoro-uracil

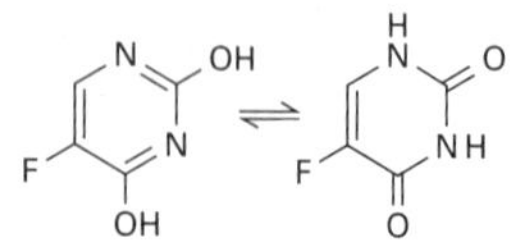

Fluorouracil

„Roche"®, Fluroblastin®; CAS-Nr. 51-21-8; $C_4H_3FN_2O_2$, $M_r$ 130.08. Schmp. 282-283°C unter Zers., aus Wasser od. Methanol-Ether. Wenig lösl. in Wasser; schwer lösl. in Ethanol; prakt. unlösl. in Chloroform, Ether. **Anw.:** Zytostatikum, Antimetabolit, bei Keratosen, oberflächliche Basaliome, Palliativbehandlung von Mamma-, Rektum-, Kolon-, Magen- u. Ovarialkarzinom; in Kombination mit Levamisolhydrochlorid* zur Ther. v. Kolonkarzinom. HWZ 0.3 h bzw. 70 h (Metaboliten). **Übl. Dos.:** Topikal: als Creme, Salbe u. Lösung nach Behandlungsschema; Parenteral: Infusion i.v. 0.012 g/kg KG/d über 4-5 d, nach 4 Wochen 0.012 g/kg KG/7d.

**Fluorthyrin®:** s. 3-Fluortyrosin.

**3-Fluortyrosin:** Metafluortyrosin, Fluorthyrin®; CAS-Nr. 139-24-4; $C_9H_{11}NO_3$, $M_r$ 181.19. **Wirk.** u. **Anw.:** Thyreostatikum* bei Hyperthyreose, Basedow-Krankheit*.

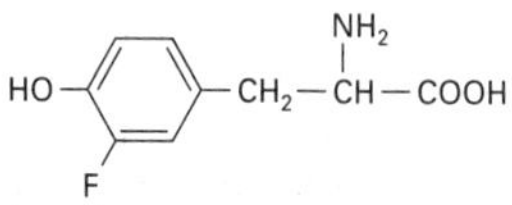

3-Fluortyrosin

**Fluorum:** s. Fluor.

**Fluorwasserstoff:** Hydrogenfluorid; HF, $M_r$ 20.0. Schmp. -83.07°C. Sdp. +19.6°C. Farbloses Gas bzw. farblose rauchende, stark giftige Flüss. Darst.: durch Erwärmen von $CaF_2$ (Flußspat) mit $H_2SO_4$. Lösl. in Wasser zu **Flußsäure** (Fluorwasserstoffsäure, Acidum hydrofluoricum; Salze: Fluoride, s. Fluor).

**Fluorwasserstoffsäure:** Acidum hydrofluoricum, s. Fluorwasserstoff.

**Fluostigmin:** Diisopropylfluorphosphat, DFP; CAS-Nr. 55-91-4; $(C_3H_7O)_2FPO$. D. 1.055. Ölige Flüss. Lösl. in Ethanol u. pflanz. Ölen, sehr schwer lösl. in Wasser. **Anw.:** bei Glaukom (grünem Star) in 0.5 bis 0.1%iger öliger Lsg. (miot. Wirk.).

**Fluothane®:** s. Halothan.

**Fluoxetin** INN: N-methyl-3-(p-trifluormethyl-phenoxy)-3-phenylpropylamin, Fluctin®, Prozac®;

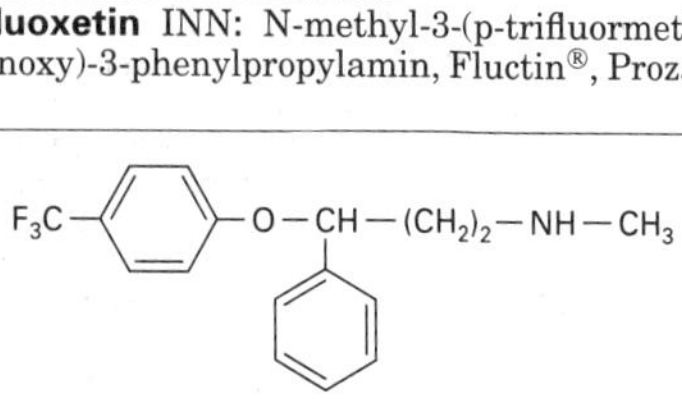

Fluoxetin

CAS-Nr. 54910-89-3; $C_{17}H_{18}F_3NO$, $M_r$ 309.3. **Wirk.** u. **Anw.:** Serotonin-Reuptake-Hemmer*; Antidepressivum. **Nebenw.:** Kältegefühl, Appe-

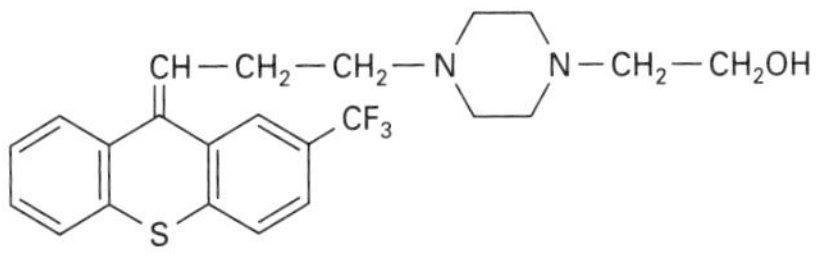

Flupentixol

titstörungen, Unruhe; Wechselw.: MAO-Hemmer sind mind. 2 Wochen vor Therapiebeginn abzusetzen. **Übl. Dos.:** 1mal/d 20 mg.

**Fluoxetinhydrochlorid**: Schmp. 155-158°C; polymorph.

**Fluoxymesteron** INN: 9-Fluor-11β,17β-dihydroxy-17-methyl-4-androsten-3-on, 9α-Fluor-11β-

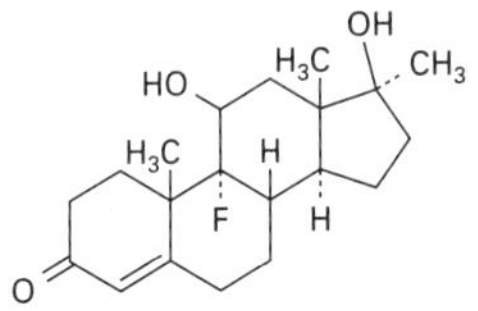

Fluoxymesteron

hydroxy-17α-methyltestosteron; CAS-Nr. 76-43-7; $C_{20}H_{29}FO_3$, $M_r$ 336.45. Schmp. 270°C unter Zers. $[\alpha]_D$ +109° (Ethanol). Prakt. unlösl. in Wasser; lösl. 1:70 in Ethanol, 1:200 in Chloroform. **Anw.:** wie Testosteron*, bei männlichem Hypogonadismus, bei Mammakarzinomen in der Postmenopause. **Übl. Dos.:** Oral: Initialdos.: 3- bis 5mal 0.001 g/d, dann auf individuelle Erhaltungsdos. reduzieren; Mammakarzinom: bis zu 30 mg/d aufgeteilt auf mehrere Einnahmen.

**Flupentixol** INN: 4-[3-(2-Trifluormethyl-9-thioxanthenyliden)propyl]-1-piperazinethanol, Fluanxol®; CAS-Nr. 2709-56-0; $C_{23}H_{25}F_3N_2OS$, $M_r$ 434.54. **Anw.:** Neuroleptikum. Ind.: schizophrene Psychosen, Angst- u. Verstimmungszustände. **Nebenw.:** s. Psychopharmaka. Vermindertes Reaktionsvermögen! HWZ 30 h. **Übl. Dos.:** Oral: 1- bis 3mal 0.001 g/d, n.B. 3mal 0.002 g/d. Parenteral: i.m. 1mal 0.02 g/14d-28d, bei Bedarf bis 0.06 g.

**Flupentixoldihydrochlorid:** CAS-Nr. 2413-38-9; $C_{23}H_{27}Cl_2F_3N_2OS$, $M_r$ 507.4.

**Flupentixoldecanoat:** CAS-Nr. 30909-51-4; $C_{33}H_{43}F_3N_2OS$, $M_r$ 588.8. Für i.m. Depotpräparate. HWZ 150 h.

**Fluphenazin** INN: 4-[3-(2-Trifluormethylphenothiazin-10-yl)propyl]-1-piperazinethanol, Dapotum®, Lyogen®; CAS-Nr. 69-23-8; $C_{22}H_{26}F_3N_3OS$, $M_r$ 437.52. Sdp. 268-274°C (67 Pa), 250-252°C (40 Pa). $pK_s$ (konjugierte Säure) 3.90; 8.1 (20°C). **Anw.:** Neuroleptikum. Ind.: endogene u. exogene Psychosen, Schizophrenie, Manie, zentrales Erbrechen, Angst- u. Erregungszustände, tranquillierende Ther. bei Erkrankungen wie Gastritis, Magengeschwüren, Angina pectoris; auch in Form von Depotpräparaten. **Nebenw.:** s. Psychopharmaka. Vermindertes Reaktionsvermögen! HWZ 15 h. **Übl. Dos.:** Oral: Tranquilizer: 1mal 0.001 g morgens; Hypnotikum: 1mal 0.002 g abends. Oral retard: 1mal 0.003 g/d. Parenteral depot: i.m. 0.027-0.075 g alle 3 Wochen.

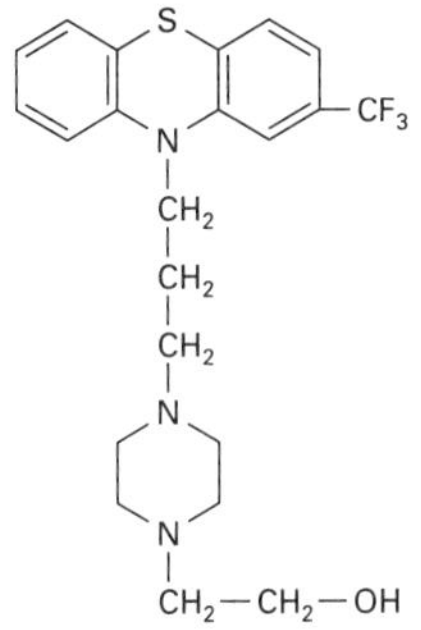

Fluphenazin

**Fluphenazindihydrochlorid:** Fluphenazini dihydrochloridum Ph.Eur.3; CAS-Nr. 46-56-5; $C_{22}H_{28}Cl_2F_3N_3OS$, $M_r$ 510.4. Schmp. 225°C bzw. 236°C (polymorph). Weißes, krist. Pulver; hygr. u. lichtempfindl.; lösl. in 7 T. Wasser, wenig lösl. in Ethanol.

**Fluphenazindecanoat:** Fluphenazini decanoas Ph.Eur.3; CAS-Nr. 5002-47-1; $C_{32}H_{44}F_3N_3O_2S$, $M_r$ 591.8. Schmp. 30-32°C. Blaßgelb-orange viskose Flüss., kristallisiert langsam bei Raumtemperatur; sehr leicht lösl. in Chloroform, Ether, Cyclohexan, Methanol, Ethanol, unlösl. in Wasser. HWZ 80 h.

**Fluphenazinenantat:** Fluphenazini enantas Ph.Eur.3; CAS-Nr. 2746-81-8; $C_{29}H_{38}F_3N_3O_2S$, $M_r$ 549.7. Blaß-gelbe bis gelb-orange viskose Flüss. od. ölige Kristalle. Prakt. unlösl. in Wasser, lösl. in Methanol.

**Flupirtinhydrochlorid** INN: Ethyl-2-amino-6[(4-fluorbenzyl)amino]-3-pyridincarbaminat-hydrochlorid, Katadolon®; CAS-Nr. 56995-20-1; $C_{15}H_{17}FN_4O_2$. **Anw.:** Analgetikum. HWZ 8 bis 11 h.

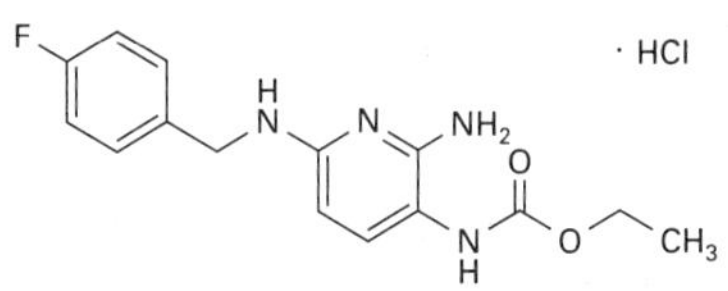

Flupirtinhydrochlorid

**Flupredniden** INN: Fluprednyliden, 9-Fluor-11β,17,21-trihydroxy-16-methylen-1,4-pregnadien-3,20-dion, Decoderm®, Vobaderm®; CAS-Nr. 2193-87-5; $C_{22}H_{27}FO_5$. **Anw.:** Lokale Corticosteroid-Therapie. Gebräuchl. ist auch Flupredniden-21-acetat.

**Fluprednisolon** INN: 6α-Fluorprednisolon, Isopredon®; CAS-Nr. 53-34-9; $C_{21}H_{27}FO_5$, $M_r$ 378.4. Schmp. 208-213°C. **Anw.:** Glucocorticoid

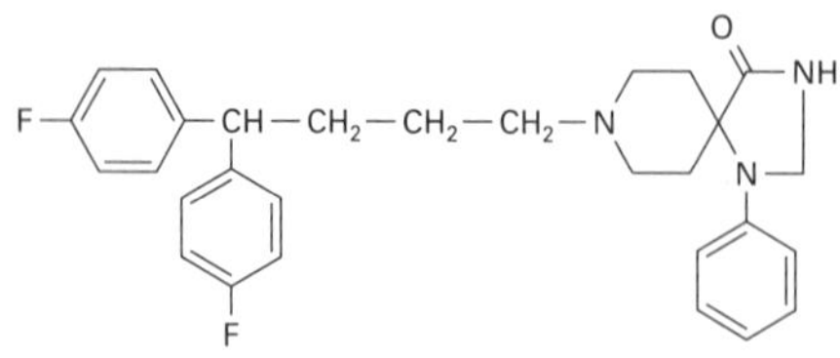

Fluspirilen

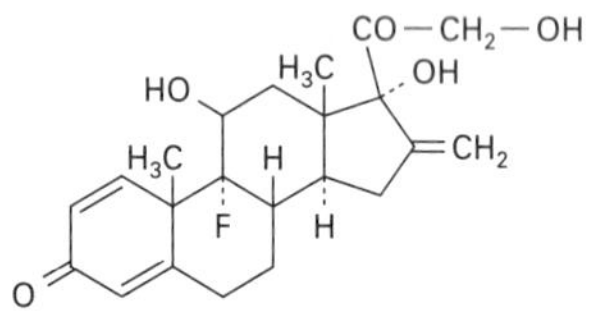

Flupredniden

(s. Hormone). **Fluprednisolonacetat**: Schmp. 235-238°C.

**Flurazepam** INN: 7-Chlor-1-(2-diethylaminoethyl)-5-(2-fluorphenyl)-1,3-dihydro-2H-1,4-benzodiazepin-2-on, Dalmadorm®; CAS-Nr. 17617-

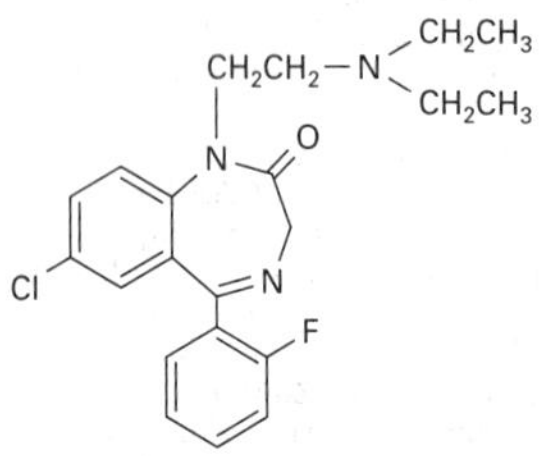

Flurazepam

23-1; $C_{21}H_{23}ClFN_3O$, $M_r$ 387.89. **Anw.:** Hypnotikum, Tranquilizer; s.a. Benzodiazepine. HWZ 1.5 h bzw. 1 bzw. 50 bis 100 h (Metaboliten).

**Flurazepamhydrochlorid:** Flurazepami monohydrochloridum Ph.Eur.3; $C_{21}H_{24}Cl_2FN_3O$, $M_r$ 4243. Weißes, krist. Pulver. Sehr leicht lösl. in Wasser. Gebräuchl. ist auch Flurazepamdihydrochlorid.

**Flurbiprofen** INN: 2-(2-Fluor-4-biphenylyl)propionsäure, Froben®; CAS-Nr. 5104-49-4; $C_{15}H_{13}FO_2$, $M_r$ 244.26. **Strukturformel** s. Analgetika. Schmp. ca. 110°C. Schwer lösl. in Wasser; sofort lösl. in vielen organischen Lösungsmitteln. **Anw.:** Analgetikum, Antiphlogistikum, Antirheumatikum. HWZ 3 bis 4 h. **Übl. Dos.:** 150 bis 200 mg/d verteilt auf mehrere Einzeldosen, im akuten Schub 300 mg/d. **Nebenw.:** wie Ibuprofen*.

**Fluroblastin®**: s. Fluorouracil.

**Flush-Syndrom**: s. Karzinoid.

**Fluspirilen** INN: 8-[4,4-Bis(4-fluorphenyl)butyl]-1-phenyl-1,3,8-triazaspiro[4,5]decan-4-on, Imap®; CAS-Nr. 1841-19-6; $C_{29}H_{31}F_2N_3O$, $M_r$ 475.59. Schmp. 189-191°C; polymorph. Lösl. in Wasser 0.15-0.020 mg/mL; leicht lösl. in Chloroform; wenig lösl. in Aceton; schwer lösl. in Ethanol u. Ether. **Anw.:** Langzeit-Neuroleptikum. Ind.: Langzeittherapie u. Rezidivprophylaxe bei schizophrenen Psychosen; Angst- u. Spannungszustände, psychosomatische Beschwerden. **Nebenw.:** anfänglich Müdigkeit u. Akkomodationsstörungen, selten Menstruationszyklusstörungen, weitere Nebenw. s. Psychopharmaka. Vermindertes Reaktionsvermögen! HWZ 7 bis 14 d. **Übl. Dos.:** Parenteral: Ambulant: i.m. 1mal 0.002 g/7 d; stationär: i.m. 1mal 0.004 g/7 d.

**Flußkrebs**: s. Astacus fluviatilis.

**Flußsäure**: Fluorwasserstoffsäure, Acidum hydrofluoricum; s. Fluorwasserstoff.

**HOM:** *Acidum hydrofluoricum (HAB1.5):* Flußsäure mit mind. 38.0% HF; verord. z.B. b. chronischen Ekzemen, Karies, Drüsenverhärtungen, Bindegewebsschwäche.

**Flußspat**: s. Calciumfluorid.

**Flutamid** INN: 2-Methyl-N-[4-nitro-3-(trifluormethyl)phenyl]propanamid, Fugerel®; CAS-Nr. 13311-84-7; $C_{11}H_{11}F_3N_2O_3$, $M_r$ 276.22. Schmp. 111°C; polymorph. **Anw.:** Zytostatikum, Antiandrogen. HWZ 5 bis 6 h.

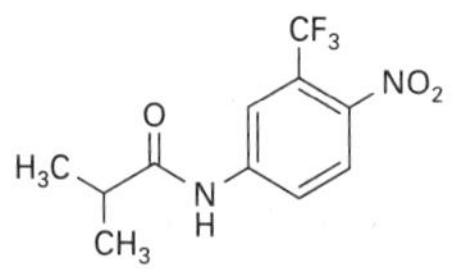

Flutamid

**Fluticason**: S-(Fluormethyl) 6α,9α-difluor-11β, 17α-dihydroxy-16α-methyl-3-oxoandrost-1,4-di-

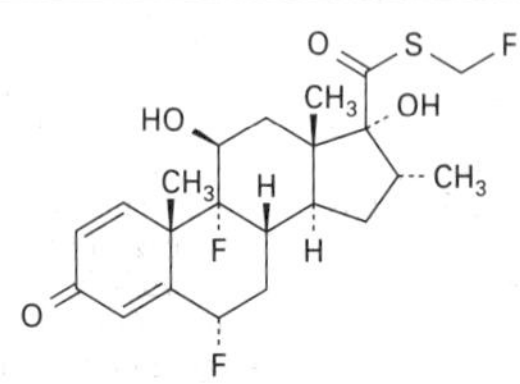

Fluticason

en-17β-carbothioat, Flutivate; CAS-Nr. 90566-53-3; $C_{22}H_{27}F_3O_4S$, $M_r$ 444.51. **Wirk.** u. **Anw.:** Glucocorticoid (s. Hormone) zur topischen Anw.; bei Hauterkrankungen wie Psoriasis vulgaris u. Ekzeme. **Nebenw.:** lokale Hautreaktionen, s.a. Hormone. Kontraind.: Akne vulgaris, Infektionen der Haut etc. **Übl. Dos.:** Topikal: 0.05%ige Creme 2mal/d dünn auf die Haut auftragen auf max. 50% der Körperoberfläche; pro Woche max. 150 g einer 0.05%igen Salbenzubereitung anwenden.

**Fluticasonpropionat:** S-(Fluormethyl) 6α,9α-difluor-11β,17α-dihydroxy-16α-methyl-3-oxo-androst-1,4-dien-17β-carbothioat 17-propionat. CAS-Nr. 80474-14-2; $C_{25}H_{31}F_3O_5S$, $M_r$ 500.57.

**Flutivate:** s. Fluticason.

**Fluvastatin** INN: (±)-(3R*,5S*,6E)-7-[3-(p-Fluorophenyl)-1-isopropyl-2-indolyl]-3,5-dihy-

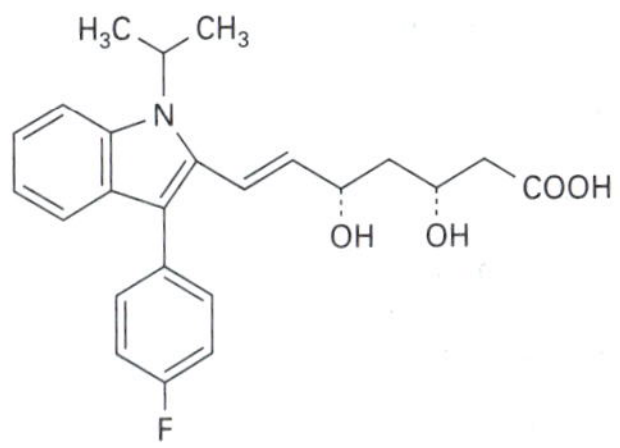

Fluvastatin

droxy-6-heptensäure, Cranoc®, Locol®; CAS-Nr. 93957-54-1; $C_{24}H_{26}FNO_4$, $M_r$ 411.47. **Strukturformel** u. Wirk. s. HMG-CoA-Reduktasehemmer. **Anw.:** Lipidsenker. **Nebenw.:** gastrointestinale Beschwerden, Hautauschläe, selten Impotenz etc. Kontraind.: schwere Niereninsuffizienz, Schwangerschaft u. Stillzeit., Anw. bei Kindern u. Jugendl. unter 18 Jahren. HWZ 2-3 h. **Übl. Dos.:** Oral: 40 mg/d (abends); 10 mg F. entspr. 42.12 mg F.-Natrium. **Fluvastatin-Natrium:** CAS-Nr. 93957-55-2; $C_{24}H_{25}FNNaO_4$, $M_r$ 433.45.

**Fluvoxamin** INN: 5-Methoxy-1-[4-(trifluormethyl)-phenyl]-1-pentanon-O-(2-aminoethyl)-oxim(E), Fevarin®; CAS-Nr. 54739-18-3;

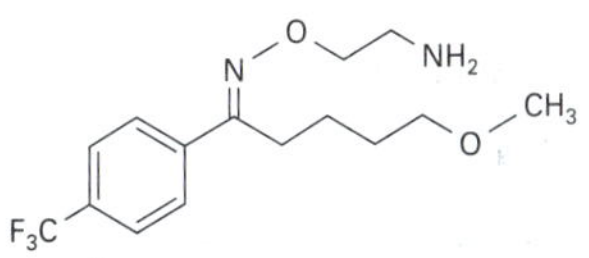

Fluvoxamin

$C_{15}H_{21}F_3N_2O_2$, $M_r$ 318.35. **Wirk.:** Serotonin-Reuptake-Hemmer*. **Anw.:** Antidepressivum.

**Fluvoxaminmaleat:** $C_{19}H_{25}F_3N_2O_6$. Schmp. 119-122°C; polymorph.

**Fm:** *chem.* Fermium*.

**F.M.B.:** Formulae Magistrales Berolinensis, eine Rezeptformelsammlung; s.a. Magistralformeln.

**FMN:** s. Flavinenzyme.

**Föhre:** Pinus sylvestris*.

**Föhrensprossen:** Turiones Pini, s. Pinus sylvestris.

**Fölling-Probe:** Probe zum Nachw. von Phenylalanin u. Phenylbrenztraubensäure im Harn (s. Phenylalanin). Dem angesäuerten Urin wird eine Eisen(III)-chloridlösung zugegeben, wobei sich ein instabiler grüner Farbstoff bildet, der wahrscheinlich eine Komplexverbindung von $Fe^{3+}$ mit Phenylbrenztraubensäure darstellt.

**Foeniculum capillaceum:** s. Foeniculum vulgare ssp. vulgare var. vulgare.

**Foeniculum dulce:** s. Foeniculum vulgare ssp. vulgare var. dulce.

**Foeniculum vulgare ssp. vulgare var. azoricum** (Mill.) Thell.: Fam. Apiaceae, Gemüsefenchel, Zwiebelfenchel. **Anw.:** nur als Gemüse.

**Foeniculum vulgare ssp. vulgare var. dulce** (Mill.) Batt. et Trab.: (F. dulce Mill.) Süßer od. Römischer Fenchel, Gewürzfenchel (Südfrankreich, Südeuropa). Stpfl. v. **Foeniculi dulcis fructus** Ph.Eur.3: Fructus Foeniculi dulce, Fruct. Foeniculi romani, Süßer Fenchel; die getrockneten, reifen Früchte, mind. 2.0% äther. Öl mit mind. 80.0% *(trans-)*Anethol u. max. 10.0% Estragol (Methylchavicol*) sowie max. 7.5% Fenchon. **Inhaltsst.:** 1.5 bis 3% äther. Öl mit 80 bis 95% *trans*-Anethol u. ca. 1% Fenchon (daher nicht bitter bis campherartig schmeckend, sondern süß), sehr wenig andere Monoterpene, ca. 20% fettes Öl, ca. 30% Eiweiß, Flavonoide, Furanocumarine (Spuren). **Anw.:** wie gewöhnlicher (Bitterer) Fenchel. Ist Fenchel verordnet, so ist Bitterer Fenchel (s. Foeniculum vulgare ssp. vulgare var. vulgare) abzugeben.

**Foeniculum vulgare** Miller **ssp. vulgare var. vulgare:** (F. vulgare ssp. capillaceum (Gilibert) Holmboe var. vulgare) Fam. Apiaceae (Umbelliferae), (gewöhnlicher) Fenchel, wilder Fenchel, Bitterfenchel (heim. Mittelmeergebiet, westl. Asien; häufig kult. bes. in Galizien, Rumänien u. anderen südost- u. südeuropäischen Ländern, in Mitteleuropa b. Leipzig u. Weißenfels). Stpfl. v. **Foeniculi amari fructus** Ph.Eur.3: Fructus Foeniculi (amari), (Bitterer) **Fenchel**; die getrockneten, reifen Früchte, mind. 4.0% äther. Öl mit mind. 60.0% *(trans-)*Anethol sowie mind. 15.0% Fenchon u. max. 5.0% Estragol (Methylchavicol*). (s.a. Foeniculum vulg. ssp. vulg. var dulce). **Inhaltsst.:** 2 bis 6% äther. Öl, ca. 20% fettes Öl (mit antioxidativen Stoffen), ca. 5% Zucker, ca. 20% Eiweiß, Flavonoide, Furanocumarine (Spuren). **Anw.:** als schleimlösendes, blähungtreibendes Mittel (Fencheltee u. Fenchelhonig, in der Kindertherapie), als Galaktagogum u. Aromatikum sowie zu Augenwässern (Aq. Foeniculi). **Zuber.:** Pulvis Liquiritiae comp., Spec. laxantes, Spec. majales.

**Oleum Foeniculi:** Foeniculi aetheroleum, (Ätherisches) Fenchelöl; das durch Wasserdampfdestillation gew. äther. Öl v. Fruct. Foeniculi amari. Ep. nicht unter +5°C (entsprechend einem Gehalt an *trans*-Anethol v. ca. 50%. D. 0.961 bis 0.972. $\alpha_D^{20°C}$ +10 bis +24°. $n_D^{20°C}$ 1.528 bis 1.539 (1.548). 1 g Öl entspricht ca. 46 Tropfen. Farblos, würziger Geruch u. Geschmack. **Off.:** DAB10, ÖAB90, Ph.Helv.7. **Best.:** 50 bis 70% *trans*-Anethol (süßer Geschmack), max. 0.3% *cis*-Anethol, 10 bis 23% D-(+)-Fenchon (bitterer u. campherartiger Geschmack), 2 bis 8% Methylchavicol (Estragol), 4 bis 7% α-Pinen, Isoanethol, D-Limonen, Phellandren, Foeniculin, Camphen, Anissäure, Anisaldehyd u.a. **Wirk.** u. **Anw.:** wie Fruct. Foeniculi. **Zuber.:** Aqua carminativa, Aq. Foeniculi.

**HOM:** *Foeniculum vulgare* (HAB1.5), Foeniculum: getrocknete reife Früchte (mind. 4% äther. Öl).

**HOM:** *Foeniculum vulgare, ethanol. Decoctum* (HAB1.3): getrocknete reife Früchte (mind. 4% äther. Öl).

**Foenum graecum:** s. Trigonella foenum-graecum.

**Foetidus(a, um):** stinkend (z.B. Asa foetida).

**Foetor:** übler Geruch.

**Foetus:** s. Fetus.

**Fokalinfektion:** Herdinfektion. Infektion durch Mikroorganismen, besonders Streptokokken, die von einem Ausgangspunkt (Fokalherd; focus, Herd) schubweise od. dauernd in die Blutbahn gelangen u. an anderer Stelle des Körpers Krankheiten (z.B. Herz-, Nieren- od. rheumatische Erkrankungen) od. Entzündungen (z.B. Appendizitis) hervorrufen.

**Fokus:** **1.** *phys.* Brennpunkt*; **2.** *med.* Herd, Sitz einer Krankheit. s. Fokalinfektion.

**Fol.:** Abk. f. Folia* (Folium).

**Folescutol** INN: 6,7-Dihydroxy-4-(morpholinomethyl)-2H-chromen-2-on, 6,7-Dihydroxy-4-(morpholinomethyl)cumarin; CAS-Nr. 15687-22-

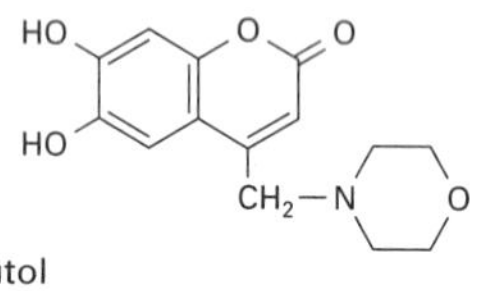


Folescutol

6; $C_{14}H_{15}NO_5$, $M_r$ 277.28. Schmp. 232°C aus 50% Ethanol. **Anw.:** Vasoprotektor. Gebräuchl. ist auch Folescutolhydrochlorid.

**Folgemeristem:** s. Meristem.

**Folgeuntersuchungen:** Follow-up-Stabilität, s. Haltbarkeit.

**Folia:** Blätter; Sing. Folium, s. Blatt.

**Folia Aconiti:** Eisenhutblätter, s. Aconitum napellus.

**Folia Adhatodae:** Vasicablätter, Malabar nut leaves, s. Adhatoda vasica.

**Folia Adianti:** Herba Capilli Veneris, Frauenhaar, s. Adiantum capillus-veneris.

**Folia Agavae:** Agavenblätter, Sisalblätter, s. Agave americana, A. sisalana.

**Folia Agrimoniae:** Odermennigkraut, s. Agrimonia eupatoria.

**Folia Aloysia:** Verbenenkraut (Herba Verbenae odoratae), s. Aloysia triphylla.

**Folia Althaeae:** Eibischblätter, s. Althaea officinalis.

**Folia Alypi:** Kugelblumenstrauchblätter, s. Globularia alypum.

**Folia Anthos:** Folia Rosmarini, Rosmarinblätter, s. Rosmarinus officinalis.

**Folia Aquifoliae:** Stechpalmenblätter, s. Ilex aquifolium.

**Folia Arctostaphyli:** Folia Uvae ursi, Bärentraubenblätter, s. Arctostaphylos uva-ursi.

**Folia Aurantii:** Pomeranzenblätter, s. Citrus aurantium ssp. aurantium.

**Folia Balsami palustris:** Wasserminzenblätter, s. Mentha aquatica.

**Folia Belladonnae:** Tollkirschenblätter, s. Atropa belladonna.

**Folia Berberidis:** Berberitzenblätter, s. Berberis vulgaris.

**Folia Bergeniae:** s. Bergenia crassifolia.

**Folia Betulae:** Birkenblätter, s. Betula pendula.

**Folia Bismalvae:** Eibischblätter, Folia Althaeae, s. Althaea officinalis.

**Folia Boldo:** Boldoblätter, s. Peumus boldus.

**Folia Bucco:** Buccoblätter, s. Barosma-Arten.

**Folia Buxi:** Buchsbaumblätter, s. Buxus sempervirens.

**Folia Capilli:** Herba Capilli Veneris, Frauenhaar, s. Adiantum capillus-veneris.

**Folia Caricae papayae:** s. Carica papaya.

**Folia Carobae:** Karoblätter, s. Jacaranda procera.

**Folia Castaneae:** Kastanienblätter, s. Castanea sativa.

**Folia Ceanothi:** Säckelblumenblätter, s. Ceanothus americanus.

**Folia Cerasi:** Kirschblätter, s. Prunus cerasus.

**Folia Citronellae:** Folia Melissae, Melissenbläter, s. Melissa officinalis.

**Folia Cocae:** Kokablätter, s. Erythroxylum coca.

**Folia Coryli avellanae:** Haselnußblätter, s. Corylus avellana.

**Folia Crataegi cum floribus:** Weißdornblätter mit Blüten, s. Crataegus-Arten.

**Folia Crataegi oxyacanthae:** Weißdornblätter, s. Crataegus-Arten.

**Folia Cynarae:** Artischockenblätter, s. Cynara scolymus.

**Folia Damianae:** Damianablätter, s. Turnera diffusa var. aphrodisiaca.

**Folia Daturae:** Folia Stramoni, Stechapfelblätter, s. Datura stramonium.

**Folia Dictamni:** Diptamblätter, s. Dictamnus albus.

**Folia Digitalis (purpureae):** Fingerhutblätter, s. Digitalis purpurea.

**Folia Digitalis lanatae:** Wollige Fingerhutblätter, s. Digitalis lanata.

**Folia Djamboe:** Djambublätter, s. Psidium guajava.

**Folia Ebuli:** Attichblätter, s. Sambucus ebulus.

**Folia Eriodictyonis:** Eriodictyonblätter, Santakraut, s. Eriodictyon californicum.

**Folia Erythroxyli Cocae:** Folia cocae, Kokablätter, s. Erythroxylum coca.

**Folia Eucalypti:** Eukalyptusblätter, s. Eucalyptus globulus.

**Folia Faham:** Fahamtee, s. Angraecum fragrans.

**Folia Farfarae:** Huflattichblätter, s. Tussilago farfara.

**Folia Fragariae:** Erdbeerblätter, s. Fragaria vesca.

**Folia Fraxini:** Eschenblätter, s. Fraxinus excelsior.

**Folia Gaultheriae:** Wintergrünblätter, s. Gaultheria procumbens.

**Folia Ginkgo:** Ginkgoblätter, s. Ginkgo biloba.

**Folia Gymnemae sylvestris:** Merasingiblätter, s. Gymnema sylvestre.

**Folia Hamamelidis:** Hamamelisblätter, s. Hamamelis virginiana.

**Folia Harongae:** Harongablätter, s. Haronga madagascariensis.

**Folia Hennae:** Hennablätter: s. Lawsonia inermis.

**Folia Hippocastani:** Roßkastanienblätter, s. Aesculus hippocastanum.

**Folia Hyoscyami:** Bilsenkrautblätter, s. Hyoscyamus niger.

**Folia Indigoferae tinctoriae:** Indigoblätter, s. Indigofera tinctoria.

**Folia Jaborandi:** Jaborandiblätter, s. Pilocarpus-Arten.

**Folia Jacarandae:** Folia Carobae, Karobablätter, s. Jacaranda procera.

**Folia Juglandis:** Walnußblätter, s. Juglans regia.

**Folia Kalmiae:** Berglorbeerblätter, s. Kalmia latifolia.

**Folia Lauri:** Lorbeerblätter, s. Laurus nobilis.

**Folia Laurocerasi:** Kirschlorbeerblätter, s. Prunus laurocerasus.
**Folia Malvae:** Malvenblätter, s. Malva sylvestris, Malva neglecta.
**Folia Mate:** Mateblätter, s. Ilex paraguarensis.
**Folia Matico:** Matikoblätter, s. Piper angustifolium.
**Folia Melissae:** Melissenblätter, s. Melissa officinalis.
**Folia Menthae aquaticae:** Wasserminzenblätter, s. Mentha aquatica.
**Folia Menthae crispae:** Krauseminzblätter, s. Mentha crispa.
**Folia Menthae japonicae:** Japanische Pfeffermize, s. Mentha arvensis var. piperascens.
**Folia Menthae piperitae:** Pfefferminzblätter, s. Mentha piperita.
**Foliamenthin:** s. Menyanthes trifoliata.
**Folia Menyanthidis:** Folia Trifolii fibrini, Bitterkleeblätter, s. Menyanthes trifoliata.
**Folia Millefolii:** Schafgarbenkraut, s. Achillea millefolium.
**Folia Myrti:** Myrtenblätter, s. Myrtus communis.
**Folia Myrti brabantici:** Gagelstrauchblätter, s. Myrica gale.
**Folia Myrtilli:** Heidelbeerblätter, s. Vaccinium myrtillus.
**Folia Nerii:** Oleanderblätter, s. Nerium oleander.
**Folia Nicotianae:** Tabakblätter, s. Nicotiana tabacum.
**Folia Oleae:** Olivenblätter, s. Olea europaea.
**Folia Oleandri:** Oleanderblätter, s. Nerium oleander.
**Folia Orthosiphonis staminei:** Orthosiphonblätter, Indischer Nierentee, s. Orthosiphon aristatus.
**Folia Patchouli:** Patschuliblätter, s. Pogostemon cablin.
**Folia Petasites:** Pestwurzelblätter, s. Petasites hybridus.
**Folia Pilocarpi:** Folia Jaborandi, s. Pilocarpus-Arten.
**Folia Pimentae:** s. Pimenta racemosa.
**Folia Piperis betle:** Betelpfefferblätter, s. Piper betle.
**Folia Plantaginis:** Spitzwegerichkraut, s. Plantago lanceolata.
**Folia Psidii pyriferi:** Folia Djamboe, Djambublätter, s. Psidium guajava.
**Folia Rhododendri chrysanthi:** Sibirische Rhododendronblätter, s. Rhododendron chrysanthum.
**Folia Rhododendri ferruginei:** Alpenrosenblätter, s. Rhododendron ferrugineum.
**Folia Rhois toxicodendri:** Folia Toxicodendri, Giftsumachblätter, s. Toxicodendron quercifolium.
**Folia Ribis nigri:** Schwarze Johannisbeerblätter, s. Ribes nigrum.
**Folia Roris marini:** Folia Rosmarini, Rosmarinblätter, s. Rosmarinus officinalis.
**Folia Rosmarini:** Rosmarinblätter, s. Rosmarinus officinalis.
**Folia Rubi fruticosi:** Brombeerblätter, s. Rubus fruticosus.
**Folia Rubi idaei:** Himbeerblätter, s. Rubus idaeus.
**Folia Rutae:** Rautenblätter, s. Ruta graveolens.
**Folia Salicis:** Weidenblätter, s. Salix-Arten.
**Folia Salviae:** Salbeiblätter, s. Salvia officinalis.
**Folia Salviae trilobae:** Dreilappiger Salbei, s. Salvia triloba.
**Folia Sambuci:** Holunderblätter, s. Sambucus nigra.
**Folia Saniculae:** Sanikelkraut, s. Sanicula europaea.
**Folia Santa:** Folia Eriodictyonis, Santakraut, s. Eriodictyon californicum.
**Folia Scopoliae (carniolicae):** Skopoliablätter, s. Scopolia carniolica.
**Folia Sennae:** Sennesblätter, s. Cassia angustifolia, Cassia senna.
**Folia Sorbi:** Ebereschenblätter, s. Sorbus aucuparia.
**Folia Spinaciae:** Spinatblätter, s. Spinacia oleracea.
**Folia Stramonii:** Stechapfelblätter, s. Datura stramonium.
**Folia Stramonii nitrata:** Asthmakraut. Herst. nach DAB6: 600 T. Stechapfelblätter (s. Datura stramonium) werden mit einer Lsg. von 1 T. Kaliumcarbonat, 4 T. Kaliumchlorat, 200 T. Kaliumnitrat in 400 T. Wasser befeuchtet u. getrocknet. **Anw.:** Asthmamittel.
**Folia Taraxaci:** Herba Taraxaci, Löwenzahnkraut, s. Taraxacum officinale.
**Folia Theae:** Tee, s. Camellia sinensis.
**Folia Toxicodendri:** Giftsumachblätter, s. Toxicodendron quercifolium.
**Folia Trifolii fibrini:** Bitterkleeblätter, s. Menyanthes trifoliata.
**Folia Urticae:** s. Urtica-Arten.
**Folia Uvae ursi:** Bärentraubenblätter, s. Arctostaphylos uva-ursi.
**Folia Verbasci:** Königskerzenblätter, s. Verbascum-Arten.
**Folia Visci:** Mistelblätter, s. Viscum album.
**Folia Vitis-idaeae:** Preiselbeerblätter, s. Vaccinium vitis-idaea.
**Folia Vitis viniferae:** Weinblätter, s. Vitis vinifera.
**Folien:** dünne Metall- od. Kunststoffblätter. Metallfolien stellen zu dünnem Blech gewalztes Metall dar (Aluminiumfolie*, Zinnfolie (Stanniol)). Kunststoffolien werden durch Gießen, Walzen, Spritzen od. Folienblasen* hergestellt. F. dienen u.a. zur Auskleidung von Behältern u. für Verpackungszwecke.
**Folien, biaxial gereckte:** s. Recken.
**Folienblasen:** breite, dünne, papierähnliche Folien aus thermoplastischem Kunststoff werden auf Folienblasanlagen hergestellt. Über eine Ringschlitzdüse wird ein Schlauch extrudiert, der von innen durch Luft bis zum fünffachen Durchmesser aufgeblasen u. gestützt wird. Anschließend wird der aufgeweitete Schlauch durch Quetschwalzen flachgelegt u. aufgewickelt. Eine geeignete Abstimmung von Aufblasverhältnis (Querreckung), Abzugsgeschwindigkeit (Längsreckung) u. Temperaturführung ermöglicht es, die mechanischen Eigenschaften der Folien in gewissem Umfang zu beeinflussen (Schrumpffolien).
**Foligan®:** s. Allopurinol.
**Folinerin:** Oleandrin, Glykosid aus den Blättern von Nerium oleander*.
**Folinsäure:** aktive Form der Folsäure, 5-Formyltetrahydrofolsäure, s. Vitamine (Folsäure).
**Folins-Reagenz:** Reagenz zur Wertbestimmung von Pepsin*. Lsg. von Natriumwolframat, Natriummolybdat, Phosphor- u. Salzsäure, Lithiumsulfat u. Brom; Blaufärbung mit Tyrosin.
**Folliculi Sennae:** Sennesbälge (falsche Bez. für

die Sennesfrüchte, *richtig* Senneshülsen), s. Cassia-Arten.

**Folliculus(i):** *bot.* Balgfrucht (-früchte).

**Follikel:** s. Menstruationszyklus.

**Follikelhormone:** Östrogene (weibl. Keimdrüsenhormone); s. Hormone.

**Follikelsprung:** s. Ovulation.

**Follikelstimulierendes Hormon:** s. Hormone.

**Follikulitis:** Entzündung der Haarbälge u. Talgdrüsen.

**Follitropin:** Follikelreifungshormon, Follikel stimulierendes Hormon (FSH); s. Hormone (Gonadotrope Hormone); vgl. Urofollitropin.

**Follitropin alpha** INN: Gonal F®. Gentechn. hergestelltes follikelstimulierendes Hormon (FSH); s. Hormone. **Wirk., Anw., Nebenw.:** wie Urofollitropin* bzw. Follitropin beta*.

**Follitropin beta** INN: Puregon®. Gentechn. hergestelltes follikelstimulierendes Hormon (FSH); s. Hormone. **Wirk.** u. **Anw.:** wie Urofollitropin* (jedoch mit höheren Schwangerschaftsraten) zur Behandlung der weibl. Unfruchtbarkeit bei Anovulation, wenn die Behandlung mit Clomifen* nicht anspricht; zur künstl. Befruchtung (Induktion multipler Follikel). **Nebenw.:** Überstimulation, leichte Raktionen an der Injektionsstelle, erhöhtes Risiko für Mehrlingsschwangerschaften etc. Kontraind.: Ovarien-, Brust-, Uterus-, Hypophysen- u. Hypothalamustumor, Schwangerschaft u. Stillzeit etc.

**Follow-up-Stabilität:** s. Haltbarkeit.

**Folium:** Plur. Folia*, Abk. Fol., Blatt*.

**Folsäure:** Acidum folicum INN, s. Vitamine.

**Folsäureantagonisten:** im engeren Sinne Analoga der Folsäure*, wirken als Antimetaboliten*, z.B. Methotrexat* u. Aminopyrin als Zytostatika*. Antidot: Calciumfolinat*. Als F. wirken auch die als Chemotherapeutika* eingesetzten Sulfonamide u. Diaminopyrimidin-Derivate, z.B. Trimethoprim (s.).

**Folsan®:** s. Vitamine (Folsäure).

**Fomentatio(nes), Fomentum(a):** früher gebräuchl. Ausdruck f. Umschläge mit flüssigen Arzneimitteln zum Lindern, Erweichen, Kühlen.

**Fomes fomentarius** (L.) Fr.: (Polyporus fomentarius Fr.) Fam. Polyporaceae, Wundschwamm, Echter Zunderschwamm (Mitteleuropa, Pilz an Laubholzbäumen wie alten Buchen u. Birken). Stpfl. v. **Fungus Chirurgorum:** (Boletus Chirurgorum, Fungus quercinus) Wundschwamm, Blutschwamm, die mittlere Schicht des Fruchtkörpers. **Inhaltsst.:** Fomentarsäure, Mannofucogalactan, Glucuronoglucan. **Anw.:** früher (äuß.) als Blutstillungsmittel; volkst. (inn.) bei Blasenleiden; mit Salpeter (Kaliumnitrat) getränkt früher (mit Natriumnitrat getränkt) als Feuerschwamm (Fungus ignarius, Boletus ignarius praeparatus) od. Zunder.

**Fomes officinalis** Faull.: (Polyporus officinalis Fries, Fomes laricis Jacq., Laricifomes officinalis (Vill. Fr.) Kotl. u. Pouz.) Fam. Polyporaceae, Lärchenschwamm; der Pilz schmarotzt auf **Larix decidua*** (Tirol, Schweiz, Ungarn, Südfrankreich, Norditalien) u. **Larix sibirica*** (Nordrußland, Sibirien, bes. Archangelsk). Stpfl. v. **Fungus Laricis:** Boletus laricis, Agaricus albus, Lärchenschwamm, Purgierschwamm, der getrocknete Fruchtkörper des Pilzes. **Inhaltsst.:** Agaricinsäure* (bis 18%), Harz, Triterpen-, Ricinol-, Oxal-, Phosphor- u. andere Säuren, Gummi, Wachs, Bitterstoff. **Anw.** volkst.: als Abführmittel sowie gegen Rheuma, Lungenleiden, Nachtschweiß sowie in der Likörindustrie als Bittermittel. MED 0.5 g.

**HOM:** *Laricifomes officinalis* (HAB1.5), Boletus laricis: der getrocknete, von dem Hymenium u. den derben Randschichten befreite Fruchtkörper.

**Fominoben** INN: 3'-Chlor-2'-{N-methyl-N-[(morpholinocarbonyl)methyl]aminomethyl}benzanilid, Noleptan®; CAS-Nr. 18053-31-1;

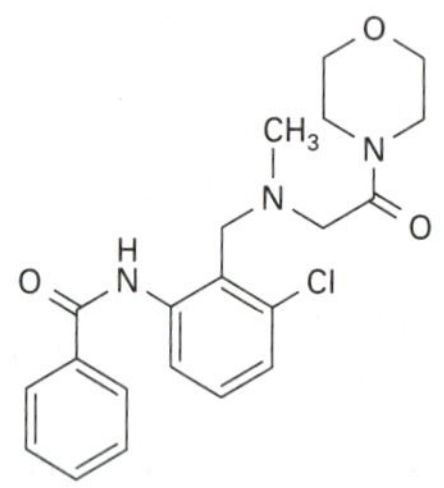


Fominoben

$C_{21}H_{24}ClN_3O_3$, $M_r$ 401.89. Schmp. 122.5-123°C (Base). **Anw.:** Atemstimulans bei Atembeschwerden, chronischer Bronchitis, akuten Atemstörungen (z.B. postoperativ), akutem Reizhusten. **Nebenw.:** gastrointestinale Beschwerden. **Übl. Dos.:** Oral: Initialdos.: 3mal 0.16 g/d, Erhaltungsdos.: 2mal 0.16 g/d, nach den Mahlzeiten. Parenteral: i.v. 2- bis 3mal 0.04 g/d. Gebräuchl. ist auch Fominobenhydrochlorid.

**Fomocain** INN: N-[3-(4-Phenoxymethylphenyl)propyl]morpholin, Erbocain®; CAS-Nr. 17692-39-6; $C_{20}H_{25}NO_2$, $M_r$ 311.4. **Anw.:** Oberflä-

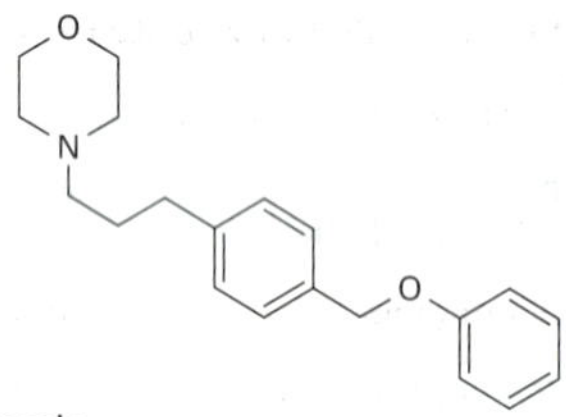


Fomocain

chenanaesthetikum bei Juckreiz, Hauterkrankungen. **Übl. Dos.:** Topikal: Salbe, Creme 4%.

**Fomocainhydrochlorid:** Fomocaini hydrochloridum; $C_{20}H_{26}ClNO_2$, $M_r$ 347.9. Weißes, krist. Pulver; leicht lösl. in Wasser, lösl. in Chloroform, schwer lösl. in Ethanol. **Off.:** DAC86.

**Fonofos:** *O*-Ethyl-*S*-phenyl-(*RS*)-ethyldithiophosphonat; CAS-Nr. 944-22-9; $C_{10}H_{15}OPS_2$, $M_r$ 246.3. **Anw.** techn.: Insektizid; s. Schädlingsbekämpfungsmittel (Tab.).

**Fontanelle:** Knochenlücke am kindlichen Schädel. Große F. zwischen Stirn u. Scheitelbein; Kleine F. zwischen Scheitelbein u. Hinterhauptsbein.

**Foradil P®:** s. Formoterol.

**Fordiuran®:** s. Bumetanid.

**Forene®:** s. Isofluran.

**Forensisch:** (von *lat.* forum Markt, Gericht) gerichtlich; f.e Chemie, Gerichtschemie.

**Forit®:** s. Oxypertin.

**Formaldehyd:** Formaldehydum, Formalin, Ameisensäurealdehyd, Methanal, Oxymethylen; HCHO, $M_r$ 30.03. D. 0.815. Sdp. -19.2°C. Schmp. -92°C. Farbloses, stechend riechendes Gas. Leicht lösl. in Wasser u. Ethanol, unlösl. in Ether. F. besitzt eine große Polymerisationsfähigkeit. Die im Handel befindlichen Lösungen sind häufig mit Methanol zur Stabilisierung versetzt. Darst. durch Dehydrierung v. Methylalkohol. **Wirk.:** starkes Antiseptikum, ein Protoplasmagift; F. tötet Milzbrandbazillen in Verd. 1:2000 innerhalb 1 h. **Anw.:** in wäßriger Lsg. (s. Formaldehydlösung, s.a. Solutio Formaldehydi saponata) u. in seinen polymeren Formen (s. Paraformaldehyd); als Munddesinfiziens in Tablettenform, z. Konservierung anatomischer Präparate u. Pflanzen, äuß. gegen übermäßige Schweißsekretion (2%ige ethanol. Lsg.), zum Beizen v. Saatgetreide (2.5 g/L Wasser); zur Raumdesinfektion bringt man d. wäßrige Lsg. zur Verdampfung (5 g F. in 30 g Wasser f. 1 $m^3$ Raum, 12 h einwirken lassen) od. erhitzt festes Paraformaldehyd (F. wirkt nur auf Bakterien u. Pilzsporen ein, nicht auf Ungeziefer). **Anw. techn.:** (früher) zur Herst. vieler Kunststoffe (Lanitalwolle, Galalith durch Härtung von Milcheiweiß mit F.), Kunstharze (Phenoplaste, Bakelit u.a.), ferner zur Synthese v. Fuchsin, Acridin- u. Pyroninfarbstoffen, in d. Küpenfärberei (Rongalit C); in d. chem. Analyse zum Nachw. von Cholesterol, Indol, Fuchsin, Heroin, Dionin, Codein u.a. **Tox.:** F.-Dämpfe sind stark schleimhautreizend (Augen, Atemwege). Bei langdauernder Aufnahme kommt es durch Sensibilisierung zu Bronchialasthma-Anfällen. Trinken von F.-Lösungen führt zur Härtung der betroffenen Schleimhäute u. somit zu schwerer Schädigung des Verdauungstraktes. 10 bis 30 g einer 35%igen Lsg. gelten als tödliche orale Dosis. Durch die stark sensibilisierende Wirk. von F. kann es zu hartnäckigen Ekzemen kommen. F. erwies sich im Tierversuch als karzinogen. MAK: 1 ppm.

**Formaldehydlösung 35%:** Formaldehydi solutio (35 per centum) Ph.Eur.3, Solutio Formaldehydi, Formaldehydi solutio aquosa, Formalin; CAS-Nr. 50-00-0; wäßrige Lsg. mit ca. 10% Methanol. Klare, farblose Flüss. von charakteristischem, stechendem Geruch, die sich beim Aufbewahren (vor Licht geschützt, nicht unter 9°C, möglichst bei 15 bis 25°C) trüben kann; mischbar mit Wasser u. Ethanol. Geh. an Formaldehyd mind. 34.5 bis max. 38% (m/m). D. 1.077 – 1.088. In der ca. 35%igen Lsg. liegt Formaldehyd teils als Hydrat, teils auch polymer vor, wobei der Methanolzusatz die Bildung schwer löslicher Polymere verhindert. Bei tiefen Temp. (unter 9°C) kann sich auch cyclisches Trioxymethylen krist. abscheiden. Dieses braucht nicht abfiltriert zu werden, da das Polymerisat durch langsames Erwärmen wieder zu Formaldehyd depolymerisiert. **Anw.:** Desinfektionsmittel, zur Grobdesinfektion, zur Konservierung histologischer Präparate (Eiweiß wird denaturiert, Gewebsstrukturen aber nicht zerstört), zur Raumdesinfektion. In verd. Lösungen (2%ige alkohol. Lsg.) als Antihidrotikum, kann auch hautreizend wirken (wenn Formaldehyd verordnet ist, so ist die Formaldehydlösung abzugeben).

**Formaldehyd-Schwefelsäure:** 2.0 mL Formaldehydlösung werden mit Schwefelsäure 96% zu 100 mL verdünnt. **Anw.:** Reagenz Ph.Eur.3 zur allgemeinen Farbreaktion von Penicillinen u. Cefalosporinen, zur Identitätsprüfung von Morphinalkaloiden u. Opiumtinktur.

**Formaldehydseifenlösung:** s. Solutio Formaldehydi saponata.

**Formaldehydum polymerisatum:** s. Paraformaldehyd.

**Formalin:** s. Formaldehydlösung.

**Formamid:** Ameisensäureamid; H–CO–$NH_2$. D. 1.133. Schmp. 2.5°C. Sdp. 210°C unter Zers. Farblose, viskose, geruchlose Flüss. Mischbar m. Wasser, Ethanol, Methanol, Glycerol, wenig lösl. in Benzol, Chloroform, unlösl. in Ether, löst Stärke, Tannin, Glucose, Gelatine, Celluloseacetat, Casein u.a. sowie viele anorg. Salze. **Anw.:** zu org. Synthesen, als Lösungsmittel, zur Analyse.

**Formanilid:** Phenylformamid; $C_6H_5$–NH–CHO, $M_r$ 121.14. D. 1.14. Farblose bis gelbl. Kristalle. Lösl. in Wasser u. Ethanol. **Anw.** med.: früher als Hämostatikum u. Anästhetikum.

**Formentrennmittel:** Gegenklebemittel, Antisticking agents. Verhindern das Kleben der Tablettiermasse od. der Tablette an den Stempeln u. an der Matrizeninnenwand der Tablettenmaschine. Viele Schmiermittel* sind auch F. Die formentrennende Wirk. von Talk (Schmiermittel) ist jedoch gering, läßt sich aber durch Imprägnieren mit höheren Fettalkoholen od. Siliconöl deutlich verbessern. F. u. Schmiermittel, die besonders nach längerem Zumischen einen nichtpartikulären Film um die Teilchen der Tablettiermasse ausbilden, können u.U. die mechanischen Eigenschaften von Tabletten in einem unzulässigen Ausmaß verschlechtern.

**Formestan** INN: 4-Hydroxyandrost-4en-17-dion, Lentaron®; CAS-Nr. 566-48-3; $C_{19}H_{26}O_3$, $M_r$ 302.41. **Wirk.** u. **Anw.:** Zytostatikum; Aromat-

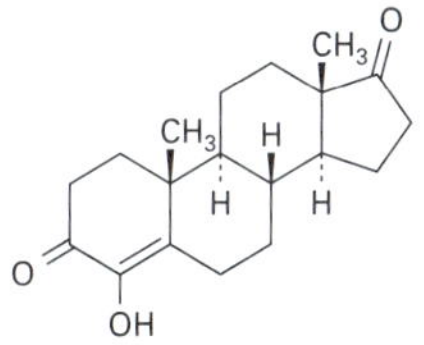

Formestan

asehemmer*; bei fortgeschrittenem Mammakarzinom bei Frauen nach der Menopause bzw. bei Frauen mit artifiziellem Status. **Nebenw.:** lokale Irritationen an der Injektionsstelle, Haarausfall, Schwindel, Krämpfe etc. Kontraind.: Schwangerschaft u. Stillzeit; Frauen vor der Menopause, Anw. bei Kinder. HWZ 5-10 d. **Übl. Dos.:** Parenteral: 250 mg i.m. in 2wöchigen Abständen.

**Form-, Füll- u. Verschließmaschinen:** die Behältnisse werden kurz vor dem Füllvorgang hergestellt, gefüllt u. sogleich verschlossen. s.a. Bottle-pack-Verfahren, Verpackungsmaschinen.

**Formiate:** Salze der Ameisensäure*.

**Formica rufa** L.: Fam. Formicinae (Formicariae, Schuppenameisen), (Rote) Waldameise. Best. des Sekrets: ca. 70% Ameisensäure, äther. Öl (Markierungssubstanzen), fettes Öl. Lieferant der **Ova Formicarum**, Ameisenpuppen, fälschl. Ameiseneier, ferner (früher bzw. in einigen Ländern noch) zur Herst. v. **Spiritus Formicarum***.

**HOM:** *Formica rufa (HAB1.4):* ungeflügelte Arbeiterameisen mit 90%igem Ethanol getötet,

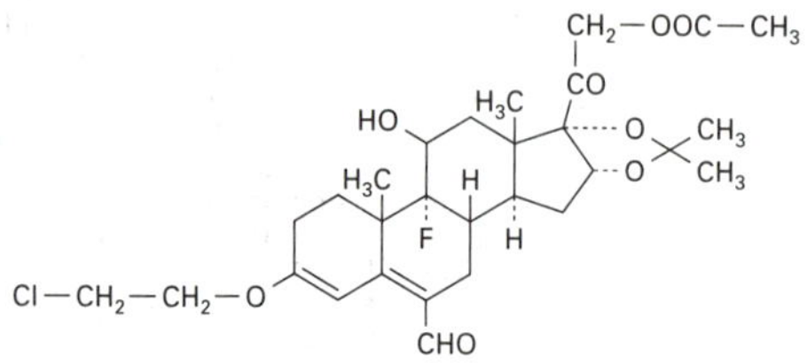

Formocortal

zerquetscht u. mazeriert; verord. z.B. b. Muskelrheumatismus; Umstimmungstherapie bei Allergien.

**Formmassen:** ungeformte Erzeugnisse aus Kunststoff, die unter Einw. mechanischer Kräfte innerhalb eines bestimmten Temperaturbereiches durch spanlose Formung bleibend zu Formteilen* od. Halbzeug geformt werden können. F. werden z.T. vorgeformt (z.B. tablettiert od. granuliert) verarbeitet, ohne daß durch die Verformung ihre plastische Formbarkeit wesentlich beeinträchtigt wird.

**Formocortal** INN: 3-(2-Chlorethoxy)-16α,17-dimethylmethylendioxy-9-fluor-11β,21-dihydroxy-20-oxo-3,5-pregnadien-6-carbaldehyd-21-acetat; CAS-Nr. 2825-60-7; $C_{29}H_{38}ClFO_8$, $M_r$ 569.07. Schmp. 180-182°C aus Ether/Petrolether. $[\alpha]_D^{20°C}$ +26° (Chloroform). Unlösl. in Wasser u. Ether; lösl. in Ethanol, Aceton, Ethylacetat, Methanol. **Anw.:** lokale Corticosteroidtherapie.

**Formoltoxoid:** *syn.* Anatoxin*, s. Toxoid.

**Formophthalylsulfacarbamid:** s. Sulfaloxinsäure.

**Formosacampher:** s. Campher.

**Formo-Sulfathiazol:** Polymethylen-Sulfathiazol. Schwer lösliches Kondensationsprodukt aus Formaldehyd u. Sulfathiazol*; CAS-Nr. 13968-86-0; $(C_{10}H_9N_3O_2S_2)_x$. **Strukturformel** s. Sulfonamide. **Anw.:** Chemotherapeutikum*, bei gastrointestinalen Infektionen.

**Formoterol** INN: (R*,R*)-(±)-*N*-{2-Hydroxy-5-[1-hydroxy-2-[[2-(4-methoxyphenyl)-1-methylethyl]amino]ethyl]phenyl}formamid, Foradil P®; CAS-Nr. 73573-87-2; $C_{19}H_{24}N_2O_4$, $M_r$ 344.41. **Wirk.:** $\beta_2$-Sympathomimetikum*. **Anw.:** Bronchospasmolytikum, Antiasthmatikum; zur Langzeitbehandlung des schwereren Asthma bronchiale. **Übl. Dos.:** Inhalation: 19.6 bis max. 39.2 µg/d.

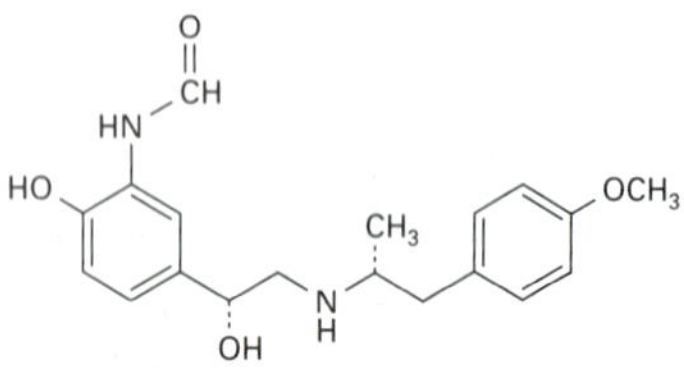

Formoterol

**Formoterolfumarat-Dihydrat:** CAS-Nr. 43229-80-7; $C_{19}H_{24}N_2O_4 \cdot 2\ C_4H_4O_4 \cdot 2\ H_2O$. 2 Enantiomerenpaare bilden Racemat A (Schmp. 138 -140°C aus Isopropanol) u. Racemat B (Schmp. 154 – 155°C).

**Formteile:** Teile aus Kunststoff, die aus Formmassen* durch spanlose Formung (Pressen, Spritzpressen od. Spritzgießen) in allseitig geschlossenen Werkzeugen hergestellt worden sind.

**Formulae magistrales Berolinenses:** s. Magistralformeln.

**Formula-Milch:** s. Adaptierte Milch.

**Formularium Austriacum, Neues:** s. NFA.

**Formularium Helveticum:** s. FH.

**Formyl:** Aldehydo-; die Gruppe -CH=O.

**Formylchlorid:** s. Chloroform.

**Formylsäure:** Ameisensäure*.

**Formyltriiodid:** Iodoform*.

**Formylum tribromatum:** Bromoform*.

**Formylum trichloratum:** s. Chloroform.

**Foromacidin:** s. Spiramycin.

**Forskolin:** s. Colforsin.

**Forster-Decker-Reaktion:** Methode zur Herst. sekundärer Amine durch Kondensation primärer Amine mit Benzaldehyd, Addition eines Alkylhalogenids an die gebildeten Iminoverbindungen u. anschließende Hydrolyse.

**Fortbildung:** s. Weiterbildung.

**Forte:** (lat.) stark; z.B. als verstärkte Dosis bei Arzneimitteln.

**Fortecortin®:** s. Dexamethason.

**Fortral®:** s. Pentazocin.

**Fortunella japonica** (Thunb.) Swingle: (Citrus japonica) Fam. Rutaceae, Kumquat, Marumi-Kumquat, Japanische Orange (SO-Asien). Die Früchte (Durchmesser 2 bis 3 cm, 4 bis 5 Fächer) sind bezüglich Inhaltsst. u. Geschmack ähnl. den Orangen; sie werden mit der Schale gegessen.

**Fosamax®:** s. Alendronsäure.

**Foscarnet-Natrium** INN: Trinatrium-Phosphonoformat, Foscavir®; CAS-Nr. 63585-09-1; $CNa_3O_5P$, $M_r$ 192.0. Schmp. über 250°C. **Wirk.** u. **Anw.:** Virostatikum* zur Behandlung von erworbener Immunschwäche (AIDS*) u. lebens- u. augenlichtbedrohlichen Erkrankungen durch Zytomegalie*-Virus; wirkt durch direkte Hemmung viraler DNS-Polymerasen u. reverser Transkriptase. **Nebenw.:** Übelkeit, Hautreaktionen, Nierenfunktionsstörungen, Blutbildveränderungen.

**Foscavir®:** s. Foscarnet-Natrium.

**Fosfestrol** INN: Diethylstilbestroldiphosphat, *trans*-α,β-Diethyl-4,4'-stilbendiylbis(dihydrogenphosphat); CAS-Nr. 522-40-7; $C_{18}H_{22}O_8P_2$, $M_r$ 428.32. Schmp. 204-206°C aus verdünnter Salzsäure unter Zers. Wenig lösl. in Wasser; lösl. in Ethanol u. verdünnten Laugen. **Wirk.:** synthetisches Estrogen (s. Hormone), s. Diethylstilbestrol. HWZ 0.5 h.

**Fosfestrol-Natrium:** Fosfestrolum natricum, Fosfestrol- Tetranatriumsalz, Honvan®; CAS-Nr. 23519-26-8; $C_{18}H_{18}Na_4O_8P_2$, $M_r$ 516.2. Schmp. 250°C (Zers.). Weißes, krist., hygr. Pulver; leicht lösl. in Wasser, prakt. unlösl. in Ethanol, Ether, Chloroform. **Off.:** DAC86. **Anw.:** Zytostatikum bei Prostatakarzinom. **Übl. Dos.:** Oral: 2- bis

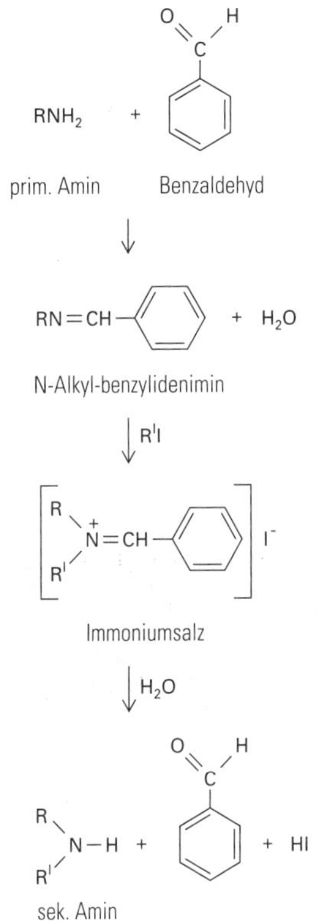

Forster-Decker-Reaktion

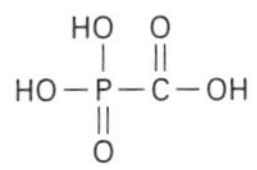
Foscarnet-Natrium

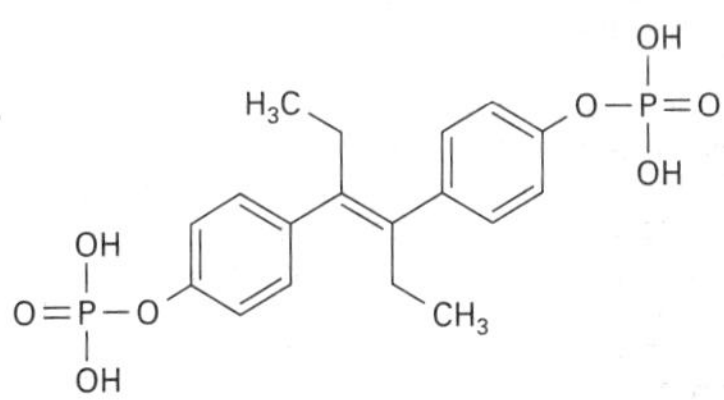
Fosfestrol

3mal 0.12 g/d; Behandlungsschema: 3mal 0.36 g f. 15-20 d, dann 3mal 0.12 g/d, später 2- bis 1mal (od. wöchentlich 0.36 g). Parenteral: i.v. 1mal 0.3-0.6 g/d f. 15-30 d, dann umsetzen auf oral.

**Fosfocin**®: s. Fosfomycin.

**Fosfomycin** INN: Phosphonomycin, (1R,2S)-2-Methyl-3-oxiranylphosphonsäure, Fosfocin®; CAS-Nr. 23155-02-4; $C_3H_7O_4P$, $M_r$ 138.06. Schmp.

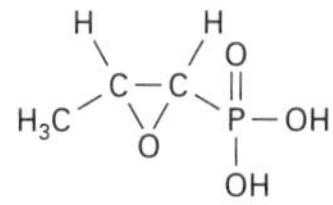
Fosfomycin

ca. 94°C. Lösl. in Wasser, unlösl. in Ethanol. **Wirk. u. Anw.:** Breitband-Antibiotikum mit Epoxid-Struktur; chem. mit keinem anderen Antibiotikum verwandt; bakterizide Wirk. durch Hemmung der Zellwandbiosynthese aufgrund eines anderen Mechanismus als bei den β-Lactam-Antibiotika; Wirkungsspektrum: Staphylokokken, Gonokokken, Haemophilus influenzae, Salmonellen, Shigellen, E. coli, Proteus mirabilis; wegen der geringen Resorption nur parenterale Applikation möglich. HWZ ca. 2 h. **Übl. Dos.:** i.v.-Kurzinfusion 2- bis 3mal/d 3-5 g; bei Nierenfunktionsstörung Reduktion der Dosis; kontraindiziert in der Gravidität; s.a. Antibiotika (Tab.). Gebräuchl. ist Fosfomycin-Dinatrium.

**Fosinopril**: (4S)-4-Cyclohexyl-1-{[(RS)-2-methyl-1-(propionyloxy)propoxy](4-phenylbutyl)-phosphinoylacetyl)}-L-prolin, Dynacil®,

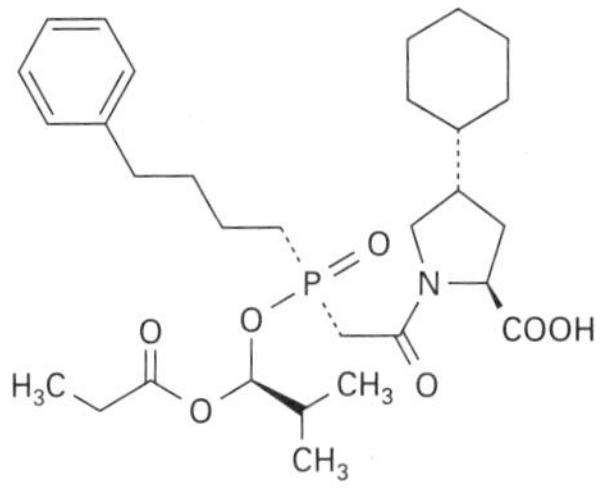
Fosinopril

Fosinorm®; CAS-Nr. 98048-97-6; $C_{30}H_{46}NO_7P$, $M_r$ 563.67. **Wirk. u. Anw.:** ACE-Hemmer*; Antihypertonikum bei essentieller Hypertonie. **Nebenw.:** gelegentl. Salz- u. Flüssigkeitsmangel, Herzinsuffizienz, Bronchitis etc. Kontraind.: Schwangerschaft u. Stillzeit, Anw. bei Kindern, prim. Hyperaldosteronismus, Dialyse etc. HWZ 12 h. **Übl. Dos.:** Oral: 10 mg/d (morgens) u.U. Steigerung-zu 40 mg(MTD). **Fosinopril-Natrium:** CAS-Nr. 88889-14-9; $C_{30}H_{45}NNaO_7P$, $M_r$ 585.65. Schmp. 149-153°C. $[\alpha]_D^{20°C}$ -24° (c = 1 in Methanol).

**Fosinorm**®: s. Fosinopril.

**Fotemustin**: (±)-Diethyl-{1-[3-(2-chloroethyl)-3-nitrosoureido]ethyl}phosphonat, {1-[[[(2-Chlorethyl)nitrosoamino]carbonyl]amino]ethyl}phosphonsäurediethylester, Muphoran®; CAS-Nr. 92118-27-9; $C_9H_{19}ClN_3O_5P$, $M_r$ 315.69. Schmp.

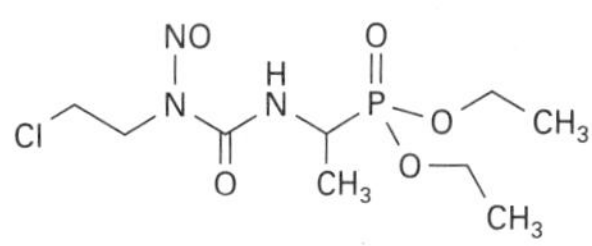
Fotemustin

85°C. **Wirk.:** Alkylantium aus der Gruppe der Nitrosoharnstoffe. **Anw.:** Zytostatikum; zur Behandlung maligner Melanome, inklusive Hirn- u. Lebermetastasen. **Nebenw.:** häufig, vielfach. **Übl. Dos.:** i.v. 100 mg/m² Körperoberfläche, mehrere Wochen.

**Fourier-Transformations-IR-Spektroskopie:** s. Spektroskopie.

**Fowler-Lösung:** s. Solutio Kalii arsenicosi.

**Fp.:** **1.** Abk. f. Flammpunkt*; **2.** auch Abk. f. Schmelzpunkt* (Schmp.).

**Fragaria vesca** L.: Fam. Rosaceae, Walderdbeere, Erdbeere (Europa) u. ander Fragaria-Arten sind Stpfln. v. **Folia Fragariae,** Herba Fragariae: Erdbeerblätter, Erdbeeerkraut; die während der Blütezeit gesammelten Laubblätter von F. vesca, F. moschata West. (Moschuserdbeere), F. viridis West. (Hügelerdbeere), F. x ananassa (Duch.) Guedes (Gartenerdbeere) u. andere F.-Arten sowie ihrer Hybriden. **Off.:** DAC86. **Inhaltsst.:** Gerbstoffe, Flavonoide (Quercetin, Quercitrin, Kämpferol), Leukoanthocyanine. **Anw.:** als sog. Blutreinigungsmittel, Adstringens, hauptsächl. als Ersatz f. chines. Tee. **Fructus Fragariae:** Erdbeeren, Walderdbeeren. **Inhaltsst.:** Zucker, Säuren, Pektin. **Anw.:** zu Teemischungen, in der Likörindustrie. **Rhizoma Fragariae:** Erdbeerwurzel. **Inhaltsst.:** bis 10% Gerbstoffe. **Anw.:** als Adstringens.

**fragivix®:** s. Benzaron.

**Fragmin®:** s. Heparin.

**Fraktionier-Aufsätze:** Kolonnen*, die auf den Siedekolben aufgesetzt werden, um bei der Destillation* Flüssigkeiten v. versch. Siedepunkten zu trennen.

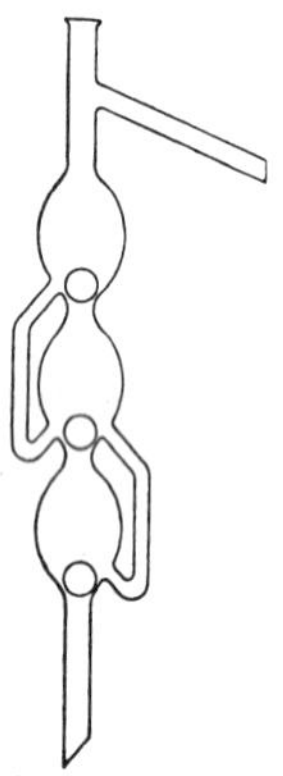

Fraktionier-Aufsätze: Funktionsprinzip [1]

**Fraktionier-Kolben:** Siedekolben mit seitlichem Ansatzrohr, an das d. Kühler angeschlossen wird, vgl. Destillation.

**Fraktioniertes Erhitzen:** Tyndallisieren; mehrmaliges Erhitzen bei Temperaturen von 70 bis 110°C, in den Auskühlungsphasen sogenannte Auskeimungszeiten von 16 bis 24 h bei 15 bis 25°C (Auskeimen der Sporen). Anw. zur Sterilisation* thermolabiler Substanzen, die ein Erhitzen auf 121°C (Autoklav) nicht vertragen. *Vakuumverfahren* (im Autoklav): zur Sterilisation von porösem Material (Wäsche, Verbandstoffe).

**Fraktur:** (lat. fractura) Knochenbruch.

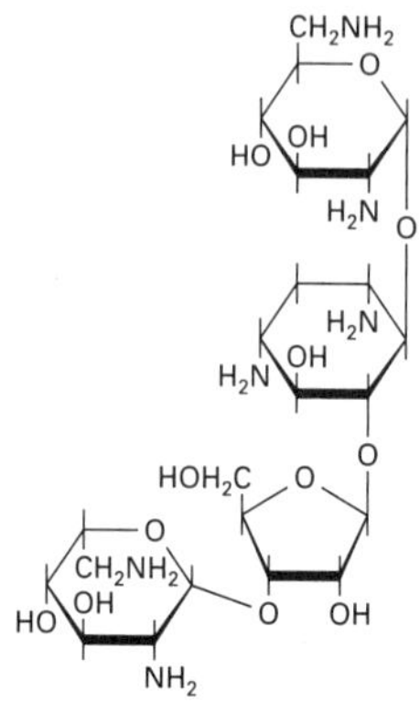


Framycetin

**Framycetin** INN: Aminoglykosid-Antibiotikum (von Streptomyces-Arten), Neomycin B, Sofra-Tüll®; CAS-Nr. 119-04-0; $C_{23}H_{46}N_6O_{13}$, $M_r$ 614.66. Wasserlöslich. **Anw.:** aufgrund der hohen Oto- u. Nephrotoxizität nur noch lokal angewandtes Antibiotikum zur Behandlung infektiöser Haut- u. Schleimhauterkrankungen. **Übl. Dos.:** Topikal: Spray 0.5% 1mal/d, Salbe 2%; s.a. Antibiotika (Tab.).

**Framycetinsulfat:** Framycetini sulfas Ph.Eur.3, Framycetinum sulfuricum; $C_{23}H_{46}N_6O_{13} \cdot x\ H_2SO_4$. $[\alpha]_D^{20°C}$ +52.5 bis +55.5 (c = 10 in Wasser). Weißes, hygr. Pulver; leicht lösl. in Wasser, sehr schwer lösl. in Ethanol, prakt. unlösl. in Aceton, Chloroform u. Ether. Hingewiesen sei auch auf Neomycin*.

**Franciscea uniflora:** s. Brunfelsia uniflora.

**Francisella tularensis:** (Pasteurella tularensis) Gattung der Fam. Brucellaceae*, gramneg., pleomorphe Stäbchenbakterien; Erreger der Tularämie*.

**Francium:** Fr, OZ 87, radioaktives Alkalimetall, entd. 1939 durch M. Perey (Frankreich) als Abzweigungsprodukt der nat. radioaktiven Actiniumreihe; mind. 30 Isotope der Massenzahlen 201 bis 230 (längstlebiges Isotop $^{223}_{87}Fr$, HWZ 21.8 min).

**Frangula:** s. Rhamnus.

**Frangula alnus:** s. Rhamnus frangula.

**Frangulaemodin:** s. Rhamnus frangula.

**Frangula purshiana:** s. Rhamnus purshianus.

**Frangulin:** s. Rhamnus frangula.

**Franzbranntwein:** s. Spiritus Vini gallici.

**Franzbranntwein-Gel:** Zstzg. nach NFA: 0.6 T. Carbopol® 940 (s. Polyacrylsäure), 1.6 T. Triethanolamin (50%ig) ad 100 T. Franzbranntwein (s. Spiritus Vini gallici). Carbopol® wird in ca. 10 g Franzbranntwein dispergiert, mit der 50%igen Triethanolaminlösung versetzt u. 10 min lang quellen gelassen; der restliche Franzbranntwein wird portionsweise hinzugefügt. **Anw.:** kühlend, erfrischend, durchblutungsfördernd bei Sportverletzungen, Verspannungen u. Müdigkeit.

**Franzbranntwein-Gel mit Menthol:** Zstzg. nach NFA: 0.6 T. Carbopol® 940, 1.6 T. Triethanolamin (50%ig) ad 100 T. Franzbranntwein mit Menthol (Spir. Vini gallici cum Mentholo 1%). Herst. u. **Anw.:** s. Franzbranntwein-Gel.

**Französisches Mandelöl:** s. Prunus persica.

**Franzosenholz:** Lignum Guajaci, s. Guajacum officinale u. G. sanctum.

**Franzosenwurzel:** Rad. Pyrethri romani, s. Anacyclus pyrethrum.

**Frasera carolinensis** Walt.: Fam. Gentianaceae, American Columbo (Nordamerika, Virginien). Stpfl. v. **Radix Fraserae:** Radix Colombo spuria, falsa od. americana, Amerikanische Colombowurzel. **Inhaltsst.:** Gerbsäure, Gentiopicrin, Glucose, Farbstoff. (In USA Ersatz f. Rad. Colombo).

**HOM:** *Frasera carolinensis:* frische, im Oktober u. November gesammelte 2jährige od. im März u. April gesammelte 3jährige Wurzel; verord. z.B. b. Obstipation, Erbrechen.

**Frauendistel:** s. Silybum marianum.

**Frauendusche:** zur Scheidenspülung verwendete Spritze, die wie die Klistier*-Spritze gebaut ist, aber ein etwas größeres Ansatzrohr besitzt.

**Frauenfarn:** s. Adiantum capillus-veneris.

**Frauenflachs:** s. Linaria vulgaris.

**Frauenhaar:** Herba Capilli Veneris, s. Adiantum capillus-veneris.

**Frauenjahr:** s. Pearl-Index.

**Frauenkondom:** s. Femidom®.

**Frauenmantelkraut:** Herba Alchemillae, s. Alchemilla xanthochlora.

**Frauenmilch:** s. Muttermilch.

**Frauenminze:** s. Hedeoma pulegioides.

**Frauenschuh, Amerikanischer:** s. Cypripedium calceolus var. pubescens.

**Frauenthermometer:** dient der Messung (vaginal) der morgendlichen Körpertemperatur* (Basaltemperatur), aus deren typ. Verlauf der Zeitpunkt der Ovulation (s. Menstruationszyklus) bestimmt werden kann. Beim F. ist der Meßbereich von 36.3 bis 37.5 durch eine gespreizte Skala wiedergegeben. Die Basaltemperatur kann auch mit einem elektronischen, digitalen Fieberthermometer* gemessen werden.

**Fraunhofer-Linien:** dunkle Absorptionslinien im kontinuierlichen Sonnenspektrum. Diese kommen dadurch zustande, daß die in der Sonnenatmosphäre enthaltenen Elemente (Na, H, He, O, Ca usw.) die f. sie charakteristischen Frequenzen des kontinuierlichen, von der Oberfläche des Sonnenkerns ausgesandten Spektrums absorbieren.

**Fraxin:** 7,8-Dihydroxy-6-methoxycumarin-8-β-D-glucosid; $C_{16}H_{18}O_{10}$. Cumaringlykosid in Fraxinus- u. Aesculus-Arten; gelbe, bitter schmeckende Kristallnadeln, in Lsg. blaugrün fluoreszierend. Diuretische Wirkung. Gibt bei Hydrolyse mit verd. Säuren das Aglykon **Fraxetin** (**Strukturformel** s. Cumarine) u. Glucose.

**Fraxinol:** s. Cumarine.

**Fraxinus americana** L.: Fam. Oleaceae, Weißesche (Nordamerika).

**HOM:** *Fraxinus americana:* frische Rinde; verord. z.B. b. Gebärmutterleiden (Myome, Prolaps).

**Fraxinus exelsior** L.: Fam. Oleaceae, Esche (Europa, Nordasien). Stpfl. v. **Cortex Fraxini:** Eschenrinde. **Inhaltsst.:** Cumarinderivate wie Fraxin, Fraxinol, Aesculin, ferner Mannitol, Gerbstoffe. **Anw.:** als Antirheumatikum. **Folia Fraxini:** Eschenblätter. **Inhaltsst.:** Rutin, Quercitrin u. andere Flavonoide, Gerbstoffe, Inosit, Mannitol, äther. Öl mit Terpenen. **Anw. volkst.:** als Diuretikum, Abführ-, Fieber- u. Rheumamittel.

**HOM:** *Fraxinus excelsior:* frische Rinde; wird z.B. verordnet als Fiebermittel bei Gicht u. Rheuma.

**Fraxinus ornus** L.: Fam. Oleaceae, Mannaesche, Blumenesche (Mittelmeergebiet, bes. Sizilien, auch bei Innsbruck u. als Zierpflanze). Stpfl. v. **Manna:** Manna canellata; der durch Einschnitte in die Rinde gewonnene u. getrocknete Saft (nicht identisch mit dem in der Bibel genannten Manna*). Gelbl., innen weiße, kristallinische, runde Stücke, leicht lösl. in Wasser. **Best.:** ca. 40 bis 90% D-Mannitol, Glucose, Fructose, Mannotriose u.a. Zucker, Harz, wenig Fraxin, Schleim. **Off.:** ÖAB90. **Anw.:** als mildes Laxans, bes. in d. Kinderpraxis. **Dos.:** ca. 20 g. **Zuber.:** Sir. Mannae, Infusum Sennae comp. Auch als Hilfsstoff in der Pharmazie; Nährboden f. Bakterienkulturen.

**Fraxiparin:** Calciumsalze der Heparinfraktion aus Schweinemukosa, $M_r$ 4000 bis 5000. **Wirk.** u. **Anw.:** Antithrombotikum mit langanhaltender Wirkung. **Nebenw.:** Schleimhautblutungen; vgl. Heparin*.

**Free-Wilson-Analyse:** s. QSAR.

**Freezing-(freeze-)drying:** s. Gefriertrocknung.

**Freiheitsgrade:** **1.** *phys.:* Unter einem Freiheitsgrad eines Systems versteht man eine Größe (Druck, Temperatur, Konzentration), die man variieren kann, ohne daß eine Phase des Systems verschwindet; s. Gibbs-Phasengesetz.

**2.** *statist.:* Die Anzahl f der Freiheitsgrade einer Zufallsgröße ist gegeben durch die Zahl der „frei“ verfügbaren Meßwerte. f ergibt sich, wenn man die Anzahl der zu bestimmenden Parameter vom Umfang n der Stichprobe abzieht. Wird z.B. aus 5 Meßwerten eine Gerade geschätzt (s. Ausgleichsrechnung), so ist f = 3, da 2 Parameter (Steigung u. Ordinatenabstand) ermittelt werden müssen.

**Freiname:** nicht wortgeschützte Bez. f. einen Arzneistoff. Freinamen werden von verschiedenen Institutionen vorgeschlagen. Oft werden unter diesem Begriff die von der Weltgesundheitsorganisation (WHO) vergebenen Freinamen, s. INN, verstanden. Außerdem sind neben den Arzneibuchnamen (z.B. nach Ph.Eur., DAB, Ph.Helv., ÖAB, USP etc.) noch in Verwendung: BAN (British Approved Names), DCF (Dénominatons communes Françaises), USAN (United States Adoptet Names) etc.

**Freisamkraut:** s. Viola tricolor.

**Freisetzung:** Arzneistofffreisetzung, s. Wirkstofffreisetzung; vgl. Arzneiformen mit protrahierter Wirkung (Abb.).

**Freiverkäufliche Arzneimittel:** apothekenfreie Arzneimittel; Arzneimittel, die außerhalb der Apotheken abgegeben werden dürfen, s.a. Apothekenpflicht.

**Fremdinduktion:** s. Enzyminduktion.

**frenopect®:** s. Ambroxol.

**Freon®:** s. Treibgase.

**Frequenz:** Zahl der Schwingungen (zeitl. bzw./u. räuml. period. Vorgänge) pro Sekunde, Symbol ν. Die reziproke Frequenz ist die Schwingungsdauer T (T = 1/ν). Die SI-Einheit ist $s^{-1}$ bzw. Hertz; s.a. Elektromagnetische Strahlung.

**Freßkotzsucht:** s. Bulimia nervosa.

**Freßzellen:** s. Phagozyten.

**FRH:** Abk. f. Follikelreifungshormon, s. Hormone.

**Friabilität:** s. Abrieb.

**Friedel-Crafts-Acylierung:** Verfahren zur Synthese von Ketonen durch Acylierung aromatischer Verbindungen mit aliphatischen od. aromatischen Säurehalogeniden od. Säureanhydriden in Gegenwart von Aluminiumchlorid od.

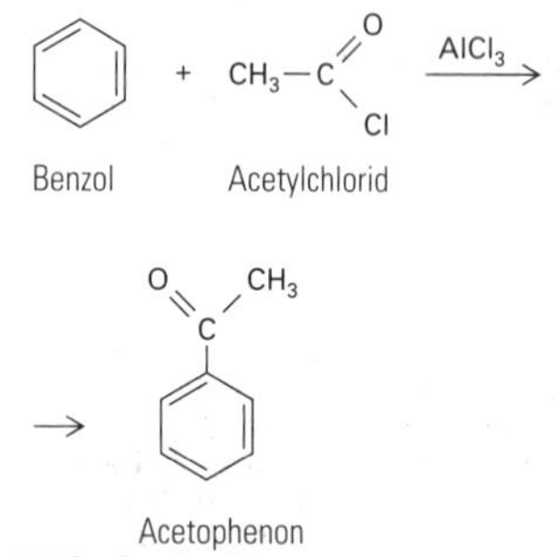

Friedel-Crafts-Acylierung:
Bildung von Acetophenon als Beispiel

Zinkchlorid als Katalysator (s. auch Friedel-Crafts-Alkylierung); z.B. erhält man aus Benzol u. Acetylchlorid Acetophenon.

**Friedel-Crafts-Alkylierung:** Verfahren zur Alkylierung aromatischer Verbindungen mit Alkylhalogeniden, Alkenen od. Alkoholen in Gegenwart von Aluminiumchlorid od. Zinkchlorid als Katalysator (s. auch Friedel-Crafts-Acylierung); z.B. entsteht aus Benzol u. Ethylen Ethylbenzol.

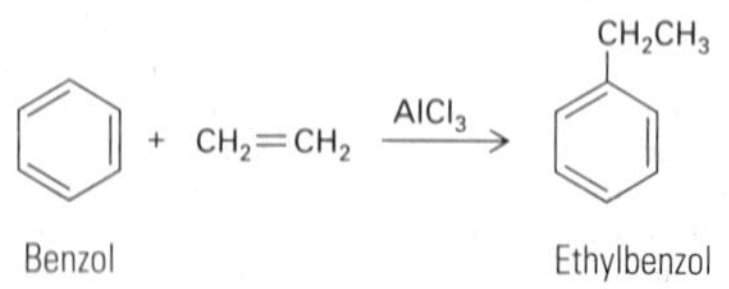

Friedel-Crafts-Alkylierung:
Bildung von Ethylbenzol als Beispiel

**Fries-Umlagerung:** Verfahren zur Herst. v. o- u. p-Acylphenolen durch Erwärmen der Phenylester aliphatischer u. aromatischer Carbonsäuren mit Aluminiumchlorid od. Zinkchlorid als Katalysator. Unter 100°C entsteht vorwiegend die p-Verbindung, über 100°C die o-Isomere.

**Frigen®:** s. Treibgase.

**Friktion:** Reibung, Einreibung.

**Frische Orangenschale:** s. Citrus sinensis.

**Frische Zitronenschale:** s. Citrus limon.

**Frischplasma:** s. Blutersatz.

**Frisium®:** s. Clobazam.

**Fritillaria imperialis** L.: Kaiserkrone, Fam. Liliaceae (Iran, Afghanistan, Kaukasus, in Frankreich zur Stärkegewinnung). **Inhaltsst.:** ca. 23% Stärke (Amylum bulbi coronae imperialis, Amylum Fritillariae), Steroidalkaloide. Anw. der alkaloidhaltig. Zwiebeln als Schmerz- u. Fiebermittel in Ostasien, auch von F. roylii Hook. u. F. verticillata Willd. var. thimbergii Bak.; vgl. Veratrum-Alkaloide.

**Froben®:** s. Flurbiprofen.

**Fröhde-Reagenz:** Molybdän-Schwefelsäure; 5 mg Ammoniummolybdat werden in 1 mL konz. Schwefelsäure gelöst; zum Nachw. v. Alkaloiden.

**Frondes Thujae:** Summitates Thujae, s. Thuja occidentalis.

**Froschdosis:** früher verwendete biologische Einheit f. die Wirksamkeit von Herzglykosiden*.

**Froschlöffel:** s. Alisma plantago-aquatica.

**Frucht:** *bot.* s. Fruchtformen.

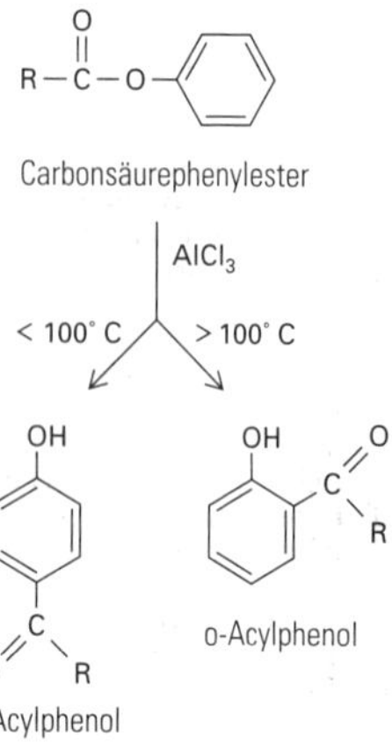

Fries-Umlagerung

**Fruchtbarkeits-Vitamin:** Vitamin E, s. Vitamine.

**Fruchtblatt:** *bot.* Karpell, s. Blüte, Fruchtformen.

**Fruchtformen:** *bot.* Eine Frucht ist eine Blüte im Zustand der Samenreife; sie bildet sich nach der Befruchtung der Samenanlage(n) (während der Samenbildung) aus dem durch Verwachsung eines od. mehrerer Karpelle (Fruchtblätter) entstandenen Fruchtknoten allein (echte Früchte) od. zus. mit anderen Blütenteilen (Scheinfrüchte). An der Fruchtwand (Perikarp) kann man vielfach eine äußere (Exokarp) bzw. innere (Endokarp) u. eine mittlere (Mesokarp) Schicht unterscheiden. Diese Schichten entsprechen der unteren bzw. oberen Blattepidermis u. dem Mesophyll der Fruchtblätter u. dienen entsprechend ihrer Ausbildung u. Funktion der Einteilung der Früchte in die verschiedenen F.:

**(1) Einzelfrüchte: I. Springfrüchte:** Perikarp trocken, bei d. Reife sich öffnend. **1. Balgfrucht** (Balgkapsel)**:** Perikarp aus 1 Karpell hervorgegangen, an der Bauchnaht (Verwachsungsnaht) aufspringend (z.B. Sternanis). **2. Hülse:** Perikarp ebenfalls aus 1 Karpell hervorgegangen, an der Bauch- u. Rückennaht aufspringend (z.B. Fabales). **3. Schote:** Perikarp aus 2 Karpellen hervorgegangen; zwischen den Karpellen bildet sich eine falsche Scheidewand aus, u. es entstehen 2 Fächer; Öffnung erfolgt, indem sich die Fruchtblätter von der falschen Scheidewand ablösen; die Samen sind an den Rändern der Scheidewand (z.B. Senf u. andere Brassicaceae). Man unterscheidet zwischen *Schote* (mind. 3mal so lang wie breit) u. *Schötchen* (max. 3mal so lang wie breit). **4. Kapsel:** Perikarp aus 2 bis mehreren Karpellen hervorgegangen, ein od. mehrfächerig. Je nach Öffnungsmechanismus unterscheidet man: a) *Spaltenkapsel:* eine lokulizide Kapsel öffnet sich längs der Mittelrippe der ehemaligen Karpelle (z.B. Iris); eine septizide Kapsel öffnet sich längs der Verwachsungsnähte der ehemaligen Karpelle (z.B. Hypericum). b) *Porenkapsel* (z.B. Papaver, Anthryrrinium majus). c) *Deckelkapsel* (z.B. Hyoscyamus, Anagallis arvensis).

**II. Schließfrüchte:** Öffnen sich nicht bei d. Reife; Frucht bleibt geschlossen. **A Saftige**

**Schließfrüchte: 1. Beere:** Perikarp fleischig; aus 1 bis mehreren Karpellen u. mit 1 (z.B. Myristica) bis mehreren Samen (z.B. Trauben, Tomaten, Bananen, Kürbis, Tollkirsche). **2. Steinfrüchte:** Exokarp häutig, Mesokarp fleischig, Endokarp hart (z.B. Prunus, Juglans). **B Trockene Schließfrüchte: 3. Nuß:** Perikarp hart, meist einsamig. **4a. Karyopse:** einsamig, trockenes Perikarp, mit der Samenschale verwachsen; aus oberständigem Fruchtknoten hervorgegangen (z.B. Poales). **4b. Achäne:** einsamig, trockenes Perikarp, mit der Samenschale verwachsen; aus unterständigem Fruchtknoten hervorgegangen (z.B. Asterales (Compositae), Apiaceae). **5. Spalt- od. Teilfrüchte (Merikarpien):** Karpelle lösen sich bei der Fruchtreife voneinander, zerfallen bei Reife also in mehrere Teilfrüchte: Nüsse (Klausenfrüchte der Lamiaceen), Achänen (Doppelachänen der Apiaceen).

**(2) Sammelfrüchte:** Zahlreiche freie Früchte gehen aus einem apokarpen Gynoeceum hervor, die bei Reife wie Einzelfrüchte aussehen u. auch wie Einzelfrüchte abfallen. Vielfach ist auch die Blütenachse bei der Sammelfruchtbildung beteiligt. Man kennt z.B. Sammelsteinfrüchte (z.B. Brombeere, Himbeere), Sammelnußfrüchte (z.B. Erdbeere), Sammelbalgfrüchte (z.B. Sternanis).

**(3) Scheinfrüchte:** Teile der Blütenachse sind an der Fruchtbildung beteiligt (z.B. Apfel). Scheinfrüchte können gleichzeitig Sammelfrüchte sein (z.B. Erdbeere, Hagebutte).

**(4) Fruchtstände:** Gehen aus einem Blütenstand hervor; nimmt bei Reife das Aussehen einer Einzelfrucht an u. fällt auch wie eine Einzelfrucht ab (z.B. Maulbeere, Feige).

**Fruchtknoten:** s. Blüte.

**Fruchtkörper:** von Pilzen*: **1.** Ascokarp* bei Ascomyzeten (Schlauchpilze); **2.** Basidiokarp* bei Basidiomyzeten (Ständerpilze).

**Fruchtmus:** Pulpa; feste od. teigartige Zuber. von zäher Konsistenz zur innerlichen Anw. Hergestellt durch Zerquetschen von Früchten nach Entfernung der harten Bestandteile u. anschließendem Wasserentzug bis zur gewünschten Konsistenz. Heute selten verwendet. s. Tamarindus indica (Pulpa Tamarindorum).

**Fruchtsirupe:** Sirupe*, aus Preßsäften mit Zucker hergestellt. Als Geschmackskorrigens.

**Fruchtstände:** s. Fruchtformen.

**Fruchtträger:** *bot.* Karpophor*.

**Fruchtzucker:** s. Fructose.

**Fruct.:** Abk. f. Fructus*, Frucht.

**Fructane:** Fructosane, Polyfructosane; hochmolekulare Polysaccharide aus 4 bis 40 1,2- od. 2,6-glykosidisch verknüpften D-Fructoseeinheiten; häufig eine entständige Glucose-Einheit. Im Pflanzenreich weitverbreitet. Beispiele dafür sind Inulin* (1,2-Fructosan, typisch f. Asteridae) u. Phlein* (1,6-Fructosan, z.B. bei Poaceae) sowie die verzweigten F. Triticin, Hordecin u. Graminin.

**Fructose:** Fructosum (Laevulosum) Ph.Eur.3, D-Fructose, Fruchtzucker, Lävulose, Laevulose; eine Ketohexose; CAS-Nr. 57-48-7; $C_6H_{12}O_6$, $M_r$ 180.16. Schmp. 103-105°C. $[\alpha]_D^{20°C}$ -135° → -92° (Wasser). Sehr leicht lösl. in Wasser, lösl. in Ethanol, Glycerol, Methanol, schwer lösl. in Ether, Chloroform, Benzol. F. schmeckt süßer als alle anderen Kohlenhydrate u. wird von Hefe vergoren. Sie liegt in kristalliner Form als β-Pyranose vor, geht aber Verbindungen als Furanose (s. Kohlenhydrate) ein. Chemische Reduktion ergibt D-Sorbitol u. D-Mannitol im Verhältnis 1:1. Ihre wichtigen Derivate im Stoffwechsel sind Fructose-1,6-diphosphat u. Fructose-6-phosphat. F. findet man zus. mit Glucose u. Saccharose in vielen süßen Früchten u. im Honig. Sie ist Bestandteil zahlreicher Oligosaccharide, wie Saccharose, Raffinose, Stachyose, Planteose u. Gentianose, u. verschiedener Polysaccharide, wie Inulin u. Lävan. **Anw.:** neben Glucose zur Ther. von Leberintoxikationen, zu Nähr- u. Dauertropfinfusionen bei Hypoglykämien u. akuter Alkoholvergiftung verwendet. F. dient Diabetikern als Süßstoff, da auch größere Mengen den Blutzuckerspiegel nicht wesentlich erhöhen. **Zuber.:** Fructose-Infusionslösung 50g/L, Fructosi solutio infundibilis 50 g/L (Ph.Helv.7); Lävulose-Infusionslösungen, Laevulosi solutiones infundibilis u. Lävulose-Injektionslösungen, Laevulosi solutiones iniectabies (DAC79). **Fructosestoffwechsel:** F. wird durch eine Ketohexokinase zu Fructose-1-phosphat phosphoryliert. Fructose-6-phosphat entsteht nur in geringen Mengen. In der Leber wird Fructose-1-phosphat in Dihydroxyacetonphosphat, das direkt in die Glykolyse* mündet, u. in Glycerinaldehyd gespalten, der entweder unter $NAD^+$ u. ATP-Verbrauch in 2-Phosphoglycerinsäure od. in Glycerinaldehyd-3-phosphat übergeht. Mit diesen beiden Produkten ist der Anschluß an den allgemeinen Kohlenhydratstoffwechsel gegeben. Die vom Glucoseabbau abweichenden Reaktionen des Fructosestoffwechsels erlauben eine getrennte Regulation beider Prozesse. In der Leber kann F. über den Zuckeralkohol Sorbitol* in Glucose umgewandelt werden.

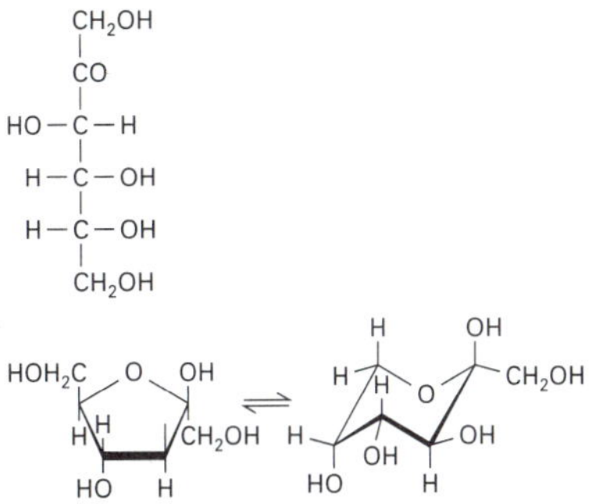

Fructose:
β-D-Fructose (oben); Fructofuranose (unten links) und Fructopyranose (unten rechts)

**Fructose-1,6-diphosphat:** Harden-Young-Ester; ein Derivat der Fructose, bei dem die OH-Gruppen an den C-Atomen 1 u. 6 mit Phosphorsäure verestert sind. F. ist ein wichtiges Intermediärprodukt der Glykolyse*.

**Fructosediphosphataldolase:** Aldolase; ein zu den Lyasen zählendes tetrameres Enzym, das Fructose-1,6-diphosphat reversibel in die beiden Triosephosphate Dihydroxyacetonphosphat u. D-Glycerin-3-phosphat spaltet. Die Reaktion verläuft analog einer Aldolkondensation, daher auch der Name des Enzyms. Im Gleichgewicht liegen 89% Fructose-1,6-diphosphat u. 11% Triosephosphat vor. Von den tierischen u. menschlichen Organen hat der Skelettmuskel die höchste Aldolaseaktivität: 5mal soviel wie Gehirn, Leber u. Herzmuskel.

**Fructose-6-phosphat:** Neuberg-Ester; ein

Phosphorsäureester der Fructose. F. ist eine Zwischenstufe bei der Glykolyse*, die entweder durch Isomerisierung aus Glucose-6-phosphat od. bei der Transketolierung aus Erythrose-4-phosphat entsteht.

**β-Fructosidase:** s. Invertase.

**Fructus:** *bot.* Frucht, s. Fruchtformen.

**Fructus Agni casti:** Mönchspfeffer, s. Vitex agnus-castus.

**Fructus Ajowan:** Ajowanfrucht, s. Carum ajowan.

**Fructus Alkekengi:** Judenkirschen, s. Physalis alkekengi.

**Fructus Ammi majoris:** Große Ammeifrüchte, s. Ammi majoris dioica.

**Fructus Ammi visnagae:** Khellafrüchte, s. Ammi visnaga.

**Fructus Amomi:** Fructus Pimentae, s. Pimenta dioica.

**Fructus Anacardii occidentalis:** Westindische Elefantenläuse, s. Anacardium occidentale.

**Fructus Anacardii orientalis:** Ostindische Elefantenläuse, s. Semecarpus anacardium.

**Fructus Anethi:** Dillfrüchte, s. Anethum graveolens.

**Fructus Anisi (vulgaris):** Anissamen, s. Pimpinella anisum.

**Fructus Anisi stellati:** Sternanisfrüchte, s. Illicium verum.

**Fructus Apii graveolentis:** Selleriefrüchte, s. Apium graveolens.

**Fructus Aurantii immaturi:** Unreife Pomeranzen, s. Citrus aurantium ssp. aurantium.

**Fructus Avenae excorticatus:** Hafergrütze, s. Avena sativa.

**Fructus Belae indicae:** Belafrüchte, s. Aegle marmelos.

**Fructus Berberidis:** Sauerdornbeeren, s. Berberis vulgaris.

**Fructus Bruceae:** Bruceafrüchte, s. Brucea amarissima.

**Fructus Cannabis:** Hanffrüchte, s. Cannabis sativa.

**Fructus Capsici:** Spanischer Pfeffer, Paprika, s. Capsicum.

**Fructus Capsici frutescentes (acer):** Cayennepfeffer, Chillie, s. Capsicum frutescens.

**Fructus Cardamomi:** Malabarkadamomen, s. Elettaria cardamomum.

**Fructus Cardui benedicti:** Kardobenediktenfrüchte, s. Cnicus benedictus.

**Fructus Cardui Mariae:** Marienkörner, s. Silybum marianum.

**Fructus Caricae:** Feigen, s. Ficus carica.

**Fructus Caricae Papayae:** Melonenfrüchte, s. Carica papaya.

**Fructus Carvi:** Kümmel, s. Carum carvi.

**Fructus Caryophylli:** Antophylli, Mutternelken, s. Syzygium aromaticum.

**Fructus Cassiae fistulae:** Röhrenkassia, Manna, s. Cassia fistula.

**Fructus Cerasi acidi:** Sauerkirschen, s. Prunus cerasus.

**Fructus Ceratoniae:** Johannisbrot, s. Ceratonia siliqua.

**Fructus Cicutae:** s. Cicuta virosa.

**Fructus Citri:** Zitrone, s. Citrus limon.

**Fructus Cocculi:** Kockelskörner, s. Anamirta cocculus.

**Fructus Colocynthidis:** Koloquinten, s. Citrullus colocynthis.

**Fructus Colocynthidis praeparati:** Gepulverte Koloquinten, s. Citrullus colocynthis.

**Fructus Conii:** Schierlingsfrüchte, s. Conium maculatum.

**Fructus Coriandri:** Korianderfrüchte, s. Coriandrum sativum.

**Fructus Crataegi oxyacanthae:** Weißdornbeeren, s. Crataegus-Arten.

**Fructus Cubebae:** Kubeben, s. Piper cubeba.

**Fructus Cumini:** Mutterkümmel, s. Cuminum cyminum.

**Fructus Cynosbati:** Hagebutten, s. Rosa canina.

**Fructus Cynosbati cum Semine:** Hagebutten (mit Samen), s. Rosa canina.

**Fructus Cynosbati sine semine:** Entkernte Hagebutten, s. Rosa canina.

**Fructus Dauci:** Möhrenfrüchte, s. Daucus carota.

**Fructus Ebuli:** Attichbeeren, s. Sambucus ebulus.

**Fructus Elaterii:** Fructus Ecballii, Spritzgurke; s. Ecballium elaterium.

**Fructus Foeniculi:** Fenchel, s. Foeniculum vulgare ssp. vulgare var. vulgare.

**Fructus Foeniculi (amari):** s. Foeniculum vulgare ssp. vulgare var. vulgare.

**Fructus Foeniculi dulce:** s. Foeniculum vulgare ssp. vulgare var. dulce.

**Fructus Foeniculi romani:** Römischer Fenchel, s. Foeniculum vulgare ssp. vulgare var. dulce.

**Fructus Fragariae:** Erdbeeren, s. Fragaria vesca.

**Fructus Hippocastani:** Roßkastanien, s. Aesculus hippocastanum.

**Fructus Hordei decorticatus:** Geschälte Gerste, s. Hordeum vulgare.

**Fructus Jujubae:** Brustbeeren, s. Zizyphus jujuba.

**Fructus Juniperi:** Wacholderbeeren, s. Juniperus communis.

**Fructus Lauri:** Lorbeeren, s. Laurus nobilis.

**Fructus Lolii:** Taumellolchfrüchte, s. Lolium temulentum.

**Fructus Luffae:** s. Luffa aegyptiaca.

**Fructus Mali:** Äpfel, s. Malus domestica.

**Fructus Mali domesticae:** s. Malus domestica.

**Fructus Momordicae:** s. Momordica balsamina.

**Fructus Mori:** Maulbeeren, s. Morus alba.

**Fructus Myrtilli:** Heidelbeeren, s. Vaccinium myrtillus.

**Fructus Oleae:** Oliven, s. Olea europaea.

**Fructus Olivarum:** Oliven, s. Olea europaea.

**Fructus Papaveris immaturi:** Unreife Mohnköpfe, s. Papaver somniferum.

**Fructus Pastinacae:** s. Pastinaca sativa.

**Fructus Petroselini:** Petersilienfrüchte, s. Petroselinum crispum.

**Fructus Phaseoli sine semine:** Bohnenhülsen, s. Phaseolus vulgaris ssp. vulgaris var. vulgaris.

**Fructus Phellandrii:** Wasserfenchelfrüchte, s. Oenanthe aquatica.

**Fructus Phytolaccae (decandrae):** Kermesbeeren, s. Phytolacca americana (Phytolacca decandra).

**Fructus Pimentae:** Piment, s. Pimenta dioica.

**Fructus Piperis albi:** Weißer Pfeffer, s. Piper nigrum.

**Fructus Piperis cayennense:** Fructus Capsici (frutescentes), Cayennepfeffer, s. Capsicum frutescens.

**Fructus Piperis longi:** langer Pfeffer, s. Piper longum.

**Fructus Piperis nigri:** Schwarzer Pfeffer, s. Piper nigrum.
**Fructus Pruni cerasi:** Sauerkirsche, s. Prunus cerasus.
**Fructus Pruni domesticae:** Fructus Prunorum, s. Prunus domestica.
**Fructus Pruni spinosae:** Schlehenfrüchte, s. Prunus spinosa.
**Fructus Rhamni catharticae:** Kreuzdornbeeren, s. Rhamnus catharticus.
**Fructus Rhamni catharticae recentes:** Frische Kreuzdornbeeren (richtig: Fructus Rhamni cathartici recentes), s. Rhamnus catharticus.
**Fructus Ribis nigri:** Schwarze Johannisbeeren, s. Ribes nigrum.
**Fructus Rubi Idaei:** Himbeeren, s. Rubus idaeus.
**Fructus Sabalis serrulatae:** Sabalfrüchte, s. Serenoa repens.
**Fructus Sambuci:** Holunderbeeren, s. Sambucus nigra.
**Fructus Sennae:** Folliculi Sennae, Sennesfrüchte, s. Cassia-Arten.
**Fructus Sorbi:** Ebereschenbeeren, s. Sorbus aucuparia.
**Fructus Stizilobii:** Juckbohnen, s. Mucuna pruriens.
**Fructus Syzygii jambolani:** Jamboulfrüchte, s. Syzygium jambos.
**Fructus Tamarindi:** Tamarindenfrüchte, s. Tamarindus indica.
**Fructus Urticae:** Brennesselfrüchte, s. Urtica-Arten.
**Fructus Vanillae:** Vanille, s. Vanilla planifolia.
**Fructus Vitis-idaeae:** Preiselbeeren, s. Vaccinium vitis-idaea.
**Fructus Xylopiae:** Kanipfeffer, Mohrenpfeffer, s. Xylopia aethiopica.
**Früchte:** s. Fruchtformen.
**Frühholz:** das zuerst gebildete Holz eines Jahresrings*. Es enthält größere Zellen u. ist weniger dicht als das danach gebildete Spätholz*. Das F. geht allmählich ins Spätholz über, wohingegen zwischen Spätholz des einen u. F. des nächsten Jahresrings stets eine scharfe Grenze ist (Jahresringgrenze).
**Frühlingsadoniskraut:** Adonis vernalis*.
**Frühlingsschlüsselblume:** Primula veris*.
**Frühlingsteufelsauge:** Adonis vernalis*.
**Frühsommer-Meningoenzephalitis:** s. FSME.
**Fruticosus:** buschig.
**FSH:** Abk. f. Follikelstimulierendes Hormon, s. Hormone.
**FSME:** Frühsommer-Meningoenzephalitis; eine vor allem in Mitteleuropa im Frühsommer auftretende infektiöse Enzephalitisform; Erreger sind FSME-Viren (Arbo-Viren*), Überträger sind verschiedene Zeckenarten. Prophylaxe: Aktive Immunisierung mit FSME-Vakzine (Frühsommer-Meningoenzephalitis-Virus-Impfstoff, inaktiviert), enthält FSME-Virus-Antigen, Adjuvans u. Konservierungsstoff. Prophylaxe u. Ther.: Humanes Immunglobulin mit standardisiertem FSME-Antikörpertiter.
**FST-Komplex:** Gleitmittel*. Hilfsstoffmischung aus **F**ließregulierungs-, **S**chmier- u. (Formen-)**T**rennmittel.
**FTIR-Spektroskopie:** Fourier-Transformations-Spektroskopie, s. Spektroskopie.
**Fuchsin:** Rosanilin, Diamantfuchsin, Magenta; in der Hauptsache ein Gem. von F. (Rosanilinhydrochlorid; $C_{20}H_{20}ClN_3$, $M_r$ 409.9) u. Parafuchsin

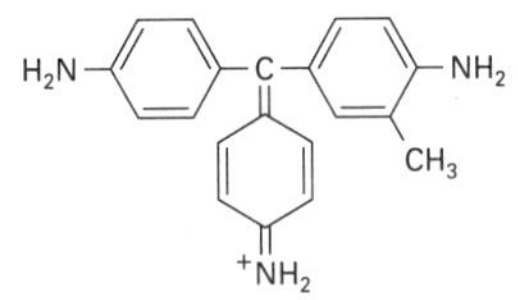

Fuchsin

(Pararosanilinhydrochlorid; $C_{19}H_{18}ClN_3 \cdot 4H_2O$, $M_r$ 395.9) u. geringen Mengen höher methylierter Homologe. Triphenylmethanfarbstoff. Grün-rote (durchscheinend) metallisch glänzende Kristalle, lösl. in Ethanol 96%, Isoamylalkohol, Essigsäure, sehr schwer lösl. in Wasser mit tiefroter Farbe. **Off.:** DAC86. **Anw.** med.: Antiseptikum in 0.4%- bis 1.0%iger Lsg. gegen grampositive Bakterien u. einige Pilze (vgl. Solutio Castellani); techn.: zum Färben von Seide, Wolle, Leder u. tannierter Baumwolle leuchtend rot (nicht lichtecht); s.a. Schiff-Reagenz.
**Fuchsinlösung 4%, Ethanolische:** Herst. nach NRF: 2.0 g Fuchsin u. 48.0 g Ethanol 70% in einem Iodzahlkolben vor Licht geschützt u. ohne Erwärmen schütteln od. rühren, bis das Fuchsin fast vollständig gelöst ist, in das f. die Lagerung vorgesehene Gefäß filtrieren, bei Ansatzmengen unter 50 mL das erste Filtrat verwerfen. Mindestens 6 Monate haltbar. U.a. zur Herst. v. Solutio Castellani*.
**Fuchsinpapier:** mit alkohol. Fuchsinlsg. getränktes Papier, zum Nachw. von schwefliger Säure (Entfärbung).
**Fuchskreuzkraut:** s. Senecio nemorensis ssp. fuchsii.
**Fuchslungenkraut:** Herba Pulmonaliae, s. Pulmonaria officinalis.
**Fuchsschwanzgewächse:** Amaranthaceae, s. Chenopodiaceae.
**Fucidine®:** s. Fusidinsäure.
**Fucose:** L-Fucose, 6-Desoxy-L-galactose, ein Desoxyzucker; $M_r$ 164. Schmp. (α-Form) 140°C.

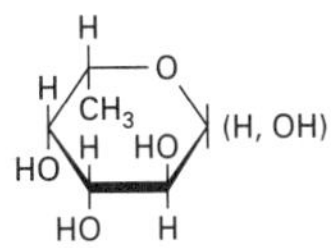

Fucose

$[\alpha]_D^{20°C}$ -153° → -76° (Wasser). F. ist eine Komponente der Blutgruppensubstanzen A, B u. 0 u. verschiedener Oligosaccharide in der Muttermilch, im Seetang (s. Fucus vesiculosus) u. in Pflanzenschleimen. Ferner findet man F. in verschiedenen Glykosiden u. Antibiotika. Letztere können auch die D-Form enthalten.
**Fucosterol:** Fucosterin, $M_r$ 412.67. Schmp. 124°C. Ein Phytosterol, das f. Braunalgen charakteristisch ist; mögliche Ausgangssubstanz f. Steroidsynthesen.
**Fucoxanthin:** mengenmäßig das am meisten verbreitete nat. vorkommende Carotinoid; mit einer Epoxy- u. Carbonylgruppe, 2 freien u. einer acetylierten Hydroxylgruppe. Charakteristischer Farbstoff vieler Algen, v.a. der Braunalgen.
**Fucus:** Tang, Seetang; s. Fucus serratus (Sägetang), Fucus vesiculosus (Blasentang), Ascophyl-

lum nodosum (Knotentang); Tang DAC86: s. Fucus vesiculosus.

**Fucus crispus:** s. Carrageen.

**Fucus irlandicus:** s. Carrageen.

**Fucus islandicus:** s. Cetraria islandica.

**Fucus quercus marina:** s. Fucus vesiculosus.

**Fucus serratus** L.: Fam. Fucaceae, Sägetang (Atlantikküsten Europas u. Kanadas. **Inhaltsst.:** Alginsäure, bis 20% Laminarin, Mannitol, Fucose etc. **Anw.:** wie Fucus vesiculosus*.

**Fucus vesiculosus** L.: (F. quercus marina, Alga vesiculosa) Fam. Fucaceae (Braunalgen), Blasentang, Meereiche (Küsten d. Atlant. Ozeans, des Stillen Ozeans, der Nord- u. Ostsee), die ganze getrocknete Alge. **Inhaltsst.:** 0.04 bis 0.1% (0.2%) Iod (z.T. proteingebunden), 0.015% Brom, β-Carotin, carotinoide Farbstoffe wie Fucoxanthin*, Xanthophyll, bis 30% Alginsäure, bis 60% Fucoidan (ein Membranschleim, ergibt nach Hydrolyse bis 60% L-Fucose*), Laminarin, Trehalose, Glucose, Fructose. Neben Ascophyllum nodosum* Stpfl. v. **Fucus: Tang** DAC86; Geh. mind. 0.05% u. max. 0.1% Gesamtiod sowie mind. 0.02% proteingebundenes Iod. **Anw.:** Bestandteil von (nicht empfehlenswerten) Entfettungsmitteln u. Schlankheitspräparaten (Wirk. infolge Stimulation der Schilddrüsentätigkeit, Erhöhung des Grundumsatzes, d.h. Stoffwechselsteigerung); bei Arteriosklerose, Kropf; techn.: zur Gew. von Alginaten, als Viehfutter u. Düngemittel.

**HOM:** *Fucus vesiculosus:* getrockneter, gereinigter Blasentang; verord. z.B. b. Verdauungsstörungen, Hyperthyreose.

**Fucus vesiculosus tostus:** Gerösteter Blasentang, Aethiops vegetabilis, Vegetabilischer Mohr. **Anw.:** früher wie Fucus vesiculosus*, bes. b. Kropf.

**Füllschuh:** Teil einer Tablettenmaschine zum Füllen des Matrizenfüllraumes. Das Preßgut gelangt vom Fülltrichter über den F. in die Matrizenöffnung. Nach dem Preßvorgang schiebt der F. (aktiv od. passiv) den Preßling über den Matrizentisch in den Ablauf. Je nach Maschinentyp bewegt sich der F. entweder im Rhythmus des Preßvorganges auf dem starren Matrizentisch vor u. zurück (Exzenterpresse*) od. der Matrizentisch gleitet kontinuierlich unter dem unbeweglichen F. vorbei (Rundläuferpresse*).

**Fünffingerkraut:** Herba Pentaphylli, s. Potentilla reptans; s.a. Agrimonia eupatoria.

**Fugerel®:** s. Flutamid.

**Fugu:** s. Tetrodotoxin.

**Fulcin®:** s. Griseofulvin.

**Fuligo:** Ruß, Kienruß; reiner, fein verteilter amorpher Kohlenstoff, gew. durch Verbrennen kohlenstoffreicher Substanzen (Harze, Terpentinöl, Kienholz usw.) b. ungenügendem Luftzutritt. **Anw.** techn.: zur Herst. v. Tusche, Druckerschwärze usw. **F. splendens:** Glanzruß, glänzende Masse, die sich b. Holzfeuerungen absetzt.

**Fullerene:** allotrope Modifikationen (vgl. Allotropie) v. Kohlenstoff*. Darst.: in He-Atmosphäre durch Verdampfen von C aus Graphitelektroden bei 6 000 K im Lichtbogen. F. sind hochsymmetrische, z.T. sphärische ($C_{60}$, Fußball-artig), helikale ($C_{76}$) u. andere netzwerkartige Gebilde. **Anw.:** als Katalysatormaterial, alkalimetalldotierte F. als Supraleiter.

**Fullererde:** Bleicherde, kolloidales Aluminiummagnesiumsilicat. Wird wegen seiner hohen Adsorptionsfähigkeit als Klärmittel, besonders f. Mineralöle, Fette, Wachse, benutzt.

**Fulminate:** Salze der Knallsäure* (Knallsilber, Knallquecksilber).

**Fumarase:** eine Hydratase, die im Tricarbonsäurezyklus die Wasseranlagerung an die Doppelbindung von Fumarat u. damit die Bildung von L-Malat (Äpfelsäure) erleichtert.

**Fumaria officinalis** L.: Fam. Fumariaceae (bzw. Papaveraceae), Erdrauch, Krätzheil (Europa, Asien). Stpfl. v. **Herba Fumariae:** Erdrauchkraut, Erdkraut, Grindkraut. **Inhaltsst.:** ca. 0.13% Protopin (Fumarin) u. andere Isochinolinalkaloide, ferner Bitterstoff, Harz, Schleim, Flavanoide, Fumarsäure. **Anw.** volkst.: als Blutreinigungsmittel, Laxans, Diuretikum (bei Gallenleiden) u. Stomachikum; Extrakte als Choleretikum.

**HOM:** *Fumaria officinalis* (HAB1.3): frisches, blühendes Kraut. **HOM:** *Fumaria officinalis spag. Krauss* (HAB1.3): ganze, frische, blühende Pflanze.

**Fumarprotocetrarsäure:** s. Cetraria islandica.

**Fumarsäure:** Acidum fumaricum, *trans*-Butendisäure; CAS-Nr. 110-17-8; $C_4H_4O_4$, $M_r$ 116.07. HOOC–CH=CH–COOH. Schmp. 287°C. D. 1.625. Stereoisomer m. Maleinsäure (*cis*-Butendisäure). Farblose Kristalle, die ab ca. 200°C sublimieren. Sehr schwer lösl. in Wasser u. Ether, lösl. in Ethanol, sehr schwer lösl. in Chloroform u. Benzol; nat. in viel. Pflanzen, so im Erdrauch (Fumaria officinalis*), in Boletus- u. Agaricus-, Corydalis-Arten, in Cetraria islandica. F. ist außer im pflanzl. auch im tierischen u. menschl. Stoffwechsel ein wichtiges Zwischenprodukt, vgl. Tricarbonsäurezyklus. **Off.:** DAC86; außerdem sind im DAC86 beschrieben: **Dimethylfumarat** u. **Ethylhydrogenfumarat** sowie dessen Calcium-, Magnesium- u. Zinksalz. **Anw.:** Balneotherapeutikum, Dermatikum (bei Psoriasias, aber umstritten). **Nebenw.:** (auch der Salze u. Ester) Nierenschädigungen mit Proteinurie.

**Fumigatio(nes):** Räucherung (zu Desinfektionszwecken, z.B. Fumigatio Formaldehydi).

**Functio laesa:** Funktionseinschränkung, gestörte Funktionsfähigkeit; typisches Symptom z.B. der Entzündung u. des Knochenbruchs.

**Fundamentalpunkte des Thermometers:** s. Thermometer, Celsius.

**Fungata®:** s. Fluconazol.

**Fungi:** Einzahl Fungus; s. Pilze.

**Fungicidin:** s. Nystatin.

**Fungiformis:** pilzförmig.

**Fungifos®:** s. Tolciclat.

**Fungi imperfecti:** Pilze, die sich nur ungeschlechtlich vermehren od. deren geschlechtliche Fortpflanzung unbekannt ist (wahrscheinlich meist Ascomyzeten); einige haben große wirtschaftliche u. medizinische Bedeutung; s. Pilze.

**Fungiplex®:** s. Sulbentin.

**Fungisan®:** s. Omoconazol.

**Fungistatikum(a):** Mittel, welches das Wachstum von Pilzen hemmt.

**Fungistatisch:** Wachstum von Pilzen hemmend (Pilze als Krankheitserreger, Pilzschädlinge auf Pflanzen, Lebensmitteln, Papier, Textilien usw.).

**Fungizid:** pilztötend.

**Fungizide:** s. Schädlingsbekämpfungsmittel.

**Fungös:** schwammig, pilzartig.

**Fungus Cervinus:** (Boletus cervinus) s. Elaphomyces cervinus.

**Fungus Chirurgorum:** Wundschwamm, s. Fomes fomentarius.

**Funktionelle Gruppen**
Benennung der wichtigsten funktionellen Gruppen

| Verbindungsklasse | Charakteristische Gruppe[1] | Gruppenbezeichnung Präfix | Suffix substitutiv | Suffix radikofunktionell |
|---|---|---|---|---|
| Halogen-Verbindungen | –F, –Cl, –Br, –I | Halogen- | – | -halogenid |
| Alkohole | –OH | Hydroxy- | -ol | -hydroxid |
| Ether | –O–R | Alkoxy- | – | – |
| | –O– | - | – | -ether |
| Carbonsäureester | –O–Ac[2] | Acyloxy- | – | Name des Anions |
| Aldehyde | –CH=O | Formyl- | – | -carbaldehyd |
| | =O | Oxo- | -al | – |
| Ketone | =O | Oxo- | -on | – |
| Carbonsäuren | –COOH | Carboxy- | -carbonsäure | – |
| Carbonsaure Salze | –COOM[3] | M-Carboxylato-[3] | -carboxylat | – |
| Carbonsäurechloride | –CO–Cl | Chloroformyl- | – | -carbonylchlorid |
| Carbonsäureamide | $–CO–NH_2$ | Carbamoyl- | – | -carboxamid |
| Mercaptane, Thiole | –SH | Mercapto- | -thiol | – |
| Thioether | –S–R | Alkylmercapto- | – | – |
| | –S– | – | – | -sulfid |
| Sulfonsäuren | $–SO_3H$ | Sulfo- | -sulfonsäure | – |
| Amine | $–NH_2$ | Amino- | – | -amin |
| Ammonium-Ionen | $–N^+R_3$ | -ammonio- | – | -ammonium- |
| Nitrile | –C≡N | Cyan- | -carbonitril | -cyanid |
| | ≡N | – | -nitril | – |

[1] Für Aldehyde, Carbonsäuren u. Nitrile bestehen zwei verschiedene Benennungsmöglichkeiten in Abhängigkeit davon, ob das Gruppen-C-Atom als Bestandteil des Stammsystems od. der funktionellen Gruppe betrachtet wird.
[2] Ac: Acyl. [3] M: Metall.

**Fungus Cynosbati:** Rosenschwamm, s. Rosa canina.

**Fungus Ignarius:** Feuerschwamm, s. Fomes fomentarius.

**Fungus Laricis:** Lärchenschwamm, s. Fomes officinalis.

**Fungus Muscarius:** Fliegenpilz, s. Amanita muscaria.

**Fungus Quercinus:** Wundschwamm, s. Fomes fomentarius.

**Fungus Secalis:** Mutterkorn, s. Secale cornutum.

**Funiculus:** **1.** *bot.* Nabelstrang, Stielchen, an dem die Samenanlage sitzt; **2.** *med.* Kleiner Strang; F. umbilicalis, Nabelstrang; F. spermaticus, Samenstrang; Funiculi medullae spinalis (Fasciculus), Rückenmark.

**Funktion:** *math.* Der Begriff F. bedeutet, daß den Werten einer Veränderlichen (x) Werte einer anderen Veränderlichen (y) zugeordnet sind:

$$y = f(x)$$

y ist die abhängige Veränderliche u. x die unabhängige Veränderliche. Die Gleichung besagt nur, daß zwischen x u. y eine Beziehung besteht. Es wird aber über die Art der Beziehung noch keine Aussage getroffen.

**Funktionelle Gruppen:** wirksame, weitgehend die Eigenschaften u. das reaktive Verhalten von (organischen) Verbindungen prägende Atomgruppen (Molekülteile); s. Tab. Die funktionelle Gruppe ist der Nichtkohlenwasserstoffteil eines organischen Moleküls.

**Funtumia latifolia** Stapf.: Fam. Apocynaceae (Afrika). **Inhaltsst.:** Funtumin (3-α-Amino-5α-pregnan-20-on) u. andere Steroidalkaloide (Terpenalkaloide*), auch als Funtuminalkaloide bezeichnet, die sich von Pregnan ableiten.

**Furacin®:** s. Nitrofurazon.

**Furadantin®:** s. Nitrofurantoin.

**Furan:** Furfuran; $C_4H_4O$, $M_r$ 68.07. Schmp. -85.6°C. Sdp. 31.3°C. D. 0.944. **Strukturformel** s. Heterocyclische Verbindungen. Farblose, chloroformartig riech. Flüss. Leicht lösl. in Ethanol u. Ether, unlösl. in Wasser, leicht zersetzbar durch Säuren; färbt mit Salzsäure befeuchteten Fichtenspan grün. Darst.: Aus Furfural*. Grundgerüst vieler heterocyclischer Verbindungen (z.B. der Furanocumarine* usw.).

**Furanaldehyd:** s. Furfurylalkohol.

**2-Furancarbonsäure:** Brenzschleimsäure; $C_5H_4O_3$, $M_r$ 112.08. Schmp. 133°C; polymorph. Sdp. 232°C. Farblose Kristalle; gut lösl. in organischen Lösungsmitteln u. kochendem Wasser.

**2,5-Furandion:** s. Maleinsäureanhydrid.

**Furanochromone:** Furochromone; tricyclische Ringsysteme, wobei ein Furanring linear mit Chromon (Benzo-γ-pyranon) verknüpft ist. Vork.: in Apiaceae, z.B. Ammi visnaga* (z.B. Khellin, Visnagin).

**Furanocumarine:** Furocumarine; tricyclische Ringsysteme, wobei der Furanring entweder linear od. angular mit Cumarin* (Benzo-α-pyranon) verknüpft ist. Lineare **7,6-Furanocumarinen**, auch als Psoralene bezeichnet, sind Photosensibilisatoren*, v.a. Psoralen*, Bergapten*, Ammoidin* (Xanthotoxin) u. Imperatorin*; vgl. PUVA-Therapie. Vertreter der angularen **7,8-Furanocumarine** sind z.B. Angelicin, Isobergapten, Pimpinellin. F. findet man (wie auch die einfachen Cumarine*) besonders häufig in Apiaceen (Ammi, Petroselinum, Pimpinella, Angelica, Heracleum etc.), Rutaceen (Citrus, Ruta) u. Fabaceen. Sie zeigen z.T. auch mutagene Wirkung. Auch die Aflatoxine* haben Furanocumarinstruktur; vgl. Pyranocumarine.

**Furanogermacrene:** s. Commiphora-Arten.

**7,6 Furanocumarine**

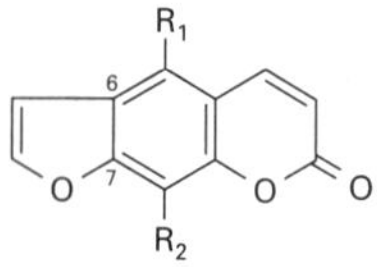

| Furanocumarin | $R_1$ | $R_2$ |
|---|---|---|
| Psoralen | H | H |
| Bergapten | $OCH_3$ | H |
| Xanthotoxin (Ammoidin) | H | $OCH_3$ |
| Xanthotoxol | H | OH |
| Isopimpinellin | $OCH_3$ | $OCH_3$ |
| Imperatorin | H | $-OCH_2-CH=C(CH_3)_2$ |
| Isoimperatorin | $-OCH_2-CH=C(CH_3)_2$ | H |
| Oxypeucedanin | $-OCH_2-CH(-O-)C(CH_3)_2$ | H |
| Oxypeucedaninhydrat | $-OCH_2-CH(OH)-CH(OH)-CH(CH_3)_2$ | H |

**7,8 Furanocumarine**

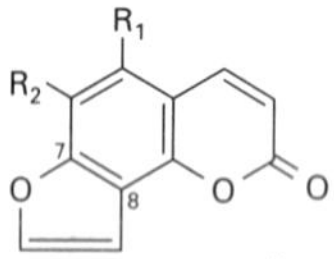

| Furanocumarin | $R_1$ | $R_2$ |
|---|---|---|
| Angelicin | H | H |
| Isobergapten | $OCH_3$ | H |
| Sphondin | H | $OCH_3$ |
| Pimpinellin | $OCH_3$ | $OCH_3$ |

Furanocumarine, Übersicht

**Furanose:** s. Kohlenhydrate.

**Furfur:** lat. Kleie.

**Furfural:** Furfurol, 2-Furaldehyd, 2-Furancarbaldehyd, α-Furfurylaldehyd; $C_4H_3O$–CHO. D. 1.161. Schmp. -36.5°C. Sdp. 161.7°C. **Strukturformel** s. Furfurylalkohol. Farblose Flüss., leicht lösl. in Ethanol u. Ether, lösl. in Wasser. F. zerfällt leicht (Disproportionierung) in Furfurylalkohol u. 2-Furancarbonsäure (Cannizarro-Reaktion*). Darst.: durch Dest. v. Kleie (lat. furfur), Maiskolben, Hafer- u. Erdnußschalen mit verd. Schwefelsäure od. durch Erhitzen von Pentosen mit Salzsäure. (nat. auch in Erdölen, Rohholzessig, Wein, Cognac). **Anw.** chem.: als Reagenz zum Nachw. von Sesamöl, z.B. in Margarine, Sesamölreaktion, s. Sesamum indicum (Oleum Sesami); als Selektivlösungsmittel f. org. Synthesen, bei der Herst. v. Furanharzen. MAK 5 mL/$m^3$ Luft.

**Furfuraldehyd:** s. Furfural.

**Furfuralkohol:** s. Furfurylalkohol.

**Furfurylalkohol:** 2-Furanmethanol, Furfuralkohol; $M_r$ 98.1. Sdp. 170-171°C. D. 1.13. Entsteht durch Reduktion von Furfural. Gelbl., schwach riechende Flüss. Lösl. in Wasser u. Ethanol. Nat. in Gewürznelkenöl u. im Extrakt aus gebranntem Kaffee. **Anw.:** als Lösungs- u. Netzmittel, zur Herst. kalthärtender Kleber; MAK 200 mg/$m^3$ Luft.

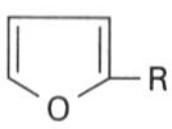

| | |
|---|---|
| Furfural | R = CHO |
| Furfurylalkohol | R = $CH_2OH$ |

Furfurylalkohol

**Furochromone:** s. Furanochromone.

**Furocumarine:** s. Furanocumarine.

**Furoguajacinblau:** s. Guajakprobe.

**Furosemid** INN: Furosemidum Ph.Eur.3, 4-Chlor-N-furfuryl-5-sulfamoylanthranilsäure, Fusid®, Lasix®; CAS-Nr. 54-31-9; $C_{12}H_{11}ClN_2O_5S$, $M_r$ 330.77. Schmp. 206°C aus wäßrigem Ethanol. Schwer lösl. in Wasser, Chloroform; Methanol, Dimethylformamid; lösl. in Ethanol 1:75, in Ether 1:850, in Aceton 1:15. $pK_s$ 3.9. **Anw.:** Saluretikum (Schleifendiuretikum, s.a. Diuretikum), Ödeme. HWZ ca. 1 h. **Übl. Dos.:** Oral: Ödemtherapie: 1mal 0.04 g morgens, bei Erfolglosigkeit nach 6 h 0.08 g, nach Mobilisierung der Ödeme: 1mal 0.04 g jeden 2. Tag, bei essentiellem Hochdruck: 1mal 0.04 g/d; Kinder 0.001-0.003 g/kg KG/d. Parenteral: i.v. 0.04 g, bei Lungenödem unter Umständen nach 20 min wiederholbar. Nebenw., Wechselw., Kontraind.: s. Etacrynsäure. Gebräuchl. sind auch Furosemid-2,2'-iminodiethanolsalz; Furosemid-Natrium.

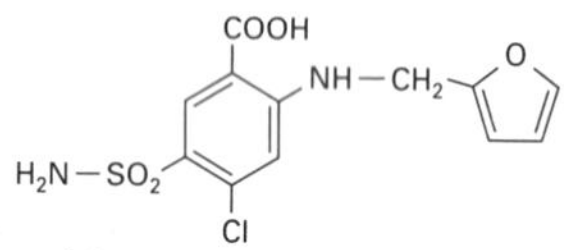

Furosemid

**Furostanol-Struktur:** s. Saponine.

**Fursultiamin** INN: Thiamintetrahydrofurfuryldisulfid, N-[(4-Amino-2-methyl-5-pyrimidinyl)-methyl]-N-[4-hydroxy-1-methyl-2-(tetrahydrofur-

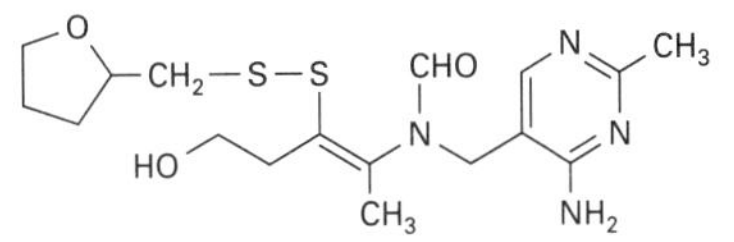

Fursultiamin

furyl)dithio-1-butenyl]formamid; CAS-Nr. 804-30-8; $C_{17}H_{26}N_4O_3S_2$, $M_r$ 398.56. Schmp. 132°C unter Zers. Wenig lösl. in Wasser; lösl. in organischen Lösungsmitteln u. verdünnten Mineralsäuren. **Anw.:** Vitamin-$B_1$-Therapie; neurotropes Analgetikum. **Übl. Dos.:** Oral: 2- bis 3mal 0.05 g/d. Gebräuchl. ist auch Fursultiaminhydrochlorid.

**Furunkel:** (*lat.* furunculus) eiterige Entzündung der Talg- u. Schweißdrüsen an einem Haarbalg. Erreger meistens Staphylokokken, seltener Streptokokken. **Furunkulose:** Auftreten zahlreicher, über Körperabschnitte verbreiteter F. **Karbunkel** (*lat.* carbunculus): mehrere ineinanderfließende F.

**Fusafungin** INN: Peptid-Antibiotikum aus Fusarium lateritium u. anderen Fusarium-Arten, Locabiosol®; CAS-Nr. 1393-87-9. Schmp. 125-129°C, stabil bis 180°C. Prakt. unlösl. in Wasser; lösl. in Glykolen u. Fetten. **Wirk.** u. **Anw.:** Antibiotikum; wirksam gegen verschiedene grampositive u. gramnegative Keime sowie Candida albicans; besitzt außerdem antiinflammatorische Eigenschaften; Hauptindikation: Infekte der oberen Luftwege. **Übl. Dos.:** Dosieraerosol 1%: 6mal 4 Stöße/d; Kinder 2-12 Jahre: 4mal 2 Stöße/d.

**Fusarenon:** s. Mykotoxine.

**Fusarium:** zu den Fungi imperfecti gezählte Pilzgattung, s. Pilze; häufiger Verderber von Lebensmitteln u. Rohstoffen, bildet ein Toxin (Fusarenon); s.a. Fusafungin.

**Fusarium-Toxine:** s. Mykotoxine.

**Fusarsäure:** 5-n-Butyl-pyridin-2-carbonsäure; $C_{10}H_{13}NO_2$, $M_r$ 179.2. Schmp. 101 bzw. 99°C (polymorph). Gew. aus Kulturen des Pilzes Fusarium heterosporum (syn. Gibberella fujikuroi). Wegen Dopamin-β-hydroxylase-hemmender Wirk. von pharmakologischem Interesse. Im Pflanzenschutz als Welkstoff eingesetzt.

**Fuselöl:** Alcohol amylicus. Gem. von höheren Alkoholen, die bei der alkoholischen Gärung neben Ethanol entstehen (hauptsächl. Butyl- u. Amylalkohole), s. Ethanol, Amylalkohol. Gelbl.-braune Flüss. mit unangenehmem Geruch.

**Fusid®:** s. Furosemid.

**Fusidinsäure** INN: Acidum fusidicum INN, 16β-Acetoxy-3α,11α-dihydroxy-29-nor-5α,8α,9β,13α,14β-dammara-17(20),24-dien-21-säure, Fucidine®; CAS-Nr. 6990-06-3; $C_{31}H_{48}O_6$, $M_r$ 516.69. Schmp. 192-193°C aus Ether od. Benzol. $[\alpha]_D^{20°C}$ -9° (Chloroform). Antibiotikum mit Steroidstruktur aus Fusidium coccineum. Lösl. in Ethanol, Aceton, Chloroform, Pyridin, Dioxan; wenig lösl. in

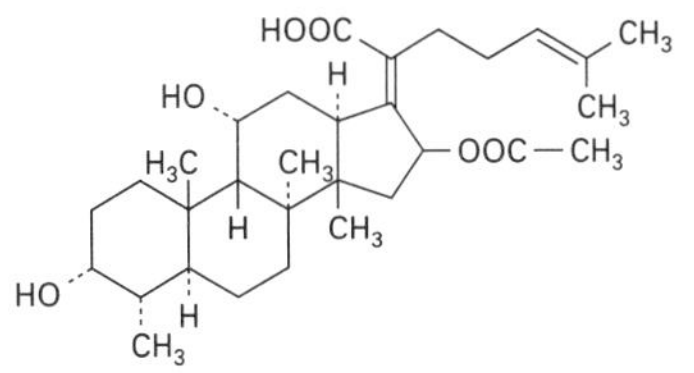

Fusidinsäure

Wasser, Ether, Hexan. $pK_s$ 5.35. **Wirk.** u. **Anw.:** bakteriostat. wirksam durch Hemmung der Proteinbiosynthese; hemmt Staphylococcus aureus, Corynebacterium diphteriae, verschiedene Clostridien- u. Neisseria-Stämme; wirksam gegen Myobacterium tuberculosis; Hauptind.: therapieresistente Staphylokokkeninfektionen; Kombination mit β-Lactam-Antibiotikum möglich. HWZ 4 bis 6 h. **Übl. Dos.:** Oral: 3mal 0.5 g/d, in schweren Fällen initial 3mal 1.0 g f. 2 d. Parenteral: Infusion i.v. 1.5-2.0 g; Kinder 0.02 g/kg KG/d, verteilt auf 2-3 Infusionen. Topikal: Salbe, Gel 2%, 2- bis 3mal/d; Lsg. f. Umschläge u. Spülungen: 0.5%. Allgemein gute Verträglichkeit, gastrointestinale Irritationen möglich, Resistenzentwicklung selten.

**Natriumfusidat:** Natrii fusidas Ph.Eur.3; CAS-Nr. 751-94-0; $C_{31}H_{47}NaO_6$, $M_r$ 538.7. Weißes, krist., schwach hygr. Pulver. Leicht lösl. in Wasser u. Ethanol. Gebräuchl. ist auch u. 2,2'-Iminodiethanolfusidat.

**Fusionspunkt:** Schmelzpunkt*.

**Fußblatt:** s. Podophyllum peltatum.

**Fußpilz:** s. Antimykotikum(a).

**Fustikholz, Fustikextrakt:** Lignum citrinum, s. Chlorophora tinctoria.

**Fusus(a, um):** ausgegossen, geschmolzen.

**Fütterungsarzneimittel:** s. Arzneimittel-Vormischungen zur veterinärmedizinischen Anwendung.

**Fytinsäure** INN: Acidum fyticum INN, Phytinsäure, myo-Inositol-hexakis(dihydrogenphosphat), (Myo-)Inosithexaphosphat, Inosit(ol)hexa-

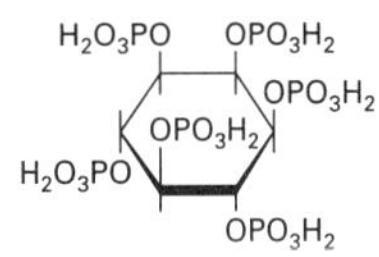

Fytinsäure

phosphorsäure(ester), Alkalovert®; CAS-Nr. 83-86-3; $C_6H_{18}O_{24}P_6$, $M_r$ 660.08. Hexaphosphorsäureester von Myo-Inosit(ol)*. Mischbar mit Wasser, 95%igem Ethanol, Glycerol; lösl. in Wasser, das Ethanol/Ether-Mischungen enthält; sehr schwer lösl. in absolutem Ethanol, Methanol; prakt. unlösl. in wasserfreiem Ether, Benzol, Chloroform. pH 0.86 (10%ige wäßrige Lsg.). **Anw.:** Alkalosetherapie. **Übl. Dos.:** Oral: 2- bis 3mal 0.05 g/d. Gebräuchl. sind auch Nonanatrium-fytat, Fytinsäure-Dodecanatriumsalz.

# G

**G**: **1.** Symbol f. Giga, dem Vorsatzzeichen f. das $10^9$fache einer Einheit (bedeutet Multiplikation mit dem Faktor $10^9$, z.B.: 1 GW (Gigawatt) = $10^9$ W (Watt)); **2.** Symbol f. Gibbs'sche Freie Energie, s. Enthalpie, Freie. **3.** Abk. f. Gauge (s. Kanüle).

**g**: **1.** gesetzliches Symbol f. Gramm*; **2.** Symbol f. die Fallbeschleunigung*.

**γ**: gr. Buchstabe gamma; alte Bez. f. Mikrogramm (µg, $10^{-6}$ g).

**$GA_3$**: Gibberellin $A_3$; s. Gibberelline.

**Ga**: *chem.* Gallium*.

**GABA**: s. γ-Aminobuttersäure.

**Gabapentin** INN: 1-(Aminomethyl)cyclohexanessigsäure, Neurontin®; CAS-Nr. 60142-96-3; $C_9H_{17}NO_2$, $M_r$ 171.24. **Wirk.**: GABA-mimetisch,

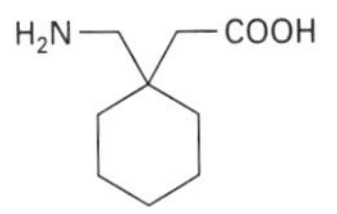


Gabapentin

da mit GABA (γ-Aminobuttersäure*) strukturverwandt, kann aber im Gegensatz zu GABA die Blut-Hirn-Schranke durchdringen. **Anw.**: Antiepileptikum; bei partiellen Anfällen mit od. ohne sekundärer Generalisierung als Zusatztherapie. **Nebenw.**: Müdigkeit, Schwindel, Tremor, Mundtrockenheit etc. HWZ 5 bis 7 h. **Übl. Dos.**: Oral: Anfangs- u. Erhaltungsdos. am 1. Tag 3mal/d 100 mg, am 2. Tag 3mal/d 200 mg, am 3. Tag 3mal/d 300 mg, ab dem 4. Tag Steigerung bis zu 3mal/d 400 mg; MTD 2.4 g in 3 ED.

**Gabelmücke**: Anopheles, Überträgerin der Malaria, s. Plasmodium.

**Gabriel-Marckwald-Ethyleniminmethode**: Verfahren zur Herst. v. Ethylenimin (Aziridin) aus α-Bromethylamin durch Bromwasserstoff-Abspaltung mit Kaliumhydroxid od. Silberoxid.

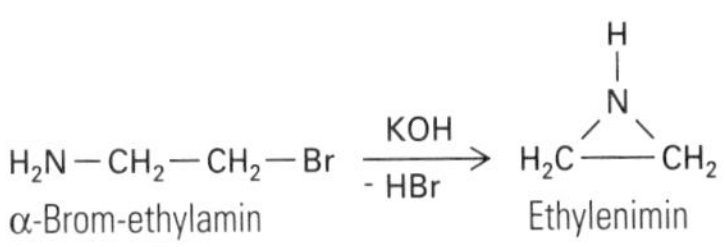


Gabriel-Marckwald-Ethyleniminmethode

**Gabriel-Synthese**: Methode zur Herst. primärer Amine durch Umsetzung von Alkylhalogenid mit Phthalimidkalium u. Hydrolyse des gebildeten N-Alkylphthalimids.

**Gadodiamid** INN: [5,8-Bis(carboxymethyl)-11-[2-(methylamino)-2-oxoethyl]-3-oxo-2,5,8,11-tetraazatridecan-13-oato(3-)]gadolinium, Gadolinium-diethylentriaminpentaessigsäure-bis-methylamid, Omniscan®; CAS-Nr. 131410-48-5,

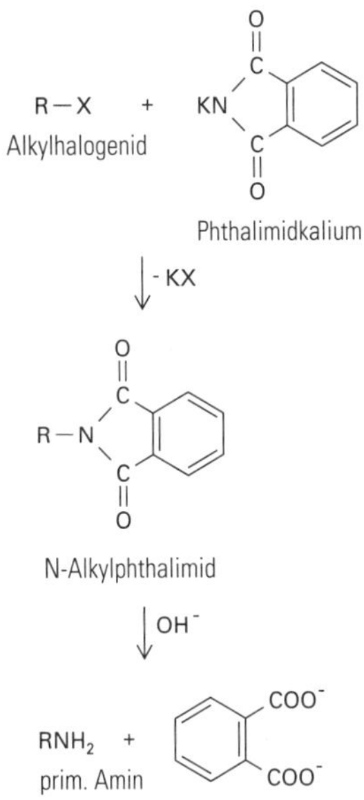


Gabriel-Synthese

$C_{16}H_{26}GdN_5O_8$, $M_r$ 573.66. **Anw.**: paramagnetisches Kontrastmittel zur kranialen u. spinalen Magnetresonanztomographie*, vgl. Gadoteridol; s. Magnetopharmaka.

**Gadolinium**: Gd, 3wertiges Seltenerdmetall*, $A_r$ 157.25, OZ 64, (nach J. Gadolin, 1760 bis 1852); supraleitfähig u. ferromagnetisch.

**Gadopentetsäure** INN: Acidum gadopenteticum INN, Gadolinium-DTPA, Gadoliniumkomplex mit Pentetsäure*; CAS-Nr. 80529-93-7; $M_r$ 550.6. **Gadopentetsäure-Dimegluminsalz:** Magnevist®. **Anw.:** Paramagnetisches Kontrastmittel f. die Magnetresonanztomographie* des GI-Traktes. **Nebenw.:** lokale Wärme- u. Schmerzgefühle.

**Gadoteridol** INN: (±)-[10-(2-Hydroxypropyl)-1,4,7,10-tetraazacyclododecan-1,4,7-triacetato(3-)]gadolinium, ProHance®; CAS-Nr. 120066-54-8; $C_{17}H_{29}GdN_4O_7$, $M_r$ 558.69. Nichtionischer Gadolinium(III)-Komplex. **Wirk.** u. **Anw.:** Kontrastmittel bei der Magnetresonanztomographie* des Gehirns, des Rückenmarks u. des umgebenden Gewebes. **Nebenw.:** metallischer Geschmack, Übelkeit, Hypotonie etc. Kontraind.: Jugendl. unter 18 Jahre, strenge Indikationsstellung während der Schwangerschaft u. der Stillzeit. HWZ 1.57 h. **Übl. Dos.:** Parenteral: i.v. 0.1 mmol/kg KG.

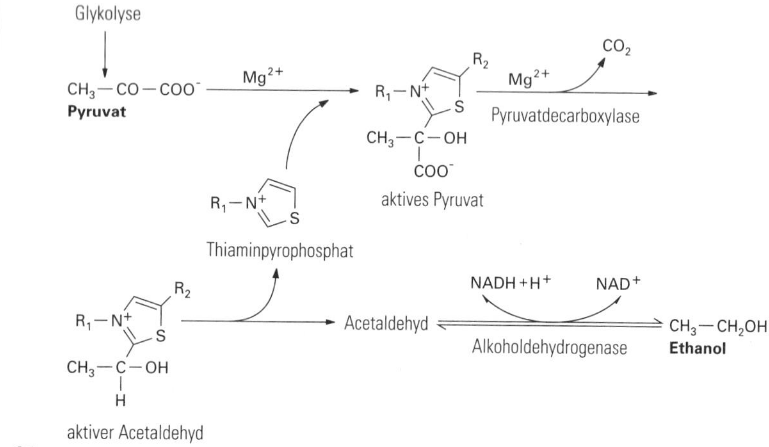


Gärung:
Bildung von Ethanol aus Pyruvat [20]

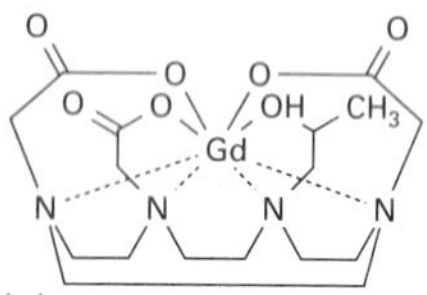

Gadoteridol

**Gadus morrhua** L.: Dorsch, bzw. Kabeljau, Lieferant d. Lebertrans*.

**Gänseblümchen:** s. Bellis perennis.

**Gänsefingerkraut:** Herba Anserinae, s. Potentilla anserina.

**Gänsefußgewächse:** s. Chenopodiaceae.

**Gänsefußkraut, Wohlriechendes:** s. Chenopodium ambrosioides var. ambrosioides.

**Gänsefuß, Stinkender:** Chenopodium vulvaria, s. Trimethylamin.

**Gänsefuß, Wohlriechender:** s. Chenopodium ambrosioides var. ambrosioides.

**Gänsekraut:** Artemisia vulgaris*.

**Gänsekresse:** Capsella bursa-pastoris*.

**Gänserich:** Potentilla anserina*.

**Gänsesterbekraut:** s. Erysimum crepidifolium.

**Gärsalz:** Ammoniumphosphat od. dieses enthaltende Gemische; sie werden den Gärflüssigkeiten, besonders Obstwein, zugesetzt, um die Hefezellen mit Stickstoff u. Phosphor zu versorgen u. damit eine kräftigere u. kontinuierl. Gärung herbeizuführen (ca. 30 bis 40 g auf 100 Liter).

**Gärtnerbakterien:** Salmonella enteritidis, s. Salmonella.

**Gärung:** unter der Einw. unterschiedlicher Enzymsysteme erfolgender Abbau bestimmter organischer Verbindungen – im engeren Sinn der enzymatische Abbau von Kohlenhydraten, im weiteren Sinne auch der von Carbonsäuren, nichtaromatischen Aminosäuren, Purinen u.a., wobei die beteiligten Enzyme meist von Mikroorganismen gebildet werden (Hefezellen, Bakterien, Schimmelpilze). Man unterscheidet i.a. zwischen **anaerober G.**, die ohne Mitwirkung von Sauerstoff vor sich geht (z.B. die alkoholische G., die Milchsäure-G.), u. **aerober G.** unter Mitwirkung von Sauerstoff (z.B. Citronensäure-G., Essigsäure-G.). Bestimmte Formen der anaeroben G. dienen zur Gew. von Energie. Bezogen auf die Substrateinheit liefert die G. aber weitaus weniger Energie als die Atmungskette*, z.B. werden bei der alkoholischen G. der Hefezelle pro Molekül Glucose nur 2 Moleküle ATP gebildet, während bei der vollständigen Oxidation von einem Molekül Glucose 38 Moleküle ATP entstehen.

**Alkoholische Gärung:** die anaerobe Bildung von Ethanol u. $CO_2$ aus Glucose. Am wichtigsten sind die Enzymsysteme von Hefen u. anderen Mikroorganismen. Sie dient den Zellen unter anaeroben Bedingungen zur Energiegewinnung. Ausgangspunkt f. die alkoholische G. ist Glucose-6-phosphat, das durch die Reaktionen der Glykolyse* zu Pyruvat umgewandelt wird. Pyruvat bildet die Verzweigungsstelle f. die letzte Stufe des Kohlenhydratabbaus u. wird durch Pyruvatdecarboxylase zu Acetaldehyd decarboxyliert, das durch Alkoholdehydrogenase zu Ethanol reduziert wird. Die alkoholische G. ist die am längsten bekannte u. techn. wichtigste Gärungsform. Die bedeutendsten Substrate sind die Monosaccharide D-Glucose, D-Fructose, D-Mannose u. manchmal D-Galactose. Vereinzelt können auch die Disaccharide Saccharose u. Maltose sowie das Polysaccharid Stärke als Substrat dienen.

**Gesch.:** Die Bruttogleichung der alkoholischen G.

$C_6H_{12}O_6 = 2\ CO_2 + 2\ CH_3\text{-}CH_2OH$

wurde 1815 von Gay-Lussac aufgestellt (Gay-Lussac-Gleichung). 1857 vertrat Pasteur die Auffassung, daß die alkoholische G. nur von lebenden Organismen ausgeführt werden kann. 1897 widerlegte Buchner diese Annahme. Ihm gelang der Nachw. einer alkoholischen G. in einem zellfreien Hefepreßsaft. Seine Entdeckung der zellfreien G. war Ausgangspunkt der Enzymchemie. Das abgetrennte, ursprünglich als einheitlich angenommene Enzymsystem wurde als Zymase bezeichnet. 1905 wurde von Harden u. Young die Rolle des Phosphats beschrieben. 1912 stellte Neuberg das erste Gärungsschema auf, das 1933 von Embden u. Meyerhof verbessert wurde.

**Milchsäure-Gärung:** 1. (Milchgärung*) Enzymat. Abbau des Milchzuckers (Lactose*) in Milch* (süße Molken) zu Milchsäure*, verursacht durch Lactobacillus lactis u.a. 2. Letzter Schritt der Glykolyse*: Pyruvat wird durch Lactatdehydrogenase zu Lactat (Milchsäure) reduziert. 3. *syn.* Glykolyse*.

**Essigsäure-Gärung:** Ethanol wird unter Einw. von Sauerstoff durch Bakterien der Gattung Acetobacter zu Essigsäure vergoren.

**Gärungsamylalkohol:** Alcohol amylicus, s. Amylalkohol.

**Gärungsprobe:** früher verwendeter Nachw. von Glucose im Harn. Harn wird mit Hefe versetzt. Positiv, wenn nach einigen Stunden $CO_2$-Entwicklung sichtbar ist. Nachweisgrenze ca. 0.05% Glucosegehalt.

**Gärungssaccharimeter:** Einhorn-Gärungsröhrchen zum Nachw. der $CO_2$–Entwicklung bei der Gärungsprobe*.

**Gaffkya:** Gattungsbegriff f. grampositive unbewegliche Kugelbakterien (Kokken) der Fam. Micrococcaceae*.

**Gagat:** schwarze Braunkohle, Pechkohle, in bituminösem Schiefer u. Mergel vork.

**Gagelstrauch:** s. Myrica gale.

**Galactagogum:** s. Galaktagogum.

**Galactane:** aus D-Galactose aufgebaute, unverzweigte, hochmolekulare Polysaccharide, die in Pflanzen vorkommen, z.B. Agar-Agar, Carrageenan.

**Galactit(ol):** s. Dulcitol.

**Galactometer:** Aräometer* zur Milchuntersuchung.

**Galactosamin:** Chondrosamin, 2-Amino-2-desoxy-D-galactose; ein Aminozucker, $M_r$ 179.17. Schmp. des Hydrochlorids 185°C. $[\alpha]_D^{20°C}$ +125° → 98° (Wasser). G. leitet sich von D-Galactose ab, wobei die OH-Gruppe am C-Atom 2 durch eine Aminogruppe ersetzt ist. Nat. meist in Form des N-Acetylderivats, Bestandteil einiger Mucopolysaccharide wie Chondroitinsulfat; außerdem in Mucoproteinen.

**Galactose:** Lactogulose, Galactosum, D-Galactose; Aldohexose, die in D- u. L-Form vorkommt; CAS-Nr. 59-23-4; $C_6H_{12}O_6$, $M_r$ 180.16.

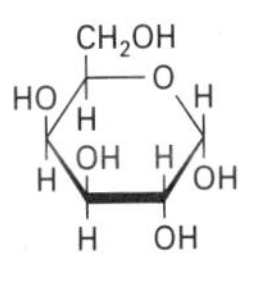


Galactose:
α-Galactose

Schmp. 167°C aus Wasser od. Ethanol. **α-Form:** $[\alpha]_D^{20°C}$ +151° → +80° (Wasser). 1:0.5 in Wasser lösl., Endlöslichkeit in Wasser (25°C) 68%; lösl. in Pyridin; schwer lösl. in Ethanol. **β-Form:** $[\alpha]_D^{20°C}$ +53° → +80° (Wasser). 1:1.7 in Wasser (17°C) lösl. **Off.:** DAC86, Ph.Helv.7. G. ist besonders im Tierreich weit verbreitet u. ist ein Baustein von Oligosacchariden, wie Lactose, von Cerebrosiden u. Gangliosiden tierischer Nervengewebe. In Pflanzen ist G. ein Bestandteil von Melibiose, Raffinose, Planteose u. Stachyose sowie der Galactane (wie Agar-Agar); ist auch als Zuckerkomponente an Glykosiden beteiligt. G. wird als Uridindiphosphat (UDP-Galactose) aus UDP-Glucose synthetisiert. **Anw.:** als Diagnostikum zur Prüfung der Leberfunktion (vermehrte Ausscheidung von G. zeigt Leberschaden an). **Übl. Dos.:** Oral: 1mal 40 g/d (20%ige Lsg.).

**β-Galactosidase:** s. Lactase.

**Galacturonsäure:** eine von D-Galactose abgeleitete Uronsäure; $M_r$ 194.14. Schmp. 159°C. α-Form $[\alpha]_D^{20°C}$ +98° → +50.8° (Wasser), β-Form $[\alpha]_D^{20°C}$ +27° → +50.8° (Wasser). Pektine bestehen zu 40 bis 60% aus G. Sie ist auch Bestandteil von anderen pflanzlichen Polysacchariden.

**Galaktagogum(a):** (*gr.* γάλα γάλακτος Milch, ἄγω treiben, fördern) Mittel, das die Milchabsonderung fördert; s. Laktagogum.

**Galalith:** Kunsthorn; hergestellt aus Casein*, das mit Formaldehyd gehärtet wird.

**Galambutter:** s. Vitellaria paradoxa.

**Galanga:** s. Alpinia officinarum.

**Galangae rhizoma:** s. Alpinia officinarum.

**Galanga major:** s. Alpinia galanga.

**Galangaroot:** s. Alpinia officinarum.

**Galangin:** 3,5,7-Trihydroxyflavon; Flavonolderivat, z.B. in Alpinia officinarum*; **Strukturformel** s. Flavonoide.

**Galanthaminhydrobromid:** Nivalin®; $C_{17}H_{21}NO_3 \cdot HBr$, $M_r$ 368.3. Wenig lösl. in Wasser, fast unlösl. in Ethanol, Chloroform u. Ether.

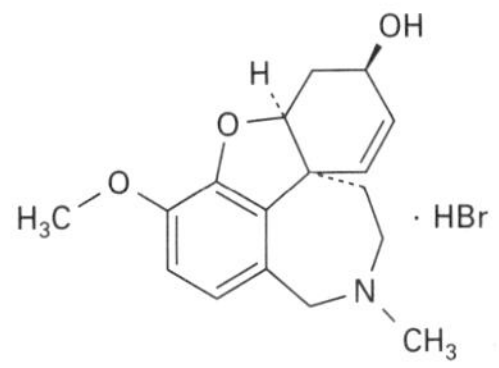


Galanthaminhydrobromid

(Galanthamin ist ein Alkaloid aus der Zwiebel des Kaukasischen Schneeglöckchens, Galanthus woronowii, Fam. Amaryllidaceae). **Anw.:** Parasympathomimetikum, Cholinesterasehemmer; bei Myasthenia gravis*, Poliomyelitis*, versuchsweise gegen Alzheimer-Krankheit*.

**Galanthin:** s. Amaryllidaceenalkaloide.

**Galanthus woronowii:** s. Galanthaminhydrobromid.

**Galbanum:** s. Ferula gummosa.

**Galbensaft:** s. Ferula gummosa.

**Galega officinalis** L.: Fam. Fabaceae (Leguminosae), Geißraute, Geißklee, Suchtkraut (Mittel- u. Südeuropa). Stpfl. v. **Herba Galegae:** Geißrautenkraut, Bockskraut. **Inhaltsst.:** Galegin (Isoamylenguanidin, 3-Methyl-but-2-en-guanidin) u. 4-Hydroxygalegin (wirken als Derivate des Guanidin* blutzuckersenkend), Canavanin, Peganin (ein Chinazolinalkaloid, s. Vasicin), Saponine, Galuteolin (Glykosid), Luteolin, Gerbstoff. **Anw.** volkst.: zur Vernarbung mancher Hautgeschwüre; volkst. als Galaktagogum u. Diuretikum sowie als (unsicheres u. daher nicht empfehlenswertes) Antidiabetikum. Auch der Same wird verwendet.

**HOM:** *Galega officinalis e seninibus sicc.* (HAB1.5): die getrockneten, reifen Samen.

**Galegin:** s. Galega officinalis.

**Galen:** Galenos; griechischer Arzt in Rom, geb. 131 n. Chr. in Pergamon, gest. 201 in Rom. Er hatte den Arzneischatz um zahlreiche eigene

Mittel u. Kombinationen erweitert u. stellte seine Arzneimittel („Galenische Mittel") selbst in einer eigenen „Apotheca" her u. bewahrte sie in geschlossenen Holzbüchsen auf. Nach ihm ist die Galenik* bezeichnet.

**Galenik:** nach Galen* bezeichnete Wissenschaft von der Formgebung u. der technologischen Prüfung der Arzneimittel; in der G. wird aus einem Wirkstoff ein Arzneimittel. G. wird auch syn. mit der international üblichen Bez. Pharmazeutische Technologie*, die sich aus der eher empirischen Galenik entwickelt hat, od. mit dem Unterrichtsfach Arzneiformenlehre* verwendet.

**Galenische Mittel: Galenika** (Sing. Galenikum); Arzneimittel, die durch Mischungen od. durch einfache pharmazeutische Manipulationen hergestellt werden wie z.B. Pulver, Kräutertees, gemischte Pflanzensäfte, Salben, Tinkturen, Extrakte, Latwergen, Pflaster, Mazerationen, Infusa, Schleime usw.

**Galenit:** s. Bleisulfid.

**Galeopsis ochroleuca:** G. segetum*.

**Galeopsis segetum** Neck.: (G. ochroleuca Lam.) Fam. Lamiaceae (Labiatae), Hohlzahn (Mittel- u. Südeuropa). Stpfl. v. **Herba Galeopsidis:** Hohlzahnkraut, Blankenheimer Tee, Liebersche Kräuter. **Off.:** ÖAB9. **Inhaltsst.:** Kieselsäure (bis 0.9%, davon 0.1 bis 0.2 lösliche Kieselsäure), ein glykosidischer Bitterstoff, neutrale u. saure Saponine, ca. 5 bis 10% Gerbstoffe, Zucker, äther. Öl. **Anw.** volkst.: b. Lungenleiden, Blutarmut, auch als Expektorans u. Diuretikum.

**Gale palustris:** s. Myrica gale.

**Galgant:** s. Alpinia officinarum.

**Galipea officinalis** Hancock: (Cusparia officinalis (Wlld.) Engl., Cusparia angustura, Angustura cusparia) Fam. Rutaceae, Angosturabaum (Südamerika). Stpfl. v. **Cortex Angosturae:** (Cortex Cuspariae) (Echte) Angosturarinde (die Rinde von Cusparia febrifuga* dient als Verfälschung). **Inhaltsst.:** ca. 2% Chinolinalkaloide (Cusparin, Cusparein, Galipin, Galipoidin); ferner 1 bis 2% äther. Öl mit Sesquiterpenen wie Galipol (für Geruch hauptverantwortl.) u. Cadinen; als Bitterstoff Angosturin (ein Esterglykosid). **Anw.:** als Stomachikum u. Amarum, in der Likörindustrie; früher auch an Stelle der Chinarinde. **Zuber.:** Tct. Angosturae.

**HOM:** *Galipea officinalis* (HAB1.5), Angustura: getrocknete Zweigrinde (mind. 0.6% äther. Öl); verord. z.B. b. Rheumatismus, Magen-Darm-Katarrh.

**Galipol:** s. Galipea officinalis.

**Galipot:** Resina Pini, s. Terebinthina.

**Galitzenstein, Blauer:** Cuprum sulfuricum crudum, s. Kupfer(II)-sulfat.

**Galitzenstein, Weißer:** s. Zinksulfat.

**Galium aparine** L.: Fam. Rubiaceae, Klebendes Labkraut, Klebkraut (Europa, Asien). Stpfl. v. **Herba Galii aparinis:** Klebendes Labkraut, Klettenlabkraut. **Inhaltsst.:** s. Galium verum. **Anw.** volkst.: bei Hautleiden u. als Diuretikum.

**HOM:** *Galium aparine* (HAB1.5): die frischen oberirdischen Teile blühender Pflanzen.

**Galium odoratum** (L.) Scop.: (Asperula odorata L.) Fam. Rubiaceae, Waldmeister (Europa, Westasien, Nordafrika). Stpfl. v. **Herba Asperulae (odoratae):** Herba Matrisilvae, Waldmeisterkraut. **Inhaltsst.:** Cumarin (charakteristischer Geruch, entsteht aus dem Glucosid Melilotosid* erst durch Hydrolyse beim Verwelken), Asperulosid (Iridoidglykosid); wenig Anthrachinonderivate, Gerbstoffe (Kaffee-, Gallussäure). **Anw.:** als Aromatikum sowie bei Gallen- u. Steinleiden (mit zweifelhafter Wirkung), Hydrops; frisch zur Bereitung von Waldmeisterbowle (Cumarin* in größeren Dosen giftig).

**HOM:** *Galium odoratum* (HAB1.3): frische, vor Blütebeginn gesammelte oberirdische Teile.

**HOM:** *Galium odoratum spag. Zimpel* (HAB1.3): frische, blühende, oberirdische Teile.

**Galium verum** L.: Fam. Rubiaceae, Käselabkraut (Europa). Stpfl. v. **Herba Galii lutei:** Gelbes Labkraut. Das zur Blüte gesammelte, getrocknete Kraut. **Inhaltsst.:** eine dem Labenzym ähnliche Substanz (bis 10 mg/kg), die Trioxyanthrachinonglykoside Galiosin u. Rubiadinglykosid, die Iridoidglykoside Asperulosid u. Aucubin, etwas äther. Öl. **Off.:** DAC86. **Anw.:** als Diuretikum sowie zur Käsebereitung.

**HOM:** *Galium verum:* frische, blühende Pflanze.

**Galla:** s. Gallen.

**Galläpfel:** Cecidien; s. Gallen.

**Galläpfeltinktur:** Tct. Gallarum, s. Tinctura Gallae.

**Gallae turcicae:** s. Gallen.

**Gallamintriethiodid:** Gallamini triethiodidum Ph.Eur.3, N,N',N"-(1,2,3-Benzoltriyltrioxy-triethylen-)tris(triethyl-ammonium-)triiodid; Gallaminium triaethojodatum; CAS-Nr. 65-29-2; $C_{30}H_{60}I_3N_3O_3$, $M_r$ 891.6. Schmp. 152-153°C. Fast weißes, geruchloses, hygr. Pulver von schwach bitterem Geschmack; sehr leicht lösl. in Wasser, lösl. in Ethanol, schwer lösl. in Aceton, sehr schwer lösl. in Chloroform. **Anw.:** stabilisierendes peripheres Muskelrelaxans*; bei Operationen, bei Reposition von Knochenbrüchen u. Luxationen, beim Elektroschock; 5mal schwächer als Tubocurarinchlorid*; Wirkdauer 15 min. **Nebenw.:** keine Histaminfreisetzung, aber häufig Sinustachykardie; s.a. Tubocurarinchlorid; bei geburtshilflichen Operationen nicht brauchbar; in Deutschland nicht mehr im Handel. **Übl. Dos.:** 1 bis 2 mg/kg KG i.v.; bei Wiederholung ist äußerste Vorsicht geboten.

**Gallate:** Gallussäureester, s. Antioxidantien.

**Galle:** Fel*, *syn.* Bilis; das Sekret der Leberzellen mit Schleim aus der Gallenblase vermischt. Arzneimittel, die die Entleerung der Gallenblase u. der -wege fördern, s. Cholagogum(a); Arzneimittel, die die Sekretion der Galle in der Leber fördern sollen, s. Choleretikum(a).

**Galleiche:** s. Gallen.

**Gallen:** Galla, Gallae, Galläpfel, Eichäpfel, Eichengallen, Gallae halepenses, Gallae quercinae; Wucherungen an den jungen Trieben der Galleiche, **Quercus infectoria** Oliv. (Galleiche), verursacht durch den Stich u. durch die Eiablage der Gallwespe, **Andricus gallaetinctoria** (Cynips tinctoria Hartig) (östl. Mittelmeergebiet, vor allem Kleinasien). Im Handel unterscheidet man: Aleppische, Türkische, Levantinische u.a. G., die sämtlich aus Kleinasien stammen. (Deutsche G. stammen von anderen Wespen u. anderen Eichenarten, ebenso die Serbischen u. Tripolis-G.) **Off.:** ÖAB90, DAB6. **Inhaltsst.:** 60 bis 70% Tannin* (Gallusgerbsäure, Gallotannin), daneben 3% Gallussäure, 2% Ellagsäure, 3% Zucker, 2% Stärke, Harz, Gummi, äther. Öl. **Anw.:** selten als Adstringens zu Pinselungen gegen Frostbeulen u. bei Zahnfleischerkrankungen; hauptsächl. zur Gew. von Tannin u. früher zur Herst. v. Tinten sowie in d. Färberei. **Zuber.:** Tct. Gallae.

**Gallae chinenses et japonicae:** Chinesische

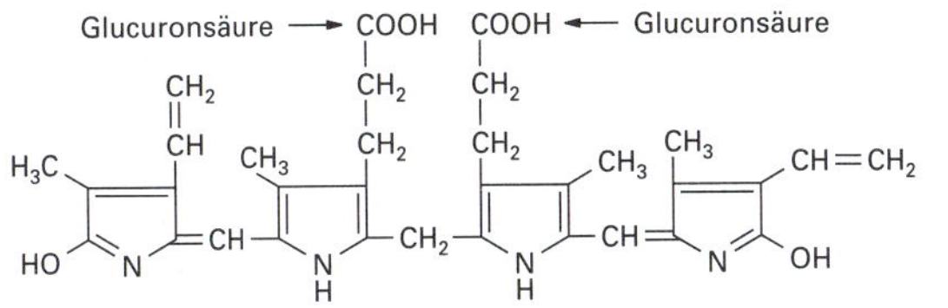


Gallenfarbstoffe:
Bilirubin als Beispiel

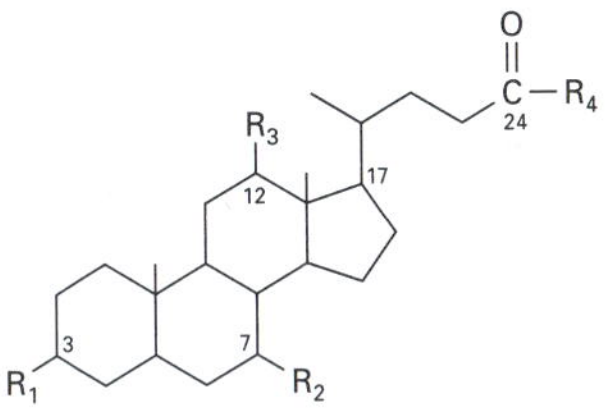


| | $R_1$ | $R_2$ | $R_3$ | $R_4$ |
|---|---|---|---|---|
| Lithocholsäure | OH | H | H | OH |
| Chenodesoxycholsäure | OH | OH | H | OH |
| Desoxycholsäure | OH | H | OH | OH |
| Cholsäure | OH | OH | OH | OH |
| Glykocholsäuren | | | | NH—$CH_2$—COOH |
| Taurocholsäuren | | | | NH—$CH_2$—$CH_2$—$SO_3H$ |

Gallensäuren

u. japanische Gallen, Zackengallen. Wucherungen, die von der Blattlaus **Melaphis chinensis** (Aphis chinensis, Schlechtendalia sinensis) an den Zweigspitzen u. Blattstielen von **Rhus chinensis** Mill. (Rhus semialata Murr., Gallensumach) (Ostasien, bes. China u. Japan) verursacht werden. Sie enthalten bis 80% Tannin, Gallussäure, Fett, Harz.

**HOM:** *Gallae turcicae* (HAB1.3): enthalten mind. 20% mit Hautpulver fällbare Gerbstoffe, ber. als Pyrogallol.

**Gallenblase:** Vesica fellea.

**Gallenfarbstoffe:** Abbauprodukte von Porphyrinen*, v.a. des Häms*; durch Abspaltung des Tetrapyrrolringes des Hämoglobins*, Abspaltung des Globins* u. Oxidoreduktion entsteht *Biliverdin* (*lat.* bilis Galle, viridis grün; $C_{33}H_{34}N_4O_6$, $M_r$ 582.63), das weiter zu *Bilirubin* (*lat.* ruber rot; $C_{33}H_{36}N_4O_6$, $M_r$ 584.65) abbaut. Hellorange bis tiefrote Kristalle, in Lsg. grün mit roter Fluoreszenz im ultravioletten Licht) reduziert wird. **Bilirubin** (s. Abb.) wird v.a. aus dem Hämoglobin alter Erythrozyten* im retikuloendothelialen System*, Knochenmark u. Leber gebildet. Bei perniziöser Anämie kann es auch durch Abbau von Myoglobin* u. Cytochromen* entstehen. Bilirubin wird an Serumalbumin gebunden in die Leber transportiert. Es ist in freier Form hochtoxisch. In der Leber wird es freigesetzt, in den Leberzellen konzentriert, an 2 Glucuronsäurereste konjugiert u. in dieser Form mit der Galle (Farbe) ausgeschieden, wo es z.T. an Lecithin od. Gallenproteine gebunden wird. Im Darm erfolgt durch Darmbakterien die Dekonjugierung u. der Abbau zu **Urobilinogen*, Stercobilinogen** u. **Mesobilirubinogen**. Diese farblosen Verbindungen werden zu **Stercobilin*** u. **Urobilin*** oxidiert, die den Fäzes (Kot) die braune Farbe geben, u. z.T. auch in Dipyrrole, z.B. Bilileukan u. Bilifuszin gespalten. Ein kleiner Teil wird rückresorbiert u. gelangt erneut in die Galle (enterohepatischer Kreislauf) od. wird über die Niere ausgeschieden (Bestimmung als Urobilinogen).

**Gallenkraut, Weißes:** Gratiola officinalis*.

**Gallenmittel:** s. Cholagogum(a), vgl. Lebertherapeutikum(a).

**Gallensäuren:** wichtige, nat. vorkommende Steroide, die von den Leberzellen aus Cholesterol gebildet werden; sie sind die biol. bedeutendsten Bestandteile der Galle* (s. Fel). 1 L Galle enthält ca. 30 g G. Die meisten G. sind Derivate der 5β-Cholan-24-säure (Cholansäure), die sich vor allem durch die α-Hydroxylgruppen in den Stellungen 3, 7 u. 12 unterscheiden; fast alle G. besitzen eine 3α-Hydroxylgruppe. Die Ringe A u. B des Steroidgerüstes sind *cis*-verknüpft. Die 4 wichtigsten beim Menschen vorkommenden G. sind: **Cholsäure** (3,7,12-Trihydroxycholansäure, mengenmäßig vorherrschend), **Desoxycholsäure** (3, 12-Dihydroxycholansäure), **Chenodesoxycholsäure*** (3,7-Dihydroxycholansäure) u. **Lithocholsäure*** (3-Monohydroxycholsäure). Die G. werden in Form von wasserlöslichen, grenzflächenaktiven Derivaten an die Aminosäuren Glycin* od. Taurin* gebunden, als sog. **gepaarte Gallensäuren** in den Dünndarm sezerniert u. je nach Aminosäure als **Glykocholsäuren** od. **Taurocholsäuren** klassifiziert. **Biosynthese:** in der Leber ausgehend von Cholesterol durch 7α-Hydroxylierung, Reduktion der Doppelbindung in Stellung 5 u. Epimerisierung in Stellung 3; die $C_{27}$–Seitenkette wird durch β-Oxidation (s. Fettsäureabbau) verkürzt. Tägliche Produktion beim Menschen 20 bis 30 g. Nach Entleerung der Galle in den Darm werden die G. zu 90% wieder resorbiert u. gelangen (wie die Gallenfarbstoffe) wieder in die Leber (enterohepatischer Kreislauf), wo sie die Gallenproduktion anregen.

**Bedeutung:** Beteiligung an der Emulgierung der Fette, wodurch der Fettabbau* durch die Lipasen erleichtert wird, u. der Resorption von Fettsäuren; pH-Verschiebung im Dünndarm; wahrscheinlich Anregung der Peristaltik des Dickdarms u. Hemmung der des Dünndarms. **Anw.:** als Choleretika bei gestörtem Gallenfluß u., als Cholelitholytika (Mittel zur Auflösung von Gallensteinen), z.B. mit Chenodesoxycholsäure* od. der epimeren Ursodesoxycholsäure*. Ferner als Ausgangsprodukte f. die Partialsynthese von Steroidhormonen. Die Natriumsalze der gepaarten G., oft Gallensalze (Cholate) genannt, sind wichtige Detergentien.

**Gallensalze:** Cholate, Salze der Gallensäuren*.

**Gallensteine:** bestehen aus Cholesterol, Calciumcarbonat, Bilirubin od. Eiweiß. Sie entstehen in den Gallengängen, bevorzugt aber in der Gallenblase, z.B. infolge verminderten Gehaltes der Galle an Gallensäuren u. Lecithin (Cholesterolsteine kommen am häufigsten vor).

**Gallensumach:** Rhus chinensis, s. Gallen.

**Gallerta saponata camphorata:** Opodeldok. Herst. nach ÖAB90: 5 T. Schweineschmalz werden mit 2.5 T. konz. Natriumhydroxidlösung u. 2.5 T. Ethanol in der Wärme unter Rückfluß verseift. Danach werden 75 T. Ethanol (heiß), 6 T. Gereinigt. Wasser, 2.5 T. Campher u. 1 T. ätherisches Rosmarinöl, 0.5 T. ätherisches Thymianöl u. 5 T. Ammoniak zugesetzt. Alkoholgehalt mind. 70%; bei Raumtemperatur erstarrt die Mischung zu einer gallertigen, opalisierenden Masse, die sich bei Handwärme verflüssigt. Zstzg. nach DAB6: s. Linimentum saponato-camphoratum. **Anw.:** Einreibemittel gegen rheumatische Beschwerden.

**Gallerten:** s. Gele, Gelatinae, Gelatine.

**Gallertfestigkeit:** s. Gelatine.

**Gallii[$^{67}$Ga] citratis solutio iniectabilis:** s. Gallium-67-citrat-Injektionslösung.

**Gallipot:** s. Terebinthina.

**Gallium:** Ga; $A_r$ 69.72; meist 3wertiges Element; OZ 31. D. 5.9; Sdp. 2403°C; Schmp. 29.78°C. Weißes, dehnbares, weiches Metall. Nat. nur in sehr geringen Mengen in den Zinkblenden; entd. 1877 von Lecoq de Boisbaudran (1838 bis 1912), nachdem bereits 1871 Mendelejew dieses Element als „Eka-Aluminium" vorausgesagt hatte. Anw. u.a. wegen seines hohen Sdp. zu Thermometerfüllungen. Galliumverbindungen wie GaAs, GaP u. GaN werden als Halbleiter verwendet.

**Gallium-67:** $^{67}$Ga; ein Radioisotop des Galliums*, kann durch Bestrahlung von Zink (das Zink kann mit Zink-68 angereichert sein) mit Protonen geeigneter Energie hergestellt u. vom Zink durch Lösungsmittelextraktion od. durch Säulenchormatographie abgetrennt werden. HWZ 3.26 d, emittiert Gammastrahlen.

**Gallium-67-citrat-Injektionslösung:** Gallii[$^{67}$Ga] citratis solutio iniectabilis Ph.Eur.3. [$^{67}$Ga]Galliumcitrat-Injektionslösung ist eine sterile Lsg. von Gallium-67 in Form von Gallium(III)-citrat. Sie kann durch Zugabe von Natriumchlorid u. Natriumcitrat isotonisch gemacht werden u. kann ein Konservierungsmittel wie Benzylalkohol enthalten. Max. 0.2% der Gesamtradioaktivität entspricht Gallium-66. **Anw.:** zur Diagnostik von Lungenkarzinomen, zur Abschätzung der Ausbreitung von Lymphomen u. des Morbus Hodgkin sowie zur Lokalisation entzündlicher Prozesse.

**Gallopamil** INN: 5-[(3,4-Dimethoxyphenethyl)methylamino]-2-isopropyl-2-(3,4,5-trimethoxyphenyl)pentannitril, Procorum®; CAS-Nr. 16662-47-8; $C_{28}H_{40}N_2O_5$, $M_r$ 484.62. **Anw.:** Koronardilatator, Calciumantagonist. HWZ 3.5 bis 8 h. Gebräuchl. ist auch Gallopamilhydrochlorid.

**Gallotannine:** s. Gerbstoffe.

**Gallseife:** mit Ochsengalle (8 bis 10%) versetzte Kernseife, früher als Waschmittel u.a. zur Entfernung von Fettflecken.

**Galltropfen:** s. Tinctura amara.

**Gallusgerbsäure:** s. Tannin.

**Gallussäure:** Acidum gallicum, 3,4,5-Trihydroxybenzoesäure; $C_6H_2(OH)_3$–COOH, $M_r$ 170.1. Schmp. ca. 240°C unter Zers. Farblose bis schwach gelbl. Nadeln od. krist. Pulver, lösl. in Wasser, leicht lösl. in siedendem Wasser, Ethanol, Glycerol, wenig lösl. in Ether. Nat. in Eichenrinden, Galläpfeln, Granatwurzeln, Divi-Divi, Sumach in Form von Tannin*; Baustein der hydrolisierbaren Gerbstoffe* (Gallotannine). **Biosynthese:** direkt aus Shikimisäure, s. Aromatenbiosynthese. Darst.: durch Kochen von Tannin mit Salzsäure od. durch enzymatische Hydrolyse mittels Schimmelpilzen (Penicillium glaucum, Aspergillus niger). **Anw.** med.: Antiseptikum, Adstrigens; früher als Antioxidans in Ölen u. Fellen, heute in Form seiner Ester in versch. Nahrungsmitteln; techn. zur Herst. v. Eisengallustinten (gibt mit Eisensalzen blauschwarze Niederschläge) u. von Farben.

**Gallussäureester:** Gallate, s. Antioxidantien.

**Gallussäurelaurylester:** Laurylum gallicum, Dodecylis gallas, Dodecylgallat, Laurylgallat; CAS-Nr. 1166-52-5; $C_{19}H_{30}O_5$, $M_r$ 338.4. Schmp. 95-97°C; polymorph. Weißes bis gelbliches, schwach fettig anzufühlendes Pulver; unlösl. in Wasser, lösl. in 3 T. Ethanol od. Ether, in 100 T. fettem Öl. **Off.:** ÖAB90. **Anw.:** Antioxidans (s. Antioxidantien) in einer Konz. von 0.015%.

**Galmei:** Lapis Calaminaris EB6; Galmei, Grauer, Tutia grisea, s. Zinkcarbonat, Basisches.

**Galphimia glauca:** s. Thryallis glauca.

**Galuteolin:** s. Luteolin.

**Galvanische Elemente:** s. Elemente, Galvanische.

**Gamander:** Edelgamander, s. Teucrium chamaedrys.

**Gamanderkraut:** s. Teucrium montanum.

**Gambir:** s. Uncaria gambir.

**Gambir-Katechu:** s. Uncaria gambir.

**Gamboge:** s. Garcinia hanburyi.

**Gametangiogamie:** *bot.* geschlechtliche Fortpflanzung, bei der es nicht mehr zur Ausbildung von Gameten* kommt, sondern die unter Verschmelzung von vielkernigen Gametangien* stattfindet; die anisogame G. (mit verschieden gestalteten Gameten) ist charakteristisch f. Ascomyzeten, die isogame G. (mit gleichgestalteten Gameten) findet sich z.B. beim Köpfchenschimmel (Mucor*, s. Pilze).

**Gametangium:** *bot.* Behälter, in dem die Gameten* entstehen; bei Algen u. Pilzen einzellig, bei Moosen u. Farnen mehrzellig. Man unterscheidet Mikro- u. Makrogametangien, die die männlichen Mikro- bzw. die weiblichen Makrogameten enthalten.

**Gameten:** *bot.* reife, haploide Geschlechtszellen (Sexualzellen), also Ei- u. Samenzellen, deren Kerne bei der Befruchtung verschmelzen, wobei eine diploide Zelle (Zygote*) entsteht. Isogameten sind morphologisch gleich, ansonsten ist der männliche Gamet (Mikrogamet bzw. Spermatozoid) kleiner als der weibliche Gamet (Makrogamet bzw. Ei, Ovium, wenn unbeweglich); dementsprechend wird die Befruchtung als Isogamie od. als Anisogamie bezeichnet.

**Gametophyt:** *bot.* bei Pflanzen mit Generationswechsel die haploide (1n), gametenbildende Generation.

**Gamma ...:** s.a. γ-... .

**Gamma-counter:** s. Szintillationszähler.

**Gammaglobulin:** γ-Globulin; eine der 5 Fraktionen der Plasmaproteine, die bei der Elektrophorese* am langsamsten wandert; da sich in dieser Fraktion die meisten Antikörper* finden, wird sie häufig auch mit den Immunglobulinen* gleichgesetzt.

**Gamma-Hydroxbutyrat:** s. γ-Hydroxybuttersäure.

**Gamma-Linolensäure:** s. Linolensäure(n).

**Gammaspektrometrie:** Analysenmethode zur Identifizierung von Radionukliden* u. zur Abschätzung ihrer radionuklearen Reinheit. Die G. macht sich die Eigenschaft bestimmter Substanzen (Szintillatoren*) zunutze, bei Gammabestrahlung Licht auszusenden. Die Lichtausbeute ist proportional der zugeführten Strahlungsenergie. Durch Umwandlung des Lichtes in elektrische Impulse u. Verarbeitung des Ausgangsimpulses erhält man ein charakteristisches Energiespektrum der Strahlenquelle. Da die Größe des Peaks als Funktion der HWZ abnimmt, läßt sich auch die Zerfallsgeschwindigkeit der Radioaktivität feststellen.

**Gammastrahlen:** s. Radioaktivität.

**Gammastrahler:** Isotope, die Gammastrahlen aussenden.

**Gammaübergang:** s. Isomerer Übergang.

**Gammazerfall:** s. Isomerer Übergang.

**Gammexan®:** Hexachlorcyclohexan, s. Lindan.

**Gamolensäure:** s. Linolensäure(n).

**Gamone:** pflanzliche Sexuallockstoffe der weiblichen (Gynogamone, Gametenlockstoffe) u. männlichen (Androgamone) Gameten (Geschlechtszellen).

**Gamonil®:** s. Lofepramin.

**Ganciclovir** INN: 9-[(1,3-Dihydroxy-2-propoxy)methyl]guanin, Cymeven®; CAS-Nr. 82410-32-0; $C_9H_{13}N_5O_4$, $M_r$ 255.2. Schmp. 250°C unter Zers. **Wirk. u. Anw.:** Virostatikum bei lebens- u. augenlichtbedrohlichen Erkrankungen durch Zytomegalie-Virus, z.B. bei AIDS*. **Nebenw.:** Fieber, Kopfschmerz, allergische Reaktionen, Durchfall, gastrointestinale Beschwerden, Gelenk- u. Muskelschmerzen; potentielles Karzinogen, teratogen. Vgl. Aciclovir.

**Ganglienblocker:** *syn.* Ganglioplegika; Pharmaka, welche die Erregungsübertragung an sympathischen u. parasympathischen Ganglien hemmen. Blockade erfolgt **1.** durch Stabilisierung der postsynaptischen Membran (z.B. Hexamethonium, Tetraethylammonium) od. **2.** nach initial gesteigerter Erregung durch länger anhaltende Depolarisation der postsynaptischen Membran (z.B. Nicotin*). Therapeutisch nur noch selten (z.B. bei malignen Blutdruckkrisen), früher bei Hypertonie, peripheren Durchblutungsstörungen, Koronarinsuffizienz, Magen- u. Darmgeschwüren, gewissen Schmerz- u. Krampfzuständen. Zahlreiche Nebenw. wie Blutdruckabfall, Tachykardie, Mundtrockenheit, Atonie von Harnblase, Magen u. Darm, da mit den sympathischen gleichzeitig auch die parasympathischen Ganglien blockiert werden.

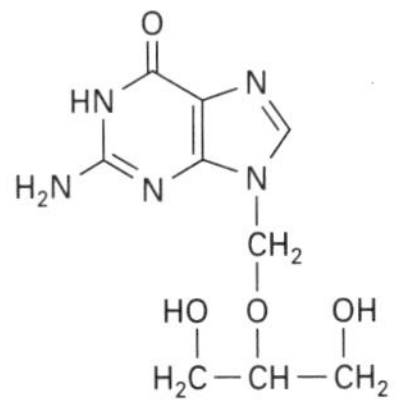
Ganciclovir

**Ganglienzellen:** Nervenzellen.

**Ganglion: 1.** *chirurg.* Überbein; einzeln od. multipel vorkommende Geschwulstbildungen im Bereich der Gelenkkapsel od. des Sehnengleitgewebes, v.a. an Handgelenk, Kniekehle u. Fußrükken vork. **2.** *anatom.* Nervenknoten; im Verlauf peripherer Nerven eingeschaltete Anhäufung von Nervenzellen, die zu einer Verdickung des Nervs führen; von einer Bindegewebskapsel umgeben.

**Ganglioplegika:** s. Ganglienblocker.

**Ganglioside:** s. Glykolipide.

**Gangrän:** Gangraena, Brand; entsteht durch Einw. der Außenwelt auf abgestorbene (nekrot.) Gewebe. Durch Zers. u. Umwandlung d. Blutfarbstoffs kommt es dabei zu Farbveränderungen der befallenen Gewebe, die bräunlich-schwarz (wie verbrannt) aussehen. **G. senilis**, Altersbrand.

**Ganja:** Haschisch, s. Cannabis sativa.

**Garantieverschluß:** Garantieverpackung. Konstruktion, bei der beim ersten Öffnen eine irreversible Veränderung eintritt. Ist diese leicht erkennbare Beschädigung nicht vorhanden, hat der Verbraucher die Sicherheit, das Produkt in der Originalform, d.h. unversehrt, vor sich zu haben. Einen G. bieten alle Behältnisse, welche mit einem Aufreiß-, Durchdrück-, Abdreh- od. Abbrechverschluß-System ausgerüstet sind, u. die meisten Einzeldosispackungen. Für Behältnisse mit G., die wiederverwendet werden sollen, kommen in Frage: 1. Schraubverschlüsse aus Metall od. Kunststoff, die einen zusätzlichen, nur an einzelnen Stegen an der Schraubkappe befestigten Ring (Garantiering) aufweisen, der unter einem am Flaschenhals angebrachten Wulst angebördelt ist. Wird die Schraubkappe beim ersten Gebrauch geöffnet, wird der Garantiering von der Kappe getrennt u. bleibt auf dem Flaschenhals zurück (Pilferproof-Verschluß). 2. Aluminiumkappen mit Aufreißlappen, auf Stopfenverschlüsse aufgesteckt u. angebördelt (Injektionsflaschen). Beim erstmaligen Gebrauch wird der Aufreißlappen entfernt (Capsolutverschluß). 3. Fest auf der Behältnismündung fixierte Kunststoffsteckverschlüsse, versehen mit

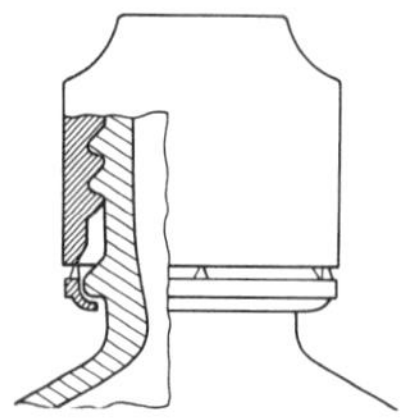

Garantieverschluß: Kunststoffverschluß mit angebördeltem Garantiering [113]

einer Aufreißlasche rund um den Verschluß, die zum Öffnen entfernt werden muß.

**Garcinia hanburyi** Hook.: Fam. Hypericaceae (Guttiferae), Gummi-Guttibaum (Siam, Kotschinchina, Kambodscha, Ceylon, Borneo); neben anderen Garcinia-Arten (z.B. G. morella Desr.) Stpfl. v. **Gutti:** Gummigut, Gummiresina Gutti, Gambogia, Gummi Cambogiae, Gamboge; das Gummiharz aus d. Rinde des Baumes. Gelbe, walzenförmige Stücke od. Klumpen, geruchlos; lösl. in Wasser, Ethanol, Ether, auf Zusatz von Alkalien färbt sich die gelbe Lsg. dunkelrot. **Best.:** ca. 23% Gummi, 70 bis 75% Harz, das größtenteils aus Garcinolsäure(n) u. Gambogasäure besteht. **Anw.:** vet. als Laxans, früher als drastisches Abführmittel (MED 0.3 g, MTD 1 g); früher auch als Farbmittel f. Lacke u. für Aquarellfarben.

**HOM:** *Garcinia* (HAB1.5), Gutti: durch Einschnitte in die Rinde verschiedener Garcinia-Arten gewonnenes Gummiharz; verord. z.B. b. Diarrhö.

**Gardjan-, Gardschan-Balsam:** Balsamum Gurjunae*.

**Gargarisma(ta):** Gurgelwasser.

**Gargarisma adstringens:** Adstringierendes Gurgelmittel (NFA). 10 T. Tct. Ratanhiae, 20 T. Tct. Chamomillae, 20 T. Tct. Salviae. **Anw.:** Entzündungen des Mund- u. Rachenraumes.

**Gargarisma Chlorhexidini:** Chlorhexidin-Gurgellösung (NRF); Chlorhexidini gargarisma. Herst.: 0.17 g Chlorhexidindiacetat, 0.08 g Pfefferminzöl, 0.04 g Krauseminzöl, 0.5 g Polysorbat 80, 25 g Ethanol 90% (V/V), Wasser ad 250 g. **Chlorhexidindigluconat-Gurgellösung** (NFA): Herst.: 0.15 T. Chlorhexidindigluconat, 0.02 T. Saccharin-Natrium, 20.00 T. Aqua Menthae ad 100 T. destilliertes Wasser. 3 Monate haltbar. **Anw.:** bei Entzündungen im Mund- u. Rachenraum, zur Mundhygiene.

**Gartenbohne:** s. Phaseolus vulgaris ssp. vulgaris var. vulgaris.

**Gartenkresse:** s. Lepidium sativum.

**Gartenkürbis:** s. Cucurbita pepo.

**Gartenlattich:** s. Lactuca sativa.

**Gartenmelde:** s. Atriplex hortensis.

**Gartenquendel:** s. Satureja hortensis.

**Gartenraute:** s. Ruta graveolens.

**Gartenrhabarber:** s. Rheum-Arten.

**Gartensalbei:** s. Salvia officinalis.

**Gartenschierling:** s. Aethusa cynapium.

**Gas:** ein Stoff im gasförmigen Zustand (in der Gasphase). Gase breiten sich gleichmäßig in Gefäßen aus, sind leicht komprimierbar u. zeigen bei konstantem Druck eine starke Abhängigkeit des Volumens von der Temperatur. Gase sind vollständig miteinander mischbar. Ideale Gase verhalten sich gemäß den idealen Gasgesetzen*, während reale Gase z. T. größere Abweichungen von diesen Gesetzen zeigen, die auf Anziehungskräfte zwischen den Gasmolekülen od. -atomen bzw. deren Eigenvolumen zurückzuführen sind.

**Gasadsorption:** s. BET-Gleichung u. Adsorptionsmethode nach Brunauer, Emmet u. Teller.

**Gasanalyse:** Bestimmung der chemischen Zstzg. von Gasen. Bei der qualitativen Gasanalyse untersucht man, welche Gassorten im Gas enthalten sind, bei der quantitativen Gasanalyse bestimmt man den genauen Anteil der im Gas vorhandenen Bestandteile.

**Gasbrand:** *syn.* Gasödemerkrankung; Erreger: Gasödembazillen, Clostridium*-Arten. Schwere Wundinfektion, die durch Toxine ausgelöst wird; Behandlung mit Immunseren, die durch Immunisierung von Tieren gew. werden. **1. Gasbrand-Antitoxin (Novyi):** Gasbrand-Antitoxin oedematiens, Immunoserum gangraenicum (Clostridium novyi) Ph.Eur.3, Immunoserum anticlostridium oedematiens; Nativserum mit antitoxischen Globulinen gegen das Alpha-Toxin von *Clostridium novyi;* gew. aus dem Serum von Pferden od. anderen Säugetieren. **2. Gasbrand-Antitoxin (perfringens):** Immunoserum gangraenicum (Clostridium perfringens) Ph.Eur.3, Immunoserum anticlostridium perfringens; Nativserum mit antitoxischen Globulinen gegen das Alpha-Toxin von *Clostridium perfringens.* **3. Gasbrand-Antitoxin (septicum):** Immunoserum gangraenicum (Clostridium septicum) Ph.Eur.3, Immunoserum anticlostridium septicum; Nativserum mit antitoxischen Globulinen gegen das Alpha-Toxin von *Clostridium septicum.* **4. Gasbrand-Antitoxin (polyvalent):** Immunoserum gangraenicum mixtum Ph.Eur.3, Immunoserum anticlostridium mixtum; Mischung aus Antitoxinen (perfringens, Novyi, septicum); neutralisiert die von *Clostridium Novyi, Cl. perfringens u. septicum* gebildeten Alpha-Toxine.

**Gasbrandbazillen:** Gasödembazillen, Clostridium-Arten, Erreger der Gasödemerkrankung (Gangraena).

**Gaschromatographie:** s. Chromatographie.

**Gasdichte:** s. Dampfdichte.

**Gasentwicklungsapparat:** Kipp-Apparat*.

**Gasgesetze (ideale):** Gesetze, die die gegenseitige Abhängigkeit der Zustandsgrößen Druck p, Volumen V, thermodynamische Temperatur T u. Stoffmenge n beschreiben. Die G. gelten nur genau, wenn zwischen den Atomen od. Molekülen des Gases keine Anziehungskräfte wirken u. ihr Eigenvolumen vernachlässigt werden kann. **Gesetz von Boyle-Mariotte** f. isotherme Vorgänge (T = const): $p \cdot V = const$. **Gesetz von Charles u. Gay Lussac** f. isobare Vorgänge (p = const): $p/T = const$. **Allgemeines Gasgesetz:** $p \cdot V = n \cdot R \cdot T$ (R allgemeine Gaskonstante*).

**Gashydrate:** s. Einschlußverbindungen.

**Gaskonstante, Allgemeine:** Konstante (Symbol R), die im Allgemeinen Gasgesetz u. in vielen anderen physikochemischen Gleichungen vorkommt; R = 8.3143 $J \cdot mol^{-1} \cdot K^{-1}$ bzw. $m^3 \cdot Pa \cdot mol^{-1} \cdot K^{-1}$ (1.98582 $cal \cdot mol^{-1} \cdot K^{-1}$) od. 0.083143 $L \cdot bar \cdot mol^{-1} \cdot K^{-1}$ (0.08082056 $L \cdot atm \cdot mol^{-1} \cdot K^{-1}$); vgl. Boltzmann-Konstante.

**Gasödemerkrankung:** s. Gasbrand.

**Gasolin:** s. Petrolether.

**Gasphase:** s. Gase.

**Gassterilisation:** s.a. Sterilisation; Chemische Sterilisation unter Einsatz mikrobizider Gase. **Verfahren: 1. Sterilisation mit Ethylenoxid**

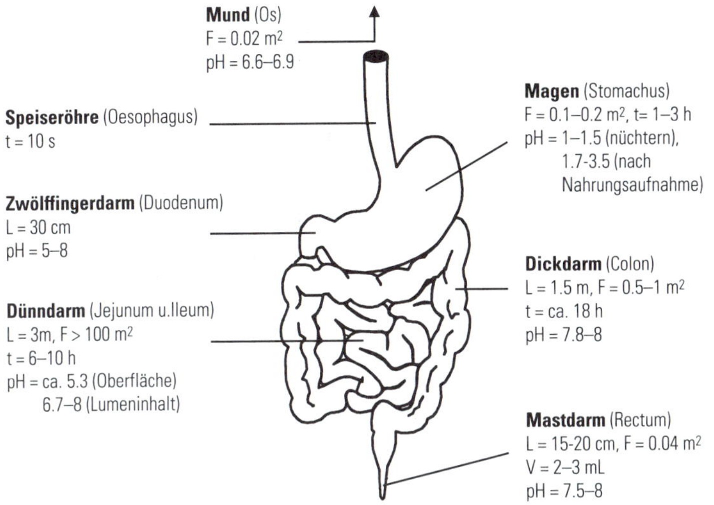


Gastrointestinaltrakt:
Biopharmazeutisch wichtige Einflußgrößen; L = Länge, F = Fläche, V = durchschnittliche Flüssigkeitsmenge, t = Entleerungszeit

**(EO):** Sterilisation mit verschiedenen Gasgemischen (EO + Inertgas [$CO_2$, Methylformiat, Freon]) **a) Vakuumverfahren:** bei Unterdruck von ca. 5 kPa (0.05 bar); Verw. von reinem EO, T-Gas*, Etox*, Etoxiat*. Einwirkzeit bei 25°C 6 h, bei 50°C ca. 2 bis 3 h. **b) Gleichdruckverfahren:** f. Produkte, die weder Unter- noch Überdruck vertragen. **c) Überdruckverfahren:** f. Gasgemische mit niedrigem EO-Gehalt. **Konventionelle Überdruckverfahren:** Man arbeitet mit Gasgemischen, die nur 10% EO (90% $CO_2$) enthalten, wie Cartox*, Carboxide*; Betriebsdruck 3 bis 7 bar. **Sterivit-Verfahren:** Erhöhung der Temp. auf 30 bis 65°C, 3 bis 7 bar Druck, relative Feuchte von mind. 10%, Sterilisierzeit 20 bis 40 min. Die Sterilisation mit EO wird beeinflußt durch Temp., Feuchte, Druck, Einwirkzeit (muß durch Einsatz von Bioindikatoren experimentell ermittelt werden) u. Verpackungsmaterial. Nach Beendigung der Sterilisation mit EO muß das Sterilisationsgut gut belüftet werden (desorbiert), da EO sich vorzugsweise an Oberflächen bindet; s. Ethylenoxid. Anw. f. Sterilisation von Rohstoffen, hitzelabilen Instrumenten, Einweggegenständen aus Kunststoff, Papierflies u. Papier, in d. Nahrungsmittelindustrie. **2. Sterilisation mit β-Propiolacton (BPL):** BPL weist ähnliche Eigenschaften auf wie EO, wird f. Sterilisationszwecke kaum mehr eingesetzt; zur Konservierung. **3. Sterilisation mit Ozon:** Einsatz in der Wasseraufbereitung, Inaktivierung von Pyrogenen.

**Gastheorie, kinetische:** erklärt des Verhalten von Gasen mit folgender Modellvorstellung: Ein Gas besteht aus einer großen Anzahl von Molekülen bzw. Atomen, die weit voneinander entfernt sind u. sich gegenseitig nicht anziehen. Ihr Eigenvolumen ist verglichen mit dem gesamten Volumen des Gases vernachlässigbar klein. Die Moleküle (Atome) bewegen sich sehr rasch. Zusammenstöße untereinander u. mit der Wand verlaufen vollkommen elastisch, d. h. ohne Energieverlust. Bei Temperaturerhöhung vergrößert sich die kinetische Energie der Moleküle (Atome). Mit der G. lassen sich z.B. die idealen Gasgesetze* erklären.

**Gastralgie:** Magenschmerz.

**Gastrax®:** s. Nizaditin.

**Gastricin:** *engl.* Gastricsin, Pepsin C; dem Pepsin A sehr ähnliches proteolytisches Enzym im Magensaft; $M_r$ 31500. Für die Bildung von Paracasein (unlösliches Casein) aus löslichem Casein verantwortlich; pH-Optimum 3.0.

**Gastricur®:** s. Pirenzepin.

**Gastrin I u. II:** Gewebshormone; s. Hormone.

**Gastritis:** Magenentzündung.

**Gastrodiagnost®:** s. Pentagastrin.

**Gastroenteritis:** Magen-Darm-Katarrh.

**Gastrogen:** vom Magen ausgehend, z.B. gastrogene Diarrhöen.

**Gastrografin®:** s. Amidotrizoesäure.

**Gastrointestinaltrakt:** Abk. GI, Magen-Darm-Trakt; der Verdauungskanal ist ein wichtiger Resorptionsort von Arzneistoffen, sein Zustand u. seine Eigenschaften (s. Abb.) bestimmen in hohem Ausmaß die Resortion* von Arzneistoffen u. z.T. auch deren Metabolisierung.

**Gastrokinetikum(a):** Mittel zur Beschleunigung der Magenentleerung, z.B. Metoclopramid*, Domperidon*, Bethanecholchlorid* u. Cisaprid.

**Gastromyzeten:** s. Pilze.

**Gastronerton®:** s. Metoclopramid.

**Gastrosil®:** s. Metoclopramid.

**Gastrozepin®:** s. Pirenzepin.

**Gatsch:** (Fischer-Gatsch) weißes festes Paraffin, das nach dem Fischer-Tropsch-Verfahren aus Kohlenoxid u. Wasserstoff bei einem Druck von 5 bis 20 at (Mitteldrucksynthese) gew. wird. Durch Oxidation kann G. in feste, gesättigte Fettsäuren umgewandelt werden, die man zu Seifen u. Speisefetten weiterverarbeitet.

**Gatschvaselin:** s. Vaselinum.

**Gattermann-Aldehydsynthese:** Methode zur

Synthese von Aldehyden durch Einführung der Formylgruppe in Phenole od. Phenolether mit Cyanwasserstoff u. Chlorwasserstoff u. Aluminium- bzw. Zinkchlorid als Katalysator; z.B. ensteht aus Anisol Anisaldehyd.

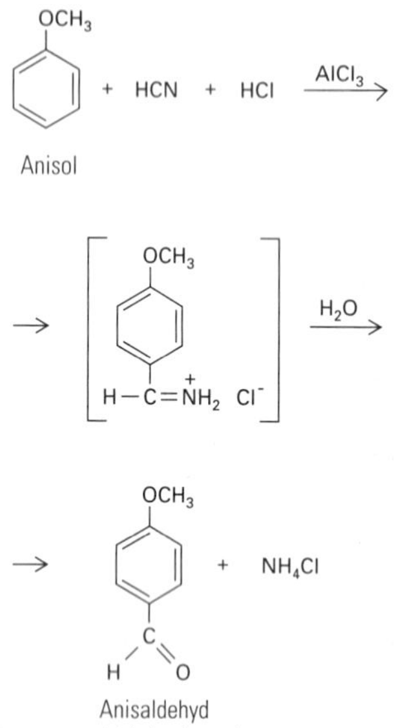

Gattermann-Aldehydsynthese: Bildung von Anisaldehyd als Beispiel

**Gattermann-Koch-Reaktion:** Methode zur Einführung der Formylgruppe in Benzol od. Alkylbenzole mit Hilfe von Kohlenmonoxid u. Chlorwasserstoff in Gegenwart von Aluminiumchlorid bzw. Kupfer(I)-chlorid als Katalysatoren; z.B. ensteht aus Toluol 4-Methylbenzaldehyd (s. Abb.).

**Gattung:** s. Genus.

**gauche:** windschief; s. Konformation.

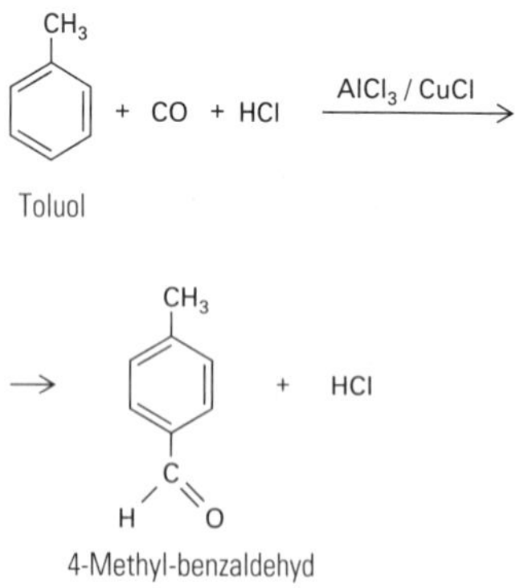

Gattermann-Koch-Reaktion: Bildung von 4-Methyl-benzaldehyd als Beispiel

**Gauchheil:** Anagallis arvensis*.

**Gauge:** s. Kanüle.

**Gaultheria procumbens** L.: Fam. Ericaceae, amerikanisches Immergrün (Nordamerika). Stpfl. v. **Folia Gaultheriae:** Wintergrünblätter, Kanadischer Tee. **Inhaltsst.:** bis 0.8% äther. Öl (Methylsalicylat), Arbutin*, Gaultherin*, Ericolin (Glykosid), Gerbsäure. **Anw.:** als Genußmittel, z. Gew. d. äther. Öles. **Oleum Gaultheriae:** Gaultheriaöl, Wintergrünöl, das äther. Öl der Blätter. Farbloses bis gelbl. Öl v. starkem, eigenartigem Geruch u. süßl. Geschmack, besteht bis zu 99% aus Methylsalicylat*. D. 1.174 bis 1.187, $\alpha_D^{20°C}$ 0 bis -2°. **Anw.** med.: als Antirheumatikum, inn. 10 bis 20 Tr. in Kapseln od. äuß. als Einreibung (ca. 20%) in Salben, Spiritus od. Öl; ferner in d. Parfümerie u. in der Getränkeindustrie.

**HOM:** *Gaultheria aetheroleum* (HAB1.5), Oleum gaultheriae: das äther. Öl der frischen Blätter mit mind. 96% u. max. 98% Methylsalicylat.

**HOM:** *Gaultheria procumbens:* getrocknete Blätter; verord. z.B. b. Gelenksrheumatismus, Neuralgie.

**Gaultherin:** Monotropitosid, Methylsalicylat-Primverosid; $C_{19}H_{26}O_{12}$. Bei Säurehydrolyse (z.B. mit 15%iger Schwefelsäure) entsteht jeweils 1 Mol Methylsalicylat*, D-Glucose u. D-Xylose, während enzymatische Hydrolyse Methylsalicylat u. Primverose (ein Disaccharid aus Xylose u. Glucose) ergibt. Vork.: z.B. in Gaultheria procumbens*, Betula lenta*, Filipendula-Arten.

**Gaumen:** Palatum.

**Gauß-Normalverteilung:** s. Normalverteilung.

**Gay-Lussac-Gasgesetz:** s. Gasgesetze, ideale.

**Gaze:** (nach der Stadt Gaza in Palästina) netzartig gewebter Stoff aus Leinen, Baumwolle, Seide, Mull zu Verbandzwecken. **Appretierte Gaze:** mit Stärkekleister getränkter u. getrockneter Mull; entweder sind nur die Fäden gestärkt u. die Maschen offen (Rollbinden) od. es sind auch die Zwischenräume verkleinert (Kleistergaze), vgl. Verbandmull u. Verbandwatte.

**Gazebinden aus Baumwolle:** s. Obturamenta gossypii absorbentia.

**Gazebinden aus Baumwolle u. Zellwolle:** s. Obturamenta gossypii et cellulosi regenerati absorbentia.

**GBE-761:** s. Ginkgo biloba.

**GC:** Gaschromatographie, s. Spektroskopie.

**GC-MS:** Gaschromatographie-Massenspektroskopie, s. Spektroskopie.

**GCP:** abk. f. **G**ood **C**linical **P**ractice. Verordnungen der US Food and Drug Administration (FDA) f. die klinische Forschung, die die Qualität u. Integrität von Daten aus klinischen Studien sicherstellen sollen. Die GCP fordern auch Rechtsschutz u. Sicherheit f. Probanden; sie beinhalten Verpflichtungen f. Auftraggeber, Inspektoren u. Prüfer sowie die Tätigkeit der Ethik-Kommissionen; vorgesehen sind administrative Maßnahmen bei Nichteinhaltung der GCP.

**G-CSF:** s. CSF.

**Gd:** *chem.* Gadolinum, s. Seltenerdmetalle.

**GDP:** s. Guanosin.

**Ge:** *chem.* Germanium*.

**Gebärmutterschleimhaut:** s. Endometrium.

**Geber:** s. Alchemie.

**Gebrannte Magnesia:** s. Magnesiumoxid.

**Gebrannter Gips:** s. Calciumsulfat.

**Gebrannter Kalk:** s. Calciumoxid.

**GED:** Abk. f. Gebräuchliche Einzeldosis.

**Gedächtniszellen:** s. Leukozyten.
**Gefäßbündel:** *bot.* s. Leitbündel.
**Gefäßbündelscheide:** *bot.* Endodermis.
**Gefäße:** *bot.* wasserleitende Zellen, die entweder 1. die Zellquerwände behalten (unechte Gefäße, Tracheiden) od. 2. die Zellquerwände auflösen u. daher lange Röhren bilden (echte Gefäße, Tracheen); vgl. Leitbündel. Verschiedenartige Tüpfel* u. Wandverdickungen sind oft charakteristisch; man spricht dann z.B. von Ring-, Spiral-, Schrauben-, Leiter-, Treppen-, Tüpfel-, Hoftüpfel-, Netzgefäßen (-tracheen bzw. -tracheiden).
**Gefäßpflanzen:** Pflanzen, die Gefäße* zum Transport von Wasser u. Assimilaten aufweisen. Dazu gehören die Pteridophyta* (Farnpflanzen) u. Spermatophyta* (Samenpflanzen).
**Gefahrensymbole:** Jeder Gefahrstoff muß mit einem der in Anh.I Nr. 2 GefStoffV aufgeführten, schwarz auf orangegelbem Grund gehaltenen Gefahrensymbolen gekennzeichnet werden; die Größe der G. richtet sich nach der Größe des Behältnisses bzw. der Verpackung, muß jedoch mind. 1 $cm^2$ betragen (§ 9 GefStoffV). Den Gefahrensymbolen zugeordnet sind 10 Kennbuchstaben als Abkürzungen f. die Gefahrenbezeichnungen, s. Abb.

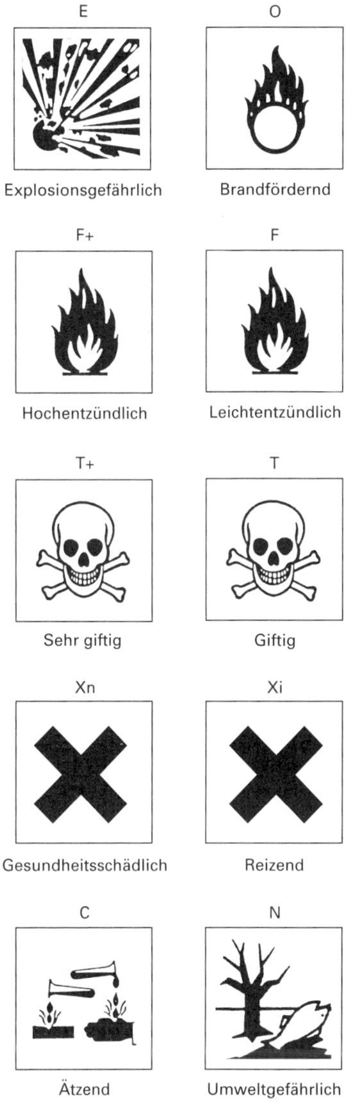

Gefahrensymbole und Gefahrenbezeichnungen (Schwarzer Aufdruck auf orangegelbem Grund)

**Gefahrensymbole**

| Rauminhalt der Verpackung | | | Abmessung der Kennzeichnung |
|---|---|---|---|
| bis zu | 0.25 L | | angemessen (mind. 1 $cm^2$) |
| über | 0.25 L | bis 3 L | mind. 52 mm • 74 mm |
| über | 3 L | bis 50 L | mind. 74 mm • 105 mm |
| über | 50 L | bis 500 L | mind. 105 mm • 148 mm |
| über | 500 L | | mind. 148 mm • 210 mm |

**Gefahrstoffrecht:** früher Giftrecht; behandelt die gefährlichen Stoffe u. Zubereitungen. Es wurde 1993 u. 1994 erneut vollkommen umgebaut u. besteht nunmehr aus folgenden vier Teilen: **1.** Chemikaliengesetz*, **2.** Gefahrstoffverordnung*, **3.** Chemikalien-Verbotsverordnung* u. **4.** Liste der gefährlichen Stoffe u. Zubereitungen nach §4a der GefStoffV (s. EG-Gefahrstoffliste*).
**Gefahrstoffverordnung:** Verordnung zum Schutz vor gefährlichen Stoffen (GefStoffV) vom 26.10.1993, zuletzt geändert durch Art. 2 der Ersten Verordnung zur Änderung chemikalienrechtlicher Verordnungen vom 12.6.1996. Sie regelt den Umgang mit gefährlichen Stoffen u. Zubereitungen einschließlich ihrer Kennzeichnung, Verpackung, Aufbewahrung, Lagerung u. Vernichtung. Damit soll sie den Menschen vor arbeitsbedingten u. sonstigen Gesundheitsgefahren u. die Umwelt vor stoffbedingten Schädigungen schützen. Die früher in der G. enthaltenen Verkehrsverbote u. die Vorschriften über den Handel mit gefährlichen Stoffen u. Zubereitungen („Inverkehrbringen") sind heute in der Chemikalien-Verbotsverordnung* geregelt. Die G. gilt nicht für Arzneimittel nach § 2 AMG; die Kennzeichnungspflicht nach § 14 Abs. 5 ApoBetrO (Kennzeichnung von Rezepturarzneimitteln mit gefährlichen physikalischen Eigenschaften) bleibt davon unberührt. Die G. löste die Arbeitsstoffverordnung* aus dem Jahre 1980 u. alle Giftverordnungen der Länder ab, ersetzte also im damaligen Giftrecht Bundesrecht durch Landesrecht. Außerdem wurde das EG-Recht berücksichtigt. Andere Regelungen, die den Verkehr mit giftigen Stoffen betreffen od. berühren, blieben bestehen, so das Chemikaliengesetz*, das Pflanzenschutzgesetz* u. die Pflanzenschutzmittel-Anwendungsverordnung*.
Die G. setzt an die Stelle des alten Begriffs „Gift" den Begriff „Gefahrstoff". Der Giftschein u. der Gifterlaubnisschein der Giftverordnungen sind abgeschafft. Das ehemalige Giftbuch* bleibt als Gefahrstoff-Abgabebuch erhalten, da über die Abgabe von sehr giftigen ($T^+$) u. giftigen (T)

Stoffen u. Zubereitungen (s. Gefahrensymbole) Aufzeichnungen (Datum der Abgabe – Art u. Menge d. Gefahrstoffes – Verwendungszweck – Name u. Anschrift des Erwerbers – Name des Abgebenden) zu machen sind, wobei der Erwerber den Empfang durch Unterschrift zu bestätigen hat (§ 3 Abs. 3 ChemVerbV*). Von besonderer praktischer Bedeutung ist Anhang I der GefStoffV; er regelt die Einstufung u. die Kennzeichnung gefährlicher Stoffe u. Zuber., die in der EG-Gefahrstoffliste* aufgelistet sind. So müssen bei der Abgabe nach § 6 GefStoffV auf der Verpackung 1. die chem. Bez. des Stoffes, 2. die Gefahrensymbole* u. die Gefahrenbezeichnungen, 3. die Hinweise auf besondere Gefahren (**s. R-Sätze**), 4. die Sicherheitsratschläge (s. **S-Sätze**), 5. der Name, die Anschrift u. die Telefonnummer des Herstellers, Importeurs od. Vertriebsunternehmers 6. die dem Stoff zugeordnete EWG-Nummer u. ggf. zusätzliche Angaben z.B. für krebserzeugende, erbgutverändernde u. fortpflanzungsgefährdende Stoffe angegeben werden. Seit dem 1.5.1994 müssen Hersteller, Importeure u. Inverkehrbringer gefährlicher Stoffe dem gewerblichen Abnehmer ein Sicherheitsdatenblatt übermitteln. Dieses muß u.a. folgende Informationen über gefährliche Stoffe enthalten: Name u. Anschrift des Herstellers, chemisch-physikalische Charakterisierung des Gefahrstoffs (EG-Nummer, CAS-Nummer, Angaben zu physikalisch-chemischen Eigenschaften), Hinweise auf mögliche Gefahren, Erste-Hilfe-Maßnahmen, Maßnahmen zur Brandbekämpfung, Angaben zur Toxikologie u. Ökologie, Hinweise zum Transport u. zur Entsorgung. Vorratsgefäße von Gefahrstoffen müssen ebenfalls entspr. den Vorschriften der GefStoffV gekennzeichnet werden. In Apotheken, wissenschaftichen Instituten u. Laboratorien genügen für Standgefäße bis zu einem Fassungsvermögen von 1 Liter, in denen gefährliche Stoffe enthalten sind, folgende Angaben: die Bez. des Gefahrstoffs, das Gefahrensymbol* u. die Gefahrenbezeichnung. Mit T+ oder T gekennzeichnete Gefahrstoffe sind unter Verschluß zu lagern. In Apotheken gelten die Kennzeichnungsvorschriften der Apothekenbetriebsordnung* u. des Deutschen Arzneibuchs* (§ 16 Abs. 3 ApBetrO) für vorsichtig zu lagernde (Separanda) u. sehr vorsichtig zu lagernde (Venena) Arzneistoffe fort.

**Gesch.:** Mit den aufgehobenen u. weiter geltenden Vorschriften hat die G. weit zurückreichende historische Wurzeln. Ansätze eines Giftgesetzes enthält bereits das Medicinaledikt Friedrichs II. (um 1238). Erste reichsgesetzliche Bestimmungen über den Verkehr mit Giften finden sich in der Constitutio Criminalis Carolina (1553). Ein Giftverkaufsbuch (s.a. Giftbuch) ist bereits durch die Württembergische Medizinalverordnung von 1756 eingeführt worden..

**Gefahrstoffverzeichnis:** nach § 16 Abs. 3a GefStoffV ist ein Arbeitgeber, in dessen Betrieb mit Gefahrstoffen (s. Gefahrstoffverordnung) umgegangen wird, verpflichtet, ein Verzeichnis zu erstellen, das kurzfristig verfügbar sein muß u. folgende Angaben zu allen in dem entspr. Betrieb verwendeten Gefahrstoffen enthalten muß: Bezeichnung d. Gefahrstoffs, Angabe der gefährlichen Eigenschaften, Mengenbereiche des Gefahrstoffs im Betrieb, Arbeitsbereiche, in denen mit dem Gefahrstoff umgegangen wird. Diese Vorschrift betrifft auch Apotheken im Hinblick auf die vorhandenen Reagenzien, Prüfmittel u. Rezeptur-Arzneistoffe.

**Geflügel-Enzephalomyelitis-Virus:** s. Enzephalomyelitis-Lebend-Impfstoff f. Geflügel, Aviäre-infektiöse.

**Geflügelpest-Lebendimpfstoff, Atypische:** s. Newcastle-Krankheit-Lebendimpfstoff (gefriergetrocknet).

**Geflügelpocken-Lebend-Impfstoff (gefriergetrocknet):** Vaccinum variolae gallinaceae vivum cryodesiccatum Ph.Eur.3; eine Zuber. aus einem od. mehreren Stämmen des Taubenpocken-, Geflügelpocken- od. Putenpockenvirus. Die Herst. des Impfstoffs beruht auf einem Saatvirussystem. Die Virussuspensionen werden geerntet u. mit einer geeigneten Stabilisatorlösung verdünnt. Danach wird die Mischung gefriergetrocknet.

**Gefrierpunkt:** *syn.* Erstarrungspunkt*.

**Gefrierpunktserniedrigung:** Gefriertemperaturerniedrigung; alle Lösungen haben einen niedrigeren Gefrierpunkt als die reinen Lösungsmittel, während der Siedepunkt ansteigt. Dies wird bedingt durch die Dampfdruckerniedrigung über der Lösung (vgl. Osmotischer Druck). Die G. bzw. Siedepunktserhöhung $\Delta t$ ist proportional der Konzentration des gelösten Stoffes (Anzahl Mole n pro kg Lösungsmittel) u. umgekehrt proportional seiner Molekülmasse (**Raoult-Gesetz**) u. dient daher zu deren Bestimmung:

$\Delta t = E/n$

Der Proportionalitätsfaktor E beträgt z.B. f. Wasser 1.860 (G.) bzw. 0.511 K·kg/mol (Siedepunktserhöhung) u. wird je nach dem auch als kryoskopische bzw. ebullioskopische Konstante bezeichnet.

Neben einem Osmometer* dient zur Bestimmung der G. (Gefrierpunktsbestimmung, Kryoskopie) sowie auch der Siedepunktserhöhung (Ebullioskopie) der Beckmann-Apparat mit dem Beckmann-Thermometer; dessen Skala umfaßt nur 6 K, welche in 1/100 K (Kelvin) eingeteilt sind. Der Nullpunkt der Skala kann willkürlich auf beliebige Temperaturen eingestellt werden, so daß ein einziges Thermometer f. alle Meßbereiche ausreicht. Als Lösungsmittel verwendet man Wasser, f. wasserunlösl. org. Substanzen meist Benzol, Campher (kryoskopische Konstante 40 K·kg/mol) u. dgl.

**Gefrierschutzmittel:** s. Kryoprotektivum(a).

**Gefriertrocknung:** Lyophilisation, freezing-(freeze-)drying, Sublimationstrocknung. Besonders schonendes Trocknungs- u. Konservierungsverfahren f. thermolabile, hochwertige Arzneistoffe (Antibiotika, Vitamine, Hormone, Blutplasma, Seren, Impfstoffe, Enzyme, Pflanzenteile, Extrakte aus tierischem u. pflanzlichem Material, Trockenampullenpräparate u.a.), aber auch f. Nähr- u. Genußmittel (z.B. Milch, Kaffee- u. Tee-Extrakte, Instant-Produkte). **Lyophilisate** (gefriergetrocknete Materialien) sind meist stark hygr. u. müssen unter trockener Luft, Inertgas od. unter Vakuum dicht verpackt werden. Für Trockenampullen werden eigene Lyophilisierungsstopfen* verwendet. Die G. läuft in **drei Schritten** ab: **1.** Genügend rasches **Einfrieren** des Produkts in dünner Schicht unter Normaldruck je nach Gefrierverhalten auf eine so tiefe Temp. (ca. -50°C), daß alle flüss. Anteile erstarrt sind (ca. 20°C unter der eutektischen Temp., od. falls diese nicht ermittelbar ist, die z.B. durch Leitfähigkeitsmessung aufgefundene Temp. f. vollständiges Gefrieren). Für sterile Lyophilisate werden keimfiltrierte Lösungen, keimfreie Geräte, Behältnisse u. Gefriertrocknungsanlagen

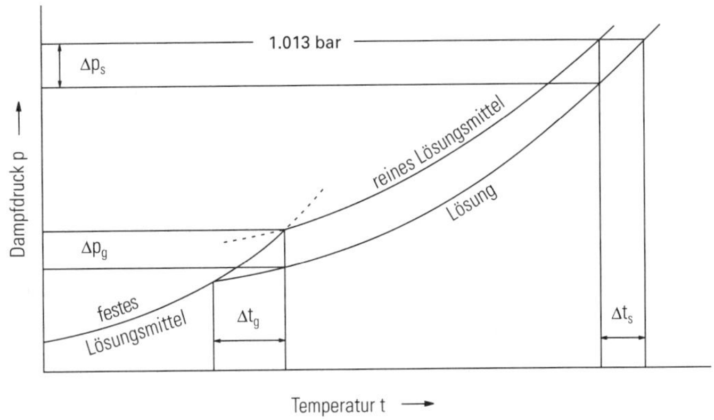


Gefrierpunktserniedrigung $\Delta t_g$, Siedepunktserhöhung $\Delta t_s$ und Dampfdruckerniedrigung $\Delta p$

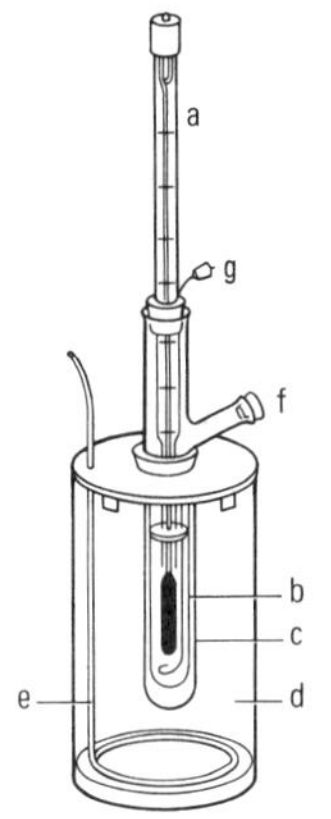


Gefrierpunktserniedrigung: Bestimmung mittels Beckmann-Apparat; a: Beckmann-Thermometer; b: Gefriergefäß mit der zu untersuchenden Substanz; c: Luftmantel; d: Glasgefäß mit Kältemischung, die einige Grade unter dem erwarteten Gefrierpunkt liegt; e: Rührer; f: Füllansatz; g: Rührer aus Platindraht zum Durchmischen der Probe

benötigt. **2.** Eigentliche G. **(Primärtrocknung):** Entfernen der Hauptmenge des gefrorenen Wassers (bzw. eines anderen Lösungsmittels) durch Sublimation (endothermer Übergang vom festen Zustand direkt in die Dampfphase) im Vakuum mit Hilfe einer Wärmequelle (benötigte Sublimationswärme). Der Wasserdampf über dem Produkt wird durch Trockenmittel od. besser durch Absaugen und/oder durch Kondensation an tiefgekühlten Flächen entfernt. Je nach Feststoffanteil des eingesetzten Produktes entsteht dabei ein mehr od. weniger voluminöses, poröses Lyophilisat mit großer Oberfläche, das im Falle der späteren Wiederherstellung einer Lösung sich rasch u. leicht in gewünschter Konz. auflöst (lyophile Eigenschaft). **3. Sekundärtrocknung** zur Entfernung des am stärksten gebundenen Wassers, des adsorbierten Wassers im Vakuum bei einer dem Produkt zumutbaren Temperatur.

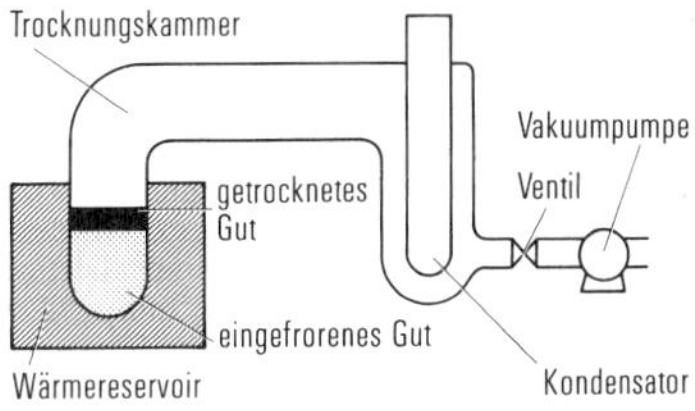


Gefriertrocknung [131]

**Gefrierverfahren:** s. Konservieren.
**GefStoffV:** Abk. f. Gefahrstoffverordnung*.
**Gegenanzeige:** s. Kontraindikation.
**Gegengift:** s. Antidot.
**Gegenklebemittel:** s. Formentrennmittel.
**Gegenmittel:** Gegengift, Antidot.
**Gegenstromextraktion:** Perkolationsverfahren mit langsamem, aber kontinuierlichem Transport der Droge durch Schnecken, Schaufeln o.ä. gegen den Strom des Extraktionsmediums (Menstruum).
**Gehalt:** *chem.* allgemeiner (qualitativer) Überbegriff für Konzentration* u. Anteil (Verhältnisgröße für Stoffmengenanteil*, Massenateil, Volumenanteil). Die quantitative Zusammensetzung einer Mischung (Lösung) läßt sich mit Hilfe der Größen Masse* m, Stoffmenge* n od. Volumen* V beschreiben. Dabei ist zu berücksichtigen, daß die Stoffmenge von der Teilchenart u. das Volumen von der Temperatur abhängt.
**Gehaltsgleichförmigkeit:** s. Content uniformity.
**Gehirnanhang:** Hypophysis cerebri, s. Hormone, Organtherapeutika.
**Gehirnerschütterung:** Commotio cerebri.
**Gehirnhautentzündung:** s. Meningitis.
**Gehirn-Rückenmarks-Flüssigkeit:** s. Liquor cerebrospinalis.
**Geierpflanze:** s. Marsdenia condurango.
**Geigenharz:** s. Colophonium.

**Geiger-Müller-Zählrohr:** s. Strahlenmeßgeräte.
**Geiger-Zähler:** s. Strahlenmeßgeräte.
**Geißbart:** Filipendula ulmaria*.
**Geißblatt:** Lonicera caprifolium*.
**Geißblattgewächse:** s. Caprifoliaceae.
**Geißeln:** ektoplasmatische Organellen, die der Fortbewegung von Bakterien u. Protozoen dienen. Sitz von Antigenen z.B. bei den Salmonellen; Färbung nach Zettnow.
**Geißeltierchen:** s. Protozoen.
**Geißfuß:** Aegopodium podagraria*.
**Geißklee:** Galega officinalis*.
**Geißraute:** Galega officinalis*.
**Geisteskrankheit:** s. Psychose.
**Gel:** s.Gele.
**Gelatinae:** Gelees, Gallerten; halbfeste Arzneizubereitungen, die neben Glycerol u. Wasser aus Gelatine*, Carragen*, Tragant* bestehen u. Zusätze von Arzneistoffen (z.B Iodoform) enthalten.
**Gelatinase:** Pepsin B; Protease im Magensaft; $M_r$ 36000. An der Hydrolyse von Gelatine beteiligt.
**Gelatina Zinci:** s. Zinkleim.
**Gelatine:** Gelatina Ph.Eur.3, G. alba (Gebleichte Gelatine), G. animalis, Colla animalis, Glutin, Gelita®, Puragel®, Pharmagel®A, Pharmagel®B. CAS-Nr. PM9000-70-8. Gereinigtes Peptidgemisch mit breiter Molmassenverteilung ($M_r$ 60 000 bis 90 000). Biol. minderwertiges Eiweiß wegen des geringen Gehalts an Methionin u. Tyrosin u. des Fehlens von Cystin u. Tryptophan. Gew. durch partielle Hydrolyse des in Knochen, Bindegewebe, Haut, Sehnen u. Knorpeln enthaltenen unlöslichen Kollagens*. Aus Rinderknochen u. Häuten erhält man in einem alkalischen Aufschlußverfahren bei erhöhter Temp. G. vom **Typ B** (basic). Sie enthält in wäßriger Lsg. vorwiegend $COO^-$-Gruppen u. besitzt einen pH-Wert von 5.0 bis 7.4. Unter Verw. von Schweineschwarten entsteht in einem sauren Aufschlußverfahren bei erhöhter Temp. G. vom **Typ A** (acid), die in wäßriger Lsg. vorwiegend $NH_3^+$-Gruppen aufweist u. daher einen pH-Wert von 3.8 bis 6.0 besitzt. G. kann auch aus einer Mischung beider Typen bestehen.
**Eigenschaften:** Dünne, farblose, elastische, glasartig glänzende Blätter od. gelblich-weißes, grobkörniges, in trockener Form stabiles Pulver. G. ist feuchtigkeitsempfindlich u. enthält ca. 12 bis 15% Wasser. Bei zu trockener Lagerung wird die G. spröde, bei zu feuchter quillt sie an, wird klebrig u. ist äußerst anfällig gegenüber Mikroorganismen. Gelatinekapseln verhalten sich unter extremen Lagerungsbedingungen ähnlich. G. ist unlösl. in Ethanol u. Ether, löst sich unter 0.5% in kaltem Wasser, quillt in höherer Konz. (über 0.5%) in kaltem Wasser um das 5- bis 10fache auf, ohne sich zu lösen, u. löst sich in warmem Wasser unter Quellungserscheinungen zu einer mehr od. weniger viskosen Flüss., die ab ca. 1% G. beim Erkalten (unter 35 bis 40°C) durch teilweise Rückbildung der nativen Konformation des Kollagens zu einer elastischen Gallerte erstarrt u. sich bei höheren Temperaturen wieder verflüssigen läßt (thermoreversible Gelbildung). **Gallertfestigkeit:** (s. Bloom) Typ A: 75 bis 300 Bloom; Typ B: 75 bis 275 Bloom. Für die Granulierung eignet sich Gelatine mit 150 bis 280 Bloom. Zur Herst. v. Hartgelatinekapseln wird G. Typ B mit einem Bloom-Wert von ca. 250 eingesetzt. Nach Ph.Eur.3 muß die G. zur Herst. v. Vaginalkugeln, Suppositorien u. Zinkleim* folgendes **Gelbildungsvermögen** erfüllen: 150 bis 250 g. Diese Masse in g bewirkt unter Verw. eines Gelometers (s. Bloom) mit einem Stempel von 12.7 mm Durchmesser bei einem bei 10°C gealterten Gel (6.67% Gelatine) eine 4 mm tiefe Verformung. G. ist aufgrund der basischen Aminogruppen u. sauren Carboxylgruppen amphoter. Der **isoionische Punkt*** liegt bei Typ A zwischen pH 6.3 u. 9.2, bei Typ B aber zwischen pH 4.7 u. 5.2. Am isoionischen (isoelektrischen) Punkt haben beide Typen die geringste Löslichkeit (Unterscheidungsmöglichkeit zwischen beiden Typen), unterhalb dieses Punktes sind beide Typen kationenaktiv, oberhalb anionenaktiv. Der Ladungszustand der G., der durch pH-Änderung variiert werden kann, nimmt Einfluß auf die innere Struktur der gelösten G.-Moleküle, in der Folge auf die Viskosität u. Quellung. G. ist in gequollenem Zustand auch in mehrwertigen Alkoholen lösl. (Glycerol, Propylenglykol, Sorbitol).
**Inkomp.:** Härtung (Verschlechterung der Löslichkeit bis zur Fällung) durch Alaun, Formaldehyd, Ethanol, $HgCl_2$, Tannin, Gerbstoffen, 3wertigen Metallsalzen u.a. Diese bewirken durch Vernetzung der G. Ausflockung u. Unlöslichkeit. Mischungen von Gelatinelösungen der Typen A u. B sowie hohe Elektrolytkonz. können auch zu Ausflockungen führen (vgl. Herst. v. Mikrokapseln*). G. vom Typ B eignet sich nicht zur Verarbeitung saurer od. kationischer Arzneistoffe. Typ A ist mit alkalischen od. anionischen Stoffen inkomp. Kleine Mengen Säuren, Basen, Salze verbessern die Quellung u. Löslichkeit. Durch Zusätze von Erdalkalichloriden, Harnstoff, Thioharnstoff wird der Sol-Gel-Umwandlungspunkt (eine bestimmte Temp. während der Abkühlung) unter die Raumtemperatur herabgesetzt, d.h. es tritt keine Gelbildung mehr ein. Zu langes Erwärmen (über 60°C, thermischer Abbau) od. ein Überschuß an Säure (unter pH 5) od. Alkali hydrolisiert die G. weiter, d.h. die Viskosität u. das Gelbildungsvermögen nehmen ab. Gelatinelösungen müssen wegen der großen Anfälligkeit gegenüber Mikroorganismen entweder konserviert sein od. immer frisch bereitet werden. Die USP fordert vom Ausgangsmaterial Freiheit von pathogenen Keimen u. eine max. Keimzahl von 1000/g.
**Verwendung:** **1.** als 1- bis 2%iger Zusatz beim Granulieren in Form von 2- bis 20%igen wäßrigen Lösungen; **2.** als Hüllmaterial bei der Koazervationstechnik (Mikroverkapselung); **3.** als Umhüllung f. ölige od. feste Substanzen (Perlen, Beads), gew. mittels Sprühtechnik; **4.** f. Hart- u. Weichgelatinekapseln; **5.** Für flüssige u. halbfeste Arzneiformen als Verdickungsmittel (z.B. auch in wäßrigen Augentropfen), als Gelbildner in Hydrogelen, Gallerten, Suppositorien u. Ovula; **6.** als Blutplasmaexpander in Form von Derivaten (z.B. Oxypolygelatine*); **7.** in 12%iger Konz. geeignet zur Herst. v. Nährböden f. die Bakteriologie; **8.** zur Herst. v. Zinkleim.
**Gelatine, Chinesische, Japanische:** s. Agar.
**Gelatinehydrolysat:** s. Kollagenhydrolysat.
**Gelatinekapseln:** s. Capsulae.
**Gelatum polyacrylatum aquosum:** s. Mucilago Polyacrylati cum Aqua.
**Gelatum polyacrylatum cum Isopropanolo:** s. Mucilago Polyacrylati cum Alcohole isopropylico.
**Gelbbeeren:** s. Rhamnus catharticus.
**Gelbe Fermente:** alte Bez. f. die Flavinenzyme*.

**Gelbe Hanfwurzel:** s. Datisca cannabina.

**Gelbe Jasminwurzel:** Rhiz. Gelsemii, s. Gelsemium sempervirens.

**Gelbe Oleandersamen:** s. Thevetia peruviana.

**Gelber Eisenhut:** Aconitum septentrionale.

**Gelbes Katzenpfötchen:** Helichrysum arenarium*.

**Gelbes Sandelholz:** s. Santalum album.

**Gelbes Wachs:** Bienenwachs, s. Wachse.

**Gelbfieber:** Erreger Arbo-Viren*; Übertragung erfolgt durch Aedes* (Mücken). G. tritt im tropischen Mittel- u. Südamerika sowie in Afrika südlich der Sahara auf. Prophylaxe durch Schutzimpfung (aktive Immunisierung*) mit attenuiertem G.-Virus (Stamm 17D), s. Gelbfieber-Lebend-Impfstoff.

**Gelbfieber-Lebend-Impfstoff:** Vaccinum febris flavae vivum Ph.Eur.3; gefriergetrocknete Zuber. des 17D-Stammes des Gelbfiebervirus, gezüchtet in befruchteten Hühnereiern; Antiobiotika können zugesetzt werden.

**Gelbholz:** s. Xanthoxylum fraxineum.

**Gelbholzrinde:** 1. s. Rhamnus frangula; 2. s. Zanthoxylum fraxineum.

**Gelbildner:** s. Verdickungsmittel.

**Gelbkali:** s. Kaliumhexacyanoferrat(II).

**Gelbkörper:** Corpus luteum*.

**Gelbkörperhormon:** Progesteron*, weibl. Keimdrüsenhormon, s. Hormone.

**Gelböl:** Produkt der Braunkohlenteer-Dest.

**Gelborange S:** rotfärbender Azofarbstoff, mit Tartrazin* strukturverwandt; ist in zahlreichen Ländern f. Lebensmittel u. Medikamente zugelassen. In Langzeitstudien wurden an Mäusen in Hochdosisversuchen substanzspezifische, kanzerogene Wirkungen deutlich. Aus diesem Grund ist G. S in einigen Ländern (Schweden, Norwegen) verboten.

**Gelbveiglein:** Cheiranthus cheiri*.

**Gelbwurzel:** s. Curcuma-Arten.

**Gelbwurzel, Javanische:** s. Curcuma-Arten.

**Gelbwurzel, Kanadische:** Rhiz. Hydrastis, s. Hydrastis canadensis.

**Gelbwurzelstock:** s. Curcuma-Arten.

**Gelchromatographie:** Gelpermeationschromatographie, GPC, s. Chromatographie.

**Gele:** Mucilagines; feindisperse Systeme aus mind. **zwei Phasen, flüssig u. fest (Lyogele)** od. **gasförmig u. fest (Xerogele)**, bei denen die feste disperse Phase im Gegensatz zu den flüss. (verdünnten) kolloiden Lösungen (Sole) u. Suspensionen als zusammenhängendes dreidimensionales Gerüst (Textur, Matrix) vorliegt, in dem die Flüssigkeit bzw. das Gas eingeschlossen ist. Beide Phasen durchdringen sich vollständig, d.h. sie sind **bikohärent** (Phasenkohärenz). Für den Aufbau des Gerüstes sind unterschiedliche Verknüpfungskräfte verantwortlich. Am stabilsten sind **Hauptvalenzgele** (z.B. Kautschuk, andere Elastomere, manche Kieselsäuregele), die nicht in den Sol-Zustand überführt werden können. Die interessanteren **Nebenvalenzgele** werden hingegen durch schwächere intermolekulare Bindungskräfte* zusammengehalten. **Beispiele** dafür sind Hydrogele (Salben aus Cellulosederivaten, Stärken, synthetischen Quellstoffen, Bentonit, Aerosil®, usw.), Organogele (Kohlenwasserstoffgele (Vaselin), Lipogele (natürliche Fette), Emulsionsgele (emulgatorhaltig)) u. die Polyethylenglykolgele. Die zur Gelbildung benötigte Konz. an fester Phase ist u.a. auch von deren Struktur abhängig. Aus Stoffen mit fadenförmigen Molekülen lassen sich bereits in geringerer Konz. G. herstellen als mit symmetrisch geformten Feststoffpartikeln. Infolge des unterschiedlichen Aufbaus der Gelbildner existieren verschiedene Gerüsttypen von Nebenvalenzgelen. Makromolekulare Gelbildner mit Fadenmolekülen bilden ein Linearkolloidgerüst, plättchenförmige Partikeln, z.B. von Bentonit, ein Laminarkolloidgerüst u. kugelförmige Teilchen, z.B. vom hochdispersen Siliciumdioxid, ein Sphärokolloidgerüst. Die Eigenschaften der Nebenvalenzgele, deren Umwandlung (reversibel od. irreversibel) in Sole **(Peptisation)** u. umgekehrt **(Koagulation)**, sind von der Konzentration, der Teilchengröße u. -form der festen Phase, der Temp., von den Wechselwirkungskräften u. von der Art des Dispersionsmittels abhängig. In den meisten Fällen wird ein kleinerer Teil des Dispersionsmittels an den Feststoff angelagert (Lyosorption, Solvatation). Die größere, aufgrund von mechanischen od. thermischen Einflüssen od. selbsttätig durch Verdichtung des Gelgerüsts durch Reifung **(Synärese)** zu einem geringen Teil abtrennbare Flüssigkeitsmenge wird durch mechanischen Einschluß u. Kapillarwirkung festgehalten. Die meisten Gele besitzen eine Fließgrenze u. weisen darüber ein plastisches Fließverhalten auf (z.B. Salben). Besonders formstabile G. mit ausgeprägter Elastizität, aufgebaut aus organischen Makromolekülen, bezeichnet man **Gallerten** (Gelatine; diese G. eignen sich nicht f. Salben). Unter **Magma** versteht man häufig anorganische G. (aus Bentonit*, Aluminiumhydroxid u.a.). **Xerogele** od. Trockengele erhält man durch Entfernen der mechanisch festgehaltenen flüssigen Phase, vorausgesetzt, sie ist flüchtig. Xerogele quellen entweder auf Zugabe eines geeigneten Dispersionsmittels entweder kaum (Silicagel), nur begrenzt unter Volumenzunahme (z.B. Stärke, s. Amylum), od. aber unbegrenzt (z.B. Methylcellulose*). Im letzten Fall entsteht in geeigneter Konz. ein Gel (bzw. durch weiteres Verdünnen isotherm ein Sol). Die zweite Möglichkeit, ein Gel mit einem unbegrenzt quellbaren Feststoff (meist ein Xerogel) herzustellen, geht über den durch Erwärmen hervorgerufenen Sol-Zustand. Dabei macht man sich die thermoreversible Umwandlung Sol-Gel der Nebenvalenzgele zunutze. Der Quellstoff wird in geeigneter Konz. in der Wärme kolloidal gelöst u. erstarrt während des Abkühlens zum Gel. Organogele u. Polyethylenglykolgele werden durch Zusammenschmelzen der festen u. flüssigen Phase nach dem Abkühlen erhalten. G. verhalten sich strukturviskos u. zeigen meist thixotropes Verhalten. G. werden auf rheologisches Verhalten (s. Viskosität), Geliervermögen (s. Gelatine) u. ev. auf Gallertfestigkeit (s. Gelatine) geprüft. Nach Ph.Eur.3 sind **hydrophobe Gele** (Oleogele) i.a. zusammengesetzt aus flüssigem Paraffin mit Polyethylenen od. fetten Ölen, die mit kolloider Kieselsäure (Aerosil®) od. Aluminium- od. Zinkseifen verdickt werden. **Hydrophile Gele** (Hydrogele) bestehen i.a. aus Wasser, Glycerol od. Propylenglykol; diese werden mit Quellstoffen wie Tragant, Stärke, Cellulosederivaten, Carboxyvinyl-Polymeren u. Magnesium-Aluminium-Silicaten zu Gelen verarbeitet.

**Gelée royale:** Weiselfuttersaft, Bienenköniginnenfuttersaft; Futtersaft, der den Bienen (s. Apis mellifera) zur Ernährung der Larven u. der Bienenkönigin (Weisel) dient. Dieses Sekret wird von jungen Arbeitsbienen in ihren Kopfdrüsen

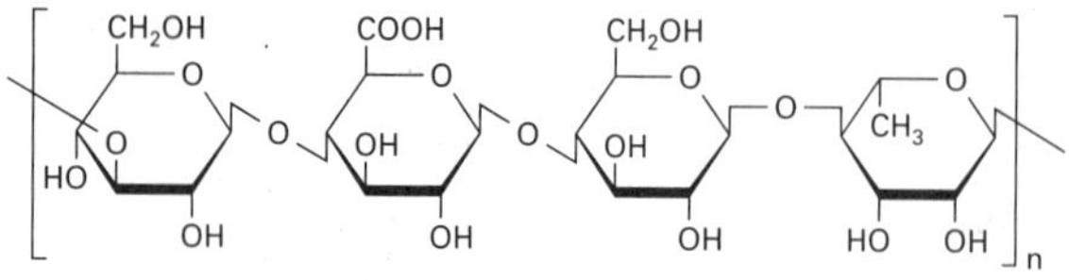

Gellan:
Tetrasaccharid-Grundeinheit, bestehend aus β-D-Glucose, β-D-Glucuronsäure u. β-L-Rhamnose

(Schlund- u. Oberkieferdrüsen) produziert u. besteht zu ca. einem Drittel aus Trockenmasse. **Best.:** 18% Eiweiß, 5% Fett, 10 bis 15% Zucker, Mineralstoffe, Acetylcholin u. Vitamine* (B-Gruppe, C, E, Biotin, Folsäure, Panthothensäure) sowie Biopterin* u. Neopterin* (wovon im Arbeiterinnenfuttersaft, der sonst gleich zusammengesetzt ist, weniger enthalten ist). **Anw.:** bei Stoffwechselkrankheiten, als Geriatrikum u. Stärkungsmittel; äuß. (mit unerwiesener Wirk.) auch f. Kosmetika.

**Gelees:** s. Gelatine, Gelatinae, Pektine.

**Geleitzellen:** *bot.* lebende Zellen, die die Siebröhren* begleiten; s. Phloem.

**Gelenksentzündungen, Arzneimittel gegen:** Antiarthritikum(a), s. Antirheumatikum(a), Gichttherapeutikum(a).

**Gelfiltration:** dient der Fraktionierung hochmolekularer Substanzen. Eingesetzt werden häufig unterschiedl. stark quellende, makromolekulare Stoffe in Perlform, die sich durch ihren Vernetzungsgrad voneinander unterscheiden, z.B. die modifizierten Polysaccharide (Dextrane) in Sephadex®. Die verschiedenen Typen trennen innerhalb eines bestimmten Bereiches der relativen Molmassen (Fraktionierbereich). Dieser ist durch den Quellungsgrad des Gels festgelegt. Beim säulenchromatographischen Arbeiten wandern die Moleküle, die größer als die Poren im Gel sind, ungehindert durch die Säule u. werden zuerst eluiert. S.a. Chromatographie (Gelchromatographie).

**Gel für Mundschleimhaut, Adstringierendes:** s. Adstringierendes Gel f. Mundschleimhaut.

**Gelidium-Arten:** Stpfl. v. Agar*.

**Gellan:** Gellan gum, E418; CAS-Nr. 71010-52-1. Gelierendes, lineares Polysaccharid. Herst.: biotechnol. mit Hilfe von Pseudomonas elodea. Leicht lösl. in Wasser; bildet thermoreversible Gele. **Anw.:** ähnl. Xanthangummi*, als Stabilisator, Verdickungsmittel.

**Gelometer:** s. Bloom.

**Gelpermeationschromatographie:** GPC, s. Chromatographie.

**Gelseals®:** banderolierte Gelatinekapseln.

**Gelsemin(um):** CAS-Nr. 509-15-9; $C_{20}H_{22}N_2O_2$, $M_r$ 322.4. **Strukturformel** s. Gelsemium sempervirens. Schmp. 178°C. Iridoides Oxindolalkaloid aus Wurzel u. Rhizom v. Gelsemium sempervirens* (bisweilen wird auch das Harz als Gelsemin bezeichnet). Farblose Kristalle, wenig lösl. in Ethanol, Ether, Chloroform, Benzol, Aceton. **Wirk.:** strychninartig, sehr giftig. **Anw.** med.: früher als Antineuralgikum (bei Trigeminusneuralgie u. Migräne), Antispasmodikum. **Dos.:** 0.0005 g.

**Gelsemium sempervirens** (L.) Jaume St.-Hil.: Fam. Loganiaceae, Gelber Jasmin, Giftjasmin (Nord- u. Mittelamerika). Stpfl. v. **Rhizoma Gelsemii:** Gelsemiumwurzelstock, Gelbe Jasminwurzel. **Inhaltsst.:** insgesamt bis ca. 0.5%

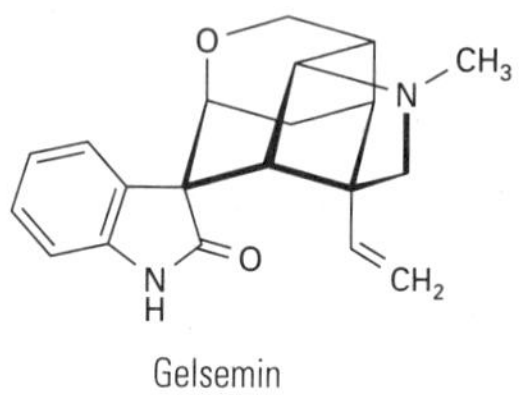

Gelsemin

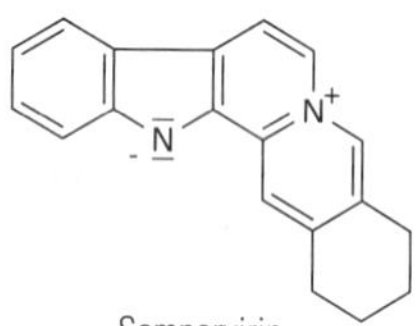

Sempervirin

Gelsemium sempervirens

Indolalkaloide mit Yohimbangerüst (z.B. Sempervirin*) u. Oxindolalkaloide wie Gelsemin*, Gelsemicin (Atemzentrum lähmend), Gelsedin u. Gelsemoidin. **Anw.:** als Antineuralgikum, Sedativum, bei Asthma, Rheuma, Keuchhusten. (In Amerika früher in vielen Geheimmitteln geg. Zahn- u. Ohrenschmerzen.) Außerordentl. toxisch!

**HOM:** *Gelsemium sempervirens* (HAB1.3), Gelsemium, *Gelsemium sempervirens, ethanol. Decoctum* (HAB1.4): frischer Wurzelstock; Konstitutionsmittel; verord. z.B. b. Migräne, Herzarrhythmie, Augenmuskel-, Blasenlähmung, Dysmenorrhö, Menstruationsbeschwerden, Angstsyndrom.

**Gelsemiumtinktur:** s. Tinctura Gelsemii.

**Gelsemiumwurzelstock:** Rhizoma Gelsemii, s. Gelsemium sempervirens.

**Gel-Sol-Gel-Umwandlung:** s. Thixotropie.

**Gelusil-Lac®:** s. Almasilat.

**gem-:** s. Halogenalkane.

**Gemcitabin** INN: 4-Amino-1-(2-deoxy-2,2-difluor-β-D-ribofuranosyl)pyrimidin-2(1H)-on, 2'-Deoxy-2',2'-difluorcytidine, Gemzar®; CAS-Nr. 95058-81-4; $C_9H_{11}F_2N_3O_4$, $M_r$ 263.20. **Wirk.:** Nucleosid-Antimetabolit* (Desoxycytidin); Störung der DNS-Synthese. **Anw.:** Zytostatikum, bei fortgeschrittenem od. metastasierendem od. auch bei Fluorouracil*-refraktärem Pankreaskarzinom. **Nebenw.:** gelegentl. Anämie, Leukopenie; Erbrechen etc. Kontraind.: Schwangerschaft u. Stillzeit; Anw. bei Kindern; Nieren- u. Leberfunktionsstörungen. HWZ 14 h (Metaboliten). **Übl. Dos.:** Parenteral: 1 g/m² Körperoberfläche, als Infusion (30 min); zu Beginn während 7 Wochen 1mal wöchentl., dann eine Woche Pause, anschließend während

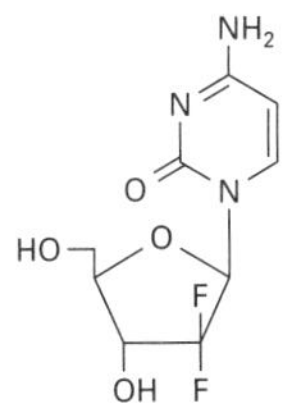


Gemcitabin

3 Wochen 1mal wöchentl. u. dann eine Woche Pause.

**Gemeindeapotheke:** s. Notapotheke; s. Apothekenwesen.

**Gemeprost** INN: Cergem®; CAS-Nr. 64318-79-2; $C_{23}H_{38}O_5$, $M_r$ 384.5. Synthetisches Prostaglandin-$E_1$-Derivat, wird als Ester appliziert.

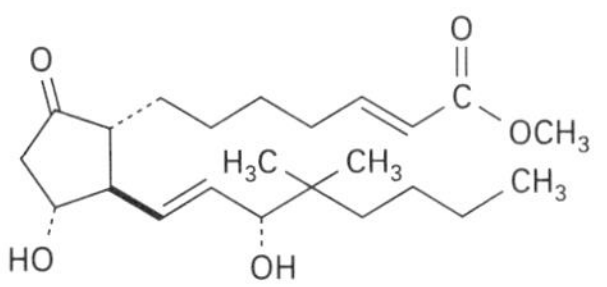


Gemeprost

**Wirk.** u. **Anw.:** Hormonpräparat zur Zervixdilatation bei der Vorbereitung gynäkologischer Eingriffe. **Nebenw.:** Vaginalblutungen, Schmerzen im Bereich des Uterus. **Übl. Dos.:** 1 mg 3 bis 6 h vor dem Eingriff.

**Gemfibrozil** INN: 2,2-Dimethyl-5-(2,5-xylyloxy)-valeriansäure, Gevilon®; CAS-Nr. 25812-30-0; $C_{15}H_{22}O_3$, $M_r$ 250.4. Schmp. 61°C. **Anw.:** Lipidsenker. **Nebenw.:** Schwindel, Übelkeit, Durchfälle.

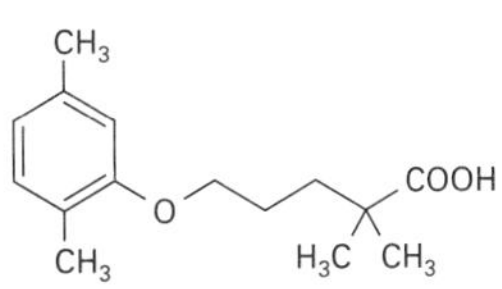


Gemfibrozil

**Gemischt-mechanischer Ring:** s. Rinde.

**Gemma:** (Plur. Gemmae) 1. Knospe; 2. Edelstein.

**Gemmae Capparidis:** Flor. Capparidis, Kapern, s. Capparis spinosa.

**Gemmae Populi:** Pappelknospen, s. Populus-Arten.

**Gemmae Sophorae:** s. Sophora japonica.

**Gemzar®:** s. Gemcitabin.

**Gen:** Plur. Gene (*gr.* γένεσις das Werden, Entstehung); Träger der Erbanlage (Erbfaktor) in den Chromosomen. Die Gesamtheit der Gene bezeichnet man als Genotypus (Idiotypus). Ein Gen ist ein Abschnitt auf einem Chromosom*, der f. die Bildung eines Proteins benötigt wird. Neben den kodierenden Bereichen enthält er noch eine Reihe anderer Regionen, wie z.B. Promotoren*, Introns* u. Terminatoren*.

**Gena:** (lat.) Wange.

**Gendosis:** Anzahl der Kopien eines Gens* in einer Zelle bzw. einem Genom*; u.a. abhängig vom Ploidiegrad*.

**Generationswechsel:** **1.** *allg.:* Entwicklung eines Lebewesens über verschiedene Fortpflanzungsarten; häufig verbunden mit Organ- bzw. Wirtswechsel. **2.** *bot.:* ein Entwicklungszyklus, in dem eine haploide (1 n) Generation, der Gametophyt*, Gameten bildet, die zu Zygoten verschmelzen, aus denen dann eine diploide (2 n) Generation, die Sporophyten*, hervorgehen. Jeder Sporophyt bildet Meiosporen, aus denen neue Gametophyten entstehen. Sehen haploide u. diploide Form gleich aus, spricht man von einem *isomorphen G.;* sind sie deutlich voneinander unterscheidbar, so entsteht ein *heteromorpher G.*

**Generative Zelle:** 1. Bei vielen Gymnospermen: die Zelle des männlichen Gametophyten, aus der durch Teilung eine basale Stielzelle u. eine spermatogene Zelle entstehen. 2. Bei Angiospermen: die Zelle des männlichen Gametophyten, die sich in 2 Spermazellen teilt.

**Generatorgas:** Luftgas. Mischung v. Stickstoff (ca.70%) u. Kohlenmonoxid (ca. 25%). Darst.: durch Einblasen v. Luft in glühenden Koks. **Anw.:** als Heiz- u. Kraftgas.

**Generic name:** s. INN.

**Generika:** (Sing. Generikum) Imitationsarzneimittel, Analogpräparate, Nachahmerpräparate (vgl. Me-too-Präparate); seit 1.9.1977 zulassungspflichtige (§ 21 AMG) pharmazeutische Produkte bzw. Fertigarzneimittel*, deren Wirkstoff mit dem eines originalen Fertigarzneimittels identisch ist u. die meist unter ihrer Wirkstoffbezeichnung (INN od. andere warenrechtlich nicht geschützte Bezeichnung), die auch mit dem Herstellernamen zusammengesetzt sein kann, in den Handel kommen.

**Genese:** (*gr.* γένεσις das Werden, Entstehung) Ursache, Entstehung einer Krankheit.

**Genetik:** Erblehre; umfaßt auch die Keimentwicklung des Einzelwesens (Ontogenese*) u. die Stammesentwicklung (Phylogenese*).

**Genetischer Code:** Code, Beziehung zwischen der Nucleotidfolge in der DNS bzw. in der mRNS u. der Aminosäurefolge in den durch Proteinbiosynthese gebildeten Polypeptiden. Der g. C. erklärt die Übersetzung der 4 Basen (Adenin, Thymin u. Guanin, Cytosin) aus den Nucleinsäuren* in die 20 Aminosäuren der Proteine, wofür in der Natur $4^3$ = 64 Codeeinheiten, Codons*, gebildet werden können. Der g. C. ist ein Triplettcode, d.h. je 3 Nucleotide enthalten die Information f. die Einordnung einer Aminosäure in das Protein. Der G.C. wird kollinear, kommafrei u. nicht überlappend gelesen. Der G.C. ist degeneriert, d.h. die meisten Aminosäuren werden durch 2 od. mehr Codons festgelegt. Der G.C. ist universell gültig.

**Gesch.:** Der G.C. wurde 1961 bis 1963 vor allem durch die Biochemiker Khorana, Matthaei, Nirenberg u. Ochoa dechiffriert u. durch die Übersetzung gezielt synthetisierter Copolymerer bewiesen. Brenner u. Crick erbrachten genetische Beweise mit Hilfe von bestimmten Bakteriophagen, deren Nucleotidsequenz in der DNS durch Acridinbehandlung mutativ verändert worden war. Auch Sequenzvergleiche der Hüllproteine von Viren (Wittmann) od. des Lysozyms von Bakterien (Streisinger), wobei Wildtyp u. Mutanten herangezogen wurden, festigten die Richtigkeit des G.

**Genexpression:** Expression (*lat.* exprimere, expressus herausdrücken); Ausbildung der in einem Gen* festgelegten Eigenschaft.

**Genine:** Aglykone, s. Glykoside.

**Genippkraut:** s. Achillea erba-rotta.

**Genista scoparia:** s. Cytisus scoparius.

**Genista tinctoria** L.: (Spartium tinctorium Roth.) Fam. Fabaceae (Leguminosae), Färberginster (Europa). Stpfl. v. **Herba Genistae tinctoriae:** Färberginsterkraut. **Inhaltsst.:** ca. 0.33% Chinolizidinalkaloide* (Cytisin, N-Methylcytisin, Lupanin, Anagyrin), Gerbstoff, äther. Öl; in der Blüte Flavonoide wie Luteolin u. Genistein*. **Anw.** volkst.: als Diuretikum u. Laxans; früher als gelbes Färbemittel.

**HOM:** *Genista tinctoria* (HAB1.3): blühende, oberirdische Pflanzenteile.

**Genistein:** 5,7,4'-Trihydroxyisoflavon; $C_{15}H_{10}O_5$, $M_r$ 270.23. Aglykon von Sophorabiosid u. Sophoricosid (in Sophora-Arten).

**Genistein-Alkaloid:** Isospartein, s. Cytisus scoparius.

**Genmanipulation:** s. Gentechnologie.

**Genom:** das gesamte genetische Material, d.h. die Erbsubstanz eines Organismus.

**Genomorphin:** Morphin-N-oxid; $C_{17}H_{19}O_3$–NO, $M_r$ 301.3. Weiße Kristalle, prakt. unlösl. in Chloroform u. Aceton, wenig lösl. in Wasser u. Ethanol, leicht lösl. in Ammoniaklösung. **Anw.:** Starkes Analgetikum; Suchtgefahr (unterliegt dem Betäubungsmittelgesetz).

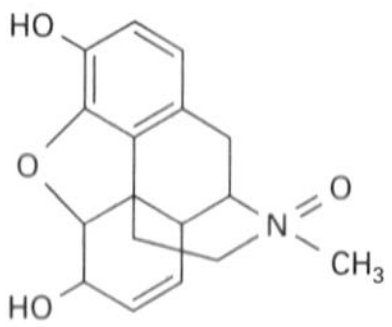

Genomorphin

**Genotropin®:** s. Somatotropin.

**Genotyp(us):** die für einen Organismus charakteristische Ausstattung mit Erbanlagen (Gene u. genetische Elemente), die den Phänotyp(us)* bestimmen.

**Gentamicin** INNv: Gentamycin, Refobacin®, Septopal®, Sulmycin®, Gentamytrex®, Nichogencin®; CAS-Nr. 1403-66-3. Schmp. 102-108°C. $[\alpha]_D^{25°C}$ +146° (c = 1 in Wasser). Aus Kulturen von Micromonospora purpurea u. M. echinospora isolierter Komplex von Aminoglykosid-Antibiotika; enthält im wesentlichen die einander sehr ähnlichen Gentamicin-Fraktionen $C_1$ (25-35%), $C_{1a}$ (20-31%) u. $C_2$ (40-45%). Spuren anderer Gentamicin-Komponenten können enthalten sein. Leicht lösl. in Wasser; lösl. in Pyridin, DMF, unter Salzbildung in sauren Lösungsmitteln; mäßig lösl. in Methanol, Ethanol, Aceton; prakt. unlösl. in Benzol, halogenierten Kohlenwasserstoffen. **Anw.:** Antibiotikum; gut wirksam gegen Staphylokokken, Enterobacter aerogens, Pseudomonas aeruginosa, Klebsiella pneumoniae, E. coli, Proteus vulgaris; mäßige Wirk. auf Haemophilus influenzae, Gonokokken, Proteus mirabilis, Salmonellen. Standardpräparat der Aminoglykosid-Therapie; angewandt gegen Sepsis, Endocarditis, Pneumonie durch gramnegative Erreger, Harnwegsinfekte. HWZ 1.8 bis 2.4 h. **Übl. Dos.:** Parenteral: i.m., i.v. 0.002 g/kg KG/d in 2-3 Einzeldosen, in schweren Fällen bis 0.005 g/kg KG/d. Intrathekal: 0.005 g/d. Topikal: Creme, Puder: 2- bis 3mal 0.1%. Konjuktival: Augentropfen, -salbe: 2- bis 3mal 0.5%; s.a. Antibiotika (Tab.).

**Gentamicinsulfat:** Gentamicini sulfas Ph.Eur.3, Gentamycin sulfuricum; CAS-Nr. 1405-41-0. Weißes Pulver; leicht lösl. in Wasser, unlösl. in Chloroform, Ethanol, Ether.

**Gentamytrex®:** s. Gentamicin.

**Gentechnikgesetz:** GenTG; das Gesetz zur Regelung von Fragen der Gentechnik vom 20.6.1990, i.d.F. d. Bekanntmachung v. 16.12.1993, ist f. die Bedeutung d. Bundesrepublik Deutschland als Forschungs- u. Industriestandort wichtig. Das GenTG soll helfen, die Risiken, die sich aus der Gentechnologie ergeben, in Schranken zu halten. Das Gesetz regelt (1) die Durchführung gentechnischer Arbeiten in Gewerbe u. Forschung, (2) die Freisetzung gentechnisch veränderter Organismen u. (3) das Inverkehrbringen von Produkten, die solche Organismen enthalten od. aus diesen bestehen. Das Gesetz regelt nicht die Anwendung gentechnischer Verfahren am Menschen.

**Gentechnologie:** Gentechnik, genetic engineering, DNS-Rekombinationstechnologie, DNS(DNA)-Rekombinationstechnik; Teilgebiet der Genetik, das sich mit der experimentellen Übertragung von Genen zwischen Eukaryonten-Zellen u. (meistens) Bakterien-Zellen befaßt. Im Vordergrund steht dabei die direkte praktische Nutzung, wie z.B. menschliches Eiweiß billig herzustellen. So können durch Einführung der passenden Gene in Bakterien bestimmte Peptid- od. Polypeptidhormone, wie Somatostatin, Somatotropin, Insulin, Glucagon, Erythropoetin sowie Interferone, CSF, Gewebsplasminogen-Aktivator (rtPA), OKT3 (monoklonaler Antikörper), Hepatitis-B-Vakzine u. Blutgerinnungsfaktor VIII (ist damit z.B. auch AIDS-sicher) etc. synthetisiert werden (s. DNA-rekombinationstechnisch hergestellte Produkte).

Als Trägermoleküle (Vehikel bzw. Vektoren) zur Einschleusung eines Fremdgens (s. Abb.) in Zellen (Gentransfer) können u.a. Viren*, Bakteriophagen* (v.a. bei E. coli als Wirtsbakterium) od. geeignete Plasmide* dienen. Die Vektor-DNS u. die DNS des Fremdgens werden gleicherweise mit sequenzspezif. Endonucleasen (s. Nucleasen) bzw. Restriktionsenzymen* geschnitten, wobei kohärente (aufeinander abgestimmte) Enden entstehen. Mit Hilfe einer DNS-Ligase werden die isolierten DNS-Fragmente in vitro miteinander verknüpft (Rekombination*, DNS-Neukombination). Nach Einbringen einer so rekombinierten DNS in geeignete Wirtszellen (Transformation) werden diese kultiviert (Klonierung der DNS). Das Produkt wird dann durch Extraktion u. Reinigung gewonnen. Die vor der Aufnahme des Vektors vorliegende Zelle od. der Mikroorganismus wird als Wirtszelle bezeichnet, die im Herstellungsprozeß verwendete stabile Verbindung der beiden als Wirt-Vektor-System.

Im weiteren Sinn versteht man unter G. alle Versuche, die sich mit der Veränderung genetischen Materials auf einem spezifischen, vorbestimmten Weg befassen. Mit der Entwicklung der G. ergeben sich neue Probleme f. die Sicherheit u. Gesundheit des Menschen, die strenge Sicherheitsvorkehrungen erfordern u. hohe Anforderungen an die moralische Verantwortung der Wissenschaftler stellen; s. Gentechnikgesetz.

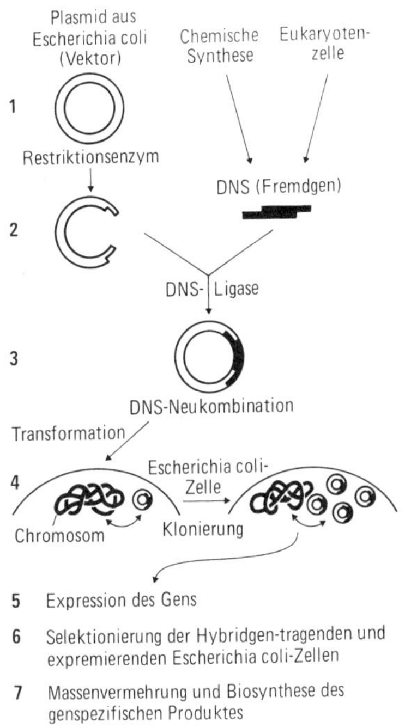


Gentechnologie:
Vereinfachtes Schema [142]

**Lit.:** G. Gassen et. al., Krankenhauspharmazie *17*, 323 – 334 (1996).

**GenTG:** Abk. f. Gentechnikgesetz*.

**Gentherapie:** kausale Behandlung (s. Therapie) von sog. Erbkrankheiten (genetische Krankheiten, z.B. Hämophilie*), einschließl. (z.B. viral) erworbener genetischer Krankheiten, indem molekulare Defekts in der DNS* korrigiert werden; vielfach im experimentellen Stadium. Die Korrektur erfolgt (a) durch Substitution des defekten Gens, (b) Einbringung eines neuen Gens od. (c) durch Blockade (z.B. durch Oligonucleotide) des defekten Gens. Sie wird an isolierten Zellen außerhalb des Körpers („ex vivo") durch Gentransfer (s. Gentechnologie) vorgenommen, danach werden die Zellen wieder infundiert. Der Einsatz von Carriern* ermöglicht es, korrigierte Gene direkt in jenes Gewebe einzuschleusen, wo sie benötigt werden („in situ-Verfahren"). Ideal wären „in vivo Verfahren", stehen aber noch nicht zur Verfügung. **1. Somatische G.:** Korrektur nur in den Zellen, die den Defekt exprimieren; wirkt sich nicht auf Nachkommenschaft aus. **2. Keimbahntherapie:** Korrektur in allen Zellen (somatische u. Keimzellen); an menschlichen Ei- od. Samenzellen verboten. **Lit.:** H. Schneider, Vektoren für die Gentherapie, Med. Mo. Pharm. *20*, 98 – 102 (1997).

**Gentiana-Arten:** Fam. Gentianaceae, Enzian. **G. lutea** L., Gelber Enzian (Gebirge Mittel- u. Südeuropas, Kleinasien); **G. pannonica** Scop., Ungar. Enzian (Ostalpen, Böhmerwald); **G. purpurea** L., Purpurner Enzian (Alpen, Apennin, S-Norwegen); **G. punctata** L., Gefleckter Enzian (Alpen, Balkan); **G. asclepiadea** L., Schwalbenwurzenzian (Alpen u. andere Gebirge). Stpfl. v. **Gentianae radix** Ph.Eur.3, **Enzianwurzel**; die ohne Fermentation getrockneten unterirdischen Organe von *Gentiana lutea*. **Inhaltsst.:** die glykosidischen Bitterstoffe (mit Secoiridoidstruktur) Amarogentin* (0.05%, Bitterwert $58 \cdot 10^6$, der bitterste Naturstoff, fehlt in G. asclepiadea), Swertiamarin*, Swerosid u. Gentiopikrin* (3%, Bitterwert: 12 000); ferner Farbstoffe (wie Gentisin, ein Dihydroxymethoxyxanthon, s. Xanthone), Gentianin*, Gentioflavoside, Gerbstoff, bitter schmeckende Zucker (Gentianose*, Gentiobiose*), Saccharose u.a., Schleim, Pektin; Stärke fehlt. Ph.Eur.3: Extraktgehalt mind. 33%, Bitterwert mind. 10 000. In G. pannonica, G. punctata u. G. purpurea kommen neben Gentiopikrin u. Amarogentin zusätzlich noch die Bitterstoffe Amaropanin (Bitterwert $20 \cdot 10^6$ u. Amaroswerin* (Bitterwert $58 \cdot 10^6$) vor (**Strukturformeln** s. Amarogentin), die auch in G. asclepiadea fehlen. **Anw.** med.: als Stomachikum, Amarum, Tonikum; bei Leber- u. Gallenleiden. **Zuber.:** Extr. Gentianae, Spec. amaricantes, Tct. Gentianae, Tct. Asinthii comp., Tct. Aloes comp., Tct. amara, Tct. Chinae comp.

**HOM:** *Gentiana lutea* (HAB1.4): frische Wurzeln; verord. z.B. b. Verdauungsstörungen.

**Gentianaceae:** Enziangewächse, Od. Gentianales, ca. 1000 Arten. Kräuter od. Stauden mit meist gegenständigen, einfachen, selten 3zähligen, ungeteilten Blättern. Die Blüten sind radiär, 5zählig mit verwachsenen Kron- u. Kelchblättern, einem Staubblattkreis, der Fruchtknoten ist oberständig, zweiblättrig. Die Frucht ist eine einfächrige Kapsel. Bikollaterale Leitbündel u. intraxyläres Phloem (nicht bei der nahe verwandten Fam. Menyanthaceae mit den Gattungen Menyanthes od. Nymphoides). **Chem. Merkmale:** Bitterstoffe, dabei überwiegend Terpene u. Iridoidglykoside, fast immer Loganin*. Statt Stärke bei ausdauernden Arten das Trisaccharid Gentianose* als Reservestoff. **Wichtige Gattungen** s. z.B. Centaurium, Frasera, Gentiana, Swertia.

**Gentianae tinctura:** s. Tinctura Gentianae.

**Gentianae tinctura normata:** s. Tinctura Gentianae titrata.

**Gentianaviolett B:** s. Methylviolett.

**Gentianin:** $C_{10}H_9NO_2$, $M_r$ 175.18. Schmp. 82-83°C. Pyridinalkaloid, nat. in vielen Gentianaceae-Arten; bildet sich in Anwesenheit von Ammonium-Ionen leicht aus Gentiopikrin*.

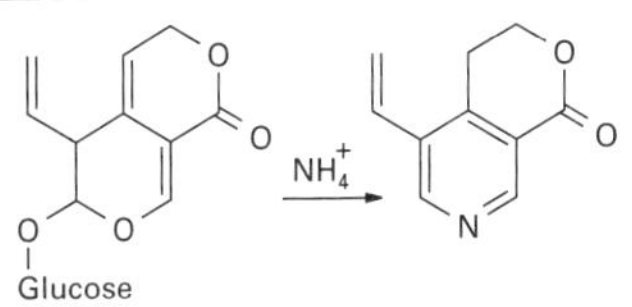


Gentianin:
Bildung aus Gentiopikrosid

**Gentianose:** ein nichtreduzierendes Trisaccharid aus 2 Molekülen D-Glucose u. einem Molekül D-Fructose; bitter schmeckend. Schmp. 211°C. $[\alpha]_D^{20°C}$ +33.4° (Wasser). Reservestoff in den Wurzeln von Gentianaceae*.

**Gentiobiose:** ein reduzierendes Disaccharid, bei dem 2 Moleküle D-Glucopyranose β-1,6-glykosidisch verknüpft sind; $M_r$ 342.20. Unterscheidet sich von Isomaltose nur durch die β-glykosidische Bindung statt einer α-glykosidischen. Nat. nur in gebundener Form, z.B. in Glykosiden wie Amygdalin u. als Esterkomponente des Crocins.

**Gentiopikrin:** Gentiopikrosid; $M_r$ 356.32. **Strukturformel** s. Gentianin. Schmp. 191°C (wasserfrei). Auch als Hemihydrat. Ein Iridoidglucosid; Bitterstoff, z.B. in Gentiana-Arten u. Centaurium erythraea, von dem sich z.B. Swerosid* (Dihydrogentiopikrin) u. Swertiamarin* (Hydroxyswerosid) ableitet.

**Gentisin:** 1,7-Dihydroxy-3-methoxy-9H-xanthen-9-on; in Gentiana-Arten*.

**Gentisinsäure:** 2,5-Dihydroxybenzoesäure, 5-Hydroxysalicylsäure; CAS-Nr. 490-79-9; $C_7H_6O_4$, $M_r$ 154.1. Schmp. 200°C (Mod.II) bzw. 205°C

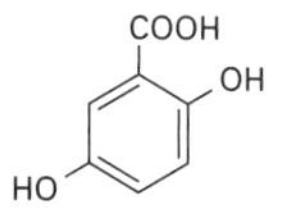

Gentisinsäure

(Mod.I). $pK_s$ 2.93. Lösl. in Wasser bei 5°C ca. 1:200; prakt. unlösl. in Chloroform u. Benzol. Metabolit der Salicylsäure. **Wirk.** u. **Anw.:** wie Salicylsäure* als Antiphlogistikum. Gebräuchl. ist auch Natriumgentisat*.

**Gentransfer:** s. Gentechnologie.

**Gentrogenin:** Steroidsapogenin, **Strukturformel** s. Saponine (Tab.).

**Genuin:** angeboren, echt. **Genuine Glykoside:** in ihrer ursprünglichen Form vorliegende, d. h. nicht enzymatisch gespaltene Glykoside (z.B. sind d. Purpurea-Glykoside A u. B genuine Glykoside, Digitoxin u. Gitoxin jedoch deren Spaltprodukte).

**Genus:** (Plur. genera) Gattung; taxonomische Einheit zwischen Familie (familia) u. Art (species); umfaßt ein od. mehrere Arten mit bestimmten gemeinsamen Merkmalen.

**Genußmittel:** s. Lebensmittel- u. Bedarfsgegenständegesetz.

**Geoffroyrinde:** s. Andira inermis.

**Geotropismus:** *bot.* Wachstumsbewegung der Pflanzen, die durch die Erdschwerkraft bedingt ist.

**Gepefrin** INN: (+)-(S)-3-(2-Aminopropyl)phenol, Wintonin®; CAS-Nr. 18840-47-6; $C_9H_{13}NO$, $M_r$ 151.20. **Anw.:** Sympathomimetikum, Antihypotonikum. HWZ 2.5 h. Gebräuchl. ist auch Gepefrin-(RR)-hydrogentartrat.

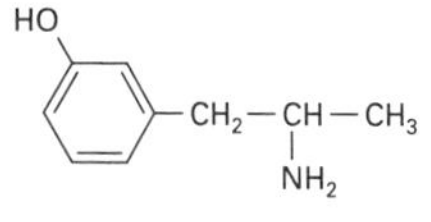

Gepefrin

**Gepufferte Lösungen:** s. Puffer.

**Gerade:** s. Ausgleichsrechnung.

**Gerätedesinfektion:** mit Peressigsäure: f. Viren 0.2%, 2 bis 4 min Einwirkzeit; f. vegetative Keime u. Sporen 0.01%, 0.5 bis 1 min Einwirkzeit. Aldehyde: 2 bis 3%, 1 Stunde Einwirkzeit. Phenole: 1 bis 4%, 1 Stunde Einwirkzeit. Auch Kombinationspräparate werden verwendet.

**Geranial:** s. Citral.

**Geraniol:** *trans*-3,7-Dimethyl-2,6-octadien-1-ol; $C_{10}H_{17}OH$, $M_r$ 154.24. Schmp. unter -15°C. Sdp. 230°C. D. 0.88. Ein Monoterpenalkohol, *trans*-Form von Nerol*, isomer mit Linalool. Farblose ölige Flüss. von rosenartigem Geruch; lösl. in Ethanol u. Ether, unlösl. in Wasser, oxidiert leicht an der Luft unter Veränderung des Geruchs. G. ist frei od. in Form von Estern in zahlreichen äther. Ölen enthalten, so im Palmarosaöl (ca. 95%), im Rosenöl, Neroli-, Geranium-, Citronell-, Jasmin-, Lemongrasöl u.a. G. kann auch künstlich aus Linalool* od. Citral* hergestellt werden. Als Diphosphat (Geranylpyrophosphat, **Strukturformel** s. Monoterpene) wichtiges Zwischenprodukt beim Aufbau der Terpene*. **Anw.:** Grundstoff in der Parfümerie.

**Geraniumgras:** Cymbopogon martinii var. motia*; Geraniumöl, Oleum Geranii, s. Pelargonium-Arten; Geraniumöl, Indisches, Oleum Palmarosae, s. Cymbopogon martinii var. motia*.

**Geranium maculatum** L.: Fam. Geraniaceae, gefleckter Storchenschnabel (Neufundland, Nordamerika). Stpfl. v. **Radix Geranii maculati. Inhaltsst.:** Gerbstoff (bis 30%), Gallussäure. **Anw.:** Adstringens.

**HOM:** *Geranium maculatum:* frischer Wurzelstock; verord. z.B. b. diffusen Blutungen innerer Organe.

**Geranium odoratissimum:** s. Pelargonium-Arten.

**Geranium robertianum** L.: Fam. Geraniaceae (Europa, Nordamerika u.a.). Stpfl. v. **Herba Geranii Robertiani:** Ruprechtskraut (Herba Ruperti). **Inhaltsst.:** äther. Öl, Geraniin (Bitterstoff), ca. 5% Gerbstoff, Ellagsäure. **Anw.:** als Adstringens.

**HOM:** *Geranium robertianum* (HAB1.5): die frischen oberirdischen Teile der blühenden Pflanze.

**Geranylgeranylpyrophosphat:** s. Terpene.

**Geranylpyrophosphat:** Geranyldiphosphat, s. Geraniol; **Strukturformel** s. Monoterpene.

**Gerbermyrte:** s. Myrica gale.

**Gerbsäure:** Acidum tannicum, s. Tannin.

**Gerbstoffe:** Stoffe, die tierische Haut in Leder überzuführen in der Lage sind. Dazu gehören (heute f. die Ledererzeugung haupsächlich verwendete) anorganische Stoffe (Alaun, Chromsalze) u. pflanzliche Substanzen, die in der Pharmazie von Interesse sind. Dabei handelt es sich um Polyhydroxyverbindungen, die mit dem Kollagen* der Haut (Aminosäuren) in Wechselwirkung treten.

**Pflanzliche G.:** Gehäuftes Vork. in: Pinaceae, Polygonaceae, Fagaceae, Rosaceae, Ericaceae, Mimosaceae, Caesalpiniaceae, Fabaceae, Anacardiacaea sowie (im weiteren Sinn) auch in Lamiaceae. G. wirken als Abwehrstoffe der Pflanzen gegen Tierfraß. Die G. kann man in 3 Hauptgruppen einteilen, wobei es auch Übergänge u. Abweichungen von den Grundmustern gibt. **1. Hydrolisierbare G.:** Werden bei Behandlung mit verdünnten Säuren in kleinere Moleküle gespalten. **a)** *Gallotannine:* Ein od. mehrere Gallussäuremoleküle sind mit Zuckern (z.B. Glucose) od. Zuckeralkoholen verestert (s. Abb.). Anstelle von Gallussäure* (biogenetische Vorstufe ist Shikimisäure, s. Aromatenbiosynthese) können auch dimere (z.B. Galloylgallussäure, ein Depsid*) od. trimere Gallussäuren treten (s. z.B. Tannin).

**b)** *Ellagitannine,* Ellagen-Gerbstoffe: Die Hexahydroxydiphensäure, aus der sich durch Wasseraustritt die (genuin nicht vorhandene) Ellagsäure* bildet, tritt anstelle der Gallussäuren.

**2. Nichthydrolisierbare G.: Kondensierte G.**, Catechingerbstoffe. Bei Behandlung mit verdünnten Säuren kommt es teilweise zur Polymerisation; zum anderen Teil werden Anthocyanidine abgespalten (daher auch als Proanthocyanidine* bezeichnet). Grundbausteine sind hauptsächl. Catechine* wie Catechin u. Isomere (Epicatechin) sowie 4-Hydroxycatechin (Leucocyanidin), die in oligomere, C-C-verknüpfte Proanthocyanidine* überführt werden (s. Abb.). Aus diesen wasserlöslichen Gerbstoffen entstehen, vor allem aber bei der Aufbereitung u. Lagerung von Drogen, die unlöslichen, polymeren Gerbstoffrote od. Phlobaphene*.

**3. Kaffeesäure- u. Phloroglucin-Derivate:** Haben eine schwächere Gerbstoffwirkung. **a)** *Depside* u. Depsidone:* ebenfalls mit verdünnten Säuren hydrolisierbar; Kaffeesäurederivate wie z.B. die Chlorogensäure* od. die Labiatengerbstoffe (Lamiaceengerbstoffe, z.B. Rosmarinsäure*); **b)** *Polyhydroxyphenylether:* in Algen.

**Gerbstoffdrogen** sind Arzneidrogen, die wegen ihres Gehaltes an Gerbstoffen in der Heilkunde eingesetzt werden (s. Tab.). **Gehaltsbestimmung:** z.B. mittels der Hautpulvermethode*, Fällung mit Bleiacetat od. Casein sowie Farbreaktionen (Eisen(III)-Ionen, Wolframphosphorsäure, Vanillin-Säure etc.). **Wirk.** u. **Anw.:** in der Heilkunde u. Kosmetik vor allem wegen der Eigenschaft der Gerbstoffe, Eiweißstoffe der obersten Gewebeschichten der Schleimhäute u. der Bindegewebe unter Bildung einer zusammenhängenden, fest anhaftenden Membran auszufällen (adstringierender Effekt). Damit wird die Reizempfindung der Nervenendigungen herabgesetzt, d.h. G. wirken reizmildernd, entzündungswidrig u. leicht lokalanästhetisch. Ferner verhindern sie die Resorption toxischer Eiweißabbauprodukte u. hemmen die Entwicklung u. das Eindringen von Bakterien in das Gewebe. G, entfalten ihre Wirk. sowohl bei innerlicher als auch bei äußerlicher Anw. *Überdosierung:* Schleimhautreizungen, brecherregend; bei Resorption Leberschädigung.

**Gerbstoffe, Synthetische:** Syntane. Herst. (häufig) durch Sulfonierung wasserlösliche Aldehydkondensationsprodukte aromatischer Grundkörper (z.B. Phenol, Cresol, Naphthalin, Naphthol); wirken eher fällend als gerbend, weshalb sie einen erheblichen Anteil im gegerbten Leder darstellen. **Anw.** med.: anstelle der natürlichen Gerbstoffe*, da weniger Nebenwirkungen (z.B. Allergien) u. keine Polymerisationstendenz.

**Geref®:** s. Sermorelin.

**Gereinigtes Wasser:** s. Aqua purificata.

**Geriatrie:** (*gr.* γεραιός alt) Lehre von den Krankheiten des alten Menschen.

**Geriatrikum(a):** Arzneimittel, das bei der Behandlung von Altersbeschwerden od. zur Prophylaxe u. Ther. des frühzeitigen Alterns zum Einsatz kommen, deren Wirksamkeit jedoch (oft) zweifelhaft ist (z.B. Procain*). („Da Altern keine Krankheit ist, gibt es auch kein Arzneimittel dagegen.“) Viele G. enthalten Zuber. od. Inhaltsst. aus Pflanzen, z.B. Ginkgo biloba*, Piper methysticum* (Kava), Panax pseudoginseng*, Viscum album* (Mistel), Crataegus-Arten*, Allium sativum* u.a. Auch Vitamine, Mineralstoffe, Gelée royale* etc. sind Bestandteile typischer G.

**Gerinnung:** Koagulation*.

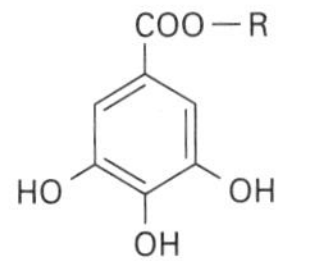


Gallussäure: R = H
Galloyl-β-D-Glucose: R = Glucose

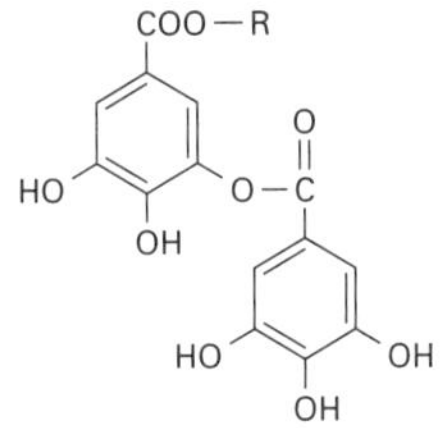


m-Digallussäure: R = H
m-Digalloyl-β-D-Glucose: R = Glucose

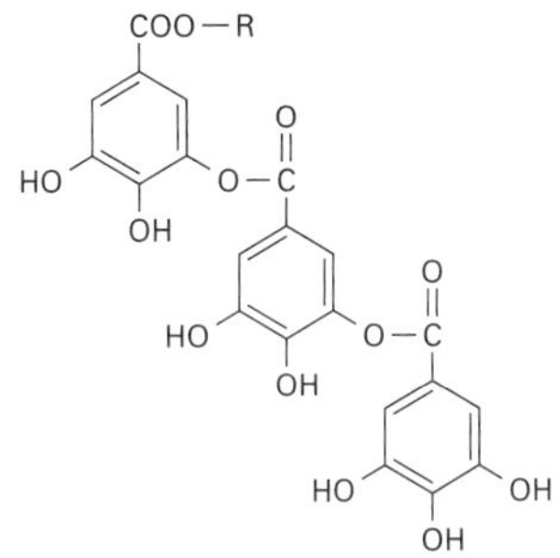


m-Trigallussäure: R = H
m-Trigalloyl-β-D-Glucose: R = Glucose

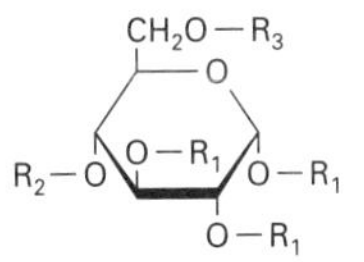


D-Glucose: $R_1 = R_2 = R_3 = H$
Octagalloyl-glucose: $R_1$ = Galloyl, $R_2$ = Digalloyl, $R_3$ = Trigalloyl

Gerbstoffe:
Hydrolisierbare Gerbstoffe, Gallotannine

**Gerinnungsfaktoren:** s. Blutgerinnung.

**Germ:** Hefe, s. Faex.

**Germacranolid:** Sesquiterpenlacton* mit der Grundstruktur eines monocyclischen, 10gliedri-

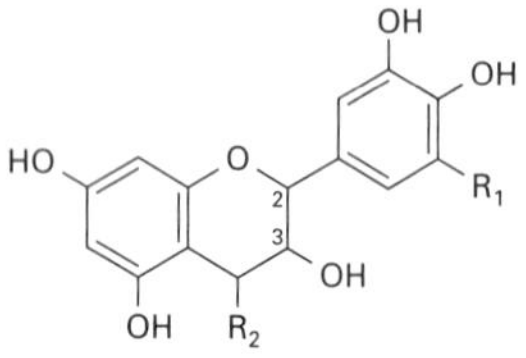

| | $R_1$ | $R_2$ | Konfiguration $C_2$ | Konfiguration $C_3$ |
|---|---|---|---|---|
| (+) Catechin | H | H | R | S |
| (+) Gallocatechin | OH | H | R | S |
| (-) Epicatechin | H | H | R | R |
| (-) Epigallocatechin | OH | H | R | R |
| Leukocyanidin | H | OH | | |

— monomere

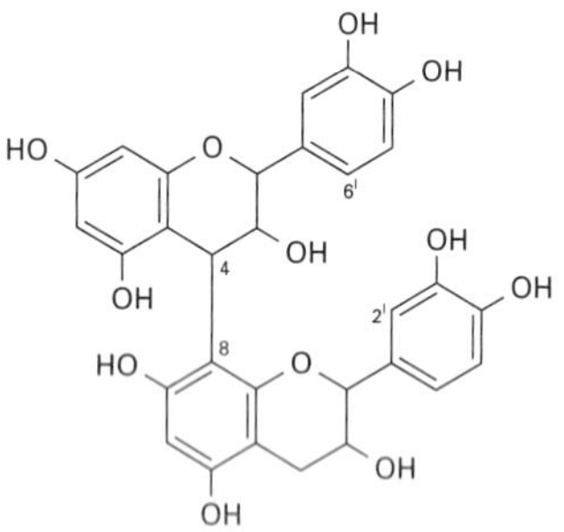

— dimere

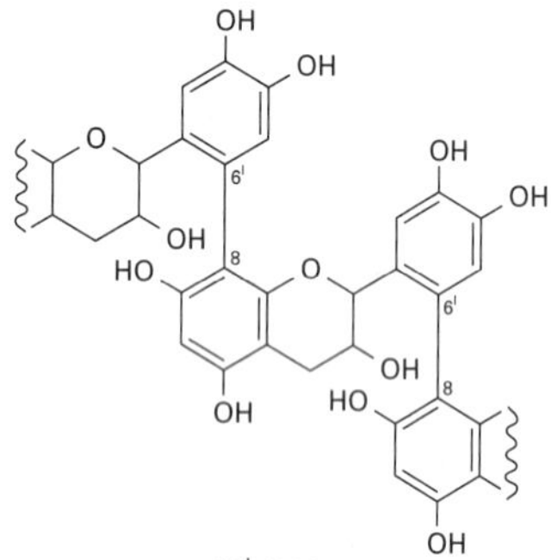

— polymere

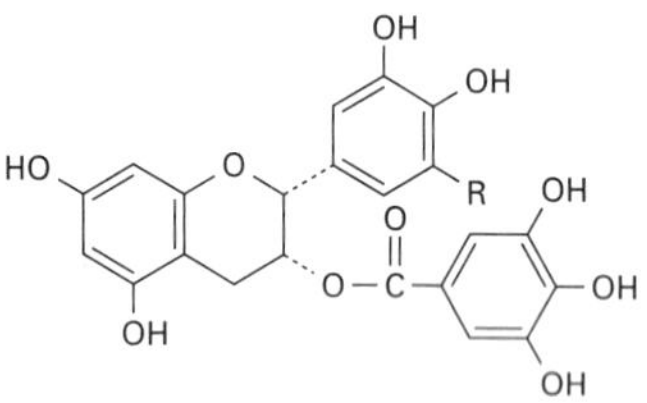

Epicatechin-3-gallat: R = H

Epigallocatechin-3-gallat: R = OH

— kondensiert-hydrolisierbare

Gerbstoffe:
Kondensierte Gerbstoffe

gen Sesquiterpens* vom Germacrantyp; vgl. Bitterstoffe.

**Germanin**®: s. Suramin-Natrium.

**Germanium:** Ge, $A_r$ 72.59, OZ 32, 2- u. 4wertig. D. 5.329. Schmp. 947.4°C, Sdp. 2830°C. Grauweißes, sehr sprödes Metall. 1886 vom deutschen Chemiker Clemens Winkler in dem sächsischen Silbermineral Argyrodit entdeckt ($Ag_8GeS_6$). Es erwies sich als das 1871 von Mendelejew vorausgesagte „Eka-Silicium".

**Germer:** Weiße Germerwurzel (Rhiz. Veratri), s. Veratrum album.

**Gernebcin**®: s. Tobramycin.

**Gerontologie:** Lehre, die sich mit den Erscheinungen des Alterns befaßt, im weiteren Sinne mit dem Verlauf der Krankheiten u. Änderungen der Funktionen in den verschiedenen Lebensaltern; auch Alternsforschung (nicht zu verwechseln mit Geriatrie*).

**Gerstenmalz:** Maltum*.

**Gerstenstärke:** Amylum Hordei*.

**Gerüsteiweiß:** s. Skleroproteine.

**Gerüst-(Matrix-)Tabletten:** s. Matrixtabletten.

**Gerüstmodelle:** s. Molekülmodelle.

**Gesamtkörperwasser:** GKW, s. Flüssigkeitsräume im Körper.

**Gesarol**®: erstes DDT-Handelspräparat (Schweiz, 1942), s. Clofenotan bzw. s. Schädlingsbekämpfungsmittel.

**Geschlechtskrankheit:** s. STD.

**Geschmackskorrigentien:** Stoffe, die oral einzunehmenden Arzneimitteln od. Roborantien zugesetzt werden, um den Eigengeschmack von eingearbeiteten Wirk- u. Hilfsstoffen zu verbes-

**Gerbstoffe**
Beispiele für Gerbstoffdrogen

| Pflanze (Fundort im Wörterbuch) | Familie | Drogen | Art der Gerbstoffe[1] | Gehalt ca. % |
|---|---|---|---|---|
| Acacia catechu | Mimosaceae | Catechu | C | 40 |
| Agrimonia eupatoria | Rosaceae | Herba Agrimoniae | C u. G | 5 |
| Alchemilla xanthochlora | Rosaceae | Herba Alchemillae | C u. E | 7 |
| Camellia sinensis | Theaceae | Fol. Theae | C | 17 |
| Castanea sativa | Fagaceae | Fol. Castaneae | diverse | 9 |
| Fragaria vesca | Rosaceae | Herba Fragariae | G | 5 |
| Hamamelis virginiana | Hamamelidaceae | Cort. Hamamelidis | G | 8 |
| Juglans regia | Juglandaceae | Fol. Juglandis | E u. G | 5 |
| Krameria triandra | Krameriaceae | Rad. Ratanhiae | C | 10 |
| Potentilla erecta | Rosaceae | Rad. Tormentillae | C | 17 |
| Potentilla anserina | Rosaceae | Herba Anserinae | G | 6 |
| Pterocarpus marsupium | Fabaceae | Kino | C | 75 |
| Quercus infectoria | Fagaceae | Gallae | G | 50 |
| Quercus robur | Fagaceae | Cort. Quercus | C u.a. | 15 |
| Rubus fruticosus | Rosaceae | Folia Rubi frut. | G | 8 |
| Sanguisorba officinalis | Rosaceae | Herba Sanguisorbae | C | 5 |
| Uncaria gambir | Rubiaceae | Gambir Catechu | C | 75 |
| Vaccinium myrtillus | Ericaceae | Fruct. Myrtilli | C u.a. | 7 |

[1] C(atechingerbstoffe), E(llagitannine), G(allotannine)

sern bzw. weitgehend zu überdecken (maskieren) u. damit die Applikation zu erleichtern (Kinder, ältere Leute). Es handelt sich entweder um nat. vorkommende bzw. solchen nachgebildete Substanzen, jedoch mit besserer Reproduzierbarkeit u. Stabilität, od. um künstliche Geschmacksstoffe, die bisher in der Natur nicht aufgefunden wurden. Meist sind die G. auch f. Lebensmittel zugelassen. Zur **Aromatisierung** kommen ätherische Öle, Essenzen, Aromatische Wässer, Ölzukker, Fruchtaromen, aromatische Drogenextrakte u. eine fast unbegrenzte Zahl künstlich zusammengesetzter **Aromastoffe** (Aromen) in Betracht. Zur **Geschmacksverbesserung** werden auch Süßmittel* eingesetzt. Zur **Geschmacksmaskierung** eignen sich Zusätze von neutral schmeckenden Verdickungsmitteln (behindern das Geschmacksempfinden), Abfüllen in Kapselhüllen, überzogene Arzneiformen (z.B. Dragees, Filmtabletten) od. die Mikroverkapselung (s. Mikrokapseln) von Wirkstoffkristallen.

**Geschmacksverstärker:** s. Natriumglutam(in)at.

**Geschmackswandler:** z.B. Miraculin; s. Synsepalum dulciferum.

**Gesetzliche Krankenversicherung:** GKV; s. Sozialversicherung.

**Gesichtsrose:** s. Erysipel.

**Gestagene:** weibliche Sexualhormone; im engeren Sinn Steroide, die der Entstehung u. Erhaltung der Schwangerschaft (gestatio) dienen, im weiteren Sinn natürliche u. synthetische Hormone mit allen od. mit mehr od. weniger ausgeprägten Partialwirkungen des Progesterons*; s. Hormone.

**Gestanon®:** s. Allylestrenol.

**Gestoden** INN: (17α)-13-Ethyl-17-hydroxy-18,19-dinorpregna-14,15-dien-20-yn-3-on, Femovan®; CAS-Nr. 60182-87-3; $C_{21}H_{26}O_2$, $M_r$ 310.42. Unterscheidet sich strukturell von Levonorgestrel* ledigl. durch die zusätzliche Doppelbindung zwischen C15 u. C16. **Wirk.** u. **Anw.:** Gestagenkomponente in Kontrazeptiva (s. Hormonelle Kontrazeptiva); sehr hohe Affinität zum Progesteronrezeptor; erstes stark wirksames Gestagen (s.a. Hormone) mit antimineralocorticoider Wirk. (flüssigkeitsretinierende Wirk. des Estrogens wird kompensiert). **Nebenw.:** gastrointestinale Beschwerden, Spannungsgefühl in den Brüsten.

**Gestonoroncaproat** INN: Gestonoroni caproas INN, 17-Hydroxy-19-norpregn-4-en-3,20-dioncaproat, 3,20-Dioxo-19-norpregn-4-en-17-yl-hexanoat, Depostat®; CAS-Nr. 1253-28-7; $C_{26}H_{38}O_4$, $M_r$ 414.59. Schmp. 123-124°C. $[\alpha]_D$ +13° (Chloroform). **Anw.:** Gestagen-Therapie, bei Endometriumkarzinom. HWZ ca. 10 d. **Übl. Dos.:** Parenteral: i.m. 0.2-0.4 g/5-7d.

**Gestose:** (Abk. v. Gestationstoxikose, Gestatio, Schwangerschaft) auch Präeklampsie, (früher auch) Schwangerschaftstoxikose bzw. übliche Bez. f. alle durch Schwangerschaft bedingten Krankheitszustände; wird heute als schwangerschaftsinduzierter Hochdruck bezeichnet. Es gibt verschiedene Formen; z.B. schwangerschaftsinduzierter Bluthochdruck, charakterisiert durch Hypertonie* u. Proteinurie*, häufig kombiniert mit Ödemen (sog. Präeklampsie), u. U. kombiniert mit Krampfanfällen (Eklampsie). Vork. meist erst im letzten Trimenon.

**Gesundheit:** nach einem Postulat der WHO* „ein Zustand vollkommenen körperlichen, geistigen u. sozialen Wohlbefindens u. nicht allein das Fehlen von Krankheiten u. Gebrechen“; vgl. Krankheit.

**Gesundheitsämter:** in der Bundesrepublik Deutschland (in Österreich ähnl. geregelt) staatliche Landessonderbehörden der unteren Verwaltungsstufe (s.a. Gesundheitswesen). Die G. gehen auf das Gesetz über die Vereinheitlichung des Gesundheitswesens vom 3. 7. 1934 (RGBl I S. 531) mit Durchführungsverordnungen vom 6. 2., 22. 2. u. 30. 3. 1935 zurück. Sie stehen unter der Leitung eines staatlichen Amtsarztes u. sind mit der erforderlichen Zahl von Ärzten u. Hilfspersonal besetzt. Ihnen obliegen die Durchführung der ärztlichen Aufgaben der Gesundheitspolizei, der gesundheitlichen Volksbelehrung, der Schulgesundheitspflege, der Mütter- u. Kinderberatung, der Fürsorge f. Tuberkulöse, Geschlechtskranke, körperlich Behinderte, Sieche u. Süchtige sowie die ärztliche Mitwirkung bei Maßnahmen zur Körperpflege u. Leibesübung, ferner die amts-, gerichts- u. vertrauensärztliche Tätigkeit (s.a. Vertrauensarzt). Die Tätigkeit der G. beschränkt sich auf die ärztlichen Feststellungen u. die Begutachtung, wie etwaige gesundheitliche Gefahren od. Mißstände zu beheben od. sonst Maßnahmen zur Förderung der Volksgesundheit zu treffen sind. Die entsprechenden Maßnahmen durchzuführen ist dann Aufgabe der zuständigen Stellen (Kreisverwaltungs- od. höhere Verwaltungsbehörden).

**Gesundheitsökonomie:** s. Pharmakoökonomie.

**Gesundheits-Reformgesetz:** GRG; das Gesetz zur Strukturreform im Gesundheitswesen vom 20.12.1988 enthält u.a. Ergänzungen u. Änderungen d. Sozialgesetzbuches u. darunter i. d. Neuregelungen f. d. gesetzl. Krankenversicherung auch neue Bestimmungen f. den Bereich der Arzneimittelversorgung. Beispielsweise werden die Leistungen der gesetzlichen Krankenversicherung unter Beachtung des Wirtschaftlichkeitsgebotes festgelegt u. für bestimmte Arznei-, Verband- u. Hilfsmittel Festbeträge festgesetzt. Ein Kapitel befaßt sich mit der Konzertierten Aktion im Gesundheitswesen; dabei entwikkeln die an der gesundheitlichen Versorgung der Bevölkerung Beteiligten medizinische u. wirtschaftliche Orientierungsdaten u. Vorschläge zur Erhöhung der Leistungsfähigkeit, Wirksamkeit u. Wirtschaftlichkeit im Gesundheitswesen u. stimmen diese gemeinsam miteinander ab.

**Gesundheitswesen:** in der Bundesrepublik Deutschland ist die Gesundheitsverwaltung Bestandteil der allgemeinen Verwaltung u. besteht aus Gesundheitsbehörden auf Bundesebene sowie aus Gesundheitsbehörden auf Landesebene. Gesundheitsbehörden auf Bundesebene sind das BMG (Bundesgesundheitsminister), das Bundesinstitut f. Arzneimittel u. Medizinprodukte* (BfArM), das Robert-Koch-Institut*, das Bundesamt f. Gesundheitlichen Verbraucherschutz u. Veterinärmedizin*, der Bundesgesundheitsrat* u. das Paul-Ehrlich-Institut* (Bundesamt f. Sera u. Impfstoffe). Die Gesundheitsbehörden auf Landesebene, denen in der Regel die Ausführung auch von Bundesgesetzen zukommt (Art. 83 GG) gliedern sich in oberste Landesgesundheitsbehörden, höhere Landesgesundheitsbehörden (Mittelbehörden) u. untere Gesundheitsbehörden. Oberste Landesgesundheitsbehörden sind die Landesgesundheitsministerien. Sie bearbeiten u.a. sämtliche Verwaltungsvorgänge, die f. das betreffende Bundesland von grundsätzlicher Bedeutung sind, u. wirken über den Bundesrat an gesetzgeberischen Maßnahmen mit. Des weiteren üben sie die Dienstaufsicht über die nachgeordneten Behörden aus. Die Arbeitsgemeinschaft der leitenden Medizinalbeamten der Länder (AGLMB) gewährleistet eine bundeseinheitliche Interpretation arzneimittel- u. apothekenrechtlicher Vorschriften. Höhere Landesgesundheitsbehörden sind die Regierungspräsidien od. Bezirksregierungen. Bei ihnen liegt die eigentliche Exekutive, v.a. die Überwachung nach dem Arzneimittelgesetz*, dem Apothekengesetz*, dem Heilmittelwerbegesetz*, dem Betäubungsmittelgesetz* u. der Gefahrstoffverordnung* sowie die Ausbildung u. Prüfung der pharmazeutisch-technischen Assistenten. Auch das Landesprüfungsamt f. Medizin u. Pharmazie ist mit Ausnahme von Hessen, wo es der Obersten Landesbehörde (Sozialminister) untersteht, einem Regierungspräsidium eingegliedert. In den Stadtstaaten Bremen, Hamburg u. Berlin sowie in Schleswig-Holstein fehlen die Mittelbehörden; deren Aufgaben werden vom Senator f. Gesundheit bzw. vom Gesundheitsminister wahrgenommen.

Untere Verwaltungsbehörden sind die Landratsämter. Als Landessonderbehörden sind eingerichtet die staatlichen Gesundheitsämter*, die alle Zuständigkeiten auf dem Gebiet des Gesundheitswesens der unteren Verwaltungsstufe innehaben, die Medizinaluntersuchungsämter*, die Chemischen Landesuntersuchungsanstalten* u. die staatlichen tierärztlichen Untersuchungsämter.

Im Gegensatz zur Bundesrepublik Deutschland, wo das G. zum größten Teil in den Bereich der Länder fällt, untersteht es **in Österreich** hauptsächl. der Kompetenz des Bundes. Zu den wichtigsten (historischen) Grundlagen gehört das Reichssanitätsgesetz (RSG) von 1867, durch das in Österreich zum erstenmal das Gesundheitswesen unter zentrale staatliche Aufsicht gestellt wurde. Wegen dieses Gesetzesnamens bezeichnet man in der österreichischen Rechtssprache das Gesundheitswesen auch als „Sanitätswesen". Aufgrund der österreichischen Verfassungsordnung ist das Gesundheitswesen in 3 Kompetenzkomplexe aufgegliedert: 1. Die Länder sind ermächtigt, Gesetze über das Leichen- u. Bestattungswesen, den Gemeindesanitätsdienst u. das Rettungswesen zu beschließen. Weiterhin sind sie zum Vollzug ihrer eigenen Gesetze verpflichtet. 2. Dem Bund obliegt die Grundsatzgesetzgebung hinsichtlich der Krankenanstalten (mit Ausnahme der sanitären Aufsicht), des Kurortewesens u. der Ausnützung der natürlichen Heilvorkommen. Die Länder beschließen die dazugehörigen Ausführungsgesetze u. nehmen den Vollzug wahr. 3. Alle anderen Angelegenheiten fallen in die Kompetenz (legislativ u. exekutiv) des Bundes. So z.B. die sanitäre Aufsicht über die Krankenanstalten, die Kurorte, die gesetzliche Regelung des Ärztewesens, Arzneimittelwesens, Apothekenwesens u. Hebammenwesens, die Erlassung von Impfgesetzen usw.

Für die Angelegenheiten des öffentlichen G., deren Vollzug in die Kompetenz des Bundes fallen, ist in Österreich das Bundesministerium f. Arbeit, Gesundheit u. Soziales zuständig. Nur die Universitätskliniken fallen, soweit es sich um Lehre u. Forschung handelt, in die Kompetenz des Bundesministeriums f. Wissenschaft u. Verkehr. Es sind auch eine Reihe von Personalvertretungen, Kommissionen, Beiräten u. Untersuchungsanstalten eingerichtet. Eine wichtige Institution ist der Oberste Sanitätsrat als beratendes u. begutachtendes Organ. Er ist bei allen Gegenständen, welche das allgemeine Sanitätswesen betreffen, zu vernehmen. Auf Landesebene untersteht der Vollzug in Gesundheitsangelegenheiten entsprechend der österreichischen Verwaltungsordnung entweder dem Landeshauptmann in der mittelbaren Bundesverwaltung od., in Landesangelegenheiten, der Landesregierung selbst. Auch beim Amt jeder Landesregierung besteht ein Landessanitätsrat, der das beratende u. begutachtende Organ zur Unterstützung der entsprechenden Aufgaben des Landeshauptmannes ist. Am Sitz jeder Bezirksverwaltungsbehörde, also einer Bezirkshauptmannschaft od. dem Magistrat einer Statutarstadt (z.B. Landeshauptstädte), besteht ein Bezirksgesundheitsamt, das unter der verantwortlichen Leitung eines Amtsarztes od. Bezirksarztes steht. Zu den Aufgaben des Bezirksarztes od. Amtsarztes gehört auch die Wahrnehmung des staatlichen Aufsichtsrechtes über das Apothekenwesen.

In der **Schweiz** hat entsprechend der eidgenössischen Staatsordnung jeder Kanton seine eigene Gesundheits- u. Arzneimittelgesetzgebung. Auf Bundesebene sind im Gesundheitssektor nur einzelne Teilbereiche geregelt, z.B. der Verkehr mit Betäubungsmitteln, Giften u. Lebensmitteln, die Bekämpfung von Epidemien sowie das Sozialversicherungswesen. Die Vorschriften über die Ausübung der Berufe im G. od. über den Verkehr mit Heilmitteln fallen dagegen unter die Hoheit der Kantone. Eine gegenseitige Vereinbarung haben die Kantone f. die zentrale Prüfung u. Zulassung der Arzneimittel getroffen, welche jedoch keinen unmittelbar rechtsverbindlichen, sondern nur empfehlenden Charakter besitzt.

**Getreidebranntwein:** s. Spiritus Frumenti.

**Getreidekeimöl:** das aus den Keimen kalt gepreßte fette Öl. **Weizenkeime** enthalten 6 bis 9%, Roggenkeime 10 bis 12%, **Reiskeime** ca. 24%, **Maiskeime** 30 bis 50%. **Weizenkeimöl** enthält ca. 0.15% Vitamin E ($\alpha$- u. $\beta$-Tocopherol), ferner die Vitamine A, $B_1$, $B_2$, $B_6$, Pantothensäure, Provitamine D u. essentielle Fettsäuren* (Vitamin F); SZ 20 bis 30. **Anw.:** in d. Vitamin-Ther. (auch veterinär), in Wundsalben, Hautölen, Puder, Seifen, zu Gesichtspackungen usw.

**Getreideproteine:** s. Prolamine, Gluteline.

**Getrocknete Schilddrüse(n):** s. Thyreoidea siccata.

**Geum rivale** L.: Fam. Rosaceae, Bachnelkenwurz (Europa, Asien, Nordamerika). Inhaltsst. u. Anw. ähnl. Geum urbanum*, aber wesentl. weniger Eugenol.

**HOM:** *Geum rivale:* frische, blühende Pflanze.

**Geum urbanum** L.: Fam. Rosaceae, Echte Nelkenwurz, Mauernelkenwurz, Benediktenkraut (Europa, Asien, Nordamerika). Stpfl. v. **Radix (Rhizoma) Caryophyllatae:** Radix Geiurbani, Nelkenwurzel, Benediktenwurzel, Allerweltsheilwurzel. **Inhaltsst.:** Glykosid Gein, aus dem durch Hydrolyse äther. Öl mit überwiegend Eugenol entsteht; bis 30% (hauptsächl. nichthydrolisierbare) Gerbstoffe, Bitterstoff. **Anw.:** als Adstringens u. Tonikum.

**HOM:** *Geum urbanum* (HAB1.4), *Geum urbanum, eth. Decoct.* (HAB1.3): frische, unterirdische Teile.

**Gevilon®:** s. Gemifibrozil.

**Gewebe:** Zellverband mit bestimmter Funktion. Bei Pflanzen unterscheidet man z.B. zwischen Grund-, Stütz- od. Festigungs-, Leitungs-, Exkretions-, Abschlußgewebe u.a. Beim tier. u. menschl. Körper spricht man von: Binde-, Knorpel-, Knochen-, Epithel-, Muskel-, Nervengewebe, Blut.

**Gewebeaffinität:** Verteilung eines Wirkstoffes zwischen Blut u. Gewebe. Je höher die G. umso mehr Arzneistoff ist im Vergleich zum Blutplasma in Gewebe-Kompartimenten angereichert.

**Gewebekleber:** s. Fibrinkleber.

**Gewebekultur:** Gewebspartien werden unter sterilen Bedingungen in geeignete Nährmedien zur Züchtung von **Zellkulturen** eingebracht. Man unterscheidet zwischen Oberflächenkulturen (hauptsächl. f. tierische Zellen) u. Suspensionskulturen (Submerskulturen, hauptsächl. f. pflanzliche Zellen). Die Züchtung von Gewebezellen hat zunehmende Bedeutung in: **1. Krebsforschung:** Züchtung gesunder od. kranker Gewebszellen, z.B. menschlichen Krebsgewebes, zur Prüfung von Zytostatika*. **2. Mikrobiologie u. Virologie:** Züchtung von Viren u. anderen Kleinlebewesen. Zugabe von Virussuspension führt zur Zerstörung der Zellen (zytopathischer Effekt). Kann im Neutralisationstest* durch Antikörpergabe verhindert werden. **3. Arznei- u. Nutzpflanzenzucht:** Gewebsproben aus Wurzel, Sproß od. Blatt werden vorerst auf einen Nährboden gebracht, der Kohlenhydrate, anorganische Salze, Vitamine u. Phytohormone* enthält. Es bildet sich ein Kallus (Callus*), der zur Herst. v. Suspensionskulturen dient od. aus dem durch geeignete Maßnahmen die **ganze Pflanze** wieder regeneriert werden kann. In Suspensionskulturen teilen sich die Zellen im flüssigen Nährmedium besonders schnell, was nach Zugabe der geeigneten Nährstoffe zur Produktion sekundärer Pflanzeninhaltsstoffe genützt werden kann; vgl. Gentechnologie.

**Gewebelehre:** Histologie.

**Gewebshormone:** s. Hormone.

**Gewebsplasminogen-Aktivator:** t-PA (tissue type plasminogen activator), körpereigenes, menschliches Glykoprotein mit 527 Aminosäuren, Actilyse®; (**rtPA**, recombinant tissue type plasminogen activator, ist gentechnisch produzierter G.), $M_r$ ca. 65000. **Wirk.** u. **Anw.:** ein proteolytisches Enzym, das bevorzugt am Fibrin eines Gerinnsels wirksam wird (endogenes Fibrinolytikum); zur Wiedereröffnung verschlossener Koronararterien beim akuten Herzinfarkt; wird vorwiegend über die Leber eliminiert. **Nebenw.:** anaphylaktische Reaktionen, Blutungen, Kopf- u. Rückenschmerzen, vorübergehende Temperaturerhöhung; Kontraind.: Blutungen u. erhöhte Blutungsneigung, Bluthochdruck, Leberzirrhose, schwerer Diabetes mellitus, hohes Alter u.a.

**Gewicht:** Gewichtskraft; die Erdanziehungskraft (Schwerkraft*) auf einen Körper, die sich aus der (ortsabhängigen) Fallbeschleunigung* g u. der Masse m des Körpers ergibt: $G = m \cdot g$. Der Begriff G. wird im täglichen u. kaufmännischen Sprachgebrauch häufig anstelle von Masse* (s.a. SI-Einheiten) gebraucht.

**Gewichtsanalyse:** Teil der quantitativen Analyse, s. Gravimetrie.

**Gewichtskonstanz:** s. Massekonstanz.

**Gewicht, spezifisches:** Wichte; Symbol $\gamma$. Verhältnis zwischen Gewichtskraft (Gewicht*) G u. Volumen V: $\gamma = G/V$; vgl. Dichte.

**Gewichtssatz:** Zusammenstellung herkömmlicher Gewichte für in Apotheken übliche mechanische Waagen; besteht aus folgenden Gewichten: 1mal 1 g, 2mal 2 g, 1mal 5 g, 1mal 10 g, 2mal 20 g, 1mal 50 g, 1mal 100 g, 2mal 200 g, 1mal 500 g. Milligrammgewichte haben verschiedene Formen, damit man sie besser voneinander unterscheiden kann.

**Gewürze:** s. Olea aetherea.

**Gewürz, Englisches:** Fruct. Pimentae, s. Pimenta dioica.

**Gewürzhafte Kräuter:** s. Species aromaticae.

**Gewürzkörner:** Fruct. Pimentae, s. Pimenta dioica.

**Gewürznelken:** Flor. Caryophylli, s. Syzygium aromaticum.

**Gewürzsumachwurzel (rinde):** Cortex Rhois aromaticae Radicis, s. Rhus aromatica.

**Ghamrawy-Test:** Test zum Nachw. von Haschisch (s. Cannabis sativa), das beim Erwärmen mit p-Dimethylaminobenzaldehyd in schwefelsaurer Lsg. Rotfärbung gibt. Beim Abkühlen tritt Blaufärbung ein, die rasch verblaßt.

**Gl:** Abk. f. Gastrointestinaltrakt*.

**Giardia lamblia:** frühere Bez. Lamblia intestinalis; zu den Flagellata (s. Protozoen) zählender Parasit des Dünndarms von Menschen u. Haustieren (Enteritis). Größe 5-10 x 10-20 μm; Nachw. im Kot z.B. Giemsa-Färbung.

**Gibban:** s. Gibberelline.

**Gibberellan:** tetracyclisches Diterpengrundgerüst, z.B. von Gibberellinen*; Strukturformel s. Diterpene.

**Gibberella zeae:** s. Mykotoxine.

**Gibberellinantagonisten:** Hemmstoffe, die die Wirkung von Gibberellinen* auf Pflanzen hemmen u. deren Wirkung zumindest teilweise durch Gibberelline aufgehoben werden kann. Zu den G. zählen z.B. das Phytohormon Abscisinsäure*, eine Reihe von Retardanzien*, wie Chlorcholinchlorid*, Morphaktine*, AMO 1618*, Bernsteinsäuremono-N-dimethylhydrazid, sowie andere natürliche Inhaltsst., z.B. Tannine.

**Gibberelline:** eine Gruppe von weitverbreiteten Phytohormonen, die v.a. das pflanzliche Längenwachstum fördern. Das erste Gibberellin

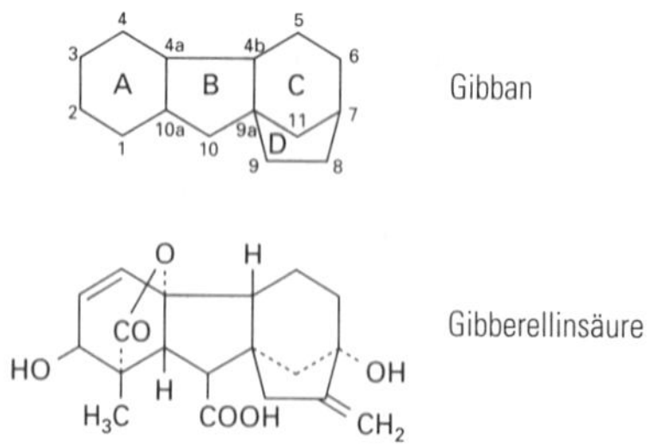


Gibberelline

wurde 1938 aus dem Pilz *Gibberella fujikuroi* (Fusarium moniliforme), dem Erreger der Bakanae-Reis-Erkrankung*, isoliert. Das erste reine Gibberellin, das *Gibberellin $A_3$* (G. $A_3$, Gibberellinsäure), wurde 1954 gewonnen. Weitere Forschungen zeigten, daß die G. zus. mit anderen Phytohormonen entscheidend an der pflanzlichen Regulation beteiligt sind. Alle bisher bekannten G. (ca. 60) leiten sich vom tetracyclischen *Gibban-Skelett* (Abb.) ab. Der wichtigste Vertreter der G., das Gibberellin $A_3$ (Abb.), techn. gew. aus Gibberella-fujikoroi-Kulturfiltraten, zeigt in vielen Experimenten die höchste biologische Aktivität. Neben diesen freien G.n konnten auch gut wasserlösliche, gebundene G. od. Gibberellinkonjugate aus Pflanzen isoliert werden (G.-glucoside u. -glucoseester). Sie stellten wahrscheinlich Transport- u. Vorratsformen der biol. aktiven freien G. dar. Die einzelnen G. weisen in den verschiedensten Biotests sehr unterschiedliche Wirksamkeit auf. Als bedeutendste Wirkung der G. ist die Stimulation des Streckungswachstums u. der Zellteilung zu nennen. So ist die Förderung des Längenwachstums von Zwergmutanten mit genetisch blockierter Gibberellin-Biosynthese Grundlage von Biotests. G. hemmen weiterhin das Wurzelwachstum u. beeinflussen Ruheperioden u. Samenkeimung. Weitere physiologische Effekte der G. betreffen Blütenbildung u. Fruchtwachstum (z.B. Auslösung der Blütenbildung bei Zierpflanzen, Gew. großer Früchte).

**Gibberellinsäure:** s. Gibberelline.

**Gibbs-Energie:** s. Enthalpie, Freie.

**Gibbs-Funktion:** s. Enthalpie, Freie.

**Gibbs-Helmholtz-Gleichung:** fundamentale Gleichung der chemischen Thermodynamik; sie ermöglicht z.B. die Berechnung der Freien Reaktionsenthalpie ΔG einer Umsetzung (s. Enthalpie, Freie); bei *konstantem Druck* P wird sie auch als **Reaktionsisobare** bezeichnet. Für die Änderung zwischen 2 Zuständen (z.B. flüssige Phase – kristalline Phase od. Produkte – Edukte) läßt sich nach ihr bei konstanter Temperatur T angeben:

$\Delta H = \Delta G + T \cdot \Delta S(P)$

Die Reaktionsenthalpie ΔH ist die gesamte mit der Umsetzung verbundene Energieänderung des Systems u. ΔS·T der nicht nutzbare Anteil davon (gebundene Energie; ΔS ist die Reaktionsentropie); ΔG, die Freie Reaktionsenthalpie, ist der als Arbeitsleistung gewinnbare Anteil („maximale Arbeit").

Wird f. eine Zustandsänderung ΔG negativ, handelt es sich um eine exergonische Reaktion, die freiwillig abläuft u. Energie freisetzt. Kommt ΔG jedoch ein positiver Wert zu, handelt es sich um eine endergonische Reaktion. Im Gleichgewicht zwischen 2 Zuständen (z.B. Flüssig-Fest beim Schmelzpunkt) gilt ΔG = 0, so daß auf diese Weise die mit der Zustandsänderung verbundene Entropieänderung ΔS ermittelt werden kann, wenn die Reaktionsenthalpie ΔH (in diesem Fall die Schmelzwärme) bekannt ist.

Die f. die **Reaktionsisochore**, der entsprechenden Zustandskurve *bei konstantem Volumen* V geltende Beziehung lautet, wobei ΔF die Freie Reaktionsenergie u. ΔU die Reaktionsenergie ist:

$\Delta U = \Delta F + T \cdot \Delta S(V)$

**Gibbs-Phasengesetz:** Die Anzahl der Freiheitsgrade* F eines Systems ist

$F = B - P + 2$

wobei B die Anzahl der unabhängigen Bestandteile (Komponenten) u. P die Anzahl der Phasen* bedeutet.

**Gicht:** *syn.* Arthritis urica, Urikopathie, Hyperurikämie, Podagra; eine teils in akuten Schüben, teils von vornherein chron. verlaufende Purinstoffwechselkrankheit, charakterisiert durch einen erhöhten Blutharnstoffspiegel. Als Folge davon kommt es zur Ablagerung von Harnsäure u. Harnsäuresalzen an verschiedenen Körperstellen, besonders im Bereich von Gelenken. **Formen: 1. Primäre G.:** angeborener Stoffwechseldefekt, wahrscheinlich durch eine renale Ausscheidungsstörung und/oder vermehrte Harnsäurebildung; zusätzlich manifestationsfördernde u. anfallsfördernde Faktoren sind purin- u. aminosäurereiche Nahrung, Alkoholgenuß, körperliche Anstrengung, Unterkühlung; betrifft vor allem Männer im mittleren u. höheren Alter. **2. Sekundäre G.:** a) bei Krankheiten mit gesteigertem Zelluntergang, z.B. myeloischer Leukämie, b) bei Nierenfunktionsstörungen, z.B. nach Saluretikatherapie. **Symptomatologie: 1. Akuter Anfall:** beginnt meist nachts, heftige Schmerzen, in 2/3 der Fälle im Großzehengelenk (Podagra), seltener im Sprung- od. Fußwurzelgelenk, Knie (Gonagra), Finger- od. Handgelenk (Chiragra) mit starker Rötung u. teigiger Schwellung des betreffenden Gelenkes, zuweilen Übergreifen der Entzündungserscheinungen auf die Umgebung, ev. Fieber, Tachykardie, Kopfschmerzen, Erbrechen. Dauer: bis zum Morgen, ev. mehrere Tage. **2. Chronische G.:** gehäufte Anfälle am gleichen Gelenk od. bei von vornherein chronischem Verlauf irreversible Deformationen od. sogar Versteifung der Gelenke, Uratablagerungen in den umgebenden Weichteilen u. Knochen, Gichtknoten (Tophi) auch an Ohrknorpel, Augenlidern, Nasenflügel u.a.; selten völlige Symptomlosigkeit. **Arzneimittel gegen Gicht:** s. Gichttherapeutikum(a).

**Gichtbeeren:** s. Ribes nigrum.

**Gichtkraut:** s. Gratiola officinalis, Chimaphila umbellata.

**Gichtrosensame:** s. Paeonia officinalis.

**Gichtrosenwurzel:** Radix Paeoniae, s. Paeonia officinalis.

**Gichtrübe:** s. Bryonia alba.

**Gichttherapeutikum(a):** **I. Beim akuten Anfall:** *a)* Colchicin*: stündlich 0.5 mg bis zum Abklingen der Symptome bis max. 5 mg/d, hemmt die Phagozytoseaktivität der Leukozyten u. damit die Entstehung der Entzündung; *b)* Nichtsteroidale Antiphlogistika: Phenylbutazon*, Indometacin*; *c)* Glucocorticoide: z.B. Prednisolon*. **II. Dauertherapie:** im symptomfreien Intervall bzw. bei der chronischen Gicht. **1. Urikosurika:** bewirken eine vermehrte Harnsäureausscheidung durch Hemmung der tubulären Rückresorption; um die Bildung von Harnsäurekristallen in den Tubuli der Niere zu verhindern, wird gleichzeitig viel Flüssigkeit zugeführt u. der pH-Wert des Harns, z.B. mit Kaliumcitrat, erhöht; Beispiele: Probenecid*, Sulfinpyrazon*, Benzbromaron*. **2. Urikostatika:** Xanthinoxidasehemmer (z.B. Allopurinol*, Oxopurinol*) führen zu einer verminderten Harnsäurebildung durch kompetitve Hemmung der Xanthinoxidase*, die Hypoxanthin in Xanthin u. weiter in Harnsäure oxidiert; auch bewirkt die dadurch erhöhte Hypoxanthinkonzentration eine Hemmung der Purinsynthese.

**Giemsa-Färbung:** eine Kontrastfärbung mit Giemsa-Lösung*; Ausführung: der lufttrockene Ausstrich wird 2 bis 3 min mit Methylalkohol fixiert, dann mit Giemsa-Lsg. (10 Tr. auf 10 mL Wasser) 20 bis 30 min gefärbt. Ausstrich mit Aq. dest. abspülen u. in dest. od. mit Essigsäure schwach angesäuertem Wasser schwenken. Die Erythrozyten färben sich rot. G.-L; wird auch zu parasitologischen Färbungen benutzt (Kerne u. Geißeln: rot, Protoplasma: blau). (Gustav Giemsa, Chemiker, Hamburg. 1867 bis 1948).

**Giemsa-Lösung:** nach DAB6: 3 T. Azur-II-Eosin u. 0.8 T. Azur II sind in 250 T. Glycerol bei 60°C zu lösen u. nach dem Abkühlen mit 250 Methylalkohol zu vermischen. Die Lsg. dient bei der Untersuchung des Blutes zur Differenzierung der weißen Blutkörperchen; s. Giemsa-Färbung.

**Giersch:** Aegopodium podagraria*.

**Gießbecher nach König:** s. Suppositorien.

**Gießen:** ein Umformverfahren, bei dem Materialien in flüssigem Zustand in vorbereitete Hohlräume (Gießformen) gegossen werden, darin erstarren u. so ihre endgültige Form od. eine Form f. die nachfolgende Weiterverarbeitung annehmen.

**Gießen von Kunststoffen:** Kunststoff-Formteile od. -Halbzeug werden hergestellt, indem man flüss., pastöse od. aufgeschmolzene Vorprodukte (Gießharze, vernetzende Elastomere, polymerisierbare Monomere, gelierende PVC-Pasten) in Gießformen durch chem. Umwandlung od. durch Erkalten zu harten bis gummiartig weichen Körpern erstarren läßt. Im **Rotationsguß** fertigt man Hohlkörper (Behälter) aus PVC-Pasten od. PE-Pulver; dabei läßt man die Formen im Heißluftofen mäßig schnell um 2 Achsen rotieren, damit sich das Material gleichmäßig verteilt. Beim **Schleuderguß** (f. Rohre) mit schnellrotierenden Formen wird die Gußmasse durch die Fliehkraft an die Formwand gedrückt.

**Gießformverpackung:** zum einmaligen Gebrauch bestimmte Suppositorienverpackung. Verwendet werden gezogene, meist vorgeformte Kunststoffgießformen aus PE od. PVC, in die die geschmolzene Zäpfchenmasse direkt eingegossen wird. Die Gießformen dienen nach dem Versiegeln od. Anbringen von Schiebedeckeln gleichzeitig als Verpackung.

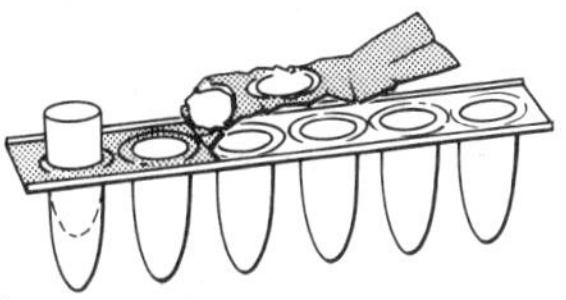

Gießformverpackung [40]

**Gießharze:** Reaktionsharze; lösungsmittelfreie, flüssige od. bei leichtem Erwärmen verflüssigbare, meist härtbare Kunstharze auf der Basis von Phenol-, Formaldehyd-, Epoxid- od. ungesättigten Polyesterharzen u.a. Sie lassen sich nach Zusatz von Härtern (wenn notwendig) bei rel. niedrigen Temperaturen härten.

**Gießkannenschimmel:** Aspergillus*-Arten.

**Gießverfahren:** s. Suppositorien.

**Giftaron:** s. Dieffenbachia seguine.

**Giftbuch:** nach der früheren Giftverordnung waren in einem sog. „Giftbuch" Aufzeichnungen über die Abgabe von Giften zu machen. Ersetzt durch das Gefahrstoff-Abgabebuch (s. Gefahrstoffverordnung).

**Gifte:** (lat. Venena*, von althochdeutsch gift: Gabe) vgl. Gefahrstoffverordnung. G. sind chem. Stoffe, die schon in kleinen Mengen nach Einwirken auf den Organismus zu Schädigungen, Funktionsstörungen od. zum Tod führen können. Nach Paracelsus entscheidet die Dosis, ob ein Stoff als Gift wirkt („Sola dosis facit venenum"). Die Giftwirkung ist aber auch abhängig von der Applikationsweise sowie von Art, Geschlecht, Alter u. Empfindlichkeit des Organismus. Gifte wirken **lokal** (z.B. Hautschädigung) od. **systemisch** nach Aufnahme über Schleimhäute, Haut, Lungen od. nach parenteraler Aufnahme. Ihre Wirkungen können **reversibel** od. **irreversibel** sein, **akut** (oft von der Dosis abhängig) od. **chronisch** (nach langfristiger Aufnahme geringer Konz. z.B. von Schwermetallen, Pflanzenschutzmitteln u.v.a.). Prinzipiell besteht kein Unterschied in der Wirkung von Arzneistoffen u. Giftstoffen. Das Ausmaß der Giftwirkung kann direkt proportional der jeweils zugeführten Menge sein (vgl. Dosis-Wirkungs-Kurve), gewisse Stoffe aber (z.B. Digitalisglykoside) kumulieren, zeigen also keine lineare Beziehung zwischen Wirkungsstärke u. Dosis. Außer den **exogenen** gibt es auch **endogene** G.; das sind Stoffwechselprodukte, die im Organismus entstehen u. zu Gesundheitsschäden führen können, wenn sie nicht vom Körper ausgeschieden od. entgiftet werden. Die Empfindlichkeit des Organismus f.

bestimmte Giftstoffe ist genetisch festgelegt. Unterschiede gibt es zwischen den einzelnen Arten, aber auch innerhalb der Spezies. Angeborene Überempfindlichkeitsreaktionen auf bestimmte Stoffe (nicht allergischer Natur) bezeichnet man als Idiosynkrasie. Der Organismus ist auch befähigt, sich an gewisse Gifte zu gewöhnen, d.h. bei wiederholter Zufuhr mit verminderter Empfindlichkeit zu reagieren (Toleranz). G. können nach ihrem Hauptangriffspunkt im Körper z.B. in Herz-, Blut-, Leber-, Nieren-, Nerven- od. Ätzgifte eingeteilt werden. Die **Therapie** einer Vergiftung erfolgt meistens symptomatisch, eine spezifische Behandlung mit Hilfe von Antidoten* (Gegenmitteln) ist auf relativ wenige Gifte beschränkt. Die maximal zulässigen Konzentrationen bestimmter Gefahrstoffe am Arbeitsplatz bzw. in der Umwelt werden vom Gesetzgeber bestimmt; vgl. dazu MAK*, MIK*.

**Giftefeu:** s. Toxicodendron quercifolium.

**Giftesche:** s. Chionanthus virginicus.

**Gifte, Tierische:** s. Zootoxine.

**Giftgetreide:** mit Strychninnitrat (0.5%), auch mit Thalliumsalzen od. gelbem Phosphor, getränkte u. m. Fuchsin rotgefärbte Körner von Weizen, Hafer od. Roggen; zur Vergiftung v. Ratten u. Mäusen (gegen Giftschein abzugeben), s. Avena venenata.

**Gifthahnenfuß:** Ranunculus sceleratus, s. Ranunculus-Arten.

**Giftheber:** Heber zum Aussaugen u. Umfüllen giftiger u. ätzender Flüssigkeiten.

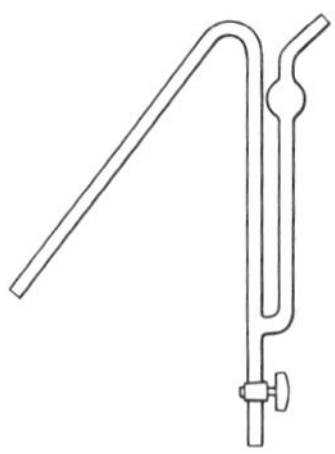

Giftheber

**Gifthonig:** s. Rhododendron ponticum.

**Giftjasmin:** s. Gelsemium sempervirens.

**Giftlattich:** Lactuca virosa*.

**Giftpetersilienkraut:** Herba Conii, s. Conium maculatum.

**Giftpilze:** s. Pilze.

**Giftprimel:** s. Primelkrankheit.

**Giftschlangen:** s. Schlangen, Schlangengifte.

**Giftspinnen:** s. Spinnen.

**Giftsumach:** s. Toxicodendron quercifolium.

**Giftsumachblätter:** Folia Toxicodenri, s. Toxicodendron quercifolium.

**Giftsumachtinktur:** s. Tinctura Toxicodendri.

**Giftverordnung:** den Giftverkehr in der Bundesrepublik Deutschland betreffende Regelungen, die 1986 durch die Gefahrstoffverordnung* abgelöst wurden.

**Giftwulstling:** Knollenblätterpilz, s. Amanita phalloides.

**Giga:** gesetzlicher Vorsatz f. das $10^9$-fache einer Grundeinheit; Symbol G; z.B.: 1 GW = 1 Million Kilowatt (kW).

**Gigartina mamillosa:** Stpfl. v. Carrageen*.

**Gileadbalsam:** Balsamum de Mecca*.

**Gilurytmal®:** s. Ajmalin.

**Gilustenon®:** s. Glyceroltrinitrat.

**Ginger:** Ingwer, s. Zingiber officinale.

**Ginger Oil:** (engl.) Ingweröl, s. Zingiber officinale.

**Gingerole:** s. Zingiber officinale.

**Gingivitis:** Zahnfleischentzündung.

**Ginkgetin:** s. Bisflavonoide.

**Ginkgo biloba** L.: Fam. Ginkgoaceae, Ginkgobaum, Entenfußbaum, Fächerblattbaum (Ostasien, in Europa kult.). Stpfl. v. **Folia Ginkgo:**

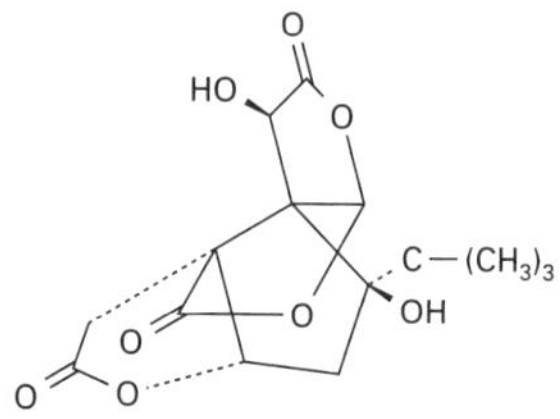

Bilobalid

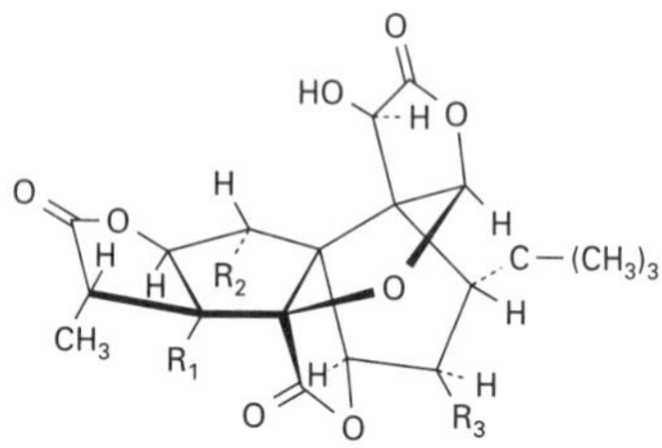

Ginkgolide

| $R_1$ | $R_2$ | $R_3$ | Ginkgolid |
|---|---|---|---|
| OH | H | H | A |
| OH | OH | H | B |
| OH | OH | OH | C |
| OH | H | OH | J |
| H | OH | OH | M |

Ginkgo biloba: wichtige Inhaltsstoffe

Folia Ginkgonis, Ginkgoblätter. **Inhaltsst.:** ca. 0.3% Flavonolglykoside, z.B. Kämpferol- u. Quercetinglucorhamnosid, z.T. mit p-Cumarsäure verestert, Bisflavonoide, z.B. Amentoflavon u. Ginkgetin (**Strukturformel** s. Bisflavonoide), ca. 0.2% Terpenlactone, nämlich Ginkgolide (käfigartig gebaute Diterpenalkohole mit 3 Lactongruppen) u. Bilobalid (ein ungewöhnlich gebauter Sesquiterpenalkohol mit 3 Lactongruppen u. einem Cyclopentanring); ca. 2% Alkylphenolderivate, sog. Ginkgole u. Ginkgolsäuren (Ginkgolsäure ist z.B. eine Salicylsäure mit einer $(CH_2)_7$–CH=CH–$C_6H_{13}$–Seitenkette). **Wirk.** u. **Anw.:** (Alkylphenol-freie) standardisierte Spezialextrakte (z.B. EGb 761 mit 24% Flavonolglykosiden u. 6% Terpenlactonen) werden wegen der Verminderung der Plasmaviskosität, der Hemmung der Erythrozyten- u. Thrombozytenaggregation u. damit der gefäßerweiternden u. durchblutungsfördernden Eigenschaften (im peripheren u. zerebralen Bereich) verwendet; häufig auch Bestandteil von Geriatrika. Die von der harzig-fleischigen Samenschale befreiten Samen werden in Ostasien auch als Arzneimittel verwendet. Die Samenschalen enthalten Alkylphenole (hautirritierende Stoffe) sowie toxisches 4'-Methoxypyridoxin u. riechen stark ranzig (Buttersäure).

**HOM:** *Ginkgo biloba* (HAB1.4), Gingko: frische Blätter; verord. z.B. b. Durchblutungsstörungen, Cerebralsklerose, Schwindel.

**Ginkgolide:** s. Ginkgo biloba.

**Ginseng, Sibirischer:** s. Eleutherococcus senticosus.

**Ginseng(wurzel):** Ginseng radix, s. Panax pseudoginseng.

**Ginster:** **1.** Färberginster, s. Genista tinctoria; **2.** Besenginster, s. Cytisus scoparius; **3.** Stechginster, s. Ulex europaeus. **4.** Auch andere Pflanzen (z.B. der Gattungen Laburnum, Retama, Spartium) werden als „Ginster" bezeichnet.

**Gips:** s. Calciumsulfat.

**Girard-Reagenz P:** Pyridyl-acethydrazid-chlorid; $[C_5H_5N\text{-}CH_2\text{-}CO\text{-}NH\text{-}NH_2]Cl$, $M_r$ 187.63. Weißes bis gelbl., krist. Pulver, fast geruchlos, lösl. in Wasser, Ethanol, Methanol, Eisessig, unlösl. in hydroxylfreien org. Lösungsmitteln.

**Girard-Reagenz T:** Trimethylammonium-acethydrazid-chlorid; $[(CH_3)_3N\text{-}CH_2\text{-}CO\text{-}NH\text{-}NH_2]Cl$, $M_r$ 167.64. Weißes bis schwach gelbl., hygr. krist. Pulver mit ammoniakalisch-fischartigem (trimethylaminähnl.) Geruch; leicht lösl. in Wasser, lösl. in Methanol, Ethanol, Eisessig, unlösl. in hydroxylfreien org. Lösungsmitteln.

**Anw.:** beide Reagenzien in d. analyt. u. präparativen org. Chemie zu Nachw., Isolierung u. Reindarstellung von Verbindungen, die Aldehyd- od. Ketogruppen enthalten (z.B. Ketosteroide, Sexualhormone, Vitamine, Bestandteile äther. Öle etc.).

**Gitaloxin:** s. Digitalis purpurea, **Strukturformel** s. Herzglykoside.

**Githagenin:** s. Gypsogenin.

**Gitoformat** INN: Gitoxin-3',3",3'",4'",16-pentaformiat, Pentaformylgitoxin, Dynocard®; CAS-Nr. 10176-39-3; $C_{46}H_{64}O_{19}$. **Anw.:** Herzglykosid, bei Herzinsuffizienz. HWZ ca. 200 h. **Dos.:** Individuell, mittelschnelle Sättigung.

**Gitogenin:** Steroidsapogenin, **Strukturformel** s. Saponine (Tab.).

**Gitonin:** Saponin in Digitalis purpurea*.

**Gitoxigenin:** Aglykon von Gitoxin*.

**Gitoxin:** s. Digitalis purpurea u. Digitalis lanata; **Strukturformel** s. Herzglykoside.

**GI-Trakt:** Gastrointestinaltrakt*, Magen-Darm-Trakt, Verdauungskanal.

**GITS®:** Gastrointestinales Therapeutisches System. s. OROS®.

**Gitter:** s. Kristallgitter.

**Gitterenergie:** Energie, die bei der Bildung einer kristallisierten Substanz aus ihren Bausteinen (Ionen, Atomen, Molekülen) freigesetzt wird. Angabe in kJ/mol. Die G. ist aufzuwenden, um den Kristall in seine (unendlich weit voneinander entfernten) Einzelbausteine zu zerlegen. Sie ist deshalb ein Maß f. die Kräfte, die den Kristall zusammenhalten u. steigt i.a. mit zunehmender Härte des Kristalls.

**GK:** s. Grenzkonzentration.

**GKID$_{50\%}$:** s. Dosis infectiosa.

**GKV:** Abk. f. Gesetzliche Krankenversicherung.

**GKW:** Abk. f. Gesamtkörperwasser, s. Flüssigkeitsräume im Körper.

**Gladiolus communis** L.: u. **G. palustris**: Fam. Iridaceae (Mittel- u. Südeuropa). Stpfl. v. **Bulbus Victorialis rotundus:** Radix Victorialis rotunda, Runder Allermannsharnisch, Evawurzel, Runde Siegwurz. **Inhaltsst.:** äther. Öl (die Blätter enth. ca. 0.5% Vitamin C). **Anw.** volkst.: früher gegen Skrofulose, als Vitaminträger; vgl. Allium victorialis.

**Gläser, Vergütete:** die Oberfläche von Glas* kann durch Behandlung mit Wasserdampf, $NH_4Cl$ od. $SO_2$ an Kieselsäure angereichert werden (quarzglasähnliche Oberfläche); eine Hydrophobisierung erreicht man durch Einbrennen von Siliconöl; s. Ampulle.

**Glätten:** s. Dragieren.

**Glafenin** INN: N-(7-Chlor-4-chinolyl)-anthranilsäure-2,3-dihydroxypropylester, 2,3-Dihydroxypropyl-N-(7-chlor-4-chinolyl)anthranilat;

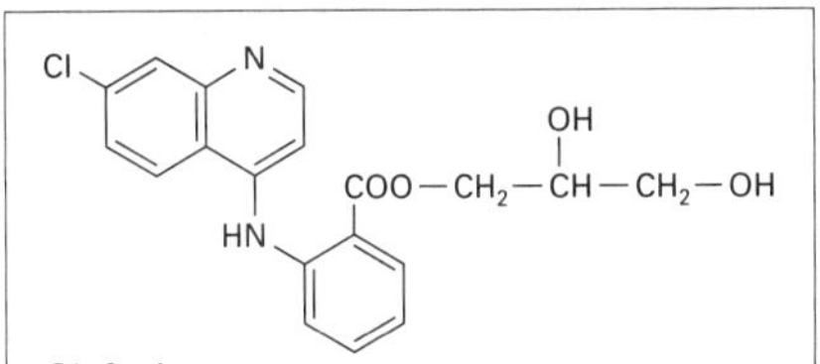

Glafenin

CAS-Nr. 3820-67-5; $C_{19}H_{17}ClN_2O_4$, $M_r$ 372.83. Schmp. 166-169°C; polymorph. Weißes od. gelbliches, krist. Pulver. Prakt. unlösl. in Wasser; schwer lösl. in Aceton, Ethanol, Ether, Benzol, Chloroform; lösl. in verdünnten wäßrigen Basen u. Säuren. **Anw.:** Analgetikum. **Übl. Dos.:** Oral: Initialdos.: 0.4 g, Erhaltungsdos.: 0.2 g/2-3 h max. 1.2 g/d, bei längerer Anw. max. 0.8 g/d; Kinder ab 5 Jahre: 0.1-0.6 g/d. Gebräuchl. ist auch Glafenin-hydrochlorid.

**Glandes Quercus (excorticatae):** Eicheln (Geschälte), s. Quercus-Arten.

**Glandes Quercus tostae:** Geröstete Eicheln, s. Quercus-Arten.

**Glandula(e):** *med.* Drüse(n), *bot.* Drüsenhaar(e) (s. Exkretionsgewebe).

**Glandulae Lupuli:** Hopfendrüsen, Lupulin, s. Humulus lupulus.

**Glanduläre Hormone:** Hormone der Drüsen m. inn. Sekretion, s. Hormone.

**Glandulae Rottlerae:** Kamala, s. Mallotus philippinensis.

**Glandulae suprarenales:** Nebennieren, s. Hormone, Organtherapeutika.

**Glandulae Thyreoideae sicc.:** s. Thyreoidea siccata.

**Glandula parathyreoidea:** Nebenschilddrüse, Epithelkörperchen, s. Hormone u. Organtherapeutika.

**Glandula pinealis:** Zirbeldrüse, s. Hormone, Organtherapeutika.

**Glandula pituitaria:** Hypophyse, Hirnanhang; s. Hypophysis cerebri pars posterior, Hormone, Organtherapeutika.

**Glandula Thymi:** Thymusdrüse, s. Hormone, Organtherapeutika.

**Glandula Thyreoidea (siccata):** Thyreoidea siccata*; getrocknete, gepulverte Schilddrüse von Rindern u. Schafen; s. Organtherapeutika.

**Glas:** **1.** Amorphe, d.h. ohne Kristallisation erstarrte (metastabile), beim Erwärmen nur allmählich erweichende, unterkühlte Schmelze

(„eingefrorene Flüssigkeit"), die umso leichter erhalten wird, je langsamer Kristallkeime sich ausbilden und/oder je geringer die Kristallwachstumsgeschwindigkeit ist u. je rascher die Schmelze abgekühlt wird. **2.** Im engeren Sinn ist G. ein erstarrtes Schmelzmischprodukt aus *sauren Oxiden* wie Siliciumdioxid, Bortrioxid, Aluminiumtrioxid od. Phosphorpentaoxid u. *basischen Oxiden* wie Na-, K-, Mg-, Ca-, Pb(II)- od. Zn-oxid. Der Hauptbestandteil des Gemisches ist in der Regel Siliciumdioxid ($SiO_2$). Der Gehalt an 1wertigen Kationen bewirkt eine stärkere Erweichungs- u. Schmelzpunktsabsenkung als äquivalente Mengen von 2wertigen. Besonders breite Erweichungsintervalle ergeben sich durch den teilweisen Austausch von Silicium gegen Bor, Aluminium od. Phosphor. Die Rohstoffmischung (Glassatz) wird bei Temperaturen von meist 1000°C geschmolzen u. bei bis zu 1550°C geläutert (gereinigt u. rektifiziert). Die Eigenschaft der Glasschmelze, beim Erkalten allmählich immer zäher zu werden, bis völliges Erstarren eingetreten ist, gestattet die Verarbeitung des Glases durch **Biegen** (von Glasrohren), durch **Blasen**, durch **Auswalzen** od. durch **Pressen** in Formen. Eine nachträgliche Behandlung der festen Oberfläche erfolgt durch Schleifen, Mattieren od. durch Ätzen mit Flußsäure. Gefärbt wird G. durch Zusätze von Metalloxiden (echte Lösung) od. Metallen (kolloidale Lösung). Eine braune Farbe erhält man durch Fe(III)-oxid u. Braunstein. Trübungsmittel (f. Milchglas, Opalglas) sind feinste Teilchen, die im Glas eingelagert werden u. eine andere Lichtbrechung als dieses aufweisen. Verwendet werden Calciumphosphat $Ca_3(PO_4)_2$, Zinndioxid $SnO_2$, Kryolith $Na_3AlF_6$, Titan- od. Zirkoniumdioxid. Zu den getrübten Gläsern gehört auch die **Emaille** (das Email).

**Glassorten: Natron-Kalk-Glas**, Normalglas, Fensterglas, Tafelglas, Flaschenglas, Spiegelglas; $Na_2O \cdot CaO \cdot 6\ SiO_2$ (12.9% $Na_2O$, 11.6% CaO, 75.5% $SiO_2$). Zur Herst. v. Ampullenglas u. Infusionsbehältnissen ungeeignet, da es gegen Wasser u. wäßrige Lösungen nur eine geringe Resistenz aufweist (Ionenaustauscherfunktion: Abgabe von $Na^+$ an die Lösung u. gleichzeitig Aufnahme von $H^+$ aus der Lösung, auch $Ca^{2+}$ gegen $2H^+$ u. $Ca^{2+}$ gegen $2Na^+$ ist möglich). **Kali-Kalk-Glas**, Kaliglas, Kronglas; $K_2O \cdot CaO \cdot 8\ SiO_2$. Schwerer schmelzbar als Normalglas. Zu optischen Zwecken dient das Kronglas. Das Thüringer Glas ist ein **Natron-Kali-Kalk-Glas** mit einer Erweichungstemperatur von 550 bis 600°C. **Bor-Tonerde-Glas**, im Vergleich zum Natron- bzw. Kali-Glas verringert der Boroxidzusatz den Ausdehnungskoeffizienten des Glases u. damit dessen Empfindlichkeit gegen rasches Erhitzen u. Abkühlen u. erhöht die Widerstandsfähigkeit gegen Wasser u. Säuren; der Aluminiumoxidzusatz setzt die Sprödigkeit herab u. vermindert die Gefahr des Auskristallisierens (Entglasen). Bekannte Gläser mit diesen Eigenschaften sind *Duran®-Glas* (74.5% $SiO_2$, 8.5% $Al_2O_3$, 4.6% $B_2O_3$, 7.7% $Na_2O$, 3.9% BaO, 0.8% CaO, 0.1% MgO; Erweichungstemperatur 600 bis 700°C), *Jenaer Glas®*, *Pyrexglas®*, *Silexglas®*, *Resistaglas®*, *Duraxglas®*. Diese Gläser sind zur Aufnahme von Injektions- u. Infusionslösungen geeignet. Für noch höhere Temperaturen eignet sich das *Supremaxglas* (56.4% $SiO_2$, 20.1% $Al_2O_3$, 8.9% $B_2O_3$, 8.7% MgO, 4.8% CaO, 0.6% $K_2O$, 0.6% $Na_2O$; Erweichungstemperatur über 1000°C). **Kali-Blei-Glas**, Bleikristallglas, Flintglas; starkes Lichtbrechungsvermögen u. hohe Dichte. Durch weitere Variation bzw. Zusatz neuer Bestandteile gewinnt man *Spezialgläser* f. besondere Aufgaben, z.B. das bis 253 nm UV-durchlässige *Uviolglas* mit Zusätzen von Bariumphosphat u. Chromoxid. Zur Absorption von langsamen Neutronen eignet sich neben Boroxid Cadmiumoxid u. Fluorid, zur Absorption von $\gamma$-Strahlen Wolframphosphat.

Nach der Ph.Eur.3 wird die Qualität von Glasbehältnissen (Ampullen*, Flaschen, Spritzen, Spritzampullen sowie Behältnisse zur Aufnahme von Blut u. Blutprodukten) durch Prüfung auf hydrolytische Resistenz ermittelt. *Glasart I*: „Neutralglas" (Borsilikatglas); hohe hydrolytische Resistenz (bedingt durch die Glaszusammensetzung). *Glasart II*: besteht üblicherweise aus Natronkalk-Silicatglas u. besitzt aufgrund geeigneter Oberflächenbehandlung auch große hydrolytische Resistenz. *Glasart III*: Mittlere hydrolytische Resistenz. *Glasart IV*: Geringe hydrolytische Resistenz. Die Glasarten I u. II sind im allgemeinen für Zubereitungen zur parenteralen Anwendung, Glasart III für nichtwäßrige Zubereitungen zur parenteralen Anwendung, Pulveres parenterales* u. nichtparenterale Zubereitungen u. Glasart IV für feste u. einige flüssige od. halbfeste Zubereitungen zur nichtparenteralen Anwendung geeignet. Eine Unterscheidung der Glasarten I u. II erfolgt entweder durch Prüfung der hydrolytischen Resistenz der Behältnisinnenfläche bzw. von pulverisiertem Glas (Grießmethode) od. nach Behandlung mit Flußsäure.

**Glaskeramiken** wie *Cordierit* ($2MgO \cdot 2Al_2O_3 \cdot 5SiO_2$), *Hochspodumen* ($Li_2O \cdot Al_2O_3 \cdot 4SiO_2$) od. *Hocheukryptit* ($Li_2O \cdot Al_2O_3 \cdot 2SiO_2$) zeichnen sich durch hohe Biegezugfestigkeit u. besonders hohe Temperaturwechselbeständigkeit aus. Man verwendet sie f. astronomische Spiegel, Mahlkugeln, f. Haushaltsgeschirr *(Zerodur®, Pyroflam®)* u. Herdkochflächen. Hergestellt werden sie aus den Gläsern entsprechender Zstzg. durch nachträgliche Wärmebehandlung, die zur Teilkristallisation (im Glas eingebettete Mikrokristalle) führt. Sie sind im Gegensatz zu den Tonkeramiken gasdicht.

**Glasätztinte:** Lsg. v. Ammoniumfluorid in verd. Schwefelsäure.

**Glasbehältnisse, Qualität:** s. Glas.

**Glaselektrode:** s. pH-Meter (Abb.), vgl. Potentiometrie.

**Glaskeramik:** s. Glas.

**Glaskopf, Roter:** Hämatit, s. Eisen(II)-oxid.

**Glaspulvermethode:** s. Ampulle.

**Glassinterfilter:** Tiefenfilter* ohne Adsorptionseffekt.

**Glatt-Verfahren:** s. Dragieren.

**Glaubersalz:** s. Natriumsulfat.

**Glaucin:** D-(+)-Glaucin, 1,2,9,10-Tetramethoxyaporphin, Boldindimethylether; CAS-Nr. 475-81-0; $C_{21}H_{25}NO_4$, $M_r$ 355.42. **Strukturformel** s. Aporphinalkaloide. Schmp. 120°C. Nat. in Liriodendron tulipifera*, Glaucium flavum Crantz (Fam. Papaveraceae, Hornmohn) sowie in Dicentra- u. Corydalis-Arten (Fumariaceae).

**Glaucium flavum:** Hornmohn, s. Glaucin.

**Glaucom(a):** s. Glaukom.

**Glauconex®:** s. Befunolol.

**Glaucotat®:** s. Aceclidin.

**Glaucothil®:** s. Dipivefrin.

**Glaukom:** (*gr.* γλαυκός leuchtend, bläulich, grünlich; weil die Augenlinse bei dieser Erkrankung grünlich gefärbt ist) Glaucom(a), Grü-

**Gleichförmigkeit der Masse**

| Arzneiform | Durchschnittsmasse in Milligramm | Höchstzulässige Abweichungen von der Durchschnittsmasse in Prozent |
|---|---|---|
| Nichtüberzogene Tabletten, Filmtabletten | ≤80 | 10 |
| | 80 bis 250 | 7.5 |
| | ≥250 | 5 |
| Kapseln, nicht überzogene Granulate und Pulver | unter 300 | 10 |
| | ≥300 | 7.5 |
| Pulver zur Herstellung von Parenteralia[1] | über 40 | 10 |
| Suppositorien und Vaginalkugeln | ohne Unterscheidung der Massen | 5 |

[1] Wenn die Durchschnittsmasse gleich od. kleiner als 40 mg ist, wird die Zubereitung nicht dieser Prüfung auf Gleichförmigkeit der Masse, sondern der Prüfung auf Gleichförmigkeit des Gehaltes unterzogen.

ner Star; krankhafte Erhöhung des Augeninnendrucks (meist über 22 mmHg), verbunden mit Erweiterung der Pupillen u. Sehstörungen (Nebel, Schleier vor den Augen), die zu völliger Erblindung führen können; vgl. Amaurosis, Katarakt. **Therapie:** Lasertherapie, Operation, Antiglaukomatosum(a)*.

**Glaupax**®: s. Acetazolamid.

**GLC:** s. Chromatographie (Gas-Flüssigkeits-Chromatographie).

**Glechoma hederacea** L.: Fam. Lamiaceae (Labiatae), Gundermann, Gundelrebe, Erdefeu (Europa, Asien). Stpfl. v. **Herba Hederae terrestris:** Herba Glechomae, Gundelrebenkraut; die während der Blüte gesammelten u. getrockneten oberirdischen Teile. **Inhaltsst.:** ca. 0.03 bis 0.06% äther. Öl, 3 bis 7% Gerbstoff, Bitterstoff (Glechomin), Cholin, Weinsäure. Geh. an fällbaren Polyphenolen mind. 1.3% (ber. als Pyrogallol). **Off.:** DAC86. **Anw.:** Antidiarrhöikum; volkst. ferner als Diuretikum, Expektorans u. äuß. bei schlecht heilenden Wunden.

**Gleichförmigkeit der Masse**: einzeldosierter Arzneiformen. **Prüfung nach Ph.Eur.3:** Für 20 willkürlich entnommene Einheiten werden Einzel- u. Durchschnittsmasse bestimmt. Die Einzelmasse von max. 2 Einheiten darf um einen höheren Prozentsatz von der Durchschnittsmasse abweichen, als in der entsprechenden Tabelle (Ph.Eur.3) angegeben ist. Keine Einheit darf um mehr als das Doppelte dieses Prozentbetrages abweichen. Zusätzliche Prüfvorschriften bei **Kapseln:** 20 volle Kapseln werden einzeln gewogen. Die Kapseln werden vorsichtig geöffnet u. der Inhalt möglichst vollständig entfernt. (Die Hüllen werden bei den Weichgelatinekapseln gereinigt). Die Hüllen werden einzeln gewogen u. das Gewicht des Inhalts als Differenz beider Wägungen errechnet. **Pulver zur Herst. v. Parenteralia:** 20 entetikettierte, außen gesäuberte u. getrocknete Behältnisse werden geöffnet u. sofort samt Inhalt gewogen. Nach möglichst vollständigem Entleeren u. notfalls Waschen werden die Behältnisse bis zur Gewichtskonstanz getrocknet u. gewogen. Das Gewicht des Inhalts wird als Differenz beider Wägungen errechnet.

**Gleichförmigkeit des Gehaltes:** Prüfverfahren bei einzeldosierten Arzneiformen, vgl. content uniformity. Voraussetzung f. die Durchführung: 1. s. z.B. Compressi, Capsulae, Suppositoria etc.; 2. der Durchschnittsgehalt einer Stichprobe muß innerhalb der festgelegten Grenzen liegen. **Prüfung nach Ph.Eur.3:** In 10 willkürlich entnommenen Einheiten wird einzeln der Wirkstoffgehalt bestimmt. *Tabletten, Pulver u. Suspensionen f. Injektionszwecke* entsprechen der Prüfung, wenn jeder einzelne Geh. zwischen 85 u. 115% des Durchschnittsgehaltes liegt. Liegt ein Einzelgehalt außerhalb dieser Grenzen, aber überschreitet nicht den Durchschnittsgehalt von 75 bis 125%, so werden erneut 20 Einheiten untersucht, deren Geh. zwischen 85 u. 115% liegen muß um der Prüfung zu entsprechen. *Kapseln, Pulver u. Granulate zur oralen Anwendung, Suppositorien* u. *Vaginalkugeln* entsprechen der Prüfung, wenn nur ein Einzelgehalt außerhalb 85 bis 115% des Durchschnittsgehaltes liegt u. keiner 75 bis 125% überschreitet. Liegen bis zu 3 Einzelgehalte über 85 bis 115%, aber innerhalb von 75 bis 125%, so müssen 20 weitere, willkürlich entnommene Einheiten einzeln geprüft werden. Die Zuber. entspricht, wenn nicht mehr als 3 Einzelgehalte der 30 Einheiten außerhalb 85 bis 115%, aber innerhalb 75 bis 125% des Durchschnittsgehaltes liegen. Multivitaminpräparate u. Zuber. aus Spurenelementen werden nicht geprüft.

**Gleichförmigkeit des Gewichtes:** nicht korrekte Bez. f. Gleichförmigkeit der Masse.

**Gleichgewicht:** besteht, wenn die Summe aller auf das System einwirkender Kräfte gleich Null ist, sich also alle äußeren u. inneren Einflüsse gegenseitig aufheben. Beispiele: mechanisches, chemisches, thermodynamisches G.

**Gleichgewichtslöslichkeit:** s. Phasenlöslichkeitsanalyse.

**Gleitmittel:** (Lubrikantien, Lubricantia) **1.** Überbegriff f. pharmaz. Hilfsstoffe, die zu den Fließregulierungsmitteln*, Schmiermitteln* und/oder Formentrennmitteln* gehören u. aus technischen Gründen einer Tablettiermasse zugesetzt werden müssen; **2.** s. Abführmittel; **3** s. Kathetergleitmittel.

**Gleitreibung:** s. Haftreibung.

**Gliadine:** Prolamine* aus Weizen u. Roggen; enthalten kein Lysin; s.a. Zöliakie.

**Gliadin-Überempfindlichkeit:** s. Zöliakie.

**Glianimon**®: s. Benperidol.

**Glibenclamid** INN: Glybencyclamid, 1-{4-[2-(5-Chlor-2-methoxybenzamido)ethyl]phenylsulfonyl}-3-cyclohexylurea, Euglucon®, Gluconorm®, Glukovital®, Azuglucon®, dia-basan®, duraglucon®, Praeciglucon®, Gliben-Puren®, Gluco-Tabli-

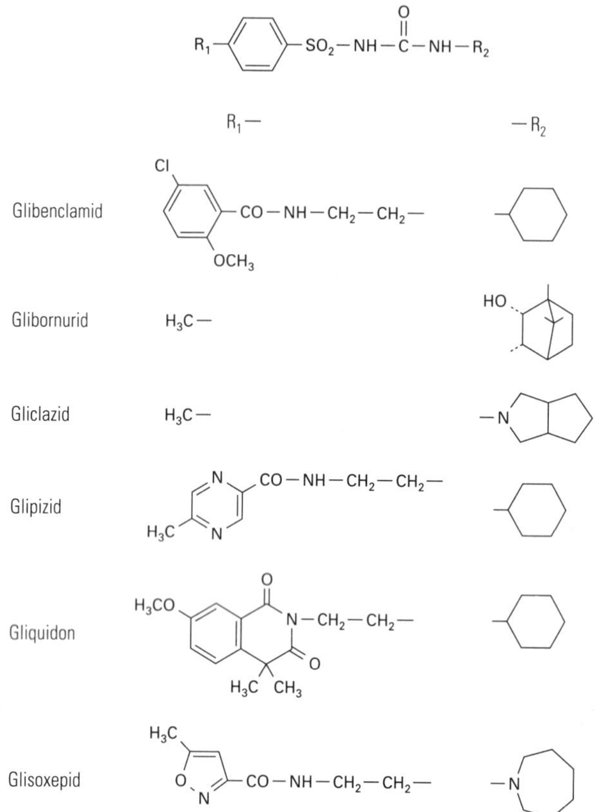

Glibenclamid und strukturverwandte Antidiabetika

nen®; CAS-Nr. 10238-21-8; $C_{23}H_{28}ClN_3O_5S$, $M_r$ 494.00. Schmp. 169-170°C aus Ethanol/DMF, 172-174°C aus Methanol. Prakt. unlösl. in Wasser u. Ether; lösl. in Ethanol 1:330, in Chloroform 1:36, in Methanol 1:250. **Anw.:** orales Antidiabetikum der 2. Generation; wirksamstes Sulfonylharnstoffderivat. HWZ 2.5 h. **Übl. Dos.:** Oral: Initialdos.: 1mal 0.0025 g/d, dann individuell erhöhen. Wechselw., Nebenw., Kontraind. s. Antidiabetika.

**Gliben-Puren**®: s. Glibenclamid.

**Glibornurid** INN: 1-(2-endo-Hydroxy-3-endo-bornyl)-3-(4-tolylsulfonyl)urea, Gluborid®, Glutril®; CAS-Nr. 26944-48-9; $C_{18}H_{26}N_2O_4S$, $M_r$ 366.48. **Strukturformel** s. Glibenclamid. Schmp. 195-198°C. $[\alpha]_D$ +63.8° (Ethanol). **Anw.:** orales Antidiabetikum der 2. Generation. HWZ 8 h. **Übl. Dos.:** Oral: Initialdos.: 0.0125 g/d nach dem Frühstück, ED max. 0.05 g. Nebenw., Wechselw., Kontraind. s. Antidiabetika.

**Gliclazid** INN: 1-(3-Azabicyclo[3.3.0]oct-3-yl)-3-4-tolylsulfonyl)urea, Diamicron®; CAS-Nr. 21187-98-4; $C_{15}H_{21}N_3O_3S$, $M_r$ 323.42. **Strukturformel** s. Glibenclamid. Schmp. 180-182°C aus wasserfreiem Ethanol. **Anw.:** orales Antidiabetikum. HWZ 12 h. **Übl. Dos.:** Oral: 1mal 0.08-0.16 g/d in 1-2 Dosen; s.a. Antidiabetika.

**Gliederfüßer:** s. Arthropoden.

**Gliederzypresse:** s. Cupressaceae.

**Gliedkraut:** s. Sideritis hirsuta.

**Glimepirid** INN: *trans*-3-Ethyl-4-methyl-*N*-{4-[3-(4-methylcyclohexyl)ureidosulfonyl]phenethyl}-2-oxo-3-pyrrolincarboxamid, Amaryl®;

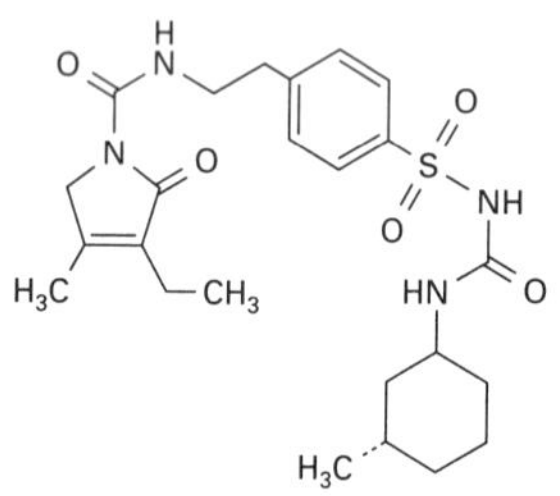

Glimepirid

CAS-Nr. 93479-97-1; $C_{24}H_{34}N_4O_5S$, $M_r$ 490.62. Schmp. 207°C. **Wirk.** u. **Anw.:** Antidiabetikum* (Sulfonylharnstoffderivat). Nebenw.: s. Antidiabetika. HWZ 5 bis 8 h. **Übl. Dos.:** nach Einstellung des Diabetikers durch den Arzt initial 1mal 1 mg/d, auf max. 6 mg/d erhöhen (Einnahme unmittelbar vor dem Frühstück).

**Gliotoxin:** $C_{13}H_{14}N_2O_4S_2$. Ein aus verschiedenen Pilzen gewonnenes (Aspergillus fumigatus, Cliocladium fimbriatum, Penicillium jenense u.a.) fungistatisch wirkendes Antibiotikum, das als Saatbeize Verw. findet.

**Glipizid** INNv: Glydiazinamid, Glipizidum Ph.Eur.3, 1-Cyclohexyl-3-({4-[2-(5-methylpyrazin-2-carboxamido)ethyl]phenyl}sulfonyl)urea; CAS-Nr. 29094-61-9; $C_{21}H_{27}N_5O_4S$, $M_r$ 445.55. **Strukturformel** s. Glibenclamid. Schmp. 208-209°C aus Ethanol. Prakt. unlösl. in Wasser, Ethanol u. chlorierten Lösungen; wenig lösl. in Aceton. **Anw.:** orales Antidiabetikum der 2. Generation. HWZ 4 h. **Übl. Dos.:** Oral: 2.5-3.0 mg/d. Nebenw., Wechselw., Kontraind. s. Antidiabetika.

**Gliquidon** INN: 1-Cyclohexyl-3-{4-[2-(1,2,3,4-tetrahydro-7-methoxy-4,4-dimethyl-1,3-dioxo-2-isochinolyl)ethyl]phenylsulfonyl}urea, Glurenorm®; CAS-Nr. 33342-05-1; $C_{27}H_{33}N_3O_6S$, $M_r$ 527.6. **Strukturformel** s. Glibenclamid. **Anw.:** orales Antidiabetikum der 2. Generation. HWZ 1.5 h. **Übl. Dos.:** Oral: 1mal 0.015 g/d zu Beginn der Einstellung, bei Bedarf erhöhen um jeweils 0.015 g; s.a. Antidiabetika.

**Glisoxepid** INN: 3-(1-Azepanyl)-1-{4-[2-(5-methyl-3-isoxazolylcarboxamido)ethyl]phenylsulfonyl}urea, Pro-Diaban®; CAS-Nr. 25046-79-1; $C_{20}H_{27}N_5O_5S$, $M_r$ 449.54. **Strukturformel** s. Glibenclamid. Schmp. 189°C aus Ethanol. **Anw.:** orales Antidiabetikum der 2. Generation. HWZ 1.5 bis 2 h. **Übl. Dos.:** Oral: Initialdos.: 1mal 0.002 g/d; s.a. Antidiabetika.

**Gln:** Abk. f. Glutamin*.

**Globex-Verfahren:** s. Tropf- od. Blasverfahren.

**Globin:** s. Hämoglobin.

**Globocef®:** s. Cefetamet.

**Globoid:** *bot.* kugeliges Gebilde im Aleuronkorn*, aus Calcium- u. Magnesiumsalzen der Inositphosphorsäure bestehend.

**Globularia alypum** L.: Fam. Globulariaceae, Kugelblumenstrauch (Mittel- u. Südeuropa). Stpfl. v. **Folia Alypi:** Kugelblumenstrauchblätter. **Inhaltsst.:** Globularin mit Aglykon Globularetin, Globularicitrin (Flavonglykosid), Bitterstoff Picroglobularin, Gerbstoff. **Wirk.** u. **Anw.:** Purgans u. Diuretikum; Globularin bewirkt Erbrechen, Koliken, starke Diarrhöen, Kopfschmerzen u. Schwindel; Globularetin wirkt in Dosen von 0.1 bis 0.3 g stark abführend u. diuretisch. In ihrem Heimatgebiet werden die Blätter wie Sennesblätter verwendet, jedoch ist Vorsicht geboten.

**Globuli:** **1.** Vaginalkugeln, s. Globuli vaginales; **2.** hom.: Globuli velati (Streukügelchen), s. Homöopathie.

**γ-Globulin:** s. Gammaglobulin.

**Globuline:** umfassendste u. heterogenste Gruppe der einfachen Proteine, die in reinem Wasser unlösl., in verdünnten Salzlösungen jedoch lösl. sind. Sie kommen in allen tierischen u. pflanzlichen Zellen u. Körperflüssigkeiten, z.B. Serum, Milch, Plasma, vor. Zu den G. gehören zahlreiche Enzyme sowie biol. wichtige Proteine u. die meisten Glykoproteine. Sie sind im Gegensatz zu den Albuminen höhermolekular. Am besten untersucht sind die Plasmaglobuline (s. Plasmaproteine), die sich elektrophoretisch in die Fraktion der α-, β- u. **γ-Globuline** (Gammaglobulin*) auftrennen lassen (s. Elektrophorese, Abb.).

**Globuli vaginales:** Globuli Ph.Eur.3, Vaginalkugeln, Suppositoria vaginalis, Ovula, Vagitoria. G. v. sind einzeldosierte, feste Arzneizubereitungen mit in der Grundmasse gelösten od. feinen, gleichmäßig verteilten Arzneistoffen. Die Grundmassen können in Wasser lösl., unlösl. od. in Wasser dispergierbar sein u. entsprechen i.a. den Grundmassen f. Suppositorien od. Tabletten. G. sind Zuber. zur lokalen Behandlung der Vagina (entzündungshemmend, antiseptisch), aber auch antikonzeptionell. Form (ei-, kugel-, torpedoförmig), Volumen u. Konsistenz sind dem Einführen in die Scheide angepaßt. Das Gewicht liegt zwischen 1 u. 15 g. Sie schmelzen in der Vagina bzw. verflüssigen sich mit Hilfe des Vaginalsekrets od. bilden einen Schaum. Zur Benetzung der Vaginalschleimhaut eignen sich am besten hydrophile Grundlagen mit kurzen Auflösungszeiten, bevorzugt Glycerol-Gelatine. Die Ph.Eur.3 empfiehlt f. die rezepturmäßige Herst. ein Gem. aus 1 T. Gelatine, 2 T. Wasser u. 5 T. Glycerol (85%). Die Gelatine läßt man in Wasser quellen, setzt das Glycerol zu, erwärmt bis max. 65°C bis zur Lösung, ergänzt das verdunstete Wasser u. mischt durch. In die noch flüssige Masse werden die Arzneistoffe eingearbeitet u. die Mischung in Globuliformen ausgegossen (vgl. Gießverfahren u. Dosierungsmethoden bei Suppositorien*). Die vorgeschlagene Gelatinekonz. (12.5%), verantwortlich f. die geeignete Konsistenz, muß jedoch bei höherem Pulveranteil erniedrigt (bis 7%) bzw. bei hygroskopischen od. konsistenzerniedrigenden Zusätzen erhöht werden (bis 22%). Wegen der Anfälligkeit gegenüber Mikroorganismen ist bei längerer Lagerung ein geeignetes Konservierungsmittel zuzusetzen. Aber auch Hartfette bes. mit erhöhtem Partialestergehalt, ethoxylierte Partialglyceride u. Polyethylenglykol-Gemische eignen sich f. Vaginalkugeln. Schaumbildende G. haben eine ähnliche Zstzg. wie Vaginalbrausetabletten (s. Vaginaltabletten). G. müssen der Prüfung auf Zerfall* (geprüft wird nach 60 min) u. Gleichförmigkeit* der Masse einzeldosierter Arzneiformen entsprechen. G. mit weniger als 2 mg od. 2% Wirkstoff, bezogen auf die Gesamtmasse müssen der Prüfung auf „Gleichförmigkeit* des Gehaltes“ entsprechen. G. sind in geeigneten Folien verpackt abzugeben; s.a. Capsulae (Vaginalkapseln) u. Vaginaltabletten.

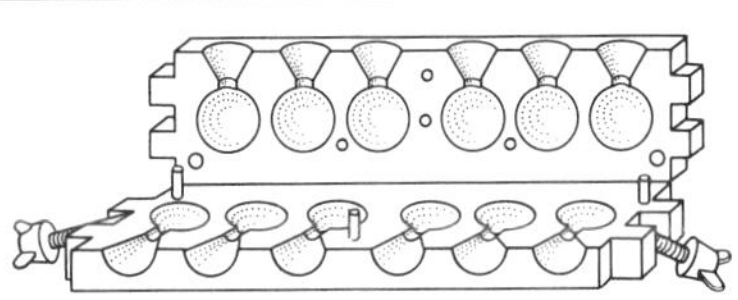

Globuli vaginales:
Gießform für Vaginalkugeln. An den Einfüllöffnungen entstehen Gußzapfen [40]

**Globuli velati:** umhüllte Kügelchen, Streukügelchen; s. Homöopathie.

**Glockenbilsenkraut:** s. Scopolia carniolica.

**Glomeruläre Filtration:** s. Elimination.

**Glonoinum:** Glyceroltrinitrat*, s. Solutio Nitroglyceroli spirituosa.

**Gloriosa superba** L.: Fam. Liliaceae (bzw. Fam. Colchicaceae), Hakenlilie (Tropisches Afrika u. Asien). Stpfl. v. **Tubera Gloriosae:** Gloriosaknollen. **Inhaltsst.:** Colchicin* u. ähnliche Verbindungen. **Anw.:** zur Gew. von Colchicin.

**Glossa:** (giech.) Zunge; *syn.* lingua (lat.); Glossitis, Entzündung der Zunge; Glotticus(-a, -um), zur Zunge gehörig.

**Glossina, Glossinen:** Zungenfliegen; Überträger von Trypanosoma-Arten; s.a. Tsetsefliege, Schlafkrankheit.

**Glottis:** Stimmritze, der aus beiden Stimmbändern gebildete Stimmapparat.

**Glotzaugenkrankheit:** Basedow-Krankheit*.

**Gloversäure:** s. Schwefelsäure.

**GLP:** OECD* Principles of **G**ood **L**aboratory **P**ractice; durch den OECD-Rat am 12.05.1981 formulierte Grundsätze zur Guten Labor-Praxis. Mit den EG-Richtlinien 87/18/EWG, 88/320/EWG u. 90/18/EWG haben die Europäischen Gemeinschaften die Anwendung d. GLP-Grundsätze verbindlich gemacht u. ihre Mitgliedstaaten verpflichtet, diese in nationales Recht zu überführen. Das deutsche Recht berücksichtigt die GLP-Grundsätze im Sechsten Abschnitt des Chemikaliengesetzes* (§§ 19a ff.). Die Gute Labor-Praxis (GLP) befaßt sich mit dem organisatorischen Ablauf u. den Bedingungen, unter denen Laborprüfungen geplant, durchgeführt u. überwacht werden sowie mit der Aufzeichnung u. Berichterstattung der Prüfung. Die GLP-Grundsätze finden Anwendung auf die *Prüfung* von Chemikalien, Arzneimitteln u. Pflanzenschutzmitteln, um Daten über deren Eigenschaften u. deren Unbedenklichkeit f. die menschliche Gesundheit od. die Umwelt zu gewinnen.

**Glu:** Abk. f. Glutaminsäure*.

**Gluborid®:** s. Glibornurid.

**Glucagon** INN: Glucagonum Ph.Eur.3; CAS-Nr. 16941-32-5; $C_{153}H_{225}N_{43}O_{49}S$, $M_r$ 3482. Weißes Pulver. Prakt. unlösl. in Wasser u. den meisten organischen Lösungsmitteln. Blutzuckersteigerndes Polypeptid aus den α-Zellen der Langerhans-Inseln der Bauchspeicheldrüse (von Rind od. Schwein); besteht aus 29 Aminosäuren; Freisetzung durch Emiozytose* nach Absinken des Blutglucosespiegels (s.a. Hypoglykämie). G. fördert die Gluconeogenese, steigert hepatische Glykogenolyse, aktiviert die Fettgewebslipase (Erhöhung der Konzentration der freien Fettsäuren im Blut) u. ist am Herzen positiv inotrop wirksam. G. fördert die Verwertung der entstehenden Glucose durch direkte (glucoseunabhängige) Insulinsekretion (s.a. Enteroglucagon). **Anw.:** Antihypoglykämikum, diagnostisch bei Glykogenosen.

**Glucametacin** INN: 1-(p-Chlorbenzoyl)-5-methoxy-2-methylindol-3-ylessigsäureglucosamid, Teorema®; CAS-Nr. 52443-21-7; $C_{25}H_{27}ClN_2O_8$, $M_r$ 519.0; meist als Monohydrat vorliegend. **Anw.:** Antirheumatikum, Antiphlogistikum.

**Glucane:** s. Kohlenhydrate.

**Gluceptas, Gluceptat:** chem. Kurzbez. f. Glucoheptonat, Salz der Glucoheptonsäure*.

**Glucinium:** Beryllium*.

**Glucit(ol):** s. Sorbitol.

**Glucobay®:** s. Acarbose.

**Glucobrassicin:** s. Glucosinolate.

**Glucoconvallosid:** Cardenolid mit dem Aglykon k-Strophanthidin. **Strukturformel** s. Herzglykoside (Tab.2). Nat. z.B. in Convallaria-Arten.

**Glucocorticoide:** Hormone der Nebennierenrinde, die bes. auf den Kohlenhydrat- u. Proteinstoffwechsel einwirken, s. Hormone.

**Glucoerysolin:** s. Glucosinolate.

**Glucoheptonsäure:** D-Glycero-D-guloheptonsäure; $C_7H_{14}O_8$, $M_r$ 226.18. Herst. durch Addition von Blausäure an Glucose u. anschließende Hydrolyse von Cyanhydrin. Stabiler als die freie Säure sind deren Salze (Glucoheptonate), z.B. Calciumglucoheptonat*.

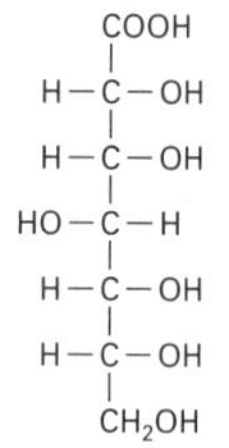

Glucoheptonsäure

**Glucokinine:** (nach Collip) in Pflanzen vorkommende blutzuckersenkende Substanzen, z.B. in Hefe, Vaccinium myrtillus, Galega officinalis, Allium cepa, Phaseolus vulgaris, Urtica dioica, Trigonella foenum-graecum u.a.; analytisch nicht immer erfaßbar, Vorkommen daher auch oft bezweifelt (z.B. in Bohnenschalen, s. Phaseolus vulgaris ssp. vulgaris var. vulgaris, Allium cepa etc.).

**Glucolepidiin:** s. Glucosinolate, Lepidium sativum.

**Gluconasturtiin:** s. Glucosinolate, Armoracia rusticana, Nasturtium officinale.

**Gluconeogenese:** Glucoseneubildung; die Synthese von Glucose aus Pyruvat u. Aminosäuren. Die G. erfolgt nicht durch einfache Umkehrung der Glykolyse*, da unter normalen physiologischen Bedingungen die Gleichgewichte f. diese Reaktionen recht ungünstig liegen. Bei der G. wird Pyruvat direkt od. indirekt über Malat zu Oxalacetat carboxyliert (s. Carboxylierung). Anschließend wird Oxalacetat mittels Phosphoenolpyruvatdecarboxylase zu Phosphoenolpyruvat decarboxyliert u. phosphoryliert. Durch Umkehr der Glykolysereaktion entsteht aus Phosphoenolpyruvat Fructose-1,6-diphosphat. Die Phosphofructokinasereaktion ist nicht reversibel; statt dessen wird eine Phosphatgruppe durch Fructosediphosphatase abgespaltet; es entsteht Fructose-6-phosphat, die zu Glucose-6-phosphat umgewandelt wird. Bei niedrigem Blutzuckerspiegel wird Glucose-6-phosphat mittels Glucose-6-phosphatase zu Glucose hydrolysiert, sonst wird es direkt zur Synthese von Glykogen verwendet. Gesamtreaktion:

2 Pyruvat (2 $CH_3$-CO-$COO^-$) + 2 NADH + 4 $H^+$ + 6 ATP → Glucose ($C_6H_{12}O_6$) + 2 $NAD^+$ + 6 ADP + 6 $P_i$

Die erforderliche Energie wird durch die vollständige Oxidation von 20 bis 30% des Lactats zu $CO_2$ u. $H_2O$ bereitgestellt. G. aus Aminosäuren beruht auf deren Umwandlung zu $C_4$-Carbonsäuren (glucoplastische Aminosäuren*). Diese können als Zwischenprodukte des Tricarbonsäurezyklus* zu Oxalacetat umgebildet werden. G. findet hauptsächl. in der Leber u. Niere statt. Wichtig vor allem bei starkem Lactatanfall durch Muskelarbeit u. bei Hunger zur Aufrechterhaltung des Blutglucosespiegels (dabei werden vor allem glucoplastische Aminosäuren herangezogen).

**Gluconorm®:** s. Glibenclamid.

**Gluconsäure:** D-Gluconsäure, Dextronsäure; eine Polyhydroxymonocarbonsäure, entsteht aus Glucose durch Oxidation am C-1. Analog entsteht aus Glucose-6-phosphat durch Glucose-6-phosphatdehydrogenase das Gluconsäure-6-phosphat, ein Intermediärprodukt des Pentosephosphatzyklus*. **Anw.** med.: als Salze (Gluconate) wie Calciumgluconat*, Eisengluconat etc. **Anw.** tech.: Gerb- u. Beizmittel.

**Glucophage®:** s. Metformin.

**Glucoplastische Aminosäuren:** Aminosäuren, die im Stoffwechsel zu Mono- u. Dicarbonsäuren abgebaut werden können, aus denen dann Glucose aufgebaut werden kann (s. Gluconeogenese). Wichtig vor allem zur Aufrechterhaltung des Blutzuckerspiegels bei längerem Hunger. G. A. sind: Alanin, Arginin, Asparagin u. Asparaginsäure, Cystein, Glutamin u. Glutaminsäure, Glycin, Histidin, Hydroxyprolin, Methionin, Prolin, Serin, Threonin u. Valin. Glucoplastische u. ketoplastische Aminosäuren* zugleich sind: Isoleucin, Phenylalanin, Tyrosin u. Tryptophan.

**Glucoraphanin:** s. Glucosinolate.

**Glucosamin:** D-Glucosamin, 2-Amino-2-desoxy-D-glucose, 2-Amino-2-desoxy-β-D-glucopyranose, Chitosamin; CAS-Nr. 4316-24-8;

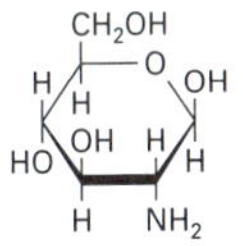

Glucosamin

$C_6H_{13}NO_5$, $M_r$ 179.17. Schmp. 88°C (α-Form), 110°C unter Zersetzen (β-Form). $[\alpha]_D^{20°C}$ +100° → +47.5° (nach 30 min, Wasser, α-Form). $[\alpha]_D^{20°C}$ +28° → +47.5° (nach 30 min, Wasser, β-Form). β-Form: sehr leicht lösl. in Wasser; lösl. 1:38 in kochendem Methanol; wenig lösl. in kaltem Methanol, Ethanol; prakt. unlösl. in Ether, Chloroform. G. wird aus Chitin isoliert od. synth. hergestellt; nat. in Chitin, Mucoproteinen, Mucopolysacchariden. **Anw.:** Antirheumatikum, Antarthritikum, Arthrotrophikum, Chondroprotektivum. **Übl. Dos.:** Oral retard: 2mal 0.25 g/d. Parenteral: i.v., i.m. 0.4 g/2 d über 4 Wochen. Gebräuchl. sind auch Glucosaminhydrochlorid, Glucosaminhydroiodid, Glucosaminsulfat.

**Glucose:** D-Glucose, D-Glucopyranose, Dextrose, Traubenzucker, Blutzucker, Saccharum amylaceum; eine Hexose, die in 2 anomeren

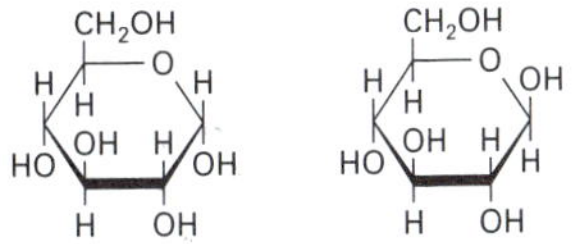

Glucose:
links: α-D-Glucose, rechts β-D-Glucose

Formen auftritt (s. Anomerie). **α-Form** (wasserfrei): Schmp. 146°C. $[\alpha]_D^{20°C}$ +112.2° → +52.7° (c = 10 in Wasser). **β-Form**: Schmp. 148-155°C. $[\alpha]_D^{20°C}$ +18.7° → +52.7° (c = 10 in Wasser). Schmelzen unter Schwarzfärbung u. Entwicklung des Geruchs nach Karamel. G. liegt als Pyranose in Sesselform (s. Konformation) vor, wobei alle OH-Gruppen in der thermodynamisch stabileren β-Form äquatorial angeordnet sind. In der β-Form sind die beiden OH-Gruppen am C-Atom 1 u. 2 *trans*-ständig, in der α-Form *cis*-ständig (OH-Gruppe am C-1 daher axial) angeordnet. In wäßriger Lsg. ergibt sich ein Gleichgewicht aus 64% β- u. 36% α-Glucose (vgl. Mutarotation). Zur Formelschreibweise s. Kohlenhydrate (Abb.). Die β-Form erhält man aus heißen Lösungen der α-Form in Eisessig od. Pyridin. Unter 50°C kristallisiert das α-Diastereomere aus Wasser als Monohydrat, aus Ethanol abs. als Anhydrat. Lösl. in ca. 1.5 T. Wasser, wenig lösl. in Ethanol (ca. 1:50), schwer lösl. in Chloroform, Aceton, Methanol. Hygroskopischer Punkt: 81% rel. Feuchte. Inkomp.: starke Basen (Braunfärbung), verd. Alkalien in der Hitze, Vit.-B-Komplex beim Erwärmen; Aldehydreaktion mit Aminen, Amiden, Aminosäuren, Peptiden u. Proteinen (Braunfärbung).

**Vork.:** G. gehört zu den am weitesten verbreiteten nat. vorkommenden organischen Verbindungen u. stellt das wichtigste Monosaccharid des tierischen Organismus dar. In freier Form findet man G. in zahlreichen süßen Früchten, im Honig u. Nektar u. im Blut (bis zu 0.1%; pathologisch vermehrt bei Diabetes mellitus). G. ist verschiedenen anaeroben u. aeroben Gärungen* zugänglich, wie alkoholischer Gärung, Milchsäure-, Essigsäure- od. Citronensäuregärung. G. ist ferner Baustein vieler Oligo- u. Polysaccharide (Saccharose, Lactose, Maltose, Stärke, Glykogen, Cellulose etc.) u. Glykoside. Vor allem die Phosphorsäureester der G. sind besonders wichtige Intermediärprodukte des Stoffwechsels. Die aktivierte Form, die *ADP-Glucose,* spielt bei der Stärkesynthese in Pflanzen eine Rolle; *UDP-Glucose* ist der Glucosedonator bei der Synthese vieler Zucker (s. Nucleosiddiphosphatzucker). **Gewinnung:** erfolgt durch saure od. enzymatische Hydrolyse von Kartoffel- od. Maisstärke bzw. Cellulose.

Die Ph.Eur.3 sieht die wasserfreie Form u. das Monohydrat vor: **Glucosum anhydricum Ph.Eur.3:** Wasserfreie Glucose, Dextrosum anhydricum, Dextrosum anhydricum ad usum parenterale, Glucosum anhydricum ad injectionem, Wasserfreie Glucose zur parenteralen Anw.; α-D-Glucopyranose; CAS-Nr. 50-99-7; $C_6H_{12}O_6$, $M_r$ 180.16. **Glucosum monohydricum Ph.Eur.3:** Glucose-Monohydrat, Dextrosum monohydricum, Dextrosum monohydricum ad usum parenterale, Glucose-Monohydrat zur parenteralen Anwendung; Glucosum monohydricum ad injectionem, α-D-Glucopyranose-Monohydrat; CAS-Nr. 5996-10-1; $C_6H_{12}O_6 \cdot H_2O$, $M_r$ 198.17. Wassergehalt: 7.0 bis 9.5%. **Wirk.** u. **Anw.:** parenterale Ernährung, Behandlung u. Prophylaxe der Dehydration, zeitweise Erhöhung des Blutvolumens, Beseitigung des hypoglykämischen Komas; peroral auch zur Beseitigung von Schwächezuständen, f. Mastkuren. (Durch die rasche Resorption der G. steigt der Blutzuckergehalt, was die Sekretion von Insulin* u. eine Hypoglykämie bewirkt, die von Hungergefühl begleitet wird.) **Pharmazeut.-technologische Verwendung:** als Füll- u. Bindemittel speziell f. Kau-, Lutsch- u. Vaginaltabletten; ferner zum Süßen von Getränken. Eine 5.05%ige Lsg. wasserfreier bzw. 5.51%ige Lsg. hydratisierter G. ist isoosmotisch mit dem Serum. **Zuber.:** Ph.Helv.7: Glucose-Infusionslösung 50 g/L, Glucosi solutio infundibilis 50 g/L; DAC79: Glucoseinfusions- u. Glucoseinjektionslösungen, Dextrosi solutiones infundibilis bzw. iniectabilis.

**Glucose-Augentropfen 40%:** s. Augentropfen.

**Glucose-Elektrolyt-Mischung:** s. Mixtura dextrosi electrolyti.

**Glucose-Monohydrat:** s. Glucose.

**Glucoseoxidase (GOD):** Enzym zum Glucosenachweis; ein in Pflanzen u. Mikroorganismen (z.B. Aspergillus-Arten) vorkommendes Flavoprotein, das spezifisch die β-D-Glucose in Anwesenheit von Sauerstoff zu Gluconolacton oxidiert. Das dabei entstehende Wasserstoffperoxid wird unter dem Einfluß einer Peroxidase mit einem Chromophor (z.B. o-Toluidin) umgesetzt. Der dabei entstehende Farbstoff zeigt ein positives Ergebnis an. G. aus Aspergillus stellt ein dimeres Flavoglykoprotein dar (16% Kohlenhydrate, $M_r$ 160 000, 2 FAD pro Molekül, 2 Untereinheiten mit je $M_r$ 80 000). Wird von Quecksilberbenzoat gehemmt.

**Glucose-1-phosphat:** Cori-Ester; wird bei der Phosphorolyse von Glykogen* u. Stärke (s. Amylum) gebildet u. durch das Enzym Phosphorglucomutase in Glucose-6-phosphat* umgewandelt.

**Glucose-6-phosphat:** Robinson-Ester; das stoffwechselaktive Derivat der D-Glucose; Schlüsselenzym im Kohlenhydratstoffwechsel*.

**Glucose-6-phosphatdehydrogenase:** GPDH, Schlüsselenzym des Pentosephosphatzyklus*, das im Tier- u. Pflanzenreich weit verbreitet ist. Für G. kann die Entstehung des aktiven Enzyms aus inaktiven Vorstufen nachgewiesen werden. G. ist ein tetrameres Enzym mit einer $M_r$ von 206 000 (bei Neurospora) bis 240 000 (in Erythrozyten). Seine Dimeren werden durch NADP zusammengehalten. Beim Menschen sind 50 genetische Varianten der Erythrozyten-G. bekannt. In manchen Fällen kommt es durch Genuß bestimmter Leguminosen (z.B. von Saubohnen), durch Einatmen von Bohnenblütenstaub od. durch bestimmte Medikamente zu einem Mangel an G., der eine schwere hämolytische Anämie zur Folge hat (Favismus, Bohnenkrankheit). Der Favismus ist vor allem im Mittelmeerraum, Asien u. Amerika verbreitet.

**Glucosesirup:** s. Stärkesirup.

**Glucosetest:** s. Glucoseoxidase.

**Glucosidasehemmer:** s. Acarbose.

**Glucosidasen:** s. Glykosidasen.

**Glucoside:** Glykoside*, die als Zucker nur Glucose enthalten.

**Glucosinolate:** Senfölglucoside, Thioglucoside; β-Glucoside von Thiohydroxamsäuren bzw. deren Sulfate (S-(β-D-1-Glucopyranosyl)-alkyl- od. -arylalkyl-thiohydroxamsäure-O-sulfate). In den meisten Fällen liegen die G. als Kaliumsalze vor, bei Sinalbin* wird das Kation von Sinapin* (Cholinester von Sinapinsäure) gestellt. Charakteristische Inhaltsst. der Capparales (Fam. Capparidaceae, Brassicaceae, Resedaceae), vereinzelt auch bei Tropaeolaceae, Moringaceae u. Euphorbiaceae zu finden. Enzymatische Hydrolyse der C-S-Bindung bei pH 6 bis 7 durch Myrosinase (eine β-Thioglucosidase mit Sultataseaktivität) nach Aktivierung durch Ascorbinsäure u. anschließend eine Art Lossen-Umlagerung* (s. Sinigrin) ergibt Glucose, Hydrogensulfat u. die freien Senföle* (Isothiocyanate), die antibakteriell wirksam sind. Erfolgt die Hydrolyse im stärker sauren Bereich (pH 3 bis 4), unterbleibt die Umlagerung u. es entsteht ein Nitril, Schwefel, Hydrogensulfat u. Glucose. Das einfachste Glucosinolat ist das Glucocaparin, das prakt. in allen Familien der Capparales vorkommt u. das bei Hydrolyse als Senföl Methylisothiocyanat liefert. Die Myrosinase ist ein komplexes Enzymsystem u. liegt, im Gewebe von den Glucosiden getrennt, in Ideoblasten vor. Erst wenn die Gewebsstruktur zerstört wird, kann der enzymatische Prozeß unter Anwesenheit von Wasser in Gang kommen. Unter besonderen Bedingungen können aus Glucosinolaten auch Thiocyanate (Rhodanide) gebildet werden, die wie die Goitrine antithyreotisch (thyreostatisch) wirksam u. somit strumigen (kropfbildend, *engl.* goitrogen) sind.

**Goitrine**, von *engl.* goiter Kropf, sind **Thiooxazolidone (Oxazolidinthione)**, die infolge einer spontanen Cyclisierung von β-Hydroxysenfölen entstehen (s. Abb.). Diese liegen genuin ebenfalls in glucosidierter Form vor, z.B. in Kohlarten, u. wurden daher früher als Brassica-Faktoren, heute aber meistens als **Progoitrine** bezeichnet.

Die **Biosynthese** der Glucosinolat-Aglyka erfolgt ausgehend von α-Aminosäuren über Aldoxime, in die auf einem noch nicht eindeutig geklärten Weg der Schwefel eingebaut wird. Die dabei entstehenden Thiohydroxamsäuren werden nun noch vor dem letzten Schritt, dem Einbau der $-OSO_3$–Gruppe, glucosidiert.

**Wirk.** u. **Anw.:** Wegen der bakteriziden Wirk. der Senföle werden Glucosinolat-Drogen u. Zuber. daraus (Senföle) bei Bronchitiden, als Harnwegsdesinfizientia u. bei grippalen Infekten eingesetzt. Sie wirken cholekinetisch u. auf die Magensaftsekretion fördernd. Äuß. dienen sie als Scharfstoffe* zur Bereitung von Hautreizmitteln*.

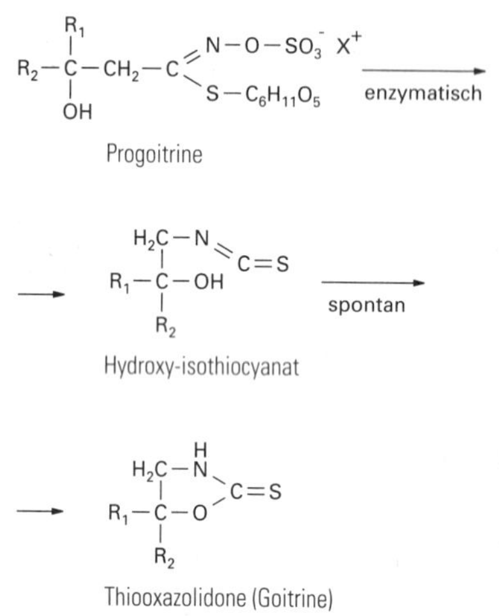


Glucosinolate:
Bildung von Goitrinen aus Progoitrinen ($R_1$, $R_2$ verschiedene Reste)

**Glucosum liquidum:** Sirupus Amyli hydrolysati, s. Stärkesirup.

**Glucosurie:** Glykosurie, Glykurie; Ausscheidung von Glucose im Harn; s.a. Blutzucker, Diabetes mellitus.

**Gluco-Tablinen®:** s. Glibenclamid.

**Glucotropaeolin:** s. Glucosinolate, Tropaeolum majus.

**Glucurolacton** INN: D-Glucofuranuronsäure-6,3-lacton, D-Glucuronsäure-γ-lacton; CAS-Nr.

**Glucosinolate**
Einige Beispiele

| Glucosinolat | Senföl<br>-i.: -isothiocyanat | Vorkommen<br>(Fundort im Wörterbuch) | |
|---|---|---|---|
| Sinigrin* | Allyl-i. | Brassica nigra | Schwarzer Senf |
| | | Armoracia rusticana | Meerrettich |
| Glucolepidiin | Ethyl-i. | Lepidium sativum | Gartenkresse |
| | | Tropaeolum majus | Kapuzinerkresse |
| Glucotropaeolin | Benzyl-i. | Tropaeolum majus | Kapuzinerkresse |
| Sinalbin* | 4-Hydroxybenzyl-i. | Sinapis alba | Weißer Senf |
| Gluconasturtiin | Phenylethyl-i. | Armoracia rusticana | Meerrettich |
| | | Nasturtium officinale | Brunnenkresse |
| Glucocochlearin | sec.-Butyl-i. | Cochlearia officinalis | Löffelkraut |
| Gluconapin | 3-Butenyl-i. | Brassica napus | |
| | | var. napus | Raps |
| | | var. sylvestris | Rübsen |
| Glucobrassicin | 3-Indolylethyl-i. | Brassica oleracea | Kohl-Arten |
| Glucoraphanin | Sulforaphen | Raphanus sativus | Rettich-Arten |
| | | Erysimum crepidifolium | Schöterich |
| Cheirolin | Methylsulfonylpropyl-i. | Cheiranthus cheiri | Goldlack |
| Glucoerysolin | Methylsulfonylbutyl-i. | Erysimum crepidifolium | Schöterich |

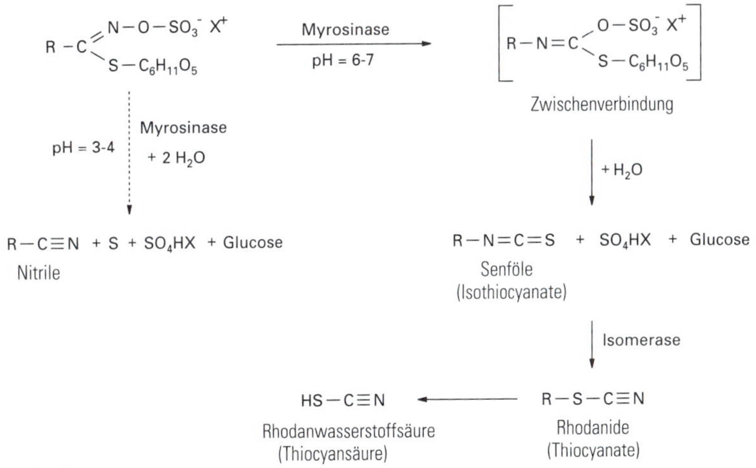


Glucosinolate:
Enzymatischer Abbau (R = Alkyl- oder Arylrest)

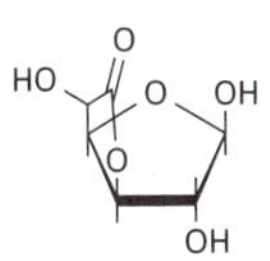

Glucurolacton

63-29-6; $C_6H_8O_6$, $M_r$ 176.12. Schmp. 176-178°C, Handelschargen 172°C. $[\alpha]_D^{25°C}$ +19.8° (c = 5.19 in Wasser). $d_4^{30}$ 1.76. Lösl. in Wasser 26.9 g/100 mL; 2.8 g/100 mL in Methanol; 0.7 g/100 mL in Ethanol; 0.3 g/100 mL in Eisessig. pH 3.5 (10%ige wäßrige Lsg.), pH 2.5 nach 1 Woche. **Anw.:** Zur physiologischen Entgiftung (Förderung der Glucuronsäure-Synthese).

**Glucuronatweg**: Glucuronat-Xylulose-Zyklus, D-Glucuronat-L-Gulonat-Weg, ein zyklischer Reaktionsweg im Kohlenhydratstoffwechsel*, der f. die Synthese u. den Abbau von Ascorbinsäure u. Myo-Inosit(ol) Bedeutung hat (s. Abb.). Glucose wird in Stellung 6 zu D-Glucuronat oxidiert. Die Reaktion verläuft über UDP-Glucose (s. Nucleosiddiphosphatzucker). Glucuronat dient als Ausgangsstoff f. die Synthese von Glucuroniden. Es wird durch Reduktion zum L-Gulonat abgebaut. Hierbei erfolgt ein Übergang zur L-Konfiguration (das C-Atom 6 des Glucuronats bildet das C-Atom 1 des L-Gulonats). L-Gulonat gelangt entweder in den Ascorbinsäurestoffwechsel od. wird zu 3-Keto-L-gulonat oxidiert, aus dem unter Decarboxylierung L-Xylulose entsteht. Xylulose wird zum Zuckeralkohol Xylitol reduziert, der dann wieder zu D-Xylulose oxidiert wird. Der abermalige Wechsel der Konfiguration erfolgt durch die Bildung des C-Atoms 5 der D-Xylulose aus dem C-Atom 1 des Xylitols. Mit der D-Xylulose, die zu Xylulose-5-phosphat umgewandelt wird, ist der

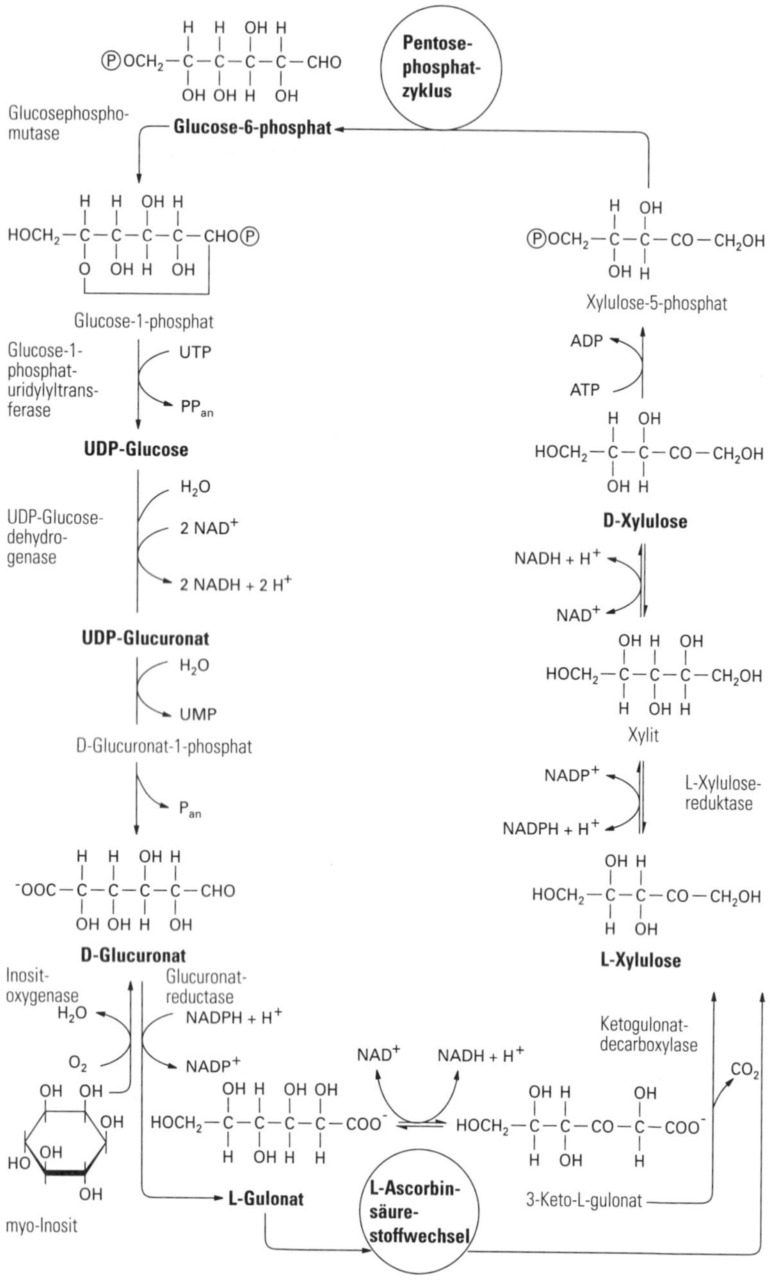


Glucuronatweg [20]

Anschluß zum Pentosephosphatzyklus* hergestellt. Über diesen erfolgt die Regeneration des Glucose-6-phosphats, der Vorstufe von UDP-Glucose, aus Xylulose-5-phosphat.

**Glucuronat-Xylulose-Zyklus:** s. Glucuronatweg.

**Glucuronide:** Verbindungen der Glucuronsäure* mit endo- u. exogenen Substanzen

(Glykoside*). Die Bindung an Glucuronsäure (Glucuronidierung) ist eine wichtige Entgiftungsreaktion in der Leber. Neben körperfremden Stoffen, v.a. Arznei- u. Giftstoffe mit (phenolischen) Hydroxylgruppen, werden auch körpereigene Stoffe wie z.B. Hormone u. Bilirubin auf diese Weise in eine physiol. inaktive u. wasserlösliche Form gebracht u. können über Urin od. Galle ausgeschieden werden. Die Konjugation mit der auszuscheidenden Substanz erfolgt über die aktive Glucuronsäure, die UDP-Glucuronsäure, katalysiert, durch die Glucuronyltransferase* (UDP-Glucuronyltransferase).

**Glucuronidierung:** s. Glucuronide.

**Glucuronsäure:** $M_r$ 194.14. Schmp. 165°C. $[\alpha]_D^{20°C}$ + 11.7° → +36.3° (c = 6 in Wasser). **Strukturformel** s. Glucuronatweg. Derivat der D-Glucose; Bestandteil der Mucopolysaccharide, wie Hyaluronsäure u. Chondroitinsulfat. Bei Tieren ist G. ein wichtiger Konjugationspartner f. körperfremde u. -eigene Stoffe, vor allem von Phenolen, die in Form von Glucuroniden* ausgeschieden werden (Entgiftung). G. entsteht im Stoffwechsel aus D-Glucose. Bei den meisten Tierarten ist G. die Ausgangsbasis f. die Synthese von Ascorbinsäure (außer bei Mensch u. Affen, die Ascorbinsäure nicht selbst synthetisieren können).

**D-Glucuronsäure-γ-lacton:** s. Glucurolacton.

**Glucuronyltransferase:** (*lat.* transferre übertragen) *syn.* UDP-Glucuronyltransferase; ein Enzym, das die sog. aktive Glucuronsäure (UDP-Glucuronsäure) mit körpereigenen sowie zugeführten Verbindungen (z.B. Medikamenten) koppelt. Die neuen Verbindungen werden Glucuronide* genannt.

**Gluk-:** s.a. Gluc-.

**Glukovital®:** s. Glibenclamid.

**Glurenorm®:** s. Gliquidon.

**Glutaeus:** Gesäßmuskel (Musculus glutaeus maximus, M. g. medius, M. g. minimus); glutaealis: zum Gesäß gehörig, das Gesäß betreffend, z.B. intraglutaeale Injektion.

**Glutamat:** s. Natriumglutam(in)at.

**Glutamat-Antagonist:** s. Riluzol.

**Glutamate:** s. Glutaminsäure.

**Glutamin:** Abk. Gln, Glutaminum, γ-Halbamid der Glutaminsäure, L-Glutaminsäure-5-amid, Laevoglutamid; CAS-Nr. 56-85-9; $C_6H_{10}N_2O_3$, $M_r$ 146.2. **Strukturformel** s. Aminosäuren. Schmp. 184-185°C. Opt. aktiv. L-Glutamin spielt eine zentrale Rolle im Stickstoffmetabolismus u. ist f. das Gehirn ein wichtiger Nährstoff. Da es mit seiner Amidgruppe (wird durch Transamidierung übertragen) an der Biosynthese von Hexosaminen beteiligt ist, fördert es die Regeneration von Mucoproteinen u. Darmepithel. **Off.:** DAB10. **Anw.:** wie Glutaminsäure* bei Erschöpfungszuständen, in Infusionslösungen.

**Glutaminase:** Enzym, das Glutamin in Ammoniak u. Glutaminsäure spaltet.

**Glutaminsäure** INN: Abk. Glu, Acidum glutamicum Ph.Eur.3, Acidum glutaminicum, L-(+)-Glutaminsäure, L-(+)-2-Aminopentan-1,5-disäure, L-α-Aminoglutarsäure, (S)-2-Aminoglutarsäure, Glutamin-Verla®; CAS-Nr. 6899-05-4; $C_5H_9NO_4$, $M_r$ 147.13. **Strukturformel** s. Aminosäuren. Schmp. 247-249°C unter Zers. $[\alpha]_D^{20°C}$ +30.5° (c = 1 in Salzsäure, 6 mol/L). Eine saure, proteinogene Monoaminodicarbonsäure, ihre Salze heißen Glutamate. Weißes, krist. Pulver. Löslichkeit in Wasser (g/L): 8.64 (25°C), 21.86 (50°C), 55.32 (75°C), 140.0 (100°C); prakt. unlösl. in Methanol, Ethanol, Ether, Aceton, kaltem Eisessig. $pK_{s,1}$ 2.19 (konjugierte Säure), $pK_{s,2}$ 4.25 (Säure), $pK_{s,3}$ 9.67 (Säure). $d_4^{20}$ (Vak.) 1.538. L-G. ist in fast allen Proteinen, besonders in Samenproteinen enthalten. Von besonderer Bedeutung ist das Mononatriumglutamat (s. Natriumglutamat), das in großem Umfang als Geschmacksverstärker verwendet wird. L-G. ist eine glucoplastische, nichtessentielle Aminosäure von großer physiologischer Bedeutung. Sie nimmt im Stoffwechsel der Aminosäuren eine Schlüsselstellung ein u. ist u.a. der wichtigste Donator der Aminogruppe bei der Transaminierung. Im ZNS wird L-G. mittels L-Glutaminsäuredecarboxylase zu γ-Aminobuttersäure decarboxyliert. **Anw.:** Antiepileptikum (obsolet); Hyperammonämie; zur Erhöhung der geistigen Spannkraft u. Leistungsfähigkeit, in Infusionslösungen. **Übl. Dos.:** Oral: 5-12 g/d in verteilten Dosen. Parenteral: i.v. 25 g/d als Natriumsalz. Gebräuchl. ist auch Glutaminsäurehydrochlorid*, Kaliumglutamat, Natriumglutamat* (Geschmackskorrigens), Calciumglutamat.

**Glutaminsäurehydrochlorid:** Acidi glutamici hydrochloridum; CAS-Nr. 138-15-8; $C_5H_{10}ClNO_4$, $M_r$ 183.6. Schmp. 214°C (Zers.). Weißes krist. Pulver, leicht lösl. in Wasser. Anw. s Glutaminsäure. **Off.:** DAB10.

**Glutamin-Verla®:** s. Glutaminsäure.

**Glutaral** INN: Pentandial, Glutar(di)aldehyd; CAS-Nr. 111-30-8; $OHC–CH_2–CH_2–CHO$; $C_5H_8O_2$, $M_r$ 100.1. Sdp. 187°C. **Anw.:** Desinfektionsmittel* zur Instrumentendesinfektion.

**Glutarsäure:** Pentandisäure, 1,3-Propandicarbonsäure; $C_5H_8O_4$, $M_r$ 132.11. Abbauprodukt von Lysin. Eigenschaften: s. Carbonsäuren (Tab.).

**Glutathion:** SH-Glutathion, GSH, Glutamylcysteinyl-glycin; $M_r$ 307.34. Schmp. 190-192°C unter Zers. Ein Tripeptid, das aus je einem Mol der Aminosäuren Glutaminsäure, Cystein u. Glycin besteht. Linksdrehend. Weiße Kristalle, leicht lösl. in Wasser, unlösl. in Ethanol u. and. org. Lösungsmitteln. G. kommt in fast allen lebenden Zellen vor, besonders in Hefe, Muskeln u. Leber, kann auch synth. gewonnen werden. GSH spielt als Sulfhydrilkörper bei den Oxidations- u. Reduktionsprozessen in den Zellen sowie als Aktivator verschiedener Enzyme eine Rolle. Wirkt z.B. in Anwesenheit von Glutathionperoxidase* als Reduktionsmittel gegenüber zellschädigenden Peroxidasen* u. bildet dabei **Glutathiondisulfid** (GSSG), welches durch die $NADH_2$-abhängige Glutathionreduktase* wieder in die SH-Form überführt wird:

$$2\,GSH + ROOH \rightleftarrows GSSG + ROH + H_2O$$

Unter dem Einfluß von **Glutathion-S-transferase** bildet GSH Konjugate mit elektrophilen Substanzen RX:

$$RX + GSH \rightarrow HX + RSG$$

Dieser Reaktion (Glutathion-Konjugation) kommt vielfach die Bedeutung einer Entgiftung zu; z.B. können alkylierende Substanzen auf diese Weise inaktiviert werden. An den entstandenen Konjugaten wird dann die Tripeptidkette teilweise hydrolisiert, wobei wasserlösliche Metaboliten wie Mercaptursäuren (Acetylcysteinderivate) entstehen, die eliminiert werden können. G. scheint günstige Wirk. als Strahlenschutzmittel* (gegen Radium usw.) zu besitzen u. wirkt blutzuckersenkend.

**Glutathiondisulfid:** GSSG, s. Glutathion.

**Glutathion-Konjugation:** s. Glutathion.

**Glutathionperoxidase:** Selen-haltiges Enzym,

katalysiert den Abbau von Wasserstoffperoxid, $H_2O_2$, das in den Erythrozyten bei der laufenden Bildung von Methämoglobin* unter Einw. von Superoxiddismutasen* entsteht. Dabei dient, im Gegensatz zu unter Katalase* gesteuerten Reaktionen, Glutathion* als Wasserstofflieferant. Ferner katalysiert G. auch die Umsetzung anderer Peroxide, z.B. von HPETE's zu HETE's (s. Eicosanoide).

**Gluteline:** Gruppe einfach gebauter Getreideproteine, z.B. Glutenin (Weizen), Avenin (Hafer), Zeanin (Mais) u. Oryzenin (Reis). Sie bestehen aus bis zu 45% Glutaminsäure; unlösl. in Wasser, Salzlösungen u. Ethanol 70% (im Gegensatz zu den Prolaminen*).

**Gluten:** *syn.* Kleber, Klebereiweiß; Getreideprotein, dsa aus einer Mischung von etwa gleichen Teilen (alkoholunlöslichen) Glutelinen* u. (alkohollöslichen) Prolaminen* besteht. G. bewirkt (durch Prolamingehalt) die Backfähigkeit des Mehles. Da G. in Reis fehlt, ist er zum Backen nicht geeignet.

**Glutenin:** s. Gluteline.

**Glutethimid** INN: Glutethimidum Ph.Eur.3, 3-Ethyl-3-phenyl-2,6-piperidindion; CAS-Nr. 77-21-

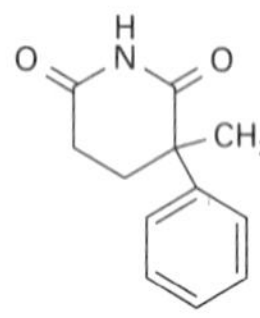


Glutethimid

4; $C_{13}H_{15}NO_2$, $M_r$ 217.26. Schmp. 84°C aus Ether od. Ethylacetat/Petrolether (DL-Form). Leicht lösl. in Ethylacetat, Aceton, Ether, Chloroform; lösl. in Ethanol, Methanol; prakt. unlösl. in Wasser. **Anw.:** Hypnotikum, Sedativum; Wirkungsdauer entspricht mittellang wirksamen Barbituraten, HWZ der Elimination 5 bis 22 h. **Übl. Dos.:** Oral: 2- bis 3mal 0.25 g/d; Kinder unter 6 Jahren: 0.125 g. Keine Vorteile gegenüber Barbituraten. **Nebenw.:** Übelkeit, Agitiertheit, Hang-over, ev. Überempfindlichkeitsreaktionen, exfoliative Dermatitis; Intoxikation ähnl. Barbituraten. Längere Anw. kann zu Abhängigkeit führen.

**Glutinum Fibrini:** s. Fibrinkleber.

**Glutril®:** s. Glibornurid.

**Glycane:** Glykane, Polysaccharide; s. Kohlenhydrate.

**Glyceride:** Ester des Glycerols.

**Glycerin:** Glycerol*.

**Glycerin .....:** s.a. Glycerol ..... .

**Glycerin-Ersatz:** s. Glycerol.

**Glycerinphosphatide:** s. Lecithin.

**Glycerinphosphorsäure:** Acidum glycer(in)ophosphoricum, Glycerophosphorsäure; $C_3H_5(OH_2)O\text{-}PO(OH)_2$. Nur in wäßrigen Lsg. bekannt. Nat. in den Phosphatiden (in Kephalinen α-Gl., in den Lecithinen β-Gl.). Farblose Flüss., mischbar mit Wasser u. Ethanol. Im Handel in 20-, 25-, 50%iger Lsg. (zerfällt beim Eindampfen in Glycerol u. Phosphorsäure). Darst.: durch Einw. von Phosphorsäureanhydrid auf Glycerol. **Anw.** med.: als Nervinum u. Tonikum; Salze: Glycerophosphate, z.B. Calciumglycerophophat*.

**Glycerinsalbe:** Unguentum Glycerini*.

**Glycerinseife, Flüssige:** Sapo glycerinatus liquidus*.

**Glycerintrinitrat:** s. Glyceroltrinitrat.

**Glyceroguloheptonsäure:** s. Glucoheptonsäure.

**Glycerol** INN: Glycerolum Ph.Eur.3, Glycerinum anhydricum, Glycerolum 98%, Glyzerin, wasserfrei, 1,2,3-Propantriol; CAS-Nr. 56-81-5;

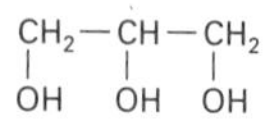


Glycerol

$C_3H_8O_3$, $M_r$ 92.09. Schmp. 17.8°C. Sdp. 263.0°C (53 kPa), 240.0°C (26.6 kPa), 220.1° (13.3 kPa), 208.0°C (8 kPa), 182.2°C (2.6 kPa), 167.2°C (1.3 kPa), 153.8°C (0.7 kPa), 125.5°C (0.13 kPa), 290°C (101 kPa). $n_D^{15°C}$ 1.4758, $n_D^{20°C}$ 1.4746, $n_D^{25°C}$ 1.4730. $d_{15}^{15}$ 1.26557, $d_{20}^{20}$ 1.26362, $d_{25}^{25}$ 1.26201. Klare, fast farblose, geruchlose, sirupartige, stark hygr. Flüss. von süßem Geschmack; mischbar mit Wasser, Ethanol; 1:11 in Ethylacetat; 1:500 in Ether; unlösl. in Benzol, Chloroform, Tetrachlorkohlenstoff, Schwefelkohlenstoff, Petrolether, Ölen. Beim Erhitzen mit Kaliumhydrogensulfat entsteht unter Dunkelfärbung das stechend riechende Acrolein*, dessen Dämpfe ein mit Neßler-Reagenz getränktes Filterpapier schwärzen (Identitätsprüfung). G. ist die alkoholische Komponente sämtlicher natürlichen Fette u. fetten Öle u. der Phosphatide z.B. des Lecithins u. ist daher von größter Bedeutung beim Aufbau unserer Nahrungsmittel. Es entsteht auch als Nebenprodukt bei der alkoholischen Gärung (Wein enthält 0.2 bis 2% G.) u. beim Abbau der Kohlenhydrate im Organismus. (Das entstehende G. wird vom Körper aufgenommen u. vollständig verwertet). Darst.: durch Spaltung der Fettsäureglycerolester der Fette bei der Seifenherstellung od. durch besondere Vergärung des Zuckers (Protolverfahren), vollsynth. heute aus Propen (aus Kokereigasen).

**Anw.** med.: Laxans (als Mikroklysmen), s.a. Abführmittel, Otologikum, Hilfsstoff. **Übl. Dos.:** Rektal: Suppositorien 2.0 g mit Seife od. Gelatine; Klysma 5.0 g unverdünnt. Oral: 1-1.5 g/kg KG zur Reduktion des intraokularen Drucks.

**Glycerolum (85 per centum)** Ph.Eur.3**: Glycerol 85%.** $n_D^{20°C}$ 1.449 bis 1.455; Wassergehalt 11.5 bis 16.5%. Wird sterilles Glycerol 85% verordnet, so ist nach dem Heißluftverfahren sterilisiertes Glycerol zu verwenden.

**Anw.** techn.: als Lösungsmittel f. zahlreiche org. u. anorg. Stoffe (z.B. Borax, Alkalien, Alkaloide usw.), in der Sprengstoffindustrie (Nitroglycerin), in der Textil- u. Kunststoffindustrie, in der Kosmetik, zur Herst. v. Schuhcremen, Klebstoffen, Schmiermitteln, Kopiertinten; zur Konservierung von Nahrungsmitteln, zur Füllung von Gasuhren, als Gefrierschutzmittel, in der Tabakindustrie usw. Als **Austauschstoffe f. G.** (jedoch nur f. technische Zwecke!) werden u.a. Ethylenglykol*, Natriumlactat*, Sorbitol*, Methylcellulose* u. 1,2,4-Butantriol* verwendet. Unterscheidung von G. u. Glykol (s. Ethylenglykol): Letzteres löst Iod mit rotbrauner Farbe, G. wird nur schwach gelb gefärbt; Gentianaviolett färbt Glykol blau, G. wird nicht gefärbt.

**Tox.:** Wenig giftig. Große Mengen (ca. 100 mL), vor allem unverdünnt eingenommen, wirken durch Wasserentzug im Magen-Darm-Trakt schleimhautreizend. Es können Benommenheit, Nierenschmerzen, blutige Durchfälle u.a. auftreten. **Gesch.:** G. wurde 1779 von Scheele bei der Herst. v. Bleipflaster entdeckt, der Name Glycerin stammt von Michel Eugene Chevreul (1786 bis 1889, Prof. d. Chemie in Paris), der erkannte, daß die Fette Glycerolester der Fettsäuren darstellen.

**Glycerola:** Glycerol-haltige Zubereitungen von halbfester Konsistenz, gehören zu den Salben.

**Glycerol-Boluspaste:** s. Pasta boli glycerolata.

**Glycerolformal:** Methylidenglycerol; $C_4H_8O_3$, $M_r$ 104.0. Gem. von 4-Hydroxymethyl-1,3-dioxolan u. 5-Hydroxy-1,3-dioxan (cyclische Formaldehydacetale von Glycerol). $d_4^{20}$ 1.215. Sdp. 192-195°C. $n_D^{20°C}$ 1.4513. Darst. durch azeotrope Destillation eines Gemisches von Glycerol, Formaldehydlösung (35%) u. konz. Schwefelsäure mit Benzol. **Anw.:** Lösungsmittel u. Lösungsvermittler f. Arzneistoffe, auch f. innerliche Anw. geeignet. (An Ratten wurde eine teratogene Wirk. nachgewiesen).

**Glycerolgel:** Glyceroli mucilago, Mucilago Glyceroli; Glycerolsalbe (vgl. Unguentum glyceroli). Herst. nach DAC86: 4.5 T. Hydroxyethylcellulose 300 werden mit 30 T. Glycerol (85%) angerieben. Nach Zusatz von 65.5 T. frisch abgekochtem u. wieder abgekühlten Wasser unter vorsichtigem Rühren läßt man die Mischung solange aufquellen bis ein klares Gel entstanden ist. G. kann mit max. 0.1% Sorbinsäure konserviert werden. Das Konservierungsmittel wird in Wasser gelöst. Farblos, klar, süß. Inkomp.: Phenole, Gerbstoffe, Oxidationsmittel.

**Glycerol-Gelatine:** s. Globuli.

**Glyceroli monostearas:** s. Glycerolmonostearat.

**Glyceroli trinitratis guttae spirituosae:** s. Guttae Nitroglycerini spirituosae.

**Glyceroli trinitratis solutio spirituosa:** s. Solutio Nitroglyceroli spirituosa.

**Glycerolmonoisostearat:** Glyceroli monoisostearas; CAS-Nr. 32057-14-0. Ein Gem. v. hauptsächl. Monoglyceriden, hauptsächl. der Isostearinsäure. **Off.:** DAC86. Anw.: Emulgator.

**Glycerolmonooleat:** Glycerolum monooleicum, Monooleinum; CAS-Nr. 25496-72-4. Gem. von vorwiegend Glycerol-monoestern höherer, ungesättigter Fettsäuren, hauptsächl. Ölsäure, mit wechselnden Mengen Di- u. Triestern. Geh. an Glycerol-α-monoestern, ber. als G. mind. 40% (DAC86: 3 Typen, die einen Geh. an Glycerol-1-fettsäureester von 40, 60 u. 90% aufweisen). Gelbliche, ölige Flüss. od. salbenartige Masse. Prakt. unlösl., aber dispergierbar in Wasser, mischbar mit Ethanol, Ether, Chloroform, fetten Ölen od. flüss. Paraffin. VZ 157 bis 177; IZ 65 bis 80; SZ max. 3; POZ max. 15. Inkomp.: alkal. reagierende Stoffen (Verseifung). **Off.:** ÖAB90, DAC86. **Anw.:** Fast ausschließlich als Emulgator f. W/O-Salbenemulsionen; z.B. bewirken 5 bis 10% Monoolein in Vaselin eine Steigerung der WZ von 10 auf 300 bis 350. Komplexemulgator (s. Emulgatoren) in Komb. mit O/W-Emulgatoren; 2%iger Zusatz zu Ölen u. Fetten als Antioxidans*.

**Glycerolmonostearat 40-50%:** Glyceroli monostearas 40-50 Ph.Eur.3, Glycerolum monostearicum, Monostearinum, Abracol®-, Estax®-, Hodag®-, Tegin®-Sorten, Cutina GMS u.v.a.; CAS-Nr. 31566-31-1. Gem. von Monoglyceriden der Stearin- u. Palmitinsäure mit wechselnden Mengen Di- u. Triglyceriden. Enthält 40 bis 50% Monoglyceride (DAC86: 2 Typen: 60 bzw. 90% Monoglyceride, Glycerol-1-palmitat u. -stearat), max. 6% freies Glycerol. Weiße, wachsartige Masse; prakt. unlösl. in Wasser, leicht lösl. in Chloroform, lösl. in Ethanol (60°C), Ether, Benzol; Steigschmp. 54 bis 64°C; SZ max. 3; IZ max. 3; VZ 158 bis 177; Wassergehalt max. 2%; HLB-Wert* 3.8. G. hat schwach emulgierende (W/O), stabilisierende (auf O/W-Emulsionen in ca. 1%iger Konz.), dispergierende u. plastifizierende Eigenschaften. Inkomp.: stärker alkal. reagierende Stoffe (Verseifung). G. ist auch im Handel in selbstemulgierender Form (mit 1- bis 3%igen Zusätzen von O/W-Emulgatoren wie Na-, K-Seifen, Fettalkoholsulfate, -sulfonate od. Polyoxyethylenmonostearat) erhältlich. Dieses Gem. wird als O/W-Emulgator (Komplexemulgator) verwendet (vom Typ self emulsifying waxes).

**Glycerolnitrat:** s. Glyceroltrinitrat.

**Glycerolphosphorsaures Calcium:** s. Calciumglycerophosphat.

**Glycerolpolyoxyethylen-tri-ricinoleat 35:** Glycerolum-polyoxyethylenum-tri-ricinoleinicum 35, s. Macrogol-1500-glycerol-tri-ricinoleat.

**Glycerolsäure:** 2,3-Dihydroxypropansäure; $CH_2OH–CHOH–COOH$, $M_r$ 106.1. Farblose, ölige Flüss.; lösl. in Wasser u. Ethanol, unlösl. in Ether. Geht beim Erhitzen in Brenztraubensäure über. Darst.: durch Oxidation von Glycerol mit $HNO_3$.

**Glycerolsäure-3-phosphat:** 3-Phosphoglycerinsäure; wichtiges Zwischenprodukt bei der alkoholischen Gärung* u. der Glykolyse*.

**Glycerolsalbe:** 1. s. Unguentum glyceroli; 2. s. Glycerolgel.

**Glycerol-Seifen-Gele:** formbeständige hygroskopische Gele; werden erhalten nach Ph.Helv.7 (Suppositoria glyceroli) durch Auflösen von Nastearat (9%) in Glycerol (98%) bei 110 bis 120°C bzw. nach ÖAB90 (Suppositorium Glyceroli) durch Umsetzung von $Na_2CO_3$ (4 T.) u. Stearinsäure (7 T.) in 100 T. Glycerol (85%) unter gelindem Erwärmen (beide Bereitungsmöglichkeiten in USP). Meist ohne weiteren Zusatz als mildes Laxans (osmotischer Reiz) verwendet. Feuchtigkeitsschutz (Einwickeln in Folie, Eintauchen in geschmolzenes Paraffin) notwendig.

**Glycerol-Suppositorien:** Zstzg. nach NRF (Ansatzmenge f. 10 Suppositorien von ca. 2.5 g): 0.75 g Natriumstearat, 3.0 g Macrogol 300, 26.25 g Glycerol 85% u. gereinigtes Wasser auf 30.0 g. Die Bestandteile werden in einem Becherglas geschmolzen. Verdunstungsverluste der Lsg. werden durch die Zugabe von gereinigtem Wasser ersetzt. Die flüssige Suppositorienmasse wird bei einer Temp. von 80-100°C in die auf 70-100°C vorgewärmten Formen gefüllt. **Anw.:** als Laxans; stark hygr.; vgl. Suppositoria glyceroli.

**Glycerol-Suppositorien für Kinder:** Zstzg. nach NRF (Ansatzmenge f. 10 Suppositorien von ca. 1.5 g): 0.5 g Natriumstearat, 2.0 g Macrogol 300, 17.5 g Glycerol 85%, gereinigtes Wasser auf 20.0 g. Herst. s. Glycerol-Suppositorien. **Anw.:** als Laxans; stark hygr.; vgl. Suppositoria glyceroli.

**Glyceroltrinitrat:** GTN, Nitroglycerin(um), Nitroglycerol, Trinitroglycerol, Salpetersäureglycerolester, 1,2,3-Propantrioltrinitrat, Trinitrin, Glonoinum, Gilustenon®, Nitradisc®, Nitroderm®TTS, Nitrolingual®, Nitromack®, Nitrozell® etc.; CAS-Nr. 55-63-0; $C_3H_5N_3O_9$, $M_r$ 227.09. Schmp. 2.8°C (metastabile Kristallform), 13.5°C (stabile Kristallform). $n_D^{15°C}$ 1.474. Lösl. 1 g/800 mL in Wasser, 1 g/4 g in Ethanol, 1 g/18 g in

Methanol, 1 g/120 g in Schwefelkohlenstoff; mischbar mit Ether, Aceton, Eisessig, Ethylacetat, Benzol, Nitrobenzol, Pyridin, Chloroform, Ethylenbromid, Dichlorethylen; wenig lösl. in Petrolether, Leicht-Petroleum, Glycerol, 1:6 in Mandelöl. Darst.: durch langsames Eintragen von Glycerol in eine Mischung von konzentrierter Schwefelsäure u. rauchender Salpetersäure unter Kühlung. Äußerst explosiv, ev. schon beim Erwärmen! Unterliegt dem Sprengstoffgesetz! Vgl. Dynamit. **Anw.:** Koronardilatator; wirkt bei sublingualer Applikation innerhalb 1-2 min u. wird deshalb bei akuten Angina pectoris-Anfällen eingesetzt. Die Wirk. läßt allerdings schon nach 10-30 min nach. Führt zu einer Dilatation aller Gefäße u. damit zu einer besseren Blutversorgung des Herzens. **Nebenw.:** Rötungen des Gesichtes, Kopfschmerzen (ist Hinweis auf die richtige Dosierung), gastrointestinale Störungen, Erbrechen, rasche Enzyminduktion; bei Überdosierung: reflektorische Tachykardie, Nitratsynkope (Herzstillstand). Kontraind.: Niereninsuffizienz, Antihypertensiva, Glaukom. Die Retardpräparate sind umstritten, da eine hohe Metabolisierungsrate in der Leber kaum wirksame Blutspiegel entstehen läßt. HWZ 2.3 ±0.6 min. **Übl. Dos.:** Oral: 3- bis 4mal 0.5-1 mg/d. Oral: Im Anfall: lingual 1mal 0.0002 g. Oral retard: 2mal 0.0025 g/d, bei Bedarf 3- bis 4mal 0.0025 g/d. Dosierspray: 0.0004 g/Dosis. Rektal: 0.0008 g. Topikal: 3- bis 4mal/d Salbe 2%.

**HOM:** *Nitroglycerinum* (HAB1.2), Glonoinum: 1%ige Lsg. in Ethanol; verord. z.B. b. Angina pectoris, Migräne.

**Glyceroltrinitratlösung, Alkoholische:** s. Solutio Nitroglyceroli spirituosa.

**Glyceroltrinitrat-Tropfen, Alkoholische:** s. Guttae Nitroglycerini spirituosae.

**Glyceroltripalmitat:** s. Tripalmitin.

**Glycerolum monostearicum:** s. Glycerolmonostearat 40-50%.

**Glycerophosphate:** Salze u. Ester der Glycerinphosphorsäure*.

**Glycerophospholipide:** s. Phosphatide.

**Glyceryltriacetat:** s. Triacetin.

**Glycid:** Glycidol, 2,3-Epoxy-1-propanol, Oxiranmethanol; CAS-Nr. 556-52-5; $C_3H_6O_2$, $M_r$ 74.08. D. 1.114. Schmp. –54°C. Sdp. 163°C. Farblose, klare, geruchfreie, nicht süß schmeckende Flüss.; mit Wasser, Alkoholen, Ketonen, Ethern mischbar, lösl. in Benzol, Toluol, unlösl. in Benzin. Herst.: z.B. aus Epichlorhydrin* mit Kaliumacetat. **Wirk.:** fungizid, bakterizid, insektizid. **Anw.:** zur Herst. von Glycidestern, Glycidethern (z.B. BADGE*), Tensiden, Kunstharzen, als Konservierungs- u. Sterilisationsmittel etc. **Tox.:** stark haut- u. augenreizend (auch die Dämpfe), wird auch über die Haut resorbiert; wirkt zunächst erregend, dann lähmend auf das ZNS; wahrscheinl. kanzerogen; MAK 50 ppm.

**Glycidester: Glycidsäure**, s. Darzens-Erlenmeyer-Claisen-Kondensation.

**Glycin:** Abk. Gly, Glycinum Ph.Eur.3, Glykokoll, Aminoessigsäure, Leimsüß, Leimzucker; CAS-Nr. 56-60-6; $H_2N–CH_2–COOH$, $C_2H_5NO_2$, $M_r$ 75.1. Schmp. 233°C unter Zers. Süße, monokline Prismen (aus Ethanol). $pK_{s,1}$ (konjugierte Säure) 2.34, $pK_{s,2}$ 9.60. Einfachste proteinogene Aminosäure, glucoplastisch. G. hat wichtige Stoffwechselfunktionen. Nat. besonders reichl. im Kollagen*, als inhibitorischer Neurotransmitter* in glycinergen Neuronen etc. Das α-C-Atom u. der Aminostickstoff werden in der Biosynthese der Porphyrine genutzt u. dienen somit auch der Hämbildung f. das Hämoglobin*. Durch Methylierung von G. werden Sarkosin* u. Betain* gebildet. **Anw.** med.: in Form von 10- bis 20%igem Puder als Wundheilmittel; zur parenteralen Ernährung; in Kombination mit Antazida.

**Glycine max** (L.) Merr.: (Glycine soja Sieb. et Zucc., Soja hispida Moench) ca. 800 Varietäten; Fam. Fabaceae (Leguminosae), Sojabohne (kult. in Ostasien, bes. Mandschurei sowie in Nordamerika). Stpfl. v. **Semen Sojae:** Fabae Sojae, Sojabohne. **Inhaltsst.:** 20% Fett, 2% Lecithin, ca. 40% Eiweiß, 25 bis 30% Kohlenhydrate, Vitamine, Enzyme, Mineralstoffe, Saponin, Sterine, Flavonglykoside, Phasin (Lektin) sowie ein Bitterstoff. **Anw.:** Die Sojabohne ist wegen ihres hohen Eiweiß- u. Fettgehaltes eine der wichtigsten Weltwirtschaftspflanzen; sie ist der Hauptlieferant f. Lecithin*; das Sojabohnenmehl dient zur Herst. v. Diabetiker-Backwaren, Säuglings- u. Kindernährmitteln sowie vegetabilischem Fleisch etc., ferner zur Herst. v. Klebstoffen u.a. Die Sojasaucen werden mit Hilfe bestimmter Aspergillus-Arten (Asp. Oryzae) hergestellt. Das Sojaeiweiß findet ferner Verw. zur Herst. v. Kunstharzen.

**Oleum Sojae:** Sojabohnenöl. Gelbes bis braungelbes Öl. D. 0.924 bis 0.927, Ep. -8 bis -16°C; IZ 130 bis 135; VZ 191 bis 194. **Best.:** Glyceride der Linol-, Linolen- u. Ölsäure (ca. 80% ungesättigte Fettsäuren), Sterine, Vitamine, Enzyme. **Anw.:** als Speiseöl u. in der Kosmetik.

**Sojae oleum ad usum parenterale** Ph.Eur.3: **Sojaöl zur parenteralen Anwendung;** ein hochgereinigtes (entsäuertes, gebleichtes, desodoriertes) Sojaöl zur Herstellung von parenteralen Fettemulsionen. Klares blaßgelbes Öl. D. 0.919 bis 0.925, SZ max. o.5, POX max. 5.0, UA max. 1.5%.

**Glycin-Succinat-Zyklus:** s. Succinat-Glycin-Zyklus.

**Glycocholsäure:** s. Gallensäuren.

**Glycocoll:** Glycin*.

**Glycodiazin-Natrium:** s. Glymidin-Natrium.

**Glycogen:** s. Glykogen.

**Glycolipide:** s. Glykolipide.

**Glycolum:** Glykol, s. Ethylenglykol.

**Glycoproteine:** s. Glykoproteine.

**Glycopyrroniumbromid** INN: 3-[(Cyclopentylhydroxyphenylacetyl)oxy]-1,1-dimethylpyrrolidiniumbromid, 3(α-Cyclopentylmandeloyloxy)-1,

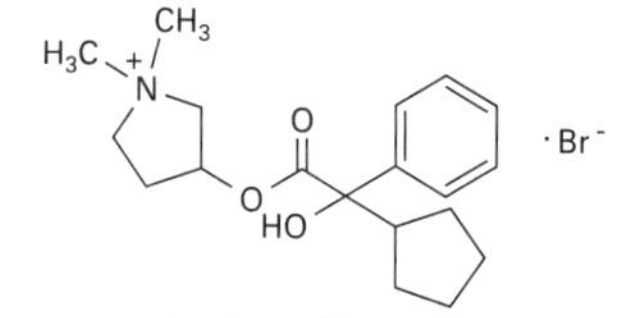


Glycopyrroniumbromid

1-dimethyl-pyrrolidiniumbromid, Robinul®; CAS-Nr. 596-51-0; $C_{19}H_{28}BrNO_3$, $M_r$ 398.36. Schmp. 193-195°C. **Anw.:** Parasympatholytikum*, Spasmolytikum* bei Spasmen u. Koliken im Gastrointestinaltrakt. **Nebenw.:** vgl. Atropin.

**Glycosidasen:** s. Glykosidasen.

**Glycosmis-Arten:** s. Carbazol.

**Glycyclpressin®:** s. Terlipressin.

**Glycyrrhetinhemisuccinat:** s. Carbenoxolon.

**Glycyrrhetin(säure):** $C_{30}H_{46}O_4$, $M_r$ 470.7. Aglykon von Glycyrrhizin(säure) u. anderen Saponinen; s. Glycyrrhiza glabra. Eine pentacyclische

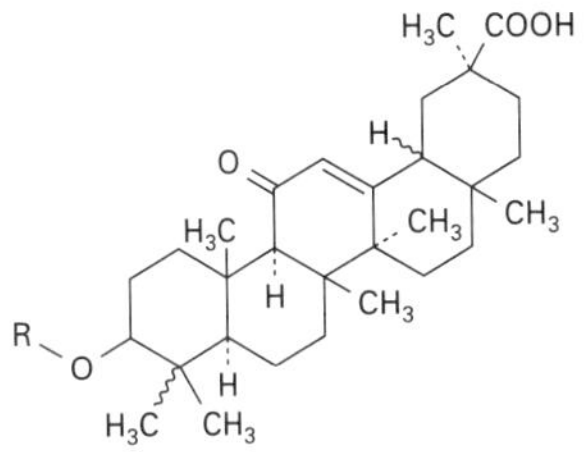


Glycyrrhetin(säure) R = H—
Carbenoxolon R = HOOC—$CH_2CH_2CO$—
Glycyrrhetin(säure)

Triterpensäure, die keine glucocorticoide Aktivität, aber mineralcorticoide Wirk. aufweist; saponinähnlich, aber nur schwach hämolytisch wirksam.

**Glycyrrhiza glabra** L.: Fam. Fabaceae (Leguminosae), Süßholzstrauch. **G. glabra var. typica** (heim. Südeuropa bis Mittelasien, kult. in Italien,

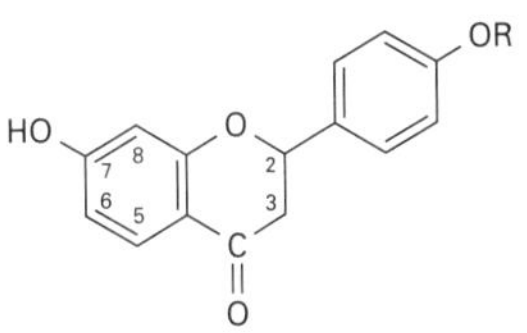


Liquiritin (Liquiritigenin-4'-glucosid)

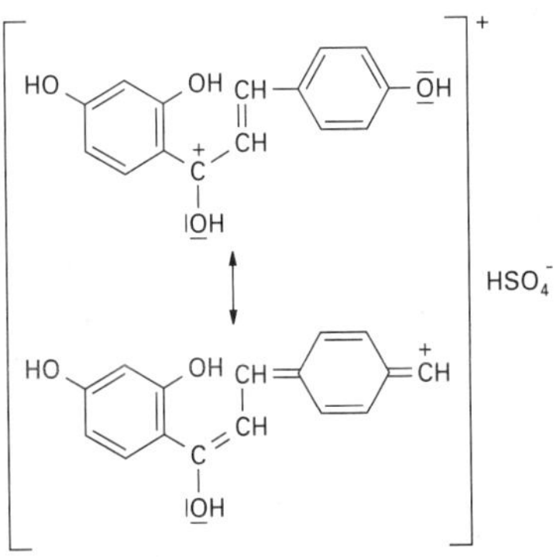


Orangerot gefärbtes Kation von Isoliquiritigenin
Glycyrrhiza glabra:
(R = Glucose)

Spanien, Südfrankreich); **G. glabra var. glandulifera** (SO-Europa, Vorderasien, hauptsächl. Rußland). Stpfln. v. **Liquiritiae radix** Ph.Eur.3: Radix Liquiritiae, **Süßholzwurzel**, Lakritzenwurzel, Süßholz; die ungeschälten, getrockneten Wurzeln u. Ausläufer. **Inhaltsst.:** 2 bis 15% (mind. 4.0%) Glycyrrhizinsäure (Diglucuronid der Glycyrrhetinsäure*, z.T. als Kalium- u. Calciumsalze vorliegend, ca. 150mal süßer als Saccharose); Mannitol, Glucose, Saccharose; Flavonglykoside, z.B. Liquiritin (4',7-Dihydroxyflavanonglucosid) mit seinem Aglykon, dem spasmolytisch wirkendem Liquiritigenin, welches mit Hilfe von Säure (Schwefelsäure) in Isoliquiritigenin (einem als Kation roten Chalkonglykosid) überführbar ist; Cumarinderivate, z.B. Umbelliferon u. Herniarin; L-Asparagin, Harz, Gummi, 20 bis 30% Stärke, Bitterstoffe. **Anw.** med.: als Expektorans (wirkt auf die Sekrete verflüssigend) u. Geschmackskorrigens sowie bei Magengeschwür; hauptsächl. zur Herst. v. Succus Liquiritiae. **Zuber.:** Extr. Liquiritiae fluidum (normatum), Extr. Liquiritiae, Sir. Liquiritiae, Pulvis Liquiritiae comp., Pulv. gummosus, Spec. Althaeae, Spec. diureticae, Spec. lignorum, Spec. pectorales, Elixir e Succo Liquiritiae.

**Radix Liquiritiae sine cortice:** Geschälte Süßholzwurzel; die geschälten, getrockneten Wurzeln u. Ausläufer. **Off.:** DAC86. Geh. mind. 4.0% Glycyrrhizinsäure. **Succus Liquiritiae:** Süßholzsaft, Lakritzensaft, Bärensaft. Wird durch Kochen mit Wasser u. Eindampfen hergestellt. Schwarze, harte, glänzende Stangen, die in der Wärme etwas erweichen, beim Bruch ergeben sie scharfkantige Stücke. Geh. an Glycyrrhizin ca. 12 bis 30%. **Anw.** med.: bei Ulcus ventriculi u. (weniger eindeutig) bei Ulcus duodeni; **Dos.:** 40 bis 60 g/d, in einem Glas Wasser auflösen u. davon stündlich einen Schluck trinken, ab 12. Tag nur noch 12 g/d; Dauer der Kur 3 bis 4 Wochen. **Succus Liquiritiae deglycyrrhizinatus: deglycyrrhizinierter Succus Liqu.**, als Anti-Ulkusmittel; ohne auf Glyzyrrhetinsäure zurückzuführende mineralcorticoide Nebenwirkung, vgl. Carbenoxolon. **Succus Liquiritiae depuratus** DAB6: Gereinigter Süßholzsaft; durch Ausziehen von Süßholzsaft mit Wasser bei Zimmertemperatur u. Eindampfen der filtrierten, klaren Flüss. bereitetes dickes Extrakt.

Im Handel sind auch die Wurzeln von **Gl. uralensis:** Asiatisches Süßholz, Sibirien.

**Glycyrrhizin(säure):** s. Glycyrrhiza glabra.

**Glykämie:** Gehalt des Blutes an Glucose, s. Blutzucker.

**Glykane:** Polysaccharide, s. Kohlenhydrate.

**Glykoalkaloide:** Steroidalkaloide*, s. Alkaloide.

**Glykocholsäure:** s. Gallensäuren.

**Glykogen:** tierische Stärke, Leberstärke; dem Amylopektin (s. Amylum) der Pflanzenstärke sehr ähnl. Polysaccharid, nur stärker verzweigt u. kompakter; $M_r$ ca. $10^6$ bis $10^7$. G. ist in allen tier. Zellen vorhanden, hauptsächl. in der Leber (sog. Leberstärke), ferner in d. Muskeln (0.5 bis 2%) u. im Blutserum (3 bis 70 mg/100 mL). Es dient im Körper als Reservekohlenhydrat u. wird in den Muskeln zur Gew. von Muskelenergie abgebaut (Glykolyse). Auch die Zellen der Hefen u. anderer Pilze enthalten G. als Reservestoff anstelle von Stärke. Durch Hydrolyse wird G. zu D-Glucose, durch Amylase zu Maltose abgebaut. G. bildet ein weißes, geschmackloses Pulver, das mit Wasser zu einer opalisierenden kolloidalen Lösung aufquillt. G. reduziert Fehling-Reagenz nicht, von Iod wird es rotbraun gefärbt.

**Glykogenolyse:** Abbau von Glykogen*; s. Glykolyse.

**Glykogenphosphorylase:** Enzym, das Glykogen phosphorolytisch spaltet.

**Glykokoll:** Glycin*.

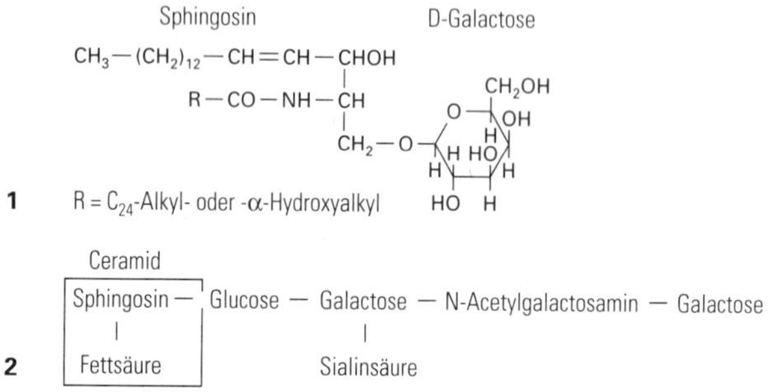


Glykolipide:
1: Cerebroside; 2: Hirngangliosid [20]

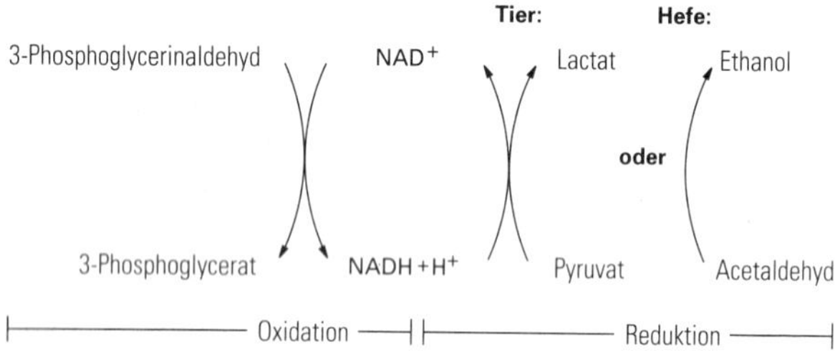


Glykolyse:
Oxidoreduktionszyklus der Glykolyse [20]

**Glykol**: s. Ethylenglykol.

**Glykolatweg**: s. Photorespiration.

**Glykole**: s. Alkohole.

**Glykolipide**: Glykosphingolipide; Lipide*, die einen Kohlenhydrat-Anteil enthalten, der glykosidisch am Aminoalkohol Sphingosin* gebunden ist. Sie sind wichtige Membranbestandteile, v.a. im Nervengewebe. G. werden in Cerebroside u. Ganglioside eingeteilt. **1. Cerebroside** enthalten Sphingosin, das amidartig mit einer gesättigten $C_{24}$–Fettsäure od. einer entsprechenden α-Hydroxyfettsäure verbunden ist. Charakteristischer Bestandteil ist der über die primäre Alkoholgruppe des Sphingosins glykosidisch am C-Atom 1 gebundene Glucose- od. Galactoserest. Beispiele, die in reiner Form isoliert werden konnten, sind: *Kerasin* (Fettsäure: Lignocerinsäure), *Phrenosin* (enthält Cerebronsäure); *Nervon* (enthält Nervonsäure), *Hydroxynervon* (enthält 2-Hydroxynervonsäure). Cerebroside machen 11% der Trockensubstanz des Gehirnes aus; sie sind ferner in geringer Menge in Leber, Milz, Niere, Nebenniere, Lunge u. Eigelb enthalten. Die als **Sulfatide** bezeichneten schwefelhaltigen Cerebroside enthalten am C-Atom 6 des Zuckerteils einen esterartig gebundenen Schwefelsäurerest.

**2. Ganglioside** sind den Cerebrosiden strukturähnlich. Sie zeigen folgendes Bauprinzip: Sphingosin* ist amidartig mit einem Molekül Fettsäure verbunden (wird als *Ceramid* bezeichnet). Dieses Ceramid ist über die primäre Hydroxylgruppe glykosidisch mit dem Kohlenhydratteil verknüpft, der sich aus Glucose, Galactose, Fucose, N-Acetylgalactosamin od. N-Acetylglucosamin (max. 4 Zuckerreste) zusammensetzt. Mit diesem Zuckerteil sind ein od. mehrere Moleküle Sialinsäure (N- od. O-acylierte Neuraminsäure*) verbunden. Ganglioside findet man v.a. in der grauen Hirnsubstanz u. in der Milz, aber auch in Erythrozyten, Leukozyten, Serum, Nieren, Nebennieren u. anderen Organen.

**Glykolmonomethylether**: s. 2-Methoxyethanol.

**Glykolmonosalicylat**: s. Ethylenglykolsalicylat.

**Glykolylharnstoff**: s. Hydantoin.

**Glykolyse**: Embden-Meyerhof-Parnas-Weg; bedeutendster anaerober Abbauweg der Kohlenhydrate, der sowohl bei Tieren, Pflanzen u. Mikroorganismen zu finden ist. Von je einem Mol umgesetzter Glucose werden 150.72 kJ Energie erhalten, die zur Nettosynthese von 2 Mol ATP dienen. Ausgangsmaterial ist Glykogen od. Stärke, die zu Glucose-1-phosphat od. Glucosemonomeren hydrolysiert bzw. phosphoryliert werden. Bei der G. können **vier Phasen** unterschieden werden: **1.** Die Bildung von 2 Molekülen Triosephosphat (Glycerinaldehyd-3-phosphat u. Dihydroxyacetonphosphat) aus einem Molekül Hexose unter Verbrauch von 2 Molekülen ATP. **2.** Dehydrierung des Triosephosphats zu 2-Phosphoglycerat; $NAD^+$ wird dabei zu NADH reduziert, 1 Molekül ATP pro Molekül Triosephosphat wird gewonnen. **3.** Die Umwandlung des 2-Phosphoglycerats zu Pyruvat über Phosphoenolpyruvat unter abermaliger ATP-Synthese (mit Hilfe der Pyruvatkinase*). **4.** Reduktion des Pyruvats zur Regeneration von $NAD^+$. Im Muskel wird Pyruvat zu Lactat umgewandelt, in der Hefe unter Decarboxylierung zu Ethanol (s. Gärung). In aeroben Organismen wird NADH letztlich in der Atmungskette* oxidiert u. Pyruvat im Tri-

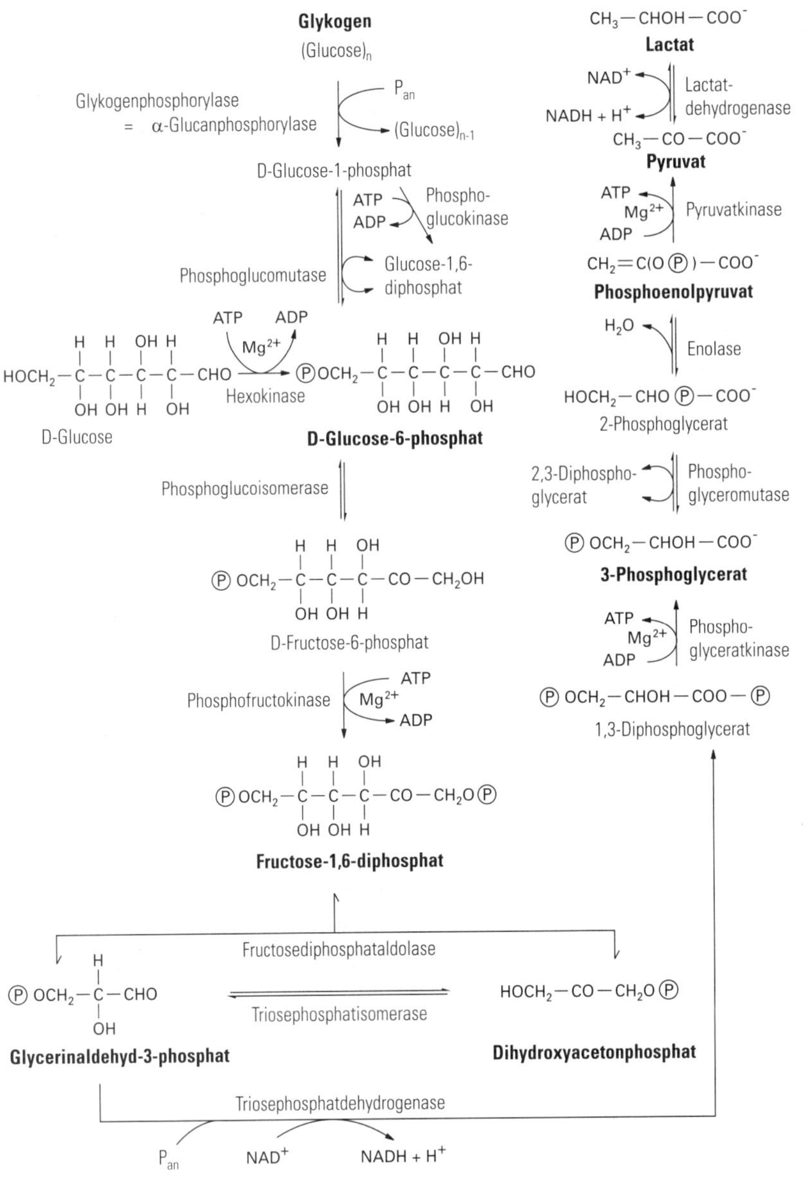


Glykolyse:
Abbau von Glykogen zu Lactat [20]

carbonsäurezylus*. Unter anaeroben Bedingungen kann die G. nur durch den Redoxzyklus kontinuierlich gestaltet werden. *Bilanz:* Glucose ($C_6H_{12}O_6$) + 2 $P_i$ + 2 ADP → 2 Lactat ($C_3H_6O_3$) + 2 ATP. Ist das Ausgangsmaterial Glykogen, das zu Glucose-1-phosphat abgebaut wird, ist die Ausbeute 3 Moleküle ATP pro Molekül Glucose-1-phosphat. *Regulation:* Schlüsselenzym der G. ist die Phosphofructokinase*, die durch hohe Mengen an ATP gehemmt u. durch ADP od. AMP aktiviert wird. Das Produkt der Phosphofructokinasereaktion, Fructose-1,6-diphosphat, stimuliert die Pyruvatkinaseaktivität. Eine weitere Regulationsmöglichkeit ist durch den Pasteur-Effekt* gegeben.

**Glykopeptide:** Bez. f. kleinere Glykoproteine*; z.B. auch Antibiotika, wie Teicoplanin, Vancomycin.

**Glykoproteine:** Glycoproteine, Glykoproteide, Glykopeptide*, sog. Eiweißzucker; zu den zusammengesetzten Proteinen (Proteide) zählende, in Tier- u. Pflanzenreich weit verbreitete Gruppe. Sie sind charakterist. f. die sezernierten, d.h. von Drüsen od. anderen Flüssigkeit sezernierenden Zellen abgegebenen extrazellulären od. an Oberflächenstrukturen gebundenen Proteine, zu denen zahlreiche Enzyme, die meisten Proteohormone, Plasmaproteine, alle Antikörper, Komplementfaktoren, Blutgruppen- u. Schleimsubstanzen u. viele Membranproteine (vgl. Rezeptoren) sowie Lektine zählen. G. sind kovalente Komplexe aus Polypeptidketten u. meist mehreren kurzen Heterosaccharidketten. Die 3 häufigsten Typen sind 1. O-Glykosidbindung mit OH-Gruppen des Serins bzw. Threonins od. mit der OH-Gruppe des Hydroxylysins im Kollagen*; 2. N-Glykosidbindung mit der Amidgruppe des Asparagins (in den meisten Plasmaproteinen); 3. Esterglykosidbindung unter Beteiligung der freien COOH-Gruppen der Asparagin- od. Glutaminsäurereste. *Eigenschaften u. Aufgaben der G.:* Aufgrund ihrer hohen Viskosität haben die G. eine Schmier- u. Schutzfunktion, z.B. gegen proteolytische Enzyme, sowie eine Inhibitorwirkung gegen Bakterien u. Viren. G. sind mitverantwortlich f. zelluläre Adhäsion u. Kontakthemmung beim Wachstum von Zellen in Gewebekulturen. Sie sind ebenso verantwortlich f. die zelluläre Erkennung von Fremdgewebe u. können an der tumorspezifischen antigenen Aktivität beteiligt sein. Bei allen erwähnten Glykoproteinfunktionen soll der Kohlenhydratanteil die Rolle eines Erkennungssignals f. einen Rezeptor spielen; bei der Glykoproteinsynthese fungiert der Kohlenhydratanteil als Erkennungssignal zur Sekretion der G.

**Glykoretine:** für den Milchsaft von Convolvulaceae* charakteristische Esterglykoside mit laxierender Wirkung. Sie bestehen aus einer (z.T.

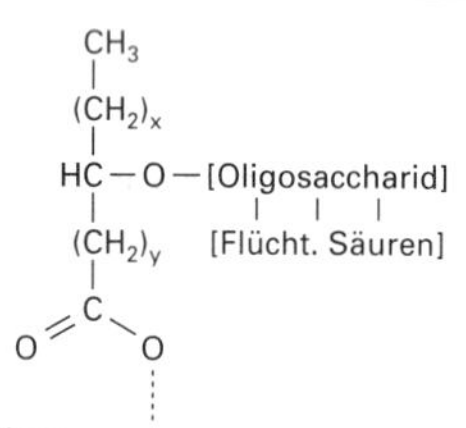


Glykoretine: Strukturprinzip

auch veresterten) Mono- od. Dihydroxyfettsäure (ca. 12 bis 16 C-Atome), die glykosidisch mit einem Olygosaccharid (Bausteine: Glucose, Rhamnose u.a.) verbunden ist, welches seinerseits mit kurzkettigen Fettsäuren (Essigsäure, Propionsäure, Buttersäure, Valeriansäure u. deren Isomeren) verestert ist. Als Hydroxyfettsäuren kommen z.B. in Frage: Jalapinolsäure (11-Hydroxypalmitinsäure), Convolvulinolsäure (3, 12-Dihydroxypalmitinsäure), Ipurolsäure (3,11-Dihydroxymyristicinsäure) od. Exogonsäure (3,6, 6,8-Diepoxydecansäure).

**Glykosaminoglykane:** *syn.* Mucopolysaccharide*.

**Glykosidasehemmer:** Stoffe, die durch kompetitive Hemmung von Glykosidasen* die enzymatische Aufspaltung von Kohlenhydraten verzögern u. die Kohlenhydratverdauung in den unteren Darm verlagert wodurch die Hyperglykämie nach den Mahlzeiten niedrig gehalten wird; sie eignen sich daher möglicherweise zur Ther. des Diabetes mellitus (Insulinbedarf sinkt) u. der Fettsucht; z.B. Acarbose*.

**Glykosidasen:** eine Gruppe von Hydrolasen (s. Enzyme), die glykosidische Bindungen in Kohlenhydraten*, Glykoproteinen* u. Glykolipiden* spalten. Sie haben keine hohe Spezifität. G. unterscheiden nur die Art der Bindung, z.B. O- od. N-glykosidisch, u. die Konfiguration, α- od. β-glykosidisch. Beispiele f. α-G. sind: Amylasen, Oligo-1,6-glucosidase, Amylo-1,6-glucosidase u. Disaccharidasen. Vertreter der β-G. sind Cellulasen u. Invertase.

**Glykoside:** Gruppe von in der Natur weitverbreiteten organischen Verbindungen, in denen die OH-Gruppe am C-Atom 1 (od. 2) der Cyclohalbacetalform von Monosacchariden mit alkoholischen od. phenolischen Hydroxylgruppen von Pflanzeninhaltsstoffen od. anderen geeigneten Reaktionspartnern acetalartig (zum Vollacetal) verknüpft ist (meist β-glykosidisch). Man kann zwischen **Holosiden** u. **Heterosiden** (oft Glykosiden gleichgesetzt) unterscheiden. Werden ausschließlich Zuckermoleküle miteinander glykosidisch verknüpft, so spricht man von Holosiden. Dabei handelt es sich also um Di-, Tri-, Tetra-, Oligo- od. Polysaccharide (**Glykane**; s. Kohlenhydrate). Saure od. enzymatische Hydrolyse von Heterosiden führt zur Spaltung in Zucker u. Nicht-Kohlenhydrat-Anteil, der als **Aglykon** od. **Genin** bezeichnet wird. Anstelle eines Aglykons mit OH-Gruppe(n) können sich auch solche mit Amino- od. Mercapto-Gruppen mit dem Zucker verbinden. Bei Verknüpfung **1.** mit der OH-Gruppe eines anderen Monosaccharids entsteht ein Disaccharid (z.B. Saccharose), **2.** mit der OH-Gruppe eines Nicht-Kohlenhydrats ein **O-Glykosid** (z.B. Strophanthin), **3.** mit einer $NH_2$-Gruppe ein **N-Glykosid** (z.B. Nucleotide, RNS, DNS), **4.** mit einer SH-Gruppe ein **S-Glykosid (Thioglykosid)** (z.B. Sinigrin), **5.** mit einer CH-Gruppe ein **C-Glykosid (Glykosil)** (z.B. Vitexin od. Aloin). Zu den G. gehören viele pflanzliche Geruchstoffe (z.B. Cumarine), Farbstoffe (z.B. Anthocyane, Flavonglykoside), Gerbstoffe u. pharmak. wirksame Stoffe (Herzglykoside, Saponine, Anthraglykoside, Glykoalkaloide, Senfölglykoside etc.). Man bezeichnet die G. durch Anhängen der Silbe „-id" an den Namen des betreffenden Zuckers, z.B. *Glucosid,* das Glykosid der Glucose.

**Glykosile:** s. Glykoside.

**Glykosphingolipide:** s. Glykolipide.

**Glykosurie, Glykurie:** s. Glucosurie.

**Glymidin-Natrium** INN: Glymidinum natricum, Glycodiazin-Natrium, Natriumsalz von N-[5-(2-Methoxyethoxy)-2-pyrimidinyl]benzolsulfonamid, Redul®; CAS-Nr. 3459-20-9; $C_{13}H_{14}N_3NaO_4S$, $M_r$ 331.3. Schmp. 221-226°C. Bildet ein Monohydrat. Wenig lösl. in Ethanol;

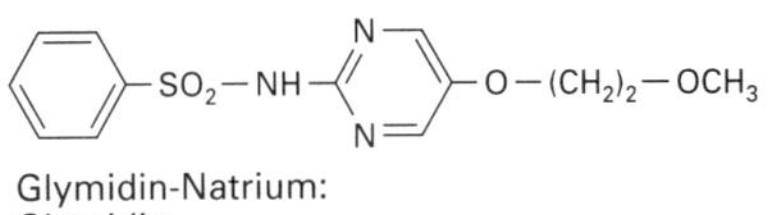

Glymidin-Natrium:
Glymidin

lösl. in Wasser bei 37° zu 70.5%. **Anw.:** Antidiabetikum der 1. Generation zur oralen Anw.; Sulfonamid. HWZ ca. 4 h. **Übl. Dos.:** Oral: 0.5-1.5 g/d. Nebenw., Wechselw. s. Antidiabetika, orale.

**Glyoxal:** Ethandial, Oxalaldehyd; OHC-CHO, $M_r$ 58.04. Schmp. 15°C. Sdp. 51°C. Einfachster Dialdehyd, gew. durch Oxidation von Ethanol od. Glykol mit Salpetersäure. Gelbe Kristalle, einfachste gefärbte organische Substanz, die wegen ihrer großen Polymerisationsfähigkeit (ähnl. wie Formaldehyd) techn. von Bedeutung ist (Kunststoffe, Kunstfasern, Knitterfestigkeit von Geweben usw.).

**Glyoxalbishydroxyanil:** 2,2'-(Ethandilydendinitrilo)diphenol; $C_{14}H_{12}N_2O_2$, $M_r$ 240.3. Schmp. ca. 200°C. Lösl. in heißem Ethanol. Reagenz zum Nachw. von Calcium*.

**Glyoxalin:** Imidazol*.

**Glyoxylatzyklus:** Krebs-Kornberg-Zyklus, ein Nebenweg des Tricarbonsäurezyklus* in Mikroorganismen u. Pflanzen, der dem Aufbau von Oxalacetat aus Acetyl-Coenzym A dient. Schlüsselenzyme sind die Isocitratlyase (Isocitratase) u. die Malatsynthase. *Bilanz:*

2 Acetyl-CoA + $NAD^+$ + 2 $H_2O$ → Succinat + 2 CoA + NADH + $H^+$.

Die Zwischenprodukte des G. fungieren als Ausgangsmaterial verschiedener Synthesewege. Succinat hat als Vorstufe bei der Gluconeogenese* Bedeutung. Der G. dient Pflanzensämlingen zur Verwertung ihrer Fettreserven u. ermöglicht das Wachstum von Mikroorganismen auf Fettsäuren od. Essigsäure als einzige Kohlenstoffquelle. Da Isocitratlyase u. Malatsynthase in tierischen Organismen fehlen, läuft der G. in Säugetieren nicht ab.

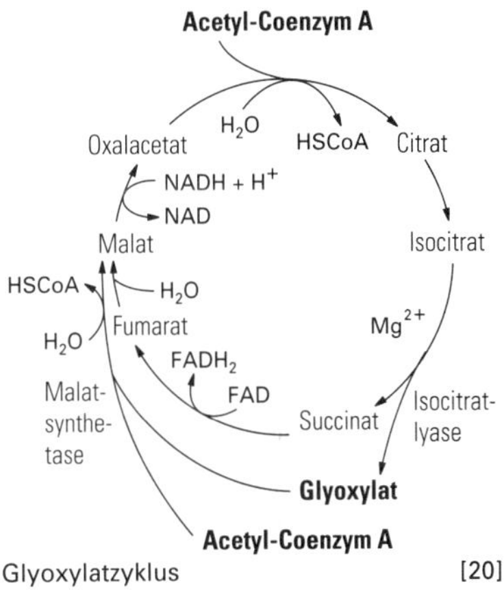

Glyoxylatzyklus [20]

**Glyoxylsäure:** Glyoxalsäure; CHO–COOH. Eine Carbonsäure, die besonders in unreifen Früchten, Keimpflanzen u. jungen Blättern vorkommt. In bestimmten Pflanzen (z.B. Ahorn, Boretsch, Roßkastanie) liegt G. in Form der Glyoxylsäureureide Allantoin u. Allantoinsäure vor, die beim Purinabbau entstehen. Im Stoffwechsel entsteht G. durch oxidative Desaminierung od. Transaminierung von Glycin od. Sarkosin. G. ist Schlüsselsubstanz im Glyoxylatzyklus*.

**Glyoxylsäurediureid:** s. Allantoin.

**Glyoxysomen:** Microbodies*, die Enzyme zur Umwandlung von Fetten in Kohlenhydraten enthalten, wie sie bei der Keimung vieler Samen stattfindet.

**Glypressin:** s. Terlipressin.

**Glyptale:** Kunstharze*, v.a. Phthalat- u. Maleatharze, die Rohstoffe f. Lacke darstellen.

**Glyvenol®:** s. Tribenosid.

**Glyzerin:** s. Glycerol.

**GM-CSF:** s. CSF.

**GMP:** **1.** s. Guanosin. **2.** Abk. f. die 1968 von der WHO* herausgegebenen Grundregeln f. die Herst. v. Arzneimitteln u. die Sicherung ihrer Qualität. („Draft Requirements for **G**ood **M**anufacturing **P**ractice in the Manufacture and Quality Control of Drugs and Pharmaceutical Specialities"; später überarbeitet als „Quality Control of Drugs"). Nach diesen Regeln hat die Herst. einer Arznei so zu erfolgen, daß während des Produktionsablaufes weder Verwechslungen der Komponenten der Arznei noch chemische od. mikrobielle Verunreinigungen auftreten können, daß im Endprodukt die angegebenen u. geforderten Mengen an Wirkstoffen enthalten sind u. die biologische Verfügbarkeit des Wirkstoffes sowie bei Lagerung u. Transport die Haltbarkeit des Wirkstoffes gewährleistet ist. In zwölf Punkten werden die Anforderungen zusammengefaßt, die an Personal, Gebäude, technische Ausrüstung, Hygiene, Ausgangsmaterialien, Herstellungsvorgänge, Etikettierung u. Verpackung, Qualitätskontrollsystem, Selbstprüfung, Nachw. über den Verbleib sowie an die Bearbeitung u. Dokumentation von Beschwerden u. Berichte über unerwünschte Nebenwirkungen zu stellen sind. Die wesentliche Aussage der GMP-Regeln ist, daß die Qualität einer Arznei produziert werden muß u. Kontrollen ledigl. Hilfsmittel darstellen, um die GMP-gerechte Arzneimittelfertigung zu bestätigen. Die GMP-Regeln werden heute als selbstverständliche Güteanforderungen bei der industriellen Arzneimittelherstellung beachtet; s.a. Inspektionsübereinkommen.

**GMS:** Glycerolmonostearat*.

**Gnadenkraut:** Herba Gratiolae, s. Gratiola officinalis.

**Gnaphalium arenarium:** s. Helichrysum arenarium.

**Gnaphalium dioicum:** s. Antennaria dioica.

**Gnaphalium obtusifolium:** G. polycephalum, s. Pseudognaphalium obtusifolium.

**GnRH:** s. Gonadorelin.

**Goa-Baum:** Andira araroba*.

**Goa-Pulver:** Chrysarobin, s. Andira araroba.

**Godamed®:** s. Acetylsalicylsäure.

**Götterbaum:** s. Ailanthus altissima.

**Goitrine:** s. Glucosinolate.

**Gold:** Aurum, Au, $A_r$ 196.9665, OZ 79. D. 19.3, Schmp. 1063°C, Sdp. 2660°C. 1- u. 3wertig, gelbes, glänzendes, weiches, dehnbares Metall. Nat. meist gediegen, von Silber od. anderen Metallen begleitet, in krist. Gesteinen, im Flußsand. Größte Goldvorkommen: Südafrika, Australien, Kalifornien, Alaska, Ural; im Meerwasser finden sich ca. 0.01 bis 0.044 $mg/m^3$ (Goldgehalt aller Weltmeere zus. ca. 8 Millionen Tonnen). Seit den frühesten Zeiten bekannt. Gew. durch Ausschlämmen od. durch Amalgamierung mit Quecksilber od. durch Behandlung der Erze mit Kaliumcyanidlösung bei Luftzutritt. G. ist außerordentl. widerstandsfähig gegen Luft, Wasser, Säuren u. Alkalien, dagegen lösl. in Königswasser od. in Kaliumcyanidlösung in Gegenwart von Luftsauerstoff. Wegen seiner Weichheit (Härte 2.5 bis 3) wird G. nur in Legierungen, meist mit Silber u. Kupfer verwendet. Es läßt sich zu Blattgold von 0.0001 mm Dicke auswalzen, das f. grünes Licht durchlässig ist. (Unechtes Blattgold, Rauschgold, das aus Tombak* besteht, wird von $HNO_3$ leicht gelöst, im Gegensatz zu echtem Blattgold). **Anw.:** f. Schmuckstücke u. Münzen, f. Zahnersatz; zum Vergolden, z.B. von Bronzeskulpturen, elektrischen Kontakten u. Pillen. Der Goldgehalt wird in **Karat** od. in Tausendsteln (Feingehalt) ausgedrückt. 24 Karat od. 1000/1000 (reines Gold); 18 Karat od. 750/1000; 14 Karat od. 585/1000, 12 Karat od. 500/1000, 8 Karat od. 333/1000 Goldgehalt. **Tox.:** Bei der med. Verw. organischer Gold-Verbindungen (z.B. bei rheumatischen Erkrankungen) werden in ca. 20 bis 30% der Fälle toxische Reaktionen beobachtet (Hautveränderungen, Blutungsneigung, Leber- u. Nierenschäden, Bronchitis u.a.). Häufig kommt es zu allergischen Reaktionen mit Thrombozytopenie. **Nachw. der Goldverbindungen: 1.** Aus Goldsalzlösungen wird durch Metalle u. viele reduzierende Stoffe, (z.B. $As_2O_3$, $SO_2$, Oxalsäure u.a.) Gold als braunes Pulver gefällt. **2.** $H_2S$ fällt aus neutralen u. sauren Lsgn. schwarzes Gold(I)-sulfid u. Gold(III)-sulfid, lösl. in Königswasser u. Alkalisulfidlsg. **3.** Zinn(II)-chloridlsg. fällt purpurrote Gemische von Zinnhydroxiden u. kolloidalem Gold (Cassius-Goldpurpur), er dient zum Färben von Porzellan u. Glas, Goldrubinglas.

**HOM:** *Aurum metallicum* (HAB1.1): Herst.: 1 T. Tetrachlorogold(III)-säure in 10 T. $H_2O$ mit 75 T. Eisen(II)-sulfat versetzt; Konstitutionsmittel; verord. z.B. b. Schwindel, Kopfschmerzen, Hypertonie, Sklerose, Augenerkrankungen, Rheumatismus, Myocarddegeneration, Depressionen.

**HOM:** Aurum colloidale: s. Gold, Kolloidales.

**Gold-198:** $^{198}Au$, Radiogold. Radioaktives Nuklid (HWZ 2.7 d), das als Goldseeds* od. als kolloidale, mit Gelatine stabilisierte u. mit unterschiedlichen Reduktionsmitteln versetzte Injektionslösung verwendet wird (Kolloidale Gold [$^{198}Au$]-Injektionslösung, Auri colloidalis [$^{198}Au$] solutio iniectabilis Ph.Eur.3, bis 1995). Die Darst. von Gold-198 erfolgt durch Bestrahlung von Gold-197 im Kernreaktor (n, γ-Prozeß). Es zerfällt unter Abgabe von Beta- u. Gammastrahlung in das stabile Quecksilber-198. Bei der Aktivierung von stabilem Gold-197 mit thermischen Neutronen entsteht außer Gold-198 über einen weiteren n-γ-Prozeß gleichzeitig Gold-199, das über einen $\beta^-$, γ-Zerfall (HWZ 3.15 d) in Quecksilber-199 übergeht:

$$^{197}Au(n,\gamma)\ ^{198}Au \xrightarrow[2.7d]{\beta^-,\gamma} {}^{198}H$$

$$^{197}Au(n,\gamma)\ ^{198}Au(n,\gamma)\ ^{199}Au \xrightarrow[3.15d]{\beta^-,\gamma} {}^{199}Hg$$

Zur Herst. des Kolloids wird Goldchlorid (aus metallischem Radiogold) mit Ascorbinsäure od. alkalischer Glucoselösung reduziert sowie stabilisiert. **Anw.:** die kolloidale Injektionslösung in der Medizin sowohl f. diagnostische Zwecke (z.B. Leberszintigraphie, Lymphszintigraphie) als auch zur Therapie. Dabei spielt die Teilchengröße (Bestimmung ist nur elektronenmikroskopisch möglich) eine wichtige Rolle bei der Verteilung im Organismus. Nach der i.v.-Injektion wird das Kolloid von den Zellen des RES* durch Phagozytose aufgenommen (80% in der Leber, der Rest in Milz, Knochenmark, Lymphsystem u.a.). Kleine Teilchen (5 nm) zeigen eine langsamere u. etwas geringere Leberspeicherung als größere (üblicherweise 20 bis 30 nm), die wiederum nach s.c.-Injektion nicht in das Lymphsystem abtransportiert werden u. deshalb nicht zur nuklearmedizinischen Lymphknoten-Darstellung geeignet sind.

**Goldäther:** Aurum chloratum, s. Gold(III)-chlorid (Tetrachlorogoldsäure).

**Goldamalgam:** Mercurius auratus; Amalgam aus Gold u. Quecksilber (1:2).

**Goldblume:** s. Calendula officinalis.

**Gold(III)-bromid:** Aurum tribromatum, Auribromid, Goldtribromid; $AuBr_3$. Braunschwarzes Pulver, wenig lösl. in Wasser, Ethanol, Glycerol, lichtempfindl. Darst.: durch Lösen von Gold in Brom. **Anw.** med.: früher bei Epilepsie u. Migräne.

**Goldbronze:** Muschelgold; echte G.: Verreibung v. Blattgold mit Honiglsg.; unechte G.: Kupfer-Zink-Legierung.

**Gold(III)-chlorid:** Aurum trichloratum, Aurichlorid, Goldtrichlorid; $AuCl_3$. Gelb-braune zerfließl. Kristalle, sehr leicht lösl. in Wasser mit braunroter Farbe, wenig lösl. in Ethanol u. Ether; in HCl löst sich $AuCl_3$ mit hellgelber Farbe unter Bildung von **Tetrachlorogoldsäure:** (Gold(III)-chlorid-chlorwasserstoffsäure); $H(AuCl_4) \cdot 4\ H_2O$, hellgelbe, leicht zerfließl. Kristallnadeln, leicht lösl. in Wasser u. Ethanol (Goldtinktur) sowie in Ether (Goldäther); die wäßrige Lsg. färbt die Haut unter Blasenbildung purpurviolett. **Anw.** med.: selten als Ätzmittel, früher bei Syphilis; techn.: in d. Photographie (Goldtonbäder) sowie in d. Galvanotechnik, zur Herst. keramischer Goldfarbe u. anderer Goldverbindungen.

**HOM:** *Aurum chloratum* (HAB1.3), Aurum muriaticum: (mind. 49% Gold).

**Gold(III)-chlorid-Chlornatrium:** s. Natriumtetrachloroaurat(III).

**Goldchlorid-Natrium:** s. Natriumtetrachloroaurat(III).

**Goldchloridwasserstoffsäure:** s. Gold(III)-chlorid.

**Goldfaden:** s. Coptis trifolia.

**Goldglätte:** Bleiglätte, Lythargyrum, Plumbum oxydatum, s. Blei(II)-oxid.

**Goldhaar:** Herba Adianti aurei, s. Polytrichum commune.

**Gold(I)-iodid:** Goldmonoiodid; AuI, $M_r$ 323.9. Gelbes bis gelblich-grünes Pulver, das sich bei Raumtemperatur langsam zersetzt; unlösl. in Wasser, lösl. in Alkaliiodid u. -cyanidlösungen.

**HOM:** *Aurum jodatum* (HAB1.4): Gem. von Gold(I)- u. Gold(III)-iodid.

**Gold(I)-Kaliumcyanid:** s. Kaliumdicyanoaurat(I).

**Gold, Kolloidales:** Aurum colloidale. Darst.: durch Einw. von Reduktionsmitteln (Formaldehyd, Hydrazinhydrat) auf Gold(III)-chloridlösungen od. durch elektrische Zerstäubung. Löst sich in Wasser mit tiefblauer bis tiefroter Farbe. Aurum colloidale mit Eiweißstoffen als Schutzkolloide wurde med. bei rheumatischen Erkrankungen angewendet.

**HOM:** *Auri solutio colloidalis* (HAB1.5), Aurum

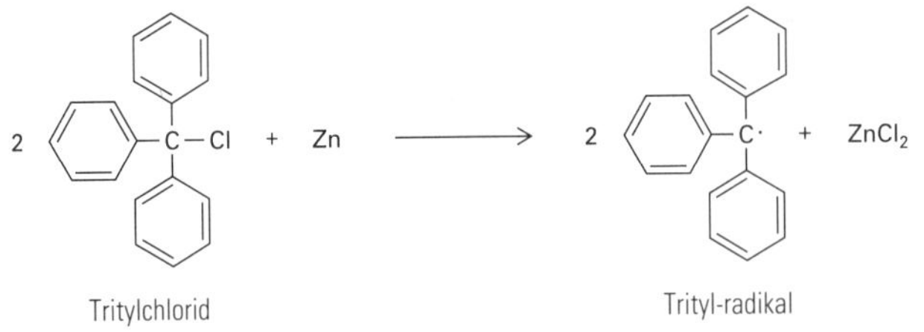


Gomberg-Radikalreaktion:
Bildung von Trityl-radikalen als Beispiel

colloidale: kolloide Goldlösung, mit mind. 0.15 u. max. 0.20% Au; Herst. aus Natrium tetrachloroauratum, s. Natriumtetrachloroaureat(III), Natriumhydrogencarbonat, Arabisches Gummi u. Ameisensäure.

**Goldkraut:** Herba Chelidonii, s. Chelidonium majus.

**Goldlack:** Goldlackblüten (Flores Cheiranthi cheiri), s. Cheiranthus cheiri.

**Goldmelisse:** s. Monarda didyma.

**Goldorange:** Methylorange*.

**Goldorange, Japanische:** s. Aucuba japonica.

**Goldpurpur, Cassiusscher:** Gem. v. kolloidalem Gold m. Zinnhydroxid. **Anw.:** in d. Porzellanmalerei u. zur Herst. v. Rubinglas, s. Gold.

**Gold, Radioaktives:** s. Gold-198.

**Goldregen, Traubiger:** Laburnum anagyroides*.

**Goldrute:** Goldrutenkraut, s. Solidago virgaurea.

**Goldsalz, Gozzisches:** s. Natriumtetrachloroaurat(III).

**Goldschwefel:** s. Antimon(V)-sulfid.

**Goldseeds:** (*engl.* seeds Samenkörner) radioaktives, metallisches Gold-198* in Form kleinerer Stücke von dünnem Golddraht; zur interstitiellen Tumortherapie (Zunge, Lippe, nicht radikal zu operierendes Bronchialkarzinom) etc.

**Goldsiegelwurzel:** Rhizoma Hydrastis, s. Hydrastis canadensis.

**Goldthioglucose:** s. Aurothioglucose.

**Goldtinktur:** Aurum chloratum, s. Gold(III)-chlorid (Tetrachlorogoldsäure).

**Goldtribromid:** s. Gold(III)-bromid.

**Goldtrichlorid:** s. Gold(III)-chlorid.

**Gold, Trinkbares:** Aurum potabile; ein von Magie u. Mystik umwittertes Präparat, dessen Herst. schon zur Zeit der Scholastiker (12. Jahrhundert) versucht wurde u. Paracelsus angeblich gelungen ist. (Die Alchemisten betrachteten Moses als Erfinder). „Goldtropfen" werden bis in die heutige Zeit, insbes. hom., viel gebraucht; s.a. Gold, Kolloidales.

**Goldwurz:** s. Chelidonium majus.

**Golgi-Apparat:** s. Golgi-Körper.

**Golgi-Körper:** Zellorganelle der Eukaryonten*; besteht aus einer Gruppe flacher, scheibenförmiger, membranumgrenzter Hohlräume (Zisternen), die oft am Rande stern- od. netzförmig sind, u. den Vesikeln, die sich davon abschnüren. Dient der Zelle als Sammel- u. Verpackungszentrum u. spielt bei der Sekretion eine Rolle; bei Pflanzen oft auch als **Dictyosom** bezeichnet. Der **Golgi-Apparat** ist die Gesamtheit aller G.-K. einer gegebenen Zelle.

**Gomberg-Bachmann-Reaktion:** Verfahren zur Herst. v. Diphenylverbindungen aus Diazoniumsalzen u. aromatischen Verbindungen in wäßriger Natronlauge.

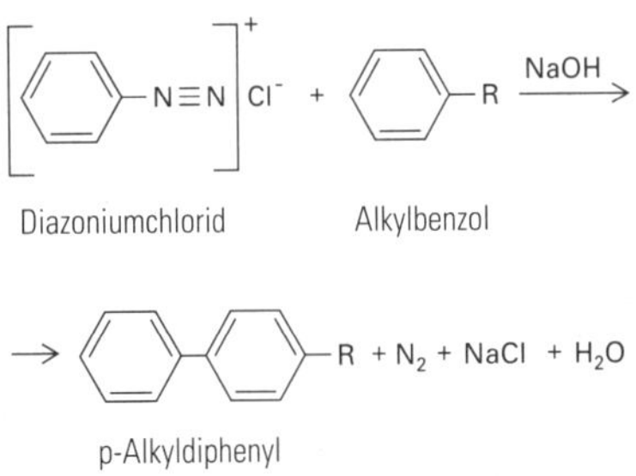


Gomberg-Bachmann-Reaktion

**Gomberg-Radikalreaktion:** Bildung freier Radikale* durch Einw. von Zink od. Silber auf Triarylmethylhalogenide in Benzol. Aus Triphenylmethylchlorid (Tritylchlorid) entstehen z.B. Triphenylmethyl-(Trityl-)-radikale.

**Gomphocarpus fruticosus** (L.) R. Br.: (Asclepias fruticosa L.) Fam. Asclepiadaceae (Südafrika, Schwarzmeerküste). Stpfl. v. **Radix Uzarae:** Uzarawurzel. **Inhaltsst.:** Glykoside (Uzarin*, Uzarosid, Xysmalorin, Uzerin); s.a. Xysmalobium undulatum.

**HOM:** *Uzara:* Trockenextrakt des Rhizoms; verord. z.B. b. Spasmen des Magen-Darm-Kanals u. der Gebärmuttermuskulatur.

**Gonaden:** (*gr.* γονή Zeugung, Geburt) Geschlechtsdrüsen, Keimdrüsen; gonadotrop, auf die Keimdrüsen wirkend.

**Gonadorelin** INN: Gonadorelinum Ph.Eur.3, Luteinisierungshormon-Releasing-Faktor (Schwein), LH-RF, LH-RH, Gonadotropin-Releasing-Faktor, GnRH, Gonadoliberin, 5-Oxo-L-histidyl-L-tryptophyl-L-seryl-L-tyrosyl-glycil-L-leucil-L-arginyl-L-prolyl-glycinamid, Kryptocur®, Relefact®; CAS-Nr. 33515-09-2; $C_{55}H_{75}N_{17}O_{13}$, $M_r$ 1182.33. $[\alpha]_D^{25°C}$ -50° (c = 1 in 1% Essigsäure). Leicht lösl. in Wasser, lösl. in Ethanol. **Wirk.:** Physiologisch wird Gonadorelin als Freisetzungsfaktor f. gonadotrope Hormone* vom Hypothalamus gebildet. In hohen Dosen wird über die Hypophyse die Freisetzung von Testosteron gehemmt (Downregulation* der GnRH-Rezeptoren). **Anw.:** Stimulierung des Luteinisierungshormons, Diagnostikum zur Differenzierung hypothalamischer, hypophysärer u. gonadaler Störungen; gelegentl. auch bei Sterilität u. Kryptorchismus. HWZ 6 min. **Übl. Dos.:** zur Diagnose i.v.

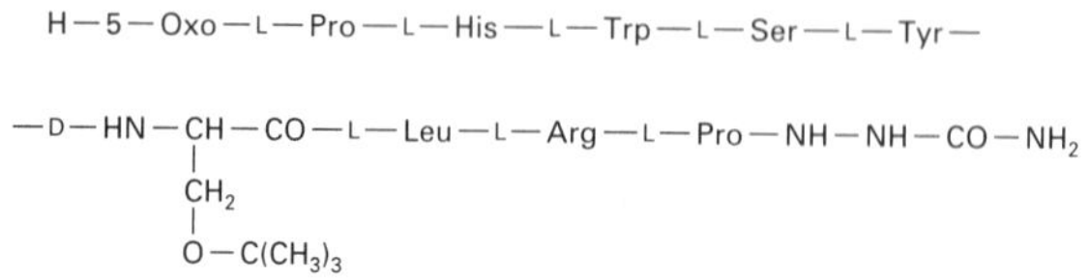

Goserelin

1mal 0.0001 g. Gebräuchl. sind auch Gonadorelinhydrochlorid, Gonadorelindiacetat (auch als Tetrahydrat).

**Gonadorelinanaloga** sind Buserelin*, Gonadorelin-[6-D-Trp]*, Leuprorelin*, Nafarelin*.

**Gonadorelin[6-D-Trp]:** 6-D-Tryptophan-gonadorelin, Decapeptyl® (das Acetat); CAS-Nr. 57773-63-4; $C_{64}H_{82}N_{18}O_{13}$. Analogon zu Gonadorelin*, ein sog. Superagonist; gegenüber spezifischen Rezeptoren hat dieses Peptidhormon eine ca. 40fach höhere Affinität als das nat. vorkommende Gonadorelin. **Anw.:** beim fortgeschrittenen, hormonabhängigen Prostatakarzinom. HWZ unter 10 min.

**Gonadotrop:** auf die Keimdrüsen (Eierstock u. Hoden) wirkend.

**Gonadotrope Hormone:** Gonadotropine. **1.** Hypophysäre G. (HVL-Hormone): Follikelreifungshormon (FSH), Luteinisierungshormon (LH) u. luteotropes Hormon (LTH, Prolactin); **2.** Plazentare G.: HCG, HPL; s. Hormone.

**Gonadotrop(h)inum chorionicum:** s. Choriongonadotrop(h)in.

**Gonadotrop(h)inum hypophysicum:** s. Urogonadotrop(h)in.

**Gonadotrop(h)inum sericum:** s. Serumgonadotrop(h)in.

**Gonadotropine:** gonadotrope Hormone*, s. Hormone.

**Gonadotropin-Releasing-Fakor:** s. Gonadorelin.

**Gonagra:** Kniegicht, s. Gicht.

**Gonal F®:** s. Follitropin alpha.

**Gonane:** s. Steroide.

**Gone:** s. Meiose.

**Goniometer:** Winkelmessgerät, zur Bestimmung des Neigungswinkels zweier Ebenen, z.B. von Kristallflächen.

**Goniometerdiffraktometer:** s. Kristallstrukturanalyse.

**Gonitis:** *syn.* Gonarthritis, Kniegelenkentzündung.

**Gonoblennorrhö:** s. Credé-Prophylaxe.

**Gonokokken:** Diplokokken, Erreger der Gonorrhö, s. Neisseria.

**Gonorrhö:** Tripper, Geschlechtskrankheit; Erreger Neisseria gonorrhoeae.

**Gonyaulax:** s. Saxitoxin.

**Goochtiegel:** s. Filtrieren.

**Good Clinical Practice:** s. GCP.

**Good Laboratory Practice:** s. GLP.

**Good Manufacturing Practices:** s. GMP.

**Good Storage Practice:** s. GSP.

**Good Validation Practice:** s. GVP.

**Gopten®:** s. Trandolapril.

**Goserelin:** 6-[*O*-(1,1-Dimethylethyl)-D-serin]-10-deglycinamideluteinizing hormone-releasing factor (pig) 2-(aminocarbonyl)hydrazid, Zoladex®; CAS-Nr. 65807-02-5; $C_{59}H_{84}N_{18}O_{14}$, $M_r$ 1269.4. **Wirk.** u. **Anw.:** Gonadorelinagonist bei hormonabhängigem Prostatakarzinom, Brustkrebs in der Menopause. **Übl. Dos.:** 1mal/d 250 µg sc. od. 3.6 mg f. 28 d als Depotform.

**Gossypetin:** ein Flavonolderivat; **Strukturformel** s. Flavonoide; enthalten z.B. in Hibiscus sabdariffa.

**Gossypium:** Fam. Malvaceae, Baumwolle. Die Kapselfrüchte enthalten Samen mit 4 bis 6 cm langen Haaren, welche als **Baumwolle** bezeichnet werden. Nebst anderen Arten u. Bastarden vor allem: **G. arboreum** L.: wild nicht bekannt, kult. jetzt in Bengalen. **G. barbadense** L.: in 2 Kultursorten: 1. „Sea-Island" (Westindien, Georgia, nordöstl. Florida) u. 2. „Ägyptische Baumwolle" (Ägypten, Zentralasien, südwest. Verein. Staaten v. Amerika). **G. herbaceum** L.: heim. wahrscheinlich Arabien, Kleinasien, kult. in Asien, Arabien, Kleinasien, südl. Europa. **G. hirsutum** L.: wild nicht bekannt, kult. in verschied. Varietäten: Amerikanische Upland-Baumwolle, Mexikanische B., Dharwar-B. in Indien, Hindu-Baumwolle in Ägypten, Amerikanische Varietäten in China u. Afrika. Stpfln. v. **Lanugo gossypii absorbens***: Gossypium depuratum, Gereinigte Baumwolle; die Samenhaare; s.a. Verbandwatte. **Best.:** bis 92% Cellulose, ca. 0.4% Fett, 7% Wasser. **Anw.** med.: als Verbandmittel, vielfach auch mit Arzneistoffen imprägniert.

**Cortex Gossypii radicis:** Baumwollwurzelrinde, stammt hauptsächl. von G. herbaceum. **Inhaltsst.:** toxische Polyphenole wie Gossypol*, Gerbstoffe. **Anw.** med.: früher als Hämostyptikum wie Secale cornutum. **Zuber.:** Extr. Gossypii, Extr. Gossypii fluidum.

**Oleum Gossypii:** Baumwollsamenöl, Cottonöl, das gereinigte fette Öl der Samen versch. G.-Arten. Bräunliches (raffiniert gelbliches) Öl, Schmp. -2°C. **Best.:** Glyceride der Öl- (ca. 30%), Palmitin-, Linol- (ca. 45%) u. Linolensäure, Gossypol*, hoher Vitamin-E-Gehalt. Blaßgelbes, geruchloses Öl. D. 0.922 bis 0.930. **Anw.:** als Speiseöl u. zur Margarine-Herst. (nach Entfernung von giftigem Gossypol) sowie zur Gew. des Vitamin E (Tocopherol); med.: bei Vitamin-E-Mangelerscheinungen, s. Vitamine.

**HOM:** *Gossypium herbaceum:* frische, innere Wurzelrinde; verord. z.B. b. Schwangerschafts- u. Menstruationsbeschwerden.

**Gossypium depuratum:** s. Lanugo gossypii absorbens, Verbandwatte, Gossypium.

**Gossypium depuratum et Cellulosum depuratum:** s. Lanugo gossypii et cellulosi absorbens u. Verbandwatte.

**Gossypium haemostaticum:** blutstillende Watte; Herst. nach EB6: 1000 T. Gossypium depuratum werden mit einer Mischung aus 500 T. Sol. Ferri chlorati (10%ige Eisen(III)-chloridlösung) u. 1100 T. Wasser gleichmäßig durchtränkt u. getrocknet. **Anw.:** zum Blutstillen.

**Gossypol:** $C_{30}H_{30}O_8$, $M_r$ 518.54. Schmp. 214, 199 od. 184°C; polymorph. Nat. in den Samen u. der Wurzelrinde von Gossypium*-Arten (auch Bez. f. ein Gem. ähnlicher Polyphenole); etwas giftig, mit antioxidativen, insektiziden u. spermi-

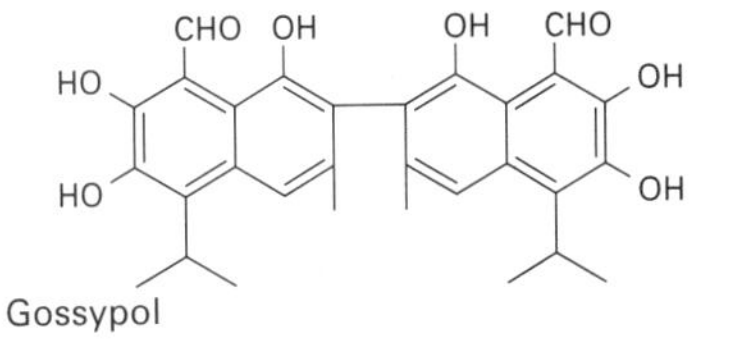

Gossypol

ziden Eigenschaften. Es hemmt die Beweglichkeit u. Neubildung der Spermien*. Diese Wirk. ist reversibel, weshalb G. als orales Kontrazeptivum f. den Mann vorgeschlagen wurde (sog. Pille f. den Mann).

**GOT:** s. Transaminasen.

**Gottesgnadenkraut:** Herba Gratiolae, s. Gratiola officinalis.

**Goudron:** s. Asphalt.

**Goulard-Bleiwasser:** Aqua Plumbi Coulard, Bleiacetat, s. Blei(II)-acetat.

**GPC:** Gelpermeationschromatographie, s. Chromatographie.

**G-Proteine:** Guaninnucleotid-bindende Proteine, GTP-bindende Proteine; bestehen aus einer α-, β- u. γ-Untereinheit; die α-Untereinheit hat eine Bindungsstelle für Guaninnucleotide (s. Guanosin) u. vermag die Hydrolyse von GTP zu GDP zu katalysieren. Die β- u. γ-Untereinheit binden das Protein an die Zellmembran. Dieses System der G-P. spielt eine Rolle bei der Signalübertragung u. Rezeptorbindung, s. Rezeptoren (G-Protein-gekoppelte Rezeptoren).

**GPT:** s. Transaminasen.

**Gracilaria lichenoides:** Stpfl. v. Agar*.

**Gramaxin®:** s. Cefazolin.

**Gram-Färbung:** Färbeverfahren (nach Hans Christian Joachim Gram, Bakteriologe, Kopenhagen 1853 bis 1938) der bakteriologischen Untersuchungsmethoden*, das nur bestimmte Mikroorganismen zur Darstellung bringt, während andere ungefärbt bleiben u. nur mit einer Kontrastfarbe zur Anschauung gebracht werden. Zur Färbung dienen: 1. Karbolgentianaviolett-Lsg. od. Anilinwasser-Gentianaviolett-Lsg.; 2. Lugol-Lösung; 3. verdünnte Karbolfuchsin-Lösung. **Technik der Färbung:** Präparat (Ausstrich) lufttrocknen, fixieren (3mal durch die Flamme ziehen); färben mit: 1. Karbolgentianaviolettlösung, keine Wasserspülung; 2. Lugol-Lsg., keine Wasserspülung; 3. differenzieren mit Ethanol (96%), bis keine blauen Farbwolken mehr abgehen; 4. abspülen mit Wasser; 5. gegenfärben mit verd. Karbolfuchsinlsg. (10%), 3 min; 6. mit Wasser spülen u. lufttrocknen. Grampositive Bakterien erscheinen durch Fixierung des Farbstoffes in den Mureinschichten der Bakterienwand (wahrscheinlich Komplexierung mit Magnesium-Ribonucleat) alkoholbeständig blau gefärbt; bei den gramnegativen Bakterien wird der Farbstoff aus der einschichtigen Mureinschicht durch Ethanol wieder herausgelöst, die Bakterien erscheinen jedoch durch die Gegenfärbung mit Karbolfuchsin rot. **Gramverhalten** der wichtigsten Bakterien: **Grampositiv** (dunkelblau): Micrococcaceae, Lactobacillaceae, Corynebacteriaceae, Bacillaceae u. Actinomycetales; z.B. also Streptokokken, Staphylokokken, Pneumokokken, Corynebakterien, Tetanus-, Milzbrand-, Tuberkelbakt. **Gramnegativ** (rot): Neisseriaceae, Enterobacteriaceae, Pseudomonadaceae, Brucellaceae u. Spirochaetales; z.B. also Gonokokken (Neisseria), Meningokokken, Salmonella (Typhus-, Paratyphus-, Gärtnerbakt.), Colibakt. (Escherichia).

**Gramicidin** INN: Gramicidinium Ph.Eur.3, Polypeptid-Antibiotikum aus Kulturen von Bacillus brevis od. gleiche, auf anderem Weg hergestellte Verbindungen; Polypeptidgemisch aus L-Tryptophan, D-Leucin, 2D-Valin, 2L-Alanin, Glycin u. Ethanolamin. Schmp. ca. 230°C. Bestandteil des Tyrothricins*. Weißes krist. Pulver, prakt. unlösl. in Wasser, wenig lösl. in Ethanol. **Anw.:** Polypeptid-Antibiotikum zur lokalen Behandlung.

**Gramin:** s. Arundo donax.

**Graminin:** s. Fructane.

**Gramm:** Einheit der Masse, 1 Gramm (g) ist 1/1000 Kilogramm (kg); s. SI-Einheiten.

**Gramm-Äquivalent, -Atom, -Molekül:** so viel Gramm eines Stoffes, wie dessen Äquivalent- od. Atom- od. Molekular-Gewicht angibt (z.B. 1 Grammäquivalent Sauerstoff = 8 g, 1 Grammatom Silber = 107.88 g, 1 Gramm-Molekül $H_2SO_4$ = 98 g). Heute ersetzt durch Mol*, die SI*-Einheit f. die Stoffmenge.

**Gramverhalten:** s. Gramfärbung.

**Gran:** Grain, altes Medizinalgewicht, entspricht 0.0609 g.

**Grana:** (*lat.* granum Korn) Strukturen in einem Chloroplasten*, die im Lichtmikroskop wie grüne Körnchen aussehen u. sich im Elektronenmikroskop als Thylakoidstapel erweisen; sie enthalten die Chlorophylle* u. Carotinoide* u. sind der eigentliche Sitz der Lichtreaktionen der Photosynthese*.

**Granadilla:** s. Passiflora incarnata.

**Grana paradisi:** s. Aframomum melegueta.

**Granatapfelschalen:** Cortex Granati fructuum, s. Punica granatum.

**Granatillkörner:** s. Croton tiglium.

**Granatrinde:** s. Punica granatum.

**Granatum:** s. Punica granatum.

**Grand mal:** s. Epilepsie.

**Granisetron** INN: endo-1-Methyl-N-(9-methyl-9-aza-bicyclo[3.3.1]non-3-yl)1H-indazol-carboxamid; CAS-Nr. 109889-09-0; $C_{18}H_{24}N_4O$, $M_r$ 312.4. **Wirk.** u. **Anw.:** Antiemetikum bei Zytostatika-induziertem Erbrechen, Serotoninantagonist* (5-$HT_3$-Antagonist). **Nebenw.:** Durchfall, Kopfschmerzen; (geringer Erprobungsgrad).

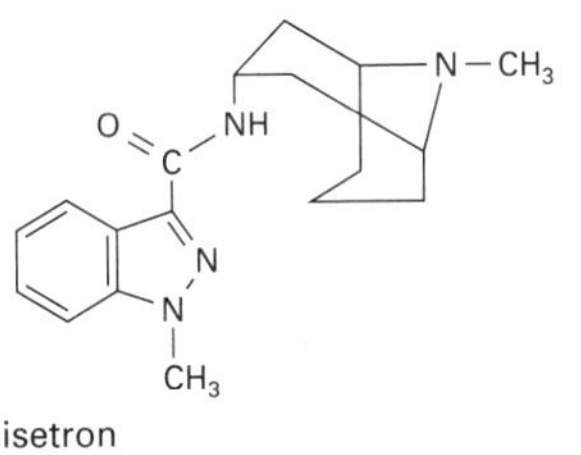

Granisetron

**Granocyte®:** s. Lenograstim.

**Granula:** **1.** Körner, Kügelchen aus Saccharose* od. Lactose*, mit Arzneistoffen imprägniert, hauptsächl. f. hom. Arzneien (auch Globuli); s.a. Homöopathie. **2.** Mikroskopisch kleine Körnchen in Zellen, z.B. in Leukozyten (Granulozyten).

**Granulate:** Granulata Ph.Eur.3, Pulveres granulati. Zur oralen Einnahme bestimmte feste Arzneizubereitungen od. Zwischenprodukte bei der Herst. v. Compressi* u. Capsulae*. G. sind gut rieselfähige körnige Aggregate von Pulvern (mittlerer Durchmesser um 0.6 bis 2 mm u. darüber), die sich aus verschieden geformten Granulatkörnern (auch Granula od. Pellets genannt) mit ausreichender mechanischer Festigkeit zusammensetzen, wobei bei der Herst. der G. (s. Granulieren) ein möglichst enger Korngrößenbereich (ansonsten Entmischungsgefahr in grobe u. feine Anteile) bei annähernd einheitlicher geometrischer Form der Körner angestrebt wird. Bei den Granulatkörnern handelt es sich um mehr od. weniger poröse Aggregate pulverförmiger Arzneistoffe und/oder Hilfsstoffe (ev. zusätzlich Farb- u. Aromastoffe) mit einer meist unebenen u. gezackt aufgerauhten Oberfläche. G. mit Instanteigenschaften eignen sich zur raschen Herst. v. Lösungen. Durch Überziehen mit geeigneten Hilfsstoffen (Zucker, Lack) kann die Einnahme weiter erleichtert werden (Ph.Eur.3: Überzogene Granulate) od. eine Magensaftresistenz (Ph.Eur.3: Magensaftresistente Granulate, s.a. Arzneiformen, Magensaftresistente) bzw. eine Depotwirkung (Ph.Eur.3: Granulate mit modifizierter Wirkstofffreisetzung, s.a. Arzneiformen mit protrahierter Wirk.) erzielt werden; s.a. Brausegranulate. Bezüglich der Wirkstoffverteilung, Rieselfähigkeit (Böschungswinkel*), Festigkeit (Abrieb*) u. Wirkstofffreisetzung müssen entsprechende Anforderungen gestellt werden. G. zum Tablettieren müssen zusätzlich eine geeignete Korngrößenverteilung (Siebanalyse*), Bindefähigkeit, Plastizität, Feuchtigkeitsgehalt u. Zerfallbarkeit aufweisen. Nach Ph.Eur.3 müssen Einzeldosiszubereitungen auf Gleichförmigkeit* des Gehaltes (bei Wirkstoffgehalt unter 2 mg bzw. 2%) u. auf Gleichförmigkeit* der Masse (ausgenommen überzogene G.) geprüft werden. G. zur oralen Einnahme sind i.a. hochdosierte, toxikologisch wenig kritische Arzneimittel, die trocken od. in Wasser gelöst bzw. suspendiert eingenommen werden; Mehrdosenzubereitungen werden entweder mit einem Meßlöffel od. einem Dispensersystem dosiert; bei Einzeldosiszubereitungen wird jede Dosis in einem Einzelbehältnis (s.a. Sachets) abgepackt.

**Granulatum Carbonis:** Kohlegranulat, Carbo adsorbens granulatus. Granulierte aktivierte Kohle f. innerliche Zwecke. Herst. nach ÖAB90: 100 T. Carbo adsorbens werden mit Gummi-arabicum-Schleim (20 T.) verrieben u. mit Wasser (n.B.) zu einer feuchten Masse verarbeitet, durch ein geeignetes Sieb granuliert u. unter 50°C getrocknet. Feinere Anteile werden abgetrennt. Prüfung auf Zerfall u. Adsorptionsvermögen (Methylenblau). GED 5 bis 15 g bei Durchfällen u. Intoxikationen.

**Granulatum simplex ad tablettas:** Nord.1963. Tablettenhilfsgranulat ohne Wirkstoffe. Abbaugranulat. Klebstoff- u. z.T. Krustengranulat. Zur Direktverpressung von zugemischten Wirkstoffen. Hergestellt durch Befeuchtung einer Amylum Solani/Lactosum-Mischung (7:3) mit einer 4%igen Gelatinelösung (enthält 2% Glycerol als Feuchthaltemittel), Zerteilung auf die gewünschte Korngröße (Siebe, Lochscheiben) u. Trocknung bei max. 35°C bis zur Gewichtskonstanz.

**Granulieren:** Überführen von Pulvermischungen in Granulate*, um bei deren Verw. als selbständige Arzneiform eine bessere Einnahme (weniger staubend) u. eine exaktere Dosierbarkeit zu erreichen bzw. um als Zwischenprodukt bei der Kapselfüllung u. Tablettierung unter Verringerung der Oberfläche besser fließende u. v.a. solche Schüttgüter zu erhalten, die sich im Vergleich zu Pulvern zu mechanisch festeren Komprimaten verpressen lassen. Granulate weisen ein definiertes Schütt- u. Fließverhalten auf, die Entmischungstendenz Wirkstoff/Hilfsstoff u. die Neigung zum Zusammenbacken ist vermindert u. die Benetzbarkeit der Wirk- u. Hilfsstoffe kann verbessert sein. Das G. erfolgt entweder auf trockenem (bei empfindlichen Stoffen) od. häufig auf feuchtem Wege, was zu unterschiedlichen Bindungsmechanismen führt (s. Abb.).

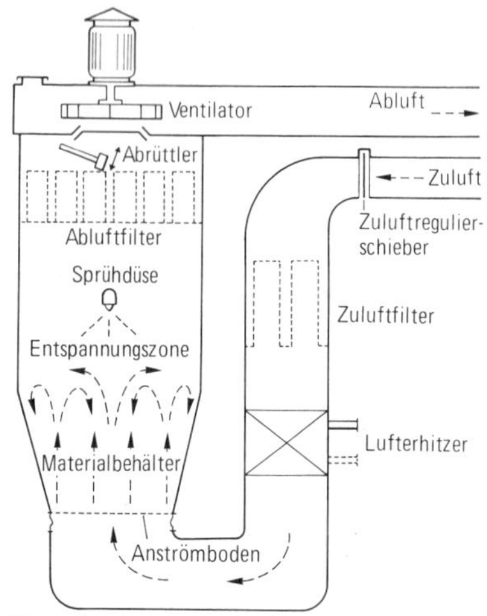

Granulieren:
Wirbelschichtgranulator (Fa. Glatt, Binzen)

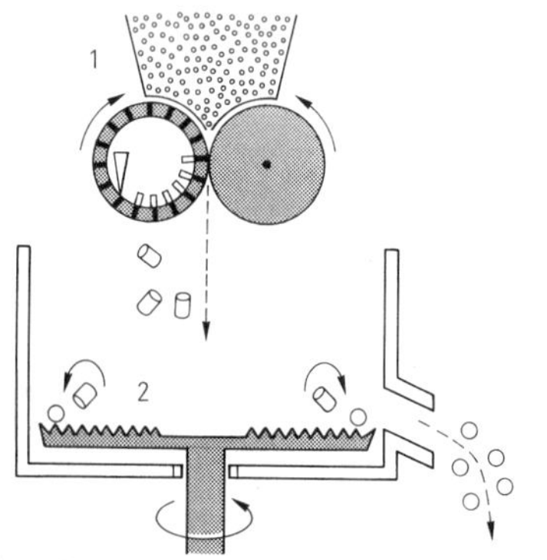

Granulieren:
Pelletieranlage, bestehend aus einem Lochwalzenkompaktor (1), der aus einem feuchten Pulver Zylindergranulate formt, und einem Pelletierbehälter mit rotierender Bodenscheibe (2), auf der die Zylindergranulate zu Pellets rolliert werden (Prinzip Marumerizer® und Spheronizer®) [9]

Bei **feucht** hergestellten Granulaten ist vom Prinzip der Bindung her zu unterscheiden zwi-

**Granulieren**
Bindungsmechanismen in Granulaten

**Feststoffbrücken**

**A**

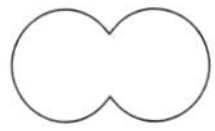

Nach plastischem Fließen, durch Sintern oder Schmelzhaftung unter Druckeinwirkung, bewirkt durch teilweises Schmelzen und Widererstarren, eventuell mit nachfolgender chemischer Reaktion.
*Beispiel:* **Trockengranulierung**

**B**

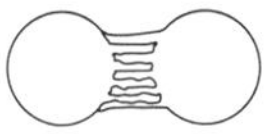

Durch erhärtende Bindemittel beim Eintrocknen von Lösungen polymerer Bindemittel oder Rekristallisation von niedermolekularen Bindemitteln.
*Beispiel:* **Feuchtgranulierung**

**Flüssigkeitsbrücken von nicht frei beweglichen Flüssigkeiten**

**C** 1 2

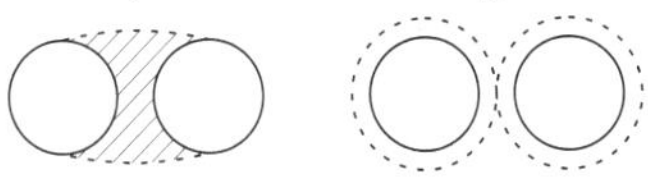

C1: Brücken aus hochviskosen Bindemitteln können als Vorstufen zu B aufgefaßt werden. Bindung durch Kohäsionskräfte des Bindemittels
C2: Dünne Adsorptionsschichten von Flüssigkeiten, erhöhen die Kohäsion zwischen den Partikeln durch die Ausfüllung von Unebenheiten
*Beispiel:* **Feuchtgranulierung**

**Flüssigkeitsbrücken von frei beweglichen Flüssigkeiten**

**D**

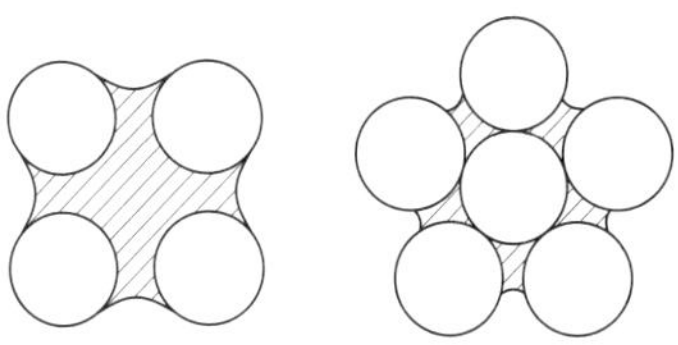

Durch Kapillarflüssigkeiten in ganz oder teilweise ausgefüllten Poren, kapillare Haftkräfte. **Vorstufe bei Feuchtgranulierungen**

**ohne Brücken**

**E**

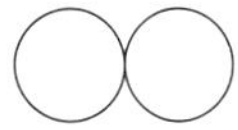

Van der Waals-Kräfte* bei sehr engem Abstand der Grenzflächen, geringe Reichweiten von nur etwa 10 nm

**F**

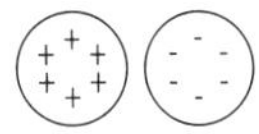

**G**

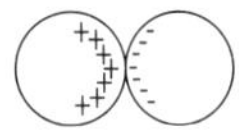

Coulombsche Kräfte*. Elektrostatische Kräfte durch Übertritt von Ladungen, z.B. durch Reibungen, bei leitenden Stoffen (F) und bei nicht leitenden (G). Bei letzteren sind die Anziehungskräfte größer, da sich die Ladungen im Kontaktbereich konzentrieren

**H**

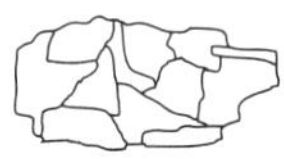

Formschlüssige Packungen durch Verhaken oder Verfilzen von sperrigen oder faserartigen Teilchen unter Druck

schen **Krustengranulaten** (Ausbildung von Festkörperbrücken (Kristallkrusten) zwischen den Pulverpartikeln durch Kristallisation teilweise gelöster Pulverbestandteile od. als Lösung zugegebener Hilfsstoffe nach Verdunsten des Wassers, Ethanol od. Isopropanol), **Klebstoffgranulaten** (Ausbildung von Bindemittelbrükken durch Befeuchtung mit Lösungen meist makromolekularer Stoffe, z.B. Polyvinylpyrrolidon (Polyvidon*), Cellulose-Derivate, Gelatine, Stärkekleister u.a.) u. **Sintergranulaten** (Ausbildung von Feststoffbrücken durch Schmelzen u. anschließendes Erstarren von Bestandteilen der Pulvermischung). Werden Granulate durch direkte Kornvergrößerung aus der Pulvermischung bis zur gewünschten Granulatkorngröße hergestellt, spricht man von **Aufbaugranulaten**, diese sind in der Regel von rundlicher Form. Zu den aufbauenden Verfahren gehört die Dragierkesselmethode, die ein Mischen der Pulverkomponenten vor u. ein Trocknen der feuchten Granulatkörner nach dem Besprühen mit Granulierflüssigkeit erlaubt. Eine weitere Methode ist die G. in einer leicht geneigten, rotierenden Trommel, durch die die zu granulierende Pulvermasse kontinuierlich in axialer Richtung wandert u. dabei mit Granulierflüssigkeit besprüht wird. Mit Hilfe nachgeschalteter Siebe wird klassiert u. im Anschluß daran getrocknet. Ein rationelles Verfahren, das bei kontinuierlichem Betrieb gleichzeitig klassiert, ist die **Tellergranulierung** (Pelletisierverfahren). Das zu granulierende Pulver wird kontinuierlich über eine Dosiereinrichtung auf einen flachen mit einem Rand versehenen, in Schräglage rotierenden Teller (Pelletierteller) aufgebracht u. bedüst. Nach Erreichen einer bestimmten Granulatkorngröße läuft das sehr einheitliche kugelige Granulat über den Tellerrand. Die erhaltene Korngröße ist von der Konstruktion des Tellers u. den Granulierbedingungen (Drehzahl, Neigungswinkel, Art u. Menge der Granulierflüssigkeit etc.) abhängig. Besondere Bedeutung besitzt die **Wirbelschichtgranulierung** (s. Abb.) Bei diesem Wirbelbettverfahren (WSG-Verfahren, **Wurster-Verfahren**) wird die Pulvermischung, die durch einen aufwärts gerichteten Warmluftstrom in Schwebe gehalten wird, im Gleich- od. Gegenstrom besprüht u. getrocknet (Kombination **Wirbelschichttrocknung** mit **Sprühbefeuchtung**). Ab einer bestimmten Korngröße der Granulatkörner fallen diese nach unten aus dem Wirbelbett auf den Siebboden. Wird anstelle des Siebbodens ein Konus od. eine Rotorscheibe verwendet (Rotor-Wirbelschichtgranulator), wird im Wirbelbett ein intensiverer Partikelkontakt erreicht; dies führt zu dichteren Granulatstrukturen.

Auch mit Hilfe der **Sprühtrocknung*** u. **Sprüherstarrung** können Granulate erhalten werden. Bei der Sprüherstarrungsgranulierung wird im Gerät f. die Sprühtrocknung eine Schmelze versprüht u. in Kaltluft erstarren gelassen. Ein weiteres immer häufiger angewandtes Verfahren ist die **Mischergranulierung.** Es werden Mischer eingesetzt, die mit starren od. rotierenden Einsätzen (Mischarm) versehen sind (z.B. Diosna-Pharmamischer) u. im Idealfall in einem Arbeitsgang Mischen, Granulieren u. Trocknen (besonders schonend u. staubfrei der Vakuum-Rotationsmischtrockner od. der Topogranulator). Auf **trockenem Weg** (Brikettgranulierung) lassen sich zwischen 2 gegenläufig rotierenden Kompaktierwalzen mit geeigneter Verzahnung stäbchenförmige Komprimate herstellen. **Abbaugranulate** erhält man hingegen durch Zerteilung (Desaggregierung) einer gemischten u. befeuchteten Pulvermasse auf die gewünschte Granulatkorngröße u. anschließender Trocknung (an der Luft, im Trokkenschrank, in Wirbelschichttrocknern) u. Klassierung (konventionelle Feuchtgranulierung). Die Granulatbildung erfolgt entweder durch Schütteln od. Pressen durch Siebe, Matrizen od. Lochscheiben, -walzen. Lochscheiben- u. Preßgranulate sind stäbchenförmig, lassen sich nachträglich aber abrunden. Abbaugranulate erhält man auf trockenem Wege (Brikettgranulierung) durch Zerkleinerung mittels Brechern von auf Tablettenmaschinen od. hydraulischen Pressen brikettierten Pulverpreßlingen. Der Unterkornanteil wird erneut kompaktiert. Das Kompaktieren kann auch zwischen Walzenpressen erfolgen, an die eine Zerkleinerungsvorrichtung nachfolgt (z.B. Stachelwalzen). Bei der Thermoplastgranulierung wird körniges Thermoplastmaterial vermischt mit Arzneistoffen in einer Strangpresse od. einem Schneckenextruder durch einen beheizten Spritzkopf gepreßt u. der entstehende Strang zerkleinert. Diese Art der Granulierung wird vorwiegend f. Depotarzneiformen benötigt.

**Granuloma:** Granulom, Granulationsgeschwülste (Pseudotumoren), auch infektiös.

**Granulometer 715®:** s. Korngrößenanalyse.

**Granulozyten:** s. Leukozyten.

**Granulozytenkonzentrat:** s. Blutersatz.

**Granulozytopenie:** s. Leukopenie.

**Graphit:** Graphites (Carbo mineralis), Plumbago, Reißblei, Wasserblei, Pottlot, eine Modifikation des Kohlenstoffs. Nat. in grau-schwarzen, amorphen, undurchsichtigen Massen, die sich fettig anfühlen u. einen schwachen Metallglanz besitzen. Hauptfundorte sind Ceylon, Madagaskar, Kanada, Finnland, Steiermark. Er kristallisiert hexagonal. D. 2.1 bis 2.3; Härte 0.5 bis 1; in reinem Sauerstoff verbrennt er bei ca. 690°C; im Handel als feines, schwarzgraues, silbriges, unlösl. Pulver. In der Technik verwendet man „künstlichen Graphit", gew. nach dem „Acheson-Verfahren" durch Erhitzen von Koks bei Gegenwart von Silicium im elektrischen Ofen. **Anw.** techn.: zur Herst. v. Bleistiften, Schmelztiegeln, als Schmiermittel, f. Graphitelektroden, f. Graphitstäbe u. -kontakte f. Schmelzöfen in der Stahlindustrie, als Korrosionsschutz usw. **Graphites depuratus** EB6: Gereinigter Graphit.

**HOM:** *Graphites* (HAB1.4): Konstitutionsmittel; verord. z.B. b. Verdauungsstörungen, seborrhöischen u. trockenen Ekzemen, Gerstenkorn, Obstipation.

**Graphites depuratus:** s. Graphit.

**GRAS(-Status):** General Recognized As Safe; Einstufung von Inhalts- bzw. Zusatzstoffen in Lebenwsmitteln als unbedenklich (z.B. Kochsalz, Aromen).

**Graswurzel:** s. Agropyron repens.

**Gratiola officinalis** L.: Fam. Scrophulariaceae, Gottesgnadenkraut (Mittel- u. Südeuropa, Mittelasien, südl. Nordamerika). Stpfl. v. **Herba Gratiolae:** Gottesgnadenkraut, Weißes Gallenkraut, Gnadenkraut, Gichtkraut, Purgierkraut. **Inhaltsst.:** abführend wirkende Cucurbitacine, z.B. Elaterinid (Aglykon Cucurbitacin E, Strukturformel s. Cucurbitacine), ferner Triterpene (Gratiosid, Gratiolon) u. Gratiotoxin (digitalisähnlich). **Anw.:** selten als kräftiges Abführmittel (Dos. ca. 0.2 g), ferner als Diuretikum u. Antiarthritikum.

**HOM:** *Gratiola officinalis* (HAB1.3): frisches, blühendes Kraut.

**HOM:** *Gratiola officinalis e radice* (HAB1.3): frische Wurzeln als ethanol. Decoct; verord. z.B. b. Diarrhö mit Meteorismus.

**Graublättriger Hederich:** s. Erysimum crepidifolium.

**Graue Salbe:** Unguentum Hydrargyri cinereum*.

**Graukalk:** s. Calciumacetat.

**Grauspießglanz:** s. Antimon(III)-sulfid.

**Grau-Syndrom:** s. Grey-Syndrom.

**Graveolin:** s. Ruta graveolens.

**Graviditas:** Gravidität, Schwangerschaft.

**Gravimetrie:** Gewichtsanalyse; Methode der quantitativen Analyse, bei der die Masse eines Reaktionsproduktes einer Fällungsreaktion bestimmt wird. Alle gravimetrischen Bestimmungsverfahren sind grundsätzlich dadurch gekennzeichnet, daß durch Zufügen einer geeigneten Reagenzlösung zur Analysenlösung der zu bestimmende Stoff unter festgelegten Arbeitsbedingungen als eine schwer lösliche Verbindung gefällt wird. Der Ndschlg. wird abgetrennt u. nach geeigneter Behandlung ausgewogen. Ein Charakteristikum gravimetrischer Verfahren besteht darin, daß das jeweilige Reagenz im Überschuß angewendet werden muß, um die quantitative Abscheidung des zu bestimmenden Stoffes zu erreichen. Folgende Voraussetzungen müssen f. den erfolgreichen Einsatz der Gravimetrie erfüllt sein: **1.** Die Ausfällung muß quantitativ erfolgen, d.h. der in der Lösung verbleibende Rest des zu bestimmenden Stoffes muß so klein sein, daß seine Masse unterhalb der Ablesbarkeit der benutzten Analysenwaage liegt. **2.** Der Ndschlg. muß eine konstante u. bekannte stöchiometrische Zstzg. aufweisen bzw. in eine Verbindung übergeführt werden können, die diese Bedingung erfüllt. **3.** Der Ndschlg. muß eine genaue Massenbestimmung zulassen, d.h. er darf sich auf der Waage nicht verändern.

**Gravitation:** s. Schwerkraft.

**Gray:** Gy, s. Dosimetrie.

**Grayanotoxine:** giftige Diterpene in verschiedenen Rhododendron-, Kalmia- sowie Leucothoe-Arten (Fam. Ericaceae) u.a., die mit römischen Ziffern bezeichnet werden. Die wichtigsten sind die ersten 3 dieser Reihe, also Grayanotoxin I, II u. III, die mit Acetylandromedol*, Anhydroandromedol u. Andromedol identisch sind.

**Greiskraut:** s. Senecio.

**Grenzfläche:** Flächen, die gasförmige, flüssige od. feste Phasen voneinander trennen. An Grenzflächen ändern sich physikalische Eigenschaften, z.B. Lichtbrechung od. Wärmeleitfähigkeit, diskontinuierlich.

**Grenzflächenaktive Substanzen:** s. Emulgatoren.

**Grenzflächenspannung:** Unter einer Grenzfläche versteht man die Berührungsfläche zweier miteinander nicht mischbarer Stoffe (Phasen). Liegt eine der beiden Phasen gasförmig vor, so wird die Grenzfläche als Oberfläche bezeichnet.

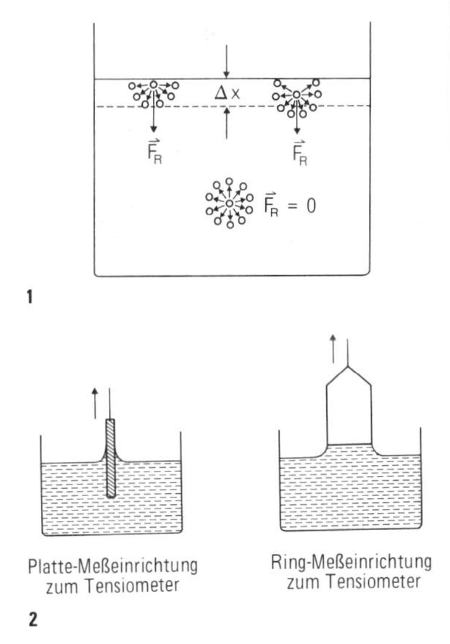


Grenzflächenspannung:
1: Resultierende Kraft $\vec{F}_R$ auf Oberflächenmoleküle ($\Delta x \sim 10^{-9}$ m); 2: Messung der Grenzflächenspannung mittels Tensiometers [120, 131]

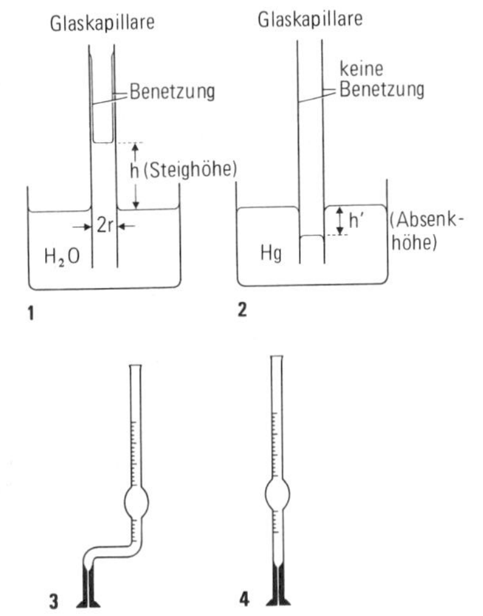


Grenzflächenspannung:
1 und 2: Messung mittels Kapillarsteigmethode; 1: Kapillarattraktion; 2: Kapillardepression; 3 und 4: Stalagmometer nach Traube [120, 131]

Die an der Grenzfläche zwischen ungleichartigen Molekülen wirksamen Kohäsionskräfte sind gegenüber denjenigen zwischen gleichartigen Molekülen (z.B. im Inneren der Phasen) verschieden. Darauf beruhen Grenzflächenphänomene wie Adsorption*, Kapillarität, Diffusion, Benetzbarkeit* u.a. Die Moleküle der einen Phase werden an der Grenzfläche von den Molekülen der anderen Phase weniger stark angezogen als von der einen Phase (am stärksten ausgeprägt an einer Oberfläche). Im Inneren der Phasen werden die Moleküle nach allen Richtungen durch gleiche Kräfte beansprucht. Dies führt dazu, daß an der Grenzfläche eine Kraft nach dem Inneren jener Phase wirkt, in der stärkere intermolekulare Kohäsionskräfte wirken, was bei formveränderlichen (flüssigen) Phasen zu einer Verkleinerung der Grenzfäche (im Idealfall zur Kugelgestalt) führt. Als **Oberflächenspannung** (wenn eine Phase gasförmig ist) bzw. als die ausnahmslos kleinere **Grenzflächenspannung** wird diejenige Kraft pro Längeneinheit bezeichnet, die nötig ist, um die nach dem Inneren einer Phase gerichtete resultierende Kraft gerade aufzuheben; SI-Einheit: $N \cdot m^{-1}$ ($1\ N \cdot m^{-1} = 1\ kg \cdot s^{-2} = 10^3\ dyn \cdot cm^{-1}$). Grenzflächenaktive Stoffe (Emulgatoren*) setzen die G. herab. Dies ist von großer Bedeutung bei der Herst. v. Suspensionen (Benetzbarkeit* (Erniedrigung des Kontaktwinkels), Erfolg der Dispergierung) u. Emulsionen (Überwindung der G. bei der Zerteilung der inneren Phase). Da es keine einfache u. bequeme Methode gibt, die Oberflächen- bzw. Grenzflächenspannung fest/gasförmig bzw. fest/flüssig zu bestimmen, werden in der Folge nur Methoden beschrieben, die sich zur Messung der Oberflächen- bzw. Grenzflächenspannung flüssig/gasförmig bzw. flüssig/flüssig eignen. Für genauere Messungen ($\pm 0.1\ mN \cdot m^{-1}$) sind thermostatisierte Bedingungen einzuhalten, da die Oberflächenspannung der meisten Flüss. i.a. linear mit steigender Temp. abnimmt (Wasser: 0°C $75.6 \cdot 10^{-3} N \cdot m^{-1}$, 75°C $63.5 \cdot 10^{-3} N \cdot m^{-1}$).

**Meßmethoden: 1. Tensiometermethode** nach Lecompte du Noüy: (Ringmethode) Genaueste u. gebräuchlichste Methode. In die Grenzfläche bzw. auf die Oberfläche wird ein Platin-Iridium-Ring bzw. eine Pt-Ir-Platte mit def. Dimensionen eingehängt u. die Kraft, die erforderlich ist, diesen Ring od. die Platte aus der Grenz- bzw. Oberfläche zu ziehen, über die Verdrillung eines Torsionsdrahtes auf einer Kreisscheibe (Verdrillungswinkel) ermittelt. Das Tensiometer wird mit Wasser (Oberflächenspannung $\sigma_{20°C} = 72.8 \cdot 10^{-3} N \cdot m^{-1}$) geeicht.

**2. Kapillarsteigmethode:** (Steighöhenmethode) Mit dieser Methode können nur Oberflächenspannungen bestimmt werden. Taucht man eine Kapillare in eine Flüss., so steigt die Flüss. im Falle der Benetzung in der Kapillare so hoch (Aszension), bis das Gewicht der Flüssigkeitssäule ($r^2 \cdot \pi \cdot h \cdot \rho \cdot g$) der nach oben ziehenden Kraft ($2 \cdot \pi \cdot r \cdot \sigma$) entspricht, wobei r der Radius, h die Höhe der Flüssigkeitssäule, ρ die Dichte, σ die Oberflächenspannung der Flüss. u. g die Erdanziehung bedeuten. Daraus leitet sich ab:

$\sigma = 0.5\ r\ h\ \rho\ g$

Sind hingegen die Kohäsionskräfte (zwischen gleichartigen Molekülen) in der Flüss. größer als die Adhäsionskräfte zwischen den Molekülen der Flüss. u. des Glases der Kapillare, so tritt keine Benetzung ein u. die Flüss. (z.B. Quecksilber) weicht aus der Kapillare zurück (Depression).

**3. Stalagmometermethode:** Aus dem Stalagmometer nach Traube, einem graduierten Rohr mit einem innen zur Kapillare verengten, außen zu einer horizontalen, kreisrunden, plangeschliffenen Abtropffläche verbreiterten Ausflußende läßt man zur Ermittlung der Oberflächenspannung die zu untersuchende Flüss. austropfen, bzw. zur Bestimmung der Grenzflächenspannung die spezifisch schwerere Flüss. in die spezifisch leichtere Flüss. eintropfen. Je kleiner die Tropfenzahl einer bestimmten Menge abgetropfter Flüss. ist bzw. je schwerere Tropfen sich bilden, desto größer ist die Oberflächen- od. Grenzflächenspannung. Aus der Tropfenzahl Z, der Dichte ρ der Meßflüssigkeit u. der Tropfenzahl des Wassers $Z_W$ als Vergleichsflüss. mit bekannter Oberflächenspannung $\sigma_W$ errechnet sich σ der Meßflüss. wie folgt:

$\sigma = Z_W\ \rho\ \sigma_W / Z$

od. aus der Tropfenmasse:

$\sigma = m\ g / (2\ r\ \pi\ F)$

m = Masse, g = Erdbeschleunigung, r = Radius der Abtropffläche, F = Korrekturfaktor zur Berücksichtigung des realen Tropfengewichtes (kleiner 1) nach Harkins u. Brown (ist Tabellen zu entnehmen)

Die Grenzflächenspannung γ errechnet sich aus:

$\gamma = V \cdot (\rho_1 - \rho_2) \cdot g / (2 \cdot \pi \cdot r \cdot F)$

wobei V das Volumen des Tropfens (errechnet aus dem definierten Volumen des Stalagmometerinhalts dividiert durch die Tropfenzahl) u. r im Gegensatz zur Bestimmung der Oberflächenspannung nicht den Radius der Abtropffläche, sondern den Radius des Lumens der Kapillare darstellt.

**4. Pipette** nach Donnan. Dient der Messung der Grenzflächenspannung. Die Pipette ist im Gegensatz zum Stalagmometer am Abtropfende nach oben gekrümmt. Die Tropfen der spezifisch leichteren Flüss. treten in Tropfenform aus der Pipette aus u. steigen in der spezifisch schwereren Flüss. auf. Je geringer die Grenzflächenspannung, desto größer die Tropfenzahl.

**5. Blasendruckmethode*.**

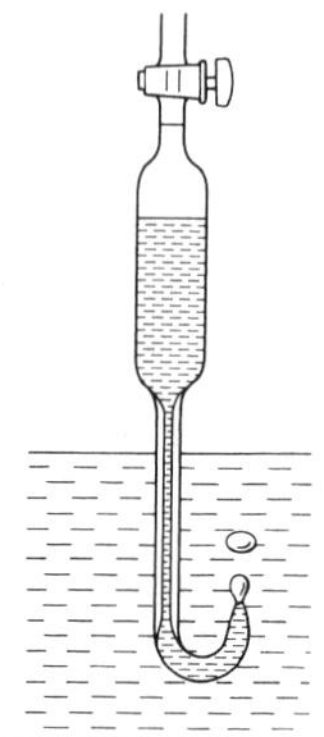

Grenzflächenspannung: Messung mittels Pipette [131]

**Grenzkohlenwasserstoffe:** s. Kohlenwasserstoffe.

**Grenzkonzentration:** GK; die Mindestkonzentration eines Stoffes, bei der er durch eine bestimmte Analysenmethode gerade noch nachgewiesen werden kann. Der negative dekadische Logarithmus der G. (in der Einheit kg/L) wird als pD-Wert bezeichnet.

**Grenzkorn:** s. Fehlkorn.

**Grenzleitfähigkeit:** s. Leitfähigkeit, Elektrische.

**Grenzwerte für Pestizide:** s. Schädlingsbekämpfungsmittel.

**Grey-Syndrom:** *syn.* Grau-Syndrom. Krankheitsbild (blasse Zyanose, aufgetriebener Leib) bei Neugeborenen infolge Kumulation von Chloramphenicol*, das vom unreifen Organismus noch nicht durch Konjugation mit Glucuronsäure metabolisiert werden kann.

**GRG:** s. Gesundheits-Reformgesetz.

**Griechischer Bergtee:** s. Sideritis hirsuta.

**Griechisches Leberkraut:** s. Agrimonia eupatoria.

**Griess-Diazotierung:** Methode zur Herst. aromatischer Diazoniumsalze aus primären aromatischen Aminen durch Umsetzung mit Natriumnitrit in kalter wäßriger Säure.

**Griess-Ilosvay-Probe:** s. Nitritnachweis im Harn.

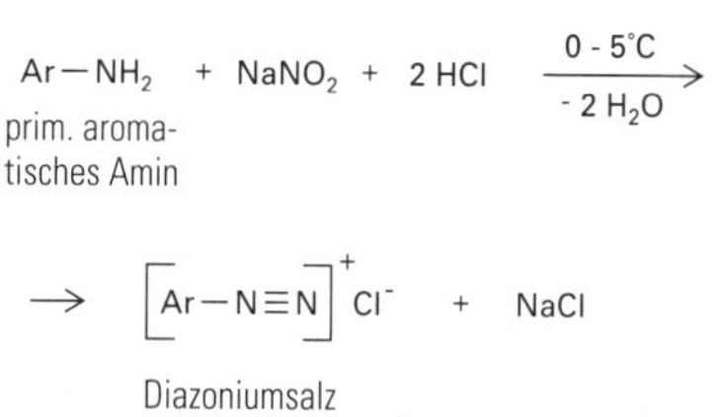


Griess-Diazotierung

**Grieswurzel:** **1.** Collinsonia canadensis*. **2.** Chondodendron tomentosum*.

**Grignard-Reaktion:** läßt man auf Magnesiummetall in vollkommen trockenem Ether Halogenalkyle einwirken, so entstehen sog. magnesiumorganische od. Grignar-Verbindungen, die durch Wasser in Kohlenwasserstoffe zerlegt werden können, z.B.:

$C_2H_5I + Mg = C_2H_5MgI$

$2\ C_2H_5MgI + H_2O = 2\ C_2H_6 + MgO + MgI_2$

Die G.-R. hat f. die synth. org. Chemie außerordentliche Bedeutung, da sich mit ihr zahlreiche Kohlenwasserstoffe, Aldehyde, Ketone, Alkohole, Carbonsäuren, Ether, Phenole usw. aufbauen lassen, vgl. Silicone. (Victor Grignard, Prof. der Chemie, Nobelpreisträger, Nancy u. Lyon, 1871 bis 1935).

**Grignard-Verbindung:** Alkylmagnesiumhalogenide, s.a. Grignard-Reaktion.

**Grindelia robusta** Nutt.: Fam. Asteraceae (Compositae), Grindeliakraut (Nordamerika, Brasilien, Rußland) u. **Grindelia squarrosa** (Mittelamerika). Stpfl. v. **Herba Grindeliae:** Grindeliakraut. **Inhaltsst.:** äther. Öl, Harz mit Grindeliasäure (eine Pentamethyl-furano-octahydronaphthalin-essigsäure, $C_{20}H_{32}O_3$), Saponine, Tannin. **Anw.:** als Expektorans u. leichtes Spasmolytikum; bei Blasenleiden, Asthma, Rheumatismus.

**HOM:** *Grindelia robusta* (HAB1.4): getrocknetes, blühendes Kraut; wird z.B. unterstützend verordnet bei Asthma bronchiale, Milzschwellung.

**Grindkraut:** s. Senecio vulgaris, Knautia arvensis, Fumaria officinalis.

**Grindometer:** nach Hegman; für orientierende Routineuntersuchungen des Feinheitsgrades von Feststoffen in Suspensionssalben. Die Salbe wird in eine Rinne, die in Form einer schiefen Ebene mit einer Tiefe von 0 bis 125 µm in einen Metallblock eingefräst u. mit einer entsprechenden Meßskala versehen ist, eingestrichen. Der Überschuß der Salbe wird mittels eines scharfen Schabers in einem Zug entfernt. Anhand beginnender Schleifspuren (Partikelgröße entspricht Rinnentiefe) kann die Korngröße der größten Partikeln an der Meßskala abgelesen werden. Längliche Teilchen können sich ausrichten u. werden dann nicht erfaßt.

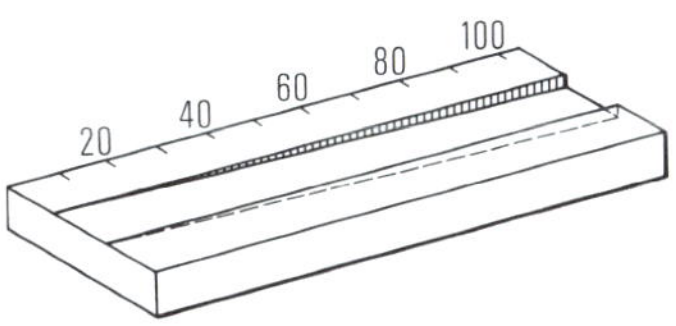


Grindometer [131]

**Grippe: Virusgrippe**, Influenza (Erreger: Influenza-Virus, s.a. Virusklassifikation). Es gibt menschen- u. tierpathogene Arten. Die Influenzaviren werden immunologisch in 3 Haupttypen (A, B, C) u. zusätzlich in mehrere Subtypen ($A_0$, $A_1$, $A_2$) unterteilt. Übertragung durch Tröpfcheninfektion von Mensch zu Mensch, hochkontagiös, tritt fast immer epidemisch od. pandemisch auf. Krankheitsbild sind katarrhalische Erscheinungen, hohes Fieber, häufig Superinfektionen mit Bakterien, die vor allem zu Pneumonien führen. Erkrankung führt zu keiner fundierten postinfektiösen Immunität. Prophylaxe durch Grippeschutzimpfung möglich, erzeugt jedoch keinen vollen Impfschutz. Ther. durch Anti-Influenza-Hyperimmunglobulin, Interferon, Antibiotika bei Superinfektionen.

**Grippemittel:** Pharmaka, die gegen grippale Infekte u. Erkältungskrankheiten sowie begleitende Symptome (Kopf-, Gliederschmerzen, Kreislaufstörungen, Husten, Schnupfen u.a.) eingesetzt werden; s.a. Rhinologika. Zu den rein symptomatisch wirkenden G. gehören fiebersenkende Mittel u. Schmerzmittel aus der Klasse der schwachen Analgetika*, Expektorantien* u. Antitussiva*, Antihistaminika*, Sympathomimetika* u. Chinin* (wegen fraglichem therapeutischen Nutzen u. dazu verhältnismäßig starken Nebenw. nicht mehr vertretbar). Daneben werden Vitamin C (in hohen Dosen bis zu 2 g/d, auch prophylaktisch) u. Immunstimulantien* (v.a. Echinacea-haltige Präparate) eingesetzt. Die Wirksamkeit von Diaphoretika* u. physikalischer Wärmeapplikation ist nicht erwiesen. Wegen der Unwirksamkeit von Antibiotika gegen Influenzaviren ist deren Einsatz nur bei Sekundärinfektionen (z.B. Grippepneumonie) sinnvoll. Zu immunologischen Maßnahmen siehe Grippeschutzimpfung*.

**Grippe-Schutzimpfung:** Die Impfstoffe sind sterile, wäßrige Suspensionen, hergestellt aus einem od. mehreren Stämmen (Typ A und/oder B) des Influenza Virus. Die Stämme werden getrennt in Bruteiern von Hühnern gezüchtet, anschließend inaktiviert. Empfehlungen über die Zusammensetzung werden jährlich von der WHO herausgegeben. Man unterscheidet:

**Influenza Impfstoff inaktiviert:** Vaccinum influenzae ex viris integris praeparatum inactivatum Ph.Eur.3; Totimpfstoff; Vollvirus-Impfstoff; die Inaktivierung erfolgt so, daß die antigenen Eigenschaften erhalten bleiben.

**Influenza-Spaltimpfstoff (inaktiviert):** Vaccinum influenzae inactivatum ex virorum fragmentis praeparatum Ph.Eur.3; Totimpfstoff; Inaktivierung u. Behandlung erfolgen so, daß die Viruspartikel gespalten werden, ohne ihre antigenen Eigenschaften des Hämaglutinin- u. Neuraminidase-Antigens zu verändern.

**Influenza-Spaltimpfstoff aus Oberflächenantigenen (inaktiviert):** Vaccinum influenzae inactivatum ex corticis antigeniis praeparatum Ph.Eur.3; Totimpfstoff; Inaktivierung u. Behandlung erfolgen so, daß die Zuber. hauptsächl. aus Hämaglutinin- u. Neuraminidase-Antigen besteht, ohne die antigenen Eigenschaften zu verändern (Subeinheitenimpfstoff).

**Griseofulvin** INN: Griseofulvinum Ph.Eur.3, 7-Chlor-2',4,6-trimethoxy-6'-methylspiro-[benzofuran-2(3H),1'-[2]cyclohexen]-3,4'-dion, Fulcin®, Likuden®; CAS-Nr. 126-07-8; $C_{17}H_{17}ClO_6$, $M_r$ 352.8. Schmp. 218-224°C. 1938 aus Kulturlösungen von Penicillium griseofulvum isoliert. Weißes bis schwach gelbes Pulver, i.a. eine Teil-

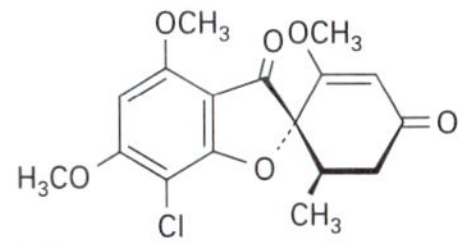


Griseofulvin

chengröße von max. 5 µm, gelegentl. jedoch über 30 µm; prakt. unlösl. in Wasser, leicht lösl. in Dimethylformamid u. Tetrachlorethan, schwer lösl. in Ethanol. **Wirk.:** Die Resorption ist abhängig von der Korngröße (bei Teilchendurchmessern von 0.8 bis 2.7 µm ist Resorption um den Faktor 2 bis 3 gegenüber einem Durchmesser von 10 bis 12 µm verbessert). HWZ 22 h. G. wird selektiv in das neugebildete Keratin der Haarwurzel, in die Nagelmatrix u. Epidermis resorbiert, das Pharmakon dringt aber erst allmählich aus den unteren Schichten der Haut an die Oberfläche, weshalb nur bei ausreichend langer Ther. ein Fortschreiten der Pilzerkrankung verhindert werden kann. Latenzzeit 30 d. **Anw.:** Antimykotikum zur oralen Anw. (nicht bei Hefe- u. Schimmelpilzinfektionen); Ther. sollte durch andere antimykotische Maßnahmen unterstützt werden. **Nebenw.:** ev. Magen-Darm-Beschwerden, Kopfschmerzen. Kontraind.: Leber- u. Nierenschäden, Schwangerschaft. **Dos.:** 0.5 g/d (Korndurchmesser 2.5 µm), 1 g (Korndurchmesser 10 bis 20 µm).

**Griseus(a, um):** grau.

**Größen:** s. Extensive Größen, Intensive Größen.

**Großer Galgant:** s. Alpinia galanga.

**Growth-Hormone-Releasing-Hormone, GH-RH:** s. Hormone.

**Grubengas:** Methan*.

**Grubenotter, Malayische:** s. Agkistrodon rhodostoma.

**Grünalgen:** s. Algen.

**Grüner Star:** s. Glaukom.

**Grünes Wachs:** s. Myrica pensylvanica.

**Grünkern:** s. Triticum spelta.

**Grün, Scheeles:** s. Kupferarsenit.

**Grünspan:** Aerugo, Cuprum subaceticum, s. Kupfer(II)-acetat.

**Grundgesamtheit:** s. Stichprobe.

**Grundgewebe:** *bot.* Zellen, deren meist nur schwach verdickte Zellwände aus elastischen Celluloseschichten bestehen u. selten verholzt sind. Das G. wird in Assimilationsgewebe, Durchlüftungsgewebe, Speichergewebe u. Leitungsgewebe eingeteilt.

**Grundheil:** Achillea millefolium*.

**Grundumsatz:** Abk. GU, Energieproduktion im nüchternen Zustand bei völliger geistiger u. körperlicher Entspannung. Gemessen wird der GU durch Bestimmung des in einer bestimmten Zeit u. unter best. Bedingungen aufgenommenen Sauerstoffs u. des ausgeatmeten Kohlendioxids. Normaler GU: 4.2 kJ (1 kcal) pro kg KG/h. In 24 h sind das f. einen ca. 70 kg schweren Menschen ca. 7000 kJ (1700 kcal). Der GU ist abhängig von der Körperoberfläche, dem Geschlecht u. dem Alter; vgl. Brennwert, Physiologischer.

**GSC:** s. Chromatographie (Gas-Adsorptions-Chromatographie).

**GSH:** s. Glutathion.

**GSP:** Abk. f. **G**ood **S**torage **P**ractice; an den GMP-Regeln orientierte Empfehlung der FIP* über zweckmäßige Lagerung u. Transport in der Arzneimittelherstellung verwendeten Ausgangsmaterialien u. Arzneimitteln u. orientieren sich an den GMP*-Richtlinien der Weltgesundheitsorganisation (WHO). Beinhaltet die Anforderungen an Lagerräume, Lagerungsvorschriften, Hygienevorschriften, Vorschriften f. die Aufbewahrung von Rohmaterial, Zwischenprodukten u. Verpackungsmaterial, Lagerung u. Transport von Fertigerzeugnissen.

**GSSG:** Glutathiondisulfid, s. Glutathion.

**GTD:** gebräuchliche Tagesdosis.

**GTN:** Glyceroltrinitrat*.

**GTP:** s. Guanosin.

**GTP-bindende Proteine:** s. GProteine.

**GU:** Abk. f. Grundumsatz.

**Guaiacolum:** s. Guajakol.

**Guaiacum-Arten:** Fam. Zygophyllaceae. **G. officinale** L. (Florida, Antillen, Guayana, Venezuela, Kolumbien) u. **G. sanctum** L. (Florida, Bahama Inseln, Antillen, Haiti, Yukatan), Guajakbaum, sind Stpfl. v. **Lignum Guajaci:** (Lignum sanctum) Guajakholz, Franzosenholz, Pockholz. **Inhaltsst.:** Harz (im Kernholz ca. 25%, im Splintholz ca. 3%), Saponine, äther. Öl (mit Guajakol), Spuren v. Vanillin. **Anw.:** zur Gew. von Resina Guajaci durch Ausschmelzen des Kernholzes; volkst. als Blutreinigungsmittel; früher als Antisyphilitikum. **Resina Guajaci: Guajakharz**, Gummi Guajaci, dunkelgrüne bis braunschwarze Massen, auch in haselnußgroßen Körnern od. Tränen im Handel. Erweichungstemperatur ca. 90°C. Lösl. in Ethanol, Ether, Amylalkohol, Chloroform, Alkalilauge. **Best.:** α- u. β-Guajaconsäure (**Strukturformel** s. Guajak-Probe), Guajaretsäure u. andere Lignane, Guajakol*, Vanillin, Spuren Saponin, äther. Öl. **Anw.:** selten als Diuretikum; als Antioxidans; als Reagenz (Ph.Eur.3); zum Nachw. von Blut, s. Guajakprobe. **Zuber.:** Tct. Guajaci (Guajaktinktur, zur Prüfung von Gummi arabicum*). Das ätherische Öl, das **Guajakholzöl**, erhält man durch Wasserdampfdestillation. **Best.:** hauptsächl. **Guajol** (Guaiol), aus dem durch Aromatisierung des hydrierten Azulen-Ringsystems dieses Alkohols u. Wasserabspaltung Guajazulen* (ein Analogon von Chamazulen*) hergestellt werden kann; **Strukturformeln** s. Azulene.

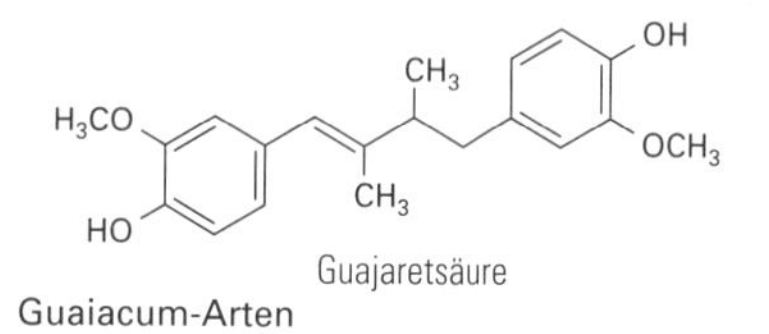


Guaiacum-Arten

**HOM:** *Guaiacum* (HAB1.1): durch Ausschmelzen des Kernholzes gewonnenes Harz von G. sanctum u. G. officinale; verord. z.B. b. Tonsillitis (sog. Mandelentzündung), Reizhusten, Gelenksrheumatismus.

**Guaian:** Guajan, 7-Isopropyl-1,4-dimethyldecahydroazulen. Grundstruktur bicyclischer Sesquiterpene*.

**Guaianolid:** Guajanolid; tricyclisches Sesquiterpenlacton* mit Guaian* als Grundstruktur.

**Guaiazulen:** s. Guajazulen.

**Guaifenesin** INN: Guaifenesinum Ph.Eur.3, Guajakolglycerolether, Guajacolum glycerolatum, (RS)-3-(2-Methoxyphenoxy)propan-1,2-diol; CAS-Nr. 93-14-1; $C_{10}H_{14}O_4$, $M_r$ 198.21. Schmp. 88-90°C aus Ether; polymorph. Sdp. 215°C (2.5 kPa). Lösl. 1 g/20 mL Wasser bei 25°C, besser lösl. in heißem Wasser; leicht lösl. in Ethanol; lösl. in Chloroform, Glycerol, Propylenglykol, DMF; mäßig lösl. in Benzol; prakt. unlösl. in Petrolether. **Anw.:** Antiasthmatikum, Expektorans, Spasmolytikum, Sedativum. **Übl. Dos.:** Oral: 2- bis 3mal 0.25 g/d. Parenteral: i.v. 2- bis 3mal 2 g/d. Rektal: 2- bis 3mal 1 g/d.

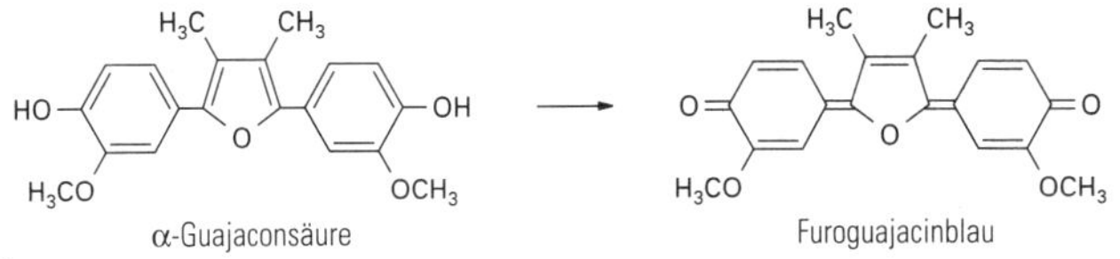

Guajakprobe

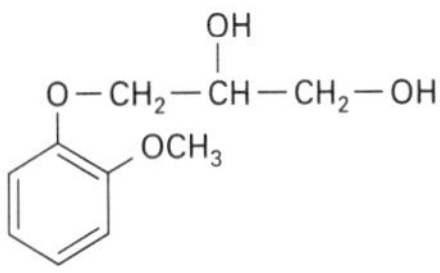
Guaifenesin

**Guaiol:** s. Guaiacum-Arten.
**Guajacol....:** s. Guajakol.... .
**Guajaconsäure:** s. Guaiacum-Arten, **Strukturformel** s. Guajak-Probe.
**Guajakharz:** Resina Guaiaci, s. Guaiacum-Arten.
**Guajakharzlösung, zweiprozentige:** bei Bedarf ist 1 T. Guajakharz in 49 T. absolutem Ethanol zu lösen. Dient zum Nachw. von Blut, s. Guajakprobe.
**Guajakholz:** Lign. Guaiaci, s. Guaiacum-Arten.
**Guajakol:** Guajacolum, Guaiacolum, Brenzcatechinmonomethylether, 2-Methoxyphenol; CAS-Nr. 90-05-1; $C_7H_8O_2$, $M_r$ 124.13. D. 1.128,

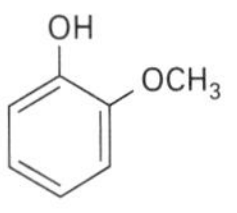
Guajakol

Schmp. 28.2°C, Sdp. 205°C. Farblose Kristalle od. gelbl., ölige, lichtbrechende Flüss. von würzigem Geruch u. brennendem Geschmack; leicht lösl. in Ethanol, Ether, Schwefelkohlenstoff, Ölen, Glycerol, wenig lösl. in Wasser. Best. des Kreosots*, gew. durch Destillation des Guajakharzes u. Buchenholzes; synth. durch partielle Methylierung von Brenzcatechin. G. dient zur Gew. von Vanillin. **Off.:** Ph.Helv.7. **Anw.:** Antiseptikum, Antipyretikum, Expektorans bei Husten, Bronchialkatarrh, Grippe usw.; früher auch als zweifelhaftes, viel verwendetes Mittel bei Tbc.; **Dos.:** 0.1 bis 0.5 g; äuß. bei Ekzemen, Furunkulose, Erysipel. **Guajacolum liquidum** EB6: Flüssiges, fast reines G. (verflüss. durch kleine Beimengungen anderer Phenole). D. 1.141 bis 1.137. Sdp. 200-205°C. Farblose bis gelbl., klare Flüss., lösl. wie Guajakol. MED 0.5 g, MTD 2.5 g.
**Guajakolbenzoat:** Guajacolum benzoicum, Benzoesäure-Guajakolester; $C_6H_5CO-OC_6H_4OCH_3$. Farblose Kristalle, lösl. in Ethanol, Ether, Chloroform, fast unlösl. in Wasser.
**Guajakolcarbonat:** Guajacolum carbonicum, Kohlensäure-Diguajacolester, $M_r$ 274.28. Schmp. 86-88°C. Weißes, krist. Pulver, leicht lösl. in heißem Ethanol u. Chloroform, wenig lösl. in kaltem Ethanol u. Ether, unlösl. in Wasser. Darst.: durch Einw. von Carbonylchlorid auf Guajakol-Natrium (Dos. 0.2 bis 0.5 g).
**Guajakolglycerolether:** s. Guaifenesin.
**Guajakolphenylacetat:** 2-Methoxyphenylphenylacetat; $C_{15}H_{15}O_4$, $M_r$ 242.3. **Anw.:** Expektorans, Sekretolytikum.
**Guajakolphosphat:** Guajacolum phosphoricum, Phosphorsäure-Guajakolester; $PO(OC_6H_4-OCH_3)_3$, $M_r$ 416.35. Farblose Kristalle, unlösl. in Wasser, lösl. in Ethanol, Ether, Chloroform, Aceton.
**Guajakolsalicylat:** Guajacolum salicylicum, Salicylsäure-Guajakolester; $C_6H_4-(OH)-CO-O-C_6H_4-OCH_3$. Weißes, krist. Pulver, unlösl. in Wasser, lösl. in Ethanol, Ether, Chloroform.
**Guajakolsulfosaures Kalium:** s. Sulfoguaiacol.
**Guajakolvalerianat:** Guajacolum valerianicum, Isovaleriansäure-Guajakolester; $C_6H_4-(OCH_3)-O-CO-C_4H_9$. D. 1.050 bis 1.065. Sdp. 265-280°C. Farblose, ölige Flüss. **Dos.:** 0.2 bis 1 g; MED 1 g, MTD 3 g.
**Guajakprobe:** Heller-Alm'en-Guajak-Terpentinprobe, Weber-van-Deen-Probe; zum Nachw. von Blut in Faeces, Urin, Magensaft. Ausführung: 5 mL neutraler od. schwach angesäuerter, aufgekochter u. wieder abgekühlter Harn bzw. 10 mL Magensaft, der mit Kaliumhydroxid neutralisiert wurde (Mineralsäuren stören die Probe) bzw. ein erbsengroßes, mit 2 mL Eisessig fein zerriebenes Stuhlpartikelchen (od. 3 mL flüss. Stuhl) im Reagenzglas mit 3 bis 10 Tr. frisch hergest. Guajakharzlsg. (1 T. Resina Guajaci in 49 T. absolut.Ethanol) schütteln u. 20 Tr. altes verharztes (peroxidhaltiges) Terpentinöl zufügen, gut durchschütteln u. danach einige mL Ethanol od. Ether zufügen (ev. statt Terpentinöl mit 2 mL 3%igem $H_2O_2$ unterschichten). Bei Anwesenheit von Blut bzw. von Oxidasen od. Peroxidasen färbt sich die Mischung blau, je nach der vorhandenen Blutmenge entweder sofort od. nach einigen Minuten. Die Blaufärbung ist auf chinoides Guajakblau (Furoguajacinblau) zurückzuführen, das sich infolge Oxidation aus α-Guajaconsäure bildet; Strukturformel, s. Guaiacum-Arten. Zwar geben auch Nucleoproteide (Eiter), oxidierende Enzyme od. sonstige Oxidationsmittel diese Reaktion, jedoch nicht mit gekochtem Harn. Die Probe ist äußerst empfindl., bei negativem Ausfall ist eine weitere Probe auf Blut überflüssig.
**Guajaktinktur:** s. Tinctura Guajaci.
**Guajaretsäure:** s. Guaiacum-Arten.
**Guajazulen:** Guaiazulen, 7-Isopropyl-1,4-dimethylazulen, Azulon®; CAS-Nr. 489-84-9, $C_{15}H_{18}$, $M_r$ 198.29. Halbsynth. gewonnenes Azulenderivat; Unterschied zu Chamazulen*: am C7 ist anstelle der Ethylgruppe eine Isopropylgruppe; **Strukturformel** s. Azulene; s.a. Guaiacum-Arten (Guajol). Blaue Flüss., Sdp. 165-170°C. **Anw.:**

als Antiphlogistikum anstelle des (teureren) Chamazulen, Dermatikum.

**Guajazulensulfonsäure, Natriumsalz:** s. Natriumgualenat.

**Guajol:** s. Guaiacum-Arten, **Strukturformel** s. Azulene.

**Guanabenz** INN: [(2,6-Dichlorbenzyliden)amino]guanidin; CAS-Nr. 5051-62-7; $C_8H_8Cl_2N_4$, $M_r$ 231.1. Schmp. 227-229°C (Zers.). **Anw.:** Antihypertonikum, zentrales α-Sympathomimetikum. **Nebenw.:** Mattigkeit, Schwindel, gelegentl. Übelkeit u. Erbrechen, Sehstörungen, ängstliche u. depressive Verstimmungen, Schlafstörungen, Herzarrhythmien, bei plötzlichem Absetzen Rebound; vermindertes Reaktionsvermögen. Wechselw. mit zahlreichen Pharmaka. HWZ 6 bis 10 h.

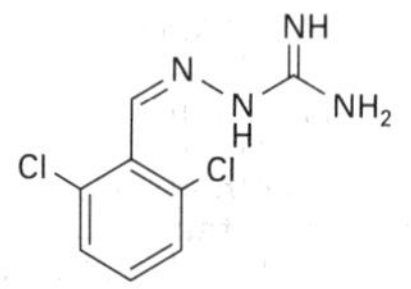

Guanabenz

**Guanabenzmonoacetat:** Wytensin®; CAS-Nr. 23256-50-0; $C_{10}H_{12}Cl_2N_4O_2$, $M_r$ 291.1. Schmp. 192.5°C (Zers.).

**Guanethidin** INN: 2-(1-Azocinyl)ethylguanidin, Ismelin®; CAS-Nr. 55-65-2; $C_{10}H_{22}N_4$, $M_r$ 198.31. **Wirk.:** blutdrucksenkend, beruht auf einer Entspeicherung der noradrenergen Vesikel (reserpinähnlich), einer durch Hemmung der Impulsleitung vom Zellkörper zur Nervenendigung (Stabilisierung der Membran) herbeigeführten Verhinderung der Noradrenalinfreisetzung sowie einer Blockade der vegetativen Blutdruckregelkreise über periphere Angriffspunkte. Zentrale Wirkungen sind nicht vorhanden, dennoch nur bei akuten, hypertonen Zuständen indiziert. **Anw.:** Antihypertonikum; bei Glaukom. HWZ 40 bis 210 h. **Übl. Dos.:** Oral: Initialdos.: 2mal 0.005 g/d, Erhaltungsdos.: n.B. langsam erhöhbar auf 0.03-0.06 g/d. **Nebenw.:** Blutvolumenszunahme durch vermehrte Natriumionen- u. Wasserretention, Orthostasensyndrom. Wechselw.: Wirkungen tricyclischer Antidepressiva u. indirekter Sympathomimetika werden durch G. abgeschwächt.

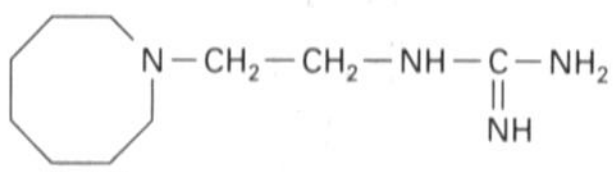

Guanethidin

**Guanethidinmonosulfat:** Guanethidini monosulfas Ph.Eur.3, Guanethidinum monosulfuricum; CAS-Nr. 645-43-2; $C_{10}H_{24}N_4O_4S$, $M_r$ 296.4. Schmp. 250°C unter Zers. Farbloses, krist. Pulver, leicht lösl. in Wasser, prakt. unlösl. in Ethanol, Chloroform. **Guanethidinsulfat:** Guanethidini sulfas; CAS-Nr. 60-02-6.

**Guanfacin** INN: N-Amidino-2-(2,6-dichlorphenyl)acetamid, (2,6-Dichlorphenylacetyl)guanidin, Estulic®; CAS-Nr. 29110-47-2; $C_9H_9Cl_2N_3O$, $M_r$ 246.1. **Anw.:** Antihypertonikum; die blutdrucksenkende Wirk. wird durch zentralen u. peripheren $\alpha_2$-sympathomimetischen Rezeptorenbesatz erzielt; nachhaltige periphere Vasodilatation; Ind.: Blutdruckkrisen. **Nebenw.:** Sedierung, Bradykardie, Obstipation, starke Reboundphänomene. HWZ 20 h. Gebräuchl. ist auch Guanfacinhydrochlorid.

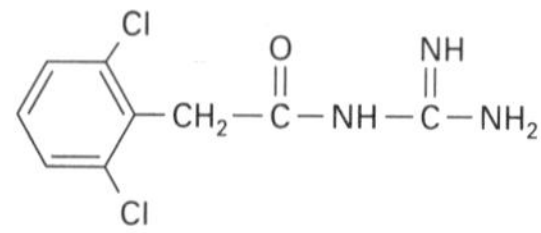

Guanfacin

**Guanidin:** Iminoharnstoff, Carbamidsäureamidin; $NH{=}C(NH_2)_2$. Weiße hygr. Kristalle, leicht lösl. in Ethanol u. Wasser; Derivate d. G. sind u.a. die Aminosäuren Arginin, Kreatin u. Kreatinin. Auch in Pflanzen kommen G.-Derivate vor, z.B. in Galega officinalis*. Ursprüngl. (Strekker 1861) gew. durch Oxidation der im Guano vorkommenden Purinbase Guanin, heute durch Erhitzen von Kalkstickstoff mit festem Ammoniumnitrat od. durch Erhitzen von Ammoniumthiocyanat auf ca. 180°C. Mit Fettsäuren gibt Guanidin gut emulgierende Seifen. **Anw.** techn.: zur Herst. v. Seifen, Emulsionen, Kunstharzen, Sprengstoffen usw., med. werden (wurden) G.-Derivate zur Behandlung v. Zuckerkrankheit benutzt, z.B. Metformin* (ein Biguanidin); andere G.-Derivate sind z.B. das Antihypertensivum Guanabenz (ein Aminoguanidin) od. das Antiseptikum Chlorhexidin* (ein Biguanidin-Derivat).

**Guanin:** Abk. **G**, 2-Amino-6-hydroxypurin; $M_r$ 151.1. Schmp. 365°C. Als Baustein von Nucleinsäuren weit verbreitet; Bestandteil niedermolekularer Nucleotidcoenzyme u. Ausgangsprodukt f. die Biosynthese wichtiger Naturstoffe wie Pterine u. Vitamine, z.B. Folsäure u. Riboflavin.

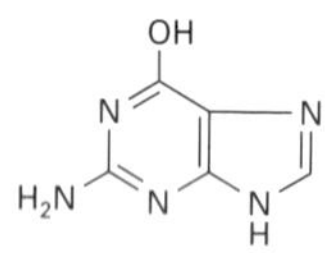

Guanin

**Guaninnucleotide:** s. Guanosin.

**Guano:** als Düngemittel verwendete Exkremente v. Vögeln, bes. d. Kormorane, in riesigen Lagern a. d. Küste Südamerikas (Peru-Guano); Best. 20 bis 30% Calciumphosphat u. ca. 15% Stickstoff, letzt. hauptsächl. als Ammoniumurat.

**Guanosin:** Nucleosid aus Guanin* u. Ribose*; Baustein der Ribonucleinsäuren*. Desoxyribonucleinsäuren enthalten als Baustein das Desoxyguanin (Nucleosid* des Guanin mit Desoxyribose). Die Guaninnucleoside bilden mit Phosphorsäure die **Guaninnucleotide** (Guanosinphosphate, s. Nucleotide) Guanosin-5'-monophosphat (GMP, Guanylsäure), Guanosin-5'-diphosphat (GDP); Guanosin-5'-triphosphat (GTP); analog heißen die Desoxyribonucleotide dGMP, dGDP, dGTP. GTP ist als energiereiche Verbindung an der Proteinbiosynthese u. an der Gluconeogenese beteiligt. (Cyclisches) Guanosin-3',5'-monophosphat, cGMP, spielt eine bedeutende Rolle bei der Signalübertragung von Hormonen u. Neurotransmittern in die Zelle; wird aus GTP durch Guanylatcyclasen gebildet; s. Second messenger. Guanosinmonophosphat (Guanylsäure) u. dessen Salze dienen auch als Geschmacksverstärker.

**Guanosindiphosphatzucker:** GDPG; s. Nucleosiddiphosphatzucker.

**cyclo-Guanosinmonophosphat:** s. Second Messenger.

**Guanosinphosphate:** s. Guanosin.

**Guanylsäure:** s. Guanosin.

**Guao:** s. Comocladia dentata.

**Guar:** Guar-Mehl, Guar-Gummi; s. Cyamopsis tetragonaloba.

**Guaran:** Polysaccharid (Schleimstoff) aus Cyamopsis tetragonoloba*.

**Guarana:** s. Paullinia cupana.

**Guayava:** Fol. Djamboe, s. Psidium guayava.

**Guayulekautschuk:** s. Kautschuk.

**Guedel-Schema:** Schema der Narkosestadien nach Guedel, s. Narkose.

**Günsel:** s. Ajuga reptans.

**Günzburg-Reagenz:** Lsg. von 2 T. Phloroglucin u. 1 T. Vanillin in 30 T. absolutem Ethanol; es ist besser, Phloroglucin u. Vanillin getrennt zu lösen u. beide Lösungen erst zum Gebrauch zusammenzugießen, da sich bei längerem Stehen die Lsg. leicht zersetzt (Braunfärbung). **Anw.:** zur Untersuchung des Mageninhalts auf freie Salzsäure, s. Günzburg-Reaktion. (Alfred Günzburg, Internist, Frankfurt a. M., 1887).

**Günzburg-Reaktion:** empfindliche Reaktion zum Nachw. freier Salzsäure im Magensaft. 3 bis 4 Tr. Günzburg-Reagenz* werden mit der gleichen Menge filtrierten Mageninhalts in einer Porzellanschale auf dem Wasserbad vorsichtig u. langsam zur Trockne eingedampft. Noch bei einer Konz. von 0.01% freier Salzsäure entsteht ein roter Spiegel.

**Guerbet-Reaktion:** Verfahren zur technischen Herst. verzweigter primärer Alkohole durch Erhitzen primärer Alkohole mit Natrium od. Kupfer bei erhöhtem Druck, wobei Alkohol-Selbstkondensation erfolgt; z.B. erhält man aus n-Butylalkohol 2-Ethyl-hexanol-(1).

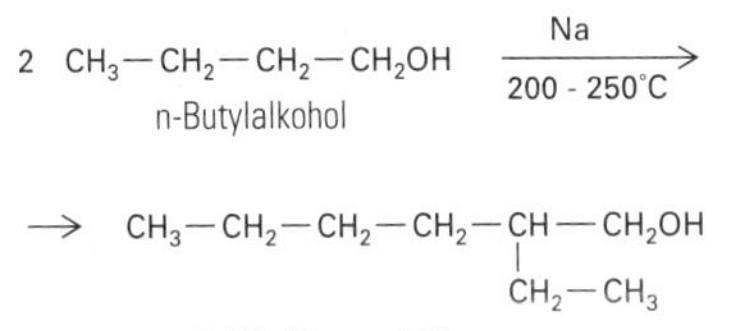


Guerbet-Reaktion:
Bildung von 2-Ethyl-hexanol-(1) als Beispiel

**Gürtelrose:** Herpes zoster, s. Zoster.

**Guidelines:** engl. Leitlinien; z.B. Harmonised Guidelines (s. Internationale Harmonisierungskonferenz).

**Guilandina echinata:** s. Caesalpinia echinata.

**Gulit(ol):** s. Sorbitol.

**Gulose:** eine Hexose, **Strukturformel** s. Kohlenhydrate.

**Gumbaral®:** s. Ademetionin.

**Gumboro-Krankheit:** s. Bursitis-(Gumboro-Krankheit)-Lebend-Impfstoff f. Geflügel (gefriergetrocknet), Infektiöse.

**Gummen:** s. Gummi.

**Gummi:** **1.** der G. (Plur. Gummis), s. Kautschuk; **2.** das G. (Plur. Gummen), viskose Lösungen von Gemischen von Polysacchariden (Heteropolysacchariden, vgl. Polyuronide), die (meist) bei Verletzung von Pflanzen gebildet werden, aus diesen austreten u. an der Luft erstarren.

**Gummi Acaciae:** Arabisches Gummi, s. Gummi arabicum.

**Gummi Ammoniacum:** Ammoniacum, s. Dorema ammoniacum.

**Gummi arabicum:** Arabisches Gummi, **Acaciae gummi** Ph.Eur.3, Akaziengummi, Gummi Acaciae, Gummi senegalense, Kordofangummi; stammt v. mehreren in Afrika heim. Acacia-Arten* (Fam. Mimosaceae (Leguminosae)), hauptsächl. v. **Acacia senegal** (L.) Willd. (Mittelafrika, v. Nubien bis zum Senegal, Ostafrika, Arabien, Belutschistan bis Indien), **A. nilotica** (L.) Del (A. arabica (Lam.) Willd.) (Nilgebiet), **A. karroo** Hayne (A. horrida auct.non Willd.) (Südwestafrika). Das Gummi bildet sich in d. Rinde der Bäume auf natürliche Weise od. nach Einschneiden infolge Vergummung von Cellulose, verursacht wahrscheinlich durch Bakterien. Rundl., weiße bis gelbl. u. bräunl. Stücke, geruchlos, außen matt u. rissig, in kleinmuschelige, leicht irisierende Stükke zerbrechend; langsam lösl. in 2 T. Wasser zu einem klebenden, gelbl., schwach sauer reagierenden Schleim (kolloide Lösung); in Ethanol unlöslich. **Best.:** hauptsächl. saure Ca-, Mg- u. K-Salze der Arabinsäure, einem verzweigten Polysaccharid, das bei Hydrolyse D-Glucose, L-Arabinose, L-Rhamnose u. Aldobionsäure ergibt, die weiter in D-Galactose u. D-Glucuronsäure zerlegt wird. Ferner enthält G. a. mehrere oxidierende Enzyme (Oxidase, Peroxidase, Amylase) u. ein dem Emulsin ähnl. Enzym, ferner etwas Stärke u. Zucker. Inkomp.: viele Arzneistoffe; sie werden durch Oxidasen u. Peroxidasen inaktiviert, was durch vorheriges Kochen der Gummilösung verhindert werden kann (vgl. Gummi arabicum desenzymaticum). Frische Gummilsg. bläut Guajaktinktur (Tinctura Guajaci*, s. Guaiacum-Arten), gekochte G. nicht. **Acaciae gummi dispersione desiccatum** Ph.Eur.3: **Sprühgetrocknetes Arabisches Gummi,** Gummi arabicum dispersione desiccatum. Herst.: aus einer Lösung von G. a. Hat den Vorteil der besseren Wasserlöslichkeit (vollständig lösl. in der doppelten Menge an Wasser) u. ist frei von Peroxidasen. **Anw.:** als reizmilderndes Mittel (Mucilaginosum) bei Katarrhen der Atmungswege u. des Darmes sowie als Geschmackskorrigens u. Bindemittel f. Emulsionen, Pillen. In Form eines 10%- bis 20%igen Schleims als Bindemittel bei der Tablettenherstellung (Granulierung), beim Andecken von Dragierkernen, f. Pastillen. Anionenaktiver O/W-Emulgator, auch f. Emulsionen zum innerlichen Gebrauch, jedoch höhere Konz. erforderlich (über 5%), in Kombination mit Tragant auch in geringeren Konz. verwendet (Entquellung von Tragant). **Zuber.:** Mucilago Gummi arabici, Pulvis gummosus, Emulsio Olei Jecoris Aselli comp. Anwend. techn.: hauptsächl. als Klebstoff sowie in großen Mengen in der Textil- u. Seidenindustrie zum Appretieren, Bindemittel f. Wasserfarben u. Tinten, Schutzkolloid f. kolloide Metallösungen, als Verdickungsmittel in der Druckerei.

**Gummi arabicum desenzymatum:** enzymfreies, arabisches Gummi. Herst. nach ÖAB90: Auflösen in Wasser (langwierig), anschließend 30 min im strömenden Wasserdampf erhitzen (Inaktivierung der Oxidasen u. Peroxidasen), unter vermindertem Druck bei 60°C eindampfen u. fein pulvern. (Einfacher kann man durch Erhitzen mit Ethanol desaktivieren.) **Anw.:** als Emulgator.

**Gummi Armenisches:** Ammoniacum, s. Dorema ammoniacum.

**Gummi Asa dulcis:** s. Benzoe.

**Gummibaum:** Ficus elastica, s. Kautschuk.

**Gummi Cambogiae:** Gutti, s. Garacinia hanburyi.

**Gummi Cerasorum:** Kirschgummi; getrocknetes Exsudat verschiedener Prunus-Arten, insbes. v. Prunus avium*.

**Gummi Copal:** s. Copal.

**Gummi Dammar:** Dammar, s. Shorea wiesneri.

**Gummi elasticum:** s. Kautschuk.

**Gummi Guajaci:** Resina Guaiaci, s. Guajacum officinale.

**Gummi Gutti:** Gutti, s. Garcinia hanburyi.

**Gummiharze:** s. Harze.

**Gummi Kino:** Kino, s. Pterocarpus marsupium.

**Gummi Lacca:** s. Schellack.

**Gummilack:** s. Schellack.

**Gummi Ladanum:** s. Ladanum.

**Gummi Mastix:** Mastix, s. Pistacia lentiscus.

**Gummimixtur:** s. Mixtura gummosa.

**Gummi Myrrha:** Myrrha, s. Commiphora-Arten.

**Gummi Olibanum:** Olibanum, s. Boswellia bhaw-dajiana.

**Gummi Opopanax:** Opopanax, s. Opopanax chironium.

**Gummipflaster:** Emplastrum Lithargyri compositum.

**Gummi plasticum:** s. Guttapercha.

**Gummipulver, Zusammengesetztes:** s. Pulvis gummosus.

**Gummiresina:** (Plur. Gummiresinae) s. Harze.

**Gummiresina Ammoniacum:** Ammoniacum, s. Dorema ammoniacum.

**Gummiresina Asa foetida:** Asa foetida, s. Ferula assa-foetida.

**Gummiresina Euphorbium:** Euphorbium, s. Euphorbia resinifera.

**Gummiresina Galbanum:** Galbanum, s. Ferula gummosa.

**Gummiresina Gutti:** Gutti, s. Garcinia hanbury.

**Gummiresina Myrrha:** Myrrha, s. Commiphora-Arten.

**Gummiresina Olibanum:** Olibanum, s. Boswellia bhaw-dajiana.

**Gummiresina Opopanax:** Opopanax, s. Opopanax chironium.

**Gummiresina Scammoniae:** s. Convolvulus scammonia.

**Gummis:** s. Gummi.

**Gummi Sandaracae:** Resina Sandaraca, s. Tetraclinis articulata.

**Gummi Sanguis Draconis:** Resina Draconis, s. Daemonorops draco.

**Gummischleim:** s. Mucilago Gummi arabici.

**Gummi senegalense:** s. Gummi arabicum.

**Gummi Tamahaca:** s. Calophyllum inophyllum.

**Gummi Tragacantha:** Tragacantha, Traganth, s. Astragalus-Arten.

**Gummi Tragacantha indica:** Karaya-Gummi, Sterculiagummi, s. Sterculia urens.

**Gummiwurz:** s. Opopanax chironium.

**Gummizucker:** s. Arabinose.

**Gundelrebenkraut:** Gundermannkraut, Herba Hederae terrestris, s. Glechoma hederacea.

**Gurgelmittel:** Gargarisma.

**Gurgelmittel, Adstringierendes:** s. Gargarisma adstringens.

**Gurjunbalsam:** Balsamum Gurjunae*.

**Gurke:** Cucumis sativus*.

**Gurkenbaum:** s. Averrhoa bilimbi.

**Gurkenkraut:** Borago officinalis*, Anethum graveolens*.

**Gurunuß:** Semen Colae, s. Cola.

**Gutartig:** benigne.

**Gute Laborpraxis:** s. GLP.

**Guter Heinrich:** s. Chenopodium bonus-henricus.

**Guthrie-Test:** Bluttest zum Nachw. erhöhter Phenylalaninkonzentration im Blut, v.a. bei Phenylketonurie (s. Phenylalanin). Blut wird auf einen Agar-Nährboden aufgetragen, dem 2-Thienylalanin zugegeben wurde. Phenylalanin hebt die Hemmwirkung von 2-Thienylalanin auf das Wachstum von Bacillus subtilis auf, so daß der Keim wächst. Die Trübungszone um die Blutprobe, die dem Bakterienwachstum entspricht, ist proportional zur Menge Phenylalanin.

**Gutron®:** s. Midodrin.

**Gutta:** ein all-*trans*-Polyisopren, Hauptbestandteil von Guttapercha*.

**Gutta(e):** Tropfen. Abk. auf Rezepten: gtt. Nach Ph.Helv.7 sind G. (Tropfflüssigkeiten) flüssige Arzneipräparate zur peroralen Verw. in Form von Lösungen, Tinkturen, Fluidextrakten, Emulsionen od. Suspensionen, die meist tropfenweise mit Hilfe eines Tropfers (seltener volumenmäßig mit einer Meßeinrichtung) dosiert werden.

**Guttae Cholecalciferoli orales:** s. Colecalciferol-Tropfenflüssigkeit, Orale.

**Guttae Haloperidoli:** Haloperidol-Tropfen (NRF); Haloperidoli guttae; Zstzg.: 0.06 g Haloperidol, 0.06 g Milchsäure, 3.0 g Propylenglykol, Wasser ad 30 g. **Anw.:** starkes Neuroleptikum. **Übl. Dos.:** 3mal/d 10 bis 30 Tr. (1 bis 3 mg Haloperidol).

**Guttae Kalii iodati:** Kaliumiodid-Tropfen 0.05%*.

**Guttae Metoclopramidi:** Metoclopramid-Tropfen (NRF); Metoclopramidi guttae. Zstzg.: 0.12 g Metoclopramidhydrochlorid, 0.03 g Citronensäure-Monohydrat, 0.03 g Saccharin-Natrium, konserviertes Wasser ad 30 g. **Anw.:** als Antiemetikum. **Übl. Dos.:** 3mal/d 25 bis 50 Tr. (5 bis 10 mg Metoclopramid).

**Guttae Morphini hydrochloridi 1.0 per centum:** Morphini hydrochloridi guttae 1.0 per centum; Morphinhydrochlorid-Tropfen 1.0% (NRF); Zstzg.: 0.2 g Morphinhydrochlorid, 0.004 g Natriumedetat, 0.01 g Natriumdisulfit, Konserviertes Wasser (mit Nipaestern) ad 20 g. **Anw.:** starkes Analgetikum bei Karzinompatienten. 3 Monate lang verwendbar.

**Guttae Natrii fluorati:** Natriumfluorid-Tropfen*.

**Guttae Nicethamidi 250 mg/mL:** Nicethamidi guttae orales 250 mg/mL, Orale Nicethamid-Tropfenflüssigkeit 250 mg/mL; Zstzg. nach Ph.Helv.7: 25.0 T. Nicethamid, 5.0 T. Milchsäure, mit Wasser auf 100.0 mL. **Anw.:** s. Nicethamid.

**Guttae Nitroglycerini spirituosae:** Alkoholische Glyceroltrinitrat-Tropfen; Glyceroli trinitratis guttae spirituosae. Zstzg.: 3.0 g Alkoholische Glyceroltrinitratlösung, 17.0 g Ethanol 70%

(V/V). **Anw.:** bei akuten Angina pectoris Anfällen. **Übl. Dos.:** 10 bis 20 Tr. auf Zucker (0.33 bis 0.66 mg Glyceroltrinitrat).

**Guttae ophthalmicae:** s. Augentropfen.

**Guttae pectorales Thymi:** Thymian-Hustentropfen, Thymi guttae pectorales. Zstzg. nach NRF: Thymianfluidextrakt 10.0 g, Primelwurzelfluidextrakt 2.0 g, Kamillenfluidextrakt 3.0 g, Kaliumcitrat 0.15 g, Brustelixier ad 30.0 g. **Übl. Dos.:** Säuglinge mehrmals tgl. 2 bis 3 Tr., Kinder mehrmals tgl. 5 bis 10 Tr., Erwachsene mehrmals tgl. 10 bis 15 Tr.

**Gutta Gambir:** s. Uncaria gambir.

**Guttapercha:** Guttapercha („Gummi von Sumatra", von malaiisch getah Gummi, Pertcha Sumatra), Gummi plasticum; der koagulierte Milchsaft versch. Bäume aus d. Fam. der Sapotaceae, bes. Palaquium-Arten, früher Palaquium gutta, jetzt vor allem Palaquium oblongifolium (Sumatra, Malakka, Borneo) u. P. treubii (Banka) sowie auch Payena-Arten. Gelbbraune bis graubraune od. grauweiße Stücke, zäh u. biegsam, bei 45°C knetbar, bei 60-70°C formbar, bei 100°C klebrig; Schmp. 150°C; in heißem Wasser erweichend u. knetbar, beim Erkalten wieder erhärtend; lösl. in heißem Chloroform, Benzol, Schwefelsäure, Terpentinöl, Toluol. D. 0.960 bis 0.990. **Best.:** bis 85% Gutta $(C_{10}H_{16})_n$ (ein all-*trans*-Polyisopren, Kautschuk* ist ein all-*cis*-Polyisopren), 10-48% Harze, Gerbstoffe, Farbstoffe. **Anw.:** zu Pflastern, als Guttaperchapapier (Guttapercha lamellata), zu wasserdichten Verbänden; in Chloroform gelöst (Traumaticinum DAB6) zum Verschließen kleiner Wunden. In der Zahnmedizin u.a. f. Wurzelkanalfüllungen, provisor. Füllungen, als Abformmasse.

**Guttaperchastäbchen:** Guttapercha in bacillis, s. Guttapercha.

**Guttaplast®:** medikamentöse Pflaster, die früher vorwiegend auf Guttapercha* gestrichen wurden, heute aber aus luftundurchlässigem Pflasterstoff bestehen. Es hat sich nur noch Salicylguttaplast behauptet; s. Salicylsäure.

**Guttation:** (*lat.* gutta Tropfen) *bot.* Abgabe von Wassertropfen über die Blätter aufgrund des Wurzeldrucks. Sie treten nicht aus den Stomata aus, sondern aus speziellen Öffnungen, die an Spitzen u. Rändern von Blättern gelegen sind.

**Gutti:** Gummigutt, s. Garcinia hanburyi.

**Gutzeit-Reaktion:** dient zum Nachw. von Arsen. Prinzip: in Anwesenheit von Arsen entsteht mit Zink u. Salzsäure Arsenwasserstoff (Arsin, $AsH_3$), das feuchtes, mit Silbernitrat getränktes Filterpapier braun färbt, da metallisches Silber entsteht. Anstelle von Silbernitrat wird auch Quecksilber(II)-bromid verwendet, aus dem in entsprechender Weise gelbbraunes $As_2Hg_3$ entsteht.

**GVP:** Abk. von **G**ood **V**alidation **P**ractice; von der FIP* erarbeitete Richtlinien f. die Validierung der Herstellungsschritte. Die Validierung beginnt bei der Produktentwicklung in der die Verfahrens- u. Prüfvorschriften ausgearbeitet u. erprobt werden. Bei der Produktion müssen vor allem Maschinen u. Produktionsbedingungen validiert werden. Bei Änderung der Zusammensetzung, des Verfahrens u. der Ausrüstung ist in der Regel eine Revalidierung erforderlich. Für Validierung ist der Hersteller verantwortlich.

**Gy:** Symbol der SI-Einheit Gray f. die Ionendosis, s. Dosimetrie.

**Gymnema sylvestre** (Willd.) R.Br.: Fam. Asclepiadaceae (Westafrika, Australien). Stpfl. v. **Folia Gymnemae sylvestris:** Merasingiblätter. **Inhaltsst.:** ca. 6% Gymnemasäure (Glucosid von mit kurzkettigen Fettsäuren verestertem Gymnagenin, einem Triterpensapogenin), Gymnamin (Alkaloid). **Anw.:** als Geschmackskorrigens, Gymnemasäure hebt die Empfindung f. bitter u. süß auf.

**Gymnocladus dioicus** (L.) K. Koch: (G. canadensis Lam.) Fam. Fabaceae (Leguminosae) (östl. Nordamerika, in Europa angebaut). **Inhaltsst.:** Glykoaraban (gummiartiges Kohlenhydrat), Glucose u. Saccharose, ca. 8% fettes Öl. Die Samen (saponinhaltig) werden als Kaffeesurrogat verwendet (Kentucky Coffee).

**HOM:** *Gymnocladus canadensis:* das frische, in der Frucht enthaltene Mark (Schusserfruchtmark).

**Gymnospermae:** *bot.* nacktsamige Pflanzen, Bedecktsamer, d.h. die Samenanlagen befinden sich im Gegensatz zur Unterabteilung Angiospermae*, den bedecktsamigen Pflanzen, nicht im geschlossenen Fruchtblattgehäuse; sie bilden daher keine (echten) Früchte. Sie werden auch in die beiden Unterabteilungen der gabel- u. nadelblättrigen Nacktsamer (Coniferophytina) u. fiederblättrigen Bedecktsamer (Cycadophytina) untergliedert (s. Spermatophyta).

**Gynäkologie:** Frauenheilkunde.

**Gynäkologikum(-a):** in der Frauenheilkunde u. Geburtshilfe verwendetes Medikament. Man unterscheidet folgende Gruppen: **1. Antiabortiva:** Estrogen-Progesteron-Kombination zur Erhaltung einer bedrohten Schwangerschaft. **2. Uterusmittel:** a) Wehenhemmend: Tokolytika; zur Verhinderung einer Frühgeburt werden Sympathomimetika verwendet, z.B. Terbutalin*, Hexoprenalin*, Ritodrin*, Fenterenol*, Buphenin*. b) Wehenauslösend u. uteruskontrahierend wirken Oxytocin* u. Prostaglandine* (z.B. Dinoprost*, Dinoproston*, Sulproston*), zur Geburtseinleitung u. zur Tonisierung der Gebärmutter bei Blutungen nach einer Geburt od. Ausschabung. c) Blutungsstillend wirken Mutterkornalkaloide, z.B. Ergometrin*, Methylergometrin*. **3. Kontrazeptiva:** a) hormonelle systemische Antikonzeption, (Ovulationshemmer), b) lokal vaginal zur Abtötung von Spermien, z.B. Nonoxinol*, c) intrauterin liegende Kunststofffremdkörper mit Cu-Beschichtung (IUP-Intrauterinpessar-Spirale, s. Pessar); s.a. Antikonzeptionelle Mittel. **4. Vaginaltherapeutika:** zur lokalen Ther. von Infektionen der Scheide: Antimykotika* (z.B. Clotrimazol*, Nystatin*, Miconazol*), Antibiotika* (v.a. Sulfonamide, Tetracycline), Trichomonacida (Tinidazol*, Metronidazol*), Antiseptika (Borsäure, Milchsäure, Kamillenextrakte), Hormone (Estrogene) zum Aufbau einer normalen Schleimhaut auch bei Atrophien im Klimakterium. **5. Hormone:** zur Regulierung eines gestörten Zyklus, bei klimakterischen Beschwerden, bei hormonsensitiven Neoplasien, zur Antikonzeption; s.a. Hormone (Sexualhormone). **6. Antidysmenorrhöika:** bei übermäßig schmerzhaften Menses finden v.a. Analgetika, Spasmolytika, pflanzliche Mischpräparate sowie Organextrakte aus Ovarien tierischer Herkunft Verw., bei starken Blutungen Mutterkornalkaloide. **7. Klimakterium-Therapeutika:** Androgen-Estrogen Kombinationen zur Hormonsubstitution, daneben symptomatisch mit z.B. Belladonna, Secalepräparate, pflanzliche Extrakte (Rhiz. Cimicifugae, s. Cimicifuga racemosa). **8. Ovulationsauslöser:** lösen Eisprung aus, s. Ovulationsstimulan-

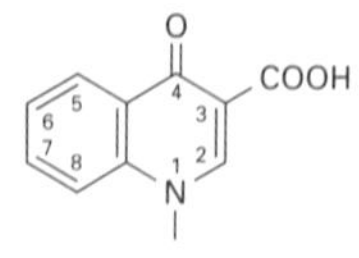

Chinolon-carbonsäure

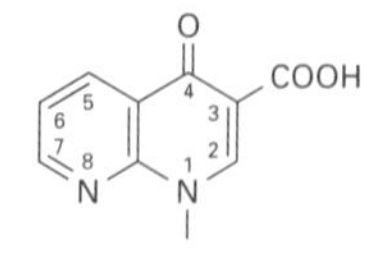

Naphthyridin-carbonsäure

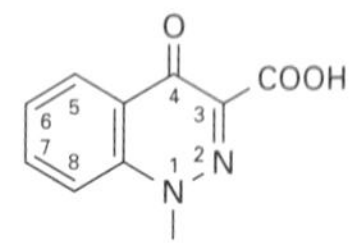

Cinnolon-carbonsäure

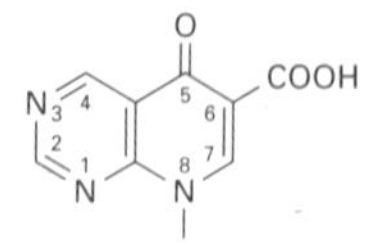

Pyrido-pyrimidin-carbonsäure

Gyrasehemmer: Grundstrukturen

tien. **9. Laktationshemmer:** s. Abstillmittel. **10. Menstruationsfördernde(s) Mittel:** z.B. Apiol, Myristicin (in starker Verdünnung), früher Juniperus sabina* (mißbräuchlich als Abortiva*). **11. Andere G.:** bei Entzündungen der Geschlechtsorgane werden bei bakterieller Genese Antibiotika, sonst Antiphlogistika* (v.a. Ammoniumbituminosulfat) verwendet. Tumortherapie: s. Zytostatika.

**Gynergen**®: s. Ergotamin.

**Gynocardiaöl:** Oleum Chaulmoograe, s. Hydnocarpus kurzii.

**Gyno-Daktar**®: s. Miconazol.

**Gynoeceum:** *bot.* s. Blüte.

**Gyno-Monistat**®: s. Miconazol.

**Gyno-Pevaryl**®: s. Econazol.

**Gynostegium:** *bot.* durch Verwachsung v. Griffel u. Staubblättern entstandenes Gebilde, z.B. bei Asclepiadaceae.

**Gynostemium:** s. Orchidaceae.

**Gynotermone:** s. Termone.

**Gyno-Travogen**®: s. Isoconazol.

**Gypsogenin:** 3β-Hydroxy-23-oxoolean-12-en-28-säure, Githagenin; $C_{30}H_{46}O_4$, $M_r$ 470.67. Schmp. 274-276°C. Triterpensapogenin, **Strukturformel** s. Saponine (Tab.). Aglykon von Saponinen aus Gypsophyla-Arten*, Saponaria officinalis*, Agrostemma githago*.

**Gypsogensäure:** Triterpensapogenin, **Strukturformel** s. Saponine (Tab.).

**Gypsophila-Arten:** Fam. Caryophyllaceae. **G. paniculata** L. Schleierkraut (Osteuropa), **G. arrostii** (Süditalien, Spanien) u.a. Arten. Stpfl. v. **Radix Saponariae alba:** Weiße (levantinische, spanische, russische, ägyptische) Seifenwurzel. (Rad. Saponariae rubra stammt von Saponaria officinalis*.) **Inhaltsst.:** Saponine (bis 20%); im Hauptsaponin (Gypsosid A) ist das Aglykon Gypsogenin* mit Arabinose, Rhamnose, Glucose u. Galactose verbunden. **Anw.:** als Diuretikum, Expektorans, Antirheumatikum; techn.: zum Waschen; zur Gew. von Saponin, auch (neben Quillaja saponaria) zur Gew. von Saponin-Referenzsubstanz (Saponin, Reagenz DAB96; z.B. zur DC-Prüfung von Primelwurzel).

**Gyramid**®: s. Enoxacin.

**Gyrase:** DNS-Gyrase; eine Topoisomerase* (Typ II) bei Prokaryonten*, die durch vorübergehendes Spalten u. wieder Zusammenfügen der DNS-Stränge die schnelle Entspiralisierung des Elternstranges ermöglicht (ca. 4500 Umdrehungen pro min); wichtiges Enzym bei der DNS-Replikation, -Transkription, -Rekombination u. -Reparatur.

**Gyrasehemmer:** Pharmaka, die das Enzym Gyrase* hemmen u. dadurch bakterizid wirken; erster Vertreter dieser Substanzklasse war die Nalidixinsäure* (die Antibiotika Novobiocin*, Coumamycin, beide sind Cumarinderivate, u.a. wirken allerdings ähnlich). G. unterscheiden sich in ihren chem. Strukturen stark von anderen antibakteriellen Wirkstoffen. Grundstruktur der meisten G. ist das 4-Oxo-1,4-dihydroisochinolin (Kurzbezeichnung: 4-Chinolon od. nur Chinolon); ein essentielles Strukturelement ist die Säurefunktion in Stellung 3. Vertreter dieser Chinolon-Derivate (Chinoloncarbonsäure-Derivate) sind z.B. Norfloxacin*, Ofloxacin*, Oxolinsäure*, Sparfloxazin* u. Ciprofloxacin*. Ältere Vertreter sind 1,8-Naphthyridin-Derivate (Nalidixinsäure*) u. Pyridopyrimidincarbonsäure-Derivate (Pipemidsäure*, Piromidsäure*) sowie Cinnoloncarbonsäure-Derivate (Cinoxacin*, Rosoxacin*). **Anw.:** v.a. bei bestimmten Infektionen der Niere, Harnwege, Geschlechtsorgane, Atemwege, des Bauchraumes u. der Haut. Nebenw.: möglich sind z.B. Neurotoxizität (z.B. Krampfanfälle), Gelenkknorpelschäden (daher kontraindiziert bei Kindern u. Schwangeren), allergische Reaktionen, Blutbildschäden u.a.

# H

**H:** **1.** *chem.* Wasserstoff* (Hydrogenium); **2.** Symbol f. Enthalpie*.

**h:** **1.** Symbol f. Hekto (das 100fache einer Grundeinheit); **2.** Symbol f. Stunde (*lat.* hora); **3.** Symbol f. das Planck-Wirkungsquantum*, h = 6.626176 · $10^{-34}$ Js.

**H1-, H2-Antagonisten:** $H_1$-, $H_2$-A., s. Antihistaminikum(a).

**H1-, H2-Rezeptorenblocker:** $H_1$-, $H_2$-R., s. Antihistaminikum(a).

**HA-1A:** Humaner monoklonaler IgM-Antikörper, Centoxin®. Vgl. Monoklonale Antikörper, s. Immunglobuline. **Wirk.:** bindet spezif. an die Lipid-A-Region von Endotoxinen*. **Anw.:** bei gramnegativer Bakteriämie insbesondere mit septischen Schock. **Nebenw.:** Flush, lokalisierte Urticaria u. Hypotonie. Kontraind.: Überempfindlichkeit gegen murine Proteine; wiederholte Verabreichung von HA-1A. HWZ 16.2 h. **Übl. Dos.:** Parenteral: i.v. 100 mg (Einmalinfusion über 15 bis 30 min). Hinweis: bei 2-8°C lagern, nicht schütteln.

**Haarausfall:** Alopecia*.

**Haare:** **1.** *med.* Crine, Pili; Kopfhaare: Capilli; Achselhaare: Hirci; Schamhaare: Pubes; Barthaar: Barba; Wollhaare: Lanugo; Wimpern: Cilia; Augenbrauen: Supercilia. **2.** *bot.* (Pflanzenhaare) Trichome*.

**Haarentfernungsmittel:** Enthaarungsmittel, s. Depilatorium.

**Haarhygrometer:** s. Hygrometer.

**Haarwuchsmittel:** vgl. Minoxidil.

**HAB:** Homöopathisches Arzneibuch; s. Arzneibuch, vgl. Homöopathie.

**Habituell:** gewohnheitsmäßig.

**Habitus:** **1.** *bot.* Aussehen, das Äußere der Pflanze; **2.** *med.* die äußere Körperbeschaffenheit eines Menschen; **3.** *phys.* Kristallhabitus: s. Kristallgestalt.

**Hachimycin:** Trichomycin; CAS-Nr. 1394-02-1; $C_{61}H_{84}N_2O_{20}$, $M_r$ 1165.3. Antimikrobielle Verbdg. aus Streptomyces hachijoensis. Prakt. unlösl. in Wasser, Ethanol, Aceton. **Anw.:** Antibiotikum* mit Polyenstruktur; Antimykotikum, wirksam gegen pathogene Pilze u. Hefen einschließlich Aspergillus, Candida, Trichophyten u. gegen Trichomonas vaginalis; heute nur noch topikale Applikation bei Candidiasis u. Trichomoniasis.

**Hadrom:** *bot.* s. Xylem.

**Häm:** Protohäm, Hämochromogen; nach Abtrennung des Globins verbleibender Farbstoffanteil des Hämoglobins* (u. Myoglobins); ein Protoporphyrin mit zentralen 2wertigen Eisenatomen, die entscheidend f. den Sauerstoff- u. Kohlendioxidtransport sind.

**Hämagglutination:** (*gr.* αηῖμα Blut, γλυτός Ballen) Zusammenballung von roten Blutkörperchen durch Hämagglutinine: Stoffe, die Agglutination von roten Blutkörperchen bewirken (z.B. Serumantikörper, Schlangengifte, Lektine* usw.). Isohämagglutinine agglutinieren Blutkörperchen bestimmter Individuen derselben Art. Unspezifische Hämagglutination: durch Schwermetallsalze, bei niedrigem pH, in elektrolytfreiem Medium u.a. Vgl. Blutgruppen, Agglutinine.

**Hämagglutinationshemmungs-Test:** jeder Test, der auf der Hemmung der Agglutinationsreaktion beruht.

**Hämagogum(a):** blutungsförderndes Mittel; Stoffe, die eine Blutgerinnungshemmung bewirken (z.B. Heparin*, Hirudin*).

**Haemanthus albiflos:** s. Amaryllidaceae.

**Hämatein:** Hydroxybrasilein, s. Hämatoxilin.

**Hämatemesis:** Bluterbrechen.

**Hämatin:** Hydroxy-Hämin, Ferrihämhydroxid, $Fe^{3+}$-Protoporphyrinkomplex; $C_{34}H_{33}FeN_4O_5$, $M_r$ 633.49. Darst.: durch Einwirken von Salzsäure auf Hämoglobin*; kann nach Blutungen (im Magen od. Darm) im Erbrochenen gefunden werden.

**Hämatit:** s. Eisen(III)-oxid.

**Hämatokrit:** Anteil der zellulären Bestandteile am Blutvolumen, angegeben in Prozent; zum Teil von Bestimmungsmethode abhängig. Der H. beträgt bei Frauen ca. 40% u. bei Männern ca. 45%.

**Hämatologie:** Lehre vom Blut u. den Blutkrankheiten.

**Hämatom:** Hämatoma, Bluterguß in Weichteile u. Zwischengewebsräume.

**Hämatopoese:** Blutbildung, Blutbereitung, spez. Bildung roter Blutkörperchen, s. Erythropoese.

**Hämatoporphyrin:** $C_{34}H_{38}N_4O_6$, $M_r$ 598.68. Künstliches Abbauprodukt des Hämoglobins*, das sich bei Zerlegung des Hämoglobins u. Abspaltung des Globins u. Eisens aus dem Hämanteil des Hämoglobins bildet. Es unterscheidet sich von dem natürlichen Protoporphyrin durch Anlagerung von $H_2O$ an die ungesättigten Seitenketten (Vinylgruppen) des Protoporphyrins (s. Porphyrin); violette Blättchen, unlösl. in Wasser, lösl. in Ethanol, wenig Ether u. Chloroform, lösl. in Aceton. **Anw.** med.: bei Depressionen (nicht bei Leber- u. Nierenkrankheiten); in der Chirurgie zur Feststellung von Krebsgeweben, da diese Gewebe nach Injizierung von H. bei ultravioletter Bestrahlung Fluoreszenz zeigen.

**Hämatorrhö:** (*gr.* αἷμα Blut ῥοή Strömung, Flut) s. Blutsturz.

**Hämatostyptikum(a):** s. Hämostyptikum.

**Hämatoxylin:** $C_{16}H_{14}O_6 \cdot 3\ H_2O$, $M_r$ 356.32. Schmp. 120-140°C unter Wasserverlust. Farblose bis blaßgelbl. Kristalle, sehr leicht lösl. in Ethanol, leicht lösl. in Boraxlsg. u. heißem Wasser, wenig lösl. in kaltem Wasser u. Ether. Inhaltsstoff des Lignum Campechianum, s. Haematoxylon campechianum. H. gibt mit Alkalien eine tiefpurpurrote Farbe, die an der Luft in Blauviolett umschlägt. H. oxidiert an der Luft zu rotem Hämatein (Hydroxybrasilein, Oxy-Brasilein; $C_{16}H_{12}O_6$, braunrote metall. dunkelgrün glänzende Kristalle). **Anw.:** als Indikator, s. Hämatoxylinpapier; als Färbemittel in d. Mikroskopie.

**Hämatoxylinpapier:** mit Hämatoxylinlsg. getränktes Filtrierpapier, dient zum Nachw. von

Ammoniak, Alkalien, alkal. Erden (intensive Rotfärbung infolge Bildung von Hämatein); s. Hämatoxylin.

**Haematoxylum campechianum** L.: Fam. Caesalpiniaceae (Leguminosae) (Mexiko, Westindien). Stpfl. v. **Lignum Campechianum:** Lignum Haematoxyli, Blauholz, Capecheholz, Blauspäne; hartes, schweres, außen blauschwarzes, innen rotbraunes Holz von schwachem, aber charakteristischem Geruch. **Inhaltsst.:** Hämatoxylin (bis 12%), das durch Oxidation in das rote Hämatein übergeht, ferner äther. Öl, 10% Gerbstoffe, Brasilin, Harz, Phlobaphene. **Anw.:** als Adstringens; techn.: zur Herst. v. Beizen u. Tinten. Blauholzextrakt (Extr. campechianum) ist ein Beizenfarbstoff (bes. f. Seide u. Kattun).

**Hämaturie:** Blutharnen.

**Hämiglobin:** Methämoglobin, s. Hämoglobin.

**Hämin:** Salzsaures Hämatin, Chlor-Hämin, Ferriprotoporphyrinchlorid; $C_{34}H_{32}ClFeN_4O_4$, $M_r$ 651.96. Das Eisen im Hämin ist 3wertig, die dritte Valenz des Fe-Atoms ist durch Chlorid abgesättigt, auch als Teichmann-Kristalle bezeichnet. **Teichmann-Blutprobe** zum Nachw. kleinster Blutmengen: betr. Gegenstände mit wenig kaltem Wasser auswaschen, Auszug auf Glas verdunsten lassen u. dann mit einer Spur Kochsalz u. einigen Tropfen Eisessig erwärmen; bei Gegenwart von Blut sieht man nach dem Erkalten unter d. Mikroskop die blauschwarzen, im durchfallenden Licht braunen Kristalle von Häminchlorid; diese sintern bei 240°C u. schmelzen auch bei 300°C nicht. Die Reaktion kann jedoch nicht zur Unterscheidung von Menschen- u. Tierblut dienen.

**Hämochrome:** Hämochromogene; durch Nebenvalenzen über das Eisen entstehende Verbindungen der Häme* mit Basen, wie Pyridin, Ammoniak usw., od. mit Eiweißkörpern; Abbauprodukte des Blutfarbstoffs.

**Hämocyanine:** Atmungspigmente im Blut vieler wirbelloser Tiere (Mollusken, Crustaceen u.a.); sie haben ähnliche Funktion wie das Hämoglobin, enthalten jedoch kein Porphyrin u. Kupfer statt Eisen (die Sauerstoffverbindungen sind blau gefärbt, die sauerstofffreien sind farblos).

**Hämoderivate:** Hämopräparate; veraltete Bezeichnungen f. Blutzubereitungen*.

**Hämodiafiltration:** extrakorporales Blutreinigungsverfahren*, bei der Hämodialyse* u. Hämofiltration* kombiniert werden. **Anw.:** v.a. bei chron. Niereninsuffizienz angewendet wird; im Vergleich zur Hämodialyse sind kürzere Behandlungszeiten möglich.

**Hämodiafiltrationslösungen:** s. Hämofiltrationslösungen.

**Hämodialyse:** extrakorporale Dialyse, sog. Blutwäsche, wichtigste Form der künstlichen Niere. Man versteht darunter die Entfernung von Stoffwechselschlacken u. Wasser aus dem Blut über eine künstliche, semipermeable Membran in einem **Hämodialysator**, der eigentlichen künstlichen Niere, bei Niereninsuffizienz, Intoxikationen u.a. Das Blut des Patienten gelangt über ein arterielles Schlauchsystem in den Dialysator, wo niedermolekulare, harnpflichtige Substanzen entsprechend dem Konzentrationsgefälle zwischen Blut u. Spülflüssigkeit durch die semipermeable Membran das Blut verlassen, u. kehrt über das venöse Schlauchsystem, in das ein Luftfänger eingebaut ist, zurück. Zur Verhinderung einer Blutgerinnung wird Heparin* zugesetzt. Die Dialysebehandlung kann heute im Krankenhaus (Zentrumsdialyse), aber auch als Heimdialyse durchgeführt werden; s.a. Blutreinigungsverfahren.

**Hämodialyselösungen:** Solutiones ad haemodialysim Ph.Eur.3. Elektrolytlösungen mit einer Konz., die ca. der Elektrolytzusammensetzung der normalen extrazellulären Körperflüssigkeit entspricht. Sie können zusätzl. Glucose enthalten. Aufgrund der großen verwendeten Mengen werden sie i.a. durch Verdünnen konz. Lösungen mittels automatischer Dosiergeräte hergestellt. Es werden Acetat- od. Lactat-Konzentrate u. saure Konzentrate (zur Einstellung des pH-Wertes) eingesetzt. Die in den konz. Lösungen vorhandenen Salzmengen sind so bemessen, daß, auf das angegebene Volumen verdünnt, die Ionenkonzentration von Acet- od. Lactat-Lösungen (saure Lösungen) i.a. in folgenden Grenzen liegt: Natrium 130 bis 145 (80 bis 110), Kalium 0 bis 3.0, Calcium 0 bis 2.0, Magnesium 0 bis 1.2, Acetat od. Lactat 32 bis 45 (0), Essigsäure 0 (2.5 bis 10), Chlorid 90 bis 120 u. Glucose 0 bis 12.0 mmol/L. **Anw.:** die Lösungen werden in geeigneten Geräten f. die Hämodialyse* (Zirkulation außerhalb des Körpers) verwendet. Das Blut des Patienten fließt an einer Membran geeingeter Permeabilität vorbei, welche mit der Hämodialyselösung in Berührung ist.

**Hämofiltration:** Blutreinigungsverfahren* bei Niereninsuffizienz, Intoxikationen u.a.; im Gegensatz zur Hämodialyse* werden die Stoffwechselendprodukte durch einen Filtrationsprozeß (Ultrafiltration) aus dem Blut ausgeschieden; bes. geeignet f. ältere Patienten mit Gefäßsklerose u. labilem Kreislauf.

**Hämofiltrationslösungen:** Solutiones ad haemocolaturam Ph.Eur.3. Diese Zubereitungen zur parenteralen Anw. (s. Hämofiltration) sind (wie auch Hämodiafiltrationslösungen) Elektrolytlösungen mit einer Konz. u. Zusammensetzung, die ca. denen des Plasmas entsprechen. Sie können zusätzl. Glucose enthalten; vgl. Hämodialyselösungen, Peritonealdialyselösungen.

**Hämoglobin:** Hb; roter Blutfarbstoff; als ca. 30%ige Lösung in den Erythrozyten enthaltenes Chromoprotein mit einer $M_r$ von 64458. Besteht aus dem zu den Albuminen gehörigen Eiweißkörper **Globin** u. der eigentlichen Farbstoffkomponente **Häm***, auch Protohäm genannt, einer Verbindung des Protoporphyrins mit 2wertigem Eisen, vgl. Porphyrin. Häm ist bei allen höheren Tierarten gleich; Globin, das 96% des H.s ausmacht u. reich an Histidin ist, ist bei d. einzelnen Tierarten verschieden u. charakteristisch. Die **Bildung** erfolgt in den Erythroblasten*. Das fertige Hb ist ein Tetrameres aus 2 Peptidkettenpaaren u. 4 Hämgruppen. Normalerweise kommen insgesamt 4 verschiedene Peptidketten (Alpha-, Beta-, Gamma- u. Delta-Ketten) vor. Hb bildet bräunlich-schwarze, glänzende Blättchen od. ein braunes Pulver, es ist in ca. 7 T. Wasser langsam, aber vollkommen u. klar löslich. **Normalwerte:** Die gesamte Hb-Menge im Körper eines erwachsenen Menschen beträgt ca. 650 g (Männer: 140 bis 180 g/L Blut, Frauen: 120 bis 160 g/L Blut). Am Tag werden ca. 57 g produziert. **Funktionen: 1.** Transport u. Bindung von Sauerstoff bei der Atmung, Aufnahme von Sauerstoff der eingeatmeten Luft in der Lunge unter Bildung von Oxyhämoglobin ($HbO_2$), Abgabe in den Kapillaren der Gewebe durch Dissoziation. **2.** Beteiligung an der pH-Regulation des Blutplasmas (Oxyhämoglobin hat ein größeres Basenbindungsvermögen als das reduzierte Hb). **Abbau:** erfolgt nach dem Untergang der Erythrozyten in den Zellen des Retikulo-endothelialen Systems. Die dabei aus dem Globin frei werdenden Aminosäuren gehen in den allgemeinen Aminosäurepool des Körpers. Eisen wird weitgehend zur Neubildung von Hb genutzt. Der Protoporphyrinring des Häms wird aufgespalten u. über verschiedene Abbaustufen zu Bilirubin umgewandelt; s.a. Gallenfarbstoffe. **Hämiglobinderivate: 1. Oxyhämoglobin** ($HbO_2$) durch Anlagerung von je einem Molekül $O_2$ an das Eisenatom des Häm. Das Eisen bleibt dabei 2wertig. Dieser Vorgang wird als Oxygenierung des Hb bezeichnet. **2. Carboxyhämoglobin** (HbCO): Bildung schon bei Vorhandensein kleiner CO–Mengen in der Atemluft, da CO eine ca. 300mal größere Affinität zu Hb hat als Sauerstoff; s.a. Kohlenstoff (Kohlenmonoxid-Vergiftung). **3. Methämoglobin***: s.a. Methämoglobinbildner. **4. Sulfohämoglobin:** nach Gabe von aromatischen Giften u. von Sulfonamiden bzw. durch die intestinale Bildung von Schwefelwasserstoff bei Darmkrankheiten. Der Schwefel ist im Häm gebunden. **5. Methämoglobin-Cyanid:** dabei ist anstelle der Hydroxylgruppe des Methämoglobins eine Cyanidgruppe am 3wertigen Eisenatom vorhanden, s.a. Cyanwasserstoff-Vergiftung. Die unter 2. bis 5. genannten Hb-Derivate können keinen Sauerstoff transportieren.

**Hämoglobinometer:** Hämometer, Gerät zur colorimetrischen Bestimmung des Hämoglobingehaltes des Blutes.

**Hämoglobinurie:** Ausscheidung von Hämoglobin im Harn.

**Hämogramm:** s. Blutbild.

**Hämolyse:** Austritt des Hämoglobins aus den roten Blutkörperchen infolge Platzens der Zellmembran; **1. physiologische H.:** der Abbau der Erythrozyten beim Gesunden nach einer Lebensdauer von ca. 120 Tagen; **2. pathologische H.:** beschleunigter Abbau von roten Blutkörperchen, hämolytische Anämien; **3. H. in vitro:** infolge Änderung des osmotischen Druckes (Hypo- od. Hypertonie), in stark saurem od. alkalischem Milieu od. infolge Einw. von **Hämolysinen:** oberflächenaktive Stoffe wie Saponine, bakterielle Hämolysine z.B. von Streptokokken, Hämolysine aus tierischen Giften (von Schlangen, Insekten usw.) u.a. Hämolysiertes Blut ist durchsichtig u. lackfarben; s.a. Ambozeptoren.

**Hämolysine:** s. Hämolyse.

**Hämolytischer Index:** H.I.; zur Grenzwertbestimmung f. Saponine*; man versteht nach dem ÖAB unter dem H.I. den reziproken Wert derjenigen Verdünnung von 1 g od. 1 mL eines Arzneistoffs, einer Droge od. einer Arzneizubereitung, bei der unter best. Versuchsbedingungen noch totale Hämolyse eintritt. Der Meßwert wird nach folgender Formel mit dem H.I. des Saponinstandards (S = 30 000) in Beziehung gesetzt, wobei a die Menge des Saponin-Standards u. b die Menge des zu prüfenden Materials ist, die totale Hämolyse bewirkt:

$$H.I. = S \cdot a/b$$

Die hämolytische Wirksamkeit wird nach der Ph.Helv.7 auf prinzipiell gleiche Weise festgestellt. Dabei bedeutet 1 Ph.Helv.-Einheit die hämolytische Wirksamkeit von 10 mg des Saponinstandards Ph.Helv. Da zwischen H.I. u. therapeutischer Wirksamkeit kein direkter Zusammenhang besteht, verzichtet das DAB auf die Bestimmung des H.I.

**Hämolytischer Index**
Anforderungen des ÖAB90 (* ÖAB81) (H.I.) und der Ph.Helv.7

| | H.I. | Ph.Helv.-Einh./g |
|---|---|---|
| Standardsaponin | 30000 | 100 |
| Cortex Quillajae | mind. 3000 | mind. 8 |
| Tinctura Quilaiae | | 1.5 bis 2.5 |
| Radix Primulae | mind. 3000 | |
| Extractum Primulae | 9000 bis 11000 | |
| Extractum Primulae fluidum | 2700 bis 3000 | |
| Sirupus Primulae | 135 bis 165 | |
| Tinctura Primulae | 490 bis 600 | |
| Radix Senegae* | mind. 2500 | |
| Sirupus Senegae* | 90 bis 110 | 0.2 bis 0.4 |
| Herba Herniariae | mind. 1500 | |

**Hämoperfusion:** Blutreinigungsverfahren* zur Elimination toxischer Substanzen aus dem Plasma, wobei das Blut durch einen mit Aktivkohle gefüllten Behälter geleitet wird. Die Aktivkohle-Teilchen sind von z.T. unterschiedlichen Membranen umschlossen. Kreatinin, Harnsäure u. andere Substanzen von mittlerer $M_r$ wie Barbiturate, Glutethimid, Methaqualon u. tricyclische Antidepressiva, nicht aber Wasser, Harnstoff od. Elektrolyte, werden adsorbiert. **Anw.:** bes. bei Vergiftungen.

**Hämophiler:** Bluter; an Hämophilie Erkrankter.

**Hämophilie:** Bluterkrankheit; Ursache der Hämophilien ist ein v.a. X-chromosomal vererbtes Defizit von Gerinnungsfaktoren. Die echten H. werden unterteilt in die H. A (Faktor-VIII-Defizit) u. die H. B (Faktor-IX-Defizit). Sehr selten treten auch andere Defekte auf. Klinisch stehen Blutungen, ausgelöst schon durch kleinere Verletzungen, im Vordergrund. Gelenkblutungen mit danach folgenden Deformierungen führen zu starken Bewegungseinschränkungen. Therapeutisch werden v.a. bei akuten Blutungen, aber auch zur Prophylaxe, Plasmaseparationen zur Substitution von Gerinnungsfaktoren verwendet.

**Haemophilus:** Gattung gramnegativer, unbeweglicher, sporenloser Stäbchenbakterien (Fam. Brucellaceae), die hämoglobinophil sind; z.B. H. influenzae: Infektionen der oberen Luftwege, früher als Influenza-Erreger angesehen; Erreger einer bakt. Sekundärinfektion bei Virusgrippe. H. pertussis: Bordetella* pertussis, Keuchhusten*-Erreger. H. ducreyi: Erreger des Ulcus molle.

**Haemophilus-Influenzae-b-Konjugat:** HIB-Vaccinol®, Hibiter®, Act-HIB®. Gereinigtes Kapselpolysaccharid von Haemophilus* influenzae Typ b u. gereinigtes Diphtherie-Toxoid (Konjugatimpfstoff). **Anw.:** aktive Immunisierung gegen Haemophilus influenzae Typ b bei Kindern ab dem 3. Monat. Ein Impfschutz gegen Diphtherie wird nicht erreicht. **Nebenw.:** lokale Reaktionen, Temperaturerhöhung. Kontraind.: akute Erkrankungen, Rekonvaleszenz. **Übl. Dos.:** Parenteral: 0.5 mL (1 Impfdosis) im Abstand von 6 bis 8 Wochen; 3. Dos. einmalig zu Beginn des 2. Lebensjahres; Kindern über 1.5 Jahren nur eine Dosis.

**Hämoproteine:** ubiquitär vorkommende Chromoproteine, die als Atmungspigmente beim Sauerstofftransport (Hämoglobin*) u. bei der Sauerstoffspeicherung (Myoglobin*) beteiligt sind. Als Katalasen u. Peroxidasen dienen sie zur Reduktion der Peroxide, als Cytochrome* zum Elektronentransport zwischen Dehydrogenasen u. terminalen Akzeptoren. Als prosthetische Gruppe haben sie Eisenporphyrin IX od. Häm, das fest an die Proteinkomponente gebunden ist.

**Hämoptoe:** Bluthusten, Blutspucken, Lungenblutung bei Lungentuberkulose.

**Hämorrhagie:** Blutung; **Hämorrhagische Diathese:** Neigung zu Blutungen.

**Hämorrhagine:** Proteasen, z.B. in Schlangengiften*, die relativ spezifisch auf den Halteapparat der Gefäße einwirken, was zur Bildung von Hämatomen führt.

**Hämorrhoidalsalbe:** s. Unguentum haemorrhoidale.

**Hämorrhoidalsuppositorien:** s. Suppositoria haemorrhoidalia.

**Hämorrhoidalzäpfchen:** s. Suppositoria haemorrhoidalia.

**Hämorrhoiden:** sog. Goldene Adern, variköse Erweiterungen der Venen am Mastdarmende, innerhalb od. außerhalb des Mastdarmschließmuskels. Ursächliche Faktoren sind v.a. angeborene Bindegewebsschwäche u. chronische Verstopfung (begünstigt durch falsche Ernährung od. Bewegungsarmut). Symptome: Schmerzhafter (blutiger) Stuhl, Juckreiz, Brennen, Sekretabgang; werden z.B. durch Alkoholgenuß u. stark gewürzte Speisen oft verschlimmert. Ther. s. Hämorrhoidenmittel.

**Hämorrhoidenmittel:** Arzneimittel zur Ther. von Hämorrhoiden*; zur lokalen Behandlung, meist in Form von Zäpfchen (vgl. Suppositoria haemorrhoidalia), Salben (vgl. Unguentum haemorrhoidale) od. Cremes, dienen z.B.: Antiphlogistika (z.B. Corticoide, Azulene), Lokalanästhetika* (z.B. auch Menthol), Adstringentien* (z.B. Zinkoxid, Aluminiumsalze, Gerbstoffdrogenextrakte aus Hamamelis virginiana*, Cortex Quercus u.a.), Vasokonstriktoren*, Gefäße u. Kapillaren abdichtende Stoffe wie Rutosid, Aescin u.a. (s. Venenmittel), Antikoagulantien* (Heparin), antimikrobielle Stoffe, Emmollientien* u.a. Durch H. können keine Hämorrhoidalknoten beseitigt werden. Ziel einer Ther. mit H. ist es, z.B. Schmerzen, Juckreiz u. Brennen zu beseitigen, die Durchblutung in den Gefäßen zu verbessern, Entzündungen zu beseitigen u. ekzematöse Reaktionen zu verhindern. Alternativen zur Lokaltherapie sind Behandlung mit Venenverödungsmitteln*, Anlegen einer elastischen Ligatur*, Infrarotkoagulation, diätetische Maßnahmen (ballaststoffreiche Nahrung, Laxantiengabe bei verhärtetem Stuhl, Alkohol- u. Nicotinverzicht) sowie operative Eingriffe.

**Hämosiderin:** (*gr.* αἷμα Blut, σίδερος Eisen) wasserunlösliche Eisen-Eiweiß-Verbindung mit ca. 37% Eisenanteil; neben Ferritin Speicherform des Eisens im Organismus. Durch die goldgelbe Farbe ist es z.B. in ungefärbten Knochenmarkausstrichen sichtbar.

**Hämosiderose:** vermehrte Eisenablagerung im Organismus, v.a. infolge erhöhter oraler od. parenteraler Eisenzufuhr, chron. intravasaler Hämolyse u. bei Leberparenchymschäden.

**Hämostase:** Blutgerinnung* u. physiologische Blutstillung; beteiligt sind die Gefäßwand, die Thrombozyten u. die im Plasma u. in der interstitiellen Flüssigkeit vorkommenden gerinnungsfördernden u. -hemmenden Stoffe.

**Hämostatikum(a):** Hämostyptikum*.

**Hämostyptikum(a):** Hämatostyptikum, Styptikum(a), Hämostatikum(a), Blutstillungsmittel. **Lokale H.:** Thrombin- od. Thromboplastinpräparate, Adrenalin- od. Noradrenalinlösungen, Kollagen*. **Unspezif. parenterale H.:** 1. Partialthromboplastine; 2. Fibrinolyse-Inhibitoren*; 3. vasoaktive Substanzen: Vitamin C, P u. E, Calcium, Adrenalinderivate, Glucocorticoide, Estrogene, Pektine.

**Händedesinfektion:** s.a. Desinfektion. Abtötung der Anflug- u. Kontaktkeime, massive Verminderung der Hautflora. **1. Hygienische Händedesinfektion:** Nach Kontakt mit infektiösem Material werden die Hände zuerst desinfiziert, dann gereinigt. Einwirkzeit des Desinfektionsmittels normalerweise 0.5 min bei vegetativen Keimen (Wirkungsbereich A), 2 min bei Merfentinktur farblos u. bei Chloramin T 1% bei vegetativen Keimen u. Viren. Als Wirkstoffgruppen werden Alkohole, Alkohol-Kombinationspräparate mit Amphotensiden, Phenolderivate, Quats, Iodophore u. Halogen-abspaltende Mittel verwendet. Das einzige Quecksilberpräparat ist Merfentinktur (Phenyl-quecksilber(II)-borat). **2. Chirurgische Händedesinfektion:** Vorbereitung der Hände des Arztes u. des Personals vor Operationen, gegen Anflug- u. Haftkeime der Haut gerichtet, daher erst Reinigung, dann Desinfektion; kommt der Sterilisation nahe. Händedesinfektion vor dem Einschleusen in den aseptischen Bereich entspricht der chirurgischen Händedesinfektion. Einwirkzeit des Desinfektionsmittels in der Regel 5 min (Ethanol (80%), Isopropanol (80%), n-Propanol (60%), Iodophore, Kombinationspräparate).

**Härte des Wassers:** Härtegrad, s. Aqua.

**Härteliter:** s. Ionenaustauscher.

**Härten von Kunststoffen:** die durch chem. Reaktionen herbeigeführte Überführung eines weichen od. durch Wärme erweichbaren Zustandes in eine nicht mehr erweich- od. schmelzbare Form. Die gehärteten Produkte sind gegen die Einw. von Chemikalien sehr beständig, in organischen Lösungsmitteln nicht lösl. u. besitzen eine hohe mechanische Festigkeit. Das H. beruht auf der Ausbildung räumlich vernetzter Makromoleküle (Vernetzung). Selbsthärtende Harze härten durch Weiterreaktion chem. eingebauter, besonders reaktionsfreudiger Molekülgruppen; dazu gehören z.B. bestimmte Formaldehydkondensate von Phenolen (Phenolharze) u. die Anfangskondensate der Aminoplaste. Aber auch nicht von alleine härtende Kunstharze können in Verbindung mit einem Härtungsmittel vernetzt werden. Beispiele dafür sind Epoxidharze, Polyurethane u. ungesättigte Polyester. Letztere härten infolge einer durch Peroxide ausgelösten Copolymerisation. Die Härtung tritt entweder durch mehr od. weniger langes Erwärmen auf ca. 80 bis 200°C (Wärmehärtung, Heißhärtung) od. durch Zusatz von besonders reaktionsfähigen Härtern schon bei Raumtemperatur ein (Kalthärtung, Säurehärtung). Je nach der Reaktivität der Harze (Härtungsneigung), den verwendeten Härtern u. der gewählten Temp. kann der Härtevorgang von wenigen Sekunden bis Tagen dauern. Insbesondere Preßmassen (Formmassen*) werden in geschlossenen Formen unter hohem Druck gehärtet. Auch die nahezu od. völlig drucklos durchgeführte Härtung findet weite Anwendung, z.B. beim Oberflächenschutz als Einbrennlackierung, bei Leim- u. Klebevorgängen u. bei Gießharzen.

**Härteskala:** Mohs-Härteskala; zur Bestimmung der Härte von Mineralien: 10 Härtestufen, von denen jedes Glied das vorhergehende ritzt: Härte 1 Talk, 2 Gips od. Steinsalz, 3 Kalkspat, 4 Flußspat, 5 Apatit, 6 Feldspat, 7 Quarz, 8 Topas, 9 Korund, 10 Diamant (Friedr. Mohs, 1773 bis 1893, Prof. in Wien u. Graz).

**Härte von Tabletten:** die Widerstandskraft der Tablettenoberfläche gegen das Eindringen spitzer od. kugelförmiger Dorne ist ein Maß f. die Oberflächenfestigkeit von Tabletten. Die der Prüfseite gegenüberliegende Ober- od. Unterseite wird dabei unterstützt (im Gegensatz zum Test auf Biegefestigkeit, s. Biegung). Da die Tabletten keine homogene Oberfläche aufweisen, ist die Beurteilung der H. eher zweifelhaft.

**Härtung von Ölen:** s. Fette.

**Häufigkeitsverteilung:** *statist.* Darstellung bzw. Angabe der (absoluten od. relativen) Häufigkeit einer zufälligen Variablen, z.B. *Anzahl* gleicher Meßwerte in Abhängigkeit vom Meßwert. Die graphische Darstellung ergibt meist typische Glockenkurven, die symmetrisch od. auch unsymmetrisch (bei schiefen Verteilungen) sein können; s. Normalverteilung, Student-Verteilung, Binomialverteilung.

**Häutungshormone:** s. Ecdysone.

**Hafer, Hafergrütze:** s. Avena sativa.

**Haferstärke:** Amylum Avenae*.

**Hafico-Tinkturenpresse:** s. Tincturae (Abb.).

**Hafnium:** Hf, $A_r$ 178.49, 4wertig; OZ 72. Nat. in Begleitung des Zirconiums. D. 13.31; Schmp. 2222°C, Sdp. 3200°C. Leicht schmied-, walz- u. hämmerbares Metall. Entdeckt 1923 von Hevessy u. Coster.

**Haftreibung:** in der Schüttguttechnologie Maß f. den Widerstand von Haufwerken (Pulvern, Granulaten), vom Ruhe- in den Fließzustand überzugehen. Die geringere **Gleitreibung** (ev. z.T. überlagert durch **Rollreibung**) hingegen beschreibt die Reibung zwischen den Teilchen, die während des Fließens wirksam ist. Die H. bzw. die Gleitreibung kann anhand von Fließcharakteristika f. das beginnende bzw. stationäre Fließen, erhalten mit geeigneten Fließmeßmethoden, ermittelt werden.

**Haftwasser:** Wasser, das sich an der Oberfläche sowie in größeren Hohlräumen im Inneren von Feststoffen befindet. Es ist durch Adhäsion gebunden, jedoch frei beweglich; ausschlaggebend ist eine gute Benetzbarkeit des Feststoffes (niedrige Grenzflächenspannung); der Dampfdruck des H.s entspricht dem des ungebundenen Wassers. Ein Beispiel sind nasse Festkörperoberflächen.

**Hagebutten:** Fruct. Cynosbati, **Hagebuttenkerne** (Hagebuttensame, Semen Cynosbati), **Hagebuttenschalen**, s. Rosa canina.

**Hagedorn:** s. Crataegus-Arten.

**Hagelzucker:** grobkristalliner, weißer Zucker.

**Hageman-Faktor:** Faktor XII der Blutgerinnung*.

**Hagenia abyssinica** (Bruce) J. F. Gmel.: (Brayera anthelmintica, Bankesia abyssinica) Fam. Rosaceae (Baum in Abessinien, Kilimandscharo, Usambara-Berge). Stpfl. v. **Flores Koso:** Flores Brayerae, Kosoblüten, Kussoblüten, die weibl. Blüten. **Inhaltsst.:** Kosotoxin, eine Mischung aus α-Kosin u. β-Kosin (über eine Methylenbrücke dimerisierte Acylphloroglucinderivate, vgl. Rottlerin u. Inhaltsst. von Dryopteris filixmas), u. (trimere) Zersetzungsprodukte (Kosidin, Protokosin), 24% Gerbstoff, Gummi, Harz, äther. Öl. **Anw.** med.: früher als Bandwurmmittel. **Dos.:** 20 bis 30 g, Kinder 10 bis 15 g, in Rotwein od. Zitronensaft verrührt, möglichst nur frische Blüten verwenden, die von den unwirksamen Stielen befreit sind (bei längerer Lagerung wird die Droge unwirksam).

**Hagen-Poiseuille-Gesetz:** s. Viskosität.

**Hahnemann, Samuel:** s. Homöopathie.

**Hahnenfußgewächse:** s. Ranunculaceae.

**Hahnenfuß, Scharfer:** Ranunculus acris, s. Ranunculus-Arten.

**Hahnenkamm-Einheit:** Kamm-Einheit, K.E., diente zur Standardisierung von Hodenpräparaten.

**Haines-Lösung:** Reagenz zum Nachw. von Zucker im Harn (beruht wie bei der Fehling-Lsg. auf der Reduktion von Kupferhydroxid u. Abscheidung von Kupfer-(I)-oxid); 2 g Kupfersulfat werden in 15 g Wasser gelöst u. mit 15 g Glycerol u. 150 g Kaliumhydroxidlsg. (5%) versetzt. G. H. Pond u. R. W. Webster gaben eine verbesserte H. an: 5 g Kupfersulfat, 250 mL Glycerol, 20 g Kalium- od. Natriumhydroxid, Aq. dest. ad 1000 g. Das Kupfersulfat wird in der Wärme in 250 mL Glycerol u. 250 mL Aq. dest. gelöst, das Alkali getrennt in 200 mL Wasser; die Lösungen werden vereinigt u. mit Aq. dest. zu 1 Liter aufgefüllt.

**Hainkreuzkraut:** s. Senecio nemorensis ssp. nemorensis.

**Hakenlilie:** **1.** s. Gloriosa superba; **2.** Crinum amabile, s. Amaryllidaceae.

**Hakenwurm:** Ankylostoma duodenale*.

**Halazuchromreaktion:** s. Valepotriate.

**Halbacetal:** s. Acetale.

**Halbantigen:** s. Antigen.

**Halbkonserven:** s. Konservierung.

**Halbleiterdetektoren:** s. Strahlenmeßgeräte.

**Halbmetalle:** eine Reihe von Elementen in der 3. bis 6. Hauptgruppe des Periodensystems* (B, Si, Ge, As, Sb, Bi, Se, Te, Po). Ihre Eigenschaften liegen zwischen denen der Metalle u. Nichtmetalle.

**Halbschattenapparat:** s. Polarimeter.

**Halbwertszeit:** HWZ, $t_{1/2}$. **1.** (allgem.) Zeitspanne, in der eine abfallende physikalische Größe auf die Hälfte ihres Anfangswertes abgesunken ist.

**2. In der Radiologie** unterscheidet man: **a) Physikalische HWZ:** Zeit, in der die Hälfte der ursprünglich vorhandenen radioaktiven Atomkerne zerfallen ist. **b) Biologische HWZ:** Zeit, in der die Hälfte eines in den Organismus gebrachten Radionuklids wieder ausgeschieden ist. **c) Effektive HWZ:** berücksichtigt die physikalische (P) u. die biologische (B) HWZ u. läßt sich nach folgender Formel berechnen.

$HWZ_{eff.} = P \cdot B/(P + B)$

**3. In der Pharmakokinetik u. Biopharmazie** versteht man als (biologische) H. die Zeit, in der die Konzentration eines Arzneistoffes (in einem Kompartiment*) auf die Hälfte absinkt. Bei Reaktionen 0. Ordnung ist die H. proportional der Konzentration, d.h. je höher die Konzentration, um so länger die H. Bei Reaktionen 1. Ordnung ist die H. unabhängig von der Konzentration, bei Reaktionen 2. Ordnung ist sie umgekehrt proportional zur Konzentration u. bei Reaktionen 3. Ordnung ist sie umgekehrt proportional dem Quadrat der Konzentration. Daher kann man nur H.n von Prozessen derselben Ordnung vergleichen.

**Halcimat®:** s. Halcinonid.

**Halcinonid** INN: 21-Chlor-9α-fluor-11β-hy-

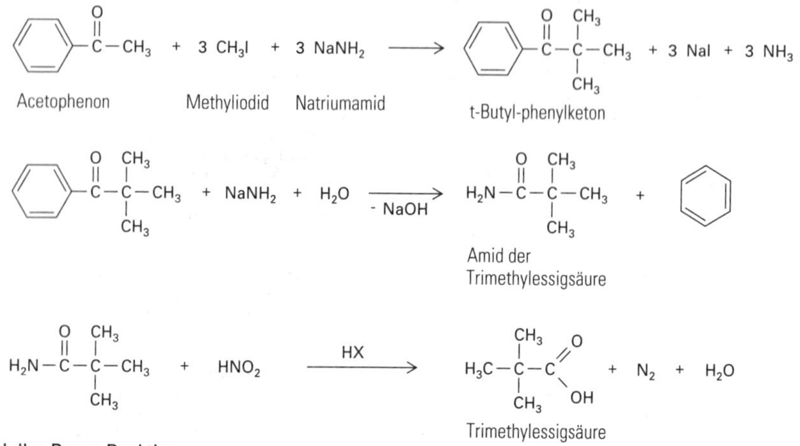

Haller-Bauer-Reaktion

droxy-16-.alpha,17-isopropylidendioxy-4-pregnen-3,20-dion, Halcimat®, Halog®; CAS-Nr. 3093-35-4; $C_{24}H_{32}ClFO_5$, $M_r$ 454.97. Schmp. 264-265°C aus Aceton/Petrolether, unter Zers. $[\alpha]_D^{25°C}$ +155° (Chloroform). **Anw.:** Lokale Corticosteroidtherapie. **Übl. Dos.:** Topikal: Salbe 1%, Initialdos.: 2mal/d, Erhaltungsdos.: 1mal/d

**Halcion**®: s. Triazolam.

**Haldol**®: s. Haloperidol.

**Halfan**®: s. Halofantrin.

**Half-change-Methode**: Methode zur Bestimmung der Arzneimittelfreisetzung bei Arzneiformen mit protrahierter Wirkung*. **Verfahren:** Während der Versuchsdauer wird stündlich die Prüflösung (zu Beginn reiner, künstlicher Magensaft von 37°C) zur Hälfte durch einen künstlichen Darmsaft (anderer pH-Wert) ersetzt. Dadurch wird versucht, die Verhältnisse im Magen-Darm-Trakt zu imitieren. Der pH-Wert ändert sich dabei vom stark sauren (künstlicher Magensaft) bis zum schwach alkalischen Milieu (künstlicher Darmsaft). In den stündlich entnommenen „Hälften" der Prüflösung wird der gelöste Wirkstoff bestimmt.

**Halide**: *syn.* Halogene*.

**Haller-Bauer-Reaktion**: Methode zur Herst. v. Trialkylessigsäure aus einem Phenyl-alkyl-keton. Dieses wird mit Alkylhalogenid u. Natriumamid alkyliert u. dann abgebaut, wobei das Amid der Trialkylessigsäure gebildet wird, das mit salpetriger Säure die Trialkylessigsäure liefert; z.B. entsteht aus Acetophenon t-Butyl-phenylketon, das zu Trimethylessigsäure abgebaut wird.

**Hallersches Sauer**: s. Mixtura sulfurica acida.

**Halluzinogene**: Psychotomimetika, s. Psychopharmaka.

**Halo**: Untergrundstrahlung; Röntgendiffraktogramm eines amorphen Stoffes, das aus schwachen, sehr breiten Maxima besteht.

**Halocarban** INN: Cloflucarban, 1-(4-Chlorphenyl)-3-(4-chlor-3-trifluormethylphenyl)urea; 4, 4'-Dichlor-3-(trifluormethyl)carbanilid; CAS-Nr. 369-77-7; $C_{14}H_9Cl_2F_3N_2O$, $M_r$ 349.15. Schmp. 214-215°C. Unlösl. in Wasser; gut lösl. in organischen Lösungsmitteln. **Anw.:** Desinfiziens.

**Halofantrin** INN: 1,3-Dichlor-α-[2-(dibutylamin)ethyl]-6-(trifluormethyl)-9-phenanthrenmethanol, 3-(Dibutylamino)-1-[1,3-dichlor-6-(trifluormethyl)-9-phenanthryl]-1-propanol, Halfan®; CAS-Nr. 69756-53-2; $C_{26}H_{30}Cl_2F_3NO$, $M_r$ 500.43. **Wirk.** u. **Anw.:** Antimalariamittel f. die Akuttherapie bei Infektionen mit Plasmodium falciparum u. P. vivax (s. Plasmodium), nicht zur Prophylaxe; Wirk. erfolgt durch Hemmung des erythrozytären Stadiums der Erreger. **Nebenw.:** Übelkeit, Kopfschmerzen, Diarrhö u. leichte Hautreaktionen. **Übl. Dos.:** 3mal 0.5 g/d.

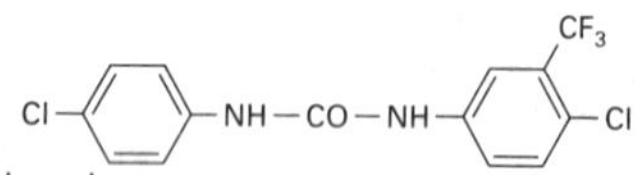
Halocarban

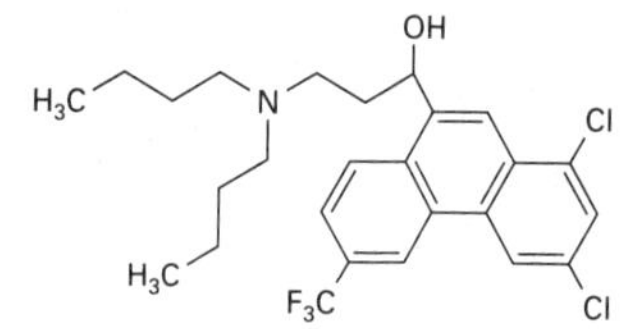
Halofantrin

**Halofantrinhydrochlorid** INNv: CAS-Nr. 36167-63-2. Schmp. 93-96°C (Form a), 203-204°C (Form b).

**Haloform-Reaktion**: Methode zur Oxidation von Methylketonen durch Halogene u. Alkalihydroxide zum Alkalisalz einer Carbonsäure u. Haloform, z.B. Iodoform*.

**Halog**®: s. Halcinonid.

**Halogenalkane**: Halogenderivate der Alkane. In Wasser unlösliche Verbindungen, deren Reaktivität von den mit Iod substituierten Halogenalkanen zu den Fluor-substituierten abnimmt. Ein noch häufig verwendeter Trivialname ist Methylenchlorid f. Dichlormethan u. Chloroform* f. Trichlormethan. **IUPAC:** Der Name des Halogens wird als Präfix dem Namen des Grundkoh-

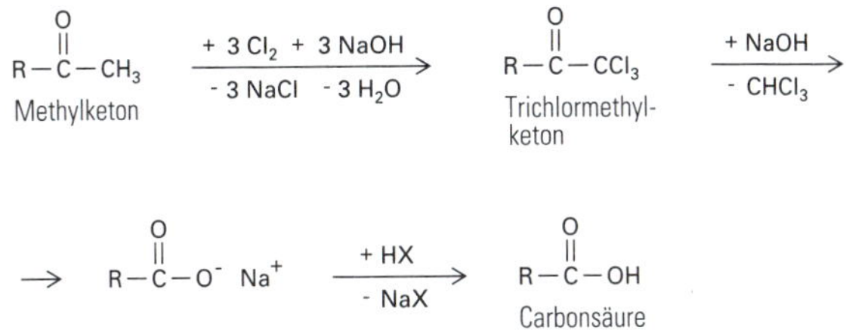


Haloform-Reaktion

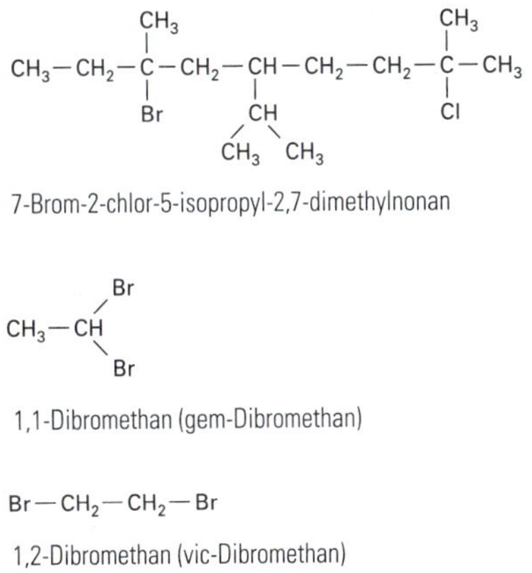


Halogenalkane: Beispiele

lenwasserstoffs vorangestellt; sind mehrere funktionelle Gruppen vorhanden, werden sie in alphabetischer Reihenfolge mit Stellungsangabe genannt. z.B. 7-Brom-2-chlor-5-isopropyl-2,7-dimethylnonan. Für die Kennzeichnung der häufig vorkommenden 1,1- u. 1,2-Disubstitutionsprodukte sind auch die alten Präfixe gem- (*lat.* geminus Zwilling) u. vic- (*lat.* vicinus Nachbar) gebräuchlich. z.B. 1,1-Dibromethan (gem-Dibromethan) bzw. 1,2-Dibromethan (vic-Dibromethan).

**Halogene:** Salzbildner; 7. Hauptgruppe des Periodensystems der Elemente*. Dazu gehören die Elemente Fluor, Chlor, Brom, Iod u. das unbeständige radioaktive Zerfallsprodukt des Urans Astat. Ihre Metallverbindungen (Halogenide) haben den Charakter von Salzen. Mit Ausnahme der 3 Edelgase Helium, Neon u. Argon bilden alle Elemente des Periodensystems Halogenide, meist in mehreren Oxidationsstufen. Die H. kommen in den Oxidationsstufen -1 (z.B. NaCl), 0 ($Cl_2$), +1 ($ClO^-$), +3 ($ClO_2^-$), +5 ($ClO_3^-$) u. +7 ($ClO_4^-$) vor u. können 1 bis 7 konvalente Bindungen betätigen. Die wäßrigen Lösungen der Halogenwasserstoffe heißen **Halogenwasserstoffsäuren** u. deren Salze **Halogenide**. Bei den **Halogenkohlenwasserstoffen** sind die Wasserstoffatome ganz od. teilweise durch H. ersetzt. Untereinander zeigen die H. große Ähnlichkeiten u. eine gesetzmäßige Abstufung in ihren physikalischen u. chemischen Eigenschaften. *Physikalische Eigenschaften:* Fluor ist ein Gas, Chlor ein leicht zu verflüssigendes Gas, Brom flüssig, Iod u. Astat fest. Die Halogene sind Nichtmetalle. Der metallische Charakter nimmt jedoch zum Astat hin zu. *Chemische Eigenschaften:* Die Affinität zu Wasserstoff als elektropositivstem Element nimmt mit fallender Atommasse des Halogens zu. Die Affinität zum Sauerstoff (einem elektronegativen Element) nimmt vom Fluor zum Iod hin zu. Fluor ist überhaupt das reaktionsfähigste aller Elemente. Die übrigen H. sind zwar noch sehr reaktionsfähig, aber in der Richtung vom Chlor zum Astat hin zunehmend weniger aktiv als Fluor*.

**Halogenide:** man unterscheidet salzartige, s. Halogene, u. kovalente, z.B. Methylbromid ($CH_3Br$).

**Halogenierung:** chem. Reaktion (Addition, Substitution od. Austauschreaktion), bei der eine Halogenverbindung entsteht.

**Halogenkohlenwasserstoffe:** s. Halogene u. Halogenalkane.

**Halogensäuren:** Sauerstoffsäuren der Halogenide; HXO: Halogen(I)-säure, hypohalogenige Säure; $HXO_2$: Halogen(III)-säure, halogenige Säure; $HXO_3$: Halogen(V)-säure, Halogensäure; $HXO_4$: Halogen(VII)-säure, Perhalogensäure (X = F, Cl, Br, I).

**Halogenwasserstoffsäuren:** s. Halogene.

**Haloide:** veraltet f. Halogene*.

**Halometason** INN: 2-Chlor-6α-,9-difluor-11β-,17,21-trihydroxy-16α-methylpregna-1,4-dien-3,

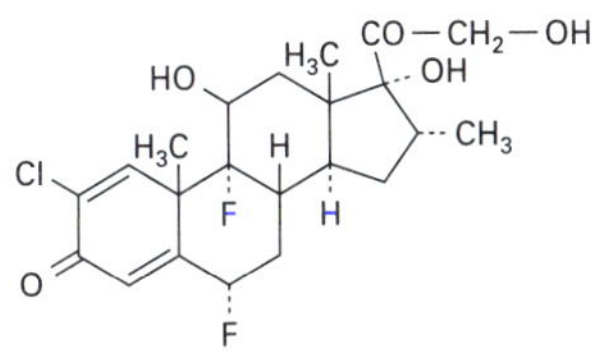

Halometason

20-dion, Sicorten®; CAS-Nr. 50629-82-8; $C_{22}H_{27}ClF_2O_5$, $M_r$ 444.9. **Wirk.** u. **Anw.:** stark wirksames Corticosteroid (s. Hormone), das kaum resorbiert wird; zur lokalen, topischen Anw. (Dermatosen). **Nebenw.:** Hautatrophie, Juckreiz.

**Haloperidol** INN: Haloperidolum Ph.Eur.3, 4-[4-(4-Chlorphenyl)-4-hydroxypiperidino]-4'-fluorbutyrophenon, 4-(4-Chlorphenyl)-1-[3-(4-fluorbenzoyl)propyl]-4-hydroxypiperidin, Haldol®, Sigaperidol®; CAS-Nr. 52-86-8; $C_{21}H_{23}ClFNO_2$, $M_r$ 375.88. Schmp. 149°C. Weißes, krist. Pulver. Prakt. unlösl. in Wasser, schwer lösl. in Ethanol, lösl. in Chloroform, Methanol, Aceton, Benzol,

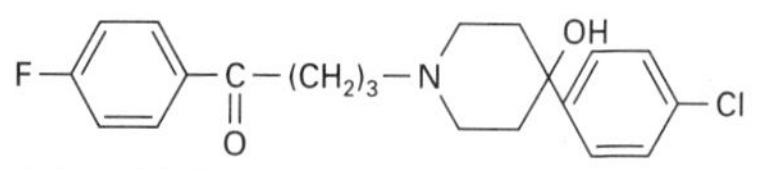

Haloperidol

verdünnten Säuren. **Anw.:** Neuroleptikum; Ind.: Schizophrenie, Manien, agitierende Depressionen, aber auch psychotische, emotionale Störungen, Angst, Spannungszustände, zentrales Erbrechen, Entzugserscheinungen bei Alkoholkranken u. Drogenabhängigen. **Nebenw.:** s. Psychopharmaka. Vermindertes Reaktionsvermögen! **Übl. Dos.:** Oral: ambulant: 2- bis 3mal 0.0005 g/d; stationär: 2- bis 3mal 0.001 g/d. Parenteral: i.v., i.m. 2- bis 3mal 0.005 g/d. Hingewiesen sei auch auf Haloperidoldecanoat.

**Haloperidoli guttae:** Haloperidol-Tropfen, s. Guttae Haloperidoli.

**Haloprogin** INN: (3-Iod-2-propinyl)-(2,4,5-trichlorphenyl)ether, Mycanden®; CAS-Nr. 777-11-

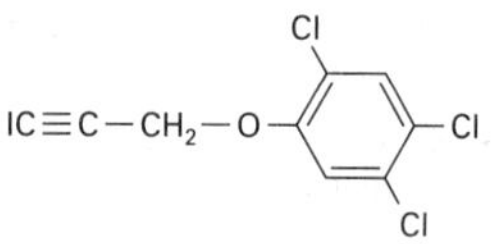

Haloprogin

7; $C_9H_4Cl_3IO$, $M_r$ 361.41. Schmp. 113-114°C, Zers. 190°C. Weißes od. schwach gelbes, krist. Pulver. Leicht lösl. in Methanol, Ethanol; sehr schwer lösl. in Wasser. **Anw.:** Antimykotikum; u.a. bei Fadenpilzinfektionen der Haut. **Nebenw.:** lokale Reaktionen wie Hautreizung, Hautjucken, Blasenbildung, Verschlimmerung bestehender Läsionen. HWZ 13 bis 30 h. **Übl. Dos.:** Topikal: Salbe, Lotion 1%.

**Halosteroide:** Mineralocorticoide, s. Hormone (Nebennierenrindenhormone).

**Halothan** INN: Halothanum Ph.Eur.3, 2-Brom-2-chlor-1,1,1-trifluorethan, Fluothane®; CAS-Nr. 151-67-7; $C_2HBrClF_3$, $M_r$ 197.39. Sdp.

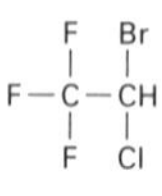

Halothan

50.2°C (101.3 kPa), 20°C (31.2 kPa); $n_D^{0°C}$ 1.3697; $d_4^{20}$ 1.871. Klare, farblose, schwere, nicht entflammbare Flüss. (0.01% Thymol zugesetzt). Lösl. 1:400 in Wasser; mischbar mit wasserfreiem Ethanol, Chloroform, Ether, Trichlorethylen, festen u. flüchtigen Ölen; lösl. in Gummi. **Anw.:** meist verwendetes Inhalationsnarkotikum, nur in Kombination mit anderen Narkotika* anwendbar. **Nebenw.:** Blutdruckabfall, Atemdepression, Herzreizleitungsstörungen, Gefahr der malignen Hyperthermie*, Gefahr der Leberschädigung durch Abspaltung von Bromidionen bei wiederholter Applikation (Wiederholung frühestens nach 3 Monaten), Häufung von Spontanaborten bei Krankenhauspersonal, das häufig Halothandämpfen ausgesetzt ist.

**Halothermen:** warme Kochsalzquellen, s. Aquae minerales.

**Halphen Probe:** Halphen'sche Probe; zum Nachw. von Baumwollsamenöl (Oleum Gossypii, s. Gossypium), welches Sterculiasäure* u. giftige Polyphenole wie Gossypol* enthält, in anderen Ölen. Durchführung: mit Schwefel gesättigter u. mit Isoamylalkohol versetzter Schwefelkohlenstoff, $CS_2$, ergibt bei Anwesenheit von Baumwollsamenöl eine Rotfärbung.

**Haltbarkeit:** Arzneimittel können verschiedenen chemischen (durch Hydrolyse, Oxidation, Reduktion, Decarboxylierung, Veresterung, Polymerisation, Depolymerisation u.a. bedingt), physikalischen (z.B. mechanische Festigkeit von Tabletten, Zerfallszeit, Polymorphie u. Pseudopolymorphie, Eutektika, Verdampfen od. Sublimation, Änderung der Korngrößenverteilung, Veränderung der Homogenität in dispersen Systemen, u.a.) u. mikrobiologischen Veränderungen unterliegen. Der Wirkstoff kann sich zersetzen, in Wechselwirkung mit den Hilfsstoffen od. dem Primärpackmittel treten. Diese Instabilitäten können verstärkt od. ausgelöst werden durch Temperaturbelastung, Wasser, Licht od. Sauerstoff. Es muß gewährleistet sein, daß der Verbraucher voll wirksame u. unbedenkliche Arzneimittel erhält. Dazu sind umfangreiche Stabilitätsuntersuchungen (Haltbarkeitstests) mit dem betreffenden Präparat u. ev. seinen Ausgangs- u. Zwischenprodukten erforderlich. Die Stabilitätsbeurteilung bezieht sich auf den Wirkstoffgehalt, die Reinheit, organoleptisch wahrnehmbare, phys.-chemische u. ggf. mikrobiologische Eigenschaften. H. bedeutet, daß bis zum Ende der Laufzeit eines Präparates die Untersuchungsergebnisse innerhalb der Toleranzgrenzen der Prüfungsvorschriften liegen müssen. Der Wirkstoffgehalt eines Arzneimittels soll i.a. bis zum Ende der Laufzeit 90% des deklarierten Wertes nicht unterschreiten. Geschieht dies in einem Zeitraum unter 3 Jahren, muß ein **Verfalldatum** angegeben werden. Bei weniger stark wirksamen Wirkstoffen sind Stabilitätszuschläge (bis 10%) erlaubt.

**Haltbarkeitsprüfungen:** man unterscheidet zwischen Belastungsversuchen, Langzeitprüfungen u. Folgeuntersuchungen (follow-up-stability). Die Belastungsversuche (Streß-Tests), besonders unter thermischer Belastung, dienen v.a. dazu, möglichst frühzeitig verbindliche Haltbarkeitsfristen ableiten zu können. Die Ergebnisse der Langzeitprüfung bilden aber die Basis zur Festlegung der Laufzeit. Unter Follow-up-Stabilität versteht man eine Stabilitätsannahme, die man durch stichprobenweise Prüfung des Fertigarzneimittels auch nach dem Inverkehrbringen absichern will.

**Hamamelisfluidextrakt:** s. Extractum Hamamelidis fluidum.

**Hamamelis virginiana** L.: Fam. Hamamelidaceae, Virginischer Zauberstrauch, Hamamelis, Hexenhasel, Zauberhasel, (Viginische) Zaubernuß, Zauberstrauch (Atlantisches Nordamerika). Stpfl. v. **Hamamelidis folium** Ph.Eur.3: Folia Hamamelidis, Hamamelisblätter. **Inhaltsst.:** 3 bis 10% Gerbstoffe (mind. 7%, photometr. mit Hilfe der Hautpulvermethode* bestimmt), hauptsächl. oligomere Proanthocyanidine* u. wenig β- u. γ-Hamamelitannin (Ester aus Gallussäure u. Hamamelose*), ferner Ellagitannine, Flavonglykoside, Saponine, bis 0.5% ätherisches Öl (mit Safrol, α- u. β-Ionon, aliphatischen Alkoholen u. Carbonylverbindungen wie Hex-2-enal), Cholin. **Anw.:** als Tonikum u. Adstringens b. Durchfällen, Blutungen, Hämorrhoiden, als entzündungshemmendes Mittel. **Cortex Hamamelidis:** Hamamelisrinde (außen silberweiß, innen braun). **Off.:** DAC86. **Inhaltsst.:** neben β- auch α- u. γ-Hamamelitannin, Cholin, Saponin, Spuren fettes u. äther. Öl. Geh.: mind. 9.0% mit Hautpulver fällbare Gerbstoffe (DAC86). **Anw.** med.: als Adstringens wie d. Blätter. Hamamelispräparate aus Rinde u. Blättern kommen auch in Form von Destillaten u. Extrakten inn. u. äuß. zur Anw., bei Krampfadern, lokalen Entzündungen, Phlebitis, Hämorrhoiden sowie in Salben, Hautcremes u. Gesichts- u. Haarwässern.

**HOM:** *Hamamelis virginiana e foliis* (HAB1.3): frische Blätter.

**HOM:** *Hamamelis virginiana, ethanol. Decoct.* (HAB1.3): ethanol. Decoct. der getrockneten Rinde, der Stämme u. Zweige (mind. 2.5% Pyrogallol).

**HOM:** *Hamamelis-Extrakt Hazeline:* Destillat aus frischen, im Spätherbst gesammelten blühenden Zweigen.

**HOM:** *Hamamelis virginiana* (HAB1.4): frische Wurzel u. Zweigrinde; verord. z.B. b. venösen Blutungen, Hämorrhoiden, Venenentzündungen, Metrorrhagie (Menstruationsstörungen).

**HOM:** *Hamamelis virginiana e cortice et ex summitatibus* (HAB1.4): Gem. aus 1 Teil frischer Zweigrinde u. 2 T. frischer Zweigspitzen.

**Hamamelose:** 2-C-Hydroxymethyl-D-ribose; $C_6H_{12}O_6$, $M_r$ 180.16. Monosaccharid-Bestandteil des Gerbstoffs in Hamamelis virginiana*.

**Hammeltalg:** s. Sebum ovile.

**Hammett-Gleichung:** von L.P. Hammett (USA) 1935 eingeführte Beziehung zur quantitativen Bestimmung des Substituenteneinflusses an aromatischen Ringen auf die Reaktivität der Seitenkette:

$\log K - \log K_0 = \rho \cdot \sigma$

K Dissoziationskonstante einer substituierten Benzoesäure, $K_0$ Dissoziationskonstante der nichtsubstituierten Benzoesäure, ρ sog. Reaktionskonstante (gleich 1 für die Dissoziation der Benoesäure unter normierten bedingungen), σ Substituentenkonstante (s. Tab.)

Ein negatives Vorzeichen der Substitutionskonstante bedeutet elektronenliefernd, ein positives aber elektronenanziehend. Die H.G. ist u.a. wichtig für QSAR*-Methoden.

**Hammett-Gleichung**
Hammett-σ-Konstanten einiger wichtiger Substituenten

| Substituent | $\sigma_{para}$ | $\sigma_{meta}$ |
|---|---|---|
| $NH_2$ | −0.66 | −0.16 |
| $N(CH_3)_2$ | −0.60 | −0.21 |
| $O^-$ | −0.52 | −0.71 |
| OH | −0.37 | +0.12 |
| $OCH_3$ | −0.27 | +0.12 |
| $C(CH_3)_3$ | −0.20 | −0.10 |
| $CH_3$ | −0.17 | −0.07 |
| H | 0 | 0 |
| F | +0.06 | +0.34 |
| Cl | +0.23 | +0.37 |
| Br | +0.23 | +0.39 |
| COOH | +0.27 | +0.36 |
| $COCH_3$ | +0.50 | +0.38 |
| CN | +0.66 | +0.56 |
| $NO_2$ | +0.78 | +0.71 |

**Hancornia speciosa:** Stpfl. v. Kautschuk*.

**Handverkauf:** Abgabe (Verkauf) von nicht verschreibungspflichtigen Arzneimitteln in Apotheken an den Endverbraucher ohne Mitwirkung eines Arztes; engl. OTC (over the counter).

**Hanf:** **1.** Amerikanischer H. s. Apocynum cannabinum; **2.** Indischer H. s. Cannabis sativa; **3.** Manilahanf s. Musa textilis.

**Hanffrüchte, Hanfsamen, Hanfkörner:** Fructus Cannabis, s. Cannabis sativa.

**Hanfwurzel, Kanadische:** Apocynum androsaemifolium*.

**Hangover:** s. Schlafmittel.

**Hansch-Analyse:** s. QSAR.

**Hansley-Prelog-Stoll-Acyloinkondensation:** Methode zur Synthese makrocyclischer α-Hydroxyketone (Acyloine) durch Umsetzung von Dicarbonsäureestern mit flüssigem Natrium.

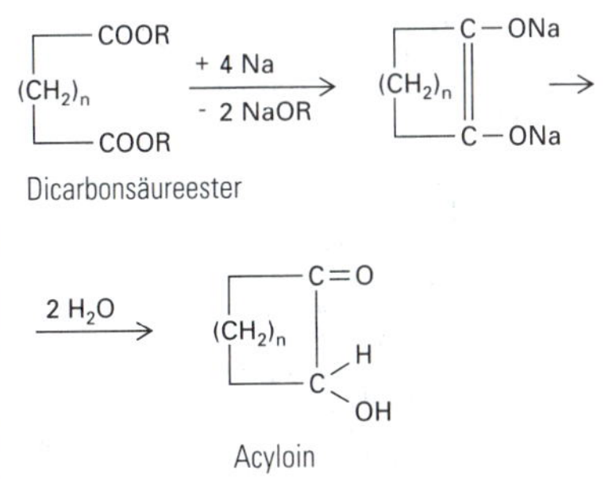

Hansley-Prelog-Stoll-Acyloinkondensation

**Hans-Meyer-Medaille:** s. Deutsche Apothekertage.

**H1-Antagonisten, H2-Antagonisten:** $H_1$-, $H_2$-A., s. Antihistaminikum(a).

**Haploid:** (gr. einfach) haploide Zellen enthalten wie die Geschlechtszellen (Keimzellen) nur einen Chromosomensatz; vgl. diploid u. Polyploidie.

**Haplopappus baylahuen** Remy: Fam. Asteraceae (Compositae) (Chile). Stpfl. v. **Herba Baylahuen:** Baylahuenkraut. **Inhaltsst.:** äther. Öl, Harz, Gerbstoffe. **Anw.:** Adstringens, Leber- u. Gallenleiden.

**HOM:** *Haplopappus baylahuen* (HAB1.4): getrocknete Blätter; verord. z.B. b. Hypotonie, Kreislauflabilität, Erschöpfungszuständen.

**Hapten:** s. Antigen.

**Hapteren:** spatelförmige, hygroskopische Bänder, die den Schachtelhalmsporen außen ansitzen; dienen der Verbreitung u. gruppenweisen Verkettung der Sporen.

**Harden-Young-Ester:** s. Fructose-1,6-diphosphat.

**Hardwickia pinnata:** s. Balsamum Hardwikkiae.

**Hardy-Weinberg-Gesetz:** besagt, daß in einer unendlich großen (idealen) Population – in Abwesenheit von Kräften, die das Verhältnis zweier Allele A u. a stören – das ursprüngliche Verhältnis von dominanten zu rezessiven Allelen von Generation zu Generation konstant bleibt.

**Harmanalkaloide:** Carbolinalkaloide* (Alkaloide mit einem β-Carbolinringsystem als Grundgerüst), die möglicherweise auch Psychosen auslösen können; wirken als MAO-Hemmer (Monoaminooxidasehemmer); z.B. in Peganum harma-

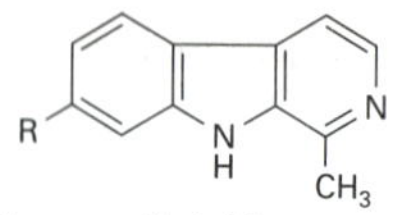

Harmanalkaloide

la*, Banisteria caapi* od. Passiflora incarnata* enthalten. **Harman:** Passiflorin; $C_{12}H_{10}N_2$, $M_r$ 182.22. **Harmol:** 7-Hydroxyharman; s.a. Harmin. **Harmalol:** 3,4-Dihydroharmol.

**Harmelraute:** s. Peganum harmala.

**Harmin:** Banisterin, Yagein, 7-Methoxyharman; CAS-Nr. 442-51-3; $C_{13}H_{12}N_2O$, $M_r$ 212.25. Harmanalkaloid* aus Peganum harmala*, Banisteria caapi* u. anderen Banisteria-Arten. Farblose Prismen, lösl. in Ethanol, Ether, Chloroform, wenig lösl. in Wasser. **Anw.:** bei Parkinsonismus. Die Eingeborenen Südamerikas (Brasilien, Venezuela, Columbien) stellen aus der Riesenliane Banisteria ein Rauschgetränk her, den Ayahuasca- od. Yage-Trank.

**Harmol:** s. Harmanalkaloide.

**Harn:** Urin; die bei Mensch u. Säugetier von den Nieren durch die Harnwege abgesonderte Flüssigkeit, mit der bestimmte Stoffwechselprodukte (v.a. Harnstoff, Harnsäure, Kreatin, Kreatinin etc.) ausgeschieden werden. H. spielt bei der Regulation des Flüssigkeits- u. Elektrolythaushaltes sowie des Säure-Basen-Gleichgewichts eine wichtige Rolle. Der H. eines gesunden Menschen ist klar, bernsteingelb u. reagiert (frisch) schwach sauer. Bei überwiegend vegetarischer Kost kann der H. auch schwach alkalisch reagieren, da die pflanzlichen Säuren zu Hydrogencarbonat abgebaut werden. Ebenfalls verursachen bestimmte bakterielle Infektionen der Harnwege eine Erhöhung des Harn-pH-Wertes. Beim Stehenlassen bildet sich aus Harnstoff unter dem Einfluß von Bakterien Ammoniak, was sich dann im Geruch u. der alkalischen Reaktion bemerkbar macht. D. 1.020 (1.001 bis 1.035). Täglich werden im Durchschnitt von einem Erwachsenen ca. 1 L H. bzw. ca. 60 g Feststoffe ausgeschieden u. zwar ca. 30 g Harnstoff, 1.2 g Kreatinin, 1 g Harnsäure, 1.5 g Aminosäuren, 4.6 g $Na^+$, 2.5 g $K^+$, 0.3 g $Ca^{2+}$, 0.15 g $Mg^{2+}$, 5.5 g Chlorid, 5 g Sulfat, 5 g Phosphat sowie Oxalat, Citrat, Lactat, Abbauprodukte von Steroidhormonen u. Gallenfarbstoffen.

**Harnantiseptikum(a):** Urodesinfiziens; Arzneimittel zur Behandlung von unkomplizierten Harnweginfektionen; z.B. Methenamin*, Arbutin*.

**Harnauscheidung:** Diurese.

**Harnausscheidungskurve:** s. Harnspiegelkurve.

**Harnblase:** Vesica urinaria.

**Harnblasenentzündung:** Zystitis.

**Harnblume:** s. Helichrysum arenarium.

**Harngrieß:** Harnsand; kleine u. kleinste Harnkonkremente.

**Harn-Indican:** s. Indican.

**Harninkontinenz:** Blasenschwäche, unwillkürlicher Harnabgang; Ther.: mit Parasympatholytika (zur Erschlaffung des Detrursors), z.B. Oxybutynin*, Trospiumchlorid*.

**Harnkraut:** **1.** Herba Herniariae, s. Herniaria-Arten. **2.** Herba Ononidis, s. Ononis spinosa. **3.** Herba Pirolae umbellatae, s. Chimaphila umbellata.

**Harnkrautwurzel:** Radix Ononidis, s. Ononis spinosa.

**Harnleiter:** Ureter; ca. 30 cm langer, 4 mm dicker muskulöser Schlauch zwischen Nierenbecken u. Harnblase.

**Harnleiterentzündung:** Ureteritis.

**Harnminuten-(zeit-)Volumen:** Volumen an Urin, das pro Minute (Zeiteinheit) ausgeschieden wird; s.a. Clearance.

**Harnröhre:** Urethra; Ausscheidungsweg f. die Harnblase; bei der Frau ca. 2.5 bis 5 cm, beim Mann ca. 24 cm lang.

**Harnröhrenentzündung:** Urethritis.

**Harnruhr:** s. Diabetes insipidus od. Diabetes mellitus.

**Harnsäure:** Acidum uricum, 7,9-Dihydro-1H-purin-2,6,8(3H)-trion, 2,6,8-Trihydroxy-purin;

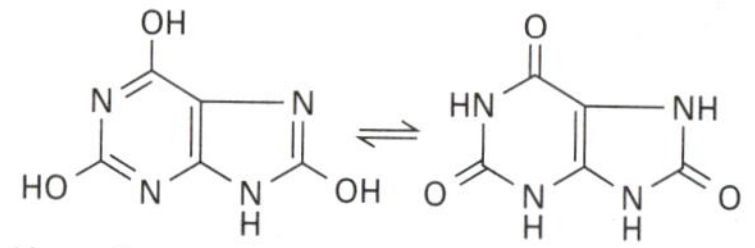
Harnsäure:
Lactim- (links) und Lactamform (rechts)

$C_5H_4N_4O_3$, $M_r$ 168.11. D. 1.893, weißes, geruch- u. geschmackloses Pulver, fast unlösl. in Wasser, unlösl. in Ethanol, Ether, Chloroform, sehr leicht lösl. in Alkalilaugen; kommt in Lactam- u. Lactimform vor, zersetzt sich beim Erhitzen, ohne zu schmelzen, unter Bildung v. Cyanwasserstoff (Vorsicht!). Die Salze heißen Urate. Vork. nat. als Endprodukt des tierischen Eiweißstoffwechsels in d. Exkrementen bes. der Vögel u. Reptilien, aus denen sie gewonnen wird (Guano*), im Harn wird wenig ausgeschieden, der Mensch scheidet tgl. ca. 0.5 bis 1 g als Endprodukt des Purinstoffwechsels aus. Pathol. in d. Gichtknoten, Blasen- u. Nierensteinen. Nachw. s. Murexid.

**Harnsäuresteine:** s. Urolith.

**Harnsediment:** feste Bestandteile, die sich als Bodensatz beim Zentrifugieren od. nach längerem Stehen von Harns absetzen u. mikroskopisch untersucht werden (organisierte u. nicht organisierte Elemente).

**Harnsepsis:** Urosepsis; von den Harwegen ausgehende Sepsis*.

**Harnspiegelkurve:** Harnausscheidungskurve; graphische Darstellung der Menge des Arzneistoffes (od. dessen Metaboliten etc.) im Urin gegen die Zeit. Die Kurve erreicht nach einer bestimmten Zeit einen konstanten Wert, der der gesamten im Urin eliminierten Menge des Arzneistoffes entspricht. Die entsprechende Fläche zwischen den Kurven (s. ABC*) ist ein Maß für das Veerweilen des Arzneistoffs im Organismus. Bei logarithmischer Auftragung der Differenz zwischen der gesamten Arzneistoffmenge im Urin u. der jeweiligen Menge erhält man eine Gerade, aus deren Steigung $k_e$ ermittelt werden kann (Voraussetzung: Einkompartimentsystem, Elimination folgt Reaktion 1. Ordnung).

**Harnstein:** s. Urolith.

**Harnstoff:** Carbamid(um), Urea pura, Basodexan®; CAS-Nr. 57-13-6; $CH_4N_2O$, $M_r$ 60.1. Diamid der Kohlensäure. **Strukturformel** s. Harnstoffzyklus. D. 1.335. Schmp. 132-133°C. Farblose, geruchlose, salpeterartig schmeckende Kristalle, leicht lösl. in Wasser u. Ethanol. Beim

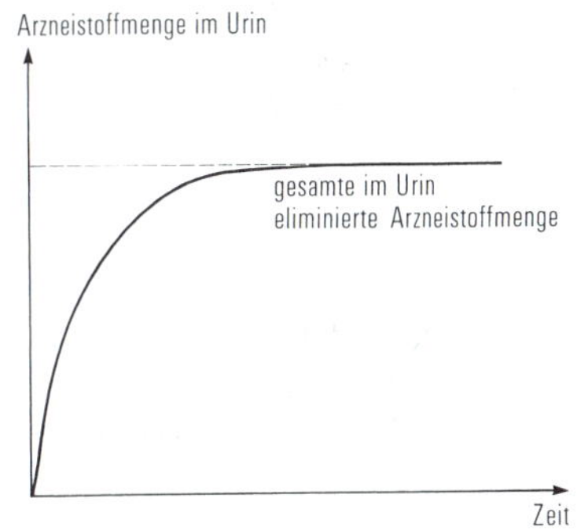


Harnspiegelkurve:
Kumulative Harnausscheidungskurve

Erhitzen von H. auf ca. 140°C bildet sich Biuret*. **Off.:** DAC86, ÖAB90. Darst.: durch Eindampfen einer wäßrigen Lsg. von Ammoniumcyanat; techn. durch Erhitzen von Ammoniak u. Kohlendioxid bei hohem Druck. H. ist das Endprodukt des Eiweißstoffwechsels. Im normalen Tagesharn eines Erwachsenen werden ca. 30 g H. tgl. ausgeschieden. Er wird über verschiedene Stoffwechselwege gebildet: 1. über den Harnstoffzyklus*, 2. durch oxidativen Purinabbau, 3. durch enzymatische Hydrolyse von Arginin u. anderen Guanidinderivaten, 4. durch verschiedene weitere Stoffwechselwege, die weniger bedeutend sind. Mit Hilfe des Enzyms Urease* (in Pflanzen u. Mikroorganismen) wird Harnstoff in Ammoniak u. Kohlendioxid zerlegt. **Anw.:** H. wird in 6- bis 8molarer Lsg. als Denaturierungsmittel f. Proteine verwendet. Med.: als Diuretikum bei Leberzirrhose u. bei Pleuritis; äuß. als Creme bei Fischschuppenkrankheit (Ichthyosis) etc. Eine 10%ige wäßrige Lsg. von H. wirkt bakterizid u. wird in Wundsalben verwendet; die Toxizität von H. f. die Haut ist noch nicht vollständig geklärt. Techn.: als Dünger sowie zur Herst. v. H.-Formaldehyd-Kunstharzen (Aminoplaste*). **Gesch.:** H. wurde 1773 von Roquelle (1718 bis 1778, Paris, Apotheker des Herzogs von Orleans) im menschl. Harn entdeckt. 1828 stellte Fr. Wöhler (1800 bis 1882) H. synth. aus Ammoniumcyanat her, es war der erste künstlich erzeugte organische Stoff aus anorg. Material.

**Harnstoffharze:** Kunstharze* aus Harnstoff u. Formaldehyd.

**Harnstoffsalbe (10%) mit Milchsäure:** Zstzg. nach NFA: 10.0 T. Harnstoff, 5.0 T. Milchsäure ad 100 T. Hydrophile Creme*. **Anw.:** Bei trockener u. hyperkeratotisch veränderter Haut, bei Fischschuppenkrankheit, zur unterstützenden Behandlung von infolge Überempfindlichkeit vom Soforttyp entstandenem Ekzem.

**Harnstoffsalbe (10%) mit Natriumchlorid:** Zstzg. nach NFA: 10.0 T. Harnstoff, 10.0 T. Natriumchlorid ad 100 T. Hydrophile Creme*. **Anw.:** Zur unterstützenden Behandlung von Ichthyosis (Fischschuppenkrankheit) u. Hyperkeratosen (Verdickung der Hornschicht der Haut), bei trockener, rissiger Haut, zur Nachbehandlung abgeklungener Hauterkrankungen.

**Harnstoffsalbe (40%):** s. Unguentum contra onychiam.

**Harnstoff, Salpetersaurer:** Carbamidum nitricum, s. Carbamidnitrat.

**Harnstoffzyklus:** Ornithinzyklus; ein Stoffwechselzyklus (s. Abb.), über den aus Kohlendioxid, Ammoniak u. dem Stickstoff der α-Aminogruppe der L-Asparaginsäure Harnstoff gebildet wird, wobei ATP verbraucht wird. In Säugetieren u. Amphibien auf dem Lande wird der Aminostickstoff als Harnstoff ausgeschieden. Dieser wird u.a. über den H. gebildet, u. zwar in der Leber durch die Wirk. der Arginase* aus Arginin*. Das andere Spaltprodukt ist Ornithin*. Arginin wird aus Ornithin rückgebildet durch Carbamylierung von Ornithin zu Citrullin* auf Kosten von Carbamylphosphat. Es folgt die Anlagerung einer von der Asparaginsäure* stammenden Aminogruppe an das Citrullin. Die meisten Fische scheiden ihren Aminostickstoff als Ammoniak aus, das durch die Hydrolyse von Glutamin* in den Nieren gebildet wird. Vögel u. auf dem Lande lebende Reptilien scheiden ihre Aminostickstoff als Harnsäure*, einem Purinderivat, aus.

**Harntreibender Tee:** s. Species diureticae.

**Harntreibendes Mittel:** s. Diuretikum(a).

**Harnvergiftung:** Urämie.

**Harnverhaltung:** Ischurie (Unmöglichkeit den Harn zu entleeren, z.B. infolge Krampf des Schließmuskels); Anurie (fehlende Harnabsonderung, z.B. bei Nierenentzündung od. Versagen der Herzkraft).

**Harnzeitvolumen:** s. Clearance.

**Harnzucker:** s. Glykosurie.

**Harnzylinder:** zylindr. Gebilde im Sediment des Harns, die Eiweißausgüsse der Harnkanälchen der Niere darstellen. Man unterscheidet **Hyaline Z.** (glashell), **Wachs-Z., Epithel-Z., Blut-Z., Fett-Z.**, u.a.

**Haronga madagascariensis:** s. Harungana madagascariensis.

**Harpagid:** H., **Harpagosid** (Cinnamoylharpagid) u. Procumbid sind bitter schmeckende Iridoide. Vork.: Harpagophytum procumbens, Scrophularia nodosa.

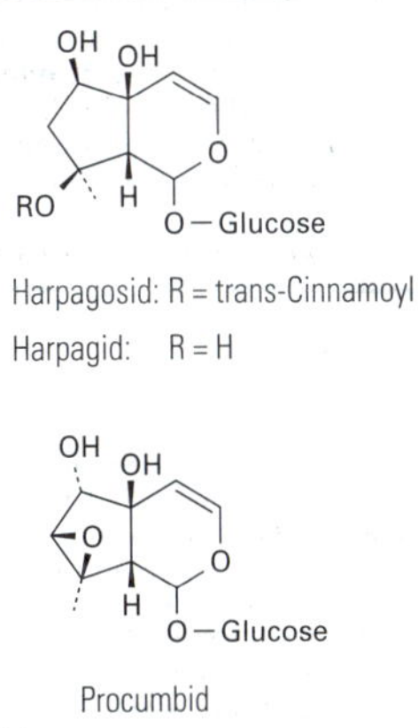


Harpagid

**Harpagophytum procumbens** (Burch.) DC.: Fam. Pedaliaceae (eng verwandt mit Scrophulariaceae), Teufelskralle (Südafrika), u. **Harpagophytum zeyheri** Dec. sind Stpfln. v. **Rad. Har-**

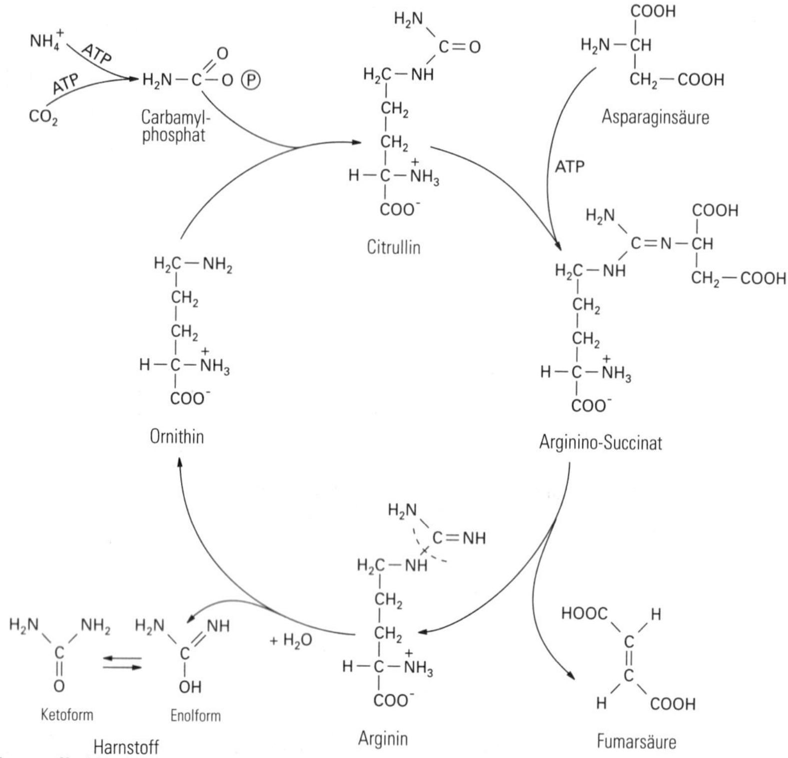


Harnstoffzyklus [143]

**pagophyti (procumbentis):** Harpagophyti radix, Teufelskrallenwurzel; die knolligen Sekundärspeicherwurzeln. **Off.:** DAB10, Ph.Helv.7. **Inhaltsst.:** bis 3% iridoide Bitterstoffe wie Harpagosid (mind. 1.0%, nach Ph.Helv.7 mind. 1,2%), Harpagid u. Procumbid (**Strukturformeln** s. Harpagid), ferner Raffinose, Stachyose, Monosaccharide etc. **Anw.:** Stomachikum; bei Stoffwechsel- u. rheumatischen Erkrankungen (Wirk. zweifelhaft).

**HOM:** *Harpagophytum procumbens* (HAB1.5), Harpagophytum: verord. z.B. b. Gelenkerkrankungen, Rheumatismus, Gicht.

**Hartbast:** s. Bast.

**Hartfett:** Adeps solidus Ph.Eur.3, Adeps neutralis, Neutralfett, Massa Estarinum®, Estarinum®-Massen, Novata®-Massen, Stadimol®, Witepsol®. H. besteht im wesentlichen aus Triglyceriden gesättigter Fettsäuren ($C_{10}$ bis $C_{18}$, überwiegend $C_{12}$, Laurinsäure) mit einem je nach Sorte kleineren od. größeren Anteil an Mono- u. Diglyceriden (nichtionogene W/O-Emulgatoren); gew. normalerweise aus Kokosfett u. Palmkernöl durch Fettspaltung, fraktionierte Destillation der Fettsäuren, Hydrierung der $C_{10}$– bis $C_{18}$–Fettsäurefraktion u. Veresterung mit Glycerol im Überschuß, wobei neben Triglyceriden auch Mono- u. Diglyceride entstehen. Weiße, spröde, fast geruchlose, sich fettig anfühlende Masse; prakt. unlösl. in Wasser, leicht lösl. in Ether, wenig lösl. in Ethanol; geschmolzen bildet H. mit dem gleichen Volumen warmen Wassers bei kräftigem Schütteln eine weiße Emulsion. Steigschmp. 33 bis 45°C, SZ max. 0.5, OHZ max. 50, IZ max. 3, POZ max. 3, VZ 210 bis 260, UA max. 0.6%. **Anw.:** Viel verwendete halbsynthetische Suppositoriengrundmasse; nach Ph.Eur. f. die Herst. v. Rektalsuppositorien vorgeschrieben (sofern nichts anderes verordnet), gut haltbar (Iodzahl!), kaum Ausbildung metastabiler Modifikationen, durch den Emulgatorgehalt leichte Einarbeitung flüss. u. fester Anteile u. gute Spreitung im Rektum, hohe Kontraktibilität (keine Trennmittel nötig), neben Standardsorten auch Spezialtypen mit erhöhtem Schmelzbereich (f. schmelzpunktsdepressive Stoffe, f. tropische Länder), mit erhöhtem Partialglyceridgehalt (zur besseren Dispergierung) u. Sorten zur Verarbeitung in Gießautomaten (mit Kühlung).

**Hartfilter:** gehärtete Filter, s. Filtrieren.

**Hartgelatine-Kapseln:** **Hartkapseln**, s. Capsulae.

**Hartgummi:** Ebonit, s. Kautschuk.

**Hartheu:** Herba Hyperici, s. Hypericum perforatum.

**Hartmann-Lösung:** s. Natriumlactatlösung, Einmolare.

**Hartparaffin:** s. Paraffinum solidum.

**Hart-PE (HDPE):** s. Polyolefine.

**Harungana madagascariensis** Lam. ex Poir.: (Haronga madagascariensis (Lam. ex Poir.) Choisy) Fam. Hypericaceae (Guttiferae) (trop.

Afrika, Madagaskar). Stpfl. v. **Folia Harongae** u. **Cortex Harongae:** Harongablätter u. Harongarinde. **Inhaltsst.:** phenolische Farbstoffe u.a., Pseudohypericin, Leukoanthocyane, Flavonylglykoside, Epicatechin, Phytosteroide. **Anw.:** zur Steigerung der Magensaftproduktion u. des Gallenflusses, bei gestörter Pankreasfunktion.

**HOM:** *Harungana madagascariensis* (HAB1.4): 1 T. getrocknete Blätter u. 2 T. getrocknete Zweigrinde.

**Harze:** feste, amorphe od. zähflüssige Ausscheidungstoffe vieler Pflanzen (meist von Bäumen), die entweder spontan od. nach künstlicher Verwundung ausfließen; vielfach erhärten sie erst nach dem Ausfließen. Gelb bis dunkelbraun gefärbte Gemenge verschiedenster Substanzen mit aber z.T. gemeinsamen Eigenschaften. Harzreiche Pflanzenfamilien sind z.B. Pinaceae, Burseraceae, Styraceae, Apiaceae. Physikalisch handelt es sich oft um unterkühlte Schmelzen, meist unlösl. in Säuren u. Wasser, lösl. in Ethanol, Ether, Chloroform, äther. Ölen.

**Einteilung: 1. Hart-Harze** (Resinae), b. gewöhnlicher Temp. hart u. spröde, z.B. Colophonium, Mastix, Kopal, Benzoe, Sandarak. **2. Weich-Harze** (Balsame), z.B. Elemi, Terpentin, Copaivabalsam, Perubalsam, Styrax. **3. Gummi- od. Schleimharze** (Gummiresinae), z.B. Ammoniacum, Galbanum, Asa foetida, Gutti. **4. Fossile Harze**, z.B. Bernstein, Erdwachs, Asphalt.

**Harzbestandteile:** Chem. gesehen handelt es sich bei den Harzen, ähnl. wie bei den ätherischen Ölen (Olea aetherea*), um Mischungen, die hauptsächl. aus Terpenen u. aromatischen Verbindungen bestehen. Man unterscheidet: **1. Resinolsäuren:** Harzsäuren; hydroaromatische Diterpene u. Triterpene, die sauer reagieren. Eine der wichtigsten Harzsäuren ist Abietinsäure*, aus der u. deren Anhydrid zum großen Teil Colophonium* besteht. Harzsäuren lösen sich in Alkalilaugen zu Harzseifen, den sog. Resinaten (Metallsalze der Harzsäuren). **2. Resinole:** Harzalkohole; Triterpenalkohole (z.B. β-Amyrin*) u. Phenylpropanderivate*. **3. Resinotannole:** Phenole od. andere Hydroxyverbindungen mit Gerbstoffcharakter. **4. Resine:** Ester von Harzsäuren u. Harzalkoholen wie z.B. Coniferylbenzoat. **5. Resene:** indifferente, amorphe Stoffe, meist sauerstoffhaltig u. C-reich; **6.** Gummen, Schleime, äther. Öle, Bitterstoffe etc.

Das führt auch zu der folgenden Einteilung: **Terpenharze:** setzen sich vorwiegend aus Resinolsäuren u. Triterpenalkoholen zusammen. Beispiele: Colophonium*, Dammar (Stpfl. Shorea wiesneri*), Elemi (Stpfl. Canarium luzonicum*), Mastix (Stpfl. Pistacia lentiscus*), Olibanum (Stpfl. Boswellia*-Arten), u.a. **Benzharze:** bestehen zu einem großen Teil aus meist veresterten Phenylpropankörpern wie Coniferylalkohol*, Zimt- u. Ferulasäure* (3-Methoxy-4-hydroxyzimtsäure), Lignanen*, Xanthonen* u. Cumarin-Polymerisaten. Beispiele: Ammoniacum (Stpfl. Dorema ammoniacum*), Balsamum peruvianum*, Benzoe*, Resina Guajaci (Stpfl. Guajacum-Arten*). **Gummiharze:** bestehen wie z.B. Myrrhe (Stpfl. Commiphora-Arten*) od. Ammoniacum nur etwa zu einem bis 2 Dritteln aus Terpenharz- und/oder Benzharz-Bestandteilen; die übrigen Inhaltsst. sind äther. Öle u. Polysaccharide. Das bedeutet, daß ein Teil dieser Produkte wasserlösl. ist.

**Harzgänge:** *bot.* (Harzkanäle) mehr od. weniger weite, langgestreckte Gänge sowohl in d. Rinde als im Holz, die Harze, Gummiharze od. Balsame führen. Sie sind entweder primär vorhanden od. entstehen sekundär, meist nach Verletzungen. Sie entstehen schizogen, d.h. durch Auseinanderweichen von Zellen. Die dadurch entstehenden Hohlräume erweitern sich lysogen, d.h. durch Zerstören der angrenzenden Gewebe. Zuweilen sind d. H. m. Epithelzellen ausgekleidet, in denen d. Harz gebildet wird u. durch d. Zellwand in d. Gänge tritt; vgl. Exkretionsgewebe.

**Harzpflaster:** Gem. v. Fetten u. Harzen (Emplastrum Picis).

**Harzsäuren:** s. Harze.

**Harzseifen:** s. Harze.

**Haschisch:** s. Cannabis sativa.

**Haselerle:** Alnus serrulata*.

**Haselnußblätter, Haselnußblätterrinde, Haselnußblätteröl:** s. Corylus avellana.

**Haselwurz:** Asarum europaeum*.

**Haselwurz, Kanadische:** Asarum canadense*.

**Hasenlattich:** s. Prenanthes serpentaria.

**Hasenöhrlein:** Asarum europaeum*.

**Hasenpest:** Tularämie*.

**Hatch-Slack-Kortschak-Zyklus:** HSK-Zyklus, $C_4$-Säurenzyklus; der photosynthetische Reaktionszyklus in $C_4$-Pflanzen*. Das photosynthetische Carboxylierungsenzym ist die Phosphoenolpyruvatcarboxylase, die Phosphoenolpyruvat (PEP) zu Oxalacetat carboxyliert. Oxalacetat wird durch die NADP-abhängige Malatdehydrogenase zu L-Malat reduziert. L-Malat verläßt die Mesophyllzellen von $C_4$-Pflanzen u. wird in den Gefäßbündelzellen oxidativ zu Pyruvat decarboxyliert. $CO_2$, das einleitend in den Mesophyllzellen als β-Carboxylgruppe des Oxalacetats fixiert wurde, wird damit wieder frei u. kann über die Reaktionen des Calvin-Zyklus* assimiliert werden. Pyruvat als 2. Reaktionsprodukt gelangt wieder in die Mesophyllzellen, wo es unter ATP-Verbrauch durch die Pyruvatphosphatdikinase in Phosphoenolpyruvat (PEP) rückverwandelt wird.

**Haudorn:** Ononis spinosa*.

**Hauhechel:** Ononis spinosa*.

**Hauhechelwurzel:** Radix Ononidis, s. Ononis spinosa.

**Hauptgruppenelemente:** s. Periodensystem der Elemente.

**Hauptquantenzahl:** n; ein Maß f. den Kernabstand u. damit f. die Energie eines Elektrons in einem Orbital*. Die H. gibt die Gesamtzahl der vorhandenen Knotenflächen an, einschließlich einer im Unendlichen liegenden. (Eine Knotenfläche kann als Fläche aufgefaßt werden, auf der die Wahrscheinlichkeit, das Elektron anzutreffen gleich Null ist.) Die H. ist immer ganzzahlig u. positiv, d.h. sie kann 1, 2, 3,....n sein.

**Hauptsätze der Thermodynamik:** Der 1. Hauptsatz besagt, daß die Summe aller Energien* in einem abgeschlossenen System erhalten bleibt. Nach dem 2. Hauptsatz können nur Vorgänge, bei denen die Entropie* eines abgeschlossenen Systems zunimmt, von selbst ablaufen. Der 3. Hauptsatz sagt, daß der absolute Temperaturnullpunkt aufgrund der dort verschwindenden Entropie nicht erreichbar ist.

**Hauptvalenzgele:** s. Gele.

**Hauptwurzel:** s. Wurzel.

**Hausapotheke: 1.** Vorrat von Arzneimitteln, die in privaten Haushalten vorhanden sind. **2.** Ärztliche (Dispensierrecht) u. tierärztliche Abgabestellen (tierärztliche Hausapotheken), die den

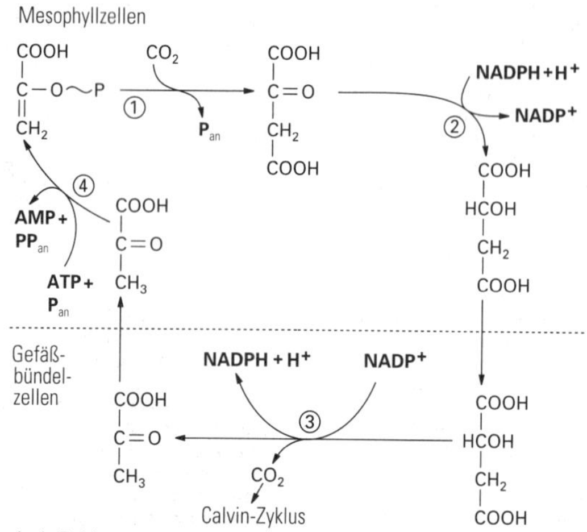


Hatch-Slack-Kortschak-Zyklus:
1: Phosphoenolpyruvatcarboxylase; 2: Malatdehydrogenase; 3: Malatdehydrogenase (decarboxylierend); 4: Pyruvatphosphatdikinase [20]

Vorschriften des Arzneimittelgesetzes* unterliegen. Rechtsgrundlage f. die tierärztliche H. sind v.a. § 43 Abs. 4 u. 5 Arzneimittelgesetz u. die Verordnung über tierärztliche Hausapotheken (TÄHAV) vom 3.5.1985, i.d.F. v.11.3.1988. Danach dürfen entgegen dem Apothekenmonopol* Tierärzte Arzneimittel f. Tiere vorrätig halten u. an Halter der von ihnen behandelten Tiere abgeben. Die TÄHAV enthält Vorschriften über Erwerb, Herst., Prüfung, Aufbewahrung u. Abgabe von Arzneimitteln in Ausübung des tierärztlichen Dispensierrechts.

**In Österreich** sieht § 29 Apothekengesetz* f. praktische Ärzte die Bewilligung zur Haltung einer ärztlichen H. vor; Voraussetzung ist, daß der Berufssitz eines Arztes von der Betriebsstätte der nächsten öffentlichen Apotheke mehr als 6 Straßenkilometer entfernt ist. Die H. muß vom Arzt selbst geführt werden; eine Verpachtung ist ausgeschlossen. Hilfskräfte zum selbständigen Dispensieren von Arzneien sind nicht gestattet. Sämtliche Drogen u. Spezialitäten muß der Arzt aus einer inländischen öffentlichen Apotheke beziehen. Die Bewilligung zur Führung einer H. muß zurückgenommen werden, wenn eine öffentliche Apotheke errichtet wird, die vom Berufssitz des Arztes weniger als 4 Straßenkilometer entfernt ist.

**Hausen:** Acipenser huso, Lieferant der Ichthyocolla*.

**Hausenblase:** Ichthyocolla*.

**Hausenblase, Japanische:** Agar*.

**Hausmittel:** in einer Familie traditionell verwendete Behandlungsform; vgl. Haustee.

**Hausner-Faktor:** Verhältnis Stampfdichte/Schüttdichte. Isometrische Partikel zeigen keine od. nur sehr geringfügige Unterschiede zwischen der Stampfdichte* u. der Schüttdichte* u. haben daher einen kleinen Hausner-Faktor; s.a. Dichte von Pulvern; vgl. Pigmentvolumenkonzentration.

**Hausspezialität, Unechte:** s. Unechte Hausspezialität.

**Haustee:** aus (meist einheimischen) Drogen (Kräutern) hergestellter Tee, auch Hausmittel*; meistens aber verstanden als **Tee-Ersatz** (Ersatz f. Schwarztee, s. Camellia sinensis), z.B.: Apfelschalen (s. Malus domestica), Brombeerblätter (s. Rubus fruticusos), Himbeerblätter (s. Rubus idaeus), Erdbeerkraut (s. Fragaria vesca), Sauerkirschenstiele (s. Prunus cerasus), Hagebutten (s. Rosa canina), ev. auch Kakaoschalen (s. Theobroma cacao), Bush Tea (Roter Busch-Tee, Massaitee, s. Aspalathus linearis), Mate-Tee (s. Ilex paraguariensis) etc.

**Haustorien:** *bot.* Saugorgane, z.B. bei Schmarotzern.

**Hauswurz:** s. Sempervivum tectorum ssp. tectorum.

**Haut:** Cutis, Derma; *med.* das den Körper bedeckende Organ, ca. 1.6 $m^2$ groß, mehr od. weniger durchlässig f. lipophile Stoffe.

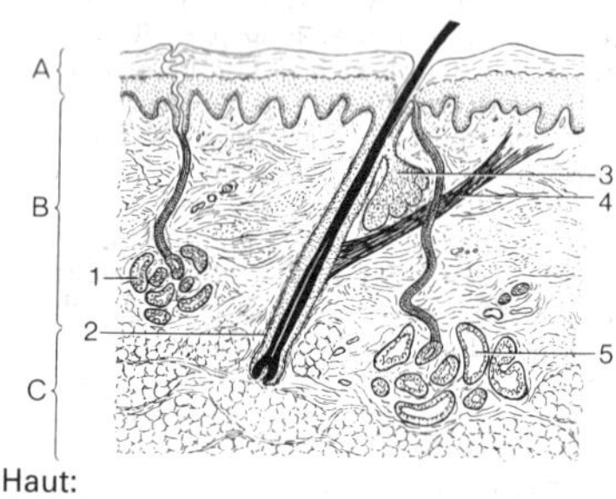


Haut:
A: Epidermis; B: Corium; A u. B: Cutis; C: Subcutis. 1: ekkrine Schweißdrüsen (Knäueldrüsen); 2: Haartasche mit Haar; 3: Talgdrüse; 4: M. arrector pili; 5: apokrine Schweißdrüsen (Duftdrüsen) [90]

**Hautbräunungsmittel:** Selbstbräunungsmittel; kosmetische Mittel, die ohne Einw. von UV-Strahlen eine Hautbräunung hervorrufen. Enthalten Wirkstoffe wie Dihydroxyaceton*, die mit den Aminosäuren der Hornschicht unter Braunfärbung reagieren. Der entstehende Farbton ist auf die applizierte Hautstelle begrenzt, nicht abwaschbar, oft ungleichmäßig verteilt u. bietet keinen Sonnenschutz. Neben β-Carotin, das nach oraler Verabreichung eine gelbliche Verfärbung der Haut v.a. im Gesicht, an Händen u. Füßen bewirkt, werden auch 1,4-Naphtochinone (z.B. Henna, s. Lawsonia inermis, u. Juglon*) verwendet.

**Hautdesinfektion:** Desinfektion von Hautstellen vor Impfungen, Injektionen, Blutentnahmen, Vorbereitung eines Operationsfeldes. Verw. von Ethanol (sterilfiltriert) 70 bis 80%, anderen Alkoholen, alkoholischen Iodlösungen, Iodophore, Sepsotinktur.

**Hauteinheitsdosis:** Hauterythemdosis, s. HED.

**Hautfaktor:** Hautschutzvitamin, Vitamin H, s. Vitamine.

**Hautfirnis:** s. Vernisium.

**Hautjucken:** Pruritus.

**Hautkeime:** Keime, die auf der Haut des Menschen normalerweise vorkommen. Am weitesten verbreitet sind Staphylococcus epidermidis, aber auch andere Micrococcus-Arten (Sarcina*), Sporenbildner*, gramneg. Bakterien, Streptokokken*, aerobe Korynebakterien, s. Corynebacteriaceae, Faex.

**Hautpilzerkrankungen:** s. Dermatomykosen.

**Hautpulvermethode:** Methode zur quantitativen Bestimmung von Gerbstoffen* in Drogen; beruht auf der Bindung von Gerbstoffen an das Kollagen von Hautpulver. Die H. gilt f. die Bestimmung des Gerbstoffgehaltes von Drogen als veraltet, da damit nur die Gerbwirkung bestimmt wird, nicht aber auch die (allein wertbestimmende) adstringierende Wirk. von Gerbstoffdrogen auf die Schleimhäute, die sich wegen ihres Gehaltes an Glykoproteinen von Kollagenfasern wesentlich unterscheiden. Die H. wird daher auch häufig mit anderen Methoden, z.B. photometrischen (z.B. Reduktion von Wolframatophosphorsäure* zu Wolframblau* durch phenolische OH-Gruppen), eingesetzt.

**Hautreizmittel:** entzündungserregende Arzneimittel zum Auftragen (Einreiben od. als Pflaster etc.) auf der Haut. Man unterscheidet zwischen hautrötenden (Rubefazienzien*), blasenziehenden (Vesikanzien*) u. exanthemerzeugenden (Pustulanzien*) H. **Wirk.** u. **Anw.:** s. Scharfstoffe, Reizkörpertherapie*.

**Hautschutzsalben:** s. Barrier creams.

**Hautschutzvitamin:** s. Vitamine (Vitamin H).

**HAV:** Hepatitis-A-Viren, s. Hepatitis-Viren.

**HAVsorbat SSW®:** s. Hepatitis-A-Impfstoff.

**Havrix®:** s. Hepatitis-A-Impfstoff.

**Hayem-Lösung:** Reagenz zur Zählung u. Konservierung der roten Blutkörperchen: Lsg. v. 5 T. Natriumsulfat, 1 T. Natriumchlorid u. 0.5 T. Quecksilberchlorid in 200 T. Wasser.

**Hazel Bark:** Cortex Coryli avellanae, s. Corylus avellana.

**Hazeline:** Extractum Hamamelidis*, s. Hamamelis virginiana.

**Hb:** Abk. f. Hämoglobin*.

**HBAg:** Abk. f. Hepatitis-B-Antigen, s. Hepatitis-Viren.

**HBcAg:** Abk. f. Hepatitis-B-Kernantigen, s. Hepatitis-Viren.

**HBsAg:** Abk. f. Hepatitis-B-Oberflächenantigen, s. Hepatitis-Viren.

**HBV:** Abk. f. Hepatitis-B-Viren, s. Hepatitis-Viren.

**HCB:** Abk. f. Hexachlorbenzol*.

**HCG:** Abk. f. Human Chorionic Gonadotropin, Humanchoriongonadotropin; s. Hormone.

**HCH:** Abk. f. Hexachlorcyclohexan* bzw. Lindan*.

**HCV:** Abk. f. Hepatitis-C-Viren*.

**Hcy:** s. Homocystein.

**HDL:** Abk. f. High Density Lipoprotein, s. Lipoproteine.

**He:** *chem.* Helium*.

**Head-Drop-Einheit:** HDE, Wirkungseinheit f. Curare. Eine Head-Drop-Einheit entspricht 0.15 mg D-Tubocurarinchlorid-Pentahydrat, s. Curare.

**Headspace-Analyse:** Dampfraumanalyse; gaschromatografische Analyse der gasförmigen Phase, die mit einer festen od. flüssigen Probe in einem geschlossenen System im Gleichgewicht steht; z.B. zur Bestimmung von Lösungsmittelrückständen (Wasser, Lebensmittel, Arzneistoffe etc.), Blutalkohol u.a.

**Head-Zonen:** (Henry Head, 1861 bis 1940, engl. Neurologe) bestimmte Hautbezirke, die infolge der Verknüpfung von gemeinsam in einem Nervenstrang verlaufenden vegetativen u. somatischen Efferenzen den in Brust-, Bauch- u. Beckenraum liegenden Organen zugeordnet sind. Schmerzzustände von inneren Organen werden deshalb in zugehörige Hautbezirke projiziert; umgekehrt besteht die Möglichkeit, durch eine Ther. über ein Hautsegment (z.B. durch Anwendung von Pflastern, Wärme u. hyperämisierenden Salben) ein bestimmtes inneres Organ zu beeinflussen.

**Hebelwaage:** s. Waagen.

**Heber:** i.w.S. Gerät zum Umfüllen v. Flüssigkeiten; i.e.S. Giftheber*.

**Hebrasalbe:** Unguentum diachylon DAB6, s. Unguentum Plumbi oxidati.

**HEC:** Abk. f. Hydroxyethylcellulose*.

**Heckendornblüten:** s. Prunus spinosa.

**Heckenkirsche, Rote:** s. Lonicera caprifolium.

**Heckenrose, Gemeine:** s. Rosa canina.

**Hecogenin:** Steroidsapogenin, z.B. in Agave sisalana*; **Strukturformel** s. Saponine (Tab.).

**HED:** Hauteinheitsdosis der Röntgenstrahlen (nach Seitz u. Wintz), Hauterythemdosis, Röntgenerythemdosis, dadurch charakterisiert, daß nach Bestrahlung eines Hautfeldes von 6·8 cm aus 23 cm Fokus-Hautabstand (FHD) mit harter Strahlung nach 8 Tagen eine leichte Röte, nach 6 Wochen deutliche Bräunung der bestrahlten Hautstelle auftritt. 1 HED entspricht 550 R, gemessen in freier Strahlung f. gesunde Haut.

**Hedeoma pulegioides** (L.) Pers.: Fam. Lamiaceae, (American) Pennyroyal (Nordamerika). Stpfl. v. **Herba Hedeomae:** Herba Pulegii americana, Frauenminze, Amerikanische Poleiminze. **Inhaltsst.:** 1 bis 3% äther. Öl, Diosmin, Gerbstoff. **Anw.:** Diaphoretikum, Antirheumatikum; zur Gew. des äther. Öls. **Oleum Hedeomae:** Oleum Pulegii americanum, Amerikan. Poleyöl. **Best.:** ca. 50% (-)-Menthon u. (+)-Isomenthon, 24% Pulegon*, 8% (-)-1-Methylcyclohexan-3-on, Isoheptansäure, L-Limonen, Dipenten etc. $d_{25}^{25}$ 0.92 bis 0.94. $[\alpha]_D^{20°C}$ +18 bis 22°. $n_D^{20°C}$ 1.482. **Anw.:** Aromatikum, Karminativum, Diaphoretikum; zur Insektenbekämpfung.

**Hederagenin:** Triterpensapogenin, **Strukturformel** s. Saponine (Tab.).

**Hedera helix** L.: Fam. Araliaceae (Europa),

Efeu, Eppich. Stpfl. v. **Herba Hederae helicis:** Efeukraut, bzw. **Folia Hedera helicis:** Efeublätter; die 3- bis 5eckigen Blätter nicht blühender Pflanzen. **Off.:** DAC86. **Inhaltsst.:** ca. 5% Triterpensaponinglykoside (höchster Gehalt in den giftigen Früchten), wie die (neutralen) Bisdesmoside (s. Saponine) Hederacosid C (hauptsächl.) u. B (Aglyka sind Hedaragenin u. Oleanolsäure), aus denen durch Esterhydrolyse die sauren Monodesmoside α- u. β-Hederin entstehen, die wesentlich stärker toxisch u. hämolytisch wirken als die genuinen Saponine; enthalten sind ferner Chlorogensäure, Kaffeesäure, Scopolin, Rutin, Vitamine, Polyine wie Falcarinol u.a. (möglicherweise auch Spuren von Emetin* u. Cephaelin*). **Wirk.:** expektorierend, sekretolytisch, spasmolytisch; Hederin soll in niedriger Dosis gefäßerweiternd wirken. **Anw.:** (volkst.) bei chron. Katarrhen, Leber- u. Gallenleiden, Gicht, Rheuma.

**HOM:** *Hedera helix* (HAB1.3): frische unverholzte Triebe; verord. z.B. b. Asthma bronchiale, rheumatischen Beschwerden, Leber- u. Gallenkrankheiten, Struma (Kropf).

**Hederich, Grauer:** Erysimum diffusum, s. Erysimum crepidifolium.

**Hefe:** s. Faex.

**Hefeadenylsäure:** veraltet f. Adenosinmonophosphat.

**Hefe-Dickextrakt:** s. Extractum Faecis spissum.

**Hefepilze:** Hefen; keine taxonomische Einheit, sondern Pilze*, die sich hauptsächl. durch Zellsprossung vermehren, Pseudomyzelien bilden u. Gärung* verursachen; v.a. Arten der Gattungen Saccharomyces (s. Faex), Candida* u. Torula*.

**Hefe-Trockenextrakt:** s. Extractum Faecis.

**Heftpflaster:** s. Emplastra adhaesiva.

**Heidekorn:** Buchweizen, Fagopyrum esculentum*.

**Heidekraut:** Herba Callunae, s. Calluna vulgaris.

**Heidekrautgewächse:** s. Ericaceae.

**Heidelbeerblätter:** Folia Myrtilli, s. Vaccinium myrtillus.

**Heidelbeeren:** Fruct. Myrtilli, s. Vaccinium myrtillus.

**Heidnisch Wundkraut:** s. Solidago virgaurea.

**Heil aller Schäden:** s. Sanicula europaea.

**Heilberufsgesetz:** s. Apothekerkammern.

**Heilbuttleberöl:** Oleum Jecoris Hippoglossi, s. Lebertran.

**Heildolde:** s. Sanicula europaea.

**Heilerde:** Ton, Lehm, pulverisierte Moorerde etc., von wechselnder Zstzg., größtenteils aus Aluminiumsilicat* bestehend. H. ist ein uraltes Volksheilmittel bei infektiösen Darmerkrankungen, äuß. bei Entzündungen, Quetschungen, zu zerteilenden Umschlägen (Lehmpackungen), bei Venenentzündung, Verbrennungen, Ekzemen usw; auch in der Kosmetik. Ihre Wirk. beruht inn. wie äuß. (in Form eines Breies als Packung) auf Adsorptionsvorgängen, Ionenaustausch u. der Wärmekapazität; vgl. Weißer Ton.

**Heilmittelverzeichnis:** HMV; Herausgegeben vom Hauptverband der österr. Sozialversicherungsträger; Verzeichnisse über (1) jene Arzneispezialitäten, die ohne chef(kontroll)ärztliche Bewilligung abgegeben werden dürfen, mit Angabe der Kassenpreise, (2) frei verschreibbare Arzneispezialitäten mit Angabe der Zusammensetzung u. der Kassenpreise sowie (3) Stoffe für magistrale Zubereitungen, die nur mit vorher chef(kontroll)ärztlichen Bewilligung abgegeben werden dürfen.

**Heilmittelwerbegesetz:** Gesetz in der Bundesrepublik Deutschland über die Werbung auf dem Gebiet des Heilwesens i.d.F. der Bekanntmachung vom 19.10.1994. Das Gesetz enthält Regelungen über die Werbung f. Arzneimittel, Heilverfahren u. kosmetische Mittel (s.a. Kosmetikverordnung) sowie Mittel f. die Körperpflege. Das H. verbietet die Werbung f. Heilmittel nicht schlechthin, soll aber durch Einschränkung d. Werbemöglichkeiten d. Gesundheit d. Einzelnen u. d. Volksgesundheit schützen. So enthält es Vorschriften über stets erforderliche Grundinformationen in der Werbung f. Arzneimittel, etwa den Namen des Herstellers, die Bez. u. d. Zusammensetzung d. Medikamentes u. der Anwendungsgebiete, die Darstellung der Nebenwirkungen* u. der Gegenanzeigen. Bei einer Werbung in audiovisuellen Medien besteht darüber hinaus die Verpflichtung, den Satz „Zu Risiken und Nebenwirkungen lesen Sie die Packungsbeilage und fragen Sie Ihren Arzt und Apotheker" einzublenden. Die Verbote u. Einschränkungen des Gesetzes dienen v.a. dem Zweck, Selbstmedikation u. übermäßigen Arzneimittelkonsum einzuschränken. Irreführende Heilmittelwerbung ist strafbar (Vergehen; andere Verstöße werden als Ordnungswidrigkeiten geahndet). Für verschreibungspflichtige Mittel sowie f. Arzneimittel, d. dafür bestimmt sind, beim Menschen d. Schlaflosigkeit od. psych. Störungen zu beseitigen od. d. Stimmungslage zu beeinflussen, darf nur i. Fachkreisen geworben werden. Die Werbung f. Betäubungsmittel wird durch das Betäubungsmittelgesetz* verboten od. eingeschränkt (Verbot d. Werbung f. BtM d. Anl.I BtMG, Werbung f. BtM d. Anl.II u. III nur in Fachkreisen). **Österreich:** Werbebeschränkungen f. Arzneimittel sind durch das Arzneimittelgesetz geregelt.

**Heilpeloide:** aus organischen od. anorganischen Stoffen bestehende Vorkommen von Moor, Torf (s. Torfmoose), Schlamm, Schlick (Peloide*), die in der Heilkunde z.B. als Moorbäder*, Fango*, in Form von Packungen, Breiumschlägen, Heilerden usw. aufgrund besonderer Eigenschaften (ohne weiteren Zusatz) angewendet werden.

**Heilpraktiker:** in der Bundesrepublik Deutschland geschützte Berufsbezeichnung für Personen, denen nach Maßgabe der Durchführungsbestimmungen die Erlaubnis erteilt wurde, die Heilkunde auszuüben, ohne als Arzt bestallt zu sein. Rechtsgrundlage ist das **Heilpraktikergesetz** (HPG) vom 17.2.1939 i.d.F. vom 2.3.1974 u. die entsprechenden Durchführungsverordnung vom 18.2.1939, zuletzt geändert am 10.5.1988. Unter Ausübung der Heilkunde versteht man alle Tätigkeiten zur Feststellung, Heilung od. Linderung von Krankheiten, Leiden od. Körperschäden bei Menschen. Die Erlaubnis berechtigt nicht zur Behandlung meldepflichtiger Krankheiten, Geburtshilfe, Leichenschau, Verordnung von verschreibungspflichtigen Medikamenten u. Betäubungsmitteln u. zur eigenverantwortlichen Anwendung von Röntgenstrahlen sowie zur Ausübung der Zahnheilkunde u. zur Ausübung der Heilkunde im Umherziehen.

**Heilserum:** s. Serum, Hyperimmunglobulin, Hyperimmunserum.

**Heilvorkommen, Natürliche:** z.B. Heilpeloide*, Heilwasser*.

**Heilwasser:** Mineralwasser (s. Aquae minerales), das bestimmte chemische Voraussetzungen erfüllt; es muß wie Mineralwasser mind. 1000 mg feste gelöste Stoffe pro Liter enthalten u. zusätzlich bestimmte Mineralstoffe aufweisen. Schwefelwasserstoff- ($H_2S$–) od. NaHS-haltige Wässer (Schwefelwässer) werden nicht getrunken, sondern dienen als Heilwässer f. Bäder.

**Heilwurz:** s. Althaea officinalis.

**Heilziest:** s. Stachys officinalis.

**Heimia salicifolia:** s. Rauschdrogen.

**Heinrich, Böser:** s. Mercurialis annua.

**Heißluftsterilisation:** s.a. Sterilisationsverfahren. Sterilisationsmethode durch trockene Hitze, geringes Durchdringungsvermögen im Gegensatz zur „Feuchten Hitze". Einsatz zu Sterilisation von Geräten mit glatten Oberflächen aus Metall, Glas, Porzellan, in der pharmazeutischen Industrie vor allem f. Leerampullen bzw. f. Rohstoffe wie Talk*, Bolus alba u. für wasserfreie Öle, Fette, Wachse, Paraffine u. Glycerol. Die H. wird i.a. bei 160 bis 180°C durchgeführt. Die Einwirkzeit beträgt bei 180°C 30 min. Bei Reduzierung der Temp. um 10°C verdoppelt sich i.a. die Einwirkzeit. Durchführung im **Heißluftsterilisierschrank:** Die Anheizzeit wird nicht mitgerechnet, die Sterilisationszeit beginnt erst mit Erreichen der gewählten Temperatur. Bei dicht beschickten Heißluftsterilisatoren ist der Temperaturverlauf im Inneren des Sterilisationsgutes zu beachten u. entsprechende Ausgleichszeiten zu wählen; das Material muß trocken sein (Verdunstungskälte); die Luft zum Kühlen muß über keimabscheidende Filter gesaugt werden. Bei Sterilisation von Pudern, Ölen, Fetten u. dergl. muß wegen des Temperaturausgleiches die Anheizzeit u. Sterilisationszeit experimentell ermittelt werden. **Kontinuierlich arbeitender Heißluft-Sterilisiertunnel:** Vor allem in der pharmazeutischen Industrie verwendete, kontinuierlich arbeitende Sterilisierverfahren mit oft hohen Betriebstemperaturen von 240 bis 320°C; teils mit konventioneller Heizung, teils mit Laminar-Flow-Heißluftprinzip ausgestattet.

**Heißsiegeln:** Verbinden thermoplastischer, leicht schmelzender Folien (Schmelzschichten) von Packstoffen (z.B. Verbundfolien*) durch Heißpressen. H. wird häufig verwendet z.B. zum Schließen von Verpackungen.

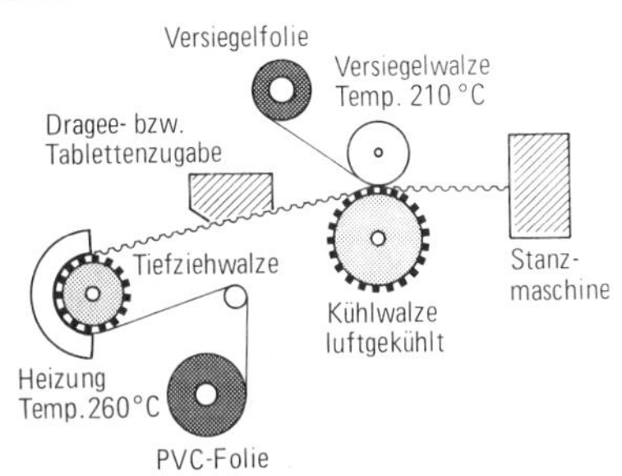


Heißsiegeln: Schema der Versiegelung [131]

**Hekla-Lava:** **HOM:** Lava vom Hekla-Vulkan (Island); verord. z.B. b. Knochenerkrankungen.

**Hekto:** gesetzlicher Vorsatz f. das 100fache einer Grundeinheit; Symbol: h.

**Hektogramm:** Abk. hg, 100 Gramm.

**Hektopascal:** hPa, s. Millibar.

**Helch-Reaktion:** Nachweisreaktion f. Pilocarpin*. In schwefelsaurer Lsg. bildet sich in Gegenwart von Wasserstoffperoxid, Chloroform u. Kaliumdichromat ein Pilocarpin-Chrompentoxid-Addukt, das die organische Phase blauviolett färbt.

**Held-Auerbach-Endknöpfe:** charakteristische kolbenförmige od. blasenartige Anschwellungen an den Endstücken der Neurite. Sie dienen der Annäherung an die Oberflächenmembran des jeweiligen Kontaktpartners.

**Helenalin:** s. Arnica montana.

**Helenenkrautwurzel:** s. Inula helenium.

**Helenin(um):** Alantkampfer. Schmp. 76°C. Sdp. 192°C. Best. des äther. Öls v. Rhiz. Helenii, s. Inula helenium. H. läßt sich in **Alantolacton**

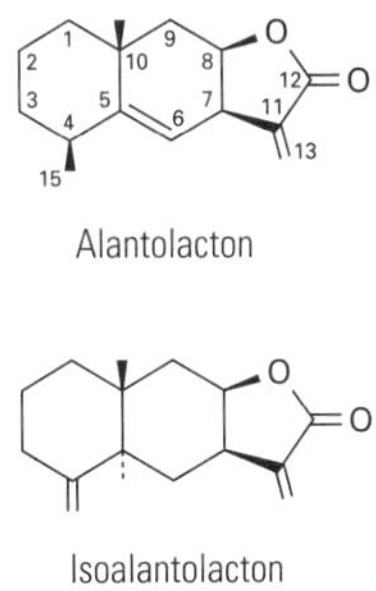


Helenin

(*syn.* Helenin), Isoalantolacton u. Dihydroisoalantolacton (Sesquiterpene) zerlegen. Farblose, nadelförmige Kristalle, leicht lösl. in Ethanol u. Ether, fast unlösl. in Wasser. **Wirk.** u. **Anw.:** Der γ-Lactonringe mit der außerhalb liegenden Methylengruppe ist nicht nur f. die antibiotische u. antiphlogistische allergisierende, sondern auch f. die Kontaktekzeme hervorrufende Wirk. bedeutsam. Verwendet als Antiseptikum u. Expektorans, früher auch als Anthelmintikum. **Dos.:** 0.01 bis 0.02 g.

**Helenkraut:** Inula helenium*.

**Helenkrautwurzel:** Rhizoma Helenii, s. Inula helenium.

**Helfergin®:** s. Meclofenoxat.

**Helferzellen:** s. Leukozyten.

**Helianthemum canadense:** Fam. Cistaceae, Sonnenröschen (Nordamerika). **Inhaltsst.:** ca. 10% Gerbstoff, Glykoside.

**HOM:** *Cistus canadensis:* frische, blühende Pflanze; verord. z.B. b. Entzündungen der Mund- u. Rachenschleimhaut.

**Helianthin:** s. Methylorange.

**Helianthus annuus** L.: Fam. Asteraceae (Compositae), Sonnenblume (aus Mexiko stammend, überall kult.). Stpfl. v. **Flores Helianthi annui:** Sonnenblumen. **Inhaltsst.:** Quercimeritrin (Flavonglykosid), Cyanidinmonoglykosid (ein Anthocyan), Xanthophyll, Cholin, Betain, Saponine. **Anw.** volkst.: als Fiebermittel. **Fructus (Semen) Helianthi annui:** Sonnenblumenkerne. **Inhaltsst.:** 40 bis 50% fettes Öl, Lecithin, Cholin, Betain, Gerbstoff, 24% Eiweiß (histidinreich), Saccharose. **Anw.** volkst.: als schleimlösendes Mittel; techn.: zur Gew. des fetten Öls. **Oleum Helianthi annui:** Sonnenblumen(kern)öl, das hellgelbe bis dunkle fette Öl aus den reifen Früchten (gew. durch halbes Auspressen od.

Extraktion). **Off.:** DAC86. D. 0.92 bis 0.93. VZ 184 bis 194; IZ 120 bis 140; Ep. -16 bis -18°C. **Best.:** 39% Ölsäure, 34% α-Linolsäure, 13% β-Linolsäure, ca. 4% Glycerol, ca. 9% gesättigte Säuren (Palmitin-, Stearin-, Arachin-, Linocerinsäure), Carotinoide, Lecithin, u.a. Nach DAC86 enthält die Fettsäurefraktion u.a. 15 bis 35% Ölsäure, 50 bis 72% Linolsäure, max. 2% Linolensäure etc. In Ethanol schwer lösl., leicht lösl. in Benzol, Chloroform, Tetrachlorkohlenstoff. **Anw.:** als Füllmaterial f. Weichgelatinekapseln, zur Herst. v. Cremes u. Salben.Das Öl gilt als vorzügl. u. wertvolles Speiseöl, es wird zur Herst. v. Margarine sowie in der Kosmetik, in der Seifen- u. Lackindustrie verwendet.

**HOM:** *Helianthus annuus* (HAB1.5): die reifen Früchte; verord. z.B. b. Magenerkrankungen, äuß. zur Wundbehandlung.

**Helianthus tuberosus** L.: Fam. Asteraceae (Compositae), Topinambur, Knollige Sonnenblume, Erdbirne, Jerusalemartischocke (Heim. nördl. Südamerika, kult. in Europa, v.a. Frankreich). **Inhaltsst.:** in den kartoffelähnlichen Knollen (im Herbst) 14 bis ca. 20% Inulin, 3 bis 5% Zucker, keine Stärke, ca. 3% Proteine. **Anw.:** als Diabetikernahrung (in Form von Trokkenschnitzel, Mehl u. Malz), zur Gew. von Inulin, zur Herst. v. Fructose u. Ethanol.

**HOM:** *Helianthus tuberosus* (HAB1.5): die frischen im Spätherbst geernteten Knollen.

**Helichrysum arenarium** (.L) Moench: (Gnaphalium arenarium) Fam. Asteraceae (Compositae), Gelbes Katzenpfötchen (Europa, Mittelasien). Stpfl. v. **Flores Stoechados (citrinae):** Stoechados flos, Flores Gnaphalii arenarii, Helichrysi flos (Flores Helychrysi), Gelbe Katzenpfötchen(blüten), Gelbe Immortellen, Harnblumen, Ruhrkrautblüten. **Off.:** Ph.Helv.7, EB6. **Inhaltsst.:** unter 0.05% äther. Öl, Glykoside des Naringenins* (Bitterstoffe), Gerbstoff. **Anw.:** bei (chronischer) Cholecystitis, als Diuretikum, bei Blasen- u. Nierenleiden; in Teemischungen auch als Schönungsmittel.

**HOM:** *Gnaphalium arenarium:* frische, blühende Pflanze; verord. z.B. b. Ischias.

**Helicobacter pylori:** s. Campylobacter pylori.

**Helicocin®:** s. Antiulkusmittel.

**Helikal:** s. Helix.

**Heliosis:** (*gr.* ἥλιος Sonne) Sonnenstich.

**Heliosupin:** Cynoglossophin; $C_{20}H_{31}NO_7$, $M_r$ 397.46. Hepatotoxisches Pyrrolizidinalkaloid* von Boraginaceae; enthalten z.B. in Herba Anchusae (Ochsenzungenkraut, s. Anchusa officinalis) od. Radix Cynoglossi (Hundszungenwurzel, s. Cynoglossum officinale).a

**Heliotropin:** Piperonal, Methylenprotokatechualdehyd, 3,4-(Methylendioxy)-benzaldehyd; $C_8H_6O_3$, $M_r$ 150.1. Schmp. 35-36°C. Sdp. 263°C. Farblose, heliotropartig riechende Kristalle; leicht lösl. in Ethanol u. Ether, in 70%igem Ethanol zu 50%, sehr schwer lösl. in Wasser, färbt sich an Licht u. Luft allmählich dunkel (nat. u.a. in den äther. Ölen von Filipendula ulmaria u. Robinia pseudo-acacia). **Anw.:** Lösemittel; techn. in der Parfümerie u. als Reagenz.

**Heliotropismus:** *bot.* Phototropismus*.

**Heliotropium:** s. Pyrrolizidinalkaloide.

**Helium:** He, Edelgas*. OZ 2; $A_r$ 4.00260; Schmp. -272.1°C; Sdp. -268.98°C; D. 0.069. Nat. in der Sonne, in der Luft, in Quellgasen, seltenen Erden, ferner als Abspaltungsprodukt radioaktiver Stoffe (Alpha-Strahlen*). **Anw.:** in der Tieftemperaturtechnik, als Schutz- u. Trägergas (z.B. in der Gaschromatographie), zum Füllen von Luftschiffen u. Ballons, sowie med. mit Sauerstoff gemischt als „Heliumluft" f. Taucher u. zur Asthmabehandlung. (He wurde 1868 von Pierre Jules Cesar Jannssen in der Sonne entdeckt, 1895 wurde es von William Ramsay aus dem Mineral Cleveit isoliert.)

**Helix:** *chem.* Plur. Helices; spiralige Molekülstruktur, z.B. der Proteine* (α-Helix); Doppelhelix u. Superhelix s. Desoxyribonucleinsäure; **helikal:** spiralig angeordnetes Molekül.

**Helixor®:** s. Viscum album.

**Helizität:** s. Chiralität.

**Helleborein:** $C_{37}H_{56}O_{18}$. Gelbl. Pulver, lösl. in Wasser u. Ethanol, unlösl. in Ether. Glykosid aus Helleborus-Arten; herzwirksam, Bufadienolid.

**Helleborin:** $C_{28}H_{36}O_6$. Farblose Kristalle, lösl. in Ethanol, unlösl. in Wasser. Saponinglykosid(-Gem.), hauptsächl. aus Steroidsaponinen, in Helleborus niger*.

**Helleborus foetidus** L.: Fam. Ranunculaceae, Stinkender Nieswurz (Südwest- u. Mitteleuropa). Stpfl. v. Radix Hellebori foetidi; Wirk. u. Anw. s. Helleborus niger.

**Helleborus niger** L.: Fam. Ranunculaceae, Schwarze Nieswurz (Gebirge Südeuropas, Italien, Balkan, Rußland); mehrere Unterarten. Stpfl. v. **Rhizoma Hellebori nigri:** Radix Hellebori, Nieswurzelstock, Schwarze Nies- od. Christwurz, Schneerosenwurzel (Weiße Nieswurz, s. Veratrum album). **Inhaltsst.:** In der Literatur z.T. verwirrende Angaben über die Wirkstoffe (vgl. Rhizoma Hellebori). Das immer wieder erwähnte Vork. von Helleborein* u. Hellebrin* ist zumindest zweifelhaft (Bufadienolide sollen überhaupt nicht vorhanden sein); enthalten ist Helleborin* (wirkt abführend), Aconitsäure, Spuren äther. Öls; keine Alkaloide (im Gegensatz zu Helleborus viridis*). In den oberirdischen Teilen wurden Scharfstoffe wie Protoanemonin* (Anemonol) nachgewiesen. **Anw.:** wegen des komplexen Wirkspektrums nicht mehr eingesetzt; früher bei Herzinsuffizienz, ferner bisweilen als Emetikum; volkst.: als Diuretikum bei Harn- u. Herzleiden, als Anthelminthikum sowie als Abführmittel u. Abortivum, ferner zu Niespulvern (Schneeberger). MED 0.2 g, MTD 1.0 g.

**HOM:** *Helleborus:* getrockneter Wurzelstock mit anhängenden Wurzeln; verord. z.B. b. Stupor, Apathie, Entzündungen des Gehirnes, Nierenentzündung, nach Infektionskrankheiten (Scharlach, Masern).

**Helleborus odorus** Waldst. et Kit.: Fam. Ranunculaceae (Ost- u. Südeuropa). **Inhaltsst.:** in den unterird. Teilen Hellebrin*, β-Sitosterol, Helleborin*, Helleborein etc.

**Helleborus trifolia:** s. Coptis trifolia.

**Helleborus viridis** L.: Fam. Ranunculaceae, Grüne Nieswurz (Mitteleuropa). Stpfl. v. **Rhizoma Hellebori (viridis):** Grüne Nieswurzel, Grüne Christwurzel, Wrangenwurzel. **Inhaltsst.:** 0.6 bis 1% Helleborin*, Hellebrin* sowie die Alkaloide Celliamin, Sprintillamin, Sprintillin, Harz, Fett, Farbstoff. **Anw.:** als Emetikum, Anthelminthikum, Laxans sowie zu Niespulvern. MED 0.3 g, MTD 1.2 g.

**HOM:** *Helleborus viridis:* getrockneter Wurzelstock ohne Wurzeln.

**Hellebrin:** $C_{36}H_{52}O_{15}$, $M_r$ 724.82. Schmp. 283-284°C. Farblose Kristalle. Glucorhamnosid des Hellebrigenin, Hauptglykosid in Helleborus viridis* u. Helleborus odorus*; ein Bufadienolid, das in seiner Herzwirksamkeit den Strophanthus-

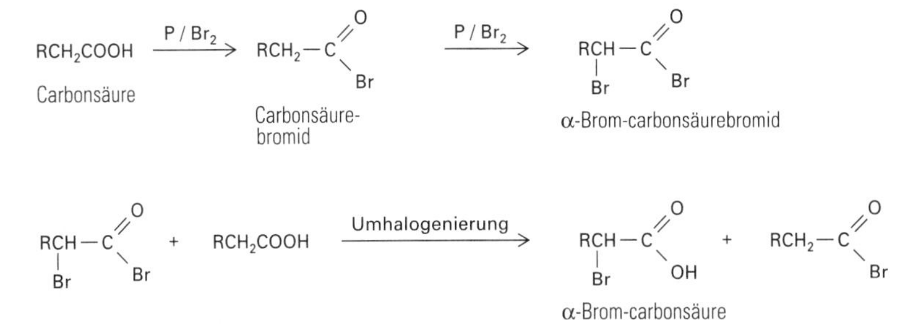


Hell-Volhard-Zelinsky-Reaktion: Bildung einer α-Brom-carbonsäure

glykosiden entspricht. (Der Unterschied zwischen Hellebrigenin u. k-Strophanthidin besteht ledigl. im Lactonring).

**Heller-Almén-Blutprobe:** s. Guajakprobe.

**Hell-Volhard-Zelinsky-Reaktion:** Methode zur Herst. aliphatischer α-Halogencarbonsäuren aus den Carbonsäuren mit Halogen (Chlor od. Brom) u. rotem Phosphor. Das zunächst gebildete Carbonsäurehalogenid wird in α-Stellung halogeniert u. durch „Umhalogenierung" das Endprodukt erhalten.

**Helmbohne:** s. Vigna unguiculata.

**Helmex®:** s. Pyrantel.

**Helminthagogum(a):** (*gr.* ἕλμινς Wurm, ἄγω treiben) Antihelminthikum*, Wurmmittel.

**Helminthes:** parasitische Würmer: **1.** Plathelminthes: Trematodes* (Saugwürmer), Cestodes* (Bandwürmer); **2.** Nemathelminthes: Nematodes* (Fadenwürmer); **3.** Annelida*: Ringelwürmer.

**Helminthiasis:** Wurmerkrankung*.

**Helminthochorton:** s. Alsidium helminthochorton.

**Helmitol:** s. Methenamin, Anhydromethylencitronensaures.

**Helmkraut:** s. Scutellaria lateriflora.

**Helmlocktanne:** s. Tsuga canadensis.

**Helonias dioica:** s. Chamaelirium luteum.

**Heloniaswurzel:** s. Chamaelirium luteum.

**Helveticosid:** k-Strophanthidin-digitoxosid, Erysimin, Erisimin, Alleosid A; CAS-Nr. 630-64-8; $C_{29}H_{42}O_9$, $M_r$ 534.63. **Strukturformel** s. Herzglykoside. Schmp. ca. 157°C. Nat. z.B. in Erysimum crepidifolium* u. anderen Erysimum-Arten.

**Helveticosol:** Cardenolid mit dem Aglykon k-Strophanthidol. **Strukturformel** s. Herzglykoside (Tab.2). Nat. im Samen verschiedener Strophanthus*-Arten.

**HEMA:** s. Kontaktlinsen.

**Hemeralopie:** Nachtblindheit, hervorgerufen bes. durch Mangel an Vitamin A.

**Hemi-:** Präfix f. halb- (*gr.* ἥμι), einseitig.

**Hemicellulosen:** aus Aldosen aufgebaute hochmolekulare Polysaccharidkomplexe, die neben Cellulose* im verholzten Teil von Pflanzen auftreten. H. bestehen aus β-1,4-glykosidisch verknüpften Hexose- od. Pentoseresten u. enthalten vielfach auch Uronsäuren*. Sie sind unlösl. in $H_2O$, aber lösl. in verdünnten Alkalien; daher wird auch β-Cellulose zu den H. gezählt (s. Cellulose). H. dienen als Gerüstsubstanzen u. manchmal als Reservestoffe. Mensch u. Tier können H. nicht verdauen. Wichtige H. sind Arabane, Xylane, Glucane, Galactane, Fructane u. Mannane.

**Hemicholinum:** 2,2'-(1,1'-Biphenyl)-4,4'-diylbis(2-hydroxy-4,4-dimethyl-morpholinum-hydroxid); $C_{24}H_{36}N_2O_6$. **Anw.:** Anticholinergikum, hemmt Aufnahme des Cholins in die Nervenzelle u. unterbindet somit die Neusynthese von Acetylcholin; nur von experimentellem Interesse.

**Hemikrania:** s. Migräne.

**Hemiplegia:** (*gr.* πληγή Schlag, Stoß) Hemiplegie, halbseitige Lähmung, z.B. durch Apoplexie*.

**Hemiterpene:** aus einer Isopreneinheit ($C_5H_8$) aufgebaute Terpene*. Stellen zahlenmäßig eine kleine Gruppe dar. Wichtigster Vertreter ist das Isopren, das durch Abspaltung von Pyrophosphat aus Isopentenylpyrophosphat (sog. aktives Isopren) gebildet wird.

**Hemmhof:** bei der Bestimmung der Empfindlichkeit (Resistenz) von Bakterien gegen Chemotherapeutika bzw. Antibiotika u. der Prüfung dieser Substanzen in Körperflüssigkeiten (Serumspiegel, Harnspiegel) entstehen durch die Hemmstoffe innerhalb eines Bakterienrasens unbewachsene Höfe, sog. Hemmhöfe; s. Resistenzbestimmung.

**Hemmstoffe:** Antagonisten der Wuchsstoffe (s. Auxine), vgl. Blastokoline.

**Henderson-Hasselbalch-Gleichung:** s. Puffer.

**Henkel-Reaktion:** Verfahren zur technischen Herst. v. Terephthalsäure durch Erhitzen von Kaliumphthalat in Gegenwart von Cadmium u. Ansäuern der abgekühlten Schmelze.

**Henle Schleife:** Kanälchenabschnitte, die in den Markstrahlen u. den Pyramiden der Niere verlaufen. Bestandteil des Nephrons, der kleinsten funktionellen Einheit der Niere.

**Henna:** Färbemittel, s. Lawsonia inermis.

**Henry-Gesetz:** die Löslichkeit eines Gases in einer Flüssigkeit ist bei konstanter Temp. proportional dem Partialdruck* des Gases über der Flüssigkeit.

**HEPA-Filter:** s. Hochleistungs-Schwebstoff-Filter.

**Hepa-Merz®:** s. Ornithin-aspartat.

**Hepar:** (*gr.* ἧπαρ ἥπατις Leber) Hepar siccatum, Getrocknete Leber, s. Organtherapeutika; Hepar sulfuris, s. Kaliumsulfid bzw. Hepar sulfuris (hom.), s. Kalkschwefelleber.

**Heparegen®:** s. Timoniac.

**Heparin** INN: Heparinum, Glucosamin-N-sulfat-, Glucosamin-O-sulfat-, Glucuronsäure-O-sulfat-mucopolysaccharid, Liquemin®, Calciparin®;

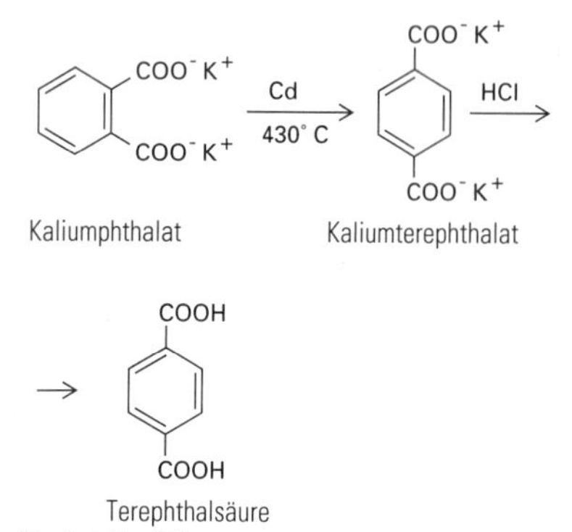

Henkel-Reaktion

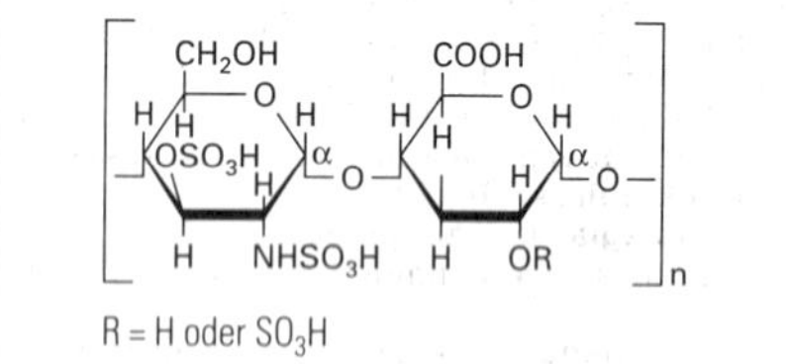

Heparin

$M_r$ zwischen 6 000 u. 20 000 je nach Herkunft u. Präparation. Saures, rechtsdrehendes Mucopolysaccharid mit spezifischen blutgerinnungshemmenden Eigenschaften. 1 g lösl. in 20 mL Wasser, prakt. unlösl. in Ethanol, Aceton, Benzol, Chloroform u. Ether. pH einer 1%igen Lsg. 6.0 bis 7.5. **Vork.:** in verschiedenen Organen (u.a. Lunge u. Leber) u. basophilen Mastzellen von Säugetieren; Gew. aus biologischem Material, z.B. Rinderlungen. **Wirk.: 1.** H. hemmt die Wirk. von Thrombin auf Fibrinogen (Antithrombin); **2.** hemmt die Wirk. von Thrombokinase u. damit die Umwandlung von Prothrombin in Thrombin; **3.** hemmt die Zusammenlagerung von Thrombozyten; **4.** wirkt hemmend auf die Blutgerinnungsfaktoren XII, IX u. V; **5.** aktiviert die Lipoproteinlipase (klärfaktoraktivierende Wirk. bei Arteriosklerose); **6.** spielt eine Rolle in der Abwehr von allergischen u. anaphylaktischen Reaktionen.

**Heparin-Calcium:** Heparinum calcicum Ph.Eur.3; CAS-Nr. 37270-89-6. **Heparin-Natrium:** Heparinum natricum Ph.Eur.3. Beide Substanzen sind weiße, schwach hygr. Pulver, in Wasser leicht löslich. Die Wirksamkeit zur parenteralen Anw. muß mind. 150 I.E./mg betragen, ber. auf die getrocknete Substanz. Dient die Heparin-Verbindung nicht zur parenteralen Anw., so muß sie mind. 120 I.E./mg betragen. 1 mg Heparin entspricht ca. 100 bis 130 I.E.; als Richtwert gilt, daß ca. 200 I.E. die Gerinnung von ca. 100 mL Blut in vitro verhindern. **Anw.:** Antikoagulans; Thrombose, Thromboembolien (Prophylaxe u. Ther.), Frühbehandlung von Herzinfarkt, Verbrauchskoagulopathien, Arteriosklerose; extrakorporaler Kreislauf (künstliche Niere, Herz-Lungen-Maschine). Heparin wirkt sofort nach Applikation (i.v. als Dauerinfusion od. s.c. intermittierend). HWZ 2 h. Kontrolltest: Plasma-Thrombin-Gerinnungszeit*. **Antid.:** Protamin*. **Nebenw.:** allergische Reaktionen, nach langer Anw. Osteoporose, spontane Knochenbrüche, Haarausfall, erhöhte Blutungsgefahr, Rebound (verstärkte Thrombosegefahr) bei abruptem Absetzen der Ther.; s.a. Blutgerinnung, Antikoagulantien. **Äuß. Anw.:** als Heparin-Natrium-Salben bei oberflächlichen Blutergüssen u. Venenentzündungen, Furunkeln, zur Narbenpflege. Zuber. früher nach ÖAB81: Heparin-Injektionslösung, Injectio Heparini: sterile Lsg. von Heparin in isotoner Natriumchlorid-Lösung.

**Niedermolekulare Heparine:** Heparina massa molecularis minoris Ph.Eur.3; $M_r$ 4 000 bis 8 000. Tinzaparin-Natrium* (gew. durch enzymat. Spaltung aus Schweinedarmmucosa mit Heparinase) sowie Reviparin-Natrium*, Fragmin®, Lovenox®, Troparin®, Sandoparin® (gew. aus natürl. Heparin durch Depolymerisation z.B. mit Salpetersäure). Haben eine höhere HWZ u. weniger Nebenw. (Blutungsneigung) als Heparin. **Anw.:** zur Thromboseprophylaxe; Haupteinsatzgebiet orthopädische Chirurgie.

**Heparin-Cofaktor:** s. Antithrombin III.

**Heparin-Gel 50 000 I.E:** s. Mucilago Heparini 50 000 I.E.

**Heparinoide:** halbsynthetische Polysaccharid-Schwefelsäureester (z.B.: Pentosanpolysulfat*, Mucopolysaccharidpolysulfat), die wie Heparin gerinnungshemmend wirken. Sie enthalten im Gegensatz zum Heparin keinen Stickstoff; sie sind geringer wirksam u. haben eine geringere therapeutische Breite. (Im weiteren Sinn werden auch andere heparinähnlich wirkende Substanzen wie Hirudin* als Heparinoide bezeichnet). **Anw.:** Wie Heparin*, vorwiegend aber (in Form von Salben od. Gelen) bei Hämatomen, Prellungen, Verrenkungen etc.; Wirksamkeit bei dieser Anw. jedoch umstritten (wie bei Heparin).

**Heparin-Vollblut:** s. Blutersatz.

**Heparprobe:** zum Nachw. von Schwefel in Verbindungen, s. Schwefel.

**Hepar sulfuris:** Schwefelleber, s. Kaliumsulfid, bzw. hom. s.a. Kalkschwefelleber.

**Hepar sulfuris calcareum:** s. Kalkschwefelleber.

**Hepar sulfuris kalium:** s. Kaliumsulfid.

**Hepatica nobilis** Gars.: (Anemone hepatica L., Hepatica triloba Chaix.) Fam. Ranunculaceae, Leberblümchen (Europa, Nordamerika). Stpfl. v. **Herba Hepaticae nobilis:** Leberkraut, Leberblümchenkraut. **Inhaltsst.:** Protoanemonin* (Anemonol), Hepatrilobin (Glykosid), Emulsin, Gerbstoff. **Anw.** volkst.: Aufguß als Hautreizmittel, als Tonikum u. bei Leberleiden (Vorsicht!).

**HOM:** *Hepatica triloba:* die frischen Blätter.

**Hepatica triloba:** s. Hepatica nobilis.

**Hepatitis:** Leberentzündung.

**Hepatitis-A-Immunglobulin vom Menschen:** Immunoglobulinum humanum hepatitidis A Ph.Eur.3; flüssige od. gefriergetrockete Zuber. von Immunglobulinen (vorwiegend IgG). Aus Plasma od. Serum von ausgesuchten Spendern gewonnen, die Antikörper gegen Hepatitis-A-Virus besitzen. **Anw.:** zur Prophylaxe einer Hepatitis-A-Infektion, z.B. bei Reisenden in Endemiegebiete.

**Hepatitis-A-Impfstoff:** Havrix®, HAVsorbat SSW®. Der inaktivierte Impfstoff enthält das Hepatitis-A-Virusprotein (gezüchtet in Kulturen menschl. diploider Zellen). **Anw.:** aktive Immunisierung gegen Hepatitis-A-Viren. **Nebenw.:** lokale Reaktionen, gelegentl. Fieber, Übelkeit, allerg.

Reaktionen etc. **Übl. Dos.:** Parenteral: Grundimmunisierung: 2 Impfungen mit je 720 Antigen-E. im Abstand von 4 Wochen od. mind. 2 Wochen i.m. (Oberarm); für Langzeitschutz (bis zu 10 Jahren): 3. Impfung nach 6 bis 12 Monaten.

**Hepatitis-A+B-Impfstoff:** s. Hepatitis-Kombinationsimpfstoff.

**Hepatitis, Akute:** *syn.* akute Virushepatitis. Entzündung des Leberparenchyms, verursacht v.a. durch die Hepatitis-Viren* HAV, HBV u. HVD sowie HVC u. HVE, zwei Erregern der früher als Non-A-Non-B-Hepatitis (NANB) bezeichneten H. **1. Hepatitis A:** *syn.* Hepatitis epidemica; typ. Reisekrankheit; Inkubationszeit 15 bis 20 Tage; Übertragung meist durch fäkale Verunreinigung von Nahrungsmitteln od. des Trinkwassers, aber auch parenteral durch Blut od. Seren. Prophylaxe: aktive Immunisierung mit Hepatitis-A-Impfstoff*, Hepatitis-Kombinationsimpfstoff* od. passive Immunisierung mit humanem Hepatitis-A-Immunoglobulin*. **2. Hepatitis B:** *syn.* Serumhepatitis, Inokulationshepatitis, Transfusionshepatitis; Inkubationszeit 50 bis 180 Tage; Übertragung parenteral durch Blut od. Serum sowie sexuelle Kontakte. Prophylaxe: aktive Immunisierung mit Hepatitis-B-Impfstoff*, Hepatitis-Kombinationsimpfstoff* bzw./und passive Immunisierung mit humanem Hepatitis-B-Immunoglobulin*. **3. Hepatitis C:** häufigste Form der Posttransfusionshepatitis; Inkubationszeit 20-60 Tage; häufig anikterischer Verlauf, in 50% chron. (klin. milde) Verlaufsform. **4. Hepatitis D:** Satellitenvirusinfektion; Auftreten z.B. nur möglich bei gleichzeitiger HBV-Infektion. **5. Hepatitis E:** der Hepatitis A ähnliche, meist anikterische Form; jedoch schwerer Verlauf bei Infektion während der Schwangerschaft (Letalität im letzten Trimenon ca. 20%); Inkubationszeit 30-40 Tage.

**Hepatitis-B-Antigen:** s. Hepatitis-Viren.

**Hepatitis-B-Immunglobulin vom Menschen:** Immunoglobulinum humanum hepatitidis B Ph.Eur.3; flüssige od. gefriergetrockete Zuber. von Immunglobulinen (vorwiegend IgG). Aus Plasma od. Serum von ausgesuchten Spendern gew., die Antikörper gegen Hepatitis-B-Virus besitzen. **Anw.:** zur Postexpositionsprophylaxe nach Kontakt mit Hepatitis-B-Virus-haltigem infektiösem Material (z.B. Blut, Verletzung mit gebrauchten Kanülen, etc.), bei Neugeborenen infizierter Mütter.

**Hepatitis-B-Impfstoff:** Vaccinum hepatitidis B (ADNr) Ph.Eur.3, Engerix®; Zuber., die das nichtinfektiöse Hepatitis-B-Oberflächenantigen (HBsAg, s. Hepatitis-Viren) enthält. Das Antigen wird gentechn. erzeugt. **Anw.:** Grundimmunisierung schützt gegen Hepatitis-B u. -D 3 bis 5 Jahre.

**Hepatitis-B-Oberflächenantigen:** s. Hepatitis-Viren.

**Hepatitis-Kombinationsimpfstoff:** Hepatitis-A+B-Impfstoff, Twinrix®, Impfstoff gegen Hepatis A u. B. Zstzg.: 1 mL Suspension enthält 720 ELISA-Einheiten inaktiviertes Hepatitis-A-Virus u. 20 µg rekombinantes HBsAg-Protein. **Anw.:** erhöhtes Risiko für eine Hepatitis-A- u. Hepatitis-B-Infektion. **Übl. Dos.:** Grundimmunisierung: 1. Dosis am Tag der Wahl, 2. Dosis nach 4 Wochen, 3. Dosis nach 6 Monaten; Auffrischungsimpfung (wahrscheinl.) nach 5 Jahren.

**Hepatitis-Lebend-Impfstoff für Hunde (gefriergetrocknet), Infektiöse:** Vaccinum hepatitidis contagiosae caninae vivum cryodesiccatum Ph.Eur.3, Vaccinum hepatitidis canis contagiosae cryodesiccatum; Suspension eines od. mehrerer lebender, attenuierter Stämme des Hunde-Adenovirus. Prüfung der Wirksamkeit durch direkte Belastungsmethode. Meist in Form einer Kombinationsimpfung gegen die verschiedenen Hundekrankheiten angewendet.

**Hepatitis-Viren:** Erreger der akuten Hepatitis* beim Menschen; s.a. Virus-Klassifikation. **1. Hepatitis-A-Virus (HAV):** kubisches RNS-Virion (27·nm), ein Enterovirus* (Typ 72) der Picornaviridae*. **2. Hepatitis-B-Virus (HBV):** kubisches Virus (42-45·nm) mit ringförmig doppelsträngiger DNS der neuen Familie Hepadnaviridae; relativ komplizierte Antigenstruktur. Beim Hepatitis-B-Antigen (HBAg) unterscheidet man u.a. Hepatitis-B-Oberflächenantigen (HBsAg, Hepatitis B surface antigen) u. Hepatitis-B-Binnenkörper-(Kern-)antigen (HBcAg, Hepatitis B core antigen) mit jeweils mehreren Subtypen. **3. Hepatitis-C-Virus (HVC):** den Togaviridae bzw. Flaviviridae verwandtes Virus (50-60 nm). **4. Hepatitis-Delta-Virus (HDV):** sog. defektes RNS-Virus (35-37·nm), umgeben von Hülle aus HBsAg; benötigt zu seiner Replikation die Helferfunktion von HBV. **5. Hepatitis-E-Virus (HEV):** zus. mit HVC Erreger der bisherigen Non-A-Non-B-Hepatitis (NANB); den Caliciviridae nahestehendes Virus mit Ähnlichkeit zum HAV.

**Hepatogen:** in der Leber entstehend, von der Leber ausgehend.

**Hepatoprotektivum:** Leberschutzmittel, s. Lebertherapeutikum(a).

**Hepatose:** Leberkrankheit.

**Hepatotoxine:** Lebergifte, f. die Leber giftige (hepatotoxische) Stoffe; z.B. halogenierte Kohlenwasserstoffe (Chloroform etc.), Aflatoxine*, Amanitatoxine (s. Amanita phalloides), Pyrrolizidinalkaloide*, Ethanol etc.

**Hepatotrop:** einen (günstigen) Einfluß auf die Leber ausübend.

**hepta:** (*gr.* ἑπτά sieben) Präfix f. sieben.

**Heptabarb** INN: Heptabarbital, 5-(1-Cycloheptenyl)-5-ethylbarbitursäure; CAS-Nr. 509-86-4; $C_{13}H_{18}N_2O_3$, $M_r$ 250.29. **Strukturformel** s. Barbiturate. Schmp. 174°C; polymorph. Sehr wenig lösl. in Wasser; lösl. in alkalischen Lösungen; 1:30 in Ethanol; 1:20 in Aceton; 1:75 in Chloroform. **Anw.:** Hypnotikum, Sedativum. **Übl. Dos.:** Oral: Hypnotikum: 0.2 g/d; Sedativum: 0.05 g/d; s. Barbiturate.

**Heptachlor:** 1,4,5,6,7,8,8-Heptachlor-3a,4,7,7a-tetrahydro-4,7-methanoinden; CAS-Nr. 76-74-8. Ein Cyclodien-Insektizid aus der Gruppe der chlorierten Kohlenwasserstoffe (s. Schädlingsbekämpfungsmittel, Tab.). Wirkt als Fraß-u. Kontaktgift gegen Bodeninsekten. Metabolisiert zum Epoxid (Heptachlorepoxid), das ebenfalls als Insektizid wirkt. H. ist wie andere chlorierte Kohlenwasserstoffe in der Anw. eingeschränkt od. untersagt.

**Heptalgin®:** s. Phenadoxon.

**Heptaminol** INN: 6-Amino-2-methyl-2-heptanol, Heptylon®; CAS-Nr. 372-66-7; $C_8H_{19}NO$, $M_r$ 145.24. **Anw.:** Kardiakum, Sympathomimetikum; indiziert bei Hypotonie, Altersherz, zur Unterstützung einer Digitalistherapie. **Nebenw.:** Blutdruckerhöhung. Kontraind.: Hypertonie, Tachykardie. **Übl. Dos.:** Oral: 2- bis 3mal 0.15 g/d. Oral retard: 2mal 0.2 g/d (alle 8 bis 10 h). Parenteral: i.m., i.v. bis 4mal 0.3 g/d. Gebräuchl. ist auch Heptaminolhydrochlorid. Hingewiesen sei auch auf Heptaminol-7-theophyllinylacetat.

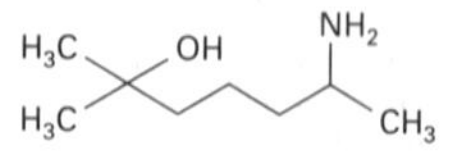

Heptaminol

**Heptan:** aliphatischer Kohlenwasserstoff; $C_7H_{16}$. D. 0.683. Schmp. -90°C. Sdp. 98.4°C. 9 Isomere. Produkt(e) b. der Erdöldestillation. Farblose, leicht brennbare Flüss. Lösl. in Ethanol, Ether, Chloroform, Benzol, Tetrachlorkohlenstoff. **Anw.:** als Lösungsmittel, Treibstoff usw.

**Heptandisäure:** Pimelinsäure, s. Carbonsäuren.

**1-Hepten:** Heptylen; $CH_3-(CH_2)_4-CH=CH_2$, $M_r$ 98.19. D. 0.69. Schmp. 119.2°C. Sdp. 93.3°C. Farblose Flüss., brennt mit stark rußender Flamme.

**Heptosen:** Monosaccharide mit 7 C-Atomen. Die 7-Phosphate von D- Mannoheptulose u. D-Sedoheptulose haben im Kohlenhydratstoffwechsel Bedeutung.

**Heptyl:** die Gruppe $-C_7H_{15}$.

**Heptylon®:** s. Heptaminol.

**Heracleum sphondylium** L.: Fam. Apiaceae (Umbelliferae), Wiesenbärenklau, Bärenklau (Europa, Asien). Stpfl. v. **Herba Heraclei (sphondylii):** Herba Brancae (ursinae), (Wiesen-)Bärenklaukraut. **Inhaltsst.:** Furanocumarine*, äther. Öl (in den Früchten bis 3%) mit n-Octylacetat, n-Hexylbutyrat etc. Anw. volkst: zuweilen als Expektorans; zur Wirk. auf die Haut (v.a. der frischen Pflanze) s. Furanocumarine. **Rad. Heraclei (sphondylii):** Bärenklauwurzel. **Anw.** volkst.: bei Verdauungsbeschwerden, Geschwüren.

**Herba:** (Plur. Herbae) Kraut*; im pharmakognost. Sinne die getrockneten, während od. kurz nach der Blüte gesammelten, oberirdischen Teile (Stengel, Blätter, Blüten) einer meist krautigen Pflanze, wobei bisweilen auch Teile der Wurzel vorhanden sein können (z.B. Herba Polygalae); auch d. Sproßspitzen strauchartiger Pflanzen werden als H. bezeichnet (z.B. Herba Sabinae, Herba Cannabis). In der Homöopathie werden das Kraut od. die ganze Pflanze od. bestimmte Teile davon meistens frisch verarbeitet.

**Herba Abrotani:** Eberraute, s. Artemisia abrotanum.

**Herba Absinthii:** Wermut, s. Artemisia absinthium.

**Herba Acalyphae indicae:** Indisches Brennkraut, s. Alcalypha indica.

**Herba Acanthi:** Acanthusblätter, s. Acanthus mollis.

**Herba Achilleae moschata:** Moschuskraut, Ivakraut, s. Achillea erba-rotta ssp. moschata.

**Herba Achillea moschata:** Moschusschafgarbenkraut, s. Achillea erba-rotta ssp. moschata.

**Herba Aconiti:** Eisenhutkraut, s. Aconitum napellus.

**Herba Adianti aurei:** Goldhaar, s. Polytrichum commune.

**Herba Adonidis aestivalis:** Feuerröschenkraut, s. Adonis aestivalis.

**Herba Adonidis vernalis:** Adoniskraut, s. Adonis vernalis.

**Herba Aegopodii podagrariae:** Geißfußkraut, s. Aegopodium podagraria.

**Herba Aethusae:** Hundspetersilienkraut, s. Aethusa cynapium.

**Herba Agrimoniae:** Odermennigkraut, s. Agrimonia eupatoria.

**Herba Ajugae:** Günselkraut, s. Ajuga reptans.

**Herba Alchemillae (vulgaris):** Frauenmantelkraut, s. Alchemilla xanthochlora.

**Herba Allii ursini:** Bärenlauch, s. Allium ursinum.

**Herba Alsines:** Vogelmierenkraut, s. Stellaria media.

**Herba Ambrosiae:** s. Ambrosia artemisiifolia.

**Herba Anagallidis:** Gauchheil, s. Anagallis arvensis.

**Herba Anagyris:** Stinkstrauchkraut, s. Anagyris foetida.

**Herba Anchusae:** Ochsenzungenkraut, s. Anchusa officinalis.

**Herba Andrographidis:** Andrographiskraut, s. Andrographis paniculata.

**Herba Anemone nemorosae:** Buschwindröschenkraut, s. Anemone nemorosa.

**Herba Anethi:** Dillkraut, s. Anethum graveolens var. hortorum.

**Herba Anserinae:** Gänsefingerkraut, s. Potentilla anserina.

**Herba Antirrhini:** Herba Linariae, Leinkraut, s. Linaria vulgaris.

**Herba Apii:** Selleriekraut, s. Apium graveolens.

**Herba Aquilegiae:** Akeleikraut, s. Aquilegia vulgaris.

**Herba Arenariae rubrae:** Rotes Sandkraut, s. Spergularia rubra.

**Herba Aristolochiae:** Osterluzeikraut, s. Aristolochia clematitis.

**Herba Arnicae montanae:** Wohlverleihkraut, s. Arnica montana.

**Herba Artemisiae:** Beifußkraut, s. Artemisia vulgaris.

**Herba Aspalathi:** s. Aspalathus linearis.

**Herba Asperulae:** Waldmeisterkraut, s. Galium odoratum.

**Herba Atriplicis:** Gartenmeldenkraut, s. Atriplex hortensis.

**Herba Ballotae lanatae:** Wolliges Wolfstrappkraut, s. Leonurus lanatus.

**Herba Ballotae nigrae:** Schwarznesselkraut, s. Ballota nigra.

**Herba Basilici:** Basilienkraut, s. Ocimum basilicum.

**Herba Baylahuen:** Baylahuenkraut, s. Haplopappus baylahuen.

**Herba Beccabungae:** Bachbungenkraut, s. Veronica beccabunga.

**Herba Bellidis:** Gänseblümchenkraut, s. Bellis perennis.

**Herba Betonicae:** Betonienkraut, s. Stachys officinalis.

**Herba Bistortae:** Wiesenknöterich, s. Polygonum bistorta.

**Herba Boraginis:** Gurkenkraut, s. Borago officinalis.

**Herba Brancae (ursinae):** 1. Bärenklaukraut, s. Heracleum sphondylium; 2. Bärenklau, s. Acanthus mollis.

**Herba Buglossi:** Herba Anchusae, Ochsenzungenkraut, s. Anchusa officinalis.

**Herba Bursae pastoris:** Hirtentäschelkraut, s. Capsella bursa-pastoris.

**Herba Cacti grandiflori:** Kaktuskraut, s. Selenicerus grandiflorus.

**Herba Calendulae:** Ringelblumenkraut, s. Calendula officinalis.

**Herba Callunae:** Heidekraut, s. Calluna vulgaris.
**Herba Calthae palustris:** Sumpfdotterblumenkraut, s. Caltha palustris.
**Herba Canchalaguae:** Bitterkraut, s. Centaurium chilensis.
**Herba Cannabinae aquaticae:** Wasserhanfkraut, s. Eupatorium cannabinum.
**Herba Cannabis indicae:** Indischer Hanf, s. Cannabis sativa.
**Herba Capilli Veneris:** Frauenhaar, s. Adiantum capillus-veneris.
**Herba Cardamines:** Herba Nasturtii, s. Nasturtium officinale.
**Herba Cardui benedicti:** Kardobenediktenkraut, s. Cnicus benedictus.
**Herba Centaurii (minoris):** Tausendgüldenkraut, s. Centaurium erythraea.
**Herba Centellae asiaticae:** Asiatisches Wassernabelkraut, s. Centella asiatica.
**Herba Cerefolii:** Kerbel, s. Anthriscus cerefolium.
**Herba Cerefolii hispanici:** s. Myrrhis odorata.
**Herba Chamaedrys:** Edelgamander, s. Teucrium chamaedrys.
**Herba Chamaedrys aquaticae:** Herba Scordii vulgaris, s. Teucrium scordium.
**Herba Chamaenerii angustifolii:** Herba Epilobii, Weidenröschenkraut, s. Epilobium-Arten.
**Herba Chelidonii (recens):** (Frisches) Schöllkraut, s. Chelidonium majus.
**Herba Chenopodii ambrosioidis:** Mexikanisches Traubenkraut, s. Chenopodium ambrosioides var. ambrosioides.
**Herba Chimaphilae:** Herba Pirolae umbellatae, Harnkraut, s. Chimaphila umbellata.
**Herba Chirettae indicae:** Chirettakraut, s. Swertia chirata
**Herba Cicutae virosae:** Wasserschierlingskraut, s. Cicuta virosa.
**Herba Clematidis:** Waldrebenkraut, s. Clematitis recta.
**Herba Cochleariae:** Löffelkraut, s. Cochlearia officinalis.
**Herba Columbariae:** s. Verbena officinalis.
**Herba Conii:** Schierlingskraut, s. Conium maculatum.
**Herba Consolidae sarracenicae:** Herba Virgaureae, Goldrutenkraut, s. Solidago virgaurea.
**Herba Convallariae:** Maiglöckchenkraut, s. Convallaria majalis.
**Herba Convolvuli:** Ackerwindenkraut, s. Convolvulus arvensis.
**Herba Crataegi (oxyacanthae):** Weißdornkraut, s. Crataegus-Arten.
**Herba Dentariae:** Bleikraut, s. Plumbago europaea.
**Herba Dictami cretici:** Diptamdost, s. Origanum dictamnus.
**Herba Dioneae recens:** frisches Venusfliegenfallenkraut, s. Dionaea muscipula.
**Herba Dracunculi:** Estragon, s. Artemisia dracunculus.
**Herba Droserae:** Sonnentaukraut, s. Drosera rotundifolia.
**Herba Droserae (ramentaceae):** (afrikan.) Sonnentaukraut, s. Drosera ramentacea.
**Herba Ebuli:** Attichkraut, s. Sambucus ebulus.
**Herba Echinaceae purpureae:** Purpursonnenhutkraut, s. Echinacea purpurea.
**Herba Eichhorniae:** Wasserhyazinthenkraut, s. Eichhornia crassipes.
**Herba Ephedrae:** Ephedrakraut, Ma Huang, s. Ephedra sinica.
**Herba Epilobii:** Weidenröschenkraut, s. Epilobium-Arten.
**Herba Equiseti:** Schachtelhalmkraut, s. Equisetum arvense.
**Herba Equiseti majoris:** Großer Schachtelhalm, s. Equisetum hyemale.
**Herba Ericae:** Herba Callunae, Heidekraut, s. Calluna vulgaris.
**Herba Erigeronis canadensis:** Kanadisches Berufskraut, s. Conyza canadensis.
**Herba Eriodictyonis:** Folia Eriodictyonis, Santakraut, s. Eriodictyon californicum.
**Herba Eryngii campestris:** Mannstreu, s. Eryngium-Arten (Eryngium campestre).
**Herba Eryngii plani:** Mannstreu, s. Eryngium-Arten (Eryngium planum).
**Herba Erysimi:** s. Erysimum crepidifolium.
**Herba Eschscholziae:** Eschscholzienkraut, s. Eschscholzia californica.
**Herba Eupatoriae:** Herba Agrimoniae, Odermennigkraut, s. Agrimonia eupatoria.
**Herba Eupatorii cannabini:** Wasserhanf, s. Eupatorium cannabinum.
**Herba Eupatorii perfoliati:** Wasserdost, s. Eupatorium perfoliatum.
**Herba Euphrasiae:** Augentrostkraut, s. Euphrasia rostkoviana.
**Herba Fabianae:** Fabianakraut, s. Fabiana imbricata.
**Herba Fragariae:** Folia Fragariae, Erdbeerblätter, s. Fragaria vesca.
**Herba Fumariae:** Erdrauchkraut, s. Fumaria officinalis.
**Herba Galegae:** Geißrautenkraut, s. Galega officinalis.
**Herba Galeopsidis:** Hohlzahnkraut, Liebersche Kräuter, s. Galeopsis segetum.
**Herba Galii aparinis:** Klebendes Labkraut, s. Galium aparine.
**Herba Galii lutei:** Gelbes Labkraut, s. Galium verum.
**Herba Genippi veri:** Herba Ivae moschatae, Moschusschafgarbenkraut, Ivakraut; s. Achillea erba-rotta ssp. moschata.
**Herba Genistae scopariae:** Herba Sarothamni scoparii, Besenginsterkraut, s. Cytisus scoparius.
**Herba Genistae tinctoriae:** Färberginster, s. Genista tinctoria.
**Herba Geranii:** Geranienkraut, s. Geranien-Arten.
**Herba Geranii robertiani:** Ruprechtskraut, s. Geranium robertianum.
**Herba Glechomae:** Herba Hederae terrestris, Gundelrebenkraut, s. Glechoma hederacea.
**Herba Gratiolae:** Gottesgnadenkraut, s. Gratiola officinalis.
**Herba Grindeliae:** Grindeliakraut, s. Grindelia robusta.
**Herba Hedeomae:** Frauemminze, s. Hedeoma pulegioides.
**Herba Hederae helicis:** Efeukraut, s. Hedera helix.
**Herba Hederae terrestris:** Gundelrebenkraut, s. Glechoma hederacea.
**Herba Hepaticae:** Leberkraut, s. Hepatica nobilis.
**Herba Heraclei (sphondylii):** Bärenklaukraut, s. Heracleum sphondylium.
**Herba Herniariae:** Bruch- od. Harnkraut, s. Herniaria-Arten.

**Herba Hydropiperis:** Wasserpfefferkraut, s. Polygonum hydropiper.
**Herba Hyoscyami:** Bilsenkraut, s. Hyoscyamus niger.
**Herba Hyperici:** Johanniskraut, s. Hypericum perforatum.
**Herba Hyssopi:** Ysopkraut, s. Hyssopus officinalis.
**Herba Iberidis:** Schleifenblumenkraut, s. Iberis amara.
**Herba Ilicis paraguariensis:** Folia Mate, Matetee, s. Ilex paraguariensis.
**Herba Intybi angusti:** Herba Lactucae virosae, Giftlattichkraut, s. Lactuca virosa.
**Herba Ivae moschatae:** Moschusschafgarbenkraut, s. Achillea erba-rotta ssp. moschata.
**Herba Jaceae:** Herba Violae tricoloris, Stiefmütterchenkraut, s. Viola tricolor.
**Herba Knautiae arvensis:** Herba Scabiosae, Skabiosen-, Grindkraut; s. Knautia arvensis.
**Herba Lactucae virosae:** Giftlattichkraut, s. Lactuca virosa.
**Herba Lamii albi:** s. Lamium album.
**Herba Lappulae hepaticae:** Odermennigkraut, s. Agrimonia eupatoria.
**Herba Ledi palustris:** Sumpfporstkraut, s. Ledum palustre.
**Herba Leontopodii:** Herba Alchemillae, Frauenmantelkraut, s. Herba Alchemillae xanthochlora.
**Herba Leonuri cardiacae:** Herzgespannkraut, s. Leonurus cardiaca.
**Herba Leonuri lanati:** Herba Ballotae lanatae, Wolliges Wolfstrappkraut, s. Leonurus lanatus.
**Herba Lepidii (recens):** Gartenkressekraut, s. Lepidium sativum.
**Herba Lespedezae:** Buschkleekraut, s. Lespedeza capitata.
**Herba Levistici:** Liebstöckelkraut, s. Levisticum officinale.
**Herba Linariae:** Leinkraut, s. Linaria vulgaris.
**Herba Lini cathartici:** Purgierleinkraut, s. Linum catharticum.
**Herba Lippiae (citriodorae):** Echtes Verbenenkraut, Zitronenstrauchkraut, s. Aloysia triphylla.
**Herba Lobeliae:** Lobelienkraut, s. Lobelia inflata.
**Herba Lycopi:** Wolfstrappkraut, s. Lycopus europaeus u. L. virginicus.
**Herba Lycopodii:** Bärlappkraut, s. Lycopodium clavatum.
**Herba Majoranae:** Majorankraut, s. Origanum majorana.
**Herba Mari veri:** Katzengamander, s. Teucrium marum.
**Herba Marrubii:** Weißer Andorn, s. Marrubium vulgare.
**Herba Matico:** Folia Matico, Matikoblätter, s. Piper angustifolium.
**Herba Matricariae:** Mutterkraut, s. Chrysanthemum parthenium.
**Herba Matrisilvae:** Herba Asperulae, Waldmeisterkraut, s. Galium odoratum.
**Herba Medicago sativae:** s. Medicago sativa.
**Herba Meliloti:** Steinklee, s. Melilotus officinalis.
**Herba Melissae:** Folia Melissae, Melissenblätter, s. Melissa officinalis.
**Herba Menthae arvensis:** Ackerminzenkraut, s. Mentha arvensis var. arvensis.
**Herba Mercurialis:** Bingelkraut, s. Mercurialis annua.
**Herba Millefolii:** Schafgarbenkraut, s. Achillea millefolium.
**Herba Monardae:** Monardenkraut, s. Monarda didyma.
**Herba Musci clavati:** Herba Lycopodii, Bärlappkraut, s. Lycopodium clavatum.
**Herba Myrti brabantini:** s. Myrica gale.
**Herba Myrtilli:** Folia Myrtilli, Heidelbeerblätter, s. Vaccinium myrtillus.
**Herba Napelli:** Folia Aconiti, Eisenhutblätter, s. Aconitum napellus.
**Herba Nasturtii:** Brunnenkressenkraut, s. Nasturtium officinale.
**Herba Nepetae catariae:** Katzenminze, s. Nepeta cataria.
**Herba Ocimi:** Herba Basilici, Basilikumkraut, s. Ocimum basilicum.
**Herba Oenanthe crocatae:** Rebendoldenkraut, s. Oenanthe crocata.
**Herba Oenotherae biennis:** Nachtkerzenkraut, s. Oenothera biennis.
**Herba Ononidis:** Hauhechelkraut, s. Ononis spinosa.
**Herba Origani:** Dostenkraut, Origano, s. Origanum vulgare.
**Herba Origani cretici:** Spanisch Hopfenkraut, s. Origanum creticum bzw. Origanum onites.
**Herba Parthenii:** Mutterkraut, s. Chrysanthemum parthenium.
**Herba Passiflorae:** Passionskraut, s. Passiflora incarnata.
**Herba Patchouli:** Folia Patchouli, Patschuliblätter, s. Pogostemon cablin.
**Herba Pentaphylli:** Fünffingerkraut, s. Potentilla reptans.
**Herba Petroselini:** Petersilienkraut, s. Petroselinum crispum.
**Herba Pichi-Pichi:** Herba Fabianae, Fabianakraut, s. Fabiana imbricata.
**Herba Pirolae umbellatae:** Harnkraut, s. Chimaphila umbellata.
**Herba Plantaginis lanceolatae:** Spitzwegerichkraut, s. Plantago lanceolata.
**Herba Plantaginis majoris:** Breitwegerichkraut, s. Plantago major.
**Herba Plumbaginis:** Bleikraut, s. Plumbago europaea.
**Herba Podagrariae:** Geißfußkraut, s. Aegopodium podagraria.
**Herba Polygalae amarae (cum Radicibus):** Bitteres Kreuzblumenkraut, s. Polygala amara.
**Herba Polygoni avicularis:** Vogelknöterichkraut, s. Polygonum aviculare.
**Herba Polygoni hydropiperis:** Wasserpfefferkraut, s. Polygonum hydropiper.
**Herba Polypodii:** Engelsüßkraut, s. Polypodium vulgare.
**Herba Prenanthes serpentariae:** Hasenlattichkraut, s. Prenanthes serpentaria.
**Herba Ptarmicae:** Wiesenbertram, s. Achillea ptarmica.
**Herba Pulegii:** Poleikraut, s. Mentha pulegium.
**Herba Pulegii americana:** Amerikanisches Poleikraut, s. Hedeoma pulegioides.
**Herba Pulmonariae (maculosae):** Lungenkraut, s. Pulmonaria officinalis.
**Herba Pulmonariae arboreae:** Lichen Pulmonarius, Lungenflechte, s. Lobaria pulmonaria.
**Herba Pulsatillae:** Küchenschellenkraut, s. Pulsatilla vulgaris.
**Herba Rhois toxicodendri:** Folia Toxicoden-

dri, Giftsumachblätter, s. Toxicodendron quercifolium.

**Herbar(ium):** Sammlung getrockneter, meist gepreßter u. auf Papierbögen geklebter Pflanzen(teile). Wichtige Dokumentation f. Pflanzensystematik (Herbarblätter dienen als Belegexemplare f. neu gefundene Pflanzenarten).

**Herba Rorellae:** Herba Droserae, s. Drosera rotundifolia.

**Herba Roris marini:** Herba Rosmarini, s. Rosmarinus officinalis.

**Herba Rosmarini:** Folia Rosmarini, Rosmarinblätter, s. Rosmarinus officinalis.

**Herba Rosmarini silvestris:** Herba Ledi palustris, Sumpfporstkraut, s. Ledum palustre.

**Herba Rubi Idaei:** Folia Rubi Idaei, Himbeerblätter, s. Rubus idaeus.

**Herba Rumicis acetosae:** Sauerampferkraut, s. Rumex acetosa.

**Herba Ruperti:** Herba Geranii robertiani, Ruprechtskraut, s. Geranium robertianum.

**Herba Rutae:** Folia Rutae, Rautenblätter, s. Ruta graveolens.

**Herba Sabinae:** Summitates Sabinae, Sadebaumspitzen, s. Juniperus sabina.

**Herba Sanguinalis:** s. Verbena officinalis.

**Herba Sanguisorbae:** Wiesenknopfkraut, s. Sanguisorba officinalis.

**Herba Saniculae:** Sanikelkraut, s. Sanicula europaea.

**Herba Santa:** Folia Eriodictyonis, Santakraut, s. Eriodictyon calcifornicum.

**Herba Sarothamni scoparii:** Besenginsterkraut, s. Cytisus scoparius.

**Herba Saturejae:** Bohnenkraut, s. Satureja hortensis.

**Herba Scabiosae:** Skabiosenkraut, s. Knautia arvensis.

**Herba Scordii vulgaris:** Knoblauchgamanderkraut, s. Teucrium scordium.

**Herba Scrophulariae:** Braunwurzkraut, s. Scrophularia nodosa.

**Herba Sedi acri:** Mauerpfefferkraut, s. Sedum acre.

**Herba Senecionis Jacobaeae:** Jakobskraut, s. Senecio jacobaea.

**Herba Senecionis vulgaris:** Grindkraut, s. Senecio vulgaris.

**Herba Serpylli:** Quendel, s. Thymus serpyllum.

**Herba Sideritidis:** Berufskraut, Ziestkraut; s. Stachys recta u. Sideritis hirsuta.

**Herba Solani nigri:** Nachtschattenkraut, s. Solanum nigrum.

**Herba Soldanellae:** Meerkohlkraut, s. Calystegia soldanella.

**Herba Solidaginis aureae:** Herba Virgaureae, Goldrutenkraut, s. Solidago virgaurea.

**Herba Solidaginis giganteae:** Riesengoldrutenkraut, s. Solidago gigantea.

**Herba Spartii scoparii:** Herba Sarothamni scoparii, Besenginsterkraut, s. Cytisus scoparius.

**Herba Spigeliae:** Spigelienkraut; s. Spigelia anthelmia.

**Herba Spilanthis oleraceae:** Parakressenkraut, s. Spilanthes oleracea.

**Herba Spiraeae ulmariae:** Mädesüßkraut, s. Filipendula ulmaria.

**Herba Stellariae mediae:** Vogelmierenkraut, s. Stellaria media.

**Herba Stramonii (recens):** (frisches) Stechapfelkraut, s. Datura stramonium.

**Herba Symphyti:** Beinwellkraut, s. Symphytum officinale.

**Herba Tabaci:** Folia Nicotianae, Tabakblätter, s. Nicotiana tabacum.

**Herba Tanaceti:** Rainfarnkraut, s. Chrysanthemum vulgare.

**Herba Taraxaci:** Löwenzahnkraut, s. Taraxacum officinale.

**Herba Teucrii:** Gamanderkraut, s. Teucrium marum, Teucrium montanum, Teucrium polium ssp. polium.

**Herba Teucrii Chamaedryos:** Herba Chamaedrys, Edelgamanderkraut, s. Teucrium chamaedrys.

**Herba Teucrii scorodoniae:** Waldgamanderkraut, s. Teucrium scorodonia.

**Herba Thujae occidentalis:** Summitates Thujae, Lebens(baum)kraut, s. Thuja occidentalis.

**Herba Thymi:** Thymian, s. Thymus vulgaris.

**Herba Tropaeoli:** Kapuzinerkresse, s. Tropaeolum majus.

**Herba Tussilaginis:** Folia Farfarae, Huflattichblätter, s. Tussilago farfara.

**Herba Urticae:** Brennesselkraut, s. Urtica-Arten.

**Herba Verbasci:** Königskerzenkraut, s. Verbascum-Arten.

**Herba Verbenae:** Eisenkraut, s. Verbena officinalis.

**Herba Verbenae odoratae:** (echtes) Verbenenkraut, Zitronenstrauchkraut, s. Aloysia triphylla.

**Herba Veronicae:** Ehrenpreiskraut, s. Veronica officinalis.

**Herba Vincae pervincae:** Immergrünkraut, s. Vinca minor.

**Herba Violae odoratae:** Veilchenkraut, s. Viola odorata.

**Herba Violae tricoloris:** Stiefmütterchenkraut, s. Viola tricolor.

**Herba Virgaureae:** Goldrutenkraut, s. Solidago virgaurea.

**Herba Visci albi:** Mistel, s. Viscum album.

**Herbivore:** Pflanzenfresser.

**Herbizide:** s. Schädlingsbekämpfungsmittel.

**Herbstzeitlose:** Colchicum autumnale*.

**Herbstzeitlosenknollen:** Bulbus Colchici, s. Colchicum autumnale.

**Herbstzeitlosensame:** Semen Colchici, s. Colchicum autumnale.

**Herdinfektion:** s. Fokalinfektion.

**Hereditär:** erblich.

**Hermaphroditismus:** Zwittertum; Vork. der Merkmale beider Geschlechter bei einem Individuum (Zwitter, Hermaphrodit).

**Hernia:** Eingeweidebruch.

**Herniaria-Arten:** Fam. Caryophyllaceae, Harnod. Bruchkraut. **H. hirsuta** L.: Behaartes Bruchkraut (Süd- u. Mitteleuropa), u. **H. glabra** L.: Kahles Bruchkraut (nördl. Europa bis Südskandinavien u. Schottland), sind Stpfln. v. **Herba Herniariae:** Herniariae herba, Harnkraut, Bruchkraut, Tausendkorn. **Off.:** ÖAB90, DAC86. **Inhaltsst.:** ca. 3 bis über 10% Triterpensaponine (Bisdesmoside der Medicagensäure, daneben auch der 16-Hydroxymedicagensäure, Gypsogensäure als Aglyka, **Strukturformeln** s. Saponine), ca. 0.2% Flavonylglykoside, ca. 0.8% Cumarine wie Herniarin, Gerbstoff, äther. Öl. Hämolyt. Index: mind. 1500. **Anw.:** als Harnwegsdesinfiziens, schwaches Diuretikum; volkst.: als Blutreinigungsmittel. **Zuber.:** Spec. urologicae.

**HOM:** *Herniaria glabra* (HAB1.4): frisches, blühendes Kraut.

**Herzglykoside** Tab.1

| Untergruppe | Aglyka | C17-Lactonring | Vorkommen (Beispiele) |
|---|---|---|---|
| Cardenolide | 23 C | 5 C-Atome, 1fach ungesättigt | Digitalis, Nerium, Thevetia, Strophanthus, Adonis, Convallaria |
| Bufadienolide | 24 C | 6 C-Atome, 2fach ungesättigt | Helleborus (nicht H. niger), Urginea, Bufo |

**Herniarin:** Umbelliferonmethylether, **Strukturformel** s. Cumarine.

**Heroin:** s. Diacetylmorphinhydrochlorid.

**Herpes:** Bläschenausschlag, durch Herpes-Viren* induziert.

**Herpes simplex:** Virusinfektion mit Herpes-simplex-Viren aus 2 Stämmen: Stamm 1 (Oraltyp) auf Haut u. Mundschleimhaut (Fieberbläschen, Herpes labialis); Stamm 2 (Genitaltyp) auf Genitalien (Herpes genitalis). Herpes simplex hinterläßt im Gegensatz zum Zoster keine Immunität. Häufige Rezidive, die sich durch ein Gleichgewicht zwischen dem im Epithel verbliebenen Virus u. den Wirtszellen erklären. Wird dieses Gleichgewicht durch Fieber, Menstruation, Magen-Darm-Störungen od. Traumen gestört, so entsteht der Rückfall. Ther.: z.B. mit Nucleosid-Antimetaboliten* wie Idoxuridin, Moroxidin, Vidarabin, Aciclovir, Famciclovir, Penciclovir; ferner Carbenoxolon, geeignete hydrophile Zuber. aus Melissa officinalis, Zinksulfat-Gel*.

**Herpes-Viren:** Herpesviridae; DNS-haltige Viren mit einer Lipidhülle u. einer Größe von 180 bis 200 nm, die beim Menschen u. vielen Tierarten latente u. rekurrierende Infektionen verursachen können. Übertragung: direkte u. indirekte Kontaktinfektion; H. können die Plazenta durchdringen; einige sind in ihren natürlichen Wirten od. in Versuchstieren onkogen. Drei Subfamilien: **Alphavirinae:** Replikationszyklus unter 24 h; Herpes simplex*-Virus, Varicella-zoster-Virus (Erreger der Windpocken*, Zoster*), Herpesvirus simiae (Herpes-B-Virus), Herpesvirus suis (Pseudowut-Virus). **Betavirinae:** Replikationszyklus über 24 h; Zytomegalie*-Virus bei Mensch, Nagern u. Schwein. **Gammavirinae:** Epstein-Barr-Virus* (Erreger der Mononukleose*).

**Herpes zoster:** Gürtelrose, s. Zoster.

**Herrgottslöffel:** Herba Droserae, s. Drosera rotundifolia.

**Hertz:** s. Frequenz.

**Herz:** (*lat.* cor, *gr.* καρδία Herz) **Herzblock:** Unterbrechung des Reizleitungssystems im Herzen; **Herzbräune:** Angina pectoris*; **Herzinfarkt:** Herzmuskelinfarkt, Koronarinfarkt, s. Myokardinfarkt; **Herzmuskelschwäche,** Herzschwäche: s. Herzinsuffizienz.

**Herzblock, Atrioventrikulärer:** s. AV-Block.

**Herzgespann:** s. Leonurus cardiaca.

**Herzglykoside:** nicht richtige, aber übliche Bez. f. **herzwirksame Glykoside**; Substanzen zur Förderung der Kontraktionskraft der Herzmuskulatur. Neben H. aus Convallaria majalis*, Adonis vernalis*, Helleborus viridis* u. Urginea maritima* werden heute fast ausschließlich Strophanthus- u. Digitalisglykoside zur Ther. verwendet. Bedingt durch die komplizierte chemische Struktur (Steroidgerüst mit einem Zuckeranteil) sind die Herzglykoside bis heute nicht durch Synthetika ersetzt worden. Es werden jedoch in der Ther. weitgehend die Reinglykoside eingesetzt, da sie eine exakte Dosierung, definierte Wirk., gleichmäßige Resorption sowie gute Haltbarkeit aufweisen. **Vork.:** in Ranunculaceae, Brassicaceae, Fabaceae, Celastraceae, Euphorbiaceae, Scrophulariaceae (nur in Gattung Digitalis), Apocynaceae, Liliaceae.

**Struktur u. Biosynthese:** H. besitzen ein Steroidgerüst mit 21 C-Atomen (Pregnangerüst), verknüpft mit einem Lactonring am C-17. Bei einem 5gliedrigen, einfach-ungesättigtem γ-Lactonring (Butenolidring) spricht man von **Cardenoliden**; **Bufadienolide** haben einen 6gliedrigen δ-Lactonring mit 2 Doppelbindungen (Cumalinring), s. Tab.1.

Die biogenetische Vorstufe der beiden Gruppen ist das Pregnenolon, das durch oxidativen Abbau der Seitenkette von Cholesterol entsteht. Für die Wirk. der H. sind folgende Strukturmerkmale wichtig: **1.** Verknüpfung der Ringe A mit B u. C mit D *cis*, hingegen B u. C *trans*; **2.** β-Konfiguration der OH-Gruppe bzw. Glykosidbindung in Stellung 3; **3.** ungesättigter γ- od. δ-Lactonring in Stellung 17 (β-Konfiguration); **4.** β-Stellung der OH-Gruppe am C14; **5.** Zuckerreste (f. Verteilung im Organismus entscheidend), bestehend aus Glucose, Rhamnose u. vor allem den charateristischen Desoxyzuckern* Digitoxose (2,6-Didesoxyribohexose), Digitalose (6-Desoxy-3-O-methylgalactose, 3-Methyl-D-fucose), Cymarose (3-Methyldigitoxose), Oleandrose (2-Desoxy-3-O-methyl-L-rhamnose), Thevetose (6-Desoxy-3-O-methylglucose) u. Sarmentose (2,6-Didesoxy-3-O-methylxylo-hexose).

**Wirkungen:** Typisch f. H. sind: **1.** Steigerung der Kontraktionskraft des Myokards (positiv-inotrope Wirk.) u. Vermehrung des Schlagvolumens; **2.** Herabsetzung der Herzschlagfrequenz (negativ-chronotrope Wirk.); **3.** Verlangsamung der Erregungsleitung (negativ-dromotrope Wirk.); **4.** Steigerung der Erregbarkeit, v.a. der Kammermuskulatur (positiv-bathmotrope Wirk.). Als Folge der verstärkten Kontraktion u. damit Senkung des enddiastolischen Druckes u. der Vorhofdrücke kommt es zu einer Abnahme der Herzfrequenz. Das vermehrte Schlagvolumen führt zu einer verbesserten Nierendurchblutung u. erhöhten Diurese; ferner wird der venöse Druck vermindert, Ödeme werden abgebaut.

**Biochemischer Wirkungsmechanismus:** noch nicht vollständig geklärt. Man vermutet, daß die H. die $Na^+/K^+$-aktivierbare Membran-ATPase (s. Adenosintriphosphatase) des Herzens hemmen. Dadurch kommt es im Zellinneren zu einer Erhöhung der Natrium-Ionenkonzentration (s. Ionenpumpe). Gleichzeitig nimmt auch die $Ca^{2+}$-Konzentration zu, was zu einer Verbesserung der elektromechanischen Kopplung führt. Die fast ausschließliche Wirk. auf das Herz wird damit erklärt, daß sich die H. an bestimmte Rezeptorproteine der Herzmuskelmembran binden, wobei Kalium um dieselben Rezeptoren

**Herzglykoside** Tab.2

Vergleichende Gegenüberstellung herzwirksamer Glykoside und ihrer Aglyka (Cardenolid-Schema)

**Ringverknüpfung:**

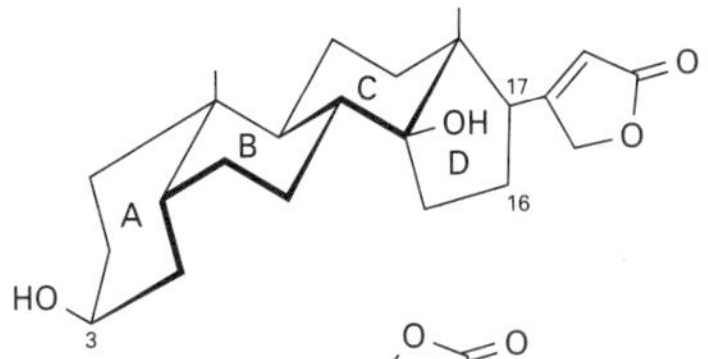


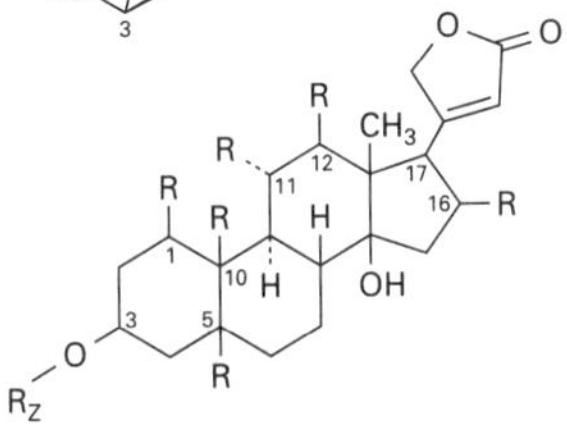


Cy = Cymarose
Dx = Digitoxose
(Ac) = Acetyl-
(M) = 4-Methyl-
Dl = Digitalose
Gl = D-Glucose
Rh = L-Rhamnose
Th = L-Thevetose
Ol = L-Oleandrose
Gb = Gentiobiose

| | **Substituenten:** R an C- 1 | 5 | 10 | 11 | 12 | 16 | 3 ($R_Z$) |
|---|---|---|---|---|---|---|---|
| **Natürlich vorkommende Glykoside** | | | | | | | |
| Digitoxigenin | | | $-CH_3$ | | | | |
| Digitoxin | | | | | | | –Dx–Dx–Dx |
| Purpureaglykosid A | | | | | | | –Dx–Dx–Dx–Gl |
| Lanatosid A | | | | | | | –Dx–Dx–Dx(Ac)–Gl |
| Digoxigenin | | | $-CH_3$ | | –OH | | |
| Digoxin | | | | | | | –Dx–Dx–Dx |
| Lanatoxid C | | | | | | | –Dx–Dx–Dx(Ac)–Gl |
| Gitoxigenin | | | $-CH_3$ | | | –OH | |
| Gitoxin | | | | | | | –Dx–Dx–Dx |
| Purpureaglykosid B | | | | | | | –Dx–Dx–Dx–Gl |
| Lanatosid B | | | | | | | –Dx–Dx–Dx(Ac)–Gl |
| Digitalinum verum | | | | | | | –Dl–Gl |
| Gitaloxigenin | | | $-CH_3$ | | | –OCHO | |
| Gitaloxin | | | | | | | –Dx–Dx–Dx |
| Glucogitaloxin | | | | | | | –Dx–Dx–Dx–Gl |
| Glucoverodoxin | | | | | | | –Dl–Gl |
| Cannogenin | | | –CHO | | | | |
| Peruvosid | | | | | | | –Th |
| Thevetin A | | | | | | | –Th–Gb |
| Apocannosid | | | | | | | –Cy |
| Cynocannosid | | | | | | | –Ol |
| Adonitoxigenin | | | –CHO | | | –OH | |
| Adonitoxin | | | | | | | –Rh |
| k-Strophanthidin | | –OH | –CHO | | | | |
| Helveticosid | | | | | | | –Dx |
| Erysimosid | | | | | | | –Dx–Gl |
| Cymarin (k-Strophanthin-α) | | | | | | | –Cy |
| k-Strophanthin-β | | | | | | | –Cy–β–Gl |
| k-Strophanthin-γ | | | | | | | –Cy–β-Gl–α-Gl |
| Convallatoxin | | | | | | | –Rh |
| Convallosid | | | | | | | –Rh–Gl |
| Glucoconvallosid | | | | | | | –Rh–Gl–Gl |
| Strophanthidol | | –OH | $-CH_2OH$ | | | | |
| Helveticosol | | | | | | | –Dx |
| Erysimol | | | | | | | –Dx–Gl |
| Cymarol | | | | | | | –Cy |
| Convallatoxol | | | | | | | –Rh |
| Convallatoxolosid | | | | | | | –Rh–Gl |
| g-Strophanthidin | –OH | –OH | $-CH_2OH$ | –OH | | | |
| g-Strophanthin (Ouabain) | | | | | | | –Rh |
| **Halbsynthetische Glykoside** | | | | | | | |
| Metildigoxin | | | $-CH_3$ | | –OH | | –Dx–Dx–Dx(M) |

**Herzglykoside**
Pharmakokinetische Parameter

Tab.3

| Arzneistoff | WE i.v. min | WE oral h | HWZ h | RQ % | PB % | AQ %/d | EQ %/d |
|---|---|---|---|---|---|---|---|
| Digitoxin | 30 | 3–5 | 170 | 100 | 90 | 7–10 | 5 |
| Digoxin | 30 | 3 | 35 | 75 | 30 | 30 | 40 |
| g- u. k-Strophanthin | 10 | – | 15 | unter 5 | unter 10 | 40 | 70 |
| Metildigoxin | 5–20 | 30 | 33 | über 90 | 12 | 30 | 40 |
| α-, β-Acetyldigoxin | 5–20 | 0.3 | 33 | 70–80 | 30 | 30 | 40 |

WE: Wirkungseintritt; HWZ: Halbwertszeit; RQ: Resorptionsquote; PB: Proteinbindung; AQ: Abklingquote; EQ: Eliminationsquote.

konkurriert. Das bedeutet eine erhöhte Empfindlichkeit bei niedrigem Kaliumspiegel; Calcium-Ionen verstärken die Wirkungen der H.

**Pharmakokinetik:** Alle H. wirken pharmakodynamisch gleich. Hinsichtlich ihrer Resorption, Proteinbindung, Wirkungseintritt u. Elimination unterscheiden sich die H. erheblich; s. Tab. 3. Die Resorption ist um so vollständiger, je lipophiler das Molekül ist, was durch Abspaltung von Zuckermolekülen u. Veretherung od. Veresterung von Hydroxylgruppen erreicht werden kann. Die Proteinbindung (Bindung an Plasmaeiweißstoffe) ist um so größer, je kürzer die Zuckerkette u. je kleiner die Zahl der Hydroxylgruppen am Grundgerüst ist. Digitoxin wird bis zu 80% in der Leber metabolisiert. Digoxin wird zu ca. 80% u. g-Strophanthin zu 95% unverändert v.a. renal ausgeschieden. Die enterale Resorption kann u.a. mit Aktivkohle u. Cholestyramin* verhindert werden. Bei Leberfunktionsstörungen u. Niereninsuffizienz ist mit einer Kumulation der H. zu rechnen. Bei der Dosierung müssen der Vollwirkdosis*, die Erhaltungsdosis* u. die Abklingquote* berücksichtigt werden.

**Indikationen:** Alle Formen der Herzinsuffizienz*, tachykarde Arrhythmien, Vorhofsextrasystolen. **Nebenw.:** 1. Gastrointestinale Störungen, Erbrechen; 2. Benommenheit, Schläfrigkeit, Sehfeldstörungen, Farbensehen; 3. Herzrhythmusstörungen mit Extrasystolen. **Wechselw.:** Gefahr bei der Gabe von Diuretika*, Abführmitteln*, Nebennierenrindenhormonen, Thyroxin* u.a. (Hypokaliämie); Calciumsalze verursachen eine Wirkungsverstärkung. Kombinationspräparate von H. entbehren meist jeder wissenschaftlichen Grundlage u. sind abzulehnen.

**Nachweisreaktionen:** (a) Nachw. des Butenolidringes unter Ausbildung eines Meisenheimer-Komplexes* mit Baljet-Reagenz* od. mit der Kedde-Reaktion*; (b) Nachw. der 2,6-Didesoxyzucker (Digitoxose) mit der Keller-Kiliani-Reaktion*; (c) Nachw. des Steroidgerüstes mit Liebermann-Burchard-Reaktion*.

**Wertbestimmung:** kann mittels chemischer (chromatographische Auftrennung, z.B. HPLC) od. (bevorzugt) biologischer Methoden erfolgen, eine Korrelation zwischen den Methoden gibt es nicht. Die biologischen Wertbestimmungsmethoden basieren z.B. auf der Ermittlung der Dosis, die notwendig ist, um bei Fröschen (alte Methode), Katzen, Meerschweinchen od. Tauben einen systolischen Herzstillstand zu bewirken. Es kann auch direkt die positiv inotrope Wirk. an isolierten intakten Papillarmuskeln (befinden sich an der Innenwand der Herzkammern) eines Versuchstieres gemessen werden.

**Gesch.:** s. Digitalis purpurea.

**Herzheil:** s. Leonurus cardiaca.

**Herzinfarkt:** s. Myokardinfarkt.

**Herzinsuffizienz:** funktioneller Begriff, der nicht mit einer spezifischen morphologischen Veränderung des Herzens identifiziert werden kann. Ein Herz ist insuffizient, wenn es die von der Peripherie verlangte Pumpleistung nicht mehr erfüllen kann. Es kommt zu Stauungserscheinungen (periphere Ödeme), Verminderung der Blutversorgung in der Peripherie, Herzvergrößerung, Tachykardien u. Herzrhythmusstörungen. Je nach dem, welche Teile des Herzens insuffizient sind, spricht man von Rechts-, Links-, od. Rechts-Links- (globaler) Insuffizienz u. nach ihrem Schweregrad von Ruhe- bzw. Belastungsinsuffizienz od. nach der New York Heart Association (NYHA) in vier Gruppen. Ther. mit ACE-Hemmern, Diuretika, Herzglykosiden, positiv inotropen Substanzen, Isosorbiddinitrat u.a.

**Herzmittel:** s. Kardiaka.

**Herzrhythmusstörungen:** veränderte Herzschlagfolge durch gestörte Erregungsbildung od. -leitung; vegetative od. pathologische Ursachen; bei Arrhythmie unregelmäßige Herzschlagfolge; nomotope Erregungsbildungsstörungen gehen vom Sinusknoten, ektope (heterotope) von sekundären Zentren, z.B. von den Vorhöfen (supraventrikulär) od. den Kammern (ventrikulär) aus.

**Herzsamen:** s. Cardiospermum halicacabum.

**Herzwirksame Glykoside:** s. Herzglykoside.

**Hesperetin:** 3',5,7-Trihydroxy-4'-methoxy-flavanon; $C_{16}H_{14}O_6$. Ein Flavanonderivat (**Strukturformel** s. Flavonoide), Aglykon des Hesperidin*. Farblose Kristalle, unlösl. in Wasser, lösl. in Ethanol u. Ether.

**Hesperidin:** Hesperetin-7-rhamnoglucosid, Hesperetin-7-rutinosid; $C_{28}H_{34}O_{15}$, $M_r$ 610.55. Unlösl. in Wasser, Ether, Chloroform, wenig lösl. in Ethanol, lösl. in verd. Alkalilaugen u. in Pyridin. Vork.: in Apfelsinen, Pomeranzen, Zitronen, Paprikaschoten. **Anw.:** als kapillarabdichtendes Flavonoid (Vitamin P) ähnl. Rutinosid*.

**HETE:** Abk. f. Hydroxy-eicosatetransäuren, Gewebshormone; s. Eicosanoide.

**Hetero-:** (*gr.* ἕτερος verschieden, andersartig) Vorsilbe, die die Uneinheitlichkeit ausdrücken soll, vgl. Homo-.

**Heteroantikörper:** Antikörper gegen artfremde Antigene.

**Heteroatome:** Nichtkohlenstoffatome, die in organische Ring- od. Kettenverbindungen eingebaut sind, z.B. Stickstoff-, Sauerstoff- od. Schwefelatome; s.a. Heterocyclische Verbindungen.

**Heteroauxin:** s. Auxine.

**Heterobasidiomycetidae:** s. Pilze.

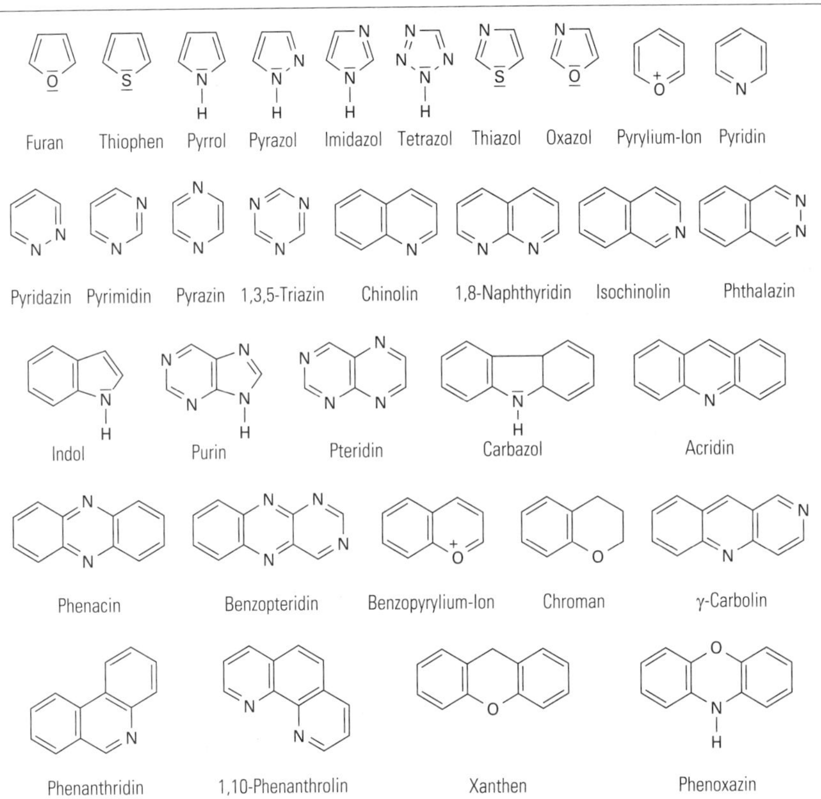

Heterocyclische Verbindungen: Grundstrukturen

**Heterochlamydeisch:** s. Blüte.

**Heterocyclische Verbindungen: Heterocyclen**; Ringverbindungen, die neben Kohlenstoff auch Heteroatome im Ring enthalten, v.a. S, N u. O. Die meisten werden mit Trivialnamen bezeichnet, die bei Substitution den Wortstamm bilden. z.B. 2-Ethylthiophen. Zur Bez. des Radikals wird meist die Silbe -yl angehängt.

**Heterözisch:** sind Organismen, die zum Durchlaufen des vollständigen Entwicklungszyklus 2 Wirtsorganismen benötigen, z.B. Rostpilze.

**Heterogen:** (*gr.* ἕτερος verschieden, anders, γένεσις Entstehung) verschiedenartig; im Gegensatz zu homogen; vgl. heterogene Infektkette.

**Heteroglykane:** s. Kohlenhydrate.

**Heteroimmunstoffe:** Antikörper (Immunstoffe), die aus einer fremden Tierart gewonnen werden.

**Heterolyse:** Spaltung einer kovalenten Bindung in der Art, daß das bindende Elektronenpaar bei einem Spaltprodukt verbleibt. Dabei entstehen je ein Anion u. ein Kation; s.a. Homolyse.

**Heteromorpher Generationswechsel:** s. Generationswechsel.

**Heterophile Antigene:** (*gr.* ἕτερος verschieden, anders, φίλιος zugetan, freundschaftlich gesinnt) Antigene*, die bei mehreren Tierarten gleich od. ähnl. vorkommen.

**Heterophyllie:** *bot.* das Auftreten völlig verschieden aussehender Blätter an einer Pflanze. Beispiele sind die Jugend- u. Altersblätter bei Hedera- od. Eucalyptus-Arten. Mit **Anisophyllie** wird das Auftreten von unterschiedlich großen Blättern, v.a. in unmittelbarer Nachbarschaft an einer Pflanze, bezeichnet.

**Hetero-Seren:** (Test-)Seren mit bekannten Antikörpern gegen artfremde Antigene.

**Heteroside:** Glykoside*, die aus Zucker u. Aglykon („Nicht-Zucker") bestehen. Im Gegensatz dazu setzen sich die Holoside nur aus glykosidisch miteinander verbundenen Zuckermolekülen (Monosaccharide) zusammen.

**Heterosis:** Hybridisierung, bei der die $F_1$-Generation eine bessere Wüchsigkeit besitzt als beide Eltern.

**Heterosporie:** Verschiedensporigkeit; H. liegt vor, wenn Organismen zweierlei Sporen, Mikro- u. Makrosporen (Megasporen), bilden. Vork.: bei einigen Farnen u. bei allen Samenpflanzen.

**Heterotheca inuloides** Cass.: Fam. Asteraceae (Compositae), Mexikanische Arnika (Mexiko). Verfälschung von Arnica montana*; enthält keine Sesquiterpenlactone u. kein Phytomelan.

**Heterotrophie:** Abbau- u. Umbau-Ernährung, d. h. die (artfremde) Ernährung von Mensch u.

Tier durch tier. u. pflanzl. Material, im Gegensatz zu der autotrophen Ernährung der Pflanzen (Photosynthese); **heterotrophe Bakterien** leben vom Abbau org. C- u. N-Verbindungen (Saprophyten u. Parasiten), vgl. Autotrophie.

**Heterovakzine:** Fremdimpfstoff; alle Handelspräparate sind Heterovakzine, meist multivalent, d.h. von verschiedenen Stämmen derselben Erregerart; vgl. Autovakzine.

**Heterozygot:** (gemischterbig) sind Organismen, die an demselben Genort ihrer homologen Chromosomen 2 verschiedene Allele besitzen.

**Hetrazan®:** s. Diethylcarbamazin.

**Heubacillus:** Bacillus subtilis.

**Heublumen: Flores Graminis**; die Infloreszenzen verschiedener Poaceae (Gramineen) mit einem je nach Herkunft, Erntezeit etc. schwankenden Anteil an Haaren von Blütenspelzen (dem Staub). **Inhaltsst.:** Spuren von äther. Öl u. von Gerbstoff, Carotine u. Vit. D in wechselnden Mengen; die Zstzg. ist abhängig von der Art der Gew., dem Zeitpunkt der Ernte u. der Provenienz. **Anw.:** Kneippmittel, zu Bädern u. Packungen (feuchtheiße Kompressen) mit schmerzstillender Wirk. bei rheumatischen Erkrankungen, Hexenschuß u. Erfrierungen, zur Inhalation, f. Extrakte u. Salben. Auftreten von Allergien ist möglich.

**Heufieber, Heuschnupfen:** s. Pollinosis.

**Heusame:** Semen Psyllii, s. Plantago afra.

**Heusame, Griechischer:** Semen Foenu-graeci, s. Trigonella foenum-graecum.

**Hevea brasiliensis:** Stpfl. v. Kautschuk*.

**Hexa:** *gr.* ἕξ sechs.

**Hexabrix®:** s. Ioxaglinsäure.

**Hexachlorbenzol:** HCB, Perchlorbenzol; CAS-Nr. 118-74-1; $C_6Cl_6$, $M_r$ 284.8. Schmp. 231°C. Sdp. 323-326°C. Weiße, sublimierbare Nadeln; prakt. unlösl. in Wasser, wenig lösl. in Ethanol, lösl. in Chloroform u. Ether. H. ist aufgrund der (früheren) Anw. als Fungizid (z.B. zum Beizen von Getreide) u. wegen der Entstehung bei der Verbrennung verschiedener Stoffe (in Müll, Industrieabfall etc.) ein ubiquitär vorkommendes Biozid*, das sich auch in Lebensmitteln u. Muttermilch nachweisen läßt, da es biol. fast nicht abgebaut wird; s. Schädlingsbekämpfungsmittel (Tab.).

**Hexachlorcyclohexan:** mehrere Isomere. **α-H.:** 158°C aus Ethanol; unlösl. in Wasser; lösl. 1:22.8 in Chloroform bei 15.25°C, 1:15.4 in Benzol bei 18.25°C. **β-H.:** 312°C aus Ethanol; lösl. 1:775 in Chloroform bei 20°C, 1:213 in Benzol bei 17.25°C. **γ-H.: Lindan***; Schmp. 112.5°C; lösl. 1:13.5 in Chloroform bei 20°C, 1:19 in Ethanol, 1:2 in Aceton, 1:5.5 in Ether, 1:3 in Benzol; unlösl. in Wasser; **Strukturformel** u. weitere Angaben s. Lindan; s. Schädlingsbekämpfungsmittel (Tab.).

**Hexachlorethan:** Perchlorethan, Carboneum trichloratum, Carboneum sesquichloratum; $C_2Cl_6$, $M_r$ 236.76. Schmp. 186.8°C, sublimiert. D. 2.091. Weiße, campherähnl. riechende Kristalle od. Pulver, lösl. in Ethanol, Chloroform, Benzol, unlösl. in Wasser. **Off.:** ÖAB81. **Anw.** techn.: als Ersatz zur Herst. v. Celluloid u. Sprengstoffen, zu Mottenmitteln (tox.: Nieren- u. Leberschädigung). Vet.: als Anthelminthikum.

**Hexachlorophen** INN: 2,2'-Methylen-bis(3,4,6-trichlorphenol); $C_{13}H_6Cl_6O_2$, $M_r$ 406.92. Schmp. 160-164°C; polymorph. Weißes, krist. Pulver, unlösl. in Wasser, lösl. in Aceton, Ether, Ethanol, Vaselin, Lanolin u. in fetten Ölen. Stark bakteri-

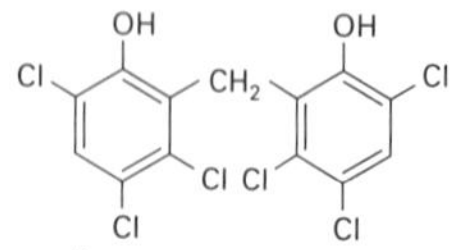

Hexachlorophen

zide Substanz. Das Wachstum von Staphylococcus aureus auf Agar wird durch H. noch in einer Verd. von 1:8 Mill. verhindert. **Off.:** DAC79, ÖAB81. **Anw.:** zur Desinfektion u. Desodorierung der Haut, in Seifen u. Salben 1 bis 2%. Aufgrund seiner Neurotoxizität wird die Anw. eingeschränkt; es sollte nur noch verwendet werden, wenn es auf Dioxine geprüft wurde.

**Hexachloro-platin(IV)-säure:** Platinum chloratum, s. Platin(IV)-chlorid.

**Hexachloroplatin(IV)-wasserstoffsäure:** s. Platin(IV)-chlorid.

**Hexacyanoeisen(II)-säure:** Ferrocyanwasserstoffsäure, Acidum ferrohydrocyanicum, Cyanoeisen(II)-säure, Eisen(II)-cyanwasserstoffsäure; $H_4[Fe(CN)_6]$. Weißes, krist. Pulver, das sich an der Luft infolge Zers. bläut, leicht lösl. in Wasser u. Ethanol, beim Kochen mit verd. Salzsäure entwickelt es Blausäure. Das Kaliumsalz der H. ist das gelbe Blutlaugensalz (s. Kaliumhexacyanoferrat(II).

**Hexacyanoeisen(III)-säure:** Ferricyanwasserstoffsäure, Eisen(III)cyanwasserstoffsäure; $H_3[Fe(CN)_6]$, ihr Kaliumsalz ist das rote Blutlaugensalz (Kaliumhexacyanoferrat*).

**Hexacyanoferrate:** Eisen-Cyano-Komplexe, s. z.B. Berliner Blau.

**n-Hexadecylsäure:** Hecadecansäure, s. Palmitinsäure.

**Hexadienoestrol:** s. Dienestrol.

**Hexafluorokieselsäure:** Acidum hydrosiliciofluoricum, Fluorokieselsäure, Kieselflußsäure, Fluorkieselsäure, Kieselfluorwasserstoffsäure; $H_2(SiF_6)$, $M_r$ 144.11. Die wäßrigen Lösungen können in Glasgefäßen aufbewahrt werden, da die Säure Glas nicht angreift. Ihre Salze heißen Hexafluorosilicate od. Silicofluoride, die techn. Produkte bezeichnet man meist als Fluate. Farblose rauchende Flüss. **Anw.:** in d. Analyse zum Nachw. von Kalium u. Barium; ferner dienen die Säure u. ihre Salze zum Holzschutz*, als Reinigungsmittel f. Kupfer- u. Messinggefäße sowie zur Keimfreimachung (in Verdünnung 1:1 Mill.).

**Hexafluorosilicate:** s. Hexafluorokieselsäure.

**Hexagonales System:** s. Kristalle.

**Hexahydroadiphenin:** s. Drofenin.

**Hexahydrobenzol:** Cyclohexan*.

**Hexahydropyridin:** s. Piperidin.

**Hexahydroxydiphensäure:** s. Ellagsäure.

**Hexal:** s. Methenamin, Saures sulfosalicylsaures.

**Hexalin:** Cyclohexanol*.

**Hexamethoniumbromid** INN: Hexamethonii bromidum INN; CAS-Nr. 55-97-0; $C_{12}H_{30}Br_2N_2$,

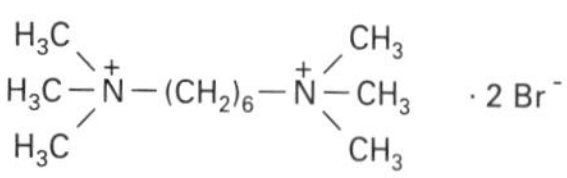

Hexamethoniumbromid

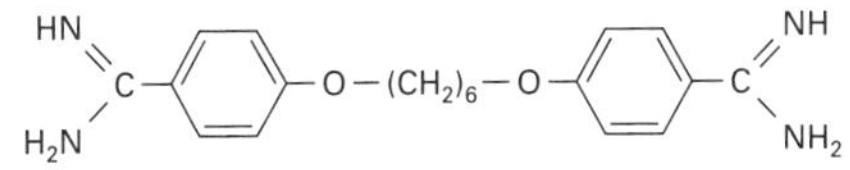

Hexamidin

$M_r$ 362.21. Schmp. 274-276°C. Sehr leicht lösl. in Wasser, 1:60 in Ethanol; unlösl. in Aceton, Chloroform, Ether. **Anw.:** Ganglienblocker, früher Hypotensivum; durch kompetitive Hemmung sympathischer Ganglien wird die periphere Durchblutung erhöht, der Blutdruck aber gesenkt; daneben lähmt das Pharmakon Harnblase u. Darm. Nur noch experimentelle Bedeutung. **Nebenw.:** orthostatische Dysregulation, Darmatonie, Akkomodationsstörungen. **Übl. Dos.:** Parenteral: Initial: s.c., i.m. 5 bis 15 mg/d, kann bis max. 0.5 g/d gesteigert werden. Oral: Initialdos. 0.5 g/d in 2 bis 4 geteilten Dosen. Gebräuchl. ist auch Hexamethonium.

**Hexamethylen:** Cyclohexan*.

**Hexamethylendiamin:** 1,6-Hexandiamin; $H_2N–(CH_2)_6–NH_2$. Schmp. 39°C. Sdp. 196°C. Seidenglänzende Blättchen. Lösl. in Wasser u. Ethanol. Wichtiger Rohstoff f. die Nylon-Herst. (s. Adipinsäure).

**Hexamethylentetramin:** s. Methenamin.

**Hexamidin** INN: 4,4'-(Hexamethylendioxy)dibenzamidin; CAS-Nr. 3811-75-4; $C_{20}H_{26}N_4O_2$, $M_r$ 354.4. **Anw.:** lokales Chemotherapeutikum* mit bakteriziden, bakteriostatischen u. fungistatischen Eigenschaften; verwendet wird eine 1%ige Lösung bei Infektionen der Augen, Ohren, Haut u. Schleimhäute (Mundspülungen). Hingewiesen sei auch auf Hexamidindiisetionat.

**Hexamin:** s. Methenamin.

**Hexan:** $C_6H_{14}$, $M_r$ 86.17. Sdp. 69°C. Best. des Steinkohlenteers u. Petroleums. Anw.: Lösungsmittel.

**Hexancarbonsäure:** Suberinsäure, s. Carbonsäuren (Tab.).

**Hexandisäure:** Adipinsäure*.

**Hexanicit®:** s. Inositolnicotinat.

**Hexcarbacholinbromid** INN: Hexcarbacholini bromidum INN, N,N'-Hexamethylen-bis(O-carbamoylcholin)dibromid, Cholin-bromid-hexamethylendicarbamat; N,N,N,N',N',N'-Hexamethyl-4,13-dioxo-3,14-dioxa-5,12-diazahexa-

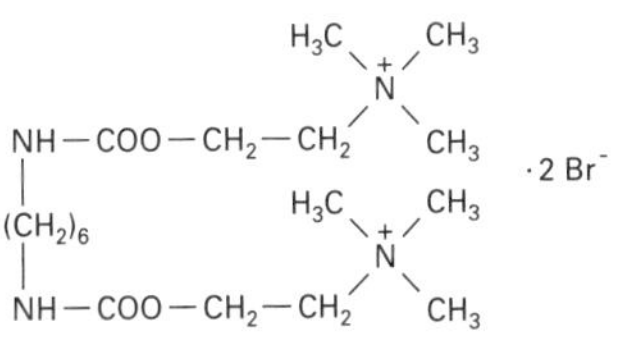

Hexcarbacholinbromid

decamethylendiammonium-dibromid; CAS-Nr. 306-41-2; $C_{18}H_{40}Br_2N_4O_4$, $M_r$ 536.38. Schmp. 174-176°C aus Ethanol. **Anw.:** peripheres, depolarisierendes Muskelrelaxans*; aufgrund der langen Wirkdauer (1 bis 2 h) nur bei Tetanus. **Übl. Dos.:** Parenteral: i.v. 2- bis 3mal 0.05 g/kg KG/d. Gebräuchl. ist auch Hexcarbacholin.

**Hexenbesen:** s. Pilze.

**Hexenhasel:** Hamamelis virginiana*.

**Hexenkraut:** **1.** s. Lycopodium clavatum; **2.** s. Hypericum perforatum.

**Hexenmehl:** s. Lycopodium clavatum.

**Hexenmilch:** Sekret aus den Brustdrüsen Neugeborener (Knaben u. Mädchen), dem Kolostrum* ähnl.

**Hexenschuß:** Lumbago.

**Hexestrol(um):** Hexoestrol(um), Hexanöstrolum, Dihydrostilböstrol, Synestrol, meso-3,4-Di-(p-hydroxyphenyl)-hexan; CAS-Nr. 84-16-2; $C_{18}H_{22}O_2$, $M_r$ 270.4. Weißes, krist. Pulver; unlösl. in Wasser, leicht lösl. in Ethanol, Ether. **Off.:** ÖAB90 (bis 1996). **Anw.:** s. Estradiol.

**Hexetidin** INN: Hexetidinum, 5-Amino-1,3-bis(2-ethylhexyl)-hexahydro-5-methylpyrimidin, 1,3-Bis(β-ethylhexyl)-5-methyl-5-aminohexahy-

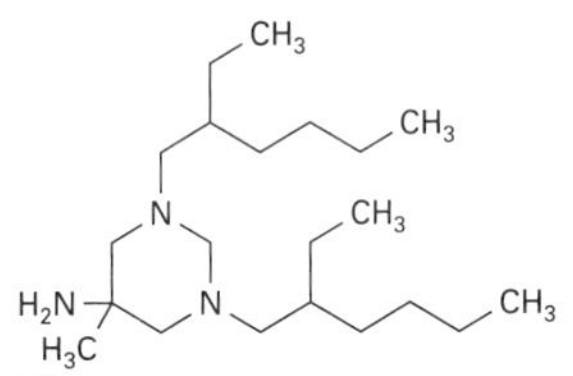

Hexetidin

dropyrimidin, Triocil, Hexoral®; CAS-Nr. 141-94-6; $C_{21}H_{45}N_3$, $M_r$ 339.59. Sdp. 160°C (53.3 Pa). $n_D^{20°C}$ 1.4668; $d_{20}^{20}$ 0.8889. Farblose Flüss., schwach aminartiger Geruch; lösl. in Petrolether, Methanol, Benzol; leicht lösl. in Ethanol, Chloroform, lösl. in Wasser 1:10 000. **Off.:** DAB10. **Anw.:** Desinfiziens, Mundhygiene. **Nebenw.:** Geschmacksirritation (Mund- u. Rachenraum). **Übl. Dos.:** Oral: Mundspülung 0.1%, Rachenspray 0.2%.

**Hexetylamincitrat:** Hexetylamini citras, Hexetylaminum citricum, 2-Diethylaminoethyl-(R,S)-α-cyclohexylbutyrat-dihydrogencitrat; $C_{22}H_{39}NO_9$, $M_r$ 461.6. Schmp. 132-135°C. Weißes, krist. Pulver; lösl. in Wasser, Ethanol. **Off.:** DAC86. **Anw.:** Spasmolytikum, Antihistaminikum. **Übl. Dos.:** 2-4 mg.

**Hexite:** 6wertige Alkohole (mit 6 OH-Gruppen) der allgemeinen Formel $CH_2OH–(CHOH)_4–CH_2OH$. Reduktionsprodukte der Hexosen, sie reduzieren jedoch Fehling Lsg. nicht u. sind nicht vergärbar; gut kristallisierende, süß schmeckende Substanzen (z.B. Mannitol, Sorbitol, Idit).

**Hexobarbital** INN: Hexobarbitalum Ph.Eur.3, Acidum methyl-cyclohexenyl-methyl-barbituricum, 5-(1-Cyclohexenyl)-1,5-dimethylbarbitursäure, Evipan®; CAS-Nr. 56-29-1; $C_{12}H_{16}N_2O_3$, $M_r$ 236.3. **Strukturformel** s. Barbiturate (N-Methylbarbitursäurederivate). Schmp. 143-145°C. Weißes, krist. Pulver, geruchlos, ohne od. mit schwach bitterem Geschmack. Wenig lösl. in Ethanol u. Ether, leicht lösl. in Chloroform, sehr schwer lösl. in Wasser, lösl. in verd. Alkalilaugen unter Salzbildung. **Anw.:** als Einschlafmittel.

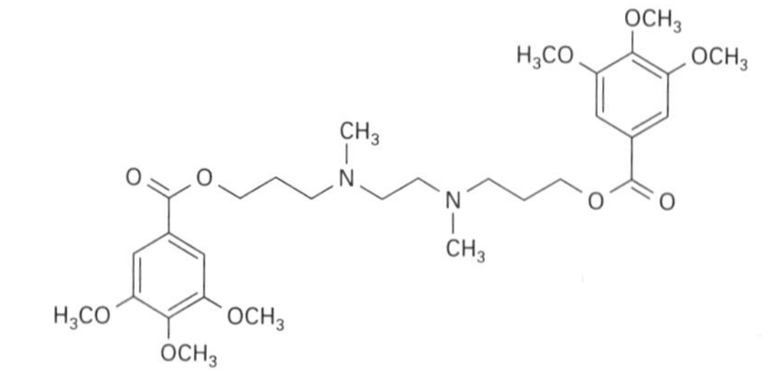

Hexobendin

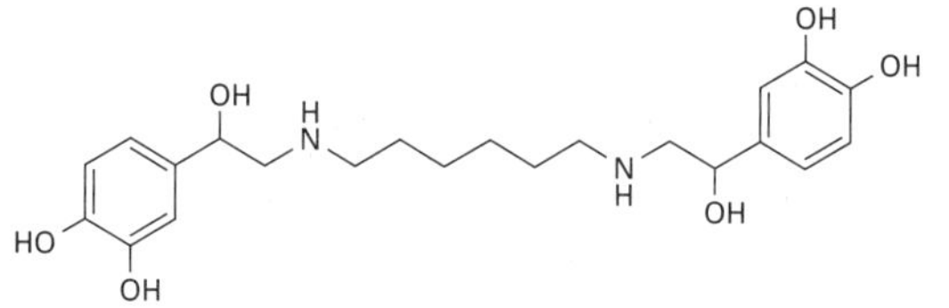

Hexoprenalin

HWZ 3 bis 7 h. **Übl. Dos.:** oral: 0.25 g. MTD 1.5 g.

**Hexobarbital-Natrium:** Hexobarbitalum natricum, Natrium methyl-cyclohexenylmethylbarbituricum; CAS-Nr. 50-62-4; $C_{12}H_{15}N_2NaO_3$, $M_r$ 258.3. Schmp. 143-146°C. Weißes, krist., sehr hygr. Pulver; sehr leicht lösl. in Wasser u. Ethanol. **Off.:** DAC86, ÖAB90 (bis 1996). **Anw.:** Injektionsnarkotikum (s. Narkotika; s.a. Barbiturate). **Übl. Dos.:** i.v.: individuell, in 10%iger Lösung.

**Hexobendin** INN: 4,7-Dimethyl-4,7-diazadecamethylenbis(3,4,5-trimethoxybenzoat); CAS-Nr. 54-03-5; $C_{30}H_{44}N_2O_{10}$, $M_r$ 592.57. Schmp. 75-77°C. **Anw.:** Koronartherapeutikum zur Früh- u. Langzeitbehandlung der Koronarinsuffizienz. **Übl. Dos.:** Oral: 2- bis 3mal 0.06 g/d. Parenteral: i.m., i.v. 0.005 g/d, nur in Ausnahmefällen Infusion i.v.: 0.02 g in 500 mL Infusionslösung innerhalb 2-4 h. Gebräuchl. ist auch Hexobendin-dihydrochlorid.

**Hexobion®:** s. Vitamine (Vitamin $B_6$).

**Hexogen:** Trimethylentrinitramin. Brisanter Sprengstoff (z.B. f. Torpedos). Darst.: durch Nitrierung von Methenamin* mit 98%iger Salpetersäure; auch Nagergift.

**Hexonbasen:** veraltet f. die basischen Aminosäuren Arginin, Lysin u. Histidin (mit je 6 C-Atomen).

**Hexoprenalin** INN: 1,12-Bis(3,4-dihydroxyphenyl)-3,10-diaza-1,12-dodecandiol, Etoscol®; CAS-Nr. 3215-70-1; $C_{22}H_{32}N_2O_6$, $M_r$ 420.51. Schmp. 162-165°C (Hemihydrat). **Wirk.** u. **Anw.:** Bronchodilatator, Antiasthmatikum, Tokolytikum bei drohender Frühgeburt, bei operativen Eingriffen am graviden Uterus. Chem. ein verdoppeltes Isoprenalin*, selektiv auf $\beta_2$-Rezeptoren wirksam, lang anhaltender Schutz bei cholinerg bedingten Konstriktionen der Bronchialmuskulatur. **Nebenw.:** Tachykardie, Hyperglykämie, nach i.v. Anw. f. wenige Minuten starke Blutdrucksenkung, Brechreiz, Kopfschmerzen, Schwindel. Kontraind.: Starke Blutungen (Vaginalblutungen), tachykarde Arrhythmie, Thyreotoxikose, Hypotonie, Myokarditis. HWZ 0.5 h. **Übl. Dos.:** Oral: 2- bis 3mal 0.00025 g/d während od. nach den Mahlzeiten. Dosieraerosol 0.0002 g, wiederholbar nach frühestens 5 min; nicht mehr als 12 Einzeldosen/d. Gebräuchl. ist auch Hexoprenalinsulfat u. Hexoprenalindihydrochlorid.

**Hexoral®:** s. Hexetidin.

**Hexosamin:** s. Glucosamin.

**Hexosane:** hochmolekulare Polysaccharide, die zu den Homoglykanen* gehören, aus Hexosen bestehen u. in Pflanzen verbreitet vorkommen. Beispiele sind Glukane (bestehen aus Glucose), Fructane, Mannane u. Galactane.

**Hexosemonophosphatweg:** s. Pentosephosphatzyklus.

**Hexosen:** aus 6 C-Atomen aufgebaute Aldosen, die die bedeutendste Gruppe der Monosaccharide (s. Kohlenhydrate) bilden. Alle möglichen stereoisomeren Aldohexosen (4 asymmetrische C-Atome) sind isoliert bzw. synthetisiert worden. Nat. sind D-Glucose, D-Mannose, D-Galactose sowie L- u. D-Talose sowohl als freie Zucker als auch in gebundener Form weit verbreitet. Besondere Bedeutung haben manche phosphorylierte H. Die beiden 6-Desoxyzucker L-Rhamnose u. L-Fucose sind ebenfalls H. Die den Aldohexosen entsprechenden Ketohexosen werden als Hexulosen bezeichnet. Zu ihnen gehören die nat. vorkommenden Monosaccharide D-Fructose u. L-Sorbose. H. werden von gewöhnlichen Hefen vergoren. Beim Erhitzen mit verdünnten Säuren entsteht 5-Hydroxymethylfurfural, das unter Wasseraufnahme in Lävulinsäure u. Ameisensäure zerfällt.

**Hexosidasen:** zu den Glykosidasen gehörende Enzyme, die Hexosen-enthaltende Glykoside o. Disaccharide spalten, z.B. Fructosidase; s. Enzyme.

**Hexulosen:** s. Hexosen.

**Hexylresorcin:** Hexylresorcinolum, 4-Hexyl-1, 3-dihydroxybenzol; CAS-Nr. 136-77-6; $C_{12}H_{18}O_2$, $M_r$ 194.3. Schmp. 67-70°C; polymorph. Weißes, gelbliches od. rötliches, krist. Pulver von sehr schwachem Geruch; sehr schwer lösl. in Wasser, sehr leicht lösl. in Ethanol, Ether u. Methanol, leicht lösl. in Olivenöl, Ricinusöl. **Off.:** ÖAB90, Ph.Helv.7. **Anw.:** Anthelmintikum. **Vorsicht:** bei der Handhabung Haut- u. Schleimhautkontakt vermeiden.

**Hf:** *chem.* Hafnium*.

**Hg:** *chem.* Hydrargyrum, s. Quecksilber.

**hg:** Abk. f. Hektogramm, 100 g.

**HGB:** Handelsgesetzbuch.

**HGH:** **H**uman **G**rowth **H**ormone (Humanes Wachstumshormon); Somatotrop(h)in*, STH, Wachstumshormon: s. Hormone.

**HHL:** Hypophysenhinterlappen, Speicherort der hypothalamischen Hormone Vasopressin* u. Oxytocin*; s. Hormone.

**H.I.:** Hämolytischer Index*.

**Hibenzas, Hibenzat, Hybenzat:** chem. Kurzbez. f. o-(4-Hydroxybenzoyl)-benzoat.

**Hibernation, artificielle:** künstlicher Winterschlaf, kontrollierte Hypothermie, pharmak. Hibernisation. Zu dieser künstlichen Unterkühlung, die mit dem nat. Winterschlaf mancher Tiere keineswegs gleichgesetzt werden kann, benutzt man Kombinationen lytisch wirkender Phenothiazinderivate (z.B. Promethazin), welche die Körpertemperatur herabsetzen u. dadurch die Stoffwechselvorgänge reduzieren. Ein solches Narkosegemisch, das z.B. aus Promethazin*, Pethidin* u. Dihydroergotamin bestehen kann, nennt man „Cocktail lytique“. Die Körpertemperatur wird auf ca. 32 bis 25°C gesenkt, wobei künstliche Sauerstoffbeatmung durchgeführt wird. Es tritt eine tiefe Anästhesie ein, so daß man bestimmte Operationen (besonders Herzoperationen) durchführen kann (die erste künstliche Unterkühlung wurde 1940 bei Krebskranken u. Schizophrenen angewandt), vgl. Narkose.

**Hibiscus abelmoschus:** s. Abelmoschus moschatus.

**Hibiscus sabdariffa** L.: Fam. Malvaceae, Sabdariffeibisch, Rama, (Ägypten, Äthiopien, Nubien, in Indien kult., Ceylon, Java, Sumatra). Stpfl. v. **Hibisci flos:** Flores Hibisci sabdariffae, Hibiscusblüten, Afrikanische Malvenblüten, Sudantee, Nubiablüten, Karkade, Rosella. Die Droge besteht aus den fleischigen Innen- u. Außenkelchen. **Off.:** DAB10. **Inhaltsst.:** 15 bis 30% Pflanzensäuren (Ascorbin-, Äpfel-, Wein-, Citronensäure u.a.), bis zu 28% Hibiscussäure, (Lacton einer Hydroxycitronensäure), Oxalsäure, Protocatechusäure* (DAB10: mind. 13.5% Säuren, ber. als Citronensäure), ca. 1 bis 2% Anthocyane wie Hibiscin (Delphinidin-3-xylosylglucosid, Delphinidin-3-sambubiosid) als rote u. Flavonoide wie Gossypetin u. Hibiscetin als gelbe Farbstoffe, ferner Schleimpolysaccharide u. (wenig) Pektine. **Anw.:** als Aromatikum, zu Erfrischungsgetränken, zu Teegemischen, mild laxierend (die organischen Säuren sind schwer resorbierbar); zur Herst. v. Lebensmittelfarbstoffen.

**HOM:** *Sabdariffa:* getrocknete Blüten; verord. z.B. b. Venenleiden.

**HIB-Vaccinol®:** s. Haemophilus-Influenzae-b-Konjugat.

**Hibiter®:** s. Haemophilus-Influenzae-b-Konjugat.

**Hidrotikum(a):** Schweißtreibende(s) Mittel; s. Diaphoretikum.

**Hilfsstoffe:** Adjuvantien; Substanzen, die es ermöglichen, Arzneistoffe in entsprechende Arzneiformen zu überführen. Neben der reinen Trägerfunktion als *Grundstoff* bzw. *Grundlage* (*engl.* Excipients), die der Arzneiform ihre charakteristischen Eigenschaften verleiht (z.B. Vaseline als Salbengrundlage, Hartfett als Zäpfchenmasse), steuern od. optimieren die H. in vielen Fällen zusätzlich die Arzneistoffwirkung. Daneben werden H. zur Änderung der äußeren Beschaffenheit wie Farbe, Geruch, Geschmack, zur Verbesserung der Haltbarkeit sowie f. die Entwicklung neuer Arzneiformen eingesetzt. Manche Arzneistoffe erfüllen in geeigneter reduzierter Konz. auch eine Hilfsstoffunktion, z.B. α-Tocopherol, Ascorbinsäure u.a. H. müssen therapeutisch indifferent u. atoxisch sein. Ihre physiologische Unbedenklichkeit (Verträglichkeit, Fehlen von reizenden, karzinogenen, teratogenen u. allergenen Eigenschaften) muß gewährleistet sein. In Abhängigkeit von der Arzneiform ist eine Abwesenheit von Mikroorganismen, zumindest jedoch Keimarmut erforderlich. Weiterhin müssen physikalische, chemische u. phys.-chemische Unverträglichkeiten (Inkompatibilitäten*) mit Arzneistoffen, weiteren H.n u. den Behältnis- bzw. Verschlußmaterialien fehlen. H. sollten eine ausreichende chemische, physikalische u. mikrobielle Stabilität (Haltbarkeit) aufweisen (Oxidation von Fetten u. Ölen, Ausbleichen von Farbstoffen, Zers. von Aromastoffen, Feuchtigkeitsschutz f. Brausezubereitungen, mikrobieller Befall von z.B. Gelatine), Gehalts- bzw. Wertbestimmungen nicht stören u. keine negative Wirkungsbeeinflussung ausüben, d.h. ihr Einfluß auf das Liberations- u. Resorptionsverhalten des/der Wirkstoffe(s) sollte bekannt sein. Dazu kommen noch in manchen Fällen arzneiform- u. arzneistoffspezifische Aspekte hinzu. Für H. gelten ähnliche Reinheitskriterien wie f. Wirkstoffe, zu prüfen ist z.B. auf Schwermetalle, Feuchtigkeit, Asche, Keimgehalt, biologische Verunreinigungen (z.B. Pyrogene in H. f. Iniectabilia*). H. sollten eine definierte chemische Zusammensetzung u. physikalische Eigenschaften besitzen, wie z.B. Schmp., Erstarrungspunkt, Viskosität*, pH-Wert*, Korngröße*, Kornverteilung, spez. Drehung, Brechzahl, Säurezahl*, Iodzahl*, Peroxidzahl*, Hydroxylzahl*, Verseifungszahl*. Je nach dem **Verwendungszweck** unterscheidet man: **1.** Lösungsmittel, Lösungsvermittler, Lösungsbeschleuniger; **2.** Salzbildner, Salze, Puffersubstanzen; **3.** Viskositäts- u. Konsistenzbeeinflusser (Verdickungsmittel, Sedimentationsverzögerer), Gelbildner (natürliche, halbsynthetische, synthetische Makromoleküle); **4.** Tenside (Emulgatoren, Solubilisatoren, Benetzer, Entschäumer, Spreitmittel); **5.** Lipide; **6.** Antioxidantien, Synergisten, Schutzgase u. Komplexbildner; **7.** Konservierungsmittel; **8.** Füll- u. Trägerstoffe f. feste Arzneiformen, Adsorptionsmittel; **9.** Binde- u. Sprengmittel, Zerfallsbeschleuniger; **10.** Gleit- u. Schmiermittel, Formentrennmittel, Fließregulierungsmittel; **11.** Lackier- u. Dragiermittel (Filmbildner, Weichmacher, Antiklebstoffe, Dragiersirupbestandteile, Poliermittel); **12.** Retardierungsmittel; **13.** Farbstoffe u. Pigmente; **14.** Geruchs- u. Geschmackskorrigentien; **15.** Resorptionsbeschleuniger; **16.** Feuchthaltemittel; **17.** Peptisatoren u.a.

**Hilfstaxe:** s. Arzneimittelpreisverordnung.

**Hill-Reaktion:** lichtabhängige Sauerstoffentwicklung mit einem künstlichen Oxidationsmittel (Elektronenakzeptor) bei der Photosynthese. R. Hill beobachtete diese Reaktion erstmals an belichteten, isolierten Chloroplasten in Abwesenheit von $CO_2$ u. bei Verw. von Eisen-(III)-

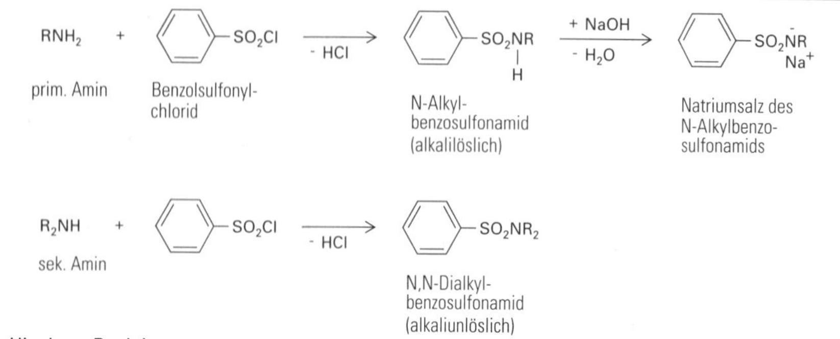

Hinsberg-Reaktion

oxalat als Oxidationsmittel. Die „natürliche" H. ist die Photolyse des Wassers, das „natürliche" Hill-Reagenz das oxidierte NADP.

**Hilum:** *bot.* Nabel, Ablösungsstelle des reifen Samens vom Nabelstrang.

**Himbeerblätter:** Folia Rubi Idaei, s. Rubus idaeus.

**Himbeersirup:** s. Sirupus Rubi idaei.

**Himmelsleiter:** s. Polemonium caeruleum.

**Himmelstau:** Drosera rotundifolia*.

**Hinsberg-Reaktion:** Hinsberg-Test; Test zur Unterscheidung zwischen primären u. sekundären Aminen u. zur Abtrennung von tertiären Aminen mit Hilfe von Benzolsulfonylchlorid. Die aus primären Aminen gebildeten Sulfonamide sind in verdünnter Natronlauge lösl., die Sulfonamide der sekundären Amine hingegen unlöslich. Tertiäre Amine reagieren überhaupt nicht mit Benzolsulfonylchlorid.

**Hippeastrum vittatum:** s. Amaryllidaceae.

**Hippocastanaceae:** Roßkastaniengewächse, Od. Sapindales. Holzpflanzen, Blätter gegenständig, fingerförmig gefiedert; Blüten 5zählig, zygomorph, mit freien Kronblättern, 5-8 Staubblättern u. oberständigen Fruchtknoten. Früchte 1- bis 3fächrige Kapseln, oft stachelig. **Chem. Merkmale:** Gerbstoffe u. Triterpensaponine. Wichtige Gattung s. z.B. Aesculus.

**Hippoglossi iecoris oleum:** s. Lebertran.

**Hippoglossus hippoglossus** L.: Heilbutt, s. Lebertran.

**Hippokrates:** griechischer Arzt, geb. um 460 v. Chr. auf der Insel Kos. Man sieht in Hippokrates den Schöpfer der vom Hippokratismus vertretenen wissenschaftlichen u. ärztlichen Auffassungen, die die klassische Zeit der antiken Medizin mit einem hohen ärztlich-menschlichen Ethos verkörpern. Der **Eid des Hippokrates** ist noch heute f. den Arzt gültig.

**Hippomane mancinella** L.: Fam. Euphorbiaceae, Manzanillbaum (Tropen). Der giftige Milchsaft wurde bzw. wird als Pfeilgift verwendet. Die Berührung mit der Pflanze ruft Hautblasen hervor. **Inhaltsst.:** Hippomanin A u. B, Harz, Fett.

**HOM:** *Mancinella:* frische Blätter, Rinde u. Früchte zu gleichen Teilen; verord. z.B. b. Hautausschlägen.

**Hippophae rhamnoides** L.: Fam. Eleagnaceae, Sanddorn (Europa). Inhaltsst. der Beeren: 0.2 bis 0.9% Vitamin C (je nach Herkunft u. Reifungsgrad) u. andere Vitamine, Äpfelsäure, Flavonoide, Xanthophyll, Physalin, fettes Öl, Mannitol, Paeoin (Anthocyan). **Anw.:** f. Vit.-C-haltige Sirupe u. Säfte; zur Vitaminisierung u. Aromatisierung zahlreicher Lebensmittel u. Verzehrprodukte. **Sanddornöl** wird bei Magengeschwüren u. als Schutz- u. Heilmittel bei Strahlenschäden u. -behandlungen verwendet.

**Hippuran®:** s. Natriumiodhippurat[$^{123}$I].

**Hippuricase:** Hippurase; Enzym (Desaminase), das Hippursäure in Glycin u. Benzoesäure zerlegt (nat. in vielen tier. Organen).

**Hippursäure:** N-Benzoylglycin, Benzamidoessigsäure; $C_9H_9NO_3$, $M_r$ 179.17. Schmp. 187-188°C. Leicht lösl. in heißem Wasser u. Ethanol, unlösl. in Benzol; entsteht aus Glycin* u. Benzoesäure; im menschlichen Harn normalerweise nur in Spuren vorhanden; tritt vermehrt nach Genuß von Stoffen auf, die im Organismus Benzoesäure bilden (Pflaumen, Birnen, Preiselbeeren u.a.) sowie bei der Eiweißfäulnis.

**Hiprex®:** s. Methenamin.

**Hirci:** (lat.) Achselhaare.

**Hirn:** Gehirn, Cerebrum*, Enzephalon (*gr.* ἐν in, darin, κεφαλή Kopf).

**Hirnanhang:** Hypophyse, s. Hormone.

**Hirnhautentzündung:** s. Meningitis.

**Hirnleistungsstörungen:** s. Nootropikum(a).

**Hirschbrunst:** Fungus (Boletus) cervinus, s. Elaphomyces cervinus.

**Hirschhorn:** Cornu Cervi*.

**Hirschhorngeist:** s. Ammoniaklösung.

**Hirschhornöl:** Oleum animale crudum*.

**Hirschhornsalz:** Ammonium carbonicum, s. Ammoniumcarbonat.

**Hirschkolbensumach:** Rhus typhina, s. Rhus-Arten.

**Hirschtrüffel:** Fungus cervinus, s. Elaphomyces cervinus.

**Hirsutismus:** *med.* männliches Behaarungsmuster bei Frauen; symptomatische Ther. z.B. mit Antiandrogenen*.

**Hirtentäschelkraut:** s. Capsella bursa-pastoris.

**Hirudin:** durch Inhibierung des Thrombins die Blutgerinnung hemmender Bestandteil im Speichel des Blutegels (Hirudo* medicinalis), Polypeptid mit hohem Anteil an Dicarbonsäuren ohne Tryptophan, Methionin u. Arginin, $M_r$ ca. 10800. Gew.: aus Blutegeln od. gentechnologisch. **Anw.:** äuß. bei oberflächlichen Blutergüssen, Venenentzündungen, Entzündungen im Bereich von Krampfadern.

**Hirudo:** (Plur. Hirudines) Blutegel; zur

Klasse der Ringelwürmer (Hirudinea, z.T. parasitäre Blutsauger) gehörende Gattung.

**Hirudo medicinalis** L.: (Sanguisuga medicinalis Sav., S. officinalis Sav.) Fam. Hirudinidae, med. Blutegel (Europa, Nordafrika, Kleinasien; stehende Gewässer). Zwittriger, bis 20 cm langer Ringelwurm, mit Saugnäpfen an beiden Körperenden; kann ca. 25 Jahre alt werden. Der Blutegel saugt bis zu 15 g Blut aus Warmblütlern, kann nach Blutmahlzeit bis zu über einem Jahr hungern. Während des Saugaktes wird Hirudin* abgegeben, wodurch die Blutgerinnung verhindert wird. **Anw.:** *lebend* zum Absaugen des Blutes bei Entzündungen, Blutstockungen, Hämorrhoiden usw. (Ansetzen am besten im Blutegel-Ansatzglas); *getrocknet* zur Herst. v. Salben (zur Wirk. s. Hirudin).

**Hismanal®**: s. Astemizol.

**Histamin:** β-Imidazol-4(5)ethylamin; $C_5H_9N_3$, $M_r$ 114.14. Schmp. 83-84°C. Sdp. 209-210°C.

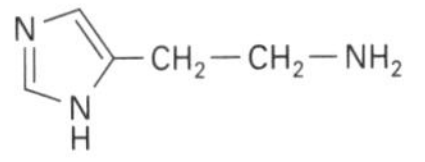
Histamin

Leicht lösl. in Wasser u. Ethanol, wenig lösl. in Ether. H. entsteht bei der Decarboxylierung von L-Histidin (Histidindecarboxylase); Gewebshormon, biogenes Amin; weit verbreitet im Pflanzen- (z.B. Brennhaare von Urtica dioica) u. Tierreich (Bienenstiche), kommt in allen Geweben des menschlichen Organismus vor. Seine Wirk. erreicht es über Stimulierung der Histaminrezeptoren ($H_1$- u. $H_2$-Rezeptoren, s.a. Antihistaminikum). Über die Erregung der **$H_1$-Rezeptoren** führt es zur Erweiterung der Gefäße (wichtig f. gesteigerten Blutfluß u. abnehmenden Blutdruck), zu Kapillarpermeabilitätserhöhung (Hautrötung nach lokaler Applikation u. Ödembildung, triple response), Bronchokonstriktion (Gefahr bei Asthma bronchiale) u. Motilitätserhöhung der glatten Darmmuskulatur. Durch Stimulation der **$H_2$-Rezeptoren** kommt es zu einer verstärkten Sekretion der Magenschleimhaut u. Erhöhung der Herzfrequenz. H. wird im Körper in biol. inaktiver Form, an Heparin u. ein basisches Protein gebunden, in den Mastzellen u. basophilen Leukozyten gespeichert. Bei Kontakt von Antigenen* mit dem an der Mastzellenoberfläche lokalisierten Immunglobulin E kommt es zur Degranulation der Mastzellen u. dadurch zur Freisetzung von H.; wird auch bei Verletzungen (z.B. Verbrennungen) u. durch Histaminliberatoren* freigesetzt. Der **Abbau** erfolgt über **3 Wege: 1.** durch die Histamin-N-Methyltransferase (HNMT) zum N-Methylhistamin u. über das 1-Methylimidazol-(4)-acetaldehyd zur 1-Methylimidazolylessigsäure (v.a. Niere u. Gehirn); **2.** mit Hilfe der Monoaminooxidase (MAO) u. der Diaminooxidase (DAO) zur Imidazolylessigsäure (v.a. Magen, Darm) u. **3.** durch eine Acetylase zum Acetylhistamin (durch verschiedene Mikroorganismen im Darm). **Anw.:** therapeutisch keine; wird diagnostisch zur Funktionsprüfung der Magensekretion verwendet.

**Histamindihydrochlorid**: Histamini dihydrochloridum Ph.Eur.3, Histaminum dihydrochloricum; CAS-Nr. 56-92-9; $C_5H_{11}Cl_2N_3$, $M_r$ 184.1. Weißes, krist. Pulver, hygr.; sehr leicht lösl. in Wasser, lösl. in Ethanol.

**Histaminphosphat**: Histamini phosphas Ph.Eur.3, Histaminum diphosphoricum; CAS-Nr. 51-74-1; $C_5H_{15}N_3O_8P_2 \cdot H_2O$, $M_r$ 325.2. Farblose, länglich-prismatische Kristalle; leicht lösl. in Wasser, schwer lösl. in Ethanol.

**Histaminantagonisten:** s. Antihistaminikum(a).

**Histaminase:** Enzyme zum Abbau von Histamin; s. Histamin.

**Histamin-$H_1$-Rezeptorantagonisten:** u. **Histamin-$H_2$-Rezeptorantagonisten**, s. Antihistaminikum(a).

**Histaminliberatoren:** Verbindungen, die Histamin freizusetzen vermögen. Man unterscheidet unspezifische H. wie Triton-X-100, das nur in der experimentellen Pharmakologie Verw. findet, u. spezifische H., wie Morphin*, iodhaltige Röntgenkontrastmittel*, Curare*, Propanidid*, Thiopental* u. Plasmaexpander, wie Dextrane* u. Polyvidon*.

**Histaminrezeptorenblocker:** s. Antihistaminikum(a).

**Histapyrrodin** INN: N-Benzyl-N-[2-(1-pyrrolidinyl)ethyl]anilin, N-Pyrrolidylethyl-N-phenylbenzylamin; CAS-Nr. 493-80-1; $C_{19}H_{24}N_2$, $M_r$ 280.40. Sdp. 198-205°C (133 Pa). **Anw.:** Antihistaminikum*, Antiallergikum; **Nebenw.:** s. Azatadin.

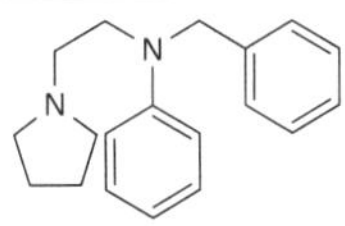
Histapyrrodin

**Histapyrrodinhydrochlorid:** $C_{19}H_{25}ClN_2$. Schmp. 196-197°C; polymorph. Lösl. in Wasser bei 18°C 2 g/100 mL). Gebräuchl. ist auch Histapyrrodinundecylenat.

**Histidase:** Enzym, das Histidin in Ammoniak u. Glutaminsäure spaltet (nat. bes in der Leber der Wirbeltiere).

**Histidin:** Abk. His; Histidinum Ph.Eur.3, β-Imidazolylalanin, (S)-2-Amino-3-(4-imidazolyl)-propionsäure; CAS-Nr. 71-00-1; $C_6H_9N_3O_2$, $M_r$ 155.2. Schmp. 277°C. Weißes, krist. Pulver, lösl. in Wasser. Optisch aktive, proteinogene, halbessentielle Aminosäure; besonders reichlich im Hämoglobin enthalten, Baustein von Carnosin* u. Anserin*. Häufig ist L-H. im aktiven Zentrum von Enzymproteinen beteiligt u. hat Bedeutung f. die Pufferung im physiologischen pH-Bereich. In der Leber wird L-H. durch Histidase über Urocansäure* zu Glutaminsäure u. Ammoniak metabolisiert. **Anw.** med.: zur Behandlung von Allergien u. Anämien, in Infusionslösungen zur parenteralen Ernährung.

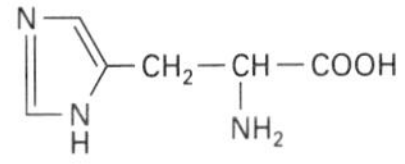
Histidin

**Histidinhydrochlorid-Monohydrat:** Histidini hydrochloridum monohydricum Ph.Eur.3;

**Hitzeresistenz**
Resistenzstufen

| Resistenz-stufe | Verfahren | Tempe-ratur (°C) | Zeit (min) | Erreger |
|---|---|---|---|---|
| I | Pasteurisieren | 61.5 | 30 | Mycobakterien |
| | | 72 | 0.25 | pathogene Streptokokken, Poliomelitisviren |
| II | Erhitzen | 80 | 30 | die meisten vegetativen Bakterien, Hefen, Schimmelpilze, Viren (außer Hepatitisviren) |
| III | Kochen | 100 | 5 | Hepatitisviren |
| | | 100 | 15-30 | Bacillus anthracis-Sporen, die meisten Pilzsporen |
| IV | gespannter Dampf | 105 | 5 | Bacillus anthracis-Sporen |
| V | gespannter Dampf | 121 | 8-12 | Bazillen- u. Clostridiensporen |
| VI | gespannter Dampf | 134 | bis 360 | hochresistente Sporen aus Fadenagar |

$C_6H_{10}ClN_3O_2 \cdot H_2O$, $M_r$ 209.6. Weißes Pulver, leicht lösl. in Wasser.

**Histogramm:** graphische Darstellung von Daten, z.B. Meßwerten, die gemäß ihrer Häufigkeit gruppiert sind. Auf der x-Achse werden die gruppierten Meßwerte, auf der y-Achse die Klassenhäufigkeit, d. h. die Anzahl der Einzelwerte der jeweiligen Klassen, aufgetragen; s. Normalverteilung.

**Histohämatin:** alte Bez. f. Cytochrom*.

**Histologie:** Gewebelehre.

**Histone:** nicht gewebsspezifische, basische, einfache, niedermolekulare Proteine der Zellkerne; nat. in allen eukaryontischen Organismen; bilden reversible Komplexe mit der DNS, die sog. Nucleohistone; ihnen wird eine Rolle als nichtspezifische Genrepressoren zugeschrieben, indem sie durch Konformationsänderungen in der Chromosomenstruktur die Transkription in der DNS unspezifisch begrenzen.

**Histopathologie:** Lehre von den krankhaften Veränderungen der Körpergewebe.

**Hitzeresistenz:** Resistenz von Mikroorganismen u. Viren gegen Hitzeeinwirkung, vgl. Tab.

**HIV:** Abk. f. Human Immunodeficiency Virus (Humanes Immundefizienzvirus, HI-Virus), Name f. das Retrovirus (s. Virusklassifikation, Tab.), welches das Erworbene Immundefektsyndrom (s. AIDS) verursacht. Frühere Bez.: Lymphadenopathy Associated Virus (LAV), Human T-cell Lymphotropic Virus type III" (HTLV-III) u. LAV/HTLV-III. Es sind verschiedene HIV bekannt, z.B. seit 1986 HIV-2 (Schwerpunkt in Zentralafrika). HIV zeigt ausgeprägten genetischen Polymorphismus; wird durch übl. Desinfektionsmaßnahmen rasch inaktiviert.

**HIVID®:** s. Zalcitabin.

**HIV-Proteasehemmer:** Proteasehemmer* von peptidähnlicher Struktur, z.B. Indinavir, Ritonavir, Saquinavir; zur Ther. v. AIDS*; die HIV-Protease ist für die Produktion infektiöser HI-Viren wichtig, bei ihrer Blockierung entstehen nur nichtinfektiöse Partikel, u.a. mit reduzierter Aktivität der reversen Transkriptase*.

**HLB-Wert:** HLB ist die Abk. f. Hydrophile-lipophile Balance (hydrophilic lipophilic balance, nach Griffin). Durch die Angabe des HLB-Wertes wird versucht, die hydrophilen/lipophilen (amphiphilen*) Eigenschaften nichtionogener Emulgatoren (allgemein: nichtionogener Tenside) zu charakterisieren. Der HLB-Wert ermöglicht auch, die oberflächenaktiven Stoffe entsprechend ihrem Verwendungszweck zu klassifizieren. Der HLB-Wert ist ein empirisch ermittelter dimensionsloser Zahlenwert zwischen 1 u. 20 (20 entspricht einem hydrophilen Anteil von 100%), der sich aus dem Verhältnis der Molekülmassen des lipophilen u. hydrophilen Anteils im Molekül annähernd errechnen läßt ($M_0$ = Molekülmasse des hydrophoben Anteils, M = Gesamtmolekülmasse des oberflächenaktiven Stoffes):

$$HLB = 20 \cdot (1 - M_0/M)$$

Der HLB-Wert nichtionogener grenzflächenaktiver Ester (z.B. Glycerolmonostearat) läßt sich nach folgender Formel berechnen (S = Verseifungszahl des Esters, A = Säurezahl der Fettsäure):

$$HLB = 20 \cdot (1 - S/A)$$

Ist S u. A nicht eindeutig bestimmbar u. besteht der hydrophile Teil nur aus Polyethylenglykolen, gilt (E = Polyethylenglykolanteil in Gewichtsprozent):

$$HLB = E/5$$

HLB-Werte von ionogenen Tensiden u. Substanzen, die Propylenoxid, Stickstoff, etc. enthalten, aber auch von vielen komplexen natürlichen Emulgatoren, lassen sich nicht nach den angeführten Formeln ermitteln. Man bestimmt die HLB-Werte experimentell durch Herst. u. Beobachtung einer Reihe von Emulsionen u. bringt sie mit dem Griffinschen HLB-System in Einklang. So besitzt Natriumlaurylsulfat im Vergleich zu anderen Tensiden einen „scheinbaren" HLB-Wert von 40. Liegen Mischungen verschiedener Emulgatoren vor, so können als Orientierungshilfe die HLB-Werte unter Berücksichtigung der Mengenverhältnisse der Komponenten addiert werden.

**HLB-Wert**
Bereiche u. Anwendungen

| Bereich | Anwendung |
|---|---|
| 1 bis 3 | Antischaummittel |
| 3 bis 6 | W/O-Emulgatoren |
| 6.5 bis 9 | Netzmittel |
| 8 bis 18 | O/W-Emulgatoren |
| 12.5 bis 15 | waschaktive Substanzen |
| 15 bis 18 | Lösungsvermittler |
| 0 bis 10 | überwiegend lipophil |
| 10 bis 20 | überwiegend hydrophil |

**Erforderlicher HLB-Wert** (required HLB) : Das ist derjenige Wert, den ein Tensid (Emulgator, -gemisch) aufweisen muß, um eine bestimmte lipophile Phase mit Wasser optimal dispers u. stabil zu emulgieren. Häufig stimmen jedoch der erforderliche HLB-Wert f. ein Öl u. der HLB-Wert des f. eine stabile Emulsion am besten geeigneten Emulgators (-gemisches) nicht überein, da der erforderliche HLB-Wert vom Öl-Wasser-Verhältnis, von der chem. Natur u. Konzentration des Emulgators u. von der Art u. der Konz. der in der Wasserphase gelösten Elektrolyte abhängt. Neben der Methode nach Griffin wird der HLB-Wert auch nach anderen Variationen ermittelt, die jedoch auch ihre Schwächen aufweisen. Es gibt daher derzeit keine allgemein gültige Methode, um ein optimal stabilisierendes od. solubilisierendes Gem. grenzflächenaktiver Stoffe mit Sicherheit vorauszubestimmen.

**HMG:** 1. Human Menopausal Gonadotropin; s. unter Hormone; 2. β-Hydroxy-β-methylglutar(säure).

**HMG-CoA-Reduktase:** β-Hydroxy-β-methylglutaryl-Coenzym-A-Reduktase; wichtiges Schlüsselenzym bei der Cholesterolbiosynthese; katalysiert die Reduktion der aus 3 Molekülen Acetyl-CoA gebildeten β-Hydroxy-β-methylglutaryl-CoA zu Mevalonsäure, s. Terpene (Biosynthese).

**HMG-CoA-Reduktasehemmer:** Statine, Cholesterol-Synthese(-Enzym)-Hemmer, CSE-Hemmer); Stoffe, die durch kompetitive Hemmung der HMG-CoA-Reduktase* die Synthese von Cholesterol hemmen u. daher zum Abfall der intrazellulären Cholesterolkonzentration führen. In der Folge steigt die Anzahl der LDL-Rezeptoren (s. LDL) an der Zelloberfläche, wodurch der Abbau der LDL aktiviert wird u. die Plasmacholesterolkonzentration sinkt. Wichtigste Vertreter sind Atorvastatin, Fluvastatin, Lovastatin (Mevinolin), Mevastatin (Compactin), Pravastatin, Simvastatin; s. Abb. **Anw.:** Lipidsenker* der zweiten Wahl, v.a. bei essentieller, familiärer Hypercholesterolämie (s. Hyperlipoproteinämien). Physiologische Hemmer sind in entsprechend hohen Konzentrationen das Cholesterol selbst u. die Mevalonsäure.

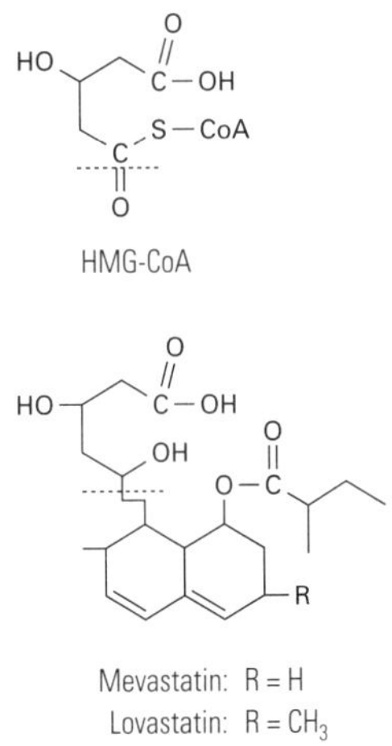


HMG-CoA-Reduktasehemmer: Strukturvergleich von HMG-CoA und HMG-CoA-Reduktase-Hemmern

**HML:** Hypophysenmittellappen, s. Hormone.

**HNANBV:** Hepatitis-non-A-non-B-Viren, s. Hepatitis-Viren.

**Ho:** *chem.* Holmium*.

**Hoang Nau:** Pfeilgift, s. Strychnos gaultheriana.

**Hochdruckflüssigkeitschromatographie:** s. Chromatographie.

**Hocheukryptit:** s. Glas.

**Hochfrequenztitration:** Sonderfall der Titration mit konduktometrischer Endpunktbestimmung (s. Konduktometrie), bei der die Elektroden zur Leitfähigkeitsmessung nicht in die Probelösung eintauchen, sondern außen am Gefäß angebracht sind. An die Elektroden wird eine Wechselspannung hoher Frequenz angelegt. Die H. wird angewendet, wenn die Zusammensetzung der Probelösung die Leitfähigkeitsmessung zwischen eintauchenden Elektroden stört, sowie f. Titrationen in nichtwäßrigen Lösungsmitteln.

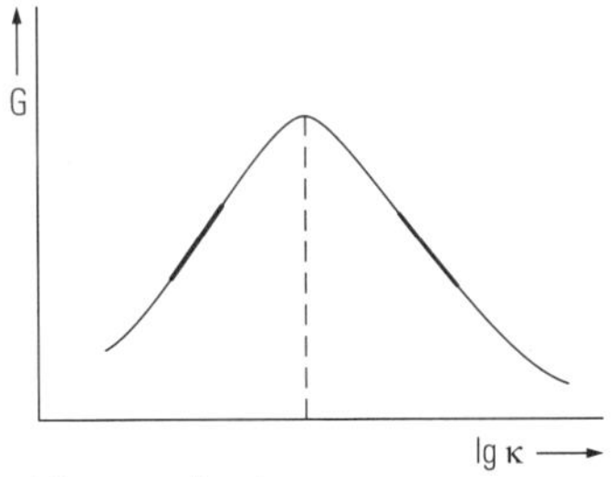


Hochfrequenztitration: Kennkurve des Wirkkomponentenverfahrens (G Wirkkomponente des Wechselstromleitwerts, κ Leitfähigkeit) [50]

**Hochgestellter Harn:** dunkel gefärbter, konzentrierter Harn, bes. nach schwerer körperlicher Arbeit mit viel Schweißabsonderung, nach reichlicher Mahlzeit u. geringer Flüssigkeitsaufnahme. Pathologisch tritt die dunkle (braunrote, burgunderrote, gelbrote, ziegelrote) Farbe auf bei Fieber, Herzkrankheiten od. Verdauungsstörungen.

**Hochleistungs-Schwebstoff-Filter:** kurz Hosch-Filter, high efficiency particulate tie filter (HEPA-Filter). Erlauben die Aufrechterhaltung sog. Reiner Räume f. das aseptische Arbeiten durch Sterilfiltration der Luft (Rückhaltevermögen: Teilchen über 0.5 μm). Mit Hosch-Filtern gereinigte Luft in turbulenzarmer Verdrängungsströmung wird als Laminar-flow bezeichnet.

**Hochpotenzen:** s. Homöopathie.

**Hochspodumen:** s. Glas.

**Hock-Lang-Synthese:** Verfahren zur technischen Herst. v. Phenol aus Benzol. Benzol wird mit Propen durch Friedel-Crafts-Alkylierung* zu Isopropylbenzol (Cumol) alkyliert; dieses wird durch Oxidation mit Luft zum Cumolhydroperoxid umgesetzt, das anschließend mit Säuren zu Phenol u. Aceton gespalten wird.

**Hoden:** Testes, Testiculi, Orchis; s. Organtherapeutika u. Hormone; Hodensack, Skrotum; Hodenentzündung, Orchitis.

**Höchstgaben von Arzneimitteln:** s. Maximaldosis.

**Höchstmengen:** obere zulässige Grenzwerte f. Gifte, Schädlingsbekämpfungsmittel u. Pflanzenschutzmittel in Nahrungsmitteln.

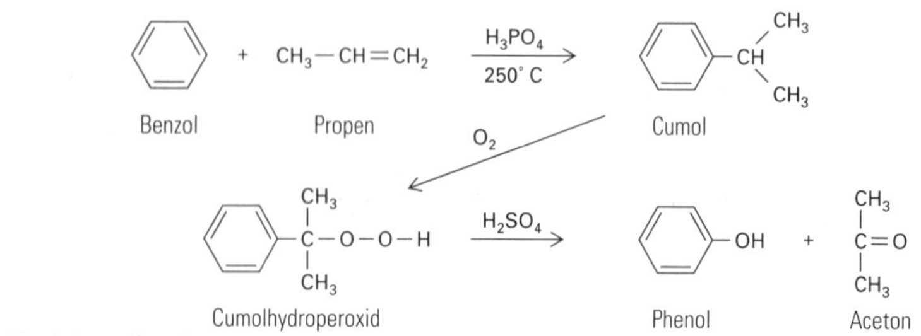

Hock-Lang-Synthese

**Höhenformel, barometrische:** s. Luftdruck.

**Höhenstrahlung:** s. kosmische Strahlung.

**Höllenstein:** s. Silbernitrat.

**Hoffmann-Lebensbalsam:** s. Mixtura oleosobalsaminca.

**Hoffmann-Magenelixier:** s. Elixier Aurantii compositum.

**Hoffmannsgeist, Hoffmannstropfen:** s. Spiritus ethereus.

**Hofmann-Abbau:** Methode zur Herst. primärer Amine durch Erhitzen von Carbonsäureamiden mit Natronlauge u. Brom, wobei das Produkt ein Kohlenstoffatom weniger enthält als die Ausgangsverbindung. Die Reaktion verläuft über ein Isocyanat; s. Abb.

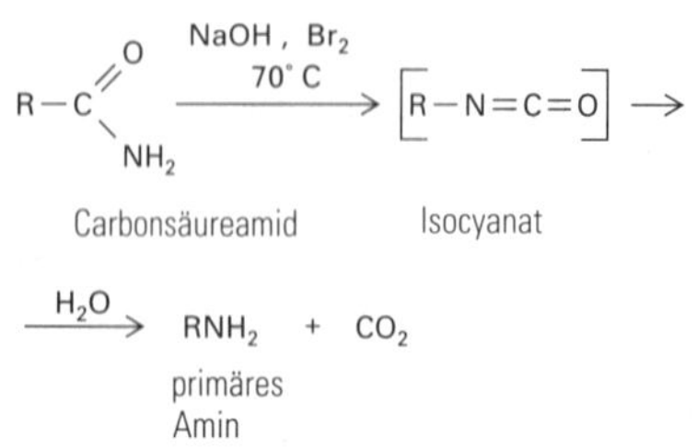

Hofmann-Abbau

**Hoftüpfel:** *bot.* speziell ausgebildete Tüpfel* (mit ventilartiger Funktion) von in Holzpflanzen vorkommenden Gefäßen*; v.a. bei den Tracheiden der Coniferophytina; deren H. besitzen in der Mitte der Schließhaut, die den Tüpfelkanal (Porus) abschließt, noch eine verdickte Stelle, den Torus.

**Hohes Traubenkraut:** s. Ambrosia artemisiifolia.

**Hohlstopfengefäß:** Standgefäß mit eingeschliffenem Glas- od. Kunststoffstopfen, dessen Kopf hohl ist u. zum Füllen mit Blaugel dient.

**Hohlsuppositorien, Hohlkugeln:** längl. od. kugelige Kapseln aus Gelatine od. kugelige Kapseln aus Gelatine od. Kakaobutter, die m. der reinen Arzneisubstanz gefüllt u. mit Gelatine bzw. Kakaobutter verschlossen werden, s. Arzneiformen.

**Hohlzahnkraut:** Herba Galeopsidis, s. Geleopsis segetum.

**Holarrhena pubescens** (Buch.-Ham.) Wall. ex G. Don: (H. antidysenterica Wall.) Fam. Apocynaceae (Indien, Westafrika). Stpfl. v. **Cortex Holarrhenae antidysentericae:** Kurchirinde, Conessirinde. **Inhaltsst.:** Conessin, Conessidin, Kurchicin, Conkurchin (Alkaloide). **Anw.:** gegen Amöbenruhr. Aus der Rinde von **Holarrhena floribunda** (G. Don) Dur. et Schinz. wurden die Steroidalkaloide Holaphyllin, Holamin u. Holaphyllamin isoliert, die sedativ u. spasmolytisch wirken, lokal als Anästhetikum u. als Ausgangsmaterial zur Synthese von Steroidhormonen Verw. finden können (ihre anästhesierende Wirk. soll stärker sein als die des Cocainhydrochlorids); vgl. Funtumia latifolia.

**Holler:** s. Sambucus nigra.

**Holmium:** Ho, $A_r$ 164.9303, OZ 67, 3wertiges Seltenerdmetall*.

**Holmiumperchlorat-Lösung:** Lsg. von Holmiumoxid in einer Lsg., die Perchlorsäure enthält. Holmiumsalze sind bräunlich-gelb gefärbt, sie haben charakteristische Absorptionsbanden im sichtbaren u. nahen ultravioletten Bereich des Spektrums u. werden daher zur Überprüfung der Wellenlängenskala von Spektralphotometern verwendet. **Anw.:** Reagenz Ph.Eur.3.

**Holobasidiomycetidae:** s. Pilze.

**Holoenzym, Holoferment:** s. Enzyme.

**Holoside:** Glykoside*, die sich nur aus Zuckermolekülen zusammensetzen. Im Gegensatz dazu bestehen die Heteroside aus einem Aglykon („Nicht-Zucker") u. einem Zuckeranteil.

**Holoxan®:** s. Ifosfamid.

**Holunder:** Sambucus*.

**Holunderblüten:** Flores Sambuci, s. Sambucus nigra.

**Holunder, Roter:** s. Sambucus racemosa.

**Holz:** **1.** *Warenkundlich-pharmakognostisch:* **Lignum***; das Gewebe aus den Wurzeln od. Sprossen älterer dikotyler Pflanzen od. Koniferen, das innerhalb des Kambiums liegt, also mit (relativ wenig) primärem Xylem u. Mark; alles was außerhalb ist, heißt Rinde*. **2.** *Botanisch-histologisch:* sekundäres Xylem*. **Laubholz** besteht aus Holz- (u. Markstrahl-)parenchymzellen, Holzfasern u. Gefäßen*; bei **Koniferenholz** fehlen Tracheen u. Holzfasern, deren Funktion allein von den Tracheiden übernommen wird. Bei tropischen Hölzern findet man keine **Jahresringe*** (sichtbarer Wechsel zwischen Frühholz* u. Herbstholz). Man unterscheidet zwischen dem (noch lebenden) **Splintholz*** u. dem (nur noch der Festigung dienendem, inneren) **Kernholz***. **3.** *Chemisch:* H. setzt sich aus Cellulose* (ca. 45%), Hemicellulosen* (ca. 25%) u. Lignin* (ca. 30%) zusammen. Lignin ist mit Cellulose (Hemicellulosen) chem. u. phys. verbunden; die Einlagerung von Lignin in das Cellulose-Gerüst wird als Lignifizierung bezeichnet; mikrochemischer Nachw. mit Wiesner-Reagenz* (Phloroglucin/Salzsäure).

**Holzessig:** Acetum pyrolignosum; gew. durch trockene Destillation von Holz (hauptsächl. Fichten- u. Buchenholz), Geh. ca. 8 bis 10% Essigsäure. **Roher H.:** Acetum pyrolignosum crudum DAB6, Geh. mind. 8.4% Essigsäure, braune, nach Teer u. Essigsäure riechende, sauer u. etwas bitter schmeckende Flüss., aus der sich allmählich teerartige Stoffe abscheiden. **Gereinigter H.:** Acetum pyrolignosum rectificatum DAB6, Geh. mind. 5.4% Essigsäure. Gelbl., nach Teer u. Essigsäure riechende, sauer u. bitter schmeckende Flüss.; sowohl der rohe wie der gereinigte H. enthalten neben Essigsäure u. Teer auch Aceton u. Methanol. Anw. früher als Adstringens u. Desinfiziens (hauptsächl. in der Tierheilkunde), techn.: zur sog. Schnellräucherung (s. Konservieren).

**Holzgeist:** s. Methanol.

**Holzkohle:** Carbo Ligni, s. Carbo activatus.

**Holzschutz:** Maßnahmen zur Konservierung von geschlagenem Holz u. Bauholz. Das Holz soll gegen Angriffe von Pilzen, Bakterien u. Insekten, aber auch gegen Feuer möglichst geschützt sein. **Holzschutzmittel** kann man in wasserlösliche, meist anorganische Mittel (z.B. Hydrogenfluoride, Salze der Hexafluorokieselsäure*, Borverbindungen, Alkaliarsenate), u. ölartige Mittel wie Carbolineum*) einteilen. Bessere Holzschutzwirkung haben Lösungen od. Emulsionen, die Insektizide u. Fungizide enthalten. Zu diesen Wirkstoffen gehören org. Phosphorverbdgen., Carbamate, zinn- u. quecksilberorganische Verbindungen, Metallnaphthenate, Polychlorphenole (z.B. das in einigen Ländern nicht mehr zugelassene Pentachlorphenol*) u. die polychlorierten Biphenyle (PCB*), die stark toxisch sind u. zu den globalen Umweltkontaminantien zählen.

**Holzstrahlen:** *bot.* sekundäre Markstrahlen* im Holz*.

**Holztee:** s. Species Lignorum.

**Holzteer:** s. Pix Pinaceae.

**Holzteil:** s. Xylem.

**Holzterpentinöl:** s. Terebinthina.

**Holzverzuckerung:** s. Cellulose.

**Holzzucker:** s. Xylose.

**Homatropin:** Tropinester der Mandelsäure; $C_{16}H_{21}NO_3$, $M_r$ 275.33. Schmp. 99°C. Farblose Kristalle, fast unlösl. in Wasser, leicht lösl. in Ethanol, Ether, Chloroform; med. verwendet werden nur die Salze des H.

**Homatropinhydrobromid:** Homatropini hydrobromidum Ph.Eur.3, Homatropinum hydrobromicum, bromwasserstoffsaures Homatropin;

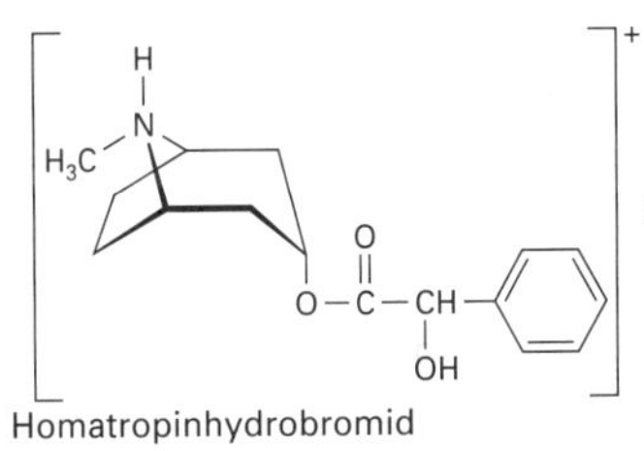

Homatropinhydrobromid

CAS-Nr. 51-56-9; $C_{16}H_{22}BrNO_3$, $M_r$ 356.3. Schmp. 213-218°C (Zers.). Farblose Kristalle od. weißes Pulver, leicht lösl. in Wasser (in ca. 7 T.), wenig lösl. in Ethanol 90% (in ca. 40 T.). **Anw.:** als Mydriatikum wie Atropin*. **Dos.:** als Augentropfen 0.5 bis (max.) 1.0%, oral 0.0005 bis 0.001 g (ähnl. Anw. finden Homatropinchlorid u. Homatropinsulfat).

**Homerianatee:** Herba Polygoni avicularis, s. Polygonum aviculare.

**Homo-:** (*gr.* ὁμός der Gleiche, ebenderselbe) gleichartig, ähnlich; Präfix, z.B. in der organischen Chemie; vgl. Hetero-.

**Homobasidiomycetidae:** s. Pilze.

**Homochlamydeisch:** s. Blüte.

**Homocystein:** Abk. Hcy, α-Amino-γ-mercaptobuttersäure, ein höheres Homologes von Cystein mit einer zusätzlichen Methylengruppe in der Kohlenstoffkette; steht physiol. im Gleichgewicht mit seinem Dimeren, dem **Homocystin**, u. wird bei Cysturie im Harn ausgeschieden.

**Homöopathie:** (*gr.* ὁμοιοπαϑής gleichgeartet, gleiches *od.* ähnliches leidend) nicht unumstrittenes Heilverfahren, begründet 1797 v. Dr. Samuel Hahnemann (1755 bis 1843), nach dem die Krankheiten mit solchen Arzneimitteln in kleinsten Dosen (in sog. potenzierter Form) behandelt werden, die am gesunden Körper ähnliche Erscheinungen (Symptome) hervorrufen wie die zu behandelnde Krankheit (Ähnlichkeitsregel, similia similibus curentur; bereits von Hippokrates* u. Paracelsus* angewendet). Im Gegensatz zur Allopathie (Ausdruck stammt ebenfalls v. Hahnemann), der sog. Schulmedizin, die meist entgegengesetzt wirkende Arzneimittel bzw. solche anwendet, die die *Ursachen* (wenn sie bekannt sind) einer Krankheit bekämpfen, geht man in der H. bei der Behandlung einer Krankheit ausschließlich von ihren *Symptomen* aus. Die Summe der bei einem Kranken beobachteten Symptome führt dann durch den homöopathischen Arzt zur Auswahl des geegneten Arzneimittels (Simile), welches über einen spezifischen Reiz im kranken Organismus die Heilreaktion auslösen soll. Die hom. Arzneimittel werden oft nach deren angeblichem Wirkungsumfang in „kleine" (organotrope u. funktiotrope) u. „große" Mittel (personotrope Mittel, Konstitutionsmittel od. Polychreste, die das Gesamtkrankheitsbild u. die Persönlichkeit mit einbeziehen) eingeteilt. Als Grundlage der Dosierung wird in der Homöopathie oft das Arndt-Schultz-Gesetz* herangezogen. Die klassische Homöopathie hält sich an die Vorschriften von Hahnemann, die naturwissenschaflich-kritische H. faßt die H. als organospezifische Schwellentherapie auf u. lehnt Hochpotenzen ab. Homöopathische Heilerfolge werden von den Gegnern dieser Therapierichtung mit Placeboeffekten u. Selbstheilungsprozessen begründet, ferner wird die H. auch als Reiz- u. Regulationstherapie angesehen.

**Homöopathische Arzneimittel,** Homöopathika, **Homöopathische Zubereitungen** (Praeparationes homoeopathicae): Sie werden aus Pflanzen- u. Tierdrogen, Mineralien, synth. Chemikalien od. Organpräparaten nach homöopathischen Vorschriften (früher Paragraphen) in Form von Lösungen, Urtinkturen u. festen Verreibungen hergestellt. Maßgebend f. die Herst. v. homöopathischen Arzneimitteln ist das Homöopathische Arzneibuch (HAB) 1978 u. seine 5 Nachträge (Bestandteil des DAB, s. Arzneibuch).

**Homöopathische Arzneigrundstoffe** (Ausgangsstoffe): Zur Herst. hom. Arzneimittel dienende Stoffe im Sinne des Arzneimittelgesetzes. Pflanzen(teile) sind frisch od. getrocknet zu verarbeiten, bei Tieren sind die einschlägigen Vorschriften des Arzneimittelgesetzes od. der Tierschutzvorschriften zu beachten.

**Arzneiträger:** sind Hilfsstoffe wie Gereinigtes Wasser, Ethanol u. Ethanol/Wasser-Mischungen, Glycerol u. Lactose-Monohydrat. Sie müssen dem Arzneibuch entsprechen u. dienen der Herstellung konzentrierter Zubereitungen (z.B. Urtinkturen) od. für die Potenzierung.

**Urtinkturen,** gekennzeichnet durch „TM“ od. „Ø„, sind Mischungen pflanzlicher Preßsäfte mit Ethanol (bzw. Wasser od. Glycerol) od. Auszüge von Pflanzen od. Tieren, deren Absonderungen od. deren Teile. Die Urtinkturen werden (wie ihre flüssigen Verdünnungen) mit flüssigen Arzneiträgern wie Ethanol verschiedener Konz. (m/m), Wasser, Glycerol bereitet.

**Potenzierung:** Durch stufenweise Potenzierung erhält man aus konzentrierten, flüssigen Zubereitungen *Verdünnungen* (Dilutionen, dil.) u. aus entsprechenden festen Zubereitungen *Verreibungen* (Triturationen, trit.). Die jeweilige Potenzierungsstufe wird nach der *Dezimalmethode D* ($D_1$ = 1:10, $D_2$ = 1:100 usw.) od. der *Centimalmethode C* ($C_1$ = 1:100, $C_2$ = 1:10 000 usw.) durch Verschüttelungen hergestellt u. als Dezimal- od. Centesimalpotenzen bzw. D- u. C-Potenzen bezeichnet. *LM-Potenzen* sind 1:50 000 Verdünnungen. Arzneien mit einer Verdünnung bis $D_6$ od. $C_3$ bezeichnet man als niedere Potenzen, solche von $D_6$ bzw. $C_3$ bis $D_{60}$ bzw. $C_{30}$ als mittlere, solche ab $D_{60}$ (bis $D_{200}$) bzw. $C_{30}$ als Hochpotenzen.

*Spezielle Herstellungsverfahren:* **1.** Rh-Urtinkturen: Preßsäfte werden in einem tageszeitlichen Warm-Kalt-Rhythmus („Rh“) unterworfen. **2.** Spagyrische Urtinkturen nach Zimpel: (s. Spagyrik) nach dem Hömopathischen Arzneibuch (HAB1) Urtinkturen, zu deren Gew. pflanzliches Material mit Wasser u. Hefe versetzt u. vergoren wird. Danach erfolgt Wasserdampfdestillation in ethanolischer Vorlage. Der Destillationsrückstand wird abgepreßt, getrocknet u. verascht; die Asche wird zum Destillat gegeben, das nach Filtration Urtinktur darstellt; Kennzeichnung: „spag. Zimpel“. **3.** Spagyrische Urtinkturen nach Krauß: (s. Spagyrik) nach den Vorschriften des Homöopathischen Arzneibuchs wird Pflanzenmaterial mit Hefe, Wasser u. Saccharose bei 35°C vergoren. Der vom Preßsaft getrennte Preßrückstand wird einer Perkolation mit 85%igem Ethanol unterworfen. Die Mischung von 2 T. Preßsaft, 1 T. Perkolat, 7 T. 30%igem Ethanol ergibt die Urtinktur. Kennzeichnung: „spag. Krauß“. **4.** Spagyrische Urtinkturen: nach dem Homöopathischen Arzneibuch Urtinkturen, zu deren Gew. die Pflanzenmasse unter Zusatz von Wasser u. Hefe vergoren u. anschließend auf einen bestimmten Ethanolgehalt eingestellt wird; anschließend wird im Vakuum destilliert, der Rückstand verascht, die heiße Asche mit dem Destillat vermischt, die Mischung erneut bei Normaldruck destilliert, der Rückstand verascht, mit dem Destillat vermischt u. nach 84 h filtriert; diese Urtinktur trägt die Kennzeichnung „spag. bidest.“. **5.** Wäßrige Urtinkturen mit Wärmebehandlung ohne u. mit Fermentation, Bezeichnung z.B. „ferm 33a“ (nach Vorschrift 33a des HAB) od. „ferm cum Zinco“ etc. sowie wäßrige Urtinkturen mit Kältebehandlung („K“).

**Homöopathische Darreichungsformen** (Arzneiformen): **Tabletten** (tabl.): werden aus Verreibungen u. max. 10% Stärke sowie max. 2% Calciumbehenat od. Magnesiumstearat hergestellt. **Streukügelchen** (Globuli velati): mit homöopathischer Lösung imprägnierte Saccharosekügelchen verschiedener Größe (1 bis 10; 40 bis 50 Streukügelchen der Größe 5 wiegen 1 g). **Flüssige Verdünnungen zur Injektion:** sterile, mit Natriumchlorid isotonisierte homöopathische Lösungen ohne Zusatz von Konservierungsmitteln. **Flüssige Einreibungen** (Externa): mit Ethanol (verschiedener Konz.) gemischte Urtinkturen od. Lösungen bzw. (nach verschiedenen Verfahren hergestellte) Öle zum äußeren Gebrauch. **Salben:** meist 10%ige Wollwachsalkoholsalben mit hom. Zuber. **Suppositorien:** meist mit Hartfett u. hom. Zuber. hergestellt. **Augentropfen:** sterile, annähernd isotone, wäßrige Flüssigkeiten zur Anw. am Auge, hergestellt durch Potenziern von flüssigen Zuber. Das HAB kennt ferner noch Mischungen, LM-Potenzen, Flüssige LM-Potenzen aus LM-Streukügelchen, Nasentropfen, flüssige weinige Verdünnungen.

**Homöopathika:** s. Homöopathie.

**Homöopathisches Arzneibuch:** HAB, s. Arzneibuch.

**Homöopathische Zubereitungen:** s. Homöopathie.

**Homöostase:** Aufrechterhaltung eines relativ stabilen inneren physiologischen Milieus od. Gleichgewichts in einem Organismus, einer Population od. einem Ökosystem.

**Homöostatisches Thymushormon:** s. Hormone.

**Homofenazin** INN: 2-Trifluormethyl-10-{3-[4-(β-hydroxyethyl-1-hexahydro-1,4-diazepinyl]-propyl}-phenothiazin, Perhydro-4-[3-(2-trifluormethyl-10-phenothiazinyl)propyl]-1,4-diazepin-1-

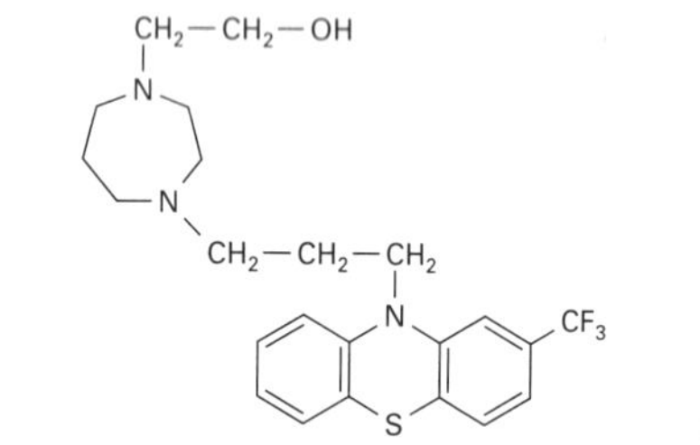

Homofenazin

ethanol; CAS-Nr. 3833-99-6; $C_{23}H_{28}F_3N_3OS$, $M_r$ 451.56. Sdp. 230-240°C (133 Pa). **Anw.:** Psychosedativum. **Übl. Dos.:** Oral: 2- bis 3mal 0.003 g/d, n.B. vor dem Schlafengehen 0.006 g. Gebräuchl. ist auch **Homofenazindihydrochlorid** ($C_{23}H_{30}Cl_2F_3N_3OS$) u. Homofenazinmonohydrochlorid.

**Homogen:** (*gr.* ὁμογενής gleichartig) gleichartig, im Gegensatz zu heterogen.

**Homogenisieren:** fein u. völlig gleichmäßig machen; das innige Vermischen v. Flüss. versch. Dichte, meist m. Hilfe v. Rühr- u. Mischmaschinen (Homogenisiermaschine, Homogenisator), angewendet auch b. Emulsionen.

**Homoglykane:** verzweigte od. unverzweigte Polysaccharide (s. Kohlenhydrate), die aus nur einem Monosaccharid aufgebaut sind. H. sind in Gemüsen weit verbreitet. Zu den Homoglykanen gehören z.B. Arabane, Xylane, Glucane, Fructane, Mannane, Galactane, die Stärkebestandteile Amylose u. Amylopektin, Cellulose u. Glykogen.

**Homolog:** (*gr.* ὁμόλογος übereinstimmend) **Homologe Reihen:** Reihen organischer Verbd., die sich nur durch ein bestimmtes Kettenglied unterscheiden. So ist z.B. die allgem. Summenformel der Alkane $C_nH_{2n+2}$; d. Glieder dieser homologen Reihe unterscheiden sich stets um $CH_2$ od. ein Vielfaches davon, z.B. $CH_4$ Methan, $C_2H_6$ Ethan, $C_3H_8$ Propan usw. Die einzelnen Verbdg. einer solchen homologen Reihe, die homologen Verbdg., zeigen ähnliche chem. u. phys. Eigenschaften, so daß man aus der Kenntnis eines Gliedes der Reihe Rückschlüsse auf die Eigenschaften der anderen Homologen ziehen kann. **Homologe Organe:** *med.* Organe, die ihrer Anlage nach gleichen Ursprungs sind. Sie können aber ganz versch. Funktionen ausüben u. ganz verschieden gestaltet sein.

**Homolyse:** Spaltung einer kovalenten Bindung in der Art, daß jedes Spaltprodukt ein ungepaartes Elektron enthält u. 2 Radikale entstehen; s.a. Heterolyse.

**Homopolymere:** s. Polymer(e).

**Homorhiz:** ein faserartiges Wurzelsystem; es ist keine Primärwurzel mehr vorhanden, alle (sproßbürtigen) Adventivwurzeln sind gleichwertig u. weisen kein sekundäres Dickenwachstum auf; charakteristisch f. monokotyle Pflanzen; vgl. Allorhiz.

**Homorottlerin:** Best. des Kamala, s. Mallotus philippinensis.

**Homosporie:** Isosporie; Gleichsporigkeit; von H. spricht man, wenn Organismen nur eine Sorte Sporen bilden; findet sich bei den primitiven Gefäßpflanzen, z.B. bei fast allen Farnen.

**Homosulfamidum:** s. Mafenid.

**Homosulfanilamidhydrochlorid:** s. Mafenid.

**Homozygot:** reinerbig; Organismen, die an demselben Genort ihrer homologen Chromosomen identische Allele besitzen, nennt man homozygot.

**Homozystein:** s. Homocystein.

**Hondurasbalsam:** Amerikanischer Styrax, s. Liquidambar styraciflua.

**Hondurasrinde:** Cort. Cascarae amargae, s. Picramnia antidesma.

**Honduras-Sarsaparille:** Radix Sarsaparillae, s. Smilax regelii.

**Honig:** s. Mel.

**Honigklee:** s. Melilotus officinalis.

**Honigtauhonig:** s. Mel.

**Honvan®:** s. Fosfestrol.

**Hook-Gesetz:** gilt für die elastische Verformung von Körpern. Die z.B. durch Stauchung hervorgerufene Längenänderung Δl eines elastischen Körpers ist direkt proportional seiner Länge l u. der einwirkenden Kraft F u. verhält sich umgekehrt proportional zum Elastizitätsmodul E des Materials u. der Querschnittsfläche A.

$$\Delta l = \frac{F \cdot l}{E \cdot A}$$

In der pharmaz. Technologie wird mittels instrumentierter Tablettenmaschinen der Druckverlauf an den Preßwerkzeugen durch deren geringe Längenänderungen bei der Kompression (folgen dem H.-G.) mittels aufgeklebter Dehnungsmeßstreifen* gemessen.

**Hopea-Arten:** s. Shorea wiesneri.

**Hopfen:** Hopfendrüsen (Glandulae Lupuli), s. Humulus lupulus.

**Hopfenextrakt:** s. Extractum Lupuli.

**Hopfenöl, Spanisches:** Oleum Origani cretici, s. Origanum creticum bzw. Origanum onites.

**Hopfenseide:** Cuscuta europaea*.

**Hopfen, Spanischer:** s. Origanum creticum bzw. Origanum onites.

**Hopfenzapfen:** Strobuli Lupuli, s. Humulus lupulus.

**Hora:** (lat.) Stunde; hor. un. spat. (horae unius spatio) auf Rezepten: in einstündigen Abständen, stündlich.

**Hordecin:** s. Fructane.

**Hordein:** Kleberprotein der Gerste, s. Prolamine.

**Hordenin:** β-(4-Hydroxyphenyl)-ethyl-dimethylamin, Dimethyltyramin; $HO–C_6H_4–CH_2–CH_2–N(CH_3)_2$, $C_{10}H_{15}NO$, $M_r$ 165.23. Schmp. 118°C. Sdp. 173°C. Farblose Kristalle, lösl. in Wasser, Ethanol, Chloroform, Säuren u. Laugen. Vork.: in Gerstenkeimen während der Keimung, in schlecht gelagertem Hafer u. in exot. Kakteen. Wirk.: s. Hordeninsulfat.

**Hordeninsulfat:** Hordeninum sulfuricum; $(C_{10}H_{15}NO)_2 \cdot H_2SO_4 \cdot 2\ H_2O$. Farblose Kristalle, lösl. in Wasser, sehr schwer lösl. in Ethanol. **Anw.** med.**:** früher als Herztonikum (peripheres Kreislaufmittel, Sympathomimethikum). **Dos.:** 0.5 g (s.c. 0.25 g), bei Dysenterie 0.5 bis 5 g.

**Hordeolum:** *med.* Gerstenkorn (am Auge, Abszeß der Liddrüsen).

**Hordeum vulgare** L.: (H. sativum Jess.) Fam. Poaceae (Gramineae), Gerste (kult. in Europa, Mittelmeergebiet) u. Convarietäten. Stpfl. v. **Fructus Hordei decorticatus:** Semen Hordei decorticatum. Geschälte Gerste. **Amylum Hordei:** Gerstenstärke, Gerstenmehl. **Gerstenkeime** (nicht die ruhenden Samen) enthalten neben Hordenin* reichlich Vitamine, vor allem Vit. A, $B_1$, D, E sowie Betain, Cholin u. Enzyme, die nicht gekeimten Samen ca. 60% Stärke u. Schleimstoffe sowie ca. 2% Fett. Gerstenschleim wird volkst. bei entzündlichen Magen- u. Darmerkrankungen angewandt, vgl. auch Hordeninsulfat u. Maltum.

**Hormomed®:** s. Estriol.

**Hormonantagonisten:** s. Antihormone.

**Hormone:** (*gr.* ὁρμάω in Bewegung setzen, antreiben) physiol. gebildete Wirkstoffe: **1. der Drüsen** mit innerer Sekretion **(endokrine Drüsen)**; diese H. werden von den Drüsen unmittelbar in das Blut od. in die Lymphe abgeschieden (**Drüsenhormone** od. **glanduläre H.); 2. der Gewebe**; die von den Geweben ausgeschiedenen H. entfalten ihre Wirkung an dem Ort, an dem sie gebildet werden, od. in seiner nächsten Umgebung (**Gewebshormone**, **Lokalhormone** od. **aglanduläre H.**). Man teilt die H. auch nach ihrer chem. Natur ein in: **1. Proteohormone**, die Eiweißkörper sind od. einen eiweißähnlichen Charakter haben, z.B. Insulin, die Hypophysenhormone u. das Parathormon; **2. Nichtproteohormone**, die keine Eiweißkörper sind, sich strukturchemisch von den Sterinen ableiten lassen (Steroidhormone) u. vielfach partialsynth. hergestellt werden können, z.B. die H. der Nebennieren u. der Keimdrüsen. Die Schilddrüsenhormone müssen beiden Gruppen zugerechnet werden. Die H. sind physiol. hochwirksame Stoffe, die in minimalen Mengen regulierend auf die vegetativen Funktionen der Organe bzw. der Gewebe einwirken. So wirken z.B. die Hypophysenhormone noch in Mengen von einem Tausendstel Milligramm, Adrenalin noch in Verdünnungen von 1: $10^{-8}$ bis $10^{-12}$. Zwischen H.n, Vitaminen u. Enzymen bestehen enge Zusammenhänge; man

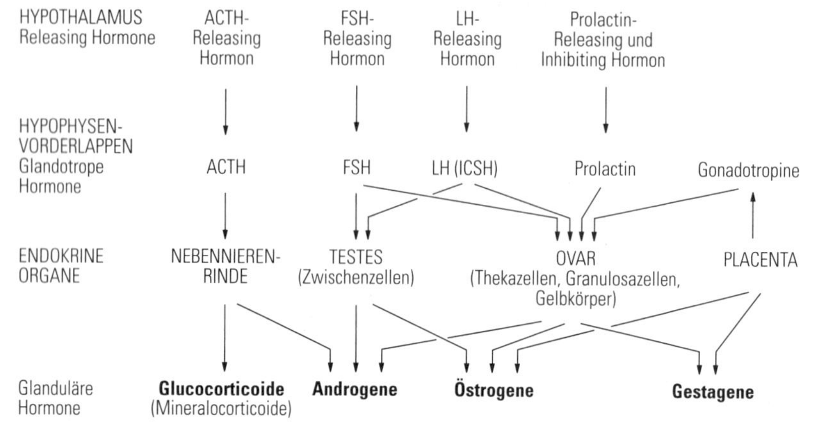


Hormone:
Hormonelle Kontrolle der Bildung der Sexualhormone [13]

faßt sie unter dem Sammelbegriff Biokatalysatoren zusammen. H. kommen nicht nur im menschlichen, sondern auch im tierischen u. pflanzl. Organismus vor. Über die Beziehungen der H. zu den Vitaminen vgl. Vitamine. Alle endokrinen Drüsen arbeiten auf das engste zusammen u. bilden ein feinst abgestimmtes endokrines System, dem die Hypophyse als Zentralorgan übergeordnet ist.

**I. Hypothalamus-Hypophysen-System:** Der **Hypothalamus** ist das übergeordnete Zentrum des endokrinen Systems. Über die Releasing-H. (releasing factors) steuert er die „tropen" H. des Hypophysenvorderlappens, die die hormonproduzierenden Drüsen stimulieren (s. Abb.). Endokrines Pankreas*, Nebenschilddrüse u. Nebennierenmark sind unabhängig von hypophysären Einfluß. Gleichzeitig empfängt der Hypothalamus Informationen von Sinnesorganen, vom ZNS u. vegetativen Nervensystem, von Stoffwechselvorgängen u. vom Endokrinium selbst, die auf die Bildung u. Sekretion von Releasing-Hormonen Einfluß nehmen. Ferner werden im Hypothalamus die H. Vasopressin u. Oxytocin produziert. Sie gelangen über Nervenwege zur Neurohypophyse (Hypophysenhinterlappen), wo sie gespeichert u. bei Bedarf direkt in das Blut abgegeben werden.

Die **Hypophyse** (Hirnanhang, Glandula pituitaria), eine etwa haselnußgroße Drüse mit einem Gewicht von ca. 0.5 g, liegt an der Hirnbasis im sog. Türkensattel (Sella turcica) u. besteht aus 2 Hauptteilen, dem Vorderlappen (HVL, Pars anterior) u. dem Hinterlappen (HHL, Pars posterior), wobei zwischen den beiden noch ein weiteres (beim Menschen rudimentäres) Gebilde, der Mittellappen (HML, Pars intermedia) liegt. Die Hypophyse bildet zweierlei Arten von Hormonen: einerseits solche mit selbständiger Funktion, andererseits die „glandotropen" H. des Hypophysenvorderlappens, welche die Funktion anderer endokriner Drüsen regulieren. Von den 3 Teilen der Hypophyse (HVL, HML, HHL) hat jeder seine ganz bestimmte Funktion u. sondert bestimmte H. ab.

**Hypophysenvorderlappen (HVL), Adenotrope (glandotrope) Hormone: 1. Wachstumshormon:** (s. Somatotropin, Somatotropes Hormon, STH) ist ein artspezifisches Proteohormon. Die Tagesproduktion des Erwachsenen liegt bei 4 mg. Es wird von 2 hypothalamischen Hormonen kontrolliert. Das STH-Releasing-Hormon (Somatoliberin, Growth-Hormone-Releasing-Hormone, GH-RH) stimuliert die Synthese u. Abgabe von STH im HVL. Somatostatin*, ein Tetrapeptid, hat einen konträren Effekt. Das Knochenwachstum wird nicht von STH selbst, sondern durch Somatomedine, die unter der spezifischen Wirkung von STH in der Leber u. Niere gebildet werden, vermittelt. Die Wachstumswirkung erstreckt sich auch auf innere Organe. Ferner hat STH eine proteinanabole, lipolytische u. diabetogene Wirkung. Beim Heranwachsenden führt eine Überproduktion von STH, z.B. durch einen HVL-Tumor, zum proportionierten Riesenwuchs, beim Erwachsenen zur Akromegalie* (große Nase, großes Kinn, große Hände etc.). Aus einem STH-Mangel resultiert ein proportionierter Minderwuchs, der durch artgleiches STH (Wachstumshormon vom Menschen zur Injektion, s. Somatotropin) behandelt werden kann.

**2. Gonadotrope Hormone** (Gonadotropine)**:** Neben den folgenden hypophysären Gonadotropinen gibt es auch solche, die von der Plazenta gebildet werden; s. unten (Plazentahormone). **a) Follikelreifungshormon:** Follikel stimulierendes Hormon, FSH, Follitropin (vgl. Urofollitropin, Follitropin alpha u. beta) Prolan A; ein artspezifisches Glykoproteid. Es fördert bei der Frau das Wachstum u. die Reifung der Follikel bis zum Graaf-Follikel, beim Mann die Spermatogenese. **b) Luteinisierungshormon:** LH, Zwischenzellstimulierendes Hormon (ICSH), Prolan B; ebenfalls ein artspezifisches Glykoproteid. Zus. mit FSH bewirkt es bei der Frau die Eireifung u. induziert die Ovulation (Eisprung) u. die Gelbkörperbildung (Corpus luteum). Beim Mann stimuliert es die Leydig-Zwischenzellen im Hoden, den Bildungsort des Testosterons u. auch geringer Östrogenmengen. Die Ausschüttung wird zus. mit FSH über den Östrogenspiegel (wahrscheinlich auch beim Mann) im Rahmen eines Feedback-Mechanismus gesteuert. **HMG** (Human Menopausal Gonadotropin) ist ein Gem. aus (vorwiegend) FSH u. LH, gew. aus dem Harn von Frauen in der Menopause. **Anw.:** weibliche Sterilität. **c) Luteotropes Hormon:** LTH, Prolactin*; ein artspezifisches Protein. Seine Produktion wird über ein hypothalamisches Releasing Hormon (PRF) u. einen inhibierenden Faktor (PIF) gesteuert. Der Saugreiz ist der adäquate Reiz f. die LTH-Freisetzung. LTH bewirkt die Reifung der milchbildenden Drüsenzellen in der Brust. Bei Vögeln löst es Brutinstinkte aus. Hohe Östrogendosen hemmen die LTH-Produktion, dies wird therapeutisch beim Abstillen ausgenützt. Über einen Rückkoppelungseffekt hemmt LTH die Ausschüttung des LH-Releasing-Faktor (Gonadorelin*). Dies ist die Ursache der Amenorrhö u. fehlenden Ovulation bei der laktierenden Frau. **3. Thyreotropes Hormon:** (TSH, Thyrotrophin*); ein artspezifisches Glykoproteid. Es fördert die Iodaufnahme in die Schilddrüse, weiterhin wird die Bildung der Schilddrüsenhormone angeregt u. ihre enzymatische Freisetzung beschleunigt. Für TSH gibt es keine therapeutische Indikation. Verw. f. diagnostische Zwecke. Long-acting Thyroid Stimulator (LATS) wirkt länger als TSH u. wird nicht wie dieses im HVL gebildet. Er unterliegt nicht wie TSH einer negativen Rückkoppelung, so daß Schilddrüsenhormone unkontrolliert produziert werden u. zum Krankheitsbild des Morbus Basedow führen. **4. Corticotropes Hormon:** (Corticotrop(h)in*; Adrenocorticotropes Hormon, ACTH). ACTH ist ein Proteohormon aus 39 Aminosäuren. Es stimuliert in der Nebennierenrinde die Produktion u. Abgabe von Glucocorticoiden; die Produktion von Aldosteron wird nur im geringen Ausmaß von ACTH beeinflußt. Anw. f. diagnostische Zwecke zur Überprüfung der Nebennierenrinden-Funktion. Therapeutisch wird ACTH bei sekundärer Nebennierenrinden-Insuffizienz (verminderte ACTH-Bildung im HVL) od. in den seltenen Fällen einer Corticoidunverträglichkeit gegeben. Nach langzeitiger Corticoidtherapie wird ACTH zur Nebennierenrinden-Stimulierung gegeben.

**Hypophysenmittellappen:** (HML) erzeugt das Melanophorenhormon Intermedin (Melanozytenstimulierendes Hormon, MSH). Es ist ein Proteohormon. Beim Säuger kommen 2 Formen vor, das biol. aktive α-MSH u. das β-MSH, das Bestandteil des ACTH-Moleküls ist. MSH fördert die Ausbreitung der Pigmentgranula in der Haut. Gegenspieler ist das Melatonin (Epiphysenhormon).

**Hypophysenhinterlappen:** dient als Speicherorgan f. 2 vom Hypothalamus gebildete Peptidhormone. *Vasopressin** (Adiuretin, ADH) ist ein Nonapeptid mit antidiuretischer Wirkung. Sein Angriffspunkt liegt im distalen Tubulus. Die Ausschüttung wird durch Volumenrezeptoren im linken Vorhof u. Osmorezeptoren im Hypothalamus gesteuert. In unphysiologisch hohen Dosen bewirkt Vasopressin eine Kontraktion der Arteriolen u. Kapillaren (hypertensive Wirk.). Bei Vasopressinmangel kommt es zum Krankheitsbild des Diabetes insipidus, das gekennzeichnet ist durch die Ausscheidung großer Harnmengen (bis zu 20 L/d). Symptome sind Durst u. Austrocknung. Anw. bei zentralem Diabetes insipidus, bei Oesophagusvarizenblutung, bei operativen Eingriffen zur Verminderung der Durchblutung im Operationsgebiet. *Oxytocin*:* bewirkt Milchauspressung aus der Brustdrüse durch Kontraktion glatter Muskelzellen. Am Uterus fördert es die Kontraktionsfrequenz u. Kontraktionsstärke. Bedingt durch hohen Gestagenspiegel während der Schwangerschaft geringes Ansprechen des Uterus auf Oxytocin. Erst gegen Ende der Schwangerschaft (Gestagenabfall) erhöht sich die Sensibilität f. Oxytocin u. erreicht während u. unmittelbar nach der Geburt ihr Maximum. Adäquate Reize f. die Oxytocinausschüttung sind Saugen an der laktierenden Brust, Psyche (z.B. Kinderschreien) u. Cervixdilation. **Anw.:** Geburtseinleitung bei Wehenschwäche od. aus anderen Gründen, bei Plazentaretention, bei postpartaler Uterusatonie.

**II. Keimdrüsen- u. Sexualhormone:** Hoden (Testes) u. Eierstöcke (Ovarien) produzieren H., die f. eine normale Geschlechtsentwicklung unentbehrlich sind.

**1. Androgene:** Zur Biosynthese s. Abb. Der Produktionsort dieser $C_{19}$-Steroide sind die Hoden. Histologisch besteht der Hoden aus Samenkanälchen, in denen die Spermatogenese abläuft. Zwischen diesen liegen Gefäße u. die Leydig-Zwischenzellen. Die tägliche Produktionsmenge eines erwachsenen Mannes liegt bei ca. 6 bis 8 mg Testosteron. In biol. bedeutungslosen Mengen werden Androgene auch in der NNR u. im Ovar gebildet. Der wichtigste Vertreter ist das *Testosteron**. Das chem. verwandte *Androsteron** ist wesentlich schwächer wirksam. Androgene bewirken die Ausbildung u. Erhaltung der Geschlechtsorgane (Hoden, Prostata etc.) u. der sekundären Geschlechtsmerkmale (tiefe Stimme, Behaarung etc.). Weiterhin haben sie anabole Wirk. u. führen beim Pubertierenden zum Wachstumsschub. Durch Schluß der Epiphysenfugen beenden sie schließlich das Längenwachstum. Ausfall der Keimdrüsen vor der Pubertät bedingt eine fehlende Ausbildung der sekundären Geschlechtsmerkmale u. verspäteten Epiphysenschluß (hypogonadaler Riesenwuchs). Nach der Pubertät zeigt sich bei verminderter Testosteronproduktion eine herabgesetzte Fertilität. Anw. bei Hypogonadismus, nicht sicher ist der positive Effekt bei normalem Androgenspiegel auf die Fertilität. Wegen der antiöstrogenen Wirk. werden Androgene bei inoperablen Brust- u. Gebärmutterkarzinomen eingesetzt. **Antiandrogene:** heben die Wirkung von Androgenen auf; z.B. Cyproteron*, ein Gestagen, das die Gonadotropinsekretion hemmt u. kompetitiv antagonistische Wirk. hat (Anw. bei Hypersexualität, zu frühem Pubertätsbeginn u. bei Prostatatumoren).

**2. Östrogene:** *syn.* Follikelhormone od. Follikuline. Zur Biosynthese s. Abb. Diese $C_{19}$-Steroide werden v.a. in den Theka-Zellen der Follikel gebildet, jedoch auch im Gelbkörper, in der Plazenta u. in geringen Mengen in der Nebennierenrinde u. im Hoden. Von den Östrogenen sind über 20 Vertreter bekannt. Die wichtigsten sind 17-β-Estradiol, Estron u. Estriol. Östrogene sind bei sämtlichen Säugetieren (mit Ausnahme des Menschen) brunstauslösend. Östrogene dienen alleine od. zus. mit anderen Hormonen der Ausbildung u. Erhaltung der sekundären weiblichen Geschlechtsmerkmale. Ferner greifen sie auch in Stoffwechselvorgänge ein. Sie wirken proteinanabol, fördern die Resorption von Calcium, Phosphor u. Natrium, bewirken eine Wasserretention, senken den Plasmacholesterolspiegel, fördern die Knochenreifung u. beschleunigen den Schluß der Epiphysenfuge. Östrogene bedingen außerdem eine Zunahme der Gerinnungsfähigkeit des Blutes, was sich in einer erhöhten Thromboseneigung während der Schwangerschaft äußert. Man

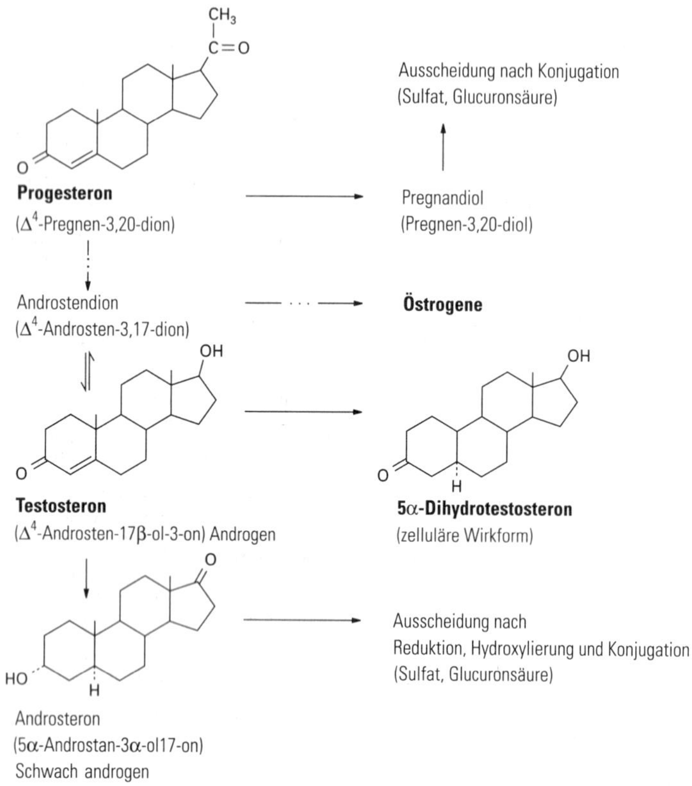


Hormone:
Biosynthese der Androgene [13]

hat auch in Pflanzen, Kohle, Torf, Petroleum u. Asphalt Substanzen aufgefunden, welche die gleichen Wirkungen wie Follikelhormone haben, die sogenannten **„östrogenen Stoffe"**. Auch zahlreiche künstlich gewonnene östrogene Stoffe haben die gleiche Wirk., obwohl sie chem. eine ganz andere Konstitution haben (also keine Steroide sind), so z.B. Derivate des Stilbens* (z.B. Diethylstilbestrol*). **Anw.:** bei Ausfallserscheinungen des Hormons, wie Infantilismus od. klimakterische Störungen; bei drohendem od. habituellem Abort; in der Ther. des Prostatakarzinoms; beim nach der Menopause auftretenden Mammakarzinom.

**3. Gestagene:** *Progesteron* (Gelbkörperhormon, Corpus-luteum-Hormon) wird vorwiegend im Gelbkörper sowie in der Plazenta gebildet. Es ist der Hauptvertreter dieser $C_{21}$-Steroide u. für die Vorbereitung u. Erhaltung der Schwangerschaft (gestatio) verantwortlich. Es bewirkt an der Gebärmutterschleimhaut die Überführung der östrogenbedingten Proliferationsphase in die Sekretionsphase u. schafft somit die Voraussetzung f. die Einnistung des befruchteten Eies. Progesteron wirkt leicht katabol u. bedingt die geringgradige Temperaturerhöhung in der zweiten Zyklushälfte. **Anw.:** bei benigner Prostatahyperplasie*; beim Endometriumkarzinom; bei drohendem Abort, bei Polymenorrhö u. zur Menstruationsverschiebung eingesetzt.

**4. Plazentahormone:** Neben Steroidhormonen wie Progesteron u. Östrogen werden nach Befruchtung eines Eies 2 weitere gonadotrope Glykoprotein-Hormone gebildet. Das **HCG** (Human Chorionic Gonadotropin, Choriongonadotropin*) hat weitgehend die gleiche Wirkung wie sie FSH u. LH besitzen. Das **HPL** (Human Placental Lactogen, Plazentalaktogen) ist in seiner Wirkung dem Prolactin ähnlich. Beide dienen zur Erhaltung des Gelbkörpers. Auf dem Nachw. dieser H. im Harn beruhen die modernen Schwangerschaftstests. **Relaxin** ist ein Peptidhormon des Corpus luteum bzw. der Plazenta, dessen Aufgabe die Erweiterung des Uterushalses u. Lockerung der Symphyse vor der Geburt ist.

**III. Nebennieren** (Glandulae suprarenales): Zwei den oberen Polen der Nieren aufliegende endokrine Drüsen. Sie bestehen aus 2 Geweben mit völlig unterschiedlicher Funktion: der gelblichbraunen Rinde u. dem braunroten Mark. Die Nebennierenrinde (NNR) ist aus 3 histologisch unterschiedlichen Schichten zusammengesetzt. 1. Zona glomerulosa: liegt unter der NNR-Kapsel, Produktion von Aldosteron; 2. Zona fasciculata: ist die mächtigste Schicht; Produktion von vorwiegend Glucocorticoiden, 3. Zona reticularis:

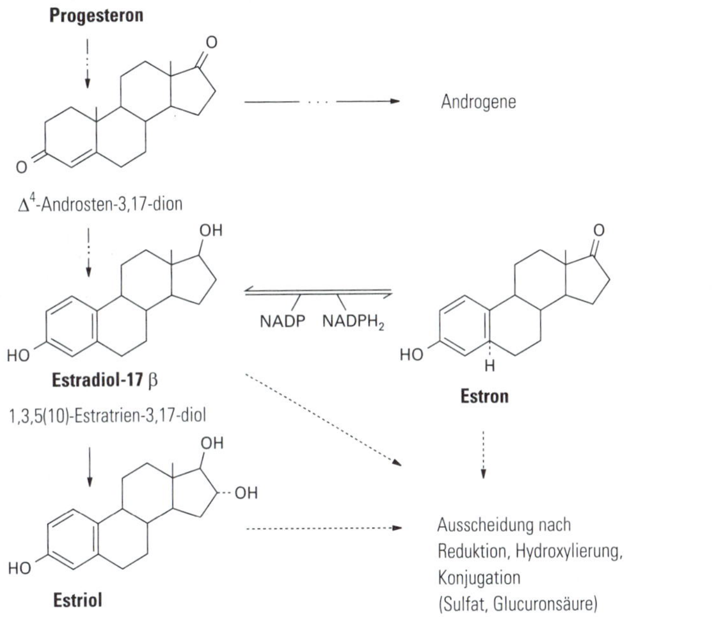


Hormone:
Biosynthese der Östrogene [13]

grenzt an das Nebennierenmark, dem Bildungsort von Katecholaminen (v.a. Adrenalin); Produktion von Androgenen. Das Grundgerüst der NNR-Hormone ist ein Cyclopentanophenanthrenring. Von den bisher ca. 40 aus der NNR isolierten Steroiden sind beim Menschen physiol. wichtig die *Glucocorticoide Cortisol (Hydrocortison)* u. im geringeren Ausmaß das *Corticosteron* sowie das *Mineralocorticoid Aldosteron** (Halosteroide). Von Cortisol werden ca. 15-40 mg/d sezerniert. Die Sekretion unterliegt einem zirkadianen Rhythmus mit Maximalwerten morgens u. Minimalwerten in der Nacht. Die zirkadiane Rhythmik wird vom Hypothalamus über ACTH gesteuert. **Wirkung der Glucocorticoide: 1.** diabetogen, d.h. die Glucosetoleranz nimmt ab; **2.** katabol (d.h. sie fördern den Proteinabbau) auf Bindegewebe, Muskulatur, Knochengrundsubstanz u. insbes. auf das lymphatische System (Abfall der Lymphozyten u. eosinophilen Granulozyten); **3.** mineralocorticoid, d.h. die Ausscheidung von Kalium wird gefördert, die von Natrium gehemmt; **4.** Vitamin-D-antagonistisch, die Reabsorption von Calcium in der Niere u. im Darm wird gehemmt; **5.** antiphlogistisch (entzündungshemmend). **Anw.:** Substitutionstherapie bei primärer (M. Addison) u. sekundärer NNR-Insuffizienz, als Antiphlogistikum u. Antiallergikum, als Immunsuppressivum. Verabreichungsform ist oral, parenteral u. topisch. Synthetische Glucocorticoide haben erhöhte glucocorticoide Wirk. bei verminderter mineralocorticoider Wirk., z.B. Prednisolon, Prednison, Triamcinolon, Dexamethason, Betamethason, Deflazacort. Bei Langzeittherapie mit hohen Dosen von Glucocorticoiden kommt es zum Auftreten von z.T. schweren **Nebenw.:** Cushing-Syndrom*, Magen- u. Zwölffingerdarmgeschwüre, infektiöse Komplikationen, psychische Symptome wie z.B. Depressionen od. Euphorie, Hypokaliämie, Verschlechterung od. Manifestation eines Diabetes mellitus, Thrombembolien, atrophische Hautveränderungen (bei systemischer u. topikaler Anw.), am Auge können Linsentrübungen u. Glaukome entstehen. Die Glucocorticoidtherapie ist langsam auszuschleichen, da bei zu raschem Absetzen ein Cortisonentzugssyndrom mit Schwindel, allgemeiner Schwäche u. psychischen Symptomen auftritt. Das wichtigste Mineralocorticoid ist *Aldosteron**, es bewirkt eine Natriumretention u. eine Kaliumausscheidung. Hauptwirkungsort sind die distalen Tubuli der Niere. Mineralocorticoide Wirk. hat noch *11-Desoxycorticosteron (DOC)*. Anw. als Substitutionstherapie bei primärer NNR-Insuffizienz. Kompetitiv gehemmt wird Aldosteron durch *Spironolacton* (Aldactone®), das sich als Diuretikum bei cardialem u. hepatalem Ödem gut bewährt.

**IV. Schilddrüse** (Thyreoidea)**:** Die ca. 25 g schwere hufeisenförmige Drüse liegt vor der Luftröhre unterhalb des Kehlkopfes. In der Drüse sind große Hohlräume (Follikel), die mit einschichtigem Epithel ausgekleidet sind. In den Follikeln werden die Schilddrüsenhormone 3',5',3,5-Tetraiodthyronin (Thyroxin, $T_4$) u. 3',3,5-Triiodthyronin ($T_3$, Liothyronin), gebunden an Thyreoglobulin, gespeichert (s. Abb.). Bei der Hydrolyse werden neben anderen Iodverbindungen $T_4$ u. $T_3$ freigesetzt, im Blut aber wieder an ein spezifisches Globulin (TBG, Thyroxin Binding Globuline) gebunden. Für die Hormonwirkung ist jedoch das freie $T_3$ u. $T_4$ entscheidend. Beim Menschen werden tgl. zwischen 0.1 u. 0.3 mg sezerniert (90% $T_4$, 10% $T_3$). Iodaufnahme u.

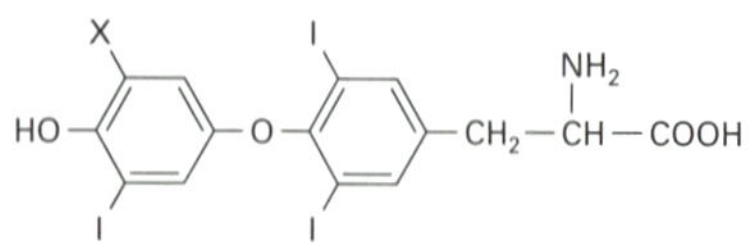

Hormone:
Die Schilddrüsenhormone Thyroxin (X=I) bzw. 3,3',5'-Triiodthyronin (X=H)

Hormonbildung werden durch TSH (Thyrotrophin*) gesteuert.

**Wirkungen: 1.** Calorigen: durch $T_3$ u. $T_4$ wird der Grundumsatz gesteigert; **2.** Hyperglykämisch: erhöhte Glykogenolyse in Leber u. Muskel; **3.** Katabol u. anabol: physiologische Dosen wirken anabol*, hohe Dosen katabol*; **4.** Ansprechbarkeit auf Katecholamine wird erhöht; **5.** Permissives Wachstumshormon; **6.** Lipolytisch. Bei *Überfunktion* der Schilddrüse (Hyperthyreose) findet man: Gewichtsabnahme, Heißhunger, feuchte heiße Haut, Tachykardie, Nervosität. Ther.: Thyreostatika*. Bei *Unterfunktion* (Hypothyreose) fällt eine verminderte Kältetoleranz, Müdigkeit, Lethargie, Gesichtsödem u. struppiges Haar auf. Iodmangel während der embryonalen Entwicklung führt zu Kretinismus (Zwergwüchsigkeit).

In der Schilddrüse wird ein weiteres Hormon gebildet, das **Calcitonin***. Bildungsort sind die parafollikulären Zellen sog. C-Zellen der Schilddrüse. Es besteht aus 32 Aminosäuren. Es senkt den Calciumspiegel im Blut durch Hemmung des Knochenabbaus u. durch Calciumeinlagerung in die unverkalkte Knochenmatrix. Anw. des synthetisierten Calcitonins bei Hypercalcämien, z.B. osteolytische Metastasen od. Vit.-D-Intoxikation.

**V. Nebenschilddrüse** (Epithelkörperchen, Glandula parathyreoidea)**:** Sie ist der Bildungsort des **Parathormons**. Parathormon ist ein Proteohormon aus 84 Aminosäuren. Es reguliert den Calciumspiegel, ca. 0.1 mg/mL (10 mg%), durch 1. vermehrte Calciumresorption im Dünndarm, 2. Calciummobilisierung aus den Knochen, 3. vermehrte Calciumreabsorption in der Niere. Für die Wirk. an Darm u. Knochen ist Vit. D notwendig. Die Sekretion des Parathormons wird durch die Höhe des Blutcalciumspiegels bestimmt. Niedrige Calcium- u. hohe Phosphatspiegel fördern die Inkretion. Ein übergeordnetes „tropes" Hormon ist nicht bekannt, so daß angenommen werden muß, daß die Zellen der Nebenschilddrüse selbst die Änderungen des Calcium- u. Phosphatspiegels registrieren u. darauf reagieren.

**VI. Epiphyse** (Glandula pinealis, Zirbeldrüse)**:** An der Hirnbasis lokalisierte Drüse mit noch unklarer Hormonfunktion. Das einzige bislang bekannte Epiphysenhormon ist *Melatonin**, ein Antagonist des MSH (Melanozyten stimulierendes Hormon); es bedingt eine Aufhellung der Hautfarbe durch Aggregation der Melaningranula in den Melanozyten. Beim Warmblüter hemmt Melatonin die Entwicklung der Gonadenfunktion bei Jungtieren. Die Rolle des Melatonin beim Menschen ist noch nicht exakt geklärt, vermutlich greift es regulierend in die zirkadiane Rhythmik ein; s. Organtherapeutika.

**VII. Thymus:** Der Thymus bildet u. sezerniert Polypeptid- bzw. Glykopeptid-Hormone, die die Geschwindigkeit u. Reifung selektiver Lymphzellenpopulationen u. ihre Aufgabe bei der spezifischen Immunabwehr kontrollieren. Dazu gehören *Thymosin, homöostatisches Thymushormon, Thymopoietin I* u. *II* sowie der sogenannte *humorale Thymusfaktor.*

**VIII. Gewebshormone** (Aglanduläre H.)**:** **1. Gastrointestinale Hormone:** Die Sekretion der f. den normalen Ablauf des Verdauungsprozesses im Gastrointestinaltrakt notwendigen Enzyme wird z.T. durch lokal stimulierende Wirkungen der Nahrungsbestandteile selbst, z.T. durch das autonome Nervensystem des Intestinaltraktes, z.T. durch eine Reihe von Peptidhormonen gesteuert, die im Intestinaltrakt gebildet werden. *Gastrin I,* ein Heptadecapeptid, stimuliert die Salzsäureproduktion u. Sekretion im Magenfundus. *Gastrin II* wirkt histaminähnlich. *Sekretin,* ein Polypeptid aus 27 Aminosäuren, stimuliert die Produktion u. Abgabe von Pankreassekret u. Galle u. hemmt die Gastrinproduktion. *Vascular-Intestinal-Peptide* (VIP) hemmen die Magensaft- u. Salzsäuresekretion. *Enterogastron* hemmt die Magensaft- u. Salzsäuresekretion u. fördert die Insulinfreisetzung. *Motilin* stimuliert die Pepsinsekretion. *Cholezystokinin* (Pankreozymin), ein Polypeptid aus 33 Aminosäuren, stimuliert die Enzymsekretion des Pankreas* u. regt die Kontraktion der Gallenblase an. *Pankreatisches Polypeptid* hemmt die Magen- u. Pankreassekretion. *Pentagastrin,* ein synthetisches Pentapeptid, wird zur Magensekretionsanalyse u. zur diagnostischen Anregung der Salzsäuresekretion verwendet.

**2. Plasmakinine:** Die Plasmakinine Bradykinin, Kallidin u. Methylkallidin sind hochwirksame Oligopeptide. An der glatten Muskulatur der Bronchien, des Magen-Darm-Traktes sowie des Uterus bewirken sie eine Kontraktion. Die glatte Muskulatur der Gefäße v.a. im Kapillarbereich wird von den Plasmakininen erweitert. Dies führt zu einer Hypotension. Weiterhin erhöhen die Plasmakinine die Gefäßpermeabilität. Die Freisetzung der Plasmakinine aus der $\alpha_2$-Globin-Fraktion des Blutplasmas wird durch *Kallikrein* (Padutin) bewirkt. Kallikrein findet sich in einer inaktiven Vorstufe (Kallikreinogen) in Pankreas, Speicheldrüsen u. Darmwand.

**3. Eicosanoide:** mehrere Gewebshormone werden von der Arachidonsäure u. anderen ungesättigten $C_{20}$-Fettsäuren abgeleitet, nämlich die Prostaglandine*, Thromboxane*, Hydroxyeicosatetraensäuren (HETE's) u. Leukotriene*, von denen einige den *Slow Reacting Substances of Anaphylaxis* (SRS-A) entsprechen; s. Eicosanoide.

**4. Lymphokine:** s. dort.

**5. Histamin** u. **Serotonin** s. dort.

**6. Gewebshormone der Niere: Renin:** ein proteolytisches Enzym, das von den juxtaglomerulären Zellen der Niere gebildet wird. Bei Blutdruckabfall kommt es über Aktivierung des sympathischen Nervensystems zur Reninfreisetzung. Auch Änderung des NaCl-Angebotes im Primärharn führt zur Reninfreisetzung.

**Angiotensin(e):** *syn.* Hypertensin(e). Renin spaltet aus **Angiotensinogen**, einem Protein der $\alpha_2$-Globin-Fraktion, Angiotensin I ab. Dieses wird durch das Konversionsenzym (Angiotensin Converting Enzyme, ACE) in Angiotensin II umgewandelt. Angiotensin II greift durch seine stark gefäßkontrahierende Wirk. u. über die direkte Freisetzung von Aldosteron in die Regulation des Blutdruckes ein. Substanzen, die durch Hemmung des ACE die Umwandlung von Angiotensin I in Angiotensin II od. welche die Rezeptoren für Angiotensin II blockieren (Angiotensin-II-Blocker*), werden in der Bluthochdruckbehandlung eingesetzt; s. ACE-Hemmer.

**Erythropoetin:** Bei Sauerstoffmangel wird in der Niere das Enzym Erythrogenin gebildet, das aus der $\alpha_2$-Globin-Fraktion des Blutplasmas das Erythropoetin* freisetzt. Erythropoetin bewirkt im Knochenmark eine Beschleunigung der Ausreifung der roten Blutkörperchen (Erythropoese*).

**7. Gewebshormone des Zentralnervensystems:** Neurotransmitter* u. Neurotenside, s. z.B. Acetylcholin*, GABA (s. γ-Aminobuttersäure), Serotonin*, Histamin*, Opioidpeptide*, DSIP* (Delta-sleep-inducing-peptide) u.a.

**Hormonelle Kontrazeption:** Empfängnisverhütung* durch folgende Hormonpräparate (s.a. Homone): **1. Kombinationspräparate, Einphasenpräparate, Pinkus Pille:** Gleichbleibende Konzentration von Östrogen u. Gestagen, die vom 5. bis zum 25. Zyklustag (s. Menstruationszyklus) eingenommen wird. Anschließend 7 d Pause bzw. Placebotabletten. *Wirk.:* Ovulationshemmung durch Unterdrückung der Gonadotropinsekretion, Veränderung des Cervixschleims (Spermienaufstieg wird gehemmt) u. des Endometriums. *Pearl-Index:* (Schwangerschaften pro 100 Jahre) 0. **2. Sequentialpräparate, Zweiphasenpräparate:** In der ersten Zyklushälfte wird ein Östrogen allein od. mit einer niedrigen Gestagendosis eingenommen, in der zweiten Zyklushälfte ein Östrogen-Gestagen-Gem. mit hohen Gestagendosen. *Wirk.:* Vor allem zentral durch Hemmung der Gonadotropinsekretion. *Pearl-Index:* 0.5 bis 1. **3. Dreiphasenpräparate:** Um dem normalen Zyklus gerechter zu werden, werden Östrogene u. Gestagene in 3 Phasen unterschiedlich hoch dosiert eingenommen. **4. Minipille*. 5. Depotpräparate:** i.m. Injektion eines Depotgestagens, meist Medroxyprogesteronacetat, in einer Dosis von 150 mg alle 3 Monate. *Wirk.:* Hemmung der Gonadotropinsekretion, später auch über Beeinflussung des Cervixschleims u. des Endometriums. Kontrazeptiver Schutz über 3 Monate, jedoch unkontrolliert bis zu einem Jahr. *Pearl-Index:* 0.3 bis 1.5. **6. Nidationshemmer, Morning after pill:** („Pille danach") Postkoital werden hohe Östrogendosen (5 mg) über 3 bis 5 d gegeben. Eine Einnahme muß 24 bis 48 h post coitum beginnen. *Wirk.:* Hemmung der Nidation* des befruchteten Eies (ethische Problematik, vgl. Mifepriston).

**Nebenwirkungen:** *Östrogen-bedingte Beschwerden:* Hypermenorrhö, Ödemneigung, Übelkeit, Varizenbeschwerden, Fluor. *Gestagenbedingte Beschwerden:* Hypermenorrhö, Depressionen, Libidoverlust, Appetitsteigerung, fette Haut, Akne, Blutdrucksteigerung. **Cave:** Bei Raucherinnen, besonders über dem 35. Lebensjahr, verbietet sich die Einnahme oraler Kontrazeptiva wegen der in hohem Maße zunehmenden Thromboseneigung.

**Hormonum humanum incrementi ad iniectabile:** nach Ph.Eur.3 (bis 1994) Wachstumshormon vom Menschen zur Injektion; eine gefriergetrocknete, sterile Zuber. von Polypeptiden aus dem Hypophysenvorderlappen des Menschen; gew. durch Extraktion von Hypophysen, die möglichst bald nach dem Tod Menschen entnommen wurden. Die Zuber. hat eine Wirksamkeit von mind. 2 I.E./mg; sie enthält pro I.E. Wachstumshormon max. 0.1 I.E. follikelstimulierendes Hormon, max. 10 I.E. luteinisierendes Hormon, max. 0.1 I.E. Prolactin u. max. 0.0005 I.E. thyreostimulierendes Hormon vom Menschen. **Wirk.** u. **Anw.:** s. Somatotropin.

**Hornblendeasbest:** Alumen plumosum*.

**Hornhaut des Auges:** Cornea; Hornhautentzündung, Keratitis.

**Hornhautlösendes Mittel:** s. Keratolytikum(a).

**Hornhautpflaster:** s. Hühneraugenpflaster.

**Hornkleesamen:** Semen Foenugraeci, s. Trigonella foenum-graecum.

**Hornmohn:** Glaucium flavum, s. Glaucin.

**Hornstoff:** s. Keratin.

**Horsemint:** s. Monarda didyma.

**Hortensie:** s. Febrifugin.

**Hosch-Filter:** s. Hochleistungs-Schwebstoff-Filter.

**Hospitalismus:** Sammelbezeichnung f. alle im Krankenhaus erworbenen Schäden. **1.** Psychischer H. **2.** Klassischer H.: H. der vorbakteriologischen u. vorantibiotischen Ära: Spitalinfektionen, Wundinfektionen, Kindbettfieber u.ä. **3.** Infektions-Hospitalismus: Nosokomialinfektionen (*gr.* νοσοκομεῖον Krankenhaus), werden innerhalb eines Krankenhauses od. einer Arztpraxis erworben. Hauptursachen sind Vernachlässigung der klassischen Hygienevorschriften, unkritische Verw. von Antibiotika, Mangel an qualifiziertem Personal u.ä. Die wichtigsten Hospitalismus-Erreger sind die Staphylokokken*, verschiedene Enterobacteriaceae*, Clostridien*, Candida* u. verschiedene Viren.

**Hostacain®:** s. Butanilicain.

**Hostacortin®:** s. Prednisolon.

**Hostacyclin®:** s. Tetracyclin.

**Houben-Hösch-Reaktion:** Methode zur Herst. phenolischer Ketone durch Umsetzung mehrwertiger Phenole od. Phenolether mit Nitrilen in Gegenwart saurer Katalysatoren (Salzsäure,

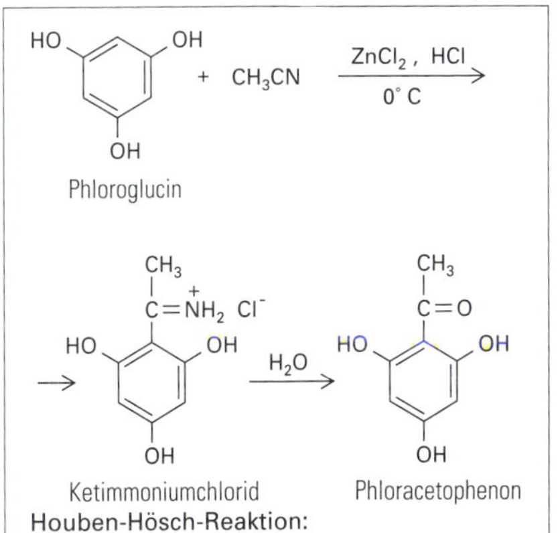

Houben-Hösch-Reaktion: Bildung von Phloracetophenon als Beispiel

Zinkchlorid od. Aluminiumchlorid); z.B. bildet sich aus Phloroglucin u. Acetonitril ein isolierbares Ketimmoniumchlorid, das mit heißem Wasser zu Phloracetophenon hydrolysiert wird (s. Abb.).

**hPa:** Hektopascal, s. Millibar.

**HPETE:** s. Eicosanoide.

**HPL:** Human placental lactogen; s. Hormone.

**HPLC:** s. Chromatographie (Hochdruckflüssigkeitschromatographie).

**HPTLC:** s. Chromatographie (Dünnschichtchromatographie).

**H1-Rezeptorenblocker,** $H_2$-Rezeptorenblokker: s. Antihistaminikum(a).

**H-Substanzen:** histaminähnl. wirkende Stoffe, s. Histamin.

**5-HT:** 5-Hydroxytryptamin, Serotonin*.

**5-$HT_3$-Antagonisten:** Antiemetika*, s. Serotoninantagonisten.

**5-$HT_3$-Rezeptoren:** s. Serotonin.

**HTLV-III/LAV:** ältere Bez. f. HIV*; s. AIDS.

**5-HTP:** 5-Hydroxytryptophan, s. Oxitriptan.

**Hückel-Regel:** cyclisch konjugierte, ebene Verbindungen zeigen aromatischen Charakter, wenn die Zahl der π-Elektronen $z = 4 \cdot n + 2$ ist, wobei n eine ganze Zahl od. Null ist.

**Hüfte:** Coxa; Hüftgelenkentzündung, Coxitis (Koxitis).

**Hügel-Weidenröschen:** s. Epilobium-Arten.

**Hühnerauge:** Clavus.

**Hühneraugenpflaster:** enthalten z.B. Salicylsäure auf einem dem Wundschnellverband* ähnlichen Trägermaterial.

**Hühnerei:** s. Ei.

**Hülse:** *bot.* s. Fruchtformen.

**r-HuEPO:** s. Erythropoetin.

**Hüttenrauch:** s. Arsen(III)-oxid.

**Huflattich:** Huflattichblätter (Folia Farfarae), s. Tussilago farfara.

**Humalog®:** s. Insulin lispro.

**Human:** menschlich; angewandt f. Stoffe, die aus menschlichen Organen gewonnen werden od. bei Prozessen, die im menschlichen Organismus ablaufen.

**Human Chorionic Gonadotropin:** Humanchoriongonadotropin, HCG; s. Schwangerschaftsnachweis, Hormone.

**Humaninsulin:** s. Insulin.

**Human Menopausal Gonadotropin:** s. Hormone.

**Human Placental Lactogen:** s. Hormone.

**Humatin®:** s. Paromomycin.

**Humatrope®:** s. Somatotropin.

**Humidus(a, um):** feucht.

**Huminsäuren:** Humussäuren; die Salze heißen **Huminate**; wesentliche Bestandteile von Ackerboden, Humus u. insbes. Torf (s. Torfmoose); hochmolekulare Polyhydroxycarbonsäuren ($M_r$ 600 bis 1000), die als heterogen aufgebaute Polykondensate ($M_r$ bis 500 000) stark in Wasser quellen u. Schwermetall-Ionen u. verschiedene andere Stoffe komplex binden können. Zersetzen sich im Laufe der Zeit an der Luft mit Hilfe von Mikroorganismen zu Kohlendioxid u. Wasser.

**Humor:** Feuchtigkeit.

**Humorale Immunität:** Anwesenheit von Antikörpern u. Immunglobulinen in Körperflüssigkeiten wie z.B. Plasma; Gegensatz ist zellständige Immunität.

**Humoraler Thymusfaktor:** s. Hormone.

**Humoralpathologie:** nach Hippokrates Entstehung aller Krankheiten aus fehlerhafter Zusammensetzung des Blutes u. der Körpersäfte (Dyskrasie).

**Humulen(e):** Sesquiterpen(e) mit ungewöhnlicher Ringstruktur (isomer mit Caryophyllen*, **Strukturformeln** s. Sesquiterpene); in vielen ätherischen Ölen vork., v.a. auch in Humulus lupulus* (Hopfen).

**Humulon:** α-Hopfenbittersäure; $C_{21}H_{30}O_5$, $M_r$ 362.45. **Strukturformel** s. Humulus lupulus. Aus den Hopfendrüsen (ca. 5%) isolierter antimikrobieller Stoff (Phytonzid). Bakteriostatikum, besonders gegen grampositive Bakterien u. Mykobakterien; vgl. Humulus lupulus.

**Humulus lupulus** L.: Fam. Cannabaceae, Hopfen (Europa, Mittelasien, Nordamerika, in Deutschland vor allem in Bayern kult.). Zweijährige, diözische Schlingpflanze. In Kultur vegetative Vermehrung der weiblichen Pflanzen. Stpfl. v. **Glandula(e) Lupuli:** Lupulinum, Hopfendrüse(n); die Drüsenschuppen auf der Innenseite der Deckblätter der getrockneten weiblichen Blütenstände bzw. der Fruchtstände. **Off.:** ÖAB90. **Inhaltsst.:** ca. 50% Harzsubstanzen, aus denen Humulon* (α-Hopfenbittersäure) u. Lupulon* (β-Hopfenbittersäure) u. ähnliche Acylphloroglucide (s. Abb.) isoliert wurden, die während der Lagerung oxidativ schnell zu den „Bittersäuren“ abgebaut werden, wobei u.a. (Iso-)Baldriansäure entsteht u. ein baldrian- od. käseartiger Geruch auftritt. Ferner sind noch enthalten 1 bis 3% äther. Öl, das Humulen (s. Sesquiterpene), Caryophyllen, Myrcen, Farnesen u.a. enthält u. das Aroma bestimmt, im übrigen aber nur eine gerin-

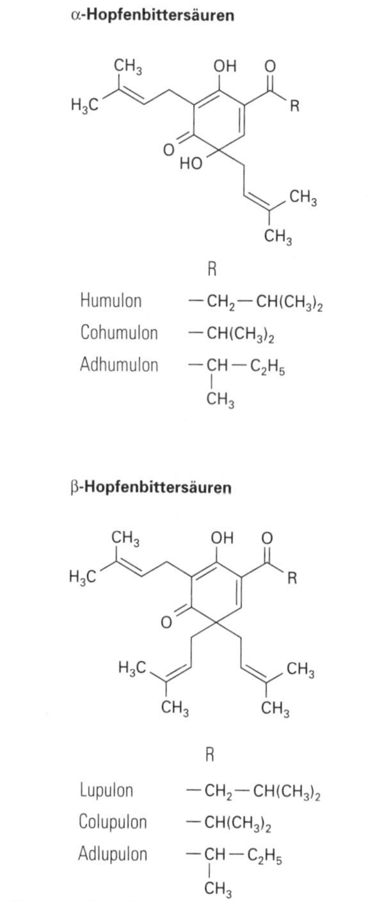


Humulus lupulus: Inhaltsstoffe

ge sedative Wirk. besitzt, sowie am Geschmack mitbeteiligter Gerbstoff (2 bis 4% oligomere Procyanidine) sowie Flavonoide (Derivate von Kämpferol u. Quercetin), Cholin, Asparagin, Glucose usw. **Wirk.:** die sedative Wirk. ist möglicherweise auf aus Humulon u. Lupulon postmortal entstehendes (bis ca. 0.15%), aber flüchtiges 2-Methyl-3-buten-2-ol zurückzuführen (vgl. Methylpentynol); Hopfenbitterstoffe haben auch antibiotische u. östrogene Wirkung. **Anw.** med.**:** als Sedativum, Anaphrodisiakum, Amarum. GED 0.1 bis 1 g.; techn.: in größtem Umfang in der Brauerei als konservierender u. aromatisierender Zusatz zum Bier. **Zuber.:** Extr. Lupuli.

**Strobuli Lupuli:** Lupulus strobuli, Flores Humuli lupuli, Hopfenzapfen; die getrockn. weibl. Blütenstände. **Off.:** DAB10. **Inhaltsst.:** wie bei Glandulae Lupuli, jedoch nur ca. 0.3 bis 1.5% äther. Öl, ca. 15 bis 30% Harz u. ca. 1% Flavonoide. Nach DAB10 mind. 25% Extraktgehalt. **Anw.** volkst.**:** als Bittermittel u. mildes Schlafmittel, auch als Kräuterkissen (Hopfenkissen).

**HOM:** *Lupulinum:* Hopfendrüsen; verord. z.B. b. Schlaflosigkeit, Bläschendermatitis.

**HOM:** *Humulus lupulus* (HAB1.3), Lupulus: frische, vor der Samenreife gesammelte Fruchtzapfen.

**Hundebandwurm:** s. Echinococcus.

**Hundemilch:** s. Lac caninum.

**Hunderterregelung:** Humanarzneimittel, die aufgrund einer häufigen ärztlichen Verordnung in einer Apotheke in einer Chargengröße bis zu hundert abgabefertigen Packungen an einem Tag zur Abgabe in dieser Apotheke hergestellt werden (sog. "verlängerte Rezeptur"), sind nach § 21 Abs. 2 AMG nicht zulassungspflichtig.

**Hundertjährige Aloe:** Agave americana*.

**Hundsgiftgewächse:** s. Apocynaceae.

**Hundspetersilie:** Aethusa cynapium*.

**Hundsrose:** Rosa canina*.

**Hundswürger, Hanfartiger:** Apocynum cannabinum*.

**Hundswurz:** s. Anacamptis pyramidalis.

**Hundswut:** Lyssa s. Tollwut.

**Hundszungenwurzel:** Radix Cynoglossi, s. Cynoglossum officinale.

**Hunteria eburnea** Pichon: Fam. Apocynaceae (trop. Ostafrika), s. Hunteriamin.

**Hunteriamin:** $C_{39}H_{48}N_4O_2$. Aus der Wurzel der tropischen Pflanze Hunteria eburnea gewonnenes Alkaloid. **Wirk.:** blutdrucksenkend.

**Huperzia selago** (L.) Bernh. ex Schrank et Mart.: (Lycopodium selago L.) Tannenbärlapp, Purgierbärlapp, Purgiermoos (Europa, hauptsächl. Alpen). **Inhaltsst.:** Lycopodin, Selagin u. andere Alkaloide sowie ein Bitterstoff. Die Pfl. ruft auf der Haut Entzündungen u. Pustelbildung hervor, inn. führt sie zu Erbrechen, Krämpfen u. Bewußtlosigkeit. **Anw.** volkst.**:** früher als Drastikum, Emetikum, Anthelminthikum sowie äuß. in Abkochung als Antiparasitikum, bes. beim Vieh.

**Husten:** Tussis; Keuchhusten: Pertussis. Mittel gegen Husten s. Antitussivum(a).

**Hustenbalsam:** s. Balsamum contra tussim.

**Hustenmittel:** s. Expektorantium(a) bei schleimigem Husten, s. Antitussivum(a) bei trockenem Reizhusten.

**Hustensalbe:** s. Unguentum contra tussim (mite).

**Hutpilze:** Basidiomyzeten (s. Pilze) mit Basidiokarp*.

**Huygens, Ch.:** s. Undulation.

**HVL:** Hypophysenvorderlappen, s. Hormone.

**HWZ:** Abk. f. Halbwertszeit*.

**Hyalin:** durchscheinend, glasig; hyaline Zylinder, s. Harnzylinder.

**Hyaline:** veraltete Bez. f. Mucopolysaccharide*.

**Hyalogene:** Gerüst- u. Stützsubstanzen bei niederen Tieren, die durch Alkalien in Eiweißstoffe u. Hyaline* zerlegt werden (veraltet).

**Hyaloplasma:** Grundmasse des lebenden Plasmas, die völlig klar u. durchsichtig ist u. auch ultramikroskopisch nahezu leer erscheint.

**Hyaluronidase** INN: Hyaluronidasum Ph.Eur.3, Hyaluronat-Lyase, Apertase®; CAS-Nr. 9001-54-1. Enzymkomplex (spreading factor) mit mind. 300 I.E./mg, aus den Hoden von Säugetieren (z.B. Rinderhoden) extrahiert. Nat. in vielen menschl. u. tier. Organen, vor allem in Hoden u. im Sperma, in d. Haut, Milz, Hypophyse, ferner in d. Leber, Niere, Lunge, im Ovar, Uterus u.a., auch in Bakterien, Schlangen- u. Insektengiften. **Wirk.:** setzt durch Spaltung d. Viskosität d. Hyaluron-, Mukoitin- u. Chondroitinschwefelsäure, der Hauptbestandteile der interzellulären Kittsubstanz mesodermaler Gewebe (Grundsubstanz), herab, wodurch sich die Permeabilität des Bindegewebes steigert. H. ist auch f. den Befruchtungsvorgang wichtig, da durch H. der Verband der das Ei umgebenden Zellschicht gelöst u. dadurch das Eindringen d. Samens in die Eizelle ermöglicht wird. Auf die Blutgefäße wirkt H. dilatierend u. permeabilitätssteigernd. **Anw.:** zur Resorptionsbeschleunigung subkutaner u. rektaler Infusionen sowie subkutaner u. intramuskulärer Injektionen. Bei der Leitungs- u. Infiltrat.-Anästhesie erfolgt schnellerer Wirkungseintritt. 1 I.E. = 0.1 mg des Internationalen Standards.

**Hyaluronsäure:** ein Polysaccharid, das aus Acetylglucosamin u. Glucuronsäure (1:1) aufgebaut ist, eine stark viskose Substanz, die im Körper ein wesentlicher Bestandteil der interzellulären Kittsubstanz ist. Die Oberfläche des Eies wird durch H. zusammengehalten, sie kommt ferner im Glaskörper des Auges u. in der Nabelschnur vor; gew. z.B. aus Hahnenkämmen. Vgl. Hyaluronidase.

**Natriumhyaluronat:** Etamucin®. **Anw.:** in der Ophthalmologie zur Volumensubstitution, bei chirurgischen Eingriffen am Auge.

**Hybride:** *bot.* Bastarde; Nachkommen zweier Eltern, die sich in einem od. in mehreren Merkmalen unterscheiden; Nachkommen zweier verschiedener Varietäten od. zweier verschiedener Arten.

**Hybridisierung: 1.** *biol.* (in der klass. Genetik) Bastardisierung; Kreuzung zweier genetisch ungleicher Eltern. In der Molekulargenetik die experimentelle Bindung von RNS an komplementäre einsträngige DNS bzw. das Einfügen fremder Gene in die Wirts-DNS.

**2.** *chem.* von Linus C. Pauling eingeführtes Konzept, das sich gut zur Beschreibung der Bindungen in Kohlenstoff- u. Übergangsmetallkomplex-Verbindungen einsetzten läßt. Mit der chemischen Bindung* einhergehende Linearkombination von Atomorbitalen am gleichen Atom; dabei ergeben sich neue Orbitale*, sog. Hybridorbitale (orthogonale, gerichtete Atomorbitale), die für die räumliche Ausrichtung der Bindungen im Molekül günstiger sind.

Das vierbindige Kohlenstoff-Atom weist im Grundzustand (s. Abb.1) die Elektronenkonfiguration $2s^2 2p^2$ auf, in der nur 2 ungepaarte

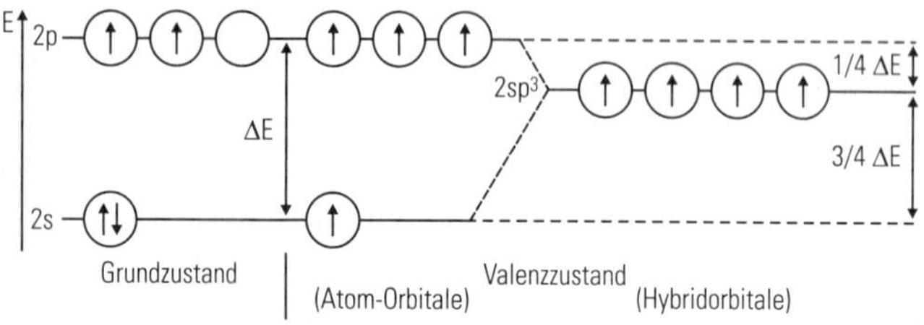


Hybridisierung:
sp³-Hybridisierung des Kohlenstoffatoms

Elektronen vorhanden sind. Um 4 Bindungen ausbilden zu können, muß es in einen sog. energetisch angeregten Zustand überführt werden, indem eines der 2s-Elektronen in das leere 2p-Orbital angehoben (promoviert) wird. In diesem Zustand wären 3 Bindungen des Kohlenstoffs gleichwertig (3 2p-Elektronen), 1 Bindung (2s-Elektron) würde einen geringeren Energiebetrag enthalten (s. Abb.1). Experimentell werden jedoch keine unterschiedlichen Bindungsstärken festgestellt. Vier energetisch gleichwertige sp³-Orbitale (Valenzzustand) werden durch Linearkombination des 2s-Orbitals u. der 3 2p-Orbitale erhalten. Die H. ist kein physikalischer Prozeß, sondern eine Transformation der Atomorbitale, die keine Änderung der Gesamtenergie zur Folge hat.

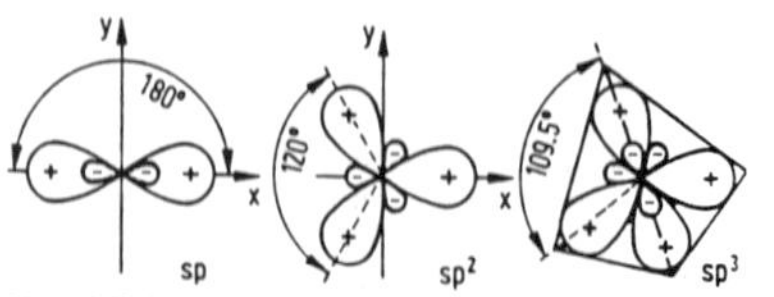


Hybridisierung:
sp-, sp²- und sp³-Hybridorbitale

Die sp³-Hybridorbitale zeigen in die Ecken eines Tetraeders (s. Abb.2). Eine auf gleiche Weise durchgeführte Linearkombination von einem s- u. einem p-Orbital am gleichen Atom führt zu zwei gleichwertigen (linearen) sp-Hybridorbitalen. Ähnliches gilt für die Bildung von (planaren) sp²-Hybridorbitalen. Die Orientierung eines Hybridorbitals indiziert die bevorzugte Bindungsrichtung, so können auch Strukturen von Molekülen mit Mehrfachbindungen (z.B. Ethen u. Ethin) durch den Einsatz von sp²- u. sp-Hybridorbitalen erklärt werden (s. Abb.2). H. ist nicht auf s- u. p-Orbitale beschränkt (vgl. Lehrbücher der Physikalischen Chemie).

**Hybridkonstante:** Makrokonstante; übergeordnete Geschwindigkeitskonstante pharmakokinetischer Prozesse, die 2 od. mehrere Mikrokonstanten einschließt. Sie entspricht nicht dem biologischen Vorgang, sondern ergibt sich aus dem pharmakokinetischen (Rechen-)Modell. Beispiel: α u. β im Zweikompartimentmodell der p.o.-Applikation (s. Kompartiment).

**Hybridom:** Zellkultur von Hybridzellen*; dient z.B. zur Herst. monoklonaler Antikörper* wie OKT3 (s. Muromonab-CD3) od. HA-1A.

**Hybridorbitale:** s. Hybridisierung.

**Hybridzellen:** *syn.* Doppelzellen, Zwillingszellen; durch Kreuzung genetisch verschiedener Zellinien* entstandene Zellen.

**Hycamtin®:** s. Topotecan.

**Hyclat:** Hyklat; chem. Kurzbez. f. Monohydrochlorid-hemiethanolat-hemihydrat.

**Hydantoin:** Hydantoinum, Glykolylharnstoff, Imidazolidin-2,4-dion; $C_3H_4O_2N_2$. Schmp. 220-221°C. Farblose Kristalle, leicht lösl. in Wasser. Vork. u.a. in der Zuckermelasse. **Anw.:** früher gegen Epilepsie. Arzneilich verwendete **Hydantoinderivate** sind z.B. Phenytoin*, Allantoin*, Nitrofurantoin*, Dantrolen* u.a.

**Hydathoden:** *bot.* Wasserspalten*.

**Hydergin®:** s. Dihydroergotoxinmesilat.

**Hydnocarpus kurzii** (King.) Warb.: (Taraktogenos kurzii) Fam. Flacourtiaceae (Indien). Stpfl. v. **Oleum Chaulmoograe:** Ol. Gynocardiae, Oleum Hydnocarpi, Chaulmoograöl, Gynokardiaöl; d. fette Öl des Samens. Gelbbraunes, weiches Fett m. kristallinen Ausscheidungen u. eigenartigem Geruch. **Best.:** bis 50% Glyceride der Palmitin- u. Arachinsäure, Cyclopentenfettsäuren* (**Strukturformeln** s. dort) wie Hydnocarpus- u. Chaulmoograsäure (die eigentlichen Wirkstoffe), Phytosterin, Eiweißstoffe. **Anw.** med.: (früher) inn. u. äuß. als Spezifikum gegen Lepra sowie b. Hauttuberkulose, Lupus. **Dos.:** 4 bis 20 Tr. ansteigend, pro Tag bis 50 Tr., Kinder 3 bis 4mal/d 2 bis 4 Tr., am besten in Gelatinekapseln. Gleiche Anw. findet der Ethylester der Hydnocarpusfettsäure, Oleum Hydnocarpi aethylicum.

**Hydragogum(-a):** Mittel, das die Wasserausscheidung vermehrt (Harn, Schweiß, Stuhlgang).

**Hydralazin** INN: 1-Hydrazinophthalazin, 1-Phthalazinylhydrazin; CAS-Nr. 86-54-4; $C_8H_8N_4$, $M_r$ 160.18. Schmp. 172-173°C aus Methanol, bei

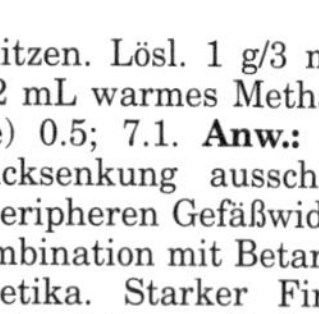


Hydralazin

schnellem Erhitzen. Lösl. 1 g/3 mL Essigsäure, 2 mol/L; 1 g/12 mL warmes Methanol. $pK_s$ (konjugierte Säure) 0.5; 7.1. **Anw.:** Antihypertonikum; Blutdrucksenkung ausschließlich durch Senkung des peripheren Gefäßwiderstandes, nur sinnvoll in Kombination mit Betarezeptorenblokkern u. Diuretika. Starker First-pass-Effekt. **Nebenw.:** Hautreaktionen, Tachykardie, Lupus erythematodes. HWZ 2 bis 3 h. **Übl. Dos.:** oral. 0.02 bis 0.1 g/d. Vgl. Dihydralazin.

**Hydralazinhydrochlorid:** Hydralazini hydrochloridum Ph.Eur.3; $C_8H_9ClN_4$, $M_r$ 196.6. Schmp. 275°C (Zers.). Vgl. Dihydralazin.

**Hydranal®**: s. Karl-Fischer-Titration.

**Hydrangea-Arten**: s. Febrifugin.

**Hydrargillit**: s. Aluminiumhydroxid.

**Hydrargyri [¹⁹⁷Hg] dichloridi solutio iniectabilis**: s. Quecksilber(II)-chlorid [¹⁹⁷Hg].

**Hydrargyri amidochloridi unguentum**: s. Unguentum Hydrargyri album.

**Hydrargyri amidochloridum**: s. Quecksilber(II)-amidochlorid.

**Hydrargyri chloridum corrosivum**: s. Quecksilber(II)-chlorid.

**Hydrargyri cyanidum**: s. Quecksilber(II)-cyanid.

**Hydrargyri dichloridum**: s. Quecksilber(II)-chlorid.

**Hydrargyri oxidum rubrum**: s. Quecksilber(II)-oxid, Rotes.

**Hydrargyri oxycyanidum**: s. Quecksilberoxycyanid.

**Hydrargyri perchloridum**: s. Quecksilber(II)-chlorid.

**Hydrargyri periodidum**: s. Quecksilber(II)-iodid.

**Hydrargyri sulfidum rubrum**: s. Quecksilber(II)-sulfid, Rotes.

**Hydrargyrum stibiato-sulfuratum**: s. Aethiops antimonialis.

**Hydrargyri-Verbindungen**: Quecksilber(II)-Verbindungen, s.a. Quecksilber.

**Hydrargyrosi chloridum**: s. Quecksilber(I)-chlorid.

**Hydrargyrosi nitras**: s. Quecksilber(I)-nitrat.

**Hydrargyrosis**: Quecksilbervergiftung, s.a. Quecksilber.

**Hydrargyro-Verbindungen**: Quecksilber(I)-Verbindungen, s.a. Quecksilber.

**Hydrargyrum**: Quecksilber*.

**Hydrargyrum aceticum oxydatum**: s. Quecksilber(II)-acetat.

**Hydrargyrum aceticum oxydulatum**: s. Quecksilber(I)-acetat.

**Hydrargyrum amidato-bichloratum**: s. Quecksilber(II)-amidochlorid.

**Hydrargyrum ammoniatum**: s. Quecksilber(II)-amidochlorid.

**Hydrargyrum bichloratum**: s. Quecksilber(II)-chlorid.

**Hydrargyrum bichloratum ammoniatum**: s. Quecksilber(II)-amidochlorid.

**Hydrargyrum biiodatum (rubrum)**: s. Quecksilber(II)-iodid.

**Hydrargyrum bromatum**: s. Quecksilber(I)-bromid.

**Hydrargyrum chloratum**: s. Quecksilber(I)-chlorid.

**Hydrargyrum chloratum amidatum**: s. Quecksilber(II)-amidochlorid.

**Hydrargyrum chloratum mite**: s. Quecksilber(I)-chlorid.

**Hydrargyrum chloratum vapore paratum**: s. Quecksilber(I)-chlorid.

**Hydrargyrum chloratum via humida paratum**: s. Quecksilber(I)-chlorid.

**Hydrargyrum cyanatum**: s. Quecksilber(II)-cyanid.

**Hydrargyrum diiodparaphenolsulfonicum**: s. Quecksilberoxid, Diiodparaphenolsulfonsaures.

**Hydrargyrum extinctum**: s. Quecksilber.

**Hydrargyrum iodatum (flavum)**: s. Quecksilber(I)-iodid.

**Hydrargyrum metallicum**: **HOM**: s. Quecksilber.

**Hydrargyrum nitricum oxydatum**: s. Quecksilber(II)-nitrat.

**Hydrargyrum nitricum oxydulatum**: **HOM**: s. Quecksilber(I)-nitrat.

**Hydrargyrum oleinicum**: s. Quecksilberoleat.

**Hydrargyrum oxycyanatum**: s. Quecksilberoxycyanid.

**Hydrargyrum oxycyanatum verum**: s. Quecksilberoxycyanid, wahres.

**Hydrargyrum oxydatum (flavum) via humida paratum**: s. Quecksilber(II)-oxid, gelbes.

**Hydrargyrum oxydatum (rubrum)**: s. Quecksilber(II)-oxid, rotes.

**Hydrargyrum oxydulatum nitrico-ammoniatum**: s. Quecksilber, Hahnemanns Lösliches.

**Hydrargyrum praecipitatum album**: s. Quecksilber(II)-amidochlorid.

**Hydrargyrum rhodanatum**: s. Quecksilber(II)-thiocyanat.

**Hydrargyrum salicylicum**: s. Quecksilbersalicylat.

**Hydrargyrum sozoiodolicum**: s. Quecksilberoxid, Diiodparaphenolsulfonsaures.

**Hydrargyrum subcyanatum**: s. Quecksilberoxycyanid.

**Hydrargyrum subsulfuricum**: s. Quecksilber(II)-sulfat, basisches.

**Hydrargyrum sulfocyanatum**: s. Quecksilber(II)-thiocyanat.

**Hydrargyrum sulfuratum nigrum**: s. Quecksilber(II)-sulfid, Schwarzes.

**Hydrargyrum sulfuratum rubrum**: s. Quecksilber(II)-sulfid, Rotes.

**Hydrargyrum sulfuricum**: s. Quecksilber(II)-sulfat.

**Hydrargyrum sulfuricum basicum**: s. Quecksilber(II)-sulfat, basisches.

**Hydrargyrum sulfuricum oxydulatum**: s. Quecksilber(I)-sulfat.

**Hydrargyrum tannicum oxydulatum**: s. Quecksilbertannat.

**Hydrastin**: Hydrastinum; $C_{21}H_{21}NO_6$, $M_r$ 383.49. Schmp. 132°C. Phthalidtetrahydroisochinolinalkaloid aus dem Rhizom von Hydrastis canadensis*; 8-Methoxhydrastin ist Noscapin*. Oxidative Spaltung von H. führt zu Hydrastinin* u. Opiansäure*. Weiße, glänzende Kristalle, lösl. in Ethanol, Ether, Chloroform. **Anw.**: als Hydrastinhydrochlorid* od. Hydrastininhydrochlorid*.

**Hydrastinhydrochlorid**: Salzsaures Hydrastin, Hydrastinum hydrochloricum; $C_{21}H_{22}ClNO_6$, $M_r$ 419.7. Weißes bis schwach gelbl., hygr., krist. Pulver, leicht lösl. in Wasser u. Ethanol, wenig lösl. in Chloroform, fast unlösl. in Ether. **Anw. med.**: als Hämostatikum bei uterinen Blutungen (selten, statt dessen wird fast ausschließl. Hydrastininhydrochlorid* verwendet); **Dos.**: 0.025 bis 0.3 g; MED 0.1 g, MTD 0.3 g; äuß.: in Salben bei Hämorrhoiden, Akne, Seborrhö.

**Hydrastinin**: $C_{11}H_{13}NO_3$. Spaltprodukt des Hydrastins, 8-Methoxyhydrastinin ist Cotarnin*. Farblose bis schwach gelbl. Kristalle, sehr schwer lösl. in Wasser, leicht lösl. in Ethanol, Ether, Chloroform. Anw. als Hydrastininhydrochlorid*.

**Hydrastininhydrochlorid**: Hydrastininchlorid, Salzsaures Hydrastinin, Hydrastininium chloratum, Hydrastininium hydrochloricum; $C_{11}H_{13}NO_2Cl$, $M_r$ 225.56. Schwach gelbl., nadelförmige Kristalle od. gelbl.-weißes, krist. Pulver, leicht lösl. in Wasser u. Ethanol, wenig lösl. in Ether u. Chloroform. **Anw. med.**: als gefäßkontrahierendes Mittel bei uterinen Blutungen; vgl. Cotarninhydrochlorid. **Dos.:** 0.025 g mehrmals tgl.; MED 0.05 g, MTD 0.15 g.

**Hydrastininium chloratum:** s. Hydrastininhydrochlorid.

**Hydrastinin, Salzsaures:** s. Hydrastininhydrochlorid.

**Hydrastin, Salzsaures:** s. Hydrastinhydrochlorid.

**Hydrastinum:** s. Hydrastin.

**Hydrastinum hydrochloricum:** s. Hydrastinhydrochlorid.

**Hydrastis canadensis** L.: Fam. Ranunculaceae, Kanadische Gelbwurzel (Kanada, Arkansas, Kentucky, West-Virginia, Ohio, Indiana). Stpfl. v. **Rhizoma Hydrastis:** Hydrastisrhizom, Kanadische Gelbwurzel, Blutkrautwurzel, Goldsiegelwurzel. **Inhaltsst.:** 1.5-4% Hydrastin*, ca. 3% Berberin*, ca. 1% Canadin (Tetrahydroberberin), Meconin, Phytosterin, Zucker, Harz, Fett. **Anw. med.:** als Hämostatikum bei uterinen Blutungen, Secale-Ersatz; s. Hydrastinhydrochlorid. (Extr. Hydrastis fluidum, 20 bis 40 Tr. mehrmals tgl.).

**HOM:** *Hydrastis canadensis* (HAB1.4), Hydrastis: getrockneter Wurzelstock m. Wurzeln; verord. z.B. b. eitrig-zähen Sekreten des Nasen-Rachen-Raumes, (chron. Sinusitis, Bronchitis), Schleimhautgeschwüre.

**Hydrastisfluidextrakt:** s. Extractum Hydrastis fluidum.

**Hydratasen:** s. Enzyme.

**Hydratation:** Hydration; Bildung von kristallinen Hydraten (hydratisieren); Bindung von Wassermolekülen in wäßr. Lsg. an Kolloide, Ionen etc. durch Nebenvalenzen.

**Hydratationswärme:** Hydrationswärme; *syn.* positive Lösungswärme; beim Lösen von Salzen, die mit Kristallwasser kristallisieren u. denen man dieses Kristallwasser durch Erhitzen entzogen hat (Natriumhydroxid, gebrannter Kalk), bildet sich, ehe das Salz in Lösung geht, erst die kristallwasserhaltige Form, das Hydrat, u. die zum Entwässern aufgewendete Wärme wird wieder frei, welche als Hydratationswärme bezeichnet wird.

**Hydratcellulose:** Produkte aus Cellulose, die die gleiche chem. Zstzg. aufweisen, aber im physikalischen Aufbau verändert wurden. Dazu gehören Quellungsprodukte der Cellulose wie Pergamentpapier u. Vulkanfiber, sowie die regenerierte Cellulose, die aus Lösungen der Cellulose in Tetraammincuprat(II)-Lsg. od. v.a. aus Viskose (Lsg. von Cellulosexanthogenat in Natronlauge) in Form von Spinnfasern, Folien (Zellglas) u.a. wieder ausgefällt wird.

**Hydrate:** Stoffe (kristalline Solvate), die Hydratwasser* (Kristallwasser) als Koordinationswasser* od. Strukturwasser* enthalten; H. können einen stöchiometrischen (vgl. Peritektikum) od. unstöchiometrischen Anteil an Wasser besitzen. Bei stöchiometrischen Hydraten spricht man je nach Anzahl der pro Formeleinheit gebundenen Wassermoleküle von Hemi- (Semi-), Mono-, Sesqui-, Di-, Tri-, Tetra-, Penta-, ...hydraten. **Kovalente H.:** Wasser wird chem. in ein Molekül eingebaut; z.B. Acetalbildung.

**Hydratwasser:** Wasser als Strukturelement des Kristallgitters eines Stoffes; durch die starke Bindung ist eine Entfernung des Hydratwassers nur durch höhere Temp. unter Zerstörung des Kristalls möglich.

**Hydraulische Presse:** Kolbenpresse, die durch Druckwasser od. Drucköl betätigt wird. Mit einem Kolben wird in einem kleinen Zylinder die Flüssigkeit zusammengepreßt u. wirkt dann auf die größere Fläche eines Arbeitskolbens. Der Funktion liegt das Pascal-Gesetz zugrunde, das besagt, daß sich in Flüssigkeiten der Druck nach allen Seiten gleichmäßig fortpflanzt.

**Hydrazide:** (Säurehydrazide, Carbonsäurehydrazide) feste, krist., in Wasser lösl. Verbindungen, die beim Erhitzen von Hydrazinsalzen durch Wasserabspaltung entstehen u. ammoniakalische Silbernitratlsg. reduzieren; s. Isoniazid.

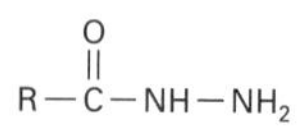

Hydrazide

**Hydrazin:** Diamid; $NH_2$–$NH_2$. D. 1.01. Schmp. 1.4°C. Sdp. 113.5°C. Darst.: durch Oxidation von Ammoniak (z.B. mit Natriumhypochlorit). Farblose, rauchende Flüss. Lösl. in Wasser u. Ethanol. Starkes Reduktionsmittel, bildet mit Säuren Hydrazoniumsalze. Beim Erhitzen explosibel; mit $H_2O_2$ od. flüss. Sauerstoff als Raketentreibstoff benutzt.

**Hydrazingelb:** s. Tartrazin.

**Hydrazinsulfat:** $H_6N_2O_4S$, $M_r$ 130.1. Farblose Kristalle; wenig lösl. in kaltem Wasser, lösl. in Wasser von 50°C, leicht lösl. in siedendem Wasser, prakt. unlösl. in Ethanol. **Anw.:** Reagenz Ph.Eur.3.

**Hydrazone:** Reaktionsprodukte von Hydrazin* od. seinen Substitutionsprodukten (z.B. Phenylhydrazin) mit Aldehyden od. Ketonen, stellen somit Iminoderivate des Hydrazins dar. Allgemeine Formel $R_2C{=}N{-}NH_2$. Mit wäßrigen Säuren werden H. zu Hydrazinen u. Carbonylverbindungen hydrolisiert.

**Hydrazoniumsalze:** s. Hydrazin.

**Hydriatrie:** s. Hydrotherapie.

**Hydride:** Verbindungen, die nur aus Wasserstoff u. einem anderen Element bestehen, z.B. Wasser, Schwefelwasserstoff, Halogenwasserstoffe usw.

**Hydrierung:** *chem.* Anlagerung v. Wasserstoff an org. Verbindungen.

**Hydrinden:** s. Indan.

**Hydrine:** Bez. für α-substituierte Alkohole, z.B. Chlorhydrine*, Cyanohydrine*.

**Hydroacridane:** s. Psychopharmaka.

**Hydroaromatische Verbindungen:** teilweise hydrierte aromatische Verbindungen.

**Hydrocarbonatwässer:** s. Aquae minerales.

**Hydrocarbonsäure:** s. Ameisensäure.

**Hydrocephalus:** (*gr.* ὕδωρ Wasser, κεφαλή Kopf) Wasserkopf.

**Hydrochinin:** Hydrochininum; $C_{20}H_{26}N_2O_2$. Best. der Chinarinde, auch künstl. hergestellt. Farblose Kristalle, leicht lösl. in Ethanol, Ether, Chloroform. Darst.: durch Reduktion des Chinins*. **Anw.:** wie Chinin, gleiche Anw. findet auch das Hydrochininhydrochlorid.

**Hydrochinon:** 1,4-Dihydroxybenzol; $C_6H_4(OH)_2$, $M_r$ 110.1. D. 1.33. Schmp. 172.3°C. Sdp. 285°C. Farblose Nadeln, lösl. in Wasser, leicht lösl. in Ethanol, Ether. H. reduziert Fehling-Lsg. u. alkal. Silbersalzlsg. unter Bildung von 1,4-Benzochinon (s. Chinone). H. kann Clathrate* u. mit 1,4-Benzochinon zusammen einen Komplex, nämlich Chinhydron*, bilden. Wäßrige Lösungen färben sich an Luft bräunlich-rot

(Autoxidation der Phenole). Nat. als Glucosid Arbutin* od. Methylarbutin (in Bärentrauben-, Preiselbeer-, Heidelbeerblättern u.a.). Darst. z.B. durch Reduktion v. Chinon m. Natriumhydrogensulfit. **Anw.:** früher als Antiseptikum u. Antipyretikum; Dos. 0.2 bis 0.5 g; in der Kosmetik zu Depigmentierung der Haut, z.B. bei Sommersprossen (nur auf intakter Haut); als Antioxidans; in d. Photographie als Entwickler, da starkes Reduktionsmittel. **Tox.:** MAK 2 mg/m³, reizt Haut u. Atemwege; wird im Organismus zu 1,4-Benzochinon (Methämoglobinbildner) oxidiert.

**Hydrochlorothiazid** INN: Hydrochlorothiazidum Ph.Eur.3, 6-Chlor-7-sulfamoyl-3,4-dihydro-2H-1,2,4-benzo-thiadiazin-1,1-dioxid, Esidrix®;

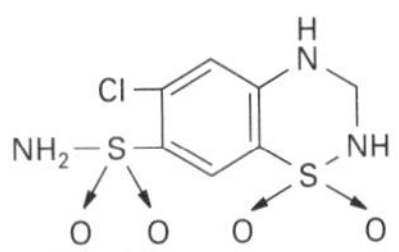

Hydrochlorothiazid

CAS-Nr. 58-93-5; $C_7H_8ClN_3O_4S_2$, $M_r$ 297.75. Weißes, krist. Pulver, prakt. unlösl. in kaltem Wasser, lösl. in heißem Wasser, Ethanol, Aceton, Methanol, verd. Alkalihydroxid-Lösungen. **Anw.:** orales Diuretikum (Saluretikum). HWZ 6 bis 14 h bzw. 13 bis 15 h (Metaboliten).

**Hydrocodon** INN: Dihydrocodeinon, 4,5-Epoxy-3-methoxy-N-methyl-6-oxomorphinan, Dico-

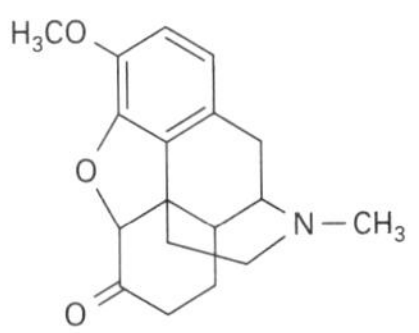

Hydrocodon

did®; CAS-Nr. 125-29-1; $C_{18}H_{21}NO_3$, $M_r$ 299.36. Schmp. 198°C aus Ethanol. Lösl. in Ethanol, verdünnten Säuren; unlösl. in Wasser. p$K_s$ (konjugierte Säure) 8.3 (20°C). **Anw.:** Antitussivum*. **Nebenw.:** Suchtgefahr, Verstopftheit. **Übl. Dos.:** Oral: 2- bis 3mal 0.005 g/d. Parenteral: s.c. 0.01 g. Gebräuchl. sind auch Hydrocodonhydrochlorid u. Hydrocodonhydrogentartrat*.

**Hydrocodonhydrogentartrat:** Hydrocodoni tartras, Dihydrocodeinonum bitartaricum, Dihydrocodeinonhydrogentartrat, Hydrocodeinoni Bitartras, Hydrocodeinonbitartrat, Dicodid®; CAS-Nr. 34195-34-1; $C_{22}H_{27}NO_9 \cdot 2.5\ H_2O$, $M_r$ 494.5. Weißes, krist. Pulver v. bitterem Geschmack, lösl. in ca. 10 T. Wasser, wenig lösl. in Ethanol 90%. $[\alpha]_D^{20°C}$ -87.5 bis -90.5° (c = 5 in Wasser). **Off.:** DAB10, ÖAB90, Ph.Helv.7. **Anw.:** Analgetikum u. hustenstillendes Mittel. MED 0.015 g, MTD 0.05 g. Unterliegt dem Betäubungsmittelgesetz*.

**Hydrocortison** INN: Hydrocortisonum Ph.Eur.3, Cortisol, Compound F, 17-Hydroxycorticosteron, 11β,17α,21-Trihydroxy-4-pregnen-3,20-dion, Alfason®, Ficortril®, Scheroson®, Cordes® H, Schericur®; CAS-Nr. 50-23-7; $C_{21}H_{30}O_5$, $M_r$ 362.5. Schmp. 208-222°C; polymorph. Weißes, geruchloses, krist. Pulver; prakt. unlösl. in Was-

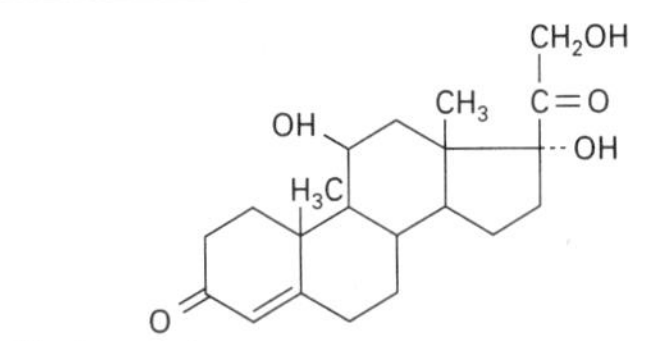

Hydrocortison

ser u. Ether, lösl. in 40 T. Ethanol, in 80 T. Aceton. Natürliches Glucocorticoid, NNR-Hormon (s. Hormone). 1937 erstmals von Reichstein aus NNR-Extrakten isoliert. H. wird leicht aus dem Gastrointestinaltrakt resorbiert; auch gute kutane Resorption. HWZ 1.5 h. **Anw.:** zur Substitutionstherapie bei primärer NNR-Insuffizienz (Morbus Addison), bei chronischer NNR-Insuffizienz; parenterale Anw. in Notfällen wie Status Asthmaticus, allergischen Sofortreaktionen mit Laryngospasmus u. Schock; weiterhin topikale Anw. bei verschiedenen Hauterkrankungen. **Übl. Dos.:** Substitutionstherapie: oral 20 bis 30 mg/d.

**Hydrocortisonacetat:** Hydrocortisoni acetas Ph.Eur.3, Hydrocortisonum acetylatum; CAS-Nr. 50-03-3; $C_{23}H_{32}O_6$, $M_r$ 404.5. Schmp. 220°C unter Zers. Weißes, krist. Pulver, prakt. unlösl. in Wasser, schwer lösl. in Chlorofom, Ethanol. Gebräuchl. ist auch Hydrocortisonbutyrat.

**Hydrocortisonbutyrat:** s. Hydrocortison.

**Hydrocortison-Creme:** s. Cremor Hydrocortisoni.

**Hydrocotyle asiatica:** s. Centella asiatica.

**Hydroflumethiazid** INN: 3,4-Dihydro-6-(trifluormethyl)-2H-1,2,4-benzothiadiazixin-7-sulfon amid 1,1-dioxid, Metforylthiadiazin, Metforyl-

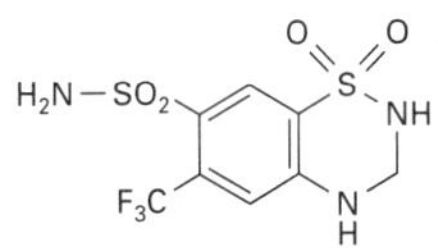

Hydroflumethiazid

thiazidin; CAS-Nr. 135-09-1; $C_8H_8F_3N_3O_4S_2$, $M_r$ 331.29. Schmp. 272-273°C. Wenig lösl. in Wasser: 0.033% bei 25°C; 1:50 in Ethanol; 1:4 in Aceton; prakt. unlösl. in Chloroform, Ether. p$K_s$ 8.5, 10.0 (20°C). **Anw.:** Saluretikum (s.a. Diuretikum), Antihypertonikum, Ödeme. **Übl. Dos.:** Oral: 0.025-0.1 g/d. Nebenw., Wechselw., Kontraind.: s. Bendroflumethiazid.

**Hydrogamie:** s. Bestäubung.

**Hydrogele:** meist streichbare, nichtfettende Zubereitungen mit hohem Wassergehalt (ca. 80-90%) u. Kühleffekt (durch Verdunsten des Wassers). Hergestellt durch begrenzte Quellung von makromolekularen organischen (Stärkekleister, Cellulosederivate, Gelatine, Tragant, Pektin, Alginate u.a.) Substanzen (Hydrokolloide) od. anorganischen Verbindungen (Aerosil®, Bentonit). In Abhängigkeit vom Wassergehalt resultieren unterschiedliche rheologische Eigenschaften. Mit wenig Wasser werden Gallerten mit elastischen Eigenschaften erhalten. Weitere Wasserzugabe führt über Systeme mit plastischer Verformbarkeit (Hydrogelsalben) zu verflüssigten Zuber. (Hydrosole). Neben dem Quellstoff u. Wasser enthalten typische Hydrogelsalben ein Feuchthaltemittel (z.B. Glycerol od. Sorbitol gegen Austrocknung, gleichzeitig als Weichmacher) u. ein Konservierungsmittel (gegen mikrobiellen Befall) u. werden am besten in Tuben abgefüllt; s.a. Gele.

**Hydrogelsalben:** s. Hydrogele.

**Hydrogencarbonate:** Bicarbonate, Saure Carbonate, primäre Carbonate, doppeltkohlensaure Salze, z.B. Natriumhydrogencarbonat, $NaHCO_3$, Calciumhydrogencarbonat, $Ca(HCO_3)_2$; beim Erhitzen gehen die H. unter Abspaltung von $CO_2$ in Carbonate über. Die H. sind mit Ausnahme von Natriumhydrogencarbonat in Wasser leichter lösl. als die Carbonate.

**Hydrogenii peroxidum dilutum:** s. Wasserstoffperoxidlösung, Verdünnte.

**Hydrogenii peroxidum 27 per centum:** s. Wasserstoffperoxid-Lösung 27%.

**Hydrogenii peroxidum 30 per centum:** s. Wasserstoffperoxid-Lösung 30%.

**Hydrogenium, Hydro-:** s. Wasserstoff.

**Hydrogenium hyperoxydatum solutum:** Hydrogenium peroxydatum solutum, s. Wasserstoffperoxid-Lösung 27%, Wasserstoffperoxid-Lösung 30%, Wasserstoffperoxidlösung, Verdünnte.

**Hydrogenium peroxidatum:** Wasserstoffperoxid*, s. Wasserstoffperoxid-Lösung 27%, Wasserstoffperoxid-Lösung 30%, Wasserstoffperoxidlösung, Verdünnte.

**Hydrogenium peroxidatum concentratum:** s. Wasserstoffperoxid-Lösung 30%.

**Hydrogenium sulfuratum:** s. Schwefelwasserstoff.

**Hydrogenium superoxidatum solutum:** Hydrogenium peroxidatum solutum, s. Wasserstoffperoxid-Lösung.

**Hydrogensalze:** „Saure“ Salze, z.B. Natriumhydrogensulfat.

**Hydrogensulfide:** Sulfhydrate; die sauren Salze des Schwefelwasserstoffs, z.B. Kaliumhydrogensulfid.

**Hydrokolloide:** s. Hydrogele.

**Hydrokolloidmatrix-Tabletten:** Hydrokolloid-Retard-Tabletten. Depotarzneiform. Ein Zerkleinern bei der Einnahme ist zu vermeiden. Hergestellt durch Vermischen der Wirkstoffe mit über 25% hydrophilen Quellstoffen (Cellulosederivate, Stärkederivate, Alginate, Galaktomannan, Carbopol®, Gummen, Ethylenglykolmonomethacrylat) u. anschließendes Verpressen. Bei Kontakt mit Wasser (Verdauungssäften) wird anfänglich ein Teil der Wirkstoffe rasch freigesetzt; gleichzeitig wird der Quellstoff aber hydratisiert, geliert beginnend an der Grenzfläche zu Wasser (Ausbildung einer viskosen Gel-Barriere), bis die ganze Matrix durchfeuchtet ist (verklebte, schleimartige Matrix) u. behindert in der Folge die Liberation (Diffusion) der Wirkstoffe. Je nach den Eigenschaften des Schleimstoffes wird dieser langsam von den H.-T. abgelöst od. die Matrix wird in gequollener Form ausgeschieden.

**Hydrolasen:** s. Enzyme.

**Hydrolyse:** *chem.* Spaltung chem. Verbdg. unter Wasseraufnahme u. unter Beteiligung der Moleküle des Wassers am Vorgang u. zwar so, daß ein Spaltungsprodukt das $OH^-$-, das andere das $H^+$-Ion aufnimmt; auch die Bildung von $OH^-$-Ionen in den wäßrigen Lösungen von Salzen schwacher Säuren mit starken Basen od. von $H^+$-Ionen in den Lösungen von Salzen starker Säuren mit schwachen Basen wird als H. bezeichnet (hydrolytische Dissoziation). In der org. Chemie bezeichnet man als H. u.a. die Zerlegung von Estern in Säuren u. Alkohole (Verseifung*), die Spaltung von Cellulose, Stärke, Malzzucker, Rohrzucker, die Zerlegung von Eiweißstoffen usw.

**Hydrolytische Resistenz von Glas:** s. Ampulle.

**Hydromedin®:** s. Etacrynsäure.

**Hydromorphon** INN: Dihydromorphinon, 4,5-Epoxy-3-hydroxy-N-methyl-6-oxomorphinan, 4, 5α-Epoxy-3-hydroxy-17-methyl-6-morphinanon,

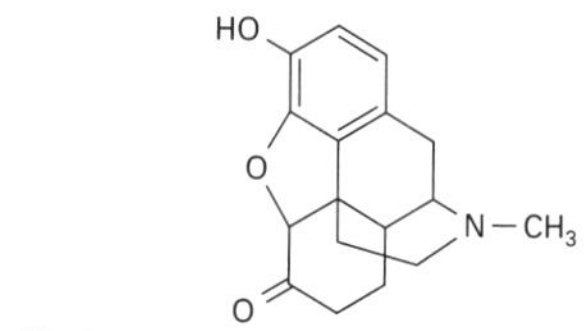

Hydromorphon

Laudacon, Dilaudid®; CAS-Nr. 466-99-9; $C_{17}H_{19}NO_3$, $M_r$ 285.33. Schmp. 266-267°C aus Ethanol. $[\alpha]_D^{25°C}$ -194° (c = 0.98 in Dioxan). Schwer lösl. in Wasser; leicht lösl. in Ethanol; sehr leicht lösl. in Chloroform. **Anw.:** starkes Analgetikum; stärker aber kürzer wirksam als Morphin. HWZ 1.9 bis 2.5 h. **Übl. Dos.:** Oral: 2- bis 3mal 0.0025 g/d. Parenteral: s.c. 2- bis 3mal 0.002 g/d. Rektal: 2- bis 3mal 0.0025 g/d. **Nebenw.:** Abhängigkeit (Morphintyp), Entzugserscheinungen treten früher u. intensiver auf als bei Morphin, weitere Nebenw. wie Morphin.

**Hydromorphonhydrochlorid:** Hydromorphoni hydrochloridum, Dihydromorphinonum hydrochloricum; CAS-Nr. 71-68-1; $C_{17}H_{20}ClNO_3$, $M_r$ 321.8. Weißes, krist. Pulver; leicht lösl. in Wasser, lösl. in ca. 30 T. Ethanol 96%. **Off.:** DAB10, ÖAB90.

**Hydronalium:** Aluminiumlegierung mit 3 bis 12% Magnesium sowie geringen Mengen Mangan, Silicium, Zink, Kupfer, Nickel u.a. Legierung mit hoher Korrosionsbeständigkeit, die durch Eloxieren noch erhöht werden kann, s.a. Aluminium.

**Hydroperoxidasen:** Veraltet f. Peroxidasen*.

**Hydrophil:** *syn.* oxophil; sind Stoffe, die sich entweder in Wasser u. polaren Lösungsmitteln lösen od. gut benetzen lassen (z.B. $CaCO_3$, $BaSO_4$, $TiO_2$). Das Gegenteil der **Hydrophilie** ist die Lipophilie. **Lipophil**, auch als hydrophob, carbophil od. aerophil bezeichnet, ist hingegen ein Stoff, der in vielen organischen Lösungsmitteln u. in Fetten bzw. allgemein in apolaren Medien lösl. od. benetzbar ist u. häufig Luft an der Partikeloberfläche adhäriert (z.B. Talcum, Magnesiumstearat, Ruß, Schwefel, Sulfide).

**Hydrophile Creme:** nach NFA zu verwenden: Unguentum emulsificans aquosum, Nichtionogene hydrophile Creme (NFA) (s. Unguentum emulsificans nonionicum aquosum), Diprosicc®, Doritin®, Ultrasicc® od. Decoderm-Basis®.

**Hydrophile Creme, Nichtionogene:** s. Unguentum emulsificans nonionicum aquosum.

**Hydrophile-Lipophile Balance:** s. HLB-Wert.

**Hydrophile Salbe:** s. Unguentum emulsificans.

**Hydrophile Salbe, Nichtionische:** s. Unguentum hydrophilicum nonionicum.

**Hydrophile Salbe, Wasserhaltige:** s. Unguentum emulsificans aquosum.

**Hydrophile Salbe, Wasserhaltige Nichtionische:** s. Unguentum hydrophilicum nonionicum aquosum.

**Hydrophile Sole:** s. Kolloide.

**Hydrophilie:** s. hydrophil.

**Hydrophob:** Eigenschaftswort zu Hydrophobie*.

**Hydrophobes Basisgel:** s. Mucilago basalis hydrophobica.

**Hydrophobe Sole:** s. Kolloide.

**Hydrophobie:** (*gr.* ὕδωρ Wasser, φόβος Furcht) **1.** Wasserscheu; Furcht, Wasser zu trinken wegen der Erwartung von Schluckkrämpfen, Symptom bei Tollwut; s. Lyssa. **2.** Gegenteil von Hydrophilie, s. hydrophil.

**Hydrophobisierung:** s. Glas, Ampulle.

**Hydrophyten:** Wasserpflanzen; Pflanzen, die ganz od. teilweise unter Wasser leben.

**Hydropiper:** Wasserpfeffer, s. Polygonum hydropiper.

**Hydrops:** Hydropsia, Wassersucht.

**Hydroschweflige Säure:** s. Thioschwefelsäure.

**Hydrosole:** s. Kolloide.

**Hydrostatischer Druck:** Druck im Inneren einer ruhenden Flüss. Ist diese der Schwerkraft nicht unterworfen, herrscht in der Flüss. überall der gleiche hydrostatische Druck.

**Hydrostatische Waage:** Waage zur Bestimmung der Dichte fester Körper, s. Dichte-Bestimmungsmethoden, Dichte.

**Hydrosulfide:** s. Hydrogensulfide.

**Hydrosulfit:** s. Natriumdithionit.

**Hydrotalcit** INN: Dialuminium-hexamagnesium-carbonat-hexadecahydroxid-tetrahydrat, Aluminium-Magnesium-hydroxid-carbonat-hydrat, Hydrotalcit-Tetrahydrat, Talcid®; CAS-Nr. 12304-65-3; $CH_{16}Al_2Mg_6O_{19} \cdot 4\ H_2O$, $Mg_6Al_2(OH)_{16}CO_3 \cdot 4\ H_2O$. Unlösl. in Wasser. **Anw.:** Antazidum. **Übl. Dos.:** Oral: 3- bis 4mal 0.5-1 g/d.

**Hydrotherapie:** Hydriatrie, Wasserheilkunde (Güsse, Bäder, Wickel).

**Hydrotropie:** (*gr.* ὕδωρ Wasser τρόπος Wendung) Fähigkeit, Stoffe in Wasser lösl. zu machen, die an u. für sich in Wasser unlösl. od. sehr schwer lösl. sind (z.B. Eiweiße, Phenole, höhere Alkohole usw.). Die hydrotropen Stoffe heften sich an die wasserunlöslichen Stoffe u. machen sie auf diese Weise wasserlösl., ohne jedoch eine chemische Verbindung mit ihnen einzugehen. Es sind hauptsächl. Alkalisalz-Lösungen gewisser organischer Säuren, die hydrotrop wirken, man nennt sie daher hydrotrope Lösungen. H. spielt in der Technik z.B. bei der Herst. v. Waschmitteln, Netzmitteln (Entspannung des Wassers) u. Emulgatoren sowie bei Extraktionen eine große Rolle. In der physiolog. Chemie sind hydrotrope Stoffe wichtig f. die Resorption, z.B. wirken Gallensäuren hydrotrop, indem sie sich mit Fettsäuren, Cholesterol, Carotinen usw. verknüpfen u. so ihre Resorption ermöglichen bzw. erleichtern; s. Lösungsvermittlung.

**Hydroxamsäuren:** können aus Carbonsäuren od. aus deren Derivaten (z.B. Ester) durch Umsetzung mit Hydroxylamin* gebildet werden. Mit Metall-Ionen ergeben H. fünfgliedrige, cyclische Komplexe. Sie spielen beim Eisenstoffwechsel mancher Organismen eine wichtige Rolle. Da die Komlexe braun bis rot(violett) sind, wenn die Ringbildung mit Eisen(III)-Ionen erfolgt, dient diese photometrisch auswertbare **Hydroxamatreaktion** (Hydroxamsäurereaktion) auch zum quantitativen Nachw. von Carbonsäuren od. Estern. Mit Hilfe der Lossen-Umlagerung* können Hydroxamsäuren in Isocyanate (u. in weiterer Folge zu Aminen) überführt werden.

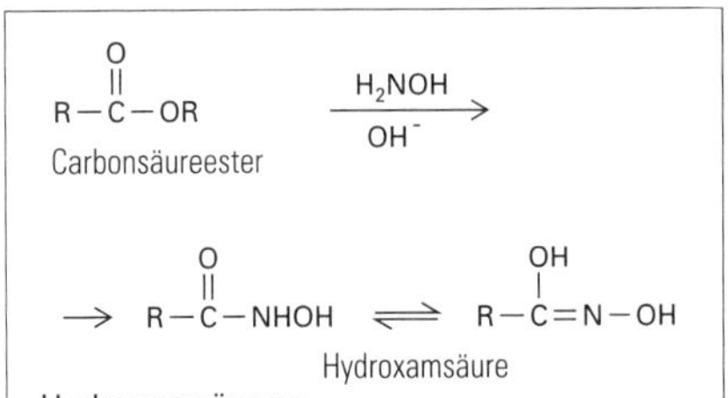


Hydroxamsäuren: Hydroxamsäurereaktion und tautomere Formen von Hydroxamsäuren

**Hydroxamsäurereaktion:** s. Hydroxamsäuren.

**Hydroxide:** im weiteren Sinne Verbindungen eines Elementes mit einer od. mehreren OH-(Hydroxid-) Gruppen, z.B. K-OH, $Ba(OH)_2$, $Al(OH)_3$. Die H. der Metalle bilden meist Basen, die H. der Nichtmetalle Säuren, z.B. Borsäure. Einige H. haben amphoteren Charakter, z.B. Aluminiumhydroxid. (In der Regel werden nur die basischen u. amphoteren Metallhydroxide als H. bezeichnet).

**Hydroxocobalamin** INN: α-(5,6-Dimethylbenzimidazolyl)-hydroxocobamid, Vitamin $B_{12a}$; CAS-Nr. 13422;-51-0; $C_{62}H_{89}CoN_{13}O_{15}P$, $M_r$ 1346.41. **Anw.:** Vitamin-$B_{12}$-Hypovitaminose; s. Vitamine. **Übl. Dos.:** Parenteral: Vitamin $B_{12}$-Mangel: i.m. 5mal 1 mg mit Intervallen von 2 bis 3 Tagen; Erhaltungsdos.: 1 mg alle 2 Monate. Parenteral: akute u. chronische Neuritiden: i.m., i.v. 1mal 0.001 g alle 2-4 d.

**Hydroxocobalaminacetat:** Hydroxocobalamini acetas Ph.Eur.3; $C_{64}H_{93}CoN_{13}O_{17}P$, $M_r$ 1406. Dunkelrotes, krist. Pulver. Sehr hygr., zersetzt sich teilweise beim Trocknen. Lösl. in Wasser.

**Hydroxocobalaminhydrochlorid:** Hydroxocobalamini chloridum Ph.Eur.3; $C_{62}H_{90}ClCoN_{13}O_{15}P$, $M_r$ 1383. Aussehen u. Eigenschaften siehe Acetat.

**Hydroxocobalaminsulfat:** Hydroxocobalamini sulfas Ph.Eur.3; $C_{124}H_{180}Co_2N_{26}O_{34}P_2S$, $M_r$ 2791. Aussehen u. Eigenschaften siehe Acetat.

**Hydroxy-:** die 1wertige Gruppe -OH (vgl. Hydroxylgruppe); s.a. Hydroxyl.... .

**Hydroxyanthracenderivate:** s. Anthraglykoside.

**Hydroxyanthrachinone:** s. Anthrachinone.

**Hydroxyanthraglykoside:** s. Anthraglykoside.

**Hydroxyanthrone:** s. Anthraglykoside.

**o-Hydroxybenzamid:** s. Salicylamid.

**p-Hydroxybenzoesäurebutylester:** Butylis parahydroxybenzoas Ph.Eur.3, Butyl-4-hydroxybenzoat, Butylium p-oxybenzoicum, Butylparaben, 4-Hydroxybenzoesäurebutylester; CAS-Nr. 94-26-8; $C_{11}H_{14}O_3$, $M_r$ 194.2. Schmp. 68-71°C. Weißes, krist., geruch- u. geschmackloses Pulver; sehr schwer lösl. in Wasser (ca. 1:6500), leicht lösl. in Ethanol, Aceton, Ether. **Anw.:** zur Konservierung*.

**p-Hydroxybenzoesäureethylester:** Ethylis parahydroxybenzoas Ph.Eur.3, Ethyl-4-hydroxybenzoat, Aethylium p-oxybenzoicum, Ethylparaben, 4-Hydroxybenzoesäureethylester, Nipagin A®; CAS-Nr. 120-47-8; $C_9H_{10}O_3$, $M_r$ 166.2. Schmp. 115-118°C. Weißes, krist., geruch- u. geschmackloses Pulver; sehr schwer lösl. in Wasser (ca. 1.5:1000), leicht lösl. in Ethanol, Aceton, Ether. **Anw.:** zur Konservierung (0.05 bis 0.1%). Nipakombin® ist ein Gem. von Natrium-Verbindungen des Ethyl- (60%) u. Propyl- (40%) Esters. Zur Konservierung* (0.05 bis 0.1%).

**p-Hydroxybenzoesäuremethylester:** Methyl-4-hydroxybenzoat, Methylis parahydroxybenzoas Ph.Eur.3, Methylium para-oxybenzoicum, 4-Hydroxybenzoesäuremethylester, Methyl-

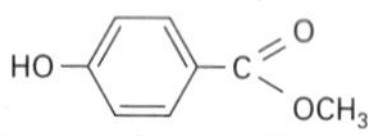

p-Hydroxybenzoesäuremethylester

paraben, Nipagin M®; CAS-Nr. 99-76-3; $C_8H_8O_3$, $M_r$ 152.2. Schmp. 125-128°C. Weißes, krist. Pulver, schwach brennender Geschmack, leicht anästhesierend; leicht lösl. in Ethanol, Ether, Aceton, lösl. in Chloroform, in 500 T. Wasser von 20°C, 16 T. Wasser von 100°C, sehr schwer lösl. in Petrolether, lösl. in Alkalilaugen unter Salzbildung, lösl. in 50 T. Erdnußöl. **Anw.:** zur Konservierung* (fungistatisch, weniger wirksam gegenüber Bakterien) in 0.1 bis 0.3%iger Konz. Nicht geeignet f. parenterale u. ophthalmologische Zuber. In pharmazeutischen Zubereitungen häufig im Gem. mit dem Propylester (z.B. 7 T. Nipagin u. 3 T. Nipasol); auch ein Zusatz von Propylenglykol begünstigt die Wirksamkeit. Wirkungsminderung durch Tenside, Makromoleküle (bes. Polyethylenglykole), Alkalien, Eisensalze. Allergisierende Wirk. möglich. Wirkungsoptimum im Sauren. Gebräuchl. ist auch p-Hydroxybenzoesäuremethylester-Natrium (**Off.:** DAC86).

**Hydroxybenzoesäuren:** s. Phenolcarbonsäuren.

**p-Hydroxybenzoesäurepropylester:** Propyl-4-hydroxybenzoat, Propylis parahydroxybenzoas Ph.Eur.3, Propylium para-oxybenzoicum, Propyl-

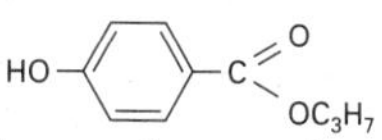

p-Hydroxybenzoesäurepropylester

paraben, Nipasol M®; CAS-Nr. 94-13-3; $C_{10}H_{12}O_3$, $M_r$ 180.2. Schmp. 96-99°C. Weißes, krist., sehr schwach bitter schmeckendes Pulver, sehr leicht lösl. in Ethanol, Ether, Aceton, lösl. in Chloroform, ca. 2500 T. Wasser von 20°C, ca. 120 T. Wasser v. 100°C, sehr schwer lösl. in Petrolether, lösl. in Alkalilaugen unter Salzbildung. **Anw.:** zur Konservierung* (fungistatisch) in 0.05- bis 0.2%iger Konz. Inkomp.: s. p-Hydroxybenzoesäuremethylester. Gebräuchl. ist auch p-Hydroxybenzoesäurepropyl-Natrium (**Off.:** DAC86).

**4-Hydroxybenzylisothiocyanat:** p-Hydroxybenzylsenföl; s. Glucosinolate, Sinalbin.

**p-Hydroxybenzylsenföl:** 4-Hydroxybenzylisothiocyanat; s. Glucosinolate, Sinalbin.

**β-Hydroxybuttersäure:** 3-Hydroxybuttersäure, 3-Oxybuttersäure; $CH_3$–CHOH–$CH_2$–COOH. Bestandteil des Harns bei schwerem Diabetes mellitus; sog. Ketonkörper (s. Ketonurie). Nachw. z.B. durch Messung der spezifischen Drehung des vergorenen Harns (die Säure ist linksdrehend).

**γ-Hydroxybuttersäure:** 4-Hydroxybuttersäure; $HOCH_2$–$CH_2$–$CH_2$–COOH. Farblose Flüss. **Anw.** u. **Wirk.:** analgetisch u. druckstabilisierend. Das Natriumsalz (Natriumoxybutyrat, Gamma-Hydroxbutyrat) wird auch als intravenöses Anästhetikum u. mißbräuchl. (oral) als Sucht- u. Rauschgift verwendet.

**Hydroxycarbamid** INN: Hydroxyurea, Hydroxyharnstoff, Litalir®; CAS-Nr. 127-07-1; $H_2N$–CO–NH–OH; $CH_4N_2O_2$, $M_r$ 76.06. Schmp. 133-136°C aus Ethanol. Leicht lösl. in Wasser u. heißem Ethanol; schwer lösl. in kaltem Ethanol. **Wirk.:** hemmt die Ribonucleosiddiphosphatreductase. **Anw.:** Zytostatikum, bei diversen Karzinomen. HWZ 3 bis 4 h. **Übl. Dos.:** Oral: 1mal 20-30 mg/kg KG/d od. 1mal 80 mg/kg KG/3 d.

**8-Hydroxychinolin:** 8-Oxychinolin, Oxin, Chinolin-8-ol, 8-Chinolinol; CAS-Nr. 148-24-3; $C_9H_7NO$, $M_r$ 145.15. Schmp. 76°C. Sdp. 267°C.

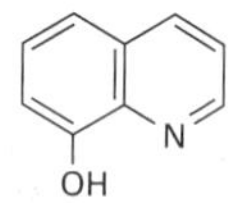

8-Hydroxychinolin

Farblose Kristallnadeln. Leicht lösl. in Ethanol, Aceton, Chloroform, Benzol, Essigsäure, Alkalien, wenig lösl. in Wasser u. Ether, gibt mit Metall-Ionen Komplexsalze. **Anw.: 1.** Desinfektionsmittel (s. 8-H.-sulfat u. 8-H.-sulfat-Kaliumsulfat); **2.** zum Nachw. u. zur quantitativen Bestimmung zahlreicher Elemente, bes. von Aluminium, Magnesium sowie von Molybdän, Cadmium, Titan, Kupfer, Bismut, Eisen, Zink. Die gebildeten Komplexe können gravimetrisch od. bromometrisch bestimmt werden.

**8-Hydroxychinolinsulfat:** Oxychinolinsulfat, Oxychinolini sulfas, Chinolinoli sulfas, 8-Chinolinolsulfat-Monohydrat, Bis(8-hydroxychinolin)-sulfat-hydrat; $C_{18}H_{16}N_2O_6S \cdot H_2O$, $M_r$ 406.4. Kräftig gelbes Pulver; leicht lösl. in Wasser, wenig lösl. in Glycerol, schwer lösl. in Ethanol u. Chloroform, prakt. unlösl. in Ether. **Off.:** Ph.Helv.7. **Anw.:** Desinfektionsmittel.

**8-Hydroxychinolinsulfat-Kaliumsulfat:** Hydroxychinolinium Kalium sulfuricum, Kalii hydroxychinolinii sulfas, Kaliumhydroxychinolinsulfat, Chinolinolsulfat-Kaliumsulfat, Chinolinoli et kalii sulfas, Chinosol; ein äquimolares Gem. (Molekülverbindung) von 8-Hydroxychinolinsulfat*, $(C_9H_7NO)_2 \cdot H_2SO_4 \cdot H_2O$ ($M_r$ 406.4, nach ÖAB90 ohne Kristallwasser) u. Kaliumsulfat, $K_2SO_4$ ($M_r$ 174.3). Enthält mind. 50.0 u. max. 53.0% 8-Hydroxychinolin*. **Off.:** DAB9, ÖAB90. Gelbes, krist. Pulver, eigenartiger Geruch. Lösl. in 2 T. Wasser, teilweise lösl. in Ethanol, unlösl. in Ether. Inkomp.: Schwermetall- u. Erdalkali-Ionen (Bildung schwer löslicher Oxinate), alkal. reagierende u. oxidierende Stoffe, Iod, Iodide, Quecksilber(II)-chlorid, kolloide Silberlösungen. **Anw.:** als Desinfektions- u. Gurgelmittel (bakteriostat. Wirk. noch in Lösung 1:2000), als Antimykotikum; gegen sekundäre Infektionen bei Ekzemen (0.1% zur Hautdesinfektion, 0.5 bis 1% in Hautsalben u. -pudern); als Konservierungsmittel in Augentropfen (0.05%); als Fungizid im Weinbau.

**Hydroxychloroquin** INN: 2-{N-[4-(7-Chlor-4-chinolylamino)-4-methylbutyl]ethylamino}ethanol, Quensyl®; 7-Chlor-4-[4-(N-ethyl-N-2-hydroxyethylamino)-1-methylbutylamino]chinolin; CAS-Nr. 118-42-3; $C_{18}H_{26}ClN_3O$, $M_r$ 335.87. Schmp. 89-91°C aus Ethylenchlorid. $pK_s$ 5.0, 9.9 (20°C). **Anw.:** (rheumatoide) Arthritis, Lambliasis, Lupus erythematodes; als Antimalariamittel* wie Chloroquin*. HWZ 52 h. **Übl. Dos.:** Oral: Initialdos.: 3mal 0.2 g/d, Erhaltungsdos.: 2mal 0.2 g/d. Gebräuchl. ist Hydroxychloroquinsulfat.

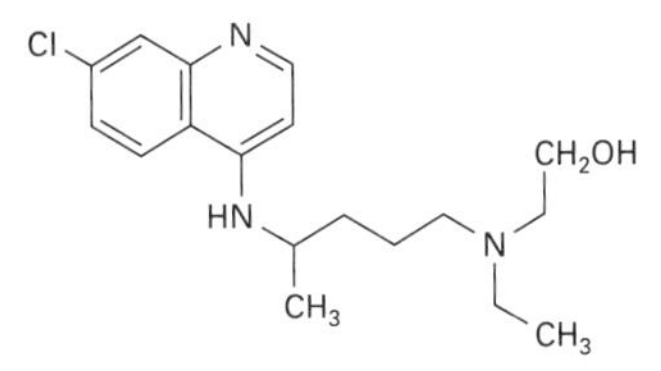

Hydroxychloroquin

**Hydroxycolecalciferol:** s. Alfacalcidol, Calcitriol.

**3-β-Hydroxycompactin:** s. Pravastatin.

**17-Hydroxycorticosteron:** Hydrocortison*, Cortisol, s. Hormone.

**Hydroxycumarine:** s. Cumarine; **4-Hydroxycumarine:** s.a. Antikoagulantien.

**Hydroxydianthrone:** s. Anthraglykoside.

**Hydroxydihydrocodeinonum hydrochloricum:** s. Oxycodonhydrochlorid.

**6-Hydroxydopamin:** $C_8H_{11}NO_3$, $M_r$ 169.2. Farblose, instabile Substanz, bei 5°C im Exsiccator zu lagern. Sehr toxisch, führt nach spezifischer Aufnahme in noradrenerge u. dopaminerge Neuronen sowie durch nichtenzymatische Oxidation zu p-Chinonen zu einer Degeneration dieser Neuronen (chemische Sympathektomie).

**Hydroxy-eicosatetraensäuren:** HETE, s. Eicosanoide.

**p-Hydroxyephedrin:** s. Oxilofrin.

**Hydroxyethylamin:** s. Ethanolamin.

**Hydroxyethylcellulose:** Hydroxyethylcellulosum Ph.Eur.3, Hydroxyaethylcellulosum, Celluloseglykolether, Ethoxose®, HEC; CAS-Nr. 9004-62-0. Partiell hydroxyethylierte Cellulose. Eigenschaften im wesentlichen abhängig vom mittleren Substitutionsgrad* u. der Kettenlänge des Moleküls. Hergestellt durch Veretherung der Cellulose mit Ethylenoxid. Nach dem Quellen in Wasser (auch oberhalb 50°C) entsteht langsam ein Gel bzw. beim weiteren Verdünnen eine kolloide Lösung. Prakt. unlösl. in Aceton, Ethanol (wasserfrei), Ether u. Toluol. Im Handel sind verschieden viskose Sorten. Konservierte Lösungen sind haltbar. Sehr gute Verträglichkeit gegenüber Elektrolyten. Inkomp.: s. Ethylhydroxyethylcellulose.

**Hydroxyethylcellulosegel:** Hydroxyethylcellulosi mucilago, s. Mucilago Hydroxyethylcellulosi.

**Hydroxyethylmethylcellulose:** s. Methylhydroxyethylcellulose.

**Hydroxyethylsalicylat:** Hydroxyethylis salicylas, (2-Hydroxyethyl)-2-hydroxybenzoat, Glykolsalicylat, Ethylenglykolsalicylat, 2-Hydroxybenzoesäure-2-hydroxyethylester, Norgesic®, Phlogont®; $C_9H_{10}O_4$, $M_r$ 182.2. Fast farblose, geruchlose Flüss. **Off.:** DAB10. **Anw.:** Rubefaziens, hyperämisierendes Mittel.

**Hydroxyethylstärke:** zur Herst. v. Plasmaexpandern, s. Blutersatz. Durch Hydroxyethylierung von (hochverzweigten) Amylopectin wird der (ansonsten schnelle) enzymatische Abbau durch die im Serum vorhandene α-Amylase verzögert.

**Hydroxyethyltheophyllin:** s. Etofyllin.

**Hydroxyharnstoff:** s. Hydroxycarbamid.

**5-Hydroxyindol:** 5-Indolol; $C_8N_7NO$, $M_r$ 133.13. Schmp. 105-107°C. Farblose Kristalle. Grundgerüst biol. wichtiger Substanzen wie Serotonin* u. Melatonin*.

**Hydroxylamin:** Oxyammoniak; $NH_2OH$, $M_r$ 33.03. D. 1.204. Schmp. 33°C unter Zers. Sdp. 56.5°C (2.9 kPa). Farblose, hygr. Kristalle, sehr leicht lösl. in Wasser u. Ethanol, sehr schwer lösl. in Ether, Chloroform, Benzin; explosiv.

**Hydroxylaminhydrochlorid:** Hydroxylaminum hydrochloricum; $[NH_3–OH]^+Cl^-$, $M_r$ 69.5. D. 1.67. Schmp. 151°C. Farblose Kristalle, leicht lösl. in Wasser, lösl. in Ethanol u. Glycerol. Sehr giftig. **Anw.** med.: früher bei Hautleiden; techn.: als Reduktionsmittel, Entwickler, Antioxidans; als Reagenz Ph.Eur.3 zum Nachw. von Estern, zur oximtitrimetrischen Bestimmung (Oximtitration, s.a. Oxime) von Verbindungen mit C=O-Gruppen, z.B. in äther. Ölen (s. Olea aetherea).

**Hydroxylapatit:** Basisches Calciumphosphat; $\{Ca[Ca_3(PO_4)_2]_3\}^{2+} \cdot 2H_2O$. Komplex aus Calcium-Ionen u. Calciumphosphaten; mineralischer Hauptbestandteil des Knochengewebes der Wirbeltiere, mit hexagonalem Kristallgitter; Hauptbestandteil des Zahnschmelzes; es wird von epithelialen Schmelzbildnern gebildet; säurelöslich.

**Hydroxylgruppe:** die OH-Gruppe in org. Verbindungen, die im Verbindungsnamen (richtig) mit „Hydroxy" (früher „Oxy") bezeichnet wird, z.B. Hydroxychinolin*.

**Hydroxylzahl:** Abk. OHZ od. HZ; gibt nach Ph.Eur.3 an, wieviel Milligramm Kaliumhydroxid der von einem Gramm Substanz bei der Acetylierung* gebundenen Essigsäure äquivalent sind. Als zweite Methode sieht die Ph.Eur.3 nach Acylierung mit Propionsäureanhydrid auch eine Titration (mit Anilin) in nichtwäßrigen Medien vor. Die Hydroxylzahl dient zur Charakterisierung von Stoffen mit OH-Gruppen (z.B. von Fetten, Ölen, Lösungsmitteln usw.).

**o-Hydroxymethylbenzoesäurelacton:** s. Phthalide.

**ω-Hydroxymethylfurfural:** s. Invertzucker.

**β-Hydroxy-β-methylglutaryl-Coenzym-A-Reduktase:** s. HMG-CoA-Reduktase.

**Hydroxymethylnicotinamid:** N-(Hydroxy-methyl)-3-pyridincarboxamid, Bilamid-Cilag®; CAS-Nr. 3569-99-1; $C_7H_8N_2O_2$, $M_r$ 152.15. Schmp. 141-142°C. Leicht lösl. in heißem Ethanol u. Wasser. **Anw.:** Cholagogum.

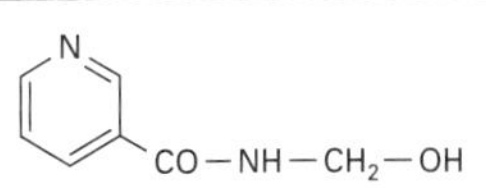

Hydroxymethylnicotinamid

**4-Hydroxymethylprolin:** s. Prolin.

**Hydroxynervonsäure:** 2-Hydroxy-15-tetracosensäure; $C_{24}H_{46}O_3$. Eine hydroxylierte, ungesättigte Fettsäure; Best. der Cerebroside (s. Glykolipide).

**Hydroxyphenylbutazon:** s. Oxyphenbutazon.

**2-Hydroxypiperiton:** s. Diosphenol.

**Hydroxyprogesteron** INN: Oxiprogesteronum; CAS-Nr. 68-96-2; $C_{21}H_{30}O_3$, $M_r$ 330.45. Schmp. 222-223°C bei raschem Erhitzen, 276°C bei langsamem Erhitzen. $[\alpha]_D^{17°C}$ +105.6° (c = 1.0417 in Chloroform). **Anw.:** Gestagen*-Therapie. **Übl. Dos.:** 250 bis 500 mg i.m./Woche. Gebräuchl. sind auch Hydroxyprogesteronacetat, Hydroxyprogesteronenantat u. Hydroxyprogesteroncaproat.

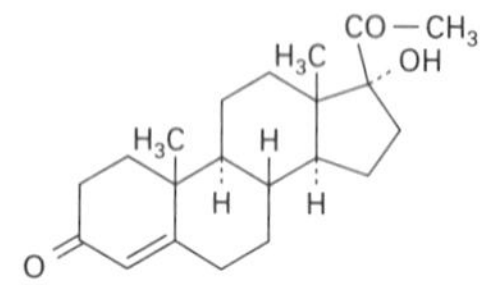
Hydroxyprogesteron

**Hydroxyprogesteroncaproat** INN: Hydroxyprogesteroni caproas INN, 3,20-Dioxo-4-pregnen-17α-yl hexanoat, Proluton®; CAS-Nr. 630-56-8; $C_{27}H_{40}O_4$, $M_r$ 428.59. Schmp. 119-121°C aus Isopropylether od. Methanol. $[\alpha]_D^{20°C}$ +61° (c = 1 in Chloroform). Lösl. in Sesamöl 25-29 mg/mL, in Levulinsäurebutylester 350-400 mg/mL; unlösl. in Wasser, lösl. in Ethanol 1:10, in Chloroform 1:0.4, in Ether 1:10. **Anw.:** Gestagen*-Therapie. **Übl. Dos.:** Parenteral: i.m. 1mal 0.25 g/7d; Abortus imminens: 1mal 0.5 g/d bis zum Blutungsstillstand; s.a. Hydroxyprogesteron*.

**Hydroxyprolin:** Abk. Hyp; **4-Hydroxy-L-prolin**, 4-Hydroxypyrrolidin-2-carbonsäure, Oxyprolin, Oxypyrrolidincarbonsäure. Schmp. 270°C. Wichtige Eiweißaminosäure, mit 2 asymmetr. C-Atomen, nat. Form linksdrehend. Nat. bes. reichlich im Kollagen*, danneben (in geringer Menge) **3-Hydroxy-L-prolin.**

**4-Hydroxypropiophenon:** $C_2H_5$–CO–$C_6H_4$–OH, $M_r$ 150.17. Schmp. 149°C. Farblose Kristalle, schwer lösl. in Wasser, lösl. in Ethanol u. Ether. Wirksam bei Hyperthyreose.

**Hydroxypropylcellulose:** Hydroxypropylcellulosum Ph.Eur.3, Hyprolose, Klucel®, HPC; CAS-Nr. 9004-64-2. Partiell hydroxypropylierte Cellulose, hergestellt aus Alkalicellulose u. Propylenoxid; mit max. 0.6% Siliciumdioxid. Weißes, hygr. Pulver. Lösl. in Wasser unter 40°C, Ethanol, Propylenglykol, Methanol, Chloroform u. Essigsäure 98% unter Bildung einer kolloidalen Lösung; schwer lösl. in Aceton u. Toluol, prakt. unlösl. in heißem Wasser, in aliphat. Kohlenwasserstoffen, Glycerol, Ölen; lösl. aber in heißen Schmelzen von Polyethylenglykolen, Glyceriden; lösl. in Magen- bzw. Darmsaft. Thermoplastisch. Verschiedene Viskositätstypen erhältlich. Die wäßrige Lösung ist oberflächenaktiv. Inkomp.: hohe Konz. an Elektrolyten (Aussalzen); erhöhte Viskosität in Kombination mit Carboxymethylcellulose* u. Na-Alginat, erniedrigte in Kombination mit Methylcellulose*. Wäßrige Lösungen sind hydrolyseempfindl. **Anw.:** Bei der Granulierung als Bindemittel (2 bis 4%). Als Filmbildner bei der Dragierung (5%ige Lsg. in $CH_2Cl_2$ od. Isopropanol); Filme mit nur geringer Feuchte- u. Gasdurchlässigkeit, auch ohne Weichmacher flexibel. Verdickungsmittel in halbfesten Zuber. Zur Viskositätserhöhung in wäßrigen Augentropfen. Geeignet f. die Mikroverkapselung, Kapselherstellung durch Spritzgußverfahren (s. Spritzgießen).

**Hydroxypropylmethylcellulose:** Methylhydroxypropylcellulosum Ph.Eur.3, Hydroxypropyl Methylcellulose USP, Hypromellose, Methocel® HG, Methofas® P, Viscontran® PL, HPMC; CAS-Nr. 9004-65-3; $M_r$ 10 000 bis 150 000. Gemischter, nichtionogener Ether der Cellulose mit 19 bis 30% Methoxylgruppen u. 3 bis 12% Hydroxypropylgruppen. Hergestellt durch Einwirken von Methylchlorid u. Propylenoxid auf Alkalicellulose. Weißes, fasriges od. körniges Pulver; kolloidal lösl. in Wasser bis 60°C (Lösungen klarer als die mit Methylcellulose, weniger ungelöste Fasern), in binären u. ternären Gemischen (Ethanol, halogenierte Kohlenwasserstoffe, Ketone), geeignet f. den wasserfreien Auftrag einer wasserlöslichen Überzugsschicht bei feuchtigkeitsempfindlichen Komprimaten; unlösl. in Wasser über 60°C (je höher der Gehalt an Methoxyl umso tiefer die Geliertemperatur), unlösl. in Aceton, Ethanol, Chloroform, Ether u. Toluol. Verschiedene Viskositätstypen sind erhältlich (3 bis 30 000 mPa·s, bezogen auf eine 2%ige wäßrige Lsg.). Wäßrige Lösungen sind empfindl. gegenüber höheren Elektrolytkonzentrationen. **Anw.:** als Bindemittel f. die Tablettierung; f. die Filmdragierung (auch ohne Weichmacher); Verdickungsmittel in Augentropfen; Emulgierhilfs-, Suspendier- u. Stabilisiermittel in Gelen, Salben; Klebstoff in Gipsverbänden. Herst. einer wäßrigen Lsg. s. Methylcellulose.

**Hydroxypropylmethylcellulosephthalat:** Methylhydroxypropylcellulosi phthalas Ph.Eur.3, Hydroxypropylmethylcellulosi phthalas, Methylhydroxypropylphthalylcellulosum, HPMCP. Anionisches Cellulosederivat, hergestellt durch Veresterung von Hydroxypropylmethylcellulose mit Phthalsäureanhydrid, nach Ph.Eur.3 20.0 bis 35.0% Phthalylgruppen enthalten. Lösl. in Aceton/Ethanol-, Aceton/Methanol-, Methanol/Dichlormethan-Gemischen (Verhältnis 1:1), in Pufferlösungen mit pH über 5; prakt. unlösl. in Wasser u. wasserfreiem Ethanol. Durch gezielte Veränderung der Mengenverhältnisse der Substituenten werden verschiedene Typen von Filmbildnern erhalten, die sich bei unterschiedlichen pH-Werten lösen (z.B.: Sorte HP 45, HP 50 u. HP 55). **Anw.:** als magensaftresistenter, dünndarmlöslicher Lacküberzug. Meist kein Weichmacherzusatz erforderlich. Verwendet wird eine 6- bis 8.5%ige Lsg. in den oben angeführten Lösungsmittelgemischen. Vorteilhafter beim Auftragen u. in der Anwendung als Celluloseacetatphthalat*. Auch als Bindemittel f. die Granulierung.

**Hydroxypropyltheophyllin:** s. Proxyphyllin.

**6-Hydroxypurin:** s. Hypoxanthin.

**Hydroxysäuren:** früher auch als Oxysäuren bezeichnete, organische Säuren, die außer der Carboxylgruppe COOH auch die Hydroxygruppe -OH enthalten, z.B. $CH_3CH(OH)COOH$, Milchsäure. Je nach der Anzahl der OH-Gruppen unterscheidet man Mono-, Di- u. Polyhydroxysäuren u. nach der Stellung der OH-Gruppe zur COOH-Gruppe α-, β-, γ-Hydroxysäuren.

**5-Hydroxysalicylsäure:** s. Gentisinsäure.

**Hydroxysalze:** veraltete Bez. f. basische Salze, z.B. Aluminiumhydroxysulfat ($Al(OH)SO_4$, basisches Aluminiumsulfat); der gültige Name ist Aluminiumhydroxidsulfat.

**β-Hydroxysenföle:** s. Glucosinolate.

**Hydroxytetracyclin(um):** s. Oxytetracyclin.

**1-Hydroxytriacontan:** s. Myricylalkohol.

**2-Hydroxytriethylamin:** s. 2-Diethylaminoethanol.

**5-Hydroxytryptamin:** 5-HT, Serotonin*; **5-HT-Antagonisten:** s. Serotoninantagonisten.

**5-Hydroxytryptophan:** 5-HTP, Oxitriptan*.

**Hydroxyzimtsäure(n):** Phenolcarbonsäuren*, s. o- bzw. p-Cumarsäure.

**Hydroxyzin** INN: 1-p-Chlorbenzhydryl-4[2-(2-hydroxyethoxy)-ethyl]-diethylen-diamin; $C_{21}H_{27}ClN_2O_2$, $M_r$ 374.92.

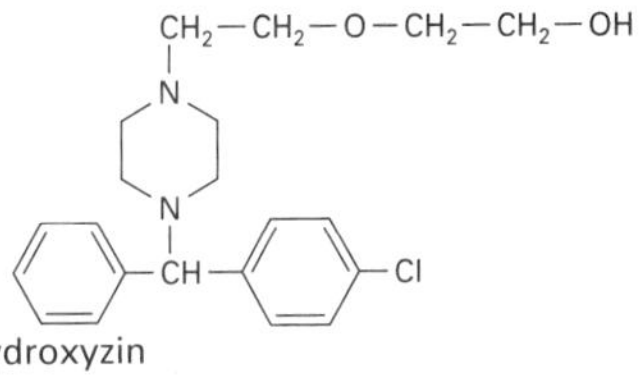

Hydroxyzin

**Hydroxyzinhydrochlorid:** Hydroxyzini hydrochloridum Ph.Eur.3, Atarax®, Masmoran®; $C_{21}H_{29}Cl_3N_2O_2$, $M_r$ 447.8. Schmp. ca. 200°C (Zers.). Weißes, krist., hygr. Pulver. Leicht lösl. in Wasser. **Anw.:** Sedativum, Tranquilizer, Antiemetikum. HWZ 7 bis 20 h.

**Hydrozele:** Ansammlung von wäßriger Flüssigkeit, z.B. in der Scheidenhaut des Hodens (Hydrocele testis) od. des Samenstrangs (Hydrocele funiculi spermatici).

**Hydrozyklon:** Zentrifugalabscheider zum Trennen, Eindicken u. Entwässern festflüssiger Mischphasen. Im Gegensatz zur Zentrifuge besitzt der Hydrozyklon keine rotierenden Teile. Bei ihm läßt man die Suspension unter Druck tangential einströmen. Im Inneren entsteht so ein radiales Strömungsfeld, in dem die Festteilchen nach unten gerissen werden, während die klare Flüssigkeit oben durch ein Überlaufrohr abfließt.

**Hygiene:** (*gr.* ὑγιεινός gesund, heilsam) alle Maßnahmen, die der Gesunderhaltung des Einzelmenschen bzw. ganzer Völker dienen.

**Hygrin:** einfaches Pyrrolidinalkaloid, **Strukturformel** s. Cuskhygrin.

**Hygrometer:** Hygroskop; Gerät zur Bestimmung des Wassergehaltes der Luft; man unterscheidet je nach Art der Meßmethode **verschiedene Typen: thermometrische H.** (1.-3.) u. **hygroskopische H.** (4.-6.). **1. Taupunktmessung:** Luft wird so weit abgekühlt, bis der Sättigungsdampfdruck des Wassers erreicht ist u. sich der Tau auf einem Spiegel niederschlägt. Diese Temp. (s.a. Taupunkt) ist in absolutes Maß f. die Luftfeuchtigkeit, die bei der Ausgangstemperatur herrschte. Der Beschlag kann visuell bestimmt od. photoelektrisch abgetastet werden. **2. Psychrometrie:** Luft wird an einem mit Wasser benetzten Thermometer vorbeigeleitet, wobei sich die Meßoberfläche je nach Feuchtigkeitsgehalt der Luft abkühlt. Die Temperaturdifferenz wird *psychrometrische Differenz* genannt; sie ist bei feuchter größer als bei trockener Luft. Die Ausgangstemperatur wird mit einem nicht befeuchteten Thermometer bestimmt. **3. Lithiumchlorid-Taupunktmessung:** LiCl nimmt bei feuchter Luft Wasser auf, verflüssigt sich (über 20% relativer Luftfeuchtigkeit*) u. wird dadurch elektrisch leitend; die Leitfähigkeit u. so auch die bei einer konstanten Spannung fließende Stromstärke hängen von der Luftfeuchtigkeit ab. Gemessen wird die durch den Stromfluß bewirkte Temperaturerhöhung. **4. Haarhygrometer:** beruhen auf der Längenänderung von Haaren od. synthetischen Fasern in feuchter Luft; müssen von Zeit zu Zeit regeneriert (Einwickeln in ein feuchtes Tuch) u. neu geeicht werden (gesättigte Salzlösungen, s.a. Hygrostat). **5. Farbindikatoren:** Substanzen, die ab einem gewissen Wassergehalt ihre Farbe ändern, meist Cobaltsalze; sehr ungenau. **6. Elektrische H.** nützen die Änderung des Stromwiderstandes bei Feuchtigkeit aus.

**Hygroskopisch:** wasseranziehend.

**Hygroskopischer Punkt:** Hygroskopische Grenzfeuchtigkeit; diejenige relative Luftfeuchtigkeit* (%), die im Gleichgewicht mit einer gesättigten Lsg. des betreffenden Stoffes steht. Erhöht man die relative Luftfeuchtigkeit über den H. Punkt, kommt es zur Verflüssigung der Substanz.

**Hygroskopizität:** die Eigenschaft von Stoffen, Wasserdampf aus der Luft anzuziehen. Dazu gehören viele wasserfreie Salze, wie Calciumchlorid* $CaCl_2$ od. Magnesiumchlorid* $MgCl_2$, ferner konz. Schwefelsäure* $H_2SO_4$ u. die Alkalimetallhydroxide wie NaOH u. KOH. Hygroskopische Stoffe werden als Trocknungsmittel* od. wie Glycerol u. Sorbitollösung als Feuchthalter, Weichmacher u. Antistatika verwendet. Besonders hygr. sind auch Trockenextrakte u. Lyophilisate. Die H. ist nicht nur stoffspezifisch, sondern auch eine Funktion der Oberfläche u. des Kristallgitters (vgl. Polymorphie) bzw. des Ordnungsgrades (ein Stoff ist amorph hygroskopischer als kristallin). Je nach Bindungsart des Wassers unterscheidet man verschiedene Ursachen (s. Feuchtigkeit). Feuchtigkeitsempfindliche Stoffe, die mit der Luftfeuchte chem. reagieren (z.B. $CaO + H_2O \rightarrow Ca(OH)_2$) werden gewöhnlich nicht den hygroskopischen Stoffen zugerechnet.

**Hygrostat:** Raum konstanter relativer Luftfeuchtigkeit*; meist werden Exsikkatoren, die mit gesättigten Salzlösungen (Tab.1), Glycerol od. Schwefelsäure verschiedener Konzentrationen (Tab.2) auf eine gewünschte relative Luftfeuchtigkeit eingestellt wurden, verwendet. Schwefelsäure- beziehungsweise Glycerollösungen verschiedener Konzentrationen sind empfindl. ge-

**Hygrostat** Tab.1
Relative Luftfeuchtigkeit über einigen gesättigten Lösungen

| Feste Phase | Relative Luftfeuchtigkeit in Prozent (24°C) |
|---|---|
| Kaliumhydroxid | 9 |
| Lithiumchlorid | 12 |
| Kaliumacetat | 23 |
| Calciumchlorid | 30 |
| Natriumrhodanid | 36 |
| Kaliumcarbonat | 43 |
| Kaliumrhodanid | 46 |
| Magnesiumnitrat | 53 |
| Ammoniumnitrat | 61 |
| Natriumchlorid | 75 |
| Kaliumchlorid | 84 |
| Kaliumnitrat | 92 |
| Kaliumsulfat | 97 |

**Hygrostat** Tab.2
Relative Luftfeuchtigkeit
über Schwefelsäurelösungen

| Schwefelsäure Gewichtsprozent | Relative Luftfeuchtigkeit in Prozent (20 °C) |
|---|---|
| 77.6 | 3.2 |
| 60.2 | 19 |
| 50.5 | 37 |
| 45.3 | 47 |
| 39.7 | 58 |
| 33.8 | 70.4 |
| 27.7 | 80.5 |
| 16.1 | 94 |

genüber Änderungen der eingestellten Luftfeuchtigkeiten, z.B. beim kurzzeitigen Öffnen der Hygrostaten. Bei gesättigten Lösungen sollte die feste Phase den Flüssigkeitsspiegel überragen od. besser aus feuchten Pulvermassen bestehen.

**Hygrostatische Waage**: s. Dichte-Bestimmungsmethoden.

**Hygroton**®: s. Chlortalidon.

**Hyklat**: s. Hyclat.

**Hylak**®: s. Organtherapeutika.

**Hymecromon** INN: 7-Hydroxy-4-methylcumarin, 4-Methyl-umbelliferon, β-Methylumbelliferon, Cholonerton®, Cholspasmin®; CAS-Nr. 90-

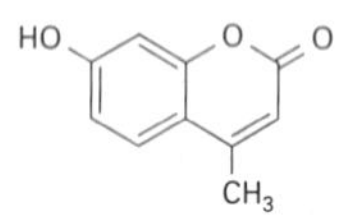

Hymecromon

33-5; $C_{10}H_8O_3$, $M_r$ 176.16. Schmp. 194-195°C aus Ethanol. Weiße bis gelbl. Kristalle. Lösl. in Methanol, Aceton u. Alkalilsg.; schwer lösl. in Ether, Chloroform; prakt. unlösl. in kaltem Wasser. **Anw.** med.: Spasmolytikum, Choleretikum. Kontraind.: schwere Leber- u. Gallenerkrankungen. HWZ 1 h. **Übl. Dos.**: Oral: 2- bis 3mal 0.2 g/d. Anw. ferner zur Fluoreszenzanalyse, zu Sonnenschutzmitteln (absorbiert Ultraviolett).

**Hymen**: (*gr.* ὑμήν Häutchen, Band) Jungfernhäutchen, Schleimhaut am Scheideneingang.

**Hymenium**: *bot.* Fruchtschicht eines Ascocarps* od. Basidiocarps* (Fruchtkörper der Askomyzenten bzw. Basidiomyzeten, s. Pilze), besteht aus sterilen Hyphen (Parahyphen) u. Asci bzw. Basidien.

**Hyoscin**: s. Scopolamin.

**Hyoscinbutylbromid**: Scopolamin-N-butylbromid, s. Butylscopolaminiumbromid.

**Hyoscinhydrobromid**: s. Scopolaminhydrobromid.

**Hyoscinhydrochlorid**: s. Scopolaminhydrochlorid.

**Hyoscyamin**: Hyoscyaminum, L-Hyoscyamin, L-Atropin, Duboisin, L-Tropasäureester von Tropin*; $C_{17}H_{23}NO_3$, $M_r$ 289.36. **Strukturformel** s. Atropin (DL-Hyoscyamin). Schmp. 106-108°C; polymorph. Alkaloid aus Hyoscyamus-Arten (s. Hyosyamus niger, H. muticus) u. aus anderen Solanaceae (s. Atropa belladonna, Datura stramonium). Weiße, verfilzte Nadeln; leicht lösl. in Ethanol, Ether, Chloroform u. verd. Säuren, wenig lösl. in Wasser, opt. linksdrehend. **Off.**: EB6. **Anw.**: wie Atropin*. **Dos.**: 0.0001 bis 0.0005 g (0.1 bis 0.5 mg); MED 0.001 g, MTD 0.003 g.

**Hyoscyamin, Bromwasserstoffsaures**: s. Hyoscyaminhydrobromid.

**Hyoscyamin, Chlorwasserstoffsaures**: s. Hyoscyaminhydrochlorid.

**Hyoscyaminhydrobromid**: Hyoscyaminum (Hyoscinum) hydrobromicum; $C_{17}H_{23}NO_3 \cdot HBr$. Schmp. 152°C. Weiße hygr. Kristalle, leicht lösl. in Wasser u. Ethanol. **Off.**: EB6. **Anw.**: s. Atropin*. **Dos.**: wie Hyoscyaminhydrochlorid*.

**Hyoscyaminhydrochlorid**: Hyoscyaminum hydrochloricum, Chlorwasserstoffsaures Hyoscyamin, $C_{17}H_{23}NO_3 \cdot HCl$. Schmp. 149-151°C. Weiße Kristalle, leicht lösl. in Wasser, lösl. in Ethanol. **Anw.**: wie Atropin*. **Dos.**: 0.00015 bis 0.0005 g; MED 0.001 g, MTD 0.003 g.

**Hyoscyamin, Schwefelsaures**: s. Hyoscyaminsulfat.

**Hyoscyaminsulfat**: Hyoscyamini sulfas Ph.Eur.3, Hyoscyaminum sulfuricum, Schwefelsaures Hyoscyamin; CAS-Nr. 6835-16-1; $(C_{17}H_{23}NO_3)_2 \cdot H_2SO_4 \cdot 2\ H_2O$, $M_r$ 713. Schmp. ca. 203°C. $[\alpha]_D^{20°C}$ -24 bis -29° (c = 5 in Wasser). Weiße, hygr. Nadeln, leicht lösl. in Wasser u. Ethanol, wenig lösl. in Ether u. Chloroform. **Anw.**: wie Atropin*. **Dos.**: 0.00015 bis 0.0005 g; MED 0.005 g, MTD 0.01 g.

**Hyoscyamus muticus** L.: Fam. Solanaceae, Ägyptisches Bilsenkraut (Ägypten, Arabien, Persien). Enthält 1.2 bis 1.4% Hyoscyamin, wird daher hauptsächl. zur Alkaloidgewinnung verwendet.

**Hyoscyamus niger** L.: Fam. Solanaceae, Bilsenkraut, Tollkraut, Saubohne, Saukraut, Zigeunerkraut, Schlafkraut (Europa, hauptsächl. Balkan, Rußland; Indien, Nordafrika, Nordamerika). Je nach Varietät ein- (var. annuus) od. zweijähriges (var. niger u. var. pallidus) Kraut. Stpfl. v. **Hyoscyami folium** Ph.Eur.3: Folia Hyoscyami, **Hyoscyamusblätter**, Bilsenkrautblätter; die getrockneten Blätter mit od. ohne blühende Zweigspitzen, ev. auch mit vereinzelten Früchten. **Inhaltsst.**: 0.03 bis 0.2% Alkaloide wie L-Hyoscyamin (Ph.Eur.3: mind. 0.05% Gesamtalkaloide, ber. als Hyoscyamin u. bezogen auf die bei 100 bis 105°C getrocknete Droge) u. Atropin (DL-Hyoscyamin), Apoatropin (in alter Droge), L-Scopolamin u. Atroscin (DL-Scopolamin), Cuskhygrin, ferner Cholin u. Spuren äther. Öls, Gerbstoffe. Bilsenkrautblätter sind die Solanaceen-Droge mit dem höchsten Scopolamin-Gehalt (entspricht etwa dem Hyoscyamin-Gehalt), was sedative Eigenschaften bewirkt. **Anw.**: als Spasmolytikum u. Narkotikum wie Folia Belladonnae (s. Atropa belladonna) u. Fol. Stramonii (s. Datura stramonium), früher bes. b. Asthma als Räuchermittel. **Zuber.**: Extr. Hyoscyami, Oleum Hyoscyami, Tct. Hyoscyami. Die Auszüge dienen als Antineuralgika. Werden Hyoscyamusblätter verordnet, ist Eingestelltes Hyoscyamuspulver abzugeben. **Hyoscyami pulvis normatus** Ph.Eur.3: **Eingestelltes Hyoscyamuspulver**, Folium Hyoscyamii titratum, Eingestelltes Bilsenkrautblatt; gepulverte Hyoscyamusblätter, die, falls erforderlich, auf einen Gesamtalkaloidgehalt von 0.05 bis 0.07% mit Hilfe gepulverter Lactose od. von gepulverten Hyoscyamusblättern mit geringerem Alkaloidgehalt eingestellt wurden; Berechnung als Hyoscyamin. GED 0.2 bis 0.4 g; MED 0.5 g, MTD 1.5 g.

**Semen Hyoscyami**: Bilsenkrautsamen; sehr kleine, 1 bis 1.5 mm lange, nierenförmige, netzgrubige, matt graubräunliche Samen mit weißem Endosperm. **Inhaltsst.:** Hyoscyamin, Scopolamin, Atroscin, Hyoscypicrin (Bitterstoff), fettes Öl (Alkaloidgehalt 0.05 bis 0.3%). **Anw.:** wie Fol. H., jedoch stärker wirkend. MED 0.2 g, MTD 0.6 g. **Radix Hyoscyami:** Bilsenkrautwurzel. **Inhaltsst.:** wie bei Folia H. angegeben. **Anw.:** zur Gew. der Alkaloide.

**HOM:** *Hyoscyamus niger* (HAB1): ganze, frische, blühende Pflanze; Konstitutionsmittel; verord. z.B. b. hochgradiger Erregung mit Halluzinationen, Manie, Hysterie, Lähmung von Schließmuskeln (Blase, Darm).

**Hyoscyamus scopolia:** s. Scopolia carniolica.

**Hyoscyni hydrobromidum:** s. Scopolaminhydrobromid.

**Hypak®:** s. Spritzampulle.

**Hypalgesie:** Herabsetzung der Schmerzempfindung; s. Analgesie.

**Hypanthium:** *bot.* Blütenbecher; becherförmig emporgewölbtes Receptaculum*.

**Hypazidität:** Subazidität*.

**Hyper-:** bezeichnet ein Übermaß.

**Hyperämie:** Blutüberfüllung; arteriell od. venös.

**Hyperämikum:** hautrötendes, hautreizendes Mittel, s. Rubefaziens.

**Hyperämisierende Salbe:** s. Unguentum hyperaemicum.

**Hyperästhesie:** Überempfindlichkeit, gesteigerte Erregbarkeit der Gefühls- od. Sinnesnerven, besonders gesteigerte Empfindung f. Berührungsreize.

**Hyperaldosteronismus:** verstärkte Sekretion von Aldosteron*. Pathoanatomische Grundlage f. diese Autonomie der Aldosteronsekretion ist eine knotig-hyperplastische Umwandlung der Nebennierenrinde. *Pathophysiologische Folge:* Hypernatriämie, Hypokaliämie, Hypomagnesiämie u. Alkalose. Dementsprechend kommt es zu paroxysmalen (in Anfällen auftretenden) Lähmungen, Muskelschmerzen, Obstipation.

**Hyperalgesie:** übermäßige Schmerzempfindlichkeit, Form der Hyperästhesie*.

**Hyperazidität:** Superazidität, vermehrter Säuregehalt d. Magensaftes.

**Hypercholie:** krankhafte Steigerung der Gallenbildung.

**Hyperemesis:** übermäßig starkes Erbrechen; H. gravidarum, Erbrechen Schwangerer.

**Hyperfiltration:** *engl.* reverse osmose; umgekehrte Osmose; s. Umkehrosmose.

**Hyperglykämie:** vermehrter Geh. des Blutes an Glucose, z.B. bei Diabetes mellitus*; s. Blutzucker.

**Hyperhidrosis:** übermäßiges Schwitzen (Gegenmittel s. Antihidrotikum).

**Hypericin:** Hexahydroxy-dimethylnaphthodianthron, Hypericumrot; der rote Farbstoff des Johanniskrautes (s. Hypericum perforatum). Lösl. in Chloroform mit tiefroter Farbe u. mit starker Fluoreszenz. H. ist eine stark photosensibilisierende Substanz (s. Photosensibilisatoren). In starker Verdünnung (0.5:1000) wirkt es günstig bei depressiven Zuständen sowie bei Gallen- u. Leberleiden, peripheren Kreislaufstörungen u. als Diuretikum.

**Hypericum perforatum** L.: Fam. Hypericaceae (Guttiferae), Johanniskraut, Hexenkraut, (Tüpfel-)Hartheu (Europa, Mittelasien, Nordafrika). Stpfl. v. **Hyperici herba:** Herba Hyperici, Johanniskraut; die Triebspitzen. **Off.:** DAC86, Ph.Helv.7. **Inhaltsst.:** in Gewebslücken die roten

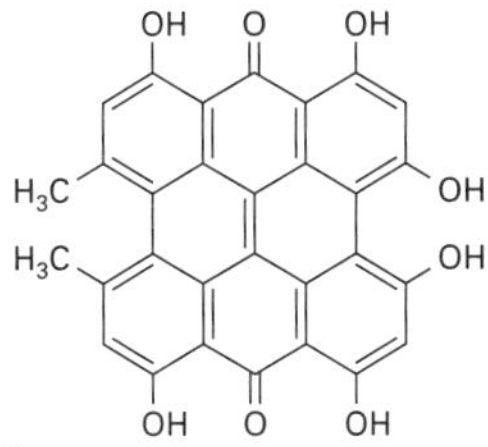


Hypericin

Farbstoffe Hypericin* (mind. 0.05%) u. Pseudohypericin (nach Ph.Helv.7 mind. 0.08% Gesamthypericin, nach DAC86 mind. 0.04% Dianthrone der Hypericingruppe), Flavonoide wie Hyperosid* u. Quercitrin, ferner ca. 10% Procyanidine u. Catechingerbstoffe, Pektin, Cholin, Fett, Phlobaphene (kein Saponin) u. 0.05 bis 1% äther. Öl mit Terpenen (z.B. α-Pinen, Myrcen) u. Sesquiterpenen in schizogenen, kugeligen Exkretbehältern. **Anw.:** hypericinhaltige Extrakte als Nervenmittel, bei leichten Formen neurotischer Störungen (Depressionen), bei Magen- u. Darmkatarrh, als Wurmmittel; äuß. vor allem Johanniskrautöl als Wundheilmittel (s. Oleum Hyperici). Durch das photosensibilisierende Hypericin kann die sog. Lichtkrankheit der Weidetiere hervorgerufen werden (brandblasenähnliche Erkrankungen hellfarbiger Tiere); s.a. Photosensibilisatoren. **Flores Hyperici recentes:** Frische Johanniskrautblüten. **Inhaltsst.:** ähnl. wie in Herba Hyperici, aber zusätzl. ca. 2% instabile Phloroglucinderivate wie Hyperforin (antidepressiv ?).

**HOM:** *Hypericum perforatum* (HAB1.2): ganze, frische, blühende Pflanze.

**HOM:** *Hypericum perforatum Rh* (HAB1.3): frische blühende oberirdische Teile; verord. z.B. b. Nervenverletzungen- u. -schmerzen, depressiven Zuständen, als Wundheilmittel.

**Hyperimmunglobulin:** Immunglobulinpräparat* (Humanserum, gew. aus dem Blut immuner Spender) mit hoher Antikörper-Konzentration gegen bestimmte Krankheitserreger (Masern, Röteln, Mumps), Bakterientoxine, Schlangen- od. Skorpiongifte.

**Hyperlipidämie:** Erhöhung von Serumlipiden, Überbegriff f. Hypercholesterolämie u. Hypertriglyceridämie (s. Hyperlipoproteinämien).

**Hyperlipoproteinämien:** Fettstoffwechselstörungen, die durch erhöhte Lipoprotein*-Konzentrationen im Serum charakterisiert sind. Man unterscheidet **primäre** (durch Stoffwechseldefekte bedingte) u. **sekundäre** Formen (als Folgeerscheinung eines Grundleidens). Zu den sekundären Formen zählen u.a.: diabetische Ketoazidose, Hypothyreose, Lebererkrankungen (Hepatitis, biliäre Zirrhose), Pankreatitis, Gicht, nephrot. Syndrom, Glykogenosen, idiopath. Hyperkalzämie, Alkoholabusus, Übergewicht, hormonale Kontrazeptiva, Streß, Schwangerschaft. Die **primären Formen** werden nach Fredrickson in 5 verschiedene Typen eingeteilt: **1. Typ I** mit Hyperchylomikronämie, fettinduzierte Hyperlipämie (auch Bürger-Grütz-Erkrankg., exogene Hyperglyceridämie). **2. Typ IIa** mit erhöhten β-Lipoproteinen (essentielle, familiäre Hypercholesterolämie) u. **Typ IIb** mit erhöhten β- u. prä-β-Lipoproteinen (prim. Hypercholesterolämie u. endogene Hypertriglyceridämie). **3. Typ III**

mit atypischer VLDL, Erkrankg. mit breiter β-Bande (broad beta disease). **4. Typ IV** mit erhöhten prä-β-Lipoproteinen, endogoge Hypertriglyceridämie, kohlenhydratinduzierte Hyperlipämie. **5. Typ V** mit erhöhten Chylomikronen, prä-β-Lipoproteinen, endogene u. exogene Hypertriglyceridämie, kalorisch induzierte Hyperlipidämie. Schwerpunkt d. Ther. besteht in einer Gewichtsreduktion bei Übergewicht u. einer typenspezifischen diätetischen Behandlung, z.T. durch fettmodifizierte Ernährung (Einschränkung der Zufuhr gesättigter Fettsäuren, Gabe v. pflanzlichen Fetten u. Ölen), Zufuhr von Kohlenhydraten (10-12 BE) bzw. cholesterolarme Kost (max. 300 mg/d). Pathogenetisch liegt bei Typ I ein Defekt d. Lipoprotein-Lipase (s. Lipasen) u. wie bei Typ II u. III eine Abbaustörung vor; Typ IV ist unklar (verminderter Abstrom in die Gewebe, Zusammenhänge mit gleichzeitig bestehender diabetischer Stoffwechsellage?), Typ V unbekannt.

**Hypermangansäure:** veraltet f. Permangansäure, $HMnO_4$.

**Hyperosid:** Hyperin, Quercetin-3-β-D-galactopyranosid, 3-O-Galactosyl-quercetin, 2-(3,4-Dihydroxyphenyl)-3-β-D-galactopyranosyloxy-5, 7-dihydroxy-4-chromenon; CAS-Nr. 482-36-0; $C_{21}H_{20}O_{12}$, $M_r$ 464.4. Schmp. ca. 240°C (unter Zers.). Auch als Hemipentahydrat. Flavonosidglykosid, z.B. in Birkenblätter (s. Betula), Crataegus-Arten*, Johanniskraut (Hypericum perforatum*), Passionskraut (s. Passiflora incarnata), Holunderblüten (s. Sambucus nigra). Hellgelbe Nadeln; lösl. in Methanol. **Anw.:** Reagenz Ph.Eur.3.

**Hyperosmotisch:** s. Isoosmose.

**Hyperoxid:** Hyperoxid-Ion, $O_2^-$; Zwischenprodukt bei der Reduktion von Sauerstoff zu Wasser, die in Einelektronenschritten zunächst über $O_2^-$ (bzw. $HO_2$, dem Protonenaddukt) erfolgt:

$$O_2 + e^- \rightleftarrows O_2^-$$

Das äußerst giftige $O_2^-$ findet sich in allen Sauerstoff verbrauchenden Zellen; es wird mit Hilfe von Superoxiddismutasen* (richtig: Hyperoxiddismutasen) zersetzt:

$$2\,O_2^- \rightleftarrows O_2 + O_2^{2-}$$

Das Peroxid-Ion $O_2^{2-}$ (s. Peroxide), ebenfalls einfach ($HO_2^-$) od. zweifach (als Wasserstoffperoxid* $H_2O_2$) protoniert, geht dann schließlich in Wasser über.

**Hyperoxiddismutase:** s. Superoxiddismutasen.

**Hypersekretion:** s. Supersekretion.

**Hyperserotonismus:** s. Karzinoid.

**Hypersexualität:** s. Cyproteron.

**Hypertensin®:** s. Angiotensinamid.

**Hypertensin(e):** Angiotensin(e), s. Hormone (Gewebshormone).

**Hypertension:** s. Hypertonie.

**Hyperthermie:** Überhitzung, Wärmestauung, Insuffizienz der Wärmeregulation infolge Überlastung, hat mit Fieber nichts zu tun; kommt zustande, wenn die Außentemperatur einen bestimmten kritischen Punkt überschreitet u. auch größtmögliche Wärmeabgabe zum Ausgleich nicht genügt. Klinisches Bild der unkompensierten Hyperthermie: Hitzschlag. **Maligne H.:** relativ seltene, akute Narkosekomplikation mit hoher Letalität, ausgelöst durch ein Narkotikum* od. ein Muskelrelaxans* mit Anstieg der Körpertemperatur auf Werte über 41°C innerhalb weniger Minuten, metabolischer Azidose, Anstieg der Herzfrequenz, starkem Rigor* der quergestreiften Muskulatur usw.; wahrscheinlich durch eine Störung des intrazellulären Calciumstoffwechsels.

**Hyperthyreose:** Krankhafte Überfunktion der Schilddrüse, s. Thyreotoxikose u. Basedow-Krankheit.

**Hypertonie:** Hypertension, vermehrte Spannung (Tonus); i.e.S. **Bluthochdruck:** *syn.* Hypertonus, arterielle Hypertension; Hochdruckkrankheit. Der Blutdruck ist altersabhängig. Bis etwa zum 50. Lebensjahr ist ein systolischer Blutdruck von über 140 mmHg (18.7 kPa), ein diastolischer von mehr als 90 mmHg (12 kPa), mehrfach gemessen, pathologisch. **Zwei Hauptformen: 1. Primäre od. essentielle H.:** H. ohne Vorliegen einer derjenigen erkennbaren organischen Ursachen, die die sekundäre H. kennzeichnen. Weitaus am häufigsten (80%); genaue Ursache nicht bekannt, diskutierte Faktoren sind Bewegungsarmut, häufige Streßsituationen, Überernährung, genetische Faktoren, Hyperaktivität des Vasomotorenzentrums usw. **2. Sekundäre od. symptomatische H.:** Ursache ist bestimmte Grunderkrankung: a) renale H., renovaskuläre H. (Nierenarterienstenose), renoparenchymale H.; b) endokrine H.: Ursachen sind Phäochromozytom*, Cushing-Syndrom, primärer Hyperaldosteronismus; c) kardiovaskuläre H.: Meningitis, Hirntumore, CO-Vergiftung. Symptome: meist lange beschwerdefrei; morgendliche Kopfschmerzen, Schwindel, nächtliche Atemnot, Belastungsdyspnoe meist als Folge von Herz-, Gehirn- od. Nierenveränderungen, Gefäßveränderungen im arteriellen Bereich mit nachfolgenden Verschlußkrankheiten, Zerebrosklerose u. Verfall der geistigen Fähigkeiten; s.a. Antihypertonikum.

**Hyperton(isch):** s. Isoton(isch).

**Hypertonische Lösungen:** Lösungen mit höherem osmotischen Druck* als der des Blutplasmas; vgl. isoton(isch), Isotonie.

**Hypertrichosis:** abnorm vermehrte Behaarung (Brust, Bauch, Damenbart).

**Hypertrophie:** Vergrößerung einzelner Gewebselemente bzw. Organe.

**Hyperurikämie:** Vermehrung der Harnsäure im Blut; s. Gicht.

**Hypervitaminosen:** s. Vitamine.

**Hyphen:** fadenförmige Pilzzellen, s. Pilze.

**Hyphomyzeten:** Fadenpilze, zu den Fungi imperfecti gezählt, s. Pilze.

**Hypnagogum(a):** Schlafmittel, Hypnotikum, s. Schlafmittel.

**Hypnoanalgetikum(a):** Starkes Analgetikum, s. Analgetikum.

**Hypnomidate®:** s. Etomidat.

**Hypnosie:** Schlafkrankheit, s. Trypanosoma gambiense.

**Hypnotikum(a):** Schlafmittel*.

**Hypo-:** Präfix f. unter (der Norm), auch Hyp-.

**Hypochlorhydrie:** verminderte Salzsäureabsonderung des Magens.

**Hypochlorige Säure:** Unterchlorige Säure, HOCl, nur in wäßrigen Lsg. bekannt. Darst.: durch Einleiten von Chlor in Wasser u. Auffangen des gleichzeitig entstehenden HCl durch Quecksilberoxid. Die verd. wäßrigen Lsg. der H. sind farblos, die konz. gelb-grünlich mit eigenartigem Geruch. Die Lsgn. zersetzen sich rasch im Licht, besonders im Sonnenlicht, unter Bildung von HCl u. $O_2$; HOCl gehört zu den stärksten Oxidations- u. Bleichmitteln. Die Salze heißen Hypochlorite, s. Natriumhypochlorit, Kaliumhypochlorit.

**Hypochondrium:** der seitlich unter den Rippenknorpeln liegenden Teil der Oberbauchgegend.

**Hypodermis:** *bot.* Zellschicht unter der Epidermis.

**Hypogeusie:** verminderte Geschmacksempfindung.

**Hypoglycin:** s. Blighia sapida.

**Hypoglykämie:** Absinken des Blutzuckerspiegels unter 0.5 mg/mL (50 mg%) (enzymatisch bestimmt). Exogene H. treten nach unsachgemäßer Medikation von Antidiabetika, Alkoholabusus (Hemmung der Gluconeogenese) auf, endogene bei schweren Lebererkrankungen mit Glucosebildungsstörungen, Hypophysen- u. Nebennierenrindenunterfunktionsstörungen, Inselzellentumoren u. renaler Glucosurie. Symptome: rascher Glucoseabfall: Unruhe, Angst, Übelkeit, Herzklopfen, Schwitzen (Sympathikusaktivierung); langsamer Abfall: keine Warnsymptome, zentralnervöse Symptome (Sehstörungen, Ataxie), Endstadium: hypoglykämisches Koma mit Pupillenerweiterung, Muskelzuckungen, irreversiblen zerebralen Schäden. Ther.: Zuckerzufuhr, Glucagon*.

**Hypogyn:** *bot.* oberständig (Fruchtknoten), s. Blüte.

**Hypokines(i)e:** Hypomotilität, Mangel an Willkür- u. Reaktivbewegungen sowie physiologischen Mitbewegungen (z.B. Pendeln der Arme beim Gehen) bei gewissen Erkrankungen des extrapyramidalen Systems* (z.B. Parkinsonismus*) u. bei Stirnhirnerkrankungen.

**Hypokotyl:** bei Samenpflanzen der Sproßteil, der sich unter den Keimblättern u. über der Wurzel befindet.

**Hypoosmotisch:** s. Isoosmose.

**Hypophosphite:** veralteter Name f. Phosphinate; s. Phosphinsäure.

**Hypophosphorige Säure:** s. Phosphinsäure.

**Hypophyse:** Hypophysis cerebri, Glandula pituitaria, Hirnanhang; s. Hormone.

**Hypophysenhinterlappen:** s. Hypophysis cerebri pars posterior.

**Hypophysis cerebri pars posterior:** Pituitarium posterius, Hypophysenhinterlappen; der gereinigte, getrocknete u. gepulverte Hinterlappen der Hypophyse von Rindern, Schweinen od. Schafen. **Off.:** ÖAB90 (bis 1996). Gelbliches od. graubraunes, amorphes, sehr hygr. Pulver, in Wasser teilweise löslich. **Anw.:** als Organtherapeutikum* (obsolet); s. Oxytocin.

**Hyposalpetrige Säure:** Untersalpetrige Säure; $H_2N_2O_2$. Farblose, explosive Kristalle, lösl. in Wasser u. Ethanol. Wäßrige Lösungen zerfallen in Distickstoffmonoxid u. Wasser.

**Hyposensibilisierung:** schrittweise Herabsetzung der Empfindlichkeit bei einer Allergie* (z.B. bei Schnupfen, Bronchitis, Bindegewebsentzündungen); stark verdünnte Allergenextrakte (z.B. von Baum-, Gräserpollen, Hausstaub, Hausstaubmilbe, Pilzsporen, Insektengifte) werden s.c. in langsam steigender Dosis langfristig eingespritzt. Es entstehen blockierende Antikörper (IgG), die die krankmachende Antigen-Antikörper-Reaktion* abschwächen od. verhindern. Verwendet werden wäßrige Allergenextrakte, Semidepotextrakte, selten oral zu gebende Extrakte.

**Hyposmie:** (*gr.* ὑπό herunter, herab, ὀσμή Geruch) herabgesetztes Geruchsvermögen.

**Hyposomnie:** durch objektivierbare Schlafstörungen eintretendes Schlafdefizit. Ob u. wann von einem Schlafdefizit gesprochen werden kann, ist weitgehend altersabhängig, da die benötigte Schlafmenge mit zunehmendem Alter sinkt.

**Hypospray®:** nadelfreie Injektionsspritze.

**Hypothalamus:** (*gr.* ὑπό unter, ϑάλαμος kleiner Raum) Teil des Zwischenhirns, s. Hormone.

**Hypothermie:** subnormale Körperwärme; Hypothermie, Kontrollierte: s. Hibernation artificielle.

**Hypothyreose:** Schilddrüsenunterfunktion; unzureichende Versorgung der Körperzellen mit Schilddrüsenhormonen, s. Hormone (Schilddrüse).

**Hypotonie:** Hypotension; Druck-, Spannungs-, Tonuserniedrigung (der Muskeln, des Blutdrucks, des intraokularen Druckes). Im engeren Sinne: **Hypotonie des Blutdrucks**, liegt vor, wenn der systolische Druck beim Mann unter 110 mmHg (14.6 kPa), bei der Frau unter 100 mmHg (13.3 kPa), der diastolische unter 60 mmHg (8 kPa) fällt. Ursache ist meist ein vermindertes Herzzeitvolumen, hervorgerufen durch einen verminderten venösen Rückstrom. **Zwei Formen: 1. Primäre od. essentielle H.:** bei Menschen, die dauernd hypotonisch, aber ohne Beschwerden sind (vegetativ labile Patienten). **2. Sekundäre H.:** Folge einer Primärerkrankung, z.B. bei dekompensierter Herzinsuffizienz, Myokardinfarkt, Aortenstenose (kardiovaskulär), Hypophysenvorderlappen- od. Nebenniereninsuffizienz, Hypothyreose (endokrin), nach Infektionskrankheiten, bei starken Blut- u. Plasmaverlusten sowie neurogene Ursachen (Hirntumore, Gehirnerschütterung). Typische Symptome: Schwindel, Sehstörungen, Schwarzwerden vor den Augen, erhöhtes Schlafbedürfnis, Neigung zu Schweißausbrüchen. Häufig vegetative Dysregulationen, v.a. bei Lagewechsel z.B. beim schnellen Übergang vom Liegen zum Stehen (Orthostasesyndrom*, s.a. Synkope). **Hypotonie, iatrogene:** *syn.* iatrogene orthostatische Dysregulation; durch Arzneistoffe, speziell Antihypertensiva*, induzierte Hypotonien; typische Symptome (besonders ernst bei Alterspatienten): Schwindel, Müdigkeit, Konzentrationschwäche, erhöhtes Schlaganfallrisiko, ischämische Attacken u. Insulte. Weitere problematische Pharmakaklassen: Anticholinergika, tricyclische Antidepressiva, Antihistaminika, Calciumantagonisten, Diuretika u. Analgetika. **Hypotonie, asympathotone:** s. Kreislaufstörungen. **Gegenmaßnahmen:** *nichtmedikamentös* durch körperliches Training, Kaffee- od. Teezufuhr, erhöhte Aufnahme von Kochsalz, Verbinden der Beine; *medikamentös* mit Antihypotonika*, Sympathomimetika*, vgl. Kreislaufmittel*.

**Hypoton(isch):** s. Isoton(isch).

**Hypovitaminosen:** s. Vitamine.

**Hypoxanthin:** Sarkin, (tautomere Form: Purin-6-ol, 6-Hydroxypurin); $C_6H_4N_4O$, $M_r$ 136.11. Zers. bei 150°C, ohne zu schmelzen. Weißes, krist. Pulver, od. farblose Kristalle, sehr schwer lösl. in Wasser, unlösl. in Ethanol u. anderen org. Lösungsmitteln, leicht lösl. in Mineralsäuren u. Alkali. Nat. weitverbreitete Purinbase, in pflanzl. Geweben u. tierischen Organen. Entsteht im Laufe des aeroben Purinabbaus durch Desaminierung von Adeninverbindungen od. durch Hydrolyse von Inosinverbindungen (bildet mit Ribose u. Phosphat das Nucleosid Inosin*). Bei Oxidation von H. entsteht Harnsäure (Enzym Xanthinoxidase*). H. hat sich f. manche Mikroorganismen als Wachstumsfaktor erwiesen u. vermag bei Lactobacillus-Arten die Hemmwirkung von Sulfonamiden aufzuheben; s.a. Purin.

**Hypoxie:** *med.* Sauerstoffmangel im Körpergewebe.

**Hypoxis rooperi** L.: Fam. Hypoxidaceae (Fam. Amaryllidaceae) (Südafrika). Stpfl. v. **Radix Hypoxidis:** Tubera Hypoxidis, Hypoxisknollen; Verw. finden Extrakte. **Inhaltsst.:** β-Sitosterol u. -glykoside. **Wirk.** u. **Anw.:** wahrscheinlich Hemmung der lokalen Prostaglandinsynthese; bei Prostataerkrankungen, bei chronischer Polyarthritis.

**Hypren®:** s. Ramipril.

**Hyprolose:** s. Hydroxypropylcellulose.

**Hypsometer:** s. Barometer.

**Hyssopus officinalis** L.: Fam. Lamiaceae (Labiatae), Ysop, Hyssop (Mittelmeergebiet, Mittelasien). Stpfl. v. **Herba Hyssopi: Ysopkraut,** Ispenkraut, Josefskraut. **Inhaltsst.:** 0.3-1% äther. Öl (s. Oleum Hyssopi), 5-8% Gerbstoffe, Harz, Zucker, 9-6% Diosmin* u. andere Flavonoide. **Anw.** volkst.: bei Brustleiden (wirkt expektorierend u. spasmolytisch), zum Gurgeln; als Gewürz. **Oleum Hyssopi:** Ysop-Öl, das äther. Öl v. H. o.; würzig riechendes Öl. D. 0.927 bis 0.97. Sehr schwer lösl. in Ethanol. **Best.:** L-Pinocamphen (50%), Pinen, Sesquiterpene. **Anw.:** Gurgel- u. Augenwässer; Gewürzindustrie.

**Hysterese:** Zurückbleiben einer Wirkung hinter dem jeweiligen Wert der sie bedingenden veränderlichen Kraft (z.B. s. Sorptionsisotherme). **Kolloid-chemische H.:** sekundäre Verfestigung von Kolloiden* infolge Abnahme ihrer elektrischen Ladung u. dadurch bedingter Verringerung der Hydratation; Alterungsprozeß.

**Hyvermectin:** s. Ivermectin.

# I

**I:** **1.** *chem.* Iod*, früher J (Jod); **2.** römische Zahl f. Eins (1).

**Iatrochemie:** (*gr.* ἰατρός Arzt) Chemiatrie; ärztl. Richtung im 16. u. 17. Jh., die alle Lebensvorgänge im menschlichen Körper auf chem. Vorgänge zurückführte u. ausschließlich durch chem. Mittel zu heilen versuchte. Die I. stand im Gegensatz zur **Iatrophysik**, der mechanistischen Deutung aller Lebensvorgänge auf dem Boden der alten Säftelehre. Der wichtigste Begriff der I. war die Fermentation, worunter man verstand, daß im Körper die Umsetzung der Stoffe, analog der Gärung, durch bestimmte Fermente (Enzyme) erfolge, eine Anschauung, die sich bereits der modernen Physiologie näherte (z.B. hinsichtl. des Verdauungsvorgangs). Begründer der I. war Franz de la Boe (Sylvius), Arzt u. Univ.-Prof., geb. 1614 in Hanau, gest. 1672 in Leiden. Dagegen stand Paracelsus, der vielfach als Hauptvertreter dieser von ihm so benannten Lehre angesehen wird, keineswegs auf dem Boden der I.

**Iatrogen(e Krankheiten):** durch Handlungen u. Äußerungen des Arztes hervorgerufen(e Krankheiten).

**Iatrorrhiza palmata:** s. Jateorrhiza palmata.

**Ibandronsäure** INN: [1-Hydroxy-3-(methylpentylamino)propyliden]diphosphonsäure, Bondronat®. **Strukturformel** s. Bisphosphonate. **Wirk.**: Calciumstoffwechselregulator. **Anw.:** bei tumorinduzierter Hyperkalzämie mit u. ohne Metastasen. HWZ 10 bis 16 h. **Übl. Dos.:** je nach Schweregrad der Hyperkalzämie u. der Art des Tumors 1mal 2 mg bzw. 4 mg als i.v.-Infusion (Einmaldosis). Gebräuchl. ist Natriumimbandronat-Monohydrat.

**I.B.E.:** Internationale Benzoat-Einheit (früher f. östrogene Stoffe); entspricht 0.1 µg Estradiolmonobenzoat.

**Iberis amara** L.: Fam. Brassicaceae (Cruciferae), Bitterer Bauernsenf, Bittere Schleifenblume (Europa). Stpfl. v. **Herba Iberidis:** Schleifenblumenkraut; verwendet werden auch die Samen. **Inhaltsst.:** Ibamarin (Mischung bitterer Cucurbitacine*, bes. in den Samen), Flavonole, Glucoiberin (u. ander Glucosinolate*). **Anw.:** Amarum, Choleretikum; obsolet.

**HOM:** *Iberis amara* (HAB1.5): reife, getrocknete Samen; verord. z.B. b. Herzerkankungen.

**Ibogain:** CAS-Nr. 83-74-9; $C_{20}H_{26}N_2O$, $M_r$ 310.42. Schmp. 152-153°C. Indolalkaloid aus Wurzeln u. Rinden der tropischen Pflanze Tabernanthe iboga (Fam. Apocynaceae). Farblose Kristalle. Unlösl. in Wasser, lösl. in Ethanol, Ether, Benzol. **Anw.:** Psychotherapeutikum (Antidepressivum).

**Ibotensäure:** Pantherin, 5-α-Alanyl-3-hydroxyisoxazol; CAS-Nr. 2552-55-8; $C_5H_6N_2O_4$, $M_r$ 148.11. Schmp. 152°C. **Strukturformel** s. Amanita muscaria. Bildet auch ein Monohydrat. Eine α-Aminocarbonsäure mit dem heterocyclischen Substituenten Isoxazol, der in Stellung 3 hydroxyliert ist. Nat. nur in wenigen Amanita*-Arten (in Frischpilzen ca. 0.05%). Wirk.: psychotrop, schwach insektizid; gehört zus. mit seinem Decarboxylierungsprodukt Muscimol* zu den Fliegenpilzgiften.

**Ibuprofen** INN: Ibuprofenum Ph.Eur.3, (R,S)-2-(4-Isobutylphenyl)propionsäure, Aktren®, Brufen®, Dolgit®, Imbun®, Novogent®, Urem®; CAS-Nr. 15687-27-1; $C_{13}H_{18}O_2$, $M_r$ 206.27. **Strukturformel** s. Analgetika. Schmp. 74-76°C. Weißes od. fast weißes Pulver od. Kristalle mit charakteristischem Geruch. Prakt. unlösl. in Wasser, aber sofort lösl. in den meisten organischen Lösungen. $pK_s$ 4.43 (20 u. 38°C). **Anw.:** Analgetikum, Antirheumatikum, Antarthritikum. Der maximale Plasmaspiegel (Blutspiegelmaximalzeit $t_{max}$) tritt nach 1 bis 2 h auf. HWZ 1.8 bis 3.5 h. **Übl. Dos.:** Oral: 2- bis 3mal 0.2 g/d, akute Fälle: 3mal 0.4 g/d. **Nebenw.:** insgesamt gesehen relativ gering; beobachtet wurden z.B. gastrointestinale Störungen, Ulzerationen u. Blutungen im Magen-Darm-Trakt, Kopfschmerzen, Schwindel, Ohrensausen, Schlaflosigkeit, Hauterscheinungen, Ödeme, Sehstörungen, Leber- u. Nierenfunktionsstörungen, Agranulozytose, Thrombozytopenie. Gebräuchl. sind auch Ibuprofen-Aluminium u. Ibuprofen-Lysinsalz.

**Dexibuprofen: S(+)-Ibuprofen**, Seractil®; CAS-Nr. 51146-56-6. Schmp. 50-52°C. $[\alpha]_D^{20°C}$ +64.25° (c = 2 g/dL Dichlormethan). Etwa doppelt so gut lösl. als RS-I. **Übl. Dos.:** etwa die Hälfte von der von RS-I. **Nebenw.:** geringer als bei RS-I.

**ICD:** Abk. f. (engl.) **I**nternational **C**lassification of **D**iseases; eine von der WHO 1992/93 herausgegebene u. fortgeschriebene internationale Klassifikation von Krankheiten, umfaßt etwa 14 000 Nummern.

**ICH:** International Conference on Harmonisation, s. Internationale Harmonisierungskonferenz.

**Ichthammolum:** s. Ammoniumbituminosulfonat.

**Ichthyocolla:** Colla piscium EB6, Hausenblase, Fischleim. Die innere Schwimmblasenhaut verschiedener Acipenser-Arten, bes. **Acipenser huso** (Hausen, Beluga), **A. sturio** (Stör), **A. ruthenus** (Sterlet). Herkunft: Schwarzes u. Kaspisches Meer. Hornartige, weißl. durchscheinende, geruch- u. geschmacklose, blätterartige Häute, stark irisierend; I. besteht zu ca. 70-80% aus Kollagen, quillt in kaltem Wasser u. löst sich fast völlig in heißem Wasser u. Ethanol. **Anw.** techn.: (früher) z. Klären v. Flüss., als Klebemittel (Englisch Pflaster).

**Ichthyol®:** s. Ammoniumbituminosulfonat.

**ICSH:** Interstitial Cell Stimulating Hormone, Zwischenzellen-stimulierendes Hormon, Luteinisierendes Hormon, Prolan B, HVL-Hormon; s. Hormone.

**Icterus:** Ikterus, Gelbsucht.

**Icterus neonatorum:** Gelbsucht der Neugeborenen; Unterteilung: **1. Icterus neonatorum simplex:** bei ca. 70% aller Neugeborenen auftretende Gelbfärbung der Haut in den ersten 3 bis 5 Lebenstagen, die sich spontan zurückbildet. Als Ursache wird eine funktionelle Leberunreife angesehen, wobei die f. die Ausscheidung von Bilirubin* notwendige Glucuronyltransferase noch nicht ausreichend zur Verfügung steht, so daß das aus dem Hämoglobinabbau stammende fettlösliche Bilirubin* nicht in das wasserlösliche Bilirubin-Glucuronid umgewandelt werden kann (hepatogene Theorie). Eine untergeordnete Rolle spielt dagegen der Abbau der Erythrozyten bei gesunden Neugeborenen. Der Serum-Bilirubinspiegel übersteigt normalerweise 0.15 mg/mL nicht (hämatogene Theorie). **Icterus neonatorum gravis:** Anstieg des Serum-Bilirubinspiegels über 0.15 mg/mL; Ursachen sind starke Unreife der Leberfunktion, meist bei Frühgeborenen, hämolytische Krankheiten, Neugeboreneninfektionen, die infektiös-toxische Leberschäden nach sich ziehen, u. Gallengangsmißbildungen.

**Ictus:** (lat.) Schlag, Stoß; schlagartig auftretendes Symptom, z.B. I. apoplecticus, Gehirnschlag; I. solis, Sonnenstich.

**ID:** $ID_{50\%}$, Abk. f. infektiöse Dosis (*engl.* infective dose), s. Dosis infectiosa.

**Id:** Gen, Erbanlagefaktor, s. Gen.

**Idarubicin** INN: Anthracyclin-Antibiotikum, das sich von Daunorubicin* durch das Fehlen der Methoxygruppe in $C_4$-Position unterscheidet;

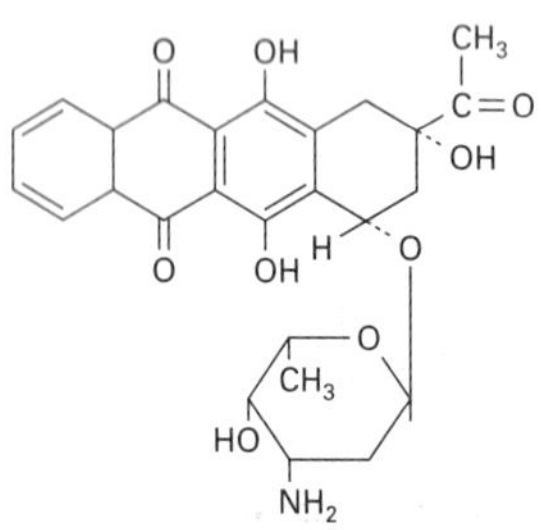

Idarubicin

$C_{26}H_{27}NO_9$, $M_r$ 497.5. **Wirk.** u. **Anw.:** Zytostatikum* bei akuter Leukämie oft in Kombination mit Cytarabin*. **Nebenw.:** Knochenmarksdepression, Haarausfall, Übelkeit, kardiotoxische Reaktionen.

**Ideales Gasgesetz:** s. Gasgesetze, ideale.

**Idealviskos:** s. Viskosität, Viskosimetrie.

**Identitätsreaktion:** chem. Reaktion, mit deren Hilfe eine gesuchte Substanz erkannt bzw. die Identität zweier Verbindungen (z.B. zweier Antigene gegenüber einem Antikörper) festgestellt werden kann.

**Idioblast:** *bot.* Zelle, die sich von dem sie umgebenden Zellverband, wegen ihrer Form od. Funktion (wesentlich) unterscheidet; z.B. Ölzelle, Milchsaftzelle, Schleimzelle, Steinzelle, Astero-skleireide (verzweigte, große Steinzelle), kristallhaltige Zelle, gerbstoffhaltige Zelle etc.

**Idiopathisch:** Bez. f. Krankheiten, die selbständig, primär (ohne erkennbar Ursache, essentiell) entstanden sind.

**Idioplasma:** (Keimplasma) veraltet f. Substanz, die die Erbanlagen enthält; s. Chromatin.

**Idiosom(en):** Chromosom(en)*.

**Idiosynkrasie:** Überempfindlichkeit, außergewöhnliche Reaktion des Körpers auf bestimmte Stoffe od. Arzneien, z.B. Iod, Eiweiß, Cocain, Coffein, bereits beim ersten Kontakt; vgl. Allergie, s. Gifte.

**Idiotypus:** s. Gen.

**IDL:** Intermediate Density Lipoprotein; Abbauprodukte der VLD- bzw. Vorstufen der LD-Lipoproteine, s.a. Lipoproteine.

**Idom®:** s. Dosulepin.

**Idose:** eine Hexose, **Strukturformel** s. Kohlenhydrate.

**Idoxuridin** INN: Idoxuridinum Ph.Eur.3, 2'-Desoxy-5-ioduridin, 1-(2-Desoxy-β-D-ribofuranosyl)-5-ioduracil, 5-Iod-2'-desoxyuridin,

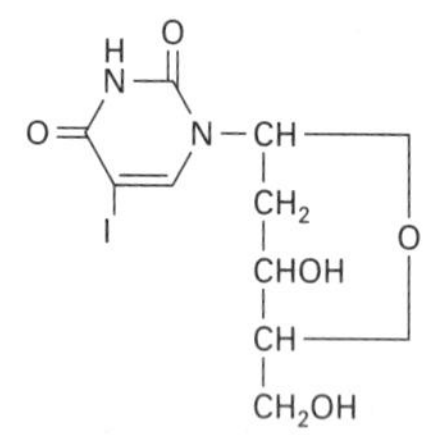

Idoxuridin

2'-Desoxy-5-ioduridin, 5-Ioduracil-3-(2'-desoxy)ribosid, IDU „Röhm Pharma“®, Virunguent®, Zostrum®, Vistaspectran®; CAS-Nr. 54-42-2; $C_9H_{11}IN_2O_5$, $M_r$ 354.12. Schmp. (schwankende Angaben) 160°C unter Zers., aus Wasser 190-195°C, 240°C, über 175°C. $[\alpha]_D^{25°C}$ +7.4° (c = 0.108 in Wasser). Lösl. bei 25°C in mg/mL: 2.0 in Wasser, 2.0 in Salzsäure, 0.2 mol/L; 74.0 in Natronlauge, 0.2 mol/L; 4.4 in Methanol; 2.6 in Ethanol; 0.014 in Ether; 0.003 in Chloroform; 1.6 in Aceton; 1.8 in Ethylacetat; 5.7 in Dioxan. $pK_s$ 8.25. **Anw.:** Virustatikum, herpetische Hornhauterkrankungen, Herpes-simplex-Infektionen der Haut u. des Übergangsepithels. **Übl. Dos.:** Topikal: Salbe 0.2% alle 2-3 h, später 3mal/d. Konjunktival: Augentropfen: 0.1% tags alle 1 h, nachts alle 2 h; Augensalbe: 0.5% alle 4 h.

**IDU „Röhm Pharma“®:** s. Idoxuridin.

**I.E:** **1.** Immunitätseinheit: vgl. Antitoxin-Einheit. **2.** Internationale Einheit: Maß f. die Wirksamkeit von Antibiotika, Enzymen od. Hormonen, diejenige Menge eines Antibiotikums, die in 1 mL Nährmedium das Wachstum eines Testkeimes zu hemmen vermag. **3.** Insulin-Einheit; s. Insulin.

**IES:** β-Indolyl-3-essigsäure; s. Auxine.

**Iflanefran®:** s. Prednisolon.

**IFN:** s. Interferone.

**Ifosfamid** INN: 3-(2-Chlorethyl)-2-[(2-chlorethyl)amino]-tetrahydro-2H-1,3,2-oxazaphosphinan-2-oxid, Holoxan®; CAS-Nr. 3778-73-2;

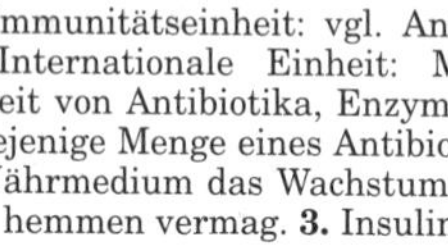

Ifosfamid

$C_7H_{15}Cl_2N_2O_2P$, $M_r$ 261.10. **Anw.:** Zytostatikum (Alkylans), bei Bronchialkarzinomen, Hodentumoren aller histologischen Varianten, maligne

Lymphome u.a. HWZ 6 bis 8 h bzw. 4 bis 7 h (Metaboliten). **Übl. Dos.:** Parenteral: i.v. 0.05 g/kg KG/d über 5 d, dann 4 Wochen Pause.

**Ig:** Abk. f. Immunglobulin*; **IgG, IgM, IgA, IgD, IgE:** verschiedene Klassen der Immunglobuline*.

**Igelit:** ehemaliges Warenzeichen (I.G.Farben) f. Weich-PVC, s. Polyvinylchlorid.

**Igelkopf:** s. Echinacea angustifolia DC.

**IgM-Antikörper, Humaner monoklonaler:** s. HA-1A.

**Ignatia:** s. Strychnos ignatii.

**Ignatiusbohne:** Semen Ignatii, s. Strychnos ignatii.

**Il:** Abk. f. Interleukine*.

**ildamen®:** s. Oxyfedrin.

**Ileostomie:** s. Anus praeter naturalis.

**Ileum:** Intestinum ileum, Krummdarm.

**Ileus:** Darmverschluß.

**Ilex aquifolium** L.: Fam. Aquifoliaceae, Stechpalme (Mittel- u. Südeuropa). Stpfl. v. **Folia Aquifoliae:** Folia Ilicis aquifolii, Stechpalmenblätter, Christdornblätter. **Inhaltsst.:** Ilicin (Bitterstoff), Ilexsäure, Flavonoide, Gerbstoff, Kieselsäure, Zucker. **Anw.** volkst.: als Tonikum sowie gegen Fieber, Krämpfe, Koliken. Die (giftigen) Früchte werden/wurden als Laxans benutzt.

**HOM:** *Ilex aquifolium:* im Juni gesammelte, frische Blätter.

**HOM:** *Ilex aquifolium e foliis siccatis* (HAB1.4): die getrockneten Blätter.

**Ilex paraguariensis** St.-Hil.: Fam. Aquifoliaceae, Mate-Teestrauch (trop. u. subtrop. Südamerika, Paraguay, Brasilien, kult. in Parana), neben anderen Ilex-Arten Stpfl. v. **Folia Mate (tosta):** Mate folium tostum, Herba Ilicis paraguariensis, Mate, Mateblätter, Paraguaytee, Jesuitentee, Paranatee; geröstete Blätter (über offenem Feuer). **Off.:** DAC86. **Inhaltsst.:** 0.5 bis 1.5% Coffein (mind. 0.4% nach DAC86), ca. 0.4% Theobromin u. wenig Theophyllin, ca. 12% Chlorogensäure, 4 bis 16% Gallotannine u. Catechingerbstoffe, ca. 0.3% äther. Öl, Flavonoide, Triterpene u. Triterpensaponine. **Anw.:** Diuretikum, hauptsächl. Genußmittel an Stelle d. chines. Tees (bes. in Argentinien). **Folia Mate viride:** Mate folium viride, Grüne Mateblätter; vorgeröstete, getrocknete Blätter. **Off.:** DAC86. **Inhaltsst.:** mind. 0.6% Coffein (DAC86), siehe oben.

**HOM:** *Mate:* getrocknete Blätter.

**Illicium anisatum** L.: (I. religiosum Sieb. et Zucc.) Fam. Illiciaceae (od. Fam. Magnoliaceae) Japanischer Sternanis (Japan, Korea). Die Früchte sind sehr ähnl. den Sternanisfrüchten, s. Illicium verum, enthalten aber (neben Shikimisäure) die giftigen Sesquiterpenlactone Anisatin u. Neoanisatin u. kein Anethol. Sie riechen daher nicht nach Anis. (Früher häufig bis zu 50% in der übl. Sternanisware enthalten, es ist deshalb Vorsicht geboten).

**Illicium verum** Hook. f.: Fam. Illiciaceae (od. Fam. Magnoliaceae), Sternanisbaum (heim. südl. u. südwestl. China, hauptsächl. Provinz Kwangtsi, Tongking, Hainan; in manchen Tropengebieten kult.). Stpfl. v. **Fructus Anisi stellati:** Sternanis(früchte), Badian. **Off.:** DAB10, ÖAB90. **Inhaltsst.:** 5 bis 10% (DAB: mind. 7.0%, ÖAB90: mind. 5.0%) äther. Öl in Ölzellen des Perikarps, ca. 20% fettes Öl im Samen (Endosperm), Shikimisäure, Protocatechusäure. **Anw.:** als Karminativum u. Aromatikum (ähnl. wie Fructus Anisi von Pimpinella anisum*). Verwechslung mögl. mit den giftigen **Shikimifrüchten** (Sikimifrüchte) von Illicium anisatum*. **Oleum Anisi stellati:** Sternanisöl, das äther. Öl der Früchte. **Best.:** bis 90% Anethol u.a. Phenylpropanderivate, darunter Foeniculin (nicht im äther. Öl von Pimpinella anisum) sowie ca. 5% Monoterpe. **Anw.:** wie Oleum Anisi, s. Pimpinella anisum. **Oleum Anisi: Anisöl**, Anisi aetheroleum Ph.Eur.3; das äther. Öl der reifen Früchte von Pimpinella anisum* u. Illicium verum.

**HOM:** *Anisum stellatum:* getrocknete Früchte.

**Illinium:** s. Promethium.

**Illipe mallabrorum:** (Bassia mallabrorum) Fam. Sapotaceae (Malabar, Ceylon) u. **Illipe latifolia** (Bassia latifolia) (Vorderindien bis Himalaya) sowie **Madhuca longifolia** (Bassia longifolia) u. **Diploknema-Arten** sind Stpfln. v. **Bassiaöl:** u. anderen haltbaren Speisefetten; das Fett aus den Samen. **Anw.:** zur Seifen- u. Kerzenfarbikation, raffiniert in d. Margarine- u. Schokoladenindustrie.

**Illurinbalsam:** Balsamum Copaivae africanum*.

**Ilmenit:** Titaneisen, s. Titandioxid.

**Iloprost** INN: chem. stabiles, oral einsetzbares Prostaglandin*; $C_{22}H_{30}O_4$, $M_r$ 357.9. **Wirk.** u. **Anw.:** bei arteriellen Verschlußkrankheiten, Raynaud-Syndrom, Thrombozytenaggregationshemmer, wirkt vasodilatierend. **Nebenw.:** Flush, Kopfschmerz, Übelkeit, Schwindel.

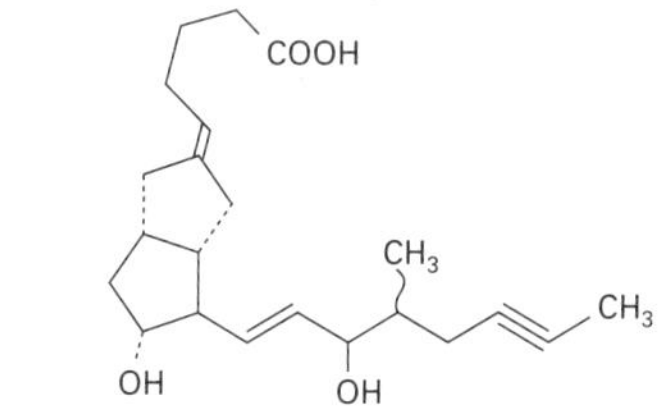

Iloprost

**i.m.:** Intramuskulär (b. Injektionen).

**Imadyl®:** s. Carprofen.

**Imagopaque®:** s. Iopentol.

**Imakol®:** s. Oxomemazin.

**Imap®:** s. Fluspirilen.

**Imbibition:** Durchtränkung, Eindringen von Flüss. in feste Körper, Gewebe, Kolloide usw., mit Quellung verbunden.

**Imbun®:** s. Ibuprofen.

**Imeron®:** s. Iomeprol.

**Imidazol:** Glyoxalin. Schmp. 90°C. Sdp. 257°C. **Strukturformel** s. Heterocyclische Verbindungen. Farblose Prismen, leicht lösl. in Wasser. Kernsubstanz vieler nat. u. künstl. Stoffe, z.B. von Pilocarpin, Histamin, Histidin; auch im Ringgefüge d. Purine enthalten.

**Imidazolalkaloide:** Alkaloide* mit Imidazol als Grundgerüst (selten); Biogenese erfolgt (wahrscheinlich) über Histamin. Wichtigster Vertreter: Pilocarpin*. (Einen Imidazolring enthält auch Purin u. die davon abgeleiteten Methylxanthine*).

**Imidazolidin-2,4-dion:** s. Hydantoin.

**Imidbasen:** s. Imide.

**Imide:** Säureimide; Verbindungen mit der Gruppe -CO–NHCO–, die sich formal durch die Substitution der OH-Gruppen zweier COOH-Gruppen durch –NH– ergeben.

**Imido:** *chem.* Präfix f. Verbindungen, die die =NH-Gruppe enthalten.

**Imidoharnstoff:** s. Guanidin.

**Imidol:** s. Pyrrol.

**Imigran®:** s. Sumatriptan.

**Imine:** Stickstoffanaloga der Aldehyde (Aldimine) u. Ketone (Ketimine). Allg. Formel: $R_2CNH$. Sie bilden sich bei der Umsetzung eines Aldehyds

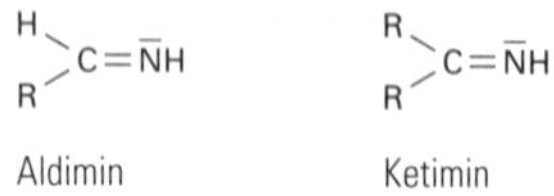


Imine: Beispiele

od. Ketons mit $NH_3$. Bei der Umsetzung mit primären Aminen $NH_2R'$ entstehen Schiff-Basen* (allg. Formel: $R_2CNR'$).

**Iminium:** Bez. f. ein Kation mit Imin-Struktur.

**Iminosäuren:** entstehen durch Dehydrierung aus Aminosäuren u. sind am Aufbau der Proteine beteiligt; allg. Formel R–C(=NH)–COOH.

**Imipenem** INN: N-Formamidoylthienamycin, Zienam®; CAS-Nr. 64221-86-9 (74431-23-5, Monohydrat); $C_{12}H_{17}N_3O_4S$, $M_r$ 317.4. **Wirk.** u. **Anw.:** β-Lactam-Antibiotikum aus der Gruppe der Carbapeneme*; Breitband-Antibiotikum mit nicht nur hoher Wirksamkeit gegen gramnegative, sondern auch hoher Aktivität gegen grampositive Keime; Ind.: komplizierte Harnwegsinfekte. HWZ 1 h. **Übl. Dos.:** 3- bis 4mal/d 0.5 g, MTD 0.05 g/kg KG. Meist in Kombination mit Cilastatin*, da I. in den Tubuluszellen der Nieren durch die Dehydropeptidase I inaktiviert wird; s.a. Antibiotika (Tab.).

**Imipramin** INN: 5-(3-Dimethylaminopropyl)-10,11-dihydro-5H-dibenz[b,f]azepin, Tofranil®;

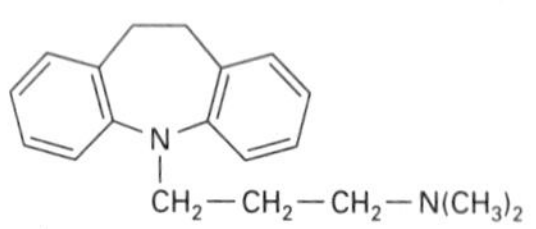

Imipramin

CAS-Nr. 50-49-7; $C_{19}H_{24}N_2$, $M_r$ 280.40. Schmp. 172-174°C; polymorph. Sdp. 160°C (13.3 Pa, freie Base). $pK_s$ (konjugierte Säure) 9.5 (24°C). **Anw.:** Thymoleptikum, tricyclisches Antidepressivum. Ind.: Psychosen u. andere depressive Zustände, Alkoholismus, Parkinsonismus, chronische Schmerzzustände; s.a. Psychopharmaka (Antidepressiva). HWZ 7 bis 26 h bzw. 15 h (Metaboliten). **Übl. Dos.:** Oral: 2- bis 3mal 0.025 g/d. Parenteral: i.m. 0.025 g.

**Imipraminhydrochlorid:** Imipramini hydrochloridum Ph.Eur.3, Imipraminum hydrochloricum; CAS-Nr. 113-52-0; $C_{19}H_{25}ClN_2$, $M_r$ 316.9. Schmp. 174-175°C; polymorph. Weißes, krist. Pulver, leicht lösl. in Wasser, lösl. in Ethanol, wenig lösl. in Aceton.

**Imitationsarzneimittel:** s. Generika.

**Immaturus:** unreif.

**Immergrünkraut:** Herba Vincae pervincae, s. Vinca minor.

**Immersion:** Ölimmersion; Verfahren in d. Mikroskopie, b. dem zwischen Objektiv u. Objekt (unter Fortlassung des Deckblättchens) ein Tropfen Öl od. einer anderen Immersionsflüssigkeit* eingeschaltet wird. Dadurch wird d. Absorption u. Brechung der Lichtstrahlen (durch Glas, Luft, Wasser) größtenteils beseitigt u. d. Bild wird schärfer u. klarer. Die Verw. v. Flüss., die d. gleichen Brechungsindex wie d. Glas der Linse haben (z.B. Zedernholzöl), bezeichnet man als **homogene Immersion**; s. Mikroskop (Abb.).

**Immersionsflüssigkeiten:** dienen zur Verbesserung der Auflösung eines Mikroskops*; z.B.: Wasser ($n_D^{20°C}$ 1.333), Glycerol ($n_D^{20°C}$ 1.475 bzw. 1.45, wasserfrei bzw. 85%), Zedernholzöl (s. Juniperus virginiana; $n_D^{20°C}$ 1.51, entspricht dem Brechungsindex von Glas), Anisol ($n_D^{20°C}$ 1.515), Diiodmethan ($n_D^{20°C}$ 1.74); vgl. Immersion.

**Immission:** Ausbreitung u. Einw. von schädlichen Umwelteinflüssen (z.B. Lärm, Luftverunreinigungen) auf die belebte Natur; vgl. Emission.

**Immissionskonzentration, maximale:** MIK; höchstzulässige Konzentration einer Immission (biol. schädlicher Stoff im Sinne einer Luftverunreinigung), die f. Lebewesen (Mensch, Tier, Pflanze) als noch unbedenkl. Grenzwert gilt; Angabe (wie f. MAK) in mg/m³ Luft od. in g/m² bei Stäuben (als Niederschlagsmenge/d).

**Immortellen, Gelbe:** Flores Stoechados (citrinae), s. Helichrysum arenarium.

**Immortellen, Weiße od. Rosa:** Flores Gnaphalii, s. Antennaria dioica.

**Immun:** (lat.: immunis frei, unberührt) **1.** Unempfänglich f. die pathogenen Wirkungen von Krankheitserregern. **2.** Erhöhte Reaktionsbereitschaft f. ein bestimmtes Antigen* (nach Kontakt). Die Folgen können f. den Organismus von Vorteil (z.B.: Schutz vor Krankheitserregern) od. von Nachteil (z.B. Allergie*, Anaphylaxie*) sein.

**Immunabwehr:** Fähigkeit des lebenden Organismus, Antigene (Immunogene) *spezifisch* abzuwehren. Die I. kann aktiv (z.B. Schutzimpfung) od. passiv (Serumgabe) erworben sein. Sie ist funktionell in zelluläre, vom Thymus abhängige T-Zellen, u. humorale Immunabwehr (antikörperproduzierende B-Zellen) zweigeteilt; s. Immunsystem.

**Immunadjuvantien:** **1.** unspezif. wirkende Stoffe, die die spezifische Immunabwehr verstärken (sollen); sie werden also zus. mit einem spezifischen Impfstoff gegeben; **2.** auch syn. f. Immunstimulantien.

**Immunantikörper:** mit einem definierten Antigen induzierte Antikörper. Anw. in der Diagnostik.

**Immunantwort:** Reaktion eines Organismus auf die Zufuhr eines Immunogens* (s. Immunsystem); führt zu 1. Antikörperbildung (humorale Immunität), 2. Bildung von Lymphozyten, die imstande sind, mit dem Antigen spezifisch zu reagieren (zellvermittelte Immunität), 3. immunologische Toleranz. Als **Primärantwort** (meist von IgM, dann IgG, s. Immunglobuline) wird der Erstkontakt, als **Sekundärantwort** (gesteigerte IgG-Antikörper) wird der Erneut-Kontakt bezeichnet, der durch eine rascher einsetzende, länger anhaltende Antikörperbildung gekennzeichnet ist.

**Immundefekt:** Immunmangelkrankheit (*engl.* immune deficiency); Unfähigkeit des Organismus, auf die Zufuhr eines Immunogens* mit einer voll ausgeprägten Immunantwort* zu reagieren. Es gibt angeborene u. erworbene Immundefekte (als Folgen von Krankheiten, z.B.: AIDS*, od. therapeutischen Maßnahmen, z.B. Behandlung mit Immunsuppressiva* u. Zytostatika*), die das

**Immunglobuline**
Einteilung der Immunglobulinklassen des Menschen

| Bezeichnung | Funktion | $M_r$ | S[1] | Vorkommen |
|---|---|---|---|---|
| IgG | Spätantikörper | 150 000 | 7 | Serum, Milch |
| IgM | Frühantikörper | 900 000 | 19 | Serum |
| IgA | Schleimhautbarriere | 150 000 | 7 | Serum, Sekrete |
| | | 400 000 | 11 | |
| IgD | unbekannt | 175 000 | 7 | Serum |
| IgE | Allergie-Antikörper, Reagine | 190 000 | 8 | Serum, Sekrete |

[1] Sedimentationskonstante (s. Svedberg-Einheit)

T- od. das B-Zellen-Immunsystem od. beide betreffen können (s. Immunsystem). Infolge der fehlenden od. unzureichenden zellulären Immunität kommt es zu schweren septischen Pilzinfektionen, in unseren Bereichen besonders häufig mit dem Soorpilz, u. zu Virusinfekten. Vor allem an Schleimhautoberflächen treten bei Störungen der Immunabwehr Nekrosen auf.

**Immundefizienzvirus, Humanes:** HIV*, s. AIDS.

**Immunelektrophorese:** s. Elektrophorese.

**Immunfluoreszenz(-Test):** Nachw. einer Antigen-Antikörper-Reaktion durch Markierung mit Fluoreszenzfarben (Fluoreszenzmikroskop). **1. Direkte Methode:** Antigen wird durch einen markierten Antikörper sichtbar gemacht. **2. Indirekte Methode:** zuerst unmarkierte Antigen-Antikörper-Reaktion, dann Darstellung mit einem markierten Anti-Antikörper.

**Immunglobuline:** Abk. Ig; Bez. f. alle Globuline*, die sich z.B. von anderen Plasmaproteinen* dadurch unterscheiden, daß sie i.a. nach Kontakt mit einem Antigen* Antikörper* zu bilden vermögen, also Antikörper-Eigenschaften besitzen (dabei handelt es sich um γ-Globuline, daher auch die frühere Bez. Gammaglobuline f. Ig). Es sind spezifische Reaktionsprodukte von Plasmazellen, die in Zusammenarbeit von Makrophagen, T- u. B-Lymphozyten entstehen (s. Immunsystem). Bei den menschlichen Ig handelt es sich um Glykoproteine mit einem Kohlenhydratanteil von ca. 3 bis 12%. Gemeinsam ist ihnen, daß sie aus 2 großen (H-Ketten, von *engl.* heavy, schwer) u. 2 kleinen Polypeptid-Ketten (L-Ketten, von *engl.* light) bestehen (s. Abb.). **Immunglobulinfragmente**: Nach Aufspaltung durch Papain* entstehen aus den Y-förmigen IgG zwei identische, monovalente, antigenbindende Fragmente (Fragment antigen binding, **Fab-Teil**), die keine Agglutination od. Präzipitation bewirken, u. ein **Fc-Teil** (*franz.* fragment crystalline), der für best. biol. Funktionen, z.B. Bindung an zelluläre Rezeptoren u. von Komplementproteinen verantwortlich ist. Die 4 L-Ketten entsprechen etwa den 2 Fab-Teilen, die beiden H-Ketten aber dem Fc-Teil. Durch Pepsin* entsteht ein bivalentes sog. F(ab')2-Fragment (bewirkt nach Antigenbindung eine Agglutination od. Präzipitation) u. neben kleineren Bruchstücken ein Fc'-Fragment. **Einteilung der Ig:** üblicherweise in 5 Klassen nach physikochemischen, antigenen u. physiologischen Eigenschaften der H-Ketten (diese dementsprechend mit α, δ, ε, γ u. μ bezeichnet): IgA, IgD, IgE, IgG u. IgM (s. Tab.). Die L-Ketten kommen in 2 Formen (κ u. λ) vor. Am wichtigsten sind die IgG, die am besten untersucht sind; sie treten in 4 Unterklassen (IgG 1 bis 4) auf. IgG der Mutter passiert z.B. auch die Plazentaschranke

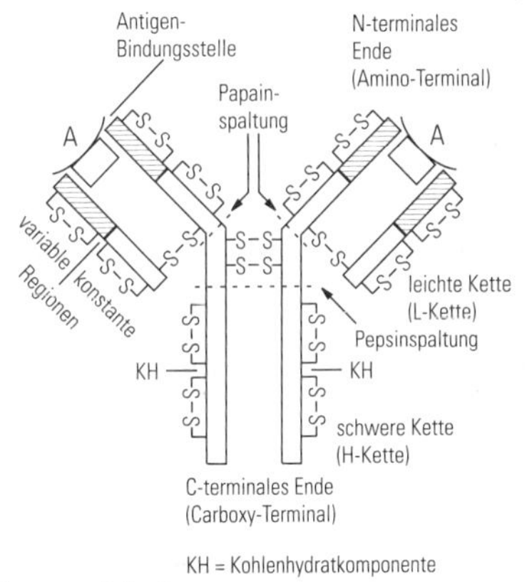


Immunglobuline:
Schematischer Aufbau (Struktur eines IgG-Antikörpers) [90]

u. verleiht dem Neugeborenen einen gewissen Schutz bis sein eigenes Immunsystem aufgebaut ist.

**Immunglobulinpräparate:** (früher auch Gammaglobulinpräparate) Arzneimittel, die Immunglobuline* als Antikörper* enthalten. Man gewinnt sie nach dem Cohn'schen Verfahren (s. Plasmafraktionierung) aus dem Serum (daher auch als Immunsera bezeichnet) bzw. dem Plasma von Menschen od. bestimmter Haustiere (bevorzugt des Pferdes), die mit Antigenen bewußt od. unbewußt in Kontakt geraten sind. Die Ph.Eur.3 unterscheidet zwischen **Immunglobulin *vom* Menschen*** (homologe Antikörper* enthaltend) u. den durch die Immunisierung von Tieren stammenden **Immunsera *für* Menschen*** (früher häufig gebraucht, heute weniger bedeutend, enthalten heterologe Antikörper) u. für Tiere (s. Immunsera). Es gibt unspezifische (Immunoglobulinum humanum normale) u. spezifische, die in besonderen Fällen angewendet werden, s. Tab. I. sind ohne weitere Aufarbeitung nur intramuskulär applizierbar. Bei i.v.-Anwendung ist mit schweren anaphylaktischen Reaktionen zu rechnen, welche von oligomeren IgG-Aggregaten verursacht werden; vgl. Immunglobulin vom Menschen zur intravenösen Anwedndung.

**Immunglobulin vom Menschen:** Immunoglobulinum humanum normale Ph.Eur.3; ist eine sterilfiltrierte, flüssige od. gefriergetrocknete Zuber., zur i.m.-Injektion bestimmt. Sie

**Immunglobulinpräparate der Ph.Eur.3**
Lateinische und deutsche Bezeichnungen

| Immunoglobulinum humanum | Fundstelle im Wörterbuch |
|---|---|
| Anti-D | Anti-D-Immunglobulin vom Menschen |
| hepatitidis A | Hepatitis-A-Immunglobulin vom Menschen |
| hepatitidis B | Hepatitis-B-Immunglobulin vom Menschen |
| morbillicum | Masern-Immunglobulin vom Menschen |
| normale | Immunglobulin vom Menschen |
| normale ad usum intravenosum | Immunglobulin vom Menschen zur intravenösen Anwendung |
| rabicum | Tollwut-Immunglobulin vom Menschen |
| rubellae | Röteln-Immunglobulin vom Menschen |
| tetanicum | Tetanus-Immunglobulin vom Menschen (s. Tetanus-Serum) |
| vaccinicum | Vaccinia-Immunglobulin vom Menschen |
| varicellae | Varizellen-Immunglobulin vom Menschen |

enthält vorwiegend Immunglobulin G (IgG), andere Proteine können vorhanden sein, s. Immunglobuline (die Proteinzusammensetzung wird mittels Zonenelektrophorese geprüft). Herst. erfolgt aus Plasma gesunder Spender u. muß der Arzneibuchmonographie **Plasma vom Menschen zur Fraktionierung** entsprechen. **Anw.:** prophylakt. zum Schutz vor verschiedenen Viruserkrankungen, z.B. Hepatitis A (s. Hepatitis, Akute, vgl. Hepatitis-A-Immunglobulin vom Menschen u. Hepatitis-A-Impfstoff).

**Immunglobulin vom Menschen zur intravenösen Anwendung:** Immunoglobulinum humanum normale ad usum intravenosum Ph.Eur.3, Venimmum®. Bewirkt sofortigen Anstieg des IgG-Spiegels. Die i.v.-Verträglichkeit wird durch spezielle Verfahren (chemisch, enzymatisch, Zusätze) erreicht, die das Fc-Fragment des Moleküls (s. Immunglobuline) verändern. Weitere Angaben s. Immunglobulin vom Menschen.

**Immunisieren:** **1.** Auslösen einer Immunantwort durch Zufuhr eines Immunogens. **2.** Erzeugen einer aktiven od. passiven Immunität, die eine Schutzwirkung f. den Organismus hat.

**Immunisierung:** durch Zufuhr eines Immunogens (Antigens) nat. od. künstlich hervorgerufene aktive I. bzw. durch Zufuhr von spezifischen Antikörpern* herbeigeführte passive I. **1. Aktive I.:** erfolgt durch das Überstehen einer Krankheit bzw. durch künstliche Zufuhr von Immunogenen (Antigenen), das heißt durch Applikation von lebenden, abgeschwächten, vermehrungsfähigen Erregern, toten Erregern, Toxoiden* bzw. Antigenen der Erreger. Die Applikation kann lokal durch Einreiben auf Haut u. Schleimhäuten, peroral od. parenteral erfolgen; s. Impfung, Schutzimpfung. **2. Passive I.:** erfolgt durch Applikation von spezifischen Antikörpern (s. Immunglobulinpräparate, Immunsera). Die Immunseren können aus aktiv immunisierten Tieren (Pferd, Rind, Hammel) gewonnen werden bzw. humane Seren (Hyperimmunserum*, Hyperimmunglobulin*) sein; s. Serumprophylaxe, Serumtherapie. **3. Simultane Durchführung** einer aktiven u. passiven I.: z.B.: bei Verletzungen gegen Tetanus nicht geimpfter Personen. Das Immunserum verhindert den Ausbruch der Krankheit (passive Immunisierung), der Impfstoff (Toxoidgabe) führt zum Aufbau einer aktiven Immunität.

**Immunität:** Unempfindlichkeit des Organismus gegen schädigende Einflüsse (pathogene Mikroorganismen od. deren Stoffwechselprodukte, pflanzliche u. tierische Gifte) aufgrund unspezifischer Abwehrmechanismen bzw. einer Immunantwort* (s. Immunsystem). Im engeren Sinne versteht man unter I. auch nur die *erworbene* spezifische Unempfindlichkeit gegenüber Infektionen u. Toxinen. **A. Unspezifische I.:** ist nicht gegen bestimmte Substanzen gerichtet, sie wird durch eine Vielzahl von biologischen u. physikalischen Schutzmechanismen aufrechterhalten (vgl. Resistenz). **B. Spezifische I.:** richtet sich gegen spezifische Antigene, durch Antikörper* und/oder sensibilisierte Lymphozyten vermittelt. **1. Aktiv erworbene spezifische I.:** a) auf natürliche Weise durch Überstehen einer Infektionskrankheit (postinfektiöse Immunität); b) durch künstliche aktive Immunisierung* (Schutzimpfung*). **2. Passiv erworbene spezifische I.:** a) auf natürliche Weise, z.B. durch diaplazentar übertragene Antikörper (Mutter-Kind); b) auf künstliche Weise, z.B. durch Antikörpergabe (Applikation von Immunglobulinpräparaten*).

Als **angeborene I.** werden alle unspezifischen u. spezifischen Abwehrmechanismen verstanden, die zur Zeit der Geburt bestehen. Der Begriff der **natürlichen I.** bezieht sich auf das Vorhandensein natürlicher Antikörper im Organismus ohne Kontakt zu dem entsprechenden Antigen (Bildung wahrscheinlich auf kreuzreagierende Antigene in Darmflora u. Nahrung zurückzuführen). Eine *konstitutionelle od. genetische I.* liegt vor, wenn eine ganze Spezies gegen die Wirk. eines bestimmten Mikroorganismus resistent ist.

**Immunitäts-Einheit:** s. Antitoxin-Einheit.

**Immunkörper:** Antikörper, die von den Antigenen hervorgerufen werden, s. Immunisierung.

**Immunkompetente Zelle:** Jede Zelle, die noch nicht an einer immunologischen Reaktion beteiligt war, jedoch dazu befähigt ist, wenn sie mit einem Immunogen in Kontakt kommt; s. Immunzellen.

**Immunmodulation:** s. Immuntherapie.

**Immunoassay:** Sammelbezeichnung für die verschiedenen Analysenmethoden, die sich zur Bestimmung biologisch aktiver Substanzen (Hormone, Arzneistoffe, Opiate, Proteine usw.) der spezifischen Antigen-Antikörper-Reaktion* (AAR) bedienen; an die Stelle von Vollantigenen können auch Haptene* treten. Zur quantitativen Bestimmung mittels AAR muß eine gut nachweisbare Markierungssubstanz mit einem Reaktionspartner so gekoppelt werden, das seine immunologischen Eigenschaften erhalten bleiben (vgl. ELISA, Enzymimmunoassay, Radioimmunoassay).

**Immunogen:** (*gr.* γένεσις Entstehung) Substanz (Antigen*), die zu humoraler od. zellvermittelter Immunität* führt.

**Immunsera der Ph.Eur.3**
Lateinische und deutsche Bezeichnungen

| Immunoserum | Fundstelle im Wörterbuch |
|---|---|
| **für Menschen** | |
| botulinicum | Botulismus-Antitoxin |
| contra venena viperarum europaearum | Schlangengift-Immunserum (Europa) |
| diphthericum | Diphtherie-Antitoxin |
| erysipelatis suillae | Schweinerotlauf-Serum |
| gangraenicum (Clostridium novyi) | Gasbrand-Antitoxin (Novyi) (s. Gasbrand) |
| gangraenicum (Clostridium perfringens) | Gasbrand-Antitoxin (Perfringens) (s. Gasbrand) |
| gangraenicum (Clostridium septicum) | Gasbrand-Antitoxin (Septicum) (s. Gasbrand) |
| gangraenicum mixtum | Gasbrand-Antitoxin (polyvalent) (s. Gasbrand) |
| tetanicum ad usum humanum | Tetanus-Antitoxin (s. Tetanus-Serum) |
| **für Tiere** | |
| clostridii novyi alpha ad usum veterinarium | Clostridium-Novyi-Alpha-Antitoxin f. Tiere |
| clostridii perfringentis beta ad usum vet. | Clostridium-Perfringens-Beta-Antitoxin f. Tiere |
| clostridii perfringentis epsilon ad usum veterinarium | Clostridium-Perfringens-Epsilon-Antitoxin f. Tiere |
| tetanicum ad usum veterinarium | Tetanus-Antitoxin f. Tiere (s. Tetanus-Serum) |

**Immunoglobulinum:** nach Ph.Eur.3 lat. Bezeichnung für Immunglobulinpräparate*.

**Immunologie:** (*gr.* λόγος Wort, Lehre) Lehre von den Erkennungs- u. Abwehrmechanismen des Organismus f. körperfremde, unter bestimmten Bedingungen auch f. körpereigene Substanzen.

**Immunosera ad usum humanum:** s. Immunsera f. Menschen.

**Immunosera ad usum veterinarium:** s. Immunsera f. Tiere.

**Immunoserum:** nach Ph.Eur.3 lat. Bezeichnung für Immunsera*.

**Immunprophylaxe:** prophylaktische Maßnahmen zur Verhinderung des Ausbruches einer Krankheit durch aktive u. passive Immunisierung*; vgl. Expositionsprophylaxe*, Chemoprophylaxe*.

**Immunreaktion:** **1.** Antigen-Antikörper-Reaktion*; **2.** Immunantwort*.

**Immunsera:** **1.** s. Immunsera f. Menschen, I. f. Tiere; s. Tab.; **2.** Testseren in der Diagnostik (z.B. Blutgruppenbestimmung, Bakteriendiagnostik).

**Immunsera für Menschen:** Immunosera ad usum humanum Ph.Eur.3; sind Zuber. gereinigter Immunglobuline* aus dem Serum immunisierter Tiere (also Immunglobuline *vom* Tier, vgl. Immunglobuline *vom* Menschen). Diese Immunglobuline können tierische Gifte od. von Bakterien gebildete Toxine spezifisch zu neutralisieren. Geeignete Konservierungsmittel dürfen zugesetzt werden. **Anw.:** zur passiven Immunisierung; Schutz zeitlich begrenzt, kürzer als nach Gabe von humanen Immunglobulinen. Da diese Zuber. spezies-heterologe Antikörper (artfremdes Eiweiß f. den Menschen) enthalten, kann es bei wiederholter Gabe zur Serumkrankheit, anaphylaktischen Schock etc. kommen. Aus diesem Grund werden die nativen Immunsera z.B. durch Enzymbehandlung von unspezifischen Proteinen weitgehend befreit u. als **Fermoserum** bezeichnet.

**Immunsera für Tiere:** Immunosera ad usum veterinarium Ph.Eur.3; sind Zuber., die Immunglobuline* enthalten, welche die entsprechenden Antigene bzw. Toxine spezifisch neutralisieren können. Zusatz von geeigneten Konservierungsmitteln erlaubt. **Anw.:** zur passiven Immnunisierung des Empfängertiers.

**Immunstimulantien:** auch Paramunitätsinduktoren; chemische od. biologische Stoffe, die die Aktivität des Immunsystems (v.a. die sog. Paramunität*) erhöhen od. die Immunantwort auf Antigene verstärken, wobei sie selbst keine od. nur geringe antigene Wirk. besitzen (vgl. Immunadjuvantien). Die Wirksamkeit vieler I. ist nicht gesichert. Zu den I. zählt man z.B. anorg. Stoffe wie Aluminiumsalze, ferner niedermolekulare synthetische (z.B. Levamisol*) u. nat. vorkommende org. Verbindungen (z.B. Aristolochiasäure), hochmolekulare Naturstoffe (z.B. Pilzpolysaccharide, Lektine, Lipopolysaccharide), Extrakte aus tierischen Organen u. Pflanzen, Impfstoffe mit paraspezifischer Wirk. (s. Paramunität); vgl. Reizkörpertherapie.

**Immunstimulation:** eine Art der Immuntherapie*, s. Immunstimulantien.

**Immunsuppression:** (*lat.* suppressio Unterdrückung) Unterdrückung od. Abschwächung der Immunreaktionen eines Organismus durch physikalische Maßnahmen (z.B. ionisierende Strahlen) od. Verw. chemischer u. biologischer Substanzen (Immunsuppressiva*).

**Immunsuppressiva:** chem. od. biol. Substanzen, die zur Immunsuppression* führen, z.B. Corticosteroide (s. Hormone), Zytostatika* (z.B. Azathioprin*), Ciclosporine*, Tacrolimus*, Mycophenolatmofetil*, Antilymphozytenglobulin (Antithymozytenglobulin*). **Anw.:** bei Autoimmunerkrankungen, Organtransplantationen.

**Immunsystem:** *syn.* Immunitätssystem; Organe, Zellen u. Eiweißkörper, die im Organismus höherer Lebewesen an verschiedenen Stellen lokalisiert sind u. die Fähigkeit besitzen, zwischen körpereigenen u. nicht körpereigenen Strukturen zu unterscheiden. Für die Abwehr (Erkennen, Antworten, Erinnern) nichtkörpereigener Strukturen stehen dem Menschen 4 Gruppen von Abwehrmechanismen zur Verfügung (s. Abb.); vgl. Immunität. Sie sind humoral od. zellulär organisiert; sie sind z.T. angeboren u. sind f. eine unspezifische Resistenz verantwortlich (natürliche Immunität, Paramunität*), od., wenn sie streng spezifische Mechanismen darstellen, haben sie sich erst nach Kontakt mit einem Antigen*, einer als nicht körpereigen erkannten Struktur, ausgebildet (erworbene Immunität).

**1. Unspezifische humorale Abwehr-**

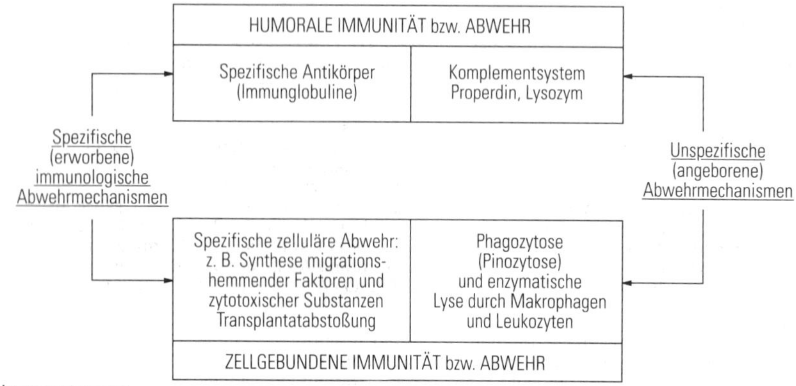


Immunsystem:
Übersicht über Immunmechanismen und Abwehrreaktionen des Menschen [13]

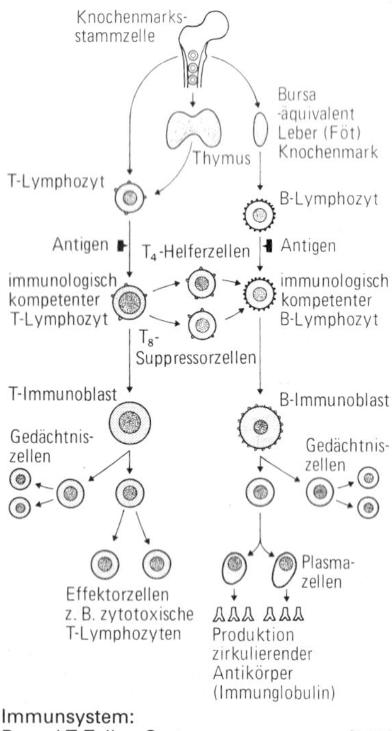


Immunsystem:
B- und T-Zellen-System [109]

**mechanismen:** Dazu gehören Interferone*, das Lysozym*, das Komplementsystem* u. das Properdin*.

**2. Angeborene zelluläre Abwehr:** Fähigkeit von Makrophagen u. Granulozyten (s. Leukozyten), sich Bakterien od. Partikel durch Phagozytose einzuverleiben u. durch ihre lysosomalen Enzyme aufzulösen. Makrophagen u. Granulozyten sind hierfür mit besonderen „Erkennungsregionen" auf ihrer Zellmembran ausgerüstet. Die Makrophagen phagozytieren oft die Antigene, bauen sie teilweise ab u. bieten sie dann in geeigneter Form an ihrer Oberfläche den immunkompetenten Lymphozyten an.

**3. Spezifische zelluläre Mechanismen:** Die Ausbildung einer spezifischen Immunität des Organismus findet in den lymphoretikulären Organen statt u. ist an lymphoide Zellen gebunden. Diese zelluläre Basis der Immunantwort wird durch 4 Zelltypen gewährleistet: *1. Stammzelle* des Knochenmarkes, deren Reifung von einem Polypeptidhormon der epithelialen Zellen des Thymus stimuliert wird u. die folgenden Zellen liefert. *2. Immunkompetente Zelle,* die aufgrund zahlreicher Rezeptoren ($2{\cdot}10^4$) an der Oberfläche die Fähigkeit hat, ein Antigen zu erkennen. *3. Sensibilisierte Zelle,* hat eine Antigeninformation aufgenommen u. ein „Gedächtnis" dafür entwickelt (memory cell). *4. Antikörperbildende Zelle,* T-Lymphozyt, mit zellständigem Antikörper od. aus den B-Lymphozyten hervorgegangene *Plasmazelle,* die humorale Antikörper* bildet.

Nach den Zelltypen unterscheidet man **2 zelluläre Immunsysteme,** die durch Mittler (z.B. T4-Helferzellen u. T8-Suppressorzellen) eng zusammenarbeiten (s.a. Abb.): *I. Thymusabhängiges Immunsystem,* T-Zellen-System: Etwa 60-70% der Blutlymphozyten sind T-Lymphozyten. Die thymusabhängigen Lymphozyten reagieren selbst also mit dem Antigen u. führen zur Reaktion vom verzögerten Typ. Sie produzieren also keine Antikörper, sind aber durch Synthese verschiedener Faktoren (Migrationinhibitionfaktor*, chemotaktische, zytotoxische u. mitogene Substanzen) f. die zelluläre Immunität wesentlich. Außerdem werden sie z.T. in sogenannte killer cells (Krebsabwehr!) umgewandelt. *II. Thymusunabhängiges Immunsystem,* B-Zellen-System: 10-30% der Blutlymphozyten des Menschen sind B-Zellen. (Der Begriff des B-Zellen-Systems leitet sich von der Bursa Fabricii ab, ein bei Vögeln in der Nachbarschaft der Kloake gelegenes Gebilde.) Die B-Lymphozyten differenzieren sich nach Aktivierung durch den Kontakt mit einem Antigen zu Plasmazellen, welche spezifische Antikörper*, eine besondere Gruppe von Immunglobulinen, bilden.

**4. Antigen-Antikörperreaktion:** Spezifische humorale Immunität; humorale Faktoren, die zirkulierenden Immunglobuline*, reagieren spezifisch mit Antigenen. (Die B- u. T-Lymphozyten sind somit die Träger der spezifischen humoralen u. zellulären Immunität*.)

**Immuntherapie:** Beeinflussung immunologischer Reaktionen durch Behandlung: **1.** durch Zufuhr von Immunglobulinen*; **2.** durch Immunsuppression*; **3.** durch aktive, spezifische od. unspezifische Immunstimulation*.

**Immuntoleranz:** fehlende Immunantwort* (ev. nur teilweise) nach Kontakt mit einem bestimmten Antigen* (Tolerogen), wobei die Reaktion gegenüber anderen Antigenen vorhanden ist (im Gegensatz zum Immundefekt*). Die I. kann u.a. durch Kontakt mit dem Antigen entstehen, wenn das Immunsystem noch nicht ausgereift ist (embryonal induzierte I.), od. durch Einwirkung hoher Mengen des Antigens.

**Immunzellen:** *syn.* immunolog. kompetente Zellen, immunkompetente Zellen, Immunozyten. Zellen, die zu immunologischen Reaktionen fähig sind: T- u. B-Lymphozyten sowie Plasmazellen (s. Leukozyten). Makrophagen sind im eigentlichen Sinne keine I., doch sind sie an der Verarbeitung der Antigene (Zerkleinerung großer Moleküle, Speicherung von antigenem Material) beteiligt; s. Immunsystem.

**Imodium®:** s. Loperamid.

**Imolamin** INN: 4-(2-Diethylaminoethyl)-4,5-dihydro-5-imino-3-phenyl-1,2,4-oxadiazol, 4-(2-Diethylaminoethyl)-5-imino-3-phenyl-δ2-1,2,4-

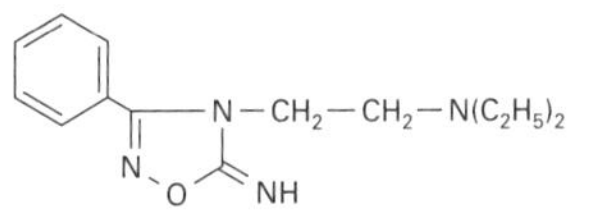

Imolamin

oxadiazolin, 3-Phenyl-4-diethylaminoethyl-5-imino-1,2,4-oxadiazol, Irrigor®; Inigor®; CAS-Nr. 318-23-0; $C_{14}H_{20}N_4O$, $M_r$ 260.33. Sdp. 165°C (26.7Pa). **Anw.:** Koronartherapeutikum bei allen Formen der Koronarinsuffizienz; senkt den Sauerstoffbedarf des Herzmuskels. **Übl. Dos.:** Oral: Initialdos.: 3mal 0.02 g/d; Erhaltungsdos.: 3mal 0.01 g/d. **Imolaminhydrochlorid:** $C_{14}H_{21}ClN_4O$, Schmp. 154-155°C.

**Impaktor:** *engl.* Impactor (Impinger), scheidet feste Partikel aus Luft (z.B. Aerosole*) od. anderen Trägergasen ab. Das Material (Durchmesser der Teilchen ca. 3 bis 30 µm) wird in mehrere Fraktionen zerteilt u. die Korngrößenverteilung des Feststoffanteils analysiert. **Anw.:** Luftüberwachung, Laboranalytik, Messung des resorbierbaren (lungengängigen) Anteils eines Aerosols, s. MDI.

**Imperatoria ostruthium:** s. Peucedanum ostruthium.

**Imperatorin:** 8-Isoamylenoxypsoralen, Marmelosin, Pentosalen, Ammidin; $C_{16}H_{14}O_4$, $M_r$ 270.27. Schmp. 102°C. Ein Furanocumarin aus Peucedanum ostruthium*, Angelica archangelica*, Aegle marmelos*, auch in Pistaca sativa u.a.

**Imperial-Tee:** grüne Sorte des Chinesischen Tees.

**Impermeabel:** undurchlässig, s. Osmose.

**Impetigo:** Hautausschlag m. Pustelbildung, Grindflechte, Eiterflechte; impetiginös, borkig.

**Impfkalender:** Impfprogramm, Impfplan; Reihenfolge von vorgeschriebenen u. empfohlenen Schutzimpfungen* f. wichtige Infektions-

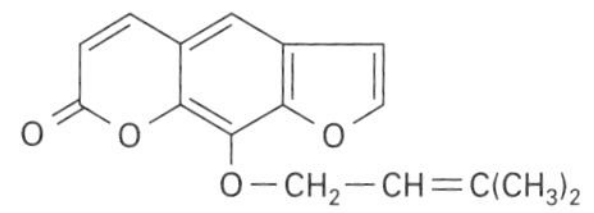

Imperatorin

krankheiten; Impfpläne sind i.a. kostenlos z.B. in Apotheken erhältlich; auch in den einschlägigegen Videotext- (Teletext-) Seiten finden sich entsprechende Informationen. Im internationalen Reiseverkehr gelten besondere Bestimmungen f. einzelne Länder (Liste der WHO).

**Impfkommission:** s. STIKO.

**Impfprophylaxe:** Maßnahme zur Verhinderung einer Infektionskrankheit durch aktive Immunisierung; vgl. Serumprophylaxe.

**Impfschutz:** s. Schutzimpfung, Immunität.

**Impfstoff:** s. Vakzine, Vaccinum, Schutzimpfung.

**Impfstoffe für Menschen:** s. Vakzine.

**Impfstoffe für Tiere:** s. Vakzine.

**Impfstoffe, Multipartiale:** Vakzine aus verschiedenen Stämmen einer Bakterienart.

**Impfung:** **1.** Schutzimpfung*. **2.** Übertragung lebender Mikroorganismen auf Nährmedien.

**Impinger:** s. Impaktor.

**Implantate:** Implantanda Ph.Eur.3 (s.a. Parenteralia); feste sterile Depotpräparate* geeigneter Größe u. Form, einzeln in sterilen Behältnissen abgefüllt, Parenteraltabletten, z.B. kleine Tabletten, die mittels chirurgischem Eingriff in verschiedene Gewebe gebracht (implantiert) werden, dort eine gute Verträglichkeit aufweisen u. während wenigstens einiger Monate den Wirkstoff allmählich freigeben sollen. Die am häufigsten eingesetzten I., die sogenannten Implantationstabletten*, bestehen nur aus Wirkstoff od. aus einer Kombination aus Wirkstoff u. physiol. abbaubarem Hilfsstoff u. können vollständig absorbiert werden. Dagegen sind I. mit nicht absorbierbarem Gerüst (Matrix aus Kunststoff) od. Überzug (Kunststoffmembran), welche die Diffusion des Arzneistoffes steuern, nach Abklingen der Wirk. wieder aus dem Gewebe zu entfernen. Mit I. werden hauptsächl. Hormone verabreicht.

**Implantation:** Einpflanzung, Einheilung, z.B. v. Gewebeteilen u. ä. od. von krist. Hormonen (Implantate) in d. Körper; vgl. Transplantation.

**Implantationstabletten:** *syn.* Pellets, s. Implantate. Z.B. in der Britischen Pharmakopöe (BP) od. dem Ergänzungsbuch zur USP (National Formulary, NF): Desoxycorticosterone Acetate Pellets (125 mg), Estradiol Pellets (25 mg), Testosterone Pellets (75 mg). Diese werden ohne Verw. von Hilfsstoffen aus sterilem Wirkstoff unter aseptischen Bedingungen durch starkes Komprimieren od. durch Schmelzen bzw. Sintern hergestellt u. in sterilen Einzeldosispackungen* abgegeben; s.a. Compressi.

**Importal®:** s. Lactit(ol).

**Import von Arzneimitteln:** s. Einzelimport von Arzneimitteln.

**Impotenz:** sog. Mannesschwäche, Zeugungsunvermögen; kann organisch, psychisch od. endokrin bedingt sein. Medikamentöse Ther. (in bestimmten Fällen erektiler Impotenz) durch Schwellkörper-Autoinjektionstherapie*.

**Imprägnieren:** s. Dragieren.

**Impromen®:** s. Bromperidol.

**Impulsverfahren:** s. Coulter-Counter-Verfahren.

**Imufor Gamma®:** s. Interferon gamma-1b.

**Imurek®:** s. Azathioprin.

**In:** *chem.* Indium*.

**-in:** s. Alkine.

**Inactin®:** s. Thiobutabarbital.

**Inaktiv:** unwirksam; vgl. Optische Aktivität.

**Inappetenz:** fehlendes Verlangen, Nahrung aufzunehmen.

**Inazidität:** *syn.* Anazidität*.

**INCB:** International Narcotics Control Board, „Suchtstoffamt", Suchtstoff-Kontrollamt, Internationale Suchtstoffkontrollbehörde; eine Institution der Vereinten Nationen (UNO) mit Sitz in Wien; eingerichtet z.B. zum Vollzug des Einheitsübereinkommens über Suchtstoffe von 1961 (EinhÜbk., Convention 1961), des Übereinkommens über psychotrope Stoffe von 1971 (PsychÜbk., Convention 1971) u. des Übereinkommens gegen den illegalen Verkehr von Sucht- u. psychotropen Stoffen von 1988 (Convention 1988); s. Betäubungsmittelrecht.

**Incision:** Einschnitt.

**Incontinentia:** Inkontinenz, Unvermögen, Harn (I. urinae, s. Harninkontinenz) od. Stuhl (I. alvi) willkürlich zurückzuhalten.

**Incurabilis(e):** (lat.) inkurabel, unheilbar.

**Ind.:** Abk. f. Indikation* (Indicatio, Heilanzeige).

**Indan:** 2,3-Dihydroxyinden, Hydrinden; $C_9H_{10}$, $M_r$ 118.17. Farblose Flüss. Schmp. -51°C. Sdp. 177°C. Unlösl. in Wasser, mischbar mit apolaren Lösungsmitteln. Grundkörper von Wirkstoffen.

**Indanazolin** INN: 2-(4-Indanylamino)-2-imidazolin, Farial®; CAS-Nr. 40507-78-6; $C_{12}H_{15}N_3$, $M_r$ 201.27. **Anw.:** Vasokonstriktor, α-Sympathomimetikum. Ind.: lokal bei Schnupfen. **Nebenw.:** s. Oxymetazolin. Gebräuchl. ist auch Indanazolinhydrochlorid.

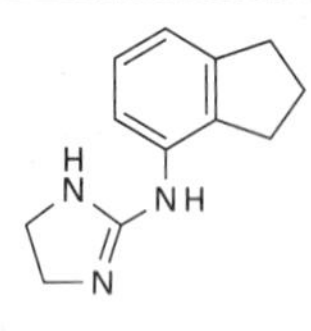


Indanazolin

**Indanthren®:** Handelsbezeichnung f. eine große Anzahl sehr licht- u. farbechter Farbstoffe aller Farbstoffklassen, bes. f. Anthrachinon-Küpenfarbstoffe. (Der Name ist aus Indigo u. Anthracen zusammengezogen, weil der Entdekker R. Bohn annahm, daß der von ihm im Jahre 1901 zuerst entdeckte I.-Farbstoff, das Indanthren-Blau, ein Analogon des Indigo sei).

**Indanthrendunkelblau:** s. Violanthron.

**Indapamid** INN: 4-Chlor-N-(2-methyl-1-indolinyl)-3-sulfamoylbenzamid, Natrilix®; CAS-Nr. 26807-65-8; $C_{16}H_{16}ClN_3O_3S$, $M_r$ 365.84. Schmp. 160-162°C aus Isopropanol/Wasser. **Anw.:** Saluretikum, Antihypertonikum. HWZ 18 h. **Übl. Dos.:** Oral: 1mal 0.0025 g/d.

**Indazol:** 1,2-Benzodiazol, 1,2-Benzopyrazol; $C_7H_6N_2$, $M_r$ 118.13. Farblose Kristalle. Schmp. 147-149°C. Lösl. in heißem Wasser, Ethanol, Ether. Bestandteil von Naturstoffen. Indazolderivate werden als Sedativa u. Spasmolytika verwendet, z.B. Benzydamin*.

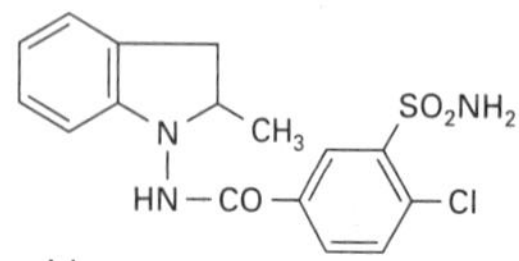


Indapamid

**Inden:** Indonaphthen; $C_9H_8$, $M_r$ 116.15. Schmp. -2°C. Sdp. 182°C. D. 0.997. Farbloses Öl. Aromat. Kohlenwasserstoff; kommt im Steinkohlenteer, Erdöl u. in einigen äther. Ölen vor, polymerisiert leicht schon bei gewöhnl. Temp. u. im Dunkeln.

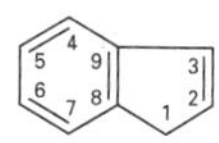


Inden

**Index, Hämolytischer:** s. Hämolytischer Index.

**Indianischer Tabak:** Indianertabak, s. Lobelia inflata.

**Indican:** Indikan. **1.** 3-β-Glucosido-indol; CAS-Nr. 467-60-5; $C_{14}H_{17}NO_6$, $M_r$ 295.28. Schmp. ca.

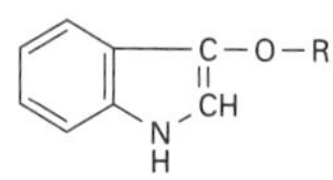


Indican:
R: $-C_6H_{11}O_5$ bzw. R: $-SO_3K$ (Harn-Indican)

179°C (Anhydrat) bzw. Schmp. 57°C (Trihydrat). Indoxylglucosid der Indigofera-Arten (s.a. Indigo). Farblose Kristalle.

**2. Harn-Indican**, Indoxylsulfat bzw. Kaliumindoxylsulfat; CAS-Nr. 487-94-5; $C_8H_7NO_4S$, $M_r$ 213.23. Abbauprodukt v. Tryptophan; entsteht bei der Eiweißverdauung durch Darmbakterien (ca. 10 mg/d, im Harn); s. Indoxylglucuronsäure.

**Indicatio:** Indikation*, Heilanzeige.

**Indicaxanthin:** s. Betalaine.

**Indicum:** s. Indigo.

**Indifferent:** ohne (starke) Wirkung, neutral, unbedenklich.

**Indig:** Indigo*.

**Indigestion:** Leichte Verdauungsstörung.

**Indigo:** Indicum, Indigotin, Indig, Indigoblau; $C_{16}H_{10}O_2N_2$, $M_r$ 262.26. Versch. Indigofera-Arten,

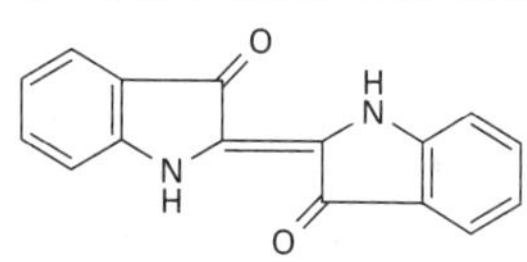


Indigo

bes. *Indigofera tinctoria**, sowie der früher in Deutschland kult. Färberwaid, *Isatis tinctoria*, enthalten **Indican***, das durch Hydrolyse mittels des gleichfalls in der Pfl. enthaltenen Enzyms Indoxylase in Glucose u. **Indoxyl*** zerfällt; letzteres oxidiert an d. Luft zu Indigo. Zur Gew. d. I.

werden d. Pflanzen einem Gärungsprozeß unterworfen. Nat. I. best. bis zu 80% aus Indigotin (dem eigentlichen blauen Farbstoff) sowie aus Indigorot u. Indigobraun. (I. wurde in Ägypten schon vor 4000 Jahren verwendet). **Synthetischer Indigo**, reines Indigoblau: Dunkelblaues Pulver, das beim Reiben kupfrig-rotglänzend wird, sublimiert ab ca. 300°C, Zers. bei 390°C, unlösl. in Wasser, Ethanol, Ether, in Chloroform, Anilin, Nitrobenzol. Dargest. zuerst 1875 v. A. v. Baeyer durch Einw. von NaOH auf Nitrobenzaldehyd u. Aceton. Heute nach dem Heumann-Verfahren (1890), nach dem man zunächst aus Anilin u. Chloressigsäure od. aus Anilin, Formaldehyd u. Blausäure Phenylglycin gewinnt, das in der Alkalischmelze Indoxyl liefert. Da diese Reaktion bei zu hoher Temp. ausgeführt werden mußte, wobei ein Teil des gebildeten Indoxyls wieder zerstört wurde, führte Pfleger (1901) an Stelle von NaOH das Natriumamid ($NaNH_2$) als Kondensationsmittel ein, das gestattet, die Kondensation schon bei 180 bis 200°C vorzunehmen. Nach der Schmelze bläst man in die alkal. Lsg. Luft ein, wodurch Indoxyl zu Indigo oxidiert wird. **Anw.:** Küpenfärberei. Da Indigo in Ethanol u. Wasser unlösl. ist, wird er durch Natriumdithionit ($Na_2S_2O_4$) od. Formaldehydnatriumsulfoxylat (Rongalit C*) zu Indigoweiß (Dihydroindigo, Leukobase, $C_{16}H_{12}N_2O_2$) reduziert. Die alkal. Lsg. der Leukobase nennt man Küpe u. tränkt damit Wolle od. Baumwolle, die dann der Luft ausgesetzt wird, wodurch die Leukobase auf der Faser wieder zu Indigo oxidiert.

**Indigoblätter:** Folia indigoferae tinctoriae, Reng, s. Indigofera tinctoria.

**Indigoblau:** s. Indigo.

**Indigocarmin:** Indigosulfonsaures Natrium, Natrium indigosulfonicum; $C_{16}H_8N_2O_2(SO_3Na)_2$, $M_r$ 466.37. Gelbl. Pulver mit Kupferglanz, lösl. in Wasser. **Anw.:** als Färbemittel. **Indigocarminlösung:** Reagenz; Lsg. von 0.2 T. Indigocarmin in 100 T. Wasser, ev. unter Zusatz von Natriumhydroxid bis zur vollständigen Lsg.

**Indigofera tinctoria** L.: Fam. Fabaceae (Leguminosae) (Afrika, in den Tropen vielfach kult.). Stpfl. v. **Indigo*** u. **Folia Indigoferae tinctoriae:** Indigoblätter, Reng; vgl. Lawsonia inermis. **Inhaltsst.:** Indican*, das Enzym Indoxylase. **Anw.:** z. Herst. v. Indigo*.

**HOM:** *Indigo:* Indigofera tinctoria u.a. Indigoarten; verord. z.B. b. Ischias, Neurasthenie.

**Indigoide:** Indigofarbstoffe, Indigoderivate, die das chromophore System d. Indigomoleküls enthalten, z.B. Cibablau, Antiker Purpur.

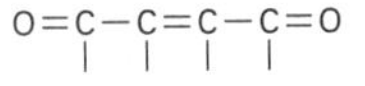

Indigoide

**Indigosulfonsaures Natrium:** s. Indigocarmin.

**Indigotin:** s. Indigo.

**Indigoweiß:** s. Indigo.

**Indigo, Wilder:** Baptisia tinctoria*.

**Indii[111In]-pentetatis solutio iniectabilis:** s. Indium[111In]-Pentetat-Injektionslösung.

**Indikan:** Indican*.

**Indikation:** Abk. Ind.; Indicatio, Heilanzeige; Veranlassung od. Grund, ein bestimmtes Heilverfahren (Arzneimittel) anzuwenden; vgl. Kontraindikation.

**Indikator:** *chem.:* ein Stoff, der durch seine Farbe den Zustand eines chem. Systems anzeigt (pH-Wert, Redoxpotential usw.). Er wird entweder dem System in geringer Konz. zugefügt od. in Form von I.-Papieren od. I.-Stäbchen eingesetzt. **Anw.:** Als Säure-Base-Indikatoren u.a. Lackmus, Phenolphthalein, Methylorange od. **Mischindikatoren** (z.B. Methylrot/Methylenblau); ferner I.en f. komplexometr. u. Fällungsanalysen, z.B. $FeCl_3$ bei der Silbertitration. **Radioindikatoren*; Redox-Indikatoren:** s. Redoxsystem; s.a. Chelate.

**Indikatorelektrode:** s. Potentiometrie.

**Indinavir** INN: (2R,4S)-2-Benzyl-5-{(2S)-2-[(1, 1-dimethylethyl)carbamoyl]-4-(3-pyridylmethyl)-piperazin-1-yl}-4-4hydroxy-N-[(1S,2R)-2-hydroxy-

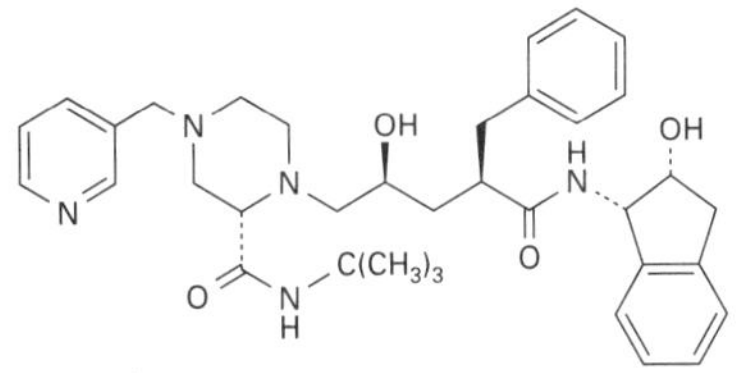

Indinavir

2,3-dihydro-1H-inden-1-yl]pentanamid, Crixivan®; CAS-Nr. 150378-17-9; $C_{36}H_{47}N_5O_4$, $M_r$ 613.8. **Wirk.:** HIV-Proteasehemmer*. **Anw.:** Virostatikum, in Kombination mit Reverse-Transkriptase*-Hemmern zur Behandlung HIV-positiver Erwachsener mit fortgeschrittener Immunschwäche; s. AIDS. HWZ 1.8 h. **Übl. Dos.:** alle 8 h 800 mg, vorzugsweise 1 h vor od. 2 h nach einer Mahlzeit, ggf. aber auch mit einer fettarmen, leichten Mahlzeit; bei gleichzeitiger Gabe von Ketoconazol sowie bei leicht- bis mittelgradig eingeschränkter Leberfunktion Dosisreduzierung auf jeweils 600 mg. Gebräuchl. ist Indinavirsulfat.

**Indische Flohsamen(schalen):** s. Plantago ovata.

**Indische Gallen:** über Bombay exportierte Gallae (halepenses), s. Gallen.

**Indischer Balsam:** s. Balsamum peruvianum.

**Indischer Hanf:** Cannabis sativa var. indica*.

**Indischer Nierentee:** Folia Orthosiphonis staminei, s. Orthosiphon aristatus.

**Indischer Tragant:** s. Sterculia urens.

**Indischer Wegerich:** s. Plantago afra.

**Indisches Brennkraut:** Acalypha indica*.

**Indische Schlangenwurzel:** s. Rauvolfia serpentina.

**Indische Sennesblätter:** Folia Sennae Tinnevelly, s. Cassia-Arten.

**Indium:** In, $A_r$ 114.82, OZ 49, meist 3wertiges, seltenes, silberweißes, sehr weiches Metall. D. 7.31; Schmp. 156.4°C; Sdp. 2070°C. Nat. nur gebunden ($In_3S_3$, Indiumsulfid). Darst.: durch Elektrolyse seiner Salze. **Anw.:** in der Halbleitertechnik. Entdeckt 1863 von Reich u. Richter in der Freiberger Zinkblende.

**Indium[111In]-Pentetat-Injektionslösung:** Indii[111In]-pentetatis solutio iniectabilis Ph.Eur.3; eine sterile, pyrogenfreie Lsg. eines Komplexes von Indium mit Pentetsäure*. Sie kann Calcium enthalten u. durch Zusatz von Natriumchlorid u. eines geeigneten Puffers isotonisch gemacht sein. Indium-111 kann aus Cad-

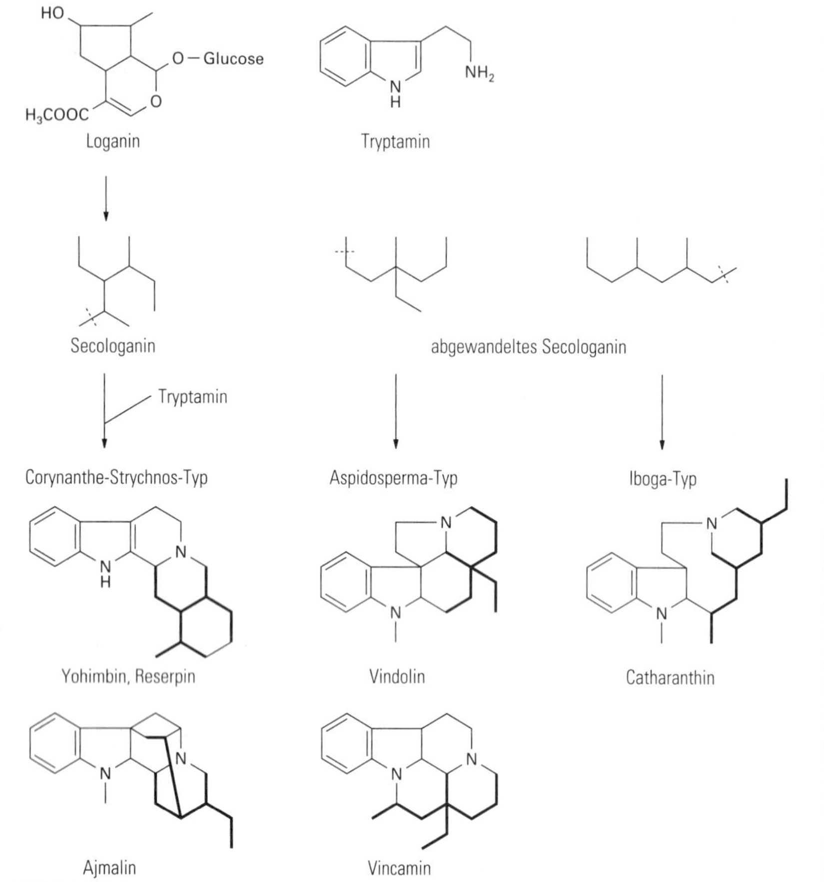


Indolalkaloide:
Biosynthese u. Strukturtypen iridoider Indolalkaloide (Secologanin-Anteil fett hervorgehoben)

mium (mit Cadmium-111 od. Cadmium-112 angereichert) durch Bestrahlung mit Protonen geeigneter Energie hergestellt werden. Indium-111 hat eine HWZ von 2.8 d u. emittiert γ- u. Röntgenstrahlen.

**Indiziert:** angezeigt (b. Heilmitteln), s. Indicatio.

**Indobloc®:** s. Propranolol.

**Indol:** 2,3-Benzopyrrol; $C_8H_7N$, $M_r$ 117.15. Schmp. 52.5°C. Sdp. 253-254°C. Muttersubstanz der ganzen Indigogruppe, glänzende Kristall-

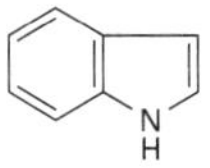

Indol

blättchen, lösl. in Ethanol, Ether, Wasser. In unreinem Zustand von unangenehmem, rein v. blumenartigem Geruch, nat. in Jasmin- u. Orangenblütenöl, in den Blüten v. Robinia pseudacacia, in Zibet. I. ist der Grundkörper vieler Naturstoffe wie Skatol*, Bufotenin*, Tryptophan*, Indican* u. der Indolalkaloide*.

**Indolalkaloide:** Alkaloide* mit Indol im Grundgerüst; Biogenese erfolgt aus Tryptophan bzw. Tryptamin, in Ergolin ist Tryptamin noch mit einem Hemiterpenrest verknüpft; man unterscheidet verschiedene Gruppen, s. Tab.

Die Biogenese aller **iridoiden I.,** die vielfach durch hervorragende pharmakologische Eigenschaften gekennzeichnet sind, erfolgt über **Strictosidin**(-Glucosid) aus Tryptamin u. Secologanin (ein Secoiridoid, s. Iridoide). Nach dem Einbau von Secologanin kann sein C-10-Gerüst (ev. auch Abbau um 1 C) umgelagert werden, was mit ein Grund f. die Vielfalt in dieser größten Gruppe der Alkaloide ist. Von den iridoiden I. kennt man u.a. folgende Strukturtypen: **Corynanthe-Strychnos-Typ**: mit unverändertem Secologanin-Anteil; z.B. Rauvolfia-Alkaloide (s. Rauvolfia serpentina), Strychnos-Alkaloide (im Strychnin* kommen die 2 C-Atome, die den Ring mit der Säureamidgruppe bilden, aus einer Acetateinheit). Von diesem Typ leiten sich auch die

**Indolalkaloide**
Einteilung u. Beispiele

| Strukturtyp | typische Vertreter | Vorkommen |
|---|---|---|
| einfache Indolalkaloide | Psilocin, Psilocybin | Mycophyta (Psilocybe etc.) |
| Carbolin | Harmanalkaloide | Zygophyllaceae, Passifloraceae |
| Pyrrolidino-indol | Physostigmin | Fabaceae |
| Ergolin | Lysergsäurealkaloide | Mycophyta, Convolvulaceae |
| iridoide Indolalkaloide | Rauvolfia-, Vinca-, Strychnos-, Curare-, Cinchona-Alkaloide[1] | Gentianales (Loganiaceae, Apocynaceae, Rubiaceae) |

[1] Die Cinchona-Alkaloide* (China-Alkaloide) haben zwar anstelle des Indolringsystems ein Chinolingrundgerüst, können aber aus biogenetischen Gründen ebenfalls zu den Indolalkaloiden gezählt werden.

Cinchona-Alkaloide* ab. **Aspidosperma-Typ:** mit abgewandeltem Secologanin-Anteil; z.B. Vindolin, Vincamin (s. Vinca-Alkaloide). **Iboga-Typ:** ebenfalls mit abgewandeltem Secologanin-Anteil; z.B. Ibogain*, Catharanthin (s. Catharanthus roseus). Es gibt auch **dimere iridoide I**, welche symmetrisch (z.B. Toxiferin*, s. Curare) od. unsymmetrisch (z.B. einige Vinca-Alkaloide*) aufgebaut sein können.

**Vork.:** s. Tab. **Nachw.:** eine Reihe von I., v.a. die Lysergsäurealkaloide (Secale-Alkaloide), sprechen auf das Van-Urk-Reagenz* postiv an.

**Indolent:** (*lat.* dolor Schmerz) schmerzunempfindlich, gleichgültig.

**Indolin:** 2,3-Dihydroindol.

**Indolylbuttersäure:** synthetisches Auxin, s. Auxine.

**β-Indolyl-3-essigsäure:** IES; pflanzlicher Wuchsstoff; natürliches Auxin; s. Auxine.

**Indomet®:** s. Indometacin.

**Indometacin** INN: Indometacinum Ph.Eur.3, 1-(4-Chlorbenzoyl)-5-methoxy-2-methyl-3-indolylessigsäure, Amuno®, durametacin®, In-

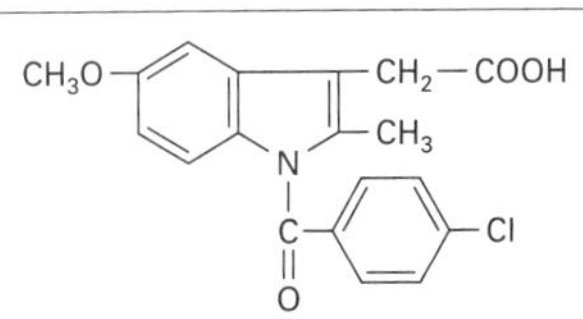

Indometacin

domet®, Elmetacin®, Indo-Phlogont®, Indo-Tablinen®; CAS-Nr. 53-86-1; $C_{19}H_{16}ClNO_4$, $M_r$ 357.81. Schmp. 155°C bzw.162°C; polymorph. Weißes bis gelbbraunes, geruchloses od. fast geruchloses, krist. Pulver mit schwach adstringierendem Geschmack. Lösl. in Ethanol, Ether, Aceton, Rizinusöl; prakt. unlösl. in Wasser. **Anw.:** Antiarthritikum, Antirheumatikum. HWZ 5 bis 10 h. **Übl. Dos.:** Oral: 2- bis 3mal 0.025 g/d, bei Bedarf erhöhen, bis max. 0.2 g/d; Rektal: 2mal 0.05 g/d. **Nebenw.:** bei 35 bis 50% der Patienten; bei chron. Applikation häufig gastrointestinale Beschwerden, Ulzerationen im Magen-Darm-Trakt, allergische Reaktionen, Übelkeit, starke Kopfschmerzen, Verwirrtheitszustände, Aktivierung latenter Infektionen (v.a. bei Kindern), Leukopenie, aplastische Anämie. Gebräuchl. sind auch Indometacin-Natrium, Indometacin-Meglumin, Indometacin-Natrium-Trihydrat.

**Indonaphthen:** s. Inden.

**Indophenol:** N-(4-Hydroxyphenyl)-1,4-benzochinon-imin; $M_r$ 199.21. Schmp. 160°C. Rote bzw. braune Kristalle, lösl. in heißem Wasser.

**Indophenolblau:** N-(4-Dimethylaminophenyl)-1,4-naphthochinonmonoimin; $C_{18}H_{16}N_2O$, $M_r$ 276.3. Violettschwarzes Pulver; prakt. unlösl. in Wasser, lösl. in Chloroform. **Anw.:** Reagenz Ph.Eur.3.

**Indo-Phlogont®:** s. Indometacin.

**Indoprofen** INN: 4-(1-Oxo-2-isoindolinyl)hydratropasäure, {2-[4-(1-Oxo-2-isoindolinyl)phenyl]propionsäure}; CAS-Nr. 31842-01-0; $C_{17}H_{15}NO_3$, $M_r$ 281.31. **Strukturformel** s. Analgetika. **Anw.:** Analgetikum, Antiphlogistikum, Antirheumatikum; vgl. Ibuprofen*. *Nicht mehr im Handel.*

**Indoramin** INN: N-[1-[2-(1H-Indol-3-yl)ethyl]-4-piperidinyl]benzamid, Wydora®; CAS-Nr.

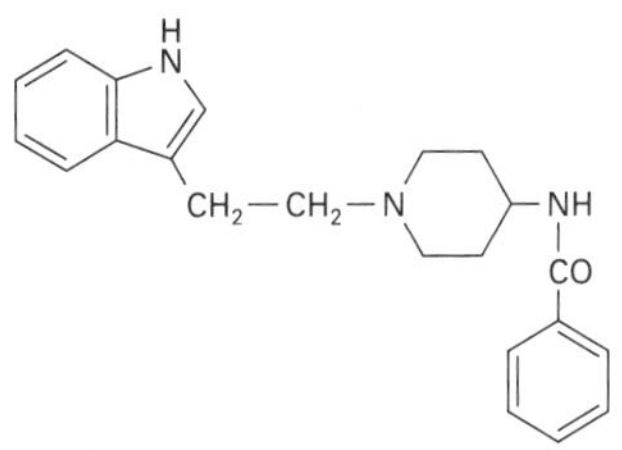

Indoramin

26844-12-2; $C_{22}H_{25}N_3O$, $M_r$ 347.46. Schmp. 208-210°C. **Anw.:** Antihypertonikum*, peripheres α-Sympatholytikum*. **Nebenw.:** Mattigkeit, Schwindel, Zunahme des Körpergewichts, Orthostasesyndrom; vermindertes Reaktionsvermögen! Wechselw.: verstärkte Wirk. von sedierenden Pharmaka u. Alkohol. HWZ 3.5 bis 15 h. Gebräuchl. ist auch Indoraminhydrochlorid.

**Indo-Tablinen®:** s. Indometacin.

**Indoxyl:** $C_8H_7ON$. Schmp. 85°C. Oxidationsprodukt des Indols*. gelbe Kristalle, lösl. in Wasser mit gelbgrüner Fluoreszenz, s. Indigo.

**Indoxylglucuronsäure:** mit Indoxyl konjugierte Glucuronsäure; bei der Darmfäulnis gebildetes Indol wird in der Leber zu Indoxyl oxidiert u. zur Entgiftung mit Schwefelsäure zu Indican* od. mit Glucuronsäure zu I. gepaart u. im Harn ausgeschieden. Ebenso werden auch andere Produkte der Darmfäulnis, wie Phenol, Skatol u.a., durch Glucuronsäure lösl. u. unschädlich gemacht.

**Indoxylschwefelsäure:** s. Indican.

**Induktiver Effekt:** elektrostatische Feldwirkung innerhalb eines Moleküls, die auf der unterschiedlichen Elektronegativität der Atome einer polaren Atombindung beruht. Durch den I.-Effekt werden benachbarte Verbindungen u. damit die Reaktivität der entsprechenden Atome beeinflußt. I.-Effekte werden häufig zur Erklärung von organischen Reaktionsabläufen herangezogen.

**Indusium:** häutiger Auswuchs der Epidermis eines Farnblattes, der sich als Schleier über einen Sorus (Sporangienhaufen) breitet.

**Industriesprit:** Ethanolum ketonatum, s. Ethanol.

**Inert:** reaktionsträg, neutral.

**Inertbegasung:** s. Schutzgase.

**Infarkt:** (*lat.* infarcire hineinstopfen) durch Embolie od. Thrombose hervorgerufener Verschluß einer Arterie, wodurch der umgebende Gewebsbezirk abstirbt, da die Bluternährung abgeschnitten wird (z.B. an Herz, Nieren, Milz u. anderen Organen); vgl. Myokardinfarkt (Herzinfarkt).

**Infaust:** ungünstig (z.B. infauste Prognose einer Krankheit).

**Infektiöse-Bronchitis-Lebend-Impfstoff für Geflügel (gefriergetrocknet):** s. Bronchitis-Lebend-Impfstoff f. Geflügel (gefriergetrocknet), Infektiöse.

**Infektiöse-Hepatitis-Lebend-Impfstoff für Hunde (gefriergetrocknet):** s. Hepatitis-Lebend-Impfstoff f. Hunde (gefriergetrocknet), Infektiöse.

**Infektion:** Infekt; Übertragung, Haftenbleiben u. Eindringen von Mikroorganismen (Viren, Rikkettsien, Bakterien, Pilzen, Protozoen u.a.) in einen Makroorganismus (Pflanze, Tier, Mensch) u. Vermehrung in ihm. I. ist aber noch lange nicht Infektionskrankheit, eine I. kann aber zur Infektionskrankheit werden (s. Inkubationszeit). Die **Entstehung einer Krankheit** wird von den infektiösen u. pathogenen Eigenschaften des Mikroorganismus wesentlich bestimmt; diese Eigenschaften des Mikroorganismus werden durch den Begriff Virulenz* quantitativ beschrieben. Entstehung u. Verlauf einer Infektionskrankheit hängen ferner von der Empfänglichkeit bzw. Unempfänglichkeit (Basisimmunität) u. von der Abwehr- u. Überwindungskraft (Immunität*) des Makroorganismus ab. Entsprechend dieser vielfältigen u. komplexen Faktoren werden beim Menschen sehr **unterschiedlich schwere Abläufe von Infektionskrankheiten** beobachtet: 1. Stumme I. ohne Krankheitserscheinungen (stille Feiung); 2. abortive I. mit leichten Krankheitserscheinungen; 3. manifeste I. mit klinisch deutlichen Krankheitserscheinungen. **Einteilung der Infektionen nach der Übertragbarkeit des Erregers:** Direkte I. von Mensch zu Mensch z.B. als Tröpfcheninfektion, Kontaktinfektion, fliegende I.; indirekte I. über Zwischenträger od. Zwischenwirte (Vektoren). **Einteilung der Infektion nach ätiologischen Gesichtspunkten**, d.h. nach dem Krankheitserreger: **Virusinfektionen** (DNS-Viren: Pocken, Herpes simplex, Varizellen, Zoster, Zytomegalie, Mononucleosis infectiosa, Adenovirusinfektionen; RNS-Viren: Myxovirusinfektionen wie Grippe, Mumps, Masern, Arbovirusinfektionen wie Enzephalitis, Denguefieber, Gelbfieber, Picornavirusinfektionen wie Poliomyelitis, Coxsackie-Infektionen, ECHO-Infektionen u.a.); **Rickettsien-Infektionen** (Fleckfieber u.a.); **Chlamydia-Infektionen** (Ornithose, Trachom usw.); **Mycoplasmainfektionen; bakterielle Infektionen** (Streptokokken-, Staphylokokken-, Salmonellen-, Shigella-, Koli-, Pseudomonas-Infektionen, Cholera, Pest, Diphtherie, Listeriose, Tuberkulose, Lepra, Tetanus, Gasbrand, Botulismus, Syphilis, Gonorrhoe, Leptospirosen u.a.); **Mykosen** (Candidose, Histoplasmose u.a.); Protozoen-Infektionen (Toxoplasmose, Malaria u.a.). Vgl. Invasion.

**Infektionsabwehr:** Abwehr des Organismus gegenüber Infektionen mit Hilfe der Haut (Epidermis) od. Schleimhaut, Magensäure, natürliche Keimbesiedlung etc. sowie Immunsystem*.

**Infektionskrankheit:** s. Infektion.

**Infektkette:** Übertragungsmodus von Krankheitserregern (Parasiten) bei Infektionskrankheiten, s. Infektion. **1. Homogene I.:** Übertragung der Erreger von Warmblüter zu Warmblüter *a) innerhalb einer Warmblüterart:* Tröpfcheninfektion, Kontakt- od. Schmierinfektion; *b) über mehrere Warmblüterarten:* primäre Tierseuchen (Zoonosen). **2. Heterogene I.:** Übertragung der Erreger auf Warmblüter durch Arthropoden* a) auf eine Warmblüterart, b) auf mehrere Warmblüterarten.

**Infertil:** unfruchtbar, steril.

**Infiltrationsanästhesie:** Injektion eines Lokalanästhetikums in u. um das Gewebe des Operationsgebiets, wobei das Lokalanästhetikum nicht zu rasch ausgeschwemmt werden darf, daher oft in Komb. mit einem Vasokonstriktor. Blockade v. sensiblen Nervenendigungen u. kleineren Nervenstämmen. **Anw.:** bei chirurgischen Eingriffen, Zahnbehandlung. Verwendet werden v. a. Etidocain*, Lidocain*, Mepivacain*, Procain*, Bupivacain*.

**Inflammatio:** s. Entzündung.

**Infloreszenz:** *bot.* Blütenstand*.

**Influenza:** s. Grippe.

**Influenza-Impfstoffe:** s. Grippe-Schutzimpfung.

**Infra...:** unterhalb von, sub...

**Infrarot:** IR, Ultrarot; der jenseits von Rot liegende, unsichtbare Teil des Spektrums (s. Elektromagnetische Strahlung); Wellenlänge 0.8 µm bis 500 µm (0.8 bis 2.5 µm: nahes IR, NIR; 2.5 bis 25 µm: mittleres IR, MIR; 25 bis 500 µm: fernes IR, FIR); hauptsächl. Wärmestrahlen.

**Infrarotspektrophotometer:** s. Spektroskopie.

**Infrarotspektroskopie:** s. Spektroskopie.

**Infundibilia:** Infusionslösungen nach Ph.Eur.3, s.a. Parenteralia. Infusionspräparate sind sterile, pyrogenfreie, wäßrige Lösungen od. O/W-Emulsionen, die möglichst blutisotonisch u. zur Verabreichung in größeren Mengen bestimmt sind. I. dürfen keine Konservierungsmittel enthalten. Bei Emulsionen sollte der Durchmesser der Tröpfchen max. 5 µm betragen. Anforderungen an Behälter f. I. s. Arzneiflasche. I. müssen klar u. prakt. frei von Schwebeteilchen sein. Emulsionen dürfen keine Phasentrennung zeigen u. müssen nach dem Schütteln homogen aussehen. Die Größe der dispergierten Teilchen muß geprüft werden. Geprüft wird nach Ph.Eur.3 auf Pyrogene. Ist eine Prüfung auf Bakterien-Endotoxine vorgeschrieben, entfällt die Prüfung auf Pyrogene. Je nach **Verwendungszweck** unterscheidet man: **1.** Elektrolytlösungen (z.B. 0.9%ige NaCl-Lösung, Ringer-Lösung, Ringer-Lactat-Lösung, Basislösungen zur parenteralen Wasserzufuhr); **2.** Kohlenhydratlösungen (z.B. 5- bzw. 10%ige Glucose- od. Fructose-Lösungen); **3.** Plasmaexpander (6- bzw. 10%ige Dextran-Lösungen, Lösungen modifizierter Gelatine); **4.** Nährinfusionen (z.B. Lösungen mit Aminosäuren od. Proteinhydrolysaten, Emulsionen von Baumwollsamen- od. Sojaöl, das in sehr feiner Form (unter 1 µm) in Wasser in Anwesenheit von Lecithin* als Emulgator verteilt vorliegt). Die Verabreichung der I. erfolgt in der Regel während Stunden tropfenweise in die Vene, in bestimmten Fällen auch subcutan (Säuglinge u. Kleinkinder, Erstversorgung von Unfallverletzten zur Schockbekämpfung).

**Infundierapparat:** s. Dekoktorium.

**Infusa:** s. Aufgüsse.

**Infusion:** Eingießung, Einfließenlassen (Infundieren) größerer Flüssigkeitsmengen (z.B. von physiol. Kochsalzlsg.) ohne stärkeren Druck (mit Irrigator) mittels Hohlnadel in die Venen, unter die Haut, in Darm od. Blase; s. Dauerinfusion.

**Infusionslösungen:** Infundibilia* u. Iniectabilia*; s. Parenteralia.

**Infusions-System AR/Med:** Therapeutisches System*. Infusionsgerät zur kontinuierlichen Arzneistoffzufuhr über einen längeren Zeitraum. Das System wird vom Patienten am Arm getragen. Die Infusion erfolgt aus einer Arzneistoffpatrone unter Druck durch ein 0.2-µm-Filter u. ein Dosiergerät.

**Infusorien:** sog. Aufgußtierchen (da sie zuerst in Infusen beobachtet worden sind (v. Leeuwenhoek 1615)), Wimpertierchen, Protozoen.

**Infusorienerde:** s. Kieselgur.

**Infusum:** s. Aufgüsse.

**Infusum Sennae compositum:** Wiener Trank. Zstzg. nach DAB6: 50 T. mittelfein zerschnittene Sennesblätter, 450 T. Wasser, 50 T. Kaliumnatriumtartrat, 1 T. Natriumcarbonat, 100 T. Manna, 25 T. Ethanol. Muß in kleinen, luftdicht verschlossenen Flaschen aufbewahrt werden. **Anw.:** Abführmittel.

**Ingelan®:** s. Isoprenalin.

**Ingesta:** die eingeführte feste u. flüssige Nahrung.

**Ingestion:** Nahrungsaufnahme.

**Ingrediens:** (lat., Plur. Ingredientien) Bestandteil einer Arznei.

**Ingwer:** Rhizoma Zingiberis, s. Zingiber officinale; I., Deutscher: Acorus calamus*.

**Ingwergewächse:** s. Zingiberaceae.

**Ingwertinktur:** s. Tinctura Zingiberis.

**INH:** Abk. f. Isonicotinsäurehydrazid, s. Isoniazid.

**Inhalanda:** s. Inhalationsmittel.

**Inhalate:** Dämpfe von Arzneistoffen mit hohem Dampfdruck, die sich bei Raumtemperatur verflüchtigen u. mit Luft gemischt über die Atmungsorgane dem Körper zugeführt werden. Besonders ätherische Öle kommen mit Hilfe von Inhalatoren zur Anwendung. Unter I.n werden manchmal auch *echte* Aerosole* verstanden (Inhalationen), z.B. wasserdampfflüchtige Stoffe, die beim Vernebeln mit Wasserdampf feine Aerosole bilden; vgl. Inhalationsmittel.

**Inhalatio composita:** Zusammengesetzte Inhalationslösung nach NRF. Zstzg.: 1.0 g Pfefferminzöl, 4.5 g Latschenkiefernöl, 4.5 g Eucalyptusöl. **Anw.:** Expektorans (nicht bei Säuglingen u. Kleinkindern!). Einen Monat lang verwendbar. Vgl. Inhalationsöl.

**Inhalation:** (*lat.* inhalare einatmen) Einatmung v. zerstäubten od. verdampften Heilmitteln; s. Inhalate, Inhalationsmittel.

**Inhalationsaerosol:** s. Aerosol u. Inhalate.

**Inhalationsallergie:** Allergie*, die durch Einatmen eines Allergens zustande kommt.

**Inhalationskrankheiten:** Krankheiten, d. durch Einatmen schädigender Stoffe od. Erreger (Bakterien) entstehen.

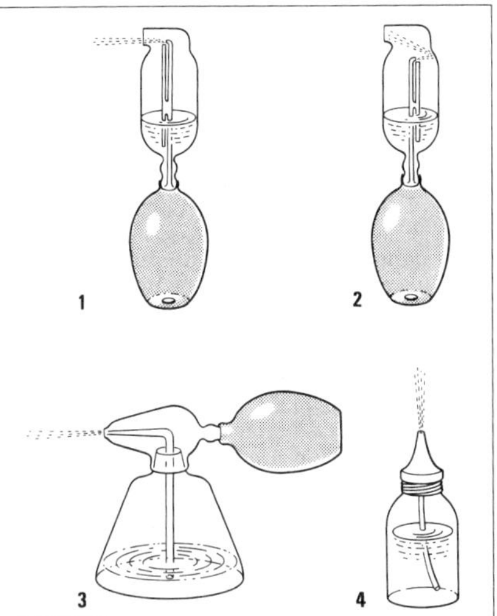


Inhalate:
Zerstäuber-Typen [40]

**Inhalationslösung, Zusammengesetzte:** s. Inhalatio composita.

**Inhalationsmittel:** Inhalanda Ph.Eur.3, Zubereitungen zur Inhalation, umfassen Inhalationsflüssigkeiten (Flüssige Zuber. zur Inhalation, s. Inhalate) u. Pulver zur Inhalation (Feste Zuber. zur Inhalation). Sie entfalten ihre Wirk. erst in Form von Aerosolen* (Nebel- od. Staubaerosole) beim Eindringen mit der Atemluft entweder lokal in den unteren Atemwegen od. systemisch nach Absorption der Arzneistoffe; s.a. Aerosol.

**Inhalationsnarkose:** Narkose* durch Einatmung gasförmiger Narkotika, wie Ether, Halothan, Enfluran, Distickstoffoxid usw. (auch gesteuerte Narkose genannt), s. Narkotika.

**Inhalationsnarkotika:** s. Narkotika.

**Inhalations-Öl:** Zstzg. nach NFA: 1.0 T. Pfefferminzöl, 9.5 T. Latschenkieferöl, 9.5 T. Eukalyptusöl. **Anw.:** chronische Atemwegserkrankungen, mit denen eine Sekretansammlung u. Stauung einhergeht. Gegenanzeige: nicht bei akuten Krankheitsprozessen; vgl. Inhalatio composita.

**Inhalations-Salz:** Zstzg. nach NFA: 49.8 T. Natriumcarbonat-Monohydrat* (Natrium carbonicum siccatum), 49.8 T. Natriumchlorid, 0.4 T. Pfefferminzöl. **Anw.:** Chronische Atemwegserkrankungen. Nicht bei Säuglingen u. Kleinkindern.

**Inhalator:** s. Inhalate; vgl. Dosierinhalator.

**Inhaletten®:** Kapseln zur Trockeninhalation.

**Inhibition:** Hemmung.

**Inhibitoren:** Hemmstoffe, s. Antioxidatien.

**Inhibostamin®:** s. Tritoqualin.

**Inhomogen:** ungleichartig, s. homogen.

**Iniectabilia:** Injektionspräparate nach Ph.Eur.3 sind sterile Lösungen (Injektionslösungen, s.a. Parenteralia), Emulsionen od. Suspensionen. Sie werden durch Auflösen, Emulgieren od. Suspendieren der Wirkstoffe u. der möglicherweise zugesetzten Hilfsstoffe in Aqua* ad iniectabilia, in einer geeigneten nichtwäßrigen Flüssigkeit od., wenn mischbar, in einer Mischung der beiden Flüssigkeiten hergestellt. Wäßrige I., die unter aseptischen Bedingungen hergestellt sind u. die in ihren endgültigen, verschlossenen Behältnissen nicht sterilisierbar sind, können eine geeignete antimikrobielle Substanz (Konservierungsmittel) in entsprechender Konz. enthalten, mit Ausnahme wenn 1. die ED über 15 mL liegt, 2. die Zuber. in d. Liquor cerebrospinalis, intracardial, intra- od. retrooculär appliziert werden soll. Diese Zuber. müssen in Einzeldosisbehältnissen (s. Einzeldosispackung) abgefüllt werden. Wäßrige I. in Mehrdosisbehältnissen (s.a. Arzneiflasche) müssen ein geeignetes Konservierungsmittel in entsprechender Konz. (0.1% Chlorocresol, 0.3% o-Cresol, 1% Benzylalkohol, 0.002% Phenylquecksilbersalze) enthalten. I. müssen klar u. prakt. frei von Schwebeteilchen sein. Bei Emulsionen muß die Größe der dispergierten Teilchen überprüft werden, u. es darf keine Phasentrennung auftreten. Nach dem Schütteln müssen sie homogen aussehen. Suspensionen können ein Sediment zeigen, das beim Schütteln leicht in Suspension gehen muß. Die Suspension muß genügend lange stabil bleiben, um die Entnahme gleichmäßiger Anteile zu ermöglichen. Geprüft wird nach Ph.Eur.3 bei Suspensionen in Einzeldosisbehältnissen (mit einem Wirkstoffgehalt von weniger als 2 mg od. weniger als 2% der Gesamtmasse) auf Gleichförmigkeit* des Gehaltes u. ferner bei einer ED von 15 mL u. mehr (auch wenn die ED von I. weniger als 15 mL beträgt u. als pyrogenfrei bezeichnet wird). Wenn eine Prüfung auf Bakterien-Endotoxine vorgeschrieben ist, ersetzt diese die Prüfung auf Pyrogene. Das Konservierungsmittel u. seine Konz. müssen auf dem Etikett angegeben sein. Die intravenöse Injektion wäßriger Lösungen bewirkt den schnellsten Wirkungseintritt u. die höchsten Blutspiegel. Wird eine wäßrige Injektionssuspension i.m. appliziert, bildet sie ein Depot z.B. eines schwer löslichen Wirkstoffs im Gewebe, aus dem dieser allmählich freigesetzt wird. Die Geschwindigkeit der Freisetzung wird durch die Löslichkeit u. die Partikelgröße des Wirkstoffs bestimmt (Kombinationen verschiedener Partikelgrößen od. von suspendiertem u. gelöstem Wirkstoff zur gezielten Freigabe sind möglich). Öle (Sesamöl, Erdnußöl, Ethyloleat) werden als Lösungsmittel f. nicht wasserlösliche Wirkstoffe (z.B. Hormone, Vitamine) verwendet od. wenn ein Depoteffekt gewünscht wird. Diese Lösungen können nur i.m. injiziert werden. Für intravenöse Applikationen eignen sich sehr fein dispergierte Emulsionen. Zur Wirkungsverlängerung (Retardierung) eignet sich die intramuskuläre Verabreichung von schwer löslichen Derivaten von Wirkstoffen, von in einem Polymer eingebetteten Wirkstoffen als Suspensionen, von Wirkstoffen in Mikrokapseln od. man wählt Implantate*. Zersetzungen chem. instabiler Wirkstoffe werden verhindert durch: 1. Abwesenheit von Luftsauerstoff (Begasen während der Herst. u. vor dem Verschließen der Behälter mit Inertgas), 2. Zusatz von Antioxidantien*, 3. Wahl eines geeigneten pH-Wertes u.a.m. Zur Verbesserung der Löslichkeit eignen sich Zusätze von z.B. Propylenglykol, Polyethylenglykol 300 (bis 50%), Ethanol (bis 20%), Benzylalkohol (bis 6%, nicht f. Kleinkinder), grenzflächenaktive Lösungsvermittler (Polysorbat®60 od. 80 od. Poloxalkol (Pluronic®* F68)) in Konz. von 1 bis 5%.

**inimur®**: s. Nifuratel.

**Initialdosis:** (priming dose) erste, meist höhere Dosis einer Mehrfachmedikation, die bereits von Anfang an den gewünschten Arzneistoffspiegel erzeugt. Sie setzt sich zusammen aus der Einzeldosis plus der Minimaldosis bei der Kumulation*.

**Initiation:** Startreaktion einer chemischen Kettenreaktion* bzw. der Proteinbiosynthese.

**Injectio(nes):** Injektion, Einspritzung; die im Gegensatz zur Infusion schnelle Applikation von gelösten od. suspendierten Stoffen unter Umgehung von Körpergrenzflächen (Haut u. Schleimhäute) direkt ins Körperinnere. Außer bei intrakutaner (intradermaler), subkutaner od. intravasaler (intravenöser, intraarterieller, intrakardialer) Injektion ist auch diese Darreichungsart mit einer Resorption* verbunden.

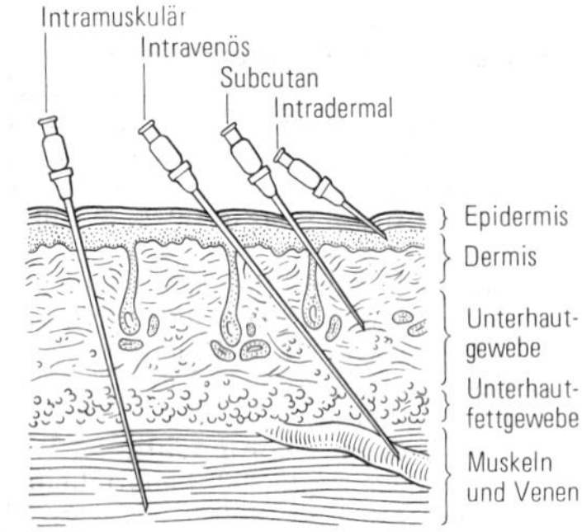


Injectiones: Anatomische Darstellung verschiedener Verfahren [71]

**Injectio Oxytocini:** s. Oxytocin-Injektionslösung.

**Injeel®:** Homöopathische Ampullen.

**Injektionsautomat:** s. Spritze.

**Injektionslösungen:** s. Infundibilia, Iniectabilia.

**Injektionsnarkotika:** s. Narkotika.

**Injektionspräparate:** s. Iniectabilia.

**Injektionsröhrchen:** s. Zylinderampulle.

**Injektionstabletten:** Lösen sich in Wasser f. Injektionszwecke zu einer klaren, sterilen u. pyrogenfreien Injektionslösung. Als Hilfsstoffe f. eine schnelle u. vollkommene Auflösung finden vorwiegend Glucose, Lactose, Saccharose, Sorbitol u. Natriumchlorid Verw. Eine Direkttablettierung* ist meist mit Natriumchlorid möglich. Als Gleitmittel dienen gegebenenfalls die wasserlöslichen Polyethylenglykole* u. -derivate. I. müssen aseptisch hergestellt u. in sterile Einzeldosispakkungen* abgefüllt werden; s.a. Compressi.

**Injole®:** s. Zylinderampulle.

**Inkatee:** s. Tecoma lapacho.

**Inklusion:** Einschluß von Fremdstoffen in Festkörpern; s.a. Einschlußverbindungen.

**Inkompatibilität:** Unverträglichkeit; unbeabsichtigte pharmakologische u. physiologische Wirkungen einer Arzneizubereitung bzw. nachteilige, wertmindernde Veränderungen u. unerwünschte Wechselw., die zwischen den Bestandteilen, aber auch mit dem Behältnis einer Zubereitung bei der Herst., Lagerung u. Anwendung auftreten können. Ist eine I. sofort od. nach kurzer Zeit sichtbar od. leicht feststellbar, spricht man von einer *manifesten* I. *Larvierte* Inkopatibilitäten werden erst nach längerer Zeit erkennbar od. sind überhaupt nicht durch Sinnesprüfung wahrnehmbar.

**Therapeutische I.en:** Nebenwirkungen, unerwünschte Bioverfügbarkeit, Überdosierung, antagonistische u. synergistische Effekte der Wirkstoffe (Interaktionen), Allergisierungen, Gewöhnung u.a.m.

**Physikalische I.en** Veränderungen der Viskosität bzw. Konsistenz (bei hydrokolloidhaltigen Zuber. durch Ethanol, pH-Änderung, Elektrolyte, Konservierungsmittel, Tenside, andere Hydrokolloide; bei Salben durch verschiedene Einflüsse), Beeinträchtigung des dispersen Zustandes durch Entmischung, Änderung der Kristallmodifikation, Umkristallisationen (bei Haufwerken, Emulsionen, Emulsionssalben, Suspensionen, Suspensionssalben, Pasten), Änderung der Löslichkeit (Zusatz ungeeigneter Solventien, Elektrolyte), Veränderung des Aggregatzustandes (Verflüssigung infolge Ausbildung eines Eutektikums), Bildung von Assoziaten (Molekülkomplexe, Adsorptionskomplexe, Mizellassoziate) durch makromolekulare Stoffe, Adsorbentien u. Tenside sowie Sorption an Kunststoffe.

**Chemische I.en** Bildung schwer löslicher Verbindungen (Fällung schwacher Säuren u. Basen durch Verschiebung des pH, Fällung durch gleichionigen Zusatz, Fällung durch Bildung schwer löslicher Salze) sowie unerwünschte Redox-, Veresterungs- u. Substitutionsreaktionen u.a.

**Inkontinenz:** s. Incontinentia.

**Inkrement:** kleine (differentielle) Zunahme einer variablen Größe.

**Inkrete:** Hormone*.

**Inkubationszeit:** (*lat.* incubare brüten) bei Infektionskrankheiten die Zeit zwischen dem Eindringen der Krankheitserreger in den Körper (s. Infektion) bis zum Ausbruch der Krankheit. Die I. schwankt je nach Art u. Menge der Erreger u. der Empfänglichkeit des Infizierten (s. Tab.).

**Inkurabel:** incurabilis, unheilbar.

**Inlay-Tabs®:** Mehrschichttabletten.

**INN:** **I**nternational **N**onproprietary **N**ame for Pharmaceutical Substances, internationaler Freiname* f. pharmazeutische Substanzen; auch: Freiname*, Kurzname, generic name, chemische Kurzbezeichnung. Sie dienen zur Kennzeichnung von Arznei- u. Wirkstoffen u. werden von einer Expertenkommission der WHO* erarbeitet. Am Namen ist die pharmakologische Substanzklasse erkennbar, er soll möglichst kurz u. unmißverständlich sein. Die Entwicklung erfolgt in 2 Schritten: **1.** INN**p:** proposed INN (zum Gebrauch vorgeschlagener Freiname, INNv); nach Ablauf einer Einspruchsfrist erfolgt **2.** die Bekanntgabe des INN**r**: recommended INN (zum Gebrauch empfohlener Freiname).

**Innenrinde:** *bot.* sekundäre Rinde, durch Kambiumtätigkeit gebildet. Die primäre Rinde wird daher auch Außenrinde genannt; s.a. Rinde.

**Innere Sekretion:** s. Hormone.

**Innohep®:** s. Tinzaparin-Natrium.

**Inofal®:** s. Sulforidazin.

**Inokulation:** Einbringen von pathogenen Erregern in den Körper, spez. von Pockenviren zur aktiven Schutzimpfung (Vakzination, Variolation).

**Inosin** INN: Hypoxanthinosin, Hypoxanthinribosid, 9-β-D-Ribofuranosylhypoxanthin, ein β-glykosidisches Nucleosid von D-Ribose* u. Hypoxanthin*; CAS-Nr. 58-63-9; $C_{10}H_{12}N_4O_5$, $M_r$ 268.23. Schmp. (Zers.) ab 218°C. Kommt frei v.a. in Fleisch u. Hefe vor, entsteht durch Dephosphorylierung von Inosinphosphaten (z.B. Inosinsäure). **Anw.:** wurde bei Herzinsuffizienz u. anderen Herzerkrankungen verwendet.

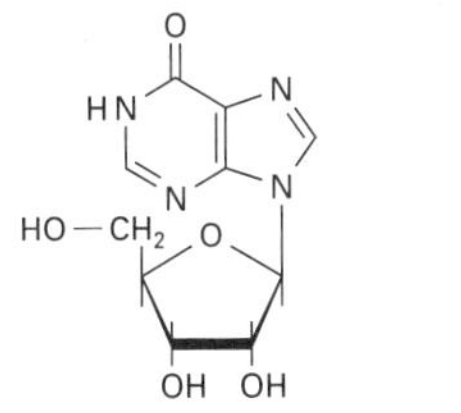


Inosin

**Inosin Pranobex:** Komplex von 3 T. des Salzes der p-Acetamidobenzoesäure (Acedoben*) von 1-(Dimethylamino)-2-propanol mit 1 T. Inosin, Inosiplex; CAS-Nr. 36703-88-5; $C_{52}H_{78}N_{10}O_{17}$, $M_r$ 1115.3. Lösl. in Wasser. **Anw.:** Immunstimulans bei entzündlichen Erkrankungen des ZNS. **Nebenw.:** Schwindel, Erbrechen Magenschmerzen. **Übl. Dos.:** 50 bis 100 mg pro kg KG u. Tag.

**Inosinsäure:** Inosin-5-monophosphat, Muskel-I., IMP; ein Mononucleotid; $C_{10}H_{13}N_4O_8P$, $M_r$ 348.22. Best. aus Phosphorsäure, D-Ribose u. Hypoxanthin; sie entsteht aus der Muskeladenylsäure durch Desaminierung u. geht nach Abspaltung von Phosphat in Inosin über, dient im Stoffwechsel zur Bildung von Purinbasen (z.B. Adenin, Guanin u. Purinalkaloide). **Anw.:** die Salze als Geschmacksverstärker ähnl. Natriumglutamat. Von J. Liebig im Fleischextrakt nachgewiesen (1847); vgl. Nucleotide.

**Inosit(ol):** meso-Inosit, s. Myo-Inosit; scyllo-Inosit, s. Cyclitole.

**Inosit(ol)hexaphosphat:** Myo-Inosithexaphosphat, s. Fytinsäure.

**Inosit(ol)hexaphosphorsäure(ester):** s. Fytinsäure.

**Inosit(ol)nicotinat** INN: Inositoli nicotinas INN, myo-Inosithexanicotinat, Inosit-hexanicotinsäureester, Hexanicit®; CAS-Nr. 6556-11-2;

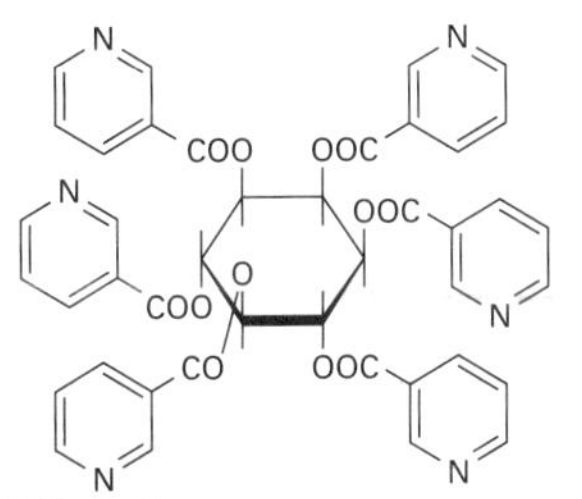


Inosit(ol)nicotinat

$C_{42}H_{30}N_6O_{12}$, $M_r$ 810.71. Schmp. 254-254.9°C; polymorph. Prakt. unlösl. in Wasser; lösl. in verdünnten Säuren. **Anw.:** Vasodilatator, Lipidsenker*. **Übl. Dos.:** Oral: 2- bis 3mal 0.4 g/d. **Nebenw.:** Flush, Schwindel, Dyspepsie, allergische Reaktionen. Wechselw.: Antidiabetika. Kontraind.: Blutungen, Herzinsuffizienz, Herzinfarkt.

**Inosit(ol)phosphate:** Phosphorsäureester von Myo-Inositol*; auch Bestandteile von Phosphatidylinositen (s. Phosphatide). Inositol-1,4,5-tri-

**Inkubationszeit**
Inkubationszeiten einiger wichtiger Infektionskrankheiten

| | | |
|---|---|---|
| Abdominaltyphus s. Typhus abdominalis | | |
| AIDS | 0.5 bis | 10 Jahre (?) |
| Amöbenruhr s. Ruhr | | |
| Blattern s. Pocken | | |
| Botulismus | 1 bis | 3 Tage |
| Cholera asiatica | 3 bis | 96 Std. |
| Diphtherie | 2 bis | 7 Tage |
| Erysipel | 1 bis | 7 Tage |
| Fleckfieber | 12 bis | 14 (7 bis 21) Tage |
| Gasbrand | 1 bis | 5 Tage |
| Gehirnentzündung (Encephalitis epidemica) | 2 bis | 10 Tage |
| Gelbfieber | 3 bis | 6 Tage |
| Genickstarre (Meningitis cerebrospinalis epidemica) | 1 bis | 3 Tage |
| Gonorrhö | 1 bis | 3 Tage |
| Grippe (Influenza) | 1 bis | 3 Tage |
| Hepatitis epidemica | 15 bis | 60 Tage |
| Homologe Serumhepatitis | 40 bis | 140 Tage |
| Kala Azar | 3 Wochen bis | mehrere Monate |
| Keuchhusten | 7 bis | 14 Tage |
| Kinderlähmung (Poliomyelitis anterior acuta) | 7 bis | 14 Tage |
| Lepra (Aussatz) | Monate bis | Jahrzehnte |
| Lebensmittelvergiftung (bakteriell.) | 12 bis | 72 Std. |
| Lues s. Syphillis | | |
| Lungenentzündung (Pneumokokken-Pneumonie) | 5 bis | 72 Std. |
| Malaria quartana | 3 bis | 6 Wochen (ev. bis 8 Mon.) |
| Malaria tertiana | 8 bis | 20 Tage |
| Malaria tropica | 8 bis | 12 Tage |
| Masern (Morbilli) | 9 bis | 14 Tage |
| Maul- u. Klauenseuche | 3 bis | 7 Tage |
| Milzbrand | einige Stunden bis | 3 Tage |
| Mumps (Parotitis epidemica) | 14 bis | 21 Tage |
| Papageienkrankheit (Psittakose) | 7 bis | 14 Tage |
| Paratyphus | 7 bis | 14 Tage |
| Pest | 2 bis | 7 Tage |
| Pneumonie s. Lungenentzündung | | |
| Pocken (Variola) | 8 bis | 14 Tage |
| Rattenbißfieber | 7 bis | 21 Tage |
| Röteln | 12 bis | 21 Tage |
| Rückfallfieber (Febris recurrens) | 5 bis | 7 Tage |
| Ruhr, Amöben | 7 bis | 21 Tage (bis einige Monate) |
| Ruhr, Bakterien | 2 bis | 7 Tage |
| Scharlach | 1 bis | 10 Tage |
| Schlafkrankheit | 10 bis | 20 Tage |
| Syphillis | 14 bis | 28 Tage |
| Tetanus | 4 bis | 14 Tage (selten mehrere Monate) |
| Tollwut | 14 bis | 60 Tage (bis zu 1 Jahr) |
| Tuberkulose | | mehrere Wochen |
| Tularämie | | 4 Tage |
| Trichinose | 14 bis | 28 Tage |
| Typhus abdominalis | 7 bis | 14 Tage |
| Windpocken (Varizellen) | 12 bis | 21 Tage |

phosphat ($IP_3$, Inositoltriphosphat) entsteht aus Phosphatidylinositol-4,5-diphosphat ($PtdlIP_3$), wenn die Rezeptoren in der Zellmembran (z.B. f. Hormone u. Neurotransmitter) besetzt werden. $IP_3$ scheint f. die $Ca^{2+}$-Freisetzung verantwortlich zu sein, die der Stimulierung der Zelle folgt. $IP_3$ ist daher ein Second Messenger* f. Acetylcholin, Vasopressin, Peptidhormone etc. $IP_3$ wird in 3 Stufen zum Myo-Inosit abgebaut, wobei die letzte Stufe (Hydrolyse des letzten Phosphorsäuremoleküls) durch Myo-Inositol-1-phosphatase katalysiert wird, die durch Lithium blockiert werden kann, was mit dessen Bedeutung bei manisch-depressiven Erkrankungen, s. Psychopharmaka (Lithiumsalze), in Zusammenhang gebracht wird. Die Blockierung dieses Enzyms unterbricht den gesamten Inositolmetabolismus, da dadurch auch die Neubildung von $PtdlPI_3$ verhindert wird. (Vgl. Fytinsäure).

**Inosit(ol)triphosphat**: D-myo-Inositol-1,4,5-triphosphat, $IP_3$; s. Inositolphosphate.

**Inotrop**: Kontraktionskraft od. Schlagstärke des Herzens beeinflussend; positiv inotrop: Kontraktionskraft erhöhend (z.B. durch Herzglykoside*); negativ inotrop: Kontraktionskraft od. Schlagvolumen des Herzens vermindert (z.B. durch Parasympathomimetika*).

**Inprozess-Kontrolle**: Kontrollen während der Produktion eines Arzneimittels zur Überwachung bzw. Steuerung eines Arbeitsablaufes.

**Input-Kompartiment**: pharmakokinetischer Begriff f. das Kompartiment*, in das der Arzneistoff in den Organismus gelangt. Bei der Erstellung pharmakokinetischer Modelle muß (im Gegensatz zum Output-Kompartiment*) das I. nicht berücksichtigt werden, wenn der Arzneistoff dieses *nur* verläßt (offenes Einkompartiment-Modell).

**Insania:** Wahnsinn.

**Insektenblüten:** s. Chrysanthemum cinerariifolium.

**Insektenblume, Dalmatinische:** s. Chrysanthemum cinerariifolium.

**Insektenpulver:** Pulvis contra insecta, Pulvis insectorum, Pulvis florum Pyrethri, Pulvis florum Chrysanthemi; Dalmatinisches, Persisches, Kaukasisches Insektenpulver, s. Chrysanthemum cinerariifolium.

**Insektenvertreibungsmittel:** Insektenabwehrmittel, s. Repellents.

**Insektenwachs:** Cera chinensis, s. Wachse.

**Insektizid:** Insekten vernichtend, s. Schädlingsbekämpfungsmittel.

**Inselhormon, Inselzellen:** s. Insulin.

**Inselorgan:** s. Langerhans-Inseln.

**Inserenda ophthalmica:** s. Inserte.

**Inserte:** Inserenda ophthalmica Ph.Eur.3, Augeninserte; zum Einlegen in den Unterlidsack bestimmte, dünne, poröse Scheiben od. Flocken aus inertem Material (Kollagen, Alginat, Polyamid, Polyacrylharze, Polyvidon, Polyvinylacetat, Polymethacrylamid, Hydroxypropylcellulose, Lacrisert® etc.), die mit einem Arzneistoff imprägniert sind u. diesen entweder durch langsames Auflösen des Trägers (lösliche Polymere) od. unter Herauslösen aus unlöslichem Polymer durch die Tränenflüssigkeit allmählich freigeben. Im zweiten Fall muß das leere System aus dem Auge entfernt werden. Die Freisetzungsrate nimmt mit der Zeit ab (Freisetzungskinetik 1. Ordnung). **Beispiel:** Ein unlösliches System zur Dauerbehandlung von Glaukomen ist das *Therapeutische System** Ocusert®. Das zum Einlegen in den Unterlidsack bestimmte, ellipsenförmige, flexible u. durchsichtige System enthält in der Mitte Pilocarpin, in Alginsäure eingebettet. Dieses Arzneistoffreservoir ist mit Polymermembranen bedeckt, wobei auf einer Seite eine Membran aus Ethylenvinylacetatcopolymer f. eine konstante Arzneistoffabgabe nach dem Diffusionsprinzip sorgt (Freisetzungskinetik 0. Ordnung über mind. 7 d). Voraussetzung f. eine konstante Wirkstofffreisetzung ist ein Überschuß an Arzneistoff (gesättigte Lsg.) im Reservoir.

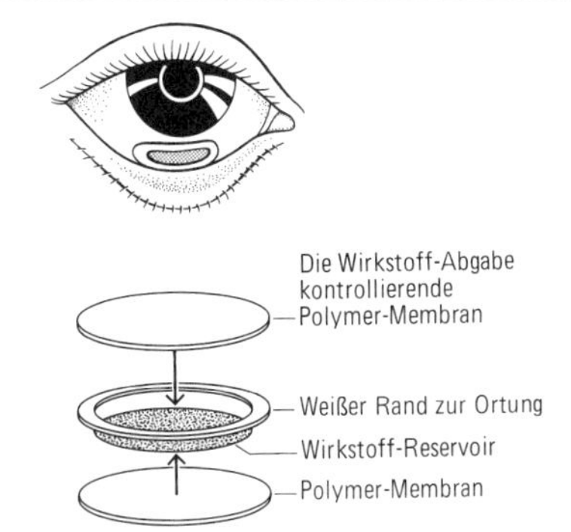


Inserte: Aufbau des Ocusert® [42]

**Insidon®:** s. Opipramol.

**Insipidus:** geschmacklos, fade; **Diabetes insipidus***, Wasserharnruhr (ohne Zucker u. Eiweiß im Harn).

**In situ:** bezeichnet die natürliche, ursprüngliche Position in der Medizin u. Chemie.

**Insolation:** (*lat.* sol Sonne) *med.* Sonnenbestrahlung, Sonnenstich, Hitzschlag.

**Insomnie:** Schlaflosigkeit.

**Inspektionsübereinkommen:** Pharmazeutische Inspektions-Convention (PIC). Am 8.10.1970 von den Mitgliedstaaten der EFTA* (European Free Trade Association) abgeschlossenes Übereinkommen zur gegenseitigen Anerkennung von Inspektionen, die die Herst. pharmazeutischer Produkte betreffen. Das Übereinkommen, dem heute 18 Vertragsstaaten (Australien, Österreich, Belgien, Dänemark, Finnland, Frankreich, Deutschland, Ungarn, Island, Irland, Italien, Liechtenstein, Norwegen, Portugal, Rumänien, Schweden, Schweiz, Großbritannien) beigetreten sind, ist durch das Gesetz zur Pharmazeutischen Inspektions-Convention vom 10.3.1983 für die Bundesrepublik Deutschland wirksam geworden. Um eine einheitliche Anwendung dieses Übereinkommens zu gewährleisten, haben die Mitgliedstaaten den Leitfaden einer Guten Herstellungspraxis für pharmazeutische Produkte (PIC-GMP-Leitfaden) erstellt; dieser ist an den Leitfaden einer Guten Herstellungspraxis für Arzneimittel der Europäischen Gemeinschaften angeglichen. Jedem Kapitel des Leitadens sind die Grundsätze einer Guten Herstellungspraxis (GMP*-Grundsätze) vorangestellt. Seit 1.1.1992 wird der PIC-GMP-Leitfaden den Inspektionen nach der Pharmazeutischen-Inspektions-Convention zugrunde gelegt; mit diesem Zeitpunkt werden die Bekanntmachungen von 23.3.1985 gegenstandslos.

**Inspissatus(a, um):** eingedickt.

**Instantisierung:** s. Sprühtrocknung.

**Instillation:** Einträufelung; **rektale I.**, Tropfklistier.

**Institut für Wasser-, Boden- u. Lufthygiene:** eines der Nachfolge-Institute des ehemaligen Bundesgesundheitsamtes* im Geschäftsbereich des Bundesministeriums für Umwelt, Naturschutz u. Reaktorsicherheit.

**Insuffizienz:** Schwäche, ungenügende Leistung eines Körperorgans.

**Insulin** INN: blutzuckersenkendes Polypeptidhormon aus den β-Zellen der Langerhans-Inseln* der Bauchspeicheldrüse; sog. Inselhormon; isoliert 1921 von Banting u. Best; krist. gew. 1926 von Joh. Abel. CAS-Nr. 9004-10-8, $M_r$ *ca.* 5800. **Struktur:** artspezifischer Eiweißkörper, besonders reich an Cystin, Leucin, Tyrosin, Glutaminsäure u.a., während Methionin fehlt; besteht aus 2 Polypeptidketten A u. B mit 21 bzw. 30 Aminosäureresten, die durch 2 Disulfidbrücken, A7 bis B7 u. A20 bis B19, miteinander verbunden sind. In der A-Kette befindet sich eine weitere Brücke zwischen 2 Cysteinresten, Aminosäuren 6 u. 11. **Schweineinsulin** unterscheidet sich nur durch den Aminosäurerest B30 (Alanin statt Threonin), **Rinderinsulin** durch die Positionen A8 (Alanin statt Threonin) u. A10 (Valin statt Isoleucin) von **Humaninsulin**. Für die biologische Wirk. sind nur die Aminosäuren A1, A5, A19, A21 u. B12, B16, B24, B25, B26 entscheidend, deshalb ist die Wirk. von I. nicht artspezifisch.

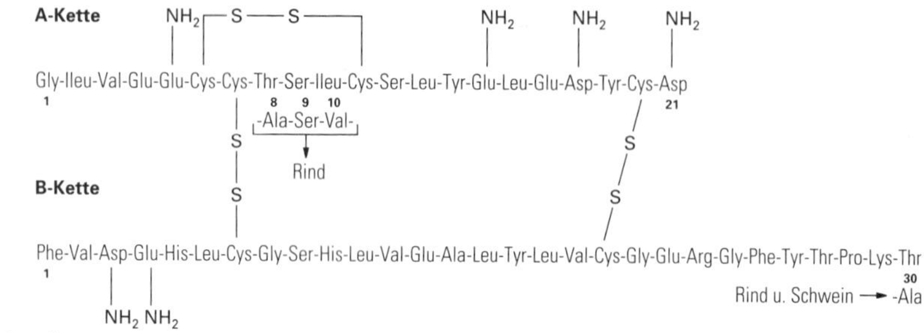

Insulin

**Eigenschaften:** Rhomboedrische Kristalle. Schmp. 233°C unter Zers. Isoelektrischer Punkt pH 5.3 bis 5.35; lösl. in Wasser u. 80%igem Ethanol sowie schwachen Säuren u. Alkalien, prakt. unlösl. zwischen pH 4.5 u. 7.0 u. in org. Lösungsmitteln; opt. linksdrehend. **Stabilität u. Aufbewahrung:** I. ist alkaliempfindlich, in schwach saurer Lsg. u. bei pH 7.0 bis 7.4 aber hinreichend stabil; in stark saurer Lsg. geht es in eine inaktive, renaturierbare Fibrillenform über; durch Reduktions- u. Oxidationsmittel sowie durch ultraviolettes Licht wird es rasch zerstört. Trocken ist I. einige Monate haltbar. Insulinlösungen u. -suspensionen sind bei Lagerung zwischen 2 u. 10°C einige Jahre, bei Temperaturen bis zu 25°C ein bis 2 Monate lang haltbar. Höhere Temperaturen begünstigen den auf Desaminierungsprozessen beruhenden Aktivitätsverlust. Insulinpräparate dürfen allerdings auch nicht gefrieren. Saure Zuber. sind empfindlicher als neutrale. Lichtschutz ist erforderlich. Bei ordnungsgemäßer Lagerung: Verfallsdatum spätestens 2 Jahre nach Herstellungsdatum.

**Biosynthese:** erfolgt im Golgi-Apparat aus den unwirksamen Vorstufen Prä-Proinsulin (unverzweigte Kette aus 107 Aminosäureresten) u. Proinsulin (81 Aminosäurereste) durch Abspaltung des Mittelstückes (C-Peptid) zu Insulin, das als wasserunlöslicher Zinkkomplex gespeichert wird. Zinkgehalt: 0.3 bis 1.0%. **Herst.: 1.** Isolierung aus den Bauchspeicheldrüsen von Schwein u. Rind, durch Extraktion der zerkleinerten Drüsen mit 70%igem Ethanol bei pH 1 bis 2. **2.** Humaninsulin, semisynt. aus Schweineinsulin durch Austausch des terminalen Aminosäurerestes der B-Kette durch Transaminierung, **3.** Gentechnologisch. **Reinheit:** Reinigung früher nur durch mehrfache Kristallisation, heute zusätzlich chromatographische Reinigungsschritte: a) Gelfiltration*: Auftrennung in die Fraktionen *a* (antigene Proteine mit hohem Molekulargewicht), *b* (Proinsulin, Zwischenstufe der Insulinbiosynthese, Dimere) u. *c* (hauptsächl. Insulin, weniger als 10% im Laufe der Herst. entstehende Insulinderivate, z.B. Insulinethylester), Bez. als **„Single-peak-Insuline"** bzw. **„chromatographisch rein"**, **„CR"** od. **„CS"** (C: chromatographiert, R: vom Rind, S: vom Schwein), anschließend b) Anionenaustauscherchromatographie, nach der auch mit radioimmunologischen Analysemethoden keine Verunreinigungen nachgewiesen werden können: Bez. als **„Monokomponenten-Insuline"** bzw. **„Rare-immunogenum-Insuline"**. **Wirk.:** Sekretion wird u.a. durch Glucose u. andere Zucker, Aminosäuren, Fettsäuren, Stimulation von $\beta_2$-Rezeptoren, therapeutisch durch oral wirksame Sulfonylharnstoffe (s. Antidiabetika) gefördert, durch Glucagon* u. α-Agonisten sowie durch Katecholamine u. Insulin selbst gehemmt. Insulin reagiert in den Erfolgsorganen (z.B. Muskel, Leber, Fettgewebe) mit einem spezifischen Rezeptor. Es verbessert die Glucoseaufnahme in die Zellen der meisten Gewebe, erhöht die Glykogenbildung in Leber u. Muskeln, steigert den oxidativen Glucoseabbau u. verhindert den Glykogenabbau. Es fördert die Bildung von Proteinen u. Lipiden aus Glucose u. bewirkt eine vermehrte RNS-Synthese u. einen erhöhten Einbau von Aminosäuren in Zellproteine. Biologische HWZ 3 bis 10 min. **Anw.:** I. bewirkt Senkung des Blutzuckerspiegels u. dient daher zur Behandlung der Zuckerkrankheit (Diabetes mellitus*), ohne diese jedoch zu heilen; außerdem wird es bei Unterernährung u. Magersucht gegeben, da es Hungergefühl hervorruft (infolge Hypoglykämie*), sowie früher bei Schizophrenie* (Insulinschock-Therapie). Applikation: aufgrund des Eiweißcharakters peroral unwirksam, daher i.v. (nur Normalinsuline), s.c. u. i.m. **Nebenw.:** *Überdosierung:* Hypoglykämie, die durch Nahrungsaufnahme od. bei schweren Fällen durch sofortige parenterale Glucosezufuhr behoben werden muß; allergische Reaktionen durch Beimengungen von Proinsulin u.a. Intermediatinsulinen*, treten bei chromatographierten Insulinen seltener auf. *Insulinresistenz:* Wirkungsverlust durch Bildung von IgG-Antikörpern gegen Insulin. *Lipodystrophie:* Fettschwund, seltener geschwulstartige Fettgewebebildung an Insulininjektionsstellen bes. bei jugendlichen Diabetikern, Prophylaxe: regelmäßiger Wechsel der Injektionsstelle, i.m.-Injektion, Anw. von Monokomponenten-Insulinen. Kontraind.: Hypoglykämie. Wechselw.: orale Kontrazeptiva, Corticosteroide, $\beta_2$-Sympathomimetika etc. **Insulin-Einheit:** 1 I.E. entspricht 0.035 mg wasserfreiem Insulin.

**Insuline in der Ph.Eur.3:**

**Insulin:** Insulinum Ph.Eur.3; Schweineinsulin ($C_{256}H_{381}N_{65}O_{76}S_6$, $M_r$ 5778) od. Rinderinsulin ($C_{254}H_{377}N_{65}O_{75}S_6$, $M_r$ 5734); die gereinigte, natürliche Substanz aus Rinder- od. Schweinepankreas.

**Humaninsulin:** Insulinum humanum Ph.Eur.3; $C_{257}H_{383}N_{65}O_{77}S_6$, $M_r$ 5808. Herst. entweder durch enzymatische Modifikation von Schweineinsulin od. gentechnologisch.

**Insulinzubereitungen:**

Neben den einfachen Insulinlösungen, deren Wirkungsdauer durch s.c.-Applikation gegenüber i.v.-Injektion nur in geringem Maße verlängert

**Insulin**
Wirkung nach s.c.-Injektion (Stunden)

| Bezeichnung von Präparatetypen | Bezeichnung der Wirkung | beginnt in | ausgeprägt in | klingt ab nach |
|---|---|---|---|---|
| reguläres Insulin, Normalinsulin, Altinsulin | schnell | 0.5 | 2–3 | 5–8 |
| NPH-, Semilente-, Surfen-Insuline | intermediär | 1 | 4–8 | 12–18 |
| Ultralente-, Long-, Ultratard-Insuline | lang | 2–3 | 7–24 | 28–34 |

werden kann, befinden sich eine große Anzahl von Depot- bzw. Verzögerungsinsulinen mit protrahierter Wirk. im Handel. Der Depoteffekt beruht auf einer infolge gezielter Verminderung der Löslichkeit verlangsamten Resorption des Insulins aus einem subkutanen Depot. Um eine verzögerte Insulin-Resorption zu erzielen, kommen im Prinzip folgende Möglichkeiten in Betracht.

**1.** Bildung salzartiger Komplexe mit basischen Substanzen. **a)** Protamine: Dabei handelt es sich um basische Polypeptide aus Fischsperma (z.B. Salmin vom Lachs, Skombrin von Makrelen, Clupein vom Hering, Iridin von Regenbogenforellen); Insulin bildet mit dem Protamin in Gegenwart von Zink-Ionen schwer lösliche Komplexe; verwendet wurden früher sog. **Protamin-Zink-Insuline (PZ-I.):** neutrale Lösungen mit großem Überschuß an Protamin, Wirkungsdauer bis 70 h, schlechte Steuerbarkeit. Heute wird sog. **Neutral-Protamin-Hagedorn-(NPH)-I., Isophaninsulin**, bevorzugt. Das sind kristalline Komplexe aus isophanen Mengen Insulin u. Protamin (unter Isophanie versteht man die Titration einer Insulin-Lösung bis zum isoelektrischen Punkt*, so daß ein Überschuß an Insulin od. Protamin in der überstehenden Flüssigkeit vermieden wird). Sie entsprechen hinsichtlich ihrer Pharmakokinetik Intermediärinsulinen; sind in fast allen Kombinationsinsulinen enthalten. **b)** Globin: z.B. Human-Hämoglobin, Bez. im Handelsnamen: HG. **c)** Aminochinurid*: Surfen®.

**2.** Insulin-Zink-Suspensionen. Der Depot-Effekt beruht darauf, daß Insulin bei Anwesenheit von 80 µg Zink pro 40 I.E. im neutralen Medium sehr schwer lösl. ist. Suspensionen amorphen Insulins neigen unter solchen Bedingungen nicht zur Kristallisation.

**3.** Insulinderivate: z.B. durch Acylierung von Aminogruppen veränderte Insuline, haben geringe Bedeutung.

**Einteilung der Insulinpräparate** nach ihrer Pharmakokinetik (s. Tab.): **1. Normalinsuline:** *kurzwirkende Insuline,* früher *Altinsuline, engl.* regular insulins. I. in saurer (pH 3.0 bis 3.5) od. neutraler Lsg. (pH 7.0 bis 7.4), Wirkungseintritt 15 bis 30 min nach s.c.-Injektion, Wirkunsmaximum nach 1 bis 3 h, Wirkungsdauer 5 bis 8 h. **Anw.:** zu Beginn der Insulintherapie bei Diabetes Typ I u. II, bei zusätzlichen Stoffwechselbelastungen bei Diabetes Typ II (z.B. Infektions- u.a. Erkrankungen), zur Behandlung des diabetischen Komas (hier i.v.-Injektion), in Kombination mit Verzögerungsinsulinen zur Deckung des Insulinbedarfs nach der Mahlzeit. **2. Verzögerungs-, Depotinsuline:** a) *mittellangwirkende I.e, Intermediärinsuline:* Wirkungseintritt 1 bis 2 h nach s.c.-Injektion, Wirkungsmaximum nach 2 bis 6 h, Wirkungsdauer 10 bis 20 h. b) *langwirkende I., Langzeitinsuline:* Wirkungseintritt 1 bis 4 h nach s.c.-Injektion, Wirkungsmaximum zwischen 10 u. 30 h nach der Applikation, Wirkungsdauer bis zu 30 u. mehr Stunden. Ermöglichen, daß stoffwechselstabile Typ-II-Diabetiker mit 1 bis 2 Injektionen pro Tag auskommen können; Anw. zus. mit den Mahlzeiten folgenden Applikationen von Normalinsulinen in der Dauertherapie von jugendlichen Diabetikern des Typs I. **3. Kombinationsinsuline:** Mischungen von Normal- u. Verzögerungsinsulinen in unterschiedlichen Mengenverhältnissen mit raschem Wirkungseintritt u. mittellanger Wirkungsdauer. Meist wird allerdings individuell gemischt.

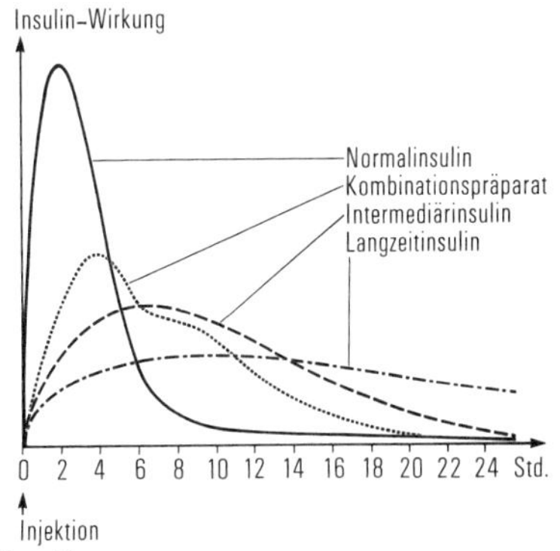

Insulin :
Zeit-Wirkungsdiagramm verschiedener Insulinpräparattypen

**Insulinzubereitungen in der Ph.Eur.3**:

**Insulinzubereitungen zur Injektion:** Praeparationes insulini iniectabiles Ph.Eur.3. Diese Monographie regelt in allgemeiner Weise Herstellung u. Prüfung der folgenden Insulinzubereitungen zur Injektion, welche wiederum den Vorschriften über Parenteralia* entsprechen müssen. Dabei wird vor allem auch auf die Vorschriften hinsichtl. Insulinum u. Insulinum humanum (s. oben) verwiesen.

**Lösliches Insulin als Injektionslösung:** Insulini solubilis iniectabilium Ph.Eur.3; eine neutrale Lösung von Insulinum od. Insulinum humanum.

**Biphasische Insulin-Suspension zur Injektion:** Insulini biphasici iniectabilium Ph.Eur.3; Suspension kristallinen rhomboedrischen Rinderinsulins in einer Lösung von Schweineinsulin.

**Insulin-Zink-Kristallsuspension zur Injektion:** Insulini zinci cristallini suspensio iniectabilis Ph.Eur.3; Insulin, das mit einem geeigneten Zinksalz komplexiert ist u. kristallin mit einer Teilchengröße über 10 µm, aber selten über 40 µm vorliegt.

**Insulin-Zink-Suspension zur Injektion:** Insulini zinci suspensio iniectabilis Ph.Eur.3; Mischung von Insulin-Zink-Kristallsuspension u. amorpher Insulin-Zink-Suspension im Verhältnis von 7:3.

**Amorphe Insulin-Zink-Suspension zur Injektion:** Insulini zinci amorphi suspensio iniectabilis Ph.Eur.3; Insulin, das mit einem geeigneten Zinksalz komplexiert ist u. aus uneinheitlich geformten Partikeln mit einer Teilchengröße von selten über 2 µm besteht.

**Isophan-Insulin-Suspension zur Injektion:** Insulini isophani iniectabilium Ph.Eur.3.; sterile Suspension eines Komplexes aus Protaminsulfat (od. einem anderen geeignetem Protamin) u. Insulinum od. Insulinum humanum in isophaner Mischung, d.h. daß der Insulin- od. Protaminüberschuß in der überstehenden Flüssigkeit minimal ist; das Verhältnis hängt vom Zinkgehalt ab; Geh. mind. 0.3 u. max. 0.6 mg Protaminsulfat pro 100 I.E. Insulin; max. 0.04 mg Zink.

**Biphasische Isophan-Insulin-Suspension zur Injektion:** Insulini isophani biphasici iniectabilium Ph.Eur.3; besteht aus einer sterilen, gepufferten Isophan-Insulin-Suspension in einer Lösung von Insulin derselben Art.

**Insulinantagonisten:** s. Diabetogene Substanzen.

**Insulindefalan:** Desphenylalanin-Insulin; durch Abspalten des terminalen Phenylalanins (Aminosäure B1) modifiziertes Insulin*. **Anw.:** Antidiabetikum; wie Normalinsuline u. in Kombinationsinsulinen, z.B. Optisulin®.

**Insulin lispro:** Humalog®. Schnell wirkendes Analogon von menschlichem Insulin*, über rekombinante DNS aus E. coli hergestellt; in der B-Kette des Humaninsulins wurde an der Position 28 das Prolin mit Lysin (Position 29) ausgetauscht; s. Insulin (Strukturformel). **Anw.:** s. Insulin, auch zur Ersteinstellung; Wirkungseintritt innerhalb von 15 min, Wirkungsdauer 2 bis 5 h.

**Insulinpen:** Füllfederhalter-ähnliches Injektionsgerät als Ersatz f. die konventionelle Insulinspritze in der Insulintherapie. Die gewünschte Dosis wird eingestellt u. die Injektion erfolgt schmerzarm per Knopfdruck aus der eingelegten Carpule* (100 I.E./mL) über eine extrem feine Nadel. Dadurch entfallen umständliche Vorbereitungen (Prozedur des Aufziehens von Einmalspritzen, separate Mitnahme des benötigten Insulins). Ein I. ist stets spritzbereit, die Dosierung ist exakt u. die zu applizierende Insulinlösung konzentrierter als die herkömmlicher Insuline, so daß geringere Flüssigkeitsmengen injiziert werden. Die gute Stabilität des Insulins bei körpernahem Tragen im Pen sichert eine 3wöchige Anwendungsmöglichkeit.

**Insulinresistenz:** s. Insulin (Nebenw.).

**Insulinspritze:** s. Spritze; vgl. Insulinpen.

**Insulin-Suspension zur Injektion, Biphasische:** s. Insulin (Insulinzubereitungen in der Ph.Eur.3).

**Insulinum humanum:** s. Insulin.

**Insulinum isophanum:** Isophaninsulin, NPH-Insulin; s. Insulin (Insulinpräparate, Verzögerungsprinzipien).

**Insulin-Zink-Kristallsuspension zur Injektion:** s. Insulin (Insulinzubereitungen in der Ph.Eur.3).

**Insulin-Zink-Suspension zur Injektion, Amorphe:** s. Insulin (Insulinzubereitungen in der Ph.Eur.3).

**Insulin-Zink-Suspension zur Injektion:** s. Insulin (Insulinzubereitungen in der Ph.Eur.3).

**Insulinzubereitungen zur Injektion:** s. Insulin (Insulinzubereitungen in der Ph.Eur.3).

**Insult:** Anfall, z.B. apoplektischer Insult, Schlaganfall.

**Intal®:** s. Cromoglicinsäure.

**Integumente:** **1.** *bot.* Hüllen der jungen Samenanlage, die vom Grunde der Samenanlage ringwallartig heranwachsen. **2.** *med.* Integumentum, äußere Haut (Epidermis, Corium u. Tela subcutanea).

**Intensität:** die von Strahlung, z.B. elektromagnetischer, senkrecht zur Ausbreitungsrichtung transportierte, auf die Fläche bezogene Leistung. SI-Einheit: $W/m^2$.

**Intensive Größen:** physikalische Größen, die von der Ausdehnung des Systems unabhängig sind. Sie sind nicht additiv. Beispiele: Temperatur, Druck, Lichtabsorptionsmaximum; vgl. Extensive Größen.

**Interaktionen:** Wechselwirkungen, s. Arzneimittelinteraktionen.

**Intercept:** *engl.* Achsenabschnitt, s. Ausgleichsrechnung.

**Interdigitalmykose:** Pilzkrankheit* der Haut (Dermatomykose*) zwischen Fingern u. Zehen.

**Interfaszikuläres Kambium:** zwischen den Leitbündeln (z.B. der Sproßachse dikotyler Pflanzen) gelegenes Kambium*, das sich vor dem sekundären Dickenwachstum* bildet.

**Interfaszikularräume:** Räume zwischen den Leitgewebesträngen (Faszikeln) der Sproßachse, mit parenchymatischem Grundgewebe gefüllt; auch Markstrahlen genannt.

**Interferenz:** **1.** *phys.* Erscheinung, daß sich 2 od. mehrere Wellen (z.B. Licht) überlagern u. sich dabei verstärken od. abschwächen. **2.** *pharmakokin.* Beeinflussung der Pharmakokinetik bzw. der pharmakokinetischen Vorgänge u. Meßgrößen (vor allem Elimination u. Verteilungsvolumen) exogener u. endogener Stoffe durch verschiedene Faktoren. Elimination kann verändert werden durch: krankhafte Veränderung des eliminierenden Organs, Alter (glomeruläre Filtration u. tubuläre Sekretion verändert), pharmakogenetische Faktoren, Säure- u. Basen-Haushalt, zirkadiane Rhythmik, Enzyminduktion, toxische Wirkung.

**Interferon alfa:** natürliches humanes Leukozyten-Interferon (IFN-$\alpha$), cellferon®. Herst.: es werden die Leukozyten von gesunden Wiederholungsspendern (36 h nach der Blutentnahme) verwendet u. auf Abwesenheit von viralen Partikeln od. Viren geprüft.

**Interferon alfa-2a:** rekombiniert human; Roferon®.

**Interferon alfa-2b:** rekombiniert human; Intron®.

**Interferon alfa-2c:** rekombiniert human; Berofor®.

**Wirk.:** s. Interferone. **Anw.:** Virustatika, Immunstimulantien; z.B. zur Behandlung der Haarzellenleukämie (eine sehr seltene Krankheit der weißen Blutkörperchen), chron. myeloischer Leukämie, diversen Krebsarten, Virusinfektionen des Auges, Hepatitis B, etc.

**Interferon beta** INN: Fiblaferon®; aus Fibroblasten hergestelltes $\beta$-Interferon. **Wirk.:** s. Interferone. **Anw.:** Virustatikum, Immunstimulans; bei schweren, unbeherrschbaren virusbedingten Infektionen. Als Gel bei kleinen Feigwarzen.

**Interferon beta-1b:** 17-L-Serin-2-166-interferon-β1, Betaferon®; CAS-Nr. 145155-23-3; $M_r$ 18 500. Rekombinantes, modifiziertes β-Interferon (IFN-β). **Wirk.:** antiviral, immunregulierend, bindet an die Rezeptoren des humanen β-Interferons u. hemmt dadurch die Produktion von γ-Interferon u. Tumornekrosefaktor-α, s. Interferone. **Anw.:** Immuntherapeutikum zur Reduktion (Häufigkeit u. Schweregrad) klinischer Schübe von Multipler Sklerose*. **Nebenw.:** lokale Reaktionen; grippeähnl. Symptome, Bronchospasmus etc. Kontraind.: Schwangerschaft u. Stillzeit; Depressionen u. Suizidneigung in der Anamnese; Leberinsuffizienz etc. HWZ bis zu 4 h. **Übl. Dos.:** Parenteral: s.c. 8 Mio. E.I. (0.25 mg) jeden 2. Tag.

**Interferone:** IFN; artspezifische Glykoproteine (β- u. γ-Interferone) od. reine Proteine (die meisten α-Interferone); Bildung (sehr schnell) in menschlichen u. tierischen Zellen im Rahmen der Immunantwort* gegen Infektionen durch Viren, Chlamydien, Bakterien u. einige Protozoen sowie unter Einfluß zahlreicher antigener od. Zellteilung induzierender Reize (z.B. Lektine*). $M_r$ ca. 13 000; stabil in Temperaturbereichen bis ca. 65°C, auch in extremen pH-Bereichen zwischen 2 u. 10. Man unterscheidet 3 Haupttypen: **α-Interferone:** INF-α; von Leukozyten gebildet (daher früher auch als Leukozyten-Interferon bezeichnet). Die ca. 23 bekannten α-I. sind zwar strukturell ähnl., sind aber in der Primärstruktur nur zu ca. 80% homolog, sie bestehen aus 150 bis 172 Aminosäuren. **β-Interferone:** INF-β; von Fibroblasten gebildet (daher früher als Fibroblasten-Interferon bezeichnet), aus 166 Aminosäuren, it α-Interferonen besteht noch eine gewisse Strukturähnlichkeit. **γ-Interferone:** INF-γ; von α- u. β-Interferon strukturell grundverschieden, aus 146 Aminosäuren, dimer in aktiver Form; von T-Lymphozyten gebildet.

**Wirk.:** nicht direkt, sondern über die Bildung einer Zwischensubstanz, des sog. *Translation inhibitory protein,* das die Virusreplikation in der Wirtszelle blockiert. Die Bildung des Interferons wird durch Interferoninduktoren angeregt; hierzu werden prakt. alle Viren gerechnet, aber auch bakterielle Endotoxine, Rickettsien, Mykoplasmen, Protozoen, Pilze, Lektine u. sogar synthetische Verbindungen wie Polyinosin, Polycytidylsäure sowie Propandiamin. IFN-α u. IFN-β wirken hauptsächl. antiviral, IFN-γ wirkt mehr immunmodulatorisch, abhängig von den Bedingungen stimulierend od. supprimierend. **Herst.:** aus humanen Blutbestandteilen od. gentechnol. **Anw.:** z.B. bei schweren Viruserkrankungen (z.B. AIDS, chron. Hepatitis) u. metastasierenden Malignomen, bei Keratokonjunktivitis herpetica u. bei Herpes zoster.

**Interferon gamma** INN: rekombinates humanes Interferon aus Leukozyten (IFN-γ), Polyferon®. HWZ 1.5 h. **Wirk.:** s. Interferone. **Anw.:** Immunstimulans; bei rheumatoider Arthritis (chron. Polyarthritis).

**Interferon gamma-1b** INN: $N^2$-L-Methionyl-1-139-interferon-γ, Imufor Gamma®; CAS-Nr. 98059-61-1; $M_r$ 16 500. Analogon von γ-Interferon (s. Interferone). **Wirk.:** steigert die Phagozytose u. Bakterizidie von Monozyten u. Makrophagen; antiproliferative Wirkung ist stärker als die von Interferon-α u. -β. **Anw.:** Immunstimulans; Zusatztherapeutikum zur Verringerung der Häufigkeit von schweren Infektionen bei chron. Granulomatose. **Nebenw.:** grippeähnl. Symptome, gelegentl. Erbrechen, lokale Irritationen an der Injektionstelle etc. Kontraind.: Schwangerschaft u. Stillzeit, Anw. bei Kinder unter 6 Monate, Herzerkrankungen etc. HWZ 39 min (i.v.), 3 h (i.m.), 6 h (s.c.). **Übl. Dos.:** Parenteral: Dauertherapie 3mal pro Woche s.c. 50 μg/m² Körperoberfläche für Patienten mit einer Körperoberfläche von mehr als 0.5 m², bei weniger als 0.5 m² Körperoberfläche 1.5 μg/kg KG.

**Interkalation:** (*lat.* intercalare einschalten) eine spezielle Wechselwirkung zwischen DNS u. planar gebauten Molekülen, die sich zwischen benachbarte Basenpaare der DNS-Helix schieben. Dadurch wird die Helix so verändert, daß es zu einer fehlerhaften Transkription od. Replikation kommt. Interkalierende Substanzen sind z.B. 3,6-Acridindiamin (vgl. Acridin, Strukturformel) od. Ellipticin, ein zytostatisch wirkendes Pyridocarbazolalkaloid, das aus Ochrosia-Arten (Fam. Apocynaceae) isoliert wurde.

**Interkostalfelder:** *bot.* Blattspreite zwischen den Blattrippen, das sind die größeren Gefäßbündel (Blattadern, -nerven).

**Interkostalraum:** *med.* Raum zwischen 2 benachbarten Rippen. **Interkostalneuralgie:** Neuralgie im Bereich der Interkostalnerven (Zwischenrippennerven).

**Interleukine:** Abk. Il; von Leukozyten* sezernierte Signalsubstanzen (Proteine), werden auch zu den Cytokinen* gezählt. **Interleukin-1** (Il-1), eine dem Tumornekrosefaktor* ähnliche Substanz, wird von Makrophagen gebildet, stimuliert T- u. B-Lymphozyten u. wirkt auch als endogenes Pyrogen; induziert Prostaglandin-Freisetzung, Chemotaxis u. Tumorzellyse durch Makrophagen. **Interleukin-2** (Il-2) wird von T-Helferzellen produziert u. aktiviert T-Lymphozyten u. Killerzellen. Gentechnolog. hergestelltes rekombinantes Il-2 wurde erfolgreich in der Ther. einiger Krebsarten eingesetzt. **Interleukin-3** (Il-3, auch multi-CSF, s. CSF) fördert die Blutbildung. Man kennt noch weitere Interleukine (Il4 bis Il-11), welche ebenfalls von aktivierten Zellen des Immunsystems gebildet werden u. als Wachstumsfaktoren für Blutzellen od. bei der Koordination der Immunantwort* wirksam sind.

**Intermediärinsulin:** Verzögerungsinsulin mit mittellanger Wirkungsdauer; s. Insulin.

**Intermediärstoffwechsel:** ein Begriff aus den Anfängen der physiologischen Chemie, um alle jene Stoffwechselreaktionen zu bezeichnen, die zwischen Nahrungsaufnahme u. Ausscheidung von Exkreten liegen. Im wesentlichen ist der I. mit dem Primärstoffwechsel* identisch.

**Intermediatinsuline:** Zwischenstufen in der Insulinbiosynthese; s.a. Insulin.

**Intermedin:** Melanotropin, Hormon des Hypophysenmittellappens, s. Hormone.

**Intermolekular:** zwischen Molekülen.

**Intern:** innerlich.

**International Classification of Diseases:** s. ICD.

**Internationale Harmonisierungskonferenz:** ICH, International Conference on Harmonisation; 1990 von der EG-Kommission initiierte Konferenz mit dem Ziel, durch Erarbeitung von *harmonisierenden Leitlinien (Harmonised Guidelines)* die technischen Zulassungsanforderungen für Humanarzneimittel bezügl. Qualität, Wirksamkeit u. Unbedenklichkeit in Europa, Japan u. USA einander anzugleichen. Dadurch soll eine schnellere Zulassung neuer Arzneimittel auf internationaler Ebene ermöglicht werden. Zwischen

1991 u. 1997 fanden 4 Konferenzen statt. **Lit.:** B. Sickmüller, S. Throm, Pharm. Ind. *56*, 89 – 92 (1994).

**Internationale Röntgeneinheit:** R; 1 Röntgen ist diejenige Röntgenstrahlen-(od. Gammastrahlen-)Menge (die Ionendosis), die in 1 $cm^3$ (= 1.293 mg) Luft bei 0°C u. 101.3 kPa (760 mm Quecksilberdruck) eine Korpuskularemission erzeugt, deren Ionen eine Ladung von 1 elektrostatischen Einheit (bei Sättigungsstrom) tragen, vgl. HED (Hauteinheitsdosis der Röntgenstrahlen). Seit 1.1.1986 soll die Angabe der Ionendosis nur noch in der SI-Einheit erfolgen; s. Dosimetrie.

**Internationales Arzneibuch:** Versuche, ein I. A. zu schaffen, gehen auf das Jahr 1874 zurück. 1902 wurde von 19 Nationen eine Konferenz nach Brüssel einberufen, die ein „Erstes internationales Übereinkommen zur Vereinheitlichung der Zusammensetzung starkwirkender Arzneimittel" (1906) erarbeitete, dem ein „Zweites Übereinkommen" (1925/1929) mit einem ständigen Sekretariat unter Obhut des Völkerbundes folgte. Die durch den Krieg unterbrochenen Arbeiten wurden aufgrund von Art. 57 der Charta der Vereinten Nationen von der Weltgesundheitsorganisation WHO* fortgesetzt. Ab 1951 erschien dann die (f. Apotheken in Europa weitgehend bedeutungslose) Internationale Pharmakopöe. Deutsche Übersetzungen der Pharmacopoea Internationalis Editio prima erschienen 1955, 1957 u. 1960 (2 Bände u. Supplement). Die 2. Ausgabe erschien 1967 u. die 3. 1979. Praktische Bedeutung konnte das I. A. nicht gewinnen, weil die Normvorschläge d. WHO keinen verbindlichen Charakter besitzen. Immerhin wird es von solchen (sehr wenigen) Staaten als Normsammlung verwendet, in denen kein nationales od. multinationales Arzneibuch gilt.

**Interneuronen:** Zwischenneuronen, kurze Nerven im ZNS, die lange Nervenbahnen hemmend od. fördernd miteinander verbinden.

**Interneuronenblocker:** Stoffe, die durch Hemmung der motorischen Reizübertragung in den Interneuronen* zu verminderter Muskelspannung u. im Extremfall bei Interneuronengiften (Strychnin*, Tetanustoxin*) zu Lähmungen führen. Dazu gehören z.B. Alkohol- u. Glykolderivate mit anxiolytischer Wirk. wie Meprobamat*, Mephenesin* u. Carisoprodol* sowie Benzodiazepine, die als zentrale Muskelrelaxantien verwendet werden.

**Internodien:** *bot.* Sproßabschnitte zwischen den Sproßknoten.

**Internum(a):** innerlich anzuwendendes Arzneimittel.

**Interphase:** Zeitraum zwischen 2 Mitosen* od. Meiosen*, in der sich die Zelle in der stoffwechselaktiven Arbeitsform befindet.

**Interstitial Cell Stimulating Hormone:** ICSH, luteinisierendes Hormon*, Prolan B, zwischenzellenstimulierendes Hormon, HVL-Hormon; s. Hormone.

**Intertrigo:** *med.* Wundsein, sog. Wolf.

**Interzellularen:** *bot.* Lücken zwischen den Zellen eines Gewebes.

**Interzeptivum(a):** s. Nidationshemmer.

**Intestinalis:** zu den Eingeweiden gehörig.

**Intestinum:** Darm, Eingeweide; I. caecum, Blinddarm; I. colon, Grimmdarm; I. crassum, Dickdarm; I. duodenale, Zwölffingerdarm; I. ileum, Krummdarm; I. jejunum, Leerdarm; I. rectum, Mastdarm; I. tenue, Dünndarm.

**Intima:** (tunica intima) innerste Schicht der Gefäßwandung (Arterien, Venen, Lymphgefäße).

**Intimpflegemittel:** alkoholfreie Kosmetika (Hautreinigungsmittel) f. den Genital- u. Analbereich (f. beide Geschlechter).

**Intine:** *bot.* innere aus Cellulose u. Pektin bestehende Zellschicht von Pollen, wächst zum Pollenschlauch aus. Die äußere Zellschicht heißt Exine*.

**Intoleranz:** Unverträglichkeit, mangelnde Widerstandsfähigkeit.

**Intoxikation:** Vergiftung.

**Intra:** innerhalb.

**Intraarteriell:** in einer Arterie liegend; in eine Arterie hinein; z.B. intraarterielle Injektion.

**Intraartikulär:** in einem od. in ein Gelenk, z.B. intraartikuläre Injektion, Einspritzung in das Gelenk hinein.

**Intraglutäal:** in den Gesäßmuskel (Musculus glutaeus).

**Intrakutan:** in der (die) Haut.

**Intramammäre Zubereitungen für Tiere:** Praeparationes intramammae ad usum veterinarium Ph.Eur.3; sterile Zubereitungen zur Einführung in die Milchdrüse durch den Zitzenkanal bei milchgebenden Tieren bzw. für die Verabreichung an Tieren am Ende der Laktation sowie zur Behandlung od. Verhinderung von Infektionen.

**Intramolekular:** innerhalb von Molekülen.

**Intramurales Nervensystem:** System vegetativer Nervenfasern u. Ganglien in der Wand der Hohlorgane (Herz, Magen, Darm, Blase, Uterus), die in ihrer Funktion eine gewisse Selbständigkeit aufweisen; s.a. Vegetatives Nervensystem.

**Intramuskulär:** Abk. i.m.; im Inneren bzw. ins Innere eines Muskels, z.B. i.m. Injektion.

**Intraperitoneal:** i.p., in den (innerhalb des) Bauchraum(es).

**Intrathekal:** innerhalb des Liquorraumes, innerhalb der harten Rückenmarkshaut.

**Intratracheal:** in die (der) Luftröhre.

**Intrauterin:** innerhalb der od. in die Gebärmutterhöhle hinein.

**Intrauterinpessar:** s. Pessar.

**Intravasal:** intravaskulär; in ein(em) Blut- (od. Lymph)gefäß.

**Intravasalraum:** intravaskulärer Raum; der von der intravasalen Flüssigkeit (vgl. Flüssigkeitsräume des Körpers) fiktiv eingenommene Raum.

**Intravaskuläre Applikation:** Einbringung des Arzneistoffes in den Blutkreislauf direkt: intravenös, intraarteriell, intrakardial.

**Intravenös:** Abk. i.v.; in eine (einer) Vene, z.B. intravenöse Injektion od. Infusion, Einspritzung od. Eingießung in eine Vene.

**Intrazellularraum:** intrazellulärer Raum, IZR, der von Zellwand umgebene Raum; einer der Verteilungsräume (s. Flüssigkeitsräume des Körpers) f. Stoffe im lebenden Organismus.

**Intrinsic Activity:** *pharmak.* **1.** Fähigkeit eines Pharmakon, nach Anlagerung an einen Rezeptor einen spezifischen Effekt auszulösen. **2.** Maß f. max. Wirkungsstärke eines Pharmakon; sie ist definiert als der Quotient $\alpha$, aus dem vom Wirkstoff (Agonist*) maximal auslösbaren Effekt u. dem an einem Rezeptor erreichbaren Wirkungsmaximum; $\alpha$ eines vollen Agonisten beträgt somit 1, $\alpha$ eines Antagonisten* ist 0.

**Intrinsic Factor:** Castle-Factor, Apoerythein; mucoproteinartige Verbdg. in der Magenschleimhaut; der I. ermöglicht die Resorption des Vit. $B_{12}$ (extrinsic factor), indem es mit diesem eine lose, f.

Darmbakterien jedoch untrennbare Verbindung eingeht. Das Vorhandensein des I. ist notwendig, um eine perniziöse Anämie zu verhindern; s. Vitamine (Vit. $B_{12}$). **Einheit:** Nach der USP entspricht eine Intrinsic-Factor-Einheit einer Menge eines Präparates von nicht über 300 mg, die zus. mit 15 µg kristallinem Vit. $B_{12}$ als tgl. Dosis die vollständige Ausheilung der perniziösen Anämie bewirkt. 1 Apoerythein-Einheit (AEE) ist die Menge an intrinsic factor, die 1 µg Vit.-$B_{12}$-Komplex bindet u. vor Zerstörung schützt.

**Intron:** Abschnitt auf einem eukaryontischen Gen, der einen kodierenden Bereich (Exon*) unterbricht.

**Intron®:** s. Interferon alfa.

**Intussusceptionswachstum:** *bot.* Einlagerungswachstum; Wachstum der Zellwand, in dem sich neugebildete Cellulosesubstanz zwischen die bereits vorhandene einschiebt.

**Inula helenium** L.: Fam. Asteraceae (Compositae), Alant, Helenenkraut (heim. SO-Europa, Vorderasien, kult. in Sachsen, England, Holland). Stpfl. v. **Rhizoma Helenii:** Radix Inulae, **Alantwurzelstock**, Alantwurzel, Brustalant, Helenenkrautwurzel. **Inhaltsst.:** 1 bis 3% äther. Öl (nach EB6 mind. 1.8%), bis 45% Inulin*, Pektinstoffe, Bitterstoffe (Sesquiterpenlactone), Polyacetylene, Triterpene. **Anw.** volkst.: Expektorans u. Hustenmittel, früher als Zusatz zu Diabetikerbrot; ferner als Diuretikum, Choleretikum, Uterinum u. Vermifugum. **Oleum Helenii:** Alantöl, das äther. Öl von Inula helenium; von braunem Öl durchtränkte krist. Masse. **Best.:** Alantolacton, Isoalantolacton u. Dihydroisoalantolacton (Sesquiterpene vom Eudalin-(Eudesman-)Typ mit 2-Methylen-γ-lacton-Gruppe, daher allergisierend; **Strukturformeln** s. Helenin); unlösl. in Wasser. **Anw.:** als Antiseptikum bei Infektionen der Blase u. Harnröhre, chron. Diarrhöen, bei chron. Bronchitis u. Keuchhusten sowie als Uterinum u. Vermifugum.

**HOM:** *Inula helenium:* frische Wurzel.

**Inulin:** ein hochmolekulares pflanzliches Reservekohlenhydrat. Schmp. 178°C. $[\alpha]_D^{20°C}$ -40° (c = 2

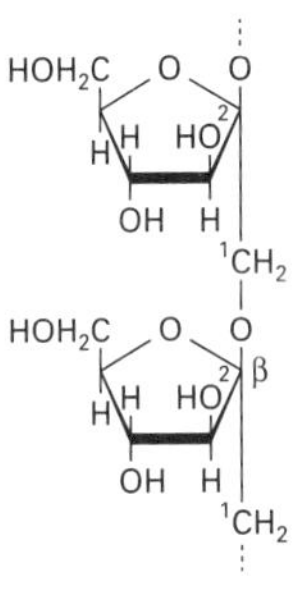


Inulin:
Partialstruktur

in Wasser). I. gehört zur Gruppe der Fructane* u. ist β-1,2-glykosidisch aus ca. 20 bis 30 Fructofuranoseeinheiten aufgebaut. Das reduzierende Ende der Kette schließt mit Glucose ab. I. findet man als Reservestoff in den Knollen u. Wurzeln zahlreicher Compositenarten, wie z.B. in Dahlienknollen, Alantwurzel (Inula helenium: Name), Topinambur (Helianthus tuberosus), Schwarzwurzel (Scorzonera hispanica), daher auch die Bez. Alantstärke od. Compositenstärke. **Anw.:** Diabetikernahrung; Diagnostikum (s. Elimination), da I. über die Nieren unverändert ausgeschieden wird (wird also nicht wie Stärke hydrolisiert u. resorbiert).

**Inulin-Clearance:** s. Elimination.

**Invasion: 1.** Prozeß, der abläuft von der Applikation des Arzneistoffes bis zu seinem Erscheinen am Wirkort. Schließt folgende Prozesse ein: Freisetzung*, Resorption* u. Verteilung* des Arzneistoffs; läuft gleichzeitig mit der Evasion* ab. **2.** Eindringen von Krankheitserregern (Protozoen*, Würmer (Helminthes*), Arthropoden*).

**Invasionskrankheit:** durch Protozoen*, Würmer (Helminthes*), Arthropoden* hervorgerufene Krankheit; im Gegensatz zur Infektionskrankheit verläßt die Nachkommenschaft der Parasiten (z.B.: Eier) den Wirtsorganismus.

**Invenol®:** s. Carbutamid.

**Inversion:** Umkehrung, z.B. des Drehungssinnes von polarisiertem Licht nach Spaltung (Hydrolyse) des Rohrzuckers in Glucose u. Fructose; s. Invertzucker.

**Inversionszentrum:** s. Symmetriezentrum.

**Invertase:** β-Fructosidase, Saccharase, Invertin; $M_r$ 270 000. Eine saccharosespaltende Hydrolase aus Hefe, Pilzen u. höheren Pflanzen. Hefeinvertase ist ein dimeres Glykoprotein.

**Invertomere:** Konformere*, die aus Bindungsumklappungen (Inversion) resultieren. Die dadurch entstehenden, unterschiedlichen Konformationen* werden bei Cyclohexan(derivaten) als *Sessel-* bzw. *Wannenform* bezeichnet.

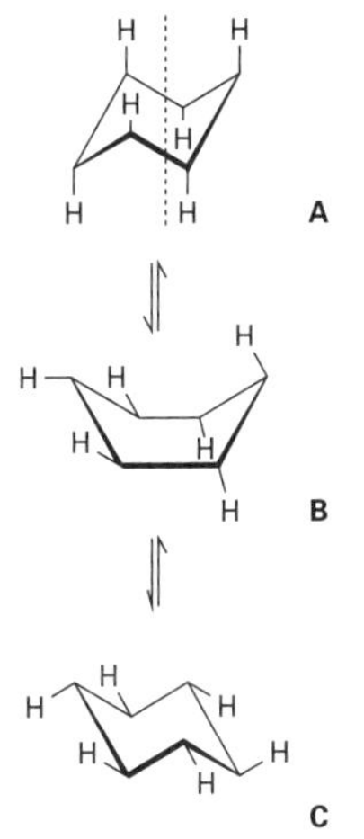


Invertomere:
A: 1. Sesselform; B: Wannenform; C: 2. Sesselform [1]

**Invertseifen:** Kationseifen; s. Ammoniumverbindungen, quartäre.

**Invertzucker:** ein zu gleichen Teilen aus D-Glucose u. D-Fructose bestehendes Gem.; entsteht bei saurer od. enzymatischer Hydrolyse von Saccharose. Mit der Spaltung der rechtsdrehenden Saccharose kommt es zu einer Umkehr (Inversion) des Drehsinns, da Fructose stärker linksdrehend ist als die Glucose rechtsdrehend. Da Bienen eine entsprechende Invertase besitzen,

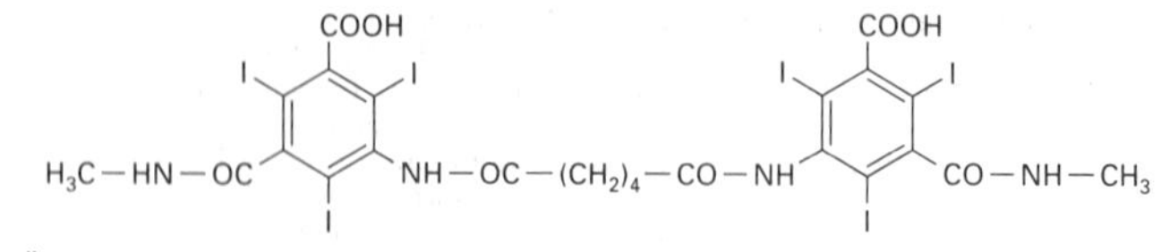

Iocarminsäure

besteht der Honig (Mel*) zu 70 bis 80% aus I. Durch Hydrolyse von Saccharose mit Säuren wird Kunsthonig gewonnen, der 0.03 bis 0.2% ω-Hydroxymethylfurfural enthält (Nachweismöglichkeit auf künstlichen I. mit Resorcinol u. Schwefelsäure durch Rotfärbung).

**Invirase®:** s. Saquinavir.

**In vitro:** im Glase, im Reagenzglas; am isolierten Organ; Modellversuch.

**In vivo:** am (im) lebenden Organismus.

**Involucrum:** *bot.* Außenkelch, Hüllkelch.

**Iobitridol** INN: N,N'-Bis(2,3-dihydroxypropyl)-5-{[3-hydroxy-2-(hydroxymethyl)-1-oxopropyl]-amino}-2,4,6-triod-N,N'-dimethyl-1,3-benzol-

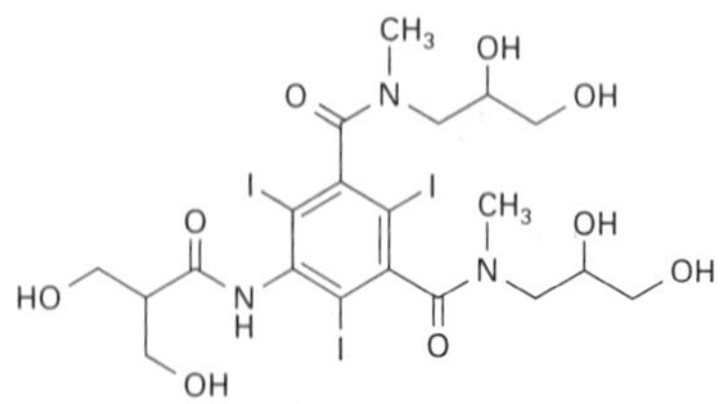

Iobitridol

carboxamid, Xenetix®; CAS-Nr. 136949-58-1; $C_{20}H_{38}I_3N_3O_9$, $M_r$ 845.24. **Anw.:** nichtionisches, wasserlösl. Kontrastmittel zur intravenösen Urographie, Schädel-, Ganzkörpertomographie; abominale Arteriographie u. Angiokardiographie. **Nebenw.:** Reaktionen an der Injektionstelle, Schmerzempfindung, Erbrechen etc. Kontraind.: Myelographie, manifeste Schilddrüsenüberfunktion etc.

**Iobenzaminsäure** INN: Acidum iobenzamicum INN, 3-(3-Amino-2,4,6-triiod-N-phenylbenzamido)propionsäure, Bilibyk®; CAS-Nr.

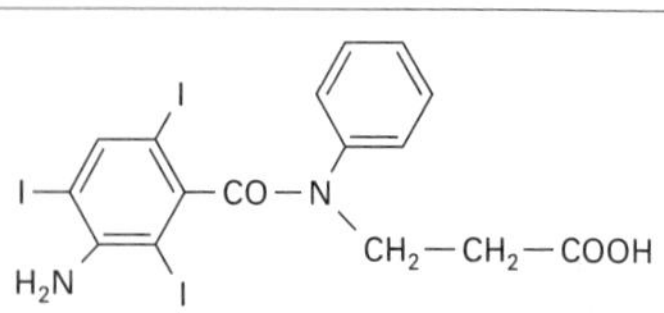

Iobenzaminsäure

3115-05-7; $C_{16}H_{13}I_3N_2O_3$, $M_r$ 662.03. Schmp. 133-134.5°C. Lösl. in Aceton, Dioxan; wenig lösl. in kaltem Ethanol, Ether, Benzol, Toluol; prakt. unlösl. in Wasser, lichtgeschützt aufzubewahren. **Anw.:** orales Röntgenkontrastmittel. **Übl. Dos.:** oral: 3 g am Abend vor der Untersuchung; Kinder: 0.05g/kg KG.

**Iocarminsäure** INN: Acidum iocarmicum, 5, 5'-(Adipoyldiamino)-bis(2,4,6-triiod-N-methylisophthalamidsäure); CAS-Nr. 10397-75-8; $C_{24}H_{20}I_6N_4O_8$, $M_r$ 1253.85. Schmp. 302°C aus Dimethylformamid unter Zers. Schwer lösl. in Wasser, sehr schwer lösl. in Ethanol, lichtgeschützt aufzubewahren. **Anw.:** Röntgenkontrastmittel f. die lumbale Myelographie u. Radikulographie. **Übl. Dos.:** Lumbosacrale Myelographie: 5 mL (60%). Gebräuchl. ist auch Dimegluminiocarmat.

**Iocetaminsäure** INNv: Acidum iocetamicum INN, N-Acetyl-N-(3-amino-2,4,6-triiodphenyl)-2-methyl-β-alanin; CAS-Nr. 16034-77-8;

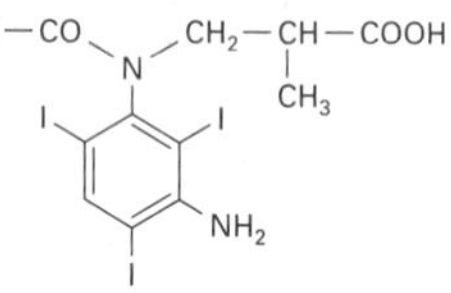

Iocetaminsäure

$C_{12}H_{13}I_3N_2O_3$, $M_r$ 613.94. Schmp. 224-225°C. 2 stereoisomere Formen. Prakt. unlösl. in Wasser; etwas lösl. in Ether, Ethanol, Benzol; schwer lösl. in Aceton, Chloroform. **Anw.:** orales Röntgenkontrastmittel. **Übl. Dos.:** oral: 3.0 g am Abend vor der Cholecystographie; Kinder unter 6 Jahren: 0.15 g/kg KG.

**Iod:** I (früher Jod, J). $A_r$ 126.9045, OZ 53. **Iodum** Ph.Eur.3: $I_2$, $M_r$ 253.8. D. 4.942. Schmp. 113.5°C; Sdp. 184.5°C (m. veilchenblauen Dämpfen, daher d. Name von *gr.* ἰοειδής wie Veilchen aussehend, dunkelblau); -1-, +1-, +3-, +5- u. +7wertig. Graue, metallglänzende, rhombische Blättchen von eigenartigem Geruch, die schon bei Raumtemperatur verdampfen, sehr schwer lösl. in Wasser (ca. 1:5500), leicht lösl. in konzentrierten Lösungen von Iodiden, lösl. in Ethanol (1:9), Ether, Chloroform, Schwefelkohlenstoff, Benzol, Iodwasserstoffsäure, schwer lösl. in Glycerol (1:200). Nat. als Iodid in Meerwasser (ca. 0.0002%), Mineralquellen, Algen, Pflanzen. Der **menschl. Körper** enthält 10 bis 30 mg Iod; empfohlene Zufuhr 0.1-0.15 mg/d. Iod ist ein essentielles Spurenelement f. die Biosynthese der Schilddrüsenhormone (s. Hormone). Darst.: durch Auslaugen der Asche von Algen (Fucaceae) sowie aus d. Chilesalpeter (Caliche). Entdeckt 1811 in d. Asche von Seetangen durch d. Apotheker Bernard Courtois, geb. 1770 in Dijon, gest. 1838 in Paris. **Wirk.** u. **Anw.:** elementares Iod wirkt bakterizid u. fungizid. Die Wirk. ist gut u. setzt schnell ein; angewandt in Form der Iodtinktur (s. unter Iodlösung, Alkoholische u. Iodlösung, Wäßrige), äuß. als Antiseptikum (auch als Iodsalbe); inn. zur Kropfprophylaxe (Zusatz zu Speisesalz ca. 20 mg/kg in Form von Iodiden). **Tox.:** Die lokale Iod-Applikation kann zu allergischen Hautreaktionen mit Juckreiz, Schuppung u. Bläschenbildung führen. Selten sind schwere Überempfindlichkeitsreaktionen wie Fieber, Schock, Bronchospasmus u.a. Iod-Dämpfe reizen Haut u. Schleimhäute. MAK: 0.1 ppm. Zufuhr hoher Iod-Dosen kann zu Iodismus führen: Schnupfen, Conjunctivitis, Kopfschmerzen, Iodnachgeschmack, Bronchitis, Gastroenteritis. Nach Einnahme von Iodsalzen kommt es bisweilen zum Auftreten von Akne an typischer Stelle (vgl. Brom). **Nachw.:** Iod gibt mit Stärke eine tiefblaue, beim Erwärmen sich entfärbende Einschlußverbdg. In Schwefelkohlenstoff u. Chloroform löst es sich mit violetter Farbe, in Ethanol, Ether, Ketonen, Iodwasserstoff mit brauner Farbe.

**HOM:** *Jodum* (HAB1.2): verord. z.B. b. Arteriosklerose, Bronchitis, Krupphusten, Atrophie drüsiger Organe (Brustdrüse, Schilddrüse, Hoden...).

**Iod-123:** $^{123}I$. Radioisotop des Iod; zerfällt unter Elektroneneinfang u. Emission von Gamma- u. Röntgenstrahlen zu stabilem Tellur-123. HWZ 13.2 h. Herst. z.B. durch Protonenbestrahlung Iod-127 u. Zerfall des dabei gebildeten Xenon-123. **Anw.:** Iod-123 hat f. diagnostische Zwecke günstige physikalische Eigenschaften; die Strahlenbelastung ist bedeutend geringer als bei den Iod-131-Präparaten (wichtig f. Anw. bei Kindern u. Schwangeren); es kann z.B. als Natriumiodid[$^{123}I$]* od. in Form von iodmarkierten Verbindungen benützt werden; auch zur Markierung von Granulozyten.

**Iod-125:** $^{125}I$. Radioisotop des Iod; zerfällt unter Elektroneneinfang u. Gamma- u. Röntgen-Emission zum stabilen Tellur-125; HWZ 60 d. Herst. durch Bestrahlung von Xenon-124 im Kernreaktor (n,γ-Prozeß), wobei zunächst Xenon-125 (HWZ 18 h) entsteht, das nach Elektroneneinfang unter Gamma-Emission in Iod-125 übergeht. **Anw.:** s. Natriumiodid[$^{125}I$]*.

**Iod-131:** $^{131}I$. Radioisotop des Iod; zerfällt unter Beta- u. Gamma-Emission in das stabile Xenon-131. HWZ 8.06 d. Herst. durch Bestrahlung des Tellur-130 (n,γ-Prozeß) im Reaktor. Dabei entsteht zuerst Tellur-131 (HWZ 25 min), das unter Beta-Zerfall in Iod-131 übergeht. Die Energie des charakteristischen Photons von $^{131}I$ beträgt 0.364 MeV. **Anw.:** in der Nuklearmedizin hauptsächl. zur Diagnose von Iodstoffwechselstörungen der Schilddrüse (s.a. Natriumiodid[$^{131}I$], Natriumiodhippurat[$^{131}I$]), Iod[$^{131}I$]-methylnorcholesterol-Injektionslösung.

**Iodamid** INN: Ametriodinsäure, 3-Acetamido-5-acetamidomethyl-2,4,6-triiodbenzoesäure,

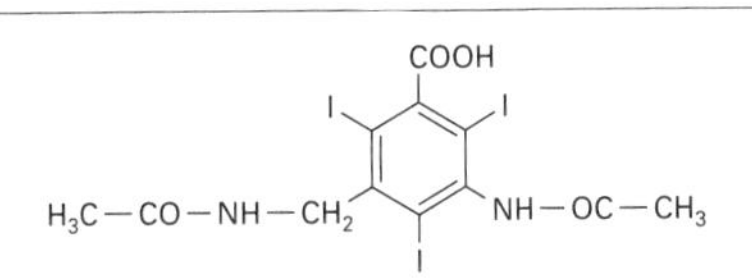


Iodamid

Uromiro®; CAS-Nr. 440-58-4; $C_{12}H_{11}I_3N_2O_4$, $M_r$ 627.93. Schmp. 255-257°C aus Essigsäure. Lösl. 0.3 g/100 mL in Wasser von 22°C; lichtgeschützt aufzubewahren. **Anw.:** Röntgenkontrastmittel. Gebräuchl. ist auch Iodamid-Natrium, Iodamid-Meglumin.

**Iod-Ammonium:** Ammonium iodatum, s. Ammoniumiodid.

**Iodate:** Salze der Iodsäure, $HIO_3$.

**Iodatometrie:** wenig gebräuchl. Verfahren der Maßanalyse*, bei dem mit Kaliumiodat ($KIO_3$)-Maßlösung titriert wird.

**Iodbarium:** Barium iodatum, s. Bariumiodid.

**Iodbenzin:** Reagenz, Lsg. von 0.1 g Iod in 100 mL Petroleumbenzin.

**Iodblei:** s. Blei(II)-iodid.

**Iodcadmium:** Cadmium iodatum, s. Cadmiumiodid.

**Iodcalcium:** s. Calciumiodid.

**Iodchloroxychinolin:** s. Clioquinol.

**5-Iod-2'-desoxyuridin:** s. Idoxuridin.

**Iodeisen:** s. Eisen(II)-iodid.

**Iodeisensirup:** s. Sirupus Ferri iodati.

**Iodethyl:** Ether iodatus, s. Ethyliodid.

**Iodglycerol:** Reagenz zum mikroskopischen Nachw. von Aleuronkörnern. Zstzg.: 3 g Iod, 10 g Kaliumiodid, 52 g Glycerol zu 100 mL Wasser.

**Iodgorgosäure:** Diiodtyrosin; iodhaltiges Benzolderivat, nat. in der Schilddrüse u. in d. Rindenkorallen (Gattung Gorgonia).

**Iod-hydroxychinolin-sulfonsäure:** Acidum iod-oxychinolin-sulfonicum, 8-Hydroxy-7-iod-chinolin-5-sulfonsäure; $C_9H_6INO_4S$, $M_r$ 351.1. DAB7:

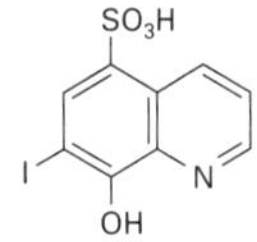


Iod-hydroxychinolin-sulfonsäure

Geh. 35.2 bis 36.4% organisch gebundenes Iod, ber. auf d. getrocknete Substanz. Blaßgelbes, fast geruchloses Pulver von schwach bitterem Geschmack, das sich oberhalb 260°C unter Entwicklung von Ioddämpfen zersetzt; wenig lösl. in Wasser u. Ethanol, prakt. unlösl. in Ether, in verdünnten Alkalilaugen, Natriumcarbonat- u. Ammoniaklösung unter Salzbildung löslich. **Anw.** med.: obsolet; früher als Antiseptikum u. Desinfizienz zur Behandlung von Wunden, Furunkeln, Eiterungen usw. (2 bis 3%ig), bei infektiösen Darmerkrankungen, Amöbenruhr (oral 3mal/d 0.3 bis 1.0 g), in d. Gynäkologie zu Spülungen; *vet.:* bei Aktinomykose der Rinder; *techn.:* als Reagenz auf Eisen(III)- u. Calciumsalze.

**Iodide:** Salze der Iodwasserstoffsäure, z.B. KI, Kaliumiodid.

**Iodination:** ATP-abhängige Aufnahme von Iodid-Ionen in die Follikelzellen der Schilddrüse (s. Hormone); vgl. Iodisation.

**Iodinationshemmer:** Thyreostatika*, die die Iodination* verhindern, z.B. Perchlorate, Nitrite u. Thiocyanate.

**Iod-Iodatlösung:** Solutio Iodi iodica, Sol. hypoiodosa, Preglsche Iodlösung. ÖAB90: Gesamtgehalt an Iod 0.29 bis 0.31%; Geh. an freiem Iod 0.04 bis 0.06%. Geh. an Natriumiodat ($NaIO_3$, $M_r$ 197.9) 0.057 bis 0.064%. Zstzg.: 3 T. Iod, 12 T. verd. Natronlauge, 2 T. verd. Salzsäure, 8 T. Natriumchlorid, Gereinigt. Wasser n.B.

**Iodiodkaliumlösung, Lugolsche:** s. Iodlösung, Wäßrige.

**Iodipamid:** s. Adipiodon.

**Iodisation:** in Gegenwart einer Peroxidase ablaufende Oxidation der in die Schilddrüse aufgenommenen Iodid-Ionen zu Iod u. Einbau von Iod in Thyrosin zur Schilddrüsenhormonsynthese; vgl. Iodination.

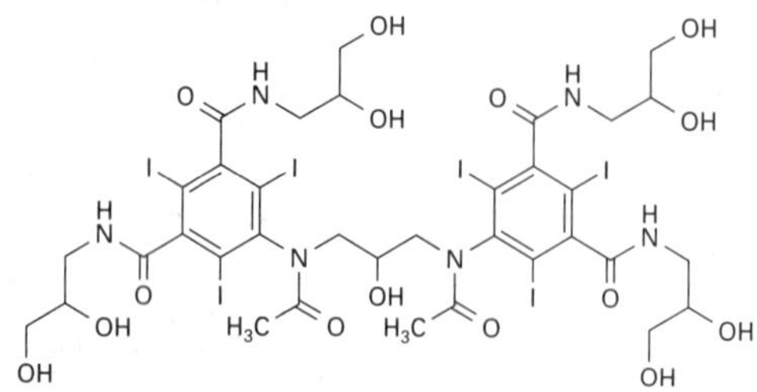

Iodixanol

**Iodisationshemmer:** Thyreostatika*, die durch Blockade der Peroxidase die Oxidation von Iodid zu Iod, den Einbau von Iod in Thyrosin u. die Verknüpfung von 2 Molekülen iodierten Thyrosins zu Thyronin u. Thyroxin verhindern, z.B. Carbimazol*, Thiamazol*, Propylthiouracil* sowie Goitrine*.

**Iodismus:** Iodvergiftung, s. Iod.

**Iodi solutio aquosa 2 per centum:** Sol. iodi aquosa 2%; s. Iodlösung, Wäßrige.

**Iodi solutio aquosa 5 per centum:** s. Iodlösung, Wäßrige.

**Iodi solutio ethanolica:** s. Iodlösung, Alkoholische.

**Iodixanol** INN: 5,5'-(2-Hydroxytrimethylen)-bis[*N*,*N'*-bis(2,3-dihydroxypropyl)-2,4,6-triiod-isophthalamid, Visipaque®; CAS-Nr. 92339-11-2, $C_{35}H_{44}I_6N_6O_{15}$, $M_r$ 1550.19. Schmp. 240-250°C. **Wirk.** u. **Anw.:** Diagnostikum, nichtionisches Röntgenkontrastmittel. HWZ 2 h.

**Iodkalium:** Kalium iodatum, s. Kaliumiodid.

**Iodkaliumstärkepapier:** Filtrierpapier, das mit Stärke- u. Kaliumiodidlsg. getränkt ist; dient zum Nachw. v. Ozon, freien Halogenen u. Oxidationsmitteln (Blaufärbung.)

**Iodkohle:** gekörnte, iodhaltige Aktivkohle zum Binden von Quecksilber(dämpfen). Die Anwendung erfolgt durch Überschichten des sorgfältig zusammengefegten Quecksilbers mit einer ca. 1 cm starken Iodkohlenschicht.

**Iodlithium:** Lithium iodatum, s. Lithiumiodid.

**Iodlösung, Alkoholische: Ethanolhaltige Iod-Lösung**, Iodi solutio ethanolica, Sol. Iodi spirituosa, Tinctura Iodi, Iodtinktur. DAB10: 2.5 T. Iod, 2.5 T. Kaliumiodid (KI), 28.5 T. Wasser, 66.5 T. Ethanol 90%; Iod u. KI werden in 5 T. Wasser gelöst u. nach vollständiger Lösung mit d. restl. Wasser u. Ethanol gemischt. D. 0.926 bis 0.931; Geh.: 2.4 bis 2.7% Iod u. 2.4 bis 2.7% KI. ÖAB90: 3 T. Iod, 1.5 T. KI, 3 T. Gereinigt. Wasser, 92.5 T. Ethanol; Geh. an Gesamtiod 3.9 bis 4.1%; freies Iod 2.8 bis 3%. Ph.Helv.7: 6.5 T. Iod, 2.5 T. KI, 84.6 T. Ethanol 96%, 6.4 T. Gereinigt. Wasser. Geh.: 6.4 bis 6.6% Iod, 2.4 bis 2.6% KI. Klare, braunrote Flüss., die nach Iod u. Ethanol riecht. **Anw.:** zur Haut- u. Wunddesinfektion.

**Iodlösung, Wäßrige:** Sol. Iodi aquosa, Sol. Lugoli, Lugolsche Iodlösung, Iodiodkalilösung. ÖAB90: Gesamtgehalt an Iod 2.4 bis 2.5%; Geh. an freiem Iod 0.9 bis 1%. Herst.: 1 T. Iod u. 2 T. KI in wenig Wasser auflösen, damit sich der IIK-Komplex bildet, u. dann auf 100 T. Wasser auffüllen. Ph.Helv.7: Iodi solutio aquosa 2 per centum, Sol. iodi aquosa 2%, Lugolsche Lösung 2%; Geh. an freiem Iod 1.95 bis 2.05%, an Kaliumiodid 3.8 bis 4.2%. Zstzg.: 2 T. Iod, 4 T. KI, 94 T. Gereinigt. Wasser. Ph.Helv.7: Iodi solutio aquosa 5 per centum, Sol. iodi aquosa 5%, Lugolsche Lösung 5%; Geh.: an freiem Iod 4.9 bis 5.1%, an KI 9.7 bis 10.3%. Zstzg: 5 T. Iod, 10 T. KI, 85 T. Gereinigt. Wasser. Klare, bräunlichrote Flüss., die nach Iod riecht. **Anw.:** mildes Desinfiziens u. Fungizidum auf Schleimhäuten (häufig mit Glycerolzusatz); zur Gram-Färbung u. zum Stärke-Nachweis.

**Iod[$^{131}$I]-methylnorcholesterol-Injektionslösung:** Norcholesteroli iodinati[$^{131}$I] solutio iniectabilis Ph.Eur.3, eine sterile Lösung von 6Ö-[$^{131}$I]Iodmethyl-19-norcholest-5(10)en-3Ö-ol, die frei von Bakterien-Endotoxinen ist. Sie kann einen geeigneten Emulgator wie Polysorbat 80 u. ein geeignetes Konservierungsmittel wie Benzylalkohol enthalten. Die spezifische Radioaktivität liegt zwischen 3.7 u. 37 GBq/g Iodmethylnorcholesterol, s. Iod-131.

**Iodmonobromidlösung:** 12.7 g Iod u. 8 g Brom werden in Eisessig zu 1000 mL gelöst. Dient zur Bestimmung der Iodzahl.

**Iodnatrium:** Natrium iodatum, s. Natriumiodid.

**Iodoform:** Iodoformium, Triiodmethan, Formyltriiodid; CAS-Nr. 75-47-8; $CHI_3$, $M_r$ 393.77. D. 4.008. Schmp. ca. 120°C unter Zers. Glänzende, zitronengelbe, fettig anzufühlende, hexagonale Kristalle v. durchdringendem Geruch; fast unlösl. in Wasser, lösl. in 70 T. Ethanol, ferner in Ether, Schwefelkohlenstoff, Chloroform, Collodium, wenig lösl. in fetten Ölen. Darst.: durch Einw. von Iod u. Alkalilauge auf Ethanol od. Aceton bzw. andere die $CH_3$–CO–Gruppe aufweisende Verbindungen; vgl. Iodoform-Reaktion. **Off.:** DAC86, ÖAB90. **Anw.** med.: früher als Desinfektionsmittel, I. wirkt bakterienhemmend u. fäulniswidrig, durch eine Spaltung in eiweißhaltigem Gewebe, wobei Iod frei wird. I. ist bekannt seit 1832, seine antiseptischen Eigenschaften wurden jedoch erst 1879 entdeckt. **I. desodoratum** nach RF wird hergest. durch Zufügen v. 2 Tr. Sassafrasöl auf 10 g Iodoformpulver, jedoch wird dadurch der Geruch ledigl. etwas überdeckt, nicht aber beseitigt.

**Iodoformmull:** s. Tela cum Iodoformio.

**Iodoform-Reaktion:** eine mit Iod ausgeführte Haloform-Reaktion*.

**Iodometrie:** Verfahren der Maßanalyse*. Dabei werden reduzierende Stoffe (vgl. Reduktion) mit Iod($I_2$)-Maßlösung titriert, wobei $I_2$ zu $I^-$ reduziert wird. Oxidierende Stoffe werden zuerst mit einem Überschuß an Iodid ($I^-$) reduziert. Das dabei entstehende elementare Iod ($I_2$) wird dann mit Natriumthiosulfat-($Na_2S_2O_3$)Maßlösung titriert. Reaktion:

$2\,S_2O_3^{2-} + I_2 \rightarrow S_4O_6^{2-} + 2\,I^-$

Die I. eignet sich u.a. zur Bestimmung von Arsen, Antimon, Zinn, Quecksilber, Kupfer, Sul-

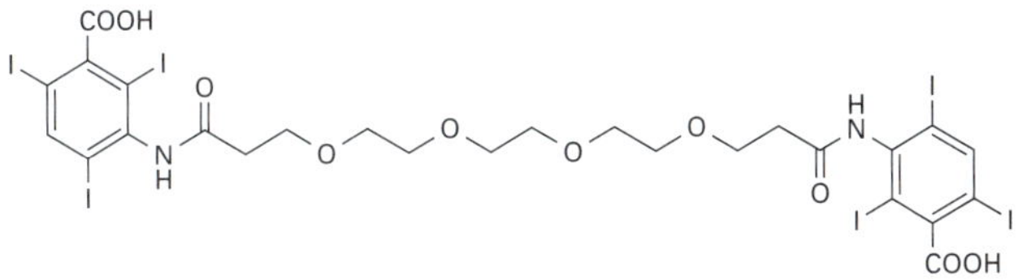

Iodoxaminsäure

fid, Sulfit, Chlorat, Bromat, Iodat u. Wasserstoffperoxid.

**Iodopate:** Salze (Ca u. Na) der 3-[3-(Dimethylaminomethylenamino)-2,4,6-triiodphenyl]-propionsäure. **Anw.:** Röntgenkontrastmittel*, Cholecystographie. **Nebenw.:** allergische Hautreaktionen, gastrointestinale Beschwerden.

**Iodopyracet:** s. Diodon.

**Iodoxaminsäure** INN: Acidum iodoxamicum, 2,2',4,4',6,6'-Hexaiod-3,3'-(4,7,10.13-tetraoxahexadecandioyldiamino)-dibenzoesäure, Endomirabil®; CAS-Nr. 31127-82-9; $C_{26}H_{26}I_6O_{10}$, $M_r$ 1287.9. **Anw.:** Röntgenkontrastmittel zur Cholangiographie u. Cholecystographie. HWZ ca. 1.5 h. Gebräuchl. ist auch Dimegluminiodoxamat.

**Iod(V)-oxid:** $I_2O_5$, $M_r$ 333.8. Weißes, krist. Pulver od. weiße bis grauweiße Körnchen, hygr.; sehr leicht lösl. in Wasser unter Bildung von $HIO_3$. **Anw.:** Reagenz Ph.Eur.3.

**Iod, Resublimiertes:** Iodum resublimatum; s. Iod.

**Iodsäure:** Acidum iodicum; $HIO_3$, $M_r$ 175.9. Schmp. 110°C. Leicht lösl. in Wasser. Darst.: durch Erhitzen von Iod in rauchender Salpetersäure, Wasserstoffperoxid; Kristalle, die bei Lichteinwirkung dunkel werden. **Anw.:** früher als Desinfektionsmittel, Reagenz zum Nachw. von Morphin (Iod scheidet sich in wäßriger Lösung ab).

**Iodschwefel:** Iodum sulfuratum (Sulfur iodatum), eine Schmelze von 1 T. Schwefel u. 4 T. Iod. Schwarzgrüne, krist. Stücke.

**HOM:** *Sulfur jodatum* (HAB1.4): Herst.: durch Zusammenschmelzen von gereinigtem Schwefel mit Iod (70 bis 80% Iod); verord. z.B. b. Akne, chron. Schleimhaut- u. Lymphdrüsenentzündungen.

**Iod-Schwefligsäure-Reagens:** s. Karl-Fischer-Lösung.

**Iodstärke:** Amylum iodatum*.

**Iodstickstoff:** $NI_3$. Schwarze feste Masse, entsteht beim Zusammenbringen von Iod mit wäßriger od. alkohol. Ammoniaklösung (Iodtinktur + Salmiakgeist!), in trockenem Zustand äußerst explosiv (!).

**Iodtetragnost:** Tetraiodphenolphthalein-Natrium. Blaugraues krist. Pulver, lösl. in Wasser, früher zur Röntgendarstellung der Gallenblase; vgl. Tetragnoste.

**Iodtinktur:** s. Iodlösung, Alkoholische.

**Iodtinktur, Farblose:** s. Tinctura Iodi decolorata.

**Iodtrichlorid:** Iodum trichloratum; $ICl_3$, $M_r$ 233.3. Geh. 54.4% Iod. Gelbe bis braunrote, stechend riechende, hygr. Kristalle, lösl. in Wasser, Ethanol, Ether, Benzol. **Anw.** med.: als Antiseptikum u. Desinfiziens in 0.1%igen Lsgn. MED 0.03 g, MTD 0.06 g.

**Iodum anglicum:** rohes, ungereinigtes Iod.

**Iodum pro analysi:** Chlorfreies Iod.

**Iodum resublimatum:** Iod, Resublimiertes, s.a. Iod.

**Iodum sulfuratum:** s. Iodschwefel.

**Iodum trichloratum:** s. Iodtrichlorid.

**Iodwasserstoffsäure:** Acidum hydroiodicum, wäßrige Lsg. von Iodwasserstoff, HI, meist 10%ig, ihre Salze heißen *Iodide*.

**Iodzahl:** Abk. IZ; dient zur Bestimmung der ungesättigten Säuren in Fetten u. Ölen. Die IZ gibt an, wieviel g Iod von 100 g Fett od. Öl gebunden werden. Je höher der Gehalt an ungesättigten Fettsäuren ist, desto höher ist die Iodzahl. Die trocknenden Öle (Leinöl, Mohnöl usw.) haben eine Iodzahl zwischen 120 u. 200, die halbtrocknenden Öle (Rüböl, Sesamöl, Maisöl usw.) zwischen 95 u. 120, die nichttrocknenden Öle unter 95. IZ von: Ol. Olivarum: 80 bis 88, Adeps suillus: 46 bis 66, Ol. Arachidis: 83 bis 100, Ol. Ricini: 82 bis 90, Ol. Palmae: 51 bis 58, Butterfett: 30 bis 35, Ol. Cocos: 8 bis 10. **Bestimmung** (nach *Hanus,* Methode nach Ph.Eur.3): Das Reagenz besteht aus einer Lsg. von Iod u. Brom (IBr) in Essigsäure 98%.

$2\ IBr \rightleftarrows I_2 + Br_2$ (in apolarem Medium)

$IBr \rightleftarrows I^+ + Br^-$ (in polarem Medium)

Der zu untersuchende Stoff wird in Essigsäure 98%, Chloroform od. Tetrachlorkohlenstoff gelöst. Wasser darf nicht zugegen sein. Nach einer vorgeschriebenen Zeit (zur Vermeidung von Substitutionsreaktionen) wird die Reaktion (Anlagerung von IBr an Doppelbindungen) mit einer KI-Lösung unterbrochen

$IBr \rightleftarrows I^+ + Br^- \rightarrow (+\ KI)\ I_2 + K^+ + Br^-$

u. das gebildete Iod mit Natriumthiosulfat titriert.

Bestimmung der IZ nach *Kaufmann* (Methode nach DAB7): Das Reagenz besteht aus einer 0.2 N Lsg. von Brom in wasserfreiem Methanol, das mit NaBr gesättigt ist (Bildung $NaBr_3$, zur Herabsetzung des $Br_2$-Dampfdruckes, verhindert eine Reaktion zwischen $Br_2$ u. Methanol). Die zu untersuchende Substanz wird in $CHCl_3$ gelöst, die Umsetzung nach einer vorgeschriebenen Zeit (zur Vermeidung merklicher Substitutionsreaktionen) mit einer KI-Lösung unterbrochen

$NaBr_3 + 2\ KI \rightarrow I_2 + 2\ K^+ + Na^+ + 3\ Br^-$

u. das gebildete Iod mit Na-Thiosulfat titriert.

**Iodzahlkolben:** Erlenmeyerkolben* mit eingeschliffenem Glasstöpsel.

**Iodzink:** Zincum iodatum, s. Zinkiodid.

**Iodzinkstärkelösung:** Liquor Amyli cum Zinco iodato, Zinkiodidstärkelösung. Reagenz nach DAB96: 0.4 g lösliche Stärke u. 2 g Zinkchlorid werden in 10 mL siedendem Wasser gelöst; der erkalteten Flüss. wird die farblose, durch Erwärmen frisch bereitete Lsg. v. 0.1 g Zinkfeile u. 0.2 g Iod in 1.0 mL Wasser hinzugefügt, hierauf die Flüss. zu 100 mL verdünnt u. filtriert. Farblose, schwach opalisierende Flüss. **Anw.:** als Reagenz auf freies Chlor, Brom, salpetrige Säure, Eisen(III)-Salze sowie als Indikator in der Iodometrie.

**Iodzinkstärkepapier:** Filtrierpapier, d. m. Iodzinkstärkelsg. getränkt ist; dient zum Nachw. v. Ozon wie Iodkaliumstärkepapier.

**Iofendylat:** Iophendylat, Mischung der Stereoisomere von Ethyl-10-(4-iodophenyl)-undecanoat; CAS-Nr. 99-79-6; $C_{19}H_{29}IO_2$, $M_r$ 416.3. Klare, farblose bis gelbl. viskose Flüss., Dunkelverfärbung an der Luft. Wenig lösl. in Wasser, lösl. in 2 T. Ethanol, mischbar mit Chloroform u. Ether. **Anw.:** Röntgenkontrastmittel, vorwiegend f. die Myelographie.

**Ioglicinsäure** INN: Acidum ioglicicum, 5-Acetamido-2,4,6-triiod-N-[(methylcarbamoyl)methyl]-isophthalamidsäure, Rayvist®; CAS-Nr. 49755-

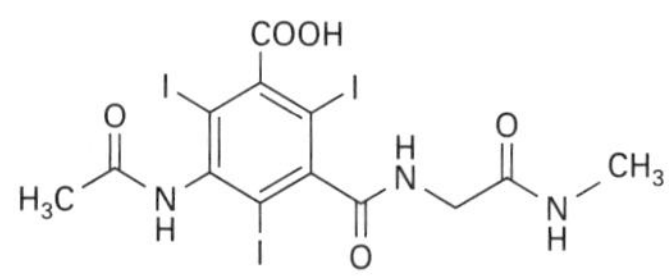


Ioglicinsäure

67-1; $C_{13}H_{12}I_3N_3O_5$, $M_r$ 670.67. **Anw.:** Röntgenkontrastmittel. HWZ 1 bis 2 h. Gebräuchl. sind auch Megluminioglicinat u. Natriumioglicinat.

**Ioglycaminsäure** INN: Acidum ioglycamicum INN, N,N'-Oxydiacetyl-bis(3-amino-2,4,6-triiod-

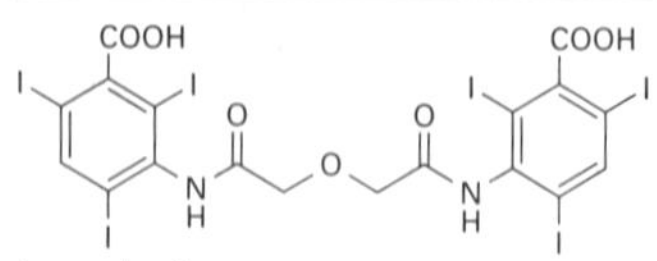


Ioglycaminsäure

benzoesäure); CAS-Nr. 2618-25-9; $C_{18}H_{10}I_6N_2O_7$, $M_r$ 1127.71. **Anw.:** Cholecystangiographie. Gebräuchl. ist auch Dinatrium ioglycamat, Meglumin ioglycamat.

**Iohexol** INN: N,N'-Bis(2,3-dihydroxypropyl)-5-[N-(2,3-dihydroxypropyl)acetamido]-2,4,6-triiod-isophthalamid, Omnipaque®; CAS-Nr. 66108-95-0; $C_{19}H_{26}I_3N_3O_9$, $M_r$ 821.14. **Anw.:** Röntgenkontrastmittel.

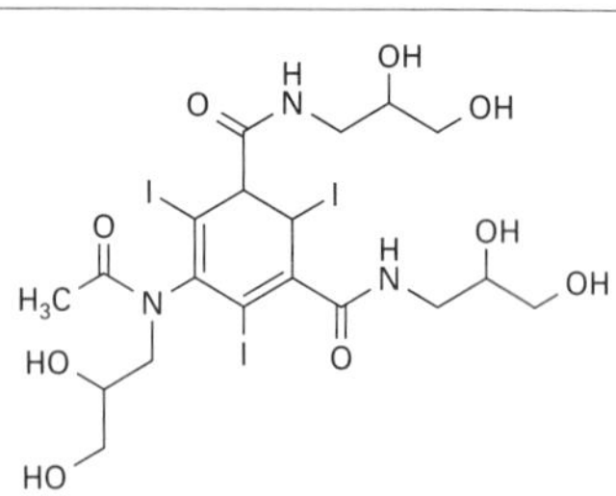


Iohexol

**Iomeprol** INN: N,N'-Bis(2,3-dihydroxypropyl)-2,4,6-triiod-5-(N-methylglycolamido)isophthalamid, Imeron®; CAS-Nr. 78649-41-9, $C_{17}H_{22}I_3N_3O_8$. **Wirk.** u. **Anw.:** Diagnostikum, nichtionisches Röntgenkontrastmittel. HWZ ca.109 min.

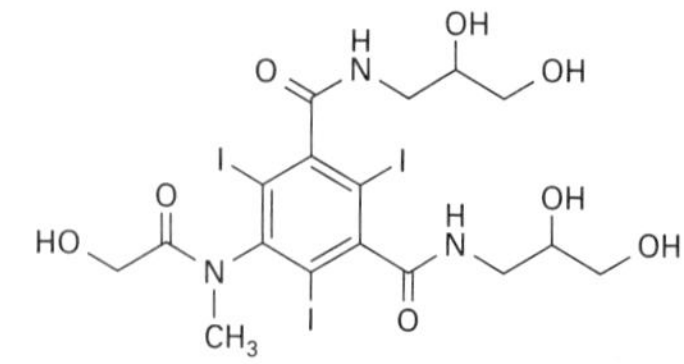


Iomeprol

**Ion:** Plur. Ionen; elektrisch positiv od. negativ geladene Teilchen, wie sie z.B. in den Salzen (Kochsalz, $Na^+Cl^-$) vorliegen. In Gasen entstehen I. durch Zufuhr von therm. od. elektr. Energie od. durch ionisierende Strahlung. Beim Auflösen vieler Verbindungen in Wasser entstehen durch elektrolytische Dissoziation* **(Ionisation)** hydratisierte I. Die positiv geladenen Teilchen nennt man **Kationen**, weil sie zur negativen Kathode wandern (z.B. $Na^+$, $Ag^+$, $Ba^{2+}$, $Cu^{2+}$), die negativ geladenen Teilchen **Anionen**, weil sie zur positiven Anode wandern (z.B. $Cl^-$, $NO_3^-$, $SO_4^{2-}$, $HCO_3^-$, $OH^-$). Der **Dissoziationsgrad** gibt an, welcher Bruchteil der gelöst. Moleküle des Elektrolyten in Ionen dissoziiert ist, es wird also damit die Stärke eines Elektrolyten ausgedrückt. Die Ionenkonzentration bestimmt den osmotischen Druck einer Flüssigkeit.

**Ion-Dipol-Komplexe:** s. Komplexverbindungen.

**Ionenaustauscher:** anorganische od. organische, meist körnchenförmige, aus einem dreidimensionalen, wasserunlöslichen, aber begrenzt quellbaren Gerüst (gelartiger Charakter) bestehende Polyelektrolyte. In diesem Gerüst sind ionenbildende funktionelle Gruppen enthalten (z.B. $-AlO_3H$, -OH, -COOH, $-SO_3H$, -NH-, $-NH_2$, $-NH_3OH$, $-N(CH_3)_3OH$), deren Ionen ($Na^+$, $H^+$, $OH^-$) reversibel gegen andere Ionen in äquivalenter Menge ausgetauscht werden können. Wichtig f. den Austausch ist die elektrische Ladung der Ionen. Sie werden umso leichter vom Austauscher aufgenommen, je größer ihre Ladung ist u. bei gleicher Ladung umso leichter, je höher ihre Molekülmasse ist.

Anorganische Basenaustauscher wie die natürlichen Calcium- od. Natrium-Alumosilicate (Ionen als Aluminate gebunden), auch Zeolithe genannt, od. besser die künstlichen Natrium-Alumosilicate (Permutite®) sind zur Enthärtung von Wasser (Austausch von Na- gegen Ca- u. Mg-, aber auch Fe- u. Mn-Ionen) u. für andere Kationenaustauschverfahren geeignet. Auf diesem Wege ist allerdings nur eine partielle Entionisierung des Wassers möglich. Zum Regenerieren wird eine NaCl-Lösung verwendet (reversibler Austausch). Besondere Bedeutung haben die organischen I. erlangt. Man gewinnt sie aus polymeren Naturstoffen, z.B. durch Sulfonierung von bituminöser Kohle, Lignin, Kork, Dextrin, od. aber durch Polykondensation von einfach substituierten Phenolen mit Formaldehyd u. Natriumsulfit (Polythiolstyrole) bzw. Polyaminen od. besser durch Mischpolymerisation aus Styrol u. Divinylbenzol mit Hilfe von Dibenzoylperoxid u. anschließender Sulfonierung bzw. Chlormethylierung u. nachfol-

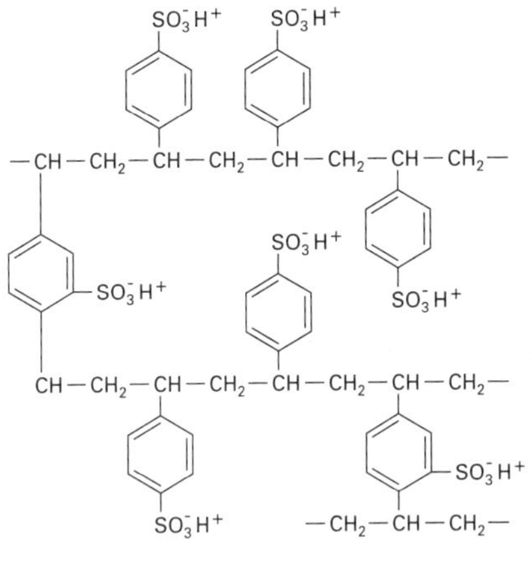

Kationenaustauscher ($H^+$-Form)

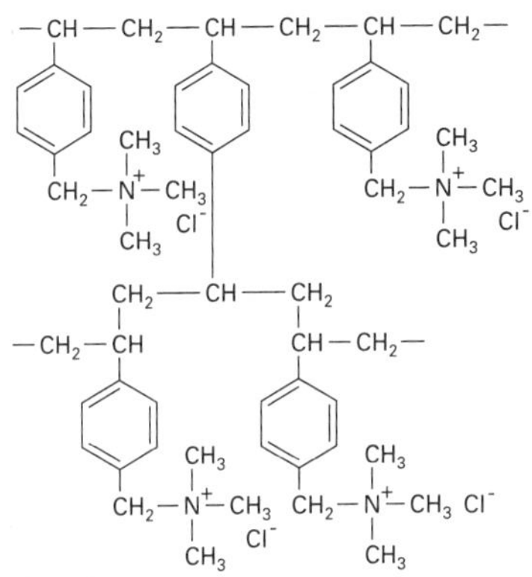

Anionenaustauscher ($Cl^-$-Form)

Ionenaustauscher [50]

gender Umsetzung mit einem tertiären Amin u. Natronlauge (Polystyrolharze). Ausgehend von der Methacrylsäure erhält man die Methacrylharze.

Handelsbezeichnungen: Amberlite®, Lewatite®, Wofatite®, Dowex® u.a. Die Verw. dieser synthetischen I. (Kunstharz-I.) in Form von porösen Kügelchen mit großer innerer Oberfläche erlaubt die Entfernung aller Ionen (Vollentsalzung; s. Aqua purificata). Dabei werden Kationen gegen Protonen (stark saure *Kationenaustauscher* mit Sulfonsäuregruppen, s. Abb.) u. Anionen gegen Hydroxylionen (stark basische *Anionenaustauscher* mit quartären Ammoniumhydroxidgruppen) ausgetauscht. Der Austausch erfolgt mit diesen künstlich hergestellten I. sehr rasch. Sie besitzen eine hohe Kapazität u. sind gegen chemische u. mechanische Einflüsse recht unempfindl. Deionisiertes Wasser enthält u.U. Spuren an organischen Substanzen aus dem I. u. kann auch mit Bakterien od. Pyrogenen verunreinigt sein (Entkeimung mit einer 0.2%igen Peressigsäurelösung).

Der Ionenaustausch erfolgt am häufigsten nach dem Säulenverfahren, wobei man den Austauscher in eine Röhre füllt u. die elektrolythaltige Lösung durchlaufen läßt. Weitere Möglichkeiten sind das Membranverfahren, wobei eine semipermeable Wand die Ionen austauscht, od. das Batchverfahren, bei dem der Austauscher mit der Elektrolytlösung solange geschüttelt wird, bis ein Gleichgewicht eingetreten ist. Zur Herst. v. demineralisiertem Wasser bedient man sich sog. Getrenntbett- od. häufiger Mischbettanlagen. Bei Getrenntbettanlagen sind die I. in getrennten Säulen hintereinandergeschaltet. Der Kationenaustausch sollte zuerst erfolgen, da im umgekehrten Fall schwer lösliche Hydroxide (z.B. $Mg(OH)_2$) ausfallen können, die die Poren des Anionenaustauschers verstopfen würden. Nach der Demineralisierung (Deionisation) einer bestimmten Menge Wasser (abhängig von der Kapazität der Austauscheranlage) sind alle Ionen der eingesetzten Austauscher ersetzt u. es erfolgt ein sog. Salzdurchbruch, der auf chemischem Wege (z.B. Chloridnachweis) od. besser durch Leitfähigkeitsmessungen erkannt werden kann. Die Kapazität wird durch die Stoffmenge der Ionen n(eq), die von einem Gramm Austauscher gebunden werden können, häufig auch noch in *Härtelitern* auf der Basis der Härte des verwendeten Wassers angegeben. Kationenaustauscher werden durch

Spülen mit verd. Salzsäure, Anionenaustauscher mit verd. Natronlauge regeneriert u. danach mit reinem Wasser gewaschen.

In Mischbettanlagen werden Kationen u. Anionen gleichzeitig ausgetauscht. Beide Austauschertypen liegen nebeneinander vor u. beeinflussen sich gegenseitig prakt. nicht, da die meisten funktionellen Gruppen auf der großen inneren Oberfläche der porösen Harzkügelchen sitzen. Die mit beiden Anlagentypen erhaltenen Wasserqualitäten entsprechen dem Ionengehalt nach dest. Wasser (Leitfähigkeit kleiner als 10 μS/cm), wobei Mischbettanlagen ein besonders reines Wasser (ca. 0.1 bis 1 μS/cm) erzeugen. Die Regenerierung der I.-Mischungen hingegen ist schwieriger, da vor der Behandlung beide Austauschertypen getrennt werden müssen. Das geschieht dadurch, daß das Mischbett zuerst mit Lauge versetzt wird u. dabei der Anionenaustauscher regeneriert wird. Bei diesem Prozeß quillt er stärker als der Kationenaustauscher auf u. erhält eine geringere Dichte, was beim folgenden Trennverfahren nach dem Aufwirbeln eine langsamere Sedimentation, d.h. eine Trennung beider Austauscher, zur Folge hat.

Die Herst. v. demineralisiertem Wasser anstelle von destilliertem ist vorteilhaft (geringere Betriebsunkosten, dauernde Einsatzbereitschaft der Anlage, keine Kesselsteinbildung, Regenerierfähigkeit der I.).

Das Anwendungsgebiet der I. ist groß; neben der Enthärtung u. vollständigen Entmineralisierung des Wassers (auch Meerwasser) werden sie verwendet zur Beseitigung von Calcium aus der Kuhmilch (f. Säuglinge), zur Entsäuerung von Fruchtsäften, Weinen u. Branntwein, zur Entsalzung von Zuckersäften u. überall da, wo unerwünschte Ionen durch indifferente Ionen ersetzt werden sollen. I. dienen aber auch zur Anreicherung von bestimmten Ionen. In der analytischen u. präparativen Chemie verwendet man sie zur Trennung von Nukleotiden, Aminosäuren, Vitaminen u. Antibiotika, von Isotopen, von Aktinoiden u. Lanthanoiden, zum Austausch von Aldehyden u. Ketonen, zur Analyse von Alkaloiden usw.; s.a. Chromatographie.

Auch in Medizin u. Pharmazie finden die I. u. besonders die Harzaustauscher Anwendung, z.B. zur Bindung überschüssiger Magensäure, b. Herz-, Nieren- u. Leberleiden, zum Austausch schädlicher Natrium- u. Kalium-Ionen sowie zur Isolierung von γ-Globulin aus dem Blut. Geeignete ionisierbare Arzneistoffe, wie z.B. Dihydrocodeinon, können an I. salzartig gebunden u. im Magen wieder langsam abgespalten werden (Depotwirkung). Kationenaustauscher können in Mengen von 0.5 bis 15% als Zerfallsbeschleuniger f. Tabletten eingesetzt werden. Überdies werden I. verwendet zur Einstellung eines optimalen pH-Wertes, zur Förderung der Antibiotika-Wirkung, zur Aufnahme von Giften u. zur Geschmacksverbesserung. Auch mikroverkapselte I. werden n.B. verabreicht.

**Ionenaustauscherchromatographie:** s. Chromatographie.

**Ionenbindung:** s. Bindung, Chemische.

**Ionendosis:** s. Dosimetrie.

**Ionenkanal:** in einer Zellmembran* für Ionen (selektiv) durchlässige Strukturen (aus Proteinen u. Glykoproteinen) in Richtung Konzentrationsgefälle (im Gegensatz zur Ionenpumpe*); Regulierung der Durchlässigkeit erfolgt u.a. durch das Membranpotential (spannungsgesteuerte I.) od. durch Liganden (Liganden-gesteuerter I., **Ionenkanalrezeptor**, s. Rezeptoren).

**Ionenpaarresorption:** Resorption von hydrophilen Substanzen, deren Moleküle dissoziiert zus. mit Gegen-Ionen, u. somit als neutrale Teilchen(aggregate), die Biomembran durchwandern.

**Ionenprodukt:** Form des Massenwirkungsgesetzes bei Konstanz der Konz. der undissoziiereten Verbindung; das Produkt aus den Konzentrationen (c) der in einer Lösung enthaltenen Ionen. Das I. bei gesättigten Lösungen schwer löslicher Salze heißt Löslichkeitsprodukt* $K_L$ (Beispiel: $K_L(AgCl) = c(Ag^+) \cdot c(Cl^-) = 10^{-10}$ mol²/L²). Besondere Bedeutung hat das Ionenprodukt (Autoprotolysekonstante) des Wassers:

$K_W = c(H^+) \cdot c(OH^-)$

Bei 23°C beträgt $K_W = 10^{-14}$ mol²/L². (Anstelle der Konzentration c muß in Wirklichkeit jeweils die thermodynamische Aktivität* a berücksichtigt werden.) Die Abhängigkeit von $K_W$ von der absoluten Temp. T wird durch die Interpolationsformel von R.A. Robinson angegeben:

$\log K_W = 6.8046 - 4471.33 \cdot T^{-1} - 0.01705 \cdot T$

vgl. Säurekonstante.

**Ionenpumpe:** **1.** *techn.* Spezialpumpumpe zur Erzeugung von Hochvakuum. **2.** *biochem.* Mechanismus, der den aktiven Transport* (d.h. gegen ein Konzentrationsgefälle) von Ionen durch Zellmembranen (eigentlich Biomembrane*) bewirkt. Eine der wichtigsten u. am besten untersuchten derartigen Transportmechanismen ist die $K^+/Na^+$-Austauschpumpe (Kalium/Natrium-Pumpe), die f. die unterschiedlichen Konzentrationen von $Na^+$- u. $K^+$-Ionen innerhalb u. außerhalb der Zellen verantwortlich ist. Die notwendige Transportenergie wird durch die Spaltung von Adenosintriphosphat verfügbar, welche durch die $Na^+/K^+$-ATPase katalysiert wird (s. Adenosintriphosphatase).

**Ionenselektive Elektrode:** ionensensitive E.; s. Elektrode, Ionensensitive.

**Ionenstärke:** eine Funktion f. die Ionenkonzentration, von der viele Eigenschaften von Elektrolytlösungen, wie Aktivitätskoeffizient*, Löslichkeit schwer löslicher Salze, Geschwindigkeiten von Ionenreaktionen, abhängen. Die I. (Symbol I) ist definiert als die Hälfte der Summe aller Produkte, die sich aus Molalität* $b$ eines jeden in der Lösung anwesenden Ionentyps $i$ mit dem Quadrat seiner Ladung $z$ ergibt:

$I = 0.5 \cdot \Sigma(b_i \cdot z_i^2)$

Für eine $CaCl_2$–Lsg. 0.1 mol/L gilt: $I = 0.5 \cdot (0.1 \cdot 2^2 + 0.2 \cdot 1^2) = 0.3$. (Bei verdünnten Lösungen kann Molalität u. Molarität gleich gesetzt werden.) Die Ionenstärke von normalem menschlichen Blutplasma beträgt ca. 0.16.

**Ionenwertigkeit:** frühere Bez. f. die Zahl der Ladungen eines Ions; ersetzt durch Ladungszahl*.

**Ion-Ion-Komplexe:** s. Komplexverbindungen.

**Ionisation:** Ionenbildung, s. Ion.

**Ionisationskammer:** s. Strahlenmeßgeräte.

**Ionisationskammer-Dosimeter:** s. Dosimeter.

**Ionisierende Strahlen:** können durch direkten od. indirekten Stoß zur Ionisation von Atomen od. Molekülen führen *(Stoßionisation)*. *Direkt* I. S. sind Alpha-, Betastrahlen, Protonen, Deuteronen. *Indirekt* I. S. bestehen aus ungeladenen Teilchen (z.B. Neutronen) od. Photonen (Röntgen-, Gammastrahlen). Sie vermögen Energie auf geladene Teilchen zu übertragen, die ihrerseits wieder Stoßionisation bewirken können.

**Ionisierungsenergie:** Energie, die zur Entfernung eines Elektrons aus einem Atom unter Bildung eines positiven Ions aufgewendet werden muß. Sie entspricht der Energiedifferenz zwischen dem Zustand des energetisch höchsten Elektrons im Atom u. dem Zustand eines Elektrons in unendlicher Entfernung vom Kern, das also nicht mehr von diesem angezogen wird. Innerhalb einer Periode haben Alkalimetalle die niedrigste, Edelgase die höchste I.

**Ionium:** früher gebräuchl. Name f. das radioaktive Thoriumnuklid $^{230}_{90}Th$; Zerfallsprodukt von $^{234}U$, Uran II, geht allmähl. in Radium über, HWZ 82000 Jahre.

**Ionographie:** s. Elektrophorese.

**Ionometer:** Meß- u. Warngerät bei Arbeiten mit Röntgen- u. Radiumstrahlen.

**Ionon(e):** s. Jonon(e).

**Ionophorese:** Elektrophorese*.

**Iontophorese:** Einführung v. Heilmitteln in d. Körper durch die Haut od. die Schleimhaut mittels galvan. (elektr.) Stromes.

**Iopamidol** INN: N,N'-Bis(1,3-dihyroxy-2-propyl)-2,4,6-triiod-5-lactamidoisophthalamid, Iopamiro®, Solutrast®; CAS-Nr. 62883-00-5; $C_{17}H_{22}I_3N_3O_8$, $M_r$ 777.09. **Anw.:** Röntgenkontrastmittel*.

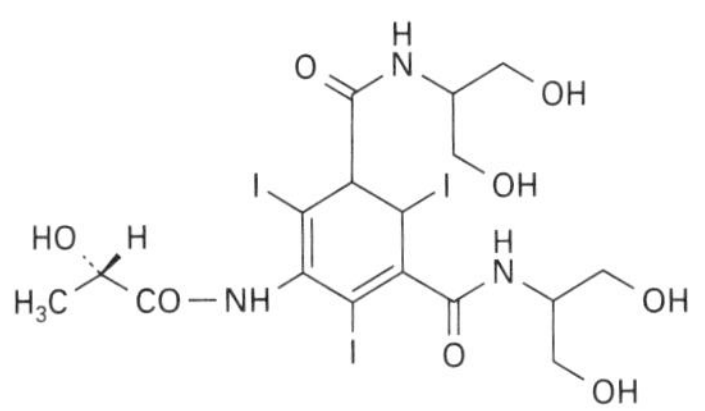

Iopamidol

**Iopamiro®:** s. Iopamidol.

**Iopansäure** INN: Acidum iopanoicum Ph.Eur.3, 3-(3-Amino-2,4,6-triiodphenyl)-2-ethylpropionsäure, Telepaque®; CAS-Nr. 96-83-3;

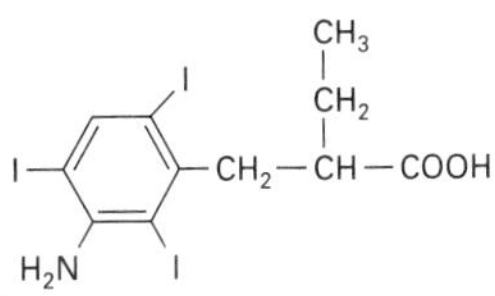

Iopansäure

$C_{11}H_{12}I_3NO_2$, $M_r$ 570.93. Schmp. ca. 155°C unter Zers. Unlösl. in Wasser; lösl. 1:25 in Ethanol; lösl. in Aceton, Chloroform, Ether, wäßrigen Lösungen von Alkalihydroxiden u. -carbonaten. Dunkelverfärbung am Licht. **Anw.:** orales Röntgenkontrastmittel* zur Darstellung des Gallentraktes (Cholecystographie). **Übl. Dos.:** oral: 1mal 2-6 g 10-15 h vor Röntgenuntersuchungen.

**Iopentol** INN: (±)-N,N'-Bis(2,3-dihydroxypropyl)-5-[N-(2-hydroxy-3-methoxypropyl)acetamido]-2,4,6-tri-iodisophthalamid, Imagopaque®; CAS-Nr. 89797-00-2; $C_{20}H_{28}I_3N_3O_9$, $M_r$ 835.16. **Anw.:** Röntgenkontrastmittel für kraniale- u. Ganzkörper-Computertomographie; Uro-, Phlebo-, Arterien- u. Angiokardiographie. **Nebenw.:** Hitzegefühl, Kopfschmerz, Erbrechen etc. Kon-

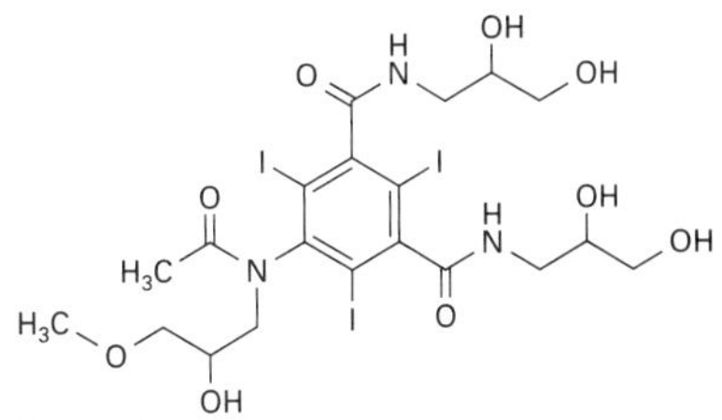

Iopentol

traind.: manifeste Hyperthyreose, Leber- u. Niereninsuffizienz, Schwangerschaft u. Stillzeit, Anw. bei Kindern etc. HWZ 2 h. **Übl. Dos.:** Parenteral: 329 bis 768 mg I. je nach Untersuchungsart (entspr. 150 bis 350 mg Iod).

**Iophendylat:** s. Iofendylat.

**Iopidine®:** s. Apraclonidin.

**Iopodate:** Natriumsalz der Iopodinsäure, Natrium-{3-[3-(dimethylaminomethylamino)-2,4,6-triiodphenyl]}-propionat, Biloptin®; CAS-Nr. 1221-56-3; $C_{12}H_{12}I_3N_2NaO_2$, $M_r$ 619.9. **Anw.:** perorales Röntgenkontrastmittel zur Darstellung der Gallenwege. HWZ ca. 24h.

**Iopromid** INN: N,N'-Bis(2,3-dihydroxypropyl)-2,4,6-triiod-5-(2-methoxyacetamido)-N-methylisophtalamid, Ultravist®; CAS-Nr. 73334-07-3; $C_{18}H_{24}I_3N_3O_8$. **Anw.:** Röntgenkontrastmittel*, Gefäßdarstellung. **Nebenw.:** allergische Reaktionen.

**Iopronsäure** INN: 2-{[2-(3-Acetamido-2,4,6-triiodphenoxy)ethoxy]methyl}buttersäure; CAS-Nr. 37723-78-7; $C_{24}H_{21}I_6N_5O_8$. **Anw.:** Röntgenkontrastmittel*, Cholecystographie. **Nebenw.:** allergische Reaktionen.

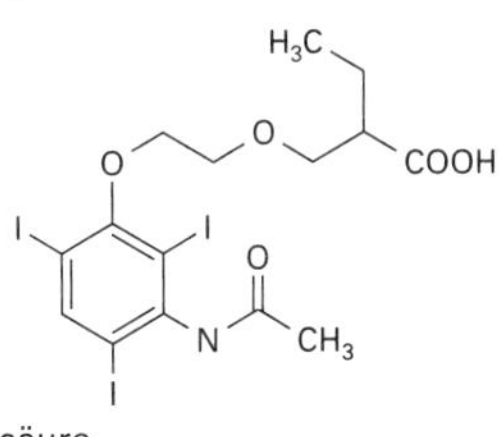

Iopronsäure

**Iopydol:** 1-(2,3-Dihydroxipropyl)-3,5-di-iodo-4-pyridon; CAS-Nr. 5579-92-0; $C_8H_9I_2NO_3$, $M_r$ 421.0. Schmp. 161°C. Wenig lösl. in Wasser. **Anw.:** Zus. mit Iopydon* als Röntgenkontrastmittel* f. die Bronchographie.

**Iopydon** INN: 3,5-Diiod-4-pyridon; CAS-Nr. 5579-93-1; $C_5H_3I_2NO$, $M_r$ 346.91. Schmp. 321°C

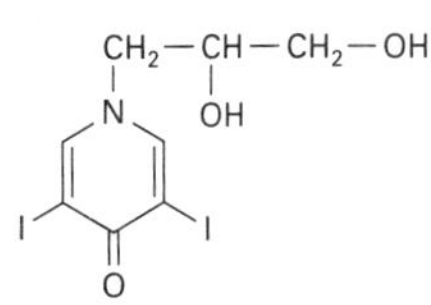

Iopydol

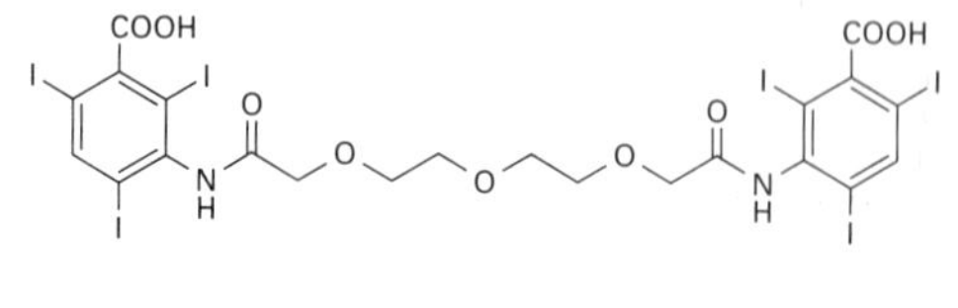

Iotroxinsäure

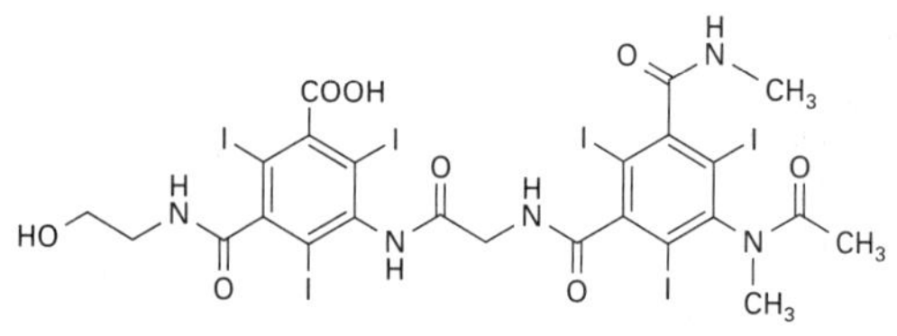

Ioxaglinsäure

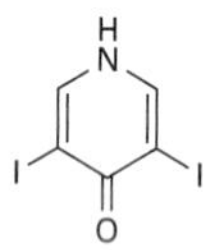

Iopydon

unter Zers. Prakt. unlösl. in gewöhnlichen Lösungsmitteln; lösl. in Ätzalkalien. **Anw.:** Röntgenkontrastmittel* zur Bronchographie. **Übl. Dos.:** Bronchographie, Cystographie: 46% Iopydol* + 30.5% Iopydon (m/V).

**Iotalaminsäure** INN: Iot(h)alam(in)säure, Acidum iotalamicum INN Ph.Eur.3, Methalaminsäure, 5-Acetamido-2,4,6-triiod-N-methyliso-

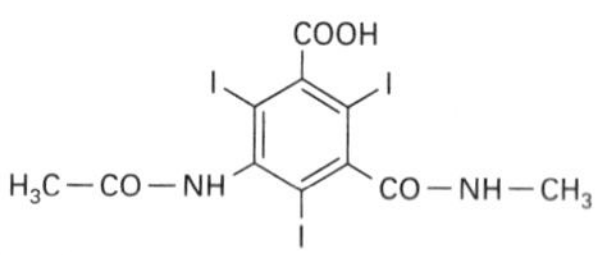

Iotalaminsäure

phthalamidsäure, Conray®; CAS-Nr. 2276-90-6; $C_{11}H_9I_3N_2O_4$, $M_r$ 613.94. Schmp. 285°C unter Zers. Lösl. 1:400 in Wasser, 1:330 in Ethanol; prakt. unlösl. in Chloroform; sehr leicht lösl. in Natronlauge; lösl. auch in anderen Alkalihydroxiden. Lichtschutz erforderlich. **Anw.:** Röntgenkontrastmittel*. HWZ ca. 1.5 h. **Übl. Dos.:** Parenteral: Urographie: i.v. 24-60%; Spezialzwecke wie Sialographie: 80%. Gebräuchl. sind auch Megluminiotalamat, Natriumiotalamat.

**Iotrolan** INN: Iortol, Isovist®; CAS-Nr. 79770-24-4; $C_{37}H_{48}I_6N_6O_{18}$, $M_r$ 1626.6. **Wirk.** u. **Anw.:** dimeres, nichtionisches, hexaiodiertes Röntgenkontrastmittel* (geringe Neurotoxizität); zur Darstellung von Körperhöhlen; gute Verträglichkeit durch Isoosmolarität mit Blutplasma; auch konzentrierte Lösungen sind herstellbar. **Nebenw.:** Kopfschmerz, Übelkeit.

**Iotroxinsäure** INN: Acidum iotroxicum, 3,3'-(1,11-Dioxo-3,6,9-trioxoundecamethylendiamino)-bis(2,4,6-triiodbenzoesäure), Biliscopin®; CAS-Nr. 51022-74-3; $C_{22}H_{18}I_6N_2O_9$, $M_r$ 1215.82. **Anw.:** Röntgenkontrastmittel*. HWZ ca. 1 bis 6 h. Gebräuchl. ist auch Dimegluminiotroxat, Dinatriumiotroxat.

**Ioversol** INN: N,N'-Bis(2,3-dihydroxypropyl)-5-[N-(2-hydroxyethyl)glycolamido]-2,4,6-triiodisophthalamid, Optiray®; CAS-Nr. 87771-40-2;

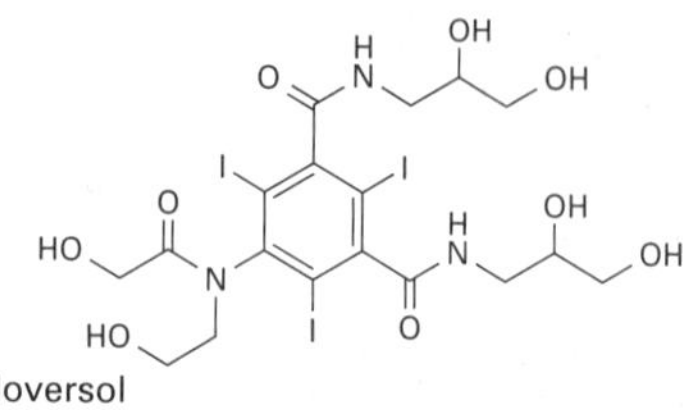

Ioversol

$C_{18}H_{24}I_3N_3O_9$, $M_r$ 807.10. **Anw.:** Röntgenkontrastmittel für Angio-, Uro-, Angiokardiographie, Computertomographie. **Nebenw.:** Beschwerden seitens des Herz-Kreislauf- u. Nervensystems, Respirations- u. Magen-Darm-Trakt etc. Kontraind.: manifeste Hyperthyreose, dekompensierte Herzinsuffizienz, Schwangerschaft u. Stillzeit etc. HWZ 2h. **Übl. Dos.:** Parenteral: 339 bis 741 mg I. je nach Untersuchungsart (entspr. 160 bis 350 mg Iod).

**Ioxaglinsäure** INN: Acidum ioxaglicum, N-(2-Hydroxyethyl)-2,4,6-triiod-5-{2-[2,4,6-triiod-3-(N-methylacetamido)-5-(methylcarbamoyl)benzamido]acetamido}isophthalamidsäure, Hexabrix®; CAS-Nr. 59017-64-0; $C_{24}H_{21}I_6N_5O_8$, $M_r$ 1268.89. **Anw.:** Röntgenkontrastmittel* zur Angiographie u. Urographie. HWZ ca. 1.5 h. Gebräuchl. ist auch Natriumioxaglat, Megluminioxaglat.

**Ioxitalaminsäure** INN: Acidum ioxitalamicum, 5-Acetamido-N-(2-hydroxyethyl)-2,4,6-triiodisophthalamidsäure, Telebrix®; CAS-Nr. 28179-44-4; $C_{12}H_{11}I_3N_2O_5$, $M_r$ 643.9. **Anw.:** Röntgenkontrastmittel zur Angiographie u. Urographie, das Meglumin-Salz auch zur Hysterosalpingographie. HWZ ca. 1.5 h. Gebräuchl. ist auch Megluminioxitalat, Natriumioxitalat.

**$IP_3$:** Inositoltriphosphat, s. Second Messenger.

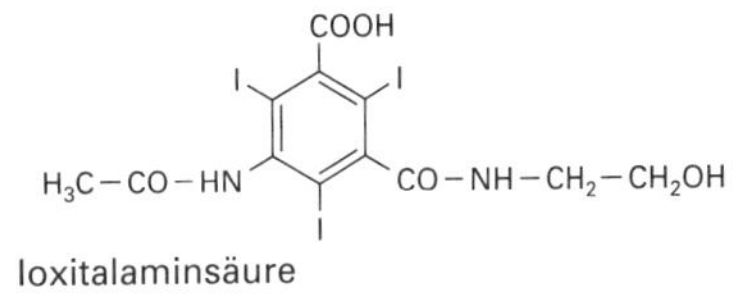

Ioxitalaminsäure

**Ipecacuanhae pulvis normatus:** Eingestelltes Ipecacuanhapulver, s. Cephaelis ipecacuanha.

**Ipecacuanhafluidextrakt:** s. Extractum Ipecacuanhae fluidum.

**Ipecacuanhasirup:** s. Sirupus Ipecacuanhae.

**Ipecacuanhatinktur:** Eingestellte I., s. Tinctura Ipecacuanhae.

**Ipecacuanhatrockenextrakt Eingestellter:** s. Extractum Ipecacuanhae siccum normatum.

**Ipecacuanhawurzel:** s. Cephaelis ipecacuanha.

**Ipomeamaron:** s. Phytoallexine.

**Ipomoea batatas** (L.) Poir.: Fam. Convolvulaceae, Süßkartoffel, Batata (Zentral- u. Südamerika, Tropen kult.). Knollen u. Blätter dienen als Nahrungs- u. Futtermittel. Stpfl. v. Amylum Batatae*.

**Ipomoea orizabensis** (Pellet) Led. ex Steud.: Fam. Convolvulaceae (Mexiko). Stpfl. v. **Radix Scammoniae (mexicanae):** (Radix Orizabae, Stipites Jalapae) **Mexikanische Skammoniawurzel**, Orizabawurzel; enthält weniger Glykoretine*, ist aber sonst von der gleichen Wirk. wie Tubera Jalapae (s. Ipomoea purga). **Off.:** DAC79. **Resina Scammoniae (mexicana):** Scammoniae mexicanae resina (Resina Ipomoeae), (Mexikanisches) Skammoniumharz; enthält tox. Scammonin (Glykosid); vgl. Convolvulus scammonia.

**Ipomoea purga** (Wender.) Hayne: (Exogonium purga) Fam. Convolvulaceae, Jalape (heim. in den ostmexikanischen Kordilleren, kult. in Ostindien, auf Ceylon u. Jamaika). Stpfl. v. **Tubera Jalapae:** Radix Jalapae, Jalapenwurzel, Jalapenknollen, Purgierwurzel; die getrockneten Nebenwurzelknollen. **Off.:** ÖAB9. **Inhaltsst.:** 2 bis 20% Harz (Resina Jalapae, mind. 8%), ca. 19% Zucker, Phytosterole, Mannitol, Gummi, Scopoletin. **Anw.:** als drastisches Abführmittel. **Dos.:** 0.5 g; MED 1.5 g, MTD 4.5 g. **Zuber.:** Pilulae Jalapae, Resina Jalapae. **Resina Jalapae:** Jalapa, Jalapenharz; gew. durch Ausziehen v. gepulverter Jalapenwurzel mit Ethanol (1:6). Braune, leicht zerreibl. Stücke, leicht lösl. in Ethanol; SZ max. 28. **Off.:** ÖAB9. **Best.:** ca. 55% Convolvulin (etherunlöslich) u. ca. 7% Jalapin (etherlöslich), sog. Convolvulaceenharze (s. Glykoretine), die stark abführend wirken. **Anw.:** als drastisches Abführmittel. **Dos.:** 0.1 bis 0.3 g; MED 0.5 g, MTD 1.5 g (kontraindiziert b. Darmentzündung). **Zuber.:** Sapo Jalapinus, Extr. Rhei compositum [DAB6].

**HOM:** *Jalapa:* getrocknete Wurzelknolle; verord. z.B. b. Diarrhö, Koliken u. Schlafstörungen bei Kindern.

**Ipomoea turpethum:** s. Operculina turpethum.

**Ipomoea violacea** L.: (I. tricolor Cav.) Fam. Convolvulaceae (Mittelamerika). Die Samen (Ololiuqui, vgl. Rivea corymbosa) werden als halluzinogenes (aztekisches) Rauschmittel verwendet (Dos. ca. 5 g). **Inhaltsst.:** ca. 0.05% Lysergsäurederivate wie Ergin (Lysergsäureamid).

**Ipomsäure:** s. Sebacinsäure.

**IPP:** s. Isopentenylpyrophosphat.

**Ipratropiumbromid:** Ipratropii bromidum (Monohydrat) Ph.Eur.3, 3-(3-Hydroxy-1-oxo-2-phenylpropoxy)-8-methyl-8- (1-methylethyl)-8-azoniabicyclo[3.2.1.]octanbromid, Atrovent®, Itrop®; $C_{20}H_{30}BrNO_3$, $M_r$ 412.38. Schmp. 230-232°C. Leicht lösl. in Wasser u. Ethanol, rasch hydrolysiert in alkal. Lsgn. **Anw.:** Parasympatholytikum zur Bronchospasmolyse.

**Iproniazid** INN: N'-Isopropyl-isonicotinsäurehydrazid; CAS-Nr. 54-92-2; $C_9H_{13}N_3O$, $M_r$ 179.22. Schmp. 112.5°C. Lösl. in Wasser u. Ethanol, pH-Wert einer wäßrigen Lsg. 6.7. **Anw.:** Tuberkulostatikum*, Antidepressivum (gilt als Modellsubstanz der MAO-Hemmer*), wird wegen schwerer Nebenw. nicht mehr verwendet.

**Ipurolsäure:** s. Glykoretine.

**IR:** Abk. f. Infrarot.

**Ir:** *chem.* Iridium*.

**Irgamid®:** s. Sulfadicramid.

**Irgapyrin®:** Phenylbutazon* u. Aminophenazon* zu gleichen Teilen.

**Iridaceae:** Schwertliliengewächse, Od. Liliales. Stauden mit Knollen, Zwiebeln od. Rhizomen; ca. 1500 Arten, davon ca. 120 in Europa. Blätter lineal-grasartig od. schwertförmig; Blüten aus 3+3 Perigonblättern zusammengesetzt, oft verschieden gebaut; 3 Staubblätter, Fruchtknoten unterständig, dreiblättrig. Die Frucht ist eine Kapsel. **Chem. Merkmale:** häufig Steroidsaponine, Calciumoxalat in Form langer Prismen. **Wichtige Gattungen** s. z.B. Crocus, Gladiolus, Iris.

**Iridium:** Ir, Metall aus der Gruppe der Platinmetalle, 3-, 4-, 6wertig, OZ 77, $A_r$ 192.22. D. 22.65; Schmp. 2454°C; Sdp. 4530°C. Härtegrad 7. Weißes, glänzendes, sprödes Metall, unlösl. in Säuren u. Königswasser. (Entdeckt 1804 von Tennant). **Anw.** techn.: als Iridium-Platin-Legierung zu chem. Gefäßen, die widerstandsfähiger sind als reine Platingefäße, ferner zu Injektionsnadeln, Zahnersatzteilen, Füllfederspitzen usw. **Anw.** des Radioisotops $^{192}$Ir zur Strahlentherapie.

**Iridodial:** Schlüsselsubstanz beim Aufbau der Iridoide*, die zuerst im Sekret von Ameisen der Gattung Iridomyrmex gefunden wurde. Schmp. 90-92°C. Die Dialdehydform steht im Gleichgewicht mit der enolischen Halbacetalform.

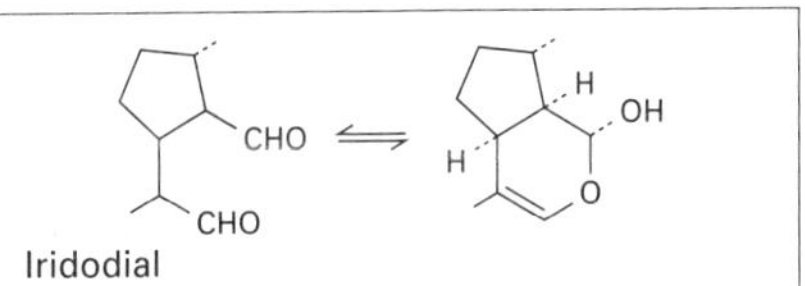

Iridodial

**Iridoide:** nat. vorkommende Substanzen, die **1.** biogenetisch Monoterpenderivate (s. Terpene) sind, **2.** durch ein (ev. auch abgewandeltes) Methylcyclopentapyran-Ringsystem gekennzeichnet sind u. die **3.** formal sich von der Halbacetalform des Iridodial* ableiten lassen. Im Gegensatz zu den meisten anderen Monoterpenen liegen die I. vielfach als (wasserlösliche) **Iridoidglykoside** (fast immer Glucoside) vor. Allerdings sind die genuinen Glykoside oft wenig stabil, sie polymerisieren nach Hydrolyse (enzymatisch od. durch Säuren bedingt, Aglyka nicht isolierbar) leicht zu blauen od. blauschwarzen Farbstoffen (I. früher daher auch als Pseudoindicane bezeichnet). **Bio-**

**synthese:** Hydroxylierung von Geranylpyrophosphat (Strukturformel s. Monoterpene) ergibt 10-Hydroxygeraniol u. durch Isomerisierung das noch offenkettige 10-Hydroxynerol; in weiterer Folge (Ringschluß) bildet sich Iridodial, dessen Enolhalbacetal (Strukturformel s. Iridodial) schon das bicyclische Grundgerüst der I. darstellt. Über mehrere Zwischenreaktionen entsteht dann Loganin*, die Ausgangssubstanz f. die verschiedenen Gruppen iridoider Verbindungen.

*Man unterscheidet:* **1. C-10-Iridoide:** allgemein als Glucoside verbreitet; z.B. Loganin, Verbenalin u.a.; **C-9-Iridoide:** vor allem bei den Ericales, Lamiales, Scrophulariales u.a.; z.B. Aucubin*, Catalpol*, Harpagid* u.a. **2. Valepotriate*:** Veresterung der reduzierten Carboxylgruppen u. Ausbildung eines Epoxidringes führt zu dieser in sich geschlossenen Gruppe (sind i.a. keine Glykoside u. noch keine Secoiridoide). **3. Secoiridoide:** entstehen durch Aufspaltung des Cyclopentanringes; neuerlicher Ringschluß zu einem δ-Lactonring führt z.B. zu den Gentianabitterstoffen (Gentiopicrosid, Swerosid etc.) od. ergibt die **Monoterpenalkaloide***; die Secoiridoide finden sich vor allem bei Dipsacales, Gentianales u. Oleales. Durch Einbeziehung in den Tryptophanstoffwechsel bilden sich schließlich auch **iridoide Indolalkaloide***, die bei Gentianales (Apocynaceen, Loganiaceen u. Rubiaceen) auftreten.

**Iridoidglykoside:** s. Iridoide.

**Irinotecan:** [1,4'-Bipiperidin]-1'-carboxylsäure(*S*)-4,11-diethyl-3,4,12,14-tetrahydro-4-hydroxy-3,14-dioxo-1*H*-pyrano[3',4',6,7]indolizin[1,2-*b*]chinolin-9-yl-ester, Campto®; CAS-Nr. 97682-44-5; $C_{33}H_{38}N_4O_6$, $M_r$ 586.69. Schmp. 222-223°C. **Wirk.** u. **Strukturformel** s. Topoisomerase-I-Inhibitoren. **Anw.:** Zytostatikum, bei Kolorektalkarzinom. **Nebenw.:** schwere bis schwerste; z.B. schwerste Durchfälle mit Magen-Darm-Krämpfen etc. **Übl. Dos.:** 100 mg/m² Körperoberfläche.

**Iris:** 1. *med.* Regenbogenhaut des Auges; 2. *bot.* Schwertlilie, Gattung der Fam. Iridaceae; 3. hom.: s. Iris versicolor.

**Irisbutter:** Iris-Öl, s. Iris germanica.

**Iris germanica** L.: Fam. Iridaceae, Schwertlilie; **var. florentina** Dykes (I. florentina auct. vix L.) u. **var. germanica** (heim. Mittelmeergebiet, kult. in der Toskana, bei Verona u. in Marokko) sowie **Iris pallida** Lam. (Nord-Italien, verwildert in Mitteleuropa). Stpfln. v. **Rhizoma Iridis:** Radix Iridis, **Veilchenwurzel**, Iriswurzel, Zahnwurzel. **Off.:** DAB6. **Inhaltsst.:** äther. Öl (Ol. Iridis, s. unten), Flavonoide (v.a. Isoflavone wie Irilon, Irisolon), mono- u. bicyclische (!) Triterpene wie Irigermanal u.a., Schleim, Stärke (bis 50%), Eiweißstoffe, Gerbstoff, Zucker. **Anw.:** als Aromatikum (zu Teemischungen, Zahnpulver, Zahnpasten usw.) u. Mucilaginosum, (früher) hauptsächl. aber als Rhizoma (Radix) Iridis tornatum (mundatum), Rhizoma (formatum) Iridis pro infantibus, als **Beißwurzel** f. zahnende Kinder verwendet (wegen der Verunreinigung u. des günstigen Nährbodens f. Mikroorganismen abzulehnen). **Oleum Iridis:** ätherisches Veilchenwurzelöl, Irisbutter, Irisöl. Gelblichweiße bis gelbl., ziemlich feste Masse, stark nach Veilchen riechend. Schmp. 40-50°C; SZ 204 bis 236. **Best.:** Myristinsäure (85%) u. deren Methylester, ca. 12% Iron* (veilchenähnlich duftend, Gem. aus α-, β- u. γ-Iron) als Hauptduftträger, Ölsäure, Iridinsäure, Furfural, aromatische u. höhere aliphatische Aldehyde, Terpene u.a. Gew.: durch Dest. der Veilchenwurzeln (Rhiz. Iridis), Ausbeute ca. 0.1 bis 0.2%. Zur Gew. des Irons werden die Wurzeln mit Benzin, Alkohol, Butan ausgezogen. **Anw.:** in d. Parfümerie.

**HOM:** *Iris:* frischer ungeschälter Wurzelstock; verord. z.B. b. Migräne, Magenbeschwerden, Erkrankungen der Bauchspeicheldrüse.

**Iris pallida:** s. Iris germanica.

**Iris versicolor** L.: Fam. Iridaceae, Buntfarbige Schwertlilie (östliches Nordamerika). Stpfl. v. **Rhizoma Iridis versicoloris:** Amerikanische Iriswurzel. **Inhaltsst.:** äther. Öl, Gerbstoff, Zukker, Harz, Spuren von Salicylsäure. **Anw.** volkst.: (früher) als Abführmittel, bei Nieren- u. Leberaffektionen, bei Migräne.

**HOM:** *Iris versicolor* (HAB1.5), Iris: die frischen unterirdischen Teile.

**Iriswurzel:** s. Iris germanica.

**Iriswurzel, Amerikanische:** Rhiz. Iridis versicoloris, s. Iris versicolor.

**Irländische Alge:** Irländisches Moos, s. Carrageen.

**IRMS:** Isotope Ratio Mass Spectroscopy; Methode der Massenspektroskopie*, bei der das Verhältnis der Kohlenstoffisotope* (1) $^{13}C/^{12}C$ od. (2) $^{14}C/^{12}C$ (vgl. Radiokarbonmethode) bestimmt wird. **Anw.:** zur (1) Prüfung auf Genuinität von äther. Ölen. **Lit.:** R. Carle et al., Planta Med. *56*, 456 (1990).

**Iromin®:** s. Carbasalat Calcium.

**Iron:** $C_{14}H_{22}O$. Schmp. 144°C. D. 0.94. Ein Gem. von Methylhomologen von Jonon*; man unterscheidet α-, β- u. γ-Iron. Farbloses Öl, lösl. in Ethanol, unlösl. in Wasser. Best. des äther. Öls der Veilchenwurzel, s. Iris germanica; kommt auch in Veilchen, Schneeglöckchen, Levkojen, Seidelbast u.a. vor. **Anw.:** in d. Parfümerie.

**Irreversibel:** nicht umkehrbar (bei chem. Reaktionen), vgl. reversibel.

**Irrigator:** s. Klistier.

**Irrigor®:** s. Imolamin.

**Irritantium(a):** Reizmittel (f. die Haut, z.B. Senföl, Campher).

**irritren®:** s. Lonazolac.

**Irrtumswahrscheinlichkeit:** *statist.* steht mit dem Begriff des Vertrauensbereiches (s. Fehlerrechnung) in engem Zusammenhang. Wird z.B. als Untersuchungsergebnis ein Mittelwert mit seinem 95%-VB (Vertrauensbereich mit der statistischen Sicherheit P = 95%, s. Fehlerrechnung) angegeben, so entspricht das gleichzeitig einer I. von 5%. Das bedeutet, daß das Untersuchungsergebnis in 5 von 100 Fällen außerhalb des angegebenen 95%-VB liegen wird, wenn man die Untersuchung unter gleichwertigen Bedingungen sehr häufig wiederholen würde.

**IR-Spektrometer:** IR-Spektralphotometer, s. Spektroskopie.

**IR-Spektroskopie:** s. Spektroskopie.

**ISA:** Abk. **1.** f. intravenöse Substraktionsangiographie u. **2.** f. intrinsische sympathomimetische Aktivität.

**Isatin:** Indol-2,3-dion, ein Oxidationsprodukt des Indigo; $C_8H_5NO_2$. Schmp. 203.5°C. Gelbrote Kristalle. Lösl. in heißem Wasser u. Ether mit rotbrauner Farbe, lösl. in Ethanol, Benzol u. Alkalilaugen mit violetter Farbe, die später in Gelb übergeht. **Anw.** chem.: als Reagenz auf Cu-Ionen; techn.: als Küpenfarbstoff.

**Isatis tinctoria:** Fam. Brassicaceae (Cruciferae) (Europa) Färbewaid, s. Indigo.

**Iscador®:** s. Viscum-Arten.

**Ischämie:** (*gr.* ἰσχανάω zurückhalten, αἷμα

Blut) Blutleere eines Organs od. Organteils infolge Drosselung der Blutzufuhr (z.B. bei Embolie, Thrombose.)

**Ischias:** (*gr.* ἰσχίον Hüftgelenk, Hüfte) Ischialgie; Neuralgie des Nervus ischiadicus, Hüftweh.

**Ischurie:** Ischuria, Harnverhaltung.

**ISDN®:** s. Isosorbiddinitrat.

**ISE:** **1.** Abzulehnende Abk. f. Internationales System der Einheiten; korrekt ist SI*. **2.** Abk. f. ionensensitive Elektroden*.

**Isenthalpe:** Kurven od. Flächen mit konstantem Wärmeinhalt; s.a. Mollier-*h,x*-Diagramm.

**Isethionas, Isetionat, Isethionat:** chem. Kurzbez. f. 2-Hydroxyethansulfonat.

**Isländisches Moos:** Lichen islandicus, s. Cetraria islandica*.

**Ismelin®:** s. Guanethidin.

**Ismo®:** s. Isosorbidmononitrat.

**ISO:** Abk. f. International Organization for Standardization mit Sitz in Genf. Die ISO erarbeitet Normen (ISO-Normen) mit dem Ziel, den Handel zwischen den Staaten zu erleichtern u. ein gegenseitiges Verständnis auf wissenschaftlichem, technischem u. wirtschaftlichem Gebiet zu erreichen. International geht das Bestreben dahin, ISO-Normen als nationale Normen (z.B. DIN in der Bundesrepublik Deutschland) zu übernehmen.

**Iso...:** gleich, ähnlich, z.B. isomer*.

**Isoabsinthin:** s. Artabsin.

**Isoaminil** INN: 4-Dimethylamino-2-isopropyl-2-phenylvaleronitril, Peracon®; CAS-Nr. 77-51-0;

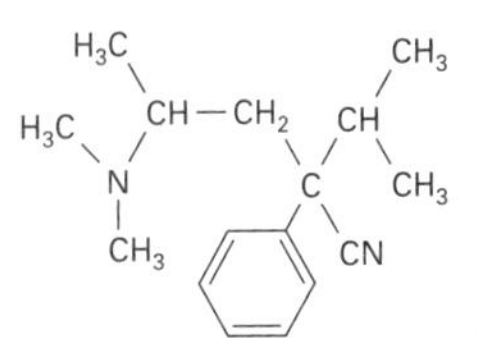

Isoaminil

$C_{16}H_{24}N_2$, $M_r$ 244.37. Sdp. 138-146°C (399.9 Pa). **Anw.:** Antitussivum. **Übl. Dos.:** Oral: 2- bis 3mal 0.04 g/d, Kleinkinder: 2- bis 3mal 0.025 g/d, Säuglinge: 2- bis 3mal 0.0125 g/d.

**Isoamygdalin:** s. Amygdalin.

**Isoamylacetat:** s. Amylacetat.

**Isoamylalkohol:** s. Amylalkohol.

**Isoamylenguanidin:** s. Galega officinalis.

**Isoamylhydrokuprein:** s. Euprocin.

**Isoamylhydrokupreindihydrochlorid:** s. Euprocindihydrochlorid.

**Isoanethol:** s. Methylchavicol.

**Isoantigene:** *syn.* Alloantigen; körpereigene Substanzen, die bei einem anderen Individuum derselben Spezies mit unterschiedlicher Erbanlage, Antikörperbildung (Iso-Ak) auslösen können (z.B. Blutgruppenantigene).

**Isoantikörper:** reagieren mit antigenen Körpersubstanzen derselben Spezies, aber verschiedener Erbanlage; richtiger Alloantikörper, da „iso-" identisch bedeutet.

**Isoasaron:** *cis-* u. *trans*-Isoasaron, s. Asaron.

**Isoascorbinsäure:** Isovitamin C; $M_r$ 176.12. Weiße Kristalle, lösl. in Wasser u. Ethanol. Als epimere Verbdg. der Ascorbinsäure (s. Vitamine) hat sie zwar die gleiche reduzierende Wirk. wie diese, jedoch nur 5% ihrer Vitaminaktivität. **Anw.:** zur Konservierung von Lebensmitteln u. Bier.

**Isobaldriansäureamylester:** s. Isovaleriansäure-isoamylester.

**Isobar:** gleichen Druck habend od. ohne Druckänderung ablaufend.

**Isobare:** **1.** Verbindungslinie gleichen Drucks (z.B. Luftdrucks); **2.** Atome, die verschieden viele Protonen (u. damit unterschiedliche OZ), aber insgesamt gleich viel Nukleonen (gleiche Massenzahl) aufweisen; vgl. Isotope.

**Isobebeerin:** s. Isochondodendrin.

**1,3-Isobenzofurandion:** s. Phthalsäureanhydrid.

**Isobergapten:** ein angulares Furanocumarin; **Strukturformel** s. Furanocumarine. Nat. z.B. im Bibernell, s. Pimpinella major.

**D-(-)-Isoborneol:** s. Borneol.

**Isobornylacetat:** s. Bornylacetat.

**Isobuttersäure:** s. Buttersäure.

**Isobutylalkohol:** s. Butylalkohol.

**Isobutylmethylketon:** $C_6H_2O$, $M_r$ 100.2. D. 0.80. Sdp. ca. 115°C. Farblose, klare Flüss.; schwer lösl. in Wasser, mischbar mit den meisten organischen Lösungsmitteln. Reagenz Ph.Eur.3: z.B. zum Nachw. von Blei in Zuckern od. Schwermetallen in anorganischen Substanzen.

**Isobutylnitrit:** $(H_3C)_2CH–CH_2O–NO$, $M_r$ 103.12. Farblose Flüss., mischbar mit Ethanol, zersetzt sich langsam in Wasser. **Anw.:** als aphrodisierendes Luftspray (?).

**Isochinol®:** s. Quinisocain.

**Isochinolin:** 3,4-Benzopyridin, 2-Benzazin; $C_9H_7N$. D. 1.098, Schmp. 26.4°C. **Strukturformel** s. Heterocyclische Verbindungen. Eine im Steinkohlenteer entdeckte starke Base (nach Benzaldehyd riechende, farblose Flüss. od. Kristalle, unlösl. in Wasser). Grundgerüst der Isochinolinalkaloide*.

**Isochinolinalkaloide:** eine sehr große Gruppe von in höheren Pflanzen vorkommenden Alkaloiden mit (Tetrahydro-)Isochinolin als Grundgerüst. Die Biogenese erfolgt gewöhnlich mit Hilfe einer Art Mannich-Kondensation* aus einem Phenylethylaminderivat u. einer Verbdg. mit CO-Gruppe über Tetrahydroisochinolinderivate. Weitere Veränderungen dieses Gerüstes führen zu folgenden wichtigen Gruppen von Alkaloiden: Amaryllidaceenalkaloide*, Aporphinalkaloide*, Berberin- u. Protopinalkaloide, Benzylisochinolinalkaloide* (z.B. in Papaver-Arten) u. andere Opiumalkaloide (s. Opium), Bisbenzylisochinolinalkaloide* (Curare-Alkaloide), Benzophenanthridinalkaloide (z.B. in Chelidonium majus* u. Sanguinaria canadensis*), Phenylethylisochinolinalkaloide (Colchicum-Alkaloide) sowie iridoide I. (z.B. Ipecacuanha-Alkaloide).

**Isochondodendrin:** Isobebeerin; $C_{36}H_{38}N_2O_6$, $M_r$ 594.68. Dimeres Benzylisochinolinalkaloid aus Chondodendron tomentosum*. **Anw.** med.: (früher) als Spasmolytikum; **Dos.:** 3- bis 4mal/d 0.03 g, vgl. Curare.

**Isochor:** gleiches Volumen habend od. ohne Volumensänderung ablaufend.

**Isochrom:** gleichfarbig.

**Isocillin®:** s. Phenoxymethylpenicillin.

**Isocitratdehydrogenase:** ein zu den Dehydrogenasen zählendes Enzym, das im Tricarbonsäurezyklus* Isocitrat an der sekundären Hydroxylgruppe reduziert. Gleichzeitig katalysiert I. die reversible Decarboxylierung des entstehenden Oxalsuccinats zu α-Ketoglutarat. Der Wasserstoff wird auf $NAD^+$ od. $NADP^+$ übertragen. I. wird durch ADP allosterisch aktiviert, durch ATP gehemmt u. katalysiert die Reaktion nur in Richtung α-Ketoglutarat.

**Isoconazol** INN: Isoconazolum Ph.Eur.3, (RS)-1-[2,4-Dichlor-β-(2,6-dichlorbenzyloxy)phenethyl]imidazol, Travogen®, Gyno-Travogen®;

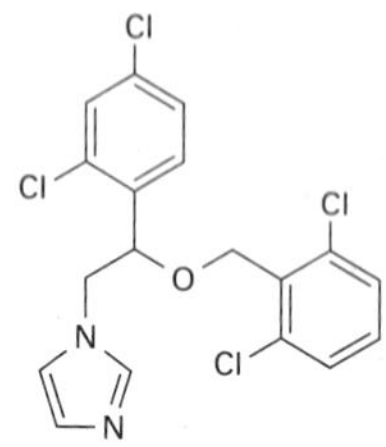

Isoconazol

CAS-Nr. 27523-40-6; $C_{18}H_{14}Cl_4N_2O$, $M_r$ 416.13. Schmp. 111-115°C. Weißes Pulver. Prakt. unlösl. in Wasser. **Wirk.** u. **Anw.:** Antibiotikum, Antimykotikum; wirkt gegen Candida, Dermatophyten u. Schimmelpilze; Anw. topikal 1%ig.

**Isoconazolnitrat:** Isoconazoli nitras Ph.Eur.3 (Racemat); $C_{18}H_{15}Cl_4N_3O_4$, $M_r$ 479.1. Schmp. 178-182°C. Sehr schwer lösl. in Wasser u. Ethanol.

**Isocyanate:** R–N=C=O, Stickstoffanaloga der Ketene, formal kann man sie als Monoimide des $CO_2$ bezeichnen; werden leicht von Nucleophilen am ungesättigten C-Atom angegriffen.

**Isocyanide:** früher Isonitrile; sie sind sehr reaktionsfähig u. haben einen widerwärtigen, intensiven Geruch.

$$R-\overset{+}{N}\equiv\overset{-}{C}|$$

Isocyanide

**Isocyansäure:** s. Cyansäure.

**Isocyanwasserstoffsäure:** s. Thiocyansäue.

**Isocyclische Verbindungen:** carbocyclische Verbindungen, s. Ringverbindungen, Kohlenwasserstoffe.

**Isodiametrisch:** sind Zellen mit annähernd gleichem Durchmesser in alle Richtungen.

**Isoelektrischer Punkt:** derjenige pH-Wert einer Lösung eines amphoteren Stoffes (z.B. Aminosäure*), bei dem die meisten Zwitter-Ionen vorliegen, d.h. die Dissoziation der sauren u. basischen Gruppe gleich stark ist. Beim I. P. findet kein Transport im elektrischen Feld statt u. es besteht keine Pufferkapazität*; geringste Löslichkeit infolge geringster Hydratation, Minimum an Viskosität (s. Kolloide). (Phenylalanin* pH 5.5, Arginin* pH 11.2, Glutaminsäure pH 3.2).

**Isoelemicin:** s. Asaron.

**Isoenzym:** Isozym; Form eines Enzyms mit derselben Substratspezifität wie ein anderes Enzym, aber genetisch bedingten Unterschieden in den Primärstrukturen (Aminosäurensequenz). Isoenzyme unterscheiden sich z.B. auch in ihrem isoelektrischen Punkt, katalytischen Aktivität, Temperaturoptimum, immunologischen Verhalten, Verteilungsmuster in verschiedenen Geweben usw. u. können elektrophoretisch getrennt werden. Von Glucose-6-phosphat-Dehydrogenase sind z.B. 50 genetische Varianten bekannt. I.e sind der Grund f. die unterschiedlichen Reaktionen von Einzelpersonen od. ganzen Bevölkerungsgruppen auf gewisse Arzneimittel u. sind daher Gegenstand der Pharmakogenetik*.

**Isoephedrin:** D-Isoephedrin; *syn.* D-Pseudoephedrin*; s.a. Ephedrin.

**Isoetarin** INN: Etyprenalinum, 1-(3,4-Dihydroxyphenyl)-2-isopropylaminobutan-1-ol, Asthmalitan®;

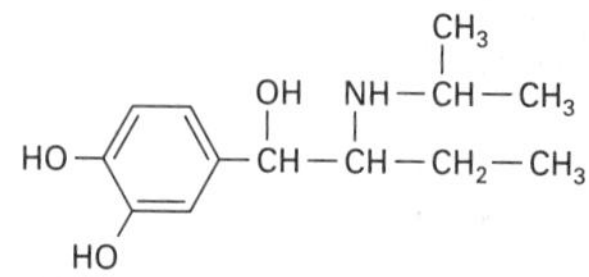

Isoetarin

CAS-Nr. 530-08-5; $C_{13}H_{21}NO_3$, $M_r$ 239.31. **Anw.:** Broncholytikum* bei Bronchialasthma, chronischer Bronchitis u.a. Atemwegserkrankungen; β-Sympathomimetikum vergleichbar mit Isoprenalin*. **Nebenw.:** Herzklopfen, Herzrhythmusstörungen, Unruhe, Angina pectoris. **Übl. Dos.:** Oral retard: 3- bis 4mal· 0.01 g/d. Gebräuchl. sind auch Isoetarinhydrochlorid, Isoetarinmesilat.

**Isoeugenol:** 2-Methoxy-4-propenylphenol; $C_{10}H_{12}O_2$, $M_r$ 164.2. **Strukturformel** s. Phenylpropanderivate. Nat. in *trans-* u. *cis-*Form als Bestandteil äther. Öle (z.B. von Asarum europaeum); auch in Form von Derivaten wie **Isoeugenolmethylether** (im äther. Öl von Rad. Calymi, s. Acorus calamus) od. verschiedenen Estern (z.B. im äther. Öl von Rad. Pimpinellae).

**Isoferulasäure:** s. Phenolcarbonsäuren.

**Isoflavone:** s. Isoflavonoide.

**Isoflavonoide:** nat. vorkommende Flavonoide*, die sich vom 3-Phenylchroman herleiten lassen u. sich von den üblichen Flavonoiden durch die Stellung 3 ihres Phenylringes unterscheiden. (Biogenetisch entstehen sie wahrscheinlich aus Flav(an)onderivaten infolge einer Wanderung der Phenylgruppe.) ca. 100 nat. vorkommende **Isoflavone** u. ihre strukturell verwandten Verbindungen wie **Isoflavanone** u. **Isoflavane** wurden bisher aus höheren Pflanzen, v.a. aus Fabaceae, isoliert. I. kommen oft als Glykoside vor, wobei als Zuckerrest meist Glucose u. Rhamnose vorherrschen. Beispiele: Genistein* in Genista tinctoria* u. Sophora-Arten (als Glykoside), Ononin u. Trifolirhizin in Ononis spinosa*; ferner das tetracyclische Rotenon* (in Derris elliptica* u. Piscidia piscipula*) od. Pterocarpin*.

**Isofluran** INN: 1-Chlor-2,2,2-trifluorethyl-(difluormethyl)-ether, Forene®; CAS-Nr. 26675-

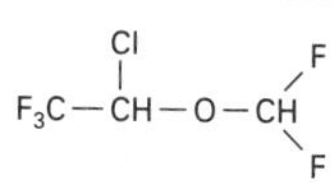

Isofluran

46-7; $C_3H_2ClF_5O$, $M_r$ 184.5. Sdp. 48.5°C. Klare, farblose, schwach riechende Flüss.; nicht brennbar; leicht mischbar mit organischen Flüssigkeiten einschließlich Fetten u. Ölen. **Wirk.** u. **Anw.:** Inhalationsnarkotikum (s. Narkotika); schneller Wirkungseintritt, ausreichend analgetisch u. gut muskelrelaxierend, leicht steuerbar, nur geringe Metabolisierung. **Nebenw.:** nur gering kardiodepressiv, jedoch periphere Vasodilatation, Blutdrucksenkung, Atemdepression.

**Isofraxidin:** s. Cumarine.

**Isogamie:** geschlechtliche Fortpflanzung bei Algen u. Pilzen, bei der die verschiedengeschlechtigen Gameten* (od. Gametangien) äußerlich gleich sind; Gegenteil: Anisogamie*.

**Isoglaucon®:** s. Clonidin.

**Isohydrie:** s. Augentropfen.

**Isohydrisch:** Lösungen mit gleichem pH-Wert.

**Isoimperatorin:** ein lineares Furanocumarin; **Strukturformel** s. Furanocumarine. Vork.: z.B. in Wurzelpetersilie (Petroselinum crispum ssp. tuberosum), s. Petroselinum crispum, od. in Meisterwurz, s. Peucedanum ostruthium.

**Isoionischer Punkt:** pH-Wert der wäßrigen Lösung eines isoionisch eingestellten Ampholyten, z.B. einer Gelatinelösung mit gleichviel ionisierten Amino- u. Carboxyl-Gruppen. Entspricht dem isoelektrischen Punkt*; s.a. Kolloide.

**isoket®:** s. Isosorbiddinitrat.

**Isokolligativ:** Lösungen mit den gleichen kolligativen* Eigenschaften.

**Isokomplex-Heilweise:** s. Spagyrik.

**Isokryoskopisch:** physikalisch-analytischer Begriff f. isoosmotisch* u. isotonisch* (in den meisten Fällen), da die Bestimmung des osmotischen Druckes einer Lösung in praxi meist über die Erfassung ihrer Gefrierpunktserniedrigung* gegenüber reinem Wasser erfolgt. s. Kryoskopie.

**Isolateral:** gleichseitig.

**Isoleucin:** Abk. Ile, Isoleucinum Ph.Eur.3, L-α-Amino-β-methylvaleriansäure; CAS-Nr. 73-32-5; $C_6H_{13}NO_2$, $M_r$ 131.2. **Strukturformel** s. Aminosäuren. Schmp. 285-286°C (Zers.). Optisch aktive, aliphatische, neutrale, proteinogene Aminosäure. Wenig lösl. in Wasser, prakt. unlösl. in Ethanol u. Ether. I. ist essentiell u. zugleich gluco- u. ketoplastisch; kommt in relativ großen Mengen in Hämoglobin, Edestin*, Casein* u. Serumproteinen sowie in der Zuckerrübenmelasse vor, aus der es 1904 von F. Ehrlich erstmals isoliert wurde. **Anw.** med.: in Infusionslösungen zur parenteralen Ernährung.

**Isolichenin:** s. Lichenin.

**Isoliquiritigenin:** s. Glycyrrhiza glabra.

**Iso Mack®:** s. Isosorbiddinitrat.

**Isomalt:** Palatinit®. Äquimolare Mischung der stereoisomeren Disaccharidalkohole α-D-Glucopyranosido-1,6-mannitol u. α-D Glucopyranosido-1,6-sorbitol. Herst.: 1. enzymatische Umlagerung von Saccharose in Isomaltulose, 2. Hydrierung der Isomaltulose im Festbettreaktor an Formkörperkatalysatoren (ca. 300 bar Wasserstoffdruck, 80 - 110°C). **Anw.:** Süßmittel* (Zuckeraustauschstoff), aufgrund der großen chemischen Beständigkeit (inert gegenüber Arzneistoffen, nicht hygr.) u. der guten Eignung für Diabetiker als Grundstoff z.B. für Tabletten u. Dragees.

**Isomaltose:** ein reduzierendes Disaccharid, ein Stereoisomeres der Gentiobiose, das α-1,6-glykosidisch aus 2 Molekülen D-Glucopyranose aufgebaut ist. I. entsteht beim enzymatischen Abbau verzweigter Polysaccharide, z.B. Amylopektin.

**Isomaltulose:** s. Isomalt.

**Isomerasen:** s. Enzyme.

**Isomerer Übergang:** (radiol.) Gammaübergang, Gammazerfall; unter Emission von Gammastrahlung erfolgender Übergang eines angeregten Atomkernes in den Grundzustand. Die Kernladungszahl u. die Massenzahl des Kerns verändern sich dabei nicht, Ausgangs- u. Endkern sind also Isomere.

**Isomeride®:** s. Dexfenfluramin.

**Isomerie:** Oberbegriff f. das Vorkommen chem. Verbindungen mit gleicher quantitativer u. qualitativer Zusammensetzung, die sich in chem., phys. u. biol. Hinsicht ganz verschieden verhalten (versch. Dichten, Schmelz- u. Siedepunkte) u. die als Isomere bezeichnet werden. Man unterscheidet Stereo- u. Strukturisomerie*. Zu den Stereoisomeren* gehören Enantiomere*, Diastereoisomere*, Konformere* u. Konfigurationsisomere. Die Strukturisomere werden auch Konstitutionsisomere genannt.

**Isomethepten** INN: Isometheptdrin, N-1,5-Trimethyl-4-hexenylamin, 2-Methylamino-6-methylhept-5-en; CAS-Nr. 503-01-5; $C_9H_{19}N$, $M_r$

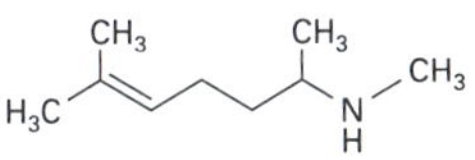

Isomethepten

141.25. Sdp. 176-178°C (Normaldruck), 58-59°C (931 Pa). $n_D^{15°C}$ 1.4472. Prakt. unlösl. in Wasser; leicht lösl. in Ethanol, Ether, Aceton, Chloroform. **Anw.:** Spasmolytikum*, aufgrund seiner vasokonstriktorischen Wirk. bei Migräne; Sympathomimetikum*. HWZ 1 bis 4 h. Gebräuchl. sind auch Isometheptengalactarat, Isomethepten-(R,R)-hydrogentartrat, Isometheptenamidosulfat, Isometheptenhydrochlorid.

**Isometrisch: 1.** die gleiche Längenausdehnung beibehaltend; **2.** *med.:* Spannungsänderung eines Muskels bei gleichbleibender Länge.

**Isometrop:** auf beiden Augen gleichsichtig.

**Isomorph:** von gleicher Form, gleichem Äußeren; z.B. Stoffe, die chem. verschieden sind, aber in gleicher Kristallform auftreten (vgl. Mischkristalle).

**Isomorpher Generationswechsel:** s. Generationswechsel.

**Isonaphthol:** s. Naphthol.

**Isoniazid** INNv: Isoniazidum Ph.Eur.3, Isonicotinsäurehydrazid, Isonicotinoylhydrazinum, Pyridin-4-carbonsäure-hydrazid, INH, INAH,

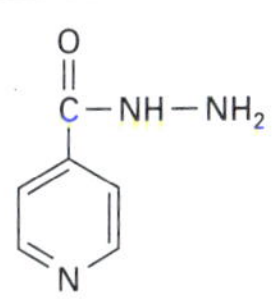

Isoniazid

Isozid®, Neoteben®; CAS-Nr. 54-85-3; $C_6H_7N_3O$, $M_r$ 137.1. Schmp. 170-174°C. Farb- u. geruchloses krist. Pulver od. farblose Kristalle von leicht süßem, dann bitterem Geschmack, leicht lösl. in Wasser, wenig lösl. in Ethanol 90%, sehr schwer lösl. in Ether u. Chloroform. Die trockene Substanz kann durch einstündiges Erhitzen bei 150°C sterilisiert werden; eine Lsg. (in Kochsalzlsg.) durch halbstündiges Erhitzen bei 120°C. **Wirk.** u. **Anw.:** Tuberkulostatikum (0.05 bis 0.1 µg pro mL Nährlösung wirken bereits spezifisch tuberkulostatisch); bakteriostatische, in hoher

Konz. auch bakterizide Wirk.. Mittel der Wahl, in allen Stoffkombinationen, die zur Behandlung der Tuberkulose eingesetzt werden. Rasche Resistenzentwicklung bei Monotherapie, daher nur in Kombinationen mit anderen Tuberkulostatika* (z.B. Ethambutol, Streptomycin, Rifampicin, PAS). HWZ 1.3 h. **Übl. Dos.:** 4 bis 5 mg pro kg KG über mehrere Einzeldosen verteilt. Bei tuberkulöser Hirnhautentzündung u. Miliartuberkulose mehrere Tage lang 10 mg/kg KG/d, auch durch intramuskuläre Einspritzung, dann fortfahren mit 4 bis 5 mg/kg KG/d. MTD 1.5 g. **Nebenw.:** bei ca. 10% der Patienten Störungen des zentralen u. peripheren Nervensystems (Schwindel, Kopfschmerzen, Benommenheit, Neuritiden), durch Gabe von Pyridoxin od. Glutamin z.T. verhinderbar; gelegentl. Magen-Darm-Störungen, allergische Reaktionen, Leberschäden. Kontraind.: Psychosen, Epilepsie, Leber- u. Nierenerkrankungen. Unverträgl. mit Alkohol.

**Isonicotinoylhydrazinum:** Isonicotinsäurehydrazid, s. Isoniazid.

**Isonicotinsäurehydrazid:** s. Isoniazid.

**Isonitrile:** s. Isocyanide.

**5-Isonitrosobarbitursäure:** Acidum violuricum, s. Violursäure.

**Isooctan:** 2,2,4-Trimethylpentan; $C_8H_{18}$, $M_r$ 114.22. Sdp. 99.3°C. Leicht entflammbare, farblose Flüss. Prakt. unlösl. in Wasser, lösl. in Ethanol abs., Benzol, Ether etc. Verwendet in der Spektroskopie, zur Bestimmung der Octanzahl* von Treibstoff.

**Isoölsäuren:** ungesättigte Säuren, die bei der Fetthärtung (s. Olea medicata) neben der Elaidinsäure anfallen.

**Isoosmose:** physikalisch-chemischer Begriff f. die gleiche osmotische Wirksamkeit (osmotischer Druck*) von Lösungen. Die Höhe des osmotichen Druckes ist allein von der Anzahl der in Lösung vorhandenen Teilchen abhängig. Deshalb besteht zwischen Lösungen undissoziierter Verbindungen mit gleicher Molalität I. (sie sind isoosmotisch); bei Elektrolytlösungen ist neben der molaren Konz. auch der Dissoziationsgrad f. den osmotischen Druck entscheidend. Eine Lösung ist hyperosmotisch gegenüber einer verdünnteren u. hypoosmotisch gegenüber einer konzentrierteren Lösung.

**Isopelletierin:** s. Punica granatum.

**Isopentenylpyrophosphat:** Isopentenyldiphosphat, IPP; Zwischenprodukt bei der Biosynthese der Terpene*.

**Isopentylacetat:** s. Amylacetat.

**Isophaninsulin:** s. Insulin (Insulinpräparate, Verzögerungsprinzipien).

**Isophan-Insulin-Suspension zur Injektion, Biphasische:** s. Insulin (Insulinzubereitungen in der Ph.Eur.3).

**Isophan-Insulin-Suspension zur Injektion:** s. Insulin (Insulinzubereitungen in der Ph.Eur.3).

**Isophthalsäure:** 1,3-Benzoldicarbonsäure; $C_8H_6O_2$, $M_r$ 166.13. Farblose Kristalle, schwer lösl. in Wasser. **Anw.:** zur Herst. v. Polyestern* u. Kunstharzen.

**Isopimpinellin:** ein lineares Furanocumarin; **Strukturformel** s. Furanocumarine. Nat. z.B. im Bibernell (s. Pimpinella major).

**Isoplethe:** in graphischen Darstellungen Verbindungslinie zwischen Orten gleicher Zahlenwerte.

**Isopolysäuren:** anorganische Polysäuren, die durch Kondensation mehrerer *gleicher* Säuremoleküle entstehen u. daher nur eine Sorte von Zentralatomen enthalten, z.B. die Polykieselsäuren (s. Silicium).

**Isopredon®:** s. Fluprednisolon.

**Isopren:** 2-Methyl-1,3-butadien; $C_5H_8$; s. Terpene, Hemiterpene.

**Isoprenalin** INN: Isopropydrin, (3,4-Dihydroxy)-α-isopropylaminomethyl-benzylalkohol, (DL)-1-(3,4-Dihydroxyphenyl)-2-isopropylaminoe-

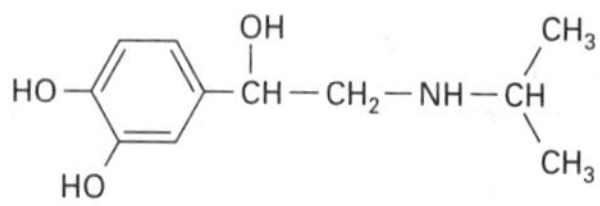

Isoprenalin

thanol, Isoproterenol, N-Isopropyl-noradrenalin, Aludrin®, Ingelan®; CAS-Nr. 7683-59-2; $C_{11}H_{17}NO_3$, $M_r$ 211.24. Schmp. 155.5°C aus Ethanol (DL-Form). $pK_s$ (konjugierte Säure) 8.64 (20°C). **Anw.:** Antiasthmatikum, Bronchodilatator, Antipruriginosum; wenig selektives β-Sympathomimetikum mit guten bronchodilatorischen Eigenschaften, aber auch starken $\beta_1$-bedingten kardialen Nebenw. Ind.: Asthma bronchiale (lokal durch Inhalation). HWZ 2.5 h. **Übl. Dos.:** lingual (Anfallverhütung): 0.01 g; i.v.: 0.0001 g; Infusion i.v.: 10 µg/min bis zu 0.002 g am 1. Tag; Dosieraerosol: 0.0001 g mehrmals tgl. 1 bis 2 Stöße; Inhalation: 0.1%; topikal (Salbe): 0.2%.

**Isoprenalinsulfat:** Isoprenalini sulfas Ph.Eur.3; CAS-Nr. 6700-39-6; $C_{22}H_{36}N_2O_{10}S \cdot 2\,H_2O$, $M_r$ 556.6. Weißes, krist. Pulver, Schmp. ca. 128°C unter Zers. Leicht lösl. in Wasser, sehr schwer lösl. in Ethanol.

**Isoprenalinhydrochlorid:** Isoprenalini hydrochloridum; CAS-Nr. 51-30-9. Hingewiesen sei auch auf Isoprenalin-Guajakolglycerolether.

**Isoprenoide:** s. Terpene.

**Isoprenregel:** s. Terpene.

**Isopropamid(iodid)** INN: γ-(Aminocarbonyl)-N-methyl-N,N-bis(1-methylethyl)-γ-diphenylpropylammoniumiodid; CAS-Nr. 71-81-8;

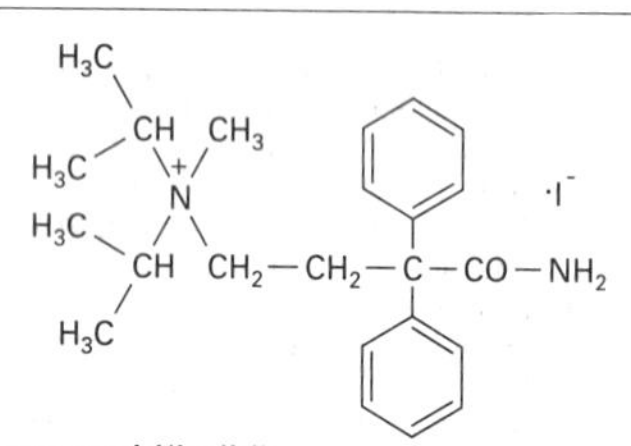

Isopropamid(iodid)

$C_{23}H_{33}IN_2O$, $M_r$ 480.4. Schmp. 198-201°C (Zers.). Lichtempfindl.; leicht lösl. in kochendem Wasser, in Methanol, Ethanol, Chloroform, prakt. unlösl. in Ether; Schmp. der freien Base 84 bis 86°C. **Anw.:** Parasympatholytikum*, Spasmolytikum*.

**Isopropylalkohol:** Alcohol isopropylicus Ph.Eur.3, Isopropanol(um), 2-Propanol, sekundärer Propylalkohol; $CH_3$–CH(OH)–$CH_3$, $C_3H_8O$, $M_r$ 60.10. D. 0.785. Sdp. 81-83°C. $n_D^{20°C}$ 1.376 bis 1.379. Farblose, brennbare Flüss. von acetonähnl. Geruch, mischbar mit Wasser, Ethanol, Ether. **Anw.:** Reagenz, zur Gehaltsbestimmung von Vitamin-A-Präparaten; med. darf I. zu inn. Medikamenten nicht verwendet werden; techn.: als Lösungsmittel u. in der Parfümerie; in der Chromatographie als Elutions- u. Steigflüssigkeit, in der Mikroskopie als Konservierungs- u. Einbettmittel; als Treibstoffzusatz.

**Isopropylaminophenazon:** Ramifenazon, Isopyrin, 4-(Isopropylamino)-2,3-dimethyl-1-phenyl-3-pyrazolin-5-on; CAS-Nr. 3615-24-5; $C_{14}H_{19}N_3O$, $M_r$ 245.32. Schmp. 80°C aus Aceton/Essigsäure. **Anw.:** Analgetikum in Kombinationspräparaten.

**Isopropylbromallylbarbitursäure:** s. Propallylonal.

**Isopropylchlorid:** 2-Chlorpropan, 2-Propylchlorid, Isopropylis chloridum, Isopropylum chloratum; CAS-Nr. 75-29-6; $C_3H_7Cl$, $M_r$ 78.5. Sdp. 34.5-36.5°C. Farblose, flüchtige Flüss. von angenehm ätherischen Geruch; leicht entflammbar, brennt mit rußender, grün gesäumter Flamme unter Bildung von Chlorwasserstoff; schwer lösl. in Wasser, in jedem Verhältnis mischbar mit Ethanol, Ether. **Off.:** ÖAB90 (bis 1996).

**Isopropylessigsäure:** Isovaleriansäure*.

**Isopropylether:** Aether isopropylicus, 2,2'-Oxy-bis[propan]; $(CH_3)_2$–CH–O–CH–$(CH_3)_2$, $M_r$ 102.17. D. 0.7258. Schmp. -60°C. Sdp. 68.5°C. Farblose, äther. riechende Flüss., wenig lösl. in Wasser, mischbar mit Ethanol, Ether, Benzol, Chloroform, Schwefelkohlenstoff; brennbar; MAK 500 mL/m³ Luft. **Anw.** techn.: als Lösungsmittel f. Öle, Fette, in d. Lack- u. Gummiindustrie.

**Isopropylmyristat:** Isopropylis myristas Ph.Eur.3, Isopropylum myristicum, Isopropyltetradecanoat, Myristinsäure-isopropylester; CAS-Nr. 110-27-0; $H_3C$–$(CH_2)_{12}$–COO–CH$(CH_3)_2$, $C_{17}H_{34}O_2$, $M_r$ 270.5. Ep. ca. 5°C. Sdp. 300°C. D. 0.850 bis 0.857. $n_D^{20°C}$ 1.432 bis 1.436. Farbloses, niedrigviskoses Öl; ein flüssiges Wachs, dem Bürzeldrüsenfett* ähnl.; chem. stabil; prakt. unlösl. in Wasser od. Glycerol, lösl. in 3 T. Ethanol, mischbar mit Ether, Chloroform, Petrolether, flüss. Paraffin, fetten Ölen. Viskosität 5 bis 6 mPa·s; EZ 205.5 bis 210; SZ max. 1.0; VZ 202 bis 212; IZ max. 1; sterilisierbar 2 h bei 160°C. Inkomp.: Kautschuk (Quellung, teilw. Auflösung), Kunststoffe, z.B. Nylon, Polyethylen (Quellung). **Anw.:** in Salben u. Emulsionen als hautverträgliches, toxikologisch unbedenkliches Lösungsmittel (Lösungsvermittler), gutes Spreitungsvermögen; Verbesserung der Resorption durch die Haut; Lösungsmittel f. diverse Steroidhormone, öllösl. Vitamine, f. Antibiotika-Suspensionen, f. i.m.-Injektionen (kein Zusatz zur Stabilisierung od. Konservierung).

**Isopropylpalmitat:** Isopropylis palmitas Ph.Eur.3, Palmitinsäureisopropylester; $H_3C$–$(CH_2)_{14}$–COO–CH$(CH_3)_2$; $C_{19}H_{38}O_2$, $M_r$ 298.5. D. 0.853. $n_D^{20°C}$ 1.436 – 1.439. Klare, farblose, ölige Flüss.; mischbar mit organischen Lösungsmitteln, nicht mischbar mit Wasser. Viskosität 7 bis 8 mPa·s; VZ 184 bis 192; SZ max. 1.0; IZ max. 1.0. **Anw.:** s. Isopropylmyristat.

**Isopropyltetradecanoat:** s. Isopropylmyristat.

**Isoproterenol:** s. Isoprenalin.

**Isopsychre:** Kurve od. Fläche gleicher relativer Luftfeuchtigkeit; s.a. Mollier-*h,x*-Diagramm.

**Isoptin®:** s. Verapamil.

**Isopto-Dex®:** s. Dexamethason.

**Isopto-Flucon®:** s. Fluorometholon.

**Isopulegol:** ein Monoterpenalkohol; **Strukturformel** s. Mentha arvensis var. piperascens.

**Isoquercitrin:** s. Quercetin.

**Isorhamnetin:** ein Flavonolderivat, **Strukturformel** s. Flavonoide; enthalten z.B. in Cheiranthus cheiri*.

**Isorhodanwasserstoffsäureallylester:** Allylsenföl*.

**Isosafrol:** 1,2-(Methylendioxy)-4-propenylbenzol; $C_{10}H_{10}O_2$, $M_r$ 162.18. Farblose Flüss., lösl. in Ethanol, Ether, Benzol. **Anw.:** in der Riechstoffindustrie zur Geruchsverbesserung von Seifen; s.a. Safrol.

**Isosorbiddinitrat** INN: Isosorbidi dinitras INN, 1,4:3,6-Dianhydro-D-glucitol-dinitrat, Eure-Cor®, ISDN®, isoket®, Iso Mack®, Sorbidilat®, Maycor®, Corovliss®; CAS-Nr. 87-33-2; $C_6H_8N_2O_8$, $M_r$ 236.14. Schmp. 70°C. $[\alpha]_D^{20°C}$ +135° (Ethanol). Lösl. 1.089 µg/mL in Wasser; leicht lösl. in organischen Lösungsmitteln, wie Aceton, Ethanol, Ether. **Anw.:** Ther. u. Prophylaxe d. Angina pectoris-Anfalls; Rehabilitationsbehandlung nach Myokardinfarkt. Wirk. fast genauso schnell wie bei Nitroglycerol, hält jedoch ca. 3 h an. HWZ 0.5 – 0.7 h bzw. 2 – 3 (5) h (Metaboliten). **Übl. Dos.:** Sublingual: 0.005 g im Anfall u. zur Kupierung. Oral retard: 2mal 0.02 g/d.

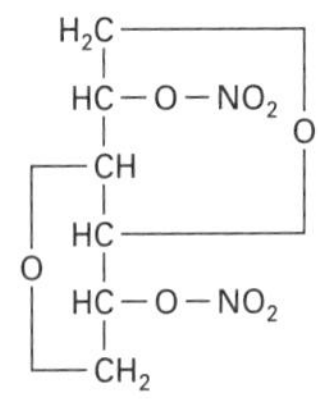

Isosorbiddinitrat

**Isosorbidmononitrat** INN: Isosorbid-5-nitrat, 1,4:3,6-Dianhydro-D-glucitol-5-nitrat, Coleb®, Corangin®, elantan®, Ismo®, MonoMack®, Monopur®, Olicard®; $C_6H_9NO_6$. Metabolit von Isosorbiddinitrat*. **Anw.:** Langzeitbehandlungen koronarer Durchblutungsstörungen; Vorbeugung von Angina-pectoris-Anfällen. HWZ 5 h. **Dos.:** Oral: 2mal 0.02 g/d – 0.06 g/d.

**Isospartein:** s. Cytisus scoparius.

**Isospora:** Gattungsbegriff der Klasse Sporozoa, zu den menschen- u. tierpathogenen Protozoen zählend; Erreger der Kokzidiose.

**Isosporie:** s. Homosporie.

**Isosterie:** Moleküle mit gleicher Atom- u. Elektronenzahl zeigen, falls auch die Kernladungszahlen übereinstimmen, d. h. wenn die Moleküle auch gleiche elektrische Ladungen tragen, ähnl. physikal. (u. biol.) Eigenschaften, sie sind isoster (hinsichtlich Schmelz- u. Siedepunkt, krit. Temp. u. krit. Druck, Löslichkeit in Wasser usw.); s.a. Bioisosterie.

**Isotachophorese:** Abk. ITP; eine elektrokinetische Trennmethode, die auf der Anwendung eines diskontinuierlichen Puffersystems basiert. Die Probe befindet sich hierbei zwischen einem Leit-Ion mit höherer u. einem Folge-Ion mit geringerer Beweglichkeit. Wegen der unterschiedlichen Beweglichkeit aller Ionen bildet sich beim Anlegen eines elektrischen Feldes ein stufenförmiger Feldstärkegradient aus, was zu einer Zonenschärfung zwischen dem Leit- u. dem Folge-Ion führt, u. im stationären Zustand wandern alle Ionen in getrennten Ionen mit gleicher Geschwindigkeit, wobei die Zonenbreite ein Maß f. die Menge der Ionenart in der Zone darstellt. **Anw.:**

Trennung von Fettsäuren, Aminosäuren, Peptiden, Nucleotiden usw.

**Isotherm:** gleiche Temperatur habend od. ohne Temperaturänderung ablaufend.

**Isotherme:** Kurve (Verbindungslinie zwischen Punkten) od. Fläche gleicher Temperatur; s.a. Mollier-*h,x*-Diagramm.

**Isothiocyanate:** Ester der Isothiocyansäure (HNCS), auch als Senföle* bezeichnet.

**Isothipendyl** INN: 10-(2-Dimethylamino propyl)-10H-pyrido[3,2-b][1,4]benzothiazin, An-

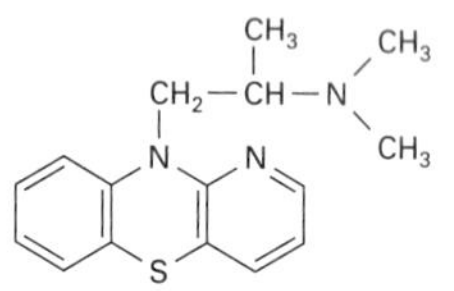

Isothipendyl

dantol®; CAS-Nr. 482-15-5; $C_{16}H_{19}N_3S$, $M_r$ 185.42. **Anw.:** Antiallergikum, Antihistaminikum*. **Übl. Dos.:** Oral: 3- bis 4mal 0.004 g/d. Oral retard: 2- bis 3mal 0.012 g/d. Topikal: Hautgelee 0.75%. **Nebenw.:** Sedierung, Beeinflussung des Reaktionsvermögens. Wechselw.: Alkohol u. Psychopharmaka. Gebräuchl. ist auch Isothipendylhydrochlorid.

**Isotonie:** klinisch angestrebter Zustand des osmotischen Ausgleichs mit Körperflüssigkeiten im Sinne der Isoosmose* (bei Vorliegen echter semipermeabler Membranen, z.B. am Auge). Isoosmose ist nicht immer mit I. gleichzusetzen. Wenn sich die Zellwände der Erythrozyten gegenüber manchen gelösten Stoffen nicht wie semipermeable Membranen verhalten, sind isoosmotische Lösungen gegenüber dem Blut hypoton (Hämolysegefahr). Da hypertone Lösungen besser verträglich sind, ist es in diesem Fall sinnvoll, Arzneistoffe direkt in physiolog. Kochsalzlsg. aufzulösen. Dadurch erhält man eine gegenüber dem Blut isotone bis schwach hypertone u., allerdings ohne Belang, stärker hyperosmotische Lösung. Die Prüfung der I. erfolgt prakt. immer durch Ermitteln der Gefrierpunktserniedrigung* (s.a. Kolligative Eigenschaften) einer Lösung gegenüber reinem Wasser. Die Messungen erfolgen mit einem Osmometer*.

**Isoton(isch):** syn. Bez. (physiol.-klinischer Begriff) f. isoosmotisch*, wenn semipermeable Membranen vorliegen (z.B. am Auge, vgl. Isotonie*). Eine 0.9%ige Lsg. von Natriumchlorid* besitzt annähernd den gleichen osmotischen Druck wie Blut, Lymphe, Liquor u. Tränenflüssigkeit (6.5 bis 8 bar). Höher konzentrierte Lösungen nennt man **hyperton**, niedriger konzentrierte **hypoton**. Eine hypotone Lsg. eines Arzneistoffes A mit dem Gehalt n% kann z.B. durch einen nach folgender Formel berechneten Hilfsstoffzusatz HZ (%) isotonisch gemacht werden:

$HZ = 0.52 - n \cdot \Delta T_A / \Delta T_H$

Die Werte f. $\Delta T_H$ u. $\Delta T_A$ entnimmt man Tab.1 u. Tab.2; 0.52 ist die Gefrierpunktserniedrigung* der Tränenflüssigkeit bzw. des Serums gegenüber reinem Wasser in K (Kelvin).

**Isoton(isch)** Tab.1
Gefrierpunktserniedrigung ($\Delta T_H$) 1%iger wäßriger Lösungen wichtiger Hilfsstoffe gegenüber reinem Wasser in K

| | |
|---|---|
| Borsäure | 0.28 |
| Glucose (Monohydrat) | 0.09 |
| Glucose (wasserfrei) | 0.10 |
| Kaliumchlorid | 0.43 |
| Kaliumnitrat | 0.32 |
| Mannitol | 0.10 |
| Natriumchlorid | 0.58 |
| Natriumnitrat | 0.40 |
| Natriumtetraborat (Dekahydrat) | 0.28 |

**Isotope:** Atomarten (Nuklide*) eines chem. Elements mit der gleichen Anzahl an Protonen (Ordnungszahl*, Kernladungszahl) aber unterschiedlicher Neutronenzahl (vgl. Massenzahl). Dies führt (im Gegensatz zu den Isobaren*) zu unterschiedlichen relativen Atommassen. Sämtliche I. haben annähernd ganzzahlige relative Atommassen, die größeren Abweichungen von der Ganzzahligkeit bei vielen Elementen kommen daher, daß diese aus 2 od. mehr Isotopen bestehen. Die Angabe der Nukleonenzahl (Massenzahl) eines Isotops erfolgt links oben neben dem Elementsymbol, die Kernladungszahl steht links unten: $^{35}_{17}Cl$ od. $^{131}_{53}I$. Allg. schriftl. Wiedergabe: Chlor-35 od. $^{35}Cl$, Iod-131 od. $^{131}I$.

Bekannt sind ca. 300 stabile u. mehr als 1000 instabile Isotope. Zum Nachw. der I. benutzt man den Massenspektrographen (konstruiert 1919 v. Francis Will. Aston), in dem man die Ablenkung von Kanalstrahlen im elektr. od. magnet. Felde zur Bestimmung benutzt od. spektroskopische Messungen, da die Spektrallinien u. -banden von Isotopen ein wenig gegeneinander verschoben sind. Die Trennung der I. erfolgt hauptsächl. im Trennrohrverfahren nach Klaus Clusius (1938), das auf der sog. Thermodiffusion beruht, bei der sich die leichteren Moleküle in dem erwärmten Teil, die schweren Moleküle im gekühlten Teil des Rohres ansammeln. Das Diffusionsverfahren beruht darauf, daß leichte Gasmoleküle rascher durch eine Membran diffundieren als schwere. Beim Destillationsverfahren schließlich erwärmt man das Isotopengemisch, wobei die leichten Moleküle schneller verdampfen als die schwereren. Die reinen I. sind biol. von Wichtigkeit, da man mit ihrer Hilfe den Weg bestimmter Stoffe im Körper bis ins einzelne verfolgen kann, besonders die radioaktiven I. sind zur Markierung geeignet (vgl. Radioindikatoren*). So dienen die I. u.a. zum Studium der Assimilation u. Dissimilation, zum Nachw. der Spurenelemente, der Wirkungsweise d. Bakterien, zur Feststellung des Angriffspunktes, der Wirkungsdauer u. der Ausscheidung von Arzneimitteln usw.

**Isotretinoin** INN: Isotretinoinum Ph.Eur.3, 18-*cis*-Vitamin-A-säure, Roaccutan®; CAS-Nr. 4759-48-2; $C_{20}H_{28}O_2$, $M_r$ 300.4. Gelbes bis orangegelbes, krist. Pulver. Prakt. unlösl. in Wasser, lösl. in Dichlormethan, schwer lösl. in Ethanol. Besonders in Lösung gegenüber Luft, Wärme u. Licht empfindlich. **Anw.:** Aknetherapeutikum, s. Tretinoin.

**Isotrop:** sind Körper, die nach allen Richtungen gleiche phys. Eigenschaften besitzen, also alle amorphen Körper, Glas, Flüssigkeiten sowie die im regulären System kristallisierenden Stoffe, vgl. Anisotropie.

**Isovaleriansäure:** 3-Methylbuttersäure, Acidum isopropylaceticum, Isopropylessigsäure; $(CH_3)_2CH\text{-}CH_2\text{-}COOH$, $C_5H_{10}O_2$, $M_r$ 102.13. Schmp. -29.3°C. Sdp. 177°C. D. 0.93. Ölige, farblose Flüss., die nach Baldrian riecht. Sie

**Isoton(isch)** Tab.2

Gefrierpunktserniedrigung ($\Delta T_A$) 1%iger wäßriger Lösungen wichtiger Augenarzneistoffe gegenüber reinem Wasser in K

| | | | |
|---|---|---|---|
| Aceclidinhydrochlorid | 0.16 | Kupfersulfat (Pentahydrat) | 0.10 |
| Acetylcholinchlorid | 0.19 | Lidocainhydrochlorid (Monohydrat) | 0.12 |
| Adenalonhydrochlorid | 0.12 | Methyltropiniumnitrat | 0.10 |
| Aluminiumkaliumsulfat 12$H_2O$ | 0.08 | Morphinhydrochlorid (Trihydrat) | 0.08 |
| Antazolinhydrochlorid | 0.11 | Naphazolinhydrochlorid | 0.14 |
| Ascorbinsäure | 0.10 | Naphazolinnitrat | 0.12 |
| Atropinsulfat (Monohydrat) | 0.07 | Natriumacetat (Trihydrat) | 0.26 |
| Bacitracin | 0.03 | Natriumdihydrogenphosphat $H_2O$ | 0.21 |
| Benzylpenicillin-Natrium | 0.10 | Natriumedetat (Dihydrat) | 0.15 |
| Bezylalkohol | 0.10 | Natriumhydrogencarbonat | 0.38 |
| Calciumchlorid (Dihydrat) | 0.30 | Natriumiodid | 0.22 |
| Calciumchlorid (Hexahydrat) | 0.20 | Natriumpropionat | 0.35 |
| Carbachol | 0.20 | Natriumsalicylat | 0.21 |
| Chloramphenicolsuccinat-Natrium | 0.08 | Natriumthiosulfat (Pentahydrat) | 0.17 |
| Chlortetracyclinhydrochlorid | 0.06 | Neomycinsulfat | 0.06 |
| Clonidinhydrochlorid | 0.13 | Neostigminbromid | 0.12 |
| Cocainhydrochlorid | 0.19 | Oxybuprocainhydrochlorid | 0.11 |
| Dexamethasonphosphat Dinatrium | 0.10 | Oxytetracyclinhydrochlorid | 0.08 |
| Dihydrostreptomycinsulfat | 0.03 | Phenylephrinhydrochlorid | 0.19 |
| Diphenhydraminhydrochlorid | 0.12 | Physostigminsalicylat | 0.09 |
| Ephedrinhydrochlorid | 0.16 | Pilocarpinhydrochlorid | 0.14 |
| Epinephrinhydrogentartrat | 0.11 | Pilocarpinnitrat | 0.14 |
| Ergometrintartrat | 0.09 | Polymyxin-B-sulfat | 0.05 |
| Ethylmorphinhydrochlorid 2$H_2O$ | 0.09 | Prednisolonsuccinat-Natrium | 0.09 |
| Fluorescein Natrium | 0.18 | Procainhydrochlorid | 0.12 |
| Fructose | 0.10 | Rescorcinol | 0.16 |
| Gerbsäure | 0.02 | Saccharose | 0.06 |
| Guanethidinsulfat | 0.14 | Scopolaminhydrobromid (Trihydrat) | 0.07 |
| Harnstoff | 0.33 | Silbereiweiß | 0.05 |
| Histidinhydrochlorid | 0.15 | Silbereiweiß-Acetyltannat | 0.10 |
| Homatropinhydrobromid | 0.10 | Silbernitrat | 0.19 |
| Hydrocortisonsuccinat-Natrium | 0.09 | Sulfacetamid-Natrium (Monohydrat) | 0.14 |
| Hyoscyaminhydrobromid | 0.10 | Sulfadiazin-Natrium | 0.13 |
| Kaliumdihydrogenphosphat | 0.24 | Tetracainhydrochlorid | 0.11 |
| Kaliumiodid | 0.20 | Tolazolinhydrochlorid | 0.19 |
| Kaliummonohydrogenphosphat | 0.26 | Zinksulfat (Heptahydrat) | 0.09 |

findet sich frei in größerer Menge in der Baldrianwurzel, verestert in vielen ätherischen Ölen. Gew.: Durch Dampfdest. od. Auskochen der Baldrianwurzeln mit Soda, vgl. Valeriansäure.

**HOM:** *Acidum isovalerianicum (HAB1.5)*, Acidum valerianicum.

**Isovaleriansäureguajakolester:** s. Guajakolvalerianat.

**Isovaleriansäureisoamylester:** Amylium valerianicum, Isoamylisovalerianat; $C_{10}H_{20}O_2$. D. 0.858. Sdp. 194°C. Farblose Flüss. v. apfelartig. Geruch. **Anw.** med.**:** früher als Sedativum; techn.: zu Fruchtessenzen.

**Isovaleriansäurementhylester:** s. Menthylvalerianat.

**Isovaltrat:** s. Valepotriate.

**Isovanillinsäure:** s. Phenolcarbonsäuren.

**Isovist**®: s. Iotrolan.

**Isovitamin C:** s. Isoascorbinsäure.

**Isoxanthopterin:** 2-Amino-4,7-dihydroxypteridin; $C_6H_5O_2$, $M_r$ 179.14. Farblose Kristalle. Vork.: in Flügeln von Schmetterlingen, in Schleimpilzen.

**Isoxicam** INN: 4-Hydroxy-2-methyl-N-(5-methyl-3-isoxazolyl)-2H-1,2-benzothiazin-3-carboxamid-1,1-dioxid; CAS-Nr. 34552-84-6; $C_{14}H_{13}N_3O_5S$, $M_r$ 335.33. Schmp. 265-271°C. **Anw.:** Antirheumatikum*, Antiphlogistikum*. *Nicht mehr im Handel.*

**Isoxsuprin** INN: 1-(4-Hydroxyphenyl)-2-(1-methyl-2-phenoxyethylamino)propan-1-ol, Duvadi-

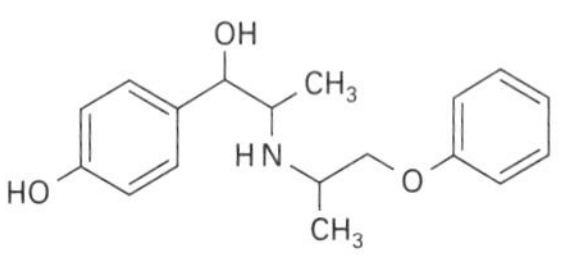


Isoxsuprin

lan®; CAS-Nr. 395-28-8; $C_{18}H_{23}NO_3$, $M_r$ 301.37. Schmp. 103°C. **Anw.:** β-Sympathomimetikum*, peripherer Vasodilatator. **Nebenw.:** Herzrhythmusstörungen, Verwirrtheit. **Übl. Dos.:** Oral: 2- bis 3mal 0.01 g/d. Oral retard: 2mal 0.04 g. Parenteral: i.m. 2- bis 3mal 0.01 g. Gebräuchl. ist auch Isoxsuprinhydrochlorid, Isoxsuprinlactat.

**Isozid**®: s. Isoniazid.

**Isozym:** s. Isoenzym.

**Ispaghula-Samen:** s. Plantago ovata.

**Ispaghula-Samenschalen:** s. Plantago ovata.

**Ispenkraut:** s. Hyssopus officinalis.

**Isradipin** INN: 4-(4-Benzofurazanyl)-1,4-dihydro-2,6-dimethyl-3,5-pyridindicarboxylsäuremethyl-1-methylethyl-ester, Lomir®, Vascal®; CAS-Nr. 75695-93-1; $C_{20}H_{20}N_3O_5$, $M_r$ 382.40. **Wirk.** u. **Anw.:** Calciumantagonist* mit vaskulärer Selektivität, zur Behandlung von Angina pectoris, zur Senkung der Nachlast bei

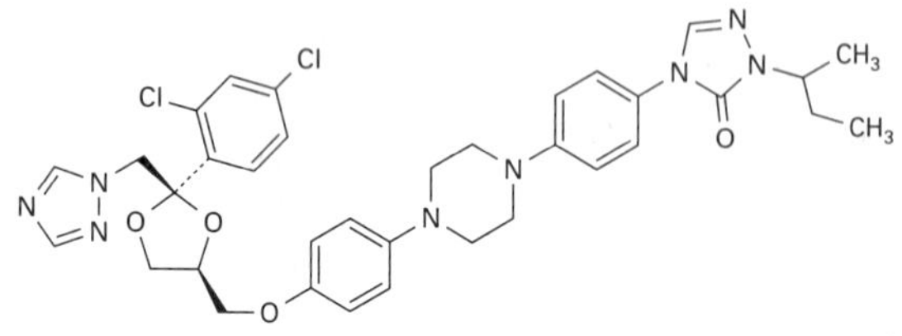

Itraconazol

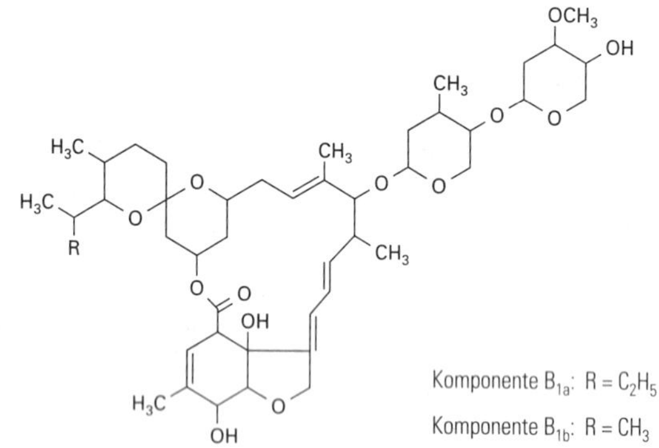


Ivermectin

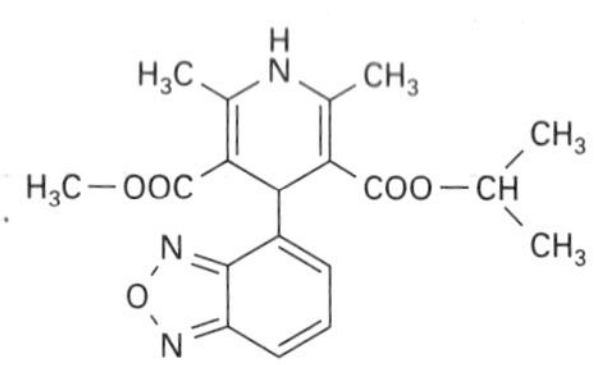

Isradipin

Herzinsuffizienz. **Nebenw.:** Kopfschmerzen, Übelkeit. **Übl. Dos.:** 3mal/d 2.5 bis 7.5 mg.

**Istizin**®: s. Dantron.

**Itai-Itai-Krankheit**: s. Cadmium.

**Iteratur**: Abk. auf Rezepten it. Erneuerung einer Arzneiverordnung; **iteretur, reiteretur:** es werde wiederholt.

**ITP**: Abk. f. Isotachophorese*.

**Itraconazol** INN: (+)-1-*sec*-Butyl-4-{*p*-[4-(*p*[[2R,4S)-2-(2,4-dichlorphenyl)-2-(1*H*-1,2,4-triazol-1-yl-methyl)-1,3-dioxalan-4-yl]methoxy] phenyl)-1-piperazinyl]phenyl}-$\delta^2$-1,2,4-triazolin-5-on, Sempera®; CAS-Nr. 84625-61-6; $C_{35}H_{38}Cl_2N_8O_4$, $M_r$ 705.64. Schmp. 166°C aus Toluol. **Anw.:** oral applizierbares Antimykotikum, das auch gegen Aspergillus-Arten wirkt; gute Verträglichkeit aufgrund des selektiven Angriffes an der Lanosterol-Demethylase. **Nebenw.:** gastrointestinale Beschwerden u. Kopfschmerzen. Von der Anw. während der Schwangerschaft u. Stillzeit sowie bei Vorliegen von Lebererkrankungen wird abgeraten.

**Itrop**®: s. Ipratropiumbromid.

**Iuniperi fructus**: s. Juniperus communis.

**IUP**: Intrauterinpessar, s. Pessar.

**IUPAC**: **I**nternational **U**nion for **P**ure and **A**pplied **C**hemistry. Wichtig ist die Tätigkeit der IUPAC auf dem Gebiet der chemischen Nomenklatur* (IUPAC-Regeln).

**i.v.**: Abk. f. intravenös*.

**Ivablüten**: s. Achillea erba-rotta ssp. moschata.

**Ivadal**®: s. Zolpidem.

**Ivakraut**: s. Achillea erba-rotta ssp. moschata.

**Ivaöl**: Oleum (Ivae) moschatae, s. Achillea erba-rotta ssp. moschata.

**Ivarancusawurzel**: Vetiverwurzel, Radix Vetiveriae, s. Vetiveria zizanioides.

**Ivermectin** INN: Hyvermectin, 22,23-Dihydroavermectin; CAS-Nr. 70161-11-4. Halbsynth. Derivat nat. vorkommender Avermectine*, bestehend aus einem Gem. von ca. 80% 22,23-Dihydroavermectin $B_{1a}$ (R = -Ethyl, $C_{48}H_{74}O_{14}$) u. weniger als 20% 22,23-Dihydroavermectin $B_{1b}$ (R = Methyl, $C_{47}H_{72}O_{14}$); farbloses Pulver. **Anw.:** Makrolidantibiotikum, Anthelminthikum (stark filarizide Wirk., v.a. bei Onchocerkose*, s. Filarien).

**Iversal**®: s. Ambazon.

**Ixoten**®: s. Trofosfamid.

# J

**J:** **1.** *chem.* Jod (veraltet), jetzt: I (Iod); **2.** *physik.* Joule*.

**J...:** s.a. I....

**Jaborandiblätter:** Folia Jaborandi, s. Pilocarpus-Arten.

**Jacaranda procera** Spreng.: (J. copaia) u. andere Arten (z.B. Jacaranda caroba (Vell.) DC.), Fam. Bignoniaceae (Brasilien), sind Stpfl. v. **Folia Carobae:** Folia Jacarandae, Karobablätter, Karaibablätter. **Inhaltsst.:** Carobin (Alkaloid), Carobasäure, Harz, Bitterstoff. **Anw.** volkst.: als Diuretikum.

**Jaceidin:** ein Flavonolderivat; **Strukturformel** s. Flavonoide.

**Jacutin®:** s. Lindan.

**Jahresringe:** *bot.* im Stammquerschnitt der Dikotylen m. bloßem Auge bereits sichtbare, ringförmige Grenzen zwischen Frühjahrs- u. Herbstholz. **Falscher Jahresring:** Unterbrechung des Wachstums innerhalb einer Vegetationsperiode – durch Krankheit, Frost, Trockenheit, – aber späterer Wiederaufnahme des Wachstums, führt zu einer zweiten Zuwachsschicht des Holzes innerhalb eines Jahres, dem falschen Jahresring.

**Jakob-Creutzfeld-Krankheit:** s. Creutzfeld-Jakob-Krankheit.

**Jakobskraut:** Herba Senecionis Jacobaeae, s. Senecio jacobaea.

**Jakobsleiter:** s. Polemonium caeruleum.

**Jakobslilie:** s. Amaryllidaceae.

**Jalapa:** s. Ipomoea purga.

**Jalapenharz:** Resina Jalapae*, s.a. Ipomoea purga.

**Jalapenknollen:** Tubera Jalapae, s. Ipomoea purga.

**Jalapenpillen:** s. Pilulae Jalapae.

**Jalapenwurzel:** Tubera Jalapae, s. Ipomoea purga.

**Jalapinolsäure:** 11-Hydroxypalmitinsäure, s. Glykoretine.

**Jamaika-Bitterholz:** Lignum Quassiae (jamaicense), s. Picrasma excelsa.

**Jamaika-Pfeffer:** s. Pimenta dioica.

**Jamaika-Wurmrinde:** Cortex Andirae inermis, s. Andira inermis.

**Jambolanapflaume:** s. Syzygium cumini.

**Jambosa caryophyllus:** s. Syzygium aromaticum.

**Jambosa vulgaris:** s. Syzygium jambos.

**Jambulbaum:** s. Syzygium jambos.

**Jambulfrüchte, Jambusen:** s. Syzygium jambos.

**Jambulrinde:** Cort. Syzygii jambolani, s. Syzygium cumini bzw. Syzygium jambos.

**Jambulsamen:** Semen Syzygii cumini (jambolani), s. Syzygium cumini.

**Japanholz:** Lign. Fernambuci, s. Caesalpinia echinata.

**Japanische Gallen:** Gallae japonicae, s. Gallen.

**Japanischer Fischleim:** s. Agar.

**Japanischer Lackbaum:** s. Toxicodendron vernicifera.

**Japanischer Sternanis:** s. Illicium anisatum.

**Japanisches Pfefferöl:** s. Zanthoxylum piperitum.

**Japankampfer:** s. Campher.

**Japantang:** s. Laminaria.

**Japanwachs:** Cera japonica, s. Wachse.

**Jasmin, Gelber:** s. Gelsemium sempervirens.

**Jasminöl:** s. Oleum Jasmini.

**Jasminum grandiflorum:** s. Oleum Jasmini.

**Jasminum officinale:** s. Oleum Jasmini.

**Jasminwurzel, Gelbe:** Rhizoma Gelsemii, s. Gelsemium sempervirens.

**Jasmolin:** s. Chrysanthemum cinerariifolium.

**Jasmon:** 3-Methyl-2-(*cis*-2-pentenyl)-2-cyclopen-ten-1-on; $M_r$ 164.24. Sdp. 248°C. Gelbliche ölige Flüss. Unlösl. in Wasser, lösl. in Ethanol. **Anw.:** in der Parfümindustrie.

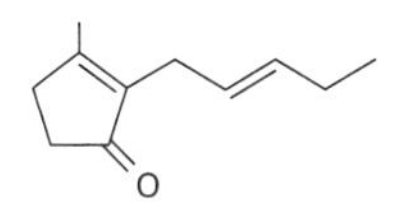


Jasmon

**Jateorhiza palmata** (Lam.) Miers: (Iatrorrhiza palmata) Fam. Menispermaceae (trop. Ostafrika, Indien, Südamerika). Stpfl. v. **Radix Colombo: Kolombowurzel**, Kalumbawurzel. **Inhaltsst.:** die Protoberberinalkaloide Jatrorrhizin, Palmatin (Methyljatrorrhizin) u. Columbamin, die Bitterstoffe Columbin* (Diterpenlacton), Chasmanthin u. Palmarin (Hydronaphthalin-Derivate) u.a., ferner Schleim, äther. Öl (thymolhaltig) u. Stärke. **Anw.:** als Amarum u. Stomachicum, Adstringens.

**HOM:** *Jateorhiza palmata* (HAB1.5), Columbo: getrocknete Wurzel.

**Jatroneural®:** s. Trifluoperazin.

**Jatropha curcas** L.: (Croton purgans) Fam. Euphorbiaceae (trop. Südamerika). Stpfl. v. **Semen Jatrophae:** Semen Ricini majoris, Purgierstrauchsamen, Curcasnüsse; die ca. 17 mm langen, eiförmigen Samen. **Inhaltsst.:** neben ca. 40% fettem Öl das toxische Polypeptid Curcin (bei Erhitzen über 50°C unwirksam), das dem Ricin* ähnl. ist. Zur Gew. des fetten Öls. **Oleum Jatrophae:** Oleum Ricini majoris, Curcasöl, Purgiernußöl. **Best.:** Glyceride der Palmitin-, Myristin- u. Curcanolsäure. **Anw.:** Abführmittel; in der Technik.

**HOM:** *Jatropha curcas:* reife Samen; verord. z.B. b. choleraartigen Brechdurchfällen.

**Jatropur®:** s. Triamteren.

**Jatrorrhiza palmata:** s. Jateorhiza palmata.

**Jauert:** Joghurt*.

**Javatee:** Folia Orthosiphonis staminei, s. Orthosiphon aristatus.

**Javelle-Lösung (Lauge):** Liquor Kalii hypochlorosi, s. Kaliumhypochlorit.

**Jecoris Oleum:** s. Lebertran.

**Jecur:** (lat.) Leber.

**Jejunum:** Intestinum jejunum, Leerdarm; oberster Teil des Dünndarms, an den Zwölffingerdarm anschließend.

**Jelängerjelieber:** Lonicera caprifolium*.

**Jellin®:** s. Fluocinolonacetonid.

**Jenaer Glas®:** s. Glas.

**Jenner-Eosin-Methylenblau-Lösung:** Reagenz zur Färbung der Blutzellen. Mischg. von 25 mL einer 0.5%igen Lsg. von Eosin in Methylalkohol u. 20 mL einer 0.5%igen Lsg. von Methylenblau in Methylalkohol; entspricht May-Grünwald-Färbung.

**Jephagynon®:** s. Estradiolbenzoat.

**Jerusalemartischocke:** s. Helianthus tuberosus.

**Jervasäure:** s. Chelidonsäure.

**Jerveratrum-Alkaloide:** s. Veratrum-Alkaloide.

**Jervin:** s. Veratrum-Alkaloide.

**Jesuitentee:** **1.** Folia Mate, s. Ilex paraguariensis; **2.** Herba Chenopodii ambrosioidis, s. Chenopodium ambrosioides var. ambrosioides.

**Jesuiterbalsam:** Balsamum copaivae*.

**Jetmills:** s. Mühlen.

**Jetrium®:** s. Dextromoramid.

**Joch:** s. Blattformen.

**Jochpilze:** Zygosporenpilze, s. Pilze.

**Jod....:** s. Iod....

**Joghurt:** Yoghurt, Jugurt, Jauert; türk. ja-urt. Ursprüngl. eine durch Impfung warmer Ziegen-, Schaf-, Büffelmilch mit dem sog. Maja-Ferment (Podkwassa) gewonnene Sauermilch, in der das Casein in besonders fein geflockter Form vorliegt. Das Maja-Ferment besteht im wesentlichen aus Lactobacillus bulgaricus u. Streptobacterium thermophilus. Hauptsächl. in der Türkei u. Bulgarien gebräuchlich. Heute benutzt man i.a. vor allem Kuhmilch, die man etwas eindampft, dann schnell auf ca. 45°C abkühlt, ca. 5% des Enzympräparates hinzufügt u. ca. 2.5 bis 3 h bei 45°C bis zur Gerinnung hält. Dann lagert man das so gewonnene J. ca. 12 bis 14 h lang bei 4 bis 5°C. J. ist im Gegensatz zu Kefir u. Kumys fast alkoholfrei. **Anw.:** bei Magen- u. Darmstörungen, nach (bei) peroraler Antibiotikatherapie.

**Johannisbeerblätter, Schwarze:** Folia Ribis nigri, s. Ribes nigrum.

**Johannisbeeren, Schwarze:** Fruct. Ribis nigri, s. Ribes nigrum.

**Johannisblume:** Arnica montana*.

**Johannisbrot:** Fructus Ceratoniae, s. Ceratonia siliqua.

**Johannisbrotkernmehl:** s. Ceratonia siliqua.

**Johanniskraut:** Herba Hyperici, Hypericum perforatum*.

**Johanniskrautöl:** s. Oleum Hyperici.

**Johanniswurzel:** Rhiz. Filicis, s. Dryopteris filix-mas.

**Johimbin:** s. Yohimbin.

**Jojobaöl:** s. Simmondsia chinensis.

**Jonon(e):** Ionon(e); α-, β- u. γ-Jonon; $C_{13}H_{20}O$. Farblose Flüss., lösl. in Ethanol u. Ether, wenig lösl. in Wasser. Nat. in versch. äther. Ölen. α-Jonon riecht konz. nach Zedernholz, in starker Verdünnung nach Veilchen. Künstl. J. (synth. aus Citral u. Aceton) besteht aus α- u. β-Jonon. **Anw.:** in d. Parfümerie, β-Jonon dient zur Herst. v. Vitamin A.

**Jontophorese:** Iontophorese*.

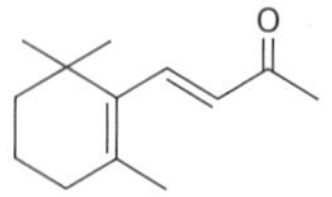

Jonon:
β-Jonon als Beispiel; α-, β- und γ-Jonon unterscheiden sich durch die Lage der Doppelbindung im Cyclohexanring

**Josalid®:** s. Josamycin.

**Josamycin** INN: 3-Acetoxy-5-[3,6-didesoxy-4-O-(2,6-didesoxy-4-O-isovaleryl-3-C-methyl-α-L-ribo-hexopyranosyl)-3-dimethylamino-β-D-glucopyranosyloxy]-6-formylmethyl-9-hydroxy-4-methoxy-8-methylhexadecan-10,12-dien-15-olid, Josalid®, Wilprafen®; CAS-Nr. 16846-24-5; $C_{42}H_{69}NO_{15}$, $M_r$ 828.0. Gelblichweißes, bitter schmeckendes Pulver; gut lösl. in Ethanol, Chloroform u. Ether. **Wirk.** u. **Anw.:** orales Makrolid-Antibiotikum; breites Wirkungsspektrum mit besonderer Wirksamkeit gegen Bacteroides fragilis, Staphylokokken, Chlamydien, Mykoplasmen. **Übl. Dos.:** oral 0.6 bis 2 g/d. **Nebenw.:** gastrointestinale Störungen; langsame Resistenzentwicklung; in Verw. auch das geschmacksneutrale Propionat; s.a. Antibiotika (Tab.).

**Josefskraut:** Herba Hyssopi, s. Hyssopus officinalis.

**Joule:** Kurzzeichen J; abgeleitete SI-Einheit* f. die Arbeit* (Energie*, Enthalpie*, Wärmemenge etc.). $1\ J = 1\ Nm = 1\ kg \cdot m^2 \cdot s^{-2} = 1\ W \cdot s$ (Wattsekunde) $= 1\ V \cdot A \cdot s$. $1\ J = 10^7\ erg = 0.238846\ cal$ (Kalorien) $= 6.24146 \cdot 10^{18}\ eV$ (Elektronvolt) $= 2.77777 \cdot 10^{-7}\ kWh$ (Kilowattstunden) $= 9.86895\ L \cdot atm$ (Literatmosphären) bzw $m^3 \cdot Pa$.

**Juckbohnen:** Fruct. Stizolobii, s. Mucuna puriens.

**Jucken:** Hautjucken, Pruritus.

**Juckreizstillende Creme:** Zstzg. nach NFA: 5.0 T. Thesit (Polidocanol*) ad 100 T. Hydrophile Creme*. **Anw.:** Juckreiz, Insektenstiche.

**Juckreizstillende Milch:** Zstzg. nach NFA: 5.0 T. Thesit (Polidocanol*), 40.0 T. Nichtionogene Hydrophile Creme NFA (s. Unguentum emulsificans nonionicum aquosum) ad 100 T. destilliertes Wasser. **Anw.:** Juckreiz, Insektenstiche.

**Judenkirsche:** Physalis alkekengi*.

**Juglans cinerea** L.: Fam. Juglandaceae, Graue Walnuß, Butternuß (Nordamerika). Stpfl. v. **Cortex Juglandis cinereae:** Butternußrinde, Butternut Bark; die innere Wurzelrinde. **Inhaltsst.:** Juglon, Juglandin, Juglandinsäure, Tannine, äther. Öl, fettes Öl. **Anw.:** bei Leberleiden, Laxans. **Juglandin:** handelsübliches, ist ein Extrakt aus der Wurzelrinde.

**HOM:** *Juglans cinerea:* im Mai u. Juni gesammelte frische, innere Rinde od. Äste, des Stammes u. der Wurzeln; verord. z.B. b. Hauterkrankungen mit Leberleiden, Kopfschmerzen.

**Juglans regia** L.: Fam. Juglandaceae, Walnußbaum (heim. Kleinasien, kult. Mitteleuropa, Nordafrika, Nordamerika sowie in Japan). Stpfl. v. **Folia Juglandis:** Walnußblätter. **Inhaltsst.:** äther. Öl, Juglon (Strukturformel s. α-Naphthochinon), entsteht aus Hydrojuglonglucosid, nur in frischen Blättern, ferner ca. 6% Gerbstoffe (Catechingerbstoffe u. Gallotannine), Inosit. Geh. mind. 6.0% (mit Hautpulver fällbare) Gerbstoffe. **Off.:** DAC86. **Anw.:** als Adstringens (Antidiarrhöikum) u. Fungistatikum, bei Hautleiden; zur Vertreibung von Wanzen u. Läusen.

**Cortex Juglandis regiae nucum:** Cortex Juglandis fructus, **Walnußschalen. Inhaltsst.:** α- u. β-Hydrojuglon(glucosid) (in frischen Schalen; färbt, wie auch das Juglon der Blätter, Haare u. Haut braun), Säuren, Emulsin, Zucker, Calciumphosphat u. -oxalat, außerordentl. reich an Vitamin C (bis 1.5% in frischen Schalen). **Anw.** volkst.: bei Vitamin-C-Mangelerscheinungen, Karies, Hautausschlägen, lymphatischen u. skrofulösen Erscheinungen; die frischen Schalen zu Haarfärbemitteln.

**Oleum Juglandis:** Nußöl, das aus den Kernen ohne Anwendung v. Wärme gepreßte fette Öl, hellgelb-grünlichgelb. D. 0.920 bis 0.924; IZ 141 bis 153; SZ nicht über 8: VZ 188 bis 196. **Best.:** Glyceride der Leinölsäuren, Ölsäure, Myristinsäure u.a. **Anw.:** als Speiseöl.

**Oleum Juglandis nucum infusum:** Walnußschalenöl; das kosmet. verwendete Nußöl, ein mit Ol. Arachidis in der Wärme hergest. Auszug aus Walnußschalen.

**HOM:** *Juglans:* frische Fruchtschalen u. Blätter zu gleichen Teilen; verord. z.B. b. Akne vulgaris, nässenden Hautekzemen.

**Juglon:** 5-Hydroxy-1,4-naphthochinon, s. Juglans regia; **Strukturformel** s. α-Naphthochinon.

**Jugurt:** Joghurt*.

**Jujuben:** Fruct. Jujubae, s. Zizyphus jujuba.

**Julep:** Julapium; ein im Mittelalter von d. Arabern verwendeter, meist mit Zucker, Sirup od. Honig gesüßter Drogenauszug als Kühltrank (Refrigerantium).

**Jumella fragrans:** s. Angraecum fragrans.

**Jungfer im Grünen:** s. Nigella damascena.

**Jungfernöl:** Oleum Olivarum, s. Olea europaea.

**Juniperus communis** L.: Fam. Cupressaceae, Wacholder, Machandel, Kranewitt (fast alle Gebiete der gemäßigten u. kalten Zonen d. nördl. Halbkugel). Stpfl. v. **Fructus Juniperi:** Juniperi fructus, Iuniperi fructus, Baccae Juniperi, Pseudofructus iuniperi, Wacholderbeeren, Machandel-, Kaddig-, Kranewittbeeren; die getrockneten, reifen Beerenzapfen. **Off.:** DAB10, ÖAB90, Ph.Helv.7. **Inhaltsst.:** 0.2 bis 2% (mind. 1.0%) äther. Öl, 7% Invertzucker (trocken bis 30%), 3 bis 4% Catechingerbstoffe, Proanthocyanidine, Flavonoide, Harz, Pektin, Säuren, Inosit, Gummi. **Anw.:** als Diuretikum u. Harndesinfizienz bei Pyelitis (Nierenbeckenentzündung) u. Zystitis (Blasenentzündung), ferner als Stomachikum u. Karminativum sowie bei Gicht u. Rheuma, Bronchialleiden, Wassersucht (kontraind. bei Nierenentzündung u. Gravidität). Vor Anw. Früchte quwetschen od. (besser) durch Sieb reiben; (s.a. Pix Juniperi, unter Juniperus oxycedrus); vielfach auch als Gewürz u. zur Herst. v. Spirituosen (Gin, Genever). **Zuber.:** Spec. diureticae, Succus Juniperi inspissatus. **Oleum Juniperi:** Iuniperi aetheroleum, Wacholderbeeröl, Ätherisches Wacholderöl; das äther. Öl aus den reifen Beerenzapfen. (Ph.Helv.7: mit einem geeigneten Antioxidans konserviert). Farblose bis blaßgelbl. Flüss. $\alpha_D^{20°C}$ -1 bis -15°. D. 0.856 bis 0.876. $n_D^{20°C}$ 1.472 bis 1.484. **Off.:** DAB7, ÖAB90, Ph.Helv.7. **Best.:** ca. 82% α- u. β-Pinen, Camphen, Cadinen (nicht immer vorhanden), α-Terpineol, Terpinen-4-ol (f. diuretische Wirk. verantwortlich, steigert die glomeruläre Filtrationsrate), Junipen, Stearopten, Junen u.a. **Anw.** med.: inn. als Diuretikum u. Karminativum; äuß. als hautreizendes Mittel, zu Einreibungen. **Zuber.:** Spir. Juniperi, Spir. Angelicae compositus, Ungt. aromaticum, Ungt. Rosmarini compositum.

**Lignum Juniperi:** Wacholderholz, das getrocknete Wurzel-, Stamm- u. Astholz. **Inhaltsst.:** Andere Wirkstoffe als in den Scheinfrüchten. Ungewöhnliche Diterpene (Sugiol, Xanthoperol, Communissäure), Sesquiterpene (Thujopsen, Pygmaein). (In der Rinde: Longifolin, Gerbstoffe u. Lignane, u.a. Podophyllotoxin*). **Anw.** volkst.: als harn- u. schweißtreibendes Mittel, als Blutreinigungsmittel.

**Oleum Juniperi e Ligno:** Wacholderholzöl; nach EB6 das äther. Öl aus dem Holz u. den Zweigen, meist jedoch nur über Wacholderzweige destilliertes Terpentinöl. **Anw.** volkst.: zu Einreibungen.

**Succus Juniperi inspissatus:** Wacholderbeermus, Wacholderbeersaft, Roob Juniperi. Herst. nach DAB6: 1 T. zerquetschte Beeren werden mit 4 T. Wasser übergossen, 12 h lang unter wiederholtem Umrühren stehengelassen, dann ausgepreßt, durchgeseiht u. zu einem dünnen Mus eingedampft. Wacholdermus ist trübe, braun u. von süßem würzigem Geschmack, in Wasser ist es nicht klar löslich. **Anw.** volkst.: hauptsächl. als Roborans u. als Blutreinigungsmittel.

**HOM:** *Juniperus communis* (HAB1.3): frische, reife Beerenzapfen.

**HOM:** *Juniperus communis e fructibus siccatis* (HAB1.3): reife, getrocknete Beerenzapfen; verord. z.B. b. Nierenerkrankungen.

**Juniperus oxycedrus** L.: Fam. Cupressaceae, Baumwacholder, span. Zeder (Mittelmeergebiet). Stpfl. v. **Pix Juniperi** DAB6: **Wacholderteer** (Oleum Juniperi empyreumaticum, Oleum Cadinum, Kaddigöl, Kranewittöl). Gew. durch trockene Dest. aus dem Holz u. den Zweigen. Sirupartige, rot- bis schwarzbraune Flüss. von durchdringendem Geruch; lösl. in Chloroform u. Ether, teilw. lösl. in Ethanol u. Petrolether. **Best.:** Guajacol, Cresol u. and. Phenole, Cadinen, Harze. **Anw.** volkst.: äuß. bei Rheumatismus, Krätze, Flechten, Ekzemen.

**Juniperus sabina** L.: Fam. Cupressaceae, Sadebaum, Sevenbaum (Mittel- u. Südeuropa, Alpengebiete, Kaukasus, Nordasien, Nordamerika). Stpfl. v. **Summitates Sabinae:** Herba Sabinae, Turiones Sabinae, Sadebaumspitzen, Sevikraut; **Sabinae herba ad usum veterinarium** Ph.Helv.7, Sevikraut f. tierarzneiliche Zwecke; die getrockneten, jüngsten Zweigspitzen. **Inhaltsst.:** 3 bis 5% (Ph.Helv.7: mind. 2.0%)

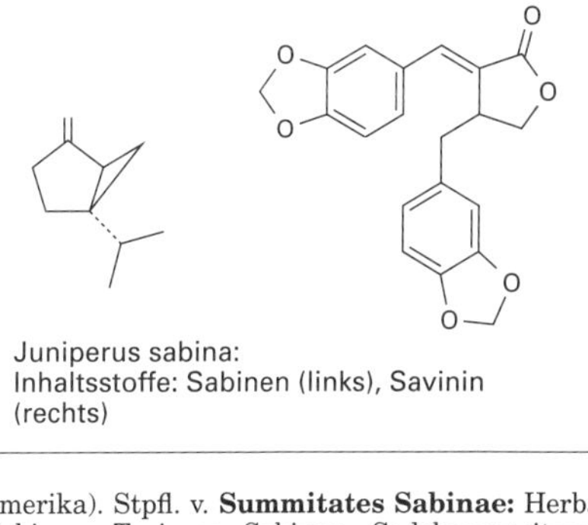


Juniperus sabina:
Inhaltsstoffe: Sabinen (links), Savinin (rechts)

äther. Öl, die Lignane Savinin, Podophyllotoxin* u.a. **Anw.:** in der Veterinärmedizin zum Ablösen der Nachgeburt u. zum Verkalben, obsolet; früher als Emmenagogum (MED 1.0 g, MTD 2.0 g); äuß.: in Salben bei Kondylomen; (volkst. früher häufig als Abortivum, sehr oft mit tödlichem Ausgang). **Oleum Sabinae: Sadebaumöl**, das äther. Öl aus den Zweigspitzen u. Blättern; farblose bis gelbl. Flüss. von widerl. Geruch. D. 0.902 bis 0.925; opt. rechtsdrehend ($\alpha_D^{20°C}$ +38 bis +62°). **Best.:** Sabinol u. Sabinylacetat (zus. ca. 50%), ca. 20% L-Sabinen, D-Sabinen, Cadinen, Citronellol, Linalylacetat, n-Decylaldehyd, Terpinen, Geraniol. **Anw.:** wie Summ. Sabinae, ebenfalls stark abortiv wirkend. MED 0.2 g, MTD 0.5 g; hauptsächl. äuß. zu Einreibungen (1%, davon nicht mehr als 20 g).

**HOM:** *Juniperus sabina,* Sabina (HAB1.3): frische Zweigspitzen m. Blättern; verord. z.B. b. Menstruationsstörungen, Gicht, Reizblase, Blutungen i. d. Schwangerschaft.

**Juniperus virginiana** L.: Fam. Cupressaceae, Virginischer Wacholder, Virginische Zeder (Nordamerika). Stpfl. v. **Lignum Cedri:** Zedernholz. **Inhaltsst.:** Harz, äther. Öl (Borneol, Terpene). **Anw.** volkst.: zu Räucherzwecken. **Oleum Ligni Cedri:** Zedernholzöl, Gew. durch Dest. aus d. Holz. Farbloses dickflüss. Öl. D. 0.943 bis 0.961. **Best.:** Cedrol (Zedernkampfer), Sesquiterpene. **Anw.:** in d. Mikroskopie als Immersionsöl, ferner zum Aufhellen der Präparate; in der Parfümerie.

**Justar®:** s. Cicletanin.

**Justicia adhatoda:** s. Adhatoda vesica.

**Justieren:** *syn.* abgleichen; ein Meßgerät (z.B. eine Uhr) od. eine Maßverkörperung (z.B. ein Gewichtstück) so einstellen od. abgleichen, daß die Ausgangsgröße (z.B. die Skalenanzeige) mit dem richtigen Wert übereinstimmt od. die Abweichungen innerhalb des zulässigen Fehlers liegen. Im Gegensatz zum Kalibrieren* erfordert das J. einen Eingriff, der das Meßgerät oft bleibend verändert (s. auch Eichen). Beispiele: J. eines elektrischen Widerstandes durch Ändern der Drahtlänge. J. eines Gewichtsstückes durch Einfüllen von Bleischrot.

**Jute:** die gelbbräunlichen Bastfasern von Corchorus capsularis* u. anderen Corchorus-Arten.

**Jutesamenöl:** s. Corchorus capsularis.

**Juvenilhormone:** die Häutung der Insekten auslösende Stoffe, z.B. Derivate von Farnesol*; vgl. Ecdysone.

**Juwelierborax:** Borax, Oktaedrischer*.

# K

**K:** **1.** *chem.* Kalium*. **2.** Symbol f. Kelvin*. **3.** Symbol f. die **Gleichgewichtskonstante im Massenwirkungsgesetz***. Die Art der Gleichgewichtsreaktion wird durch Indizes bezeichnet. Beispiele: $K_w$ (Ionenprodukt* des Wassers), $K_s$ (Säurekonstante*), $K_b$ (Basekonstante*), $K_L$ (Löslichkeitsprodukt*) (s.a. pK).

**k:** **1.** Symbol f. Kilo* (gesetzlicher Vorsatz f. das 1000-fache einer Einheit); **2.** Symbol f. die Boltzmann-Konstante*.

**Kaban®:** s. Clocortolon.

**Kabeljau:** Gadus morrhua, Lieferant von Lebertran*.

**Kachexie:** (*gr.* καχεξία schlechter Zustand) Kachexia; allgemeiner Kräfteverfall.

**Kadaverin:** Cadaverin*.

**Kaddigbeeren:** Fructus Juniperi, s. Juniperus communis.

**Kaddigöl, Kadeöl:** Oleum Juniperi empyreumaticum, s. Juniperus communis.

**Kadmium:** Cadmium*.

**Käfigeinschlußverbindungen:** Clathrate, s. Einschlußverbindungen.

**Kältemischungen:** Mischungen aus Salzen od. Trockeneis mit Wasser, Eis od. organischen Flüssigkeiten, die sich bei ihrer Herst. abkühlen (die verwendeten Salze lösen sich unter Wärmeverbrauch).

**Kämpferol:** 3,4',5,7-Tetrahydroxyflavon, 4'-Hydroxyapigenin; $C_{15}H_{10}O_6$, $M_r$ 286.23. **Strukturformel** s. Flavonoide. In zahlreichen Pflanzen, z.B. in Sennesblättern, in d. Blüten v. Prunus spinosa, in den Früchten von Rhammus-Arten usw.; meist in Form von Glykosiden, z.B. als 3-Glucosid (Astragalin*).

**Käselabkraut:** Galium verum*.

**Käsemalve: Käsepappel**, s. Malva sylvestris.

**Käsestoff:** Casein*.

**Kätzchen:** *bot.* s. Blütenstand.

**Kaffee:** Coffea*.

**Kaffeekohle:** Carbo Coffea, s. Carbo activatus.

**Kaffeelöffel:** Teelöffel, s. Volumenangaben, empirische.

**Kaffeesäure:** 3,4-Dihydroxy-zimtsäure; s. Chlorogensäure.

**Kaffeestrauch:** Coffea arabica u. Coffea liberica, s. Coffea.

**Kaffein:** s. Coffein.

**Kahmhaut: Kahmhefe**, s. Mycoderma.

**Kainit:** s. Magnesium.

**Kaiserblau:** Smalte, Schmalte, Königsblau, Cobaltblau; Kalium-cobalt-silicat; dient als Malerfarbe, zum Färben von Glas u. Keramik; wurde schon von den Ägyptern hergestellt.

**Kaiserling:** s. Amanita caesarea.

**Kaiserling-Lösung:** Flüssigkeiten zur Erhaltung von anatomischen Präparaten in natürlichen Farben: **1.** 3 T. Kaliumnitrat sind in 188 T. Wasser zu lösen, die Lsg. ist mit 18 T. Solutio Kalii acetici* u. 40 T. Formaldehydlsg. (35%) zu versetzen. **2.** 80%iges Ethanol. **3.** 3 T. Sol. Kalii acetici, 8 T. dest. Wasser, 2 T. Glycerol. Die Präparate werden mehrere Tage in Lsg. 1 gelegt, dann so lange in Ethanol, bis die Farben wieder hervortreten u. werden in Lsg. 3 aufbewahrt. Sehr umfangreiche u. dicke Organe kann man mit folg. Lsg. durch Injektion konservieren: 3 g Kaliumnitrat, 5 g Kaliumacetat, 40 mL Formaldehydlösung u. 100 mL Wasser (Kaiserling, Karl, Pathologe, Königsberg 1869 bis 1942.).

**Kajeputbaum:** s. Melaleuca leucadendra.

**Kajeputöl:** Oleum Cajeputi, s. Melaleuca leucadendra (var. cajeput).

**Kakao:** s. Theobroma cacao.

**Kakaobutter:** Kakaofett, Oleum Cacao, s. Theobroma cacao.

**Kaki-Pflaume:** s. Diospyros kaki.

**Kakke:** (chines.) Beriberi*.

**Kakodyl:** **1.** Tetramethyldiarsan; $(CH_3)_2As{-}As(CH_3)_2$. **2.** Präfix in Verbindungsnamen, die die Dimethylarsinogruppe $(CH_3)_2As{-}$ enthalten; s. Kakodylsäure, Arsine.

**Kakodylsäure:** Acidum kakodylicum, Dimethylarsinsäure; $(CH_3)_2AsOOH$, $M_r$ 137.99. Weiße, geruchlose Kristalle, leicht lösl. in Wasser u. Ethanol, lösl. in Eisessig, unlösl. in Ether. **Anw.** med.: früher gegen Hautkrankheiten.

**Kältemischungen**

| Temperatursenkung bis | Mischung (Angaben in Gewichtsteilen) |
|---|---|
| −15 °C | 1 T. Ammoniumchlorid + 4 T. Schnee (Eis) od. 1 T. Ammoniumnitrat + 1 T. Wasser |
| −20 °C | 1 T. Kochsalz + 2 T. Schnee (Eis) od. 2 T. verd. Salpetersäure + 3 T. Natriumnitrat |
| −25 °C | 5 T. krist. Calciumchlorid + 3 T. Wasser |
| −30 °C | 2 T. krist. Calciumchlorid + 1 T. Schnee (Eis) od. 2 T. verd. Schwefelsäure +3 T. Schnee (Eis) |
| −40 °C | 4 T. verd. Salpetersäure + 5 T. Ammoniumnitrat + 6 T. Natriumsulfat |
| −50 °C | 3 T. krist. Calciumchlorid + 2 T. Schnee (Eis) |
| −60 °C | Kohlensäureschnee + Ethylchlorid |
| −82 °C | Kohlensäureschnee + Methylchlorid |
| −100 °C | Kohlensäureschnee + Ethylether (i. Vakuum) |

**Kakosmophore:** s. Osmophore Gruppen.

**Kakothelin:** Bis-desmethyl-nitrobrucin-hydrat-nitrat; $C_{21}H_{21}N_3O_7 \cdot HNO_3$, $M_r$ 490.4. **Anw.:** als Redoxindikator u. zum Nachw. von Eisen(II)-, Zinn(II)-, Vanadin(III)-Salzen sowie Thiosulfaten.

**Kaktuskraut:** s. Selenicereus grandiflorus.

**Kaktusschildlaus:** s. Dactylopius coccus.

**Kala-Azar:** (Kala schwarz, Azar Krankheit) viszerale Leishmaniase. Erreger: Leishmania donovani; Vork.: Mittelmeergebiet, Asien, Afrika; schwere, oft tödl. verlaufende Erkrankung; vgl. Leishmaniasen.

**Kalabarbohne, Kalabarsame:** s. Physostigma venenosum.

**Kalanchoe daigremontiana** Hamet et Perr. de la Bathie: (Bryophyllum taigremontiana (Hamet et Perr. de la Bathie) Berger) Fam. Crassulaceae, Staude in Südwest-Madagaskar. **Inhaltsst.:** leicht zersetzbare, toxische Substanzen.

**HOM:** *Kalanchoe* (HAB1.2): im ersten Vegetationsjahr geerntete Blätter auch von K. pinnata. *Kalanchoe Rh* (HAB1.2).

**Kalander:** Maschine mit weichen (z.B. aus Baumwolle) od. harten (aus Hartguß od. Stahl), auch heizbaren, gegeneinander rotierenden Walzen. Dient der Verbesserung der Oberfläche von Papier u. textilen Flächen. Auch zur kontinuierlichen Herst. v. Gummiplatten u. Kunststoffolien (0.1 bis 0.8 mm dick) **(kalandrieren)**. Das zu verarbeitende Material wird unter regelbarem Druck u. Temp. zwischen den Walzen durchgezogen.

**Kalappusöl:** Oleum Cocos, s. Cocos nucifera.

**Kalialaun:** s. Kaliumalaun.

**Kaliaturholz:** Lignum Santali rubrum, s. Pterocarpus.

**Kali, Blausaures:** Kalium cyanatum, s. Kaliumcyanid.

**Kali-Blei-Glas:** s. Glas.

**Kali borussicum:** s. Kaliumhexacyanoferrat(II).

**Kalibrieren:** *syn.* Einmessen; „Eichen" von Analyseverfahren mit Standardlösungen genau bekannten Gehaltes od. durch Vergleich mit anerkannt genauen Standardverfahren; Aufstellung der Analysenfunktion. Nach DIN 1319 das Feststellen des Zusammenhanges zwischen Ausgangsgröße u. Eingangsgröße, z.B. zwischen Anzeige u. Meßgröße. Beispiel: Beim K. eines Thermoelements wird der Zusammenhang zwischen der Anzeige des Thermospannungsmeßgeräts u. der Temp. ermittelt (s. auch Justieren u. Eichen).

**Kali causticum fusum:** Kalium hydroxydatum, s. Kaliumhydroxid.

**Kali, Chlorsaures:** Kalium chloricum, s. Kaliumchlorat.

**Kali, Doppeltchromsaures:** Kalium dichromicum, s. Kaliumdichromat.

**Kalifornischer Mohn:** s. Eschscholzia californica.

**Kaliglas:** s. Glas.

**Kalihydrat:** s. Kaliumhydroxid.

**Kalii aspartas racemicus hemihydricus:** s. Kaliumhydrogenaspartat-Hemihydrat.

**Kalii bromidum:** s. Kaliumbromid.

**Kalii chloridum:** s. Kaliumchlorid.

**Kalii citras:** s. Kaliumcitrat.

**Kalii dihydrogenphosphas:** s. Kaliumdihydrogenphosphat.

**Kalii et Stibii Tartras:** s. Antimonyl-Kaliumtartrat.

**Kalii hydrogenocarbonas:** s. Kaliumhydrogencarbonat.

**Kalii hydroxidi solutio:** s. Solutio Kalii hydroxidati.

**Kalii hydroxychinolinii sulfas:** s. 8-Hydroxychinolinsulfat-Kaliumsulfat.

**Kalii iodidi compressi 65 mg:** s. Compressi Kalii iodidi 65 mg.

**Kalii iodidum:** s. Kaliumiodid.

**Kalii lactatis solutio monomolaris:** s. Solutio Kalii lactici monomolaris.

**Kalii monohydrogenphosphas:** s. Kaliummonohydrogenphosphat.

**Kalii orotas:** s. Kaliumorotat.

**Kalii permanganas:** s. Kaliumpermanganat.

**Kalii phosphas dibasicus:** s. Kaliummonohydrogenphosphat.

**Kalii phosphas monobasicus:** s. Kaliumdihydrogenphosphat.

**Kalii phosphas tribasicus:** s. Kaliumphosphat, Neutrales.

**Kalii sorbas:** s. Kaliumsorbat.

**Kali-Kalk-Glas:** s. Glas.

**Kali, Kaustisches:** Kalium hydroxydatum, s. Kaliumhydroxid.

**Kalilauge:** s. Solutio Kalii hydroxydati.

**Kalilauge, Verdünnte:** s. Solutio Kalii hydroxydati diluta.

**Kalisalpeter:** s. Kaliumnitrat.

**Kaliseife:** Sapo kalinus, s. Sapo.

**Kaliseifengeist:** s. Spiritus Saponis kalini.

**Kaliseifenspiritus:** s. Spiritus Saponis kalini.

**Kali, Übermangansaures:** Kalium permanganicum, s. Kaliumpermanganat.

**Kalium:** K, Potassium; $A_r$ 39.0983, OZ 19. D. 0.86, Schmp. 63.5°C, Sdp. 753.8°C, 1wertig. Silbriges, wachsweiches Alkalimetall, das an der Luft schnell oxidiert (Aufbewahrung unter Petroleum); mit Wasser reagiert es zu Kaliumhydroxid* u. Wasserstoff. Vork.: In den Abraumsalzen*, im Meerwasser, in Böden u. Gesteinen (ca. 2.4% K in der Erdkruste). Der menschliche Körper enthält ca. 150 g K (Konz. in den Zellen ca. 160 mmol/L, im Serum u. im interzellularen Raum nur ca. 4 mmol/L). K ist notwendig zur Steuerung der elektrochem. Prozesse in Nerven u. Muskeln u. des osmotischen Drucks in den Zellen; auch als Enzymaktivator (Pyruvatkinase*, Carbamoylphosphat-Synthetase) ist es von Bedeutung. Entdeckt 1807 von Humphry Davy (1778 bis 1829). Darst.: durch Elektrolyse v. geschmolzenem Kaliumhydroxid. **Nachw. der Kaliumverbindungen: 1.** Sie färben die nichtleuchtende Flamme violett. **2.** Platinchloridlsg. fällt gelbes, krist. Kaliumtetrachloroplatinat ($K_2PtCl_6$), unlösl. in Ethanol. **3.** Weinsäure im Überschuß fällt krist. Kaliumhydrogentartrat (Weinstein, $C_4H_5KO_6$). **4.** Fällung mit Tetraphenylborat.

**Kaliumacetat:** Kalium aceticum, Essigsaures Kalium; $CH_3COOK$, $M_r$ 98.14. D. 1.8, Schmp. 292°C. Weißes, krist., hygr. Pulver, sehr leicht lösl. in Wasser, lösl. in Ethanol. Darst.: durch Lösung von Kaliumhydrogencarbonat in Essigsäure. **Off.:** DAC86. **Anw.** med.: zur Behandlung od. Verhinderung von K-Mangel, in Lösungen zur Hämodialyse u. Peritonealdialyse, früher als Diuretikum; mittl. **Dos.:** 1.0 g od. in 33.3%iger Lsg., s. Solutio Kalii acetici.

**Kaliumacetatlösung:** s. Solutio Kalii acetici.

**Kalium aceticum:** s. Kaliumacetat.

**Kaliumalaun:** Alumen Ph.Eur.3, Aluminiumkaliumsulfat, Alumen kalicum, Alaun, Kalialaun: $KAl(SO_4)_2 \cdot 12\ H_2O$, $M_r$ 474.40. Darst.: durch Brennen von nat. Alaunstein, durch Aufschließen geglühter Tone u. Bauxite mit Schwefelsäure, durch Auskristallisierenlassen einer Lsg. von Aluminiumsulfat u. Kaliumsulfat. Farblose, oktaedrische Kristalle od. weißes, krist. Pulver, von süßlich adstringierendem Geschmack, lösl. in 9 T. Wasser, leicht lösl. in Glycerol u. verdünnten Säuren, unlösl. in Ethanol. **Anw.** med.**:** früher inn. selten bei Diarrhö u. Darmblutungen; äuß.: als Ätzmittel; techn.: in d. Gerberei. **Alumen ustum:** Gebrannter Alaun; $KAl(SO_4)_2$, $M_r$ 258.12. Weiße Krusten od. weißes Pulver, lösl. in 30 T. Wasser. **Anw.** med.**:** als Ätzmittel; techn.: z. Klären.

**HOM:** *Aluminium-kalium-sulfuricum* (HAB1.5), Alumen: verord. z.B. b. Magen- u. Darmkoliken mit Übelkeit, Herzklopfen, Obstipation.

**Kaliumaluminat:** $K_2Al_2O_4$. Weiße Kristalle, lösl. in Wasser. **Anw.:** zur Abdichtung von Beton, z.B. im Brücken- u. Tunnelbau.

**Kaliumaluminiumsulfat:** Alumen, s. Kaliumalaun.

**Kaliumammoniumtartrat:** Kalium-Ammonium tartaricum, Ammoniakweinstein, Tartarus ammoniatus, Weinsteinsalmiak; $KNH_4(C_4H_4O_6) \cdot 0.5\ H_2O$. Farblose Kristalle, leicht lösl. in Wasser. Darst.: durch Auflösen v. Kaliumhydrogentartrat u. Ammoniumcarbonat in 10%iger Ammoniaklsg. **Anw.** med.**:** als Diuretikum u. Laxans.

**Kaliumantimonyltartrat:** s. Antimonyl-Kaliumtartrat.

**Kalium arsenicosum:** s. Kaliumarsenit.

**Kaliumarsenit:** Kalium arsenicosum, Kaliummetarsenit; $KAsO_2$; ungefähre Zstzg.: $KAsO_2 \cdot HAsO_2 \cdot H_2O$ (saures Kaliummetarsenit). Herst.: in siedende konz. Kaliumcarbonatlsg. wird solange Arsentrioxid eingetragen, bis die $CO_2$-Entwicklg. aufhört; dann läßt man erkalten, filtriert u. überschichtet das Filtrat mit Weingeist, wobei das Salz sich allmählich kristallin abscheidet.

**HOM:** *Kalium arsenicosum:* verord. z.B. b. Psoriasis (Schuppenflechte), Herzerkrankungen.

**Kaliumbicarbonat:** s. Kaliumhydrogencarbonat.

**Kalium bicarbonicum:** s. Kaliumhydrogencarbonat.

**Kalium bichromicum:** s. Kaliumdichromat.

**Kaliumbioxalat:** Kalium bioxalicum, s. Kaliumhydrogenoxalat.

**Kalium biphthalicum:** s. Kaliumhydrogenphthalat.

**Kaliumbismutiodidlösung:** s. Dragendorff-Reagenz.

**Kaliumbisulfat:** s. Kaliumhydrogensulfat.

**Kalium bisulfuricum:** s. Kaliumhydrogensulfat.

**Kalium bitartaricum, Tartarus depuratus:** s. Kaliumhydrogentartrat.

**Kaliumbitartrat:** Kalium bitartaricum, s. Kaliumhydrogentartrat.

**Kaliumborhydrid:** Kaliumboranat; K-[B-H4], $M_r$ 53.95. Farbloses Pulver, lösl. in Wasser. **Anw.:** zur Reduktion von Aldehyden u. Ketonen.

**Kaliumbromat:** Kalium bromicum, Bromsaures Kalium; $KBrO_3$, $M_r$ 167.0. D. 3.42. Weiße Kristalle, leicht lösl. in Wasser. Darst.: durch Auflösen v. Brom in Kalilauge. **Anw.:** in der Bromatometrie.

**Kalium bromatum:** s. Kaliumbromid.

**Kalium bromatum effervescens:** Brausendes Bromsalz. Herst.: 10 T. Kaliumbromid, 46 T. Natriumhydrogencarbonat, 24 T. Weinsäure, 16 T. Citronensäure u. 16 T. Saccharose werden gut gemischt, auf ca. 100°C unter ständigem Umrühren erhitzt, die entstandene krümelige Masse durch ein Sieb geschlagen u. bei 40 bis 50°C getrocknet. **Anw.:** vgl. Kaliumbromid.

**Kalium bromicum:** s. Kaliumbromat.

**Kaliumbromid:** Kalium bromatum, Kalii bromidum Ph.Eur.3, Bromkalium; CAS-Nr. 7758-02-3; KBr, $M_r$ 119.0. Farblose Kristalle od. weißes, krist. Pulver von scharf salzigem Geschmack; leicht lösl. in Wasser (in ca. 2 T.), wenig lösl. in Ethanol 90% von 20°C, lösl. in sied. Ethanol. **Anw.** med.**:** nicht mehr gebräuchl. Sedativum. **Übl. Dos.:** 1 bis 2 g mehrmals tgl. **Anw.** techn.**:** in der Photographie zu Entwicklern, Tönungslösungen, Silberbromidemulsionen; zur Herst. v. Preßlingen f. die Aufnahme von IR-Spektren.

**HOM:** *Kalium bromatum* (HAB1.4): verord. z.B. b. psychischen Erkrankungen, Bronchitis, Akne.

**Kalium, Bromsaures:** s. Kaliumbromat.

**Kaliumcanrenoat** INN: Kalii canrenoas INN, Aldactone®, Osyrol®,; CAS-Nr. 2181-04-6; $C_{22}H_{29}KO_4$, $M_r$ 396.57. Lösl. in Wasser bei od. über

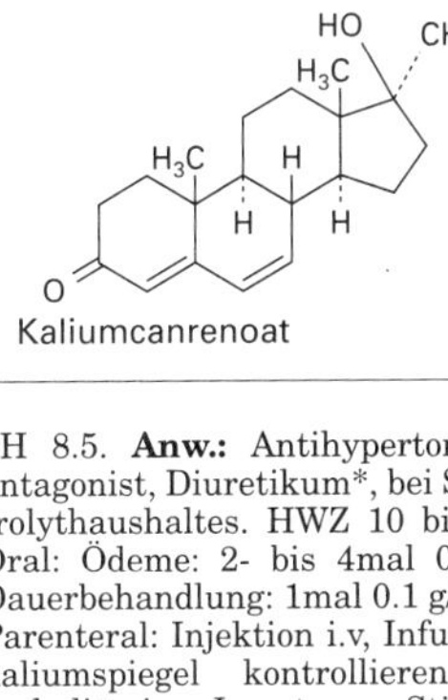

Kaliumcanrenoat

pH 8.5. **Anw.:** Antihypertonikum, Aldosteronantagonist, Diuretikum*, bei Störungen des Elektrolythaushaltes. HWZ 10 bis 18 h. **Übl. Dos.:** Oral: Ödeme: 2- bis 4mal 0.1 g/d über 3-6 d, Dauerbehandlung: 1mal 0.1 g/d od. 1mal 0.1 g/2d. Parenteral: Injektion i.v, Infusion i.v. 0.4 g; Blutkaliumspiegel kontrollieren. **Nebenw.:** Hyperkaliämie, Impotenz, Stimmveränderungen. Wechselw.: Acetylsalicylsäure erniedrigt Wirk. von Kaliumcanrenoat; mit kaliumsparenden Kaliuretika wird kaliumsparende Wirk. erhöht. Kontraind.: Hyperkaliämie u. -natriämie, eingeschränkte Nierentätigkeit. Gebräuchl. ist auch Canrenoinsäure.

**Kaliumcarbonat:** Kalii carbonas, Kalium carbonicum, Kohlensaures Kalium, Pottasche; $K_2CO_3$, $M_r$ 138.21. D. 2.4. Schmp. 891°C. Weißes, körniges, hygr. Pulver, leicht lösl. in Wasser, unlösl. in Ethanol. Die Substanz verwandelt sich an der Luft unter $CO_2$-Aufnahme langsam in das schwerer lösliche Kaliumhydrogencarbonat. Darst.: durch Erhitzen v. Kaliumhydrogencarbonat; techn. durch Einleiten von $CO_2$ in Kalilauge. **Off.:** ÖAB90, Ph.Helv.7, DAC86. **Anw.** med.**:** bisweilen bei Gicht, sonst nur noch äuß. zur Hautentfettung. **K. carbonicum crudum:** Rohes Kaliumcarbonat, Pottasche, $K_2CO_3$. Geh. mind. 89.8% $K_2CO_3$. Weißes, körniges, hygr. Pulver, leicht lösl. in Wasser. Gew.: wie oben sowie aus der Schlempekohle u. Wollschweiß. Früher durch Auslaugen v. Holzasche u. Eindampfen in eisernen Töpfen (daher d. Name Pottasche). **Anw.:** zur Herst. v. Seifen, Gläsern, Kaliwasserglas, Salzen, Farben usw.

**HOM:** *Kalium carbonicum* (HAB1.3): getrocknetes Kaliumcarbonat, (2. Dezimalverreibung bei

Bedarf frisch herzustellen), Konstitutionsmittel; verord. z.B. b. Bronchitis, Herzmuskelschwäche, Nebenhöhlenentzündungen.

**Kalium causticum:** Kalium hydroxydatum, s. Kaliumhydroxid.

**Kaliumchlorat:** Kalii chloras, Kalium chloricum, Chlorsaures Kalium; $KClO_3$, $M_r$ 122.55. D. 2.34. Schmp. 370°C. Farblose, glänzende Kristalle od. krist. Pulver, leicht lösl. in 15 T. Wasser, in 2 T. heißem Wasser, in 130 T. Ethanol. Vorsicht beim Reiben, Stoßen, Erhitzen m. oxidierbaren Stoffen (Explosion!). Darst.: durch Umsetzen v. Calciumchlorat m. Kaliumchlorid od. durch Elektrolyse v. Kaliumchlorid in heißer Lsg. **Off.:** DAB6, Ph.Helv.7. **Anw.** med.**:** früher als Gurgelwasser in 2 bis 5%iger Lsg. Vorsicht vor inn. Anw., die zu schweren u. tödlichen Vergiftungen führen kann (Methämoglobinbildner*); LD 5 bis 15 g; techn.: Sprengstoffe, Feuerwerkerei, Sicherheitszündhölzer u.a.

**HOM:** *Kalium chloricum:* verord. z.B. b. Magen- od. Darmentzündung, chron. Naphritis.

**Kalium chloricum:** s. Kaliumchlorat.

**Kaliumchlorid:** Kalii chloridum Ph.Eur.3, Kalium chloratum, Chlorkalium; CAS-Nr. 7447-40-7; KCl, $M_r$ 74.56. Farblose Kristalle od. weißes, krist. Pulver von salzigem, schwach bitterem Geschmack, lösl. in 3 T. Wasser, unlösl. in Ethanol. **Anw.:** zu Infusionslösungen, bei Kaliummangel, früher als Fiebermittel (Sal febrifugum Sylvii). Ph.Eur.3: Reagenz zur potentiometrischen pH-Messung. Vorsicht vor Verwechslung m. Kaliumchlorat*, Kalium chloricum, $KClO_3$! Deshalb ist auf Rezepten das Wort „chloratum" auszuschreiben.

**HOM:** *Kalium chloratum* (HAB1.3), Kalium muriaticum: verord. z.B. b. Entzündungen des Hals-Nasen-Ohren-Bereiches, Bindehautentzündung.

**Kaliumchlorid-Pulver 0.75 od. 1.5 g:** s. Pulvis Kalii chloridi 0.75 aut 1.5 g.

**Kalium, Chlorsaures:** s. Kaliumchlorat.

**Kalium-Chromalaun:** Chrom(III)-Kaliumsulfat*.

**Kaliumchromat:** Kalium chromicum flavum, gelbes K., gelbes chromsaures Kalium; $K_2CrO_4$, $M_r$ 194.2. D. 2.74. Gelbe Kristalle, lösl. in Wasser, unlösl. in Ethanol. Darst.: Aus Chromeisenstein. **Anw.** med.**:** früher äuß. in 5 bis 10%igen Lsg. als Verbandwasser b. Geschwüren, Exanthemen; inn.: selten als Emetikum. MED 0.03 g, MTD 0.06 g; techn.: in der Färberei, Tintenfabrikation; chem.: in der Maßanalyse. **Rotes K.:** Kaliumdichromat*.

**Kalium chromicum flavum:** s. Kaliumchromat.

**Kalium chromicum rubrum:** s. Kaliumdichromat.

**Kalium, Chromsaures gelbes:** s. Kaliumchromat.

**Kaliumchrom(III)-sulfat:** s. Chrom(III)-kaliumsulfat.

**Kaliumcitrat:** Kalii citras Ph.Eur.3, Kalium citricum, citronensaures Kalium, Trikaliumcitrat; CAS-Nr. 6100-05-6; $C_3H_4(OH)(COO)_3K_3 \cdot H_2O$, $M_r$ 324.42. Farblose, hygr. Kristalle od. krist. Pulver, leicht lösl. in Wasser, sehr schwer lösl. in Ethanol, verkohlt beim Erhitzen. Darst.: durch Neutralisieren einer Lsg. von Citronensäure mit Kaliumhydrogencarbonat. **Anw.** med.**:** als Diaphoretikum u. Refrigerans bei fieberhaften Zuständen, auch bei Rheumatismus u. Gicht. **Übl. Dos.:** 0.5 bis 2.0 g mehrmals tgl.

**Kalium citricum:** Citronensaures Kalium, s. Kaliumcitrat.

**Kaliumcyanat:** Kalium cyanicum, Cyansaures Kalium; KOCN. D. 2.05. Farblose Kristalle, lösl. in Wasser, unlösl. in Ethanol. Darst.: durch Oxidation von KCN (durch Erhitzen an der Luft od. durch Erwärmen mit Braunstein, Kaliumpermanganat od. durch Einleiten von Chlor od. Brom in konz. KCN-Lsg.). **Anw.:** zur Unkrautvertilgung.

**Kalium cyanatum:** s. Kaliumcyanid.

**Kalium cyanicum:** s. Kaliumcyanat.

**Kaliumcyanid:** Kalium hydrocyanicum, Cyankalium, Kalium cyanatum, Blausaures Kali; KCN, $M_r$ 65.11. D. 1.56. Schmp. 624°C. Weiße, zerfließliche Stücke od. grobkörniges Pulver od. weiße, zerfließliche Stäbchen, leicht lösl. in Wasser, sehr schwer lösl. in Ethanol. Die Lösungen riechen nach Blausäure u. zersetzen sich bei längerem Stehen od. Erhitzen zu $NH_3$ u. Kaliumformiat. Mit Säuren (auch mit Magensäure) entweicht HCN, Blausäure; an der Luft geht KCN infolge $CO_2$–Einw. allmählich in das ungiftige Kaliumcarbonat über. Darst.: durch Schmelzen von Kaliumhexacyanoferrat(II) mit Kaliumcarbonat od. durch Einleiten v. HCN in Kalilauge sowie nach zahlreichen patentierten Verfahren. **Anw.** med.**:** früher als Sedativum u. Antispasmodikum, jedoch heute nicht mehr verwendet. MED 0.03 g; techn.: hauptsächl. als Kalium cyanatum crudum in der Photographie, zur Galvanisation, zum Reinigen von Gold u. Silber, zur Insektenvertilgung. **Tox.:** KCN ist eines der stärksten Gifte. LD 0.1 bis 0.3 g. In die Blutbahn gebracht, wirkt es schon in wesentlich geringerer Dosis tödlich! Daher beim Arbeiten mit KCN äußerste Vorsicht vor kleinsten Verwundungen, z.B. Ritzen durch Glasscherben, sowie beim Zusammenbringen von KCN mit Säuren wegen des Freiwerdens von Blausäure*. Tod erfolgt durch Atmungslähmung. Antid.: Künstliche Atmung, Magenspülungen mit 0.1%iger Kaliumpermanganatlösung od. Wasserstoffsuperoxidlsg. 3:1000, Glucose i.v., Einatmen von Amylnitritdämpfen in zweiminütigem Abstand; bei Bewußtlosen langsame Injektion (1 mL/min) von 10 mL 3%iger Natriumnitritlsg., Adrenalin 1 mg i.m., danach Injektion von 50 mL 3%ig. Natriumthiosulfatlsg., Cobalt-haltige Verbindungen.

**Kaliumdichromat:** Kalium dichromicum, Kalium bichromicum, Kalium chromicum rubrum, Rotes Kaliumchromat, Saures chromsaures Kalium, Pyrochromsaures Kalium, Doppeltchromsaures Kalium; $K_2Cr_2O_7$, $M_r$ 294.22. D. 2.7. Schmp. 396°C. Große dunkelgelbrote Kristalle, die beim Erhitzen zu einer braunroten Flüss. schmelzen, lösl. in 8 T. Wasser, unlösl. in Ethanol. Darst.: Aus Chromeisenstein od. durch Umsetzen von Natriumdichromatlsg. mit KCl–Lsg. **Anw.** med.**:** früher äuß. als Ätzmittel bei Kondylomen u. syphilitischen Geschwüren; techn.: zum Härten anatomischer Präparate.

**HOM:** *Kalium bichromicum* (HAB1.2): verord. z.B. b. chronischen Nebenhöhlenentzündungen.

**Kalium dichromicum:** s. Kaliumdichromat.

**Kaliumdicyanoaurat(I):** Gold(I)-Kaliumcyanid, Aurum-Kalium cyanatum, Kaliumgold(I)-cyanid, Kaliumgoldcyanür, Kaliumaurocyanid; $KAu(CN)_2$. Weißes Pulver, leicht lösl. in Wasser, lösl. in Ethanol, sehr schwer lösl. in Glycerol, unlösl. in Ether; giftig, MAK: 2.77 mg Staub pro $m^3$ Luft. Goldgehalt ca. 68%. **Anw.** med.**:** früher i.v. bei Lungentuberkulose, Lupus u. Syphilis;

**Dos.:** 0.001 bis 0.005 g; techn.: in der Galvanotechnik.

**Kaliumdihydrogenphosphat:** Kalii dihydrogenophosphas Ph.Eur.3, Primäres, Einbasisches od. Saures Kaliumphosphat, Monokaliumdihydrogenphosphat, Kalium dihydrogenphosphoricum, Kalium phosphoricum acidum, Kalii phosphas monobasicus; CAS-Nr. 7778-77-0; $KH_2PO_4$, $M_r$ 136.1. D. 2.33. Farblose Kristalle, leicht lösl. in Wasser, unlösl. in Ethanol. Darst.: durch Auflösen v. Kaliumcarbonat in Phosphorsäure im Überschuß. **Anw.:** bei Störungen des Kalium- u. Phosphatstoffwechsels, früher als Abführmittel; f. Pufferlösungen.

**HOM:** *Kalium phosphoricum* (HAB1.1): verord. z.B. b. Neurasthenie (Nervenschwäche), allgem. Erschöpfungszustände.

**Kalium dihydrogenphosphoricum:** s. Kaliumdihydrogenphosphat.

**Kalium diiodparaphenolsulfonicum:** s. Kalium, Diiodparaphenolsulfonsaures.

**Kalium, Diiodparaphenolsulfonsaures:** Kalium diiodparaphenolsulfonicum, Kalium sozoiodolicum, Sozoiodol-Kalium; $C_6H_2I_2(OH)SO_3K$, $M_r$ 464.0. Farblose Kristalle od. Pulver, wenig lösl. in Wasser, fast unlösl. in Ethanol u. Ether. **Anw.** med.: als sektretionshemmender u. austrocknender Wundpuder (10%) od. in Salben.

**Kaliumdisulfit:** Kaliumpyrosulfit, Kaliummetabisulfit, Kalium metabisulfurosum, Kalium pyrosulfurosum; $K_2S_2O_5$, $M_r$ 222.3. Geh. mind. 90%. Farblose Kristalle, lösl. in Wasser, unlösl. in Ethanol. Darst.: durch Einleiten von $SO_2$ in heiße Kaliumsulfitlsg. **Anw.** techn.: als Antichlor*; zum Sterilisieren bei der Most- u. Weinbereitung.

**Kalium, Doppeltchromsaures:** s. Kaliumdichromat.

**Kalium, Doppeltkohlensaures:** s. Kaliumhydrogencarbonat.

**Kaliumeisen(II)-cyanid:** s. Kaliumhexacyanoferrat(II).

**Kaliumeisen(III)-cyanid:** s. Kaliumhexacyanoferrat(III).

**Kaliumeisencyanür:** s. Kaliumhexacyanoferrat(II).

**Kalium, Essigsaures:** s. Kaliumacetat.

**Kalium ferricyanatum:** s. Kaliumhexacyanoferrat(III).

**Kaliumferricyanid:** s. Kaliumhexacyanoferrat(III).

**Kaliumferricyanid-Lösung:** Reagenz; bei Bedarf ist 1 T. Kaliumferricyanid (zuvor mit Wasser gewaschen) in 19 T. Wasser zu lösen.

**Kaliumferriferrocyanid:** s. Berliner Blau.

**Kalium ferrocyanatum:** s. Kaliumhexacyanoferrat(II).

**Kaliumferrocyanid:** s. Kaliumhexacyanoferrat(II).

**Kalium fluoratum:** s. Kaliumfluorid.

**Kalium fluoresceinicum:** s. Fluoresceinkalium.

**Kaliumfluorid:** Kalium fluoratum, Fluorkalium; KF. D. 2.48. Weißes, hygr. Pulver, leichtzerfließlich, leicht lösl. in Wasser. Darst.: durch Neutralisation v. Pottasche mit Flußsäure u. Eindampfen. **Anw.:** als Holzkonservierungsmittel, zum Glasätzen, als Antiseptikum, in d. Gärungstechnik (giftig).

**Kalium-gold(I)-cyanid:** s. Kaliumdicyanoaurat(I).

**Kaliumgoldcyanür:** s. Kaliumdicyanoaurat(I).

**Kalium guajakolsulfonicum: Guajakolsulfosaures Kalium**, s. Sulfogaiacol.

**Kaliumhexacyanoferrat(II):** Kaliumeisen(II)-cyanid, Kalium ferrocyanatum, Ferrokalium cyanatum flavum, Kaliumferrocyanid, Ferrocyankalium, Gelbes Blutlaugensalz, Kali zooticum, Kali borussicum, Cyankaliumeisen, Kaliumeisencyanür; $K_4[Fe(CN)_6] \cdot 3\ H_2O$, $M_r$ 422.41. D. 1.83. Zitronengelbe Kristalle od. Pulver, sehr leicht lösl. in Wasser, unlösl. in Ethanol u. Ether, nicht giftig. Die wäßrige Lsg. zersetzt sich am Licht allmählich unter Abscheidung von Eisen(III)-hydroxid. Darst.: Früher durch Glühen stickstoffhaltiger tierischer Abfälle (Blut, Horn, Leder, Klauen) mit Pottasche u. Eisenpulver, jetzt aus d. cyanhaltigen Reinigungsmasse der Leuchtgasfabriken. Im Labor durch Umsetzung v. KCN-Lsg. mit Eisen(II)-Salzlsg. (Eisensulfat). **Anw.:** als Reagenz auf Eisen(III)-Salze u. Kupfersalze; techn.: in d. Färberei u. Druckerei, z. Herst. v. Berliner Blau*, als Härtemittel sowie zum Schönen von Wein.

**Kaliumhexacyanoferrat(III):** Kaliumeisen(III)-cyanid, Kaliumferricyanid, Ferricyankalium, Ferri-Kaliumcyanatum rubrum, Rotes Blutlaugensalz, Rotkali; $K_3[Fe(CN)_6]$, $M_r$ 329.26. Rote, glänzende Kristalle od. Pulver, sehr leicht lösl. in Wasser, unlösl. in Ethanol. Die wäßrige Lsg. ist unbeständiger als die des gelben Blutlaugensalzes u. wirkt durch die spurenweise Abgabe von Blausäure, bes. im Magen, giftig. Darst.: durch Einleiten v. Chlor od. Brom in Kaliumhexacyanoferrat(II)-Lsg. **Anw.** techn.: als Reagenz auf Eisen(III)-Salze, als Färbemittel (zur Herst. v. Berlinerblau).

**Kaliumhexahydroxoantimonat(V):** Kalium pyrostibicum, Kaliumpyroantimonat; $K[Sb(OH)_6]$, $M_r$ 262.9. Weißes, krist. Pulver, lösl. in ca. 50 T. Wasser. Kaliumhexahydroxoantimonat(V)-Lösung nach Ph.Eur.3: 2 g K. werden in 95 mL heißem Wasser gelöst, schnell abgekühlt u. eine Lsg. von 2.5 g Kaliumhydroxid in 50 mL Wasser u. 1 mL verdünnter Natriumhydroxidlsg. 8.5% zugefügt, nach 24 Stdn. filtriert u. mit Wasser zu 150 mL verdünnt. **Anw.:** Zum Nachw. von Na-Ionen, zu Identitätsprüfungen v. Natriumhydrogencarbonat-Tabletten u. Penicillin-G-Natrium, zu Reinheitsprüfungen v. KBr, Kaliumhydrogencarbonat u. KI.

**Kaliumhexanitrocobaltat(III):** Kalium-cobalt-(III)-nitrit; $K_3[Co(NO_2)_6] \cdot 1.5\ H_2O$, $M_r$ 479.30. Gelbe Kristalle, schwer lösl. in Wasser. **Anw.:** zum Nachw. von Kalium-Ionen u. als Farbpigment.

**Kaliumhydrat:** s. Kaliumhydroxid.

**Kalium hydricum:** s. Kaliumhydroxid.

**Kalium hydrocyanicum:** s. Kaliumcyanat.

**Kaliumhydrogenaspartat-Hemihydrat:** Kalii aspartas hemihydricus, Kaliumsalz der (S)-2-Aminobernsteinsäure (Asparaginsäure*); $C_4H_6KNO_4 \cdot 0.5\ H_2O$, $M_r$ 180.2. Weißes Pulver leicht lösl. in Wasser. **Off.:** DAB10.

**Racemisches Kaliumhydrogenaspartat-Hemihydrat:** Kalii aspartas racemicus hemihydricus. **Off.:** DAB10.

**Kaliumhydrogencarbonat:** Kalii hydrogenocarbonas, Kaliumbicarbonat, Kalium bicarbonicum, Doppeltkohlensaures Kalium; CAS-Nr. 298-14-6; $KHCO_3$, $M_r$ 100.1. D. 2.17. Farblose Kristalle od. weißes, krist. Pulver von salzigem, schwach laugenartigem Geschmack; lösl. in 4 T. Wasser, sehr schwer lösl. in Ethanol. **Off.:** DAB10, Ph.Helv.7. Darst. durch Einleiten von $CO_2$ in Kaliumcarbonatlösung. **Anw.** med.: früher als Antazidum u. bei Kaliummangel. **Übl. Dos.:** 2 g mehrmals tgl.

**Kaliumhydrogenoxalat:** Kalium bioxalicum, Kaliumbioxalat, Kleesalz; $KHC_2O_4 \cdot H_2O$, $M_r$ 146.14. Weiße Kristalle od. Pulver, wenig lösl. in Wasser u. Ethanol. **Anw.:** zum Entfernen von Tinten- u. Rostflecken, in d. Textilindustrie als Beize. Vgl. Kaliumtetraoxalat.

**Kaliumhydrogenphosphat:** s. Kaliummonohydrogenphosphat.

**Kaliumhydrogenphthalat:** Kalium biphthalicum, Kaliumbiphthalat; $C_8H_5KO_4$, $M_r$ 204.2. Farblose Kristalle od. weißes, krist. Pulver, lösl. in ca. 10 T. Wasser, prakt. unlösl. in Ethanol. **Anw.:** Reagenz Ph.Eur.3, z.B. zur Herst. v. Pufferlösungen.

**Kaliumhydrogensulfat:** Kalium bisulfuricum, Kaliumbisulfat; $KHSO_4$, $M_r$ 136.2. Farblose, hygr. Kristalle, leicht lösl. in Wasser. **Anw.:** bei der Identitätsprüfung von Cyanocobalamin, Glycerol, Glycerolmonostearat; techn.: zum Reinigen v. Platintiegeln, zum Aufschließen schwer lösl. Verbindungen.

**Kaliumhydrogensulfid:** Kaliumhydrosulfid, Kaliumsulfhydrat; KHS. Farblose Kristalle, wasserfrei, eine gelbliche, nach $H_2S$ riechende Masse, leicht lösl. in Wasser. Darst.: durch Sättigen von KOH mit $H_2S$. **Anw.:** in der Analyse zur Trennung von Schwermetallen.

**Kaliumhydrogentartrat:** Kaliumhydrogentartaricum, Kalium bitartaricum, Kaliumbitartrat, Tartarus depuratus, Saures weinsaures Kalium, Gereinigter Weinstein, Cremor Tartari; $KH(C_4H_4O_6)$, $M_r$ 188.18. Weißes, krist. Pulver, wenig lösl. in kaltem Wasser, lösl. in heißem Wasser, leicht lösl. in NaOH, unlösl. in Ethanol, verkohlt beim Erhitzen unter Karamelgeruch. Nat. in Weinbeeren u. anderen Früchten, scheidet sich bei der Weingärung an den Wänden der Fässer, zus. mit Calciumtartrat, ab. Darst.: durch Reinigung des rohen Weinsteins. **Off.:** DAC86, ÖAB90. **Anw.** med.: als mildes Diuretikum, techn.: in der Färberei, z. Herst. v. Backpulver*.

**Kaliumhydrosulfid:** s. Kaliumhydrogensulfid.

**Kaliumhydroxid:** Kalii hydroxidum Ph.Eur.3, Kalium hydroxydatum, Kali causticum fusum, Lapis causticus chirurgorum, Ätzkali, Kalihydrat, Kalium hydricum, Kaustisches Kali; KOH, $M_r$ 56.11. D. 2.04. Schmp. 410°C. Sdp. 1324°C. **Gehalt:** mind. 85% KOH. Weiße Stücke, Stangen, Tafeln od. Pulver, leicht zerfließend, lösl. in 0.5 T. Wasser, in 2.5 T. Ethanol. Darst.: durch Kochen einer Lsg. v. Kaliumcarbonat m. Calciumhydroxid od. durch Elektrolyse einer wäßrigen Lsg. v. Kaliumchlorid. Im Handel als K. crudum, depuratum, purum (Alcohole depuratum) u. purissimum (DAC86). **Anw.** med.: als Causticum; techn.: z. Herst. v. Schmierseife. Als **Reagenzien** *in Ph.Eur.3:* ethanolische 2 N Kaliumhydroxid-Lösung (ca. 10%ig), ethanolische u. carbonatfreie Kaliumhydroxid-Lösung 7%, ethanolische Kaliumhydroxid-Lösung 3%, 0.5 N Kaliumhydroxid-Lösung in Ethanol 10% (V/V); *im DAB96*: methanolische Kaliumhydroxid-Lösung, Kaliumhydroxid-Lösung 20%. **Verdünnte Kaliumhydroxidlösung:** Solutio Kalii hydroxydati diluta ÖAB90, Liquor Kali caustici dilutus, Verdünnte Kalilauge; die wäßrige Lsg. v. KOH, Geh. 10%. D. 1.090 bis 1.093. Vgl. Solutio Kalii hydroxidati (Kaliumhydroxidlösung 15% [DAB6]). **Anw.** med.: äuß. zu erweichenden Waschungen u. Pinselungen, z. Herst. v. Sapo kalinus u. Spir. saponatus.

**Kaliumhydroxychinolinsulfat:** s. 8-Hydroxychinolin-Kaliumsulfat.

**Kalium hydroxydatum:** s. Kaliumhydroxid.

**Kaliumhydroxydlösung, Verdünnte:** s. Solutio Kalii hydroxydati diluta.

**Kalium hyperchloricum:** s. Kaliumperchlorat.

**Kalium hypermanganicum:** s. Kaliumpermanganat.

**Kaliumhypochlorit:** Kalium hypochlorosum, Unterchlorigsaures Kalium; KClO. Darst.: durch Einleiten v. Chlor in Kalilauge od. durch Umsetzen v. Chlorkalk m. Pottasche. Nur in Lsg. bekannt als **Liquor Kalii hypochlorosi:** Kaliumhypochloritlösung, Eau de Javelle. **Anw.** techn.: zum Bleichen, zur Desinfektion; vgl. Natriumhypochlorit.

**Kaliumhypochloritlösung:** s. Kaliumhypochlorit.

**Kalium hypochlorosum:** s. Kaliumhypochlorit.

**Kaliumhypophosphit:** s. Kaliumphosphinat.

**Kalium hypophosphorosum:** s. Kaliumphosphinat.

**Kaliumiodat:** Kalium iodicum, Iodsaures Kalium; $KIO_3$, $M_r$ 214.0. D. 3.9. Schmp. 560°C. Kleine, harte, weiße Kristalle, leicht lösl. in Wasser. Darst.: durch Lösen v. Iodsäure in 10%iger Kaliumcarbonatlsg. **Anw.** med.: früher b. Diphtherie, als Reagenz.

**Kaliumiodatsalbe:** s. Unguentum Kalii iodati.

**Kaliumiodatstärkepapier:** Reagenz DAB8. Filtrierpapier, das mit einer Lsg. von 0.1 T. Kaliumiodat ($KIO_3$) u. 1 T. löslicher Stärke in 100 T. Wasser getränkt ist; Reagenz auf reduzierende Substanzen (Bläuung).

**Kalium iodatum:** s. Kaliumiodid.

**Kalium iodicum:** s. Kaliumiodat.

**Kaliumiodid:** Kalii iodidum Ph.Eur.3, Kalium iodatum, Iodkalium; CAS-Nr. 7681-11-0; KI, $M_r$ 166.0. D. 3.12. Schmp. 677°C. Sdp. 1325°C. Farblose, würfelige Kristalle, sehr leicht lösl. in Wasser, lösl. in Ethanol u. Glycerol. Darst.: durch Lösen v. Iod in Kalilauge unter Erwärmen, hierbei entsteht KI u. Kaliumiodat, letzteres wird nach Verdampfen der Lsg. u. Schmelzen des Rückstandes mit Kohle zu KI reduziert. Ferner durch Neutralisieren von Iodwasserstoffsäure mit Kaliumcarbonat. **Anw.:** Expektorans (0.1 bis 0.5 g mehrmals tgl.), zur Strumaprophylaxe (0.05 mg tgl.), als Prophylaktikum in Hinblick auf die Verhinderung der Einlagerung von radioaktiven Iodisotopen (z.B. Iod-131 nach Reaktorunfällen, s. Compressi Kalii iodidi); früher bei Arteriosklerose u. Lues. (Vorsicht, b. Darreichung v. KI tritt häufig Iodismus* auf); äuß.: als Ungt. Kalii iodati, ferner auch in Form v. Klistieren, Augenwässern, Inhalationen. Inkomp.: viele Arzneistoffe.

**HOM:** *Kalium iodatum* (HAB1): verord. z.B. b. Schnupfen, Bronchialerkrankungen, Hauterkrankungen.

**Kaliumiodid-Augentropfen:** Kalii iodidi oculoguttae, s. Augentropfen.

**Kaliumiodidlösung:** Reagenz Ph.Eur.3; Lösung I: 16.6%ige Lsg.; Lösung II: gesättigte Lsg. von Kaliumiodid in kohlendioxidfreiem Wasser (keine gelösten Kristalle). **Anw.:** zur Bestimmung der Peroxidzahl*.

**Kaliumiodidsalbe:** s. Unguentum Kalii iodati.

**Kaliumiodidstärkepapier:** s. Iodkaliumstärkepapier.

**Kaliumiodid-Tabletten 65 mg:** s. Compressi Kalii iodidi 65 mg.

**Kaliumiodid-Tropfen 0.05%:** Herst. nach

NRF: 28 g frisch abgekochtes Wasser wird mit 20.0 g Glycerol 85%, 0.25 g Natriumcitrat u. 0.05 g Sorbinsäure versetzt u. unter Erwärmen gerührt, bis sich die Sorbinsäure gelöst hat. In dem Ansatz wird 0.25 g wasserfreie Citronensäure u. 0.025 g Kaliumiodid gelöst. Nach dem Erkalten wird 1 g einer Mischung von 1 T. Orangenflüssigaroma* mit 9 T. Ethanol 70% hinzugefügt, mit frisch abgekochtem Wasser auf 50.0 g ergänzt u. die Lsg. erforderlichenfalls filtriert. **Anw.:** Prophylaxe der Iodmangelstruma u. bei Neugeborenenstruma. **Übl. Dos.:** Säuglinge unter 6 Monaten mit Neugeborenenstruma: 1mal/d 5 bis 8 Tr.; zur Prophylaxe 1mal/d 5 Tr., Säuglinge 2 Tr. ggf. mit etwas Flüssigkeit einnehmen.

**Kalium, Iodsaures:** s. Kaliumiodat.

**Kalium, Kieselsaures:** s. Kaliumsilicat.

**Kalium, Kohlensaures:** s. Kaliumcarbonat.

**Kalium, Kreosotsulfonsaures:** Kalium sulfokreosoticum, besteht aus den Kaliumsalzen v. Sulfonsäuren der im Kreosot enthaltenen Phenole, bes. aus guajakolsulfonsaurem Kalium. Darst.: aus Kreosot wie Kaliumsulfoguajacolicum aus Guajakol (s. d.). Bräunl. od. graubraunes, schwach nach Kreosot riechendes Pulver, lösl. in Wasser. **Anw.** med.: b. Bronchitis u. Lungentuberkulose. Mittl. Dos. 0.5 g mehrmals tgl.

**Kaliumlactat-Lösung (Einmolare):** s. Solutio Kalii lactici.

**Kaliumlactatlösung, Einmolare:** s. Solutio Kalii lactici monomolaris.

**Kaliummetabisulfit:** s. Kaliumdisulfit.

**Kalium metabisulfurosum:** s. Kaliumdisulfit.

**Kaliummetantimoniat:** s. Antimonoxid, Schweißtreibendes.

**Kaliummetarsenit:** s. Kaliumarsenit.

**Kaliummetasilicat:** s. Kaliumsilicat.

**Kaliummonohydrogenphosphat:** Dikalii phosphas Ph.Eur.3, Kalium phosphoricum (bibasicum), Sekundäres od. Zweibasisches Kaliumphosphat, Dikaliumorthophosphat, Kaliummonophosphat, Dikaliummonohydrogenphosphat, Kalium phosphorsaures, Kalii phosphas dibasicus, Kalii monohydrogenophosphas; CAS-Nr. 7758-11-4; $K_2HPO_4$, $M_r$ 174.18. Weißes, hygr. Pulver od. Stücke, sehr leicht lösl. in Wasser, sehr schwer lösl. in Ethanol. Darst.: durch Neutralisieren von Kaliumcarbonatlsg. mit Phosphorsäure. **Anw.:** wie Kaliumdihydrogenphosphat*.

**Kaliummonophosphat:** s. Kaliummonohydrogenphosphat.

**Kalium muriaticum:** s. Kaliumchlorid.

**Kalium/Natrium-Pumpe:** s. Ionenpumpe.

**Kalium-Natrium tartaricum:** s. Kalium-Natriumtartrat.

**Kaliumnatriumtartrat:** Kalii natrii tartras, Kalium-Natrium tartaricum, Tartarus natronatus, Weinsaures Kalium-Natrium, Rochellesalz, Seignettesalz (nach dem Apotheker Pierre Seignette, La Rochelle, 1660 bis 1719); $C_4H_4KNaO_6 \cdot 4\,H_2O$, $M_r$ 282.20. D. 1.79. Große, farblose, rhombische Kristalle, leicht lösl. in Wasser, fast unlösl. in Ethanol. Darst.: durch Sättigen v. Kaliumhydrogentartratlsg. mit Natriumcarbonat u. Abdampfen. **Off.:** DAC86, ÖAB90, Ph.Helv.7. **Anw.** med.: als Diuretikum u. Laxans (DAB6: Infusum Sennae compositum, ÖAB90: Spec. laxantes).

**Kalium-Natrium, Weinsaures:** s. Kalium-Natriumtartrat.

**Kalium, Neutrales weinsaures:** s. Kaliumtartrat.

**Kaliumnitrat:** Kalii nitras, Kalium nitricum, Salpetersaures Kalium, Kalisalpeter, Salpeter, Nitrum; $KNO_3$, $M_r$ 101.11. D. 2.11. Schmp. 333°C. Farblose, durchsichtige Kristalle od. Pulver, sehr leicht lösl. in Wasser, fast unlösl. in Ethanol. Nat. im Erdboden, bes. warmer Länder (Ägypten, Indien). Darst.: durch Umsetzen v. Natriumnitrat (Chilesalpeter) m. Kaliumchlorid (Konversionssalpeter) od. durch Einw. der aus dem Stickstoff der Luft gew. Stickoxide auf Kalilauge. **Off.:** DAC86, ÖAB90, Ph.Helv.7. **Anw.** med.: früher als Diuretikum, u. Antipyretikum, Asthmamittel (Charta nitrata); techn.: z. Pökeln, in d. Feuerwerkerei, z. Herst. v. Sprengstoffen, zu Kältemischungen*, als Düngemittel.

**HOM:** *Kalium nitricum* (HAB1.4): verord. z.B. b. Nierenleiden, Asthma bronchiale, Ödemen.

**Kalium nitricum:** s. Kaliumnitrat.

**Kalium nitricum fusum:** s. Brunellenstein.

**Kaliumnitrit:** Kalium nitrosum, Salpetrigsaures Kalium; $KNO_2$, $M_r$ 85.1. D. 1.92. Schmp. 407°C. Geh. mind. 90%. Weiße od. schwach gelbl., zerfließl. Stäbchen, sehr leicht lösl. in Wasser. Inkomp.: zahlreiche Arzneistoffe. Darst.: durch Schmelzen v. Kaliumnitrat m. Blei. **Anw.** med.: früher inn. b. Angina pectoris, Asthma. **Dos.:** 0.2 g.

**Kalium nitro-prussicum:** s. Kaliumnitoprussid.

**Kaliumnitroprussid:** Kalium nitro-prussicum, Nitroprussidkalium, Dikaliumnitrosopentacyanoferrat(II); $K_2[FeNO(CN)_5] \cdot 2\,H_2O$. Rote, hygr. Kristalle, sehr leicht lösl. in Wasser, lösl. in Ethanol. **Anw.:** als Reagenz zum Nachw. v. Aceton im Harn (s.a. Legal-Probe) sowie Reagenz auf Metallsulfide (Violettfärbung).

**Kalium nitrosum:** s. Kaliumnitrit.

**Kaliumorotat:** Kalii orotas, Kaliumsalz der 1, 2,3,6-Tetrahydro-2,6-dioxo-4-pyrimidincarbonsäure (Orotsäure*); CAS-Nr. 24598-73-0; $C_5H_3KN_2O_4$, $M_r$ 194.2. Weißes Pulver, schwer lösl. in Wasser, prakt. unlösl. in organischen Lösungsmitteln, lösl. in verdünnten Alkalihydroxidlösungen. **Off.:** DAC96. Anw. s. Orotsäure.

**Kaliumoxalat:** Neutrales K., Kalium oxalicum (neutrale), Oxalsaures Kalium $(COOK)_2 \cdot H_2O$, $M_r$ 184.2. Farblose Kristalle, lösl. in Wasser. Darst.: durch Neutralisieren einer Lsg. v. Oxalsäure m. Kaliumhydrogencarbonatlsg. **Anw.** techn.: in d. Photographie, Galvanoplastik. **Saures K.:** s. Kaliumhydrogenoxalat; **Übersaures K.:** s. Kaliumtetraoxalat.

**Kalium oxalicum (neutrale):** s. Kaliumoxalat.

**Kalium, Oxalsaures:** s. Kaliumoxalat.

**Kaliumperchlorat:** Kalii perchloras, Kalium perchloricum, Kalium hydroperchloricum, K. superchloricum, Überchlorsaures Kalium; CAS-Nr. 7778-74-7; $KClO_4$. D. 2.52. Schmp. 610°C. Farblose Kristalle, lösl. in kaltem Wasser, leicht lösl. in heißem Wasser, unlösl. in Ethanol. Darst.: durch Schmelzen v. Kaliumchlorat. **Off.:** DAC86. **Anw.** med.: nicht mehr verwendet (früher b. Malaria); techn.: in d. Feuerwerkerei u. Photographie (Blitzlicht, m. Magnesium gemischt; Vorsicht! explosiv!).

**Kalium perchloricum:** s. Kaliumperchlorat.

**Kaliumperiodat:** $KIO_4$, $M_r$ 230. Farblose Kristalle, mäßig lösl. in Wasser. **Anw.:** als Oxidationsmittel, f. chemische Analysen.

**Kaliumpermanganat:** Kalii permanganas Ph.Eur.3, Kalium permanganicum, Kalium supermanganicum, Kalium oxymanganicum, Kalium hypermanganicum, Übermangansaures Kali, Chamäleon violett; CAS-Nr. 7722-64-7; $KMnO_4$, $M_r$ 158.03. D. 2.7. Dunkelviolette, fast schwarze, stahlblau glänzende Prismen, lösl. in 16 T. kaltem, in 3 T. siedendem Wasser mit blauroter Farbe. Bei starkem Erhitzen zersetzt es sich unter Sauerstoffentwicklung; mit Salzsäure entwickelt es Chlor; von mit verd. Schwefelsäure angesäuerter $H_2O_2$–Lsg. wird es unter Sauerstoffentwicklung entfärbt. $KMnO_4$ ist ein starkes Oxidationsmittel (im Sauren Reduktion von Mn(VII) zu Mn(II), im Alkalischen von Mn(VII) zu Mn(IV)); Lösungen dürfen daher nicht durch Papier filtriert werden, sondern durch Glaswolle od. Asbest. Viele org. Stoffe, wie Glycerol, Ethanol, äther. Öle, Zucker, Acetaldehyd, Benzaldehyd reagieren mit trockenem K. unter Entflammung bzw. Explosion. K. wirkt zerstörend auf Fäulniserreger u. desodorierend auf Fäulnisprodukte, pathogene Keime werden weniger beeinflußt. Darst.: durch anodische Oxidation v. Kaliummanganatlsg. **Anw.:** als Desodorans zu Waschungen unreiner, übelriechender Wunden, bei Ozaena, Fluor albus; zu Mundwässern, 0.05 bis 0.1%ige Lsg. wirken adstringierend u. antiseptisch, als Antidot b. Vergiftungen mit Morphin, Phosphor, Kaliumcyanid, bei Schlangenbissen (s.c. um die Bißstelle); zur Trinkwasserdesinfektion, als 2%ige Lsg.; zur Hautbräunung. Ferner in der Manganometrie*. **Tox.:** s. Mangan.

**Kaliumpermanganat-Phosphorsäure:** Zstzg. nach Ph.Eur.3: 3 g Kaliumpermanganat* werden in einer Mischung von 15 mL Phosphorsäure 85% u. 70 mL Wasser zu 100 mL verdünnt; Zstzg. nach DAB96: 2.0 g Kaliumpermanganat werden in 60 mL Wasser gelöst, vorsichtig mit 12 mL Phosphorsäure 85% gemischt u. nach dem Abkühlen mit Wasser auf 200 mL aufgefüllt. **Anw.:** zur Grenzprüfung auf Methanol, zur Reinheitsprüfung von Ethanol 96%.

**Kalium permanganicum:** s. Kaliumpermanganat.

**Kaliumperoxodisulfat:** Kaliumpersulfat, Kalium persulfuricum, Überschwefelsaures Kalium, Anthion; $K_2S_2O_8$. Weiße Kristalle, lösl. in Wasser. Darst.: durch Elektrolyse v. Kaliumhydrogensulfat. **Anw.:** in d. Photographie (Abschwächer), als Bleichmittel u. früher als Antiseptikum zu Umschlägen (0.5 bis 2%ig).

**Kaliumpersulfat:** s. Kaliumperoxodisulfat.

**Kalium persulfuricum:** s. Kaliumperoxodisulfat.

**Kaliumphosphat:** Neutrales K., Kalium phosphoricum tribasicum (neutrale), Tertiäres Kaliumphosphat, Trikaliumphosphat, Dreibasisches phosphorsaures Kalium, Kalii phosphas tribasicus; $K_3PO_4$, $M_r$ 212.28. D. 2.56. Weißes, zerfließl., körniges Pulver, sehr leicht lösl. in Wasser. Darst.: durch Lösen von Phosphorsäure in Kaliumcarbonatlsg. **Anw.** techn.**:** als Dünger sowie als Reinigungsmittel.

**Kaliumphosphat, Primäres:** s. Kaliumdihydrogenphosphat.

**Kaliumphosphat, Saures:** s. Kaliummonohydrogenphosphat.

**Kaliumphosphat, Tertiäres:** s. Kaliumphosphat.

**Kaliumphosphinat:** Kaliumhypophosphit, Kalium hypophosphorosum, Unterphosphorigsaures Kalium; $KPH_2O_2$, $M_r$ 104.2. Weiße, zerfließl. Kristallmasse, Blättchen od. Pulver, sehr leicht lösl. in Wasser, lösl. in Ethanol. **Anw.** med.**:** früher bei Knochenerweichung, Lungenleiden. **Dos.:** 0.2 bis 2.0 g.

**Kalium phosphoricum acidum:** s. Kaliumdihydrogenphosphat.

**Kalium phosphoricum bibasicum:** s. Kaliummonohydrogenphosphat.

**Kalium phosphoricum (monobasicum):** s. Kaliumdihydrogenphosphat.

**Kalium phosphoricum tribasicum (neutrale):** s. Kaliumphosphat.

**Kalium Phosphorsaures:** s. Kaliummonohydrogenphosphat.

**Kaliumpyroantimonat:** s. Kaliumhexahydroxoantimonat(V).

**Kalium, Pyrochromsaures:** Kalium dichromicum, s. Kaliumdichromat.

**Kalium pyrostibicum:** s. Kaliumhexahydroxoantimonat(V).

**Kaliumpyrosulfit:** s. Kaliumdisulfit.

**Kalium pyrosulfurosum:** s. Kaliumdisulfit.

**Kalium rhodanatum:** s. Kaliumthiocyanat.

**Kaliumrhodanid:** s. Kaliumthiocyanat.

**Kalium, Salpetersaures:** s. Kaliumnitrat.

**Kalium, Salpetrigsaures:** s. Kaliumnitrit.

**Kalium, Saures chromsaures:** s. Kaliumdichromat.

**Kalium, Saures weinsaures:** s. Kaliumhydrogentartrat.

**Kalium, Schwefelsaures:** s. Kaliumsulfat.

**Kaliumsilicat:** Kalium silicicum (purum), Kieselsaures Kalium, Kaliummetasilicat, Reines Kaliwasserglas; $K_2SiO_3$, $M_r$ 154.62. Weißes, körniges, hygr. Pulver, lösl. in Wasser. Darst.: durch Zusammenschmelzen v. reinem Kaliumcarbonat m. reinem Quarz. **Anw.:** in der Glas- u. Keramikherstellung, z. Herst. künstl. Mineralwässer. **Liquor Kalii silicici** EB6: Kalium silicicum solutum, Kaliwasserglaslsg., ist eine wäßrige Lsg. v. Kaliumdisilicat ($K_2Si_2O_5$, $M_r$ 214.38). Dicke, farblose, klare Flüss. D. 1.246 bis 1.296. (Doppelwasserglas ist eine Mischung von Kalium- u. Natriumwasserglas, s. Natriumsilicat). **Anw.** med.**:** zu Verbänden; techn.: zum Eiereinlegen, z. Herst. v. Kitten, zum Imprägnieren (feuersicher machen). (Aufbewahrung in Flaschen mit Kork- od. Kautschukstopfen.)

**Kalium silicicum (purum):** s. Kaliumsilicat.

**Kalium silicicum solutum:** s. Kaliumsilicat.

**Kaliumsorbat:** Kalii sorbas Ph.Eur.3, Kalium sorbinicum; CAS-Nr. 590-00-1; $H_3C–CH=CH–CH=CH–COOK$; $C_6H_7KO_2$, $M_r$ 150.2. Weißes Pulver od. Granulat; leicht lösl. in Wasser u. Propylenglykol, wenig lösl. in Ethanol, unlösl. in fetten Ölen u. Ether. **Anw.:** meist in Kombination mit Sorbinsäure* als Konservierungsmittel.

**Kalium sorbinicum:** s. Kaliumsorbat.

**Kalium sozoiodolicum:** s. Kalium, Diiodparaphenolsulfonsaures.

**Kaliumsparende Diuretika:** s. Diuretikum(a).

**Kalium stibicum:** s. Antimonoxid, Schweißtreibendes.

**Kalium stibyltartaricum:** s. Antimonyl-Kaliumtartrat.

**Kaliumsulfat:** Kalii sulfas, Kalium sulfuricum, Schwefelsaures Kalium; $K_2SO_4$, $M_r$ 174.27. D. 2.67. Weiße, harte Kristalle od. krist. Krusten, lösl. in Wasser, unlösl. in Ethanol. Darst.: durch Umsetzen v. Kaliumchlorid m. Magnesiumsulfat. **Off.:** DAC86, ÖAB90, Ph.Helv.7. **Anw.** med.**:** früher als Abführmittel wie Natriumsulfat. **Dos.:** 1 bis 2.5 g; techn.: als Düngemittel u. zur Glasherstellg.

**HOM:** *Kalium sulfuricum* (HAB1.3): verord. z.B. b. chron. Schleimhauterkrankungen der Ohren, Nebenhöhlen, Bronchien.

**Kaliumsulfhydrat:** s. Kaliumhydrogensulfid.

**Kaliumsulfid:** Kalium sulfuratum, Hepar sulfuris (kalinum), Kalium sulfuratum (pro balneo), Schwefelleber; Gem. von Kaliumpolysulfiden $K_2S_n$ (n = 2-5) u. Kaliumthiosulfat ($K_2S_2O_3$). Leberbraune, später gelbgrüne Stücke, die schwach nach $H_2S$ riechen, lösl. in Wasser. Darst.: durch Zusammenschmelzen von Schwefel mit Kaliumcarbonat. **Anw.** med.: zu Bädern b. Hauterkrankungen, Ekzemen, Psoriasis (50 bis 100 g auf ein Vollbad, unter Zusatz v. 50 bis 250 g Gelatine, um den Hautreiz zu mildern).

**Kaliumsulfocarbonat**: s. Kaliumthiocarbonat.

**Kalium sulfocarbonicum**: s. Kaliumthiocarbonat.

**Kalium, Sulfocarbonsaures**: s. Kaliumthiocarbonat.

**Kalium sulfocyanatum**: s. Kaliumthiocyanat.

**Kaliumsulfocyanid**: s. Kaliumthiocyanat.

**Kalium sulfoguajacolicum**: s. Sulfoguaiacol.

**Kalium sulfokreosoticum**: s. Kalium, Kreosotsulfosaures.

**Kalium sulfuratum**: s. Kaliumsulfid.

**Kalium sulfuricum**: s. Kaliumsulfat.

**Kalium superchloricum**: s. Kaliumperchlorat.

**Kalium supermanganicum**: s. Kaliumpermanganat.

**Kalium tartaricum**: s. Kaliumtartrat.

**Kalium tartaricum boraxatum**: s. Boraxweinstein.

**Kaliumtartrat**: Kalium tartaricum, Neutrales weinsaures Kalium, Tartarus tartarisatus; $K_2C_4H_4O_6 \cdot 0.5\ H_2O$, $M_r$ 235.28. Farblose Kristalle od. weißes, krist. Pulver, sehr leicht lösl. in Wasser, wenig lösl. in Ethanol. Darst.: durch Auflösen v. Kaliumhydrogentartrat in einer Kaliumcarbonatlsg. u. Auskristallisierenlassen. **Off.:** DAC86. **Anw.** med.: früher als Diuretikum u. Laxans; **Dos.:** 3 bis 10 g.

**Kaliumtellurit**: $K_2TeO_3$, $M_r$ 253.80. Weißes, hygr. Pulver. **Anw.:** zur Erkennung pathogener Bakterien in Körperflüssigkeiten, die dabei durch Reduktion schwarz gefärbt werden. Übl. Konz.: 1:50 000.

**Kaliumtetracyanocadmat**: Cadmiumkaliumcyanid; $K_2[Cd(CN)_4]$. Farblose Kristalle, leicht lösl. in Wasser. **Anw.:** in d. Galvanotechnik.

**Kaliumtetracyanoniccolat(II)**: Nickel(II)-kaliumcyanid, Niccolum-Kalium cyanatum; $K_2[Ni(CN_4)] \cdot H_2O$. Orangegelbe Nadeln, wasserfrei rotgelb, leicht lösl. in Wasser. **Anw.** techn.: in der Galvanotechnik.

**Kaliumtetraoxalat**: Kalium tetraoxalicum, Übersaures Kaliumoxalat, Bitterkleesalz, Kleesalz; ein Komplex aus Kaliumhydrogenoxalat u. Oxalsäure; $KHC_2O_4{\cdot}H_2C_2O_4 \cdot 2\ H_2O$. Farblose Kristalle, lösl. in Wasser. Darst.: durch Versetzen einer Oxalsäurelsg. m. Kaliumhydrogencarbonat. **Anw.:** z. Entfernen v. Rost- u. Tintenflecken, d. sog. **Kleesalz** des Handels (Oxalium EB6, Sal Acetosellae) besteht aus einem Gem. v. Kaliumhydrogenoxalat u. K. od. auch nur aus K.; das Syn. „Kalium bioxalicum" (EB6) ist unrichtig.

**Kalium tetraoxalicum**: s. Kaliumtetraoxalat.

**Kaliumthiocarbonat**: Kalium sulfocarbonicum, Sulfocarbonsaures Kalium, Kaliumsulfocarbonat; $K_2CS_3 \cdot x\ H_2O$. Gelbe, hygr. Kristalle, sehr leicht lösl. in Wasser. Darst.: durch Einwirken v. Schwefelkohlenstoff auf Kaliumsulfidlsg. **Anw.:** z. Bekämpfung v. Pflanzenschädlingen (Reblaus).

**Kaliumthiocyanat**: Kalium rhodanatum, Kalium sulfocyanatum, Kaliumrhodanid, Kaliumsulfocyanid, Rhodankalium, Schwefelcyankalium; KSCN, $M_r$ 97.18. Farblose, zerfließl. Kristalle, leicht lösl. in Ethanol, sehr leicht lösl. in Wasser unter bedeutender Temperaturerniedrigung (bis ca. -34°C); nicht giftig. Darst.: durch Zusammenschmelzen v. Kaliumcyanid u. Schwefel. **Off.:** ÖAB90. **Anw.** techn.: zu Kältemischungen* sowie als Reagenz auf Eisen(III)-Salze (gibt blutrote Färbung).

**Kalium, Überchlorsaures**: s. Kaliumperchlorat.

**Kalium, Übermangansaures**: s. Kaliumpermanganat.

**Kalium, Überschwefelsaures**: s. Kaliumperoxodisulfat.

**Kalium, Unterchlorigsaures**: s. Kaliumhypochlorit.

**Kalium, Unterphosphorigsaures**: s. Kaliumphosphinat.

**Kaliumxanthogenat**: Kalium xanthogenicum, Xanthogensaures Kalium; $C_2H_5O{\cdot}CSSK$. Gelbl. Kristalle, leicht lösl. in Wasser, wenig lösl. in Ethanol, unlösl. in Ether. Darst.: durch Einw. von Schwefelkohlenstoff auf alkohol. KOH. **Anw.:** als Reagenz, als Schädlingsbekämpfungsmittel, vgl. Xanthogensäure.

**Kalium xanthogenicum**: s. Kaliumxanthogenat.

**Kaliumzitrat**: s. Kaliumcitrat.

**Kalium, Zitronensaures**: s. Kaliumcitrat.

**Kaliwasserglas**: s. Kaliumsilicat.

**Kali zooticum**: s. Kaliumhexacyanoferrat(II).

**Kalkammoniak**: Ammoniak-Stickstoff-Dünger, besteht aus Ammoniumchlorid u. Calciumcarbonat. Geh. ca. 35% Kalk u. ca. 15% Stickstoff.

**Kalkammoniumphosphate**: stickstoff- u. phosphorhaltige Düngesalze.

**Kalkammonsalpeter**: Dünger, Mischung von Kalk ($CaCO_3$) u. Ammoniumnitrat ($NH_4NO_3$). Geh. ca. 35% Kalk u. ca.20% Stickstoff.

**Kalkaneus**: Calcaneus, Fersenbein.

**Kalk, Doppeltkohlensaurer**: Calcium bicarbonicum, s. Calciumhydrogencarbonat.

**Kalk, Gebrannter**: s. Calciumoxid.

**Kalk, Gelöschter**: s. Calciumhydroxid.

**Kalkhydrat**: s. Calciumhydroxid.

**Kalkliniment**: s. Linimentum Calcariae.

**Kalkmilch**: s. Calciumoxid.

**Kalksalpeter**: s. Calciumnitrat.

**Kalkschwefelleber: HOM:** Hepar sulfuris (vgl. aber auch Kaliumsulfid), Calcium sulfuratum Hahnemanni, Hepar sulfuris calcareum, Kalkschwefelleber nach Hahnemann. Herst.: Gem. gleicher T. des feingepulverten weißen Inneren der Austernschalen u. Schwefelblumen wird längere Zeit im geschlossenen Tiegel in Weißglühhitze gehalten, nach dem Erkalten in verschlossenen Gläsern aufbewahrt. (1., 2. u. 3. Dezimalverreibung riecht deutlich nach $H_2S$); Konstitutionsmittel; verord. z.B. b. eiternden Haut- u. Schleimhauterkrankungen, Otitis media (Mittelohrentzündung), Bronchitis, Verdauungsstörungen.

**Kalkspat**: besonders reines Calciumcarbonat* in mineralischer Form.

**Kalkstein**: s. Calciumcarbonat.

**Kalkstickstoff**: Calciumcyanamid, Calciumcarbimid; Ca–N–C≡N. Geh. 17 bis 22% Stickstoff u. ca. 65% Kalk. Feines, grauschwarzes Pulver. Darst.: durch Einw. von Stickstoff auf Calciumcarbid im elektr. Ofen. **Anw.:** als Dünge- u. Pflanzenschutzmittel. Vorsicht! Giftig! Stark erhöhte Alkoholunverträglichkeit (Kalkstickstoffkrankheit, Antid.: Cysteinhydrochlorid). Beim Streuen: Schutzbrille, Gesicht u. Hände einfetten, keine offenen Wunden (Risse) im Gesicht u. an den Händen; (vgl. Cyanamid).

**Kalkwasser:** s. Solutio Calcii hydroxydati.

**Kalk, Wiener:** s. Wiener Kalk.

**Kallidin:** Lysylbradykinin (vgl. Bradykininin); s. Hormone (Gewebshormone).

**Kallidinogenase** INN: Padutin®; CAS-Nr. 9001-01-8. Enzym, das Kallidin, ein (Plasma-)Kinin (Gewebshormon), aus Kallidinogen (einem Kininogen, $\alpha_2$-Globulinfraktion) unter begrenzter Proteolyse erzeugt (vgl. Kallikrein); gew. aus dem Pankreas u. aus dem Harn von Säugetieren. Leicht lösl. in Wasser, Ethanol 50%, unlösl. in Ethanol 95% u. gebräuchlichen organischen Lösungsmitteln. **Anw.:** Vasodilatator, zur Erhöhung der Spermatozoenzahl u. -beweglichkeit (bei Fertilitätsstörungen des Mannes). **Übl. Dos.:** Parenteral: i.m. bis 80 E./d (Depotinjektion in geteilten Dosen), langsam reduzieren auf bis zu 40 E./Woche. Oral: 3mal 10 E./d.

**Kallikrein:** Protease, die als Kininogenase aus Kininogen(en) Kinine* freisetzt, welche physiolog. Wirkungen auslösen (Erregung glatter Muskeln; Dilatation der peripheren u. Koronargefäße). Die Kininfreisetzung wird (z.B.) durch Aprotinin gehemmt. Vork.: Speicheldrüse, Pankreas, Harn, Plasma; s.a. Hormone. Anstelle von K. können auch andere Stoffe Kinine freisetzten. Dazu gehören: Trypsin, Plasmin, Pepsin, Schlangengifte, bakterielle Enzyme; vgl. Kallidinogenase.

**Kallus:** s. Callus.

**Kalmia latifolia** L.: Fam. Ericaceae, Berglorbeer (Nordamerika). Stpfl. v. **Folia Kalmiae:** Berglorbeerblätter. **Inhaltsst.:** 2.7% Phlorizin*, Acetylandromedol*, Arbutin, Pektin. **Anw.** med.: b. Angina pectoris, Hypertrophie, Wassersucht. **HOM:** *Kalmia latifolia* (HAB1.4), Kalmia: frische Blätter; verord. z.B. b. rheumatisch-gichtigen Erkrankungen u. Neuralgien, Myocarditis (Herzmuskelentzündung).

**Kalmus:** s. Acorus calamus.

**Kalmusöl:** s. Acorus calamus.

**Kalmustinktur:** s. Tinctura Calami.

**Kalomel:** s. Quecksilber(I)-chlorid.

**Kalomelelektrode:** s. Potentiometrie.

**Kalorie:** (*lat.* calor Wärme) frühere Wärmeeinheit, Symbol: cal; wurde definiert als die Wärmemenge, die nötig ist, um 1 kg Wasser (kcal) od. 1 g Wasser (cal) um 1°C (v. 14.5°C auf 15.5°C) zu erwärmen. 1 cal entspricht der Arbeit von 4.186 Joule; Kalorien dienten auch als Maßstab des menschlichen Energieumsatzes (s. Grundumsatz) u. zur Feststellung des Nährwertes der Nahrungsmittel (s. Brennwert, Physiologischer).

**Kalorimeter:** Gerät zur Durchführung kalorimetrischer Messungen (s. Kalorimetrie). Es gibt verschiedene Typen von K. **Flüssigkeits-Kalorimeter:** nehmen eine bei einem physik. od. chem. Prozeß umgesetzte Wärme von einer Flüssigkeit auf, deren Temperaturänderung gemessen wird. **Metall-Kalorimeter:** nehmen die zu bestimmende Wärmemenge von einem gut leitenden Metallkörper (z.B. Cu, Ag, Al) auf, dessen Temperaturänderung bestimmt wird. **Mikrokalorimeter*** dienen zur Messung sehr geringer Wärmeänderungen. **Differenz-Temperatur-Scanning-Kalorimeter:** (DTSC, Difference-Temperature-Scanning-Calorimeter; Wärmestrom-DSC) sind Wärmeleitungs-Kalorimeter, bei denen Wärme infolge eines Temperaturgefälles zwischen einer Probe u. einer thermisch inerten Referenzsubstanz (ein Ofen) ausgetauscht wird. Die Temperaturdifferenz wird gemessen, s. DTA. **Differenz-Leistungs-Scanning-Kalorimeter:** (DPSC, Difference-Power-Scanning-Calorimeter; Leistungskompensations-DSC) arbeiten mit je einem getrennt regelbaren Ofen für Probe u. Referenzsubstanz. Auf wärmetönende Prozesse in der Probe reagiert die Steuereinheit des Gerätes mit unterschiedlicher Zuführung von elektrischer Energie zur Aufrechterhaltung der Isothermie zwischen beiden Öfen. Die Energieänderung pro Zeiteinheit wird gemessen, s. DSC.

**Kalorimetrie:** Messung der Wärmekapazität od. der Wärmemenge, die bei physikal. u. chemischen Vorgängen entsteht; s.a. DSC.

**Kalorimetrie, Differentielle:** Scanning (Abtast-): s. DSC.

**Kalottenmodelle:** s. Molekülmodelle.

**Kaltfüllung:** s. Aerosoldose.

**Kalt lagern:** Nach Ph.Eur.3 Lagerung bei 8 bis 15°C.

**Kaltlichtleuchtstoffröhren:** s. Luminol.

**Kalumbawurzel:** Rad. Colombo, s. Jateorhiza palmata.

**Kalyptra:** *bot.* Hülle, z.B. **1.** Wurzelhaube od. **2.** Haube auf der Sporenkapsel der Moose.

**Kalyx:** Kelch, Gesamtheit der Kelchblätter, s. Blüte.

**Kalzinieren:** s. Calcinieren.

**Kalzium:** u. Kalziumverbindungen: s. Calcium ...

**Kalziumhydroxidlösung:** s. Solutio Calcii hydroxydati.

**Kamala:** s. Mallotus philippinensis.

**Kambium:** *bot.* Bildungsgewebe (Meristem) beim sekundären Dickenwachstum* d. Pflanzen.

**Kameldorn:** s. Manna.

**Kamille, Echte o. Gemeine:** s. Chamomilla recutita.

**Kamille, Große:** s. Chamaemelum nobile.

**Kamillenblüten:** s. Chamomilla recutita.

**Kamillenfluidextrakt:** s. Extractum Chamomillae fluidum.

**Kamillenöl:** s. Chamomilla recutita.

**Kamillentinktur:** s. Tinctura Chamomillae.

**Kamille, Römische:** Chamaemelum nobile.

**Kamille, Strahlenlose:** Matricaria matricarioides*.

**Kamillosan®:** s. Chamomilla recutita.

**Kammergesetze:** s. Apothekerkammern.

**Kammersäure:** 60- bis 70%ige Schwefelsäure, die sich am Boden d. Bleikammern b. d. Schwefelsäurefabrikation nach dem Bleikammerverfahren ansammelt. D. 1.5 bis 1.62.

**Kampfer.....:** s. Campher..... .

**Kampferspiritus:** s. Spiritus camphoratus.

**Kampylotrop:** s. Samenanlage.

**Kanadabalsam:** s. Balsamum canadense.

**Kanadische Collinsonie:** Collinsonia canadensis*.

**Kanadische Goldrute:** Solidago canadensis, s. Solidago gigantea.

**Kanadische Pappel:** Populus monilifera, s. Populus-Arten.

**Kanadischer Tee:** Folia Gaultheriae, s. Gaultheria procumbens.

**Kanadischer Terpentin:** s. Balsamum canadense.

**Kanadisches Berufskraut:** s. Conyza canadensis.

**Kanadische Schlangenwurzel:** s. Asarum canadense.

**Kanamycin** INN: Antibiotikum* aus Streptomyces kanamyceticus, Kanamytrex®; 6-O-(3-Amino-3-desoxy-α-D-glucopyranosyl)-4-O-(6-amino-6-desoxy-α-D-glucopyranosyl)-2-desoxy-D-streptamin; CAS-Nr. 59-01-8; $C_{18}H_{36}N_4O_{11}$. **Wirk. u. Anw.:** Aminoglykosid-Antibiotikum, früher Tuberkulostatikum; hemmt die Proteinbiosynthese; wirksam v.a. gegen Staphylokokken, E. coli, Enterobacter aerogenes, Klebsiella pneumoniae; z.T. auch gegen Proteus- u. Serratia-Stämme; aufgrund der hohen Ototoxizität nur noch lokale Anw.; s.a. Antibiotika (Tab.).

**Kanamycinmonosulfat:** Kanamycini monosulfas Ph.Eur.3, Kanamycinum monosulfuricum; CAS-Nr. 133-92-6; $C_{18}H_{38}N_4O_{15}S \cdot H_2O$, $M_r$ 601. Lösl. in 8 T. Wasser, prakt. unlösl. in Ethanol, Aceton, Chloroform, Ether. Einheit von Kanamycinmonosulfat: 1 I.E. entspricht 1.232 µg, 1 mg entspricht 750 I.E.

**Saures Kanamycinsulfat:** Kanamycini sulfas acidus Ph.Eur.3, Kanamycinum disulfuricum; eine Form von Kanamycinsulfat, die durch Zugabe von Schwefelsäure zu einer Kanamycinmonosulfatlösung hergestellt u. auf geeignete Weise getrocknet wird. Weißes, hygr. Pulver, lösl. in ca. 1 T. Wasser, prakt. unlösl. in Ethanol, Chloroform, Aceton. 1 mg entspricht 670 I.E.

**Kanamytrex®:** s. Kanamycin.

**Kanangaöl:** s. Canaga odorata.

**Kandiszucker:** s. Saccharose.

**Kanel, Kaneel:** s. Cinnamomum aromaticum.

**Kanel-Blüten:** Flores Cassiae, s. Cinnamomum aromaticum.

**Kanel, Echter:** Cort. Cinnamomi, s. Cinnamomum zeylanicum.

**Kaninchen-Einheit:** Abk. K.E. Einheit f. mehrere biol. Wirkstoffe, z.B. f. das Corpus-luteum-Hormon, f. Insulin, Choriongonadotrophin, Vagotonin u.a.

**Kaninchentest:** Test auf Anwesenheit von pyrogenen Stoffen in parenteralen Zuber.; beträgt die Temperaturerhöhung von 3 Kaninchen nach parenteraler Zufuhr der zu testenden Zuber. in Summe weniger als 1.15 K (Kelvin), so gilt der Test als bestanden, beträgt die Temperaturerhöhung in Summe mehr als 2.65 K so entspricht die Testsubstanz nicht den Anforderungen. Liegt der gefundene Wert der Temperaturerhöhung dazwischen, ist der Test an weiteren Gruppen zu je 3 Kaninchen zu wiederholen.

**Kanipfeffer:** s. Xylopia aethiopica.

**Kannenkraut:** s. Equisetum arvense.

**Kanthariden:** s. Canthariden.

**Kantharidenkampfer:** s. Cantharidin.

**Kantharidenöl:** Ol. Cantharidis*.

**Kanüle:** Hohlnadel aus rostfreiem Stahl (V2A). Einmalartikel od. mehrfach zu verwenden. Es gibt **2 Maßsysteme** (f. Länge u. Durchmesser): **1.** Pravaz (deutsche Norm, Nr.); **2.** Gauge (internat. Norm, in G). Einmalkanülen besitzen einen Plastikansatz bestimmter Farbe. Vgl. Butterfly, Braunüle.

**Kanutillawachs:** s. Candelillawachs.

**Kanzerogen:** *syn.* karzinogen, Karzinom* erzeugend.

**Kanzerogenese:** *syn.* Karzinogenese, Krebsentstehung.

**Kanzerogene Stoffe:** s. Karzinogene.

**Kaolin:** s. Weißer Ton.

**Kaolini pasta glycerolata:** Kaolin-Paste, s. Pasta boli glycerolata.

**Kaolinum ponderosum:** s. Weißer Ton.

**Kap-Aloe:** s. Aloe.

**Kapaunenkamm-Einheit:** *syn.* Kapauneinheit; biol. Meßgröße f. androgene Hormone.

**Kapern:** s. Capparis spinosa.

**Kanüle**
Normgrößen u. Farbmarkierungen

| Pravaz | Gauge | Durchmesser in mm | Länge in mm | Farbmarkierung bei Einmalkanülen |
|---|---|---|---|---|
| 1 | 20 | 0.90 | 38 | gelb |
| 2 | 21 | 0.80 | 35 | grün |
| 12 | 22 | 0.70 | 32 | schwarz |
| 14 | 23 | 0.65 | 32 | violett |
| 16 | 24 | 0.60 | 26 | hellblau |
| 18 | 25 | 0.50 | 23 | dunkelblau |
| 20 | 27 | 0.45 | 22 | grau |

**Kapillärsirup:** Sirupus Amyli hydrolysati, s. Stärkesirup.

**Kapillar:** haarfein; s.a. Kapillaren.

**Kapillaranalyse:** eine qualitative analytische Untersuchungsmethode v. gemischten, v.a. homöopathischen Lösungen. Die Flüssigkeit wird durch Filtrierpapierstreifen aufgesogen, dann läßt man sie verdunsten. Dadurch scheiden sich d. gelösten Stoffe meist in d. Reihenfolge ihrer Löslichkeit ab u. bilden charakteristische Zonen u. Farbsäume, die dann verglichen werden. Wichtig ist gleichbleibende Temp., Luftfeuchtigkeit u. gleiche Filtrierpapiersorte; vgl. Kapillarität, s. Chromatographie (Papierchromatographie).

**Kapillarchromatographie:** s. Chromatographie.

**Kapillarelektrophorese:** ein analytisches Trennverfahren der Elektrophorese* in Kapillaren. Dabei tauchen die Enden einer Quarzkapillare mit den Elektroden in Elektrolytbehälter, zwischen denen eine Spannung von bis zu 30 kV herrscht. Die getrennten Substanzen werden direkt in den Kapillaren meist durch UV-Spektroskopie* detektiert.

**Kapillaren:** haardünne Röhrchen; *med.* Blutkapillaren, feinste Blutgefäße, die die Verbindung zwischen Arterien u. Venen herstellen.

**Kapillar-GC:** s. Chromatographie.

**Kapillarität:** taucht man ein Kapillarrohr in eine Flüss. ein, so stellt sich d. Flüss. in d. Kapillarrohr höher od. tiefer als die umgebende Flüss. (im Gegensatz zu d. Gesetz der kommunizierenden Gefäße), es bildet sich ein konkaver od. konvexer Meniskus. Benetzt die Flüss. die Glaswand des Rohres, so steht die Flüss. höher als im Gefäß (**Kapillaraszension**); benetzt die Flüss. die Wand nicht, so steht sie tiefer (**Kapillardepression**), so z.B. beim Quecksilber; vgl. Grenzflächenspannung. Je enger d. Kapillarrohr ist, desto größer ist d. Höhenunterschied der Flüss. innerhalb u. außerhalb des Rohres. Die Kapillarität beruht auf der Adhäsion der Flüss.-Teilchen an festen Körpern u. ihrer Kohäsion untereinander. Man benutzt diese Erscheinung auch zur **Kapillaranalyse***, da d. Steighöhe verschiedener Flüss. bzw. Lsg. verschieden ist. Zur genauen Feststellung des Meniskus dient die Meniskus-Visierblende.

**Kapillarkondensation:** Art der Sorption*, bei der sich das Sorptiv in den Kapillaren eines Stoffes abscheidet; die Kondensation erfolgt bei umso geringerem Dampfpartialdruck je kleiner der Kapillardurchmesser ist; z.B. kondensiert Wasser in eine Kapillare von 2 nm Durchmesser bereits bei einer relativen Luftfeuchtigkeit von ca. 50%.

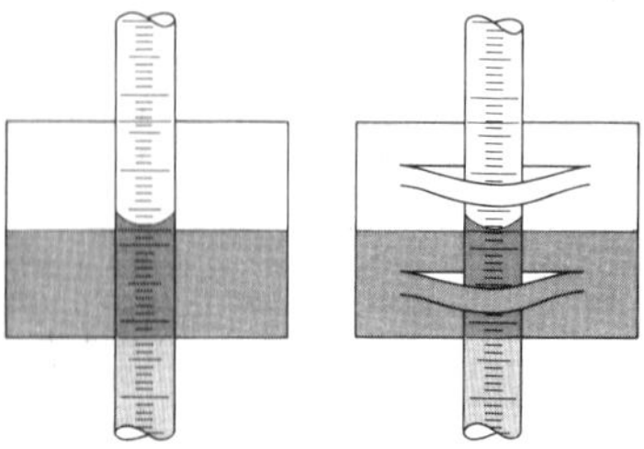

Kapillarität:
Meniskus-Visierblende [50]

**Kapillarsteigmethode:** s. Grenzflächenspannung.

**Kapillarviskosimeter:** Nach Ph.Eur.3 wird die Viskosität* idealviskoser Flüssigkeiten, wenn nichts anderes angegeben ist, mit Hilfe eines von 3 angegebenen U-förmig ausgebildeten K. nach Ostwald od. nach Ubbelohde bestimmt. Nach dem Hagen-Poiseuille-Gesetz ist bei laminarer Strömung die Auslaufzeit t der Meßflüssigkeit zwischen 2 Meßmarken aus einer genormten Kapillare direkt proportional seiner Viskosität* ($\eta$ bzw. $\nu$):

$\eta = \rho \cdot k \cdot t$ bzw. $\nu = k \cdot t$

($\rho$ Dichte der Flüssigkeit; k Gerätekonstante, enthält die Kapillardimensionen, Länge der Fließstrecke, Druck der Flüssigkeitssäule etc.)

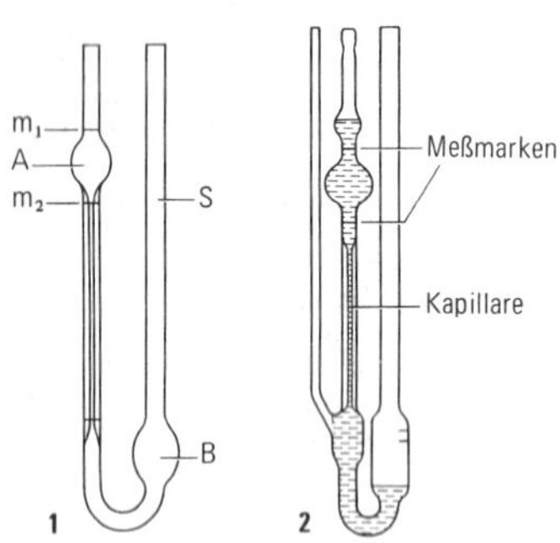


Kapillarviskosimeter: 1: nach Ostwald; 2: nach Ubbelohde [71, 131]

**Kapillarwasser:** Haftwasser* in Makrokapillaren über 0.1 µm. Diese werden bei Wasserdampfsättigung od. bei Kontakt mit Wasser gefüllt, Mikrokapillaren kleiner als 0.1 µm hingegen schon bei tieferen relativen Feuchtigkeiten; vgl. Kapillarkondensation.

**Kaposi-Sarkom:** *syn.* Sarcoma idiopathicum multiplex haemorrhagicum, Retikuloangiomatose; knotige bis plaqueartige, von Blutungen durchsetzte Effloreszenzen im Bereich der Haut, die anfangs v.a. an den Extremitäten auftreten. Histologisch gleicht es einem spindelzelligem Sarkom mit reichlicher Gefäßneubildung. Das K. tritt bevorzugt bei Männern nach dem 50. Lebensjahr auf, gehäuft in Afrika südlich der Sahara. Beim „klassischen“ K. handelt es sich um eine selten maligne Erkrankung unklarer Ätiologie mit chronischem Verlauf u. erst spät metastasierendem Wachstum. Neuerdings wird häufiger eine deutlich aggressivere Variante bei Patienten mit fortgeschrittener AIDS-Erkrankung beobachtet, bei denen die Behandlungsversuche wie beim klassischen K. (lokale Exzision, Chemotherapie, Bestrahlung) keinen Erfolg zeigten.

**Kaprylsäure:** s. Caprylsäure.

**Kapseals®:** Banderolierte Hartgelatinekapseln.

**Kapsel:** **1.** gallertartige, kohlenhydrathaltige Hülle mancher Bakterien (Klebsiella, Diplokokken), Ausscheidungsprodukt der Bakterien; meist schleimiges Wachstum dieser Bakterien auf festen Nährmedien; Sitz von Antigenen, z.B. **Kapsel-Antigen** bei Dyspepsie-Koli; **Kapselfärbung** entweder mit 3%iger Safraninlösung (2 bis 5 min Kochen) od. indirekte Darstellung durch Tuscheverfahren. **2.** *bot.* s. Fruchtformen. **3.** *pharmaz.* eine Arzneiform, s. Capsulae.

**Kapselpulver:** einfachste Form einzeldosierter Arzneimittel, die als gemischtes Pulver in der Apotheke abgegeben wird. K. werden entweder einzeln rezeptiert od. auf einmal hergestellt u. dann einzeln ausgewogen. Anschließend werden sie in Papier-, Stärkemehl- od. Gelatinesteckkapseln abgefüllt; s. Chartae, Capsulae.

**Kapsenberg-Schmiere:** etherbeständiges Schmiermittel f. Schliffe, bestehend aus Glycerol u. Stärke.

**Kapsid:** Capsid; Virushüllproteine, s. Viruskapsid.

**Kapsolutflaschen:** s. Vials.

**Kap-Sonnentau:** s. Drosera ramentacea.

**Kapuzinerkresse:** Tropaeolum majus.

**Karaibablätter:** Fol. Carobae, s. Jacaranda procera.

**Karambola:** s. Averrhoa carambola.

**Karamel:** s. Saccharose.

**Karat:** s. Gold.

**Karaya-Gummi:** s. Sterculia urens.

**Karbide:** s. Carbide.

**Karbinol:** Alcohol methylicus, s. Methanol.

**Karbohydrasen:** s. Carbohydrasen.

**Karbol:** Karbolsäure, s. Phenol.

**Karbol-Fuchsinlösung, Verdünnte:** Zstzg.: 1 T. Ziehl-Neelsen-Karbol-Fuchsin-Lösung*, 9 T. Wasser. Anw.: Reagenz DAB6, f. die Gram-Färbung*.

**Karbol-Gentianaviolettlösung:** Zstzg.: 1 T. gesättigte weingeistige Gentianaviolettlösung, 10 T. 2.5%ige wäßrige Lsg. von Phenol. Anw.: f. die Gram-Färbung*.

**Karbolineum:** s. Carbolineum.

**Karbolkalk:** Calcium cresolicum, s. Phenolkalk.

**Karbolsäure:** s. Phenol; Rohe K.: s. Cresol.

**Karbolwasser:** s. Aqua phenolata.

**Karbonate:** s. Carbonate.

**Karbonathärte:** Carbonathärte*, s.a. Aqua.

**Karbonsäuren:** s. Carbonsäuren.

**Karborundum:** s. Siliciumcarbid.

**Karboxylase:** s. Carboxylase.

**Karbozyklische Verbindungen:** s. Carbocyclische Verbindungen.

**Karbunkel:** Anhäufung von mehreren Furunkeln.

**Kard-:** s.a. Card-.

**Kardamomen:** Kardamom, s. Elettaria cardamomum.

**Kardia:** Cardia; **1.** Herz, **2.** Magenmund; kardial: das Herz betreffend; cardiacus: zum Herzen od. zum Magenmund gehörend.

**Kardiakum(a):** Herzmittel; (weitläufiger) Sammelbegriff f. Substanzen mit Wirkung auf das Herz; s. Herzglykoside (K. im engeren Sinne), Antiarrhythmika, Calciumantagonisten, Katecholamine, Koronartherapeutika. Pflanzliche K. mit milder Herzwirkung liefern Crataegus-Arten*, Arnica montana*, Ammi visnaga*.

**Kardialgie:** meist harmlose Mißempfindungen im Bereich des Herzens, oft psychogen.

**Kardinalsblume, Blaue:** s. Lobelia siphilitica.

**Kardiotoxine:** herzschädigende Stoffe, v.a. Herzglykoside* u. bestimmte, stark basische Peptide aus Schlangengiften*.

**Kardobenediktenkraut:** Herba Cardui benedicti, s. Cnicus benedictus.

**Karies:** Karies, Zahnkaries, Caries denticum (lat: caries Faulnis). Meist unter Braunfärbung verlaufende Erweichung der Hartsubstanz der Zähne durch einen noch nicht ganz geklärten Prozeß. Der Schleim auf den Zähnen besteht auch aus Dextran*. Dieses wird mit Saccharose als Substrat (Rolle der Süßigkeiten!) von den Bakterien des Mundraums gebildet. Der Dextranfilm dient wiederum als Substrat für Karies auslösende Bakterien. Disponierend wirken Erb- u. Umwelteinflüsse, Beschaffenheit des Speichels, ungenügende Kautätigkeit, Ernährung, mangelnde Zahnhygiene, s.a. Kariesprophylaxe.

**Kariesprophylaxe:** Vorbeugende Maßnahmen zur Verhütung der Zahnkaries; besteht in kohlehydratarmer Kost u. systematischer Zahnpflege. **1.** Mundhygiene: Entfernen der Zahnbeläge (s. Zahnplaque) mit Zahnbürste, Zahnseide, Interdentalbürsten etc. **2.** Lokale Anw. von Antiplaquemittel*. **3.** Lokale u. systemische Fluoridbehandlung; wesentliche Erfolge durch anhaltende Erhöhung der Fluoridzuführung auf 1 bis 1.5 mg/d. Die Widerstandsfähigkeit gegenüber organischen Säuren wird durch den Ersatz einer OH-Gruppe des Hydroxylapatits* durch Fluorid heraufgesetzt. Dieser Prozeß findet im wesentlichen während der Zahnentwicklung statt. Später erfolgt über den Speichel nur eine geringe Fluoridaufnahme. Diese erfolgt über die Nahrung durch Fluoridierung von Trinkwasser, Kochsalz, Milch, ferner durch Verabreichung von Fluoridtabletten od. als Oberflächenbehandlung durch Pinselung der Zähne mit 8%iger Zinnfluoridlösung bzw. durch Zahnpasten mit hohem Fluoridgehalt, s. Fluor. Die wichtigste Zeit der Fluorzuführung ist vom 5. Fetalmonat bis zum 12. Lebensjahr. **4.** Versiegelung von tiefen Schmelzfalten mit speziellen Kunststoffen (Bisphenol-A u. Glycidylmethacrylatpolymere); Schutz hält ca. 12 bis 18 Monate an.

**Karitéfett:** s. Vitellaria paradoxa.

**Karkade:** s. Hibiscus sabdariffa.

**Karl-Fischer-Lösung:** Karl-Fischer-Reagenz, Iod-Schwefligsäure-Reagenz (s. Karl-Fischer-Titration); Reagenz Ph.Eur.3: 700 mL Pyridin, 700 mL Ethylenglykolmonomethylether, 220 g Iod, 190 mL flüssiges Schwefeldioxid.

**Karl-Fischer-Titration:** KF-Methode; maßanalytische Halbmikromethode (Karl Fischer, 1935) zur direkten Bestimmung des Wassergehalts einer Probe; basiert auf dem von Bunsen gefundenen Prinzip, daß Iod (Oxidationsmittel) nur in Beisein von Wasser durch Schwefeldioxid reduziert wird.

$$2\,H_2O + SO_2 + I_2 \rightleftarrows H_2SO_4 + 2\,HI$$

Nach heutigen Vorstellungen (E. Scholz, 1980) vom Reaktionsablauf wird aber 1 mol Wasser mit 1 mol $I_2$ in Gegenwart eines geeigeten Alkohols (R-OH) u. einer geeigneten Base R'-N umgesetzt:

$$ROH + SO_2 + R'N \rightarrow [R'NH]SO_3R$$

$$H_2O + I_2 + [R'NH]SO_3R + 2\,R'N \rightarrow [R'NH]SO_4R + 2\,R'NH$$

Der Endpunkt der Titration kann visuell (ungenau) od. mit Hilfe der Dead-Stop-Methode* bestimmt werden; sehr genaue Methode; relativer Fehler unter ±1% erreichbar. (Vor jeder Versuchsreihe sollte der Titer, der angibt, wieviel mg Wasser durch 1 mL Titriermittel umgesetzt werden, bestimmt werden.) Mit Störungen ist bei Aldehyden, Ketonen, Mercaptanen, stark reduzierenden Substanzen sowie stark sauren u. basischen Stoffen zu rechnen. **Karl-Fischer-Reagenzien:** Wie nach Ph.Eur.3 (s. Karl-Fischer-Lösung) meist 2 getrennte Lösungen: **1.** Methanolische Iodlösung (Titriermittel). **2.** Lsg. von Schwefeldioxid u. Pyridin in Methanol (Lösungsmittel); statt Pyridin werden heute auch andere Basen wie Diethanolamin od. das geruchlose Imidazol verwendet. Titrier- u. Lösungsmittel können auch kurz vor der Titration gemischt werden (Einkomponenten-Reagenz). Im Handel befinden sich pyridinhaltige u. pyridinfreie Zweikomponenten-Reagenzien u. (ca. 2 Jahre haltbare) Einkomponenten-Reagenzien, z.B. die Hydranal®Reagenzien. **Coulometrische Karl-Fischer-Titration:** Iod wird elektrolytisch erzeugt u. mit dem vorhandenen Wasser quantitativ umgesetzt; der Stromverbrauch, der zur Erzeugung von Iod aufgewendet werden muß, gilt als direktes Maß f. den Wassergehalt der Probe; s.a. Coulometrie.

**Karlsbader Salz:** s. Sal Carolinum.

**Karlsbader Salz, Brausendes:** s. Sal Carolinum factitium effervescens.

**Karlsbader Salz, Künstliches:** s. Sal Carolinum factitium.

**Karlsdistelwurzel:** Radix Carlina, s. Carlina acaulis.

**Karmelitergeist:** s. Spiritus Melissae compositus.

**Karminativum(a):** blähungstreibendes Mittel (insbes. f. Säuglinge), z.B. Folia Menthae, Fructus Anisi, Fructus Foeniculi, Fructus Foeniculi, Flos Chamomillae u.a. ätherische Öldrogen bzw. deren äther. Öle. Sie wirken gärungswidrig u. auf die glatte Muskulatur spasmolytisch, sie besitzen z.T. antiphlogistische Eigenschaften u. wirken beruhigend auf die Mobilität des Verdauungstraktes, womit Blähungen (Gasabgang aus Magen od. Enddarm) entgegengewirkt wird; s.a. Antiflatulenzien.

**Karminrot:** **Karminsäure**, s. Carmin.

**Karnaubawachs:** Cera Carnaubae, s. Wachse.

**Karnitin:** s. Carnitin.

**Karobablätter:** Folia Caroba, s. Jacaranda procera.

**Karoben:** s. Ceratonia siliqua.

**Karotin:** s. Carotine.

**Karotis:** Carotis, Kopfschlagader (Arteria carotis); die große, zum Kopf führende Halsarterie.

**Karotte:** Daucus carota*.

**Karpell:** *bot.* Fruchtblatt, s. Blüte.

**Karpophor:** *bot.* Fruchtträger, der die Teilfrüchtchen (Merikarpien) der Umbelliferen-Früchte trägt.

**Karthäusertee:** s. Chenopodium ambrosioides var. ambrosioides.

**Kartoffel:** Solanum tuberosum*.

**Kartoffelkäfer, amerikanischer:** s. Doryphora decemlineata.

**Kartoffelrose:** s. Rosa.

**Kartoffelstärke, Kartoffelmehl:** Amylum Solani*.

**Karton:** aus einer od. mehreren zusammengegautschten od. nachträglich zusammengeklebten Faserstofflagen bestehendes Produkt im Flächengewichtsbereich von ca. 150 bis 450 g/m$^2$. Schwerere Qualitäten werden als Pappe bezeichnet. Einseitig gestrichener K. heißt Chromo-K. Faltschachtel-K. dient zur Herst. v. Verpackungen. Die Bezeichnung K. ist auch syn. f. Schachtel gebräuchlich.

**Kartonagen:** aus Karton, Pappe od. Wellpappe gefertigte Umhüllungen.

**Karunkula:** Caruncula; *bot.* Hypertrophie der Samenschale; (wulstförmige) Auswüchse am Nabel (od. Nabelstrang) der Samen, z.B. bei Rizinussamen, Herbstzeitlosensamen.

**Karyogamie:** Verschmelzung der beiden haploiden Kerne zum diploiden Zygotenkern bzw. Vereinigung der Chromosomenbestände beider Gameten bei der Befruchtung.

**Karyokinese:** indirekte Zellkernteilung, s. Mitose.

**Karyoplasma:** (*gr.* κάρυον Nuß, Kern, πλάσμα Gebilde) *syn.* Nucleoplasma; Protoplasma des Zellkerns.

**Karyopse:** *bot.* s. Fruchtformen.

**Karyotyp:** Karyogramm; Chromosomenbestand einer Zelle, eines Gewebes od. eines Individuums, definiert durch Chromosomengröße u. -zahl.

**Karzinogen:** *syn.* kanzerogen, karzinomerzeugend.

**Karzinogene:** Stoffe bzw. Faktoren, die ein Karzinom* verursachen können; unspezifische Zellgifte, die strukturelle Änderungen u. damit den Verlust physiologischer Aktivitäten an einer größeren Zahl von Rezeptoren der Stoffwechselregulation u. metabolischen Kontrollstellen herbeiführen. Die betroffenen Zellen scheren aus der physiologischen Ordnung des Organismus aus u. reagieren mit unkontrolliertem, unbegrenztem Wachstum. K. umfassen: **1. chemische K.** wie polycyclische Kohlenwasserstoffe (z.B. in Ruß, Teer etc.), aromatische Amine (Anilin), Azofarbstoffe, N-Nitrosoverbindungen, alkylierende Substanzen, Buttergelb, Lost, Benzo[a]pyren, Benzol, Thioharnstoff, Hydrochinon, Thioacetamid, Asbest, Nickel, Chrom, Arsen; **2. nat. vorkommende K.** aus Pflanzen u. Pilzen wie Safrol, β-Asaron u. Cycasin, die mikrobiellen Produkte Patulin, Griseofulvin, Aflatoxine, Penicillin G u. Actinomycin G; **3. Hormone**, die wichtige Kokarzinogene in endokrin gesteuerten Geweben u. den endokrinen Drüsen darstellen; **4. ionisierende Strahlung**, z.B. Röntgenstrahlen, Radiumstrahlen u. UV-Strahlen; **5. Viren:** onkogene Viren, Tumorviren, RNS-Tumorviren, DNS-Tumorviren.

**Einteilung nach Gefahrstoffverordnung*:** in der EG-Gefahrstoffliste* unter „Einstufung" als „Carc. Cat." angegeben. **Kat. 1:** Stoffe, die beim Menschen bekanntermaßen krebeserzeugend wirken (Asbest, Benzidin, Benzol u.a.). **Kat. 2:** Stoffe, die aufgrund hinreichender Anhaltspunkte als krebserzeugend für den Menschen angesehen werden sollten (Benzo[a]pyren, Ethylenoxid, Hydrazin u.a.). **Kat. 3:** Stoffe, die wegen möglicher krebserregender Wirkung beim Menschen Anlaß zur Besorgnis geben, über die jedoch nicht genügend Informationen für eine befriedigende Beurteilung vorliegen (Clofenotan, Anilin, Dichlormethan, Formaldehyd, Tetrachlorkohlenstoff u.a.).

**Karzinogenese:** *syn.* Kanzerogenese, Krebsentstehung; kann durch chemische u. physikalische Faktoren od. durch onkogene Viren verursacht sein u. wird als stufenweise ablaufender Prozeß angesehen. Vermutlich ist immer die Änderung einer Genstruktur der eigentliche Mechanismus, wodurch die Zellentartung vorprogrammiert wird. Das maligne Wachstum wird durch promovierende Faktoren begünstigt wie z.B. Art u. Dauer der Karzinogen-Exposition, zusätzliche kokarzinogene Stoffe, Wirts- u. Gewebsdisposition.

**Karzinoid:** Hyperserotonismus, malignes Dünndarmkarzinoid, Karzinoidose; multiple, höchstens kirschgroße Geschwülste der sog. hellen, argentoaffinen Zellen im Dünndarm, gelegentl. im Pankreas- u. Bronchialsystem mit erhöhter Ausschüttung von Serotonin*. **Karzinoid-Syndrom:** *syn.* Flush-Syndrom, Syndrom des metastasierenden Karzinoids; beginnt meist mit Durchfällen, später tritt infolge einer Gefäßerweiterung das Hauptsymptom Flush auf: plötzl. auftretende rotblaue Verfärbung des Gesichts, Halses, ev. des Oberkörpers u. der Extremitäten, verbunden mit Hitzewallungen, Durchfällen, Zyanose, Tachykardie, hypertonen Krisen, Fieber u.a.m. Diagnose: erhöhte Ausscheidung von 5-Hydroxytryptamin im Harn. Ther.: Entfernung des Tumors.

**Karzinoidose:** s. Karzinoid.

**Karzinom:** (*gr.* καρκίνος Krebs, Krankheit) *syn.* Carcinom(a), Abk. Ca; Krebs (Cancer). Bösartige epitheliale Geschwulst, die in jedem Gewebe entstehen kann u. nicht od. nur teilweise unter der physiologischen Kontrolle des Organismus steht. Die **Einteilung** erfolgt **nach dem Zelltyp** od. **nach dem histologischen Aufbau.** Ein K. kann langsam od. schnell wachsen, doch ist sein Wachstumsbestreben irreversibel. Oft bildet es Metastasen*, die mit Blut od. Lymphe in andere Körperpartien transportiert werden u. dort neue Tumoren* bilden.

**Karzinostatika:** s. Zytostatikum.

**Kaschunüsse:** s. Anacardium occidentale.

**Kasein:** Casein*.

**Kaskara-Rinde:** Cortex Cascarae sagradae, Cortex Rhamni purshiani, s. Rhamnus purshianus.

**Kaskarille: Kaskarillenrinde**, s. Croton eluteria.

**Kaskarilltinktur:** s. Tinctura Cascarillae.

**Kassavamehl:** Amylum Manihot*.

**Kassenrabatt:** s. Apothekenabschlag.

**Kassiakölbchen:** s. Cassiakolben.

**Kassiaöl:** Oleum Cinnamomi Cassiae, s. Cinnamomum aromaticum.

**Kassiopeium:** Cassiopeium, s. Lutetium.

**Kassiterit:** Zinnstein, Zinnerz, $SnO_2$, s. Zinn.

**Kastanie, Echte:** Castanea sativa*.

**Kastanienbaum, Australischer: Kastanienstärke, Australische:** s. Castanospermum australe.

**Kastanienblätter:** Folia Castanae, s. Castanea sativa. **Roßkastanienblätter:** s. Aesculus hippocastanum.

**Kastanienfluidextrakt:** s. Extractum Castaneae fluidum.

**Kastanie, Roßkastanie:** Aesculus hippocastanum*.

**Kastoröl:** s. Ricinum communis.

**Kastorsamen:** Semen Ricini, s. Ricinus communis.

**Kasugamycin:** $C_{14}H_{25}N_3O_9$, $M_r$ 379.37. Aminoglykosidantibiotikum, das aus Kulturüberständen von Streptomyces kasugaensis isoliert wird. Inhibiert die Proteinbiosynthese von Bakterien; s.a. Antibiotika. **Anw.:** gegen Reisschädlinge.

**Kasuistik:** (*lat.* casus Fall) Beschreibung von Krankheitsfällen.

**Kat:** s. Catha edulis.

**kat:** Symbol f. die SI-Einheit Katal*.

**Katabol:** zum Abbaustoffwechsel gehörig.

**Katabolisieren:** biol. (im Körper) abbauen, vollständiges od. bis zu im Körper vorhandenen Stoffen gehender abbauen, s. Katabolismus.

**Katabolismus:** Abbau(stoffwechsel), Dissimilation; vgl. Anabolismus (Aufbaustoffwechsel).

**Katadolon®:** s. Flupirtinhydrochlorid.

**Katadyn-Verfahren:** Entkeimung v. Wasser durch fein verteiltes Silber, das entweder direkt dem Wasser zugefügt od. auf Filtermasse (Kies) niedergeschlagen wird, od. man taucht Silberelektroden in das Wasser ein u. leitet einen schwachen elektrischen Strom hindurch (G. Krause 1928).

**Katal:** Symbol: kat; internationale katalytische Einheit (SI) f. die Enzymaktivität*; ersetzt die Internationale Einheit (I.E.) bzw. U. 1 U sind 16.67 nkat (Nanokatal).

**Katalase:** Catalase, Wasserstoffperoxid-Oxidoreduktase; CAS-Nr. 9001-05-2; ein Häm-Enzym, $M_r$ 245 000, das den Abbau von Wasserstoffperoxid, das mit Hilfe von Superoxiddismutase* beim Zellstoffwechsel entsteht (s. Hyperoxid) u. ein Zellgift darstellt, in $H_2O$ u. $O_2$ katalysiert (s. Methämoglobin) u. (bei niederen $H_2O_2$–Konzentrationen) zudem auch als Peroxidase wirkt (s. Peroxidasen). Alle bisher isolierten Katalasen bestehen aus 4 tetraedrisch angeordneten Untereinheiten, $M_r$ je 60 000, aus jeweils einer Polypeptidkette mit je einer Häm-Gruppe als prosthetische Gruppe (Eisen(II)-protoporphyrin-Gruppe). Katalasen kommen in allen tier. u. pflanzl. Zellen vor. Isolierung aus Rinderleber.

**Katalyse:** Beschleunigung od. Verzögerung eines chem. Vorgangs durch Substanzen, die meist nur in geringer Menge vorhanden zu sein brauchen u. selbst nicht durch die Reaktion verändert werden **(Katalysatoren)**, z.B. Enzyme (biol. Katalysatoren) od. viele Metalle in kolloider Form (Silber, Platin).

**Katalysin®:** s. Thionin.

**Katamenien:** Monatsblutung, Menstruation.

**Katamnese:** Beschreibung eines Krankheitsfalls, Bericht nach Abschluß der Krankheit.

**Kataphorese:** s. Kolloide.

**Kataplasma:** Breiumschlag, s. Cataplasma.

**Katarakt:** (*gr.* καταράσσω herabschmettern, herabstürzen, da man früher annahm, daß etwas von oben in das Auge herabgeflossen sei) Cataracta, Grauer Star (die Linse ist getrübt u. erscheint grau, Linsentrübung); vgl. Glaukom (Grüner Star).

**Katecholamine:** *syn.* Katechinamine, Brenzcatechinamine; eine Gruppe biogener Amine, chem. von Brenzcatechin abgeleitet; z.B. Adrenalin*, Noradrenalin*, Dopamin*; als Hormone* des Nebennierenmarks u. als Neurotransmitter* von entscheidender physiologischer Bedeutung; auch synthetische Substanzen wie Isoprenalin*. **Biosynthese:** ausgehend von Tyramin in nicht hormonbildenden Organen wie Lunge, Leber u. Darm sowie in den dopaminergen Neuronen des ZNS bis zum Dopamin, im sympathischen Nervensystem u. im Nebennierenmark weiter zu Noradrenalin bzw. Adrenalin. **Abbau:** (s. Abb.) von Noradrenalin u. Adrenalin ausgehend über die O-Methyl-Derivate (Methylierung durch die Katechin-O-methyltransferase COMT) u. anschließender oxidativer Desaminierung durch die Monoaminooxidase (MAO) wie auch durch Reaktion in umgekehrter Reihenfolge zur 3-Methyl-4-hydroxymandelsäure (Vanillinmandelsäure).

**Katechol-O-methyltransferase:** Abk. COMT; Enzym, das die Katecholamine* im Zuge ihres Abbaus an einer phenolischen Hydroxylgruppe methyliert.

**Katechu:** s. Acacia catechu.

**Katechutinktur:** s. Tinctura Catechu.

**Katemfe:** s. Thaumatococcus daniellii.

**Katgut:** Catgut*.

**Kath:** s. Catha edulis.

**Kathartikum(a):** Abführmittel, in der Wirkung zwischen Laxans u. Drastikum stehend, s. Abführmittel.

**Kathepsine:** Proteasen*, die vornehmlich in den Lysosomen lokalisiert sind u. zu den Endopeptidasen gehören. Sie können nach Kathepsin A, B, C, D, E u. L unterschieden werden. Kathepsin A bis E haben ein pH-Optimum von pH 2.5 bis 6 u. spalten (mit Ausnahme von D u. E) auch synthetische Substrate mit kleiner Molmasse. Andere K. sind nur im neutralen pH-Bereich wirksam u. spalten ausschließlich Proteine; sie sind verantwortlich f. den Eiweißumsatz in den Zellen u. auch f. die Autolyse.

**Katheter:** röhrenförmiges Instrument zum Einführen in Körperhöhlen (z.B. Harnblase), um eine Entleerung von Flüssigkeit herbeizuführen od. zu Spülungen. **Formen: 1.** starre K. aus Metall od. Glas, **2.** halbstarre K. aus Kautschuk mit Seidengespinst, **3.** weiche K. aus Gummi (s. Nelaton-K) od. zu Spülungen: Rücklauf-K.; das Verb heißt katheterisieren. **Blasenkatheter:** Frauenkatheter sind 20 cm, Männerkatheter 40 cm lang. Die Katheterstärke wird in Charriére (Ch) angegeben (1 Ch entspr. 0.333 mm). Übliche Stärken: Kinder Ch 8, Frauen Ch 12 bis 14, Männer Ch 18 bis 22. **Ballon-Verweilkatheter** sind doppelläufig. Durch Füllen eines unmittelbar hinter der Spitze liegenden Ballons nach dem Einführen wird ein Herausgleiten des K. verhindert. Die Form der K.-Spitze ist sehr vielfältig (z.B. Tiemann-Spitze, Mercier-Spitze u.a.).

**Kathetergleitmittel:** Cathejell®, Katheterpurin®. Schleimhaltige Zuber., die das Einführen des Katheters erleichtern. Verboten sind pflanzliche, tierische u. mineralische Fette u. Öle; s.a. Mucilago antisepticus* DRF.

**Kathode:** Elektrode am negativen Pol eines elektrischen Stromes, s. Elektrolyse.

**Kathodenstrahlen:** Elektronenstrahlen, die aus der Kathode von Elektronenröhren austreten, sich geradlinig fortpflanzen u. durch elektrische od. magnetische Felder abgelekt werden können. Vgl. Röntgenstrahlen.

**Kathodenzerstäubung:** Herausschlagen von Teilchen atomarer Größe aus einer Kathode* durch den Aufprall positiver Teilchen. Technische Nutzung bei der Herst. v. Metallüberzügen auf Werkstoffen.

**Kathodische Reduktion:** s. Reduktion.

**Kation:** positiv geladenes Ion*, z.B. $H^+$.

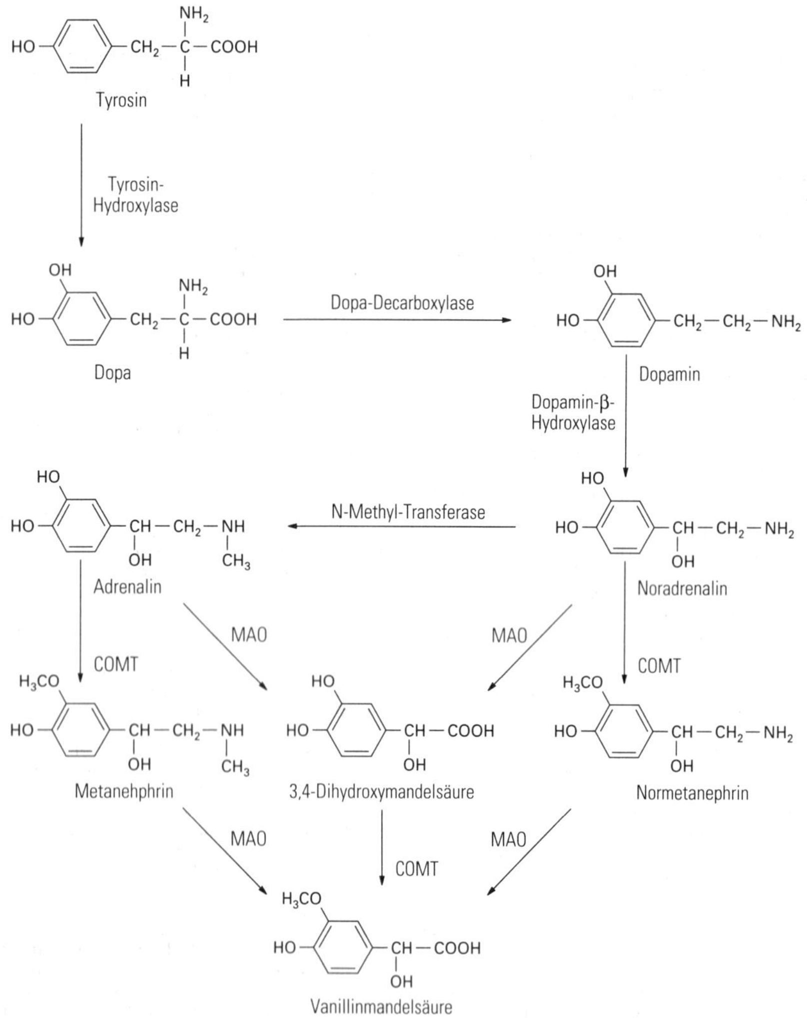


Katecholamine:
Biosynthese und Abbau von Katecholaminen [81]

**Kationaktiv:** *syn.* kationenaktiv, kationogen. Eigenschaft bestimmter grenzflächenaktiver Stoffe, in Wasser positive Ionen zu bilden, s.a. Tenside, Emulgatoren.

**Kationenaustauscher:** s. Ionenaustauscher.

**Kationenaustauscherblut:** s. Blutersatz.

**Kationseifen:** s. Ammoniumverbindungen, quart(ern)äre.

**Kationtenside:** s. Tenside.

**Katoptrik:** Lehre von der Reflexion (Spiegelung) des Lichtes.

**Katzenbart:** s. Orthosiphon aristatus.

**Katzenblutkraut:** s. Verbena officinalis.

**Katzengamander:** Teucrium marum*.

**Katzenkraut:** Teucrium marum* u. Nepeta cataria*.

**Katzenminze:** Nepeta cataria*.

**Katzenpfötchen:** Gelbe K.: s. Helichrysum arenarium. Weiße od. rote K.: s. Antennaria dioica.

**Katzenwedel:** Equisetum arvense*.

**Katzenwurzel:** Rad. Valerinae, s. Valeriana officinalis.

**Kaugummi:** als Basis dient meist Chicle-Gummi (s. Manilkara zapota). Das gereinigte Gummi wird mit Paraffin, Tolubalsam, Perubalsam, Zukker, Zimt, Schokolade, Ingwer u. sonstigen Gewürzen verknetet. Auch Crepe-Kautschuk (s. Kautschuk) u. synthetische Polymere werden zu Kaugummi verarbeitet.

**Kaukapseln:** s. Capsulae.

**Kaukasische Insektenblüten:** s. Chrysanthemum cinerariifolium.

**Kaukasisches Schneeglöckchen:** s. Galanthaminhydrobromid.

**Kauran:** tetracyclisches Diterpengrundgerüst, z.B. von biogenetischen Vorstufen von Gibberellinen*; Strukturformel s. Diterpene.

**Kauri-Butanol-Zahl:** KBZ; Kennzahl f. das Lösungsvermögen flüssiger Lösungsmittel; Zahl der verbrauchten mL des zu untersuchenden Lösungsmittels bei Titration einer Lsg. von Kauri-Kopal (s. Copal) in Butanol.

**Kaurifichte:** s. Copal.

**Kaurikopal:** fossiler Hartkopal, s. Copal.

**Kausalbehandlung:** *med.* Behandlung einer Krankheit nach der Ursache (Gegensatz: Symptomatische Behandlung*).

**Kaustische Alkalien:** Ätzalkalien (KOH, NaOH).

**Kautabletten:** Spezialtabletten, die zerbissen u. ohne Flüssigkeitsaufnahme geschluckt werden können. Enthalten Geschmackskorrigentien, Zukker u. einen hohen Bindemittelanteil; s.a. Compressi.

**Kautschuk:** Cautschuc, Gereinigter Parakautschuk, Caoutschuc, Gummi elasticum depuratum, Resina elastica depurata, Federharz, Gummi. Zahlreiche Arten aus den Familien der Euphorbiaceae, Moraceae, Apocynaceae u. Cichoriaceae liefern K., den zum Gerinnen gebrachten u. gereinigten **Latex** (Milchsaft*). Die Kautschuksubstanz ist ein unverzweigtes, hochmolekulares Polymerisationsprodukt des Isoprens ($C_5H_8$), ein Polyterpen*, wobei die Doppelbindungen im Gegensatz zu anderen Polyterpenen *cis*-orientiert sind. Das Kautschukmolekül besteht aus ca. $10^4$ bis $3{\cdot}10^4$ Isopren-Einheiten.

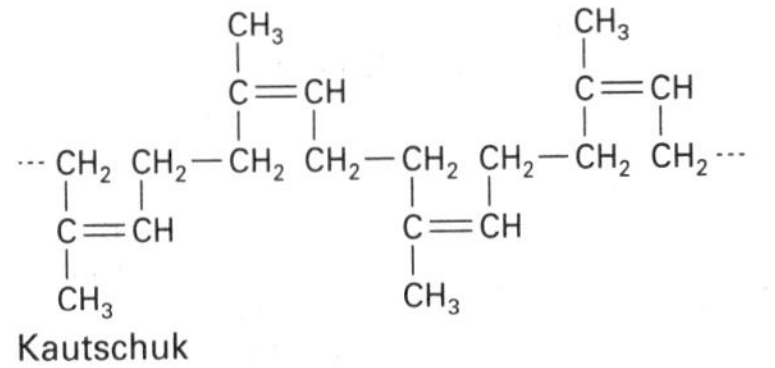
Kautschuk

Die wichtigste Kautschukpflanze ist **Hevea brasiliensis**, Fam. Euphorbiaceae (10 bis 20 m hoher Baum, heim. im tropischen Südamerika, Amazonasgebiet, kult. auf der malaiischen Halbinsel u. auf den Inseln des malaiischen Archipels, Brasilien, Westafrika, Indien, Kongo). Weitere Lieferanten sind: **Manihot glaziovii**, Fam. Euphorbiaceae, liefert den Cearakautschuk (heim. u. kult. in Brasilien). **Castilla elastica**, Fam. Moraceae (heim. in Zentralamerika, Mexiko, kult. in den Tropen). **Ficus elastica**, Fam. Moraceae, Gummibaum (heim. in Ostindien, Assam, Burma sowie kult. in Sumatra, Java, Penang). **Kickxia elastica**, Fam. Apocynaceae (heim. in Westafrika, von der Goldküste bis zum Kongo, dort auch kult. sowie in Kamerun u. Indien). **Hancornia speciosa**, Fam. Apocynaceae (Bahia, Pernambuco), liefert den Mangabeirakautschuk. **Landolphia-Arten**, Fam. Apocynaceae (Liberia, Guinea, Zentralkongo). **Raphionacme utilis**, Fam. Asclepiadaceae (Westafrika). **Parthenium argentatum**, Fam. Asteraceae (Compositae) (Mexikanisches Hochland), liefert den Guayulekautschuk, der im Gegensatz zu den vorgenannten Pflanzen nicht in Milchröhren, sondern in den Markzellen, Markstrahlen u. im Holzparenchym gebildet wird. **Taraxacum koksaghyz**, Fam. Asteraceae (Compositae) (Russisches Zentralasien).

Die **Kautschukgewinnung** geschieht durch Anschneiden der Rinde. Der ausfließende Latex (pro Baum u. Zapfung 20 bis 80 mL) wird in unterschiedl. Verfahren zu Rohkautschuk verarbeitet: 1. Durch Eindicken über stark rauchigem Feuer u. Trocknen bis zu Para-Ballen. 2. Durch Sprühtrockng. zu Sprühkautschuk. 3. Durch Koagulation: a) mit Ameisen- od. Essigsäure sowie Natriumhexafluorosilicat (Plantagenverfahren) waschen u. auswalzen zu 3 m langen Fellen von Crepekautschuk; b) durch Ausflocken in erhitzten Flachpfannen (Räucherverfahren), waschen u. auswalzen zu Platten, den smoked sheets. **Para-K.** ist der von Hevea-Arten stammende Roh-K. Er gilt als beste Sorte.

**Vulkanisierter K.** ist mit Schwefel bei 140 bis 150°C erhitzter K. (Heiß-Vulkanisation, erfunden von Goodyear 1839), wobei auch Füll- (Talk, Kaolin, Kreide usw.) u. Farbstoffe (Antimonpentasulfid, Zinnober, Lithopone usw.) zugesetzt werden. Der Schwefelgehalt beträgt hierbei 1 bis 5%. Bei größerem Schwefelzusatz (25 bis 40%) u. längerem Erhitzen entsteht der hornartige **Hartgummi (Ebonit).** Bei der Kalt-Vulkanisation legt man das Kautschukmaterial einige Minuten in eine Lsg. von Chlorschwefel in Schwefelkohlenstoff (Benzin, Benzol). Vulkanisierter K. ist elastischer, reißfester, dehnbarer u. temperaturbeständiger als Wildkautschuk. Der vulkanisierte K. findet fast ausschließl. zur Herst. v. Gummigegenständen Verw. Gummigegenstände dürfen nicht zu warm u. nicht zu kalt aufbewahrt werden, am besten in feuchter Luft bei ca. 15°C. Fette u. Öle verderben den K.

**Cautschuc** DAB6 ist gereinigter Para-Kautschuk von Hevea brasiliensis. Para-K. (D. 0.93 bis 0.96) wird bei ca. 145°C klebrig u. schmilzt bei ca. 180 bis 200°C; er ist in Benzol, Leichtbenzin, Chloroform, Tetrachlorkohlenstoff, Schwefelkohlenstoff, Ether sowie in Terpentinöl u. Leinöl kolloidal löslich. Nach DAB6 soll 1 g K. in 6 g Petroleumbenzin innerhalb weniger Stunden eine gleichmäßige, trübe, dickliche Flüssigkeit ergeben. Nat. K. ist wechselnd zusammengesetzt; nach dem Reinigen entsprechen jedoch alle K.arten der allg. Summenformel $(C_5H_8)_n$. Unter K. versteht man stets das nicht vulkanisierte Rohprodukt (Wildkautschuk), während das vulkanisierte Produkt als „der Gummi" bezeichnet wird, zum Unterschied von Pflanzengummiarten, wie Gummi arabicum, Kirschgummi usw., die als „das Gummi" bezeichnet werden. Anw. pharm.: zur Herst. v. Pflastern: Collemplastrum adhaesivum, Collemplastrum Zinci; techn.: zur Herst. v. sanitären Gummiwaren u. zahlreichen anderen Gebrauchsgegenständen.

**Synthetischer K.** wird durch Polymerisation von Butadien hergestellt. Butadien ist ein Gas von der Formel $H_2C{=}CH{-}CH{=}CH_2$ (Sdp. -4.5°C; Schmp. -108.7°C), das bei der Erdöldestillation anfällt. (Buna® ist zusammengesetzt aus Butadien u. Natrium, weil letzteres anfangs als Katalysator bei der Polymerisation benutzt wurde). Zum synthetischen K. gehören weiterhin Polybutadien, Butadien-Styren-Polymerisate, Butadien-Acrylnitril-Polymerisate, Polychlorbutadien (Chloroprenkautschuk), Polyisopren, Polyisobutylen, Polysulfidkautschuk u. Siliconkautschuk (s.a. Silicone).

**Gesch.:** K. (indian. cahutchu) wurde bereits vor ca. tausend Jahren von den Mayas in Mexiko zu Gummibällen u. Flaschen verarbeitet. 1536 beschreibt De Oviedo y Valdas die Eigenschaften des „indianischen" K. 1736 brachte Ch. M. de la Condamine die ersten Proben nach Europa. 1832 erfand F. W. Lüdersdorf das Vulkanisieren, u. 1839 Goodyear (USA) die Heißvulkanisation. 1909 Synthese des Methylkautschuks aus Dimethylbutadien durch Fritz Hofmann (1866 bis 1956).

**Kavain:** Kawain, (±)-5,6-Dihydro-4-methoxy-6-styryl-2-pyron, Neuronika®, Mosaro®; CAS-Nr. 500-64-1; $C_{14}H_{14}O_3$, $M_r$ 230.25. **Strukturformel** s. Piper methysticum. Schmp. 147°C (DL-Kavain) bzw. 106°C (D(+)-Kavain, in Piper methysticum). Prakt. unlösl. in Wasser, sehr wenig lösl. in n-Hexan, lösl. in Aceton. Ether, Methanol. **Anw.:** Psychotonikum; s.a. Piper methysticum.

**Kava-Kava:** Kawa-Kawa; s. Piper methysticum.

**Kavitation:** *syn.* Hohlsog; Hohlraumbildung in strömenden Flüssigkeiten (z.B. an Schiffsschrauben od. Rührern) infolge Entgasung od. Dampfbildung durch örtl. Druckabfall. Das schlagartige Zusammenbrechen der Hohlräume führt zur Korrosion* der Werkstoffe.

**KBE:** Abk. f. Koloniebildende Einheit. Je vermehrungsfähige Zelle bildet sich auf einem festen Nährboden eine Kolonie*.

**KBR:** s. Komplementbindungsreaktion.

**KBV:** Kassenärztliche Bundesvereinigung.

**kcal:** Abk. f. Kilogrammkalorie bzw. Kilokalorie; 1 kcal = 4.19 kJ (Kilojoule, s. Joule).

**Kebuzon** INN: Cetophenylbutazon, Ketophenylbutazon; 4-(3-Oxobutyl)-1,2-diphenyl-3,5-pyrazolidindion; CAS-Nr. 853-34-9; $C_{19}H_{18}N_2O_3$, $M_r$ 322.35. Schmp. 116 od. 128°C (polymorph). **Anw.:** Antirheumatikum. **Übl. Dos.:** Oral: 1mal 0.25 bis 1 g/d. Rektal: 0.25 g/d. **Nebenw.:** Nieren- u. Leberschäden.

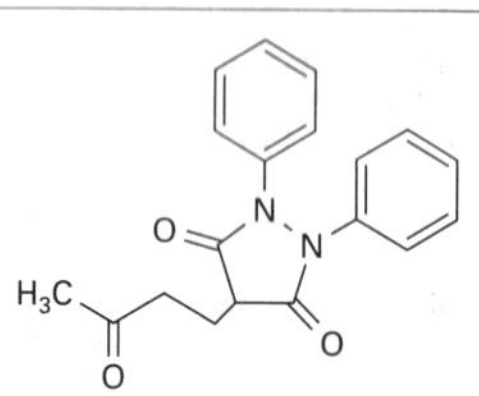

Kebuzon

**Kedde-Reaktion:** Nachweisreaktion f. Cardenolide*. Mit 3,5-Dinitrobenzoesäure entsteht ein charakteristischer Farbkomplex (Meisenheimer-Komplex*).

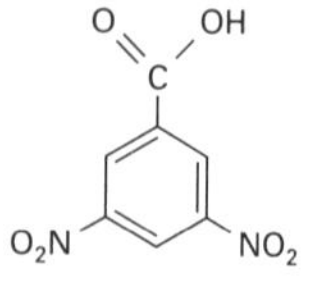

3,5-Dinitrobenzoesäure

Kedde-Reaktion: 3,5-Dinitrobenzoesäure als Reagens

**Keesom-Kräfte:** s. Bindungskräfte, intermolekulare.

**Kefir:** Kefyr, Kephir; durch Kefirferment (Saccharomyces kefir, Candida kefyr) alkoholisch vergorene Stutenmilch bzw. Kuhmilch. Unter **Arzneikefir** versteht man mit Arzneistoffen (z.B. Kaliumiodid, Guajakol u.a.) versetzten Kefir; vgl. Kumys, Joghurt.

**Keflex®:** s. Cefalexin.

**Kegelblume:** s. Echinacea angustifolia.

**Kegelpenetration:** s. Penetrometer.

**Kegelschliffe:** s. Schliffe.

**Kehlkopf:** Larynx.

**Keilstrichdarstellung:** Seitenansicht des Moleküls, wobei die Keilstriche andeuten, daß sich der Ligand vor der Papierebene befindet. Die gestrichelte Linie zeigt, daß der Ligand hinter der Papierebene liegt.

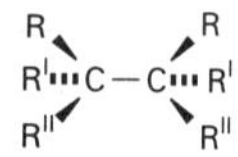

Keilstrichdarstellung

**Keiltheorie:** Versuch, aufgrund des geometrischen Baues von Emulgatoren die Ausbildung von O/W- bzw. W/O-Emulsionen zu erklären. Bei wasserlöslichen Emulgatoren ist der hydrophile Anteil raumfüllend. Dadurch wird die Rundung des Emulgatorfilms in eine bestimmte Richtung erzwungen, d.h. die Ölphase wird leichter in Form von Tröpfchen vom Emulgator umhüllt u. dessen hydrophiler Anteil befindet sich außen; es ensteht eine O/W-Emulsion. Bei lipophilen Emulgatoren verhält es sich umgekehrt.

**Keim:** Embryo*.

**Keimax®:** s. Ceftibuten.

**Keimbahntherapie:** s. Gentherapie.

**Keimblätter:** *bot.* Kotyledonen*.

**Keimdrüsenhormone:** s. Hormone.

**Keimfiltration:** Abtrennung der in Flüssigkeiten (wäßrig, ölig) u. Gasen vorhandenen Mikroorganismen mit Hilfe geeigneter Filter, z.B. Oberflächenfilter, Membranfilter* (Siebfilter), Tiefenfilter* mit Adsorptionseffekt (Cellulose-Asbest-Filter), Tiefenfilter* ohne Adsorptionseffekt (Glasfilter), Kombinationsfilter* (Sieb- u. Adsorptionseffekt, Filterkerzen). Für Abtrennung der Viren sind nur bestimmte Tiefenfilter mit Adsorptionseffekt sowie Ultrafeinfilter verwendbar. Ziel ist ein steriles Filtrat.

**Keimfrei:** steril*.

**Keimöl:** s. Getreidekeimöl.

**Keimruhe:** s. Dormanz.

**Keimträger:** **1.** Mit Testkeimen bestückte Materialien zur Austestung von Desinfektionsmitteln (Oberflächenwirkung bei glattem u. porösem Material). **2.** Menschen, die ohne vorausgegangene klinische Erkrankung bzw. vor der Erkrankung Erreger ausscheiden (bei Salmonellen, Shigellen, Poliomyelitis, Scharlach u.a.); s. Dauerausscheider.

**Keimung:** Beginn od. Wiederaufnahme des Wachstums von Sporen u. Samen.

**Keimzahl:** Zahl der in einer Maßeinheit (z.B. 1 mL) vorhandenen Bakterien; Bestimmung durch Direktzählung bzw. durch Trübungsmessung.

**Keimzahlbestimmung:** dient zur Beurteilung der mikrobiellen Beschaffenheit von Lebensmitteln, Rohstoffen, pharmazeutischen Zuber.; Verw.

bei der Überwachung von Wasser, Luft, Umwelt- u. Betriebshygiene. Angabe erfolgt meist in KBE*. **1. Mikroskopische Direktzählungen:** a) Zählkammerverfahren: Auszählung erfolgt am Mikroskop bei 400- bis 500facher Vergrößerung. b) Mikroskopische Membranfilter-Direktmethode: Anreicherung auf Membranfilter, Anfärbung der Filterschicht, Auszählung im Mikroskop. **2. Kulturverfahren:** Zählung der Koloniebildenden Einheiten (Lebendzellzahl) z.B. durch Membranfiltermethode, Gußplattenmethode, MPN-Methode (most probable number). **3. Physikalische Partikelzählmethoden:** Messung der Widerstandsänderung im elektrischen Feld, Trübungsmessungen mit Fotozellen. a) Coulter-Counter-Verfahren: Widerstandsmessung; b) Turbidimetrische Methoden. **4. Indirekte Methoden:** Turbidimetrische Messungen, kolorimetrische Messungen; die Eichung dieser Methoden erfolgt über Direktzählungen.

**K-Einfang:** *syn.* Elektroneneinfang; eine Kernreaktion*, die bei Nukliden* auftreten kann, bei denen im Vergleich zur Zahl der Neutronen zuviele Protonen vorliegen. Beim K. reagiert ein Proton des Atomkerns mit einem Elektron der kernnächsten Elektronenschale (K-Schale) (s. Orbitale) unter Bildung eines Neutrons. Dabei sinkt die Kernladungszahl um 1, d.h. ein anderes chemisches Element wird gebildet. Der leere Platz in der K-Schale wird durch ein Elektron aus einer der äußeren Schalen unter Abstrahlung von Energie aufgefüllt.

**Kelch:** s. Blüte.

**Kelgin®:** s. Alginate.

**Kellerhals:** s. Daphne mezereum.

**Keller-Kiliani-Reaktion:** dient dem Nachw. von Digitoxose* (2.6-Didesoxyzucker) in Cardenoliden* mit Hilfe von Eisen(III)-chlorid, Essigsäure u. Unterschichtung mit konzentrierter Schwefelsäure. An der Phasengrenze tritt zunächst eine Grün-, dann eine Blaufärbung ein.

**Kelp:** **1.** s. Macrocystis pyrifera; **2.** Asche v. Seetangarten (z.B. Fucus vesiculosus*), aus der Iod gewonnen wird; auch Varec(h).

**Kelvin:** Symbol K; SI-Basiseinheit der thermodynamischen Temperatur; Definition s. SI-Einheiten; s.a. Absolute Temperatur.

**Kelzan®:** s. Xanthangummi.

**Kennzeichnungspflicht:** nach § 10 AMG müssen Fertigarzneimittel, die in den Verkehr gebracht werden, u.a. mit folgenden Angaben versehen sein: Name od. Firma u. Anschrift des pharmazeutischen Unternehmers, die Bez. des Arzneimittels, die Zulassungsnummer, die Chargenbezeichnung od. das Herstellungsdatum, die Darreichungsform, der Inhalt nach Gewicht, Rauminhalt od. Stückzahl, die Art der Anwendung, die wirksamen Bestandteile nach Art u. Menge, das Verfalldatum, der Hinweis „Verschreibungspflichtig" od. „Apothekenpflichtig", bei Mustern der Hinweis „Unverkäufliches Muster" u. der Hinweis, daß Arzneimittel unzugänglich f. Kinder aufbewahrt werden sollen.

**Kenosin®:** s. Metazosin.

**Kentranthus ruber:** Spornblume, s. Centranthus ruber.

**Kentucky Kaffee:** s. Gymnocladus canadensis.

**Kephaline:** Cephaline; Phospholipide, die zus. mit dem Lecithinen die Gruppe der Esterphosphatide bilden, da sie Fettsäuren mit Glycerol verestert enthalten. Während die Lecithine Cholin enthalten, kommen in den Kephalinen Colamin* u. Serin* vor. Neben den Lecithinen finden sich die K. in der Hirnsubstanz sowie im Blutserum vor, sie sind als thromboplastische Substanzen mit an der Auslösung der Gerinnung beteiligt.

**Kephir:** s. Kefir.

**Keramikfilter:** s. Tiefenfilter; bestehen aus Porzellanerde u. Quarzsand.

**Kerasin:** s. Glykolipide.

**Keratenchym:** *bot.* Hornprosenchym; unter dem Mikroskop hornartig (glänzend) aussehende Gewebskomplexe aus obliterierten (zusammengedrückten) Zellen, vor allem von Siebröhren* in den äußeren Teilen der sekundären Rinde* („Hornbast").

**Keratine:** (*gr.* κέρας Horn) unlösliche, cystinreiche intrazelluläre Strukturproteine im Epithelgewebe der Landwirbeltiere. Die α-Keratine kommen vor allem in Epidermis, Pelz, Haar, Wolle, Krallen, Hufen, Hörnern, Schuppen, Schnäbeln u. Federn vor. Die Grundstruktur der stabilen u. zugleich stark dehnbaren α-K. ist eine α-Helix ($M_r$ 10 000 bis 50 000), die durch intramolekulare Wasserstoffbrücken u. interhelikale Disulfidbrücken ihre Elastizität u. Festigkeit erhält. Die α-K., z.B. der Haare, können im feuchten Zustand auf das Doppelte ihrer Länge gedehnt werden. Dabei tritt eine Konformationsänderung von der α-Helix in eine gestreckte β-Ketten- od. Faltblattstruktur ein. Eines der wichtigsten β-K. ist das Seidenfibroin*. K. sind sehr schwer aufspaltbar, werden auch von Proteasen nicht angegriffen u. sind daher ohne Nährwert.

**Keratinum**, Keratin f. pharm. Zwecke, gew. aus Federspulen, die man durch Waschen mit Ether-Ethanol entfettet u. von verdaulichen Stoffen durch Behandlung mit Pepsin-Salzäure-Lösung befreit. Diese gereinigten Federspulen werden mit Eisessig ca. 30 h erhitzt, dann filtriert u. die Lsg. auf Sirupdicke eingedampft u. getrocknet. Bräunl.-gelbes, geruch- u. geschmackloses Pulver od. durchscheinende Lamellen, in Wasser u. verdünnt. Säuren unlösl., lösl. in Eisessig u. verd. Alkalilauge. **Anw.:** zum Überziehen von festen Arzneistoffen, zur Herst. magensaftresistenter Dragees, Tabletten, Pillen; die Überzüge werden erst im Darm vom Trypsin gelöst; ferner in Haarwuchsmitteln.

**Keratitis:** Hornhautentzündung des Auges.

**Keratolytikum(a):** Hornhautlösendes Mittel (zur Behandlung von Schwielen, Warzen*, Akne etc.); z.B. Milchsäure, Salicylsäure, Alkali- u. Erdalkalisulfide, Harnstoff, Resorcin, Benzoylperoxid; als Lösung, als Salbe (z.B. Warzensalbe, s. Unguentum contra verrucas) bzw. Gel etc. (z.B. Benzoylperoxid-Gel, s. Mucilago benzoylperoxidi) od. als Pflaster (z.B. Hühneraugenpflaster*).

**Keratosis:** Verhornung.

**Kerbelkraut:** Herba Cerefolii, s. Anthriscus cerefolium.

**Kerlone®:** s. Betaxolol.

**Kermesbeere:** Phytolacca americana*.

**Kernbausteine:** Protonen* u. Neutronen*, die auch als Nukleonen bezeichnet werden.

**Kernchemie:** Zweig der Chemie, der das Vorkommen, die Isolierung u. Abtrennung, die Reindarstellung, die Eigenschaften u. die Reaktionsweise von Stoffen zum Gegenstand hat, die sich durch ihre Kerneigenschaften wie Masse u. Radioaktivität* von den „normalen" chemischen Substanzen unterscheiden.

**Kernenenergie:** Energie, die bei Kernumwandlungen* umgesetzt wird. Energie wird frei

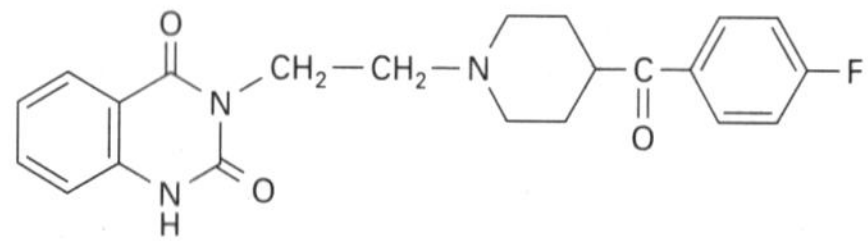
Ketanserin

beim radioaktiven Zerfall von Nukliden (s. Radioaktivität), bei der Kernspaltung* u. bei der Kernfusion*.

**Kernfusion:** Verschmelzung von leichten Atomkernen zu schwereren, wobei große Energiemengen freigesetzt werden. Techn. angewandt in der H-Bombe. Von zentraler Bedeutung als Energielieferant in Sternen.

**Kernholz:** totes, meist dunkel gefärbtes Holz*, in dem kein Wassertransport stattfindet; es ist von (hellem, noch wasserleitendem) Splintholz* umgeben.

**Kernhülle:** Doppelmembran, die den Zellkern umhüllt; an vielen Stellen geht die äußere Membran ins endoplasmatische Retikulum über.

**Kernikterus:** *syn.* Bilirubinenzephalopathie; Ablagerung von zytotoxisch wirkendem Bilirubin* in den Ganglienzellen des Stammhirns bei Neugeborenen, besonders bei hämolytischen Krankheiten. Die irreversible Schädigung führt anfangs zu Lethargie u. Trinkschwäche, dann zu erhöhter Krampfneigung u. Atemstörungen bzw. Atemstillstand. Überlebt der Säugling, sind schwere Hirnschäden zu erwarten.

**Kernisomerie:** Selten verwendeter Begriff f. die Stellungsisomerie am Benzol*-Ring (z.B. 1,2-, 1,3- u. 1,4-Dichlorbenzol).

**Kernit:** s. Bor.

**Kernkräfte:** Kräfte, die f. den Zusammenhalt der Protonen* u. Neutronen* im Atomkern verantwortlich sind (s. Atom).

**Kernladung:** s. Atome.

**Kernladungszahl:** s. Ordnungszahl.

**Kernlestee:** Semen Cynosbati, s. Rosa canina.

**Kernmembran:** s. Zellkern.

**Kernreaktion:** eine künstliche Kernumwandlung*; kann durch Beschuß eines Atomkerns mit Elementarteilchen*, Atomen* od. Ionen* ausgelöst werden.

**Kernresonanzspektroskopie:** s. Spektroskopie.

**Kernschleifen:** s. Chromosomen.

**Kernseife:** s. Sapo.

**Kernspaltung:** Zerfall von schweren Atomkernen in kleinere Spaltstücke entweder spontan (s. Radioaktivität) od. durch äußere Einwirkung.

**Kernspin:** s. Spektroskopie.

**Kernspinresonanz:** s. Magnetresonanz.

**Kernspinresonanztomographie:** s. Magnetresonanztomographie.

**Kernteilung:** s. Mitose.

**Kernumwandlungen:** durch äußere Einw. ausgelöste od. spontan stattfindende Umwandlungen von Atomkernen in Kerne anderer Nuklide*. Umfaßt Kernreaktionen* u. die natürliche Radioaktivität*.

**Kerogen:** s. Ölschiefer.

**Kerosin:** Petroleum; die bei der Erdöldestillation zwischen 150 u. 300°C übergehende Fraktion. **Anw.:** als Lösemittel, Brenn- u. Treibstoff u. für Beleuchtungszwecke.

**Kerr-Effekt:** optische Anisotropie* durchsichtiger, nichtkristalliner Substanzen (Gase, Flüssigkeiten, Gläser) unter dem Einfluß eines elektrischen Feldes. Voraussetzung ist, daß die Moleküle der entsprechenden Substanz Dipole* sind: Diese Elementardipole werden unter dem Einfluß des elektrischen Feldes parallel ausgerichtet, wodurch makroskopisch eine Doppelbrechung des Lichtes auftritt. Dabei wird der einfallende Lichtstrahl in 2 Strahlen zerlegt, deren Schwingungsebenen senkrecht aufeinanderstehen u. deren Ausbreitungsgeschwindigkeit verschieden groß ist. Entdeckt 1875 von John Kerr (1824-1907).

**Kerria lacca:** s. Schellack.

**Kerrolsäure:** s. Schellack.

**Kessar®:** s. Tamoxifen.

**Kesseldragierung:** s. Dragieren.

**Kesselstein:** Steinkruste, die sich in Kesseln u. Kochtöpfen b. Verdampfen harten Wassers allmählich absetzt; sie besteht meist aus Calcium- u. Magnesiumcarbonat (Carbonathärte). Zur Entfernung des K.s verwendet man verdünnte Säuren, z.B. 5%ige Ameisensäure, Milchsäure, Essigsäure u.a. Kesselwasser wird vor dem Einfüllen enthärtet (mit Kalk/Soda, Trinatriumphosphat od. Ionenaustauscher*).

**Kessowurzel:** Radix Valerianae japonicae, s. Valeriana officinalis var. angustifolia.

**Kessylalkohol:** s. Valeriana officinalis var. angustifolia.

**Ketamin** INNv: 2-(2-Chlorphenyl)-2-(methylamino)cyclohexanon, Ketanest®; CAS-Nr. 6740-88-1; $C_{13}H_{16}ClNO$, $M_r$ 237.74. Schmp. 92-93°C aus

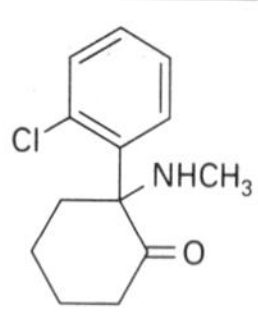
Ketamin

Pentan/Ether. **Anw.:** Anästhetikum, analeptisch u. neuroleptisch wirksam; besonders indiziert bei Patienten, bei denen man einen starken Blutdruckabfall befürchtet (z.B. Verunglückte), da auch blutdrucksteigernd u. zur i.m.-Applikation geeignet; streng kontraindiziert bei Hypertonie, Herzinsuffizienz, Angina pectoris, Arteriosklerose. Mißbräuchl. auch als Halluzinogen. HWZ 2 bis 4 h. **Übl. Dos.:** Parenteral: i.m. 0.008 g/kg KG, Bereich: 0.0065 bis 0.013 g/kg KG; i.v. 0.002 g/kg KG, Bereich: 0.001 bis 0.0045 g/kg KG.

**Ketaminhydrochlorid:** Ketamini hydrochloridum Ph.Eur.3; $C_{13}H_{17}Cl_2NO$, $M_r$ 274.2. (Zers. ab 260°C). Weißes, krist. Pulver. Leicht lösl. in Wasser u. Methanol, lösl. in Ethanol.

**Ketanest®:** s. Ketamin.

**Ketanserin** INN: 3-{2-[(*p*-Fluorobenzoyl)-1-piperidino]ethyl}-2,4(1*H*,3*H*)-chinazolindion; CAS-Nr. 74050-98-9; $C_{24}H_{22}N_3O_3F$, $M_r$ 419.46. **Wirk.** u. **Anw.:** Antihypertonikum*, selektiver Serotonin-

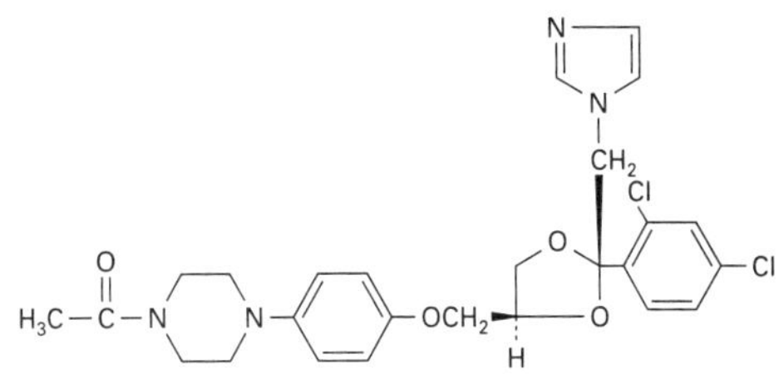

Ketoconazol

antagonist* (5-$HT_2$-Antagonist). **Nebenw.:** Müdigkeit, Konzentrationsschwäche. **Übl. Dos.:** 2mal/d 20 bis 40 mg trotz einer Eliminationshalbwertszeit von 12 bis 20 h.

**Ketazolam** INN: 11-Chlor-8,12b-dihydro-2,8-dimethyl-12b-phenyl-4H-[1,3]oxazino[3,2-d][1,4]-

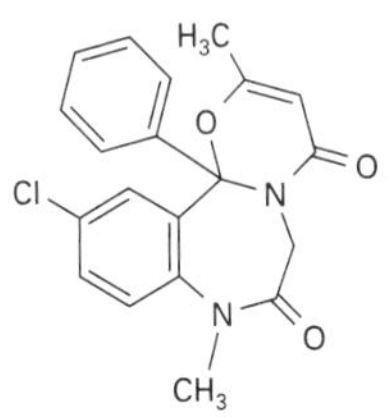

Ketazolam

benzodiazepin-4,7(6H)-dion, Contamex®; CAS-Nr. 27223-35-4; $C_{20}H_{17}ClN_2O_3$, $M_r$ 368.82. **Anw.:** Tranquilizer, s. Psychopharmaka; s.a. Benzodiazepine. HWZ 2 h bzw. 24 bis 48 (50 bis 90) h (Metaboliten).

**Ketazon®:** s. Trimecain.

**Ketene:** entstehen formal durch Abspaltung eines Moleküls Wasser aus einer Carbonsäure. Das einfachste Keten ist das durch thermische Zers. von Essigsäureanhydrid gebildete Keten (Carbomethylen): $H_2C{=}C{=}O$; die K. sind unbeständige, leicht polymerisierende Verbindungen.

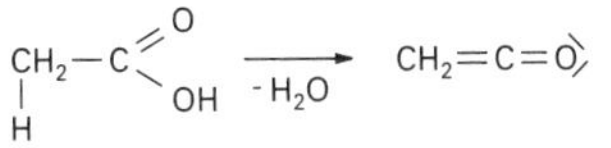

Ketene:
Bildung von Keten aus Essigsäure

**Ketimin:** s. Imine.

**Ketira-Gummi:** s. Cochlospermum gossypium.

**Keto-:** s. Ketone.

**Ketoconazol** INN: Ketoconazolum Ph.Eur.3, (±)-1-Acetyl-4-(4-{[*cis*-2-(2,4-dichlorphenyl)-2-(1-imidazolylmethyl)-1,3-dioxolan-4-yl] methoxy}-phenyl)piperazin, Nizoral®; CAS-Nr. 65277-42-1; $C_{26}H_{28}Cl_2N_4O_4$, $M_r$ 531.44. Weißes Pulver. Prakt. unlösl. in Wasser, lösl. in Methanol, leicht lösl. in Dichlormethan. **Anw.:** oral anwendbares Breitband-Antimykotikum; Hemmung der Ergosterinsynthese der Pilzzellmembranen, fungistat. ab 0.01 µg/mL. Ausgezeichnete Wirksamkeit bei Systemmykosen, Candida-Infektionen des Mundes u. des Gastrointestinaltraktes, rezidivierenden Vaginalmykosen u. großflächigem Dermatophytenbefall der Haut. **Nebenw.:** Lebertoxizität. HWZ 2 h bzw. 6 bis 10 h (Metaboliten).

**Keto-Enol-Tautomerie:** Keto-Enol-Formen, s. Tautomerie.

**α-Ketoglutaratdehydrogenasekomplex:** ein Multienzymkomplex, der aus 3 Teilenzymen besteht, einer FAD-haltigen Dehydrogenase, einer Decarboxylase u. einer Transferase, die als Transsuccinylase f. die Succinatübertragung verantwortlich ist. Für diese Übertragung dient ein kovalent über die ε-$NH_2$-Gruppe des Lysins der Transferaseuntereinheit verbundener Liponsäurerest. Außer ihrer katalytischen Funktion hat die Transferasekomponente auch eine zentrale strukturelle Bedeutung; an ihr lagern sich die beiden anderen Teilenzyme an.

**α-Ketoglutarsäure:** α-Oxoglutarsäure; HOOC–CO–$CH_2$–$CH_2$–COOH. Schmp. 113-114°C. Eine Ketodicarbonsäure, die einen wichtigen Verzweigungspunkt im Tricarbonsäurezyklus* darstellt. Vgl. Ornithin-α-ketoglutarat.

**Ketohexose:** Hexose, die eine Ketogruppe enthält, z.B. Fructose; s.a. Ketosen.

**-keton:** s. Ketone.

**Ketone:** Oxidationsprodukte sekundärer Alkohole. Sie enthalten die Carbonylgruppe -C=O (Oxo-Gruppe), die mit 2 Kohlenwasserstoffresten verbunden ist. Bei einfachen K. sind die beiden Radikalgruppen gleich (z.B. $CH_3$-CO-$CH_3$, Dimethylketon od. Aceton), bei gemischten K. (z.B. $CH_3$-CO-$C_2H_5$, Methylethylketon) verschieden. Die K. entsprechen in ihrem Charakter den Aldehyden*, wirken aber im Gegensatz zu diesen nicht reduzierend; sie bilden m. Hydroxylamin unter $H_2O$-Austritt Ketoxime u. mit Mercaptanen Mercaptole. K. werden durch Oxidation sekundärer Alkohole dargestellt, aliphatische K. auch aus Säurechloriden mit cadmiumorganischen Verbindungen u. aromatische K. aus Säurechloriden mit Hilfe der Friedel-Crafts-Reaktion. **IUPAC:** Die Bez. erfolgt durch Anhängen des Suffixes -on an den Namen des Stammsystems. Die Stellungsbezeichnung, die eine möglichst niedere Nummer erhalten soll, wird dem Namen der Verbindung vorangestellt. Wenn sich mehrere funktionelle Gruppen im Molekül befinden, kann die Carbonylfunktion auch durch die Präfixe Oxo- od. Keto- (mit der niedrigstmöglichen Ziffer vorangestellt) benannt werden, od. die Namen der Kohlenwasserstoff-Reste an der Carbonylgruppe werden alphabetisch dem Wortteil -keton vorangestellt.

**Keto(n)körper:** Acetonkörper, s. Ketonurie.

**Keto(n)säuren:** Oxocarbonsäuren; Ketocarbonsäuren. Zu den Oxosäuren gehörende Carbonsäurederivate mit einer Ketogruppe -CO–. Je nach der Stellung der CO-Gruppe unterscheidet man α-, β-, u. γ-Ketosäuren. Die Ester der β-Ketosäuren (β-Ketosäureester), z.B. Acetessigester* (β-Ketobuttersäureethylester), haben große Bedeutung f. org. Synthesen.

**Ketonurie:** Ausscheidung der 3 Ketonkörper β-Hydroxybuttersäure, Aceton u. Acetessigsäure im Harn, bes. b. Diabetes mellitus.

**Ketopentosen:** s. Pentosen.

**Ketoplastische Aminosäuren:** Aminosäuren, deren Abbauprodukte Acetessigsäure und/oder aktivierte Essigsäure (Acetyl-Coenzym A*) sind u. die zur Bildung von Ketonen beitragen. Einzige rein ketoplast. A. sind Leucin u. Lysin. Keto- u. glucoplast. Aminosäuren zugleich sind Isoleucin, Phenylalanin, Tyrosin u. Tryptophan.

**Ketoprofen** INN: Ketoprofenum Ph.Eur.3, 3-Benzoylhydratropasäure, 2-(3-Benzoylphenyl)-propionsäure, Alrheumun®, Orudis®; CAS-Nr. 22071-15-4; $C_{16}H_{14}O_3$, $M_r$ 254.29. **Strukturformel** s. Analgetika. Schmp. 94°C aus Benzol/Petrolether (3:10). Weißes, krist. Pulver. Prakt. unlösl. in Wasser, leicht lösl. in Aceton, Dichlormethan u. Ethanol. **Anw.:** Antirheumatikum, Antiphlogistikum. HWZ 1.5 bis 2.5 h. **Übl. Dos.:** Oral: 2- bis 3mal 0.05 g/d. **Nebenw.:** wie Ibuprofen*. Gebräuchl. ist auch Ketoprofen-Natrium.

**α-Ketopropansäure:** s. Brenztraubensäure.

**Ketorolac** INN: (±)-5-Benzoyl-2,3-dihydro-1H-pyrrolo[1,2-a]pyrol-carbonsäure; CAS-Nr. 74103-06-3; $C_{15}H_{13}NO_3$, $M_r$ 255.27. Schmp. 160-161°C aus Ethylacetat/Diethylether. p$K_s$ 3.49. **Wirk.** u. **Anw.:** peripher wirkendes Analgetikum* mit starker Wirkung (vergleichbar mit der von Morphin, ohne an Opiatrezeptoren zu binden); antipyret., gering antiphlogist. u. thrombozytenaggregationshemmend. **Nebenw.:** gastrointestinale Störungen, Erbrechen, Juckreiz, Ohrensausen etc. Kontraind.: Blutbildstörungen, erhöhte Blutbildneigung, Schwangerschaft u. Stillzeit, Jugendl. unter 16 Jahren, Empfindlichkeit gegen Acetylsalicylsäure u.a. Prostaglandinsynthesehemmer (s. Analgetika). HWZ 5 bis 6 h. **Übl. Dos.:** Oral: 4mal 10 mg/d, MTD 40 mg. Parenteral: je nach Stärke der postoperativen Schmerzen 10 bis 30 mg i.m. (einmalige Applikation), MTD 120 mg. **Ketorolac-Trometamol:** Salz mit Trometamol* (1:1), Toratex®; CAS-Nr. 74103-07-4; $C_{19}H_{24}N_2O_6$, $M_r$ 376.41.

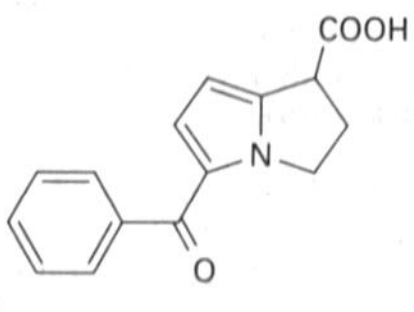

Ketorolac

**Ketosen:** Polyhydroxyketone; eine Untergruppe der Monosaccharide (neben Aldosen*). Charakteristisch ist die nicht terminale -C=O Gruppe, der bei systematischer Bezifferung die niedrigst mögliche Zahl zukommt. Die K. sind formal auf Dihydroxyaceton zurückzuführen. Alle bisher bekannten natürlichen K. enthalten die Carbonylgruppe in der Stellung 2. In Abhängigkeit von der Anzahl der Kettenkohlenstoffatome wird in Tetrulosen, Pentulosen usw. unterteilt. Sie werden entweder durch die Endung -ulose, z.B. Ribulose, od. wie die D-Fructose mit Trivialnamen bezeichnet. Nachw.: s. Seliwanoffs-Reagenz.

**17-Ketosteroide:** Abk.: 17-KS; im Harn ausgeschiedene Metabolite von Steroidhormonen mit einer Ketogruppe an C-Atom 17; stammen zum größten Teil aus dem Cortisolabbau, beim Mann außerdem zu etwa 1/3 aus den Hodenandrogenen, bei der Frau in geringer Menge aus ovariellen Androgenen.

**Ketotifen** INN: 9,10-Dihydro-4-(1-methyl-4-piperidyliden)-4H-benzo[4,5]cyclohepta[1,2-b]thiophen-10-on, Zaditen®; CAS-Nr. 34580-13-7; $C_{19}H_{19}NOS$, $M_r$ 309.4. **Anw.:** Antihistaminikum, Antiasthmatikum, Antiallergikum, Asthmaprophylaktikum, Langzeitprophylaxe bei allergischer Bronchitis u. Rhinitis, lokal bei chronischer Urtikaria. Histamin- u. Serotoninantagonist mit gleichzeitiger Hemmung der Mediatorfreisetzung. **Nebenw.:** Schwindel, stark zentral dämpfend, Mundtrockenheit. Kontraind.: Nur bei strenger Indikationsstellung während der Schwangerschaft u. Laktation. Wechselw.: Wirk. von Sedativa, Alkohol, Hypnotika kann verstärkt werden. HWZ 0.7 h. Gebräuchl. ist auch Ketotifenfumarat.

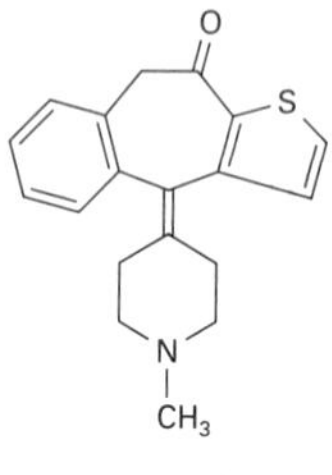

Ketotifen

**Ketoxime:** s. Keton.

**Kettenmoleküle:** *syn.* Faden- od. Linearmoleküle. Sammelbezeichnung f. Moleküle mit Kettenstruktur, in denen Atome od. Atomgruppen durch kovalente Bindungen aneinandergereiht sind. Können Verzweigungen aufweisen. Beispiele f. Verbindungen mit K. sind natürliche u. künstliche Polymere (Amylose*, Polyamide*), Fettsäuren*, Polysulfide* usw.

**Kettenreaktion:** chem. Reaktion, bei der in einer Startreaktion zunächst Radikale gebildet werden; diese reagieren mit den Ausgangsstoffen in der Weise, daß neben den Endprodukten auch wieder Radikale entstehen, so daß eine einmal in Gang gekommene Reaktion von selbst weiterläuft (Fortpflanzungsreaktion). Kettenabbruch erfolgt durch Reaktion der Radikale untereinander od. mit der Wand.

**Keuchhusten:** Pertussis; Erreger: Bordetella* pertussis; Infektionskrankheit, die besonders im Säuglingsalter zu lebensgefährlichen Hustenanfällen führt. Tröpfcheninfektion, postinfektiöse Immunität gesichert, läßt im Alter nach. Prophylaxe durch Schutzimpfung od. Hyperimmunserum.

**Keuchhusten-Adsorbat-Impfstoff:** Vaccinum pertussis adsorbatum Ph.Eur.3; Totimpfstoff; sterile Suspension abgetöteter *Bordetella pertussis*-Bakterien in isotoner Lsg., der Aluminiumhydroxid, hydratisiertes Aluminiumphosphat od. Calciumphosphat zugesetzt wurde. Konservierung ist erlaubt. **Anw.:** zur Immunprophylaxe des Keuchhustens; häufig in Form eines **Kombinationsimpfstoffes:** s. Diphtherie-Pertussis-Tetanus-Adsorbat-Impfstoff.

**Keuchhusten-Impfstoff:** Vaccinum pertussis Ph.Eur.3; Totimpfstoff; sterile Suspension abgetöteter *Bordetella pertussis* -Bakterien in isotoner Lösung. Abtötung erfolgt durch Erhitzen und/oder chem. Methoden. Chemische Konservierung ist erlaubt, wenn sie keinen Einfluß auf die antigene Wirk. hat.

**Keuschlamm:** Vitex agnus-castus*.

**KF-Methode:** s. Karl-Fischer-Titration.

**KH:** Abk. f. Kohlenhydrate*.

**Khellakraut:** Ammi visnaga*.

**Khellatinktur:** s. Tinctura Ammi visnagae.

**Khellin** INN: Visammin, 4,9-Dimethoxy-7-methyl-5H-furo[3,2-g][1]benzopyran-5-on; CAS-Nr.

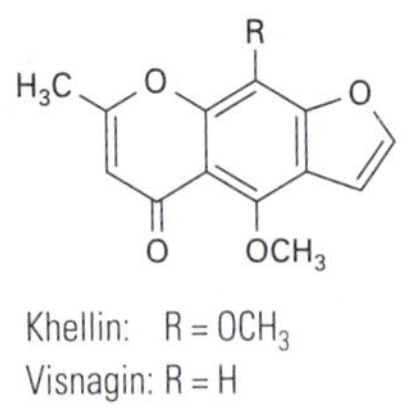


Khellin

82-02-0; $C_{14}H_{12}O_5$, $M_r$ 260.24. Furanochromon aus den Früchten von Ammi visnaga*. Schmp. 154-155°C. Grünlich-weiße Kristallnadeln, unlösl. in Wasser, lösl. in ca. 130 T. Ethanol (95%) von 25°C, lösl. in Chloroform, Ether u. verd. Mineralsäuren. **Off.:** ÖAB90 (bis 1996). **Anw.:** Spasmolytikum, besonders bei koronaren Durchblutungsstörungen (K. erweitert die Herzkranzgefäße), bei Angina pectoris, Asthma bronchiale. **Übl. Dos.:** 3mal/d 50 bis 100 mg.

**HOM:** *Khellinum* (HAB1.5).

**Khellosid** INN: Khellolglucosid, Khellinin, 7-(β-D-Glucopyranosyloxymethyl)-4-methoxy-5H-furo[3,2-g][1]benzopyran-5-on; CAS-Nr. 17226-

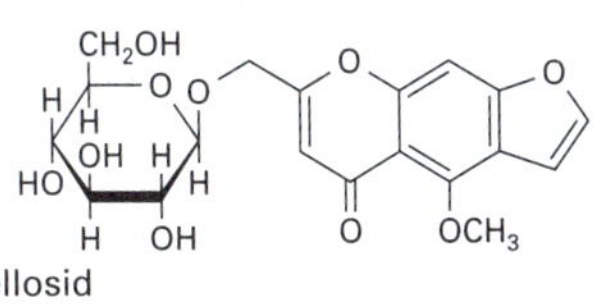


Khellosid

75-4; $C_{19}H_{20}O_{10}$, $M_r$ 408.35. Furanochromonglucosid aus den Früchten von Ammi visnaga*. Schmp. 179°C aus Ethanol. Lösl. in Essigsäure, heißem Ethanol; schwer lösl. in heißem Methanol; prakt. unlösl. in Aceton, Ethylacetat, Chloroform, Ether, kalten Alkalien. **Anw.:** Koronardilatator, weniger wirksam als Khellin* bei Angina pectoris, Asthma bronchiale.

**Kickxia elastica:** Stpfl. v. Kautschuk*.

**Kiefer:** s. Pinus sylvestris.

**Kieferngewächse:** s. Pinaceae.

**Kiefernharz:** s. Terebinthina.

**Kiefernnadelöl:** s. Pinus sylvestris.

**Kiefernsprossen:** Turiones Pini, s. Pinus sylvestris.

**Kieffer-Reaktion:** Reaktion zum Nachw. von Morphin* mit Kaliumhexacyanoferrat(III) u. Eisen(III)-chlorid. Morphin reduziert Kaliumhexacyanoferrat(III) zu Kaliumhexacyanoferrat(II), das mit Eisen(III)-chlorid Berliner Blau* bildet.

**Kienöl:** Ol. Pini, s. Terebinthina.

**Kienruß:** Fuligo*.

**Kieselalgen:** Diatomeen, Diatomeae (Diatomales); ca. 6000 Arten umfassende Klasse (bzw. Ordnung) meist einzelliger Meeresalgen, bei denen Chlorophyll (ähnl. wie bei den Braunalgen*) durch Xanthophylle u. Carotinoide ersetzt ist. In ihre Zellwände wird Kieselsäure eingelagert. Als Produzenten von Kieselgur* sind sie auch von pharmazeutischem Interesse.

**Kieselerde:** s. Kieselgur.

**Kieselfluornatrium:** s. Natriumhexafluorosilicat.

**Kieselfluorwasserstoffsäure:** s. Hexafluorkieselsäure.

**Kieselflußsäure:** s. Hexafluorkieselsäure.

**Kieselgel:** s. Silica-Gel.

**Kieselgur:** Terra silicea (purificata); mikroskopisch kleine Schalen (Gerüstpanzer) abgestorbener Kieselalgen* (Diatomeen), die zum größten Teil aus amorpher Kieselsäure ($SiO_2$) bestehen u. eine sehr poröse Struktur aufweisen (1 mL reine Kieselgur besteht aus ca. $10^9$ (!) Diatomeenpanzern); mit ca. 3 bis 12% Wasser u. geringen Mengen von Metalloxiden. Die K. findet sich als fossile Ablagerung (Infusorienerde, Kieselerde, Diatomeenerde), bes. in d. Lüneburger Heide, Brandenburg, Böhmen, Australien, Kalifornien, s.a. Silicium. **Anw.:** wegen ihres starken Aufsaugungsvermögens (ca. das Vierfache der eigenen Masse) als Verpackungsmaterial f. Säureballons; als **Kieselgur-Filtrierhilfsmittel** (Reagenz Ph.Eur.3), zur Keimfreimachung von Wasser (Berkefeld-Filter); früher zur Herst. v. Dynamit. Zur Chromatographie (DC, GC, SC etc.) wird auch besonders gereinigte u. präparierte Kieselgur, z.B. Celite®*, Extrelut®, verwendet; s.a. Kieselgur G.

**Kieselgur G:** Reagenz Ph.Eur.3; mit Salzsäure gereinigte u. geglühte Kieselgur* mit ca. 15% **G**ips (daher K. G), der die Haftfestigkeit auf Glas gewährleistet. **Anw.:** zur Dünnschichtchromatographie.

**Kieselsäure:** s. Silicium.

**Kieselsäureanhydrid:** Siliciumdioxid*, s. Silicium.

**Kieselsäure, Gefällte:** s. Siliciumdioxid, Gefälltes.

**Kieselsäuregel:** s. Siliciumdioxid, Hochdisperses.

**Kieselsäure, Hochdisperse:** s. Siliciumdioxid, Hochdisperses.

**Kieselsaures Kalium:** s. Kaliumsilicat.

**Kieselsaures Natrium:** s. Natriumsilicat.

**Kieserit:** s. Schwefel.

**Killerzellen:** s. Leukozyten.

**Kilo:** gesetzlicher Vorsatz f. das 1000-fache einer Einheit; Symbol: k.

**Kilogramm:** SI-Einheit* f. die Masse.

**Kilowatt:** 1 kW = 1000 Watt*.

**Kinasen:** Phosphotransferasen; s. Enzyme.

**Kindbettfieber:** Puerperalfieber.

**Kinderheilkunde:** Pädiatrie.

**Kinderlähmung:** s. Poliomyelitis.

**Kinderlöffel:** s. Volumenangaben, empirische.

**Kindermehl:** diätet. Ersatz od. Ergänzung der Muttermilch*; besteht meist aus dextrinierten od. verzuckerten Mehlen von Weizen od. Hafer unter Zusatz von eingedickter bzw. getrockneter Kuhmilch, Eiern, Zucker usw. Proteingehalt ca. 12 bis 15%, Fettgehalt ca. 5%; s.a. Säuglingsernährung, Säuglingsnahrung.

**Kinderpulver:** Pulvis Magnesiae cum Rheo*.

**Kindersichere Verpackung:** Verpackung, die zum Öffnen einen entsprechenden Kraftaufwand benötigt (z.B. in schwer aufreißbare Folien eingesiegelte Arzneimittel) od. einen speziell konstruierten Verschluß aufweist (am geeignetsten einen Druck-Dreh-Verschluß). Diese u.ä. Maßnahmen sollen das Öffnen der Verpackung durch Kinder bis zu 10 Jahren verhindern.

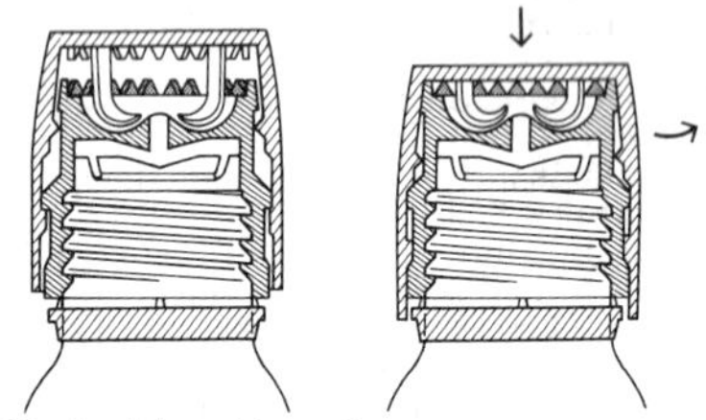

Kindersichere Verpackung: Druck-Dreh-Verschluß als Beispiel [42]

**Kinderzulage:** s. Familien- u. Gehaltsausgleichskasse.

**Kinetik:** *phys.* Bewegungslehre; die chemische Kinetik beschreibt den Ablauf chemischer Vorgänge; vgl. Pharmakokinetik.

**Kinetin:** 6-Furfurylaminopurin; die Modellsubstanz f. Cytokinine*; kommt wahrscheinlich nicht nat. vor.

**Kinetochor:** s. Centromer.

**Kingiodendron pinnatum:** Stpfl. v. Balsamum Hardwickiae*.

**Kinine:** **1.** Peptidwirkstoffe, Gewebshormone wie Bradykinin u. Kallidin; s. Hormone; **2.** *bot.:* s. Cytokinine; **3.** vgl. Cytokine.

**Kino:** s. Pterocarpus marsupium.

**Kipp-Apparat:** Apparat zur Herst. u. Entnahme v. Gasen f. Laboratoriumsbedarf. Die Abb. zeigt den Apparat mit Füllung zur Entwicklung von Wasserstoff aus Zink u. Salzsäure. Bei Öffnung des Hahns an der mittleren Kugel fließt

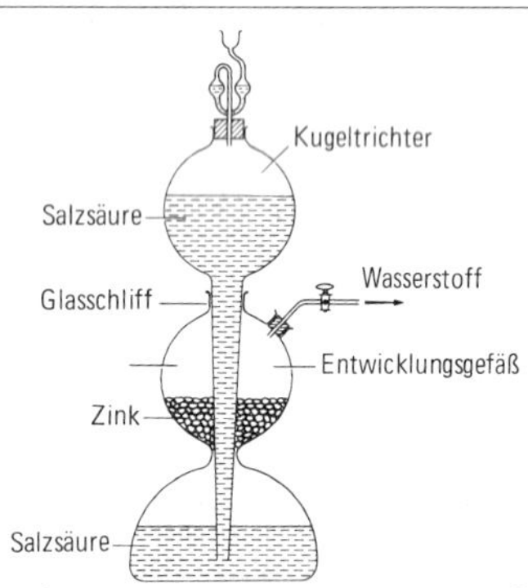


Kipp-Apparat [43]

infolge Überdrucks der Flüssigkeitssäule Säure aus der oberen Kugel (Kugel-Trichter) in die untere, bis sie sich mit den Zinkspänen in der mittleren Kugel berührt u. so die Reaktion eingeleitet wird: $Zn + HCl \rightarrow ZnCl_2 + H_2$. Nach Schließung des Hahns wird die Säure durch die zunächst noch anhaltende Weiterentwicklung des Gases in die obere Kugel zurückgedrängt, so daß die Berührung zwischen Säure u. Metall unterbrochen wird u. die Gasentwicklung aufhört. Auf gleiche Weise lassen sich $CO_2$ aus Marmor u. HCl, Chlor aus Chlorkalk u. HCl, Schwefelwasserstoff aus Eisensulfid u. HCl usw. herstellen. Die mittlere Kugel enthält stets die feste Substanz, die obere u. untere Kugel die Flüssigkeit (Kipp, Jacobus Petrus, Apotheker in Delft, 1808 bis 1864).

**Kiron®:** s. Sulfametoxydiazin.

**Kirschblätter:** Folia Cerasi, s. Prunus cerasus.

**Kirsche(n):** Süßkirsche, Vogelkirsche: s. Prunus avium var. avium. Saure Kirsche, Sauerkirsche, Weichselkirsche: s. Prunus cerasus. Ahlkirsche, Traubenkirsche: s. Prunus padus. Tollkirsche: s. Atropa belladonna.

**Kirschenstiele:** Stipites Cerasi acidi, s. Prunus cerasus.

**Kirsche, Westindische :** s. Malpighia punicifolia.

**Kirschgummi:** s. Prunus avium var. avium.

**Kirschlorbeer:** Prunus laurocerasus*.

**Kirschlorbeerwasser:** Aqua Laurocerasi*.

**Kirschsirup:** s. Sirupus Cerasi.

**Kiwi:** Kiwifrucht, s. Actinidia chinensis.

**Kjeldahl-Kolben:** Kolben aus schwerschmelzbarem Glas mit langem Hals.

**Kjeldahl-Stickstoff-Bestimmung:** Verfahren zur Bestimmung des Stickstoffs z.B. in Amiden, Imiden, Aminosäuren, Rest-Stickstoff-Bestimmung in Serum od. Plasma. Die Bestimmung beruht darauf, daß der Stickstoff, als Ammonium-Ion vorliegend, durch Zugabe von Natronlauge (im Überschuß) als gasförmiges Ammoniak ausgetrieben u. in einem Überschuß von Säure aufgefangen wird. Der Überschuß wird rücktitriert. Liegt der Stickstoff nicht als Ammonium-Ion vor, so muß er durch entsprechende Reaktionen in dieses umgewandelt werden (nach Ph.Eur.3 z.B. durch Aufschluß mit konz. Schwefelsäure u. Kaliumsulfat sowie mit Kupfer(II)-sulfat u. Selen als Katalysatoren). (Kjeldahl, Joh., Chemiker, Kopenhagen, Carlsberg-Fond, 1849 bis 1900).

**Klacid®:** s. Clarithromycin.

**Klapperschlangenwurzel:** Radix Senegae, s. Polygala senega.

**Klarschmelzverfahren:** s. Cremeschmelzverfahren.

**Klasse:** taxonomische Einheit zwischen Abteilung (divisio) u. Ordnung (ordo).

**Klassieren:** Auftrennen eines Schüttgutes durch Sieben od. Sichten in einzelne Fraktionen (Kornklassen) mit engem Korngrößenbereich u. definierten Ober- u. Untergrenzen (Klassengrenzen).

**Klassifikation von Krankheiten, Internationale:** s. ICD.

**Klathrate:** Clathrate, Käfigeinschlußverbindungen; s. Einschlußverbindungen.

**Klatschmohn:** Papaver rhoeas*.

**Klatschpräparat:** Aufdrücken eines Deckgläschens auf Oberflächenkolonien, abheben, mikroskopieren.

**Klatschrose:** Papaver rhoeas*.

**Klatschtest:** s. Vaselinum album.

**Klauenöl:** Klauenfett, Oleum pedum tauri. Schmp. 0-1.5°C. Gew. durch Auskochen von

Rinder- od. Hammelklauen od. Pferdefüßen. Weißlich-gelbliches, dickflüssiges Öl; fast geruchlos, von geringem, nicht unangenehmem Geschmack. VZ 189 bis 203; IZ 65 bis 75. **Best.:** Öl-, Stearin-, Palmitin-, Linolsäure u.a. **Anw.:** als Schmiermittel.

**Klausenfrüchte:** einsamige Teilfrüchte der längs u. quer zerfallenden Spaltfrüchte (s. Fruchtformen) von Lamiaceae (Lippenblütler) u. Boraginaceae (Rauhblattgewächse). Die Spaltfrüchte gehen aus einem aus 2 Fruchtblättern entstandenen Fruchtknoten hervor.

**Kleber(eiweiß):** s. Gluten.

**Klebkraut:** Galium aparine*.

**Klebsiella:** Gattungsbegriff f. gramneg., unbewegliche Stäbchenbakterien mit Kapsel* der Fam. d. Enterobacteriaceae*, Klebsiella pneumoniae (Friedländer 1883); *syn.* Bacterium pneumoniae Friedländer: Infektionen des Respirationstraktes, Harnwegsinfektionen.

**Klebstoffgranulate:** s. Granulieren.

**Klee: Bärenklee:** s. Melilotus officinalis, Melilotus altissima; **Biberklee:** s. Menyanthes trifoliata; **Bitterklee:** s. Menyanthes trifoliata; **Bockshornklee:** s. Trigonella foenum-graecum; **Buschklee:** s. Lespedeza capitata; **Fieberklee:** s. Menyanthes trifoliata; **Geißklee:** s. Galega officinalis; **Honigklee:** s. Melilotus officinalis; **Hornklee:** s. Trigonella foenum-graecum; **Kuhhornklee:** s. Trigonella foenum-graecum; **Rotklee:** s. Trifolium pratense; **Steinklee:** s. Meliotus altissima, M. officinalis; **Sumpfklee:** s. Menyanthes trifoliata; **Wiesenklee:** s. Trifolium pratense; **Wundklee:** s. Anthyllis vulnerarias.

**Kleesäure:** s. Oxalsäure.

**Kleesalz:** Kaliumhydrogenoxalat* od. Kaliumtetraoxalat*.

**Kleeseide:** Cuscuta europaea*.

**Kleie:** beim Mahlprozeß des Getreides auftretende Zelltrümmer des Speicherparenchyms u. Teile der Frucht- u. Samenschale, die vom Mehl* abgetrennt werden. **Inhaltsst.:** Cellulose, Vitamine, Fett, Eiweiß, Stärke. **Anw.:** Futtermittel, zu Ballaststoffe* enthaltenden Nahrungsmitteln (Kleiebrot etc.).

**Kleine Ringe:** Sammelbegriff f. 3- od. 4gliedrige Kohlenstoffringe; organische Verbindungen mit solchen Ringen verhalten sich wegen der großen Ringspannung (Baeyer-Spannung) chem. wesentlich reaktiver als Ringverbindungen* mit 5 u. mehr Ringgliedern.

**Kleister:** s. Amylum.

**Kleistothecium:** geschlossener, kugeliger Fruchtkörper (Ascocarp*) bei Pilzen* (Ascomyceten).

**Klette:** s. Arctium-Arten.

**Klettendistelwurzel:** Rad. Bardanae, s. Arctium-Arten.

**Klettenlabkraut:** Galium aparine*.

**Klettenwurzel:** Radix Bardanae, s. Arctium-Arten.

**Klimakterium:** *syn.* Klimax, Wechseljahre der Frau; die Übergangsphase von der vollen Geschlechtsreife zum Senium* der Frau. Das Erlöschen der zyklischen Ovarialfunktion, die letzte Regel (Menopause) fällt in diese Zeit; normalerweise zwischen dem 48. u. 52. Lebensjahr. Etwa 30 bis 60% aller Frauen leiden im K. unter Beschwerden, die behandlungsbedürftig sind (aufgrund der verminderten Östrogenproduktion, wodurch direkt od. über das Zwischenhirn Störungen im Vegetativum ausgelöst werden). In der **Prämenopause** (bis ca. 6 Jahre vor der Menopause) sind diese besonders durch Zyklusstörungen u. unregelmäßige Regelblutungen gekennzeichnet. In der **Postmenopause** (bis ca. 6 Jahre nach der Menopause) kommt es v.a. zu vegetativen u. psychischen Störungen, Hitzewallungen, Schwindel, Schlaflosigkeit, Depressionen u. Abnahme der Leistungsfähigkeit. Beim älteren Mann nimmt die Testosteronbildung meist nur langsam ab u. es kommt nicht zu klimakterischen Erscheinungen.

**Klimax:** Klimakterium*.

**Klinik: 1.** Krankenhaus (häufig spez. Universitätsklinik); **2.** die gesamte Symptomatik u. Verlauf einer Erkrankung.

**Klinische Chemie:** Teilbereich der Chemie, der sich mit der Anwendung chemischer Methoden u. Erkenntnissen auf Probleme der Medizin befaßt. Wesentlicher Bereich der K. C. ist die Bearbeitung analytischer Fragestellungen unter Verw. von Körperflüssigkeiten od. -geweben.

**Klinische Pharmazie:** Gebiet der Pharmazie*, das primär die Arzneimittelversorgung stationär behandelter Patienten sowie die pharmazeutische Information gegenüber Ärzten, Pflegepersonal u. Patienten umfaßt. Dies schließt u.a. die Herst., Bereitstellung u. Prüfung von Arzneimitteln durch eine Krankenhausapotheke* mit ein.

**Klinische Prüfung:** s. Prüfung, klinische.

**Klinomycin®:** s. Minocyclin.

**Klistier:** Klysma, Darmeinlauf, Einlauf, Darmspülung; Flüssigkeit zur rektalen Anwendung. Dient der Reinigung des Dickdarms, der Behandlung einer Obstipation (hypertonische Lösungen von Salzen, Glycerol, Sorbitol, Kaliseife, Laxantien, pflanzliche Öle, Tenside, Na-Citrat), der Zufuhr von Wirkstoffen zur lokalen od. systemischen Behandlung (isotonische, meist verdickte Lösungen), als Volumenersatz (bei Verbrennungen) od. zur künstlichen Ernährung. Das Einbringen der Flüssigkeit (z.B. Laxantien) kann mit Hilfe einer **Klistierspritze** erfolgen. Sie besteht aus einem birnenförmigen Gummiball mit eingestecktem Hartgummi-Klistierrohr. Für hoch einzubringende Einläufe verwendet man Darmrohre von 10 od. 30 cm Länge (zus. mit Schlauch u. Gefäß als **Irrigator** bezeichnet). Für Säuglinge u. Kleinkinder sind Einmalklysmen (Mikroklistier*) im Handel.

**Klon:** Zellklon; Kolonie genetisch einheitlicher Zellen od. Mikroorganismen, die sich von einer einzigen Zelle ableiten.

**Klonieren:** spezielle Art der Vermehrung, die nicht geschlechtlich, sondern ungeschlechtlich erfolgt u. deshalb ausschließlich identische Individuen hervorbringt. Die Möglichkeit zu klonieren liegt in der Tatsache begründet, daß alle Zellen eines Organismus den gleichen genetischen Aufbau haben.

**Klonische Krämpfe:** Krämpfe mit heftigen Zuckungen u. Schütteln.

**Klysma:** Plur. Klysmen*.

**Klysma phosphati:** Phosphatklysma, Phosphati clysma. Zstzg. nach NRF: 60 g Natriummonohydrogenphosphat-Dodecahydrat, 160 g Natriumdihydrogenphosphat-Dihydrat, 1 g Sorbinsäure, Wasser ad 1000 g. **Anw.:** bei Obstipation; zur Darmreinigung vor Operationen. **Übl. Dos.:** 120 g. Abgegeben in quetschbarer Klysmaflasche mit Applikationsrohr u. Verschlußhütchen od. ähnlichem.

**Klysmen:** Arzneistoffhaltige Flüssigkeiten, die als Einlauf (Klistier*) rektal appliziert werden. Zur Herst. v. gebrauchsfertigen K. sind Klistier-

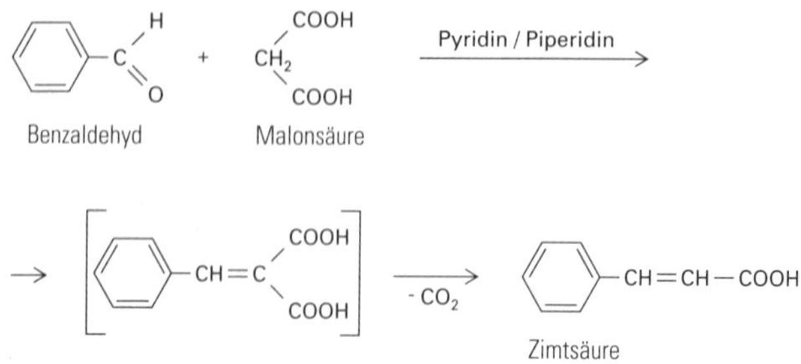


Knoevenagel-Kondensation:
Bildung von Zimtsäure als Beispiel

tabletten im Handel. **Makroklysmen:** In verformbaren Plastikflaschen (100 mL) zum einmaligen Gebrauch abgefüllt. **Mikroklysmen:** Mit wäßrigen od. öligen Arzneistofflösungen gefüllte elastische Plastikbehälter (3 bis 5 mL) mit angesetzter Kunststoffkanüle; s.a. Mikroklistier.

**KMK:** s. Mizellbildungskonzentration, Kritische.

**Knabenkraut:** **1.** Dactylorhiza-Arten, z.B. Geflecktes K., s. Dactylorhiza maculata; **2.** Orchis-Arten, s. Orchis morio*.

**Knackweide:** s. Salix-Arten.

**Knallgas:** Gem. aus 2 Vol. Wasserstoff u. 1 Vol. Sauerstoff, das entzündet mit heftigem Knall explodiert, wobei Wasserdampf entsteht. Im weiteren Sinn werden alle explosionsfähigen Wasserstoff/Luft-Gemische ($H_2$–Volumenanteil mehr als 4% u. weniger als 75.6%) als K. bezeichnet. Chlorknallgas ist ein explosives Gem. aus $Cl_2$ u. $H_2$. Beim **Knallgasgebläse** werden Wasserstoff u. Sauerstoff getrennt voneinander einer gemeinsamen Austrittsöffnung (mittels des Daniell-Hahns) zugeführt u. dort entzündet, wobei 3100 bis 3300°C erreicht wird.

**Knallgaselement:** Brennstoffzelle zur Erzeugung von elektrischem Strom durch Reaktion von Wasserstoff u. Sauerstoff unter Bildung von Wasser. Formal stellt diese Reaktion die Umkehrung der Elektrolyse des Wassers dar, bei welcher durch elektrischen Strom Wasser in Wasserstoff u. Sauerstoff zerlegt wird.

**Knallquecksilber:** Quecksilbercyanat, Quecksilberfulminat; $Hg(CNO)_2$. Weißgraues Pulver, lösl. in heißem Wasser, Ethanol, $HNO_3$, unlösl. in kaltem Wasser, sehr giftig. Explodiert bei Stoß, Schlag, Reibung od. Erhitzung. Darst.: durch Einw. von Alkohol auf salpetersaure Lsg. v. Quecksilber. **Anw.:** als Initialsprengstoff (Explosionserreger).

**Knallsäure:** H–C≡N–O. Isomer mit Cyansäure*, unbeständig, nach Blausäure riechend, stark giftig, nur in Lsg. darstellbar; bildet mit Metallen äußerst explosive Salze, die Fulminate (*lat.* fulmen Blitz).

**Knallsilber:** Silberazid; $AgN_3$. Darst.: aus Silbernitrat- u. Natriumazidlösung; bildet sich auch bei längerem Stehenlassen von Silbersalzen in Ammoniaklsg.

**Knautia arvensis** (L.) Coult.: (Scabiosa arvensis L.) Fam. Dipsacaceae, Ackerwitenblume, Ackerskabiose, Grindkraut, Krätzkraut (Europa). Stpfl. v. **Herba Scabiosae:** Skabiosenkraut, Grindkraut. **Inhaltsst.:** Bitterstoff, Gerbstoff, Zucker. **Anw.** volkst.**:** b. Hautleiden. **HOM:** *Knautia arvensis* (HAB1.5): die frischen oberirdischen Teile blühender Pflanzen.

**Knoblauch:** Allium sativum*.

**Knoblauchgamander:** Teucrium scordium*.

**Knoblauchtinktur:** s. Tinctura Allii sativi.

**Knochengeist:** s. Liquor Ammonii carbonici pyrooleosi.

**Knochenkohle:** s. Carbo activatus (Carbo ossium).

**Knochenkohle, Gereinigte:** s. Carbo activatus (Carbo ossium depuratus).

**Knochenmark, Getrocknetes:** Medulla ossium rubra siccata, s. Organtherapeutika.

**Knochenöl:** das durch Auskochen od. durch Extraktion (z.B. mit Trichlorethylen) gewonnene, gereinigte u. gebleichte Knochenfett läßt man ausfrieren, wonach K. als ein auch in der Kälte flüssiges Öl resultiert, das als Schmiermittel, hauptsächl. f. Uhren u. Nähmaschinen verwendet wurde (ersetzt durch Paraffinöl u.a.).

**Knochenphosphorsäure:** Acid. phosphoricum ex ossibus, s. Phosphorsäure.

**Knöllchenbakterien:** Wurzelbakterien, s. Wurzelknöllchen.

**Knöterich:** Vogelknöterich, Polygonum aviculare; s. Polygonum-Arten.

**Knöterichgewächse:** s. Polygonaceae.

**Knoevenagel-Kondensation:** Methode zur Herst. v. α,β-ungesättigten Säuren durch Umsetzung von Aldehyden od. Ketonen mit Malonsäure od. Malonsäureestern in Gegenwart schwach basischer Katalysatoren (Ammoniak, primäre od. sekundäre Amine, Pyridin mit einer Spur Piperidin); z.B. entsteht aus Benzaldehyd Zimtsäure (s. Abb.).

**Knolle:** *bot.* Tuber; aus Wurzel od. Spross (Rhizom, Ausläufer) hervorgegangenes Organ, das der Stoffspeicherung dient. **Sproßknollen:** sind mit den Rhizomen nahe verwandt u. stellen kurze, fleischig angeschwollene Sproßteile dar, in welchen die Reservestoffe gespeichert sind; meist vom Hypokotyl (unterste Sproßachse zwischen Wurzelhals u. Keimblätter) od. höheren Sproßteilen gebildet. Beispiele: Radieschen, Rote Rüben, Kohlrabi. Unterschied zu Rhizomen: dicker u. meist ohne Wurzeln. Kartoffelknollen entstehen durch Anschwellung von Enden der unterirdischen Seitentriebe (Ausläufer). **Wurzelknollen:** sind meist keulenförmig od. rundlich; im Gegensatz zu den Sproßknollen keine Blattreste u. keine Knos-

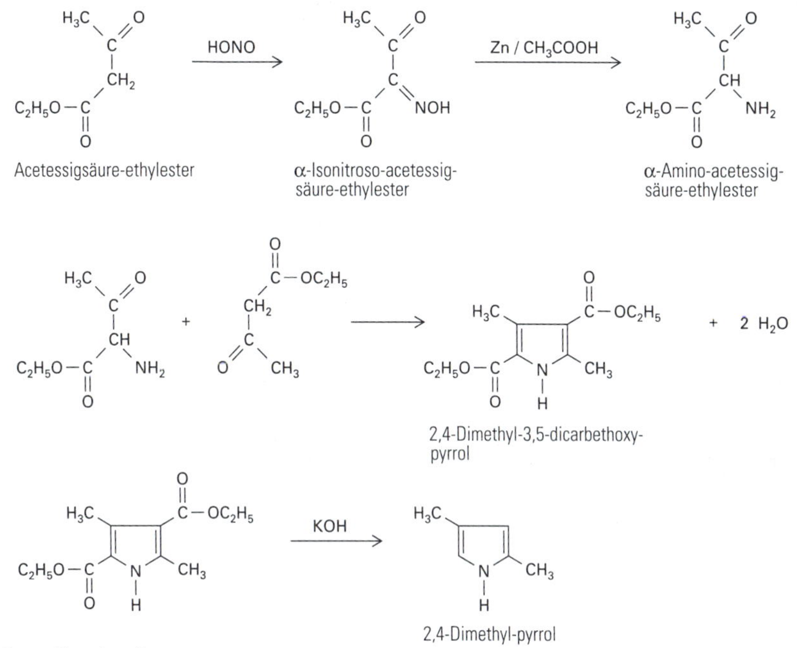

Knorr-Pyrrolsynthese

pen. Trotzdem ähneln sie oft Sproßknollen, haben aber eine Wurzelhaube (z.B. Orchis).

**Knollenblätterpilz, Grüner:** Amanita phalloides*.

**Knollenhahnenfuß:** Ranunculus bulbosus, s. Ranunculus-Arten.

**Knollenpetersilie:** s. Petroselinum crispum.

**Knollige Sonnenblume:** s. Helianthus tuberosus.

**Knolliges Steinkraut:** Sedum telephium, s. Sedum acre.

**Knorpelbaum:** s. Chondodendron tomentosum.

**Knorpelmoostang:** Knorpeltang, s. Carrageen.

**Knorr-Pyrrolsynthese:** Methode zur Herst. v. Pyrrol-Derivaten durch Kondensation eines α-Aminoketons mit Carbonylverbindungen, die aktive Methylengruppen enthalten. Die Synthese des α-Aminoketons u. die nachfolgende Kondensation kann in einem Arbeitsgang erfolgen; z.B. entsteht aus Acetessigsäure-ethylester mit salpetriger Säure α-Isonitroso-acetessigsäure-ethylester, der mit Zink u. Eisessig zum α-Amino-acetessigsäure-ethylester reduziert u. mit Acetessigsäure-ethylester zum 2,4-Dimethyl-3,5-dicarbethoxy-pyrrol kondensiert wird. Anschließende Hydrolyse führt zu 2,4-Dimethyl-pyrrol (s. Abb.).

**Knospe:** *bot.* der v. Blättern od. deren Teilen u. Blattanlagen umgebene Sproßvegetationskegel. Die Knospenhüllen, die derbe Textur besitzen, nennt man Knospenschuppen. Der Stellung nach unterscheidet man zwischen der Endknospe u. den Achselknospen, die in den Achseln der Blätter sitzen. Enthält eine K. nur Blattanlagen, so nennt man sie eine Blattknospe, enthält sie Anlagen einer od. mehrerer Blüten, so nennt man sie Blütenknospe, enthält sie Anlagen v. Blättern u. Blüten, so nennt man sie gemischte Knospe.

**Knospenruhe:** s. Dormanz.

**Knotenfläche:** s. Hauptquantenzahl.

**Knotentang:** s. Ascophyllum nodosum.

**Koagulation:** Gerinnung, Eiweißgerinnung, Ausflockung von Kolloiden (Wechsel v. Sol zu Gel). Teilchen einer kolloiden Lösung können sich reversibel od. irreversibel zu größeren Aggregaten (Trübung, Niederschlag, Gel) zusammenschließen (koagulieren). Bei feinen suspendierten od. emulgierten Teilchen (Suspension, Emulsion) wird dieser Vorgang **Flockung** genannt. Das Überführen von koagulierten Kolloiden in kolloide Lösungen (reversible Koagulation) wird als *Peptisation* bezeichnet. Ist dieser Vorgang jedoch irreversibel, spricht man von **Koaleszenz*** (s.a. Aufrahmen). Eine ausreichend gleichsinnige Ladung u. eine starke Solvatschicht (Solvatation, Anlagerung von Lösungsmittelmolekülen) um die Teilchen, bei Emulsionen zusätzlich ein elastischer u. stabiler Emulgatorfilm wirken der K. u. Koaleszenz entgegen.

**Koagulationsvitamine:** Vitamine $K_1$ u. $K_2$, s. Vitamine.

**Koaguline:** **1.** *syn.* Präcipitine*. **2.** Gerinnungserregende Stoffe aus den Geweben u. in Schlangengiften*.

**Koaleszenz:** irreversible Vereinigung kolloid gelöster Stoffe, aber auch flüssiger dispergierter Anteile (dispergierte Phase einer Emulsion) zu einer kompakten zusammenhängenden Phase. Wird durch Zusatz von Elektrolyten od. Gegenionen, durch Adsorption an Aktivkohle od. Kieselgel, durch Wärmeeinwirkung, manchmal auch durch Zentrifugieren erreicht.

**Koazervation:** Koazervierung; Entmischung einer stark solvatisierten Kolloidlösung durch partielle Desolvatation (Verringerung der Löslichkeit) in 2 flüssige voneinander abgegrenzte Phasen, von denen die eine viel, die andere wenig od. gar keine Kolloidteilchen enthält. Die kolloidreiche Phase mit den dicht zusammengedrängten Teilchen, das Koazervat, kann in der Folge ein Gel ausbilden. **Einfache K.** wird durch Zugabe von Elektrolyten, aber auch Nichtelektrolyten (z.B. Isopropanol), durch pH-Änderung od. Temperaturänderung (Absenken der Temp. des erwärmten Sols, s. Gele (thermische Sol-Gel-Umwandlung)) erreicht. Bei der **komplexen K.** bilden 2 verschieden geladene Kolloidlösungen (z.B. Gelatinesol mit positiver, arabisches Gummisol mit negativer Ladung) durch Vermischen unter Ladungsausgleich eine kolloidreiche Phase, das Koazervat. Die K. macht man sich auch f. Umhüllungen zunutze (s. Mikrokapseln).

**Kobalt....:** s. Cobalt...

**Kobra:** Cobra, Brillenschlange, s. Naja naja.

**Kobratoxin:** Cobratoxin, s. Schlangengifte.

**Kochenille:** s. Dactylopius coccus.

**Kochpunkt:** Sdp., Siedepunkt*.

**Kochsalz:** s. Natriumchlorid.

**Kochsalzersatz:** s. Natriumchlorid.

**Kochsalz, Iodiertes:** s. Natriumchlorid.

**Kochsalzlösung, Physiologische:** Solutio Natrii chlorati physiologica, Sol. Natrii chlorati isotonica*, 0.9%ige Natriumchloridlösung; s. Natriumchlorid.

**Kochsalz, Rohes:** s. Natriumchlorid.

**Kochsalzthermen:** warme nat. Kochsalzquellen, Aqua minerales.

**Kodehydrase:** s. Codehydrasen.

**Kölnisch(es) Wasser:** s. Spiritus coloniensis.

**Koemis Koetjing:** s. Orthosiphon aristatus.

**Königin der Nacht:** s. Selenicereus grandiflorus.

**Königsblau:** s. Kaiserblau.

**Königschinarinde:** Cortex Chinae calisayae, s. Cinchona calisaya.

**Königskerze:** s. Verbascum-Arten.

**Königskraut:** Ocimum basilicum*.

**Königsnelken:** Antophylli, s. Syzygium aromaticum.

**Königsrinde, Braune:** Cort. Chinae fuscae, s. Cinchona calisaya. **Königsrinde, Gelbe:** Cort. Chinae flavae, s. Cinchona calisaya. **Königsrinde, Rote:** Cort. Chinae, s. Cinchona pubescens.

**Königsrot:** roter Kupferoxid-Überzug (CuO), der durch Einw. von geschmolzenem Natriumnitrit ($NaNO_2$) auf Kupfer ensteht.

**Königssalbe:** s. Unguentum basilicum.

**Königstropfen, Dänische:** s. Elixir e Succo Liquiritiae.

**Königswasser:** Acidum nitro-hydrochloricum, Acidum chloronitrosum, Aqua regia; Mischung aus 1 T. konz. Salpetersäure u. 3 T. konz. Salzsäure. **Anw.:** zur Auflösung von Gold u. Platin.

**Koenzym:** Coenzym, s. Enzyme.

**Köpfchen:** *bot.* s. Blütenstand.

**Köpfchenschimmel:** s. Mucor.

**Körner, Kügelchen:** Granula, eine Arzneiform.

**Körnerlack:** s. Schellack.

**Körperoberfläche:** vgl. Dosierung nach Körperoberfläche.

**Körpertemperatur:** zur Aufrechterhaltung aller Lebensvorgänge notwendige Wärme; unterschieden werden Kerntemperatur (Temp. im Inneren des Rumpfes u. im Kopf) u. Oberflächentemperatur. Messung der K. mittels Fieberthermometer* (vgl. Frauenthermometer, Fiebertest-streifen) vorzugsweise oral (sublingual, normal ca. 36.7°C), aber auch rektal (ca. 37°C) od. axillar (ca. 36.5°C).

**Koferment:** Coenzym; s. Enzyme.

**Koffein...:** s. Coffein... .

**Kofler-Heizbank:** s. Schmelzpunkt.

**Kofler, Ludwig:** 1891 (Dornbirn) bis 1951 (Innsbruck); 1925 bis 1945 Prof. der Pharmakognosie an der Universität Innsbruck; Entwicklung von Methoden u. Geräten der Mikrothermoanalyse (s. Thermomikroskopie), z.B. der Kofler-Heizbank; Arbeiten über Saponine u. Ätherischöldrogen.

**Kohärent:** zusammenhängend; z.B. *kohärente Phase* bei dispersen Systemen ist das Dispersionsmittel (äußere Phase) während die innere dispers ist; *kohärente Strahlung* ist Strahlung gleicher Wellenlänge; bei *kohärenter Streuung* hat die gestreute Strahlung dieselbe Wellenlänge wie die Primärstrahlung; *kohärente Kristallgitter* zeigen an jedem Ort dieselbe Gitterordnung bzw. besitzen keine Gitterstörungen.

**Kohärenz:** Begriff aus der Optik; kohärente Strahlung besitzt sowohl eine einheitliche Wellenlänge (Monochromasie) als auch eine einheitliche Schwingungsphase; s.a. Elektromagnetische Strahlung.

**Kohäsion:** s. Adhäsion.

**Kohäsionskräfte:** s. Adhäsion.

**Kohle:** s. Carbo activatus.

**Kohle, Medizinische:** s. Carbo activatus.

**Kohlendioxid:** Kohlenstoffdioxid, Carbonei dioxidum Ph.Eur.3, Carboneum dioxydatum, Kohlensäureanhydrid; $CO_2$, $M_r$ 44.01. Farbloses, nicht brennbares Gas v. säuerlichem Geruch u. Geschmack. Ein Liter wiegt 1.9768 (bei 0°C u. 1.013 bar), seine Dichte ist also eineinhalbmal größer als die der Luft, K. sinkt daher in Gärkellern, Schächten usw. zu Boden. Krit. Temp. 31.0°C, krit. Druck 76.6 bar, krit. Dichte 0.464 g/mL. 1 L Wasser löst bei 20°C 0.9 L u. bei 0°C 1.7 L $CO_2$ von Atmosphärendruck (101.3 kPa). Beim Ausströmen v. flüssigem $CO_2$ aus einer Druckflasche in ein Tuch od. Gefäß bildet sich **festes K.** (Kohlensäureschnee, Trockeneis) mit einem Kondensationspunkt von -78.5°C u. einer Sublimationsenthalpie von 573.2 kJ/g. $CO_2$ absorbiert im infraroten Bereich des Spektrums, was f. den Wärmehaushalt der Erdoberfläche bedeutsam ist; sichtbare Sonnenstrahlen können von $CO_2$ ungehindert die Erdoberfläche erreichen, während die Wärmeabstrahlung des Bodens durch den $CO_2$-Gehalt der Atmosphäre behindert wird. $CO_2$ ist in der Luft zu 0.04% enthalten, ferner gelöst in zahlreichen Mineralwässern, als Carbonat in zahlreichen Mineralien. Darst. von $CO_2$-Gas: Durch Zerlegen von Calciumcarbonat (Marmor) im Kipp-Apparat*, techn. durch Brennen von Carbonaten (Kalkstein, Dolomit) in Kalköfen od. aus $CO_2$-reichen Mineralwässern (Oberlahnstein, Hönnigen). **Anw.:** als Kohlensäureschnee zur Anästhesie (Vereisung) bei kleinen Operationen, Hautleiden; zur Druckentwesung* u. im überkritischen Zustand zur Wirkstoffextraktion (z.B. Coffein) aus Drogen; zur Herst. v. Mineralwässern; zur Kälteerzeugung, zu Feuerlöschgeräten usw. **Kohlensäure:** $H_2CO_3$, nur in Salzform (Carbonate) u. als wäßrige Lösg. von $CO_2$ bekannt.

**Kohlendioxidassimilation:** s. Photosynthese-carboxylierung.

**Kohlendisulfid:** s. Schwefelkohlenstoff.

**Kohlenhydrat-Drogen:** Drogen*, die größere Mengen Kohlenhydrate* enthalten u. bevorzugt deswegen in der Heilkunde verwendet werden, z.B. die Früchte von Ficus carica*, Tamarindenmus (s. Tamarindus indica), Rad. Cichorii, Honig (s. Mel) sowie Faserstoffe wie Cellulosum* etc.; häufig werden auch die reinen Kohlenhydrate verwendet, z.B. Glucose*, Fructose*, Galactose*, Mannitol*, Sorbitol*, Xylitol*, Inosit*, Saccharose*, Lactose*, Amyla*, Inulin*. Im weiteren Sinn werden auch Drogen, die Polyuronide* enthalten, z.B. Schleimdrogen*, dazugezählt.

**Kohlenhydrate:** Saccharide; eine umfangreiche Klasse von Naturstoffen, die strukturchemisch zu den Polyhydroxycarbonylverbindungen (Monooxopolyhydroxyverbindungen) u. deren Derivaten gehört. K. entsprechen i.a. der Zusammensetzung $(C)_n(H_2O)_n$. Sie wurden ursprünglich als hydratisierte Form des Kohlenstoffs aufgefaßt. Der Name hat sich erhalten, obwohl er vom chemischen Standpunkt falsch ist u. heute auch Verbindungen zu den K. gezählt werden, die eine abweichende Summenformel aufweisen, wie z.B. Aldonsäuren*, Uronsäuren*, Desoxyzucker*, od. zusätzlich andere Elemente enthalten, wie z.B. Aminozucker*, Mucopolysaccharide*. **Biologie:** K. sind in jeder pflanzlichen od. tierischen Zelle enthalten u. stellen mengenmäßig den größten Anteil der auf der Erde vorkommenden organischen Verbindungen dar, wobei Stärke u. Cellulose neben anderen Polysacchariden vorherrschen. Sie bilden zusammen mit Fetten u. Eiweißen die organischen Nährstoffe f. Mensch u. Tier. Ausgangssubstanz f. fast alle Saccharide ist Glucose. Sie entsteht in den grünen Pflanzen als Folge der Kohlendioxidassimilation (s. Photosynthese) od. durch Gluconeogenese*. Als Produkte des Primärstoffwechsels unterliegen die K. einem ständigen Auf-, Um-, u. Abbau (s. Kohlenhydratstoffwechsel). **Einteilung:** Die K. werden aufgrund ihrer Molekülgröße in Mono-, Oligo- u. Polysaccharide eingeteilt.

**1. Monosaccharide** (einfache Zucker) können nicht mehr weiter hydrolysiert werden. Sie sind als primäre Oxidationsprodukte von aliphatischen Polyalkoholen mit meist unverzweigten Kohlenstoffketten aufzufassen, was auch zu einem Einteilungsprinzip führt: Erfolgt die Oxidation an der terminalen primären Alkoholgruppe, so entsteht ein als **Aldose*** bezeichneter Polyhydroxyaldehyd, z.B. Mannose, Glucose, Galactose (s. Abb.). Bei der Oxidation einer sekundären OH-Gruppe, meist am C-Atom 2, entsteht ein Polyhydroxyketon, eine **Ketose***, z.B. Fructose; häufig als -ulose, z.B. Ribulose, bezeichnet. Nach der Zahl der C-Atome unterscheidet man bei den Aldosen Triosen (3 C), Tetrosen (4 C), Pentosen (5 C) u. Hexosen (6 C), bei den Ketosen aber Tetrulosen (4 C), Pentulosen (5 C) u. Hexulosen (6 C). Monosaccharide mit einer noch höheren Anzahl an C-Atomen, etwa Heptosen od. Heptulosen (7 C), sind selten, aber als Zwischenprodukte im Stoffwechsel wichtig.

**a) Struktur:** Beinahe alle nat. vorkommenden Monosaccharide weisen unverzweigte Kohlenstoffketten auf. (Verzweigte Ketten haben z.B. Hamamelose, Streptose u. Apiose.) Die Konfigurationsangabe erfolgt durch die Vorzeichen D u. L (s. Abb.), wobei diese Bez. nichts mit dem optischen Drehvermögen zu tun hat (s. Fischer-Projektion). Dieses wird nach Wohl u. Freudenberg durch (+) u. (-) angegeben, z.B. D-(+)-Glucose. Jedes Kohlenstoffatom der K. trägt i.a. eine Hydroxylgruppe bzw. eine von ihr abgeleitete Funktion. Bei Ersatz der Hydroxylgruppe durch Wasserstoff entsteht ein Desoxyzucker*; bei Ersatz durch eine Aminogruppe ein Aminozucker*. K. sind durch eine Vielzahl von Asymmetriezentren charakterisiert. Die Anzahl der stereoisomeren Formen eines Monosaccharids ist $2^n$, wobei n die Zahl der asymmetrischen C-Atome ist.

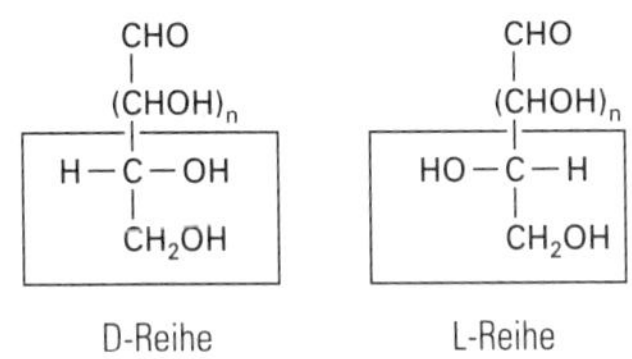


Kohlenhydrate:
Fischer-Projektion von D- und L-Kohlenhydraten

In den Projektionsformeln nach Fischer werden die K. vertikal u. in Form von Ketten geschrieben, wobei die Aldehydgruppe am Kopfende u. die Hydroxymethylgruppe am Fußende steht. Diese Darstellung ist zwar leicht verständlich, aber sie gibt nicht die räumliche Struktur der Monosaccharide wieder, u. außerdem entsprechen dieser offenkettigen Form nicht alle Eigenschaften der Monosaccharide, z.B. reagieren Natriumhydrogensulfit od. Ammoniak nicht mit der Aldehydgruppe einer Aldose. Nach Tollens ist dies dadurch begründet, daß die Monosaccharide nicht od. nur zum geringen Teil in offenkettiger Form vorliegen. Vielmehr bildet die Carbonylgruppe mit einer Hydroxylgruppe eine Halbacetalbindung, so daß ein sauerstoffhaltiger Ring entsteht.

Bei einer **Halbacetalbindung** vom C-Atom 1 bis zum C-Atom 4 entsteht die fünfgliedrige **Furanose**, ein sechsgliedriger Ring (vom C-Atom 1 zum C-Atom 5) wird als **Pyranose** bezeichnet. Die meisten Monosaccharide liegen als Pyranosen vor; die furanoide Form tritt in manchen Oligosacchariden, z.B. in der Saccharose*, u. in einigen Polysacchariden auf. Die Darstellung dieser cyclischen Halbacetalform erfolgt entweder nach Tollens od. besser u. übersichtlicher nach Haworth (s. Abb.).

Die jeweiligen Substituenten stehen senkrecht zur Ringebene. Räumlich liegen bei Pyranosen ähnliche Verhältnisse vor wie beim Cyclohexan*. Die durch den Heterosauerstoff bedingte Asymmetrie ermöglicht 2 Sessel- u. 6 Wannenformen. Pyranosen liegen jedoch meist in der energetisch günstigeren Sesselform vor. Von den 10 Substituenten an den 5 Ringatomen sind 5 axial u. 5 äquatorial angeordnet (s. Abb.); in der β-D-Glucose sind z.B. alle Hydroxylgruppen u. die Hydroxymethylgruppe äquatorial. Die gezeigten Konformationsformeln kommen der Wirklichkeit am nächsten, da sie die räumliche Anordnung der Substituenten am besten zum Ausdruck bringen u. so ein besseres Verständnis f. die chemischen u. biochemischen Reaktionen u. die physikalischen Eigenschaften der K. ermöglichen.

Durch die Ringbildung entsteht am ursprünglichen Carbonylkohlenstoffatom (bei Aldosen am C-Atom 1, bei Ketosen am C-Atom 2) ein **neues**

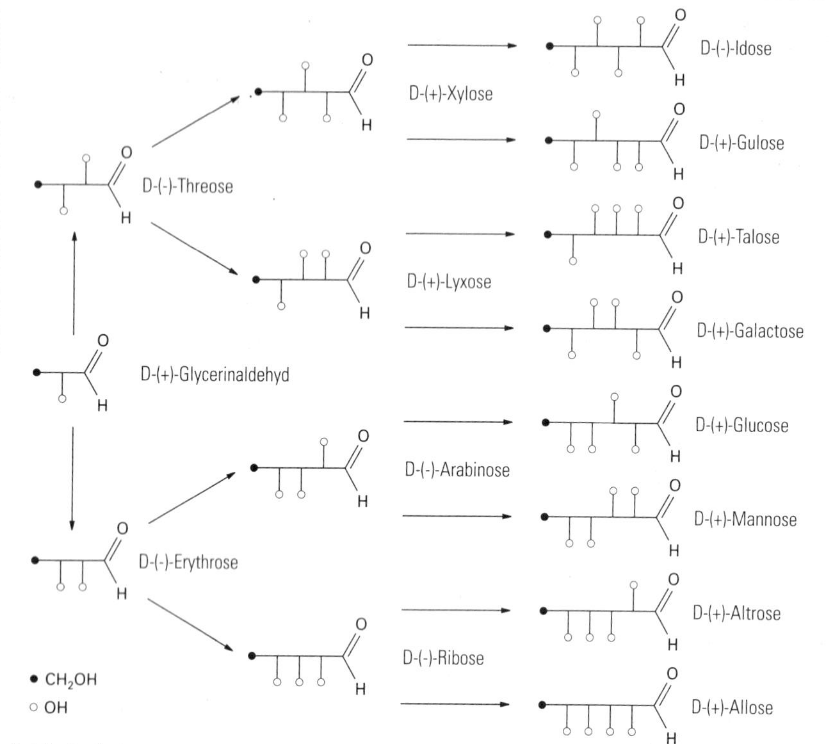


Kohlenhydrate:
Schematische Darstellung von D-Aldosen

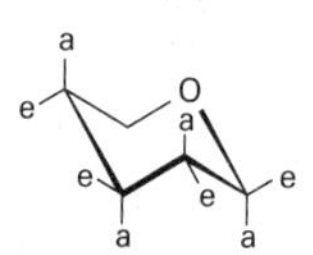

Kohlenhydrate:
Sesselform der Pyranosen; a: axiale, e: äquatoriale Anordnung der OH-Gruppen

**Asymmetriezentrum**. Dadurch treten 2 weitere Isomere auf, die als α- u. β-Formen bezeichnet werden. In Lösungen stehen α- u. β-Isomere über die offenkettige Form im Gleichgewicht (Oxo-cyclo-Tautomerie). Die als **Mutarotation*** bezeichnete Erscheinung, daß sich der Drehwert einer frisch bereiteten wäßrigen Lösung bis zu einem konstanten Endwert verändert, beruht auf der Gleichgewichtseinstellung zwischen α- u. β-Form. **Anomere** ist die Bez. f. 2 Diastereomere*, die sich nur durch die Konfiguration am C-Atom 1 unterscheiden, z.B. α- u. β-Glucose. **Epimere** sind diastereomere Monosaccharide, die sich nur durch die entgegengesetzte Konfiguration einer Hydroxylgruppe unterscheiden, z.B. D-Glucose u. D-Mannose am C-Atom 2, od. D-Galactose u. D-Glucose am C-Atom 4.

**b) Reaktionen:** Die chemischen Eigenschaften der Monosaccharide beruhen auf dem Vorhandensein reaktionsfähiger Keto- bzw. Aldehydgruppen u. den alkoholischen Hydroxylgruppen. Aldosen u. Ketosen ergeben mit einem Überschuß Phenylhydrazin od. Hydroxylamin Osazone* bzw. Oxime. Diese Verbindungen eignen sich sehr gut zur Charakterisierung. Milde Oxidation führt zu Aldonsäuren*, stärkere Oxidation zu Aldarsäuren. Geeignete Oxidation von Glykosiden, bei denen die empfindliche Carbonylfunktion geschützt ist, ergibt Uronsäuren*. Reduktion eines Glykosids unter Aufnahme von 2 Molekülen Wasserstoff ergibt Zuckeralkohole* (s. Abb.). Die glykosidische Hydroxylgruppe des Halbacetals ist besonders reaktiv u. reagiert mit OH-, NH- u. SH-Gruppen zu Glykosiden*, die Vollacetale darstellen. Die alkoholischen Hydroxylgruppen bilden Ester od. Ether.

**c) Nachw. u. Bestimmung:** Monosaccharide werden i.a. mit geeigneten chromatographischen Methoden (z.B. HPLC) u. durch Elektrophorese isoliert u. identifiziert. Die Nachweisreaktionen beruhen meistens auf Farbreaktionen mit Phenolen, wie α-Naphthol (violett) od. Resorcin (grün). Eine wichtige biochemische Reaktion ist die Fermentation durch Hefe. Da Pentosen i.a. nicht vergoren werden, ist eine Unterscheidung zu den Hexosen möglich.

**d) Vork.:** Monosaccharide findet man in der Natur in freier Form, v.a. D-Glucose u. D-Fructose, u. gebunden als Grundbausteine von vielen Oligo- u. Polysacchariden. Einige spielen in Form

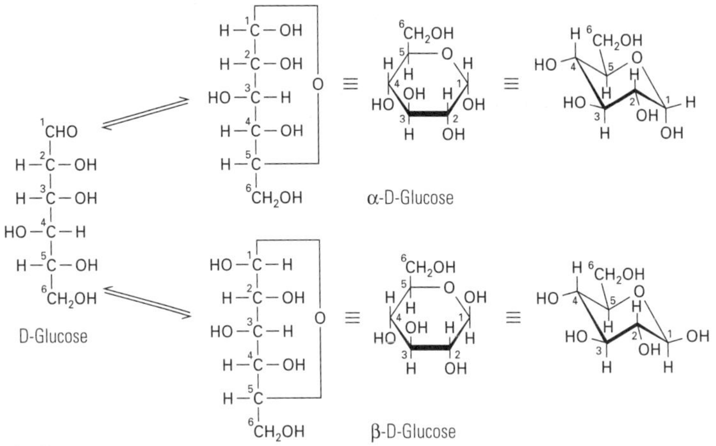


Kohlenhydrate:
Formelschreibweisen der Kohlenhydrate von links nach rechts nach Fischer, Tollens und Haworth; ganz rechts Darstellung der Konformation durch die Sesselform

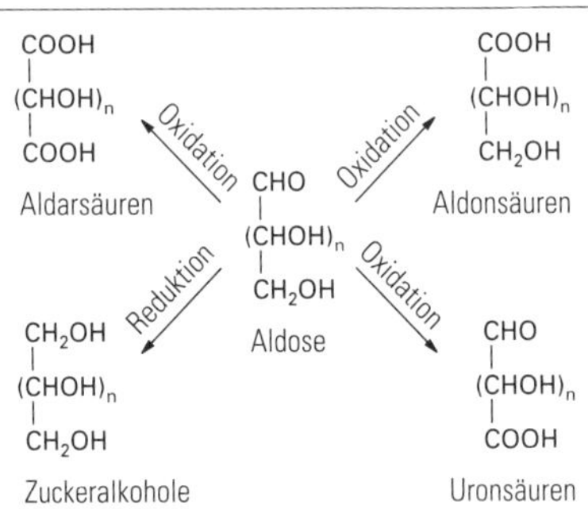


Kohlenhydrate:
Oxidation und Reduktion von Monosacchariden [20]

ihrer Phosphorsäureester als Zwischenprodukte bei Stoffwechselprozessen eine entscheidende Rolle. Besondere Bedeutung haben Pentosen* u. Hexosen*.

**2. Oligosaccharide** sind α- od. β-glykosidisch aus 2 bis 10 Monosaccharideinheiten aufgebaut, wobei man Di-, Tri-, Tetrasaccharide etc. unterscheidet. Sie können durch saure od. enzymatische Hydrolyse in ihre Grundbausteine zerlegt werden, denen sie auch in ihren chemischen u. physikalischen Eigenschaften ähneln. Oligosaccharide sind im Pflanzen- u. Tierreich weitverbreitet. Besondere Bedeutung besitzen die aus 2 gleich- od. verschiedenartigen Monosaccharidresten aufgebauten **Disaccharide**. Je nach Art der glykosidischen Bindung unterscheidet man den Trehalose- u. den Maltosetyp. Beim **Trehalosetyp** sind die beiden halbacetalischen Hydroxylgruppen zweier Monosaccharide glykosidisch miteinander verknüpft (am C-Atom 1 bei Aldosen, am C-Atom 2 bei Ketosen) u. werden daher von Fehling-Reagenz* nicht mehr oxidiert u. Mutarotation sowie Osazon- u. Oximbildung sind nicht mehr möglich. Saccharose* u. Trehalose* sind typische Vertreter dieser Gruppe nichtreduzierender Zucker. Beim **Maltosetyp** ist dagegen die glykosidische Hydroxylgruppe eines Monosaccharids mit einer alkoholischen Hydroxylgruppe eines zweiten Monosaccharidmoleküls verbunden, meist über eine 1,4- od. 1,6-Verknüpfung; sie sind Fehling-positiv. Vertreter dieses Strukturtyps reduzierender Zucker sind Maltose*, Cellobiose* u. Gentiobiose*. Andere Oligosaccharide sind die **Trisaccharide** Raffinose*, Gentianose*, Planteose* etc., das Tetrasaccharid Stachyose* u. das Pentasaccharid Verbascose.

**3. Polysaccharide**, auch als **Glykane** bezeichnet, sind eine mengenmäßig sehr umfangreiche Gruppe von K.; es sind 10 od. mehr Monosaccharideinheiten nach dem gleichen Bauprinzip wie bei den Oligosacchariden, α- od. β-glykosidisch, zu verzweigten od. unverzweigten Ketten verbunden. Die Ketten können linear, schrauben- od. kugelförmig angeordnet sein. Bausteine sind vor allem die Hexosen D-Glucose, D-Fructose, D-Galactose u. D-Mannose, die Pentosen D-Arabinose u. D-Xylose sowie der Aminozucker D-Glucosamin. Polysaccharide haben eine sehr hohe relative Molmasse u. zeigen andere chemische u. physikalische Eigenschaften als die jeweiligen Mono- bzw. Oligosaccharide. Wasserlöslichkeit, Reduktionsfähigkeit u. Süßigkeit nehmen mit steigender Molekülgröße ab. Polysaccharide sind im Tier- u. Pflanzenreich als Reservestoffe (z.B.: Amylose u. Amylopektin, s. Amylum) od. Gerüstsubstanzen (z.B. Cellulose*) weit verbreitet.

**Homoglykane:** (Homopolysaccharide) aus gleichartigen Monosaccharidbausteinen zusammengesetzte Glykane; z.B. Amylose, Amylopectin, Cellulose, Glykogen*, Arabane, Fructane*, Glucane (z.B. Lichenin*), Mannane. **Heteroglykane:** (Heteropolysaccharide) aus verschiedenartigen Monosaccharideinheiten aufgebaut; z.B. Chitin*, Pektine*, Pflanzenschleime (s. Schleimstoffe), Gummen (s. Gummi).

**Kohlenhydratstoffwechsel:** der ständige Auf-, Um- u. Abbau der Kohlenhydrate* im Organismus.

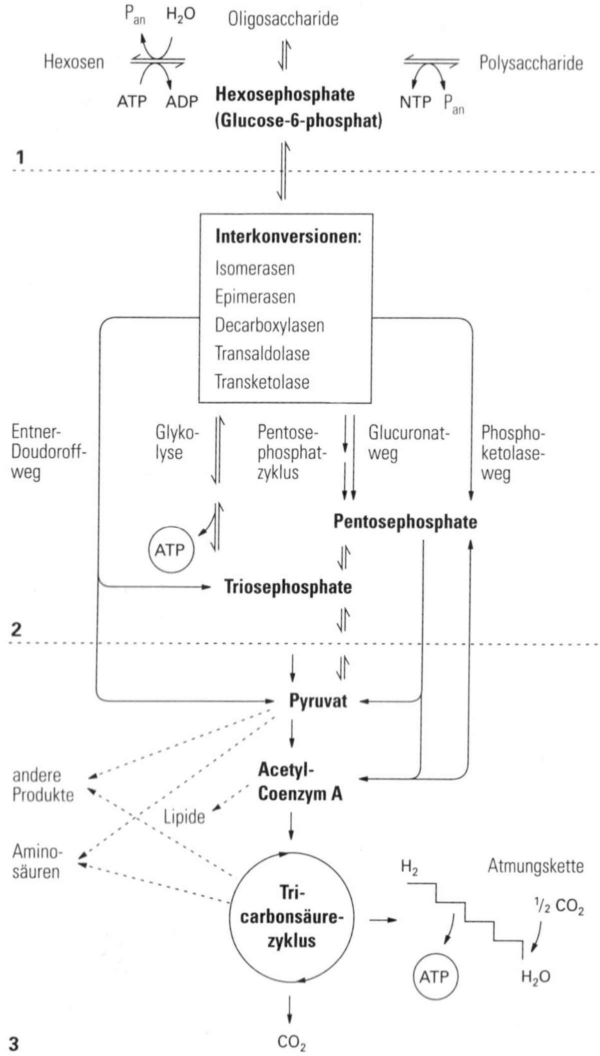


Kohlenhydratstoffwechsel:
Die drei Phasen des Kohlenhydratstoffwechsels; NTP: Nucleotidtriphosphat [20]

**Aufbau:** Pflanzen sind die Hauptproduzenten der Kohlenhydrate in der Natur. Bei der **Photosynthese*** entstehen durch eine Reihe enzymatischer Reaktionen phosphorylierte Monosaccharidderivate, die in freie Zucker hydrolysiert od. in Nucleosiddiphosphatzucker* umgewandelt werden können. Bei der Biosynthese von Polysacchariden werden die Monosaccharideinheiten durch die Bildung von Nucleotidderivaten aktiviert u. in dieser Form mittels geeigneter Enzyme auf eine nichtaktivierte, sich verlängernde Polysaccharidkette übertragen. Unter bestimmten Bedingungen können Kohlenhydrate aus ihren Abbauprodukten synthetisiert werden. Ausgangsmaterial f. diese **Gluconeogenese*** sind Lactat u. Aminosäuren.

**Abbau:** Oligo- u. Polysaccharide werden im Organismus hydrolytisch od. phosphorolytisch mittels spezifischer Enzyme (Hydrolasen bzw. Phosphorylasen) metabolisiert.

**Umbau:** Die wichtigsten Reaktionen sind **1.** gegenseitige Umwandlungen zwischen den polymeren Speicherformen (Glykogen u. Stärke) u. der monomeren Transport- u. Substratform (Glucose), **2.** Reaktionen des Kohlenhydratabbaus u. Umwandlung sowie **3.** Reaktionen zur Synthese von Glucose aus Nichtkohlenhydratverbindungen (Aminosäuren, Fette). Dabei kommt dem **Glucose-6-phosphat** eine zentrale Stellung im gesamten K. zu. Unter Vernachlässigung von Seitenwegen (z.B. Glucuronatweg*) ergeben sich f. das Glucose-6-phosphat **vier Hauptwege: 1.** Glykolyse*, **2.** Glykogensynthese, **3.** Pentosephosphatzyklus* u. **4.** enzymatische Hydrolyse zu freier Glucose. Die Effektivität dieser Hauptwege hängt im tierischen Organismus von der Funktion des jeweiligen Gewebes ab.

Im Bereich des K.s kann man **drei verschiedene Phasen** unterscheiden: **1. Mobilisierung:** Poly-, Oligo- u. Disaccharide werden zerlegt u. phosphoryliert zu Hexosephosphaten, besonders zu Glucose-6-phosphat. Bei der Verdauung erfolgt die Spaltung durch Hydrolyse. **2. Interkonversionen:** Bei der gegenseitigen Umwandlung der Monosaccharide sind folgende Reaktionen beteiligt: a) Epimerisierung, b) Isomerisierung, c) Übertragung von $C_3$- (Transaldolierung) u. $C_2$-Bruchstücken (Transketolierung), d) Oxidation einer Aldose zur Säure u. nachfolgende Decarboxylierung. In dieser zweiten Phase des K. werden die Intermediärprodukte der ersten Phase unvollständig abgebaut. Hauptprodukte sind Triosephosphate. Dabei wird ein Teil der freiwerdenden Energie zur Synthese von ATP verwendet. **3. Amphibolische Reaktionsketten:** In Form von Pyruvat u. Acetyl-Coenzym A fließen die Abbauprodukte des K. in den allgemeinen Stoffwechsel ein.

**Regulation:** Der K. ist gekennzeichnet durch enge, über Stoffwechselprodukte vermittelte Wechselbeziehungen zwischen den einzelnen Stoffwechselwegen. So wird z.B. die Glykolyse* durch die Enzyme Phosphofructokinase u. Pyruvatkinase kontrolliert. Der Kontrollfaktor ist dabei das ADP/ATP-Verhältnis. Zwischenprodukte des Pentosephosphatzyklus* wirken hemmend auf das einleitende Enzym der Glykolyse, die Phosphoglucoisomerase, was zu einer Verminderung des glykolytischen Abbaus führt.

**Kohlenmonoxid:** Kohlenoxid, Kohlenstoffmonooxid, CO. Schmp. -205.06°C. Sdp. -191.5°C. Krit. Temp. -140.2°C; krit. Druck 34.97 bar. Entsteht bei ungenügender Verbrennung von Kohlenstoff (z.B. in schlecht ziehenden Öfen), im Leuchtgas (5 bis 22%), Wassergas, Vulkangasen, Auspuffgasen, im Tabakrauch u.a. enthalten. Farb- u. geruchloses Gas, das zwar die Verbrennung nicht unterhält, aber selbst mit bläulicher Flamme brennt, etwas leichter als Luft. Darst.: durch Erwärmen von Ameisensäure mit Schwefelsäure (Vorsicht: Ameisensäure langsam in heiße Schwefelsäure tropfen!); techn.: in Form v. Generatorgas* u. Wassergas* bei der Umsetzung von Kohlenstoff mit Luft od. Wasserdampf, auch im Gichtgas der Hochöfen.

**Tox.:** CO ist ein äußerst giftiges Gas. Es wird wie Sauerstoff an das 2wertige Eisen des Hämoglobin (Hb) gebunden u. schaltet Hb somit f. den Sauerstofftransport aus. Die Affinität von CO zu Hb ist ca. 200mal größer als die von $O_2$. Das bedeutet, daß schon bei einem K.-Gehalt der Luft von 0.1% (entspricht 0.5% des $O_2$–Gehaltes) gleichviel HbCO (Carboxyhämoglobin) wie $HbO_2$ im Blut entsteht. Dadurch wird die Sauerstoffversorgung der Gewebe beträchtlich eingeschränkt. Die akuten **Vergiftungssymptome** sind auf diesen $O_2$–Mangel zurückzuführen. Vergiftungserscheinungen sind erst dann zu beobachten, wenn mehr als ca. 10% des Hb im Blut als HbCO vorliegen. Es treten zuerst Kopfschmerzen, Müdigkeit, Herzklopfen, schließlich Schwindel, Benommenheit, Bewußtlosigkeit u. ab ca. 60% HbCO Koma, Krämpfe u. Atemlähmung ein. Bei über 70% HbCO kommt es in wenigen Minuten zum Tod. Die Haut ist rosafarben, bedingt durch die hellrote Farbe von HbCO. Da Sauerstoff u. K. an der Bindungsstelle des Hb konkurrieren, läßt sich CO durch ein erhöhtes Angebot von $O_2$ kompetitiv verdrängen (vgl. Antagonismus). Darauf beruht auch die wichtigste therapeutische Maßnahme bei CO–Vergiftungen, nämlich die $O_2$–Beatmung. Als *Spätschäden* sind Herzmuskelnekrosen sowie aus Schädigungen des Gehirns resultierende Epilepsien, Lähmungen u. Parkinsonismus bekannt.

**Nachw.:** Ammoniakalische Silbernitrat- od. Palladium(II)-chloridlösung wird durch CO schwarz gefärbt (Metallabscheidung). In den Kohlengruben verwendet man besondere Spürgeräte (nach Auer u. Dräger) od. einen Infrarotdetektor.

**Kohlenoxid:** s. Kohlenmonoxid.

**Kohlenoxidhämoglobin:** Carboxy-Hämoglobin; Verbdg. v. Kohlenmonoxid mit dem Hämoglobin des Blutes, wodurch der Sauerstofftransport durch Hämoglobin verhindert wird, s. Kohlenmonoxid (Kohlenmonoxidvergiftung), vgl. Hämoglobin.

**Kohlenoxychlorid:** s. Phosgen.

**Kohlensäure:** s. Kohlendioxid.

**Kohlensäureanhydrid:** s. Kohlendioxid.

**Kohlensäureschnee:** s. Kohlendioxid.

**Kohlensaure Quellen:** s. Aquae minerales.

**Kohlenstoff:** Carboneum, C, $A_r$ 12.011; 4wertig, OZ 6. Mehrere (allotrope) Formen: **1. Diamant** (kubisch, D. 3.51, Härte 10); **2. Graphit** (hexagonal, D. 2.26, Härte 1); **3. amorpher K.** (Kohle, Carbo, Ruß, D. 1.5 bis 2.3); **4. Fullerene*** ($C_{60}$, $C_{70}$, $C_{76}$, $C_{78}$, $C_{82}$, $C_{84}$, $C_{90}$). Eines der meistverbreiteten Elemente, in Carbonaten (Kalkstein, Marmor, Dolomit), im Erdöl, Erdgas, in Luft u. in den organischen Verbindungen. K. ist ein wesentlicher Bestandteil aller tierischen u. pflanzlichen Organismen. Die C-Atome können sich kettenförmig od. ringförmig verbinden, vgl. Kohlenwasserstoffe. Reiner K. schmilzt unter Atmosphärendruck bei ca. 4000°C u. verdampft im elektr. Flammenbogen. Mit Metallen vereinigt er sich bei hoher Temp. zu Carbiden*. Quantitativer Nachw. von C erfolgt durch Oxidation zu $CO_2$ mittels Kupferoxid u. Auffangen der Gase in Kalilauge (Elementaranalyse). Die **Kohlen** sind fossile, pflanzliche Zersetzungsprodukte, deren C-Gehalt mit steigendem Alter zunimmt u. deren „Inkohlung" über Torf, Braunkohle u. Steinkohle zum Anthrazit mit 90 bis 96% C führt. **Ruß** ist reinster K. in amorpher Form (C-Gehalt mind. 99%). Durch künstliche Verkohlung von tierischen u. pflanzlichen Stoffen gelangt man zu Tier-, Blut-, Knochen- u. Holzkohle (s. Carbo activatus). Graphit ist ein guter elektr. Leiter, während amorpher K. weniger u. Diamant gar nicht leitet.

**Kohlenstoff-Atom, Asymmetrisches:** s. Asymmetrisches Kohlenstoff-Atom.

**Kohlenstoffdisulfid:** s. Schwefelkohlenstoff.

**Kohlenstoffisotope:** nat. vork. C hat die Isotopenzusammensetzung $^{12}C$ (98.9%), $^{13}C$ (1.1%) u. $^{14}C$ in Spuren. $^{14}C$ (β-Strahler) ist Grundlage der Erforschung organischer Reaktionsmechanismen mittels $^{14}C$-markierten Verbindungen u. der Radiokarbonmethode*. $^{13}C$ eignet sich zum NMR-spektroskopischen Nachweis; s. Spektroskopie, vgl. IRMS.

**Kohlenstofftetrabromid:** s. Tetrabromkohlenstoff.

**Kohlenstofftetrachlorid:** Carboneum tetrachloratum, s. Tetrachlorkohlenstoff.

**Kohlenwasserstoffe:** KW-Stoffe, Verbindungen von Kohlenstoff C mit Wasserstoff H, sie bilden die Grundlage der org. Verbindungen. Je nach der Anordnung d. C-Atome unterscheidet man: **1.** K., deren C-Atome kettenförmig verbunden sind: Acyclische od. Aliphatische K., unterteilt in gesättigte u. ungesättigte. **2.** K., deren C-Atome ringförmig verbunden sind: (iso- u. hetero-) cyclische K.

**Acyclische K.: 1. Gesättigte K.: Alkane***, Grenz-K. od. Paraffin-K., Summenformel $C_nH_{2n+2}$. **2. Ungesättigte K.: a) Alkene*** (Alkylene) mit Doppelbindung, Summenformel $C_nH_{2n}$; Olefine (Ölbildner), weil sie mit Chlor u. Brom leicht zu öligen, mit Wasser nicht mischbaren Flüss. zusammentreten; **Diene** (Diolefine) mit 2 u. **Polyene*** mit zahlreichen Doppelbindungen. **b) Alkine*** (Acetylene), mit Dreifachbindung, Summenformel $C_nH_{2n-2}$; **Polyine*** mit zahlreichen Doppelbindungen. Bei allen diesen K. kann d. Kohlenstoffkette unverzweigt od. verzweigt (Isoverbindungen) sein.

**Cyclische K.: 1. Aromatische K.:** lassen sich vom Benzol* ableiten, s. Aromatische verbindungen. **a)** Isocyclische od. carbocyclische K. **b)** Heterocyclische K., enthalten außer C-Atomen noch sog. Heteroatome wie O, N, S, s. Heterocyclische Verbindungen. **2. Alicyclische K.:** isocyclische Verbindungen mit aliphatischem Charakter; auch Cycloalkane (bzw. auch Cycloalkene etc.) od. Naphthene, $C_nH_{2n}$.

**Kohlenwasserstoffgele:** Carbogele; spezielle Gruppe pharmazeutischer Gele, zu der weißes u. gelbes Vaselin*, flüssiges Paraffin u. Hartparaffin gehören; s.a. Plastibase®. Wasserfreie Salbengrundlagen, weitgehend chem. indifferent u. von hoher Haltbarkeit. Konservierungsmittelzusätze sind nicht erforderlich. Hautareale werden feuchtigkeitsundurchlässig abgedeckt. Dies bewirkt eine Mazeration des Stratum corneum. Enthaltene Wirkstoffe können meist gut in tiefere Hautschichten penetrieren. **Anw.:** bei chronischen Dermatosen.

**Kohlenwasserstoffwachs:** s. Paraffinum microcristallinum.

**Kohle, Vegetabilische:** s. Carbo activatus (Carbo Ligni pulveratus).

**Kohlrose:** s. Rosa centifolia.

**Kojisäure:** 5-Hydroxy-2-(hydroxymethyl)-4H-4-pyron; $C_6H_6O_4$, $M_r$ 142.11. Schmp. 152-154°C. Gelbl. Kristalle von karamelartigem Geruch;

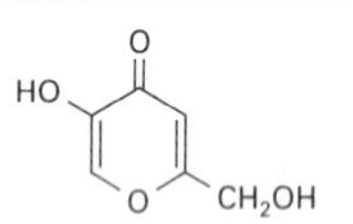


Kojisäure

leicht lösl. in Wasser, Ethanol, Aceton, Ethylacetat, wenig lösl. in Ether, Chloroform, Pyridin, prakt. unlösl. in Benzol. $pK_s$ 7.90, 8.03. Gibt mit einigen Schwermetallsalzen (z.B. Uran, Eisen, Kupfer) farbige Komplexsalze u. wird daher in d. Chromatographie verwendet. K. ist ein Stoffwechselprodukt von Aspergillusarten (japan. Koji, Reisschimmel, Aspergillus oryzae) mit antibiot. Eigenschaften.

**Kokablätter:** Folia Coca, s. Erythroxylum coca.

**Kokain.....:** s. Cocain......

**Kokarboxylase:** Cocarboxylase*, s.a. Decarboxylasen, Enzyme.

**Kokarzinogene:** Cocarcinogene; Substanzen, die allein zwar kein Karzinom* verursachen können, die Wirk. der Karzinogene* aber verstärken. Beispiele: Ol. Crotonis (s. Croton tiglium), Phenol(e), Mezerein (s. Daphne mezereum).

**Kokkelskörner:** Fructus Cocculi, s. Anamirta cocculus.

**Kokken:** (*gr.* κόκκος Kern, Kugel) kugelförmige Bakterien, je nach Anordnung unterscheidet man 1. Staphylokokken* (Trauben, Haufenform), 2. Streptokokken* (Kettenform), 3. Diplokokken* (Zweierform), 4. Tetraden od. Gaffkyen, 5. Sarcinen* (Paketform). Mit Ausnahme der Gonokokken*, Meningokokken* u. anderer apathogener Neisserien sind alle anderen K. grampos.; s. Micrococcaceae.

**Kokosaldehyd:** s. Abricolin.

**Kokusbutter:** s. Cocos nucifera.

**Kokusnußöl:** s. Cocos nucifera.

**Kokzidiose:** durch Sporozoen der Gattung Isospora* hervorgerufene Infektion des Dünndarms. Selten schwerer Verlauf beim Menschen, meist symptomlos od. leichte Durchfälle, die nach ca. 3 Wochen abklingen.

**Kolaextrakt:** s. Extractum Colae.

**Kolafluidextrakt:** s. Extractum Colae fluidum.

**Kolanuß, Kolasame:** Semen Colae, s. Cola.

**Kolatinktur:** s. Tinctura Colae.

**Kolatur:** s. Kolieren.

**Kolben: 1.** *chem.* Glasgerät zum Arbeiten mit Flüssigkeiten im Labor etc., z.B. Rundkolben mit gewölbtem Boden, Spitzkolben mit zugespitzten Boden, Stehkolben mit ebenem Boden, Erlenmeyer-K. u. Iodzahlkolben* mit schräger Wand u. flachem Boden, Extraktionskolben mit weitem Hals, Kjeldahl-Kolben* mit langem Hals, Cassiakolben* mit graduiertem, langen Hals. **2.** *bot.* Ähre mit fleischiger Blütenachse, s. Blütenstand.

**Kolbenbürette:** Bürette*, bei denen die Maßlösung* nicht durch die Schwerkraft ausfließt, sondern durch einen Kolben aus einem Zylinder in die Probelösung gedrückt wird, wobei der Auslauf der K. direkt in diese eintaucht. Der Kolbenvorschub kann manuell od. elektrisch erfolgen, weswegen Kolbenbüretten auch f. den Bau von Titrierautomaten geeignet sind. Mit einem geeigneten Registriergerät, z.B. einem x,y-Schreiber, gekoppelt, läßt sich direkt die Titrationskurve* aufzeichnen.

**Kolbe-Nitrilsynthese:** Verfahren zur Herst. v. Nitrilen durch Umsetzung primärer Alkylhalogenide mit Natriumcyanid in wäßriger alkoholischer Lsg.; z.B. entsteht aus n-Butylbromid Valeronitril.

**Kolbe-Nitromethansynthese:** Herst. v. Nitromethan durch Erhitzen des Natriumsalzes der Chloressigsäure mit Natriumnitrit u. anschließender Wasserdampfdestillation (s. Abb.).

**Kolbenschimmel:** s. Aspergillus.

**Kolbe-Schmitt-Reaktion:** Umsetzung von Phenolaten mit Kohlendioxid zu aromatischen Hydroxysäuren (Phenolcarbonsäuren) bei erhöhter Temp. u. erhöhtem Druck; z.B. ensteht aus Natriumphenolat Salicylsäure (s. Abb.).

**Kolchizin:** s. Colchicin.

**Koleoptile:** *bot.* Keimscheide, Teil des Keimblattes einkeimblättriger Gräser.

**Koleorhiza:** *bot.* Scheide, die die Radicula des Grasembryos umhüllt.

**Kolibakterien:** s. Escherichia-Bakterien.

**Kolieren:** Durchseihen durch ein Koliertuch,

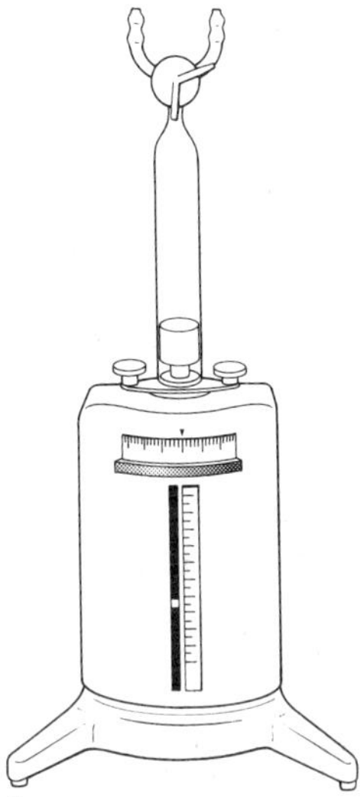

Kolbenbürette:
Metrom [50]

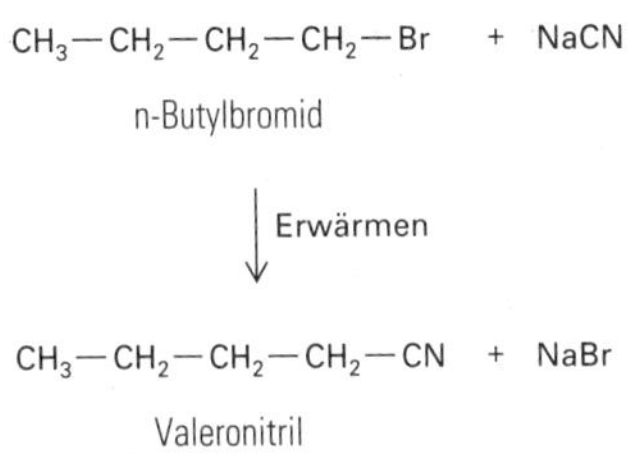


Kolbe-Nitrilsynthese:
Bildung von Valeronitril als Beispiel

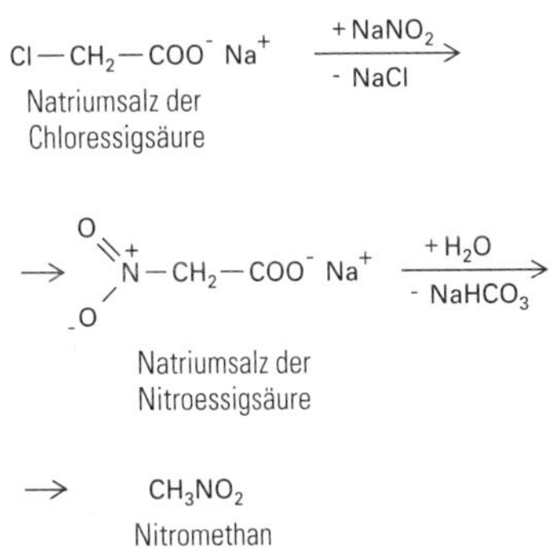


Kolbe-Nitromethansynthese

das auf einen Kolierrahmen (Tenakel, ein mit 4 spitzen Nägeln od. Klammern versehener Holzrahmen) gespannt ist. **Kolatur**: das Durchgeseihte.

**Kolitis:** Colitis, Entzündung des Dickdarms.

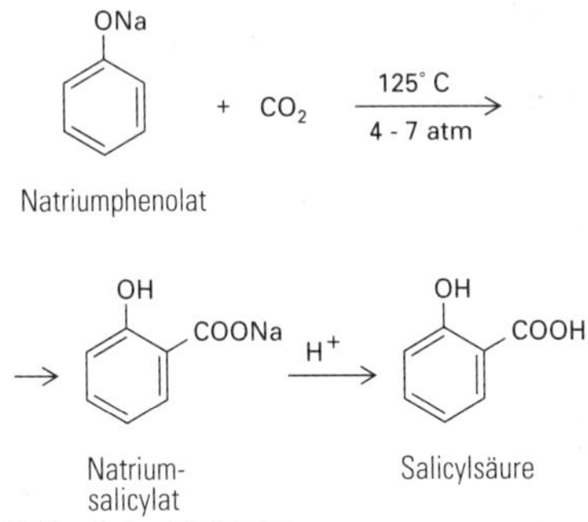


Kolbe-Schmitt-Reaktion:
Bildung von Salicylsäure als Beispiel

**Koliurie:** Entleerung colibakterihaltigen Harns.

**Kollagen:** (*gr.* κόλλα Leim, γεννάω erzeugen) Leimbildner, nat. Gerüsteiweiß, Skleroprotein im Knorpel, Bindegewebe, Sehnen, Lederhaut usw.

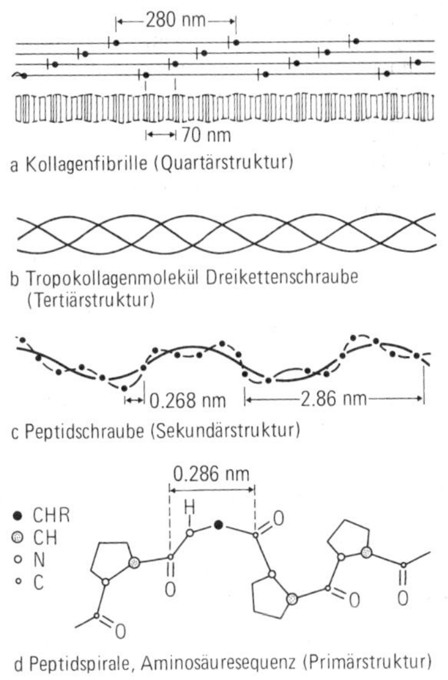


Kollagen:
Feinstruktur und chemischer Aufbau [30]

Mit 25 bis 30% des Gesamtproteins ist K. das verbreitetste tierische Protein überhaupt. K. fehlt bei Pflanzen u. Mikroorganismen. K. besteht aus Kollagenfibrillen, die aus Tropokollagenbausteinen aufgebaut sind. **Tropokollagen** ist ein stäbchenförmiges Molekül, es ist ca. 300 nm lang u. 1.5 nm dick ($M_r$ ca. 360 000). Es besteht aus 3 linearen, schraubenförmig angeordneten u. miteinander zu einer Überschraube (Superhelix) verdrillten Peptidketten. Wasserstoffbrücken zwischen den Ketten ergeben eine stabile Struktur. Nach der Anheftung von Kohlenhydrat

**Kolloide**
Bezeichnungen von Kombinationen verschiedener Aggregatzustände

| Disperse Phase | Dispersionsmittel | Bezeichnung |
|---|---|---|
| Fest | fest | Feste Suspensionen, Suspensionszäpfchen |
| Flüssig | fest | Feste Emulsionen, Emulsionszäpfchen |
| Gasförmig | fest | Xerogele, Gelatinefolie |
| Fest | flüssig | Suspensionen, Gellösungen (Schleime), Schüttelmixturen und -pinselungen, Lotionen |
| Fest | halbflüssig | Zinkoxidpaste, Salben, Gallerten, Hydrogelsalben und -zäpfchen, Globuli, Vaselin, Salbengrundlagen (Triglycerid- bzw. PEG-Basis) |
| Flüssig | flüssig | Emulsionen, Linimente, Mayonnaisen |
| Gasförmig | flüssig | Schäume |
| Fest | gasförmig | Staubaerosole, Rauch |
| Flüssig | gasförmig | Aerosole, Nebel |

(der Kohlenhydratgehalt der K. beträgt 1 bis 2%) werden die Tropokollagenmoleküle dann in den Extrazellulärraum sezerniert, wo sie sich zu den unlöslichen Kollagenfibrillen formieren. Die Tropokollagenmoleküle sind dann Kopf-an-Schwanz zu parallelen Bündeln angeordnet. Das führt zu Intervallen von Querstreifen in einem Abstand von ca. 64 nm, was f. Kollagen charakteristisch ist. Die Aminosäurezusammensetzung des K. ist bei den Säugetieren sehr konstant u. unterscheidet sich durch den hohen Prolin- u. Hydroxyprolingehalt von allen anderen Strukturproteinen. Am Aufbau sind hauptsächl. Glycin*, Prolin*, Hydroxyprolin*, Glutaminsäure*, Alanin*, Arginin*, Asparaginsäure* u.a. beteiligt, dagegen fehlen Tyrosin*, Tryptophan* u. Cystin*. Beim Kochen mit Wasser geht K. in Glutin od. Leim über. Ein Charakteristikum der K. ist ihre leichte Denaturierbarkeit durch mildes Erwärmen od. durch bestimmte Salze infolge der Zerstörung der Struktur der Tripelhelix. Das erkaltete wasserlösliche Produkt bezeichnet man als **Gelatine***.

**Kollagenase:** Clostridiopeptidase A; ein proteolytisches Enzym, das als einziges in der Lage ist, Kollagen zu niedermolekularen Peptiden abzubauen. Gew. aus Kulturen von *Clostridium histolyticum*. **Anw.:** in Dermatika (zus. mit Chloramphenicol als Salbe), zur enzymatischen Wundreinigung, bei Ulzerationen u. Nekrosen.

**Kollagenfäden:** s. Fila collagenis resorbilia aseptica.

**Kollagenhydrolysat:** Gelatinehydrolysat; Polypeptide unterschiedlicher Kettenlänge, gew. durch gezielte Hydrolyse (chem.-physik. od. biochem.) von tierischem Kollagen. $M_r$ 400 bis 30 000. Weißliches bis gelbliches, hygr. Pulver; leicht lösl. in Wasser (20°C). **Off.:** DAC86. **Anw.:** Trockenbindemittel zur Feuchtgranulierung, Stabilisator f. Emulsionen u. Suspensionen.

**Kollaps:** plötzlicher Schwächeanfall infolge Versagens des peripheren Kreislaufs u. dadurch bedingter zu geringer Hirndurchblutung.

**Kollargol:** Argentum colloidale, s. Silber, kolloidales.

**Kollateral:** seitlich, benachbart, nebeneinander; *bot.* s. Leitbündel; *med.* auf derselben Seite des Körpers befindlich. Gegensatz: kontralateral.

**Kollateral®:** s. Moxaverin.

**Kollenchym:** *bot.* Festigungsgewebe in jungen, noch wachstumsfähigen Pflanzen, dessen lebende Zellen charakterist. Verdickungen aufweisen.

**Koller, Karl:** s. Cocain.

**Kollidine:** Trimethylpyridine, s. Pyridin.

**Kollidon®:** s. Polyvidon.

**Kolligative Eigenschaften:** Eigenschaften von Lösungen, die von der Anzahl u. nicht von der Natur der Teilchen (Moleküle, Ionen, Assoziate) abhängen (z.B. Dampfdruckerniedrigung, Siedepunktserhöhung, Gefrierpunktserniedrigung, osmotischer Druck).

**Kollimator:** Vorrichtung zur Erzeugung von gebündelten Strahlen; z.B. Lochblenden zur Bündelung von Röntgenstrahlen* in Röntgendiffraktometern.

**Kollodium:** s. Collodium.

**Kollodium, Elastisches:** Collodium elasticum, s. Collodium.

**Kolloidale Antimonsulfid-[$^{99m}$Tc] Technetium-Injektionslösung:** s. Antimonsulfid-[$^{99m}$Tc]-Technetium.

**Kolloidale Rheniumsulfid-[$^{99m}$Tc]Technetium-Injektionslösung:** s. Rheniumsulfid-[$^{99m}$Tc]-Technetium.

**Kolloide:** dispersoide Stoffe, die bei der Osmose* nicht od. nur schwer durch die Membran diffundieren u. die keine echten Lösungen bilden können, sondern **kolloidale Lösungen** (Sole od. Dispersionen), d.h. sie befinden sich in der Flüssigkeit, dem Dispersionsmittel, in äußerst feiner, kolloiddisperser od. kolloidaler Verteilung, wobei die verteilten Moleküle od. Aggregate ($10^3$ bis $10^9$ Atome pro Teilchen) einen Durchmesser von ca. $10^{-4}$ bis $10^{-7}$cm (1 µm bis 1 nm) haben u. damit zu groß sind, um durch Membranen zu diffundieren. Die alte Einteilung (nach Graham) in K. (leimartige Stoffe) u. Kristalloide ist nach heutigen Anschauungen nicht mehr aufrechtzuerhalten, da sich gezeigt hat, daß die kolloidalen Lösungen nicht auf einzelne Stoffe beschränkt sind, sondern daß kolloidale Lösungen einen bestimmten Zustand der Materie darstellen. Es kommt ledigl. auf den Zerteilungsgrad, den **Dispersionsgrad**, des gelösten Stoffes an. Kolloidale Lösungen stehen zwischen den echten Lösungen u. den Aufschlämmungen. Nach dem Zerteilungszustand unterscheidet man: **Molekulardisperse Systeme** (mit Teilchengrößen unter 1 nm): echte Lösungen, die Teilchen („A-mikronen“) sind weder mit freiem Auge noch durch das Mikroskop sichtbar, auch nicht durch das Ultramikroskop, sie werden weder von Filterpapier noch von semipermeablen Membranen zurückgehalten, diffundieren schnell, zeigen erheblichen osmotischen Druck, starke Siedepunktserhöhung u. Gefrierpunktserniedrigung. **Kolloiddisperse Systeme** (1 bis 100 nm): die kolloidalen Lösungen (Lyosole), deren Teilchen (Submikronen) zwar nicht mit dem Mikroskop, aber durch den Faraday-Tyndall-Effekt sichtbar gemacht werden können. Der Faraday-Tyndall-Effekt beruht darauf, daß ein einfallender Lichtstrahl in einer echten Lösung unsichtbar bleibt, in einer kolloidalen Lösung an den suspendierten Partikelchen gestreut wird, so daß in der Lsg. eine leuchtende Trübung (der Tyndall-Kegel) entsteht. Im Ultramikroskop werden die beleuchteten Teilchen einzeln sichtbar (bis zu einer Größe von 10 nm). **Grobdisperse Systeme** (Teilchengröße über 0.5 µm; Suspensionen*, Emulsionen*): Die Teilchen (Mikronen) sind z.T. mit freiem Auge sichtbar, laufen nicht durch Papierfilter, diffundieren u. dialysieren nicht. Aus echten u. kolloidalen Lösungen läßt sich also die disperse Phase (der feste Bestandteil) nicht durch die gebräuchlichen Filter vom Dispersionsmittel (Flüssigkeit od. flüssige Phase) trennen, sondern nur durch Membranen. Diese Trennung bezeichnet man als **Dialyse** (vgl. Osmose). Zwischen den 3 Systemen können keine genauen Grenzen gezogen werden, es erfolgt vielmehr ein allmählicher Übergang von den echten über die kolloidalen Lösungen zu den Suspensionen, der mit einer steten Eigenschaftsveränderung verbunden ist. Disperse Phase u. Dispersionsmittel können sich in verschiedenen Aggregatszuständen befinden (s. Tab.).

Die K. werden eingeteilt in: **Molekülkolloide:** Es liegen Moleküle in der „kolloiden" Größe vor (kovalente Bindungen zwischen den Atomen). **Mizellkolloide:** Zwischen Atomen u. kleineren Molekülen existieren Nebenvalenzkräfte; man bezeichnet sie je nach ihrer Entstehung als 1. Dispersionskolloide: sie sind unipolar (s. Einteilung in lyophile u. lyophobe Sole) u. werden durch Zerteilung größerer Molekülverbände gebildet; 2. Assoziationskolloide: sie kommen durch Zusammentreten (Mizellbildung) kleinerer Moleküle einer echten Lösung zustande; beispielsweise Tenside (lyobipolare Stoffe) in bestimmter Konz.; 3. Komplexe Systeme: Kombination von 1. u. 2. Dispersionskolloide sind weniger stabil u. neigen zur Koagulation (makroskopische Phasentrennung). Nach dem Dispersionsmittel unterscheidet man: **Hydrosole** (Wasser), **Alkosole** (Alkohol), **Organosole** (organische Mittel), **Vitreosole** (fest), **Aerosole** (Luft, Gas), **Etherosole** (Ether) usw. In **Solen** sind die Teilchen des dispersen Anteils nicht zusammenhängend u. weitgehend voneinander unabhängig. Man teilt die Sole ein in **lyophile** u. **lyophobe**, od., wenn Wasser das Dispersionsmittel ist, in **hydrophile** u. **hydrophobe** Sole. **Lyophile (hydrophile) Sole** zeigen große Affinität zwischen der dispersen Phase u. dem Dispersionsmittel, vielfach enstehen Bindungen zwischen den Teilchen u. dem Dispersionsmittel (Solvatation od. Hydratation). Die Solvatation bedingt stark erhöhte Viskosität u. oft verminderte Oberflächenspannung, die Lösungsmittelmoleküle schieben sich gleichsam zwischen die Kolloidteilchen; z.B. Leim, Gelatine, Gummi, Stärke, Eiweiß, Seife. **Bei lyophoben (hydrophoben) Solen** werden die Teilchen der dispersen Phase durch elektrische Kräfte in Lösung gehalten u. zeigen geringe Affinität zum Dispersionsmittel. Lyophobe Sole sind aber sehr empfindl. gegen elektrische Einflüsse, z.B. führen Zusätze von Elektrolyten od. entgegengesetzt geladenen Kolloiden zur Ausflockung (Koagulation); z.B. Schwermetallsulfide, Oxide, Farbstoffe usw. Wichtig f. die Stabilität der Lösungen ist die elektrische Ladung. Die Teilchen werden durch den elektrischen Strom ähnl. wie die Ionen

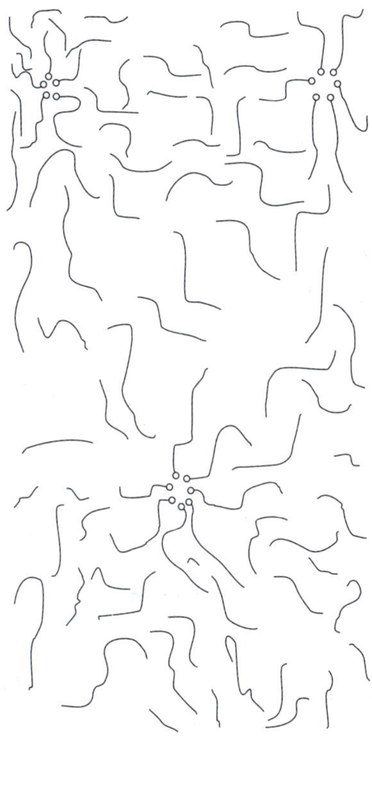


Kolloide:
Mizellkolloide; verdünnte, ölige Tensidlösung mit inversen Mizellen [9]

beeinflußt, sie wandern je nach ihrem Ladungssinn zur Anode od. Kathode (Elektrophorese*, Kataphorese). Bei einer Kompensation der elektrischen Ladung der Kolloidteilchen durch Zusatz von Elektrolyten od. entgegengesetzt geladenen Kolloiden koagulieren die Kolloide u. fallen als Gele* aus (Hydrogele, Alkogele usw.), es tritt eine weitgehende gegenseitige Bindung der Teilchen ein (Gallerte). Den Punkt, an dem die elektrische Ladung des Kolloids neutralisiert ist u. es ausflockt, nennt man den **isoelektrischen Punkt.** Sind die Gele wieder in Wasser lösl., so bezeichnet man sie als reversible Gele, sind sie nicht mehr lösl., nennt man sie irreversible Gele. K., die einer Ausflockung entgegenwirken bzw. sie verhindern, nennt man Schutzkolloide, z.B. Casein od. Gelatine. Metallsole, die mit einem solchen Schutzkolloid versehen sind, lassen sich trocknen u. gehen mit Wasser wieder in Lösung, ohne einen Metallniederschlag zu erzeugen (z.B. Collargol, mit Eiweiß-Schutzkolloid versehenes Silber). Kolloidale Lösungen zeigen im Gegensatz zu echten Lösungen nur einen außerordentl. geringen osmotischen Druck u. dementsprechend äußerst geringe Siedepunktserhöhung u. Gefriepunktserniedrigung, die jedoch meßbar sind. Der kolloidale Verteilungszustand ist f. das Leben von außerordentlicher Bedeutung: Die Zellmembranen des tierischen u. pflanzlichen Körpers, der Zellinhalt, die Eiweißstoffe, die Cellulose, die Stärke u. die Milch sind kolloidale Systeme. Der Ackerboden besteht aus einer Mischung kolloiddisperser Stoffe. K. u. kolloidchemische Vorgänge spielen auch in Nahrungsmitteln, Gelees, in Arzneimitteln, Lacken, Reinigungsmitteln usw. eine große Rolle; s.a. Gele, Hydrogele.

**Kolloide Goldlösung:** s. Gold, Kolloidales.

**Kolloides Silber:** s. Silber, Kolloides.

**Kolloidmühlen:** s. Mühlen.

**Kolloidosmotischer Druck:** s. Onkotischer Druck.

**Kolombowurzel:** Radix Colombo, s. Jateorhiza palmata.

**Kolombowurzel, Amerikanische:** s. Frasera carolinensis.

**Kolon:** Intestinum colon, Grimmdarm.

**Kolonie:** Bei Impfung* einer Bakteriensuspension geeigneter Verdünnung auf einen festen Nährboden* (Nährmedium) bzw. Membranfiltration dieser B.-Suspension u. Aufbringung des Filters auf einen festen Nährboden bilden sich durch Vermehrung der Bakterien sichtbare Kolonien (einige Millionen Zellen). Technik in der Bakteriologie, Lebensmittel- u. Wasseruntersuchung etc.; zur Bestimmung der KBE* (Koloniebildenden Einheit).

**Koloniestimulierender Faktor:** s. CSF.

**Kolonnen:** turm- od. säulenförmige Geräte f. die Stofftrennung durch Destillation*, Rektifikation*, Extraktion*, Absorption* od. Adsorption*. Die Ausführung der K. hängt von der Art u. Schwierigkeit der Trennung ab – bei der Rektifikation z.B. von der relativen Flüchtigkeit der zu trennenden Komponenten.

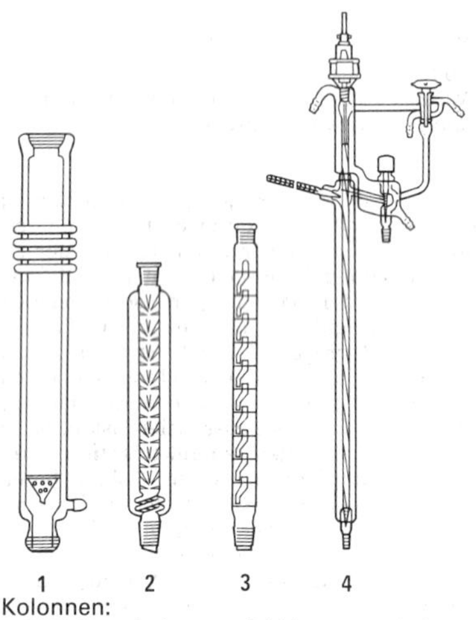


Kolonnen:
1: Füllkörperkolonne mit Vakuummantel;
2: Vigreux-Kolonne mit Vakuummantel;
3: Siebbodenkolonne; 4: Drehbandkolonne [86]

**Kolophonium:** s. Colophonium.

**Koloquint(h)en:** Fructus Colocynthidis, s. Citrullus colocynthis.

**Koloquint(h)entinktur:** s. Tinctura Colocynthidis.

**Kolorimetrie: 1. Vergleichende K.:** Analysenverfahren zur Bestimmung der Konzentration durch Vergleich der Farbtiefe einer farbigen Lösung von gesuchter Konz. mit einer Vergleichslösung bekannter Konzentration. Nach dem Lambert-Beer-Gesetz haben 2 Lösungen des gleichen Stoffes in verschiedenen Konzentrationen dann die gleiche Lichtabsorption, wenn sich die Schichtdicken der Lösungen umgekehrt proportional zu ihren Konzentrationen verhalten. Mit Hilfe besonderer Kolorimeter (z.B. Eintauchkolorimeter) werden die Schichtdicken der Lösungen so lange verändert, bis beide Lösungen Farbgleichheit aufweisen (Kolorimeter nach Antenrieth, Dubos, Wolff, Lange u.a.). **2. Absolut-K.:** Man ermittelt den Absorptionskoeffizienten* u. bestimmt danach die Konzentration einer Lösung ohne Vergleichslösungen; bequemer u. korrekter; s.a. Spektroskopie.

**Kolostomie:** s. Anus praeter naturalis.

**Kolostralmilch:** s. Kolostrum.

**Kolostrum:** Colostrum; Erstmilch, stark eiweißhaltige, milchähnliche Flüssigkeit, die bereits im zweiten Schwangerschaftsmonat produziert wird u. nach der Geburt die erste Nahrung des Kindes darstellt. Unterscheidet sich von der reifen Muttermilch durch ihren höheren Eiweiß- u. Mineralstoffgehalt. Die gelbe Farbe beruht auf dem hohen Carotinoidgehalt; s.a. Säuglingsernährung.

**Kolpitis:** Scheidenentzündung.

**Kolton®:** s. Piprinhydrinat.

**Koma:** Zustand tiefster Bewußtlosigkeit, aus der der Patient nicht erweckt werden kann u. der unter Umständen in den Tod übergeht, bei gewissen schweren Erkrankungen (K. apoplecticum nach Schlaganfall, K. diabeticum bei Zuckerkrankheit, K. hepaticum bei Leberinsuffizienz, K. uraemicum bei Urämie u.a.).

**Kombé:** Gombi, afrikan. Bez. f. Pfeilgift aus Strophanthus-Samen; danach Str. kombe sowie k-Stropanthin benannt.

**Kombe-Strophanthin:** s. k-Strophanthin.

**Kombe-Strophanthus:** s. Strophanthus-Arten.

**Kombinationsfilter:** Filter zur Vor- u. Entkeimungssfiltration, bestehen aus 2 od. mehreren Filterschichten unterschiedlicher Materialzusammensetzung; z.B. Cellulosefaser-Membranschichten, kombiniert mit Aktivkohle.

**Kombinationsnarkose:** s. Narkose.

**Kombinationspräparate:** Arzneimittel, die mehrere Wirkstoffe enthalten; Monopräparate enthalten nur einen Wirkstoff; s. Arzneistoffkombinationen.

**Kombinationstherapie:** Therapie mit Kombinationspräparaten*, s. Arzneistoffkombinationen.

**Kombu:** s. Laminaria.

**Komedonen:** Mitesser.

**Kommabakterien:** s. Vibrio.

**Kommensalen:** Lebewesen, die ohne einander zu schaden noch zu nützen zusammenleben; vgl. Parasiten, Symbionten.

**Kompaktieren:** *syn.* Trockengranulieren, Brikettieren; s. Granulate*. Verdichten von Pulvern z.B. zwischen 2 gegenläufig rotierenden Kompaktierwalzen mit Spezialverzahnung zu stäbchenförmigen Komprimaten (vereinfachtes Granulierverfahren im Vergleich zum üblichen Brikettierverfahren). Unter K. wird auch das Verdichten

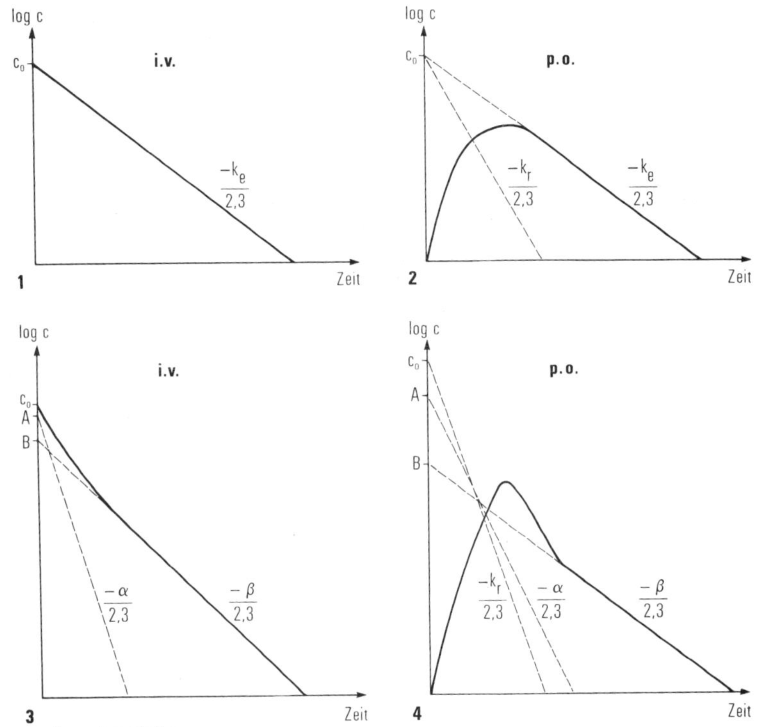


Kompartimentmodelle:
Schematische Blutspiegelkurven für Einkompartimentsysteme (1 und 2) und für Zweikompartimentsysteme (3 und 4); halblogarithmische Darstellung bei i.v. und p.o.-Verabreichung

von Pulvern in einem Dosierröhrchen während des Abfüllens von Gelatinesteckkapseln (s. Capsulae) auf Hochleistungsmaschinen verstanden.

**Kompartiment: 1.** Eine geometrisch umschriebene Abteilung einer Zelle, die strukturell od. biochem. gegen den übrigen Zellraum abgegrenzt ist. Eine Kompartimentierung führt zu einer Aufteilung der Zelle in Abschnitte mit unterschiedlicher Enzymbestückung. Durch eine K. können die verschiedenen komplizierten Stoffwechselvorgänge in unmittelbarer Nachbarschaft ohne wechselseitige Störung ablaufen. Bei der Kompartimentierung spielen Biomembranen eine entscheidende Rolle.

**2. In der Pharmakokinetik*** versteht man unter Kompartimenten fiktive, abgegrenzte Räume (Verteilungsräume), v.a. Flüssigkeitsräume* im Körper, in denen ein verabreichter Stoff homogen verteilt ist. **Offenes Kompartiment:** K. mit Ausgang; nur offene K.e sind pharmakokinetisch zu berücksichtigen. **Zentrales Kompartiment:** Intravasalraum, entsprechend der intravasalen Flüssigkeit (s. Flüssigkeitsräume). **Tiefes Kompartiment:** *engl.* deep compartment; K., in dem ein Arzneistoff od. ein Xenobiotikum im Vergleich zum zentralen K. (Plasma) angereichert ist, z.B. Fettgewebe f. einen lipophilen Arzneistoff.

**Kompartimentmodelle:** Kompartimentsysteme; Rechenmodelle, in denen der Verlauf des Arzneistoffes in verschiedenen Kompartimenten gesehen wird. Man kann sich meist mit Ein-, Zwei- od. Dreikompartimentmodellen begnügen, obwohl der Körper einem Multikompartimentsystem entspricht (s.a. Pharmakokinetik).

**Einkompartimentsystem:** Einfachstes pharmakokinetisches Modell, bei dem der gesamte Körper als ein Flüssigkeitsraum angesehen wird. Die Geschwindigkeitskonstante der Resorption $k_r$ u. die der Elimination $k_e$ wird aus den Steigungen der Geraden ermittelt, die man (im Falle einer Kinetik 1. Ordnung nach Abschälen, s. Feathering) der halblogarithmisch aufgetragenen Blutspiegel/Zeit-Kurven erhält (s.a. Bateman-Funktion).

**Zweikompartimentsystem:** Der Körper wird in ein zentrales (Blutplasma) u. peripheres (Gewebe) Kompartiment eingeteilt. Hier tritt zusätzlich zur Resorption u. Elimination eine Verteilungsphase im Gewebe auf. Durch Abschälen (Feathering*) der halblogarithmisch aufgetragenen Blutspiegel/Zeit-Kurven erhält man f. die Verteilungsphasen Geraden u. aus deren Steigungen Hybridkonstanten* (die Makrokonstanten $\alpha$ u. $\beta$). Aus diesen lassen sich die eigentlichen Geschwindigkeitskonstanten (Mikrokonstanten) $k_r$, $k_d$ u. $k_e$ der überlagerten Einzelprozesse Resorption, Distribution (Verteilung), Elimination) berechnen.

**Mehrkompartimentsystem:** Der Körper wird in mehrere Kompartimente aufgeteilt, z.B. Kreislauf, Gewebe, Metabolismus, Urin. Sie können entweder in Serienschaltung od. in zyklischer

Schaltung angeordnet sein. Die kinetische Behandlung kann im Prinzip wie beim Ein- od. Zweikompartimentsystem erfolgen.

**Kompensationsverfahren:** Messung einer elektrischen Spannung, indem der zu messenden Spannung eine variable, aber bekannte Spannung derart gegengeschaltet wird, daß der resultierende Strom verschwindet. **Anw.:** Potentiometrie*.

**Kompetitive Hemmung:** s. Antagonismus.

**Komplement: Komplementsystem**; Abk.: C, (*lat.* complementum Ergänzung, Vervollständigung, da das K. die Wirkung von Antikörpern vervollständigt u. so zur Zellyse führt) ein komplexes Enzymsystem, bestehend aus bestimmten Glykoproteinen (ca. 20), das in einer Reaktionskaskade ähnl. dem Blutgerinnungs- od. Fibrinolysesystem folgende Funktionen ausübt: 1. Stimulation von Zellen, um sie in die Abwehraufgaben bei der Entzündung einzubeziehen (z.B. basophile Granulozyten, Mastzellen, Makrophagen); 2. Kontaktvermittlung zu Zellen (Phagozyten), die spezifische Rezeptoren f. Komplementfragmente haben, um den Abbau u. die Beseitigung von Fremdmaterial einzuleiten; 3. Zerstörung von Zellen; 4. Auflösung von Immunkomplexen.

**Einzelkomponenten:** vorwiegend im Blut, aber auch in anderen Körperflüssigkeiten nachweisbar. Bei der schrittweisen Aktivierung der insgesamt 9 Faktoren (11 Proteine) entstehen in den einzelnen Stufen biol. aktive Substanzen. Die einzelnen K.-Komponenten werden mit C1 bis C9 bezeichnet. Diese Zahlen geben mit Ausnahme von C4 auch die Reihenfolge an, in der die K.-Proteine aktiviert werden. C4 reagiert unmittelbar nach C1 (historisch bedingte Numerierung). C1 ist aus 3 Untereinheiten, C1q, C1r u. C1s, aufgebaut, die in Anwesenheit von Calcium-Ionen miteinander gekoppelt sind. Die Erkennungseinheit des Komplementsystems ist C1q, das sich mit einer bestimmten Region der Antikörpermoleküle verbindet, besonders dann, wenn die Antikörpermoleküle an Antigen gebunden sind.

Der **klassische Weg** der Komplementaktivierung erfolgt in der o.g. Reihenfolge der Zahlen nach Bindung von Antikörpern an partikuläre od. lösliche Antigene. Der **alternative Reaktionsweg** (alternate pathway, Properdin-System) umgeht die Frühreaktion des klassischen Reaktionsweges (C1-C4-C2) u. führt direkt zur Spaltung von C3. Dieses System kann u.a. durch Lipopolysaccharide gramnegativer Bakterien, durch antigengebundenes IgA, durch bestimmte antigengebundene IgG-Fragmente, durch ungespaltenes IgG, durch Endotoxin od. durch Polysaccharide von Bakterien u. Pilzen od. Lipopolysacchariden wie Inulin, Zymosan u. durch Peptidglykane aktiviert werden. Der klassische Reaktionsweg verläuft sehr schnell u. häufig auch überschießend, der alternate pathway langsamer u. nur selten überschießend. Beide Wege führen schließlich über die gemeinsame Endstrecke C3-C9 zur **Zytolyse** antikörperbeschickter Zellen (z.B. Mikroorganismen od. Erythrozyten), indem das Endprodukt C9 an die Zelloberfläche Lysozym* bringt, wo eine Perforation erzeugt wird. Außer der Zytolyse führt die Überfunktion des Komplementsystems zu einer Anzahl lokaler od. systemischer Reaktionen (anaphylaktischer Schock, Serumkrankheit, Arthusphänomen etc.).

**Komplementärfarben:** zwei Spektralfarben, die zus. weißes Licht ergeben: rot/blaugrün, orange/cyanblau, gelb/indigo, grüngelb/violett, grün/purpur (Mischung von rot u. violett).

**Komplementbindungsreaktion:** KBR; Methode zum Antikörper- u. Antigennachweis unter Zuhilfenahme des sogenannten hämolytischen Systems. Wird zu einem inaktivierten Serum, dessen Antikörpergehalt bestimmt werden soll, das entsprechende Antigen u. Komplement gegeben, so kann beim Fehlen von Antikörpern im Serum kein Antigen u. Komplement verbraucht werden. Nach Zugabe des hämolytischen Systems lysiert das Komplement die Erythrozyten (negatives Resultat). Sind Antikörper vorhanden, werden Antigen u. Komplement verbraucht – keine od. abgeschwächte Lyse (positives Ergebnis). Nachw. von Antikörpern, Identifizierung unbekannter Antigene (z.B. Viren).

**Kompletine:** altes Syn. f. Vitamine*.

**Komplex:** (*lat.* complexus Umfassen) **1.** *chem.* Komplexverbindung* od. Komplexsalz*; **2.** *psycholog.:* affektgeladene Vorstellung, meist mit negativen Gefühlsqualitäten verbunden (z.B. Minderwertigkeitskomplex).

**π-Komplex:** s. Pi-Komplexe.

**Komplexbildungstitrationen:** in ihrer Gesamtheit als Komplexometrie od. Chelatometrie bezeichnete Verfahren der Maßanalyse*, denen eine Komplexbildungsreaktion zugrunde liegt. Die in der Praxis verwendeten Komplexbildner, wie Edetinsäure* (EDTA), Nitrilotriessigsäure (NTA) usw. bilden mit den zu bestimmenden Metall-Ionen sehr stabile Chelate*; sie sind unter Handelsnamen wie Komplexon, Titriplex* od. Idranal erhältlich. K. sind zur Bestimmung sehr vieler Metalle (Ca, Mg, Mn, Co, Ni, Cu, Zn, Cd usw.) geeignet (z.B. Bestimmung der Wasserhärte (s. Aqua)).

**Komplexchemie:** *syn.* Koordinationslehre; die Wissenschaft vom Aufbau u. den Reaktionen der Komplexe*. Die ersten Arbeiten über dieses wichtige u. vielseitige Gebiet, die im Jahre 1893 erschienen sind, stammen von dem Züricher Chemiker Alfred Werner. Eine moderne Theorie der Komplexchemie ist die Ligandenfeldtheorie*, eine Weiterentwicklung der sog. Kristallfeldtheorie.

**Komplexemulgatoren:** s. Emulgatoren.

**Komplexkoazervation:** s. Koazervation.

**Komplexmittel:** Mischungen zweier od. mehrerer homöopathischer Einzelmittel in gleichen od. verschiedenen Potenzen. Die meisten Fertigarzneimittel homöopathischer Firmen sind K.

**Komplexometrie:** Sammelbezeichnung f. die Komplexbildungstitrationen*.

**Komplexsalze:** Salze mit Metallkomplexen. Bei der elektrolytischen Dissoziation bleiben die Ionenkomplexe erhalten; z.B. Kaliumhexacyanoferrat(II):

$K_4[Fe(CN)_6] \rightarrow 4\,K^+ + [Fe(CN)_6]^{4-}$

**Komplexverbindungen:** Komplexe; chem. Verbindungen höherer Ordnung (s.a. Komplexchemie), d.h. Verbindungen von verschiedenen (selten gleichen) Molekülen od. Ionen (s. Komplexsalze) zu einer funktionellen Einheit. Die chemischen Eigenschaften eines Komplexes sind anders als die seiner Bausteine. Man unterscheidet zwischen Koordinationsverbindungen (K. im engeren Sinn) u. einer Vielzahl anderer, komplexer Verbindungen (vor allem in der org. Chemie u. bei Arzneistoffen), die man weitgehend unter den Begriff Molekülverbindungen* stellen kann.

**Koordinationsverbindungen** bestehen aus einem Zentralteilchen (Koordinationszentrum), meist einem Kation aus einem od. mehreren Atomen (häufig Übergangsmetalle), u. den Liganden (häufig Halogenid-Ionen, $OH^-$ u. $CN^-$ od. $H_2O$, $NH_3$, CO etc.). Die Zahl der Liganden (zwischen 1 u. 12, am häufigsten 4 od. 6) wird als Koordinationszahl bezeichnet. Je nach Bindungsverhältnissen kennt man (in der Reihenfolge zunehmender Stabilität): **1.** Anlagerungskomplexe wie Ion-Dipol-Komplexe, z.B. viele Solvate (Hydrate*, Alkoholate etc.), od. Ion-Ion-Komplexe, z.B. $[HgI_4]^{2-}$; **2.** Durchdringungskomplexe wie z.B. $[Fe(CN)_6]^{4-}$; **3.** Chelatkomplexe (s. Chelate), in denen koordinative u. kovalente Bindungen vorkommen (s. Bindung, Chemische). Zwischen Doppelsalzen* u. Koordinationsverbindungen gibt es keine scharfe Grenze.

**Komponenten:** s. Gibbs-Phasengesetz.

**Kompositen:** s. Compositae.

**Kompositenstärke:** Inulin*.

**Kompresse:** meist rechteckige Wundauflage aus Verbandmull, Vliesstoff od. ähnl. Material.

**Kompressionsstrumpf:** s. Stützstrumpf.

**Kompressionsverhalten von Pulvern:** abhängig von den kristallographischen Eigenschaften des Pulvers. Während der Kompression (Zusammenpressung, Verdichtung) treten mehr od. weniger starke elastische Verformungen auf, die bei weiterer Erhöhung des Preßdrucks (wenn möglich) in Abhängigkeit von der Anzahl an gewissen Defekten im Kristallaufbau der Pulverpartikeln in plastische irreversible Verformungen übergehen. Es entstehen dabei Gitterdeformationen, z.B. durch Gleitvorgänge in Kristallen, plastisches Fließen in amorphen bzw. viskosen Stoffen sowie Bruchvorgänge. Ein überwiegend elastisches K. bei der Tablettierung ist f. den Zusammenhalt des Preßlings von entscheidendem Nachteil. Das K. (elastisch, plastisch) ist abhängig von **1.** den physikalischen Eigenschaften der verwendeten Wirk- u. Hilfsstoffe (Teilchengröße, -verteilung, Kristallform, Kristallstruktur, Kristallhärte, Elastizitätsmodul); **2.** der Aufbereitungstechnik des Preßgutes (Sieben, Granulieren, Trocknen); **3.** den Bedingungen während des Preßvorganges (Typ der Tablettenmaschine, Preßgeschwindigkeit u. v.a. Preßdruck).

**Komprimate:** s. Compressi.

**Komproportionierung:** Vorgang, bei dem Verbindungen, die ein Element in einer höheren u. einer niedrigeren Oxidationsstufe enthalten, miteinander unter Bildung von Produkten reagieren, die dieses Element in einer mittleren Oxidationsstufe enthalten. Gegenteil von Disproportionierung*. Beispiel:

$Fe + 2\,Fe^{3+} \rightarrow 3\,Fe^{2+}$

**Konakion®:** s. Vitamine (Vitamin K).

**Kondensation:** **1.** *chem.* Zusammentreten von Molekülen od. innerhalb der Moleküle Vereinigung v. Atomgruppen, vgl. Polymerisation; **2.** *phys.* Verflüssigen von Gasen od. Dämpfen durch Abkühlung od. Komprimieren (Verdichtung).

**Kondensator:** im einfachsten Fall Anordnung aus 2 voneinander isolierten elektrischen Leitern. **Anw.:** Speicherung von elektrischer Ladung u. Energie.

**Kondensor:** s. Mikroskop.

**Kondom:** s. Präservativ; Kondom für die Frau, s. Femidom®.

**Konduktometrie:** Leitfähigkeitsmessung; Untersuchung von Reaktionsabläufen in Lösungen durch Messen der Leitfähigkeit, die sich mit der Konzentration freier Ionen ändert. **Anw.:** Ermittlung von Aciditätskonstanten, Löslichkeitsbestimmung schwer löslicher Salze, Verfolgung der Kinetik von chemischen Reaktionen, bei denen Ionen unterschiedlicher Beweglichkeit auftreten, Reinheitsbestimmung von Wasser (s. Aqua); vgl. Emulsionen, Gefriertrocknung. Das Verfahren läßt sich auch f. maßanalytische Zwecke verwenden. Bei Titrationen mit konduktometrischer Endpunktbestimmung (Leitfähigkeitstitrationen) mißt man die Leitfähigkeit in Abhängigkeit vom zugesetzten Volumen der Maßlösung. Der Endpunkt wird durch einen Knick in der Leitfähigkeitskurve erkannt; s.a. Hochfrequenztitration.

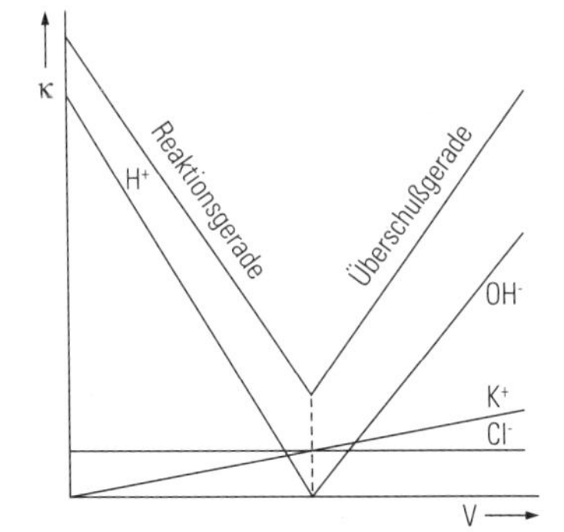


Konduktometrie:
Titration einer starken Säure mit Natronlauge (κ Leitfähigkeit, V zugesetztes Volumen an Natronlauge) [50]

**Kondurangofluidextrakt:** s. Extractum Condurango fluidum.

**Kondurangorinde:** Cortex Condurango, s. Marsdenia condurango.

**Kondylom(en):** Condyloma(ta), Feigwarze(n); durch Geschlechtsverkehr übertragene u. von Viren hervorgerufene Knötchen od. größere Wucherungen im Bereich der Geschlechtsteile u. des Anus; lokale Ther. z.B. mit Podophyllin* (s.a. Warze).

**Konfektionieren:** Begriff aus der Galenik, der das verkaufsfertige Herrichten von Arzneimitteln beschreibt, z.B. das Abfüllen von flüssigen Arzneimitteln in Flaschen, das Etikettieren, das Sterilisieren, die Beigabe von Trockenmitteln etc.

**Konfidenzintervall:** Konfidenzbereich, s. Fehlerrechnung.

**Konfiguration:** die Position von Atomen od. Atomgruppen im Raum um ein Zentralatom, meistens ein asymmetrisches Kohlenstoff-Atom*; auch die Anordnung der Atome bzw. Atomgruppen um eine C=C-Doppelbindung (*cis-* u. *trans-* bzw. E-, Z-Isomere) wird als K. bezeichnet. (s.a. Enantiomere, Diastereoisomere). Die **relative K.** entspricht den unterschiedlichen Anordnungsmöglichkeiten der Atome in Diastereoisomeren*, z.B. der K. eines chiralen Molekülfragmentes relativ zu anderen Gruppierungen desselben Moleküls. Die **absolute K.** legt die räumliche Anordnung der Liganden in einem Molekül fest (s.a. ORD). Der Begriff K. wird bei der Charakterisierung solcher Stereoisomeren* benutzt, die sich isolieren lassen, der Begriff **Konformation*** wird auf Molekülsysteme angewendet, die leicht durch Drehung um eine C-C-Einfachbindung

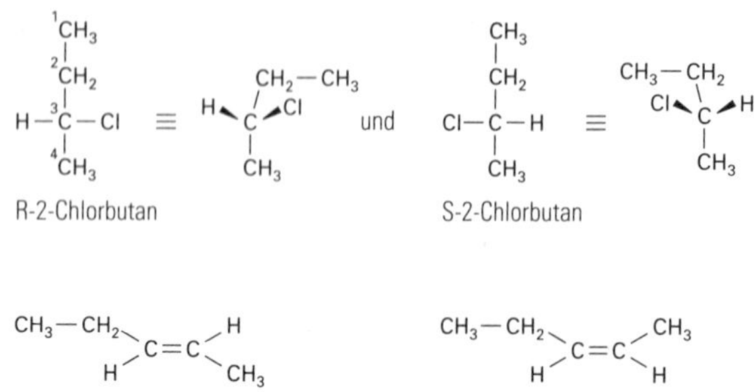

R-2-Chlorbutan S-2-Chlorbutan

trans-2-Penten cis-2-Penten

Konfiguration:
Stereoisomere von 2-Chlorbutan und cis-trans-Isomere von 2-Penten als Beispiele [1]

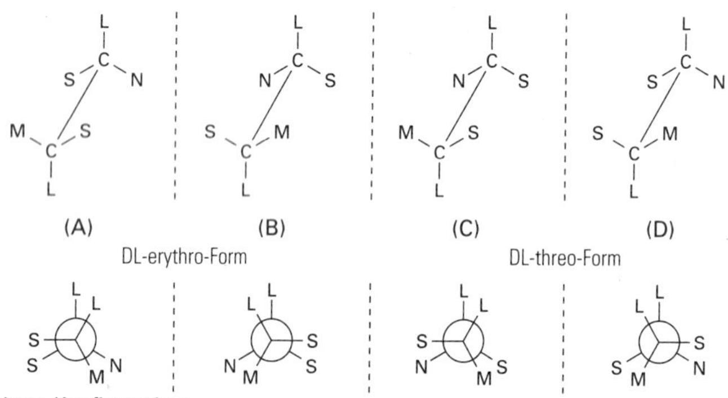

(A) (B) (C) (D)

DL-erythro-Form DL-threo-Form

erythro-, threo-Konfiguration:
Die obere Reihe zeigt die anti-Konformation aller Stereoisomeren in der Sägebockdarstellung, die untere Reihe jeweils eine der drei möglichen ekliptischen Konformationen des gleichen Stereoisomeren (Newman-Projektion). Die Substituenten M und N sind ähnlich, aber nicht identisch

ineinander überführt u. daher i.a. nicht voneinander getrennt werden können. Für die Wirkung eines Arzneistoffes ist seine K. oft von größter Bedeutung, z.B. bei β-Sympatholytika.

**erythro-, threo-Konfiguration:** das Diastereoisomere*, in dem sich Sätze identischer od. vergleichbarer Substituenten in einer der 3 ekliptischen Konformationen in der Newman-Projektion* decken, nennt man erythro-Diastereoisomere. Ist die Geometrie der erythro-Form nicht gegeben, spricht man von threo-Diastereoisomeren. Historisch leitet sich die Bez. von den Tetrosen Erythrose* u. Threose* ab. Um zu entscheiden, ob eine Verbindung die erythro- od. die threo-K. besitzt, muß man durch Vergleich ihrer Fischer-Projektionsformel mit den entsprechenden Formeln der beiden Zucker prüfen.

**Konformation:** die durch Drehung um eine Einfachbindung veränderbare Gestalt eines Moleküls, einschließlich der Fälle, in denen durch nichtbindende Wechselwirkungen dieses Drehvermögen stark beschränkt od. völlig blockiert ist (Atropisomere*). Oft sind die einzelnen **Konformere** nicht isolierbar. Man unterscheidet mehrere charakteristische Konformationen, wie gestaffelte (anti-) u. ekliptische (gauche-, syn-) Stellung, die sich in ihrer potentiellen Energie unterscheiden, weshalb auch sterisch gehinderte Konformationen im Gleichgewicht weniger vorhanden sind (vgl. Konfiguration). Konformere sind z.B. auch die Sessel- u. Wannenform(en) von Cyclohexan(derivaten); alicyclische Ringsysteme können wegen des tetraedrischen Bindungscharakters ihrer C-Atome nicht eben sein, da das zu einer beträchtlichen Baeyer-Spannung* führen würde. Auch würden alle H-Atome des Ringes ekliptisch zueinander stehen, was die Pitzer-Spannung* erhöht. Durch die Sessel- u. Wannenform wird im Cyclohexan die Baeyer-Spannung vermieden. Bei beiden Konformeren liegen die C-Atome in einer Ebene. Die H-Atome bzw. die Substituenten lassen sich in **axiale** (a), senkrecht zur fiktiven Ringebene stehende, u. in **äquatoriale** (e), ungefähr in der fiktiven Ringebene liegende, einteilen. Bei der Wannenform stehen 4 Paare von H-Atomen ekliptisch zueinander. Das führt zu einer Pitzer-Spannung, die diese K. labiler macht als die Sesselform, bei der alle H-Atome (Substituenten) gestaffelt sind.

**Konformere:** Konformationsisomere; s. Konformation.

**Konformitätsbescheinigung:** s. Eichgesetz.

**Kongestion:** (*lat.* congere, congestus anhäufen) arterielle Blutüberfüllung als Folge von Entzündungsreizen.

**Konglomerat:** 1. sedimentäres Trümmerge-

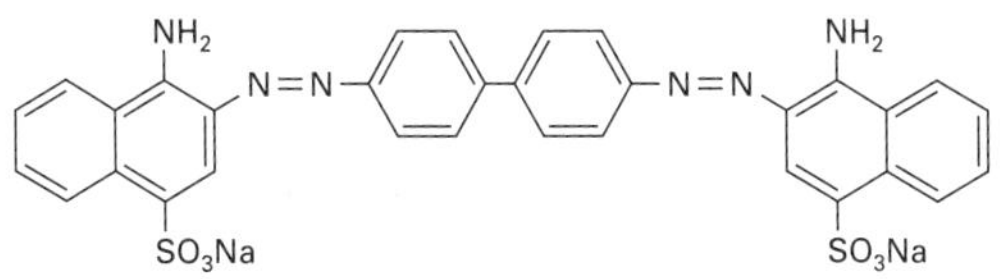


Kongorot

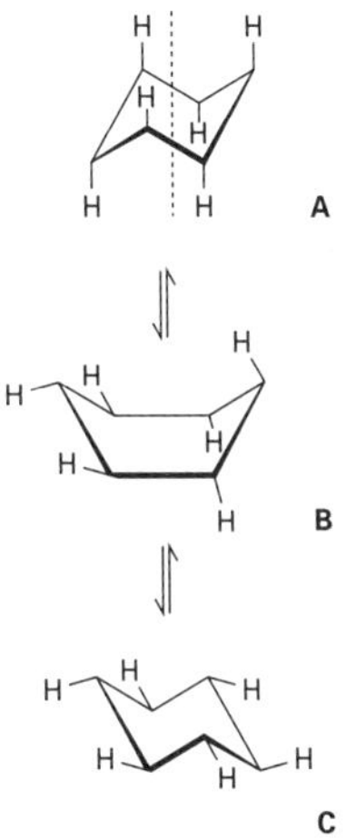


Konformation:
Cyclohexan als Beispiel für 1. und 2. Sesselform (A und C) bzw. Wannenform (B) [1]

stein; **2.** Gemenge aus verschiedenen kristallinen Substanzen.

**Konglutination:** *syn.* Agglutination*.

**Konglutinine:** Agglutinine*.

**Kongokaffee:** s. Coffea.

**Kongo-Kubeben:** s. Piper guineense.

**Kongopapier:** Filtrierpapier, das mit einer 0.01%igen Lsg. von Kongorot* getränkt ist; zum Nachw. freier Säuren (unter pH 3 blau).

**Kongorot:** Natriumsalz der Benzidin-diazo-bis-1-naphthylamin-4-sulfonsäure; $C_{32}H_{22}N_6Na_2O_6S_2$, $M_r$ 696.67. Rotes Pulver, das sich in kaltem u. heißem Wasser mit blutroter Farbe löst, die auf Zusatz von Säuren in Blau umschlägt. Umschlaggebiet: pH 3.0 bis 5.2 (blauviolett-rotorange). **Anw.** techn.**:** in d. Färberei; ferner als Indikator in d. Maßanalyse, zum Titrieren von Anilin u. Pyridin, zum Nachw. freier Mineralsäuren; *med.* zur Untersuchung des Magensaftes auf freie Säure. Kongorot-Lsg. 1:1000 dient zur Prüfung der Tribromethanollösung auf freien Bromwasserstoff (s. Tribromethanol). **Kongorot puriss. pro injectione** „Merck“: früher zur Blutmengenbestimmung nach Heilmeyer, zur Leberfunktionsprüfung; in 1%iger Lsg. als Hämostyptikum i.v. (Lungenblutungen, typhöse Darmblutungen, in der Gynäkologie), falls erforderlich Wiederholung in 12 bis 24 h; bakt. Nährbodenzusatz.

**Konidien:** *bot.* ungeschlechtliche Keimzellen (Sporen), die aus dem Zellverband losgelöst od. abgeschnürt werden (auch Exosporen genannt), z.B. bei vielen Pilzen*.

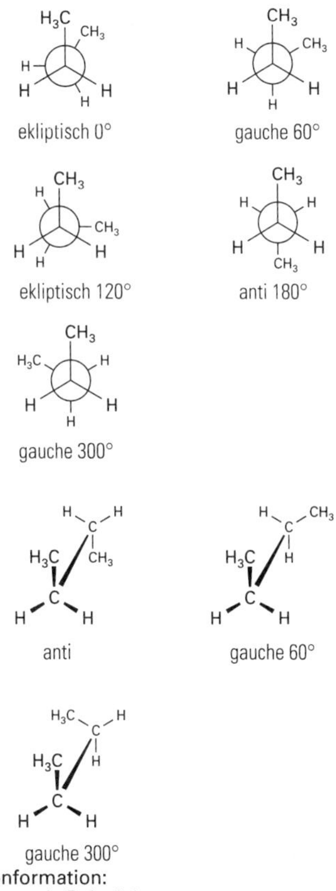


Konformation:
Butan als Beispiel

**Koniferen:** Coniferae, Nadelhölzer; s. Spermatophyta.

**Konjugation:** **1.** *biol.* Verschmelzung des männlichen mit dem weibl. Zellkern bei der Befruchtung. **2.** *genet.* Zusammentreten homologer Geschlechtschromosomen vor der Reduktionsteilung. **3.** *chem.* Benachbarte Lage von Doppelbindungen im Molekül, die durch eine Einfachbindung getrennt sind (konjugierte Doppelbindungen); s.a. Säurekonstante (konjugierte Säure). **4.** *bakt.* Übertragung von genetischem Material durch Bildung einer Plasmabrücke zwischen Spenderzelle, die einen sog. Konjugationsfaktor* besitzt, u. der Empfängerzelle.

**Konjugationsfaktor:** extrachromosomales genetisches Element, welches eine Konjugation verursachen kann; eine doppelsträngige DNS; z.B. F-Faktor*, R-Faktor*.

**Konjunktival:** Applikation eines Arzneimittels am Bindehautsack des Auges.

**Konjunktivitis:** Conjunctivitis, Entzündung der Augenbindehaut.

**Konkav:** ausgehöhlt, nach innen gewölbt; Gegensatz konvex.

**Konkavlinse:** Zerstreuungslinse, s. Brennpunkt.

**Konnektiv:** *bot.* steriles Mittelstück der Anthere, s. Blüte.

**Konservative Behandlung:** erhaltende Behandlung ohne Operation.

**Konservieren:** Verfahren, um ein Produkt (Nahrungs-, Genuß- od. Arzneimittel) über einen langen Zeitraum unverändert zu erhalten, d.h. um schädigende u. verderbende Einflüsse zu vermeiden. Produktschädigende Einflüsse: **1. Chem.-physikalische Einflüsse** (Oxidation, Feuchtigkeit, Hydrolyse, Fremdstoffe aus Verpackungsmaterial usw.), **2. mikrobielle Einflüsse** (Fäulnis, Gärung, Ranzigwerden, Toxinbildung, Verfärbung, Konsistenzänderung, sichtbarer Befall etc.), **3. enzymatische Einflüsse.** Zur Vermeidung der mikrobiellen Einflüsse (Abtötung von Mikroorganismen, Ausschalten der Vermehrung, Verhinderung der Wiederbesiedlung) dienen zahlreiche Verfahren.

**I. Physikalische Verfahren:**

**A) Thermische Verfahren:** Die Temperatur ist einer der wichtigsten äußeren Faktoren, die das Wachstum von Mikroorganismen beeinflussen. Bei niedrigen Temperaturen kommt das Wachstum völlig zum Stillstand, ohne Abtötung der Mikroorganismen. Enzymatische Prozesse werden ebenfalls gehemmt. Bei höheren Temperaturen werden Mikroorganismen abgetötet. **1. Anwendung von Kälte:** Unterhalb der sog. minimalen Wachstumstemperatur kommt das Wachstum zum Stillstand. Kühle Lagerung bis max. 15°C, gekühlte Lagerung bei max. 6°C (Kühlschrank), tiefgekühlte Lagerung bis max. -18°C (Tiefkühlung). Entscheidend f. die Qualität tiefgekühlter Produkte ist ein möglichst schnelles Einfrieren bei sehr tiefen Temperaturen (Schockfrieren) u. Einhaltung der Tiefkühlkette bei Lagerung u. Transport. **2. Anwendung von Hitze: a) Pasteurisieren*:** (Louis Pasteur, Chemiker, Paris 1822 bis 1895) Man versteht darunter eine Kurzzeiterhitzung; f. Produkte geeignet, deren Beschaffenheit durch höhere Temperaturen leidet. Erfaßt werden nur bestimmte Keimarten, v.a. vegetative Formen, Keime, Sporen. Man unterscheidet *Niederpasteurisation* u. *Hochpasteurisation.* Einsatz zur Kurzzeitkonservierung von Milch, Bier, Wein, Obstsäften, Herst. v. Halbkonserven; Zusatzbehandlung zu aseptischen Verfahren. **b) Tyndallisieren:** fraktioniertes Erhitzen von thermolabilen Substanzen. **c) Sterilisation*:** Abtötung aller Mikroorganismen. Durch Sterilisation entstehen haltbare Produkte (bei Nahrungsmitteln sog. Vollkonserven). Voraussetzung dafür sind geeignete Behältnisse, die gut schließbar u. widerstandsfähig gegen Temp., Druck u. Füllgut sind. Dosen aus verzinntem Blech (Weißblech) bzw. mit einem Innenschutz aus Lack „verniert" stehen in Verwendung. **B) Wasserentzug, Trocknen:** Durch Verminderung des Wassergehaltes wird die Vermehrung von Mikroorganismen verhindert. Die mikrobiellen Verhältnisse entsprechen der Kälteanwendung. Techn. angewendet werden Sprüh- u. Gefriertrocknung (z.B. Impfstoffe). Die konservierende Wirkung von Räuchern, Salzen u. Pökeln beruht z.T. auf Wasserentzug. **C) Bestrahlung:** mit ionisierenden Strahlen, UV-Strahlen (Pasteurisieren od. Sterilisation). Die Anwendung von ionisierenden Strahlen bei Lebensmitteln ist in den meisten Ländern verboten bzw. stark eingeschränkt.

**II. Chemische Verfahren:**

**A) Lebensmittel: a) Salzen:** Die Wirkung beruht überwiegend auf Wasserentzug. **b) Pökeln:** Behandlung mit Pökelsalz (Zusatz von Nitrit bzw. Nitrat), die Wirkung beruht überwiegend auf Wasserentzug. **c) Räuchern:** Die keimvermindernde bzw. hemmende Wirkung beruht auf der mikrobiziden Wirkung der Rauchinhaltsstoffe (z.B. Formaldehyd, Guajakol, Cresol, Phenol etc.) u. dem Wasserentzug. **d) Zusatz von Konservierungsmitteln:** Der Zusatz von Konservierungsstoffen bei Lebensmitteln ist in den Lebensmittelgesetzen bzw. den Konservierungsmittelverordnungen der Länder geregelt. Als Konservierungsstoffe werden z.B. eingesetzt: Säuren wie Ameisensäure, Essigsäure, Propionsäure, Milchsäure, Citronensäure, Sorbinsäure (0.01 bis 0.1%), Benzoesäure u. Schwefelige Säure (nur f. Wein u. Trockenobst); p-Hydroxybenzoesäure*-alkylester (PHB-Ester), Hexamethylentetramin*, Biphenyl (Diphenyl), o-Phenylphenol. Dimethyl- bzw. Diethyldicarbonat sind aufgrund ihrer kanzerogenen Nebenw. verboten.

**B) Arzneimittel:** Antimikrobiell wirksame Substanzen, die zum K. von Arzneimitteln, wie Injectabilia, Augen- u. Nasentropfen, peroralen Liquida, Weichgelatinekapseln sowie Dermatika, eingesetzt werden, gehören verschiedenen chemischen Gruppen an. Dementsprechend ist auch ihr Wirkungsspektrum unterschiedlich. Die meisten Konservierungsmittel sind amphiphil*, wobei der lipophile Charakter überwiegt. Die quartären Ammoniumverbindungen sind hingegen sehr gut wasserlösl. mit kationenaktiven Eigenschaften. Die Konservierung von Emulsionssystemen ist wegen der leichten Inaktivierbarkeit der meisten Konservierungsmittel durch deren Lipidlöslichkeit bzw. ihre Einlagerung in Mizellen von Netzmitteln schwierig. Auch die häufig vorkommende Ad- bzw. Absorption an Kautschuk u. Kunststoffen mit Weichmacherzusatz erschwert die Anwendung. Die wichtigsten **Konservierungsmittel** f. Arzneizubereitungen: *Cresole* (v.a. ortho- u. para-Cresol) in 0.2 bis 0.4%iger Konz. f. wäßrige Injektionspräparate; bakteriostatisch bis bakterizid, weniger wirksam bei pH über 8.5. Inkomp.: kationenaktive Stoffe u.a. *p-Chlor-m-Cresol* (0.1 bis 0.2%) f. Parenteralia, mikrobistatisch bis mikrobizid, eingesetzt unter pH 8.5, Sorptionsneigung an Elastomere. *Benzylalkohol* (1 bis 2% u. darüber) u. *Phenylethylalkohol* (0.7 bis 1.5%) f. wäßrige u. ölige Injektionspräparate, Dermatika, Ophthalmologika; nur mikrobistatisch. *Phenoxyethylalkohol* (1 bis 1.5%) f. Dermatika. *Chlorbutanol* (0.3 bis 0.5%) f. Injektionspräparate, auch f. die kutane, nasale u. ophthalmologische Applikation, bakteriostatisch bis bakterizid, ist aber instabil über pH 5 u. adsorbiert stark an Elastomere. *p-Hydroxybenzoesäuremethyl-* (0.15 bis 0.2%), *-ethyl-* (0.07%) u. *-propylester* (0.03%), s.a. dort, f. perorale Liquida, Weichgelatinekapselhüllen, O/W- u. W/O-Emulsionen, Schleime u. Dermatika; meist wird ein Gem. aus 65% Methyl- u. 35% Propylester eingesetzt; weniger wirksam u. instabil über pH 8, bei

Emulsionen z.T. höhere Konz. erforderlich; in Komb. mit Benzylalkohol breiteres Wirkungsspektrum. *Benzalkoniumchlorid* od. andere quartäre Ammoniumverbindungen (0.002 bis 0.02%) f. Augen-, Nasen- u. Ohrentropfen u. für Schleime (0.1%)(kutan); wegen des kationenaktiven Charakters viele Inkomp.; hohe Sorptionsneigung; im Alkalischen bessere Wirksamkeit. *Chlorhexidindiacetat* od. *-digluconat* (0.005 bis 0.01%) f. Augen-, Nasen- u. Ohrentropfen, f. Schleime (0.05%); viele Inkomp., hohe Sorptionsneigung. *Phenylquecksilber-Verbindungen* (Borat, Nitrat, Acetat) (0.002 bis 0.005%) f. Nasen- u. Ohrentropfen, rektale u. vaginale Applikation, auch f. ophthalmologische Zwecke; wirksamer im Alkalischen, Adsorption an Polyethylen u. Elastomere. *Thiomersal* (0.002 bis 0.015%) f. Nasen-, Augen- u. Ohrentropfen, wäßrige Injektionspräparate; Adsorption an Polyethylen u. Elastomere, instabil im neutralen u. alkalischen Bereich, lichtempfindl., wirkt am besten unter pH 6. *Benzoesäure* u. *Natriumbenzoat* (0.1 bis 0.2%) f. perorale Liquida; weniger wirksam über pH 4. *Sorbinsäure* u. deren Salze (0.1 bis 0.15%) f. perorale Liquida, Dermatika; weniger über pH 5, oxidationsempfindl. *Ethanol, 1,2-Propylenglykol* (über 15%), *Glycerol* (über 30%) u. *Sorbitol* (über 70%) f. perorale Liquida u. Dermatika, meist in Kombination z.B. mit p-Hydroxybenzoesäure-estern. Sterilen u. inaktivierten Impfstoffen* u. Sera* darf nach Ph.Eur.3 ein geeignetes Konservierungsmittel zugesetzt werden (Organoquecksilberverbindungen, Aminoessigsäure, 2-(Ethylmercurithio)-benzoesäure-Natriumsalz, Phenol u. Formaldehyd). Enthält ein Impfstoff Phenol, so darf die Phenolkonzentration 0.25% (m/V) nicht überschritten werden. Bei der Herst. v. Toxoiden darf im Präparat nicht mehr als 0.02% (m/V) Formaldehyd verbleiben.

**Konservierungsmittel:** s. Konservieren.

**Konsistent:** fest, dickflüssig.

**Konsistometer®:** (Haake) ein Viskosimeter f. höherviskose Flüss. ($10^4$ bis $10^{13}$ mPa·s), dient aber auch der Bestimmung der Elastizität, Plastizität, Druck- u. Biegefestigkeit, Wärmeformbeständigkeit von solchen Materialien (Hochpolymere, Bitumen, Wachse, Seifen), deren rheologische Eigenschaften nicht od. nur schwer mit den üblichen Viskosimetern (s. Viskosität) bestimmt werden können. Mit Hilfe eines Hebelarms u. verschiedener Gewichte wird eine definierte Belastung G über einen durchbohrten Meßkörper mit geeigneten Dimensionen auf die in einem zylindrischen Gefäß (angepaßt an den Meßkörper) befindliche Probe ausgeübt. Die so belastete Substanz entweicht durch die Bohrung nach oben u. der Meßkörper sinkt nach der Zeit t eine bestimmte Strecke S ein. Für die Viskosität η gilt (K = Apparatekonstante):

$\eta = G \cdot t \cdot K / S$

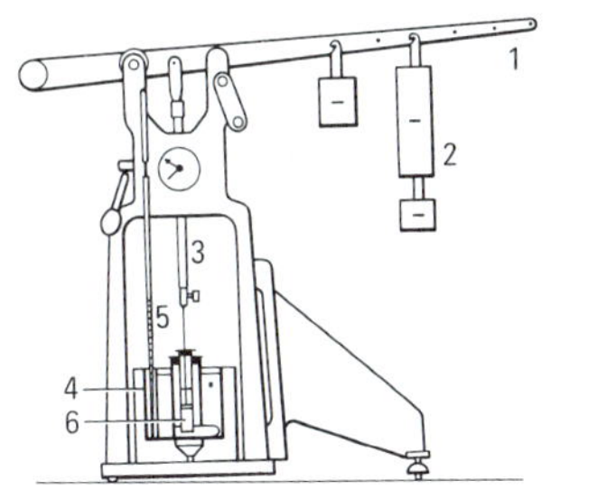

Konsistometer:
1: Hebelarm kurz oder lang, je nach erforderlicher Belastung; 2: Gewichte; 3: Schubstange zum Übertragen der Kraft auf die Meßeinrichtungen; 4: Temperiergefäß; 5: Kontrollthermometer; 6: austauschbare Meßeinrichtungen [71]

**Konstipation:** *syn.* veraltet f. Obstipation, Stuhlverstopfung.

**Konstituens:** formgebender, indifferenter Bestandteil einer Arznei, z.B. bei Tabletten, Pillen, Salben; bei Flüssigkeiten bezeichnet man das indifferente od. nur wenig wirksame Lösungsmittel als Vehiculum*.

**Konstitution:** die Form der Bindung u. die Reihenfolge der Atome im Molekül; vgl. Strukturisomere.

**Konstitutionsformel:** *chem.* Strukturformel*.

**Konstitutionsisomere:** s. Strukturisomere.

**Konstitutionsmittel:** s. Homöopathie.

**Kontagiös:** ansteckend.

**Kontaktekzem:** Kontaktdermatitis, s. Allergie.

**Kontaktinfektion:** Ansteckung durch Berührung.

**Kontaktinsektizide:** s. Schädlingsbekämpfungsmittel.

**Kontaktlinsen:** *syn.* Kontaktgläser, Haftschalen; der Hornhaut od. dem vorderen Augapfel angepaßte durchsichtige Schalen, die aus Kunststoffmaterial, selten aus Glas bestehen. Sie dienen dem Ausgleich von Refraktionsfehlern (Myopie, Hyperopie, Astigmatismus) u. verbessern die Sehschärfe. In neuerer Zeit wurden sauerstoffdurchlässige K. hergestellt, die über einen längeren Zeitraum getragen werden können. **Weiche, hydrophile K.** bestehen aus Polyhydroxyethylmethacrylat (HEMA) in Form flüssigkeitsreicher, elastischer Gele mit hoher mechanischer Festigkeit u. Benetzbarkeit u. müssen vor Austrocknung geschützt werden. **Harte K.** werden aus Polymethylmethacrylat (PMMA) gefertigt.

**Kontaktlinsenpflegemittel:** dienen zur Reinigung (Entfernung von Verschmutzungen, die durch Ablagerungen von Proteinen u. Lipiden bedingt sind), Desinfektion, Aufbewahrung von Kontaktlinsen (Schutz vor Austrocknung während des Nichttragens, speziell bei weichen Linsen) u. zur Benetzung von Kontaktlinsen (um Reibung zwischen Linsen u. Hornhaut herabzusetzen). In der Ph.Helv.7 werden unter der Monographie **Solutiones pro lentibus ophthalmicis** (Kontaktlinsenflüssigkeiten) Reinigungs-, Aufbewahrungs-, Spül- u. Benetzungsflüssigkeiten beschrieben. Die Zstzg. der einzelnen Lösungen richtet sich in erster Linie nach der Art des Linsenmaterials (s. Kontaktlinsen). Es gelten die gleichen mikrobiellen Reinheitsanforderungen wie bei Augenwässern. Zur Aufbewahrung dienen konservierte isotone wäßrige Lösungen. Gebräuchliche Konservierungsmittel sind Chlorhexidingluconat u. Thiomersal sowie Kombinationen untereinander u. mit EDTA-Na.

**Kontaktwinkel:** s. Benetzbarkeit.

**Kontamination:** (*lat.* contaminare besudeln) Verunreinigung, Verschmutzung, Verseuchung; **1.** Sammelbegriff f. Belastung der Umwelt mit schädigenden Substanzen, **2.** radioaktive Belastung (z.B. bei Atomkraftwerken, Isotopenlabors), **3.** Sammelbezeichnung f. mikrobielle Belastung von Lebensmitteln, pharmazeutischen

Zubereitungen u.ä., **4.** Verunreinigung von Arzneimitteln durch andere Stoffe.

**Kontinentale Methode:** s. Emulsionen.

**Kontraindikation:** Gegenanzeige, bei der ein bestimmtes Mittel (auch Operation, Bestrahlung usw.) nicht angewendet werden darf.

**Kontrainsuläres Hormon:** Adrenocorticotropes Hormon; s. Hormone.

**Kontralateral:** auf der entgegengesetzten Seite, gekreuzt. Gegensatz: kollateral.

**Kontrastclips:** s. Büretten.

**Kontrastmittel:** s. Röntgenkontrastmittel; für die Magnetresonanztomographie*, s. Magnetopharmaka.

**Kontrazeptiva:** s. Antikonzeptionelle Mittel.

**Kontrollbereich:** s. Strahlenbereich.

**Kontundieren:** zerstoßen, zerquetschen (v. Vegetabilien).

**Kontusion:** Quetschung.

**Konvarietät:** Convarietät, Abk.: convar., *bot.* Kulturpflanzensippe, die mehrere Sortengruppen enthält u. in wichtigen Merkmalen übereinstimmt.

**Konvektion:** Bewegung von Molekülen in Gasen od. Flüssigkeiten aufgrund äußerer Kräfte, wie Pumpen, Rühren etc. (erzwungene K.) od. aufgrund von temperaturbedingten Unterschieden in der Dichte (freie K.).

**Konversionssalpeter:** s. Kaliumnitrat.

**Konvex:** gewölbt; **bikonvex:** zweiseitig gewölbt. Gegensatz: konkav*, bikonkav (b. optischen Linsen).

**Konvexlinse:** Sammellinse, s. Brennpunkt.

**Konvulsionen:** klonische (Schüttel-)Krämpfe*; rasch aufeinander folgende Zuckungen antagonistischer Muskeln infolge von z.B. Vergiftungen (s. Konvulsiva) od. bei Epilepsie (vgl. Antikonvulsiva).

**Konvulsivum(a):** Krampfgift(e); Substanz, die durch direkte Erregung von Neuronensystemen od. durch Beseitigung hemmender Einflüsse die Aktivität gewisser Zentren im ZNS steigert u. daher die Krampfbereitschaft erhöht. Wegen ihrer erregenden Wirkung auf vasomotorische Zentren wurden K. z. T. als Analeptika* verwendet. Nach den Angriffsorten der K. unterscheidet man: **1. Stammhirnkonvulsiva:** z.B. Pentetrazol*, Nicethamid*, Bemegrid*; stimulieren direkt vegetative Zentren in der Medulla oblongata, während Picrotoxin die Hemmwirkung der γ-Aminobuttersäure (GABA) an den Stammhirnneuronen blockiert. Mit Pentetrazol u. Bemegrid können epileptische Anfälle hervorgerufen werden. **2. Rückenmarkkonvulsiva:** Strychnin* u. Tetanustoxin*; blockieren den inhibitatorischen Neurotransmitter Glycin im Rückenmark. Bei Überdosierung führen bereits geringe Reize zur gleichzeitigen Kontraktion von Beuge- u. Streckmuskeln bei vollem Bewußtsein.

**Konzentrate zur Bereitung von Parenteralia:** s. Parenteralia diluenda.

**Konzentration:** Größe, die den Gehalt* eines Bestandteiles i einer Lösung (Mischung) auf ihr Volumen V bezieht. Zu unterscheiden sind Massenkonzentration ($\beta_i = m_i/V$), Stoffmengenkonzentration* ($c_i = n_i/V$), Volumenkonzentration ($\sigma_i = V_i/V$).

**Konzentrationsangaben:** nach Ph.Eur.3 sind f. den Ausdruck *Prozent* (%) vier verschiedene Bezeichnungen möglich: **1.** %(m/m) = *g* Substanz in *100 g* Endprodukt; **2.** %(m/V) = *g* Substanz in *100 mL* Endprodukt (z.B. Konzentrationsangabe bei flüss. Injektionspräparaten); **3.** %(V/V) = *mL* Substanz in *100 mL* Endprodukt (20°C); **4.** %(V/m) = *mL* Substanz in *100 g* Endprodukt (z.B. zur Angabe des Gehaltes an äther. Öl in Drogen). Die in der Medizin oft verwendete Angabe *mg%* bedeutet meist mg Substanz in 100 mL Substrat. Die Angabe mg% in dieser Form ist nicht exakt u. sollte daher vermieden werden. *ppm* (parts per million) bedeutet 1 Teil in 1 000 000 Teilen. *Promille* bedeutet 0.1% (1 Teil in 1000 Teilen). Weitere K.: Molarität* (s. Stoffmengenkonzentration), Molalität*, Normalität*. Bei Elektrolytinfusionslösungen ist die Angabe mval/L gebräuchlich. Angaben von Internationalen Einheiten (I.E.) sind z.B. f. Seren u. Antibiotikalösungen üblich.

**Konzeption:** Empfängnis.

**Konzertierte Aktion:** s. Gesundheits-Reformgesetz.

**Konzertierte Reaktionen:** s. Reaktionen, Konzertierte.

**Konzession:** s. Apothekenwesen, Entwicklung; Apothekengesetz.

**Koordinationslehre:** s. Komplexchemie.

**Koordinationswasser:** einzelnen Ionen eines Kristallgitters sind in stöchiometrischem Ausmaß Wassermoleküle zugeordnet (Hydrathülle); z.B. Kationen wie $Mg^{2+}$.

**Koordinationszahl:** Anzahl der Liganden in einer Komplexverbindung* od. Anzahl der nächsten Nachbarn in Kristallstrukturen.

**Koordinative Bindung:** s. Bindung, Chemische.

**Kopaivabalsam:** s. Balsamum Copaivae.

**Kopal:** Copal*.

**Kopfgrind:** s. Favus.

**Kopfsalat:** s. Lactuca sativa.

**Kopfschlagader:** Karotis*.

**Kopf-Schwanz-Kondensation:** s. Terpene.

**Kopfweide:** Salix fragilis*.

**Kopra:** das getrocknete Fruchtfleisch der Kokosnuß, s. Cocos nucifera.

**Kopr(o)...:** (*gr.* κόπρος Kot) Kot... ; z.B.: Kopragogum: ein (durch Erhöhung der Peristaltik) kottreibendes Mittel (z.B. Agar-Agar).

**Koproporphyrin:** s. Porphyrin.

**Korallenbaum:** s. Benzylisochinolinalkaloide.

**Korallenmoos:** Helminthochorton, s. Alsidium helminthochorton.

**Korallenschlange:** Korallenotter, s. Elaps corallinus.

**Korallenwurzel:** Rhizoma Polypodii, s. Polypodium vulgare.

**Koralle, Rote:** s. Corallium rubrum.

**Korbblütler(familie):** s. Compositae.

**Kordofangummi:** s. Gummi arabicum.

**Koriander:** Fruct. Coriandri, s. Coriandrum sativum.

**Korinthen:** Passulae minores, die Früchte v. Vitis vinifera*.

**Korium:** Lederhaut, s. Cutis.

**Kork:** *bot.* **1.** s. Phellem; **2.** Borke*; **3.** Flaschenkork; Borke* der Korkeiche (Quercus suber); *pharmaz.* Lign. suberinum, Cort. Quercus suber, s. Quercus-Arten.

**Korkeiche:** Quercus suber*.

**Korkholz:** s. Alstonia scholaris.

**Korkkambium:** Phellogen*.

**Korkrinde:** s. Phelloderm.

**Korksäure:** Suberinsäure, s. Carbonsäuren (Tab.).

**Korksubstanz:** s. Suberin.

**Korkwarzen:** Korkporen, s. Lentizellen.

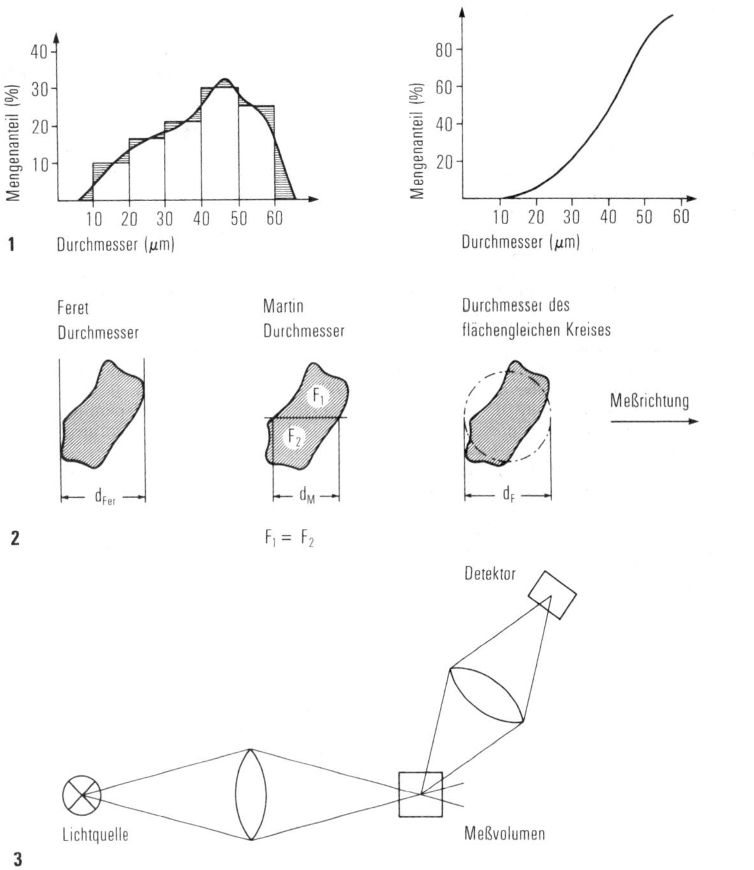


Korngrößenanalyse:
1: Histogramm und Dichteverteilungskurve (links), Summenverteilungskurve (rechts);
2: Charakterisierung des Teilchendurchmessers; 3: Lichtstreuungsverfahren [131]

**Kormophyten:** Cormophyta, Sproßpflanzen; s. Cormobionta.

**Kormus:** *bot.* Pflanzenkörper, aus Sproß u. Wurzeln bestehend; vgl. Thallus.

**Kornblume:** Centaurea cyanus*.

**Korngrößenanalyse:** Die Korngröße, Korngrößenverteilung bzw. die Oberfläche von Schüttgütern (Wirkstoffe u. Hilfsstoffe) sind von entscheidender Bedeutung f. deren technologisches Verhalten. Ebenso sind davon deren biopharmazeutische Eigenschaften auch in weiterverarbeiteter Form (in Granulaten, Tabletten, Salben, Zäpfchen, Emulsionen, Suspensionen) abhängig. Je nach Feinheitsgrad u. Löslichkeit des zu untersuchenden Materials (phys.-chemische Eigenschaften) ist eine geeignete Analysenmethode auszuwählen.

Zur Teilchengrößenbestimmung werden Siebanalyse* (geeignet f. Schüttgüter über 40 μm), Sichtung* (Schwerkraftsichtung 10 bis 100 μm, Fliehkraftsichtung 2 bis 15 μm) (Siebanalyse u. Sichtung werden häufig auch präparativ eingesetzt), mikroskopische Methoden (Lichtmikroskop 0.5 bis 250 μm, Elektronenmikroskop 0.001 bis 10 μm), Lichtstreuungsverfahren (light scattering) (0.05 bis 30 μm), Lichtbeugungsverfahren (Diffraktionsverfahren, 1 bis 190 μm), Sedimentationsanalyse* u. Coulter-Counter-Verfahren* (Impulsverfahren) herangezogen. Eine isometrische Kornform erleichtert in jedem Fall die K. des dispersen Feststoffes. Zur Auswertung können die Ergebnisse der K. entweder in Form eines Histogramms, einer Dichteverteilungskurve od. Summenverteilungskurve dargestellt werden od. in ein Normalverteilungs-, Lognormalverteilungs- od. RRS- bzw. RRSB-Netz* eingetragen (Versuch der Linearisierung der Korngrößenverteilung) u. die gewünschten Körnungsparameter ermittelt werden.

Die **mikroskopischen Methoden** erlauben, in einer repräsentativen u. in monopartikulärer Schicht präparierten Probe neben der Größe der Teilchen auch deren Gestalt u. eine mögliche Agglomeration* zu beurteilen. Das zeitraubende

Ausmessen vieler Einzelteilchen f. eine hohe Aussagesicherheit u. die Auswertung der Ergebnisse kann von automatischen Analysegeräten über ein mikroskopisches Bild od. einen Bildschirm ausgeführt werden. Da die Teilchen häufig von der Kugelform abweichen, gibt es verschiedene Möglichkeiten den mittleren Korndurchmesser eines Teilchens zu ermitteln: 1. Ferret-Durchmesser $d_{Fer}$ (Messung der größten Ausdehnung zwischen 2 zur Beobachtungsrichtung senkrechten Linien). 2. Martin-Durchmesser $d_M$ (Messung der die Teilchenflächen halbierenden Linie in Beobachtungsrichtung). 3. Durch Flächenmessung (Planimetrieren) der Partikel u. Angabe des Durchmessers $d_F$ des flächengleichen (flächenäquivalenten) Kreises.

Beim **Streulichtverfahren** (light scattering, Lichtstreuungsverfahren) wird die Intensität des an den Einzelteilchen (suspendiert in einem Gas od. einer Flüss.) gestreuten Lichtes, die neben den optischen Eigenschaften des Materials auch von der geometrischen Größe der Teilchen abhängt, gemessen. Korngrößen- u. Tröpfchengrößenverteilungen von Suspensionen u. Emulsionen in beliebigen Dispersionsmitteln lassen sich auch mit Hilfe der **Lichtbeugungsmessung** bestimmen. Beim Cilas Granulometer 715® wird ein Lichtstrahl aus einem Helium-Neon-Laser durch die Probe geleitet u. die Verteilung der Lichtenergie in den entstandenen Beugungsringen, deren Durchmesser umgekehrt proportional der Korngrößen in der Probe sind, gemessen.

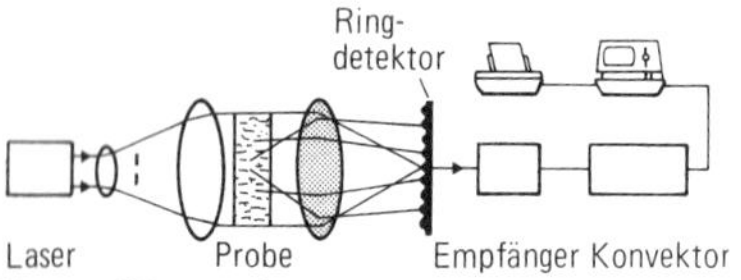


Korngrößenanalyse:
Schema eines Partikelgrößenmeßgerätes nach dem Prinzip der Laserlichtbeugung (Malvern Particle Sizer) [83]

**Kornrade:** Agrostemma githago*.

**Korolle:** *bot.* Blumenkrone, s. Blüte.

**Koronar:** zu den Herzkranzgefäßen gehörend.

**Koronarangiographie:** röntgenologische Darstellung der Herzkranzgefäße nach Injektion eines Kontrastmittels. Invasive Methode zur bildlichen Darstellung u. zur Kontrolle des Zustandes der Koronararterien.

**Koronararterien:** Kranzschlagadern des Herzens.

**Koronardilatoren:** Substanzen, die eine gefäßerweiternde Wirkung, v.a. auf die Herzkranzgefäße, ausüben sollen. Da eine Vasodilatation jedoch nur an einem nicht sklerotischen Gefäß möglich ist, ist ihre Wirk. sehr zweifelhaft; es besteht die Gefahr eines Raub- od. Steal-Effektes*, wobei die endokardiale Schicht (innerste Schicht des Herzmuskels) schlechter versorgt wird als die weiter außen liegende, epikardiale Schicht. Vertreter dieser Substanzklasse sind z.B. Carbocromen*, Dipyridamol*, Lidoflazin* u. Hexobendin*, Enoximon.

**Koronare Herzkrankheit:** KHK; das Krankheitsbild der KHK gründet auf einem Mißverhältnis zwischen Sauerstoffangebot u. Sauerstoffbedarf des Herzmuskelgewebes. Die Minderung des Sauerstoffangebots an das Herz z.B. durch Koronarsklerose* hat zwangsläufig eine Sauerstoffverarmung des Herzmuskelgewebes (myokardiale Ischämie) u. damit einen Leistungsabfall des Herzens zur Folge. Krankheitsbilder: Angina-pectoris*, Myokardinfarkt*, Herzinsuffizienz*.

**Koronarinfarkt:** s. Myokardinfarkt.

**Koronarinsuffizienz:** s. Herzinsuffizienz.

**Koronarsklerose:** Arteriosklerose eines od. mehrerer Äste der Koronararterien.

**Koronartherapeutikum(a):** Antianginosum(a); Stoffe, die bei der Koronaren Herzkrankheit* das Mißverhältnis zwischen Sauerstoffbedarf u. Sauerstoffangebot im Herzmuskel verbessern. Zu den K. gehören **1.** organische Nitrate*, **2.** Calciumantagonisten*, **3.** β-Sympatholytika* u. **4.** Koronardilatoren* (Anw. umstritten). Die Wirkung beruht auf: Erniedrigung der Kontraktilität (2., 3.) u. Frequenz (3.) des Herzens, Verringerung des Füllungsvolumes (Vorlast) des Herzens (1., 2.) sowie Reduktion des peripheren Widerstandes (Nachlast, 1., 2.) mit der Folge einer erniedrigten Wandspannung des Herzmuskels. Phytopharmaka: s. Crataegus-Arten, Ammi visnaga.

**Korpuskularstrahlen:** (*lat.* corpusculum Körperchen) Strahlen, die aus winzigen Materieteilchen bestehen, so z.B. α-, β-Strahlen, Kathodenstrahlen usw.

**Korrelation in-vitro/in-vivo:** biopharmazeutisch herrscht Übereinstimmung zwischen in vitro u. in vivo, wenn bei verschiedenen Zuber. eines Arzneistoffes zu einem Parameter eine Beziehung hergestellt werden kann. Um sie zu erreichen, müssen unterschiedliche Variablen berücksichtigt werden: Eigenschaften des Wirkstoffes, Arzneiform, in-vivo-Resorption, experimentelle Methode u.a.

**Korrigens(-tien):** Geschmacksverbessernde(s) Mittel, s. Geschmackskorrigentien.

**Korrosion:** nachteilige u. qualitätsvermindernde Veränderung eines Werkstoffes; im engeren Sinne Oxidation von metallischen Werkstoffen.

**Korsikanisches Wurmmoos:** Alsidium helminthochorton*.

**Kortexon:** s. Desoxycorton.

**Kortikal:** Cortical*.

**Kortikosteroide:** Corticosteroide, Hormone der Nebennierenrinde, s. Hormone.

**Kortikotropes Hormon:** ACTH, s. Corticotrop(h)in; s. Hormone.

**Kortin:** Cortin; nicht mehr übliche Sammelbezeichnung f. die Nebennierenrindenhormone, s. Hormone.

**Kortison:** s. Cortison.

**Korund:** s. Aluminiumoxid.

**Korynebacterium:** s. Corynebacterium.

**Koryza:** *syn.* Rhinitis, Schnupfen.

**Koschenill:** s. Dactylopius coccus.

**Koschenillekaktus:** s. Opuntia cochenillifera.

**Kosin(e):** s. Hagenia abyssinica.

**Kosmetik-Verordnung:** Verordnung über kosmetische Mittel vom 19.6.1995, zuletzt geändert durch Verordnung vom 21.12.1995, regelt in der Bundesrepublik Deutschland die Verw. chemischer Stoffe (u.a. Farbstoffe, Konservierungsstoffe) in Körperpflegemitteln u. enthält Verwendungsverbote u. -beschränkungen (Borsäure u. Hexachlorophen z.B. dürfen nicht mehr in Kinderpflegeprodukten enthalten sein) sowie Hinweispflichten auf bestimmte Inhaltsst. (z.B. Ammoniak, Formaldehyd, Hexachlorophen, Phenol, Resorcin, Fluoride, Amine, Quecksilberverbindungen). **Österreich:** Kosmetikverordnung BGBl. Nr. 166/1996, außerdem: Verordnung über das Verbot u. die Beschränkung von Stoffen für kosmetische Mittel BGBl. Nr. 167/1996, u. andere mehr.

**Kosmische Strahlung:** Höhenstrahlung (vgl. Strahlenschutz*); von V. F. Heß (Innsbruck) 1911 entdeckte Korpuskularstrahlung aus dem Weltraum. Vor dem Eintritt in die Erdatmosphäre besteht sie aus schnellen Protonen, Neutronen, Neutrinos, Alphateilchen, kleineren Anteilen schwerer Atomkerne sowie aus Röntgen- u. Gammastrahlen (Primärstrahlung). Beim Zusammentreffen mit Luft (Erdatmosphäre) entstehen wieder energiereiche Bruchstücke (Protonen, Neutronen, Alphateilchen, Mesonen, Elektronen, Positronen). Diese Sekundärstrahlung führt zu weiteren Kernreaktionen, Ionisationen, zum Entstehen von Gamma- u. Röntgenstrahlen (Tertiärstrahlung). Diese läßt sich im Ozean noch in 1300 m Tiefe nachweisen. In Meereshöhe beträgt die Strahlenbelastung durch die K. ca. 30 mrem/Jahr (0.3 mSv), in 8000 m ca. 2000 mrem/Jahr (20 mSv), bei einem vierstündigen Flug in 12.000 m Höhe ca. 2 mrem. Der Ursprung der K. ist noch nicht ganz geklärt.

**Kosoblüten:** s. Hagenia abyssinica.

**Kostuspflanze:** s. Costunolid.

**Kot:** Fäzes, Faeces (Plural von faex*), Stuhl, Exkrement; Ausscheidungsprodukt des Darmes, die Farbe stammt von Gallenfarbstoffen*.

**Kotarnin:** s. Cotarnin.

**Kotoin:** s. Cotoin.

**Kotorinde, Echte:** Cortex Coto (verus), s. Aniba coto.

**Kotorinde, Falsche:** s. Aniba pseudocoto.

**Kotyledonen:** *bot.* Keimblätter, das erste Blatt od. die ersten Blätter, die am Embryo der Samenpflanzen auftreten.

**Kousso, Kussoblüten:** Flor. Koso, s. Hagenia abyssinica.

**Kovalente Bindung:** s. Bindung, Chemische.

**Koxalgie:** Coxalgia (*lat.* coxa Hüfte), Hüftschmerz.

**Kp.:** Abk. f. Kochpunkt, Siedepunkt.

**Kr:** *chem.* Krypton*.

**Kracken:** (*engl.* crack, spalten) Spaltung größerer Moleküle in kleinere Bruchstücke unter Anwendung von Temp., Druck und/oder Katalysatoren. Gebräuchlicher Begriff in der Petrochemie*.

**Krähenaugen:** Semen Strychni, s. Strychnos nux-vomica.

**Krämpfe:** unwillkürliche Muskelkontraktionen, **1. klonische K.:** rasch aufeinanderfolgende, kurzdauernde Zuckungen antagonist. Muskeln. Konvulsionen sind über den ganzen Körper verteilte klon. K. **2. Tonische K.:** Kontraktion von starker Intensität u. langer Dauer, z.B. bei Tetanie. **3. Klonisch-tonische K.:** bei Epilepsie, Eklampsie, Urämie u. als psychogene K. bei Neurosen.

**Krätze:** durch Krätzmilben hervorgerufene Hautkrankheit, s. Scabies.

**Krätzeliniment:** s. Linimentum contra Scabiem.

**Krätzesalbe:** s. Unguentum contra Scabiem.

**Krätzheil:** Fumaria officinalis*.

**Krätzkraut:** Knautia arvensis*.

**Kräuter:** **1.** *lat.* Herbae, s. Kraut. **2.** Erweichende K.: s. Species emollientes; Gewürzhafte K.: s. Species aromaticae; Zerteilende K.: s. Species resolventes.

**Kräuteressig:** s. Essig.

**Kräuter, Gewürzhafte:** s. Species aromaticae.

**Kraft:** eine Größe, die an ihrer Auswirkung (auf einen Körper) erkennbar ist (statt von Kräften spricht man daher auch von Wechselwirkungen). Eine auf einen Körper wirkende Kraft bewirkt entweder eine Änderung seines Bewegungszustandes od. dessen Deformation (Kraft = Masse · Beschleunigung); SI-Einheit: $kg\ m\ s^{-2} = 1\ N$ (Newton); früher dyn*; vgl. Schwerkraft; s. Arbeit.

**Kraftkonstante:** Maß f. die Stärke einer Feder, der Quotient aus Kraft u. Längenänderung (SI-Einheit $Nm^{-1}$). Die K. einer chemischen Bindung* (Valenzkraftkonstante) ist somit ein Maß f. ihre Stärke.

**Kraftpapier:** Papier hoher Festigkeit aus gebleichtem od. ungebleichtem Sulfatzellstoff.

**Kraftstoffe:** Sammelbegriff f. Brennstoffe (meist in flüssiger od. gasförmiger Form), die zum Betrieb von Verbrennungsmotoren benötigt werden.

**Kraftwurzel:** Radix Ginseng, s. Panax pseudoginseng, Petasites hybridus.

**Krainer Tollkraut:** Scopolia carniolica*.

**Krallendornwurzel:** s. Uncaria tomentosa.

**Krameria triandra** Ruiz et Pav.: Fam. Krameriaceae (bzw. Fam. Caesalpiniaceae), Payta- od. Peru-Ratanhia (Strauch in den peruanischen Anden). Stpfl. v. **Ratanhiae radix** Ph.Eur.3: Ratanhiawurzel, Radix Krameriae; besteht aus den getrockneten Wurzeln der Pflanze, also ohne Rhizome. **Inhaltsst.:** 10 bis 15% Ratanhia-Gerbsäure (Catechingerbstoff, der hauptsächl. in der Wurzelrinde lokalisiert ist), die bei der Hydrolyse Glucose u. Ratanhiarot (wasserunlösl. u. unwirksam) ergibt; Gerbstoffgehalt mind. 10%; ferner Catechin, Stärke, Wachs, Gummi. **Anw.** med.: als Adstringens, zu Mund- u. Gurgelwässern, in Zahnpasten (zus. mit Myrrhe, s. Commiphora-Arten); volkst.: gegen Hämorrhoiden u. Frostschäden, in Salben gegen Geschwüre. **Zuber.:** Tct. Ratanhiae.

**HOM:** *Ratanhia* (HAB1.3): getrocknete Wurzel; verord. z.B. b. Hämorrhoidalbeschwerden mit Obstipation.

**Kramperltee:** Lichen islandicus, s. Cetraria islandica.

**Krampfader:** lat. varix; s. Varizen.

**Krampfkraut:** Potentilla anserina*.

**Krampflösender Abführtee:** s. Species laxantes cum spasmolytica.

**Krampfstillendes Mittel:** Antispasmodikum(-a).

**Krampftropfen:** s. Tinctura Valerianae aetherea.

**Kranewittbeeren:** Fruct. Juniperi, s. Juniperus communis.

**Kranewittöl:** Pix Juniperi, s. Juniperus oxycedrus.

**Kranial:** kopfwärts gerichtet, s. Cranium.

**Krankenhausapotheke:** In der Bundesrepublik Deutschland Funktionseinheit eines Krankenhauses, der die Sicherstellung der ordnungsgemäßen Versorgung von einem od. mehreren Krankenhäusern mit Arzneimitteln obliegt (vgl. Klinische Pharmazie). Nach § 14 Apothekengesetz ist dem Träger eines Krankenhauses die Erlaubnis zum Betrieb einer K. von der zuständigen Behörde zu erteilen, wenn er die Anstellung eines Apothekers* als Apothekenleiter u. die nach der ApBetrO f. Krankenhausapotheken vorgeschriebenen Räume nachweist.

Der Inhaber einer Erlaubnis z. Betrieb einer Krankenhausapotheke ist verpflichtet, zur Versorgung weiterer Krankenhäuser mit Arzneimitteln einen schriftlichen Vertrag zu schließen, es sei denn, daß die zu versorgenden Krankenhäuser ebenfalls v. Inhaber d. Erlaubnis getragen werden. Ein solcher Versorgungsvertrag muß v. d. zust. Behörde genehmigt werden. **Österreich:** Bez. für K.: Anstaltsapotheke; ansonsten ähnl. geregelt, gesetzliche Grundlage in Apothekengesetz u. Apothekenbetriebsordnung.

**Krankenkassen:** s. Sozialversicherung.

**Krankenpflegeartikel:** s Medizinprodukte*.

**Krankenversicherung:** s. Sozialversicherung.

**Krankheit:** Störung der Lebensvorgänge in Organen od. im gesamten Organismus; Folge sind subjektiv empfundene bzw. objektiv feststellbare körperl., geistige od. seelische Veränderungen; vgl. Gesundheit.

**Krankheiten, Internationale Klassifikation:** s. ICD.

**Krankheitsüberträger:** **1. Aktive K.:** Zwischenwirt, Wirtswechsel. **2. Passive K.:** mechanisch verschleppt (Bakterien, Viren, Wurmeier auf Nahrungsmitteln u.ä.).

**Krapp:** Rubia tinctorum*.

**Krapprot:** s. Alizarin.

**Kratzbeere:** Rubus fruticosus*.

**Krauseminze:** Mentha crispa*.

**Krauseminzöl:** Oleum Menthae crispae, s. Mentha crispa.

**Krauß, Theodor:** s. Spagyrik.

**Kraut:** **1.** lat. Herba*, s.a. Kräuter; **2.** *bot.* eine Pflanze, die nicht verholzt, 1-, 2- od. mehrjährig (annuell, bienn od. plurienn), um zur Blüten- u. Fruchtbildung zu gelangen, wonach sie im Gegensatz zu einer perennierenden Pflanze* abstirbt.

**Kreatin:** N-(Aminoiminomethyl)-N-methylglycin; CAS-Nr. 60-27-5; $C_4H_9N_3O_2$, $M_r$ 131.14. Zwischenprodukt des intermediären Stoffwechsels als Phosphorsäureverbindung in den Muskeln, wird in der Leber aus Arginin u. Glykokoll gebildet u. wird mit Fleischnahrung (auch Fleischbrühe) aufgenommen. Bisweilen wird es im Harn ausgeschieden, meist jedoch als **Kreatinin**, dem Anhydrid von K. Nachw. im Blut u. Harn mittels Pikrinsäurelösung: blutrote Färbung.

**Kreatinin:** s. Kreatin.

**Kreatinurie:** Auftreten von Kreatin im Harn, s. Kreatin.

**Krebs:** **1.** *med.* allg. Bez. f. eine bösartige Geschwulst. Man unterscheidet hauptsächl. das Karzinom* (bösartige epitheliale Geschwulst) u. das Sarkom* (bösartige mesenchymale Geschwulst). **2. Flußkrebs:** s. Astacus fluviatilis.

**Krebsauge, Krebsstein:** Lapis (Plur. Lapides) cancrorum (Calcolli cancrorum); die vom Flußkrebs **Astacus fluviatilis*** während seiner Häutungszeit im Magen abgelagerten, linsenförmigen weißen Körperchen, bestehend aus ca. 63% Calciumcarbonat, 17% Calciumphosphat, Magnesiumphosphat u. Eiweiß. Früher zum Entfernen von Fremdkörpern aus den Augen verwendet; weitere **Anw.:** Knochenbildendes Mittel, zu Zahnpulvern, gegen Magensäure u. Sodbrennen.

**Krebs-Kornberg-Zyklus:** s. Glyoxylatzyklus.

**Krebs-Zyklus:** s. Tricarbonsäurezyklus.

**Kredex®:** s. Carvedilol.

**Kreide, natürliche:** Calcium carbonicum nativum, Calcium carbonicum praeparatum naturale. **Creta praeparata:** (Gereinigte) Schlämmkreide; s. Calciumcarbonat. **Tafelkreide** ist Gips*, $CaSO_4 \cdot 2\,H_2O$.

**Kreislauf, Enterohepatischer:** s. Enterohepatischer Kreislauf.

**Kreislaufmittel:** Stoffe, die durch peripheren Angriff an der Gefäßmuskulatur od. zentral am Vasomotorenzentrum den Blutkreislauf beeinflussen können. Sie werden v.a. zur Blutdruckregulation (Hoch- od. Niederdruck; s.a. Antihypertonika, Antihypotonika) u. bei Durchblutungsstörungen angewendet (s.a. Durchblutungsfördernde Mittel). Dazu gehören: peripherer Angriff: Vasodilatoren*, Vasokonstriktoren*, verschiedene Kardiaka*; zentraler Angriff: Analeptika*.

**Kreislaufstörungen, Funktionelle:** anfallsartig auftretende od. länger andauernde Funktionsstörungen des Herz-Kreislauf-Systems. Unterscheidung zwischen **hyperdynamischen** (hyperkinetisches Herzsyndrom: Neigung zu Dauertachykardie, vergrößerter Blutdruckamplitude u. vegetativen Begleitsymptomen) u. **hypokinetischen Kreislaufstörungen:** Formen sind hypotone Regulationsstörungen (Hypotonie* nach Lagewechsel od. langem Stehen), asympathotone Hypotonie (Kollaps ohne vorausgegangene Tachykardie u. ohne periphere Vasokonstriktion) u. vagovasale Synkope (Bewußtlosigkeit bei plötzlichem Blutdruck- u. Pulsfrequenzabfall).

**Krempelprozeß:** bei der Herst. v. Watte werden die einzelnen Baumwollfasern auf den sog. Krempeln, einem System von Trommeln u. Walzen, die mit unzähligen kleinen Drahthäkchen bürstenartig bedeckt sind, ausgekämmt u. in die gleiche Richtung gelegt (Krempelprozeß).

**Kremserweiß:** Cerussa, Plumbum subcarbonicum, s. Bleicarbonat, basisches.

**Kren:** Meerrettich, Rad. Armoraciae, s. Armoracia rusticana.

**Kreosol:** Methylbrenzcatechin, 2-Methoxy-4-methylphenol; CAS-Nr. 93-5-6; $C_8H_{10}O_2$, $M_r$ 138.16. Farblose bis gelbliche Flüss. D. 1.092 (25°C). Sdp. 220°C. $n_D^{25°C}$ 1.5353. Etwas lösl. in Wasser, mischbar mit organischen Lösungsmitteln. Bestandteil von Kreosot*.

**Kreosot:** Kreosotum, Buchenholzteerkreosot, Gem. aus Guajakol, Kreosol u. Cresolen. D. 1.075. Sdp. 200-220°C. Klare, schwach gelbl., ölige Flüss., lösl. in Ether, Ethanol, Schwefelkohlenstoff, sehr schwer lösl. in Wasser. Darst.: durch Dest. des Buchenholzteers. **Anw.** med.**:** früher (Pilulae Kreosoti a 0.05 g) inn. als Antiseptikum b. Lungentuberkulose. MED 0.5 g, MTD 1.5 g.

**HOM:** *Kreosotum* (HAB1.2): verord. z.B. b. Schuppenflechte, Folgezuständen vom Diabetes (Pruritus, Gangrän), Karies, Menorrhagie (Menstruationsbeschwerden), exsudativen Schleimhautgeschwüren mit Blutungen, Hyperemesis.

**Kreosotpillen:** Pilulae Kreosoti*.

**Kreosotsulfosaures Kalium:** s. Kalium, Kreosotsulfosaures.

**Kreosotum carbonicum:** Kreosotcarbonat, besteht (nach DAB6) aus den Kohlensäureestern der Phenole des Kreosots. Zähe, farblose bis gelbe, schwach nach Kreosot riechende Flüss., lösl. in Ethanol, fetten u. äther. Ölen, unlösl. in Wasser. Darst.: durch Einw. v. Carbonylchlorid auf Kreosot-Natrium. **Anw.** med.**:** wie Kreosot*, geschmacklos u. reizlos. **Dos.:** 0.2 g bis 1 g.

**Kresalole:** Salicylsäureester der Cresole.

**Kresol:** s. Cresol.

**Kresolharze:** Kunstharze, Cresol-Formaldehyd-Kondensationsprodukt.

**o-Kresolphthalein:** $C_{22}H_{18}O_4$. Gelblich-weißes Pulver, lösl. in Ethanol, sehr schwer lösl. in Wasser. **Anw.:** als Indikator in d. Maßanalyse. Umschlagsgebiet: pH 8.2 bis 9.8 farblos bis rotlila.

**Kresolpurpur:** m-Cresolsulfonphthalein; $C_{21}H_{18}O_5S$. Grünl., glänzendes Pulver, lösl. in Ethanol, wenig lösl. in Wasser, unlösl. in Ether. **Anw.:** als Indikator, Umschlagsgebiet pH 1.2 bis 2.8 rot – gelb u. pH 7.4 bis 9 gelb – purpur.

**Kresol, Rohes:** Cresolum crudum, s. Cresol.

**Kresolrot:** o-Cresolsulfonphthalein; $C_{21}H_{18}O_5S$. Rotbraunes Pulver, leicht lösl. in Ethanol, wenig lösl. in Wasser. **Anw.:** als Indikator, Umschlagsgebiet pH 0.2 bis 1.8 rot – gelb, pH 7.0 bis 8.8 gelb – purpur.

**Kresolseife:** s. Sapo Cresoli.

**Kresolseifenlösung:** s. Sapo Cresoli.

**m-Kresolsulfonphthalein:** Kresolpurpur*.

**o-Kresolsulfonphthalein:** Kresolrot*.

**Kresolsulfonsäure:** s. Cresolsulfonsäure.

**Kresolwasser:** Aqua cresolica*.

**Kresotinsäure:** Hydroxy-methylbenzol-carbonsäuren (m-K., o-K., p-K.); $C_8H_8O_3$. Farblose Kristalle, wenig lösl. in Wasser, leicht lösl. in Ethanol, Ether, Chloroform. **Anw.:** wie Salicylsäure*.

**Kreuzallergie:** auf einer Kreuzreaktion* beruhende Allergie*, z.B. gegen Penicilline u. Cefalosporine.

**Kreuzbeeren:** Fructus Rhamni cathartici, s. Rhamnus-Arten.

**Kreuzblütler:** Cruciferae, s. Brassicaceae.

**Kreuzblume:** Polygala amara*.

**Kreuzblumenkraut, Bitteres:** Herba Polygalae amarae (cum radicibus), s. Polygala amara.

**Kreuzdorn:** Rhamnus catharticus*.

**Kreuzdornbeeren:** Fructus Rhamni cathartici, s. Rhamnus-Arten.

**Kreuzdornbeeren, Frische:** Fructus Rhamni cathartici recentes, s. Rhamnus-Arten.

**Kreuzdornbeersirup:** s. Sirupus Rhamni catharticae.

**Kreuzdorngewächse:** s. Rhamnaceae.

**Kreuzkraut:** Kreuzkraut-Arten, s. Senecio-Arten; Grindkraut, s. Senecio vulgaris.

**Kreuzkraut, Goldenes:** s. Senecio aureus.

**Kreuzkrautwurzel, Bittere:** Radix Polygalae amarae, s. Polygala amara.

**Kreuzkümmel:** Cuminum cyminum*.

**Kreuzotter:** s. Vipera berus.

**Kreuzprobe:** unmittelbar vor jeder Bluttransfusion durchzuführender, unbedingt notwendiger Nachw. der Verträglichkeit von Spender- u. Empfängerblut.

**Kreuzraute:** Ruta graveolens*.

**Kreuzreaktion:** Reaktion eines Antikörpers mit einer Substanz, die nicht Anlaß zu seiner Bildung war; diese Reaktion ist zurückzuführen auf weitgehende strukturelle Ähnlichkeiten zwischen dieser Substanz u. dem ursprünglichen Immunogen od. auf das Vorkommen identischer Strukturen, d.h. auf den Besitz gemeinsamer antigener Determinanten auf beiden Substanzen; s. Antibiotika.

**Kreuzspinne:** s. Araneus diadematus.

**Kribbelkorn:** s. Secale cornutum.

**Kribbelkrankheit:** Ergotismus, s. Secale cornutum.

**Kriechprobe:** *syn.* Ätzprobe. Qualitativer Nachw. von Fluoriden, s. Fluor (Nachw.).

**Krimpen:** (*engl.* crimp) *syn.* f. bördeln. Bei Aerosoldosen* werden die Deckel gekrimpt, d.h. sie werden mit Druck um den Gefäßrand gebogen.

**Kristalle:** Körper v. einer bestimmten regelmäßigen, ihm eigentümlichen Gestalt (Gegensatz: amorpher, d.h. gestaltloser Körper). Die Kristallform* wird bestimmt durch d. Anzahl der Flächen, die unter bestimmten Winkeln gegeneinander geneigt sind. Man kann die verschiedenen Kristallformen in 7 **Kristallsysteme** (kristallographische Achsensysteme) einteilen; als Grundlage dafür dient die Geometrie der Elementarzelle, die das Raumgitter eines Kristalles (Kristallgitter) aufbaut. **Grundsysteme:** **1.** Das reguläre od. kubische System: 3 gleichlange Achsen, alle rechtwinklig zueinander (Oktaeder, Würfel, Kochsalz, Kaliumiodid). **2.** Das hexagonale System: 4 Achsen, davon 3 gleich lang u. sich in einem Winkel unter 60° schneidend, die vierte länger od. kürzer, senkrecht zur Ebene der 3 anderen (Bergkristall, Quarz, Kalkspat). **3.** Das rhomboedrische System: 3 gleichlange Achsen, sich alle unter dem gleichen, aber von 90° abweichenden Winkel schneidend. **4.** Das tetragonale System: 3 Achsen, davon 2 gleichlang, die dritte (Hauptachse) länger od. kürzer, alle rechtwinklig zueinander (Quadratoktaeder, Prisma). **5.** Das orthorhombische System: 3 versch. lange Achsen, alle rechtwinklig zueinander (Rhombenoktaeder, Magnesiumsulfat, Kaliumnitrat). **6.** Das monokline System: 3 versch. lange Achsen, davon 2 schiefe, m. der dritten aber rechte Winkel bildend (Glaubersalz, Soda, Gips, Zucker, Borax). **7.** Das trikline System: 3 versch. lange Achsen, die sämtlich schief aufeinander stehen (Kupfersulfat).

**Kristalle, Flüssige:** s. Flüssigkristalle.

**Kristallfeldtheorie:** s. Komplexchemie.

**Kristallform:** **1.** eine polymorphe od. pseudopolymorphe Modifikation, s. Polymorphie bzw. Kristallsolvate; **2.** Gesamtheit aller Kristallflächen, die aus einer Kristallfläche durch Anwendung sämtlicher Symmetrieoperationen einer Punktgruppe* des Kristalls hervorgehen.

**Kristallgestalt:** im Gegensatz zum Begriff Kristallform* bezieht sich die K. auf das äußere Erscheinungsbild eines Kristalls. Man unterscheidet zwischen dem Kristallhabitus (z.B. nadelförmig, würfelig, blättchenförmig etc.) u. der Kristalltracht (Gesamtheit der am Kristall auftretenden Kristallflächen). Kristalle mit unterschiedlicher Tracht od. Kristalle mit verschiedenen Kristallgittern können demnach denselben Kristallhabitus haben.

**Kristallgitter:** die regelmäßige, dreidimensionale Anordnung der Bausteine (Atome, Moleküle, Ionen) eines Kristalls* auf sogenannten Gitterpositionen od. -plätzen.

**Kristallhabitus:** s. Kristallgestalt.

**Kristalline Flüssigkeiten:** s. Flüssigkristalle.

**Kristallinitätsgrad:** Kristallinitätsindex, Ordnungsgrad; prozentueller Anteil kristalliner Substanz in einer Probe, die sowohl kristalline als auch amorphe Teile enthält. Ein völlig kristalliner Stoff besitzt einen K. von 1, sind 50% amorphe Anteile dabei ist der K. 0.5. Der K. ist das zentrale Interesse der Molekulargalenik*.

**Kristallisation:** Übergang eines Stoffes aus d. flüss. od. gasförmigen in den festen, kristallinen Zustand. Methode zum Reinigen (s. Umkristallisation) od. Trennen gelöster Substanzen, indem man einen Stoff aus einer heißen gesättigten Lsg. durch Erkalten od. Verdunsten des Lösungsmittels auskristallisieren läßt od. indem man einer Lsg. eine andere Flüssigkeit zusetzt,

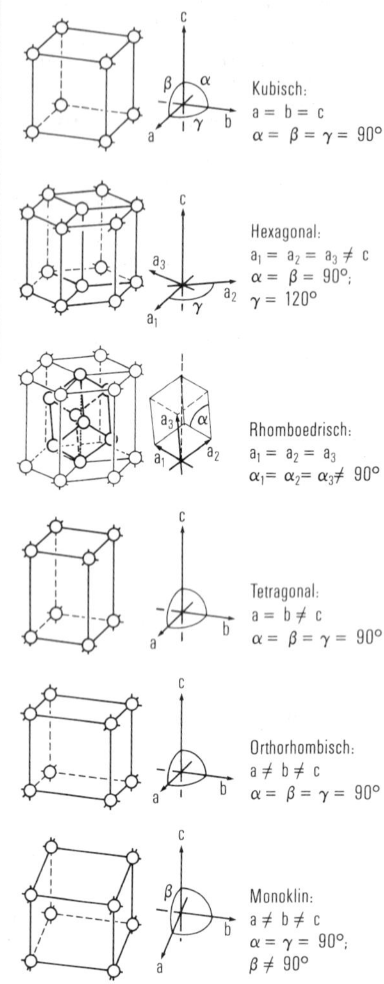


Kristalle:
Die sieben kristallographischen Achsensysteme [10]

in der der Stoff unlösl. od. schwer lösl. ist (Ausfällen). Vgl. Rekristallisation.

**Kristallit:** sehr kleiner Einzelkristall.

**Kristallographie:** Wissenschaft, die sich mit den phys.-chemischen Eigenschaften von natürlichen u. künstlichen Kristallen* beschäftigt. Teilgebiete sind die Kristallgeometrie (Symmetrie u. Struktur von Kristallen), Kristallphysik (Kristalloptik, z.B. Doppelbrechung, Polarisation, Interferenzerscheinungen) u. die Kristallchemie (Zusammenhänge zwischen Atomanordnung in K. u. ihrer chem. Zusammensetzung).

**Kristalloide:** veralterte Bez. f. kristallisierbare Stoffe, die bei d. Osmose durch d. Membran leicht diffundieren. Gegensatz: Kolloide*; vgl. Osmose.

**Kristallsoda:** Natriumcarbonat*-Decahydrat.

**Kristallsolvate:** kristalline Solvate, Lösungsmitteladdukte; Molekülverbindungen* (Komplexe) aus Feststoffen u. Lösungsmitteln, die zwar (meistens) stöchiometrisch definiert, aber mehr od. weniger labil sind. Ist das Lösungsmittel Wasser, so werden sie als Hydrate* bezeichnet (s.a. Hyclate.). Die Fähigkeit zus. mit Lösungsmitteln zu kristallisieren wird auch als Pseudopolymorphie bezeichnet (s. Polymorphie).

**Kristallstrukturanalyse:** Feinstrukturanalyse; Verfahren zur Ermittlung der dreidimensionalen Anordnung von Atomen in Kristallen* mit Hilfe von Strahlen, deren Wellenlängen etwa den Atomabständen der Kristallgitter entsprechen (Röntgen-, Elektronen-, od. Neutronenstrahlen). Das verbreitetste Verfahren zur K. ist die **Röntgendiffraktion** (Röntgenbeugung), bei der Röntgenstrahlung durch Beugung* u. Interferenz* an den Elektronen der Kristallgitteratome zu auswertbaren Bildern (sog. Röntgendiffraktogramme) umgesetzt wird. Die Beugungserscheinungen werden dabei z.B. photographisch od. mit Hilfe von Strahlenmeßgeräten* (Zählrohre) registriert u. auf mathematischem Wege aus den Winkellagen u. Intensitäten der Beugungsreflexe auf die exakte Position der Beugungszentren (Atome des Kristalls) zurückgeschlossen. Die Grundlage f. die Berechnung bildet die Bragg-Reflexionsbeziehung*. Je nach Art der Probenpräparation kann man zwischen **Pulver-** u. od. **Einkristallmethoden** unterscheiden, nach Art der Registrierung zwischen Verfahren mit photographischer Auswertung u. Zählrohrverfahren. Die wichtigsten Varianten sind das Laue-, Bragg- u. das Debye-Scherrer-Verfahren.

**Laue-Verfahren:** (älteste Methode, Max von Laue, 1912) ein einziger Kristall wird mit einem gebündelten Strahl weißen Röntgenlichts (d.h. R. mit verschd. Wellenlängen, 0.01 bis 10 nm) durchstrahlt u. die gebeugte Strahlung auf einem planen photographischen Film hinter dem Kristall registriert. Aus dem Beugungsbild, bestehend aus symmetrisch angeordneten Punkten, lassen sich Rückschlüsse auf die verursachende Gitterstruktur ziehen. Dieses Verfahren wird nur mehr in Spezialfällen (Kristallorientierung, Beugungssymmetrie) eingesetzt. Zur K. dienen i.a. Methoden, die homogene monochromatische Röntgenstrahlung verwenden.

**Bragg-Verfahren:** (Drehkristallmethode) ebenfalls ein Einkristallverfahren, bei der ein auf einem drehbaren, rechnergesteuerten Tischchen befestigter Kristall mit monochromatischem Röntgenlicht bestrahlt wird. Durch Drehung des Kristalls werden die Netzebenen* nacheinander in Reflexionsstellung gebracht u. die reflektierte Strahlung auf einem halbkreisförmig angeordneten Film od. meist mit Zählrohren aufgezeichnet. Mit Hilfe der Bragg-Gleichung* lassen sich so die Kristallgitterkonstanten errechnen.

**Debye-Scherrer-Verfahren:** ermöglicht die Analyse von Kristallpulvern, die nach enstsprechender Präparation mit einem monochromatischen Röntgenstrahlenbündel bestrahlt werden. Dabei entstehen durch Reflexion an den Atomen

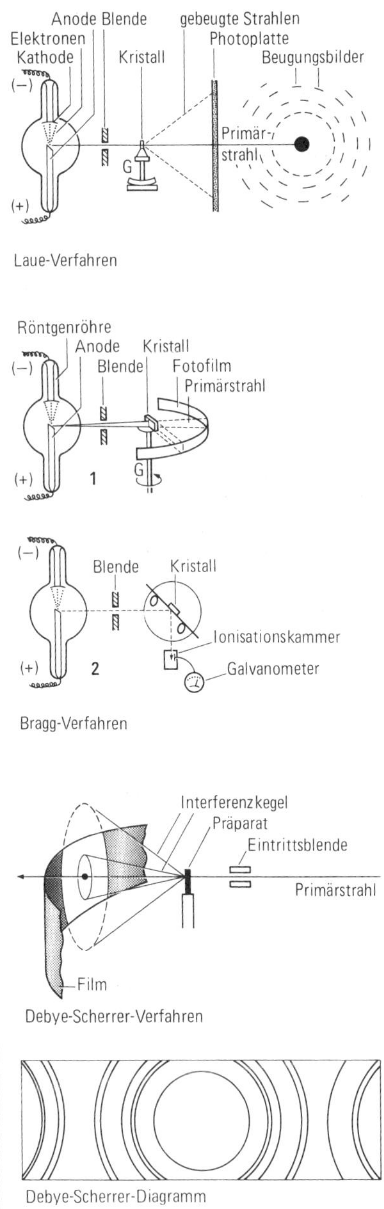


Kristallstrukturanalyse: Röntgenbeugungsmethoden [86]

der Kristallite Interferenzkegel, die auf einem um die Probe zylindrisch angeordneten Film in Form von typischen konzentrischen Ringen abgebildet wird. Aus dem Abstand zwischen den Beugungsringen u. dem unreflektierten Primärstrahl, sowie dem Abstand zwischen Probe u. Film, läßt sich der Netzebenenabstand bestimmen.

**Goniometer- od. Zählrohrdiffraktometer:** Am meisten verbreitet sind heute Zählrohverfahren v.a. nach dem Bragg-Brentano-Fokussierungsprinzip, die f. routinemäßige Aufnahmen sehr gut geeignet sind. Die Pulverprobe befindet sich in einer Vertiefung eines Kunststoff- od. Metallprobenträgers, der drehbar um eine Achse befestigt ist. Streng monochromatische u. mit Hilfe von Schlitzblenden in parallele Teilstrahlen zerlegte Röntgenstrahlung wird auf dem ebenen Präparat gebeugt u. gelangt nach Passieren von weiteren Schlitzblenden zum Zählrohr (s. Strahlenmeßgeräte) od. Szintillationszähler*. Der Detektor bewegt sich mit der doppelten Winkelgeschwindigkeit um die Präparateachse u. registriert nacheinander die gebeugte Strahlung. Die Bewegung des Präparates u. des Zählrohrs laufen synchron mit dem Schreibpapier des Kompensationsschreibers. Zählrohrdiffraktometer werden in der Pharmazie vielfach zur qualitativen u. quantitativen Bestimmung von kristallinen Arznei- u. Hilfstoffen, zur Untersuchung auf Polymorphie* sowie zur Prüfung bestimmter Arzneiformen herangezogen. **Lit.:** Ch. Beyer, J. Maasz, Röntgendiffraktometrie in der Pharmazie, Pharm. i. u. Z., *16*, 12 (1987).

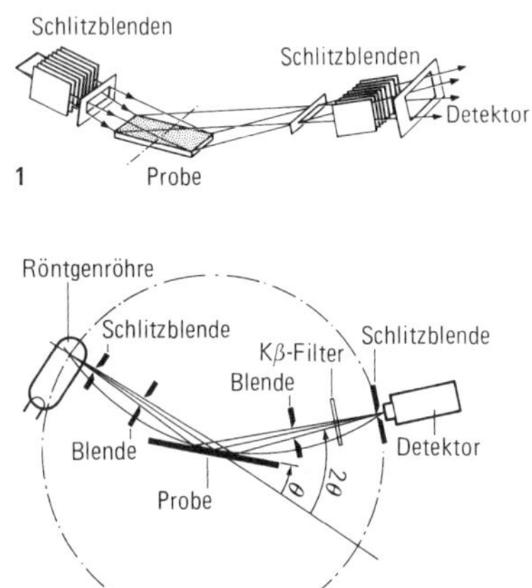


Kristallstrukturanalyse: Zählrohrdiffraktometer, Bragg-Brentano-Fokussierungsprinzip [117]

**Kristalltracht:** s. Kristallgestalt.
**Kristallviolett:** s. Methylviolett.
**Kristallwasser:** s. Hydrate.
**Kritische Größen:** Kritische Daten; hierzu gehören: kritische Temperatur, kritischer Druck u. kritische Dichte. **Kritische Temperatur** ist die Maximaltemperatur, oberhalb derer die Verflüssigung eines Gases durch noch so hohen Druck nicht möglich ist. **Kritischer Druck** ist der Druck, bei dem unter der krit. Temp. die Verflüssigung vor sich geht. **Kritische Dichte** ist die am **kritischen Punkt**, d.h. bei der kritischen Temp. u. beim krit. Druck gemessene Dichte; an diesem Punkt ist die Dichte des Dampfes genauso groß wie die der Flüssigkeit.
**Krötengifte:** Bufotoxine*.

**Kritische Größen**
Übersicht der Kritischen Größen einiger Substanzen

| Substanz | Kritische Temperatur (°C) | Kritischer Druck (bar) | Kritische Dichte (g/mL) |
|---|---|---|---|
| Sauerstoff | −118.8 | 78.74 | 0.430 |
| Wasserstoff | −239.9 | 12.55 | 0.031 |
| Stickstoff | −147.1 | 32.85 | 0.311 |
| Ammoniak | +132.4 | 109.8 | 0.236 |
| Chlor | +143.5 | 74.63 | 0.573 |

**Krötentest:** veraltete Form des Schwangerschaftsnachweises.

**Krokus:** Crocus sativus*.

**Krone:** Kronenether; Trivialbezeichnung f. macrocyclische (s. Makrocyclische Verbindungen) Polyether. Der Name geht zurück auf die an eine Krone erinnernde Zickzack-Anordnung der Ringatome (s. Abb.).

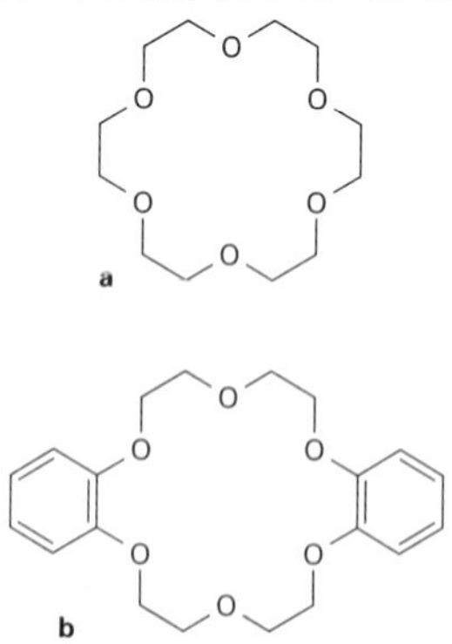

Krone:
a) [18]Krone-6: 1,4,7,10,13,16-Hexaoxacyclooctadecan. b) Dibenzo-[18]Krone-6: Octahydrodibenzo[b,k]-1,4,7,10,13,16-Hexaoxacyclooctadecan

**Kronenverbindungen:** Coronate; Molekülverbindungen* aus Kronenethern u. (z.T. selektiv) komplex gebundenen Metallkationen. In unpolaren Lösungsmitteln führt diese Komplexierung der Kationen zu sehr reaktiven (nicht solvatisierten) Anionen.

**Kronglas:** s. Glas.

**Kronsbeeren:** Fructus Vitis idaeae, s. Vaccinium vitis-idaea.

**Kropf:** s. Struma.

**Kropfsalbe:** s. Unguentum Kalii iodati.

**Krotonöl:** Oleum Crotonis, s. Croton tiglium.

**Kruke:** Abgabebehälter aus Porzellan od. Glas (heute aus Kunsstoff) f. eine halbfeste Arzneizubereitung.

**Krummdarm:** Intestinum ileum, Ileum.

**Krummholzkiefer:** Latsche, s. Pinus mugo.

**Krummholzöl:** Latschen(kiefern)öl, s. Pinus mugo.

**Krustengranulat:** s. Granulieren.

**Kryolith:** Eisstein, s. Natriumhexafluoroaluminat.

**Kryoprotektivum(a):** Gefrierschutzmittel; v.a. zur Konservierung von lebenden Zellen (z.B. f. die *in-vitro*-Fertilisation) bei Kälte **(Kryokonservierung)**; z.B. Dimethylsulfoxid (c = 1.5 mol/L).

**Kryoskopie:** Methode zur Bestimmung der molaren Masse mittels Gefrierpunktserniedrigung*.

**Kryoskopiekonstante:** Kryoskopische Konstante; s. Osmolalität, vgl. s. Gefrierpunktserniedrigung.

**Kryostat:** s. Thermostat.

**Kryptanden:** makrocyclische Verbindungen*, die wie die Kronenether (s. Krone) aufgebaut sind, jedoch zusätzliche Überbrückungen durch

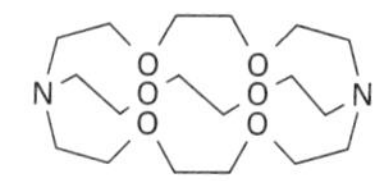

Kryptanden:
[2.2.2.]-Kryptand (4,7,13,16,21,24-Hexaoxa-1,10-diazabicyclo-[8.8.8.]-hexacosan)

Stickstoffatome aufweisen (daher auch die Bez. Azapolyether); sind aufgrund der speziellen Konstitution extrem starke Komplexliganden (s. Komplexverbindung).

**Kryptate:** Komplexverbindungen aus Kryptanden* u. ionischen Verbindungen, zumeist einfachen Metallkationen. Diese extrem starken Komplexe sind so aufgebaut, daß das Ion in einem durch den Kryptanden gebildeten Hohlraum völlig abgeschirmt ist. Da die Kryptanden ihre apolare Teile nach „außen" orientieren, sind solche Komplexe auch in apolaren Lösungsmitteln wie Benzol lösl. (s. Abb.).

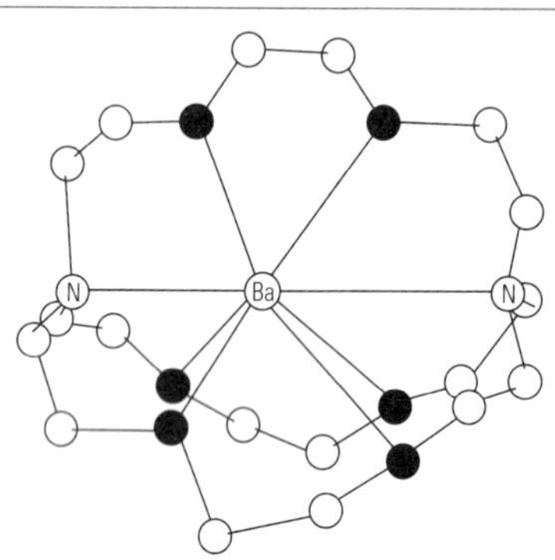


Kryptate

**Kryptoaescin:** s. Aescin.

**Kryptocur®:** s. Gonadorelin.

**Kryptogamen:** blütenlose Sporenpflanzen (im Gegensatz zu den Phanerogamen, den Samenpflanzen*); zu den Kryptogamen gehören die Thallophyta (Bakterien, Schleimpilze, Kieselalgen, Flagellaten, Grünalgen, Braunalgen, Armleuchtergewächse, Algenpilze, höhere Pilze), die Bryophyta (Moospflanzen) u. Pteridophyta (Farnpflanzen, Schachtelhalme, Bärlappe).

**Krypton:** Kr, Edelgas*, Best. der Luft (0.000108 V/V), einatomig, nullwertig. OZ 36, $A_r$ 83.80. Schmp. -157.2°C; Sdp. -153.3°C. Krit. Temp. -63.8°C; krit. Druck 55.0 bar; krit. Dichte

0.908 g/cm³. 1898 von William Ramsay (1852 bis 1916) durch Verflüssigung u. fraktionierte Dest. der Luft hergestellt.

**Krypton-85:** ein Radioisotop des Kryptons; kann durch Abtrennung von den anderen Produkten der Uranspaltung erhalten werden. HWZ 10.7 a; emittiert Beta- u. Gammastrahlen. Verwendet wird eine sterile, mit Natriumchlorid isotonisierte Injektionslösung, Kryptoni [$^{85}$Kr] solutio iniectabilis Ph.Eur.3 (nicht mehr seit 1995), [$^{85}$Kr]-Krypton-Injektionslösung. **Anw.:** zur Darstellung der Lungenperfusion, der regionalen myocardialen Perfusion u. der cerebralen Durchblutung.

**Kryptoni [$^{85}$Kr] solutio iniectabilis: [$^{85}$Kr]-Krypton-Injektionslösung**, s. Krypton-85.

**Kryptoxanthin:** Serumcarotinoid mit Provitamin-A-Eigenschaften; vgl. Vitamine (Vitamin A).

**Kubeben:** Fructus Cubeba, s. Piper cubeba.

**Kubebenpfeffer:** Fructus Cubebae, s. Piper cubeba.

**Kuckucksblume:** s. Orchis morio.

**Kuckucksstendel:** s. Platanthera bifolia.

**Küchenschelle:** s. Pulsatilla vulgaris, Pulsatilla pratensis.

**Küchenzwiebel:** s. Allium cepa.

**Kühler:** Vorrichtung zum Abkühlen u. Kondensieren von Dämpfen bei der Destillation; verschiedene Formen. Man unterscheidet zwischen **Rückflußkühlern** (z.B. Kugelkühler) u. **Produktkühlern** (z.B. Liebig-Kühler). Sonderformen sind der Kühlfinger od. der mit Kühlmitteln füllbare Städeler-Kühler.

**Kühlkette:** Kühlung von Arzneimitteln auf den Transportwegen durch Kühlbox u. Akku mit anschließender Lagerung im Kühlschrank bei vorgeschriebener Temperatur. In der Bundesrepublik Deutschland unterliegen z.B. aktive Impfstoffe gegen Hepatitis B, Röteln, Masern, Mumps, Poliomyelitis, Typhus abdominalis u. Varizellen der strengen Kühlkette.

**Kühl lagern:** entspricht nach DAB10 kalt lagern bei 8 bis 15°C.

**Kühlsalbe:** Unguentum leniens*.

**Kühlschranktemperatur:** nach DAB10 2 bis 8°C.

**Kühlverfahren:** s. Konservieren.

**Kümmel:** Fructus Carvi, s. Carum carvi.

**Kümmelöl:** Oleum Carvi, s. Carum carvi.

**Kümmel, Römischer:** Fructus Cumini, s. Cuminum cyminum*.

**Künstlichen Niere:** s. Hämodialyse.

**Küpenfärberei:** s. Indigo.

**Kürbisgewächse:** s. Cucurbitaceae.

**Kürbissame:** Semen Cucurbitae, s. Cucurbita pepo, C. maxima, C. moschata.

**Küvette:** meist kleiner Behälter mit planparallelen Fenstern (aus Quarzglas, Glas od. Kunststoff), die v.a. zur Aufnahme flüssiger od. gasförmiger Substanzen zu Zwecken der Spektralanalyse*, Kolorimetrie* od. Photometrie* dienen.

**Kugelblumenstrauch:** Globularia alypum*.

**Kugelblumenstrauchblätter:** Folia Alypi, s. Globularia alypum.

**Kugelfallviskosimeter:** Viskosimeter zur Bestimmung der dynamischen Viskosität* $\eta$ (SI-Einheit: Pa·s) idealviskoser Flüssigkeiten. Gemessen wird die Fallzeit t einer Kugel unter isothermen Bedingungen in einem mit der Prüfflüssigkeit gefüllten Fallrohr zwischen den beiden Meßmarken. Für den Fallvorgang gilt das Stokes-Gesetz (s. Sedimentationsanalyse*). Unter Berücksichtigung einer Gerätekonstante k gilt:

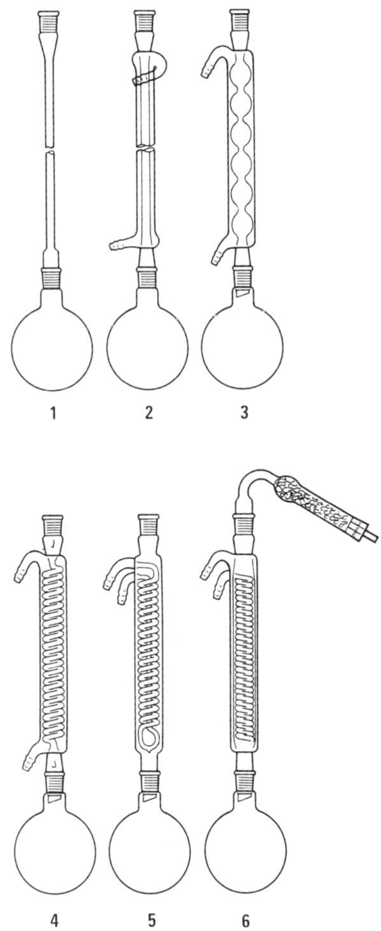


Kühler:
1-Liter-Kolben mit 1: Steigrohr (natürliche Länge etwa 1 Meter); 2: Liebig-Kühler (natürliche Länge mindestens 40 cm); 3: Kugelkühler; 4: Schlangenkühler; 5: Dimrothkühler; 6: Intensivkühler und Trockenrohr [35]

$$\eta = k \cdot (\rho_K - \rho_{Fl}) \cdot t$$

$\rho_K$ Dichte der Kugel, $\rho_{Fl}$ Dichte der untersuchten Flüssigkeit

Beim K. nach *Höppler* wird die Kugel durch die Schräglage des Meßrohres exakt geführt.

**Kugelfisch:** s. Tetrodotoxin.

**Kugelmühle:** Kugeltrommel, Maschine z. Zerkleinern u. Mischen v. Drogen.

**Kugelstrauch:** Caesalpinia bonducella*.

**Kugelstrauchsamen:** Semen Bonducellae, s. Caesalpinia bonducella.

**Kuhblume:** Taraxacum officinale*.

**Kuhhornkleesamen:** Semen Foenugraeci, s. Trigonella foenum-graecum.

**Kuhmilch:** s. Milch.

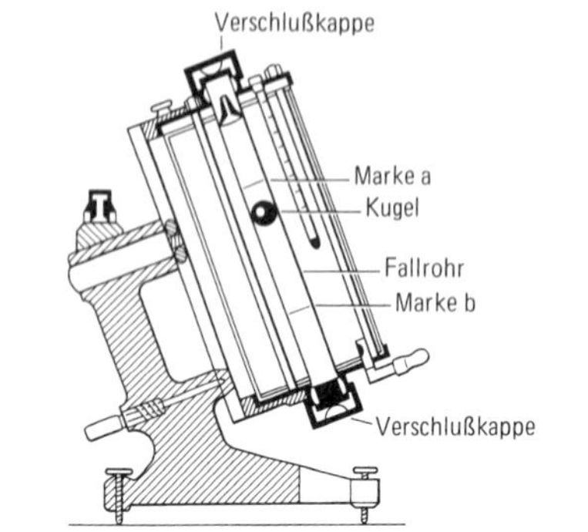


Kugelfallviskosimeter: Modell nach Höppler [131]

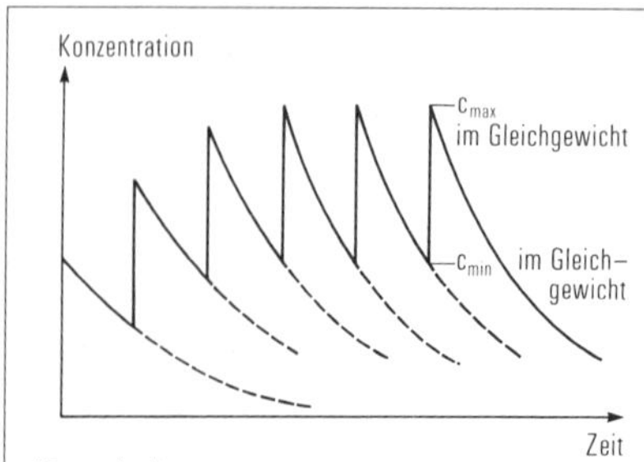


Kumulation: Schema der Blutspiegelkurve bei mehrmaliger i.v.-Injektion

**Kuhpocken:** Variola vaccina, akuter pustulöser Hautausschlag bei Kühen durch Kuhpockenvirus*; beim Melken auf den Menschen übertragbar.

**Kuhpockenlymphe:** Inhalt von Pusteln von Kälbern, die mit Kuhpocken infiziert wurden; von historischer Bedeutung; s. Kuhpockenvirus.

**Kuhpockenvirus:** Poxvirus bovis; Erreger der Kuhpocken*; s.a. Pockenviren; Infektionskrankheit beim Rind; historische Bedeutung: hinterläßt beim Menschen postinfektiöse gekreuzte Immunität, die von Jenner erkannt u. 1796 experimentell ausgetestet wurde. Beginn der aktiven Immunisierungsmaßnahmen gegen Pokken.

**Kuhschelle:** s. Pulsatilla vulgaris, Pulsatilla pratensis.

**Kukuruz:** (türk.) Mais, s. Zea mays.

**Kummerfeld-Waschwasser:** s. Aqua cosmetica „Kummerfeld".

**Kumquat:** s. Fortunella japonica.

**Kumulation:** (*lat.* cumulare anhäufen) Anhäufung eines Arzneistoffes nach seiner wiederholten Applikation. Charakteristisch f. Arzneistoffe, die relativ langsam eliminiert werden (manche Barbiturate, Schwermetall-Ionen) u. problematisch, wenn dazu noch deren therapeutische Breite* gering ist (Herzglykoside). Der Blutspiegel steigt schubweise an, bis er nach der 3. od. 4. Teildosis auf einem bestimmten Niveau zwischen einem Minimum u. einem Maximum hin u. her schwankt: Das Minimum u. das Maximum hängen von der Dosis*, dem Dosierungsintervall u. der Geschwindigkeitskonstanten der Elimination* ab. Der Extremwert des Maximums u. Minimums ergibt sich f. viele Fälle über folgende Gleichungen:

$$\text{Maximum im Gleichgewicht: } c_{max} = \frac{c_0}{1 - e^{-k_e \cdot \tau}}$$

$$\text{Minimum im Gleichgewicht: } c_{min} = \frac{c_0 \cdot e^{-k_e \cdot \tau}}{1 - e^{-k_e \cdot \tau}}$$

$c_0$ Anfangskonzentration, $k_e$ Geschwindigkeitskonstante der Elimination, $\tau$ Dosierungsintervall in Halbwertszeiten.

Der **Kumulationsfaktor** gibt an, auf einem wievielmal höheren Niveau die Konzentrationskurve nach unendlich vielen Dosen im Vergleich zur Kurve nach der 1. Dosis verläuft.

**Kumys:** mit Bierhefe vergorene Kuhmilch od. Stutenmilch (Alkoholgehalt ca. 3%, Milchzucker 5 bis 6%), hauptsächl. in Ostfriesland u. in Sibirien gebräuchl., vgl. Kefir, Joghurt.

**Kunigundenkraut:** s. Eupatorium cannbinum.

**Kunstharze:** künstl. hergestellte harzartige Stoffe, die bei Raumtemperatur flüssig, zähflüssig-weich od. fest sein können. In festem Zustand sind sie glasig-amorph; in bestimmten Temperaturbereichen erweichen sie od. verflüssigen sich allmählich im Gegensatz zu den härtbaren Harzen, die in der Wärme od. nach Härterzusatz durch Vernetzung unlösl. u. unschmelzbar werden (s. Härten von Kunststoffen). Nicht gehärtete K. sind in best. organischen Lösungsmitteln lösl. u. damit verdünnbar. K. werden ähnl. hergestellt wie Kunststoffe. Sie dienen als Bindemittel in Formmassen, als Gießharze, zur Herst. v. Lakken, Klebstoffen u. für Imprägnierungen. Wichtigste K. sind die durch Polykondensation gebildeten Phenolharze, Harnstoff- u. Melaminharze, Polyesterharze, Alkydharze, Epoxidharze, Ketonharze, Silicone etc. Die Vinyl- u. Acrylharze zählen zu den durch Polymerisation erhaltenen K.

**Kunsthonig:** s. Mel, Fiehe-Reaktion.

**Kunsthorn:** Galalith*.

**Kunstrum:** s. Buttersäureethylester.

**Kunstseiden:** frühere Bezeichnung f. Fasern aus Celluloseestern* (z.B. Acetatseide*, s. Celluloseacetat*) od. regenerierter Cellulose* (s. Viskosefasern); Begriff erklärt sich aus ähnlichen physikalischen Eigenschaften wie bei der Naturseide; K. besteht nicht aus eiweißähnlichen Verbindungen. K. aus Cellulose besitzt andere Eigenschaften (größeres Quellvermögen, leichtere Verdaulichkeit) als Baumwollcellulose, da sie aus kleineren Molekülgrößen aufgebaut ist. Im Gegensatz zur Naturseide zeigen Kunstseiden eine glatte, glasartig glänzende, straffe Oberfläche.

**Kunststoffe:** Stoffe, deren wesentliche Bestandteile aus solchen makromolekularen organischen Verbindungen entstehen, die synth. od. durch Abwandelung von Naturstoffen entstehen. Sie sind in der Regel unter bestimmten Bedingungen (Wärme u. Druck) schmelz- u. formbar; s.a. Polymer(e).

**Kunststoffpapier:** synthetisches Papier; Bez. f. papierähnliche Folien. Hergestellt aus einer Mischung von Polystyrol, Kaolin u. Elastomeren mit Niederdruck-Polyethylen. Fett- u. wasserunempfindlich, gas- u. aromadicht, chem. beständig sowie schweißbar. K. dient v.a. zur Verpackung, aber auch f. spezielle Druckzwecke (Etiketten, Plakate u.ä.).

**Kunststoffschweißen:** Verbinden zweier

Kunststoffe in plastischem Zustand durch Wärme u. Druck mit od. ohne Zugabe von Zusätzen. Man unterscheidet: Warmgasschweißen, Heizelementschweißen, Reibschweißen, Hochfrequenzschweißen, Ultraschallschweißen.

**Kunstvaselin:** s. Vaselinum.

**Kupfer:** Cuprum, Cu, 1- u. 2wertiges Schwermetall, OZ 29. $A_r$ 63.546. D. 8.93, Schmp. 1083°C, Sdp. 2595°C; hellrot, zäh u. dehnbar, überzieht sich an feuchter Luft mit grünem bas. Kupfer(II)-carbonat (Patina); lösl. in Salpetersäure u. siedender Schwefelsäure. Nat. gediegen od. gebunden [Rotkupfererz $Cu_2O$, Kupferglanz $Cu_2S$, Kupferkies $Cu_2S{\cdot}Fe_2S_3$, Kupferlasur $2CuCO_3{\cdot}Cu(OH)_2$]. Darst.: durch Glühen der Carbonate u. Oxide mit Kohle od. Rösten der Sulfide od. durch Elektrolyse. K. ist f. niedere Organismen (Bakterien, Fäulniserreger, Algen usw.) ein starkes Gift, Menschen u. höhere Tiere vertragen dagegen größere Mengen (MAK 1 mg/m³ Luft) ohne Schaden, es ist vielmehr f. sie ein lebenswichtiges Spurenelement u. für den Aufbau von Blut u. für die Pflanzen zur Bildung von Chlorophyll wichtig. Der menschliche Körper enthält 0.1 bis 0.15 g Cu; empfohlene Zufuhr 1 bis 3 mg/d. Cu ist Bestandteil zahlreicher Enzyme, wie z.B. der Katalase, Peroxidase, Cytochromoxidase, Tyrosinase, Monoaminooxidase, Lysyloxidase, Ascorbinsäureoxidase. **Anw.** techn.**:** zu Gefäßen u. Apparaten sowie zu Legierungen, z.B. Messing (Kupfer-Zink), Bronze (Kupfer-Zinn). **Nachw. von K.-Verbindungen: 1.** Sie färben die nicht leuchtende Flamme grün od. blau. **2.** Schwefelwasserstoff fällt braunschwarzes Kupfer(II)-sulfid, unlösl. in verd. Säuren. **3.** Ammoniak fällt grünblaue bas. Kupfer(II)-salze, im Überschuß des Ammoniak mit tiefblauer Farbe lösl. **4.** Zink od. Eisen scheiden metall. K. ab, das sich auf ihnen als roter Überzug niederschlägt.

**Gesch.:** K. ist seit etwa 5000 v. Chr. bekannt. Um diese Zeit gewannen die Ägypter K. am Sinai aus Malachit, ebenso alt dürfte die K.-Gew. auf der Insel Cypern sein (daher der Name: aes cyprium); erste K.-Gew. in Deutschland um 960 n. Chr. auf dem Rammelsberg im Harz. Bronze (Kupfer/Zinn) stellten die Sumerer bereits 3000 v. Chr. her, wozu sie das Zinn aus dem Iran bezogen.

**HOM:** *Cuprum metallicum* (HAB1.1): Gew. durch Reduktion von gepulvertem reinen Kupferoxid; Konstitutionsmittel; verord. z.B. b. Krampfneigung der glatten u. quergestreiften Muskulatur, Epilepsie, Asthma.

**Kupfer(II)-acetat:** Cupriacetat, Cuprum aceticum neutrale, Essigsaures Kupfer, krist. Grünspan; $Cu(CH_3COO)_2 \cdot H_2O$, $M_r$ 199.65. Leicht lösl. in Wasser, lösl. in Ethanol u. Glycerol, wenig lösl. in Ether. D. 1.882. **Anw.** med.**:** früher als Adstringens u. mild. Ätzmittel (nach EB6 MED 0.1 g, MTD 0.3 g, als Augenwasser 0.2%).

**HOM:** *Cuprum aceticum* (HAB1.2): verord. z.B. b. Angina pectoris, Asthma bronchiale.

**Kupfer(II)-acetat, Basisches:** Cuprum subaceticum, Aerugo, Grünspan; $Cu(CH_3COO)_2 \cdot CuO \cdot 6\,H_2O$ (im Handel in wechselnder Zstzg.). Blaue od. grüne Kristalle, in Wasser teilweise lösl., in verd. Schwefel- u. verd. Essigsäure vollständig löslich. **Anw.** med.**:** früher in Salben u. Pflastern.

**Kupferalaun:** Cuprum aluminatum DAB6, Augenstein, Lapis divinus, Lapis ophthalmicus, Alumen cupricum. Hellgrünlichblaue Stücke od. Stäbchen od. Pulver, nach Campher riechend, lösl. in 16 Wasser. Darst.: durch Zusammenschmelzen von 16 T. Kupfersulfat, 17 T. Alaun, 16 T. Kaliumnitrat u. 1 T. Campher. **Anw.** med.**:** als mildes Ätzmittel.

**Kupfer(II)-ammoniumsulfat:** s. Tetraamminkupfer(II)-sulfat.

**Kupfer, Arsenigsaures:** Cuprum arsenicosum, s. Kupferarsenit.

**Kupferarsenit:** Cuprum arsenicosum, Cupriarsenit, arsenigsaures Kupfer; $Cu_3(AsO_3)_2$. Gelbgrünes Pulver, unlösl. in Wasser u. Ethanol, lösl. in verd. Säuren. **Anw.** med.**:** früher als Antiseptikum u. Insektizid; hauptsächl. als Malerfarbe (Scheeles Grün ist ein Gem. von Kupferarsenit mit bas. Kupfercarbonat).

**HOM:** *Cuprum arsenicosum* (HAB1.5): verord. z.B. b. Gefäßspasmen, Enteritis, Asthma, ergänzend bei Urämie.

**Kupferarsenit-acetat:** s. Kupfer, Essigarsenigsaures.

**Kupfer(II)-carbonat:** Cuprum carbonicum, Cuprum subcarbonicum, basisches Kupfercarbonat; $CuCO_3{\cdot}Cu(OH)_2$. Grünblaues Pulver, unlösl. in Wasser, lösl. in verd. Säuren u. Ammoniaklsg. **Anw.** med.**:** früher b. Neuralgien; techn.: als Malerfarbe (Azurblau, Lasurblau, Kupferblau).

**Kupfer(I)-chlorid:** Cuprum chloratum, Kupferchlorür, Cuprochlorid, CuCl. D. 3.53, Schmp. 422°C, unlösl. in Wasser u. Ether, lösl. in konz. Salzsäure u. wäßriger Ammoniaklösung. **Anw.** techn.**:** in d. Gasanalyse zum Nachw. v. Arsen- u. Antimonwasserstoff, in d. Fett- u. Seifenherstellung als Katalysator, in der Pyrotechnik.

**Kupfer(II)-chlorid:** Cuprum bichloratum, Cuprichlorid; $CuCl_2 \cdot 2\,H_2O$. Blaugrüne, hygr. Kristalle, leicht lösl. in Wasser, Ethanol, Aceton u.a. Darst.: durch Auflösen von Kupferoxid in Salzsäure u. Eindampfen. **Anw.** med.**:** früher als Adstringens u. Fungizid, techn.: als Sauerstoffüberträger bei Farbstoffsynthesen, in der Feuerwerkerei (Grünfeuer).

**Kupferchlorür:** s. Kupfer(I)-chlorid.

**Kupfer(I)-cyanid:** Cuprum cyanatum, Cuprocyanid, Kupfercyanür, CuCN. Farblose Kristalle, leicht lösl. in konz. Säuren, Ammoniak, Ammoniaksalzlösungen, Alkalicyanidlösungen, unlösl. in Wasser. **Anw.:** zu galvanischen Verkupferungen.

**Kupfer, Essigarsenigsaures:** Cuprum aceticoarsenicosum, $Cu(C_2H_3O_2)_2 \cdot 3\,Cu(AsO_2)_2$. Wurde früher als Malerfarbe verwendet (Schweinfurter Grün, Uraniagrün, Kaisergrün usw.) Heute wegen seiner Giftigkeit nicht mehr verwendet.

**Kupferglanz:** s. Kupfer.

**Kupferkalkbrühe:** Bordelaiser Brühe, Bordeauxbrühe, Mischung von Kalkmilch mit einer Lsg. von Kupfersulfat (2 kg Kupfersulfat werden in 50 L Wasser gelöst u. langsam 50 L Kalkmilch aus 1 kg gelöschtem Kalk zugegossen, die K. muß alkalisch reagieren), auch mit Zusatz von Schmierseife (1%) od. Zucker (0.3%). Wird als Schädlingsbekämpfungsmittel im biologischen Landbau eingesetzt. Früher auch mit Arsen (Schweinfurter Grün, Natrium-, Calciumarsenat, 0.1 bis 0.2%): Arsenkupferkalkbrühe. Zum Spritzen gegen Pflanzenschädlinge, besonders gegen echten u. falschen Mehltau der Weinreben, Kräuselkrankheit, Blattfallkrankheit usw. Die **Burgunderbrühe** wird statt mit Kalkmilch mit Soda hergest. (Kupfer-Soda-Brühe).

**Kupferkies:** s. Kupfer.

**Kupferlasur:** s. Kupfer.

**Kupfer-Legierungen:** s. Kupfer.

**Kupfernatriumcitrat:** Cupro-Natrium citricum; Geh. mind. 10% Kupfer. Blaugrüne Kristallnadeln, leicht lösl. in Wasser u. Ethanol. **Anw.** med.: zu Augenwässern (2%).

**Kupfer(II)-nitrat:** Cuprum nitricum, Cuprinitrat, salpetersaures Kupferoxid; $Cu(NO_3)_2 \cdot 3\ H_2O$. Tiefblaue, hygr. Kristalle, leicht lösl. in Wasser u. Ethanol. Darst.: durch Auflösen von Kupferoxid in Salpetersäure u. Eindampfen. **Anw.** med.: früher inn. u. äuß. b. Syphilis. MED 0.025 g, MTD 0.1 g; techn.: zum Brünieren von Eisen.

**Kupfer(I)-oxid:** Cuprum oxydulatum, Kupferoxydul $Cu_2O$; gelbl. bis bräunl. Pulver od. Kristalle, lösl. in (Ammoniaklsg., Salzsäure u. verd. Schwefelsäure, unlösl. in Wasser, entsteht beim Nachw. von Glucose mit Fehling-Lösung sowie bei der Oxidation fein verteilten Cu od. durch Erwärmen von Cu(I)-chlorid mit Laugen. **Anw.:** als Pflanzenschutzmittel, in der Galvanotechnik, zum Rotfärben von Glas usw.

**Kupfer(II)-oxid:** Cuprum oxydatum, Cuprioxid, CuO, $M_r$ 79.54. D. 6.45. Schwarzes, amorphes Pulver; leicht lösl. in verd. Salpetersäure, unlösl. in Wasser u. Ethanol. Darst.: durch Glühen v. bas. Kupfercarbonat. **Anw.** med.: früher inn. als Wurmmittel. **Dos.:** 0.05 bis 0.1 g mehrmals tgl. (saure Speisen vermeiden!). MED 0.3 g, MTD 0.8 g; äuß.: zur Zerteilung v. Geschwüren; techn.: in d. Elementaranalyse, zur Herst. v. Kupferrubinglas.

**Kupferoxidammoniak:** s. Schweizer-Reagenz.

**Kupferoxydul:** s. Kupfer(I)-oxid.

**Kupferparaphenolsulfonat:** Cuprum phenolsulfonicum, Cuprum sulfocarbolicum, p-phenolsulfonsaures Kupferoxid, $[C_6H_4(OH)SO_3]_2Cu \cdot 5\ H_2O$. Hellgrüne Kristalle, lösl. in Ethanol u. Wasser. **Anw.** med.: äuß. als Antiseptikum zu Umschlägen u. zu Spülungen.

**Kupferrauch, Weißer:** s. Zinksulfat.

**Kupferron:** Phenylnitrosohydroxylamin*.

**Kupfer(II)-sulfat:** Cuprum sulfuricum crudum, Rohes Kupfersulfat, Roher Kupfervitriol, Blauer Galitzenstein. **Wasserfreies Kupfer(II)-sulfat:** Cupri sulfas anhydricus; $CuSO_4$, $M_r$ 159.6.Hellgraues bis hellgraugrünes, hygr. Pulver, das unter Feuchtigkeitseinfluß blau wird. Leicht lösl. in Wasser. **Off.:** DAB10.

**Kupfer(II)-sulfat-Pentahydrat:** Cupri sulfas pentahydricus Ph.Eur.3, Cuprum sulfuricum; $CuSO_4 \cdot 5\ H_2O$, $M_r$ 249.7. Blaue, durchscheinende, wenig verwitternde Kristalle od. blauweißes Pulver, lösl. in Wasser (1:3.5), wenig lösl. in Ethanol. **Off.:** DAC86, ÖAB90, Ph.Helv.7. **Anw.** med.: früher äuß. als Ätzmittel, Adstringens in der Wundbehandlung; inn. als Brechmittel u. Blutstillungsmittel. **Dos.:** 0.004 g bis 0.025 g; MED 0.25 g; als Gegenmittel b. akuter Phosphorvergiftung; techn.: 0.5 bis 1 ppm in Wasserreservoirs u. Schwimmbecken zur Verhinderung des Algenwachstums, zur Schädlingsbekämpfung (Kupferkalkbrühe*), zur Getreidebeizung, zur Holzkonservierung, zur Herst. v. Kupferfarben usw.

**HOM:** *Cuprum sulfuricum* (HAB1.2): **Anw.:** s. Kupfer.

**Kupfer(II)-sulfat-Ammoniak:** s. Tetraamminkupfer(II)-sulfat.

**Kupfervitriol:** s. Kupfer(II)-sulfat.

**Kupferzahl:** die Grammenge Kupfer, die von den in 100 g getrockneter Watte enthaltenen, reduzierenden Stoffen als Kupfer(I)-oxid abgeschieden wird. Die K. dient zum Nachw. von Faserschädigungen beim Bleichen der Watte, ihre Güte u. Lagerfähigkeit wird festgestellt.

**Kupferzink-Lösung:** s. Solutio zinco-cuprica composita.

**Kupieren:** *med.* eine Krankheit am Beginn unterdrücken bzw. abkürzen.

**Kurare:** Curare*.

**Kurchirinde:** s. Holarrhena pubescens.

**Kurella-Brustpulver:** s. Pulvis Liquiritiae compositus.

**Kurkumagelb:** s. Curcumin.

**Kurkumapapier:** s. Curcumapapier.

**Kurkumastärke:** Amylum Curcumae*.

**Kurkumawurzel, Lange:** Rhiz. Curcumae (longae), s. Curcuma-Arten.

**Kurkumin:** Curcumin*.

**Kuru:** im Osten Neuguineas aufgetretene, subakute bis chron. verlaufende spongiforme Enzephalopathie (Slow-Virus-Erkrankung*). Erreger sind wahrscheinlich Prionen*; die Übertragung erfolgt(e) durch Autoinokulation infektiösen Materials (z.B. Gehirn) bei kannibalistischem Bestattungsritus.

**Kurukraut:** s. Picrorhiza kurroa.

**Kurzname:** s. INN.

**Kurzsichtigkeit:** Myopie.

**Kurztagpflanzen:** Pflanzen, die erst beim Unterschreiten einer kritischen Tageslänge zur Blüte kommen; blühen im zeitigen Frühjahr od. im Herbst; s.a. Langtagpflanzen, tagneutrale Pflanzen.

**Kusauzuknollen:** Bishiknollen, s. Aconitum fisheri.

**Kussoblüten:** Kosoblüten, Flores Koso, s. Hagenia abyssinica.

**Kutanimpfung:** Injektion von Antigenen in die Epidermis meist zu diagn., selten therap. Zwecken.

**Kutikula:** Cuticula; *bot.* zarte äußerste Membranlamelle über den Außenwänden der Epidermiszellen.

**Kutira-Gummi:** s. Cochlospermum gossypium.

**Kutis:** s. Cutis.

**KW:** Abk. f. Kohlenwasserstoffe*.

**kW:** Abk. f. Kilowatt.

**Kwaß:** bierähnliches Getränk, in Rußland gebräuchl., hergest. durch Vergärung v. Getreide, Roggenbrot, Malz od. Früchten.

**K-Wert:** Materialkonstante f. polymere Substanzen, die mit deren $M_r$ in engem Zusammenhang steht. Der K-Wert ermöglicht es, zwischen den Konzentrationen u. Viskositäten von Lösungen solcher Stoffe eine rechnerische Beziehung aufzustellen. Bei gegebener Konzentration des gelösten Produktes u. der zugehörigen relativen Viskosität der Lösung läßt sich der K-Wert nach Fikentscher berechnen od. aus einer Tab. ermitteln.

**kWh:** Kilowattstunde, abgeleitete Einheit f. die Arbeit; 1 kWh = 3600 kJ (Kilojoule).

**Kybernetik:** wichtiger Zweig der modernen Naturwissenschaften, der sich mit den Steuerungs- u. Regelungsverhältnissen in Technik u. Biologie befaßt. Die Bedeutung der K. liegt in der Zusammenschau u. der gegenseitigen Befruchtung technischer, biologischer u. soziologischer Forschungsweise. Die K. führte zur Klärung zahlreicher biologischer Vorgänge, z.B. der Vererbung u. Eiweißsynthese. (Name u. grundlegende Darstellung der K. stammten von dem Wiener Mathematiker N. Wiener (1948).)

**Kybernin®:** s. Antithrombin III.

**Kynurenin:** Zwischenprodukt des Tryptophan*-Abbaues; bei Vitamin-$B_6$-Mangel erfolgt kein weiterer Abbau, sondern Ausscheidung als Kynorensäure im Harn.

**Kyphose:** (gr.) Verkrümmung der Wirbelsäule nach hinten, Buckel.

# L

**L**: **1.** Praefix f. die Konfiguration eines Moleküls (s. Fischer-Projektion); **2.** Symbol f. Liter, Löslichkeitsprodukt*, Avogadro-Konstante, Leucin* u.a.; **3.** römische Zahl f. Fünfzig (quinquaginta).

**l**: Symbol f. Liter, Länge; früher auch bei opt. aktiven Stoffen: linksdrehend.

**λ**: gr. Buchstabe lambda, Formelkurzzeichen f. die Wellenlänge elektromagnetischer Strahlung*.

**La**: *chem.* Lanthan*.

**L.a.**: (Abk. auf Rezepten) lege artis: nach den Regeln der Kunst.

**Lab**: Labferment, **Chymosin**, Rennin; proteolytisches Enzym im Magen von Säuglingen u. Kleinkindern (nicht aber Erwachsener) u. aus dem Labmagen (4. Kälbermagen, Abomasus) saugender Kälber, das Milchgerinnung ohne Mitwirkung von Säuren bewirkt; es ist auch im Magen anderer Säugetiere enthalten sowie in Fischen, Krebsen, Vögeln u. in manchen Pflanzen (Galium verum, Datteln, Feigen), auch in Bakterien u. Hefen. Proteolytischer Mechanismus dem Pepsin ähnl., aus **Prorennin**, der inaktiven Vorstufe ($M_r$ 36200), bildet sich das aktive Enzym ($M_r$ 30700), das in Gegenwart von $Ca^{2+}$-Ionen Phosphoamidbindungen von Casein* hydrolisiert (pH-Optimum 4.0); es bilden sich die unlöslichen Calciumsalze von Paracasein. **Labpulver:** wird aus zerkleinerten (getrockneten) Kälbermagen extrahiert u. getrocknet. Es ist meist so eingestellt, daß 1 g in 30-40 min bei 35-40°C 100 Liter (1:100 000) bis 300 Liter (1:300 000) Milch zur Gerinnung bringt; s. Casein. **Labessenz:** Liquor seriparus EB6, Molkenessenz; Flüss., die Labferment enthält. Herst.: Durch Ausziehen zerkleinerter Kälber-Labmagen mit verd. Salzsäurelsg. od. Natriumchloridlsg.

**Labarraque-Lauge:** Liquor Natrii hypochlorosi, s. Natriumhypochlorit.

**Labdan:** bicyclisches Diterpengrundgerüst; Strukturformel s. Diterpene.

**Labdanum:** s. Ladanum.

**Labetalol** INN: 5-{1-Hydroxy-2-[(1-methyl-3-phenylpropyl)amino]ethyl}salicylamid, Trandate®; CAS-Nr. 36894-69-6; $C_{19}H_{24}N_2O_3$, $M_r$ 328.40. **Anw.:** Antihypertonikum; Senkung des peripheren Gefäßwiderstandes durch gleichzeitige β- u. α-blockierende Wirkung. HWZ 4 h. **Übl. Dos.:** Oral: 3mal 0.1 g/d, langsam erhöhen auf 0.6-1.6 g/d. **Nebenw.:** orthostatische Dysregulation, Übelkeit, Müdigkeit, Gliederschmerzen.

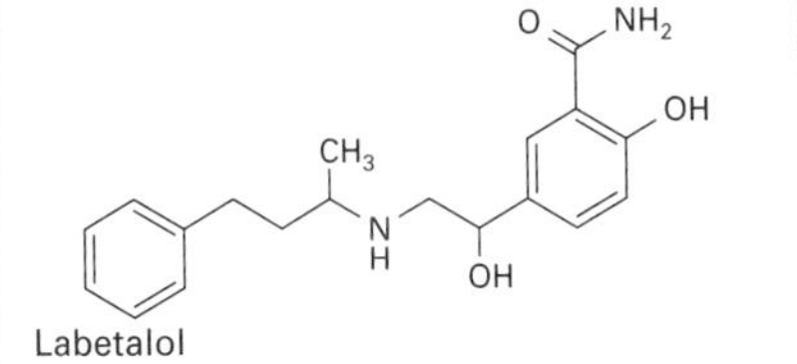


Labetalol

**Labetalolhydrochlorid:** Labetaloli hydrochloridum Ph.Eur.3; $C_{19}H_{25}ClN_2O_3$, $M_r$ 364.9. Weißes Pulver. Wenig lösl. in Wasser u. Ethanol.

**Labiatae:** *syn.* Lamiaceae*; Fam. der Lippenblütler.

**Labiatendrüsen:** s. Exkretionsgewebe (Abb.).

**Labiatengerbstoffe:** Lamiaceengerbstoffe, s. Gerbstoffe.

**Labium:** Lippe; labialis, zu den Lippen gehörig.

**Labkraut, Gelbes:** s. Galium verum.

**Labkraut, Klebendes:** s. Galium aparine.

**Laborfiltergeräte:** Vakuumfiltergeräte*, Druckfiltergeräte*.

**Laburnum anagyroides** Medik.: (Cytisus laburnum, L. vulgare) Fam. Fabaceae (Leguminosae), Traubiger Goldregen, Bohnenbaum (heim. Südeuropa, vielfach angebaut). **Inhaltsst.:** in allen Organen das sehr giftige Cytisin* (in d. Samen 1.5 bis 3%, Blättern 0.3%, Blüten 0.2%) u. andere Chinolizidinalkaloide* wie das weniger giftige N-Methylcytisin u.a.; in den Samen Lektine ferner Cholin u. fettes Öl, in d. Blüten Violaxanthin* (carotinoider Farbstoff). **Anw.:** früher als Emetikum.

**HOM:** *Laburnum anagyroides* (HAB1.5), Cytisus laburnum: frische Blätter u. Blüten zu gleichen Teilen; verord. z.B. b. Magen-Darm-Entzündung.

**Lac:** s. Milch; **Lac caninum HOM:**, Hundemilch, s. Milch; **Lac defloratum**, abgerahmte Kuhmilch, s. Milch.

**Lac Bismuti:** Magma Bismuti, Wismutmilch, eine Aufschwemmung von bas. Bismutcarbonat u. Bismuthydroxid, Geh. 5.6 – 6.2% $Bi_2O_3$.

**Lacca:** s. Schellack.

**Lacca alba:** gebleichter Schellack, s. Schellack.

**Laccainsäure:** s. Schellack.

**Lacca Musci:** s. Lackmus.

**Lac caninum: HOM:** Hundemilch (frische Milch mit 90% Ethanol zu gleichen Teilen, Milcheiweiß wird somit gefällt); verord. z.B. b. Rheumatismus mit Seitenwechsel des Schmerzes, Migräne.

**Laccase:** Monophenolmonooxygenase; ein kupferhaltiges Flavinenzym*.

**Laccifer lacca:** s. Schellack.

**Lacerta agilis:** Fam. Lacertidae, Zauneidechse (Europa), 20 bis 25 cm lange Eidechse.

**HOM:** *Lacerta agilis:* Tier wird betäubt, zerquetscht u. mit 90%igem Ethanol mazeriert.

**Lachenknoblauch:** s. Teucrium scordium.

**Lachesis muta** L.: Fam. Crotalidae; Buschmeister, Sururuku, eine Giftschlange Mittel- u. Südamerikas, ihr Biß ist tödlich. Best. des Giftes: Hämagglutinine u. Hämolysine; s. Schlangengifte.

**HOM:** *Lachesis mutus* (HAB1.5), Lachesis: das schonend getrocknete Schlangengift, Konstitutionsmittel; verord. z.B. b. Infektionskrankheiten (septische Prozesse), Abszessen, Venenentzündungen, Gelenksrheumatismus, Dysmenorrhö.

**Lachgas:** Nitrogenii oxidum Ph.Eur.3, Distickstoffmonoxid, Nitrogenium oxydulatum, Stickstoffoxydul, Stickoxydul; $N_2O$, $M_r$ 44.01. D. 1.5224. Schmp. -102.4°C. Sdp. -89.5°C. Farbloses, angenehm riechendes u. süßl. schmeckendes Gas; bei 20°C u. einem Druck von 101.3 kPa löst sich 1 Volumteil Gas in ca. 1.5 Volumteilen Wasser. Darst.: durch trockenes Erhitzen von Ammoniumnitrat. **Anw.** *med.*: L. besitzt starke analgetische, aber nur schwache narkotische Wirkung. Verw. im Gem. mit mind. 25% Sauerstoff als Analgetikum bei Myocardinfarkt, in der Geburtshilfe, bei kleinen Operationen z.B. in der Zahnmedizin. Häufig als Zusatz bei kombinierter Narkose. **Gesch.:** $N_2O$ wurde erstmals 1776 von Joseph Priestley hergestellt, die narkotische Wirk. erkannte bereits Humphrey Davy (1799), der Zahnarzt Horace Wells wandte 1844 das Gas erstmals als Narkotikum an.

**Lachnanthes tinctoria:** Fam. Haemodoraceae, Wollnarzisse (Nordamerika). **Anw.** techn.: als Färbemittel (Reed Root).

**HOM:** *Lachnanthes tinctoria:* frische, blühende Pflanze; verord. z.B. b. Kopfneuralgie, Cervicalsyndrom.

**Lackbaum, Japanischer:** s. Toxicodendron vernicifera.

**Lackdragees:** s. Filmtabletten.

**Lackharz: Lacklack**, s. Schellack.

**Lackmoid:** Resorcinblau; $[C_6H_3(OH)_2]$—$(C_6H_2(OH)_3]_2N$. Darst. durch Schmelzen von Resorcin mit Natriumnitrit. Dunkelviolette Lamellen; lösl. in Ethanol, Ether, Aceton, wenig lösl. in Wasser. **Anw.:** als Indikator wie Lackmus, jedoch empfindlicher als dieses: pH 4.4 – 6.4: rot – blau.

**Lackmus:** Lacca Musci (Musica), Farbstoff verschiedener Flechten, bes. **Rocella tinctoria** (Felsen mediterraner u. westafrikanischer Küsten), **Rocella fuciformis** (Felsenküsten der Kanaren, Azoren, Mittelmeerküsten, Afrika), **Ochrolechia tartarea** (auf Steinen u. an Felsen in d. gemäßigten Zone). Herst. fast ausschließlich in Holland, indem man die gemahlenen Flechten unter Zusatz von Kalk, Pottasche, Ammoniak, auch Harn, der Gärung überläßt, bis sich d. Farbstoff entwickelt hat u. dann die Masse mit Kreide od. Gips verdickt. Dunkelblaue Würfel, die beim Erhitzen $NH_3$ entwickeln. Löst sich in Wasser zu dunkelblauer Flüss., die bei Zusatz von Säuren sich rot färbt u. von Alkalien wieder blau. **Best.:** Eine Reihe verschiedener Farbstoffe, so Azolitmin, Erythrolitmin, Spaniolitmin u.a. **Anw.:** als Reagenz, bes. als Lackmuspapier u. -tinktur. **Wäßrige Lackmuslösung**, Reagenz DAB6: 1. T. L. wird 3mal mit je 5 T. Alkohol ausgekocht, der Rückstand mit 10 T. Wasser 24 h lang bei Zimmertemperatur ausgezogen u. filtriert. Die nun fertige Indikatorlsg. muß vor Licht geschützt aufbewahrt werden, jedoch sollte die Luft Zutritt haben, man verschließt daher nur mit loser Watte. Umschlagsgebiet pH 5 bis 7, rötlich-violett. **Lackmuspapier** Ph.Eur.3: **Blaues:** mit einer schwach alkalischen Lsg. des Lackmusfarbstoffes imprägniertes, saugfähiges Papier, zur Prüfung saurer od. neutraler Reaktionen. **Rotes:** mit einer schwach sauren Lsg. von L. imprägniertes, saugfähiges Papier; zur Prüfung auf alkalische od. neutrale Reaktionen.

**Lackschildlaus:** s. Schellack.

**Lacksumach:** s. Wachse.

**Lacktabletten:** s. Filmtabletten.

**Lac mulierum:** s. Muttermilch.

**Lacrisert®:** s. Inserte.

**Lac sulfuris:** Sulfur praecipitatum; s. Schwefel.

**Lact...:** s.a. Lakt... .

**Lactalbumin:** Laktalbumin, in der Milch* enthaltener Eiweißkörper; extrem hitzestabil, Bestandteil der Lactosesynthetase; besteht aus 123 Aminosäuren, $M_r$ 14176, 4 Disulfidbrücken.

**β-Lactam-Antibiotika:** enthalten den tetracyclischen β-Lactam-Ring, v.a. Penicilline u. Cefalosporine.

**β-Lactamasen:** Enzyme, die bei der enzymatischen Inaktivierung der Penicilline (Penicillinasen), der Cefalosporine (Cephalosporinasen) u. anderer β-Lactam-Antibiotika (s. Antibiotika) eine entscheidende Rolle spielen, da sie den β-Lactamring hydrolytisch öffnen. *Breitspektrum-β-Lactamasen* hydrolisieren sowohl Penicilline als auch Cephalosporine.

**β-Lactamase-Inhibitoren:** s. z.B. Clavulansäure, Sulbactam, Tazobactam.

**Lactame:** cyclische Carbonsäureamide*, die beim Erhitzen von γ-, δ-, ε-Aminosäuren durch $H_2O$–Abspaltung entstehen u. beim Kochen mit Säuren od. Alkalien wieder zu den Aminosäuren aufgespalten werden. ε-Caprolactam ist der Ausgangsstoff f. die Kunstfaser Perlon (s. Kunstseiden). Die Benennung erfolgt analog den Lactonen*.

**Lactarius:** Reizker, s. Pilze.

**Lactase:** β-Galactosidase; Enzym, das Lactose in Glucose u. Galactose zerlegt. Nat. sehr verbreitet (im Darmsaft, Milchzuckerhefen, Kefirpilzen u.a.).

**Lactatdehydrogenase: LDH,** Milchsäuredehydrogenase; Enzym der Glykolyse*, das die Reduktion des Pyruvats zu Lactat katalysiert, Wasserstofflieferndes Coenzym ist NADH. Ist absolut spezifisch f. L-(+)-Lactat. Dient zur Diagnose des Herzinfarkts u. der Hepatitis, da bei diesen Krankheiten der Lactatdehydrogenasespiegel erhöht ist. Gereinigte L. dient in gekoppelten optischen Tests zur Bestimmung anderer Enzyme, z.B. Pyruvatkinase, u. Metaboliten, z.B. ADP, ATP, Pyruvat.

**Lactate:** Salze der Milchsäure*.

**Lactinium®:** s. Orotsäure.

**Lactit(ol):** 4-O-β-D-Galactopyranosyl-D-glucitol, 4-Galactosylsorbitol, Lactobiosit, Lactositol,

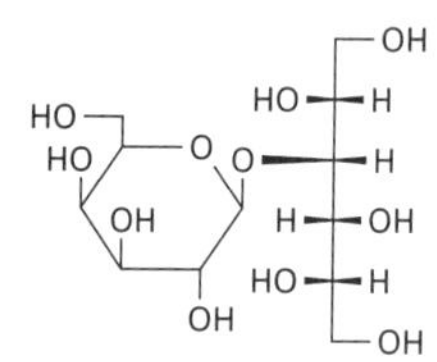

Lactitol

Importal®; CAS-Nr. 585-86-4; $C_{12}H_{24}O_{11}$, $M_r$ 344.31. Bildet auch ein Monohydrat u. Dihydrat. **Wirk.:** L. passiert unverändert das Kolon (wird nicht resorbiert); wird durch die Dickdarmflora zu Essig-, Propion- u,. Buttersäure, Kohlendioxid, Methan u. Wasserstoff abgebaut (pH sinkt von 6.5 auf 5.6). **Anw.:** osmotisch wirkendes Laxans (s. Abführmittel); nicht resorbierbares Disaccharid mit struktureller Verwandtschaft u. gleicher pharmakodynamischer Wirk. wie Lactulose*. **Nebenw.:** Flatulenz, Meteorismus, Bauchschmerzen od. -krämpfe, gelegentl. Übelkeit etc. Kontraind.: Ileus, künstl. Darmausgang, organ. Erkrankungen des Gastrointestinal-Traktes, Blut im Stuhl, Elektrolytstörungen, Diarrhö. **Übl. Dos.:** Oral: bei Obstipation Erwachsene allg. 20 g, Kinder 0.25 g/kg KG; Einnahme morgens od. abends mit reichl. Flüssigkeit (400 mL) zu einer Mahlzeit. Bei hepatitischer Enzephalopathie 0.5 bis 0.7 g/kg KG in 3 Einzelgaben.

**Lactobacillus** Beijerinck: Milchsäurebakterium (Lactobacillaceae); grampositive, anaerobe bis fakultativ anaerobe, z.T. mikroaerophile Prokaryonten, die Kohlenhydrate fermentativ abbauen u. meist kokken- od. stäbchenförmiges Aussehen haben. **1. L. brevis:** unbewegliche Stäbchen, säuretolerant; zur heterofermentativen Gärung (z.B. Sauerkraut); es ensteht Milchsäure, außerdem Ethanol. **2. L. delbrueckii** Beijerinck**:** unbewegliche Stäbchen, säuretolerant; zur homofermentativen Gärung, s. Milchsäure.

**Lactobacillus bifidus:** Bifidobacterium bifidus, s. Bifidus-Faktor.

**Lactobacteriaceae:** Lactobacillaceae, Milchsäurebakterien, morphologisch uneinheitlich, grampos. Ihre natürlichen Standorte sind **1.** Milch u. deren Produkte (Lactobacillus lactis, bulgaricus, helveticus, brevis; Streptococcus lactis etc.); **2.** intakte u. sich zersetzende Pflanzen (Lactobacillus plantarum, delbrueckii, fermenti u.ä., Streptococcus lactis); **3.** Darm u. Schleimhäute von Mensch u. Tier (Lactobacillus acidophilus, Bifidusbacterium bifidus, Streptococcus faecalis, bovis, pyogenes; Pneumococcus).

**Lactobiose:** s. Lactose.

**Lactofalk®:** s. Lactulose.

**Lactoferrin:** s. Siderophiline.

**Lactoflavin:** Vitamin $B_2$; s. Vitamine.

**Lactogenes Hormon:** Luteotropes Hormon, s. Hormone.

**Lactoglobulin:** in der Milch* von Wiederkäuern enthaltener Eiweißkörper; β-Lactoglobulin besteht aus 2 identischen Polypeptidketten (162 Aminosäuren, $M_r$ 18363 pro Kette).

**Lactone:** cyclische Carbonsäureester, innere Ester von Hydroxycarbonsäuren; die Ringgröße wird durch griechische Buchstaben entsprechend

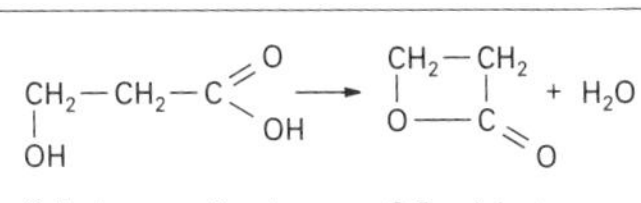


Lactone:
Bildung eines β-Lactons aus β-Hydroxypropionsäure

der Position der Hydroxylgruppe, die mit der Carboxylgruppe kondesiert ist, angegeben. Die spannungsfreien 5- u. 6gliedrigen γ- u. δ-Lactone kommen am häufigsten. Nat. weitverbreitet, speziell in Pflanzen.

**Lactose:** Milchzucker, Saccharum lactis, Lactobiose, 4-O-β-D-Galactopyranosyl-D-glucopyranose; CAS-Nr. 63-42-3; $C_{12}H_{22}O_{11}$, $M_r$ 342.3. Ein reduzierendes Disaccharid (Maltosetyp), 1 Molekül Galactose ist β-1,4-glykosidisch mit einem Molekül Glucose verknüpft, wobei beide Monosaccharidreste als Pyranosen vorliegen. Kommt in 2 Anomeren (α- u. β-Form) vor. Gew.: aus der

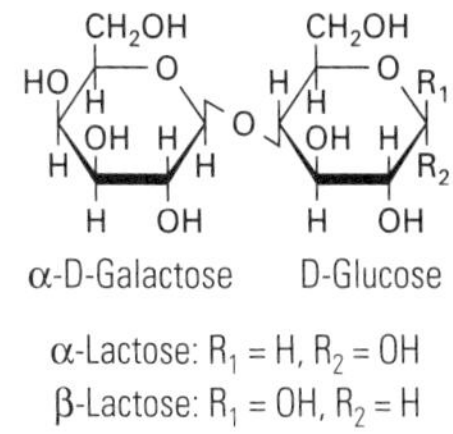


Lactose

süßen Molke der Kuhmilch (enthält ca. 4.5% L.) nach Abtrennen des Milchalbumins bei pH 6.2 unter Erhitzen, nach dem Neutralisieren u. Eindicken im Vakuum durch Kristallisation. Bei gewöhnlicher Temp. scheidet sich dabei die (weniger lösliche) wasserhaltige α-Form (Lactose-Monohydrat), oberhalb 93°C das wasserfreie β-Isomere (nicht off.) aus. Im Handel ist α-L. in vielen Feinheitsgraden als Monohydrat in kristalliner u. sprühgetrockneter (z.T. amorpher) od. wasserfreier Form (wasserfreie α-Lactose) erhältl., die sich in ihren (technologischen) Eigenschaften unterscheiden. $[\alpha]_D^{20°C}$ +90° (α-Form), +35° (β) u. nach Ph.Eur.3 +54.4 bis +55.9° (c = 10 in Wasser; Mutarotationsgleichgewicht nach ca. 24 h).

**Lactose-Monohydrat:** Lactosum monohydricum Ph.Eur.3, 4-O-β-D-Galactopyranosyl-α-D-glucopyranose-Monohydrat; CAS-Nr. 64044-51-5; $C_{12}H_{22}O_{11} \cdot H_2O$, $M_r$ 360.3. Schmp. 201-202°C (schnell erhitzt). Weißes, krist. od. körniges Pulver von schwach süßem Geschmack. D. 1.53. Leicht, aber langsam lösl. in Wasser; wenig lösl. in 90%igem Ethanol, unlösl. in Ether, Chloroform, absol. Ethanol. Kaum hygr. (hygroskopischer Punkt* 25°C, 93%); Wassergehalt ca. 5%, setzt sich zusammen aus d. Kristallwasser (entfernbar ab 120°C) u. dem adsorptiv gebundenen Wasser (ca. 0.1 bis 0.2%, entfernbar bei 80°C).

**α-Lactose:** 4-O-β-D-Galactopyranosyl-α-D-glucopyranose, Lactosum anhydricum. Schmp. 222.8°C. Lösl. in 5 T. kaltem u. 2.6 T. sied. Wasser. Geht langsam bei über 70% relative Luftfeuchte in das Monohydrat über.

**β-Lactose:** 4-O-β-D-Galactopyranosyl-β-D-glucopyranose. Schmp. 252.2°C. Lösl. in 2.2 T. kaltem u. 1.1 T. sied. Wasser. Nimmt erst nahe bei 100% relativer Luftfeuchtigkeit Wasser auf, wobei das α-L.-Monohydrat gebildet wird.

**Anw.:** Als Zusatz zur Säuglingsnährmitteln, als mildes Laxans in Gaben von 9 bis 15 g. Technolog. verwendet f. die Tablettierung u. Kapselabfüllung als Füll-, Binde- (Trockengranulierung) u. Adsorptionsmittel (f. flüss. Arzneistoffe). Tabletten mit hohem L.-Gehalt härten meist nach u. zerfallen schlecht nach längerem Lagern. Sprühgetrocknete u. wasserfreie L. läßt sich gut direkttablettieren, dies gelingt auch mit gewöhnlicher grobkristalliner L. ev. unter Zusatz von Aerosil®. Verwendet in Pulvermischungen, zum Einstellen eines vorgeschriebenen Wirkstoffgehalts (z.B. Drogenpulver, Extrakte), in homöopathischen Zuber. als Füllmittel. **Inkomp.:** als reduzierender Zucker mit Substanzen mit primären u. z.T. auch sekundären Aminogruppen, Aminen, Aminosäuren, Peptiden, (Braunfärbung, Maillard-Reaktion*, besonders in feuchtem Milieu u. in der Wärme; sprühgetrocknete L. ist reaktiver), mit Säuren (Spaltung) u. Nitroglycerol

(Zers.). L. nimmt leicht Fremdgerüche an. Bei Inkomp. dient in der technologischen Anw. i.a. Mannitol als Ersatz.

**Lactotropes Hormon:** Prolactin*, s. Hormone (Hypophysenvorderlappen).

**Lactucarium germanicum (genuinum):** Deutsches Laktukarium, der eingetrocknete Milchsaft von **Lactuca virosa***. **Best.:** 3 bis 10% der nichtglykosidischen, f. die Giftwirkung verantwortlichen Sesquiterpenlacton-Bitterstoffe Lactucin u. Lactucopikrin (p-Hydroxyphenylessigsäureester von Lactucin), ferner bis 27% Lactucerin (Ester), ca. 50% α- u. β-Lactucerol (Triterpenalkohol), Mannitol, Oxalsäure, Äpfelsäure, Citronensäure, Kautschuk, Asparagin, Harz. **Anw.** med.: als Narkotikum u. Hypnotikum wie Opium (ohne jedoch stopfend zu wirken) sowie als Sedativum bei Hustenreiz, nervösen Erregungen, Neuralgien, als Anaphrodisiacum, jedoch kaum mehr verwendet. **Dos.:** 0.05 – 0.2 g, MTD 1.0 g; **Lactucarium gallicum:** Französ. Laktukarium, stammt von Lactuca sativa var. capitata.

**Lactuca sativa** L.: Fam. Cichoriaceae (Compositae), Gartenlattich (als Gemüsepflanze angebaut, Kopfsalat ist L. sativa var. capitata). **Inhaltsst.:** Äpfelsäure, Citronensäure, Oxalsäure, Lactucerin (Lactucin), Lactucopicrin, α- u. β-Lactucerol, Glukokinine, Eisen, Vitamine A, $B_1$, $B_2$, C (100 mg/kg), E; äther. Öl.

**Lactuca virosa** L.: Fam. Cichoriaceae (Compositae), Giftlattich (südwestl. Europa, Nordafrika, Moseltal, Österreich, Rußland). Stpfl. v. **Herba Lactucae virosae** (Herba Intybi angusti): Giftlattichkraut. **Inhaltsst.:** s. Lactucarium. **Anw.:** volkst., bei Asthma, Gicht, als Schlafmittel.

**HOM:** *Lactuca:* ganze frische, blühende Pflanze; verord. z.B. b. , Schlaflosigkeit, Milchmangel der Wöchnerinnen.

**Lactulose** INN: 4-O-β-D-Galactopyranosyl-D-fructose, Lactofalk®, Laevilac®, Bifiteral®; CAS-

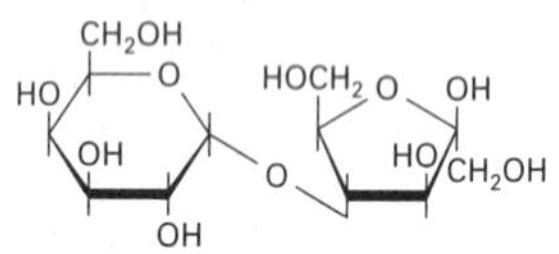

Lactulose

Nr. 4618-18-2; $C_{12}H_{22}O_{11}$, $M_r$ 342.30. Schmp. 169.0°C (1 K/min). Synth. Disaccharid. Lösl. in Wasser (m/m) bei 30°C: 76.4%, bei 60°C: 81%, bei 90°C: über 86%. **Anw.:** Laxans (Anregung der Darmperistaltik), auch f. schwangere Frauen u. Diabetiker (s.a. Abführmittel), Hepatikum (Verhinderung der Ammoniakresorption). **Übl. Dos.:** Oral: Initialdos.: 1mal 20.0 g/d, Erhaltungsdos.: 1mal 10.0 g/d; Kinder: Initialdos.: 10.0 g/d, Erhaltungsdos.: 5.0 g/d.

**Lactulose-Lösung:** Lactulosi solutio Ph.Eur.3, Sol. Lactulosi. L.-L. enthält neben mind. 62% (m/V) Lactulose Anteile anderer Zucker (Galactose, Lactose, Epilactose, Tagatose). Die Lösung kann ein geeignetes Konservierungsmittel enthalten. Da sie übersättigt ist, können Kristalle in ihr vorkommen. Zstzg. nach NRF: 0.25 g Erdbeerflüssigaroma in 250.0 g Lactulose-Lsg. 50%. **Anw.:** zur Behandlung der portalen systemischen Encephalopathie bei schwerer Leberinsuffizienz, bei chronischer Obstipation u. bei Salmonellen-Enteritiden. **Übl. Dos.:** Erwachsene verteilt auf mehrere Einzelgaben bis zu 150 mL/d, als Laxans: Kinder 2.5 bis 5 mL, Erwachsene 1- bis 2mal 5 bis 7.5 mL/d.

**Lactylmilchsäure:** s. Milchsäure.

**Lactylphenetidin:** Laktyl-p-phenetidin, Milchsäure-p-phenetidid; $M_r$ 209.1. Schmp. 117-118°C. Farblose Kristalle, lösl. in ca. 400 T. Wasser v.

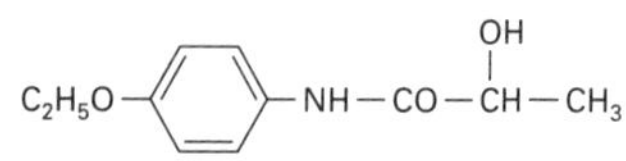

Lactylphenetidin

20°C, in ca. 45 T. siedendem Wasser, in 6 T. Ethanol. Darst.: durch Erhitzen einer Mischung v. p-Phenetidin u. Milchsäure. **Anw.** med.: als Antipyretikum u. Antineuralgikum. **Dos.:** 0.2 bis 0.75 g, MTD 3.0 g. Nicht mehr im Handel.

**Lac vaccinum defloratum: HOM:** abgerahmte Kuhmilch; verord. z.B. b. Migräne, Schwangerschaftserbrechen, Milchallergie.

**Ladanharz:** Ladanum*.

**Ladanum:** Labdanum, Ladanharz, Resina Ladanum, Gummi Ladanum; das Harz versch. Cistus-Arten: **Cistus incanus** L. **ssp. creticus** (L.) Heyw. (Kreta, Zypern, Naxos, Ägypten, Brasilien), **C. ladanifer** L. (Spanien, Portugal usw.), **C. laurifolius** L. (SW-Europa, Mittelitalien), Fam. Cistaceae, Zistrose. Dunkelbraunrote bis schwarze, zähe, zwischen den Fingern klebrig werdende Masse od. Stangen von ambraähnlichem Geruch u. balsamisch-bitterem Geschmack, unlösl. in Wasser, teilweise lösl. in Ethanol. **Inhaltsst.:** Harz, äther. Öl, Wachs, Säuren, Gummi. **Anw.:** zu Pflastern in der Parfümerie u. Kosmetik (als beste Sorte gilt das ägypt. L.).

**Ladenburg-Alkaloid:** Coniin, s. Alkaloide.

**LADME:** Abk. f. Liberation*, Absorption*, Distribution*, Metabolisierung* u. Elimination* eines verabreichten Arzneistoffes.

**Ladungszahl:** s. Oxidationsstufe; s.a. Elemente, chemische.

**Lämmerschwanz:** Eupatorium cannabinum*.

**Lärche:** s. Larix decidua.

**Lärchengummi:** s. Arabinogalactan.

**Lärchenschwamm:** Fungus Laricis, s. Fomes officinalis.

**Lärchenterpentin:** Terebinthina laricina, s. Terebinthina.

**Laesio:** Läsion, Verletzung, Störung einer Funktion.

**Laetril:** s. Amygdalin.

**Läuse:** Anoplura; Ordnung von flügellosen, abgeflachten, 1 bis 6 mm großen Insekten, die vom Blut von Säugetieren leben; fast 400 (in Mitteleuropa ca. 20) Arten. Die **Nissen** sind die an Haaren des Wirtes festgeklebten Eier. Man unterscheidet (als Familien) Tierläuse u. Menschenläuse. **Menschenläuse: Pediculidae**, wichtige Krankheitsüberträger beim Menschen. *1. Pediculus vestimentorum* (P. corporis, P. vestimenti): Kleiderlaus; Überträger von Rickettsien*, Borrelia*, Yersinia* pestis. *2. Pediculus humanis capitis*: Kopflaus; Überträger von Yersinia* pestis. *3. Phthirus pubis* (P. inguinalis): Filzlaus, Schamlaus. **Bekämpfung:** s. Läusebefall.

**Läusebefall:** Pedikulose. Ther.: Entfernen der Nissen (s. Läuse) mit einem feinen Kamm (Läusekamm) nach Einweichen der Haare mit Essigwasser; Desinfektion der Kleidungsstücke. Aufsprühen od. Auftragen von **Läusemitteln** (Pedikulizide, Antipedikulosa) auf Haare u. Haut, z.B. Malathion* od. Lindan* in geeigneten Zuber., s. Antiparasitäre Mittel.

**Läuseessig:** s. Acetum Sabadillae.

**Läusekörner:** Läusepfeffer, Semen Staphisagriae, s. Delphinium staphisagria.

**Läuserückfallfieber:** s. Borrelia.

**Läusesamen:** Semen Sabadillae, s. Schoenaucolon officinale.

**Laevigatus(-a, -um):** geschlämmt, fein zerrieben, geglättet.

**Laevilac®:** s. Lactulose.

**Laevo...:** s. Levo....

**Laevoglutamid:** s. Glutamin.

**Laevomycetin:** s. Chloramphenicol.

**Laevothyroxin:** s. Levothyroxin.

**Lävulose:** Laevulose, s. Fructose.

**Lävulosurie:** Auftreten von Fructose im Harn (nach reichl. Genuß von Rohr- od. Fruchtzucker, bei Diabetes mellitus, bei Leberparenchymschäden).

**Lagerpflanzen:** s. Thallophyten.

**Lagerungsvorschriften:** Nach Ph.Eur.3 müssen Arzneimittel so gelagert werden, daß sie gegen Substanzverlust sowie Beeinträchtigung der Reinheit u. der Wirksamkeit geschützt sind. Behältnisse, die zur Lagerung von Arzneimitteln dienen, einschließlich der Verschlüsse, müssen so beschaffen sein, daß sie den Inhalt nicht verändern können; s.a. unter folgenden Fundstellen im Wörterbuch: Dicht verschlossen, Luftdicht verschlossen, Vor Feuchtigkeit geschützt, Vor Licht geschützt, Vorsichtig zu lagern, Sehr vorsichtig zu lagern, Tiefgekühlt, Kühlschrank, Kalt, Raumtemperatur.

**LAK:** Landesapothekerkammer, s. Apothekerkammern.

**Laki-Lorand-Faktor:** Faktor XIII der Blutgerinnung*.

**Lakritze, Lakritzensaft, Lakritzenwurzel:** s. Glycyrrhiza glabra.

**Lakt...:** s.a. Lact...

**Laktafugum(a):** Laktationshemmer; die Milchsekretion verminderndes Mittel; hemmt sowohl physiolog. (postpartale) Laktation wie patholog. Galaktorrhö*; verwendet werden Prolactinhemmer u. Östrogene; s.a. Gynäkologikum(a).

**Laktagogum(a):** die Milchsekretion förderndes Mittel; z.B. Prolactin, Gonadotropine.

**Laktalbumin:** s. Lactalbumin.

**Laktat:** Lactat, Salz der Milchsäure.

**Laktation:** Absonderung der Milch in den weibl. Brustdrüsen.

**Laktationshormon:** Prolactin*, Hormon des HVL, s. Hormone.

**Laktobutyrometer:** Instrument zur Bestimmung des Fettgehaltes der Milch.

**Laktodensimeter:** Laktometer s. unter Dichte-Bestimmungsmethoden.

**Laktoferrin:** s. Siderophiline.

**Laktoflavin:** Lactoflavin, Vitamin $B_2$; s. Vitamine.

**Laktoglucose:** s. Galactose.

**Laktometer:** Aräometer, Senkspindel zur Bestimmung der Dichte von Milch; s.a. Dichte-Bestimmungsmethoden.

**Lakton:** s. Lactone.

**Laktose:** s. Lactose.

**Laktoskop:** Galaktoskop, Apparat zur Prüfung der Milch nach ihrer Durchsichtigkeit.

**Laktukarium, Deutsches:** Lactucarium germanicum (genuinum)*.

**Laktukarium, Französisches:** Lactucarium gallicum, s. Lactucarium germanicum (genuinum).

**Lambert-Beer-Gesetz:** s. Spektroskopie, Absorptionskoeffizient.

**Lamblia intestinalis:** s. Giardia lamblia.

**Lamellare Phase:** s. Flüssige Kristalle.

**Lamellen:** Lamellae; zu den Inserten* gehörende Arzneiform; heute obsolet. Flache runde od. quadratische Plättchen auf Gelatinebasis mit inkorporiertem Wirkstoff, die befeuchtet unter das Augenlid od. in den Bindehautsack eingelegt werden u. sich in der Tränenflüssigkeit langsam auflösen sollen. Die Freisetzungsrate des Wirkstoffs ist abhängig von der Erosion der Oberfläche u. nimmt mit der Verkleinerung der Oberfläche ab.

**Lamiaceae:** *syn.* Labiatae; Lippenblütler, Od. Lamiales; ca. 3500 Arten, Kräuter Stauden od. Halbsträucher. Der Stengel ist 4kantig. Die Blätter kreuzgegenständig od. quirlig. Stets zygomorphe Blüten mit 5 Blütenblättern, von denen 2 die Oberlippe u. 3 die Unterlippe bilden. Meistens 4 Staubblätter, Didynamie*, aus dem oberständigen Fruchtknoten entwickeln sich 4 Klausenfrüchte. Diazytische Spaltöffnungen. **Chem. Merkmale:** ätherisches Öl (besonders Monoterpene u. Sesquiterpene), in Drüsenschuppen (Labiatendrüsen, s. Exkretionsgewebe, Abb.) od. Drüsenhaaren lokalisiert; Bitterstoffe (Diterpene) u. Gerbstoffe (Labiatengerbstoffe, s. Gerbstoffe). Vor allem wegen des äther. Öls werden viele Arten als Gewürz- u. Arzneipflanzen verwendet. **Wichtige Gattungen** s. z.B. Ajuga, Ballota, Coleus, Collinsonia, Galeopsis, Glechoma, Hedeoma, Hyssopus, Lamium, Lavandula, Leonurus, Lycopus, Marrubium, Melissa, Mentha, Monarda, Nepeta, Ocimum, Origanum, Orthosiphon, Perilla, Pogostemon, Rosmarinus, Salvia, Satureja, Scutellaria, Sideritis, Stachys, Teucrium, Thymus.

**Lamiaceengerbstoffe:** Labiatengerbstoffe, s. Gerbstoffe.

**Lamictal®:** s. Lamotrigin.

**Lamina:** (lat.) Blatt, dünne Platte, Schicht; *bot.:* Blattspreite*; *med.:* **Lamina epithelialis** u. **Lamina propria (mucosae)**, s. Schleimhaut.

**Laminare Strömung:** Strömungsart von Gasen u. Flüssigkeiten bei geringer Strömungsgeschwindigkeit. Laminar strömende Gase od. Flüssigkeiten bewegen sich z.B. in einem Rohr streng parallel zur Wandung, ohne Wirbel auszubilden (im Gegensatz zur turbulenten Strömung). Die Strömungsgeschwindigkeit direkt an der Wandung ist gleich Null u. erreicht in der Rohrachse den größten Wert. Die Geschwindigkeitsverteilung über den Rohrquerschnitt gleicht einer Parabel.

**Laminarflow-Bank:** Laminarstrom-Box, clean bench; Werkbank mit turbulenzarmer Verdrängungsströmung, z.B. zur Vermeidung einer Kontamination bei der Prüfung auf Sterilität od. bei der aseptischen Herst. v. Arzneimitteln, z.B. Augentropfen.

**Laminaria:** Fam. Laminariaceae (Od. Laminariales, zu den Braunalgen* gehörend). **L. hyperborea** (Gunn.) Foslie (L. cloustoni Edm.), Palmentang, u. **L. digitata**, Fingertang (Küsten der Nordsee u. des Atlantischen Ozeans von Spitzbergen bis Spanien) sind Stpfln. v. **Laminaria:** Stipites Laminariae, Laminariastiele; d. mittlere

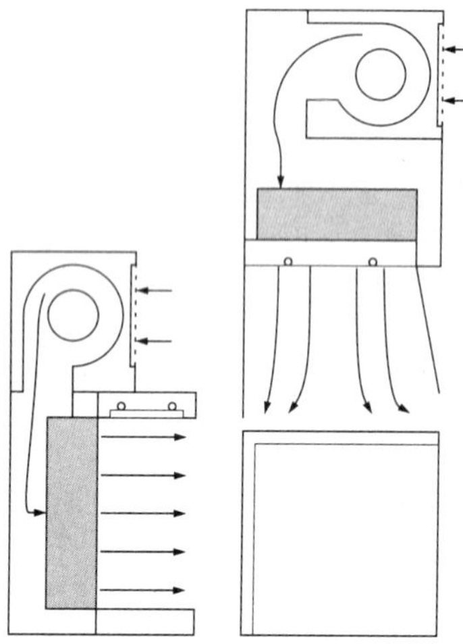


Laminarflow-Bank mit Abluftreinigung durch HOSCH-Filter a: Querstrom; b: Fallstrom [40]

stengelartige Teil des Thallus der Alge. **Inhaltsst.:** Alginsäure 15 – 47%, Laminarin (Polysaccharid, ergibt bei der Hydrolyse mit 1%iger Salzsäure 96% Glucose), Mannitol, Eiweiß, β-Carotin, Gerbstoff, Farbstoffe, Oxalate, Iod (0.5%), Spuren von Brom. **Anw.** med.: die zylindrisch zugeschnittenen Stiele wurden als Quellstifte benutzt zur Erweiterung von Wundkanälen u. Körperhöhlen, sie quellen bis zum Fünffachen ihres Volumens auf. Abgabe darf nur gegen Rezept erfolgen, weil häufig als Abortivum benutzt. Anw. techn.: zur Gew. von Alginsäure* u. Alginaten*. Das Laminariapulver wird bisweilen als zerfallsförderndes Füllmittel f. Tabletten verwendet. Auch andere Laminaria-Arten, z.B. **L. saccharina** (L.) Lamour (Zuckertang) od. **L. japonica** Aresch. (Japantang), werden zur Gew. von Alginsäure u. Alginaten verwendet. Verschiedene L.-Arten (z.B. auch L. japonica) dienen zur Herst. v. Kombu (Sammelbegriff f. verschiedene eßbare Algenprodukte aus Braunalgen, als Nahrungsmittel enthalten sie die wichtigsten f. die menschliche Ernährung notwendigen Stoffe).

**Laminarin:** Polyglucosid aus Braunalgen, v.a. aus Laminaria-Arten; man unterscheidet zwischen löslichem u. unlöslichem Laminarin.

**Laminarstrombox:** Laminar-flow-box. s. Augentropfen.

**Lamisil®:** s. Terbinafin.

**Lamium album** L.: Fam. Lamiaceae (Labiatae), Weiße Taubnessel, Bienensaug (gemäßigtes Eurasien). Stpfl. v. **Flores Lamii albi:** Weiße Taubnesselblüten, Weiße Bienensaugblüten. **Inhaltsst.:** Schleim, Gerbstoff, Saponin, äther. Öl., Flavonglykoside, Amine. **Anw.** volkst.: bei Menstruationsstörungen, Fluor albus sowie gegen Schlaflosigkeit u. als Blutreinigungsmittel. **Herba Lamii albi:** Taubnesselkraut. **Off.:** DAC86. Anw.: wie die Blüten.

**HOM:** *Lamium album* (HAB1.3): frische, blühende Triebe ohne Stengel.

**HOM:** *Lamium album eth. infus.* (HAB1.3): getrocknete Blumenkronen mit anhängenden Staubblättern; frische Blätter u. Blüten; verord. z.B. b. Entzündungen des Uterus u. der Blase.

**Lamivudin** INN: (2*R*-*cis*)-4-Amino-1-[2-(hydroxymethyl)-1,3-oxathiolan-5-yl]-pyrimidin-2(1*H*)-

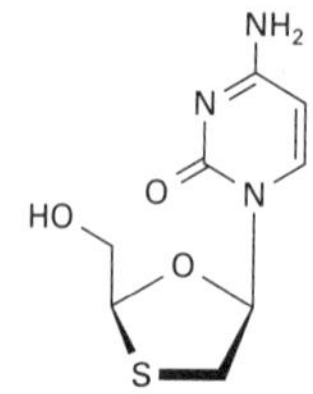


Lamivudin

on, Epivir®; CAS-Nr. 134678-17-4; $C_8H_{11}N_3O_3S$, $M_r$ 229.26. Schmp. 160-162°C. **Wirk.** u. **Anw.:** Virostatikum; in Kombination mit anderen Reverse-Transkriptase*-Hemmern zur Behandlung von HIV-Infektionen. **Nebenw.:** zahlreich. HWZ 5 bis 7 h. **Übl. Dos.:** 2mal 150 mg/d.

**Lamotrigin** INN: 3,5-Diamino-6-(2,3-dichlorphenyl)-1,2,4-triazin, Lamictal®; CAS-Nr. 84057-

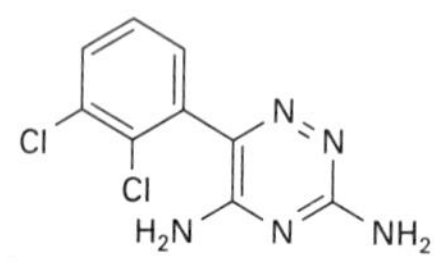


Lamotrigin

84-1; $C_9H_7Cl_2N_5$, $M_r$ 256.10. Schmp. 216-218°C aus 2-Propanol. $pK_s$ 5.7. **Wirk.:** hemmt die exzessive Freisetzung von exzitatorischen Neurotransmittern wie Glutamat* u. Aspartat*. **Anw.:** Antiepileptikum*, zur Zusatzbehandlung von partiellen u. sekundär generalisierten tonisch-klonischen Anfällen. **Nebenw.:** Hautausschläge, Schwindel, Kopfschmerzen, Leberschädigung etc. Kontraind.: Anw. bei Jugendl. unter 12 Jahren, Schwangerschaft u. Stillzeit, Leber- u. Nierenfunktionsstörungen. HWZ 29 h. **Übl. Dos.:** Oral: allg. 2mal 50 mg/d während der ersten 2 Wochen, Erhaltungsdos. 2mal/d 100 bis 200 mg.

**Lamoxactam:** s. Latamoxef.

**Lampionblume:** s. Physalis alkekengi.

**Lamuran®:** s. Raubasin.

**Lana:** Wollhaar, Wolle.

**Lanadigin®:** s. α-Acetyldigoxin.

**Lanae alcoholes:** s. Wollwachs.

**Lanae alcoholum unguentum:** s. Unguentum Alcoholum Lanae.

**Lanae alcoholum unguentum aquosum:** s. Unguentum Alcoholum Lanae aquosum.

**Lanae Cera:** s. Wollwachs.

**Lanalcolum:** s. Wollwachs.

**Lanameter:** besonderer Typ des Projektionsmikroskops; das mikroskopische Bild wird auf eine Mattscheibe mit einer Meßskala projiziert; dient zur Durchführung von Korngrößenanalysen.

**Lanatosid C** INN: Lanatosidum C Ph.Eur.3, 3β-[4-O-β-D-Glucopyranosyl-4-O-(3-O-acetyl-β-D-digitoxopyranosyl)-4-O-β-D-digitoxopyranosyl-β-D-digitoxopyranosyloxy]-12β,14-dihydroxy-5β,

14β-card-20(22)-enolid, 12β-Hydroxy-lanatosid A, Celanidum, Digilanid, Cedilanid®, Lanimerck®; CAS-Nr. 17575-22-3; $C_{49}H_{76}O_{20}$, $M_r$ 985.10. **Strukturformel** s. Herzglykoside. Schmp. 248-250°C (nach Trocknen im Hochvakuum bei 150°C) unter Zers. $[\alpha]_D^{20°C}$ +32.0° bis +35.5° (c = 2 in Methanol). Genuines Glykosid aus den Blättern von Digitalis lanata*. Vorstufe f. die partialsynthetischen Herzglykoside. Die Substanz unterscheidet sich von Acetyldigoxin* nur durch eine zusätzliche Glucose, die als letzte Zuckerkomponente an der acetylierten Digitoxose sitzt. Weißes, krist., hygr. Pulver. Lösl. in Methanol; leicht lösl. in Pyridin, Dioxan; prakt. unlösl. in Wasser, Chloroform, Ether, Petrolether. **Anw.:** alle Bereiche der Digitalistherapie; Herzinsuffizienz. HWZ 70 h. **Übl. Dos.:** Oral: Initialdos.: 0.00010-0.00015 g als Einzel- od. geteilte Gabe, Erhaltungsdos.: 0.00025-0.00075 g/d. Parenteral: i.v., i.m. 0.0004 g. Vgl. Deslanosid.

**Lanatoside:** Glykoside (A – E) aus Digitalis lanata*.

**Landesapothekerkammern:** s. Apothekerkammern.

**Landessanitätsrat:** s. Gesundheitswesen.

**Landolphia-Arten:** s. Kautschuk.

**Lanette N®:** s. Emulgierender Cetylstearylalkohol.

**Lanette O®:** s. Cetylstearylalkohol.

**Langerhans-Inseln:** endokriner Anteil der Bauchspeicheldrüse (Pankreas*); große, gefäßreiche Zellen, in ihrer Gesamtheit auch als Inselorgan bezeichnet. Derzeit 5 verschiedene Zelltypen: A- od. α-Zellen: produzieren Glucagon*, B- od. β-Zellen: Insulin*, D-Zellen: Somatostatin*, weiterhin $D_1$-Zellen u. Typ-V-Zellen.

**Langtagpflanzen:** Pflanzen, die erst beim Überschreiten einer kritischen Tageslänge zur Blüte kommen; blühen hauptsächl. im Sommer; siehe auch Kurztag- u. tagneutrale Pflanzen.

**Langzeithaltbarkeitstest:** s. Haltbarkeit.

**Langzeitinsulin:** s. Insulin (Insulinpräparate).

**Langzeitpräparate:** s. Arzneiformen mit protrahierter Wirkung.

**Langzeitprüfung:** s. Haltbarkeit.

**Lanicor®:** s. Digoxin.

**Lanitop®:** s. Metildigoxin.

**Lanolimentum:** Lanolinsalbe, Wollwachsalkoholsalbe, s. Unguentum Alcoholum Lanae.

**Lanolin: 1.** Lanolin DAB10: Lanolinum. Zstzg.: 15 T. Dickflüssiges Paraffin, 20 T. Wasser u. 65 T. Wollwachs. Herst.: Geschmolzenes Wollwachs wird mit dem flüssigen Paraffin u. dem frisch aufgekochten u. auf 60°C abgekühlten Wasser zu einer salbenartigen Masse kaltgerührt (nach 24 h nochmals durchgerührt). VZ 58 bis 69, POZ max. 15. Wasseraufnahmevermögen: 15 g nehmen 17 mL Wasser. Aus der salbenartigen Emulsion darf innerhalb von 12 h kein Wasser abgeschieden werden. **2.** Lanolin Ph.Helv.7: Zstzg.: 10 T. Olivenöl, 20 T. Gereinigt. Wasser, 70 T. Wollwachs. Herst. wie oben. **3.** Lanolinum *syn.* f. Cera Lanae cum Aqua composita ÖAB90, Wasserhaltiges Wollwachs. Zsztg.: 10 T. flüssiges Paraffin, 20 T. Gereinigt. Wasser, 70 T. Wollwachs. Herst. s.o. POZ max. 15, Wasserzahl: mind. 150. **Anw.:** als fetthaltige Schutzsalbe; zur Verarbeitung von Arzneistoffen als Resorptionssalbe.

**Lanolinlymphe:** Verreibung von Trockenlymphe mit Wollfett, zur Verw. in den Tropen.

**Lanolinum anhydricum:** s. Wollwachs.

**Lansoprazol** INN: 2-Benzimidazoyl[3-Methyl-4-(2,2,2-trifluorethoxy)-2-pyridyl]methylsulphoxid, Agopton®; CAS-Nr. 103577-45-3; $C_{16}H_{14}F_3N_3O_2S$, $M_r$ 369.36. $pK_s$ 8.82. **Wirk.** u. **Anw.:** Protonenpumpenblocker*, der in der Belegzelle ab pH 4 in die aktive Form des Sulfenamids umgelagert wird; bei Ulcus ventriculi u. duodeni, Refluxösophagitis. **Nebenw.:** Kopfschmerz, selten gastrointestinale Beschwerden; Juckreiz, etc. Kontraind.: schwere Leberfunktionsstörungen, strenge Indikationsstellung während der Schwangerschaft u. der Stillzeit. HWZ 1 bis 2 h. **Übl. Dos.:** Oral: 30 mg/d (morgens, nüchtern).

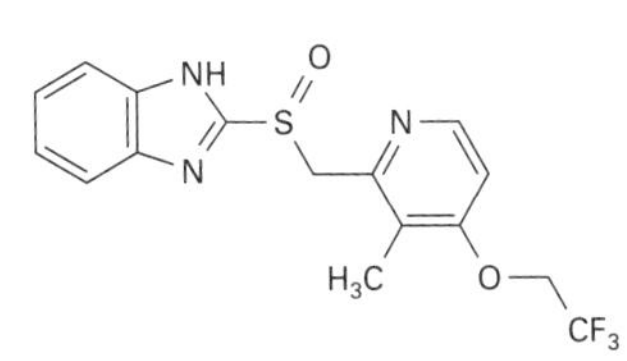

Lansoprazol

**Lanthan:** La, Seltenerdmetall*, $A_r$ 138.9055; 3wertig, OZ 57. D. 6.162; Schmp. 920°C. Nat. hauptsächl. mit Cer zus. im Cerit, Monazit, Orthit.

**Lanthanoide:** s. Seltenerdmetalle.

**Lanugo cellulosi absorbens** Ph.Eur.3: Cellulosum depuratum, Verbandwatte aus Viskose (Zellwolle), Cellulosum regeneratum, Zellwollwatte; besteht aus frischen, gebleichten Fasern regenerierter Cellulose (s. Zellwolle), die nach dem Viskoseverfahren mit od. ohne Titandioxidzusatz hergestellt werden. Sie sind auf eine einheitliche Stapellänge geschnitten u. weisen eine Faserfeinheit von 1.7 bis 3.3 dtex (Masse von 10 000 m Faden, ausgedrückt in Gramm) auf. **Lanugo cellulosi absorbens sterilis Ph.Eur.3:** Sterile Verbandwatte aus Viskose; kann durch Hitzesterilisation auch gelb gefärbt sein; s.a. Verbandwatte.

**Lanugo gossypii absorbens** Ph.Eur.3: Verbandwatte aus Baumwolle, Gossypium depuratum; besteht aus gereinigten, entfetteten u. gebleichten Haaren od. Kämmlingen neuer Baumwolle guter Qualität, die von der Samenschale verschiedener Arten der Gattung *Gossypium* L. stammen. Sie ist weiß u. setzt sich aus Fasern mit einer mittleren Länge von mind. 10 mm zusammen. **Lanugo gossypii absorbens sterilis** Ph.Eur.3: Sterile Verbandwatte aus Baumwolle; kann durch Hitzesterilisation gelb gefärbt sein; s.a. Verbandwatte.

**Lanugo gossypii et cellulosi absorbens:** Verbandwatte aus Baumwolle u. Viskose (Zellwolle), Gossypium depuratum et Cellulosum depuratum, Verbandwatte aus Baumwolle u. Zellwolle, Gossypium depuratum mixtum, Mischverbandwatte. **Off.:** DAB10, ÖAB90, Ph.Helv.7. Besteht aus einer Mischung gleicher Teile Baumwolle u. Viskose. **Lanugo gossypii et cellulosi absorbens sterilis:** Sterile Verbandwatte aus Baumwolle u. Viskose. **Off.:** DAB10, Ph.Helv.7; kann durch Hitzesterilisation leicht gelb gefärbt sein; s.a. Verbandwatte.

**Lanzenotter:** s. Bothrops atrox.

**Lapacho:** Lapachorinde; **1.** Lapachobaum, s. Tecoma lapacho; **2.** s. Tabebuia impetiginosa.

**Lapachol:** 2-Hydroxy-3-(3-methyl-2-butenyl)-1,4-naphthochinon; $C_{15}H_{14}O_3$, $M_r$ 242.27. **Struk-**

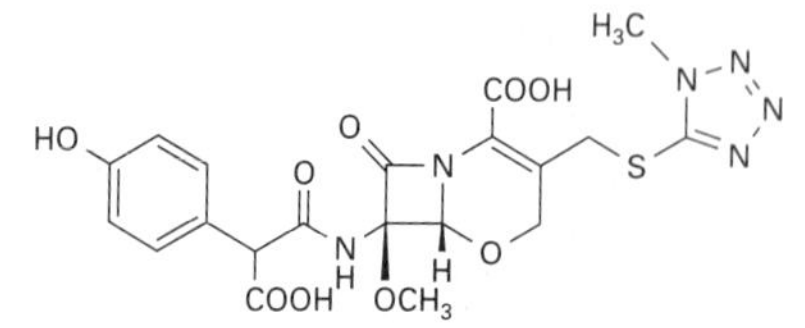


Latamoxef

**turformel** s. α-Naphthochinon. Schmp. 140°C. Gelbe Prismen. Nat. in Holzpflanzen, z.B. der Bignoniaceae* (z.B. Tabebuia impetiginosa*, Tecoma lapacho*) u. Verbenaceae. **Wirk.:** (auch andere prenylierte Naphthochinone) antimikrobiell, abortiv, teratogen, blutgerinnungshemmend (vgl. Struktur mit Vit. K), hautirritierend u. mit Antitumorwirkung.

**Laparotomie:** operative Eröffnung der Bauchhöhle.

**Lapis:** (lat.) Stein.

**Lapis albus: HOM:** Fluorcalciumsilicat, Gneis der Bad Gasteiner Quellen; verord. z.B. b. Entzündungen u. Tumoren der Lymphknoten u. der Schilddrüse.

**Lapis Calaminaris:** Galmei, s. Zinkcarbonat, Basisches.

**Lapis cancrorum:** s. Krebsauge, Krebsstein.

**Lapis causticus chirurgorum:** Kalium hydroxydatum, s. Kaliumhydroxid.

**Lapis divinus:** s. Kupferalaun.

**Lapis Haematitis:** s. Eisen(III)-oxid.

**Lapis infernalis:** Höllenstein, Argentum nitricum, s. Silber(I)-nitrat.

**Lapis infernalis mitigatus:** (*lat.* mitigatus gemildert) Argentum nitricum cum Kalio nitrico; s. Silbernitrat, Salpeterhaltiges.

**Lapis ophthalmicus:** s. Kupferalaun.

**Lapis Prunellae:** s. Brunellenstein.

**Lapis Pumicis:** s. Bimsstein.

**Lapis smiridis:** s. Schmirgel.

**Laplacetransformation:** mathematisches Hilfsmittel zur Lösung gewöhnlicher, linearer Differentialgleichungssysteme. Anw. z.B. in der Pharmakokinetik.

**Lappa maior, L. minor, L. tomentosa:** s. Arctium-Arten.

**Large Multilamellar Vesicles:** LMLV, s. Liposomen.

**Lariam®:** s. Mefloquin.

**Laricifomes officinalis:** s. Fomes officinalis.

**Larix decidua** L.: (Larix europaea DC.) Fam. Pinaceae (Mitteleuropa). Stpfl. v. Terebinthina Laricina, s. Terebinthina.

**Larocainhydrochlorid:** s. Dimethocain.

**Larodopa®:** s. Levodopa.

**Larvizid:** Insektizid gegen Insektenlarven; s. Schädlingsbekämpfungsmittel.

**Laryngitis:** Kehlkopfentzündung.

**Larynx:** (*gr.* λάρυγξ Schlund, Speiseröhre) Kehlkopf.

**Laser:** (*engl.* Light Amplification by Stimulated Emission of Radiation, Lichtverstärkung durch stimulierte Aussendung von Strahlung) Geräte od. Materialien, die nach Anregung sehr intensives kohärentes* u. monochromatisches* Licht ausstrahlen. (s.a. Maser).

**Lasix®:** s. Furosemid.

**Lassar-Paste:** Pasta Zinci salicylati*, Oskar Lassar, Dermatologe, Berlin (1849 – 1907), führte die Pasten in die Hauttherapie ein.

**Latamoxef** INN: Moxalactam, Lamoxactam, (6R,7S)-7-[2-Carboxylato-2-(4-hydroxyphenyl)-acetamido]-7-methoxy-3-[(1-methyl-1H-5-tetrazolylthio)methyl]-8-oxo-5-oxa-1-azabicyclo[4.2.0]-oct-2-en-2-carboxylat, (6R,7R)-7-[2-Carboxy-2-(4-hydroxyphenyl)acetamido]-7-methoxy-3-(1-methyl-5-tetrazolylthiomethyl)-8-oxo-5-oxa-1-azabicyclo[4.2.0]oct-2-en-2-carbonsäure, Moxalactam®; CAS-Nr. 64952-97-2; $C_{20}H_{20}N_6O_9S$, $M_r$ 520.47. Ein Oxa-β-lactam mit hoher Stabilität gegenüber β-Lactamasen. **Anw.:** Cefalosporin-Antibiotikum mit erweitertem Wirkungsspektrum; wirksam gegen Bacteroides fragilis, Citrobacter freundii u. Enterobacter cloacae; geeignet zur ungezielten Ther. lebensbedrohender Infektionen durch Anaerobier. HWZ 2.5 h. **Übl. Dos.:** Natriumsalz i.v. 1 bis 2 g 3mal/d. **Nebenw.:** Alkoholunverträglichkeit durch Hemmung der Acetaldehyddehydrogenase, s.a. Antibiotika (Cefalosporin-Antibiotika u. Tab.). Gebräuchl. ist Latamoxef-Dinatrium.

**Latent:** (*lat.* latens) *med.* verborgen, unbemerkt (Krankheit ohne erkennbare Symptome verlaufend).

**Latenz:** **1.** *pharmak.* Zeit zwischen der Applikation eines Pharmakon u. dem Beginn eines erkennbaren Effektes. **2.** *physiol.* Zeit zwischen dem Setzen eines Reizes bis zur Reizantwort.

**Latenzstadium:** s. Inkubationszeit.

**Latenzzeit:** **1.** Zeit zwischen Einw. einer krankheitserregenden Ursache od. eines Schadstoffes bis zur Manifestation einer Erkrankung. **2.** Zeit zwischen Strahleneinwirkung u. dem Sichtbarwerden von Folgeerscheinungen.

**Lateralsklerose:** s. Riluzol.

**Latex:** Milchsaft*, s. Kautschuk.

**Lathyrus sativus** L.: Fam. Fabaceae (Leguminosae), Gemeine Platterbse, Deutsche Kichererbse (Mittelmeergebiet). Die Giftigkeit der Kichererbsen (nach Verzehr kann es zu Erkrankungen kommen, die in Indien od. Äthiopien als Neuro- bzw. Osteo-**Lathyrismus** bekannt sind) beruht auf dem Vorhandensein seltener, ungewöhnlicher, f. Fabaceae aber typischer Aminosäuren (**Lathyrogene**), z.B. α-,γ-Diaminobuttersäure, Canavanin* u.a. (werden durch Kochen zerstört).

**HOM:** *Lathyrus sativus:* reife Samen; verord. z.B. b. Rückenmarksleiden mit spastischen Lähmungen.

**Latrodectus mactans** Fabr.: Fam. Araneidae, Schwarze Witwe; giftige Spinne (wärmere Gegenden); man unterscheidet mehrere Formen; nur das frische Gift ist proteolytisch wirksam. Gift wirkt neurotrop; setzt Acetylcholin u. andere Transmitter frei (bewirkt sehr großen Schmerz, Versteifung der Halsmuskulatur etc.)

**HOM:** Tinktur des zerquetschten Tieres mit Ethanol 90%; verord. z.B. b. Angina pectoris.

**LATS:** Long Acting Thyroid Stimulator; s. unter Hormone.

**Latschenkiefernöl:** Latschenöl, s. Pinus mugo.

**Latwerge:** s. Electuarium(a).

**Laubeel®:** s. Lorazepam.

**Lauchöle:** Bez. f. die in Analogie zu den Senfölen* durch Wasserdampfdestillation von Allium-Arten, v.a. deren Zwiebeln, gewinnbaren Produkte, die aus zahlreichen, schwefelhaltigen Komponenten (Sulfide, Di- u. Polysulfide) bestehen u. sich durch einen typischen, oft widerlichen Geruch auszeichnen. Den ätherischen Ölen sind sie in der Konsistenz u. der Flüchtigkeit ähnl., sie haben ebenso bakterizide Eigenschaften. Wie die Senföle (s. Glucosinolate) liegen auch die L. nicht genuin vor, sondern entstehen ebenfalls erst bei Verletzung des Gewebes durch enzymatischen Abbau von geruchlosen, allerdings nicht glykosidisch gebundenen Vorstufen (z.B. Alliin, s. Allium sativum).

**Laudamonium®:** s. Benzalkoniumchlorid.

**Laudanum:** s. Opium; L. liquidum: s. Tct. Opii; L. liquidum Sydenhami: s. Tct. Opii crocata.

**Lauertaxe:** Große Deutsche Spezialitätentaxe; von der ABDA* herausgegeben; Liste der im Handel befindlichen Arzneimittel, enthält u.a. Angaben über Hersteller, Darreichungsformen, Packungsgrößen, Preise, Zuzahlungen, Apotheken- bzw. Verschreibungspflicht. Sie erscheint zweimal monatlich in einer ergänzten u. geänderten Form als Mikrofilm, auf Disketten u. CD-ROM.

**Laue-Verfahren:** s. Kristallstrukturanalyse.

**Laugen:** wäßrige Lösungen von Alkalien, Erdalkalien, Ammoniak, die Hydroxidionen enthalten u. alkalisch reagieren. **Mutterlaugen:** Rückstände von Kristallisationen; in d. Mineralogie Salzlösungen jeder Art; unter **Ablaugen** versteht man in der Technik Lösungen, die Abfallprodukte enthalten (z.B. Sulfitablaugen).

**Laugenstein:** s. Natriumhydroxid.

**Lauraceae:** Lorbeergewächse, Od. Magnoliales; ca. 2200 Arten; z. T. diözische, tropische u. subtropische Holzpflanzen. Die Blätter sind wechselständig, ganzrandig, ledrig, sie besitzen unscheinbare, radiäre, meistens 3zählige Blüten; Blütenhülle z.T. noch nicht deutlich in Krone u. Kelch gegliedert; Staubblätter oft 9 od. 12, der Fruchtknoten ober- bis mittelständig. Die Früchte sind Beeren od. Steinfrüchte, oft in den sich weiter entwickelnden Blütenbecher (Cupula) eingebettet. **Chem. Merkmale:** ätherisches Öl (Terpene, Phenylpropanderivate) in Ölzellen, Isochinolin-Alkaloide. **Wichtige Gattungen** s. z.B. Aniba, Cinnamomum, Laurus, Ocotea, Persea, Sassafras.

**Laurate:** Salze der Laurinsäure*.

**Laurilsulfas, Laurilsulfat:** chem. Kurzbez. f. n-Dodecylsulfat.

**Laurineenkampfer:** s. Campher.

**Laurinsäure:** n-Dodecansäure; CAS-Nr. 143-07-7; $CH_3(CH_2)_{10}COOH$, $M_r$ 200.3). Schmp. 43.5°C. Sdp. 225°C. Farblose Kristallnadeln. Lösl. in Ethanol u. Ether, unlösl. in Wasser. Nat. als Glycerolester im Cocosnuß- u. Lorbeeröl, als Cetylester im Walrat.

**Laurocerasus:** s. Prunus laurocerasus.

**Laurus camphora:** s. Cinnamomum camphora.

**Laurus nobilis** L.: Fam. Lauraceae, Lorbeer (Kleinasien vielleicht heim., bes. Mittelmeergebiet); 5 bis 8 m hoher, immergrüner Strauch od. Baum. Stpfl. v. **Folia Lauri:** Lorbeerblätter. **Off.:** EB6. **Inhaltsst.:** neben Bitterstoff u. Gerbstoff 1 bis 3% äther. Öl (Oleum Lauri aethereum) mit ca. 50% Cineol, ca. 12% anderen Monoterpenen (α- u. β-Pinen, Citral, Terpineol etc.) u. Sesquiterpenlactonen wie Costunolid u. Dehydrocostuslacton (mit exocyclischen Methylengruppen, f. allfällige Kontaktallergie verantwortlich), ferner mit Eugenol, Aceteugenol, Methyleugenol, Laurinsäure u.a. **Anw.:** als Gewürz (f. Sugo, Wildbeize, Essiggurken), Aromatikum. **Fructus Lauri:** Baccae Lauri, Lorbeerfrüchte, Lorbeeren; die Steinfrüchte. **Off.:** Ph.Helv.6. **Inhaltsst.:** 1 bis 4% äther. Öl, bis 40% fettes Öl, Zucker, Stärke. **Anw.:** als Amarum, Gewürz; zur Gew. von Oleum Lauri. **Oleum Lauri (expressum):** Lorbeeröl, Lorbeerbutter; das durch Auspressen od. Auskochen gewonnene Fett aus den Früchten. **Off.:** ÖAB90, DAB6. Grünes salbenartiges Gemenge von Fett u. äther. Öl. D. ca. 0.88, Schmp. ca. 36°C, VZ 198-199, IZ 68-80. Lösl. in Ether, Benzol, sied. Ethanol. **Best.:** äther. Öl (ÖAB90: mind. 2.5%), ähnl. dem äther. Öl der Blätter, aber (wahrscheinlich) mit höherem Anteil an Sesquiterpenlactonen, ferner Chlorophyll, Glyceride der Laurin-, Palmitin-, Öl- u. Linolsäure. **Anw.:** als hautreizende, hyperämisierende Einreibung bei Rheuma, Hautkrankheiten, Furunkeln (Überempfindlichkeit beachten!), Krätze; vet.: bei Kolik, als Eutersalbe, Schutzmittel gegen Insekten. **Zuber.:** Ungt. aromaticum. **Nebenw.:** Kontaktallergien möglich, auch Kreuzallergien zu Astaraceae*.

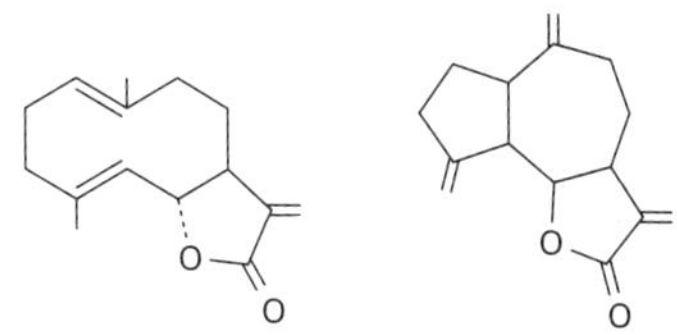


Costunolid Dehydrocostuslacton

Laurus nobilis:
Allergene Sesquiterpenlactone

**Laurylgallat:** s. Gallussäurelaurylester.

**Laurylum gallicum:** s. Gallussäurelaurylester.

**Läusemittel:** s. Läusebefall.

**Lavandin, Lavandinöl:** s. Lavandula hybrida.

**Lavandula angustifolia** Mill. **ssp. angustifolia:** (L. officinalis Chaix, L. vera DC.) Fam. Lamiaceae (Labiatae), Lavendel (westl. Mittelmeergebiet, Südfrankreich, dort auch kult., ferner kult. in Spanien, Nordafrika, England). Zahlreiche Varietäten. Stpfl. v. **Flores Lavandulae:** Lavendelblüten, die noch nicht voll aufgeblühten Blüten (mit blauem Kelch). **Off.:** Ph.Helv.7, DAC86. **Inhaltsst.:** 1 bis 3% (mind. 1.5%) äther. Öl, ca. 12% Gerbstoff. **Anw.:** bei Nervosität, Schlafstörungen, nervösen Herzleiden, Karminativum, Diuretikum, ferner als Choleretikum u. Cholagogum sowie zu Räuchermitteln u. als Geschmackskorrigens, als Mottenmittel (Spec. aromaticae). **Lavandulae aetheroleum: Lavendelöl**, Oleum Lavandulae; äther. Öl aus d. frischen Blüten od. Blütenständen. **Off.:** DAB10, ÖAB90, Ph.Helv.7. Farblose bis gelbl. Flüss. v. charakterist. Geruch u. von brennendem, schwach bitterem Geschmack. $\alpha_D^{20°C}$ -3° bis -11°, $n_D^{20°C}$ 1.458 bis 1.464. D. 0.875 bis 0.892. **Inhaltsst.:** 30 bis 60% L-Linaloolester, hauptsächl. Linalylacetat (qualitätsbestimmend), 20 bis 35% Linalool, ferner β-Ocimen, Campher, Caryophyllenepoxid, Geraniol, Cumarin, Borneol, Ethyl-namylketon (wichtiger Geruchsträger), α-Pinen, Cineol, Furfurol u.a. (im franz. Lavendelöl auch L-Lavandulol, D-Citronellol, Isoamylalkohol, Cuminalkohol). Geh. an Estern mind. 35% (DAB10, ÖAB90) bzw. mind. 30 u. max. 60% (Ph.Helv.7), ber. als Linalylacetat ($C_{12}H_{20}O_2$). Lavendelöl muß besonders sorgfältig gelagert werden. **Anw.:** zu Einreibungen (in Form der Zuber.), ferner in d. Parfümerie u. als Repellent. **Zuber.:** Spir. Lavandulae, Mixtura oleoso-balsamica, Sol. Formaldehydi saponata, Ungt. aromaticum.

**HOM:** *Lavandula angustifolia* (HAB1.3): frische Blüten.

**HOM:** *Lavandula angustifolia e floribus siccatis* (HAB1.3): getrocknete Blüten.

**Lavandula hybrida** Reverch.: (Hybride aus L. angustifolia u. L. latifolia) Fam. Lamiaceae, Lavandin (westl. Mittelmeergebiet, wie L. angustifolia). Stpfl. v. **Lavandinöl:** das äther. Öl der Blüten(stände). **Inhaltsst.:** ca. 15 bis 20% Linalylacetat, ca. 40 bis 50% Linalool einschließlich anderer freier Alkohole, jeweils ca. 5 bis 8% 1,8-Cineol u. Campher, Borneol. **Anw.:** Ersatz (Verfälschung) f. Lavendelöl; in der Parfümerie.

**Lavandula latifolia** Medik.: (L. spica auct. non L.) Großer Speik, Narde (Spanien). Stpfl. v. **Oleum Spicae:** Speiköl, Spiköl; das äther. Öl der Blüten (Flores Spicae, ca. 0.8% enthaltend). D.0.900 bis 0.913. **Best.:** ca. 15% L-Linalool u. Ester (Linalylacetat aber unter 1%), bis 30% L-Campher (im Gegensatz zu Ol. Lavandulae) u. etwa gleich viel od. mehr 1,8-Cineol sowie Borneol. **Anw.:** als Ersatz f. Lavendelöl u. zu Einreibungen.

**Lavandula officinalis:** s. Lavandula angustifolia ssp. angustifolia.

**Lavandula spica:** s. Lavendula latifolia.

**Lavandula stoechas** L.: Fam. Lamiaceae, Schopflavendel (Mittelmeergebiet). Stpfl. v. **Flores Stoechados arabicae** (purpureae)**:** Flores Lavandulae romana. **Inhaltsst.:** äther. Öl mit Campher u. D-Fenchon.

**Lavandula vera:** s. Lavandula angustifolia ssp. angustifolia.

**Lavendelblüten:** Flores Lavandulae, s. Lavandula angustifolia ssp. angustifolia.

**Lavendelöl:** Oleum Lavandulae, s. Lavandula angustifolia ssp. angustifolia.

**Lavendelspiritus:** Spiritus Lavandulae*.

**LAV/HTLV-III:** s. HIV.

**Lavoisier, Antoine Laurent:** s. Sauerstoff.

**Lawrentium:** (Eka-Lutetium) Lr, OZ 103. 1961 beim Beschuß eines Gemisches von Californium-Isotopen mit Borkernen erhalten. (Benannt nach Orlando Lawrence, 1901 – 1958, dem Erfinder des Cyclotrons); mind. 8 Lr-Isotope mit den Massenzahlen 253 bis 260; längstlebiges Isotop: HWZ 3 min.

**Lawson:** 2-Hydroxy-1,4-naphthochinon. **Strukturformel** s. α-Naphthochinon (Tab.). Roter, antibiotisch wirksamer Naphthochinonfarbstoff aus Lawsonia inermis*, liegt in der frischen Pflanze in Form der 2-Hydroxynaphthohydrochinonglykoside (Hennoside) vor.

**Lawsonia inermis** L.: Fam. Lythraceae, Hennastrauch (Afrika, Asien, Indien). Stpfl. v. **Folia Hennae:** Hennablätter. **Inhaltsst.:** 5 bis 10% Gerbstoffe, Lawson*. **Anw.:** äuß. als Adstringens, Antiseptikum; inn. bei Amöbenruhr, bei Magengeschwür, als Febrifugum. Die pulverisierten Blätter, Henna, sind ein orientalisches Haarfärbemittel. Henna färbt d. Haare u. Fingernägel rot bis braunschwarz, in Verbindung mit Reng (s. Indigofera tinctoria) blauschwarz.

**Laxans(tia), Laxativum(a):** s. Abführmittel.

**Laxantienabusus:** mißbräuchliche Verw. von Abführmitteln*, oft aufgrund psychischer Beschwerden; betrifft in der Mehrzahl (zu ca. 90%) Frauen, besonders solche mit unbewußtem Reinigungsdrang; klin. manifestiert sich der Abusus in vermehrter Kaliumausscheidung, intermittierender Hypokaliämie u. Atrophie der Darmmukosa. Durch Kaliumverlust können hypokalische Lähmungen auftreten.

**Laxantienkolon:** s. Abführmittel.

**Laxbene®:** s. Bisacodyl.

**Laxieren:** abführen.

**Laxiermus:** s. Electuarium Sennae.

**Laxoberal®:** s. Natriumpicosulfat.

**LC:** liquid crystal, s. Flüssigkristalle.

**LCAT:** s. Lipoproteine.

**LCD:** liquid crystal display, s. Flüssigkristalle.

**LDL:** low density lipoprotein, s. Lipoproteine.

**LDPE:** s. Polyolefine.

**Lea-Zahl:** s. Peroxidzahl.

**Lebendimpfstoff:** Impfstoff, der abgeschwächte od. virulenzschwache lebende, vermehrungsfähige Erreger enthält; s. Schutzimpfung, Vakzine.

**Lebensbalsam, Hoffmann-Lebensbalsam:** Mixtura oleoso-balsamica*.

**Lebensbaum:** Thuja occidentalis*.

**Lebensbaumspitzen, Lebenskraut:** Summitates Thujae, s. Thuja occidentalis.

**Lebensmittel:** nach dem Lebensmittel- u. Bedarfsgegenständegesetz* Stoffe, die vom Menschen überwiegend zu Ernährungs- od. Genußzwecken einverleibt werden; vgl. Nahrungsstoffe.

**Lebensmittelbuch:** im 6. Abschnitt des Lebensmittel- u. Bedarfsgegenständegesetzes* enthaltene Sammlung von Leitsätzen hinsichtl. Sachbezeichnungen, Begriffsbestimmungen, Untersuchungsmethoden u. Beurteilungsgrundsätzen von Lebensmitteln.

**Lebensmittelkonservierung:** s. Konservieren.

**Lebensmittel- u. Bedarfsgegenständegesetz:** LMBG; in der Bundesrepublik Deutschland die amtliche Kurzbezeichnung f. das Gesetz über den Verkehr mit Lebensmitteln, Tabakerzeugnissen, kosmetischen Mitteln u. sonstigen Bedarfsgegenständen i.d.F. d. Bekanntmachung d. Neufassung v. 8.7.1993, zuletzt geändert am 25.11.94. Das LMBG hat zum Gegenstand das Herstellen, Inverkehrbringen (z.B. auch Ankündigen), Behandeln (z.B. Verpacken) u. Verzehren (Essen, Kauen, Trinken sowie jede sonstige Zufuhr von Stoffen in den Magen) folgender Waren: **1.** Lebensmittel* (Nahrungsmittel u. Genußmittel, auch diätetische Lebensmittel, s.a. Diätverordnung); **2.** Zusatzstoffe (z.B. Konservierungsmittel, s. Lebensmittelzusatzstoffe); **3.** Tabakerzeugnisse; **4.** kosmetische Mittel (dazu gehören auch Mittel zur Pflege od. Verbesserung des Gebrauchs von Prothesen, s.a. Kosmetik-Verordnung); **5.** Bedarfsgegenstände (Gebrauchsgegenstände, z.B. Geschirr, Reinigungsmittel, Farben, Spielwaren, Brillengestelle, Körperpflegemittel, Raumsprays u. Insektenvertilgungsmittel in Wohnräumen usw). Nach dem LMBG ist hinsichtlich der Verw. von Stoffen i.a. alles verboten, was nicht ausdrücklich erlaubt ist (Verbotsprinzip). Das LMBG regelt z.B. auch die zulässigen Höchstmengen v. Stoffen mit pharmakol. Wirkung, die auf od. in Lebensmitteln beim Inverkehrbringen nicht überschritten sein dürfen.

**Österreich:** Ähnliche Regelungen durch das Lebensmittelgesetz 1975 (LMG), das noch den Begriff der Verzehrprodukte* kennt.

**Lebensmittelvergiftung:** Vergiftung durch Aufnahme giftiger, zersetzter, verunreinigter od. bakteriell infizierter Nahrungsmittel. **Chemische Gifte:** Bestimmte Metalle wie Blei, Zink, Kupfer, Cadmium in den Legierungen, den Glasuren u. Emaillierungen der Kochgeräte u. Töpfe, können bei Aufbewahrung saurer Speisen herausgelöst werden. Pökelsalze s. Konservierung. Lebensmittelzusatzstoffe, Farbstoffe, Antioxidantien u.ä. dürfen nur entsprechend den jeweiligen lebensmittelrechtlichen Bestimmungen verwendet werden. **Natürliche Gifte:** Pilzvergiftung s. Pilze; Mutterkornvergiftung s. Secale cornutum. **Bakterielle Lebensmittelvergiftungen:** Sammelbezeichnung f. Vergiftungen, die durch bakteriell kontaminierte Lebensmittel bzw. durch Bakterientoxine hervorgerufen werden. Für das Erkennen bzw. das Ausschalten von derartigen Lebensmittelvergiftungen ist die Kenntnis der Infektkette von besonderer Bedeutung. Man unterscheidet a) Lebensmittelinfektionen, wenn die Erreger das Lebensmittel besiedeln od. als Vehikel benutzen, b) Lebensmittelintoxikationen, wenn das pathogene Agens ein von Bakterien gebildetes Toxin ist (z.B. Staphylokokkenenterotoxin, Botulismustoxin), c) Überschneidungen von bakteriellen Erregern mit Toxinwirkungen (Endotoxine*) z.B. bei Enteritis-Salmonellen. Den Lebensmittelintoxikationen zuzuordnen sind die Mykotoxikosen; s. Mykotoxine. **Vermeidung:** Einhaltung der lebensmittelhygienischen Vorschriften bei Gew., Herst., Verteilung u. Lagerung von Lebensmitteln. Trinkwasseraufbereitung, Kontrolle des Personals in allen Lebensmittelbetrieben.

**Lebensmittelzusatzstoffe:** Zusatzstoffe im Sinne des Lebensmittel- u. Bedarfsgegenständegesetzes* sind Stoffe, die dazu bestimmt sind, Lebensmittel* (od. Futtermittel) hinsichtlich ihrer Beschaffenheit zu beeinflussen. Sie unterliegen dem Verbotsprinzip, d.h. es sind nur solche Zusatzstoffe erlaubt, die in sog. Positivlisten erfaßt sind. Die Verw. der L. regeln die Richtlinien Nr. 94/35/EG (Süßungsmittel), 94/36/EG (Farbstoffe) u. 95/2/EG (andere L.). Zu den L. gehören Antioxidantien, Aromastoffe, Emulgatoren, Farbstoffe, Geliermittel, Geschmacksverstärker, Konservierungsmittel, Säuerungsmittel, Schaumverhüter, künstliche Süßstoffe, Verdickungsmittel etc. Die Bez. der L. kann auch anhand der sog. E-Nummern (Nummern der EG) angegeben sein (s. Tab.).

**Leber:** Hepar (*gr.* ἧπαρ ἥπατις Leber, *lat.* iecur iecoris), s. Organtherapeutika.

**Leberblümchen:** s. Hepatica nobilis.

**Leberbouillon:** s. Nährböden.

**Leberentzündung:** Hepatitis.

**Leberkraut:** Herba Hepaticae, s. Hepatica nobilis.

**Lebermoose:** s. Bryophyta.

**Leberstärke:** s. Glykogen.

**Lebertherapeutikum(a):** *syn.* Hepatikum(a), Leberschutzmittel (Hepatoprotektivum); Stoff od. Zuber. zur Ther. u. Prophylaxe von toxischen u. infektiösen Leberschäden (z.B. Hepatitis, Zirrhose). Heterogene Arzneistoffgruppe mit vielfach zweifelhafter therapeutischer Wirksamkeit; verwendet werden z.B. Cholin, Betain, Aminosäuren, Vitamine u. Antioxidantien (Vit.E, C, $B_{12}$, Folsäure), Phospholipide (z.B. auch Sojabohnenlecithin) u. Zucker(-alkohole) wie Inosit, Lactitol u. Fructose, ferner hepatotrope (auf die Leber gerichtete, das Lebergewebe bevorzugende) Pflanzenstoffe (z.B. der hepatoprotektive Silymarinkomplex, s. Silybus marianum), Pyrimidin- u. Purinderivate (Orotsäure*, Inosin*), einige Steroidhormone, Immunsuppressiva (Mercaptopurin, Azathioprin), Gallensäuren u.v.a.; vgl. Lipotrope Stoffe.

**Lebertran: Oleum Jecoris (Aselli)**, Oleum iecoris, **Morrhuae oleum**, Oleum Morrhuae; das aus frischen od. durch Kälte konservierten Lebern von Gadus-Arten gewonnene fette Öl, das durch Unterkühlen u. Filtration bei 0°C von den leicht erstarrenden Fettanteilen befreit ist. Zur Gew. des Lebertrans (Oleum Jecoris Aselli; Asellus major, alter Name des Dorsches) dient hauptsächl. **Gadus morrhua** L. (G. callaris L.); junge u. kleinwüchsige Tiere sowie Ostseefische werden i.a. als Dorsch, größere als Kabeljau bezeichnet; an der norwegischen Küste, den Lofoten u. an der Küste Neufundlands. Hellgelbe bis goldgelbe, leicht fließende, klare, ölige Flüss. von charakteristischem, höchstens schwach fischartigem, aber nicht ranzigem Geruch u. Geschmack. Mischbar mit Ether, Chloroform, Benzin, wenig lösl. in Ethanol. D. 0.918-0.928. $n_D^{20°C}$ 1.477-1.484. IZ 150-180, SZ max. 2, VZ 180-197. **Best.:** ca. 85% Glyceride ungesättigter Fettsäuren (wenig ω-3- u. ω-6-Fettsäuren, z.B. Clopodonsäure*) u. ca. 12 bis 14% Glyceride gesättigter Fettsäuren; im UA (max. 1.3%) neben Sterinen (Cholesterol, Squalen) Vitamin A (mind. 850 I.E./g, 1 I.E. = 0.300 µg Vitamin A) u. Vitamin D (antirachitische Wirksamkeit mind. 85 I.E./g, 1 I.E. Vitamin D = 0.025 µg Vitamin D, bezogen auf Vitamin $D_3$); ferner Spuren von Iod, Brom, Chlor, Trimethylamin u.a. Aufbewahrung in sorgfältig gereinigten, trockenen Gefäßen, die bis unter den Stopfen gefüllt sind od. ein indifferentes Gas (am besten $CO_2$) enthalten, kühl u. vor Licht geschützt. Nur das Standgefäß im Apothekenraum (Offizin) kann Lebertran auch im Anbruch enthalten. Frischer L. darf nicht zu älteren Lebertranresten gefüllt werden. **Off.:** DAB7, ÖAB90 (bis 1996), Ph.Helv.7. **Anw.:** beruht hauptsächl. auf seinem hohen Gehalt an den Vitaminen A u. D (s. Vitamine), daher als Roborans bei chronischen Erkrankungen, Rachitisprophylaxe; in d. Rekonvaleszenz, da L. neben seinem hochwirksamen Gehalt an Vitaminen u. Spuren zahlreicher Elemente auch als leichtverdauliches Fett einen großen Brennwert hat, nämlich 39 kJ/g (9.3 kcal/g). **Dos.:** 5-10 g, 1- bis 2mal/d 1 Tee- bis Kinderlöffel. Anw. äuß.: als granulationsförderndes Wundheilmittel, in Salben (10%); auch in Hämorrhoiden- u. Augensalben. **Zuber.:** Emulsio Olei Jecoris Aselli* (composita).

**Heilbuttleberöl: Oleum Jecoris Hippoglossi**, Hippoglossi iecoris oleum; das aus frischen od. durch Kälte konservierten Lebern von **Hippoglossus hippoglossus L.** gew. fette Öl; der Zusatz von Stabilisatoren ist gestattet. Gelbe bis bräunlich-gelbe, ölige Flüss. v. charakteristischem, schwach fischartigem, aber nicht ranzigem Geruch u. Geschmack. Mischbar mit Ether, Chloroform, Benzin, wenig lösl. in Ethanol. D. 0.919-0.928. IZ 112-155, SZ max. 6, VZ 160-180; UA mind. 7.0 u. max. 22.5%. **Best.:** ähnlich L., aber wesentlich mehr Vitamin A (mind. 30 000 u. wegen Gefahr von Hypovitaminosen max. 50 000 I.E./g) u. Vitamin D (antirachitische Wirksamkeit mind. 600 I.E./g). Aufbewahrung in sorgfältig

**Lebensmittelzusatzstoffe** (Fortsetzung siehe nächste Seite)
nach E-Nummern geordnet

Anw. vorwiegend als:

A Antioxidantium od. Synergist
E Emulgator
F Farbstoff
G Geschmacksverstärker
K Konservierungsmittel od. konservierend wirkender Stoff
S Stabilisator, Verdickungsmittel od. Geliermittel
V Verschieden (z.B. Antischaummittel, Antiklumpmittel)
Z Zuckeraustauschstoff bzw. Süßmittel (Süßungsmittel)

| E-Nr. | Bezeichnung | Anw. |
|---|---|---|
| 100 | Kurkumin (Curcumin) | F |
| 101 | i) Riboflavin | F |
| | ii) Riboflavin-5-phosphat | |
| 102 | Tartrazin | F |
| 104 | Chinolingelb | F |
| 110 | Sunsetgelb FCF | F |
| | Gelborange S | |
| 120 | Cochenille, Karminsäure, Karmin | F |
| 122 | Azurubin, Carmoisin | F |
| 123 | Amaranth | F |
| 124 | Cochenillerot A, Ponceau 4R | F |
| 127 | Erythrosin | F |
| 128 | Rot 2G | F |
| 129 | Allurarot AC | F |
| 131 | Patentblau V | F |
| 132 | Indigotin I, Indigokarmin | F |
| 133 | Brillantblau FCF | F |
| 140 | Chlorophylle u. Chlorophylline | F |
| 141 | Kupferhaltige Komplexe der | F |
| | Chlorophylle u. Chlorophylline | |
| 142 | Grün S | F |
| 150a | Einfache Zuckerkulör | F |
| 150b | Sulfitlaugen-Zuckerkulör | F |
| 150c | Ammoniak-Zuckerkulör | F |
| 150d | Ammonsulfit-Zuckerkulör | F |
| 151 | Brillantschwarz BN, Schwarz PN | F |
| 153 | Pflanzenkohle | F |
| | (Carbo medicinalis vegetabilis) | |
| 154 | Braun FK | F |
| 155 | Braun HT | F |
| 160a | Carotine | F |
| | i) gemischte Carotine | |
| | ii) Beta-Carotin | |
| 160b | Annatto, Bixin, Norbixin | F |
| 160c | Paprikaextrakt | F |
| | (Capsanthin, Capsorubin) | |
| 160d | Lycopin | F |
| 160e | Beta-apo-8'-Carotinal | F |
| 160f | Beta-apo-8'-carotinsäure-ethylester | F |
| 161 | Xanthophylle | F |
| 161b | Lutein | F |
| 161g | Canthaxanthin | F |
| 162 | Beetenrot, Betanin | F |
| 163 | Anthocyane | F |
| 170 | Calciumcarbonate | F V |
| | i) Calciumcarbonat | |
| | ii) Calciumhydrogencarbonat | |
| 171 | Titandioxid | F |
| 172 | Eisenoxide u. -hydroxide | F |
| 173 | Aluminium | F |
| 174 | Silber | F |
| 175 | Gold | F |
| 180 | Litholrubin BK | F |
| 200 | Sorbinsäure | K |
| 201 | Natriumsorbat | K |
| 202 | Kaliumsorbat | K |
| 203 | Calciumsorbat | K |
| 210 | Benzoesäure | K |
| 211 | Natriumbenzoat | K |
| 212 | Kaliumbenzoat | K |
| 213 | Calciumbenzoat | K |
| 214 | Ethyl-p-hydroxybenzoat | K |
| 215 | Natriumethyl-p-hydroxybenzoat | K |
| 216 | Propyl-p-hydroxybenzoat | K |
| 217 | Natriumpropyl-p-hydroxybenzoat | K |
| 218 | Methyl-p-hydroxybenzoat | K |
| 219 | Natriummethyl-p-hydroxybenzoat | K |
| 220 | Schwefeldioxid | A K |
| 221 | Natriumsulfit | A K |
| 222 | Natriumhydrogensulfit | A K |
| 223 | Natriummetabisulfit | A K |
| 224 | Kaliummetabisulfit | A K |
| 226 | Calciumsulfit | A K |
| 227 | Calciumhydrogensulfit | A K |
| 228 | Kaliumhydrogensulfit | A K |
| 230 | Biphenyl (Diphenyl) | K |
| 231 | Orthophenylphenol | K |
| 232 | Natrium-Orthophenylphenol | K |
| 233 | Thiabendazol | K |
| 234 | Nisin | K |
| 235 | Natamycin | K |
| 236 | Ameisensäure | K |
| 237 | Natriumformiat | K |
| 238 | Calciumformiat | K |
| 239 | Hexamethylentetramin | K |
| 242 | Dimethyldicarbonat | K |
| 249 | Kaliumnitrit | K |
| 250 | Natriumnitrit | K |
| 251 | Natriumnitrat | K |
| 252 | Kaliumnitrat | K |
| 260 | Essigsäure | V |
| 261 | Kaliumacetat | V |
| 262 | Natriumdiacetate | V |
| | i) Natriumacetat | |
| | ii) Natriumhydrogenacetat | |
| | (Natriumdiacetat) | |
| 263 | Calciumacetat | V |
| 270 | Milchsäure | A V |
| 280 | Propionsäure | K |
| 281 | Natriumpropionat | K |
| 282 | Calciumpropionat | K |
| 283 | Kaliumpropionat | K |
| 284 | Borsäure | K |
| 285 | Natriumtetraborat (Borax) | K |
| 290 | Kohlendioxid | V |
| 296 | Apfelsäure | V |
| 297 | Fumarsäure | V |
| 300 | Ascorbinsäure | A |
| 301 | Natriumascorbat | A |
| 302 | Calciumascorbat | A |
| 304 | Fettsäureester der Ascorbinsäure | A |
| | i) Ascorbylpalmitat | |
| | ii) Ascorbylstearat | |
| 306 | stark tocopherolhaltige Extrakte | A |
| 307 | Alpha-Tocopherol | A |
| 308 | Gamma-Tocopherol | A |
| 309 | Delta-Tocopherol | A |
| 310 | Propylgallat | A |
| 311 | Octylgallat | A |
| 312 | Dodecylgallat | A |
| 315 | Isoascorbinsäure | A |
| 316 | Natriumisoascorbat | A |

**Lebensmittelzusatzstoffe** (Fortsetzung siehe nächste Seite)
nach E-Nummern geordnet

Anw. vorwiegend als:

| | | | |
|---|---|---|---|
| A | Antioxidantium od. Synergist | K | Konservierungsmittel od. konservierend wirkender Stoff |
| E | Emulgator | S | Stabilisator, Verdickungsmittel od. Geliermittel |
| F | Farbstoff | V | Verschieden (z.B. Antischaummittel, Antiklumpmittel) |
| G | Geschmacksverstärker | Z | Zuckeraustauschstoff bzw. Süßmittel (Süßungsmittel) |

| E-Nr. | Bezeichnung | Anw. |
|---|---|---|
| 320 | Butylhydroxyanisol (BHA) | A |
| 321 | Butylhydroxytoluol (BHT) | A |
| 322 | Lecithin | E |
| 325 | Natriumlactat | A |
| 326 | Kaliumlactat | A |
| 327 | Calciumlactat | A |
| 330 | Citronensäure | A |
| 331 | Natriumcitrate<br>i) Mononatriumcitrat<br>ii) Dinatriumcitrat<br>iii) Trinatriumcitrat | A |
| 332 | Kaliumcitrate<br>i) Monokaliumcitrat<br>ii) Tricaliumcitrat | A |
| 333 | Calciumcitrate<br>i) Monocalciumcitrat<br>ii) Dicalciumcitrat<br>iii) Tricalciumcitrat | A |
| 334 | Weinsäure (L(+)–) | A |
| 335 | Natriumtartrate<br>i)Mononatriumtartrat<br>ii) Dinatriumtartrat | A |
| 336 | Kaliumtartrate<br>i) Monokaliumtartrat<br>ii) Dikaliumtartrat | A |
| 337 | Kaliumnatriumtartrat | A |
| 338 | Phosphorsäure | A V |
| 339 | Natriumphosphate<br>i) Mononatriumphosphat<br>ii) Dinatriumphosphat<br>iii) Trinatriumphosphat | A |
| 340 | Kaliumphosphate<br>i) Monokaliumphosphat<br>ii) Dikaliumphosphat<br>iii) Trikaliumphosphat | A |
| 341 | Calciumphosphate<br>i) Monocalciumphosphat<br>ii) Dicalciumphosphat<br>iii) Tricalciumphosphat | A |
| 350 | Natriummalate<br>i) Natriummalat<br>ii) Natriumhydrogenmalat | V |
| 351 | Kaliummalat | V |
| 352 | Calciummalate<br>i) Calciummalat<br>ii) Calciumhydrogenmalat | V |
| 353 | Metaweinsäure | V |
| 354 | Calciumtartrat | V |
| 355 | Adipinsäure | V |
| 356 | Natriumadipat | V |
| 357 | Kaliumadipat | V |
| 363 | Bernsteinsäure | V |
| 380 | Triammoniumcitrat | V |
| 385 | Calciumdinatriumethylendiamin-tetraacetat (Calcium-dinatrium-EDTA) | V |
| 400 | Alginsäure | S |
| 401 | Natriumalginat | S |
| 402 | Kaliumalginat | S |
| 403 | Ammoniumalginat | S |
| 404 | Calciumalginat | S |
| 405 | Propylenglycolalginat | S |
| 406 | Agar-Agar | S |
| 407 | Carrageen | S |
| 410 | Johannisbrotkernmehl | S |
| 412 | Guarkernmehl | S |
| 413 | Traganth | S |
| 414 | Gummi arabicum | S |
| 415 | Xanthan | S |
| 416 | Karayagummi | S |
| 417 | Tarakernmehl | S |
| 418 | Gellan | S |
| 420 | Sorbit<br>i) Sorbit<br>ii) Sorbitsirup | Z |
| 421 | Mannit | Z |
| 422 | Glycerin | V |
| 431 | Polyoxyethylen(40)stearat | E V |
| 432 | Polyoxyethylen-sorbitan-monolaurat (Polysorbat 20) | E |
| 433 | Polyoxyethylen-sorbitan-monooleat (Polysorbat 80) | E |
| 434 | Polyoxyethylen-sorbitan-monopalmitat (Polysorbat 40) | E |
| 435 | Polyoxyethylen-sorbitan-monostearat (Polysorbat 60) | E |
| 436 | Polyoxyethylen-sorbitan-tristearat (Polysorbat 65) | E |
| 440 | Pektine<br>i) Pektin<br>ii) Amidiertes Pektin | V |
| 442 | Ammoniumsalze von Phosphatidsäuren | S |
| 444 | Saccharoseacetatisobutyrat | |
| 445 | Glycerinester aus Wurzelharz | V |
| 450 | Diphosphate<br>i) Dinatriumdiphosphat<br>iii) Tetranatriumdiphosphat<br>iv) Dikaliumdiphosphat<br>v) Tetrakaliumdiphosphat<br>vi) Dicalciumdiphosphat<br>vii) Calciumdihydrogendiphosphat | S |
| 451 | Triphosphate<br>i) Pentanatriumtriphosphat<br>ii) Pentakaliumtriphosphat | S |
| 452 | Polyphosphate<br>i) Natriumpolyphosphat<br>ii) Kaliumpolyphosphat<br>iii) Natriumcalciumpolyphosphat<br>iv) Calciumpolyphosphat | S |
| 460 | Cellulose<br>i) Mikrokristalline Cellulose<br>ii) Cellulosepulver | S |
| 461 | Methylcellulose | S |
| 463 | Hydroxypropylcellulose | S |
| 464 | Hydroxypropylmethylcellulose | S |
| 465 | Ethylmethylcellulose | S |
| 466 | Carboxymethylcellulose | S |
| 470a | Natrium-, Kalium- u. Calciumsalze von Speisefettsäuren | E |
| 470b | Magnesiumsalze von Speisefettsäuren | E |

**Lebensmittelzusatzstoffe** (Fortsetzung siehe nächste Seite)
nach E-Nummern geordnet

Anw. vorwiegend als:

A Antioxidantium od. Synergist
E Emulgator
F Farbstoff
G Geschmacksverstärker
K Konservierungsmittel od. konservierend wirkender Stoff
S Stabilisator, Verdickungsmittel od. Geliermittel
V Verschieden (z.B. Antischaummittel, Antiklumpmittel)
Z Zuckeraustauschstoff bzw. Süßmittel (Süßungsmittel)

| E-Nr. | Bezeichnung | Anw. |
|---|---|---|
| 471 | Mono- u. Diglyceride von Speisefettsäuren | E |
| 472a | Essigsäureester von Mono- u. Diglyceriden von Speisefettsäuren | E |
| 472b | Milchsäureester von Mono- u. Diglyceriden von Speisefettsäuren | E |
| 472c | Citronensäureester von Mono- u. Diglyceriden von Speisefettsäuren | E |
| 472d | Weinsäureester von Mono- u. Diglyceriden von Speisefettsäuren | E |
| 472e | Mono- u. Diacetylweinsäureester von Mono- u. Diglyceriden von Speisefettsäuren | E |
| 472f | Gemischte Essig- u. Weinsäureester von Mono- u. Diglyceriden von Speisefettsäuren | E |
| 473 | Zuckerester von Speisefettsäuren | E |
| 474 | Zuckerglyceride | E |
| 475 | Polyglycerinester von Speisefettsäuren | E |
| 476 | Polyglycerin-Polyricinoeat | E |
| 477 | Propylenglycolester von Speisefettsäuren | E |
| 479b | Thermooxidiertes Sojaöl mit Mono- u. Diglyceriden von Speisefettsäuren | E |
| 481 | Natriumstearoyl-2-lactylat | E |
| 482 | Calciumstearoyl-2-lactylat | E |
| 483 | Stearyltartrat | E |
| 491 | Sorbitanmonostearat | E |
| 492 | Sorbitantristearat | E |
| 493 | Sorbitanmonolaurat | E |
| 494 | Sorbitanmonooleat | E |
| 495 | Sorbitanmonopalmitat | E |
| 500 | Natriumcarbonate<br>i) Natriumcarbonat<br>ii) Natriumhydrogencarbonat<br>iii) Natriumsesquicarbonat | V |
| 501 | Kaliumcarbonate<br>i) Kaliumcarbonat<br>ii) Kaliumhydrogencarbonat | V |
| 503 | Ammoniumcarbonate<br>i) Ammoniumcarbonat<br>ii) Ammoniumhydrogencarbonat | V |
| 504 | Magnesiumcarbonate<br>i) Magnesiumcarbonat<br>ii) Magnesiumhydroxidcarbonat (syn.: Magnesiumhydrogencarbonat) | V |
| 507 | Salzsäure | V |
| 508 | Kaliumchlorid | V |
| 509 | Calciumchlorid | V |
| 511 | Magnesiumchlorid | V |
| 512 | Zinn(II)-chlorid | V |
| 513 | Schwefelsäure | V |
| 514 | Natriumsulfate<br>i) Natriumsulfat<br>ii) Natriumhydrogensulfat | V |
| 515 | Kaliumsulfate<br>i) Kaliumsulfat<br>ii) Kaliumhydrogensulfat | V |
| 516 | Calciumsulfat | V |
| 517 | Ammoniumsulfate | V |
| 520 | Aluminiumsulfat | V |
| 521 | Aluminiumnatriumsulfat | V |
| 522 | Aluminiumkaliumsulfat | V |
| 523 | Aluminiumammoniumsulfat | V |
| 524 | Natriumhydroxid | V |
| 525 | Kaliumhydroxid | V |
| 526 | Calciumhydroxid | V |
| 527 | Ammoniumhydroxid | V |
| 528 | Magnesiumhydroxid | V |
| 529 | Calciumoxid | V |
| 530 | Magnesiumoxid | V |
| 535 | Natriumferrocyanid | V |
| 536 | Kaliumferrocyanid | V |
| 538 | Calciumferrocyanid | V |
| 541 | Saures Natriumaluminiumphosphat | V |
| 551 | Siliciumdioxid | V |
| 552 | Calciumsilicat | V |
| 553a | i) Magnesiumsilicat<br>ii) Magnesiumtrisilicat (Asbest-frei) | V |
| 553b | Talkum (Asbest-frei) | V |
| 554 | Natriumaluminiumsilicat | V |
| 555 | Kaliumaluminiumsilicat | V |
| 556 | Calciumaluminiumsilicat | V |
| 558 | Bentonit | V |
| 559 | Aluminiumsilicat (Kaolin) | V |
| 570 | Fettsäuren | V |
| 574 | Gluconsäure | V |
| 575 | Glucono-δ-lacton | V |
| 576 | Natriumgluconat | V |
| 577 | Kaliumgluconat | V |
| 578 | Calciumgluconat | V |
| 579 | Eisen-II-gluconat | V |
| 585 | Eisen-II-lactat | V |
| 620 | Glutaminsäure | G |
| 621 | Mononatriumglutamat | G |
| 622 | Monokaliumglutamat | G |
| 623 | Calciumdiglutamat | G |
| 624 | Monoammoniumglutamat | G |
| 625 | Magnesiumdiglutamat | G |
| 626 | Guanylsäure (Guanosinmonophosphat) | G |
| 627 | Dinatriumguanylat | G |
| 628 | Dikaliumguanylat | G |
| 629 | Calciumguanylat | G |
| 630 | Inosinsäure | G |
| 631 | Dinatriuminosinat | G |
| 632 | Dikaliuminosinat | G |
| 633 | Calciuminosinat | G |
| 634 | Calcium-5'-ribonucleotid | G |
| 635 | Dinatrium-5'-ribonucleotid | G |
| 640 | Glycin u. dessen Natriumsalze | G |
| 900 | Dimethylpolysiloxan | V |
| 901 | Bienenwachs, weiß u. gelb | V |
| 902 | Candelillawachs | V |
| 903 | Carnaubawachs | V |
| 904 | Schellack | V |
| 912 | Montansäureester | V |
| 914 | Polyethylenwachsoxidate | V |

**Lebensmittelzusatzstoffe** (Fortsetzung)
nach E-Nummern geordnet

Anw. vorwiegend als:

| | | | |
|---|---|---|---|
| A | Antioxidantium od. Synergist | K | Konservierungsmittel od. konservierend wirkender Stoff |
| E | Emulgator | S | Stabilisator, Verdickungsmittel od. Geliermittel |
| F | Farbstoff | V | Verschieden (z.B. Antischaummittel, Antiklumpmittel) |
| G | Geschmacksverstärker | Z | Zuckeraustauschstoff bzw. Süßmittel (Süßungsmittel) |

| E-Nr. | Bezeichnung | Anw. | E-Nr. | Bezeichnung | Anw. |
|---|---|---|---|---|---|
| 927b | Carbamid | V | 967 | Xylit(ol) | Z |
| 938 | Argon | V | 999 | Quillajaextrakt | V |
| 939 | Helium | V | 1105 | Lysozym | K |
| 941 | Stickstoff | V | 1200 | Polydextose | V |
| 942 | Distickstoffmonoxid | V | 1201 | Polyvinylpyrrolidon | S |
| 948 | Sauerstoff | V | 1202 | Polyvinylpolypyrrolidon | V |
| 950 | Acesulfam K | Z | 1404 | Oxidierte Stärke | S |
| 951 | Aspartam | Z | 1410 | Monostärkephosphat | S |
| 952 | Cyclohexansulfamidsäure u. ihre Na- u. Ca-Salze | Z | 1412 | Distärkephosphat | S |
| | | | 1413 | Phosphatiertes Distärkephosphat | S |
| 953 | Isomalt | Z | 1414 | Acetyliertes Distärkephosphat | S |
| 954 | Saccharin und Salze | Z | 1420 | Acetylierte Stärke | S |
| 957 | Thaumatin | Z | 1422 | Acetyliertes Distärkeadipat | S |
| 959 | Neohesperidin DC | Z | 1440 | Hydroxypropylstärke | S |
| 965 | Maltit(ol) | Z | 1442 | Hydroxypropyldistärkephosphat | S |
| | i) Maltit | | 1450 | Stärkenatriumoctenylsuccinat | S |
| | ii) Maltitsirup | | 1505 | Triethylcitrat | V |
| 966 | Lactit(ol) | Z | 1518 | Glycerintriacetat (Triacetin) | V |

gereinigten, trockenen Gefäßen, die bis unter den Stopfen gefüllt sind od. ein indifferentes Gas ($CO_2$) enthalten, kühl u. vor Licht geschützt. **Off.:** DAB8, ÖAB90 (bis 1996). **Anw.:** ähnlich L., auch äuß. in Wundsalben. MTD 1.0 g (i.a. 2mal/d 5 Tr., Achtung vor Vit.-A-Vergiftung, s. Vitamine).

**Lebertranemulsion:** s. Lebertran, Emulsio Olei Jecoris Aselli.

**Lebertranemulsion, Zusammengesetzte:** s. Emulsio Olei Jecoris Aselli composita.

**Leberzirrhose:** (*gr.* κιρρός gelb) Cirrhosis hepatis; chronische, mit Entzündung einhergehende Lebererkrankung.

**Leblanc-Soda-Prozeß:** s. Natriumcarbonat.

**Lecanora-Arten:** s. Orseille; Leconora esculenta, s. Manna.

**Lecithin(e):** Naturstoff(e) aus der Gruppe der Glycerophospholipide (s. Phosphatide); Ester der Phosphatidsäure, z.B. mit Cholin (s. Abb., Lecithin im eigentl. Sinne). Fett- bis wachsähnliche, bräunliche, hygr. Masse aus pflanzlichem u. tierischem Material, hauptsächl. in Nervensubstanz, Eigelb, Herz, Blut, Niere, Leber, Sperma; in Pflanzensamen (Sojabohne) u. -knollen. L. ist lösl. in Ethanol, Ether, Chloroform, Glycerol, fetten Ölen; in Wasser quillt L. auf. **Lecithinalbumin** ist an Eiweiß gebundenes L., hauptsächl. ein Phosphatidylcholin. **Eilecithin: Lecithinum ex ovo.** Gew. nach EB6: durch Ausziehen von frischem Eigelb mit Methylalkohol. Geh. mind. 3% Phosphor u. 1.7 bis 2% Stickstoff; s.a. Ei. **Pflanzenlecithin: Lecithinum vegetabile.** Gew.: durch Ausziehen von Pflanzensamen (Mais, Erbsen, Lupinen, Weizenkeime, Soja) mit Methanol. **Lecithinum ex soja**, Sojalecithin, gew. nur aus den Samen von Glycine max*. Gehalt an reinem L. geringer als bei Eilecithin; besteht zu 40 bis 50% aus Phosphatidylcholin, zu 10% aus Colaminkephalin (Phosphatidylethanolamin), zu 5% aus Inositkephalin (Phosphatidylinosit) u. 1 bis 2% Serinkephalin. **Off.:** ÖAB90 (Sojalecithin; IZ 70 bis 90). **Wirk.** u. **Anw.: 1.** wegen der lipidsenkenden Wirk. (Dos. einige Gramm), ferner als Roborans bei Anämie, Tuberkulose usw.; vgl. Kephaline; **2.** als Emulgator f. inn. anzuwendende Emulsionen, auch f. Emulsionen zu Injektionszwecken. Die mit L. hergestellten Emulsionen sind nur begrenzt stabil, da L. im wäßrigen Milieu zu Lysolecithinen hydrolisiert wird (stark hämolysierend). Um eine homogene Emulsion zu erhalten, wird L. mit Vorteil zuerst in Ether gelöst u. dieser nach Zugabe der äußeren Phase auf dem Wasserbad abgedampft. Der amphiphile Charakter von L. ermöglicht die Ausbildung von O/W-, aber auch von W/O-Emulsionen od. Doppelemulsionen (O/W/O bzw. W/O/W). Welche Phasenverteilung sich letztendlich einstellt, hängt vom Verhältnis der Phasen u. der Zusammensetzung der Ölphase ab. Ein hoher Anteil der Wasserphase führt i.a. zu einer O/W-Emulsion. Eine nachträgliche Änderung des Verhältnisses beider Phasen führt zu einer umgekehrten Phasenverteilung, einer W/O-Emulsion (Phasenumkehr, Emulsionsumkehr).

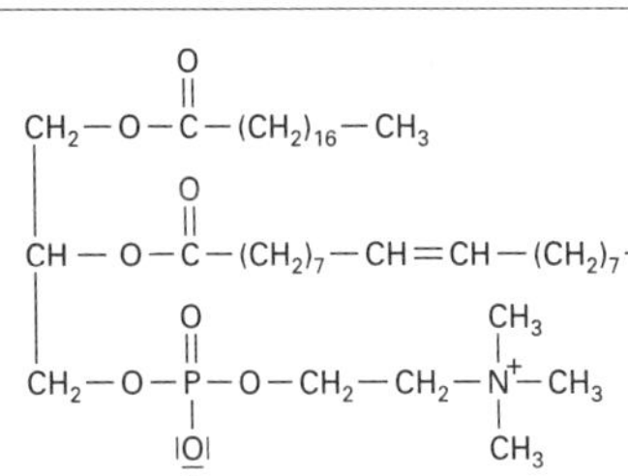

Lecithin

**Lecithinalbumin:** s. Lecithin.

**Lecithinasen:** *syn.* Phospholipase*.

**Lecithin-Cholesterol-Acyl-Transferase (LCAT):** s. Lipoproteine.
**Lecithinum ex ovo:** Ei-Lecithin, s. Lecithin.
**Lecithinum ex soja:** s. Lecithin.
**Lecithinum vegetabile:** s. Lecithin.
**Lecksteine:** Salzlecksteine f. Tiere aus rohem Stein- bzw. Viehsalz mit Bindemittel.
**Lecompte du Noüy:** s. Grenzflächenspannung.
**Lectine:** s. Lektine.
**Lecythis ollaria** Loefl.: Fam. Lecythidaceae (Od. Myrtales) (trop. Amerika); bildet die Affennuß (Monkey nut, Coco de mono), Sapucajanuß; s. Selen.
**LD:** Abk. f. Letaldosis, tödliche Dosis; **LD 50:** LD f. 50% der Versuchstiere (Charakteristische Größe bei Prüfung v. Arzneimitteln).
**Lederblume:** s. Ptelea trifoliata.
**Lederfen®:** s. Fenbufen.
**Lederhaut:** Korium, s. Cutis.
**Lederlon®:** s. Triamcinolonacetonid.
**Ledermycin®:** Antibiotikum*; s. Demeclocyclin.
**Lederzucker:** Pasta Althaeae, Eibischpaste; Pasta gummosa EB6, Gummipaste; P. Liquiritiae.
**Ledol:** Porstkampfer, $C_{15}H_{26}O$. Nat. im äther. Öl von Ledum palustre*, tricycl. Sesquiterpen. **Wirk.:** vorerst zentral erregend (rauschartige Zustände, Krämpfe), dann lähmend. **Anw.:** früher als Wanzen- u. Mottenmittel.

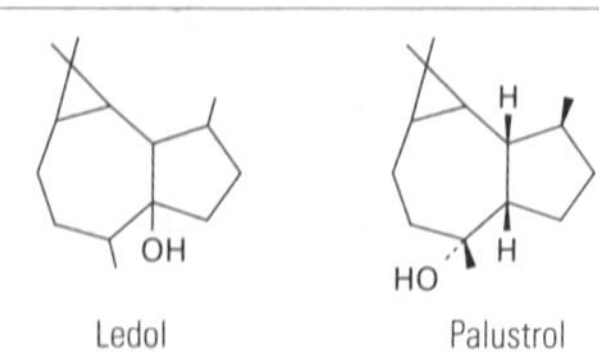

Ledol:
Inhaltsstoffe von Ledum palustre

**Ledum palustre** L.: Fam. Ericaceae, Sumpfporst, Wilder Rosmarin (in Nord- u. Mitteleuropa wegen Trockenlegung feuchter Moore stark zurückgehend, Nordamerika, Nordasien). Stpfl. v. **Herba Ledi palustris:** Herba Rosmarini silvestris, Sumpfporstkraut, Porschkraut, Wilder Rosmarin, Mottenkraut (Nord- u. Mitteleuropa, Nordamerika, Nordasien). **Inhaltsst.:** 0.9 bis 2.6% (sehr unterschiedlich zusammengesetztes) äther. Öl mit Ledol (Porstkampfer) u. Palustrol (tricyclische Sesquiterpenalkohole, **Strukturformeln** s. Ledol), worauf die berauschende u. narkotische Wirk. zurückzuführen sein soll („Porstbier" der Wikinger). Man kennt verschiedene chemische Rassen. **Anw.** volkst.: früher als Narkotikum u. Expektorans bei Keuchhusten, als Diuretikum u. Diaphoretikum, bei Rheuma u. Gicht, mißbräuchl. auch als Abortivum (führt zu Vergiftungen); äuß.: auf Wunden; als Motten- u. Wanzenmittel.
**HOM:** *Ledum palustre* (HAB1.2): getrocknete Zweigspitzen; verord. z.B. b. Insektenstichen, Blutergüssen, Rheumatismus u. Ekzemen, bei harnsaurer Diathese.
**LEED:** (*engl.* Low Energy Electron Diffraction, niederenergetische Elektronenbeugung) Verfahren zur Strukturanalyse von Werkstoffoberflächen. „Langsame", das sind niederenergetische Elektronenstrahlen werden an den Atomen oberflächennaher Schichten eines Feststoffes in regulärer Weise gebeugt (s. Kristallstrukturanalyse). Aus dem Beugungsverhalten lassen sich detaillierte Einblicke v.a. zur Untersuchung adsorbierter Materie an den Festkörpern erlangen.
**Lefax®:** s. Simethicon.
**Legal-Probe:** Legal-Reaktion. Zum Nachw. von Aceton u. Acetessigsäure (z.B. im Harn). Violettfärbung mit Dinatriumpentacyanonitrosylferrat in alkalischem Milieu.
**Lege artis:** Abk. l.a., nach den Regeln der Kunst.
**Legierung:** Metallgemisch, gew. durch Zusammenschmelzen verschiedener Metalle; eine L. stellt entweder die vollständige od. teilweise Lsg. eines Metalls in einem anderen dar, od. es kann sich um ein einfaches mechanisches Gemenge handeln, od. es können Mischkristalle od. intermetallische Verbindungen vorliegen. Vielfach werden auch Nichtmetalle, z.B. Kohlenstoff od. Silicium, den L.en in kleinen Mengen beigefügt. Durch das Legieren werden die Eigenschaften der Grundmetalle wesentlich geändert, z.B. hinsichtlich des Schmelzpunktes (der bei einer L. meist wesentlich tiefer liegt als bei den Komponenten), der Festigkeit, der Widerstandsfähigkeit usw. Legierungen mit Quecksilber heißen **Amalgame***.
**Legionärskrankheit:** *syn.* Veteranenkrankheit, 1976 erstmals entdeckt, schwere Pneumonie; Erreger Legionella pneumophila*.
**Legionella pneumophila:** gramneg., pleomorphe Stäbchenbakterien, ubiquitär vork., häufig im Warmwasserbereich bzw. in Klimaanlagen anzutreffen, Verursacher der Legionärskrankheit*.
**Legumelin:** Protein aus Leguminosen, das zu den Albuminen* gehört.
**Legumin:** Hülsenfruchteiweiß.
**Legumina Phaseoli:** Fructus Phaseoli sine semine, s. Phaseolus vulgaris ssp. vulgaris var. vulgaris.
**Leguminosen:** Fam. Leguminosae (mit den Unterfamilien Mimosoideae, Caesalpinioideae u. Papilionoideae); entspricht der Od. Fabales mit Fam. Mimosaceae*, Fam. Caesalpiniaceae* u. Fam. Fabaceae*.
**Leguminosenschleim:** annähernd einheitlich aus D-Galactose u. D-Mannose aufgebauter, aus verzweigten Molekülen bestehender Pflanzenschleim im Endosperm der Samen von Fabales. Im Gegensatz zu anderen Schleimen geliert eine ca. 0.4%ige wäßrige Lsg. von L. nach geringem Zusatz von Borax. Wichtige Schleimdrogen der Fabales sind z.B. Guar (s. Cyamopsis tetragonoloba), Bockshornsamen (s. Trigonella foenum-graecum) u. Johannisbrotmehl (s. Ceratonia siliqua).
**Leichdorn:** Hühnerauge, Clavus.
**Leichengifte:** Leichenalkaloide, Ptomaine*.
**Leichtbenzin:** s. Benzin.
**Leichtmetalle:** Metalle geringer Dichte, üblicherweise bis ca. 3.5 bis 5 g/cm³. Zu den Leichtmetallen zählen die Alkali- u. Erdmetalle, Aluminium, Scandium, Yttrium u. Titan.
**Leidenfrost-Phänomen:** Flüssigkeiten auf stark überhitzten Oberflächen (etwa flüssige Luft auf einer Tischplatte bei Raumtemperatur od. Wassertropfen auf einer heißen Herdplatte) verdampfen wegen einer sich bildenden u. stark wärmeisolierenden Dampfschicht sehr langsam u. zeigen ein charakteristisches „Tanzen", da sie auf der Dampfschicht dahinrollen. Entdeckt von

Johann Gottlieb Leidenfrost (1715-1794), einem deutschen Arzt u. Physiker.

**Leim:** s. Kollagene, Gelatine.

**Leimseife:** erstarrter Seifenleim*, s. Sapo.

**Leim, Weißer:** Gelatina alba, s. Gelatine.

**Leimzucker, Leimsüß:** s. Glycin.

**Lein:** s. Linum usitatissimum.

**Leinenfaden:** s. Filum lini asepticum.

**Leinkraut:** Herba Linariae, s. Linaria vulgaris.

**Leinkuchen:** Placenta seminis Lini, s. Linum usitatissimum.

**Leinmehl:** (Leinkuchenmehl) Placenta seminis Lini, s. Linum usitatissimum.

**Leinöl:** Oleum Lini, s. Linum usitatissimum; L., Geschwefeltes: Oleum Lini sulfuratum*.

**Leinsamen:** Semen Lini, s. Linum usitatissimum.

**Leishmania:** Flagellaten der Fam. Trypanosomatidae, s. Protozoen. L. donovani: Erreger der Kalar*-Azar; L. tropica: Erreger der kutanen Leishmaniase (Orientbeule); L. brasiliensis, L. peruviana: Erreger von kutanen Leishmaniasen*.

**Leishmaniasen:** durch Leishmania*-Arten hervorgerufene Infektionskrankheiten. Die Parasiten werden durch Sandmücken (Phlebotomen) übertragen. Ther. mit Antiprotozoenmitteln*.

**Leistung:** *phys.* Symbol P; der Differentialquotient aus Arbeit* $W$ u. Zeit t, mit der SI-Einheit Watt* (W). Wird eine Arbeit* konstant verrichtet, gilt

$$P = W/t$$

**Leitbündel:** *bot.* Gefäßbündel; strangförmige Gewebekörper, die die Wasser u. Assimilate leitenden Gefäße (Xylem* u. Phloem*) in höheren Pflanzen enthalten. Man unterscheidet einfache L., die nur der Wasserleitung dienen, u. zusammengesetzte L. L., die kein Kambium besitzen, nennt man geschlossene L., diejenigen, die ein Kambium führen, werden als offene L. bezeichnet. Man unterscheidet vor allem folgende **Leitbündeltypen: 1.** Kollaterales L.: Holzteil (Xylem) liegt neben dem Siebteil (Phloem). **2.** Bikollaterales L.: Holzteil in der Mitte, an 2 gegenüberliegenden Seiten je ein Siebteil (charakteristisch z.B. f. Solanaceae, Gentianaceae, Cucurbitaceae). **3.** Konzentrisches L.: a) hadrozentrisch: Holzteil (Hadrom bzw. Xylem) innen, Siebteil außen herum (charakterist. f. Farne); b) leptozentrisch: Siebteil (Phloem bzw. Leptom) innen, Holzteil außen herum (charakterist. f. Liliatae). **4.** Radiäres L.: Holzteil zentral u. strahlenförmig, in den Strahlenwinkeln die Siebteile (in Wurzel*).

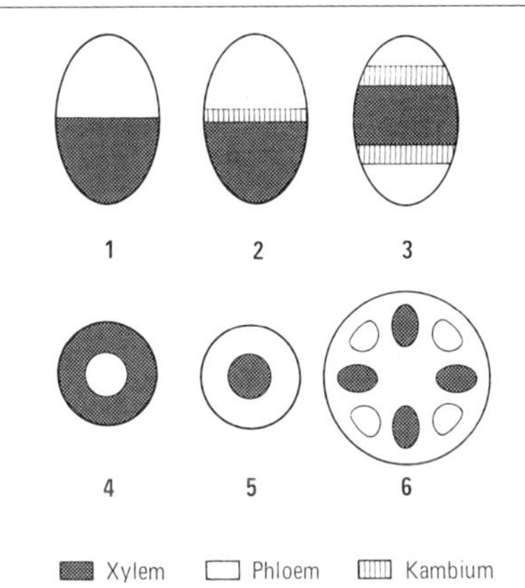


Leitbündel:
Typen: 1: geschlossen kollateral, 2: offen kollateral, 3: bikollateral, 4: leptozentrisch, 5: hadrozentrisch, 6: radiär

**Leitfähigkeit, Elektrische:** Symbol Λ, frühere Bez. spezifische (elektrische) Leitfähigkeit; der volumenbezogene Leitwert* eines würfelförmigen Leiters, SI-Einheit: S $m^{-1}$ (Siemens pro Meter) bzw. $\Omega^{-1}$ $m^{-1}$. Die e. L. einer Elektrolytlösung kann in einfacher Weise in einer Leitfähigkeitsmesszelle mit 2 quadratischen Elektroden von genau 1 $cm^2$ Oberfläche u. 1 cm Abstand erfolgen – der gemessene Leitwert entspricht dann genau der L. in der üblichen Einheit $\Omega^{-1}$ $cm^{-1}$. Bezieht man die e. L. auf die Stoffmengenkonzentration (c) der Lösung, erhält man die konzentrationsabhängige **molare Leitfähigkeit** $\Lambda_m(c) = \Lambda/c$; Extrapolation auf c = 0 ergibt die **Grenzleitfähigkeit** $\Lambda_0$. Die Messung der L. dient z.B. in der Maßanalyse* zur Endpunkterkennung (s. Konduktometrie) u. in Wasserentsalzungsanlagen zur Qualitätsüberwachung (L. in $\Omega^{-1}$ $cm^{-1}$ bei 25°C: reines Wasser $6.41 \cdot 10^{-8}$, dest. bzw. deionisiertes Wasser $10^{-6}$ bis $10^{-5}$).

**Leitfähigkeitsmessungen:** s. Emulsionen, Gefriertrocknung, Aqua (Reinheit), Konduktometrie.

**Leitfähigkeitstitration:** s. Konduktometrie.

**Leitungsanästhesie:** gezielte Unterbrechung der Erregungsleitung bestimmter Nerven durch Injektion eines Lokalanästhetikums; z.B. bei chir. Eingriffen, auch Zahnbehandlung. Verwendet werden v. a. Lidocain*, Procain*. Sonderformen der L. sind die **intravenöse regionale Anästhesie**, bei der durch i.v.-Injektion eines Lokalanästhetikums (z.B. Lidocain, Bupivacain) eine Anästhesie in einer Extremität (nach vorherigem Abbinden) hervorgerufen wird; vgl. Epiduralanästhesie, Spinalanästhesie.

**Leitungsgewebe:** *bot.* pflanzliches Gewebe, das hauptsächl. der Beförderung von Wasser, Mineralstoffen u. Assimilaten dient; s. Leitbündel.

**Leitwert, Elektrischer:** frühere Bez. elektrische Leitfähigkeit*; der Reziprokwert des elektrischen Widerstandes z.B. einer Elektrolytlösung; SI-Einheit: Siemens (S) = $Ohm^{-1}$ ($\Omega^{-1}$).

**Lektine:** (früher) auch als Toxalbumine od. Phytohämagglutinine bezeichnete Glykoproteine*, die bevorzugt in Samen v.a. der Fabaceae u. Euphorbiaceae vorkommen (s. Tab.). (Auch tierische L. sind bekannt). Ihre charakteristische Eigenschaft besteht in einem spezifischen Bindungsvermögen gegenüber Kohlenhydraten (*lat.* legere auswählen). Der Begriff Phytohämmagglutinine geht auf die Entdeckung (1888) zurück, daß sie Agglutination von Erythrozyten bewirken. Ursache dafür ist die polyvalente Natur der Lektin-Proteine, die es ermöglicht, daß sie sich an die Oberflächen-Kohlenhydrate mehrerer Zellen gleichzeitig binden können. Da sie gegenüber Proteinasen sehr stabil sind, kann man damit ihre hohe enterale Toxizität erklären. Die bekanntesten u. am besten untersuchten L. sind Concanavalin*, Ricin*, Abrin*. **Anw.:** zur Identifizierung von Blutgruppensubstanzen in Körperflüssigkeiten u. ev. zur Komplexierung von Zytostatika (gezielte Bekämpfung von Tumoren, drug

**Lektine**

| Pflanzenart (Fundort im Wörterbuch) | | Pflanzenfamilie | Zuckerspezifität |
|---|---|---|---|
| Abrus precatorius | Paternostererbse | Fabaceae | Galactose |
| Arachis hypogaea | Erdnuß | Fabaceae | Galactose |
| Canavalia ensiformis | Schwertbohne | Fabaceae | Glucose, Mannose |
| Euonymus europaeus | Pfaffenhütchen | Celastraceae | Galactose |
| Glycine max | Sojabohne | Fabaceae | Galactose, N-Acetylgalactosamin |
| Hordeum vulgare | Gerste | Poaceae | Galactosamin, Glucosamin, Mannosamin |
| Lens culinaris | Linse | Fabaceae | Galactose |
| Oryza sativa | Reis | Poaceae | N-Acetylglucosamin |
| Phaseolus lunatus | Limabohne | Fabaceae | N-Acetylgalactosamin |
| Phytolacca americana | Kermesbeere | Phytolaccaceae | – |
| Pisum sativum | Gartenerbse | Fabaceae | Galactose |
| Ricinus communis | Rizinus | Euphorbiaceae | Galactose |
| Solanum tuberosum | Kartoffel | Solanaceae | N-Acetylglucosamin |
| Triticum aestivum | Weizen | Poaceae | N-Acetylglucosamin |
| Ulex europaeus | Stechginster | Fabaceae | L-Fucose |
| Urtica-Arten | Brennessel | Urticaceae | N-Acetylglucosamin |
| Vicia faba | Saubohne | Fabaceae | Glucose, Mannose |
| Vigna unguiculata | Helmbohne | Fabaceae | N-Acetylglucosamin |

targeting), ferner zur Isolierung bzw. Auftrennung von Glykoproteinen u. Glykolipiden (Affinitätschromatographie).

**Lemna minor** L.: Fam. Lemnaceae, Kleine Wasserlinse (Europa, Asien, Amerika). **Inhaltsst.:** Flavonoide, Vitamine (Thiamin, Riboflavin, Ascorbinsäure), Harz, Schleim, Gerbstoffe. **Anw.:** Diuretikum, gegen Gicht u. Rheumatismus.

**HOM:** *Lemna minor* (HAB1.5): frische Pflanze; verord. z.B. b. Nasenpolypen, Schnupfen.

**Lemonal:** s. Citral.

**Lemongrasöl:** s. Cymbopogon citratus.

**Lendormin®:** s. Brotizolam.

**Lendrich-Verfahren:** s. Coffea.

**Lenientium(a):** Linderungsmittel; leniens, lindernd, z.B. Ungt. leniens.

**Lenitivum(a):** milde(s) Abführmittel.

**Lenograstim** INN: human-identischer glykosylierter rekombinanter Granulozyten-Kolonie-stimulierender Faktor (rHUG-CSF), Granocyte®. Aus Ovarialzellen des chinesischen Hamsters gentechn. hergestelltes Cytokin*, s. CSF. **Wirk.** u. **Anw.:** wie Filgrastim*. **Nebenw.:** Haarausfall, Erbrechen, Fieber, Knochenschmerzen etc. Kontraind.: gleichzeitige zytotoxische Chemotherapie bei myeloischen malignen Erkrankungen, Risikoabwägung während einer Schwangerschaft u. der Stillzeit. HWZ 3 bis 4 h. **Übl. Dos.:** Parenteral: 1mal/d 150 µg/m² Körperoberfläche (entspr. 5 µg/kg KG), beginnend mit dem auf die Chemotherapie folgenden Tag.

**Lens culinaris** Medik.: (Lens esculenta Moench, Evum lens L.) Fam. Fabaceae, Linse (kultiv. in Vorderasien, Süd- u. Mitteleuropa). Die Samen enthalten 20 bis 45% Proteine (u. proteolytische Enzyme), ca. 1% Fett, ca. 60% Kohlenhydrate (s. Amylum Lentis) u. werden als Nahrungs- u. Futtermittel eingesetzt.

**Lentaron®:** s. Formestan.

**Lentinan:** ein Polysaccharid aus dem Speisepilz **Lentinus edodes** Berk, Fam. Polyporaceae (Basidiomycetae). Ein (1→3)-β-D-Glucan, das 2 Verzweigungsstellen pro 5 Glucosemoleküle besitzt; die Seitenketten bestehen aus 1→6- u. 1→3-verknüpften Glucoseresten; $M_r$ ca. $10^6$. **Wirk.** u. **Anw.:** L. ist antibakteriell wirksam u. wirkt stimulierend auf das unspezifische Immunsystem; L. wird auch (in Japan) zus. mit Chemotherapeutika zur Tumortherapie eingesetzt; vgl. Schizophyllan.

**Lentizellen:** *bot.* Korkwarzen, Korkporen, Rindenporen; Durchlaßstellen im Korkgewebe (Periderm*) als Ersatz der Spaltöffnungen der absterbenden Epidermis.

**Leontice thalictroides:** s. Caulophyllum thalictroides.

**Leonurus cardiaca** L.: (L. villosus Desf. ex Spreng.) Fam. Lamiaceae (Labiatae), Löwenschwanz, Herzheil, Herzgespann, Wolfstrapp (Europa, Asien). Stpfl. v. **Herba Leonuri cardiacae:** Leonuri cardiaceae herba, Herzgespannkraut. **Off.:** DAB10. **Inhaltsst.:** Iridoide wie Ajugol (Leonurin), Diterpene, Flavonoide, 5-8% Gerbstoffe, wenig äther. Öl (mit Mono- u. Sesquiterpenen). **Anw.:** bei Herzbeschwerden, bei Schilddrüsenüberfunktion, bei klimakterischen Beschwerden.

**HOM:** *Leonurus cardiaca* (HAB1.3): frische, blühende oberirdische Pflanzenteile; verord. z.B. b. Hyperthyreose.

**Leonurus lanatus** (L.) Pers.: Fam. Lamiaceae (Labiatae), Wolfstrapp, Wollige Ballote (heim. Mittelasien, Sibirien, Rußland). Stpfl. v. **Herba Ballotae lanatae:** Herba Leonuri lanati, Wolliges Wolfstrappkraut, Wolliges Löwenschwanzkraut, Wollige Ballote. **Inhaltsst.:** Bitterstoff, ca. 10% Gerbstoff, äther. Öl. **Anw.:** als Antirheumatikum.

**HOM:** *Ballota lanata:* getrocknetes blühendes Kraut; verord. z.B. b. nervösen Herzbeschwerden.

**Lepidium sativum** L.: Fam. Brassicaceae (Cruciferae), Gartenkresse (heim. Vorderasien, östl. Mittelmeergebiet; in Mitteleuropa kult. u. verwildert; in Indien als Ölpflanze kult.). Stpfl. v. **Herba Lepidii (recens):** Gartenkressenkraut. **Inhaltsst.:** Glucotropaeolin (s. Glucosinolate), wenig äther. Öl mit Diallyldisulfid (s. Allium sativum). **Anw.** volkst.: wie Nasturtium officinale*, zu Frühjahrskuren. In den Samen sind bis 60% fettes Öl (schwach trocknend).

**Leponex®:** s. Clozapin.

**Lepra:** Aussatz; durch Mycobacterium* leprae hervorgerufene Infektionskrankheit, früher weltweit verbreitet, heute Asien, Afrika, Südamerika, vereinzelt Südeuropa.

**Leprom:** Lepraknoten.

**Leptandra (virginica):** s. Veronica virginica.

**Leptilan®:** s. Valproinsäure.

**Leptinotarsa decemlineata:** s. Doryphora decemlineata.

**Leptom:** *bot.* s. Phloem.

**Leptonen:** (*gr.* λεπτος dünn, klein) Elementarteilchen mit halbzahligem Eigendrehimpuls (s. Spinquantenzahl). Zu ihnen gehören Neutrinos*, Elektronen*, Myonen* sowie deren Antiteilchen.

**Leptospira, Leptospiren:** (*gr.* σπεῖρα Windung) Gattungsbegriff der Fam. Treponemataceae*; schlecht färbbare, kleine u. sehr zarte, spiralig gedrehte Fäden, kommen ubiquitär vor. **1.** Leptospira biflexa: apathogen, Wasserleptospiren. **2.** Leptospira interrogans: pathogen, verschiedene Serotypen; L. interrogans Serotyp canicola: *syn.* L. canicola Klarebeck Schüffner; L. interrogans Serotyp icterohaemorrhagiae; *syn.* L. icterohaemorrhagiae Inada u. Ido werden zur Herst. des Leptospirose-Impfstoffes* f. Tiere verwendet.

**Leptospirose:** Infektionskrankheit, hervorgerufen durch Leptospiren, Anthropozoonose.

**Leptospiroseimpfstoff für Tiere:** Vaccinum leptospirosis ad usum veterinarium Ph.Eur.3, Vaccina leptospirae interrogantis ad usum veterinarium; inaktivierte Suspension eines od. mehrerer Serotypen von *Leptospira interrogans* (Serovar canicola od. icterohaemorrhagiae). Adjuvantien können zugesetzt sein, der Impfstoff kann auch gefriergetrocknet sein. Inaktivierung phys. od. chem., z.B. durch Phenol od. Formaldehyd. **Anw.:** häufig in Kombination mit Impfstoff gegen Staupe, Infektiöse Hepatitis u. Tollwut.

**Lerchensporn, Hohler:** Corydalis cava*.

**Lesmüller-Medaille:** s. Deutsche Apothekertage.

**Lespedeza capitata** Michx.: Fam. Fabaceae, Buschklee (Nordamerika, Nordost-Asien, Australien). Stpfl. v. **Herba Lespedezae:** Buschkleekraut. **Inhaltsst.:** ca. 1% Flavonoide, hauptsächl. als Glucosile (C-Glucoside), wie Orientin u. Isoorientin (6-Glucosil-luteolin). **Anw.:** Diuretikum, bei Nierenleiden; Auszüge auch als Infusion.

**Lespedeza thunbergii** (DC.) Nakai: (Lespedeza sieboldii Miq.) Fam. Fabaceae (Nordost-Asien). **Inhaltsst.:** Flavonoide.

**HOM:** *Lespedeza thunbergii* (HAB1.4): frisches, blühendes Kraut.

**Letal:** tödlich; **dosis letalis:** tödliche Dosis.

**Letalität:** Anzahl Gestorbener, bezogen auf die Zahl der an einer bestimmten Krankheit Erkrankten.

**Letrozol** INN: 4,4'-(1H-1,2,4-Triazol-1-ylmethylen)bisbenzonitril, Femara®; CAS-Nr. 112809-51-5, $C_{17}H_{11}N_5$, $M_r$ 285.31. Schmp. 181-183°C.

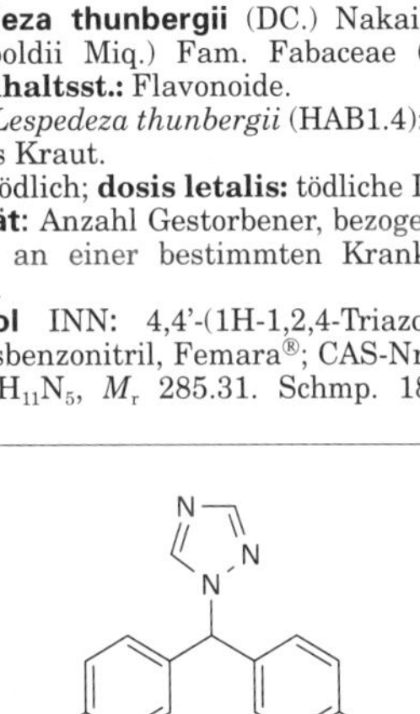

Letrozol

**Wirk.:** wie Anastrozol* ein Aromatasehemmer. **Anw.:** Zytostatikum, bei fortgeschrittenem Brustkrebs von Frauen in der Postmenopause, die vorher mit Antiöstrogenen behandelt wurden. HWZ 2 d. **Übl. Dos.:** Oral: 1mal 2.5 mg/d.

**Leuchtbakterien:** (Photobakterien) saprophytische Mikroorganismen (Kokken, Vibrionen, Stäbchen), die das Leuchten hauptsächl. auf Meerestieren u. -pflanzen, Pilzen u. Lebensmitteln hervorrufen. Der Leuchtvorgang ist als aerober Oxidationsprozeß anzusehen; s. Biolumineszenz.

**Leuchtfarben:** Leuchtstoffe, Luminophore; geglühte Erdalkalisulfide (Calcium-, Strontium-, Bariumsulfid), denen Spuren eines Schwermetallsalzes (z.B. Bismutsulfid) als Aktivator beigemischt sind. Sie haben die Eigenschaft der Chemolumineszenz (s. Lumineszenz), d.h. nach Belichtung im Dunkeln nachzuleuchten od. bei Bestrahlung mit unsichtbaren Strahlen (Röntgen-, Elektronenstrahlen) sichtbares („kaltes") Licht auszusenden. Entdeckt von dem Alchemisten Vincentius Casciorulus, Bologna, ca. 1630 (Bologneser Leuchtstein). Radioaktive Leuchtmassen (L.) bestehen aus Zinksulfid od. Zink-Cadmiumsulfid, dem minimale Mengen radioaktiver Substanzen (Radiothorium, Mesothorium) beigemengt sind. α-Strahlen regen das Zinksulfid zur Lumineszenz an u. erzeugen dauerndes Leuchten, vgl. Spinthariskop.

**Leuchtgas:** Stadtgas; künstlich, meist aus Steinkohle hergestelltes, brennbares Gas, das in Industrie u. Haushalt Verw. findet (früher f. Beleuchtungszwecke, deshalb L.). Je nach Ausgangsprodukt besteht L. aus: Wasserstoff (40 bis 70%), Methan (20 bis 30%), Kohlenmonoxid (ca. 5%) sowie weiteren höheren Kohlenwasserstoffen. Der Geruch des Leuchtgases ist durch Senföle u. Mercaptane bedingt. **Erdgas**, das im Gegensatz zu Leuchtgas nat. vorkommt, besteht aus über 90% Methan, weiterhin Wasserstoff, Stickstoff u. Kohlendioxid. Wegen der unterschiedlichen Zstzg. der Leuchtgase sind diese auch nicht ohne weiteres austauschbar (z.B. bei Verw. von Bunsenbrennern).

**Leuchtsternwurzel:** s. Aletris farinosa.

**Leuchtstoffe:** s. Leuchtfarben.

**Leucin:** (Abk. Leu) Leucinum Ph.Eur.3, (S)-2-Amino-4-methylvaleriansäure, L-α-Aminoisocapronsäure; $C_6H_{13}NO_2$, $M_r$ 131.2. **Strukturformel** s. Aminosäuren. Schmp. 293-296°C. Optisch aktive, aliphatische, neutrale, proteinogene Aminosäure. L-Leucin ist essentiell u. ketoplastisch. Es findet sich besonders reichlich in Serumalbuminen u. -globulinen. Wenig lösl. in Wasser, prakt. unlösl. in Ethanol u. Ether.

**Leucinocain** INN: 2-Diethylamino-4-methylpentyl 4-aminobenzoat; CAS-Nr. 92-23-9; $C_{17}H_{28}N_2O_2$, $M_r$ 292.41. **Anw.:** Lokalanästhetikum*; Anticholinergikum, Sedativum, Spasmolytikum. **Übl. Dos.:** Topikal: Balsam 5%.

**Leuckart-Wallach-Reaktion:** (Reduktive Aminierung) Methode zur Herst. alkylierter Amine durch Erhitzen von Ammoniak, primären od. sekundären Aminen mit Carbonylverbindungen in Gegenwart von Ameisensäure als Reduktionsmittel; z.B. ensteht aus einem sekundären ein tertiäres Amin.

**Leuco....:** s.a. Leuko.... .

**Leucocianidol** INNv: 2-(3,4-Dihydroxyphenyl)-3,4,5,7-chromantetrol, 3,4,5,7-Tetrahydroxy-2-(3,4-dihydroxyphenyl)-chroman, Leukocyanidin, Flavan-3,3',4,4',5,7-hexol, Pyknogenol, Pygnofor-

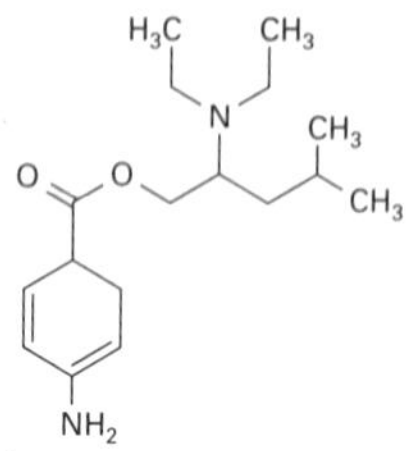


Leucinocain

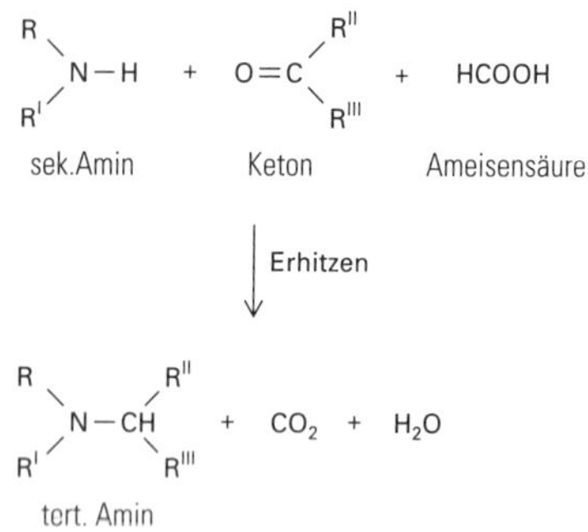


Leuckart-Wallach-Reaktion: Bildung eines tertiären Amins als Beispiel

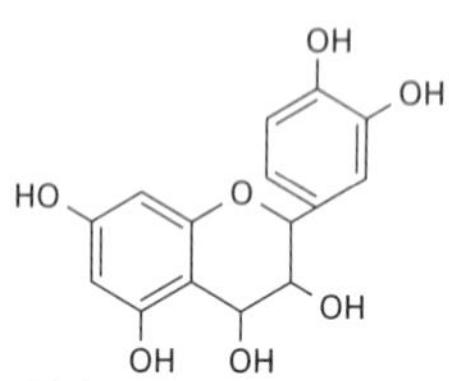


Leucocianidol

ton®; CAS-Nr. 480-17-1; $C_{15}H_{14}O_7$, $M_r$ 306.26. Naturstoff aus der Gruppe der Leukoanthocyanidine* bzw. Catechine* (vgl. Cianidanol, ein Flavan-pentol). Schmp. über 355°C aus Ethylacetat/Petrolether. Bildet ein Mono- u. ein Dihydrat. Lösl. in Wasser, Ethanol, Aceton; prakt. unlösl. in Ether, Chloroform, Petrolether. **Anw.:** Vasoprotektikum, Venentonikum, z.B. bei Krampfadern.

**Leucocristin:** s. Vincristin.

**Leucomax®:** s. Molgramostim.

**LeukoNorm CytoChemia®:** s. Leukozytenultrafiltrat.

**Leucopterin:** 2-Amino-4,6,7-trihydroxypteridin; $C_6H_5N_5O_3$, $M_r$ 195.14. (s. Pterine).

**Leucovorin®:** s. Calciumfolinat.

**Leu-Enkephalin:** Leucin-Enkephalin; Tyr-Gly-Gly-Phe-Leu; $C_{28}H_{37}N_5O_7$, $M_r$ 553.62. Schmp. 206°C unter Zers. Weiße kristalline Substanz. Morphinartig wirkendes Peptid, s. Endorphine*.

**Leukämie:** (Leukose) in der Regel unheilbare Erkrankung der weißen Blutzellen unbekannter Ursache; unkontrollierte Bildung von z.T. abnormen weißen Blutzellen u. deren Vorstufen, wobei die Anzahl der Leukozyten meist erhöht ist, aber auch normal od. vermindert sein kann. Nach Anzahl an Leukämiezellen im Blut wird in aleukämische (keine L.zellen), subleukämische (einige L.zellen bei normaler Gesamtleukozytenzahl) u. leukämische (viele L.zellen bei dadurch hoher Leukozytenzahl) L. unterteilt. Nach der Verlaufsform u. den betroffenen Zellen unterscheidet man: akute myeloische, akute lymphatische, chron. myeloische, chron. lymphatische L.

**Leukeran®:** s. Chlorambucil.

**Leuko-:** (gr.) weiß.

**Leukoalizarin:** s. Anthrarobin.

**Leukoanthocyanidine:** Leukocyanidine; farblose Flavonoide*, die sich von Flavan-3,4-diol ableiten u. sich durch Zahl u. Stellung ihrer OH-Gruppen voneinander unterscheiden, z.B. Leucocianidol*. Nat. im Pflanzenreich verbreitet, v.a. im Holz, der Rinde u. im Perikarp, Vorstufen der Anthocyanidine*. Die Di-, Oligo- u. Polymeren der L. bilden auch mit ihren Reduktionsprodukten, den Catechinen* (Flavan-3-ole), Polyphenole, die gerbend wirken; vgl. Proanthocyanidine (Procyanidine).

**Leukoblasten:** Vorstufen der Leukozyten*.

**Leukocyanidin:** s. Leucocianidol.

**Leukocyanidine:** s. Leukoanthocyanidine.

**Leukomycin®:** s. Chloramphenicol.

**Leukomycin®-N:** s. Azidamfenicol.

**Leukopenie:** Leukozytopenie; Verminderung der Gesamtleukozyten auf unter 5000 im µL Blut, meist eine Verminderung der neutrophilen Granulozyten (Granulozytopenie). Verursacht durch eine Bildungsstörung im Knochenmark, einen vorzeitigen Leukozytenuntergang od. eine Verteilungsstörung z.B. bei toxischen od. physikalischen Knochenmarksschäden, Bluterkrankungen, reaktiv bei vielen Virusinfektionen u.a.

**Leukopiper:** Fructus piperis albi, Weißer Pfeffer, s. Piper nigrum.

**Leukoplasten:** *bot.* farblose Plastiden*; bilden in Speicherorganen aus Zucker Stärke (Amyloplasten); enthalten auch Eiweißkristalle u. Lipidtröpfchen.

**Leukopterin:** s. Pterine.

**Leukose:** *syn.* Leukämie*.

**Leukosin:** Protein aus Weizen-, Roggen- u. Gerstenkörnern, das zu den Albuminen* gehört.

**Leukotriene:** zu Derivaten der Arachidonsäure* gehörende, aus 5-HPETE gebildete Gruppe körpereigener Substanzen (Biosynthese u. **Strukturformeln** s. Eicosanoide), die als Gewebshormone wirken (s. Hormone, Gewebshormone). Sie haben eine chemotaktische Wirk. auf neutrophile u. eosinophile Granulozyten, setzen lysosomale Enzyme frei, erhöhen die Gefäßpermeabilität, regulieren den Kontraktionszustand glatter Muskeln u. spielen als Mediatorsubstanzen (SRS-A, s. Anaphylaxie) z.B. bei allergischen Reaktionen wie Asthma bronchiale eine entscheidende Rolle.

**Leukotrien-Rezeptorantagonisten:** Leukotrien-Antagonisten sind z.B. Montekulast, Pranlukast, Zafirlukast; hemmen die Bildung der entzündungsfördernden Leukotriene*; Anw. als Antiasthmatika*.

**Leukozyten:** weiße Blutkörperchen; im Gegensatz zu den roten Blutkörperchen (Erythrozyten*) Blutzellen mit Kern u. nicht einheitlich. Einteilung (Anteil): **1. Granulozyten:** entsprechend der Anfärbbarkeit: a) Eosinophile G.: (ca. 3%) zur Phagozytose fähig, amöboid beweglich. b) Basophile G.: (ca. 1%) enthalten Heparin. c) Neutrophile G.: (ca. 60%) mobile Phagozyten, Mikrophagen; hauptsächl. f. die unspezifische Abwehr (s. Immunsystem) verantwortlich. **2. Monozyten:** (ca. 5%) sessile Phagozyten, Makrophagen, die größten Blutzellen. **3. Lymphozyten:** (ca. 30%) f. spezifisches Immunsystem* verantwortlich. **a) T-Lymphozyten:** (T-Zellen) nach charakteristischen Oberflächenantigenen werden T1- bis T12-Lymphozyten unterschieden; ferner unterscheidet man Helferzellen u. Supressorzellen (z.B. auch T4-Helferzellen u. T8-Supressorzellen, die zus. mit den B-Lymphozyten an der Bildung von Antikörpern beteiligt sind) sowie Killerzellen (Effektorzellen, können Antigene* zerstören); Memory cells (Gedächtniszellen) sind besondere T-Lymphozyten, sie haben „immunologischem Gedächtnis"; s. Immunsystem. **b) B-Lymphozyten:** (B-Zellen) können Plasmazellen bilden, die Antikörper* synthetisieren; s. Immunsystem.

Die L. werden im Knochenmark, die Lymphozyten auch im gesamten lymphatischen System gebildet. Sie können im Bereich der postkapillären Venolen aus dem Blut ins Gewebe emigrieren. Lebensdauer der Granulozyten Stunden bis wenige Tage, die der Lymphozyten um 500 Tage; s.a. Blut.

**Leukozytenultrafiltrat**: LeukoNorm Cyto-Chemia®. Standardisiertes, humanes Leukozytenultrafiltrat, das ein immunolog. aktives, niedermolekulares Glykopeptidyl-Polynucleotid enthält; aus Leukozyten gesunder Blutspender, enthält weder Zellen noch Antikörper. **Anw.:** bei eingeschränkter Funktion des Immunsystems, wie primäre u. sekundäre Immundefekte, therapieresistente Pilz-, Viren-, Protozoen- u. Bakterieninfektionen. **Nebenw.:** allerg. u. pseudoallerg. Reaktionen. **Übl. Dos.:** Parenteral: Anfangstherapie 1- bis 3mal wöchentl. 1 E./kg KG (1 E. entspr. $10^9$ Leukozyten) i.m., zur Erhaltung 1- bis 3mal monatl. 1 E./10 kg KG.

**Leukozytopenie**: s. Leukopenie.

**Leukozytose**: Vermehrung der Leukozytenzahl (über 9000 pro µL Blut); bei den meisten infektiösen Prozessen, die mit einer akuten, besonders mit einer lokalisierten Entzündung einhergehen, z.B. bei Wurmfortsatz-, Gallenblasenentzündung.

**Leuoxin®**: s. Digoxin.

**Leuprorelin** INN: 5-Oxo-L-propyl-L-histidyl-L-tryptophyl-L-seryl-L-tyrosyl-D-leucyl-L-leucyl-L-arginyl-N-ethyl-L-prolinamid. **Leuprorelinacetat:** Carcinil®; CAS-Nr. 53714-56-0; $C_{59}H_{84}N_{16}O_{12}$. **Anw.:** Zytostatikum (bei Prostatakarzinom), LH-RH-Agonist.

**Leustatin®**: s. Cladribin.

**Leutrol®**: s. Zileuton.

**Levallorphan** INN: (-)-3-N-Allyl-hydroxymorphinantartrat, (-)-9α-Allylmorphinan-3-ol-hydrogentartrat, Lorfan®; $C_{19}H_{25}NO \cdot C_4H_6O_6$, $M_r$ 433.5. Schmp. 174-177°C. Weißes od. fast weißes, geruchloses, krist. Pulver mit intensiv bitterem Geschmack. **Wirk.:** spezifischer Morphinantagonist, wirkt der Atemdepression entgegen, bei hoher Dosis auch Aufhebung der analgetischen Wirk. von Morphin. **Anw.:** Opiat-Antagonist* (der Antagonismus erstreckt sich nicht auf eine durch Barbiturate od. Inhalationsnarkotika hervorgerufene Atemdepression). Weitere Anw. in der Geburtshilfe zus. mit Pethidin (soll eine Atemdepression beim Neugeborenen verhindern). **Übl. Dos.:** 0.2 bis 2 mg i.v. beim Erwachsenen.

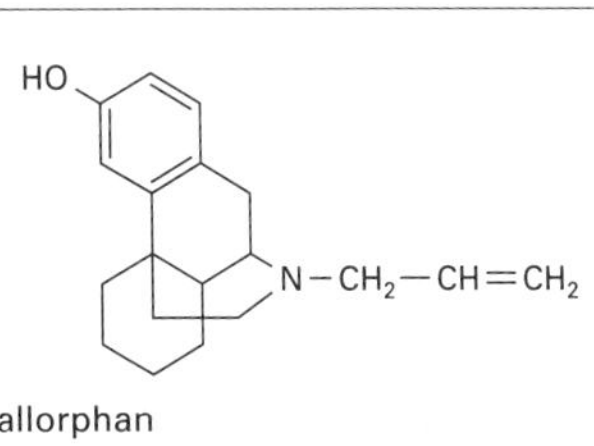

Levallorphan

**Levamisol** INN: (S)-2,3,5,6-Tetrahydro-S-phenyl-imidazo[2,1-b]thiazol; CAS-Nr. 14769-73-4; $C_{11}H_{12}N_2S$, $M_r$ 204.18. **Wirk.** u. **Anw.:** Anthelmintikum, Immunstimulans; s. Levamisolhydrochlorid.

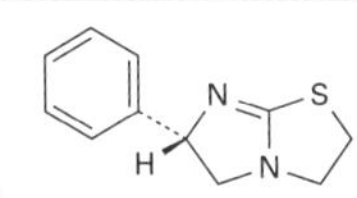

Levamisol

**Levamisolhydrochlorid:** Levamisoli hydrochloridum, Levamisolum hydrochloricum; L-Tetramisolhydrochlorid; (S)-(-)-2,3,5,6-Tetrahydro-6-phenyl-imidazo[2,1-b]thiazol-hydrochlorid; CAS-Nr. 16595-80-5; $C_{11}H_{13}ClN_2S$, $M_r$ 240.8. Schmp. 227-229°C. $[\alpha]_D^{20°C}$ -123 bis -128° (c = 5 in Wasser). Weißes, krist. Pulver; leicht lösl. in Wasser u. Methanol, wenig lösl. in Ethanol, prakt. unlösl. in Ether. **Off.:** DAC86, Ph.Helv.7. **Wirk.** u. **Anw.:** 1. Anthelmintikum, beeinflußt die neuromuskuläre Übertragung u. führt zur spastischen Lähmung von Eingeweidewürmern, z.B. Ascariden. 2. Immunstimulans, steigert Makrophagen-, T- u. B-Zellenproliferation sowie die Interferonproduktion; gilt als Prototyp eines Immunrestaurators. 3. In Kombination mit Fluorouracil* zur adjuvanten Therapie von Kolonkarzinom (nach chirurgischer Entfernung befallener Dickdarmabschnitte). **Übl. Dos.:** als Anthelmintikum (bei Ascariden) eine einmalige Gabe von 120 bis 150 mg, bei Kindern 1mal 3 mg/kg KG; bei Hakenwürmern 2.5 bis 5 mg/kg KG f. 2 bis 3 d.

**Levantinische Gallen**: Gallae halepensis, s. Gallen.

**Levarterenol:** s. Noradrenalin.

**Levis:** leicht; **levissimus:** sehr leicht.

**Levisoprenalin**: L-Form von Isoprenalin*. Schmp. 164-165°C.

**Levisticum officinale** W.D.J. Koch: Fam. Apiaceae (Umbelliferae), Liebstöckel (wahrscheinl. aus Südeuropa stammend, vielfach kult. in Deutschland, bes. in Thüringen u. Franken). Stpfl. v. **Herba Levistici:** Liebstöckelkraut. **Inhaltsst.:** äther. Öl, Bitterstoff. **Anw.** volkst.: als Diuretikum, Karminativum; Gewürz. **Radix Levistici:** Liebstöckelwurzel. **Off.:** DAB10, ÖAB90, Ph.Helv.7. **Inhaltsst.:** 0.6 bis 2% äther. Öl (DAB: mind 0.4%, ÖAB: mind. 0.5%, Ph.Helv.7: mind. 0.30%), ferner einfache Cumarine (Cumarin, Umbelliferon) u. photosensibilisierende Furanocumarine (Bergapten, Psoralen), Harz, Gummi, Zucker (bis 7% Invertzucker, bis 22% Saccharose), Äpfelsäure, Angelicasäure, Stärke. **Anw.:** als Diuretikum u. Karminativum; Stomachikum, in der Likörindustrie (Magenbitter), Gewürz. Die Totodroge sollte nicht länger als 18 Monate u. die gepulverte nicht länger als 24 h gelagert werden.

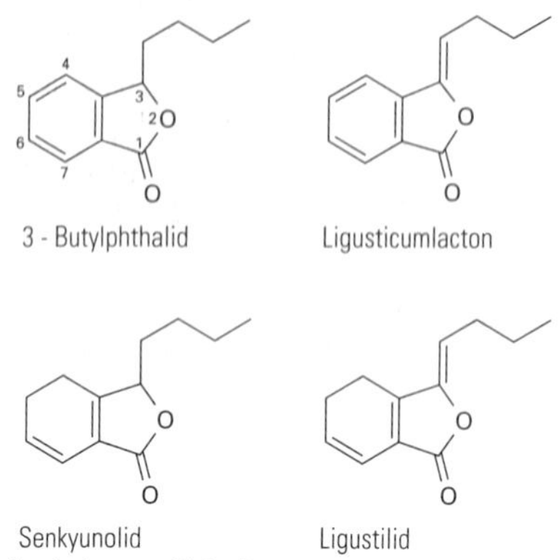


Levisticum officinale:
Strukturformeln der Alkylphthalide

**Zuber.:** Spec. diureticae. **Oleum Levistici:** Liebstöckelwurzelöl, das äther. Öl aus den frischen Wurzeln, gew. durch Dest. mit Wasserdampf. Gelbes bis bräunl. Öl. D.1.0 bis 1.049, lösl. in 80%igem Ethanol. **Best.:** 50 – 70% Alkylphthalide (s. Phthalide), davon 30% 3-Butylphthalid („Maggi"-Geruch), ca. 24% *cis-* u. *trans*-Butylidenphthalid (Ligusticumlacton) sowie *cis-* u. *trans-*Ligustilid, Senkyunolid etc.; außerdem Phellandren, D-α-Terpineol, Carvacrol, Ester der Essig-, Baldrian- u. Benzoesäure, Sesquiterpene etc.; v.a. in der frischen Wurzel noch Polyine (z.B. Falcarindiol). **Anw.:** wie Rad. Levistici.

**HOM:** *Levisticum:* frischer, im Herbst gesammelter Wurzelstock mit anhängenden Wurzeln.

**HOM:** *Levisticum officinale ethan. decoct.* (HAB1.3): Ethanol. Decoct des getrockneten Wurzelstockes; verord. z.B. b. Otitis media (Mittelohrentzündung).

**Levobunolol** INN: (-)-5-(3-tert-Butylamino-2-hydroxypropoxy)-3,4-dihydronaphthalen-1(2H)-on, Vistagan®; CAS-Nr. 47141-42-4; $C_{17}H_{25}NO_3$, $M_r$ 291.45. **Strukturformel** s. β-Sympatholytika. **Anw.:** β-Sympatholytikum* (Betarezeptorenblocker); u.a. bei Glaukom u. als Antihypertonikum; vgl. Propranolol.

**Levocabastin** INN: {3S-[1(cis),3α,4β]}-1-[4-Cyano-4-(4-fluorphenyl)-cyclohexyl]-3-methyl-4-

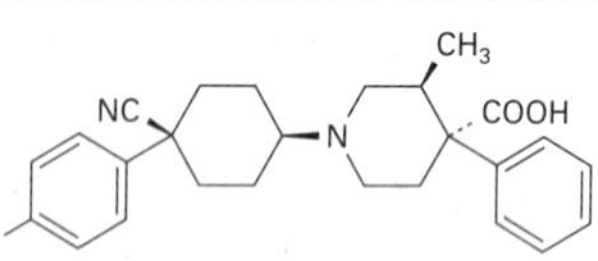

Levocabastin

phenyl-4-piperidincarbonsäure, Levophta®, Livocab®; CAS-Nr. 79516-68-0; $C_{26}H_{29}FN_2O_2$, $M_r$ 420.53. **Wirk.** u. **Anw.:** Antihistaminikum (Histamin-$H_1$-Antagonist) zur symptomatischen Behandlung von allerg. Rhinitis u. Konjunktivitis. **Nebenw.:** lokale Reizung der Nasenschleimhaut u. des Auges. Kontraind: 1. Trimenon der Schwangerschaft; bei Glaukom nur mit bes. Vorsicht. HWZ 35 bis 40 h. **Übl. Dos.:** Topikal: 2mal/d 1 Tr. pro Auge (1 Tr. entspr. 0.0075 mg L.) bzw. 2 Sprühstöße pro Nasenloch (1 Sprühstoß entspr. 0.1 mg L.). **Levocabastinhydrochlorid:** CAS-Nr. 79547-78-7; $C_{26}H_{29}FN_2O_2 \cdot HCl$, $M_r$ 456.99 (1 mg Levocabastin entspr. 1.08 mg L.).

**Levodopa** INN: Levodopum Ph.Eur.3, L-Dopa, (-)-3-(3,4-Dihydroxyphenyl)-L-alanin, Brocado-

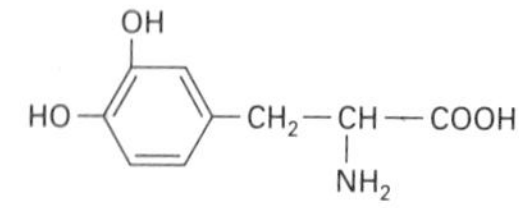

Levodopa

pa®, Larodopa®; CAS-Nr. 59-92-7; $C_9H_{11}NO_4$, $M_r$ 197.19. Schmp. 276-278°C (Zers.). $[\alpha]_D^{13°C}$ -13.1° (c = 5.12 in Salzsäure, 1 mol/L). Weißes, geruchloses, krist. Pulver. Sehr gut lösl. in verdünnter Salzsäure u. Ameisensäure; lösl. 66 mg/40 mL in Wasser, prakt. unlösl. in Ethanol, Benzol, Chloroform, Ethylacetat; $UV_{max}$ (Salzsäure, 1 mol/L): 220.5, 280 nm (log ε 3.79, 3.42). **Anw.:** aktivstes Antiparkinsonmittel; wirksam gegen Akinese, psychische Störungen, Rigor u. Tremor; Wirkungsmechanismus u. Kombination mit Dopadecarboxylasehemmern: s. Parkinsonismus, Therapie. **Nebenw.:** gastrointestinale Störungen (v.a. zu Beginn), Hypotension, orthostatische Kollapsneigung (in 20 bis 30% der Fälle schwerwiegend), motorische Störungen (Dyskinesen, „On-off-Phänomen": plötzliche Verbesserung bzw. Verschlechterung der Motorik mehrmals tgl.), psychische Störungen (Depressionen, Halluzinationen, Schlaflosigkeit); Wechselw.: Wirkungsverminderung durch Vitamin $B_6$, Neuroleptika, Wirkungssteigerung durch Antidepressiva. HWZ unter 1 h. **Übl. Dos.:** Oral: 1mal 0.25 g/d, individuell einstellen bei Steigerung in täglichen Abständen um jeweils 0.25 g, Erhaltungsdos. 2.0-4.0 g/d.

**Levomenol** INN: s. Bisabolol.

**Levomenthol:** s. Menthol.

**Levomepromazin** INN: N,N-Dimethyl-[3-(2-methoxy-10-phenothiazinyl)-2-methylpropyl]-amin, N-(3-Dimethylamino-2-methylpropyl)-3-

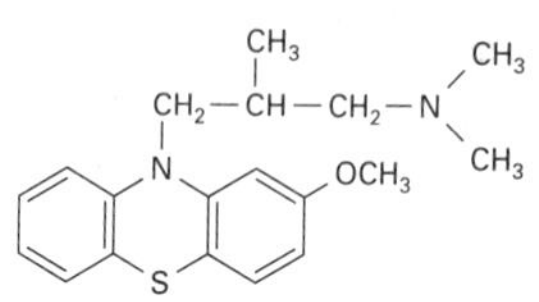

Levomepromazin

methoxyphenothiazin, Neurocil®; CAS-Nr. 60-99-1; $C_{19}H_{24}N_2OS$, $M_r$ 328.46. Schmp. ca. 126°C. Prakt. unlösl. in Wasser; wenig lösl. in Ethanol; leicht lösl. in kochendem Ethanol, Chloroform u. Ether. **Anw.:** Neuroleptikum; stark dämpfend bei schizophrenen Psychosen, Manien, agitierenden Depressionen, bei starken Schmerzen. **Nebenw.:** Akkomodationsstörungen, vermindertes Reaktionsvermögen; s.a. Psychopharmaka. HWZ ca. 17 h.

**Levomepromazinhydrochlorid:** Levomepromazini hydrochloridum Ph.Eur.3, Levomepromazinum hydrochloricum; $C_{19}H_{25}ClN_2OS$, $M_r$ 364.9. Schmp. ca. 142 bzw. ca. 162°C (polymorph). Weißes, krist. Pulver, schwach hygr.; leicht lösl.

in Wasser, Chloroform u. Ethanol, prakt. unlösl. in Ether; zersetzt sich bei Luft- u. Lichteinwirkung. **Levomepromazinhydrogenmaleat:** Levomepromazini maleas Ph.Eur.3; CAS-Nr. 7104-38-3; $C_{23}H_{28}N_2O_5S$, $M_r$ 444.6. Schmp. 186°C (Zers.) $[\alpha]_D^{20°C}$ -7.0 bis -8.5° (c = 50 mg/mL DMF). Weißes, krist. Pulver. Schwer lösl. in Wasser u. Ethanol, wenig lösl. in Dichlormethan, luft- u. lichtempfindl.

**Levomethadon** INN: linksdrehendes R-Methadon, (-)-6-Dimethylamino-4,4-diphenyl-3-heptanon, L-Polamidon®; CAS-Nr. 125-58-6; $C_{21}H_{27}NO$, $M_r$ 309.43. **Anw.:** Analgetikum. HWZ 15 bis 60 h. Gebräuchl. ist auch Levomethadonhydrochlorid; s.a. Methadonhydrochlorid.

**Levonorgestrel** INN: Levonorgestrelum Ph.Eur.3, D-Norgestrel, (-)-13-Ethyl-17β-hydroxy-18,19-dinor-4-pregnen-20-in-3-on, Micro-

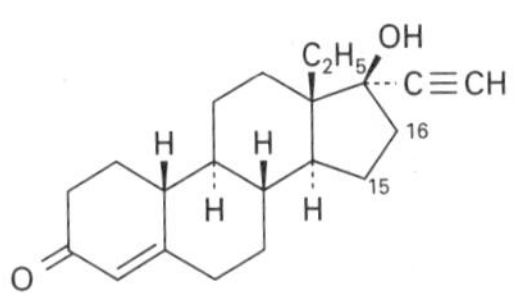


Levonorgestrel

lut®, Mikro30®; CAS-Nr. 797-63-7; $C_{21}H_{28}O_2$, $M_r$ 312.44. Schmp. 239-241°C aus Methanol/Chloroform. $[\alpha]_D^{25°C}$ -42.5° (in Chloroform), $[\alpha]_D^{20°C}$ -26 ±5° (c = 0.5 in Chloroform). Weißes, krist. Pulver. Prakt. unlösl. in Wasser, wenig lösl. in Dichlormethan. **Anw.:** mit Ethinylestradiol* als hormonelles Kontrazeptivum in einer **Dosis** von 0.015 bis 0.025 mg/d über 21 d, beginnend mit dem 5. Zyklustag od. als Minipille* tgl. in einer Dosierung von 0.03 mg; vgl. Norgestrel. HWZ ca. 24 h.

**Levophta®:** s. Levocabastin.

**Levopropoxyphen** INN: (-)-1-Benzyl-3-dimethylamino-2-methyl-1-phenylpropylpropionat, Sotorni®; CAS-Nr. 2338-37-6; $C_{22}H_{29}NO_2$, $M_r$ 339.48. Schmp. 75-76°C aus Petrolether. $[\alpha]_D^{25°C}$ -68.2° (c = 0.6 in Chloroform). **Anw.:** Antitussivum*. Beeinflußt das Reaktionsvermögen. Hingewiesen sei auch auf Levopropoxyphendibudinat (2:1) u. Levopropoxyphennapsilat; vgl. Dextropropoxyphen.

**Levopropylhexedrin** INN: L-Propylhexedrin, (-)-Hexahydrodesoxyephedrin, (-)-N,α-Dimethylcyclohexanethylamin; CAS-Nr. 101-40-6 bzw.

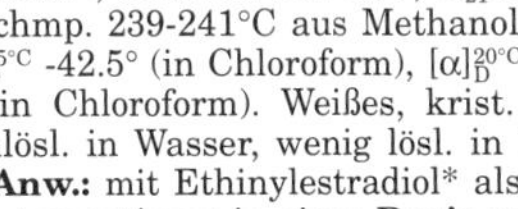


Levopropylhexedrin

CAS-Nr. 3595-11-7 (±); $C_{10}H_{21}N$, $M_r$ 155.28. Schmp. 137-138°C; polymorph. Sdp. 80-81°C (1.2 kPa). Sehr wenig lösl. in Wasser; mischbar mit Ethanol, Chloroform, Ether; lösl. in verdünnten Säuren. **Anw.:** s. Levopropylhexedrinhydrochlorid. HWZ 1 h.

**Levopropylhexedrinhydrochlorid:** Eventin®; CAS-Nr. 1007-33-6 (-) bzw. CAS-Nr. 6192-98-9 (±); $C_{10}H_{22}NCl$, $M_r$ 339.5. Schmp. ca. 127°C (Zers.). Lösl. in Wasser, Ethanol. **Anw.:** Sympathomimetikum, Appetitzügler. **Übl. Dos.:** Oral: 2mal 0.025 g/d (0.5 bis 1 h vor den Mahlzeiten, nicht abends). Vgl. Barbexlaclon.

**Levoprotilin** INN: α-[Methylamino)methyl]9,10-ethanoanthracen-9(10H)-ethanol, R-(-)-Form von Oxaprotilin einem Hydroxy-Analog von Ma-

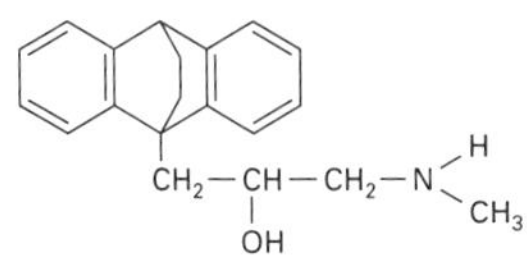


Levoprotilin

protilin*; CAS-Nr. 76496-68-9; $C_{20}H_{23}NO$, $M_r$ 293.4. Schmp. 231-232°C (Hydrochlorid). **Wirk.** u. **Anw.:** Antidepressivum*, wirkt aufgrund einer Niederregulation (down-regulation) von $\alpha_2$-Rezeptoren sowie einer seratoninergen u. dopaminergen Wirk., Wirkungsweise noch nicht ganz geklärt; soll physiologischen Schlaf nicht beeinflussen. **Nebenw.:** selten Mundtrockenheit, kardiale Nebenw. **Übl. Dos.:** 0.15 g/d.

**Levorphanol** INN: Methorphinan, (-)-9a-Methylmorphinan-3-ol-hydrogentartrat-dihydrat; $C_{17}H_{23}NO \cdot C_4H_6O_6 \cdot 2\,H_2O$, $M_r$ 443.5. Schmp. 114-117°C. Weißes od. fast weißes, krist. Pulver mit bitterem Geschmack. **Anw.:** Starkes Analgetikum, 3- bis 5mal stärker analgetisch wirkend als Morphin. Mit verstärkter Wirk. auch Steigerung der unerwünschten Nebenw. (s. Morphin); rechtsdrehendes Isomeres hat prakt. keine analgetische Wirksamkeit. Bei oraler Anw. gleich gute Wirk. wie parenteral.

**Levothym®:** s. Oxitriptan.

**Levothyroxin-Natrium** INN: Levothyroxinum natricum Ph.Eur.3, Thyroxinum natricum, Thyroxini Natrium, L-Thyroxin-Natrium, L-$T_4$, L-β-[4-(4-Hydroxy-3,5-diiodphenoxy)-3,5-diiodphenyl]-alanin-Natriumsalz, Euthyrox®, L-Thyroxin Henning®; CAS-Nr. 55-03-8; $C_{15}H_{10}I_4NNaO_4$, $M_r$ 798.85. $d_4^{20}$ 2.381. $[\alpha]_D^{20°C}$ +16.0 bis 20.0° (c = 2 in einer Mischung: Salzsäure, 1 mol/L u. 96% Ethanol, im Verhältnis 1:4). Feines, schwach gefärbtes, krist. Pulver. Schwer lösl. in Wasser; besser lösl. in Ethanol; sehr schwer lösl. in Chloroform, Ether; lösl. in Mineralsäuren u. Lösungen von Alkalihydroxiden u. -carbonaten. pH 8.35-9.35 (gesättigte, wäßrige Lsg.). **Anw.:** Schilddrüsen-Therapeutikum bei Hypothyreose, euthyreoter Struma, Begleittherapie bei thyreostatischer Behandlung der Hyperthyreose, Thyreoiditis, postoperativ nach Schilddrüsenkarzinomen. HWZ 6 bis 8 d. **Übl. Dos.:** Oral: 50-300 µg/d. Gebräuchl. ist auch **Levothyroxin** (**Strukturformel** s. Hormone) u. **DL-Thyroxin** (Thyroxinum ÖAB90, bis 1996), welches gegenüber der L-Form von schwächerer Wirk. ist; vgl. Dextrothyroxin-Natrium.

**Lewis-Säure-Base-Definition:** in Weiterentwicklung der Theorie von Brönsted* durch Gilbert Newton Lewis (1875 – 1946) 1923 vorgeschlagene Fassung des Säure- u. Basenbegriffes. Danach sind Säuren Substanzen, die unvollständige Edelgaskonfigurationen (s. Edelgase) mit 2 fehlenden Elektronen aufweisen u. daher Elektronenpaarakzeptoren sind. Analog dazu sind Basen nach Lewis Elektronenpaardonatoren, das sind Verbindungen mit abgeschlossener Edelgaskonfiguration, die ein freies Elektronenpaar f. die Bindung mit einer Lewis-Säure zur Verfügung stellen können; s.a. Säuren. Das Vereinigungsprodukt einer Lewis-Säure mit einer Lewis-Base ist ein Elektronen-Donator-Akzeptor-Komplex* u. wird z.B. auch als Lewis-Addukt bezeichnet.

**Lewis-Säure-Base-Definition**
Beispiele

| Lewis-Säure | | Lewis-Base | | Lewis-Addukt |
|---|---|---|---|---|
| $H^+$ | + | $OH^-$ | → | $H_2O$ |
| $H^+$ | + | $NH_3$ | → | $NH_4^+$ |
| $BF_3$ | + | $NH_3$ | → | $BF_3 \cdot NH_3$ |
| $BF_3$ | + | $(C_2H_5)_2O$ | → | $BF_3 \cdot O(C_2H_5)_2$ |
| $SO_3$ | + | $H_2O$ | → | $H_2SO_4$ |

**Lexotanil®:** s. Bromazepam.

**Leydener Blau:** Thenards Blau, Kobaltoaluminat, s. Aluminium (Aluminium-Nachw.).

**Lezithalbumin:** s. Lecithin.

**Lezithin:** s. Lecithin.

**LF-Technik:** s. Laminar flow, Aseptisches Arbeiten.

**LH:** Luteinisierungshormon, s. Hormone (Hypophysenvorderlappen).

**LH-RH, LH-RF:** Luteinisierungshormon-Releasing-Faktor, s. Gonadorelin, Hormone (Hypophysenvorderlappen).

**Li:** *chem.* Lithium*.

**Liberation:** s. Wirkstofffreisetzung.

**Libidibi:** s. Caesalpinia coriaria.

**Libriform:** Gesamtheit der Holzfasern (Libriformfasern); ca. 50 bis 65% von Holz*.

**Librium®:** s. Chlordiazepoxid.

**Lichenes:** Flechten. **1.** *med.* Dermatomykosen*. **2.** *bot.* symbiotische Organismen, die aus Pilzen (Askomyceten, Basidiomyceten, s. Pilze) u. Algen (Cyanophyceen, Chlorophyceen) bestehen. Der Pilz ernährt sich von den durch die assimilierenden Algen erzeugten organischen Stoffen mittels seiner Hyphen u. Haustorien, während der Pilz den Algen Mineralstoffe u. Wasser liefert. L. sind dadurch imstande, auch auf sterilen Böden (Steinen, Felsen u. in Polarländern) zu vegetieren. Der Pilz vermehrt sich durch Sporen, die Alge durch Teilung. L. sind in zahlreichen Arten über die ganze Erde verbreitet. Nach ihrer äußeren Form unterscheidet man Krusten-, Faden-, Gallert-, Blatt-, Strauch-Flechten. Wegen ihres Gehaltes an Gallerten u. Flechtenstärke (Lichenin*) dienen einige als Nahrungs- u. Futtermittel sowie auch, wegen ihres Gehaltes an antibiotisch wirkenden u. bitter schmeckenden Flechtensäuren*, als Arzneimittel (Cetraria islandica*, Lobaria pulmonaria*). Andere werden als Farbstofflieferanten gebraucht (s. Orseille, Lackmus).

**Lichenin:** Flechtenstärke, Moosstärke; ein β-Glucan aus 150 bis 200 D-Glucose-Einheiten, $M_r$ 25 000 bis 30 000; regelmäßige Abfolge von 2 bis 10 (1-4)- u. einem (1-3)-β-D-Glucopyranosylrest. Der Cellulose ähnliches Reserve- u. Strukturpolysaccharid in vielen Flechten, z.B. im Isländischen Moos (Cetraria islandica*), Bartflechte (Usnea barbata) u.a. Weißes Pulver, in kochendem Wasser kolloidal lösl., bildet beim Erkalten eine Gallerte; mit Iod keine Blaufärbung; f. Mensch unverdaulich.

**Isolichenin** (Dextrolichenin) ist ein α-Glucan (f. Mensch daher verdaulich) aus ca. 40 D-Glucoseeinheiten, die ebenfalls 1→4 u. 1→3 (im Verhältnis 1:1 bis 1:2) miteinander verknüpft sind; der Amylose ähnlich. Lösl. bereits in kaltem Wasser; Blaufärbung mit Iod.

**Lichen islandicus:** Isländisches Moos, s. Cetraria islandica.

**Lichen islandicus desamaratus:** Entbittertes isländisches Moos, s. Cetraria islandica.

**Lichen pulmonarius:** Herba Pulmonariae arboreae, Lungenflechte, s. Lobaria pulmonaria.

**Licht:** s. Elektromagnetische Strahlung.

**Lichtabsorption:** Absorption; s. Spektroskopie.

**Lichtatmung:** s. Photorespiration.

**Lichtbeugungsmessung:** s. Korngrößenanalyse.

**Lichtbrechung:** s. Brechungsgesetz, Refraktometrie.

**Lichtgeschwindigkeit:** Ausbreitungsgeschwindigkeit elektromagnetischer Wellen im materiefreien Raum (Vakuum). Sie beträgt ca. $3 \cdot 10^5$ km $s^{-1}$ (exakt: 299792458 m $s^{-1}$), unabhängig von der Frequenz, oberste Grenze aller Geschwindigkeiten; vgl. Elektromagnetische Strahlung.

**Lichtkrankheiten:** Licht- od. Photodermatosen, s. Photosensibilisatoren.

**Lichtreaktionen:** s. Photosynthese.

**Lichtschutzfaktor:** Kennzahl f. die Schutzwirkung von Sonnenschutzpräparaten*; gibt das Verhältnis (Q) der Erythemschwellenzeit mit Sonnenschutzmittel zu der Erythemschwellenzeit ohne Sonnenschutzmittel an; ein L. von z.B. 3 bedeutet also, daß die Haut mit aufgetragenem Sonnenschutzpräparat 3mal so lange der Sonne ausgesetzt werden kann wie ungeschützte Haut. Mittel mit Q-Werten unter 1 sensibilisieren die Haut (s. Photosensibilatoren), Präparate mit Q über 10 werden wegen der starken Schutzwirkung als Sun-Blocker bezeichnet. Faktoren die den L. verändern sind z.B. Jahreszeit, Meereshöhe u. geographische Breite, Schichtdicke des aufgetragenen Präparates, Art der galenischen Zubereitung u.a.

**Lichtschutzsubstanzen:** UV-Absorber; Stoffe, die energiereiches Licht (v.a. Ultraviolettes* Licht) ganz od. teilweise absorbieren u. in (unschädliche) Wärme umwandeln. Sie werden zum Schutz der menschlichen Haut od. von technischen Produkten (z.B. Kautschuk, Kunststoffe) vor der schädigenden Einw. dieser Strahlung verwendet. Voraussetzung f. die Absorptionswirkung ist das Vorhandensein anregbarer Elektronen (konjugierte Doppelbindungen, freie Elektronenpaare) die durch die absorbierten UV- Strahlen in höhere Energiezustände gehoben werden u. über mehrere Zwischenstufen auf ihren alten Energiezustand zurückfallen, wobei energieärmeres Licht ausgesendet wird. Für die Anw. auf der menschlichen Haut bestimmte L. (Sonnenschutzpräparate*) sollten durch selektives Herausfiltern der UV-B-Strahlen des Sonnenlichts eine Erythembildung (Sonnenbrand) u. die Karzinomentstehungsgefahr verhindern, die f. die natürliche Pigmentierung (Bräunung) verantwortliche UV-A-Strahlung aber möglichst unbeeinflußt lassen. Bewährte L. sind: **1. UV-B-Filter:** absorbieren im Bereich 280 bis 320 nm; z.B. p-Aminobenzoesäure* u. deren Derivate, Salicylsäureester, Zimtsäureester, Anthranilsäureester, 2-Phenylbenzimidazol-5-sulfonsäure, Cumarinderivate (z.B. 7-Hydroxycumarin) u. 3-(4-Methyl-benzyliden)-campher. **2. UV-A-Filter:** Absorptionsbereich 320 bis ca. 400 nm; z.B. Dibenzoylmethan u. dessen Derivate. **3. Breitbandfilter:** Absorpti-

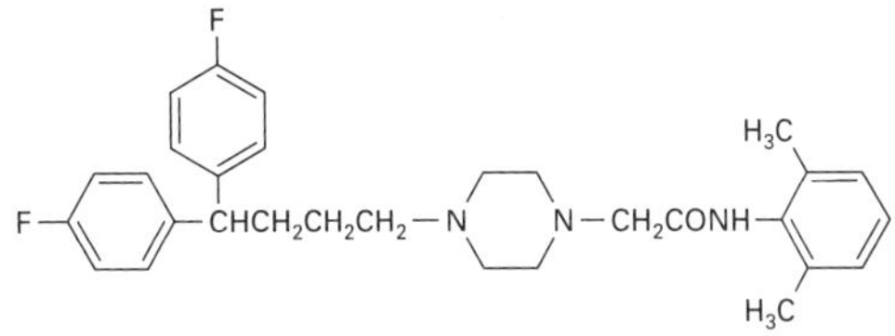

Lidoflazin

onsbereich ca. 250 bis 380 nm; z.B. Benzophenonderivate wie 2,2'-Dihydroxy-4,4'-dimethoxy-benzophenon, werden häufig f. industriellen Lichtschutz verwendet; s.a. Lichtschutzfaktor, Sonnenschutzpräparate.

**Lichtstreuungsverfahren:** s. Korngrößenanalyse.

**Lidocain** INN: 2-Diethylamino-2',6'-dimethylacetanilid, Lignocain, Xylocain®, Xylestesin®, Cylocain®, Xyloneutral®; CAS-Nr. 137-58-6;

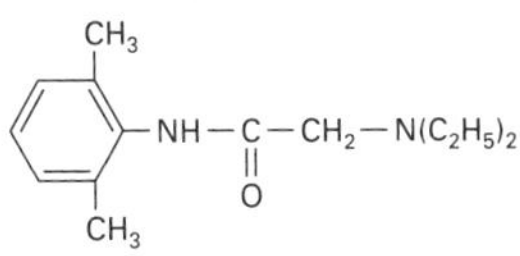

Lidocain

$C_{14}H_{22}N_2O$, $M_r$ 234.33. Schmp. 68-69°C aus Benzol od. Ethanol. Sdp. 180-182°C (522 Pa) 159-160°C (266 Pa). Unlösl. in Wasser; lösl. in Ethanol, Ether, Benzol, Chloroform, Ölen. $pK_s$ (konjugierte Säure) 7.9 (25°C). **Anw.:** Koronartherapeutikum, Antiarrhythmikum, bei ventrikulären Extrasystolen u. Tachykardien, bes. bei Herzinfarkt (s. Antiarrhythmika); Antiarrhythmikum, Lokalanästhetikum, zur Infiltrations- u. Oberflächenanästhesie wie Procain*, wirkt jedoch stärker, rascher u. länger anhaltend u. verträgt auch langes Kochen. HWZ 1.8 h bzw. 3.5 h (Metaboliten). **Übl. Dos.:** Parenteral: Infiltrationsanästhesie: s.c. 0.5%; Leitungsanästhesie: s.c. 1%; Oberflächenanästhesie: s.c. 4%, max. 5 mL; Herzarrhythmie: i.v. 0.05-0.1 g, Infusion i.v. 0.003 g/mL. Topikal: Salbe 5%. **Nebenw.:** Euphorie od. Schläfrigkeit, Zuckungen einzelner Muskelfasern, in hohen Dosen: Krämpfe, Dyspnoe, Atemlähmung; Kontraind.: Schenkel- od. AV-Block, Leberschädigungen; Wechselw.: synergistisch mit anderen Lokalanästhetika, neuromuskuläre Blockade mit Muskelrelaxantien verstärkt. Gebräuchl. ist Lidocainhydrochlorid*.

**Lidocainhydrochlorid:** Lidocaini hydrochloridum Ph.Eur.3, Lidocainum hydrochloricum, 2-Diethylamino-2',6'-dimethylacetanilid-hydrochlorid, s.a. Lidocain; CAS-Nr. 6108-05-0; $C_{14}H_{23}ClN_2O \cdot H_2O$, $M_r$ 288.8. Schmp. 76-79°C; Schmp. 127-129°C (Anhydrat). Weißes, krist. Pulver, schwach bitter; sehr leicht lösl. in Wasser, leicht lösl. in Ethanol, lösl. in Chloroform. **Anw.:** s. Lidocain.

**Lidocainhydrochlorid-Zahnfleischgel:** Zstzg. nach NFA: 0.40 T. Lidocainhydrochlorid, 0.02 T. Benzalkoniumchlorid, 0.60 T. Hydroxyethylcellulose ad 20 T. destilliertes Wasser. Die Hydroxyethylcellulose wird in ca. 10 g heißem destilliertem Wasser dispergiert, dann fügt man die Lsg. von Lidocainhydrochlorid u. Benzalkoniumchlorid in der restlichen Menge destilliertem Wasser hinzu u. läßt bis zur vollständigen Quellung (mind. 3 h) stehen. **Anw.:** Zahnfleischbeschwerden, schmerzhafte u. entzündliche Erkrankungen im Bereich des Zahnfleisches u. der Mundschleimhaut.

**Lidoflazin** INN: 2-{4-[4,4-Bis(4-fluorphenyl)butyl]-1-piperazinyl}-2',6'-dimethylacetanilid, Clinium®; CAS-Nr. 3416-26-0; $C_{30}H_{35}F_2N_3O$, $M_r$ 491.63. Schmp. 159-161°C. Lösl. unter 0.01% in Wasser; unter 50% in Chloroform; erheblich schlechter lösl. in anderen organischen Lösungsmitteln. **Anw.:** Koronartherapeutikum, Anfallsprophylaxe u. Langzeitbehandlung der Angina pectoris; Wirk. erfolgt durch Hemmung des Adenosinabbaus. HWZ 16 bis 24 h. **Übl. Dos.:** Oral: 1mal 0.06 g/d in der 1. Behandlungswoche, dann n.B. steigern bis 3mal/d.

**Lidsalben:** dienen der Behandlung des erkrankten Augenlides. Infolge der Nähe von Binde- u. Hornhaut sind L. bezüglich galenischer u. mikrobiologischer Anforderungen weitgehend den Augensalben anzugleichen. Die Mehrheit der Präparate machen Suspensionssalben aus, die f. die gewünschte streng lokale Wirk. (keine Penetration durch das Lid hindurch!) Vaselin als Grundlage enthalten.

**Lie:** Hefe, Faex*.

**Lieben-Reaktion:** Reaktion zum Nachw. von Aceton, das mit Iod in Gegenwart von Ammoniak Iodoform bildet.

**Lieber-Kräuter:** Herba Galeopsidis, s. Galeopsis segetum.

**Liebermann-Burchard-Reaktion:** Reaktion zum Nachw. von Cholesterol* u. anderen Triterpenen, vor allem ungesättigten Sterinen. Die in Chloroform gelöste Probe wird mit Essigsäureanhydrid versetzt (od. direkt in Essigsäureanhydrid gelöst) u. mit wenig konzentrierter Schwefelsäure versetzt, wobei ein roter Farbstoff entsteht, der rasch über Violett u. Blau nach Grün umschlägt.

**Liebig:** Justus von (1803 bis 1873), deutscher Chemiker. Liebig hat auf allen Gebieten der Chemie grundlegende Ergebnisse erzielt: Ausbau der theoretischen Chemie u. Grundlegung der Agrikulturchemie, Einführung der Mineraldüngung, Verbesserung der Ernährung durch Gew. von Fleischextrakt. Er entdeckte das Chloroform* u. das Chloral* u. schuf neue Verfahren zur Analyse.

**Liebstöckel:** Levisticum officinale*.

**Liebstöckelwurzel:** Radix Levistici, s. Levisticum officinale.

**Liebstöckelwurzelöl:** Oleum Levistici, s. Levisticum officinale.

**Lien:** Milz, s. Organtherapeutika; **Lienitis:** Milzentzündung.

**Lifibrol** INN: (±)-*p*-[4-(*p*-*tert*-Butylphenyl)-2-

hydroxybutoxy]benzoesäure; CAS-Nr. 96609-16-4; $C_{21}H_{26}O_4$, $M_r$ 342.4. **Wirk.** u. **Anw.:** Antihyperlipidämikum (Lipidsenker*).

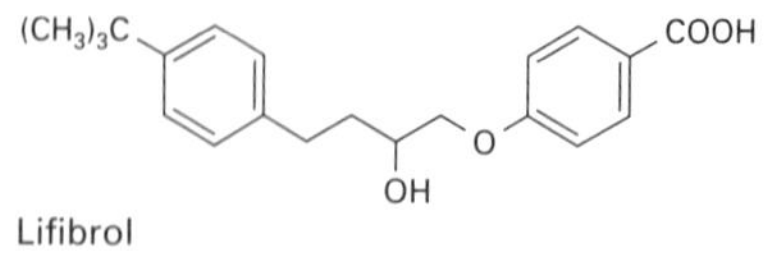


Lifibrol

**Liganden:** **1.** *chem.* Moleküle od. Ionen, die um ein Zentralatom od. -ion gebunden sind (s. Komplexverbindungen). **2.** *biochem.* (auch) kleine Moleküle, gebunden an bestimmte Stellen makromolekularer Strukturen (z.B. Glykoproteine), s. Rezeptoren.

**Ligandenfeldtheorie:** quantenchem. Theorie, die v.a. zur Erklärung der physikochem. Eigenschaften von Übergangsmetallen (s. Periodensystem der Elemente) entwickelt wurde.

**Ligasen:** s. Enzyme.

**Ligatur:** Ligatura; Unterbindung eines Blut- od. Lymphgefäßes od. eines anderen Hohlorganes. Die **elastische L.** ist die Umschnürung von Gliedmaßen mit Gummischlauch od. -binde zur vorübergehenden Blutleere od. indirekten Blutstillung. Unter Ligaturen versteht man auch die f. die Unterbindung verwendeten Behelfe.

**Light scattering:** s. Korngrößenanalyse.

**Lign.:** Abk. f. Lignum*.

**Lignane:** (biogenetisch) Dimere von Phenylpropanderivaten*, Verknüpfung über das β-C-Atom der $C_3$–Seitenkette (Haworth 1941); das Kohlenstoffgerüst besteht also aus 18 C-Atomen. L. finden sich in vielen Hölzern, sind oft ein wesentlicher Bestandteil der Harze*, v.a. der Benzharze. Charakteristisch ist z.B. auch das Auftreten von Lignanen in Sesamöl (s. Sesamum indicum). L. enthaltende Pflanzen finden sich vor allem unter den Cupressaceae (s. Juniperus sabina), Piperaceae (Cubebin in Piper cubeba*), Berberidaceae (Podophyllum-Arten), Zygophyllaceae (s. Guaiacum-Arten); vgl. Flavanonollignane.

**Lignin:** neben Cellulose* die mengenmäßig wichtigste organische Substanz, Gerüstsubstanz der Pflanzen; ein hochmolekulares Polymerisat aus verschiedenen komplizierten Alkoholen wie Coniferyl-, Sinapyl- u. p-Cumarylalkohol, deren Biogenese über den Shikimisäure-Chorisminsäure-Weg (s. Aromatenbiosynthese) erfolgt. Die Mengenverhältnisse dieser 3 Komponenten können je nach dem Alter u. (phylogenetischen) Abstammung der Pflanze stark variieren (z.B. überwiegt bei den Farnen u. Coniferen Coniferylalkohol u. bei den Angiospermen Sinapylalkohol als Ligninbaustein). Der (mikroskopische) Nachw. erfolgt mit Phloroglucin/Salzsäure (Wiesner-Reagenz*). Unter dem Einfluß der Salzsäure kondensieren freie Aldehyd-Gruppen des L. mit Phloroglucin zu mesomeren Kationen roter Farbstoffe.

**Lignocain:** s. Lidocain.

**Lignocerinsäure:** n-Tetrakosansäure; $CH_3$-$(CH_2)_{22}COOH$; $M_r$ 368.6. Schmp. 84°C. Als Fettsäure Glyceridbestandteil in geringer Konz. (meist unter 3%) in Samenfetten, in Cerebrosiden, Phosphatiden u. Wachsen.

**Lignum:** (Plur. Ligna) Abk. Lign., Holz*.

**Lignum brasiliense rubrum:** Fernambukholz, s. Caesalpinia echinata.

**Lignum Campechianum:** Blauholz, s. Haematoxylum campechianum.

**Lignum Cedri:** Zedernholz, s. Juniperus virginiana.

**Lignum citrinum:** Zitronenholz, Gelbes Brasilholz, s. Chlorophora tinctoria.

**Lignum Fabianae:** Pichi-Pichi-Holz, s. Fabiana imbricata.

**Lignum Fernambuci:** Fernambukholz, s. Caesalpinia echinata.

**Lignum Floridum:** Lignum Sassafras, Sassafrasholz, s. Sassafras albidum var. molle.

**Lignum Guajaci:** Guajakholz, s. Guajacum-Arten.

**Lignum Haematoxyli:** Lignum Campechianum, Blauholz, s. Haematoxylum campechianum.

**Lignum Juniperi:** Wacholderholz, s. Juniperus communis.

**Lignum Muira-puama:** Muira-Puama-Holz, s. Ptychopetalum-Arten.

**Lignum Nyssae:** Lignum Tupelo, s. Nyssa sylvatica.

**Lignum Pichi-Pichi:** Pichi-Pichi-Holz, s. Fabiana imbricata.

**Lignum Pterocarpi:** Lignum Santali rubrum, Rotes Sandelholz, s. Pterocarpus santalinus.

**Lignum Quassiae (jamaicense):** Jamaika-Quassiaholz, s. Picrasma excelsa.

**Lignum Quassiae (surinamense):** Surinam-Quassiaholz, s. Quassia amara.

**Lignum Quebracho:** Cortex Quebracho, s. Aspidosperma quebracho-blanco.

**Lignum sanctum:** Lignum Guajaci, Guajakholz, s. Guajacum-Arten.

**Lignum Santali album:** Weißes (gelbes) Sandelholz, s. Santalum album.

**Lignum Santali citrinum:** Lignum Santali album, Weißes (gelbes) Sandelholz, s. Santalum album.

**Lignum Santali rubrum:** Rotes Sandelholz, s. Pterocarpus santalinus.

**Lignum Sassafras:** Sassafrasholz, s. Sassafras albidum var. molle.

**Lignum suberinum:** Kork, Flaschenkork, s. Kork.

**Lignum Tupelo:** Tupeloholz, s. Nyssa sylvatica.

**Ligroin:** Destillationsprodukt aus rohem Erdöl, s. Oleum Petrae.

**Liguliflorae:** s. Cichoriaceae.

**Ligusticumlacton:** s. Levisticum officinale.

**trans-Ligustilid:** s. Levisticum officinale.

**Ligustrum vulgare** L.: Fam. Oleaceae, Liguster, Rainweide (Europa). Giftige Zierpflanze. **Inhaltsst.:** dimere Pyridinalkaloide, z.T. unbekannt bzw. unsicher (Lignane?).

**Likariöl:** Oleum Linaloes*.

**Likörwein:** Vinum liquorosum, s. Vinum.

**Likuden®:** s. Griseofulvin.

**Liliaceae:** Liliengewächse, Od. Liliales; ca. 3500 Arten. Meistens Kräuter od. Stauden, deren Zwiebeln, Knollen od. Rhizome überwintern, selten Holzpflanzen. Blätter meist parallelnervig, oft grundständig. Die Blüten häufig radiär mit 6 (selten 4) kronblattartigen, verwachsenen od. freien Perigonblättern; meist 6 Staubblätter, der Fruchtknoten ist dreiblättrig, oberständig (Abb.: s. Blütendiagramm). Die Früchte sind Kapseln od. Beeren. **Chem. Merkmale:** Steroidsaponine, bei einigen Unterfamilien Steroidalkaloide (Veratrum) od. herzwirksame Glykoside (Convallaria, Urginea, vgl. Herzglykoside), Anthracenderivate (Aloe), Lauchöle* (Allium) od. Colchicine. **Wichti-**

**ge Gattungen** s. z.B. Aletris, Allium, Aloe, Asparagus, Asphodelus, Chamaelirium, Colchicum, Convallaria, Cypripedium, Fritillaria, Gloriosa, Lilium, Paris, Schoenocaulon, Smilax, Trillium, Urginea, Veratrum.

**Liliatae:** s. Monokotyledonae.

**Liliengewächse:** s. Liliaceae.

**Lilienöl: 1.** Oleum Liliorum, s. Lilium candidum; **2.** Weißes Baumöl, Oleum Olivarum album, s. Olea europaea.

**Lilium album:** s. Lilium candidum.

**Lilium candidum** L.: Fam. Liliaceae, Weiße Lilie (Syrien, Palästina). Stpfl. v. **Flores Liliorum:** Weiße Lilien. **Anw.** volkst.**:** früher gegen Epilepsie. **Inhaltsst.:** Steroidalkaloide, Saponine. **Oleum Liliorum:** Lilienöl, ein Auszug der Lilienblüten mit Olivenöl (1:6). **Anw.** volkst.**:** bei Brandwunden, Geschwüren, Ekzemen, Quetschungen, Rheuma usw.

**HOM:** *Lilium album:* frische, blühende Pflanze.

**Lilium lancifolium** Thunb.: (L. tigrinum Ker-Gawl.) Fam. Liliaceae, Tigerlilie, Große Türkenbundlilie (heim. China, Japan). **Inhaltsst.:** Steroidalkaloide, Saponine. **Anw.:** Die Zwiebel wird in China u. Japan als Hustenmittel verwendet.

**HOM:** *Lilium lancifolium* (HAB1.2): frische, blühende Pflanze ohne Zwiebel; verord. z.B. b. Uteruserkrankungen.

**Lilium tigrinum:** s. Lilium lancifolium.

**Liman®:** s. Tenoxicam.

**Limatura Martis praeparata:** Ferrum pulveratum, s. Eisenpulver.

**Limax ater:** s. Arion empiricorum.

**Limettin:** s. Citrus limon.

**Limettöl:** s. Citrus aurantiifolia.

**Limone:** Zitrone, s. Citrus limon.

**Limonen:** 1-Methyl-4-(1-methylethenyl)cyclohexen, p-Mentha-1,8-dien, Cinen; $C_{10}H_{16}$, $M_r$ 136.2.

**D-Form:** (R)-(+)-Limonen; CAS-Nr. 5989-27-5. $[\alpha]_D^{20°C}$ +123°.

**L-Form:** (S)-(-)-Limonen; CAS-Nr. 5989-54-8. $[\alpha]_D^{20°C}$ -101°. Nat. z.B. in Abies-Arten.

**Racemat:** DL-Limonen, **Dipenten**, Carven; CAS-Nr. 138-86-3. Nat. in vielen äther. Ölen (Bergamotte-, Zitronen-, Dill-, Kümmel-, Pomeranzen-, Fichtennadelöl u.a.). Angenehm zitronenartig riechende Flüss. **Anw.:** in d. Parfümerie; das Racemat auch als Lösungsmittel in d. Lackindustrie.

**Limonenöl:** Oleum Citri, s. Citrus limon.

**Limonette, Saure:** Limonelle, s. Citrus aurantiifolia.

**Limonin:** $C_{26}H_{30}O_8$, $M_r$ 470.5. Ein Triterpendilacton, als Bitterstoff zus. mit ähnl. aufgebauten Stoffen (**Limonoide**) auch f. den bitteren Geschmack von Quassia amara* sowie von Citrus-Früchten, s. Citrus aurantium ssp. aurantium (Fructus Aurantii immaturi), u. anderen Rutaceen verantwortlich. Bei den Citrus-Früchten findet sich L. im Flavedo u. in den Samen. Es liegt allerdings genuin noch nicht vor, sondern wandelt sich erst im sauren Milieu, z.B. im Saft, zum bitteren Dilacton um.

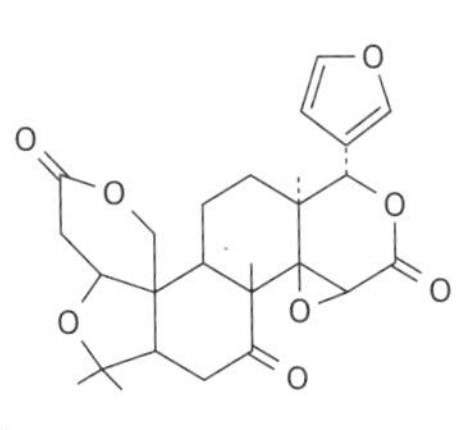
Limonin

**Limonis aetheroleum:** Zitronenöl, s. Citrus limon.

**Limonis flavedo recens:** Frische Zitronenschale, s. Citrus limon.

**Limonis sirupus:** Zitronensirup, s. Sirupus citri.

**Limulus-Test:** Limulus-polyphemus-Lysat-Test; Nachweismethode f. Pyrogene* u. Endotoxine* gramneg. Bakterien. Der Test basiert auf der Koagulation der im Blut des Pfeilschwanzkrebses (Limulus polyphemus) vorkommenden Amöbozyten durch die pyrogen wirkenden Endotoxine mancher Bakterien. Handelspräparat LAL (Limulus-Amöbozyten-Lysat).

**Linaloe-Öl:** s. Oleum Linaloes.

**Linalool:** 2,6-Dimethyl-2,7-octadien-6-ol; CAS-Nr. 78-70-6; $C_{10}H_{18}O$, $M_r$ 154.2. Mit Geraniol u. Nerol isomerer, acyclischer Monoterpenalkohol. Nach Maiglöckchen riechende, opt. aktive, farblose Flüss., in vielen äther. Ölen (Linaloe-, Koriander-, Bergamotte-, Lavendel-, Rosen-, Zimt-, Thymianöl u.a.). **Anw.:** in der Parfümerie. Reagenz Ph.Eur.3.

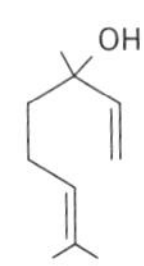
Linalool

**Linalylacetat:** 3,7-Dimethyl-1,6-octadien-3-ylacetat, Bergamol; $C_{10}H_{17}OOCCH_3$, $M_r$ 196.3. Mit Ethanol u. Ether mischbare Flüss. mit Bergamottegeruch. Bestandteil des Bergamotte- u. Lavendelöls sowie vieler anderer äther. Öle. **Anw.:** in der Parfümerie.

**Linamarin:** 2-(β-D-Glucopyranosyloxy)-2-methylpropannitrol, Phaseolunatin; $C_{10}H_{17}NO_6$, $M_r$ 247.24. Ein Acetoncyanhydringlucosid (**Strukturformel** s. Cyanglykoside). Nat. in Linum usitatissimum*, Phaseolus lunatus (Mondbohne, Fam. Fabaceae, Tropen), Hevea brasiliensis*. Farblose Kristalle; lösl. in Wasser, wenig lösl. in Ethanol.

**Linamentum:** Verbandmull.

**Linaria vulgaris** Mill.: (Antirrhinum linaria) Fam. Scrophulariaceae, Leinkraut, Ackerlein, Gelbes Löwenmaul, Frauenflachs (Europa). Stpfl. v. **Herba Linariae:** Herba Antirrhini, Leinkraut, Ackerleinkraut, Gelbes Löwenmaulkraut. **Inhaltsst.:** Linarin, Pectolinarin (Flavonylykoside), Peganin (Alkaloid). **Anw.** volkst.**:** als Diuretikum u. Laxans, gegen Hämorrhoiden (Ungt. Linariae, Leinkrautsalbe).

**Lincomycin** INN: Methyl-6,8-didesoxy-6-(1-methyl-4-propyl-2-pyrrolidincarboxamido)-1-thio-D-erythro-α-D-galacto-octopyranosid, Albiotic®, Cillimycin®; CAS-Nr. 154-21-2; $C_{18}H_{34}N_2O_6S$, $M_r$ 406.56. Antibiotikum aus Kulturen von Streptomyces lincolnensis. Lösl. in Methanol, Ethanol, Butanol, Isopropanol, Ethylacetat, n-Butylacetat, Amylacetat, Aceton, Methylethylketon, Isopropyl-n-butyl-keton, Methylenchlorid, Chloroform,

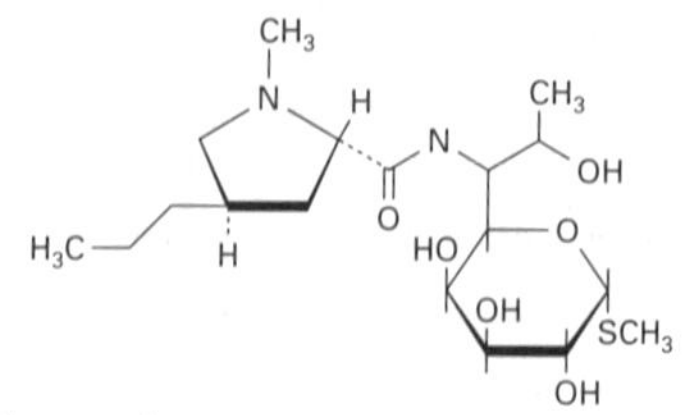

Lincomycin

Ethylendichlorid; etwas lösl. in Wasser. $pK_s$ (konjugierte Säure) 7.5. **Wirk.** u. **Anw.:** Lincomycin-Antibiotikum; wirkt bei therapeutisch erreichbarer Konz. bakteriostatisch durch Hemmung der Proteinbiosynthese; wirksam v.a. gegen grampositive Erreger sowie Anaerobier. Hauptindikation: therapieresistente Infektionen durch Staphylokokken u. andere grampositive Keime. HWZ 4.6 h. **Übl. Dos.:** Oral: 3- bis 4mal 0.5 g/d; Kinder über 1 Monat: 0.03-0.06 g/kg KG/d, auf 3 Dosen verteilt. Parenteral: i.m. 0.6 g/12-24 h; Infusion i.v. 0.6 g/8-12 h; Kinder über 1 Monat: 0.01 g/kg KG/d auf 2-3 Einzeldosen verteilt. Reduzierung der Dosis bei Nierenschädigung; Nebenw. s. Antibiotika, gastrointestinale Störungen bis zur tödlichen Enterokolitis möglich; s.a. Antibiotika (Tab.). Gebräuchl. ist Lincomycinhydrochlorid*.

**Lincomycinhydrochlorid:** Lincomycini hydrochloridum Ph.Eur.3; CAS-Nr. 7179-49-9; $C_{18}H_{35}ClN_2O_6S \cdot H_2O$, $M_r$ 461.0. Schmp. 145-147°C. $[\alpha]_D^{25°C}$ +137° (Wasser). Sehr leicht lösl. in Wasser, schwer lösl. in Ethanol, sehr schwer lösl. in Aceton, prakt. unlösl. in Chloroform u. Ether. Anw., Dos., Handelsnamen etc. s. Lincomycin.

**Lincosamide:** s. Antibiotikum(a).

**Linctus:** **1.** Lecksaft, Looch; süßschmeckende Mixtur von sirupähnlicher Konsistenz, die auf die Lippen gestrichen wird; kann auch unlösliche Stoffe suspendiert enthalten. Früher in der Kinderpraxis gebräuchlich. **2.** Emulsionskern, Primäremulsion; s. Emulsionen.

**Lindan** INN: Lindanum Ph.Eur.3, γ-1,2,3,4,5,6-Hexachlorcyclohexan, γ-Benzolhexachlorid, Gam-

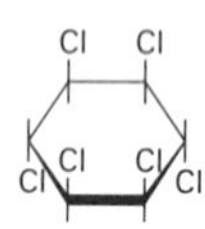

Lindan

mabenzolhexachlorid, γ-Hexachlorcyclohexan, Gammexan, HCH, Lindane®, Jacutin®; CAS-Nr. 58-89-9; $C_6H_6Cl_6$, $M_r$ 290.85. Eines der Isomere von Hexachlorcyclohexan*; weitere Angaben s. dort. **Anw.:** Antimykotikum, Desinfiziens, Antiparasitikum (gegen Krätzmilben). **Übl. Dos.:** Topikal: Puder 0.1%, Emulsion 1%. Rektal: Tampon 0.3%. **Anw.** techn.: Insektizid aus der Gruppe der chlorierten Kohlenwasserstoffe (s. Schädlingsbekämpfungsmittel, Tab.). Es wirkt als Kontakt-, Fraß- u. Atemgift in Form von Puder, Emulsionen, Sprühmittel usw.; tödlich f. zahlreiche Insektenarten wie Ameisen, Flöhe, Läuse, Wanzen, Motten, Engerlinge, Drahtwürmer, Silberfische, Fliegen u.a. Lindan wirkt auch gegen Borken- u. Rüsselkäfer im Forst, als Holzschutzmittel u. in der Veterinärmedizin gegen Zecken, Räudemilben etc. **Tox.:** auf höhere Organismen im wesentlichen von geringerer tox. Wirk.; Intoxikation nach Einnahme, Inhalation u. Resorption durch die Haut. Akut: Kopfschmerzen, Schwindel, Erbrechen, Durchfall, Krämpfe, Atemdepression, Kreislaufkollaps; chron.: Leberschäden im Tierexperiment, kanzerogen. LD 150 mg/kg, MAK-Wert ca. 0.5 mg/m³.

**Linde:** s. Tilia-Arten.

**Lindenblüten:** Flores Tiliae, s. Tilia-Arten.

**Lindenholzkohle:** Carbo Tiliae, s. Carbo activatus.

**Linearbeschleuniger:** s. Teilchenbeschleuniger.

**Lineweaver-Burk-Diagramm:** Linearisierung kinetischer Daten von Enzymreaktionen durch doppeltreziproke Auftragung, um die charakteristischen Parameter ablesen zu können; s. Michaelis-Menten-Gleichung.

**Lingua:** (lat.) Glossa (gr.) Zunge; lingualis, zur Zunge gehörig.

**Linienspektrum:** s. Spektroskopie.

**Linimente:** Linimenta Ph.Eur.3 (nicht mehr seit 1995); zum äuß. Gebrauch bestimmte flüssige, halbflüssige (suspensions-, emulsionsartige), gallertige od. bei Körpertemperatur schmelzende homogene Mischungen, die aus fetten Ölen, Seifen, Fetten, Balsamen od. ähnlichen verseifbaren od. emulgierbaren Stoffen bestehen. Bisweilen auch dadurch hergestellt, daß man ein festes Fett durch Zusatz v. Flüss. über die Salbenkonsistenz hinaus verdünnt. Vielfach aber bezeichnet man flüss. Einreibungen überhaupt mit „Liniment“, z.B. eine Auflsg. v. Campher in Öl; Campher, Salicylsäure, Methylsalicylat u. ätherische u. fette Öle in Ethanol. Ein festes Liniment ist der **Opodeldok** (Linimentum saponato camphoratum* DAB6, Gallerta saponata camphorata* ÖAB90), eine heiß bereitete Auflsg. von medizinischer Seife (od. diese wird durch Verseifung von Adeps suillus mit Natriumhydroxid bei der Bereitung erhalten) in Ethanol mit Campher, äther. Ölen u. Ammoniak; s.a. Emulsionen. Emulsionslinimente sind inkomp. mit größeren Mengen Ethanol (Flockung des Emulgators, Zerfall der Emulgatormizellen, Brechen der Emulsion); sauer reagierenden Stoffen (bei Seifen als Emulgatoren).

**Linimentum ammoniato-camphoratum:** Flüchtiges Campher-Liniment. Zstzg. nach DAB6: 5 T. zerriebener Campher, 55 T. Erdnußöl, 18 T. Rizinusöl, 22 T. Ammoniakflüssigkeit, 0.1 T. medizinische Seife. Bei der Bereitung der Emulsio ammoniata-camphorata ÖAB90 (5 T. Campher, 55 T. Erdnußöl, 15 T. Rizinusöl, 1 T. Ölsäure, 24 T. Ammoniak) entsteht der O/W-Emulgator (Ammoniumoleat) in situ. **Anw.:** zu Einreibungen, Antirheumatikum.

**Linimentum ammoniatum:** Linimentum volatile, Flüchtiges Liniment. Zstzg. nach DAB6: 60 T. Erdnußöl, 18 T. Rizinusöl, 22 T. Ammoniakflüssigkeit, 0.1 T. medizinische Seife. Bei der Bereitung der Emulsio ammoniata ÖAB90 (60 T. Erdnußöl, 15 T. Rizinusöl, 1 T. Ölsäure, 24 T. Ammoniak) entsteht der O/W-Emulgator (Ammoniumoleat) in situ. **Anw.:** hautreizende Einreibung.

**Linimentum Bourget:** Zstzg. ähnl. Linimentum salicylatum compositum*. Anstelle Oleum myristicae aethereum u. Oleum ricini Oleum myristicae expressum u. Oleum olivae. Trübe Mischung.

**Linimentum Calcariae:** Kalkliniment (Brandliniment). W/O-Emulsion. Zstzg. nach DAB6: Leinöl u. Kalkwasser zu gleichen Teilen. Zstzg. nach ÖAB90 (Emulsio Calcis): 45 T. Leinöl (wenn SZ unter 2.8: Zusatz von Ölsäure), 5 T. Wollwachs, 50 T. Calciumhydroxidlösung. Ca-Gehalt 0.04%. Der W/O-Emulgator (Ca-Seifen) entsteht aus den freien Fettsäuren des Leinöls u. u.U. aus der zugesetzten Ölsäure mit Calciumhydroxid.

**Linimentum contra Scabiem:** Krätzeliniment. Zstzg. nach DAB6: 2 T. Perubalsam, 1 T. Rizinusöl, 1 T. Ethanol.

**Linimentum Gaultheriae compositum:** Wintergrünliniment. Nach Ph.Helv.7 durch kräftiges Schütteln hergestellte Mischung aus 5 T. Methylsalicylat u. 95 T. Linimentum terebinthinae compositum*. Inkomp.: s. Linimente. Bei Bedarf frisch zu bereiten. **Anw.:** zum Einreiben bei Rheumatismus.

**Linimentum salicylatum compositum:** Zusammengesetztes Salicylliniment. Zstzg. nach Ph.Helv.7: 5 T. Methylium salicylicum werden mit 2 T. Aetheroleum Eucalypti, 2 T. Aetheroleum Myristicae, 2 T. Aetheroleum Salviae, 4 T. Aetheroleum Juniperi u. 20 T. Oleum Ricini gemischt. 2 T. Acidum salicylicum u. 3 T. Camphora werden in 60 T. Ethanol 96% gelöst u. beide Mischungen vereinigt. **Anw.:** zum Einreiben bei Rheumatismus.

**Linimentum saponato-ammoniatum:** Flüssiges Seifenliniment. Zstzg. nach DAB6: 1 T. Seifenspiritus, 1 T. Ammoniakflüssigkeit, 2 T. Aqua.

**Linimentum saponato-camphoratum:** Opodeldok. Zstzg. nach DAB6: 40 T. Medizinische Seife, 10 T. Campher, 420 T. Weingeist, 2 T. Thymianöl, 3 T. Rosmarinöl, 25 T. Ammoniakflüssigkeit. Zstzg. nach ÖAB90: s. Gallerta saponata camphorata. **Anw.:** Antirheumatische Einreibung.

**Linimentum saponato-camphoratum liquidum:** Flüssiger Opodeldok. Herst. nach Ph.Helv.7: Verseifen von 7 T. Olivenöl mit 3.15 T. Kaliumhydroxidlösung (40%) u. 10 T. Ethanol; danach werden 2.2 T. Campher u. ätherische Öle (1 T. Rosmarinöl, 0.5 T. Thymianöl) u. restlicher Ethanol (38 T.), 6.5 T. wäßrige Ammoniaklösung (10%) u. Wasser ad 100 T. zugefügt. Inkomp.: Calciumsalze u. sauer reagierende Stoffe. Zstzg. nach DAB6: s. Spiritus saponato-camphoratus. **Anw.:** als antirheumatische Einreibung.

**Linimentum terebinthinae compositum:** Zusammengesetztes Terpentinliniment. Nach Ph.Helv.7 wird in die Mischung von 4.5 T. Campher, 20 T. Terpentinöl, 12.5 T. Olivenöl u. 4.5 T. Ölsäure die Lsg. von 6 T. Kaliseife in 52.5 T. Wasser einemulgiert. Dünnflüssige O/W-Emulsion. Inkomp.: sauer reagierende Stoffe. **Anw.:** Einreibung bei Rheumatismus.

**Linksdrehend:** s. Optische Aktivität.

**Linksherzinsuffizienz:** s. Herzinsuffizienz.

**Linkszucker:** s. Fructose.

**Linolensäure(n):** Octadecatriensäure(n); $C_{17}H_{29}COOH$, $M_r$ 278.4. Ungesättigte, essentielle Fettsäuren mit 3 Doppelbindungen; f. den Organismus von Mensch u. höheren Tieren unentbehrlich, da sie von diesen nicht synthetisiert werden können (s. Fettsäuren, Essentielle).

**α-Linolensäure:** (Z,Z,Z)-9,12,15-Octadecatriensäure, C18:3ω-3-Säure; CAS-Nr. 463-40-1. D. 0.905. Farblose Flüss., leicht lösl. in Ether, lösl. in Ethanol, unlösl. in Wasser. Nat. im Leinöl.

**γ-Linolensäure:** (Z,Z,Z)-6,9,12-Octadecatriensäure, Gamma-Linolensäure, Gamolensäure, C18:3ω-6-Säure; CAS-Nr. 506-26-3. Vork.: Samenöle von Borago officinalis* (bis 25%), Ribes nigrum* (15 bis 19%), Oenothera biennis* (bis 9%) u. in Pilzen. $\Delta^6$-Desaturase-Produkt von Linolsäure*, biogenetischer Präkursor von Prostaglandinen* mit 1 Doppelbindung, z.B. $PGE_1$. **Anw.:** atopisches Ekzem.

**Linolsäure:** Leinölsäure, (Z,Z)-9,12-Octadecadiensäure, C18:2ω-6-Säure; CAS-Nr. 60-33-2; $C_{17}H_{31}COOH$, $M_r$ 280.45. Schmp. 11°C. Sdp. 230°C. D. 0.903. Eine ungesättigte, essentielle Fettsäure. Nat. als Glycerid im Leinöl, Hanföl, Mohnöl sowie im Eilecithin u. Walfett; farbloses bis hellgelbes Öl, lösl. in org. Lösungsmitteln, unlösl. in Wasser.

**Linoxyn:** oxidiertes (polymerisiertes) Leinöl, s. Linum usitatissimum (Oleum Lini).

**Linse:** **1.** *phys.* s. Brennpunkt; **2.** *bot.* s. Lens culinaris.

**Linsenstärke:** Amylum Lentis*.

**Lint:** Englische Charpie, festes, auf einer Seite weiches Leinengewebe f. Verbände, vielfach mit Arzneistoffen imprägniert.

**Lintner Stärke:** Lösliche Stärke; s. Amylum solubile.

**Linum catharticum** L.: Fam. Linaceae, Purgierlein (Europa). Stpfl. v. **Herba Lini cathartici:** Purgierleinkraut. **Inhaltsst.:** nach älteren Angaben Linin (ein Lignan ?, Bitterstoff), Harz, 2% Gerbstoff, ca. 0.15% äther. Öl. **Anw.** volkst.: als Laxans, Diuretikum, bei Leberleiden.

**Linum usitatissimum** L.: Fam. Linaceae; Lein, Flachs (heim. vielleicht westl. Asien, alte Kulturpflanze in allen Erdteilen). Stpfl. v. **Filum Lini asepticum*:** steriler Leinenfaden. **Lini semen** Ph.Eur.3: Leinsamen; die getrockneten reifen Samen (Abb.: s. Samenbildung); dürfen nicht ranzig riechen od. schmecken. **Inhaltsst.:** ca. 6% Schleimstoffe (bei der Hydrolyse in Glucose, Galactose, Arabinose u. Xylose, Galacturon- u. Mannuronsäure spaltend), Pektin, 35 bis 43% fettes Öl, ca. 20% Eiweiß, mehrere Enzyme; Linamarin*, ein Glucosid des Acetoncyanhydrins, das durch Einw. von Linamarase in Blausäure, Glucose u. Aceton zerfällt, u. Spuren anderer Cyanglykoside* wie Lotaustralin (insges. 0.1 bis 1.5%, **Strukturformeln** s. Cyanglykoside); Zukker. QZ mind. 4 (Ganzdroge) bzw. 4.5 (zerkleinerte Droge). **Anw.** med.: bei katarrhalischen Affektionen jeder Art, als Mucilaginosum, Abführmittel, als entzündungswidriges u. krampflösendes Mittel, zu Kataplasmen. Die zerkleinerte Droge höchstens 24 h lagern. **Placenta Seminis Lini:** Leinkuchen, Leinmehl, Farina Lini; die bei der Gew. d. Leinöls erhaltenen Preßrückstände. **Inhaltsst.:** 10% Fett, 8% Schleim, Linamarin, 0.03% Blausäure. **Anw.** med.: zu Breiumschlägen (Kataplasmen). **Oleum Lini:** Lini oleum, Leinöl; das aus Leinsamen ohne Anw. von Wärme gepreßte Öl. **Off.:** ÖAB90, Ph.Helv.7, DAC86. Goldgelbes, schnell trocknendes, fettes Öl, leicht lösl. in Ether, Benzol, Schwefelkohlenstoff, Tetrachlorkohlenstoff, Trichlorethylen, Petrolether, sehr schwer lösl. in Ethanol. D. 0.926 bis 0.936; Ep. -16°C bis -28°C; $n_D^{20°C}$ 1.478 bis 1.485; IZ 168 bis 190; VZ 187 bis 195; SZ max. 4.0; UA max. 2.0%. **Best.:** hohe Anteile ungesättigter Fettsäuren (s. Fettsäuren, Essentielle) wie 40 bis 62% α-Linolensäure, eine Omega-3-Fettsäure (C18:3ω-3), sowie 16 bis 25% Linolsäure*, 14 bis 26% Ölsäure, ferner Palmitin- u. Stearinsäure (9-16%). In nördl. Ländern ist das Öl reicher an ungesättigten Fettsäuren. **Anw.** med.: (zuweilen) als mildes Abführmittel u. in der Dermatologie; früher (mit gleichem Teil Kalkwasser) als Brandliniment (Linimentum Calcariae DAB6), gegen Sonnenbrand; als Speiseöl; techn.: zur Herst. v. Firnissen, Lacken, Schmierseife usw. Das eingetrocknete (oxidierte, polymerisierte) Leinöl heißt Linoxyn. **Zuber.:** Emulsio Calcis, Linimentum Calcariae, Sapo kalinus, Solutio Masticis composita. **Oleum Lini album:** Weißes Leinöl ist mit Kaliumpermanganat, Natriumsulfit u. Salzsäure gebleichtes Leinöl. **Oleum Lini sulfuratum***.

**Lioresal®**: s. Baclofen.

**Liothyronin** INN: (S)-3-[4-(4-Hydroxy-3-iodphenoxy)-3,5-diiodphenyl]alanin, T3, 3,3',5-Triiodthyronin, Thybon®; CAS-Nr. 6893-02-3; $C_{15}H_{12}I_3NO_4$, $M_r$ 651.01. **Strukturformel** s. Hormone. Schmp. 236-237°C unter Zers. $[\alpha]_D^{29.5°C}$ +21.5° (c = 4.75 in Salzsäure (1 mol/L)/Ethanol 1:2). **Anw.:** Schilddrüsenhormon, bei Iodmangel-Struma, Myxoedem, Kretinismus. HWZ 22 h. **Übl. Dos.:** Oral: Initialdos.: 1- bis 3mal 0.00002 g/d, bei Bedarf langsam erhöhen. Gebräuchl. ist auch Liothyronin-Natrium, Liothyroninhydrochlorid.

**Lipanthyl®**: s. Fenofibrat.

**Lipasen**: Gruppe von Carboxylesterasen (Hydrolasen), die bevorzugt Triglyceride in freie Fettsäuren u. Glycerol od. Monoglyceride hydrolysieren. Für ihre Aktivität ist die Anwesenheit von Calciumionen, Aminosäuren u. Gallensäuren notwendig. Die Pankreaslipase benötigt Taurocholsäure*. In der Bauchspeicheldrüse u. einigen Pflanzensamen (z.B. Ricinussamen) sind hohe Anteile an L. enthalten, ebenso wie im Fettgewebe, im Magen u. in der Leber. $M_r$ der Pankreaslipase 35000. Die schnelle Entfernung der dritten u. letzten Fettsäure aus Triglyceriden wird durch eine spezifische Monoglycerol-Lipase, die in der Darmmucosa produziert wird, katalysiert; s.a. Phospholipasen.

**Lipide**: wasserunlösliche, organische Substanzen, die aus tierischem od. pflanzlichem Gewebe durch unpolare Lösungsmittel, z.B. Chloroform, Ether, Benzol, Trichlorethylen, extrahiert werden können. Einige L. dienen als strukturelle Komponenten von Membranen, während andere Speicherformen von Nährstoffen darstellen. Es gibt verschiedene Klassen von L., die viele, strukturell uneinheitliche Verbindungen vereinigen. Man unterscheidet zwischen den **einfachen Lipiden**, zu denen Neutralfette (Triglyceride*), Wachse* u. Terpene* (Monoterpene*, Diterpene*, Carotinoide*, Steroide* etc.) gezählt werden u. den **komplexen Lipiden** od. **Lipoiden.** Zu letzteren gehören die Glykolipide* u. die Phospholipide*. Glyceride u. Wachse werden auch als **verseifbare Lipide**, Terpene als **nicht verseifbare Lipide** bezeichnet.

**Lipidsenker**: *syn.* Antilip(id)ämika, Antihyperlipidämika, antilipidämische Substanzen. Arzneistoffe zur Senkung erhöhter Serumlipidspiegel (s. Hyperlipoproteinämien). **Einteilung: 1. Aryloxyalkancarbonsäurederivate:** Fibrate; z.B. Clofibrat*, Bezafibrat*, Fenofibrat*, Etofibrat*, Gemfibrozil*. Der Wirkungsmechanismus dieser Substanzgruppe ist bisher nicht genau bekannt. Clofibrat wird bei Hyperlipidämien des Typs III, IV u. V verabreicht, seine Analogpräparate bei Hypercholesterolämie u. Triglyceridämie. Präparate sollten nur bei strenger Indikationsstellung verschrieben werden. **2. Nicotinsäure u. Nicotinylalkohol:** Wirkungsmechanismus unbekannt. Inbesondere bei Hyperlipoproteinämien* vom Typ II. **3. Dextrothyroxin:** D-Enantiomer* von L-Thyroxin; geringere Herz- u. Kreislaufwirkung als L-Thyroxin; senkt Plasmacholesterolkonzentration. **4. Ionenaustauscherharze:** z.B. Colestyramin*, Colestipol*; werden nicht resorbiert; Gallensäuren u. Cholesterol werden z. T. an Austauscherharz gebunden; bei Hyperlipidämien vom Typ IIa. Als L. werden weiterhin Probucol*, Sitosterol* (eine Cholesterol chem. verwandte Substanz) u. essentielle Fettsäuren verwendet. **5. HMG-CoA-Reduktasehemmer***. **6. Probucol**, als Reservetherapeutikum mit unbekanntem Wirkungsmechanismus. **7. Pflanzliche L.:** Guar, Pektine, möglicherweise auch Wirkstoffe aus Knoblauch (Allium sativum) u. Artischocke (Cynara scolymus*). Eine Indikation aller Lipidsenker besteht erst nach einer erfolglosen diätetischen Behandlung (Basistherapie).

**Lipochrome**: gelbe bis rotviolette Farbstoffe, zu den Lipoiden gehörig; wichtigste Vertreter: Carotinoide*, Lutein*, Xanthophyll*.

**Lipogele**: Salbengrundlagen aus Fettsäuretriglyceriden od. lipophilen Stoffen wie flüssigen Wachsen, mit ausgeprägt fettenden Eigenschaften; s.a. Gele.

**Lipoide**: fettähnliche Substanzen; s. Lipide.

**Lipoma**: Lipom, Fettgeschwulst.

**Lipo-Merz®**: s. Etofibrat.

**Lipomikronen**: s. Chylomikronen.

**α-Liponsäure**: Thioctsäure, 6,8-Dithioctansäure, 1,2-Dithiocyclopentan-3-valeriansäure, 5-(1,2-

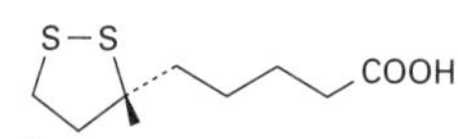


α-Liponsäure

Dithiolan-3-yl)-pentansäure, thioctic acid, lipoic acid, Tioctan®; $C_8H_{14}O_2S_2$, $M_r$ 206.32. **RS-Form:** CAS-Nr. 62-46-4; Schmp. 61°C; Sdp. 265°C. **R-** od. **S-Form:** Schmp. 46-48°C. Nat. (R- bzw. D-Form) in fast allen Lebewesen (Mensch: ca. 16 µg/L Serum); wesentl. Stoffwechselfaktor; aus Leber u. Hefe isoliert; auch synth. dargestellt. Salze: Lipoate. Dieser einfach gebaute, vitaminartige Stoff kann als cyclisches Disulfid u. in der reduzierten, offenkettigen Form als *Dihydroliponsäure* (γ-L.) vorliegen. Durch Redoxreaktionen sind diese beiden Formen rasch ineinander umwandelbar. L. wirkt als eines der Coenzyme bei der oxidativen Decarboxylierung von Pyruvat u. anderen α-Ketosäuren. Daneben noch β-L. (α-L.-sulfoxid). **Anw.:** als Säure, Natriumsalz u. Amid bei Leberfunktionsstörungen, bei Schwermetallvergiftungen, als Antidot bei Knollenblätterpilzvergiftung umstritten. HWZ 1 h.

**Lipophil**: fettliebend; Bez. f. Eigenschaft von Stoffen bzw. Molekülgruppen, die sich in Fetten, Ölen od. fettähnlichen Medien leicht lösen; vgl. hydrophil. Die für die Resorption eines Arzneistoffes wichtige **Lipophilie** wird i.a. durch seinen Verteilungskoeffizienten* angegeben.

**Lipoproteine**: wasserlösliche Protein-Lipid-Komplexe, in denen die Lipide von einer Proteinhülle umgeben sind; sie sind durch Molekülgröße, Lipidzusammensetzung, Proteinanteil sowie durch ihr Verhalten in der Ultrazentrifuge (unterschiedliche Dichte) u. ihre Wanderung im

**Lipoproteine**
Charakteristik der Plasmalipoproteine

| | Chylomikronen | Very low density lipoproteins (VLDL) | Low density lipoproteins (LDL) | High density lipoproteins (HDL) |
|---|---|---|---|---|
| Dichteklasse (g/ml) | bis 0.9 | bis 1.006 | bis 1.063 | bis 1.21 |
| Molekulargewicht | über 20 Mill. | über 3 Mill. | über 2–3 Mill. | über 140–360 000 |
| Größe (Durchmesser) (nm) | 100–1000 | 30–70 | 15–70 | 7.5–10 |
| Konzentration im Nüchternplasma (mg/100 mL) | | | | |
| bei Männern | – | 50–150 | 300–400 | 250–350 |
| bei Frauen | – | 50–100 | 250–300 | 400–500 |
| Zusammensetzung (%) | | | | |
| Eiweiß | 0.8–2.5 | 8–12 | 20–24 | 40–80 |
| Phospholipide | 4–9 | 16–20 | 20–24 | 20–37 |
| Cholesterin | 0.5–1 | 6–8 | 7–9 | 2–7 |
| Cholesterin-Ester | 1–2.5 | 12–14 | 35–40 | 5–10 |
| Triglyceride | 87–94 | 45–55 | 8–18 | 1–5 |
| Apo-Lipoproteine | A, B, C | A, B, C | B | A |
| Elektrophoretische Mobilität | Start | Prä–Beta | Beta | Alpha |

elektrischen Feld (Lipoproteinelektrophorese: α-, β-, prä-β-Lipoproteine) charakterisiert. Man unterscheidet nach ihren Eigenschaften folgende Hauptgruppen: **Chylomikronen*; VLDL** (very low density lipoprotein, L. sehr geringer Dichte), werden in der Leber gebildet u. unter Mitwirkung von Apoproteinen* in das Blut abgegeben; tauschen einen Teil ihrer Apoproteine mit den HDL aus, wobei über eine IDL-Zwischenstufe **LDL**-Partikel (low density lipoprotein, L. geringer Dichte) entstehen, die durch Endozytose* von peripheren Organen u. Geweben aufgenommen werden. Beim Abbau der LDL-Partikel werden dann Fettsäuren u. Cholesterol freigesetzt u. für die Lipidsynthese der Zelle verfügbar gemacht. **HDL** (high density lipoprotein, L. hoher Dichte), nehmen im Stoffwechsel der L. eine zentrale Stellung ein; entstehen aus in der Leber bzw. Mucosazelle des Intestinaltraktes synthetisierten HDL-Vorstufen (Nascent-HDL); sphärische Micellen von ca. 12 nm Durchmesser. Die HDL-Vorstufe bereitet die Chylomikronen-Vorstufe u. die VLDL-Vorstufe durch Austausch von Apoproteinen u. Lipiden f. den weiteren Abbau vor. Bei Kontakt mit peripheren Organen u. Geweben vermag HDL freies membranassoziiertes Cholesterol zu übernehmen u. mit Hilfe der Lecithin-Cholesterol-Acyl-Transferase (LCAT) in Cholesterolester zu überführen. Die im HDL enthaltenen Cholesterolester werden über die Galle ausgeschieden. Wegen der regulierenden Wirk. auf den Lipoproteinstoffwechsel u. der Fähigkeit zum Abtransport von freiem Cholesterol aus Organen u. Geweben wird dem HDL eine arteriosklerose-protektive Wirk. zugesprochen.

**Liposomen:** Vesikel; Assoziate von amphiphilen Lipiden in Wasser. L. besitzen konzentrisch angeordnete Doppelschichten (Bilayer) aus Phospholipiden (z.B. Eilecithin), die sich mit wäßrigen Zwischenschichten abwechseln. Je nach Anzahl der Schichten, d.h. in Abhängigkeit von der Größe unterscheidet man (z.B.) zwischen **small unilamellar vesicles** (SUV, Durchmesser ca. 20 bis 50 nm), **multilamellar vesicles** (MLV, Durchmesser über 400 nm) u. **large multilamellar vesicles** (LMLV, Durchmesser ca. 0.1 bis 10 μm). Da hydrophile Wirkstoffe in die wäßrigen Zwischenschichten u. hydrophobe in die Lipidschichten eingebaut werden können, wird die Anwendung als Arzneistoffträger angestrebt. **Herstellung:** MLV entstehen aus einem aus organischer Phospholipid-Lösung durch Vakuumtrocknung hergestellten Film durch Schütteln mit wäßriger Puffer- bzw. Wirkstofflösung (Hydratisierung). Durch Ultraschallbehandlung von MLV lassen sich häufig SUV herstellen. Bessere Herstellungsverfahren ergeben sich f. SUV durch eine feine Verteilung (Hochdruckhomogenisation, Solvent-Injection-Methode) von ethanolischen Lipoidlösungen im wäßrigen Medium bzw. Dispergierung von Lipiden im wäßrigen Milieu in Anwesenheit von Tensiden u. anschließender Entfernung der Tensidmoleküle. L. eignen sich zur Inkorporierung von z.B. Enzymen, Zytostatika, Steroiden, Insulin, Impfstoffe, Peptide u.a. Die eingeschlossenen Wirkstoffe werden trotz parenteraler Applikation verzögert freigesetzt u. werden dadurch langsamer metabolisiert bzw. ausgeschieden. L. können wegen der chemischen Instabilität der Phospholipide u. der Instabilität der bimolekularen Lipidschichten nicht allgemein eingesetzt werden. Es sind erst wenige Arzneipräparate im Handel; hingegen werden seit 1987 liposomale Kosmetika (vorwiegend Niosomen, d.h. nichtionische L.) eingesetzt.

**Lipotrop:** den Fettabbau beschleunigend.

**Lipotrope Stoffe:** Substanzen, die durch Beschleunigung des Fettabbaus einer Leberverfettung (im Tierversuch) entgegenwirken; z.B. Cholin*, einem essentiellen Bestandteil der Phospholipide der Zellmembranen, u. Methionin*, das die Methylgruppen zur Bildung des Cholins aus Serin u. Glycin liefert. Lipotrop wirken auch schwefelhaltige Aminosäuren (Cystin, Cystein, Taurin, Glutathion, α-Liponsäure u.a.) sowie z.B. Phospholipide, Dimercaprol, Carnitin, Diethylaminoethanol; vgl. Lebertherapeutika.

**Lipotropine:** Abk. LPH, fettmobilisierende Hormone; im Hypophysenvorderlappen vorkommende Gruppe von Proteohormonen (Fettstoffwechselhormone). **β-Lipotropin** besteht aus 91 Aminosäureresten, $M_r$ 989 (Schwein), **γ-Lipotropin** aus 58 Aminosäureresten, deren Sequenz mit den Resten 1 bis 58 von β-Lipotropin identisch ist. L. haben wichtige Funktionen beim Fettstoffwechsel (Lipolyse) u. sind Vorläufer einer Reihe wichtiger endogener Stoffe (z.B. Endorphine*).

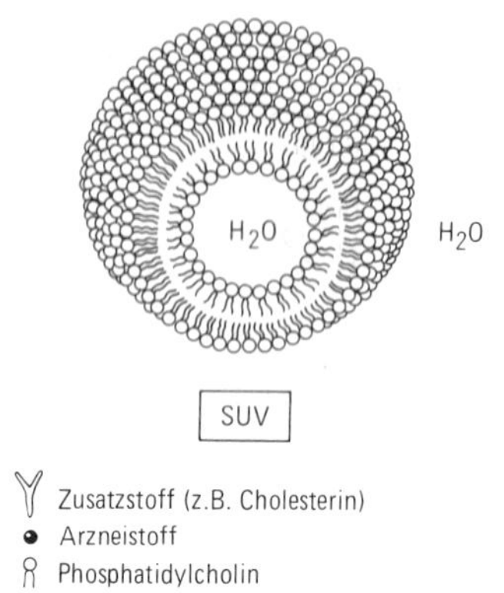


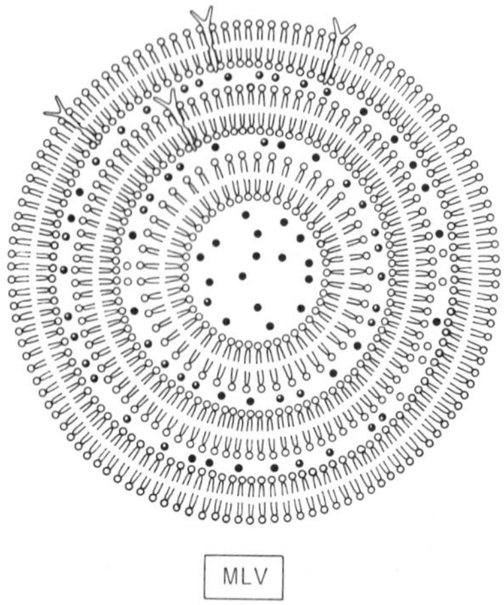


| Bezeichnung | Größe (nm) | Struktur |
|---|---|---|
| SUV | < 80 | unilamellar |
| MLV | < 400 | multilamellar |
| LUV | > 80 | unilamellar |
| L MLV | > 400 | multilamellar |

Liposome(n): Querschnittschema [83]

**Lipoxygenase:** s. Eicosanoide.

**Lippe:** Labium.

**Lippenblütler:** s. Lamiaceae.

**Lippia triphylla:** Zitronenstrauch, s. Aloysia triphylla.

**Liprevil®:** s. Pravastatin.

**Liquemin®:** s. Heparin.

**Liquibas®:** flüssige Rezepturgrundlage; Lösungsmittel f. zahlreiche in der Dermatologie angewandte Wirkstoffe. Ähnliche Eigenschaften wie Cordes®-Basis*. Zstzg.: Ethanol, Propylenglykol, höhere Carbonamide, nichtionische Tenside, organische Gelbildner, Aqua purificata.

**Liquida ad usum dermicum** Ph.Eur.3: Flüssige Zubereitungen zur kutanen Anwendung; Lösungen, Emulsionen od. Suspensionen zur lokalen Applikation auf der Haut (einschl. der Kopfhaut) u. den Nägeln bestimmt. Ev. Zusatz geeigneter Konservierungsmittel, Antioxidantien u. weitere Hilfsstoffe wie Stabilisatoren, Emulgatoren u. Substanzen zur Viskositätserhöhung. Suspensionen u. Emulsionen mit Anzeichen von Phasentrennung müssen durch Umschütteln leicht redispergierbar sein. Zuber., die zur Anwendung auf der schwer geschädigten Haut bestimmt sind, müssen der Prüfung auf Sterilität entsprechen u. sind in einem Behältnis mit Sicherheitsverschluß abzufüllen. Bei „Flüssigen Zubereitungen zur kutanen Anwendung" in Druckbehältnissen, müssen diese den Anforderungen der Monographie „Zubereitungen in Druckbehältnissen", s. Aerosol, entsprechen.

**Liquidambar orientalis** Mill.: Fam. Hamamelidaceae (Kleinasien, Syrien). Stpfl. v. **Styrax:** Styrax liquidus, Balsamum styracinum, Balsamum Styrax liquidus, Storax, Styrax-Balsam; ein Ausscheidungsprodukt, das sich nach dem Einschneiden im Holzkörper d. Baumes bildet; trübe, klebrige, zähe Masse, grau bis braun, benzoeartig riechend, lösl. in Ethanol, Ether, Essigsäureethylester, Aceton, Amylalkohol, Chloroform. **Best.:** Zimtsäure (bis 30%), ca. 22% eines Gemisches mehrere Zimtsäureester (Cinnamein*), Vanillin (ca. 2%), Styrol* (Phenylethylen), Harz. **Anw.** med.: früher äuß. bei Hautkrankheiten (Krätze); vet.: gegen Räude; ferner in der Parfümerie. **Styrax calamitus** wird aus den Preßrückständen bei der Styraxgewinnung hergestellt u. dient ledigl. zu Räucherzwecken. **Amerikanischer Styrax** (Balsamum indicum album, Hondurasbalsam) stammt von **Liquidambar styraciflua** L. (östl. Nord- u. Zentralamerika). **Best.:** wie Styrax v. L. o., jedoch ohne Zimtsäureethylester.

**Liquida peroralia** Ph.Eur.3: flüssige Zubereitungen zur peroralen Anwendung, Liquida oralia, Orale Flüssigkeiten; umfassen verschiedene flüssige Arzneiformen (Emulsiones perorales, Guttae perorales, Sirupi, Solutiones perorales, Suspensiones perorales) mit einem od. mehreren Arzneistoffen, die nach Prozent (m/V) hergestellt u. als abgemessene Volumina od. tropfenweise eingenommen werden. Überwiegend handelt es sich um mehrfach dosierte Zuber.; wenige sind einzeldosiert wie z.B. Trinkampullen. Prüfung erfolgt z.B. auf Gleichförmigkeit* des Gehaltes od. der Masse etc.

**Liquid Crystal Displays:** LCD, s. Flüssigkristalle.

**Liquidus(a, um):** flüssig.

**Liquiritiae Radix:** s. Glycyrrhiza glabra.

**Liquiritin:** s. Glycyrrhiza glabra.

**Liquor:** Flüssigkeit; i.e.S. Kurzbez. f. L. cerebrospinalis*.

**Liquor Aluminii acetici:** Aluminiumacetatlösung, Essigsäuretonerdelösung, s. Aluminiumacetat; s.a. Aluminiumacetat-tartrat-Lösung.

**Liquor Aluminii acetico-tartarici:** s. Aluminiumacetat-tartrat-Lösung.

**Liquor Ammonii acetici:** Ammoniumacetatlsg., s. Ammoniumacetat.

**Liquor Ammonii anisatus:** Ammoniaklösung, Anisölhaltige.

**Liquor Ammonii carbonici pyrooleosi:** Brenzliche Ammoniumcarbonatlösung. Zstzg. nach EB6: 1 T. Brenzliche Ammoniumcarbonat (entspricht 1 T. ätherisches Tieröl, 32 T. Ammoniumcarbonat) u. 55 T. Wasser. **Anw.** med.: früher als Excitans bei Fieber, Ohnmacht usw.

**Liquor Ammonii caustici:** s. Ammoniaklösung.

**Liquor Ammonii caustici spirituosa:** s. Ammoniaklösung, Weingeistige.

**Liquor Ammonii hydrosulfurati:** Ammoniumsulfidlösung. Darst.: durch Einleiten v. gewaschenem $H_2S$ in Ammoniakflüssigkeit bis zur Sättigung [EB6]. **Anw.:** als Reagenz.

**Liquor Amyli cum Zinco iodato:** s. Iodzinkstärkelösung.

**Liquor Burowii:** Burows Lösung, Burows Wasser; Aluminiumacetatlösung, s. Aluminiumacetat.

**Liquor Calcii chlorati:** Calciumchloridlösung; Geh. 50% krist. Calciumchlorid. D. 1.226-1.233 [DAB6]. Klare, farb- u. geruchlose Flüss. **Anw.** med.: früher zu subkutanen Injektionen bei Hämoptoe u. i.v. zur Calciumtherapie*.

**Liquor Calcii sulfurati:** s. Solutio Calcii sulfurati.

**Liquor Carbonis detergens:** Steinkohlenteerlösung, Lithanthracis Picis liquor, Sol. Picis Lithanthracis, Tinctura carbonis detergens. Herst. nach DAC86: aus 3 T. gepulverter Seifenrinde u. 15 T. 70%igem Ethanol wird eine Tinktur hergestellt. 13 T. (Ph.Helv.6: 100 T.) der Tinktur werden mit 7 T. (Ph.Helv.6: 20 T.) Steinkohlenteer (Pix Lithanthracis*) gemischt. Nach ÖAB90: 20 T. Steinkohlenteer, 5 T. Polyoxyethylen-80-sorbitanoleat, 75 T. Ethanol. 7 (8) d lang unter häufigem Schütteln stehen gelassen, die überstehende Flüss. wird filtriert. Klare, dunkelbraune bis rötlichbraune Flüss. von charakteristischem Geruch. **Anw.:** bei Hautkrankheiten, Ekzemen. Steinkohlenteer ist ein sehr komplexes Gem. von Phenolen, Aromaten, N-haltigen Verbindungen. Es sind relativ hohe Mengen kanzerogener Kohlenwasserstoffe festgestellt worden. Die therapeutische Verw. sollte daher nur in begründeten u. vom Arzt ständig kontrollierten Fällen erfolgen.

**Liquor cerebrospinalis:** Gehirn-Rückenmark-Flüssigkeit (gew. durch Lumbalpunktion). Klare, fast zellfreie Flüss. Untersuchungen diagn. z.T. wichtig (Erreger, Blut, qual.-quant. Abweichungen von der Norm der Best.).

**Liquor Cresoli saponatus:** s. Sapo Cresoli.

**Liquor Ferri albuminati:** Eisenalbuminatlösung, Ferrum albuminatum solutum. Geh.: 0.39 bis 0.4% Eisen. D. 0.982 bis 0.992. Herst. nach DAB6: 220 T. Frisches Eiereiweiß, 120 T. dialysierte Eisenoxychloridlösung, 3 T. Natronlauge, ca. 4 T. Aromatische Tinktur, ca. 100 T. Zimtwasser, ca. 150 T. Ethanol 96%, Wasser n.B. **Anw.** med.: früher bei Anämie, Wirk. gering, da als Eisen(III)-Verbindung nur wenig resorbierbar.

**Liquor Ferri oxychlorati dialysati:** Dialysierte Eisenoxidchloridlösung. Geh.: 3.3 bis 3.6% Eisen. D. 1.041 bis 1.045. Herst. nach DAB6: 50 T. Eisenchloridlösung, 33 T. Ammoniak. **Anw.** med.: früher bei Anämie.

**Liquor Ferri sesquichlorati:** s. Solutio Ferri chlorati.

**Liquor Formaldehydi:** s. Formaldehydlösung.

**Liquor Formaldehydi saponatus:** s. Solutio Formaldehydi saponata.

**Liquor Fowleri:** Liquor Kalii arsenicosi, s. Solutio Kalii arsenicosi.

**Liquor Kali caustici:** s. Solutio Kalii hydroxidati.

**Liquor Kalii acetici:** s. Solutio Kalii acetici.

**Liquor Kalii arsenicosi:** s. Solutio Kalii arsenicosi.

**Liquor Kalii hypochlorosi:** Kaliumhypochloritlösung, Eau de Javelle, s. Kaliumhypochlorit.

**Liquor Kalii silicici:** Kaliwasserglaslösung, s. Kalium silicicum.

**Liquor Natrii caustici:** s. Solutio Natrii hydroxidati concentrata.

**Liquor Natrii hypochlorosi:** Natriumhypochloritlösung, s. Natriumhypochlorit.

**Liquor Natrii silicici:** Natronwasserglaslösung, s. Natriumsilicat.

**Liquor Picis carbonis:** Litanthracis picis liquor, s. Steinkohlenteerlösung.

**Liquor Plumbi subacetici:** Bleiessig, s. Blei(II)-acetat.

**Liquor seriparus:** Labessenz, s. Lab.

**Liquor spinalis:** Liquor cerebrospinalis*.

**Liquor Stibii chlorati:** Spießglanzbutter, s. Antimon(III)-chlorid.

**Liriodendron tulipifera** L.: Fam. Magnoliaceae, Tulpenbaum (heim. in Nordamerika, in Mitteleuropa als Parkbaum gepflanzt). **Inhaltsst.:** in Holz u. Rinde über 40 Alkaloide, großteils Aporphinalkaloide wie (+)-Glaucin* sowie deren Dehydro- u. Oxoderivate, die teils, wie auch (nach Verletzung) vorkommende Lignane (z.B. Lirionol), als Phytoalexine wirken; Flavonoide wie z.B. Glykoside von Quercetin u. Kämpferol; Cumarine wie Aesculetindimethylether; bis zu 0.2% äther. Öl (v.a. in der Wurzelrinde) mit Sesquiterpenlactonen (z.B. die Germacrenolide Costunolid* u. Tulipinolid) u. Monoterpenen (z.B. Ocimen, β-Pinen, Bornylacetat sowie Phellandren u. Limonen); ferner Chinone (z.B. 2,6-Dimethoxybenzochinon, DMBC), cyanogene Verbindungen u. Cyclitole. **Anw.:** verwendet werden bzw. wurden die Rinde, die Wurzelrinde u. das Holz; früher gegen Fieber (Malaria) u. Hysterie sowie als Tonikum (wegen des bitteren Geschmacks). **Tox.:** Einige Inhaltsst. (z.B. Costunolid, DMBC) haben sensibilisierende Eigenschaften, der Umgang mit dem Holz kann zur Tulpenholzallergie führen.

**HOM:** *Liriodendron tulipifera:* frische Rinde der jungen Zweige.

**Liriosma ovata:** s. Ptychopetalum-Arten.

**Lisartan:** s. Ginkgo biloba.

**Liserdol**®: s. Metergolin.

**Lisino**®: s. Loratadin.

**Lisinopril** INN: (7α,17β)-17-Hydroxy-7,17-dimethylandrost-4-en-3-on, Acerbon®; CAS-Nr. 76547-98-3; $C_{25}H_{31}N_3O_5$, $M_r$ 453.54. **Wirk.** u. **Anw.:** Antihypertonikum*, Angiotensin-Converting-Enzym-Hemmer (ACE-Hemmer*). **Nebenw.:** Kopfschmerzen, Husten, Schwindel. **Übl. Dos.:** 40 mg/d.

**Liskantin**®: s. Primidon.

**Listeria:** (J. Lister 1827 bis 1912) Gattung der Fam. Corynebacteriaceae, grampos. bewegliche Stäbchenbakterien.

**Listeriose:** durch Listerien hervorgerufene Infektionskrankheit; Zoonose*, die auf den Menschen übertragen werden kann.

**Lisurid** INN: 1,1-Diethyl-3-(9,10-didehydro-6-methyl-8α-ergolinyl)urea, 3-(9,10-Didehydro-6-

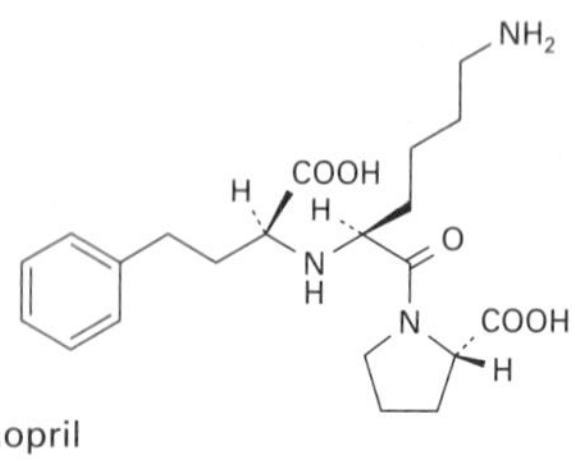

Lisinopril

methylergolin-8α-yl)-1,1-diethylurea, N-(D-6-Methyl-9-ergolen-8α-yl)-N',N'-diethylharnstoff, Cuvalit®, Dopergin®; CAS-Nr. 18016-80-3; $C_{20}H_{26}N_4O$, $M_r$ 338.46. **Strukturformel** s. Bromocriptin. Schmp. 186°C aus Benzol. $[\alpha]_D^{20°C}$ +313° (c = 0.60 in Pyridin). Halbsynthetisches Ergotalkaloid aus der Reihe der 8-α-Ergoline (vgl. Bromocryptin, ein 8-β-Ergolin-Derivat). **Anw.:** Prolactinhemmer*, Antihistaminikum, Serotoninantagonist, Migränetherapeutikum, Parkinsonmittel (in Kombination mit Levodopa*). **Übl. Dos.:** je nach Indikation zwischen 0.025 mg/d (Migräneprophylaxe) u. 2 mg/d, auf mehrere Dosen verteilt (Parkinsonmittel). HWZ 2 bis 3 h bzw. 10 bis 24 h (Metaboliten). Gebräuchl. ist auch Lisuridhydrogenmaleat.

**Litalir®:** s. Hydroxycarbamid.

**Litchi chinensis** Sonn.: Fam. Sapindaceae, Litchibaum, Litchipflaume (auch Litschi-, Lychee...) (Südchina). Die Früchte (als Obst verwendet) bestehen aus einer dünnwandigen, rotbraunenen Fruchtschale u. enthalten einen einzigen Samen, der von einem genießbaren, angenehm schmeckenden, weißem (schwarzem, wenn getrocknet), fruchtfleischartigen Samenmantel umgeben ist. **Anw.** volkst.**:** in der chines. Volksmedizin die Samen (enth. eine toxische Aminosäure) gegen Geschwülste; in der indischen Volksmedizin die Blätter bei Tierbissen.

**Liter:** s. Volumen.

**Lithagogum(a):** *syn.* Lithikum, harnsteintreibendes Mittel; s. Urolith.

**Lithanthracis picis liquor:** Steinkohlenteerlösung, s. Liquor Carbonis detergens.

**Lithanthracis pix:** Steinkohlenteer, s. Pix Lithanthracis.

**Lithanthrax:** Steinkohle.

**Lithargyrum:** Bleiglätte, Plumbum oxydatum, s. Blei(II)-oxid.

**Lithiasis:** Steinkrankheit, Steinbildung in Blase, Niere, Galle etc.

**Lithii carbonas:** s. Lithiumcarbonat.

**Lithii citras:** s. Lithiumcitrat.

**Lithikum:** Lithagogum*.

**Lithium:** Li, $A_r$ 6.941, OZ 3. Einwertiges, silberweißes, weiches Metall. D. 0.534 (leichtestes Metall); Schmp. 180.54°C; Sdp. 1347°C. Nat. nur gebunden, meist als Silicat (Lithionglimmer, Petalit). Entdeckt 1817 von Johann August Arfvedson, 1792 – 1837; elektrolytisch dargestellt von Humphry Davy 1818. Darst.: durch Elektrolyse von Lithiumchlorid. **Nachw.** von Li-Verbindungen: Sie färben die nichtleuchtende Flamme karmesinrot, das Spektrum dieser Flamme zeigt eine rote Linie. **Wirk.** u. **Anw.** med.**: Lithiumsalze**, z.B. Lithiumcarbonat*, fördern die Harnstoff- u. Harnsäureausscheidung, lösen aber nicht Harnsäurekonkremente im Körper; sie werden aufgrund der Einflußnahme auf den Katecholaminstoffwechsel (u.a. Hemmung der Freigabe u. Steigerung der Wiederaufnahme in die präsynaptische Nervenendigung) zur Langzeittherapie bei manisch-depressiven Psychosen verwendet (s. Psychopharmaka); die Hemmung der Adenylatcyclase wird in der Ther. bestimmter Fälle von nephrogenem Diabetes insipidus u. in der Hyperthyreosetherapie bei thyreotoxischen Krisen ausgenützt.

**Lithiumbenzoat:** Lithium benzoicum, Benzoesaures Lithium; $C_6H_5COOLi$, $M_r$ 128.0. Darst.: durch Auflösen v. Lithiumcarbonat u. Benzoesäure in Wasser u. Eindampfen. Weißes, krist. Pulver od. dünne, glänzende Schuppen, lösl. in 10 T. Wasser u. 3 T. Ethanol. Anw. früher als Schmiermittel beim Tablettenpressen.

**Lithium benzoicum:** s. Lithiumbenzoat.

**Lithium bromatum:** s. Lithiumbromid.

**Lithiumbromid:** Bromlithium; LiBr, $M_r$ 86.86. D. 3.46. Schmp. 547°C. Darst.: durch Umsetzen von Eisen(II)-bromid mit Lithiumcarbonat. Weißes, hygr. Pulver, sehr leicht lösl. in Wasser, leicht lösl. in Ethanol. **Anw.** med.**:** früher als Hypnotikum wie Kaliumbromid.

**Lithiumcarbonat:** Lithii carbonas Ph.Eur.3, Lithium carbonicum, Kohlensaures Lithiumcarbonat, Kohlensaures Lithium; CAS-Nr. 554-13-2; $Li_2CO_3$, $M_r$ 73.89. D. 2.11. Schmp. 618°C. Darst.: Aus lithiumhaltigen Mineralien od. durch Fällen von Lithiumsalzlsg. mit Natriumcarbonat. Weißes, leichtes Pulver, leicht lösl. in verd. Säuren, wenig lösl. in Wasser, sehr schwer lösl. in Ethanol. **Anw.:** bei manisch depressiven Psychosen, s. Lithium, vgl. Psychopharmaka.

**HOM:** *Lithium carbonicum* (HAB1.4): verord. z.B. b. Harnübersäuerung (Gicht, Arthritis, Rheumatismus, Nierensteine).

**Lithium carbonicum:** s. Lithiumcarbonat.

**Lithium chloratum:** s. Lithiumchlorid.

**Lithiumchlorid:** Lithium chloratum, Chlorlithium; LiCl, $M_r$ 42.4. D. 2.06. Schmp. 606°C. Darst.: durch Umsetzen von Lithiumcarbonat mit Salzsäure. Weiße, würfelförmige Kristalle od. weißes, hygr. Pulver, leicht lösl. in Wasser u. Ethanol. **Anw.** med.**:** wie Lithiumcarbonat*, zur Herst. v. künstl. Mineralwasser.

**Lithiumchlorid-Taupunktmessung:** s. Hygrometer.

**Lithiumcitrat:** Lithii citras Ph.Eur.3, Lithium citricum, Citronensaures Lithium; $C_3H_4OH\text{-}(COO)_3Li_3 \cdot 4\,H_2O$, $M_r$ 281.9. Darst.: durch Neutralisieren einer Lsg. von Citronensäure in Wasser mit Lithiumcarbonat. Farblose, hygr. Kristalle od. weißes Pulver, lösl. in Wasser u. Ethanol. **Anw.** med.**:** wie Lithiumcarbonat*.

**HOM:** *Lithium citricum* (HAB1.5).

**Lithium citricum:** s. Lithiumcitrat.

**Lithium, Citronensaures:** s. Lithiumcitrat.

**Lithium iodatum:** s. Lithiumiodid.

**Lithiumiodid:** Lithium iodatum, Iodlithium; LiI, $M_r$ 133.85. Darst.: durch Neutralisieren einer Lithiumcarbonatlsg. mit Iodwasserstoffsäure. Weißes, an der Luft sich gelb färbendes, zerfließl. Pulver od. Stücke, sehr leicht lösl. in Wasser u.Ethanol. **Anw.** med.**:** wie Lithiumcarbonat*.

**Lithium, Kohlensaures:** s. Lithiumcarbonat.

**Lithiumnitrat:** Lithium nitricum; $LiNO_3$. Farblose, hygr. Kristalle, sehr leicht lösl. in Wasser u. Ethanol. **Anw.:** in der Feuerwerkerei (Rotfeuer).

**Lithium nitricum:** s. Lithiumnitrat.

**Lithiumsalicylat:** Lithium salicylicum, Salicylsaures Lithium; $C_6H_4(OH)COOLi$, $M_r$ 144.0. Darst.: durch Umsetzen von Lithiumcarbonat mit

Salicylsäure. Weißes od. grauweißes, geruchloses, hygr., krist. Pulver. **Anw.:** früher wie Natriumsalicylat bei rheumatischen Erkrankungen u. Gicht.

**Lithium salicylicum:** s. Lithiumsalicylat.

**Lithiumzitrat:** s. Lithiumcitrat.

**Lithium, Zitronensaures:** s. Lithiumcitrat.

**Lithocholsäure:** α-Hydroxycholansäure; $C_{24}H_{40}O_3$, $M_r$ 376.6. Schmp. 184-186°C. Hexagonale Plättchen od. Prismen. Eine Gallensäure (**Strukturformel** s. Gallensäuren), wird aus Chenodeoxycholsäure durch Darmbakterien gebildet, resorbiert u. gelangt in die Leber. Sie wird nicht rasch an Glycin od. Taurin gebunden u. ist relativ lebertoxisch. L. kann bei der Entstehung von Leberschäden nach Gallenstauungen von Bedeutung sein; s.a. Gallensäuren.

**Lithopalaxie:** Entfernung von Nierensteinen durch ultraschallgesteuerte Punktion der Niere.

**Lithopone:** weiße Farbe, die durch Umsetzung von Bariumsulfat u. Zinksulfid erhalten wird. Mit verschiedenem Zinksulfidgehalt im Handel: Gelbsiegel 15%, Rotsiegel 30%, Grünsiegel 40%, Bronzesiegel 50%, Silbersiegel 60%. Lichtecht u. ungiftig; wurde zunehmend von Titandioxidpigmenten ersetzt.

**Lithospermsäure:** Depsid aus Dehydrodikaffeesäure u. α-Hydroxydihydrokaffeesäure. Inhaltsstoff in Lithospermum officinale*, anderen Lithospermum-Arten sowie Lycopus-Arten (s. Lycopus europaeus), mit antigonadotroper u. antithyreotroper Wirkung.

**Lithospermum officinale** L.: Fam. Boraginaceae, Steinsame, Steinhirse (Europa bis Sibirien). Stpfl. v. **Semen Milii solis**. **Inhaltsst.:** Octadecatetraensäure, Lithospermsäure*, Pyrrolizidinalkaloide*, Scyllit, fettes Öl, Kieselsäure. **Wirk.** u. **Anw.:** die Droge (bzw. Auszüge) soll antigonadotrope u. antithyreotrope Wirkungen aufweisen; Volksheilmittel bei Nieren- u. Blasenleiden.

**Lithotripsie:** *med.* Zertrümmerung von Harnsteinen (s. Urolith), operativ od. nicht operativ (z.B. mit Hilfe der extrakorporalen Stoßwellenlithotripsie).

**Litschi, Litchibaum, Litchipflaume:** s. Litchi chinensis.

**Livocab®:** s. Levocabastin.

**Lizenz:** s. Apothekenwesen, Entwicklung.

**Lizenzpräparate:** vgl. STADA-Präparate.

**LLC:** s. Chromatographie.

**LMBG:** s. Lebensmittel- u. Bedarfsgegenständegesetz.

**LMLV:** large multilamellar vesicles, s. Liposomen.

**LM-Potenzen:** s. Homöopathie.

**Lobär:** s. Pneumonie.

**Lobaria pulmonaria** (L.) Hoffm.: Fam. Stictaceae, Lungenmoos, Lungenflechte, Baumflechte (Europa, Asien, Amerika, Afrika). Stpfl. v. **Lichen pulmonarius:** Herba Pulmonariae arboreae, Sticta pulmonaria, Lungenflechte, Baummoos; der Thallus der Flechte. **Inhaltsst.:** ca. 3% Stictinsäure, Norstictinsäure, Gerbstoffe, Schleim. **Anw.** volkst.: bei Lungenleiden.

**HOM:** *Lobaria pulmonaria* (HAB1.3), Sticta: ganzer getrockneter Thallus; verord. z.B. b. Bronchitis, Reizhusten.

**Lobelia inflata** L.: Fam. Lobeliaceae (Campanulaceae), Indianertabak, Aufgeblasene Lobelie (Nordamerika, in Europa kult.). Stpfl. v. **Herba Lobeliae:** Lobelienkraut, Indianischer Tabak. **Off.:** ÖAB81, DAB6. **Inhaltsst.:** zahlreiche Al-

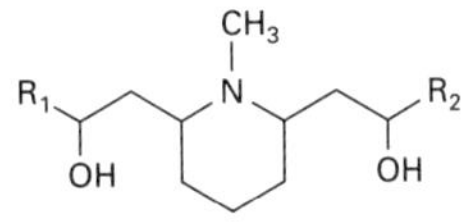


Lobelidiole

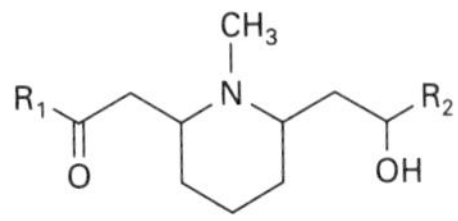


Lobelionole

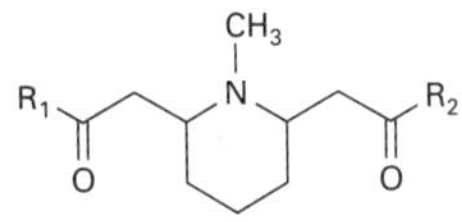


Lobelidione

Lobelia inflata :
Lobelia-Alkaloide: $R_1$ und $R_2$ können $-CH_3$, $-C_2H_5$ oder $-C_6H_5$ sein

kaloide, insgesamt bis ca. 0.6% (ÖAB: mind. 0.3%, ber. als Lobelin), Hauptalkaloid Lobelin*, ferner Isolobelin, Lobelidin, Lobelanin, Lobelanidin, Norlobelanin (brecherregend) u. Norlobelanidin; ferner Harz, äther. Öl. Die Biogenese der Lobelia-Alkaloide (s. Abb.) erfolgt aus Lysin u. Phenylalanin. **Anw.** med.: bei Asthma, Krämpfen, Keuchhusten sowie als Brechmittel. Das Kraut wirkt anders als das reine Lobelin. GED 0.05 g; MED 0.1 g, MTD 0.3 g. **Zuber.:** Tct. Lobeliae.

**HOM:** *Lobelia inflata* (HAB1.3): ganze frische, blühende Pflanze; verord. z.B. b. Erbrechen, Dyspepsie (Verdauungsstörung).

**Lobelia siphilitica** L.: Fam. Lobeliaceae (Campanulaceae), Blaue Kardinalsblume (Nordamerika). **Inhaltsst.:** 0.3% Alkaloide (kein Lobelin). **Anw.:** Diaphoretikum.

**HOM:** *Lobelia syphilitica:* frische Pflanze.

**Lobelie:** Lobelia inflata*.

**Lobelientinktur:** s. Tinctura Lobeliae.

**Lobelin** INN: (-)-Lobelin, *cis*-8,10-Diphenyllobelionol; CAS-Nr. 90-69-7, $C_{22}H_{27}NO_2$, $M_r$

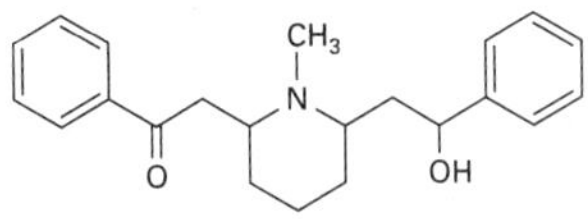


Lobelin

337.47. Schmp. 130-131°C. $[\alpha]_D^{15°C}$ -43° (c = 1, Ethanol). Ein Piperidinalkaloid (isoliert von Wieland, 1921), Hauptalkaloid in Lobelia inflata*. Farblose Kristalle, lösl. in Ethanol, Ether, Chloroform, sehr schlecht lösl. in Wasser. **Anw.** med.: Nicotinentwöhnungsmittel; früher als Atemanaleptikum (Wirk. ähnl. Nicotin*), bes. bei Vergiftungen (Kohlenmonoxid, Leuchtgas, Schlafmittel usw.) sowie bei Atemlähmung Neugeborener; Effekt ist allerdings nur kurz u. unsicher; Anw. zur Raucherentwöhnung wenig zielführend. Verwendet werden hauptsächl. das Hydrochlorid u. das Sulfat. Lösungen mit L. dürfen nicht erhitzt werden.

**Lobelinhydrochlorid:** Lobelinum hydrochloricum; $C_{22}H_{28}ClNO_2$, $M_r$ 373.9. Schmp. nicht unter 178°C. $[\alpha]_D^{20°C}$ -43° (c = 2). Weißes krist. Pulver, lösl. in 40 T. Wasser u. 10 T. Ethanol, sehr leicht lösl. in Chloroform; opt. linksdrehend. **Off.:** ÖAB90 (bis 1996). **Anw.:** s. Lobelin.

**Lobelinsulfat:** **Anw.:** Tabakentwöhnungsmittel, s. Lobelin.

**Lobulär:** s. Pneumonie.

**Locabiosol®:** s. Fusafungin.

**Locacorten®:** s. Flumetason.

**Loceryl®:** s. Amorolfin.

**Lochia:** Plur. Lochien (*gr.* λοχεία Gebären, Geburt), Wochenfluß.

**Locke-Lösung:** blutisotonische Lsg. zum Blutersatz. pH-Wert 5 bis 7.5; 9 g NaCl, 0.42 g KCl, 0.48 g $CaCl_2$, 0.2 g, $NaHCO_3$, 2 g Glucose-Monohydrat, Aq. ad iniectabilia ad 1000 mL.

**Locol®:** s. Fluvastatin.

**Loculicid:** s. Lokulizid.

**Lodoxamid** INN: N,N'-(2-Chlor-5-cyan-m-phenylen)dioxamsäure, Alomide®; CAS-Nr. 53882-

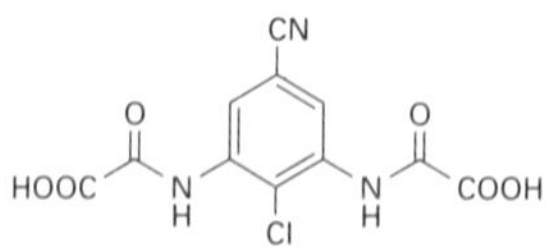


Lodoxamid

12-5; $C_{11}H_6ClN_3O_6$, $M_r$ 311.64. Schmp. 212°C. **Wirk.:** Stabilisator der Mastzellen*, ca. 5000mal wirksamer als Cromoglicinsäure. **Anw.:** Antiallergikum, Ophthalmikum, bei allergischer Konjunktivitis. **Übl. Dos.:** 4mal/d 1 Tr. (1 mg/mL) in jedes Auge.

**Löffelkraut:** Cochlearia officinalis*.

**Loeffler-Bakterien:** Diphtherie-Bakterien, s. Corynebacterium diphtheriae.

**Loeffler-Methylenblaulösung:** Reagenz zur Färbung der Bakterien: 30 mL einer gesättigten Lsg. von Methylenblau in absol. Ethanol sind mit einer Mischung v. 1 mL einer 1%igen Kaliumhydroxidlsg. u. 99 mL Wasser zu versetzen. Zur Gegenfärbung verdünnt man diese Lsg. mit 4-9 T. Wasser (verdünnte L.M.L.).

**Lösemittel:** Lösungsmittel*.

**Lösliches Dover'sches Pulver:** s. Pulvis ipecacuanhae opiatus solubilis peroralis.

**Löslichkeit:** Sättigungslöslichkeit; i.a. versteht man unter L. die maximale Masse eines Stoffes, die bei einer bestimmten Temp. von einem Lösungsmittel aufgenommen werden kann. Wenn bei der Auflösung des Stoffes Wärme frei wird (positive Lösungsenthalpie, endotherme Reaaktion) nimmt die L. mit der Temp. zu. Die L. eines Stoffes hängt auch von der Anwesenheit anderer Stoffe ab, s. z.B. Lösungsvermittlung, Phasenlöslichkeitsanalyse, Löslichkeitsprodukt.

**Löslichkeitsangaben, Ungefähre:** (s. Tab.)

**Löslichkeitsprodukt:** Symbol L od. $K_L$; das L. eines schwer löslichen Salzes BA ist das Produkt der Stoffmengenkonzentration der Kationen $B^+$ u. Anionen $A^-$ eines Salzes in einer gesättigten Lösung. Für die Reaktion

$BA(fest) \rightleftarrows B^+(gelöst) + A^-(gelöst)$

**Löslichkeitsangaben, Ungefähre**
bezogen auf Raumtemperatur

| Bezeichnung | Anzahl Volumenteile Lösungsmittel für 1 Masseteil Substanz | | | |
|---|---|---|---|---|
| sehr leicht löslich | weniger als 1 | | | |
| leicht löslich | von | 1 | bis | 10 |
| löslich | über | 10 | bis | 30 |
| wenig löslich | über | 30 | bis | 100 |
| schwer löslich | über | 100 | bis | 1 000 |
| sehr schwer löslich | über | 1 000 | bis | 10 000 |
| prakt. unlöslich | mehr als 10 000 | | | |

ergibt sich somit als Löslichkeitsprodukt:

$K_L = c(B^+) \cdot c(A^-)$

Bei konstanter Temp. gilt, daß das Produkt aus den Ionenkonzentrationen über einem Bodensatz konstant ist. Leichtlösliche Salze haben ein großes L., schwer lösliche Salze ein kleines.

**Lösungen, Isotonische:** s. Isotonisch.

**Lösungen, Orale:** s. Mixturae.

**Lösungen, Volumetrische:** s. Maßlösungen.

**Lösungsenthalpie:** Lösungswärme, s. Van't-Hoff-Gleichung.

**Lösungsgeschwindigkeit:** s. Auflösung(sgeschwindigkeit).

**Lösungsmethode:** s. Emulsionen.

**Lösungsmittel:** Lösemittel, Solvens. Im engeren Sinne anorganische u. organische Flüssigkeiten, die andere Stoffe (gasförmig, flüssig od. fest) lösen können. Nach der Ph.Eur.3 bedeutet ein L. ohne nähere Bez. Aqua purificata* (Gereinigtes Wasser) bzw. der Begriff „Lösung" eine wäßrige Lösung.

**Lösungsmitteladdukte:** s. Kristallsolvate.

**Lösungssalben:** nur geeignet f. solche Wirkstoffe, die in therapeutischer Konz. in der gewählten Salbengrundlage lösl. sind. Durch das Auflösen kann es zu einer mehr od. weniger ausgeprägten Schmelzpunktsdepression der Grundlage kommen, die eine Zugabe von Konsistenzerhöhern erforderlich macht. Das Auflösen der Wirkstoffe in organischen Lösungsmitteln (Ether, Chloroform, Ethanol u.a.) vor dem Einarbeiten in die Grundlage führt nach dem Verdunsten des Lösungsmittels in L. zu übersättigten Lösungen, die zur Kristallisation (grobe, scharfkantige Kristalle) neigen. Dies kann u.U. bereits durch das gelinde Erwärmen bei der Herst. v. L. auch ohne Verw. von Lösungsmitteln eintreten. In diesen Fällen ist es vorteilhafter, Suspensionssalben herzustellen. Die gleiche Problematik gilt auch f. Lösungssuppositorien; s. Unguenta.

**Lösungstabletten:** ergeben beim Auflösen in der angegebenen Menge Wasser Lösungen definierter Konzentration, ohne den Wirkstoff erst abwiegen zu müssen. Neben dem Wirkstoff müssen auch alle Hilfsstoffe klar lösl. sein (Natriumchlorid, Lactose, als Gleitmittel Borsäure u. Polyethylenglykol 4000-6000, als Granulierflüssigkeit Alkohol bzw. Alkohol-Wasser-Mischungen). Ein Sonderfall der L. sind Brausetabletten* u. Injektionstabletten*; s.a. Compressi.

**Lösungsvermittlung:** Stoffe, die die Löslichkeit anderer verbessern, werden als Lösungsvermittler, im Falle wäßriger Lösungen auch als hydrotrope Substanzen bezeichnet. Die L. läßt sich über **vier verschiedene Mechanismen** erklären, zwischen denen es gewisse Übergänge gibt. **1.** L. durch Bildung von Komplexen u.

Molekülverbindungen; **2.** L. durch Molekülvariation u. Salzbildung; **3.** L. durch Aufnahme schwer löslicher Substanzen in Mizellen amphiphiler* Stoffe (Tenside*); s. Solubilisation; **4.** L. durch Verbesserungen der Lösungsbedingungen Cosolvatisierung, d.h. durch strukturelle Änderungen des Lösungsmittels durch Zugabe von Cosolventien (Cosolventien von Wasser sind mit Wasser beliebig mischbare organische Lösungsmittel wie Ethanol, Propylenglykol, Polyethylenglykol, Glycerol).

**Lötrohranalyse:** bereits seit dem 17. Jahrhundert benütztes Verfahren der qualitativen chemischen Analyse, v.a. als Vorprobe in der Mineralogie. Die feinpulverisierte Substanz wird mit ca. der 2- bis 3fachen Menge Natriumcarbonat ($Na_2CO_3$) vermengt u. in der Vertiefung eines Holzkohleblocks mit einem Metallrohr mit Mundstück u. seitlichem Ansatz, dem Lötrohr, unter Zuhilfenahme eines Bunsenbrenners stark erhitzt, wobei die Flamme mit dem Lötrohr auf die Substanz geblasen wird. Man erhält charakteristische Metallkugeln, Flitter od. Oxidbeschläge, mit denen man unter Umständen noch weitere Untersuchungen durchführen kann.

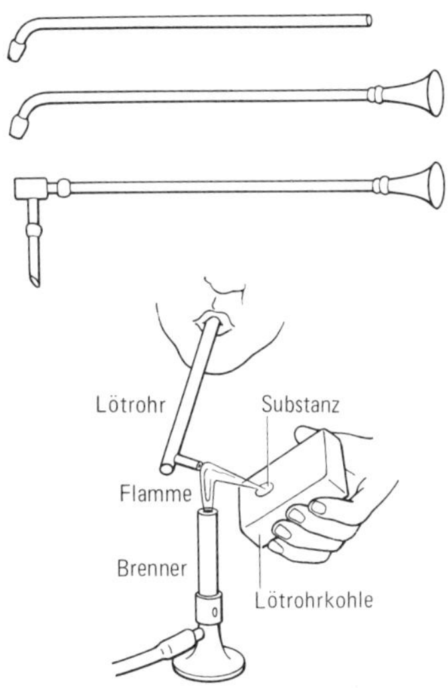


Lötrohranalyse:
Lötrohre und Durchführung [86]

**Lötstein:** s. Ammoniumchlorid.

**Löwenblattwurzel:** s. Caulophyllum thalictroides.

**Löwenmaul, Gelbes:** Linaria vulgaris*.

**Löwenschwanz:** s. Leonurus cardiaca.

**Löwenschwanzkraut, Wolliges:** Herba Ballotae lanatae, s. Leonurus lanatus.

**Löwenzahn:** Taraxacum officinale*.

**Lofepramin** INN: 4'-Chlor-2-{[3-(10.11-dihydro-5H-dibenz[b,f]azepin-5-yl)propyl]methylamino}acetophenon, Gamonil®; CAS-Nr. 23047-25-8; $C_{26}H_{27}ClN_2O$, $M_r$ 418.99. **Anw.:** tricyclisches Antidepressivum vom Imipramin-Typ; s. Psychopharmaka. HWZ 0.7 bis 2 h bzw. 12 bis 54 h (Metaboliten). **Übl. Dos.:** Oral: 2- bis 3mal 0.035 g/d, 3 d lang, bei Bedarf erhöhen auf doppelte Dosis. Gebräuchl. ist auch Lofepraminhydrochlorid.

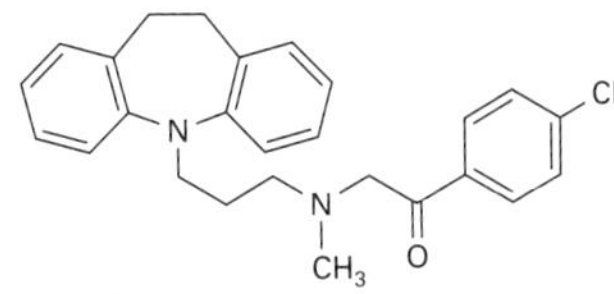


Lofepramin

**Lofexidin** INN: 2-[1-(2,6-Dichlorphenoxy)-ethyl]-2-imidazolin; CAS-Nr. 31036-80-3; $C_{11}H_{12}Cl_2N_2O$, $M_r$ 259.14. **Anw.:** Antihypertonikum. *Nicht mehr im Handel.*

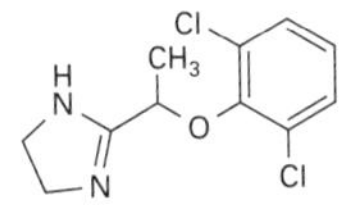


Lofexidin

**Loganiaceae:** Loganiengewächse, Od. Gentianales; ca. 500 Arten. Hauptsächl. tropische u. subtropische Holzpflanzen. Die Blätter sind gegenständig, ungeteilt. Die Blüten radiär, 4-5zählig, in der Knospenlage gedreht, Kron- u. Kelchblätter verwachsen. 1 Staubblattkreis, der Fruchtknoten zweiblättrig, oberständig. Die Früchte sind Kapseln, Beeren, seltener Steinfrüchte. **Chem. Merkmale:** Bitterstoffe (Iridoidglykoside), Indolalkaloide (z.B. Strychnin, Curare-Alkaloide). **Wichtige Gattungen** s. z.B. Gelsemium, Spigelia, Strychnos.

**Loganin:** ein Iridoid-Glucosid; $C_{17}H_{26}O_{10}$, Schmp. 222-223°C; enzymatische Spaltung (mit Emulsin*) ergibt das Aglykon Loganetin. L. u.

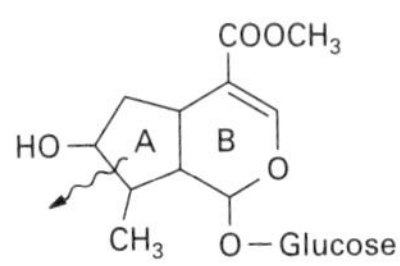


Loganin

Loganinsäure (die freie Säure) findet man in Strychnos*- u. Menyanthes*-Arten. Loganin ist eine Schlüsselverbindung bei der Biosynthese von Iridoiden* u. von Indolalkaloiden.

**Logarithmen, natürliche:** s. e.

**Lognormal:** Lognormalverteilung, s. Normalverteilung.

**Lognormalverteilungskurve:** s. Korngrößenanalyse.

**Lohtanninbäder:** auf 1 Bad 1 kg gemahlene Eichenrinde (kalt ansetzen, dann kochen).

**Loiasis:** durch den Nematoden Loa loa hervorgerufene Filariose* (s. Filarien). Kommt nur im tropischen Afrika vor; durch Mangrovenfliegen (Chrysops-Arten) übertragen. Die Infektion betrifft v.a. das Unterhautbindegewebe u. die Augenbindehaut u. äußert sich in allergischen Erscheinungen wie juckende, ödematöse Schwellungen der Haut (Calabar-Schwellung), Rötungen u.a. Ther.: Diethylcarbamazin*.

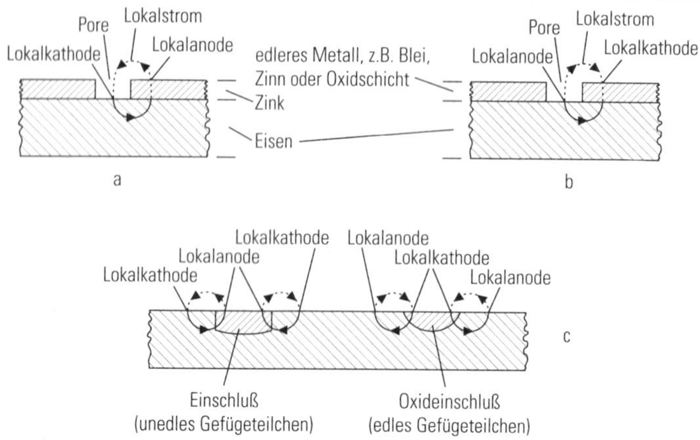


Lokalelemente:
Schematische Darstellung des Lokalstromes bei unedleren (a) und edleren (b) Überzügen auf Eisen bzw. in Metallflächen mit Fremdbestandteilen (c) [86]

**Lokalanästhesie:** örtliche Betäubung. **1. Phys.:** durch Kälte, Chlorethylspray od. Unterkühlung (Eispackung). **2. Chem.:** durch Betäubung der Nervenendigungen mit Lokalanästhetika*. Nach der Applikationsart unterscheidet man z.B. Oberflächenanästhesie, Infiltrations*- u. Leitungsanästhesie*.

**Lokalanästhetika:** bewirken eine reversible u. örtlich begrenzte Ausschaltung des Schmerzempfindens durch eine Hemmung der Weiterleitung von Impulsen entlang der Nervenfasern u. bei der Nervenendigung. Die Wirkung der L. hängt von der erreichten Konzentration im Nerv ab. Die Schmerzausschaltung erfolgt gewöhnlich vor der Ausschaltung von Druck- u. Wärmeempfindung, zuletzt erfolgt der Verlust der motorischen Aktivität. Das Bewußtsein wird nicht beeinträchtigt. L. werden häufig mit Vasokonstriktoren (Adrenalin, Noradrenalin) kombiniert, um geringere Systemtoxizität u. längere Wirkungsdauer zu erreichen. Kontraindiziert ist diese Kombination bei der Lokalanästhesie der Akren, weil es sonst zur Bildung von Gangränen kommen kann. In diesen Fällen können Mepivacain u. Cocain verwendet werden, die den Zusatz eines Vasokonstriktors nicht benötigen. L. werden meist in Form der wasserlöslichen Hydrochloride eingesetzt. Die Aktivität von L. ist bei neutralen od. leicht alkalischen pH-Werten größer als im sauren, weil die aktive Base nur wenig dissoziiert ist u. leicht an den Wirkort gelangen kann. Bei entzündeten Geweben mit niederem pH-Wert wirken L. daher schlechter. L. gehören 2 chemischen Gruppen an. Die älteren Verbindungen sind Ester, (z.B. Benzocain, Cocain, Procain, Tetracain); die neueren sind Anilide (z.B. Bupivacain, Cinchocain, Etidocain, Lidocain, Mepivacain). L. werden in der nicht dissoziierten Form gut durch Haut u. Schleimhäute resorbiert. Ester sind weniger stabil u. werden durch Esterasen in Blut u. Leber schneller metabolisiert als die Anilide, die v.a. in der Leber enzymatisch abgebaut werden.

**Lokalantibiotika:** s. Antibiotika (Tab.).

**Lokalelemente:** galvanische Elemente, die an Kontakten zweier unterschiedlicher Metalle bei Wasserzutritt gebildet werden können. Durch

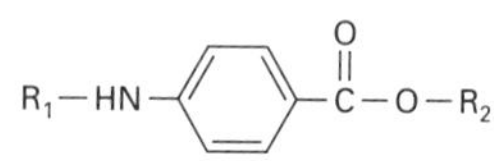

| | $R_1$ | $R_2$ |
|---|---|---|
| Benzocain | $-H$ | $-C_2H_5$ |
| Procain | $-H$ | $-(CH_2)_2-N(C_2H_5)_2$ |
| Tetracain | $-C_4H_9$ | $-(CH_2)_2-N(CH_3)_2$ |

Lokalanästhetika:
Ester-Typ

den Stromfluß vom unedleren zum edleren Metall wird das unedlere wesentlich schneller oxidiert (korrodiert) als wenn es alleine vorliegt (Beispiel: Weißblech, wenn die Zinnschicht beschädigt wird).

**Lokulizid:** *bot.* fachspaltig; Öffnen einer Spaltenkapsel (s. Fruchtformen) durch Aufspringen längs des Mittelnervs der ehemaligen Fruchtblätter.

**Lokundjosid:** s. Convallaria majalis.

**Lolium temulentum** L.: Fam. Poaceae (Gramineae), Taumellolch, Schlafweizen, Schwindelhafer (Europa, Getreideunkraut). Stpfl. v. **Fructus Lolii:** Taumellolchfrüchte. **Inhaltsst.:** die Alkaloide Lolin (mit Pyrrolizidingerüst) Perlolin u. Temulin (wahrscheinlich Demethyllolin, genuines Vorkommen umstritten), Fett, Gerbstoff, Kieselsäure, ein Glykosid sowie Enzyme. Die Früchte (Karyopsen) sind meist von einem Pilz befallen, dessen Myzel sich zwischen Samenschale u. Endosperm befindet. Die (umstrittene) Annahme, daß nur die von diesem Pilz befallenen Pflanzen giftig seien, ist nicht gesichert. **Anw.** volkst.: früher als Narkotikum (?) sowie zur Tötung kleiner Tiere (?).

**Lomexin®:** s. Fenticonazol.

**Lomidine®:** s. Pentamidin.

**Lomupren®:** s. Cromoglicinsäure.

**Lomustin** INN: Lomustinum Ph.Eur.3, 1-(2-

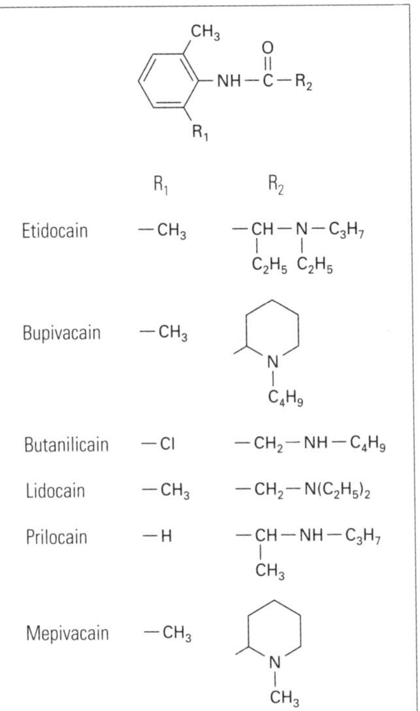

Lokalanästhetika: Anilid-Typ

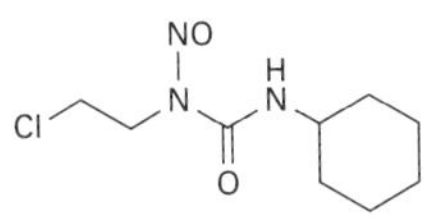
Lomustin

Chlorethyl)-3-cyclohexyl-1-nitrosourea, CCNU; CAS-Nr. 13010-47-4; $C_9H_{16}ClN_3O_2$, $M_r$ 233.69. Unlösl. in Wasser; lösl. in Ethanol. **Anw.:** Zytostatikum. HWZ 72 h (Metaboliten). **Übl. Dos.:** Oral: bis 0.130 g/m² Körperoberfläche alle 6 Wochen.

**Lonazolac** INN: 3-(4-Chlorphenyl)-1-phenyl-4-pyrazolylessigsäure, Argun®, irritren®; CAS-Nr. 53808-88-1; $C_{17}H_{13}ClN_2O_2$, $M_r$ 312.75. **Anw.:** Analgetikum. HWZ 6 h bzw. 6 bis 7 h (Metaboliten). Gebräuchl. ist auch Lonazolac-Calcium.

**Lonchocarpus-Arten**: s. Rotenon.

**London-Kräfte**: s. Bindungskräfte, intermolekulare.

**Long Acting Thyroid Stimulator**: LATS; s. Hormone.

**Longdigox**®: s. β-Acetyldigoxin.

**Longoral**®: Schichtdragees mit zeitlich gestufter Wirkung.

**Longum**®: s. Sulfalen.

**Longus(a, um)**: lang.

**Lonicera caprifolium** L.: Fam. Caprifoliaceae, Geißblatt, Jelängerjelieber (Europa). Stpfl. v. **Flores Lonicerae:** Geißblattblüten. **Inhaltsst.:**

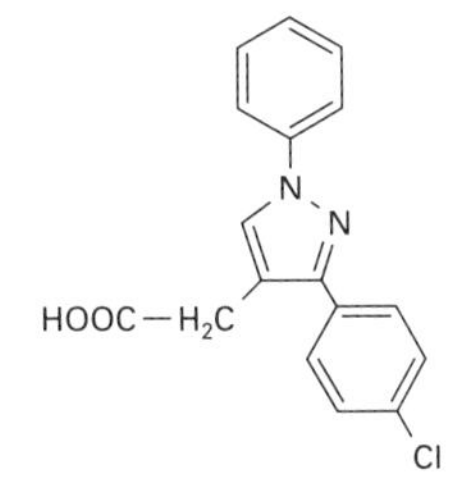
Lonazolac

wie bei anderen Lonicera-Arten (z.B. L. xylosteum L., Rote Heckenkirsche) neben phenolischen Glykosiden weitgehend unbekannte Stoffe, wahrscheinlich geringe Mengen (Pseudo-)Alkaloide u. Saponine. **Anw.** volkst.: als Diuretikum u. Diaphoretikum.

**Lonolox**®: s. Minoxidil.

**Looch:** (Lohoch) alte Bez. f. sirupartige Arzneiformen, auch Mandelemulsionen u. dgl.; vgl. Linctus.

**Loperamid** INN: 4-[4-(4-Chlorphenyl)-4-hydroxypiperidino]-N,N-dimethyl-2,2-diphenylbutyramid, Imodium®; CAS-Nr. 53179-11-6; $C_{29}H_{33}$-

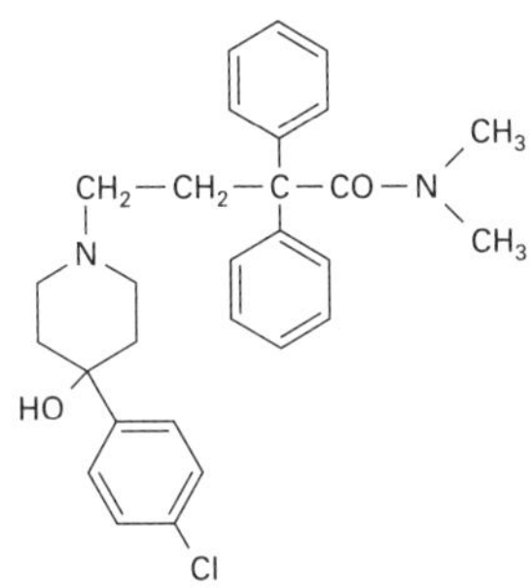
Loperamid

$ClN_2O_2$, $M_r$ 477.04. **Wirk.:** Opioid mit Hemmwirkung auf die Darmperistaltik; einer mißbräuchl. Anw. steht die geringe Löslichkeit u. geringe Resorption entgegen. **Anw.:** Antidiarrhöikum. HWZ 11 bis 15 h. Nebenw.: Kopfschmerz, selten Müdigkeit, Krämpfe, ev. Ileus. **Übl. Dos.:** Oral: 4mal 0.002 g/d.

**Loperamidhydrochlorid:** Loperamidi hydrochloridum Ph.Eur.3. Schmp. 225°C (Zers.). Weißes Pulver. Schwer lösl. in Wasser, leicht lösl. in Methanol.

**Lophophora williamsii** Lem. ex Salm-Dyck **var. williamsii:** (Anhalonium williamsii), Fam. Cactaceae (Mexiko). Stpfl. der **Mescal-Buttons:** Peyotl, Pellote, Schnapsknöpfe; in Scheiben geschnittene, getrocknete Teile d. Kaktus. **Inhaltsst.:** zahlreiche Alkaloide, vor allem das Protoalkaloid (Phenylethylaminderivat) Mescalin* (5 bis 7%); die Nebenalkaloide (z.B. Pellotin, Lophophorin) haben ein Benzylisochinolingerüst u. sind f. die Wirk. ohne Bedeutung. Halluzinogen; Rauschmittel der Indianer in Mexiko (Mescalinrausch). Früher bisweilen als Schlafmittel angewandt.

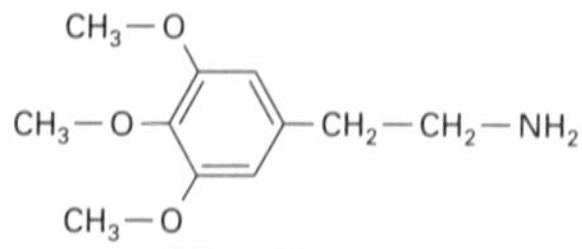

Lophophora williamsii:
Strukturformel von Mescalin

**HOM:** *Anhalonium:* frische Pflanze mit Wurzeln; verord. z.B. b. psychischen Erkrankungen.

**Lophophorin:** s. Lophophora williamsii.

**Lophophytum leandri** Eichl.: Fam. Balanophoraceae, Steinblüte (Schmarotzerpflanze in den Wäldern des tropischen u. subtropischen Amerika). Volksheilmittel (getrocknete Knolle) der Indios bei Verdauungsbeschwerden u. Lebererkrankungen. **Inhaltsst.:** Flavonoidverbindungen (Eriodictyol, Naringin etc.), Leukoanthocyanidine, Gerb- u. Bitterstoffe (in den Knollen).

**HOM:** *Lophophytum leandri* (HAB1.4), Flor de Piedra: getrocknete Pflanze; verord. z.B. b. Leber- u. Gallenerkrankungen, Migräne, bei Reisekrankheit, Schilddrüsenerkrankungen.

**Lopirin**®: s. Captopril.

**Loprazolam** INN: 6-(2-Chlorphenyl)-2,4-dihydro-2-[(4-methyl-1-piperazinyl)methylen]-8-

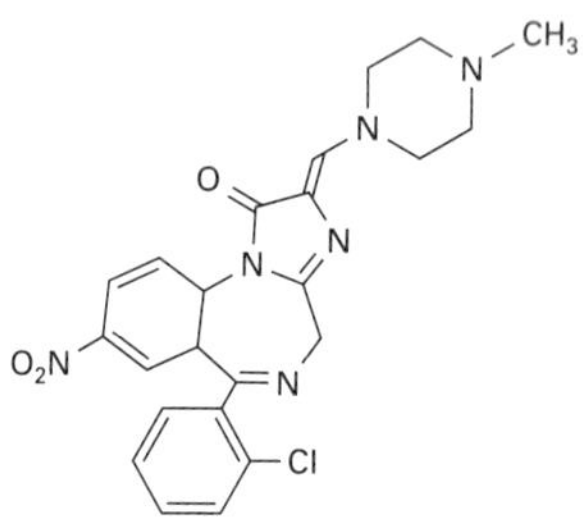

Loprazolam

nitro-1H-imidazo[1,2-a]-[1,4]benzodiazepin-1-on, Sonin®; CAS-Nr. 61197-73-7; $C_{23}H_{21}ClN_6O_3$, $M_r$ 464.91. **Wirk.** u. **Anw.:** Sedativum, Hypnotikum (s.a. Benzodiazepine); mittlere HWZ 6 bis 11 h, bei älteren Personen bis 20 h. **Nebenw.:** Benommenheit, Schwindelgefühl; beeinträchtigt Reaktionsvermögen. **Übl. Dos.:** oral: 1 mg/d. Gebräuchl. ist Loprazolammesilat-Monohydrat.

**Lopresor**®: s. Metoprolol.

**Lorabid**®: s. Loracarbef.

**Loracarbef** INN: (6R,7S)-7[(R)-2-Amino-phenylacetamido-]-3-chlor-8-oxo-1-azabicyclo[4.2.0]-oct-2-en-2-carbonsäure, Lorabid®, Lorafem®,

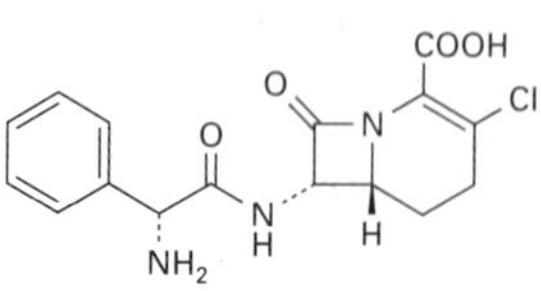

Loracarbef

Lorax®; CAS-Nr. 76470-66-1; $C_{16}H_{16}ClN_3O_4$, $M_r$ 349.77. Cefalosporinantibiotikum (s. Antibiotika). **Wirk.** u. **Anw.:** entspr. der Wirkung der Cefalosporine der 2. u. 3. Generation, erfaßt jedoch Staphylokokken besser; bei Infektionen im HNO-Bereich, der tieferen Atemwege, des Weichteilgewebes u. der unteren Harnwege der Frau. **Nebenw.:** gastrointestinale Störungen, Kopfschmerzen, allerg. Hautreaktionen etc. Kontraind.: Schwangerschaft u. Stillzeit (sorgfältige Nutzen-Risiko-Abwägung). HWZ 1 h. **Übl. Dos.:** Oral: allg. ab 12 Jahren 2mal 200 bis 400 mg/d vor den Mahlzeiten (200 mg L. entspr. 210.3 mg L.-Hydrat). **Loracarbef-Monohydrat:** CAS-Nr. 121961-22-6; $C_{16}H_{16}ClN_3O_4 \cdot H_2O$, $M_r$ 367.79.

**Lorafem**®: s. Loracarbef.

**Loranthaceae:** *bot.* Fam. Mistelgewächse, s. Viscum album.

**Loratadin** INN: 4-(8-Chloro-5,6-dihydro-11H-benzo[5,6]cyclohepta[1,2-b]pyridin-11-yliden)-1-piperidincarbonsäureethylester, Lisino®; CAS-

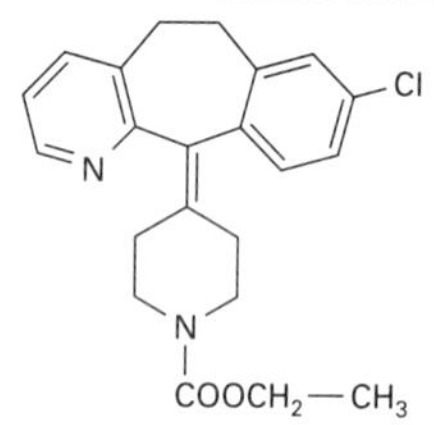

Loratadin

Nr. 79794-75-5; $C_{22}H_{23}ClN_2O_2$, $M_r$ 382.9. Schmp. 134-136°C. **Wirk.** u. **Anw.:** Antiallergikum*, $H_1$-Antihistaminikum* mit nicht sedierender Wirk. u. langer HWZ. **Nebenw.:** Mundtrockenheit, Kopfschmerzen, Magen- Darmstörungen. **Übl. Dos.:** 1mal/d 10 mg.

**Lorax**®: s. Loracarbef.

**Lorazepam** INN: 7-Chlor-5-(2-chlorphenyl)-1, 3-dihydro-3-hydroxy-2H-1,4-benzodiazepin-2-on, Laubeel®, Tolid®; CAS-Nr. 846-49-1;

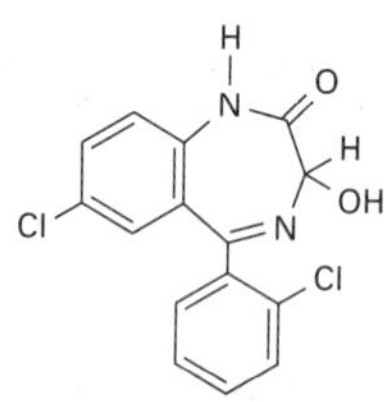

Lorazepam

$C_{15}H_{10}Cl_2N_2O_2$, $M_r$ 321.16. Schmp. 166-168°C. Prakt. unlösl. in Wasser; lösl. in Ethanol, Aceton, Eisessig. **Anw.:** Tranquilizer (s. unter Psychopharmaka). HWZ 13 bis 14 h. **Übl. Dos.:** Oral: ambulant: 2- bis 3mal 0.001 g/d. Klinik: 3mal 0.0025 g/d.

**Lorbeer:** L.-Blätter, -Früchte, -Öl, s. Laurus nobilis.

**Lorbeergewächse:** s. Lauraceae.

**Lorbeerkirsche:** Prunus laurocerasus*.

**Lorcainid** INN: Locainidum INN, Isocainid, Socainid, N-(4-Chlorphenyl)-N-(1-isopropyl-4-pi-

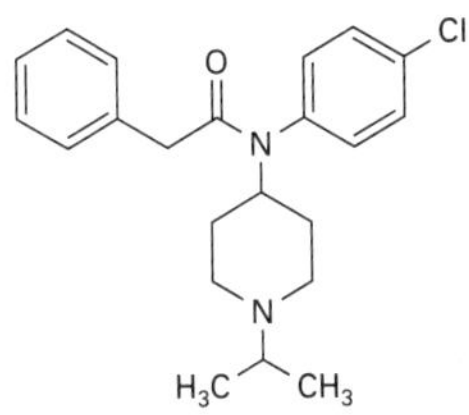
Lorcainid

peridyl)phenylacetamid, 4'-Chlor-N-(1-isopropyl-4-piperidyl)-2-phenylacetanilid, Remivox®; CAS-Nr. 59729-31-6; $C_{22}H_{27}ClN_2O$. **Anw.:** Antiarrhythmikum*. HWZ 7.6 h bzw. 20 h (Metaboliten).

**Lorcainidhydrochlorid:** Schmp. 260-263°C; polymorph.

**Lorfan®:** s. Levallorphan.

**Lormetazepam** INN: 7-Chlor-5-(2-chlorphenyl)-2,3-dihydro-3-hydroxy-1-methyl-1H-1,4-benzodiazepin-2-on, Noctamid®; CAS-Nr. 848-75-9; $C_{16}H_{12}Cl_2N_2O_2$, $M_r$ 335.19. **Anw.:** Hypnotikum; s.a. Benzodiazepine. HWZ 10 bis 14 h.

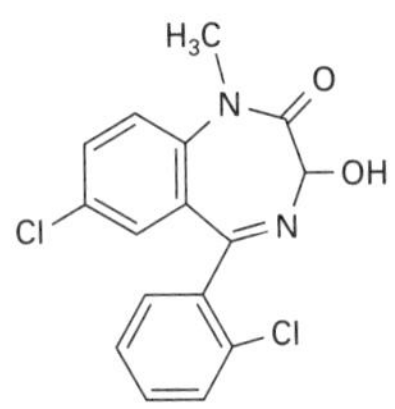
Lormetazepam

**Lorzaar®:** s. Losartan.

**Losartan** INN: 2-Butyl-4-chlor-1-[(p-(o-1H-tetrazol-5-ylphenyl)benzyl]imidazol-5-methanol,

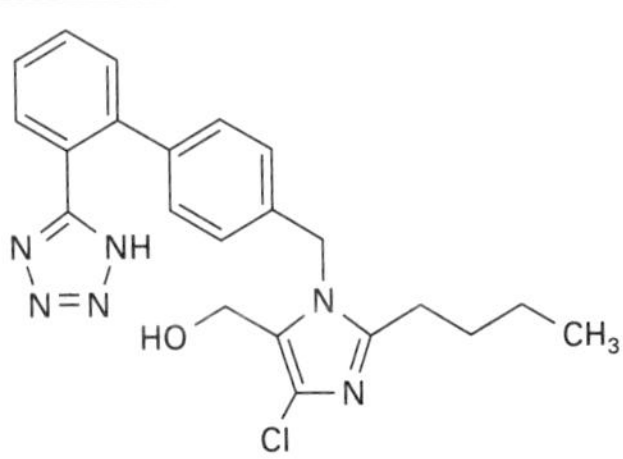
Losartan

Lorzaar®; CAS-Nr. 114798-26-4; $C_{22}H_{23}ClN_6O$, $M_r$ 422.92. **Wirk.** u. **Anw.:** ACE-Hemmer* (blockiert den Angiotensin-II-Typ-1-Rezeptor); bei essentieller Hypertonie. **Nebenw.:** Schwindel, Hypotonie, Kopfschmerz etc. Kontraind.: Schwangerschaft u. Stillzeit, Nierenarterienstenose etc. HWZ 2 bzw. 6 bis 9 h (Metaboliten). **Übl. Dos.:** Oral: 50 mg Losartan-Kalium (entspr. 45.76 mg L.).

**Losartan-Kalium:** CAS-Nr. 124750-99-8; $C_{22}H_{22}ClKN_6O$, $M_r$ 461.01.

**Loschmidt-Zahl:** der Zahlenwert der **Loschmidt-Konstante** $N_L$; s. Avogadro-Konstante.

**Lossen-Umlagerung:** Hydroxamsäuren, R–CO–NH–OH, werden durch Erhitzen (in Ge-

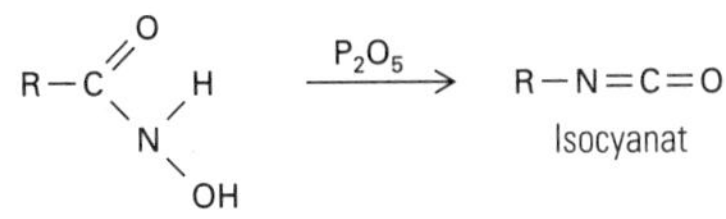

Lossen-Umlagerung

genwart von Phosphor(V)-oxid) in Isocyanate, R–N=C=O, umgelagert. Durch Hydrolyse erhält man aus diesen um 1 C-Atom ärmere primäre Amine, R–$NH_2$. Unter geeigneten Bedingungen erfolgt diese Umlagerung auch bei Thiohydroxamsäuren, R–C(–SH)=N–OH, z.B. bei den Aglyka der Glucosinolate*, u. es entstehen daraus Isothiocyanate (Senföle*).

**Lost:** (nach Lommel u. Steinkopf) s. Dichlordiethylsulfid; **N-Lost:** s. Stickstofflost.

**Lotaustralin:** Inhaltsstoff in Leinsamen (s. Linum usitatissimum), s.a. Cyanglykoside.

**Lote:** zum Löten verwendete Metall-Legierungen (Schmelzpunkt 185 – 1100°C). Man unterscheidet Weichlote (unterhalb von 450°C schmelzend) u. Hartlote (oberhalb von 450°C schmelzend).

**Lotio:** Plur. Lotiones (*lat.* lavare waschen); Lotion(en). Äußerlich anzuwendende flüssige wäßrige od. wäßrig-alkoholische Zubereitungen mit suspendierten od. emulgierten Wirk- u. Hilfsstoffen. Oft liegt der Wirkstoff auch suspendiert in einer O/W-Emulsion vor. Aufgrund des hohen Wassergehaltes einer L. sind in der Regel Konservierungsmittel enthalten. Lotionen sind allgemein gut verstreichbar, kühlen u. wirken adstringierend u. entzündungshemmend. Ihre Anw. ist bei großflächigen, entzündlichen, trockenen bis leicht nässenden Dermatosen u. bei salbenempfindlicher, reizbarer Haut indiziert. Flüssige Suspensionen, auch als *Schüttelmixturen, flüssige Puder* od. *Trockenpinselungen* bezeichnet, mit ca. 50% Feststoffanteil (z.B. Zinkoxid, Talk, Titandioxid) werden mit dem Pinsel aufgetragen u. wirken leicht austrocknend u. sekretaufsaugend. Ein Zusatz von Glycerol (bzw. Sorbitollösung, Propylenglykol) verbessert die Haftwirkung der Feststoffe auf der Haut; Ethanolbeimengungen verstärken die Kühlwirkung u. erhöhen die austrocknende Wirkung. Als sedimentationsbehindernde Stabilisatoren dienen z.B. Bentonit* od. Carboxymethylcellulose*. Die Bez. „Lotio" od. „Milch" wird auch häufig f. flüssige, äuß. anzuwendende O/W-Emulsionen gebraucht, die bei subakuten bis subchronischen Hauterkrankungen eingesetzt werden.

**18er-Lotio:** Lanette® N 3T, Zinkoxid, Talk, Glycerol(85%), Spir. dilutus aa 18 T., Wasser ad 100 T.

**Lotio alba aquosa:** Zinkoxidschüttelmixtur, Wäßrige Zinkoxidlotion, Zinci oxidi lotio, Lotio Zinci. Zstzg. nach DAC86 u. NRF: 20.0 g Zinkoxid (300), 20.0 g Talkum (300), 30.0 g Glycerol 85%, 30.0 g Wasser. Herst.: Zinkoxid u. Talkum werden gemischt u. im Trockenschrank bei 180°C eine Stunde lang erhitzt. Nach dem Erkalten wird diese Mischung mit dem Glycerol 85% angerieben

u. nach Zusatz des Wassers zu einer gleichmäßigen, dickflüssigen Suspension verarbeitet; nach längerem Stehen tritt Sedimentation ein. Beschriftung: „Vor Gebrauch zu schütteln". **Anw.:** Flüssige Pudergrundlage, Grundlage f. Schüttelpinselungen mit weiteren Arzneistoffzusätzen; bei Dermatitis, akuten u. chronischen Ekzemen.

**Lotio alba aquosa cum ammoniumsulfobitolo:** Zinkoxidschüttelmixtur mit Ammoniumsulfobitol (NRF); Zinci oxidi lotio cum ammoniumsulfobitolo. Zstzg.: 2.5 g Ammoniumsulfobitol, 97.5 g Zinkoxidschüttelmixtur (NRF). **Anw.:** bei entzündlichen Hauterkrankungen.

**Lotio alba spirituosa:** Ethanolische Zinkoxidschüttelmixtur (NRF), Zinkoxidschüttelpinselung (NFA), Zinci oxidi lotio spirituosa. Herst.: Zinkoxid (300), Talkum (300), Glycerol 85%, Ethanol nach NRF 90% (V/V), nach NFA 96%, Wasser aa 20 g. Zinkoxid u. Talkum werden gemischt u. bei 180°C eine Stunde lang erhitzt. Nach dem Erkalten wird diese Mischung mit Glycerol 85% angerieben u. mit Ethanol 90% u. Wasser verarbeitet. Herst. nach NFA: Zinkoxid u. Talk werden gemischt u. durch Sieb V (ÖAB) gesiebt, aber nicht erhitzt. Gut aufschüttelbare, weiße, dickflüssige Suspension. **Anw.:** bei akuten Hauterkrankungen, wie allergisches Kontaktekzem, Exantheme, Urticaria, Herpes zoster, Juckreiz; s.a. Zinkoxid-Pinselung, Stabilisierte.

**Lotio alba spirituosa cum ammoniumsulfobitolo:** Ethanolische Zinkoxidschüttelmixtur mit Ammoniumsulfobitol (NRF), Zinci oxidi lotio spirtuosa cum ammoniumsulfobitolo. Zstzg.: 2.5 g Ammoniumsulfobitol, 97.5 g Ethanolische Zinkoxidschüttelmixtur (s. Lotio alba spirituosa). **Anw.:** bei entzündlichen Hauterkrankungen.

**Lotio alba spirituosa cum chlorcresolo et liquore picis lithanthracis:** Ethanolische Zinkoxidschüttelmixtur mit Chlorocresol u. Steinkohlenteerlösung (NRF), Zinci oxidi lotio spirituosa cum chlorcresolo et lithanthracis picis liquore. Zstzg.: 0.1 g Chlorocresol, 5.0 g Steinkohlenteerlösung, Ethanolische Zinkoxidschüttelmixtur (s. Lotio alba spirituosa) ad 100 g. **Anw.:** als Desinfiziens bei Hauterkrankungen.

**Lotio Cordes®:** u. **Lotio Cordes alba®** sind standardisierte Schüttelmixturen, die dem Typ der indifferenten Lotio Zinci (s. Lotio alba aquosa) entsprechen. Sie dienen als Rezepturgrundlagen f. diverse in der Dermatologie angewandte Wirkstoffe wie z.B. Corticosteroide, Antihistaminika, Antibiotika etc. 14 T. Titandioxid, 5 T. Maisstärke, 20 T. Propylenglykol, Stabilisatoren u. Wasser ad 100 T. Keine Konservierungsmittel. Lotio Cordes enthält noch zusätzliche Farbpigmente.

**Lotio Hermal®:** 20 T. Zinkoxid, 15 T. Talkum, 26 T. Glycerol, 1 T. Pflanzenlecithin, 0.3 T. p-Hydroxybenzoesäuremethylester, Natriumcarragenat, Siliciumoxid hochdispers, Cetylstearylpolyglykolphosphat, Isopropanol, gereinigtes Wasser ad 100 T.

**Lotion(en):** s. Lotio.

**Lotio Zinci:** Zinkoxidschüttelmixtur, s. Lotio alba.

**Lotus-Pflaume:** s. Diospyros lotus.

**Lovastatin** INN: Mevinolin, 6-α-Methylcompactin, (*3R,5R*)-7-[(1S,2S,6S,8S,8aR)-1,2,6,7,8,8a-Hexahydro-2,6-dimethyl-8-[(*S*)-2-methylbutyryl-oxyl]-1-naphthyl]-3-hydroxyheptan-5-olid; CAS-Nr. 75330-75-6; $C_{24}H_{36}O_5$, $M_r$ 390.52. **Strukturformel** s. HMG-CoA-Reduktasehemmer. Schmp. 174.5°C. Gew. mit Hilfe von Aspergillus terreus. **Wirk.** u. **Anw.:** Lipidsenker, HMG-CoA-Reduktasehemmer*.

**Lovenox®:** s. Enoxaparin-Natrium.

**LSC:** s. Chromatographie.

**LSD:** Lysergsäure-diethylamid*.

**LTH:** Abk. f. Luteotropes Hormon, s. Hormone (HVL).

**Lu:** *chem.* Lutetium*.

**Lubricantia:** s. Gleitmittel.

**Lucas-Probe:** Test zur Unterscheidung primärer, sekundärer u. tertiärer Alkohole mit einer Lsg. von Zinkchlorid in konzentrierter Salzsäure. Die niederen Alkohole lösen sich alle in dem Reagenz, die Alkylchloride, die sich unterschiedlich rasch bilden, sind hingegen unlöslich. Die Lsg. primärer Alkohole bleibt stundenlang klar, während die Lsg. sekundärer Alkohole innerhalb von 5 min, die der tertiären Alkohole fast augenblicklich durch ausfallendes Alkylchlorid getrübt wird.

**Luciferase, Luciferin:** s. Biolumineszenz.

**Ludiomil®:** s. Maprotilin.

**Lues:** (lat. Seuche) s. Syphilis; luetisch (luisch), syphilitisch.

**Luffa aegyptiaca** Mill.: (Momordica luffa L.) Fam. Cucurbitaceae, Schwammkürbis (Afrika, Asien). Stpfl. v. **Fructus Luffae:** Luffa-(schwamm); das Fasernetz der gurkenartigen Früchte (auch von anderen Luffa-Arten); wird als Badeschwamm, Schuh(-Einlege)sohlen u.a. verwendet.

**Luffa operculata** (L.) Cogn.: (Momordica operculata L.) Fam. Cucurbitaceae (Südamerika). **Inhaltsst.:** Saponine, Cucurbitacine (Früchte), Bitterstoffe. **Anw.:** in der Volksmedizin als Diuretikum, Laxans; s.a. Luffa aegyptiaca.

**HOM:** *Luffa operculata* (HAB1.4): reife, getrocknete Früchte; verord. z.B. b. Heuschnupfen, Katarrhen der Stirn- u. Kieferhöhlen.

**Luffaschwämme:** s. Luffa aegyptiaca.

**Luftdicht verschlossen:** Aufbewahrungsvorschrift nach Ph.Eur.3; Lagerung od. Transport in einem f. feste, flüssige u. gasförmige Stoffe undurchlässigen Behältnis.

**Luftdruck:** der auf die Flächeneinheit infolge Schwerkraft ausgeübte Druck der Luft; wird mit Barometer* gemessen u. meistens in Bar (bar), Millibar (mbar), Pascal (Pa), Hektopascal (hPa) od. Kilopascal (kPa) (früher auch in Torr bzw. mmHg) angegeben. Der Gesamtdruck setzt sich aus den Partialdrücken (s. Dalton-Gesetz) der trockenen Luft u. des enthaltenen Wasserdampfs zusammen (vgl. Mollier-h,x-Diagramm). Der mittlere L. $p_0$ in Meereshöhe $h_0$ (Normalatmosphärendruck) beträgt 1013.25 mbar (bzw. hPa), mit zunehmender Höhe h nimmt er (exponentiell) ab. Man kann ihn mit Hilfe der **barometrischen Höhenformel** berechnen (Voraussetzungen: gleiche Temperatur T, gleicher Wasserdampfpartialdruck):

$$p = p_0 \cdot e^{-\frac{h-h_0}{r \cdot T}}$$

r beträgt 29.27 m/gd u. ist die durch die Molmasse der Luft (29 g/mol) u. die Erdbeschleunigung g (9.806 m/s²) geteilte Gaskonstante.

**Luftfeuchtigkeit:** Wassergehalt der Luft. **Absolute L.:** Kilogramm Wasserdampf pro Kubikmeter Luft (kg/m³). **Spezifische L.:** Gramm (od. Kilogramm) Wasserdampf pro Kilogramm trockene (bzw. auch: feuchte) Luft; auch als Mischungsverhältnis bezeichnet, wäre also dimensionslos. **Relative L.:** Prozentverhältnis des Wasserdampfpartialdrucks zum Sättigungsdampfdruck der Luft bei gleichem Gesamtdruck u. gleicher Temp.; s. Mollier-h,x-Diagramm, vgl. Hygrostat. **Physiologische L.:** Verhältnis von vorhandener L. zu einer L., die einer normalen Lungentemperatur (37°C) gleich wäre.

**Luftgas:** Generatorgas*.

**Luftstrahlmühlen:** s. Mühlen.

**Luftstrahlsieb:** s. Siebanalyse.

**Luftvergleichspyknometer:** s. Dichte-Bestimmungsmethoden.

**Lugol-Lösung:** Lugol-Iodlösung, Solutio Iodi „Lugol"; s. Iodlösung, Wäßrige.

**Lumazin:** 2,4-Dioxo-1,2,3,4-tetrahydropteridin; $C_6H_4N_4O_2$, $M_r$ 164.12. Schmp. 349°C. **Strukturformel** s. Pterine. Gelbe bis orangrote Nadeln. Wäßrige Lösungen fluoreszieren im Alkalischen grün u. im Sauren blau; s.a. Pterine.

**Lumbago:** Hexenschuß, Lendenweh.

**Lumbal:** (*lat.* lumbus Lende) zur Lende gehörend.

**Lumbalanästhesie:** Injektion eines Lokalanästhetikums in das Rückenmark (Liquor cerebrospinalis).

**Lumbalpunktion:** Spinalpunktion, s. Liquor cerebrospinalis.

**Luminal®:** s. Phenobarbital.

**Lumineszenz:** das Leuchten von Körpern (s. Leuchtfarben), ohne gleichzeitige Temperatursteigerung, hervorgerufen durch Bestrahlung (Photolumineszenz, Phosphoreszenz, Fluoreszenz) od. durch chemische Umsetzungen (Chemilumineszenz, Biolumineszenz*) od. durch elektrische Vorgänge (Elektrolumineszenz); s.a. Spektroskopie (Fluoreszenzspektroskopie).

**Luminol:** 3-Aminophthalsäurehydrazid. Zeigt bei Oxidation (Wasserstoffperoxid, Natronlauge, Trikaliumhexacyanoferrat) Chemolumineszenz*. **Anw.** techn.: in Kaltlichtleuchtstoffröhren, als Fluoreszenz- u. Chemolumineszenzindikator; Peroxidase-Reagenz.

**Luminophore:** s. Leuchtfarben.

**Lumisterin:** Stereoisomeres des Ergosterin, s. Vitamine (Vitamin D).

**Lumota®:** s. Apalcillin.

**Lunge(n):** Pulmo(nes), s. Organtherapeutika.

**Lungenblähung:** Emphysema pulmonum, Lungenemphysem (s. Emphysem).

**Lungenblutung:** Hämoptoe.

**Lungenemphysem:** s. Emphysem.

**Lungenentzündung:** Pneumonia, s. Pneumonie.

**Lungenflechte:** s. Lobaria pulmonaria.

**Lungengängig:** s. Aerosol.

**Lungenkraut:** Herba Pulmonariae, s. Pulmonaria officinalis.

**Lungenmoos:** Lungenflechte, Lichen pulmonarius, s. Lobaria pulmonaria.

**Lungentuberkulose:** s. Tuberkulose.

**Lupeol:** (3β)-Lup-20(29)-en-3-ol; CAS-Nr. 545-47-1; $C_{30}H_{50}O$, $M_r$ 426.73. Pentacyclischer Triterpenalkohol (ähnl. Betulin*) mit dem Grundgerüst Lupan, ähnl. Oleanan (Strukturformel s. Saponine), aber mit fünfgliedrigem Ring E. Nat. z.B. in Ptychopetalum-Arten* u. insbes. in den Rinden von Apocynaceae u. Fabaceae.

**Lupinenalkaloide:** s. Chinolizidinalkaloide.

**Lupinidin:** Spartein*, s.a. Chinolizidinalkaloide.

**Lupinin:** s. Chinolizidinalkaloide.

**Lupolen®:** Polyethylen-Kunststoff f. Flaschen, Ballons, Fässer, Kabel, Folien usw.

**Lupulin:** s. Humulus lupulus.

**Lupulon:** β-Hopfenbittersäure, Lupulinsäure; $C_{26}H_{38}O_4$, $M_r$ 414.36. Ein aus den Hopfenblüten (s. Humulus lupulus) gewonnener (ca. 1%) antimikrobieller Stoff (Phytonzid), besonders wirksam gegen grampositive Bakt. u. Mykobakterien; 10mal wirksamer als Humulon*.

**Lupulus:** Lupulus strobuli, s. Humulus lupulus.

**Lupus:** (lat. Wolf) Lupus vulgaris, Fressende Flechte, Hauttuberkulose (Tuberculosis cutis).

**Luret®:** s. Azosemid.

**Lurselle®:** s. Probucol.

**Lustgarten-Reaktion:** Chloroformnachweis; Blaufärbung der Probe mit warmer Lsg. von α-Naphthol in Kalilauge, beim Ansäuern roter Niederschlag.

**Lustgas:** s. Lachgas.

**Lutein:** gelber Farbstoff, s. Xanthophyll.

**Luteinisierendes Hormon:** LH, Gonadotropes HVL-Hormon, s. Hormone.

**Luteohormon:** Progesteron*, Corpus-luteum-Hormon, s. Hormone.

**Luteolin:** 3',4',5,7-Tetrahydroxyflavon. **Strukturformel** s. Flavonoide. Nat. in vielen Pflanzen, z.B. in Achillea millefolium, Cnicus benedictus, Digitalis purpurea, Euphorbia cyperassia, Galega officinalis; vielfach als Glykosid, wie z.B. Galuteolin (5-O-Glucosyl-L.) od. Cynarosid (7-O-Glucosyl-L.).

**Luteoskyrin:** s. Mykotoxine.

**Luteotropes Hormon:** Abk. LTH, Prolactin*, s. Hormone (HVL).

**Lutetium:** Lu (früher Cassiopeium: Cp), $A_r$ 174.97, OZ 71, Seltenerdmetall*.

**Luteus(a, um):** gelb.

**Lutidine:** Dimethylpyridine, s. Pyridin.

**Lutrol®:** s. Polyethylenglykole.

**Lutschkapseln:** s. Capsulae.

**Lutschtabletten:** dienen der Vorbeugung u. lokalen Behandlung von Infektionen des Mund- u. Rachenraumes.

**Luviskol®:** s. Polyvidon.

**Luxatio:** Luxation, Verrenkung.

**Luzerne:** s. Medicago sativa.

**Lyasen:** s. Enzyme.

**Lychee:** s. Litchi chinensis.

**Lycium barbarum** L.: (Lycium halmifolium Mill.) Fam. Solanaceae, Bocksdorn, Teufelszwirn (Mittelmeergebiet). **Inhaltsst.:** parasympathikolytisch wirkende, stickstoffhaltige Glykoside, möglicherweise auch Tropanalkaloide, Carotinoide.

**HOM:** *Lycium Berberis:* frische, blühende Pflanze.

**Lycoperdon bovista** Pers.: (Calvatia gigantea) Fam. Lycoperdaceae, Bovist, Stäubling (Mitteleuropa). **Inhaltsst.:** Tyrosin, Lycoperdin, Enzyme.

**HOM:** *Bovista:* Sporen des reifen Pilzes; verord. z.B. b. hämorrhagischer Diathese (Blutungsneigung), Dysmenorrhö.

**Lycopersicon lycopersicum** (L.) Karst. ex Farw.: (Solanum lycopersicum, L. esculentum) Fam. Solanaceae, Tomate, Paradiesapfel, Liebesapfel (heim. Peru, kult. in allen Erdteilen). **Inhaltsst.:** in allen Organen Solanin* (in d. Frucht 0.004 bis 0.007%), in Samen Spuren. In d. Frucht ferner Lycopin*, Carotin, Oxalsäure, Äpfelsäure, Vitamin C, Tomatin*, Tomatidin*; die Solanum-Alkaloide* sind in der reifen Frucht nicht mehr enthalten.

**Lycopersicum esculentum:** s. Lycopersicon lycopersicon.

**Lycopin:** $C_{40}H_{56}$, $M_r$ 536.85. Gelbroter, carotinoider Pflanzenfarbstoff; Biosynthese u. **Strukturformel** s. Tetraterpene. Nat. hauptsächl. in Tomaten, Hagebutten usw., mit Carotin isomer (s. Lipochromfarbstoffe); mit konz. Schwefelsäure, Antimontrichlorid u. Trichloressigsäure schlägt die Farbe von Lycopin in Blau um.

**Lycopodium clavatum** L.: Fam. Lycopodiaceae, Kolbenbärlapp, Bärlapp, Hexenkraut, Erdmoos (fast über die ganze Erde verbreitet, in vielen Gebieten Deutschlands, Österreichs u. der Schweiz unter Naturschutz). Stpfl. v. **Herba Lycopodii:** Herba Musci clavati, Bärlappkraut, Schlangenmoos. **Inhaltsst.:** die ungewöhnlichen Chinolinalkaloide Lycopodin, Clavatin, Lycodolin u. Clavotoxin (Gesamtgehalt ca. 0.12%), fettes Öl, Säuren, Harz, Gummi. **Anw.** volkst.: als Diuretikum (Herba L. ist giftig, 0.2 g töten Frösche u. Mäuse unter Lähmungserscheinungen wie Curare).

**Lycopodium**: Bärlappsporen (fälschl. Bärlappsamen), Hexenmehl; die reifen Sporen v. L. c. u. anderen L.-Arten. **Off.:** ÖAB90. **Inhaltsst.:** fettes Öl (bis 50%), Sporonin (20% bis 45%, ein polymeres Terpen), Hydroxykaffeesäure u. höhere Fettsäuren, Zucker, Spuren von Alkaloiden. **Anw.:** früher inn. als Analgetikum u. Antispasmodikum, äuß. zu Streupulvern u. zum Bestreuen von Pillen; früher auch zu Feuerwerkskörpern (Blitzpulver).

**HOM:** *Lycopodium clavatum* (HAB1.5), Lycopodium: Sporen; Konstitutionsmittel, verord. z.B. b. chron. Leberleiden m. Verdauungsstörungen, Nieren- u. Gallensteinen, Gicht, Hautkrankheiten.

**Lycopodium selago:** s. Huperzia selago.

**Lycopus europaeus** L.: Fam. Lamiaceae (Labiatae), Gemeiner Wolfstrapp, Ufer-Wolfstrapp, Wasserandorn (Mittel- u. Südeuropa). Wie L. virginicus* Stpfl. v. **Herba Lycopi:** Wolfstrappkraut. **Inhaltsst.:** Bitterstoff, Gerbstoffe, wenig äther. Öl; der eigentliche Wirkstoff ist wahrscheinlich ein Gem. von Depsiden von Hydroxykaffeesäuren wie Lithospermsäure*. **Wirk.:** antigonadotrop u. antithyreotrop (Hemmung der Hormone des Hypophysenvorderlappens). **Anw.:** bei (leichten) Hyperthyreosen (Basedow); bei prämenstruellen Schwellungen u. Schmerzhaftigkeit der Brüste (Mastodynie).

**HOM:** *Lycopus europaeus* (HAB1.5): die frischen oberirdischen Teile blühender Pflanzen.

**Lycopus virginicus** L.: Fam. Lamiaceae (Labiatae), Virginischer Wolfsfuß (Nordamerika, von Kanada bis Florida, Missouri, Nebraska). Stpfl. v. Herba Lycopi, s. L. europaeus; Inhaltsst. u. Anw. ähnlich L. europaeus*.

**HOM:** *Lycopus virginicus* (HAB1.3): frisches, blühendes Kraut; verord. z.B. b. Schilddrüsenerkrankungen.

**Lycorin:** s. Amaryllidaceenalkaloide.

**Lycosa:** Fam. Lycosidae, Gattung der giftigen Wolfsspinnen, darunter Lycosa hispanica, L. tarantula (Tarantel); Lycosa-Toxine sind zytotoxisch.

**HOM:** *Tarantula hispanica:* verord. z.B. b. sexueller Übererregbarkeit, unwillkürlichen Muskelzuckungen.

**Lyme-Borreliose**: Lyme-Arthritis, Lyme disease, Erythema-migrans-Krankheit; zu den Zekkenborreliosen* gezählte Infektionskrankheit, die das erstemal 1976 im Ort Lyme (Connecticut, USA) beobachtet wurde u. zunehmend auch in Mitteleuropa an Bedeutung gewinnt; im Gegensatz zur FSME*, einer Virusinfektion, wird der Erreger, Borrelia* burgdorferi, nicht nur durch Zecken, sondern auch durch andere blutsaugende Insekten (Stechmücken) übertragen. Ther.: (frühzeitig) mit Antibiotika.

**Lymphe:** blaßgelbliche, dem Blutserum ähnliche Flüssigkeit, entsteht durch Austritt von Blutplasma aus den Kapillaren ins Gewebe, fließt dann in den Gewebsspalten u. wird von da durch die Lymphgefäße über die Lymphknoten wieder dem Blut zugeführt. Sie besteht aus dem Lymphplasma u. den Lymphozyten (s. Leukozyten) u. enthält wie das Blut Fibrinogen* u. Prothrombin*, sie ist daher ebenfalls gerinnungsfähig. Die Zstzg. der L. schwankt stark, je nach dem Ort der Entstehung u. dem Ernährungszustand.

**Lymphoidzellen**: lymphoide Zellen, (engl.) atypical lymphocytes; atypische Lymphozyten, Virozyten; Vorstufen der Plasmazellen; entsprechen stimulierten Lymphozyten; vgl. Thymozyten.

**Lymphokine:** zu den Cytokinen* (bzw. Gewebshormonen, s. Hormone) gezählte Substanzen (z.T. Glykoproteine), die von bestimmten Lymphozyten (v.a. antigenaktivierten T-Lymphozyten, s. Leukozyten) produziert u. sezerniert werden u. v.a. eine noch nicht gänzlich geklärte Rolle in der zellulären Immunität spielen.

**Lymphozyten:** Lymphzellen, kleinste weiße Blutkörperchen, s. Leukozyten.

**Lynestrenol** INN: Linestrenolum Ph.Eur.3, Lynöstrenol, 19-Nor-17-α-pregn-4-en-20-in-17-ol,

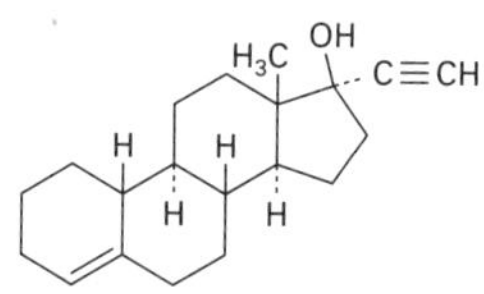

Lynestrenol

Orgametril®; CAS-Nr. 52-76-6; $C_{20}H_{28}O$, $M_r$ 284.42. Schmp. 158-164°C; polymorph. $[\alpha]_D$ -13° (Chloroform). Prakt. unlösl. in Wasser; 1:15 lösl. in absolutem Ethanol, 1:12 in Aceton, 1:8 in Chloroform, 1:12 in Ether. **Anw.:** Gestagen-Ther.; bei Endometriose, dysfunktionellen Blutungen, sekundärer Amenorrhoe. HWZ 17 bis 21 h. **Übl. Dos.:** oral: 0.005 g/d vom 5. Tag des Zyklus an ununterbrochen über mind. 6 Monate; in hormonellen Kontrazeptiva kombiniert mit einem Estrogenderivat in einer Dosis von 0.5 bis 2.5 mg/d vom 1. bis zum 22. Zyklustag.

**Lyobipolar:** s. Amphiphile Stoffe.

**Lyochrom:** alter Name f. Riboflavin (s. Vitamine).

**Lyoenzyme:** leicht ablösbare Endoenzyme*.

**Lyogel:** s. Gele.

**Lyogen®:** s. Fluphenazin.

**Lyophil:** s. Benetzbarkeit.

**Lyophile Sole:** s. Kolloide.

**Lyophilisat:** gefriergetrocknetes Material, s. Gefriertrocknung.

**Lyophilisation:** s. Gefriertrocknung.

**Lyophilisationsstopfen:** Gefriertrocknungsstopfen; Behältnisse mit L. lassen sich sowohl unter Vakuum als auch nach Belüften der Lyophilisationskammer mit einem Inertgas (Stickstoff, Argon) innerhalb geeigneter Gefriertrocknungsanlagen dicht verschließen. Der L. wird nach dem Abfüllen der Ausgangslösung f. das

Lyophilisat so auf den Behälter aufgesetzt, daß dieser noch nicht völlig verschlossen ist. Nach der Gefriertrocknung wird der Stopfen direkt im Lyophilisator zur Gänze eingedrückt.

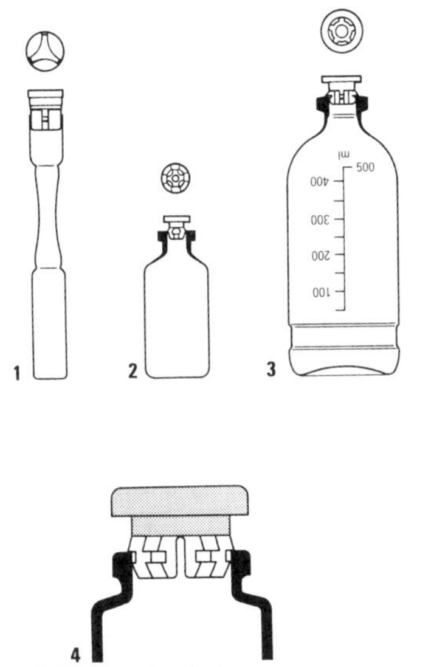


Lyophilisationsstopfen: Spezialampulle (1), Injektionsfläschchen (2) und Infusionsflasche (3) mit Gefriertrocknungsstopfen; Position des Lyophilisationsstopfens während der Lyophilisation (4) [113]

**Lyophob:** s. Benetzbarkeit.
**Lyophobe Sole:** s. Kolloide.
**Lyosole:** s. Kolloide.
**Lyotrop:** sich unter dem Einfluß eines Lösungsmittels verändernd (Stoffeigenschaft), z.B. Ausrichtung von Teilchen (s. Flüssigkristalle).
**Lyovac-Cosmegen®:** s. Dactinomycin.
**Lypressin** INN: [Lys8]Vasopressin, Postacton®; CAS-Nr. 50-57-7; $C_{46}H_{65}N_{13}O_{12}S_2$, $M_r$ 1056.26. Ein cyclisches Nonapeptid. Lösl. in Wasser. **Anw.:** Antidiuretikum*, Vasokonstriktor. **Nebenw.:** Herzinfarktgefahr, Bluthochdruck. **Übl. Dos.:** Parenteral: s.c. 5 I.E./d, individuell dosieren. Intranasal: Spray 3- bis 4mal 10 I.E. pro Applikation/d. **Zuber.:** Lypressini solutio iniectabilis Ph.Eur.3, Lypressin-Injektionslösung. Die Lsg. kann einen geeigneten Puffer u. ein geeignetes Konservierungsmittel enthalten. Isotonie kann durch Zusatz von Natriumchlorid erreicht werden. Vgl. Vasopressin, Argipressin, Ornipressin, Desmopressin.
**Lypressini solutio iniectabilis:** Lypressin-Injektionslösung, s. Lypressin.
**Lysbex®:** s. Bibenzoniumbromid.
**Lyseen®:** s. Pridinol.
**Lysergsäure:** tetracyclisches Indolderivat, $M_r$ 368.32. Wird zu den Ergot-Alkaloiden* gezählt; Strukturformel u. weitere Angaben s. Secale cornutum.
**Lysergsäurealkaloide:** s. Secale cornutum.
**Lysergsäureamid:** s. Ergin.
**Lysergsäurediethylamid:** LSD, LSD-25, Lysergidum, 9,10-Didehydro-N,N-diethyl-6-methylergolin-8β-carboxamid; (s.a. Secale cornutum); $C_{20}H_{25}N_3O$, $M_r$ 323.42. Schmp. 80-85°C. Farblose Kristalle. **Wirk.:** Psychotomimetikum, partieller Serotoninantagonist; verursacht schon in geringsten Spuren (0.0002 mg/kg KG) schizophrenieähnliche psych. Störungen, führt zu optischen u. akustischen Halluzinationen mit stimmungsabhängigen Farben (depressiv: dunkelgrün, blau; gute Stimmung: rot, hellgrün) u. Verzerrung des Zeitgefühls; rasche Toleranzentwicklung; Entwicklung einer psychischen, aber keiner körperlichen Abhängigkeit; große therapeutische Breite; Suizidgefahr bei „Badtrip" od. infolge Selbstüberschätzung (Gefühl, fliegen zu können); im Tierversuch teratogen. HWZ 70 min, Wirkungsdauer 6 bis 8 h.
**Lysigen:** durch Auflösen von Zellen gebildet, z.B. Ölbehälter.
**Lysimachia nummularia** L.: Fam. Primulaceae, Pfennigkraut (Europa). **Inhaltsst.:** Gerbstoffe, Flavanderivate, im Kraut das Enzym Primverase (spaltet Primveroside, vgl. z.B. Gaultherin), in Stengeln u. Wurzeln Saponine. **Anw.** volkst.: als Hustentee, Antidiarrhöikum, zur Wundbehandlung.
**HOM:** *Lysimachia nummularia:* frische, blühende Pflanze.
**Lysin:** (Abk. Lys) (S)-2,6-Diaminohexansäure, α-ε-Diaminocapronsäure; CAS-Nr. 56-87-1; $C_6H_{14}N_2O_2$, $M_r$ 146.2. Schmp. 224°C. **Strukturformel** s. Aminosäuren. Eine wichtige basische proteinogene essentielle Aminosäure, opt. aktiv. L-Lysin ist in Getreideproteinen u. in anderen pflanzlichen Nahrungsmitteln in begrenzter Menge vorhanden. Der Bedarf ist besonders f. das Kind u. das junge wachsende Tier hoch, da es speziell f. die Knochenbildung wichtig ist. Bei Fäulnis geht es in Cadaverin* über. **Anw.:** bei metabolischen Alkalosen, als Infusionslösung. Kontraind.: Azidose, Leberinsuffizienz.
**L-Lysinhydrochlorid:** L-Lysini hydrochloridum Ph.Eur.3; CAS-Nr. 657-27-2; $C_6H_{15}ClN_2O_2$, $M_r$ 182.7. Schmp. ca. 280°C (Zers.). Weißes, krist. Pulver; lösl. in Wasser, schwer lösl. in Ethanol.
**Lysin-Monohydrat:** Lysinum monohydricum; $C_6H_{14}N_2O_2 \cdot H_2O$, $M_r$ 164.2. **Off.:** DAB10.
**Lysinacetylsalicylat:** DL-Lysin-monoacetylsalicylat, Aspisol®, Delgesic®; CAS-Nr. 34220-70-7; $C_{15}H_{22}N_2O_6$, $M_r$ 326.34. Wasserlösliches Salz der Acetylsalicylsäure. **Anw.:** Analgetikum*, Antirheumatikum, Thrombozytenaggregationshemmer*; in Form von Injektionen. **Nebenw.:** Blutungen im Magen-Darm-Trakt, Übelkeit, Überempfindlichkeitsreaktionen.
**Lysine:** Verbindungen, die Zellen zersetzen können, z.B. Hämolysine (s. Hämolyse).
**Lysoform®:** s. Solutio Formaldehydi saponata.
**Lysokephaline:** s. Phosphatide.
**Lysol®:** s. Sapo Cresoli.
**Lysolecithin:** entsteht aus dem Lecithin* durch Abspaltung eines Moleküls Fettsäure, bewirkt Hämolyse der roten Blutkörperchen, s. Phospholipasen.
**Lyso-PAF:** s. PAF.
**Lysophosphatidsäuren:** s. Phosphatide.
**Lysosomales System:** spezifizierte Vakuolen, die eine Vielzahl von abbauenden Enzymen, die **lysosomalen Enzyme**, enthalten. Diese katalysieren den Abbau organischer Substanz.
**Lysosomen:** (*gr.* λύσις Auflösung, σῶμα Körper, Leib) Zellorganellen (0.25 bis 0.5 μm groß), die dem intrazellulären Abbau von organischer

Substanz dienen. Funktion: Größere Partikel (Viren, Bakterien, entartete Zellen), die von der Zelle durch Phagozytose*, u. kleinere Moleküle, die von der Zelle durch Pinozytose* aufgenommen werden, werden von den L. mit Hilfe der lysosomalen Enzyme beseitigt. Lysosomale Defekte führen zu Speicherkrankheiten.

**Lysotypie:** s. Phagentypisierung.

**Lysozym:** *syn.* Muramidase (*engl.* auch Endolysine); eine weitverbreitete Hydrolase, die in Pflanzen, Wirbellosen u. Wirbeltieren vorkommt, v.a. in Tränenflüssigkeit, Nasen- u. Darmschleim, Blutplasma u. Muttermilch; in Bakteriophagen*; in bestimmten Leukozyten*. L. wirkt bakterizid, indem es die β-1,4-Bindung zwischen N-Acetylglucosamin u. der N-Acetylmuraminsäure von Murein* hydrolysiert. L. besteht aus einer Kette mit 129 Aminosäuren u. 4 Disulfidbrücken mit einer $M_r$ von 14200 bis 14600. Lysozyme der Bakteriophagen bestehen aus 157 od. 164 Aminosäuren u. stellen entweder Endoacetylmuramidasen od. Endoacetylglucosamidasen dar.

**Lyssa:** *syn.* Rabies, Tollwut, Wasserscheu; Erreger: Tollwut-Virus, ein Rhabdovirus; s. Tollwut.

**Lysthenon®:** s. Suxamethoniumchlorid.

**Lythrum salicaria** L.: Fam. Lythraceae, Blutweiderich (Europa, Nordamerika). **Inhaltsst.:** im Kraut ca. 5% Gerbstoff, wenig äther. Öl. **Anw. volkst.:** Antidiarrhöikum, Adstringens, als Wundheilmittel.

**Lytikum(a):** Wirkstoff, der zum Abfall od. zur Aufhebung der Wirkung eines körpereigenen Überträgerstoffes durch Rezeptorblockade od. -hemmung führt, bzw. eine best. Wirkung aufhebt; z.B. Sympatholytikum*, Parasympatholytikum*, Spasmolytikum*, Tokolytikum*.

**Lytisch:** (*gr.* λύσις Auflösung) lösend, abfallend.

**Lytta vesicatoria:** s. Canthariden.

**Lyxose:** eine Pentose, **Strukturformel** s. Kohlenhydrate.

# M

**M:** **1.** Symbol f. das Präfix Mega (Zehnerpotenzfaktor für $10^6$); **2.** römische Zahl f. Tausend (mille).

**m:** **1.** Symbol f. das Präfix Milli* (Zehnerpotenzfaktor für $10^{-3}$); **2.** Symbol f. meta*, Meter, molar (s. Molarität), Masse*, Molalität* (neben b) u.a.

**μ:** gr. Buchstabe my, Symbol f. das Präfix Mikro (Zehnerpotenzfaktor für $10^{-6}$).

**m.:** Abk. f. misce, misceatur (lat.): mische, es werde gemischt.

**mA:** Milliampere (1/1000 Ampere*).

**Maastrichter Verträge:** s. Europäische Union.

**Macadamia ternifolia** F. v. Muell.: Fam. Proteaceae (Od. Proteales) (Australien). Stpfl. v. **Oleum Macadamiae:** Makadamiaöl; das durch Pressen gew. fette, ev. raffinierte, Öl der Samen (Makadamianüsse), ev. unter Zusatz v. Stabilisatoren. VZ 190 bis 200. **Off.:** DAC86. **Anw.:** zur Herst. v. Haut- u. Körperpflegemitteln.

**Macassarkerne:** Fructus Bruceae, s. Brucea amarissima (B. sumatrana).

**Maceratio:** s. Mazeration.

**Maceratum(a):** s. Mazerate.

**Machandelbeeren:** s. Juniperus communis.

**Mache-Einheit:** Abk. M.-E.(ME), nicht mehr zugelassene Einheit f. radiolog. Konzentration (in Wässern usw.) als Rn/L; 1 MR = $3.64 \cdot 10^{-10}$ Curie/L; 1 ME = 3.64 Eman*.

**Macis:** s. Myristica fragrans.

**Macisöl:** Oleum Myristicae, s. Myristica fragrans.

**Maclura tinctoria:** s. Chlorophora tinctoria.

**Macocyn®:** s. Oxytetracyclin.

**Macrocystis pyrifera** (L.) C.Ag.: Fam. Lessoniaceae, (Giant) Kelp (Pazifikküsten von Kalifornien, Mexiko). Eine Braunalge*, die 50 bis 70 m lang wird. **Inhaltsst.:** 14 bis 21% Alginsäure mit 20 bis 40% Guluronsäure, L-Fucose, zahlreiche Spurenelemente u. B-Vitamine. **Anw.:** Futtermittel, Herst. v. Alginsäure*.

**Macrodex®:** Dextran 60, s. Dextrane.

**Macrogole:** Macrogol(um) 300 Ph.Eur.3, Macrogol(um) 400 Ph.Eur.3, Macrogol(um) 1 000 Ph.Eur.3, Macrogol(um) 1 500 Ph.Eur.3, Macrogol(um) 3 000 Ph.Eur.3, Macrogol(um) 4 000 Ph.Eur.3, Macrogol(um) 6 000 Ph.Eur.3, Macrogol(um) 20 000 Ph.Eur.3, Macrogol(um) 35 000 Ph.Eur.3, s. Polyethylenglykole.

**Macrogolglycerolhydroxystearat:** Macrogolglyceroli hydroxystearas, Polyoxyethylenglycerol-tri-hydroxystearat 40, Tagat® R40, Cremophor® RH 40. Umsetzungsprodukt von 1 mol hydriertem Rizinusöl mit 40 bis 45 mol Ethylenoxid. Halbflüssig (weiße Paste, die bei Raumtemperatur teilweise zu einer farblosen Flüssigkeit geschmolzen sein kann), lösl. in Wasser u. verschiedenen Alkoholen, mischbar mit Rizinusöl, Fettalkoholen u. Fettsäuren, wenig lösl. in heißem Wasser. Ep. 20 bis 30°C; HLB-Wert* ca. 13, SZ max. 2, OHZ 55 bis 80, IZ max. 2, VZ 45 bis 65; max 2% Wasser. **Off.:** DAB10. **Anw.:** s. Macrogol-1000-glycerolmonostearat.

**Macrogol-1500-glyceroli tri-ricinoleas:** s. Macrogol-1500-glycerol-tri-ricinoleat.

**Macrogol-1000-glycerolmonolaurat:** Macrogol-1000-glyceroli monolauras, Polyoxyethylenglycerolmonolaurat, Polyoxyethylenglycerolum monolaurinicum, Polyoxyethylenglykol(1000)glycerolmonolaurat, PEG-20-glycerollaurat; CAS-Nr. 51248-32-9. Hauptsächlich Monolaurat des Glycerolmonoethers mit Polyethylenglykol (mittlerer Polymerisationsgrad ca. 20), ein Umsetzungsprodukt von 1 mol Glycerollauraten, hauptsächl. Glycerolmonolaurat, mit 20 mol Ethylenoxid. Ölige Flüss. HLB-Wert* ca. 16. $d_{20}^{20}$ ca. 1.08. IZ max. 4.0. **Off.:** DAC86. Weitere Eigenschaften u. Anw. s. Macrogol-1000-glycerolmonostearat.

**Macrogol-1000-glycerolmonooleat:** Macrogol-1000-glyceroli monooleas, Polyoxyethylenglycerolmonooleat, Polyoxyethylenglycerolum monooleinicum, Polyoxyethylenglykol(1000)glycerolmonooleat, PEG-20-Glycerololeat,; CAS-Nr. 51192-09-7. Hauptsächlich Monooleat des Glycerolmonoethers mit Polyethylenglykol (mittlerer Polymerisationsgrad ca. 20), ein Umsetzungsprodukt von 1 mol Glycerololeaten, hauptsächl. Glycerolmonooleat, mit 20 mol Ethylenoxid. Ölige Flüss. HLB-Wert* ca. 15. $d_{20}^{20}$ ca. 1.07. IZ 21 bis 27. **Off.:** DAC86. Weitere Eigenschaften u. Anw. s. Macrogol-1000-glycerolmonostearat.

**Macrogol-1000-glycerolmonostearat:** Macrogol-1000-glyceroli monostearas, Polyoxyethylenglycerolmonostearat, Polyoxyethylenglycerolum monostearinicum, Polyoxyethylenglykol(1000)glycerolmonostearat, PEG-20-glycerolstearat, Tagat® S2; CAS-Nr. 51158-08-8. Hauptsächlich Monostearat des Glycerolmonoethers mit Polyethylenglykol (mittlerer Polymerisationsgrad ca. 20), ein Umsetzungsprodukt von 1 mol Glycerolstearaten, hauptsächl. Glycerolmonostearat, mit 20 mol Ethylenoxid. Substanzen mit höherem Polymerisationsgrad haben höhere HLB-Werte* (um 16) u. eine niedrigere OHZ u. VZ. Halbflüssig, mit Wasser u. niederen Alkoholen mischbar, prakt. unlösl. in flüssigem Paraffin u. fetten Ölen. HLB-Wert* ca. 15. $d_{20}^{20}$ ca. 1.07. IZ max. 2. VZ 40 bis 60. **Off.:** DAC86. **Anw.:** Nichtionischer O/W-Emulgator in Emulsionen u. Cremegrundlagen, Netzmittel u. Lösungsvermittler. Inkomp.: s. Polysorbate.

**Macrogol-1500-glycerol-tri-ricinoleat:** Macrogol-1500-glyceroli tri-ricinoleas, Polyoxyethylenglycerol-tri-ricinoleat 35, Polyoxyethylenglycerolum triricinoleinicum 35, Polyoxyl-35-rizinusöl, Poly(oxyethylen)-35-rizinusöl, Glycerolum polyoxyethylenum-tri-ricinoleinicum 35, Glycerolpolyoxyethylen-tri-ricinoleat 35; CAS-Nr. 61791-12-6. Ein Umsetzungsprodukt von Rizinusöl mit Ethylenoxid. Hauptsächlich Glyceroltriether mit Polyethylenglykol (insgesamt ca. 35 Einheiten), wobei jede dieser 3 Polyethylenglykolketten endständig mit Ricinolsäure verestert ist. Gelbe Flüss. Löslichkeiten: s. Polyoxyethylenglyceroltri-hydroxystearat 40. Viskosität bei 25°C: ca. 750 mPa·s; HLB-Wert* ca. 13. $d_{20}^{20}$ ca. 1.05. SZ max. 2, OHZ 65 bis 80, IZ 25 bis 35, VZ 63 bis 73. **Off.:** DAC86. **Anw.:** Emulgator f. wasserunlösliche, enteral od. parenteral zu applizierende Wirkstoffe; vgl. Macrogol-1000-glycerolmonostearat. **Nebenw.:** allerg. Reaktionen sind möglich.

**Macrogoli 400 stearas:** s. Macrogolstearat 400.

**Macrogolsalbe:** s. Unguentum Polyethylenglycoli.

**Macrogolstearat 400:** Macrogoli 400 stearas, Macrogoli 400 monostearas, Polyethylenglykol-400-stearat, Poly(a)ethylenglycolum 400 stearicum, Polyäthylenglykol-400-stearat, α-Hydro-ω-stearoyloxy-poly(oxyethylen)-n (n ca. 8), Cremophor S9®; CAS-Nr. 9004-99-3. 400 entspricht der mittleren Molekülmasse $M_r$ des Polyethylenglykol-Anteils. Gelblichweiß, salbenartige Konsistenz; in Wasser leicht dispergierbar, jedoch unlösl. in Wasser, leicht lösl. in Chloroform, Ethanol 90% u. Ether. Tropfpunkt 26 bis 31°C; SZ. max. 2, OHZ 80 bis 105; VZ 88 bis 98; HLB* 11.6 bis 12.0. **Off.:** DAB10, ÖAB94, Ph.Helv.7. **Anw.:** nichtionische O/W-Emulgatoren.

**Macropiper:** s. Piper longum.

**Macrosalb-[$^{99m}$Tc]Technetium-Injektionslösung (-suspension):** s. Technetium[$^{99m}$Tc]-Macrosalb-Injektionslösung.

**Macula(e):** Fleck(e); **Emaculatio:** Fleckentfernung.

**Madagaskar-Manna:** s. Dulcit(ol).

**Madar:** Calotropis gigantea*.

**Madarwurzelrinde:** Cortex Calotropidis radicis, s. Calotropis gigantea.

**Madelung-Konstante:** für die Berechnung der Gitterenergie* wichtige Konstante, deren Wert nur von der Gittergeometrie abhängig ist; verschiedene Substanzen des gleichen Gittertyps haben dieselbe M.-K.

**Madenwurm:** Enterobius vermicularis (*syn.* Oxyuris vermicularis); Darmparasit, vor allem bei Kindern.

**Madribon®:** s. Sulfadimethoxin.

**Mädesüß:** s. Filipendula ulmaria.

**Märzveilchenwurzelstock:** Rhizoma Violae, s. Viola odorata.

**Mäule-Reaktion:** dient zum Nachw. von Lignin, mit Lignin inkrustierten Zellwänden u. Phenylpropankörpern mit OH- u. $CH_3O$–Gruppen. Schnitte bzw. das Pulver von Drogen werden f. 5 min in eine 1%ige wäßrige Kaliumpermanganatlösung eingebracht, anschließend wird mit Wasser gewaschen (mit Hilfe von Filterpapier Wasser durch das Präparat saugen), dann läßt man 2 min Salzsäure 12.5% einwirken, wäscht nochmals mit Wasser u. gibt schließlich Ammoniaklösung 10% zu; es kommt zur Rotfärbung der verholzten Wände.

**Mäuse:** Erregerreservoir f. zahlreiche Seuchenerreger, Salmonellen, Spirillen, Leptospiren, Borrelien, Rickettsien.

**Mäusedorn:** s. Ruscus aculeatus.

**Mäuseeinheit:** M.E. (Ratteneinheit: R.E.), diente zur Standardisierung von Hypophysenvorderlappen-Präparaten u. v. Vitaminen.

**Mäusezwiebel:** Urginea maritima*.

**Mafenid** INN: Mesudin, 4-Aminomethyl-benzolsulfonamid, Sulfabenzamin, Homosulfamidum, Marfanil®; CAS-Nr. 138-39-6; $C_7H_{10}N_2O_2S$, $M_r$ 186.25. Schmp. 151-152°C aus Ethanol. Lösl. in verdünnten Alkalilösungen u. Säuren. Sulfonamid, das durch p-Aminobenzoesäure nicht inaktiviert wird. **Anw.:** Chemotherapeutikum*; lokal zur Vorbeugung u. Behandlung von Infekten durch Pseudomonas aeruginosa, bei Verbrennungen 2. u. 3. Grades; Behandlung u. Vorbeugung von Infekten am Auge. **Übl. Dos.:** Topikal: 11%; Verbrennungen 8.5%; Augentropfen 5%.

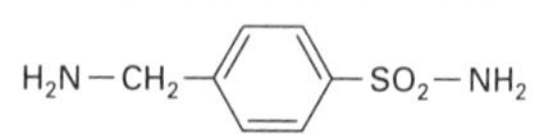

Mafenid

**Mafenidhydrochlorid:** Mafenidi hydrochlorici, Aminomethylbenzolsulfonamidum hydrochloricum, Homosulfanilamidhydrochlorid; $C_7H_{11}ClN_2O_2S$, $M_r$ 222.7. Weißes, krist. Pulver. Lösl. in 3 T. Wasser, 100 T. Ethanol. **Off.:** ÖAB90 (bis 1996). **Übl. Dos.:** 5% in Pudern u. Salben. Gebräuchl. ist auch Mafenidacetat, Mafenidpropionat. Vgl. Sulfatolamid.

**Magaldrat** INN: Pentaaluminium-decamagnesium-hentriaconta-hydroxid-bis(sulfat)-n-Hydrat, Riopan®; CAS-Nr. 74978-16-8; $Al_5H_{31}Mg_{10}O_{39}S \cdot n\ H_2O$, $Al_5Mg_{10}(OH)_{31}(SO_4)_2 \cdot n\ H_2O$. **Anw.:** Antazidum.

**Magellanischer Zimt:** Magalhaesischer Zimt, Cortex Winteranus verus, s. Drimys winteri.

**Magen:** (*lat.* ventriculus Magen); Magengeschwür, Ulcus ventriculi.

**Magen-Darm-Mittel:** s. Stomachika, Acida, Antazida, Anti-Ulcusmittel, Gastrokinetika, Karminativa, Abführmittel, Antidiarrhöika, Antiemetika etc.; vgl. Magen- sowie Magen- u. Darmtee.

**Magen-Darm-Trakt:** s. Gastrointestinaltrakt.

**Magenelixier, Hoffmanns-Magenelixier:** Elixier Aurantii compositum*.

**Magensaft:** farblose, wäßrige Flüssigkeit mit einer Dichte von ca. 1.007 g/cm³, die schwache Opaleszenz aufweist. Der Säuregehalt ist variierend (pH 0.9 – 2.3) u. beruht im wesentlichen auf dem Gehalt an Salzsäure. Die Oberflächenspannung beträgt 35 bis 50 mN·m$^{-1}$ (dyn/cm). Der M. wird von den Mucosazellen der Magenschleimhaut sezerniert (1 bis 3 L/d) u. enthält neben der Salzsäure Enzyme (Pepsin*, Gastricin*), Intrinsic factor*, Mukoproteine u. Mineralstoffe.

**Magensaftresistente Kapseln:** dünndarmlösliche Kapseln, s. Capsulae.

**Magensaftresistenz:** s. Arzneiformen, Magensaftresistente.

**Magenta:** s. Fuchsin.

**Magentee:** das NRF kennt 6 Teemischungen versch. Zstzg. mit den Bezeichnungen: Magentee I, II, III, IV, V, VI. Bestandteile: Angelikawurzel, Enzianwurzel, Melissenblätter, Pomeranzenschale, Schafgarbenkraut, Tausendgüldenkraut, Wermutkraut, Anis, Fenchel, Korianderfrüchte, Pomeranzenblüten, Rosmarinblätter, Salbeiblätter, Brombeerblätter, Kornblumenblüten, Zimtrinde, Löwenzahn, Ringelblumenblüten. **Anw.:** bei leichteren Magenbeschwerden u. zur Appetitanregung; eine Tasse frisch bereiteten Tee mäßig warm eine halbe Stunde vor den Mahlzeiten; vgl. Species amaricantes bzw. Species amaro-aromaticae.

**Magen- u. Darmtee:** nach NRF werden 12 Teemischungen versch. Zusammensetzung unterschieden (Magen- u. Darmtee I bis XII). Bestandteile sind: Anis, Fenchel, Korianderfrüchte,

Kümmel, Kamillenblüten, Pfefferminzblätter, Baldrianwurzel, Melissenblätter, Malvenblüten, Ringelblumenblüten, Zimtrinde, Angelikawurzel, Kornblumenblüten, Schafgarbenkraut, Süßholzwurzel. **Anw.:** Beschwerden wie Völlegefühl, Blähungen u. leichte Magen-Darm-Störungen; nervöse Magen-Beschwerden; eine Tasse frisch bereiteten Tee warm zwischen den Mahlzeiten; vgl. Species carminativae.

**Magenwein:** s. Vina medicata.

**Magermilch:** s. Milch.

**Magisterium Bismuti:** Bismutum subnitricum, s. Bismutnitrat, Basisches.

**Magistralformeln:** Formulae magistrales, Reichsformeln (RF), Deutsche Rezept-Formeln (DRF), Formulae magistrales Berolinenses (FMB), Praescriptiones Magistrales (PM), Formularium Helveticum (FH), Formulae Austriacae (FA), Neues Formularium Austriacum (NFA), Neues Rezeptur-Formularium (NRF) u.a. erprobte ärztliche Vorschriften (magister Meister).

**Magma:** Anorganische Gele, s. Gele.

**Magma Bismuthi:** s. Lac Bismuti.

**Magma Magnesiae:** Magnesiamilch*.

**Magnalium:** Legierung von Magnesium mit Aluminium.

**Magnesia alba:** s. Magnesiumcarbonat, leichtes, basisches.

**Magnesia carbonica:** Magnesium carbonicum, s. Magnesiumcarbonat, schweres, basisches.

**Magnesia chlorata:** s. Magnesiumhypochlorit.

**Magnesia citrica effervescens:** Magnesii citratis granulatum effervescens, Magnesiumcitrat-Brausegranulat, Brausendes Magnesiumcitrat. Nach Ph.Helv.7 mit einem Geh. von 2.7 bis 3.6% Mg, 39.0 bis 44.0% Natriumhydrogencarbonat u. 44.0 bis 52.0% Citrat-Ionen. Herst.: 5 T. basisches Magnesiumcarbonat, 21 T. wasserfreie Citronensäure u. 4 T. Wasser werden nach beendeter Umsetzung bei 80°C getrocknet u. gesiebt (250), 17 T. Natriumhydrogencarbonat u. 4 T. Saccharose zugemischt u. mit absolutem Ethanol granuliert. **Anw.:** mildes Laxans.

**Magnesia, Gebrannte:** Magnesia usta, Magnesium oxydatum, s. Magnesiumoxid.

**Magnesiamilch:** Magma Magnesiae, Milk of Magnesia, Cream of Magnesia; Aufschwemmung von Magnesiumhydroxid in Wasser, 6.5-8.5% $Mg(OH_2)$, häufig mit Zusatz v. 0.1% Citronensäure. Früher hauptsächl. in USA u. England als Mittel gegen Sodbrennen u. als leichtes Abführmittel gebräuchl.

**Magnesiamischung:** Reagenz, Magnesiamixtur*.

**Magnesiamixtur:** Magnesiumammoniumchloridlösung; Reagenz DAB6, zum Nachw. u. Bestimmung der Phosphorsäure sowie zur quantitativen Ausfällung von Arsen; 1 T. Magnesiumchlorid u. 1.4 T. Ammoniumchlorid sind in einer Mischg. von 7 T. Ammoniakflüssigkeit u. 15 T. Wasser zu lösen. Nach mehrtägigem Stehen wird die Lsg. filtriert.

**Magnesia muriatica:** s. Magnesiumchlorid.

**Magnesiastäbchen:** dünne, ca. 15 cm lange Stäbchen aus Magnesiumoxid*, die an Stelle von Platindraht bei Flammenfärbungen u. bei Reaktionen mit der Borax- od. Phosphorsalzperle verwendet werden.

**Magnesia usta:** Magnesium oxydatum, s. Magnesiumoxid.

**Magnesii aspartas:** s. Magnesiumhydrogenaspartat.

**Magnesii carbonas:** s. Magnesiumcarbonat, leichtes, basisches.

**Magnesii carbonas ponderosus:** s. Magnesiumcarbonat, schweres, basisches.

**Magnesii chloridum:** s. Magnesiumchlorid.

**Magnesii citratis granulatum effervescens:** s. Magnesia citrica effervescens.

**Magnesii hydroxidum:** s. Magnesiumhydroxid.

**Magnesii oxidum leve:** s. Magnesiumoxid.

**Magnesii oxidum ponderosum:** s. Magnesiumoxid.

**Magnesii peroxidum:** s. Magnesiumperoxid.

**Magnesii stearas:** s. Magnesiumstearat.

**Magnesii subcarbonas levis:** s. Magnesiumcarbonat, leichtes, basisches.

**Magnesii subcarbonas ponderosus:** s. Magnesiumcarbonat, schweres, basisches.

**Magnesii sulfas:** s. Magnesiumsulfat.

**Magnesii trisilicas:** s. Magnesiumtrisilicat.

**Magnesit:** Talkspat, Mineral, Magnesiumcarbonat, $MgCO_3$.

**Magnesium:** Mg, Erdalkalimetall, $A_r$ 24.305, 2wertig, OZ 12. Silberweißes, glänzendes Metall, entdeckt v. Davy (1808). D. 1.74, Schmp. 650°C; Sdp. ca. 1100°C; hämmer- u. walzbar; verbrennt mit blendend weißem Licht zu Magnesiumoxid MgO, leicht lösl. in Säuren, unlösl. in Alkalien; kaltes Wasser greift M. wegen Ausbildung einer $Mg(OH)_2$–Schutzschicht nur sehr langsam, warmes Wasser schneller an. Starkes Reduktionsmittel. Nat. nur gebunden als $MgCO_3$ (Magnesit), $MgCO_3 \cdot CaCO_3$ (Dolomit), Talk ($Mg_3Si_4O_{10}(OH)_2$), Meerschaum*, Kainit ($KMgClSO_4 \cdot 3\ H_2O$). In der Erdrinde insgesamt zu 1.9% enthalten sowie im Meerwasser u. Mineralwässern, auch im Chlorophyll*. Der menschliche Körper enthält ca. 30 g Mg, davon 50 bis 70% in den Knochenmineralien; tgl. Bedarf: 0.2 bis 0.3 g. Mg spielt im Körper eine wichtige Rolle als Elektrolyt u. als Aktivator vieler Enzyme vor allem bei der Biosynthese der DNS u. RNS. Darst.: durch Elektrolyse von geschmolzenem wasserfreiem Magnesiumchlorid (Carnallit). **Anw.:** hauptsächl. in Form von Legierungen (den sog. Leichtmetallen: Magnalium*, Hydronalium*, Duraluminium*, Elektron*), beim Flugzeug-, Schiffsbau usw. sowie in der Feuerwerkerei, früher in der Photographie Magnesium-Blitzlicht*; als Reduktionsmittel zur Darstellung von Grignard-Verbindungen*; zum Trocknen von Methanol. **Nachw. der Magnesiumverbindungen: 1.** Natronlauge fällt aus d. Lsgen. weißes Magnesiumhydroxid, lösl. in Ammoniumsalzlsg. **2.** Sodalsg. fällt bas. Magnesiumcarbonat. lösl. in Ammoniumsalzlsg. **3.** $Na_2HPO_4/NH_3$–Lsg. fällt weißes Ammonium-magnesiumphosphat, sehr schwer lösl.

**HOM:** *Magnesium metallicum* (HAB1.5), Magnesium.

**Magnesiumacetat:** Essigsaures Magnesium, Magnesium aceticum; $(CH_3COO)_2Mg \cdot 4\ H_2O$, $M_r$ 214.5. D. 1.45. Darst.: durch Auflösen von Magnesiumcarbonat in 15%iger Essigsäure. Farblose, hygr. Kristalle, sehr leicht lösl. in Wasser u. Ethanol. **Anw.** med.: wie Magnesiumcitrat.

**Magnesium aceticum:** s. Magnesiumacetat.

**Magnesium-Aluminium-silicat-hydrat:** s. Almasilat.

**Magnesiumammoniumchloridlösung:** s. Magnesiamixtur.

**Magnesium-ammoniumphosphat:** s. Ammonium-magnesiumphosphat.

**Magnesium asparticum tetrahydricum:** s. Magnesiumhydrogenaspartat.

**Magnesium, Basisch-Kohlensaures:** Magnesium carbonicum, s. Magnesiumcarbonat, schweres, basisches.

**Magnesiumbenzoat:** Magnesium benzoicum, benzoesaures Magnesium; $(C_6H_5COO)_2Mg$. Darst.: durch Neutralisieren einer Benzoesäure-Lösung mit Magnesiumcarbonat. Weißes Pulver, leicht lösl. in Wasser. **Anw.** med.: früher als Antipyretikum u. Antiarthritikum.

**Magnesium, Benzoesaures:** s. Magnesiumbenzoat.

**Magnesium benzoicum:** s. Magnesiumbenzoat.

**Magnesiumblitzlicht:** 10 g Magnesiumpulver + 12 g Kaliumchlorat.

**Magnesiumborocitrat:** Magnesium boro-citricum. Zstzg.: 150 T. gebrannte Magnesia, 150 T. pulverisierte Borsäure, 500 T. pulverisierte Citronensäure, 200 T. Wasser. Die Pulver werden gemischt u. mit dem Wasser zu einem Brei angerührt, der nach seiner Erhärtung zu feinem Pulver verrieben wird.

**Magnesium boro-citricum:** s. Magnesiumborocitrat.

**Magnesiumbromid:** Magnesium bromatum; $MgBr_2 \cdot 6\ H_2O$. Farblose Kristalle, sehr leicht lösl. in Wasser. **Anw.:** früher als Sedativum (**Dos.:** 0.5-1 g).

**Magnesiumcarbonat, leichtes, basisches:** Magnesii subcarbonas levis Ph.Eur.3, Magnesium carbonicum praecipitatum, Magnesium subcarbonicum leve, Basisches Magnesiumcarbonat, Magnesia carbonica, Magnesia, Basisch-kohlensaures Magnesium; CAS-Nr. 39409-82-0; Zstzg. wechselnd: 3 $(MgCO_3)_3 \cdot Mg(OH)_2 \cdot 3\ H_2O$ od. 4 $(MgCO_3) \cdot Mg(OH)_2 \cdot 4\ H_2O$. D. 3.04. Weißes, sehr leichtes Pulver od. Stücke od. Ziegel, lösl. in kohlendioxidhaltigem Wasser u. Säuren, sehr schwer lösl. in Wasser (1:2500). Füllvolumen: 15 g Substanz nehmen ca. 150 mL ein (Ph.Eur.3). Darst.: Z.B. durch Umsetzen von Magnesiumsulfat mit Natriumcarbonat bei ca. 65°C; bei ca. 90°C entsteht schweres basisches Magnesiumcarbonat*. **Anw.: inn.** als Antazidum u. Kathartikum. **Zuber.:** Magnesium citricum effervescens* (Brausemagnesia; DAB6); Pulvis Magnesiae cum Rheo* (Kinderpulver; DAB6); **äuß.:** zu Zahnpulvern, Streupuder.

**Magnesiumcarbonat, neutrales:** Magnesium carbonicum neutrale; $MgCO_3 \cdot 3\ H_2O$. Darst.: durch Auflösen von Magnesiumsubcarbonat (basisches Magnesiumcarbonat) in kohlendioxidhaltigem Wasser. Weiße Kristalle, leicht lösl. in kohlendioxidhaltigem Wasser. **Anw.:** zu Brausepulvern.

**Magnesiumcarbonat, schweres, basisches:** Magnesii subcarbonas ponderosus Ph.Eur.3, Magnesium subcarbonicum ponderosum, Magnesium carbonicum praecipitatum ponderosum; CAS-Nr. 39409-82-0. **Anw.** u. Eigenschaften wie leichtes, basisches Magnesiumcarbonat*, aber schwereres Pulver; 15 g Substanz nehmen ca. 30 mL ein.

**HOM:** *Magnesium carbonicum* (HAB1): muß nach HAB1 dem schweren basischen Magnesiumcarbonat der Ph.Eur.3 entsprechen, Konstitutionsmittel; verord. z.B. b. nervenschwachen Personen, Spasmen u. Koliken der glatten Muskulatur, Schleimhauterkrankungen, chron. Darmkatarrhen, Neuralgien.

**Magnesium carbonicum leve:** s. Magnesiumcarbonat, leichtes, basisches.

**Magnesium carbonicum naturale:** s. Magnesit.

**Magnesium carbonicum neutrale:** s. Magnesiumcarbonat, neutrales.

**Magnesium carbonicum ponderosum:** s. Magnesiumcarbonat, schweres, basisches.

**Magnesium carbonicum praecipitatum:** s. Magnesiumcarbonat, leichtes, basisches.

**Magnesium carbonicum praecipitatum ponderosum:** s. Magnesiumcarbonat, schweres, basisches.

**Magnesium chloratum (cristallisatum):** s. Magnesiumchlorid.

**Magnesium chloratum siccatum:** s. Magnesiumchlorid, getrocknetes.

**Magnesiumchlorid:** Magnesii chloridum Ph.Eur.3, Magnesium chloratum (cristallisatum), Chlormagnesium; CAS-Nr. 7791-18-6; $MgCl_2 \cdot 6H_2O$, $M_r$ 203.33. Darst.: aus den Mutterlaugen der Kaliumchloridfabrikation od. durch Eintragen von $MgCO_3$ in 25%ige Salzsäure u. Eindampfen. Farblose, hygr. Kristalle, sehr leicht lösl. in Wasser, lösl. in Ethanol. **Anw.** med.: inn. als Laxans; **Dos.:** 1-3 g; zu Klistieren; zur Herst. v. Mineralwässern.

**HOM:** *Magnesium chloratum* (HAB1.4), Magnesia muriatica: Konstitutionsmittel; verord. z.B. b. Kopfneuralgien, Leber- Gallenerkrankungen mit Obstipation, pubertären Entwicklungsstörungen.

**Magnesiumchlorid, getrocknetes:** Magnesium chloratum siccatum; Geh. mind. 60% wasserfreies $MgCl_2$. Weiße Stücke od. Pulver.

**Magnesiumcitrat, (Neutrales):** Magnesii citras (neutrale), Magnesium citricum, citronensaures Magnesium; $(C_6H_5O_7)_2Mg_3 \cdot 14\ H_2O$. Darst.: gebrannte Magnesia u. Citronensäure mit Wasser anreiben, erhärten lassen u. pulverisieren. **Off.:** DAC86. **Anw.** med.: als mildes Kathartikum; **Dos.:** 4 bis 20 g.

**Magnesiumcitrat-Brausegranulat:** s. Magnesia citrica effervescens.

**Magnesium citricum:** s. Magnesiumcitrat.

**Magnesium citricum effervescens:** Brausemagnesia; Zstzg. nach DAB6: 5 T. Bas. Magnesiumcarbonat, 23 T. Citronensäure, 2 T. Wasser, 17 T. Natriumhydrogencarbonat, 4 T. mittelfein gepulverter Zucker.

**Magnesium, Essigsaures:** s. Magnesiumacetat.

**Magnesiumfluorosilicat:** s. Magnesiumhexafluorosilicat.

**Magnesium glycerinophosphoricum:** s. Magnesiumglycerophosphat.

**Magnesium Glycerinphosphorsaures:** s. Magnesiumglycerophosphat.

**Magnesiumglycerophosphat:** Magnesium glycerinophosphoricum, glycerinphosphorsaures Magnesium; $MgPO_4(C_3H_7O_2)$. Darst.: durch Neutralisieren von Glycerinphosphorsäure-Lösung mit Magnesiumcarbonat. Weißes Pulver, schwer lösl. in Wasser. **Anw.:** früher bei Schwächezuständen.

**Magnesiumhalogenalkyle:** s. Grignard-Reaktion.

**Magnesiumhexafluorosilicat:** Magnesiumfluorosilicat; $MgSiF_6 \cdot 6\ H_2O$. Weiße Kristalle od. krist. Pulver, leicht lösl. in Wasser. **Anw.:** als Härtungsmittel f. Mörtel u. Beton, zur Holzkonservierung (10%ige Lsg.).

**Magnesiumhydrogenaspartat:** Magnesiumsalz (2:1) der 2-Aminobersteinsäure. **Anw.:** bei Magnesium-Mangelzuständen, häufig in Kombination mit Kaliumaspartat. **Racemisches Magnesiumhydrogenaspartat-Tetrahydrat:** Magnesii aspartas racemicus tetrahydricus, Magnesium-DL-hydrogenaspartat, Magnesium asparticum tetrahydricum, Magnesium-bis-[(R,S)-2-aminohydrogensuccinat]-tetrahydrat; $C_8H_{12}MgN_2O_8 \cdot 4\ H_2O$, $M_r$ 360.6. Weißes, krist. Pulver; lösl. in Wasser von 20°C, leicht lösl. in siedendem Wasser, prakt. unlösl. in Ethanol. **Off.:** DAB10.

**Magnesiumhydrogenaspartat-Dihydrat:** Magnesium-L-hydrogenasparat Magnesii L-aspartas dihydricus, , Magnesium-bis-[(2S)-2-aminohydrogensuccinat]-dihydrat; $C_8H_{12}MgN_2O_8 \cdot 2\ H_2O$, $M_r$ 324.5. Weißes, krist. Pulver; sehr leicht lösl. in Wasser von 20°C, prakt. unlösl. in Ethanol. **Off.:** DAB10.

**Magnesiumhydrogencitrat, Wasserhaltiges:** Magnesii hydrogencitras hydricus, Magnesium hydrogenocitricum hydricum; CAS-Nr. 144-23-0. Enthält 8 bis 9% Mg. Weißes, hygr. Pulver; bis auf geringe Anteile lösl. in Wasser. **Anw.:** bei Magnesiummangel. Übl. Dos. ca. 4 mg/kg KG/d.

**Magnesiumhydrogenphosphat:** Magnesii hydrogenphosphas trihydricus Ph.Eur.3, Magnesiumhydrogenphosphat-Trihydrat, Magnesium phosphoricum, Magnesii phosphas, sekundäres Magnesiumphosphat, phosphorsaures Magnesium; $MgHPO_4 \cdot 3\ H_2O$, $M_r$ 174.4. D. 2.13. Nat. als Newberyt. Darst.: durch Auskristallisierenlassen einer Lsg. von Natriumphosphat u. Magnesiumphosphat. Weißes, krist. Pulver, lösl. in verd. Säuren, schwer lösl. in Wasser. **Anw.:** mildes Laxans.

**HOM:** *Magnesium phosphoricum* (HAB1.2): verord. z.B. b. Koliken der Hohlorgane, Sodbrennen, Krämpfen.

**Magnesiumhydroxid:** Magnesii hydroxidum Ph.Eur.3, Magnesium oxydatum hydricum; CAS-Nr. 1309-42-8; $Mg(OH)_2$, $M_r$ 58.34. Weißes, amorphes, geruchloses Pulver; in Wasser prakt. unlösl., leicht lösl. in verdünnt. Säuren; die wäßrige Suspension zeigt eine alkalische Reaktion gegen Phenolphthalein. **Anw.** med.: wie Magnesiumoxid* (s. Magnesiamilch).

**Magnesium hyperoxydatum:** Magnesium peroxydatum, s. Magnesiumperoxid.

**Magnesiumhypochlorit:** Magnesium hypochlorosum, Magnesia chlorata; $Mg(OCl)_2$. Darst.: durch Umsetzen von Chlorkalk mit Magnesiumsulfat. **Anw.** med.: nur in Lsg., wie Chlorkalklsg. zur Behandlung von Wunden; techn.: als Bleichmittel, wie Liquor Natrii hypochlorosi EB6.

**Magnesium hypochlorosum:** s. Magnesiumhypochlorit.

**Magnesiumhyposulfit:** s. Magnesiumthiosulfat.

**Magnesiumlactat:** Magnesium lacticum EB6. Magnesiumlactat, milchsaures Magnesium; $(CH_3CHOHCOO)_2Mg \cdot 3\ H_2O$, $M_r$ 256.4. Geh. mind. 79% wasserfreies Magnesiumlactat. Darst.: durch Eintragen v. Magnesiumcarbonat (basisch) in eine verd. Milchsäurelsg., eindampfen u. auskristallisieren lassen. Weißes, krist. Pulver od. Kristalle, lösl. in Wasser. Inkomp.: Carbonate, Phosphate (Fällung). **Anw.** med.: als mildes Laxans. **Dos.:** 0.5-5 g mehrmals tgl.

**Magnesium lacticum:** s. Magnesiumlactat.

**Magnesium metallicum:** s. Magnesium.

**Magnesium, Milchsaures:** s. Magnesiumlactat.

**Magnesiumnitrat:** Magnesium nitricum; $Mg(NO_3)_2 \cdot 6\ H_2O$. Farblose, zerfließl. Kristalle, leicht lösl. in Wasser u. Ethanol.

**Magnesium nitricum:** s. Magnesiumnitrat.

**Magnesiumnitrid:** $Mg_3N_2$. Grünl.-graues Pulver. Darst.: durch Überleiten von Stickstoff über erhitztes Mg-Pulver. **Anw.:** zum Nachw. von Wasser (z.B in Alkoholkraftstoffen).

**Magnesiumorganische Verbindungen:** s. Grignard-Reaktion.

**Magnesiumorotat:** **Magnesiomorotat-Dihydrat**, Magnesii orotas dihydricus, Magnesium oroticum dihydricum, Orotsaures Magnesium, Magnesiumsalz der Orotsäure*; CAS-Nr. 27067-77-2; $C_{10}H_6MgN_4O_8 \cdot 2\ H_2O$, $M_r$ 370.5. Weißes Pulver, schwer lösl. in Wasser, prakt. unlösl. in Ethanol. **Off.:** DAC86. Anw. s. Orotsäure.

**Magnesiumoxid:** Magnesia usta, Magnesium oxydatum, gebrannte Magnesia; CAS-Nr. 1309-48-4; MgO, $M_r$ 40.31. Weißes, feines Pulver, in Wasser prakt. unlösl., in verd. Säuren unter Salzbildung lösl. Darst.: durch Erhitzen von Magnesiumcarbonat im Tiegel. Je nach Füllvolumen unterscheidet man zwischen einem **leichten M.** (Magnesii oxidum leve Ph.Eur.3; 15 g nehmen ca. 150 mL ein) u. einem **schweren M.** (Magnesii oxidum ponderosum Ph.Eur.3; 15 g nehmen ca. 30 mL ein). Für flüssige Arzneimittel u. nicht abgeteilte Pulver ist Magnesii oxidum leve, f. feste, abgeteilte Arzneimittel Magnesii oxidum ponderosum zu verwenden. **Anw.** med.: inn. als Antazidum bei Dyspepsien, Sodbrennen; äuß. zu Zahn- u. Streupulvern, in der Veterinärmedizin auch als Abführmittel.

**Magnesium oxydatum:** Magnesia usta, s. Magnesiumoxid.

**Magnesium oxydatum hydricum:** s. Magnesiumhydroxid.

**Magnesium-Perhydrol®:** s. Magnesiumperoxid.

**Magnesiumperoxid:** Magnesii peroxidum, Magnesium peroxydatum, Magnesiumsuperoxid, Magnesium-Perhydrol®; nach DAB10 ein Gem. von Magnesiumperoxid mit Magnesiumoxid, Geh. 24.0-28.0% $MgO_2$ ($M_r$ 56.31). Weißes, leichtes Pulver, in Wasser prakt. unlösl., in verdünnt. Säuren unter Zers. lösl. **Off.:** DAB10, ÖAB90, Ph.Helv.7. **Anw.** med.: als Antazidum (Dos. 1.0 g vor den Mahlzeiten); äuß. als Desodorans u. Bleichmittel, in Zahnpasten u. Zahnpulvern.

**Magnesiumphosphat, Sekundäres:** s. Magnesiumhydrogenphosphat.

**Magnesium phosphoricum:** s. Magnesiumhydrogenphosphat.

**Magnesium, Phosphorsaures:** s. Magnesiumhydrogenphosphat.

**Magnesiumsalicylat:** Magnesium salicylicum, Salicylsaures Magnesium; $Mg(C_6H_4OHCOO)_2 \cdot 4\ H_2O$, $M_r$ 370.6. Darst.: durch Eintragung von Magnesiumcarbonat (basisch) in eine wäßrige Salicylsäurelsg. Weißes bis schwach rötl., krist. Pulver, lösl. in Wasser u. Ethanol. **Anw.** med.: als Antirheumatikum 1.8 bis 4.8 g tgl. in mehreren Einzeldosen; bei Darminfektionen (obsolet); **Dos.:** 0.5 bis 2 g/d, bis 6 g.

**Magnesium salicylicum:** s. Magnesiumsalicylat.

**Magnesiumsalizylat:** s. Magnesiumsalicylat.

**Magnesium, Salizylsaures:** s. Magnesiumsalicylat.

**Magnesium, Schwefelsaures:** Magnesium sulfuricum, s. Magnesiumsulfat

**Magnesium, Schwefligsaures:** s. Magnesiumsulfit.

**Magnesiumsilicat:** $MgO \cdot SiO_2 \cdot n\ H_2O$. Nat. in vielen Mineralien: Meerschaum*, Talk, Asbest*. Weißes Pulver od. wäßriger Brei; entsteht als weißer, gallertartiger Ndschlg. beim Fällen von Magnesiumsalzlösungen mit Natronwasserglas. **Anw.:** als Sauerstoffstabilisator in Wasch- u. Bleichmitteln, ferner in der Kunststoffindustrie, als Filtermaterial, als geruchbindendes Mittel, in Wundstreupulvern usw.

**Magnesiumsilicofluorid:** s. Magnesiumhexafluorosilicat.

**Magnesiumstearat:** Magnesii stearas Ph.Eur.3, Magnesium stearicum, Magnesium stearinicum; CAS-Nr. 557-04-0, $(CH_3\text{–}(CH_2)_{16}\text{–}COO)_2Mg$, $M_r$ 591.3. Gem. der Magnesiumsalze von Fettsäuren, hauptsächl. der Ölsäure, Palmitinsäure u. der Stearinsäure. Gew. durch Umsetzung von MgO od. $MgCO_3$ mit Ölen u. Fetten unter Spaltung des Glycerids u. Bildung von Metallseifen u. Glycerol. Weißes, sehr feines, leichtes, sich fettig anfühlendes Pulver, haftet gut auf der Haut; unlösl. in Wasser, Ethanol, Ether; lösl. in heißem Ethanol, in Benzol. Trocknungsverlust max. 6%. SZ 195 bis 210. Inkomp.: sauer reagierende Stoffe, alkaliempfindliche Stoffe (z.B. Isonicotinsäurehydrazid, Acetylsalicylsäure, Aminophenazon, Aminsalze, Phenacetin, Sulfonamide), Eisensalze (Zers.). **Anw.:** als Schmier-, Gleit- u. Formentrennmittel in 0.1 bis 1%iger Konz. f. die Tablettierung u. Kapselabfüllung; in Pudern zur Verbesserung der Gleit- u. Deckfähigkeit; in Salben als konsistenzerhöhender u. stabilisierender Zusatz zur Fettphase. Wirkt an Grenzflächen als fester Emulgator. Bereits in gebräuchlichen Konz. kann sich das hydrophobe M. ungünstig auf die Freigabe des Wirkstoffes, den Zerfall u. besonders in Abhängigkeit von der Mischzeit von Tablettiermassen durch Filmbildung um die Partikeln auf die mechanische Festigkeit der Komprimate auswirken.

**Magnesium stearicum:** s. Magnesiumstearat.

**Magnesium stearinicum:** s. Magnesiumstearat.

**Magnesium subcarbonicum:** Magnesium carbonicum praecipitatum, s. Magnesiumcarbonat, leichtes, basisches.

**Magnesium subcarbonicum ponderosum:** s. Magnesiumcarbonat, schweres, basisches.

**Magnesium subsulfurosum:** s. Magnesiumthiosulfat.

**Magnesiumsulfat:** Magnesii sulfas Ph.Eur.3, Magnesium sulfuricum, Schwefelsaures Magnesium, Bitter-, Epsom-, Seydlitz-, Englisches o. Seidschützer Salz, Sal catharticum; CAS-Nr. 10034-99-8; $MgSO_4 \cdot 7\ H_2O$, $M_r$ 246.49 (wasserfrei $M_r$ 120.4). Darst.: Aus dem Mineral Kieserit ($MgSO_4 \cdot H_2O$) od. durch Auflösen von Magnesit ($MgCO_3$) in verd. Schwefelsäure. Farblose Kristalle, leicht lösl. in Wasser, prakt. unlösl. in Ethanol. **Anw.** med.: inn. als salinisches Abführmittel*. **Dos.:** 5-20 g in Wasser gelöst. Wird M. zu Pulvermischungen verordnet, so ist getrocknetes M. (s. nachstehend) zu verwenden. **Getrocknetes Magnesiumsulfat:** Magnesii sulfas siccatus, Magnesium sulfuricum siccatum: lösl. in ca. 3 T. Wasser, in Ethanol prakt. unlöslich. **Off.:** DAC86, ÖAB90. **Tox.:** Erhöhte Mg-Blutspiegel führen zu peripheren Lähmungen. Bei höheren Werten (ab ca. 0.3 mg/mL; Normalwert ca. 0.025 mg/mL) treten zentrale Lähmungen auf (Atemstillstand). Konzentrierte Lösungen des Salzes scheinen durch Reizung der Darmschleimhaut die Resorption zu begünstigen. Mengen von ca. 50 g können tödlich sein.

**HOM:** *Magnesium sulfuricum:* verord. z.B. b. Gallenleiden.

**Magnesiumsulfit:** Magnesium sulfurosum, Schwefligsaures Magnesium; $MgSO_3 \cdot 6\ H_2O$. Darst.: durch Einleiten von Schwefeldioxid in eine Lsg. von bas. Magnesiumcarbonat. Weißes, krist. Pulver, wenig lösl. in Wasser. Med. nicht mehr gebräuchlich.

**Magnesium sulfuricum:** s. Magnesiumsulfat.

**Magnesium sulfurosum:** s. Magnesiumsulfit.

**Magnesiumsuperoxid:** Magnesium peroxydatum, s. Magnesiumperoxid.

**Magnesiumthiosulfat:** Magnesiumhyposulfit, Magnesium thiosulfuricum, Magnesium subsulfurosum, unterschwefligsaures Magnesium; $MgS_2O_3 \cdot 6\ H_2O$. D. 1.82. Farblose Kristalle, lösl. in Wasser, unlösl. in Ethanol. **Anw.** med.: früher als Abführmittel, Cholagogum u. Muskelrelaxans, zur Narkose bisweilen mit Hexobarbital* kombiniert.

**Magnesium thiosulfuricum:** s. Magnesiumthiosulfat.

**Magnesiumtrisilicat:** Magnesii trisilicas Ph.Eur.3, Magnesium trisilicicum; CAS-Nr. 39365-87-2; hat wechselnde Zstzg., entspricht etwa $Mg_2Si_3O_8 \cdot x\ H_2O$. Geh. mind. 29.0% Magnesiumoxid u. mind. 65.0% Siliciumdioxid, ber. auf die geglühte Substanz. Geruch- u. geschmackloses Pulver, unlösl. in Wasser u. Ethanol. **Anw.** med.: als Antazidum.

**Magnesium trisilicicum:** s. Magnesiumtrisilicat.

**Magnesium, Unterschwefligsaures:** s. Magnesiumthiosulfat.

**Magnesiumzitrat:** s. Magnesiumcitrat.

**Magnete:** Sammelbegriff f. Formkörper aus magnetischen Werkstoffen (Permanentmagnete, Dauermagnete) od. Vorrichtungen, wie Spulen, die bei Stromdurchgang ein Magnetfeld aufbauen (Elektromagnete).

**Magneteisenstein:** s. Magnetit.

**Magnetit:** Ferrum oxydato-oxydilatum, Mineral, Eisen(II,III)-oxid, $Fe_3O_4$, nat. Magneteisenstein.

**Magnetochemie:** Teilgebiet der physikalischen Chemie, das sich mit den magnetischen

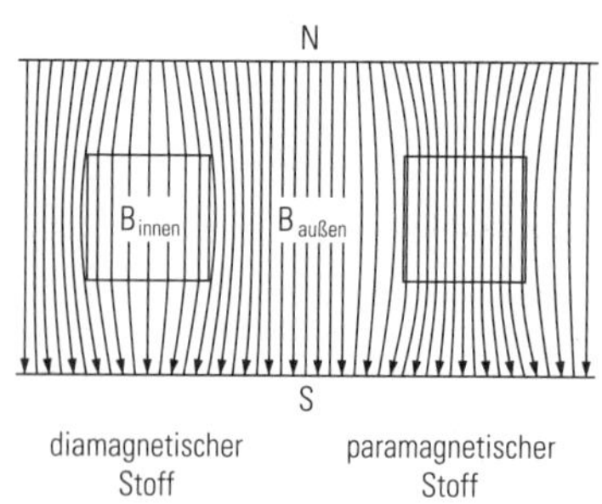


Magnetochemie:
Verhalten diamagnetischer und paramagnetischer Stoffe im homogenen Magnetfeld, veranschaulicht durch die Dichte von Feldlinien; B magnetische Induktion (magnetische Kraftflußdichte) [43]

Eigenschaften von Stoffen befaßt. Aus der Bestimmung des dia- od. paramagnetischen Charakters einer Substanz (s. Magnetwaage), lassen sich detaillierte Einblicke in die Elektronenkonfiguration von Verbindungen gewinnen. **Diamagnetisch** sind alle Stoffe, deren Moleküle od. Atome keine ungepaarten Elektronen aufweisen u. demzufolge auch kein magnetisches Moment – z.B. alle Edelgase. **Paramagnetisch** sind alle Stoffe mit ungepaarten Elektronen; ihre Moleküle od. Atome besitzen ein magnetisches Moment, stellen also kleine „Elementarmagnete“ dar, die sich in einem äußeren Magnetfeld ausrichten können. Besonders wichtig ist die Bestimmung der magnetischen Eigenschaften f. die Chemie von Komplexen* od. zur Feststellung der Wertigkeit von Atomen in Molekülen.

**Magnetopharmaka:** Diagnostika, die in der Lage sind, lokale magnetische Störfelder aufzubauen u. dadurch als Kontrastmittel bei der Magnetresonanztomographie* (MRT) eingesetzt werden können. Die physikalische Wirkung der Kontrastmittel besteht in der „magnetischen“ Beeinflussung der Signalintensität. Das diagnostische Potential der Kontrastmittel resultiert aus ihren lokal unterschiedlichen Gewebekonzentrationen, so extravasiert z.B. bei Hirntumoren mit Verletzung der Blut-Hirn-Schranke das Kontrastmittel in die Tumorareale u. ermöglicht die Abgrenzung zum gesunden Gewebe.

**T1-Kontrastmittel** führen zur Signalverstärkung (d. s. Komplexe paramagnetischer Ionen z.B. mit Gadolinium*-Verbindungen (Gadodiamid*, Gadopentetsäure*, Gadoteridol*) u. Mangan-$2^+$, was insbesondere der Darstellung von Hirntumoren dient. **T2-Kontrastmittel** hingegen führen zur Signalreduktion (z.B. magnetische Nanopartikel, vorwiegend Dextran-stabilisierte Eisenoxide (s. Ferristen) mit besonderer Kristallstruktur bzw. in Liposomen "verkapselt“ zur selektiven Auslöschung eines Organsignals; z.B. zur Differenzierung von Lebertumoren u. Metastasen.

Neben der diagnostischen Anwendung gibt es auch Ansätze zur **Therapie** mit M., dabei werden folgende Möglichkeiten untersucht: (1) Lokale Anreicherung über externe Magnetfelder (Versuch, Wirksubstanzen, die an superparamagnetische Partikel gekoppelt sind od. gemeinsam in Liposomen eingeschlossen sind, durch externe Magnetfelder im Zielorgan anzureichern od. zu fixieren). (2) Magnetisch gesteuerte Freisetzung (Ansatz ist im wesentlichen ein magnetisch betätigter Schalter zur Freisetzung von Wirksubstanzen). (3) Magnetische Erwärmung. Wie in den Fällen zuvor werden Magnetpartikel im Zielort phys. od. biol. angereichert. Mit Hilfe externer Hochfrequenzfelder kommt es zu einer lokalen Erwärmung mit Temperaturen von über 42.5 °C. Tumorzellen sterben unter diesen Bedingungen ab (Magnetfeld-Ferrit-Hyperthermie).

Die Sichtbarmachung des Wirkstoffes od. der Wirkstofffreisetzung im MRT durch Ankopplung an Gd-Chelate od. magnetische Eisenoxidpartikel dient der **Therapiekontrolle,** die sonst nur über radioaktiv markierte Wirkstoffe mit allerdings schlechterer Ortsauflösung möglich ist.

**Magnetquantenzahl:** s. Orientierungsquantenzahl.

**Magnetresonanz:** (engl.) magnetic resonance (Abk. MR), nuclear magnetic resonance (Abk. NMR), Kernspinresonanz, magnetische Kernresonanz. Atomkerne mit ungerader Protonen- und/oder Neutronenzahl haben einen Kernspin (Eigendrehimpuls)und entlang der Spinachse ein magnetisches Moment, z.B. $^1H$, $^2H$ (D), $^{13}C$, $^{17}O$. Im Gegensatz dazu verfügen Kerne mit gerader Protonen- u. Neutronenzahl über keinen Kernspin u. kein magnetisches Moment z.B. $^{12}C$, $^{16}O$. Die Ausrichtung der magnetischen Momente der Kerne mit Kernspin ist normalerweise statistisch verteilt, bringt man diese Kerne jedoch in ein äußeres Magnetfeld, so richten sich ihre magnetischen Momente parallel bzw. antiparallel zum äußeren Feld aus. Für die Energiedifferenz ΔE zwischen dem parallelen u. dem antiparallelen magnetischen Zustand gilt:

$$\Delta E = k \cdot H_0,\ k = \frac{h \cdot \gamma}{2\pi}$$

wobei γ das gyromagnetische Verhältnis (eine kernindividuelle Stoffkonstante) ist. Der Übergang vom parallelen in den antiparallelen Zustand erfordert Energie:

$$E = h \cdot \nu$$

daraus folgt

$$\nu = \frac{\gamma \cdot H_0}{2\pi}$$

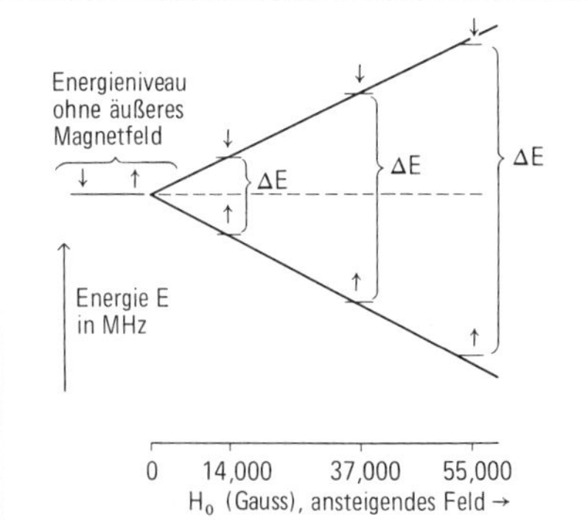


Magnetresonanz:
Aufspaltung des Spin-Energieniveaus eines Protons als Funktion des äußeren angelegten Magnetfeldes [1]

Die 1946 von Bloch u. Purcell entdeckte M. beruht darauf, daß in einem Magnetfeld ausgerichtete Kerne, elektromagnetische Wellen definierter Frequenzen absorbieren. Dabei wird ihre Ausrichtung zum äußeren Magnetfeld gestört, bei der Rückkehr in den ursprünglichen Zustand senden die Kerne ihrerseits meßbare elektromagnetische Signale aus. Diese Beobachtung führte zur Entw. der Kernresonanzspektroskopie (NMR-Spektroskopie, s. Spektroskopie), mit der molekulare Strukturen fester, flüssiger od. gasförmiger Stoffe ohne deren Zerstörung chem. analysiert werden können. Med. Anw. der M. bei der Magnetresonanztomographie*.

**Magnetresonanztomographie:** MRT, Kernspinresonanztomographie, ein nicht-invasives, bildgebendes Diagnoseverfahren, das auf dem Prinzip der Magnetresonanz* (NMR) beruht. Lokale Dichteunterschiede der Wasser- u. Fettprotonen u. deren Beweglichkeiten sind die den Gewebekontrast bestimmenden Größen. Magnetopharmaka* dienen als Kontrastmittel. Im Gegensatz zur Computertomographie* (CT), die allein die Absorption von Röntgenstrahlen zur Bildgebung nutzt, ermöglichen eine Vielfalt an Gewebeparametern sowie zahlreiche Geräteeinstellungen (Pulssequenzen) in der MRT eine sehr detaillierte bildliche Wiedergabe der untersuchten Gewebe. Ein weiterer wesentlicher Vorteil gegenüber der CT ist, daß die MRT nach heutigem Kenntnisstand als sehr risikoarm gilt u. nicht strahlenbelastend ist.

**Magnetrührer:** s. Rührer.

**Magnetwaage:** magnetische Waage; wichtiges Meßinstrument in der Magnetochemie*. Vorrichtung zur Bestimmung der magnetischen Suszeptibilität („Aufnahmefähigkeit") einer Substanz. Dabei wird nach Gouy die scheinbare Gewichtsveränderung einer Probe in einem inhomogenen Magnetfeld gemessen. Dabei unterscheidet man paramagnetische Stoffe (werden in das Magnetfeld hineingezogen, magnetische Suszeptibilität über 0) u. diamagnetische Stoffe (werden durch das Magnetfeld abgestoßen, magnetische Suszeptibilität unter 0).

**Magnevist®:** s. Gadopentetsäure.

**Magnoflorin:** $C_{20}H_{24}NO_4^+$, $M_r$ 342.5. Ein Benzylisochinolinalkaloid, (zus. mit Berberin*) charakteristisch f. viele Magnoliidae*.

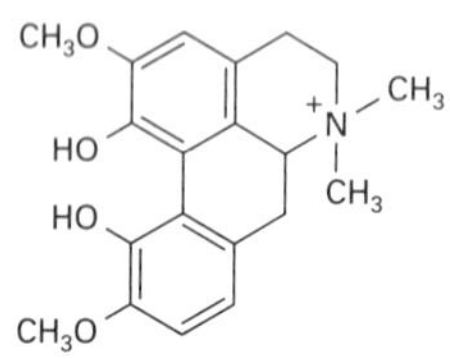

Magnoflorin

**Magnolia grandifloria** L.: Fam. Magnoliaceae, Großblütige Magnolie (heim. in Nordamerika, kult. in Europa, Zierstrauch od. -baum). **Inhaltsst.:** in den Blüten äther. Öl (Cineol, Sesquiterpene), Rutin; in der Rinde auch Magnoflorin*. **Anw.:** Aromatikum; bei Rheumatismus, früher gegen Malaria (Rinde).

**HOM:** *Magnolia grandifloria:* frische Blüten; verord. z.B. b. Rheumatismus.

**Magnoliatae:** s. Dikotyledonae.

**Magnolie, Großblütige:** s. Magnolia grandiflora.

**Magnoliidae:** *bot.* (Polycarpicae) Unterklasse der Magnoliatae (Dikotyledonae*) mit den Ordnungen: Magnoliales, Laurales, Piperales, Aristolochiales, Ranunculales, Papaverales u. Nymphaeales.

**Magnoliophytina:** *syn.* Angiospermae, Bedecktsamer; eine Unterabteilung der Spermatophyta* (Samenpflanzen); gliedern sich in die Klassen Magnoliatae (Dikotyledonae*) u. Liliatae (Monokotyledonae*).

**Mahonia aquifolium** (Pursh) Nutt.: (Berberis aquifolium Pursh) Berberidaceae, Mahonie (Nordamerika, in Europa Zierpflanze). **Inhaltsst.:** in Stamm- u. Wurzelrinde die Alkaloide Berberin, Oxyacanthin, Berbamin (kein Palmatin, wie in Berberis vulgaris).

**HOM:** *Mahonia aquifolium* (HAB1.5), Berberis aquifolium: getrocknete Rinde u. Zweigspitzen; verord. z.B. b. Schuppenflechte.

**Ma Huang:** s. Ephedra sinica.

**Maiapfel:** Maiapfelwurzel, s. Podophyllum peltatum.

**Maiblume:** s. Convallaria majalis.

**Maidis embryonis oleum:** s. Zea mays.

**Maiglöckchenkraut:** Herba Convallariae, s. Convallaria majalis.

**Maiglöckchentinktur:** s. Tinctura Convallariae.

**Maikurtee:** s. Species majales.

**Maillard-Reaktion:** nichtenzymatische Bräunungsreaktion in Arznei- u. Lebensmitteln; die Aminogruppen von Aminosäuren, Peptiden od. Proteinen reagieren mit der glykosidischen Hydroxylgruppe (reduzierender) Kohlenhydrate (z.B. auch Dihydroxyaceton*). Die Reaktion verläuft über die Bildung von Schiff-Basen*, die zu braunen Pigmenten kondensieren.

**Mairan:** s. Origanum majorana.

**Mairose:** s. Rosa.

**Mais:** s. Zea mays.

**Maisbrand:** s. Ustilago zeae.

**Maisgriffel:** Stigmata Maidis, s. Zea mays.

**Maiskeimöl:** s. Zea mays.

**Maisstärke:** s. Amylum Maydis.

**Majolen®:** Nicht splitternde Ampullen.

**Majonäsen:** s. Mayonnaisen.

**Majoran:** s. Origanum majorana.

**Majorana hortensis:** s. Origanum majorana.

**Majorana onites:** s. Origanum onites.

**Majoranöl:** Oleum Majoranae, s. Origanum majorana.

**Majoransalbe:** s. Unguentum majoranae.

**Majoran, Wilder:** s. Origanum vulgare.

**Major tranquilizer:** Neuroleptika, s. Psychopharmaka.

**MAK:** Abk. f. Maximale Arbeitsplatzkonzentration, der MAK-Wert bezeichnet die maximale Konzentration an schädlichen Stoffen am Arbeitsplatz, bei deren Einhaltung in 8-Stunden-Schichten die Gesundheit auch bei langfristiger Beschäftigung nicht beeinträchtigt wird. So wurde z.B. der MAK-Wert f. Blei mit 0.2 mg/m³ Luft festgelegt, f. Ozon mit 0.1 mL/m³ (entspricht 0.1 ppm), f. Propan mit 1000 ppm. Für karzinogene Stoffe lassen sich keine unbedenklichen Konzentrationen (MAK) angeben. Vgl. auch MIK.

**Makadamianüsse:** Makadamiaöl, s. Macadamia ternifolia.

**Makrocyclische Verbindungen:** *syn.* Makrocyclen; cyclische Verbindungen mit „großen" Ringen, d.h. mehr als 12 Ringgliedern (s. Krone, Kryptanden, Kryptate).

**Makroelemente:** diejenigen chem. Elemente, die von lebenden Organismen – im Gegensatz zu den Spurenelementen* – in relativ großer Menge benötigt werden. Hierzu gehören Calcium, Kalium, Natrium, Magnesium, Phosphor, Schwefel u. Chlor.

**Makrogamet:** s. Gameten.

**Makrogametangium:** s. Gametangium.

**Makrokonstante:** s. Hybridkonstante.

**Makrolid-Antibiotikum:** s. Antibiotika.

**Makrolide:** makrocyclische Verbindungen*, die eine Lacton-Gruppierung im Molekül tragen. Pharmazeutisch am bedeutsamsten sind die Makrolid-Antibiotika (s. Antibiotika). Eng verwandt sind die Ansamycine (s. Ansaverbindungen), die statt der Lacton- eine Lactam*-Gruppierung tragen.

**Makromoleküle:** (*gr.* μακρός groß) Moleküle mit einer $M_r$ über 10 000 (nach H. Staudinger); Riesenmoleküle, die vielfach Polymere* aufbauen. Hierzu gehören viele Naturstoffe (Cellulose, Pektine, Kautschuk, Chitine, Enzyme usw., s.a. Biopolymere) u. zahlreiche Umwandlungsprodukte v. Naturstoffen (vulkanisierter Kautschuk, Cellophan, Galalith usw.), sowie Polymerisations- u. Polykondensationsprodukte (Buna, Polystyrol, Perlon, Nylon usw.).

**Makrophagen:** s. Phagozyten.

**MAK-Wert:** s. MAK.

**Mal:** (franz., aus *lat.* malum) Krankheit, Übel.

**Mala:** (lat.) die Wange; malaris, zur Wange gehörend.

**Malabar-Bohnen:** Fructus Cardamomi, s. Elettaria cardamomum.

**Malabar-Kardamomen:** Fructus Cardamomi, s. Elettaria cardamomum.

**Malabar nut leaves:** Vasicablätter, s. Adhatoda vasica.

**Malabsorption:** gestörter Transport der Nahrungsstoffe in die Mucosazelle (oft aus unbekannter Ursache). Ihre Ursache kann aber auch in akuten od. chron. entzündlichen Veränderungen der Darmschleimhaut liegen; s.a. Zöliakie. Leitsymptome der Erkrankung sind Gewichtsabnahme, Massenstühle, Muskelschwäche, Haut- u. Schleimhautveränderungen u. Anämie.

**Malachit:** Kupfererz, Kupferspat; $CuCO_3 \cdot Cu(OH)_2$; smaragdgrüne, monokline Kristalle od. traubige Massen. Härte 4; in der Antike als Malerfarbe verwendet, heute hauptsächl. zu Schmucksachen.

**HOM:** *Malachit* (HAB1.3): verwendet wird das natürliche Mineral (mind. 95%).

**Malachitgrün:** Brillantgrün, Viride nitens, Bittermandelölgrün, Diamantgrün, Viktoriagrün; N, N-Diethyl-[4-(4-diethylaminobenzhydryliden)-2, 5-cyclohexadienyliden]-ammoniumhydrogensulfat; CAS-Nr. 633-03-4; $C_{27}H_{34}N_2O_4S$, $M_r$ 482.6. Triphenylmethanfarbstoff. Metallisch grün-glänzende od. gelbe Kristalle od. violettgrünes Pulver, lösl. in Wasser, Ethanol, Methanol, Amylalkohol m. blaugrüner Farbe. **Off.:** DAC86. **Anw.:** Antiseptikum, bei Candidosen, Fuß- u. Handmykosen als 0.5%ige Lösungen od. Cremen; als Indikator f. Titrationen schwacher Basen in Eisessig.

**Malaprade-Reaktion:** Bildung von Aldehyden bzw. Ketonen aus 1,2-Glykolen durch oxidative Kohlenstoff-Kohlenstoff-Spaltung der beiden hydroxylierten Kohlenstoffatome mit Periodsäure. In der Chemie der Kohlenhydrate dient diese Reaktion als wichtiges Hilfsmittel zur Strukturaufklärung.

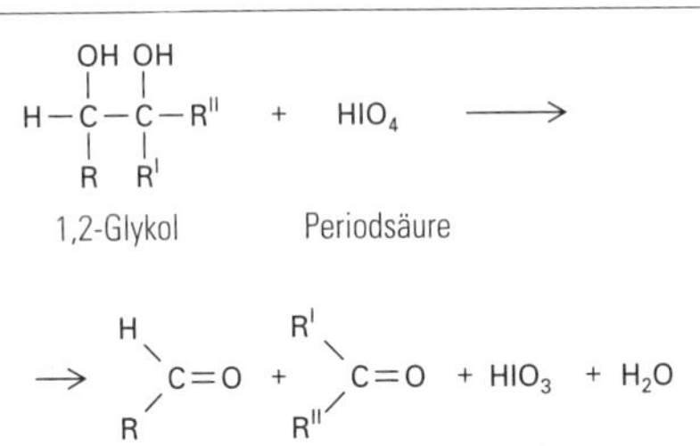

Malaprade-Reaktion:
Bildung eines Aldehyds und eines Ketons als Beispiel

**Malaria:** (ital. mala aria schlechte Luft) Sammelbezeichnung f. Infektionen mit Protozoen* der Gattung Plasmodium*; Überträger sind die Anopheles*-Mücken. M. ist gekennzeichnet durch Fieberschübe, verursacht durch den Zerfall der mit Plasmodien (in Form von Merozoiten) befallenen Erythrozyten. **Malaria tertiana:** Fieberanfall an jedem dritten Tag; Erreger Plasmodium vivax, Plasmodium ovale. **Malaria quartana:** Fieberanfall an jedem vierten Tag; selten; Erreger Plasmodium malariae. **Malaria tropica:** unregelmäßige Fieberanfälle; lebensgefährlich; Erreger Plasmodium falciparum. M. ist weltweit in den Tropen verbreitet (die am weitest verbreitete Tropenkrankheit, ca. 100 Millionen Erkrankte u. 1 Million Tote pro Jahr), z. T. auch in den Subtropen. Früher auch in Europa verbreitet, heute nur mehr eingeschleppt.

*Ablaufschema:* Durch Mückenstich gelangen Sporozoiten (Sichelkeime) in das Blut u. gelangen in die Leber; dort bilden sie in 5 bis 7 Tagen (exoerythrozytäre Phase) Schizonten bzw. mehrkernige Plasmodien; diese zerfallen unter Platzen der befallenen Leberzelle in Merozoiten, die neuerlich Leberzellen befallen (Gewebsphase) od. sich in Erythrozyten ungeschlechtl. vermehren (erythrozytäre Phase); nach Bildung von 8 bis 24 Merozoiten zerfallen die Erythrozyten, was mit einem Fieberanfall verbunden ist. Ein Teil der Merozoiten befallen erneut Erythrozyten, einige aber bilden geschlechtl. Formen (Gameten). Diese kopulieren (nach Wirtswechsel) nur im Mückenmagen; das befruchtete Ei wandert durch die Darmwand in die Speicheldrüse der Mücke, wo eine Freisetzung der Sporozoiten erfolgt.

**Malariaprophylaxe:** Form der Chemoprophylaxe gegen Malaria*; s. Antimalariamittel; im weiteren Sinn auch der Einsatz von Insektiziden od. anderen Maßnahmen gegen die Anopheles-Mücke.

**Malariatherapie:** s. Antimalariamittel.

**Malatdehydrogenase:** MDH; Enzym, das die Dehydrierung des Malats zu Oxalacetat im Tricarbonsäurezyklus* bewirkt, wobei der Wasserstoff auf $NAD^+$ übertragen wird.

**Malate:** Salze der Äpfelsäure.

**Malatenzym:** wichtiges Enzym in den meisten Organismen, das die reduzierende Carboxylierung des Pyruvats zu Malat im aeroben Kohlenhydratabbau katalysiert.

**Malathion:** S-(1,2-Bis(ethoxycarbonyl)ethyl]-O,O'-dimethyl-dithiophosphat, Diethyl-(dimethoxythiophosphinoylthio)-succinat, Organoderm®;

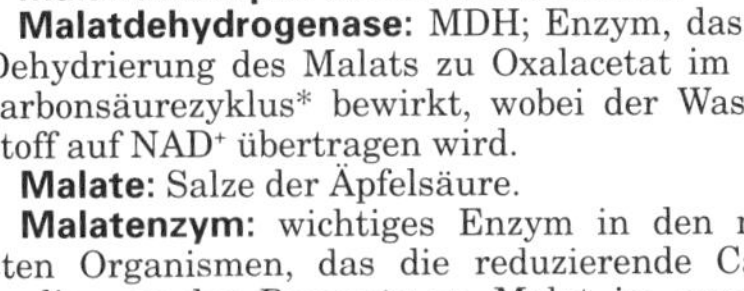
Malathion

CAS-Nr. 121-75-5; $C_{10}H_{19}O_6PS_2$, $M_r$ 330.36. Schmp. 2.9°C. Sdp. 156-157°C (933 Pa). $d_4^{25}$ 1.23. $n_D^{25°C}$ 1.4985. Begrenzt lösl. in bestimmten Paraffinkohlenwasserstoffen; Petrolether ist lösl. in Malathion zu 35%. **Anw.** med.: Insektizid aus der Reihe der organischen Thiophosphorsäureverbindungen, gegen Pedikulose (Läusebefall); techn.: aufgrund guter insektizider u. akarizider Eigenschaften u. wegen der geringen Warmblütlertoxizität wird Malathion auch in der Land- u. Forstwirtschaft u. gegen die Anopheles-Mücke (s. Malaria) eingesetzt; s. Schädlingsbekämpfungsmittel (Tab.).

**Malaxieren:** Durchkneten (z.B. von Pflaster).

**Maldigestion:** Störung der Verdauung durch Mangelzustände der Verdauungsenzyme u. der Galle. Ferner können Allergien gegenüber verschiedenen Nahrungsmitteln (z.B. Milcheiweiß), eine Gastroenteropathie u. schließlich auch psychologische Ursachen angeschuldet werden. Symptomatik: Durchfälle. Die M. kann auch f. Ernährungsstörungen bei Kindern verantwortlich sein.

**Maleate:** Salze od. Ester der Maleinsäure.

**Maleinsäure:** Acidum maleicum Ph.Eur.3, Acidum maleinicum, (Z)-, *cis*-Butendisäure; CAS-Nr. 110-16-7; $C_4H_4O_4$, $M_r$ 116.1. HOOC–CH=CH–COOH. Stereoisomer mit der thermodynamisch stabileren Fumarsäure* (*trans*-Butendisäure). Weißes, krist. Pulver, leicht lösl. in Wasser u. Ethanol, lösl. in Ether u. Aceton. **Anw.:** Hilfsstoff zur Herst. v. Salzen (Maleaten) von z.B. Antihistaminika od. Alkaloiden; zur Herst. v. Kunstharzen.

**Maleinsäureanhydrid:** 2,5-Furandion; $C_4H_2O_3$, $M_r$ 98.1. Schmp. ca. 52°C. Weiße Kristalle; lösl. in Wasser unter Bildung von Maleinsäure, sehr leicht lösl. in Aceton u. Ethylacetat, leicht lösl. in Chloroform u. Toluol, lösl. in Ethanol unter Esterbildung, sehr schwer lösl. in Petrolether. **Anw.:** Reagenz Ph.Eur.3.

**Maleinsäurehydrazid:** $C_4H_4N_2O_2$. Farblose Kristalle, lösl. in heißem Ethanol, wenig lösl. in Ethanol. Unkrautvertilgungsmittel u. Wachstumshemmstoff.

**Maliasin®:** s. Barbexaclon.

**Maligne:** bösartig.

**Malignom:** Bösartige Geschwulst.

**Mallotoxin:** s. Rottlerin.

**Mallotti glandulae:** Kamala, s. Mallottus philippinensis.

**Mallotus philippinensis** (Lam.) Muell. Arg.: (Rottlera tinctoria Roxb.) Fam. Euphorbiaceae (ein Baum im tropischen Asien, nordöstl. Australien, Neu-Guinea, Philippinen). Stpfl. v. **Kamala:** Jamala, Glandulae Rottlerae, Mallotti glandulae; die abgesiebten Drüsen u. Haare d. Früchte. Leichtes, braunrotes, geruch- u. geschmackloses Pulver. **Best.:** ca. 80% Harz (mit teilweise abführender Wirk.), im Harz das giftige Rottlerin* u. ähnliche Acylphloroglucinderivate wie Homorottlerin, ferner Citronensäure, Gerbsäure, Gummi, Zucker, Wachs. **Anw.** med.**:** früher gegen Band-, Spul- u. Madenwürmer. **Dos.:** f. Erwachsene 8 bis 30 g, f. Kinder 1.5 bis 2 g (Abführmittel unnötig, da Kamala gleichzeitig abführend wirkt); äuß.: gegen Hautkrankheiten, Krätze; vet.: ebenfalls als Wurmmittel (f. Hunde 2-15 g); techn.: zum Färben von Seide (Indien).

**Malonate:** Salze der Malonsäure*.

**Malonsäure:** Methandicarbonsäure; HOOC–$CH_2$–COOH. Schmp. 136°C. Weiße Kristalle, leicht lösl. in Wasser u. Ethanol. Nat. im Zuckerrübensaft; entsteht durch Oxidation von Äpfelsäure; techn. aus Chloressigsäure; ihre Salze heißen Malonate. Anw. zu org. Synthesen, zur Herst. v. Barbitursäure u. ihrer Derivate.

**Malonyl:** die von der Malonsäure* abgeleitete Gruppe –OC–$CH_2$–CO–.

**Malonylcarbamid:** Acidum barbituricum, s. Barbitursäure.

**Malonyl-CoA:** Carboxylierungsprodukt des Acetyl-CoA*; reagiert mit Acetyl-Coenzym A od. höheren aktivierten Fettsäuren unter $CO_2$–Abspaltung zu β-Ketosäuren; es ist somit Ausgangssubstanz der Fettsäuresynthese.

**Malonylharnstoff:** Acidum barbituricum, s. Barbitursäure.

**Malonylureid:** s. Barbitursäure.

**Malpighia punicifolia** L.: u. **Malpighia glabra** L., Fam. Malpighiaceae (Od. Rutales), Acerola(kirsche), Barbadoskirsche, Barbados cherry, Westindische Kirsche (Mittelamerika). **Inhaltsst.:** im Fruchtfleisch bis zu 2% u. im sprühgetrockneten Fruchtsaft bis zu 25% Ascorbinsäure (Vit.-C-reichste Frucht).

**Maltafieber:** s. Brucella.

**Maltase:** α-1,4-Glucosidase, Enzym (im Darmsaft, Pankreassaft, Hefe), das Maltose in 2 Moleküle D-Glucose spaltet.

**Maltit(ol):** 4-O-α-D-Glucopyranosyl-D-sorbitol; CAS-Nr. 585-88-6; $C_{12}H_{24}O_{11}$, $M_r$ 344.3. Schmp. 147°C. Durch Reduktion von Maltose* erhaltener Zuckeralkohol. Sehr leicht lösl. in Wasser, prakt. unlösl. in Ethanol u. Ether. **Off.:** DAC86. **Anw.:** Zuckeraustauschstoff (Süßkraft gegenüber Saccharose 0.9), s. Süßmittel.

**Maltobiose:** s. Maltose.

**Maltodextrin:** Maltodextrinum; hergest. durch kontrollierte Stärkehydrolyse (Teilhydrolyse mittels Säuren od. Enzymen), gereinigt u. sprühgetrocknet. Verschiedene Sorten mit unterschiedlichem Anteil an Glucose, Maltose u. Polysacchariden. Je höher der Glucoseanteil, um so hygroskopischer sind die M.; vgl. Dextrine, s. Emdex®. **Off.:** Ph.Helv.7.

**Maltol:** 3-Hydroxy-2-methyl-4-pyron. Entsteht in der Hitze aus Streptose* u. hat karamelartigen Geruch; als Lebensmittelzusatz (Geschmacksverstärker), z.B. zu Backwaren; mit Fe(III)-Ionen Violettfärbung. M. findet sich z.B. in geröstetem Malz, in Passiflora incarnata*, in Lärchenrinde u. Tannennadeln.

**Maltose:** Malzzucker, Maltobiose, 4-O-α-D-Glucopyranosyl-D-glucose; $M_r$ 342.3. Schmp. 102-103°C. $[\alpha]_D^{20°C}$ + 112° → + 130.4° (c = 4 in Wasser). Ein reduzierendes Disaccharid, aus 2 Molekülen α-1,4-glykosidisch verknüpfter D-Glucose bestehend; beide Glucosereste liegen als Pyranose vor. M. ist mit der Cellobiose* stereoisomer. Das Monohydrat von M. kristallisiert aus Wasser od. verdünntem Ethanol; durch Trocknen bei Raumtemperatur im Vakuum über $P_4O_{10}$ kein Verlust des Kristallwassers. Neben Lactose* u. Saccharose* gehört M. zu den 3 am häufigsten in der Natur vorkommenden Disacchariden. Wird durch verdünnte Säuren od. enzymatisch durch α-Glucosidasen (allgemein bekannt als Maltase), die in Hefe, Malz u. Verdauungssäften enthalten sind, in 2 Moleküle D-Glucose gespalten. M. ist der Grundbaustein von Stärke u. Glykogen u. tritt in freier Form in höheren Pflanzen auf. Entsteht techn. beim Stärkeabbau durch Einw. von Amylase (Diastase). Dient als fermentatives Substrat in der Bierbrauerei, als Bestandteil von Bienenfutter,

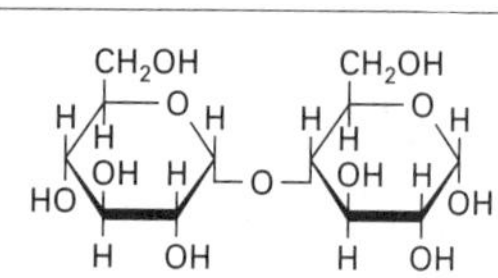

Maltose

als Substrat von mikrobiologischen Nährböden u. allgemein als Nähr- u. Süßstoff.

**Maltum: Malz**, Maltum Hordei, Gerstenmalz; die gekeimten, getrockneten u. von Wurzelkeimen befreiten Getreidefrüchte, hauptsächl. der Gerste. **Best.:** ca. 30% Zellstoff, 40% Stärke, 11% Protein, 10% Dextrin. 3% Zucker. 3% Mineralstoffe. 2% Fett. 1% Diastase*, 0.2% Hordenin* (wasserlösliche Extraktivstoffe insgesamt ca. 70%); s.a. Extractum Malti.

**Malun®:** s. Estradiolbenzoat.

**Malus domestica** Borkh.: (Malus sylvestris var. domestica (Borkh.) Mansf., Pyrus malus L. z. T.) Fam. Rosaceae, Apfelbaum. Stpfl. v. **Exocarpium Mali domesticae:** Mali sylvestris pericarpium (Cortex Pyri mali fructus), Apfelschalen, Apfelfruchtschalen. **Anw.** volkst.: zu Teemischungen sowie als Ersatz des Chines. Tees. **Fructus Mali:** Äpfel. **Inhaltsst.:** in der Apfelschale Pektin (bis 17% in d. Trockensubstanz), Arabane, u. Galactane, Äpfel-, Citronen-, Bernstein-, Milchsäure, Zucker bis 16%, Gerbstoffe, Quercetin, Enzyme; im Samen etwas Amygdalin* (0.6%). **Anw.:** Apfeldiät (rohe geriebene Äpfel) bei (sommerlichen) Diarrhöen, akuten u. chronischen Dyspepsien, Ernährungsstörungen usw., v.a. in der Kindertherapie, sowie bei Ekzemen.

**Malvaceae:** Malvengewächse, Od. Malvales (Columniferae); 1500 Arten. Kräuter od. Holzpflanzen der gemäßigten Zonen u. Tropen. Die Blätter sind wechselständig, einfach, handförmige Nervatur, häufig behaart. Die Blüten sind radiär, 5zählig, die Kron- u. Kelchblätter frei; häufig mit Außenkelch. Staubblätter zahlreich, Filamente zu einer Röhre verwachsen (Columna). Fruchtknoten oberständig, aus bis zu 50 Fruchtblättern zusammengesetzt; die Früchte sind Kapseln od. Spaltfrüchte. **Chem. Merkmale:** saure Schleimstoffe (in Schleimzellen lokalisiert), cyclopropenoide Fettsäuren (z.B. Sterculiasäure*). **Wichtige Gattungen** s. z.B. Abelmoschus, Alcea, Althaea, Gossypium, Hibiscus, Malva.

**Malvae arboreae Flos:** Stockrosenblüten, s. Alcea rosea.

**Malvae hortensis Flos:** Stockrosenblüten, s. Alcea rosea.

**Malvalsäure:** s. Sterculiasäure.

**Malva neglecta** Wallr.: s. Malva sylvestris.

**Malva sylvestris** L.: Fam. Malvaceae, Große Käsepappel, Roßpappel (Mittel-u. Südeuropa, angebaut in Thüringen, Bayern, Belgien) bzw. **M. sylvestris ssp. mauritiana** (L.) Ascherson u. Graebner (M. mauritiana L.), Algiermalve, ist Stpfl. v. **Flores Malvae: Malvenblüten**, Malvae flos, Käsepappelblüten, Roßpappelblüten. **Off.:** ÖAB94, Ph.Helv.7, DAB7. **Inhaltsst.:** ca. 7% Schleim (bestehend aus Glucose, Galactose, Rhamnose, Arabinose), Gerbstoff, Malvin (Anthocyan). QZ mind. 15 (ÖAB94) bzw. mind. 20 (Ph.Helv.7). **Anw.:** als Schleim- u. reizmilderndes Mittel b. Husten, Katarrh, Entzündungen. **Zuber.:** Spec. Althaeae, Spec. pectorales.

**Malva neglecta** Wallr. Wegmalve, Kleine Käsepappel (Verbreitung wie M. sylvestris), u. **Malva sylvestris** L. (Mitteleuropa) sind Stpfln. v. **Folia Malvae:** Malvae folium, Malvenblätter. **Off.:** ÖAB90, Ph.Helv.7, DAB6. **Inhaltsst.:** Gerbstoffe, Schleim. QZ mind. 8 (ÖAB90) bzw. 7 (Ph.Helv.7). **Anw.** med.: bei Katarrhen der Atmungswege u. des Darmes, zu erweichenden Umschlägen (Spec. emmollientes). Fl. u. Fol. Malvae sind wie andere Malvaceen-Drogen häufig von Malvenrost (s. Puccinia malvacearum) befallen.

**HOM:** *Malva sylvestris:* frische, blühende Pflanze.

**HOM:** *Malva ethan. Infus* (HAB1.3): getrocknete Blätter von M. sylvestris u. M. mauritiana L.

**Malvenblätter, Malvenblüten:** s. Malva sylvestris.

**Malvenblüten, Afrikanische:** s. Hibiscus sabdariffa.

**Malvenblüten, Schwarze:** Flores Malvae arboreae, s. Alcea rosea.

**Malvengewächse:** s. Malvaceae.

**Malvenrost:** s. Puccinia malvacearum.

**Malvern Particle Sizer:** s. Korngrößenanalyse (Abb.).

**Malvidin:** s. Anthocyanidine.

**Malz:** s. Maltum.

**Malzextrakt:** s. Extractum Malti.

**Malzkaffee:** s. Coffea.

**Malzzucker:** s. Maltose.

**Mammae:** Milchdrüsen; M. siccatae, Getrocknete Milchdrüsen, s. Organtherapeutika.

**Mammotropes Hormon:** Lactationshormon, Prolactin*, Hormon des Hypophysenvorderlappens, s. Hormone.

**Manakawurzel:** Radix Manacae, s. Brunfelsia uniflora.

**Mancinella:** s. Hippomane mancinella.

**Mandarinen:** Früchte v. Citrus reticulata*.

**Mandel:** *med.* Tonsilla; Gaumenmandel, Tonsilla palatina; Rachenmandel, Tonsilla pharyngica; Mandelentzündung, Angina, Tonsillitis, Angina tonsillaris.

**Mandelamine®:** s. Methenamin.

**Mandelate:** Salze der Mandelsäure*.

**Mandelbaum:** s. Prunus dulcis.

**Mandelin-Reagenz:** besteht aus 0.1% Ammoniumvanadat in konz. Schwefelsäure; wird zum Nachw. (Farbreaktion) von Alkaloiden verwendet. Frisch zu bereiten.

**Mandelkleie:** s. Farina Amygdalarum.

**Mandeln, Bittere:** Semen Amygdali amarum, Amygdalae amarae; s. Prunus dulcis (var. amara).

**Mandelnitrilgentiobiosid:** Amygdalin*.

**Mandeln, Süße:** Semen Amygdali dulce, Amygdalae dulces; s. Prunus dulcis (var. dulcis).

**Mandelöl:** Oleum Amygdalarum, s. Prunus dulcis.

**Mandelöl-Emulsion:** Mandelölemulsion; s. Emulsio oleoso-saccharata bzw. Emulsio Olei Amygdalae.

**Mandelöl, Französisches:** s. Prunus persica.

**Mandelsäure:** Acidum amygdalicum, Acidum mandelicum, DL-2-Hydroxy-2-phenyl-essigsäure; $C_8H_8O_3$, $M_r$ 152.2. Schmp. 119°C; polymorph. D.

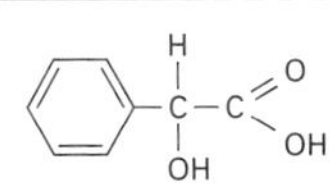

Mandelsäure

1.361. Weißes, krist. Pulver von saurem Geschmack. Leicht lösl. in Wasser (20°C) u. Ether, sehr leicht lösl. in Wasser von 100°C, Ethanol, Aceton, wenig lösl. in Chloroform, lösl. in Alkalilaugen u. Ammoniaklsg. (unter Salzbildung), unlösl. in Petrolether. Darst.: Aus Amygdalin mit Salzsäure (Wöhler), synth. aus Benzaldehydcyanhydrin. Nat. M. ist linksdrehend, die synth. kann durch Überführung in das Cinchoninsalz od. durch bestimmte Schimmelpilze gespalten werden; mit Ca-Salzen gibt M. schwer lösliche Fällungen. **Off.:** DAB7, ÖAB90. **Anw.** med.: als Harn- u. Gallenantiseptikum, in saurem Medium bakteriostatisch u. bakterizid wirkend (Streptokokken, Staphylokokken, Colibakterien). Bei längerer Anw. (über 14 d) können Nierenreizungen auftreten.

**Mandelsäureester:** werden als Spasmolytika u. Antirheumatika verwendet; z.B. Benzyl-, Methyl-, Ethyl-, Isopentenylmandelat.

**Mandelsäurenitril:** s. Benzaldehydcyanhydrin.

**Mandibula:** (lat.) Unterkiefer; Mandibularis, zum Unterkiefer gehörend.

**Mandiokastärke:** Amylum Manihot*.

**Mandokef®:** s. Cefamandol.

**Mandragora officinarum** L.: (Atropa mandrogora) Fam. Solanaceae, Alraun, Weibliche Mandrogora (Südeuropa, Schweiz, Mittelmeergebiet). Stpfl. v. **Radix Mandragorae:** Alraunwurzel. **Inhaltsst.:** L-Hyoscyamin, Atropin, L- u. DL-Scopolamin (Hauptalkaloid), Belladonnin, Cuskhygrin (Gesamtgehalt an Alkaloiden 0.3 bis 0.4%, Mandragorin soll eine Mischung aus ca. 80% Hyoscyamin u. ca. 20% Scopolamin sein); Scopolin u. Scopoletin (Cumarine). **Anw.** volkst.: früher als Narkotikum, Anästhetikum, Aphrodisiakum (im Altertum über das Mittelalter bis heute als Zaubermittel: Alraunmännchen). **Mandragora autumnalis** Bertol.: (Mittelmeergebiet) wird ähnl. benutzt.

**HOM:** *Mandragora:* frisches Kraut; verord. z.B. b. Bronchitis, psychomotorischen Erregungszuständen.

**HOM:** *Mandragora e radice siccato* (HAB1.3): getrocknete Wurzeln von M. officinarum u. M. autumnalis (mind. 0.3% Hyoscyamin); verord. z.B. b. Darm-, Leber- u. Bauchspeicheldrüsenerkrankungen, Schwangeschaftserbrechen.

**HOM:** *Mandragora, ethanol. Decoct.* (HAB1.3).

**Mandrin:** (franz.) Führungsstab f. weiche Katheter; Metallstab f. Kanülen, um diese sauberzuhalten u. Verstopfung beim Einstich zu vermeiden.

**Mandschurische Aralie:** s. Aralia elata.

**Maneb:** s. Dithiocarbamate.

**Mangan:** Manganum; Mn, $A_r$ 54.9380, 2-, 3-, 4-, 5-, 6- u. 7wertig; OZ 25; Schmp. 1244°C; Sdp. 2030°C. D. 7.44; Härte 6. (Entd. 1774 von Johann Gottlieb Gahn, 1745-1818, Stockholm, Lehrer d. Berzelius). Hellgraues, hartes, sehr sprödes Metall, lösl. in Säuren unter $H_2$-Entwicklung. Nat. als Braunstein (Pyrolusit, $MnO_2$), Manganit ($Mn_2O_3 \cdot H_2O$), Manganspat ($MnCO_3$), Hausmannit ($Mn_3O_4$) u.a. Meist in Verbindung mit Eisenerzen. Darst.: durch Reduktion von Mangan(II,IV)-oxid mit Aluminium (Thermitverfahren). Techn. nur in seinen Legierungen verwendet: Stahleisen (4 bis 5% Mn), Spiegeleisen (5 bis 20% Mn), Manganbronzen (20 bis 30% Mn), Ferromangan (30 bis 90% Mn). Nat. das zweithäufigste Schwermetall; am Aufbau der Erdkruste zu ca. 0.08% beteiligt, wird mit der täglichen Nahrung in kleinen Mengen aufgenommen (essentielles Spurenelement). Bedarf beim Menschen auf 3 bis 9 mg/d geschätzt. Mn hat unter anderem als Aktivator f. verschiedene Enzyme Bedeutung. **Tox.:** Inhalation von Mn-Salzen führt zu Atembeschwerden, Muskelzuckungen, nächtlichen Krämpfen. Verschlucken von $KMnO_4$ (1% u. höhere Konz.) bewirkt Verätzung der Schleimhäute, ev. schwere Magen-Darm-Schädigungen. Etwa 10 g gelten als tödliche Dosis. Die Manganvergiftung kann sich entweder in einer hochfieberhaften Lungenentzündung mit ev. tödlichem Ausgang zeigen od. zu vielfältigen neurologischen Störungen führen (Parkinsonismus, psych. Labilität, Sprachstörungen, periphere Lähmungen u.a.). **Nachw. der Manganverbindungen: 1.** Mangansalzlsg. mit konz. Salpetersäure u. etwas Bleidioxid aufgekocht, färben sich tiefviolett durch Bildung von Permanganat-Ionen. **2.** Ammoniumsulfid fällt fleischfarbenes Mangansulfid, leicht lösl. in Säuren. **3.** Mit Soda u. Salpeter erhitzt geben Mangansalze blaugrüne Schmelzen von Natriummanganat ($Na_2MnO_4$), die sich in verd. Säuren mit roter Farbe lösen (Bildung v. Natriumpermanganat, $NaMnO_4$). 4. Alkalilauge fällt weißes Manganhydroxid, $Mn(OH)_2$, das an d. Luft rasch braun wird infolge Bildung v. $Mn(OH)_3$.

**Mangan(II)-acetat:** Manganum aceticum, Manganoacetat, Essigsaures Manganoxydul; $(CH_3COO)_2Mn \cdot 4\ H_2O$, $M_r$ 245.1. Darst.: durch Auflösen v. Mangancarbonat in verd. Essigsäure. Blaßrote Kristalle, lösl. in Wasser u. Ethanol. **Anw.** techn.: zur Herst. v. Firnis (Zusatz zu Leinöl ca. 1-1.5%).

**HOM:** *Manganum aceticum* (HAB1.5): verord. z.B. b. Anaemie, Nephritis, M.Parkinson.

**Manganate:** Salze der hypothetischen Mangansäuren, in denen Mangan die Oxidationszahlen II bis VII aufweisen kann. Früher wurden nur die Manganate(VI) mit dem Anion $MnO_4^{2-}$ als M. bezeichnet. Die Manganate(VII) heißen Permanganate.

**Mangan(II)-borat:** Manganum boricum, Borsaures Manganoxydul; $MnB_4O_7 \cdot 8\ H_2O$. Rötl. Pulver, unlösl. in Wasser u. Ethanol, lösl. in verd. Säuren. Darst.: durch Fällung einer Mangan(II)-sulfatlsg. mit Borax. **Anw.** techn.: als Sikkativ*.

**Mangancarbonat:** Mangan(II)-carbonat, Manganum carbonicum, kohlensaures Mangan; $MnCO_3$. Darst.: durch Umsetzen von Mangan(II)-sulfat mit Natriumcarbonat. Rötl.-weißes Pulver, unlösl. in Wasser, leicht lösl. in Säuren. **Anw.** med.: inn. bei Chlorose, meist als Beigabe bei der Eisentherapie; **Dos.:** 0.3-1 g mehrmals tgl.

**Mangan(II)-chlorid:** Manganum chloratum, Manganchlorür, Manganochlorid; $MnCl_2 \cdot 4\ H_2O$, $M_r$ 179.9. D. 2.0. Darst.: durch Umsetzen von Mangancarbonat mit Salzsäure. Rosarote hygr. Kristalle, sehr leicht lösl. in Wasser, lösl. in Ethanol. **Anw.:** wie Mangancarbonat, ferner als Desinfektionsmittel, Trockenmittel.

**HOM:** Manganum chloratum (HAB1.5).

**Manganchlorür:** s. Mangan(II)-chlorid.

**Mangancitrat, Lösliches:** Manganum citricum solubile, citronensaures Manganoxydul. Geh. 48 – 52% wasserfreies Mangancitrat. Eine Mischung von Mangancitrat u. Natriumcitrat. Rötl. Kristalle od. gelbe Lamellen, lösl. in Wasser. **Anw.** med.: als Tonikum u. Adstringens wie Eisencitrat. **Dos.:** 0.05-0.2 g mehrmals tgl.

**Mangandioxid:** Braunstein, Manganum dioxydatum (Manganum peroxydatum, Manganum hyperoxydatum, Manganum superoxydatum), Mangan(IV)-oxid; $MnO_2$, $M_r$ 86.9. Nat. als Mineral (Pyrolusit, Polianit). Darst.: durch Erhitzen von Mangan(II)-nitrat $Mn(NO_3)_2$. Geh. mind. 76% (bis 98%) $MnO_2$. Schwere faserig-krist. schwarzgraue Stücke od. schwarzgraues Pulver, liefert mit Salzsäure erwärmt Chlor. **Anw.** med.: inn. bei Gastralgie, Sodbrennen, Chlorose. **Dos.:** 0.1-

0.06 g (selten); techn.: Zur Chlordarst., Reagenz (zum Nachw. von Alkaloiden, Chloriden), ferner zur Entfärbung von Glasschmelzen (sog. Glasmacherseife), zur Herst. der braunen Glasuren bei Töpferwaren, in d. Feuerwerkerei, zu Streichhölzern, (Streichholzkuppen), zu Sikkativen, als Flockungsmittel bei der Abwasseraufbereitung.

**Mangan, Essigsaures:** Manganum aceticum, s. Manganacetat.

**Manganglycerophosphat:** Manganoglycerophosphat, Manganum glycerophosphoricum; $C_3H_5(OH)_2OPOO_2Mn$. Rötl.-weißes Pulver, lösl. in Wasser. **Anw.:** wie Eisenglycerophosphat*.

**Manganhypophosphit:** s. Manganphosphinat.

**Mangan(II)-iodid:** Manganiodid, Manganum iodatum, Manganiodür; $MnI_2 \cdot 4\ H_2O$. Gelblichbraune, hygr. Kristallmasse, lösl. in Wasser unter Zers. **Anw.** med.: früher bei Skrofulose, jetzt nicht mehr verwendet.

**Manganiodür:** s. Mangan(II)-iodid.

**Manganit:** Manganerz; $Mn_2O_3 \cdot H_2O$.

**Manganite:** Manganate(IV), die Salze der manganigen Säure $H_2MnO_3$.

**Mangani-Verbindungen:** Mangan(III)-Verbindungen.

**Mangan, Kohlensaures:** s. Mangan(II)-carbonat.

**Manganlactat:** Manganolaktat, milchsaures Manganoxydul, Mangan(II)-lactat; $Mn(CH_3\text{–}CHOH\text{–}COO)_2 \cdot 3\ H_2O$, $M_r$ 287.1. Darst.: durch Auflösen von Mangancarbonat in verd. Milchsäure. Schwarzrote, glänzende Kristalle od. weißes bis schwach rötl., krist. Pulver, lösl. in Wasser, unlösl. in Ethanol. **Anw.** med.: inn. wie Mangancarbonat, meist zus. mit Eisenlactat, bei Chlorose. **Dos.:** 0.05 bis 0.3 g.

**Manganoacetat:** s. Mangan(II)-acetat.

**Manganochlorid:** s. Mangan(II)-chlorid.

**Manganoglycerophosphat:** s. Manganglycerophosphat.

**Manganohypophosphit:** Manganphosphinat.

**Manganoiodid:** s. Mangan(II)-iodid.

**Manganolaktat:** s. Manganlactat.

**Manganometrie:** Permanganatometrie. Verfahren der Maßanalyse*, bei dem mit Kaliumpermanganat ($KMnO_4$)-Maßlösung titriert wird. $MnO_4^-$ wird dabei in saurer Lsg. zu $Mn^{2+}$, in neutraler od. alkalischer Lsg. zu $MnO_2$ reduziert. Die M. eignet sich u.a. zur Bestimmung von Eisen, Calcium, Uran, Mangan, Phosphat, Oxalat, Nitrit, Peroxodisulfat, Hydroxylamin, Wasserstoffperoxid.

**Manganosulfat:** s. Mangan(II)-sulfat.

**Mangano-Verbindungen:** Mangan(II)-Verbindungen.

**Manganoxydul, Borsaures:** s. Mangan(II)-borat.

**Manganoxydul, Citronensaures:** s. Mangancitrat, lösliches.

**Manganoxydul, Essigsaures:** s. Mangan(II)-acetat.

**Manganoxydul, Milchsaures:** s. Manganlactat.

**Manganoxydul, Schwefelsaures:** s. Mangan(II)-sulfat.

**Manganoxydul, Unterphosphorigsaures:** s. Manganphosphinat.

**Manganperoxid:** s. Mangandioxid.

**Manganphosphinat:** Manganhypophosphit, Manganum hypophosphorosum, Manganohypophosphit, Unterphosphorigsaures Manganoxydul; $Mn(H_2PO_2)_2 \cdot H_2O$, $M_r$ 203.1. Darst.: durch Umsetzen von Mangan(II)-sulfat mit Calciumphosphinat*. Rosarote Kristalle, lösl. in Wasser. **Anw.** med.: wie Calciumphosphinat*.

**Mangan(II)-sulfat:** Manganum sulfuricum, Manganosulfat, Mangansulfat, Schwefelsaures Manganoxydul, Manganvitriol; $MnSO_4 \cdot 4H_2O$, $M_r$ 223.1. Darst.: durch Erhitzen v. Braunstein mit konz. Schwefelsäure. Blaßrote Kristalle, sehr leicht lösl. in Wasser, unlösl. in Ethanol. **Anw.** med.: früher bei Galle-Leber-Störungen, Gicht, Ikterus sowie als Laxans. **Dos.:** 0.2-0.5 g; äuß.: als Stypticum, in Salben bei Neuralgien, Hautkrankheiten; techn.: in der Färberei, als Holzbeize.

**HOM:** *Manganum sulfuricum* (HAB1.5)

**Manganum aceticum:** s. Mangan(II)-acetat.

**Manganum boricum:** s. Mangan(II)-borat.

**Manganum carbonicum:** s. Mangan(II)-carbonat.

**Manganum chloratum:** s. Mangan(II)-chlorid.

**Manganum citricum solubile:** s. Mangancitrat, lösliches.

**Manganum dioxydatum:** s. Mangandioxid.

**Manganum glycerinophosphoricum:** s. Manganglycerophosphat.

**Manganum hyperoxydatum:** s. Mangandioxid

**Manganum hypophosphorosum:** s. Manganphosphinat.

**Manganum iodatum:** s. Mangan(II)-iodid.

**Manganum lacticum:** s. Manganlactat.

**Manganum peroxydatum:** s. Mangandioxid.

**Manganum sulfuricum:** s. Mangan(II)-sulfat.

**Manganum superoxydatum:** s. Mangandioxid.

**Manganvitriol:** s. Mangan(II)-sulfat.

**Manganzitrat, Lösliches:** s. Mangancitrat, lösliches.

**Mangifera indica** L.: Fam. Anacardiaceae, Mangobaum (Trop. Asien, Afrika, Brasilien). Wichtiger Obstbaum der Tropen, liefert die **Mangofrüchte**. In der Rinde sind Gerbstoffe u. als gelber Farbstoff bis zu 10% **Mangiferin** (ein Xanthon*) enthalten.

**Mango:** s. Mangifera indica.

**Manihot esculenta** Crantz: Fam. Euphorbiaceae, Maniok, Cassave (Tropen). Stpfl. v. Amylum Manihot* (Tapioka, Brasilianisches Arrow-Root). Vor Verw. der Wurzelknollen zu Ernährungszwecken muß das cyanogene Glykosid durch Kochen (Rösten) zerstört werden.

**HOM:** *Manihot:* der Milchsaft der frischen Wurzeln.

**Manihot glaziovii:** Fam. Euphorbiaceae. Stpfl. v. **Ceara-Kautschuk**, s. Kautschuk.

**Manihotstärke:** Amylum Manihot*.

**Manila-Elemi:** Resina Elemi, s. Canarium luzonicum.

**Manilahanf:** s. Musa textilis.

**Manila-Kopal:** Manilacopal, s. Copal.

**Manilkara zapota** (L.) van Royen: (Achras zapota) Sapotillbaum, Fam. Sapotaceae (trop. Amerika, bes. Mexico). Stpfl. v. **Gummi Sapotae, Chicle-Gummi:** Sapotillgummi ist der eingedickte Milchsaft (Latex) der Stammrinde des Sapotillbaumes. **Inhaltsst.:** 38% Harz, ca. 15% Kautschuk, ca. 10% Gummi, ca. 9% Stärke. **Anw.:** zur Herst. v. Kaugummi* u. chirurgischem Material. Die Früchte (Breiäpfel) werden auch als Obst verwendet.

**Maniok:** Tapiokastärke, s. Amylum Manihot.

**Manna:** **1.** Manna (cannellata), s. Fraxinus ornus. **2.** Röhrenkassie, Fructus Cassiae fistulae,

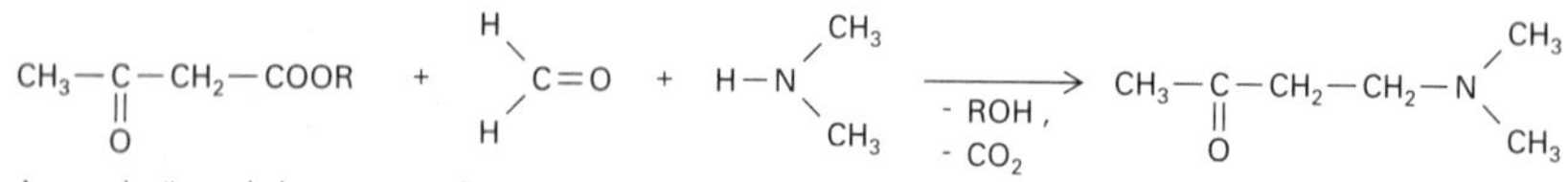

Acetessigsäureethylester Formaldehyd Dimethylamin 1-Dimethylamino-butanon-(3)

Mannich-Reaktion:
Bildung von 1-Dimethylamino-butanon-(3) als Beispiel

s. Cassia fistula. **3.** Honigtau der Manna-Schildlaus (2. Mos. 16), im N.T. für Sinnbild des Lebens. **4.** Honigtauartige Ausscheidungen vom Mannabaum, Alhagi maurorum Medik. (Fabaceae), Sahara, Kaukasus bis Himalaja. (Der Kameldorn ist Alhagi pseudalhagi (M.B.) Desv. ex B.A. Keller et Schaparenko). **5.** Thallusteile der Mannaflechte, Lecanora esculenta, eine Flechte der Wüste. **6.** Trehala-Manna, s. Trehalose.

**Manna-Esche:** s. Fraxinus ornus.

**Mannan:** im Pflanzenreich in Verbindung mit Cellulose u. Hemicellulose weitverbreitetes Polysaccharid. Dient als Reservestoff. Mannane von Pflanzen bestehen aus D-Mannose in α-1,4-glykosidischer Verknüpfung.

**Mannane:** s. Kohlenhydrate.

**Mannasirup:** s. Sirupus Mannae.

**Mannazucker:** s. Mannitol.

**Mannich-Bestimmung:** Verfahren zur gravimetrischen Bestimmung von Morphin* in Opium. 1-Fluor-2,4-dinitrobenzol wird mit Morphin umgesetzt u. gibt einen schwer löslichen 2,4-Dinitrophenylether, der gravimetrisch bestimmt wird (s. Abb.).

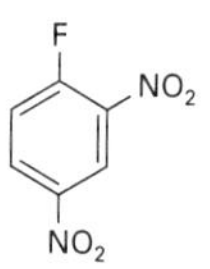

1-Fluor-2,4-dinitrobenzol

Mannich-Bestimmung

**Mannich, Carl:** 1877 (Breslau) bis 1947 (Karlsruhe); Prof. f. Pharmazeutische Chemie in Göttingen, Frankfurt, Berlin, Karlsruhe. Arbeiten auf dem Gebiet der präparativen organischen Chemie u. der Naturstoffchemie (Herzglykoside, Opiumalkaloide, ätherische Öle).

**Mannich-Medaille:** s. Deutsche Pharmazeutische Gesellschaft.

**Mannich-Reaktion:** die Bildung von β-Aminoketonen durch Umsetzung von Carbonylverbindungen, die aktive Methylengruppen enthalten, mit Formaldehyd u. Ammoniak bzw. primären u. sekundären Aminen (Aminomethylierung); z.B. entsteht aus Acetessigsäureethylester, Formaldehyd u. Dimethylamin 1-Dimethylaminobutanon-(3).

**Mannit(ol):** Mannitolum Ph.Eur.3, D-Mannit(um), Mannazucker, E421; CAS-Nr. 69-65-8; $C_6H_{14}O_6$, $M_r$ 182.17. Ein 6wertiger Zuckeralkohol, abgeleitet von D-Mannose, isomer mit Sorbitol*. Schmp. 166-167°C (polymorph). $[\alpha]_D^{20°C}$ +23 bis 25° (c = 8 in Wasser mit 2.6 g Natriumtetraborat-Zusatz). Weißes, krist. Pulver. 1 g M. ist lösl. in 5.5 mL Wasser, 83 mL Ethanol, 18 mL Glycerol. Prakt. nicht hygr. (unter 90% rel. Feuchte bei

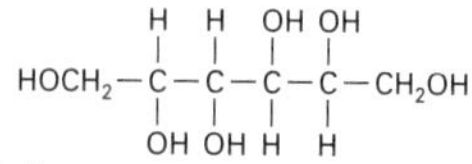

Mannit(ol):
D-Mannitol

25°C max. 0.1% Wasseraufnahme). Komplexbildung mit Metallen (z.B. Fe, Al, Cu). M. ist weitverbreitet in Pflanzen, Pflanzensäften sowie in Pilzen (bis 10%) u. in Algen (in Braunalgen bis 25%). Der Saft der Manna-Esche (Fraxinus ornus*) besteht zu 75% aus M. **Anw.:** Zuckerersatz f. Diabetiker; osmotisch wirkendes Diuretikum u. (da schwer resorbierbar) Laxans (30 g als ED); f. Bakteriennährböden; anstelle v. Lactose als inertes Füllmittel f. Tabletten u. Kapseln; Füll- u. Bindemittel (Adhäsionsmittel) v.a. f. Kau-, Sublingual- u. Buccaltabletten; als Träger u. Gerüstbildner (pyrogenfrei!) f. gefriergetrocknete Präparate zur parenteralen Anw. Die gebräuchlichen Konz. f. Infusions- u. Injektionslösungen liegen zwischen 10 u. 25%. Lösungen über 5% sind hyperton. Parenteral verabreichte Lösungen mit Konz. von 15% u. darüber bewirken daher ohne Verw. eines speziellen Katheters Venenwandläsionen. M.-Lösungen werden parenteral zur Nierenfunktionsprüfung, zur Anregung der Diurese, zur Prophylaxe des akuten Nierenversagens, zur Glaukombehandlung u. zur Liquordrucksenkung verwendet. **Zuber.:** nach DAC79 Mannitol-Infusions- u. -Injektionslösungen, Mannitoli infundibiles solutiones bzw. Mannitoli iniectabiles solutiones.

**Mannonsäure:** D-Mannonsäure; eine Polyhydroxymonocarbonsäure, entsteht aus Mannose durch Oxidation am C-1.

**Mannose:** D-Mannose, Seminose, Carubinose; $M_r$ 180.16. α-Form: Schmp. 133°C, $[\alpha]_D^{20°C}$ +29.3° → +14.2° (Wasser). β-Form: Schmp. 132°C (Zers.), $[\alpha]_D^{20°C}$ -17.0° → +14.2° (c = 4 in Wasser). M. ist eine Aldohexose; am C-Atom 2 ist sie epimer mit D-Glucose. Nat. selten in freier Form, aber Baustein zahlreicher hochmolekularer Polysacchari-

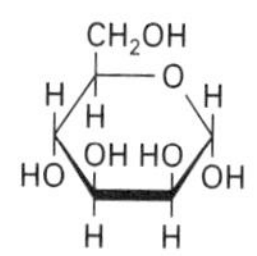

Mannose

de, wie Mannan*, z.B. in Algen, Hefen u. in höheren Pflanzen (z.B. in Johannisbrotsamen). Manna, ein Ausscheidungsprodukt der Mannaesche (Fraxinus ornus*), weist einen hohen Gehalt an M. auf. Die aktive Form von M. im

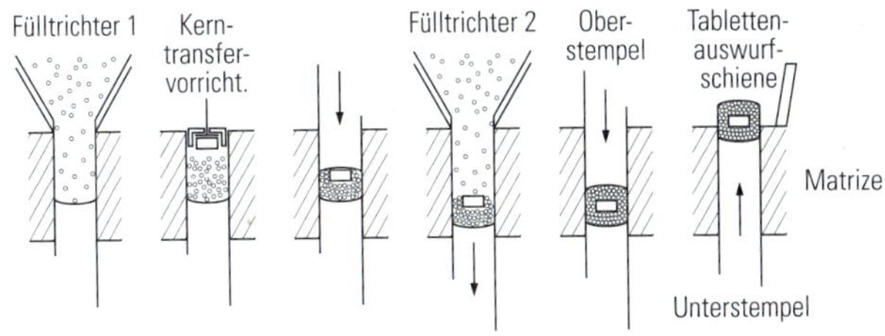


Manteltabletten:
Herstellung von Manteltabletten [9]

Stoffwechsel ist das GDP-Derivat (nicht das UDP-Derivat).

**Mannstreukraut:** Herba Eryngii, s. Eryngium-Arten.

**Mannuronsäure:** eine von D-Mannose* abgeleitete Uronsäure; $M_r$ 194.1. Baustein der Alginsäure*.

**Manometer:** Instrument zur Messung des Druckes* eingeschlossener Gase od. Flüssigkeiten, z.B. des Dampfdruckes in einem Kessel; vgl. Barometer.

**Mantel-, Punkt- u. Schichttabletten:** werden f. Kombinationspräparate gewählt, bei denen die Wirkstoffe aus Stabilitätsgründen (physikalische od. chemische Inkomp.) voneinander getrennt werden müssen od. wenn die 2 Wirkstoffe mit unterschiedlicher Geschwindigkeit aus der Arzneiform freigesetzt werden sollen (Depotform). Selbstverständlich können diese Spezialtabletten ebenfalls überzogen werden, wobei die Lackhülle die Freigabekinetik der Wirkstoffe nicht beeinflussen darf; s.a. Compressi.

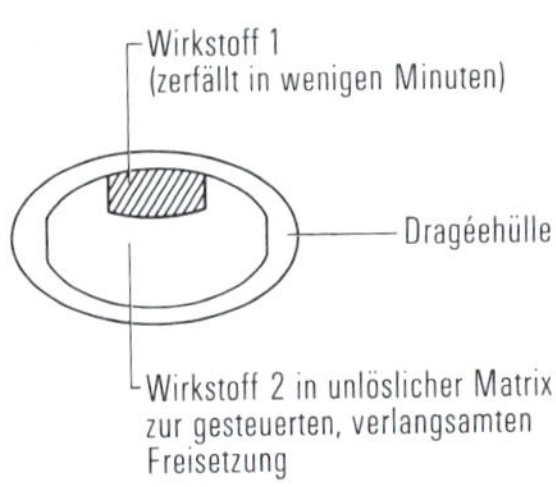


Mantel-, Punkt- u. Schichttabletten:
Aufbau einer dragierten Punkttablette (Punktdragée) [42]

**Manteltabletten:** Press-coated tablets, dry-coated tablets. Sie bestehen aus einem Kern (Preßling) u. einem ihn lückenlos umgebenden Mantel. Die Kerne werden ohne Anwendung von Feuchtigkeit u. Wärme – im Gegensatz zur konventionellen Dragierung* (Feuchtdragierung) – mittels Spezialpressen auf trockenem Wege ummantelt (Trockendragierung). Durch Einarbeitung eines Teiles des Wirkstoffs in einen leicht zerfallenden Mantel u. des anderen Teiles in den langsam zerfallenden Kern wird die therapeutische Wirk. deutlich verlängert. Durch Einsatz mit einem geeigneten Überzug versehener Kerne bzw. spezieller Granulate zum Aufpressen des Mantels ist auch eine Retardierung bzw. Magensaftresistenz erreichbar; s.a. Compressi.

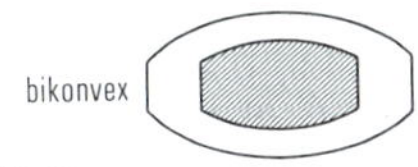


Manteltabletten

**Manucol®:** s. Alginate.

**Manus:** (lat.) Hand; manuell, mit der Hand.

**Manzanillbaum:** s. Hippomane mancinella.

**MAO:** Monoaminooxidase*.

**MAO-Hemmer:** MAO-Hemmstoffe, s. Monoaminooxidasehemmer.

**Maprotilin** INN: N-Methyl-[3-(dibenzo[b,e]bicyclo[2.2.2]octa-2,5-dien-1-yl)propyl]amin, Ludio-

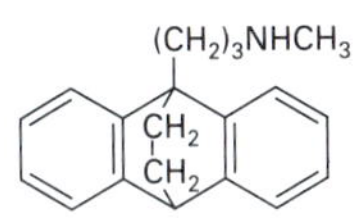


Maprotilin

mil®; CAS-Nr. 10262-69-8; $C_{20}H_{23}N$, $M_r$ 277.41. Schmp. 92-94°C (polymorph). **Anw.:** tetracyclisches Antidepressivum vom Imipramin-Typ; s. Psychopharmaka (Antidepressiva). Ind.: Depressionen, Verstimmungszustände u. psychosomatische Beschwerden mit ängstlichem Hintergrund. HWZ 43 h. **Übl. Dos.:** Oral: 3mal 0.025 g/d, in schweren Fällen bis 3mal 0.05 g/d; Tranquilizer 0.01 g/d. Oral retard: 1mal 0.075 g/d abends.

**Maprotilinhydrochlorid:** Maprotilini hydrochloridum; CAS-Nr-Nr. 10347-81-6; $C_{20}H_{24}ClN$, $M_r$ 313.9. Schmp. 242-245°C (Mod.I.), 238-242°C (Mod.II). Weißes bis fast weißes, fein krist. Pulver; schwer lösl. in Wasser, leicht lösl. in Methanol, lösl. in Chloroform u. Ethanol, sehr schwer lösl. in Aceton, prakt. unlösl. in Ether. **Off.:** Ph.Helv.7. Gebräuchl. ist auch Maprotilinmesilat.

**Maracuya:** s. Passiflora incarnata.

**Maranta-Arrowroot:** s. Amylum Marantae.

**Maranta arundinacea** L.: Fam. Marantaceae (Tropen). Stpfl. v. Amylum Marantae*. Die Sproßknollen enthalten ca. 25-27% Stärke.

**HOM:** *Maranta arundinacea,* d. getrocknete Wurzelstock.

**Maranta galanga:** s. Alpinia galanga.

**Marantastärke:** Amylum Marantae*.

**Marasmus:** Allgemeiner Kräfteverfall.

**Marbadal®:** s. Sulfatolamid.

**Marcumar®: Marcoumar**, s. Phenprocoumon.

**Marekssche-Krankheit-Lebend-Impfstoff (Puten-Herpes-Virus) für Geflügel (gefriergetrocknet):** Vaccinum morbi marek (stirpe herpes meleagridis) vivum cryodesiccatum Ph.Eur.3; eine Zuber., die einen Herpes-Virus-Stamm enthält, der von Puten isoliert worden ist.

**Marfanil®:** s. Mafenid.

**Margarine:** (*gr.* μάργαρον Perle, wegen d. ursprünglichen milchweißen Farbe) Kunstbutter (erf. v. Apotheker Mege-Mouries, Paris 1868, auf Anregung v. Napoleon III.), eine Wasser-in-Öl-Emulsion. Als Rohstoffe dienen tierische u. pflanzliche Fette u. (gehärtete) Öle unter Zusatz von Magermilch (Eiweißstoffe, bewirken Schäumen u. Bräunen wie Butter), Farbstoffen (Bixin, Carotine), Vitaminen (A, D, E), Emulgatoren (Lecithin, Casein), Konservierungsmitteln u. Butteraroma (Milch, Diacetyl). Zur Unterscheidung von Butter dient z.B. die Baudouin-Reaktion (s. Sesamum indicum) od. der Nachw. von (nach Vorschrift) zugesetzter Stärke.

**Marggraf, Andreas Sigismund:** s. Saccharose.

**Marginal:** randständig.

**Mariendistel:** Silybum marianum*.

**Mariendistelfrüchte:** s. Silybum marianum.

**Marienglas:** Glacies Mariae, natürlicher krist. Gips, s. Calciumsulfat.

**Marienkörner:** Fructus Cardui Mariae, s. Silybum marianum.

**Marienkraut:** s. Teucrium polium ssp. polium.

**Marienmantel:** s. Alchemilla xanthochlora.

**Marienmantelkraut:** Herba Alchemillae, s. Alchemilla xanthochlora.

**Marihuana:** s. Cannabis sativa.

**Mari veri herba:** s. Teucrium-Arten.

**Mark:** *bot.* Grundgewebe im Zentrum von Sproßachse od. (nicht immer) Wurzel, wird vom Leitgewebezylinder umgeben; meist parenchymatisch. Häufig entsteht auch schizogen od. durch Zerreißen eine **Markhöhle**.

**Markownikow-Regel:** trifft eine Aussage, welches von 2 möglichen Isomeren bei Additionsreaktionen an unsymmetrische Alkene bevorzugt gebildet wird. Die Regel besagt, daß bei

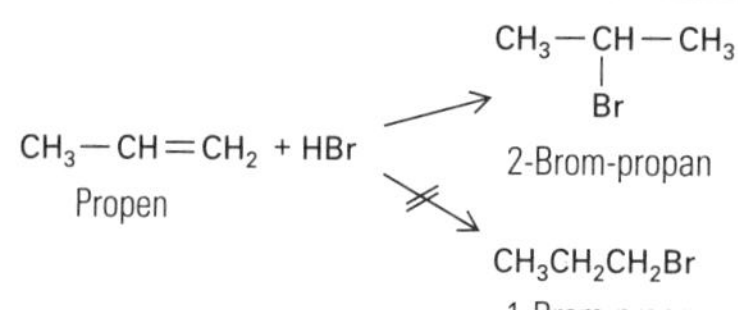


Markownikow-Regel:
Bildung von 2-Brom-propan als Beispiel

der ionisch verlaufenden Anlagerung einer Säure an die Kohlenstoff-Kohlenstoff-Doppelbindung eines Alkens das Wasserstoffatom der Säure an das wasserstoffreichere Kohlenstoffatom angelagert wird; z.B. entsteht aus Propen u. Bromwasserstoffsäure vorwiegend 2-Brom-propan u. nicht 1-Brom-propan.

**Markstrahlen:** *bot.* Teile des Grundgewebes; dienen der Stoffspeicherung u. dem Stofftransport. **Sekundäre M.** werden während des sekundären Dickenwachstums* vom Kambium als Rinden- od. Holzstrahlen* gebildet. **Primäre M.** bestehen außerdem auch aus eingeengtem primärem Grundgewebe u. reichen vom Mark bis in die äußersten Teile der primären Rinde.

**Marmelosfrüchte:** Fructus Belae indicae, s. Aegle marmelos.

**Marmor:** s. Calciumcarbonat.

**Marmota marmota:** Murmeltier (Alpen, GUS). **Murmeltierfett:** Murmeltierschmalz, Adeps Marmotae (Oleum Marmotae); das Fett der vor dem Winterschlaf erlegten Tiere; ein Öl, das bei 3 bis 5°C erstarrt. **Best.:** Glyceride der Linolsäure u. Linolensäure (Verhältnis 1:2), Hexadecadiensäure, (wenig) Corticosteroide (antiphlogistisch wirksam) u. andere Steroide (z.B. Progesteron). **Anw.** volkst.: Gelenksschmerzen, rheumatische Schmerzen, Erkältungen, Hautkrankheiten.

**Maronen:** s. Castanea sativa.

**Marquis-Reagenz:** Mischung aus 3 mL Schwefelsäure konz. u. 2 bis 3 Tr. 35%iger Formaldehydlösung; dient zum Nachw. von Alkaloiden*, mit denen es eine Farbreaktion ergibt.

**Marrubium vulgare** L.: Fam. Lamiaceae (Labiatae), Weißer Andorn (Zentralasien bis Mittelmeergebiet, Nord-u.Südamerika). Stpfl. v. **Herba Marrubii (albi):** Marrubii herba, Andornkraut, Weißer Dorant. **Off.:** ÖAB90, DAC86. **Inhaltsst.:** bis 1% Marrubiin (diterpenoider Bitterstoff mit Lactonring, dessen Spaltung zu Marrubiinsäure führt), das choleretisch u. leicht expektorierend wirkt (Bitterwert mind. 3 000); 0.05% äther. Öl, bis 7% Gerbstoffe. **Anw.:** als Tee bei Katarrhen der Atmungsorgane, bei Gallen- u. Leberleiden; äuß.: bei Hautausschlägen. **Zuber.:** Spec. cholagogae. **Nebenw.:** bei Überdosierung mit (unerwünschter) Wirk. auf Blutdruck u. Herz.

**HOM:** *Marrubium vulgare* (HAB1.5), Marrubium album: die frischen oberirdischen Teile blühender Pflanzen.

**Marsdenia condurango** Rchb.: Fam. Asclepiadaceae, Kondurangostrauch, Geierpflanze (Liane in Südamerika, Kordilleren, Peru, Ekuador, kult. in Ostafrika). Stpfl. v. **Cortex Condu-**

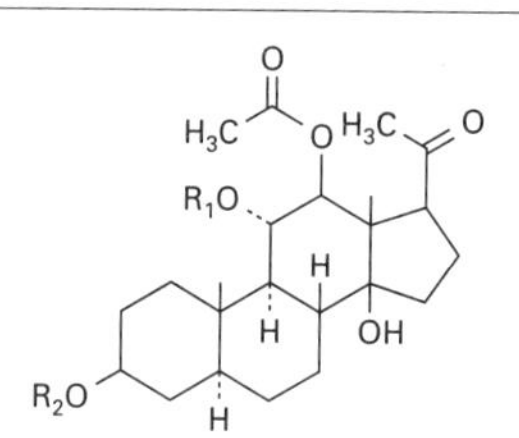


Marsdenia condurango:
Condurangin A als Beispiel ($R_1$: Cinnamoyl, $R_2$: Pentaglycosyl)

**rango:** Condurango cortex, Kondurangorinde, Condurangorinde. **Off.:** ÖAB90, Ph.Helv.7, DAC86. **Inhaltsst.:** 1-2% Condurangin (Ph.Helv.7 u. DAC86: mind. 1.8%), ein Bitterstoffgemisch aus Triterpenalkoholesterglykosiden (Zimtsäurederivate); ferner Condurit (ungesättigtes Tetrahydrocyclohexan, charakteristisch f. Asclepiadaceae) u. andere Cyclite (ca. 0.7%), Cumarine, Flavonoide, wenig äther. Öl, Kautschuk, Harz. **Anw.:** als Bittermittel, bei Appetitlosigkeit, Gastritis etc., früher bei Magenkrebs. **Zuber.:** Extr. Condurango fluidum (Condurango extractum liquidum), Vinum Condurango; Condurangin fällt in der Wärme aus, daher sind Dekokte erst nach dem Erkalten durchzuseihen, bzw. anstelle eines Dekoktes ein Mazerat herzustellen.

**HOM:** *Marsdenia condurango* (HAB1.4), Condurango: getrocknete Rinde der Zweige u. Stämme; verord. z.B. b. Rhagaden (schmerzhafte Risse) der Mundwinkel, subazider Gastritis, Appetitlosigkeit.

**Marseiller Seife:** eine Natronkernseife, meist aus Olivenöl od. Erdnußöl bereitet, s. Sapo oleaceus.

**Marsh-Apparat:** Apparat zur Ausführung der **Marsh-Probe** zum Nachw. von Arsen*.

**Martin-Durchmesser:** s. Korngrößenanalyse.

**Martinscher Tee:** s. Species gynaecologicae „Martin".

**Martyrium:** ein pharmazeutisches Wörterbuch bearbeiten.

**Marumerizer®:** s. Granulieren (Abb. Pelletieranlage).

**Marumi-Kumquat:** s. Fortunella japonica.

**Marum verum:** s. Teucrium marum.

**Maser:** (*engl.* Microwave Amplification by Stimulated Emission of Radiation, Mikrowellenverstärkung durch stimulierte Aussendung von Strahlung) Verstärker f. elektromagnetische Strahlung* im Mikrowellenbereich. **Anw.:** Mikrowellen-Präzisionsmessungen, Zeitmessung (Ammoniak-Molekülstrahl-Maser), Signalverstärkung.

**Masern:** *med.* durch Masernviren (Paramyxoviren) hervorgerufene Infektionskrankheit, hochkontagiös, Tröpfcheninfektion. Inkubation (11 bis 14 d) führt zu einer lebenslänglichen Immunität. Prophylaxe durch aktive Schutzimpfung mit Masern-Lebendimpfstoff* bzw. durch Masern-Immunglobulin*.

**Masern-Immunglobulin vom Menschen:** Immunoglobulinum humanum morbillicum Ph.Eur.3, Immunoglobulinum humanum antimorbillicum; flüssige od. gefriergetrocknete Zuber., die spezifische Antikörper gegen das Masernvirus enthält; hergestellt aus einem Plasmapool von Personen, die die Krankheit überstanden haben od. gegen die Krankheit immunisiert worden sind. **Anw.:** Prophylaxe nach Masernexposition, zur Abschwächung des Krankheitsbildes bei Masernenzephalitis.

**Masern-Lebend-Impfstoff:** Vaccinum morbillorum vivum Ph.Eur.3, Vaccinum morbillorum; gefriergetrocknete Zuber. eines geeigneten, auf Hühnerembryozellen od. andereen geeigneten Zellen gezüchteten, lebenden, attenuierten Masernvirusstammes; keinerlei Zusätze von Konservierungsstoffen erlaubt, da diese die Aktivität des Impfstoffs herabsetzen könnten; unmittelbar vor der Anw. in Lösungsmittel suspendieren. **Anw.:** aktive Immunprophylaxe der Masern, auch als Kombinationsimpfstoff (Mumps-Masern-Röteln-Impfstoff).

**Masmoran®:** s. Hydroxyzin.

**Massa estarinum®:** s. Hartfett.

**Massaitee, Massaistrauchspitzen:** s. Aspalathus linearis.

**Maßanalyse:** Volumetrie, Titrimetrie. Neben der Gravimetrie* ein Verfahren der quantitativen Analyse, bei der einer Lösung des zu bestimmenden Stoffes aus einer Bürette die Lsg. eines Reagenzes (Maßlösung*) zugesetzt wird, das sich mit diesem in einer schnellen, definierten Reaktion umsetzt. Aus der Konzentration u. dem zum vollständigen Umsatz (Endpunkt od. Äquivalenzpunkt) erforderlichen Volumen der Maßlösung läßt sich die Masse bzw. Stoffmenge des zu bestimmenden Stoffes errechnen. Die Endpunktbestimmung erfolgt chem. mit Indikatoren* od. phys. über die Messung bestimmter Größen wie elektrische Leitfähigkeit od. Temp. in Abhängigkeit vom Zusatz an Maßlösung.

**Einteilung der maßanalytischen Verfahren:** Diese kann unter verschiedenen Gesichtspunkten erfolgen. **1.** Nach dem zugrundeliegenden Reaktionstyp in **Neutralisations-** od. **Säure-Base-Titrationen*, Redoxtitrationen, Fällungstitrationen, Komplexbildungstitrationen***. **2.** Nach dem in der Maßlösung enthaltenen Reagenz in Acidimetrie*, Alkalimetrie*, Bromatometrie*, Bromometrie*, Iodatometrie*, Iodometrie*, Ferrometrie*, Manganometrie*, Titanometrie*, Chromometrie*, Chromatometrie*, Cerimetrie*, Argentometrie*, Coulometrie*. **3.** Nach der Endpunktbestimmung in Verfahren mit chem. Indikation u. physikalischer Indikation (z.B. Konduktometrie*, Hochfrequenztitration*, Potentiometrie*, Voltametrie*, Amperometrie*, Dead-stop-Methode* (Biamperometrie), Fluorimetrie (s. Spektroskopie), Nephelometrie*. **Siehe auch:** Titrationsgrad, Titrationskurve, Titrator, Titrand.

**Maßanalyse, Potentiometrische:** s. Potentiometrie.

**Massa pilularum:** Masse zur Herst. v. Pillen; s. Faex, Pilulae.

**Masse:** Symbol m; fundamentale Eigenschaft der Materie, die folgendermaßen auftritt: als **1. träge Masse**, Kraftwirkung gegen Bewegungsänderung, u. als **2. schwere Masse**, Kraftwirkung im Gravitationsfeld der Erde bzw. anderer Massen (Himmelskörper). Nach der klassischen Physik kann M. weder entstehen noch vergehen. Nach der Einstein-Beziehung, $E = m \cdot c^2$, sind M. u. Energie* E allerdings ineinander umwandelbar (c Lichtgeschwindigkeit* im materiefreien Raum). Massen werden i.a. mit Waagen* gemessen; die gesetzliche Basiseinheit ist das Kilogramm (kg), s. SI-Einheiten.

**Maßeinheiten:** s. SI-Einheiten.

**Massekonstanz:** „Trocknen od. Glühen bis zur konstanten Masse" bedeuten nach Ph.Eur.3, daß 2 aufeinanderfolgende Wägungen max. 0.5 mg voneinander abweichen dürfen, wenn dazwischen erneut getrocknet bzw. geglüht wurde.

**Masse, molare:** s. Molare Masse.

**Massendefekt:** die Masse eines Atomkernes ist kleiner als die Summe der Massen der ihn aufbauenden Nukleonen (s. Elementarteilchen). Diese Massendifferenz wird formal bei der Bildung des Atomkerns aus den Nukleonen frei u. als Energie abgestrahlt (Einstein-Gleichung: $E = m \cdot c^2$; E = Energie, m = Masse, c = Vakuumlichtgeschwindigkeit).

**Massenspektrograph, Massenspektrometer:** s. Spektroskopie, s. Isotope.

**Massenwirkungsgesetz:** Grundgesetz der Chemie, das besagt, daß bei einer chem. Reaktion das Produkt aus den (Stoffmengen-)Konzentrationen der gebildeten Stoffe, geteilt durch das Produkt aus den Konzentrationen der Ausgangsstoffe, im Gleichgewicht einen konstanten Wert hat. Dieser Wert ist unabhängig von der Menge der eingesetzten Stoffe. Die Bildungsreaktion (Hinreaktion), mit der Geschwindigkeitskonstante $k_{hin}$, ist von der Konzentration der Ausgangsstoffe (A, B) abhängig. Die Zerfallsreaktion der gebildeten Produkte zu den Ausgangsstoffen (Rückreaktion), mit der Geschwindigkeitskonstante $k_{rück}$, ist von der Konzentration der gebilde-

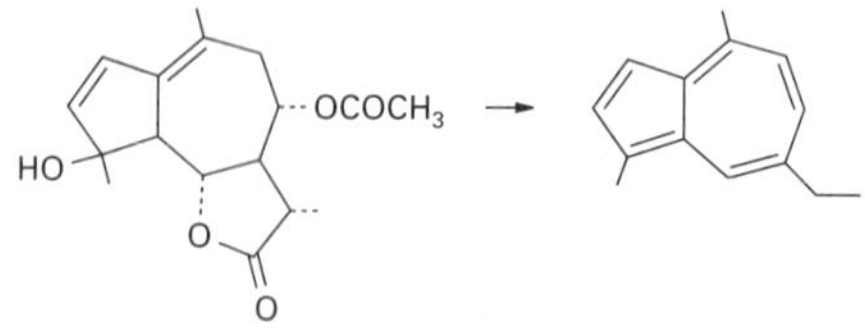

Matricin:
Abbau zu Chamazulen

ten Endprodukte (C, D) abhängig. Es stellt sich im geschlossenen System ein Gleichgewicht mit der Gleichgewichtskonstanten K ein.

$k_{hin} = c_A \cdot c_B$

$k_{rück} = c_C \cdot c_D$

$K = k_{hin}/k_{rück} = (c_A \cdot c_B)/(c_C \cdot c_D)$

Dieses Gleichgewicht stellt sich z.B. auch bei der Dissoziation von Elektrolyten ein, wobei in Aktivitäten a der gebildeten Ionen gerechnet wird (s. Säurekonstante). Die Gleichgewichtskonstante ist stoffspezifisch u. von der Temp. abhängig.

**Massenzahl:** Nukleonenzahl, Atommassenzahl; Summe der Protonenzahl u. Neutronenzahl eines Nuklids.

**Massikot:** s. Blei(II)-oxid.

**Maßliebchen:** Bellis perennis*.

**Maßlösung:** Titrator, Normallösung (ältere Bez.); eine Lsg., die einen Wirkstoff in genau bekannter Äquivalentkonzentration* enthält u. zur Durchführung von titrimetrischen Bestimmungen (s. Maßanalyse) dient. Ist der Wirkstoff eine Urtitersubstanz*, kann die Konzentration direkt aus deren Einwaage berechnet werden (primäre M.); andernfalls muß der Wirkstoffgehalt analytisch bestimmt werden (sekundäre M.). Der **Titer** t ist nach DIN der Quotient aus der tatsächlichen Konzentration c(X) einer Maßlösung u. ihrer angestrebten Konzentration $c_{soll}$: $t = c(X)/c_{soll}(X)$. Beispiel: $c_{soll}(X) = 0.1$ mol/L; $t = 1.003$. Die wahre Konzentration der Maßlösung beträgt c(X) = 0.1003 mol/L. Für Titer ist auch noch die Bez. „Faktor" gebräuchlich. Die meisten Maßlösungen werden unter Handelsnamen wie Titriplex® od. Fixanal® als fertige Produkte angeboten.

**Mastdarm:** Intestinum rectum.

**Masticadienonsäure:** s. Pistacia lentiscus.

**Mastiche:** Matix, s. Pistacia lentiscus.

**Mastichkraut:** Teucrium marum*.

**Mastigophora:** (*gr.* μάστιξ Geißel) Geißeltierchen, s. Protozoen.

**Mastitis:** Entzündung der Brustdrüse.

**Mastix:** s. Pistacia lentiscus.

**Mastixlösung, Zusammengesetzte:** s. Solutio Masticis composita.

**Mastixthymian:** s. Thymus mastichina.

**Mastzellen:** Mastozyten; Zellen im Bindegewebe, die vor allem in der Umgebung kleinerer Blutgefäße vorkommen. Sie enthalten in den Granula* Heparin sowie neben Enzymen Histamin, Serotonin u. andere Mediatoren*, die bei der Antigen-Antikörper-Reaktion* od. bei Zerstörung der Mastzelle freigesetzt werden.

**Mastzellenstabilisatoren:** z.B. Cromoglycinsäure, Lodoxamid, Nedocromil; dienen als Antiasthmatika*.

**Masurium:** veraltet f. Technetium*.

**Mate:** Folia Mate, s. Ilex paraguariensis.

**Maticoblätter:** Folia Matico, s. Piper angustifolium.

**Matricaria chamomilla:** s. Chamomilla recutita.

**Matricariae flos:** s. Chamomilla recutita.

**Matricariakampfer:** linksdrehende Form des Camphers*.

**Matricaria matricarioides:** (M. discoidea) s. Chamomilla suaveolens.

**Matricaria parthenium:** s. Chrysanthemum parthenium.

**Matricaria recutita:** s. Chamomilla recutita.

**Matricin:** Proazulen C. Blaues Sesquiterpenlacton, z.B. in Kamillen u. Schafgarbe vork. M. wird in der Hitze u. im Sauren über Chamazulencarbonsäure zu Chamazulen dehydratisiert.

**Matrix:** (lat.: Muttertier, Gebärmutter) **1.** Grundmuster; geordnetes Schema von Werten, Punkten etc.; **2.** *biol.* Hülle der Chromosomen, s.a. Stroma; **3.** s.a. Gele.

**Matrixtabletten:** bewirken eine verzögerte kontinuierliche Wirkstofffreigabe (Retardeffekt). M. werden entweder durch direktes Verpressen wasserlöslicher Wirkstoffe mit pulverförmiger, unverdaulicher Plastmasse od. durch Granulierung mit diesem Material u. anschließendes Komprimieren hergestellt. M. werden auch im Spritzgußverfahren* hergestellt. Die Plastmasse (Cellulosederivate, Wachse, Polyvinylchlorid*, Polyvinylacetat*, Polyethylen*, Polymere u. Copolymere von Acrylaten u. Methacrylaten, s. Polyacrylharze, Eudragit®) bildet nach dem Verpressen od. Extrudieren* einen porösen Gerüstkörper (zusammenhängende Matrix), in dem die Wirkstoffe gleichmäßig verteilt vorliegen u. durch Poren (heterogene porenhaltige Matrix) od. durch das Matrixmaterial (homogene porenfreie Matrix) eluiert werden können. Der an der Oberfläche lokalisierte Arzneistoff wird rasch freigesetzt (Initialdosis); der in der Matrix fixierte Arzneistoff wird allmählich freigesetzt (Depotdosis). Die leere Matrix wird danach unverdaut ausgeschieden.

**Matrize:** Teil des Preßwerkzeuges bei Tablettenpressen; s. Exzenterpressen, Rundläuferpressen. Die Komprimierung der Tablettiermasse findet in der Matrizenbohrung (Matrizenraum) zwischen Ober- u. Unterstempel statt.

**Mattcremes:** s. Stearinsäure.

**Mattsalz:** Ammonium fluoratum, s. Ammoniumhydrogenfluorid.

**Mauernelkenwurz:** Geum urbanum*.

**Mauerpfeffer:** Sedum acre*.

**Mauersalpeter:** Calcium nitricum, s. Calciumnitrat.

**Maulaffe:** Weithalsflasche in Kegelform, mit Ansatz f. Wasserpumpe, zum Filtrieren.

**Maulbeeren:** Fructus Mori, s. Morus alba u. Morus nigra.

**Maul- u. Klauenseuche:** Abk. MKS, Aphthenseuche, Infektionskrankheit des Klauenviehs (Rinder, Schweine, Ziegen, Schafe, Wild) mit Blasenausschlag auf den Schleimhäuten. Besonders im Maul u. im Klauenspalt. Auch auf Menschen übertragbar, Kontaktinfektion. **Erreger:** Maul-u.-Klauenseuche- (MKS-) Virus: Picornaviren; 7 vollständig antigenverschiedene Typen bekannt. Prophylaxe: Schutzimpfung der Tiere (s. Maul- u. Klauenseuche-Impfstoff f. Wiederkäuer.

**Maul- u. Klauenseuche-Impfstoff für Wiederkäuer (inaktiviert):** Vaccinum aphtharum epizooticarium inactivatum pro ruminantibus Ph.Eur.3; flüssige, inaktivierte Zuber. aus einem od. mehreren Typen bzw. Subtypen des Maul- u. Klauenseuche-Virus; hergestellt aus Viren, die entweder durch Züchtung in Rinderzungen-Epithel od. in Zellkulturen gew. werden.

**Maulwurf:** s. Talpa europaea.

**Maximaldosis:** (ÖAB), syn. Höchstgabe (DAB); amtlich (Arzneibuch) festgesetzte Höchstabgabemenge eines rezepturmäßig verordneten Arzneimittels, das im Arzneibuch beschrieben ist. Ist eine höhere Dosis als die festgesetzte Einzelmaximaldosis (EMD; im DAB: größte Einzelgabe) od. Tagesmaximaldosis (TMD; im DAB: größte Tagesgabe) auf einem Rezept verschrieben, so darf der Apotheker die Arznei nur dann abgeben, wenn der Arzt durch ein Ausrufezeichen (!) hinter der verordneten Menge u. eine Wiederholung der Menge in Buchstaben zu erkennen gibt, daß die Überschreitung der M. beabsichtigt ist. Soweit nichts anderes angegeben ist, gelten die Maximaldosen nur f. Arzneimittel zur oralen Anw. beim Erwachsenen (DAB), das ÖAB enthält zum Teil auch Angaben für parenterale u. rektale Anwendung; s.a. Standgefäß.

**Maximale Arbeitsplatzkonzentration:** s. MAK.

**Maximaler Blutspiegel:** s. Blutspiegel.

**Maximum-Thermometer:** s. Thermometer.

**Maxipime®:** s. Cefepim.

**Maya-Ferment:** s. Joghurt.

**Maycor®:** s. Isosorbiddinitrat.

**Mayer-Reagenz:** 1.355 g Quecksilber(II)-chlorid u. 5.0 g Kaliumiodid werden in 30 mL Wasser gelöst u. die Lsg. zu 100 mL verdünnt. **Anw.:** als Alkaloid-Fällungsreagenz.

**Mayonnaisen:** überfettete Emulsionen; hochkonzentrierte O/W-Emulsionen* mit einer inneren Phase (Ölphase) bis zu 90%.

**Mazerate:** Macerata, Sing. Maceratum; gehören zu den wäßrigen Drogenauszügen*. **Herstellung nach DAB8:** Die Droge wird in der vorgeschriebenen Zerkleinerung mit der angegebenen Menge Wasser von Raumtemperatur übergossen u. unter gelegentlichem Umrühren 30 min lang bei Raumtemperatur stehengelassen. Nach dieser Zeit wird der Auszug koliert u. durch Nachspülen auf das vorgeschriebene Gewicht aufgefüllt. Wäßrige Auszüge aus Eibischwurzeln (Rad. Althaeae) sind aus grob zerschnittener Droge u. wäßrige Auszüge von Leinsamen (Semen Lini) sind aus unzerkleinerter Droge durch Mazeration* herzustellen.

**Mazeration:** Maceratio, von *lat.* macerare, wässern, einweichen. Einfachstes Auszugsverfahren f. Drogen. Entsprechend den Angaben der Ph.Eur.3 für Tincturae* wird zerkleinerte Droge mit der vorgeschriebenen Extraktionsflüssigkeit versetzt u. der Ansatz eine angemessene Zeit (mehrere Tage, mehrmals tgl. umschütteln) stehen gelassen. Dabei kommt es zur Gleichgewichtseinstellung zwischen den extrahierbaren Stoffen im Zellinneren u. in der Extraktionsflüssigkeit (Beendigung der Diffusion). Anschließend wird der Drogenrückstand von der Extraktionsflüssigkeit getrennt u., falls erforderlich, mit Tinkturenpressen (Spindelpressen od. hydraulische Pressen) ausgepreßt. Im letzteren Fall werden die beiden erhaltenen Flüssigkeiten vereinigt, gegebenenfalls der Auszug filtriert u. mit der Extraktionsflüssigkeit auf den geforderten Gehalt eingestellt. Vorteile: einfache Apparatur, geringer Arbeitsaufwand. Nachteile: Zeitaufwand, Verluste an Inhaltsstoffen durch nicht erschöpfende Extraktion.

**Mazindol** INN: 5-(4-Chlorphenyl)-3,5-dihydro-2H-imidazo[2,1-a]isoindol-5-ol, Teronac®; CAS-

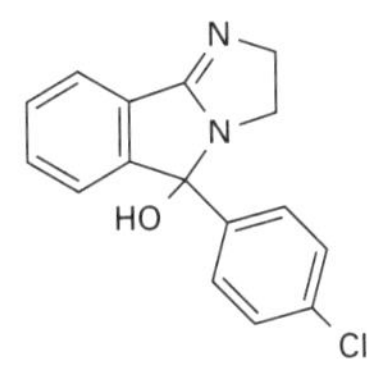

Mazindol

Nr. 22232-71-9; $C_{16}H_{13}ClN_2O$, $M_r$ 284.74. Schmp. 198-199°C aus Aceton-Hexan. **Anw.:** Appetitzügler*; in Ausnahmefällen bei Übergewichtigkeit; Gefahr der Abhängigkeit vom Amphetamin*-Typ. **Übl. Dos.:** Oral: Initialdos.: 1mal 0.001 g/d, nach 1 Woche doppelte Dosis; Höchstdos. 0.003 g/d; nicht länger als 3 Monate.

**mbar:** s. Millibar.

**MBK:** Minimale bakterizide Konzentration; geringste Konz. einer Wirksubstanz (Chemotherapeutikum, Antibiotikum, Antiseptikum), die ein Absterben von Bakterien bewirkt.

**MC:** s. Methylcellulose.

**Mc:** falsches Symbol f. MCi (Megacurie, 1 Million Curie), s. Radium.

**mc:** falsches Symbol f. mCi (Millicurie, 1/1000 Curie), s. Radium.

**MCC:** s. Cellulose, Mikrokristalline.

**μc:** falsches Symbol f. μCi (Mikrocurie, ein Millionstel Curie), s. Radium.

**MCT-Fette:** Fette mittlerer Kettenlänge, die bei der täglichen Fettzufuhr neben einem hohen Anteil an essentiellen Fettsäuren ausreichend vorhanden sein sollen.

**Md:** *chem.* Mendelevium*.

**MDI:** *engl.* Metered Dose Inhaler, Dosierinhalator*.

**MDMA:** 3,4-Methylendioxy-N-methylamphetamin, s. Ecstasy.

**M.D.S.:** (auf Rezepten) misce, da, signa: mische, gib u. bezeichne.

**MDSC:** s. DSC.

**M.E.:** **1.** Mache-Einheit*; **2.** Mäuse-Einheit.

**Meaverin®:** s. Mepivacain.

**Mebendazol** INN: Mebendazolum Ph.Eur.3, Methyl-5-benzoyl-2-benzimidazolcarbamat, Vermox®; CAS-Nr. 31431-39-7; $C_{16}H_{13}N_3O_3$, $M_r$ 295.30. Schmp. 288.5°C aus Essigsäure u. Methanol. Sehr schwer lösl. in Wasser u. den meisten organischen Lösungsmitteln. **Anw.:** Anthelmintikum, hemmt die Glucoseaufnahme mit nachfolgender Glykogenverarmung der Parasiten, Ind.: Mittel der Wahl bei Ascariasis, Ancylostomiasis u. Trichuriasis. **Nebenw.:** gerin-

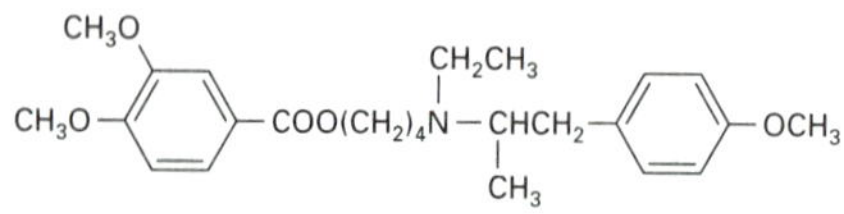

Mebeverin

ge gastrointestinale Resorption daher selten Durchfall, Unterleibsschmerzen. Kontraind.: Schwangerschaft, teratogen. **Übl. Dos.:** Oral: 2- bis 3mal 0.1 g/d; Oxyuren: einmalige Wiederholung nach 2 bis 4 Wochen; Ascariden u.ä.: 2mal 0.1 g/d über 3 d; Taenien: 2mal 0.2 g/d über 3 d.

**Mebeverin** INNv: 5-Ethyl-6-methyl-7-(4-methoxyphenyl)-5-azaheptyl-3,4-dimethoxybenzoat,

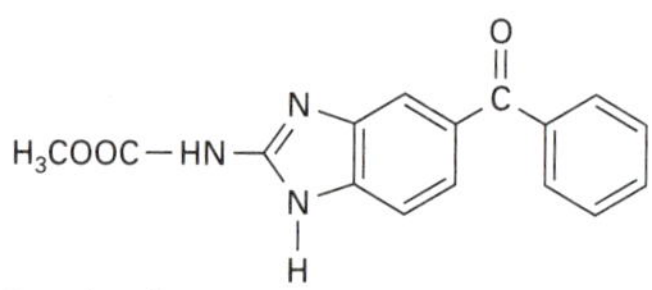

Mebendazol

Duspatal®; CAS-Nr. 3625-06-7; $C_{25}H_{35}NO_5$, $M_r$ 429.54. Schmp. 129-131°C. **Anw.:** Spasmolytikum bei gastrointestinalen Störungen, Reizkolon. HWZ 2 h. **Übl. Dos.:** Oral: 4mal 0.1 g/d 20 min vor den Mahlzeiten, nach Erreichen der Wirk. Dosis reduzieren. Gebräuchl. ist auch Mebeverinhydrochlorid.

**Mebhydrolin** INN: 5-Benzyl-1,2,3,4-tetrahydro-2-methyl-1H-pyrido[4,3-b]indol, Omeril®;

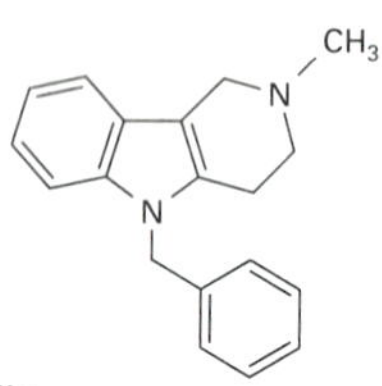

Mebhydrolin

CAS-Nr. 524-81-2; $C_{19}H_{20}N_2$, $M_r$ 276.37. Schmp. 95°C. Sdp. 207-215°C (133 Pa). Prakt. unlösl. in Wasser; leicht lösl. in Methanol, Ethanol, Aceton, Chloroform; schwer lösl. in Ether. **Anw.:** Antihistaminikum* (Tages-Antihistaminikum). **Übl. Dos.:** Oral: 2- bis 3mal 0.05 g/d. Wechselw.: Alkohol u. zentraldämpfende Arzneimittel.

**Mebhydrolin-napadisilat:** 1,5-Naphthalindisulfonat; $C_{48}H_{48}N_4O_6S_2$. Zers. 280°C. Prakt. unlösl. in Wasser, wenig lösl. in heißem Eisessig, lösl. in heißem Formamid.

**Mebumal:** s. Pentobarbital.

**MEC:** Minimale effektive Konzentration.

**Mecetronium etilsulfat:** Ethylhexadecyldimethylammoniumethylsulfat. **Anw.:** Tensid*, Desinfektionsmittel*.

**Mechanische Festigkeit von Tabletten:** s. Abrieb*, Bruchfestigkeit*, Härte*. Unter der Vielzahl der Bestimmungsmethoden hat keine in Pharmakopöen Eingang gefunden.

**Mechlorethamin:** s. Stickstofflost.

**Mecke-Reagenz:** Lsg. aus 0.5% seleniger Säure in konz. Schwefelsäure; wird zum Nachw. (Farbreaktion) von Alkaloiden verwendet.

**Meclocyclin** INN: 7-Chlor-4-dimethylamino-1, 4,4a,5,5a,6,11,12a-octahydro-3,5,10.12,1,2a-pentahydroxy-6-methylen-1,11-dioxo-2-naphthacen-

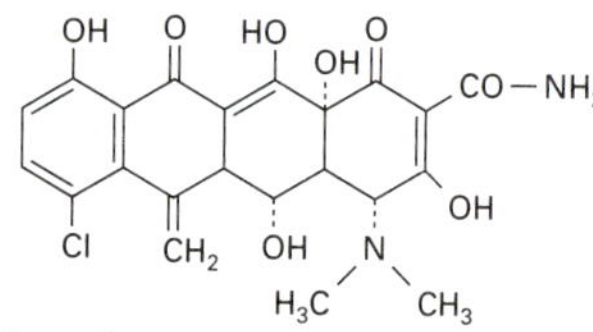

Meclocyclin

carboxamid, Meclosorb®; CAS-Nr. 2013-58-3; $C_{22}H_{21}ClN_2O_8$, $M_r$ 476.9. **Wirk.** u. **Anw.:** Tetracyclin-Antibiotikum zur lokalen Anw. als Meclocyclin-5-sulfosalicylat.

**Meclofenamsäure** INN: 2-[(2,6-Dichlor-3-methylphenyl)amino]benzoesäure, Meclomen®; CAS-Nr. 644-62-2; $C_{14}H_{11}Cl_2NO_2$, $M_r$ 296.15.

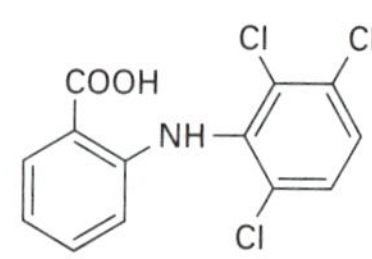

Meclofenamsäure

**Wirk.** u. **Anw.:** Analgetikum*, Antiphlogistikum*, Antipyretikum*. **Nebenw.:** Durchfälle, Sodbrennen. **Übl. Dos.:** 200 bis 300 mg/d; verwendet wird das Natriumsalz.

**Meclofenoxat** INN: Centrophenoxin, 4-Chlorphenoxyessigsäure-β-dimethylaminoethylester, 2-Dimethylaminoethyl-4-chlorphenoxyacetat,

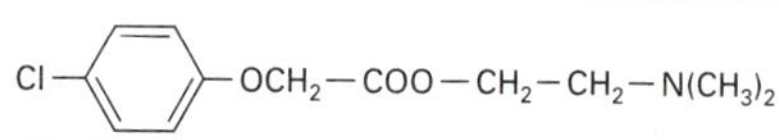

Meclofenoxat

Helfergin®; CAS-Nr. 51-68-3; $C_{12}H_{16}ClNO_3$, $M_r$ 257.73. **Anw.:** Psychoregulans; soll den zellulären Stoffwechsel bei verminderter Sauerstoffkonzentration anregen. Ind.: bei psychischen Veränderungen im Alter, nach Gehirnschlag, Traumen u. Vergiftungen umstritten. Kontraind.: endogene Psychosen mit Unruhe u. Angst. **Übl. Dos.:** Oral: 2- bis 3mal 0.2 g/d, Tagesdos. 0.6-1.2 g, letzte Dosis nicht nach 16 Uhr; Kindertagesdos.: 0.2-0.6 g. Parenteral: i.m. 1- bis 2mal 0.5 g/d, i.v. 0.5 g.

**Meclofenoxathydrochlorid:** Schmp. 139°C;

polymorph. Hingewiesen sei auch auf Meclofenoxathibenzat.

**Meclomen®:** s. Meclofenamsäure.

**Meclosorb®:** s. Meclocyclin.

**Mecloxamin** INN: N,N-Dimethyl-2-[2-(4-chlor-α-methylbenzhydryloxy)propyl]amin; CAS-Nr. 5668-06-4; $C_{19}H_{24}ClNO$, $M_r$ 317.87. Sdp. 154-

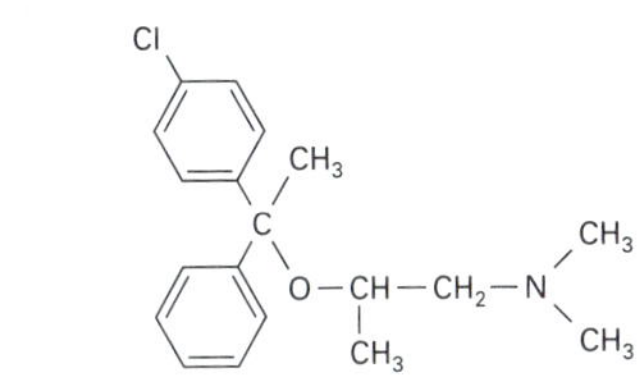

Mecloxamin

160°C (80 Pa). **Anw.:** Parasympathomimetikum*, Sedativum, Hypnotikum. **Mecloxamincitrat:** $C_{25}H_{32}ClNO_8$. Schmp. 120-124°C.

**Meclozin** INNv: Meclizin, 1-p-Chlorbenzhydryl-4-m-methylbenzyl-piperazin, 1-[4-Chlor-α-phenylbenzyl-4-(3-methylbenzyl)piperazin], Bon-

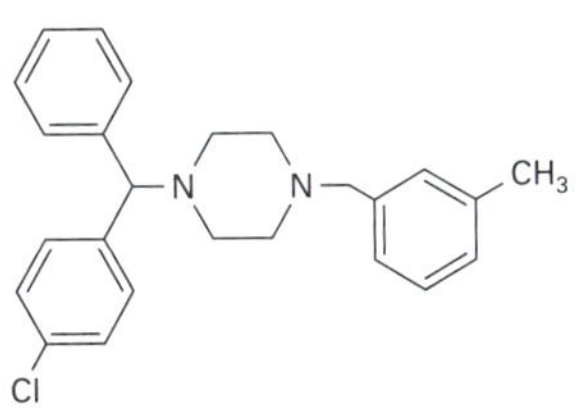

Meclozin

amine®, Postafen®; CAS-Nr. 569-65-3; $C_{25}H_{27}ClN_2$, $M_r$ 390.92. Sdp. 230°C (267 Pa). **Anw.:** Antihistaminikum*, Antiemetikum*; bei Übelkeit, Seekrankheit, Erbrechen (auch bei Migräne), Strahlenkater, toxischen Schäden durch Streptomycin, Schwindel bei zerebraler Arteriosklerose. HWZ 2 bis 3 h. **Übl. Dos.:** Oral: 2- bis 3mal 0.025 g/d, Kleinkinder: 2- bis 3mal 0.006 g/d; Hypnotikum: 0.3 g/d. Rektal: 0.05 g, Kleinkinder: 0.0125g. **Nebenw.:** Sedierung, Mundtrockenheit, Miktionsstörungen, Verdauungsbeschwerden, Beeinflussung des Reaktionsvermögens. Wechselw.: Alkohol u. Psychopharmaka.

**Meclozindihydrochlorid:** Meclozini hydrochloridum Ph.Eur.3 (Racemat); CAS-Nr. 1104-22-9; $C_{25}H_{29}Cl_3N_2$, $M_r$ 463.9. Schmp. 124°C (Zers.). Leicht lösl. in Chloroform, Pyridin, prakt. unlösl. in Wasser, Ether.

**Meconin:** s. Phthalide.

**Meconium:** (*gr.* μήκων Mohn) **1.** Opium; **2.** Kindspech.

**Meconsäure:** Mekonsäure, Acidum meconicum, 3-Hydroxychelidonsäure; s.a. Chelidonsäure, **Strukturformel** s. Opium.

**MED:** Maximale Einzeldosis.

**Medazepam** INN: 7-Chlor-2,3-dihydro-1-methyl-5-phenyl-1H-1,4-benzodiazepin, Nobrium®; CAS-Nr. 2898-12-6; $C_{16}H_{15}ClN_2$, $M_r$ 270.76. Schmp. 95-97°C aus Petrolether/Ether. Schwach gelbes, krist. Pulver. Unlösl. in Wasser; lösl. 1:8 in Ethanol, 1:1 in Chloroform, 1:5 in Ether. **Off.:**

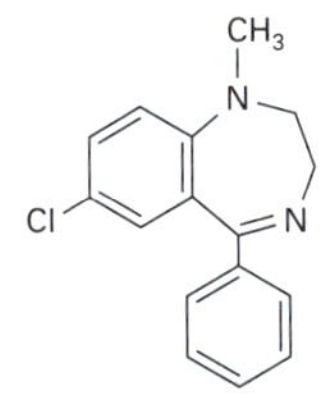

Medazepam

DAC86. **Anw.:** Tranquilizer. HWZ 2 bis 5 h bzw. 50 bis 80 h (Metaboliten). **Übl. Dos.:** Oral: 2- bis 3mal 0.005 g/d. Kinder: 0.001-0.0015 g/kgKG/d. Gebräuchl. ist auch Medazepamhydrochlorid; s.a. Benzodiazepine.

**Median:** Zentralwert; statistische Kenngröße f. eine Stichprobe*; wird anstelle des Mittelwertes bevorzugt bei schiefen Verteilungen u. Verdacht auf Ausreißer bevorzugt. Der Median x̃ ist bei ungerader Anzahl der nach der Größe geordneten Einzelwerte der mittlere, bei gerader Anzahl das arithmetische Mittel der beiden in der Mitte befindlichen Einzelwerte.

**Mediane:** die, *bot.* Ebene eines Seitenorgans (z.B. Blatt, Blüte), die zugleich die Achse des Hauptgliedes enthält.

**Mediator:** Vermittler; *biochem.* Mediatorsubsubstanz*.

**Mediatorsubstanz:** Mediatorstoff; Substanz, die nach ihrer Freisetzung aus Zellen auf andere Zellen od. Gewebe einwirkt, wie z.B. ein Gewebshormon, s. Hormone (Gewebshormone).

**Medicagensäure:** Triterpensapogenin, **Strukturformel** s. Saponine (Tab.).

**Medicago sativa** L.: Fam. Fabaceae, Luzerne, Alfalfa (kult. in Europa, Asien, Nordafrika, Nordamerika). Stpfl. v. **Herba Medicago sativae:** Alfalfakraut. **Inhaltsst.:** Saponine, Stachydrin, Chinone, Cumarine, Flavone, Proteine (ca. 5% in den Blättern, ca. 40% in den Samen), Vitamine (v.a. der B-Gruppe u. Vitamin A), mineralische Spurenelemente. **Anw.:** als Futtermittel, frisch u. getrocknet zur Ergänzung der menschlichen Ernährung, Roborans etc.

**Medigoxin:** s. Metildigoxin.

**Medihaler®:** Aerosol-Inhalator.

**Medikament:** *syn.* Arzneimittel*.

**Medikation:** Arzneiverordnung.

**Medium:** (lat. Mitte) das Mittel, das einen Körper umgibt od. in dem eine Substanz sich löst (wäßriges, alkoholisches Medium) od. das Milieu, in dem eine chemische Reaktion vor sich geht (in saurem od. in alkalischem Medium).

**Medivitan®:** s. Vitamine (Folsäure).

**Medizin:** **1.** die Wissenschaft vom gesunden u. kranken Menschen, von den Ursachen, Wirkungen, Vorbeugung u. Heilung der Krankheiten; **2.** Medikament, s. Arzneimittel.

**Medizinalborax:** s. Natriumtetraborat.

**Medizinalgewicht:** s. Apothekergewicht.

**Medizinalterpentinöl:** s. Terebinthina.

**Medizinaluntersuchungsämter:** Landessonderbehörde in der Bundesrepublik Deutschland der unteren Verwaltungsstufe (s.a. Gesundheitswesen). Sie sind v.a. mit Untersuchungen auf dem Gebiet der allgemeinen Hygiene (Trinkwasser, Lebensmittel auf pathogene Erreger, Seuchenhygiene) befaßt.

**Medizinische Bäder:** s. Balneotherapeutikum(a).

**Medizinische Chemie:** befaßt sich mit chem. Aspekten u. der Anw. chem. Methoden in der Medizin; vgl. Klinische Chemie.

**Medizinische Hefe:** s. Faex.

**Medizinische Kohle:** Carbo medicinalis, s. Carbo activatus.

**Medizinische Meßgeräte:** s. Eichgesetz.

**Medizinische Seife:** Sapo medicatus, s. Sapo.

**Medizinische (Trocken-) Hefe:** s. Faex.

**Medizinprodukte:** nach §3 Abs. 1 Medizinproduktegesetz* (MPG) sind M. alle diejenigen Instrumente, Apparate, Vorrichtungen, Stoffe u. Zubereitungen aus Stoffen od. andere Gegenstände einschließlich der für ein einwandfreies Funktionieren des Medizinproduktes eingesetzten Software, die zur Anwendung am Menschen zu folgenden Zwecken eingesetzt werden: *a) Erkennung, Verhütung, Überwachung, Behandlung od. Linderung von Krankheiten; b) Erkennung, Überwachung, Behandlung, Linderung od. Kompensierung von Verletzungen od. Behinderungen; c) Untersuchung, Ersetzung od. Veränderung des anatomischen Aufbaus od. eines physiologischen Vorgangs; d) Empfängnisregelung* u. deren Hauptwirkung nicht auf pharmakologischem Wege (wie bei Arzneimitteln*) sondern auf überwiegend physikalischem Wege erreicht wird. Beispiele für M. sind med. Einmalprodukte, Verbandmittel, Kondome, Wundauflagen, chirurg. Nahtmaterial; zahnärztliche Instrumente, Herz-Lungen-Maschinen, Röntgengeräte; Operationsgeräte, Beatmungsgeräte, Bestrahlungsgeräte, Labordiagnostika, Rollstühle; Skelettimplantate, Prothesen, Herzschrittmacher, zahnärztliches Material; Infusionsgeräte, Katheter(sets); ophthalmologische Geräte, Kontaktlinsen; Geräte zur Desinfektion u. Sterilisation. Man kennt ca. 400.000 Medizinprodukte. **Lit.:** G. Schorn, Kein Apothekenbetrieb ohne Medizinprodukte, Dtsch. Apoth. Ztg. *136*, 1753 – 1754 (1996).

**Medizinproduktegesetz:** MPG; in Deutschland seit 1.1.1995, in Österreich seit 1.1.1997 in Kraft; damit wurden EU-Richtlinien in deutsches Recht umgesetzt. Eine weitere EU-Richtlinie über Labordiagnostika befindet noch im europäischen Gesetzgebungsverfahren, die nach ihrer Verabschiedung ebenfalls in das MPG integriert werden wird. Das MPG enthält die technischen, medizinischen u. Informations-Anforderungen sowie Betreiber- u. Anwendervorschriften für Medizinprodukte*. Damit wird ein Beobachtungs- u. Meldesystem eingerichtet, das mit vergleichbaren Systemen der anderen Vertragsstaaten des Europäischen Wirtschaftsraumes (EWR) zusammenarbeitet u. der Erfassung u. Abwehr von Risiken aus Medizinprodukten dient. Wenn diese nach europäischem Recht in einem Mitgliedstaat des EWR verkehrsfähig sind, sind sie auch in den anderen Mitgliedstaaten verkehrsfähig; zu erkennen an der CE-Kennzeichnung (CE: Conformité Européen). Für die Patienten u. Ärzte ist somit der gesamte europäische Markt der Medizinprodukte verfügbar. Das M. dient auch der Privatisierung von staatlichen Aufgaben. Die Durchführung der Zulassungsverfahren wird von staatlichen Stellen auf privatrechtliche Prüfstellen (sog. Benannte Stellen, z.B. TÜV) übertragen. Die Hauptaufgaben der Behörden liegen in der Überwachung des Medizinprodukte-Verkehrs u. der Prüfstellen sowie in der Abwehr von Risiken. Das BfArM (s. Bundesinstitut für Arzneimittel u. Medizinprodukte) ist für die zentrale Erfassung, Auswertung u. Bewertung von Risiken bei Medizinprodukten verantwortlich. Das Deutsche Institut für medizinische Dokumentation u. Information (DIMDI*) beschafft die nötigen Informationen u. hält sie in Datenbanken zur Verfügung.

**Medrate®:** s. Methylprednisolon.

**Medrogeston** INN: 6,17-Dimethyl-4,6-pregnadien-3,20-dion, Prothil®; CAS-Nr. 977-79-7;

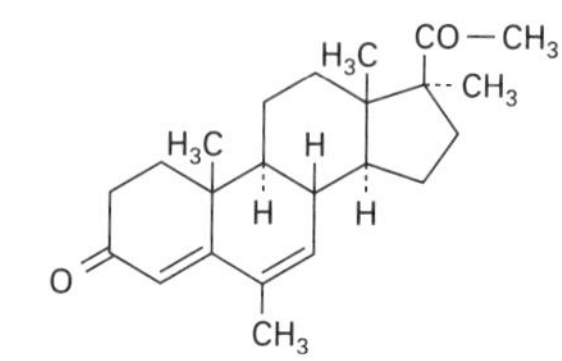

Medrogeston

$C_{23}H_{32}O_2$, $M_r$ 340.50. Schmp. 144-146°C aus Ether; polymorph. $[\alpha]_D^{23°C}$ +79° (c = 1 in Chloroform). Prakt. unlösl. in Wasser; lösl. in vielen organischen Solventien. **Anw.:** Gestagen-Therapie. **Übl. Dos.:** Oral: habitueller Abort, Mammakarzinom: 1- bis 2mal 0.025 g/d; Zyklusstörungen: 1- bis 2mal 0.005 g/d.

**Medroxyprogesteron** INN: 17-Hydroxy-6α-methylprogesteron, 17α-Hydroxy-6α-methylpregn-4-en-3,20-dion, Clinovir®; CAS-Nr. 520-85-

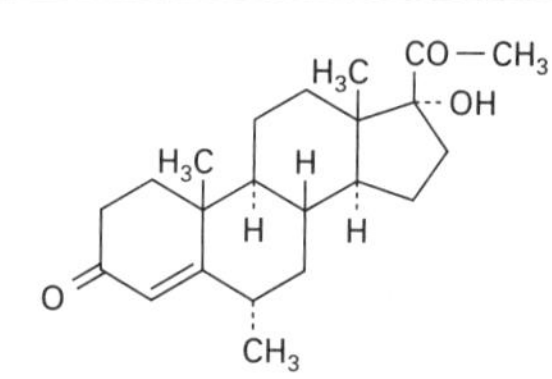

Medroxyprogesteron

4; $C_{22}H_{32}O_3$, $M_r$ 344.48. Schmp. 220-223.5°C aus Chloroform. $[\alpha]_D^{25°C}$ +75° (in Chloroform). **Anw.:** Gestagen-Therapie. HWZ 24 bis 50 h bzw. 30 bis 40 d (i.m.). **Übl. Dos.:** Oral: Hormontherapie: 2- bis 3mal 0.005 g/d; Adenokarzinom der Mamma u. des Uterus: 3mal 0.1 g/d. Parenteral depot: i.m. 0.015 g an einem der ersten 5 Zyklustage.

**Medroxyprogesteronacetat:** Medroxyprogesteroni acetas Ph.Eur.3; CAS-Nr. 71-58-9; $C_{24}H_{34}O_4$, $M_r$ 386.5. Schmp. 207-209°C. Weißes, krist. Pulver. Prakt. unlösl. in Wasser; leicht lösl. in Chloroform; lösl. in Aceton.

**Medrylamin** INN: N,N-Dimethyl-[2-(4-methoxybenzhydryloxy)ethyl]amin, Postafen®; CAS-Nr. 524-99-2; $C_{18}H_{23}NO_2$. **Anw.:** Antiallergikum, Antihistaminikum*. **Übl. Dos.:** Topikal: Salbe 2%. Gebräuchl. ist auch Medrylaminhydrochlorid.

**Medryson** INNv: 11β-Hydroxy-6α-methyl-4-pregnen-3,20-dion, Ophtocortin®; CAS-Nr. 2668-66-8; $C_{22}H_{32}O_3$, $M_r$ 344.48. Schmp. 155-158°C. $[\alpha]_D$ +189° (in Chloroform). Wenig lösl. in Wasser; lösl. in Chloroform, Methylenchlorid. **Anw.:** Corticosteroid-Therapie. **Übl. Dos.:** Konjunktival: Augentropfen, Augensalbe: 1%.

**Medulla:** Mark; *M. glandulae suprarenalis*,

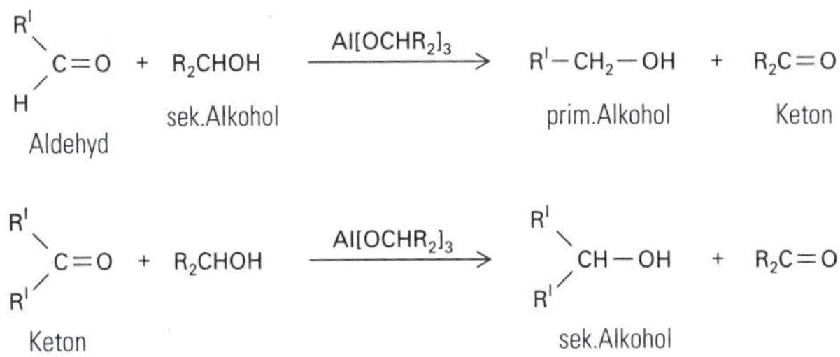
Meerwein-Ponndorf-Verley-Reduktion

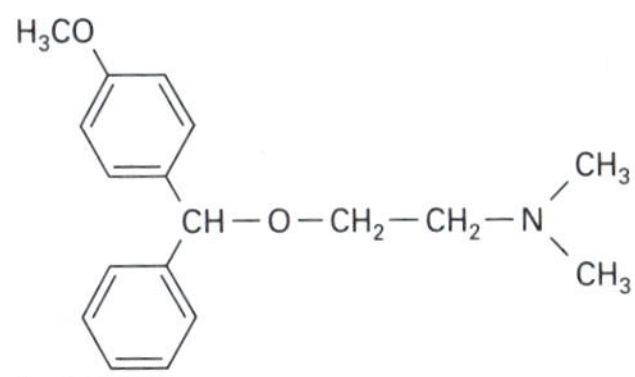
Medrylamin

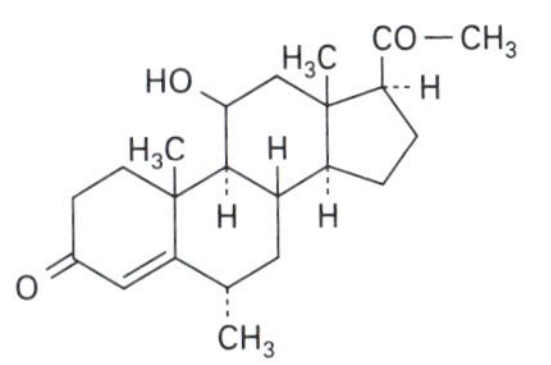
Medryson

Nebennierenmark; *M. nodi lymphatici*, Marksubstanz der Lymphknoten; *M. oblongata*, verlängertes Mark, unterer Abschnitt des Rautenhirns, verbindet das Rückenmark mit der Brücke, enthält lebenswichtige Zentren (Atemzentrum, Kreislaufzentrum), auf- u. absteigende Projektionssysteme der Großhirn- u. Kleinhirnrinde, Hirnnervenkerne; *M. ossium*, Knochenmark; *M. renalis*, Marksubstanz der Niere; *M. spinalis*, Rückenmark; **medullaris**, zum Mark gehörend.

**Medulla Sambuci:** Holundermark, s. Sambucus nigra.

**Meereiche:** Fucus vesiculosus*.

**Meerkohl:** Calystegia soldanella*.

**Meerkohlkraut:** Herba soldanellae, s. Calystegia soldanella.

**Meerrettich:** Armoracia riusticana*.

**Meerrettichöl:** Oleum Armoraciae, s. Armoracia rusticana.

**Meersalz:** Sal marinum; das durch Verdunsten von Meerwasser gewonnene Salz. **Best.:** Natriumchlorid, Calciumchlorid, Magnesiumsulfat, Magnesiumchlorid, Calciumsulfat, Bromide, Iodide u.a.; insgesamt die Verbindungen von ca. 50 Elementen.

**Meerschaum:** Wasserhaltiges Magnesiumsilicat (Sepiolith). $Mg_4(OH)_2[Si_6O_{15}]$ (Fe-, Al- u. $H_2O$–haltig). Weiße, gelbliche, graue od. rötliche, undurchsichtige Stücke od. erdige, knollige Massen, leicht schneidbar, Härte 2-3, Verwitterungsprodukt des Serpentin, Hauptfundort Eskishehir (Anatolien). M. spaltet beim Erhitzen unter Bräunung Wasser ab (Bräunung der M.-Pfeifen).

**Meerschweinchen-Einheit:** MSE; diente zur Standardisierung v. Schilddrüsenpräp., Herzglykosiden, Vitaminen.

**Meerträubchen:** Ephedra sinica*.

**Meerwasser:** s. Aqua marina.

**Meerwein-Arylierung:** Methode zur Einführung des Arylrestes in Alkene od. α,β-ungesättigte Carbonylverbindungen durch Umsetzung mit Diazoniumsalzen in Gegenwart von Kupfer-(II)-chlorid; z.B. entsteht aus Styrol 1,2-Diphenylethylen.

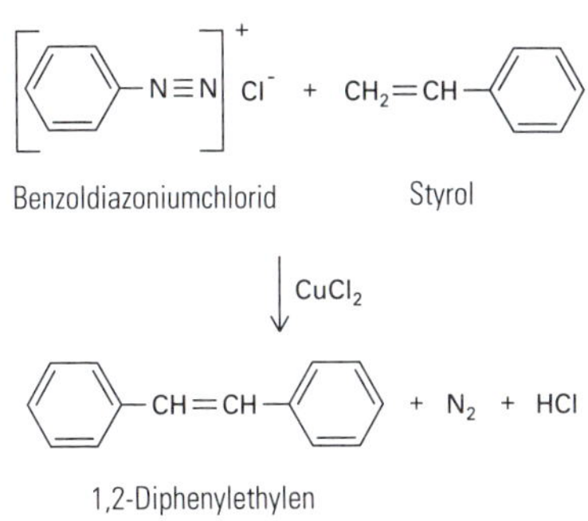
Meerwein-Arylierung:
Bildung von 1,2-Diphenylethylen als Beispiel

**Meerwein-Ponndorf-Verley-Reduktion:** Methode zur Herst. primärer Alkohole aus Aldehyden bzw. sekundärer Alkohole aus Ketonen durch Reduktion mit Alkoholen in Gegenwart von Aluminiumalkoholat, wobei der reduzierend wirkende Alkohol zum Keton oxidiert u. abdestilliert wird.

**Meerzwiebel:** s. Urginea maritima.

**Meerzwiebelpulver, Eingestelltes:** s. Urginea maritima.

**Meerzwiebeltinktur:** s. Tinctura Scillae.

**Mefenaminsäure** INN: Acidum mefenamicum, N-(2,3-Xylyl)anthranilsäure, Parkemed®, Ponalar®; CAS-Nr. 61-68-7; $C_{15}H_{15}NO_2$, $M_r$ 241.28. Schmp. 230-231°C unter Aufbrausen; polymorph. Weißes bis grau-weißes, geschmack- u. geruchloses, krist. Pulver. Lösl. in Wasser bei pH 7.1 (g/100 mL): 0.0041 (25°C), 0.008 (37°C); lösl. in Alkalihydroxidlösungen; wenig lösl. in Ether,

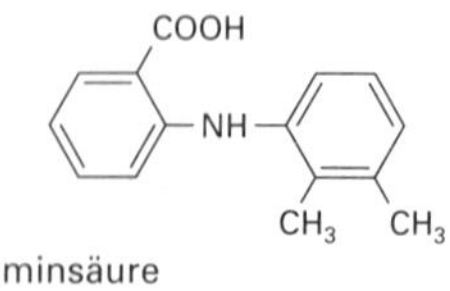


Mefenaminsäure

Chloroform; schwer lösl. in Ethanol. $pK_s$ 4.2. $UV_{max}$ (Natronlauge, 0.1 mol/L): 285, 340 nm. **Anw.:** Analgetikum. HWZ 2 h. **Übl. Dos.:** Oral: 2- bis 3mal 0.5 g/d; Kinder ab 6 Monate: 3mal 0.0065 g/kg KG/d. **Nebenw.:** Gastro-intestinale Störungen, Ulcerationen u. Blutungen im Magen-Darm-Trakt, Kopfschmerzen, Schwindel, Sehstörungen, Blutbildstörungen; Ther. sollte bei Auftreten von Diarrhö u. Hauterscheinungen beendet werden; Kontraind.: Gastritis, Magen-Darm-Ulcera, zu vermeiden bei Epilepsie, Vorsicht bei Nieren- u. Leberfunktionsstörungen.

**Mefenorex** INNv: N-(3-Chlorpropyl)-α-methylphenethylamin, Rondimen®; CAS-Nr. 17243-57-1; $C_{12}H_{18}ClN$. **Anw.:** Appetitzügler*; Gefahr der

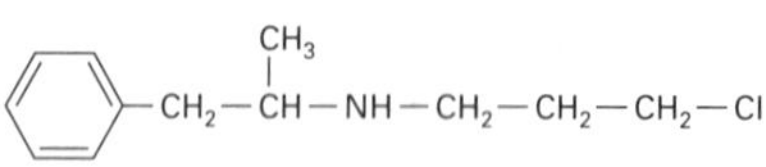


Mefenorex

Abhängigkeit vom Amphetamin*-Typ. HWZ 2 bis 3 h. **Übl. Dos.:** Oral: 2mal 0.04 g/d 0.5 h vor dem Essen. Gebräuchl. ist auch Mefenorexhydrochlorid.

**Mefloquin:** (±)-α-[2,8-Bis(trifluoromethyl)-4-chinolyl]-α-(2-piperidyl)methanol, Lariam®; CAS-

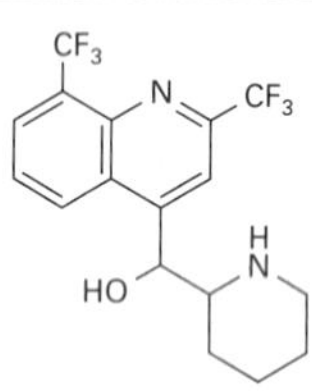


Mefloquin

Nr. 53230-10-7; $C_{17}H_{16}F_6N_2O$. **Wirk.** u. **Anw.:** Antimalariamittel* mit starker schizontizider Wirkung. Gut wirksam gegen chloroquinresistente Plasmodium-falciparum-Stämme; lange HWZ (21 d), so daß die Malariaprophylaxe bereits 1 Woche nach der Rückkehr beendet werden kann; sollte nur noch als Notfallmedikament zur Ther. u. prophylaktisch ledigl. bei extrem hohem Malariarisiko verwendet werden.

**Mefloquinhydrochlorid:** CAS-Nr. 51773-92-3; $C_{17}H_{16}F_6N_2O \cdot HCl$, $M_r$ 414.8.

**Mefoxitin®:** s. Cefoxitin.

**Mefrusid** INN: 4-Chlor-N¹-methyl-N¹-(tetrahydro-2-methylfuryl)-3-benzoldisulfonamid, Baycaron®; CAS-Nr. 7195-27-9; $C_{13}H_{19}ClN_2O_5S_2$, $M_r$ 382.90. **Strukturformel** s. Diuretika. Schmp. 148-149°C. Unlösl. in Wasser; lösl. in verdünnter Natriumhydroxid-Lösung. **Anw.:** Saluretikum (s. Diuretikum), Antihypertensivum*, Ödeme. HWZ 3 bis 12 h. **Übl. Dos.:** Oral: Ödeme: 1mal 0.025 g/d; Langzeittherapie: 1mal 0.025 g/d alle 2-3 d. Nebenw., Wechselw., Kontraind.: s. Bendroflumethiazid.

**Mega:** (*gr.* μέγας groß, gewaltig) Vorsilbe f. Million; gesetzl. zur Kennzeichnung des $10^6$-fachen (Zehnerpotenzfaktor) einer Grundeinheit (s. SI-Einheiten). Symbol: M.

**Megacillin®:** s. Clemizol-Penicillin bzw. s. Phenoxymethylpenicillin.

**Megacurie:** Abk. MCi = 1 Million Curie, s. Radioaktivität.

**Megagametophyt:** weiblicher Gametophyt heterosporer Planzen; bei Samenpflanzen im Inneren der Samenanlage gelegen.

**Megallas, Megallat:** chem. Kurzbez. f. 3,4,5-Trimethoxybenzoat.

**Megaloblasten:** (*gr.* μέγας groß, βλαστός Trieb, Ursprung) Vorstufe der Megalozyten; die megaloblastische Erythropoese* stellt eine pathologische Variante der normalen Erythropoese dar u. ist i.a. Folge eines Mangels an Vitamin $B_{12}$ od. Folsäure; außerdem kommen Megaloblasten bei entarteter Erythropoese u. nach Anw. von Zytostatika vor.

**Megalozyten:** abnorm große Erythrozyten*.

**Megaphen®:** s. Chlorpromazin.

**Megasporangium:** Sporangium, in dem Megasporen gebildet werden.

**Megasporenmutterzelle:** diploide Zelle, in der eine Meiose* stattfindet, bei der 4 Megasporen gebildet werden.

**Megestat®:** s. Megestrol-acetat.

**Megestrolacetat** INNv: 6-Methyl-3,20-dioxo-4,6-pregnadien-17α-ylacetat, Megestat®; CAS-Nr. 595-33-5; $C_{24}H_{32}O_4$, $M_r$ 384.50. Schmp. 214-216°C aus Methanol. $[\alpha]_D^{24°C}$ +5° (Chloroform). Lösl. bei 37°C in Wasser 2 μg/mL, in Plasma 24 μg/mL. Prakt. unlösl. in Wasser, lösl. 1:55 in Ethanol, 1:0.8 in Chloroform, 1:130 in Ether, Aceton, Benzylalkohol, schwer lösl. in nicht flüchtigen Ölen. **Anw.:** Gestagen*-Therapie, bei Metastasen u. inoperablen Fällen von Endometrium-Karzinom; früher in oralen Kontrazeptiva*. Gebräuchl. ist auch Megestrol.

**Meglumin** INN: N-Methylglucamin, 1-Desoxy-(methylamino)-D-glucitol; CAS-Nr. 6284-40-8; $C_7H_{17}NO_5$, $M_r$ 195.22. Schmp. 126-129°C aus Methanol; polymorph. Bildet mit Säuren Salze u. mit Metallen Komplexe. Salze mit Alkylarylsulfonsäuren wirken als Detergentien, solche mit 3, 5-Diaceto- od. 3-Acetylamido-2,4,6-triiodobenzoesäure werden als Röntgenkontrastmittel verwendet.

**Meglumin-Antimon:** $C_7H_{18}NO_8Sb$, Chemotherapeutikum bei Leishmaniose.

**Mehl:** lat. Farina; besteht aus vollständig zermahlenen Getreidekörnern, enthält also neben Stärkekörnern (s. Amylum) auch Zellenelemente (des Speicherparenchyms, der Frucht u. der Samenschalen), die in der Müllerei zum größten Teil als **Kleie** vom Mehl abgetrennt werden. Der Ausmahlungsgrad des Mehles wird (bes. bei Roggen u. Weizen) nach Mehltypen bezeichnet, die sich vom Aschengehalt pro kg Mehl (mal 1000) ableiten, Mehltype 574 bedeutet z.B., daß das betr. Mehl einen Aschengehalt von 0.574% aufweist, bezogen auf die Trockenmasse des Mehles.

**Mehlbeeren:** s. Crataegus-Arten.

**Mehldorn:** Crataegus*.

**Mehrdosenbehältnis:** enthält größere Mengen einer Arzneiform zum mehrmaligen Gebrauch.

**Mehrkompartimentsystem:** s. Kompartimentmodelle.

**Mehrschichttabletten:** s. Schichttabletten.

**Mehrstoffgemisch:** Gem. aus mehr als einem Stoff. Alle Arzneimittel, Mono- u. Kombinationspräparate sind Mehrstoffgemische.

**Meiose:** Meiosis, *syn.* Reduktionsteilung; 2 aufeinanderfolgende Kernteilungen (1. u. 2. Reifeteilung), in deren Verlauf der diploide (2n) Chromosomensatz zum haploiden (1n) reduziert wird u. eine Vermischung u. Verteilung der Gene erfolgt; Ergebnis der M. sind Gameten od., bei höheren Pflanzen, Sporen (die entstehenden 4 haploiden Keimzellen werden auch als Gone bezeichnet). Die M. ist ein komplexer Vorgang, der durch Chromosomenpaarung* eingeleitet wird. Sodann folgt über Spindelbildung eine zweimalige Trennung der gepaarten, gespaltenen Chromosomen mit dem Endresultat von 4 jeweils homologen Zellen. Eine Fehlverteilung homologer Chromosomen (*engl.* nondisjunction Nichttrennung) führt zu Gameten mit unter- od. überzähligem Chromosomensatz, was im Falle der Befruchtung zu defekten Organismen führt.

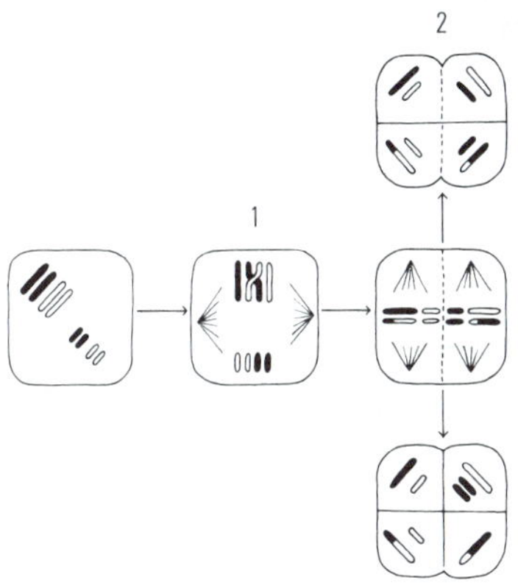


Meiose:
1: Crossing Over; 2: normale Meiose;
3: Nondisjunction (Nichttrennung homologer Chromosomen) [90]

**Meiran:** s. Origanum majorana.

**Meisenheimer-Komplexe:** Meisenheimer-Verbindungen; (farbiges) Additionsprodukt aus einer nucleophilen* Verbdg. (z.B. mit aktiver Methylengruppe, Lactonring der Cardenolide*) mit Di- od. Trinitrobenzol od. -benzolderivaten (s.a. Kedde-Reaktion).

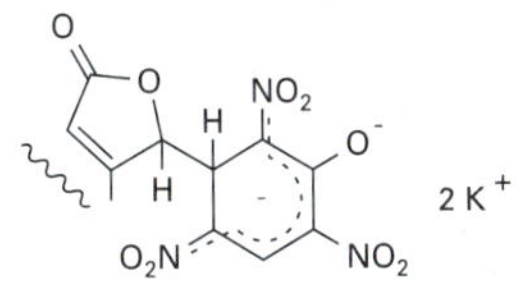


Meisenheimer-Komplexe:
z.B. mit dem Lactonring der Cardenolide

**Meißner, C.F.W.:** s. Alkaloide.

**Meisterwurzel:** Rhizoma Imperatoriae, s. Peucedanum ostruthium.

**Mekkabalsam:** Balsam de Mecca*.

**Mekonsäure:** s. Meconsäure.

**Mel: Honig**; der f. Arzneizubereitungen verwendete Honig muß der Honigverordnung entsprechen. **Off.:** DAB10. Honig ist der von der Honigbiene, **Apis mellifera*** (A. mellifica), in Waben abgelagerte süße Stoff. Die Biene saugt den Nektar aus den Blüten od. den Honigtau von Blättern u. Nadeln ein. Diese Honigstoffe werden dann im Bienenvolk zu **Blütenhonig** od. **Honigtauhonig** (Waldhonig) verarbeitet. Nektar ist eine wäßrige Lsg. von Saccharose, Glucose u. Fructose. Honigtaue sind zuckerhaltige Insektenausscheidungen an Blättern, v.a. der Linden-, Ahorn-, Kirsch-, Pflaumenbäume, aber auch von Fichten u. Tannen. Honigtau besteht aus Wasser u. Sacchariden, wie Fructose, Glucose u. Melezitose*. Honig ist fast weiß (z.B. Rapshonig) bis fast schwarz (z.B. Honigtauhonige von der Weißtanne). In frischem Zustand ist Honig sirupartig, durchscheinend, beim Stehen wird er dicker, bei Kälte trübe u. kristallisiert z.T. aus (Glucose). Zur Wiederverflüssigung sollte Honig nicht über 40°C erwärmt werden (Gefahr des Verlustes an Aromastoffen, Desaktivierung von Enzymen usw.). Honig löst sich in Wasser zu einer nicht ganz klaren, opt. aktiven Flüss. von schwach saurer Reaktion. D. 1.410-1.445. **Best.:** ca. 20% Wasser, 70-80% Invertzucker (22-44% Glucose, 30-48% Fructose u. Oligosaccharide), 5 bis 10% Saccharose, 0.3-2.7% Eiweißstoffe, 0.1-0.2% organische Säuren (Ameisen-, Äpfel-, Citronensäure) sowie Enzyme (Amylase, Katalase, Invertase, Glucoseoxidase) u. sog. Inhibine (bakteriostatisch wirksame Stoffe, darunter wahrscheinlich Spuren von Wasserstoffperoxid, Pinocembrin*, z.T. lichtempfindl. u. unbekannter Zstzg.), Spuren von Vitaminen, Wachs u. Pollenkörner. Trockensubstanz ca. 78-82%. Asche (hauptsächl. Kaliumphosphat) mind. 0.1%, max. 0.8%. Die Prüfung von Honig erstreckt sich unter anderem auf das Zuckerspektrum (Verfälschungen), den Wassergehalt (Gärungsgefahr), Wärme- u. Lagerungseinflüsse, die Messung des Hydroxymethylfurfurol-Gehaltes u. die Enzymaktivität (s. Diastasezahl), auf Herkunftsbestimmung (Pollenanalyse), Aschegehalt od. elektrische Leitfähigkeit. **Wirk.** u. **Anw.:** Bestandteile werden schnell u. fast vollständig resorbiert; Geschmackskorrigens, schleimlösendes Mittel; volkst.: Nerven-, Herzmittel; äuß.: Kosmetik.

**Scheiben-** od. **Wabenhonig** stammt aus frisch gebauten, unbebrüteten Waben.

**Mel depuratum** DAB6: Mel despumatum, Gereinigter Honig. Ein durch Zusatz von Bolus, Erwärmen u. Filtrieren von Eiweißstoffen, Wachs, Schmutz usw. befreiter Honig.

**Kunsthonig:** Invertzuckercreme; ist ein aus Rohrzucker (Rübenzucker) durch Inversion (mit Milch-, Citronen-, Ameisen- u. verd. Salzsäure usw.) u. nachfolgende Aromatisierung hergestelltes Produkt, das bei gleichem Zuckergehalt wie Naturhonig diesen als Nahrungsmittel zu ersetzen vermag (1 g Kunsthonig liefert ca. 12.1 kJ). Kunsthonig enthält (von Natur aus) keine Pollen u. Proteine, aber eine kleine Menge Hydroxymethylfurfural; s. Invertzucker.

**Mel Foeniculi:** Fenchelhonig, s. Foeniculum vulgare.

**Mel rosatum** EB6: Rosenhonig. Zstzg.: Mel

depuratum 900 g, Glycerol 100 g, Oleum Rosae 0.05 g.

**Mel rosatum cum Borace (Mel boraxatum)** EB6: Rosenhonig. Zstzg.: Mel rosatum mit Zusatz von 10% Borax.

**Oxymel:** Sauerhonig, wird durch Mischen von Honig mit Essigsäure hergestellt.

**Meladinine®:** s. Ammoidin.

**Melaleuca alternifolia** Cheel: Fam. Myrtaceae, Teebaum (Australien). Neben anderen M.-Arten (z.B. M. linariifolia Sm., M. dissitiflora Mueller) Stpfl. v. **Oleum Melaleucae: Teebaumöl;** das Wasserdampfdestillat der Blätter (ca. 2% äther. Öl) u. Zweigspitzen. D. 0.885-0.996, $n_D^{20°C}$ 1.475 bis 1.482, $\alpha_D^{20°C}$ +5.0 bis +15. **Off.:** DAC86. **Best.:** vom Chemotyp abhängig, (chromatographisches Profil nach DAC86) ca. 40% (+)-Terpinen-4-ol (mind.30%), 20% γ-Terpinen (10-28%), 10% α-Terpinen (5.0 bis 13%), p-Cymen (0.5-12%), α-Terpineol (1.5-8.0%), $\Delta^3$-Caren (max.0.2%), Limonen (0.5-4%), 1,8-Cineol (max. 15%), Sabinen (max.3.5%), Terpinolen, Pinene, Myrcen, Phellandren sowie Sesquiterpene wie Aromadendren, Viridifloren, δ-Cadinen. **Anw.:** wegen der antiseptischen, bakteriziden u. fungiziden Wirk. in Dermatologie (z.B. auch gegen Akne) u. Kosmetik. **Lit.:** R. Saller, J. Reichling, Dtsch. Apoth. Ztg. *135*, 3180 – 3188 (1995); G. Buchauer, Österr. Apoth. Ztg. *51*, 217 – 219 (1997).

**Melaleuca leucadendra** L. **var. cajeputi:** (u. andere Varietäten) Fam. Myrtaceae, Kajeputbaum (Australien, Mal. Archipel, Hinterindien). Stpfl. v. **Oleum Cajeputi:** Kajeputöl. Gew. durch Dest. aus den frischen Blättern. Grüne bis blaugrüne Farbe, Geruch nach Eucalyptusöl. D. 0.915-0.931. **Best.:** 50-70% 1,8-Cineol (Eucalyptol), L-Pinen, L-α-Terpineol, Dipenten, Sesquiterpene, Sesquiterpenalkohole, Valeraldehyd, Azulen. **Anw.:** als Antiseptikum. **Oleum Cajeputi rectificatum:** Rektifiziertes Kajeputöl. Gew. durch Dest. des rohen Kajeputöls. Farblose bis gelbe Flüss., opt. linksdrehend. **Anw.** volkst.: als Antiseptikum, als schmerzstillendes Mittel bei Zahn- u. Ohrenschmerzen, Expektorans; äuß.: bei Rheumatismus.

**HOM:** *Cajeputum:* das äther. Öl.

**Melaleuca viridiflora** Soland ex Gaertn.: Fam. Myrtaceae, Niauli-Baum (Nordaustralien, Neukaledonien). Stpfl. v. **Oleum Niauli:** Niauliöl. Gew. durch Dest. aus den frischen Blättern. Farblose bis gelbliche Flüss., die stark nach Eucalyptus riecht. **Best.:** 50-60% 1,8-Cineol, α-Terpineol u. α-Terpineolvaleriansäureester, Nerolidol. **Anw.:** wegen der ähnlichen Zstzg. auch ähnliche Anw. wie Oleum Cajeputi (s. M. leucadendra); vor allem aber in Kombinationspräparaten als Expektorans.

**Melamin:** Polymerisationsprodukt des Cyanamids (Cyanurtriamid). Schmp. 354°C unter Zers. Monokline, leicht sublimierende Prismen.

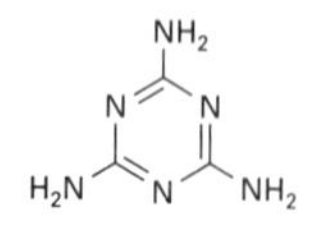


Melamin

Lösl. in Wasser u. Ethanol. Darst.: durch Erhitzen von Dicyandiamid in einer $NH_3/N_2$–Atmosphäre. Kondensiert mit Formaldehyd zu **Melaminharzen**, die techn. von großer Bedeutung sind u. zur Herst. v. Gebrauchsgegenständen aller Art, Lacken, Gerbstoffen, Wasserenthärtungsmitteln usw. sowie auch zum Knitterfestmachen von Textilien dienen.

**Melamin-Formaldehyd-Harze:** Melaminharze, s. Melamin u. Aminoplaste.

**Melampyrum nemorosum:** s. Dulcit(ol).

**Melanine:** dunkle Pigmente, die sich in der Haut unter dem Einfluß von Enzymen (Tyrosinase*) bilden; vermutlich Oxidationsprodukte des Tyrosins. Nat. weitverbreitet; vgl. Phenoloxidasen.

**Melanom:** (*gr.* μέλας schwarz) an der Haut, seltener an der Schleimhaut, vorkommende Geschwulst. *1. Gutartige Melanome* gehen von den Pigmentzellen der Epidermis od. von denen der Lederhaut aus. *2. Bösartige Melanome* gehen von den pigmentbildenden Zellen der Haut, seltener der Schleimhaut, der Aderhaut u. der Hirnhäute aus. Sie entstehen häufiger spontan auf vorher völlig normaler Haut. Als Vorstufe eines bösartigen Melanoms gilt ein bestehendes Muttermal.

**Melanophorenhormon:** Melanozytenstimulierendes Hormon*, Melanotropin, HML-Hormon; s. Hormone.

**Melanosis coli:** s. Abführmittel.

**Melanotropin:** Melanozytenstimulierendes Hormon*; s.a. Hormone.

**Melanozytenstimulierendes Hormon:** Melanotropin, Intermedin, MSH, Melanophorenhormon; CAS-Nr. 9002-79-3. Polypeptidhormon aus dem Hypophysenmittellappen. **Wirk.:** verursacht eine Dispersion der Melaningranula in der Haut von Fischen u. Amphibien u. erlaubt so eine Anpassung an die Umwelt; keine Bedeutung in der Humanmedizin.

**Melaphis chinensis:** Aphis chinensis, Schlechtendalia chinensis; s. Gallen.

**Melarsoprol** INN: 2-{4-[4,6-Diamino-1,3,5-triazin-2-yl)amino]phenyl}-1,3,2-dithiarsolan-4-methanol; CAS-Nr. 494-79-1; $C_{12}H_{15}AsN_6OS_2$, $M_r$ 398.33. Graues Pulver. Lösl. in Propylenglycol, prakt. unlösl. in Wasser, kaltem Ethanol u. Methanol. **Anw.:** Antiprotozoenmittel* gegen Schlafkrankheit*.

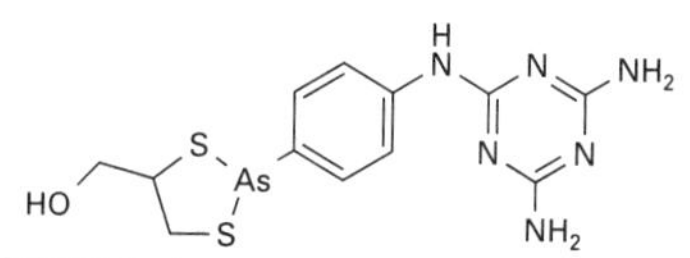


Melarsoprol

**Melasse:** s. Saccharose.

**Melatonin:** N-[2-(5-Methoxyindol-3-yl)ethyl]-acetamid, N-Acetyl-5-methoxytryptamin; CAS-Nr. 73-31-4; $C_{13}H_{16}N_2O_2$, $M_r$ 232.3. Gelbliche Blättchen aus Benzol. Schmp. ca. 118°C. Synthetisierbares Epiphysenhormon; Biosynthese aus

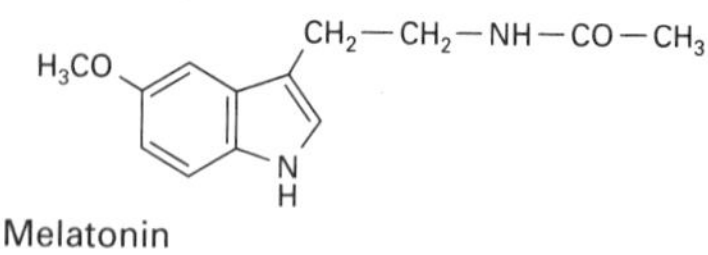


Melatonin

Serotonin durch Acetylierung u. Methylierung. Nat. auch in sehr geringen Mengen in Pflanzen, z.B. 1 mg in 2 000 kg Bananen. **Wirk.:** s. Hormone (Epiphyse). **Anw.:** wegen des vermutl. tiefen Eingriffs von M. in hormonelle Regelkreise wird von seiner unkritischen Anw. abgeraten. Eine Dos. von 0.1 bis 2 mg M. erhöhen den Plasmaspiegel auf physiologischen Spitzenwert in der Nacht. M. kann deshalb auch nicht z.B. als Nahrungsergänzungsmittel eingestuft werden. **Lit.:** S. Stoll, W.E. Müller, Med. Mo. Pharm. *19*, 69 – 75 (1996); O. Eber, Österr. Apoth. Ztg. *50*, 449 – 458 (1996); D. Steinhilber, Dtsch. Apoth. Ztg. *136*, 1647 – 1654 (1996).

**Melde:** s. Atriplex hortensis.

**Meldepflicht:** Anzeigepflicht f. bestimmte Infektions- bzw. übertragbare Krankheiten; die Meldepflicht ist durch die Seuchengesetzgebung (Bundes-Seuchengesetz*) geregelt. Der Ausdruck Meldepflicht wird auch f. anzeigepflichtige Berufskrankheiten verwendet. Entsprechend dem Arzneimittelgesetz u. d. ApBetrO besteht Meldepflicht für Arzneimittelzwischenfälle, -risiken, Qualitätsmängel usw. (s.a. Stufenplan).

**Meleguetapfeffer:** s. Aframomum melegueta.

**Melezitose:** Melecitose; ein Trisaccharid, bestehend aus Glucose u. dem Disaccharid Turanose (ein Isomeres von Saccharose). Melezitose ist einer der Bestandteile von Manna* u. von Honigtau (s. Mel).

**Melibiose:** $M_r$ 342.30. Schmp. 85°C (Dihydrat), $\alpha_D^{20°C}$ +112° → +129° (c = 4 in Wasser). Ein reduzierendes Disaccharid, bestehend aus α-1,4-glykosidisch verbundener Galactose u. Glucose, beide in pyranoider Form. Nat. in Pflanzensäften, Bestandteil des Trisaccharids Raffinose.

**Melilotosid:** Glucosid der o-Cumarsäure („gebundenes Cumarin"), das als Vorstufe von Cumarin z.B. in Galium odoratum* (Waldmeister) od. Melilotus officinalis* vorkommt. Nach enzymatischer Hydrolyse (z.B. beim Welken) isomerisiert die genuin vorliegende *trans*-Cumarsäure* bei UV-Licht zur *cis*-Cumarsäure (Cumarinsäure), die dann der Cyclisierung (Lactonisierung) zum Cumarin unterliegt.

**Melilotus officinalis** (L.) Pall.: mit **Melilotus altissima** Thuill., Fam. Fabaceae (Leguminosae), Echter u. Hoher Steinklee (Mitteleuropa, Mittelasien) Stpfl. v. **Herba Meliloti:** Steinklee, Honigklee, Bärenklee. **Inhaltsst.:** mind. 0.1% Cumarin nach DAC82 (entsteht aus Melilotosid*, der Cumarinduft tritt erst beim Welken u. Trocknen auf), 0.2% Melilotin (3,4-Dihydrocumarin), Flavonoide mit den Aglyka Quercetin u. Kämpferol, 0.01% äther. Öl, Schleim, Harz, Cholin. **Off.:** DAC86. **Wirk.** u. **Anw.:** Entzündungshemmend, spasmolytisch, Steigerung der Kapillarresistenz; in Form von Kataplasmen, Salben, Kräuterkissen bei Gelenks- u. Drüsenschwellungen, Furunkeln, Rheuma; als Extrakt in Venenmitteln*; ferner als Diuretikum, Aromatikum. **Zuber.:** Spec. emollientes.

**HOM:** *Melilotus officinalis* (HAB1.3); frische, zur Blütezeit gesammelte oberirdische Teile.

**HOM:** *Melilotus officinalis spag. Zimpel* (HAB1.3): frische, zur Blütezeit gesammelte oberirdische Teile; verord. z.B. b. Kopfschmerzen u. Krämpfen bei Kindern, venösem Blutstau.

**Melissae aetheroleum:** s. Melissa officinalis.

**Melissa officinalis** L.: Fam. Lamiaceae (Labiatae), **Melisse**, Zitronenmelisse (heim. Mittelmeergebiet, vielfach kult., z.B. im Ebro-Delta, auch in Deutschland). Stpfl. v. **Folia Melissae:** (Herba M., Folia Citronellae) Melissenblätter, Zitronenkraut (weil von zitronenähnl. Geruch). **Off.:** DAB10, ÖAB90, Ph.Helv.7. **Inhaltsst.:** 0.05 bis 0.3% äther. Öl (nach ÖAB90 mind. 0.05%) mit ca. 30% Citralen (Geranial u. Neral), ca. 40% (+)-Citronellal, ferner Geraniol, Linalool u. Sesquiterpenen wie z.B. Caryophyllen, ferner Flavonoide, Bitterstoffe, ca. 5% Gerbstoff (Rosmarinsäure* u. andere Polyphenolsäuren). **Anw. med.:** als Stimulans bei Darmstörung, als Magenmittel (bei nervösen Magenleiden), Spasmolytikum u. Sedativum als Infus, als reiner Preßsaft (aus frischem Kraut) etc. Die Citrale wirken antibakteriell (antiviral). An der virustatischen Wirk. wäßriger Extrakte (lokal gegen Herpes simplex angewendet) sind wahrscheinlich Polyphenolsäuren beteiligt, die mit den Virusproteinen reagieren. **Melissae aetheroleum:** Melissenöl ist meist über Melissenkraut destilliertes Zitronenöl (Oleum Melissae citratum) od. **Citronellöl** (Oleum Citronellae, s. Cympopogon nardus). Die Ausbeute an äther. Öl aus M. o. ist nämlich sehr gering. **Zuber.:** Spec. sedativae. Spir. Melissae compositus (Spir. aromaticus compositus, Karmelitergeist, Melissengeist) wird nicht aus der Droge, sondern mit Oleum Citronellae bereitet.

**Melissengeist:** s. Spiritus Melissae compositus.

**Melissylalkohol:** s. Myricylalkohol.

**Melis-Zucker:** ein billiger Zucker, gew. aus der zweiten Charge bei der Zuckerfabrikation (1. Produkt: Raffinade), kommt als Platten-, Brot- u. Hutzucker in den Handel.

**Melitose:** s. Raffinose.

**Melitoxin:** s. Dicumarol.

**Melitracen** INN: N,N-Dimethyl-3-(10,10-dimethyl-9,10-dihydroanthracen-9-yliden)propylamin, 3-(9,10-Dihydro-10,10-dimethylantracen-9-yliden)-N,N-dimethylpropylamin, Trausabun®; CAS-Nr. 5118-29-6; $C_{21}H_{25}N$, $M_r$ 291.42. **Anw.:** tricyclisches Antidepressivum vom Imipramin-Typ; s. Psychopharmaka (Antidepressia). **Übl. Dos.:** Oral: ambulant: 2- bis 3mal 0.01 g/d; stationär: Initialdos.: 3mal 0.025 g/d steigern auf: 3mal 0.075 g/d, Erhaltungsdos.: ausschleichen auf 2- bis 3mal 0.01 g/d. Parenteral: i.m. bis 3mal 0.02 g/d. Gebräuchl. ist auch Melitracenmesilat.

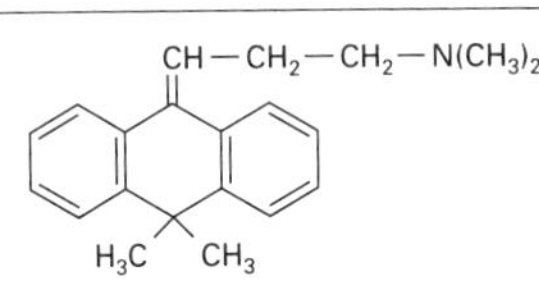

Melitracen

**Melitracenhydrochlorid:** Schmp. 235-240°C; polymorph.

**Melittin:** Hauptwirkstoff von Bienengift; amphiphiles Polypeptid (26 Aminosäuren, $M_r$ rd. 2900), s. Apisinum.

**Melleril**®: s. Thioridazin.

**Mellitus(a, um):** (lat). honigsüß, z.B. Diabetes mellitus.

**Melone:** s. Cucumis melo.

**Melonenbaumblätter:** s. Carica papaya.

**Melopat**®: s. Betahistin.

**Meloxicam** INN: 4-Hydroxy-2-methyl-N-(5-methyl-2-thiazolyl)-2H-1,2-benzothiazine-3-carboxamide 1,1-dioxid, Mobec®, Mobic®; CAS-Nr.

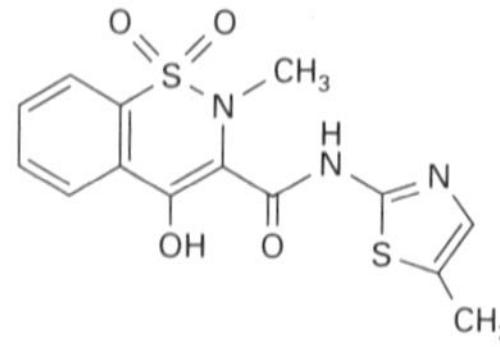

71125-38-7; $C_{14}H_{13}N_3O_4S_2$, $M_r$ 351.40. **Wirk.** u. **Anw.:** nichtsteroidales Antiphlogistikum* (Oxicam-Typ; s. Analgetika); bei Arthrose u. Poylarthritis. **Nebenw.:** Erbrechen, gastrointestinale Störungen, Blutbildstörungen etc. Kontraind.: Asthma bronchiale, Urticaria, Magen- od. Zwölffingerdarmgeschwüre, Schwangerschaft u. Stillzeit, Anw. bei Jugendl. unter 15 Jahren etc. Wechselw.: andere nichtsteroidale Antirheumatika u. Salicylate, orale Antikoagulantien, Heparin, Methotrexat* etc. HWZ 16 bis 20 h. **Übl. Dos.:** Oral: bei akuter Arthrose 7.5 mg/d, bei rheumatoider Arthrose 1mal 15 mg/d; Einnahme zu einer Mahlzeit.

**Melperon** INN: Methylperonum, 4'-Fluor-4-(4-methylpiperidino)butyrophenon, Eunerpan®; CAS-Nr. 3575-80-2; $C_{16}H_{22}FNO$, $M_r$ 263.37. **Anw.:**

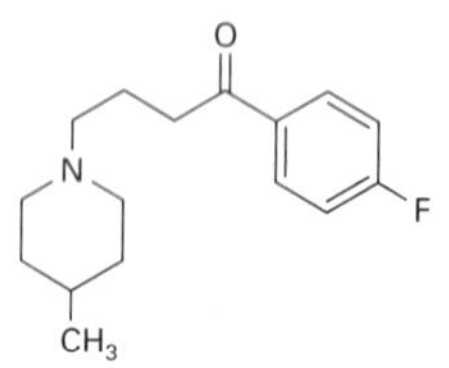

Neuroleptikum. Ind.: psychomotorische Unruhe, Verwirrtheitszustände, Schlafstörungen, Erregungszustände bei Psychosen, Alkoholismus. **Nebenw.:** s. Psychopharmaka. Kontraind.: Leukopenie, Thrombozytopenie, Leberfunktionsstörungen, 1. Trimenon der Schwangerschaft, Kinder unter 12 Jahren. Vermindertes Reaktionsvermögen! HWZ 3 h. **Übl. Dos.:** Oral: Initialdos.: 2- bis 6mal 0.025 g/d, Erhaltungsdos.: langsam erhöhbar auf 2mal 0.1 g/d. Gebräuchl. ist auch **Melperonhydrochlorid:** Schmp. 209-211°C.

**Melphalan** INN: 3-{4-[Bis(2-chlorethyl)amino]-phenyl}alanin, Alkeran®; CAS-Nr. 148-82-3;

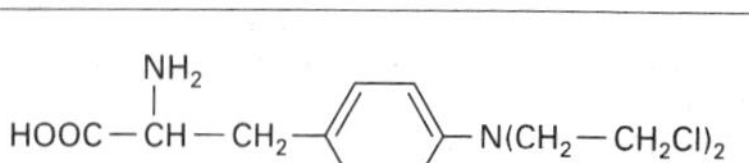

$C_{13}H_{18}Cl_2N_2O_2$, $M_r$ 305.20. Schmp. 182-183°C unter Zers. (solvatisierte Nadeln aus Methanol). $[\alpha]_D^{22°C}$ +7.5° (c = 1.33 in Salzsäure, 1 mol/L), $[\alpha]_D^{22°C}$ -31.5° (c = 0.67 in Methanol). Prakt. unlösl. in Wasser; schwer lösl. in Ethanol; lösl. in verdünnten Mineralsäuren; 1:150 in Methanol; unlösl. in Chloroform, Ether. **Anw.:** Zytostatikum, Alkylans; multiples Myelom, malignes Melanom u.a. HWZ 1.5 bis 2 h. **Übl. Dos.:** Oral: 2-15 mg/d bis zu 200 mg bei Bedarf. Parenteral: i.v. bis zu 100 mg als ED. Oral: 2mal 0.005 g/d über 7 d.

**Memantin** INN: 3,5-Dimethyl-1-adamantanamin, 3,5-Dimethyltricyclo[3.3.1.13.7]decanamin, Akatinol®; CAS-Nr. 19982-08-2; $C_{12}H_{21}N$, $M_r$

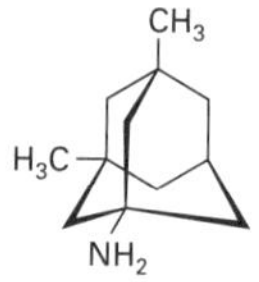

179.31. **Anw.:** Parkinsontherapeutikum, Muskelrelaxans. **Nebenw.:** Schwindel, Unruhe, Übererregung, Müdigkeit, Kopfschmerzen, Mundtrockenheit, vermindertes Reaktionsvermögen; Kontraind.: schwere Lebererkrankungen, Verwirrtheitszustände, Schwangerschaft u. Stillzeit; Wechselw.: verstärkt Wirk. von Barbituraten, Neuroleptika, Anticholinergika, Dosierungsanpassung bei gleichzeitiger Gabe von Dantrolen* u. Baclofen* nötig. HWZ 65 h. Gebräuchl. ist auch Memantinhydrochlorid.

**Membran:** (*lat.* membrana zarte Haut) dünne, häutchenartige Gebilde, Grenzfläche; s.a. Zelle (Zellmembran), s. Biomembran.

**Membranfilter:** Sartorius®-, Millipore®-, Synpor®-Filter. Oberflächenfilter aus (vorwiegend) Celluloseestern wie Celluloseacetat*, Cellulosenitrat, regenerierter Cellulose (Cellophan, Zellglas*) sowie anderen Ausgangsprodukten. Aus homogenem Material bestehen nur die Einschicht- u. homogenen Doppelfilter. Heterogene Doppelschichtfilter weisen zur größeren mechanischen Belastbarkeit Gewebeverstärkungen auf. Membranfilterkerzen sind äußerst heterogen aufgebaut; neben Gerüstsubstanzen werden Membranen auch aus Polyester u. Polypropylengewében verwendet. Nucleopore®-Filter werden durch Neutronenbeschuß von dünnen Polycarbonatfolien u. Herauslösen der getroffenen Stellen im alkalischen Ätzbad hergestellt. Sie besitzen genau gleichdimensionierte, zylindrische Kanäle; der Porenanteil mit 10% ist jedoch sehr niedrig.

**Membranfilterverfahren:** **1.** Methode zur Anreicherung von Mikroorganismen aus Flüssigkeiten; s. Keimzahlbestimmung. **2.** Methode zur Entkeimung thermolabiler, filtrierbarer Zuber.; s. Sterilisation, Keimfiltration.

**Membranmodell:** s. Resorptionsmodelle.

**Membranrezeptoren:** s. Rezeptoren.

**Memory cells:** s. Leukozyten.

**Menachinon:** Vitamin $K_2$, s. Vitamine.

**Menadiol:** Vitamin $K_4$, s. Vitamine.

**Menadion:** Vitamin $K_3$; s. Vitamine.

**Menadion-Natriumbisulfit** INN: Additionsverbindung von Natriumhydrogensulfit* mit 2-Methyl-1,4-naphthochinon; CAS-Nr. 130-37-0; $C_{11}H_9NaO_5S$, $M_r$ 276.24. Weiße, hygr. Kirstalle; Wirk. u. Anw. s. Vitamine (Vit. K).

**Menagogum(a):** s. Emmenagogum.

**Mendelejew:** s. Periodensystem der Elemente.

**Mendelevium:** (Eka-Thulium) Md, $A_r$ 258, OZ 101. Entdeckung 1955 durch A. Ghorso bei der α-Beschießung von Einsteinium; HWZ 0.5 bis einige Stunden; mind. 12 Md-Isotope mit den Massenzahlen 247 bis 252 u. 254 bis 259 (längstlebiges Isotop $^{258}$Md; HWZ 56 d).

**Mendel-Regeln:** Mendel-Gesetze: **1.** Uniformitätsregel: bei der Kreuzung zweier Rassen sind alle Individuen der $F_1$-Generation unter sich gleich. **2.** Spaltungsregel (die Reinheit der Gameten): bei der Kreuzung von Individuen der $F_1$-Generation kommt es zu einer Merkmalsaufspaltung in der $F_2$-Generation im Verhältnis 1:2:1; wobei 25% dem einen, 25% dem anderen der Großeltern, 50% den Eltern gleichen. **3.** Autonomie der Merkmale od. freie Kombinierbarkeit der Erbanlagen: Gene, die auf verschiedenen Chromosomen liegen, werden unabhängig voneinander vererbt.

**Menglytat** INN: O-Ethylglykolsäurementhylester, 1α,4β-4-Menthan-3α-ylethoxyacetat; CAS-

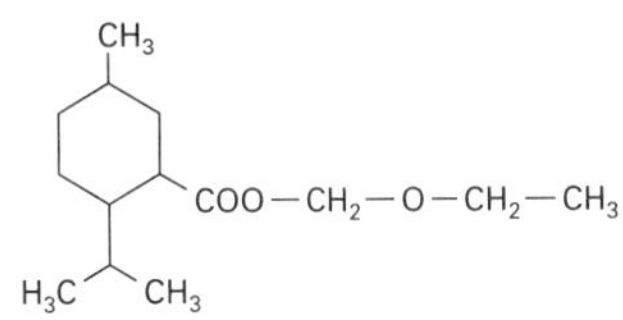

Menglytat

Nr. 579-94-2; $C_{14}H_{26}O_3$, $M_r$ 242.35. Sdp. 155°C (2.7 kPa). Wenig lösl. in Wasser; lösl. in Ethanol, Ether, Chloroform. **Anw.:** Desinfiziens, Antitussivum, lokales Analgetikum (des Respirationstraktes). **Übl. Dos.:** Oral: 2- bis 3mal 0.05 g/d. Topikal: Salbe 2%.

**Ménière-Krankheit:** anfallsartiger Drehschwindel mit Übelkeit, Erbrechen u. subjekt. Ohrgeräuschen.

**Meningitis:** Hirnhautentzündung (M. cerebralis) od. Rückenmarkshautentzündung (M. spinalis); Genickstarre, epidemische Gehirnhautentzündung (M. cerebrospinalis epidemica). **1. Bakterielle M.:** Erreger: Neisseria* meningitidis (Meningokokken) f. epidemische Gehirnhautentzündung; Meningitiden können auch durch viele andere Erreger hervorgerufen werden, wie z.B. Haemophilus influenzae, Staphylokokken, Streptokokken, E. coli, Proteus, Pseudomonaden, Listerien, Leptospiren, Treponema, Pilze. **2. Abakterielle M.:** Erreger: a) verschiedene Viren wie z.B. Mumps-, Masern-, Herpes-, Rötelnviren, b) toxisch-allergische M.

**Meningokokken:** Neisseria* meningitidis, Erreger der epidem. Meningitis.

**Meningokokken-Polysaccharid-Impfstoff:** Vaccinum meningitidis cerebrospinalis Ph.Eur.3; besteht aus einem od. mehreren gereinigten Polysacchariden, gew. aus geeigneten Stämmen von *Neisseria meningitidis* der Gruppen A, C, Y u. W135. Diese können beim Menschen die Bildung genügend hoher Antikörperspiegel hervorrufen.

**Meniskus:** **1.** die bogenförmige Einsenkung od. Wölbung der Oberfläche v. Flüss. in Röhren, konkaver od. konvexer Meniskus, s. Kapillarität; **2.** *med.* Zwischenknorpel im Kniegelenk.

**Menispermaceae:** Mondsamengewächse, Od. Ranunculales; ca. 450 Arten, mit halbmondförmigen, einsamigen Früchten u. radiären, dreizähligen Blüten, 2 bis zahlreiche Staubblätter u. nicht verwachsene Fruchtblätter. Diözische, tropische Lianen mit hand- od. schildförmigen Blättern. **Chem. Merkmale:** monomere u. dimere Benzylisochinolinalkaloide, sesqui- od. diterpenoide Bitterstoffe mit Lactongruppen. **Wichtige Gattungen** s. z.B. Anamirta, Chondodendron, Dioscoreophyllum, Jateorhiza, Stephania.

**Mennige:** Minium, Plumbum oxydatum rubrum, Blei(II)-orthoplumbat, Rotes Bleioxid, Blei(II,IV)-oxid; $Pb_3O_4$, $M_r$ 685.63. Prakt. unlösl. in Wasser, lösl. in Eisessig. **Anw.:** zur Herst. v. Pflastern u. Salben (Emplastrum fuscum camphoratum), techn. als Malerfarbe, in der Keramik, in d. Glasherstellung.

**Menopause:** (*gr.* μήν μήνος Monat, παύω zur Ruhe bringen, aufhören) Aufhören der Monatsblutungen im Klimakterium*.

**Menopausengonadotropin:** s. Urogonadotropin.

**Menorrhagie:** längere u. verstärkte Monatsblutung.

**Menotropin:** s. Urogonadotrop(h)in.

**Menschenläuse:** s. Läuse.

**Menses:** Menstruation.

**Menstrua:** Plur. von Menstruum*.

**Menstruation:** (*lat.* menstruus monatlich) Menses, Monatsblutung, Regel(blutung), Periode.

**Menstruationszyklus:** Zeit vom 1. Tag der Menstruation* bis zum letzten Tag vor der nächsten Regelblutung (durchschnittl. 29.5 d). Die charakterist. zyklischen Veränderungen (z.B. auch der Basaltemperatur, s. Frauenthermometer) werden durch die Ovarialhormone hervorgerufen (s. Abb.), die ihrerseits mit dem Hypothalamus-Hypophysen-System in Wechselbeziehung stehen (s. Hormone). In der ersten Zyklusphase bewirkt die durch FSH u. LH induzierte Östrogenbildung im reifen Follikel (Zellhülle, die das reife Ei des Eierstocks enthält) des Eierstocks (Ovar) die Proliferation der Uterusschleimhaut (Endometrium); die Ovulation* erfolgt im Anstieg von FSH u. LH etwa am 12. Zyklustag, kann aber auch wesentl. früher od. später auftreten; durch das vom Corpus* luteum unter LH-Einfluß, später LTH-Einfluß abgesonderte Progesteron wird die Uterusschleimhaut in das prägravide Sekretionsstadium transformiert (Dauer rel. konstant 14 d). Wenn keine Befruchtung u. Nidation* stattgefunden haben, sinkt die Produktion der Ovarialhormone im degenerierenden Corpus luteum, das Endometrium wird abgestoßen (Menstruationsblutung). Im Falle der Befruchtung werden vom Corpus luteum weiter Progesteron u. Östrogene gebildet, es kommt zu keiner erneuten Ovulation, das Endometrium wird nicht abgebaut (vgl. Hormonelle Kontrazeption).

**Menstruum:** Plur. Menstrua; Lösungs- od. Extraktionsmittel.

**Mensur:** Meßgefäß, s. Meßzylinder.

**Mentha:** Minze, Gattung der Fam. Lamiaceae (Labiatae), ca. 15 Arten. Diese Gattung ist durch eine starke Tendenz zur Bastardisierung gekennzeichnet. Das ist auch die Ursache f. die im Schrifttum besonders uneinheitliche Bez. der einzelnen M.-Arten u. -Bastarde. Die Arten M. arvensis (Ackerminze), M. aquatica (Wasserminze), M. longifolia (Roßminze) u. M. rotundifolia (Rundblättrige Minze) sind zum Subgenus Mentha (Menthastrum) zusammengefaßt.

**Mentha aquatica** L. **var. aquatica:** Fam. Lamiaceae (Labiatae), Bachminze, Wasserminze (Europa, Nordafrika). Aussehen: Blütenquirlen am Ende des Stengels kopfig gehäuft. Stpfl. v. **Folia Menthae aquaticae:** (Folia Balsami palustris) Wasserminzenblätter. **Inhaltsst.:** 0.3 bis 0.85% äther. Öl mit 40 bis 50% Menthofuran*, α-

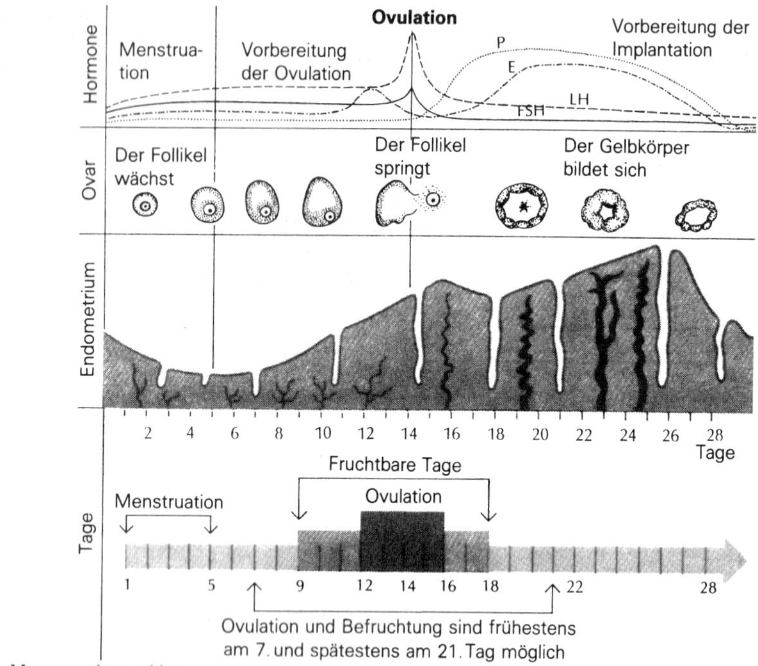

Menstruationszyklus:
FSH: Follikel – stimulierendes Hormon, E: Östrogene, LH: Luteinisierendes Hormon,
P: Progesteron
[47]

u. β-Pinen, Limonen, Menthol etc., ferner ca. 7% Gerbstoffe. **Anw.** volkst.: bei Magenbeschwerden, gallentreibendes Mittel, Aromatikum, Karminativum.

**Mentha arvensis** L. **var. arvensis:** (M. arvensis) Fam. Lamiaceae (Labiatae), Ackerminze (subtrop. u. gem. Zonen). Stpfl. v. **Herba Menthae arvensis**. **Inhaltsst.:** uneinheitliche Angaben, angegeben werden: Pulegon, Piperiton, Octanon-3 (Hauptbestandteil?), Menthofuran*.

**Mentha arvensis** L. **var. piperascens** Malinv.: (M. arvensis ssp. haplocalyx (Briq.) Briq.) Fam. Lamiaceae (Labiatae), Japanische Minze (nur aus Kulturen bekannt; Japan, Brasilien u.a.). Stpfl. v. **Folia Menthae japonicae:** Japanische Pfefferminze. **Inhaltsst.:** ca. 1 bis 3% äther. Öl mit 80 bis 90% Menthol. **Anw.:** zur Gew. des äther. Öls u. von Menthol (Mentholum japonicum, Japan-Menthol). **Menthae arvensis aetheroleum: Minzöl**, Oleum Menthae Japonicae, Japanisches (Brasilianisches, Indisches) Pfefferminzöl; das nach Wasserdampfdestillation durch anschließende teilweise Abtrennung des Menthols u. Rektifizierung erhaltene äther. Öl aus dem frischen, blühenden Kraut. **Off.:** DAB10. **Inhaltsst.:** nach DAB10 mind. 3 u. max. 17% Ester (ber. als Menthylacetat), mind. 42% freie Alkohole (ber. als Menthol), mind. 25 u. max. 40% Ketone (ber. als Menthon). Gekennzeichnet durch Neomenthol (unangenehm riechend) u. Isopulegol, das in Mentha piperita nicht vorkommt. **Anw.:** Karminativum, Spasmolytikum, Aromatikum.

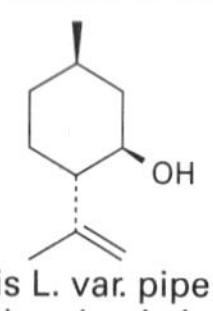

Mentha arvensis L. var. piperascens:
Isopulegol als charakteristischer Inhaltsstoff

**Menthacampher:** s. Menthol.

**Mentha citrata:** s. Mentha piperita.

**Mentha crispa:** (Mentha cardiaca) Fam. Lamiaceae (Labiatae), Krauseminze, Sammelbezeichnung f. eine Reihe krausblättriger Mentha-Arten u. Formen (Blätter mit aufgebuckelter Spreite) z.B.: **Mentha aquatica** L. **var. crispa** (L.) Benth., Krauseminze, nur aus Kulturen bekannt; **Mentha spicata** L. **var. crispa** (Benth.) Danert; **Mentha longifolia** (L.) Huds. **var. crispa** (Benth.) Danert. Stpfln. v. **Fol. Menthae crispae:** Krauseminzblätter, Balsamkraut. **Inhaltsst.:** 0.9 bis 2.6% äther. Öl. **Menthae crispae aetheroleum:** Oleum Menthae crispae, Oleum Menthae viridis, **Krauseminzöl**, Spearmint-Öl. **Off.:** DAC86. **Best.:** ca. 50% (R)-(-)-Carvon ((S)-(+)-Carvon ist z.B. im Kümmel.), Acetat des Dihydrocuminalkohols u. des Dihydrocarveols (Geruchsträger). Geh.: mind. 55% Carbonylverbindungen, ber. als R-Carvon. **Anw.:** Aromatikum, zur Herst. v. Kaugummi u. Zahnpasten (Spearmint-Geschmack).

**Menthae arvensis aetheroleum:** Minzöl, s. Mentha arvensis var. piperascens.

**Menthae piperitae aetheroleum:** s. Mentha piperita.

**Menthae piperitae folium:** s. Mentha piperita.

**Mentha longifolia var. crispa:** s. Mentha crispa.

**Mentha longifolia var. longifolia:** Roßminze, s. Mentha piperita.

**Menthan:** 1-Methyl-4-isopropylcyclohexan. **Strukturformel** s. Monoterpene*. D. 0.793. Sdp. ca. 170°C. Farblose, fenchelartig riechende Flüss. Darst.: durch Hydrierung von p-Cymol, Limonen, Terpinen u.a.

**Mentha odorata:** s. Mentha piperita.

**Mentha piperita** L.: Fam. Lamiaceae (Labiatae), **Pfefferminze** (außer in Afrika u. Australien überall heim., kult. hauptsächl. am Balkan, Italien, England, USA, GUS); Bastard (vermutlich) aus Mentha aquatica* L. u. M. spicata L. var. spicata (M. viridis L., Grüne Roßminze), wobei M. spicata aus M. longifolia (L.) Huds. var. longifolia (Roßminze) u. M. rotundifolia (L.) Huds. (Rundblättrige Minze, M. suaveolens Ehrh., Apfelminze) entstand. Von M. piperita gibt es andererseits wiederum verschiedene Unterarten, Varietäten u. Formen. Neben der var. piperita mit den Formen *forma* pallescens E.G. Camus (white mint) u. *forma* piperita (od. rubescens, black mint) ist auch die var. citrata (Erh.) Briq. (M. citrata Ehrh., M. odorata Sole) von Interesse.

**Menthae piperitae folium** Ph.Eur.3: Folia Menthae, Pfefferminzblätter. **Inhaltsst.:** je nach Sorte 0.5 bis 4% (mind. 1.2% in ganzen u. mind. 0.9% in geschnittenen Blättern) äther. Öl (Pfefferminzöl), ferner Gerbstoffe, Flavonglykoside, Triterpensäuren. Die Wirk. des Pfefferminzblattes beruht v.a. auf dem ätherischen Öl mit seinem hohen Mentholgehalt, daneben aber auf den Gehalt an Flavonoiden. Aufgrund der im Blatt enthaltenen Gerbstoffe wird es auch als Antidiarrhöikum verwendet. **Anw.:** als Karminativum, Cholagogum u. Choleretikum, bei Leber- u. Gallenwegserkrankungen wie Cholelithiasis, Cholezystopathien, Cholezystitis, Cholangitis, gestörter Fettverdauung, bei Gastritiden, Ulcus, kolikartigen Schmerzen im Magen-Darm-Kanal, Gastro-Duodenitis, Gärungsdyspepsie u. als Rollkur; ferner als Geschmacks- u. Geruchskorrigens sowie industriell in der Nahrungsmittelbranche zum Würzen u. zur Likörherstellung, außerdem zur Gew. von Pfefferminzöl u. Menthol. **Zuber.:** Spec. aromaticae, Spec. nervinae; in Kräuterkissen. Auf die Abwesenheit von (relativ häufig vorkommendem) Minzrost ist zu achten (Ph.Eur.3: max. 10% braungefleckte Blätter von Puccinia menthae).

**Menthae piperitae aetheroleum** Ph.Eur.3: Oleum Menthae, **Pfefferminzöl**; das aus frisch geernteten, blühenden Zweigspitzen gewonnene ätherische Öl. Farblose, schwach gelbliche od. gelblichgrüne Flüss. **Best.:** Hauptbestandteil ist freies (-)-Menthol neben kleinen Mengen an Stereoisomeren: (+)-Neomenthol, (+)-Isomenthol, (+)-Neoisomenthol; **Strukturformeln** s. Menthol. Für die Geruchsqualität wichtig sind die Mentholester Menthylacetat u. Menthylisovalerianat. Geh. nach der Ph.Eur. (gaschromatographisches Profil): mind. 30.0 u. max. 55.0% Menthol, mind. 2.8 u. max. 10.0% Menthylacetat, mind. 14.0 u. max. 32.0% Menthon, mind. 1.5 u. max. 10.0% Isomenthon, mind. 3.5 u. max. 14.0% Cineol, mind. 1.0 u. max. 5.0% Limonen, mind. 1.5 u. max. 10.0% Isomenthon, mind. 1.0 u. max. 9.0% Menthofuran, max. 4.0% Pulegon u. max. 1.0% Carvon; das Verhältnis des Gehalts zwischen Pulegon u. Carvon muß über 2 sein. Ein Qualitätsmerkmal ist die Anwesenheit von Jasmon* (ca. 0.1%) u. bestimmten anderen Begleitstoffen sowie ein möglichst niederer Gehalt an Menthofuran*, ferner das Vork. von Viridiflorol, einem tricyclischen Sesquiterpen (ein Guaianolid), das in anderen Mentha-Arten fehlt. **Wirk.** u. **Anw.:** spasmolytische Wirk. auf den Magen-Darm-Kanal u. die Gallenwege, schwach entzündungswidrig; das Indikationsspektrum entspricht in etwa dem des Pfefferminzblattes; ferner als Beruhigungsmittel bei Erbrechen, v.a. aber als Choleretikum; als Geruchs- u. Geschmackskorrigens (Aromatikum), f. Mund- u. Zahnpflegemittel, in der Kosmetik- u. Seifenindustrie u. in der Spirituosenindustrie; in der Nahrungsmittelbranche f. Schokoladen u. Süßwaren (Marmeladen u. Gelees) u. zur Kaugummiherstellung. **Zuber.:** Aqua Menthae piperitae, Aq. carminativa, Spir. Menthae piperitae, Sir. Menthae piperitae, Pulvis dentifricus (cum sapone).

**HOM:** *Mentha piperita:* frische, blühende Pflanze; verord. z.B. b. Tracheitis, Bronchitis.

**Mentha pulegium** L.: Fam. Lamiaceae (Labiatae), Poleiminze (Mittel- u. Südeuropa, Nordamerika). Stpfl. v. **Herba Pulegii:** Poleiminzenkraut, Flohkraut, Hirschminze, Poleykraut. **Inhaltsst.:** ca. 1-2% äther. Öl, ca. 4% Gerbstoffe, Flavonylglykoside (Diosmin, Hesperidin). **Anw.:** ähnl. wie Fol. Menthae (s. Mentha piperita). **Oleum Pulegii:** Oleum Menthae pulegii, Poleiöl; das durch Wasserdampfdestillation gewonnene ätherische Öl (hauptsächl. in Südeuropa); gelbe bis rötlichgelbe Flüss. von pfefferminzartigem Geruch. **Best.:** ca. 80% Pulegon*, ca. 9% Menthol u.a. Monoterpene. **Anw.:** med. kaum verwendet; giftig (das Pulegon wirkt abortiv); in der Parfümerie; durch Hydrierung kann aus Pulegon Menthol hergestellt werden.

**Mentha rotundifolia:** Rundblättrige Minze, s. Mentha piperita.

**Mentha spicata** L.: var. crispa, s. Mentha crispa; var. spicata (Grüne Roßminze), s. Mentha piperita.

**Mentha suaveolens:** Rundblättrige Minze, s. Mentha piperita.

**Mentha viridis:** s. Mentha piperita.

**Menthene:** 6 ungesättigte Kohlenwasserstoffe, die sich vom Menthan* ableiten, mit je einer Doppelbindung; D-3-Menthen, kurz Menthen genannt, entsteht durch $H_2O$-Abspaltung aus Menthol. Nat. im Thymianöl.

**Menthofuran:** scharf schmeckendes Monoterpen, charakteristischer Bestandteil von Oleum Menthae (s. Mentha piperita); in gutem u. unverfälschtem Pfefferminzöl soll möglichst wenig davon enthalten sein.

**Menthol:** 3-p-Menthanol; $C_{10}H_{20}O$, $M_r$ 156.3.

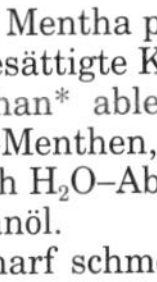

Menthofuran

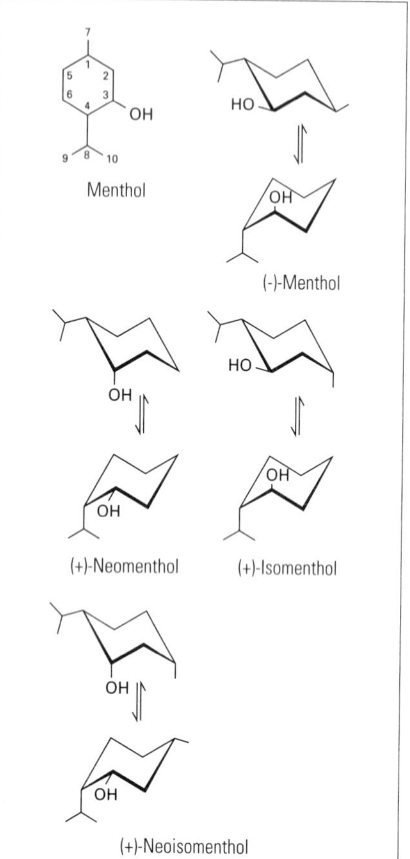

Menthol

M. hat 3 asymmetrische C-Atome, es sind daher 8 Isomere möglich. **Levomenthol:** Levomentholum Ph.Eur.3, **Menthol**, Mentholum, Pfefferminz- od. Menthakampfer, D-(-)-Menthol, D-p-Menthan-3-ol, (1R,3R,4S)-3-p-Menthanol, (1R,2S,5R)-2-Isopropyl-5-methylcyclohexanol; CAS-Nr. 2216-51-5. D. 0.88. Schmp. 43°C. Sdp. 212°C. $[\alpha]_D^{20°C}$ -48° bis -51° (c = 10 in Ethanol). OHZ 350-360; nichtflüchtige Bestandteile max. 0.1%. Farblose Kristalle von pfefferminzähnl. Geruch, leicht lösl. in Ether, Ethanol, Chloroform, lösl. in fetten u. äther. Ölen sowie in flüssigen Paraffinen, sehr schwer lösl. in Wasser. Gew. z.B. aus dem Minzöl der japanischen Pfefferminze (s. Mentha arvensis var. piperascens). Mit Campher, Thymol u. Borneol zus. gibt M. flüssige Gemische.

**Racemisches Menthol:** Mentholum racemicum Ph.Eur.3, DL-Menthol, (1R,3R,4S u. 1S, 3S,4R)-3-p-Menthanol; CAS-Nr. 1490-04-6. Schmp. 33-37°C. $[\alpha]_D^{20°C}$ -2° bis +2° (c = 10 in Ethanol). OHZ, Löslichkeit wie (-)-Menthol. Beim Abkühlen der Schmelze müssen 2 „Erstarrungstemperaturen" („doppelter Erstarrungspunkt") festzustellen sein; d.h. reines, racemisches M. unterliegt beim Abkühlen nach der Kristallisation noch einer polymorphen Umwandlung, was bei Verunreinigung mit Isomeren (über 3%) nicht mehr festzustellen ist. Gew. hauptsächl. durch Hydrierung von Thymol.

**Wirk.** u. **Anw.:** (-)-Menthol bewirkt durch Reizung der kälteempfindlichen Nervenendigungen auf der Haut ein Kältegefühl (das ca. 10mal stärker wahrgenommen wird als von (+)-Menthol, auch Geruchsintensität ca. 3mal stärker als von (+)-M.). In zahlreichen Arzneispezialitäten; inn. bei Diarrhöen u. Kardialgie, hauptsächl. als Cholagogum u. Choleretikum (Dos. 0.05 bis 0.2 g); in Hustenmitteln; äuß.: als Analgetikum (Migränestift) sowie als Anästhetikum u. juckreizstillendes Mittel (Balsamum Mentholi compositum). Die Anw. von Menthol bei Kleinkindern ist zu vermeiden. Bei Säuglingen, die sehr mentholempfindlich sind, kann M. zu Kehlkopfkrämpfen u. Atemnot (bis hin zum Erstickungstod) führen. Racem. M. darf mit Ausnahme zur Herst. v. Pulvermischungen anstelle von D-(-)-Menthol verwendet werden.

**Mentholum racemicum:** s. Menthol.

**Mentholum valerianicum:** s. Menthylvalerianat.

**Menthon:** dem Menthol entsprechendes Keton, Inhaltsst. von Mentha arvensis var. piperascens*, Mentha piperita* etc.

**Menthylvalerianat:** Mentholum valerianicum (EB6), Isovaleriansäure-menthylester; $(CH_3)_2CH{-}CH_2{-}CO{-}O(C_{10}H_{19})$, $M_r$ 240.2. D. 0.897-0.903. EZ 155 bis 170. Darst.: durch Einw. von Isovalerylchlorid auf Menthol. Klare, farblose, ölige Flüss., leicht lösl. in Ether, Ethanol, Chloroform, sehr schwer lösl. in Wasser. **Anw.** med.: inn. als Karminativum, Analeptikum, Antiemetikum bei Seekrankheit. **Dos.:** 5 bis 15 Tr. auf Zucker.

**Mentum:** (lat.) Kinn.

**Mentzelia cordifolia** Dombey: Fam. Loasaceae (Od. Violales), Anguaraté (Peru). Verwendet wird das Kraut. **Inhaltsst.:** Flavonoide (Quercetin, Kämpferol), Cumarine (Scopoletin), Bitterstoffe, Schleim, β-Sitosterol. **Anw.:** der Tee wird als entzündungshemmendes, spasmolytisches Magen- u. Darmmittel eingesetzt.

**Menyanthaceae:** s. Gentianaceae.

**Menyanthes trifoliata** L.: Fam. Menyanthaceae (früher bzw. auch Gentianaceae), Bitterklee, Biberklee, Fieberklee, Sumpfklee (Europa bis Asien u. Nordamerika). Stpfl. v. **Folia Trifolii fibrini:** Trifolii fibrini folium, Folia Menyanthidis, Bitterklee, Fieberklee. **Off.:** ÖAB90, DAC86. **Inhaltsst.:** Secoiridoid-Bitterstoffe wie Foliamenthin, Menthiafolin, 7',8'-Dihydrofoliamenthin; ferner Swerosid u. Loganin*; bittere Monoterpenalkaloide (zweifelhaft) wie Gentianin (**Strukturformel** s. Gentiopikrosid, vgl. Gentiana-Arten) u. Gentianidin; Harz, Saponine, 1 bis 7%

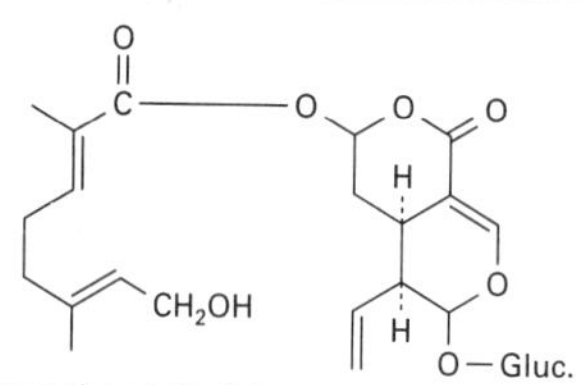

Menyanthes trifoliata:
Foliamenthin

Gerbstoff, Cholin, Pektin, etwas äther. Öl. Bitterwert mind. 4000 (ÖAB90) bzw. mind. 3000 (DAC86). **Anw.:** als Amarum ähnl. wie andere Bitterdrogen; volkst.: b. Magen- u. Leberleiden, Gicht, Migräne; als Fiebermittel obsolet. **Zuber.:** Extr. Trifolii fibrini, Spec. nervinae, Spec. amaricantes, Tct. amara.

**HOM:** *Menyanthes:* frische, bei Blütebeginn gesammelte Pflanze; verord. z.B. b. Neuralgien, Muskelzucken.

**Mepacrin** INN: Chinacrin, Quinacrin, 6-Chlor-9-(4'-diethylamino-1-methylbutylamino)-2-methoxyacridin, Atebrin®; CAS-Nr. 83-89-6;

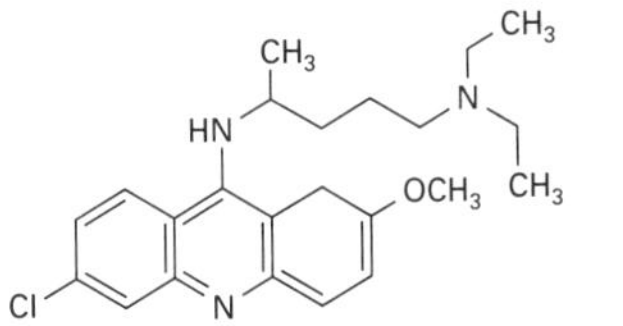

Mepacrin

$C_{23}H_{30}ClN_3O$, $M_r$ 399.96. **Anw.:** Antimalariamittel, Lichtdermatosen, Antikonvulsivum, Taenienbefall, Lambliasis. **Nebenw.:** Schwindel, Kopfschmerz, milde gastrointestinale Störungen; in hohen Dosen: Übelkeit, Erbrechen, Dermatosen, aplastische Anämie (nach längerer Anw.). **Übl. Dos.:** Parenteral: Malariatherapie: i.m. 0.3 g. Oral: Malariatherapie: 1. Tag 0.8 g, 2. Tag 0.6 g in je 3 Einzeldosen, später: 3mal 0.1 g/d; Malariaprophylaxe: 1mal 0.05 g/d; Lambliasis: 0.008 g/kg KG/d über 5 d; Taenienbefall: 3- bis 4mal 0.3 g/d. Intraduodenal: Taenienbefall: 1mal 1.0 g/d.

**Mepacrinhydrochlorid:** Mepacrin-dihydrochlorid-Dihydrat, Mepacrini hydrochloridum, Mepacrinum hydrochloricum; $C_{23}H_{32}Cl_3H_3O \cdot 2\,H_2O$, $M_r$ 508.9. Schmp. 248°C; polymorph. Zers. bei 248 bis 250°C, Abgabe des Kristallwassers ab 110°C. Gelbes, krist. Pulver, geruchlos, bitter; wenig lösl. in Wasser, schwer lösl. in wasserfreiem Ethanol, sehr schwer lösl. in Chloroform, prakt. unlösl. in Ether. **Off.:** Ph.Eur.1, ÖAB90.

**Mepazin:** s. Pecazinhydrochlorid.

**Meperidin:** s. Pethidin.

**Mephenesin** INN: 3-(2-Tolyloxy)-1,2-propandiol, 3-(o-Methylphenoxy)-1,2-propanediol;

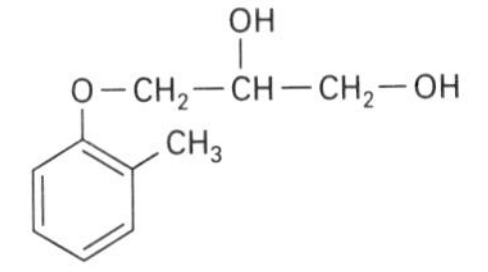

Mephenesin

CAS-Nr. 59-47-2; $C_{10}H_{14}O_3$, $M_r$ 182.20. Schmp. 68-70°C; polymorph. Leicht lösl. in Ethanol, Propylenglykol, Glykol, Chloroform; 1:85 in Wasser von 20°C, 1:11 in Ether; Harnstoff u. seine Derivate steigern die Löslichkeit. $UV_{max}$ (0.005%ige wäßrige Lsg.): 270 nm (ε 0.395). **Anw.:** zentral wirkendes Muskelrelaxans; gegen Muskelspasmen u. spastische, hypertone u. hyperkinetische Zustände bei Parkinsonismus*, Chorea*, Tetanus; als Tranquilizer bei Angst- u. Spannungszuständen, Schlaflosigkeit, Alkoholismus, Status epilepticus. **Nebenw.:** nach oraler Applikation Appetitlosigkeit, Übelkeit, Erbrechen, Leukopenie, allergische Reaktionen, vermindertes Reaktionsvermögen. Wechselw.: verstärkt die Wirk. von Barbituraten u. Narkotika. **Übl. Dos.:** Oral: 1- bis 6mal 0.5 bis 1.0 g/d. Parenteral: i.m., i.v. 0.1 bis 1 g.

**Mephenoxalon** INN: 5-(o-Methoxyphenoxymethyl)-2-oxazolidinon, Dorsilon®; CAS-Nr. 70-07-5; $C_{11}H_{13}NO_4$, $M_r$ 223.2. Schmp. 143-145°C. Unlösl. in Wasser. **Anw.:** Muskelrelaxans, Tranquillizer, Analgetikum.

**Mephenytoin** INN: Methylphenylethylhydantoin, 5-Ethyl-3-methyl-5phenyl-2,4-imidazolidindion, „Methylhydantoin", Methoin; CAS-Nr. 50-

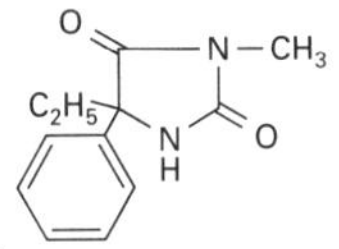

Mephenytoin

12-4; $C_{12}H_{14}N_2O_2$, $M_r$ 218.25. Schmp. 136-138°C; polymorph. Unlösl. in Wasser, bildet ein wasserlösliches Natriumsalz. **Off.:** ÖAB90. **Anw.:** Antiepileptikum*, bei Grand mal u. psychomotorischen Anfällen, s.a. Epilepsie. **Nebenw.:** allergische Reaktionen (z.B. Leukopenie, Fieber), Leberschädigung, Knochenmarksschädigung, aplastische Anämie, Agranulozytose, Lupus erythematodes, weniger ausgeprägt sind gastrointestinale Störungen, Ataxie, Zahnfleischhyperplasie.

**Mephitis putorius** Schreb.: (M. mephitis L.) Fam. Mustalidae, echter Skunk, nordamerikanisches Stinktier. Inhaltsst. des Sekretes: *trans*-2-Buten-1-thiol, 3-Methyl-1-butanthiol u. Methyl-1-(*trans*-2-butenyl)disulfid (unangenehm riechend). Starkes Reizmittel der Schleimhäute.

**HOM:** *Mephitis putorius:* frisches Sekret der Stinkdrüsen; verord. z.B. b. Schlaflosigkeit, Neurasthenie (Nervenschwäche), nervösem Asthma.

**Mephobarbital:** s. Methylphenobarbital.

**Mepindolol** INN: 1-(Isopropylamino)-3-[(2-methyl-4-indolyl)oxy]-2-propanol; CAS-Nr. 23694-81-7; $C_{15}H_{22}N_2O_2$, $M_r$ 262.34. **Strukturformel** s. β-Sympatholytika. **Anw.:** β-Sympatholytikum* (β-Rezeptorenblocker); Antihypertonikum. HWZ ca. 4 h.

**Mepindololsulfat:** Corindolan®; CAS-Nr. 56396-94-2; $C_{30}H_{46}N_4O_8S$, $M_r$ 622.4.

**Mepivacain** INN: 1,2',6'-Trimethylpiperidin-2-carboxanilid, 1-Methyl-pipecolinsäure-2,6-xylidid, Meaverin®, Scandicain®; CAS-Nr. 96-88-8; $C_{15}H_{22}N_2O$, $M_r$ 246.34. **Strukturformel** s. Lokalanästhetika. Schmp. 150-151°C aus Ether. **Anw.:** Infiltrations- u. Leitungsanästhetikum; Lokalanästhetikum*. **Nebenw.:** Schwindel, Herzrhythmusstörungen. HWZ 3 h. **Übl. Dos.:** Parenteral: Zahnheilkunde: s.c. 3%, max. 0.18 g/d, Infiltrations- u. Leitungsanästhesie: s.c. 2%, max. 0.3 g, Wundränder, intrakardiale Eingriffe: 1%. Gebräuchl. ist auch Mepivacainhydrochlorid*.

**Mepivacainhydrochlorid:** Mepivacaini hydrochloridum; $C_{15}H_{22}N_2O \cdot HCl$, $M_r$ 282.8. Schmp. 255-262°C unter Zers. Leicht lösl. in Wasser u. Methanol, 1:10 in Ethanol, wenig lösl. in Chloroform; 4.6% Lsg. ist iso-osmotisch mit Serum. Inkomp.: Basen. Lichtgeschützt aufzubewahren.

**Off.:** DAC86. **Anw.:** Lokalanästhetikum zur Infiltrations- u. Leitungsanästhesie.

**Meplatflaschen**: flache Arzneiflaschen mit Schraubverschluß, die raumsparend sind u. die sich besonders zur Abgabe von flüssigen Fertigarzneimitteln eignen.

**Meprobamat** INN: Meprobamatum Ph.Eur.3, 2-Methyl-2-propyl-1,3-propandiol-dicarbamat,

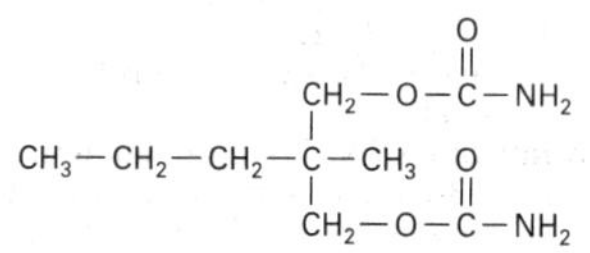

Meprobamat

Cyrpon®, Miltaun®; CAS-Nr. 57-53-4; $C_9H_{18}N_2O_4$, $M_r$ 218.25. Schmp. 104-106°C (Mod.I, insges. 3 Modifikationen). Weißes, krist. Pulver od. farblose Kristalle, geruchlos od. fast geruchlos. 0.34% in Wasser von 20°C, 0.79% in Wasser von 37°C lösl.; leicht lösl. in den meisten organischen Lösungsmitteln. **Anw.:** Tranquilizer; bei Angst- u. Spannungszuständen nicht psychotischer Art, Schlafstörungen, in der Gynäkologie bei Dysmenorrhö. **Nebenw.:** Benommenheit, Schwindel, Ataxie, Vorsicht im Straßenverkehr u. mit Alkoholgenuß; Vergiftung: Blutdruckabfall, Koma, starke Rötung der Haut, LD 20.0 g; bei längerer Anw. Ausbildung einer psychischen Gewöhnung, bei disponierten Personen Sucht. HWZ 6 bis 8 h bzw 28 bis 48 h (chron. Gabe). **Übl. Dos.:** Oral: 2- bis 3mal 0.5 g/d. Parenteral: i.m., s.c. 2- bis 3mal 0.08 g/d.

**Meproscillarin** INN: Proscillaridin-4'-methylether, Methylproscillaridin, 14-Hydroxy-3β-[(4-O-methyl-α-L-rhamnopyranosyl)oxy]-14β-bufa-4,20,22-trienolid, Clift®; CAS-Nr. 33396-37-1; $C_{31}H_{44}O_8$. Schmp. 213-217°C. Unlösl. in Wasser u. apolaren Lösungsmitteln; schlecht lösl. in Chloroform, Dichlormethan, Aceton; lösl. in Methanol, Ethanol, Tetrahydrofuran u. Dioxan. Gew. partialsynth. durch Methylierung am paraständigen OH der Rhamnose des Proscillaridins. Durch die geringere Wasserlöslichkeit wird es besser als Proscillaridin resorbiert. **Anw.:** Herzglykosid, auch bei eingeschränkter Nierenfunktion. HWZ 36 h. **Übl. Dos.:** Sättigungs- u. Erhaltungsdosis liegen bei 0.5 bis 0.75 mg.

**Meptazinol** INN: 3-(3-Ethyl-1-methyl-perhydroazepin-3-yl)phenol, Meptid®; CAS-Nr. 54340-

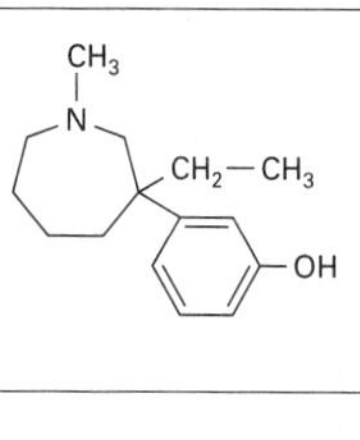

Meptazinol

58-8; $C_{15}H_{23}NO$, $M_r$ 233.4. Schmp. 127,5-133°C. **Wirk.** u. **Anw.:** stark wirksames Analgetikum* mit antagonistisch-agonistischer Aktivität am Opiatrezeptor. **Nebenw.:** Übelkeit, Erbrechen, Kopfschmerzen, sehr selten Atemdepression, Halluzinationen. **Übl. Dos.:** 50 bis 100 mg i.v.

**Mepyramin** INN: Pyrilamin, N'-(4-Metho-

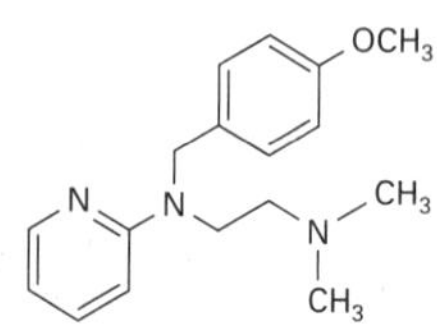

Mepyramin

xybenzyl)-N',N'-dimethyl-N'-(2-pyridyl)ethylendiamin; CAS-Nr. 91-84-9; $C_{17}H_{23}N_3O$, $M_r$ 285.38. Sdp. 201°C (166 Pa), 168-172°C (8 Pa); $n_D^{25°C}$ 1.5760-1.5765. **Anw.:** Antihistaminikum*, Antiallergikum, Antiemetikum, Antivertiginosum.

**Mepyraminhydrogenmaleat:** Mepyramini maleas Ph.Eur.3, Mepyraminium maleinicum; CAS-Nr. 59-33-6; $C_{21}H_{27}N_3O_5$, $M_r$ 401.5. Schmp. 100-101°C. Weißes, krist. Pulver; sehr leicht lösl. in Wasser, leicht lösl. in Ethanol u. Chloroform.

**Mepyramindihydrochlorid:** $C_{17}H_{23}N_3O \cdot 2$ HCl. Schmp. 143-143.5°C.

**Mequinol** INN: p-Methoxyphenol; $C_7H_8O_2$, $M_r$ 124.1. **Anw.:** gegen Sommersprossen, übermäßige Hautpigmentierung.

**Mequitazin** INN: 10-(3-Chinuclidinylmethyl)-phenothiazin, metaplexan®; CAS-Nr. 29216-28-2;

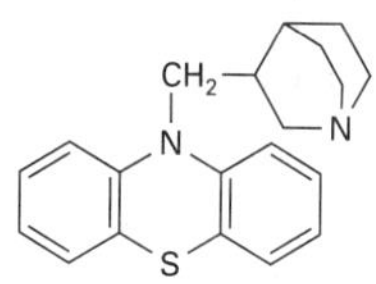

Mequitazin

$C_{20}H_{22}N_2S$, $M_r$ 322.47. **Anw.:** Antihistaminikum, Sedativum. HWZ 18 h. **Übl. Dos.:** Oral: 2mal 0.005 g/d. Vorsicht bei Patienten mit Lebererkrankungen.

**Merasingiblätter**: Folia Gymnemae sylvestris, s. Gymnema sylvestre.

**Merbentul**®: s. Chlorotrianisen.

**Merbromin** INN: **Merbrominum natricum**, Dinatrium-2-(2,7-dibrom-5-hydroxomercurio-6-hydroxy-3-oxo-3H-xanthen-9-yl)benzoat, Dibrom-

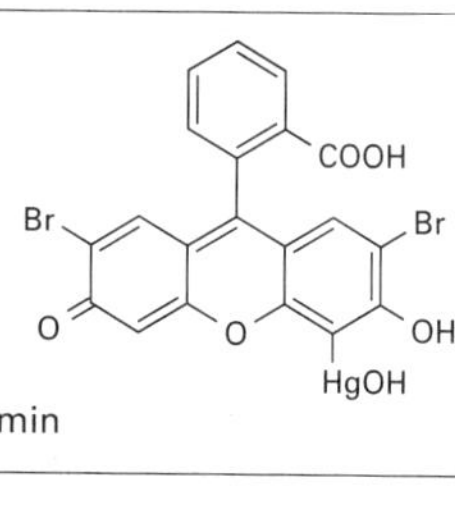

Merbromin

oxymercuri-fluoresceinnatrium, Mercurescein-natrium, Mercurochrom®; CAS-Nr. 129-16-8; $C_{20}H_8Br_2HgNa_2O_6$, $M_r$ 750.70. Enthält 24-27% Hg, ber. auf die Trockensubstanz. Lösl. 1:1 in Wasser; prakt. unlösl. in Ethanol u. Aceton; unlösl. in Chloroform u. Ether. pH 8.8 (0.5%ige wäßrige Lsg.). **Off.:** Ph.Helv.7. **Anw.:** bakteriostatisches

Antiseptikum zur Wundbehandlung. **Nebenw.:** bei großflächiger Anw. ev. Nierenschädigung durch Quecksilberresorption. **Übl. Dos.:** Topikal: Wundspülung 2%. Konjunktival: Tropfen 2%.

**Mercaptane:** s. Thiole.

**Mercaptide:** s. Thiole.

**Mercapto-:** s. Thiole.

**Mercaptodimethur:** s. Schädlingsbekämpfungsmittel.

**Mercaptole:** s. Thiole.

**Mercaptopurin** INN: Mercaptopurinum Ph.Eur.3, 6-Purinthiol, 6-Purinthion (korrekte Bez.), 6-MP, Leukerin, Puri-Nethol®; CAS-Nr.

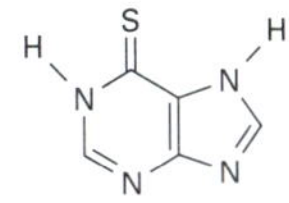

Mercaptopurin

6112-76-1 (bzw. 50-44-3, Anhydrat); $C_5H_4N_4S \cdot H_2O$, $M_r$ 170.2. Gelbes, krist. Pulver; prakt. unlösl. in Wasser u. Ether, schwer lösl. in Ethanol, lösl. in Alkalihydroxid-Lösungen. $pK_{s,1}$ 7.77, $pK_{s,2}$ 11.17. **Anw.:** Zytostatikum, Antineoplastikum; bei Leukämie; wirkt auch urikostatisch. HWZ 1.5 h. **Übl. Dos.:** Oral: tgl. 0.5 g/m² Körperoberfläche 5 d lang. Wiederbehandlung nach 2 Wochen.

**Mercaptursäuren:** s. Glutathion.

**Mercerisierung:** von Joh. Mercer 1850 erfundenes Veredelungsverfahren von Cellulosefasern (Baumwolle) durch Behandlung mittels Alkalien, wodurch die Baumwolle fester u. glänzender wird u. ein verstärktes Aufnahmevermögen f. Farbstoffe u. Feuchtigkeit bekommt.

**Mercuriacetat:** s. Quecksilber(II)-acetat.

**Mercurialis annua** L.: u. **Mercurialis perennis** L., Fam. Euphorbiaceae, Einjähriges Bingelkraut u. Waldbingelkraut, Böser Heinrich (Europa, Mittelmeergebiet). Stpfl. v. **Herba Mercurialis:** Bingelkraut. **Inhaltsst.:** Saponine, Cyanglykoside, Flavonderivate, sonst weitgehend unbekannt. **Anw.** volkst.: als Abführmittel, Diuretikum u. Vermifugum, ferner bei Appetitmangel, Leberstauungen, Bronchialkatarrh; die laxierende Wirk. soll nur dem im April geernteten frischen Kraut zukommen.

**HOM:** *Mercurialis annua:* frisches, blühendes Kraut.

**HOM:** *Mercurialis perennis ferm 34c* (HAB1.4): frisches, blühendes Kraut.

**Mercuriammonumchlorid:** s. Quecksilber(II)-amidochlorid.

**Mercurichlorid:** s. Quecksilber(II)-chlorid.

**Mercuricyanid:** s. Quecksilber(II)-cyanid.

**Mercuriiodid:** s. Quecksilber(II)-iodid.

**Mercurimetrie:** maßanalytische Bestimmung von Chlorid $Cl^-$ und/oder Bromid $Br^-$ durch Titration mit Quecksilbernitrat, $Hg(NO_3)_2$. Dabei wird Diphenylcarbazid* als Indikator verwendet, welches mit freien $Hg^{2+}$-Ionen einen blauen Komplex bildet.

**Mercurinitrat:** s. Quecksilber(II)-nitrat.

**Mercurioxid, Gelbes:** s. Quecksilber(II)-oxid, gelbes.

**Mercurioxid, Rotes:** s. Quecksilber(II)-oxid, rotes.

**Mercurisulfat:** s. Quecksilber(II)-sulfat.

**Mercurisulfat, Basisches:** s. Quecksilber(II)-sulfat, basisches.

**Mercurisulfid, Rotes:** s. Quecksilber(II)-sulfid, Rotes.

**Mercurisulfid, Schwarzes:** s. Quecksilber(II)-sulfid, Schwarzes.

**Mercurius aceticus:** s. Quecksilber(I)-acetat.

**Mercurius auratus:** s. Goldamalgam.

**Mercurius biiodatus:** s. Quecksilber(II)-iodid.

**Mercurius cyanatus:** s. Quecksilber(II)-cyanid.

**Mercurius dulcis:** s. Quecksilber(I)-chlorid.

**Mercurius iodatus flavus:** s. Quecksilber(I)-iodid.

**Mercurius iodatus ruber:** s. Quecksilber(II)-iodid.

**Mercurius iodatus viridis:** s. Quecksilber(I)-iodid.

**Mercurius nitricus oxydulatus:** s. Quecksilber(I)-nitrat.

**Mercurius nitrosus:** s. Quecksilber(I)-nitrat.

**Mercurius praecipitatus albus:** s. Quecksilber(II)-amidochlorid.

**Mercurius praecipitatus flavus:** s. Quecksilber(II)-oxid, gelbes.

**Mercurius praecipitatus niger:** s. Quecksilber, Lösliches, nach Hahnemanns.

**Mercurius praecipitatus ruber:** s. Quecksilber(II)-oxid, rotes.

**Mercurius solubilis Hahnemanni:** s. Quecksilber, Lösliches, nach Hahnemann.

**Mercurius sublimatus corrosivus:** s. Quecksilber(II)-chlorid.

**Mercurius sulfuricus:** s. Quecksilber(II)-sulfat.

**Mercurius vivus:** s. Quecksilber.

**Mercuri-Verbindungen:** Quecksilber(II)-Verbindungen, s.a. Quecksilber.

**Mercuroacetat:** s. Quecksilber(I)-acetat.

**Mercurobromid:** s. Quecksilber(I)-bromid.

**Mercurochlorid:** s. Quecksilber(I)-chlorid.

**Mercurochrom®:** s. Merbromin.

**Mercuroiodid:** s. Quecksilber(I)-iodid.

**Mercuronitrat:** s. Quecksilber(I)-nitrat.

**Mercurosulfat:** s. Quecksilber(I)-sulfat.

**Mercurotannat:** s. Quecksilbertannat.

**Mercuro-Verbindungen:** Quecksilber(I)-Verbindungen, s.a. Quecksilber.

**Mereprine®:** s. Doxylamin.

**Meresa®:** s. Sulpirid.

**Merfen®:** s. Phenylmercuriborat.

**Merikarpien:** *bot.* s. Fruchtformen.

**Meristem:** *bot.* Bildungsgewebe, Teilungsgewebe; s. Kambium. Auch: Folgemeristem.

**Meristine:** *bot.* Zellteilung auslösende Stoffe (z.B. an Wundflächen).

**Merkurialismus:** Quecksilbervergiftung, s. Quecksilber.

**Merkurialpflaster:** s. Emplastrum Hydrargyri.

**Merkurialsalbe, Graue:** s. Unguentum Hydrargyri cinereum.

**Merocyanine:** durch Mesomerie* stabilisierte Polymethinfarbstoffe. **Anw.:** Sensibilisatoren in der Photographie, Textilfarbstoffe.

**Meronem®:** s. Meropenem.

**Meropenem** INN: {4R-[3(3S*,5S*),4α,5β,6β(R*)]}-3-{[5-[(Dimethylamino)carbonyl]-3-pyrrolidinyl]thio}-6-(1-hydroxyethyl)-4-methyl-7-oxo-1-azabicyclo[3.2.0]hept-2-en-2-carbonsäure-Trihydrat, Meronem®; CAS-Nr. 96036-03-2, $C_{17}H_{25}N_3O_5S \cdot 3\,H_2O$, $M_r$ 437.51. **Wirk.:** β-Lactam-Antibiotikum der Carbapeneme*; muß nicht mit Cilastatin* kombiniert werden, da M. durch die Dehydropeptidase I nicht inaktiviert wird (vgl. Imipenem). **Anw.:** Breitband-Antibiotikum mit

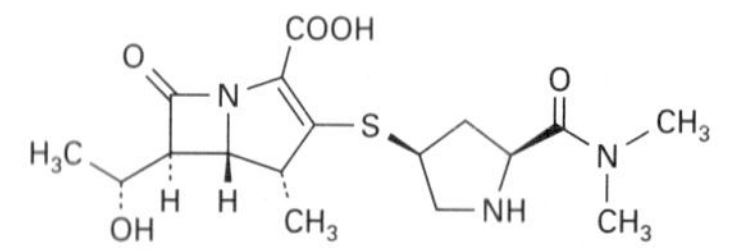
Meropenem

hoher Wirksamkeit gegen gramnegative u. grampositive Keime; Ind.: schwere Infektionen. HWZ 1 h. **Übl. Dos.:** 0.5 bis 1 g 3mal/d.

**Merrifield-Peptidsynthese:** Methode zur Synthese von Peptiden an einem Polystyrolharz, wobei das wachsende Peptid während der gesamten Synthese am hochmolekularen Träger kovalent gebunden bleibt u. die Nebenprodukte nach jedem Reaktionsschritt ausgewaschen werden. Dieses Verfahren konnte automatisiert werden, so daß 1969 erstmals die Totalsynthese des aus 124 Aminosäurenresten zusammengesetzten Enzyms Ribonuclease gelang.

**Mersolate:** Alkylsulfonsäuresalze, hergest. durch Sulfochlorierung u. Verseifung höherer Paraffin-Kohlenwasserstoffe, (Fischer-Tropsch-Paraffine); sie bilden keine unlöslichen Kalkseifen, daher zu Waschmitteln verwendet.

**Mesalazin** INN: s. 5-Aminosalicylsäure.

**Mescal:** s. Agave americana.

**Mescal Buttons:** s. Lophophora williamsii var. williamsii.

**Mescalin:** Mezkalin, 3,4,5-Trimethoxyphenylethylamin; CAS-Nr. 54-04-6; $C_{11}H_{17}NO_3$, $M_r$ 211.25. Schmp. ca. 36°C. Farblose ölige Flüss.; lösl. in Wasser, Ethanol, Chloroform, prakt. unlösl. in Ether; halluzinogener Wirkstoff in Mescal Buttons (Peyotl); s. Lophophora williamsii var. williamsii.

**Mesembryanthemum-Arten:** s. Rauschdrogen.

**Mesenchym:** embryonales Bindegewebe, dessen verzweigte Zellen ein lockeres, von Interzellulärflüssigkeit ausgefülltes Schwammwerk bilden; Muttergewebe von Stütz- u. Bindegeweben, der quergestreiften Muskulatur, fast aller glatten Muskelzellen, der Herzmuskulatur, Blutzellen etc.

**Mesenterium:** Dünndarmgekröse, Hautfalte des Bauchfells, die von hinten den Darm usw. umschließt.

**Mesilas, Mesilat, Mesylat:** chem. Kurzbez. f. Methansulfonat.

**Mesna** INN: Natrium-2-mercaptoethansulfonat, Mistabronco®, Uromitexan®; CAS-Nr. 19767-45-4; $HS{-}CH_2{-}CH_2{-}SO_3{-}Na$; $C_2H_5NaO_3S_2$, $M_r$ 164.17. **Anw.:** Mukolytikum, Zytoprotektivum; Antidot gegen Urotoxizität (Hämaturie u. Zystitis) der Oxazaphosphorine*. HWZ 1.5 h. **Übl. Dos.:** Aerosol: 1- bis 4mal 0.6 g/d.

**Meso-:** (gr.) mitten, dazwischen, zwischen.

**Mesoform:** stellt eine Verbdg. mit (2) gleichen Chiralitätszentren von entgegengesetzter Chiralität* dar; ist durch die dadurch vorhandene Spiegelebene achiral.

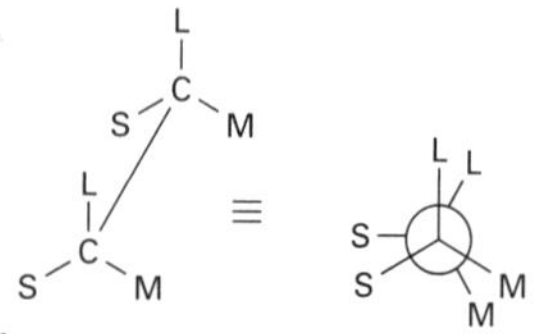
Mesoform

**Meso-Inosit:** s. Myo-Inosit.

**Mesokarp:** *bot.* mittlere Schicht der Fruchtwand, s. Fruchtformen.

**Mesomerie:** *chem.* Resonanz (von Elektronenschwingungen), die sich über den Bereich zweier benachbarter Atome hinaus erstreckt, wobei nur die relativ leicht beweglichen π-Elektronen beteiligt sind, während das wesentlich starrere Gerüst der σ-Bindungselektronen durch den Konjugationseffekt nicht wesentlich beeinflußt wird. Bei der Darstellung der Grenzformeln werden diese durch einen Doppelpfeil (↔) miteinander verbunden. Im Falle von Benzol wird die M. auch manchmal durch einen Kreis innerhalb des sechsgliedrigen Ringes symbolisiert; s.a. Aromatische Verbindungen.

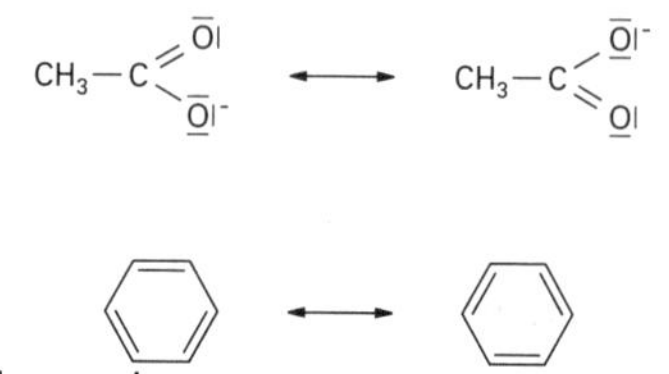
Mesomerie:
Schematische Darstellung von Acetat (oben) und Benzol (unten)

**Mesomorphie:** Zustand der mesomorphen (flüssig kristallinen) Phase, s. Flüssigkristalle.

**Mesonen:** Mesotronen; in der kosmischen Höhenstrahlung entdeckte (1937 von C. D. Andersen, Kalifornien) sowie bei der Beschießung von Atomkernen entstehende Teilchen; sie sind positiv od. negativ geladen, ihre Masse ist größer als die Elektronenmasse (ca. 200mal größer) u. kleiner als die Protonenmasse. Ihre Lebensdauer beträgt nur Millionstel bis Milliardstel Sekunden u. sie besitzen nahezu Lichtgeschwindigkeit.

**Mesophasen:** s. Flüssigkristalle.

**Mesophil:** Bez. f. Organismen, deren Temperaturoptimum des Wachstums zwischen 20 u. 45°C liegt.

**Mesophyll:** *bot.* das von der Epidermis umschlossene Parenchymgewebe der Blattspreite.

**Mesophyten:** Pflanzen, die an einen Standort angepaßt sind, der weder zu feucht, noch zu trocken ist; Mittelstellung zwischen Hydro*- u. Xerophyten*.

**Mesosphäre:** s. Erdatmosphäre.

**Mesothorium:** MsTh; radioaktives Zerfallsprodukt des Thorium* (entdeckt von Otto Hahn 1907). Mesothorium I ($^{228}_{88}Ra$, HWZ 6.7 a) geht durch β-Bestrahlung in Mesothorium II ($^{228}_{89}Ac$, HWZ 6.13 h) über. Gew. aus den Rückständen bei der Thoriumfabrikation aus dem Monazitstand. **Anw.:** hauptsächl. zu Leuchtmasse.

**Mesoweinsäure:** (Antiweinsäure) aufgrund ihrer Molekülsymmetrie opt. inaktive Weinsäure*.

**Mesoxalylharnstoff:** s. Alloxan.

**Mespilus germanica:** Fam. Rosaceae, Mispel*.

**Messenger-RNS:** Abk. mRNS; RNS, die die Erbinformation vom Gen zum Ribosom transportiert, wo sie die Reihenfolge der Aminosäuren im Polypeptid bestimmt.

**Meßgeräte für radioaktive Strahlung:** s. Strahlenmeßgeräte.

**Messing:** Kupfer-Zink-(Aluminium-)-Legierung (Cu 55-95%, Zn 5-45%; Rotmessing mit mehr als 70% Cu heißt auch Tombak).

**Meßkolben:** Maßkolben; Standkolben mit engem, langem Hals, meist mit Normschliffhülse u. Kunststoffstopfen, die f. eine bestimmte Flüssigkeitsmenge (meist bezogen auf 20°C) kalibriert sind, u. zwar entweder auf Einguß, In, od. auf Ablauf (Ausguß), Ex; sie finden hauptsächl. bei der Maßanalyse Anwendung. Die Füllung erfolgt derart, daß man die Flüss. bis in die Nähe des Eichstrichs am Hals eingießt u. die letzten Tropfen mittels Pipette zutropft. Betr. genauer Ablesung des Menikus s. Kapillarität.

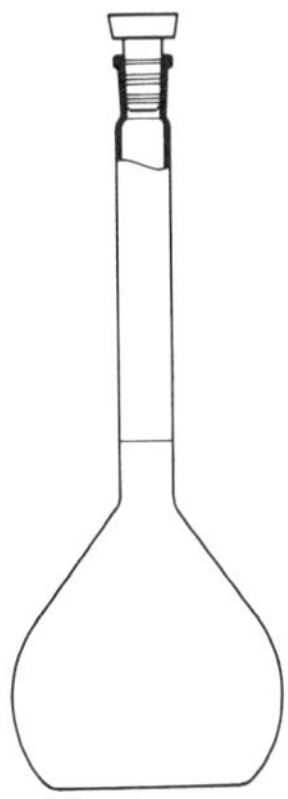

Meßkolben [50]

**Meßpipette:** Saugrohr v. bestimmtem (geeichtem) Rauminhalt. Das Glasrohr ist meist in der Mitte erweitert u. unten zu einer Spitze ausgezogen, die in die Flüss. eintaucht, während man am oberen Ende d. Flüss. vorsichtig ansaugt. Die **Vollpipette** dient zur Abmessung eines bestimmten Volumens (0.5-200 mL), auf das sie kalibriert ist; s.a. Mikroliterpipette. Die **Teil- od. Meßpipette** ist eine graduierte Glasröhre (wie die Bürette*), mit der man auch beliebige Teilvolumen abmessen kann. Für bakteriol., ätzende u. tox. Flüss. verwendet man Pipettierhilfen, wie z.B. einen Gummiball (Peleusball).

**Meß- u. Eichwesen:** s. Eichgesetz.

**Meßzylinder:** Maßzylinder, Mensuren, Mischzylinder; zylindrische od. becherförmige Glasgefäße mit Graduierung, sie sind wegen des ungünstigen Verhältnisses von Meniskusdurchmesser zu Flüssigkeitsvolumen nicht f. genaue Messungen geeignet.

**Mesterolon** INN: 17β-Hydroxy-1α-methyl-5α-androstan-3-on, Proviron®; CAS-Nr. 1424-00-6; $C_{20}H_{32}O_2$, $M_r$ 304.46. Schmp. 203.5-205.0°C aus Ethylacetat. $[\alpha]_D^{20°C}$ +17.6° (c = 0.875 in Chloroform). Prakt. unlösl. in Wasser; 1:50 in Ethanol, 1:6 in Chloroform, 1:150 in Ether. **Anw.:** Androgen-Therapie. HWZ 4 bis 6 h. **Übl. Dos.:** Oral: Initialdos.: 3mal 0.02 g/d, Erhaltungsdos.: 3mal 0.01 g/d 4-6 Wochen lang. Oral: 0.05-0.1 g/d. Die Gonadotropinsekretion wird durch Mesterolon nicht gehemmt.

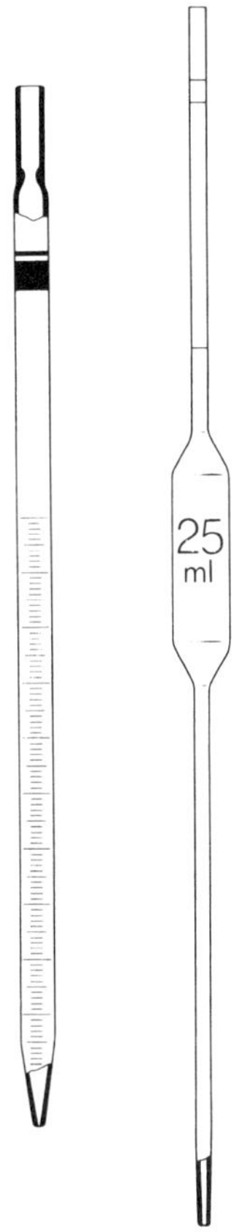


Meßpipette:
Vollpipette (rechts) und Meßpipette für völligen Ablauf (links) [50]

**Mestinon**®: s. Pyridostigminbromid.

**Mestranol** INN: Mestranolum Ph.Eur.3, Ethinylestradiol-3-methylether; CAS-Nr. 72-33-3; $C_{21}H_{26}O_2$, $M_r$ 310.4. Schmp. 150-152°C; polymorph. $[\alpha]_D^{20°C}$ -20 bis -24° (c = 1 in wasserfreiem Pyridin). Weißes, krist. Pulver; prakt. unlösl. in Wasser, leicht lösl. in Chloroform, lösl. in Ether, wenig lösl. in Ethanol. **Anw.:** s. Estradiol, Ethinylestradiol.

**Mesudin:** s. Mafenid.

**Mesulfen** INNv: Mesulphen, Thiantholum, 2,7-Dimethylthianthren, Mitigal®; CAS-Nr. 135-58-0; $C_{14}H_{12}S_2$, $M_r$ 244.38. Schmp. 123°C aus Essigsäure, Ethylacetat od. Ethanol. Sdp. 184°C (400 Pa), 228-231°C (1.87 kPa). Leicht lösl. in Aceton, Chloroform, Ether, Petrolether; mäßig lösl. in absolutem Ethanol, Ethylacetat; unlösl. in Wasser. **Off.:** ÖAB90. **Anw.:** Antiskabiosum, Desinfiziens. **Übl. Dos.:** Topikal: unverdünnt, Vollbad: 5 g.

**Mesuximid** INN: Methsuximid, N,2-Dimethyl-2-phenylsuccinimid, 1,3-Dimethyl-3-phenyl-2,5-pyrrolidindion, Petinutin®; CAS-Nr. 77-41-8; $C_{12}H_{13}NO_2$, $M_r$ 203.23. Schmp. 52-53°C aus ver-

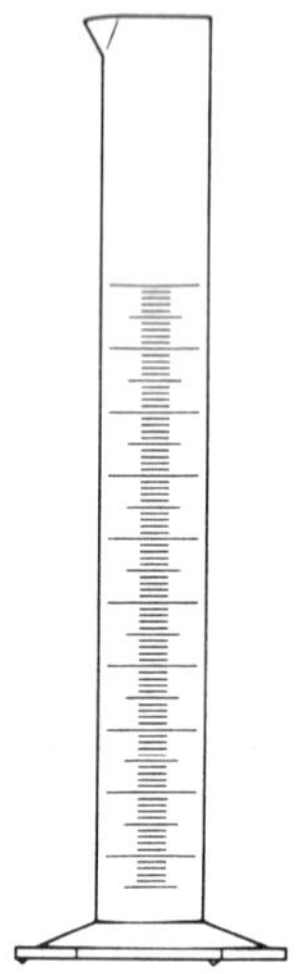

Meßzylinder [50]

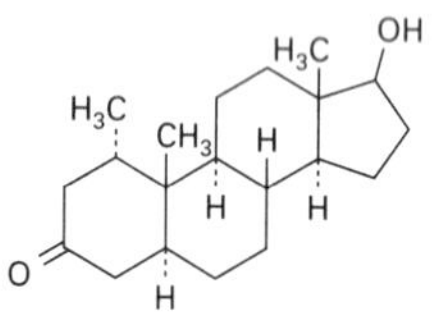


Mesterolon

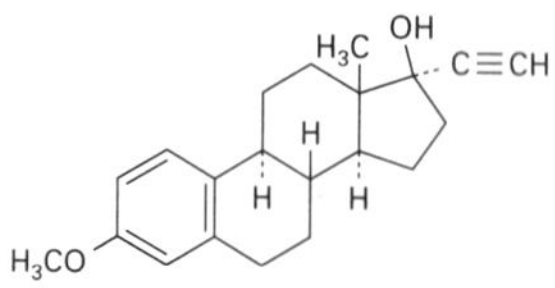


Mestranol

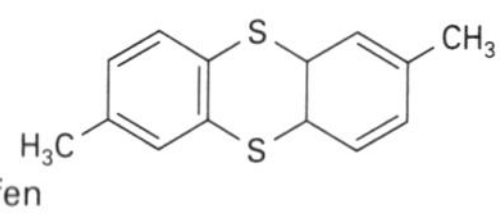


Mesulfen

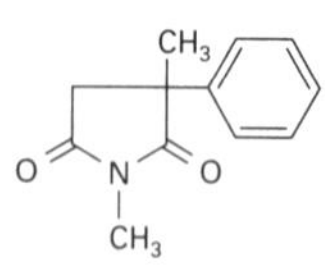


Mesuximid

dünntem Ethanol. Sdp. 121-122°C (13.3 Pa). Leicht lösl. in Methanol, Ethanol. **Anw.:** Antiepileptikum, bei Petit mal u. psychomotorischen Anfällen. **Nebenw.:** wie Ethosuximid*. HWZ 1.4 bis 2.6 bzw. 28 bis 38 h (Metaboliten). **Übl. Dos.:** Oral: 1mal 0.3 g/d, wenn Wirk. nicht ausreicht, nach 1 Woche erhöhen, max. 1.2 g/d.

**Met:** Honigwein, ein durch Vergärung von verdünntem Honig gew. alkohol. Getränk (15 kg Honig in 50 Liter Wasser auflösen u. 0.02% Ammoniumphosphat zusetzen). Met ist eines der allerersten alkohol. Getränke, es war schon in der Steinzeit bekannt u. ist heute noch in Südafrika, Abessinien, Polen u. Rußland gebräuchlich.

**Meta:** Metaldehyd*.

**meta-:** Vorsilbe, „zwischen“, „inmitten“, Angabe der 1,3-Stellung von 2 Substituenten am Benzolring (auch m-).

**Metabolisch:** (*gr.* μεταβάλλω (sich) verändern) im Stoffwechsel entstanden, den Stoffwechsel betreffend.

**Metabolismus: 1.** *allgem.* Stoffwechsel*. **2.** *speziell* die Umwandlung (Metabolisierung) von Arzneistoffen durch Enzymsysteme des Körpers. Hauptorte der Metabolisierung sind: Magen, Darm u. vor allem die Leber. Der Stoff kann dadurch seine Wirkung verlieren (säureinstabile Arzneistoffe), eine andere Wirkung od. überhaupt erst seine Wirkung erhalten (Prodrug*; z.B. Acetylsalicylsäure-Paracetamolester, Ester der Nicotinsäure mit Polyolen, Steroide). Es kommt vor allem zu Oxidationen u. Reduktionen, molekülspaltenden Prozessen (Hydrolyse, Esterspaltung) od. Umwandlung in Derivate, indem der Arzneistoff an körpereigene Stoffe gebunden wird (Glucuronsäure-Konjugation, Glucosid-Konjugation, Hippursäuresynthese, Glutamin-Konjugation, Methylierung, Acetylierung).

**Metaboliten:** Produkte des Metabolismus*.

**Metaborsäure:** s. Borsäure.

**Metaclazepam** INN: 7-Brom-5-(2-chlorphenyl)-2,3-dihydro-2-(methoxymethyl)-1-methyl-1*H*-1,4-benzodiazepin, Talis®; CAS-Nr. 65517-27-

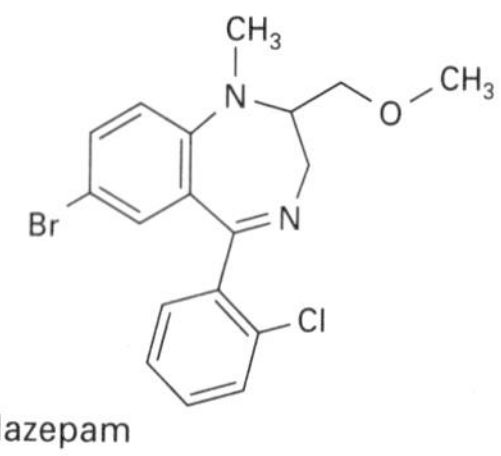


Metaclazepam

3; $C_{18}H_{18}BrClN_2O$, $M_r$ 393.6. **Wirk.** u. **Anw.:** Tranquilizer, Anxiolytikum. **Nebenw.:** Müdigkeit, Schwindel, Verwirrtheitszustände. **Übl. Dos.:** morgens 5 mg, abends 10 mg; s.a. Benzodiazepine, Psychopharmaka.

**Metacyclin** INN: Methacyclin, 6-Methylenoxytetracyclin, Rondomycin®; CAS-Nr. 914-00-1; $C_{22}H_{22}O_8N_2$. **Strukturformel** s. Antibiotika. Halbsynth. Breitband-Antibiotikum, Derivat des Oxytetracyclins.

**Metacyclinhydrochlorid:** CAS-Nr. 3963-95-9; $C_{22}H_{22}O_8N_2 \cdot H_2O$, $M_r$ 478.9. Schmp. ca. 240°C. Lösl. in 65 bis 100 T. Wasser, in 80 bis 300 T. Ethanol; unlösl. in Chloroform u. Ether. 1 g entspricht 0.82 g Base. **Wirk.** u. **Anw.:** Tetracyclin-Antibiotikum; Wirkungsspektrum vergleichbar mit Tetracyclin*, aber deutlich langsamere Elimination. **Übl. Dos.:** oral 0.6 g/d in 2 bis 4 Einzelgaben, bei schweren Fällen bis zu 1.2 g/d;

Kinder 6.5 bis 13 mg/kg KG/d in Form eines geschmacksneutralen Calciumkomplexes; s.a. Antibiotika (Tab.).

**Metaderm:** *bot.* sekundäres Abschlußgewebe von Pteridophytenrhizomen, das durch Korkeinlagerung in die äußeren Schichten des Grundgewebes der Rhizome entstanden ist u. das Periderm ersetzt (z.B. bei Rad. Filicis maris); das M. stellt verdickte, axial gestreckte Zellen dar.

**Meta-Dihydroxybenzol:** s. Resorcin.

**Metakieselsäure:** Acidum silicicum, s. Silicium.

**Metalcaptase®:** s. Penicillamin.

**Metaldehyd:** Meta; $(CH_3–CHO)_4$. Polymerisationsprodukt aus Acetaldehyd. Farblose Kristalle, lösl. in heißem Ethanol, unlösl. in Wasser. Verbrennt mit bläulicher Flamme, ohne zu schmelzen, sublimiert bei 112-115°C. **Anw.:** als fester Brennstoff (Stäbchen, Würfel) sowie als Schneckenbekämpfungsmittel.

**Metallarsenide:** s. Arsenide.

**Metallbindung:** s. Bindung, Chemische.

**Metallblock:** s. Schmelzpunkt.

**Metallcarbonyle:** s. Carbonyle.

**Metalle:** Gruppe von ca. 78 chem. Elementen, deren Hauptmerkmale Glanz, Undurchsichtigkeit, Verformbarkeit, gute Leitfähigkeit f. Wärme u. Elektrizität sowie hohe Festigkeit sind. Lediglich das Quecksilber ist flüssig. Nach ihrem chemischen Verhalten unterscheidet man **Edelmetalle**, die sich an der Luft nicht verändern (höchstens sich mit einer kaum wahrnehmbaren Oxidschicht überziehen), Wasser nicht zersetzen u. meist in der Natur gediegen vorkommen (z.B. Gold, Silber, Platin, Iridium) u. **unedle Metalle**, die an der Luft od. beim Erhitzen oxidieren u. Wasser bei gewöhnlicher Temp. od. beim Erhitzen zersetzen, von nichtoxidierenden Säuren angegriffen werden u. selten elementar vorkommen, sondern meist als Oxide, Hydroxide, Carbonate. Die Dichte der M. beträgt zwischen 0.534 (Lithium) u. 22.48 (Osmium), der Schmelzpunkt zwischen -38.84°C (Quecksilber) u. +3410°C (Wolfram), der Siedepunkt zwischen 356.58°C (Quecksilber) u. +5400°C (Wolfram), die Härte zwischen 0.5 (Natrium) u. 7.0 (Iridium).

**Metallelektrode:** s. Potentiometrie.

**Metalloide:** alte Bez. f. Halbmetalle*, seltener auch f. Nichtmetalle*.

**Metallproteide:** s. Enzyme.

**Metamerie:** s. Isomerie.

**Metamfepramon** INNv: Metamfepyramon, α-Dimethylaminopropiophenon, N-Methylephedron; CAS-Nr. 15351-09-4; $C_{11}H_{15}NO$, $M_r$ 177.24.

**Metamfepramonhydrochlorid:** CAS-Nr. 10105-90-5. Schmp. ca. 202°C (DL-Form). **Anw.:** Appetitzügler. **Übl. Dos.:** oral: 2mal 50 mg/d (vor den Mahlzeiten).

**Metamfetaminhydrochlorid:** s. Methamphetaminhydrochlorid.

**Metamizol** INNv: Dipyrone, Analginum, N-Methyl-N-(2,3-dimethyl-5-oxo-1-phenyl-3-pyrazolin-4-yl)-aminomethansulfonsäure, Noramidopyrinium-methansulfonsäure INN, Novaminsulfon, Novalgin®, Neuro-Fortamin®; CAS-Nr. 50567-35-6; $C_{13}H_{17}N_3O_4S$, $M_r$ 311.4. **Anw.:** Analgetikum, Antipyretikum, Antirheumatikum. HWZ 1.8 bis 4.6 h. Metamizol-haltige Kombinationspräparate dürfen in BRD seit Mai 1987 wegen schwerwiegender Nebenw. nicht mehr abgegeben werden.

**Metamizol-Natrium:** Metamizolum natricum (ist das Monohydrat), Natrium dimethylamino-

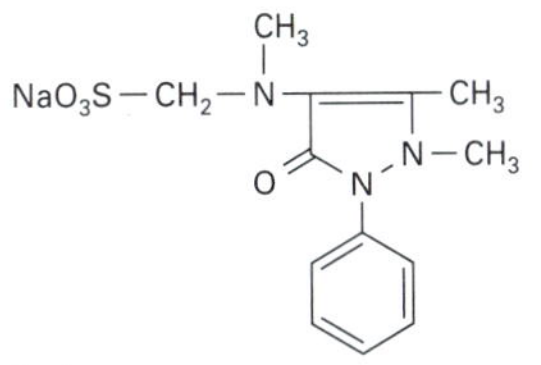


Metamizol

phenazonsulfonicum, Noramidopyrinmethansulfonat-Natrium INN, Natrium phenyldimethylpyrazolonmethylaminomethansulfonicum, Natrium novaminsulfonicum; wasserfrei: CAS-Nr. 68-89-3, Monohydrat: CAS-Nr. 5907-38-0; $C_{13}H_{16}N_3NaO_4S \cdot H_2O$, $M_r$ 351.4. Weißes, krist. Pulver; sehr leicht lösl. in Wasser, lösl. in Ethanol 90%. **Off.:** DAB10, ÖAB90, Ph.Helv.7. Hingewiesen sei auch auf Metamizol-Calcium, Metamizol-Magnesium. **Zuber.:** Metamizoli natrici solutio iniectabilis 500 mg/mL, Metamizol-Natrium-Injektionslösung 500 mg/mL. Herst. nach Ph.Helv.7: 50.0 T. Metamizol-Natrium, 0.10 T Natriumthiosulfat, Wasser f. Injektionszwecke auf 100.0 T. Geh.: 475 bis 525 mg Metamizol-Natrium je mL.

**Metandienon** INN: Methandrostenolon. **Anw.:** orales Anabolikum.

**Metanilgelb:** Viktoriagelb O, Tropäolin G; $C_6H_5–NH–C_6H_4–N{=}N–C_6H_4SO_3Na$; $C_{18}H_{14}N_3NaO_3S$, $M_r$ 375.4. Braungelbes Pulver, lösl. in Wasser u. Ethanol. **Anw.:** als Farbstoff; Indikator Ph.Eur.3.

**Metaphase:** Stadium der Mitose* bzw. Meiose*, während dem sich die Chromosomen (univalente bzw. bivalente) in der Mitte der Zelle zu einer sternförmigen Figur, der Äquatorialplatte, anordnen.

**Metaphosphorsäure:** Acidum phosphoricum glaciale, s. Phosphorsäure.

**metaplexan®:** s. Mequitazin.

**Metaproterenol:** s. Orciprenalin.

**Metapule®:** Patrone f. nadelfreie Injektionsspritze.

**Metaraminol** INN: Metardrin, (-)-2-Amino-1-(3-hydroxyphenyl)propanol; CAS-Nr. 54-49-9;

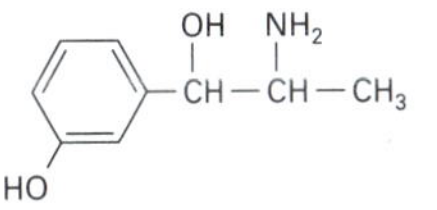


Metaraminol

$C_9H_{13}NO_2$, $M_r$ 167.20. **Anw.:** indirekt u. direkt wirkendes Sympathomimetikum; zur Blutdrucksteigerung bei akuter Kreislaufschwäche u. Schockzuständen; führt aber wegen seiner Wirk. als falscher Neurotransmitter nach Absetzen zu starker Blutdrucksenkung; daher prakt. obsolet. **Übl. Dos.:** Parenteral: i.m., s.c. 0.005 g, i.v. 0.002 g, Infusion i.v. 0.03 g. Gebräuchl. ist auch Metaraminol-(RR)-hydrogentartrat.

**Metastabilität:** Zustand eines Pseudogleichgewichts. Wenn die Reaktionen, die an sich zu einem (chemischen) Gleichgewicht eines Systems führen, mit extrem kleiner Reaktionsgeschwindigkeit ablaufen, so kann ein metastabiler Zustand existieren. Makroskopisch läßt sich dann keine Reaktion feststellen. Klassische Beispiele sind die Existenz der allotropen Modifikation des Kohlenstoffs, des Diamanten, der gegenüber Graphit thermodynamisch instabil ist (vgl. Polymorphie), od. die Existenz organischer, auf Kohlenstoffbasis aufgebauter Verbindungen in einer oxidierenden Atmosphäre; würde sich das chemische Gleichgewicht einstellen, so würden alle organischen Verbindungen zu $CO_2$ u. $H_2O$ verbrennen. Durch die Beseitigung der kinetischen Hemmung gehen metastabile Zustände in echte Gleichgewichtszustände über (Holz verbrennt an Luft, wenn man es anzündet).

**Metastase:** (*gr.* μετάστασις Wanderung, Veränderung) Verschleppung von Zellen einer insbes. bösartigen Primärgeschwulst von ihrem ursprünglichen Entstehungsort an eine andere Stelle im Organismus. Nach der Ausbreitung unterscheidet man *a) Blutmetastasen,* die über die Blutbahn verschleppt werden u. *b) Lymphmetastasen,* die mit der Lymphbahn wandern. Lunge u. Leber stellen das primäre bzw. sekundäre Filter dar, in denen fast ausnahmslos die metastasierenden Geschwulstherde nachweisbar sind.

**Metastasenhemmer:** s. Zytostatika.

**Metazepiumiodid:** s. Buzepidmetiodid.

**Metazinnsäure:** s. Zinn.

**Metazosin:** (±)-4-Amino-2-[4-(2-methoxy-propionyl)-piperazino]-6,7-dimethoxychinazolin, Kenosin®; $C_{18}H_{25}N_5O_4$, $M_r$ 375.43. **Wirk.** u. **Anw.:** Antihypertonikum; es werden adrenergische $\alpha_1$-Rezeptoren blockiert, wobei sowohl beide Stereoisomere als auch das Racemat von Metazosin gleich starke Wirksamkeit aufweisen. Gebräuchl. ist auch Metazosinhydrochlorid.

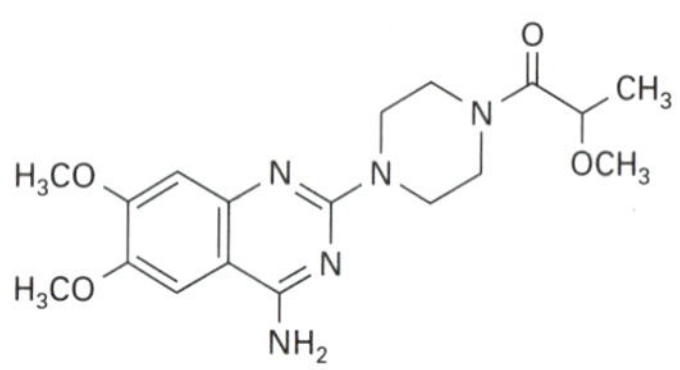

Metazosin

**Metembonas, Metembonat:** chem. Kurzbez. f. 4,4'-Methylen-bis(3-methoxy-2-naphthoat).

**Met-Enkephalin:** Methionin-Enkephalin; Tyr-Gly-Gly-Phe-Met; $C_{27}H_{35}N_5O_7S$, $M_r$ 573.66. Schmp. 196-198°C. Nadeln aus Methanol. Morphinartig wirkendes Peptid; s. Endorphine.

**Metenolon** INN: Methenolon, 17β-Hydroxy-1-methyl-5α-androst-1-en-3-on, Primobolan®; CAS-Nr. 153-00-4; $C_{20}H_{30}O_2$, $M_r$ 302.4. **Anw.:** orales Anabolikum mit androgener Wirkungskomponente. HWZ 24 h.

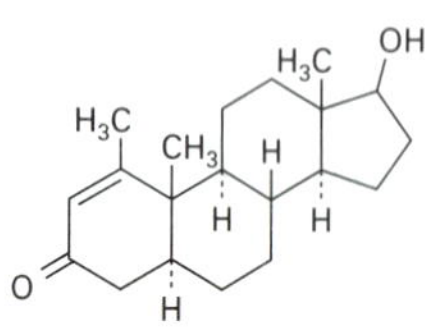

Metenolon

**Metenolonacetat:** CAS-Nr. 434-05-9; $C_{22}H_{32}O_3$, $M_r$ 344.5. Schmp. 141-143°C; polymorph.

**Meteorismus:** Blähsucht, starke Gasansammlung im Darm (M. intestinalis).

**Meter:** Basiseinheit der Länge; Symbol: m; Definition s. SI-Einheiten.

**Metered Dose Inhaler:** s. MDI.

**Metergolin** INN: {[(8β)-1,6-Dimethylergolin-8-yl]methyl}carbamidsäure-phenylmethylester, Liserdol®; CAS-Nr. 17692-51-2; $C_{25}H_{29}N_3O_2$, $M_r$ 403.5. **Strukturformel** s. Nicergolin. Schmp. 146-149°C. Lösl. in Ethanol, unlösl. in Wasser. **Wirk.** u. **Anw.:** Prolactinhemmer*. **Nebenw.:** gastrointestinale Störungen, Flush, Schwindel. **Übl. Dos.:** 16 mg/d.

**Metformin** INNv: 1,1-Dimethylbiguanid, Glucophage®; CAS-Nr. 657-24-9; $C_4H_{11}N_5$, $M_r$ 129.17.

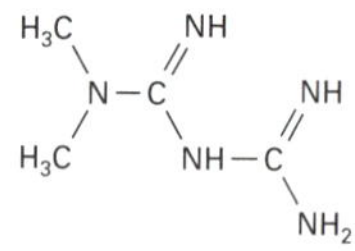

Metformin

p$K_s$ 2.8 (konjugierte Säure) u. 11.5 (32°C). **Anw.:** Orales Antidiabetikum*; einziges noch verwendetes Biguanidderivat, speziell bei übergewichtigen Diabetikern (Senkung des Serum-, Cholesterol- u. Triglyceridspiegels); stark basisch; blutzuckersenkend durch Reduktion der Glucoseresorption, Hemmung der hepatischen Gluconeogenese aus Lactat, Resynthese von Glykogen, insgesamt eine Verlangsamung der Zellatmung. **Übl. Dos.:** Oral retard: 2mal 0.85 g/d. **Nebenw.:** Durchfall, Lactatazidose. Kontraind.: chronische Lebererkrankungen, reduzierte Nierenfunktion.

**Metforminhydrochlorid:** Metformini hydrochloridum Ph.Eur.3; $C_4H_{12}ClN_5$, $M_r$ 165.6. Schmp. 222 bis 226°C. Leicht lösl. in Wasser, schwer lösl. in Ethanol.

**Methacholin:** Mecholin, Betacholin; 2-(Acetoxy)-N,N,N-trimethyl-1-propanamin-hydroxid; CAS-Nr. 541-12-8; $C_8H_{19}NO_3$, $M_r$ 160.24. **Anw.:** Parasympathomimetikum, als Salz im Gegensatz zu Acetylcholin oral wirksam. Antid.: Atropin. Gebräuchl. sind Methacholinchlorid* u. Methacholinbromid*.

**Methacholiniumbromid:** CAS-Nr. 333-31-3; $C_8H_{18}BrNO_2$, $M_r$ 240.15. Schmp. 147-149°C. Hygr. Kristalle. Anw. s. Methacholinchlorid.

**Methacholinchiumlorid:** Methacholini chloridum, Methacholinium chloratum, Acetyl-β-methylcholinchlorid; 2-(Acetyloxy)-N,N,N-trimethyl-1-propanaminium-chlorid; CAS-Nr. 62-51-1; $C_8H_{18}ClNO_2$, $M_r$ 195.7. Schmp. 170-173°C. Farblose Kristalle od. weißes, krist. Pulver, von schwach aminartigem Geruch, sehr hygr.; sehr leicht lösl. in Wasser, leicht lösl. in Ethanol u. Chloroform. **Off.:** DAC86. **Anw.:** Parasympathomimetikum, zur Gefäßerweiterung bei peripheren Zirkulationsstörungen; 2.5%ige Augentropfen als Diagnostikum; s.a. Acetylcholin.

**Methacrylsäurederivate:** s. Eudragit®.

**Methadon:** s. Levomethadon.

**Methadonhydrochlorid:** Methadoni hydrochloridum Ph.Eur.3, (R,S)-6-Dimethylamino-4,4-

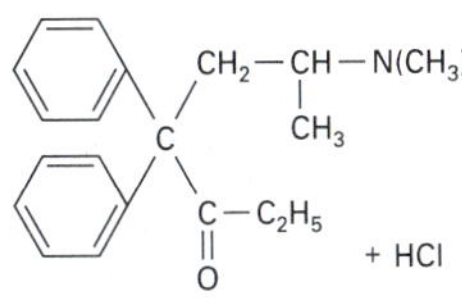
Methadonhydrochlorid

diphenyl-3-heptanon-hydrochlorid, Methadonum hydrochloricum, Methadonium chloratum, Polamidon®; CAS-Nr. 1095-90-5; $C_{21}H_{28}ClNO$, $M_r$ 345.9. Schmp. 233-236°C. Weißes, krist. Pulver, geruchlos, bitterer Geschmack; lösl. in Wasser, leicht lösl. in Ethanol u. Chloroform, prakt. unlösl. in Ether. **Stereochemie:** M. besitzt ein asymmetrisches C-Atom; linksdrehendes R-Methadon (s. Levomethadon) wirkt 12mal stärker analgetisch u. hustenstillend als rechtsdrehendes S-Methadon, 1.85 bis 1.9mal stärker als das Racemat; in Handelspräparaten meist als R-(-)-Methadon vorliegend. **Anw.:** Starkes Analgetikum, v.a. bei Wundschmerzen, Tumoren, schweren Gelenksveränderungen, f. Langzeitanwendung besonders geeignet. **Wirk.:** morphinähnlich, länger wirksam als Morphin, Gewöhnung entsteht langsamer, Entzugserscheinungen milder als bei Morphin, daher ev. auch als (umstrittenes) Ablösemittel gegen schwere Suchtmittel wie Heroin u. Morphin. Nebenw. wie Morphin*. **Zuber.:** Methadonhydrochlorid-Suppositorien, Methadoni hydrochloridi suppositoria Ph.Helv.7, Suppositoria methadonii chlorati.

**Methadylacetat:** s. Acetylmethadol.

**Methämoglobin:** MetHb, Ferrihämoglobin; ein Hämoglobin*, in dem das Eisen 3wertig ist (deshalb auch Hämiglobin genannt), die prosthetische Gruppe ist das Hämatin*; MetHb kann keinen Sauerstoff binden, also ist kein Sauerstofftransport möglich. Bei Vergiftungen mit Methämoglobinbildnern* kann M. stark vermehrt sein. Der Gehalt an M. im menschlichen Blut liegt infolge laufender Reduktion durch Glutathion mit Hilfe der $NADH_2$-abhängigen MetHb-Reduktase normalerweise unter 1%. Beim Säugling sind diese Enzyme nur mangelhaft vorhanden. Bei der Autoxidation des Hämoglobins (es findet im Erythrozyten eine ständige Spontanoxidation statt) entsteht ferner ein Hyperoxid-Anionradikal (Superoxidradikal, s. Hyperoxid), das (**1**) durch Superoxiddismutase* zu Wasserstoffperoxid u. dieses (**2**) mit Hilfe von Katalase* zu Wasser u. $O_2$ umgesetzt wird:

(**1**) $2\ O_2^{\cdot -} + 2\ H^+ \rightarrow H_2O_2 + O_2$

(**2**) $H_2O_2 \rightarrow 2\ H_2O + O_2$

**Methämoglobinämie:** erhöhte Konzentration von Methämoglobin* (MetHb); erblich od. toxisch (s. Methämoglobinbildner) bedingt. Symptome: ab 15 bis 30% MetHb: Cyanose, Müdigkeit, Kopfschmerz, Atemnot, Schwindel, Übelkeit, schließlich Bewußtlosigkeit (über 50% MetHb); ab ca. 60 bis 80% Anteil am Gesamt-Hämoglobin innere Erstickung, das Blut ist dann schokoladenfarbig. Antidot bzw. Ther.: Methylenblau (wirkt reduzierend) 1 bis 2 mg/kg KG, Ascorbinsäure 1 g/d.

**Methämoglobinbildner:** *syn.* Ferrihämoglobinbildner; Substanzen, die Hämoglobin (Hb, 2wertiges Eisen) in Methämoglobin* (MetHb, 3wertiges Eisen) überführen. Dazu zählen eine Reihe von Arzneimitteln wie Primaquin, Salpetersäureester (z.B. Nitroglycerin, Erythroltetranitrat, Mannitolhexanitrat, Isosorbitdinitrat, Phenacetin), Amylnitrit u.a., vor allem anorganische Nitrite, Anilinderivate, Nitrobenzol u. gewisse Oxidationsmittel. **1.** *Anorganische Nitrite* sind ubiquitär. Sie werden u.a. als Farbkonservierungsmittel in Fleischwaren verwendet. Im menschlichen Darm werden Nitrite durch mikrobielle Reduktion aus Nitraten gebildet. Die Darmflora des Säuglings hat eine höhere reduzierende Kapazität als die des Erwachsenen. Es kann daher bei ihnen leichter zu Methämoglobinämien z.B. durch nitratreiches Brunnenwasser od. stark nitratgedüngtes Gemüse kommen. Nitrite werden im Blut durch eine sog. gekoppelte Oxidation in Nitrate umgewandelt, wobei zugleich die Wertigkeit von Eisen im Hb erhöht wird. Salpetersäureester u. Amylnitrit wirken wie anorganische Nitrite. **2.** *Anilinderivate u. Nitrobenzol* wirken indirekt als M., da sie im Organismus zuerst in Hydroxylamine (R-NHOH) od. Nitrosoverbindungen (R-NO) umgewandelt werden. **3.** *Oxidationsmittel* wie $H_2O_2$, $KMnO_4$, $Cl_2$, $ClO_3^-$ führen direkt zu einer Erhöhung der Wertigkeit des Hb-Eisens. $ClO_3^-$ kommt in Zahnpasten, Reinigungs- u. Bleichmitteln vor.

**Methalaminsäure:** s. Iotalaminsäure.

**Methamphetaminhydrochlorid:** Metamfetaminhydrochlorid, Methamphetamini hydrochloridum, Methamphetaminum hydrochloricum, Phenylmethylaminopropanum hydrochloricum,

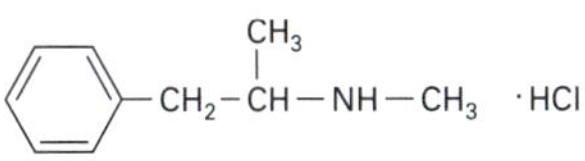
Methamphetaminhydrochlorid

(S)-N,α-Dimethylphenetylaminhydrochlorid, Pervitin®; CAS-Nr. 51-57-0; $C_{10}H_{16}ClN$, $M_r$ 185.7. Schmp. 171-175°C. $[\alpha]_D^{20°C}$ +16.0° bis 18.0° (c = 5 in Wasser). Fast weißes, krist. Pulver von bitterem Geschmack; lösl. in ca. 1 T. Wasser, in ca. 3 T. Ethanol, ca. 7 T. Chloroform. **Off.:** DAB10, ÖAB90 (bis 1996), Ph.Helv.7. **Anw.:** indirektes Sympathomimetikum*, indiziert nur bei hyperaktiven Kindern u. zur Narkolepsie, nicht als Appetitzügler* u. zur psychischen u. physischen Leistungssteigerung; *Suchtgefahr;* s.a. Weckamine.

**Methan:** Sumpfgas, Grubengas, Methylwasserstoff, $CH_4$; Anfangsglied der Alkane*. D. 0.558. Schmp. -182.6°C. Sdp. -161.5°C. Krit. Temp. -82.5°C; krit. Druck 46 at (46.1 bar). In Wasser prakt. unlösl., etwas besser lösl. in Ethanol. Farb- u. geruchloses, betäubend-erstickendes Gas, das mit bläulicher Flamme verbrennt. M. findet sich nat. in d. Vulkangasen, in Erdgas, im Grubengas in d. Höhlen der Steinkohlenflöze bis zu 90% (mit Luft gemischt erzeugt es die schlagenden Wetter); durch Einw. anaerober Bakterien auf org. Stoffe bildet es sich aus dem Bodenschlamm der Sümpfe u. dem Faulschlamm der Abwässer, infolge Zers. v. Cellulose findet es sich auch in den Darmgasen; im Leuchtgas ist es zu ca. 32%, im Kokereigas zu 23-29% enthalten; aus diesen Gasen wird es nach dem Linde-Verfahren, aus dem Erdöl als Nebenprodukt der Crack-Destillation gewonnen, im Labor durch Zers. von Aluminiumcarbid mit Wasser.

**Methanal:** s. Formaldehyd.

**Methaniazid** INN: Isoniazid-methansufonat,

Neo-Tizide®; CAS-Nr. 13447-95-5; $C_7H_9N_3O_4S$, $M_r$ 231.2. Schmp. 187-189°C. **Anw.:** Tuberkulostatikum (s. Isoniazid*). Gebräuchl. sind auch das Natrium- u. das Calciumsalz.

**Methanol:** Methanolum, Alcohol methylicus, Methylalkohol, Holzgeist, Carbinol; $CH_3OH$, $M_r$ 32.04. D. 0.790-0.792. Sdp. 64-65°C. $n_D^{20°C}$ 1.328-1.330. Klare, farblose, leicht entzündbare Flüss., mischbar mit Wasser, Aceton, Chloroform, Dichlormethan, Ethanol u. Ether. Darst.: Aus dem bei der trockenen Dest. gewonnenen Holzessig; techn. aus Kohlenmonoxid bzw. Synthesegas*. **Off.:** DAB10. **Anw.** tech.**:** zur Denaturierung des Weingeistes, zur Herst. v. Formaldehyd u. von Teerfarbstoffen, von Lacken, Firnissen usw. **Tox.:** M. ist wesentlich giftiger als Ethanol. 30 bis 100 mL können tödlich sein. Die narkotisierende u. rauscherzeugende Wirk. ist geringer als die von Ethanol. Auch bei äußerlicher Anw. kann es zu Vergiftungserscheinungen kommen. M. wird im Körper zu Formaldehyd u. weiter rasch zu Ameisensäure oxidiert. Da letztere sehr langsam zu $CO_2$ umgesetzt wird, kommt es infolge der Erhöhung der Ameisensäurekonzentration zu einer metabolischen Azidose. Nach oraler Aufnahme (bis 24 h Latenzzeit) treten Kopfschmerzen, Schwindel, Erbrechen, heftige Leibschmerzen, Erregungszustände, Krämpfe u. Koma auf. In ca. 10-15% führt die Intoxikation durch Schädigung der Netzhaut u. der Sehnerven zur irreversiblen Erblindung, öfters sind leichtere Sehdefekte zu beobachten. Antid.: Ethanol (Vergifteten auf ca. 1 Promille Blutalkohol einstellen). Zur Unterscheidung zwischen Ethanol u. Methanol mischt man die zu unterscheidende Flüss. mit Borax u. entzündet das Gem.: tritt sofort eine grüne Flammenfärbung auf, so handelt es sich um M., während Ethanol erst nach Zusatz von konz. $H_2SO_4$ eine grüne Flammenfärbung ergibt.

**Methansäure:** s. Ameisensäure.

**Methansulfonsäure:** $H_3C-SO_3H$, $M_r$ 96.1. Klare, farblose Flüss., bei ca. 20°C erstarrend; mischbar mit Wasser, schwer lösl. in Toluol, prakt. unlösl. in Hexan. **Anw.:** Reagenz Ph.Eur.3.

**Methantheliniumbromid** INNv: Methanthelinii bromidum INNv, Xanthen-9-carbonsäure-β-diethylaminoethylester-methylbromid, Vagantin®; CAS-Nr. 53-46-3; $C_{21}H_{26}BrNO_3$, $M_r$ 420.36. Schmp. 175-176°C aus Isopropanol. Leicht lösl. in Wasser, Ethanol; prakt. unlösl. in Ether. pH 5.0-5.5 (2%ige wäßrige Lsg.); $UV_{max}$ (Ethanol): 246 nm, $A_{1\%}^{1cm}$ 135; $UV_{max}$ (Ethanol) 282 nm, $A_{1\%}^{1cm}$ 69. **Anw.:** Parasympatholytikum. **Übl. Dos.:** Oral: 2- bis 3mal 0.05 g/d. Gebräuchl. ist auch Methanthelinium-Base.

**Methaqualon** INN: Methaqualonum Ph.Eur.3, 2-Methyl-3-o-tolyl-4(3H)-chinazolinon, Normi-Nox®; CAS-Nr. 72-44-6; $C_{16}H_{14}N_2O$ $M_r$ 250.29.

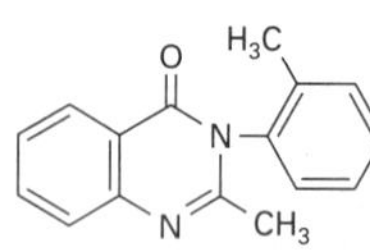

Methaqualon

Schmp. 120°C. Weißes, krist. Pulver. Unlösl. in Wasser; 1:12 in Ethanol, 1:1 in Chloroform, 1:50 in Ether. $pK_s$ (konjugierte Säure) 2.54. **Anw.:** Sedativum, Hypnotikum; als Ein- u. Durchschlafmittel bis vor kurzem häufig in Kombinationspräparaten enthalten. Von Suchtgiftabhängigen oft zus. mit Alkohol u. Heroin mißbraucht. Chron. Anw., v.a. mit Diphenhydramin, führt zu körperl. u. psychischer Abhängigkeit. Weitere **Nebenw.:** Kopfschmerzen, Hang-over, Anorexie, Übelkeit, Schwindel, gastro-intestinale Störungen, Paraesthesien, Mundtrockenheit, Ruhelosigkeit, Schweißausbrüche. HWZ 20 bis 40 h. **Übl. Dos.:** Oral: Hypnotikum: 0.15 bis 0.3 g, Kinder über 7 Jahre: 0.075 bis 0.15 g; Sedativum: 2- bis 3mal 0.075 g/d. **Methaqualonhydrochlorid:** Schmp. 255-265°C.

**Metharbital** INN: 5,5-Diethyl-1-methyl-barbitursäure; CAS-Nr. 50-11-3; $C_9H_{14}N_2O_3$, $M_r$ 198.22. Schmp. 155°C. **Anw.:** Antiepileptikum; langwirksames Barbiturat. Vgl. Phenobarbital.

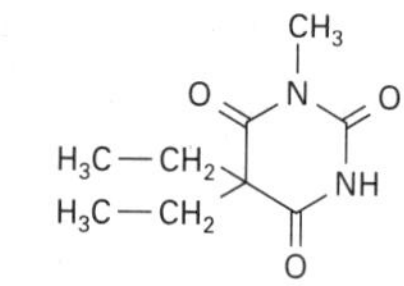

Metharbital

**Methenamin** INN: Methenaminum, Hexamethylentetramin(um), Hexamin, 1,3,5,7-Tetraazaadamantan, Antihydral®, Urotropin®, Hiprex®,

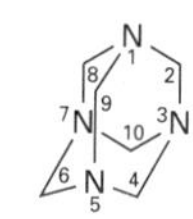

Methenamin

Urotractan®, Mandelamine®; CAS-Nr. 100-97-0; $C_6H_{12}N_4$, $M_r$ 140.2. Weißes, krist. Pulver von anfangs süßem, später bitterem Geschmack; beim Erhitzen flüchtig, ohne zu schmelzen, lösl. in 1.5 T. Wasser u. 10 T. Ethanol, leicht lösl. in Chloroform, unlösl. in Ether; verbrennt beim Erhitzen mit gelber, grüngesäumter Flamme. **Off.:** DAB10, ÖAB90, Ph.Helv.7. Darst.: durch Einw. v. $NH_3$ auf Formaldehyd. **Anw.** med.**:** harnsäurelösendes Mittel, Diuretikum u. vor allem als inn. Antiseptikum u. bei Zystitis (in saurem Harn, pH unter 5.5, wird aus M. Formaldehyd abgespalten). HWZ 1 h bzw. 8 bis 14 h (Metaboliten). **Übl. Dos.:** mehrmals tgl. 0.5 g; vet.: gegen Geflügelcholera; techn.: als Härtemittel f. Kunststoffe, ferner als sog. Hexa zur Fischkonservierung (in Deutschland zur Konservierung verboten). **Nebenw.:** bei längerer Anw. u. höherer Dos. durch gebildetes Formaldehyd, auf das die Wirk. zurückzuführen ist, ist mit gastrointestinalen Störungen, Zystitis, Hämat- u. Proteinurie, Läsionen im Bereich der Niere (durch Natriumhydrogencarbonat verminderbar, aber gleichzeitige Wirkungsabnahme) zu rechnen; Vorsicht bei Personen mit Formaldehyd-Kontaktallergie. Vgl. M., Sulfosalicylsaures; M., Saures sulfosalicylsaures; weitere Salze: M. -camphorat, -mandelat, -salicylat u. Anhydromethylencitronensaures*.

**Methenamin, Anhydromethylencitronensaures:** anhydromethylencitronensaures Hexamethylentetramin; $C_7H_8O_7(CH_2)_6N_4$, $M_r$ 344.2.

Schmp. ca. 170°C unter Zers. Weiße Kristalle, lösl. in Wasser, fast unlösl. in Ethanol u. Ether. **Anw.:** als Blasenantiseptikum, s. Methenamin.

**Methenamin, Saures Sulfosalicylsaures:** Hexal, Saures sulfosalicylsaures Hexamethylentetramin; $C_6H_3(OH)(COOH)SO_3H \cdot (C\text{-}H2)6\text{-}N4 \cdot H_2O$, $M_r$ 376.3. Weißes, krist. Pulver, leicht lösl. in Wasser, lösl. in Ethanol. **Anw.** med.: wie Methenamin*.

**Methenamin, Sulfosalicylsaures:** neutrales sulfosalicylsaures Hexamethylentetramin; $C_6H_3(OH)(COOH)SO_3[(CH_2)_6N_4]_2 \cdot H_2O$, $M_r$ 516.4. Schmp. ca. 180°C unter Zers. Weißes, krist. Pulver, leicht lösl. in Wasser, lösl. in Ethanol. **Anw.:** s. Methenamin. **Übl. Dos.:** 0.5 g.

**Methenolon:** s. Metenolon.

**Methergin®:** s. Methylergometrin.

**Methicillin:** s. Meticillin.

**Methidathion:** *S*-2,3-Dihydro-5-methoxy-2-oxo-1,3,4-thiadiazol-3-ylmethyl-*O,O*-dimethyldithiophosphat; CAS-Nr. 950-37-8; $C_6H_{11}N_2O_4PS_3$, $M_r$ 302.3. Cholinesteraseinhibitor. **Anw.** techn.: Insektizid, Akarizid; s. Schädlingsbekämpfungsmittel (Tab.).

**Methimazol:** s. Thiamazol.

**Methionamin:** s. Acetylmethionin.

**Methionin** INN: (Abk. Met) (S)- bzw. (RS)-2-Amino-4-methylmercaptobuttersäure, Acimethin®; $C_5H_{11}NO_2S$, $M_r$ 149.2. **Strukturformel** s. Aminosäuren. Fast weißes, krist. Pulver od. schuppenförmige Blättchen von schwachem, würzigem Geruch u. langanhaltendem, süßlich-bitterem Geschmack. Lösl. in Wasser von 20°C, leicht lösl. in Wasser von 100°C, schwer lösl. in Ethanol, prakt. unlösl. in Ether, lösl. unter Salzbildung in verd. Säuren u. Alkalilaugen. Als essentielle Aminosäure neben Cystein u. Cystin der Hauptlieferant von Schwefel beim Aufbau der Proteine u. für die Transmethylierung (als Adenosylmethionin*) im intermediären Stoffwechsel von Wichtigkeit, also f. die Erhaltung des Lebens überhaupt erforderlich. Mangel an M. führt zu schweren Leberparenchymschäden (Leberzirrhose, Leberverfettung). In vielen Pflanzenproteinen begrenzt M. die biologische Wertigkeit. Synthese: nach Strecker über Methylmercaptopropionaldehyd aus Acrolein u. Methylmercaptan. Da sowohl die D- als auch die L-Form wirksam ist, muß die DL-Form (Racemat) nicht aufgetrennt werden. **Anw.:** bei Lebererkrankungen (umstritten), ferner bei Eiweißmangelschäden, Schwangerschaftstoxikosen u. Vergiftungen (Arsen, Phosphor, Bismut, Barbitale, v.a. Paracatamol* u.a.). M. wird oral od. i.v. angew. (subkutane u. intramuskuläre Applikation ist nicht möglich); auch in Aminosäurelösungen zur parenteralen Ernährung. **Dos.:** 0.5-2.0 g/d, i.v. 2.0 g. Weitere Anw. z.B. als Futtermittelzusatz in der Geflügelaufzucht.

**Methioninum** Ph.Eur.3: L-M.; CAS-Nr. 63-68-3; Schmp. ca. 270°C (Zers.). $[\alpha]_D^{20°C}$ +22.5 bis + 24.0° (c = 2 in Salzsäure 25%).

**Racemisches Methionin** Ph.Eur.3: DL-Methioninum. Schmp. 281°C.

**Methionin, Aktives:** s. Adenosylmethionin.

**Methioninmethylsulfoniumhydrochlorid:** (Racemisches) Methylmethioniniumchlorid, Methylmethioninii (racemici) chloridum, Methylmethioninsulfoniumchlorid, (RS)-(3-Amino-3-carboxypropyl)dimethylsulfoniumchlorid, Cabagin, Antiulkus-Faktor, Vitamin U; CAS-Nr. 1115-84-0 ((S)-Form). $[(CH_3)_2\text{-}S^+\text{-}CH_2\text{-}CH_2\text{-}CH(NH_2)\text{-}COOH]Cl^-$, $C_6H_{14}ClNO_2S$, $M_r$ 199.7. Schmp. 134°C (Zers.). Weißes, hygr. Pulver von charakteristischem Geruch, sehr leicht lösl. in Wasser. Vork.: Kohlblätter (Brassica-Arten). **Off.:** DAB9. **Anw.:** Leberschutzstoff, Ulkustherapeutikum.

**Methisazon:** 1-Methyl-indol-2,3-dion-3-thiosemicarbazon; CAS-Nr. 1910-68-5; $C_{10}H_{10}N_4OS$, $M_r$ 234,29. Schmp. 245°C. **Anw.:** Virostatikum.

**Methocarbamol** INN: Guajakolglycerolethercarbamat, 3-(2-Methoxyphenoxy)-2-hydroxypropylcarbamat, Traumacut®; CAS-Nr. 532-03-6;

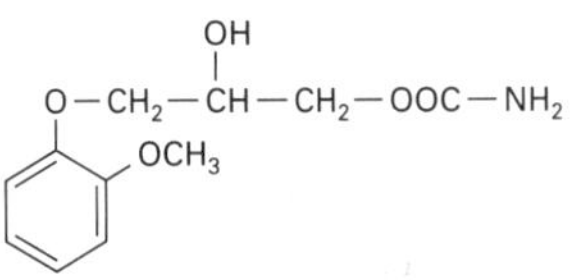

Methocarbamol

$C_{11}H_{15}NO_5$, $M_r$ 241.24. Schmp. 92-94°C aus Benzol. Lösl. 2.5 g/100 mL in Wasser von 20°C; lösl. in Ethanol, Propylenglykol. **Anw.:** Muskelrelaxans; ähnl. Mephenesin, aber mit späterem Wirkungseintritt u. längerer Wirkdauer nach oraler Gabe. **Nebenw.:** wie Mephenesin, nach i.v.-Applikation ev. Hypotension, Bradykardie, Anaphylaxie; Hinweis: nicht bei Kindern unter 12 Jahren. **Übl. Dos.:** Oral: 4mal 1.5 g/d, dann reduzieren auf 3mal 1.0 g/d.

**Methocel®:** s. Methylcellulose, Hydroxypropylmethylcellulose.

**Methode der kleinsten Quadrate:** s. Ausgleichsrechnung.

**Methohexital** INN: α-(±)-5-Allyl-1-methyl-5-(1-methyl-2-pentinyl)barbitursäure, Brevimytal®; CAS-Nr. 151-83-7; $C_{14}H_{18}N_2O_3$, $M_r$ 262.32. **Strukturformel** s. Barbiturate. Schmp. 92-96°C. Sehr schwer lösl. in Wasser; schwer lösl. in Ethanol, Chloroform, verdünnten Alkalien. **Anw.:** Injektionsnarkotikum f. kurzdauernde Eingriffe, zur Narkoseeinleitung u. für Kombinationsnarkosen. **Nebenw.:** hypotone Kreislaufreaktionen, Entzündung der Venenwand, Schmerzen an der Injektionsstelle, parasympathotone Nebenw. wie Atemdepression, Bronchospasmus, Speichelfluß, Schluckauf, Ruhelosigkeit, Angst, Kopfschmerzen, Übelkeit, Hautjukken, Hautausschläge. Kontraind.: s. Barbiturate. HWZ 1.5 h. **Übl. Dos.:** Parenteral: i.v. 0.08 g in 1%iger Lsg., Infusion i.v. 0.2%, Induktionsdos.: 0.05 bis 0.12 g. Gebräuchl. ist auch Methohexital-Natrium.

**Methorphinan:** racem. 3-Hydroxy-N-methylmorphinan, s. Levorphanol.

**Methotrexat** INN: Methotrexatum Ph.Eur.3, 4-Desoxy-4-amino-10-methylfolsäure, Amethopterin; CAS-Nr. 59-05-2; $C_{20}H_{22}N_8O_5$, $M_r$ 454.4. Schmp. 185-200°C (Zers.). Gelbes, orangefarbenes, krist. Pulver. Unlösl. in Wasser, Ethanol, Ether u. Dichlorethan; lösl. in verdünnten Alkalihydroxidlösungen, verdünnten Carbonatlösungen u. verdünnten Mineralsäuren. **Anw.:** Zystostatikum (Folsäureantagonist); bei Leukämie, malignen Tumoren, Hämoblastosen, Bronchialkarzinom u.a. HWZ 3 bis 4 h. **Übl. Dos.:** Individuell nach Behandlungsschema.

**Methoxaminhydrochlorid** INN: 2-Amino-1-(2,5-dimethoxyphenyl)-propan-1-ol, Vasoxine®; CAS-Nr. 61-16-5; $C_{11}H_{18}ClNO_3$, $M_r$ 247.7. Schmp. 212-216°C. Leicht lösl. in Wasser.

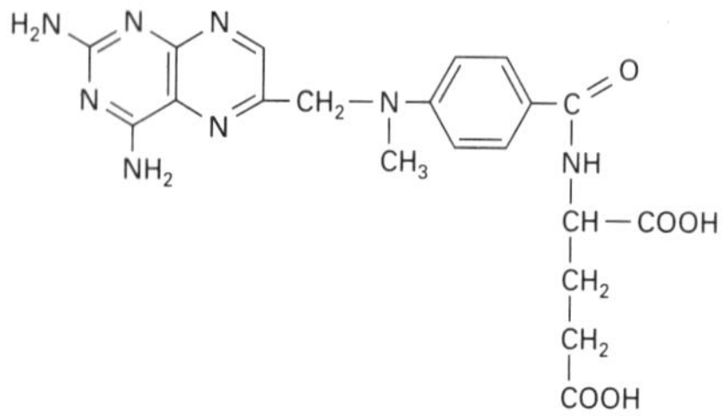

Methotrexat

**Anw.:** α-Sympathomimetikum, Kreislaufstimulans.

**Methoxsalen(um):** s. Ammoidin.

**Methoxychlor:** 1,1,1-Trichlor-2,2-bis(4-methoxyphenyl)-ethan, Methoxy-DDT; CAS-Nr. 72-43-5; $C_{16}H_{15}Cl_3O_2$, $M_r$ 345.65. Schmp. 78 u. ca. 87°C (polymorph). Prakt. unlösl. in Wasser. **Anw.:** Insektizid, ähnl. DDT (s. Clofenotan), aber Metabolisierungsgeschwindigkeit deutlich höher.

**2-Methoxyethanol:** Methylglykol, Glykolmonomethylether, Ethylenglykolmonomethylether, Methylcellosolve; $CH_3O–CH_2–CH_2OH$, $C_3H_8O_2$, $M_r$ 76.09. Sdp. 124°C. $d^{20}_{20}$ ca. 0.97. $n_D^{20°C}$ ca. 1.403. Farblose, schwach riechende, giftige Flüss.; mischbar mit Wasser zu ca. 30% sowie org. Lösungsmitteln. **Anw.:** Lösungsmittel f. Harze, Celluloseacetat, Cellophan, Acetylcellulose, Collodiumwolle u.a.; z.B. enthalten in Lacken (Nagellacke), Holzbeizen, modifiziertem Karl-Fischer-Reagenz*; Reagenz Ph.Eur.3.

**Methoxyfluran** INN: (2,2-Dichlor-1,1-difluorethyl)-methyl-ether, Penthrane®; CAS-Nr. 76-38-

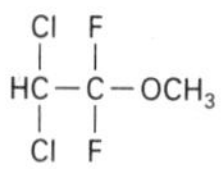

Methoxyfluran

0; $C_3H_4Cl_2F_2O$, $M_r$ 164.97. Schmp. -35°C. Sdp. 105°C (101 kPa), 51°C (13 kPa); $n_D^{20°C}$ 1.3861, $n_D^{25°C}$ 1.3839. $d_4^{20}$ 1.4226. Lösl. 1:500 in Wasser; mischbar mit Ethanol, Aceton, Chloroform, Ether, Ölen; lösl. in Gummi. **Anw.:** Inhalationsnarkotikum. **Nebenw.:** Polyurie, Natrium-, Kreatinin- u. Harnstoffretention, Bildung von Oxalatkristallen in den Nierentubuli, Vagusreizung; sollte nicht mehr verwendet werden. **Übl. Dos.:** Inhalation: unverdünnt.

**Methoxygruppe:** $CH_3O$–Gruppe.

**Methoxyhydrastinin:** s. Cotarnin.

**Methoxyphenylessigsäure:** (R,S)-2-Methoxy-2-phenylessigsäure; $C_9H_{10}O_3$, $M_r$ 166.2. Schmp. ca. 70°C. Weißes, krist. Pulver od. weiße bis fast weiße Kristalle; wenig lösl. in Wasser, leicht lösl. in Ethanol u. Ether. **Anw.:** Reagenz Ph.Eur.3.

**5-Methoxypsoralen:** s. Bergapten.

**8-Methoxypsoralen:** s. Ammoidin.

**Methsuximid:** s. Mesuximid.

**Methyl:** die Gruppe $–CH_3$ in organischen Verbindungen.

**Methylacetanilid:** Acetmethylanilid, Methylacetanilin, Methylantifebrin; $C_6H_5–N(CH_3)–CO–CH_3$. Schmp. 102°C, Sdp. 253°C. Darst.: durch Einw. v. Acetylchlorid auf Methylanilin. Farblose Kristalle, lösl. in Wasser, Ethanol, Ether, Chloroform. **Anw.** med.**:** als Antineuralgikum, nicht mehr gebräuchlich; MED 0.4 g, MTD 1 g; techn.: in d. Celluloidindustrie als Campherersatz.

**Methylacetat:** Essigsäuremethylester; $CH_3–COO–CH_3$. D. 0.932, Sdp. ca. 58°C. Farblose, feuergefährliche Flüss. Flammpunkt -13°C. Mischbar mit Wasser. **Anw.:** als Lösungsmittel f. Collodium, Acetylcellulose, Celluloid usw. (Ersatz f. Aceton).

**Methylaesculetin:** s. Scopoletin.

**Methylalkohol:** s. Methanol.

**Methylalum:** **Methylal**, Formal, Dimethoxymethan, Methylendimethylether; $CH_2(OCH_3)_2$. D. 0.86. Schmp. -104.8°C. Sdp. 42.3°C. Farblose, leichte, brennbare Flüss. v. aromat. Geruch, leicht lösl. in Wasser, Ethanol Ether, fetten u. äther. Ölen. Darst.: durch Dest. eines Gemisches von Methanol, Braunstein u. konz. Schwefelsäure. **Anw.** med.**:** früher inn. als Hypnotikum, Anästhetikum (Dos. 1-5 g); äuß.: zu schmerzstillenden Einreibungen u. Klistieren; techn.: als Lösungsmittel.

**Methylamin:** Aminomethan; $CH_3NH_2$. Nat. in Secale cornutum, Mercurialis annua u. perennis, Acorus calamus, in Heringslake u.a. Farbloses, nach Ammoniak riechendes Gas, leicht lösl. in Wasser u. Ethanol; MAK 25 mL/m³ od. 31 mg/m³.

**Methylaminoessigsäure:** s. Sarkosin.

**4-(Methylamino)phenolsulfat:** $C_{14}H_{20}N_2O_6S$, $M_r$ 344.4. Schmp. ca. 240°C. Farblose Kristalle. Sehr leicht lösl. in kaltem Wasser, prakt. unlösl. in Ether. **Anw.:** Reagenz Ph.Eur.3 (zur Reinheitsprüfung von Riboflavin-Natriumphosphat).

**Methylamphetamin:** s. Methamphetamin.

**Methylantifebrin:** s. Methylacetanilid.

**Methylarbutin:** Pflanzeninhaltsstoff, häufig zus. mit Arbutin*.

**Methylatropinbromid:** Methylatropini bromidum; s. Atropin-methylbromid.

**Methylatropinnitrat:** Methylatropini nitras; s. Atropin-methylnitrat.

**Methylbenactyziumbromid** INN: 2-Diethylaminobenzilat-methobromid, Sedativum, Derivat des Benactycin*.

**Methylbenzethoniumchlorid** INN: Methylbenzethonii chloridum INN, Benzyldimethyl(2-{2-[4-(1,1,3,3-tetramethylbutyl)tolyloxy]ethoxy}-ethyl)ammoniumchlorid; CAS-Nr. 25155-18-4; $C_{28}H_{44}ClNO_2$, $M_r$ 462.12. Schmp. 161-163°C. Leicht lösl. in Wasser, Ethanol, Cellosolve, Chloroform, heißem Benzol. **Anw.:** Desinfiziens, Antiseptikum. **Übl. Dos.:** Topikal: Lsg. 0.004-0.005%; Creme, Salbe, Puder, 0.05-0.1%. Gebräuchl. ist auch Methylbenzethonium.

**Methylbenzol:** s. Toluol.

**4-Methylbenzolsulfonamid:** s. Toluolsulfonamid.

**Methylbromid:** Methylium bromatum. Brommethyl, Monobrommethan, Methylbromid; CAS-Nr. 74-83-9; $CH_3Br$, $M_r$ 94.95. Sdp. 3.6°C. Farbloses, kaum riechendes, narkotisch wirkendes Gas (ca. 4mal schwerer als Luft); unlösl. in Wasser, mischbar mit Ether, Chloroform, Ethanol. **Anw.:** als Schädlingsbekämpfungsmittel*; im Vorratsschutz zur Entwesung von Lagerräumen, Mühlen, Schiffen etc. (in vielen Ländern ist die Anw. verboten); ferner als Bodenbegasungsmittel gegen Nematoden.

**Methylcellosolve:** s. 2-Methoxyethanol.

**Methylcellulose** INN: Methylcellulosum Ph.Eur.3, Cellulosemethylether, MC, Tylose® MH u. MB, Methocel® MC u. A, Adulsion SL®, Viscontran® u.v.a.; CAS-Nr. 9004-67-5; $M_r$ 20 000 bis 150 000. Polymethylether der Cellulose mit 25 bis 32% Methoxylgehalt. Mittlerer Substitutionsgrad* von Tylose(r) MH ist ca. 1.5. Entsteht durch Einw. von Dimethylsulfat bei 50°C bzw. Methylchlorid unter Druck auf Alkalicellulose. Weißliches Pulver od. Granulat; Wassergehalt max. 10%. **Löslichkeitsverhalten:** abnorm, meist (je nach Sorte) kolloidal lösl. in **kaltem** Wasser, Methanol, Ethanol bis 40% u.a.; je höher der Substitutionsgrad, desto besser ist die Löslichkeit in Wasser-Alkohol-Gemischen; unlösl. in **heißem** Wasser (über 50°C), Aceton, Ether, Chloroform, Ethanol über 40% u. Toluol. Die der Bezeichnung M. angefügte Zahl kennzeichnet Produkte, deren wäßrige Lösungen bei gleicher Konz. (üblich sind 2%) verschiedene Viskosität aufweisen. Höhere Zahl entspricht längerer Cellulosekette, höherer relativer Molmasse, u. in der Folge einer viskoseren M.-Lösung. M. ist in höherer Konz. (5 bis 10%) plastisch u. thixotrop. M. besitzt außerdem emulgierende Eigenschaften. Inkomp.: Ethanol über 40%, Elektrolyte in hoher Konz. (s. Aussalzung); Netzmittel in hoher Konz., Gerbstoffe, Nipaester u. andere phenol. Stoffe; in der Hitze (z.B. bei Sterilisation) Dehydratisierung u. Ausfällung der M., die beim Abkühlen wieder in Lösung geht (thermoreversible Koagulation). Konservierte Lösungen sind stabil. **Anw.: 1.** Für die Granulierung, Tablettierung u. Kapselabfüllung als Bindemittel, Trägerstoff, Schutzkolloid, Granuliermittel, Filmbildner. **2.** Für wäßrige Ophthalmika (in viskosen Augentropfen*; in Kontaktlinsenpflegemitteln*). **3.** Durch die Viskositätserhöhung u. Grenzflächenaktivität als Dispergier-, Stabilisierungs- u. Verdickungsmittel (Emulsionen, Lotionen, 5 bis 10% f. Salben u. Pasten) geeignet. **4.** Filmbildner in Sprays, Salben bei Verbrennungen (bildet einen durchsichtigen, festen, elastischen u. permeablen Film, der gegenüber Fetten, Ölen u. organischen Lösungsmitteln beständig ist). **5.** Klebstoff in Gipsverbänden. **6.** Laxativum (1- bis 4mal/d 1 g per os). **Herstellung einer M.-Lösung:** Die Hälfte der vorgeschriebenen Menge Wasser wird zum Sieden erhitzt u. die M. eingerührt (Benetzung). Nach kurzer Wartezeit wird die andere Hälfte kalt zugerührt. Für eine möglichst rasche u. vollständige Lösung empfiehlt sich ein Stehenlassen bei niedrigen Temperaturen (z.B. in Eiswasser); vgl. Mucilago Methylcellulosi.

**Methylcelluloseschleim:** s. Mucilago Methylcellulosi.

**Methylcephaelin:** s. Emetin.

**Methylchavicol:** 1-Allyl-4-methoxybenzol, p-Methoxy-phenylpropen(2), 1-Methoxy-4-(2-propenyl)-benzol, 4-Allylanisol, Isoanethol, Esdragol, **Estragol**; CAS-Nr. 140-67-0; $C_{10}H_{12}O$, $M_r$ 148.2. **Strukturformel** s. Phenylpropanderivate. Sdp. ca. 216°C. Flüss., mischbar mit Chloroform u. Ethanol. Enthalten z.B. im äther. Öl von Estragon (s. Artemisia dracunculus), Anisöl (s. Pimpinella anisum) u.a. **Anw.:** Reagenz Ph.Eur.3.

**Methylchlorid:** Methylium chloratum, Chlormethyl, Monochlormethan; $CH_3Cl$. Schmp. -97.7°C. Sdp. -24°C. Farbloses, etherisch riechendes Gas, brennt mit grüngesäumter Flamme, lösl. in Ethanol u. Wasser. Darst.: Aus HCl u. Methanol in Anwesenheit von $ZnCl_2$ od. durch Chlorierung von Methan. **Anw.** med.: wie Ethylchlorid; techn.: als Methylierungsmittel, f. Grignard-Synthesen, zur Herst. v. Methylcellulose, Farbstoffen, als Kühlmittel; M. gehört zu den potentiell kanzerogenen Stoffen.

**Methylchlorphenoxyessigsäure:** MCPA, 2-Methyl-4-chlorphenoxyessigsäure, Wuchsstoff, Unkrautvertilgungsmittel.

**β-Methyldigoxin:** s. Metildigoxin.

**Methyldihydroxyanthrachinon:** s. Chrysophansäure.

**Methyldinatriumarsenat:** s. Natrium, Monomethylarsinsaures.

**Methyldopa** INN: Methyldopum Ph.Eur.3, 3-Hydroxy-α-methyl-L-tyrosin, L-3-(3,4-Dihydroxyphenyl)-2-methylalanin, Aldometil®, Presinol®;

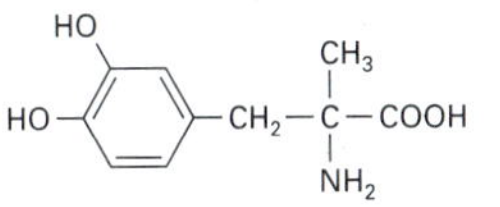


Methyldopa

CAS-Nr. 555-30-6; $C_{10}H_{13}NO_4$, $M_r$ 211.21. Schmp. ca. 300°C unter Zers. $[\alpha]_D^{23°C}$ -4.0 ±0.5° (c = 1 in Salzsäure, 0.1 mol/L). Lösl. in Wasser 10 mg/mL bei 25°C; prakt. unlösl. in gebräuchlichen organischen Lösungsmitteln; lösl. in verdünnten Säuren. **Anw.:** Antihypertonikum. M. sowie die Metaboliten α-Methyldopamin u. α-Methylnoradrenalin gelten als falsche Neurotransmitter statt Noradrenalin; Metabolisierung u. Speicherung in den noradrenergen Vesikeln, dadurch Noradrenalinwirkung stark vermindert; zeichnen sich als starke $\alpha_2$-Agonisten aus. Durch vorwiegend zentralen Angriff wird der periphere Gefäßwiderstand gesenkt. Antihypertonikum der 2. Wahl. HWZ 1.8 h. **Übl. Dos.:** Oral: Initialdos.: 1mal 0.25 g/d, Erhaltungsdos.: 3mal 0.25 g/d. Parenteral: i.m., i.v. 0.25 g. **Nebenw.:** Müdigkeit, Übelkeit, Potenz- u. Libidoschwäche, Orthostasensyndrom u. Depressionen; nach längerer Applikation parkinsonähnliche Symptomatik. **Methyldopa-Sesquihydrat:** CAS-Nr. 41372-08-1; $C_{10}H_{13}NO_4 \cdot 1.5\,H_2O$, $M_r$ 238.2. Hingewiesen sei auch auf DL-Methyldopa.

**Methylen:** die Gruppe $-CH_2-$ od. $=CH_2$ in organischen Verbindungen.

**4,4'-Methylenbis(N,N-dimethylanilin):** s. Tetradimethyldiaminodiphenylmethan.

**Methylenblau:** Methylthioniumchlorid INN, Methylthioninii chloridum INN, Tetramethylthioninchlorid, Methylthioninium chloratum, 3,7-Bis(dimethylamino)phenothiazin-5-ium-chlorid, Methylenum caeruleum, Tetramethylthioninchlorid; CAS-Nr. 61-73-4; $C_{16}H_{18}ClN_3S$, $M_r$ 373.91. Dunkelgrüne, bronzeglänzende Kristalle

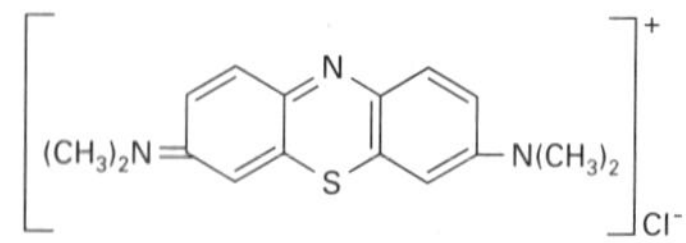


Methylenblau

od. dunkelgrünes Pulver. Lösl. in Wasser 1:25, in Ethanol 1:65, unlösl. in Ether. Lösl. in Chloroform 1:450. pH 3 bis 4.5 (1% Lsg. in Wasser). **Off.:** DAB8, ÖAB90. **Anw.:** Farbstoff, Antiseptikum, Antirheumatikum; Antidot bei Kohlenoxid-, Anilin- u. Cyanwasserstoffvergiftungen; techn.: in der Färberei (vgl. Thiazinfarbstoffe), als Reagenz Ph.Eur.3. **Übl. Dos.:** Oral: 3- bis 4mal 0.05 bis 0.3 g/d. Parenteral: i.v. 0.001 bis 0.004 g/kg KG/d (1%ige Lsg.). **Methylthioniniumchlorid-Hydrat zur extravasalen Anwendung:** enthält pro Mol ca. 3 mol Wasser. **Off.:** DAC86.

**Methylenblaulösung, Loefflers:** s. Loeffler-Methylenblaulösung.

**Methylenchlorid:** Methyleni chloridum Ph.Eur.3, Methylenum chloratum, Dichlormethanum; $CH_2Cl_2$, $M_r$ 84.9. D. 1.320-1.322. Sdp. 39-42°C. $n_D^{20°C}$ 1.423-1.425. Darst.: durch Reduktion v. Chloroform; durch Chlorierung von Methan. Farblose, chloroformartig riechende Flüss., mischbar mit Aceton, Ethanol, Ether, fetten Ölen, wenig lösl. in Wasser. Kann Stabilisatoren enthalten (max. 2% Ethanol, max. 0,03% 2-Methyl-2-buten). **Anw.:** früher als Inhalationsanästhetikum; techn.: als Lösungs- u. Fleckenentfernungsmittel, Treibgas*.

**Methylendimethylether:** s. Methylalum.

**3,4-Methylendioxy-N-methylamphetamin:** MDMA, s. Ecstasy.

**Methylenprednisolon:** s. Prednyliden.

**Methylenprotocatechualdehyd:** s. Heliotropin.

**Methylenum caeruleum:** s. Methylenblau.

**Methylenum chloratum:** s. Methylenchlorid.

**Methylephedrin:** 1-Phenyl-2-dimethylaminopropanol, Tybrain®; CAS-Nr. 552-79-4; $C_{11}H_{17}NO$, $M_r$ 179.2. Schmp. 64°C. Lösl. in Wasser, Ethanol, Aceton. **Anw.:** Sympathomimetikum mit zentraler Wirk., Analeptikum.

**Methylephedron:** s. Metamfepramon.

**Methylergometrin** INN: Methylergobasin, Methylergobrevin, Methylergonovin, 9,10-Didehydro-N-(hydroxy-2-butyl)-6-methylergolin-8α-carboxamid, N-(1-Hydroxy-2-butyl)-lysergamid; CAS-Nr. 113-42-8; $C_{20}H_{25}N_3O_2$, $M_r$ 339.42. **Strukturformel** s. Bromocriptin. Schmp. 172°C. $[\alpha]_D^{20°C}$ -45° (c = 0.4 in Pyridin). Wenig lösl. in Wasser; leicht lösl. in Ethanol u. Aceton. **Anw.:** Gynäkologikum; Oxytozikum, wie Ergometrin hauptsächl. f. die Nachgeburtsphase zur aktiven Einleitung der Plazentaausstoßung, nur in Ausnahmefällen (vorsichtig dosiert) auch vor der Geburt; bei Atonie des Uterus, mangelhafter Uterusrückbildung im Wochenbett, Nachblutung nach Geburt u. Abort, bei verstärkter Monatsblutung sowie bei Zwischenblutungen (s.a. Secale cornutum). **Nebenw.:** Übelkeit, Erbrechen, Abdominalschmerzen bei hoher Dosis, Schwindel, Kopfschmerz. HWZ 2 h. **Übl. Dos.:** Oral: 2- bis 3mal 0.00125 g/d. Parenteral: i.v. 0.05 mg, i.m., s.c. 0.1 bis 3mal 0.2 mg.

**Methylergometrinhydrogenmaleat:** Methergin®; CAS-Nr. 57342-61-8; $C_{24}H_{29}N_3O_6$, $M_r$ 455.3.

**Methylether:** s. Dimethylether.

**Methylethylketon:** s. Ethylmethylketon.

**Methylgelb:** s. Dimethylaminoazobenzol.

**Methylglucamin:** N-Methylglucamin, s. Meglumin.

**Methylglykokoll:** s. Sarkosin.

**Methylglykol:** s. 2-Methoxyethanol.

**Methylgrün:** α,α-Bis(4-dimethylaminophenyl)-4-(trimethylammonio)-benzylium-dichlorid; $C_{26}H_{33}Cl_2N_3$, $M_r$ 458.5. Grünes Pulver; lösl. in Wasser, lösl. in Schwefelsäure 96% mit gelber Farbe, die beim Verdünnen mit Wasser nach Grün umschlägt. **Anw.:** Reagenz Ph.Eur.3.

**Methylgruppe:** s. Methyl.

**Methylguanidinessigsäure:** Kreatin*.

**Methylhyascini nitras:** s. Methylscopolaminnitrat.

**Methyl-4-hydroxybenzoat:** Ph.Eur.3, s. p-Hydroxybenzoesäuremethylester.

**Methylhydroxyethylcellulose:** Methylhydroxyethylcellulosum Ph.Eur.3, Hydroxyethylmethylcellulose; partiell methylierte u. hydroxyethylierte Cellulose. Weißliches Pulver od. Granulat; unlösl. in heißem Wasser (oberhalb 50°C), Aceton, wasserfreiem Ethanol, Ether u. Toluol; kolloidal lösl. in kaltem Wasser. Unterschiedl. viskose Sorten im Handel (Ph.Eur.3: Viskosität einer 2%igen Lsg. mit Hilfe eines Rotationsviskosimeters bestimmt); Trocknungsverlust 10%. **Anw.:** als wasserlösl. Umhüllungs- u. Einbettungsmaterial, als Binde- u. Verdickungsmittel; s.a. Methylcellulose.

**Methylhydroxypropylcellulosi phthalas:** s. Hydroxypropylmethylcellulosephthalat.

**Methylhydroxypropylcellulosum:** s. Hydroxypropylmethylcellulose.

**Methylhyosciniumbromid:** s. Methylscopolaminiumbromid.

**Methylidenglycerol:** s. Glycerolformal.

**β-Methylindol:** Skatol*.

**Methylisopropylphenol:** s. Thymol.

**Methylisothiocyanat:** s. Glucosinolate.

**Methylis parahydroxybenzoas:** s. p-Hydroxybenzoesäuremethylester.

**Methylis salicylas:** s. Methylsalicylat.

**Methylium bromatum:** s. Methylbromid.

**Methylium chloratum:** s. Methylchlorid.

**Methylium para-oxybenzoicum:** s. p-Hydroxybenzoesäuremethylester.

**Methylium phenylchinolincarbonicum:** s. Neocinchophen.

**Methylium salicylicum:** s. Methylsalicylat.

**7-Methyljuglon:** s. Drosera rotundifolia.

**Methylkallidin:** Gewebshormon; s. unter Hormone.

**Methylmaleinsäure:** s. Citraconsäure.

**Methylmethionin:** S-Methylmethionin, s. Brassica oleracea convar. capitata var. capitata.

**Methylmethioniniumchlorid:** s. Methioninmethylsulfoniumchlorid.

**Methylmethacrylat:** Methyl-2-methylpropenoat; $C_5H_8O_2$, $M_r$ 182.3. Schmp. ca. -48°C. Sdp. ca. 100°C. $n_D^{20°C}$ ca. 1.414. Weißes krist. Pulver. Prakt. unlösl. in Wasser, sehr leicht lösl. in Dichlormethan, leicht lösl. in Aceton, lösl. in Ethanol. **Anw.:** Reagenz Ph.Eur.3 (z.B. zum Nachw. von Monomeren in Poly(ethylacrylat-methylmethacrylat)-Dispersion*).

**Methylmorphin:** s. Codein.

**Methylnaphthochinon:** 2-Methyl-1,4-naphthochinon, Menadion, Vitamin $K_3$, s. Vitamine.

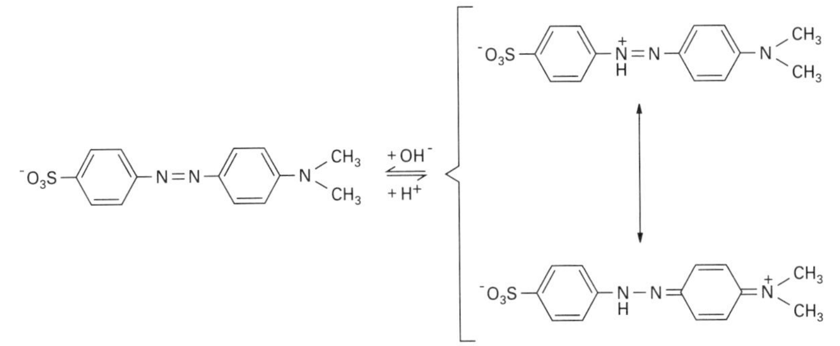

Methylorange

**Methylnicotinat:** s. Nicotinsäuremethylester.

**Methylorange:** Helianthin, Orange III, Goldorange, Tropaeolin D, Na-Salz der 4-(4'-Dimethylamino-phenylazo)-benzol-1-sulfonsäure. Gelbes Pulver, unlösl. in Ethanol, lösl. in Wasser; in 0.1% wäßrig-alkohol. Lsg. Umschlagsbereich pH 3.1 bis 4.4 (rot/gelb). **Anw.:** als Indikator in der Acidimetrie.

**Methylorange-Mischindikator-Lösung:** Thashiro-Indikator. Reagenz Ph.Eur.3: 20.0 mg Methylorange u. 0.1 mg Bromcresolgrün werden in 1.0 mL Natriumhydroxid-Lsg. (c = 0.2 mol/L) gelöst u. mit Wasser auf 100 mL verdünnt. Umschlagsbereich pH 3.0 (orange) bis 4.4 (olivgrün). **Anw.:** zur Gehaltsbestimmung von Carbonaten, Hydrogencarbonaten, Oxiden, Hydroxiden.

**Methylorthoformiat:** s. Trimethylorthoformiat.

**Methylparaben:** s. p-Hydroxybenzoesäuremethylester.

**Methylpentynol** INN: Methylpentinol, Methylparafynol, Meparfynol, 3-Methyl-1-pentin-3-ol; CAS-Nr. 77-75-8; $C_6H_{10}O$, $M_r$ 98.14. Schmp.

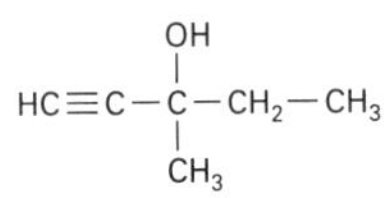

Methylpentynol

-30.6°C (Ep.). Sdp. 121-122°C (101.3 kPa), 50°C (4.9 kPa), 20°C (0.8 kPa). $n_D^{20°C}$ 1.4318. $d_4^{20}$ 0.8688; $d_{20}^{20}$ 0.8721. Lösl. zu 12.8 g/100 mL Wasser von 25°C, lösl. in Ether; mischbar mit Aceton, Benzol, Tetrachlorkohlenstoff, Cellosolve, Cyclohexanon, Diethylglykol, Ethylacetat, Kerosin, Methylethylketon, Ethanolamin, Petrolether, Sojaöl. Flammpunkt 38.5°C, Oberflächenspannung (25°C) 23.8 mN/m, 5%ige wäßrige Lsg. 34.1 mN/m. **Anw.:** Sedativum, Hypnotikum; bei Einschlafstörungen. **Übl. Dos.:** Oral: Sedativum: 2- bis 3mal 0.25 g/d, Hypnotikum: 0.5 g.

**Methylpentynolcarbamat:** $C_7H_{11}NO$, $M_r$ 141.2. Schmp. 53-56°C.

**Methylperidol:** s. Moperon.

**Methylphenidat** INN: Methyl-2-phenyl-2-(2-piperidyl)acetat, α-Phenyl-2-piperidinessigsäuremethylester, Ritalin®; CAS-Nr. 113-45-1; $C_{14}H_{19}NO_2$, $M_r$ 233.30. Schmp. 74-75°C aus

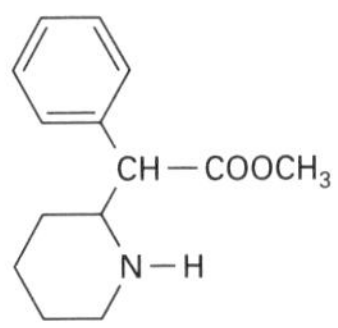

Methylphenidat

50%igem Ethanol. Lösl. in Ethanol, Ethylacetat, Ether; prakt. unlösl. in Wasser, Petrolether. **Anw.:** Psychotonikum, Sympathomimetikum mit zentralstimulierendem Effekt (Weckamin*). Ind.: Narkolepsie, hyperkinetische Verhaltensstörungen bei Kindern durch Organerkrankungen od. medikamentös bedingte Antriebsstörungen. **Nebenw.:** u.a. Herzrhythmusstörungen, Herzklopfen, Erregungszustände, erhöhte Krampfbereitschaft, Gefahr der Abhängigkeit vom Amphetamin-Typ. HWZ 1 bis 3 h bzw. 7 h (Metaboliten). **Übl. Dos.:** Oral: 2- bis 3mal 0.01 g/d, nicht abends; MTD 0.06 g.

**Methylphenidathydrochlorid:** Methylphenidati hydrochloridum, Methylphenidatium chloratum; $C_{14}H_{20}ClNO_2$, $M_r$ 269.8. Weißes, krist. Pulver; leicht lösl. in Wasser, Chloroform u. Methanol, lösl. in Ethanol, sehr schwer lösl. in Aceton. **Off.:** Ph.Helv.7.

**Methylphenobarbital** INN: Methylphenobarbitalum Ph.Eur.3, Acidum methyl-phenyl-ethylbarbituricum, DL-5-Ethyl-1-methyl-5-phenylbarbitursäure, Mephobarbital, Methyl-phen(yl-)ethylbarbitursäure, Prominal®; CAS-Nr. 115-38-8; $C_{13}H_{14}N_2O_3$, $M_r$ 246.26. **Strukturformel** s. Barbiturate. Schmp. 176°C; polymorph. Weißes, krist. Pulver. Schwer lösl. in kaltem Wasser; lösl. in heißem Wasser; lösl. in Ethanol 1:240, in Chloroform 1:40, in Ether 1:200, gibt wasserlösliche Verbindungen mit Alkalihydroxiden, Alkalicarbonaten u. Ammoniak-Lösung. **Anw.:** Antiepileptikum, Sedativum; langwirksames Barbiturat, wegen seiner im Vergleich zu Phenobarbital geringeren Kumulationsneigung f. eine Langzeitbehandlung der Epilepsie vom Typ des Grand mal geeignet. **Übl. Dos.:** Oral: Antikonvulsivum: 0.4-0.6 g/d, Sedativum: 3- bis 4mal 0.03-0.10 g/d (MTD 0.8 g); Kinder: 3- bis 4mal 0.015-0.06 g/d. Vgl. Phenobarbital.

**Methylphenobarbital-Tabletten:** s. Compressi Methylphenobarbitali.

**Methylphenol:** s. Cresol.
**Methylphenylethylbarbitursäure:** s. Methylphenobarbital.
**Methylphenylethylhydantoin:** s. Mephenytoin.
**Methylpiperazin:** 1-Methylpiperazin; $C_5H_{12}N_2$, $M_r$ 100.2. Sdp. ca. 138°C. $d_{20}^{20}$ ca. 0.90. $n_D^{20°C}$ ca. 1.466. Farblose Flüss.; mischbar mit Wasser u. Ethanol. **Anw.:** Reagenz Ph.Eur.3.
**Methylpolysiloxan:** s. Silicone.
**Methylprednisolon** INN: Methylprednisolonum Ph.Eur.3, 6α-Methylprednisolon, Prednilen, 11β,17,21-Trihydroxy-6α-methylpregna-1,4-dien-

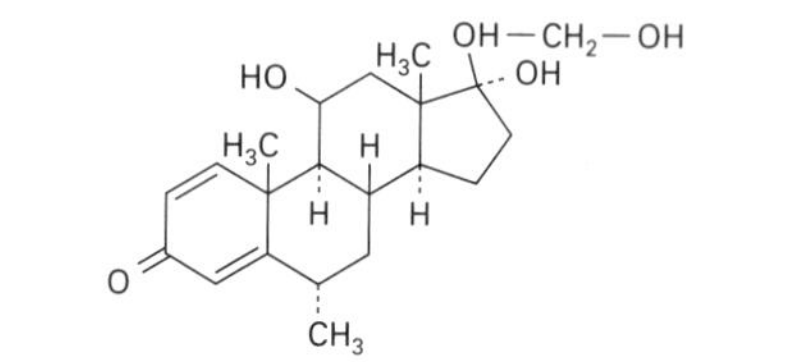
Methylprednisolon

3,20-dion, Medrate®, Urbason®; CAS-Nr. 83-43-2; $C_{22}H_{30}O_5$, $M_r$ 374.46. Schmp. 228-237°C. $[\alpha]_D^{20°C}$ +83° (Dioxan). Prakt. unlösl. in Wasser; wenig lösl. in Ethanol, Dioxan, Methanol; schwer lösl. in Aceton, Chloroform; sehr schwer lösl. in Ether. M. ist ein synthetisches Glucokortokoid. **Anw.:** wird zur Corticosteroid-Therapie mit Ausnahme der NNR-Insuffizienz verwendet. HWZ 3 bis 3.5 h. **Übl. Dos.:** Oral: Initialdos.: 0.012-0.08 g/d, Erhaltungsdos.: 0.004-0.012 g/d. Parenteral i.m., i.v.: 0.04 g 1 bis mehrmals tgl. bei akuten Zuständen; anaphylaktischer Schock: i.v. 0.03 g/kg KG/d. Topikal: Hautsalbe 0.25%; s. Hormone.
**Methylprednisolon-21-acetat:** Methylprednisoloni acetas Ph.Eur.3; $C_{24}H_{32}O_6$, $M_r$ 416.5. Weißes, krist. Pulver; polymorph. Prakt. unlösl. in Wasser. Hingewiesen sei auch auf Methylprednisolon-21-cipionat, Methylprednisolon-21-hydrogensuccinat, Methylprednisolon-dinatriumphoshat.
**4-Methylprolin:** s. Prolin.
**Methylpromazin:** s. Alimemazin.
**2-Methyl-1-propanol:** Isobutylalkohol, s. Butylalkohol.
**Methylprotokatechualdehyd:** s. Vanillin.
**Methylpsychotrin:** s. Cephaelis ipecacuanha.
**Methylpyridine:** Picoline, s. Pyridin.
**Methylrosaniliniumchlorid** INN: s. Methylviolett.
**Methylrot:** 2-(4-Dimethylaminoazo)benzoesäure; $C_6H_4(COOH)–N=N–C_6H_4N(CH_3)_2$, $C_{15}H_{15}N_3O_2$, $M_r$ 269.3. Schmp. 178°C; polymorph. Violette Kristallnadeln, lösl. in Ethanol u. Essigsäure, unlösl. in Wasser. **Anw.:** als Indikator, Farbumschlag rot – gelb von pH 4.2-6.3.
**Methylrotlösung:** nach Ph.Eur.3: 50 mg Methylrot werden in einer Mischung von 1.86 mL NaOH-Lsg., 0.1 mol/L (0.1 N), u. 50 mL Ethanol 96% gelöst. Die Lsg. wird mit Wasser zu 100 mL verdünnt. Umschlagbereich: pH-Wert 4.4 (rot) bis 6.0 (gelb).
**Methylrot-Mischindikator-Lösung:** nach Ph.Eur.3: 0.1 g Methylrot u. 0.05 g Methylenblau werden in 100 mL Ethanol 96% gelöst. Umschlagbereich: pH-Wert 5.2 (rot-violett) bis 5.6 (grün).
**Methylrotnatriumlösung:** $C_{15}H_{12}NaN_3O_2$; Reagenz: Lsg. von 0.05 g Methylrotnatrium in 100 mL Wasser ($CO_2$-frei).
**Methylsalicylat:** Methylis salicylas Ph.Eur.3, Methylium salicylicum, Methylum salicylicum, Salicylsäuremethylester, künstliches Gaul-

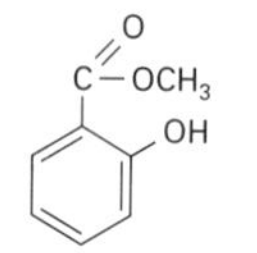
Methylsalicylat

theriaöl, künstliches Wintergrünöl, 2-Hydroxybenzoesäuremethylester; CAS-Nr. 119-36-8; $C_8H_8O_3$, $M_r$ 152.1. D 1.182 bis 1.187. Sdp. 221-225°C. Im Pflanzenreich weit verbreitet, meist als Glykosid (Gaultherin*), Hauptbestandteil (96 bis 99%) des äther. Öls der Blätter von Gaultheria procumbens* u. anderer Gaultheria-Arten sowie des Birkenrindenöls (bis zu 99.8%); farblose od. schwach gelb gefärbte Flüss. von charakterist. u. anhaltendem, starkem, aromatischem Geruch; sehr schwer lösl. in Wasser, mischbar mit Ethanol, Chloroform, fetten u. äther. Ölen. Darst.: durch Sieden von Methylalkohol u. Salicylsäure mit Schwefelsäure. Inkomp.: Eisensalze (Verfärbung), alkal. reagierende Stoffe (Verseifung). **Anw.:** äuß. als Antirheumatikum in Form von Salben u. Linimenten 10- bis 30%ig, als hyperämisierendes Mittel; erheblich toxischer als Salicylsäure, 4 mL u. weniger können f. Kinder tödlich sein, Einnahme obsolet; weitere **Anw.:** in d. Parfümerie, als Lichtschutzmittel in Hautcremes, zur Abwehr von Stechmücken.
**Methylscopolaminiumbromid:** (S)-6β,7β-Epoxy-8-methyl-3α-hydroxy-1αH,5αH-tropaminiumbromid-tropat, Methylhyosciniumbromid;

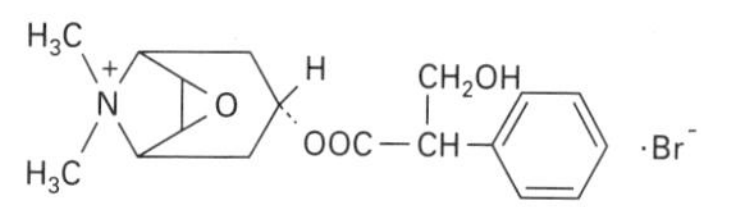
Methylscopolaminiumbromid

CAS-Nr. 155-41-9; $C_{18}H_{24}BrNO_4$, $M_r$ 398.3. Schmp. 214-217°C (Zers.). Leicht lösl. in Wasser, schwer lösl. in Ethanol. **Anw.:** Parasympatholytikum*, Spasmolytikum, Anticholinergikum; keine zentraldämpfende Wirkung. HWZ 12 h.
**Methylscopolaminnitrat:** Methylscopolaminiumnitrat, Methylscopolamini nitras Ph.Eur.1, Methylscopolaminium nitricum, Scopolamin-N-methylnitrat, Methylhyoscini nitras, Scopolaminum methylonitricum, Skopyl®; CAS-Nr. 6106-46-3; $C_{18}H_{24}N_2O_7$, $M_r$ 380.4. Weißes, krist. Pulver; leicht lösl. in Wasser, lösl. in Ethanol, unlösl. in Ether u. Chloroform. **Anw.:** Parasympatholytikum*, Spasmolytikum im gastrointestinalen Bereich; keine zentraldämpfende Wirkung. **Nebenw.:** u.a. Mundtrockenheit, Hautrötung, Hyperthermie, Herzrhythmusstörungen.
**Methylsulfadiazin:** s. Sulfaperin.
**Methylsulfonal:** Trional, Sulfonethylmethan, Diethylsulfonmethylethylmethan, Trional®; $C_8H_{18}O_4S_2$, $M_r$ 242.36. Schmp. 76°C. Darst.: durch Oxidation von Sulfonal mit Kaliumpermanganat.

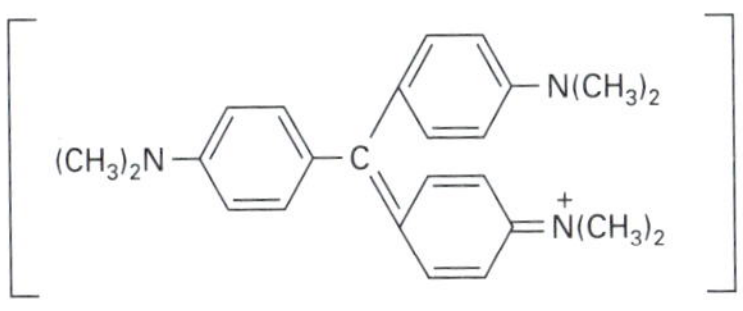


Methylviolett

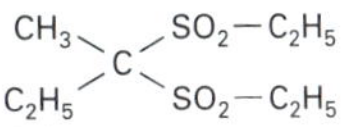


Methylsulfonal

Farblose, glänzende Kristalltafeln, lösl. in Ether, Ethanol, wenig lösl. in Wasser. **Anw.:** früher als Schlafmittel, u.a. Gefahr der Gewöhnung u. Abhängigkeit. Vgl. Sulfonal.

**Methyltestosteron** INN: Methyltestosteronum Ph.Eur.3, 17-β-Hydroxy-17-α-methylandrost-4-en-3-on; CAS-Nr. 58-18-4; $C_{20}H_{30}O_2$, $M_r$

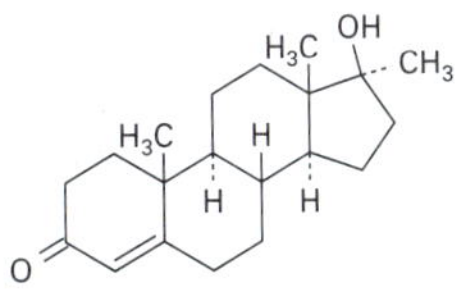


Methyltestosteron

302.5. Schmp. 161-166°C. $[\alpha]_D^{20°C}$ + 79 bis +85° (c = 1 in Ethanol 96%). Weißes, krist. Pulver; lösl. in Ethanol, Ether u. anderen organischen Lösungen; prakt. unlösl. in Wasser. **Anw.:** wie Testosteron*.

**Methylthioniniumchlorid** INN: s. Methylenblau.

**Methylthiouracil(um)** INN: 6-Methyl-2-thiouracil, 2,3-Dihydro-6-methyl-2-thioxo-4(IH)-pyrimidon, Thyreostat®; CAS-Nr. 56-04-2;

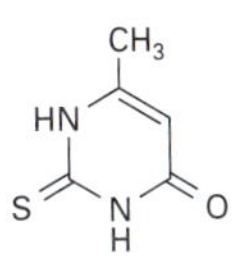


Methylthiouracil

$C_5H_6ON_2S$, $M_r$ 142.2. Schmp. 326-331°C. Leicht lösl. in kaltem Wasser, Ethanol u. Ether, weniger gut lösl. in kochendem Wasser. **Off.:** ÖAB90 (bis 1996). **Anw.:** Thyreostatikum* der Thioharnstoffgruppe; wegen des ungünstigen Nutzen-Risiko-Verhältnisses (Nebenwirkungsrate 7 bis 14%) nicht empfehlenswert u. daher auch nicht mehr gebräuchlich. **Übl. Dos.:** oral: 0.2 bis 0.4 g/d als Initialdos., Erhaltungsdos.: 0.05 bis 0.15 g/d; vgl. Propylthiouracil.

**Methylthymolblau:** $C_{37}H_{40}N_2Na_4O_{13}S$, $M_r$ 844.8. Bräunl.-schwarzes Pulver leicht lösl. in Wasser, sehr schwer lösl. in Ether. **Anw.:** als Indikator in der Komplexometrie (s. Chelate).

**α-Methyltyrosin:** s. Metirosin.

**Methylumbelliferon:** s. Hymecromon.

**Methylum salicylicum:** s. Methylsalicylat.

**Methylviolett:** Methylrosaniliniumchlorid INN, Methylrosanilinii chloridum Kristallviolett, Blaues Pyoktanin, Pyoctaninum coeruleum, Gentianaviolett B, Methylrosanilinium chloratum; CAS-Nr. 548-62-9; $C_{25}H_{30}ClN_3$, $M_r$ 408.0. Triphenylmethanfarbstoff, meist ein Gem. v. Penta- u. Hexamethylrosanilinchlorhydrat (reines Hexamethylpararosanilin wird als **Kristallviolett** bezeichnet). Dunkelgrünes, metallisch glänzendes, krist. Pulver, leicht lösl. in Wasser u. Ethanol m. blau-violetter Farbe sowie in Glycerol u. Chloroform. **Off.:** DAC86, ÖAB90. **Anw.** med.: als Antiseptikum wie Auramin* (Pyoctaninum aureum) in Form v. 0.5- bis 2%igen Lösungen, Salben, Pudern, Stiften, Tabletten; Antimykotikum, als 0.1%ige Lsg. zur Pinselung bei Soor u. Schleimhautspülungen; früher inn.: als Anthelminthikum (Erwachsene ca. 1 Woche lang tgl. 0.2 g auf 3 Dosen verteilt, Kinder 0.01 g pro Lebensjahr); vet.: bei Maul- u. Klauenseuche; techn.: in d. Mikroskopie als Farbstoff (s. Anilinwasser-Gentianaviolettlösung, Karbol-Gentianaviolettlösung); ferner als Färbemittel f. Wolle, Baumwolle, Seide, Tinte, Tintenstifte, Stempelkissen.

**Methylwasserstoff:** s. Methan.

**Methylxanthine:** N-Methylderivate von Xanthin*, biosynthetisiert durch enzymatische Methylierung von freiem Xanthin (N-1, 3 u. 7) mit S-Adenosyl-L-methionin. Coffein*, Theobromin* u. Theophyllin* sind Pflanzeninhaltsstoffe, *syn.* Purinalkaloide. Die pharmakologischen Wirkungen dieser Purine reichen von einer zentralen Erregung, einer Dilatation der Haut-, Nieren- u. Herzkranzgefäße, einer Steigerung der Herztätigkeit u. als Folge davon einer vermehrten Diurese, einer Bronchospasmolyse bis zur Beeinflussung des Stoffwechsels (u.a. Steigerung der Glykogenolyse u. Lipolyse durch eine Hemmung der den Abbau von Cyclo-AMP katalysierenden Phosphodiesterase).

Zur Verbesserung der Wasserlöslichkeit der M. werden zu therapeutischen Zwecken oft auch

**Methylxanthine** Tab.1

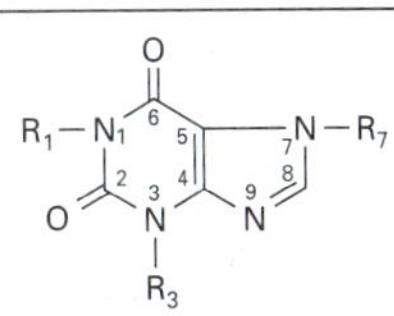


| Substanz | $R_1$ | $R_3$ | $R_7$ |
|---|---|---|---|
| Xanthin | H | H | H |
| Theophyllin | $CH_3$ | $CH_3$ | H |
| Theobromin | H | $CH_3$ | $CH_3$ |
| Coffein | $CH_3$ | $CH_3$ | $CH_3$ |

**Methylxanthine** Tab.2
Wirkprofile

| Substanz | zentrale Stimulierung | Steigerung der Herzfrequenz und Kontraktibilität | Broncho-spasmolyse | Diuresesteigerung |
|---|---|---|---|---|
| Coffein | stark | schwach | schwach | schwach |
| Theophyllin | mittel | stark | stark | stark |
| Theobromin | keine | mittel | mittel | mittel |

Molekülverbindungen mit Ethylendiamin od. Isopropanolamin verwendet od. Alkalibenzoat, -cinnamat, -citrat od. -salicylat zugegeben. Weitere synthetische Derivate sind u.a. 7-Theophyllinacetat, 1-Theobrominacetat (Anw. wie Theophyllin bzw. Theobromin), das Salz der Theobrominessigsäure mit Bromocholinphosphat (Antihypertensivum), Pentifyllin (1-Hexyltheobromin, Vasodilator), Etofyllinclofibrat* (Lipidsenker).

**Methyprylon** INN: 3,3-Diethyl-5-methyl-2,4-piperidindion, Noludar®; CAS-Nr. 125-64-4; $C_{10}H_{17}NO_2$ $M_r$ 183.26. Schmp. 84.5°C; polymorph.

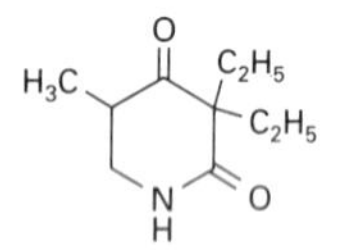

Methyprylon

Lösl. in Wasser 1:14, in Ethanol 1:0.7, in Chloroform 1:0.6, in Ether 1:3.5. **Anw.:** Sedativum; Hypnotikum; Wirkungsdauer entspricht mittellang wirksamen Barbituraten, kein Vorteil gegenüber diesen. **Übl. Dos.:** Oral: Sedativum: 2- bis 3mal 0.05 g/d; Hypnotikum: 0.2-0.6 g. **Nebenw.:** Ataxie, Kopfschmerzen, Exzitation, Übelkeit, Erbrechen, Diarrhö, Leukopenie. Mißbrauch u. Abhängigkeit nach längerer Anw.

**Methysergid** INN: Dimethylergometrin, N-[(1-Hydroxymethyl)propyl]-1-methyl-D-lysergamid, (8S)-9,10-Didehydro-N-[1-(hydroxymethyl)propyl]-1,6-dimethyl-8β-ergolincarboxamid; CAS-Nr. 361-37-5; $C_{21}H_{27}N_3O_2$, $M_r$ 353.45. **Strukturformel** s. Bromocriptin. Schmp. 194-196°C. $[\alpha]_D^{20°C}$ -45° (c = 0.5 in Pyridin). **Anw.:** als Serotoninantagonist bei Migräne* (Intervalltherapie), Karzinoid*, Dumpingsyndrom*. **Nebenw.:** Unruhe, Schlaflosigkeit, Brechreiz, Schwindel, ev. Halluzinationen, Fibrosen; Kontraind.: Lungen-, Kollagen- u. Nierenerkrankungen. **Übl. Dos.:** Oral retard: Initialdos.: 2mal 0.0015 g/d, Erhaltungsdos.: 1mal 0.0015 g/d.

**Methysergidhydrogenmaleat:** Methysergidi maleas, Methysergidum maleinicum, Deseril®; CAS-Nr. 129-49-7; $C_{25}H_{31}N_3O_6$, $M_r$ 469.5. Weißes, krist. Pulver; schwer lösl. in Wasser u. Methanol, sehr schwer lösl. in Chloroform. **Off.:** Ph.Helv.7.

**Methysticine:** s. Piper methysticum.

**Meticillin(um)** INN: Methicillin, 2,6-Dimethoxy-phenyl-penicillin, Dimethoxyphenecillin; Dimethoxyphenyl-penicillin; (6R)-6-(2,6-Dimethoxybenzamido)penicillansäure; meist als Natriumsalz verwendet; CAS-Nr. 61-32-5; $C_{17}H_{19}N_2NaO_6S$. Löslichkeit: Meticillin-Natrium leicht lösl. in Wasser. **Wirk.** u. **Anw.:** war das erste penicillinasefeste Penicillin-Antibiotikum; nur parenteral anwendbar u. relativ schwach

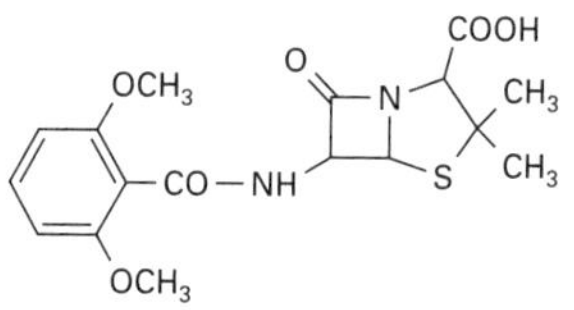

Meticillin

wirksam, daher heute obsolet; s.a. Antibiotika (Tab.).

**Metildigoxin** INN: β-Methyl-digoxin, Medigoxin, 3β,12β,14β-Trihydroxy-5β,14β-card-20(22)-enolid-3-(4-O-methyltridigitoxosid), Lanitop®; CAS-Nr. 30685-43-9; $C_{42}H_{66}O_{14}$, $M_r$ 794.84. **Strukturformel** s. Herzglykoside (Tab.). Chem. ist Metildigoxin mit β-Acetyldigoxin bis auf die Methylierung der OH-Gruppe am C-Atom 4 der endständigen Digitoxose identisch. Dadurch wird die Lipophilie erhöht u. die Resorption verbessert. Die allgemeinen pharmakologischen Eigenschaften u. die Anw. ist dem Digoxin* ähnl., der Wirkungseintritt erfolgt jedoch schneller. **Anw.:** Früh- u. Dauerbehandlung der Herzinsuffizienz. HWZ 42 h bzw. 36 h (Metaboliten). **Übl. Dos.:** Oral: ein- od. 2mal 0.2 mg/d über 3-5 d; Erhaltungsdos.: 2- bis 3mal 0.1 mg/d; Kinder: 0.01 mg/kg KG/6 h, später bei Bedarf nur noch 1mal/d.

**Metilsulfas, Metilsulfat:** chem. Kurzbez. f. Methylsulfat.

**Metipranolol** INN: Methypranol, 4-(2-Hydroxy-3-isopropylaminopropoxy)-2,3,6-trimethylphenylacetat, Betamann®, Disorat®; CAS-Nr. 22664-55-7; $C_{17}H_{27}NO_4$. **Strukturformel** s. β-Sympatholytika. **Anw.:** β-Sympatholytikum* (Betarezeptorenblocker). HWZ 3 h (Metaboliten). **Übl. Dos.:** Oral: Koronarerkrankungen: 2- bis 3mal 0.01 g/d; Hypertonie: 2- bis 3mal 0.02 g/d. Gebräuchl. ist auch Metipranololhydrochlorid.

**Metirosin** INN: α-Methyltyrosin, Metyrosin, α-Methyl-3-(3-hydroxyphenyl)-alanin; CAS-Nr. 305-96-4; $C_{10}H_{13}NO_3$, $M_r$ 195.21. **Anw:** Tyrosinhydroxylasehemmer*, Antihypertensivum, bei Phäochromocytom* zus. mit α-Sympatholytika; zur experimentellen Hemmung der Katecholaminbiosynthese.

**Metisazon:** s. Methisazon.

**Metixen** INN: Methixen, 9-[(N-Methyl-3-piperidyl)-methyl]-thioxanthen, 1-Methyl-3-(-9-thioxanthenylmethyl)piperidin, Tremarit®; CAS-Nr. 4969-02-2; $C_{20}H_{23}NS$, $M_r$ 309.47. Sdp. 171-175°C (9.33 Pa). **Anw.:** Antiparkinsonmittel, Parasympatholytikum mit vorwiegend zentraler Wirk.; hauptsächl. gegen Tremor wirksam; s.a. Parkinsonismus. **Übl. Dos.:** Oral: Initialdos.: 3- bis 4mal 0.0025 g/d, steigern innerhalb 4 bis 6 Wochen auf Erhaltungsdos.: 2- bis 3mal 0.015-

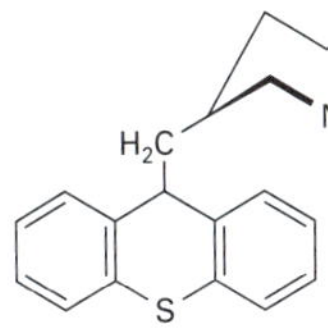

Metixen

0.03(0.06) g/d, Langzeitanwendung: 1- bis 2mal 0.015 g/d.

**Metixenhydrochlorid:** CAS-Nr. 1553-34-0; $C_{20}H_{23}NS \cdot HCl$, $M_r$ 345.9. Schmp. 216°C. Lösl. in Wasser, Ethanol, Chloroform.

**Metoclopramid** INN: 4-Amino-5-chlor-N-(2-diethylaminoethyl)-2-methoxy- benzamid, duraclamid®, Gastronerton®, Gastrosil®, Paspertin®;

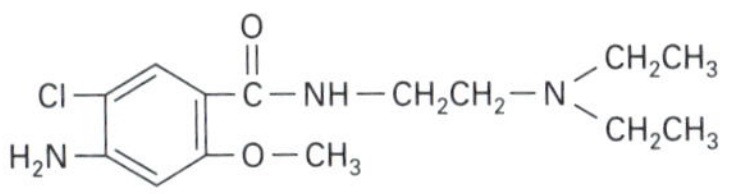

Metoclopramid

CAS-Nr. 364-62-5; $C_{14}H_{22}ClN_3O_2$, $M_r$ 299.81. Schmp. 147°C; polymorph. **Off.:** DAC86. **Wirk.** u. **Anw.:** bewirkt eine Erregung von muscarinischen Cholinorezeptoren durch Freisetzung von Acetylcholin; Dopamin-Antagonist; Ind.: als Gastrokinetikum zur Beschleunigung der Magenentleerung (Ulcustherapie, Refluxösophagitis); zentrales Antiemetikum. HWZ 2.8 bis 8.3 h. **Übl. Dos.:** Oral: 2- bis 3mal 0.01 g/d; Kinder: 0.005 g; Kleinkinder: 0.004 g; Säuglinge: 0.002 g. Parenteral: i.m., i.v. 0.01 g. Rektal: 0.02 g; Kinder: 0.01 g; Säuglinge: 0.005 g.

**Metoclopramidhydrochlorid:** Metoclopramidi hydrochloridum; CAS-Nr. 7232-21-5; $C_{14}H_{23}Cl_2N_3O_2$, $M_r$ 336.3. Schmp. 183-187°C (Zers.). Weißes, krist. Pulver; sehr leicht lösl. in Wasser, leicht lösl. in Ethanol, wenig lösl. in Chloroform. **Off.:** DAC86, Ph.Helv.7.

**Metoclopramidhydrochlorid(-Monohydrat):** Metoclopramidi hydrochloridum Ph.Eur.3 (monohydricum); CAS-Nr. 54143-57-6; $C_{14}H_{23}Cl_2N_3O_2 \cdot H_2O$, $M_r$ 354.3. Schmp. 183°C (Zers.) nach vorheriger Trocknung. Weißes, krist. Pulver; sehr leicht lösl. Wasser, leicht lösl. in Ethanol, wenig lösl. in Chloroform.

**Metoclopramidi guttae:** s. Guttae Metoclopramidi.

**Metoclopramid-Tropfen:** s. Guttae Metoclopramidi.

**Metolazon** INN: 7-Chlor-1,2,3,4-tetrahydro-2-methyl-4-oxo-3-(2-tolyl)-6-chinazolinsulfonamid, Zaroxolyn®; CAS-Nr. 17560-51-9; $C_{16}H_{16}ClN_3O_3S$,

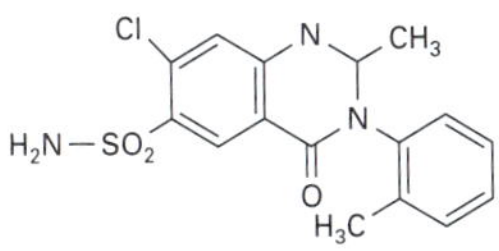

Metolazon

$M_r$ 365.84. Schmp. 267-270°C (Mod.I), 222-225°C (Mod.II), 218-224°C (Mod.III). In Wasser wenig lösl., 50 mg/L (20°C) bzw. 101 mg/L (38°C, jeweils Mod.I); besser lösl. in Alkalien u. organischen Lösungsmitteln. **Anw.:** Saluretikum (s.a. Diuretikum), Antihypertensivum*, Ödeme. **Nebenw.:** Appetitlosigkeit, Schwäche, Hypokaliämie. Wechselw.: Antidiabetika, Herzglykoside, Antihypertonika, Glucocorticoside. Kontraind.: Kinder, stillende Mütter, Leberkoma, Hypokaliämie, Niereninsuffizienz. HWZ 20 h.

**Me-too-Präparate:** Bez. f. Fertigarzneimittel, deren Wirkstoffe sich in der chemischen Struktur nur sehr wenig von bei derselben Indikation bereits verwendeten unterscheiden; vgl. Generika.

**Metopiron**®: s. Metyrapon.

**Metoprolol** INN: (±)-1-Isopropylamino-3-[4-(2-methoxyethyl)phenoxy]-2-propanol, Beloc®, Lopresor®, Prelis®, Beloc-Duriles®; CAS-Nr. 37350-58-6; $C_{15}H_{25}NO_3$, $M_r$ 267.38. **Strukturformel** s. β-Sympatholytika. **Anw.:** β-Sympatholytikum; selektiver $\beta_1$-Rezeptorenblocker, hohe Kardioselektivität. HWZ 3 bis 4 h bzw. 8 h (Metaboliten). **Übl. Dos.:** Oral: Hypertonie: 1mal 0.1 g/d; Angina pectoris: Initialdos.: 1mal 0.05 g/d, dann ev. steigern.

**Metoprololtartrat:** Metoprololi tartratas Ph.Eur.3; $C_{34}H_{56}N_2O_{12}$, $M_r$ 685. Weißes, krist. Pulver; polymorph. Sehr leicht lösl. in Wasser.

**Metrifonat** INN: Metrifonatum, Trichlorfon, Dimethyl[(2,2,2-trichlor-1-hydroxyethyl)phospho-

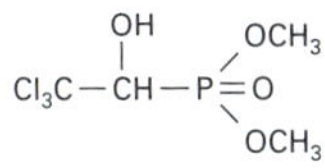

Metrifonat

nat]; CAS-Nr. 52-68-6; $C_4H_8Cl_3O_4P$, $M_r$ 257.4. Schmp. 83-84°C. $n_D^{20°C}$ 1.3439. Weiße, kristalline Substanz. Lösl. in Wasser, leicht lösl. in Chloroform, lösl. in Ethanol. **Anw.:** Insektizid aus der Gruppe der Phosphorsäureester (Cholinesterasehemmer); vet.: Anthelmintikum. Sehr stark toxisch, s.a. Schädlingsbekämpfungsmittel (Organische Phosphorverbindungen).

**Metrizamid** INN: 2-[3-Acetamido-2,4,6-triiod-5-(N-methylacetamido)benzamido]-2-desoxy-D-glucose, Amipaque®; CAS-Nr. 31112-62-6;

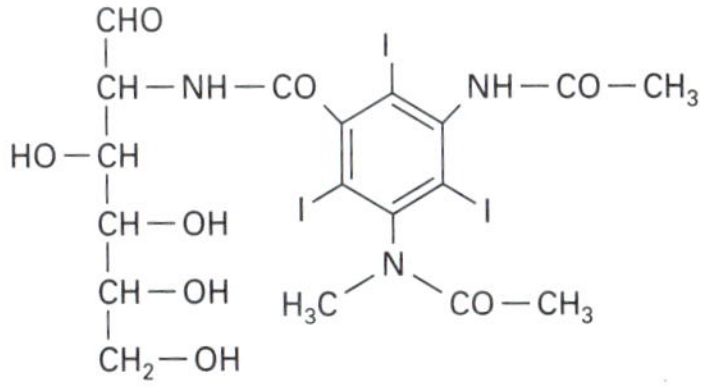

Metrizamid

$C_{18}H_{22}I_3N_3O_8$, $M_r$ 789.1. Leicht lösl. in Wasser. Lichtgeschützt aufbewahren. **Anw.:** Nichtionisches Kontrastmittel f. die Myelographie. **Dos.:** 10-15 mL einer frisch bereiteten 35%igen Lösung.

**Metronidazol** INN: Metronidazolum Ph.Eur.3, 2-(2-Methyl-5-nitro-1-imidazolyl)ethanol, Arilin®,

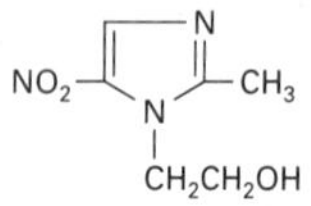

Metronidazol

Clont®, Flagyl®, Rathimed®; CAS-Nr. 443-48-1; $C_6H_9N_3O_3$, $M_r$ 171.2. Schmp. 159-163°C. Lösl. bei 20°C (g/100 mL): 1.0 in Wasser, 0.5 in Ethanol, unter 0.05 in Ether, Chloroform, wenig lösl. in DMF, lösl. in verdünnten Säuren. **Anw.:** Chemotherapeutikum* mit Wirk. auf Anaerobier (Bacteroides u. Fusumbakterien) u. Protozoen (Trichomonas vaginalis, Entamoeba histolytica); Ind.: Infekte des Urogenitalbereiches. **Nebenw.:** Gastrointestinale Beschwerden, Kopfschmerz, Schwindel, Ataxie, leichte Benommenheit, Hautreaktionen; Kontraind.: Erkrankungen des ZNS, Bluterkrankungen, 1. u. 2. Trimenon der Schwangerschaft, Laktation, Metronidazolunverträglichkeit. HWZ 7 bis 8 h bzw. 10 h (Metaboliten). **Übl. Dos.:** Trichomoniasis: oral 3mal/d 0.25 g nach der Mahlzeit, 7 d lang; Wiederholung der Behandlung nach 4 bis 6 Wochen; Amöbiasis: oral 3mal/d 0.75 g 5 bis 10 d lang; Anaerobierinfektion: oral 3mal/d 0.4 g 7 d lang; Kinder 7.5 mg/kg KG 3mal/d; parenteral 3mal/d 100 mL 0.5%ige Lsg.; vaginal: 1mal 0.1 g zusätzlich zur Einnahme. Vgl. Ornidazol, Tinidazol.

**Metronidazolbenzoat:** Metronidazoli benzoas Ph.Eur.3; CAS-Nr. 13182-89-3; $C_{13}H_{13}N_3O_4$, $M_r$ 275.3. Weißes, krist. Pulver. Prakt. unlösl. in Wasser, schwer lösl. in Ethanol, leicht lösl. in Dichlormethan. Gebräuchl. sind auch Metronidazolhydrochlorid, Metronidazolphosphat.

**Metrorrhagie:** Blutung aus der Gebärmutter, außerhalb der Menstruation, vgl. Menorrhagie.

**Metroxylon:** Fam. Arecaceae (Palmae). **M. sagu** Rottb. (M. rumphii (Willd.) Mart.), Sagopalme (Sundainseln, Indien, Ceylon). Stpfl. v. **Amylum Sagi*** (Sagostärke, Palmensago). **Anw.:** Nähr- u. Genußmittel. M. laeve u. andere M.-Arten liefern ebenfalls Palmensago.

**Metyrapon** INN: 2-Methyl-1,2-di(3-pyridyl)-1-propanon, Metopiron®; CAS-Nr. 54-36-4;

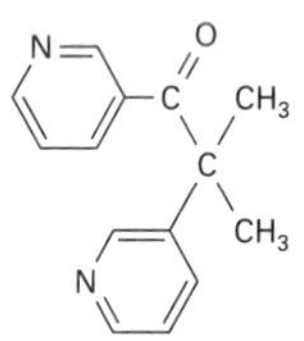

Metyrapon

$C_{14}H_{14}N_2O$, $M_r$ 226.27. Schmp. 50-51°C aus Ether, Pentan. Lösl. in Wasser 1:100, in Ethanol 1:3, in Chloroform, verdünnten Mineralsäuren. **Anw.:** Ödeme, Hyperaldosteronismus, Diagnostischer Hilfsstoff (Schilddrüsenfunktion). HWZ 0.5 h bzw. 8 h (Metaboliten). **Übl. Dos.:** Oral: 3mal 0.5 g/d; f. NNR-Test alle 4 h während 24 h. **Nebenw.:** Übelkeit, Schwindel, Hautallergien. Wechselw.: Hormonpräparate (wenn als diagnostischer Hilfsstoff verwendet), Psychopharmaka, Antikonvulsiva. Kontraind.: Nebenniereninsuffizienz, während der Stillzeit. Gebräuchl. ist auch Metyraponbitartrat.

**Metyrosin:** s. Metirosin.

**Meum athamanticum** Jacq.: Fam. Apiaceae (Umbelliferae), Bärenfenchel (Europa). Stpfl. v. **Radix Mei:** Bärwurz. **Inhaltsst.:** ca. 0.7% äther. Öl, ca. 28% Stärke, Zucker, fettes Öl, β-Sitosterin. **Anw.:** Aromatikum, Stomachikum.

**Mevaldinsäure:** 3-Hydroxy-3-mehylglutarsäure; Zwischenprodukt bei der Biosynthese der Terpene* aus Acetyl-CoA.

**Mevalonsäure:** Zwischenprodukt bei der Biosynthese der Terpene*.

**Mevastatin** INN: Compactin, (1S,7S,8S,8aR)-1,2,3,7,8,8a-Hexahydro-7-methyl-8-{2-[(*2R,4R*)-tetrahydro-4-hydroxy-6-oxo-2*H*-pyran-2-yl]ethyl}-1-naphthyl(*S*)-2-methylbutyrat; CAS-Nr. 73573-88-3; $C_{23}H_{34}O_5$, $M_r$ 390.52. **Strukturformel** s. HMG-CoA-Reduktasehemmer. Schmp. 152°C. Gew. mit Hilfe von Penicillium brevicompactum. **Wirk.** u. **Anw.:** Lipidsenker, HMG-CoA-Reduktasehemmer*.

**Mevinolin:** s. Lovastatin.

**Mexikanische Arnika:** s. Heterotheca inuloides.

**Mexikanische Fieberrinde:** Cortex Copalchi, s. Croton niveus.

**Mexikanisches Skammoniumharz:** s. Ipomoea orizabensis.

**Mexikanisches Teekraut:** s. Chenopodium ambrosioides var. ambrosioides.

**Mexikanisches Traubenkraut:** s. Chenopodium ambrosioides var. ambrosioides.

**Mexiletin** INN: 1-Methyl-2-(2,6-xylyloxy)ethylamin, Mexitil®; CAS-Nr. 31828-71-4; $C_{11}H_{17}NO$, $M_r$ 179.27. **Anw.:** Antiarrhythmikum, bei ventri-

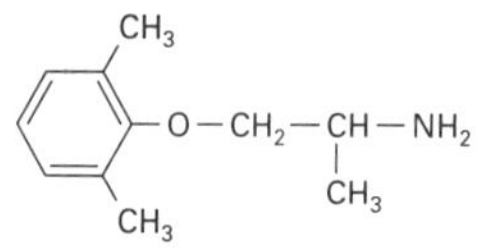

Mexiletin

kulären Extrasystolien u. Tachykardien (s.a. Antiarrhythmika); wirkt auch lokalanästhetisch. **Nebenw.:** ZNS: Tremor, Schwindel, Parästhesien, Dermatiden, Hypotension, Sehstörungen, Leitungsstörungen, Bradykardie; Kontraind.: Hypotonie, Parkinsonismus, Schenkelblock; Wechselw.: mit Katecholaminen Verstärkung der systemischen lokalanästhetischen Wirkung.

**Mexiletinhydrochlorid:** Mexiletini hydrochloridum (Racemat) Ph.Eur.3, $C_{11}H_{18}ClNO$, $M_r$ 215.7. Schmp. 201°C; polymorph. Weißes, krist. Pulver. Leicht lösl. in Wasser u. Methanol, wenig lösl. in Dichlormethan, prakt. unlösl. in Ether.

**Mexitil®:** s. Mexiletin.

**Mezereum:** (hom.) s. Daphne mezereum.

**Mezlocillin** INN: Acylureido-Penicillin, Baypen®; (2S,5R,6R)-3,3-Dimethyl-6-{(R)-2-[3-(methylsulfonyl)-2-oxo-1-imidazolidin-carboxamido]-2-phenylacetamido}-7-oxo-4-thia-1-azabicyclo[3.2.0]heptan-2-carbonsäure, 6-[(R)-2-(3-Methylsulfonyl-2-oxoimidazolidin-1-carboxamido)-2-phenylacetamido]-penicillansäure; CAS-Nr. 51481-65-3; $C_{21}H_{25}N_5O_8S_2$. **Wirk.** u. **Anw.:** Antibiotikum*; neben grampositiven Erregern werden auch Proteus-, Enterobacter-, Pseudomonas-,

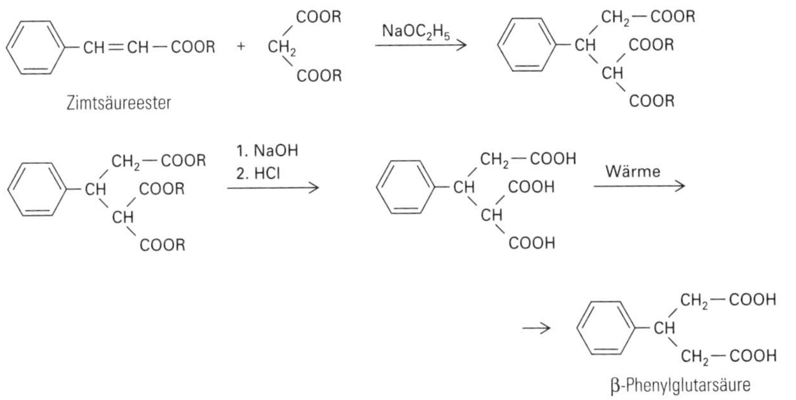


Michael-Addition:
Bildung von β-Phenylglutarsäure als Beispiel

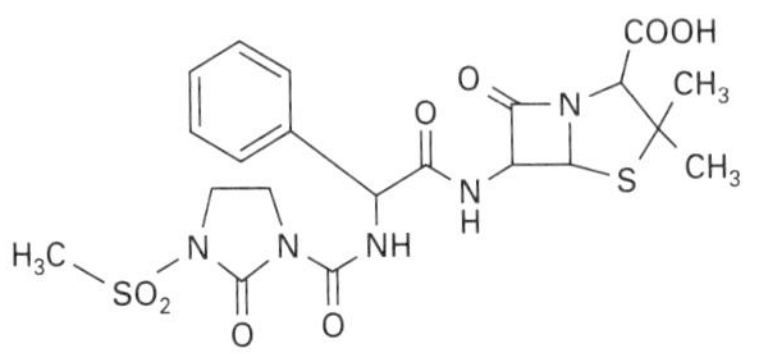

Mezlocillin

Klebsiella-, Serratia- u. Listerienstämme, sporenlose Anaerobier, Bacteroidesarten gehemmt; alle penicillinasebildenden Keime sind resistent; Ind.: Harnwegs-, Gallen- u. Atemwegsinfektion durch gramnegative Erreger; Kombination mit Aminoglykosid od. penicillinasefestem Penicillin bei getrennter Applikation möglich. **Übl. Dos.:** Parenteral: i.v. 3mal 2 g/d, schwere Fälle: 3mal 5 g/d, Infusion i.v. 2mal 10.0 g/d; s.a. Antibiotika (Tab.). Gebräuchl. ist Mezlocillin-Natrium-Monohydrat.

**Mg:** chem. Magnesium*.

**mg:** Abk. f. Milligramm = 1/1000 g.

**MGDA:** Marketinggesellschaft Deutscher Apotheker.

**MHK:** Minimale Hemmkonzentration; geringste Konzentration einer gegen Mikroorganismen u. Viren wirkenden Substanz (Chemotherapeutikum, Antibiotikum, Antiseptikum, Desinfektionsmittel), die die Vermehrung der Erreger hemmt.

**Mianserin** INNv: 1,2,3,4,10,14b-Hexahydro-2-methyldibenzo[c,f]pyrazino[1,2-a]azepin, Tolvin®; CAS-Nr. 24219-97-4; $C_{18}H_{20}N_2$, $M_r$ 264.37. **Anw.:** Antihistaminikum, Serotoninantagonist, tetracyclisches Antidepressivum vom Imipramin-Typ; s. Psychopharmaka (Antidepressiva). Ind.: alle depressiven Erkrankungen. HWZ 17 h. **Übl. Dos.:** Oral: ambulant: Initialdos.: 2- bis 3mal 0.01 g/d, Erhaltungsdos.: bei Bedarf erhöhbar auf 0.06 g/d; stationär: Initialdos.: 0.03-0.06 g/d, bei Bedarf erhöhbar auf 0.12 g/d.

**Mianserinhydrochlorid:** Mianserini hydrochloridum Ph.Eur.3 (Racemat); $C_{18}H_{21}ClN_2$, $M_r$ 300.8. Krist. Pulver. Wenig lösl. in Wasser, schwer lösl. in Ethanol, lösl. in Dichlormethan.

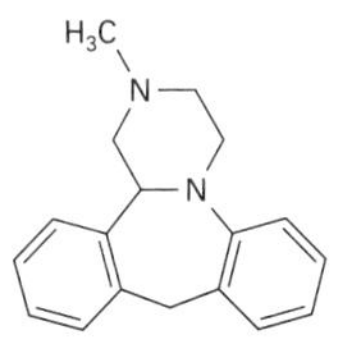

Mianserin

**Mibefradil:** (1*S*-*cis*)-Methoxyessigsäure-{2-[[3-(1H-benzimidazol-2-yl)propyl]methylamino]-ethyl]}-6-fluor-1,2,3,4-tetrahydro-1-(1-methyl-

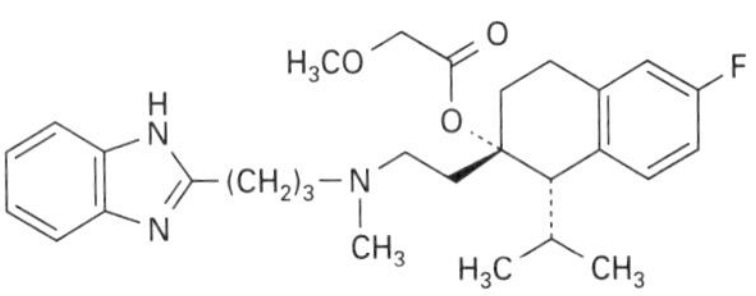

Mibefradil

ethyl)-2-naphthylester, (1S,2S)-2-{2-[[3-(2-Benzimidazolyl)propyl]methylamino]ethyl}-6-fluoro-1, 2,3,4-tetrahydro-1-isopropyl-2-naphthyl-methoxyacetat; CAS-Nr. 116644-53-2, $C_{29}H_{38}FN_3O_3$, $M_r$ 495.64. **Wirk.** u. **Anw.:** Calciumantagonist.

**MIC:** Abk. f. minimum inhibitory concentration; Wirkungsweise f. Arzneistoffe nach dem Alles-od.-Nichts-Gesetz. Erst oberhalb der minimal effektiven Dosis (MED) tritt eine Wirkung ein, eine Steigerung der Dosis bewirkt i.a. keine Steigerung der Wirkung (Beispiele: Antibiotika, Sulfonamide).

**Micel:** Verband von Faden- od. Kettenmolekülen verschiedener Länge mit geordneten (Kristallite) u. ungeordneten Bereichen (amorphe Bereiche, Fehlstellen); in einem makromolekularen Gel vorliegend.

**Michael-Addition:** nucleophile Addition methylen-aktiver Verbindungen an α,β-ungesättigte Ester, Ketone od. Nitrile in Gegenwart eines basischen Katalysators (Piperidin, Natriumalkoholat); z.B. entsteht aus Malonsäureester u. Zimtsäureester ein Reaktionsprodukt, das hydrolysiert u. decarboxyliert werden kann u. eine β-substituierte Glutarsäure liefert (s. Abb.).

**Michaelis-Menten-Gleichung:** mathematische Gleichung f. enzymatisch gesteuerte (katalysierte) Reaktionen, in der Pharmakokinetik z.B. auch f. Transportprozesse. Die Transportfähigkeit eines Carrier-Enzyms ist nämlich begrenzt, so daß es in Abhängigkeit von der Substratkonzentration zu einer Sättigung des Transportprozesses kommen kann. Solche Reaktionen sind z.B. die Proteinbindung, die Resorption* von Arzneistoffen mittels aktiver Transportmechanismen u. bestimmte andere nichtlineare od. Sättigungs-Prozesse. Die Gleichung lautet:

$$\frac{v}{v_{max}} = \frac{S}{K_M + S}$$

v Reaktionsgeschwindigkeit (Transportgeschwindigkeit), $v_{max}$ maximale Reaktionsgeschwindigkeit (Transportmaximum), S Substratkonzentration (z.B. Konz. des Arzneistoffes im Blut), $K_M$ Michaelis-Konstante (Einheit mol/L); s. Abb.1

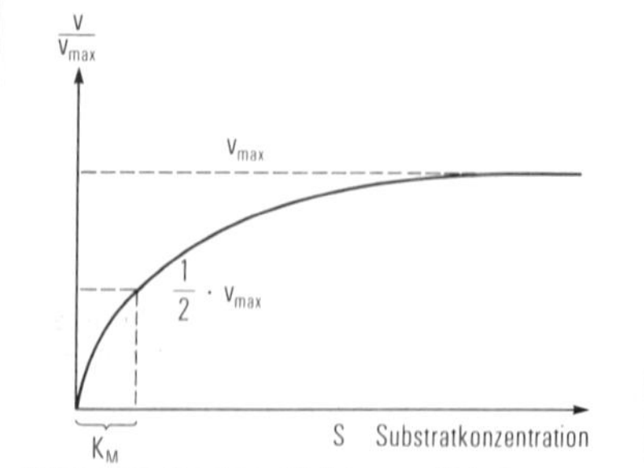

Michaelis-Menten-Gleichung: Abb.1

Die Michaelis-Konstante kann als ein Maß f. die Affinität zwischen einem Enzym* u. dem Substrat aufgefaßt werden. Bei niedriger Substratkonzentration ist die Reaktionsgeschwindigkeit annähernd proportional der Substratkonzentration. Je höher aber diese wird, umso geringer wird die Erhöhung der Geschwindigkeit, bis der Punkt der maximalen Reaktionsgeschwindigkeit erreicht wird, bei der auch eine noch so große Erhöhung der Substratskonzentration keinen Einfluß auf die Reaktionsgeschwindigkeit mehr auszuüben vermag (s. Enzymsättigung). Bei Auftragung der Reaktionsgeschwindigkeit gegen die Substratkonzentration erhält man daher eine Hyperbel, die im Unendlichen den Wert von $v_{max}$ erreicht. Man kann leicht erkennen, daß die Michaelis-Konstante gleich der Konz. des Substrates ist, wenn die Reaktionsgeschwindigkeit gleich der halben Maximalgeschwindigkeit ist. Für praktische Zwecke (z.B. Auswertung von Experimenten) kann man obige Gleichung in folgende lineare Beziehungen umwandeln:

Nach Lineweaver-Burk:

$$\frac{1}{v} = \frac{K_M}{v_{max}} \cdot \frac{1}{S} + \frac{1}{v_{max}}$$

Nach Eadie-Hofstee:

$$v = \frac{-v}{S \cdot K_M} + v_{max}$$

Abb.2 zeigt Diagramme, die mit diesen Gleichungen erhalten werden. Aus diesen Diagrammen lassen sich somit die spezifischen Parameter $v_{max}$ u. $K_M$ leicht entnehmen.

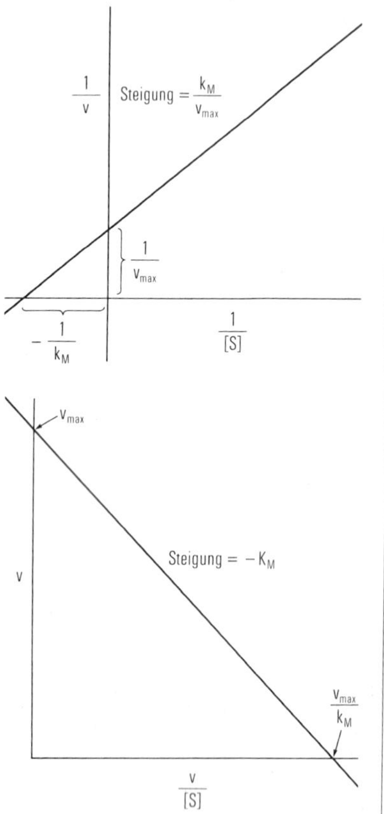

Michaelis-Menten-Gleichung: Abb.2: Praktische Bestimmung von $k_M$ und $v_{max}$ bei enzymatischen Reaktionen nach Lineweaver-Burk (oben) und nach Eadie-Hofstee (unten) [80]

Durch die Michaelis-Menten-Gleichung können hinsichtlich der Geschwindigkeit enzymatischer Reaktionen nur die Enzym- u. Substratkonzentration berücksichtigt werden, nicht aber andere geschwindigkeitsbeeinflussende Faktoren (Temp., pH-Wert etc.); s.a. Enzymaktivität.

**Michler-Keton:** Wichtiges Farbstoffzwischenprodukt, das durch Umsetzung von Dimethylanilin mit Phosgen entsteht.

**Miconazol** INN: Miconazolum Ph.Eur.3 (Racemat), 1-[2,4-Dichlor-β-(2,4-dichlorbenzyloxy)-phenethyl]imidazol, Daktar®, Epi-Monistat®, Gyno-Daktar®, Gyno-Monistat®; CAS-Nr. 22916-47-8; $C_{18}H_{14}Cl_4N_2O$, $M_r$ 416.12. Schmp. ca. 83°C; polymorph. **Wirk.** u. **Anw.:** Breitband-Antimykotikum (Störung der Pilzmembransynthese); wirk-

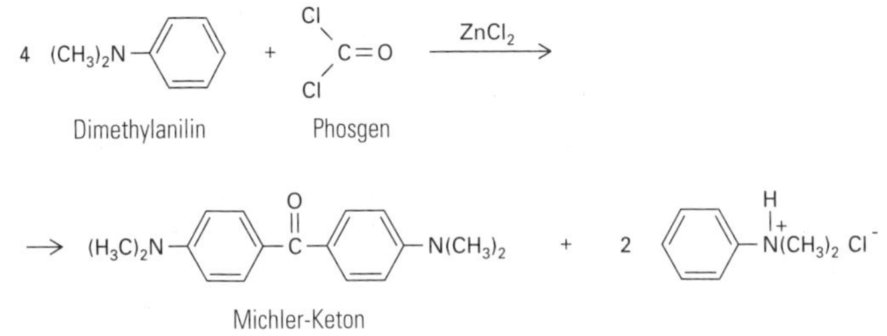


Michler-Keton

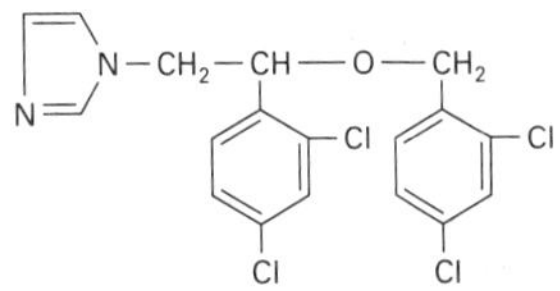


Miconazol

sam gegen alle humanpathogenen Pilzarten sowie Trichomonaden. Lokal verwendet bei Dermatomykosen wie Haut- u. Genitalmykosen, auch Hefen. Reservemittel bei Systemmykosen. Orale Anw. wenig effizient. **Nebenw.:** Allergien, Tachy- u. Stenokardien nach parenteraler Applikation. Selten Blutbildveränderungen durch Lösungsvermittler. HWZ 24 h. **Übl. Dos.:** Topikal: Creme, Puder 2%.

**Miconazolnitrat:** Miconazoli nitras Ph.Eur.3, Miconazolum nitricum; CAS-Nr. 22832-87-7; $C_{18}H_{15}Cl_4N_3O_4$, $M_r$ 479.1. Schmp. 178-184°C. Weißes, krist. Pulver; sehr schwer lösl. in Wasser u. Ether, schwer lösl. in Chloroform u. Ethanol.

**Microbodies:** kugelförmige Zellorganellen, die von einer einfachen Elementarmembran umhüllt sind u. verschiedene Enzyme enthalten. Sie besitzen eine granuläre Grundsubstanz, oft auch kristalline Eiweißkörper; sind meist mit ein od. zwei Zisternen des endoplasmatischen Retikulums assoziiert; Peroxysomen* u. Glyoxysomen* sind Microbodies.

**Micrococcaceae:** Fam. Kugelbakterien; überwiegend grampos.; 3 Gattungen: Micrococcus*, Gaffkya, Sarcina*.

**Micrococcus:** Gattungsbegriff der Fam. der Micrococcaceae; grampos., unbewegliche, runde Kokken; Lagerung in Trauben, Haufen, paarweise u. in kurzen Ketten. Wichtige Vertreter: *1. Staphylococcus aureus: syn.* Micrococcus aureus, Micrococcus pyogenes, var. aureus; kleine, runde Kugelbakterien, in Haufen (Trauben) liegend, teilweise in Diploform u. kurzen Ketten. Erreger der Furunkulose u. Osteomyelitis sowie Lebensmittelvergiftungen durch Enterotoxinbildung. *2. Staphylococcus epidermidis: syn.* Staphylococcus albus, Micrococcus epidermis; Harnwegsinfekte, Lebensmittelvergiftungen.

**Micrococcus gonorrhoeae:** Erreger der Gonorrhö, s. Neisseria.

**Microlut®:** s. Levonorgestrel.

**Micronovum®:** s. Norethisteron.

**Mictio:** Miktion, Harnlassen; Mictio involuntaria, Bettnässen, s. Enuresis.

**Mictrol®:** s. Terodilinhydrochlorid.

**Midazolam** INN: Midazolamum Ph.Eur.3, 8-Chlor-6-(2-fluorphenyl)-1-methyl-4H-imidazo[1,5-a][1,4]benzodiazepin, Dormicum®; CAS-Nr.

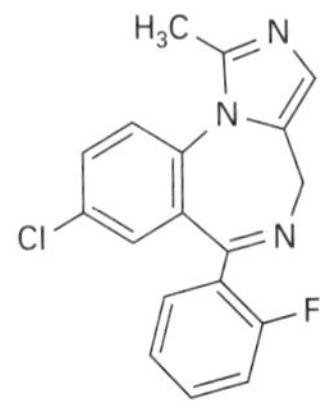


Midazolam

59467-70-8; $C_{18}H_{13}ClFN_3$, $M_r$ 325.77. Schmp. 158-160°C. Weißes, krist. Pulver. Prakt. unlösl. in Wasser, leicht lösl. in Aceton u. Ethanol. **Anw.:** kurz wirksames Hypnotikum, zur Narkoseeinleitung, bei Status epilepticus; s.a. Schlafmittel, Benzodiazepine.

**Midodrin** INN: DL-N[1]-(β-Hydroxy-2,5-dimethoxy-phenethyl)glycinamid, 2-Amino-N-(2,5-dimethoxy-β-hydroxyphenethyl)acetamid; CAS-Nr. 42794-76-3; $C_{12}H_{18}N_2O_4$, $M_r$ 254.29.

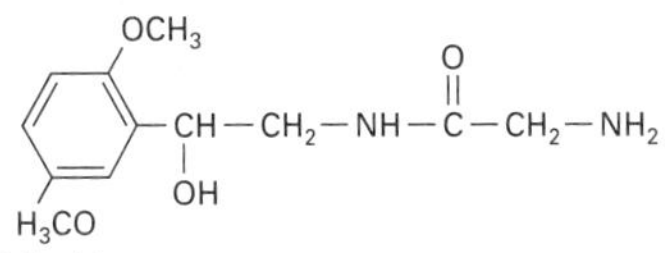


Midodrin

**Midodrinhydrochlorid:** Gutron®; CAS-Nr. 3092-17-9; $C_{12}H_{19}ClN_2O_4$, $M_r$ 290.7. Schmp. 202-206°C (Mod.I); polymorph. **Anw.:** Sympathomimetikum; indiziert bei Hypotonie, Orthostase-Syndrom. **Nebenw.:** Bradykardie, pilomotorische Reaktionen, Miktionsbeschwerden, verstärkter Harndrang. Kontraind.: Hypertonie, Phäochromozytom*, Koronarinsuffizienz, Thyreotoxikose, akute Nephritis, Kombination mit MAO-Hemmern. **Übl. Dos.:** 1 bis 5 mg.

**MIF:** s. Migrationinhibitionfaktor.

**Mifarmonab:** Myoscint®. Hochspezif. murines Fragment eines monoklonalen Antikörpers gegen Myosin, gebunden an Diethylenamintriaminpentaessigsäure (DTPA), markiert mit radioaktivem Indium-111-chlorid. **Anw.:** zur szintigraphischen Lokalisation u. Größenbeurteilung irreversibler Myokardschäden, zur Herzinfarktdiagnose u. Risikobeurteilung nach einem Herzinfarkt. **Wirk.:** durch Bindung des Antikörperfragments an intrazelluräres Myosin geschädigter Myokardzellen. **Nebenw.:** Fieber, Brust- u. Kopfschmerz, Erbrechen etc. Kontraind.: Stillzeit, Empfindlichkeit gegenüber Präparate murinen Ursprungs. **Übl. Dos.:** Parenteral: 0.5 mg i.v. als Bolusinjektion.

**Mifegyn®:** s. Mifepriston.

**Mifepriston:** (11β,17β)-11-[4-(Dimethylamino)-phenyl]-17-hydroxy-17-propinyl)estra-4,9-dien-3-

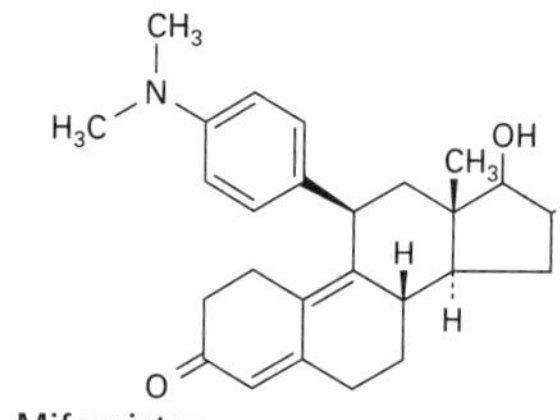

Mifepriston

on, RU 486, Mifegyn®; CAS-Nr. 84371-65-3; $C_{29}H_{35}NO_2$, $M_r$ 429.60. Schmp. 150°C. **Wirk.** u. **Anw.:** abortiv wirkendes Antigestagen (Progesteronrezeptorantagonist, Antiprogesteron); zur frühen Schwangerschaftsunterbrechung. **Übl. Dos.:** 0.6 g.

**Miglyol:** halbsynthetische Fette (Öle). Triglyceridgemisch gesättigter Pflanzenfettsäuren (z.B. Capryl- u. Caprinsäure in Miglyol-810- u. -812-Neutralöl) mittlerer Kettenlänge (mittelkettige Triglyceride, MKT). Prakt. farbloses, niedrigviskoses (0.28 bis 0.32 Pa·s), geschmackl. u. geruchl. neutrales Öl, lösl. in Fettlösungsmitteln, Ethanol (99% u. 96%), in Paraffinöl u. Fetten. D. 0.94 bis 0.95, $n_D^{20°C}$ 1.448 bis 1.450, Trübungspunkt: 10°C, SZ max. 0.1, VZ 330 bis 345, OHZ max. 5, IZ max. 1. Inkomp.: Polystyrolverpackungen (Versprödung). **Anw.:** oral als öliges Vehikel f. Suspensionen, Lösungen, Weichgelatinekapseln; f. Tropfenpräparate; als Lösungsvermittler z.B. f. ätherische Öle; spreitungsfördernd, permeationsfördernd in Salben, Cremes, Emulsionen, Suspensionen, in Hautölen; als Zusatz zu Suppositorien (2 bis 5%).

**Migräne:** *syn.* Hemikrania; anfallweise auftretende halbseitige Kopfschmerzen, die stunden- od. tagelang anhalten; ein Anfall tritt wahrscheinlich als Folge einer Störung des durch Serotonin* u. die Katecholamine Noradrenalin* u. Dopamin* gehaltenen Gleichgewichts der Gefäßregulation auf, läuft meist in 3 Phasen ab: 1. Prodromalphase mit Gesichtsfeldausfällen, Funkensehen durch eine überschießende Vasokonstriktion nach Serotoninfreisetzung aus Thrombozyten (fehlt bei atypischer Migräne), 2. nach Absinken des Serotoninspiegels u. damit verbundener zu starker Gefäßdilatation kommt es zu starker arterieller Pulsation u. dem pochenden Migränekopfschmerz sowie 3. zur Ödemphase durch Freisetzung von Histamin, Bradykinin, Prostaglandin $E_2$ u.a. gefäßdilatierenden, entzündungserzeugenden Stoffen mit dumpfem langandauerndem Schmerz; weiterhin können Übelkeit, Erbrechen u. Schwindel auftreten.

**Therapie (Migränemittel): 1.** Im Anfall: möglichst schon bei den ersten Anzeichen eines beginnenden Anfalls a) nichtsteroide Analgetika*: z.B. Acetylsalicylsäure*, Paracetamol; b) Mutterkornalkaloide: Ergotamin*, Dihydroergotamin* (Bioverfügbarkeit nach peroraler Applikation nicht gesichert); c) Corticosteroide; d) Starke Analgetika (Opiate). Diese Arzneistoffe werden vielfach mit Coffein* u. Antiemetika* (z.B. Metoclopramid*) kombiniert. **2.** Im Intervall: zur Prophylaxe als günstig erwies sich die Einhaltung von Verhaltensmaßregeln, wie z.B. den Alkoholgenuß einzuschränken, abends keine zu großen Nahrungs- u. Flüssigkeitsmengen zu sich zu nehmen u. ausreichend zu schlafen. Ab 2 schweren Anfällen im Monat sind aus einer großen Zahl der angebotenen Pharmaka unter Berücksichtigung der Kontraind. u. zu erwartenden Nebenw. geeignete Medikamente auszuwählen: a) Betarezeptorenblocker wie Propranolol; b) Clonidin; c) Dihydroergotamin; d) tricyclische Antidepressiva wie Amitryptilin; e) Serotoninantagonisten*, z.B. Pizotifen, Cyproheptadin, Methysergid u. Triptane (z.B. Sumatriptan). Bei bestimmten Formen der Migräne können in Ausnahmefällen auch Prednisolon, Chlorpromazin u. Lithium-Salze (s. Psychopharmaka) verwendet werden.

**Migränemittel:** s. Migräne.

**Migration:** (lat. migratio Wanderung) *med.* Bewegung v. Zellen od. Fremdkörpern im Organismus.

**Migrationinhibitionfaktor:** Abk. MIF; von aktivierten T-Lymphozyten (s. Leukozyten) bei Antigenkontakt freigesetztes Lymphokin, das die Wanderungsgeschwindigkeit von Makrophagen herabsetzt, wahrscheinl. um sie am Ort einer Immunreaktion zu konzentrieren.

**MIK:** Abk. f. Maximale Immissionskonzentration. Höchstzulässige, f. Menschen i.a. unbedenkliche Konz. eines luftverunreinigenden Stoffes. Die MIK wird im Freien in Bodennähe gemessen (MAK* gilt f. den geschlossenen Raum) u. liegt wesentlich tiefer als der MAK-Wert des betreffenden Stoffes, da ja auch Kinder, Kranke usw. dieser Belastung ausgesetzt sind. Man unterscheidet MIK f. kurze (0.5 Std) u. lange (1 Tag od. 1 Jahr) Einwirkung.

**Mikro:** (*gr.* μικρός klein, fein) **1.** Gesetzlicher Vorsatz f. das $10^{-6}$-fache einer Einheit; Vorsatzzeichen: μ. **2.** Vorsilbe mit der Bedeutung klein, fein.

**Mikro30®:** s. Levonorgestrel.

**Mikroaerophil:** Mikroorganismen, die bei einem reduzierten Sauerstoffgehalt wachsen; s.a. Anaerobier, Aerobier.

**Mikroanalyse:** qualitative u. quantitative Untersuchung sehr kleiner Probenmengen zwischen 0.1 u. 10 mg (Halb-M.: 10 bis 250 mg, Sub-M.: $10^{-6}$ bis $10^{-9}$ g, Ultra-M.: $10^{-5}$ bis $10^{-6}$ g). Nach DIN 32630 unterteilt man in Submikroverfahren (weniger als 1 μg), Mikroverfahren (1 μg bis 1 mg), Halbmakroverfahren (1 bis 100 mg) u. Makroverfahren (mehr als 100 mg).

**Mikroben:** Mikrobien (*gr.* μικρός klein, βίος Leben), *syn.* Mikroorganismen; kleinste Lebewesen (Protisten*), die nur im Mikroskop sichtbar gemacht werden können. Entdeckt von Antony van Leeuwenhoek (Delft 1632 bis 1723). Viren werden diesem Begriff meist zugezählt, obwohl sie keine Lebewesen sind.

**Mikrobiell:** durch Mikroorganismen hervorgerufen.

**Mikrobiologie:** Lehre von den Mikroorganismen (Bakterien, Viren, Pilzen, Protozoen); vgl. Bakteriologie, Virologie.

**Mikrobizid:** Mikroorganismen abtötend; vgl. bakterizid, viruzid.

**Mikrobüretten:** s. Büretten.

**Mikroelemente:** *syn.* Spurenelemente*.

**Mikroemulsionen:** kolloide flüssige od. halbfeste einphasige Mehrkomponentensysteme, meist transparent mit schwach opaleszierendem Aussehen. Die innere Phase besteht aus Flüssigkeitströpfchen mit Durchmessern zwischen 30 u. 200 nm. M. gehören wie Nanokapseln*, Solubilisate (mizellare Lösungen, s. Solubilisation) u. Liposomen* zu den hochdispersen Systemen. Zur Herst. werden neben Wasser u. Öl spezielle Tensidkomplexe (Kombinationen stark hydrophiler u. lipophiler Tenside) in relativ hoher Konz. benötigt, die die Grenzflächenspannung extrem stark herabsetzen. Je nach Zusammensetzung der M. sind unterschiedliche Temperaturbereiche f. die Mikroemulsionsbildung erforderlich. M. besitzen in der Pharmazie aufgrund der Toxizität der hohen Tensidkonzentration nur f. die äußerliche Anw. (Kosmetik) eine gewisse Bedeutung. Die Zuber. sind auf der Haut gut verstreichbar u. besitzen meist eine Tiefenwirkung.

**Mikrogamet:** s. Gameten.

**Mikrogametangium:** s. Gametangium.

**Mikrogametophyt:** männlicher Gametophyt von heterosporen Pflanzen.

**Mikrogramm:** µg; 1 µg = $10^{-6}$ g = 1/1000 Milligramm = 0.000 001 Gramm.

**Mikrographie:** nach rechts kleiner werdende Schrift, bei Parkinsonismus*.

**Mikrokalorimeter:** Kalorimeter*, das die Messung sehr geringer Wärmeflüsse zuläßt. Durch die Anwendung exakt thermostatisierter Wasserbäder (Temperaturkonstanz max. ±0.0001 K/24 h) wird Isothermie aufrechterhalten. Die von der Probe ausgehende Energieänderung verursacht eine Temperaturdifferenz zum Wasserbad, die dem Wärmefluß proportional ist. Die spezifische Empfindlichkeit der im Handel befindlichen M. liegt mit 0.1 ÖW/g um bis zu 10 000mal höher als jene leistungsfähiger DSC*-Geräte, wodurch auch sehr langsame Reaktionen erfaßt werden können (z.B. Abbauraten von 1 bis 5% pro Jahr). **Anw.:** Stabilitäts- u. Haltbarkeitsuntersuchungen von Arzneistoffen u. Arzneizubereitungen, Interaktionsstudien von Arzneistoff mit Nahrungsmitteln, Lymphzellen, Mikroorganismen, Blut od. Hilfsstoffen. **Lit.:** M.J. Koenigbauer, Pharmaceutical Applications of Microcalorimetry, *Pharm. Res. 11*, 777-783 (1994).

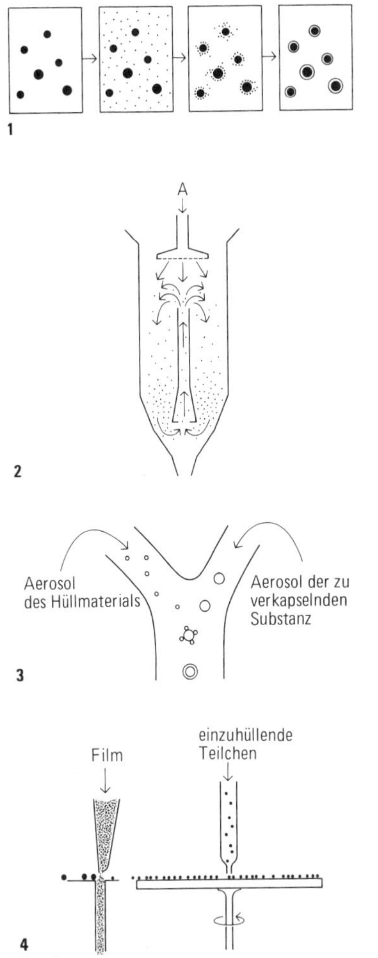


Mikrokapseln:
1: Wandbildung an dispergierten Teilchen durch Koazervation; 2: Mikroverkapselung nach dem Wurster-Verfahren; 3: Mikroverkapselung von Aerosolen mit solchen entgegengesetzter elektrostatischer Ladung; 4: Mikroverkapselung nach dem Zentrifugalverfahren [40]

**Mikrokapseln:** unter Mikroverkapselung versteht man die Umhüllung feinverteilter flüssiger od. fester (Wirk)Stoffe (interne Phase) mit einem dichten, permeablen od. semipermeablen Mantel aus Gelatine, natürlichen od. synthetischen Polymeren od. anderem Material zu kugelförmig od. ellipsoid geformten M. von 1 µm bis ca. 5 mm Durchmesser. Die Kapselgröße ist vom Verfahren abhängig, jedoch relativ einheitlich. Das Gewicht des Mantels ist zwischen 2 u. 30% des Kapselgesamtgewichts einstellbar. Die Wandbildung wird vorwiegend durch Koazervation*, seltener durch Reaktionen in der Grenzfläche, durch physikalische od. mechanische Methoden, durch Sprüheinbettung* od. andere Verfahren erreicht. Einsatzbereich von M.: zum Schutz von Wirkstoffen gegen Sauerstoff u. Feuchtigkeit; bei Inkomp. m. anderen Stoffen innerhalb einer Arzneiform; Verwandlung von Flüssigkeiten in ein gut rieselfähiges Pulver (z.B. mit Gelatine mikroverkapselte ätherische Öle als Aromaträger, die zusätzlich vor Verdunstung geschützt sind); Retardierung durch geeignete Behandlung bzw. Auswahl des Hüllmaterials. Bei Koazervierungsvorgängen spielen Konz., Temp., pH-Wert, Elektrolytzusätze, Viskosität u. Oberflächenspannung eine wichtige Rolle. Bei der Herst. v. M. durch Koazervation wird zuerst die zu umhüllende Substanz im Sol fein verteilt (Suspension, Emulsion). Durch verschiedene Zusätze (s. Koazervation, einfache u. komplexe) verringert sich die Löslichkeit des od. der makromolekularen Stoffe. Diese werden als Wandmaterial in flüssiger Form abgeschieden, umhüllen den zu verkapselnden Kern u. bauen langsam eine Überzugsschicht auf.

Durch ständiges Rühren wird eine Agglomeration der noch unfertigen gequollenen M. verhindert. So wird z.B. eine erwärmte, höher konzentrierte Gelatinelösung auf den isoelektrischen Punkt eingestellt (geringste Löslichkeit). Nach Zusatz von warmem Ethanol ab einer best. Konz. bilden sich Tröpfchen u. die Arzneistoffe werden vom Koazervat eingeschlossen. Die entstandenen M. werden z.B. durch Filtration abgetrennt u. anschließend getrocknet. Ein einfaches Koazervat bildet sich z.B. auch aus einem anionischen Celluloseacetatphthalat-Sol durch Zugabe von Dinatriumhydrogenphosphat u. Natriumsulfat. Ein komplexes Koazervat erhält man z.B. durch Mischen von Gelatinelösungen Typ A mit Typ B. Unter pH 4.7 sind beide Gelatine-Typen positiv geladen. Erst nach dem Alkalisieren auf pH über 5 beginnt sich Typ B negativ aufzuladen, was zum Ladungsausgleich u. zum Koazervat führt. Dehydratisierende Stoffe (konzentrierte Alkohole) entwässern die Gelatinehülle. Eine nachträgliche Härtung führt zu einer verzögerten Wirkstofffreigabe. M. lassen sich auch durch Grenzflächenpolymerisation herstellen. An den in einer Monomerenlösung dispergierten zu überziehenden Stoff lagert sich das Monomer oberflächlich an u. wird infolge Katalysatorzusatzes zur Kapselhülle polymerisiert. Nach dem Wurster-Verfahren wird das zu verkapselnde feste Gut in der Wirbelschicht (Warmluftstrom von unten) von oben her mit gelösten Hüllsubstanzen mittels Verdüsung überzogen. Der Warmluftstrom sorgt f. rasche Verdunstung des Lösungsmittels. Eine Spontanumhüllung kann auch durch Zusammenbringen von Hüllmaterial u. zu umhüllenden Stoff in Aerosolform mit unterschiedlicher elektrostatischer Aufladung vorgenommen werden. Flüssigkeiten od. Pulver lassen sich auch umhüllen, wenn sie durch Zentrifugalkräfte fein verteilt einen aus gelöstem Hüllmaterial bestehenden herabrieselnden Film passieren müssen. Mit Hilfe der Sprüheinbettung* werden keine echten M. erhalten. Die anfallenden Pulver sind jedoch in ihren Eigenschaften u. in ihrer Anw. mit den M. vergleichbar.

**Mikroklistier:** Mikroklysma, Mikroeinlauf. Rektale, einzeldosierte Arzneiform. Hygienische Applikation einer Arzneistofflösung. Das M. besteht aus einer Kunststoffkanüle mit angeschweißtem Vorratsbehälter f. die Arzneistofflösung (wenige mL) (Kunststofftube mit Applikationsrohr). Die Kanüle wird ins Rektum eingeführt u. das flüssige bzw. gelöste Arzneimittel durch Druck auf den Behälter darin entleert. Zur lokalen od. systemischen Behandlung. Besonders geeignet zur Applikation von Abführmitteln (f. Kinder).

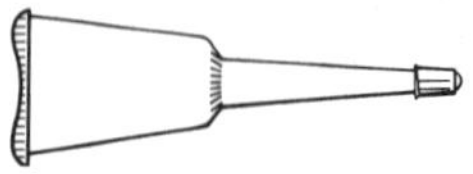

Mikroklistier

**Mikroklysma:** s. Mikroklistier.

**Mikrokokken:** s. Micrococcus; Kugelbakterien, grampositiv, unbeweglich, in Trauben od. kurzen Ketten angeordnete Kokken.

**Mikrokonstanten:** *pharmakokinet.* im Gegensatz zu Makrokonstanten (Hybridkonstanten*) Konstanten, die sich auf überlagerte Einzelprozesse beziehen.

**Mikroliter:** 1 µL = $10^{-6}$ L = 0.001 mL.

**Mikroliterpipetten:** dienen zum schnellen Pipettieren kleiner Flüssigkeitsvolumina (Bereich: 1 bis 1000 µL). Es sind Kolbenpipetten mit fest eingestelltem od. mit variablem Hub.

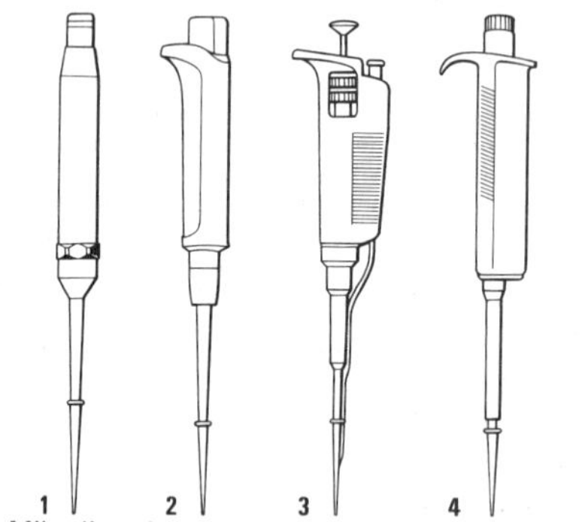


Mikroliterpipetten:
1: Eppendorf-Pipette; 2: Brand-Mikroliterpipette; 3: Pipetman P; 4: Finnpipette-Digital [50]

**Mikrometer:** **1.** Glasplatte mit eingeätzter Skala, die in das Okular von Mikroskopen od. Fernrohren eingesetzt wird, zum Messen des Objekts; **2.** der Millionste Teil eines Meters, Symbol µm.

**Mikrometerschraube:** s. Mikroskop.

**Mikron:** µ; alte Bez. f. Mikrometer*.

**Mikronen:** Teilchen in kolloiddispersen Systemen, s. Kolloide.

**Mikronisierung:** s. Auflösung(sgeschwindigkeit), Mühlen.

**Mikroorganismen:** s. Mikroben.

**Mikrophagen:** s. Leukozyten.

**Mikrophyta, Mikrophyten:** pflanzl. Kleinlebewesen; nur mehr wenig gebrauchter Begriff, da die Einteilung der Mikroorganismen heute nach dem Zellaufbau erfolgt; s. Protisten, Prokaryonten, Eukaryonten.

**Mikropulver:** s. Mühlen.

**Mikropyle:** **1.** *bot.* Spalt zwischen den Integumenten der Spitze der Samenanlage. **2.** *med.* Öffnung in der Eihaut, die dem Samenfaden das Eindringen in das Eiplasma zur Befruchtung ermöglicht, sog. Eimund.

**Mikroskop:** optisches Gerät, um sehr kleine, mit dem bloßen Auge nicht mehr sichtbare Objekte vergrößert sichtbar zu machen. Im Tubus, einem Rohr, befinden sich in einem bestimmten Abstand 2 Sammellinsen; die obere, in die das Auge blickt, heiß Okular, die untere, dem Objekt zugewandte, heißt Objektiv. Letzteres besteht aus mehreren achromatischen* Doppellinsen. Meist befinden sich 2 bis 4 Objektive an einem drehbaren Revolver. Das Objekt befindet sich auf dem Objektträger u. ist mit einem Deckglas bedeckt. Der Objektträger wird mit Klammern auf den Objekttisch festgehalten u. von unten beleuchtet. Tubus od. Objekttisch ist durch Zahntrieb grob u. mittels Mikrometerschraube fein verschiebbar, um das Objekt scharf abbilden zu können. Das Objektiv entwirft von dem Gegenstand ein reelles (wirkliches), vergrößertes, umgekehrtes Bild. Objektiv u. Okular sind nun so eingestellt, daß dieses Bild innerhalb der Brennweite des Okulars liegt; wird dieses Bild durch das Okular betrachtet, so entsteht nach dem Objektiv zu ein nochmals vergrößertes virtuelles (scheinbares) Bild, das im Verhältnis zum Gegenstand ebenfalls umgekehrt erscheint.

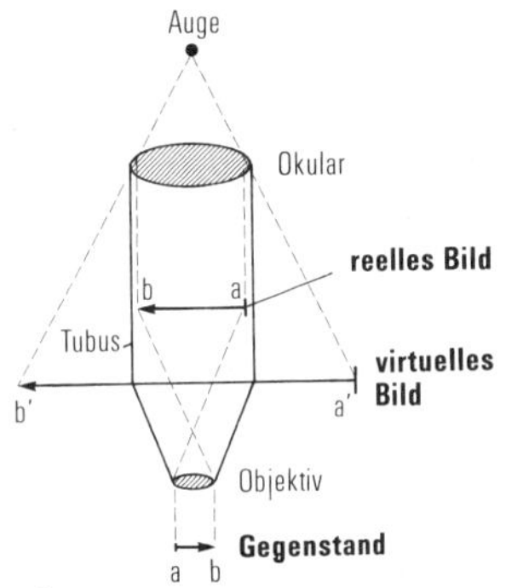

Mikroskop:
Strahlengang im Lichtmikroskop

Die Leistung eines M.s wird durch die Linearvergrößerung (Produkt aus der Vergrößerung des Objektivs u. der des Okulars) charakterisiert. Mit dem übl. M. kann man mit sichtbarem Licht bis 1500fach, mit UV-Licht bis 3000fach vergrößern. Für die Güte eines Mikroskops ist aber nicht einfach die Maximalvergrößerung entscheidend, sondern auch das **Auflösungsvermögen.** Dieses bezieht sich auf den Abstand $d$ zweier eng benachbarter Gegenstandspunkte, die gerade noch getrennt wahrgenommen werden können. Je größer die Vergrößerung, umso kleiner soll $d$ sein. Für das Auflösungsvermögen $d$ gilt (bei der gewöhnlicherweise nicht schiefen, sondern geraden Beleuchtung):

$d = \lambda / A$

$A = n \cdot \sin\alpha$

A ist die numerische Apertur, wobei λ die Wellenlänge des zur Beobachtung verwendeten Lichtes (ca. 600 nm), α der halbe Öffnungswinkel des Objektivs u. n der Brechungsindex der zwischen Objekt u. Objektiv befindlichen Materie (Luft od. Immersionsöl etc.) ist. Um ein schärferes Bild (bessere Auflösung) zu erzielen, wird bei stärkeren Vergrößerungen zwischen Objekt u. Objektiv ein Tropfen Immersionsöl gegeben, wodurch die störende Lichtbrechung durch Glas, Luft usw. größtenteils beseitigt wird. (**Ölimmersion**, s. Immersion).

Die notwendige Ausleuchtung des Objekts wird durch ein spezielles Beleuchtungssystem, dem Kondensor, erreicht. Bei der **Dunkelfeldbeleuchtung** (Dunkelfeldmethode) wird durch eine Ringblende des Kondensors erreicht, daß auch bei Durchlicht nur das am Objekt gestreute bzw. gebeugte Licht, nicht aber das direkt von der Lichtquelle kommende Licht in das Objektiv trifft. Das Objekt erscheint gegen dunklen Hintergrund.

Zur **Phasenkontrastmikroskopie** s. Phasenkontrastverfahren. Das **Binokular-M.** besitzt 2 Okulare, durch die der Beobachter mit beiden

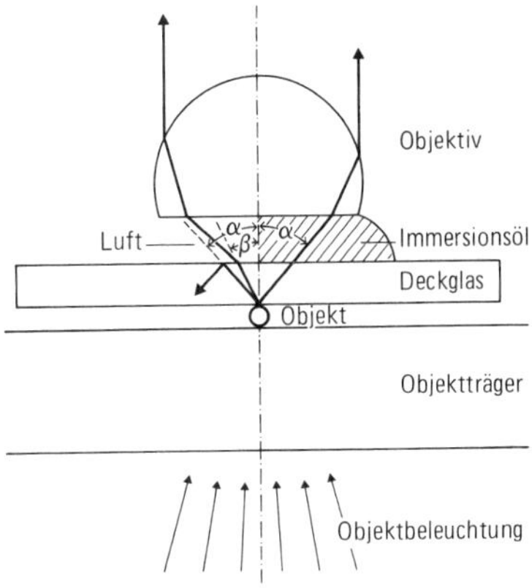

Mikroskop:
Links: Durch Totalreflexion wird Aperturwinkel von α auf β herabgesetzt. Rechts: Verbesserung der Auflösung durch Ölimmersion [120]

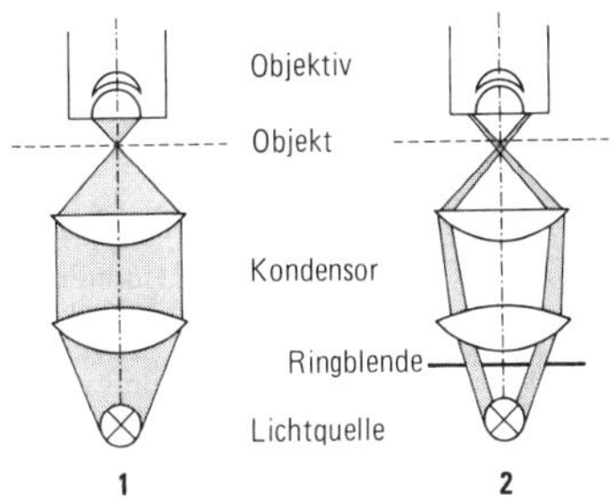

Mikroskop:
Verwendung des Kondensors bei der Hellfeld- (1) und Dunkelfeldmethode (2) [120]

Augen sieht. Das **Stereomikroskop** ermöglicht plastische Bildwiedergabe bei relativ geringen Vergrößerungen.

**Gesch.:** Z. Janssen erfand 1590 das M., Leeuwenhoeks bestes M. vergrößerte 270fach. Ultra-M. erfunden 1903 v. Siedentopf u. Zsigmondy, **Elektronenmikroskop*** erfunden 1932 v. Borries u. E. Ruska.

**Mikrosomen:** 20 bis 200 nm große Partikel, die beim fraktionierten Zentrifugieren von Zellhomogenisaten anfallen u. im wesentlichen aus Ribosomen* u. Fragmenten des endoplasmatischen Reticulums* bestehen.

**Mikrosphären-[$^{99m}$Tc]Technetium-Injektionssuspension:** s. Technetium[$^{99m}$Tc]-Mikrosphären-Injektionslösung (-suspension).

**Mikrosporangium:** Sporangium, in dem Mikrosporen gebildet werden.

**Mikrospore:** Spore, die sich zu einem männlichen Gametophyten entwickelt.

**Mikrosporenmutterzelle:** Zelle, in der eine Meiose stattfindet, bei der 4 Mikrosporen gebildet werden; bei Samenpflanzen oft auch Pollenmutterzelle genannt.

**Mikrosporon:** Gattung von Fadenpilzen mit

sehr kleinen Ektosporen (s. Pilze); Haut- u. Haarpilze bei Menschen u. Haustieren, Erreger der Mikrosporie (bes. bei Kindern).

**Mikrotabletten:** Tabletten, die aufgrund des Applikationsortes sehr klein sein müssen; s. Implantationstabletten, Augentabletten.

**Mikrothermoanalyse:** s. Thermomikroskopie.

**Mikrotubuli:** enge (ca. 25 nm Durchmesser), langgestreckte, nicht von einer Membran umgrenzte Röhrchen unbestimmbarer Länge, die im Zytoplasma vieler eukaryontischer Zellen vorkommen; die Röhrenwandung besteht aus in Reihen angeordneten globulären Proteinuntereinheiten, dem sogenannten Tubulin. M. spielen beim Wachstum der Zellwand eine ordnende Rolle. Sie bilden die Spindelfasern sich teilender Zellen. Außerdem sind sie Bestandteil von Geißeln u. Wimpern.

**Mikroverkapselung:** s. Mikrokapseln.

**Mikrowellen-Absorption:** s. Wassergehaltsbestimmung.

**Mikrowellensterilisation:** alternatives Verfahren zur Ethylenoxidbegasung, deren Anwendung aus toxikologischen Gründen begrenzt ist (s. Ethylenoxid).

**Mikrowellenverstärkung:** s. Maser.

**Miktion:** s. Mictio.

**Milben:** Acarina; parasit. Spinnentiere, s. Arthropoden; Überträger von Rickettsien*, s. Fleckfieber; Krätzmilben, s. Scabies.

**Milch:** Lac; weiße undurchsichtige Flüss., die von den Milchdrüsen weibl. Säuger abgeschieden wird. Durchschnittlich besteht Kuhmilch aus: **Wasser** 83-87%, **Fett** 2.2-5.0%, feinst verteilt als Milchkügelchen* (O/W-Emulsion). Das Milchfett besteht aus den Glyceriden niederer Fettsäuren. Der geforderte Fettgehalt der Trinkmilch wird durch die Molkerei eingestellt (Standardisieren). Weitere Bestandteile der M. sind **Eiweißstoffe** (besonders Casein*, ca. 3%. Lactalbumin u. Lactoglobulin), **Lactose*** (4-6%), **Mineralstoffe** (überwiegend anorg. Phosphate von Kalium u. Calcium, Citrate u. Chloride, Spuren von Fe u. Cu), **Vitamine** (die meisten bekannten Vitamine, bes. reich an Vit. A, B-Carotin, E, B-Gruppe u. C), **Enzyme**, wie Amylasen (Diastase), Lipase, Katalase, Peroxidase u. das sog. Schardinger-Enzym Xanthinoxidase, die beim Kochen zerstört werden. Der Nachw. von Peroxidase bzw. Xanthinoxidase dient zur Unterscheidung von gekochter u. frischer M. (Xanthinoxidase reduziert bei Gegenwart von Formaldehyd od. Acetaldehyd Methylenblau). 100 g Vollmilch liefern ca. 276 kJ (66 kcal). Der Geh. an Nicht-Eiweiß-Stickstoff beträgt 20-40 mg/100 mL, die Dichte 1.028-1.034 g/mL, der pH-Wert 6.4-6.7. Die M. wird pasteurisiert, um die enth. Bakterien (Milchsäure-, Coli-, Buttersäure-B.) zu vernichten. **Chem. Konservierung** ist verboten; s. Säuglingsernährung. **Trockenmilch** ist im Vakuum od. mittels Zerstäubung getrocknete Milch. **Magermilch** ist entrahmte Milch, sie enthält je nach dem Grad der Zentrifugenentrahmung 0.02-0.06% Fett, 3.4% Eiweiß u. 4.8% Kohlenhydrate. **Anw.:** in Säuglingsernährung* ev. bei Fettintoleranzreaktionen, jedoch nie zur Gewichtsreduktion im Säuglingsalter. **Buttermilch:** die bei der Verbutterung nach Abscheidung der Butter zurückbleibende Flüss. (Milchplasma); sie enthält noch 0.28-0.74% Fett, dient zur Säuglingsernährung (auch getrocknet als Buttermilchpulver) u. wird ferner bei Verdauungsbeschwerden sowie als Erfrischungsgetränk verwendet. **Sauermilch:** gew. aus Vollmilch durch Gerinnung, Spontansäuerung od. durch Zusatz von Milchsäurebakterien. **Sauermilch f. Säuglingsnahrung:** 5 mL 10%ige Milchsäurelösung auf 100 mL M.; bessere Verdaulichkeit, aber Gefahr einer Azidose. **Molke:** Serum Lactis, Milchserum; ist die von geronnener Milch (Käse) abgepreßte Flüss. Die Abscheidung des Caseins* u. Fettes erfolgt mittels Lab* od. Säure. Die Molken werden bisweilen mit Arzneistoffen, Kräutersäften od. Mineralwässern versetzt. Die M. der einzelnen Tierarten weist beträchtliche Verschiedenheiten in d. Zstzg. auf. **Frauenmilch** (Lac mulierum) ist ärmer an Eiweiß, Calcium u. Phosphat, aber reicher an Lactose als Kuhmilch u. unterscheidet sich von dieser durch anderen Bakteriengehalt; s. Muttermilch. **Adaptierte Milch:** Flüssige od. pulverförmige Fertignahrung f. Säuglinge, die der Muttermilch möglichst angeglichen ist. Beispielsweise wird der Gehalt von Casein u. Mineralien erniedrigt u. der der Kohlenhydrate erhöht; s.a. Säuglingsernährung, Adaptierte Milch. **Ziegenmilch:** Anw. in Fällen von Kuhmilchallergien; enthält mehr Kalium- u. Chlorid-Ionen sowie ungesättigte Fettsäuren, jedoch weniger Vit. D, Eisen u. Folsäure (s. Ziegenmilchanämie); sollte vor Gebrauch abgekocht werden (Gefahr von Brucellosen).

**Milchaflatoxin:** s. Aflatoxin-Verordnung.

**Milchdrüsen, Getrocknete:** Mammae siccatae, s. Organtherapeutika.

**Milchgärung, Milchgerinnung:** enzymat. Abbau der Lactose in Milch zu Milchsäure durch Milchsäurebakterien (Lactobacillus*). Die Milchsäure bewirkt die Säuregerinnung der Milch durch Fällung des Caseins, weil die Milchsäure dem Casein* Calcium entzieht; s.a. Milchsäure, Gärung.

**Milchhemmendes Mittel:** Lactafugum.

**Milchkügelchen:** kugelige Fettpartikel im Milchplasma, die Buttersäure enthalten. Die äußere Schicht besteht aus Proteinen, Enzymen u. Phospholipiden.

**Milchröhren:** *bot.* Milchsaftröhren; Milchsaft* enthaltende Idioblasten (Gefäße). **1.** Ungegliederte M.: Entstehen jeweils aus einzelnen embryonalen Zellen, die in der wachsenden Pfl. auswachsen, sich verzweigen, aber nie miteinander verschmelzen; sind z.B. charakteristisch f. Moraceae, Apocynaceae, Asclepiadaceae, Euphorbiaceae etc. **2.** Gegliederte M.: Entstehen aus reihenförmig angeordneten, einzelnen Zellen durch sekundäre Auflösung der Zellwände (Zellfusionen) u. bilden auch oft ein zusammenhängendes Netzwerk anastomisiernder (miteinander verbundener) Milchsaftröhren (Milchgefäße); charakterist. f. Papaveraceae, Campanulaceae, Lobeliaceae, Cichoriaceae (z.B. Taraxacum), Euphorbiaceae (Hevea) u. Caricaceae.

**Milchsäure:** Acidum lacticum Ph.Eur.3, α-Hydroxypropionsäure, Ethylidenmilchsäure, Tonsillosan®; CAS-Nr. 50-21-5; $C_3H_6O_3$, $M_r$ 90.08. D.

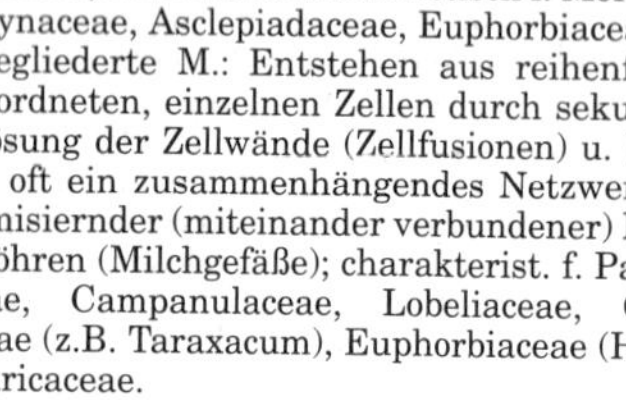

L(+)-Milchsäure D(-)-Milchsäure

Milchsäure

1.206-1.216. M. enthält ein asymmetr. C-Atom u. kommt in 2 opt. aktiven Formen, L(+)-M. (Rechts-, Fleisch-, od. Para-M., Acidum sarcolacticum; physiol. Form der M. mit S-Konfiguration) u. D-(-)-M. (Links-M.; rel. selten, R-Konfiguration) sowie als racem. DL-M. (RS-M., Gärungs-, Ethyliden-M.) vor. Die M. des Handels (Gärungsmilchsäure, in verschiedenen Prozentgehalten) ist meist eine Lsg. von (RS)-2-Hydroxypropionsäure, ihrer Kondensationsprodukte (Estoliden*, wie Lactylmilchsäure u. Polymilchsäuren) in Wasser (Gleichgewicht abhängig von Konzentration u. Temp.). Klare, farblose bis schwach gelbl., sirupdicke, ätzende, fast geruchlose, hygr. Flüss.; mischbar mit Wasser, Ethanol 90%, Ether, wenig lösl. in Chloroform. p$K_s$ 3.86. Die Salze der M. heißen Lactate. **Vork.:** in den sauer gewordenen zucker- u. stärkehaltigen Flüss., wie saurer Milch (M. wurde 1780 von Scheele aus saurer Milch isoliert), Sauerkraut, sauren Gurken usw., auch im Magen- u. Darminhalt, in Muskeln u. Gehirn. Gew. durch Vergärung von Glucose, Saccharose od. Maltose (nicht Lactose) mit Hilfe von Lactobacillus delbruecki (Vergärung von Lactose, s. Milchgärung). **Anw.** med.: zur Herst. v. Sauermilch f. Säuglingsnahrung (5 $cm^3$ 10%ige Milchsäurelsg. auf 100 mL Milch); äuß. als Ätzmittel bei tuberkulosen Geschwüren; zu Mundwässern, Scheidenspüllösungen u. Limonaden; techn.: in d. Färberei u. Gerberei.

**HOM:** *Acidum lacticum (HAB1.5):* eine racem. Milchsäure des Handels, bei der gelegentlich das (S)-Isomer überwiegen kann; verord. z.B. b. rheumatisch-gichtigen Erkrankungen, Diabetes.

**Milchsäurebakterium:** s. Lactobacillus Beijerinck.

**Milchsäuregärung:** s. Gärung.

**Milchsaft:** *bot.* Latex; pflanzliche Exkrete (Sekrete). Wäßrige Emulsion bzw. Suspension, die Kautschuk, Guttapercha, Alkaloide, unlösl. Fette u.a. suspendiert enthält u. an der Luft gerinnt; in einzelnen Milchsaftzellen* od. Milchröhren*.

**Milchsaftröhren:** s. Milchröhren.

**Milchsaftzellen:** Milchsaft-führende Idioblasten, z.B. bei Convolvulaceae (Jalapa).

**Milchserum:** Serum Lactis, s. Lac.

**Milchtreibendes Mittel:** s. Laktagogum.

**Milchzucker:** Saccharum Lactis, s. Lactose.

**Miliar:** (*lat.* milium Hirsekorn) Hirsekorngroß, Miliartuberkeln; hirsekorngroße Tuberkeln. **Miliartuberkulose:** Überschwemmung des ganzen Körpers mit Miliartuberkeln, früher fast immer tödlich, heute durch Streptomycin u.a. z. T. einschränkbar.

**Milid®:** s. Proglumid.

**Millefolii Herba, M. Flos, Millefolium:** s. Achillea millefolium.

**Milli:** gesetzlicher Vorsatz f. das $10^{-3}$-fache einer Einheit; Vorsatzzeichen: m.

**Milliäquivalent:** Millival; s. Val.

**Millibar:** 1 mbar = $10^{-3}$ Bar* (bar) = 1 Hektopascal (hPa).

**Millicurie:** 1 mCi = $10^{-3}$ Curie (Ci), s. Radium.

**Milligramm:** 1 mg = $10^{-3}$ Gramm (g) = 1/1000 g.

**Milliliter:** 1 mL = $10^{-3}$ Liter (L) = 1 $cm^3$.

**Millimeter-Quecksilbersäule:** mmHg, s. Druck.

**Millimikron:** mμ, alte Bez. f. Nanometer* (nm, $10^{-9}$m).

**Millival:** s. Val.

**Millon-Reagenz:** Quecksilbernitrat-Lösung; Ph.Eur.3: 3 mL Quecksilber werden in 27 mL rauchender Salpetersäure gelöst u. die Lsg. vorsichtig unter Kühlung mit dem gleichen Volumen Wasser verdünnt. Verw.: z.B. zum Nachw. von Konservierungsmitteln (Salicylsäure, p-Hydroxybenzoesäure u. Estern) in Zuckersirup; zur Identitätsprüfung von Tubocurarinchlorid*, zum Nachw. u. zur kolorimetrischen Bestimmung von Aminosäuren u. Proteinen.

**Milokorn:** Andropogon sorghum*.

**Milrinon** INN: 1,6-Dihydro-2-methyl-6-oxo-(3,4'-bipyridin)-5-carbonitril, Primacor®; CAS-Nr.

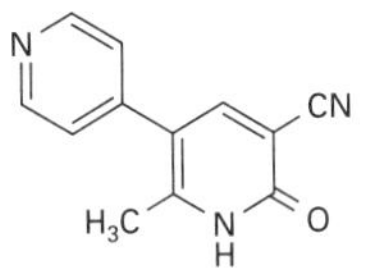

Milrinon

78415-72-2; $C_{12}H_9N_3O$, $M_r$ 211.2. Schmp. über 300°C unter Zers. **Wirk.** u. **Anw.:** Herztherapeutikum zur Behandlung von Herzinsuffizienz mit positiv inotroper* u. vasodilatierender Wirk.; Hemmer von Phosphodiesterasen*. **Nebenw.:** Tachykardien, Übelkeit, Erbrechen.

**Miltaun®:** s. Meprobamat.

**Miltefosin** INN: 2-{[(Hexadecyloxy)hydroxyphosphinyl]oxy}-N,N,N-trimethylethanammonium (inneres Salz), Hexadecylphosphocholin,

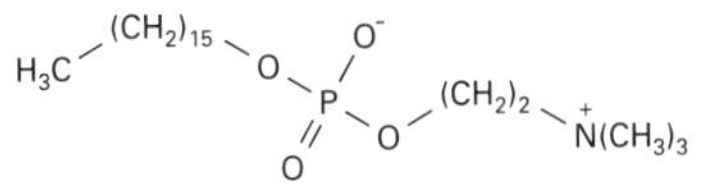

Miltefosin

Miltex®; CAS-Nr. 58066-85-6; $C_{21}H_{46}NO_4P$, $M_r$ 407.58. p$K_s$ über 11.7. **Wirk.:** zytostatisch u. zytotoxisch, vermutl. durch Hemmung membranständiger Enzyme wie Proteinkinase C. **Anw.:** Zytostatikum zur Behandlung maligner Hautveränderungen bei Brustkrebs, sofern eine Operation, Bestrahlung, Chemo- od. Hormontherapie keinen Erfolg zeigt. **Nebenw.:** Hautreizungen, schmerzhaftes Brennen bei Anw. im Bereich offener, nässender Tumorbezirke etc. Kontraind.: aussichtsreiche Operation od. Bestrahlung; glz. Bestrahlung; großknotige, tiefreichende Ansiedelungen mit glz. Befall der Haut, Schwangerschaft u. Stillzeit etc. **Übl. Dos.:** Topikal: 6%ige Lsg.; 1. Behandlungswoche 1mal/d später 2mal/d 1 bis 2 Tr. pro 10 $cm^2$ befallenen Hautbereich (1 Tr. entspr. 1.5 mg M.); MTD 300 mg.

**Miltex®:** s. Miltefosin.

**Milz:** Lien, s. Organtherapeutika.

**Milzbrand:** Anthrax; auf den Menschen übertragbare Infektionskrankheit. Beim Menschen wird unterschieden zwischen Hautmilzbrand, Lungenmilzbrand, Darmmilzbrand. Erreger: Bacillus* anthracis; Erregerreservoir: Rind, Schaf, Schwein, Pferd. Prophylaxe: Impfung der Tiere, s. Milzbrandsporen-Lebendimpfstoff f. Tiere.

**Milzbrandsporen-Lebend-Impfstoff für Tiere:** Vaccinum anthracis vivum ad usum veterinarium Ph.Eur.3, Vaccina viva anthracis sporula ad usum veterinarium; Suspension vermehrungsfähiger Sporen eines attenuierten, nicht kapselbildenden Stammes von *Bacillus anthracis*. Der Impfstoff kann flüssig od. gefriergetrocknet sein. Kombinationsimpfstoffe mit Rauschbrand u. Pararauschbrand sind im Handel.

**Mimetikum(a):** Wirkstoff, der die erregende Wirkung eines (körpereigenen) Stoffes nachahmt, wie die Wirkung von Neurotransmittern* an den entsprechenden Rezeptoren; z.B. Parasympathomimetikum*, Sympathomimetikum*.

**Mimetisch:** bewegend, erregend.

**Mimosaceae:** Mimosengewächse, Od. Fabales (Leguminosen*, Hülsenfrüchtler); ca. 2000 Arten. Es sind tropische u. subtropische Holzpflanzen u. Kräuter. Die Blätter sind wechselständig, doppelt u. paarig gefiedert. Die Blüten sind radiär, 4zählig, die Kronblätter frei, Staubblätter meistens zahlreich vorhanden, mit langen, auffällig gefärbten Filamenten, der Fruchtknoten ist einblättrig, oberständig; die Frucht eine vielsamige Hülse. **Chem. Merkmale:** Gerbstoffe. Bei Verletzung bilden sich Gummen (s. z.B. Gummi arabicum). Wichtige Gattung s. z.B. Acacia.

**Mimusops globosa** Gaertn.: (M. balata Cruez) Fam. Sapotaceae (Antillen, Bahamainseln, nördl. Südamerika). Liefert **Balata** (Vereo): Ersatz f. Guttapercha*, besteht aus Poly-2-methylbutadien, ähnl. dem Kautschuk, aber härter u. zäher; vulkanisierbar. **Anw.:** zu Zahnkitten, Pflastern etc.

**Mineralfette:** kaum gebräuchliche Bez. f. fettähnliche Stoffe, die aber nicht mit den eigentlichen Fetten* verwandt sind. M. sind Gemische höherer Kohlenwasserstoffe von fester od. halbfester Konsistenz, sind unverseifbar u. können nicht ranzig werden; z.B. Vaseline*, Paraffin*.

**Mineralhefe:** künstl. gezüchtete Hefe, die dadurch hergestellt wird, daß zuckerhaltige Abfallprodukte (Melasse) unter Zusatz von Mineralsalzen (Ammoniumsulfat) mit Oberhefe vergoren werden, vgl. Faex, Torula-Hefe.

**Mineralkermes:** Stibium sulfuratum rubrum, ein Gem. von rotem Antimon(V)-sulfid mit saurem Natriumpyroantimonat.

**Mineralocorticoide:** s. Hormone (Nebennierenrinde).

**Mineralsäuren:** anorganische Säuren* (Tab.).

**Mineralstoffe:** im weitesten Sinne alle auf natürlichem Wege in der Erdkruste entstandenen anorganischen Stoffe; viele M. sind f. lebende Organismen unentbehrlich (essentielle Minerale) u. müssen von Organismen in größeren Mengen (s. Makroelemente) od. nur in sehr kleinen Mengen (s. Spurenelemente) aufgenommen werden. Sie werden als Salze zugeführt, als Kationen od. Anionen resorbiert u. größtenteils durch natürliche Ausscheidung (Kot, Harn, Schweiß) od. bei vielen Pflanzen durch den herbstlichen Blattabfall wieder abgegeben.

**Mineralstoffpräparate:** mineralstoffhaltige Arzneimittel, die (essentielle) u. Spurenelemente* u. Makroelemente* in Form von Mineralstoffen enthalten u. v.a. zur Ther. u. Prophylaxe von Störungen des Haushaltes lebensnotwendiger Mineralstoffe dienen. Ferner zählen auch Lithium- (s. Antidepressiva) u. Goldsalze (s. Antirheumatika) dazu. Die Wirksamkeit von Mineralstoffpräparaten allein zur Leistungssteigerung od. als Geriatrikum ist zweifelhaft.

**Mineralturpeth:** s. Quecksilber(II)-sulfat, basisches.

**Mineralwässer:** s. Aquae minerales.

**minim:** Angabe über das Volumen des Inhalts von Weichgelatinekapseln. 1 minim = 0.06 cm³.

**Minims®:** einzeldosierte, sterile Augentropfen. In Blister* eingeschweißte Polypropylenbehälter mit Aufsteck-Verschlußhütchen.

**Minipille:** Kontrazeptivum; z.B.: Mikronovum®; wird täglich ohne Einnahmepause eingenommen. Enthält kleinste Dosen eines Gestagens. Ovulation wird nicht gehemmt. Gestagene wirken über Veränderung des Zervixschleims, der eine Aszension der Spermien nicht zuläßt. **Anw.:** bei Östrogenunverträglichkeit. Nachteil: geringe kontrazeptive Sicherheit.

**Minipress®:** s. Prazosin.

**Miniprostin $E_2$®:** s. Dinoproston.

**Miniprostin $F_{2\alpha}$®:** s. Dinoprost.

**Minirin®:** s. Desmopressin.

**Minium:** Mennige, Plumbum oxydatum rubrum, s. Mennige.

**Minocyclin** INN: 4β,7-Bis(dimethylamino)-1,4,4a,5,5a,6,11,12a-octahydro-3,10.12,12a-tetrahy-

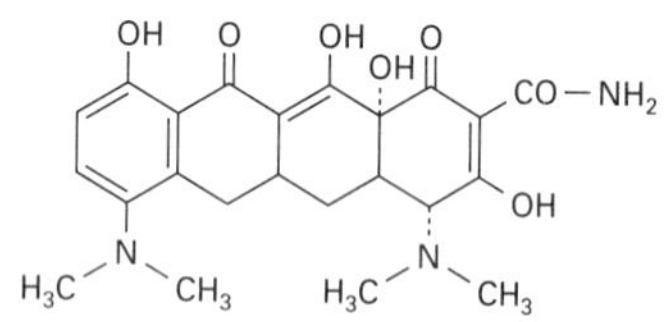


Minocyclin

droxy-1,11-dioxo-2-naphthacencarboxamid, Klinomycin®; CAS-Nr. 10118-90-8; $C_{23}H_{27}N_3O_7$, $M_r$ 457.49. $[\alpha]_D^{25°C}$ -166° (c = 0.524 in Wasser). **Wirk.** u. **Anw.:** halbsynthetisches Langzeit-Tetracyclin-Antibiotikum mit hoher Resorptionsrate; bakteriostatisch wirksam gegen ein breites Spektrum von grampositiven u. gramnegativen Erregern; s.a. Antibiotika (Tab.). Kumulationsgefahr bei Niereninsuffizienz; Elimination z.T. über die Galle in den Darm; indiziert bei Infektionen durch gramnegative Stäbchen, Mischinfektionen der oberen Luftwege u. des Gastrointestinaltraktes. HWZ 17 bis 18 h. **Übl. Dos.:** Oral: Initialdos.: 0.2 g, dann 0.1 g/12 h.

**Minocyclinhydrochlorid:** Minocyclini hydrochloridum Ph.Eur.3; $C_{23}H_{28}ClN_3O_7$, $M_r$ 493.9. Gelbes, krist., hygr. Pulver. Lösl. in Wasser, schwer lösl. in Ethanol. Bildet auch Dihydrat.

**Minor tranquilizer:** Ataraktika, s. Psychopharmaka.

**Minoxidil** INN: Minoxidilum Ph.Eur.3, 6-Amino-1,2-dihydro-1-hydroxy-2-imino-4-piperidinopyrimidin, 2,4-Diamino-6-piperidinopyrimidin

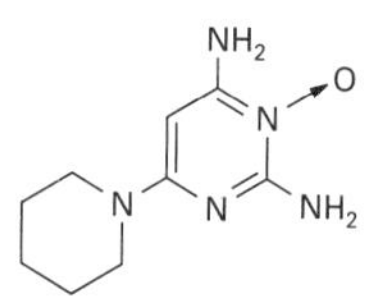


Minoxidil

3-oxid, 6-Piperidino-2,4-pyrimidindiamin-3-oxid, Lonolox®, Regaine®, Moxiral®; CAS-Nr. 38304-91-5; $C_9H_{15}N_5O$, $M_r$ 153.22. Schmp. 275-285°C; polymorph. Weißes, krist. Pulver. Schwer lösl. in

Wasser, lösl. in Methanol. **Anw.:** Antihypertonikum; nur in Kombination mit Diuretika u. Betarezeptorenblockern stark vasodilatorisch; bei therapieresistenter schwerer Hypertonie. *Äußerl.* (2%ige Lsg.). auch bei androgenetischer Alopezie (erbl. bedingter Haarausfall), als Haarwuchsmittel. **Nebenw.:** EKG-Veränderungen, Ödembildungen, Hypertrichose (vermehrter Haarwuchs). HWZ 4 h. **Übl. Dos.:** 1mal/d 0.005 g.

**Minprog®:** s. Alprostadil.

**Mintacol®:** E 600, s. Paraoxon.

**Minutim concisus:** s. Concisus(a, um).

**Minusgläser:** Zerstreuungsgläser, Konkavgläser.

**Minzöl:** s. Mentha arvensis var. piperascens.

**Minzolum®:** s. Tiabendazol.

**Miosis:** (gr.) abnorme Verengung der Pupille.

**Miotikum(a):** pupillenverengendes Mittel (Kontraktion des Sphincter pupillae), z.B. Dapiprazol* (bei arzneimittelbedingter Pupillenerweiterung); dienen v.a. zur Behandlung des Glaukoms*; s. Antiglaukomatosum(a).

**MIR:** Mittleres Infrarot*.

**Miracle Fruit:** s. Synsepalum dulciferum.

**Miraculin:** s. Synsepalum dulciferum.

**Mirapront®:** s. Norpseudoephedrin.

**Mirbanöl, Mirbanessenz:** s. Nitrobenzol.

**Mirfudorm®:** s. Carbromal.

**Mirtazapin** INN: (±)-1,2,3,4,10,14b-Hexahydro-2-methylpyrazino[2,1-a]pyrido[2,3-c][2]-benzazepin, Remergil®; CAS-Nr. 61337-67-5;

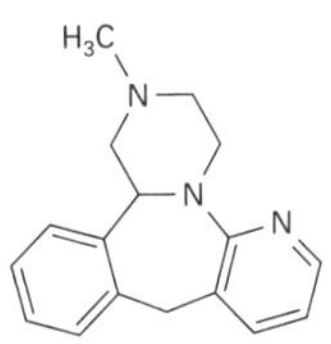

Mirtazapin

$C_{17}H_{19}N_3$, $M_r$ 265.36. **Wirk.** u. **Anw.:** Antidepressivum (s. Psychopharmaka), das aufgrund seiner Piperazinoazepinstruktur mit anderen Antidepressiva chem. nicht verwandt ist; wirkt noradrenerg (blockiert zentrale $\alpha_2$-Adrenozeptor, wodurch mehr Noradrenalin freigesetzt wird) u. spezif. serotonerg (Noradrenalin aktiviert über $\alpha_1$-Rezeptoren die Freisetzung von Serotonin). Ferner blockiert M. die 5-$HT_2$- u. 5-$HT_3$-Rezeptoren, die v.a. für unerwünschte Serotoninwirkung verantwortl. sind. Durch beide Effekte wirkt M. antidepressiv u. anxiolytisch. Durch antagonist. Wirkung an Histamin-$H_1$-Rezeptoren wirkt M. sedierend. **Nebenw.:** Müdigkeit, verstärkter Appetit, Hypotonie, Manie etc. Kontraind.: glz. Verabreichung von MAO-Hemmern bzw. innerhalb von 14 d nach Gabe von MAO-Hemmern, Schwangerschaft u. Stillzeit; Anw. bei Jugendl. unter 18 Jahren. Wechselw.: Lithiumsalze, Verstärkung von Alkohol- u. Benzodiazepinwirkung. HWZ 20 bis 40 h. **Übl. Dos.:** Oral: 15 mg als Tagesdosis zu Therapiebeginn; dann Einnahme als ED zu 30 mg vor dem Schlafengehen; MTD 45 mg.

**Miscella:** der nach der Extraktion einer Droge mit einem Extraktionsmittel (Menstruum) erhaltene u. vom Drogenrückstand befreite Auszug. Eine M. kann die endgültige Arzneiform (z.B. als Fluidextrakt) darstellen, wird aber meistens (z.B. durch Einengen, Sprühtrocknen etc.) weiterverarbeitet.

**Mischbettaustauscher:** s. Ionenaustauscher.

**Mischen:** bezweckt die möglichst gleichmäßige Verteilung von 2 od. mehreren zerkleinerten Stoffen (s.a. Zufallsmischung, Gleichmäßige). Die Mischgüte ist abhängig von Mischzeit, Korngröße, -form, -größenverteilung, Fließverhalten, Feuchtegehalt, Dichte u. Konzentration der Mischkomponenten u.a. Mischungs- u. Entmischungsvorgänge können unter bestimmten Umständen miteinander konkurrieren.

**Mischgranulattabletten:** Herst. durch Verpressen einer Mischung aus unbehandelten (Initialdosis) u. mit Fetten umhüllten bzw. mit Lacken überzogenen (Erhaltungsdosis) Arzneistoffgranulaten; eignen sich f. die gesteuerte Wirkstofffreisetzung; s.a. Compressi.

**Mischinfektion:** gleichzeitige ursächliche Beteiligung von mehreren Keimarten an einem Infekt.

**Mischkristalle:** Feste Lösungen (*engl.* solid solutions, mixed crystals). **1. Substitutionsmischkristalle:** liegen vor, wenn ein Gitterplatz in einem Kristallgitter statist. von unterschiedlichen Kristallbausteinen (Atome, Ionen, Moleküle) besetzt wird. So sind in Silber-Gold-M. $Ag_xAu_{1-x}$ die Metallgitterplätze regellos von Gold- u. Silber-Ionen besetzt, wobei x alle Werte zwischen Null u. Eins haben kann *(lückenlose Mischkristallreihe)*. **2. Einlagerungsmischkristalle:** liegen vor, wenn Zwischengitterplätze von kleineren Atomen od. Atomgruppen besetzt werden. Beispielsweise entstehen bei Einlagerung von kleinen Nichtmetallen (z.B. Bor, Kohlenstoff, Stickstoff) in Metallen sehr harte, spröde, hochschmelzende Boride, Carbide u. Nitride. Ein bekanntes Beispiel ist Wolframcarbid („Widia", von „hart wie Diamant").

**Mischkultur:** Isolierung von mehreren Bakterienarten aus einem Untersuchungsmaterial aus einem Infekt, an dem mehrere Erreger gleichzeitig beteiligt sind.

**Mischsäure:** Nitriersäure, Salpeterschwefelsäure, Gem. aus rauchender Salpetersäure u. rauchender Schwefelsäure zum Nitrieren org. Verbindungen. **Anw.:** in der Sprengstoff- u. Farbindustrie.

**Mischungsregeln:** Rechenschema(ta) zur Ermittlung der Konz. einer Lösung, die durch Verdünnen konz. Lsg. mit Lsgm. od. durch Mischen von Lösungen bekannter Konz. erhalten wird. Die **Mischungsgleichung**

$$\frac{y}{x} = \frac{a-c}{c-b}$$

ermöglicht die Berechnung der Konz. c einer Lsg., die durch Mischen von x Teilen der Lsg. einer Substanz der Konz. a mit y Teilen der Lsg. einer Substanz der Konz. b entsteht. Das

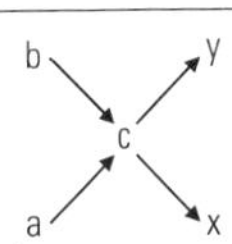

Mischungsregeln: Mischungskreuz

**Mischungskreuz** (Andreaskreuz) läßt zusätzlich die Berechnung der Zugabe an Lösungsmittel zur Verdünnung einer konzentrierten Lsg. zu.

**Mischverbandwatte:** s. Lanugo gossypii et cellulosi absorbens.
**Mischzylinder:** Glaszylinder mit verengtem Hals, mL-Einteilung u. eingeschliffenem Stöpsel zum Mischen von Flüssigkeiten.
**Miserere:** Koterbrechen bei Darmverschluß, s. Ileus.
**Misoprostol** INN: (±)-Methyl(13E)-11α,16-dihydroxy-16-methyl-9-oxo-13-prostenat, Cyto-

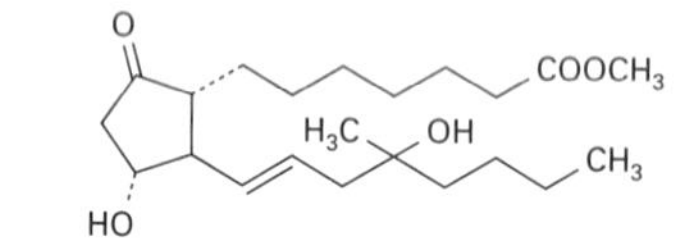
Misoprostol

tec®; CAS-Nr. 59122-46-2; $C_{22}H_{38}O_5$, $M_r$ 382. Synthetisches Prostaglandin, vergleichbar mit Prostaglandin $E_1$. **Wirk.** u. **Anw.:** Antiulkusmittel; hemmt die Salzsäureproduktion. **Nebenw.:** Durchfälle, Übelkeit, Spasmen; Kontraind.: Schwangerschaft (wegen der abortiven Wirkungen), Stillzeit.
**Mispel:** (Fam. Rosaceae) **Mespilus germanica** L.: Deutsche Mispel; die Blätter enthalten Melavosid (Mevalonsäureglucosid). **Eriobothrya japonica** (Thub.) Lindl.: Japanische Mispel, Kernobstbäumchen; die Früchte sind reich an Carotinoiden, die Samen enthalten Amygdalin od. verwandte Blausäureglykoside. Auch die Früchte von *Crataegus laevigata** (C. oxyacantha) werden volkst. bisweilen als Mispeln bezeichnet.
**Mißpickel:** Arsenkies, s. Arsen.
**Mistabronco®:** s. Mesna.
**Mistel:** Viscum album*.
**Mitella:** Tragetuch f. den Vorderarm; um den Hals geschlungenes Dreiecktuch.
**Mitesser:** Komedonen.
**Mithramycin:** Plicamycin INN, Mitramycin, Aureolsäure, Mithramycin „Pfizer"; Antibiotikum aus Kulturen von Streptomyces tanashiensis, Streptomyces argillaceus od. Streptomyces plicatus; CAS-Nr. 18378-89-7; $C_{52}H_{76}O_{24}$, $M_r$ 1085.18. Schmp. 180-183°C. $[\alpha]_D^{20°C}$ -51° (c = 0.4 in Ethanol). Lösl. in niederen Alkoholen, Aceton, Ethylacetat, Wasser; mäßig lösl. in Chloroform; schwer lösl. in Ether, Benzol. **Anw.:** Zytostatikum; zur Behandlung von Hodentumoren, Hypercalcämie u. Hypercalcurie in Verbindung mit fortgeschrittenen Malignomen. **Übl. Dos.:** i.v., individuell bis zu 0.03 mg/kg KG.
**Mithridaticum:** s. Theriak; Mithridatismus, erworbene Giftfestigkeit.
**Mitigal®:** s. Mesulfen.
**Mitigatus(a, um):** gemildert, z.B. Lapis m., Höllenstein mit Salpeter zusammengeschmolzen.
**Mitis:** mild.
**Mitobronitol** INN: 1,6-Dibrom-1,6-didesoxy-D-mannit, Myelobromol®; CAS-Nr. 488-41-5; $C_6H_{12}Br_2O_4$, $M_r$ 308.0. Schmp. 176-178°C. **Anw.:** Zytostatikum bei chron.-myelomischer Leukämie.
**Mitochondrien:** von einer Doppelmembran umhüllte Organellen eukaryontischer Zellen, welche die Enzyme des Tricarbonsäurezyklus, der Atmungskette*, der oxidativen Phosphorylierung u. des Fettabbaus enthalten; Hauptsyntheseort f. ATP. Die innere Membran der M. ist zur Oberflächenvergrößerung kammähnlich (Crista-Typ) od. röhrenförmig (Tubulus-Typ). Je größer der Energiebedarf einer Zelle ist, umso mehr Cristae od. Tubuli sind enthalten.

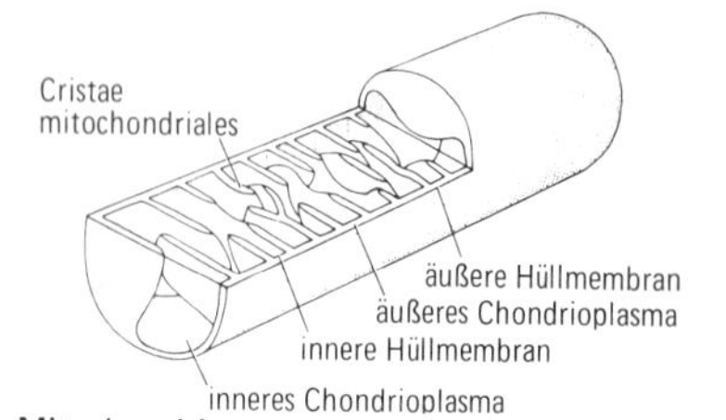

Mitochondrien [144]

**Mitogene:** exogene Substanzen, die Zellteilung induzieren; vgl. Karzinogene.
**Mitomycin** INN: eine Gruppe von antineoplastisch wirkenden Antibiotika aus Streptomyces caespitosus (griseovinacaseus). *Mitomycin A:*

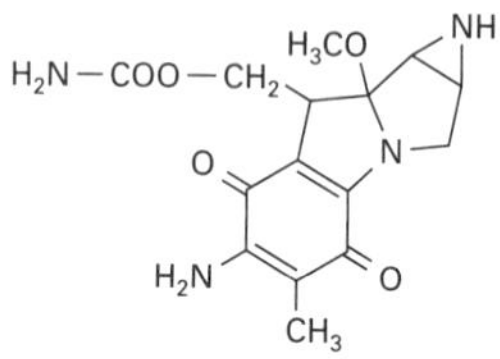
Mitomycin

$C_{16}H_{19}N_3O_6$; Zers. 159 bis 161°C. *Mitomycin B:* $C_{16}H_{19}N_3O_6$; Zers. 182 bis 184°C. *Mitomycin C:* 7-Amino-9α-methoxymitosan, 6-Amino-1,1a,2,8,8a,8b-hexahydro-8-hydroxy-methyl-8a-methoxy-5-methylazirino[2',3':3,4]-pyrrolo[1,2-a]indol-4,7-dion-carbamat; CAS-Nr. 50-07-7; $C_{15}H_{18}N_4O_5$, $M_r$ 334.3. **Anw.:** Zytostatikum, Alkylans, unterdrückt auch die Nucleinsäuresynthese. **Nebenw.:** v.a. Knochenmarksdepression, Leukopenie u. Thrombozytopenie, Nierenschäden. HWZ 0.5 bis 1.2 h.
**Mitopodozid** INN: N'-Ethyl-podophyllohydrazid, Podophyllinsäure-2-ethylhydrazid; CAS-Nr. 1508-45-8; $C_{24}H_{30}N_2O_8$, $M_r$ 474.50. Partialsynthetisches Derivat von Podophyllotoxin (s. Podophyllin), Mitosegift. **Anw.:** Antineoplastikum, bei inoperablen u. ausgestrahlten Primärtumoren u. Metastasen; Rezidivprophylaxe bei Radikaloperation. Blutbildkontrolle notwendig! **Übl. Dos.:** Parenteral: i.v. 0.2 g in 10-20 mL Verdünnungslösung innerhalb 10 min; Infusion i.v. 0.5 g in 150 mL Infusionslösung innerhalb 1-2 h. Intrapleural, intraperitonial: 0.2 g in 20-50 mL isotonischer Kochsalzlösung unter Zusatz eines Lokalanästhetikums. Topikal: Umschlag 3%. (Nicht mehr im Handel; vgl. Teniposid).
**Mitose:** mitotische Teilung, indirekte Kernteilung, Äquatorialteilung; identische Reduplikation des genetischen Materials u. Verteilung je eines vollständigen Chromosomensatzes auf die Tochterzellen. Die M. umfaßt damit 3 normalerweise miteinander verknüpfte **Vorgänge: 1.** die **identische DNS-Replikation**, die als Längsspaltung u. Verdoppelung der Chromosomen sichtbar wird; **2.** die **Karyokinese**, das ist die regelmäßige

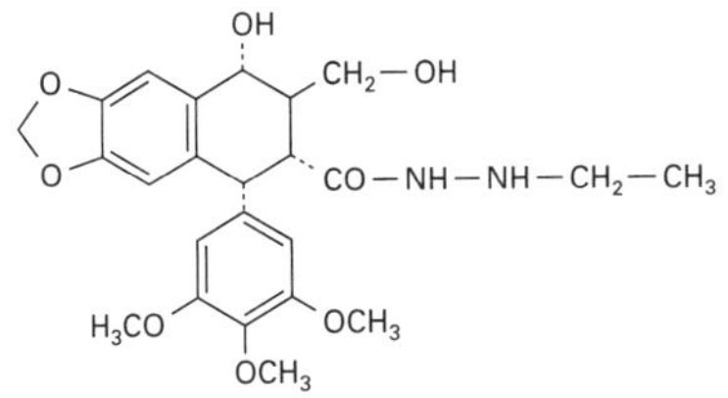


Mitopodozid

Verteilung der Tochterchromosomen auf die neuen Tochterkerne; **3.** die **Zytokinese**, also die Zuordnung eines Zytoplasmabereiches zu jedem Kern durch Zellteilung od. Furchung. Gewöhnlich wird die M. in 4 Phasen aufgeteilt: **1. Prophase** (Auflösung der Kernmembran, Längsspaltung der Chromosomen wird sichtbar); **2. Metaphase** (Anordnung der Chromosomen in der Äquatorialebene); **3. Anaphase** (Trennung der Chromosomenhälften durch den aus den Spindelfasern* bestehenden Spindelapparat); **4. Telophase** (erneute Längsspaltung der Chromosomen u. Ausbildung der Kernmembran um die Tochterkerne, Übergang zur Interphase*).

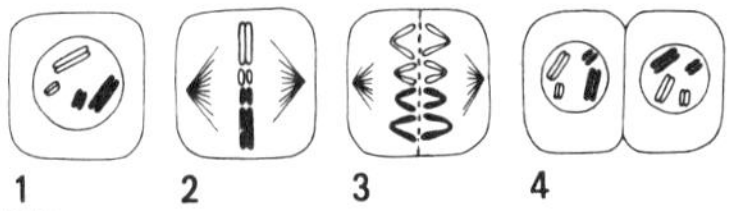


Mitose:
1: Prophase; 2: Metaphase; 3: Anaphase;
4: Telophase [90]

**Mitosegifte:** Stoffe, die auf Mitose od. Ruhekern unter meist irreversibler Schädigung der Teilung, des Spindelapparates od. der Chromosomen einwirken. Bei ihrer Anw. (Krebstherapie) als Mitoseblocker od. -hemmer (Antimitotika) unterscheidet man Zellteilungsgifte (z.B. Coffein, p-Dichlorbenzol), Spindelgifte (z.B. Colchicin, Podophyllotoxinderivate, Taxol, Vinca-Alkaloide), Chromosomengifte (z.B. Trypaflavin), vgl. Polyploidie.

**Mitoxantron** INN: 1,4-Dihydroxy-5,8-bis[2-(2-hydroxyethylamino)ethylamino]anthrachinon,

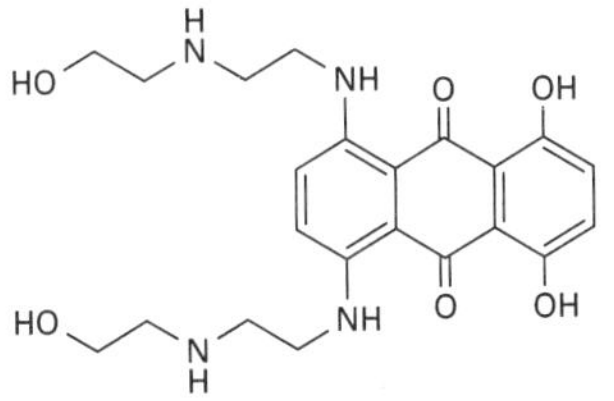


Mitoxantron

Novantron®; CAS-Nr. 65271-80-9; $C_{22}H_{28}N_4O_6$, $M_r$ 444.1. Dihydrochlorid: CAS-Nr. 70476-82-3. **Anw.:** Zytostatikum (Mammakarzinom). **Nebenw.:** Knochenmarkdepressionen, Haarausfall; Kontraind.: Schwangerschaft.

**Mitral:** mitralis (*lat.* mitra Bischofsmütze), die Mitralklappe (die zwischen linkem Vorhof u. linker Kammer liegende zweizipfelige Herzklappe) betreffend. Mitralinsuffizienz: Schlußunfähigkeit der Mitralklappe während der Systole; Mitralstenose: Verengung der Mitralklappenöffnung.

**Mitramycin:** s. Mithramycin.

**Mitscherlich-Körper:** *bot.* eigenartig gekrümmte Haare auf dem Silberhäutchen (Endosperm-Rest) im Samen von Theobroma cacao*.

**Mittellamelle:** die bei Pflanzen nach der Zellteilung* aus der Zellplatte entstehende Primordialwand (s. Primordium) aus pektinösen Substanzen, auf die beidseitig eine Cellulosewand (Primärwand) aufgelagert wird, die von den Protoplasten beider Zellen gebildet wird. Somit ist schon die Wand der jungen Zelle dreischichtig, die allerdings wegen des einheitlichen Aussehens (im Lichtmikroskop) ebenfalls als M. (im weiteren Sinn) bezeichnet wird.

**Mittelwert:** s. Fehlerrechnung u. Normalverteilung.

**Mittlerer Wegerich:** s. Plantago media.

**Mivacron®:** s. Mivacurium.

**Mivacurium** INN: **Mivacuriumchlorid:** (R)-1,2,3,4-Tetrahydro-2-(3-hydroxypropyl)-6,7-dimethoxy-2-methyl-1-(3,4,5-trimethoxybenzyl)isochi-

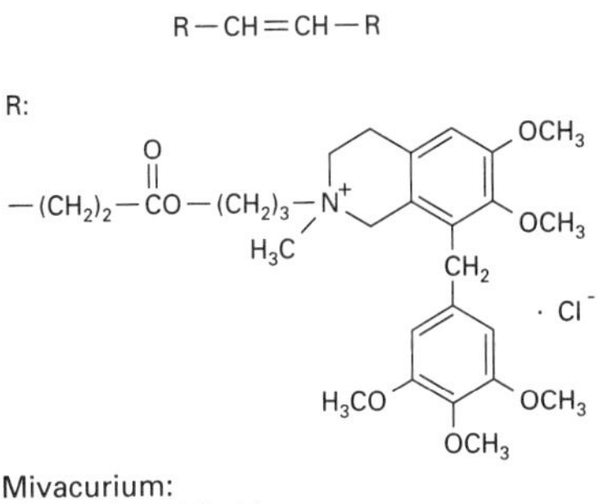


Mivacurium:
Mivacuriumchlorid

nolinumchlorid(E)-4-octendioat (2:1), Mivacron®; CAS-Nr.106861-44-3, $C_{58}H_{80}Cl_2N_2O_{14}$, $M_r$ 1100.18. **Wirk.** u. **Anw.:** kurzwirksames stabilisierendes Muskelrelaxans*. HWZ 1.7 bis 2.6 min. **Übl. Dos.:** Erwachsene unter Allgemeinnarkose 0.06 bis 0.09 mg/5-15 s; Dosisbereich für die initiale Bolusinjektion: 0.07-0.25 mg/kg KG. Die Dauer der neuromuskulären Blockade ist dosisabhängig.

**Mix-O-Vial®:** kombinierte Trocken- u. Lösungsmittelampullenflasche. Doppelkammerspritzampulle. s. Spritzampulle.

**Mixtura:** s. Mixturae.

**Mixtura agitanda:** Schüttelmixtur, s. Lotion(es), Suspensionen.

**Mixtura antirheumatica:** Antirheumatische Mixtur. Zstzg. nach NRF: 5 g Pomeranzentinktur, 10 g Natriumsalicylat u. 185 g Konserviertes Wasser. **Anw.:** Antiphlogistikum bei akutem Gelenksrheumatismus. **Übl. Dos.:** 4mal/d einen Eßlöffel. Einen Monat lang verwendbar.

**Mixtura dextrosi electrolyti:** Glucose-Elektrolyt-Mischung, Dextrosi-electrolyti mixtura. Herst. nach NRF: 7.5 g Kaliumchlorid, 14.5 g Natriumcitrat-Dihydrat, 17.5 g Natriumchlorid, 100 g wasserfreie Glucose f. Injektionszwecke. **Anw.:** Zur oralen Elektrolyt- u. Flüssigkeitszufuhr bei Dehydratationen infolge von Durchfallerkrankungen u. Erbrechen. **Übl. Dos.:** 27.9 g wird in 1.0 L Trinkwasser gelöst.

**Mixturae:** (Sing. Mixtura) Mixturen, Solutiones orales++, Orale Lösungen. Ph.Helv.7: Flüssige Arzneipräparate zur peroralen Verw. in Form von Lösungen, Emulsionen od. Suspensionen. Als Hilfsstoffe können sie z.B. Wasser od. andere f. orale Anwendung zugelassene Lösungsmittel, Stabilisatoren, antimikrobielle od. geschmacksverbessernde Substanzen enthalten. Sie werden volumenweise in der Größe von Löffelmaßen dosiert.

**Mixtura gummosa:** Gummimixtur. Zstzg. nach EB6: Je 75 T. Arab. Gummi u. Zucker, 850 T. Wasser.

**Mixtura laxans:** Abführende Mixtur. Zstzg. nach NRF: 25 T. Ethanol 96%, je 0.15 T. Anisöl u. Kümmelöl, 14 T. Sennesblättertrockenextrakt, 45.0 T. Glycerol, 15.7 T. Gereinigtes Wasser. **Anw.:** Laxans (keine Langzeitanwendung ohne ärztliche Verschreibung). **Übl. Dos.:** 2- bis 5 mL abends.

**Mixtura oleoso-balsamica:** Hoffmannscher Lebensbalsam. Zstzg. nach DAB6: Je 1 T. Lavendelöl, Nelkenöl, Zimtöl, Thymianöl, Zitronenöl, äther. Muskatöl, 4 T. Perubalsam, 240 T. Ethanol. Mehrere Tage unter Umschütteln stehen lassen u. dann filtrieren. **Anw.:** bei chronischen Katarrhen.

**Mixtura solvens:** Schleimlösende Mixtur. Zstzg. nach EB6: 25 T. gereinigt. Süßholzsaft, 25 T. Ammoniumchlorid, 950 T. Wasser. ÖAB90: 15 T. Süßholzfluidextrakt, 2 T. Ammoniumchlorid, 83 T. Gereinigt. Wasser. Ph.Helv.7: 7.5 T. Süßholzfluidextrakt, 2.5 T. Ammoniumchlorid, 90 T. Gereinigt. Wasser.

**Lakritzenhaltige Ammoniumchloridlösung** (NRF): 5.0 g Ammoniumchlorid, 5.0 g Eingestellter Süßholtrockenextrakt, konserviertes Wasser ad 200 g, od. anstelle dessen 0.16 g Methyl-4-hydroxybenzoat-Natrium, 0.06 g Propyl-4-hydroxybenzoat-Natrium, Gereinigtes Wasser ad 200 g. Ohne Konservierungsmittel stets frisch zu bereiten (ansonsten 1 Monat haltbar). **Anw.:** Expektorans. **Übl. Dos.:** alle 2 h ein Eßlöffel.

**Mixtura Stockesii:** Mixtura Stockii. Zstzg.: 1 T. Vitelli ovi (Eigelb), 30 T. Spir. e vino, 39 T. Sir. simplex, ad 150 T. Aqua destillata. **Anw.:** Stärkungsmittel.

**Mixtura sulfurica acida:** Hallersches Sauer (nach Albrecht v. Haller, Arzt u. Naturforscher 1708-1777, Göttingen u. Bern). Nach EB6 eine Mischg. v. 1 T. Acidum sulfuricum (ca. 16%ige Schwefelsäure) u. 3 T. Ethanol. **Anw.** med.: als Refrigerans.

**Mizellbildungskonzentration, Kritische:** CMC, KMK; grenzflächenaktive Stoffe (Tenside*, Emulgatoren*) vermögen unlösliche bzw. schwer lösliche Substanzen zu solubilisieren (Lösungsvermittlung, abhängig von Art u. Menge des Tensids). Diese Lösungsvermittlung beruht auf der Fähigkeit der Tenside, oberhalb einer bestimmten Konzentration Molekülaggregate – sog. Mizellen – auszubilden. Die dafür benötigte Grenzkonzentration wird M. genannt u. ist f. jedes Tensid unterschiedlich. Mit der M. verbunden ist eine Änderung der physikalischen Eigenschaften der wäßrigen Lösung (Leitfähigkeit, osmotischer Druck, Gefrierpunktserniedrigung, Oberflächenspannung, Viskosität, Brechungsindex u.a.).

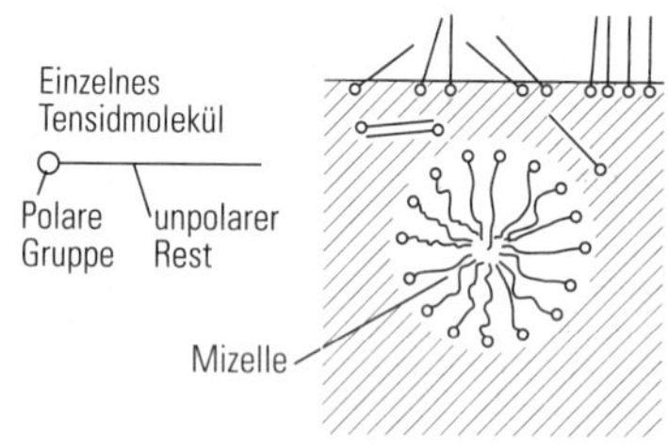


Mizellbildungskonzentration, Kritische: Schematische Darstellung einer verdünnten wäßrigen Tensidlösung

**Mizellen:** s. Mizellbildungskonzentration, Kritische.

**Mizellkolloide:** s. Kolloide.

**MKS:** Abk. f. Maul- u. Klauenseuche*.

**MKT:** Abk. f. mittelkettige Triglyceride*.

**mL:** ml, s. Milliliter.

**MLV:** multilamellar vesicles, s. Liposomen.

**mmHg:** Millimeter-Quecksilbersäule, s. Druck.

**Mn:** chem. Mangan.

**Mo:** chem. Molybdän.

**Mobec®:** s. Meloxicam.

**Moclobemid** INN: p-Chlor-N-(2-morpholinoethyl)benzamid, Aurorix®; CAS-Nr. 71320-77-9; $C_{13}H_{17}ClN_2O_2$, $M_r$ 268.7. Schmp. 138°C; polymorph. **Wirk.** u. **Anw.:** Antidepressivum*, Monoaminooxidasehemmer (MAO-Hemmer); bei Antriebsmangel u. Dysphorie; soll Schlafqualität verbessern. **Nebenw.:** ev. Tachykardien, Schwindel, Unruhe; Wechselw.: Cimetidin* (verzögerter Abbau).

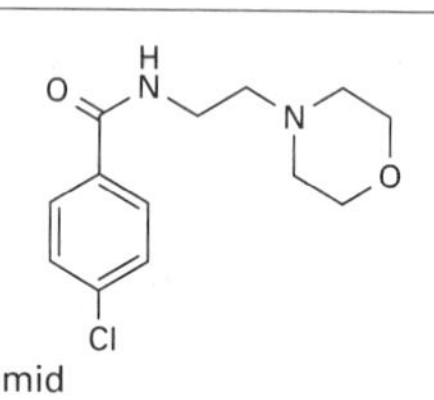

Moclobemid

**Modifikationen:** s. Polymorphie.

**Modivid®:** s. Cefodizim.

**Modjobaum:** Aegle marmelos*.

**Möhre:** Daucus carota*.

**Möhrensamen:** s. Daucus carota.

**Mönchskappe:** s. Aconitum napellus.

**Mönchspfeffer:** s. Vitex agnus-castus.

**Mörser:** Reibschale; dickwandiges Gefäß aus Porzellan, Eisen od. Stahl mit halbkugelförmigem Boden, in dem harte Substanzen mittels eines keulenförmigen **Reibers** (Pistill, Stößel) zerstoßen bzw. zerrieben werden. Für feinste Mahlungen verwendet man Reibschalen aus Achat.

**Moexipril** INN: (3*S*)-2{(2*S*)2-[(1*S*)-1-Ethoxycarbonyl-3-phenylpropyl]aminopropanoyl}-1,2,3,4-tetrahydro-6,7-dimethoxyisochinolin-3-carbonsäure, Fempress®; CAS-Nr. 103775-10-6; $C_{27}H_{34}N_2O_7$, $M_r$ 498.6. **Wirk.** u. **Anw.:** Antihypertonikum, insbes. bei der postmenopausalen Frau. **Nebenw.:** s. ACE-Hemmer. HWZ 2 bis 10 h. **Übl. Dos.:** Oral: initial 1mal 7.5 mg/d, nach frühest. 3 Wochen ggf. Steigerung auf 15 mg; Einnahme morgens vor dem Frühstück.

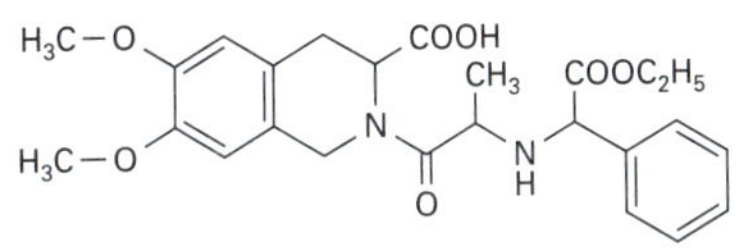

Moexipril

**Mofebutazon** INN: 4-Butyl-1-phenyl-3,5-pyrazolidindion, Monophenylbutazon, Phenbutadion, Mofesal®; CAS-Nr. 2210-63-1; $C_{13}H_{16}N_2O_2$, $M_r$ 232.27. Schmp. 102-103°C aus Ethanol/Wasser. Schwer lösl. in Wasser, 1:4 in Ethanol, 1:3 in Chloroform, 1:25 in Ether; lösl. in Lösungen von Alkalihydroxiden u. Alkalicarbonaten. **Anw.:** Analgetikum, Antirheumatikum. HWZ 0.5 bis 4 h. **Übl. Dos.:** Oral: Initialdos.: 3mal 0.2 g/d, nach Abklingen der akuten Erscheinungen 1mal /d. Gebräuchl. ist auch Mofebutazon-Natrium.

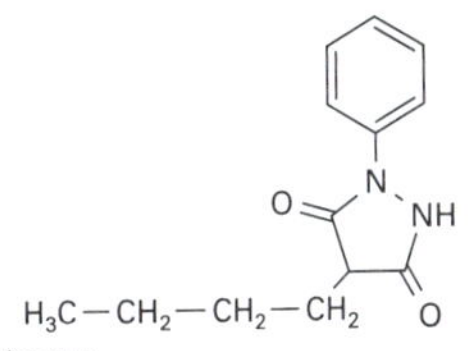

Mofebutazon

**Mofesal®:** s. Mofebutazon.

**Mogadan®:** s. Nitrazepam.

**Mohler-Reaktion:** Reaktion zum Nachw. von Weinsäure*, die mit Resorcin u. konzentrierter Schwefelsäure Rotfärbung zeigt.

**Mohn:** s. Papaver-Arten.

**Mohnköpfe, Unreife:** (Mohnkapseln) Fructus Papaveris immaturi, s. Papaver somniferum.

**Mohnöl:** Oleum Papaveris, s. Papaver somniferum.

**Mohnsamen:** Samen Papaveris, s. Papaver somniferum.

**Mohrenhirse:** s. Sorghum bicolor.

**Mohrenpfeffer:** s. Xylopia aethiopica.

**Mohr-Salz:** s. Ammoniumeisen(II)-sulfat.

**Mohr, Vegetabilischer:** s. Fucus vesiculosus tostus.

**Mohr-Westphal-Waage:** Waage zur Bestimmung der Dichte nach dem archimedischen Prinzip, s. Dichte-Bestimmungsmethoden.

**Mohs-Härteskala:** s. Härteskala.

**Mol:** Symbol mol; früher Gramm-Molekül; man bezeichnete damit soviele Gramm einer Substanz wie der relativen Molekülmasse entsprechen. Heute Einheit der Stoffmenge*; 1 Mol besteht aus $6.022045 \cdot 10^{23}$ (kleinsten) Teilchen; s.a. SI-Einheiten u. Avogadro-Konstante.

**Molalität:** Symbol b (mol/kg Lösungsmittel). Eine einmolale Lösung enthält 1 mol eines Stoffes ($6.0225 \cdot 10^{23}$ Moleküle) pro kg Lösungsmittel. Bei 0.1 molaren wäßrigen Lösungen können Molarität* u. Molalität gleichgesetzt werden.

**Molare Masse:** Quotient aus der Masse u. der Stoffmenge*; Formelzeichen: *M*, SI-Einheit: kg/mol; als relative Größe $M_r$ (relative molare Masse), ohne Einheit (dimensionslos); s.a. Molekül.

**Molares Normvolumen:** s. Molvolumen.

**Molarität:** Symbol: *c*, Einheit mol/L. Eine einmolare Lösung (1 m Lösung) enthält 1 mol eines Stoffes ($6.0225 \cdot 10^{23}$ Moleküle) in einem Liter fertiger Lösung. Anstelle des Begriffs Molarität sollen die Begriffe Stoffmengenkonzentration* od. kurz Konzentration in gleicher Bedeutung verwendet werden. Der Begriff „molar" soll durch „mol/L" ersetzt werden (z.B. Salzsäure, 1 mol/L; 1 mol/L Salzsäure; Salzsäure, *c*(HCl) = 1 mol/L anstatt einmolarer Salzsäure od. 1 m Salzsäure).

**MO-LCAO:** s. Molekülorbitale.

**Molecular modelling:** s. QSAR.

**Molekel:** Molekül*.

**Molekül:** das M., die Molekel; die kleinste Einheit eines Stoffes; sie besteht aus mind. 2 gleichartigen od. verschiedenen Atomen, die durch eine chem. Bindung zusammengehalten werden. Die Summe der relativen Atommassen (früher auch Atomgewicht) aller in einem Molekül vereinigten Atome heißt **relative Molekülmasse** (relative molare Masse, früher auch Molekulargewicht). Die dimensionslose relative Molekülmasse $M_r$ ist zahlenmäßig gleich der *Molaren Masse**. Durch Division der molaren Masse durch die molare Teilchenzahl (Avogadro-Konstante* $N_A = 6.023 \cdot 10^{23}\ mol^{-1}$) erhält man die absolute Molekülmasse. Äquimolekulare Stoffe enthalten die gleiche Molekülzahl. **Molmassenbestimmung:** Bei gasförmigen od. unzersetzt verdampfbaren Stoffen läßt sich $M_r$ aus der Dampfdichte berechnen, da nach dem Gesetz von Avogadro die Anzahl der Moleküle in der Volumeneinheit bei gleicher Temp. u. gleichem Druck stets gleich ist. Bei einer nicht verdampfbaren Verbdg. bestimmt man die relative Molekülmasse z.B. aus der Gefrierpunktserniedrigung (Kryoskopie), der Siedepunktserhöhung (Ebullioskopie) od. dem osmot. Druck (Osmometrie). Mit der Massenspektroskopie (s. Spektroskopie) kann die $M_r$ sehr genau bestimmt werden.

**Molekülkolloide:** s. Kolloide.

**Molekülmasse, relative:** Symbol: $M_r$; s. Molekül.

**Molekülmodelle:** Raummodelle, die die molekulare Geometrie von Molekülen darstellen. Man unterscheidet Kugel-, Drahtstift- u. Gerüstmodelle (Dreidingmodelle), die die Abstände u. Valenzwinkel zwischen den Atomen darstellen, u. kompakte Modelle (Raumerfüllungs- od. Kalottenmodelle), die zusätzlich die Wirkungsradien in Relation zum Atom darstellen (Stuart-Briegleb-Modelle); keines dieser Modelle ist geeignet, die Elektronenstruktur wiederzugeben (nur mit Hilfe mathematischer Darstellungen möglich). Molekülmodelle erlauben oft die Voraussage z.B. über sterische Hinderung von benachbarten funktio-

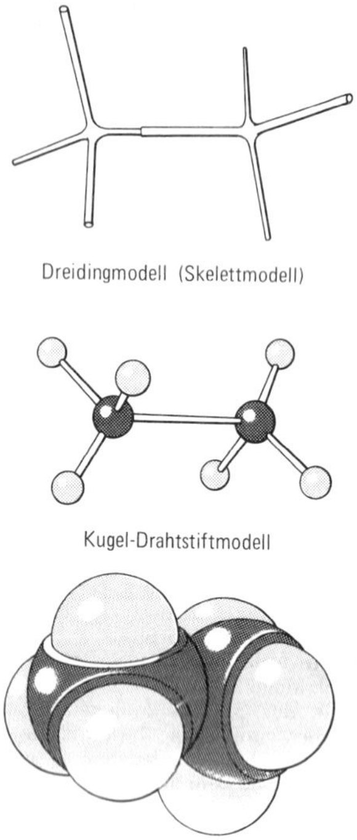


Molekülmodelle:
Verschiedene Raummodelle des Ethanmoleküls [1]

nellen Gruppen od. bevorzugte Konformationen eines Moleküls.

**Molekülorbitale:** MO; gemeinsame Orbitale* mehreren Atome, die bei der Bildung kovalenter Bindungen (s. Bindung, Chemische) neu entstehen u. die von den an der Bindung beteiligten Elektronen besetzt werden. Diese Vorstellung beruht auf dem von Hund, Mulliken, Lennard-Jones u. Hückel (1927-1931) entwickelten Näherungsverfahren der Quantenmechanik* zur Berechnung der Elektronenstruktur u. der Energie von Molekülen (**Molekülorbital-Theorie, MO-Methode**). Das am häufigsten angewandte Verfahren zur Berechnung der diese Orbitale beschreibenden Wellenfunktionen* (Ψ), ist ihre Beschreibung durch lineare Kombination der an der Bindung beteiligten Atomorbitale. Diese Näherung wird als MO-LCAO-Methode (Molecular Orbitals – Linear Combination of Atomic Orbitals) bezeichnet.

**Molekülsiebe:** *syn.* Molekularsiebe; kristalline, synthetische Zeolithe*, deren Kristallgitter zahlreiche Hohlräume enthält, welche durch Poren mit genau definiertem Durchmesser (0.3, 0.4, 0.5, 1 nm je nach Molekularsiebtyp) verbunden sind. Wird durch Erhitzen das in den Hohlräumen u. Poren befindliche Wasser entfernt, so erhält man äußerst aktive Adsorbentien, die sich gut zum Trocknen von Gasen u. organischen Lösungsmitteln eignen. Die Adsorptionskapazität f. Wasser ist im Vergleich zum häufig verwendeten Aluminiumoxid u. Kieselgel von der relativen Feuchtigkeit viel weniger abhängig. Ein Molekülsieb mit Feuchtigkeitsindikator (geringste Mengen Cobalt(II)-chlorid) ist im unbeladenen Zustand blau gefärbt u. schlägt bei Wasseraufnahme von ca. 12 g/100 g nach rot um. Bei Regeneration (120 bis 160°C) nimmt der Indikator wieder die ursprüngliche blaue Farbe an u. das Molekülsieb kann erneut benutzt werden. Reagenz Ph.Eur.3.

**Molekülspektren:** s. Spektroskopie.

**Molekülverbindungen:** Komplexverbindungen* (Verbindungen höherer Ordnung), die zwar (meistens) stöchiometrisch definiert, aber mehr od. weniger labil sind, da nur relativ schwache Bindungskräfte (s. Bindungskräfte, intermolekulare) beteiligt sind; sie werden zuweilen auch als Additionsverbindungen, Additionsprodukte, Anlagerungsverbindungen, Addukte etc. bezeichnet. Man zählt dazu Elektronen-Donator-Akzeptor-Komplexe*, Charge-Transfer-Komplexe* (C-T-Komplexe, z.B. Chinhydron*), Meisenheimer-Komplexe*, Pi-Komplexe* (π-Komplexe), Sandwich-Verbindungen*, Kronenverbindungen*, Kryptate*, Einschlußverbindungen* etc. M. aus Feststoffen u. Lösungsmitteln werden auch als Kristallsolvate* bezeichnet.

**Molekularbewegung:** s. Brown-Molekularbewegung.

**Molekularformel:** Empirische Formel, vgl. Strukturformel.

**Molekulargalenik:** Arbeitsgebiet, das sich mit der Untersuchung u. Erklärung galenisch relevanter Stoffeigenschaften u. Prozesse auf molekularer Ebene befaßt. Die M. behandelt die Bedeutung des Ordnungsgrades (Ordnungszustandes) der Materie f. die Herst. u. für das Verhalten von Arzneiformen (R. Hüttenrauch). Beispielsweise läßt sich der Ordnungsgrad durch Aktivierung eines Festkörpers verringern (der ideale Kristall hat den höchsten Ordnungsgrad). Die mechanische Aktivierung (durch Reibung, Stoßen etc., womit sich die Tribophysik befaßt) eines Festkörpers erhöht dessen Enthalpie (u. Entropie) sowie auch dessen chemische Reaktionsfähigkeit. Diese Gitterauflockerung kann zu einer geringeren Dichte u. unter Umständen bis zur Amorphisierung führen.

**Molekulargewicht:** richtig: relative Molekülmasse; s. Molekül.

**Molekularität:** in der chemischen Kinetik* die Anzahl der Teilchen, die an einem chemischen Elementarprozeß teilnehmen. Durch die modernen Methoden der physikalischen Chemie lassen sich insbes. f. Molekülstrahlreaktionen sehr detaillierte Angaben über die M. machen, während dies bei Reaktionen in der flüssigen Phase oft nur schwer möglich ist.

**Molekularsiebe:** s. Molekülsiebe.

**Molenbruch:** Molfraktion, s. Stoffmengenanteil.

**Molevac®:** s. Pyrviniumembonat.

**Molgramostim** INN: nicht glykosylierter humaner rekombinanter Granulozyten-Makrophagen-Kolonie-stimulierender Faktor (rh-GM-CSF), Leucomax®; CAS-Nr. 99283-10-0; $M_r$ ca. 14 478. **Wirk.:** hämatopoetischer Wachstumsfaktor (s. Hämatopoese); die Vermehrung von polymorphkernigen u. mononukleären Phagozyten, welche für Infekt- u. Tumorabwehr wichtig sind, wird stimuliert; s. CSF. **Anw.:** Zur Reduktion des Infektionsrisikos durch Verringerung des Schwe-

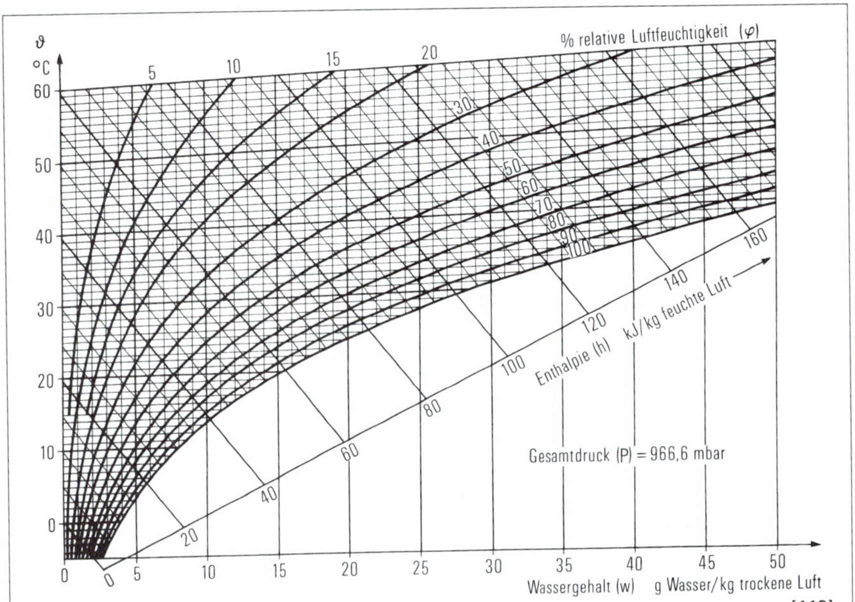


Mollier-h,x-Diagramm [113]

regrades von Neutropenien bei Patienten, die einer myelotoxischen Chemotherapie unterzogen werden. **Nebenw.:** Fieber, Erbrechen, Anorexie, Juckreiz etc. Kontraind.: Schwangerschaft u. Stillzeit, Jugendl. unter 18 Jahre. HWZ 2 bis 3 h. **Übl. Dos.:** Parenteral: 1mal/d 5 bis 10 µg/kg KG (5 µg entspr. 0.06 Mio. E.) subkutan über 7 bis 10 d nach Beendigung des Chemotherapiezyklus.

**Molisch-Reaktion:** Reaktion zum Nachw. von Pentosen. Mit α-Naphthol bilden sich in schwefelsaurer Lsg. rot bis blau gefärbte Kondensationsverbindungen (Farbkomplexbildung mit Ö-Hydroxymethylfurfural).

**Molke:** Serum Lactis, s. Milch.

**Molkenessenz:** Labessenz, Liquor seriparus EB6, s. Lab.

**Mollier-h,x-Diagramm:** (Richard Mollier, 1897 bis 1933 Prof. in Dresden) h,x-Diagramm (da ursprünglich Enthalpie h gegen Wassergehalt x aufgetragen war) zur Charakterisierung der Zustandsgrößen feuchter Luft (od. eines anderen feuchten Gases) bei konstantem Gesamtdruck (z.B. 966.6 mbar, entsprechend einem mittleren Luftdruck* in 365 m über Meereshöhe). Das Diagramm enthält neben den von der Temperatur ϑ (Ordinate) u. dem absoluten Wassergehalt w (Abszisse, x-Achse) abhängigen Kurven konstanter relativer Luftfeuchtigkeit, den **Isopsychren**, auch die von links oben nach rechts unten geneigten parallelen Linien gleicher Enthalpie h, die **Isenthalpen** od. **Adiabaten** (diese Werte stellen Enthalpiedifferenzen zur Enthalpie der trockenen Luft bei 0°C dar). Die Isopsychre f. 100% relative Luftfeuchtigkeit wird als **Sättigungskurve** (Taukurve) bezeichnet. Unterhalb dieser Kurve liegt das Gebiet übersättigter Luft, wo Wasserdampf kondensiert. Aus diesem Diagramm läßt sich neben dem Taupunkt z.B. noch folgendes entnehmen: 1. die absolute Feuchtigkeit w in Abhängigkeit von der auf der Ordinate aufgetragenen Temp. f. eine (gemessene) relative Feuchtigkeit; 2. der Wärmebetrag h, der bei isothermem Befeuchten od. Trocknen von Luft zu- od. abgeführt werden muß; 3. die Temperaturunterschiede, die sich beim Befeuchten von Luft unter adiabatischen Bedingungen ergeben; 4. die Änderung der relativen Luftfeuchtigkeit φ bei Veränderung der Temperatur.

**Neuberechnung des Diagramms od. Berechnung einzelner Werte:** Die metereologischen Verhältnisse u. die Höhe über dem Meer (s. Luftdruck) können sich im Einzelfall bemerkbar auf die Darstellung des h,x-Diagramms auswirken. Der Gesamtdruck P weicht daher i.a. vom Normalatmosphärendruck (1013.25 mbar, s. Normzustand), der sich aus dem Partialdrücken von trockener Luft $p_L$ u. Wasserdampf $p_W$ (Wasserdampfpartialdruck) zusammensetzt (s. Dalton-Gesetz), ab.

**1.** Sättigungsdampfdruck des Wassers $p_s$ (Temp. ϑ in °C):

$$p_s = p_0 \cdot 10^{\frac{a \cdot \vartheta}{b + \vartheta}}$$

a = 7.4475, b = 234.67 (über Wasser) bzw. a = 9.5, b = 265.5 (über Eis); wird f. $p_0$ 6.10 (4.525) gesetzt, erhält man das Ergebnis in mbar (Torr).

**2.** Relative Luftfeuchtigkeit (in %): $\varphi = p_W/p_s$.

**3.** Wasserdampfgehalt w der Luft (die Isopsychre f. 100%, die Sättigungslinie) in g/kg: $w = 622 \cdot p_s/(P - p_s)$. Der von der Meereshöhe abhängige mittlere Luftdruck P läßt sich auch näherungsweise mit Hilfe der barometrischen Höhenformel (s. Luftdruck) berechnen.

**4.** Dichte $\rho_\varphi$ feuchter Luft in kg/m³:

$$\rho_\varphi = \rho_L \cdot \frac{273.15}{273.15 + \vartheta} \cdot \left(1 - \frac{0.378 \cdot p_W}{P}\right)$$

$\rho_L$ ist die Dichte trockener Luft u. beträgt im Normzustand (0°C, 1013.25 mbar) 1.293 kg/m³.

5. Enthalpie h (in kJ/kg): h = 1.007·ϑ + w·(2500 + 1.863·ϑ).

**Mollis, -e:** (lat.) weich.

**Molluskizide:** Schneckenvertilgungsmittel, s. Schädlingsbekämpfungsmittel.

**Molmasse:** s. Molare Masse; zur Bestimmung s. Molekül.

**Molprozent:** s. Stoffmengenanteil.

**Molsidomin** INN: N-Carboxy-3-morpholino-sydnonimin-ethylester, Corvaton®; CAS-Nr. 25717-80-0; $C_9H_{14}N_4O_4$, $M_r$ 242.23. Schmp. 140-141°C aus Toluol. M. gehört zur Verbindungsklasse der Sydnone*. Leicht lösl. in Chloroform; lösl. in verdünnter Salzsäure, Ethanol, Ethylacetat u. Methanol; wenig lösl. in Wasser, Aceton u. Benzol; sehr schwer lösl. in Ether u. Petrolether. **Anw.:** Koronartherapeutikum bei allen Schweregraden der koronaren Herzkrankheit; Molsidomin hat ähnliche Wirk. wie Nitrate, obwohl es chem. nicht mit diesen verwandt ist. Die bei Nitraten nach längerer Einnahme beobachtete Toleranzentwicklung besteht bei Molsidomin nicht. HWZ 0.25 h bzw. 1.5 bis 4.5 h (Metaboliten). **Übl. Dos.:** Oral: 2mal 0.002 g/d.

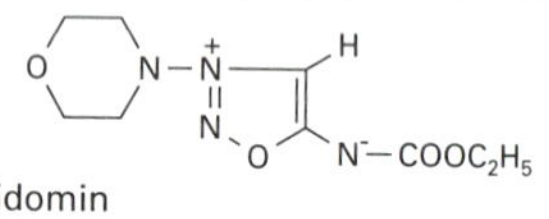
Molsidomin

**Molton:** Flanell, geschorener Baumwollstoff.

**Molvolumen:** molares Normvolumen des idealen Gases; Rauminhalt, der von einem Mol eines idealen Gases (z.B. $H_2$) im Normzustand* eingenommen wird. Gleiche Stoffmengen von idealen Gasen nehmen bei gleichem Druck u. gleicher Temp., unabhängig von der Art des Gases, gleichen Raum ein, u. zwar beträgt das Molvolumen der Gase, bezogen auf den Normzustand, stets 22.415 Liter.

**Molwärme:** s. Spezifische Wärme.

**Molybdän:** Mo. $A_r$ 95.94; OZ 42. 2-, 3-, 4-, 5- u. 6wertiges Element. D. 10.2; Schmp. 2620°C, Sdp. 4825°C. Silberweißes schmiedbares Metall. Lösl. in Salpetersäure, konz. Schwefelsäure, Königswasser; unlösl. in Salzsäure u. verd. Schwefelsäure; Härte 5.5. Entdeckt von Hjelm 1780. Nat. nur als Molybdänglanz, $MoS_2$ (Nordamerika, Norwegen, Erzgebirge), od. Gelbbleierz, $PbMoO_4$ (Kärnten u. Oberbayern). Der menschliche Körper enthält ca. 20 mg Mo; empfohlene Zufuhr 0.1 bis 0.3 mg/d. Mo ist ein essentielles Spurenelement; es ist Bestandteil der Xanthinoxidase* u. weiterer Flavinenzyme. Alle Mo-Salze sind tox. (MAK 5-15 mg/m³ Luft). **Anw.:** zu Legierungen (Molybdänstahl) u. in der Glühlampenindustrie; s.a. Ammoniummolybdat.

**Mometason** INN: 9α,21-Dichlor-11β,17-dihydroxy-16α-methylpregna-1,4-dien-3,20-dion, Ecural®; CAS-Nr. 105102-22-5; $C_{22}H_{28}Cl_2O_4$, $M_r$ 427.37. Ein chloriertes Glucocorticoid*. **Wirk.:** antiphlogistisch, antiproliferativ, hemmt in vitro die Synthese der Interleukine 1 u. 6 sowie Tumornekrosefaktor-α. **Anw.:** topisch angewandtes, stark wirksames Glucocorticoid (s. Hormone); bei entzündl. u. juckenden Hauterkrankungen wie Psoriasis, atopische Dermatitis, allergischer und/oder Reizdermatitis sowie Hauterkrankungen der behaarten Kopfhaut (Lsg.). **Nebenw.:** selten Brennen, Hautjucken, Dermatitis etc. Kontraind.: Rosazea (Rotfinnen), Hautinfektionen; Anw. bei Kindern unter 6 Jahren; strenge Indikationsstellung während der Schwangerschaft u. Stillzeit.

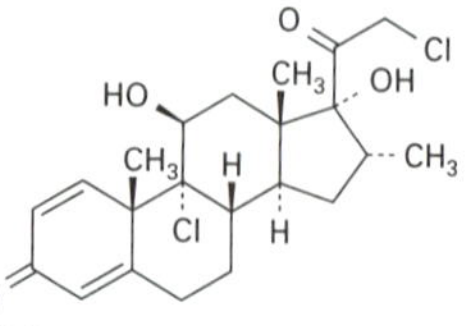
Mometason

**Mometason-Furoat:** CAS-Nr. 83919-23-7; $C_{27}H_{30}Cl_2O_6$, $M_r$ 521.44. Schmp. 218-220°C aus wäßrigem Methanol. $[\alpha]_D^{26°C}$ +58.3° (Dioxan).

**Momordica balsamina** L.: Fam. Cucurbitaceae, Balsamgurke, Springkürbis (heim. Ostindien, China, kult. in Westindien, trop. Afrika); monözische Kletterpflanze. Stpfl. v. **Fructus Momordicae:** Pomo balsamica, Balsamapfel; die unreifen Früchte. **Inhaltsst.:** Cucurbitacine, carotinoide Farbstoffe, fettes Öl (Samen). **Anw. volkst.:** Drastikum, Emetikum; Stomachikum, Tonikum bei Spasmen; auch als Gemüse. Wurzeln u. Blätter wie M. charantia* volkst. auch gegen Diabetes.

**HOM:** *Momordica balsamina* (HAB1.5): die frischen kurz vor der Reife geernteten Früchte; verord. z.B. b. Verdauungsstörungen.

**Momordica charantia** L.: Fam. Cucurbitaceae, Balsambirne (Tropen, Subtropen). **Inhaltsst.:** Blätter u. unreife Früchte sollen Steroidglykoside (Momordin, Charantin) mit hypoglykämischer Wirk. (die Insulinfreisetzung anregende) enthalten. **Anw. volkst.:** ähnl. wie Momordica balsamina*, v.a. aber als Antidiabetikum, Vermifugum.

**Momordica luffa:** s. Luffa aegyptiaca.

**Momordica operculata:** s. Luffa operculata.

**Monalazon-Dinatrium** INN: Dinatrium-4-(N-chlorsulfamoyl)benzoat; CAS-Nr. 61477-95-0; $C_7H_4ClNNa_2O_4S$, $M_r$ 279.6. **Anw.:** Desinfektionsmittel, zur Hautdesinfektion.

**Monapterin:** L-threo-2-Amino-4-hydroxy-(1,2,3-trihydroxypropylpteridin); $C_6H_{11}N_3O_4$, $M_r$ 253.22. Vork.: in Bakterien als Hydroxylierungscofaktor der Phenylalaninhydroxylase, in Serum u. Harn des Menschen.

**Monarda didyma** L.: Fam. Lamiaceae (Labiatae), Goldmelisse, American Horsemint (östliches Nordamerika). Stpfl. v. **Herba Monardae:** Monardenkraut. **Inhaltsst.:** äther. Öl (mit Carvacrol, Thymol, Cymen), Gerbstoff, Bitterstoff; in den Blüten Anthocyane. **Anw.:** Aromatikum, Stomachikum.

**Monarda fistulosa:** s. Thymochinon.

**Monardenkraut:** s. Monarda didyma.

**Monazit:** s. Seltenerdmetalle.

**Mondamin®:** feine, ölfreie Maisstärke (s. Amylum Maydis). **Anw.:** Säuglings- u. Diätnahrung, früher zur Bereitung des Bariumbreis (s. Bariumsulfat).

**Mondbohne:** s. Linamarin.

**Mondsamengewächse:** s. Menispermaceae.

**Monellin:** ein Süßmittel*, s. Dioscoreophyllum cumminsii.

**Mono-:** *gr.* μόνος allein, einzig, ein, nur; in der chem. Nomenklatur verwendete Vorsilbe zur Angabe stöchiometrischer Mengenverhältnisse; z.B.

enthält ein Monohydrat 1 mol Wasser pro mol Anhydrat*.

**Monoaminooxidase:** Abk. MAO; Enzym, das über eine oxidative Desaminierung den Abbau verschiedener biogener (Mono)amine (Katecholaminen*, Serotonin*, Histamin* u.a.) bewirkt.

**Monoaminooxidasehemmer:** MAO-Hemmer; Hemmstoffe des Enzyms Monoaminooxidase* (MAO), z.B. Harmanalkaloide, Tranylcypromin, Selegilin, Moclobemid; Folge: endogene Amine häufen sich in den sympathischen Nervenendigungen; s.a. Psychopharmaka (Antidepressiva).

**Monoammoniumphosphat:** s. Ammoniumdihydrogenphosphat.

**Monobenzon** INN: 4-Benzyloxy-phenol, Hydrochinomonobenzylether, Depigman®; CAS-Nr. 103-16-2; $C_{13}H_{12}O_2$, $M_r$ 200.23. Schmp. 122.5°C

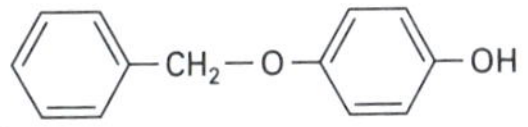
Monobenzon

aus Wasser. Prakt. unlösl. in kaltem Wasser; lösl. in kochendem Wasser 1.0 g/100 mL; lösl. in Benzol; lösl. 1:15 in Ethanol, 1:29 in Chloroform, 1:14 in Ether; leicht lösl. in Aceton. **Anw.:** Pigmentstörungen (Hyperpigmentierung). **Nebenw.:** Photosensibilisierung. **Übl. Dos.:** Topikal: Salbe 5%.

**Monobromcampher:** Camphora monobromata, Bromkampfer; $C_{10}H_{15}OBr$, $M_r$ 231.04. Schmp. 76°C. Farblose, luft- u. lichtbeständige Nadeln od. Schuppen v. mildem Camphergeruch; fast unlösl. in Wasser, leicht lösl. in Ethanol, Ether, Chloroform, fetten Ölen. Darst.: durch Einw. v. Brom auf Campher. **Anw.** med.: früher inn. als Sedativum u. Hypnotikum, b. Epilepsie, Hysterie, Keuchhusten, sexueller Neurasthenie. **Dos.:** 0.1 bis 0.5 g, bei Delirium tremens bis 1.5 g; auch s.c. in öliger Lsg.

**HOM:** *Camphora monobromata:* verord. z.B. b. Impotenz.

**Monobromethan:** Aether bromatus, s. Ethylbromid.

**Monocalciumphosphat:** s. Calciumphosphat, primäres.

**Monocarbonsäuren:** Carbonsäuren*, die nur eine Carboxylgruppe (-CO-OH) enthalten.

**Monochasium:** bor. s. Blütenstand.

**Monochloressigsäure:** Acidum monochloraceticum; $CH_2Cl–COOH$, $M_r$ 94.5. Schmp. 62-63°C. Sdp. 185-187°C. Farblose, hygr. Kristalle, erwärmt von erstickendem, zu Tränen reizendem Geruch, leicht lösl. in Wasser, Ethanol, Ether, Chloroform, Benzol. **Anw.** med.: äuß. als Ätzmittel bei Warzen u. Hühneraugen.

**Monochlorethan:** Aether chloratus, s. Ethylchlorid.

**Monochlormethan:** s. Methylchlorid.

**Monochlorphenol:** s. Parachlorphenol.

**p-Monochlorphenolkampfer:** Monochlorphenolum (para) cum Camphora, s. Parachlorphenol.

**Monochromasie:** s. Kohärenz.

**Monochromatisch:** einfarbig.

**Monocortin®:** s. Paramethason.

**Monocyclische Verbindungen:** cyclische Verbdg. mit 1 Ring (z.B. Benzol), Gegensatz: polycycl. Verbdg.

**Monodesmoside:** s. Saponine.

**Monodispers:** alle Teilchen haben gleiche Größe, Gegensatz zu polydispers.

**Monözisch:** *bot.* einhäusig, d.h. männliche u. weibliche Blüten befinden sich auf einer Pflanze (Monözie).

**Monoflam®:** s. Diclofenac.

**Monohydrat:** s. Mono-.

**Monoiodethan:** s. Ethyliodid.

**Monokaliumdihydrogenphosphat:** s. Kaliumdihydrogenphosphat.

**Monokine:** ungebräuchl. Bez. f. Substanzen, die bevorzugt von Monozyten produziert werden u. die Funktion anderer Zellen beeinflussen, werden auch zu den Cytokinen* gezählt.

**Monoklin:** s. Kristall.

**Monoklonale Antikörper:** Antikörper*, die aus einem Zellklon (s. Klon) gebildet werden u. daher monospezifisch sind. Herst. auch durch Hybridome*. Vgl. HA-1A.

**Monokomponenten-Insuline:** s. Insulin.

**Monokotyledonae:** *syn.* Liliatae, Monokotyle; einkeimblättrige Pflanzen;; s.a. Spermatophyta.

**Monolaurylpolysorbitan:** s. Polysorbate.

**MonoMack®:** s. Isosorbidmononitrat.

**Monomer(e):** kleinste sich wiederholende Untereinheit einer oligo- od. polymeren Verbdg.; vgl. Polymer(e).

**Monomycin®:** s. Erythromycin.

**Mononatriumdihydrogenphosphat:** s. Natriumdihydrogenphosphat.

**Mononatriumglutamat:** s. Natriumglutamat.

**Mononatriumorthophosphat:** s. Natriumdihydrogenphosphat.

**Mononucleotide:** s. Nucleoproteide.

**Mononukleose:** Mononucleosis infectiosa; Pfeiffer-Drüsenfieber. Virusinfektion (Erreger: Epstein-Barr-Virus, s. Herpes-Viren; Inkubationszeit 8 bis 21 d), die zu einer Hyperplasie u. Hypertrophie des lymphatischen Gewebes mit charakteristischen Blutbildveränderungen führt; Beginn mit Fieber (38-39°C), Kopf- u. Gliederschmerzen, evtl. Leibschmerzen; gleichzeitig Lymphknotenschwellungen etc. Prognose gut (ohne Komplikationen), schwere Verläufe bei Immundefekten.

**Monooleylpolysorbitan:** s. Polysorbate.

**Monopalmitylpolysorbitan:** s. Polysorbate.

**Monophenoloxidase:** s. Phenoloxidasen.

**Monophosphan:** s. Phosphine.

**Monopodial:** *bot.* Seitenzweige bleiben gegenüber der Mutterachse in der Entwicklung zurück. Beim **Monopodium** ist im Gegensatz zum Sympodium die Entwicklung der Hauptachse gegenüber den Seitenverzweigungen bevorzugt.

**Mono-Praecimed®:** s. Paracetamol.

**Monopur®:** s. Isosorbidmononitrat.

**Monosaccharide:** s. Kohlenhydrate.

**Mono-species-Insulin:** s. Single-species-Insulin.

**Monostearin:** Glycerolmonostearat*.

**Monostearylpolysorbitan:** s. Polysorbate.

**Monosubstanzpräparate:** Arzneimittel mit nur einem Wirkstoff. Kombinationspräparate enthalten 2 od. mehr Wirkstoffe.

**Monosulfiram:** s. Sulfiram.

**Monosymmetrisch:** *bot.* dorsiventral, s. Blüte.

**Monoterpenalkaloide:** Terpenalkaloide, z.B. in Gentiana- u. Valeriana-Arten, leiten sich biogenetisch von Secoiridoiden (s. Iridoide) ab.

**Monoterpene:** aliphatische, mono-, di- od. tricyclische Terpene, die (formal) aus 2 Isopreneinheiten ($C_{10}H_{16}$) gebildet werden. Ihre Verbreitung ist hauptsächl. auf das Pflanzenreich

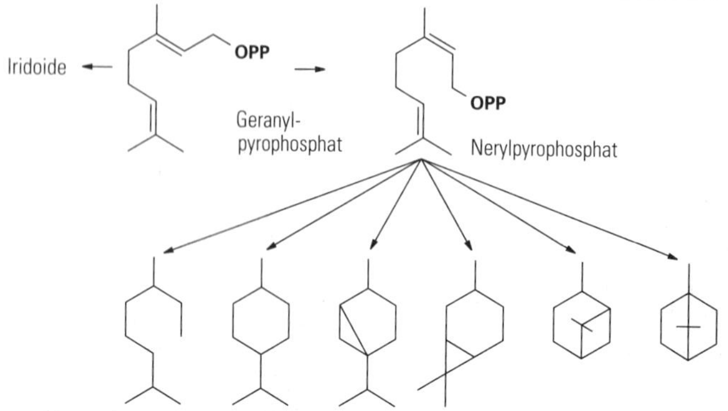


| Typ | 3.7-Dimethyl-octan | p-Menthan | Thujan | Caran | Pinan | Bornan |
|---|---|---|---|---|---|---|
| Kohlen-wasserstoffe | Ocimen<br>Myrcen | Terpinen<br>Limonen | Sabinen<br>α-Thujen | $\Delta^3$-Caren<br>$\Delta^4$-Caren | α-Pinen<br>β-Pinen | Bornylen |
| Alkohole | Linalool<br>Citronellol | Terpineol<br>Menthol | Sabinol<br>Thujylalkohol | | Myrtenol<br>Pinocarveol | Borneol |
| Carbonyl-verbindungen | Citral<br>Citronellal | Menthon<br>Carvon | Thujon<br>Umbellon | | Myrtenal | Campher |

Monoterpene:
Biosynthese, Strukturtypen u. Beispiele [20]

beschränkt. Die meisten sind flüchtig u. finden sich in ätherischen Ölen (s. Olea aetherea). Cantharidin* u. Pyrethrine gehören zu den wichtigsten nicht flüchtigen M.en. Die Vielzahl der Strukturtypen der M. (s. Abb.) erklärt sich durch unterschiedliche Cyclisierung u. Einführung von Substituenten. M. sind auch am Aufbau der iridoiden Indolalkaloide u. anderer Alkaloidstrukturen beteiligt. Außer ihrer Rolle als Zwischenprodukt bei der Biosynthese von anderen Terpenen ist über ihre biologische Bedeutung wenig bekannt. M. sind wichtige flüchtige Bestandteile der olfaktorisch wirkenden Pheromongemische (s. Pheromone). In reiner Form od. in Gemischen, z.B. Balsamen u. Terpentinöl, werden M. in großen Mengen in Pharmazie, Lebensmittel-, Parfüm- u. Lackindustrie verwendet. **Biosynthese:** M. werden aus Geranylpyrophosphat (s.a. Terpene) bzw. über das isomere Nerylpyrophosphat gebildet. Acyclische M. entstehen durch Hydrolyse der Phosphatbindung od. durch Elimination von Pyrophosphat; cyclische M. werden gewöhnlich durch nucleophile Substitution am C-Atom 1 des Nerylpyrophosphats unter Abspaltung von Pyrophosphat gebildet. Iridoide* entstehen über Geranylpyrophosphat u. 10-Hydroxygeraniol schließlich durch Cyclisierung von 10-Hydroxynerol zum Iridodial*.

**Monotricha:** (*gr.* ϑρίξ Haar) einzellige Lebewesen mit nur einer Geißel, z.B. Vibrio* comma.

**Monotropie:** Form der Polymorphie*, bei der die Modifikationen eines Stoffes keinen Umwandlungspunkt (Temp., bei der die Modifikationen die gleiche Freie Enthalpie, d.h. den gleichen Dampfdruck od. Löslichkeit aufweisen) unter ihrem Schmelzpunkt haben; gibt es unter dem Schmelzpunkt einen Umwandlungspunkt, spricht man von Enantiotropie*.

**Monotropitosid:** s. Gaultherin.

**Monovalent:** Einwertig.

**Monozyten:** größte Form der weißen Blutkörperchen, s. Leukozyten.

**Monozyten-Makrophagen-System:** s. RES.

**Monozytogen:** Art der asexuellen Vermehrung der Cormobionta (Sproßpflanzen). Typische Fortpflanzungseinheiten der monozytogenen Fortpflanzung sind haploide Sporen, die durch Meiosis von diploiden Sporophyten erzeugt werden u. aus denen direkt, also ohne vorherigen Verschmelzungsakt, eine haploide Nachfolgegeneration entsteht.

**Montanglykolwachs:** Cera montanglycoli. Aus natürlichem Montanwachs* durch Oxidation, Reinigung u. Veresterung mit Ethylenglykol hergestelltes Produkt. Gelbliches, sich wachsartig anfühlendes Pulver. Prakt. unlösl. in Wasser, Dichlormethan, fetten Ölen, unter Erwärmen leicht lösl. in Chloroform u. fetten Ölen. D. 1.01 bis 1.03. Tropfpunkt 79 bis 85°C. VZ 130 bis 160, SZ 15 bis 20, POZ max. 5. **Off.:** DAB10.

**Montanwachs:** braunschwarze, harte Masse (raffiniert weißgelb), gew. durch Ausziehen bitumenhaltiger Braunkohlen mit Benzol/Alkohol u. ähnl. Schmp. 80-84°C. D. 1.02. VZ 62-70, SZ 28-32. **Best.:** Ester höherer Fettsäuren (22 bis 34 C-Atome, Montansäuren) mit höheren Alkoholen, Fettsäuren, Ceryl- u. andere Alkohole, Harze usw. **Anw.:** zur Herst. v. Kerzen, Schuhputzmitteln usw.; zur Herst. v. Montanglykolwachs*.

**Monte-Carlo-Technik:** statistisches Verfahren zur Nachahmung eines Originalproblems, um es einer Optimallösung zuzuführen. Es kommt zu einer simulierten Stichprobe, indem die tatsächliche Gesamtheit durch ihr theoretisches Abbild (Simulationsmodell) ersetzt wird, wobei diese durch eine angenommene Wahrscheinlichkeits-

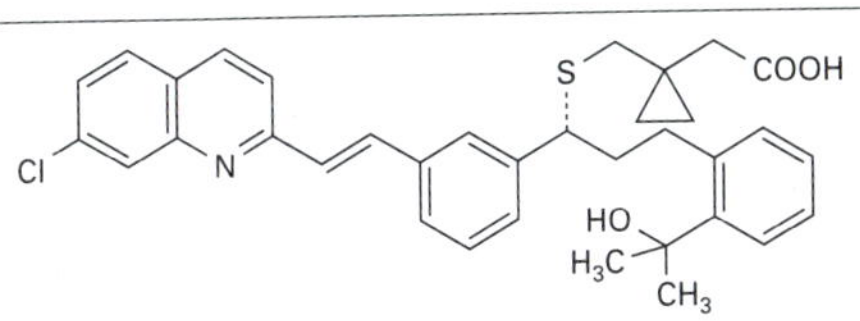

Montelukast

verteilung beschrieben wird. Die Stichprobe wird in Form von Zufallszahlen im Bereich von 0 bis 1 gezogen, deren Werte einer beliebig vorgewählten Wahrscheinlichkeitsverteilung angehören.

**Montelukast:** [*R*-(*E*)}]-1-{[1-[3-[-2-(7-Chlor-2-chinolinyl)ethenyl]phenyl]-3-[2-(1-hydroxy-1-methylethyl)phenyl]propyl]thio]methyl}cyclopropanessigsäure, CAS-Nr. 158966-92-8; $C_{35}H_{36}ClNO_3S$, $M_r$ 586.19. **Wirk.:** Leukotrien-Rezeptorantagonist*. **Anw.:** Antiasthmatikum.

**Montmorillonit:** s. Bentonit.

**Monzal®:** s. Vetrabutin.

**Moorbäder:** Torfbäder, Schlammbäder, bestehen aus Moor-Wasser-Mischungen. Moor, das durch Verwesung von Pflanzen entstanden ist, enthält Huminsäuren*, Gerbsäuren, Harze, anorg. u. org. Salze, Schwefelsäure (Vitriolbäder, Schwefelbäder), östrogene (?) u. radioaktive Substanzen. Die M. bewirken durch gleichmäßige Wärme eine bessere Durchblutung der Organe. **Anw.** med.: bei Frauenkrankheiten, rheumatischen Erkrankungen, Hautkrankheiten u. chron. entzündl. Prozessen.

**Moore-Stein-Analyse:** auf der Ninhydrinreaktion (s. Ninhydrin) beruhende, weitgehend automatisierbare Methode zur Sequenzanalyse von Peptiden* u. Proteinen*.

**Moos, Irländisches:** s. Carragen.

**Moos, Isländisches:** Lichen islandicus, s. Cetraria islandica.

**Moospflanzen:** s. Bryophyta.

**Moosstärke:** s. Lichenin.

**Moperon:** 1-(4-Fluorophenyl)-4-[4-hydroxy-4-(4-methylphenyl)-1-piperidinyl]-1-butanon, Methylperidol; CAS-Nr. 13665-59-7; $C_{22}H_{26}FNO_2$, $M_r$ 355.46. Schmp. 123°C; polymorph. **Anw.:** Tranquilizer.

**Mopidamol** INN: 2,2',2",2'"-[(4-Piperidinopyrimidino[5,4-d]pyrimidin-2,6-diyl)dinitrilo]tetraethanol, Rapenton®; CAS-Nr. 13665-88-8;

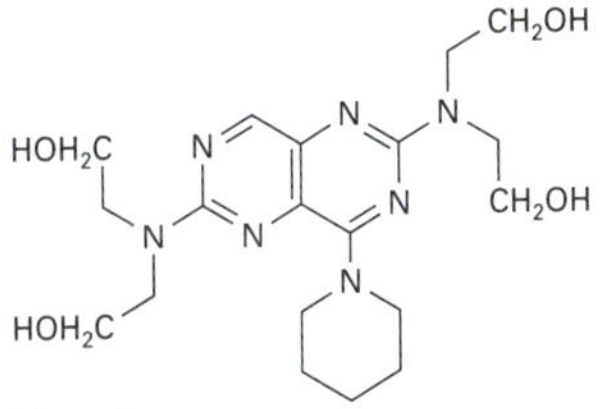

Mopidamol

$C_{19}H_{31}N_7O_4$, $M_r$ 421.49. Schmp. 154-159°C; polymorph. **Anw.:** Antithrombotikum, Metastasenhemmer; postoperative Metastasenprophylaxe nach Radikaloperation primärer Sarkome u. maligner Lymphome im Kopf-Hals-Bereich. HWZ 1 – 1.5 h. **Übl. Dos.:** Parenteral: i.v. 2- bis 3mal 0.15 g/d über max. 10 d; oral: 3mal 0.5 g/d.

**D-Moramid:** s. Dextromoramid.

**Morazon** INN: 2,3-Dimethyl-1-phenyl-4-[(3-methyl-2-phenylmorpholino)methyl]-3-pyrazolin-5-on, Rosimon-Neu®; CAS-Nr. 6536-18-1;

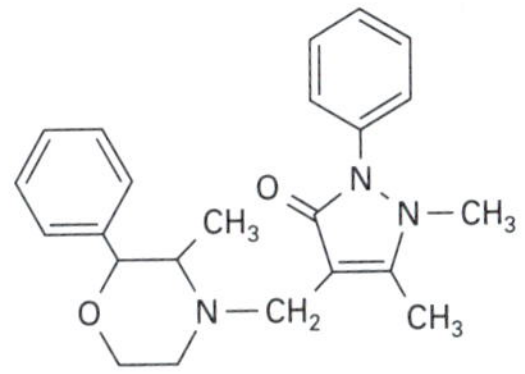

Morazon

$C_{23}H_{27}N_3O$, $M_r$ 377.47. Schmp. 149-150°C. Leicht lösl. in Chloroform; lösl. in Methanol, Aceton; schwer lösl. in Ether. **Anw.:** Analgetikum. **Übl. Dos.:** Parenteral: i.m., s.c. bis 2mal 0.07 g/d. Gebräuchl. ist auch Morazonhydrochlorid.

**Morbidität:** Erkrankungshäufigkeit; Anzahl Erkrankter bezogen auf die Gesamtzahl der Bevölkerung innerhalb einer Zeitperiode.

**Morbilli:** Masern.

**Morbus:** (lat.) Krankheit.

**Morbus Crohn:** Enteritis regionalis; unspezifisch, granulomatöse Darmentzündung die den gesamten Magen-Darmtrakt befallen kann u. sich durch Koliken, Diarrhö, Fieber u. möglicher Fistelbildung äußert. Äthiologie unbekannt.

**Morbus Fölling:** s. Phenylalanin.

**Moribund:** sterbend.

**Morin:** 3,5,7,2',4'-Pentahydroxyflavon. Schmp. 295. Farbstoff des Lignum citrinum, s. Chlorophora tinctoria. Gelbl., krist. Pulver. Schwach bitter schmeckend. Lösl. in Ethanol, Aceton, Alkalien, heißem Wasser, fast unlösl. in kaltem Wasser. Dient zum Nachw. von Al, Be, Ti, Mo, Zr, Ga u.a. sowie zur quant. Bestimmung von Be, Zr, U, Al, Sn u.a. M. bildet mit den Metall-Ionen Komplexverbindungen, deren Lösungen meist gelb gefärbt sind u. gelbe Fluoreszenz zeigen, die im UV-Licht noch wesentlich verstärkt ist. Es wurde hauptsächl. in der Tüpfelanalyse angewendet. Aluminium läßt sich noch in einer Verdünnung von 1:10 Millionen nachweisen (hellgrüne Fluoreszenz), Gallium in einer Verdünnung von 1:6 Millionen im UV-Licht von 1:300 Millionen.

**Moringa-Arten:** Fam. Moringaceae. **M. oleifera** Lam: Pferderettichbaum, Meerrettichbaum (M. pterygosperma Gaertn.) (heim. Ostindien, kult. in d. Tropengebieten); **M. peregrina** (Forssk.) Fiori (M. aptera, M. arabica (Lam.) Pers): Behennußbaum (Wüsten Arabiens, Syriens, Ägyptens, in trop. u. subtrop. Gebieten). Stpfln. v. **Semen Moringae:** Behennüsse, aus denen das **Oleum Moringae** (Behenöl, Moringaöl) gewonnen wird, das als Speiseöl u. als Schmieröl verwendet wird. Die Wurzeln der

Moringe, die eine antibiotische Substanz enthalten sollen, werden von d. Einheimischen wie Meerrettich benutzt. Früher als Brech- u. Abführmittel eingesetzt.

**Moringaöl:** Oleum Moringae, s. Moringa-Arten.

**Morning after pill:** s. Hormonelle Kontrazeption.

**Moronal®:** s. Nystatin.

**Moroxydin** INN: 1-(Morpholino-4-carboxyimidoyl)guanidin; CAS-Nr. 3731-59-7; $C_6H_{13}N_5O$, $M_r$ 171.20. **Anw.:** Chemotherapeutikum, Virustatikum; bei ezidivierendem Herpes simplex u. zoster; Prophylaxe u. Ther. von Viruserkrankungen. **Übl. Dos.:** Oral: 2- bis 3mal 0.4 g/d; Kinder unter 5 Jahren: 2- bis 3mal 0.2 g/d. Gebräuchl. ist auch Moroxydinhydrochlorid (Flumidin®).

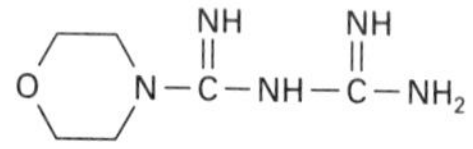


Moroxydin

**Morphaktine:** hochwirksame synthetische pflanzliche Wachstumsregulatoren; Derivate des Flurenols (9'-Hydroxy-fluoren (9)-carbonsäure); hemmen u. modifizieren in einem weiten Konzentrationsbereich das Pflanzenwachstum, wobei sie als Gibberellinantagonisten wirken. Mit einigen Herbiziden, z.B. 2,4-D, haben M. synergistische Eigenschaften u. ermöglichen deren Anwendung als Breitbandherbizid. Zu den vielfältigen physiologischen Eigenschaften zählen u.a. die Verkürzung der Sproßinternodien, buschiger Wuchshabitus, reversible Hemmung des Mitoseablaufs, Beeinflussung von Wurzelwachstum sowie Geo- u. Phototropismus u. Verzögerung der Blüteninduktion.

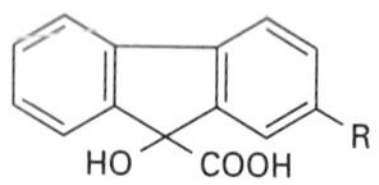


Flurenol: R = H

Chloroflurenol: R = Cl

Morphaktine:
Flurenol und Chloroflurenol

**Morphin:** Morphinum (cristallisatum), Morphium, 7,8-Didehydro-4,5-epoxy-17-methylmorphinan-3,6-diol; enthält 5 asymmetrische C-Atome*, nach Cahn-Ingold-Prelog: $C_5$(R), $C_6$(S), $C_9$(R), $C_{13}$(S), $C_{14}$(R). Räumliche Darstellung der **Strukturformel** s. Opium. Hauptalkaloid des Opiums. Kristallin meist als *Monohydrat:* $C_{17}H_{19}NO_3 \cdot H_2O$, $M_r$ 303.35, wasserfrei 285.3. Schmp. ca. 254°C unter Zers., Kristallwasser entweicht bei ca. 130°C; Schmp. einer metastabilen Kristallform ca. 197°C. $pK_s$ (konjugierte Säure) 7.87, $pK_s$ (Säure) 9.85 (20°C). Weiße Prismen od. seidenglänzende Nadeln, sehr schwer lösl. in Wasser (ca. 1:5000), etwas leichter lösl. in heißem Wasser; lösl. in ca. 250 T. Ethanol, in ca. 7500 T. Ether, in 15 T. Methylalkohol, in ca. 6400 T. Tetrachlorkohlenstoff, leicht lösl. in alkalihaltigem Wasser. M. ist instabil gegenüber starken Säuren u. Oxidasen, es bildet sich Apomorphin*. **Gewinnung: 1.** Wäßriger Opiumauszug wird mit Calciumchloridlsg. versetzt; nach Abtrennen des meconsauren Calciums wird die Lsg. eingedampft, wobei sich M. u. Codein als Hydrochloride abscheiden. Die Hydrochloride werden gelöst u. das M. durch $NH_3$ gefällt. **2.** Durch Extraktion aus Mohnstroh od. -wurzeln (s. Papaver somniferum). Nachw.: zahlreiche klassische Morphinnachweisreaktionen, z.B. Reaktion nach Marquis, nach Kiefer, nach Fröhde, nach Mandelin u.a. nach chromatographischer Abtrennung z.B. aus dem Harn. Biol. Nachw. am Frosch od. an jungen Mäusen, die schon wenige Minuten nach Injektion den Schwanz S-förmig starr nach oben richten (Morphinschwanz).

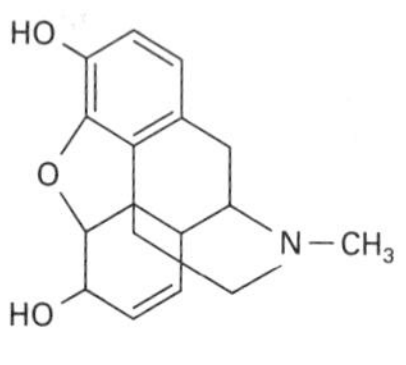


Morphin

**Wirk.:** schmerzdämpfend od. schmerzaufhebend, auch bei größten Schmerzen, ohne daß dabei (in therapeutischen Dosen) eine Trübung des Bewußtseins od. allgemeine Narkose eintritt. M. wirkt beruhigend u. euphorisierend, erst in höheren Dosen einschläfernd. Es dämpft das Atemzentrum u. damit auch das Hustenzentrum u. setzt die Sekretion der Schleimhaut der Luftwege herab; es verengt die Pupillen, vermindert die Drüsensekretion u. die Magen- u. Darmbewegungen, verursacht also Obstipation, während der Kreislauf fast unbeeinflußt bleibt. **Wirkungsmechanismus:** M. hemmt die Erregungsübertragung im nozizeptiven (f. die Schmerzübertragung verantwortlichen) System des ZNS durch Bindung an die stereospezifischen Opioidrezeptoren*. **Anw.:** M. findet ausschließl. in Form seiner Salze Anw., hauptsächl. als Morphinhydrochlorid*; bei starken Schmerzzuständen, die durch andere Analgetika* nicht zu beeinflussen sind: nach schweren Verletzungen, postoperativ, Tumorschmerzen; zur Operationsvorbereitung, bei akuten Spasmen glattmuskulärer Organe zus. mit Atropin*; in der Psychiatrie zur Beruhigung von Erregungszuständen; zur Stillung von stärkstem Reizhusten bei vorsichtiger Indikationsstellung (s. Analgetika). HWZ 2.5 h. **Übl. Dos.:** s. Morphinhydrochlorid.

**Tox.:** Bei manchen Menschen ruft M. Erbrechen sowie Angst- u. Erregungszustände hervor, während es bei den meisten (in therapeutischen Dosen) Euphorie erzeugt, d.h. Abschaltung von Unlustgefühlen, Aufhebung von Müdigkeit u. Hunger, erhöhte geistige Leistungsfähigkeit, Wohlbehagen, ein allgemeines „Sichglücklichfühlen", ohne daß jedoch dieser Zustand den Charakter eines Rausches hat. Diese Euphorie ist es, die zur M.-Sucht, **Morphinismus**, führt, die umso gefährlicher ist, als daß zur Erzielung der gewünschten euphorischen Wirk. immer höhere Dosen notwendig sind, wobei auch Dosen bis 0.5 g/d u. mehr vertragen werden, so daß schließlich die Sucht zu völligem geistigen u. körperlichen

Verfall führt. **Entziehungskuren**, die nicht immer erfolgreich sind, lassen sich nur in geschlossenen Anstalten durchführen. Zur Milderung der Entzugssymptome werden Sedativa, Clonidin*, Methadon* u. kreislaufunterstützende Arzneimittel verwendet (s.a. Sucht). Die Wirk. von M. setzt bei parenteraler Zufuhr wesentlich schneller u. stärker ein als bei oralen Gaben (therapeut. Dosen s. Morphinhydrochlorid). Die LD beträgt zwischen 0.3-0.4 g, oral, u. ab 0.1 g, i.v. u. s.c. Der Tod erfolgt durch Lähmung des Atemzentrums. **Gegenmittel bei akuter Vergiftung:** künstliche Beatmung, Magenspülung (auch bei parenteraler Giftzufuhr!), Kreislaufstützung durch Plasmaexpander, Opiat-Antagonisten* (z.B. Naloxon, Levallorphan).

**Gesch.:** Entdeckt v. Friedrich Wilh. Sertürner, Apotheker in Paderborn, 1805. Die Struktur des M. wurde 1925 durch Robert Robinson (geb. 1886) ermittelt, die Totalsynthese erfolgt 1952 durch M. Gates in Rochester.

**Morphinacetat:** Essigsaures Morphin, Morphinum aceticum; $C_{17}H_{19}NO_3 \cdot$ C2-H4-O2 $\cdot$ 3 $H_2O$. Darst.: durch Auflösen v. Morphin in heißer Essigsäure. Gelblichweißes Pulver, leicht lösl. in Wasser u. Glycerol, wenig lösl. in Ethanol. Da sehr leicht zersetzlich, wird es med. nicht mehr verwendet. Falls M. zur subkutanen Injektion verordnet wird, ist stets Morphinhydrochlorid abzugeben.

**Morphinan:** $C_{16}H_{21}N$. Stammkörper der Morphinanreihe (1947 synth. dargest. v.R. Grewe aus L-Benzyl-$\Delta^{9(19)}$-oktahydro-isochinolin); wirkt wie Morphin* stark analgetisch.

**Morphinantagonisten:** s. Opiat-Antagonisten.

**Morphin, Bromwasserstoffsaures:** s. Morphinhydrobromid.

**Morphinchlorhydrat:** s. Morphinhydrochlorid.

**Morphin, Essigsaures:** s. Morphinacetat.

**Morphinhydrobromid:** Morphinum hydrobromicum, Bromwasserstoffsaures Morphin; $C_{17}H_{19}NO_3 \cdot HBr \cdot 2\ H_2O$. Darst.: durch Lösen v. Morphin in verd. warmer Bromwasserstoffsäure. Farblose Prismen, lösl. in Wasser u. Ethanol. **Anw.** med.: s. Morphin.

**Morphinhydrochlorid:** Morphini hydrochloridum Ph.Eur.3, Morphinii chloridum, Morphinum hydrochloricum, Salzsaures Morphin, Morphinum muriaticum; CAS-Nr. 52-26-6; $C_{17}H_{20}ClNO_3 \cdot 3\ H_2O$, $M_r$ 375.9 (wasserfrei 321.8). $[\alpha]_D^{20°C}$ -112° bis -115 (c = 2.0 in Wasser). Darst.: durch Auflösen von Morphin in heißer verd. Salzsäure. Weiße, seidenglänzende büschelige Kristallnadeln od. weiße lockere Würfel v. mikrokristallinischer Beschaffenheit od. krist. Pulver, lösl. in 25 T. kaltem Wasser, in 1 T. sied. Wasser, in 50 T. Ethanol. **Anw.** med.: s. Morphin, **Dos.:** 0.005 bis 0.03 g, f. Kinder 0.0003-0.0005 g pro Lebensjahr. MED 0.03 g, MTD 0.1 g f. Erwachsene. LD 0.2 bis 0.4 g per os, ca. 0.1-0.3 g s.c., 0.004 g bei Kindern (M. ist das meist gebrauchte Morphiumsalz), Antidot s. Morphin. **Zuber.:** Ph.Helv.7: Injektionslösung mit Morphinhydrochlorid 20 mg/mL u. Atropinsulfat 0.3 mg/mL, Morphini hydrochloridi 20 mg/mL et atropini sulfatis 0.3 mg/mL solutio iniectabilis u. Injektionslösung mit Morphinhydrochlorid 20 mg/mL u. Scopolaminhydrobromid 0.3 mg/mL, Morphini hydrochloridi 20 mg/mL et scopolamini hydrobromidi 0.3 mg/mL solutio iniectabilis.

**Morphinhydrochlorid-Lösung 0.2 od. 2%, Viskose:** Zstzg. nach NRF: 0.20 g (0.2%) od. 2.0 g (2.0%) Morphinhydrochlorid entsprechend 0.15 bzw. 1.5 g Morphin, 1.0 g Carboxymethylcellulose-Natrium 400, 0.02 g Saccharin-Natrium, 0.15 g Kaliumsorbat, 0.02 g Natriumedetat, 8.5 g Salzsäure 1%, 1.0 g ethanolische Flüssigaroma-Verdünnung (frisch zubereitete Mischung von 1.0 T. Flüssigaroma Contramarum® u. 99.0 T. Ethanol 70%), Wasser zu 100 g. Herst.: Morphinhydrochlorid, Saccharin-Natrium, Kaliumsorbat u. Natriumedetat werden in ca. 80 g frisch aufgekochtem u. wieder erkaltetem Wasser gelöst, falls erforderlich filtriert; Carboxymethylcellulose-Natrium wird aufgestreut u. gerührt, bis eine klare viskose Flüssigkeit ohne Klumpen aus ungelöstem Carboxymethylcellulose-Natrium vorliegt; Salzsäure u. Flüssigaromaverdünnung dazumischen u. mit Wasser ergänzen. **Anw.:** als starkes Analgetikum vor allem bei Tumorpatienten.

**Morphinhydrochlorid-Tropfen 1.0 Prozent:** s. Guttae Morphini hydrochloridi 1.0 per centum.

**Morphini hydrochloridi guttae 1.0 per centum:** s. Guttae Morphini hydrochloridi 1.0 per centum.

**Morphini hydrochloridum:** s. Morphinhydrochlorid.

**Morphinii chloridum:** s. Morphinhydrochlorid.

**Morphinismus:** s. Morphin.

**Morphin-Narkotinmekonat:** s. Narcophin.

**Morphin-N-oxid:** s. Genomorphin.

**Morphin, Salzsaures:** s. Morphinhydrochlorid*.

**Morphin, Schwefelsaures:** s. Morphinsulfat*.

**Morphinsulfat:** Morphinum sulfuricum, schwefelsaures Morphin; $(C_{17}H_{19}NO_3)_2 \cdot H_2SO_4 \cdot 5\ H_2O$, $M_r$ 758.85. Darst.: durch Auflösung v. Morphin in Schwefelsäure. Farblose Nadeln, lösl. in Wasser, sehr schwer lösl. in Ethanol. **Anw.** med.: s. Morphin. MED 0.03g, MTD 0.1 g.

**Morphintartrat:** Morphinum tartaricum, Weinsaures Morphin; $(C_{17}H_{19}NO_3)_2 \cdot$ C4-H6-O6 $\cdot$ 3 $H_2O$. Darst.: durch Lösen von Morphin in einer wäßrigen Weinsäurelsg. Farblose Kristallnadeln, lösl. in Wasser, fast unlösl. in Ethanol. **Anw.** med.: s. Morphin.

**Morphinum:** s. Morphin.

**Morphinum aceticum:** s. Morphinacetat.

**Morphinum cristallisatum:** s. Morphin.

**Morphinum hydrobromicum:** s. Morphinhydrobromid.

**Morphinum hydrochloricum:** s. Morphinhydrochlorid.

**Morphinum muriaticum:** s. Morphinhydrochlorid.

**Morphinum sulfuricum:** s. Morphinsulfat.

**Morphinum tartaricum:** s. Morphintartrat.

**Morphin, Weinsaures:** s. Morphintartrat.

**Morpholin:** Tetrahydro-1,4-oxazin, $C_4H_9ON$. Derivat des Diethanolamins. Farblose Flüss. D. 0.998. Schmp. -4.9°C. Sdp. 128.0°C. Lösl. in Wasser, Ethanol u. Säuren. **Anw.:** als Lösungsmittel f. Wachse, Harze, Schellack, Farbstoffe, die fettsauren Salze als Emulgatoren, Zusatz zu Seifen usw.

**Morphologie:** Lehre vom Bau der Pflanzen u. Tiere.

**Morrhuae oleum:** s. Lebertran.

**Mors:** (lat.) Tod, Exitus letalis; ante mortem vor Eintritt des Todes; post mortem nach Eintritt des Todes; mors subitanea plötzlicher Tod; mors putativa Scheintod.

**Morse-Kurve:** empirisch gefundene Funktion, die den Verlauf der Bindungsenergie eines Moleküls in Abhängigkeit vom Bindungsabstand sehr gut approximiert. Morse-Gleichung (U = Energie,

$D_g$ = Dissoziationsenergie, r = Bindungsabstand, $r_g$ = Gleichgewichtsabstand, b = Konstante):

$$U = D_g \cdot \left[1 - e^{-b(r-r_g)^2}\right]$$

Meßbar ist allerdings nur eine Dissoziationsenergie $D_0$, die um die sogenannte Nullpunktsenergie kleiner als $D_g$ ist.

**Morsuli: Morsellen**, Bissen; Konfekt, dem Gewürz u. Arzneimittel beigefügt sind; alte Arzneiform.

**Morsus diaboli:** s. Succisa pratensis.

**Mortalität:** Anzahl Gestorbener bezogen auf die Gesamtzahl der Bevölkerung innerhalb einer Zeitperiode.

**Morus alba** L.: Fam. Moraceae, Weißer Maulbeerbaum (aus dem Iran stammend, kult. im Mittelmeergebiet). Wie Morus niger* Stpfl. v. **Fructus Mori:** Maulbeeren. **Inhaltsst.:** 9% Invertzucker, Säuren, Pektin, Farbstoff. **Anw.:** zur Herst. v. Sir. Mori, Mel Mororum, die als Geschmackskorrigentien z.B. wie Himbeersirup dienen.

**Morus nigra** L.: Fam. Moraceae, Schwarzer Maulbeerbaum (aus China stammend, im Mittelmeergebiet kult.). Wie Morus alba Stpfl. v. Fructus Mori: Inhaltsst. u. Anw. s. Morus alba.

**Morus tinctoria:** s. Chlorophora tinctoria.

**Mosaro®:** s. Kavain.

**Moschus:** Moschus tibetanus, M. tonquinensis, M. orientalis, Almiscar, Bisam; das Sekret aus den Moschusbeuteln des Moschusbocks, **Moschus moschiferus**, Fam. Cervidae (ein rehartiges Tier in den Gebirgen Hochasiens von Tibet bis Sibirien). Krümelige od. weiche, dunkelrote bis schwarzbraune Masse von sehr starkem, eigentümlichem Geruch. Sie kommt in den behaarten Beuteln, die aus der Bauchhaut der Tiere herausgeschnitten sind, in den Handel. Die Beutel sind 15-50 g schwer. **Best.:** äther. Öl, das das Keton Muscon* enthält, ferner Fett, Cholesterol, Eiweißstoffe, Salze. **Anw.:** früher als Stimulans u. Analeptikum, bei Hysterie, jetzt kaum mehr verwendet; techn.: in d. Parfümerie. Der beste u. pharm. gebräuchlichste M. ist der Tonkin-Moschus (Moschus tonquinensis od. tibetanus). Minderwertig ist der sibirische M. Synthetischer Moschus besteht aus Nitrobenzolderivaten; s. Moschus artificiale.

**HOM:** *Moschus:* Geruchsstoff aus den Drüsen des männlichen Moschustieres (Moschusochsen); verord. z.B. b. Hysterie, Neigungen zu Kollaps, Bronchitis.

**Moschus artificiale:** Künstl. Moschus, meist Nitroverbindungen der Benzolreihe, die moschusartig riechen, aber sonst mit echtem Moschus nichts gemein haben, daher med. nicht als Ersatz dienen können.

**Moschusblüten:** Flores Achilleae moschatae, s. Achillea erba-rotta ssp. moschata.

**Moschuskörner:** Semen Abelmoschi, s. Abelmoschus moschatus.

**Moschuskürbis:** s. Cucurbita pepo.

**Moschus moschiferus:** s. Moschus.

**Moschusschafgarbenkraut:** Herba Achillea moschata, Herba Ivae moschatae, s. Achillea erba-rotta ssp. moschata.

**Moschuswurzel:** Radix Sumbuli, s. Ferula moschata.

**Mosegor®:** s. Pizotifen.

**Mosetigbatist:** Baumwollgewebe, das beiderseits mit Kautschuk überzogen u. dann vulkanisiert worden ist; wasserdichter Verbandstoff.

**Moskito:** Sammelname f. Stechmücken, s. Aedes.

**Mostardum:** Speisesenf, Tafelsenf, Senf, Mostrich. **Best.:** Senfmehl (s. Sinapis alba, Brassica nigra), Zucker, Essig, Salz u. Gewürze. Zusätze von künstl. Senföl, Saccharin u. Mehl sind verboten; darf nicht mit Metall in Berührung kommen.

**Motilin:** Gewebshormon; s. unter Hormone.

**Motilium®:** s. Domperidon.

**Motorische Nerven:** Bewegungsnerven (die den Muskeln die Bewegungsimpulse zuleiten).

**Mottenbekämpfung:** Maßnahmen zum Schutz von Textilien, Pelzen, Teppichen etc. gegen die Fraßschäden der Larven der Kleidermotte (Tineola bisseliella). Dazu dienen Mottenkugeln od. Mottenpulver aus Campher, Naphthalin, Paradichlorbenzol u.a., die eher vertreibend als tötend wirken. Dichlorvos* dagegen ist besser wirksam. Fraßschutzmittel auf der Basis von organischen Phosphonium- od. Ammoniumverbindungen, Sulfonamid- od. Harnstoffderivaten können direkt auf die Fasern aufgetragen werden, wodurch Textilien f. diese Schädlinge unangreifbar werden (mottenecht).

**Mottenkraut:** s. Ledum palustre.

**Mottenwurzel:** Rad. Vetiveriae, s. Vetiveria zizanioides.

**Movergan®:** s. Selegilin.

**Moxalactam:** s. Latamoxef.

**Moxaverin** INN: 1-Benzyl-3-ethyl-6,7-dimethoxyisochinolin, BEN, Kollateral®; CAS-Nr. 10539-19-2; $C_{20}H_{21}NO_2$, $M_r$ 307.38. Schmp. 78-79°C. **Anw.:** muskulotropes Spasmolytikum; 2.5mal wirksamer als Papaverin*; Ind.: Spasmen u. Koliken im Magen-Darm-Trakt, in der Gallenblase u. im Harnleiter, Menstrualkoliken, periphere u. zerebrale, arterielle sowie koronare Durchblutungsstörungen.

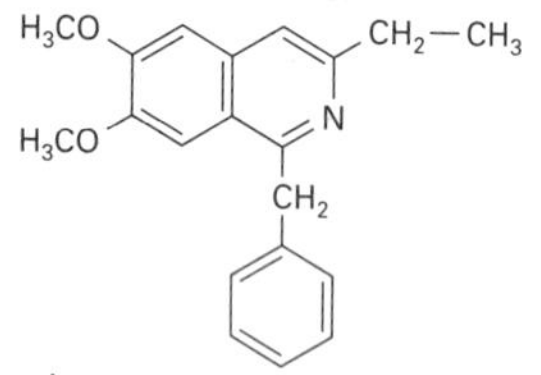


Moxaverin

**Moxaverinhydrochlorid:** Moxaverini hydrochloridum; $C_{20}H_{22}ClNO_2$, $M_r$ 343.9. Weißes, feinkrist. Pulver, wenig lösl. in Wasser, leicht lösl. in Chloroform, lösl. in Ethanol. **Off.:** DAC86.

**Moxibustion:** Moxabrennen, s. Artemisia moxa.

**Moxiral®:** s. Minoxidil.

**Moxisylyt** INN: Thymoxamin; 4-(2-Dimethylaminoethoxy)-5-isopropyl-2-methylphenylacetat, [2-(4-Acetoxy-2-isopropyl-5-methylphenoxy)-ethyl]dimethylamin; CAS-Nr. 54-32-0; $C_{16}H_{25}NO_3$, $M_r$ 279.37. **Anw.:** α-Sympatholytikum*. Ind.: zerebrale u. periphere Durchblutungsstörungen, Kopfschmerzen. **Nebenw.:** Sedation, Erbrechen, Durchfall, Kopfschmerzen, Herzklopfen; bei Überdosierung: Blutdruckabfall. **Übl. Dos.:** Oral: 3mal 0.4 g/d. Gebräuchl. ist auch Moxisylythydrochlorid.

**Moxonidin** INN: 4-Chlor-*N*-(4,5-dihydro-1*H*-

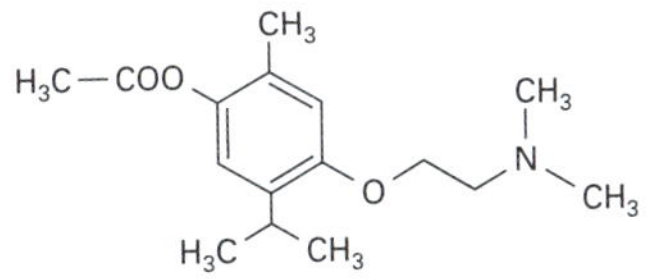


Moxisylyt

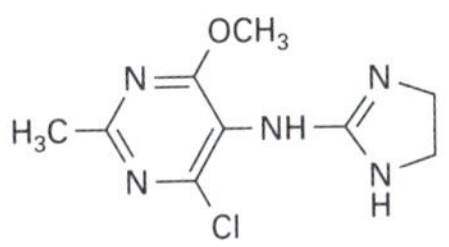


Moxonidin

imidazol-2-yl)-6-methoxy-2-methyl-5-pyrimidinamin; CAS-Nr. 75438-57-2; $C_9H_{12}ClN_5O$, $M_r$ 241.68. **Wirk.** u. **Anw.:** Antihypertonikum; selektive Stimmulierung der peripheren $\alpha_2$-Rezeptoren. **Nebenw.:** Mundtrockenheit, Sedierung, Schwindel. **Übl. Dos.:** trotz kurzer HWZ (2 bis 3 h) nur einmalige Gabe von 0.3 mg/d.

**6-MP:** s. Mercaptopurin.

**MP-Puder:** Marfanil®-Prontalbin®-Puder.

**MPS:** Medizinisch Pharmazeutische Studiengesellschaft e.V.

**mRNS:** s. Messenger-RNS.

**MRT:** **1.** Magnetresonanztomographie*; **2.** Mean Residence Time, s. Verweildauer, mittlere.

**MS:** Abk. f. **1.** Massenspektroskopie, s. Spektroskopie; **2.** mittleren Substitutionsgrad, s. Substitutionsgrad, mittlerer; **3.** Multiple Sklerose*.

**MSE:** Meerschweincheneinheit*.

**MSH:** Abk. f. Melanozyten stimulierendes Hormon; s. Hormone (Epiphyse).

**MTA:** Abk. f. Mikrothermoanalyse, s. Thermomikroskopie.

**MTD:** Maximale Tagesdosis.

**MTD-Methode:** s. QSAR.

**Mucilaginosum(a):** schleimiges Arzneimittel, meist Gummi- u. Pflanzenschleime enthaltend; s. Schleimdrogen.

**Mucilago:** (Plur. Mucilagines) Schleim; dickflüssige, durch Lösen, Ausziehen od. Anschütteln von organischen od. Pflanzenstoffen in kaltem od. heißem Wasser hergestellte Arzneizubereitung (Schleimlösung); s.a. Gele.

**Mucilago ad electrocardiographiam:** Elektrodengel. Herst. nach NRF: 14 g Natriumchlorid, 5 g Hydroxyethylcellulose 300, 10 g Propylenglykol, Wasser ad 100 g. Die Cellulose wird in der NaCl-Lsg. u. Propylenglykol/Wasser-Mischung unter Rühren dispergiert u. bis zur vollständigen Quellung stehengelassen. Verdunstetes Wasser ist zu ergänzen. Fast transparentes, farbloses bis schwach gelbliches Gel; ohne Geruch. **Anw.:** als Elektrodengel.

**Mucilago ad sonographiam:** Ultraschallkontaktgel. Herst. nach NRF: 0.5 g Polyacrylsäure, 5.0 g Isopropylalkohol, 20.0 g Propylenglykol, 0.12 g NaOH, Wasser zu 100.0 g. Herst.: Die Polyacrylsäure wird in einer Salbenschale ohne Druck mit dem Pistill verrieben, bis größere Aggregate zerteilt sind. Zuvor kalt (unter 20°C) gelagerter Isopropylalkohol wird hinzugefügt u. die Polyacrylsäure dispergiert. In die Dispersion wird unverzüglich die Neutralisationsflüssigkeit (6.0 g Natriumhydroxid-Stammlösung 2%, 100.0 g Propylenglykol, Wasser zu 450.0 g) insgesamt, also nicht portionsweise eingerührt. Gegebenenfalls unter gelegentlichem Rühren bis zur vollständigen Quellung stehen lassen. Transparentes, weitgehend luftblasenfreies, farbloses Gel; prakt. ohne Geruch. **Anw.:** als Ultraschallkontaktgel.

**Mucilago antisepticus:** Zstzg. nach DRF: Hydrargyrum oxycyanatum 0.01 T., Ungt. Glycerini, Mucilaginosum Tylose (Methylcellulose; vgl. Mucilago Mehylcellulosi) aa ad 50.0. **Anw.:** als Kathetergleitmittel; Quecksilberoxycyanid* wirkt stark antiseptisch.

**Mucilago basalis hydrophobica:** Polyethylen-Oleogel, Hydrophobes Basisgel. Zstzg. nach DAC86: die salbenartige Masse besteht aus 95 T. dickflüssigem Paraffin, 5 T. Hochdruckpolyethylen u. ev. geeigneten Stabilisatoren.

**Mucilago Benzoylperoxidi 5 aut 10 per centum:** Benzoylperoxid-Gel 5 od. 10 Prozent (NRF). Zstzg.: wasserhaltiges Benzoylperoxid n.B., 1.0 g Polyacrylsäure, 10 g Propylenglykol, Natriumhydroxid-Lösung 10% n.B. (ca. 2 g), Wasser ad 100 g. Weißes Gel. **Anw.:** bei Akne vulgaris. 3 Monate lang verwendbar.

**Mucilago Carboxymethylcellulosi:** Carboxymethylcellulosegel, Carboxymethylcellulosi mucilago, Carmellose-Gel. Transparentes, leicht opaleszierendes Gel. Zstzg. nach DAB10: 5 T. Carboxymethylcellulose-Natrium 600, 10 T. Glycerol 85%, 85 T. Wasser; Herst. u. Konservierung s. Mucilago Hydroxyethylcellulosi.

**Mucilago contra hyperhidrosim:** Antihidrotisches Gel, Aluminiumchlorid-Hexahydrat-Gel: Zstzg. nach NRF: 10.0 g Aluminiumchlorid-Hexahydrat, 2.5 g Hydroxyethylcellulose 300, 5.0 g Propylenglykol, Wasser ad 50 g. Zstzg. nach NFA: 20.0 T. Aluminiumchlorid-Hexahydrat, 3.0 T. Hydroxyethylcellulose, 5.0 T. Propylenglycol ad 100 T. destilliertes Wasser. In der auf 60°C erwärmten Lsg. von Aluminiumchlorid-Hexahydrat in destilliertem Wasser u. Propylenglykol wird die Hydroxyethylcellulose dispergiert. Die Mischung wird bis zur vollständigen Quellung (mind. 3 h) stehen gelassen. Transparentes, schweißhemmendes Gel. **Anw.:** bei Hyperhidrosis; s.a. Solutio Aluminii hyxahydrici.

**Mucilago Escini:** Aescin-, Escin-Gel. Zstzg. nach NRF: 1 T. Aescin wird in abgekochtem, warmem Wasser gelöst u. nach d. Abkühlen mit 1.5 T. Ammoniaklösung 10% versetzt. Diese wäßrige Lsg. wird in eine Mischung von 1 T. Polyacrylsäure, 25 T. Isopropanol, 3 T. Ethylenglykolsalicylat u. 0.1 T. Lavendelöl eingearbeitet u. mit d. restl. abgekochten Wasser auf 100 T. ergänzt. Klares Gel, pH-Wert 5 bis 6. **Anw.:** unterstützende Behandlung bei Varizen, Thrombophlebitis, Schwellungen etc.; äuß. nicht auf offene Wunden.

**Mucilago Glyceroli:** s. Glycerolgel.

**Mucilago Gummi arabici:** Gummischleim nach ÖAB90: durch Erhitzen von den Oxidasen u. Peroxidasen befreite, ca. 33%ige Lsg. von arabischem Gummi, konserviert mit 0.1% Nipaester (Ph.Helv.6 zusätzlich 0.033% Benzoesäure). Gelbliche, viskose (140 bis 220 mPa·s), klebrige Flüss. D. 1.12 bis 1.14. Herst.: 100 T. arabisches Gummi werden mit kaltem Wasser abgewaschen u. danach in einem Mullsäckchen in 200 T. mit Konservierungsmitteln versehenes Wasser eingehängt (langsamer Lösungsvorgang). Der entstandene Schleim wird koliert u. in max. 100 mL fassenden Flaschen 1 Stunde (Ph.Helv.6: 30 min. an 2 aufeinanderfolgenden Tagen) lang im strömenden Wasserdampf erhitzt. Verwendet als Bindemittel f. Granulate, als Emulgator u. Suspensionsmittel sowie Geschmackskorrigens in Mixturen. Inkomp.: Ethanol in höherer Konz., Borax (Gelatinierung), Eisen(III)-Salze, Mineralsäuren (Fällung).

**Mucilago Heparini 50 000 I.E.**: Heparin-Gel 50 000 I.E. Herst. nach NRF: 50 000 I.E. entsprechendes Heparin-Natrium wird in 70 T. abgekochtem Wasser gelöst u. mit 2.2 T. Ammoniaklösung 10% versetzt. Diese wäßrige Lsg. wird in eine Mischung von 1 T. Polyacrylsäure, 25 T. Isopropanol eingearbeitet u. mit abgekochtem Wasser auf 100 T. ergänzt. Klares Gel, pH-Wert liegt zwischen 7.0 u. 8.0. **Anw.:** äuß. bei oberflächlichen Venenentzündungen, Hämatomen etc.

**Mucilago Hydroxyethylcellulosi:** Hydroxyethylcellulosegel, Hydroxyethylcellulosi mucilago. Transparentes, fast geruchloses Gel. Herst. n. DAB10: 2.5 T. Hydroxyethylcellulose 10 000 werden mit 10 T. Glycerol 85% angerieben, 87.5 T. frisch aufgekochtes u. wieder abgekühltes Wasser zugesetzt u. das noch inhomogene Gel 1 h lang quellen gelassen. Konservierung mit 0.1% Sorbinsäure* gemeinsam mit 0.1% Kaliumsorbat, od. mit 0.1% Nipagin u. 0.04% Nipasol ist möglich. Konservierungsmittel werden in der gesamten Wassermenge gelöst. Unkonserviertes Gel ist stets frisch herzustellen u. alsbald zu verbrauchen. Beim Erwärmen über 50°C tritt keine Trübung od. Ausfällung auf. Gute Verträglichkeit gegenüber Elektrolyte.

**Mucilago Methylcellulosi:** Methylcelluloseschleim. Herst. nach PM: 5 T. Methylcellulose (Tylose MH 300) werden mit 20 T. Propylenglykol angerieben. Zu dieser Suspension werden 75 T. konserviertes Wasser zugegeben u. gerührt bis zur Quellung u. Lösung.

**Mucilago Polyacrylati cum Alcohole isopropylico:** Isopropylalkoholhaltiges Polyacrylatgel, Polyacrylati mucilago cum isopropanolo, Gelatum polyacrylatum cum Isopropanolo. Klares nach Isopropanol riechendes Gel. **Off.:** DAB9, ÖAB90. Herst.: 0.5 T. Polyacrylsäure werden mit einem kleinen Anteil des frisch aufgekochten u. wieder abgekühlten Gereinigt. Wassers angerieben, das restliche Wasser (auf 73.5 T.) portionsweise unter Rühren bis zur homogenen Dispersion eingearbeitet. Unter weiterem Rühren werden 25 T. Isopropanol u. 1 T Natriumhydroxidlösung 5% zugesetzt. Nach kurzer Quellzeit entsteht ein klares Gel. Der Isopropylalkohol kann u.U. durch Ethanol 90% ersetzt werden.

**Mucilago Polyacrylati cum Aqua**: Wasserhaltiges Polyacrylatgel, Polyacrylati mucilago aquosa, Gelatum polyacrylatum aquosum. Klares, geruchloses Gel. **Off.:** DAB9, ÖAB90. Zstzg.: 0.5 T. Polyacrylsäure, 3 T. Natriumhydroxidlösung 5% u. 96.5 T. frisch abgekochtes u. wieder abgekühltes Gereinigt. Wasser. Bereitung entspricht der des Isopropylalkoholhaltigen Polyacrylatgels (s. Mucilago Polyacrylati cum Alcohole isopropylico). Konservierung möglich mit einem Gem.: 0.1% Sorbinsäure u. 0.1% Kaliumsorbat od. 0.07% Nipagin u. 0.03% Nipasol. Unkonserviertes Gel ist frisch herzustellen u. alsbald zu verwenden.

**Mucilago Salep:** Salepschleim. Zstzg. nach DAB6: je 1 T. mittelfein gepulv. Salep u. Weingeist, 98 T. siedend. Wasser. Mucilaginosum gegen Durchfälle von Kindern (bei entzündeter Darmschleimhaut).

**Mucine:** Schleimstoffe vieler Sekrete u. Exkrete (Galle, Speichel, Harn usw.) sowie im Bindegewebe u. den Drüsen. Die Mucine gehören zu den Glykoproteinen, sind phosphorfrei u. werden durch Essigsäure gefällt.

**Mucinol®:** s. Anetholtrithion.

**Muciteran®:** s. Acetylcystein.

**Muco-:** s.a. Muko-.

**Muco-Aspecton®:** s. Ambroxol.

**Mucocedyl®:** s. Acetylcystein.

**Mucoide:** Mucoproteine, Verbindungen von Proteinen mit Mucopolysacchariden*, den Mucinen ähnliche Stoffe, die im Bindegewebe, Knorpel u. in den Sehnen usw. vorkommen, aber durch Essigsäure nicht gefällt werden, s. Mucine.

**Mucoitinsulfat:** ein Polysaccarid aus Acetylglucosamin, Glucuronsäure, Galactose u. Schwefelsäure; Bestandteil tierischer Schleimstoffe, bes. der Magenschleimhaut.

**Mucopolysaccharide:** Glykosaminoglykane; hochmolekulare Stoffe, die neben einfachen Zukkern noch Aminozucker* (Glucosamin) u. Uronsäuren* (Galacturonsäure, Glucuronsäure) enthalten. Zu dieser Gruppe gehören wichtige biologische Stoffe, wie Heparin, Blutgruppensubstanzen, Chitin, Chondroitinsulfate, Hyaluronsäure u.a. Die M. bilden mit Proteinen die Mucoproteide od. Mucoide*. Die M. haben wichtige Funktionen als Stütz-, Schutz- u. Gleitsubstanzen.

**Mucopolysaccharidpolysulfat:** s. Heparinoide.

**Mucopront®:** s. Carbocistein.

**Mucoproteine:** s. Mucoide.

**Mucor:** (*lat.* muceo bin schleimig) Köpfchenschimmel; Gattung der Zygomycetes (s. Pilze); M.-Arten sind Saprophyten auf organischen Stoffen, v.a. Lebensmitteln; gelegentl. Parasiten beim Menschen; werden auch zur stereospezifischen Hydroxylierung von Steroiden eingesetzt.

**Mucosa:** Tunica mucosa, s. Schleimhaut.

**Muco Sanigen®:** s. Acetylcystein.

**Mucosolvan®:** s. Ambroxol.

**Mucret®:** s. Acetylcystein.

**Mucuna pruriens** (L.) DC.: (Dolichos pruriens, Stizolobium pruriens (L.) Medik.) Fam. Fabaceae (Leguminosae) (Indien, Tropen der Alten u. Neuen Welt). Stpfl. v. **Fructus Stizolobii:** (Dolichos pruriens, Siliqua hirsuta) Juckbohnen. **Inhaltsst.:** die Alkaloide Prurienin, Mucunin etc., bis 1.5% Dihydroxyphenylalanin, Indolalkylamine. **Setae Stizilobii:** Pubes Stizolobii; die Brennhaare der Fruchtwand. **Inhaltsst.:** Indolalkylmine wie Serotonin, Mucunain (eine Proteinase). **Anw.:** äuß. zu hautreizenden Mitteln, inn. auch gegen Eingeweidewürmer.

**HOM:** *Mucuna pruriens* (HAB1.5), Dolichos pruriens: die getrockneten Haare der Fruchthülse; verord. z.B. b. Pruritis (Hautjucken).

**Mucus:** (lat.) Schleim; mucosus, schleimig, mukös.

**Mudarwurzelrinde:** Cortex Calotropidis radicis, s. Calotropis gigantea.

**Mücken:** zweiflügelige Insekten (Diptera); Entwicklung über Ei, Larve, Puppe z. Imago; Stechmücken: Gabelmücken, s.a. Anopheles, Sandfliegen (Phlebotomus) u.a.; wichtige Krankheitsüberträger.

**Mückenschutzmittel:** s. Repellents.

**Mühlen: Fliehkraftmühlen:** M. mit ringförmig ausgebildeter Mahlbahn. Zwei an einer rotierenden Vertikalachse aufgehängte Stahlkugeln zerkleinern durch die Zentrifugalkraft das Mahlgut an der Wand des Gehäuses. **Walzenmühlen:** Das Mahlgut wird durch 2 od. mehrere gegenläufig rotierende Walzen, deren Oberfläche unterschiedlich gestaltet sein kann (glatt, gezahnt etc.) gepreßt. Für die Fliehkraft- u. die Walzenmühle eignen sich Materialien mit einem Zerkleinerungsgrad von 50 mm u. mehr. Das erhaltene Mahlprodukt liegt häufig über 5 mm. **Scheibenmühlen:** Das Mahlgut wird zwischen 2 Scheiben zerkleinert. Eine Scheibe steht still (Statorscheibe), die andere dreht sich mit hoher Geschwindigkeit (Rotorscheibe). Die Scheiben sind mit Rippen, Nuten od. Zähnen besetzt. In Abhängigkeit vom gewünschten Feinheitsgrad wird der Scheibenabstand eingestellt. **Schlagstiftmühlen:** Zwei Metallscheiben, die mit einer größeren Anzahl konzentrisch angeordneter Stifte versehen sind, rotieren gegenläufig mit großer Geschwindigkeit. Das Mahlgut wird in das stiftfreie Zentrum zwischen den beiden Metallscheiben eingebracht (z.B. mit einer Dosierschnecke) u. durch Zentrifugalkräfte nach außen durch die ineinandergreifenden Stiftreihen geschleudert. Mit allen bisher angeführten Mühlentypen wird überwiegend eine Grobkornzerkleinerung erzielt. Eine Feinmahlung erreicht man hingegen mit den im folgenden beschriebenen M. **Schlagkreuz(messer)mühlen:** Pirouette, Schlagbecher, Mixbecher. Enthalten rotierende Schlagmesser od. Messerkreuze zur Zerkleinerung. Manche Geräte eignen sich auch zum Mischen von Flüssigkeiten. **Schlagprallmühlen:** Beim Einbringen des Mahlgutes in die M. wird dieses von einem schnell drehenden Rotor (Schlagbalken) erfaßt u. mit hoher Geschwindigkeit auf Prallplatten od. Rippen der Gehäusewandung geschleudert. Das Auftreffen des Rotors auf die zu zerkleinernden Partikeln, deren extreme Beschleunigung u. das Aufprallen des bewegten Gutes an der Gehäuseinnenseite ist die Voraussetzung f. die Prallzerkleinerung. Der Mahlerfolg ist umso größer, je rascher der Schlagbalken rotiert u. je höher die Dichte der Substanz ist. **Luftstrahlmühlen:** Strahlmühle, Jet-mill, Jet-Mühle. Bereits vorzerkleinertes (gepulvertes) Mahlgut wird gemeinsam mit einem Gas (Luft, ev. Inertgas gegen Staubexplosionen) unter Druck (ca. 10 bar) tangential in die kreisrunde Mahlkammer eingeblasen. Durch das expandierende Gas werden die Pulverteilchen stark beschleunigt (300m/s) u. rotieren in der Mahlkammer durch die Zentrifugalkraft in Abhängigkeit von ihrer Masse mehr od. weniger am Rande der Mahlkammer. Durch gegenseitige Reibung u. Prallvorgänge (Strahlmahlung) werden die Teilchen weiter zerkleinert, bis sie so fein (mikronisiert) sind (10 bis 0.1 µm, Mikropulver), daß sie mit dem Gas im Zentrum aus dem Mahlraum ausgetragen u. in Filtersäcken abgeschieden werden. Der durch die Gasexpansion auftretende Kühleffekt ermöglicht es, auch thermolabile Stoffe in mikronisierter Form herzustellen. **Kugelmühlen:** Die Zerkleinerung erfolgt in einer rotierenden Trommel durch rollende u. fallende Mahlkörper (Kugeln) während Stunden bis Tage. Bei langsamer Drehung wird das Gut ledigl. durch die Reibung zwischen den Kugeln u. zwischen den Kugeln u. der Trommelwand zerkleinert (reibende Rollbewegung von vielen kleinen Kugeln geeignet f. langsame Feinstmahlung). Bei höheren Drehzahlen werden die Kugeln an der Trommelwand in Drehrichtung mitgenommen, bis sie

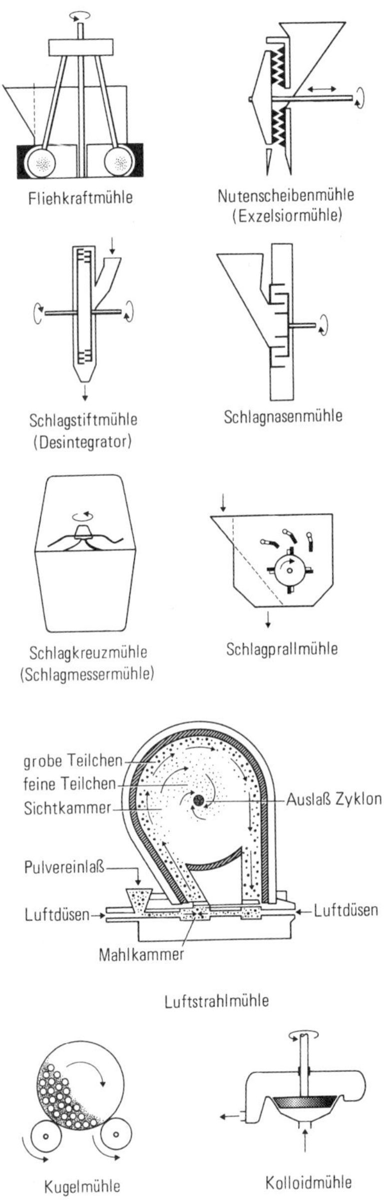


Mühlen:
Verschiedene Typen [131]

infolge ihres Eigengewichtes wieder zurückrollen od. zurückfallen u. dadurch eine zusätzliche Schlagwirkung auf das Mahlgut ausüben (schlagende Fallbewegung durch wenige schwere Kugeln, geeigneter zum Vormahlen). Die dafür erforderliche Drehzahl pro Minute (n) errechnet sich aus:

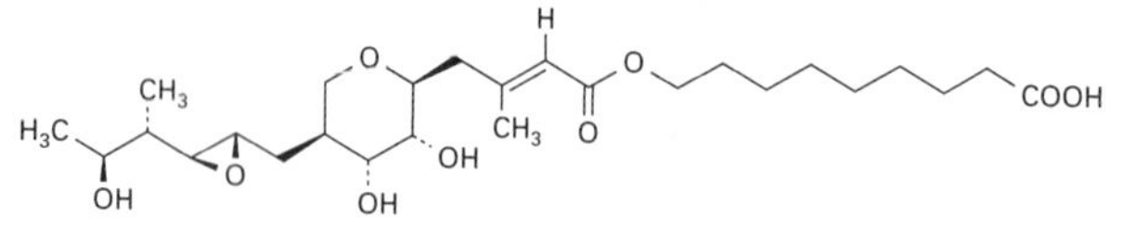


Mupirocin

$n = 32/\sqrt{d}$ für die Trockenmahlung

$n = 25/\sqrt{d}$ Naßmahlung

d Innendurchmesser der Mahltrommel in m

Wird die Drehzahl weiter erhöht, d.h. die kritische Drehzahl $n_{kr}$

$n_{kr} = 42.3/\sqrt{d}$

überschritten, werden die Kugeln durch die Fliehkraft fest an die Trommelwand angepreßt u. der Mahleffekt ist sehr gering. **Schwingmühlen:** Eine allseitig federnd gelagerte Kugelmühle wird durch eine rotierende Unwucht in schnelle, kreisförmige Schwingungen versetzt. **Planetenmühlen:** Ein Mahlbehälter, gefüllt mit Mahlgut u. Mahlkugeln, bewegt sich kreisförmig u. rotiert gleichzeitig um die eigene Achse. **Vibratormühlen:** Ein Elektromagnet versetzt das Mahlgefäß, das darin befindliche Mahlgut u. eine Mahlkugel in vertikale Schwingungen. Durch die Schläge der Kugel wird die Substanz zerkleinert. **Kolloidmühlen:** Ein konischer Rotor bewegt sich mit hoher Geschwindigkeit in einem regelbaren Abstand (Bruchteile eines Millimeters) zum Mühlengehäuse. Das Mahlgut wird in Wasser suspendiert zugeführt, passiert den feinen Spalt u. wird durch die Scherkräfte, die zwischen dem mit Wasser benetzten Rotor u. Stator (Gehäusewand) auftreten, zerkleinert. Die herstellbaren Teilchengrößen liegen in günstigen Fällen unter 0.1 µm.

**Muffelofen:** Ofen zum Härten, Glühen, Veraschen, Anlassen u. Vergüten von Stoffen, wobei diese durch ein abgeschlossenes Gefäß (die Muffel) vor der Einw. der Feuergase bzw. vor den Heizwicklungen geschützt sind.

**Muira-puama:** Lignum Muira-puama, s. Ptychopetalum-Arten.

**Muko-:** s.a. Muco-.

**Mukolytika:** (*gr.* λύσις Auflösung, *lat.* mucus Schleim) Substanzen (s. Expektorantia), die zähen Bronchialschleim verflüssigen u. danach den Auswurf der Sekrete erleichtern.

**Mukomykosen:** Pilzinfektion, hervorgerufen durch Absidia, Mucor* u. Rhizopus.

**Mukosa:** s. Schleimhaut.

**Mukoviszidose:** zystische Fibrose; genetischer Defekt, der sich in Viskositätserhöhung der Sekrete im GI u. der Bronchien auswirkt.

**Mullgewebe:** Mull; Gewebe aus Baumwolle od. Zellwolle mit unterschiedl. Fadendichte. Verw. als Verbandmull* (Tela depurata), Kompressen*, Mulltupfer, Mullbinden, Tamponadebinden* u.a.

**Multi-CSF:** s. CSF.

**Multifungin®:** s. Bromsalicylchloranilid.

**Multilamellar Vesicles:** MLV, s. Liposomen.

**Multilax®:** s. Bisacodyl.

**Multipartial:** polyvalent; Multipartialer Impfstoff, ein Gem. verschiedener Stämme der gleichen Bakterienart.

**Multiple Sklerose:** Abk. MS; Polysklerose; primär entzündliche, chron. degenerative Erkrankung des ZNS; tritt v.a. zwischen dem 20. u. 40. (selten nach dem 50.) Lebensjahr gehäuft (bei Frauen) auf. Entstehung unklar; möglicherweise eine Slow-Virus-Erkrankung*. Medikamentöse Ther.: nicht heilbar; Corticotropin u. Interferon beta 1b (zur Verkürzung der Schubdauer), Azathioprin (zur Verringerung der Schubfrequenz), Linderung der Begleiterscheinungen z.B. mit Baclofen, Dantrolen.

**Mumia vera aegyptiaca:** Echte ägyptische Mumie, meist jedoch Asphalt*. **Anw.:** früher als Volksmittel; techn.: als Malerfarbe (Mumiin).

**Mummel:** s. Nuphar lutea.

**Mumps:** (engl.) Ziegenpeter, Bauernwetzel, Parotitis* epidemica, akute Infektionskrankheit, hervorgerufen durch Mumpsviren (Paramyxoviren*), gekennzeichnet durch Schwellung der Ohrspeicheldrüse; Tröpfchen- u. Schmierinfektion; Inkubationszeit im Mittel 18 Tage. Prophylaxe: Mumpsimpfung bestehend aus einer Suspension vermehrungsfähiger, abgeschwächter Mumpsviren, s. Mumps-Lebendimpfstoff.

**Mumps-Lebend-Impfstoff:** Vaccinum parotitidis vivum Ph.Eur.3; gefriergetrocknete Zuber. aus einem geeigneten, lebenden, attenuierten Stamm des Mumpsvirus *(Paramyxovirus parotitidis);* gezüchtet in Hühnerembryozellen od. anderen geeigneten Zellen; auch als Kombinationsimpfstoff (Mumps-Masern-Röteln-Impfstoff).

**Mund- u. Rachentherapeutika:** vor allem zur lokalen Anwendung (gurgeln, lutschen, pinseln) aber auch zur systemischen Anwendung bestimmte Arzneimittel gegen Erkrankungen des Mund- u. Rachenraums (z.B. Stomatitis, Gingivitis, Tonsillitis, Herpesinfektionen, Verletzungen, Verbrennungen). Zur Anw. kommen Lokalanästhetika (z.B. Lidocain, Benzocain), Antiphlogistika, Desinfizientia (z.B. Cetylpyridiniumchlorid, Hexetidin, Chlorhexidin), Antibiotika (v.a. Tyrothricin, Bacitracin) bei bakteriellen Infekten, ätherische Öle (Ol. Menthae, Ol. Thymi u.a.), Enzyme (Pankreatin, Papain, Lysozym in Lutsch-Präparaten), Mineralsalze wie Emser Salz u. Aluminiumverbindungen (adstringierend) sowie Drogenauszüge mit antiphlogistischen und/oder adstringierenden Wirkungen (z.B. Myrrhe, Salbei, Kamille, Ratanhiawurzel) u.a.

**Munobal®:** s. Felodipin.

**Muphoran®:** s. Fotemustin.

**Mupirocin** INN: Acidum pseudomonicum, Pseudomoninsäure A, Eismycin®; CAS-Nr. 12650-69-0; $C_{26}H_{44}O_9$, $M_r$ 500.63. Schmp. 77-78°C. **Wirk.** u. **Anw.:** Lokalantibiotikum (s. Antibiotika); gew. aus Kulturen von Pseudomonas fluorescens; wirksam gegen Streptokokken u. Staphylokokken; hemmt kompetitiv die Isoleucyl-transfer-RNS-Synthetase. **Nebenw.:** Hautjukken, Austrocknung.

**Muramidase:** *syn.* Lysozym*; s.a. Murein.

**Muraminsäure:** N-Acetyl-3-O-carboxyethyl-D-glucosamin, ein von Glucose abgeleiteter Aminozucker. Schmp. 151°C. $[\alpha]_D^{20°C}$ +109° (c = 2 in Wasser). Die N-acetylierte Form von M. ist in den Mucopolysaccharid-Peptidkomplexen der Bakterienzellwände enthalten.

**Murein:** (*lat.* murus Mauer) Hauptbestandteil der Bakterienzellwand. Gramneg. Bakterien weisen ein einschichtiges Mureinnetz auf, grampos. Bakterien hingegen ein vielschichtiges Mureinnetz. Durch Lysozym* u. bakterielle Muramidasen wird Murein spezifisch gespalten.

**Murex cornutus** L.: Fam. Murecidae, Purpurschnecke (Mittelmeerküsten). **Inhaltsst.:** im Sekret ist **Murexin** (Urocanylcholin, vgl. Urocansäure; wirkt muskelrelaxierend bzw. in hohen Dosen lähmend); der (nur noch historisch interessante) Farbstoff 6,6'-Dibromindigo entsteht unter Sonnenlicht aus dem Schleim.

**HOM:** *Murex purpureus:* Molluske, Nackendrüse der Purpurschnecke; frischer Saft zur Verreibung; verord. z.B. b. sexuellen Erregungszuständen.

**Murexid:** Ammoniumsalz der Purpursäure; $C_8H_8N_6O_6$, $M_r$ 284.19. Als Monohydrat rotbraunes Pulver, sehr schwer lösl. in kaltem, leichter lösl.

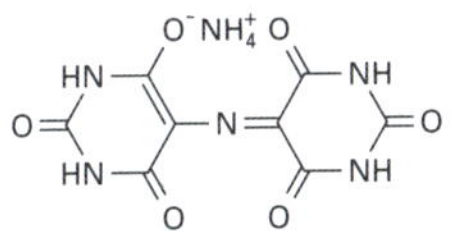

Murexid

in heißem Wasser, unlösl. in Ethanol u. Ether. Läßt man Salpetersäure auf Harnsäure od. Xanthine (z.B. Coffein) einwirken, entsteht Alloxantin (Oxipurin*), durch Verknüpfung von Alloxan* u. Dialursäure (5-Hydroxybarbitursäure, 2,4,5,6-Pyrimidintetraol), das mit Ammoniak das prächtig purpurrot gefärbte M. ergibt, welches sich mit Alkali blauviolett färbt (**Murexid-Reaktion**).

**Murex purpureus:** s. Murex cornutus.

**Muriatische Quellen:** (*lat.* muria Salzlake) Kochsalzquellen, s. Aquae minerales.

**Murin:** (*lat.* mus, muris Maus) Mäuse betreffend, aus der Maus (gewonnen).

**Murmeltierfett:** s. Marmota marmota.

**Muromonab-CD3:** Orthoclone®, OKT3; muriner monoklonaler Antikörper; wird gentech. nach der Hybridom*-Technik hergestellt; besteht aus 2 H-Ketten von je ca. 50 000 Dalton u. 2 L-Ketten zu je 25 000 Dalton. **Wirk.** u. **Anw.:** T-Lymphozyten-Blocker; Immunsuppressivum, das eine hohe Selektivität f. T-Lymphozyten aufweist; reagiert mit menschlichem T3-Rezeptor-Komplex, wodurch Immunantwort gestört wird; zur Behandlung von Organabstoßungen nach Transplantationen. **Nebenw.:** Fieber, Schüttelfrost, Atemnot, gastrointestinale Beschwerden, erhöhtes Infektionsrisiko.

**Mus:** (lat.) Maus, s. Mäuse; vgl. murin.

**Musaril®:** s. Tetrazepam.

**Musa paradisica:** s. Amylum Musae.

**Musa textilis** Née: Fam. Musaceae, Faserbanane (SO-Asien). Liefert Abaka(faser) (Manilahanf).

**Musca:** Stubenfliege.

**Muscarin:** CAS-Nr. 300-54-9; $[C_9H_{20}NO_2]^+$, $M_r$ 174.26. Alkaloid, das vor allem in Rißpilzen

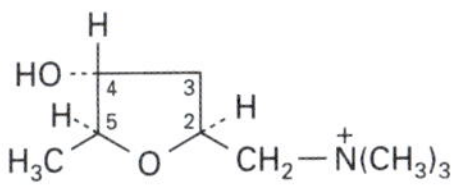

Muscarin

(Inocybe-Arten) u. einigen Trichterlingen (Citocybe-Arten) vorkommt. Der Fliegenpilz (Amanita muscaria*) enthält nur sehr wenig M. Es ist ein direktes Parasympathomimetikum. Es erregt wie Acetylcholin die postganglionären parasympathischen Acetylcholin-Rezeptoren, wird allerdings nicht durch die Acetylcholinesterase gespalten. Dadurch wirkt es länger auf den Rezeptor. Die akuten Vergiftungssymptome setzen ca. 0.25 bis 2 h nach der Einnahme mit Schweißausbruch, Speichelfluß u. Tränensekretion ein. Ferner treten Durchfall, Darmkoliken, Blutdruckabfall u. Atemnot auf. Die Pupillen sind eng. Antid.: Atropinsulfat. M. dient(e) auch als Modellsubstanz zur Erforschung des parasympathischen Nervensystems.

**Muscarinrezeptoren:** Rezeptorentyp, prä- u. postsynaptisch an parasympathischen postganglionären Synapsen, im ZNS, s. Acetylcholin.

**Muscazon:** α-Amino-2-oxo-4-oxazolin-5-essigsäure; CAS-Nr. 2255-39-2; $C_5H_6N_2O_4$, $M_r$ 158.11. Inhaltsstoff des Fliegenpilzes, s. Amanita muscaria.

**Muscimol:** 5-Aminoethyl-3-hydroxy-isoxazol; CAS-Nr. 2763-96-4; $C_4H_6N_2O_2$, $M_r$ 114.10. **Strukturformel** s. Amanita muscaria. Schmp. 175°C. Decarboxylierungsprodukt der Ibotensäure*, Giftstoff des Fliegenpilzes.

**Muscon:** 1-Methyl-cyclo-pentadecanon-3; ein Ringketon mit 15 Ringgliedern. Best. des äther. Öls des Moschus*, bedingt dessen spez. Geruch. Dickes, farbloses Öl, leicht lösl. in Ethanol, wenig lösl. in Wasser. Auch synth. darstellbar.

**Musculus:** (lat.) Muskel; muscularis, muskulär, zum Muskel gehörend, auf Muskeln bezüglich.

**Muscus corsicanus:** Helminthochorton, s. Alsidium helminthochortos.

**Musivgold:** s. Zinn(IV)-sulfid.

**Muskatbalsam, Muskatbutter:** Oleum Nucistae, s. Myristica fragrans.

**Muskatbaum:** s. Myristica fragrans.

**Muskatblüte:** Macis, s. Myristica fragrans.

**Muskatnuß:** Semen Myristicae, s. Myristica fragrans.

**Muskatnuß, Lange:** s. Myristica argentea.

**Muskatnußöl:** Oleum Nucistae, s. Myristica fragrans.

**Muskatöl, Ätherisches:** Oleum Myristicae aetherum, s. Myristica fragrans.

**Muskeladenylsäure:** s. Adenosinphosphate.

**Muskelatrophie:** (*gr.* ἄτροφος schlecht ernährt) Muskelschwund.

**Muskelrelaxans(-tia):** *syn.* Myotonolytika; Pharmaka, die den Tonus der Skelettmuskulatur herabsetzen. **1. Periphere M.:** lähmen die Skelettmuskulatur: **1.1** Durch Hemmung der neuromuskulären Übertragung; nach Wirkungsmechanismus unterscheidet man z.B.: *a) Botulinustoxin-A**, das präsynaptisch die Acetylcholinfreisetzung hemmt; postsynaptisch wirkende M. sind: *b) stabilisierende (nicht-depolarisierende) M.:* (Nicotinrezeptor-Antagonisten), z.B. Tubocurarin, Alcuronium, Pancuronium, Atracurium besilat, Cisatracuriumbesilat u. Mivacurium, die durch Blockade der Acetylcholinrezeptoren der motorischen Endplatte die Depolarisation durch Acetylcholin verhindern; *c) depolarisierende M.:* (Nicotinrezeptor-Agonisten) z.B. Suxamethonium, Dekamethonium, Hexcarbacholin, Rocuronium, die durch eine länger anhaltende Depolarisation der Endplatte die Erregungsüberleitung verhindern. **Anw.:** bei Bauch- u. Brustkorboperationen, zur Intubation, bei Krampfzuständen infolge von Vergiftungen, Infektionen (z.B. Tetanus), Elektroschocktherapie. **1.2** Durch Angriff bei der elektromechanischen Koppelung (myotrope M.), z.B. Dantrolen*, hemmt die Freisetzung der Calcium-Ionen aus dem sarkoplasmatischen Retikulum, hat auch zentrale Wirkung.

**2. Zentrale M.:** Interneuronenblocker; M., deren Angriffspunkt im ZNS liegt, senken den Skelettmuskeltonus durch Hemmung polysynaptischer Reflexe, indem sie inhibitorische Mechanismen stimulieren; meist Substanzen, die in erster Linie als Tranquillantien (s. Psychopharmaka) verwendet werden, z.B. Carisoprodol, Meprobamat, Benzodiazepine* (z.B. Chlordiazepoxid, Diazepam), Baclofen, Chlormezanon u.a. **Anw.:** bei Spasmen (Verspannungen) der Skelettmuskulatur infolge Bandscheibenschäden, rheumatischer Erkrankungen, Gehirn- od. Rükkenmarksschädigungen, bei Trigeminusneuralgie.

**Muskelruptur:** Muskelriß.

**Mutagene:** bewirken eine Steigerung bzw. Auslösung von Mutationen*. Die Wirkung der verschiedenen physikalischen u. chemischen M. ist unterschiedlich u. noch nicht in allen Einzelheiten geklärt. In der Praxis der Mutationsauslösung werden die folgenden M. eingesetzt: Röntgenstrahlung, UV-Strahlung, Nitrite, Acridinfarbstoffe, Nitrosomethylguanidin u.a. Prüfung auf **Mutagenität** erfolgt z.B. mit dem Ames-Test*.

**Einteilung nach Gefahrstoffverordnung*:** in der EG-Gefahrstoffliste* unter „Einstufung" als „Muta. Cat." angegeben. **Kat. 1:** Stoffe, die auf den Menschen bekanntermaßen erbgutverändernd wirken. **Kat. 2:** Stoffe, die aufgrund hinreichender Anhaltspunkte als erbgutverändernd für den Menschen angesehen werden sollten (Acrylamid, Benzo[a]pyren, Ethylenoxid, Diethylsulfat). **Kat. 3:** Stoffe, die wegen möglicher erbgutverändernder Wirkung auf den Menschen zu Besorgnis Anlaß geben; aus Mutagenitätsversuchen liegen einige Anhaltspunkte vor, die jedoch nicht ausreichen, um den Stoff in Kat. 2 einzustufen (Atrazin, Carbendazim, 4.6-Dinitro-o-cresol)."

**Mutanten:** durch Mutation* entstandene, in bestimmten Merkmalen gegenüber den Ausgangsformen veränderte Formen von Organismen, die durch Mutagene* erzeugt werden.

**Mutarotation:** die Erscheinung, daß sich die spezifische Drehung einer frisch bereiteten wäßrigen Lösung eines Kohlenhydrats bis zu einem konstanten Endwert verändert. Kohlenhydratmoleküle können in 2 anomeren Formen existieren, die α- u. β-Form genannt werden. Die beiden Diastereomeren unterscheiden sich in ihrem chemischen u. physikalischen Verhalten, besonders in ihrer Optischen Aktivität*. In wäßriger Lsg. stellt sich zwischen den beiden diastereomeren Halbacetalformen u. der offenkettigen Form unter Änderung der optischen Drehung ein Gleichgewicht ein. Diese Gleichgewichtseinstellung kann durch Zugabe von Säuren od. Basen beschleunigt werden. Vielfach werden zur Charakterisierung eines M. zeigenden Monosaccharids Anfangs- u. Endwert angegeben, z.B. $[\alpha]_D^{20°C}$ +113° → +52°.

**Mutation:** chem. od. phys. Veränderung am genetischen Material einer Zelle od. eines Organismus, die zu einer Änderung der genetischen Information führt. Die M. führt zur Bildung von Mutanten*, die sich von der Ausgangsform durch abweichende Merkmale unterscheiden. Der einfachste Fall einer M. ist die **Punktmutation**, bei der ledigl. ein Nucleotid* von der Veränderung betroffen ist. Es können aber auch ganze DNS-Abschnitte verlorengehen (Deletion).

**Mutterblätter:** Folliculi Sennae, s. Cassia-Arten.

**Mutterharz:** Galbanum, s. Ferula gummosa.

**Mutterkorn(alkaloide):** s. Secale cornutum.

**Mutterkornfluidextrakt:** s. Extractum Secalis cornuti fluidum.

**Mutterkorntinktur:** s. Tinctura Secalis cornuti.

**Mutterkraut:** s. Chrysanthemum parthenium.

**Mutterkuchen:** Placenta*.

**Mutterkümmel:** Cuminum cyminum*.

**Mutterlauge:** beim Auskristallisieren eines Stoffes aus einer Lsg. (durch Ausfällen, Eindampfen od. Abkühlen) zurückbleibende, konzentrierte Lösung.

**Muttermal:** Naevus.

**Muttermilch:** das während der Laktationsphase von der weiblichen Brustdrüse abgesonderte Sekret. M. enthält im Gegensatz zur Kuhmilch (s. Milch) u.a. Lysozym* u. Immunglobuline, auch ist der Gehalt an Lactoferrin (s. Siderophiline) mit 2 g/L sehr hoch; (weitere Zstzg., sowie Milchgängigkeit versch. Arzneistoffe: s. Tabellen). Bei der Säuglingsernährung*, v.a. während der ersten Lebensmonate, stellt die M. die beste Nahrung f. den Säugling dar. Die Laktation (Milchabsonderung) kommt erst unter dem Einfluß von Prolactin* nach Wegfall der von den Plazentahormonen ausgehenden Hemmung nach der Geburt in Gang. In den ersten Tagen nach der Entbindung wird das Kolostrum* produziert, das nach einer Übergangsperiode (Übergangsmilch) am 10. bis 15. Tag in die reife Milch übergeht. Das

**Muttermilch** Tab.1

| Bestandteil | durchschnittliche Menge in g/100 mL | Schwankungsbreite in g/100 mL |
|---|---|---|
| Eiweiß | 1.5 | 0.7–2.0 |
| Casein | 0.4 | |
| Lactalbumin | 0.4 | |
| Lactoglobulin (Immun-Antikörper) | 0.7 | |
| Fett | 4.5 | 1.3–8.2 |
| Kohlenhydrate | 7.0 | 4.5–9.5 |
| Asche (Salze) | 0.2 | |
| Vitamin A | ca. 0.04 | |
| Vitamin C | ca. 0.005 | |

Der **Nährwert** der Muttermilch schwankt zwischen 188 kJ (45 kcal) u. 502 kJ (120 kcal), der Durchschnittswert liegt bei 314 kJ (75 kcal) pro 100 mL.

**Muttermilch** Tab.2
Medikamente während Schwangerschaft und Stillzeit

| Medikament | Wirkungen auf den Embryo bzw. Säugling, Hinweise für die Medikation |
|---|---|
| **Chemotherapeutika** | |
| Sulfonamide | Risiko der Hyperbilirubinämie |
| Nitrofurantoin, Nalidixinsäure | Gefahr der akuten Hämolyse bei Glucose-6-phosphat-dehydrogenase-Mangel (selten!) |
| Metronidazol | Hohe Milchspiegel – während Kurzzeitbehandlung Stillen unterbrechen |
| **Antibiotika** | |
| Penicillin G, Ampicillin | Sensibilisierung, Keimverschiebung, Entwicklung resistenter Keime |
| Tetracycline | Bildung von Calciumkomplexen führt zu Verfärbung der Nägel und später des Milch- u. bleibenden Gebisses, reversible Wachstumshemmung |
| Chloramphenicol | „Graue Babys" |
| Aminoglykoside | in höheren Dosen Ototoxizität |
| **Hormone** | |
| Orale Kontrazeptiva | Gynäkomastie bei Knaben und Vaginalepithelproliferation bei Mädchen möglich |
| Cortision | nur bei zwingender Indikation verabreichen |
| **Psychopharmaka, Hypnotika, Sedativa** | Sedierung, hypnotische Zustände, Muskelhypotonie |
| **Antikonvulsiva** | |
| Phenytoin, Phenobarbital | geringer Übergang in die Milch – erlaubt |
| Valproinsäure | leicht milchgängig – vermeiden |
| Carbamazepin | noch nicht genügend abgeklärt |
| **Diuretika** | lange Halbwertszeit – Gefahr der Kumulation, Hypokaliämie, Thrombozytopenie, Bradykardie, Blutdruckabfall |
| **Antihypertensiva** | |
| Reserpin | Hypersekretion der Nasenschleimhaut, Störung der Wärmeregulation, Lethargie, Depression |
| **Antikoagulantien** | |
| Cumarine | Blutungsgefahr |
| Heparin | erlaubt, da nicht milchgängig |
| **Analgetika, Antipyretika, Antirheumatika** | |
| Pethidin, Opiate | vereinzelte Applikationen erlaubt |
| Salicylate | dosisabhängige Gerinnungsstörungen |
| Ergotamin | Erbrechen, Diarrhö |
| Methylergometrin | erlaubt |
| **Thyreostatika** | Gefahr der Kropfentwicklung |
| **Abführmittel** | resorbierbare Laxantien vermeiden |
| **Vitamin-D-haltige Präparate** | bei gleichzeitiger Rachitis-Prophylaxe Gefahr der Hypocalcämie |

sogenannte Einschießen des Kolostrums bzw. der Milch bereitet meist ziehende Schmerzen infolge Kontraktion der Muskulatur. Der physiologische Reiz f. das Ingangbleiben der Milchsekretion ist der Saugreiz mit möglichst völliger Entleerung der Brustdrüse.

In die M. können verschiedene Schadstoffe (Genußgifte, Umweltgifte) u. Arzneistoffe übergehen. Ihre Milchgängigkeit ist von der Löslichkeit, Proteinbildung, Lipophilie, dem Ionisationsgrad etc. abhängig. Die Konzentrationen der Arzneistoffe sind dabei um ca. das 10fache niedriger als der therapeutische Spiegel u. werden deshalb i.a. vom Säugling gut vertragen, es besteht aber die Gefahr der Kumulation. Die Verordnung notwendiger Medikamente während der Stillzeit ist deshalb mit dem Kinderarzt abzusprechen u. gegebenenfalls das Stillen zu unterbrechen.

**Mutternelken:** Antophylli, s. Syzygium aromaticum.

**Mutterring:** Pessar*.

**Mutterrohr:** leicht gebogenes Rohr aus Hartgummi, dessen abgerundetes Ende mit Löchern versehen ist; das Mutterrohr ist Teil einer Frauendusche u. kann auch durch ein Klistierrohr ausgewechselt werden. Es dient zu Scheidenspülungen.

**Muttersennesblätter:** Folliculi Sennae, s. Cassia-Arten.

**Muzolimin** INN: 3-Amino-1-(3,4-dichlor-α-methylbenzyl)-2-pyrazolin-5-on; CAS-Nr. 55294-15-0; $C_{11}H_{11}Cl_2N_3O$, $M_r$ 272.1. Schmp. 127°C. **Anw.:** Diuretikum*, Antihypertonikum*. *Nicht mehr im Handel.*

**MWG:** Massenwirkungsgesetz*.

**mWS:** s. Druck.

**Myalgie:** (gr.) Muskelschmerz.

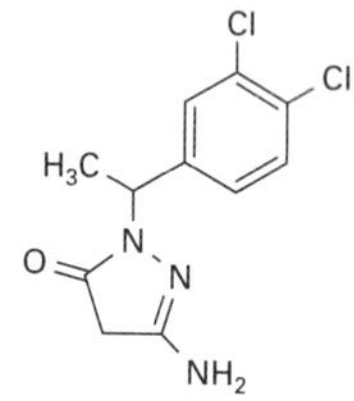

Muzolimin

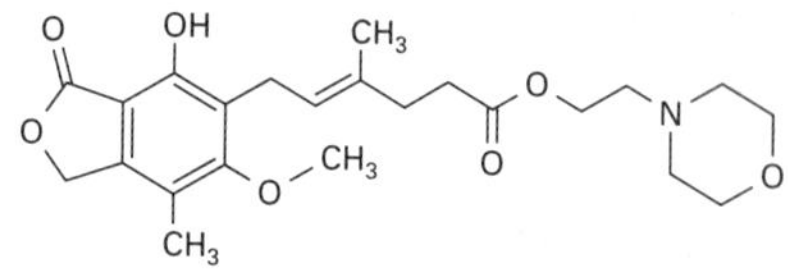

Mycophenolatmofetil

**Myambutol®**: s. Ethambutol.

**Myasthenia gravis (pseudoparalytica)**: krankhafte Muskelschwäche; gesteigerte Ermüdbarkeit der quergestreiften Muskulatur durch Störung der neuromuskulären Übertragung, vermutlich durch Bildung von Autoimmunkörpern gegen die eigenen Acetylcholinrezeptoren der neuromuskulären Endplatten. Besonders betroffen ist die Kau-, Sprach- u. Schluckmuskulatur. Ther.: Parasympathomimetika*, Immunsuppressiva*.

**Mycanden®**: s. Haloprogin.

**Mycel(ium)**: s. Myzel.

**Mycetes**: allg. Name f. Pilze*.

**Mycetologie**: Mykologie, Pilzkunde.

**Myco...**: s.a. Myko... .

**Mycobacteriaceae**: taxonomische Bez. f. Fam. grampos., unbeweglicher, schlanker, säurefester Stäbchen; gehören zur Od. Actinomycetales*.

**Mycobacterium**: Mykobakterien, Fam. Mycobacteriaceae*; Säurefestigkeit beruht auf einer wachsartigen Hülle (daher schwer färbbar). Färbung nach Ziehl-Neelsen* möglich (Mykobakterien erscheinen rot gefärbt auf hellblauem Grund). Wichtige pathogene Mykobakterien sind: **1.** M. tuberculosis var. hominis, *syn.* M. tuberculosis; Tuberkelbakterien, s. Tuberkulose, Erregerreservoir Mensch; grampositives, dünnes, leicht gekrümmtes („fiedelbogenartig“), unbewegliches, säurefestes Stäbchen, ca. 0.5 bis 4 µm lang. **2.** M. tuberculosis var. bovis, *syn.* M. bovis; s. Tuberkulose, Erregerreservoir Rind; nur 1 bis 2 µm lang; Erreger der Tuberkulose der Rinder u. Haustiertuberkulose, zuweilen auch der Tuberkulose des Menschen. **3.** M. leprae, Erreger der Lepra*. **4.** M. paratuberculosis. **5.** M. avium: Erreger der Geflügeltuberkulose; befällt vor allem Vögel u. Schweine, selten Menschen.

**Mycobutin®**: s. Rifabutin.

**Mycoderma**: (z.T. nicht mehr übliche) Bez. f. sog. Kahmhefen, die auf den befallenen Substraten eine Pilzhaut (Kahmhaut) bilden, z.B. M. aceti: Essigmutter, M. vini: Kahmpilz des Weines u. Bieres. Da die Kahmhefen organische Säuren verbrauchen, vermindern sie vielfach die Haltbarkeit der Nahrungsmittel (z.B. Sauerkohl, Essig, Wein).

**Mycofug®**: s. Clotrimazol.

**Mycophenolatmofetil** INN: 2-Morpholinethyl (E)-6-(4-hydroxy-6-methoxy-7-methyl-3-oxo-5-phthalanyl)-4-methyl-4-hexenoat, CellCept®; CAS-Nr. 115007-34-6; $C_{23}H_{31}NO_7$, $M_r$ 433.50. Morpholinethylester von Mycophenolsäure, die aus Penicillium*-Arten gewonnen wird. **Wirk.**: M. wird zu Mycophenolsäure metabolisiert, die in vitro die Proliferation von T- u. B-Lymphozyten, die Antikörperbildung u. die Bildung zytotox. T-Zellen hemmt. **Anw.**: Immunsuppressivum; in Komb. mit Ciclosporin* u. Corticosteroiden zur Prophylaxe von akuten Abstoßungsreaktionen bei Nierentransplantation. **Nebenw.**: Infektionen, Schmerzen, Anämie, Leukozytose etc. Kontraind.: Schwangerschaft u. Stillzeit, Anw. bei Kindern. HWZ 11 bis 18 h (Mycophenolsäure). **Übl. Dos.**: Oral: 2mal 1 g/d, die 1. Dosis innerhalb von 72 h nach der Nierentransplantation.

**Mycophenolsäure**: s. Phthalide.

**Mycophyta**: **Mycota**, s. Pilze.

**Mycoplasmen**: s. Mykoplasmen.

**Mycospor®**: s. Bifonazol.

**Mydriaticum „Roche“®**: s. Tropicamid.

**Mydriatikum(a)**: pupillenerweiternde(s) Mittel (z.B. zur Diagnose od. bei Entzündungen). **1.** Parasympatholytika (z.B. Atropin, Homatropinhydrobromid, Scopolamin, Tropicamid). **2.** Sympathomimetika (z.B. Phenylephrin, Ephedrin).

**Myelitis**: Entzündung des Rückenmarks.

**Myelobromol®**: s. Mitobronitol.

**Myeloisch**: Knochenmark-, vom Knochenmark ausgehend, z.B. myeloische Leukämie.

**Myfungar®**: s. Oxiconazol.

**Mygale avicularis**: Vogelspinne, s. Avicularia avicularia.

**Myiasis**: Madenkrankheit, Fliegenmadenkrankheit. Befall des Menschen durch Fliegenlarven, wobei die Fliegeneier in die unverletzte Haut, in Wunden od. Körperhöhlen geraten.

**Mykobakterien**: s. Mycobacterium.

**Myko Cordes®**: s. Clotrimazol.

**Mykologie**: (*gr.* μύκης Pilz, λόγος Wort, Lehre) Mycetologie, Pilzkunde.

**Mykologische Untersuchungsverfahren**: *med.* zur Diagnose von Mykosen*: **1.** Morphologie: mikroskopische Untersuchungen des Nativpräparates u. des Farbpräparates; **2.** Züchtbarkeit: Kulturen auf Bakterien- u. speziellen Pilznährboden; **3.** Serologische Tests; **4.** Tierversuch: Präzipitations-, Agglutinations-, u. Komplementbindungsreaktion.

**Mykophyten**: Mycophyta, s. Pilze.

**Mykoplasmen**: kleinste bisher bekannte Prokaryonten, 0.1 µm klein; bakterienähnlich, aber ohne Zellwand; gramnegativ, pleomorph.

**Mykorrhiza**: *bot.* eigentl. Pilzwurzeln, Symbiose von Pilzhyphen mit Wurzeln höherer Pflanzen, z.B. Orchidaceae*.

**Mykosen**: Krankheiten, die durch Pilze hervorgerufen werden; s. Pilzkrankheiten; s. Mykologische Untersuchungsverfahren; Arzneimittel gegen Mykosen: s. Antimykotika.

**Mykostatikum(a)**: das Pilzwachstum (fungizid od. fungistatisch) beeinflussende Substanzen; s. Antimykotika.

**Mykotoxine**: toxische Stoffwechselprodukte von Pilzen einschließlich Hefen; treten v.a. in Lebensmitteln u. Verzehrprodukten auf u. führen zu Leber- u. Nierenschäden; einige sind als Karzinogene bekannt. M. höherer Pilze s. Pilze u. Pilzvergiftungen, Mykotoxin von Claviceps purpurea s. Secale cornutum. Die wichtigsten M. niederer Pilze, ihr hauptsächliches Vorkommen

**Mykotoxine**
Vorkommen u. Wirkung (ausgewählte Beispiele)

| **Toxingruppe** Toxin | Vorkommen Pilze | Vorkommen Nahrungsmittel | Toxische Wirkung |
|---|---|---|---|
| **Aspergillus-Toxine** | | | |
| Aflatoxine | Aspergillus flavus<br>Aspergillus parasiticus | Erdnüsse, Ölsaaten<br>Korn | lebertoxisch u. karzinogen für die Leber versch. Tierarten, wahrscheinlich auch des Menschen |
| Sterigmatocystin | Aspergillus nidulans<br>Aspergillus vercicolor | Getreide | toxisch u. karzinogen für die Leber von Ratten |
| Ochratoxin | Aspergillus ochraceans | Getreide, Kaffee (grün) | toxisch für die Nieren von Ratten |
| **Penicillium-Toxine** | | | |
| Luteoskyrin | Penicillium islandicum | Reis | toxisch u. wahrscheinl. karzinogen für die Leber von Ratten |
| Patulin | Penicillium articae,<br>Penicillium claviformi | Äpfel u. Äpfelprodukte | Ödem; toxisch f. die Leber von Ratten |
| **Fusarium-Toxine** | | | |
| Zearalenon | Giberella zeae | Mais | karzinogen? |
| Fusarenon | Fusarium-Arten | Getreide | karzinogen? |

in Nahrungsmitteln u. ihre toxischen Wirkungen sind in folgender Tab. zusammengestellt (**Strukturformeln** s. Aflatoxine, Patulin).

**Myleran®:** s. Busulfan.

**Myocarditis:** Myokarditis*.

**Myocardium:** Myokard, Herzmuskel.

**Myocholine®:** s. Bethanecholchlorid.

**Myofilamente:** s. Myosin.

**Myogit®:** s. Diclofenac.

**Myoglobin:** Myohämoglobin; der rote Farbstoff der Muskeln (dem Hämoglobin verwandt, enthält ebenfalls Häm* als prosthetische Gruppe).

**Myo-Inosit(ol):** myo-Inosit, Meso-Inosit, Mesoinosit, Inositol(um), meso-1,2,3,4,5,6-Cyclohexanhexol, Hexahydroxy-cyclohexan, Bios I, Cyclit;

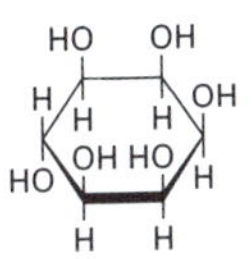


Myo-Inosit(ol)

CAS-Nr. 87-89-8; CAS-Nr. $C_6H_{12}O_6$, $M_r$ 180.16. Schmp. ca. 226°C. Farblose Kristalle von süßlichem Geschmack, lösl. in Wasser, wenig lösl. in Ethanol. In freier od. gebundener Form in Tieren u. Pflanzen verbreitetes Cyclitol* (cycl. Zuckeralkohol); Pflanzenwuchsstoff; wurde zum Vitamin-$B_2$-Komplex gerechnet. Wird aus D-Glucose synthetisiert. M.-I. ist ein essentieller Bestandteil des Wuchsstoffgemisches „Bios" der Hefen. Kommt außerdem in Gehirnzellen, in der Augenlinse, in der Schilddrüse, in Muskeln, Lunge u. Leber vor; Bestandteil der Biomebranen* (Inosit-Phosphoglyceride, s.a. Inositolphosphate). Bei Ratten u. Mäusen führt ein Mangel zu Haarausfall, Dermatitis, Wachstumsstillstand. **Tgl. Bedarf** bei Menschen ca. 1.5 mg. **Off.:** DAC86, ÖAB90. **Anw.:** bei Störungen des Leberstoffwechsels u. bei gewissen Formen von Bindegewebsentzündungen.

**Phytinsäure:** Inositolhexaphosphorsäure(ester) (Inositphosphorsäure), s. Fytinsäure; f. die Speicherung von Phosphat in pflanzlichen Geweben, z.B. in Früchten, Pflanzensamen u. Getreide, wichtig. Die gemischten Ca- u. Mg-Salze werden als **Phytin** bezeichnet u. sind Bestandteil von Globoiden.

**D-Myo-Inositol-1,4,5-triphosphat:** $IP_3$, ein Second Messenger*; s. Inosit(ol)phosphate.

**Myokardinfarkt:** Herzinfarkt, Koronarinfarkt; schwere Schädigung des Herzmuskels durch ausgeprägten lokalen Sauerstoffmangel. Im Vordergrund der Symptome steht ein heftiger thorakaler Dauerschmerz mit ausgeprägter Todesangst. Häufig tritt ein initialer Schock mit flacher Atmung, Blutdruckabfall u. beschleunigter Herzfrequenz ein. Plötzlicher Herztod kann innerhalb weniger Sekunden eintreten. Ursache: Meist thrombotischer Koronararterienverschluß durch Arteriosklerose der Herzkranzgefäße. Angina-pectoris*-Anamnese häufig.

**Myokardinsuffizienz:** s. Herzinsuffizienz.

**Myokarditis:** Entzündung der Herzmuskulatur.

**Myom:** (gutartige) Muskelgeschwulst, z.B. Uterusmyom.

**Myonen:** instabile Elementarteilchen*, die etwa die 207fache Masse des Elektrons haben u. die gleiche Ladung tragen wie dieses.

**Myopie:** Kurzsichtigkeit.

**Myoscint®:** s. Mifarmonab.

**Myosin:** wichtigstes Muskelprotein, das zus. mit Actin* den Grundbestandteil der kontraktilen Substanz, der Myofilamente bildet. Es ist ein aus 2 ungewöhnlich langen Polypeptidketten (je 2000 Aminosäuren) sowie einem globulären Endstück aufgebautes Faserprotein mit α-Helixstruktur. Der Kopfteil des M. enthält das f. den Kontraktionsvorgang wichtige energieliefernde Enzym, eine ATPase (Adenosintriphosphatase*).

**Myospasmus:** Muskelkrampf.

**Myotonia:** tonischer Muskelkrampf.

**Myotonolytikum(-a):** s. Muskelrelaxans.

**Myrcen:** β-Myrcen, 7-Methyl-3-methylen-1,6-octadien; CAS-Nr. 123-35-3; $C_{10}H_{16}$, $M_r$ 136.23. Acyclisches Monoterpen, z.B. im Bayöl (s. Pimenta racemosa); s.a. Monoterpene (Abb.).

**Myrica cerifera:** s. Myrica pensylvanica.

**Myrica gale** L.: (Gale palustris (Lam.) Chev.) Fam. Myricaceae, Gagelstrauch, Gerbermyrte (Nordwesteuropa, nördl. Nordamerika). Stpfl. v.

**Folia Myrti brabantici:** Herba Myrti brabantini. **Inhaltsst.:** ca. 0.4% äther. Öl mit Cineol u. Dipenten, Ester höherer Fettsäuren, Flavonoide wie Myricetrin (s. Myricetin). **Anw.** volkst.: früher als Antiparasitikum, bei Hautleiden, gegen Motten; früher auch zum Würzen von Bier.

**Myrica pensylvanica** Loisel.: (Myrica cerifera Bigel. non L., Myrica caroliniensis auct. non Mill.) Fam. Myricaceae, Wachsmyrte (atlantisches Nordamerika; immergrüner Busch). Stpfl. v. **Myricawachs:** Myrtenwachs, Grünes Wachs, Myrtle Wax; das an der Oberfläche der Früchte abgeschiedene bzw. durch Extraktion gewonnene Fett (also kein Wachs), bestehend aus den Triglyceriden der Palmitin- u. Myristinsäure. **Anw.:** Ersatz f. Bienenwachs (USA). **Myrica:** die getrocknete Wurzelrinde. **Inhaltsst.:** Stärke, Gerbsäuren, Myristicinsäure, ätherisches Öl (v.a. auch in den Blättern). **Anw.:** Adstringens, Emetikum.

**HOM:** *Myrica cerifera:* frische Wurzelrinde; verord. z.B. b. Leberleiden, Verdauungsstörungen.

**Myricawachs:** s. Myrica pensylvanica.

**Myricetin:** 3,3',4',5,5',7-Hexahydroxyflavon. **Strukturformel** s. Flavonoide. Nat. z.B. in Betula-Arten, Calluna vulgaris*, Drosera rotundifolia*. **Myricitrin** ist das 3-Rhamnosid; nat. z.B. in Myrica gale*.

**Myricylalkohol:** Myrizylalkohol, Melissylalkohol, 1-Triacontanol, 1-Hydroxytriacontan; $C_{30}H_{63}OH$, $M_r$ 438.80. Schmp. 87°C. Bestandteil (verestert) des Bienen- u. Carnaubawachses (s. Wachse).

**Myringitis:** Trommelfellentzündung.

**Myristica argentea** Warb.: Fam. Myristicaceae (Neu-Guinea); liefert die Makassar- od. Papua-Muskatnüsse, Lange Muskatnüsse; weniger aromatisch u. minderwertiger als die Samen der Myristica fragrans*. **Myristica malabarica** Lam. (Vorderindien) liefert die Bombaynüsse u. Bombay-Macis, beide dienen zur Verfälschung der Samen u. des Arillus v. Myristica fragrans, desgleichen die Samen v. **Myristica speciosa** u. anderer Arten.

**Myristica fragrans** Houtt.: (Myristica officinalis L.f.) Fam. Myristicaceae, Muskatbaum. (Immergrüner, 10 bis 20 m hoher Baum, heim. auf den Bandainseln, Molukken, kult. in allen Tropengebieten, bes. Java, Ceylon, Sumatra, Malakka, Westindien). Stpfl. v. **Semen Myristicae:** Semen Nucistae, Nux Nucistae, Nux moschata, Muskatsame, Muskatnuß, der von dem Samenmantel (Arillus) u. der Samenschale befreite u. getrocknete Same, der meist weiß gekalkt ist (gegen Insektenfraß, früher auch um die Keimfähigkeit auszuschalten, wegen des niederländischen Gewürzmonopols). **Off.:** EB6. **Inhaltsst.:** 3 bis 15% äther. Öl (nach Ph.Helv.6 mind. 6.5%, s. weiter unten Oleum Myristicae aethereum), 25 bis 35% fettes Öl (s. weiter unten Oleum Nucistae), ca. 30% Stärke, ca. 6% N-Substanz, ca. 13% N-freie Extraktstoffe, Saponin, Pektin, Farbstoff. **Anw.** med.: Magenmittel, Stimulans, Aromatikum, Gewürz.

**Macis:** Arillus Myristicae, Flores Macidis, Muskatblüte. Der zusammengedrückte, getrocknete, orangegelbe, sich fettig anfühlende Samenmantel (Arillus) der Muskatnuß, ca. 3 bis 4 cm lang u. ca. 1 mm dick. **Off.:** EB6. **Inhaltsst.:** 5 bis 15% äther. Öl, fettes Öl (ca. 30%), Stärke (Amylodextrin, ca. 30%). **Anw.:** als Aromatikum, Küchengewürz (größere Mengen wirken abortiv.)

**Oleum Myristicae aethereum:** Oleum Macidis, Myristicae aetheroleum, (Ätherisches) **Muskatöl**, Macisöl; das äther. Öl des Samens od. Samenmantels. **Off.:** ÖAB90, Ph.Helv.7, DAB6. Farblose bis schwach gelbl. Flüss. von mildem, hinterher scharf würzigem Geschmack. $\alpha_D^{20°C}$ +7 bis 30°. D. 0.862 bis 0.927. Leicht lösl. in Ethanol. **Best.:** ca. 80% Monoterpene wie α- u. β-Pinen, D-Camphen, Terpineol, Cymol, Geraniol u. die Scharfstoffe* Myristicin* (ca. 10%), Eugenol, Elemicin, Safrol. **Anw.** med.: inn. als Stomachikum; äuß.: als Hautreizmittel; in d. Parfümerie. **Zuber.:** Spir. Melissae compositus, Mixt. oleosobalsamica, Ungt. Rosmarini compositum.

**Oleum Nucistae:** Oleum Myristicae expressum, Butyrum Nucistae, Muskatnußöl, Muskatbutter, Muskatbalsam; das aus der Muskatnuß durch Auspressen gewonnene Gem. von fettem u. äther. Öl. Rotbraunes, stellenweise helleres, talgartiges Fett v. aromat. Geruch u. Geschmack. Schmp. 45-51°C. Fast völlig lösl. in heißem Ethanol, Chloroform, Ether, in kaltem Ethanol zu ca. 55% löslich. **Best.:** Triglycerid der Myristinsäure* (75%), äther. Öl mit Myristicin* (12.5%), Spuren von Estern. **Anw.** med.: selten; äuß.: zu Einreibungen.

**Tox.:** Die Muskatnuß wird wegen der halluzinogenen Wirkung von Myristicin* u. anderer Phenylpropankörper bzw. deren (amphetaminähnlichen) Metaboliten mißbräuchl. als Ersatzstoff f. andere Halluzinogene, z.B. LSD, u. darüber hinaus wegen der stark kontrahierenden Wirk. auf den Uterus auch als Abortivum verwendet. Der Genuß einiger weniger Muskatnüsse kann tödlich sein.

**HOM:** *Myristica fragrans* (HAB1.2), Nux moschata, Nux Nucistae: getrocknete, von Arillus u. Samenschale befreite Samenkerne, mit mind. 5% äther. Öl; verord. z.B. b. Neurasthenie (Nervenschwäche), Brechdurchfall.

**Myristica malabarica:** s. Myristica argentea.

**Myristica sebifera:** s. Virola sebifera.

**Myristica speciosa:** s. Myristica argentea.

**Myristicin:** 4-Allyl-6-methoxy-1,2-methylendioxybenzol; $C_{11}H_{12}O_3$, $M_r$ 192.22. **Strukturformel** s. Phenylpropanderivate. Schmp. unter -20°C. Sdp. 276-277°C. Hellgelbe, stark riechende Flüss., die scharf schmeckt (vgl. Scharfstoffe); leicht lösl. in Ethanol. Verantwortlich f. die Giftigkeit der Muskatnuß (Myristica fragrans*); nat. auch in Macis u. einigen Apiaceenölen, z.B. von Petroselinum crispum*. **Tox.:** M. wirkt halluzinogen (wegen seiner dem Mescalin* ähnlichen Metaboliten, die erst nach der Applikation entstehen) u. auf den Uterus stark kontrahierend. **Anw.:** Insektizid.

**Myristinsäure:** Tetradecansäure; CAS-Nr. 544-63-8; $C_{13}H_{27}COOH$, $M_r$ 228.36. Schmp. 58°C. Sdp. 326°C. Farblose Masse; lösl. in Ethanol, Ether, Chloroform, Benzol, unlösl. in Wasser, nat. in Irisbutter, als Glycerolester in Muskatbutter u. Kokosfett, als Cetylester in Walrat u. Wollfett, **Anw.:** in der Parfümerie.

**Myristinylalkohol:** s. Myristylalkohol.

**Myristylalkohol:** Myristinylalkohol, Tetradecanol-1; CAS-Nr. 112-72-1; $C_{14}H_{30}O$, $M_r$ 214.38. Schmp. ca. 39°C. **Anw.:** Konsistenzgeber u. Emulsionsstabilisator f. halbfeste Arzneiformen.

**Myritol® 318:** s. Triglyceride, mittelkettige.

**Myrizylalkohol:** s. Myricylalkohol.

**Myrj®:** s. Polyethylenglykolstearate.

**Myrobalanen:** s. Terminalia chebula.

**Myronsaures Kalium:** s. Sinigrin.

**Myrosinase:** s. Glucosinolate.

**Myroxylon balsamum var. balsamum:** Stpfl. v. Balsamum tolutanum*.

**Myroxylon balsamum var. pereirae:** Stpfl. v. Balsamum peruvianum*.

**Myrrhe: Myrrha**, s. Commiphora-Arten (Commiphora molmol). **Falsche Myrrhe:** Bdellium, s. Commiphora-Arten (Commiphora mukul).

**Myrrhentinktur:** Myrrhae tinctura, s. Tinctura Myrrhae.

**Myrrhis odorata** (L.) Scop.: Fam. Apiaceae (Umbelliferae), Aniskerbel, Süßdolde (Südeuropa, Alpen). Stpfl. v. **Herba Cerefolii hispanici:** Myrrhenkraut. **Inhaltsst.:** äther. Öl (mit Anethol). **Anw.:** Expektorans, Blutreinigung.

**HOM:** *Myrrhis odorata* (HAB1.4): frisches, blühendes Kraut; verord. z.B. b. Hämorrhoiden.

**Myrtaceae:** Myrtengewächse, Od. Myrtales; ca. 3000 Arten; meistens subtrop. u. trop. Holzpflanzen mit gegenständigen, ledrigen, überwiegend ungeteilten Blättern u. radiären, 4- od. 5zähligen Blüten, zahlreiche Staubblätter (häufig auffällig gefärbte Filamente), Krone meistens freiblättrig, Fruchtknoten mittel- bis unterständig; beeren-, stein-, kapsel- od. nußartige Früchte. **Chem. Merkmale:** ätherisches Öl (schizolysigene Sekretbehälter in allen Organen) mit Mono- (z.B. Cineol) u. Sesquiterpenen sowie Phenylpropanderivaten (z.B. Eugenol), ferner Polyphenole u. Gerbstoffe sowie Triterpene (Blattwachse). **Wichtige Gattungen** s. z.B. Eucalyptus, Melaleuca, Myrtus, Pimenta, Psidium, Syzygium.

**Myrte:** s. Myrtus communis.

**Myrtecain** INN: N,N-Diethyl-N-{2-[2-(6,6-dimethyl-2-norpin-1-en-2-yl)ethoxy]ethyl}amin; CAS-Nr. 7712-50-7; $C_{17}H_{31}NO$, $M_r$ 265.43. Sdp. 135-140°C (266-400 Pa). $n_D^{20°C}$ 1.477. **Anw.:** Lokalanästhetikum. Gebräuchl. ist auch Myrtecainlaurilsulfat.

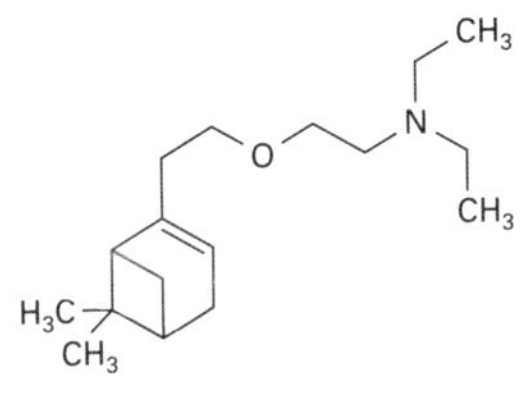

Myrtecain

**Myrtengewächse:** s. Myrtaceae.

**Myrtenol:** s.a. Monoterpene (Abb.).

**Myrtenwachs:** s. Myrica pensylvanica.

**Myrtilli fructus:** s. Vaccinium myrtilli.

**Myrtillin:** blauroter Farbstoff der Heidelbeere, ein Anthocyan, s. Vaccinium myrtillus.

**Myrtillocactus geometrizans** (Mart.) Console: Fam. Cactaceae (Mexiko, Südkalifornien). **Inhaltsst.:** Saponine u. (andere) Triterpene.

**HOM:** *Myrtillocactus geometrizans* (HAB1.4), Myrtillocactus: frische Sprosse; verord. z.B. b. Durchblutungsstörungen der Herzkranzgefäße.

**Myrtillus:** s. Vaccinium myrtillus.

**Myrtle Wax:** s. Myrica pensylvanica.

**Myrtol:** eine bei 160 bis 180°C siedende Fraktion des äther. Öls von Myrtus communis*. **Best.:** hauptsächl. 1,8-Cineol, Limonen u. (+)-α-Pinen. **Anw.:** Expektorans.

**Myrtus communis** L.: Fam. Myrtaceae, Myrte (Mittelmeergebiet). Stpfl. v. **Folia Myrti:** Myrtenblätter. **Inhaltsst.:** ca. 0.3% äther. Öl (mit Cineol, Myrtenol, α-Pinen, Dipenten, Geraniol, Nerol), ca. 14% Gerbstoffe, Bitterstoff. **Anw. volkst.:** als Adstringens, bei Bronchialkatarrh.

**HOM:** *Myrtus communis,* die frischen blühenden Zweige.

**Myrtus Pimenta:** s. Pimenta dioica.

**Mytelase®:** s. Ambenoniumchlorid.

**Myxödem:** teigige Anschwellung des Unterhautbindegewebes, infolge Unterfunktion od. Ausfall der Schilddrüsensekretion, häufig im Klimakterium, auch bei akuten Infektionskrankheiten, angeborenem Myxödem: Kretinismus.

**Myxomycota:** s. Pilze.

**Myxomyzeten:** Schleimpilze, s. Pilze; vielkernige, chlorophyllfreie, sich kriechend fortbewegende Plasmamassen, s. Plasmodien.

**Myxoviren:** RNS-Viren, die in die Gruppe der Orthomyxoviren* (Influenzaviren) u. in die der Paramyxoviren* unterteilt sind.

**Myzel:** *bot.* Mycel(ium); Gesamtheit des aus meist feinfädigen Zellgebilden bestehenden Vegetationskörpers der Pilze*. Diese Fäden können unverzweigt od. verzweigt sein; sie sind ein- od. mehrzellig.

**Myzeten:** s. Pilze.

**Myzetismus:** Pilzvergiftung, s. Pilze.

# N

**N: 1.** *chem.* Stickstoff* (Nitrogenium); **2.** *physik.* Symbol f. Newton*, Anzahl, Normalität*.

**n: 1.** In der org. Chemie Kennzeichnung normaler Verbindungen (ohne Seitenketten), z.B. n-Hexan, vgl. Nor; **2.** Symbol f. Neutron*, Normalität*, Stoffmenge*, Brechzahl* (Brechungsindex) u.a.; **3.** Symbol f. das Präfix Nano (Zehnerpotenzfaktor f. das $10^{-9}$fache einer Grundeinheit (s. SI-Einheiten).

**ν:** gr. Buchstabe ny; Formelkurzzeichen f. Frequenz: $\nu = 1/\lambda$ ($\lambda$ = Wellenlänge der elektromagnetischen Strahlung*).

**$N_A$:** Avogadro-Konstante*.

**Na:** *chem.* Natrium*.

**Naaxia®:** s. Spagluminsäure.

**Nabalus serpentaria:** s. Prenanthes serpentaria.

**Nabel:** *bot.* Hilum*; *med.* Umbilicus.

**Nabelkompressen:** sterile Mullkompressen, die auf ihren Verwendungszweck hin auf eine bestimmte Größe zugeschnitten sind.

**Nabelschnur:** Funiculus umbilicalis.

**Nabelstrang:** *bot.* Funiculus*.

**Nabulus alba:** s. Prenanthes serpentaria.

**Nabumeton** INN: 4-(6-Methoxy-2-naphtyl)-butan-2-on; CAS-Nr. 42924-53-8; $C_{15}H_{16}O_2$, $M_r$

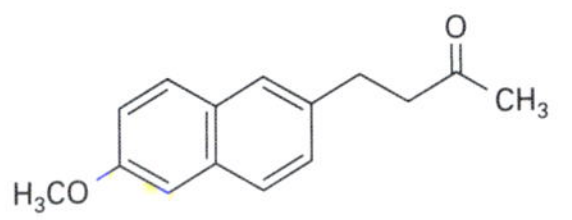

Nabumeton

228.29. **Wirk.** u. **Anw.:** Antirheumatikum, Antiphlogistikum, Hemmer der Cyclooxygenase*, Prodrug* von 6-Methoxy-2-naphthylessigsäure. **Nebenw.:** gastrointestinale Beschwerden, Schwindel. **Übl. Dos.:** 0.5 bis 1 g/d.

**Nachbargruppeneffekte:** *chem.* beschleunigender od. verlangsamender Effekt der nachbarständigen funktionellen Gruppen bei verschiedenen organischen Umlagerungs- u. Substitutionsreaktionen.

**Nacheichpflicht:** s. Eichgesetz.

**Nachtblindheit:** Hemeralopie.

**Nachtkerze:** s. Oenothera biennis.

**Nachtkerzengewächse:** s. Onagraceae.

**Nachtschatten:** s. Solanum.

**Nachtschatten, Amerikanischer:** s. Phytolacca americana (Phytolacca decandra).

**Nachtschatten, Bittersüßer:** s. Solanum dulcamara.

**Nachtschattengewächse:** s. Solanaceae.

**Nachtschatten, Schwarzer:** s. Solanum nigrum.

**Nachtsichtigkeit:** Nyktalopie, Tagblindheit; eingeschränkte Sehfähigkeit bei Tag.

**Nachtspinne, Schwarze:** s. Araneus ixobolus.

**Nacktsamer:** Gymnospermae, s. Spermatophyten.

**Nacktschnecke:** s. Arion empiricorum.

**NAD:** Nicotinamid-adenin-dinucleotid, Nadid INN, Coenzym 1, Cozymase, Diphosphopyridinnucleotid, DPN; CAS-Nr. 53-84-9; $C_{21}H_{27}N_7O_{14}P_2$, $M_r$ 663.44. Leicht lösl. in Wasser. pH ca. 2 (1%ige Lsg.). NAD u. NAD-Phosphat (NADP*) sind Coenzyme wasserstoffübertragender Enzyme (Dehydrogenasen*, Oxidoreduktasen). NAD u. NADP enthalten Nicotinamid (*syn.* Niacin, s. unter Vitamine) u. Adeninin*, die jeweils über eine Riboseeinheit etherartig über eine Diphosphatbrücke miteinander verbunden sind (s. Abb.). Die Coenzymfunktion von NAD u. NADP besteht in einer reversiblen Aufnahme od. Abgabe von Wasserstoff, wobei die reduzierte (NADH + $H^+$ bzw. NADPH + $H^+$) od. die oxidierte Form ($NAD^+$ bzw. $NADP^+$) entsteht. Aus Substrat abgespaltener Wasserstoff geht unter Disproportionierung in ein Hydrid-Ion u. ein Proton über ($2\,H \rightarrow H^- + H^+$). Das $H^-$-Ion wird in stereospezifischer Reaktion in Position 4 des Pyridinringes des NAD- od. des NADP-Moleküls angeheftet, das Proton wird von einer anionischen Gruppe aufgenommen. Der Wasserstoff geht verschiedene Stoffwechselwege ein, je nachdem ob er durch NAD od. NADP übertragen wird: der des NADH wird zur Energiegewinnung in der Atmungskette* eingeschleust, der des NADPH steht f. Biosynthesen (z.B. Fettsäuren, Steroide) zur Verfügung. **Anw.:** Ther. der Alkohol- u. Suchtgiftabhängigkeit; in der enzymatischen Analytik; durch Reduktion zu NADH (beziehungsweise NADPH) verliert der N im Pyridinring die positive Ladung (nur noch 2 Doppelbindungen), es entsteht ein breites Absorptionsmaximum zwischen 290 u. 380 nm (Maximum 340 nm). Darauf beruht das UV-Meßprinzip. Molarer Absorptionskoeffizient von NADH beziehungsweise NADPH bei 365 nm: $3.4 \cdot 10^3$ $mol^{-1}cm^{-1}$. Anw. in der Lebensmittelanalytik; zur Bestimmung von Ethanol (z.B. in Lebensmitteln od. im Blut), s. ADH-Methode.

**NaDDTC:** s. Natriumdiethyldithiocarbamat.

**Nadelhölzer:** Nadelholzgewächse, Coniferae; s. Spermatophyta.

**Nadelholzteer:** s. Pix Pinaceae.

**NADH:** s. NAD.

**Nadid** INN: s. NAD.

**Nadolol** INN: 1-(tert-Butylamino)-3-[(5,6,7,8-tetrahydro-*cis*-6,7-dihydroxy-1-naphthyl)-oxy]-2-propanol, (2R,3S)-5-(3-tert-Butylamino-2-hydroxypropoxy)-1,2,3,4-tetrahydro-2,3-naphthalindiol, Solgol®; CAS-Nr. 42200-33-9; $C_{17}H_{27}NO_4$, $M_r$ 309.40. **Strukturformel** s. β-Sympatholytika. **Anw.:** β-Sympatholytikum (Betarezeptorenblocker), v.a. bei Herzarrhythmien. HWZ 16 h. **Übl. Dos.:** Oral: 60 bis 160 mg/d.

**NADP:** Nicotinamid-adenin-dinucleotid-phosphat, NAD-Phosphat, Triphosphopyridinnucleotid, TPN, Coenzym II. CAS-Nr. 53-59-8; $C_{21}H_{28}N_7O_{17}P_3$, $M_r$ 743.4. Ein Pyridinnucleotid,

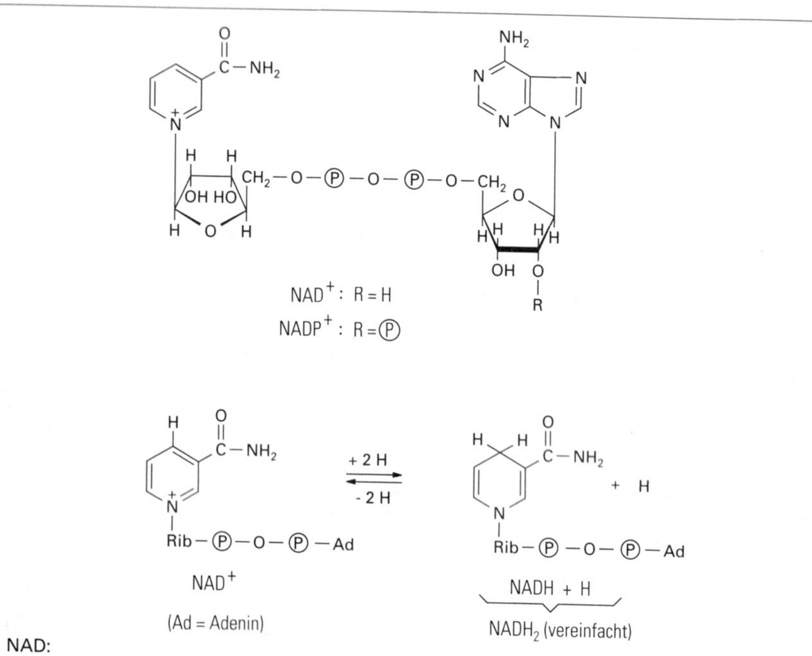


NAD:
oben: Gesamtdarstellung von NAD⁺ und NADP⁺; unten: vereinfachte Darstellung von NAD und $NADH_2$

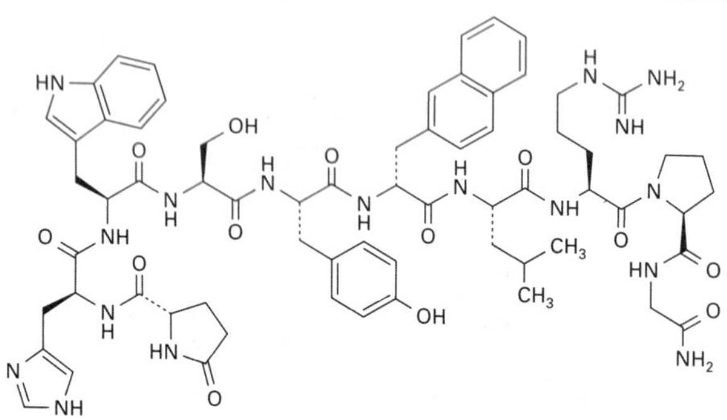

Nafarelin

das sich von NAD* ledigl. durch einen zusätzlichen Phosphorsäurerest am C-Atom 2 der Ribose des Adenosylsäureanteils unterscheidet. Die spektrophotometrischen Eigenschaften von $NADP^+$ u. NADPH sind jenen von $NAD^+$ u. NADH (s. NAD) völlig analog.

**Nägelein:** Flores Caryophylli, s. Syzygium aromaticum.

**Nähragar:** s. Ferignährböden.

**Nährböden:** flüssige u. feste Zuber. zur in-vitro-Züchtung von Mikroorganismen. Das Substrat kann dabei den optimalen Lebensbedingungen der Mikrobien angepaßt werden. Heute wird die Mehrheit der N. aus Fertignährböden* hergestellt.

**Nährbouillon:** s. Fertignährböden.

**Nährwert:** s. Brennwert, Physiologischer.

**Naevus:** Muttermal (Macula matris).

**Nafarelin** INN: 5-Oxo-L-prolyl-L-histidyl-L-tryptophyl-L-seryl-L-tyrosyl-3-(2-naphthyl)-D-alanyl-L-leucyl-L-arginyl-L-prolylglycinamid, 6-[3-(2-Naphtalenyl)-D-alanin]luteinisierender Releasing-Hormonfaktor, Synarela®; CAS-Nr. 76932-56-4; $C_{66}H_{83}N_{17}O_{13}$, $M_r$ 1322.50. Synthetisches Analogon des nat. Gonadotropin-Freisetzungshormons Gonadorelin (GnRH). **Wirk.:** LH-RH-Agonist (s. Hormone), der 200mal stärker als LH-RH wirkt; eine Einzeldosis stimuliert die Freisetzung der Gonadotropine LH u. FSH, wiederholte Gaben reduzieren deren Freisetzung durch neg. Feedback. **Anw.:** bei symptomatischer Endometriose*, wenn die ovarielle Hormonbildung unterdrückt werden soll u. nicht primär ein chirurgischer Eingriff indiziert ist. **Nebenw.:** Hitzewallungen, Libido- u. Stimmungsveränderungen, Nervosität, Depression etc. Kontraind.: Schwangerschaft u. Stillzeit, ungeklärte vaginale Blutungen; Anw. unter 18 Jahren. HWZ 4 h. **Übl. Dos.:** Topikal: morgens 1 Sprühstoß in das eine u. abends 1 Sprühstoß in das andere Nasenloch (1 Sprühstoß entspr. 0.2 mg N. bzw. 0.23 mg Nafarelinacetat).

**Nafarelinacetat:** Schmp. 188-190°C. $[\alpha]_D^{25°C}$ -27.4°C (c = 0.9 in Essigsäure). **Nafarelinacetat-Hydrat:** CAS-Nr. 86220-42-0; $C_{66}H_{83}N_{17}O_{13} \cdot x\ C_2H_4O_2 \cdot y\ H_2O$.

**Naftidrofuryl** INN: Nafronyl, 2-Diethylaminoethyl-2-tetrahydrofurfuryl-3-(1-naphtyl)propionat, Dusodril®; CAS-Nr. 31329-57-4; $C_{24}H_{33}NO_3$,

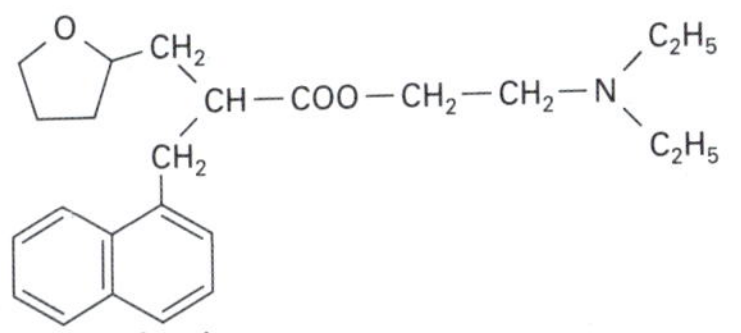

Naftidrofuryl

$M_r$ 383.53. Sdp. 190°C (66.7 Pa). $n_D^{29°C}$ 1.5513. $d_4^{31}$ 1.0465. **Anw.:** Vasodilatator, Sympatholytikum. Ind.: zerebrale u. periphere Durchblutungsstörungen; soll den Zellstoffwechsel anregen, Bradykinin-antagonistisch u. spasmolytisch wirken. **Nebenw.:** Übelkeit, Magenschmerzen, Schlaflosigkeit. HWZ 1 h. **Übl. Dos.:** Oral: 2- bis 3mal 0.05 g/d. Oral retard: 2mal 0.1 g/d. Parenteral: i.a. i.m., i.v. 1mal 0.04 g/d, Infusion: i.v.: 0.4 g in 500 mL Infusionslösung innerhalb 2 h.

**Naftidrofurylhydrogenoxalat:** $C_{24}H_{33}NO_3 \cdot C_2H_2O_4$. Schmp. 111°C. Leicht hygr., lösl. in Wasser.

**Naftifin** INN: (E)-N-Cinnamyl-N-methyl(1-naphthylmethyl)-amin, Exoderil®; CAS-Nr. 65472-88-0; $C_{21}H_{21}N$, $M_r$ 287.4. **Anw.:** Antimykotikum; vgl. Terbinafin.

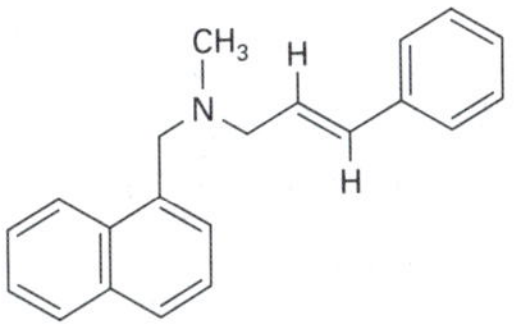

Naftifin

**Nagelpilz:** s. Antimykotikum(a).

**Nahrung, Einfluß auf Arzneistoffwirkung:** Nahrungsaufnahme fördert vor allem die Durchblutung im Eingeweidegebiet sowie die Magenmobilität u. bewirkt eine Verzögerung der Magenentleerung. Die meisten Arzneistoffe werden bei Verabreichung zus. mit Nahrung schlechter resorbiert (Acetylsalicylsäure, Penicilline, L-Dopa, Tetracycline), selten werden sie besser resorbiert (Riboflavin, Griseofulvin); einige werden langsamer resorbiert (Cimetidin, Digitoxin, Paracetamol, diverse Sulfonamide, Vitamin C).

**Nahrungsbedarf:** Nährwert von Lebensmitteln, s. Brennwert, Physiologischer.

**Nahrungsmittel:** s. Lebensmittel- u. Bedarfsgegenständegesetz.

**Nahrungsmittelallergie:** s. Allergie.

**Nahrungsstoffe:** chemische Elemente u. Verbindungen, die vom Organismus f. den Aufbau von körpereigenen Stoffen verwendet werden können. Essentielle Nahrungsbestandteile können vom Organismus nicht od. nur in zu geringer Menge synthetisiert werden. Einteilung: **1.** Wasser (in geringen Mengen vom Organismus hergestellt); **2.** Proteine*, Aminosäuren*; **3.** Fette bzw. Fettsäuren*; **4.** Kohlenhydrate* (nicht essentiell); **5.** Vitamine* (z.T. im Organismus selbst synthetisiert); **6.** Mineralstoffe*.

**Nahtmaterial:** s. Chirurgisches Nahtmaterial.

**Naja naja** L.: (Naja tripudians Merr.) Fam. Elapidae; Brillenschlange, Kobra (Ostindien, China). Best. des Giftes (Cobratoxin): stark basische Polypeptide (Neurotoxine), führt zu systolischem Herzstillstand; s. Schlangengifte. **Anw.:** äuß. in Form von Salben etc. als Antirheumatikum u. Analgetikum.

**HOM:** *Naja naja* (HAB1.5), Naja tripudians: das schonend getrocknete Gift; verord. z.B. b. Herzerkrankungen wie akuter u. chronischer Myocarditis (Entzündung des Herzmuskels), Endocarditis (Herzinnenhautentzündung), Reizleitungsstörungen, bei septischen Prozessen.

**Nalador®:** s. Sulproston.

**Nalbuphin** INN: 17-(Cyclobutylmethyl)-4,5-epoxy-morphinan-3,6,14-triol; CAS-Nr. 20594-83-6; $C_{21}H_{27}NO_4$, $M_r$ 357.46. Schmp. 231°C.

**Nalbuphinhydrochlorid:** Nubain®; CAS-Nr. 23277-43-2. **Wirk.** u. **Anw.:** starkes Analgetikum bei postoperativer Schmerztherapie, bei Opioid-induzierter Atemdepression; hohe Aktivität zu μ-Rezeptor, ohne Aktivität zu σ-Rezeptor. **Nebenw.:** Übelkeit, Erbrechen. **Übl. Dos.:** i.v.: 0.15 bis 0.30 mg/kg KG.

**Nalidixinsäure** INN: Acidum nalidixicum INN, 1-Ethyl-1,4-dihydro-7-methyl-4-oxo-1,8-naphthyridin-3-carbonsäure, 1-Ethyl-7-methyl-1,8-

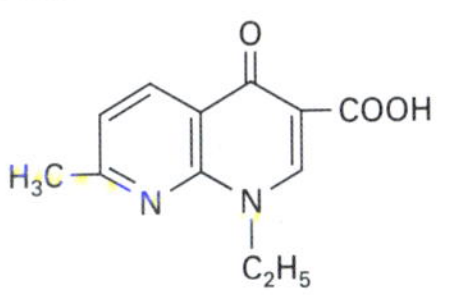

Nalidixinsäure

naphthyridin-4-on-3-carbonsäure, Nogacit®, Nogram®; CAS-Nr. 389-08-2; $C_{12}H_{12}N_2O_3$, $M_r$ 232.23. Schmp. 229-230°C; polymorph. Unlösl. in Wasser, 1:910 in Ethanol, 1:350 in Aceton, 1:25 in Chloroform; lösl. in Alkalihydroxid- u. -carbonat-Lösungen. $pK_s$ 6.0. Synthetisches Naphthyridin-Derivat. **Anw.:** Chemotherapeutikum* gegen gramnegative Keime, wie E. coli, Klebsiellen, Salmonellen, Shigellen, Proteus u. Brucellen; grampositive Keime sind resistent; Hauptind.: Harnwegsinfekte; die Wirk. bleibt vom pH-Wert des Urins unbeeinflußt. Durch neuere Gyrasehemmer* weitgehend überholt. HWZ 1.5 bis 2 h. **Übl. Dos.:** Oral: Akute Fälle: 4mal 1.0 g/d, Langzeitbehandlung: 2mal 1.0 g/d; Kinder über 1 Jahr:

3mal 0.02 g/kg KG/d; Kinder ab 4 Monaten: am 1. Tag 0.02 g/kg KG, dann 0.012 g/kg KG/8 h. Schnelle sekundäre Resistenzentwicklung. Gebräuchl. ist auch Natrium-nalidixat, Natrium-nalidixat-Monohydrat.

**Nalorphinhydrochlorid:** (-)-(5R,6S)-9a-Allyl-4,5-epoxy-morphin-7-en-3,6-diol-hydrochlorid, Le-

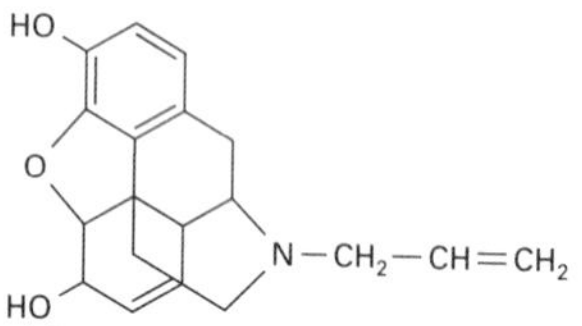


Nalorphinhydrochlorid:
Nalorphin

thidrone®; $C_{19}H_{21}NO_3 \cdot HCl$, $M_r$ 347.85. Schmp. 260-263°C. Weißes, geruchloses krist. Pulver, das sich an Luft u. Licht dunkler färbt, leicht lösl. in Wasser (1:8), in verdünnt. Alkalilaugen, wenig lösl. in Ethanol, prakt. unlösl. in Ether u. Chloroform. **Anw.:** Opiat-Antagonist*. **Dos.:** 5 bis 10 mg (ggfs. alle 10 bis 15 min) i.v., i.m. od. s.c.; Gesamtdos. 40 mg.

**Naloxon** INN: N-Allyl-4,5α-epoxy-3,14-dihydroxy-6-morphinanon, Narcanti®; CAS-Nr. 465-65-6; $C_{19}H_{21}NO_4$, $M_r$ 327.37. **Strukturformel** s.Naltrexonhydrochlorid. Schmp. 184°C (aus Ethylacetat), Schmp. 177-178°C. Lösl. in Chloroform, prakt. unlösl. in Petrolether. **Anw.:** spezifischer Opiat-Antagonist*, besitzt keine morphinagonistischen Eigenschaften.

**Naloxonhydrochlorid:** $C_{17}H_{21}NO_4 \cdot HCl$, $M_r$ 363.8. Schmp. 205°C. HWZ 1.1 h. **Übl. Dos.:** 0.4 bis 0.8 mg i.v. (oral 100- bis 1000mal schwächer wirksam). Gebräuchl. ist auch Naloxonhydrochlorid-Dihydrat.

**Naltrexonhydrochlorid:** (-)-(5R,14S)-9a-Cyclopropylmethyl-4,5-epoxy-3,14-dihydroxymorphinan-6-on-hydrochlorid, Nemexin®; $C_{20}H_{23}NO_4$

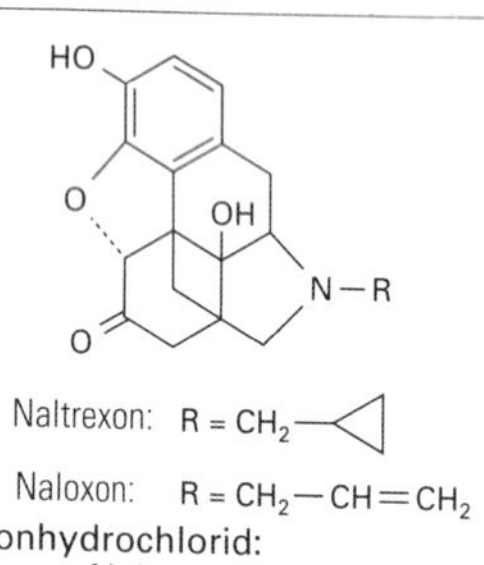


Naltrexonhydrochlorid:
Naltrexon u. Naloxon

HCl, $M_r$ 377.9. **Anw.:** spezifischer Morphinantagonist (Opiat-Antagonist*), länger u. 17mal stärker wirksam als Naloxon*.

**Namensreaktionen:** nach den Entdeckern benannte chemische Reaktionen; z.B. s. Amadori-Umlagerung, Angeli-Rimini-R., Arndt-Eistert-Synthese, Back-Verfahren, Baeyer-Probe, Baeyer-Villiger-R., Bamford-Stevens-R., Bart-R., Béchamp-R., Beckmann-Umlagerung, Bergmann-Zervas-Carbobenzoxylierung, Birch-Reduktion, Bischler-Napieralski-R., Blanc-R., Bouveault-Synthese, Bouveault-Blanc-Reduktion, von Braun-R., Brockmann-Chen-R., Brown-Hydroborierung, Bucherer-Bergs-R., Bucherer-R., Buchner-Curtius-Schlotterbeck-R., Budde-Methode, Cannizzaro-R., Carr-Price-R., Chen-Kao-R., Claisen-Kondensation, Claisen-Umlagerung, Claisen-Schmidt-Kondensation, Clemmensen-Reduktion, Cope-Eliminierung, Criegee-R., Cronheim-Ware-Methode, Curtius-Umlagerung, Dakin-West-R., Darzens-Erlenmeyer-Claisen-Kondensation, Darzens-Verfahren, Delépine-R., Demjanow-Umlagerung, Denigés-R.en, Dieckmann-R., Diels-Alder-R., Dische-R., Duff-R., Edman-Abbau, Einhorn-R., Erlenmeyer-Plöchl-Azlactonsynthese, Eschweiler-Clarke-R., Étard-R., Favorskii-Umlagerung, Fenton-R., Fiehes-Probe, Finkelstein-R., Fischer-Hepp-Umlagerung, Fischer-Peptidsynthese, Fischer-Phenylhydrazinsynthese, Fischer-Speier-Veresterung, Forster-Decker-R., Friedel-Crafts-Acylierung, Friedel-Crafts-Alkylierung, Fries-Umlagerung, Gabriel-Marckwald-Ethyleniminmethode, Gabriel-Synthese, Gattermann-Aldehydsynthese, Gattermann-Koch-R., Ghamrawy-Test, Gomberg-Bachmann-R., Gomberg-Radikalreaktion, Griess-Diazotierung, Guerbet-R., Haller-Bauer-R., Hansley-Prelog-Stoll-Acyloinkondensation, Helch-R., Hell-Volhard-Zelinsky-R., Henkel-R., Hinsberg-R., Hock-Lang-Synthese, Hofmann-Abbau, Houben-Hösch-R., Kedde-R., Keller-Kiliani-R., Kieffer-R., Knoevenagel-Kondensation, Knorr-Pyrrol-Synthese, Kolbe-Nitrilsynthese, Kolbe-Nitromethansynthese, Kolbe-Schmitt-R., Leuckart-Wallach-R., Lieben-R., Liebermann-Burchard-R., Lossen-Umlagerung, Lucas-Probe, Maillard-R., Malaprade-R., Mannich-Bestimmung, Mannich-R., Marquis-R., Meerwein-Arylierung, Meerwein-Ponndorf-Verley-Reduktion, Merrifield-Peptidsynthese, Michael-Addition, Mohler-R., Molisch-R., Nef-R., Oppenauer-Oxidation, Otto-R., Pagenstecher-Schönbein-Cyanidprobe, Passerini-R., Pellagri-R., Perkin-R., Pinner-Amidinsynthese, Pinner-Orthocarbonsäureestersynthese, Prileschajew-R., Radziszewski-R., Raschig-Phenolsynthese, Reformatsky-R., Reimer-Tiemann-R., Ritter-R., Rosenmund-Reduktion, Salkowski-R., Sandmeyer-R., Sanger-Endgruppenanalyse, Schiemann-R., Schmidlin-Bergman-Wilsmore-R., Schmidt-R., Schotten-Baumann-R., Simmons-Smith-R., Sommelet-R., Sörensen-Formolmethode, Stephen-R., Stobbe-Kondensation, Strecker-Synthese, Tschitschibabin-R., Tollens-Furfuralbestimmung, Ullmann-R., Vilsmeier-R., Vitali-R., Wagner-Meerwein-Umlagerung, Williamson-Synthese, Willstätter-Methode, Wittig-R., Wittig-Umlagerung, Wojahn-Methode, Wohl-Ziegler-R., Wolff-Kishner-Reduktion, Wurtz-Fittig-R., Wurtz-R., Zeisel-Vieböck-Methode, Ziegler-Natta-Polymerisation, Zinner-R.

**Nanacatl:** s. Amanita mexicana.

**Nandrolon** INN: 17β-Hydroxy-4-estren-3-on, Norandrostenolon, 19-Nortestosteron, Nortestrionat, Oestrenolon, Anadur®; CAS-Nr. 434-22-0; $C_{18}H_{26}O_2$, $M_r$ 274.39. Schmp. 112°C bzw. 124°C. $[\alpha]_D^{22°C}$ +55° (c = 0.93 in Chloroform). Lösl. in Ethanol, Ether, Chloroform. **Anw.:** s. Anabole Wirkstoffe, Anabolika. HWZ 6 d. **Übl. Dos.:** Parenteral: i.m. 1mal 0.025 g alle 4 Wochen, in schweren Fällen die doppelte Dosis. Gebräuchl. sind auch Nortestosteroncypionat, Nandrolondecanoat (Deca-Durabolin-Amp.®), Nandrolonhydrogensulfat, Nandroloncyclohexylpropionat,

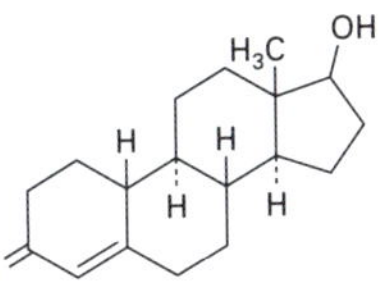

Nandrolon

Nandrolonlaurat, Nandrolon-(3-phenylpropionat), Nandrolon-3-(4-hexyloxyphenyl)propionat, Nandrolonundecanoat.

**Nanimycin:** Rifamycin B, s. Rifamycine.

**Nano-:** (*lat.* nanus Zwerg) gesetzl. Vorsatz f. das $10^{-9}$-fache einer Einheit; Vorsatzzeichen: n.

**Nanogramm:** ng; $10^{-9}$g.

**Nanokapseln:** „Kapseln“ in kolloider Größe mit einem Durchmesser von 20 bis max. 250 nm, die in einer Polymerhülle eine wäßrige Arzneistofflösung enthalten. Sie werden hergestellt (Verfahren von Speiser u. Birrenbach) durch Emulgieren der wäßrigen Arzneistofflösung in einer hydrophoben Flüssigkeit mit Hilfe eines Tensids u. Polymerisation durch Zugabe eines filmbildenden Monomers, eines Katalysators sowie von Vernetzungsmitteln, die sich in der Grenzfläche zu den Tröpfchen anlagern. Nach dem Ersatz des lipophilen Dispersionsmittels durch Wasser werden die N. gewaschen u. abgetrennt. Die N. sind wegen ihrer Dimensionen mitsamt dem eingeschlossenen Material kolloid löslich. Unter **Nanoverkapselung** versteht man das Umhüllen von mizellaren Systemen, Mikroemulsionen u. kolloiden Feststoffen zu ultrafeinen Partikeln mit einem festen Überzug. N. sollen f. Injektionspräparate mit verlängerter Wirksamkeit einsetzbar sein.

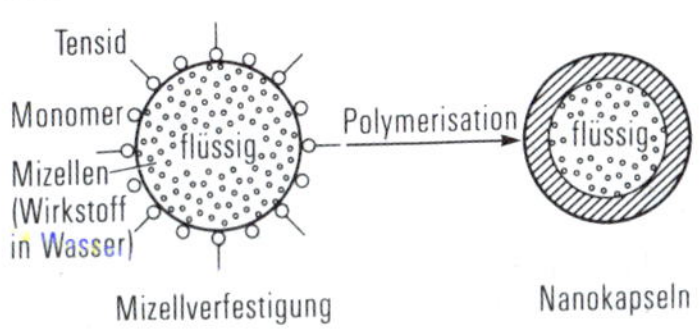

Nanokapseln

**Nanometer:** nm; $10^{-9}$ m, 0.1 Ångström.

**Napadisilas, Napadisilat:** chem. Kurzbez. f. 1, 5-Naphthalindisulfonat.

**Naphazolin** INN: 4,5-Dihydro-2-(1-naphthylmethyl)imidazol, Privin®; CAS-Nr. 835-31-4;

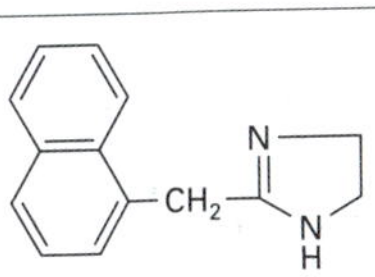

Naphazolin

$C_{14}H_{14}N_2$, $M_r$ 210.27. **Anw.:** Vasokonstriktor, Adstringens, α-Sympathomimetikum. Ind.: lokal bei Reizungen u. allergischen Erkrankungen am Auge, Bindehaut- u. Lidrandentzündung, Schnupfen. **Nebenw.:** s. Oxymetazolin. **Übl. Dos.:** Konjunktival: Tropfen: 0.1%. Intranasal: Tropfen: 0.05%.

**Naphazolinnitrat:** Naphazolini nitras Ph.Eur.3, Naphazolinum nitricum, Naphthylmethylimidazolinum nitricum; CAS-Nr. 5144-52-5; $C_{14}H_{15}N_3O_3$, $M_r$ 273.3. Schmp. 167-170°C. Weißes, krist. Pulver; wenig lösl. in Wasser, lösl. in Ethanol, sehr schwer lösl. in Chloroform.

**Naphazolinhydrochlorid:** Naphazolini hydrochloricum Ph.Eur.3, Naphthylmethylimidazolinhydrochlorid; CAS-Nr. 550-99-2; $C_{14}H_{15}ClN_2$, $M_r$ 246.7. Schmp. 250-258°C (Zers.). Weißes, krist. Pulver, lösl. in 6 T. Wasser, 15 T. Ethanol, schwer lösl. in Chloroform.

**Naphazolinhydrochlorid-Augentropfen:** Naphazolini hydrochloridi oculoguttae, s. Augentropfen.

**Naphazolinhydrochlorid-Nasentropfen:** Rhinoguttae Naphazolini hydrochloridi, s. Rhinoguttae.

**Naphazolini hyrochloricum:** Naphazolinhydrochlorid, s. Naphazolin.

**Naphazolini nitras:** Naphazolinnitrat, s. Naphazolin.

**Naphazolinum nitricum:** s. Naphazolin.

**Naphtha:** **1.** Uneinheitlich verwendeter Name f. verschiedene bei der Erdöldestillation anfallende Fraktionen von Rohbenzin. **2.** Alter Name f. Erdöl.

**Naphthacen:** s. Tetracen.

**Naphthalin:** Naphtalinum, Naphthalen; $C_{10}H_8$, $M_r$ 128.1. D. 1.145. Schmp. 81°C. Sdp. 217-218°C. Farblose, glänzende Kristallblättchen von eigen-

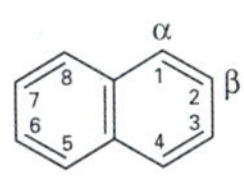

Naphthalin

artigem, durchdringendem Geruch, lösl. in Ethanol, Ether, Chloroform, Schwefelkohlenstoff, Benzol, erwärmt auch in fetten Ölen u. Paraffinum liquidum lösl., unlösl. in Wasser. N. sublimiert leicht u. verbrennt beim Entzünden mit leuchtender stark rußender Flamme zu $CO_2$ u. $H_2O$–Dampf. Geschmolzenes N. löst Phosphor, Schwefel, Indigo, Arsensulfid, Antimonsulfid usw. N. ist zu 5 bis 10% im Steinkohlenteer enthalten, es scheidet sich beim Erkalten der zwischen 170 bis 250°C übergehenden Fraktion aus, auch in einigen Erdölen u. spurenweise in äther. Ölen. **Anw.** med.: früher inn. als Darmantiseptikum bei Typhus, als Anthelmintikum; äuß.: bei Hautkrankheiten (Krätze); techn.: zur Konservierung (gegen Schimmelpilze), als Mottenmittel u. gegen Spinnmilben; als Feueranzünder; zur Herst. v. Decalin, Tetralin, zu Farbstoffsynthesen, zur Herst. v. Kunstharzen, Kunstwachsen u. anderen Kunststoffen usw.

**HOM:** *Naphthalinum:* verord. z.B. b. Bronchialerkrankungen.

**Naphthalinsulfonsäuren:** Acidum naphthalinsulfonicum. Sehr hygr., an feuchter Luft zerfließl., kristallisierbare Substanzen, die bei der Einw. von konz. Schwefelsäure auf Naphthalin entstehen. Zwischenprodukte bei der Herst. bestimmter Farbstoffe.

**Naphthene:** veraltete Bez. f. die Cycloalkane*.

**Naphthensäuren:** Alicyclische ein- od. zweikernige Monocarbonsäuren, bes. des Cyclopen-

α-**Naphthochinon**
1,4-Naphthochinonderivate, Beispiele für Naphthochinonfarbstoffe

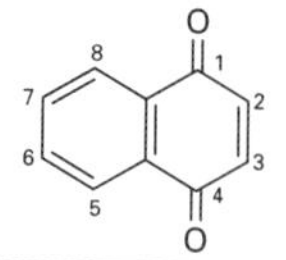

| | Substituent am C-2 | 3 | 5 | 8 | Vorkommen (Beispiele) |
|---|---|---|---|---|---|
| Juglon | H | H | OH | H | Juglans regia* |
| Lawson | OH | H | H | H | Lawsonia inermis |
| Plumbagin | $CH_3$ | H | OH | H | Plumbago-, Drosera-Arten |
| Droseron | $CH_3$ | OH | OH | H | Drosera-Arten |
| Ramenton | $CH_3$ | H | OH | OH | Drosera-Arten |
| Lapachol | $CH_2$–CH=C($CH_3$)$_2$ | OH | H | H | Bignoniaceae* |
| Alkannin | CH(OH)–$CH_2$–CH=C($CH_3$)$_2$ | H | OH | OH | Alkanna tuberosa |

tans u. Cyclohexans. Bestandteile des kaukas. Baku-Erdöls; dunkle, nach Raffinierung hellgelbe, dickflüssige, verseifbare Öle. Die Alkalisalze der N. werden wegen ihrer hohen Schaumkraft u. reinigenden Wirkung zur Herst. billiger Seifen, auch zu Sikkativen, Anstrichmitteln usw., ihre Kupfersalze zur Ungeziefervertilgung (Cuprex) verwendet.

**Naphthin:** s. Benzochinolin.

β-**Naphthochinolin:** s. Benzochinolin.

α-**Naphthochinon:** 1,4-Naphthochinon, 1,4-Naphthalendion; $C_{10}H_6O_2$, $M_r$ 158.2. Schmp. 125°C. Intensiv gelbe, sublimierbare Kristallnadeln. Lösl. in Ether, Benzol, Chloroform, sehr schwer lösl. in Wasser. Muttersubstanz von Naturfarbstoffen (Naphthochinonfarbstoffe) u. K-Vitaminen. **Anw.** med.: früher als Antimykotikum; techn.: zur Herst. v. Kunstharzen, Kunstkautschuk, Farbstoffen.

**1,4-Naphthochinonderivate** finden sich als Phyllochinon (Vit. $K_1$, s. Vitamine) ubiquitär in grünen Pflanzen, sonst nur vereinzelt. Relativ häufig bei Plumbaginaceae, Juglandaceae, Droseraceae, Bignoniaceae, Lythraceae; z.T. unterschiedliche Biogenese. Vielfach liegen die (leicht zu dunkelbraunen Farbstoffen polymerisierenden) Naphthochinone genuin als Glucoside der entsprechenden *Naphthohydrochinone* vor (s. Juglans regia). **Wirk.:** als Phytoallexine, antibakteriell u. fungistatisch, die prenylierten Naphthochinone (z.B. Lapachol*) hautirritierend u., v.a. die mit langer Prenylseitenkette (Vit. K), (auch) antihämorrhagisch. **Anw.:** die einfachen Derivate z.T. als Farbstoffe (Naphthochinonfarbstoffe), auch f. Haare, Fingernägel (z.B. Henna, s. Lawsonia inermis) etc.

β-**Naphthochinon:** 1,2-Naphthochinon; $C_{10}H_6O_2$, $M_r$ 158.2. Entsteht bei der Oxidation des 1-Aminonaphthols (1-Amino-2-Hydroxynaphthalin). Orangerote Kristalle, die sich bei 145 bis 147°C zersetzen. **Anw.:** Reagenz auf Resorcin, Ausgangsmaterial zur Farbstoffherstellung.

**Naphthochinonfarbstoffe:** s. α-Naphthochinon.

**1,2-Naphthochinon-4-natriumsulfonat:** $C_{10}H_5NaO_5S$, $M_r$ 260.2. Gelbe bis orangegelbe Kristalle od. krist. Pulver, lösl. in Wasser, wenig lösl. in Ethanol 96%. **Anw.:** zum Nachw. von Aminosäuren.

**Naphthodianthrone:** Naphthoanthrachinone; dimere Anthracenverbindungen wie Hypericin* u. Fagopyrin, die photosensibilisierend wirken (s. Photosensibilisatoren) u. z.B. in Hypericum- (Johanniskraut-) u. Fagopyrum- (Buchweizen-)Arten vorkommen.

**Naphthohydrochinone:** s. α-Naphthochinon.

**1-Naphthol:** α-Naphthol; $C_{10}H_8O$, $M_r$ 144.2. Schmp. 95-97°C; polymorph. Sdp. 288°C. Farblose bis rötliche Kristalle od. krist. Pulver. Anw.: z.B. Molisch-Reaktion*, Lustgarten-Reaktion*.

**2-Naphthol:** Naphtholum, β-Naphthol, Isonaphthol, Naphthol-(2); $C_{10}H_8O$, $M_r$ 144.17. Schmp. 121-123°C; polymorph. Sdp. ca. 285°C. Farblose, glänzende Kristallblättchen od. weißes, krist. Pulver v. phenolartigem Geruch; leicht lösl. in Ethanol, Chloroform, Alkalilauge, fetten Ölen; sehr schwer lösl. in Wasser (0.1%), lösl. in sied. Wasser (ca. 1.2%). Darst.: durch Erhitzen von Naphthalin mit Schwefelsäure im Autoklaven bei 200°C. **Off.:** DAC86, ÖAB81, Ph.Helv.7. **Anw.** med.: früher äuß. bei Hautkrankheiten (Krätze); vet.: Wurm- u. Räudemittel; Hautresorption kann Vergiftung auslösen (Hämaturie, Nephritis).

**Naphthol AS®:** s. Naphtol AS®.

**1-Naphtholbenzein:** $C_{27}H_{18}O_2$, $M_r$ 374.4. Rötlich-braunes Pulver, sehr wenig lösl. in Wasser, leicht lösl. in Ethanol, Chloroform, Ether. **Anw.:** als Indikator bei der Titration von Basen in nichtwäßrigem Lösungsmittel. Farbumschlag farblos/grün bei pH 8.8 bis 11.

β-**Naphtholbismut:** Bismut-β-naphtholat, Basisches, Bismutum-β-Naphtholicum; $Bi_2O_2(OH)$-($C_{10}H_7O$), $M_r$ 608. Hellbraunes amorphes Pulver, geruch- u. geschmacklos, unlösl. in Wasser, sehr schwer lösl. in Ethanol. **Anw.** med.: früher inn. als Darmantiseptikum b. Cholera, Typhus (0.2 bis 1 g mehrm. tgl.); äuß. als Wundantiseptikum.

**Naphtholgelb:** 2,4-Dinitro-1-naphthol-Natriumsalz; $C_{10}H_5N_2NaO_5$, $M_r$ 256.2. Orangegelbes Pulver od. Kristalle; leicht lösl. in Wasser, schwer lösl. in Ethanol. Umschlagsbereich: pH-Wert 2.0 (farblos) bis 3.2 (gelb). **Anw.:** Reagenz Ph.Eur.3.

α-**Naphtholphthalein:** $C_{26}H_{18}O_4$. Schmp. ca. 254°C. Grau-rötl. Pulver, lösl. in Ethanol, sehr schwer lösl. in Wasser. **Anw.:** in 0.1%iger alkohol. Lsg. als Indikator, Umschlagsgebiet: pH 7.3 bis pH 8.7 (rötlich bis blaugrün).

**Naphtholum benzoicum:** s. Benzonaphthol.

β-**Naphtholum salicylicum:** s. Naphthylsalicylat.

**Naphthoresorcin:** s. 1,3-Dihydroxynaphthalin.

**Naphthyl-:** die Gruppe $-C_{10}H_7$ (von Naphthalin abgeleitet).

**1-Naphthylamin:** α-Naphthylamin; $C_{10}H_9N$, $M_r$ 143.2. Schmp. 49-51°C; polymorph. Sdp. 301°C. D. 1.13. Fast farblose Kristalle od. fast weißes, krist. Pulver, an der Luft sich rötend, von bitterem Geschmack. Leicht lösl. in Ethanol u. Ether, wenig lösl. in Wasser. **Anw.** techn.: z. Farbenfabrikation (Azofarbstoffe); Reagenz Ph.Eur.3.

**Naphthylamin-Sulfanilsäure-Lösung:** Herst.: 0.5 g Sulfanilsäure werden in 30 mL Essigsäure gelöst. Die Lsg. wird mit Wasser zu 150 mL verdünnt (Lsg. A). 0.15 g 1-Naphthylamin werden in 30 mL Essigsäure gelöst. Die Lsg. wird mit Wasser zu 150 mL verdünnt u., falls erforderlich, unter Zusatz von Zinkstaub entfärbt (Lsg. B). Bei Bedarf werden gleiche Volumenteile beider Lösungen gemischt. **Anw.:** Nachw. von Nitrat im destillierten Wasser.

**β-Naphthylbenzoat:** s. Benzonaphthol.

**Naphthylethylendiamindihydrochlorid:** N-(1)-Naphthyl-ethylendiamin-dihydrochlorid, Braton-Marshall-Reagenz; $C_{12}H_{16}Cl_2N_2$, $M_r$ 259.2. Dihydrat: $M_r$ 295.2. Weißes od. gelblichweißes, krist. Pulver, lösl. in ca. 30 T. Wasser, wenig lösl. in Ethanol. **Anw.:** zur Gehaltsbestimmung von Folsäure, zum Sulfonamidnachweis in Körperflüssigkeiten, zum Nachw. von Kalium, Nitrit, Sulfat. Reagenz Ph.Eur.3: als Kupplungspartner f. Diazoniumsalze.

**Naphthylmethylimidazolinhydrochlorid:** s. Naphazolin.

**Naphthylmethylimidazolinum nitricum:** s. Naphazolin.

**β-Naphthylsalicylat:** β-Naphtholum salicylicum, β-Naphthalol. Weißes, krist. Pulver, lösl. in siedendem Ethanol, Ether, Benzol, wenig lösl. in kaltem Wasser. **Anw.:** früher wie Natriumsalicylat.

**α-Naphthylthioharnstoff:** ANTU; $C_{10}H_7$–NH–CS–$NH_2$, $M_r$ 202.3. Farblose, bittere Kristalle, sehr giftig (MAK 0.3 mg/m³ Luft); prakt. unlösl. in Wasser, Ethanol, Ether, etwas lösl. in heißem Ethanol. **Anw.:** als Rattengift (LD 6 bis 8 mg/kg).

**1,8-Naphthyridin-Derivate:** s. Gyrasehemmer.

**Naphtol AS®:** Anilid der 2-Hydroxy-3-naphthoesäure; Grundkörper der Naphthol-AS-Farbstoffe, die zum Echtfärben von Cellulosefasern (Baumwolle, Leinen, Viskoseseide usw.) dienen. Zur Entwicklung der Farbstoffe verwendet man Diazoverbindungen.

**Naproxen** INN: (+)-6-Methoxy-α-methyl-2-naphthalinessigsäure, (+)-2-(6-Methoxy-2-naphthyl)propionsäure, Proxen®; CAS-Nr. 22204-53-1; $C_{14}H_{14}O_3$, $M_r$ 230.26. **Strukturformel** s. Analgetika. Schmp. 155.3°C aus Aceton-Hexan, Pyridin-Isopropanol. $[\alpha]_D$ +65.5° (c = 1 in Chloroform). **Anw.:** Analgetikum, Antiphlogistikum, Antipyretikum. HWZ 14 h. **Übl. Dos.:** Oral: 2mal 0.25 g/d. Rektal: 2mal 0.25 g/d. **Nebenw.:** wie Ibuprofen*. Gebräuchl. ist auch Naproxen-Natrium.

**Napsilas, Napsylas, Napsilat:** chem. Kurzbez. f. 2-Naphthalinsulfonat.

**Narbe: 1.** *bot.* Der bestäubungsfähige Teil des Fruchtknotens, entweder am oberen Ende des Griffels od. direkt dem Fruchtknoten aufsitzend. **2.** *med.* Granulationsgewebe der geheilten Wunde.

**Narbenbehandlungsmittel:** s. Wundbehandlungsmittel.

**Narcanti®:** s. Naloxon.

**Narcein:** Narceinum, $C_{23}H_{27}NO_8 \cdot 3\ H_2O$. Alkaloid des Opiums, in dem es zu 0.1 bis 0.2% enthalten ist. Weiße Prismen od. büschelförmige

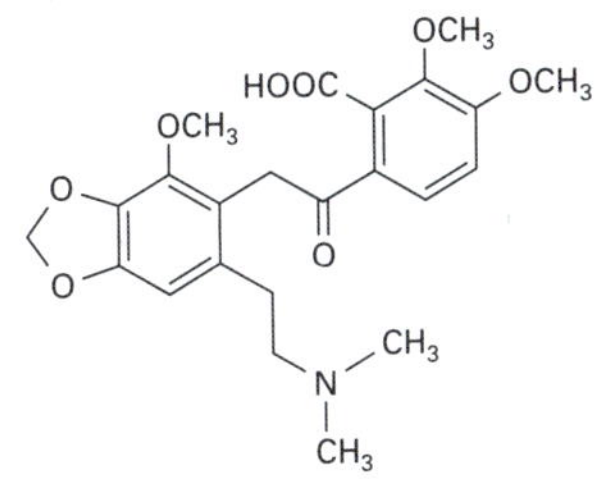

Narcein

krist. Massen, wenig lösl. in kaltem Wasser, lösl. in heißem Wasser. **Anw.** med.: früher inn. als Hypnotikum u. Narkotikum, wirkt schwächer als Morphin. Verwendet wurden auch Narceinester (z.B. Ethylester).

**Narceinhydrochlorid:** Salzsaures Narcein, Narceinum hydrochloricum; $C_{23}H_{27}NO_8 \cdot HCl$. Weißes, körniges Pulver, leicht lösl. in heißem Wasser u. Ethanol. **Anw.** med.: wie Narcein*.

**Narcophin:** Narkophin®, Morphin-Narcotinmeconat; nach DAB6 mit ca. 30% Morphin u. ca. 43% Narcotin (Noscapin*). Gelblichweißes, krist. Pulver, lösl. in Ethanol. **Anw.** med.: früher wie Morphinhydrochlorid; hauptsächl. in der Kinderpraxis, schont das Atemzentrum; **Dos.:** 0.015 bis 0.03 g; MED 0.03 g, MTD 0.1 g.

**Narcotin:** s. Noscapin.

**Narcotinum hydrochloricum:** s. Noscapinhydrochlorid.

**Narde:** s. Lavandula latifolia.

**Narde, Amerikanische:** s. Aralia racemosa.

**Nardostachys jatamansi** DC.: Fam. Valerianaceae, Indische Narde (Himalaja, China). Stpfl. v. Radix Nardostachys jatamansi. **Inhaltsst.:** ätherisches Öl, enthält sedativ wirkende Sesquiterpene (Valeranon u.a.), aber keine Valepotriate*.

**Nardus celtica:** s. Valeriana celtica.

**Naringenin:** 4',5,7-Trihydroxyflavanon. **Strukturformel** s. Flavonoide. Nat. z.B. in Helichrysum arenarium*; Aglykon verschiedener Glykoside, z.B. von Naringin*.

**Naringin:** Aurantiin, Naringenin-7-rhamnoglucosid. Bitterstoff, nat. z.B. in Citrus-Arten (Fruchtschalen) od. Lophophytum leandri*.

**Naris:** (lat.) Nasenloch; Plur. Nares, Nase (nasus).

**Naristillae:** Nasentropfen, s. Rhinoguttae.

**Narkoanalgetikum(a):** starkes Analgetikum*.

**Narkolepsie:** imperative, d.h. zwanghafte Schlafanfälle am Tag von einer Dauer von Minuten bis Stunden; der Patient erwacht dann erfrischt; im Schlafanfall ist er erweckbar (ev. durch ein Weckamin*); der Nachtschlaf ist gestört. Ther.: Regulierung des Schlafrhythmus, ev. abends Schlafmittel.

**Narkophin:** s. Narcophin.

**Narkose:** (*gr.* ναρκάω erstarren, erlahmen) *syn.* Vollnarkose, Allgemeinnarkose, Anästhesie; ein durch Zufuhr von Narkotika* hergestellter reversibler Zustand (reversible u. umfassende Lähmung des ZNS) mit weitestgehender Ausschaltung von Bewußtsein, Schmerzempfindung (Analgesie), Abwehrreflexen u. Muskelspannung, jedoch erhaltener Funktionsfähigkeit lebenswichtiger Zentren, in dem operative u. diagnostische Eingriffe durchgeführt werden können. Wird eine N. eingeleitet, werden mit steigender Narkosemittelkonzentration folgende **Narkosestadien** (zu unterscheiden von **Narkosephasen:** Einleitungsphase, Aufrechterhaltungsphase, Abklingphase) durchlaufen, wobei deren Stärke je nach Narkotikum unterschiedlich ausgeprägt ist. Nach Beendigung der N. werden die Stadien (außer IV) rückläufig durchlaufen. **1. Analgesiestadium:** Hemmung kortikaler Zentren, Herabsetzung d. Schmerzempfindung, Bewußtseinstrübung, teilweise Amnesie; hier sind kleinere operative Eingriffe (z.B. in der Geburtshilfe, Zahnmedizin) möglich. **2. Excitationsstadium** (Erregungsstadium): Hemmung übergeordneter motorischer Zentren, dadurch Enthemmung niederer motorischer Zentren u. motorische Unruhe, Bewußtlosigkeit, unregelmäßige Atmung; Erbrechen u. Laryngospasmus (Stimmritzenkrampf) möglich; unangenehm f. den Patienten, erhöht die Zahl von postoperativen Komplikationen; wird nicht bei allen Narkotika durchlaufen, bes. ausgeprägt bei Ethernarkose. **3. Toleranzstadium:** Hemmung v. Zentren im Großhirn u. Rückenmark, Abschwächung od. Auslöschung von Reflexen. Herabsetzung d. Tonus der quergestreiften Muskulatur. Steuerung vitaler vegetativer Funktionen durch Zentren in der Medulla oblongata. Weitere Unterteilung dieses Stadiums in 4 Stufen (Guedel-Schema); Stadium f. längere Operationen. **4. Asphyktisches od. paralytisches Stadium:** Lähmung vitaler Zentren in der Medulla oblongata: Atemstillstand, Kreislaufstillstand. In diesem Stadium tritt ohne Wiederbelebung der Tod ein. **Narkosearten: 1. Inhalationsnarkose:** durch Einatmung gasförmiger od. verdampfter flüssiger Narkotika (s. Narkotika (Inhalationsnarkotika)) hervorgerufene Narkose. **2. Injektionsnarkose:** durch i.v. applizierbare Narkotika (s. Narkotika (Injektionsnarkotika)) hervorgerufene Narkose. **3. Prämedikation u. Kombinationsnarkose:** medikamentöse Vorbereitung des Patienten auf eine Narkose u. Kombination mehrerer Narkotika mit dem Ziel, die Angst vor der Operation zu nehmen, das Toleranzstadium schneller zu erreichen, Operationen in geringerer Narkosetiefe (bei garantierter Hypnose u. Analgesie) durchzuführen, Narkotika einzusparen u. die durch die Narkose entstehenden Nebenw. zu vermindern. **Prämedikation:** verwendet werden Ataraktika u. Neuroleptika (s. unter Psychopharmaka), Analgetika* (z.B. Morphin*), Antihistaminika*, Parasympatholytika* (z.B. Atropin, Scopolamin, um die durch manche Narkotika hervorgerufene Vagusstimulierung – Herzstillstand, Atemstillstand möglich – zu verhindern). **Einleitung** der N. meist durch Gabe eines Injektionsnarkotikums mit raschem Wirkungseintritt (z.B. Hexobarbital*). **Aufrechterhaltung** der N. durch **Beatmung,** z.B. mit einem Sauerstoff-Lachgas-Halothan-Gem.; zusätzlich die Verw. v. Muskelrelaxantien* zur Erschlaffung d. quergestreiften Muskulatur, um reflektorische Abwehrspannungen (z.B. bei Bauchoperationen) zu verhindern, wobei eine Beatmung obligatorisch (Lähmung d. Atemmuskulatur) ist. Beatmung ist auch ansonsten meist erforderlich (zentrale Atemdepression durch fast alle Narkotika). **Ausleitung** der N. (Beendigung der Zufuhr v. Narkotika) Gabe von indirekten Parasympathomimetika* zur Antagonisierung d. Muskelrelaxantien. Vgl. Neuroleptanalgesie. Für die Wahl des Narkoseverfahrens (Auswahl d. Narkotikums, Beatmung mit einer Atemmaske od. Intubation usw.) sind Art u. Schwere d. operativen Eingriffs u. der Zustand des Patienten bestimmend. **Risikofaktoren:** bes. Vorsicht ist geboten bei Patienten mit Funktionsstörungen der NNR od. bei Ther. mit Corticoiden, labilem Blutdruck, bei Ther. mit β-Sympatholytika, Antidepressiva, bei Diabetikern u.a.

**Narkosechloroform:** Chloroformium pro narcosi, s. Chloroform.

**Narkoseether:** Aether pro narcosi, s. Ether.

**Narkotika:** *syn.* Narkosemittel, Allgemeinanästhetika. Pharmaka, die reversibel neben einer zentralen Aufhebung der Schmerzempfindung das Bewußtsein ausschalten (Narkose*). Erwünschte Eigenschaften: gute Steuerbarkeit, große narkotische Breite (Dosierungsabstand zwischen Toleranzstadium u. Eintreten des asphyktischen Stadiums), rasches An- u. Abfluten, geringe Toxizität, gute Handhabbarkeit. Wirkungsmechanismus unbekannt; wirken auf jede Körperzelle, ihre Wirkung auf d. Funktion d. Großhirnrinde ist jedoch bes. ausgeprägt (Bewußtseinsverlust); beeinflussen in komplexer Weise die Eigenschaften von Zellmembranen, insb. der Nervenzellen; Narkosetheorien: Lipidtheorie (Overton, Meyer 1901): Membranstabilisierung durch Bindung der N. an Lipide der Zellmembranen; Theorie der Clathrate od. Gashydrat-Theorie (Pauling, Miller 1961, 1962): Blockade der Membranerregung durch Gashydrate (Einschlußverbindungen der N. mit Wasser, bei Xenon nachgewiesen) u.a. **Einteilung:** nach der **Wirkungsdauer:** kurz-, mittel- u. langwirkende N.; nach der **Applikationsart: 1. Injektionsnarkotika:** i.v. applizierbare Narkotika, die entweder allein zur Erzielung einer Narkose angewendet werden (kleine u. kurzdauernde Eingriffe) od. zur Einleitung der Narkose (größere u. längerdauernde Eingriffe) dienen. Die Injektionsnarkotika zeichnen sich durch schnellen Wirkungseintritt u. eine relativ kurze Wirkungsdauer aus (Wirkungsverlust v.a. auch durch Umverteilung aus Gehirn in Muskeln u. Fettgewebe, bei Nachinjektion zu beachten: Kumulationsgefahr). Wichtigste Vertreter: $N_1$-Alkylierte Barbiturate (z.B. Hexobarbital, Methohexital), Thiobarbiturate (z.B. Thiobarbital, Thiobutabarbital), Propanidid, Etomidat, Ketamin, u.a. **2. Inhalationsnarkotika:** *syn.* Inhalationsanästhetika; Gase (Lachgas*, Cyclopropan*) od. Flüssigkeiten mit niedrigem Siedepunkt (Chloroform, Ether, Halothan, Fluothan, Methoxyfluran, Enfluran, Desfluran, Sevofluran), deren Einatmung (Inhalation) Narkose bewirkt. Anw. in verschiedenen **Narkosesystemen** möglich: **a)** Offenes System: das Narkotikum wird auf eine Gaze-Maske getropft, der Patient atmet Raumluft u. Narkosedampf ein, heute nicht mehr üblich. Heute werden Systeme verwendet, bei denen das Inhalationsnarkotikum einem Gasgemisch aus Sauerstoff u. Lachgas (in wählbaren Konzentrationen) exakt dosiert zugesetzt u. über eine Atemmaske od. einen Tubus dem Patienten zugeführt wird: halboffenes System (die Exspirationsluft wird vollständig ins Freie abgegeben) od. halbgeschlossenes System (Exspirationsluft wird z.T. in das Narkosesystem zurückgeleitet u. nach Passage eines Absorbers zur $CO_2$–Elimination mit Frischgas angereichert). **b)** Im geschlossenen

System wird die Exspirationsluft nach $CO_2$-Absorption wieder eingeatmet, nachdem die vom Organismus verbrauchte Sauerstoffmenge ersetzt worden ist. Charakteristische **Eigenschaften** eines Inhalationsnarkotikums (narkotische Wirkung, analgetische Wirkung, Steuerbarkeit, therapeutische Breite) werden zu einem großen Teil von den physikalischen Eigenschaften bestimmt: Siedepunkt, Dampfdruck, spez. Verdampfungswärme, Fettlöslichkeit (Löslichkeit im Lipoidgewebe des ZNS), Wasserlöslichkeit (Löslichkeit im Blut), das Verhältnis von Fettlöslichkeit zu Wasserlöslichkeit (Öl-Wasser-Koeffizient), Konzentrationsunterschiede zwischen Blut u. Inspirationsluft nach Erreichen eines Verteilungsgleichgewichtes (Löslichkeitskoeffizient) usw. Für den Verlauf einer Narkose* sind neben den physikal. Eigenschaften des N. **Faktoren seitens des Patienten** von Bedeutung: Zustand, Alter, Körpergewicht u. Anteil des Fettgewebes an diesem, alveolare Ventilation, Herzminutenvolumen, Hirndurchblutung u.a.; Nebenw. u. Kontraind. s. unter den einzelnen Narkotika.

**Narkotin:** s. Noscapin.

**Narkotinhydrochlorid:** s. Noscapinhydrochlorid.

**Narkotische Breite:** s. Narkotika.

**Naropin**®: s. Ropivacain.

**Narzissengewächse:** s. Amaryllidaceae.

**Nasalia** Ph.Eur.3: Zubereitungen f. die Nase, Nasenpräparate (Nasenarzneimittel) sind flüssige, halbfeste u. feste Arzneiformen, die in die Nasenhöhlen appliziert werden u. zur lokalen od. systemischen Wirk. bestimmt sind. Sie enthalten meistens einen od. mehrere Arzneistoffe, können aber auch nur aus einem od. mehreren Hilfsstoffen bestehen. Sie werden in Einzeldosis- od. in Mehrdosen-Behältnissen abgefüllt. Weder Arzneistoff noch Hilfsstoff sollen die Nasenschleimhaut u. die Funktion der Zilien beeinflussen. Wäßrige Präparate sollen möglichst isokryoskopisch* sein. Der pH-Wert soll zwischen 6.5 u. 8.5 liegen. Als Pufferlösungen eignen sich Citrat-, Phosphat- od. TRIS-Puffer (s. Tris(hydroxymethyl)-aminomethan). Sie müssen ferner vor mikrobieller Kontamination geschützt werden (Angabe über Menge u. Art des Konservierungsmittels). Sind in N. Paraffin-Kohlenwasserstoffe enthalten, ist der Hinweis „Anwendung nicht über längere Zeit“ anzubringen. Zu den Nasenpäparaten gehören: **Nasentropfen** u. **Nasensprays** (flüssige Nasenpräparate zur Zerstäubung), s. Rhinoguttae. **Nasenspüllösungen** sind wäßrige Lösungen, die meistens keine Arzneistoffe enthalten. Der pH-Wert soll zwischen 7.0 u. 8.0 liegen. Die Gefrierpunktserniedrigung soll mind. 0.56 K betragen. **Nasenpulver** werden in Form von Pulveraerosolen durch Insufflation (Einblasen) verabreicht, wobei die festen Partikeln in den Nasenhöhlen haften müssen. Anforderungen s. Pulveres, Teilchengröße sollte bestimmt werden. **Nasensalben** sind hydrophile (Hydrogele u. O/W-Emulsionssalben) od. hydrophobe Salben (sollen möglichst keine flüssigen Paraffine od. Vaselin enthalten, s.a. Unguenta).

**Nasal(is, e):** (*lat.* nasus nares Nase) zur Nase gehörend.

**Nascens:** freiwerdend, entstehend, s. Status nascendi.

**Nascent HDL:** s. Lipoproteine.

**Nasenarzneimittel:** s. Nasalia.

**Nasenbluten:** Epistaxis.

**Nasenpulver, Nasensalben, Nasenspüllösungen:** s. Nasalia.

**Nasentropfen:** Naristillae, s. Rhinoguttae, vgl. Nasalia.

**Nasentropfen mit Pantothenylalkohol, Abschwellende:** s. Rhinoguttae.

**Nasentropfen, Ölige:** s. Rhinoguttae.

**Nasivin**®: s. Oxymetazolin.

**Naßsiebung:** s. Siebanalyse.

**Nasturtium aquaticum:** s. Nasturtium officinale.

**Nasturtium armoracia:** s. Armoracia rusticana.

**Nasturtium officinale** R.Br.: (Rorippa nasturtium-aquaticum (L.) Hayek, Nasturtium aquaticum) Fam. Brassicaceae (Cruciferae), Brunnenkresse, Wasserhanf, Wasserkresse (Kosmopolit). Stpfl. v. **Herba Nasturtii:** (Herba Cardamines) Brunnenkressenkraut. **Inhaltsst.:** Gluconasturtiin (s. Glucosinolate), Raphanol, Vitamin C. **Anw.** volkst.: als Diuretikum, zu Frühlingskuren.

**HOM:** *Nasturtium officinale* (HAB1.5), N. aquaticum: die frischen, zur Blütezeit gesammelten, oberirdischen Teile.

**Natal-Aloe:** s. Aloe.

**Natalkörner:** s. Sophora japonica.

**Natamycin** INN: Pimaricin, 16-(3-Amino-3,6-didesoxy-β-D-mannopyranosyloxy)-5,6-epoxy-8,12,14-trihydroxy-26-methyl-2,10-dioxo-1-oxacyclohexacosa-3,17,19,21.23-pentaen-13-carbon-

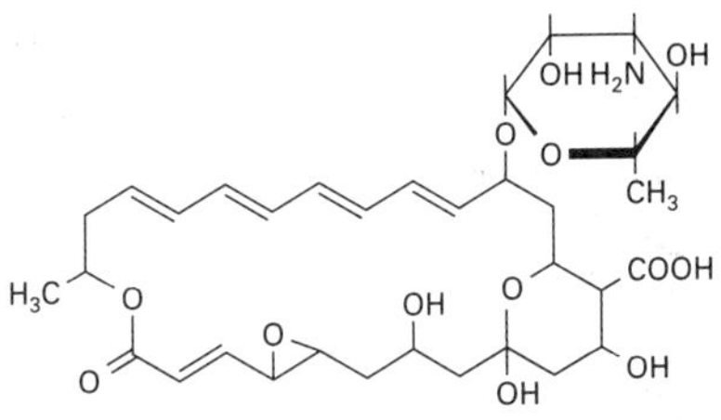


Natamycin

säure, Pimafucin®, Synogil®; CAS-Nr. 7681-93-8; $C_{33}H_{47}NO_{13}$, $M_r$ 665.75. Schmp. ca. 200°C unter Zers., aus Methanol/Wasser. Ein Polyen-Antibiotikum aus Kulturen von Streptomyces natalensis. Prakt. unlösl. in höheren Alkoholen, Ether, Estern, aromatischen- od. aliphatischen Kohlenwasserstoffen, chlorierten Kohlenwasserstoffen, Ketonen, Dioxan, Cyclohexanol, Ölen. Sehr schwer lösl. in Wasser, schwer lösl. in Methanol, schnell lösl. in verdünnten Säuren u. Laugen. **Wirk.** u. **Anw.:** Fungizides Antibiotikum. **Übl. Dos.:** Oral: Lutschpastillen: 4- bis 6mal 0.01 g/d, Mundspülung: 1%; Inhalation, Instillat: 4mal 2.5%. Topikal: Creme: 4mal 2%, Puder: 4mal 1.5%. Vaginal: Tabletten 0.025 g.

**Nates:** Hinterbacken, Gesäß.

**National Bureau of Standards:** s. NBS.

**National Formulary:** NF, s. Deutscher Arzneimittel-Codex.

**Nativ:** natürlich, angeboren.

**Nativ-Insulin:** s. Insulin.

**Natreen**®: s. Natriumcyclamat.

**Natrii acetas:** s. Natriumacetat.

**Natrii alginas:** s. Natriumalginat.

**Natrii aminosalicylas:** s. p-Aminosalicylsäure.

**Natrii benzoas:** s. Natriumbenzoat.

**Natrii bromidum:** s. Natriumbromid.

**Natrii calcii edetas:** s. Natriumcalciumedetat.
**Natrii carbonas (anhydricus, decahydricus, monohydricus):** s. Natriumcarbonat.
**Natrii chloridum:** s. Natriumchlorid.
**Natrii chloris 80 per centum:** s. Natriumchlorit.
**Natrii chromatis[$^{51}$Cr] solutio sterilis:** Sterile Natriumchromat[$^{51}$Cr]-Lösung; s. Natriumchromat[$^{51}$Cr].
**Natrii citras:** s. Natriumcitrat.
**Natrii citratis solutiones compositae:** s. ACD-Stabilisatorlösungen.
**Natrii cromoglicas:** s. Cromoglicinsäure.
**Natrii cyclamas:** s. Natriumcyclamat.
**Natrii dihydrogenophosphas:** s. Natriumdihydrogenphosphat.
**Natrii dihydrogenophosphas dihydricus:** s. Natriumdihydrogenphosphat.
**Natrii edetas:** s. Natriumedetat.
**Natrii fluoridum:** s. Natriumfluorid.
**Natrii fusidas:** s. Fusidinsäure.
**Natrii hydrogencarbonas:** s. Natriumhydrogencarbonat.
**Natrii hydroxidum:** s. Natriumhydroxid.
**Natrii hypochloritis solutio:** s. Natriumhypochlorit.
**Natrii iodidi[$^{123}$I] solutio:** s. Natriumiodid[$^{123}$I].
**Natrii iodidi[$^{125}$I] solutio:** s. Natriumiodid[$^{125}$I].
**Natrii iodidi[$^{131}$I] solutio:** s. Natriumiodid[$^{131}$I].
**Natrii iodidum:** s. Natriumiodid.
**Natrii iodohippurati[$^{123}$I] solutio:** s. Natriumiodhippurat[$^{123}$I].
**Natrii iodohippurati[$^{131}$I] solutio iniectabilis:** s. Natriumiodhippurat[$^{131}$I].
**Natrii lactatis solutio:** s. Natriumlactat-Lösung.
**Natrii lactatis solutio infundibilis composita:** s. Natriumlactatlösung, Zusammengesetzte.
**Natrii lactatis solutio monomolaris:** s. Natriumlactatlösung, Einmolare.
**Natrii laurilsulfas:** s. Natriumlaurylsulfat.
**Natrii metabisulfis:** s. Natriumdisulfit.
**Natrii molybdas:** s. Natriummolybdat.
**Natrii monohydrogenphosphas dihydricus:** s. Natriummonohydrogenphosphat.
**Natrii nitris:** s. Natriumnitrit.
**Natrii pentacanonitrosylferras:** s. Natriumnitroprussid.
**Natrii pertechnetatis[$^{99m}$Tc] sine fissione formati solutio iniectabilis:** s. Natriumpertechnetat[$^{99m}$Tc].
**Natrii pertechnetatis [$^{99m}$Tc] fissione formati solutio iniectabilis:** s. Natriumpertechnetat[$^{99m}$Tc].
**Natrii phosphas:** s. Natriummonohydrogenphosphat.
**Natrii phosphas dibasicus:** s. Natriummonohydrogenphosphat.
**Natrii phosphas monobasicus:** s. Natriumdihydrogenphosphat.
**Natrii phosphatis[$^{32}$P] solutio iniectabilis:** s. Natriumphosphat[$^{32}$P].
**Natrii salicylas:** s. Natriumsalicylat.
**Natrii sulfas anhydricus:** Wasserfreies Natriumsulfat, s. Natriumsulfat.
**Natrii sulfas decahydricus:** Natriumsulfat-Decahydrat, s. Natriumsulfat.
**Natrii thiosulfas:** s. Natriumthiosulfat.
**Natrii valproas:** s. Valproinsäure.
**Natrilix®:** s. Indapamid.
**Natrium:** Na, $A_r$ 22.9898, 1wertig. OZ 11. D. 0.97; Schmp. 97.8°C; Sdp. 881.3°C. Silberweißes, weiches Alkalimetall, das sich mit dem Messer schneiden läßt (Härte 0.5). An der Luft oxidiert es schnell u. überzieht sich mit einer Hydroxidschicht, weshalb man es z.B. unter Petroleum aufbewahrt. Es verbrennt mit intensiv gelber Flamme unter Bildung von Natriumperoxid ($Na_2O_2$). Mit Wasser reagiert es zu Natriumhydroxid u. Wasserstoff. In flüssigem Ammoniak löst sich N. ohne Wasserstoffentwicklung mit intensiv blauer Farbe. Nat. in vielen Mineralien: Natronsalpeter ($NaNO_3$), Natriumcarbonat ($Na_2CO_3$), Natriumsilicat, Kryolith $Na_3[AlF_6]$, Glaubersalz ($Na_2SO_4$), Steinsalz (NaCl), dieses auch im Meerwasser u. Salzseen. Die Erdrinde enthält 2.6% Na. Im menschlichen Körper sind ca. 100 g Na enthalten; davon sind ca. ein Drittel in den Knochen gespeichert, der überwiegende Rest ist als NaCl in den Körperflüssigkeiten gelöst. Der tägliche Bedarf liegt bei ca. 1 g, die mit der Nahrung aufgenommene Menge liegt jedoch mit ca. 5 g/d weit darüber. Überhöhte Zufuhr spielt eine ungünstige Rolle f. das Auftreten der Bluthochdruckkrankheit. Na ist wichtig f. die Balance von Wasser u. Elektrolyten im Körper u. hat auch Bedeutung als Enzymaktivator (α-Amylase, β-Galactosidase). Darst.: durch Elektrolyse von geschmolzenem Ätznatron od. geschmolzenem Natriumchlorid. **Anw.:** zur Herst. v. Natriumperoxid $Na_2O_2$ (f. Bleich- u. Waschmittel), Natriumamid $NaNH_2$, Natriumcyanid NaCN usw.; als Reduktionsmittel. **Nachw. von Natriumverbindungen: 1.** Alle Natriumverbindungen färben die nichtleuchtende Flamme intensiv gelb. **2.** Dikaliumdiantimonat fällt aus Na-Lsg. weißes, unlösl. Dinatriumdiantimonat, $Na_2H_2Sb_2O_7$. **3.** Nach Versetzen der Probe mit Schwefelsäure u. Nitrobenzol entsteht 1,3-Dinitrobenzol, das mit Aceton in stark alkalischer Lsg. einen intensiv violett gefärbten Meisenheimer-Komplex bildet. **Gesch.:** Metallisches N. wurde zuerst von Davy im Jahre 1807 elektrolytisch dargestellt. Zunächst als Sodium bezeichnet, wie es heute noch in England u. Frankreich heißt, wurde es von Berzelius 1811 „Natrium" genannt.
**Natriumacetat:** Natrii acetas Ph.Eur.3, Natrium aceticum, Essigsaures Natrium; CAS-Nr. 6131-90-4; $CH_3COONa \cdot 3\ H_2O$, $M_r$ 136.1. Schmp. 58°C. Farblose, salzig u. bitter schmeckende Kristalle; leicht lösl. in Wasser u. siedendem Ethanol 90%, lösl. in kalt. Ethanol (1:30). Darst.: durch Neutralisieren v. Essigsäure m. Natriumcarbonat. Techn. aus Holzessig. **Anw.** med.**:** früher als Diuretikum wie Kaliumacetat; techn.: zur Herst. v. Eisessig, Essigsäureanhydrid, Essigether, Cumarin usw., ferner in Färberei, Gerberei usw.
**Natrium, Acetyl-p-aminophenylarsinsaures:** s. Natrium, Acetylarsanilsaures.
**Natrium acetylarsanilicum:** s. Natrium, Acetylarsanilsaures.
**Natrium, Acetylarsanilsaures:** Natrium acetylarsanilicum, Acetyl-p-aminophenylarsinsaures Natrium, Arsazetin; $M_r$ 353.10. Geh. 21,2 bis 21.7% Arsen. Weißes, krist. Pulver, leicht lösl. in Wasser. Darst.: durch Umsetzen v. Acetylarsanilsäure mit Natriumcarbonat. **Anw.** med.**:** wie Natrium arsanilicum gegen Schlafkrankheit. **Dos.:** 0.03 g mehrmals tgl., heute nicht mehr verwendet.
**Natrium-ÄDTA:** s. Natriumedetat.
**Natriumaescinat:** s. Aescin.
**Natrium aethylmethylbutylbarbituricum:** s. Pentobarbital.

**Natriumalginat:** Natrii alginas Ph.Eur.3, Natrium alginicum. Natriumsalz der Alginsäure*. Gelbliches, feines od. körniges Pulver, nimmt bei hoher Luftfeuchtigkeit Wasser auf; langsam lösl. in Wasser unter Bildung einer viskosen Lösung. **Anw.:** s. Alginate.

**Natrium allyl-methylbutylbarbituricum:** s. Secobarbital.

**Natrium-Aluminium fluoratum:** s. Natriumhexafluoroaluminat.

**Natriumaluminiumfluorid:** s. Natriumhexafluoroaluminat.

**Natrium, Ameisensaures:** s. Natriumformiat.

**Natriumamid:** $NaNH_2$. Schmp. 210°C. Farblose bzw. rötlich od. grünlich gefärbte kristallinische Masse. Darst.: durch Einleiten von Ammoniakgas in geschmolzenes, heißes Natrium. **Anw. techn.:** zu organisch. Synthesen, bes. Indigosynthese, zur Darst. von Natriumazid u.a.

**Natriumamidotrizoat:** s. Amidotrizoesäure.

**Natrium, aminophenylarsinsaures:** s. Natrium, Arsanilsaures.

**Natriumammoniumphosphat:** Natrium-Ammonium phosphoricum. Natriumammoniumhydrogenphosphat, Phosphorsalz; $NaNH_4HPO_4 \cdot 4\ H_2O$. Farblose Kristalle, lösl. in Wasser 1:5. Darst.: durch Eindampfen v. Phosphorsäure mit Natriumcarbonat u. Ammoniaklsg.; leicht lösl. in Ethanol. **Anw.:** zur Analyse, da es Metall aufzulösen vermag. Phosphorsalzperle: Am Platindraht od. Magnesiumstäbchen geht N. unter Entweichen von $NH_3$ in Natriummetaphosphat, $NaPO_3$, über, in dessen Schmelze sich zahlreiche Metalloxide unter charakterist. Färbungen lösen: Mangan: violett, Eisen(II): grünlich, Cobalt: blau, Kupfer: blaugrün; vgl. Natriumtetraborat (Boraxperle).

**Natrium-Ammonium phosphoricum:** s. Natriumammoniumphosphat.

**Natriumapolat** INN: Natriumsalze von Polyethansulfonsäuren, Pergagel®; CAS-Nr. 25053-27-4; $(C_2H_3NaO_3S)_n$. Heparinoides Antikoagulans (s. Antikoagulantien). **Anw.:** Verstauchungen, Blutergüsse, oberflächliche Thrombosen.

**Natrium, Arsanilsaures:** Natrium arsanilicum, p-Aminophenylarsinsaures Natrium; $C_6H_4(NH_2)AsO_3HNa \cdot 4\ H_2O$. Darst.: durch Erhitzen von Anilin mit Arsensäure u. Umsetzen der gebildeten Arsanilsäure mit Natriumcarbonat. Weißes, krist. Pulver, leicht lösl. in Wasser. **Anw. med.:** früher bei Trypanosomenerkrankungen (Schlafkrankheit), heute nicht mehr verwendet.

**Natriumarsenat:** Natrium arsenicicum, Arsensaures Natrium; $Na_2HAsO_4 \cdot 7\ H_2O$. D. 1.72. Lösl. in Wasser u. Glycerol, sehr schwer lösl. in Ethanol. **Anw.** med.: früher als Anthelmintikum, in Dermatologika; techn: z. Bekämpfung v. Pflanzenschädlingen.

**Natrium arsenicicum:** s. Natriumarsenat.

**Natrium arsenicosum:** s. Natriumarsenit.

**Natriumarsenit:** Natrium arsenicosum, Natriummetaarsenit; $NaAsO_2$, $M_r$ 129.9. Weißes Pulver, lösl. in Wasser, wenig lösl. in Ethanol; sehr giftig. **Anw.:** früher zur Bekämpfung von Pflanzenschädlingen.

**Natrium, Arsensaures:** s. Natriumarsenat.

**Natriumascorbat:** Natrii ascorbas, Natrium ascorbicum, Natriumsalz der Ascorbinsäure; CAS-Nr. 134-03-2; $C_6H_7NaO_6$, $M_r$ 198.1. **Off.:** DAC86. Anw. u. weitere Angaben s. Vitamine (Vitamin C).

**Natrium, aurichloratum:** s. Natriumtetrachloroaurat(III).

**Natriumaurothiomalat** INN: Natrium-gold(I)-thiomalat, Natrium Aurothiomalas, Aurothiobernsteinsäure, Dinatriumsalz, Aurothiomalat-

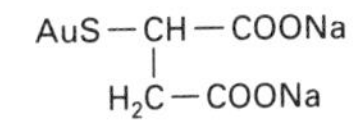

Natriumaurothiomalat

natrium, Tauredon®; CAS-Nr. 12244-57-4; $C_4H_3AuNa_2O_4S$, $M_r$ 390.12. **Anw.:** Antirheumatikum*, bei chronischer Polyarthritis u.a. **Nebenw.:** s. Gold.

**Natriumazid:** $NaN_3$, $M_r$ 65.0. Weißes, krist. Pulver od. Kristalle; leicht lösl. in Wasser, schwer lösl. in Ethanol, prakt. unlösl. in Ether. **Anw.:** Reagenz Ph.Eur.3.

**Natriumbenzoat:** Natrii benzoas Ph.Eur.3, Natrium benzoicum, Benzoesaures Natrium; CAS-Nr. 532-32-1; $C_7H_5NaO_2$, $M_r$ 144.1. Gew. durch Zugabe von Benzoesäure zu einer heißen Lsg. von Natriumcarbonat od. Natronlauge u. Entfärbung durch Aktivkohle. Weißes, krist. od. granuliertes Pulver od. Blättchen, schwach hygr.; leicht lösl. in Wasser u. Glycerol; wenig lösl. in Ethanol. Inkomp.: stark sauer reagierende Verbindungen; Erdalkali-, Eisen- u. Schwermetallsalze (Fällung bzw. Verfärbung). Beschleunigt die Zers. von Chloramphenicol u. kann Komplexe mit Makromolekülen bilden. **Anw.:** zur Herst. v. Coffeinnatriumbenzoat u. in saurer Lsg. (pH unter 5) als schwaches Konservierungsmittel (Fungistatikum u. Bakteriostatikum; nur die freie, undissoziierte Säure wirkt konservierend) f. perorale Zuber. (0.1 bis 0.5% in Sirupen, Emulsionen). N. wird wegen seiner besseren Wasserlöslichkeit anstelle von Benzoesäure verwendet. Die Lsg. muß jedoch anschließend auf einen pH-Wert unter 5 eingestellt werden. Kann Allergien verursachen.

**Natrium, Benzoesaures, Natrium benzoicum:** s. Natriumbenzoat.

**Natrium biboracicum: N. biboricum**, Borax, s. Natriumtetraborat.

**Natrium bicarbonicum:** s. Natriumhydrogencarbonat.

**Natriumbichromat: N. bichromicum**, s. Natriumdichromat.

**Natriumbiphosphat:** Natrium biphosphoricum: s. Natriumdihydrogenphosphat.

**Natriumbisulfat:** s. Natriumhydrogensulfat.

**Natriumbisulfit:** s. Natriumhydrogensulfit.

**Natrium bisulfuricum:** s. Natriumhydrogensulfat.

**Natrium bisulfurosum:** s. Natriumhydrogensulfit.

**Natrium bitartaricum:** s. Natriumhydrogentartrat.

**Natriumbitartrat:** s. Natriumhydrogentartrat.

**Natrium boracicum: N. boricum**, Borax, s. Natriumtetraborat.

**Natrium bromatum:** s. Natriumbromid.

**Natriumbromid:** Natrii bromidum Ph.Eur.3, Natrium bromatum, Bromnatrium; CAS-Nr. 7647-15-6; NaBr, $M_r$ 102.9. D. 3.2. Schmp. 755°C. Weißes, krist. Pulver, schwach hygr.; leicht lösl. in Wasser, lösl. in Ethanol. Darst.: durch Lösen von Brom in Natronlauge, Eindampfen u. Reinigen mit Kohle; techn.: durch Umsetzen v. Eisen(III)-bromid mit Natriumcarbonat. **Anw. med.:** früher als Sedativum, 0.3 bis 2 g.

**Natriumcalciumedetat** INN: Natrii calcii edetas Ph.Eur.3, Natrium Calcium edetatum, Natrium-Calciumethylendiaminum tetraaceticum, Calcii et Natrii Edetas, Dinatrium-[(ethylendinitrilo)-tetraacetico]-calciat(2-), Ethylendiamintetraessigsäure-Calcium-Dinatriumsalz; CAS-Nr. 23411-34-9; $C_{10}H_{12}CaN_2Na_2O_8 \cdot xH_2O$, $M_r$ 374.3 (wasserfrei). Die Substanz enthält wechselnde Mengen Kristallwasser. Weißes, hygr. Pulver. Leicht lösl. in Wasser, prakt. unlösl. in Ethanol, Chloroform u. Ether. **Anw.:** Metallvergiftungen (Komplexbildner); bei akuten u. chronischen Bleivergiftungen, Bleienzephalopathien. Die Wirk. beruht auf dem Austausch von Calcium- gegen Blei-Ionen; es entsteht eine stabile, nichtionisierbare, wasserlösliche Bleiverbindung, die rasch über den Harn ausgeschieden wird. Oft zus. mit Dimercaprol* verwendet. **Übl. Dos.:** i.v. 0.5- bis 3%ige Lsg.; s.a. Natriumedetat.

**Natrium-Calciumethylendiaminum tetraaceticum:** s. Natriumcalciumedetat.

**Natriumcarbonat:** Kohlensaures Natrium, Soda; CAS-Nr. 497-19-8; $Na_2CO_3$. **Nat.** in den gewaltigen Natronseen (zus. mit Natriumhydrogencarbonat) Nord- u. Südamerikas, Ägyptens u. Libyens (Mono Lake in Kalifornien mit ca. 90 Millionen Tonnen, Magadi-See in Ostafrika mit schätzungsweise 200 Millionen Tonnen Natriumcarbonat), ferner in Mineralquellen, Seestrand- u. Salzsteppenpflanzen, aus denen früher Soda gewonnen wurde. **Darst.:** früher nach dem Leblanc-Verfahren, wobei Kochsalz durch Schwefelsäure in Natriumsulfat übergeführt, dieses mit Kohle in Flammenöfen zu Sulfid reduziert u. letzteres mit Calciumcarbonat zu N. umgesetzt wurde. Heute wird Soda fast ausschließlich nach dem Ammoniak-Soda-Verfahren nach Solvay (entw. 1863 von Ernest Solvay, 1837 bis 1922, Belgien) gewonnen: in eine Ammoniak enthaltende Kochsalzlösung wird $CO_2$ eingeleitet, das sich hierbei bildende Ammoniumhydrogencarbonat setzt sich mit dem Kochsalz zu Ammoniumchlorid u. Natriumhydrogencarbonat um; letzteres wird dann durch Glühen (Calcinieren) in N. übergeführt.

**Eigenschaften:** Wasserfreies N. löst sich in Wasser unter starker Erwärmung (Hydratbildung) u. mit ausgesprochen alkalischer Reaktion ($CO_3^{2-} + HOH \rightleftarrows HCO_3^- + OH^-$). Unterhalb 32.5°C kristallisiert aus waßriger Lösung das Decahydrat, das wichtigste Hydrat der Soda, aus. Oberhalb von 32.5°C geht das Decahydrat in ein Heptahydrat, $Na_2CO_3 \cdot 7\ H_2O$, über. Oberhalb von 35.4°C ist das Monohydrat u. oberhalb von 107°C die wasserfreie Form stabil. MAK 2 mg Staub/m³.

**Anw.** **med.:** als Badezusatz (0.15%) bei Hauterkrankungen, zum Aufweichen von Krusten (0.5%) etc.; früher bei Hyperazidität; techn.: riesigen Mengen (weltweit ca. 50 Megatonnen/a) in der Großindustrie zur Herst. zahlreicher Chemikalien, ferner in der Waschmittel- u. Glasindustrie, in Färbereien, Gerbereien u.a.; im Haushalt als Reinigungsmittel.

**Natriumcarbonat, Wasserfrei:** Natrii carbonas anhydricus Ph.Eur.3; CAS-Nr. 497-19-8; $Na_2CO_3$, $M_r$ 106.0. Schmp. 851°C. D. 2.532. Weißes, hygr., körniges Pulver; leicht lösl. in Wasser (1:3.5).

**Natriumcarbonat-Monohydrat:** Natrii carbonas monohydricus Ph.Eur.3, Natrium carbonicum siccatum, Getrocknetes Natriumcarbonat, Thermonatrit; CAS-Nr. 5968-11-6; $Na_2CO_3 \cdot H_2O$, $M_r$ 124.0 Farblose Kristalle; lösl. in Wasser (1:3), sehr schwer lösl. in Ethanol.

**Natriumcarbonat-Decahydrat:** Natrii carbonas decahydricus Ph.Eur.3, Natrium carbonicum decahydricum, Kristallsoda; CAS-Nr. 6132-02-1; $Na_2CO_3 \cdot 10\ H_2O$, $M_r$ 286.1. Schmp. 32.5°C, D. 1.45. Farblose, durchscheinende, leicht verwitternde Kristalle od. weißes, krist. Pulver, von laugenartigem, salzigem Geschmack; leicht lösl. in Wasser (1:2), wenig lösl. in Ethanol 90%.

**Natrium carbonicum crudum:** Rohes N., Soda, Geh. mind. 35.8% wasserfreies N. **Anw. med.:** zu Bädern; techn.: als Waschmittel.

**Natrium carbonicum crudum siccum:** Calcinierte, entwässerte Soda.

**HOM:** *Natrium carbonicum* (HAB1.4): getrocknetes Natriumcarbonat-Monohydrat; verord. z.B. b. psychischen Erkrankungen, Verdauungsstörungen, Husten.

**Natriumcarbonat-Ohrentropfen:** s. Otoguttae Natrii carbonatis.

**Natriumcarbonat, Primäres:** s. Natriumhydrogencarbonat.

**Natrium carbonicum (siccatum):** s. Natriumcarbonat.

**Natriumcarboxymethylamylopektin:** s. Amylum.

**Natriumcarboxymethylcellulose:** s. Carboxymethylcellulose-Natrium.

**Natriumcarboxymethylcellulose, vernetzte:** s. Carboxymethylcellulose-Natrium, vernetzt.

**Natriumcarboxymethylstärke:** Carboxymethylamylum natricum (A od. B) Ph.Eur.3, Carboxymethylstärke-Natrium. Natriumsalz einer partiell O-carboxymethylierten, vernetzten Kartoffelstärke mit mind. 2.8 u. max. 4.2% (**Typ A**) bzw. mind. 2.0 u. max. 3.4% (**Typ B**) Natrium; vgl. Explotab®. Weißes, feines, fließfähiges, sehr hygroskopisches Pulver; prakt. unlösl. in Dichlormethan; gibt mit Wasser eine durchscheinende Suspension. Die Substanz erscheint unter dem Mikroskop ähnl. Kartoffelstärke (s. Amylum); max. 10.0% Trocknungsverlust (4 h, 105°C). **Anw.:** Tablettenfüll- u. -sprengmittel.

**Natrium causticum (fusum):** s. Natriumhydroxid.

**Natriumcetylstearylsulfat: Natrium cetylstearylsulfuricum** s. Cetylstearylschwefelsaures Natrium.

**Natriumcetylsulfat:** Natrium cetylsulfuricum, s. Cetylstearylschwefelsaures Natrium.

**Natrium cetylsulfuricum:** s. Natriumcetylsulfat.

**Natriumchlorat:** Natrium chloricum, Chlorsaures Natrium; $NaClO_3$, $M_r$ 106.5. Farblose Kristalle, leicht lösl. in Ethanol. Anw. techn: als Oxidationsmittel, zur Vernichtung von Unkraut (1- bis 2%ige wäßrige Lsg.). Gibt mit oxidierbaren Stoffen explosive Gemische. *Giftig.*

**Natrium chloratum:** s. Natriumchlorid.

**Natrium chloricum:** s. Natriumchlorat.

**Natriumchlorid:** Natrii chloridum Ph.Eur.3, Natrium chloratum, Chlornatrium, Kochsalz; CAS-Nr. 7647-14-5; NaCl, $M_r$ 58.44. D. 2.163. Schmp. 800°C. Sdp. 1465°C. Farblose Kristall-Würfel od. weißes, krist. Pulver; leicht lösl. in Wasser, lösl. in Glycerol, unlösl. in Ethanol. Darst.: durch Reinigen von rohem Kochsalz (s.u.). **Anw.:** bei chron. Katarrhen der Schleimhäute, zu Mineralwässern, gelegentl. als Brechmittel (lauwarme, konzentrierte wäßrige Lsg.); äuß.: als Sole zu Bädern, zu Augenwässern, Inhalationen. **Tox.:** Die Einnahme von ca. 200 g NaCl gilt als tödlich f. Erwachsene (Störung des Ionengleichgewichts u. Wasserentzug).

**Solutio Natrii chlorati physiologica:** Physiologische Kochsalzlösung (0.9%), Sol. Natrii chlorati isotonica (Zstzg. u. Anw. s. dort). Die Physiologische Kochsalzlösung ist der Blutflüssigkeit isotonisch, jedoch nur phys., nicht physiol., daher wurde die Lsg. verbessert als **Ringer-Lösung**, s. Solutio Natrii chlorati composita „Ringer" (nach S. Ringer, Pharmakologe, London, 1835 bis 1910); bisweilen wird noch 0.1% Glucose zugefügt (nach Locke) u. ev. ein Phosphatpuffer (0.05% $NaH_2PO_4$), um das gleiche Säuren-Basen-Verhältnis wie die Blut- u. Gewebsflüss. zu erreichen.

**Natrium chloratum crudum:** Rohes Kochsalz, Salz. Gew. als **Siedesalz** in den Salinen, als **Steinsalz** im Bergbau. **Viehsalz** ist mit Eisenoxid u. Wermutpulver (je 0.25%) vergälltes rohes Kochsalz. **Iodiertes Kochsalz** ist Kochsalz m. einem Zusatz v. ca. 5 mg Kaliumiodid auf 1 kg Salz. Anw. als Prophylaktikum gegen Kropf, bes. in den alpinen Regionen.

**Kochsalzfreies Speisesalz** (Kochsalzersatz, Diätsalz) besteht meist aus Mischungen v. Di- u. Mononatriumphosphat m. Weinsäure, Citronensäure, Äpfelsäure, Glutaminsäure od. reines äpfelsaures Natrium, Salze der Bernsteinsäure* u.a.

**HOM:** *Natrium chloratum* (HAB1), Natrium muriaticum: Konstitutionsmittel; verord. z.B. b. chron. Schleimhautkatarrhen, Menstruationsstörungen, Ekzemen, Depressionen, Herpes.

**Natriumchloridlösung, Blutisotonische:** s. Solutio Natrii chlorati isotonica.

**Natriumchloridlösung, isotonische:** Natrii chloridi solutio isotonica; s. Solutio Natrii chlorati isotonica.

**Natriumchlorid-Nasentropfen 0.9%, 1.2%:** s. Rhinoguttae.

**Natriumchlorit:** Chlorigsaures Natrium; $NaClO_2$. **Anw.:** als Bleichmittel (gibt mit org. Substanzen, Kohle, Schwefel-, Metallpulver explosive Gemische!). **Natriumchlorit 80 Prozent:** Natrii chloris 80 per centum; CAS-Nr. 7758-19-2; kann Natriumchlorid u. Natriumsulfat enthalten u. mit Natriumcarbonat od. Natriumhydroxid stabilisiert sein. **Off.:** DAC86. Geh. an $NaClO_2$ mind. 78.0 u. max. 82.0%.

**Natrium, chlorsaures:** s. Natriumchlorat.

**Natriumcholeinat:** Natrium choleinicum, Natrium- u. Kaliumsalze der Taurochol- u. Glycocholsäure (s.a. Gallensäuren).

**HOM:** *Natrium choleinicum;* verord. z.B. b. chron. Gastroenteritis mit Hepatopathie.

**Natriumchromat:** Natrium chromicum, Chromsaures Natrium; $Na_2CrO_4 \cdot 10\ H_2O$. Gelbe hygr. Kristalle, leicht lösl. in Wasser wenig lösl. in Ethanol. **Anw.:** zur Herst. v. Chromfarben.

**Natriumchromat[$^{51}$Cr]:** Das mit dem Radionuklid Cr-51 markierte Na-Chromat ist ein Gammastrahler (vgl. Chrom-51). Es wird zur in-vitro-Markierung gewaschener Blutzellen, v.a. Erythrozyten, verwendet. Cr(VI) dringt durch die Wand der roten Blutkörperchen u. wird dort reduziert u. irreversibel an Hämoglobin gebunden. Die markierten Blutzellen werden i.v. reinjiziert. Damit läßt sich die Erythrozytenlebensdauer u. bei gleichzeitiger Messung der Radioaktivität über Herz, Milz, Leber u. Knochenmark der Ort des Zerfalls bestimmen. Die markierten Erythrozyten können auch zu Blutvolumenbestimmungen herangezogen werden. Erwärmt man die roten Blutkörperchen vor der Reinjektion auf 49.5°C od. schädigt sie mit Brommercurihydroxypropan (BMHP), so werden sie innerhalb von 30 bis 60 min von der Milz aufgenommen, die sich somit szintigraphisch darstellen läßt. **Zuber.:** Natrii chromatis [$^{51}$Cr] solutio sterilis Ph.Eur.3, Sterile Natrium [$^{51}$Cr]chromat-Lösung.

**Natrium chromicum:** s. Natriumchromat.

**Natrium cinnamylicum:** s. Natrium, Zimtsaures.

**Natriumcitrat:** Natrii citras Ph.Eur.3, Natrium citricum, Tertiäres Natriumcitrat, Natrium citricum neutrale, Neutrales Natriumcitrat, Citronensaures Natrium, Trinatriumsalz der 2-Hydroxypropan-1,2,3-tricarbonsäure. **Dihydrat:** CAS-Nr. 6132-04-3; $C_6H_5Na_3O_7 \cdot 2\ H_2O$, $M_r$ 294.1. Farblose, körnige Kristalle od. krist. Pulver von salzig-kühlendem Geschmack, geruchlos; leicht zerfließend bei größerer Luftfeuchte; leicht lösl. in Wasser, sehr schwer lösl. in Ethanol. **Pentahydrat:** $C_6H_5Na_3O_7 \cdot 5\ H_2O$, $M_r$ 357.1. Nicht so stabil wie das Dihydrat. Darst.: durch Neutralisieren einer Lsg. v. Citronensäure mit Natriumcarbonat. **Anw.** med.: als Antikoagulans* (s. Blutgerinnung); früher als Laxans, mildes Diuretikum u. Refrigerans wie Kaliumcitrat.

**Natriumcitratlösungen, Zusammengesetzte:** s. ACD-Stabilisatorlösungen bzw. s. Solutio Natrii citrici composita.

**Natriumcitrat, Tertiäres:** Natrium citricum, s. Natrium citrat.

**Natrium citricum:** Natrium citricum neutrale, s. Natriumcitrat.

**Natrium, Citronensaures:** s. Natriumcitrat.

**Natriumcobaltinitrit:** s. Natriumhexanitrocobaltat(III).

**Natriumcromoglicat:** s. Cromoglicinsäure.

**Natrium cyanatum:** s. Natriumcyanid.

**Natriumcyanid:** Natrium cyanatum; NaCN. D. 1.857. Schmp. 563°C. Farblose Kristalle, sehr leicht lösl. in Wasser, wenig lösl. in Ethanol. Sehr giftig (s. Blausäure). **Anw.:** zu galvanischen Bädern, in der Cyanidlaugerei (s. Gold), zur Enthaarung von Fellen, zur Schädlingsbekämpfung.

**Natriumcyclamat** INN: Natrii cyclamas Ph.Eur.3, Natrium cyclamicum, Natrium-cyclohexylsulfamat, Assugrin®, Natreen®; CAS-Nr. 139-05-9; $C_6H_{11}NHSO_3Na$, $M_r$ 201.23. Weißes, krist., geruchloses Pulver, lösl. in Wasser (bei 20°C: 15 g, bei 30°C: 25 g pro mL Wasser), unlösl. in Ethanol, Ether, Chloroform, verträgl. mit Säuren u. Basen bis zu 30°C. Ph.Helv.7. **Anw.:** Süßmittel*, mit rohrzuckerähnlichem Geschmack, bes. bei Diabetes mellitus, ferner als Geschmackskorrigens f. Arzneien u. Lebensmittel, ca. 50mal süßer als Saccharose. In üblicher Dosierung keine schädlichen Nebenw.

**Natrium cyclohexenylallylthiobarbituricum:** s. Thialbarbital-Natrium.

**Natrium-cyclohexylsulfamat:** s. Natriumcyclamat.

**Natriumdibunat** INN: 3,6-Bis(1,1-dimethylethyl)-1-naphthalinsulfonsaures Natrium gemischt mit 3,7-Bis(1,1-dimethylethyl)-1-naphthalinsulfonsaurem Natrium; $C_{18}H_{23}NaO_3S$, $M_r$ 342.4. Weißes, krist. Pulver; wenig lösl. in kaltem Wasser (0.5-1.0%) gut lösl. in heißem Wasser, lösl. in Methanol u. Ethanol. **Off.:** DAC86. **Anw.:** Hustenmittel. **Übl. Dos.:** Erwachsene mehrmals 10 mg/d, oral.

**Natriumdichromat:** Natrium bichromicum, Natriumbichromat, Doppeltchromsaures Natrium, Natriumpyrochromat; $Na_2Cr_2O_7 \cdot 2\,H_2O$. D. 2.5. Schmp. 320°C. Rote, hygr. Kristalle; sehr leicht lösl. in Wasser u. Ethanol. **Anw.:** in d. Färberei u. Gerberei, zum Beizen, zum Konservieren von Holz, Leim, Gelatine, zur Herst. v. Chromfarben, vgl. Kaliumdichromat.

**Natrium, Diethylbarbitursaures:** Natrium di(a)ethylbarbituricum, s. Barbital (Barbital-Natrium).

**Natriumdiethyldithiocarbamat:** NaDDTC; $(C_2H_5)_2NCS_2Na$, $M_r$ 225.3. Farbloses, krist. Pulver, leicht lösl. in Wasser, lösl. in Ethanol. Bildet mit zahlreichen Metall-Ionen Komplexverbindungen. **Anw.:** in d. Analyse zur Bestimmung zahlreicher Metalle wie Pb, Cu, Ni, Co, Zn, Bi, Hg u. deren Trennung.

**Natriumdihydrogenphosphat-Dihydrat:** Natrii dihydrogenophosphas dihydricus Ph.Eur.3, Primäres Natriumphosphat, Natriumbiphosphat, Natrium biphosphoricum, Mononatriumorthophosphat, Natrium dihydrogenphosphoricum, Natrium phosphoricum monobasicum, Natrii phosphas monobasicus; CAS-Nr. 13472-35-0; $NaH_2PO_4 \cdot 2\,H_2O$, $M_r$ 156.0. Schmp. 60°C. D. 1.92. Farblose Kristalle od. weißes, krist. Pulver; leicht lösl. in Wasser, unlösl. in Ethanol. Darst.: durch Eindampfen einer Lsg. v. Dinatriumphosphat u. Phosphorsäure. **Anw.** med.**:** früher inn. als Tonikum, bei Schwächezuständen sowie bei Zystitis; techn.: zur Wasserenthärtung; zur Herst. v. Pufferlösungen u. Backpulvern.

**Natrium, Diiodparaphenolsulfonsaures:** Natrium diiodparaphenolsulfonicum, Natrium sozoiodolicum, Sozoiodol-Natrium; $C_6H_2I_2(OH)SO_3Na \cdot 2\,H_2O$, $M_r$ 484.0. Farblose Kristalle, lösl. in Wasser. **Anw.** med.: als Wundantiseptikum.

**Natrium dimethylaminophenazonsulfonicum:** s. Metamizol.

**Natrium, Dimethylarsinsaures:** s. Natriumkakodylat.

**Natriumdioctylsulfosuccinat:** Natrii dioctylsulfosuccinas, Natrium dioctylsulfosuccinicum, Aerosol OT® (techn. Reinheitsgrad), Sulfimel DOS 100®, Alphasol OT®, Vatsol OT®,

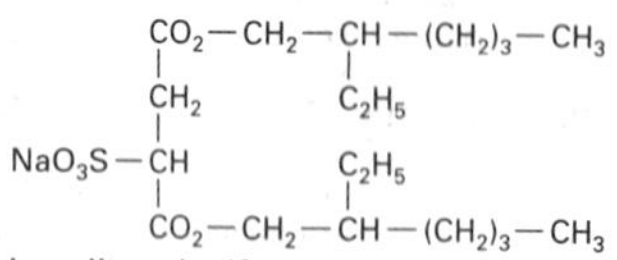
Natriumdioctylsulfosuccinat

Doxinate®, Complemix-100®; CAS-Nr. 577-11-7; $C_{20}H_{23}NaO_7S$, $M_r$ 444.6. Schmp. 153-157°C. D. 1.1. Weiße, wachsähnliche, plastische Substanz; Geruch nach Octylalkohol. Lösl. in ca. 70 T. Wasser (innerhalb 24 h), leicht lösl. in polaren u. unpolaren Lösungsmitteln; Trocknungsverlust max. 4%; hygr. (Lagerung dicht verschlossen). Sulfatasche 15.1 bis 16.3%; SZ max. 2.5; Oberflächenspannung einer 0.1%igen Lsg.: $2.87 \cdot 10^{-2} N \cdot m^{-1}$; VZ 240 bis 253; IZ max. 0.25; kritische Mizellbildungskonzentration: ca. 0.07 g/100 mL (25°C). Gew. durch Umsetzung von Octanol mit Maleinsäureanhydrid u. Addition von Natriumhydrogensulfit. **Off.:** DAC86. **Anw.: 1.** med. als Adjuvans in Laxantien zur Stuhlerweichung (50 bis 400 mg, Kinder unter 3 Jahren 10 bis 40 mg/d oral), auch bei rektaler Applikation erweichend; als Cerumenolytikum; **2.** pharmaz. als Emulgator f. O/W-Emulsionssalben, anionenaktives Netzmittel (Tensid) u. Solubilisator in festen u. flüssigen Darreichungsformen, Weichmacher f. Filmüberzüge, auch in der Tablettenfabrikation, zur Erzielung einer besseren Zerfallbarkeit. Inkomp.: Trübung von wäßrigen Lösungen bei Zusatz von Elektrolyten; Hydrolyse im alkalischen Milieu.

**Natriumdiphosphat:** Natriumpyrophosphat, Natrium pyrophosphoricum, Pyrophosphorsaures Natrium, Tetranatriumdiphosphat; $Na_4P_2O_7 \cdot 10\,H_2O$, $M_r$ 446.1 (wasserfrei $M_r$ 265.9). D. 1.82. Darst.: durch Glühen von Natriumphosphat. Farblose Kristalle, lösl. in Wasser, unlösl. in Ethanol u. Glycerol. **Anw.** techn.**:** zur Wasserenthärtung, zu Wasch-, Geschirrspül-, Metallentfettungsmitteln, zur Rostfleckentfernung, auch zu Backpulvern, zur Käse- u. Speiseeiszubereitung.

**Natriumdisulfit:** Natrii metabisulfis Ph.Eur.3, Natriummetabisulfit, Natrii disulfis, Natrium pyrosulfurosum, Natriumpyrosulfit, E 223; $Na_2S_2O_5$, $M_r$ 190.1. Farblose Kristalle od. weißes, krist. Pulver, lösl. in 2 T. Wasser, sehr schwer lösl. in Ethanol. **Anw.:** als Redoxstabilisator in Lösungen.

**Natriumdithionit:** Natrium hydrosulfurosum, Natriumhydrosulfit, Hydroschwefligsaures Natrium, Unterschwefligsaures Natrium; $Na_2S_2O_4$, $M_r$ 147.1. Darst.: durch Einw. von Zink u. Schwefeldioxid auf eine Lsg. v. Natriumhydrogensulfit. Weißes Pulver, leicht lösl. in Wasser. **Anw.** techn.**:** in d. Färberei u. Zeugdruckerei.

**Natriumdodecylsulfat:** s. Natriumlaurylsulfat.

**Natrium, Doppeltchromsaures:** s. Natriumdichromat.

**Natrium, Doppeltkohlensaures:** s. Natriumhydrogencarbonat.

**Natrium, Doppeltschwefelsaures:** s. Natriumhydrogensulfat.

**Natrium, Doppeltschwefligsaures:** s. Natriumhydrogensulfit.

**Natriumedetat:** Natrii edetas Ph.Eur.3, Ethylendiamintetraessigsäure-Dinatriumsalz, Natrium edetatum, $Na_2EDTA$, Natrium-ÄDTA,

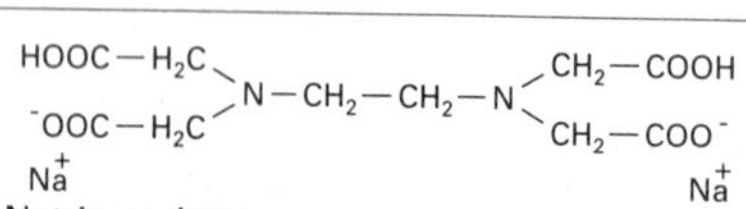
Natriumedetat

AeDTA–$Na_2$, Versene®, Idranal III®, Komplexon III®, Titriplex III®, Trilon®; CAS-Nr. 6381-92-6; $C_{10}H_{14}N_2Na_2O_8 \cdot 2\,H_2O$, $M_r$ 372.2. Weißes, krist. Pulver, lösl. in ca. 11 T. Wasser, unlösl. in org. Lösungsmitteln. **Anw.** med.**:** lokal bei Verätzungen d. Auges durch Kalk; i.v. bei Hyperkalzämie, bei Digitalisüberdosierung, bei Bleivergiftungen; zur Hemmung der Blutgerinnung in vitro. **Anw.** techn.**:** zur Wasserenthärtung, zur titrimetrischen Bestimmung von Calcium u. anderen Metall-Ionen, mit denen es nicht ionisierende Metallkomplexe bildet, zur Beseitigung von radioaktiven Metallsalzen, auch in Spuren; vgl. Chelate, Titriplexe.

**Natriumedetat-Augentropfen:** s. Augentropfen.

**Natrium, Essigsaures:** s. Natriumacetat.

**Natrium ethyl-methylbutylthiobarbituri-**

**cum cum Natrio carbonico:** s. Thiopental-Natrium.

**Natrium, Ethylphenylbarbitursaures:** s. Phenobarbital-Natrium.

**Natrium fluoratum:** s. Natriumfluorid.

**Natriumfluorid:** Natrii fluoridum Ph.Eur.3, Natrium fluoratum, Fluornatrium; CAS-Nr. 7681-49-4; NaF, $M_r$ 42.0. Schmp. 990°C. D. 2.78. Würfelförmige Kristalle od. weißes, krist. Pulver; lösl. in Wasser, sehr schwer lösl. in Ethanol. Darst.: Eindampfen v. Flußsäure m. Soda. **Anw.** med.: gegen Osteoporose, **Dos.:** 50 bis 75 g/d; Kariesprophylaxe, **Dos.:** f. Spülungen 0.05%ige (max. 2%ige) wäßrige Lösungen, Tabletten: Kinder: 0.25 mg/d, Erwachsene: 1 mg/d; früher auch bei Tuberkulose; techn.: z. Reinigung, Desinfektion u. Konservierung.

**Natriumfluorid-Tropfen:** Herst. nach NRF: 29 g frisch abgekochtes Wasser werden mit 20.0 g Glycerol 85%, 0.25 g Natriumcitrat u. 0.05 g Sorbinsäure versetzt u. unter Erwärmen gerührt, bis sich die Sorbinsäure gelöst hat. In dem noch warmen Ansatz wird 0.25 g wasserfreie Citronensäure u. 0.11 g Natriumfluorid gelöst. Mit frisch abgekochtem Wasser wird auf 50.0 g ergänzt u. die Lsg. unverzüglich in das Abgabegefäß aus Kunststoff (keine Glasflasche verwenden) filtriert. **Anw.:** Prophylaxe der Zahnkaries. **Übl. Dos.:** Säuglinge u. Kleinkinder unter 2 Jahren: 1mal/d 5 Tr., Kinder von 2 Jahren: 1mal/d 10 Tr., Kinder von 3 bis 5 Jahren: 1mal/d 15 Tr., Schulkinder: 1mal/d 20 Tr. mit etwas Flüssigkeit einnehmen.

**Natriumfluosilicat:** s. Natriumhexafluorosilicat.

**Natriumformiat:** Natrium formicicum, Ameisensaures Natrium; $HCOONa \cdot H_2O$, $M_r$ 86.0. D. 1.9. Weißes, krist. Pulver, leicht lösl. in Wasser. Darst.: durch Neutralisation von Ameisensäure mit Soda u. Eindampfen. **Anw.:** in Konservierungsmitteln, zur Herst. v. Oxalsäure u. Natriumdithionat.

**Natrium formicicum:** s. Natriumformiat.

**Natriumfusidat:** s. Fusidinsäure.

**Natriumgentisat** INN: Natrii gentisas, Natriumgentisinat, Natriumsalz der 5-Hydroxysalicylsäure (Gentisinsäure*); CAS-Nr. 4955-90-2; $C_7H_5NaO_4$, $M_r$ 176.11. Bildet verschiedene Hydrate. Inkomp.: Säuren, Alkalilösungen, Eisen. **Anw.:** Analgetikum, Antirheumatikum; bei akutem rheumatischen Fieber.

**Natriumgluconat:** Natrium gluconicum; $CH_2OH(CHOH)_4COONa$. Weiße Kristalle, lösl. in Wasser. Darst.: durch Neutralisation von Gluconsäure mit NaOH. **Anw.:** als Mittel gegen Kesselstein zus. mit Ätznatron, in Lebensmitteln zu diätetischen Zwecken.

**Natrium gluconicum:** s. Natriumgluconat.

**Natriumglutam(in)at:** Natrium glutaminicum, Mononatriumglutamat, Glutamat; $HOOC-CH(NH)_2-CH_2-CH_2-COONa$, $M_r$ 169.12. Weißes, krist. Pulver, lösl. in Wasser u. Ethanol. Darst.: Aus Gluten des Weizens, Mais u. Soja, aus Rübenzuckermelasse. **Anw.:** Geschmacksverstärker, oft auch kombiniert mit Purin-5'-ribonucleotiden (wirken als Synergisten). Da N. (u. zwar nur die linksdrehende, natürliche Form) die Geschmackspapillen der Zunge sensibililsiert, selbst aber fast geschmacklos ist, wird es in großem Umfang zur Geschmacksverbesserung von Nahrungsmitteln, bes. in künstl. Suppen (zu ca. 0.2%) verwendet; vgl. Glutaminsäure. Bei Überdosierung (übermäßigem Genuß) kann es zum sog. China-food-Syndrom (reversible Leberschädigung) kommen.

**Natrium glutaminicum:** s. Natriumglutaminat.

**Natrium glycerinophosphoricum:** Natrium, Glycerinphosphorsaures; s. Natriumglycerophosphat.

**Natriumglycerophosphat:** Natrium glycerophosphoricum, Natrii glycerophosphas, Natrium glycerinophosphoricum, (Gem. von α- u. β-glycerinmonophosphorsaurem Natrium); $C_3H_5(OH)_2-O-PO_3-Na_2 \cdot 5$ (od. 6) $H_2O$, $M_r$ 216.0 (wasserfrei). Weiße Kristalle od. krist. Pulver, leicht lösl. in Wasser. **Off.:** ÖAB94. **Anw.** med.: früher als Tonikum, bei Skrofulose, Rachitis, Stoffwechselstörungen. **Dos.:** 0.5 bis 2 g; Kinder 0.2 bis 0.5 g.

**Natriumgold(III)-chlorid:** s. Natriumtetrachloroaurat(III).

**Natriumgualenat** INN: Natrii gualenas INN, Natriumsalz von Guajazulen-3-sulfonsäure, Azulon®; CAS-Nr. 6223-35-4; $C_{15}H_{17}NaO_3S$. **Anw.:** Antiphlogistikum; vgl. Guajazulen.

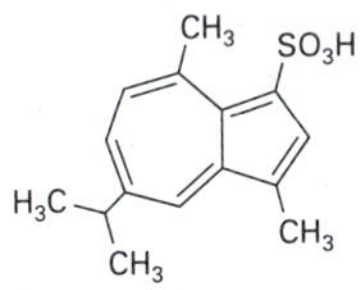


Natriumgualenat: Guajazulen-3-sulfonsäure

**Natriumhexachloroplatinat(IV):** Natriumplatinchlorid, Natrium platinochloratum; $Na_2PtCl_6 \cdot 6\ H_2O$. Geh. 34.7% Platin. Bräunl. Kristalle, leicht lösl. in Wasser u. Ethanol. **Anw.:** als Reagenz auf Kalium- u. Ammoniumsalze.

**Natriumhexafluoroaluminat:** Natriumaluminiumfluorid, Natrium-Aluminium fluoratum, Kryolith, Eisstein (Grönland); $Na_3[AlF_6]$. Dient zur Gew. von Aluminium; hergest. durch Auflösen von Tonerde u. Soda in wäßriger Flußsäure.

**Natriumhexafluorosilicat:** Natriumfluosilicat, Natrium silico-fluoratum, Kieselfluornatrium, Natriumsilicofluorid; $Na_2[SiF_6]$. Farblose, giftige Kristalle, sehr schwer lösl. in Wasser. D. 2.7. **Anw.:** als Insektenvertilgungsmittel, zur Holzkonservierung, in der Emaille- u. Milchglasfabrikation als Trübungsmittel.

**Natriumhexanitrocobaltat(III):** Natriumcobaltinitrit; $Na_3[Co(NO_2)_6]$, $M_r$ 403.98. Orangegelbes Pulver, leicht lösl. in Wasser. **Anw.:** zur Identitätsprüfung von Kaliumsalzen; Reagenz Ph.Eur.3.

**Natriumhyaluronat:** s. Hyaluronsäure.

**Natrium hydricum:** s. Natriumhydroxid.

**Natrium hydrocarbonicum:** s. Natriumhydrogencarbonat.

**Natriumhydrogencarbonat:** Natrii hydrogenocarbonas Ph.Eur.3, Natrium hydrogencarbonicum, Natrium bicarbonicum, Natriumbicarbonat, primäres Natriumcarbonat, Bullrichs Salz, Natrium hydrocarbonicum, (doppelkohlensaures) Natron, Speisesoda; CAS-Nr. 144-55-8; $NaHCO_3$, $M_r$ 84.01. D. 2.2. Weiße Kristalle od. weißes, krist. Pulver, lösl. in Wasser, sehr schwer lösl. in Ethanol. Beim Erhitzen der Substanz od. der Substanzlösung entsteht allmählich Natriumcarbonat. Darst.: durch Einleiten von $CO_2$ in Natriumcarbonatlösung; durch Umkristallisieren von beim Solvay-Soda-Prozeß als Zwischenprodukt gewonnenem rohem N. **Anw.** med.: als Antazidum (Pulvis aerophorus, Pulvis aerophorus mixtus); äuß.: zu Mund- u. Gurgelwässern u. Inhalationen bei Bronchialkatarrh; zu Backpulvern u. Limonadenpulvern; techn.: in Feuerlöschgeräten. **Zuber.:** nach Ph.Helv.7: Natrii hydrogenocarbonatis solutio infundibilis 14 g/L, Natriumhydrogencarbonat-Infusionslösung 14 g/L.

**Natriumhydrogencarbonatwässer:** Alkalische Wässer, s. Aquae minerales.

**Natrium hydrogencarbonicum:** s. Natriumhydrogencarbonat.

**Natriumhydrogensulfat:** Natrium bisulfuricum, Saures Natriumsulfat, Natriumhydrosulfat, Doppeltschwefelsaures Natrium, primäres Natriumsulfat, Bisulfat; $NaHSO_4 \cdot H_2O$. Farblose Kristalle, leicht lösl. in Wasser. Darst.: durch Übergießen von NaCl mit erwärmter konz. Schwefelsäure. **Anw.:** in d. chem. Analyse zum Aufschließen schwer lösl. Verb., zur Reinigung von Platintiegeln; med.: früher bei Typhusgefahr als Zusatz zu Trinkwasser (0.3 g pro Liter).

**Natriumhydrogensulfid:** Natrium hydrosulfuratum, Natriumhydrosulfid, Natriumsulfhydrat; NaHS, $M_r$ 56.1. D. 1.79. Farblose, hygr., nach $H_2S$ riechende Kristalle, sehr leicht lösl. in Wasser, leicht lösl. in Ethanol. Darst.: durch Einleiten von Schwefelwasserstoff in Natronlauge. **Anw.:** als Enthaarungsmittel in der Gerberei; als Reagenz.

**Natriumhydrogensulfit:** Natrium bisulfurosum, Doppelschwefligsaures Natrium, Saures Schwefligsaures Natrium, Natriumbisulfit; $NaHSO_3$. Farblose, nach Schwefeldioxid riechend. Kristalle, leicht lösl. in Wasser, die auf Zusatz von Säuren Schwefeldioxid entwickeln. **Anw.:** z. Bleichen, in d. Analyse, als Reduktionsmittel in der Färberei; zur Konservierung von Nahrungsmitteln.

**Natriumhydrogentartrat:** Natriumbitartrat, Saures weinsaures Natrium; $NaHC_4H_4O_6 \cdot H_2O$. Weiße Kristalle, lösl. in Wasser. **Anw.:** z. Brausepulvern, in d. Analyse als Reagenz auf Kaliumsalze.

**Natriumhydrogenvalproat:** s. Valproinsäure.

**Natrium, Hydroschwefligsaures:** s. Natriumdithionit.

**Natriumhydrosulfat:** s. Natriumhydrogensulfat.

**Natriumhydrosulfid:** s. Natriumhydrogensulfid.

**Natriumhydrosulfit:** s. Natriumhydrogensulfit.

**Natrium hydrosulfuratum:** s. Natriumhydrogensulfid.

**Natrium hydrosulfurosum:** s. Natriumdithionit.

**Natriumhydroxid:** Natrium hydroxydatum, Natrium hydricum, Ätznatron, Kaustische Soda, Kaustisches Natron, Natronhydrat, Natrium causticum; NaOH, $M_r$ 40.01. D. 2.13. Schmp. 318°C. Sdp. 1390°C. Darst.: durch Elektrolyse von Natriumchloridlsg. od. durch Kochen von Natriumcarbonatlsg. m. Calciumhydroxid. Weiße, faserigkrist., sehr hygr. Masse (auch Körner, Schuppen od. Stangen) die aus der Luft $CO_2$ anzieht u. dabei in Natriumcarbonat übergeht, sehr leicht lösl. in Wasser (Natronlauge), lösl. in Ethanol u. Glycerol, unlösl. in Ether. **Off.:** ÖAB90, Ph.Helv.7. NaOH kommt in verschd. Reinheitsgraden in den Handel: **N. h. crudum:** Rohes N. **N. h. depuratum:** Gereinigtes N., **N. h. purum** (Alcohole depuratum): Gereinigtes N. (mit Alkohol gereinigt); **N. h. purissimum:** Reinstes Natriumhydroxid [DAC86]. **Anw.:** in der Analyse; techn.: zur Seifenherstellung, als Reinigungsmittel, zur Enthärtung von Kesselwasser, zum Reinigen von Fetten u. Ölen, zum Mercerisieren von Baumwolle, zum Abbeizen, zur Stalldesinfektion (1- bis 2%ige Lsg.) usw. **Verdünnte Natriumhydroxid-Lösung:** s. Solutio Natrii hydroxydati diluta ÖAB90, **Konzentrierte Natriumhydroxid-Lösung:** s. Solutio Natrii hydroxydati concentrata ÖAB90; **Natriumhydroxid-Lösung 15%:** Liquor Natrii caustici DAB6: Natronlauge; Geh. 14.8 bis 15% NaOH. D. 1.165 bis 1.169. **Anw.** med.: als Ätzmittel, als Zusatz zu Bädern; techn.: in der Analyse; als Reagenz Ph.Eur.3: Natriumhydroxid-Lösung 40%, Natriumhydroxid-Lösung 8.5%.

**Natrium hydroxydatum:** s. Natriumhydroxid.

**Natriumhydroxydlösung, Konzentrierte:** s. Solutio Natrii hydroxydati concentrata.

**Natriumhydroxydlösung, Verdünnte:** s. Solutio Natrii hydroxydati diluta.

**Natriumhypochlorit:** Natrium hypochlorosum, Unterchlorigsaures Natrium; NaOCl, $M_r$ 74.44. Nur in Lösung beständig. **Liquor Natrii hypochlorosi: Natriumhypochloritlösung**, Natrii hypochloritis solutio, Bleichlauge, Eau de Labarraque. Darst.: durch Umsetzen v. Chlorkalk mit Natriumcarbonat (nach EB6 mit $Na_2SO_4$) od. durch Elektrolyse v. NaCl-Lsg. bzw. techn. bevorzugt durch Einleiten von Chlor in Natriumhydroxidlösung. Geh. max. 12.5%, nach EB6 mind. 0.5% wirksames Chlor. Klare, farblose od. grünlich-gelbe Flüss. v. schwachem Chlorgeruch (bei -10°C Kristalle: $NaOCl \cdot 6\ H_2O$). **Anw.** med.: früher b. Fluor albus, zur Wund- u. Hautdesinfektion, in d. Zahnheilkunde (ca. 2%), s. Antiformin; techn.: z. Bleichen; zur Desinfektion, in Sanitärreinigern; in Ph.Eur.3 als Reagenz (2.5 bis 3% aktives Chlor), z.B. zur Identifizierung von Calcitonin, Streptomycinsulfat etc.

**Natrium hypochlorosum:** s. Natriumhypochlorit.

**Natriumhypophosphit:** s. Natriumphosphinat.

**Natrium hypophosphorosum:** s. Natriumphosphinat.

**Natriumhyposulfit:** s. Natriumthiosulfat.

**Natrium hyposulfurosum:** s. Natriumthiosulfat.

**Natrium indigosulfonicum:** s. Indigocarmin.

**Natrium, Indigosulfonsaures:** s. Indigocarmin.

**Natriumiodat:** Natrium iodicum, Iodsaures Natrium; $NaIO_3$. D. 4.28. Weißes, krist. Pulver, lösl. in Wasser, unlösl. in. Ethanol. **Anw.** med.: äuß. wie Kaliumchlorat*.

**Natrium iodatum:** s. Natriumiodid.

**Natriumiodhippurat[$^{123}$I]:** Natrium-(2-iod[$^{123}$I]benzamido)acetat. Markierte Verbdg., die in der Nuklearmedizin verwendet wird; s. Iod-123. **Zuber.: Natriumiodhippurat[$^{123}$I]-Injektionslösung**, Natrii iodohippurati[$^{123}$I] solutio Ph.Eur.3, Hippuran®(I-123); eine injektionsfertige Lsg. des Natriumsalzes der o-Iodhippursäure. **Anw.:** f. verschiedene Nierenuntersuchungen (kürzere HWZ als Natriumiodhippurat[$^{131}$I], daher geringere Strahlenbelastung).

**Natriumiodhippurat[$^{131}$I]:** Natrium-(2-iod[$^{131}$I]benzamido)acetat. Markierte Verbdg., die in der Nuklearmedizin zur Darstellung bzw. Funktionsprüfung der Nieren (Bestimmung des Nierenplas-

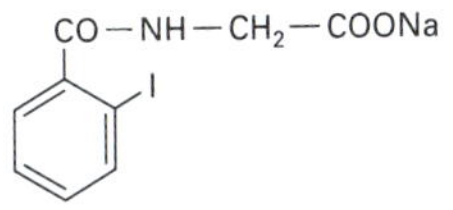

Natriumiodhippurat

madurchflusses) verwendet wird. o-Iodhippursäure wird wie p-Aminohippursäure nach i.v. Injektion in der Niere sowohl glomerulär filtriert als auch tubulär sezerniert. Zur Vermeidung einer Akkumulation von abgespaltenem Radio-Iod in der Schilddrüse werden vor der Untersuchung Substanzen verabreicht (nicht radioaktives Iodid, Kaliumperchlorat), die eine Radioiodaufnahme in der Schilddrüse verhindern. Die radiochemische Synthese von N. erfolgt durch Isotopenaustausch des Iod in der o-Iodhippursäure mit überschüssiger wäßriger NaI[$^{131}$I]-Lösung. **Zuber.: Natriumiodhippurat[$^{131}$I]-Injektionslösung**, Natrii iodohippurati[$^{131}$I] solutio iniectabilis Ph.Eur.3. **Anw.:** vgl. Natriumiodhippurat[$^{123}$].

**Natrium iodicum:** s. Natriumiodat.

**Natriumiodid:** Natrii iodidum Ph.Eur.3, Natrium iodatum, Iodnatrium; CAS-Nr. 7681-82-5; NaI, $M_r$ 149.9. Weißes, krist., hygr. Pulver von salzigem, später bitterem Geschmack; sehr leicht lösl. in Wasser u. Ethanol 90%. Darst.: wie Kaliumiodid (unter Verw. v. Natriumsalzen). **Anw.:** Expektorans. MED 2.0 g, MTD 6.0 g.

**Natriumiodid[$^{123}$I]:** das mit Iod-123* markierte Natriumiodid dient als orale Lösung (**Natrii iodidi[$^{123}$I] solutio** Ph.Eur.3) in der Nuklearmedizin vorwiegend der Untersuchung des Iodstoffwechsels bei Schilddrüsenerkrankungen (wegen der kurzen HWZ von Iod-123* z.B. auch zur Strumasuche bei Säuglingen geeignet); s.a. Natriumiodid[$^{125}$I]. **Übl. Dos.:** 25 bis 100 µCi (93 bis 370 · 10$^4$ Bq); Strahlenbelastung der Schilddrüse ca. 500 bis 1000 mrd/µCi (5 bis 10 mGy/3.7·10$^4$ Bq).

**Natriumiodid[$^{125}$I]:** das mit Iod-125* markierte Natriumiodid dient als orale Lösung (**Natrii iodidi[$^{125}$I] solutio** Ph.Eur.3) in der Nuklearmedizin vorwiegend der Untersuchung des Iodstoffwechsels bei Schilddrüsenerkrankungen; s.a. Natriumiodid[$^{131}$I]. **Übl. Dos.:** 25 bis 100 µCi (93 bis 370 · 10$^4$ Bq); Strahlenbelastung der Schilddrüse ca. 500 bis 1000 mrd/µCi (5 bis 10 mGy/3.7·10$^4$Bq).

**Natriumiodid[$^{131}$I]:** radioaktiv markierte Verbdg., die nuklearmedizinische Verw. findet (orale Anw. von **Natrii iodidi[$^{131}$I] solutio** Ph.Eur.3). Sie erlaubt die Untersuchung der Schilddrüsenfunktion (Iodstoffwechsel) sowie die szintigraphische Darstellung des Organs. **Dos.:** meist 25 bis 50 µCi oral (93 bis 185 · 10$^4$ Bq). Strahlenbelastung der Schilddrüse: 1 bis 2 mrd/µCi (0.01 bis 0.02 mGy/3.7·10$^4$ Bq). Verw. auch zur Schilddrüsentherapie.

**Natriumiodid[$^{131}$I]-Kapseln für diagnostische Zwecke:** Natrii iodidi[$^{131}$I] capsulae ad usum diagnosticum Ph.Eur.3. Enthalten Iod-131* in Form von Natriumiodid, einen geeigneten festen Trägerstoff, Natriumthiosulfat (od. ein anderes geeignetes Reduktionsmittel) u. ev. einen Puffer. Spezif. Radioaktivität mind. 185 GBq Iod-131 je mg Iod. Mind. 95% des Iod-131 liegen in Form von Iodid vor.

**Natriumiopodat:** s. Iopodate INN.

**Natriumkakodylat:** Natrium kakodylicum DAB6, Dimethylarsinsaures Natrium, Kakodylsaures Natrium, $(CH_3)_2AsO_2Na \cdot 3\ H_2O$, $M_r$ 214.06. Geh. 32.8 bis 35% Arsen. Weißes, krist. Pulver, sehr leicht lösl. in Wasser, lösl. in Ethanol. Darst.: durch Zusammenbringen v. Natriumcarbonaten mit Kakodylsäure. **Anw.** med.: bei Tbc, nicht mehr gebräuchlich.

**Natrium kakodylicum:** Natrium, Kakodylsaures; s. Natriumkakodylat.

**Natrium/Kalium-Pumpe:** s. Ionenpumpe.

**Natrium, Kieselsaures:** s. Natriumsilicat.

**Natrium, Kohlensaures:** s. Natriumcarbonat.

**Natriumlactat:** Natrium lacticum, Milchsaures Natrium; $C_3H_5NaO_3$, $M_r$ 112.1. Schmp. 17°C. Farblose od. fast farblose, viskose Flüss., sehr leicht lösl. in Wasser u. Ethanol (im Handel meist 50 bis 60%ige Lsg.). **Anw.** med.: bei metabolischer Azidose (diabet. Koma, Urämie).

**Natriumlactatlösung:** Natrii lactatis solutio, Sol. Natrii lactici. Klare, farblose Flüss. Geh. nach DAB10: 49.0 bis 51.0% Natriumlactat. D. 1.267 bis 1.277; $n_D^{20°C}$ 1.408 bis 1.412. **Anw.:** zur Herst. der einmolaren Natriumlactatlösung.

**Natriumlactatlösung, Blutisotonische:** Solutio Natrii lactici isotonica. Zstzg. nach ÖAB90: 9.4 g konz. Natriumlactatlösung, Wasser zur Injektion auf 100 mL. Geh.: 1.60 bis 1.82% (m/V) an Natriumlactat. **Anw.:** zur Behandlung von Azidosen.

**Natriumlactatlösung, Einmolare:** Natrii lactatis solutio monomolaris, Sol. Natrii lactici monomolaris, Ringer-Lactatlösung, Hartmann-Lösung. DAC79: 0.98 bis 1.02 mol entsprechend 109.8 g bis 114.3 g Natriumlactat im Liter bzw. 10.4 bis 10.8% (m/m) Natriumlactat. (224.2 g Natriumlactatlösung, ad 1000 mL Wasser zur Injektion). **Anw.:** zur Behandlung von Azidosen. **Übl. Dos.:** 156 mmol Natriumlactat in 24 h, sonst entsprechend nach Schwere des Falles. Die Lsg. ist hypertonisch, eine 1.72%ige (m/V) Lsg. ist blutisoton.

**Natriumlactatlösung, Konzentrierte:** Solutio Natrii lactici concentrata. Zstzg. nach ÖAB90: 17.1 g Milchsäure, 23.8 g konzentrierte Natriumhydroxidlösung, verd. Salzsäure n.B., Wasser zur Injektion auf 100 mL. Geh. an Natriumlactat: 18.8 bis 21.3% (m/V). **Anw.:** zur Herst. der blutisotonischen Natriumlactatlösung.

**Natriumlactatlösung, Zusammengesetzte:** Solutio Natrii lactici composita, Natrii lactatis solutio infundibilis composita. Zstzg. nach ÖAB90: 1.81 g Konzentrierte Natriumlactatlösung*, 0.60 g Natriumchlorid, 0.027 g Calciumchlorid, 0.04 g Kaliumchlorid, Wasser zur Injektion auf 100 mL. Geh. an Lactat, ber. als Natriumlactat, 0.300 bis 0.360% (m/V), Chloridgehalt 0.370 bis 0.420% (m/V), Calciumgehalt 0.0068 bis 0.0079% (m/V), Kaliumgehalt 0.019 bis 0.023% (m/V). Zstzg. nach DAC79: 6.0 g Natriumchlorid, 6.1 Natriumlactat-Lösung*, 0.4 g Kaliumchlorid, 0.134 g Calciumchlorid, 0.2 g Magnesiumchlorid, Wasser f. Injektionszwecke auf 1000 mL. Geh.: 0.39-0.41% Gesamtchlorid, 0.037-0.043% Kaliumchlorid, 0.012-0.015% Calciumchlorid, 0.018-0.022% Magnesiumchlorid, 0.29-0.32% Natriumlactat. **Anw.:** zur Behandlung von Azidosen, zum Alkalisieren des Harns.

**Natrium lacticum:** s. Natriumlactat.

**Natriumlaurylethersulfat-Lösung 27%:** eine wäßrige Lsg. eines Gem. Natriumalkylethersulfaten, hauptsächl. aus den Natriumsalzen von Do- u. Tetra-decyldiethylenglykolethersulfat; mittlere

$M_r$ 382. Gelbliche, viskose Flüssigkeit. **Off.:** DAC86. **Anw.:** Tensid zur Herstellung von Shampoos etc.

**Natriumlaurylsulfat:** Natrii laurilsulfas Ph.Eur.3, Natriumdodecylsulfat, Natrium laurylsulfuricum, Texapon® L100, K12; CAS-Nr. 131-21-3; $[CH_3-(CH_2)_{10}-CH_2-O-SO_3]Na$; $C_{12}H_{25}NaO_4S$, $M_r$ 288.4. Gemische verschiedener Natriumalkylsulfate, mind. 85% Na-n-dodecylsulfat. Weiße bis gelbliche Kristalle od. Pulver, charakteristischer Geruch. Wasserlöslich, wenig lösl. in Ethanol; unlösl. in Ether, Chloroform u. Petrolether. HLB-Wert* ca. 40; Oberflächenspannung 40 mN/m (Konz.: $6.5 \cdot 10^{-3}$ mol/L); freie Fettalkohole: max. 4%; ingesamt max. 8.0% Natriumchlorid u. Natriumsulfat. Inkomp.: einige Alkaloidsalze, quaternäre Ammoniumsalze, Blei- u. Kaliumsalze (Fällung); wird durch Säuren u. in der Siedehitze hydrolysiert. Hepatotoxisch u. hämolytisch bei parenteraler Verw. (z.B. als Emulgator). **Anw.:** Reag. zur Prüfung von Bentonit auf Quellfähigkeit; Emulgator in Salben u. Cremes; zus. mit Fettalkoholen als selbstemulgierende Grundlage (z.B. Lanette® SX, s. Emulgierender Cetylstearylalkohol, Typ B). Netzmittel in festen Arzneiformen. Als Lösungsvermittler. In Zahncremes u. Shampoos. Verstärkt die fungizide Wirkung einiger Wirkstoffe. Fördert die Resorption einiger Wirkstoffe. Verbessert die Schmiermittelwirkung von Magnesiumstearat. Inkomp.: s. Cetylstearylschwefelsaures Natrium.

**Natriumlaurylsulfonat:** Fettalkoholsulfonat, s. Fettalkohole.

**Natriummetaarsenit:** s. Natriumarsenit.

**Natriummetabisulfit:** s. Natriumdisulfit.

**Natriummetadisulfit:** s. Natriumdisulfit.

**Natriummetaperiodat:** $NaIO_4 \cdot 3\ H_2O$, $M_r$ 267.97. Farblose, wasserlösliche Kristalle; zur Bestimmung von Zuckern, Glycerol u.ä.

**Natrium methylarsinicum:** s. Natrium, Monomethylarsinsaures.

**Natrium methyl-cyclohexenylmethylbarbituricum:** s. Hexobarbital.

**Natriummolybdat:** Natrii molybdas (anhydricus), $Na_2MoO_4$ ($\cdot$ $2H_2O$), $M_r$ 206.0 ($M_r$ 242.0, wasserhaltig). Weißes, krist. Pulver od. farblose Kristalle; leicht lösl. in Wasser. **Off.:** DAB10 (Wasserfreies N. u. N.-Dihydrat). **Anw.:** Reagenz Ph.Eur.3.

**Natriummonohydrogenphosphat:** Natrii monohydrogenphosphas, Dinatrii phosphas, Natrium phosphoricum, Natriumphosphat, Natrium monohydrogenphosphoricum, Sekundäres Natriumphosphat, Dinatriumorthophosphat, Dinatriumhydrogenphosphat, Phosphorsaures Natrium, dibasic sodium phosphate. Leicht lösl. in Wasser, unlösl. in Ethanol. Darst.: durch Auflösen v. Natriumcarbonat in Phosphorsäure; techn: durch Umsetzen von Knochenasche mit Schwefelsäure. **Anw. med.:** mildes Laxans, bei Azidose; vet.: als Zusatz zu Futterkalk; techn.: zur Ledergerbung, zu feuersicheren Imprägnierungen; zur Herst. v. Pufferlösungen.

**Natriummonohydrogenphosphat-Dihydrat:** Dinatrii phosphas dihydricus Ph.Eur.3, Natrii monohydrogenphosphas dihydricus; $Na_2HPO_4 \cdot 2H_2O$, $M_r$ 178.0.

**Natriummonohydrogenphosphat-Dodecahydrat:** Dinatrii phosphas dodecahydricus Ph.Eur.3; CAS-Nr. 10039-32-4; $Na_2HPO_4 \cdot 12\ H_2O$, $M_r$ 358.1. D. 1.53. Schmp. 40°C. Farblose, unter 30°C stabile Kristalle, verwittern in trockener Luft zum Hepta- od. Dihydrat.

**Natriummonohydrogenphosphat-Heptahydrat:** Dinatrii phosphas heptahydricus, Natrii monohydrogenphosphas heptahydricus, Natrium phosphoricum siccatum; $Na_2HPO_4 \cdot 7H_2O$, $M_r$ 268.1. **Off.:** DAC86.

**Wasserfreies Natriummonohydrogenphosphat:** Natriummonohydrogenphosphat-Anhydrat, Dinatrii phosphas (anhydricus), Natrium monohydrogenphosphoricum anhydricum, Natrium phosphoricum exsiccatum; $Na_2HPO_4$, $M_r$ 142.0. Hygr. Pulver, absorbiert 2 bis 7 mol Wasser in feuchter Luft. **Off.:** Ph.Helv.7, **Off.:** DAC86.

**HOM:** *Natrium phosphoricum* (HAB1.3): Natriumhydrogenphosphat-Dodekahydrat; verord. z.B. b. hyperazider Gastritis.

**Natrium, Monomethylarsinsaures:** Natrium methylarsinicum, Methyldinatriumarsenat; $CH_3AsO(ONa)_2 \cdot 5\ H_2O$. Farblose Kristalle, leicht lösl. in Wasser, wenig lösl. in Ethanol. **Anw. med.:** wie Natriumkakodylat, selten.

**Natriummorrhuat** INN: Natrii morrhuas INN, Natriumsalz der Fettsäuren des Kabeljau-Leber-Öls; CAS-Nr. 8031-09-2. **Anw.:** Injektionen zur Venenverödung, äuß. zur Bindegewebsregeneration, lokal zur Behandlung von Hämorrhoiden. pH 10 (wäßrige Lsg.). **Übl. Dos.:** Parenteral: i.v. 5% zur Venenverödung. Rektal: Zäpfchen, Analsalbe 10%.

**Natrium muriaticum:**: s. Natriumchlorid.

**Natrium, neutrales, weinsaures:** s. Natriumtartrat.

**Natriumnitrat:** Natrium nitricum, Natronsalpeter, Salpetersaures Natrium; $NaNO_3$, $M_r$ 85.01. D. 2.26. Schmp. 317°C. Farblose Kristalle, leicht lösl. in Wasser, lösl. in Ethanol. Nat. in großen Lagern in Chile („Caliche"), woraus es durch Auslaugen u. Reinigen gewonnen wird. **Anw. med.:** als Diuretikum nicht mehr verwendet. Techn.: N. crudum als Düngemittel, zur Herst. v. Salpetersäure, zum Einpökeln u. Röten v. Fleisch.

**HOM:** *Natrium nitricum* (HAB1.5): verord. z.B. b. Schleimhautblutungen (Nasenbluten).

**Natrium nitricum:** s. Natriumnitrat.

**Natriumnitrit:** Natrii nitris, Natrium nitrosum, Salpetrigsaures Natrium; $NaNO_2$, $M_r$ 69.00. D. 2.17. Schmp. 271°C. Farblose bis schwach gelbl., hygr. Kristalle; leicht lösl. in Wasser, wenig lösl. in Ethanol. Darst.: durch Reduktion v. Natriumnitrat mit Blei; techn.: durch Einleiten von $NO/NO_2$ aus der Ammoniakverbrennung in Natronlauge. **Off.:** DAB8, ÖAB90, Ph.Helv.7. **Anw. med.:** früher als gefäßerweiterndes Mittel bei Koronarsklerose, Gefäßspasmen. Wirkung ähnl. Nitroglycerol, Wirkungseintritt nach 15 min, Wirkungsdauer ca. 1 h. Als Antidot bei Cyanidvergiftung, Methämoglobinbildner. Vorsicht! LD ca. 4 g!; techn: in d. Azofarbstoffchemie zur Diazotierung, als Korrosionsschutzmittel, in der Textilindustrie, zu Reinigungsmitteln, als Pökelsalz (s. Konservieren).

**Natrium nitroborussicum:** s. Natriumnitroprussid.

**Natrium nitroferricyanatum:** Natriumnitroferricyanid, s. Natriumnitroprussid.

**Natriumnitroprussid:** Natrii nitroprussias Ph.Eur.3, Nitroprussidnatrium, Dinatriumpentacyanonitrosylferrat(II), Natrii pentacanonitrosylferras, Natrium nitroborussicum, Natrium nitroprussicum, Natriumnitrosylprussiat, Natrium nitroferricyanatum, Natriumnitroferricyanid, Pentacyanonitrosylferrat; $Na_2[Fe(CN)_5NO] \cdot 2\ H_2O$, $M_r$ 298.0. NO ist in dieser Verbdg. als Nitrosyl-Kation $NO^+$ enthalten. D. 1.71. Rubinrote Kristalle, leicht lösl. in Wasser u. Ethanol. **Anw.:** in d. Analyse als Reagenz auf Sulfide $H_2S$, $SO_2$, Aceton (z.B. im Harn, 5%), Aldehyde, Zink, zur Identitätsprüfung v. Methionin u. Salbeiblättern. **Anw. med.:** Antihypertensivum, als Infusion bei Blutdruckkrisen (f. die Dauertherapie zu kurz wirksam, gut steuerbar). HWZ 0.1 h bzw. 170 h (Metaboliten).

**Natrium nitrosum:** s. Natriumnitrit.

**Natrium novaminsulfonicum:** s. Metamizol.

**Natrium, Nucleinsaures:** Natrium nucleinicum EB6. Grauweiß bis gelblich-weißes Pulver, lösl. in Wasser, unlösl. in Ethanol. **Anw. med.:** früher zur unspez. Reiztherapie.

**Natriumoleat:** Natrium oleinicum; $C_{18}H_{33}NaO_2$, $M_r$ 304.4. Geh. mind. 90% Ölsäure. Gelb. Pulver, lösl. in heißem Wasser u. Ethanol. **Anw. med.:** früher als Choleretikum.

**Natrium oleinicum:** s. Natriumoleat.

**Natriumoxalat:** Natrium oxalicum, Oxalsaures Natrium, Natriumoxalat, $(COONa)_2$, $M_r$ 134.1. D. 2.34. Farblose Kristalle, lösl. in Wasser, unlösl. in Ethanol. **Anw.:** in der Manganometrie* zur Einstellung der $KMnO_4$-Maßlsg., ferner in d. Textilindustrie.

**Natrium oxalicum:** s. Natriumoxalat.

**Natriumoxybutyrat:** s. γ-Hydroxybuttersäure.

**Natriumpantothenat:** Natrii pantothenas; $C_9H_{16}NNaO_5$, $M_r$ 241.2. (**Strukturformel** der Pantothensäure s. Vitamine). Schmp. 166-171°C. Weißes, hygr. Pulver; sehr leicht lösl. in Wasser, leicht lösl. in Methanol, schwer lösl. in Ethanol, prakt. unlösl. in Aceton, Dichlormethan, Ether. **Off.:** DAB10. **Wirk.** u. **Anw.:** s. Vitamine (Pantothensäure).

**Natrium para-aminosalicylicum:** s. p-Aminosalicylsäure.

**Natriumpentacyanonitrosylferrat(II):** s. Natriumnitroprussid.

**Natriumperborat:** Natrium perboricum, Überborsaures Natrium; $NaBO_3 \cdot 4\ H_2O$, $M_r$ 153.9. Darst.: durch Zufügen von 30%iger $H_2O_2$-Lsg. zu einer Lsg. v. Borax in Natronlauge. Weißes, krist. Pulver, lösl. in Wasser. **Anw. techn.:** als Bleichmittel in Waschmitteln, in Zahnpasten u. Seifen.

**Natriumpercarbonat:** Natrium percarbonicum, Natriumsupercarbonat, Überkohlensaures Natrium; $Na_2CO_3 \cdot nH_2O_2$ (n ca. 1.5). Weißes Pulver, leicht lösl. in Wasser, zerfällt in wäßriger Lsg. sehr schnell in $NaCO_3$ u. O. **Anw.:** als Wasch- u. Bleichmittel, in Sauerstoffbädern u. Luftverbesserungsmitteln.

**Natriumperchlorat:** $NaClO_4 \cdot H_2O$, $M_r$ 140.47. Schmp. ca. 130°C. Zers. bei 482°C. Farblose, zerfließende Kristalle. Sehr leicht lösl. in Wasser; brandfördernd. **Anw.:** für Sprengstoffe. Reagenz Ph.Eur.3 (z.B. beim Nachw. von Monomeren in Poly(ethylacrylat-methylmethacrylat)-Dispersion).

**Natriumperoxid:** Natrium peroxydatum, Natriumsuperoxid; $Na_2O_2$, $M_r$ 78.0. Schmp. 460°C. Weißlichgelbes Pulver, fast unzersetzt schmelzbar; nicht selbstentzündlich, kann sich aber in Berührung mit brennbaren Stoffen wie Papier, Stroh, Watte, Kohlenstoff, Schwefel od. Aluminiumpulver explosionsartig entzünden. In Wasser löst es sich unter Wärmeentwicklung. **Anw. techn.:** als Bleichmittel.

**Natriumpertechnetat[$^{99m}$Tc]:** $NaTcO_4$[$^{99m}$Tc]. radioaktive, in der Nuklearmedizin häufig verwendete Verbdg. des metastabilen Technetium-99m*. **Anw.:** ähnl. wie Iodid wird Pertechnetat[$^{99m}$Tc] nach oraler od. i.v. Applikation von der Schilddrüse aufgenommen, ohne aber an der Hormonsynthese teilzunehmen. Es wird zur Szintigraphie der Schilddrüse sowie der Mundspeicheldrüsen u. des Magens u. auch zur Darstellung von Hirntumoren verwendet. Die Strahlenbelastung des Gesamtkörpers durch $^{99m}$Tc ist ca. 100fach geringer als die durch $^{131}$I (bezogen auf die gleiche Aktivität), die Belastung der Schilddrüse sogar um ca. das 10 000fache. Allerdings werden f. Untersuchungen 10 bis 20mal höhere Technetium-99m-Aktivitäten verwendet, was diesen Effekt wieder etwas abschwächt. Verschiedene Organe (Leber, Nieren, Lungen, Skelett, Milz) lassen sich szintigraphisch darstellen, wenn man Technetium-99m mit organspezifischen Verbindungen zur Reaktion bringt, wobei das Pertechnetat meist mit Hilfe von Zinn(II)-salzen reduziert wird. Dosierung (Schilddrüse): 0.25-1 mCi (0.9 bis $3.7 \cdot 10^7$Bq). Strahlenbelastung: Schilddrüse 0.1 bis 0.4 mrd/μCi (0.1 bis $0.4 \cdot 10^{-2}$ mGy/$3.7 \cdot 10^4$Bq); Gesamtkörper 0.01 bis 0.2 mrd/μCi. **Zuber.:** **Natrium[$^{99m}$Tc]pertechnetat-Injektionslösung aus Kernspaltprodukten**, (Natrii pertechnetatis [$^{99m}$Tc] fissione formati solutio iniectabilis Ph.Eur.3) u. **Natrium[$^{99m}$Tc]pertechnetat-Injektionslösung nicht aus Kernspaltprodukten** (Natrii pertechnetatis[$^{99m}$Tc] sine fissione formati solutio iniectabilis Ph.Eur.3).

**Natrium phenyldimethylpyrazolonmethylaminomethansulfonicum:** s. Metamizol.

**Natrium phenylethylbarbituricum:** s. Phenobarbital-Natrium.

**Natriumphosphat:** Natrium phosphoricum tribasicum, Tertiäres Natriumphosphat, Trinatriumorthophosphat; $Na_3PO_4$, $M_r$ 163.94. Farblose Kristalle, sehr leicht lösl. in Wasser unter alkalischer Reaktion. **Anw.:** zur Wasserenthärtung, als Geschirrspülmittel, in Waschpulvern usw., da abgespaltene Natronlauge die Fette verseift. Das kristallwasserhaltige Produkt (Dekahydrat) entspricht ca. 20%, das kristallwasserfreie ca. 40% $P_2O_5$ (Phosphorpentaoxid).

**Natriumphosphat[$^{32}$P]:** mit Phosphor-32* markierte Verbdg., die in der Nuklearmedizin in Form von Injektionslösungen verwendet wird. N. wird in der Diagnostik von Augentumoren eingesetzt. Ferner wird es therapeutisch bei neoplastischen Prozessen mit erhöhtem Phosphatstoffwechsel angewandt (z.B. Polycythaemia vera rubra), da es selbst am Phosphatstoffwechsel teilnimmt. Die Reichweite des relativ energiereichen Betastrahlers beträgt im Gewebe max. 8 mm. Es können also i.a. nur oberflächliche Prozesse im Organismus nachgewiesen werden. In beschränktem Maße lassen sich über die begleitende Röntgen-Bremsstrahlung auch tiefer liegende Prozesse erkennen. **Zuber.:** Natrium-[$^{32}$P]-phosphat-Injektionslösung, Natrii phosphatis[$^{32}$P] solutio iniectabilis Ph.Eur.3 enthält Na-monohydrogen- u. Na-dihydrogenphosphat[$^{32}$P].

**Natriumphosphat, Primäres:** s. Natriumdihydrogenphosphat.

**Natriumphosphat, Sekundäres:** s. Natriummonohydrogenphosphat.

**Natriumphosphat, Tertiäres:** s. Natriumphosphat.

**Natriumphosphinat:** Natriumhypophosphit, Natrium hypophosphorosum, Unterphosphorigsaures Natrium; $NaH_2PO_2 \cdot H_2O$, $M_r$ 106.0. Darst.: durch Umsetzen v. Calciumphosphinat m. Natriumcarbonat. Farblose, sehr hygr. Kristalle, sehr leicht lösl. in Wasser, lösl. in Ethanol u. Glycerol.

Beim Verreiben mit reduzierbaren Substanzen (Chlorate, Nitrate) Explosionsgefahr! Lösungen von N. sind sehr leicht zersetzlich, bes. beim Kochen. **Off.:** DAC86. **Anw.** med.: früher in Tonika. **Dos.:** 0.2 bis 1 g.

**Natrium phosphoricum:** s. Natriummonohydrogenphosphat.

**Natrium phosphoricum dibasicum:** s. Natriummonohydrogenphosphat.

**Natrium phosphoricum monobasicum:** s. Natriumdihydrogenphosphat.

**Natrium phosphoricum siccatum:** Natriummonohydrogenphosphat*, entwässertes, d.h. getrocknetes.

**Natrium phosphoricum tribasicum:** s. Natriumphosphat.

**Natrium, Phosphorsaures:** s. Natriummonohydrogenphosphat.

**Natriumpicosulfat** INN: Natrii picosulfas INN Ph.Eur.3, Dinatrium-4,4'-(2-pyridylmethylen)diphenylbis(sulfat), Laxoberal®; CAS-Nr. 10040-45-

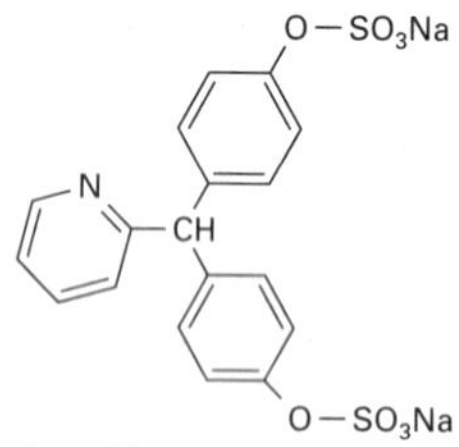

Natriumpicosulfat

6; $C_{18}H_{13}NNa_2O_8S_2$, $M_r$ 481.41. Schmp. 272-275°C unter Zers., aus Ethanol od. Methanol. Sehr leicht lösl. in Wasser; schwer lösl. in Ethanol; prakt. unlösl. in den meisten organischen Lösungsmitteln. Chem. sehr eng mit Bisacodyl* verwandt; im Darm in das freie Diphenol durch Bakterien verseift. **Anw.:** Laxans (s.a. Abführmittel). **Übl. Dos.:** Oral: 2- bis 3mal 0.005 g/d. Vorsicht in den ersten 3 Monaten der Schwangerschaft. Nebenw., Wechselw., Kontraind.: s. Bisacodyl.

**Natriumplatinchlorid:** s. Natriumhexachloroplatinat(IV).

**Natrium platinochloratum:** s. Natriumhexachloroplatinat(IV).

**Natriumpolystyrolsulfonat:** Resonium-A®. **Wirk.** u. **Anw.:** Ionenaustauscher zur Behandlung einer Hyperkaliämie infolge Anurie od. Oligurie bei Niereninsuffizienz. **Nebenw.:** Hypokaliämie, Hypernatriämie.

**Natriumpropionat:** s. Propionsäure.

**Natriumpyrochromat:** s. Natriumdichromat.

**Natriumpyrophosphat:** s. Natriumdiphosphat.

**Natrium pyrophosphoricum:** s. Natriumdiphosphat.

**Natrium, Pyrophosphorsaures:** s. Natriumdiphosphat.

**Natriumpyrosulfit:** s. Natriumdisulfit.

**Natrium rhodanatum:** s. Natriumthiocyanat.

**Natriumrhodanid:** s. Natriumthiocyanat.

**Natriumsalicylat:** Natrii salicylas Ph.Eur.3, Natrium salicylicum, Natriumsalz der 2-Hydroxybenzoesäure; CAS-Nr. 54-21-7; $C_7H_5NaO_3$, $M_r$ 160.1. Kleine, farblose Kristalle, glänzende Kristallschuppen od. weißes, krist. Pulver, fast geruchlos, salzig-süßer Geschmack; leicht lösl. in Wasser u. Ethanol, prakt. unlösl. in Ether; kann sich unter Lichteinwirkung allmählich gelblich bis rötlich verfärben u. dabei einen schwachen, eigentümlichen, phenolähnlichen Geruch annehmen. **Anw.:** Analgetikum, Antipyretikum, Antirheumatikum ähnl. Acetylsalicylsäure*; Hauptind.: akute rheumatische Erkrankungen. **Übl. Dos.:** Beginn mit 6.0 bis 8.0 g/d zwischen den Mahlzeiten, dann zurückgehen auf 3.0 bis 4.0 g/d. LD 10.0 bis 25.0 g. Vorsicht bei Kindern!

**Natrium, Salpetersaures:** Natrium nitricum, s. Natriumnitrat.

**Natrium, Salpetrigsaures:** s. Natriumnitrit.

**Natrium, Saures phosphorsaures:** s. Natriumdihydrogenphosphat.

**Natrium, Saures schwefligsaures:** s. Natriumhydrogensulfit.

**Natrium, Saures sulfosalicylsaures:** s. Natrium, Sulfosalicylsaures.

**Natrium, Saures weinsaures:** s. Natriumhydrogentartrat.

**Natrium, Schwefelsaures:** s. Natriumsulfat.

**Natrium, Schwefligsaures:** s. Natriumsulfit.

**Natriumselenit-Pentahydrat:** Natrii selenis pentahydricus, Natrium selenosum pentahydricum; $Na_2SeO_3 \cdot 5\ H_{20}$, $M_r$ 263.0. Weißes, krist., hygr. Pulver. **Off.:** DAC86. **Anw.:** bei Selenmangelerscheinungen, s. Selen. **Übl. Dos.:** 0.1 mg/d.

**Natriumsilicat:** Natrium silicicum, Kieselsaures Natrium, Wasserglas; $Na_2SiO_3$. Darst.: durch Zusammenschmelzen von Quarzsand mit entwässerter Soda u. Holzkohlenpulver. **Anw.:** zur Herst. v. **Liquor Natrii silicici** DAB6: Natronwasserglaslsg. (Geh. ca. 35% Natriumsilicat). D. 1.296 bis 1.396. Dicke, klebrige, farblose bis schwach gelbl. Flüss. Mit Säuren gibt die Lsg. eine gallertige Ausflockung von Kieselsäure. Doppelwasserglas ist eine Mischg. von Kalium- u. Natriumwasserglas, s. Kaliumsilicat. Aufbewahrung in Flaschen mit Kork- od. Gummistopfen, da Glasstöpsel bald einkitten. **Anw.** med.: zu steifen Verbänden; techn.: zur Eierkonservierung, zu Klebstoffen, Kitten, Farbbinde-, Flammenschutz-, Waschmitteln.

**Natrium silicicum:** s. Natriumsilicat.

**Natrium silico-fluoratum:** s. Natriumhexafluorosilicat.

**Natriumsilicofluorid:** s. Natriumhexafluorosilicat.

**Natriumsilikat:** s. Natriumsilicat.

**Natrium sozoiodolicum:** Natrium, Diiodparasulfonsaures.

**Natriumstearat:** Natrii stearas, Natrium stearinicum; ein Gem. von Natriumsalzen höherer Fettsäuren, hauptsächl. aus Natriumstearat ($C_{14}H_{35}COONa$, $M_r$ 306.5) u. Natriumpalmitat ($C_{15}H_{31}COONa$, $M_r$ 278.4). Feines, weißes bis schwach gelbliches, sich fettig anfühlendes Pulver, schwach talgartiger Geruch; wenig lösl. in Wasser u. Ethanol. **Off.:** Ph.Helv.7. **Anw.:** in der pharmazeutischen Technologie als O/W-Emulgator.

**Natrium stearinicum:** s. Natriumstearat.

**Natrium-Stibium-bisbrenzcatechin-disulfonicum:** s. Stibophen.

**Natrium subsulfurosum:** s. Natriumthiosulfat.

**Natrium sulfamidochloratum:** s. Tosylchloramid-Natrium.

**Natriumsulfantimonat:** s. Schlippe-Salz.

**Natriumsulfat:** in der Ph.Eur.3 werden 2 Monographien angeführt: Natrii sulfas anhydricus (Wasserfreies Natriumsulfat) u. Natrii sulfas decahydricus (Natriumsulfat-Dekahydrat). **Wasserfreies N.:** Natrium sulfuricum siccatum, Getrocknetes N., Natrium sulfuricum anhydricum, Entwässertes N.; CAS-Nr. 7757-82-6; $Na_2SO_4$, $M_r$ 142.0. D. 2.68. Weißes, hygr. Pulver; lösl. in 6 T. Wasser. Darst.: durch vorsichtiges Trocknen von N. bei 100°C. **Natriumsulfat-Dekahydrat:** Natrium sulfuricum, Natrium sulfuricum cristallisatum, Schwefelsaures Natrium, Glaubersalz; CAS-Nr. 7727-73-3; $Na_2SO_4 \cdot 10 H_2O$, $M_r$ 322.2. D. 1.46. Farblose, durchscheinende Kristalle; leicht lösl. in Wasser, unlösl. in Ethanol. Maximale Löslichkeit von 33.2% bei 32.38°C; über dieser Temp. nimmt die Löslichkeit wieder ab, bei 100°C: 29.9%. Das kristallwasserfreie Salz löst sich unter Erwärmung, das kristallwasserhaltige unter Abkühlung. Nat. als Begleiter der Kalisalze, in Mineralien (Thenardit), in Mineralwässern (Karlsbad, Friedrichshall). Darst.: Techn. aus Mineralien, als Nebenprodukt beim Leblanc-Sodaprozeß, durch Erhitzen von NaCl mit Natriumhydrogensulfat od. durch Umsetzen v. Magnesiumsulfat mit Natriumchlorid. Hergest. zuerst von Johann Rudolf Glauber (1604 bis 1670) aus Kochsalz u. Schwefelsäure. **Anw. med.:** als Abführmittel (Wasserresorption einschränkend), z.B. in Sal Carolinum* (factitium). **Dos.:** 10 bis 30 g. **Anw. techn.:** in d. Glas- u. Waschmittelindustrie, in d. Färberei usw.

**HOM:** *Natrium sulfuricum* (HAB1.3): verord. z.B. b. Leber- u. Gallenleiden, harnsaurer Diathese, Warzen.

**Natriumsulfat, Primäres:** s. Natriumhydrogensulfat.

**Natriumsulfat, Saures:** s. Natriumhydrogensulfat.

**Natriumsulfhydrat:** s. Natriumhydrogensulfid.

**Natriumsulfid:** Natrium sulfuratum, Schwefelnatrium; $Na_2S \cdot 9 H_2O$. Farblose, hygr. Kristalle, leicht lösl. in Wasser. **Anw.:** als Reagenz (entwickelt mit Säuren $H_2S$).

**Natriumsulfidlösung:** Reagenz Ph.Eur.3; 12 g Natriumsulfid werden unter Erwärmen in 45 mL einer Mischung von 10 Volumteilen Wasser u. 29 Volumteilen Glycerol 85% gelöst, nach dem Erkalten wird auf 100 mL verdünnt. **Anw.:** zum Nachw. von Schwermetallsalzen, z.B. von Zink, Antimon, Bismut.

**Natriumsulfit:** Natrii sulfis heptahydricus Ph.Eur.3, Natriumsulfit-Heptahydrat, Natrium sulfurosum, Schwefligsaures Natrium; $Na_2SO_3 \cdot 7 H_2O$, $M_r$ 252.2. Schmp. 150°C (unter Verlust des Kristallwassers). Enthält 50% $Na_2SO_3$. Farblose, Kristalle, leicht lösl. in Wasser. Darst.: durch Sättigen einer Natriumcarbonatlsg. mit Schwefeldioxid. Unter 36.6°C als Heptahydrat, darüber als Anhydrat kristallisierend. **Anw. techn.:** zur Entfernung von Chlor aus gebleichtem Papier u. Stoffen, in photographischen Entwicklern, zur Verhinderung des Bräunens durch Phenoloxidasen, daher als Antiioxidans f. Obst, Eier u.a., zum Schwefeln von Weinfässern.

**Natriumsulfit, Wasserfreies:** Natrii sulfis anhydricus Ph.Eur.3, E 221; $Na_2SO_3$, $M_r$ 126.0. Weißes Pulver.

**Natrium sulfocyanatum:** s. Natriumthiocyanat.

**Natriumsulfocyanid:** s. Natriumthiocyanat.

**Natrium, Sulfosalicylsaures:** Natrium sulfosalicylicum; $C_6H_3(OH)(COOH)SO_3Na \cdot 2 H_2O$. Farblose Kristalle, lösl. in Wasser, unlösl. in Ethanol. **Anw.:** Reagenz, zum Nachw. von Eiweiß im Harn.

**Natrium sulfuratum:** s. Natriumsulfid.

**Natrium sulfuricum:** s. Natriumsulfat.

**Natrium sulfuricum cristallisatum:** s. Natriumsulfat.

**Natrium sulfuricum siccatum:** s. Natriumsulfat.

**Natrium sulfurosum:** s. Natriumsulfit.

**Natriumsupercarbonat:** s. Natriumpercarbonat.

**Natriumsuperoxid:** s. Natriumperoxid.

**Natrium tartaricum:** s. Natriumtartrat.

**Natriumtartrat:** Natrium tartaricum, Neutrales weinsaures Natrium, $[CH(OH)COO]_2Na_2 \cdot 2 H_2O$, $M_r$ 230.1. Farblose Kristalle, leicht lösl. in Wasser. Darst.: durch Neutralisieren einer Weinsäurelsg. mit Natriumcarbonat u. Eindampfen. **Anw.:** 5 bis 30 g als Laxans; zur Einstellung des Karl-Fischer-Reagenz.

**Natriumtetraborat:** Borax Ph.Eur.3, Natrium tetraboricum, Natrium biboricum, Medizinalborax, Natrii tetraboras; $Na_2B_4O_7 \cdot 10 H_2O$, $M_r$ 381.44. D. 1.7. Harte, weiße Kristalle od. krist. Pulver. Härte 2 bis 2.5. Lösl. in Wasser v. 20°C (ca. 1: 16), sehr leicht lösl. in siedendem Wasser u. Glycerol, unlösl. in Ethanol. Nat. als Tinkal, gelöst in einigen Seen Kaliforniens u. Tibets. Darst.: durch Sättigung von Borsäurelsg. mit Soda od. durch Umsetzen natürlicher Borate mit Sodalsg. u. Umkristallisation. Borax macht Harze in Wasser lösl., löst Eiweißstoffe, verseift Fette. Beim Erhitzen auf 350 bis 400°C geht N. in wasserfreies N. ($Na_2B_4O_7$; D. 2.3, Schmp. 878°C) über, dessen glasartige Schmelze viele Metalloxide unter Bildung charakterist. gefärbter Borate aufzulösen vermag (**Boraxperle** zum Nachw. von Metalloxiden, in d. Lötrohranalyse). **Anw.:** als Arzneimittel wenig empfehlenswert, antibakterielle Wirk. fraglich, zur Mundspülung 4%ige wäßrige Lsg., zum Betupfen der Mundschleimhaut 10 bis 20% in Glycerol; als Konservierungsmittel in den meisten Ländern verboten; techn.: als Lötmittel (da Borax durch Boratbildung in d. Hitze die Oxidschicht der Metalle beseitigt), zum Emaillieren, zum Appretieren, zum Glasieren von Steingut u. Porzellan; in Waschmitteln (Glanzstärke darf max. 12% Borax enthalten wegen ev. Vergiftungsgefahr, vgl. Borsäure).

**HOM:** *Natrium tetraboracicum* (HAB1.3), Borax: verord. z.B. b. chron. Haut- u. Schleimhauterkrankungen (Aphthen, Soor).

**Natrium tetraboricum:** s. Natriumtetraborat.

**Natriumtetrachloroaurat(III):** Gold(III)-chlorid-Chlornatrium, Gozzisches Salz, Chlorgoldnatrium, Aurum chloratum natronatum, Aurum muriaticum natronatum; $NaAuCl_4 \cdot H_2O$. Gelbes, krist. Pulver; lösl. in Wasser, in Ethanol nur teilweise löslich. **Anw. med.:** früher als Ätzmittel bei syphilitischen Geschwüren; techn.: zur galvanischen Vergoldung.

**HOM:** *Natrium tetrachloroauratum* (HAB1.3), Aurum chloratum natronatum, Aurum muriaticum natronatum: mind. 48% Au; verord. z.B. b. Leberleiden, Uterusmyomen.

**Natriumthioantimonat:** s. Schlippe-Salz.

**Natriumthiocyanat:** Natrium rhodanatum, Natrium sulfocyanatum, Natriumrhodanid, Natriumsulfocyanid, Rhodannatrium, Schwefelcyannatrium; NaSCN, $M_r$ 81.07. Schmp. 287°C. Farblose, hygr. Kristalle, lösl. in Wasser u. Ethanol. Darst.: durch Zusammenschmelzen v. Natriumcyanid mit Schwefel. **Anw.** med.: früher als Antispasmodikum, Antihypertonikum, Sedativum. **Dos.:** 0.15 bis 0.25 g.

**Natriumthioglycolat:** Natriumsalz der Mercaptoessigsäure; $C_2H_3NaO_2S$, $M_r$ 114.1. Weißes, körniges Pulver od. Kristalle, hygr.; leicht lösl. in Wasser u. Methanol, schwer lösl. in Ethanol. **Anw.:** Reagenz Ph.Eur.3.

**Natriumthiosulfat:** Natrii thiosulfas Ph.Eur.3, Natrium thiosulfuricum, Unterschwefligsaures Natrium, Natrium hyposulfurosum, Natriumhyposulfit, Natrium subsulfurosum, Antichlor, Fixiersalz; CAS-Nr. 10102-17-7; $Na_2S_2O_3 \cdot 5\,H_2O$, $M_r$ 248.22. Schmp. ca. 49°C (im eigenen Kristallwasser). Farblose Kristalle, an trockener Luft verwitternd; leicht lösl. in Wasser, unlösl. in Ethanol. Die wäßrige Lsg. entwickelt nach Zusatz von Salzsäure Schwefeldioxid u. trübt sich allmählich infolge Ausscheidung von Schwefel. Darst.: durch Erhitzen von $Na_2SO_3$-Lösung mit pulveris. Schwefel. **Anw.** med.: äuß. in Salben od. Lsg. (5 bis 10%), bei parasitären Hauterkrankungen, i.v. bei Cyanidvergiftung (Cyanid wird in Thiocyanat übergeführt); techn.: zur Entfernung v. Iodflekken, in d. Photographie als Fixiersalz, zur Entfernung von Chlor aus gebleichtem Papier u. Geweben, in der Iodometrie*.

**Natrium thiosulfuricum:** s. Natriumthiosulfat.

**Natrium, Überborsaures:** s. Natriumperborat.

**Natrium, Überkohlensaures:** s. Natriumpercarbonat.

**Natrium, Unterchlorigsaures:** s. Natriumhypochlorit.

**Natrium, Unterphosphorigsaures:** s. Natriumphosphinat.

**Natrium, Unterschwefligsaures:** s. Natriumthiosulfat.

**Natrium uranicum:** Urangelb, s. Uran.

**Natriumvalproat:** s. Valproinsäure.

**Natriumwolframat:** Natrium wolframicum, Wolframsaures Natrium; $Na_2WO_4$. Farblose, hygr. Kristalle, leicht lösl. in Wasser. **Anw.** techn.: als Flammenschutzmittel f. Gewebe u. Holz; als Beize in der Färberei.

**Natrium, Zimtsaures:** Natrium cinnamylicum; $C_6H_5$–CH=CH–$CO_2Na$, $M_r$ 170.1. Weißes, krist. Pulver, lösl. in Wasser. Darst.: durch Neutralisieren einer Lsg. v. Zimtsäure mit Natriumcarbonat. **Anw.** med.: früher gegen Tuberkulose.

**Natriumzitratlösung, Zusammengesetzte:** s. Solutio Natrii citrici comp.

**Natriumzitrat, Neutrales:** s. Natriumcitrat.

**Natriuretikum(a):** s. Diuretikum(a).

**Natriuretische Hormone:** Peptidhormone, die bei der Regulation des Salz- u. Wassergehaltes sowie des Blutdrucks eine Rolle spielen. Bekannt sind: **1. Atriale Natriuretische Peptide** (Faktoren) (ANP, ANF), erstmals 1981 in Herzvorhofextrakten gefunden; Polypeptide mit 12 bis 35 Aminosäuren, die aus einer Vorstufe (Prä-Pro-ANP, 151 Aminosäuren) abgespalten werden. ANP wirken natriuretisch, gefäßdilatierend, hemmen die Renin u. Aldosteronfreisetzung u. wirken daher blutdrucksenkend. Die physiologische Rolle ist nicht endgültig geklärt. Die Wirk. beruht auf einer gesteigerten cGMP-Synthese (s. Second Messenger) in den Zellen der Zielorgane (Gefäße, Niere) wodurch die intrazelluläre Calciumfreisetzung unterdrückt wird. **2. Endogene Natrium-Kalium-ATPase-Hemmer** (z.B. Natriuretischer Faktor); wurden v.a. aus Plasma, Urin u. Hypothalamus isoliert u. führen durch Hemmung der Na-K-ATPase zu einer Zunahme der intrazellulären Calciumkonzentration in der Gefäßmuskelzelle. Folge davon ist ein erhöhter Blutdruck u. eine verstärkte Natriumausscheidung mit dem Ziel, die Zunahme des Blutvolumens zu kompensieren. Sie spielen vermutlich eine große Rolle bei der Hochdruckentstehung.

**Natron (doppeltkohlensaures):** Natrium bicarbonicum, s. Natriumhydrogencarbonat.

**Natronhydrat:** s. Natriumhydroxid.

**Natronkalk:** Mischung aus Natriumhydroxid u. Calciumhydroxid; zur Absorption von Kohlendioxid (im Natronkalkröhrchen) od. zur Reinigung von Ammoniak.

**Natron-Kalk-Glas:** s. Glas.

**Natron, Kaustisches:** s. Natriumhydroxid.

**Natronlauge:** s. Solutio Natrii hydroxydati concentrata.

**Natronsalpeter:** s. Natriumnitrat.

**Natronseife:** s. Sapo durus.

**Natron, Unterschwefligsaures:** s. Natriumthiosulfat.

**Natronwässer:** Glaubersalzwässer, s. Aquae minerales.

**Natronwasserglaslösung:** s. Natriumsilicat.

**Natternkopf:** s. Echium vulgare.

**Natterwurzel:** Rhizoma Bistortae, s. Polygonum bistorta.

**Natürliche Heilvorkommen:** z.B. Heilpeloide*, Heilwässer*.

**Natürliche Logarithmen:** s. e.

**Natulan®:** s. Procarbazin.

**Naturheilkunde:** eine Lehre der Krankenbehandlung, die auf die Steigerung der dem Menschen „innewohnenden Heilkräfte“ hinzielt. Der Arzt kann mit Naturheilverfahren helfend eingreifen, d.h. mit jenen Einwirkungen der Außenwelt, die auch den gesunden Menschen gesund erhalten: Luft, Licht, Klima- u. Temperaturreize, Ruhe u. Bewegung, Ernährungsänderung etc. Es gibt Naturheilkundige, die grundsätzlich jede arzneiliche od. chirurgische Maßnahme ablehnen. Im Gegensatz hierzu steht die neuzeitliche N., die als biologische Medizin innerhalb der Schulmedizin breite Anwendung erlangt hat. Sie sucht möglichst genaue Heilanzeigen zu entwickeln, innerhalb derer die naturgegebenen Reize f. den Kranken nützlich sind, u. will den unerwünschten Folgen od. Nebenw. der arzneilichen od. chirurgischen Behandlung begegnen. Zunächst waren Laienbehandler naturheilkundlich tätig (z.B. Prießnitz, Kneipp); ihre Verfahren wurden dann von Ärzten aufgenommen u. weiterentwikkelt.

**Naturvaselin:** s. Vaselinum.

**Nausea:** (*gr.* ναυσία Seekrankheit) Übelkeit, Seekrankheit.

**Navelbine®:** s. Vinorelbin.

**Navoban®:** s. Tropisetron.

**Nb:** *chem.* Niobium*.

**N-Bestimmung:** s. Kjeldahl-Stickstoff-Bestimmung.

**NBS:** Abk. f. National Bureau of Standards (Sitz in Washington, DC) u. die von diesem herausgegebenen Normen u. Referenzmaterialien (NBS Reference Materials).

**Nd:** *chem.* Neodym, ein Seltenerdmetall*.

**NDGA:** s. Antioxidantien.

**Ne:** *chem.* Neon, s. Edelgase.

**Nebel:** disperses System; die disperse Phase ist flüssig, das Dispersionsmittel (die geschlossene Phase) gasförmig. s. Aerosol.

**Nebelkammer:** s. Wilson-Kammer.
**Nebennieren:** Glandulae suprarenales, s. Organotherpeutika u. Hormone.
**Nebennierenmark:** Abk. NNM, s. Hormone.
**Nebennierenrinde:** Abk. NNR, s. Hormone.
**Nebenquantenzahl:** l; gibt die Zahl der geneigten Knotenflächen (gehen durch den Atomkern) an. Da stets eine Knotenfläche im Unendlichen vorhanden ist, ist die Gesamtzahl der Knotenflächen um mind. eins größer als die Zahl der geneigten Knotenflächen. Deshalb kann die N. alle ganzen Werte von 0 bis n-1 annehmen. Die Hauptquantenzahl* n legt die möglichen Werte der N. l fest. Ist l gleich 0, fehlen geneigte Knotenflächen völlig, die Elektronenverteilung ist kugelsymmetrisch; bei l gleich 1 ist eine geneigte Knotenfläche vorhanden, d.h. es besteht eine axialsymmetrische Elektronenverteilung (p-Orbitale*). Zur Kennzeichnung der N. verwendet man f. l gleich 0, 1, 2, 3 die Symbole s, p, d, f, wobei ein Index noch die räumliche Orientierung zu einem Koordinatensystem angibt, dessen Ursprung im Atommittelpunkt liegt ($p_x$-, $p_y$-, $p_z$-Orbital).
**Nebenschilddrüse:** Glandula parathyreoidea, s. Organtherapeutika, Hormone.
**Nebenvalenzgele:** s. Gele.
**Nebenwirkungen:** *pharmak.* besser: unerwünschte Wirkungen von Arzneimitteln, unerwünschte Arzneimittelwirkungen (Abk. UAW). N. können je nach Eigenschaft eines Arzneistoffes schon bei therapeutischen Dosen od. erst durch Überdosierung auftreten (s. Dosis-Wirkungs-Kurven). Weitere Ursachen sind individuell unterschiedliche Toleranz, z.B. infolge genetisch od. altersbedingter Variationen des Enzymmusters, ebenso verminderte Nierenfunktion, durch Arzneimittel freigesetzte Bakterienendotoxine, arzneimittelbedingte Störungen der normalen Bakterienflora, Interaktionen mit anderen Arzneimitteln u.a. N. können rasch nach Applikation eines Pharmakon od. erst nach einer Latenzzeit auftreten. Ihre Erscheinungsformen sind sehr vielfältig.
**Nebenwurzel:** s. Wurzel.
**Nebenzellen:** Epidermiszellen, die sich morphologisch von den anderen Epidermiszellen unterscheiden u. mit einem Schließzellenpaar assoziiert sind.
**Nebilet®:** s. Nebivolol.
**Nebivolol** INN: α,α'-(Iminodimethylen)bis(6-fluor-2-chromanmethanol), Nebilet®; CAS-Nr.

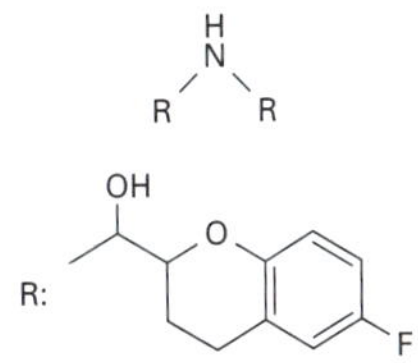

Nebivolol

99200-09-6, $C_{22}H_{25}F_2NO_4$, $M_r$ 405.44. **Wirk.** u. **Anw.:** langwirkender, kardioselektiver β-Rezeptorenblocker (D-Enantiomer) mit zusätzlichen gefäßerweiternden Eigenschaften. HWZ 10 bis 50 h (abhäng. v. der individuellen Metabolisierung). **Übl. Dos.:** Oral: 1mal 5 mg/d zu einer Mahlzeit; bei der Dosierung ist die Metabolisierungsrate des Patienten zu berücksichtigen.
**Nebulisator:** Handzerstäuber; durch Zusammendrücken eines Gummiballs bzw. der Flasche selbst (Knautschflasche) wird ein kräftiger Luftstrom über die Öffnung eines Kapillarröhrchens (Heberrohr) geleitet, durch das die zu dispergierende Flüssigkeit angesaugt u. versprüht wird. Gröbere Teilchen werden zurückgehalten, wenn der Sprühnebel vor dem Austreten aus dem Gerät gegen eine Fläche gelenkt wird; s.a. Aerosol*.
**Nebulogenum:** s. Aerosol.
**Necator:** s. Anthelmint(h)ikum(a).
**Necin:** s. Pyrrolizidinalkaloide.
**Necsäuren:** s. Pyrrolizidinalkaloide.
**Nectandra coto:** s. Aniba coto.
**Nectandra puchury-major:** s. Ocotea puchury-major.
**Nedalax®:** s. Bisacodyl.
**Nedocromil-Natrium** INN: 9-Ethyl-6,9-dihydro-4,6-dioxo-10-propyl-4H-pyrano[3,2-g]chinolin-2,8-dicarbonsäure Dinatriumsalz, Tilade®;

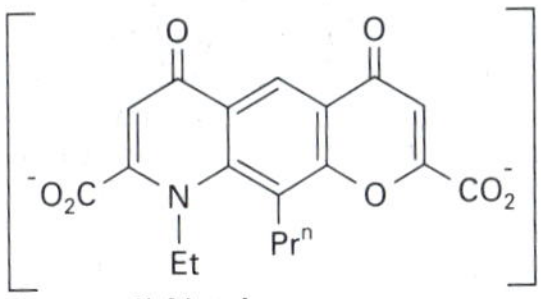

Nedocromil-Natrium

CAS-Nr. 69049-74-7; $C_{19}H_{17}NNa_2O_7$, $M_r$ 416.9. Schmp. 298-300°C unter Zers. Fahl-gelbliches Pulver. **Wirk.** Mastzellendegranulationshemmer, v.a. von chemotaktischen u. muskelkontrahierenden Entzündungsmediatoren (s. Mastzellen). **Anw.:** Antiallergikum, nicht geeignet bei akuten Krankheitszuständen. **Nebenw.:** Kopfschmerzen, Übelkeit. **Übl. Dos.:** 2mal/d 4 mg zum Inhalieren.
**Nefopam** INN: 3,4,5,6-Tetrahydro-5-methyl-1-phenyl-1H-2,5-benzoxazocin, Ajan®; CAS-Nr.

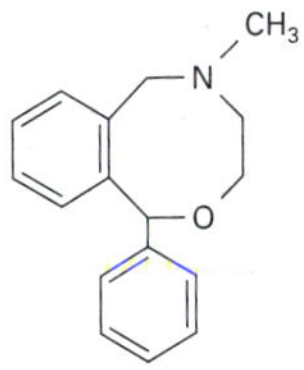

Nefopam

13669-70-0; $C_{17}H_{19}NO$, $M_r$ 253.35. **Anw.:** Starkwirksames Analgetikum, Myotonolytikum. Wirkungsmech. unklar, Prostaglandinsynthese wird nicht gehemmt, anticholinerg, sympathomimetisch. **Nebenw.:** Übelkeit, Erbrechen, Kopfschmerzen, Mundtrockenheit, Hautrötung, Tachykardie, Euphorie, Krämpfe. Kontraind.: konvulsive Erkrankungen, Myokardinfarkt, Glaukom, Leber- u. Nierenfunktionsstörungen, Monoaminooxidasehemmer. HWZ 4 h. Gebräuchl. ist auch Nefopamhydrochlorid.
**Nef-Reaktion:** Methode zur Herst. v. Aldehyden u. Ketonen aus primären u. sekundären Nitroalkanen. Das Nitroalkan wird mit Na-

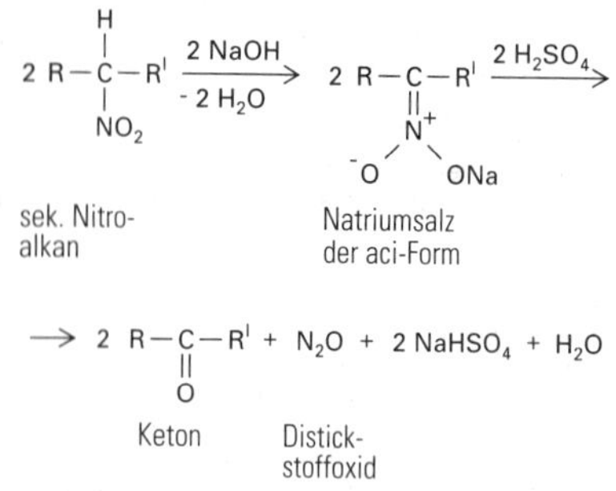


Nef-Reaktion:
Bildung eines Ketons als Beispiel

tronlauge in die aci-Form überführt, die mit Schwefelsäure hydrolysiert wird.

**Negatan**®: s. m-Cresolsulfonsäure.

**Negativliste:** zur Kostendämpfung auf dem Arzneimittelsektor wurde in der BRD ab 1.4.83 durch die sog. N. die Leistungspflicht der Krankenversicherung neu definiert. Für zunächst 4 Gruppen von Indikationen, nämlich f. Mittel gegen Erkältungskrankheiten u. grippale Infekte, zur Desinfektion des Mund- u. Rachenraumes sowie f. Laxantien u. Mittel gegen Reisekrankheiten gibt es seither keine Sachleistungspflicht der Krankenkassen mehr. Schon vorher wurden Trivial-Analgetika, Appetitzügler u. Vitamine nicht mehr zu Lasten der Versicherungsträger verordnet. Eine Rechtsverordnung über unwirtschaftliche Arzneimittel in der gesetzlichen Krankenversicherung trat 1991 in Kraft. Davon betroffen sind lt. Verordnungsentwurf 1. Arzneimittel mit f. das Therapieziel od. zur Minderung von Risiken nicht erforderlichen Bestandteilen, 2. Arzneimittel, die wegen d. Vielzahl d. enthaltenen Wirkstoffe nicht mit ausreichender Sicherheit beurteilt werden können u. 3. Arzneimittel mit nicht nachgewiesenem therapeutischem Nutzen.

Die Verordnung über Hilfsmittel von geringem therapeutischen Nutzen od. geringem Abgabepreis in der gesetzlichen Krankenversicherung vom 13.12.89 – eine N. f. Hilfsmittel – trat am 01.01.90 in Kraft. Danach dürfen u.a. Bandagen, Handgelenkriemen, Leibbinden ebenso wie Alkoholtupfer, Augenklappen, Einmalhandschuhe mit Ausnahmen auf Kassenrezept nicht mehr verschrieben werden.

**Negerkorn:** s. Sorghum bicolor.

**Negoban**®: s. Temocillin.

**Nehydrin**®: s. Dihydroergocristin.

**Neisser-Färbung:** Neisser-Polkörperchenfärbung; spezielle Färbung f. Diphtheriebakterien, bei der die Bakterien braun, die Polkörperchen blau erscheinen.

**Neisseria:** (nach A. Neisser, Breslau 1855-1916) Gattungsbegriff von gramneg., unbeweglichen Kokken in Diploform der Fam. Neissericeae. Wichtige pathogene Arten: **N. gonorrhoeae**, *syn.* Gonokokken; Diplokokken in Semmel- od. Kaffeebohnenform; Erreger der Gonorrhoe*. **N. meningitidis**, *syn.* Meningokokken; kleinere semmelförmige, pleomorphe Diplokokken; Erreger der Meningitis* epidemica.

**Nekrohormone:** Wundhormone; hormonartige Stoffe, die von nekrotischen Geweben (Wundflächen, absterbenden Zellen) an angrenzendes gesundes Gewebe abgegeben werden u. dort vermehrtes Zellwachstum hervorrufen, wodurch die Wundheilung (bei Pflanzen Korkbildung) eingeleitet wird.

**Nekrose:** Necrosis, Absterben eines Organs od. Organteiles od. Gewebes inmitten lebender Umgebung; nekrotisch, abgestorben.

**Nekrotrop:** Entstehung u. Ausbreitung von Parenchymnekrosen verhindernd od. hemmend.

**Nektarien:** *bot.* epidermale Drüsen an Blüten u. Blättern, die zuckerreiche Sekrete ausscheiden, um die Insekten anzulocken.

**Nektarine:** s. Prunus persica.

**Nelaton-Katheter:** weicher Katheter aus vulkanisiertem Kautschuk ohne Krümmung mit 1 bis 2 Augen, s. Katheter (Nelaton, Aug., Chirurg, Paris 1807 bis 1873).

**Nelken:** Flores Caryophylli, s. Syzygium aromaticum.

**Nelkengewächse:** s. Caryophyllaceae.

**Nelkenöl:** Oleum Carypohylli, s. Syzygium aromaticum.

**Nelkenpfeffer:** Fructus Pimentae, s. Pimenta dioica.

**Nelkenpfefferöl:** Oleum Pimentae, s. Pimenta dioica.

**Nelkenstiele:** Stipites Caryophyllorum, s. Syzygium aromaticum.

**Nelkenwurzel:** Radix Caryophyllatae, s. Geum urbanum.

**NEL-Wert:** no effect level.

**Nemathelminthes:** (*gr.* νῆμα Faden, ἕλμινς Wurm) Rund- od. Schlauchwürmer.

**Nematisch:** s. Flüssigkristalle.

**Nematizide:** Pflanzenschutzmittel gegen Nematoden, s. Schädlingsbekämpfungsmittel.

**Nematodes:** (*gr.* νῆμα Faden) Fadenwürmer; kommen als Saprozoen, Kommensalen* u. Parasiten* vor. Entwicklung **1.** ohne Wirtswechsel: Ascaris, Trichuris, Enterobius, Ankylostoma. **2.** mit Wirtswechsel: Trichinella, Filarien*. **3.** mit Generationswechsel: nur bei Strongyloides.

**NE-Metalle:** Abk. f. Nichteisenmetalle.

**Nemexin**®: s. Naltrexonhydrochlorid.

**Neo-:** (gr.) neu.

**Neoarsphenamin** INN: 3,3-Diamino-4,4-dioxyarsenobenzol-N-methansulfinsaures Natrium, Neosalvarsan®; CAS-Nr. 457-60-3;

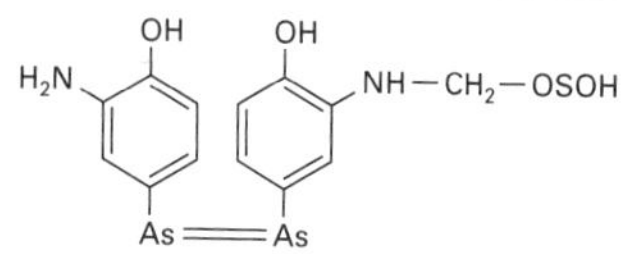

Neoarsphenamin

$C_{13}H_{12}As_2NaN_2O_4$, $M_r$ 466.2. **Anw.:** eines der ersten Chemotherapeutika*, zu Beginn dieses Jahrhunderts entwickelt. Vgl. Arsphenamin.

**Neocinchophen:** Methylium phenylchinolincarbonicum, 2-Phenylchinolin-4-carbonsäuremethylester od. 2-Phenylcinchoninsäuremethylester, Neocinchophen, Novatophan®; CAS-Nr. 485-34-7; $C_9H_5N(C_6H_5)COO{-}CH_3$, $M_r$ 263.1. Schmp. 58-60°C. Gelblichweißes, krist. Pulver, unlösl. in Wasser, lösl. in Ether, Essigsäureethylester, Benzol, wenig lösl. in Ethanol, sehr leicht lösl. in sied. Ethanol. **Anw.** med.: früher

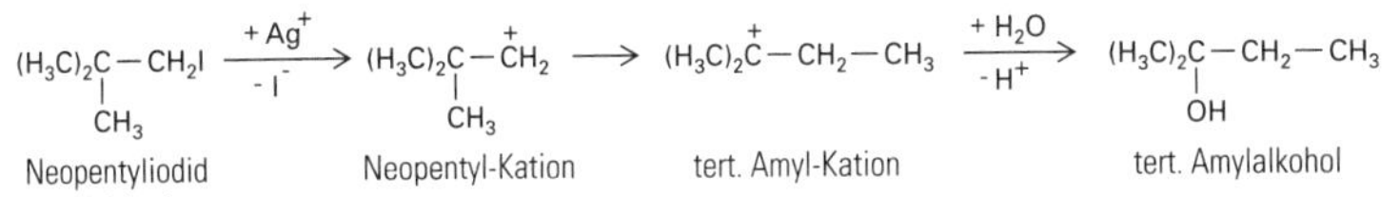

Neopentyl-Umlagerung

als Analgetikum, Antipyretikum u. gegen Gicht; **Dos.:** 0.5 bis 1.0 g mehrmals tgl.

**Neo-Clevenger-Apparatur:** von der Ph.Eur.3 vorgeschriebene Apparatur (modifiziert) zur Bestimmung des Gehaltes von Drogen an ätherischen Ölen (s. Olea aetherea). Diese werden durch azeotrope Destillation (s. Azeotrop) mittels Wasser u. Xylolzusatz aus der Droge herausdestilliert. Gemessen wird das Volumen des nach der Destillation auf dem Rücklaufwasser schwimmenden Xylols, welches die ätherischen Öle enthält.

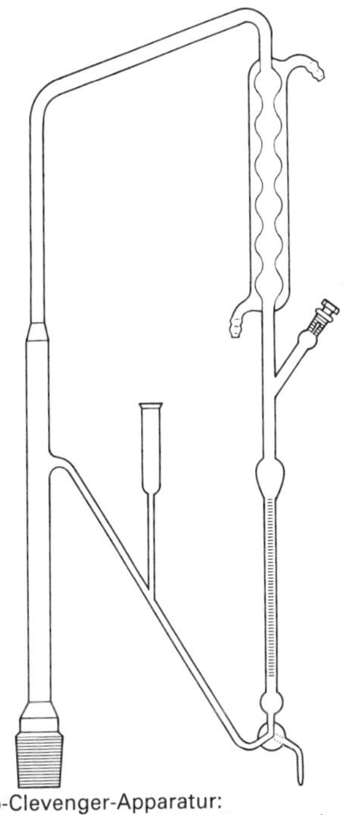
Neo-Clevenger-Apparatur: Apparatur zur Gehaltsbestimmung des ätherischen Öles in Drogen [22]

**Neodorm®:** s. Pentobarbital.

**Neodym:** s. Seltenerdmetalle.

**Neoflavane:** s. Flavonoide.

**Neo-Gilurytmal®:** s. Prajmaliumbitartrat.

**Neohesperidin:** s. Citrus aurantium ssp. aurantium.

**Neohesperidindihydrochalkon:** $C_{28}H_{36}O_{15}$. Anw.: Süßstoff*, s. Süßmittel.

**Neo-Kodan®:** s. Octenidin.

**Neomenthol:** s. Menthol.

**Neomycin** INN: Aminoglykosid-Antibiotikum aus Streptomyces fradiae (1949 von Waksman u. Lechevalier isoliert), Bykomycin®. Ein Gem., bestehend aus der Hauptkomponente Neomycin B (Framycetin*), Neomycin C (ein Stereoisomeres von N. B) u. Neomycin A (Neamin), einem unwirksamen hydrolytischem Abbauprodukt von Neomycin B u. C (Strukturformel von N. C s. Antibiotika). Weißes bis schwachgelbes Pulver, hygr.; die Lsg. ist rechtsdrehend. **Anw.:** nur lokal, vgl. Framycitin.

**Neomycinsulfat:** Neomycini sulfas Ph.Eur.3, Neomycinum sulfuricum; CAS-Nr. 1405-10-3. Gelblichweißes, hygr. Pulver, fast geruchlos; sehr leicht lösl. in Wasser, unlösl. in organischen Lösungsmitteln. Wirksamkeit mind. 680 I.E. je mg Substanz.

**Neon:** s. Edelgase.

**Neopentyl-Umlagerung:** Behandelt man Neopentyliodid mit Silber-Ionen, so entsteht nach Zugabe von Wasser tertiärer Amylalkohol. Das zunächst gebildete Neopentyl-Kation ist als primäres Carbenium-Ion bestrebt, sich rasch in das stabilere tertiäre Carbenium-Ion, das tertiäre Amyl-Kation, umzuwandeln. Diese Umlagerung erfolgt durch Wanderung der Methylgruppe unter Mitnahme ihres Elektronenpaares an das benachbarte Carbenium-Ion. Reaktion mit Wasser führt schließlich zum tertiären Amylalkohol.

**Neoplasie:** Neubildung von Gewebe, im engeren Sinne autonomes Überschußwachstum; im klinischen Sprachgebrauch versteht man unter N. in der Regel ein bösartiges Geschehen.

**Neoplasma:** (*gr.* νέος neu, πλάσμα Gebilde) irreversibel u. selbständig wachsende Neubildung körpereigenen Gewebes; s.a. Tumor.

**Neopren:** synth. Kautschuk, gew. durch Polymerisation von Chloropren (2-Chlorbutadien).

**Neopsicain:** s. Pseudococain.

**Neopterin:** 2-Amino-6-(1,2,3-trihydroxypropyl)-4(3H)-pteridinon, 6-(1,2,3-propyl)-pterin; CAS-Nr. 670-65-5; $C_6H_{11}N_5O_4$, $M_r$ 253.22. Hellgelbe Kristalle, entdeckt 1963 von H. Rembold u. L. Buschmann in Bienen (enthalten z.B. auch im Gelée royale*); vgl. Pterine (Strukturformeln). Vork. des N. in Harn u. Serum des Menschen. Dort wird es von durch Interferon-gamma-aktivierten Makrophagen produziert; es gilt bei entsprechenden Erkrankungen (Krebserkrankungen, Autoimmunerkrankungen, Allergien, AIDS u.a.) als Marker der Aktivierung des zellulären Immunsystems. Von den 4 möglichen stereoisomeren Formen dient D-*erythro*-Neopterin als Indikator bei Abstoßungsreaktionen nach Organtransplantation, bei viralen Infekten (inklusive AIDS), bei Infekten durch intrazelluläre Bakterien (z.B. Tuberkulose) bzw. Protozoen (z.B. Malaria), bei Autoimmunerkrankungen u. zur Verlaufskontrolle u. Prognose bei bestimmten malignen Erkrankungen.

**Neoruscogenin:** s. Ruscus aculeatus.

**Neosalvarsan:** s. Neoarsphenamin.

**Neostigminbromid:** Neostigmini bromidum Ph.Eur.3, 3-(Dimethylcarbamoyloxy)-N,N,N-trimethylanilinium-bromid, Synstigminbromid, Synstigminium bromatum, Prostigmin®; CAS-Nr.

114-8-7; $C_{12}H_{19}BrN_2O_2$, $M_r$ 303.2. Weißes, krist., hygr. Pulver von bitterem Geschmack, sehr leicht lösl. in Wasser, leicht lösl. in Ethanol 90% u. in Chloroform. **Anw.** med.: als Parasympathomimetikum (ähnl. wie Physostigmin*), wirkt miotisch, hemmend auf Cholinesterase, erregend auf den Parasympathikus, besonders wirksam auf die Blasen-, Magen- u. Darmmuskulatur; bei Lähmungen, postoperativer Darmatonie, Muskelspasmen, Glaukom, paroxysmalen Tachykardien, Involutionspsychosen, zur Aufhebung der Curarewirkung (Antagonist des D-Tubocurarins). HWZ 1.3 h. **Übl. Dos.:** oral: 0.004 g. Parenteral: 0.0005 g. Augentropfen: 3%, Augen- u. Nasensalbe: 1%. MED 0.03 g, s.c. od. i.m. 0.003, MTD 0.09 g, s.c. od. i.m. 0.006 g. Zuber. nach Ph.Helv.7: Neostigminbromid-Injektionslösung 0.5 mg/mL, Neostigmini bromidi solutio iniectabilis 0.5 mg/mL.

**Neostigminmethylsulfat:** Neostigmini metilsulfas Ph.Eur.3, Neostigminmetilsulfat, Neostigmini methylsulfas, 3-(Dimethylcarbamoyloxy)-N,

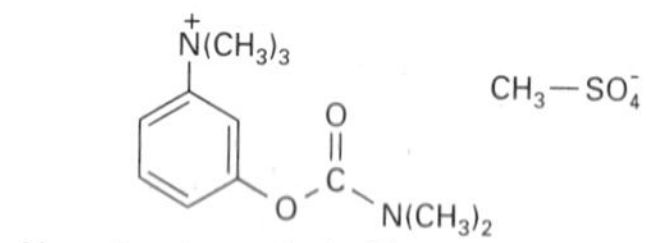

Neostigminmethylsulfat

N,N-trimethylanilinium-methylsulfat, Dimethylcarbaminoyl-3-oxyphenyl-trimethyl-ammonium-methylsulfat, Synstigminium methylsulfuricum, Synstigminmethylsulfat; CAS-Nr. 51-60-5; $C_{13}H_{22}N_2O_6S$, $M_r$ 334.4. Schmp. 143-148°C. Weißes, hygr., krist. Pulver von bitterem Geschmack; sehr leicht lösl. in Wasser (1:0.5), leicht lösl. in Ethanol 90% u. Chloroform. **Anw.** med.: wie Neostigminbromid* (f. Injektionen, i.m. od. s.c., i.v. als Infusion). **Dos.:** wie Neostigminbromid*.

**Neoteben®:** s. Isoniazid.

**Neotigason®:** s. Acitretin.

**Neo-Tizide®:** s. Methaniazid.

**Nepeta cataria** L.: Fam. Lamiaceae (Labiatae), Katzenkraut, Katzenminze (Vorderasien, Europa). Stpfl. v. **Herba Nepetae catariae:** Katzenkraut, **Inhaltsst.:** äther. Öl, das Citral, Citronellol, Geraniol, Limonen u.a. enthält. **Anw.:** gegen Neurasthenie, Bronchitis. Als Verfälschung von Folia Melissae (s. Melissa officinalis) wurde **N. c. var. citroidora** beobachtet.

**Nephelauxetischer Effekt:** in der Komplexchemie versteht man darunter die elektrostatischen Abstoßungseffekte der um ein Zentral-Ion gruppierten Liganden. Nach der Stärke des Effektes läßt sich eine nephelauxetische Reihe definieren, die v.a. in der Ligandenfeldtheorie* von Bedeutung ist, da sie spektroskopische Eigenschaften von Komplexen zu erklären gestattet.

**Nephelometrie:** *syn.* Tyndallometrie; Verfahren zur Bestimmung des Feststoffanteils einer Flüssigkeit (Schlamm, Bakterien, feinste Niederschläge) od. eines Gases (Rauch). Dabei mißt man mit einem Nephelometer od. Tyndallometer die Extinktion* (bzw.Absorption* od. Intensität des Streulichts) beim Durchfall eines Lichtstrahls.

**Nephritis:** Nierenentzündung.

**Nepresol®:** s. Dihydralazin.

**Neptal®:** s. Acebutolol.

**Neptunium:** Np, radioaktives Element, $A_r$ 237.0482, OZ 93, entdeckt 1940 v. McMillan u. Abelson (Californien) bei der Bestrahlung von Uran-238 mit Neutronen.

**Neral:** s. Citral.

**Ne reit.:** (Abk. auf Rezepten) ne reiteretur od. ne repet.: ne repetatur, Arznei darf nicht nochmals abgegeben werden; Wiederholungsverbot für verschreibungspflichtige Arzneimittel* (§ 3 der Verordung über verschreibungspflichtige Arzneimittel*).

**Ne repet.:** s. Ne reit.

**Neriderm®-Creme:** Hydrophile Creme (s. Unguenta) mit einem Öl-in-Wasser-Emulsionssystem mit hoher Wasseraufnahmefähigkeit. Mischung aus Polyethylenglykol-40-stearat, Stearylalkohol, Vaselin, flüssiges Paraffin, Polyacrylat (Carbopol® 934), Natriumhydroxid, Na-EDTA, p-Hydroxybenzoesäureester, gereinigtem Wasser. Durch den schon vorhandenen hohen Wassergehalt wirkt die Creme angenehm kühlend. Sie schützt u. pflegt, fettet jedoch nicht u. eignet sich daher besonders f. sichtbare Körperstellen. Inkomp.: kationische Arznei- u. Hilfsstoffe (anionischer Hydrogelbildner!).

**Neriderm®-Fettsalbe:** wasserfreie einphasige Salbengrundlage; zusammengesetzt aus hydriertem Pflanzenöl u. Kohlenwasserstoffen. Enthält keine Duftstoffe, Wollwachs od. Parabene, die u.U. zu allergischen Reaktionen führen können. Die Fettsalbe ist bei sehr trockener Haut angezeigt u. bildet eine sehr gute Schutzschicht vor hautschädigenden Einflüssen.

**Neriderm®-Salbe:** lipophile Creme (s. Unguenta) mit einem Wasser-in-Öl-Emulsionssystem (30% Wasseranteil) ohne Duftstoffe, Wollwachs od. Parabene. Mischung aus Citronensäure-distearylalkoholester u. Pentaerythrit-Kokosfettsäureester, Sorbitansesquioleat, gebleichtem Wachs, flüssigem Paraffin, Vaselin, Al-stearat, Butylhydroxyanisol, Citronensäure u. gereinigtem Wasser. Durch den ausgewogenen Wasser- u. Fettanteil besitzt die Salbe ein breites Anwendungsgebiet (Pflege u. Schutz der normalen Haut). Sie schützt vor allem vor unerwünschtem Austrocknen der Haut.

**Neriin:** Glykosid aus den Blättern von Nerium oleander*.

**Nerisona®:** s. Diflucortolon.

**Nerium odorum** Ait.: Fam. Apocynaceae (Indien, Persien, Japan). Stpfl. v. **Radix Nerii odori:** Indische Oleanderwurzel. **Inhaltsst.:** Neriodorin, Neriodorein (in der Rinde Odorosid). **Anw.:** als Herzmittel.

**Nerium oleander** L.: Fam. Apocynaceae, Oleander, Rosenlorbeer (Mittelmeergebiet, Südamerika). Stpfl. v. **Folia Oleandri:** (Folia Nerii), Oleandri folium, Oleanderblätter, Rosenlorbeerblätter. **Off.:** DAB9. **Inhaltsst.:** ca. 0.5% Herzglykoside; neben dem Hauptglykosid Oleandrin (Folinerin), dem L-Oleandrosid von 16-Acetyl-gitoxigenin (Oleandrigenin), sind weitere Cardenolide vorhanden: Desacetyloleandrin, Adynerin (Adynerigenin-Glykosid), Neriantin (Neriantogenin-Glykosid), sämtliche mit Digitalis-ähnlicher Wirk., ferner Neriin (diuretisch wirkend), Rutin, Saponin, Gerbstoff, Harz, äther. Öl. **Anw.:** als Herzmittel an Stelle von Digitalis mit rascherer Wirk., geringerer Intensität u. deutlichem diuretischem Effekt, an dem auch die enthaltenen Flavonglykoside beteiligt sind; indiziert bei leicht eingeschränkter Herzleistung. Äuß.: gegen Hautausschläge, Krätze u.a. Werden Oleanderblätter verordnet, so ist, wenn aus der Verordnung nichts anderes hervorgeht, Eingestelltes Oleanderpulver zu verwenden. **Oleandri pulvis normatus:** Eingestelltes Oleanderpulver DAB9, soll einen Wirkwert besitzen, der einem Geh. von 0.5% Oleandrin entspricht (am Meerschweinchen bestimmt).

**HOM:** *Nerium oleander* (HAB1.2): frische, vor der Blüte gesammelte Blätter; verord. z.B. b. Herzerkrankungen, Oedemen, Darmkatarrh.

**Nernst-Brunner-Gesetz:** s. Auflösung(sgeschwindigkeit).

**Nernst-Gleichung:** wichtige Gleichung zur Berechnung des Potentials eines elektrochemischen Elements in Abhängigkeit von den Konzentrationen der Reaktionspartner:

$$E = E_o + \frac{R \cdot T}{z \cdot F} \cdot ln \frac{c_{ox}}{c_{red}}$$

E = Potential, $E_o$ = Standardpotential*, R = Gaskonstante*, T = Temperatur, z = Anzahl der ausgetauschten Elektronen, F = 96500 C (Faraday-Konstante), $c_{ox}$ bzw. $c_{red}$ = Konzentration der oxidierten bzw. reduzierten Stoffe

**Nernst-Thompson-Regel:** Lösungsmittel fördern die elektrolytische Dissoziation (s. Ion) umso mehr, je höher ihre Dielektrizitätskonstante* ist. Die Solva(ta)tion der entstehenden Ionen ist dafür verantwortlich.

**Nernst-Verteilungsgesetz:** Das Verhältnis der Stoffmengenkonzentrationen eines sich zwischen 2 Phasen (z.B. Flüssigkeit u. Gas od. 2 versch. Flüssigkeiten) verteilenden Stoffes ist, nach Herst. des Gleichgewichts, bei gegebener Temp. konstant. Die Konstante heißt Verteilungskoeffizient* u. hat bei gegebenen Phasen f. jeden Stoff einen charakterist., bei analyt. u. präparativen Verteilungsverfahren genutzten Wert.

**Nerol:** *cis*-3,7-Dimethyl-2,6-octadien-1-ol; $C_{10}H_{18}O$, $M_r$ 154.24. *cis*-Form von Geraniol* u. isomer mit Linalool*; ein Monoterpenalkohol. Optisch inaktiv. Cyclisiert leicht unter Austritt von Wasser zu Dipenten. Nat. z.B. im Neroliöl. Als Diphosphat (**Strukturformel** s. Monoterpene) wichtiges Zwischenprodukt beim Aufbau der Terpene*. **Anw.:** Grundstoff in der Parfümerie.

**Neroliblüten:** Flores Aurantii, s. Citrus aurantium ssp. aurantium.

**Nerolidol:** Peruviol, 3,7,11-Trimethyl-1,6,10-dodecatrien-3-ol; CAS-Nr. 7212-44-4; $C_{15}H_{26}O$, $M_r$ 222.36. Existiert in *cis*-, *trans*- u. *cis-trans*-Form. Sekundärer, acyclischer Sesquiterpenalkohol, Bestandteil äther. Öle; z.B. in Perubalsam (s. Balsamum peruvianum) od. Niauliöl (s. Melaleuca viridiflora) enthalten.

**Neroliöl:** Oleum Aurantii Floris, s. Citrus aurantium ssp. aurantium.

**Nervensystem:** NS, Gesamtheit des Nervengewebes als morphologische u. funktionelle Einheit mit der Befähigung zu Reizaufnahme, Erregungsleitung u. -verarbeitung u. motorischer Verarbeitung. **Einteilung:** Topographisch: Zentralnervensystem (ZNS; Gehirn, Rückenmark), peripheres N. (Hirn- u. Rückenmarksnerven u. periphere Ganglien); funktionell: animales Nervensystem*, vegetatives (autonomes) Nervensystem*.

**Nerventee:** s. Species sedativae.

**Nervenwurzel:** s. Cypripedium calceolus var. pubescens.

**Nervinum(a):** Nervenheilmittel; **1.** Mittel, die eine anregende Wirkung haben (Exzitiantia, Analeptika); **2.** krampfstillende Mittel (Antispasmodika) u. Mittel gegen Nervenschmerzen (Antineuralgika), ferner Beruhigungsmittel (Sedativa).

**Nervon:** s. Glykolipide.

**Nervonsäure:** $\Delta^{15}$-Tetracosensäure; $CH_3$-$(CH_2)_7CH{=}CH(CH_2)_{13}COOH$, $M_r$ 366.7. Schmp. 42°C. Säurekomponente der Cerebroside (s. Glykolipide).

**Nerylpyrophosphat:** Neryldiphosphat; **Strukturformel** s. Monoterpene.

**Nerzöl:** fettes Öl, bestehend aus den Glyceriden ungesättigter Fettsäuren; gew. aus dem Unterhautfettgewebe des Nerzes, Fam. Mustelidae. **Anw.:** in kosmetischen Haut- u. Haarpräparaten.

**Nesselblumen, Weiße:** Flores Lamii albi, s. Lamium album.

**Nesselkraut:** Herba urticae, s. Urtica dioica.

**Neßler-Reagenz:** alkalische Lsg. von komplexem Kalium-tetraiodomercurat(II); $K_2[HgI_4]$. Reagenz Ph.Eur.3: 11.0 g Kaliumiodid u. 15.0 g Quecksilber(II)-iodid werden in Wasser zu 100 mL gelöst. Bei Bedarf wird ein Volumenteil dieser Lsg. mit einem Volumenteil 25%iger (m/V) Natronlauge gemischt. **Anw.:** als außerordentl. empfindliches Reagenz auf Ammoniak u. Ammoniumverbindungen; Spuren geben Gelbfärbung, größere Mengen erzeugen rostbraunen Ndschlg. infolge Bildung von $Hg[HgI_3(NH_2)]$. Zur Reinheitsprüfung von gereinigtem Wasser, Wasser f. Injektionszwecke u. Schwefelsäure. Durch Alkohole u. Aldehyde wird N. beim Erwärmen zu metallischem Quecksilber reduziert. (Neßler J., Chemiker, Karlsruhe 1827 bis 1905).

**Netilmicin** INN: Aminoglykosid-Antibiotikum, verwandt mit Sisomicin* u. Gentamicin*, Certomycin®; CAS-Nr. 56391-56-1; $C_{21}H_{41}N_5O_7$. **Anw.:**

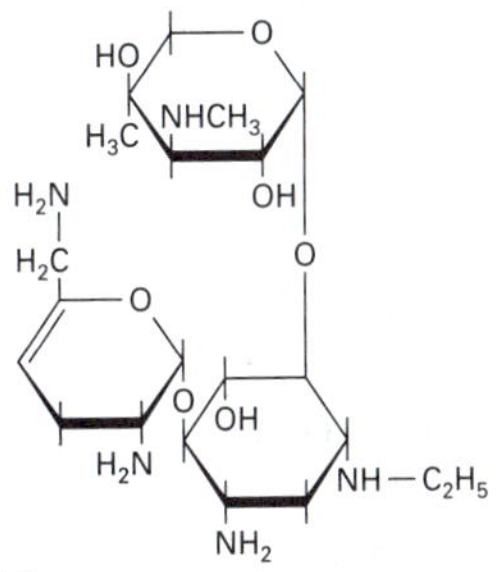

Netilmicin

Antibiotikum zur Ther. schwerer Infektionen mit gramnegativen Problemkeimen. HWZ 2.6 h. **Übl. Dos.:** Parenteral: i.v.: 0.002 bis 0.003 g/kg KG/d in 2 bis 3 Einzeldosen, das Blutspiegelmaximum sollte 16 µg/mL nicht übersteigen; s.a. Antibiotika (Tab.). Gebräuchl. ist Netilmicinsulfat.

**Netzebene:** Ebene beliebiger Orientierung im Kristallgitter*, die netzförmig mit Gitterpunkten besetzt ist.

**Netzhaut:** Retina.

**Netzleistenzellen:** *bot.* Parenchymzellen in der Umgebung der Gefäßbündel in den Rippen, von Früchten, z.B. von Foeniculum vulgare.

**Netzmittel:** Benetzungsmittel; Stoffe, natürliche od. synthetische, welche die Oberflächenspannung von Flüssigkeiten herabsetzen, wodurch diese leichter in feste Körper (Gewebe, Holz usw.) eindringen können, u. gelöste Stoffe (Chemikalien, Flammenschutzmittel, Insektenvertilgungsmittel, Holzkonservierungsmittel usw.) sich leichter imprägnieren lassen. Solche N. sind z.B. Alkalien, Seifen (s. Sapo), Fettalkoholsulfonate (s. Tenside), Türkischrotöle usw.

**Neuberg-Ester:** s. Fructose-6-phosphat.

**Neues Formularium Austriacum:** s. NFA.

**Neues Rezeptur-Fomularium:** NRF; s. Deutscher Arzneimittel-Codex, s. Magistralformeln.

**Neugelb:** s. Bleichromat.

**Neugewürz:** Fructus Pimentae, s. Pimenta dioica.

**Neupogen®:** s. Filgrastim.

**Neuracen®:** s. Beclamid.

**Neural:** von den Nerven herrührend, die Nerven betreffend.

**Neuralgie:** Neuralgia, anfallsweise auftretender Schmerz im Ausbreitungsgebiet eines sensiblen Nervs; Nerv dabei druckempfindl.

**Neuraltherapie:** *syn.* Reflextherapie, Segmenttherapie nach *Huneke:* Behandlungsmethode zur Beeinflussung erkrankter Organsysteme über gezielte Injektionen von Lokalanästhetika* im Segmentbereich des Organs sowie zur Ausschaltung von Störfeldern (chron. verändertem Gewebe, z.B. Narben, welches auf nervalem Wege Fernstörungen macht) u. Schmerzpunkten (locus dolendi). Verwendet werden Procain*, Lidocain* u. deren Derivate.

**Neuraminidasen:** Glykosidhydrolasen; Vork. in Viren, Bakterien u. Wirbeltieren; spalten Neuraminglykoside (z.B. Ganglioside) u. neuraminhaltige Glykoproteine.

**Neuraminsäure:** 5-Amino-3,5-didesoxy-D-glycero-D-galactononulosonsäure; eine aus Mannosamin u. Pyruvat gebildete $C_9$-Verbindung. Bestandteil von Glykolipiden*, Mucopolysacchariden*, Glykoproteinen*. Die N- u. O-Acetylderivate werden als Sialinsäure(n) bezeichnet. Spaltung durch Neuraminidasen*.

**Neurasthenie:** besser: neurasthenisches Syndrom. Reizbare Nervenschwäche. Definiert durch das Nebeneinander von pathologischer Erregbarkeit der psychischen Funktionen u. pathologischer Erschöpfbarkeit. Vork.: nach längerem Schlafentzug, bei chron. Intoxikationen, beginnender Paralyse u. Depressionen, gelegentl. bei Schizophrenie. Symptome: verschiedene Organschmerzen, Schweißneigung, Schlafstörungen, Zittern, Verdauungs- u. Potenzstörungen, Angst u.a. psychische Störungen.

**Neurin:** s. Ptomaine.

**Neuritis:** Nervenentzündung; mit Störung der motorischen od. sensiblen Leitung einhergehende Erkrankungen der peripheren Nerven, teils entzündlicher, teils degenerativer Art.

**Neuro- bzw. Osteo-Lathyrismus:** s. Lathyrus sativus.

**Neurochemie:** Wissenschaft, die sich mit den chemischen Grundlagen der Nervenfunktionen befaßt (s.a. Neurotransmitter).

**Neurocil®:** s. Levomepromazin.

**Neuro-Fortamin®:** s. Metamizol.

**Neuroglia:** (*gr.* νευρά Nerv, γλοιός Leim) Stützgewebe des ZNS, sog. Nervenkitt, in das Nervenfasern u. Nervenzellen (Ganglienzellen) eingebettet sind. Grenzt die nervöse Substanz an allen Oberflächen u. gegen die Blutgefäße ab u. ist f. den Stoffwechsel d. Nervengewebes von großer Bedeutung.

**Neurohormone:** Gewebshormone (Peptidhormone), die im zentralen od. peripheren Bereich des Nervensystems bei Erregung der Nerven gebildet werden u. nervöse Reize übertragen; auch als Neuropeptide od. Neuromodulatoren bezeichnet; z.B. Opioidpeptide*, Releasing Hormone etc.; vgl. Hormone, Neurotransmitter.

**Neuroleptanalgesie:** Gabe eines Neuroleptikums (z.B.: Droperidol*) u. eines starken Analgetikums (Fentanyl*) zur Herbeiführung eines narkoseähnlichen Zustandes (Stadium der absoluten Analgesie), in dem Operationen durchgeführt werden können, besonders wenn der Kontakt zum Patienten erforderlich ist, bei Patienten mit sehr labilem Kreislauf, bei alten Menschen, zur Prämedikation mit Distickstoffoxid in der neuro- u. kardiochirurgischen Anästhesie, bei Barbituratallergie, bei Lebererkrankungen usw. Aufgrund der Atemdepression durch das Analgetikum muß künstliche Beatmung möglich sein.

**Neuroleptikum(a):** s. Psychopharmaka.

**Neurologie:** Lehre von den Nerven u. Nervenkrankheiten (Neuropathologie).

**Neurolytikum(-a):** zur (irreversiblen) Blockade von Nerven verwendete Substanzen.

**Neurolytril®:** s. Diazepam.

**Neuromodulatoren:** s. Neurohormone.

**Neuron:** (*gr.* νεῦρον Sehne, Nerv) Plur. Neuronen od. Neuren; die Nervenzelle mit allen ihren Fortsätzen (Neurit, Dentrit, Kollateralen u. Telodendron); die Verknüpfung der Neuronen untereinander erfolgt durch Synapsen.

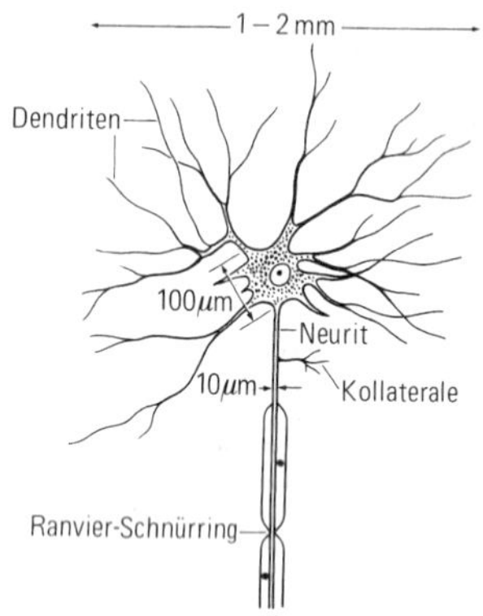

Neuron [114]

**Neuronika®:** s. Kavain.

**Neurontin®:** s. Gabapentin.

**Neuropeptide:** s. Neurohormone.

**Neuroplegikum(a):** s. Psychopharmaka.

**Neurose:** funktionelle Störung des Nervensystems, Form der abnormen Erlebnisreaktion.

**Neurotensin:** im Gastrointestinaltrakt u. Hypothalamus vorkommendes Tridekapeptid mit kininähnlicher Wirk.; vermutlich auch Neurotransmitterfunktion; ist in Inselzelltumoren der Bauchspeicheldrüse nachweisbar.

**Neurotoxikosen:** *syn.* Säuglingstoxikose, hypertone Dehydratation. Im Mittelpunkt der Krankheit steht der Schock mit meist deutlichen Zeichen einer ZNS-Beeinträchtigung. Ausgesprochener Altersgipfel im ersten Lebensjahr, besonders im 5. bis 7. Lebensmonat. Durch die Hypernatriämie u. die Hyperosmolarität dringt Wasser aus dem intrazellulären in den extrazellulären Raum. Auch dem Gehirn wird Wasser entzogen. Infolge seiner festen Hüllen kann es nicht schrumpfen; die resultierende intrakraniale Druckverminderung kann zu anatomischen Läsionen führen.

**Neurotoxine:** Gifte, die bes. auf das Nervensystem wirken (z.B. Zytotoxine, verschiedene Schlangengifte, Stoffwechselgifte, Nahrungsmittelgifte, Schwangerschaftstoxine usw.).

**Neurotransmitter:** Transmitter(substanzen), chemische Überträgersubstanzen; Substanzen, die im Gegensatz zur elektrischen Erregungsleitung den Nervenreiz an den Synapsen* in ZNS u. peripheren Nerven auf chemischem Weg weiterleiten. Mechanismus: das am Nervenende einlaufende Aktionspotential bewirkt über eine Membranpermeabilitätsänderung den Einstrom von extrazellulären Calcium-Ionen, was wiederum die Freisetzung der N. aus einer inaktiven Speicherform (in Vesikeln) in den synaptischen Spalt herbeiführt. Nach rascher Diffusion wirkt der N. erregend auf die postsynaptische Membran. Nach Bruchteilen einer Sekunde wird der N. jedoch entweder enzymatisch abgebaut u. dadurch inaktiviert (z.B. Acetylcholin*) und/oder in das synaptische Depot zurücktransportiert (z.B. Noradrenalin*). Nach Bindung an einen präsynaptischen Rezeptor kann der N. auch über eine Rückkopplungshemmung seine Synthese steuern (z.B. durch Stimulierung von präsynaptischen $\alpha_2$-Rezeptoren durch Katecholamine*). Die Wechselwirkung mit spezifischen postsynaptischen Neurotransmitterrezeptoren löst einerseits eine lokale Potentialänderung der postsynaptischen Membranen aus, die zur Öffnung von spezifischen Ionenkanälen u. zu einem in Richtung des Konzentrationsgradienten gerichteten Ionenfluß von Natrium-, Kalium- u. Chlorid-Ionen führt. Andererseits ist der membrangebundene Neurotransmitterrezeptor mit einer Adenylatcyclase assoziiert, die auf der Membraninnenseite lokalisiert ist u. durch Bildung von cAMP Stoffwechselumschaltungen auslöst (z.B. Enzyminduktionen, Änderung von Enzymaktivitäten). **Die wichtigsten N.:** Acetylcholin*, Dopamin*, Noradrenalin*, Adrenalin*, γ-Aminobuttersäure* (GABA), Serotonin*, Glycin* u. verschiedene Neuropeptide (*syn.* Peptidneurotransmitter: Enkephaline, Endorphine*, Cholezystokinin*, Bradykinin*, Thyrotrophin*, Releasing Hormone, Somatostatin*); vgl. Mediatorsubstanzen.

**Neurotropan®:** s. Cholincitrat.

**Neurotverfahren:** s. Türkisschrotöl.

**Neurozyten:** Nervenzellen (Ganglienzellen).

**Neusilber:** Cu-Zn-Ni-Legierung.

**Neutral:** keinem von beiden angehörig; ohne bestimmte Wirkung, chem. weder sauer noch basisch reagierend (pH 7), weder positiv noch negativ elektrisch geladen.

**Neutralfette:** als Syn. f. Triglyceride* verwendet. Ungeladene, elektrisch neutrale Lipide; s.a. Hartfett.

**Neutralisationstest:** *syn.* Schutzversuch; Nachw. von Antikörpern, die Viren od. Rikkettsien neutralisieren; Identifikation unbekannter Viren.

**Neutralisationstitrationen:** *syn.* Säure-Base-Titrationen*.

**Neutralöl:** s. Miglyol 812-Neutralöl®.

**Neutral-Protamin-Hagedorn-Insulin:** NPH-Insulin, s. Insulin (Insulinpräparate, Verzögerungsprinzip).

**Neutrino:** ν; Elementarteilchen ohne Ruhemasse u. nachweisbare elektr. u. magnet. Momente. Vgl. Neutron*.

**Neutromed®:** s. Cimetidin.

**Neutron:** ungeladenes Elementarteilchen* mit der Masse $1.6745 \cdot 10^{-24}$ g (vgl. Proton*). Protonen u. Neutronen sind wahrscheinlich nur verschiedene Anregungsstufen desselben Elementarteilchens*, nämlich des Nukleons. Das N. zerfällt unter Abgabe eines Elektrons u. eines Antineutrinos in ein Proton: $n \rightarrow p + e^- + \nu$. HWZ 16.8 min. Neutronen sind also Beta-Strahler. Man erhält sie durch Beschuß von Atomkernen mit z.B. Protonen, Gamma- od. Alphastrahlen, die wichtigste N.-Quelle sind jedoch die Kernreaktoren.

**Neutronenabsorber:** s. Strahlenschutz.

**Neutronenaktivierungsanalyse:** Verfahren in der analytischen Chemie. Durch Neutronenbeschuß werden Nuklide in Kernreaktionen* verändert, um dadurch leichter nachgewiesen werden zu können. Man unterscheidet die „instrumentelle“ (INAA) von der „radiochemischen“ N. (RNAA). Wichtig in der Spurenanalyse. Durch mobile Neutronenquellen (z.B. Californium-252) heute nicht nur Kernforschungszentren vorbehalten.

**Neutronenbeugung:** *syn.* Neutronendiffraktion; eine in der Kristallstrukturanalyse* neben der Röntgenbeugung eingesetzte Technik; da N. im Gegensatz zur Röntgenbeugung nur wenig von der Ordnungszahl* des streuenden Atomkernes abhängt, eignet sie sich gut f. die Bestimmung der Positionen von leichten Atomen – v.a. H-Atomen – neben schweren.

**Neutronendetektoren:** s. Strahlenmeßgeräte.

**Neutronendiffraktion:** s. Neutronenbeugung.

**Nevirapin:** s. Transkriptase, Reverse.

**Newberyt:** s. Magnesiumhydrogenphosphat.

**Newcastle-Krankheit-Impfstoff (inaktiviert):** Vaccinum pseudopestis aviariae inactivum Ph.Eur.3: Emulsion od. Suspension eines geeigneten Stammes des Newcastle-Krankheit-Virus, so inaktiviert, daß die immunisierende Wirkung erhalten ist. Ein Adjuvans kann enthalten sein.

**Newcastle-Krankheit-Lebendimpfstoff (gefriergetrocknet):** Vaccinum pseudopestis aviariae vivum cryodesiccatum Ph.Eur.3, Vaccinum vivum pseudopestis aviariae cryodesiccatum (stirpe lentogenica); Atypische-Geflügelpest-Lebendimpfstoff. Zuber., die einen lentogenen Stamm des Virus dieser Krankheit enthält. Die Suspension wird mit einer geeigneten Stabilisatorlösung verdünnt u. gefriergetrocknet.

**Newman-Projektion:** perspektivische Darstellung von Molekülen, bei der das Molekül in Richtung einer zentralen C–C-Bindung auf die Papierebene projiziert wird (s.a. Konformation).

**Newton:** abgeleitete SI-Einheit* f. die Kraft, Symbol: N. $1 N = 1 kg \cdot m \cdot s^{-2}$.

**Newton-Flüssigkeiten:** s. Viskosität.

**Newton-Metall:** Bismut-Blei-Zinn-Legierung. Schmp. 92-95°C. **Anw.:** in d. Zahnheilkunde.

**NeyNormin®:** s. Estradiolbenzoat.

**NF:** National Formulary, s. Deutscher Arzneimittel-Codex.

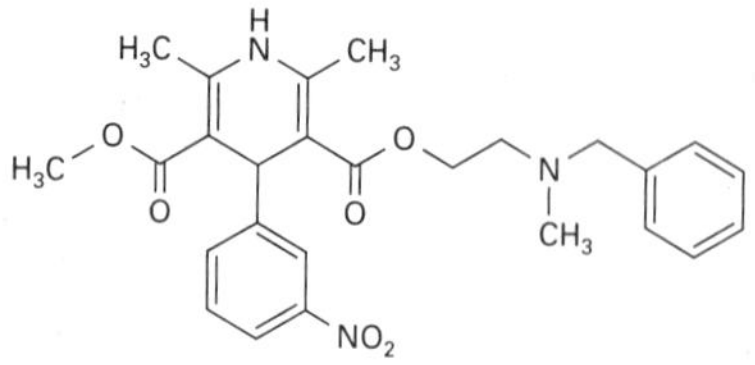

Nicardipin

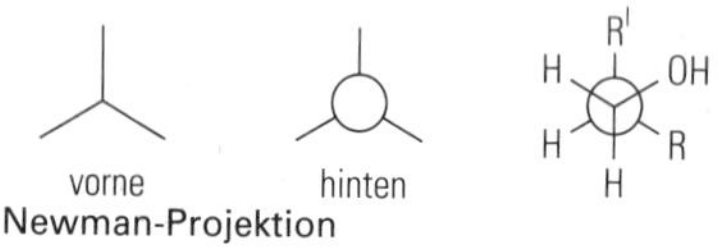


Newman-Projektion

**NFA:** Neues Formularium Austriacum; von der Österreichischen Apothekerkammer herausgegebene Rezepturempfehlungen f. magistrale Verschreibungen (s. Magistralformeln), 1. Ausgabe 1988.

**Ni:** *chem.* Nickel*.

**Niacin:** engl. Bez. f. Nicotinsäure*.

**Niacinamid:** Nicotinamid, s. Vitamine.

**Niauli:** s. Melaleuca viridiflora.

**Nicametat** INN: 2-Diethylaminoethylnicotinat, Nicotinsäure-2-diethylaminoethylester;

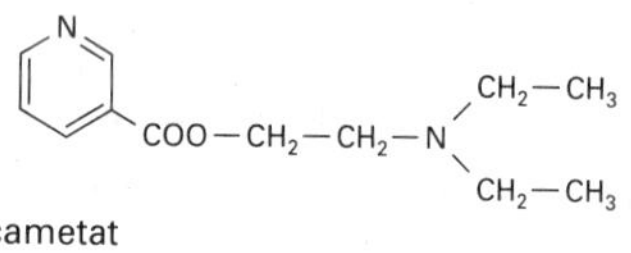

Nicametat

CAS-Nr. 3099-52-3; $C_{12}H_{18}N_2O_2$, $M_r$ 222.28. **Anw.:** Vasodilatator. **Übl. Dos.:** Oral: 2- bis 3mal 0.05 g/d. Parenteral: i.m. 1mal 0.05 g/d über 5 d. Gebräuchl. sind auch Nicametat(RR)-hydrogentartrat, Nicametatdihydrogencitrat-Monohydrat. Vgl. Nicotinsäure.

**Nicardipin** INN: 2-(Benzylmethylamino)-ethylmethyl-1,4-dihydro-2,6-dimethyl-4-(m-nitrophenyl)-3,5-pyridin-dicarboxylat; CAS-Nr. 55985-32-5; $C_{26}H_{29}N_3O_6$, $M_r$ 479.54. **Wirk.** u. **Anw.:** Calciumantagonist aus der Gruppe der 1,4-Dihydropyridine; bei chron. stabiler Angina pectoris, essentieller Hypertonie. **Nebenw.:** Flush, Tachykardie, Gelenksschmerzen sowie Anstieg der Leberfunktionsparameter.

**Nicardipinhydrochlorid:** CAS-Nr. 54527-84-3. Schmp. 179-181°C (α-Form), 168 bis 170°C (β-Form). **Übl. Dos.:** 3mal 20 bis 30 mg/d.

**Niccolum:** s. Nickel.

**Niccolum chloratum:** s. Nickel(II)-chlorid.

**Niccolum-Kalium cyanatum:** s. Kaliumtetracyanoniccolat.

**Niccolum nitricum:** s. Nickel(II)-nitrat.

**Niccolum sulfuricum:** s. Nickel(II)-sulfat.

**Nicene®:** s. Nitroxolin.

**Nicergolin** INN: 10-Methoxy-1,6-dimethyl-8β-ergolinylmethyl-5-bromnicotinat, Circo-Maren®, Sermion®; CAS-Nr. 27848-84-6; $C_{24}H_{26}BrN_3O_3$, $M_r$ 484.40. Schmp. 136-138°C. Ein Lysergsäurederivat. Unlösl. in Wasser; lösl. in Alkohol, Aceton, Chloroform, verdünnter Essigsäure; schwer lösl. in Ether. **Anw.:** α-Sympatholytikum, Vasodilatator, bei zerebralen u. peripheren Durchblutungsstörungen. **Nebenw.:** gastrointestinale Beschwerden, Schwindel, Hautrötung, Schlaflosigkeit. **Übl. Dos.:** Oral: 3mal 0.005 g/d.Parenteral: i.m. 2mal 0.002 g/d; i.v. 0.002-0.004 g. Gebräuchl. ist auch Nicergolin-(R,R)-tartrat.

**Nicethamid** INN: Nicethamidum Ph.Eur.3, Nicotinsäurediethylamid, Nikethamid(e), N,N-Diethylnicotinamid, Nicotinyldiethylamidum, Pyridin-3-carbonsäurediethylamid; Cormed®; CAS-Nr. 59-26-7; $C_{10}H_{14}N_2O$, $M_r$ 178.23. Schmp. 24-26°C. Sdp. 296-300°C (101.3 kPa, unter Zers.), 158-159°C (1.3 kPa), 128-129°C (399.9 Pa), 115°C (53.3 Pa). $n_D^{20°C}$ 1.525-1.526, $n_D^{25°C}$ 1.522-1.524. Ölige Flüss. od. kristalline Masse, schwach gelblich, charakteristischer Geruch. Mischbar mit Wasser, Ether, Chloroform, Aceton, Ethanol. Eine 25%ige (m/V) wäßrige Lsg. hat einen pH-Wert von 6.0-6.5; $d_4^{25}$ 1.058-1.066. **Anw.:** Analeptikum* bei Kollaps u. zur Narkoseverkürzung (nur in kleinen Dosen!), bei schwerer Schlafmittelvergiftung *keine* Weckwirkung, sondern eher gegenteilig wirkend. **Nebenw.:** Schweißausbrüche, Übelkeit, Erbrechen, Angst, Unruhe, Tremor, Tachykardie, Herzarrhythmien, in hohen Dosen: Krampfgift! **Übl. Dos.:** Oral: 2- bis 3mal 0.25 g/d. Parenteral: i.v. 0.25 g/d i.m., s.c. 2- bis 3mal 0.4 g/d. Zuber. der Ph.Helv.7: Orale Nicethamid-Tropfenflüssigkeit 250 mg/mL (s. Guttae Nicethamidi 250 mg/mL) u. Nicethamid-Injektionslösung 250 mg/mL, Nicethamidi solutio iniectabilis 250 mg/mL.

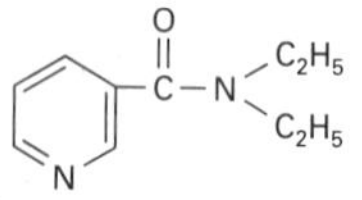

Nicethamid

**Nicethamidi guttae orales:** s. Guttae Nicethamidi 250 mg/mL.

**Nichogencin®:** s. Gentamicin.

**Nichtionische hydrophile Creme:** Cremor hydrophilicum nonionicum, Nichtionogene Hydrophile Creme, s. Unguentum emulsificans nonionicum aquosum.

**Nichtionische hydrophile Salbe:** s. Unguentum hydrophilicum nonionicum.

**Nichtmetalle:** die Elemente der 7. u. 8. Hauptgruppe des Periodensystems* sowie B, C, N u. P (s. auch Metalle u. Halbmetalle). Feste N. sind schlechte Leiter von Wärme u. Elektrizität.

**Nicht-Newton-Körper:** s. Viskosität.

**Nichtstöchiometrische Verbindungen:** Verbindungen, bei denen das Verhältnis der beteiligten Atome keinen ganzzahligen Wert hat, wie z.B.

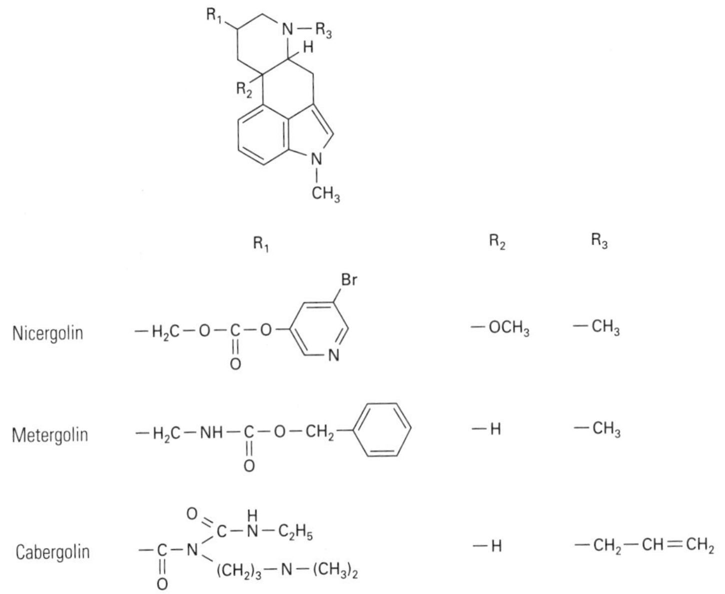


Nicergolin

bei $H_2O$, sondern innerhalb gewisser Grenzen schwanken kann, wie z.B. bei Eisen(II)-oxid $Fe_{1-x}O$ mit x = 0.05...0.1. Es handelt sich dabei oft um kristalline Verbindungen mit Einlagerungen wie etwa Zwischengitteratomen. Daneben sind viele intermetallische Verbindungen dieser Gruppe zuzurechnen.

**Nickel:** Niccolum, Ni, $A_r$ 58.71, 2-, 3- u. 4wertiges Element, OZ 28. Silberweißes, schmiedbares, zähes Metall. D. 8.90. Schmp. 1453°C, Sdp. 2730°C. Härte 3.8. Entdeckt 1751 von Axel Friedrich Cronstedt (1722 bis 1765, Stockholm). Nat. gediegen in Eisenmeteoriten, sonst nur gebunden (Rotnickelerz, NiAs, Weißnickelerz, $NiAs_2$, Nikkelblende, NiS, Garnierit, Mg-Ni-Silicat, u.a.) Darst.: durch Verhüttung der Nickelerze hauptsächl. der Magnetkiese (Eisensulfide mit Cu u. Ni) in Kanada, die 90% der Weltproduktion liefern. Reinstes N. (99.9%) erhält man durch Zers. von Nickeltetracarbonyl [$Ni(CO)_4$] nach dem sog. Mond-Verfahren. Reines N. ist widerstandsfähig gegen Luft, Wasser, Alkalien, Witterungseinflüsse sowie gegen viele org. Stoffe. Es wird daher zur galvanischen Vernickelung od. „Plattierung“ (Aufschweißen von Nickel) von Haus- u. Küchengeräten verwendet. Von nichtoxidierenden Säuren wird Ni sehr langsam, von oxidierenden Säuren, wie konz. Schwefel- od. Salpetersäure, sehr leicht unter Bildung von grünen, lösl. Nickelsalzen gelöst. **Anw.:** hauptsächl. in d. Stahlindustrie (Nickelstahl, Chrom-Nickel-Stahl). Fein verteiltes Ni dient als Katalysator f. die Fetthärtung, s. Fette, gehärtete. Essentielles Spurenelement (Cofaktor der Urease*). Tgl. Aufnahme mit der Nahrung ca. 0.3 bis 0.5 mg.

**Tox.:** Der Kontakt mit dem Metall kann nicht selten zu allergischen Hauterkrankungen führen (Nickeldermatitis, z.B. auch hervorgerufen durch Tragen nickelhaltigen Goldschmucks). Nickeltetracarbonyl (Sdp. 43°C) kann durch Einatmen od. durch Hautresorption zu Vergiftungen (Kopfschmerz, Atemnot, Schwindel, Lungenödem) mit teils tödlichem Ausgang führen. Eine Reihe von Nickelverbindungen erwies sich im Tierversuch als karzinogen.

**Nachw.:** auf Nickel in Gebrauchsgegenständen kann mit 1%iger ethanol. Lsg. von Dimethylglyoxim u. 10%iger Ammoniumhydroxidlösung geprüft werden, indem beide Reagenzien auf einen Baumwolltupfer gegeben u. dieser anschließend 30 Sekunden mit gleichmäßiger Bewegung gegen den zu untersuchenden Gegenstand gerieben wird. Entsteht eine rote Farbe, die von schwach rosa bis stark kirschrot variieren kann, ist die Nickelabgabe größer als 0.5 µm/cm²/Woche.

**HOM:** *Niccolum metallicum:* verord. z.B. b. Migräne, Verdauungsstörungen mit Aufstoßen.

**Nickelblende:** s. Nickel.

**Nickel(II)-chlorid:** Niccolum chloratum, Nikkelchlorür, Chlornickel; $NiCl_2 \cdot 6\,H_2O$, $M_r$ 237.72. Hellgrüne monokline Prismen, leicht lösl. in Wasser u. Ethanol; geht beim Erhitzen im Chlorwasserstoffstrom in wasserfreies, gelbes $NiCl_2$ über. **Anw.** techn.: zur Galvanisierung. **Nickel(II)-chlorid, wasserfrei:** $M_r$ 129.6. Gelbes krist. Pulver. Reagenz Ph.Eur.3.

**Nickelchlorür:** s. Nickel(II)-chlorid.

**Nickel(II)-kaliumcyanid:** s. Kaliumtetracyanoniccolat(II).

**Nickel(II)-nitrat:** Niccolum nitricum; $Ni(NO_3)_2 \cdot 6\,H_2O$. Smaragdgrüne, hygr. Kristalle, leicht lösl. in Wasser u. Ethanol. **Anw.** techn.: in d. Keramik (braune Farben), zur Galvanisierung.

**Nickel(II)-sulfat:** Niccolum sulfuricum, Schwefelsaures Nickel, Nickelvitriol; $NiSO_4 \cdot 7\,H_2O$, $M_r$ 280.89. Smaragdgrüne Kristalle, lösl. in Wasser, sehr schwer lösl. in Ethanol. **Anw.** techn.: zur

Galvanisierung, als Beize in d. Färberei, zum Schwärzen v. Zink u. Messing.

**HOM:** *Niccolum sulfuricum:* **Anw.:** s. Nickel.

**Nickelvitriol:** s. Nickel(II)-sulfat.

**Nickersamen:** Semen Bonducellae, s. Caesalpinia bonducella.

**Niclosamid** INN: Wasserfreies N., Niclosamidum anhydricum Ph.Eur.3, 2',5-Dichlor-4'-nitrosalicylanilid, Yomesan®; CAS-Nr. 50-65-7;

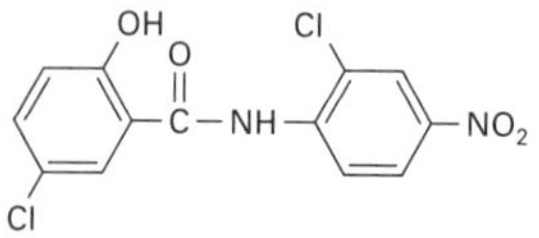

Niclosamid

$C_{13}H_8Cl_2N_2O_4$, $M_r$ 327.13. Schmp. 230-232°C; polymorph. Gelbliche Substanz. Prakt. unlösl. in Wasser; lösl. in Ethanol 1:150, Chloroform 1:400, Ether 1:350, Aceton. **Anw.:** Anthelmintikum gegen Taenien u. Diphyllobothrien. Vermizid durch Glucose- u. Glykogenverarmung. Hemmung der Glykolyse. Auch als Schneckenvertilgungsmittel (Bayluscid®) verwendet, s. Schädlingsbekämpfungsmittel (Molluskizide). **Nebenw.:** selten Durchfall, Übelkeit, Abdominalschmerzen. **Übl. Dos.:** Oral: 1mal 2 g/d morgens nach dem Frühstück; Kindern unter 2 Jahren: 1mal 0.5 g/d, Kinder über 2 Jahre: 1mal 1 g/d. **Niclosamid-Monohydrat:** Niclosamidum monohydricum Ph.Eur.3; $C_{13}H_8Cl_2N_2O_4 \cdot H_2O$, $M_r$ 345.1. Gebräuchl. sind auch Niclosamid-Piperazin u. Niclosamid-Aminoethanolsalz.

**Nicobion®:** s. Vitamine (Nicotinamid).

**Nicoboxil** INN: 2-Butoxyethylnicotinat; Nicotinsäure-β-butoxyethylester; CAS-Nr. 13912-80-6; $C_{12}H_{17}NO_3$, $M_r$ 223.3. **Anw.:** Hyperämisierung (äuß.). **Übl. Dos.:** Topikal: Einreibung 1.0%, Salbe 2.5%, Liniment 10%.

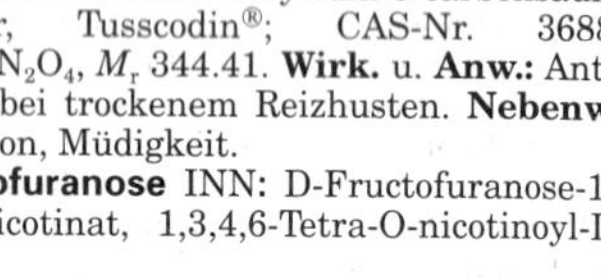

Nicoboxil

**Nicocodin** INN: 6-Pyridin-3-carbonsäurecodeinester, Tusscodin®; CAS-Nr. 3688-66-2; $C_{19}H_{24}N_2O_4$, $M_r$ 344.41. **Wirk.** u. **Anw.:** Antitussivum* bei trockenem Reizhusten. **Nebenw.:** Obstipation, Müdigkeit.

**Nicofuranose** INN: D-Fructofuranose-1,3,4,6-tetranicotinat, 1,3,4,6-Tetra-O-nicotinoyl-D-fructofuranose, Bradilan®; Tetranicotinoylfructose; CAS-Nr. 15351-13-0; $C_{30}H_{24}N_4O_{10}$, $M_r$ 600.52. Schmp. 140-142°C aus Ethylacetat. $[\alpha]_D^{18°C}$ -8.5° (nach 4-6 h in Chloroform). Unlösl. in Wasser; lösl. in Chloroform (1:4); wenig lösl. in verdünnten Lösungen von Salzsäure u. Natriumhydroxid. **Anw.:** Vasodilatator*. **Nebenw.:** Allergien, Blutdrucksenkung. **Übl. Dos.:** Oral: 3mal 0.5 g/d, bis max. 3mal 0.75-1 g/d.

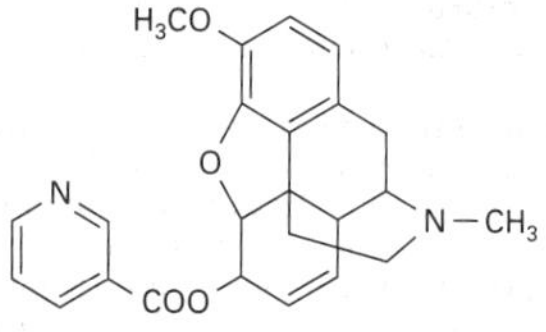

Nicocodin

**Nicol:** Nicol-Prisma, s. Polarisation des Lichtes.

**Nicomorphin** INN: 3,6-Dinicotinoylmorphin, Vilan®; CAS-Nr. 639-48-5; $C_{29}H_{25}N_3O_5$, $M_r$ 495.5. Schmp. 178°C. Lösl. in Ethanol, unlösl. in Wasser. **Anw.:** stark wirkendes Analgetikum (s.a. Morphin).

**Niconacid®:** s. Nicotinsäure.

**Nicopyron®:** s. Nifenazon.

**Nicorette®:** s. Nicotin.

**Nicosorbin:** Nicotinsäureamid-ascorbat, Komplex aus Nicotinamid* u. Vitamin C; $C_{12}H_{14}N_2O_7$, $M_r$ 298.25. Schmp. 141-145°C.

**Nicotiana tabacum** L.: Fam. Solanaceae, (Virginischer) Tabak (rotblühend, heim. Südamerika) u. **Nicotiana rustica** L., Bauerntabak, Ungarischer Tabak (gelbblühend, heim. Nordamerika), kult. in allen Ländern der warmen u. gemäßigten Zonen, sind Stpfl. v. **Folia Nicotianae:** Herba Tabaci, Tabakblätter. **Inhaltsst.:** Nicotin* in wechselnder Menge (von 0.08 bis 9%, am nicotinreichsten sind die Blattspitzen; Nicotin* wird in der Wurzel gebildet u. steigt in die Blätter auf, im Samen tritt es erst beim Keimen auf) u. zahlreiche weitere verwandte Basen, wie L-Nornicotin, DL-Nornicotin, Nicotyrin, Nicotein, Nicotellin, Nicotimin, Nicotoin, L-Anabasin, DL-Anatabin, Pyrrolidin, N-Methylpyrrolin, N-Methylpyrrolidin u.a., ferner Betain, Asparagin, Allantoin, Kaffeegerbsäure, Gallussäure u.a. Säuren, zahlreiche Enzyme, Nitrate (bis 10%). Als nicotinarm werden Tabake bis zu einem Höchstgehalt von 0.2%, als nicotinfrei solche mit einem Höchstgehalt bis zu 0.08% an Nicotin (bezogen auf getrocknete Blätter) bezeichnet. **Anw.** med.: (unfermentiert u. ungebeizt) obsolet, früher selten bei hartnäckiger Verstopfung (Darmverschluß), Kolik sowie bei Würmern in Form von Klistieren, 0.5 bis max. 1 g (!) auf 100 mL Wasser; vet.: in gleicher Weise; als Ungeziefermittel. LD 4 bis 12 g Rauchtabak, 2 bis 3 g Schnupftabak, d.h. eingenommen, nicht durch Rauchen. (Die Samen enthalten bis ca. 35% fettes Öl, das als Brennöl u. in d. Industrie zur Seifenherstellung usw. verwendet wird.)

**HOM:** *Nicotiana tabacum* (HAB1.3), Tabacum: getrocknete, nicht fermentierte Blätter des echten Havannatabaks.

**HOM:** *Nicotiana tabacum Rh* (HAB1.4): frische Blätter.

**HOM:** *Tabacum e seminibus:* reife Früchte; verord. z.B. b. Herz- u. Kreislauferkrankungen, Schwindel.

**Nicotin:** Nikotin, Nicotinum, 1-Methyl-2-(β-pyridyl)-pyrrolidin, Nicorette®; $C_{10}H_{14}N_2$, $M_r$ 162.23. D. 1.014 bis 1.015. Sdp. 246.7°C. $[\alpha]_D^{20°C}$ -169°. Alkaloid aus den Blättern von Nicotiana tabacum*. Farblose, an der Luft sich bräunende, leicht bewegl. u. betäubend nach Tabak riechende Flüss. Sehr leicht lösl. in Wasser, Ethanol, Ether, Chloroform, fetten Ölen. **Off.:** Ph.Helv.7. **Anw.** med.: zur Tabakentwöhnung (Raucherentwöhnung) als Kaugummi (z.B. Nicorette®) od. als Pflaster (s. Transdermale Therapeutische Syste-

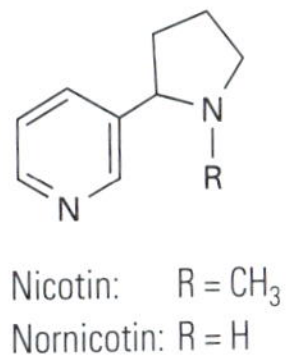

Nicotin

me). **Anw.** techn.: zur Schädlingsbekämpfung (Tabakbrühen). *Pharmakol.:* N. wirkt auf vegetative Ganglien zuerst erregend durch Depolarisierung der postsynaptischen Membran, bei längerer Einw. lähmend durch anhaltende Depolarisierung (Blockade). Die anfänglich nach Applikation von N. auftretende Blutdrucksteigerung kommt durch Erregung, der folgende Blutdruckabfall durch Blockade sympathischer Ganglien zustande. Die durch N. ausgelöste Vasopressinausschüttung aus dem Hypophysenhinterlappen ist ein weiterer Grund f. die Blutdruckanhebung. Durch Beeinflussung parasympathischer Ganglien lassen sich die zunächst auftretende Anregung der Darmtätigkeit u. die folgende Atonie erklären. Die Elimination erfolgt rasch; HWZ 0.7 bis 1.8 h. **Tox.:** N. ist außerordentl. giftig, es wird auch rasch über Haut u. Schleimhäute resorbiert! LD ca. 1 mg/kg KG. Diese Menge ist in ca. 4 bis 6 Zigaretten od. 1 Zigarre enthalten. Akute Vergiftungssymptome sind Kreislaufkollaps, Erbrechen, Durchfälle, Krämpfe, Atemlähmung. Beim Rauchen wird nur ein Teil des im Tabak enthaltenen N. aufgenommen. Chronische Nicotinzufuhr erhöht das Risiko einer koronaren Herzerkrankung. Erkrankungen der Arterien der unteren Extremitäten können durch N. verstärkt werden u. zu Durchblutungsstörungen führen (sog. Raucherbein). Ebenso führt man die bei Rauchern vermehrt auftretenden Magen- u. Zwölffingerdarmgeschwüre auf die Nicotinwirkung zurück.

**Nicotinamid** INN: Nicotinsäureamid, s. Vitamine.

**Nicotinamid-adenin-dinucleotid:** s. NAD.

**Nicotinamid-adenin-dinucleotid-phosphat:** s. NADP.

**Nicotinmethylbetain:** s. Trigonellin.

**Nicotinoylamidum:** Nicotinamid, s. Vitamine.

**Nicotinoyldiethylamid:** s. Nicethamid.

**Nicotinrezeptoren:** Rezeptorentyp, postsynaptisch an sympathischen u. parasympathischen Ganglien, im ZNS u. an der quergestreiften Muskulatur, s. Acetylcholin.

**Nicotinsäure** INN: Acidum nicotinicum Ph.Eur.3, Pyridin-3-carbonsäure, Niconacid®; CAS-Nr. 59-67-6; $C_6H_5NO_2$, $M_r$ 123.1. Schmp. 234-

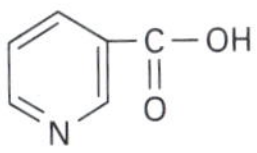

Nicotinsäure

240°C. Farblose Kristalle od. weißes, krist. Pulver von schwach saurem Geschmack; wenig lösl. in Ethanol, Wasser, Aceton, Chloroform, Methanol, lösl. in siedendem Wasser, Ethanol u. in Alkalilaugen, Natriumcarbonatlsg. unter Salzbildung. **Biogenese:** durch Decarboxylierung von Chinolinsäure (2,3-Pyridindicarbonsäure, $C_7H_5NO_4$), die ihrerseits (z.B. in Hefe) Metabolit von Tryptophan* ist od. (v.a. in höheren Pflanzen) durch Kondensation von $C_3$- u. $C_4$-Einheiten gebildet wird. **Anw.** med.: als Vasodilatator bei peripheren Stenosen zur Verbesserung der Hautdurchblutung, als Serumlipidsenker, in hohen Dosen (3 g/d u. mehr). Senkung des Plasmacholesterolspiegels, erst nach Abnahme der Triglyceridkonzentration. **Nebenw.:** Flush-Syndrom, Hauttrokkenheit, Urtikaria, Blutdruckabfall, Übelkeit, Durchfall, Leberfunktionsstörungen, verminderte Glucosetoleranz, Rebound nach Absetzen. Nur bei schweren Lipidstoffwechselstörungen. HWZ 0.3 bis 0.8 h.

**Nicotinsäureamid:** Nicotinamid, s. Vitamine.

**Nicotinsäurebenzylester:** Benzylis nicotinas, Benzylnicotinat, Benzylum nicotinicum; CAS-Nr. 94-44-0; $C_{13}H_{11}NO_2$, $M_r$ 213.2. D. 1.162. $n_D^{20°C}$ 1.568. Gelbl., ölige Flüss., unter 24°C ev. erstarrend; lösl. in Ethanol, Chloroform, Aceton, wenig lösl. in Wasser. **Off.:** DAB10. **Anw.** med.: als Hyperämie erzeugendes Mittel bei rheumatischen Beschwerden, Durchblutungsstörungen (Frostschäden), in 3- bis 5%igen Salben.

**Nicotinsäurediethylamid:** s. Nicethamid.

**Nicotinsäuremethylester:** Methylnicotinat, 3-Pyridincarbonsäuremethylester; $C_7H_7NO_2$, $M_r$ 137.1. Schmp. 39-42°C. Schwach gelbliches, krist. Pulver; stark hautreizend; sehr leicht lösl. in Wasser, Ethanol, Chloroform. **Off.:** DAC86. **Anw.:** zur Hyperämisierung bei rheumatischen Beschwerden, in 1- bis 2%igen Einreibungen od. Salben.

**Nicotinylalkohol:** Pyridylmethanol, 3-Pyridinmethanol; $C_6H_7NO$, $M_r$ 109.1. Sehr hygr. Flüss.; leicht lösl. in Wasser u. Ether, wenig lösl. in Petrolether. **Anw.:** muskulotroper Vasodilator, Durchblutungsstörungen, Lipidsenker*. **Nebenw.:** allergische Reaktionen, Verdauungsstörungen. HWZ 0.8 h.

**Nicotinylamidum:** s. Vitamine (Nicotinamid).

**Nicovitol®:** s. Vitamine (Nicotinamid).

**Nidantin®:** s. Oxolinsäure.

**Nidation:** Einnistung des befruchteten Eis in die Gebärmutterschleimhaut.

**Nidationshemmer:** Interzeptiva; Arzneimittel, die die Nidation* verhindern sollen u. somit der postkoitalen Empfängnisverhütung dienen („Pille danach“, „morning after pill“); s.a. Hormonelle Kontrazeption.

**Niederlassungsfreiheit:** die unbeschränkte Befugnis, bei Vorliegen der persönlichen u. betrieblichen (s. Apothekengesetz, s. Apothekenbetriebsordnung) Voraussetzungen eine Apotheke zu eröffnen. Sie bestand vorübergehend in den französisch besetzten linksrheinischen Gebieten, später ebenfalls noch vorübergehend in den von der amerikanischen Armee besetzten deutschen Gebieten (s. Apothekenwesen, Entwicklung). In der Bundesrepublik Deutschland wurde sie vom Bundesverfassungsgericht durch das Apothekenurteil* vom 11. 6. 1958 statuiert, nachdem das Bundesverwaltungsgericht schon 1956 entschieden hatte, daß die Vergabe von Apothekenkonzessionen nach uneingeschränktem Ermessen der Behörde mit dem Grundgesetz nicht vereinbar sei, dieses andererseits aber eine Lenkung der Konzessionsverteilung im Interesse der staatlichen Gemeinschaft nicht ausschließe, dabei jedoch die Beschränkung der Apothekenzahl als

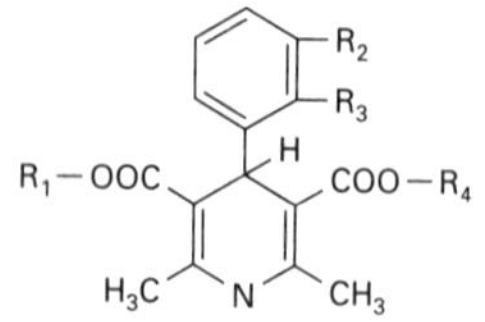

| | $R_1$ | $R_2$ | $R_3$ | $R_4$ |
|---|---|---|---|---|
| Nifedipin | $CH_3$ | H | $NO_2$ | $CH_3$ |
| Nisoldipin | $CH_3$ | H | $NO_2$ | $CH_2-CH(CH_3)_2$ |
| Nitrendipin | $CH_3$ | $NO_2$ | H | $CH_2-CH_3$ |
| Nimodipin | $CH(CH_3)_2$ | H | $NO_2$ | $(CH_2)_2-O-CH_3$ |
| Felodipin | $CH_3$ | Cl | Cl | $CH_3$ |

Nifedipin:
Nifedipin und andere 4-Phenyl-dihydropyridincarbonsäure-Derivate

geeignetes Mittel, die Volksgesundheit zu schützen, ausscheide. Die anderen EU-Staaten, mit Ausnahme von Großbritannien, Irland u. den Niederlanden, u. die Schweiz kennen die unbeschränkte N. nicht.

**Niere:** Ren (Plur. Renes); Nieren, Getrocknete, Renes siccati, s. Organtherapeutika.

**Nierenbaum:** s. Anacardium occidentale.

**Nierenentzündung:** Nephritis.

**Nierenstein:** s. Urolith.

**Nierentee, Indischer:** Folia Orthosiphonis staminei, s. Orthosiphon stamineus.

**Niesmittel:** Sternutatorium(a), Sternutamentum(a), Ptarmikum(a); Mittel, die den Niesreflex auslösen, indem sie (durch Saponine, Veratrum-Alkaloide*, Calciumoxalatnadeln etc.) die Nasenschleimhaut reizen; z.B. Nieswurzpulver (von Veratrum- u. Helleborus-Arten), Cortex Quillajae (s. Quillaja saponaria), 2-Nitrobenzaldehyd (verbotene Stoffe), sowie z.B. Semen Sabadillae, Flores Convallariae, Pfefferpulver etc.; zur Herst. v. Niespulvern (Scherzartikel) u. Schnupftabak.

**Nieswurz, Amerikanische:** s. Veratrum viride.

**Nieswurzelstock:** s. Rhizoma Hellebori.

**Nieswurz, Grüne:** s. Helleborus viridis.

**Nieswurz, Schwarze:** Christrose, s. Helleborus niger.

**Nieswurz, Stinkende:** s. Helleborus foetidus.

**Nieswurztinktur:** s. Tinctura Veratri.

**Nieswurz, Weiße:** Germer, Rhizoma Veratri, s. Veratrum album.

**Nifedipin** INN: Nifedipinum Ph.Eur.3, 1,4-Dihydro-2,6-dimethyl-4-(o-nitrophenyl)-3,5-pyridindicarbonsäure-dimethylester, Dimethyl-1,4-dihydro-2,6-dimethyl-4-(o-nitrophenyl)-3,5-pyridindicarboxylat, Adalat®, Nifical®, Aprical®, Cordicant®, Corotrend®, duranifin®, Nife-Puren®, Pidilat®; CAS-Nr. 21829-25-4; $C_{17}H_{18}N_2O_6$, $M_r$ 346.34. Schmp. 172-174°C; polymorph. Leicht lösl. in Aceton, Chloroform; weniger lösl. in Ethanol; prakt. unlösl. in Wasser. N. ist äußerst lichtempfindl., es wandelt sich rasch in ein Nitrosophenylpyridinderivat um. Lösungen sind unmittelbar vor Gebrauch im Dunkeln od. bei Licht mit einer Wellenlänge von über 420 nm anzufertigen. **Anw.:** Koronartherapeutikum, Calciumantagonist* (Prototyp der Dihydropyridin-Derivate); Frühbehandlung u. Langzeittherapie der koronaren Herzinsuffizienz u. der Angina pectoris. Nifedipin wirkt hauptsächl. auf die Gefäßmuskulatur, weniger auf die Reizleitung. HWZ 3.4 ±1.2 h. **Übl. Dos.:** Oral: 2- bis 3mal 0.01 g/d.

**Nifenalol** INN: 2-Isopropylamino-1-(4-nitrophenyl)ethanol, α-Isopropylaminomethyl-p-nitro-

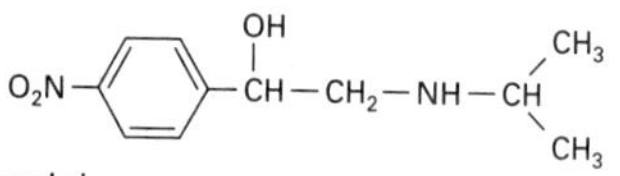

Nifenalol

benzylalkohol; CAS-Nr. 7413-36-7; $C_{11}H_{16}N_2O_3$, $M_r$ 224.26. Schmp. 98°C. **Anw.:** β-Sympatholytikum* (Betarezeptorenblocker).

**Nifenalolhydrochlorid**: Schmp. 188-190°C; polymorph.

**Nifenazon** INN: N-Antipyrinylnicotinamid, 2, 3-Dimethyl-4-nicotinamido-1-phenyl-3-pyrazolin-5-on, N-(2,3-Dimethyl-5-oxo-1-phenyl-3-pyrazo-

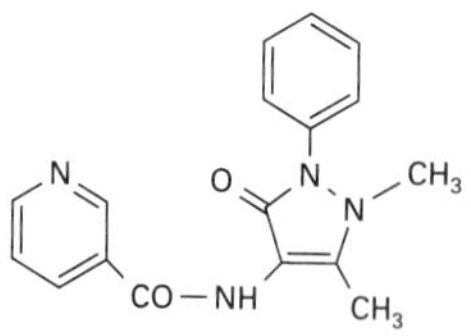

Nifenazon

lin-4-yl)nicotinamid, Nicopyron®; CAS-Nr. 2139-47-1; $C_{17}H_{16}N_4O_2$, $M_r$ 308.33. Schmp. 252-253°C aus Ethanol. Wenig lösl. in Wasser, Aceton, Ethylacetat, Ether; lösl. in heißem Wasser, Ethanol, Chloroform, verdünnten Säuren. **Anw.:** Antirheumatikum, Analgetikum. **Übl. Dos.:** Oral: 2- bis 3mal 0.25 g/d.

**Nife-Puren®**: s. Nifedipin.

**Nifical®**: s. Nifedipin.

**Nifluminsäure** INN: Acidum niflumicum INN, 2-[3-(Trifluormethyl)-anilino]nicotinsäure, Ac-

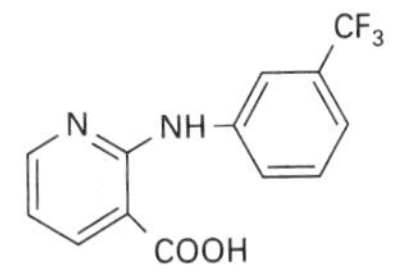


Nifluminsäure

tol®; CAS-Nr. 4394-00-7; $C_{13}H_9F_3N_2O_2$;, $M_r$ 282.23. Schmp. 204°C aus Ethanol. **Anw.:** Antirheumatikum, Analgetikum. HWZ 2 bis 3 h. **Übl. Dos.:** Oral: 2- bis 3mal 0.25 g/d während der Mahlzeiten.

**Nifuratel** INN: Methylmercadon, 5-(Methylthiomethyl)-3-(5-nitrofurfurylidenamino)-2-oxazolidinon, inimur®; CAS-Nr. 4936-47-4;

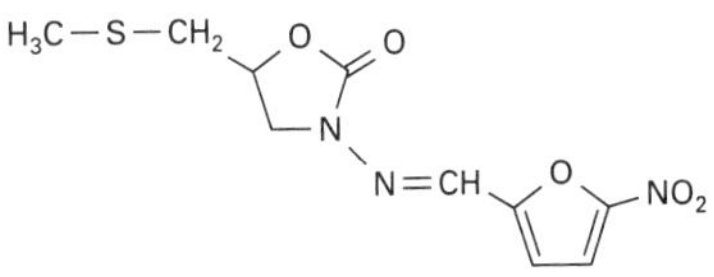


Nifuratel

$C_{10}H_{11}N_3O_5S$, $M_r$ 285.29. Schmp. 186-188°C. Unlösl. in Wasser; wenig lösl. in Aceton; lösl. 1:400 in Chloroform, in Dimethylformamid. **Anw.:** Trichomoniasis, Moniliasis. **Übl. Dos.:** Oral: 3mal 0.2 g/d über 7 d; Bacillus vaginalis: 1mal 0.25 g abends über 10 d; wird auch lokal angewendet.

**Nifuroxazid** INN: 4-Hydroxy-N'-(5-nitrofurfuryliden)benzhydrazid, 4-Hydroxybenzoesäure-5-nitrofurfurylidenhydrazid, Pentofuryl®; CAS-Nr.

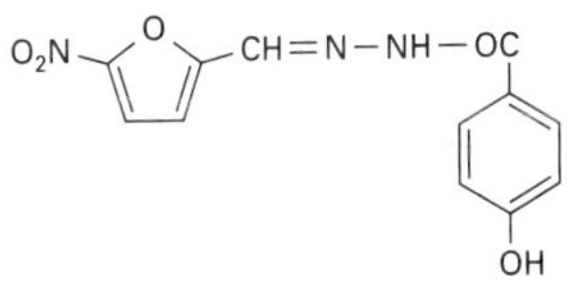


Nifuroxazid

965-52-6; $C_{12}H_9N_3O_5$, $M_r$ 275.22. Schmp. 298°C. Prakt. unlösl. in Wasser. **Anw.:** Antiseptikum, Chemotherapeutikum*, Antidiarrhöikum.

**Nifurtoinol**: Hydroxymethylnitrofurantoin, 3-Hydroxymethyl-1-[(5-nitrofurfuryliden)amino]-hydantoin, 3-Hydroxymethyl-1-[(5-nitrofurfuryliden)amino]-2,4-imidazolidindion, Urfadyne®; CAS-Nr. 1088-92-2; $C_9H_8N_4O_6$, $M_r$ 268.19. **Anw.:** Chemotherapeutikum*, Urologikum; wurde wie Nitrofurantoin* zur Behandlung von Harnwegsinfekten durch gramnegative Keime verwendet.

**Nigella damascena** L.: Fam. Ranunculaceae (Mittelmeergebiet), Damaszener (Türkischer)

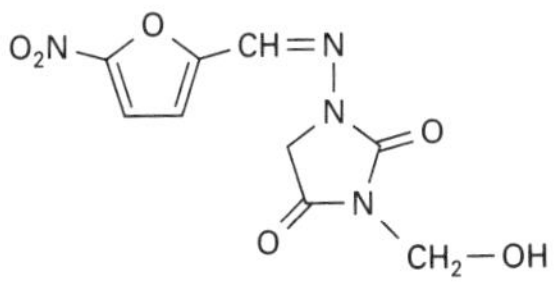


Nifurtoinol

Schwarzkümmel, Jungfer im Grünen. Stpfl. v. **Semen Nigellae damascenae:** Damaszener Schwarzkümmel, Ananaskümmel, Erdbeerkümmel. **Inhaltsst.:** ca. 0.5% äther. Öl (nach Erdbeeren riechend u. schmeckend) mit (spasmolytisch wirksamem) Damascenin (3-Methoxy-N-methylanthranilsäuremethylester) u. anderen Anthranilsäurederivaten, ferner Saponine. **Anw.:** in der Parfümerie.

**Nigella sativa** L.: Fam. Ranunculaceae, Schwarzkümmel (Südeuropa, Balkan, Westasien). Stpfl. v. **Semen Nigellae (sativae):** Schwarzkümmelsame. **Inhaltsst.:** bis 40% fettes Öl, 0.5 bis 1.5% äther. Öl mit Thymochinon, Triterpensaponine, Bitterstoff. **Anw.** volkst.: als Karminativum, Diuretikum, Galaktagogum, Anthelmintikum; hauptsächl. als Gewürz.

**HOM:** *Nigella sativa:* reife Same.

**Niger, nigra, nigrum:** (lat.) schwarz.

**Nigrosine**: schwarze Anilinfarben, spiritus-, wasser- od. fettlöslich. **Anw.:** zum Färben u. Bedrucken von Textilien, f. Schuhcreme usw.

**Nihilum album**: Augennichts, s. Zinksulfat.

**Nihilum griseum**: Tutia grisea, s. Zinkcarbonat, Basisches.

**Niketamid**: s. Nicethamid.

**Nilutamid** INN: 5,5-Dimethyl-3-[4-nitro-3-(trifluormethyl)phenyl)-2,4-imidazolidindion, An-

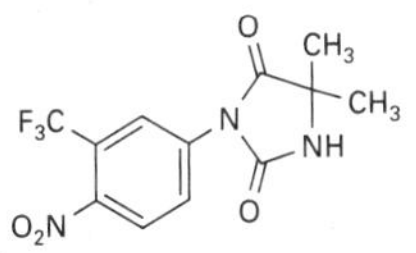


Nilutamid

andron®; CAS-Nr. 63612-50-0; $C_{12}H_{10}F_3N_3O_4$, $M_r$ 317.2. Schmp. 149°C. **Wirk.** u. **Anw.:** Antiandrogen zur Behandlung des fortgeschrittenen Prostatakarzinoms. **Nebenw.:** Übelkeit, Erbrechen, Impotenz, Leberfunktionsstörungen.

**Nilvadipin** INN: (±)-5-Isopropyl-3-methyl-2-cyano-6-methyl-4-(3-nitrophenyl)-1,4-dihydro-3, 5-pyridin-dicarboxylat, Nivadil®; CAS-Nr. 75530-68-6; $C_{19}H_{19}N_3O_6$, $M_r$ 358.38. Schmp. 148-150°C

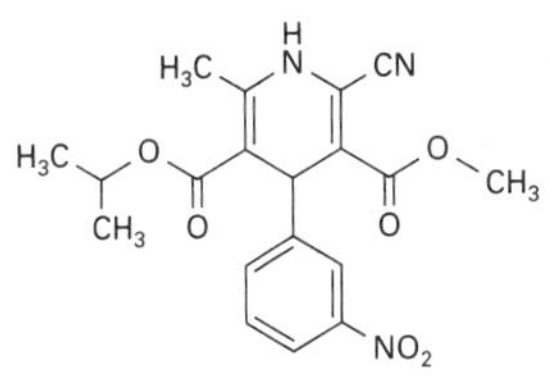


Nilvadipin

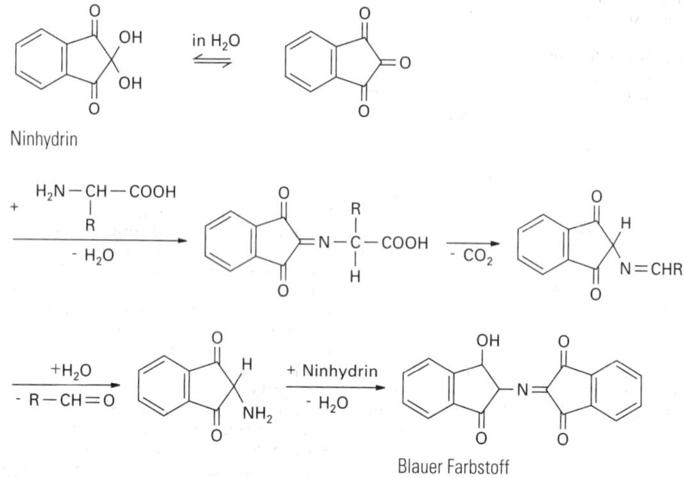


Ninhydrin:
Darstellung der Ninhydrin-Reaktion [1]

aus Ethanol. Gelbes, krist. Pulver. **Wirk.** u. **Anw.:** Calciumantagonist, der 9- bis 10mal stärker selektiv an Gefäßen wirkt als Nifedipin*; zur Behandlung von essentieller Hypertonie. **Nebenw.:** Flush, Nervosität, selten Erbrechen Juckreiz etc. Kontraind.: Herz-Kreislauf-Schock, ausgeprägte Aortenstenose, Schwangerschaft u. Stillzeit, Niereninsuffizienz, Anw. bei Kinder etc. HWZ 15 – 20 h. **Übl. Dos.:** Oral: 1mal/d 8 bis 16 mg morgens.

**Nimbex®**: s. Cisatracuriumbesilat.

**Nimodipin** INN: 2-Methoxyethyl-1,4-dihydro-5-(isopropoxycarbonyl)-2,6-dimethyl-4-(3-nitrophenyl)-3-pyridincarboxylat, Nimotop®; CAS-Nr. 66085-59-4; $C_{21}H_{26}N_2O_7$, $M_r$ 418.24. **Strukturformel** s. Nifedipin. **Anw.:** Calciumantagonist mit zentraler Wirk. (zerebrale Vasodilatation).

**Nimorazol** INN: Nitrimidazin, 4-[2-(5-Nitro-1-imidazolyl)ethyl]morpholin, Esclama®; CAS-Nr.

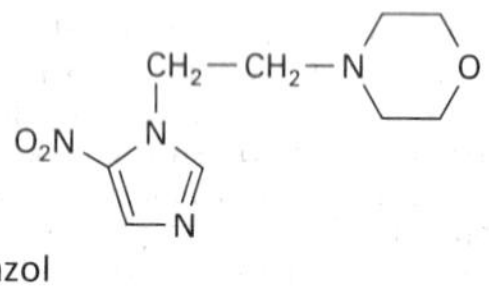

Nimorazol

6506-37-2; $C_9H_{14}N_4O_3$, $M_r$ 226.23. Schmp. 110-111°C aus Wasser. Schwer lösl. in Wasser bei Raumtemperatur; lösl. in Alkohol, Aceton, Chloroform. **Anw.:** Trichomoniasis; Kontraind.: Schwangerschaft, aktive Erkrankungen des ZNS, schwere Leber- u. Nierenerkrankungen. HWZ ca. 3 h. **Übl. Dos.:** Oral: 2mal 0.5 g/d 3 d lang od. 3mal 1.0 g/12 h.

**Nimotop®**: s. Nimodipin.

**Nimustin** INN: Pimustin, 3-(4-Amino-2-methyl-5-pyridinylmethyl)-1-(2-chlorethyl)-1-nitrosoharnstoff, ACNU®; CAS-Nr. 42471-28-3; $C_9H_{13}ClN_6O_2$, $M_r$ 272.7. **Anw.:** Zytostatikum, Alkylans. **Nebenw.:** Magen-Darm-Beschwerden,

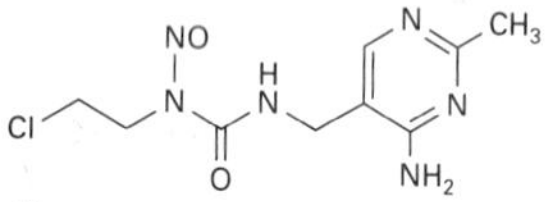

Nimustin

Blutbildstörungen, Haarausfall, Leber- u. Nierenschäden, Störung der Spermatogenese u. der Ovulation, Neurotoxizität. Kontraind.: Schwangerschaft, Knochenmarkerkrankungen.

**Ninhydrin**: Triketohydrindenhydrat, 2,2-Dihydroxy-dioxo-hydrinden, 2,2-Dihydroxy-1,3-indandion; $C_9H_6O_4$, $M_r$ 178.15. Schmp. 240°C. Mattgelbes krist. Pulver, leicht lösl. in heißem Wasser, wenig lösl. in Ether. Alle α-Aminosäuren, Peptide u. Proteide geben beim Erwärmen mit N. in neutraler Lsg. eine intensiv blauviolette Färbung (Ninhydrinreaktion, s. Abb.). **Anw.:** (in der Chromatographie) zur Detektion von Aminosäuren etc.

**Niob**: Niobium, Nb, (früher auch als Columbium, Cb, bezeichnet); $A_r$ 92.9064, 2-, 3-, 4-, 5wertig. OZ 41. Silbergraues, glänzendes, eisenähnliches, schmiedbares, seltenes Metall. D. 8.58; Schmp. 2468°C; Sdp.4930°C; wird von Laugen u. Säuren (mit Ausnahme von Flußsäure) nicht angegriffen. Wichtigstes Niobmineral ist d. Niobit (Columbit): Eisenniobat, $(Fe,Mn)(NbO_3)_2$, zus. mit Eisentantalat (Rußland, Grönland, Columbien).

**Niosomen**: s. Liposomen.

**Nipagin A®**: Ethylium para-oxybenzoicum, s. p-Hydroxybenzoesäureethylester.

**Nipagin M®**: Methylium para-oxybenzoicum, s. p-Hydroxybenzoesäuremethylester.

**Nipakombin®**: s. p-Hydroxybenzoesäureethylester.

**Nipasol M®**: Propylium para-oxybenzoicum, s. p-Hydroxybenzoesäurepropylester.

**Nipent®**: s. Pentostatin.

**Nipolept®**: s. Zotepin.

**NIR**: Nahes Infrarot*.

**Nisoldipin** INN: 1,4-Dihydro-2,6-dimethyl-4-(2-nitrophenyl)-3,5-pyridindicarboxylsäure-methyl-2-methylpropylester, 2,6-Dimethyl-3-carbomethoxy-4-(2-nitrophenyl)-5-carbisobutoxy-1,4-dihydropyridin, Baymycard®; CAS-Nr. 63675-72-9; $C_{20}H_{22}N_2O_6$, $M_r$ 386.40. **Strukturformel** s. Nifedipin. **Wirk.** u. **Anw.:** Calciumantagonist mit hoher Gefäßselektivität, insbesondere bei Angina pectoris, Herzinsuffizienz (Senkung der Nachlast). **Nebenw.:** Kopfschmerzen, Übelkeit. **Übl. Dos.:** 10 bis 20 mg/d. Wechselw.: tricyclische Antidepressiva, Cimetidin (Wirk. wird verstärkt).

**Nissen:** s. Läuse.

**Niton:** Radon*.

**Nitradisc®:** s. Glyceroltrinitrat.

**Nitranilin:** 4-Nitroanilin; $C_6H_6N_2O_2$, $M_r$ 138.1. Schmp. ca. 147°C. Kräftiggelbes, krist. Pulver; sehr schwer lösl. in Wasser, wenig lösl. in siedendem Wasser, lösl. in Ethanol u. Ether; bildet mit konzentrierten Mineralsäuren wasserlösliche Salze. **Anw.:** Reagenz Ph.Eur.3.

**Nitratbakterien:** Bacterium nitrobacter, s. Nitrifikation.

**Nitrate:** Salze der Salpetersäure*. Ihre primäre Toxizität ist relativ gering, sie werden rasch renal eliminiert. ADI-Wert: 5 mg/kg KG/d. N. sind aber potentielle Nitrite*, da sie im menschlichen Darm unter Einw. von mikrobiellen Nitratreduktasen* entstehen; sie sind besonders f. Säuglinge gefährlich; vgl. Methämoglobinbildner.

**Nitrate, Organische:** Arzneistoffgruppe, die zur Ther. der Angina pectoris* (v.a. bei akuten Anfällen) Verw. findet. N. führen zu einer Erschlaffung der Gefäßmuskulatur, besonders der großen postkapillären Kapazitätsgefäße (das Blut versackt im erweiterten Venensystem) u. generalisierten Blutdrucksenkung. Die Vorlast (s. Preload) des Herzens nimmt ab, es kommt zu einer Arbeitsentlastung u. verminderten Sauerstoffverbrauch des Herzens. Die Durchblutung von sklerotischen Herzmuskelbezirken soll ebenfalls verbessert sein. **Nebenw.:** Gesichtsrötung, pulsierende Kopfschmerzen (Hinweis auf richtige Dosierung), Erhöhung des intraokularen Drucks (Vorsicht bei Glaukom), Erbrechen, Blutdruckabfall mit reflektorischer Tachykardie. Neben der oralen Applikation werden sie auch als Nitratpflaster verwendet. Vertreter dieser Substanzklasse sind z.B. Glyceroltrinitrat*, Isosorbiddinitrat* u. Pentaerythrityltetranitrat*.

**Nitratreduktasen:** Enzyme, die die Reduktion von Nitrat zu Nitrit katalysieren. Die bisher bekannten N. sind eisen- od. molybdänhaltige Metalloenzyme.

**Nitrazepam** INN: Nitrazepamum Ph.Eur.3 2,3-Dihydro-7-nitro-5-phenyl-1H-1,4-benzodiazepin-2-on, Eatan®, Mogadan®, Novanox®, Somnibel®; CAS-Nr. 146-22-5; $C_{15}H_{11}N_3O_3$, $M_r$ 281.26. Schmp. 224-226°C aus Ethanol. Gelbes, krist. Pulver. Wenig lösl. in Alkohol, Aceton, Chloroform, Ethylacetat; prakt. unlösl. in Wasser, Ether, Benzol, Hexan. **Anw.:** Hypnotikum (Benzodiazepinderivat, kurz bis mittellang wirksam), Antiepileptikum (bei Säuglingen u. Kindern zur Behandlung der sogenannten BNS-Krämpfe [**B**litzartige-**N**icken-u.-Grüßen-(**S**alaam)-ähnliche Zuckungen], in der Ther. der Epilepsie in Kombinationen mit Hydantoinen u. Barbituraten. HWZ 18 bis 30 h. **Übl. Dos.:** Oral: 1mal 0.005 g/d; stationär: bis 3mal 0.02 g/d. Kontraind.: schwere Myasthenie. Vgl. Benzodiazepine.

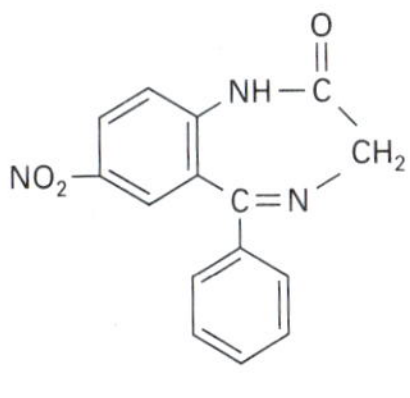


Nitrazepam

**Nitrefazol** INN: 2-Methyl-4-nitro-1-(4-nitrophenyl)imidazol; CAS-Nr. 21721-92-6; $C_{10}H_8N_4O_4$, $M_r$ 258.28. **Anw.:** Alkoholentzug. *Nicht mehr im Handel.*

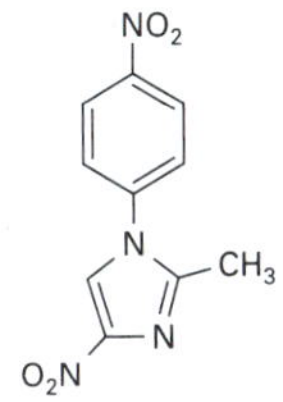


Nitrefazol

**Nitrendipin** INN: Ethyl-1,4-dihydro-5-(acetoxycarbonyl)-2,6-dimethyl-4-(3-nitrophenyl)-3-pyridincarboxylat, Baypress®, Bayotensin®; CAS-Nr. 39562-70-4; $C_{18}H_{19}N_2O_6$, $M_r$ 360.36. **Strukturformel** s. Nifedipin. Schmp. 156-158.5°C; polymorph. **Wirk.** u. **Anw.:** Antihypertonikum* durch Dilatation der Blutgefäße (s. Calciumantagonisten). **Nebenw.:** Kopfschmerzen, Flush, Übelkeit, Schwindel. **Übl. Dos.:** 2mal/d 20 mg.

**Nitrid:** Verbdg. des Stickstoffs mit einem Metall, z.B. Magnesiumnitrid ($Mg_3N_2$).

**Nitriersäure:** Gem. von konz. Schwefelsäure u. Salpetersäure, die zum Nitrieren von Glycerol, Cellulose, Benzol usw. verwendet wird.

**Nitrifikation:** Oxidation von Ammoniak ($NH_3$) zu Nitrat ($NO_3^-$) über Nitrit $NO_2^-$ durch Bakterien. Im wesentlichen sind 2 Bakterienarten daran beteiligt: 1. *Nitrosomonas* bewirkt die Oxidation von Ammoniak zu Nitrit; 2. *Nitrobacter* bewirkt die Oxidation von Nitrit zu Nitrat. Der umgekehrte Vorgang kann von sehr vielen Bakterien vorgenommen werden. Die mikrobielle Reduktion von Nitrat zum Stickstoff od. auch nur zu Stickstoffoxiden wird als Denitrifikation (s. Nitratreduktasen) u. die zu $NH_3$ als Ammonifikation bezeichnet.

**Nitrile:** allgemeine Formel: R–C≡N. Charakteristische funktionelle Gruppe: Cyan-Gruppe -C≡N. N. sind Derivate der Blausäure (HCN). **IUPAC:** Der Name leitet sich von dem Namen derjenigen Säure ab, die bei ihrer Hydrolyse entsteht. An den Stammnamen der Säure wird die Endung -nitril angehängt. Bei Anwesenheit

$CH_3—C≡N|$ $\quad$ $|N≡C—CH_2—COOH$

Nitrile:
Acetonitril (links) und Cyanessigsäure als Beispiele

mehrerer Funktionen im Molekül verwendet man auch das Präfix Cyan-. Die Nitrile gehen durch Verseifung zunächst in Säureamide u. weiterhin in Carbonsäuren über. Den Nitrilen R–C≡N isomer sind die **Isonitrile** (Isocyanide) mit der allgemeinen Formel $R^+$–N≡$C^-$, bei denen der Alkylrest am Stickstoffatom gebunden ist. Sie unterscheiden sich von den Nitrilen durch ihren widerwärtigen Geruch, größere Giftigkeit u. tiefere Siedepunkte.

**Nitritbakterien:** Nitrosomonas, s. Nitrifikation.

**Nitrite:** Salze der Salpetrigen Säure. **Tox.:** Methämoglobinbildner*, s.a. Nitrosamine.

**Nitritnachweis im Harn:** Griess-Ilosvay-Probe; enthält bakterienreicher Harn mikrobielle Nitritbildner (z.B. Bacterium coli), wird physiol. ausgeschiedenes Nitrat zu Nitrit umgesetzt. Prinzip: Aromatisches Amin reagiert mit Nitrit zu einem Diazoniumsalz, das dann mit einem zweiten aromatischen Amin (Kupplungskomponente) einen Azofarbstoff bildet. Verwendet werden Kombinationen von 4-Arsanilsäure mit N-(1-Naphtyl)-ethylendiamin-hydrochlorid bzw. Sulfanilamid u. 3-Hydroxy-1,2,3,4-tetrahydro[h]-chinolin.

**Nitritpökelsalz:** s. Konservieren*.

**Nitroalkane:** nitrierte Alkane, z.B. Nitromethan ($CH_3$–$NO_2$), Nitroethan ($C_2H_5$–$NO_2$) usw. **Anw.:** Lösungsmittel, Raketentreibstoffe, in Sprengstoffen.

**Nitrobacter:** Bacterium nitrobacter, Nitratbakterien, s. Nitrifikation.

**2-Nitrobenzaldehyd:** s. Niesmittel.

**3-Nitrobenzaldehyd:** $C_7H_5NO_3$, $M_r$ 152.1. Schmp. 56-58°C. Gelbe Kristalle od. gelbes, krist. Pulver, unlösl. in Wasser, lösl. in Ethanol 96%, Ether, Chloroform; zur Prüfung auf Phenole u. 2-Propanol.

**Nitrobenzol:** Mirbanöl; $C_6H_5NO_2$, $M_r$ 123.1. D. 1.203 bis 1.205, Schmp. ca. 8°C. Sdp. 205-210°C. Hellgelbe Flüss., nach Bittermandelöl riechend, leicht lösl. in Ethanol u. Ether, fetten Ölen, unlösl. in Wasser. Darst.: durch Nitrieren von Benzol mit Nitriersäure*. **Anw.:** früher in der Parfümerie u. Seifenfabrikation; zur Darst. v. Anilin, Azoverbindungen, Benzidin u.a. Sehr giftig! Wird durch die Haut u. Schleimhaut (z.B. nach Inhalation) sehr rasch resorbiert. Methämoglobinbildner*, bei Vergiftung: Kopfschmerzen, Schwindel, Unruhe, Übelkeit, Tachykardie, Krämpfe u. Bewußtlosigkeit. Schwere Vergiftungen können innerhalb einiger Stunden tödlich verlaufen.

**Nitrocellulose:** s. Cellulosenitrat.

**Nitroderm®:** s. Glyceroltrinitrat.

**Nitroerythrit:** s. Erythrityltetranitrat.

**Nitroerythrolum trituratum:** s. Erythrittetranitrat-Verreibung.

**Nitrofural:** s. Nitrofurazon.

**Nitrofurantoin** INN: Nitrofurantoinum Ph.Eur.3, 1-[(5-Nitrofurfuryliden)amino]-2,4-imidazolidindion, 1-(5-Nitrofurfurylidenamino)-hydantoin, Furadantin®, Urolong®, Cystit®, Uro-Tablinen®; CAS-Nr. 67-20-9; $C_8H_6N_4O_5$, $M_r$ 238.16. Schmp. 270-272°C unter Zers., aus verdünnter Essigsäure. Gelbes, krist. Pulver. Lösl. in Wasser (pH 7) bei 25°C (mg/100 mL): 19.0, in Ethanol 95%: 51.0, in Aceton: 510, in DMF: 8000, in Erdnußöl: 2.1, in Glycerol: 60, in Polyethylenglykol: 1500. $pK_s$ 7.2. Synthetisches Nitrofuran-Derivat; bei therapeutisch erreichbaren Harnkonzentrationen bakterizid auf proliferierende u.

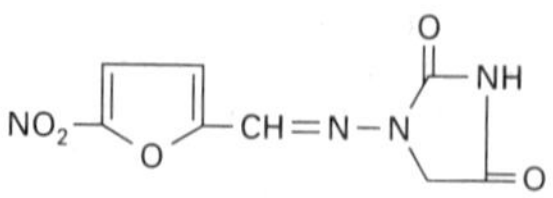

Nitrofurantoin

ruhende Keime; wirkt gegen die meisten Erreger von Harnwegsinfektionen: E. coli, Klebsiellen, Enterokokken, Enterobacter, Staphylokokken. **Anw.:** Chemotherapeutikum* gegen Harnwegsinfektionen, Urologikum. HWZ 0.3 bis 0.5 h. **Übl. Dos.:** Oral: 4mal 0.05-0.15 g/d.Oral: 2- bis 3mal 0.1 g/d, Tagesdos. 0.005 g/kg KG. Urethral: Blasenspülung: 0.1%. Wirksamkeit bei alkalischem Harn geringer; kaum Resistenzentwicklung während der Therapie. Gebräuchl. ist Nitrofurantoin-Natrium. Hingewiesen sei auch auf Nitrofurantoin-Phenazopyridin.

**Nitrofurazon:** Nitrofural, 5-Nitro-2-furaldehyd-semicarbazon, Furacin®; CAS-Nr. 59-87-0;

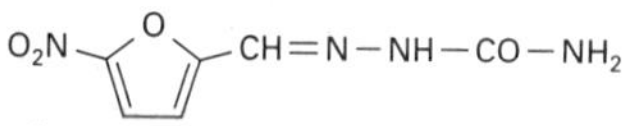

Nitrofurazon

$C_6H_6N_4O_4$, $M_r$ 198.1. Schmp. 236-240°C (Zers.). Gelbes, krist. Pulver; sehr schwer lösl. in Wasser, lösl. in 700 T. Ethanol, in 400 T. Propylenglycol. **Off.:** DAC86, ÖAB90. **Anw.:** Chemotherapeutikum zur Behandlung infizierter Wunden, v. Verbrennungen, Furunkeln, Phlegmonen, Abszessen usw. Breites antibakterielles Wirkspektrum. **Übl. Dos.:** 0.2%ig in lokal anzuwendenden Lösungen, Pudern od. Ohrentropfen.

**Nitrogenii oxidum:** s. Lachgas.

**Nitrogenium:** s. Stickstoff.

**Nitrogenium oxydulatum:** Stickstoffoxydul; s. Lachgas.

**Nitroglycerin:** s. Glyceroltrinitrat.

**Nitroglycerinlösung (Alkoholische):** Nitroglycerinspiritus, **Nitroglycerinum solutum**, s. Solutio Nitroglyceroli spirituosa.

**Nitrogruppe:** einwertige $NO_2$-Gruppe.

**Nitrolingual®:** s. Glyceroltrinitrat.

**Nitromack®:** s. Glyceroltrinitrat.

**Nitrometer:** s. Azotometer.

**Nitromethan:** $CH_3NO_2$, $M_r$ 61.0. $d_{20}^{20}$ 1.133. $n_D^{20°C}$ 1.382. Klare, farblose, ölige Flüss.; schwer lösl. in Wasser, mischbar mit Ethanol u. Ether. **Anw.:** Reagenz Ph.Eur.3.

**Nitron:** 1,4-Diphenyl-endo-anilotriazolin. Schmp. 189°C. Gelbe Kristallblättchen od. amorphes Pulver; lösl. in Ethanol, Chloroform, Benzol, Essigsäureethylester, wenig lösl. in Ether, unlösl. in Wasser. **Anw.:** zu Nachw. u. Bestimmung von Nitrat, Perchlorat, Gold, Rhenium, Molybdän. (n. Busch; Reagenz: 10%ige Lsg. in 5%iger Essigsäure).

**Nitroparaffine:** Nitroalkane*.

**Nitropenta:** s. Pentaerythrityltetranitrat.

**Nitropentaerythrolum trituratum:** s. Pentaerythrittetranitrat-Verreibung.

**4-Nitrophenylhydrazin:** $O_2N$–$C_6H_4$–$NHNH_2$. Orangerote Kristalle, lösl. in heißem Wasser, Ethanol, Benzol. Reagenz auf Ketone u. Aldehyde.

**Nitroprussidkalium:** s. Kaliumnitroprussid.

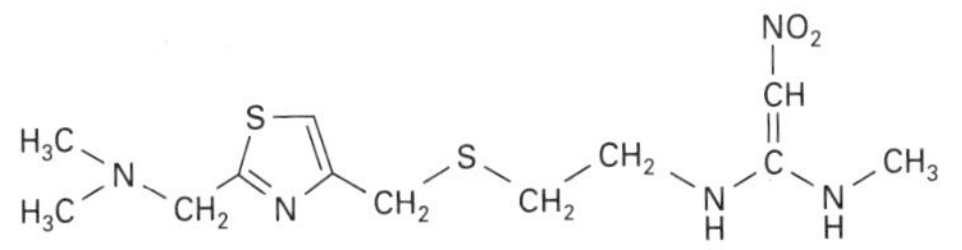


Nizaditin

**Nitroprussidnatrium:** s. Natriumnitroprussid.

**Nitrosamine:** N-Nitrosoverbindungen von Aminen; allgemeine Formel R–NH–NO (bzw. R=N–NO). Sie entstehen bei der Einw. von Salpetriger Säure ($HNO_2$) auf (sekundäre) Amine, bzw. von Nitriten (z.B. $NaNO_2$) in Gegenwart kalter verdünnter Mineralsäure; das eigentliche Agens ist das Nitrosonium-Ion (Nitrosyl-Kation), $NO^+$, das durch Protonierung von $HNO_2$ u. Abspaltung von $H_2O$ entsteht:

$$HNO_2 + H^+ \rightleftarrows H_2NO_2^+ \rightleftarrows H_2O + NO^+$$

N. sind äußerst giftig u. vielfach Karzinogene*. Sie kommen (in geringen Mengen) in Nahrungsmitteln (Bier, Käse, Wurst etc.) vor u. werden auch von Mikroorganismen, z.B. Trichomonas*, gebildet.

**Nitrose Gase:** Gem. verschiedener Oxide des Stickstoffs (hauptsächl. NO, $NO_2$, $N_2O_4$). Autoabgase enthalten bis zu 1000 ppm NO/$NO_2$, Tabakrauch bis zu 300 ppm. Die Bildung von karzinogenen Nitrosaminen* aus NO/$NO_2$ u. Aminoverbindungen des Tabakrauches wird diskutiert. **Tox.:** s. Stickstoff*, Stickstoffdioxid, Stickstoffoxid.

**Nitrosogruppe:** die Gruppe -NO in organischen Verbindungen.

**Nitrosomonas:** Nitritbakterien, s. Nitrifikation.

**Nitrosonium-:** s. Nitrosamine.

**Nitroso-R-Salz:** Dinatrium-1-nitroso-2-naphtol-3,6-sulfonat; Reagenz zum Nachw. von Cobalt-Ionen.

**Nitrosyl:** die Gruppe -NO od. $-NO^+$ als Ligand in Komplexverbindungen; vgl. Nitrosamine.

**Nitrosylcarbonyle:** s. Carbonyle.

**Nitroverbindungen:** haben die charakteristische funktionelle Gruppe $-NO_2$. **IUPAC:** dem Namen des Stammsystems wird das Präfix Nitro- vorangestellt.

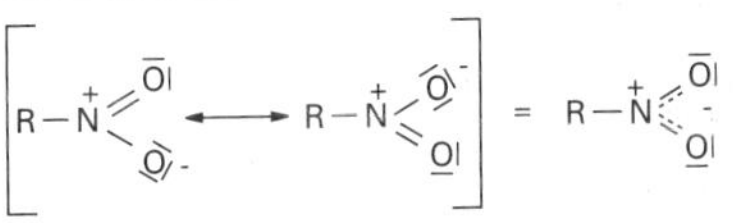


Nitroverbindungen:
Struktur der funktionellen Gruppe

**Nitroxolin** INNv: 5-Nitrochinolin-8-ol, Nicene®; CAS-Nr. 4008-48-4; $C_9H_6N_2O_3$, $M_r$ 190.2. **Anw.:** Chemotherapeutikum, vorwiegend bei Harnwegsinfekten eingesetzt. Kontraind.: Nierenfunktionsstörungen. **Übl. Dos.:** oral 3mal 0.25 g/d.

**Nitrozell®:** s. Glyceroltrinitrat.

**Nitrozellulose:** s. Cellulosenitrat.

**Nitrum:** s. Kaliumnitrat.

**Nivadil®:** s. Nilvadipin.

**Nivalin®:** s. Galanthaminhydrobromid.

**Nizaditin** INN: N-[4-(6-Methylamino-7-nitro-2-thia-5-aza-6-hepten-1-yl)-2-thiazolylmethyl]-N,N-dimethylamin, Gastrax®, Nizax®; CAS-Nr.

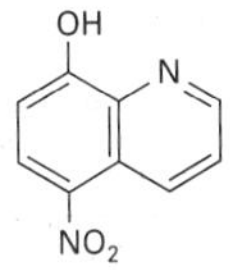


Nitroxolin

76963-41-2; $C_{12}H_{21}N_5O_2S_2$, $M_r$ 331.5. Schmp. 130-132°C. **Wirk.** u. **Anw.:** Antiulkusmittel*, $H_2$-Antihistaminikum (vgl. Cimetidin, Ranitidin). **Nebenw.:** Kopfschmerzen, Schwindel, Überempfindlichkeitsreaktionen. **Übl. Dos.:** abends 300 mg.

**Nizax®:** s. Nizaditin.

**Nizoral®:** s. Ketoconazol.

**nkat:** Nanokatal, Einheit der Enzymaktivität; 1 nkat = $10^{-9}$ kat (Katal*); 1 nkat = 0.06 U; s. Enzymaktivität.

**$N_L$:** Loschmidt-Konstante, s. Avogadro-Konstante.

**N-Lost:** s. Stickstofflost.

**nm:** Symbol f. Nanometer; 1 nm sind der millionste Teil eines Millimeters od. $10^{-9}$ m; 1 nm sind 0.1 A (Angström).

**NMR:** s. Magnetresonanz.

**NMR-Spektroskopie:** s. Spektroskopie.

**NNM:** Abk. f. Nebennierenmark.

**NNR:** Abk. f. Nebennierenrinde.

**No:** Nobelium*.

**Nobel, Alfred:** s. Dynamit.

**Nobelium:** No (Eka-Ytterbium), $A_r$ 259 (längstlebiges Isotop; HWZ 58 min), OZ 102; mind. 10 No-Isotope mit Halbwertszeiten zwischen 2.3 s u. 58 min. Entdeckt 1957 im Nobel-Institut f. Physik zu Stockholm bei der Beschießung v. Curium mit Kohlenstoffkernen.

**Nobilin:** s. Chamaemelum nobile bzw. s. Dendrobium nobile.

**Nobrium®:** s. Medazepam.

**Nocardia:** Gattungsbegriff f. grampos., unbewegliche Bakterien der Fam. Actinomycetaceae*.

**Nocirezeptoren:** s. Nozizeptoren.

**Noctal®:** s. Propallylonal.

**Noctamid®:** s. Lormetazepam.

**Noctazepam®:** s. Oxazepam.

**Noctu:** nachts (auf Rezepten); nocturnus, nächtlich.

**Nodosus(a, um):** knotig.

**Nodus:** **1.** *med.* Knoten: N. arthriticus: Gichtknoten, N. lymphaticus: Lymphknoten. **2.** *bot.* Knoten, Querzone an den Stengeln, an der die Blätter befestigt sind.

**Nogacit®:** s. Nalidixinsäure.

**Nogram®:** s. Nalidixinsäure.

**Noleptan®:** s. Fominoben.

**Noludar®:** s. Methyprylon.

**Nolvadex®:** s. Tamoxifen.

**Nomenklatur:** Namensgebung, wissenschaftliches Bezeichnungssystem. **Biologie:** s. N., Binä-

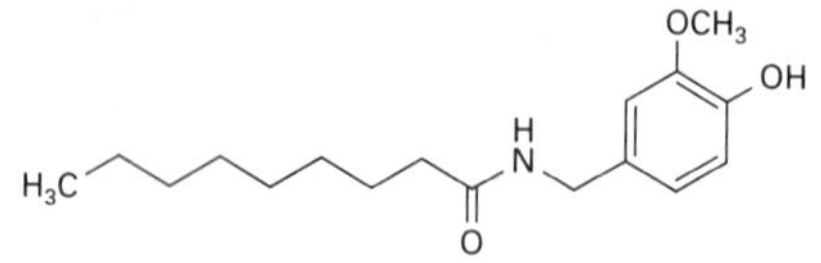

Nonivamid

re. **Chemie:** früher wurden ausschließlich Trivialnamen verwendet, die nach Herst., Aussehen, Eigenschaften usw. der Verbdg. (z.B. Blausäure, Bittersalz) gebildet wurden. 1892 internationaler Chemikerkongress in Genf, um eine rationelle Bez. der organischen Verbindungen einzuführen (Genfer Nomenklatur). 1958 erschienen die Richtsätze f. die N. in der anorganischen Chemie. Die Weiterentwicklung der N. wird zur Zeit von der IUPAC (International Union of Pure and Applied Chemistry) überwacht, von der auch der Ring-Index (Verzeichnis der international anerkannten Eigennamen von Ringverbindungen) herausgegeben wurde; s.a. E/Z-Nomenklatur, Fischer-Projektion (D/L-Nomenklatur), Freiname, Funktionelle Gruppen, a-Nomenklatur, Radikofunktionelle Nomenklatur, Ringverbindungen, R,S-Nomenklatur, Substitutive Nomenklatur u. Trivialnamen; s. ferner unter den entsprechenden Bezeichnungen f. Verbindungsklassen wie z.B. Alkaloide, Alkane, Carbonsäuren, Heterocyclen, Säuren, Spiroverbindungen etc.

**a-Nomenklatur:** Austausch-Nomenklatur, wird verwendet zur Bez. von Heterocyclen mit mehr als 10 Ringgliedern (f. die kein IUPAC-Trivialname existiert), Siliciumorg. Verbindungen u. überbrückte Heterocyclen. Die Namensbildung erfolgt so, daß ein Präfix mit der Endung „a" dem Stamm-Kohlenwasserstoff vorangestellt wird. Die Anordnung der Substituenten erfolgt nach abnehmender Priorität (s. Abb. 1-Thia-4-aza-2,6-disilacyclohexan).

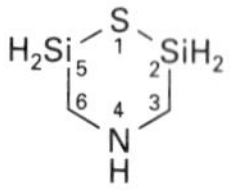

a-Nomenklatur:
Strukturformel von 1-Thia-4-aza-2,6-di-silacyclohexan als Beispiel für die Anordnung der Reihenfolge der Substituenten nach abnehmender Priorität

**a-Nomenklatur**

| Bestimmendes Element | Präfix |
|---|---|
| Sauerstoff | oxa |
| Schwefel | thia |
| Selen | selena |
| Stickstoff | aza |
| Phosphor | phospha |
| Silicium | sila |

**Nomenklatur, Binäre:** zweiteilige Nomenklatur, bot. u. zool. Bez. der Pflanzen- od. Tierarten mit mind. 2 lateinischen od. latinisierten Wörtern, von denen das erste Wort die Gattung (genus), das zweite die Art (species, die taxonomische Grundeinheit) bezeichnet. Hinter diese binäre Bez. wird der abgekürzte Autorenname dessen gesetzt, der die betr. Pflanze od. das betr. Tier zuerst unter diesem Namen beschrieben hat, z.B. Ranunculus (Gattung), R. acer (Art), L. (Linné, Autor).

**Nomenklatur, Radikofunktionelle:** s. Radikofunktionelle Nomenklatur.

**Nomifensin** INN: 8-Amino-1,2,3,4-tetrahydro-2-methyl-4-phenylisochinolin; CAS-Nr. 24526-64-5; $C_{16}H_{18}N_2$, $M_r$ 238.33. Schmp. 179-181°C. **Anw.:** Antidepressivum vom Desipramin-Typ; s. Psychopharmaka (Antidepressiva). **Nebenw.:** Schwindel, Unruhe, Schlafstörungen, Übelkeit, Verstopfung, Mundtrockenheit, Suizidgefahr. Wechselw.: Verminderung der Wirk. von Guanethidin*, Verstärkung der Wirkungen von Sympathomimetika* u. Parasympatholytika*. **Übl. Dos.:** Oral: leichte Fälle: 2- bis 3mal 0.025 g/d, Geriatrie: 1- bis 2mal 0.025 g/d, schwere Fälle: 2- bis 4mal 0.05 g/d. Gebräuchl. ist auch Nomifensinhydrogenmaleat.

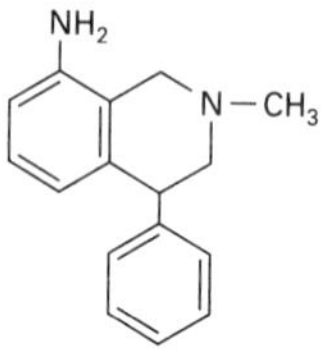

Nomifensin

**Nomogramm:** Schaubild zum graphischen Rechnen.

**Nondisjunction:** s. Meiose.

**Nonius:** Hilfsmaßstab zur Längenmessung zum Ablesen von Zehnteleinheiten.

**Nonivamid** INN: N-Vanillylnonamid; CAS-Nr. 2444-46-4; $C_{17}H_{27}NO_3$, $M_r$ 293.39. **Anw.:** Hyperämikum. **Übl. Dos.:** Topikal: Hautcreme, Liniment 0.2%.

**Nonoxinol** INN: α-(4-Nonylphenyl)-.omega,-hydroxypoly(oxyethylen), p-n-Nonylphenoxy-polyethylenglykol, z.B. in Delfen®, Patentex®Präparate etc. N. ist ein Reaktionsprodukt aus Nonylphenol u. Ethylenoxid. Jedem Nonoxinol-Namen wird eine Zahl beigefügt, die die ungefähre Anzahl von Oxyethylengruppen (z.B. Nonoxinol 4, 9, 15 u. 30) anzeigt. **Anw.:** Hilfsstoff (nichtionisches Tensid), Antikonzipiens (spermatizid). **Übl. Dos.:** Vaginal: Creme 5%, Schaum 12.5%, Kugel 0.075%. Hingewiesen sei auch auf Nonoxinol-Iod.

**Nonpareilles:** handelsübliche Zuckerkügelchen; s.a. Pellets.

**Nonylacetat:** Essigsäure-nonylester; $CH_3$–

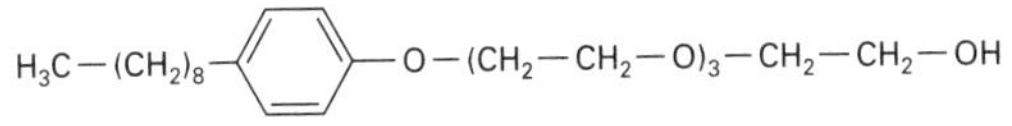


Nonoxinol 4

COO–$C_9H_{19}$. D. 0.8785. Farblose, fruchtig-aromat. riechende Flüss., wenig lösl. in Ethanol. **Anw.:** in der Parfümerie.

**Nonylalkohol:** $CH_3$–$(CH_2)_7$–$CH_2OH$, $M_r$ 144.3. D. 0.828. Farblose, zitronenartig riechende Flüss. Lösl. in Ethanol, unlösl. in Wasser. **Anw.:** in d. Parfümerie (Köln. Wasser), zur Herst. v. künstl. Zitronenöl.

**Nonylsäure:** s. Pelargonsäure.

**Nootrop®:** s. Piracetam.

**Nootropikum(-a):** Pharmakon, das anregend auf den Gehirnstoffwechsel wirkt; therapeutische Anwendung umstritten; ein Wirkungsmechanismus ist nicht bekannt. Als gegen Hirnleistungsstörungen wirksam gelten z.B. Bencyclan, Cinnarizin, Dihydroergotoxin, Flunarizin, Meclofenoxat, Naftidrofuryl, Nicergolin, Nimodipin, Pentoxyfyllin, Piracetam, Pyritinol, Vincamin, Vinpocetin, Inhaltsst. von Ginkgo biloba* sowie viele andere Stoffe.

**Nopalea cochenillifera:** s. Opuntia cochenillifera.

**Nopinen:** β-Pinen, s. Pinen.

**Nor:** (von normal) In der organischen Chemie bedient man sich der Vorsilbe Nor, um den Trivialnamen des höheren Homologen auf den C-ärmeren Vertreter zu übertragen, es wird also hierbei der Name des Grundkohlenwasserstoffs von dem (meistens als Naturstoff) bekannteren Derivat abgeleitet, z.B. Nor-Harmin, Nor-Pinan usw. Die Nor-Verbindung ist immer der einfachste gesättigte od. auch aromatische Kohlenwasserstoff bzw. die einfachste heterocyclische Verbdg., die das gleiche Ringsystem ohne jede Seitenkette od. sonstige funktionelle Gruppe enthält. Heute wird der Ausdruck Nor nur mehr verwendet, wenn eine Methyl(en)-Gruppe durch Wasserstoff ersetzt ist; werden 2 od. 3 $CH_2$–Gruppen ausgetauscht, wird dies mit *Dinor-* (früher Bisnor-) od. *Trinor-* (früher Trisnor-) bezeichnet.

**Noradrenalin:** Norepinephrin INN, Levarterenol, L-2-Amino-1(3,4-dihydroxyphenyl)-ethanol, (R)-4-(2-Amino-1-hydroxyethyl)-1,2-dihydroxy-

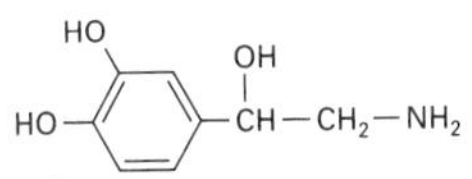


Noradrenalin

benzol; CAS-Nr. 51-41-2; $C_8H_{11}NO_3$, $M_r$ 169.18. Die L-Form ist Hormon des Nebennierenmarks u. Neurotransmitter an den postganglionären sympathischen Synapsen u. im ZNS. Biosynthese u. Abbau s. Katecholamine. **Wirk.:** Sympathomimetikum*; stimuliert v.a. α- u. $\beta_2$-Rezeptoren, etwas weniger $\beta_1$-Rezeptoren; erhöht den diastolischen u. systolischen Blutdruck sowie die peripheren Gefäßwiderstände, senkt die Herzfrequenz (reflektorische Reaktion); Kontraktion des Uterus; geringerer Effekt auf die glatte Muskulatur von Darm u. Bronchien sowie auf den Stoffwechsel als durch Adrenalin*. **Anw.:** bei Kreislaufkollaps, als gefäßverengender Zusatz zu Lokalanästhetika* zur Verminderung ihrer Resorption u. Toxizität sowie Verlängerung der Wirk., zur Blutstillung an Haut u. Schleimhaut. Nebenw. u. Kontraind. s. Adrenalin. HWZ 1 bis 3 min. Gebräuchl. sind auch Noradrenalinhydrochlorid* u. Noradrenalinhydrogentartrat*.

**Noradrenalinbitartrat:** s. Noradrenalinhydrogentartrat.

**Noradrenalinhydrochlorid:** Noradrenalini hydrochloridum Ph.Eur.3, Norepinephrinhydrochlorid, Noradrenalinum hydrochloricum, Arterenol®; CAS-Nr. 329-56-6; $C_8H_{12}ClNO_3$, $M_r$ 205.6. L-Form: Schmp. 177-179°C unter Zers. $[\alpha]_D^{20°C}$ -37.0 bis -41.0° (c = 2 in Wasser). Weißes bis bräunlichweißes, krist. Pulver, das sich langsam unter Licht- u. Lufteinwirkung verfärbt. Sehr leicht lösl. in Wasser, lösl. in Ethanol. Inkomp.: Oxidationsmittel, alkal. reagierende Stoffen. **Anw.:** s. Noradrenalin.

**Noradrenalinhydrogentartrat:** Noradrenalini tartras Ph.Eur.3, Noradrenalintartrat, Norepinephrinhydrogentartrat, Noradrenalinum bitartaricum, Noradrenalin- od. Levarterenolbitartrat; CAS-Nr. 69815-49-2; $C_{12}H_{17}NO_9 \cdot H_2O$, $M_r$ 337.3. L-Form: Schmp. 100-106°C (Anhydrat 158-159°C). $[\alpha]_D^{20°C}$ -10 bis -12°C (c = 2 in Wasser). Fast weißes, geruchloses, krist. Pulver. Leicht lösl. in Wasser, schwer lösl. in Ethanol, prakt. unlösl. in Ether u. Chloroform. Inkomp.: Oxidationsmittel, alkal. reagierende Stoffe. **Anw.:** s. Noradenalin. Bei Kreislaufkollaps als Infusion 0.1 µg/kg KG/min. Bei i.v. Injektion 0.1 mg (nicht mehr als 0.5 mg). Als Zusatz zu lokalanaesthetischen Lösungen 0.1 mL (2 bis 3 Tr. der Lsg. (1:1000) auf 10 mL).

**Noradrenalin-Injektionslösung 1 mg/mL:** Noradrenalini solutio iniectabilis 1 mg/mL. Zsztg. nach Ph.Helv.7: O.21 T. Noradrenalinhydrogentartrat, 0.1 T Natriumdisulfit, 0.8 T. Natriumchlorid u. Wasser f. Injektionszwecke auf 100.0 mL.

**Noradrenalini tartras:** s. Noradrenalinhydrogentartrat.

**Noradrenalin-Reuptake-Hemmer:** Stoffe, die die Wiederaufnahme von vorwiegend Noradrenalin aus dem synaptischen Spalt in die Nervenzellen hemmen; vgl. Serotonin-Reuptake-Hemmer. N. sind Antidepressiva mit vorwiegend antriebsteigernder Wirk.; z.B. Desipramin, Maprotilin, Nomifensin u.a.

**Noradrenalinum bitartaricum:** s. Noradrenalinhydrogentartrat.

**Noradrenalinum hydrochloricum:** s. Noradrenalinhydrochlorid.

**Noradrenalintartrat:** s. Noradrenalinhydrogentartrat.

**Noramidopyrin:** s. Metamizol.

**Noramidopyrinmethansulfonat-Natrium** INN: Metamizol-Natrium, s. Metamizol.

**Norbelladin:** s. Amaryllidaceenalkaloide.

**Nordazepam** INN: 7-Chlor-1,3-dihydro-5-phenyl-2H-1,4-benzodiazepin-2-on, Desmethyldiazepam, Tranxilium®-N; CAS-Nr. 1088-11-5; $C_{15}H_{11}ClN_2O$, $M_r$ 270.7. Schmp. 216-217°C. Abbauprodukt des Diazepams; wird wie dieses zu

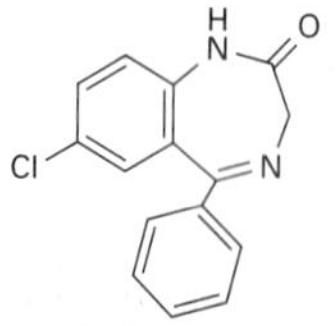

Nordazepam

Oxazepam metabolisiert. **Wirk.** u. **Anw.:** Tranquilizer, Muskelrelaxans; s. Benzodiazepine. **Nebenw.:** s. Diazepam.

**Norcoclaurin:** s. Benzylisochinolinalkaloide.

**Nordhäuser Vitriolöl:** Acidum sulfuricum fumans, s. Schwefelsäure.

**Norditropin®:** s. Somatotropin.

**Norephedrin:** Phenylpropanolamin, 1-Phenyl-2-amino-1-propanol, DL-*erythro*-2-Amino-1-phenyl-1-propanol, (1RS,2SR)-2-Amino-1-phenyl-1-propanol, Norphedrin(um); CAS-Nr. 14838-15-4; $C_9H_{13}NO$. **Strukturformel** s. Ephedrine. Schmp. 101°C. HWZ 3 min.

**Norephedrinhydrochlorid:** Phenylpropanolamini hydrochloridum Ph.Eur.3, Phenylpropanolaminhydrochlorid; CAS-Nr. 154-41-6; $C_9H_{14}ClNO$, $M_r$ 187.7. Schmp. 194-197°C; polymorph. Weißes, krist. Pulver. Leicht lösl. in Wasser u. Ethanol. **Anw.:** Abmagerungsmittel, Vasodilator, Sympathomimetikum* wie Ephedrinhydrochlorid*, jedoch geringer zentral wirksam u. in gewissen Fällen besser verträglich als dieses. **Übl. Dos.:** Oral 0.025 bis 0.050 g; Nasentropfen: 1.5%ig.

**Norepinephrin** INN: s. Noradrenalin.

**Norethisteron** INNv: Norethisteronum Ph.Eur.3, Norethindron, 17-Hydroxy-19-nor-17α-pregn-4-en-20-in-3-on, 17α-Ethinyl-17β-hydroxy-estr-4-en-3-on, Micronovum®, Primolut-Nor5®;

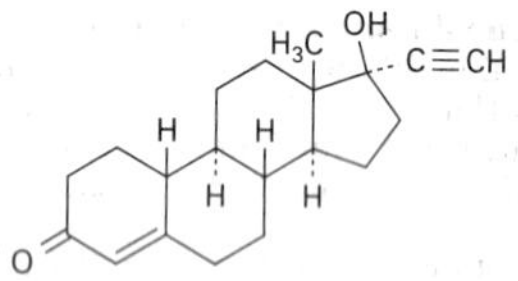

Norethisteron

CAS-Nr. 68-22-4; $C_{20}H_{26}O_2$, $M_r$ 298.41. Schmp. 203-204°C aus Ethylacetat; polymorph. $[\alpha]_D^{20°C}$ -33.0 bis -37.0° (c = 1 in Chloroform). Weißes, krist. Pulver. Unlösl. in Wasser; lösl. in Dioxan, in Ethanol 1:150, in Aceton 1:80, in Chloroform 1:30, in Pyridin 1:5; schwer lösl. in Ether; prakt. unlösl. in fetten Ölen. **Anw.:** Gestagen*-Therapie. HWZ 7 bis 9 h. **Übl. Dos.:** oral: in oralen Kontrazeptiva 0.5 bis 5 mg (s.a. Minipille); Mammakarzinom: 3mal 0.01 g/d, Endometriose: 2mal 0.01 g/d.

**Norethisteronacetat:** Norethisteroni acetas Ph.Eur.3; $C_{22}H_{28}O_3$, $M_r$ 340.5. Schmp. 162 bis 165°C; polymorph. Weißes, krist. Pulver. Prakt. unlösl. in Wasser, lösl. in Ethanol u. Ether. Hingewiesen sei auch auf Norethisteronenantat.

**Norfenefrin** INN: DL-1-(3-Hydroxyphenyl)-2-aminoethanol, Monohydroxyphenylethylamin, Novadral®, Vingsal®, Stagural®; CAS-Nr. 536-21-0; $C_8H_{11}NO_2$, $M_r$ 153.2. **Anw.:** Sympathomimetikum, bei peripherer Kreislaufschwäche. HWZ 4 h.

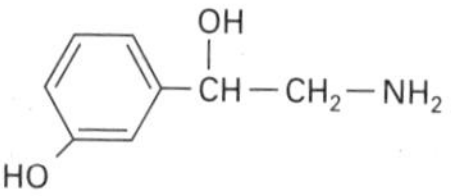

Norfenefrin

**Dos.:** 3 mg 3- bis 4mal/d. Gebräuchl. ist Norfenefrinhydrochlorid (Schmp. 160°C).

**Norflex®:** s. Orphenadrin.

**Norfloxacin** INN: 1-Ethyl-6-fluor-1,4-dihydro-4-oxo-7-(1-piperazinyl)-3-chinolincarbonsäure,

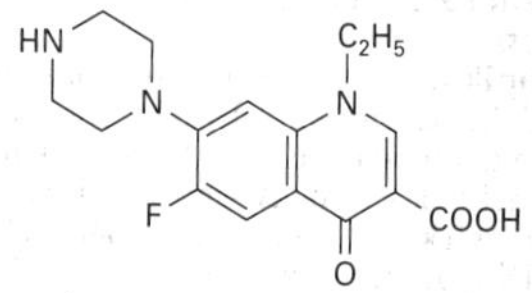

Norfloxacin

Barazan®; $C_{16}H_{18}FN_3O_3$, $M_r$ 319.3. Schmp. 227-228°C. **Anw.:** Chemotherapeutikum, Gyrasehemmer*. **Nebenw.:** Übelkeit, Schwindel; Kontraind.: Schwangerschaft, Stillzeit. HWZ 3 bis 4 h.

**Norfloxacinsuccinil:** 7-[4-(3-Carboxy-propionyl)-piperazin-1-yl]-1-ethyl-6-fluor-4-oxo-1,4-dihydrochinolin-3-carbonsäure, Eminor®. **Anw.:** s. Norfloxacin; als dessen Prodrug weist es gegenüber diesem eine bessere Bioverfügbarkeit u. Verträglichkeit auf.

**Norge-Salpeter:** Calciumnitrat*.

**Norgesic®:** s. Hydroxyethylsalicylat.

**Norgestimat:** (+)-13-Ethyl-17-hydroxy-18,19-dinor-17α-pregn-4-en-20-yn-3-on-oxim-acetat;

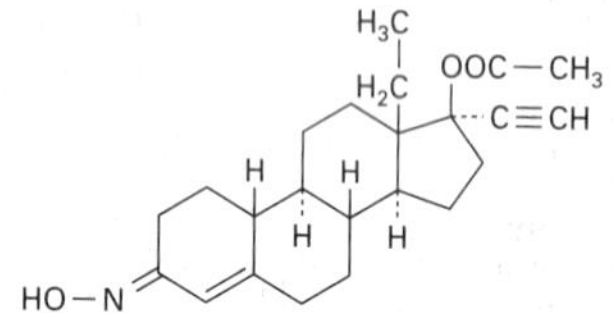

Norgestimat

CAS-Nr. 35189-28-7; $C_{23}H_{31}NO_3$, $M_r$ 369.5. Derivat von 19-Nortestosteron. **Wirk.** u. **Anw.:** Gestagen (s. Hormone), in Kombination mit Östrogenen in monophasischen Kontrazeptiva (z.B. in Cileste®), s. hormonelle Kontrazeption. **Nebenw.:** gastrointestinale Beschwerden, Schmierblutungen; Kontraind.: Thromboembolien. **Übl. Dos.:** 0.25 mg/d.

**Norgestrel** INN: DL-Norgestrel Ph.Eur.3, (±)-18-Methyl-norethisteron, (±)-13-Ethyl-17-hydroxy-18,19-dinor-17α-pregn-4-en-20-in-3-on; CAS-Nr. 6533-00-2; $C_{21}H_{28}O_2$, $M_r$ 312.44. Schmp. 203-207°C aus Ethylacetat od. Methanol. Unlösl. in Wasser; lösl. in Ethanol 1:120, in Chloroform 1:15, in Ether 1:400, in Dioxan. **Anw.:** mit Ethinylestradiol* als hormonelles Kontrazeptivum in Dosen von 0.00003 bis 0.00005 g/d über 21 d beginnend am 5. Zyklustag. Norgestrel tgl. in einer Dosis

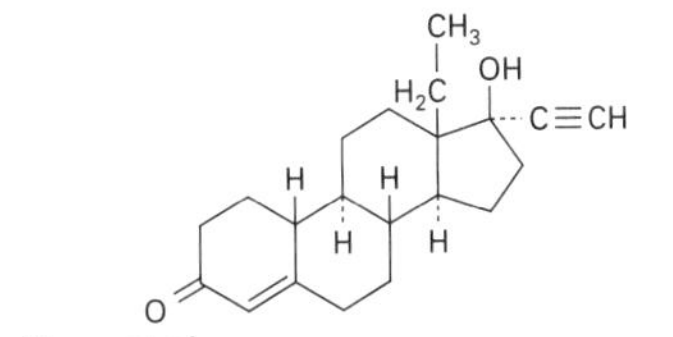

Norgestrel

von 0.000075 g als Minipille*; vgl. Levonorgestrel.

**D-Norgestrel:** s. Levonorgestrel.

**Norglycin®:** s. Tolazamid.

**Norlaudanosolin:** s. Benzylisochinolinalkaloide.

**Norleucin:** α-Amino-n-capronsäure, eine in den meisten Proteinen enthaltene Aminosäure.

**Norlupinan:** s. Chinolizidinalkaloide.

**Normabrain®:** s. Piracetam.

**Normacol®:** s. Astragalus-Arten.

**Normalantikörper:** *syn.* natürliche Antikörper; im Normalserum nachweisbare Antikörper, die ohne spezielle Immunisierungs- od. Krankheitsanamnese spontan gebildet werden.

**Normalatmosphärendruck:** der Luftdruck* im Normzustand*.

**Normalbedingungen:** s. Normzustand.

**Normalglas:** s. Glas.

**Normalinsulin:** nicht retardiertes Insulin; s. Insulin.

**Normalität:** Eine einnormale Lösung (1 n Lösung) enthält ein Grammäquivalent eines Stoffes (1 Val, $6.0225 \cdot 10^{23}$ Äquivalente) in 1 L Lsg. bei 20°C (val/L). Der Begriff N. soll durch die Äquivalenzkonzentration ersetzt werden; s. Äquivalent.

**Normalitätsfaktor:** Titer (Faktor bei volumetrischen Lösungen), s. Maßlösung.

**Normallösung:** *syn.* Maßlösung*.

**Normalpotential:** s. Standardpotential.

**Normalserum:** Tierserum (Rind, Schaf, Pferd), gew. von unbehandelter Spezies. Verw. f. unspezifische Therapien, Desensibilisieren, Nährböden.

**Normaltropfenzähler:** Dosiergerät in der Rezeptur f. die reproduzierbare tropfenweise Zugabe kleiner Flüssigkeitsmengen anstelle einer Einwaage. Liefert Normaltropfen, in den Arzneibüchern als Tropfen bezeichnet. In der Ph.Eur.3 mit definierten Abmessungen abgebildet; erlaubt sind jedoch auch andere Konstruktionen, die ebenso 20 Tropfen Wasser bei 20°C (±1°C) von 1 g (±50 mg) frei fallend aus senkrecht gehaltenem N. mit einer Abtropfgeschwindigkeit von 1 Tr./s ergeben. Etherische u. ethanolische Lösungen (Tinkturen) weisen eine im Vergleich zu Wasser geringere Oberflächenspannung auf u. liefern daher 50 bis 60 Tr./g.

**Normalverteilung:** *math.* Gauß-Normalverteilung; wird durch die Gauß-Glockenkurve (Gauß-Kurve) veranschaulicht. Grundlage vieler statistischer Problemstellungen, so auch der Korngrößenanalyse. Sie ist eine Wahrscheinlichkeitsverteilung von Meßwerten (Häufigkeitsverteilung), wenn nur zufällige Fehler auftauchen, u. die von 2 Parametern, dem Mittelwert μ u. der Standardabweichung σ der Grundgesamtheit (s. Stichprobe), abhängt. Die Standardabweichung ist der halbe Abstand (s. Abb.) zwischen den Wendepunkten u. der Mittelwert das Maximum der Gaußkurve (s.a. Fehlerrechnung). Die Fläche unter der Glockenkurve zwischen 2 Werten auf der x-Achse ist ein Maß f. die Wahrscheinlichkeit, einen x-Wert innerhalb dieser Grenzen anzutreffen. Die **Standardnormalverteilung** (standardisierte Normalverteilung) wird erhalten, wenn sich nach entsprechender Normierung nur noch eine einzige N. mit dem Mittelwert Null u. der Standardabweichung Eins ergibt.

Summiert man die Häufigkeit gleicher Meßwerte (Merkmalswerte) schrittweise auf u. berechnet deren relativen Häufigkeiten, erhält man die S-förmige Summenhäufigkeitskurve (s. Abb.). Solche sigmoide **Summenhäufigkeitskurven** lassen sich als Gerade darstellen, wenn die relativen Summenhäufigkeiten (Summenhäufigkeitsprozente) auf Zeichenpapier mit einer besonderen Einteilung, dem **Wahrscheinlichkeitsnetz**, eingetragen wird. Ergibt sich dabei keine Gerade, sind die Werte nicht normalverteilt. Eine N. von Daten kann oft nach einer geeigneten Transformation* der Meßwerte erhalten werden. (Beispielsweise sind die Korngrößen in Pulvern nicht selten „lognormal" verteilt, was mit einem Wahrscheinlichkeitsnetz mit logarithmisch eingeteilter Abszisse geprüft werden kann.)

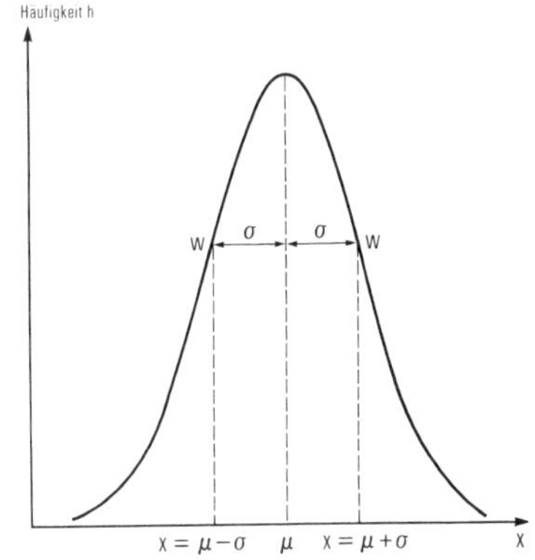

Normalverteilung:
Definition der Standardabweichung an der Normalverteilung

**Normalverteilungskurve:** s. Korngrößenanalyse.

**Normalwasserstoffelektrode:** s. Standardwasserstoffelektrode.

**Normdosen:** (nach Haffner u. Schultz) mittlere, durchschnittliche, Dosierungen v. Arzneimitteln (keine amtlich festgesetzten Dosen).

**Normethadon** INN: 6-Dimethylamino-4,4-diphenyl-hexan-3-on; CAS-Nr. 467-85-6, $C_{20}H_{25}NO$, $M_r$ 295.4. Flüss.

**Normethadonhydrochlorid:** Ticarda®; CAS-Nr. 847-84-7; $C_{20}H_{26}ClNO$, $M_r$ 331.9. Schmp. 174-177°C. Lösl. in Wasser u. Ethanol. **Anw.:** Antitussivum.

**Normi-Nox®:** s. Methaqualon.

**Normoglykämie:** Blutzuckerspiegel des Gesunden, s. Blutzucker.

**Normschliffe:** s. Schliffe.

**Normvolumen:** s. Molvolumen.

**Normzustand:** *syn.* Normalbedingungen; der Zustand mit der Normtemperatur $T_n$ = 273.15 K ($t_n$ = 0°C) u. dem Normdruck (Normalatmosphärendruck) $p_n$ = 101325 Pa (1013.25 mbar).

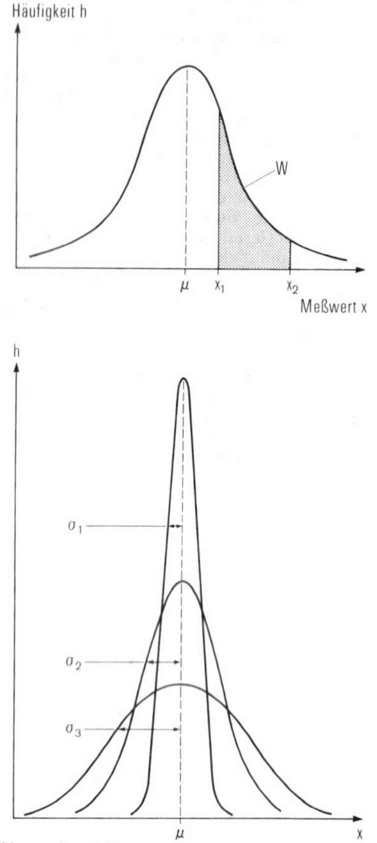


Normalverteilung:
Wahrscheinlichkeit W als Fläche unter der Gauß-Normalverteilung zwischen den Meßwerten $x_1$ und $x_2$(oben); „Breite" der Glokkenkurve als Maß für die Streuung der Einzelwerte (unten)

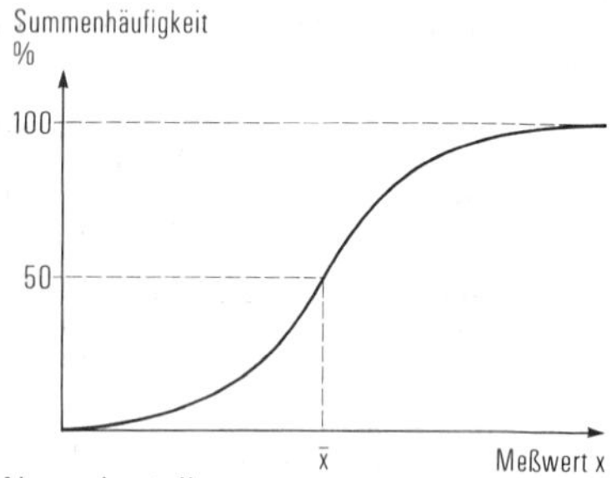


Normalverteilung:
Summenhäufigkeitskurve von Meßwerten

**Norphedrin(um):** s. Norephedrin.
**Norphen**®: s. Octopamin.
**Norprolac**®: s. Quinagolid.

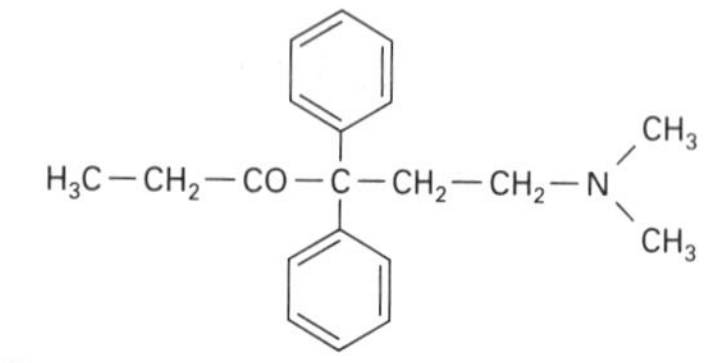


Normethadon

**Norpseudoephedrin** INN: Cathin, D-*threo*-2-Amino-1-phenylpropanol, Mirapront®, Adiposetten®; CAS-Nr. 36393-56-3; $C_9H_{13}NO$, $M_r$ 151.2. **Strukturformel** s. Ephedrine. Schmp. 78°C aus Methanol. $[\alpha]_D^{20°C}$ +37.9° (c = 3 in Methanol). Stark alkalisch. Nat. in Catha edulis*. **Anw.:** zentral wirksames Sympathomimetikum, Appetitzügler*; Gefahr der Abhängigkeit vom Amphetamin-Typ.

**Norpseudoephedrinhydrochlorid:** Norpseudoephedrini hydrochloridum; $C_9H_{14}ClNO$, $M_r$ 187.7. Schmp. 181°C; polymorph. $[\alpha]_D^{20°C}$ +43.2° (Wasser). Weißes, krist. Pulver. Sehr leicht lösl. in Wasser, leicht lösl. in Ethanol. **Off.:** DAC86. HWZ 3 bis 92 h.

**p-Norsynephrin:** s. Octopamin.

**Nortestosteron:** s. Nandrolon.

**Norton-Verkapselungsprozeß:** automatisches Verfahren (Reciprocating-Die-Verfahren) mit zusammen- u. auseinandergehenden Formen zur Herst. v. Weichgelatinekapseln. Aus 2 aus flüssiger Gelatinemasse hergestellten Bändern werden zwischen 2 Stanzformwerkzeugen (ähneln Suppositoriengießformen) im oberen Teil der Werkzeuge durch deren Zusammenrücken die Kapseln schlauchartig vorgeformt (die Kapseln bleiben oben offen), über Füllnadeln bzw. Füllröhrchen gefüllt u. nach Öffnen der Werkzeughälften u. Weitertransport der vorgeformten Kapseln in den unteren Teil der Formteile findet durch neuerliches Zusammenrücken der Formteile die endgültige Verkapselung statt. Von Vorteil ist die Möglichkeit, suspendierte gröbere Pulver od. Pellets* durch die relativ weiten Füllröhrchen abzufüllen.

**Nortrilen**®: s. Nortriptylin.

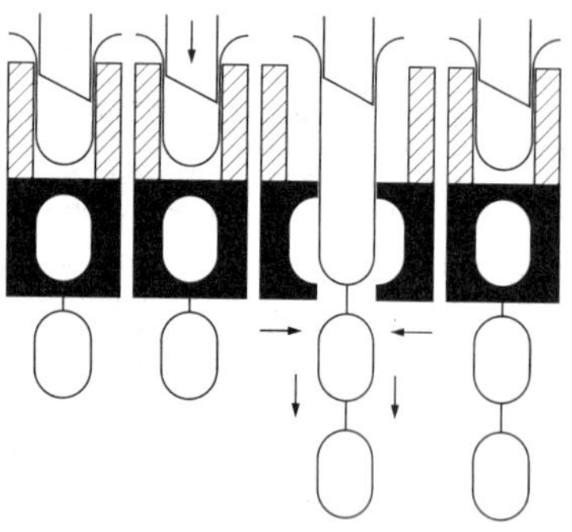

Norton-Verkapselungsprozeß:
Schematische Darstellung der Funktion einer Norton-Weichgelatinekapselmaschine [30]

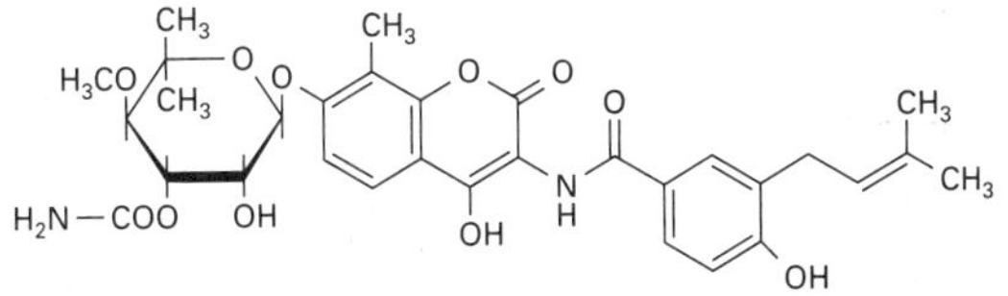

Novobiocin

**Nortriptylin** INN: N-Methyl-3-(10.11-dihydro-5H-dibenzo[a,d]cyclohepten-5-yliden)propylamin, Nortrilen®; CAS-Nr. 72-69-5; $C_{19}H_{21}N$, $M_r$ 263.37.

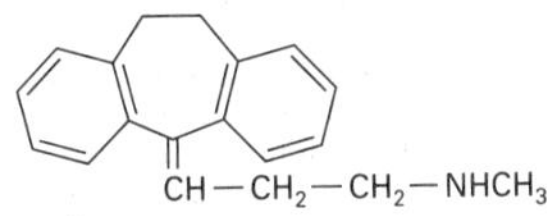

Nortriptylin

**Anw.:** tricyclisches Antidepressivum vom Desipramin-Typ; s. Psychopharmaka (Antidepressiva). HWZ 30 bis 31 h. **Übl. Dos.:** Oral: ambulant: 3- bis 4mal 0.01 g/d; stationär: 3- bis 4mal 0.025 g/d.

**Nortriptylinhydrochlorid:** Nortriptylini hydrochloridum; $C_{19}H_{22}ClN$, $M_r$ 299.8. Schmp. 216 – 220°C. Weißes, krist. Pulver. Wenig lösl. in Wasser.

**Norvalin:** Aminosäure; s. Valin.

**Norvedan®:** s. Fentiazac.

**Norvir®:** s. Ritonavir.

**NOS:** NO-Synthase, s. Stickstoff(II)-oxid.

**Noscapin** INN: Noscapinum Ph.Eur.3, Narcotin, Narkotin, 5-(6,7-Dimethoxyphthalidyl)-5,6,7,8-tetrahydro-4-methoxy-6-methyl-1,3-dioxolo[4,5-g]isochinolin, 8-Methoxyhydrastin, Capval®; CAS-Nr. 128-62-1; $C_{22}H_{23}NO_7$, $M_r$ 413.43. **Strukturformel** s. Opium (in dem es bis zu ca. 8% enthalten ist) bzw. vgl. Noscapinhydrochlorid. Schmp. 176°C. D. 1.395. $[\alpha]_D^{20°C}$ +42 bis +48° (c = 2 in Salzsäure, 0.1 mol/L). Weißes, krist. Pulver. Prakt. unlösl. in Wasser bei 20°C, sehr schwer lösl. bei 100°C, schwer lösl. in Ethanol u. Ether, lösl. in Aceton, Chloroform, starken Säuren. $pK_s$ (konjugierte Säure) 6.2. Oxidative Spaltung von N. führt zu Cotarnin* (8-Methoxyhydrastinin) u. Opiansäure*. **Wirk.** u. **Anw.:** Antitussivum; narkotische Wirk. an sich gering, verstärkt aber die zentralnarkotische Wirk. des Morphins. Kontraind.: Schwangerschaft (N. ist ein Spindelgift); N. geht auch in die Muttermilch über. HWZ 1 h. **Übl. Dos.:** Oral: 2- bis 3mal 0.025 g/d. MED 0.06 g, MTD 0.25 g.

**Noscapinhydrochlorid:** Noscapini hydrochloridum Ph.Eur.3, Noscapinum hydrochloricum, Narcotinum hydrochloricum, Narkotinhydrochlorid, Noscapinium chloratum, Tuscalma Berna®; CAS-Nr. 912-60-7; $C_{22}H_{24}ClNO_7 \cdot H_2O$, $M_r$ 467.9. Schmp. bei 200°C (Zers.). $[\alpha]_D^{20°C}$ +38.5 bis +44° (c = 2 in Salzsäure, 0.1 mol/L). Farblose Kristalle; leicht lösl. in Wasser u. Ethanol, prakt. unlösl. in Ether; wäßrige Lösungen reagieren schwach sauer; beim Stehenlassen kann die Base mehr od. weniger schnell ausfallen. **Anw.:** s. Noscapin.

**Nosoden:** Nach homöopathischer Verfahrenstechnik hergestellte Zuber. aus Zersetzungsprodukten, Krankheits- od. Stoffwechselprodukten von Mensch, Tier, Mikroorganismen u. Viren, welche nicht mehr infektiös bzw. virulent sind.

**Nosographie:** (*gr.* νόσος Krankheit, γράφω schreiben) Krankheitsbeschreibung.

**Nosokomial:** mit Bezug zum Krankenhaus.

**Nosokomialinfektionen:** s. Hospitalismus.

**Nosologie:** Krankheitslehre, systemat. Beschreibung der Krankheiten.

**NO-Synthase NOS:** s. Stickstoff(II)-oxid.

**Notapotheke:** (Gemeindeapotheke) in der Bundesrepublik Deutschland öffentliche Vollapotheke, die wegen Fehlens einer privaten Apotheke von einer Gemeinde bzw. einem Gemeindeverband betrieben wird, geregelt in § 17 Apothekengesetz*. Wird 6 Monate nach öffentlicher Bekanntmachung eines Notstandes in der Arzneimittelversorgung der Bevölkerung weder ein Antrag auf Betrieb einer Apotheke noch einer Zweigapotheke* gestellt, so kann die zuständige Behörde einer Gemeinde od. einem Gemeindeverband die Erlaubnis zum Betrieb einer Apotheke unter Leitung eines von ihr/ihm anzustellenden Apothekers erteilen, wenn diese die nach diesem Gesetz vorgeschriebenen Räume u. Einrichtungen nachweisen. Der Betrieb einer Notapotheke muß eingestellt werden, sobald im Versorgungsgebiet eine private Apotheke entsteht.

**Novadral®:** s. Norfenefrin.

**Novalgin®:** s. Metamizol.

**Novaminsulfon:** s. Metamizol.

**Novanox®:** s. Nitrazepam.

**Novantron®:** s. Mitoxantron.

**Novata®:** s. Hartfett.

**Novatophan®:** s. Neocinchophen.

**Noveril®:** s. Dibenzepin.

**Noviform::** s. Bibrocathol.

**Noviform®:** Tetrabrombrenzkatechinbismut, s. Bibrocathol.

**Novobiocin:** Streptonivicin, 4-Hydroxy-3-[4-hydroxy-3(3-methylbut-2-enyl)benzamido]-8-methylcumarin-7-yl-3-O-carbamoyl-5,5-di-C-methyl-4-O-methyl-α-L-lyxo-hexopyranosid; CAS-Nr. 303-81-1; $C_{31}H_{36}N_2O_{11}$, $M_r$ 612.6. Ein von Streptomyces niveus u. St. spheroides gebildetes Antibiotikum. Schwache zweibasige Säure, die mit Laugen Salze bildet. Unter pH 7.5 prakt. unlösl. in Wasser, lösl. in Ethanol, Essigsäure, Dioxan, Methanol; in Chloroform u. Ether unlösl. **Wirk.** u. **Anw.:** Reserve-Antibiotikum; Hemmung der DNS-Synthese der Bakterienzellen nach Art der Gyrasehemmer*. Das Wirkungsspektrum umfaßt grampositive Mikroorganismen wie Staphylococcus aureus, Corynebacterium diphtheriae u. Streptococcus pneumoniae, außerdem gramnegative Keime wie Haemophilus influenzae, Neisseria gonorrhoeae u. meningitidis. Ind.: Staphylokokkeninfektionen; Melioidosis durch Pseudomonas pseudomallei; N. sollte nur in Ausnahmefällen Verw. finden. **Übl. Dos.:** oral: als Natrium- od. Kaliumsalz 0.25 g 4mal/d; Kinder tgl. 30

mg/kg KG. 1 I.E. ca. 1 µg N. Nebenw.: häufig; gastrointestinale Störungen, Blutbildschäden bis zur hämolytischen Anämie.

**Novocain®**: s. Procain u. Procainhydrochlorid.

**Novocain hydrochloricum**: s. Procainhydrochlorid.

**Novocainhydrochlorid**: s. Procainhydrochlorid.

**Novocainnitrat**: s. Procainnitrat.

**Novodigal®**: s. β-Acetyldigoxin.

**Novodigal® Injektionslösung**: s. Digoxin.

**Novogent®**: s. Ibuprofen.

**Noxe**: (*lat.* noxa) Schädlichkeit, krankheitserregende Ursache.

**Noxine**: Bez. (nach E. Gohrbandt, Berlin) f. Abbauprodukte aus zugrunde gegangenem Körpereiweiß, die im Körper eine stark schädigende bzw. toxische Wirk. entfalten (Schädigung der Kapillargefäße, Ödeme, Leberschäden usw.).

**Noxiptilin** INN: 10.11-Dihydro-5H-dibenzo[a, d]cyclohepten-5-on-O-[2-(dimethylamino)-ethyl]-

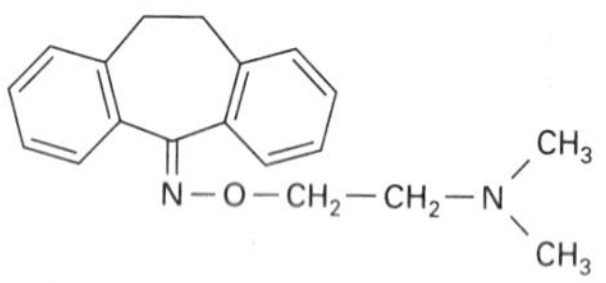

Noxiptilin

oxim; CAS-Nr. 3362-45-6; $C_{19}H_{22}N_2O$, $M_r$ 294.40. Sdp. 160-164°C (6.665 Pa). **Off.:** DAC79. **Anw.:** tricyclisches Antidepressivum vom Imipramin-Typ; s. Psychopharmaka (Antidepressiva). **Übl. Dos.:** Oral: Ambulant: 2mal 0.025 g/d.

**Noxiptilinhydrochlorid:** Noxiptilini hydrochloridum; $C_{19}H_{23}ClN_2O$, $M_r$ 330.9. Schmp. 188°C; polymorph. Gelbliches, feinkrist. Pulver; leicht lösl. in Wasser u. Methanol, lösl. in Ethanol.

**Noyer-Paste**: zur Umrandung mikroskopischer Präparate: 20 T. Lanolin im Porzellantiegel erwärmen u. 80 T. Kolophonium langsam einrühren; mit Metallspatel auftragen.

**Noyes-Whitney-Gleichung**: s. Auflösung(sgeschwindigkeit).

**Nozirezeptoren**: s. Nozizeptoren.

**Nozizeption**: Bez. f. experimentell erzeugte Schmerzen beim Tierexperiment; umfaßt die bei allen Säugetieren auftretenden motorisch, vegetativ u. verhaltensbiologischen Äußerungen, wie z.B. Flexorreflexe, Blutdruckanstieg, Tachypnoe, Vokalisation u.a. dieselben Reaktionen, die auch als Bestandteil des Schmerzes beim Menschen bekannt sind. Es wird angenommen, daß bestimmte Nozizeptoren* (z.B. in der Haut) existieren. Bei Verletzung od. Entzündung der Haut werden Substanzen wie z.B. Kalium-Ionen, Serotonin, Bradykinin u.a. Plasmakinine, Substanz P, sowie Prostaglandine freigesetzt. Diese algogenen Substanzen sind es, die die Nozizeptoren meist zu langanhaltenden Dauererregungen reizen.

**Nozizeptoren**: Nozirezeptoren, Schmerzrezeptoren; spezifisch erregbare Rezeptoren, die f. das Zustandekommen von Empfindungen (v.a. Schmerz*) verantwortlich sind; s. Nozizeption.

**Np**: *chem.* Neptunium*.

**NPH-Insulin**: Neutral-Protamin-Hagedorn-Insulin, s. Insulin (Insulinpräparate, Verzögerungsprinzipien).

**NRF**: s. Magistralformeln.

**NS**: Abk. f. Normschliff, s. Schliffe.

**NSA**: **NSAR**; Abk. f. Nichtsteroidale Antirheumatika, s. Antirheumatikum(a).

**NTC**: Tetrazolpurpur*.

**Nubain®**: s. Nalbuphin.

**Nubiablüten**: Flores Hibisci sabedariffae, s. Hibiscus sabdariffa.

**Nucellus**: *bot.* zentraler, parenchymat. Gewebekörper der Samenanlage*.

**Nuces**: Nüsse (Sing. nux).

**Nuces Acajou**: Fructus Anacardii occidentalis, s. Anacardium occidentale.

**Nuces Colae**: Semen Colae, s. Cola.

**Nucleasen**: hydrolytische Enzyme, die Nucleinsäuren spalten. **Exonucleasen** greifen die Nucleinsäuremoleküle an ihrem Ende an, während **Endonucleasen** die hydrolytische Spaltung innerhalb der Polynucleotidkette katalysieren können. **Desoxyribonucleasen** (DNSasen) sind spezifisch f. DNS, **Ribonucleasen** (RNSasen) f. RNS. Alle N. sind Phosphodiesterasen*; sie katalysieren die Hydrolyse entweder in Stellung 3' od. 5' der 3',5'-Phosphodiesterbindung. Die N-glykosidische Bindung der Nucleinsäuren wird durch Nucleosidasen* gespalten.

**Nucleine**: s. Nucleoproteine.

**Nucleinsäuren**: Polynucleotide, aus Mononucleotiden (s. Nucleotide) aufgebaute Biopolymere mit $M_r$ zwischen 20 000 u. mehreren Millionen. Ein Polynucleotid, das aus einer langen Kette kovalent miteinander verbundener Desoxyribonucleotideinheiten besteht, wird **Desoxyribonucleinsäure*** (DNS bzw. DNA, *engl.* Deoxyribonucleic acid) genannt; wenn die Kette aus Ribonucleotiden besteht, handelt es sich um eine **Ribonucleinsäure*** (RNS bzw. RNA, *engl.* Ribonucleic acid). Beide Typen haben wesentliche strukturelle Gemeinsamkeiten, sie unterscheiden sich jedoch in ihrer Funktion. DNS dient der Speicherung der genetischen Information, die durch identische Replikation der DNS-Moleküle im Zuge der Zellteilung an die Tochterzellen weitergegeben wird. RNS dient in erster Linie der Translation* dieser Information in der Zelle, die in der Synthese spezifischer Proteine besteht. **Struktur:** DNS u. die 3 verschiedenen Formen der RNS stellen lineare Polymere von aufeinanderfolgenden Mononucleotideinheiten dar, die miteinander durch eine Phosphodiesterbindung zwischen der 3'-Hydroxylgruppe des Pentoseanteils des einen Nucleotids u. der 5'-Hydroxylgruppe der Pentose des nächsten Restes verknüpft sind. Das kovalente Grundgerüst der N. besteht daher aus alternierenden Pentose- u. Phosphatgruppen. Die Purin- u. Pyrimidinbasen ragen als Seitenglieder von den Pentoseanteilen des Grundgerüstes heraus. Die Bestimmung der Basensequenz spezifischer N. erfolgt entsprechend der Sequenzermittlung von Proteinen. Mit Hilfe spezifischer Restriktionsenzyme erfolgt eine Hydrolyse des Makromoleküls, anschließend werden die Bausteine elektrophoretisch u. chromatographisch analysiert. **Konformation:** Ähnlich wie die Proteine besitzen auch die N. in ihrer nativen, biologischen Form eine charakteristische dreidimensionale Struktur. An der Ausbildung der Raumstruktur sind neben Wasserstoffbrückenbindungen zwischen Purinen u. Pyrimidinen auch homöopolare Kohäsionsbindungen, hydrophobe Wechselwirkungen zwischen Basen u. Lösungsmittel u. elektrostatische Wechselwirkungen beteiligt. **Nucleinsäure-Protein-Komplexe:** Einige N. sind in charakteristischer Weise

**Tetranucleotid einer Desoxyribonucleinsäure (DNA)**

(Kurzschreibweise: pApCpTpG)

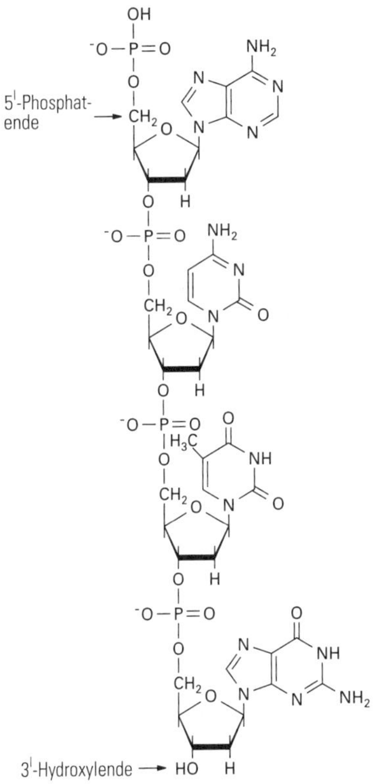


**Tetranucleotid einer Ribonucleinsäure (RNA)**

(Kurzschreibweise: pApCpUpG)

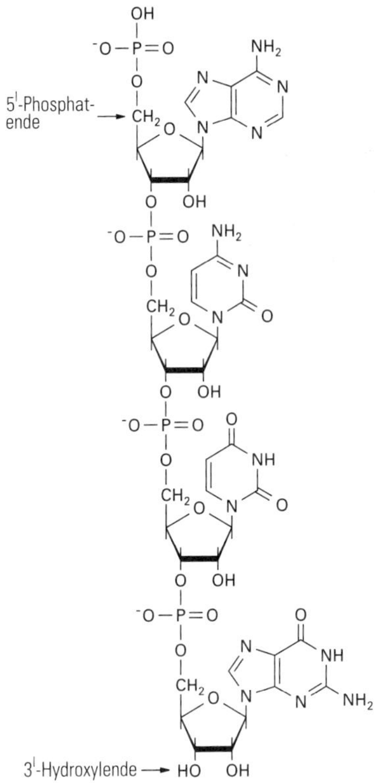


Nucleinsäuren:
Tetranucleotide einer DNA (links) und einer RNA (rechts) [13]

an spezifische Proteine gekoppelt, so daß Systeme mit sehr komplexer Struktur u. Funktion entstehen, wie z.B. die Ribosomen* u. Viren*.

**Nucleolus:** Zellkern-Körperchen; kugelförmiges Körperchen, hauptsächl. aus RNS u. Protein zusammengesetzt; kommt im Kern eukaryontischer Zellen vor; Sitz der Ribosomenbildung.

**Nucleonen:** s. Elementarteilchen.

**Nucleophil:** s. nukleophil.

**Nucleophile Substitution:** nucleophile Reagenzien, d.h. Gruppen od. Verbindungen mit Elektronenüberschuß (z.B. Wasser, Alkohol, Amin, Acetat-Ion), verdrängen eine an Kohlenstoff gebundene Gruppe, die als Abgangsgruppe bezeichnet wird. Man unterscheidet zwischen der monomolekularen n. S. ($S_N$1-Reaktion) u. der bimolekularen n. S. ($S_N$2-Reaktion). $S_N$1-Reaktionen ergeben i.a. Racemate*, $S_N$2-Reaktionen laufen unter Walden-Umkehr* ab.

**Nucleoplasma:** s. Protoplasma.

**Nucleoproteide:** Nucleoproteine*.

**Nucleoproteine:** heteropolare Komplexe zwischen Nucleinsäuren (v.a. DNS der Zellkerne) u. basischen, säurelöslichen Proteinen, den Histonen* od. Protaminen*, sowie sauren Nicht-Histon-Chromatineiweißen der Chromosomen. N. kommen vor allem im Chromatin des Zellkerns in seiner Ruheform u. in den Genen der aktiven, d.h. in der Vermehrungsphase befindlichen Chromosomen vor. Manche Viren bestehen ausschließlich aus N., bei Bakterien sind N. nicht vorhanden. Die Protein-RNS-Komplexe der Ribosomen sind ebenfalls N.

**Nucleosid-Antimetaboliten:** (Nucleosid-Antibiotika, Nucleosid-Analoga) teilweise abgewandelte, natürliche Nucleoside* (z.B. Thymidin*); sie hemmen z.B. die Replikation von Viren (Hemmung der viralen DNS-Synthese über die Hemmung der reversen Transkriptase*) u. wirken dadurch als Virustatika* (z.B. Aciclovir, Cytarabin), andere als Zytostatika* (z.B. Gemcitabin), schädigen aber auch gesunde Zellen.

**Nucleosidasen:** Enzyme, die die N-Glykosidbindung von Nucleinsäuren spalten u. dadurch die Bindung zwischen der Pentose u. der Base (Pyrimidin- od. Purinbase) der Nucleoside kataly-

**Nucleosiddiphosphatzucker**

| Aktivierende Nucleosiddiphosphate | Aktivierte Moleküle | Funktion |
|---|---|---|
| Uridindiphosphat | Glucose | Allgemeiner Kohlenhydratstoffwechsel, Glykogensynthese, Mureinsynthese |
| | Galactose | Galactosestoffwechsel |
| | Glucuronat | Glucuronatweg, Synthese der Glucuronide |
| | N-Acetylglucosamine | Aminozuckerstoffwechsel, Chitinsynthese |
| Adenosindiphosphat | Glucose | Synthese der Stärke |
| Guanosindiphosphat | Mannose | Synthese von L-Fucose, D-Rhamnose, 6-Desoxyhexosen |
| Desoxythymidindiphosphat | Glucose | Synthese von L-Rhamnose |
| Cytidindiphosphat | Ribitol | Synthese von Bestandteilen der bakteriellen Zellwand |

sieren. Die Reaktion ist normalerweise eine Phosphorolyse, keine Hydrolyse.

**Nucleosiddiphosphatzucker:** Nucleotidzukker; energiereiche Nucleotidderivate der Monosaccharide. Die aktivierende Gruppe ist ein Nucleosiddiphosphat. *Uridindiphosphatglucose*

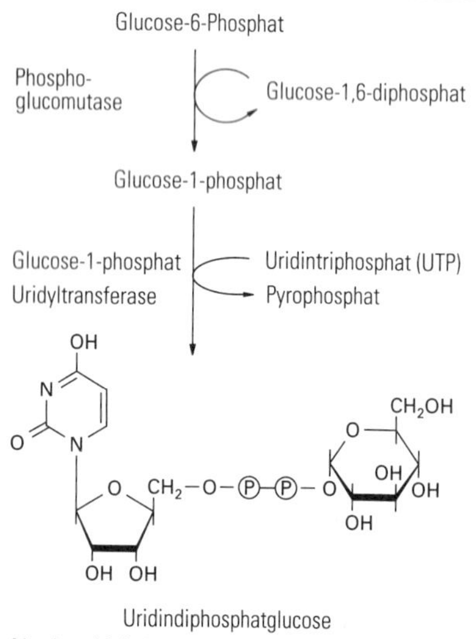


Nucleosiddiphosphatzucker: Synthese von Uridindiphosphatglucose [20]

(UDP-Glucose, UDPG, sog. aktive Glucose) ist von allgemeiner Bedeutung im Kohlenhydratstoffwechsel. Die Synthese erfolgt aus Glucose-1-phosphat, das mit Uridintriphosphat reagiert. Weitere aktivierende Nucleosiddiphosphate mit speziellen Funktionen im Stoffwechsel sind in der Tab. angeführt. Die aktivierten Zucker sind Bestandteile wichtiger Stoffwechselreaktionen. Von besonderer Bedeutung ist ihre Übertragung auf andere Moleküle mit OH-Gruppen z.B. bei der Oligo- u. Polysaccharidsynthese. Auch die Nucleosiddiphosphatderivate von Uronsäuren haben Bedeutung im Stoffwechsel. Die Uridindiphosphatglucuronsäure entsteht aus Uridindiphosphatglucose u. ist Vorstufe der Glucuronidsynthese (s. Glucuronatweg).

**Nucleoside:** bestehen aus einer Pyrimidinbase (üblicherweise Cytosin*, Thymin*, Uracil*) od. Purinbase (Adenin*, Guanin*), die durch N-glykosidische Bindung entweder mit D-Ribose od. 2-Desoxy-D-ribose verbunden ist. Es gibt daher 2 Gruppen von N., die *Ribonucleoside* u. die *2'-Desoxyribonucleoside*. N. werden aus den Nucleotiden* durch hydrolytische Abspaltung der Phosphorsäuregruppe gebildet. Freie N. kommen in der Zelle nicht in signifikanter Menge vor. Sie sind kurzlebige Intermediärprodukte beim biologischen Abbau der Nucleinsäuren*.

**Nucleotidasen:** Phosphatasen (Hydrasen, Enzyme), die Nucleotide* in Nucleoside* u. Phosphorsäure zerlegen.

**Nucleotide:** Nucleosidphosphate, Phosphorsäureester der Nucleoside*; die hintereinandergeschalteten, strukturellen Grundbausteine der Nucleinsäuren*, sie nehmen also an dem molekularen Mechanismus teil, durch den die genetische Information übertragen wird. N. besitzen darüber hinaus innerhalb der Zelle noch andere Funktionen, v.a. beim Transport chemischer Energie in allen lebenden Zellen (besonders Adenosintriphosphat). Sie nehmen auch an vielen biosynthetischen Reaktionen teil u. dienen z.T. als Coenzyme (Adenosin-2',5'-diphosphat u. Adenosin-3',5'-diphosphat sind im $NADP^+$ bzw. Coenzym A enthalten). N. enthalten ein Molekül einer Purin- od. Pyrimidinbase, ein Molekül D-Ribose od. 2-Desoxy-D-ribose u. einen Phosphorsäurerest. Die üblichen Purinbasen sind Adenin* u. Guanin*, die üblichen Pyrimidinbasen sind Cytosin*, Thymin* u. Uracil*. Die Purin- od. Pyrimidinbasen sind kovalent durch β-glykosidische Bindung an das Kohlenstoffatom 1 der D-Ribose od. 2-Desoxy-D-ribose gebunden, was zu Ribonucleosiden bzw. Desoxyribonucleosiden führt (s. Nucleoside). Durch Phosphorylierung, meist an der 5'-Hydroxylgruppe der Pentose, entstehen Ribonucleotide bzw. Desoxyribonucleotide, die auch in der Form von Di- u. Triphosphorsäureestern vorkommen; diese werden Nucleosid- (od. Desoxyribonucleosid-) -5'-diphosphate u. -5'-triphosphate genannt. Von großer regulatorischer Bedeutung im Stoffwechsel sind die cyclischen N., die als cyclische Phosphodiester vorliegen, unter ihnen besonders die cyclischen Nucleosid-3',5'-monophosphate. Die **Synthese** der N. erfolgt de novo im Zuge der Purin- u. Pyrimidinbasen, die von nahezu allen lebenden Organismen aus sehr einfachen Vorstufen aufgebaut werden können. Das Purinringsystem der Purinnucleotide wird aus einem offenkettigen Ribonucleotid – ausgehend vom Ribose-5-phosphat – aufgebaut. Näheres s. Purin. Die

Inosinsäure* stellt jedenfalls ein wichtiges Zwischenprodukt dar. Der Pyrimidinring wird aus Asparaginsäure, $CO_2$ u. Ammoniak gebildet mit anschließender Anheftung von Ribose-5-phosphat unter Bildung der Pyrimidinribonucleotide. Auf der Stufe von Ribonucleosiddiphosphaten erfolgt die Reduktion der Ribose zu 2-Desoxyribose bei der Synthese der Desoxynucleotide.

**Nucleotidzucker:** s. Nucleosiddiphosphatzukker.

**Nucleus:** Zellkern*, bestehend aus Kernmembran, Chromatin u. Nucleolus*.

**Nuklearmedizin:** Teilgebiet der Radiologie, das radioaktive Nuklide in offener Form f. diagnostische (z.B. Funktionsdiagnostik der Schilddrüse, Tumorlokalisation, Diagnostik bestimmter Durchblutungsstörungen u.a.) u. therapeutische Zwecke (intrakorporal) anwendet.

**Nukleolytikum(a):** Mittel zur Auflösung von Bandscheibengewebe; eingesetzt bei Schmerzen im Bereich des Ischiasnervs infolge von Bandscheibenschäden. Beispiele: Chymopapain* (greift die Mukopolysaccharidketten der Bandscheiben-Kernteile), Kollagenase* (baut Kollagen ab).

**Nukleophil:** Begriff zur Kennzeichnung von Reagenzien mit Tendenz zur Elektronenabgabe (meist Anionen u. Verbindungen mit freien Elektronenpaaren), die die Reaktionspartner bevorzugt an Stellen geringer Elektronendichte angreifen (z.B. nucleophile Substitution; s.a. elektrophil).

**Nukleus:** s. Zellkern.

**Nuklid:** Atomart, die durch die Zahl der Protonen u. Neutronen im Atomkern sowie durch den Energiezustand des Atomkerns charakterisiert ist.

**Nullipara:** (lat.) Frau, die noch nicht geboren hat.

**Nullpunkt, Absoluter:** s. Absoluter Nullpunkt.

**Nuphar lutea** (L.) Sm.: Fam. Nymphaeaceae, Gelbe Teichrose, Seekandel, Mummel (Europa, Asien). Stpfl. v. **Radix Nuphari lutei:** Gelbe Teichrosenwurzel. **Inhaltsst.:** Alkaloide (Nupharin, α- u. β-Nupharidin), Gerbsäure, Stärke, Zukker. Die **Nuphar-Alkaloide** weisen eine Sesquiterpenstruktur u. gleichzeitig ein Chinolizidin- bzw. Piperidinringsystem auf.

**HOM:** *Nuphar lutea:* frischer Wurzelstock; wird z.B. verordnet als Aphrodisiakum.

**Nuß:** (*lat.* nux) *bot.* s. Fruchtformen.

**Nußblätter:** Folia Juglandis; Nußöl, Oleum Juglandis, s. Juglans regia.

**Nutramine:** altes Syn. f. Vitamine*.

**Nutrasweet®:** s. Aspartam.

**Nutrimentum(a):** Nahrungsmittel.

**Nutritio:** Ernährung.

**Nutsche, Nutschtrichter:** ein Saugfilter, das aus einer Saugflasche u. dem Saugtrichter (Nutschtrichter) mit planer od. gewölbter, fester od. eingelegter Siebplatte besteht, z.B. als Büchner-Trichter.

**Nux:** lat. (Plur. nuces) Nuß.

**Nux moschata:** Semen Myristicae, s. Myristica fragrans.

**Nux Nucistae:** s. Myristica fragrans.

**Nux vomica:** Semen Strychni, s. Strychnos nux-vomica.

**NYHA:** s. Herzinsuffizienz.

**Nyktalopie:** Tagblindheit.

**Nykturie:** vermehrtes nächtl. Wasserlassen.

**Nylander-Reagenz:** Nylander-Lösung; nach DAB6: 2 g Kaliumnatriumtartrat (Seignettesalz) u. 5 g Natriumhydroxid sind in 45 g Wasser zu lösen u. mit 1 g bas. Bismutnitrat unter Umschütteln zu versetzen. Reagenz auf reduzierende Zucker im Harn (Nylander, C. W. G., Chemiker, Schweden, 1835 bis 1907.).

**Nylon®:** Bez. f. verschiedene lineare Polyamide*; das ursprüngliche Nylon ist ein Polykondensationsprodukt aus Hexandiamin u. Adipinsäure; vgl. Filum polyamidicum-6 asepticum.

**Nymphaea alba** L.: Fam. Nymphaeaceae, Weiße Seerose (Europa, Asien). Stpfl. v. **Radix Nymphaeae albae:** Weiße Seerosenwurzel. **Inhaltsst.:** vgl. Nuphar lutea. **Anw.:** (früher) gegen sexuelle Übererregbarkeit, bei Schlaflosigkeit.

**Nymphe:** Entwicklungsstufe (zw. Erstlarve u. erwachsenem Tier) bei Milben u. Zecken.

**Nyssa sylvatica** Marsh.: (N. multiflora) Fam. Nyssaceae (heim. Südamerika). Stpfl. v. **Lignum Tupelo:** (Lignum Nyssae) Tupeloholz, Tupeloquellholz, Tupelowurzelholz. **Anw.** med.: früher als Quellstifte in der Chirurgie u. Gynäkologie.

**Nystagmus:** Augenzittern.

**Nystatin** INN: Nystatinum Ph.Eur.3, Biofanal®, Candio-Hermal®, Moronal®; CAS-Nr. 1400-61-9; $C_{47}H_{75}NO_{17}$, $M_r$ 926.1. Polyen-Antibiotikum, gew. aus bestimmten Stämmen von Streptomyces noursei; besteht zum größten Teil aus Tetraenen, deren Hauptbestandteil Nystatin A 1 ist. Gelbes bis leicht bräunliches, hygr. Pulver; sehr schwer lösl. in Wasser, unlösl. in Ethanol u. Chloroform, leicht lösl. in Dimethylformamid. **Wirk.** u. **Anw.:** bildet mit d. Zytoplasmamembran einen Komplex u. verändert so deren Permeabilität; besonders wirksam gegen Candida-Infektionen; zur lokalen Behandlung. Die Aktivität der Substanz beträgt mind. 4400 I.E. je mg.

# O

**O:** *chem.* Sauerstoff*, Oxygenium; $O_2$: molekularer Sauerstoff, $O_3$: Ozon.

**o:** *chem.* ortho-, 1,2-Stellung am Benzolring.

**Obd.:** (auf Rezepten) obduce: überziehe.

**Obduktion:** Sektion, Leichenöffnung; Obduzent: Arzt, der obduziert.

**Oberfläche, Innere:** Oberfläche der Poren eines Feststoffes; zur Bestimmung s. Oberfläche, Spezifische.

**Oberflächenaktivität:** s. Oberflächenspannung.

**Oberflächenanästhesie:** das Lokalanästhetikum wird lokal appliziert u. diffundiert zum Wirkort; Blockierung der sensiblen Nervenendigungen in Haut u. Schleimhäuten; z.B. in der Augenheilkunde, bei Endoskopien. Verw. werden v. a. Tetracain*, Lidocain*, Oxybuprocain.

**Oberflächenfilter:** s. Membranfilter.

**Oberflächenkultur:** Wachstum von Mikroorganismen an der Oberfläche von flüssigen Substraten; vgl. Submerskultur.

**Oberflächenspannung:** die bei Flüssigkeiten auf jedes Teilchen der Oberfläche wirkende, nach dem Inneren gerichtete Kraft, wodurch ein stärkerer Zusammenhang der Oberfläche bedingt u. der Zerreißung der Oberfläche wie dem Eindringen fremder Körper ein gewisser Widerstand entgegengesetzt wird; bei kleinster Flüss.-Menge wird durch die O. die Tropfenform verursacht (Kapillarität). **Oberflächenaktiv** nennt man Stoffe, welche die O. einer Flüss. stark erniedrigen u. sich selbst an der Oberfläche in größerer Konzentration ansammeln; s.a. Grenzflächenspannung.

**Oberfläche, Spezifische:** die Summe aus innerer u. äußerer Oberfläche, die auf die Masse, manchmal auf das Volumen eines Stoffes bezogen wird ($O_m$ in $m^2 \cdot kg^{-1}$ od. $O_v$ in $m^2 \cdot m^{-3}$). Ist die wahre Dichte $\rho_w$ bekannt, können die massenbezogene u. die volumenbezogene spezif. O. ineinander umgerechnet werden:

$$O_v = \rho_w \cdot O_m$$

**Bestimmungsmethoden: 1.** Für (annähernd) monodisperse Pulver (bzw. einzelne Kornklassen) gilt:

$$O_m = 6/(\rho \cdot d)$$

wobei d der durchschnittliche Durchmesser äquivalenter kugelförmiger Teilchen ist. (Korrekturen mittels eines Formfaktors sind üblich). d kann z.B. durch Auszählen einer abgewogenen Menge (ca. 1000 Teilchen) nach

$$d = \sqrt[3]{\frac{6E}{\rho \cdot \pi \cdot z}}$$

ermittelt werden (E = Einwaage, z = Anzahl der eingewogenen Teilchen).

**2.** Bei polydispersen Pulvern aufgrund einer Korngrößenanalyse mit Hilfe der Korngrößenkennlinie u. des Randmaßstabes im doppeltlogarithmischen Körnungsnetz nach RRSB*. Dabei wird die geometrische Oberfläche ermittelt, die nur bei nichtporösen Teilchen auch die spezif. O. darstellt.

**3.** Mit Hilfe der Gaspermeation: Die in einer definiert verdichteten Pulversäule vorhandenen Kapillaren (Kanäle), deren Oberfläche nach Carman u. Kozeny der äußeren Oberfläche aller Pulverpartikeln der Pulversäule entspricht, setzen einem Gasstrom einen bestimmten Widerstand entgegen (Reibung des Gases an der Oberfläche), der abhängig ist von der Porosität* der Pulversäule u. der Oberfläche der Pulverpartikeln. Grundlage dieser Bestimmung ist das Hagen-Poiseuille-Gesetz (laminare Strömung in zylindrischen Kapillaren). Mit dem **Permeabilitätsmeßgerät nach Blaine** wird die Zeit t gemessen, die erforderlich ist, um eine bestimmte Druckdifferenz durch die definiert verdichtete Pulversäule hindurch auf einen bestimmten Wert zu verringern (Absinken der Manometersäule innerhalb zweier Meßmarken). Die volumensbezogen spezif. O. wird dann nach der Carman-Kozeny-Gleichung berechnet:

$$O_v = \frac{k \cdot \varepsilon}{1-\varepsilon} \cdot \sqrt{\frac{\varepsilon \cdot t}{\eta}}$$

| | |
|---|---|
| $O_v$ | spezifische Oberfläche ($m^2/m^3$) |
| $\varepsilon$ | Porosität der Pulversäule |
| k | Gerätekonstante (Blaine-Gerät) |
| t | benötigte Zeit f. das Absinken der Manometersäule zwischen 2 Marken in s |
| $\eta$ | dynamische Viskosität des Gases (Luft) |

Diese Methode liefert nur dann einigermaßen genaue Ergebnisse, wenn der Korngrößenbereich des Pulvers eng ist u. die spezif. O. innerhalb eines bestimmten Bereiches (max. 1 $m^2/cm^3$) liegt.

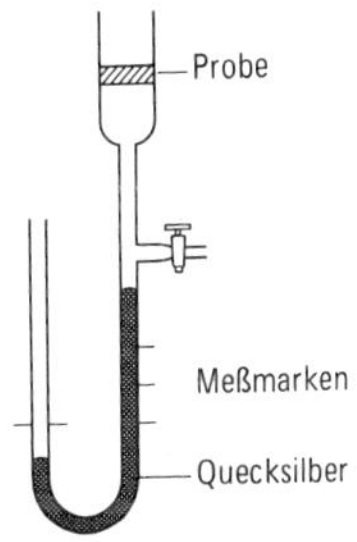


Oberfläche, Spezifische: Blaine-Gerät [131]

**4.** Photometrische Bestimmung: Der Quotient der Intensität eines aus einer Suspension mit bestimmter Feststoffkonzentration austretenden Lichtstrahles u. der Intensität nach Durchgang durch die feststofffreie Flüssigkeit steht in Zusammenhang mit der spezif. O. $O_v$. In der

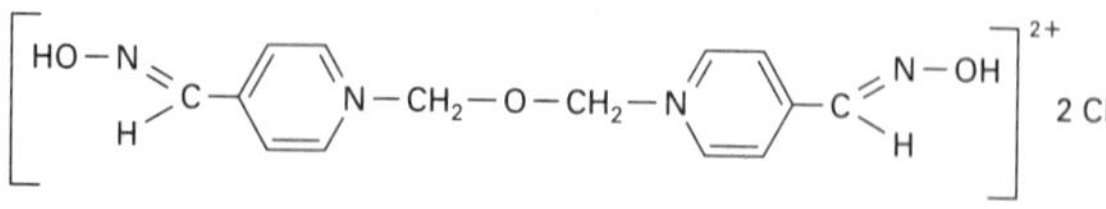


Obidoxim

Ph.Eur.3 findet sich eine Beschreibung von Durchströmungszelle u. Durchströmungsmengen-Meßgerät sowie der Untersuchungsausführung.

**5.** Bestimmung der Lichtreflexion: Aus der reflektierten Lichtmenge an der Oberfläche einer glattgestrichenen Pulverprobe u. einer glattgestrichenen Pulverprobe mit bekannter spezif. O. $O_m$ kann die spezif. O. des unbekannten Materials mit gewissen Einschränkungen errechnet werden.

**6.** Mit Hilfe der Gasadsorption: s. Adsorptionsmethode nach Brunauer, Emmet u. Teller. Die spezif. O. kann auf diese Weise nur in denjenigen Fällen bestimmt werden, wo die Bildung einer Monoschicht anhand der Adsorptionsisothermen erkannt werden kann. Dabei werden auch innere Oberflächen poröser Partikeln miterfaßt. Aus der Differenz der BET-Oberfläche u. der Oberfläche, die z.B. mit der Permeabilitätsmethode erhalten wurde, kann die **innere Oberfläche** errechnet werden.

**Oberkiefer:** Maxilla.

**Obermayer-Lösung:** Reagenz DAB6: Mischung von 0.2 T. Eisen(III)-chloridlsg. mit 25 T. rauchender Salzsäure. Zum Nachw. v. Indican.

**Oberster Sanitätsrat:** s. Gesundheitswesen.

**Obesitas:** Obesität, Fettleibigkeit.

**Obidoxim** INNv: Obidoximchlorid, Obidoximi chloridum, Dichlorid des Bis[4-hydroxyimino-methylpyridinium-(1)-methyl-ethers], Toxogonin®; CAS-Nr. 140-19-9; $C_{14}H_{16}Cl_2N_4O_3$, $M_r$ 359.2. Schmp. 225°C (Zers.) bzw. 220°C (anti-Form), 236°C (syn-Form). Weißes, geruchloses, etwas bitter schmeckendes Pulver, leicht lösl. in Wasser, sehr schwer lösl. in Ethanol u. Methanol, Prakt. unlösl. in Chloroform u. Ether. **Off.:** Ph.Helv.7 (bis 1992). **Wirk.** u. **Anw.:** Antidot bei Vergiftungen mit organischen Phosphorverbindungen, Alkylphosphaten od. -thiophosphaten, wie Insektizide, Parathion* (E 605), Phosdrin u.a. Toxogonin wirkt schneller u. zuverlässiger als Pralidoxim* infolge intensiverer Reaktivierung der Cholinesterase sowie dadurch, daß es durch Passieren der Bluthirnschranke auch die Esterasen des ZNS erfaßt. HWZ 1.5 bis 2.5 h. **Dos.:** 250 mg (1 Ampulle) i.v., nach 1 bis 2 h, wenn nötig, nochmals die gleiche Dosis; bei Kindern 4 bis 8 mg/kg KG. Neben O. werden hohe Atropin-Injektionen verabreicht: 2 bis 5 mg (je nach Pupillenweite) i.v., im Abstand von 5 bis 15 min so lange wiederholen, bis Pupillenerweiterung eintritt u. etwaige kardiopulmonale Erscheinungen aufhören, bei Kindern 0.3 bis 3 mg Atropin i.v. als ED.

**Objektiv:** die dem Objekt zugekehrte Linse opt. Instrumente, s. Mikroskop.

**Objektträger:** s. Mikroskop.

**Oblaten:** aus Weizenmehl hergestellte dünne Blättchen od. Kapseln (Capsulae amylaceae, Capsulae operculatae) z. Einhüllen v. Arzneimitteln, s. Arzneiformen.

**Oblatenkapseln:** s. Capsulae.

**Obsidian:** glasartiges, dunkles, vulkanisches Gestein. Beim Erhitzen bildet sich unter Entweichen von Gasen Bimsstein*.

**Obsolet:** veraltet, nicht mehr gebräuchlich (*lat.* obsolescere nach u. nach vergehen).

**Obstetricus(a, um):** (lat.) geburtshilflich; Obstetrix, Hebamme.

**Obstipantium(a):** s. Antidiarrhöikum.

**Obstipation:** *syn.* Konstipation, Obstructio (alvi), **Obstruktion**, Stuhlverstopfung; Arzneimittel gegen O. s. Abführmittel.

**Obturamenta gossypii absorbentia** Ph.Eur.3: Tamponadebinden aus Baumwolle, Gazebinden aus Baumwolle; bestehen aus Gewebe in Leinwandbindung in Form fortlaufender Bänder unterschiedlicher Breite mit gewobenen Rändern. Sie werden aus gereinigten, gebleichten, vor od. nach dem Weben saugfähig gemachten Baumwollfäden hergestellt. Absinkdauer: max. 10 s. **Obturamenta gossypii absorbentia sterilia** Ph.Eur.3: Sterile Tamponadebinden aus Baumwolle; kann durch Hitzesterilisation schwach gelb gefärbt sein.

**Obturamenta gossypii et cellulosi regenerati absorbentia** Ph.Eur.3: Tamponadebinden aus Baumwolle u. Viskose, Gazebinden aus Baumwolle u. Zellwolle; bestehen aus Gewebe in Leinwandbindung in Form fortlaufender Bänder unterschiedlicher Breite mit gewobenen Rändern. Die Kettfäden bestehen aus Baumwollfasern, die Schußfäden aus Viskosefasern od. einer Mischung aus Baumwolle u. Viskose. Sie sind aus gereinigten, gebleichten u. vor od. nach dem Weben saugfähig gemachten Fäden hergestellt. Absinkdauer: max. 10 s. **Obturamenta gossypii et cellulosi regenerati absorbentia sterilia** Ph.Eur.3: Sterile Tamponadebinden aus Baumwolle u. Viskose; kann durch Hitzesterilisation schwach gelb gefärbt sein. **Anw.:** zum Einlegen in Wundhöhlen (Tamponieren).

**Occupancy:** s. Teilmengen der Fläche unter der Kurve.

**Oceral®:** s. Oxiconazol.

**Ochratoxin:** s. Mykotoxine.

**Ochrea:** *bot.* Nebenblattscheide, tütenförmig verwachsen, z.B. bei fast allen Polygonaceen.

**Ochrolechia-Arten:** Lackmus* liefernde Flechten.

**Ochrosia-Arten:** s. Interkalation.

**Ochsengalle:** Fel Tauri; **Eingedickte O.:** Fel Tauri inspissatum; **Gereinigte u. getrocknete O.:** Fel Tauri depuratum siccum; s. Fel.

**Ochsenzunge:** s. Anchusa officinalis.

**Ocimen:** 3,7-Dimethyl-octatrien (verschiedene Isomere), ein Monoterpenkohlenwasserstoff, s.a. Monoterpene (Abb.). Best. des äther. Öls von Ocimum basilicum*.

**Ocimum basilicum** L.: Fam. Lamiaceae (Labiatae), Basilie, Basilikum, Deutscher Pfeffer, Königskraut (Asien, Afrika, Amerika, kult. vor allem in Südfrankreich, Spanien, auch in Deutschland). Stpfl. v. **Herba Basilici:** Herba Ocimi, Basilienkraut, Basilikumkraut. **Inhaltsst.:** bis 1.5% äther. Öl (0.02 bis 0.51% im frischen Kraut) mit Methylchavicol (bis 55%), Cineol, Linalool, Oci-

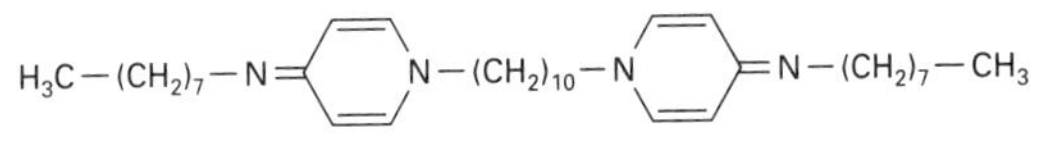

Octenidin

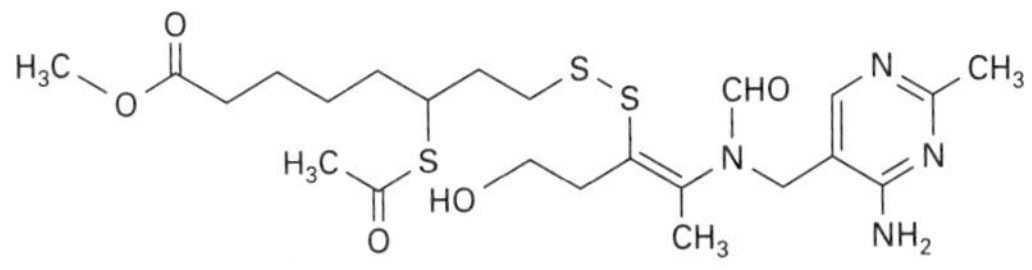

Octotiamin

men* u. Pinen, ferner Gerbstoff. **Anw.** volkst.: als Karminativum u. Diuretikum, als Aromatikum u. Gewürz.

**HOM:** *Ocimum basilicum ex herba* (HAB1.3), Basilicum: frisches, vor der Blüte gesammeltes Kraut.

**Ocimum crispum:** s. Perilla frutescens.

**Ocotea puchury-major** Mart.: (Licaria puchury-major, Nectandra puchury-major) Fam. Lauraceae, Pichuribaum (trop. Amerika). Stpfl. v. **Fabae Pichurim:** Picurimbohnen (sprich: Pitschurim); die Keimblätter. **Inhaltsst.:** 2 bis 2.5% äther. Öl (mit ca. 5% Eugenol, Cineol, Safrol), ca. 30% fettes Öl, Gerbstoffe. **Anw.:** Aromatikum, Stomachikum, Antidiarrhöikum; als Vanille-Ersatz.

**Octacain:** 3-Diethylaminobutyranilid, Butanamid, Farctil®; CAS-Nr. 13912-77-1; $C_{14}H_{22}N_2O$, $M_r$ 234.3. Schmp. 46-47°C. Leicht lösl. in Ether, Ethanol u. Xylol. **Anw.:** Lokalanästhetikum.

**Octacosactin:** s. Tosactid.

**Octadecanol:** s. Starylalkohol; **Octadecansäure:** s. Stearinsäure.

**Octadecenamid:** s. Oleamid.

**Octadecensäure:** s. Ölsäure; ***cis*-6-Octadecensäure:** s. Petroselinsäure.

**Octamylamin** INN: N-Isopentyl-1,5-dimethylhexylamin, 2-Isoamylamino-6-methylheptan; CAS-Nr. 502-59-0; $C_{13}H_{29}N$, $M_r$ 119.37. Sdp. 100-

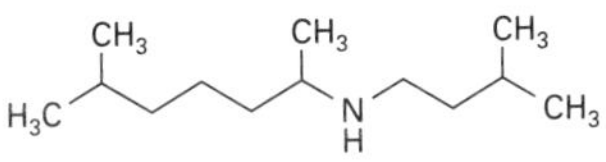

Octamylamin

101°C (0.93 kPa). **Anw.:** Spasmolytikum ähnl. Papaverin*. **Übl. Dos.:** 100 bis 200 mg.

**Octamylaminhydrochlorid:** $C_{13}H_{29}N \cdot HCl$. Wachsartige Plättchen, Schmp. 121°C. Lösl. in Wasser, Ethanol, Ether. Gebräuchl. ist auch Octamylaminamidosulfat. Hingewiesen sei auch auf Octamylaminmucat.

**Octan:** $C_8H_{18}$. D. 0.703. Schmp. -56.8°C. Sdp. 125.7°C. Leicht brennbare Flüss. Lösl. in Ethanol, Benzin, Benzol, unlösl. in Wasser. Bestandteil des Erdöls u. Benzins; vgl. Octanzahl.

**Octana:** nach 8 Tagen wiederkehrendes Fieber.

**Octandisäure:** Suberinsäure, s. Carbonsäuren (Tabelle).

**Octanzahl:** Abk. OZ; Maß f. die Klopffestigkeit eines Benzins, basierend auf einem Vergleich mit dem sehr klopffreudigen (weil unverzweigten) Heptan* (OZ 0) u. mit dem sehr klopffesten Isooctan* (OZ 100).

**Octenidin** INN: Neo-Kodan®; $C_{36}H_{62}N_4$, $M_r$ 550.0. **Wirk.** u. **Anw.:** Desinfektionsmittel* zur Hautdesinfektion, Wund- u. Nahtversorgung, bakteriostatisch, v.a. gegen grampositive Bakterien.

**Octodrin** INN: 1,5-Dimethylhexylamin; CAS-Nr. 543-82-8; $C_8H_{19}N$, $M_r$ 129.24. DL-Form: Sdp.

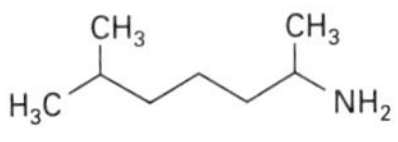

Octodrin

154-156°C (101 kPa). $n_D^{24°C}$ 1.4200. **Anw.:** Vasokonstriktor, Sympathomimetikum. Gebräuchl. sind auch **Octodrinhydrochlorid** ($C_8H_{19}N \cdot HCl$), **Octodrinsulfat** ($2\ C_8H_{19}N \cdot H_2SO_4$) u. Octodrinphosphat. Hingewiesen sei auch auf Octodrin-(+)-10-camphersulfonat.

**Octopamin** INN: α-Aminoethyl-4-hydroxybenzylalkohol, p-Norsynephrin, Norphen®; CAS-Nr.

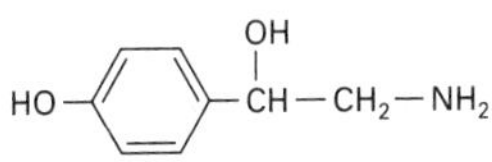

Octopamin

104-14-3; $C_8H_{11}NO_2$, $M_r$ 153.18. $[\alpha]_D^{25°C}$ -56.0° (Salzsäure, 0.1 mol/L), $[\alpha]_D^{25°C}$ -37.4° (Wasser). **Anw.:** Sympathomimetikum; durch β-Hydroxylierung aus Tyramin entstehender falscher Neurotransmitter, speicherbar in den Vesikeln (verdrängt dort Noradrenalin), durch dieses Blutdrucksteigerung; unterliegt starker Tachyphylaxie. HWZ 0.5 bis 4 h. **Übl. Dos.:** Oral: 2- bis 3mal 0.1 g/d. Parenteral: s.c., i.m., i.v.: bis zu 3mal 0.05 g/d; Infusion i.v.: 0.5 g in 500 mL Infusionslösung. Gebräuchl. sind auch Octopaminhydrochlorid, Octopamin-(R,R)-hydrogentartrat.

**Octotiamin** INN: Thiamin-(3-ethylmercapto-7-methoxycarbonylheptyl)disulfid; CAS-Nr. 137-86-0; $C_{23}H_{36}N_4O_5S_3$, $M_r$ 544.87. Schmp. 106-109°C. Fettlösliches Vitamin-$B_1$-Derivat. **Anw.:** Antineuralgetikum; nur in Kombinationspräparaten. **Übl. Dos.:** Oral: 5-100 mg/d; s.a. Vitamine (Vitamin $B_1$).

**Octreotid** INN: D-Phenylalanyl-L-cysteinyl-L-phenylalanyl-D-tryptophyl-L-lysyl-L-threonyl-*N*-

Octreotid

H—(D)Phe—Cys—Phe—(D)Trp—Lys—Thr—Cys—Thr—ol. Acetat

[2-hydroxy-1-(hydroxymethyl)propyl]-L-cystein-amidcyclo(2→7)-disulfid, Sandostatin®; CAS-Nr. 83150-76-9; $C_{49}H_{66}N_{10}O_{10}S_2$, $M_r$ 1019.2. **Wirk.** u. **Anw.:** Abkömmling des Somatostatin* mit längerer Wirkdauer; hemmt die Freisetzung von Wachstumshormon u. *nach einer Mahlzeit* die Sekretion von Insulin, Glukagon, Gastrin; zur Behandlung endokrin aktver Tumore des Verdauungstraktes. **Nebenw.:** Krämpfe, Durchfall. **Übl. Dos.:** 2mal/d 50 bis 100 µg.

**n-Octylalkohol:** 1-Octanol, Caprylalkohol; $C_8H_{17}OH$. D. 0.827. Farblose, rosenartig riechende Flüss. **Anw.:** als Lösungsmittel f. Harze, Wachse, als Duftstoff u. Weichmacher.

**Octyldodecanol(um):** 2-Octyl-1-dodecanol; CAS-Nr. 5333-42-6; $C_{20}H_{42}O$, $M_r$ 298.6. Ölige Flüss., Trübungspunkt unter -10°C; Viskosität ca. 60 cP (20°C). Mischbar mit Ethanol 96% u. anderen organischen Lösungsmitteln u. fetten Ölen. **Off.:** DAB10. **Anw.:** Lipidkomponente in Salben, Lotionen u. Cremes; Lösungsmittel f. öllösl. Arzneistoffe, ferner als rückfettende Komponente in Schaumbädern.

**Octylgallat:** $C_{14}H_{22}O$, $M_r$ 206.3. Antioxidans, wird durch Veresterung von Gallussäure* mit Octylalkohol gew. u. dient zur Konservierung fetthaltiger Lebensmittel u. Kosmetika. (0.01%), leicht lösl. in fetten Ölen, wenig lösl. in Wasser.

**Oculentum(a):** s. Augensalben.

**Oculentum simplex:** s. Augensalbe, Einfache.

**Oculets®:** Gelatinescheibchen zur Applikation am Auge.

**Oculi cancrorum:** s. Krebsauge.

**Oculoguttae:** s. Augentropfen.

**Oculoguttae Adrenalini neutrales:** Adrenalin-Augentropfen, neutrale, s. Augentropfen.

**Oculoguttae Aethylmorphini hydrochloridi:** Ethylmorphinhydrochlorid-Augentropfen, s. Augentropfen.

**Oculoguttae Argenti albumino-acetylotannatis:** Silbereiweiß-Acetyltannat-Augentropfen, Oculoguttae Targesini, s. Augentropfen.

**Oculoguttae Atropini sulfatis:** Atropinsulfat-Augentropfen, s. Augentropfen.

**Oculoguttae Carbacholi:** Carbachol-Augentropfen, s. Augentropfen.

**Oculoguttae Chloramphenicoli:** Chloramphenicol-Augentropfen, s. Augentropfen.

**Oculoguttae Kalii iodidi:** Kaliumiodid-Augentropfen, s. Augentropfen.

**Oculoguttae Naphazolini hydrochloridi:** Naphazolinhydrochlorid-Augentropfen, s. Augentropfen.

**Oculoguttae Physostigmini salicylatis:** Physostigminsalicylat-Augentropfen, s. Augentropfen.

**Oculoguttae Pilocarpini hydrochloridi:** Pilocarpinhydrochlorid-Augentropfen s. Augentropfen.

**Oculoguttae Targesini:** s. Augentropfen.

**Oculoguttae viscosae:** s. Augentropfen.

**Oculoguttae Zinci sulfatis:** Zinksulfat-Augentropfen, s. Augentropfen.

**Oculostillae:** s. Augentropfen.

**Oculus:** Auge; ocularis(is, e), Zu den Augen gehörend, Augen-.

**Ocusert®:** s. Inserte bzw. s. Pilocarpinhydrochlorid.

**Odermennig:** Agrimonia eupatoria*.

**Odermennigkraut:** Herba Agrimoniae, s. Agrimonia eupatoria.

**Odontalgie:** Zahnschmerz.

**Odontitis:** Zahnentzündung; Odontogen, von den Zähnen ausgehend.

**Odontologie:** (Odontiatrie) Zahnheilkunde.

**Odor:** Geruch.

**O.E.:** s. Oxford-Einheit.

**ÖAB:** Österreichisches Arzneibuch, s. Arzneibuch.

**ÖAT:** Österreichische Arzneitaxe, s. Arzneitaxe.

**OECD:** Organization for Economic Cooperation and Developement; im Jahre 1960 geschlossenes Übereinkommen über die wirtschaftliche Zusammenarbeit u. Entwicklung. Ziel der OECD ist die Förderung der wissenschaftlichen, technischen u. wirtschaftlichen Entwicklung der Vertragsstaaten. Die Organisation kann Beschlüsse fassen, Empfehlungen aussprechen u. Vereinbarungen treffen. Der OECD gehören folgende Mitgliedstaaten an: Australien, Belgien, Deutschland, Dänemark, Finnland, Frankreich, Griechenland, Großbritannien, Irland, Island, Italien, Japan, Kanada, Luxemburg, Neuseeland, Niederlande, Norwegen, Österreich, Portugal, Schweden, Schweiz, Türkei, Spanien, USA.

**Oechsle-Grade:** Maßzahl f. die Güte eines Süßmostes (Trauben- od. Obstsaft); Bestimmung mittels der Oechsle-Waage (Mostwaage), einer Senkspindel, die die abgerundete Dichte des Mostes bei 15°C angibt. Aus der Gradzahl kann man den ungefähren Zuckergehalt des Mostes berechnen, indem man den Oechsle-Grad durch 4 teilt u. von der so erhaltenen Zahl bei geringen Most-Gewichten die Zahl 3, bei mittleren die Zahl 2.5 u. bei hohen Mostgewichten die Zahl 2 abzieht. Ein Most von 60° Oechsle enthält ca. 13% Zucker. Auch zur Feststellung des ungefähren Ethanolgehaltes des späteren Weins können die Oe.-G. dienen, da nämlich die Grade ungefähr dem Ethanolgehalt in g/L des späteren Weins entsprechen (Ferd. Oechsle, Goldschmied, 1774 bis 1852, Pforzheim).

**Ödem:** Oedema, Wassersucht, Hydrops; schmerzlose, nicht gerötete Schwellung infolge Ansammlung seröser (wäßriger) Flüss. in Gewebslücken.

**Ökologie:** Lehre v. d. Beziehungen zwischen den Lebewesen u. ihrer Umwelt.

**Oekolp®:** s. Estriol.

**Ökotypen:** umweltbedingte Varianten einer Art, die an einen bestimmten Standort angepaßt sind u. sich genetisch voneinander unterscheiden.

**Öl:** fettes Öl (s. Fette), Mineralöl (Erdöl, s. Oleum Petrae), ätherisches Öl (s. Olea aetherea).

**Ölbad:** **1.** s. Oleobalneologikum(a); **2.** ein dem Wasserbad* analoges Laborgerät, das anstelle von Wasser ein hochsiedendes Mineralöl od. Siliconöl etc. als Heizflüssigkeit enthält.

**Ölbaum:** s. Olea europaea.

**Ölbaumgewächse:** s. Oleaceae.

**Öle, ätherische:** s. Olea aetherea.

**Öle, arzneiliche:** s. Olea medicata.

**Öle, fette:** Olea pinguia; s. Fette.

**Öle, flüchtige:** s. Olea aetherea.

**Ölextraktionsverfahren:** s. Olea aetherea.

**Öl für Injektionszwecke:** Oleum ad iniectabilia, Oleum ad iniectionem, Olea ad iniectabilia, Fette Öle zu Injektionszwecken. Öle pflanzlichen Ursprungs in einer zur Herst. v. Parenteralia geeigneten Qualität (Ph.Helv.7). Nach ÖAB90 dient zur Herst. (durch Ausschütteln mit Ethanol, dest. Wasser u. anschließendem Trocknen u. Entkeimen) Mandelöl, Erdnußöl, Olivenöl od. Sesamöl; die Art des Öles ist anzugeben. Ph.Helv.7: SZ max. 0.5 (0.25 nach ÖAB90), POZ max. 5.0, Wasser max. 0.3%, wenn in der entsprechenden Monographie keine besonderen Angaben enthalten sind. Nach DAB8 muß(te), sofern nichts anderes angegeben ist, Erdnußöl entsprechender Reinheit verwendet werden. Aufbewahrung vor Licht u. Wärme geschützt, in dem Verbrauch angemessenen, möglichst vollständig gefüllten u. dicht verschlossenen Behältnissen.

**Ölige Campherlösung:** s. Solutio Camphorae oleosa.

**Ölimmersion:** s. Immersion, Mikroskop.

**Ölpalme:** s. Elaeis guineensis.

**Ölräume:** s. Exkretionsgewebe.

**Ölrettich:** Raphanus sativus var. oleiformis, s. Raphanus sativus.

**Ölsäure: Acidum oleicum** Ph.Eur.3, Acidum oleinicum, *cis*-9-Octadecensäure, Elainsäure, Oleinsäure; $C_{18}H_{34}O_2$, $M_r$ 282.4. D. 0.895. Sdp. 223°C. SZ 197 bis 202. Farblose, ölige Flüss., die an der Luft leicht oxidiert, wobei sie sich braun färbt u. einen ranzigen Geruch annimmt; leicht lösl. in Ethanol, Ether, Chloroform, in fetten u. äther. Ölen. (Die Ö. des Handels ist meist keine reine Ö., sondern ein Gem. von Ö. mit anderen Fettsäuren.) **Anw.:** früher inn. bei Gallensteinen (Dos. 1.0 g), äuß. zu Pflastern u. Einreibungen. Säurekomponente von Emulgatoren, z.B. K-oleat, Triethanolaminoleat. **Acidum oleinicum venale:** Rohe Ölsäure, Olein, Stearinöl; braune ölige Flüss. v. ranzigem Geruch. **Anw.** techn.: als Metallputzmittel.

**Ölsäuredecylester:** s. Cera liquida.

**Ölsäureethylester:** s. Ethyloleat.

**Ölsäureoleylester:** Oleylis oleas, Oleyloleat, Cetiol®; CAS-Nr. 3687-45-4. $d_{20}^{20}$ 0.861-0.882. $n_D^{20°C}$ 1.465. Ö. trübt sich beim Abkühlen unter 10°C u. erstarrt unter 5°C zu einer salbenartigen Masse. Schwach gelbl., klares Öl von charakteristischem Geruch u. Geschmack; sehr leicht lösl. in Ether, Petrolether, fetten Ölen, flüss. Paraffin, sehr schwer lösl. in Ethanol, prakt. unlösl. in Wasser. VZ 100 bis 115; IZ 75 bis 97; OHZ max. 15; SZ max. 2. Herst. durch Veresterung v. Ölsäure mit dem aus Naturprodukten durch Spaltung od. durch Reduktion gewonnenem Gem. natürlicher ungesättigter Fettalkohole, vorwiegend Oleylalkohol*. Der Zusatz v. Stabilisatoren ist gestattet. **Off.:** DAB10. **Anw.:** als Lösungsmittel u. Trägersubstanz f. fettlösliche u. mit Fetten mischbare Arzneimittel.

**Ölschiefer:** bituminöse Sedimentgesteine (s. Bitumen) mit 5 bis 30% organ. Anteilen (Kerogen), v.a. reich an schwefelhaltigen Verbdgn., entstanden aus Mikroorganismen, Kleinstlebewesen od. Pflanzen; dient zur Herst. v. Schieferöl*.

**Ölsüß:** Glycerol.

**Ölzahl:** s. Blutungszahl.

**Ölzellen:** *bot.* äther. Öl führende Zellen (charakteristisch z.B. f. Lauraceae); s. Exkretionsgewebe.

**Ölzucker:** s. Elaeosaccharum.

**Oenanthe aquatica** (L.) Poir.: (Oenanthe phellandrium, Phellandrium aquaticum) Fam. Apiaceae (Umbelliferae), Wasserfenchel, Wasserkümmel, Roßfenchel, Pferdekümmel (Europa, Asien). Stpfl. v. **Fructus Phellandrii:** Phellandri fructus, Wasserfenchelfrüchte. **Inhaltsst.:** 1.5 bis 2.5% äther. Öl mit bis 80% D-β-Phellandren, ferner Phellandral, Myristicin sowie Androl (Non-1-en-3-ol, mit charakt. Geruch); fettes Öl (ca. 20%), Harz, Gummi, Kieselsäure. **Anw.** volkst.: bei Bronchialkatarrh, Keuchhusten, auch als Karminativum u. Diuretikum. Das (frische) Kraut enthält das giftige Oenanthotoxin (s. Oenanthe crocata).

**HOM:** *Oenathe aquaticum* (HAB1.5), Phellandrium aquaticum: die getrockneten, reifen Samen; verord. z.B. b. Verdauungsstörungen, chron. Bronchialkatarrhen.

**Oenanthe crocata** L.: Fam. Apiaceae (Umbelliferae), Giftige Rebendolde, Safranrebendolde (Südeuropa). Stpfl. v. **Herba Oenanthe crocatae**, Rebendoldenkraut, u. **Radix Oenanthe**, Rebendoldenwurzel. **Inhaltsst.:** Oenanthotoxin (Krampfgift, ein $C_{17}$-Polyin), äther. Öl mit Myristicin u. Apiol, Mannitol, Pektinsäure.

**HOM:** *Oenanthe crocata:* frischer, zur Blütezeit gesammelter Wurzelstock mit anhängenden Wurzeln; verord. z.B. b. Krampfzuständen.

**Oenanthe phellandrium:** s. Oenanthe aquatica.

**Oenothera biennis** L.: Fam. Onagraceae, Nachtkerze, Gelbe Rapunzel, Schinkenkraut (Nordamerika, in Europa angebaut). Stpfl. v. **Herba Oenothera biennis**. **Inhaltsst.:** Gerbstoff, Phytosterin, Harz, Zucker. **Anw.:** als Antidiarrhöikum u. „Blutreinigungsmittel“. **Oleum Oenotherae (biennis):** Nachtkerzen(samen)öl, Rhapontikaöl; das aus den Samen von O. biennis u. O. erythrosepala Borb. (O. lamarckiana de Vries non Ser.) gew. fette Öl; ev. unter Zusatz geeigneter Stabilisatoren. VZ 184 bis 194. **Off.:** DAC86. **Best.:** γ-Linolensäure u. andere essentielle Fettsäuren. **Anw.:** Speiseöl; med.: gegen atopisches Ekzem, bei Mastalgie (Brustdrüsenschmerz), s. Linolensäure(n).

**HOM:** *Oenothera biennis:* zu Blütebeginn gesammelte frische Pflanze; verord. z.B. b. Diarrhö.

**Oenotheraceae:** s. Onagraceae.

**OES:** Abk. f. Optische Emissionsspektralanalyse.

**Oesipus:** Oesipum, Adeps Lanae crudus.

**Oesophagus:** Speiseröhre; Oesaphagitis, Entzündung der Speiseröhre.

**Österreichische Apothekerkammer:** s. Apothekerkammern.

**Österreichische Arzneitaxe:** s. Arzneitaxe.

**Oestr...:** s. Estr....

**Östradiol:** s. Estradiol.

**Östradiolbenzoat:** s. Estradiolbenzoat.

**Östradiolcyclopentylpropionat:** vgl. Estradiol.

**Oestradioli benzoas:** s. Estradiolbenzoat.

**Östradiolpropionat:** s. Estradiol.

**Oestradiolum:** s. Estradiol.

**Oestradiolum benzoicum:** s. Estradiolbenzoat.

**Oestradiolum dipropionylatum:** s. Estradioldipropionat.

**Östradiolundecylat:** s. Estradiolundecylat.

**Östradiolvalerianat:** s. Estradiolvalerat.

**Östriol:** s. Estriol.

**Östrogene:** östrogene Stoffe, Estrogene; natürliche u. künstliche Substanzen mit der Wirkung der natürlichen Follikelhormone, s. Hormone (Keimdrüsen- u. Sexualhormone).

**Östron:** s. Estron.

**Östron-Gruppe:** Gesamtheit der Follikelhormone, s. Hormone.

**Oestronum:** s. Estron.

**Oesypus:** s. Wollwachs.

**Oestrus:** Brunst; Oestrus-Hormone, Sexualhormone, s. Hormone.

**Offenes Einkompartimentsystem:** s. Bateman-Funktion.

**Offizin:** (*lat.* officina Werkstätte, Arbeitsplatz) Abfertigungsraum f. das Publikum in der Apotheke mit – hiervon abgetrennter – Rezeptur*. Die O. muß einen Zugang zu öffentl. Verkehrsflächen haben u. so eingerichtet sein, daß d. Vertraulichkeit d. Beratung gewahrt werden kann.

**Offizinell:** Bez. f. die in den Arzneibüchern beschriebenen Arzneimittel.

**Offizinpharmazie:** Gebiet der Pharmazie*, das primär die Arzneimittelversorgung der Bevölkerung u. die pharmazeutische Information gegenüber Patienten u. Ärzten umfaßt.

**Ofloxacin** INN: (±)-9-Fluor-2,3-dihydro-3-methyl-10-(4-methyl-1-piperazinyl)-7-oxo-7H-pyridol[1,2,3-de][1,4]benzoxacin-6-carbonsäure, Tarivid®; CAS-Nr. 83380-47-6; $C_{18}H_{20}FN_3O_4$, $M_r$ 361.38. **Anw.:** Chemotherapeutikum, Gyrasehemmer* der 4-Chinolon-Reihe. **Nebenw.:** oft schwerwiegend, z.B. neurotox. Erscheinungen, Allergien, Blutbild- u. Nierenschäden, daher strenge Indikationsstellung. HWZ 6 h. **Dos.:** 0.1 bis 0.4 g.

**Ogostal®:** s. Capreomycin.

**Ohm:** abgeleitete SI-Einheit* des elektr. Widerstandes (Ohm, Georg Simon, Physiker, München 1787 bis 1854), Zeichen: ω; 1 ω = 1 V/A.

**Ohr:** Auris.

**Ohrenarzneimittel:** Ohrenpulver, Ohrensalben, Ohrensprays, Ohrenspülungen: s. Auricularia.

**Ohrenschmalz:** s. Zerumen.

**Ohrentropfen:** Otoguttae; Zubereitungen f. das Ohr in Form von Lösungen, leicht aufschüttelbare Suspensionen od. Emulsionen zur lokalen Ther. bei Entzündungen, Schmerzen u. Infektionen, s.a. Auricularia. Auch zur Erweichung von verhärteten Ceruminalpfropfen. Verwendet werden wäßrige, wäßrig-ethanolische od. wäßrige-glykolische Lösungen sowie Glycerol od. fette Öle. Gebräuchliche Wirkstoffe: Antibiotika, Lokalanästhetika, Adstringentien od. auch Tenside. Die Teilchengröße dispergierter Anteile muß bestimmt werden. Die Tonizität wäßriger O. muß dem Verwendungszweck angepaßt sein. Wäßrige O. in Mehrdosenbehältnissen müssen in geeigneter Weise vor mikrobieller Kontamination geschützt werden (konzentrierte hypertonische Lösungen bzw. Konservierungsmittelzusatz). Behältnisse dürfen zu keiner Wertminderung durch Aufnahme von Inhaltsstoffen od. durch Abgabe von fremden Substanzen in die Zubereitung führen. Beschriftung: Angabe des zugesetzten Konservierungsmittels, bei Suspensionen „Vor Gebrauch schütteln".

**OHZ:** Hydroxylzahl*.

**Okklusion:** Einschluß von Fremdsubstanzen, z.B. in der analytischen Chemie beim raschen Ausfällen von Niederschlägen, wobei an sich lösliche Komponenten mitgefällt werden können. Erwünscht ist O. bei der Ausflockung von Schadstoffen, etwa bei der Abwasserreinigung.

**Okklusivpessar:** s. Pessar.

**Okklusivverband:** Kunststoffolien zur luftundurchlässigen u. flüssigkeitsdichten Abdeckung bestimmter Hautareale. Die Folge ist eine verstärkte lokale Durchblutung u. eine Hydratation u. Quellung des Stratum corneum der Haut. Bei wirkstoffhaltigen Folien (selbstklebend) od. bei Applikation von Dermatika unter wirkstofffreien Folien kommt es zu einer besseren Permeation des Wirkstoffes, d.h. zu einer Wirkungsverstärkung. Eingesetzt bei chronischen Dermatosen.

**Okkult:** geheim, verborgen; z.B. okkulte Blutungen.

**Okkupationstheorie:** Theorie zur Erklärung der therapeutischen Wirkung eines Pharmakons aufgrund der Besetzung von Rezeptoren, das Ausmaß der Resorption ist entscheidend f. die Wirkung.

**Okoubaka aubrevillei** Phelleg. et Normand.: Fam. Octoknemataceae (ein westafrikanischer Urwaldbaum). **Inhaltsst.:** (der Rinde) Catechine (z.B. (+)-Catechin u. (-)-Epicatechin) u. Catechingalloylverbindungen, Gallussäure, Protocatechusäure. **Anw.:** Einheimische (Medizinmänner) wenden die pulverisierte Rinde teelöffelweise (besonders vorbeugend) gegen jegliche Art von Vergiftung an (Gerbstoffdroge); äuß. gegen bakterielle Hautkrankheiten (Lepra u. Syphilis).

**HOM:** *Okoubaka:* Urtinktur aus getrocknetem Holz u. Rinde; verord. z.B. b. Verdauungsstörungen, verschiedenen Intoxikationen, nach Infektionskrankheiten etc.

**Oktanzahl:** s. Octanzahl.

**Oktett:** das Vorliegen von 8 Valenzelektronen, das sind Elektronen in der äußersten Elektronenschale, die f. das chemische Verhalten eines Atoms maßgeblich ist. Diese Elektronenkonfiguration zeichnet sich durch besondere Stabilität aus. Sie wird auch als Edelgaskonfiguration bezeichnet.

**Okular:** die dem Auge zugekehrte Linse b. opt. Instrumenten, s. Mikroskop.

**-ol:** s. Alkohole.

**Olamin(e), Olaminum:** chem. Kurzbez. f. 2-Oxoglutarat.

**Olanzapin** INN: 2-Methyl-4-(4-methyl-1-piperazinyl)-10H-thienol[2,3-b][1,5]benzodiazepin,

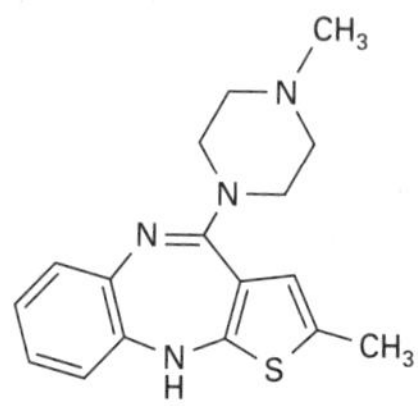

Olanzapin

Zyprexa®; CAS-Nr. 132539-06-1; $C_{17}H_{20}N_4S$, $M_r$ 312.44. **Wirk.:** atypisches Neuroleptikum, s. Psychopharmaka. **Anw.:** bei Schizophrenie. **Nebenw.:** zahlreich. HWZ ca. 33 h. **Übl. Dos.:** Oral: zu Beginn 1mal 10 mg/d, später entspr. dem Krankheitsbild 5-20 mg/d.

**Olbemox®:** s. Acipimox.

**Olcadil®:** s. Cloxazolam.

**Olea aetherea: Ätherische Öle, Aetherolea,** Ätherischöle. Elaeoptene; *engl.* essential oils; sehr heterogene Stoffgemische flüssiger, leicht flüchti-

**Olea aetherea** Tab.1
Anwendung von ätherischen Ölen u. Ätherischöl-Drogen

| Verwendung als | Droge | Verwendung als | Droge |
|---|---|---|---|
| Irritantium<br>Rubefazientium<br>Vesicantium<br>Antirheumatikum | Flos u. Rad. Arnicae<br>Camphora<br>Ol. Gaultheriae<br>Ol. Lauri<br>Ol. Lavandulae<br>Ol. Rosmarini<br>Ol. Sabinae<br>Ol. Sinapis<br>Ol. Therebinthinae<br>Ol. Thymi | Desinfektionsmittel | Myrrha<br>Rad. Pimpinellae<br>Ol. Thymi<br>Fol. Salviae<br>Senföle |
| | | Expektorantium<br>Antitussivum | Ol. u. Fruct. Anisi<br>Ol. u. Fol. Eucalypti<br>Ol. u. Fruct. Foeniculi<br>Ol. Pini pumilionis<br>Ol. Terebinthinae rectificatum<br>Ol. u. Herba Serpylli<br>Ol., Herba u. Fol. Thymi |
| Emmenagogum[1] | Crocus<br>Ol. Juniperi<br>Ol. Lauri<br>Semen Myristici<br>Ol. Petroselini<br>Ol. Rosmarini<br>Ol. Rutae<br>Ol. Sabinae | Spasmolytikum<br>Karminativum<br>Stomachikum<br>Choleretikum<br>Cholekinetikum | Ol. u. Fruct. Anisi<br>Ol. u. Fruct. Carvi<br>Flos. Caryophylli<br>Rhiz. Curcumae<br>Ol. u. Fruct. Coriandri<br>Ol. u. Fruct. Foeniculi<br>Flos. Matricariae<br>Fol. Menthae piperitae<br>Herba Origani |
| Diuretikum | Rad. Asari<br>Fol. Bucco<br>Rad. Carlinae<br>Ol. u. Fruct. Juniperi<br>Herba u. Rad. Levistici<br>Rad. Ononidis<br>Fol. Orthosiphonis<br>Fruct. Petroselini<br>Lign. u. Cort. Sassafras | Cholekinetikum | Fol. Rosmarini<br>Senföle<br>Rad. Zingiberis |
| | | Antiphlogistikum | Ol. u. Flos Matricariae<br>Ol. u. Herba Millefolii |
| Antiseptikum<br>Desinfektionsmittel | Bulbus Allii sativi<br>Ol. Caryophylli<br>Ol. Eucalypti<br>Herba Hyssopi<br>Ol. Menthae piperitae | Nervinum | Flos Lavandulae<br>Strobuli Lupuli<br>Fol. Melissae<br>Ol. u. Rad. Valerianae |

[1] Hohe Dosen wirken abortiv

ger, lipophiler Pflanzeninhaltsstoffe mit charakteristischem Geruch u. aromatischem, bitterem od. scharfem Geschmack. **Vork.:** werden von Pflanzen in Blättern, Blüten, Früchten, Wurzeln, Rhizomen u. Hölzern, weniger häufig in Stengeln u. Rinden gebildet; sie werden in besonderen Drüsenhaaren od. Drüsenschuppen der Epidermis, in endogenen Ölzellen od. endogenen, auf schizogenem*, lysigenem* od. schizolysigenem* Wege entstandenen großen Exkretbehältern abgelagert (s.a. Exkretionsgewebe). Besonders reich an O. ae. sind Pflanzenfamilien wie Pinaceen, Lauraceen, Rutaceen, Lamiaceen, Apiaceen, Myrtaceen, Zingiberaceen, Piperaceen, Brassicaceen. Bei vielen **Ätherischöl-Drogen** liegt der Gehalt im Bereich von 1-2%, kann aber auch Werte bis über 20% (z.B. Gewürznelken) erreichen. Der Mindestgehalt wird von den Arzneibüchern meistens vorgeschrieben. Nach Ph.Eur.3 erfolgt die Gehaltsbestimmung durch Wasserdampfdestillation u. direkte volumetrische Ablesung der überdestillierten Ölmenge mit Hilfe einer eigenen, speziellen Apparatur, s. Neo-Clevenger-Apparatur.

**Gewinnung:** Erfolgt durch **1.** Auspreßverfahren od. andere mechanische Verfahren; hauptsächl. bei Agrumenfrüchten. Spezielle Verfahren sind das Spunga-Verfahren od. Ecuelle-Verfahren zur Gew. von Citrusölen in den Mittelmeerländern u. in Westindien. Nach der ersten Methode werden die Agrumenschalen von Hand gepreßt, um die Ölbehälter aufzubrechen. Das austretende Öl wird von Schwämmen aufgenommen (nur reines O. ae. ohne Begleitstoffe u. ohne fehlende Komponenten). Nach der zweiten Methode werden die Ölbehälter aller Schalen in einem tassenförmigen, mit scharfen Metallnadeln versehenen Behälter maschinell angeritzt u. das Öl mit Wasser ausgespült (Fehlen der wasserlöslichen Komponente). **2.** Destillation mit Wasser od. Wasserdampf. Trennungsmöglichkeit aufgrund der unterschiedlichen Dichte mittels der Florentinerflasche*. Nachteile dieser Methode: bestimmte O. ae. können durch die hohe Temp. hydrolysiert bzw. zerstört werden (z.B. Ester) u. weniger lipophile Komponenten im Wasser zurückbleiben (z.B. Phenylethylalkohole des Rosenöls); weiterhin enthalten wasserdampfdestillierte Öle häufig Verbindungen, die die Geruchs- u. Geschmacksqualität beeinträchtigen (z.B. Terpenkohlenwasserstoffe). Sie werden daher f. medizinische u. kosmetische Zwecke durch fraktionierte Destillation (Rektifizierung) gereinigt. **3.** Ölextraktionsverfahren (Enfleurage-Verfahren*). Man unterscheidet Kaltextraktion (Enfleurage a' froid), vor allem bei Pflanzen mit sehr geringem, besonders wertvollem Ölanteil (z.B. Rosenöl) u. die Extraktion mit heißem Fett bei 50 bis 80°C

**Olea aetherea** Tab.2
Einige Gewürzdrogen

| Gewürz | Stammpflanze (Fundort im Wörterbuch) |
| --- | --- |
| Anis | Pimpinella anisum |
| Basilikum | Ocimum basilicum |
| Bohnenkraut | Satureja hortensis |
| Cardamomen | Elettaria cardamomen |
| Chilli | Capsicum frutescens |
| Dill | Anethum graveolens |
| Estragon | Artemisia dracunculus |
| Fenchel | Foeniculum vulgare |
| Ingwer | Zingiber officinalis |
| Knoblauch | Allium sativum |
| Koriander | Coriandrum sativum |
| Kümmel | Carum carvi |
| Liebstöckl | Levisticum officinale |
| Lorbeer | Laurus nobilis |
| Majoran | Origanum vulgare |
| Muskatnuß | Myristica fragrans |
| Nelken | Syzygium aromaticum |
| Paprika | Capsicum annuum |
| Petersilie | Petroselinum crispum |
| Pfeffer | Piper nigrum |
| Pfefferminze | Mentha piperita |
| Rosmarin | Rosmarinus officinalis |
| Safran | Crocus sativus |
| Senf | Sinapis alba |
| Thymian | Thymus vulgaris |
| Wacholder | Juniperus communis |
| Zimt | Cinnamomum zeylanicum |
| Zwiebel | Allium cepa |

(Enfleurage a chaud). Der O. ae.-Anteil wird durch Alkoholextraktion abgetrennt. **4.** Lösungsmittelextraktion; meist mit Petrolether od. Benzol. Solche O. ae. bilden häufig wegen ihrer wachs- bzw. harzartigen Begleitstoffe nach dem Abdestillieren des Lösungsmittels eine salbenartige Masse (Essences concretes, Concretes), die in der Parfümindustrie direkt f. Salben u. Pomaden verwendet wird. Nach Reinigung mit Ethanol erhält man die absoluten Öle (Essences absolues, Absolues).

**Eigenschaften:** Sind bei Raumtemperatur vorwiegend flüssig (Ausnahmen: Anisöl, Rosenöl erstarren teilweise), seltener von salbenartiger Konsistenz (Irisöl); im Gegensatz zu den fetten Ölen* verdunsten sie vollständig, ohne auf einem Papier einen Rückstand zu hinterlassen. Dichte meist unter 1 (Ausnahmen: O. ae. mit hohem Gehalt an aromatischen bzw. S-haltigen Verbindungen, wie Zimt-, Nelken-, od. Senföl). Hohes Lichtbrechungsvermögen u. hohe optische Aktivität. Gut lösl. in Petrolether, Chloroform, Benzol, Ether, abs. Ethanol u. fetten Ölen, wenig in Wasser. Bei längerer Lagerung od. Licht- u. Sauerstoffeinfluß kommt es durch Oxidation zu Verharzungserscheinungen (Farb-, Konsistenz- u. Geruchsveränderung). Die Aufbewahrung soll daher in kleinen, möglichst vollständig gefüllten, vor Licht geschützten braunen, gut verschließbaren Flaschen erfolgen.

**Chemie:** Ä. Ö. sind Stoffgemische. Die Hauptmenge, ca. 90%, setzt sich aus Terpenen*, v.a. Mono- u. Sesquiterpenen, zusammen. An weiteren Verbindungen findet man Phenylpropanderivate* u. Heteroverbindungen wie Lauchöle* (mit Stickstoff) u. Senföle* (mit Stickstoff u. Schwefel). Die Heteroverbindungen liegen in der Pflanze in einer wasserlöslichen, glykosidischen Form vor u. werden erst durch Einw. von Enzymen (z.B. beim Zerkleinern der Droge) freigesetzt. Begleitstoffe u. zusätzliche Geruchsträger, wie z.B. Alkane (mit Sauerstoffunktion), Anthranilsäuremethylester, Salicylsäuremethylester, Benzoesäuremethylester, Vanillin, Cumarine u.a. werden ebenfalls häufig zu den Bestandteilen der O. ae. gerechnet.

**Prüfungen** nach Ph.Eur.3**:** O. ae. sind meistens sehr teuer u. werden daher nicht selten verfälscht u. mit Substanzen gestreckt, die ähnliche physikalische u. chemische Eigenschaften haben. **1.** Identität u. Reinheit werden durch die Bestimmung der Kennzahlen (Dichte, optische Drehung, Brechungsindex, Siedepunkt) u. mit Hilfe der Dünnschichtchromatographie geprüft. Ferner wird auf Farbe, Geruch, Geschmack, Löslichkeit, Mischbarkeit, Verharzungsprodukte, Verunreinigungen (fremde Ester, Schwermetalle), nicht flüchtige Bestandteile u. fette Öle geprüft; s. Tab. **2.**Chemische Methoden, wie Bestimmung der Acetylzahl, der Phenole, der Ketone u. Aldehyde u. der Verseifungszahl werden nur in bestimmten Fällen, z.B. folgendermaßen, durchgeführt: **a)** Alkalimetrisch: z.B. Terpenalkohole (z.B. Menthol) nach Acetylierung (Acetylierungskölbchen). **b)** Acidimetrisch: z.B. Terpenester nach Verseifen (z.B. Linalylacetat in Lavendelöl). **c)** Oximtitrimetrisch: C=O–haltige Terpene (Carbon, Thujon, Citral) mit Hyroxylamin-HCl, dabei freigesetzte HCl wird zurücktitriert. **d)** Volumetrisch: phenolische Verbindungen (Thymol, Carvacrol, Eugenol) als Phenolate im Cassiakolben*. **e)** Spektrophotometrisch: vereinzelt vorgeschrieben od. empfehlenswert, z.B. von Azulen (Kamillenöl) od. Thymol.

Die Gaschromatographie ermöglicht in vielen Fällen die Gehalts-, Reinheits- u. Identitätsbestimmung äther. Öle in einem Arbeitsgang. Die Genuinität kann mittels IRMS* geprüft werden.

**Anwendung:** Ihre medizinische Anw. ist entsprechend ihrer mannigfaltigen Zusammensetzung sehr verschieden (s. Tab.1). Inn. wirken sie z.T. appetitanregend u. verdauungsfördernd, spasmolytisch u. karminativ, expektorierend, diuretisch u. antiseptisch. Es werden meist nur kleinste Dosen verwendet, bei großen Dosen kann es unter Umständen zu Vergiftungen kommen (Lähmungen, Krämpfe, Atemlähmung, Tod). Äußerlich dienen sie vielfach der Hautreizung. Das Hauptanwendungsgebiet ist aber die Parfümerie. Es werden immer nur Gemische von O. ae. verwendet. Ferner finden sie Anwendung als Gewürze (s. Tab.2) u. teilweise in der Technik.

**Oleaceae:** Ölbaumgewächse, Od. Oleales; ca. 600 Arten; Holzpflanzen; die Blätter sind gegenständig, gefiedert od. ungeteilt; die Blüten radiär, 4zählig, mit 2 Staubblättern; der Fruchtknoten ist zweiblättrig, oberständig. Die Früchte sind Beeren, Steinfrüchte, Kapseln od. Nüsse. **Chem. Merkmale:** Iridoide, häufig Manitol, fettes Öl in manchen Samen u. Früchten. **Wichtige Gattungen** s. z.B. Chionanthus, Fraxinus, Jasminum, Ligustrum, Olea, Syringa.

**Olea europaea** L.: Fam. Oleaceae, Ölbaum, Olivenbaum (heim. Orient, im ganzen Mittelmeergebiet u. in Ländern ähnlichen Klimas, Kalifornien, Australien, angebaut); man kennt einige hundert Kulturvarietäten. Stpfl. v. **Fructus Oleae:** Oliven.

**Oleum Olivarum:** Olivae oleum Ph.Eur.3, Olivenöl, Provenceöl, Baumöl; das aus den Steinfrüchten (Oliven; darin zu ca. 10 bis 40% enthalten) ohne Anw. von Wärme gepreßte Öl. Gelb bis grünlichgelb, nicht trocknend; leicht lösl. in Ether, Chloroform, Trichlorethylen, Benzin, Schwefelkohlenstoff, Tetrachlorkohlenstoff, wenig lösl. in Ethanol, unlösl. in Wasser. D. 0.910 bis 0.916. Ep. ca. 6°C, trüb unter 10°C, bei ca. 0°C eine weiche Masse; SZ max. 2.0; UA max. 1.5%; POZ max 15. (IZ 78 bis 90; VZ 187 bis 196; $n_D^{20°C}$ 1.468 bis 1.471.) **Best.:** ca. 25% feste Fette (Glyceride der Stearin-, Palmitin-, Arachinsäure) u. ca. 75% flüss. Fette (Glyceride der Ölsäure, Linolsäure u. gemischte Glyceride) sowie ca. 0.5 bis 1.5% freie Fettsäuren u. ca. 0.5% Squalen* im UA. Das feinste Öl (1. Pressung) wird als **Jungfernöl** (Huile de vierge) bezeichnet; **Provenceöl** ist das Öl der 2., stärkeren Kaltpressung. **Anw. med.:** als Arzneiträger f. perorale u. perkutane Applikation, f. Einreibungen u. Salben, zu Klistieren; als Cholagogum, zum Austreiben von Gallensteinen. **Olivenöl zur parenteralen Anwendung:** SZ max. 0.5, POZ max. 5, max. 0.1% Wasser (bestimmt mit der Karl-Fischer-Methode). **Oleum Olivarum album:** Weißes Olivenöl, Weißes Baumöl, Lilienöl ist durch Tierkohle od. Sonnenlicht gebleichtes Olivenöl. **Anw. volkst.:** bei Brustleiden.

**Folia Oleae:** Folia Olivae, Olivenblätter, Ölbaumblätter. **Inhaltsst.:** Oleuropein* u. andere Secoiridoide (Bitterstoffe, mit blutdrucksenkender Wirk.), org. Säuren, Mannitol, Oleanol (Phenol), Cholin, 0.04% äther. Öl, Flavonoide, Carotinoide. **Anw.:** bei Hypertonie (Extrakt), Angina pectoris u. als Diuretikum.

**Olea medicata:** Olea medicinalia, Arzneiliche Öle; Zubereitungen, welche Arzneistoffe in fetten Ölen gelöst od. suspendiert (Oleum Zinci*) enthalten. Sie werden durch Mischen, Lösen od. Ausziehen in der Kälte od. unter Erwärmen (Olea cocta seu infusa) hergestellt (Ol. camphoratum, Ol. camphoratum forte, Ol. Chloroformii, Ol. Hyoscyami). Trocknende Öle sind nicht zu verwenden.

**Oleamid:** (Z)-9-Octadecenamid; $C_{18}H_{35}NO$, $M_r$ 281.5. Schmp. ca. 80°C. Weißes bis gelbliches Pulver od. Körner. Prakt. unlösl. in Wasser, krist. Pulver. Prakt. unlösl. in Wasser, leicht lösl. in Dichlormethan, lösl. in Ethanol. **Anw.:** Reagenz Ph.Eur.3.

**Olea mineralia:** Mineralöle, s. Ol. Petrae, Paraffinum, Vaselinum.

**Oleanan:** 5-α-Oleanan, Strukturformel s. Saponine.

**Oleander:** s. Nerium oleander.

**Oleanderblätter:** Folia Oleandri (Folia Nerii), s. Nerium oleander.

**Oleandersamen, Gelbe:** s. Thevetia peruviana.

**Oleanderwurzel, Indische:** Radix Nerii odori, s. Nerium oleander.

**Oleandomycin:** Antibiotikum (Makrolidgruppe) aus Streptomyces antibioticus; CAS-Nr. 3922-90-5; $C_{35}H_{61}NO_{12}$, $M_r$ 687.89. Therapeutisch verwendet wurden Oleandomycinphosphat ($C_{35}H_{61}NO_{12} \cdot H_3PO_4$) (wasserlöslich) u. Oleandomycintriacetat ($C_{41}H_{67}NO_{15}$), sehr schwer lösl. in Wasser, leicht lösl. in Säuren u. im Magensaft). **Wirk.** u. **Anw.:** ähnl. Erythromycin*, aber schwächer als dieses, bakteriostatisch, überwiegend gegen grampositive Erreger, vor allem gegen Staphylokokken, Streptokokken, Pneumokokken sowie gegen verschiedene gramnegative Keime, wie Neisseria, Haemophilus, Brucella u. auch

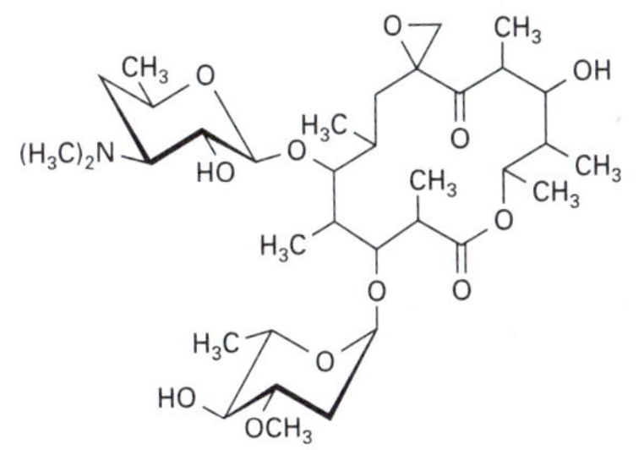

Oleandomycin

gegen Rickettsien, Protozoen u. große Viren. Wurde vor allem bei leichten Infektionen verwendet, heute werden effektivere Antibiotika bevorzugt.

**Oleandri folium:** s. Nerium oleander.

**Oleandrigenin:** s. Nerium oleander.

**Oleandrin:** s. Nerium oleander.

**Oleandri pulvis normatus:** s. Nerium oleander.

**Oleandrose:** 2-Desoxy-3-O-methyl-L-rhamnose, ein Desoxyzucker*, s. Nerium oleander.

**Oleanen:** $\Delta^{12}$-Oleanen, **Strukturformel** s. Saponine.

**Oleanolsäure:** Caryophyllin; $C_{30}H_{48}O_3$, $M_r$ 456.77. **Strukturformel** s. Saponine. Ein Triterpensapogenin mit einer Carboxylgruppe, das sich von $\Delta^{12}$-Oleanen ableitet. Vork.: frei in Gewürznelken (s. Syzygium aromaticum), in den Blättern von Olea europaea* u. Viscum album*, Centaurium erythraea*; kommt vielfach als Glykosid vor, z.B. in Efeublättern (s. Hedera helix), Taigawurzel (s. Eleuterococcus senticosus) u. Ginseng (s. Panax pseudoginseng).

**Olea pinguia:** fette Öle, s. Fette.

**Oleate:** Salze der Ölsäure*.

**Olefine:** s. Alkene, s. Kohlenwasserstoffe.

**Olein:** Acidum oleinicum venale, s. Ölsäure.

**Oleinicus:** zur Ölsäure gehörig.

**Oleobalneologikum(a):** Ölbad; s. Balneotherapeutikum(a).

**Oleogele:** Hydrophobe Gele, s. Gele.

**Oleomycin®:** s. Chloramphenicol.

**Oleosum(a):** öliges bzw. ölhaltiges Arzneimittel.

**Oleum:** lat. **1.** allgemein Öl; **2.** Trivialname f. Rauchende Schwefelsäure, Vitriolöl, s. Schwefelsäure.

**Oleum Abelmoschi seminis:** Moschuskörneröl, s. Abelmoschus moschatus.

**Oleum Abietis albae:** s. Abies alba.

**Oleum Abietis sibiricum:** s. Abies sibirica.

**Oleum Absinthii:** Wermutöl, s. Artemisia absinthium.

**Oleum Absinthii infusum:** Fettes Wermutöl, s. Artemisia absinthium.

**Oleum Acaciae farnesianae:** Akazienblütenöl, s. Acacia farnesiana.

**Oleum ad iniectionem: Oleum ad iniectabilia**, s. Öl f. Injektionszwecke.

**Oleum Ajowan:** Ajowanöl, s. Trachyspermum ammi.

**Oleum Allii sativi:** Knoblauchöl, s. Allium sativum.

**Oleum Amomi:** Oleum Pimentae, Pimentöl, s. Pimenta dioica.

**Oleum Amygdalae amarae:** Ätherisches Bittermandelöl, s. Prunus dulcis.

**Oleum Amygdalarum:** Oleum Amygdalae; (fettes) Mandelöl, s. Prunus dulcis.

**Oleum Amygdalarum aethereum artificiale:** Künstl. Bittermandelöl, s. Benzaldehyd.

**Oleum Amygdalarum amararum aethereum:** Ätherisches Bittermandelöl, s. Prunus dulcis.

**Oleum Amygdalarum amararum sine Acido hydrocyanico:** Blausäurefreies Bittermandelöl, s. Prunus dulcis.

**Oleum Amygdalarum expressum:** Oleum Amygdalarum, s. Prunus dulcis.

**Oleum Andropogonis citrati:** Lemongrasöl, Zitronengrasöl, s. Cymbopogon citratus.

**Oleum Anethi:** Dillöl, s. Anethum graveolens.

**Oleum Angelicae:** Angelikaöl, s. Angelica archangelica.

**Oleum animale (crudum):** Tieröl, Ol. animale foetidum, Ol. Cornu Cervi, Rohes (Stinkendes) Tieröl, Hirschhornöl. Darst.: durch trockene Dest. tierischer Stoffe, wie Klauen, Horn, Knorpel, Haut, Wolle usw. Dicke, braunschwarze, trübe Flüss. v. widerlichem Geruch, lösl. in 3 T. Wasser. **Best.:** Ammoniumsalze, Pyridin, Pyridinderivate, Aminbasen der Methanreihe, Phenole. **Anw.** vet.: früher als Wurmmittel, zum Vertreiben v. Insekten, Ratten, Mäusen usw.

**Oleum animale aethereum:** (Ol. Cornu Cervi rectificatum) Ätherisches Tieröl, Dippels Tieröl (nach dem Alchemisten J.C. Dippel, 1673 – 1743, der es zuerst herstellte; vgl. Berliner Blau). Darst.: durch Dest. des rohen Tieröls. Farblose Flüss., brennbar, lösl. in 80 T. Wasser, leicht lösl. in Ethanol, Ether, fetten Ölen. **Best.:** Die leichtflüchtigen Best. des rohen Tieröles. **Anw.** med.: früher gegen Hysterie u. Krämpfe; äuß.: in Salben gegen Hautkrankheiten.

**Oleum Anisi:** Anisöl, s. Pimpinella anisum.

**Oleum Anisi stellati:** Sternanisöl, s. Illicium verum.

**Oleum Annonae:** s. Cananga odorata.

**Oleum Anthemidis:** Oleum Chamomillae romanae, s. Chamaemelum nobile.

**Oleum Arachidis:** Erdnußöl, s. Arachis hypogaea.

**Oleum Arachidis hydrogenatum:** Gehärtetes Erdnußöl, s. Arachis hypogaea.

**Oleum Arganiae:** s. Argania sideroxylon.

**Oleum Armoraciae:** Meerrettichöl, s. Armoracia rusticana.

**Oleum Aurantii dulcis:** Apfelsinenschalenöl, s. Citrus sinensis.

**Oleum Aurantii Floris:** Orangenblütenöl, s. Citrus aurantium ssp. aurantium.

**Oleum Aurantii fructus amari:** Ol. Aurantii pericarpii, Pomeranzenschalenöl, s. Citrus aurantium ssp. aurantium.

**Oleum Aurantii Pericarpii:** Oleum Aurantii fructus amar, s. Citrus aurantium ssp. aurantium.

**Oleum Baunscheidtii:** Baunscheidtöl (s. Baunscheidtieren). Zstzg.: **a)** Crotonöl u. Olivenöl zu gleichen Teilen; **b)** 40 T. Senfspiritus, 40 T. Erdnußöl, 19 T. Glycerol, 1 T. Senföl.

**Oleum Bay:** Bayöl, s. Pimenta racemosa.

**Oleum Bergamottae:** Bergamottöl, s. Citrus aurantium ssp. bergamia.

**Oleum Betle:** Betelöl, s. Piper betle.

**Oleum Betulae empyreumaticum:** Pix betulina, Pix Betulae, Birkenteer, s. Betula pendula.

**Oleum Betulae empyreumaticum rectificatum:** Rektifiziertes Birkenteeröl, s. Betula pendula.

**Oleum betulinum:** Pix betulina, Birkenteer, Pix Betulae s. Betula pendula.

**Oleum Boraginis:** s. Borago officinalis.

**Oleum Cacao:** Kakaobutter, s. Theobroma cacao.

**Oleum cadinum:** Pix Juniperi, Wacholderteer, s. Juniperus oxycedrus.

**Oleum Cajeputi:** Kajeputöl, s. Melaleuca leucadendra var. cajeputi.

**Oleum Cajeputi rectificatum:** Rektifiziertes Kajeputöl, s. Melaleuca leucadendra var. cajeputi.

**Oleum Calami:** Kalmusöl, s. Acorus calamus.

**Oleum Camphorae:** **1.** das äther. Öl von Cinnamomum camphora*. **2.** s. Solutio Camphorae oleosa.

**Oleum camphoratum 10 per centum:** s. Solutio Camphorae oleosa.

**Oleum camphoratum 20 per centum:** Campheröl 20%, s. Solutio Camphorae oleosa.

**Oleum Canangae:** Canangaöl, Ylang-Ylang-Öl, s. Cananga odorata.

**Oleum Cannabis:** Hanföl, s. Cannabis sativa.

**Oleum Cantharidis:** Spanischfliegenöl, ein Auszug von Spanischen Fliegen mit Erdnußöl (3:10). Grünlichgelbes Öl. MED 0.15 g, MTD 0.5 g.

**Oleum Cardamomi:** Kardamomenöl, s. Elettaria cardamomum.

**Oleum Carthami:** s. Carthamus tinctorius.

**Oleum Carvi:** Kümmelöl, s. Carum carvi.

**Oleum Caryophylli:** Nelkenöl, s. Syzygium aromaticum.

**Oleum Cassiae:** Ol. Cinnamomi Cassiae, Chinesisches Zimtöl, s. Cinnamomum aromaticum.

**Oleum Castoris:** Kastoröl, Oleum Ricini, s. Ricinus communis.

**Oleum Cetacei:** Walratöl, s. Walrat.

**Oleum Chamomillae:** Kamillenöl, s. Chamomilla recutita.

**Oleum Chamomillae citratum:** s. Chamomilla recutita.

**Oleum Chamomillae romanae:** Römisch Kamillenöl, s. Chamaemelum nobile.

**Oleum Chaulmoograe:** Chaulmugraöl, s. Hydnocarpus kurzii.

**Oleum Chenopodii (anthelminthici):** Wurmsamenöl, s. Chenopodium ambrosioides var. anthelminticum.

**Oleum Chloroformii:** nach DAB6 eine Mischg. v. Chloroform u. Erdnußöl zu gleichen Teilen.

**Oleum Cinnamomi cassiae:** Chinesisches Zimtöl, s. Cinnamomum aromaticum.

**Oleum Cinnamomi (zeylanici):** Zimtöl, s. Cinnamomum zeylanicum.

**Oleum Citri:** Zitronenöl, s. Citrus limon.

**Oleum Citronellae:** Citronellöl, s. Cymbopogon winterianus.

**Oleum Citronellae javanicum:** s. Cymbopogon winterianus.

**Oleum Cocos:** Kokosfett, Kokosbutter, Kokosnußöl, s. Cocos nucifera.

**Oleum Coriandri:** Korianderöl, s. Coriandrum sativum.

**Oleum Coryli avellanae:** Haselnußöl, s. Corylus avellana.

**Oleum Crotonis:** Krotonöl, s. Croton tiglium.

**Oleum Cubebae:** Kubebenöl, s. Piper cubeba.

**Oleum Cucurbitae:** Kürbiskernöl, s. Cucurbita maxima, C. pepo, C. moschata.

**Oleum Cupressi:** Zypressenöl, s. Cupressus sempervirens.

**Oleum Eucalypti:** Eukalyptusöl, s. Eucalyptus globulus.

**Oleum Fagi empyreumaticum:** s. Pix Fagi.

**Oleum Fagi silvaticae:** Bucheneckernnöl, s. Fagus sylvatica.

**Oleum Foeniculi:** Fenchelöl, s. Foeniculum vulgare ssp. vulgare var. vulgare.

**Oleum Foliorum Patchouli:** Oleum Patchouli, s. Pogostemon cablin.

**Oleum Gaultheriae:** Wintergrünöl, s. Gaultheria procumbens.

**Oleum Geranii:** Geraniumöl, s. Pelargonium-Arten.

**Oleum Geranii indicum:** Oleum Palmarosae, s. Cymbopogon martinii var. motia.

**Oleum Gossypii:** Baumwollsamenöl, s. Gossypium.

**Oleum Gynocardiae:** Ol. Chaulmoograe, s. Hydnocarpus kurzii.

**Oleum Hedeomae:** Amerikanisches Poleyöl, s. Hedeoma pulegioides.

**Oleum Helenii:** Alantöl, s. Inula helenium.

**Oleum Helianthi annui:** Sonnenblumenkernöl, s. Helianthus annuus.

**Oleum Hippocastani:** Roßkastanienöl, s. Aesculus hippocastanum.

**Oleum Hydnocarpi:** Ol. Chaulmoograe, s. Hydnocarpus kurzii.

**Oleum Hyoscyami:** Bilsenkrautöl. Herst. nach DAB6: 100 T. grob gepulverte Bilsenkrautblätter werden mit einer Mischung v. 75 T. Ethanol u. 3 T. Ammoniakflüssigkeit durchfeuchtet u. in einer gut bedeckten Schale 12 h lang stehengelassen; danach werden 1000 T. Erdnußöl zugesetzt u. die Mischung unter wiederholtem Umrühren im Wasserbad bis zur Verflüchtigung von Ethanol u. d. Ammoniakflüssigkeit erwärmt, danach wird abgepreßt u. nach einiger Zeit filtriert. **Anw.:** zu schmerzstillenden Einreibungen (Vorsicht!).

**Oleum Hyperici:** Johanniskrautöl. Herst. nach EB6: 250 T. frische Blüten von Hypericum perforatum* werden zerquetscht, mit 1000 T. Olivenöl gemischt u. unter wiederholtem Umschütteln an einem warmen Ort sich selbst überlassen. Danach verschließt man das Gefäß u. läßt es in der Sonne stehen, bis das Öl leuchtend rot geworden ist (ca. 6 Wochen). Danach wird abgepreßt, das Öl nach einigem Stehen von der wäßrigen Schicht abgehebert, mit 60 T. getrocknetem Natriumsulfat getrocknet u. filtriert. Johannisöl ist im durchscheinenden Licht rubinrot, im auffallenden Licht fluoreszierend dunkelrot bis gelbrot u. riecht aromatisch. Unter der Analysenquarzlampe zeigt es eine ziegelrote Fluoreszenz. **Anw.:** inn. (in starker Verd.) bei Leber- u. Gallenleiden, bei leichten Formen nervöser Störungen u. als allgemeines Anregungsmittel; äuß. als Wundöl (wegen Gerbstoffe), bei Hämorrhoiden; gegebenenfalls in entspr. Verdünnungen als Zusatz zu kosmetischen Hautölen, Massageölen usw.

**Oleum Hyssopi:** Ysopöl, s. Hyssopus officinalis.

**Oleum iecoris:** s. Lebertran.

**Oleum Iridis:** Veilchenwurzelöl, s. Iris germanica.

**Oleum Ivae moschatae:** Ivaöl, s. Achillea erba-rotta ssp. moschata.

**Oleum Ivarancusae:** Ol. Vetiveriae, Vetiveröl, s. Vetiveria zizanioides.

**Oleum Jasmini:** Jasminöl; das äther. Öl aus den Blüten v. Jasminum grandiflorum L. u. J. officinale L., Fam. Oleaceae (hauptsächl. Südfrankreich, Italien, Marokko, überall kult.). **Best.:** Benzylacetat, Linalylacetat, Benzylbenzoat, Jasmon, Geraniol, Nerol, Eugenol, Farnesol, p-Cresol usw. Kommt in verschiedenen Qualitäten in den Handel. **Anw.:** in der Parfümerie.

**Oleum Jatrophae:** Curcasöl, s. Jatropha curcas.

**Oleum Jecoris (Aselli):** s. Lebertran.

**Oleum Jecoris Hippoglossi:** Heilbuttleberöl, s. Lebertran.

**Oleum Juglandis:** Nußöl, s. Juglans regia.

**Oleum Juglandis nucum infusum:** s. Juglans regia.

**Oleum Juniperi:** Wacholderöl, s. Juniperus communis.

**Oleum Juniperi empyreumaticum:** Pix Juniperi, Wacholderteer, s. Juniperus oxycedrus.

**Oleum Lauri:** Lorbeeröl, s. Laurus nobilis.

**Oleum Lauri aethereum:** Äther. Lorbeeröl, s. Laurus nobilis.

**Oleum laurinum:** Ol. Lauri, s. Laurus nobilis.

**Oleum Lavandulae:** Lavendelöl, s. Lavandula angustifolia ssp. angustifolia.

**Oleum Levistici:** Liebstöckelwurzelöl, s. Levisticum officinale.

**Oleum Ligni Cedri:** Zedernholzöl, s. Juniperus virginiana.

**Oleum Limettae:** Limettöl, s. Citrus aurantiifolia.

**Oleum Limonis:** Oleum Citri, Zitronenöl, s. Citrus limon.

**Oleum Linaloes:** Linaloeöl, Likariöl. Das äther. Öl aus Holz u. Früchten versch. Bursera-Arten (Fam. Burseraceae) in Mexiko. **Best.:** 60 bis 70% Linalool, α-Terpineol, Geraniol etc. **Anw.:** in d. Parfümerie (Maiglöckchenessenz).

**Oleum Lini:** Leinöl, s. Linum usitatissimum.

**Oleum Lini sulfuratum:** Geschwefeltes Leinöl. Darst. nach EB6: 850 T. Leinöl werden in einem eisernen od. irdenen Gefäß auf ca. 130°C erhitzt, dann allmählich mit 150 T. gut getrocknetem, gereinigtem Schwefel versetzt u. unter ständigem Umrühren weiter erhitzt, bis eine zähe rotbraune gleichmäßige Masse entsteht, die in Terpentinöl vollkommen lösl. ist (s. Ol. Terebinth. sulfuratum). **Anw.** volkst.: früher bei Tuberkulose (Bergöl, Thüringer Balsam).

**Oleum Lithanthracis:** Pix Lithanthracis, Steinkohlenteer, s. Pix.

**Oleum Lumbricorum:** s. Oleum Philosophorum.

**Oleum Macadamiae:** s. Macadamia ternifolia.

**Oleum Macidis:** Ol. Nucistae, Muskatnußöl, s. Myristica fragrans.

**Oleum Majoranae:** Majoranöl, s. Origanum majorana.

**Oleum Marmotae:** Murmeltierfett, s. Marmota marmota.

**Oleum Maydis embryonis:** s. Zea mays.

**Oleum Melaleucae:** s. Melaleuca alternifolia.

**Oleum Melissae indicum:** Oleum Citronellae, s. Cymbopogon winterianus.

**Oleum Menthae arvensis:** Minzöl, s. Mentha arvensis var. piperascens.

**Oleum Menthae crispae:** Krauseminzöl, s. Mentha crispa.

**Oleum Menthae japonicae:** Japanisches Pfefferminzöl, Minzöl, s. Mentha arvensis var. piperascens.

**Oleum Menthae piperitae:** Pfefferminzöl, s. Mentha piperita.

**Oleum Menthae viridis:** Oleum Menthae crispae, s. Mentha crispa.

**Oleum Moringae:** Behenöl, s. Moringa-Arten.

**Oleum Morrhuae:** Ol. Jecoris Aselli, s. Lebertran.

**Oleum Myrciae:** Oleum Bay, Bay-Öl, s. Pimenta racemosa.

**Oleum Myristicae aethereum:** Ätherisches Muskatnußöl, **Oleum Myristicae expressum**, Muskatbutter; s. Myristica fragrans.

**Oleum Neroli:** Oleum Aurantii Floris, s. Citrus aurantium ssp. aurantium.

**Oleum neutrale:** s. Triglyceride, mittelkettige.

**Oleum Nucistae:** Muskatnußöl, s. Myristica fragrans.

**Oleum Oenotherae biennis:** Nachtkerzensamenöl, Rhapontikaöl, s. Oenothera biennis.

**Oleum Olivarum: Oleum Olivae**, Olivenöl, s. Olea europaea.

**Oleum Olivarum album:** Weißes Baumöl, s. Olea europaea.

**Oleum Origani cretici:** Spanischhopfenöl, s. Origanum creticum bzw. Origanum onites.

**Oleum Ovorum:** Eieröl, s. Ei.

**Oleum Palmae:** Palmöl, s. Elaeis guineensis.

**Oleum Palmae Christi:** Palmöl, s. Elaeis guineensis.

**Oleum Palmarosae:** Indisches Geraniumöl, s. Cymbopogon martinii var. motia.

**Oleum Papaveris:** Mohnöl, s. Papaver somniferum.

**Oleum Paraffinae:** s. Paraffinum liquidum.

**Oleum Patchouli:** Patschuliöl, s. Pogostemom cablin.

**Oleum Pedum Tauri:** Rinderklauenfett, s. Klauenöl.

**Oleum Perseae:** s. Avocado-Öl.

**Oleum Persicarum:** Pfirsichkernöl, s. Prunus persica, Prunus armeniaca.

**Oleum Petitgrain:** Petitgrainöl, s. Citrus Aurantium ssp. aurantium.

**Oleum Petrae:** Erdöl, Petroleum, Naphtha, Steinöl (vgl. Schieferöl, ein Destillationsprodukt aus bituminösem Schiefer; s. Ammoniumbituminosulfonat). Entstand (nach heutiger Auffassung) aus den Fetten, Eiweißstoffen u. Kohlenhydraten untergegangener Tiere u. Pflanzen, es findet sich daher nur in Schichtgesteinen, niemals in Erstarrungsgesteinen, 50% der heut. Ölausbeute stammt aus dem Tertiär. Entströmt entweder freiwillig dem Erdboden od. wird durch Pumpen gehoben, ca. 80% müssen bergmännisch erbohrt werden. Hauptvork.: USA, Indonesien, Nigeria, Mexico, Venezuela, Rumänien, GUS, Mittlerer u. Naher Osten, Libyen, Nordsee. Je nach Herkunft ist das Öl hell bis schwarz gefärbt, dünn- od. dickflüssiges Erdöl ist ein Gemenge zahlreicher Kohlenwasserstoffe, vorwiegend der Alkane u. Cycloalkane (Naphthene), in kleineren Mengen Benzole, ferner der die Verharzung des Erdöls bedingenden Alkene, ferner finden sich im Erdöl Schwefelverbindungen, Stickstoff u. Spuren zahlreicher anderer Elemente. Die Zstzg. ist sehr schwankend. D. 0.78-0.94. Erdöl ist neben Kohle die größte Energiequelle f. die Welt. Rohes Erdöl dient als Feuerungsmittel f. Dampfkessel (Schiffe); Verbrennungswärme rd. 40 000 kJ/kg (10 000 kcal/kg); ebenso wichtig sind die b. seiner fraktionierten Dest. gew. Produkte. **Unterscheidung: 1.** die bis 150°C übergehenden Anteile (Petrolether, Gasolin, Benzine, Ligroin); **2.** das von 150 bis 300°C destillierte eigentl. **Petroleum** (Kerosin, Leuchtöl); **3.** die bis 350°C destillierten Gas- u. Treiböle; **4.** die über 350°C destillierten Anteile u. Rückstände (Schmieröle, Paraffin, durch Raffination Vaselin). **Ol. Petrae** EB6 ist das aus dem rohen amerikan. Steinöl durch Dest. gew. Öl. Farblos bis schwach gelblich, unlösl. in Wasser, wenig lösl. in Ethanol, leicht lösl. in Ether, Chloroform u. fetten Ölen. D. 0.790 bis 0.800. Sdp. 150-170°C. Es darf Lackmuspapier nicht röten.

**HOM:** *Petroleum rectificatum* (HAB1.5): durch Rektifikation v. Erdöl gew., Siedebereich 180 bis 220°C; verord. z.B. b. chron. Ekzemen, Frostschäden.

**Oleum Petrae italicum:** Steinöl, nach EB6 Destillat aus italienischem Erdöl. Gelbe od. rötl. klare, schillernde Flüss.; leicht lösl. in Ether, absol. Ethanol, fetten u. äther. Ölen, wenig lösl. in Ethanol. D. 0.745-0.845. **Anw.** volkst.: zu Einreibungen.

**Oleum Petroselini:** Petersilienöl, s. Petroselinum crispum.

**Oleum Philosophorum:** Ol. Lumbricorum, Philosophenöl, eine Mischung v. Ol. Rapae m. ca. 1% Ol. animale crudum u. ca. 2% Ol. Petrae.

**Oleum phosphoratum:** Phosphoröl; eine Lsg. von weißem Phosphor in einem fetten Öl, am besten Olivenöl, Phosphoranteil meist 1%. Anw.: früher in Lebertran bei Rachitis.

**Oleum Piceae:** Fichtennadelöl, s. Picea abies.

**Oleum Pimentae:** Pimentöl, s. Pimenta dioica.

**Oleum Pimentae acris:** Oleum Bay, s. Pimenta racemosa.

**Oleum Pini:** Kienöl, s. Terebinthina.

**Oleum Pini piceae:** Edeltannenöl, s. Abies alba.

**Oleum Pini pumilionis:** Latschen(kiefern)öl, s. Pinus mugo.

**Oleum Pini sibiricum:** Sibirisches Fichtennadelöl, s. Abies sibirica.

**Oleum Pini silvestris:** Kiefernnadelöl, Schwedisches Fichtennadelöl, s. Pinus sylvestris.

**Oleum Pulegii:** Poleiöl, s. Mentha pulegium.

**Oleum Pulegii americanum:** Amerikanisches Poleyöl, s. Hedeoma pulegioides.

**Oleum Rapae:** Rüböl, s. Brassica napus var. napus.

**Oleum Ricini hydrogenatum:** s. Rizinusöl, Hydriertes.

**Oleum Ricini hydrogenatum:** s. Rizinusöl, Hydriertes.

**Oleum Ricini:** Rizinusöl, s. Ricinus communis.

**Oleum Ricini majoris:** Curcasöl, s. Jatropha curcas.

**Oleum Ricini raffinatum:** Raffiniertes Rizinusöl, s. Ricinus communis.

**Oleum Rosae:** Rosenöl, s. Rosa damascena.

**Oleum Rosmarini:** Rosmarinöl, s. Rosmarinus officinalis.

**Oleum Rusci:** Pix betulina, Pix Betulae, Birkenteer, s. Betula pendula.

**Oleum Rusci rectificatum:** Oleum Betulae empyreumaticum rectificatum, Rektifiziertes Birkenteeröl, s. Betula pendula.

**Oleum Rutae:** Rautenöl, s. Ruta graveolens.

**Oleum Sabinae:** Sadebaumöl, s. Juniperus sabina.

**Oleum Salviae:** Salbeiöl, s. Salvia officinalis.

**Oleum Santali:** Sandelöl, s. Santalum album.

**Oleum Sassafras:** Sassafrasöl, s. Sassafras albidum var. molle.

**Oleum Sesami:** Sesamöl, s. Sesamum indicum.

**Oleum Sinapis:** Senföl, s. Brassica nigra, Allylsenföl.
**Oleum Sinapis pingue:** Fettes Senföl, s. Brassica nigra.
**Oleum Sojae:** Sojabohnenöl, s. Glycine max.
**Oleum Sojae ad usum parenterale:** s. Glycine max.
**Oleum Spicae:** Spiköl, s. Lavandula latifolia.
**Oleum Succini rectificatum:** Gereinigtes Bernsteinöl, s. Bernstein.
**Oleum Tanaceti:** Rainfarnöl, s. Chrysanthemum vulgare.
**Oleum Tauri pedum:** s. Klauenöl.
**Oleum templini:** Templinöl, Edeltannenzapfenöl, s. Abies alba.
**Oleum Terebinthinae:** Terpentinöl, s. Terebinthina.
**Oleum Terebinthinae e ligno:** Holzterpentinöl, Wurzelterpentinöl, s. Terebinthina.
**Oleum Terebinthinae medicinale:** Medizinal-Terpentinöl, s. Terebinthina.
**Oleum Terebinthinae rectificatum:** Gereinigtes Terpentinöl, s. Terebinthina.
**Oleum Terebinthinae sulfuratum:** Geschwefeltes Terpentinöl; nach EB6 eine Mischung v. 1 T. Ol. Lini sulfuratum u. 3 T. Ol. Terebinthinae. Volksmittel (Harlemer Öl, Tillytropfen, Jerusalemer Balsam usw.), das wegen seiner hohen Allergenität u. seines zweifelhaften therapeutischen Nutzens nicht mehr verwendet werden sollte.
**Oleum Thujae:** Thujaöl, s. Thuja occidentalis.
**Oleum Thymi:** Thymianöl, s. Thymus vulgaris.
**Oleum Tiglii:** Ol. Crotonis, s. Croton tiglium.
**Oleum Tsugae americanae:** Helmlocktannennadelöl, s. Tsuga canadensis.
**Oleum Valerianae:** Baldrianöl, s. Valeriana officinalis var. angustifolia.
**Oleum Vaselini album:** s. Vaselinöl, Weißes.
**Oleum Vaselini flavum:** s. Vaselinöl, Gelbes.
**Oleum Verbenae odoratae:** (echtes) Verbenenöl, s. Aloysia triphylla.
**Oleum Vetiveriae:** Ol. Ivarancusae, s. Vetiveria zizanioides.
**Oleum Vitrioli (fumans):** Acidum sulfuricum fumans, Rauchende Schwefelsäure, s. Schwefelsäure.
**Oleum Ylang-Ylang:** Ol. Canangae, Ylang-Ylang-Öl, s. Cananga odorata.
**Oleum Zeae:** s. Zea mays.
**Oleum Zedoariae:** Zitwerwurzelöl, s. Curcuma-Arten.
**Oleum Zinci:** Zinkoxidöl, Zinci oxidi oleum. DAC79, NRF: Suspension* von 50 T. Zinkoxid (gesiebt durch 300) in 50 T. Olivenöl. Die Konsistenz kann erforderlichenfalls durch Zusatz von bis zu 3% hochdispersem Siliciumdioxid (Aerosil®) erhöht werden. Anstelle v. Olivenöl können mittelkettige Triglyceride verwendet werden. **Anw.:** als mildes Adstringens u. Exsiccans zur Hautbehandlung; 2 Monate haltbar.
**Oleum Zingiberis:** Ingweröl, s. Zingiber officinale.
**Oleuropein:** Oleuropeosid; CAS-Nr. 32619-42-4; $C_{25}H_{32}O_{13}$, $M_r$ 540.53. Schmp. 87-89°C. Esterglykosid mit Secoiridoidgrundstruktur; Bitterstoff aus Oliven(blätter) (s. Olea europaea) u. Ligustrum-Arten (Fam. Oleaceae). Lösl. in Wasser. **Wirk.:** spasmolytisch, senkt systolischen u. diastolischen Blutdruck.
**Oleylalkohol:** (Z)-9-Octadecen-1-ol; $C_8H_{17}CH{=}CH(CH_2)_7CH_2OH$. Farblose Flüss. D. 0.894. Sdp. 205°C (200 Pa). Lösl. in Ethanol u.

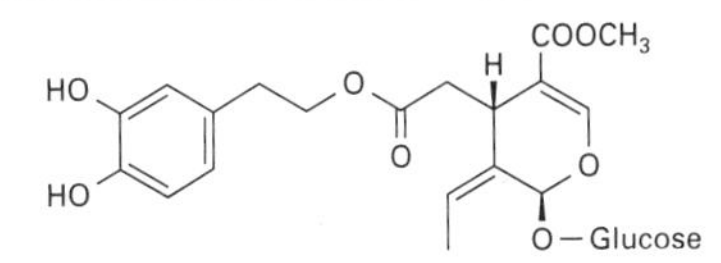

Oleuropein

Ether, unlösl. in Wasser. Nat. im Walratöl. **Anw.:** in d. Textil- u. kosmetischen Industrie, zur Herst. v. Brillantinen, Lippenstiften usw., f. Druckerfarben, zum Wasserdichtmachen von Stoffen, als Antischaummittel usw.; vgl. Ölsäureoleylester.
**Oleylis oleas:** s. Ölsäureoleylester.
**Oleyloleat:** s. Ölsäureoleylester.
**Olfaktometrie:** Geruchsprüfung.
**Olfaktorium(a):** Riechmittel, Riechfläschchen (Olfactus: Geruchssinn, Olfactorius: Riechnerv).
**Olibanum:** Weihrauch, s. Boswellia bhawdajiana.
**Olicard®:** s. Isosorbidmononitrat.
**Oligodynamische Wirkung:** Hemmung des Wachstums von Bakterien durch kleinste Mengen von Metallen. Anw. in der Wasserentkeimung; s. Katadynverfahren.
**Oligomerisation:** Polymerisation* von nur wenigen Grundbausteinen (Monomeren).
**Oligopeptide:** Peptide* aus ca. 3 bis 10 Aminosäuren. Nat. spielen verschiedene Oligopeptide eine große Rolle als Hormone, wie Enkephalin (s. Endorphine), als Toxine, als Antibiotika (s. Ciclosporine) u.a.
**Oligosaccharide:** s. Kohlenhydrate.
**Oligurie:** Verminderung der Harnausscheidung (100 bis 400 mL/24 h).
**Olivae oleum:** s. Olea europaea.
**Olivenblätter:** Folia Oleae, s. Olea europaea.
**Olivenöl:** Ol. Olivarum, s. Olea europaea.
**Olivin:** Peridot; $(Mg, Fe)_2SiO_4$. Olivgrüne bis rotbraune rhombische Kristalle od. Kristallaggregate. **Anw.:** Zusatz zu feuerfesten Steinen (Forsterit), Flußmittel f. Schlacke in Hochöfen, reine, helle Varietäten als Schmuckstein („Edler Olivin").
**Ololiuqui:** s. Rivea corymbosa bzw. Ipomoea violacea.
**Olsalazin** INN: 3,3'-Azobis(6-hydroxybenzoesäure), 5,5'-Azodisalicylsäure; CAS-Nr. 15722-48-2; $C_{14}H_{10}N_2O_6$, $M_r$ 302.2.

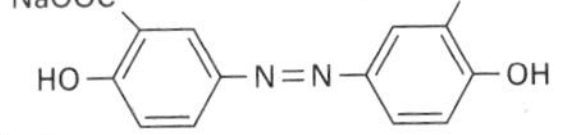

Olsalazin

**Olsalazin-Natrium:** Dipentum®. Das Dinatriumsalz. Gelbl. Pulver, lösl. in Wasser. **Wirk. u. Anw.:** NSA; Magen-Darmmittel zur Rezidivprophylaxe der Colitis ulcerosa; wird im Kolon durch Bakterien in 2 Moleküle 5-Aminosalicylsäure* gespalten. **Nebenw.:** weicher Stuhl, Durchfall, Kopfschmerzen, Übelkeit. **Übl. Dos.:** 2mal/d 250 mg.
**Olynth®:** s. Xylometazolin.
**Omalgie:** (*gr.* ὦμος Schulter) Schulterschmerz.
**Omega-3-Fettsäuren:** u. Omega-6-Fettsäuren: s. Fettsäuren, Essentielle.
**Omentum:** (lat.) Netz, Teil des Bauchfells.

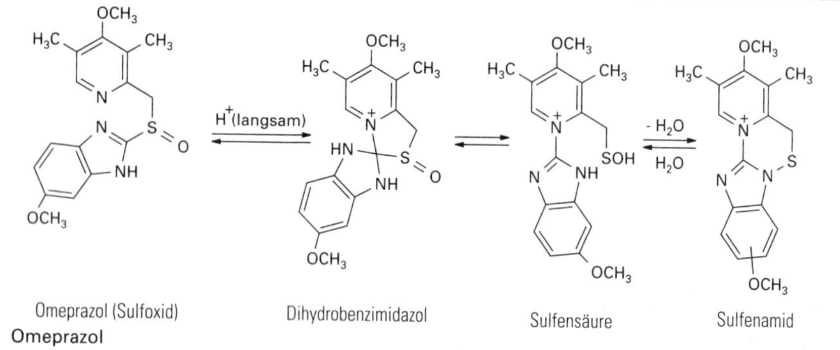

Omeprazol

**Omeprazol:** Omeprazolum Ph.Eur.3, 5-Methoxy-2-{[(4-methoxy-3,5-dimethyl-2-pyridyl)-methyl]sulfinyl}benzimidazol, Antra®, Losec®; CAS-Nr. 73590-58-6; $C_{17}H_{19}N_3O_3S$, $M_r$ 345.4. Schmp. 156°C. **Wirk.** u. **Anw.:** Ulkustherapeutikum beim Zollinger-Ellinger-Syndrom; erster Vertreter der Protonenpumpenblocker*, hemmt $H^+/K^+$-ATPase; wird bei pH-Werten unter 4.2 über ein Dihydrobenzimidazol in die aktive Form umgewandelt (Sulfensäure u. Sulfenamid); der f. die Umwandlung nötige niedrige pH-Wert kommt nur in der Belegzelle vor (deshalb die hohe Selektivität), hemmt Säureproduktion unabhängig von der Gastrin-, Histamin- od. Acetylcholin-Sekretion. **Nebenw.:** Schwindel, Kopfschmerzen, Verstopfung, Beeinträchtigung des Reaktionsvermögens. **Übl. Dos.:** 1mal/d 20 mg.

**Omeprazol-Natrium:** Omeprazolum natricum; $C_{17}H_{18}N_3NaO_3S \cdot H_2O$, $M_r$ 385.4. Weißes, hygr. Pulver. Leicht lösl. in Wasser.

**Omeril®:** s. Mebhydrolin.

**Ommochrome:** (*gr.* ὄμμα Auge, χρῶμα Farbe) Gruppe von gelben bis roten Naturfarbstoffen. Vork.: als Pigmente in Augen u. Haut von Krebsen, Tintenfischen u. Insekten. Biosynthese des Phenoxazon-Ringsystems über Kynurenin* u. 3-Hydroxykynurenin (Zwischenprodukte des Tryptophan-Abbaus).

**Omnacillin®:** Suspension von Procain-Benzylpenicillin u. Omnadin-Trockensubstanz (entspr. 2 mL Omnadin®*). **Anw.:** als Depotpräp. bei Infektionen mit penicillinempfindlichen Erregern, bes. bei chronischen u. zu Rezidiven neigenden Infektionen. Nur zur intramuskulären Injektion, tgl. 1 bis 3mal 400.000 I.E., Kinder 200.000 I.E.; s.a. Penicillin-Antibiotika unter Antibiotika.

**Omnadin®:** Gem. von reaktiven Eiweißkörpern aus Stoffwechselprodukten verschiedener apathogener Keime, Gallenlipoiden, animalischen Fetten u. gallensauren Salzen in physiol. Kochsalzlösung. **Anw.:** i.m., s.c. zur Mobilisierung der Abwehrkräfte des Körpers (Immunstimulans), bei akuten Infektionen.

**Omnic®:** s. Tamsulosin.

**Omnipaque®:** s. Iohexol.

**Omniscan®:** s. Gadodiamid.

**Omoconazol** INN: (Z)-1-{2,4-Dichlor-β-[2-(p-chlorphenoxy)ethoxy]-α-methylstyryl}imidazol, Fungisan®; CAS-Nr. 74512-12-2; $C_{20}H_{17}Cl_3N_2O_2$, $M_r$ 423.73. Schmp. 89-90°C aus Ethylaceat/Hexan 1:4. **Wirk.:** durch Störung der Ergosterolbiosynthese der Pilzmembran fungistatisch auf Dermatophyten, Hefen u. Schimmelpilze, zusätzl. fungi-

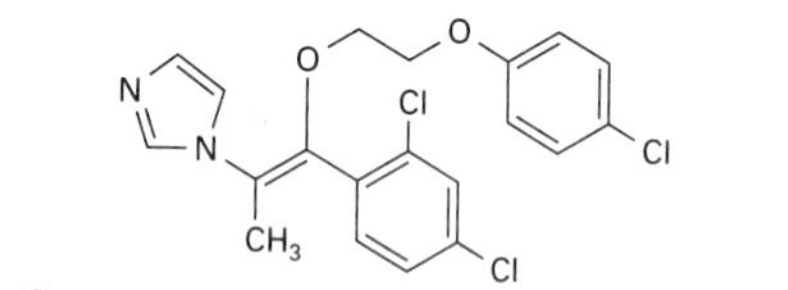
Omoconazol

zid auf Hefen. **Anw.:** lokales Antimykotikum, bei Pilzinfektionen der Haut. **Nebenw.:** selten Hautreizungen. **Omoconazol-Nitrat:** CAS-Nr. 74512-12-2; $C_{20}H_{17}Cl_3N_2O_2 \cdot HNO_3$, $M_r$ 486.74. Schmp. 118-122°C aus Ethylaceat/Ethanol.

**Omphalitis:** (*gr.* ὀμφαλός Nabel) Nabelentzündung der Neugeborenen.

**Onagraceae:** (früher Oenotheraceae) Nachtkerzengewächse, Od. Myrtales; ca. 650 Arten. Kräuter od. Stauden, weltweit verbreitet. Die Blätter sind meist gegenständig, die Blüten sind radiär od. zygomorph, zwittrig, meist 4-, selten 2-zählig; 2, 4 od. 8 Staubblätter, der Fruchtknoten ist unterständig, die Früchte sind Nüsse od. Kapseln. **Wichtige Gattungen** s. z.B. Epilobium, Oenothera.

**Onchozerkose:** Onchocerciasis; durch den Nematoden Onchocerca volvulus hervorgerufene Filariose (s. Filarien). Überträger u. Zwischenwirt sind Mücken der Gattung Simulium. Betroffen sind v.a. das Unterhautbindegewebe (Dermatiden, Atrophie u. Depigmentation der Haut, sog. Leopardenhaut) u. die Augen; Erblindungsgefahr (Flußblindheit*). Ther.: Chemotherapie mit Diethylcarbamazin* od. Suramin*.

**Ondansetron** INN: 1,2,3,9-Tetrahydro-9-methyl-3-[(2-methyl-1H-imidazol-1-yl)methyl]-4H-carbazol-4; Zofran®; CAS-Nr. 99614-02-5; $C_{18}H_{19}N_3O$, $M_r$ 293.4. Schmp. 213-232°C. **Wirk.** u. **Anw.:** Antiemetikum* bei Zytostatika-induzier-

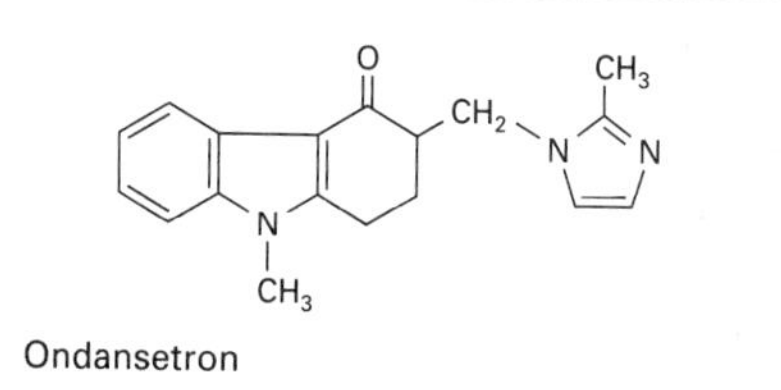
Ondansetron

tem Erbrechen, selektiver Serotoninantagonist ($5\text{-}HT_3$-Antagonist), besitzt auch anxiolytische Wirkung. **Nebenw.:** Obstipation, Kopfschmerzen. **Übl. Dos.:** 3mal/d 8 mg.

**Onkogen:** geschwulsterzeugend; biologische u. physikalische Faktoren, die normale Zellen zur malignen Transformation veranlassen. s.a. Karzinogene*.

**Onkogene Gene:** Gene mit onkogener Potenz gehören zum Bestand der normalen somatischen Zellen u. spielen wahrscheinlich eine entscheidende Rolle bei der normalen Wachstumskontrolle. Die Onkogenhypothese besagt, daß diese in den Zellen vorhandene Information, die deren maligne Entartung bewirken kann, durch Viren u. andere exogene Karzinogene, aber auch durch verschiedene endogene Faktoren (z.B. Altern, Hormone) reaktiviert werden kann.

**Onkologie:** (*gr.* ὄγκος Haufen, Geschwulst) Lehre von den Geschwülsten.

**Onkostatisch:** die Zellvermehrung von Geschwülsten hemmend.

**Onkotischer Druck:** kolloidosmotischer Druck; osmotischer Druck* einer kolloiden Lösung (makromolekularer Stoffe).

**Onkotoxisch:** Geschwulstzellen schädigend.

**Onkozid:** Geschwulstzellen vernichtend.

**Ononis spinosa** L.: Fam. Fabaceae (Leguminosae), Hauhechel, Harnkraut, Haudorn (Europa). Stpfl. v. **Radix Ononidis:** Hauhechelwurzel, Harnkrautwurzel. **Off.:** ÖAB90, DAC86. **Inhaltsst.:** (unter) 0.1% äther. Öl (mit *trans*-Anethol), Onocol (auch als α-Onocerin bezeichnet, ein ungewöhnliches, dimeres Sesquiterpen, also ein Triterpen, mit 2 exocyclischen Methylengruppen), Isoflavonglykoside wie Ononin u. Trifolirhizin; Gerbstoff. **Anw.:** als Diuretikum, zur Durchspülung bei entzündlichen Erkrankungen der ableitenden Harnwege, bei Nierengrieß. **Zuber.:** Spec. diureticae, Spec. Lignorum.

**HOM:** *Ononis spinosa* (HAB1.5): die frischen oberirdischen Teile blühender Pflanzen.

**HOM:** *Ononis spinosa äthanol. Decoctum* (HAB1.3): die getrockneten, unterirdischen Teile.

**Onsäuren:** s. Aldonsäuren.

**Onsukil®:** s. Procaterol.

**Ontario-Pappel:** Populus candicans, s. Populus-Arten.

**Ontogenese:** Ontogenie; Entwicklung des Einzelwesens von der Eizelle bis zur endgültigen Ausbildung (Haeckel), vgl. Phylogenese.

**Oogamie:** geschlechtliche Fortpflanzung, bei der einer der beiden Gameten (Ei) groß u. unbeweglich ist, während der andere Gamet (Spermatozoid) kleiner u. beweglich ist.

**Oogonium:** *bot.* einzelliger Behälter, in dem die Eizellen in Ein- od. Mehrzahl gebildet werden, vgl. Archegonium.

**Oolong-Tee:** s. Camellia sinensis.

**Oophoritis:** Eierstockentzündung.

**Oophoron:** (*gr.* ᾠόν Ei) Eierstock.

**Opal:** s. Siliciumdioxid.

**Opaleszieren:** farbig schillern (wie ein Opal).

**Opaleszenz:** Nach dem Ph.Eur.3 erfolgt die Prüfung auf Klarheit u. O. von Flüssigkeiten indem die zu prüfende Flüssigkeit u. eine Referenzsuspension in einer Schichtdicke von 40mm verglichen werden. 5 min nach Herstellung der Referenzsuspension werden die Flüssigkeiten in vertikaler Durchsicht gegen einen dunklen Untergrund u. bei diffusem Tageslicht geprüft. Eine Flüssigkeit wird als klar bezeichnet, wenn die Klarheit derjenigen von Wasser od. dem verwendeten Lösungsmittel entspricht od. wenn die Flüssigkeit nicht stärker opalesziert als die Referenzsuspension.

**Operator:** *biol.* kurze DNS-Sequenz, die mit einem Repressor-Protein interagiert. Der O. ist f. das An- u. Abschalten der Funktion der Strukturgene, also f. die Synthese von mRNS, verantwortlich.

**Operatorgen:** Stelle im DNS-Molekül, mit der das Proteinprodukt eines Regulatorgens* (Effektor) in Verbindung tritt u. so die Transkription* der Strukturgene* kontrolliert.

**Operculina turpethum** (L.) Silva Manso: (Convolvulus turpethum L., Ipomoea turpethum (L.) R. Br.) Fam. Convolvulaceae (Indien). Stpfl. v. **Radix Turpethi:** Turpethwurzel, Turbitwurzel. **Inhaltsst.:** Harz, dem Jalapenharz (s. Ipomoea purga) ähnl., das Glykoretine* enthält. **Anw.:** als drastisches Laxativum, Wurmmittel.

**Operculum:** Deckel; Capsulae operculatae (s. Capsulae), s. Arzneiformen.

**Operment:** Auripigment, Arsenum sulfuratum flavum, s. Arsen(III)-sulfid.

**Operon:** Funktionseinheit aus Strukturgenen* u. Operatorgen*, die nebeneinander auf einem DNS-Strang liegen. Das Operatorgen steht unter der Kontrolle eines außerhalb des Operons gelegenen Regulatorgens* u. entscheidet darüber, ob die Strukturgene transkribiert werden od. nicht; am Regulationsmechanismus bei der Enzymsynthese beteiligt. Das Operonmodell, das von Jacob u. Monod entwickelt worden ist, konnte bisher nur in prokaryontischen Systemen nachgewiesen werden. Es ermöglicht die Erklärung von Enzyminduktion u. Enzymrepression.

**Ophiotoxine:** Schlangengifte*.

**Ophthalet®:** Weichgelatinekapsel mit Augensalbe.

**Ophthalmia:** Augenentzündung.

**Ophthalmiatrie:** (*gr.* ὀφθαλμός Auge) *syn.* Ophthalmologie, Augenheilkunde (Augenarzt: Ophthalmologe).

**Ophthalmikum(a):** *syn.* Ophthalmologikum; Augenheilmittel, Augenarzneien*; Arzneistoffe u. Zuber. zur lokalen od. systemischen Behandlung von Augenkrankheiten; z.B. Mydriatika, Antiglaucomatosa, Antiinfektiöse Mittel, Adstringentia, Corticosteroide (s. Hormone), Lokalanästhetika u.a.

**Ophthalmoskop:** Augenspiegel (erfunden 1851 von Hermann von Helmholtz, Physiker u. Physiologe, 1821 bis 1894, Berlin).

**Ophthetic®:** s. Proxymetacain.

**Ophtiole®:** pipettenloser Plastikbehälter f. einzeldosierte Augentropflösungen mit Abdrehverschluß, hergestellt nach dem Bottle-Pack®-Verfahren*.

**Ophtocortin®:** s. Medryson.

**Opiansäure:** 6-Formyl-2,3-dimethoxybenzoesäure; $C_{10}H_{10}O_5$, $M_r$ 210.18. Entsteht beim oxidativen Abbau von Hydrastin* od. Noscapin.

**Opiat-Agonist-Antagonisten:** Partielle Opiat-Agonisten; Stoffe deren Wirkungsspektrum von der Affinität* u. Wirkstärke (s. intrinsic activity) an den verschiedenen Opioidrezeptortypen abhängig ist. Es können 2 Gruppen unterschieden werden: **1.** Morphinähnliche O.-A.-A. wie Buprenorphin, wirken bei starker Bindung partiellantagonistisch an μ-Rezeptoren u. vollagonistisch an κ-Rezeptoren; σ-Rezeptoren werden nicht angegriffen. Sie wirken daher stärker analgetisch als Morphin bei geringeren psychischen Nebenw. u. Mißbrauchpotential, können aber ebenso zu Atemdepressionen führen. **2.** Nalorphinähnliche O.-A.-A., z.B. Nalorphin, Pentazocin; unterscheiden sich von morphinähnlichen O.-A.-A. durch stärker antagonistische μ-Rezeptoraktivität sowie starke σ-Rezeptorwirkung. Sie wirken analgetisch u. können unerwünschte Morphinwirkungen wie Atemdepression teilweise aufheben. Sie verursachen außerdem unangenehme psychische Nebenw.; vgl. Analgetika.

**Opiat-Agonisten:** Volle Opiat-Agonisten; Opioide*, die vorwiegend μ-Rezeptoren stimulieren; z.B. Morphin, Oxymorphon, Methadon, Pethidin; vgl. Analgetika.

**Opiat-Antagonisten:** Reine O., Morphinantagonisten, Opioid-Antagonisten, Endorphinolytika; dem Morhin in der Struktur ähnliche Stoffe, z.B. Levallorphan, Naloxon, Naltrexon, Nalorphin (die Methylgruppe am N des Morphin ist durch eine Allylgruppe ersetzt); **Strukturformeln** s. dort. Sie besetzen die Opioidrezeptoren (kompetitive Verdrängung des Morphin), ohne eine Wirkung auszulösen; heben Morphinwirkung (v.a. auf die Atmung) auf u. dienen als Antidot bei Vergiftungen mit Morphin u. morphinähnlich wirkender Stoffen.

**Opiate:** klassische Opiate; dazu zählt man Morphin* u. Opiumalkaloide* mit morphinähnlichen Wirkungen (z.B. Codein), sowie alle synthetischen u. halbsynthetischen Verbindungen, die sich chem. davon ableiten lassen. Viele O. werden als starke Analgetika* eingesetzt. Gemeinsames Strukturelement (mit wenigen Ausnahmen) ist die sog. *analgophore Gruppe* (Otto Schaumann, Innsbruck, 1891-1977), bestehend aus einer sekundären od. tertiären Aminfunktion, die über eine kurze aliphatische Kette (meist aus 2 Kohlenstoffatomen) mit einem quartären Kohlenstoffatom verbunden ist. Dieses muß wiederum mit einem aromatischen Ring verbunden sein, s. Opium (Strukturformel von Morphin). O. werden zus. mit den körpereigenen „opiatartig“ wirkenden Peptiden (s. Opioidpeptide) als Opioide* zusammengefaßt.

**Opiatrezeptoren:** s. Opioidrezeptoren.

**Opiat-Wirkungen:** allgemeines Wirkungsprofil von Opioiden*, über Opioidrezeptoren* vermittelt. Man unterscheidet zwischen zentralen u. peripheren Wirkungen. **1. Zentrale Wirkungen:** a) dämpfend: starke Analgesie, Sedation, Atemdepression, hustenreizstillende Wirk., antiemetische W. (Späteffekt), Dysphorie; b) erregend: Euphorie, brecherregend (Früheffekt), Miosis. **2. Periphere Wirkungen:** Pyloruskontraktion, Tonuserhöhung der glatten Muskulatur des Magen-Darm-Traktes u. Senkung der Motilität (spastische Obstipation), Histaminfreisetzung (Urtikaria, Juckreiz), Antidiurese (Vasopressinfreisetzung erhöht), Hemmung der Harnblasenentleerung, Verminderung des Gefäßmuskeltonus (Kollapsneigung).

**Opii pulvis normatus:** s. Opium titratum.

**Opii tinctura normata:** s. Tinctura Opii titrata.

**Opioidanalgetika:** s. Analgetikum(a).

**Opioid-Antagonisten:** s. Opiat-Antagonisten.

**Opioide:** Sammelbegriff f. alle Stoffe mit morphinartigen pharmakologischen Wirkungen (s. Opiat-Wirkungen). Allen gemeinsam ist ihre Affinität zu den Opioidrezeptoren*, verbunden mit starker analgetischer Wirksamkeit u. großem Suchtpotential. Man unterscheidet: **1.** O. vom Morphintyp (s. Opiate); dazu zählen: a) nat. vorkommende O. (z.B. Morphin, Codein), b) halbsynthetische, durch chem. strukturelle Veränderung des Morphinmoleküls gewonnene O. (z.B. Heroin, Hydromorphon) u. c) vollsynthetisch hergestellte O. (Pethidin, Levorphanol, Methadon u.a.). **2.** Körpereigene O.: s. Opioidpeptide.

**Opioidpeptide:** Morphin-artig wirkende (endogene) Peptide die als Neurohormone* beim Schmerzgeschehen (auch z.B. Akupunktur*) u. vermutlich bei vielen anderen (patho)physiologischen Vorgängen im Organismus eine bedeutende Rolle spielen (z.B. Streß, Schizophrenie, Wachstum, Steuerung anderer Neurotransmitter); die genauen physiologischen Funktionen sind nicht bekannt; gefunden im Gehirn, Hypophyse, Gastrointestinaltrakt, Blut u. Urin des Menschen u. der Wirbeltiere. Je nach Präkursorprotein, aus dem O. herausgespalten werden, können sie in Endorphine*, Enkephaline u. Dynorphine* eingeteilt werden. Daneben kennt man noch die nat. vorkommenden β-Casomorphine* u. Dermorphine*.

**Opioidrezeptoren:** vorwiegend im ZNS aber auch in der Peripherie verteilte, in verschiedenen Formen auftretende Rezeptoren, die die Wirkung von Opioiden* vermitteln. Die Existenz bzw. physiologische Rolle u. pharmakologischen Wirkungen vieler O. sind noch nicht gesichert. Genauer untersuchte Typen sind z.B. **μ-Rezeptor** od. Morphinrezeptor vermittelt die Wirkung morphinähnlicher Stoffe, verantwortlich f. supraspinale Analgesie, Atemdepression, Euphorie, Abhängigkeit; **κ-Rezeptor** vermittelt spinale Analgesie, Miosis, Sedation u. Toleranz; Agonisten sind z.B. Dynorphine*, Benzomorphanderivate wie Ketocyclazon; **σ-Rezeptor** vermutlich f. Dysphorie, Halluzinationen, Toleranz u. Atem- u. Kreislaufstimulierung (Tachykardie) verantwortlich; **δ-Rezeptor** soll bei streßinduzierter u. spinaler Analgesie, sowie bei Toleranz, Atemdepression u. Hypotonie beteiligt sein (v.a. Angriffspunkt von Enkephalinen u. Endorphinen). Durch Bindung an einen od. mehrere Rezeptortypen wird das Wirkprofil der Agonisten od. (partiellen) Antagonisten charakterisiert.

**Opipramol** INN: 4-[3-(5H-Dibenz[b,f]azepin-5-yl)propyl]-1-piperazinethanol, Insidon®; CAS-Nr.

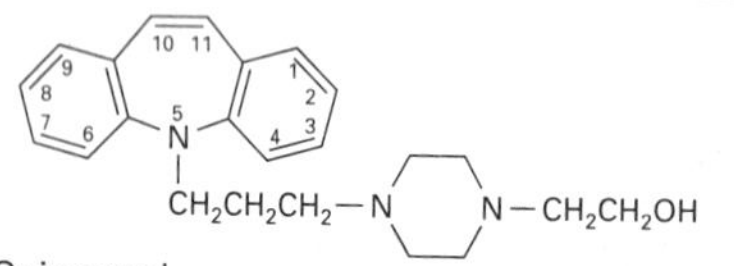


Opipramol

315-72-0; $C_{23}H_{29}N_3O$, $M_r$ 363.49. Schmp. 100-101°C. **Anw.:** tricyclisches Antidepressivum. Ind.: Angst- u. Spannungszustände, depressive Verstimmungen. **Nebenw.:** s. Psychopharmaka (Antidepressiva). HWZ 6 bis 9 h. Gebräuchl. ist auch Opipramoldihydrochlorid.

**Opium:** Opium crudum Ph.Eur.3, Rohopium, Meconium, Laudanum, Thebaicum. Der eingetrocknete Milchsaft der angeschnittenen, unreifen Früchte v. **Papaver somniferum*:** Schlafmohn. Gew.: die unreifen Kapseln des Schlafmohns werden 10 bis 14 Tage nach dem Abfallen d. Blumenblätter am Abend mit einem Messer od. einem Bündel parallel gestellter Messerchen quer geritzt u. am Morgen der ausgetretene Milchsaft abgeschabt u. auf Blättern gesammelt. Die Aus-

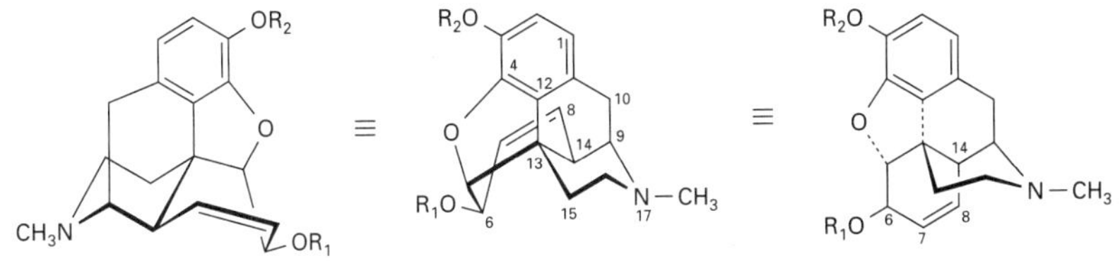

Morphin: $R_1 = H$, $R_2 = H$

Codein: $R_1 = H$, $R_2 = CH_3$

Thebain: $R_1 = CH_3$, $R_2 = CH_3$, sowie 2 Doppelbindungen zwischen $C_6, C_7$ und $C_8, C_{14}$ anstelle der Doppelbindung $C_7, C_8$.

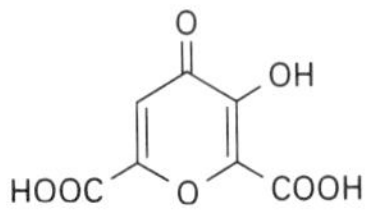

Meconsäure

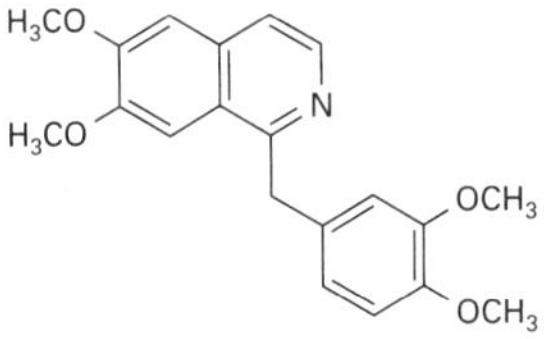

Papaverin

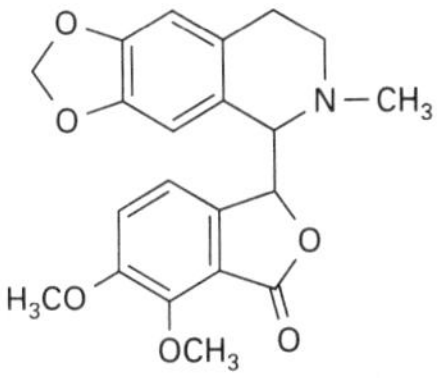

Noscapin

Opium:
Hauptalkaloide u. Meconsäure

**Opium**
Wirkung einiger Opiumalkaloide

| Wirkung | Morphin | Codein | Thebain | Papaverin | Noscapin |
|---|---|---|---|---|---|
| Zentral analgetisch | stark | mittel | keine | keine | schwach |
| Hypnotisch | stark | schwach | keine | (schwach) | |
| auf das Atemzentrum | lähmend | keine | erregend | keine | erregend |
| Lähmung der glatten Muskulatur | schwach | schwach | keine | mittel | stark |

beute beträgt pro Kapsel 20 bis 50 mg. Nach dem Erhärten wird das O. zu Kuchen od. Broten v. 300 g bis 3 kg vereinigt, in Mohnblätter eingewickelt u. z.B. mit Reisschalen, Rumexfrüchten od. anderen Materialien bestreut um das Zusammenkleben zu verhindern. Die zuweilen m. helleren Körnern durchsetzten Stücke sind innen dunkelbraun, in frischem Zustande weich u. zähe, später werden sie durch Austrocknen hart u. spröde u. brechen dann uneben. Der Geruch ist betäubend, der Geschmack stark bitter u. etwas scharf. O. ist in Wasser bis zu 70% löslich. **Inhaltsst.:** Die wichtigsten der insgesamt ca. 40 Opiumalkaloide kann man nach ihren Grundstrukturen in in die Alkaloide der Morphinanreihe (Morphin, Codein, Thebain u.a.) u. in die Benzyltetrahydroisochinolinalkaloide (Papaverin, Noscapin*, Laudanosin, Laudanin, Narcein u.a.) einteilen. Der Gesamtalkaloidgehalt beträgt 20 bis 25%, wovon auf Morphin allein 6 bis 15% (20%) (mind. 10.0%) entfallen; daneben ca. 5% Noscapin, 1% Papaverin, 0.3 bis 3% (mind. 2%) Codein u. ca. 0.5% (max. 3%) Thebain. Der Gehalt der übrigen Alkaloide beträgt unter 0.1%. Die Alkaloide sind in Opium größtenteils an organische Säuren (Wein-, Citronen-, Äpfel-, Bernstein- u. Milchsäure), v.a. aber an Meconsäure (Geh. ca. 4 bis 5%; 3-Hydroxypyron-dicarbonsäure, s. Chelidonsäure), gebunden. Weitere Bestandteile des Rohopiums sind 5 bis 10% Kautschuk, ferner Pektin, Harze, Gummi, Schleim, Eiweiße, Kohlenhydrate, Wachse, Enzyme etc.

**Wirk.** u. **Anw.:** Die Gesamtwirkung des Opiums ergibt sich aus den synergistischen u. antagonistischen Eigenschaften der vorhandenen Alkaloide, sie ist also verschieden von der des reinen Morphins (s. Tab.). O. ist das Hauptmittel, um den Darm ruhig zu stellen; es wird deshalb vor allem bei Diarrhöen verwendet, aber auch bei Krankheiten, b. denen eine Ruhigstellung des Magen-Darm-Traktes, der Gallen- u. Harnwege u. der Bronchialmuskulatur zur Ausheilung nötig ist; die Anw. bei Husten sowie zur allgemeinen Schmerzlinderung ist obsolet. Suchtgefahr! Wird O. verordnet, so ist Eingestelltes Opium (Opii pulvis normatus, s. Opium titratum) zu verwenden. **Zuber.:** Extr. Opii, Extr. Opii siccum, Tct. Opii, Tct. Opii benzoica, Tct. Opii crocata, Opium concentratum, Opium (pulveratum) titratum*, Pulvis Ipecacuanhae opiatus (früher im ÖAB81), Compressi Ipecacuanhae opiati etc. **Rauchopium:** s. Tschandu.

**Gesch.:** O., die „Mohnträne" (Meconium, Nepenthes bei Homer), war bereits im Altertum bekannt, im Mittelmeergebiet etwa ab 3. bis 4. Jhd. v. Chr. Im Mittelalter zur Herst. des Theriaks* verwendet. Paracelsus (1493 bis 1541): „Ich habe ein Arcanum, heiße ich Laudanum, ist über alle, wo es zum Tode weichen will." 1664 erfand Sydenham die Tct. Opii crocata, 1803 isolierte der Pariser Apotheker Derosne aus dem O. ein Kristallgemisch, das wahrscheinlich aus Morphin u. Noscapin bestand. 1804 entdeckte der Apotheker Friedrich Wilhelm Adam Sertürner in Paderborn (geb. 1783 in Neuhaus bei Paderborn, gest. 1841 in Hameln) das Morphin. Seine erste Veröffentlichung trug den Titel „Darstellung der reinen Mohnsäure (Opiumsäure) nebst einer chemischen Untersuchung des Opiums mit vorzüglicher Hinsicht auf einen darin neu entdeckten Stoff u. die dahingehörenden Bemerkungen". In der Pharmacopoea Borussica ed. IV (1827) ist das Morphin zum ersten Male aufgeführt. Die Verw. als Genußmittel ist bereits seit dem 16. Jhd. im Orient stark verbreitet.

**HOM:** *Opium:* verord. z.B. b. atonischer Obstipation, Neuropathien, komatösen Zuständen, Apoplexie.

**Opium concentratum:** Opiumkonzentrat. Geh. nach DAB6 48 bis 50% Morphin. MED 0.03 g, MTD 0.1 g.

**Opium crudum:** Rohopium; s. Opium.

**Opium, Eingestelltes:** s. Opium titratum.

**Opiumextrakt:** s. Extractum Opii.

**Opiumgesetz:** s. Betäubungsmittelgesetz.

**Opium pulveratum:** s. Opium titratum.

**Opiumtinktur:** s. Tinctura Opii.

**Opiumtinktur, Benzoesäurehaltige:** s. Tinctura Opii benzoica.

**Opiumtinktur, Eingestellte:** Tct. Opii titrata, s. Tinctura Opii.

**Opiumtinktur, Safranhaltige:** s. Tinctura Opii crocata.

**Opium titratum:** Eingestelltes Opium, Opii pulvis normatus, Opium pulveratum (titratum). **Gehalt:** DAB10, ÖAB94: 9.8 bis 10.2% Morphin, mind. 2% Codein u. max. 3% Thebain, ber. auf die lufttrockene Droge, die Einstellung erfolgt mittels Lactose. Ph.Helv.7: Geh. 9.8 bis 10.2% Morphin, mind. 0.9% Codein, mind. 0.9% Papaverin, bezogen auf die getrocknete Substanz, die Einstellung erfolgt mittels Mannitol. MED 0.15 g, MTD 0.5 g.

**Opodeldok:** Name stammt vermutlich v. Paracelsus. Eine gallertartige Lsg. von Seife in Ethanol, dem Ammoniak, Campher u. äther. Öle zugesetzt sind; s. Linimentum saponato-camphoratum (nach DAB6), s. Gallerta saponata camphorata (nach ÖAB90).

**Opodeldok, Flüssiger:** s. Spiritus saponatocamphoratus (nach DAB6), Linimentum saponato-camphoratum liquidum (nach Ph.Helv.7).

**Opopanax chironium** (L.) W.D.J.Koch: Fam. Apiaceae (Umbelliferae), Gummiwurz (westl. Mittelmeergebiet, Arabien, Ägypten, Somaliland). Stpfl. v. **Opopanax:** Echtes Opopanax, Gummi Opopanax, Opopanax-Harz. **Inhaltsst.:** Harz, äther. Öl, Gummi. **Anw.:** in der Parfümerie. Das heute handelsübliche Opopanax stammt von Commiphora kataf (s. Commiphora-Arten), es enthält neben Gummi vor allem bis ca. 50% Ferulasäure des Oporesinotannols, freies Oporesinotannol, ca. 34% Gummi u. bis 10% äther. Öl mit Bisabolen. Das fälschl. als Opopanax-Öl bezeichnete **Bisabol-Myrrhenöl** (Burseraceen-Opopanax) stammt von Commiphora erythracea var. glabrescens, s. Commiphora-Arten.

**Opopanax-Öl:** s. Opopanax chironium.

**Opotherapeutika:** (*gr.* θεραπεία Behandlung, ὀπός Saft) s. Organtherapeutika.

**Oppenauer-Oxidation:** Methode zur Herst. v. Ketonen u. sekundären Alkoholen durch Oxidation mit Ketonen (z.B. Aceton od. Cyclohexanon) in Gegenwart von Aluminiumalkoholat, wobei das oxidierend wirkende Keton zum Alkohol reduziert wird.

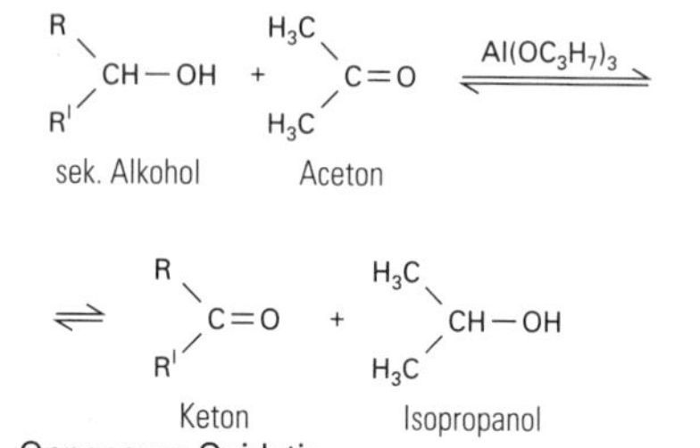


Oppenauer-Oxidation

**Opportunisten:** opportunistische Erreger; Keime, die fakultativ pathogen sind, also unter bestimmten Bedingungen wie z.B. Resistenzschwächen u.ä. pathogen wirken.

**Opressio:** Beklemmung.

**Opsonierung:** Anlagerung von Opsoninen* an Keime (z.B. Bakterien), wodurch die Phagozytose* ermöglicht od. erleichtert wird.

**Opsonine:** (*gr.* ὄψον Zukost, Leckerbissen) Plasmabestandteile, die die Phagozytose eingedrunger Erreger steigern; s. Bakteriotropine.

**Optenyl®:** s. Papaverin.

**Opticrom®:** s. Cromoglicinsäure.

**Optik:** Lehre vom Licht.

**Optimine®:** s. Azatadin.

**Optimus(a, um):** der (die, das) Beste.

**Optiray®:** s. Ioversol.

**Optische Aktivierung:** Anreicherung od. Reindarstellung eines Enantiomeren; s.a. Racematspaltung.

**Optische Aktivität:** optisches Drehvermögen; Eigenschaft vieler Substanzen, die Schwingungsebene linear polarisierten Lichts (s. Polarisation des Lichtes) um einen bestimmten Betrag zu drehen. Verantwortlich dafür ist entweder allein der kristalline Aufbau der Substanz (z.B. bei Quarz) od. (auch) die Asymmetrie der Moleküle (s. Chiralität). Die **optische Drehung** (Drehwinkel α) wird mit mit einem Polarimeter* gemessen u. meist als **Spezifische Drehung*** angegeben. Opt. aktive Stoffe kommen in mind. 2 Isomeren (Enantiomere*, optische Antipoden) vor, nämlich opt. links- bzw. rechtsdrehend, gekennzeichnet durch den Vorsatz (-)- bzw. (+)-, veraltet auch durch *l*- bzw. *d*-.

**Optische Antipoden:** s. Enantiomere.

**Optische Rotationsdispersion:** s. ORD.

**Optochin:** Ethylhydrokuprein, Optochin basicum; $C_{21}H_{28}N_2O_2$, $M_r$ 340.2. Weißes bis schwach gelbl., sehr bitter schmeckendes Pulver, fast unlösl. in Wasser, lösl. in Ethanol, Ether, Chloroform, heißen Ölen u. Fetten, leicht lösl. in Säuren. $[\alpha]_D^{20°C}$ -206 bis -212° (c = 5, Salzsäure, 1 mol/L). **Off.:** EB6. **Anw.:** Antiseptikum, früher inn. bei Pneumonie u. Malaria. **Dos.:** mehrmals tgl. 0.2 bis 0.3 g; MED 0.3 g, MTD 1.0 g; äuß.: in 2%iger Lsg. bei Hornhautgeschwüren.

**Optochinhydrochlorid:** Optochin hydrochloricum, Ethylhydrokupreinhydrochlorid; $C_{21}H_{28}N_2O_2 \cdot HCl$, $M_r$ 376.7. Weißes, krist., sehr bitter schmeckendes Pulver, lösl. in 2 T. Wasser u. 5 T. Ethanol.

**Opulets®**: einzeldosierte, sterile Augentropfen. Eingesiegelte flache Minituben mit fest verbundenem Kopfteil, das vor der Applikation abgedreht werden muß.

**Opuntia cochenillifera** (L.) Mill.: (Cactus cochenillifer L., Nopalea Cochenillifera (L.) Salm-Dyck) Fam. Cactacea, Koschenillekaktus (Heimat unbekannt, alte Kulturpflanze); s. Dactylopius coccus.

**Oracef®**: s. Cefalexin.

**Oral**: den Mund betreffend, mündlich, durch den Mund.

**Orale Applikation**: Anwendung eines Arzneimittels, so daß es im Mund resorbiert wird: sublingual, bukkal od. perlingual. Als Arzneiformen werden dazu vor allem Lutschtabletten u. Kaugummi verwendet.

**Orales Osmotisches Therapeutisches System**: s. OROS®.

**Oraltabletten**: Lutsch-*, Sublingual-* u. Bukkaltabletten; sie entfalten ihre Wirkung in der Mundhöhle od. im Rachenraum entweder lokal od. resorptiv. Sie zerfallen nicht, sondern lösen sich langsam u. kontinuierlich auf. Sie müssen daher möglichst geschmacklos sein od. einen guten Geschmack aufweisen. Durch einen hohen Preßdruck, durch den Einsatz von gut wasserlöslichen Substanzen (z.B. Saccharose, Glucose), durch einen höheren Gleitmittelanteil (aus Geschmacksgründen eignen sich Talk u. Magnesiumstearat nicht) u. durch Weglassung von Zerfallsmitteln wird diese Lösungsverzögerung erreicht; s.a. Compressi.

**Orange, Japanische**: s. Fortunella japonica.

**Orange, Orangenbaum, bitterer**: s. Citrus aurantium ssp. aurantium.

**Orangenblätter**: Folia Aurantii, s. Citrus aurantium ssp. aurantium.

**Orangenblüten**: Flores Aurantii, s. Citrus aurantium ssp. aurantium.

**Orangenblütenöl**: Ol. Aurantii Floris, s. Citrus aurantium ssp. aurantium.

**Orangenschale**: Pericarpum Aurantii, s. Citrus aurantium ssp. aurantium.

**Orange Pekoe**: s. Camellia sinensis.

**Orap®**: s. Pimozid.

**Orasthin**: s. Oxytocin*.

**Orazamid** INN: Orazamid-Dihydrat, 5-Amino-imidazol-4-carboxamid-orotat-Dihydrat, Aico-

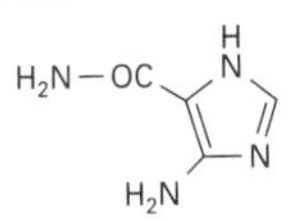


Orazamid

rat®; CAS-Nr. 60104-30-5; $C_9H_{10}N_6O_5 \cdot 2\ H_2O$, $M_r$ 318.25 (282.22 wasserfrei). Schmp. 284-285°C unter Zers. **Anw.**: Lebertherapeutikum. **Übl. Dos.**: Oral: 2- bis 3mal 0.1 g/d zu den Mahlzeiten.

**Orbinamon®**: s. Tiotixen.

**Orbita**: (lat.) Augenhöhle.

**Orbital**: man unterscheidet Atomorbitale, Molekülorbitale* u. Hybridorbitale (s. Hybridisierung); Raum, in dem die Aufenthaltswahrscheinlichkeit des Elektrons groß ist. An Orten, an denen die Wellenfunktion* eines Elektrons (s. Schrödinger-Gleichung) die größte Amplitude hat, ist die Aufenthaltswahrscheinlichkeit am größten, auf den Knotenflächen gleich Null. Die räumliche Verteilung der Elektronendichte um den Atomkern ist durch 3 Parameter charakterisiert, denen 3 Quantenzahlen – Hauptquantenzahl* n, Nebenquantenzahl* l, Orientierungsquantenzahl* m – entsprechen. Hinzu kommt noch eine vierte Quantenzahl, die den Elektronenspin (s. Spinquantenzahl) berücksichtigt. I.a. gibt man nicht alle Quantenzahlen getrennt an, sondern nur die Hauptquantenzahl. Orbitale gleicher Hauptquantenzahl bezeichnet man als Schale, Orbitale gleicher Nebenquantenzahl als Unterschale. In der Reihenfolge zunehmender Hauptquantenzahl heißen die Schalen K-, L-, M-, N-, O-, P- u. Q-Schale, die Unterschalen mit zunehmender Nebenquantenzahl s-, p-, d-, f-Unterschale. Zu jedem Wert der Hauptquantenzahl existiert ein s-Orbital, ab n = 2 gibt es 3 p-Orbitale u. ab n = 3 gibt es 5 d-Orbitale.

**Orcein**: s. Orseille.

**Orchidaceae**: Orchideengewächse, Od. Orchidales; ca. 22 000 Arten, in Europa ca. 150 Arten; meist Kräuter, z.T. saprophytisch (ohne Chlorophyll) lebend. 6zählige, z.T. verwachsene Blütenhülle; Androeceum mit einem Griffel zum Gynostemium (Griffelsäule) verwachsen, 1 od. 2 Staubblätter; die (miteinander verklebten) Pollen einer Theka bilden das Pollinium. Unterständiger, gedrehter Fruchtknoten mit vielen Samenanlagen. Samen winzig, ohne Nährgewebe, Keimling wenig entwickelt, Keimung erfolgt unter Symbiose mit Pilzen (Mykorrhiza*). **Chem. Merkmale:** Calciumoxalat meist in Form von Raphiden; in den Knollen der nichttropischen O. Schleim (in Schleimzellen), meist Polymannane, u. Stärke als Reservestoffe. **Wichtige Gattungen** s. z.B. Anacamptis, Angraecum, Cypripedium, Dactylorhiza, Dendrobium, Orchis, Platanthera, Vanilla.

**Orchideenöl**: s. Cananga odorata.

**Orchis**: (ὄρχις Hoden) **1.** *med.* (*syn.* Testes, Testiculi) Hoden; **2.** *bot.* Gattung Knabenkraut, Kuckucksblume (Fam. Orchidaceae).

**Orchis maculata**: s. Dactylorhiza maculata.

**Orchis morio** L.: Fam. Orchidaceae, Salep-Orchis, Kleines Knabenkraut, Kuckucksblume (Dtschl., bes. Rhön, Taunus, Odenwald, ferner Balkan u. Kleinasien) u.a. Orchis-Arten wie **O. mascula** (L. (Stattliches Knabenkraut), **O. militaris** L. (Helm-Knabenkraut), ferner andere Orchidaceae wie z.B. **Anacamptis pyramidalis***, **Dactylorhiza maculata*** u. **Platanthera bifolia*** u.a., sind Stpfln. v. **Tubera Salep:** Radix Salep, Salepknollen; die zur Blütezeit gesammelten, jungen, prallen Tochterknollen (bringt die Pflanze im nächsten Jahr zum Blühen), die mit siedendem Wasser abgebrüht u. getrocknet werden. **Inhaltsst.:** ca. 50% Schleim, der bei Hydrolyse Mannose u. Glucose liefert, ferner 30% Stärke, 5 bis 15% Eiweißstoffe, Zukker. **Anw.:** (früher) als Schleimdroge (Mucilago Salep), bei Diarrhö, bes. der Kinder (mit entzündetem Darm), inn. u. als Klistier; volkst.: auch als Kräftigungsmittel u. Aphrodisiakum.

**Orchitis**: Hodenentzündung.

**Orcholin**: s. Phytoalexine.

**Orcin**: Orcinol, 3,5-Dihydroxytoluol, 5-Methylresorcin; $C_6H_3(CH_3)(OH)_2$. Muttersubstanz des Orseille- u. Lackmusfarbstoffes. Schmp. 107-108°C, als Hydrat Schmp. 58°C. D. 1.29. Weiße

Kristalle. Leicht lösl. in Wasser, Ethanol, Ether, lösl. in Benzol. Gibt mit Eisenchlorid blauviolette Färbung, mit Chloroform u. Kalilauge Rotfärbung, die beim Verdünnen mit Wasser in Gelb umschlägt mit grüner Fluoreszenz. **Anw.:** als Indikator, als Bial-Reagenz auf Pentosen, Rübenzucker, Diastase, Lignin u.a.

**Orcinolcarboxylsäure:** s. Orsellinsäure.

**Orciprenalin** INN: 5-[1-Hydroxy-2-[(1-methylethyl)amino]ethyl]-1,3-dihydroxybenzol, Metaproterenol, Alupent®; CAS-Nr. 586-06-1;

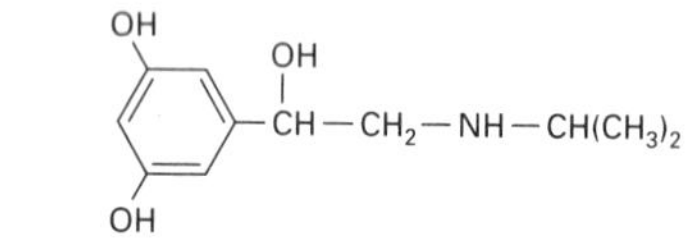

Orciprenalin

$C_{11}H_{17}NO_3$, $M_r$ 211.3. Schmp. 100°C. **Anw.:** Bronchodilatator, β-Sympathomimetikum. **Nebenw.:** Tachykardie, Herzklopfen, Herzarrhythmien, Koronarinsuffizienz, Blutdruckabfall, Schwindel, Schwäche, Tremor, Kopfschmerzen; Kontraind.: Thyreotoxikose, Tachykardie, tachykarde Arrhythmien; Wechselw.: blutdrucksenkende Wirk. von Antidiabetika wird vermindert; Applikation: oral, parenteral, Inhalation. HWZ 6 h.

**Orciprenalinsulfat:** Orciprenalini sulfas Ph.Eur.3; CAS-Nr. 5874-97-5; $C_{22}H_{36}N_2O_{10}S$, $M_r$ 520.60. Schmp. 203°C. Krist. Pulver. Leicht lösl. in Wasser. Gebräuchl. ist auch **Orciprenalinhydrochlorid**, $C_{11}H_{18}ClNO_3$.

**ORD:** Abk. f. optische Rotationsdispersion; Methode zur Bestimmung der Konfiguration* einer Verbindung. Eine Substanz verändert ihr optisches Drehvermögen in Abhängigkeit von der Wellenlänge des eingestrahlten polarisierten Lichtes (s. Dispersion). Normalerweise nimmt der Drehwert beim Übergang zu kurzwelligerem Licht gleichsinnig zu. Zuweilen ändert die Kurve auch zweimal ihre Richtung u. es tritt sowohl ein Maximum als auch ein Minimum auf. Diese Erscheinung wird **Cotton-Effekt** genannt. Kommt es zuerst zu einem Maximum u. dann zu einem Minimum, spricht man von einem positiven Cotton-Effekt, im umgekehrten Fall von einem negativen Cotton-Effekt. Schlichte Kurven sind solche, bei denen aus apparativen Gründen nur eine Teilkurve aufgenommen werden kann. Enantiomere* geben zueinander spiegelbildliche ORD-Kurven. Ist die Kurvenform einer opt. aktiven Verbdg. mit bekannter Konfiguration ähnl. einer chem. verwandten chiralen Substanz, so haben beide Verbindungen mit hoher Wahrscheinlichkeit die gleiche Konfiguration, verhalten die Kurven sich jedoch wie Bild u. Spiegelbild, sind die Produkte wahrscheinlich gegensätzlich konfiguriert.

**Ordinate:** *math.* 2. Koordinate eines Punktes im *x,y,z-Koordinatensystem;* wird auf der y-Achse abgetragen, vgl. Abszisse.

**Ordinatenabschnitt:** s. Ausgleichsrechnung.

**Ordnung:** *lat.* ordo; taxonomische Einheit zwischen Klasse u. Familie; besteht aus mehreren Familien; die Ordnungsnamen enden auf -ales; s.a. Nomenklatur, Binäre.

**Ordnungsgrad:** Ordnungszustand der Materie, s.a. Molekulargalenik.

**Ordnungszahl:** Atomnummer, Kernladungszahl, Protonenzahl; Abk. OZ od. Z. Jedes chemische Element ist durch eine ganz best. Anzahl von Protonen im Kern seiner Atome charakterisiert. Diese Protonenzahl ist gleich der Nummer des Elements im Periodensystem der Elemente. Bei den elektrisch neutralen Atomen entspricht die O. auch der Zahl der um den Atomkern kreisenden negativ geladenen Elektronen. Die Kernladungszahl bringt man am Elementsymbol als Index links unten zum Ausdruck.

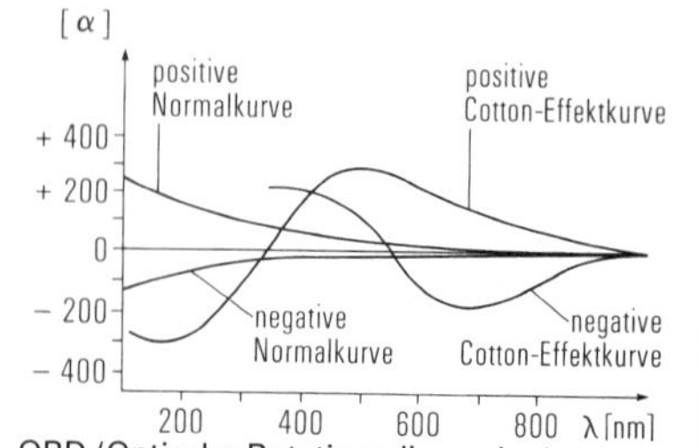


ORD (Optische Rotationsdispersion): Typische Rotationsdiagramme [1]

**Orelox®:** s. Cefpodoxim.

**Oreoherzogia fallax:** s. Rhamnus alpinus ssp. fallax.

**Orexie:** (gr.) Eßlust, Verlangen nach Nahrung.

**Orexin:** 2-Phenyl-1,2-dihydrochinazolin, Phenzolin; CAS-Nr. 55661-66-0; $C_{14}H_{12}N_2$, $M_r$ 208.26. **Anw.:** Stomachikum, s. Orexin, Gerbsaures.

**Orexin, Gerbsaures:** Orexin-Tannat, Orexinum tannicum. Gelblich-weißes Pulver, unlösl. in Wasser, leicht lösl. in Säuren. Darst.: durch Einw. v. Gerbsäure auf Orexin*. **Anw.** med.**:** früher als Stomachikum u. Antiemetikum. **Dos.:** 0.3 bis 0.5 g; MED 0.5 g, MTD 1.5 g.

**Orexinum tannicum:** s. Orexin, Gerbsaures.

**Orfiril®:** s. Valproinsäure.

**Orgametril®:** s. Lynestrenol.

**Organellen:** Organe der Zelle; im Zytoplasma der Zelle gelegene Körperchen verschiedener Gestalt u. Größe, die von Membranen umgeben sind u. bestimmte Funktionen haben (z.B.: Zellkern, Mitochondrien*, Chloroplasten* u.a.).

**Organische Chemie:** Chemie der Kohlenstoffverbindungen (ausgenommen die Oxide des Kohlenstoffs, Carbonate, Carbide u. Cyanide); vgl. Anorganische Chemie.

**Organoderm®:** s. Malathion.

**Organogele:** s. Gele.

**Organoleptik:** Sensorik; sinnenmäßige Prüfung u. Bewertung von Produkten mit Hilfe von Geruch, Geschmack u. Aussehen.

**Organomagnesiumverbindungen:** Magnesiumorganische Verbindungen, s. Grignard-Reaktion.

**Organosiloxane:** s. Silicone.

**Organtherapeutika:** Opotherapeutika, Organpräparate, Zellpräparate, Zelltherapeutika. Früher hat man darunter nur getrocknete tierische Organe bzw. Extrakte u. Präparate hieraus od. die Gewebssäfte dieser Organe od. ihre Sekrete bzw. Inkrete (Drüsen m. innerer Sekretion) zur Behandlung v. Krankheiten, bes. v. solchen, die auf einer verminderten Funktion dieser Organe beruhen (Hormonsubstitution), verstanden. Die Organotherapie wurde von Brown-Sequard (Physiologe, Paris, 1818 bis 1894) eingeführt. Die hauptsächl. zur Verw. gelangenden Organe (vgl.

Hormone): **Bauchspeicheldrüse** (Pankreas): Extracti Pancreatis (Anw. z.B. bei Verdauungsstörungen), s. Pancreatin. **Bronchialdrüsen** (Glandulae bronchiales): Glandulae bronchiales siccatae. **Eierstock** (Ovarium): Ovaria siccata (Anw. z.B. bei klimakterischen Beschwerden). **Gelbkörper** (Corpus luteum): Corpora lutea siccata. **Gehirn** (Cerebrum): Cerebrum siccatum. **Gehirnanhangdrüse** (Hypophysis cerebri, Glandula pituitaria, Hypophyse): Hypophysis cerebri siccata, Glandula pituitaria siccata (Anw. z.B. bei Hypophyseninsuffizienz, Entwicklungsstörungen) sowie **Hypophysenhinterlappen** (s. Hypophysis cerebri pars posterior). **Hoden** (Testes, Testiculi): Testes siccati (Anw. z.B. bei Potenzstörungen). **Knochenmark:** (Medulla ossium) Medulla ossium rubra siccata. **Leber** (Hepar): Hepar siccatum (Anw. z.B. bei Anämien, Leber- u. Gallenerkrankungen). **Lunge** (Pulmo): Pulmones siccati. **Milchdrüsen** (Mammae): Mammae siccatae. **Milz** (Lien): Lien siccatus (Anw. z.B. zur Steigerung der Abwehrkräfte). **Nebennieren** (Glandulae suprarenales): Glandulae suprarenales siccatae (Anw. z.B. bei Hepatopathien, NNR-Insuffizienz). **Nieren** (Renes): Renes siccati (Anw. z.B. bei Lungenerkrankungen). **Schilddrüse** (Glandula thyreoidea): Glandulae thyreoideae siccatae, s. Thyroidea siccata (Anw. z.B. bei Fettsuchtformen, Schilddrüsenunterfunktion). **Nebenschilddrüse, Epithelkörperchen** (Glandulae parathyreoideae): Glandulae parathyreoideae siccatae (Anw. z.B. bei Dermatitiden, Juckreiz). **Thymusdrüse** (Glandula thymi): Glandulae Thymi siccatae (Anw. z.B. bei Wachstumsstörungen). **Zirbeldrüse** Epiphyse (Glandula pineales), Glandulae pinealis siccatae. Vgl. Hormone.

Anstelle der getrockneten Organe selbst wurden später dann folgende Organotherapeutika (Zelltherapeutika, Zellpräparate) eingesetzt: **1. Frischzellen** bzw. frische Organe (z.B. Frischzellentherapie nach Niehans); **2.** aufgeschwemmte **Trockenzellen** (Injektion frisch homogenisierter, gefriergetrockneter u. luftfrei abgefüllter Organe); **3. Organextrakte**, z.T. auch standardisiert; **4. Organhydrolysate** sowie Autolyseprodukte u. Lyophilisate von Mikroorganismen od. deren Stoffwechselprodukte (Gewebetherapie nach Filatow, Polylysate nach Kaskow), v.a. Präparate zur Herst. od. Aufrechterhaltung der natürlichen Darmflora (Hylak®); s.a. Antiretikuläres zytotoxisches Serum.

Wegen aufgetretener schwerwiegender allergischer Reaktion verbot das BGA 1987 (1989 gerichtlich bestätigt) die Anw. getrockneter, injizierbarer Zellpräparate (Verbot bedenklicher Arzneimittel im Sinne des § 5 AMG). Die Abwesenheit von potentiell menschenpathogenen Erregern in diesen Präparaten ist nicht gesichert. Das Verbot betrifft zwar nicht Frischzellen (unterliegen nicht dem AMG), es bestehen aber die gleichen Bedenken.

**Orgotein** INN: Ormetein, Peroxinorm®; CAS-Nr. 9016-01-7. Orgotein ist ein kupfer- u. zinkhaltiges Enzym, eine Superoxiddismutase* (inaktiviert Sauerstoffradikale); gew. aus Rinderleber u. -erythrozyten. **Anw.:** Entzündungen der Harnwege u. des Darmes, nach Strahlenbehandlung, zur intraartikulären Injektion bei degenerativen Gelenkserkrankungen, antiphlogistische Aktivität. HWZ 4 bis 8 h.

**Oricello:** s. Orseille.

**Oricillin®:** s. Propicillin.

**Orientbeule:** *syn.* kutane Leishmaniase; s. Leishmaniasa.

**Orientierungsquantenzahl:** m; *syn.* Magnetquantenzahl; gibt an, wie Orbitale im Raum orientiert sind. Sie heißt auch Magnetquantenzahl, weil die Energie der Orbitale* in einem äußeren Magnetfeld auch von der Orientierung der Orbitale zu dem Magnetfeld abhängt. Da die Orientierungsquantenzahl die Werte aller ganzen Zahlen zwischen +l u. -l annehmen kann, beträgt die Anzahl der möglichen Orbitale unterschiedlicher Magnetquantenzahl bei einer bestimmten Nebenquantenzahl (l) 2 L + 1. Ist z.B. L gleich 2, kann m -2, -1, 0, 1, u. 2 sein.

**Orificium:** (*lat.* os Mund) (mundartige) Öffnung; O. urethrae (externum u. internum), (äußere bzw. innere) Öffnung der Harnröhre; O. uteri (externum u. internum), Muttermund.

**Origanum creticum** L.: (Origanum vulgare var. creticum (L.) Briqu., O. heracleoticum var. creticum (L.) Hal.) Fam. Lamiaceae (Labiatae), Spanischer Hopfen, Kretischer Dost (Mittelmeerländer, Kreta). Stpfl. v. **Herba Origani cretici:** Spanisch-Hopfenkraut (vgl. Origanum onites). **Inhaltsst.:** 1 bis 3% äther. Öl, Bitterstoff, Gerbstoff. **Anw.:** als Aromatikum u. Gewürz. **Oleum origani cretici** EB6: Spanisch-Hopfenöl (stammt auch v. anderen Origanum-Arten, z.B. Origanum onites*). D. 0.915 bis 0.975, lösl. in 70%igem Ethanol. **Best.:** stark von der Sorte abhängig; Carvacrol, Thymol u. Linalool, ferner Pinen, Cedrol, p-Cymol u.a. Dickflüss., gelbe bis rotbraune Flüss., Geruch nach Thymian. **Anw.:** zu Einreibungen u. in Hustenmitteln, ferner als Gewürz; wegen der Anwesenheit der Phenole als Antioxidans in der Lebensmitteltechnologie; in der Parfümerie.

**Origanum dictamnus** L.: (Amaracus dictamnus (L.) Benth.) Fam. Lamiaceae, Diptamdost(en) (Griechenland). Stpfl. v. **Herba Dictami cretici:** Kretischer Diptam. **Inhaltsst.:** äther. Öl mit ca. 85% Pulegon. **Anw.** volkst.: bei Lungen-, Magen u. Uteruskrankheiten, zur Verdauungshilfe.

**Origanum heracleoticum var. creticum:** s. Origanum creticum.

**Origanum majorana** L.: (Majorana hortensis Moench) Fam. Lamiaceae (Labiatae), Majoran, Mairan (von Vorderindien durch Arabien u. Ägypten bis Tripolis, Mittelmeergebiet, kult. in Deutschland, Frankreich, Ungarn). Stpfl. v. **Herba Majoranae:** Majoran, Mairan, Meiran. **Inhaltsst.:** 0.5 bis 1% äther. Öl, Gerbstoff, Bitterstoff. **Off.:** EB6. **Anw.** volkst.: als Karminativum u. Antispasmodikum, auch als Diuretikum; äuß.: als Wundsalbe (Majoransalbe, s. Unguentum Majoranae), als Küchengewürz, Wurstkraut. **Oleum Majoranae:** Majoranöl, das äther. Öl des Krautes, grünlichgelbes Öl v. aromat. Geruch. $\alpha_D^{20°C}$ +15° bis +25°. D. 0.896-0.912; lösl. in Ethanol. **Best.:** α-Terpineol, Terpineol-4, ferner Terpinen, Sabinen, Pinen u.a. **Anw.:** als Stomachikum u. zu Likören.

**HOM:** *Origanum majorana* (HAB1.4): frisches, blühendes Kraut.

**Origanum onites** L.: (Majorana onites (L.) Benth.) Fam. Lamiaceae, Spanischer Hopfen, Kretischer Dost (Mittelmeerländer, Kleinasien, Syrien). Neben Origanum creticum* u. anderen Origanum-Arten Stpfl. v. **Herba Origani cretici:** Spanisch-Hopfenkraut. **Inhaltsst.:** 1 bis 2.5% äther. Öl mit 25 bis 45% Carvacrol u. 20 bis 50% (im umgekehrten Verhältnis) sowie Thymol etc., ferner Bitterstoffe, Gerbstoff. **Anw.:** als Aromatikum u. Gewürz (Fisch). **Oleum Origani cretici:** Spanisch-Hopfenöl, vgl. Origanum creticum.

**Origanum vulgare** L.: Fam. Lamiaceae (Labiatae), Dost(en), Wilder Majoran, Doran (nördliche gemäßigte Zone). Stpfl. v. **Herba Origani:** Dostenkraut. **Inhaltsst.:** 0.1 bis 1% äther. Öl (enthält unterschiedlich viel Thymol, Carvacrol u.a.), ferner Bitterstoff, Gerbstoff. **Anw.** volkst.: als Aromatikum, Karminativum u. Antispasmodikum; zu Gurgelwässern.

**HOM:** *Origanum vulgare:* frisches, blühendes Kraut.

**Origanum vulgare var. creticum:** s. Origanum creticum.

**Orimeten**®: s. Aminoglutethimid.

**Orizabawurzel:** Radix Orizabae, Radix Scammoniae mexicanae, s. Ipomoea orizabensis.

**Orlean:** Orleana, Orleansstrauch, Orleansaat, s. Bixa orellana.

**Orlistat** INN: {2*S*[2α(*R**),3β]}-*N*-Formyl-L-leucin-1-[(3-hexyl-4-oxo-2-oxetanyl)methyl]dodecyl-

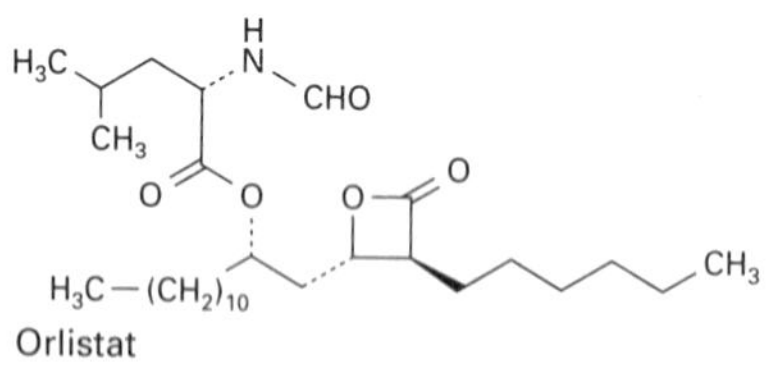


Orlistat

ester, Xenical®; CAS-Nr. 96829-58-2; $C_{29}H_{53}NO_5$, $M_r$ 495.74. Schmp. 43°C. **Wirk.:** hemmt die Pankreaslipase; Triglyceride aus der Nahrung werden nicht gespalten u. resorbiert, so daß sie unverändert ausgeschieden werden. **Anw.:** gegen (krankhafte) Fettleibigkeit. **Nebenw.:** gastrointestinale Beschwerden; die mögl. verminderte Resorption von Vitamin A u. E ist zu berücksichtigen.

**Ornidazol** INN: 1-Chloro-3-(2-methyl-5-nitroimidazol-1-yl)propan-2-ol, Tiberal®; CAS-Nr.

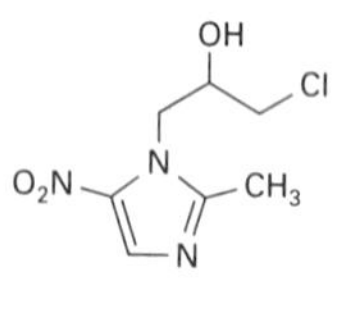


Ornidazol

16773-42-5; $C_7H_{10}ClN_3O_3$, $M_r$ 219.6. Schmp. 74°C. Lösl. in 25 T. Wasser. **Anw.:** Chemotherapeutikum* gegen Anaerobier (Bacteroides, Fusumbakterien) u. Protozoen (Trichomonas vaginalis, Entamoeba histolytica). HWZ 14 h. **Übl. Dos.:** Amoebiasis, oral 2mal/d 0.5 g 5 bis 10 d; Trichomoniasis, oral ED 1.5 g; vgl. Metronidazol, Tinidazol.

**Ornipressin** INN: [8-Ornithin]Vasopressin, [Orn8]Vasopressin, Por 8 Sandoz®; CAS-Nr. 3397-23-7; $C_{45}H_{63}N_{13}O_{12}S_2$, $M_r$ 1042.2. **Anw.:** synthetisches Derivat des Vasopressin*, verwendet als Vasokonstriktor; Hämostatikum. **Übl. Dos.:** Parenteral: Kollaps: i.v. 2- bis 3mal 5 I.E./d in 500 mL Glucoselösung 5% 60-80 Tr./min; Blutungen aus Ösophagusvarizen: i.v. 20 I.E. in 200 mL isotonischer Kochsalzlösung innerhalb 20 min. Kontraind.: Hypertonie, koronare Herzerkrankungen, Herzinsuffizienz, Asthma bronchiale, Epilepsie, Migräne u. Schwangerschaft. Vgl. Argipressin, Desmopressin, Lypressin, Vasopressin.

**Ornithin:** L-Ornithin, α,δ-Diaminovaleriansäure; CAS-Nr. 70-26-8, $C_{45}H_{12}O_2$, $M_r$ 132.2. **Strukturformel** s. Aminosäuren. Schmp. 120-140°C. Eine nichtproteinogene Aminosäure, Baustein verschiedener Antibiotika (z.B. Gramicidin), Glied des Harnstoffzyklus*. Der Name kommt daher, daß O. als Ornithursäure (Verbdg. von O. mit Benzoesäure) zuerst im Vogelharn (*gr.* ὄρνις Vogel) aufgefunden wurde. Aus O. entsteht bei der Eiweißfäulnis durch mikrobielle Decarboxylierung Putrescin* (Tetramethylendiamin).

**Ornithinaspartat:** Ornithini aspartas, (S)-2,5-Diaminovaleriansäure-(S)-2-aminosuccinat, 2,5-Diaminovaleriansäuresalz der L-Asparaginsäure* (Doppelsalz), Ornithini aspartas, Hepa-Merz®; CAS-Nr. 3230-94-2, $C_9H_{19}N_3O_6$, $M_r$ 265.3. Weißes Pulver, lösl. in Wasser. **Off.:** DAB10. **Anw.:** Lebertherapeutikum; s.a. Ornithin, vgl. Ornithin-α-ketoglutarat.

**Ornithinhydrochlorid:** Ornithini hydrochloridum, Ornithinmonohydrochlorid; $C_5H_{13}ClN_2O_2$, $M_r$ 168.6. Schmp. 233°C (Zers.). Weißes Pulver, leicht lösl. in Wasser. **Off.:** DAB10. **Anw.:** Lebertherapeutikum.

**Ornithin-α-ketoglutarat:** L-(+)-Ornithin-α-oxoglutarat, Ornithin oxogluras; CAS-Nr. 5191-97-9; $C_5H_{12}N_2O_2 \cdot C_5H_6O_6$, $C_{10}H_{18}N_2O_7$, $M_r$ 278.26. **Wirk.** u. **Anw.:** Lebertherapeutikum bei komatösen Zuständen; Erhöhung des Blutammoniakspiegels infolge Blutungen od. Verbrennungen. Inkomp.: z.B. Penicilline, Tranquillantien.

**Ornithose:** durch Vögel übertragene Infektionskrankheiten, z.B. Psittakose, Papageienkrankheit; Erreger: Chlamydia psittaci; s. Chlamydien.

**Orochol**®: s. Cholera-Impfstoff.

**OROS**®: Abk. f. Orales Osmotisches Therapeutisches System; „Osmotische Pumpe". Ein Gastrointestinal-Therapeutisches System (GITS) in

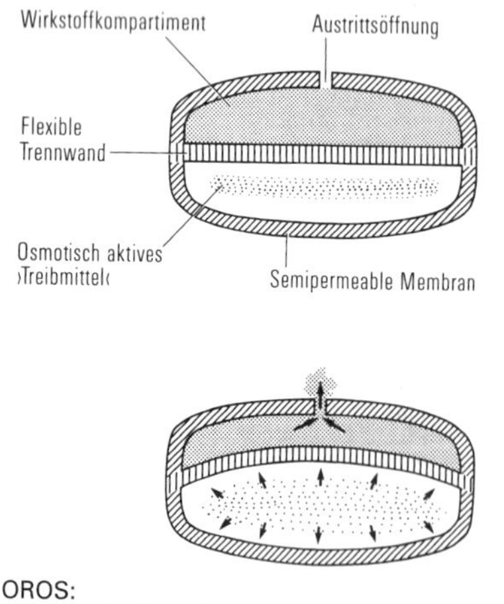


OROS:
Schema der Funktion des Push-Pull OROS®
[41]

Form einer konventionellen Tablette. Ein Reservoir an festem Arzneistoff ist von einer semipermeablen Membran (Celluloseacetat als selektive Membran) umhüllt, die eine kleine Öffnung vom Reservoir nach außen aufweist. Durch die Membran konstant eindringendes Wasser löst den Arzneistoff. In Abhängigkeit von der Löslichkeit baut sich im Inneren ein bestimmter osmotischer Druck auf, der die gesättigte Lösung mit gleichbleibender Geschwindigkeit (0. Ordnung) durch die kleine Öffnung (Durchmesser 100 bis 250 nm) nach außen preßt. Die Abgaberate ist proportional zum Quadrat der Löslichkeit des Wirkstoffs. Ein schlecht löslicher Arzneistoff erzeugt einen zu geringen osmotischen Druck; ein zu gut löslicher ist auch ungeeignet, da sich die gesättigte Lösung zu rasch verdünnt u. die Abgabegeschwindigkeit wieder abnimmt. Ein Zweikammersystem (Push-Pull OROS®, Alzet®-System) schafft hier Abhilfe: In einer Kammer des Systems, das ebenso mit einer semipermeablen Membran umgeben ist, befindet sich ein osmotisch aktives Treibmittel (NaCl, Mannitol), das den geeigneten Druck erzeugt u. diesen über die flexible, impermeable Trennwand an die andere Kammer mit der Arzneistofflösung abgibt, die durch die Öffnung ausgepreßt wird.

**Orotsäure** INNv: (*gr.* ὀρός Molke, da aus Molke von Kuhmilch isoliert; 1904, Biscaro u. Belloni, Italien) Acidum oroticum (anhydricum

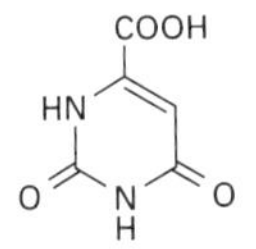


Orotsäure

od. monohydricum), Molkensäure, Uracil-4-carbonsäure, 1,2,3,6-Tetrahydro-2,6-dioxo-4-pyrimidincarbonsäure, Lactinium®; CAS-Nr. 65-86-1; $C_5H_4N_2O_4$, $M_r$ 156.10. Schmp. 345°C. Bildet auch Monohydrat (CAS-Nr. 50887-69-9). Weißl., krist., geruchloses Pulver von schwach säuerlichem Geschmack; sehr schwer lösl. in Wasser (1:550), etwas besser lösl. in Alkalihydroxidlösungen, unlösl. in den gebräuchl. org. Lösungsmitteln (eine Orotsäurelsg., 0.01 mol/L, hat einen pH-Wert von ca. 2.3). Die Lösungen sind sehr stabil u. können lange Zeit unverändert gelagert werden. Das Cholinsalz d. O. ist sehr leicht lösl. in Wasser (bis 50%) u. eignet sich besonders f. Injektionen. Vork.: in der Milch zahlreicher Säugetierarten (Kuhmilch enthält 100 mg pro Liter, Schafsmilch 325 mg), in der Hefe; Vorstufe f. die Biosynthese des Pyrimidinringes. **Off.:** DAC86 (Monohydrat u. wasserfreie Form). **Anw.** med.: Lebertherapeutikum, bei Leberschädigungen (auch durch Gifte u. Medikamente), ferner in der Säuglings-Kleinkinder-Diätetik, in der Geriatrie sowie in der Tieraufzucht, da O. wachstums- u. fruchtbarkeitsfördernd wirken soll. Gebräuchlich sind auch Methyl- u. Ethylester sowie diverse Salze wie z.B. Kaliumorotat*, Magnesiumorotat* u. Calciumorotat*.

**Orphan Drug:** (*engl.* orphan Waise) Arzneimittel gegen seltene Krankheiten, Orphan-Präparat (Waisenkinder unter den Heilmitteln); Bez. f. ein Arzneimittel gegen eine der (ca. 5000 bekannten) seltenen Krankheiten, das daher kaufmännisch von geringem Wert ist. In den USA gilt ein Arzneimittel als (förderungswürdiges) Orphan-Präparat, wenn es zur Behandlung einer Krankheit geeignet ist, die dort jährlich weniger als 200 000 Patienten betrifft.

**Orphenadrin** INN: N,N-Dimethyl-2-(α-2-tolylbenzyloxy)ethylamin, Norflex®; CAS-Nr. 83-98-7;

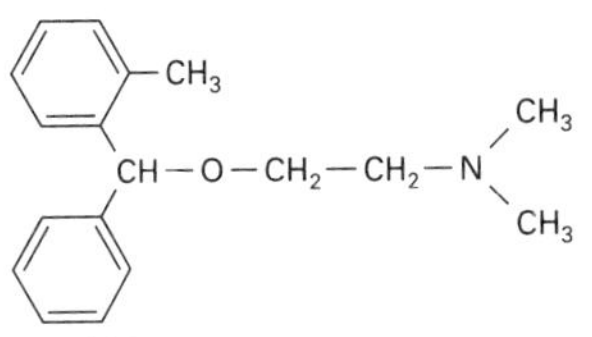


Orphenadrin

$C_{18}H_{23}NO$, $M_r$ 269.37. **Anw.:** Muskelrelaxans, schwaches Anticholinergikum u. Antihistaminikum; bei Parkinsonismus verschiedener Genese, altersbedingter Antriebslosigkeit, schmerzhaften Muskelspasmen. HWZ 10 h. **Übl. Dos.:** Oral: 2- bis 3mal 0.025 g/d, langsam erhöhen bis 0.25 g/d. Oral retard: 2mal 0.1 g/d. Parenteral: i.v., i.m. 0.06 g/d. Rektal: 2- bis 3mal 0.75 g/d. Gebräuchl. ist auch Orphenadrinhydrogencitrat, Orphenadrinhexadecylsulfat.

**Orphenadrinhydrochlorid:** Schmp. 155-163°C; polymorph.

**Orpidan®:** s. Chlorazanil.

**Orseille:** Orchilla, Oricello; ein aus versch. Flechtenarten (hauptsächl. **Rocella fuciformis, R. tinctoria** sowie **Lecanora-Arten** u.a.) gew. roter bis blauvioletter Farbstoff, er enthält Orcin*, das an der Luft b. Gegenwart v. Ammoniak in den eigentl. färbenden Inhaltsstoff Orcein übergeht. Braunes, krist. Pulver, unlösl. in Wasser u. Ether, lösl. in Ethanol, Aceton, Essigsäure, gibt mit Metallsalzen rote Farblacke. **Anw.:** als Färbemittel f. Wolle u. Seide (violett) sowie f. Mundwässer u. dgl.

**Orsellinsäure:** 2,4-Dihydroxy-6-methylbenzoesäure, Orcinolcarboxylsäure; $C_8H_8O_4$, $M_r$ 168.14. Schmp. 176°C. $pK_s$ 3.9. Nat. in konjugierter Form od. als Depsid in Flechten, sog. Flechtensäure*; decarboxyliert leicht zu Orcin*.

**Ortho-:** (*gr.* ὀρθός aufgerichtet, gerade) gerade, richtig, z.B. orthochromatisch, orthomorph usw.; *chem.* Bez. in der Substitutionsisomerie (1, 2-Stellung am Benzolring).

**Ortho-Aminobenzoesäure:** Anthranilsäure, s. Aminobenzoesäuren.

**Orthoclone®:** s. Muromonab-CD3.

**Ortho-Gynest®:** s. Estriol.

**Ortho-Hydroxybenzoesäure:** Acidum slicylicum, s. Salicylsäure.

**Ortho-Hydroxychinolinsulfat:** Hydroxychinolinum sulfuricum, s. Chinosol.

**Orthomyxoviren:** (*gr.* μύξα Schleim) mittelgroße RNS-Viren; wichtigste Vertreter sind die Influenzaviren; s. Grippe.

**Orthophosphorsäure:** Acidum phosphoricum, s. Phosphorsäuren.

**Orthophthalsäure:** Acidum phthalicum, s. Phthalsäure.

**Orthosiphon aristatus** (Bl.) Miq.: (O. stamineus Benth.; O. spicatus (Thunb.) Backer, Bakh. f. et Steenis non Benth.) Fam. Lamiaceae (Labiatae), Katzenbart (Indien, Sundainseln, Sumatra, Australien). Stpfl. v. **Folia Orthosiphonis sta-**

minei: **Orthosiphonis folium**, Orthosiphonblätter, Javatee, Indischer Nierentee, Koemis Koetjing; die kurz vor der Blüte geernteten u. getrockneten Laubblätter u. Stengelspitzen. **Off.:** DAB10, Ph.Helv.7. **Inhaltsst.:** 0.2 bis 0.6% äther. Öl (mit Limonen, Borneol, Thymol), ca. 6% Gerbstoffe, ca. 0.2% lipophile Flavone wie Sinensetin, Scutellarein, Eupatorin (Strukturformeln s. Flavonoide); Triterpensaponine u. Triterpene (α- u. β-Amyrin) bzw. Phytosterine (β-Sitosterin); hoher Anteil an Kaliumsalzen u. anderen Mineralstoffen. **Wirk.** u. **Anw.:** bei Nieren- u. Blasenleiden, ferner bei Gicht u. Rheuma. Die Auszüge aus den Blättern erhöhen die Ausscheidung von Harnstoff, Harnsäure u. Chloriden sowie die Harnmenge pro Tag.

**Orthostase:** aufrechte Körperhaltung.

**Orthostasesyndrom:** Störungen der Kreislaufregulation, die beim Aufrichten aus der waagerechten Lage in die aufrechte Körperstellung auftreten; infolge Verringerung der aktiven Blutmenge (Versacken d. Blutes in die Beinvenen u. in das Splanchnikusgebiet) kommt es zu Zeichen zerebraler Mangeldurchblutung: Schwarzwerden vor den Augen, Ohrensausen, Schwindel bis zum Kollaps sowie zu Symptomen sympathikotoner Gegenregulation: Tachykardie, Schweißausbruch, Angstgefühl.

**Orthosulfimidum benzoicum:** s. Saccharin.

**Orudis®:** s. Ketoprofen.

**Oryza sativa** L.: Fam. Poaceae (Gramineae), Reis (in allen Tropen u. Subtropen angebaut). Stpfl. v. Amylum Oryzae*.

**Oryzenin:** s. Gluteline.

**Os:** **1.** *chem.* Osmium*. **2.** Genetiv oris, lat. Mund. **3.** Genetiv ossis, Plur. ossa, lat. Knochen.

**Osazone:** s. Phenylhydrazin.

**Oscherstrauch:** s. Calotropis gigantea.

**Osladin:** s. Polypodium vulgare.

**osm:** Symbol f. die Einheit Osmol*.

**Osmium:** Os, $A_r$ 190.2; 2-, 3-, 4-, 6- u. 8wertig. OZ 76. D. 22.61, Schmp. 3050°C, Sdp. ca. 5020°C. Blaugraues, zinkähnlich aussehendes, sprödes u. pulverisierbares Metall aus d. Gruppe d. Platinmetalle, oxidiert leicht an d. Luft zu Osmium(VIII)-oxid* ($OsO_4$), unlösl. in Säuren. Os ist d. schwerste aller Metalle. Entdeckt 1803 v. Smithson Tennant, Cambridge, 1761 bis 1815. **Anw.:** als Metallfaden f. elektr. Glühlampen.

**Osmium(VIII)-oxid:** Acidum osmicum, Osmiumsäure, Osmiumtetroxid; $OsO_4$. Farblose Kristallnadeln. **Anw.** techn.: Fixiermittel in der Mikroskopie.

**Osmiumsäure:** s. Osmium(VIII)-oxid.

**Osmiumtetroxid:** s. Osmium(VIII)-oxid.

**Osmodiuretikum(a):** s. Diuretikum(a).

**Osmol:** Symbol: osm. Einheit in Mol f. die volumensbezogene bzw. massebezogene Stoffmenge an osmotisch wirksamen Teilchen (Moleküle, Ionen) in einer Lösung, entweder als Osmolarität (osm/L) od. als Osmolalität* (osm/kg) bezeichnet.

**Osmolalität:** osmotische Konzentration, osm/kg Wasser; diejenige Molalität (mol/kg Lösungsmittel), welche eine ideale Lösung eines nichtdissoziierenden Stoffes besitzen müßte, um denselben osmotischen Druck auszuüben wie die betrachtete Lösung. Für verdünnte Lösungen gilt die O. als identisch mit der Osmolarität (s. Osmol); ferner kann f. nichtdissoziierende Stoffe (z.B. Glucose) die O. mit der Molalität gleichgesetzt werden, bei dissoziierenden Substanzen muß die Molalität noch mit der Zahl der Ionen pro Molekül multipliziert werden (z.B. bei Natriumchlorid mit 2). Der osmotische Druck einer Lsg. kann entweder durch die Gefrierpunktserniedrigung* gegenüber Wasser od. durch die O. ausgedrückt werden. Die O. errechnet sich aus der Gefrierpunktserniedrigung Δt (in Kelvin) wie folgt:

Δt/1.860 = osm/kg Wasser

1.860 ist die kryoskopische Konstante f. Wasser (s.a. Gefrierpunktserniedrigung). Sie ist jene Temperaturdifferenz in Kelvin (K) um die 1 mol gelöste Substanz auf 1000 g Lösungsmittel den Gefrierpunkt gegenüber dem des reinen Lösungsmittels zu senken vermag; spezifische Größe f. die Flüssigkeit. Eine wäßrige Lsg., deren osmotischer Druck einer idealen einmolalen Lsg. entspricht, gefriert bei -1.860°C u. besitzt eine Konzentration von 1 osm/kg.

**Osmolarität:** s. Osmol.

**Osmolaxantien:** s. Abführmittel.

**Osmometer:** Apparatur zur Ermittlung des osmotischen Druckes einer Lösung bzw. der Gefrierpunktserniedrigung* einer Lsg. gegenüber

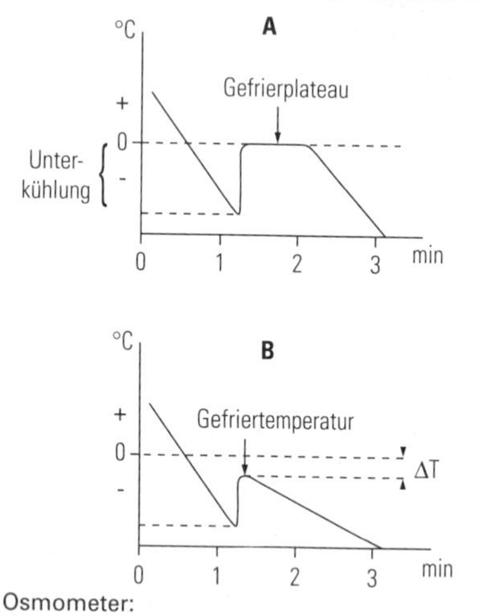


Osmometer:
Temperaturverlauf während einer Bestimmung der Gefrierpunktserniedrigung ΔT;
A...für Wasser, B...für eine wäßrige Lösung

dem reinen Lösungsmittel (meist Wasser); s.a. Isotonie. Die Messungen erfolgen entweder mit dem Beckmann-Thermometer od. mit einem elektronischen O., heute selten mit einem Membran- od. Dampfdruckosmometer. Bei der Prüfung auf Isotonie (Ermittlung der Gefrierpunktserniedrigung) mit dem Beckmann-Thermometer wird die Prüflösung definiert unter den Gefrierpunkt abgekühlt u. dann durch Rühren zum Gefrieren gebracht. Durch die freiwerdende Kristallisationswärme steigt die Temp. auf ein Maximum, den Gefrierpunkt. Die Differenz zum Gefrierpunkt des reinen Wassers stellt die Gefrierpunktsdepression dar. Elektronische O. arbeiten nach dem gleichen Prinzip, aber mit kleinen Probenmengen; die Temp. wird mit Hilfe eines Thermistor-Temperaturfühlers registriert u. die Probe wird thermoelektrisch gekühlt (Peltier-Effekt*). Nach der Eichung mit Wasser u. einer Eichlösung zeigt das O. den Meßwert in Milliosmol/kg an. Der osmotische Druck, dessen experimentelle Bestimmung aufwendig ist, verhält sich proportional zur Erniedrigung des Gefrierpunktes einer Lösung. Die Gefrierpunktserniedrigung erlaubt die Umrechnung in die Osmolalität* der Lösung.

**Osmophore Gruppen:** (*gr.* ὀσμή Geruch, φορέω tragen) funktionelle Gruppen in organischen Verbindungen, die f. den Geruch einer Verbdg. verantwortlich sind. Man unterscheidet **Euosmophore** (*gr.* εὖ gut), wie Carbonylgruppen (Aldehyde, Ketone), Carbonsäureestergruppen, Ethergruppen, Nitrilgruppen u. Nitrogruppen sowie **Kakosmophore** (*gr.* κακός schlecht, übel) wie Thiole.

**Osmose:** Setzt man zwischen einer Lösung u. reinem Lösungsmittel (z.B. Wasser) eine semipermeable (d.h. nur f. das Lösungsmittel halbdurchlässige) Membran als Trennwand ein, so wandert das Lösungsmittel durch die Membran in die (konzentriertere) Lösung. Man bezeichnet diese einseitige Diffusion als O. u. den dabei entstehenden Druck, der mehrere bar (Atmosphären) betragen kann, als **osmotischen Druck***. Die Wanderung des Lösungsmittels durch die Membran erfolgt so lange, bis auf beiden Seiten ein gleichmäßiger osmotischer Druck herrscht. Nur diejenigen Teilchen, f. die die Membran undurchlässig ist, tragen zum osmotischen Druck bei. Lösungen von gleichem osmotischen Druck heißen **isotonisch** (z.B. Blut u. physiologische Kochsalzlösung; der osmotische Druck des menschlichen Blutes beträgt bei 37°C ca. 7 bar). Die O. ist f. das pflanzliche u. tierische Leben von höchster Bedeutung, da die Zellen von semipermeablen Wänden umgeben sind, durch die ein ständiger Ausgleich von Wasser bzw. der darin gelösten Nährstoffe (die Zellwände sind nicht völlig semipermeabel!) erfolgt. Der osmotische Druck bewirkt die elastische Straffung (Turgor) der Zellwände bzw. des Gewebes; vgl. Kolloide.

Man benutzt die O. auch zur Trennung niedermolekularer Stoffe von kolloidalen u. Makromolekülen, da letztere nicht durch eine durchlässige (permeable) Membran diffundieren können. Diesen Vorgang nennt man **Dialyse** (z.B. bei Blutreinigungsverfahren*, s. Dialysebehandlung) u. das Dialysiergerät **Dialysator.** Dieser besteht aus einem Gefäß mit permeabler Membran, das in einem weiteren Gefäß mit z.B. Wasser als Lösungsmittel hängt, od. aus einem Schlauch mit poröser Wand, der sich ebenfalls in einem größeren Gefäß mit Wasser befindet. Als Membran können dienen: Pergament, Pergamentpapier, Schweinsblase, Cellophan, Collodiumfilter, Tonzylinder u.a.

**Endosmose** nennt man das Eindringen einer Flüssigkeit aus der Umgebung in einen von porösen Wänden umschlossenen Raum bzw. in ein solches Gefäß (Dialysierschlauch). **Exosmose** heißt das Austreten einer Flüssigkeit aus einem solchen Gefäß in die Umgebung. Temperaturerhöhung od. Anlegen einer elektrischen Spannung kann die Diffusion beschleunigen **(Elektroosmose, Elektrodialyse).** Vgl. Umkehrosmose.

**Osmose, Reverse:** s. Umkehrosmose.

**Osmotherapie:** Einspritzung hypertonischer Lösungen (meist 20- bis 40%iger Glucoselösungen) in das Blut, wodurch der osmotische Druck erhöht u. das Eindringen von Gewebeflüssigkeit veranlaßt wird, so daß es zu einer Entwässerung der Gewebe kommt. **Anw.:** bei Lungenödem, Hirnödem, Pleuritis, Urämie sowie bei Herzkrankheiten.

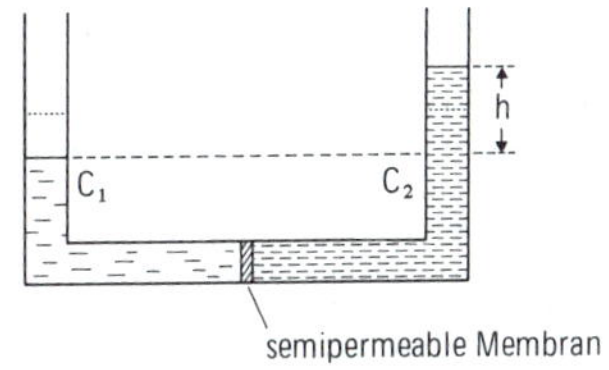

Osmose

**Osmotischer Druck: 1.** Allg. der Druck, der sich bei der Osmose aufbaut. **2.** Der *osmotische Druck einer Lösung* ist die Druckdifferenz, die sich bei der Osmose* im Gleichgewicht gegenüber dem reinen Lösungsmittel einstellen würde. Nach der *van't Hoff-Beziehung* ist der osmotische Druck (π) einer Lösung unabhängig von der Art des gelösten Stoffes u. ist proportional der Konzentration n/V.

$\pi = i \cdot n \cdot R \cdot T/V$

n/V = Konzentration (mol/L), R = Gaskonstante, T = absolute Temperatur, i = van't-Hoff-Faktor

Der O. D. wird nicht nur durch Moleküle, sondern auch durch Elektrolyte (Ionen) u. kolloide Teilchen hervorgerufen. Im van't-Hoff-Faktor ist die Anzahl der aus dem Elektrolyt entstehenden Ionen u. der Dissoziationsgrad α (in Abhängigkeit von der Konz.) enthalten. Die rechnerische Ermittlung des osmotischen Drucks ist oft deshalb nicht möglich, weil der Dissoziationsgrad nicht bekannt ist. Den O. D. bestimmt man deshalb i.a. über die Gefrierpunktserniedrigung*; s. Osmometer.

**Osmotisches Therapeutisches System, Orales:** s. OROS®.

**Osnervan®:** s. Procyclidin.

**Ospen®:** s. Phenoxymethylpenicillin.

**Ospexin®:** s. Cefalexin.

**Ospolot®:** s. Sultiam.

**Ossa Sepiae:** s. Sepia officinalis.

**Ostac®:** s. Clodronsäure.

**Ostealgie:** Knochenschmerz.

**Osteochondritis:** Knochen- u. Knorpelentzündung.

**Osteologie:** Lehre von den Knochen.

**Osteomalazie:** Knochenerweichung, mangelhafter Einbau von Mineralstoffen in das normal od. überschießend gebildete Eiweißknochengrundgerüst.

**Osteomyelitis acuta:** (*gr.* ὀστέον Knochen, μυελός Mark) akute Knochenmarkentzündung.

**Osteoporose:** quantitative Verminderung des Knochengewebes bei erhaltener Knochenstruktur, begleitet von vermehrtem Auftreten heparinhaltiger Mastzellen im Knochenmark; vgl. Ostitis. Ther.: physikalisch; Analgetika, optimale Calciumzufuhr, Fluoride, Calcitonin*, Bisphosphonate* (z.B. Alendronsäure); Prophylaxe: körperl. Aktivität, calciumreiche Ernährung, evtl. Östrogen-Gestagen-Substitution in der Postmenopause.

**Osteosklerose:** örtliche od. allgemeine Verdichtung der Knochensubstanz.

**Osterblumenkraut:** Herba Pulsatillae, s. Anemone pulsatilla, Anemone pratensis.

**Osterluzei:** s. Aristolochia clematitis.

**Osthenol:** s. Angelica archangelica.

**Osthol:** s. Angelica archangelica.

**Ostindische Elefantenläuse:** Fructus Anacardii orientalis, s. Semecarpus anacardium.

**Ostitis:** Knochenentzündung, Ostitis deformans, Morbus Paget, Paget-Krankheit des Skeletts; schleichend beginnende Knochenveränderung mit starker Verdickung u. Verkrümmung der Ober- u. Unterschenkelknochen, Verdickung des Schädels, ohne Veränderung der Weichteile; hochgradiger Schwund der Knochensubstanz (traumatische od. spontane Knochenbrüche möglich); Gefahr der Rückenmarkskompression u. von zerebralen Krampfanfällen. Ther.: Calcitonin, Bisphosphonate*.

**Ostrea edulis:** Europäische Auster (Ostreideae), Lieferant v. Austernschalen (Conchae praeparatae*), Austernschalenkalk (Calcium carbonicum Hahnemanni*).

**Ostruthin:** 7-Hydroxy-6-(3,7-dimethyl-2,6-octadienyl)cumarin; Inhaltsstoff von Peucedanum ostruthium*.

**Ostwald-Absorptionskoeffizient:** s. Absorptionskoeffizient.

**Ostwald-Reifung:** das Wachsen größere Teilchen beim Stehenlassen eines kristallinen Niederschlags bevorzugt auf Kosten kleinerer; hängt mit der größeren Oberflächenenergie kleinerer Teilchen zusammen.

**Ostwald-Stufenregel:** Geht ein physikochemisches System aus einem energiereicheren in einen energieärmeren Zustand über, so wird, wenn ein Zustand mittlerer Energie existiert, dieser normalerweise intermediär durchlaufen.

**Ostwald-Verdünnungsgesetz:** aus dem Massenwirkungsgesetz* ableitbare Beziehung zwischen dem Dissoziationsgrad u. der Konzentration einer unvollständig dissoziierenden Substanz. Erniedrigt man die Konzentration zum Beispiel um einen Faktor 100, so sinkt die Konzentration des dissoziierten Anteiles nur etwa um einen Faktor 10, da undissoziierte Substanz nachdissoziiert.

**Ostwald-Viskosimeter:** s. Viskosität.

**Osyrol®:** s. Kaliumcanrenoat.

**Oszillatorisch:** schwankend, zitternd.

**OTC:** Over The Counter, Handverkauf*.

**Otitis:** Ohrenentzündung.

**Otoguttae:** s. Ohrentropfen.

**Otoguttae Natrii carbonatis:** Natriumcarbonat-Ohrentropfen (NRF); Natrii carbonatis otoguttae. Zstzg.: 0.6 g Natriumcarbonat-Decahydrat, 3 g Wasser, Glycerol 85% ad 10 g. **Anw.:** 5 Tr. zur Erweichung des Ceruminalpfropfs.

**Otologie:** Ohrenheilkunde.

**Otologikum(a):** Ohrenheilmittel, Arzneistoffe zur (lokalen) Ther. von Ohrenkrankheiten (Ekzeme, Entzündungen u. Infektionen des Mittelohrs etc.) wie Lokalanästhetika, Antibiotika, Corticoide u.a., vgl. Auricularia. Bei erhärtetem Zerumen (Ohreschmalzpfropf) Cerumenolytika*.

**Otonecine:** s. Pyrrolizidinalkaloide.

**Otosklerose:** vererbbare, meist doppelseitige, fortschreitende Mittelohrschwerhörigkeit.

**Otreon®:** s. Cefpodoxim.

**Otriven®:** s. Xylometazolin.

**Otto-Reaktion:** Reaktion zum Nachw. von Strychnin*, das in essigsaurer Lsg. mit Kaliumdichromat u. konzentrierter Schwefelsäure eine Violettfärbung gibt, die rasch nach Weinrot umschlägt.

**Ouabain:** g-Strophanthin*.

**Oubagenin:** g-Strophanthidin*.

**Ounce:** engl. u. amerikan. Gewichtseinheit (29.232 g).

**Ourari:** s. Curare.

**Ouruparia gambir:** s. Uncaria gambir.

**Output-Kompartiment:** Ausgangskompartiment (Urin, Galle usw.), Flüssigkeitsraum, aus dem der Arzneistoff austritt.

**Ova Formicarum:** Ameiseneier, s. Formica rufa.

**Ovalbumin:** s. Albumine.

**Ovarialhormone:** im Eierstock gebildete Hormone* (Östrogene u. Gestagene).

**Ovaria siccata:** Getrocknete Eierstöcke (v. Kühen), s. Organtherapeutika.

**Ovar(ium):** **1.** *med.* Eierstock; ovarialis, zum Eierstock gehörend. **2.** *bot.* Fruchtknoten.

**Ovarium-Präparate:** Eierstock-Präparate, s. Organtherapeutika, Hormone.

**Ovestin®:** s. Estriol.

**Ovis®:** s. Dichlorophen.

**Ovizide:** Mittel gegen Insekteneier; s. Schädlingsbekämpfungsmittel.

**Ovoids®:** gefärbte, ovale Zuckerdragees.

**Ovotransferrin:** s. Siderophiline.

**Ovula:** Ovules, Globuli vaginales, Vaginalkugeln, Scheidenzäpfchen. s. Globuli.

**Ovulation:** Ausstoßung einer reifen Eizelle nach Follikelsprung (Eisprung); erfolgt normalerweise am 12. Tag eines Menstruationszyklus*.

**Ovulationshemmer:** orale Mittel mit antikonzeptioneller Wirkung; s. Hormonelle Kontrazeptiva.

**Ovulationsstimulantien:** Mittel zur Auslösung eines Eisprungs bei Frauen mit Gelbkörper-Insuffizienz, anovulatorischen Zyklen usw., z.B. Clomifen, Cyclofenyl, Epimestrol, Follitropin.

**Ovum:** Hühnerei, s. Ei.

**Oxaboloncipionat** INN: Oxaboloni cypionas INN, 17β-(3-Cyclopentylpropionyloxy)-4-hydroxy-estr-4-en-3-on, Steranabol®; CAS-Nr. 1254-35-9;

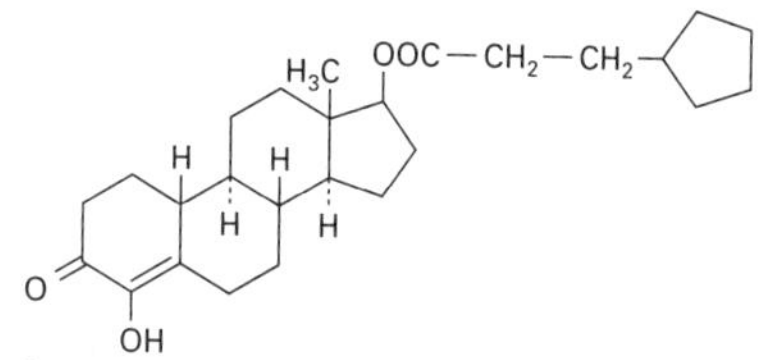

Oxaboloncipionat

$C_{26}H_{38}O_4$. Schmp. 158-160°C. $[\alpha]_D^{20°C}$ +30° (c = 1 in Chloroform). Prakt. unlösl. in Wasser, Hexan; schwer lösl. in Methanol; lösl. in Chloroform, Dioxan, Benzol. **Anw.:** Anabolikum. Hingewiesen sei auch auf Oxabolon.

**Oxaceprol** INN: Acetylhydroxyprolin, AHP, (-)-1-Acetyl-4-hydroxy-L-prolin, AHP 200®; CAS-Nr. 33996-33-7; $C_7H_{11}NO_4$, $M_r$ 173.13. Schmp. 132°C

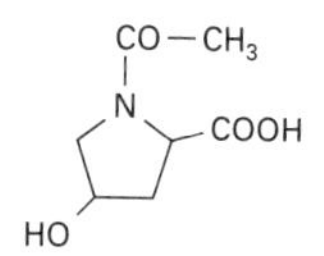

Oxaceprol

aus Aceton (L-Form). $[\alpha]_D^{20°C}$ -116.5° (c = 3.2) L-Form. Lösl. in Wasser, Methanol; unlösl. in Ether, Chloroform (L-Form). **Anw.:** bei Bindegewebserkrankungen, wie z.B. Arthrose, primär chronischer Polyarthritis, verzögerter Wundheilung. **Übl. Dos.:** Oral: 3mal 0.2 g/d. Vgl. Hydroxyprolin.

**Oxacillin** INN: Oxazillin, (5-Methyl-3-phenyl-4-isoxazolyl)-penicillin, (6R)-6-(5-methyl-3-phenyl-isoxazol-4-carboxamido)-penicillansäure, Sta-

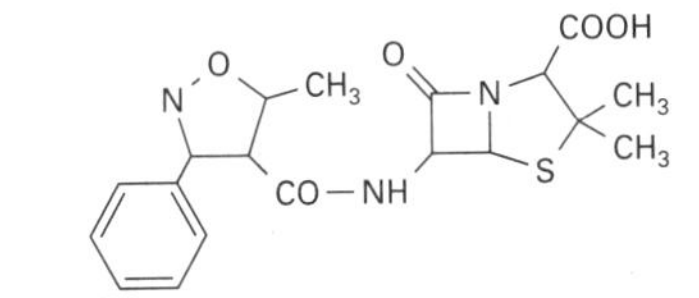

Oxacillin

penor®; CAS-Nr. 66-79-5; $C_{19}H_{19}N_3O_5S$, $M_r$ 401.44. Lösl. in 3.5 T. Wasser, 90 T. Ethanol, wenig lösl. in Chloroform, Pyridin; eine 3%ige wäßrige Lsg. hat einen pH-Wert von 4.5 bis 7.5. **Anw.:** Antibiotikum; penicillinasefestes Penicillin*, gut wirksam gegen penicillinasebildende Staphylokokken (Hauptindikation), auch Streptokokken, Pneumokokken. HWZ 0.4 bis 0.7 h. **Übl. Dos.:** Oral: Nüchterngabe 0.5 bis 1 g 4- bis 6mal/d durch 5 d; Kinder: 0.05 bis 0.1 g/kg KG/d in 4 bis 6 Dosen; i.m., i.v.: 0.25 bis 1.0 g 4- bis 6mal/d; **Nebenw.** wie Benzylpenicillin*; verwendet wird auch Oxacillin-Natrium; s.a. Antibiotika (Tab.).

**Oxalaldehyd:** s. Glyoxal.

**Oxalat:** Salz der Oxalsäure*.

**Oxalatblut:** durch Natriumoxalat gerinnungsunfähig gemachtes Blut, s.a. Blutgerinnung, Antikoagulantien.

**Oxalatsteine:** Nierensteine (grau bis schwarz) aus Calciumoxalat.

**Oxalis acetosella** L.: Fam. Oxalidaceae, Sauerklee (Europa, Nordamerika). **Inhaltsst.:** Oxalsäure u. deren Salze.

**HOM:** *Oxalis acetosella* (HAB1.3): frische, blühende Pflanze.

**HOM:** *Oxalis acetosella e foliis* (HAB1.2): frische Blätter; verord. z.B. b. Leber- u. Verdauungsstörungen.

**Oxalium:** s. Kaliumtetraoxalat.

**Oxalose:** außerordentl. starke Kristallisation von Calciumoxalat im Nierengewebe infolge einer Stoffwechselkrankheit od. einer Vergiftung durch Oxalsäure od. seine Salze.

**Oxalsäure:** Acidum oxalicum, Kleesäure, Ethandisäure; HOOC–COOH · 2 $H_2O$, $M_r$ 126.1. D. 1.635. Schmp. 101.5°C. Kristallwasserfreie O. läßt sich bei ca. 100°C im Vakuum unzersetzt sublimieren. Farb- u. geruchlose Kristalle v. saurem Geschmack, leicht lösl. in Wasser u. Ethanol, wenig lösl. in Ether. Vork.: als Kaliumsalz in Algen, Farnen, Flechten; als (saures) Calciumsalz in Oxalis- u. Rumex-Arten; als Magnesiumsalz in Poaceae; im Guano; im Spinat (ca. 9 mg/100 g), in Sellerie, Rhabarber, Spargel, Tomaten, Honig u.a.; im Harn. Darst.: durch Einw. von Natrium auf Kohlendioxid bei 360°C; durch Oxidation von Glykol, durch Verseifung von Cyan; durch Schmelzen v. Cellulose (Sägemehl) mit Alkalihydroxid bei 250 bis 300°C. **Anw. chem.:** in der Maßanalyse; techn.: in der Kattundruckerei, Tintenfabrikation, z. Reinigen, als Bleichmittel, in der Photographie. **Tox.:** O. ist ebenso wie ihre lösl. Salze giftig. Sie wirkt ätzend auf Haut u. Schleimhaut, Einnahme kann zu schweren Gastroenteritiden mit Erbrechen u. Durchfall, Nierenschäden infolge Oxalose*, Krämpfen, Koma u. Tod infolge Kreislaufkollaps führen. LD 5 bis 15 g. Antid.: als Sofortmaßnahmen Flüssigkeitszufuhr, Magenspülung mit Kalkwasser od. 15 bis 30 g Calciumgluconat gelöst in 100 mL Wasser, Schockbehandlung mit Azidosekorrektur (Natriumhydrogencarbonat), Ersatz von Flüssigkeit u. Elektrolyten, Plasmaersatzlösungen.

**Gesch.:** O. wurde 1769 erstmalig von Joh. Christ. Wiegleb, Apotheker (1732 bis 1800, Langensalza), im Sauerklee (Oxalis acetosella*) nachgewiesen; 1776 von Karl Wilh. Scheele, Apotheker (Köping/Schwed.) aus Salpetersäure u. Zucker dargestellt (daher der Name Zuckersäure). 1829 stellte Gay-Lussac O. aus Sägespänen u. Ätzkali her. 1824 synth. Friedr. Wöhler O. aus Dicyan.

**HOM:** *Acidum oxalicum* (HAB1.4): verord. z.B. b. harnsaurer Diathese, schmerzhaften Wirbelsäulensyndromen.

**Oxalurie:** vermehrte Ausscheidung von Oxalsäure im Harn (bei Genuß von oxalsäurehaltigem Gemüse wie Spinat, Sauerampfer u.a.).

**Oxalyl:** von der Oxalsäure* abgeleitete Gruppe -OC–CO–.

**Oxapeneme:** β-Lactam-Antibiotika, bei denen der Schwefel im Penamen, dem Grundgerüst der 6-Aminopenicillansäure (s. Antibiotika, Abb.4) durch Sauerstoff ersetzt ist (z.B. Imipenem, Meropenem).

**Oxatomid** INN: 1-[3-(4-Benzhydryl-1-piperazinyl)propyl]-2,3-dihydro-2-benzimidazolon,

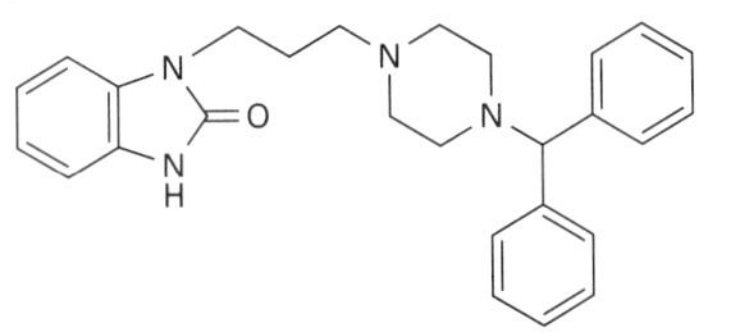

Oxatomid

Tinset®; CAS-Nr. 60607-34-3; $C_{27}H_{30}N_4O$, $M_r$ 426.57. **Anw.:** Antiallergikum, Antihistaminikum*. **Nebenw.:** Sedierung, ev. Appetitsteigerung, Beeinflussung des Reaktionsvermögens. Kontraind.: Schwangerschaft. HWZ 18 h.

**Oxazaphosphorine:** Oxazaphosphorinoxide, 1,3,2-Oxazaphosphinan-2-amin-2-oxide (korrekte Bez.). Dazu gehören Zytostatika* mit alkylierender Wirk., z.B. Cyclophosphamid* (Strukturformel), Ifosfamid, Trofosamid (sind auch Derivate von Stickstofflost*). Antidot: Mesna*.

**Oxazepam** INN: Oxazepamum Ph.Eur.3, 7-Chlor-2,3-dihydro-3-hydroxy-5-phenyl-1H-1,4-benzodiazepin-2-on, Adumbran®, Praxiten®, Azutranguil®, Noctazepam®, Uskan®; CAS-Nr. 604-75-1; $C_{15}H_{11}ClN_2O_2$, $M_r$ 286.74. Schmp. 192-198°C aus Ethanol; polymorph. Metabolit von Diazepam*. Prakt. unlösl. in Wasser, 1:200 in Ethanol, 1:300 in Chloroform, 1:1500 in Ether; lösl. in Dioxan. $pK_s$ (konjugierte Säure) 1.7, $pK_{s,2}$ (Säure) 11.6 (20°C). **Anw.:** Tranquilizer, Einschlafmittel. HWZ 6 bis 12 h. **Übl. Dos.:** Oral: 3- bis 4mal 0.01-0.03 g/d. Rektal: 2mal 0.03 g/d Kinder ab 1 Jahr: 0.0075 g

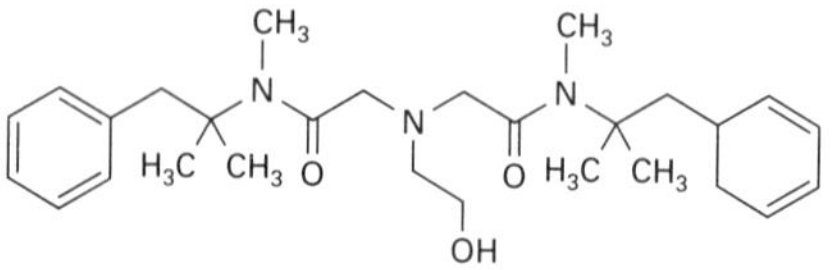

Oxetacain

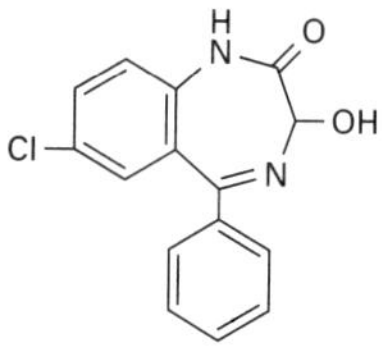

Oxazepam

Kinder ab 6 Jahre: 0.015 g; s.a. Benzodiazepine.

**Oxazillin:** s. Oxacillin.

**Oxazine:** Verbindungen der Formel $C_4H_5NO$ mit einem sechsgliedrigen heterocyclischen Ring, der ein O- u. ein N-Atom sowie 2 Doppelbindungen enthält.

**Oxazolam** INN: Oxazolazepam, (±)-10-Chlor-2,3,7,11b-tetrahydro-2-methyl-11b-phenyloxazo-

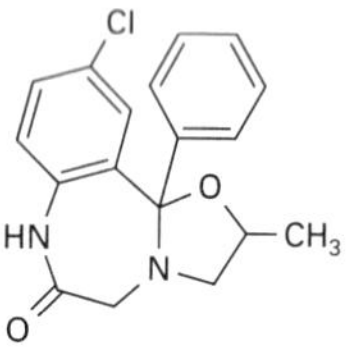

Oxazolam

lo[3,2-d][1,4]benzodiazepin-6(5H)-on, Tranquit®; CAS-Nr. 24143-17-7; $C_{18}H_{17}ClN_2O_2$, $M_r$ 328.80. Schmp. 186-188°C. Lösl. in Chloroform, schwer lösl. in Ethanol, prakt. unlösl. in Wasser. **Anw.:** Tranquilizer. HWZ 50 bis 90 h (Metaboliten). **Übl. Dos.:** Oral: 3mal 0.01-0.02 g/d, präoperativ: 0.001-0.002 g/kg KG; s.a. Benzodiazepine.

**Oxazolidinthione:** s. Glucosinolate.

**Oxedrintartrat:** Oxedrini tartras; s. Synephrintartrat.

**Oxeladin** INN: 2-(2-Dimethylaminoethoxy)-ethyl-3-phenyl-3-pentancarboxylat; CAS-Nr. 468-

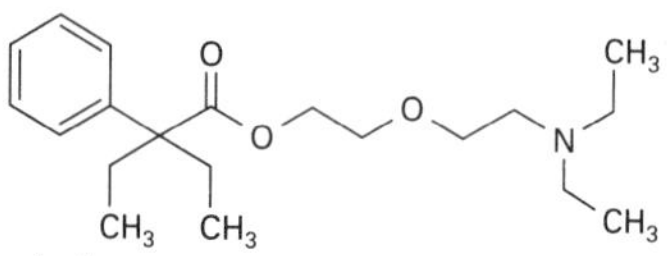

Oxeladin

61-1; $C_{20}H_{33}NO_3$, $M_r$ 335.47. Sdp. 150°C (667 Pa), 140°C (13.3 Pa). Lösl. in verdünnter Salzsäure, Ethanol, Aceton, Ether, Toluol; prakt. unlösl. in Wasser. **Anw.:** Antitussivum*. Reaktionsvermögen wird beeinträchtigt. **Übl. Dos.:** Oral: 2- bis 3mal 0.02 g/d. Oral retard: 2mal 0.04 g/d. Parenteral: i.m., i.v. 0.02 g.

**Oxeladindihydrogencitrat:** Oxeladini dihydrogenocitras; CAS-Nr. 468-61-1; $C_{26}H_{41}NO_{10}$, $M_r$ 527.6. Schmp. 90-91°C. Gelblichweißes, krist. Pulver; lösl. in Wasser, Ethanol u. Chloroform. **Off.:** DAC86.

**Oxetacain** INN: N,N'-Bis(α,α-dimethylphenethyl)-N,N'-dimethyl-2-hydroxyethylimino-diacetamid, 2,2'-(2-Hydroxyethylimino)-bis[N-(α,α-dimethylphenethyl)-N-methylacetamid]; CAS-Nr. 126-27-2; $C_{28}H_{41}N_3O_3$, $M_r$ 467.63. Schmp. 104.5°C. Unlösl. in Wasser; lösl. in verdünnten Säuren u. in Ethanol. **Anw.:** Oberflächenanästhetikum (s. Lokalanästhetikum).

**Oxetan:** IUPAC-Bezeichnung für 1,3-Epoxypropan (Oxacyclobutan, Trimethylenoxid).

**Oxford-Einheit:** Abk. O.E.; 1 O.E. entspricht der Menge Penicillin, die in 50 mL Nährlösung das Wachstum des Staphylococcus aureus (Oxford) vollständig hemmt; 1 mg Benzylpenicillin-Na reinst entspricht 1670 O.E.; 600 mg entsprechen 1 Million O.E.; 1 O.E. entspricht 1 I.E. Penicillin G.

**Oxicame:** s. Analgetikum(a).

**Oxiconazol** INN: 1-(2,4-Dichlorophenyl)-2-(1H-imidazol-1-yl)ethanon-(Z)-O-[(2,4-dichlorphenyl)methyl]oxin, Myfungar®, Oceral®; CAS-Nr. 64211-45-6; $C_{18}H_{13}Cl_4N_3O$, $M_r$ 429.13. **Anw.:** Antimykotikum mit breitem Wirkungsspektrum, lokal bei Pilzerkrankungen der Haut. Gebräuchl. ist auch Oxiconazolmononitrat, CAS-Nr. 64211-46-7.

**Oxid:** (früher: Oxyd) Verbdg. eines Elementes mit Sauerstoff. Mit Ausnahme der Edelgase können alle Elemente (Metalle u. Nichtmetalle) Oxide bilden. Die O-ärmeren Oxide bezeichnete man früher als Oxydule.

**Oxidasen:** Oxidoreduktasen; Enzyme*, z.B. Flavinenzyme*, die Sauerstoff übertragen u. auf diese Weise katalytisch eine Oxidation von Intermediärprodukten des Stoffwechsels bewirken; z.B. Katalasen, Peroxidasen, Monoaminooxidase.

**Oxidation:** (früher: Oxydation) ursprüngl. die chem. Vereinigung von Sauerstoff mit anderen Elementen od. Verbdgn. Später bezeichnete man als O. die Sauerstoffzufuhr od. Wasserstoffentziehung. Nach heutiger Definition versteht man unter O. einen Entzug von Elektronen aus den Atomen eines Elementes. Der Elektronenentzug kann auch elektrolytisch mittels einer Anode (anodische O.) od. durch geladene Ionen von versch. Wertigkeit erfolgen. **Oxidationsmittel** sind demnach nicht nur (wie früher) solche Verbindungen, die leicht O abgeben u. dabei selbst reduziert werden (wie Kaliumchlorat, Chromsäure usw.), sondern auch solche Stoffe, die H od. Elektronen aufnehmen können, auch wenn sie selbst keinen Sauerstoff enthalten; so sind z.B. Eisen(III)-Salze Oxidationsmittel, da die $Fe^{3+}$-Ionen das Bestreben haben, durch

Aufnahme eines Elektrons $e^-$ in $Fe^{2+}$-Ionen überzugehen:

$Fe^{3+} + e^- \rightarrow Fe^{2+}$

vgl. Reduktion.

**α-, β-, ω-Oxidation:** s. Fettsäureabbau.

**Oxidationsstufe:** Oxidationszahl, Oxidationsgrad, Oxidationswert, Ladungswert, elektrochemische Wertigkeit; diejenige Ladung, die ein Atom in einem Molekül besäße, wenn das Molekül aus lauter Ionen aufgebaut wäre. Man setzt die O. in arabischen od. römischen Ziffern über (od. in Klammern neben) das betreffende Elementsymbol mit Plus- od. Minus-Vorzeichen. Zum Beispiel hat der Stickstoff im Ammoniumchlorid ($NH_4Cl$) die Oxidationszahl -3, geschrieben:

$\overset{-3}{N}H_4Cl$ od. $\overset{-III}{N}H_4Cl$.

**Oxidative Phosphorylierung:** s. Atmungskettenphosphorylierung.

**Oxidativer Stoffwechsel:** s. Atmung.

**Oxidimetrie:** verschiedene Verfahren der Maßanalyse*, benutzen quantitativ verlaufende Oxidations- u. Reduktionsreaktionen zur Bestimmung. Man verwendet z.B. Permanganat- (Permanganometrie, Manganometrie*), Cer(IV)-sulfat- (Cerimetrie*) od. Kaliumbromatlösungen (Bromatometrie*).

**Oxidoreduktasen:** s. Enzyme.

**Oxi-Hämoglobin:** Oxyhämoglobin, s. Hämoglobin.

**Oxilofrin:** p-Hydroxyephedrin, Carnigen®; CAS-Nr. 365-26-4; $C_{10}H_{15}NO_2$, $M_r$ 181.23. **Anw.:** Antihypotonikum, Sympathomimetikum. Ind.:

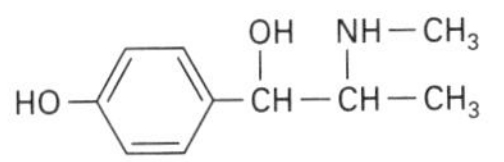


Oxilofrin

Orthostasesyndrom, Hypotonie in der Schwangerschaft, nach Operationen u. Infektionskrankheiten. **Nebenw.:** Übelkeit, Schlafstörungen, Unruhe, Herzklopfen, Herzrhythmusstörungen.

**Oxime:** allgemeine Formel $R_2C{=}NOH$, Iminoderivate v. Hydroxylamin ($H_2N{-}OH$), entstehen, wenn Hydroxylamin auf Aldehyde (Aldoxime) od. Ketone (Ketoxime) einwirken (s. Hydroxylaminhydrochlorid). Wichtige Zwischenprodukte f. Synthesen, treten teils kristallin, teils flüssig auf u. können sowohl als Säuren als auch als Basen zugleich reagieren (amphoter), vgl. Keton u. Dimethylglyoxim (Reagenz auf Nickel).

**Oximtitration:** s. Hydroxylaminhydrochlorid.

**Oxin:** s. 8-Hydroxychinolin.

**Oxindolalkaloide:** (meist) iridoide Indolalkaloide* mit 2-Oxoindol als Grundstruktur, z.B. Gelsemin* (Strukturformel s. Gelsemium sempervirens) od. in Krallendornwurzel (s. Uncaria tomentosa) enthalten.

**Oxipurinol** INN: Oxypurinol, Hydroxyallopurinol, Alloxant(h)in, 5,5'-Dihydroxy-5,5'-bibarbitursäure; CAS-Nr. 76-24-4; $C_8H_6N_4O_8$, $M_r$ 286.16. Schmp. 225 (Zers.). Dimeres von Alloxan*, wie dieses diabetogen. Bildet mit Ammoniak Murexid*. **Anw.:** Urikostatikum (s. Antiarthritikum, Wirkstoff gegen Gicht*); Metabolit von Allopurinol*. **Nebenw.:** s. Allopurinol.

**Oxirane:** s. Epoxide.

**Oxitriptan** INN: 5-Hydroxy-L-tryptophan, 5-

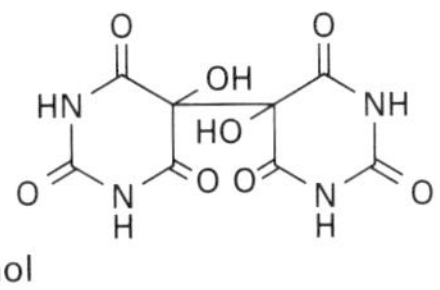


Oxipurinol

HTP, 2-Amino-3-(5-hydroxy-1H-indol-3-yl)propionsäure, Levothym®; CAS-Nr. 4350-09-8;

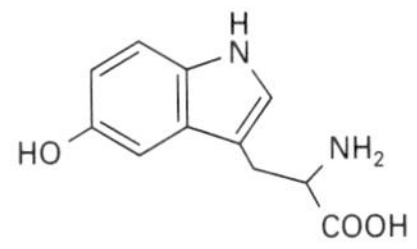


Oxitriptan

$C_{11}H_{12}N_2O_3$, $M_r$ 220.23. **Anw.:** Antidepressivum; Präkursor von Serotonin* (5-HT); Ind.: Depressionen u. Schlafstörungen infolge von Serotoninmangel. **Nebenw.:** gastrointestinale Beschwerden, Blutdruckabfall. HWZ 6 h.

**Oxitropiumbromid** INN: Oxitropii Bromidum, Ventilat®; 6β,7β-Epoxy-8-ethyl-3α-(-)-tropoyloxy-1αH,5αH-tropaniumbromid; CAS-Nr. 30286-75-0; $C_{19}H_{26}BrNO_4$, $M_r$ 412.33. Schmp. 203-204°C (Zers.). **Anw.:** Broncholytikum*, Parasympatholytikum.

**oxo-:** s. Ketone.

**Oxocarbonsäuren:** s. Keto(n)säuren.

**Oxo-cyclo-Tautomerie:** s. Kohlenhydrate.

**Oxoglutarsäure:** s. α-Ketoglutarsäure.

**Oxolinsäure** INN: Acidum oxolinicum INN; 5-Ethyl-5,8-dihydro-8-oxo-1,3-dioxolo[4,5-g]chinolin-7-carbonsäure, Nidantin®; CAS-Nr. 14698-29-

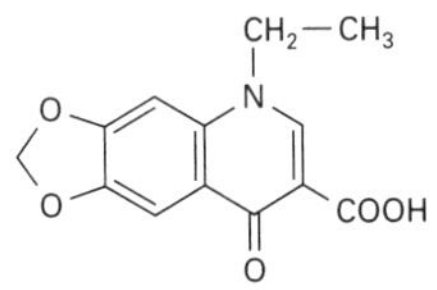


Oxolinsäure

4; $C_{13}H_{11}NO_5$, $M_r$ 261.24. Schmp. 314-316°C unter Zers., aus DMF. **Anw.:** Chemotherapeutikum (Gyrasehemmer*); mit Nalidixinsäure* verwandtes Chinolin-Derivat; gut wirksam gegen fast alle gramnegativen Bakterien. Resistenzentwicklung langsamer, aber Nebenw. stärker als bei Nalidixinsäure*. **Übl. Dos.:** oral: 2mal 0.75 g/d.

**Oxomemazin** INN: 10-[3-(Dimethylamino)-2-methylpropyl]phenothiazin-5,5-dioxid, Imakol®; CAS-Nr. 3689-50-7; $C_{18}H_{22}N_2O_2S$, $M_r$ 330.46. Schmp. 115°C aus Heptan. Prakt. unlösl. in Wasser; schwer lösl. in Ethanol; lösl. in Chloroform u. Ether. **Anw.:** Antihistaminikum*. **Übl. Dos.:** Oral: 1- bis 4mal 0.01 g/d. **Nebenw.:** gastrointestinale Störungen, Hautreaktionen, Kreislaufstörungen. Wechselw.: Antihypertensiva*, Psychopharmaka. Gebräuchl. ist auch Oxomemazinhydrochlorid.

**Oxoniumsalze:** durch Anlagerung von Säuren, Metallsalzen od. Alkylresten an Ether, Alkohole,

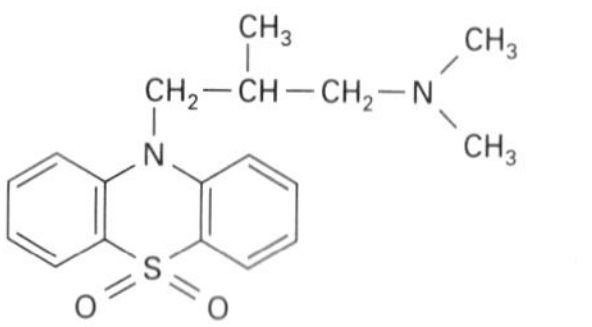

Oxomemazin

Aldehyde, Ketone, gebildete Salze. Da sich die Salzbildung am O-Atom vollzieht u. weitgehende Analogie mit den Ammoniumsalzen besteht, heißen diese Salze O. O. mit Kationen des Typs $RO^+H_2$ werden als primäre, solche mit $R_2O^+H$ als sekundäre u. solche mit $R_3O^+$ als tertiäre O. bezeichnet (R entspricht der Alkylgruppe).

**Oxophil:** *syn.* f. hydrophil*.

**Oxprenolol** INN: 1-(2-Allyloxyphenoxy)-3-isopropylamino-2-propanol, Trasicor®; CAS-Nr. 6452-71-7; $C_{15}H_{23}NO_3$, $M_r$ 265.34. **Strukturformel** s. β-Sympatholytika. Schmp. 78-80°C aus Hexan. **Anw.:** β-Sympatholytikum* (Betarezeptorenblocker); als Antihypertonikum, bei Angina pectoris, gegen Herzrhythmusstörungen, i.v. als Oxprenololhydrochlorid in der Notfallmedizin bei Herzarrhythmien. HWZ 1 bis 2 h.

**Oxprenololhydrochlorid:** Oxprenololi hydrochloridum Ph.Eur.3; CAS-Nr. 6452-73-9; $C_{15}H_{24}ClNO_3$, $M_r$ 301.8. Schmp. 106-108.5°C; polymorph. Weißes, krist. Pulver. Leicht lösl. in Wasser u. Ethanol; lösl. in Chloroform; prakt. unlösl. in Ether.

**Oxy-:** **1.** alte Bez. f. die OH-Gruppe (jetzt Hydroxy-); **2.** wird zur Bez. für die Gruppe –OR, z.B. Methoxy-, verwendet (vgl. Epoxy-).

**Oxyaldehyde:** veraltete bzw. falsche Bez. f. Hydroxyaldehyde; s. Aldosen.

**Oxyammoniak:** s. Hydroxylamin.

**Oxyammonium chloratum:** s. Hydroxylaminhydrochlorid.

**o-Oxybenzaldehyd:** s. Salicylaldehyd.

**o-Oxybenzoesäure:** o-Hydroxybenzoesäure, s. Salicylsäure.

**p-Oxybenzoesäuremethylester:** Nipagin M, s. Hydroxybenzoesäuremethylester.

**p-Oxybenzoesäurepropylester:** Nipasol M, s. Hydroxybenzoesäurepropylester.

**Oxybernsteinsäure:** s. Äpfelsäure.

**Oxybrasilein:** Hämatein, s. Hämatoxylin.

**Oxybuprocain** INN: 2-Diethylaminoethyl-4-amino-3-butoxybenzoat, 4-Amino-3-butoxybenzoesäure-2-diethylaminoethylester, Benoxinat Butoxyaminobenzoyl-diethylaminoethanol, Benoxinat®; CAS-Nr. 99-43-4; $C_{17}H_{28}N_2O_3$, $M_r$

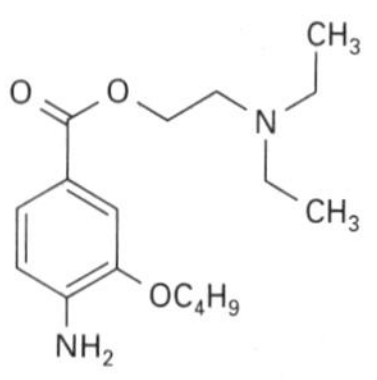

Oxybuprocain

308.41. **Anw.:** Lokalanästhetikum* mit bakteriostatischem Effekt. **Nebenw.:** Allergien, Hornhautveränderungen.

**β-Oxybuttersäure:** s. β-Hydroxybuttersäure.

**Oxybutynin** INN: (4-Diethylamino-2-butinyl)-2-cyclohexyl-2-phenylglycolat, Dridase®; CAS-

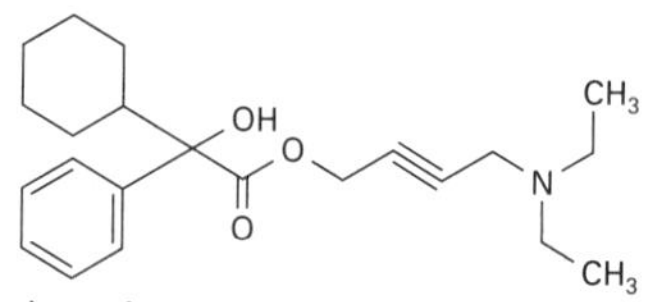

Oxybutynin

Nr. 5633-20-5; $C_{22}H_{31}NO_3$, $M_r$ 357.49. **Wirk.** u. **Anw.:** Parasympatholytikum, zur Behandlung einer Überfunktion des Harnblasenmuskels. **Nebenw.:** Mundtrockenheit, Hautrötung, Tachykardie, Miktionsstörungen, Reaktionsvermögen. **Übl. Dos.:** 5 bis 15 mg/d.

**8-Oxychinolin:** Oxin, s. 8-Hydroxychinolin.

**Oxychinolinsulfat:** Oxychinolini sulfas, s. 8-Hydroxychinolinsulfat.

**Oxycodon** INN: Dihydrohydroxycodeinon, 4,5α-Epoxy-14-hydroxy-3-methoxy-17-methyl-6-

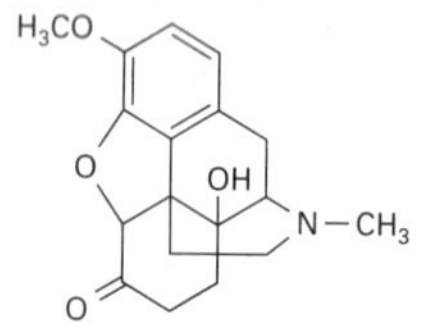

Oxycodon

morphinanon; CAS-Nr. 76-42-6; $C_{18}H_{21}NO_4$, $M_r$ 315.36. Schmp. 218-220°C aus Ethanol. **Anw.:** starkes Analgetikum*. **Übl. Dos.:** Oral: 2- bis 3mal 0.1 g/d. Parenteral: s.c. 0.01 g. Gebräuchl. ist auch Oxycodonhydrochlorid*.

**Oxycodonhydrochlorid** INN: Oxycodoni hydrochloridum, Dihydro-hydroxycodeinon-hydrochlorid, Dihydro-oxycodeinonum hydrochloricum, Oxycodonium chloratum, Hydroxydihydrocodeinonum hydrochloricum, Theocodine, Eukodal®; CAS-Nr. 124-90-3; $C_{18}H_{22}ClNO_4 \cdot 3\ H_2O$, $M_r$ 405.9. Weißes, krist. Pulver von bitterem Geschmack, lösl. in Wasser (ca. 1:6), in Ethanol 90% (in ca. 60 T.). $[\alpha]_D^{20°C}$ -142 bis -145° (c = 2.0 in Wasser). **Off.:** DAB10, ÖAB90 (bis 1996). **Anw.:** starkes Analgetikum*. **Übl. Dos.:** s. Oxycodon. MED 0.015 g, MTD 0.1 g. Vgl. Morphin.

**Oxydendrum arboreum** (L.) DC.: (Andromeda arborea L.) Fam. Ericaceae, Sauerbaum (Nordamerika, von Pennsylvanien bis Florida). **Anw.:** Diuretikum.

**Oxydul:** s. Oxid.

**Oxyethyltheophyllin:** s. Etofyllin.

**Oxyfedrin** INN: L-3-(β-Hydroxy-α-methylphenethylamino)-3'-methoxypropiophenon, ildamen®; CAS-Nr. 15687-41-9; $C_{19}H_{23}NO_3$, $M_r$ 313.38. **Anw.:** Koronartherapeutikum, chem. dem Ephedrin verwandt. HWZ 4.2 h. **Übl. Dos.:** Oral: 2- bis 3mal 0.008 g/d, max. 0.064 g/d; lingual: 2- bis 3mal 0.008 g/d. Parenteral: i.v. 1-

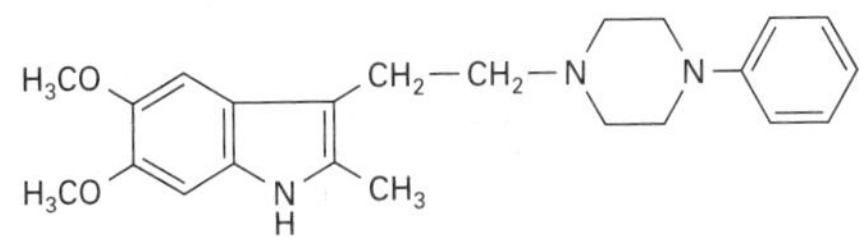

Oxypertin

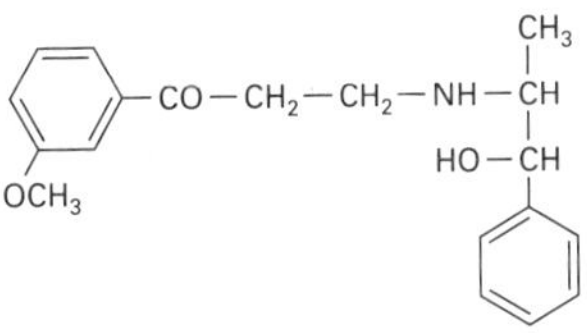

Oxyfedrin

bis 3mal 0.004 g/d. Gebräuchl. ist auch Oxyfedrinhydrochlorid.

**Oxyfume:** mikrobizides Gasgemisch; 20% Ethylenoxid (EO), 80% $CO_2$. **Anw.:** Gassterilisation* bei Normaldruck.

**Oxygenierung:** Einführung von (atomarem od. molekularem) Sauerstoff in Verbindungen.

**Oxygenium:** s. Sauerstoff.

**Oxyhämin:** Hydroxyhämin, s. Hämatin.

**Oxyhämoglobin:** Oxy-Hämoglobin, sauerstoffhaltiges Hämoglobin*.

**Oxyketone:** veraltete bzw. falsche Bez. f. Hydroxyketone, s. Ketosen.

**Oxymel:** Sauerhonig, veraltete Arzneiform. Mischung von Honig mit ca. 1% Essigsäure, auch mit anderen Arzneistoffen (Aerugo, Extr. Secalis cornuti, Extr. Scillae usw.) versetzt. **Oxymel simplex** EB6 ist eine Mischung von 25 T. verd. Essigsäure mit 975 T. gereinigt. Honig. **Oxymel Scillae** EB6: Meerzwiebelhonig, Mischung v. 500 T. Meerzwiebelessig u. 1000 T. gereinigt. Honig, die auf 1000 T. eingedampft sind. MED 6.0 g, MTD 15.0 g (Anw. s. Urginea maritima).

**Oxymetazolin** INN: 6-tert-Butyl-3-(2-imidazolin-2-ylmethyl)-2,4-dimethylphenol, Nasivin®;

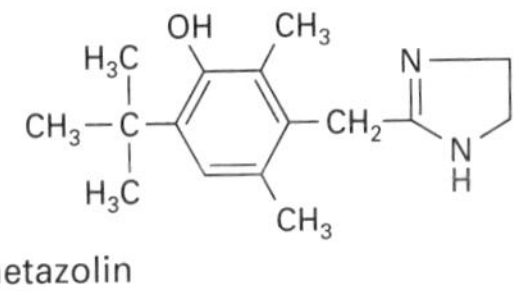

Oxymetazolin

CAS-Nr. 1491-59-4; $C_{16}H_{24}N_2O$, $M_r$ 260.37. Schmp. 181-183°C aus Benzol. **Anw.:** Vasokonstriktor; lokal zur Abschwellung der Nasenschleimhäute bei Schnupfen u. Nasennebenhöhlenentzündung; α-Sympathomimetikum*. **Nebenw.:** lokal stechende u. brennende Schmerzen, Niesen, Trockenheit der Nasen- u. Mundschleimhaut, bei längerer Anw. medikamenteninduzierter Schnupfen, systemische Wirk. möglich. Kontraind.: Engwinkelglaukom, trockener Schnupfen; bei Säuglingen u. Kleinkindern vorsichtig dosieren. **Übl. Dos.:** Intranasal: Tropfen, Spray: 0.05%; Kleinkinder: 0.025%, Säuglinge 0.01%; Dosieraerosol 0.06%.

**Oxymetazolinhydrochlorid:** Oxymetazolini hydrochloridum Ph.Eur.3; $C_{16}H_{25}ClN_2O$, $M_r$ 296.8. Weißes, krist. Pulver. Leicht lösl. in Wasser u. Ethanol.

**Oxymetholon** INN: 17β-Hydroxy-2-(hydroxymethylen)-17-methyl-5β-androstan-3-on, Par-

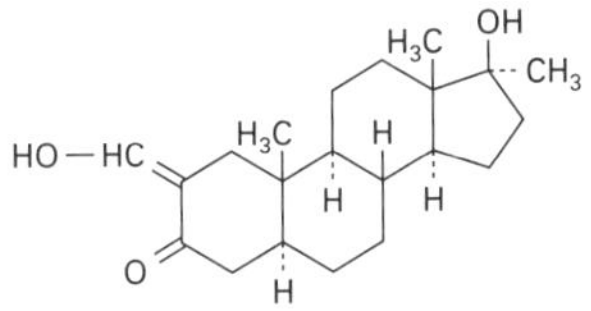

Oxymetholon

droyd®; CAS-Nr. 434-07-1; $C_{21}H_{32}O_3$, $M_r$ 332.47. Schmp. 178-180°C aus Ethylacetat. $[\alpha]_D$ +38°. Prakt. unlösl. in Wasser; lösl. in Ethanol 1:40, in Chloroform 1:5, in Dioxan 1:14, in Ether 1:82. **Anw.:** Anabolikum*, bei aplastischen u. hypoplastischen Anämien, Schädigung der Erythropoese nach Zytostatika-Therapie, therapieresistente Anämien. **Übl. Dos.:** Oral: 3mal 0.001 g/kg KG/d mind. 3 Monate lang, bei Wirk. Dosis reduzieren. **Nebenw.:** s. Anabolika.

**Oxymethylen:** s. Formaldehyd.

**Oxynitrile:** s. Cyanohydrine.

**Oxypertin** INN: 5,6-Dimethoxy-2-methyl-3-[2-(4-phenyl-1-piperazinyl)ethyl]indol, Forit®; CAS-Nr. 153-87-7; $C_{23}H_{29}N_3O_2$, $M_r$ 379.49. Schwer lösl. in Wasser, Ethanol. **Anw.:** Neuroleptikum. Ind.: endogene u. exogene Psychosen, Schizophrenie. **Nebenw.:** Müdigkeit, Schwindel, Übelkeit, Erbrechen, Mundtrockenheit, Nasenschleimhautschwellung, s.a. Psychopharmaka. **Übl. Dos.:** Oral: 2- bis 4mal 0.04 g/d bis max. 0.3 g/d. Parenteral: i.m. 3mal 0.02 g/d, in akuten Fällen bis zu 0.2 g/d max. 5 d lang, dann reduzieren.

**Oxypeucedanin:** ein lineares Furanocumarin; **Strukturformel** s. Furanocumarine. Vork.: z.B. im Meisterwurz, s. Peucedanum ostruthium.

**Oxyphenbutazon** INN: Oxyphenbutazonum Ph.Eur.3, Hydroxyphenylbutazon, 4-Butyl-1-(4-hydroxyphenyl)-2-phenyl-3,5-pyrazolidindion, Phlogont®, Tanderil®; CAS-Nr. 129-20-4 (wasserfrei), CAS-Nr. 708-38-1 (Monohydrat); $C_{19}H_{20}N_2O_3$

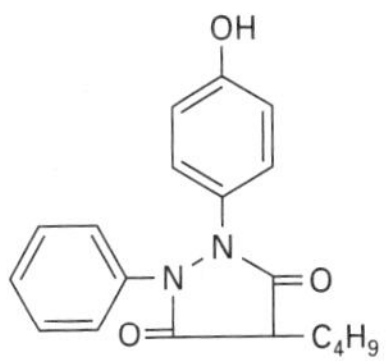

Oxyphenbutazon

· $H_2O$, $M_r$ 342.4. Metabolit von Phenylbutazon*. Schmp. (60 bis) 96°C (Monohydrat) bzw. Schmp. 124-125°C (wasserfrei) aus Ether/Petrolether; es gibt auch ein Semihydrat. Das offizinelle Monohydrat ist ein weißes, krist. Pulver (enthält ca. 5 bis 6% Wasser); prakt. unlösl. in Wasser, leicht lösl. in Ethanol, lösl. in Chloroform u. Ether, lösl. in verd. Alkalihydroxidlösungen. $pK_{s,1}$ 4.9 (H des Pyrazolidindionringes) bei 20 u. bei 38°C, $pK_{s,2}$ 10 (phenolische OH-Gruppe). **Anw.:** Antiphlogistikum, Antirheumatikum, topisch am Auge. **Nebenw.:** wie Phenylbutazon*, sollte nur lokal angewendet werden (seit 1985 nur noch eingeschränkt zugelassen). HWZ 48 bis 72 h.

**Oxyphencyclimin** INN: 1-Methyl-1,4,5,6-tetrahydro-2-pyrimidinylmethylα-cyclohexylmandelat, 1,4,5,6-Tetrahydro-1-methyl-2-pyrimidinyl-

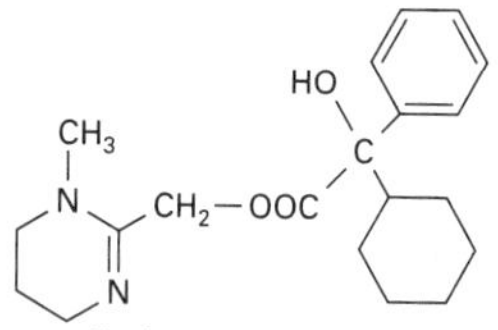

Oxyphencyclimin

methylα-cyclohexyl-α-phenylglykolat; CAS-Nr. 125-53-1; $C_{20}H_{28}N_2O_3$, $M_r$ 344.44. **Anw.:** Anticholinergikum. Gebräuchl. ist auch Oxyphencycliminhydrochlorid.

**Oxyphenyl-methylamino-aethanolum tartaricum:** s. Synephrintartrat.

**Oxypolygelatine:** hergestellt aus bestimmten Gelatinesorten durch Kondensation mit Glyoxal u. anschließender Oxidationshydrolyse mit $H_2O_2$. 3- bis 5%ige Lösungen als Plasmaexpander (s. Blutersatz).

**Oxyprolin:** s. Hydroxyprolin.

**Oxypurinol:** s. Oxipurinol.

**Oxysäuren:** veraltet f. Hydroxysäuren*.

**Oxytetracyclin** INN: Oxytetracyclinum Ph.Eur.3, 5-β-Hydroxytetracyclin, Macocyn®, Terramycin®, Terravenös®, Tetra-Tablinen®; CAS-Nr. 79-57-2; $C_{22}H_{24}N_2O_9$, $M_r$ 460.5. **Strukturformel** s. Antibiotika. Isoliert aus Streptomyces rimosus. Gelbes, hygr. Pulver. Wassergehalt (nach Ph.Eur.3) 4 bis 8% (7.8% entsprechen dem Dihydrat). Sehr schwer lösl. in Wasser (ca. bei pH 5, aber als amphotere Verbdg. in Säuren u. Basen besser lösl.); lösl. in 45 T. Ethanol; prakt. unlösl. in Chloroform u. Ether. 1 I.E. entspricht 1.1364 µg; 1 mg entspricht 930 I.E. Im Vergleich zu anderen Tetracyclin-Antibiotika relativ geringe Epimerisierungstendenz. **Wirk.** u. **Anw.:** Tetracyclin-Antibiotikum, breites Wirkungsspektrum. HWZ 9 h. **Übl. Dos.:** Oral: bis zu 3 g/d; Kinder nur bei strenger Indikationsstellung 25-50 mg/kg KG/d; i.v.: bis zu 2 g/d. **Nebenw.:** vgl. Antibiotika; s.a. Antibiotika (Tab.).

**Oxytetracyclin-Dihydrat:** Oxytetracyclini dihydras Ph.Eur.1, Hydroxytetracyclinum dihydratum; CAS-Nr. 6153-64-6; $C_{22}H_{24}N_2O_9 \cdot 2\, H_2O$, $M_r$ 496.5.

**Oxytetracyclinhydrochlorid:** Oxytetracyclini hydrochloridum Ph.Eur.3, Hydroxytetracyclinum hydrochloricum; CAS-Nr. 2058-46-0; $C_{22}H_{25}ClN_2O_9$, $M_r$ 496.9. Gelbes, krist., hygr. Pulver (*nicht* hygr. ist die stabile Kristallform A). $pK_{s,1}$ 3.5 (enolische OH-Gruppe am C-3), $pK_{s,2}$ 7.6 (phenolisches β-Diketonsystem, C-10 bis C-12), $pK_{s,3}$ 9.2 (Dimethylammoniumgruppe am C-4). Leicht lösl. in Wasser, wenig lösl. in Ethanol. Beim Stehenlassen wäßriger Lösungen Trübung durch Abscheidung der Base. Wirksamkeit mind. 860 I.E. je mg Substanz.

**Oxytocin** INN: Oxytocinum Ph.Eur.3, [3-L-Isoleucin,8-L-Leucin]-vasopressin, Syntocinon®,

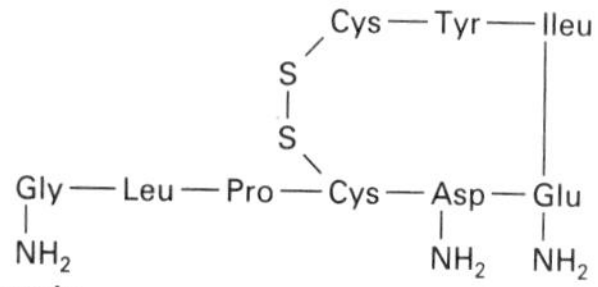

Oxytocin

Orasthin®; $C_{43}H_{66}N_{12}O_{12}S_2$, $M_r$ 1007; cyclisches Nonapeptid; Orasthin, Hormon des Hypophysen-Hinterlappens, s. Hormone. **Anw.:** Geburtseinleitung, Wehenstimulation, postpartale Blutung, Kaiserschnitt, verhaltener Abort, Laktationsstörung. Die Verabreichung erfolgt parenteral als Oxytocin-Injektionslösung* s.c. od. i.m., als Infusion, i.v. od. intranasal als Spray. **Nebenw.:** massive Uteruskontraktionen bis zur Uterusruptur, fetale Herzrhythmusstörungen, Hypertonie, Wasserretention, allergische Reaktionen. HWZ 15 min.

**Oxytocin-Injektionslösung:** Oxytocini solutio iniectabilis (in Ph.Eur.3 bis 1993), Injectio Oxytocini. Sterile Lsg. von Oxytocin* in Aqua ad iniectabilia*; Zusatz eines geeigneten Puffers u. Konservierungsmittels möglich; Isotonisierung erfolgt durch Zusatz von Natriumchlorid. Aseptisch abgefüllt in sterile Glasbehältnisse u. dicht verschlossen, s.a. Iniectabilia. Der pH-Wert der Lsg. muß zwischen 3.5 u. 4.5 liegen. Lagerung bei 2 bis 15°C.

**Oxytocin-Lösung, Konzentrierte:** Oxytocini solutio concentrata Ph.Eur.3. Lsg. eines synthet. Nonapeptids mit der Struktur von Oxytocin* u. eines geeigneten Konservierungsmittels (z.B. 0.2% Chlorbutanol).

**Oxytozikum:** die Gebärmutter kontrahierendes Mittel, z.B. Oxytocin*, Sulproston*; s. Gynäkologika.

**Oxyurasis:** s. Enteriobius vermicularis.

**Oxyuris vermicularis:** s. Enterobius vermicularis.

**OZ:** Abk. f. Ordnungszahl* u. Octanzahl*.

**Ozaena:** (ὄζειν stinken, nach etwas riechen) Stinknase.

**Ozokerit:** Erdwachs, Bergwachs; Gem. höherer fester Paraffinkohlenwasserstoffe, vermischt mit aromatischen u. harzartigen sauerstoffhaltigen Substanzen; es handelt sich um die Rückstände bei der Verdunstung alkanreicher Erdöle (s. Ol. Petrae). Schmp. 50-100°C. D. 0.87 bis 0.98. Gelbe, braune od. schwarze Massen, die teilweise salbenartig, teilweise hart u. spröde sind. Vork. hauptsächl. in Galizien (Polen), am Kaspischen Meer u. am Baikalsee sowie in Utah (USA). Heute werden auch künstliche, bei der Erdölraffination anfallende Produkte mit ähnlichen Eigenschaften als O. bezeichnet.

**Ozon:** Trisauerstoff, Trioxygen; $O_3$, $M_r$ 48.00. Energiereiche Form des Elementes Sauerstoff. Schmp. -192.5°C. Sdp. -111.5°C. Blaues Gas (als Flüss. schwarzblau, in festem Zustand schwarz).

1.65mal schwerer als Luft. Sehr schwer lösl. in Wasser, von intensivem Geruch, der noch in Verdünnung 1:50·$10^6$ (0.02 ppm) wahrgenommen wird (ὄζειν nach etwas riechen). O. wirkt im Gegensatz zu $O_2$ schon bei gewöhnlicher Temp. stark oxidierend. Konz. O. ist noch bei -120°C stark explosiv. Darst. techn.: im Ozonisator aus $O_2$ durch stille elektrische Entladungen. Nachw.: z.B. mit Iodzinkstärkepapier* od. Iodkaliumstärkepapier*. **Anw.:** zur Desinfektion (v.a. Wasserentkeimung, z.B. s. Entpyrogenisiertes Wasser), zum Bleichen u. Entfärben. Nat. als Produkt elektrischer Entladungen (Blitz, beim Schweißen, durch Fotokopiergeräte) od. energiereicher Strahlung (s. Ozonschicht), auch bei Oxidation von feuchtem Phosphor an der Luft, bei Einwirken ultravioletter Strahlen (Sonne, Quarzlampen) auf Luftsauerstoff (v.a. in Anwesenheit von Stickoxiden, Kohlenwasserstoffen, Kohlenmonoxid etc.). Der Ozongehalt der Luft in der Nähe der Erdoberfläche beträgt 0.01 bis 0.1 mL/$m^3$ ($10^{-6}$ bis $10^{-5}$% (V/V), 0.01 bis 0.1 ppm), bei Smog bis zu ca. 0.3 mL/$m^3$ (0.3 ppm) u. darüber. **Tox.:** Äußerst giftig; Lungenreizstoff; MAK 0.1 ppm (0.2 mg/$m^3$). Konzentrationen von 5 bis 10 ppm (50- bis 100facher MAK-Wert) führen beim gesunden Erwachsenen zu Reizerscheinungen der Augen u. des Atemtraktes, höhere Konz. zum Lungenödem; bei Kleinkindern u. gefährdeten Personen sollen bereits Ozonkonzentrationen ab 0.2 ppm zu Gesundheitsstörungen führen können. **Lit.:** W. Forth, E.H. Graul, Dtsch. Apoth. Ztg. *131*, 833 (1991).

**Ozonloch:** s. Ozonschicht.

**Ozonolyse:** Ozonspaltung; Anlagerung von Ozon an Doppelbindungen (Ozonisierung) von Alkenen, wobei sich Ozonide bilden, die anschließend mit Wasser (ergibt Carbonylverbindungen) od. mit Wasserstoffperoxid (ergibt Carbonsäuren) hydrolisiert werden.

**Ozonschicht:** In der Erdatmosphäre* entsteht unter Absorption von kurzwelligem UV-Licht (Wellenlänge unter 242 nm) aus molekularem Sauerstoff ($O_2$) Ozon* ($O_3$), was in 20 bis 25 km Höhe die sog. O. ergibt. Sie absorbiert ihrerseits wiederum langwelliges UV-Licht (Wellenlänge unter 310 nm), wobei Ozon in $O_2$ u. O zerfällt. Die Sauerstoffatome reagieren unter Wärmeabgabe mit $O_3$ nach der Gleichung

$$O + O_3 \rightarrow 2\,O_2 + 392.1\ kJ$$

Die Absorption energiereicher Sonnenstrahlung (mutagen, karzinogen, vgl. Strahlenschäden*) durch die Erdatmosphäre ist f. das Leben auf der Erde von großer Bedeutung. Durch nitrose Gase (NO, $NO_2$) aus Flugzeugtriebwerken od. durch Chloratome, die durch Photolyse* aus halogenierten Kohlenwasserstoffen (Fluor-Chlor-Kohlenwasserstoffe, FCKW, wie z.B. $CCl_3F$, $CCl_2F_2$, als Kühlmittel od. Treibgase* weltweit verwendet) entstehen, wird die Ozonzersetzung katalysiert (es entsteht das sog. Ozonloch). Eine drastische Abnahme der Ozonkonzentration in der Stratosphäre bringt zweifellos Gefahren f. die Lebewesen mit sich. (Die Ozonkonzentration in der Nähe der Erdoberfläche sollte hingegen möglichst gering sein; s. Ozon.)

# P

**P:** **1.** *chem.* Phosphor*; **2.** Symbol f. Poise*.

**p:** **1.** para*; **2.** Proton*; **3.** gesetzliches Vorsatzzeichen (SI-Vorsatz) f. den Vorsatz Piko f. das $10^{-12}$-fache einer Einheit.

**PA:** **1.** s. Polyamide; **2.** s. Plasminogen-Aktivatoren.

**t-PA:** s. Gewebsplasminogen-Aktivator.

**Pa:** **1.** *chem.* Protactinium*; **2.** Abk. f. Pascal*; SI-Einheit f. den Druck*.

**Paarbildung:** Bez. in der Atomphysik für einen Prozeß, bei dem aus Energie (γ-Quant) Masse, u. zwar in Form eines Teilchen-Antiteilchen-Paares entsteht (Materialisation). Am häufigsten ist die Umwandlung in ein Elektron-Positron-Paar; s.a. Radioaktivität.

**PAB, PABA:** para-Aminobenzoesäure, para-aminobencoic acid.

**Pachycarpin:** D-Spartein, s. Sophora pachycarpa.

**Packgut:** Gut, das zu verpacken od. verpackt ist, in der Pharmazie die Arzneizubereitung.

**Packhilfsmittel:** Sammelbegriff f. Hilfsmittel, die zus. mit Packmitteln* zum Verpacken, Verschließen, Versandfertigmachen usw. einer Pakkung dienen.

**Packmittel:** Erzeugnis aus Packstoff*, das dazu bestimmt ist, das Packgut* zu umschließen od. zusammenzuhalten, damit es versand- u. lagerfähig wird. In bezug auf innere Behältnisse* ist der Begriff Behältnismaterial gebräuchlich.

**Packstoff:** Werkstoff, aus dem Verpackungen* hergestellt werden.

**Packung:** Ergebnis der Vereinigung von Packgut* u. Verpackung*, vertriebsfähige Form des Arzneimittels bzw. der Arzneispezialität.

**Packung, Kindergesicherte:** s. Kindersichere Verpackung.

**Packungsdichte:** Maß f. die Dichte der Anordnung von Partikeln eines Schüttgutes.

**Paclitaxel** INNv: s. Taxol.

**Paddle-Methode:** s. Arzneiformen mit protrahierter Wirkung.

**Padus avium:** s. Prunus padus.

**Padutin®:** s. Kallidinogenase.

**Paediathrocin®:** s. Erythromycin.

**Pädiatrie:** Kinderheilkunde.

**Paeonia mascula** (L.) Mill.: Fam. Paeoniaceae (SO-Europa). Inhaltsst. u. Anw. wie bei Paeonia officinalis*.

**Paeonia officinalis** L. emend. Willd.: (P. festiva, P. peregrina) Fam. Paeoniaceae, Pfingstrose, Päonie (heim. Südeuropa, sonst kult., versch. Unterarten u. Sorten). Stpfl. v. **Flores Paeoniae:** Paeoniae petalum, Pfingstrosenblüten(blätter), Gichtrosenblüten, Flores Rosae benedictae. **Off.:** DAC86. **Inhaltsst.:** Gerbstoff, in roter Varietät der Farbstoff Paeonin (3,5-Diglucosid von Paeonidin, Strukturformel s. Anthocyanidine). **Anw.:** Schönungsmittel, zu Räuchertee. **Radix Paeoniae:** Pfingstrosenwurzel, Gichtrosenwurzel. **Inhaltsst.:** Paeoniflorin (ein Monoterpenglucosid, mit Benzoesäure verestert), Gerbstoff, Zucker, ein Alkaloid (?). **Anw.** volkst.: gegen Krämpfe, Gicht, Asthma. **Semen Paeoniae:** Pfingstrosensame, Gichtrosensame. **Inhaltsst.:** fettes Öl (ca. 24%), Zucker, ca. 11% Eiweiß, Gerbstoff, Farbstoff. **Anw.** volkst.: gegen Epilepsie, zur Gew. des fetten Öls (dem Leinöl ähnl.).

**HOM:** *Paeonia officinalis* (HAB1.5): die frischen im Frühjahr gesammelten unterirdischen Teile; verord. z.B. b. Afterfissuren, Hämorrhoiden, Krämpfen.

**Paeoniae petalum:** s. Paeonia officinalis.

**Paeonidin:** Anthocyanidin* in Paeonia officinalis, Viola tricolor u.a.

**Paeonienblüten, -wurzel, -samen:** s. Paeonia officinalis.

**PAF:** Platelet Activating Factor, Plättchenaktivierender Faktor, PAF-acether, 1-O-Alkyl-2-acetyl-glycerophosphocholin (Alkyl- ist Hexadecyl- od. Octadecyl-). PAF wird in Leukozyten, Makrophagen, Endothelzellen etc. gebildet u. spielt bei allergischen Reaktionen eine wichtige Rolle. Unter dem Einfluß der Phospholipase $A_2$ entsteht aus Alkylacylglycerophosphocholinverbindungen Lyso-PAF, die nicht acetylierte Vorstufe von PAF. Unter dem Einfluß einer Entzündung bildet sich die f. die Bildung von PAF aus Lyso-PAF notwendige Acetyltransferase. PAF bewirkt eine Aggregation der Thrombozyten, Bronchokonstriktion, Blutdrucksenkung, erhöhte Gefäßpermeabilität etc.

**PAF-acether:** s. PAF.

**Pagenstecher-Schönbein-Cyanidprobe:** Nachweisreaktion f. Cyanide*. Die Cyanid enthaltende Substanz wird in einem Erlenmeyer-Kolben mit Weinsäure angesäuert, in den Kolben ein mit Guajakharz u. Kupfersulfat imprägniertes Reagenzpapier gehängt u. das Gefäß verschlossen. Die freiwerdende Blausäure bildet mit Kupfersulfat Kupfer(II)-cyanid, das die im Guajakharz vorhandene Guajakonsäure unter Blaufärbung oxidiert (Guajakblau).

**Pagodenbaumknospen:** s. Sophora japonica.

**Palaprin®:** s. Aloxiprin.

**Palaquium-Arten:** Stpfln. v. Guttapercha*.

**Palatinit®:** s. Isomalt.

**Palatinole:** s. Phthalsäureester.

**Palatum:** Gaumen; palatinus (a, um), zum Gaumen gehörend; palatum fissum, Gaumenspalte.

**Paleae haemostaticae:** Paleae stypticae, Penghawar djambi, s. Cibotium barometz.

**Pale-Catechu:** Gelbes Catechu, Gambir, s. Uncaria gambir.

**Palisadenparenchym:** *bot.* Gewebe, aus zylindrischen, in ihrer Längsrichtung dicht zusammenstehenden Zellen in der Blattspreite.

**Palladium:** Pd, $A_r$ 106.4. Metall aus der Gruppe der Platinmetalle, 2-, 3- u. 4wertig. OZ 46; 6 natürliche Isotope mit den Massenzahlen 102 (1%), 104 (11%), 105 (22%), 106 (27%), 108 (27%), 110 (12%). D. 12.02; Schmp. 1555°C; Sdp. 2930°C. Entdeckt 1803 von dem engl. Arzt u. Physiker

William Hyde Wollaston, 1766 bis 1828. Silberweißes, schmiedbares Metall. Nat. in Nickelerzen u. Platinerzen. Charakteristisch f. Pd ist seine Fähigkeit, große Mengen v. Wasserstoff zu adsorbieren, bei Zimmertemperatur das ca. 600fache, als sog. Palladiumschwamm das 850fache, in kolloidaler Lsg. bis zum 3000fachen. Pd wird hauptsächl. zu Legierungen verwendet, ferner dient es als Katalysator bei Hydrierungen.

**Palladium chloratum:** s. Palladium(II)-chlorid.

**Palladium(II)-chlorid:** Palladium chloratum, Palladiumchlorür; $PdCl_6 \cdot 2\,H_2O$. D. 4.0. Rotbraunes, hygr. Pulver, lösl. in Wasser (unter Zusatz von Salzsäure). **Anw.:** zum Nachw. von Spuren von Leuchtgas od. Kohlenoxid, das auf mit Palladiumchlorid getränktem Fließpapier metallisches Palladium abscheidet. **Anw.** techn.: in der Photographie, zur Herst. v. dokumentenechten Tinten, f. Überzüge auf Uhrwerksteilen, als Katalysator in der chem. Industrie.

**Palliativum(a):** Linderungsmittel.

**Palmarosaöl:** Ol. Palmarosae, s. Cymbopogon martinii var. motia.

**Palmen:** s. Arecaceae.

**Palmendrachenblut:** Resina Draconis, s. Daemonorops draco.

**Palmenstärke:** s. Amylum Sagi.

**Palmentang:** s. Laminaria.

**Palmfett, Palmbutter:** Palmöl, Ol. Palmae, s. Elaeis guineensis.

**Palmitate:** Salze der Palmitinsäure*.

**Palmitinsäure:** Acidum palmitinicum, n-Hexadecylsäure, Hexadecansäure, Cetylsäure, $C_{15}H_{31}COOH$, $M_r$ 256.42. D. 0.853. Schmp. 63°C. Weiße, krist. Plättchen, leicht lösl. in heißem Ethanol u. Ether, unlösl. in Wasser. Nat. teils als Glycerolester, teils frei; Best. fetter Öle, bes. des Palmöls (s. Elaeis guineensis), als Palmitinsäure-myricylester im Bienenwachs, als Cetylester in Walrat*, Bestandteil von „Stearin" (s. Stearinsäure).

**Palmitoleinsäure:** s. Fettsäurebiosynthese.

**Palmitoylascorbinsäure:** Ascorbylis palmitas Ph.Eur.3, Acidi ascorbici palmitas; $C_{22}H_{38}O_7$, $M_r$ 414.5. Schmp. 114-115°C. Weißes Pulver; prakt. unlösl. in Wasser u. Dichlormethan, lösl. in Aceton, Ethanol u. Ether. **Anw.:** s. Vitamine (Vitamin C).

**Palmkernöl:** s. Elaeis guineensis.

**Palmlilie:** s. Yucca filamentosa.

**Palmweide:** Salweide, Salix caprea, s. Salix-Arten.

**Palmwein:** s. Arrak.

**Paludrine®:** s. Proguanilhydrochlorid.

**Palustrol:** s. Ledol.

**PAM®:** s. Pralidoxim.

**Pamaquin:** 8-(4-Diethylamino-1-methylbutylamino)-6-methoxychinolin, Plasmochin®; CAS-Nr. 491-92-9; $C_{42}H_{45}N_3O_7$, $M_r$ 703.8. Weiß-gelbl. Pulver, leicht lösl. in Ethanol, sehr schwer lösl. in Wasser (0.03:100).

**Pamaquinembonat:** Pamaquin-4,4-methylen-bis(3-hydroxy-2-naphthoat); CAS-Nr. 635-05-2. **Anw.:** (historisches) Antimalariamittel*.

**Pamidronsäure** INN: Acidum pamidronicum, 3-Amino-1-hydroxy-propylidendiphosphonsäure, Aredia®; CAS-Nr. 40391-99-9; $C_3H_{11}NO_7P_2$, $M_r$ 235.27. **Strukturformel** s. Bisphosphonate. **Wirk.** u. **Anw.:** bei zu hohem Serumcalciumspiegel (Hyperkalzämie), der durch einen Tumor induziert ist; stark wirksamer Hemmer der osteoklastischen (knochenauflösend) Knochenresorption.

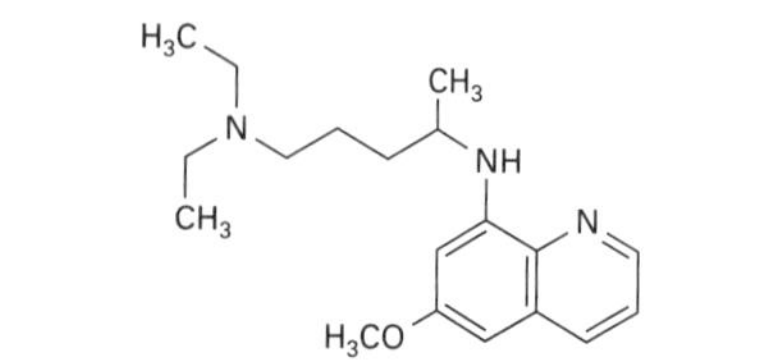

Pamaquin

**Nebenw.:** Fieber, selten Erbrechen u. symptomatische Hypokalzämie (zu niedriger Serumcalciumspiegel). Von der Anw. während der Schwangerschaft u. der Stillzeit wird abgeraten. Gebräuchl. ist auch Pamidronsäure-Dinatrium (CAS-Nr. 57248-88-1).

**Pamoasäure:** s. Embonsäure.

**Pamoat:** chem. Kurzbez. f. 4,4'-Methylen-bis[3-hydroxy-2-naphthoat]; Salze der Embonsäure*.

**Panacee:** Panazee, Allheilmittel; nach *gr.* πανακεῖα (Panakeia), die Allheilende, Tochter des Asklepios, des gr. Gottes der Heilkunde.

**Panamaholz, Panamarinde:** Cort. Quillajae, s. Quillaja saponaria.

**Panaritium:** eitrige Entzündung an Fingern, Nagelgeschwür, Umlauf, Wundinfektion v.a. mit Staphylokokken, Streptokokken, Gonokokken, Tetanus- u. Milzbranderregern.

**Panax ginseng:** s. Panax pseudoginseng.

**Panaxoside:** s. Panax pseudoginseng.

**Panax pseudoginseng** Wall.: (P. ginseng C.A. Mey.) Fam. Araliaceae, Ginseng (wild in der Mandschurei u. in Korea, kult. in Japan u. Nordamerika). Stpfl. v. **Radix Ginseng:** Ginseng

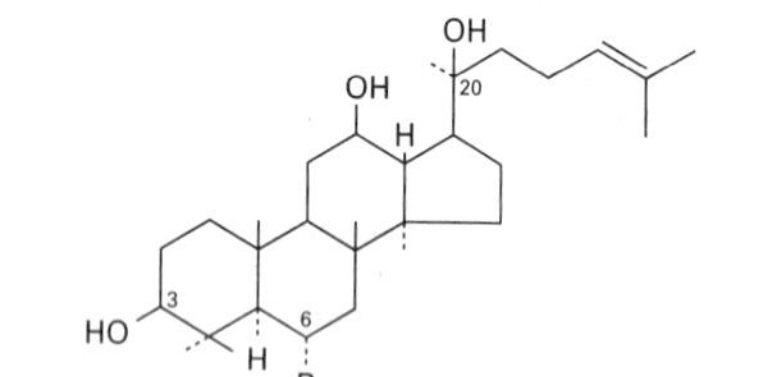

20 S-Protopanaxadiol: R = H
20 S-Protopanaxatriol: R = OH
Panax pseudoginseng

radix, Ginsengwurzel, Panaxwurzel, Kraftwurzel, Samwurzel. *Weißer Ginseng* wird durch Trocknen der Wurzel an der Sonne u. *Roter Ginseng* durch Behandlung der Wurzeln mit Wasserdampf erhalten. **Off.:** DAB10, ÖAB90, Ph.Helv.7. **Inhaltsst.:** 2 bis 3% eines Saponin-Gemisches, das sich aus mind. 10 Einzelglykosiden, den Ginsenosiden (*syn.* Panaxoside), zusammensetzt. Die **Ginsenoside** gehören in die Gruppe der neutralen Bisdesmoside, bei denen die Zucker an 2 verschiedene OH-Gruppen des Aglykons gebunden sind. Ein Ginsenosid hat die Oleanolsäure (Ginsenosid $R_o$) als Aglykon, alle anderen Aglyka leiten sich ab vom 20S-Protopanaxadiol u. dem 20(S)-Protopanaxatriol (Triterpensapogenine vom Dammaran-Typ); Zuckerbausteine: Glucose, Arabinose, Rhamnose. Weitere Inhaltsst. sind ca. 0.05% äther. Öl mit Sesquiterpenkohlenwasserstoffen (Eremophilen, β-Elemen, bedingen charakterist. Geruch) u. Polyinen (Falcarinol, Panaxydol), hochpolymere Peptidoglykane (Panaxane) etc. **Gehalt:** mind. 1.5% (DAB10) bzw. 2.0% (Ph.Helv.7) Ginsenoside, ber. als Ginsenosid $Rg_1$ (*syn.* Panaxosid A, $M_r$ 800.0, ein Bisdesmosid, bei dem jeweils D-Glucose β-glykosidisch mit dem C6 u. C20 von 20S-Protopanaxatriol verbunden ist); Extraktgehalt mind. 14% (ÖAB90).

**Wirk.** u. **Anw.:** je nach Herkunft mit Wirk. auf Blutdruck u. Cholesterolspiegel (senkend), die Gefäße (erweiternd), die Synthese von Proteinen stimulierend u. gonadotrop; die Ginsengforschung ist noch nicht abgeschlossen. Ginseng wird empfohlen als Stimulans, Geriatrikum, Roborans u. Aphrodisiakum (vgl. Eleutherococcus senticosus). Bei extensiver Anw. sollen sehr unterschiedliche unerwünschte Wirkungen auftreten (ginseng abuse syndrom). In China gilt Ginseng seit uralten Zeiten als berühmtes (prophylaktisches, adaptogenes) Heilmittel. Die amerikanische Ginsengwurzel stammt v. **Panax quinquefolius** L. u. wird kultiviert. **Zuber.:** Ginsengwurzel selbst wird als Infus (aus gepulverter od. feingeschnittener Droge) eher selten angewandt; vielmehr werden die auf unterschiedlichste Weise hergestellten Extrakte (mit meist zu niederem Gehalt an Wirkstoffen) eingesetzt.

**HOM:** *Panax pseudoginseng* (HAB1.5), Panax ginseng, Ginseng: getrocknete Wurzeln (mind. 1.5% Ginsenoside); verord. z.B. b. geistiger u. körperlicher Schwäche, Impotenz.

**Panax quinquefolius:** Amerikanischer Ginseng, s. Panax pseudoginseng.

**Panaxwurzel:** Rad. Ginseng, s. Panax pseudoginseng.

**Pancreatin(um):** s. Pankreatin.

**Pancreozymin:** s. Cholezystokinin.

**Pancuroniumbromid** INN: Pancuronii bromidum Ph.Eur.3, N,N'-[3α,17β-Bis(acetoxy)-5α-androstan-2β,16β-ylen]bis(1-methyl-piperidinumdi-

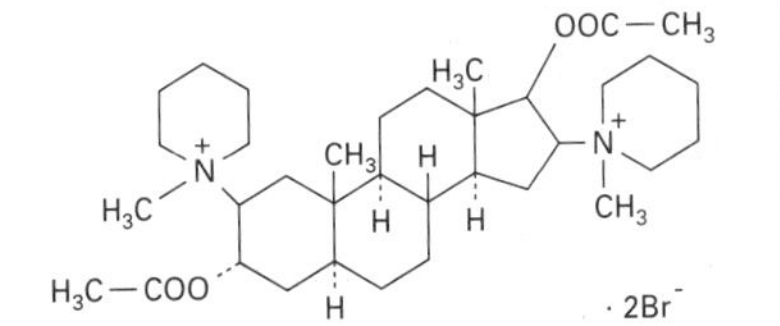

Pancuroniumbromid

bromid); CAS-Nr. 15500-66-0; $C_{35}H_{60}Br_2N_2O_4$, $M_r$ 732.70. Schmp. 215°C. Lösl. in Chloroform 1:30, in Wasser bei 20°C 1:1. **Anw.:** peripheres, stabilisierendes Muskelrelaxans*; 5mal so wirksam wie Tubocurarin. **Nebenw.:** wie Tubocurarinchlorid* allerdings prakt. keine histaminfreisetzende Wirk.; Wirkungseintritt 1 bis 3 min nach i.v.-Appl., Wirkdauer ca. 45 min. **Übl. Dos.:** Parenteral: i.v. 20 bis 80 µg/kg KG, Einleitungsdos.: 0.004 bis 0.006 g/d.

**Pandemie:** Epidemie, die sich über große Gebiete, ganze Kontinente, ausbreitet.

**Panergon®:** s. Papaverin.

**Panflavin®:** s. Acriflaviniumchlorid.

**Pangamsäure:** Pangaminsäure, Vitamin $B_{15}$, s. Vitamine.

**Panis:** *bot.* Brot, Mehl, s. Amylum.

**Pankreas:** Bauchspeicheldrüse; langgestreckte, ca. 70 bis 80 g schwere Drüse, bei der man grundsätzlich 2 Funktionen unterscheidet. **1. Exokrine (sekretorische) Funktion:** Abgabe von Verdauungssaft (ca. 1.5 L/d, pH 8.0 bis 8.4) in den Zwölffingerdarm; enthält hauptsächl. Verdauungsenzyme, nämlich Proteasen (Trypsin, Chymotrypsin, Carboxypeptidase, Aminopeptidase, Protaminase, Elastase u.a.), Esterasen (v.a. Lipase, daneben Lecithinase, Phosphatase u.a.), Carbohydrasen (α-Amylase, Maltase) u. Nucleasen*. Die Sekretion erfolgt vielfach in Form der Zyminogene (Vorstufen), die erst im Darm in die aktiven Enzyme umgewandelt werden. **2. Endokrine Funktion:** wird von den Langerhans-Inseln* wahrgenommen (Bildung von Insulin, Glucagon, Somatostatin, Kallikrein u.a.).

Exokrine (sekretorische) **Funktionsstörungen** sind Ursache f. Verdauungsstörungen (s. Pankreatin), endokrine (inkretorische) führen vor allem zu Diabetes mellitus* (s. Insulin).

**Pankreasdiastase:** vom Pankreas* sezernierter Enzymkomplex mit α-Amylase* als Hauptbestandteil.

**Pankreaspulver:** Pancreatis pulvis; s. Pankreatin.

**Pankreasstuhl:** s. Steatorrhö.

**Pankreatin:** Pancreatin(um) (früher auch als Trypsin bezeichnet); standardisierter Extrakt des Pankreas* (bevorzugt vom Schwein); Gem. der Verdauungsenzyme des Bauchspeichelsaftes. P. enthält z.B. stärkeabbauende α-**Amylase** (s. Amylasen), fettspaltende **Lipasen*** (Steapsin), das eiweißspaltende **Trypsin***, ferner Chymotrypsin*, Carboxypeptidase*, Nucleasen, Lecithinase B, bisweilen auch Labferment u.a.

**Pancreatis pulvis** Ph.Eur.3: Pankreas-Pulver, Pancreatinum; gew. aus dem frischen od. gefrorenen Pankreas (Bauchspeicheldrüse) von Säugetieren. Schwach braunes, amorphes Pulver mit schwachem, charakteristischem (bouillonartigem) Geruch u. schwach eigenartigem Geschmack, lösl. in Wasser, unlösl. in Ethanol u. Ether. Die Wirksamkeit von Pankreas-Pulver wird anhand von Casein, Olivenöl-Suspension u. Stärke mit Hilfe einer biologischen Referenz-Substanz (BRS) geprüft. So soll 1 mg Substanz mind. 1.0 Ph.Eur.-Einheiten (Ph.Eur.-E.) an proteolytischer Gesamtaktivität, 15 Ph.Eur.-E. lipolytische Aktivität u. 12 Ph.Eur.-E. amylolytischer Aktivität aufweisen; 1 Ph.Eur.-E./mg entspricht 1 000 F.I.P.-Einheiten/g. **Anw.** med.: bei Funktionsausfall der Pankreas; als Digestivum, b. Schwächezuständen zur Unterstützung der Verdauung; wird im sauren Milieu des Magens zerstört, daher in magensaftresistenten Zuber., od., falls erforderlich, zugleich mit Antazidum; auch bei Mukoviszidose (zystische Fibrose), wobei nur die amylolytische Aktivität von Bedeutung ist. **Übl. Dos.:** 0.5 bis 2 g, 1 Stunde nach d. Mahlzeit; häufig unterdosiert. Bei vollständigem Ausfall der Pankreasfunktion wären pro Mahlzeit folgende Enzymaktivitäten (jeweils in Ph.Eur.-E.) zu ersetzten: Protease 2 500 bis 5 000, Lipase 40 000 bis 80 000, Amylase 30 000 bis 60 000.

**Pankreatisches Polypeptid:** Gewebshormon; s. Hormone.

**Pankreatitis:** Entzündung der Bauchspeicheldrüse.

**Pankreotropes Hormon:** Hormon d. Hypophysen-Vorderlappens, s. Hormone.

**Pankreozymin:** ein Gewebshormon, s. Cholezystokinin.

**Panleukopenie:** (πενία Armut) Verminderung der Gesamtleukozytenzahl; s. Leukopenie.

**Panleukopenie-Lebend-Impfstoff für Katzen (gefriergetrocknet):** Vaccinum vivum panleucopeniae felinae infectivae cryodesiccatum Ph.Eur.3; gefriergetrocknete Zuber. aus attenuiertem Katzen-Panleukopenie-Virus.

**Panoral®:** s. Cefaclor.

**PanOxyl5®:** s. Benzoylperoxid.

**Pansen:** Speichermagen der Wiederkäuer (Beseitigung der Schaumbildung bei Trommelsucht: s. Silicone).

**Panthenol:** Pantothenylalkohol, s. Dexpanthenol u. Vitamine (Pantothensäure).

**Pantherinasyndrom:** s. Amanita muscaria.

**Pantherpilz:** s. Amanita muscaria.

**Pantocain®:** s. Tetracain.

**Pantocain nitricum:** s. Tetracainnitrat.

**Pantoprazol** INN: 5-(Difluormethoxy)-2-{[(3,4-dimethoxy-2-pyridyl)methyl]sulfinyl}-1H-benzimidazol, Pantozol®, Rifun®; CAS-Nr. 102625-70-7; $C_{16}H_{15}F_2N_3O_4S$, $M_r$ 383.37. **Wirk.:** Protonenpumpenblocker*, der in der Belegzelle unterhalb von pH 4 in die aktive Form des Sulfenamids umgelagert wird. **Anw.:** Antiulkusmittel; bei Ulcus ventriculi u. duodeni, mittelschwerer u. schwerer Refluxösophagitis. **Nebenw.:** Kopfschmerz, Diarrhö; selten Übelkeit, Juckreiz etc. Kontraind.: Leberinsuffizienz, strenge Indikationsstellung während einer Schwangerschaft u. der Stillzeit. HWZ 1 bzw. 1.5 h (Metaboliten). **Übl. Dos.:** Oral: 40 mg/d (entspr. 45.1 mg P.-Natrium). Gebräuchl. ist Pantoprazol-Natrium.

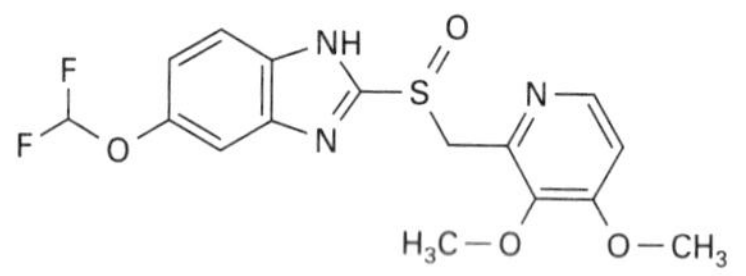

Pantoprazol

**Pantothensäure:** s. Vitamine.

**Pantothensaures Calcium:** s. Calciumpantothenat.

**Pantothenylalkohol:** Panthenol, s. Dexpanthenol u. Vitamine (Pantothensäure).

**Pantothenylalkoholcreme:** s. Cremor Dexpantothenoli.

**Pantothenylalkohollösung:** s. Dexpanthenol-Lösung.

**Pantothenylalkoholsalbe:** s. Unguentum Dexpantothenoli.

**Pantozol®:** s. Pantoprazol.

**Papageienkrankheit:** s. Psittakosis.

**Papain:** Papayotin(um); Protease (eiweißspaltendes Enzym), bestehend aus 212 Aminosäuren, aus dem Milchsaft u. den unreifen Früchten von Carica papaya*, dem Melonenbaum; $M_r$ 23 350. Weißes bis grauweißes, schwach hygr. Pulver, lösl. in Wasser. P. hydrolisiert Eiweiß sowohl in saurem wie in alkal. Medium (beste Wirk. bei pH 5 bis 5.5). Stoffe, die SH-Gruppen blockieren (z.B. Iodessigsäure), sind P.-Inhibitoren. SH-enthaltende Verbindungen, wie z.B. Cystein, aktivieren das Enzym, das gegenüber chemischen u. physikalischen Einflüssen (z.B. hoher Temp.) ungewöhnlich stabil ist. **Anw.:** Digestivum, Ersatz f. Pepsin; früher auch Anthelminthikum (gegen Oxyuren u. Askariden, Wirk. zweifelhaft) sowie in Zahnputzmitteln, auch (meist unzulässigerweise) zum Weichmachen von Fleisch.

**Papaver-Arten:** Fam. Papaveraceae, Mohn-Arten; seit über 2700 Jahren als Arzneipflanzen bekannt. Von der Gattung Papaver kennt man über 100 Arten u. Unterarten, aus denen über 100 Alkaloide, die im Milchsaft vorkommen, isoliert wurden. Das einzige Organ ohne Milchsaft ist der Same.

**Papaver bracteatum** Lindl.: Fam. Papaveraceae (Kaukasus, Armenien). Kenntlich an den charakteristischen Hochblättern (Brakteen). Enthält zahlreiche Alkaloide, ist aber prakt. frei von Morphin. Bei bestimmten Rassen beträgt z.B. der Thebain-Anteil 98% des Alkaloidgehaltes (Wurzel). Der eingetrocknete Milchsaft wird in Analogie zum Opium als Bractium bezeichnet.

**Papaver dubium** L.: Fam. Papaveraceae, Saatmohn (Mittelmeergebiet, Mitteleuropa). Der Milchsaft der unreifen Kapseln enthält Spuren von Alkaloiden.

**Papaver rhoeas** L.: Fam. Papaveraceae, Klatschmohn (Europa, Kleinasien, Syrien, Südpersien, Abessinien). Stpfl. v. **Flores Rhoeados, Rhoeados petalum:** Flores Papaveris rhoeados, Klatschmohnblütenblätter, Klatschrosenblüten, Feldmohnblüten, Feuerblumen, Mohnblumen. **Off.:** DAC86. **Inhaltsst.:** Rhoeadin u. andere Alkaloide (insgesamt ca. 0.1%), Schleim, Mecocyanin u. Mecopelargonin (Anthocyane). **Anw. volkst.:** Mucilaginosum, bei Husten, Heiserkeit bes. der Kinder; als Sir. Rhoeados.

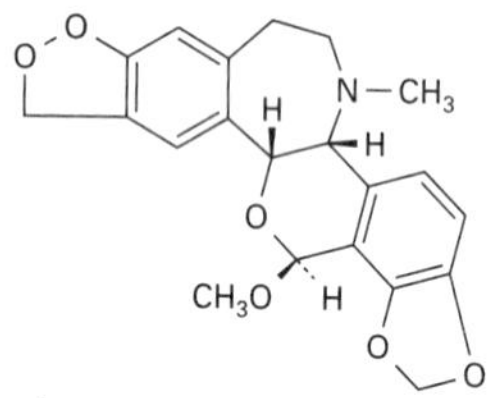

Papaver rhoeas:
(+)-Rhoeadin

**HOM:** *Papaver rhoeas* (HAB1.3): frische Blüten.

**Papaver somniferum** L.: Fam. Papaveraceae, Mohn, Schlafmohn (heim. östl. Mittelmeergebiet, dort auch kult., sowie in ganz Vorderasien u. Vorderindien, Mazedonien, Bulgarien, Kleinasien, Persien, China, Marokko, Ägypten, auch in Europa kult., in Belgien, Holland, Deutschland, Polen, Frankreich). Stpfl. v. **Fructus Papaveris immaturi:** (Capitis Papaveris immaturi) Unreife Mohnkapseln. **Inhaltsst.:** (ohne Samen) ca. 0.13 bis 0.3% Opiumalkaloide (Morphin, Narcotin, Papaverin, Codein u.a.); mit zunehmender Reife steigt der Morphingehalt bis auf 0.5%. **Anw. volkst.:** (früher) Beruhigungsmittel b. Husten usw. sowie b. Schlaflosigkeit; techn.: zur Morphingewinnung. Abkochungen der Mohnköpfe (sowohl der unreifen wie der reifen Kapseln) wie auch der Sir. Papaveris wurden kleinen Kindern verabreicht, was bei den schwankenden Alkaloidgehalten auch schwere u. tödliche Vergiftungen zur Folge hatte. Auch heute oft noch mißbräuchlich verwendet. **Stramentum Papaveris**, Mohnstroh, u. **Radix Papaveris**, Mohnwurzel, enthalten bis zu 0.03% Morphin bzw. bis zu 1.5% Opium-Alkaloide (auf getrocknetes Kraut bezogen) u. werden wie **Opium*** zur Morphingewinnung benutzt. **Semen Papaveris:** Mohnsamen. **Inhaltsst.:** 40 bis 55% fettes Öl, 20% Eiweiß, Lecithin, Enzyme; Morphin nicht nachgewiesen, soll jedoch ca. 0.01% Alkaloide wie Thebain u. Codein enthalten. **Anw.:** Gewürz (Backwaren), zur Herst. des Öls. **Oleum Papaveris:** Mohnöl, das aus dem Mohnsamen gepreßte fette Öl. Blaßgelbes, (halb)trocknendes Öl. **Best.:** Glyceride der α- u. β-Linolsäure (ca. 60%), Linolensäure (ca. 5%), Ölsäure (ca. 30%), Palmitin- u. Stearinsäure. D. 0.919 bis 0.927, IZ 130 bis 150; VZ 190 bis 198; Ep. -17 bis -19°C; Säuregrad nicht über 8. **Anw.:** zu Emulsionen, Linimenten, Salben, als Speiseöl. Die Iod-Additionsprodukte der Fettsäure-Ethylester des Mohnöls (BP, USP) werden als Röntgenkontrastmittel f. die Lymphangiographie u. zur Darstellung der Nasennebenhöhlen verwendet. Es handelt sich dabei um eine ölige Flüssigkeit, unlösl. in Wasser, lösl. in Aceton, Chlorform u. Ether, die Polystyrol zu lösen vermag.

**Papaverin:** Papaverinum, Optenyl®, Panergon®, Artegodan®, Paveron®; $C_{20}H_{21}NO_4$, $M_r$ 339.2. Schmp. 147°C. **Strukturformel** s. Opium. (Im Opium entdeckt 1848 v. G. Merck). Weiße Kristallprismen, sehr schwer lösl. in Wasser, leicht lösl. in heißem Ethanol, lösl. in Ether u. Chloroform. **Anw.** med.: Spasmolytikum (Verw. findet hauptsächl. P.-hydrochlorid*). HWZ 1.8 h.

**Papaverinhydrochlorid:** Papaverini hydrochloridum Ph.Eur.3, Papaverinii chloridum, Papaverinum hydrochloricum, Salzsaures Papaverin, 6,7-Dimethoxy-1-veratrylisochinolinhydrochlorid; CAS-Nr. 61-25-6; $C_{20}H_{22}ClNO_4$, $M_r$ 375.9. Schmp. 148°C (Metallblock). Weißes, krist. Pulver, geruchlos, anfangs schwach bitter, dann brennender Geschmack, lösl. in 40 T. Wasser, sehr schwer lösl. in Ethanol. Darst.: durch Lösen v. Papaverin in verd. Salzsäure. **Anw.:** Spasmolytikum*, muskulotrop, bes. bei Spasmen des Magen-Darm-Kanals, der Gallenwege u. der Harnwege, der Bronchien u. des Uterus (P. setzt den Tonus der glatten Muskulatur herab, hypnotische u. analgetische Wirk. gering). **Übl. Dos.:** oral 0.1 g mehrmals tgl.; i.v. u. i.m. 0.05 g; in Suppositorien 0.5 g. MED 0.2 g, MTD 0.6 g. Zur Schwellkörper-Autoinjektionstherapie*; **Dos.:** individuell; auch in Kombination mit Phentolamin*.

**Papaverini hydrochloridum:** s. Papaverinhydrochlorid.

**Papaverin, Salzsaures:** s. Papaverinhydrochlorid.

**Papaverinsulfat:** Papaverinum sulfuricum, $(C_{20}H_{21}NO_4)_2 \cdot H_2SO_4$. Weißes, krist. Pulver, lösl. in Wasser. **Anw.:** wie Papaverinhydrochlorid.

**Papaverinum hydrochloricum:** s. Papaverinhydrochlorid.

**Papaverinum sulfuricum:** s. Papaverinsulfat.

**Papayotinum:** s. Papain.

**Papier:** wird aus reiner Cellulose hergestellt, die mit Säuren od. Alkalien aufgeschlossen, mit Wasser zerstampft, geformt u. dann getrocknet wird. Gewisse Papiersorten werden mit Füllstoffen (Gips, Talk u.a.) versehen u. geleimt.

**Papierchromatographie:** s. Chromatographie.

**Papiere, Arzneiliche:** Chartae medicamentosae, Chartae DAB6, Papier- od. Gewebestücke, die mit einer Arzneizubereitung getränkt od. überzogen sind (Charta nitrata, Salpeterpapier; Ch. sinapisata, Senfpapier; Ch. resinosa, Gichtpapier).

**Papierelektrophorese:** s. Elektrophorese.

**Papilionaceae:** s. Fabaceae.

**Papillen:** *bot.* Epidermiszellen m. ausgestülpter äußerer Zellwand.

**Pappelholzkohle:** s. Carbo activatus (Carbo Populi).

**Pappelknospe:** Gemmae Populi, s. Populus-Arten.

**Pappelrinde:** Cotex Populi, s. Populus-Arten.

**Pappelrose:** s. Alcea rosea.

**Pappelsalbe:** s. Unguentum Populi.

**Pappus:** *bot.* Haarkrone, Federkrone. Nachträgliche Entwicklung des Kelches zu einem Kranz von Haaren (z.B. bei Valerianaceen u. Kompositen).

**Paprika:** s. Capsicum annuum u. C. frutescens.

**Paprikaextrakt:** s. Extractum Capsici.

**Paprikatinktur:** s. Tinctura Capsici.

**Papyrus Brugsch major:** s. Arzneibücher, Geschichte.

**Papyrus Ebers:** s. Arzneibücher, Geschichte.

**Para-:** neben, bei, gegen, nach, beiderseits, darüber hinaus, *chem.* Vorsilbe zur Bez. zweier Substituenten in 1,4-Stellung am Benzolring (Abk.: p-).

**Para-Aminobenzoesäure:** PAB, s. p-Aminobenzoesäure.

**Para-Aminobenzoyldiethylamino-ethanol:** Novocain®, s. Procainhydrochlorid.

**Para-Aminosalicylsäure:** s. p-Aminosalicylsäure.

**Para-Anilinsulfonsäure:** s. Sulfanilsäure.

**Parabene:** auch Parabane; Bez. f. die Ester der p-Hydroxybenzoesäure* (PHB), die als Konservierungsmittel verwendet werden; s. Konservierung.

**Paracasein:** s. Caseinum.

**Paracelsus:** Beiname des Theophrastus Bombastus von Hohenheim, Philosoph u. Arzt, 1494 bis 1541; Paracelsus ist der Begründer einer neuen Heilkunde. An die Stelle der überlieferten Säftelehre setzte er eine chemische Biologie u. Pathologie, die in die Zukunft wies. Er erkannte bisher übersehene pathologische Zusammenhänge u. neue Krankheitsbilder. Er schrieb die erste Monographie über die Gewebskrankheiten, förderte die Konstitutionslehre, die Kenntnis u. Behandlung der Syphilis, der Wundinfektion, der Neurosen u. Psychosen u. in weitem Umfang die Pharmakotherapie. In seinem philosophischen Denken, aus dem er die medizinischen Lehren begründete, stand er dem Neoplatonismus nahe. In seiner Naturphilosophie verbinden sich Züge aus dem Mittelalter u. der Renaissance mit zukunftsweisenden Gedanken: im Mittelpunkt steht der Mensch als Mikrokosmos, seine Lebensvorgänge werden mit den Substanzen u. Kräften des Makrokosmos in Konkordanz gedacht. Aus dieser Anschauung entwickelte P. die Chemie als Lehre von den wirksamen Elementen, ihren Veränderungen u. ihren bei der Heilung mithelfenden Wirkungen. Heilung ist f. P. das Werk der Lebenskraft, die der Arzt u. die Arznei nur unterstützen.

**Paracetamol** INN: Paracetamolum Ph.Eur.3, Acetaminophen, 4'-Hydroxyacetanilid, 1-Acetylamino-4-hydroxybenzol, Anaflon®, Treupel®, Tylenol®, Enelfa®, ben-u-ron®, Mono-Praecimed®; CAS-Nr. 103-90-2; $C_8H_9NO_2$, $M_r$ 151.16. Schmp. 169-170.5°C aus Wasser; polymorph. $d_4^{21}$ 1.293. Weißes, krist., geruchloses Pulver. Lösl. 1:70 in Wasser, 1:20 in kochendem Wasser, 1:7 in Ethanol, 1:13 in Aceton, 1:50 in Chloroform, 1:40 in Glycerol, 1:10 in Methanol, 1:9 in Propylengly-

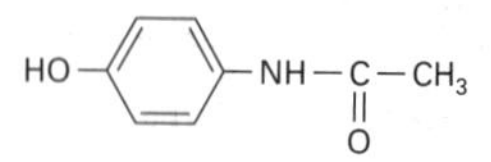


Paracetamol

kol; unlösl. in Ether; lösl. in Alkalihydroxid-Lösungen. $pK_s$ 9.5 (25°C). **Anw.:** Analgetikum, Antipyretikum; Hauptmetabolit von Phenacetin*, im Gegensatz zu diesem kann es auch Säuglingen u. Kleinkindern, die gegen methämoglobinbildende Stoffe besonders empfindl. sind, gegeben werden. **Nebenw.:** allergische Reaktionen (s. Parastoffe). **Übl. Dos.:** Oral: 3- bis 4mal 0.5-1.0 g/d, bis zu 4 g/d; Kinder bis 1 Jahr: 0.12 g; Kinder 1 bis 5 Jahre: 0.25 g; Kinder 6 bis 12 Jahre: 0.25-0.5 g. MED 1.0 g, MTD 4.0 g. HWZ 1.5 bis 2.5 h. **Tox.:** LD 10 bis 15 g (unbehandelt); geschädigt werden Nierentubuli u. Leberzellen; Antid.: Acetylcystein od. Methionin (fördert die Bildung des f. die Entgiftung der Paracetamolmetaboliten wichtigen Glutathion; Dos. mehrmals tgl. 2.5 g oral, max. 10 g/d).

**Paracetamol-Suppositorien:** s. Suppositoria paracetamoli.

**Parachlorphenol:** Phenolum parachloratum, p-Monochlorphenol; $C_6H_5ClO$, $M_r$ 128.5. Schmp. 42°C. Farblose bis schwach rötlich gefärbte Kristalle, leicht lösl. in Ether, Ethanol, Alkalien, schwer lösl. in Wasser. **Off.:** Ph.Helv.7. **Anw. med.:** früher als Antiseptikum, zu Verbänden (1 bis 2%), z. Ätzen tuberkulöser Geschwüre (5 bis 20%) u. in d. Zahnheilkunde, wirksam gegen viele grammnegative Erreger.

**Monochlorphenolum (para) cum Camphora**: p-Monochlorphenolcampher. Zstzg. nach EB6: 300 T. p-Monochlorphenol, 600 T. Campher, 100 T. abs. Ethanol.

**Paracodin®:** s. Dihydrocodein.

**Paracoto:** s. Aniba pseudocoto.

**Paracotoin:** Parakotoin; $C_{12}H_8O_4$, $M_r$ 216.19. Schmp. 150-151°C. Inhaltsst. von Cortex Paracoto, s. Aniba pseudocoto. Wirkt wie Cotoin* als Antidiarrhöikum.

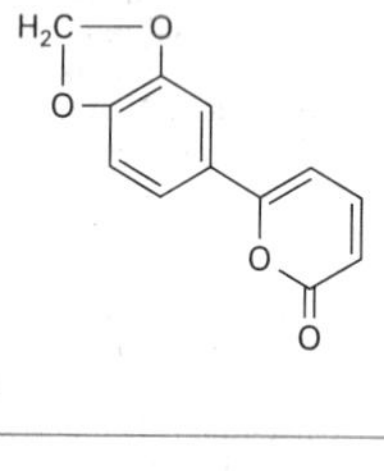


Paracotoin

**Paracotorinde:** Cortex Paracoto, s. Aniba pseudocoto.

**Paracytisch:** parazytisch, s. Spaltöffnungen.

**Paradaniella oliveri:** Stpfl. v. Balsamum Copaivae africanum*.

**Paradentium:** Zahnbett, Zahnfleisch; Paradentose, s. Parodontose.

**Paradermaler Schnitt:** Schnitt parallel zur Oberfläche eines flachen Organs, z.B. eines Blattes.

**Paradichlorbenzol:** p-Dichlorbenzol, 1,4-Dichlorbenzol; $C_6H_4Cl_2$. Schmp. 53°C. Sdp. 174°C. Leicht lösl. in Ether, Benzol, Schwefelkohlenstoff, heißem Ethanol. Farblose Kristalle, bereits bei gewöhnl. Temp. flüchtig. **Anw.:** als Insektenvertilgungsmittel, früher auch als Anthelmintikum.

**Paradiesapfel:** Tomate, s. Lycopersicon lycopersicum.

**Paradieskörner:** s. Aframomum melegueta.

**Paradihydroxybenzol:** s. Hydrochinon.

**Parästhesie:** (gr.) krankhafte, abnorme Empfindung, z.B. Kribbeln, Taubsein, Pelzigsein der Haut.

**Paraffin, Dickflüssiges:** s. Paraffinum liquidum.

**Paraffin, Dünnflüssiges:** s. Paraffinum perliquidum.

**Paraffine:** *chem.* s. Alkane.

**Paraffinemulsion:** s. Emulsio Paraffini liquidi.

**Paraffin, Flüssiges:** s. Paraffinum liquidum.

**Paraffin, Hartes:** s. Paraffinum solidum.

**Paraffinöl:** s. Paraffinum liquidum.

**Paraffinum durum:** Hartparaffin, s. Paraffinum solidum.

**Paraffinum liquidum** Ph.Eur.3: Dickflüssiges Paraffin, Paraffinum subliquidum, Flüssiges Paraffin, Paraffinöl. Gereinigte Mischung flüssiger, gesättigter Kohlenwasserstoffe. Gew. aus den Rückständen der Petroleumdest. (s. Ol. Petrae). Klare, farblose, nicht fluoreszierende, geruch- u. geschmacklose, ölartige Flüss., lösl. in Ether, Benzol, Chloroform, unlösl. in Wasser u. Ethanol. D. mind. 0.827 bis 0.890. Sdp. nicht unter 360°C. Viskosität 110 bis 230 mPa·s. **Anw.** med.: als Abführmittel (Gleitmittel). Dos. tgl. 1 bis 3 Eßlöffel, ferner zu Salben sowie als Backöl u. Schmieröl.

**Paraffinum microcristallinum:** Mikrokristallines Paraffin, mikrokristallines Wachs, Kohlenwasserstoffwachs, Microcrystalline Wax, Esma® P. Feste, farblose, kristalline wachsartige Masse. Im Gegensatz zu Hartparaffin (Paraffinum solidum*) besteht P. m. aus einem Gem. fester, geradkettiger Paraffine, verzweigtkettiger Isoparaffine u. cyclischer KW mit einer $M_r$ von 450 bis 1000. Es ähnelt damit in Struktur (besonders feine Struktur der Mischkristalle) u. Eigenschaften dem Ceresin* (gereinigter Ozokerit*, höherer Schmp.). Gew. durch Lösungsmittelextraktion od. Ausfrieren von Rückständen der Erdöldestillation u. anschließender Entölung. Lösl. in Ether, Benzol, Chloroform. Lösl. in 30 T. abs. Ethanol. Unlösl. in Wasser; mischbar mit Ölen u. flüssigem Paraffin in der Wärme. Ep. 60 bis 75°C. **Off.:** DAC86. **Anw.:** Zur Erhöhung von Konsistenz u. Ölbildungsvermögen von Salben, Cremes u. Stiften; zus. mit flüssigem Paraffin als Kunstvaselin (s. Vaselinum); als Ersatz f. Bienenwachs u. Hartparaffin; in Drageepoliermitteln.

**Paraffinum perliquidum** Ph.Eur.3: Dünnflüssiges Paraffin. Flüss. Mischung gereinigter, gesättigter Kohlenwasserstoffe aus Erdöl. Klare, farblose, im Tageslicht nicht fluoreszierende, ölige Flüss. ohne Geruch u. Geschmack, leicht lösl. in Ether, Chloroform, prakt. unlösl. in Wasser, Ethanol. D. 0.810 bis 0.875, Viskosität: max. 25 bis 80 mPa·s. Falls flüss. Paraffin f. Sprühzwecke verordnet wird, ist dünnflüss. Paraffin zu verwenden. **Anw.:** zu Nasenölen u. Sprayzwecken.

**Paraffinum solidum:** Hartparaffin, Zeresin, Ceresinum, Cera mineralis, Erdwachs, Gereinigtes Ozokerit*; $M_r$ 225 bis 450. Ep. 50-62°C (rotierender Thermometer). Gem. gereinigter, fester, gesättigter Kohlenwasserstoffe. Gew. aus den Rückständen der Erdöldestillation, ferner aus

Braunkohlen- u. Torfteer; synth. nach dem Fischer-Tropsch-Verfahren. Farblose od. weiße auf frischem Bruch fast geruchlose Masse. Grobkristalline Gelstruktur in flüssigem Paraffin). Lösl. in Chloroform, Ether, wenig lösl. in absolutem Ethanol, prakt. unlösl. in Wasser, Ethanol. **Off.:** DAB10, ÖAB90, Ph.Helv.7. **Anw.:** als konsistenzerhöhender Salbenzusatz; techn.: zur Kerzenfabrikation.

**Paraffinum subliquidum:** Dickflüssiges Paraffin, s. Paraffinum liquidum.

**Paraflutizid** INN: 6-Chlor-3-(4-fluorbenzyl)-3,4-dihydro-2H-1,2,4-benzothiadiazin-7-sulfonamid-1,1-dioxid; CAS-Nr. 1580-83-2; $C_{14}H_{13}Cl$-

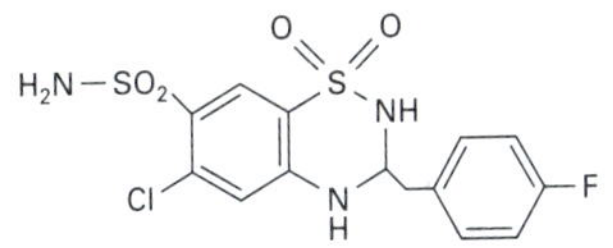

Paraflutizid

$FN_3O_4S_2$, $M_r$ 405.86. Schmp. 139°C aus Ethanol 50%. **Anw.:** Saluretikum (s.a. Diuretikum), Antihypertensivum. **Übl. Dos.:** Oral: 0.005-0.015 g/d 5 d/Woche. Nebenw., Wechselw., Kontraind.: s. Bendroflumethiazid.

**Paraform:** Paraformaldehyd.

**Paraformaldehyd:** Formaldehydum polymerisatum, Paraform, ein polymerisierter Formaldehyd (Polyoxymethylen); CAS-Nr. 30525-89-4 $(HCHO)_x$. Schmp. ca. 165 bis 172°C. Darst.: durch Erhitzen v. Formaldehydlsg. m. einem geringen Zusatz v. konz. Schwefelsäure. Weißes, krist. Pulver. Lösl. in Alkalilaugen, Ammoniaklsg. u. erwärmten Säuren, kaum lösl. in Wasser, Ethanol u. Ether. **Off.:** DAC86, ÖAB90, Ph.Helv.7. **Anw.:** zur Raumdesinfektion (geht beim Erhitzen wieder in Formaldehyd über), pro $m^3$ rechnet man 5 g.

**Parafuchsin:** Pararosanilin, s. Fuchsin.

**Paraguaytee:** Folia Mate, s. Ilex paraguariensis.

**Parahyphen:** s. Hymenium.

**Paraimmunität:** s. Paramunität.

**Parainfluenzaviren:** Erreger katarrhalischer Infekte beim Menschen.

**Parakautschuk:** s. Kautschuk.

**Parakotoin:** s. Paracotoin.

**Parakotorinde:** s. Aniba pseudocoto.

**Parakresol:** s. Cresolum.

**Parakresotinsäure:** Acidum paracrescotinicum, s. Kresotinsäure.

**Parakresse:** s. Spilanthes oleracea.

**Paraldehyd:** Paraldehydum Ph.Eur.3, Paracetaldehyd, 2,4,6-Trimethyl-1,3,5-trioxan, ein cyclisches Trimer des Acetaldehyds; CAS-Nr. 123-63-7; $C_6H_{12}O_3$, $M_r$ 132.2. Sdp. 123-125°C. Ep. 10-13°C. D. 0.992 bis 0.994. $n_D^{20°C}$ 1.404 bis 1.406. Durchscheinende, farblose od. leicht gelbe Flüss., starker, charakteristischer Geruch, bei niederer Temp. zu einer krist. Masse erstarrend; mischbar mit Ethanol 96%, Ether, Chloroform, lösl. in Wasser v. 20°C (1:10), in siedendem Wasser (1:18). Darst.: durch Polymerisation des Acetaldehyds m. konz. Schwefelsäure. **Anw.:** Sedativum u. Hypnotikum, bes. bei Geisteskranken, bei Krämpfen im Status epilepticus. **Dos.:** Oral: 2 bis 5 mL, verdünnt in Tee od. Mucilaginosa; MED 5.0 g, MTD 15.0 g; als Klysma: 10%ig in Mucilaginosa. **Nebenw.:** Reizerscheinungen am Applikationsort, akute Vergiftung ähnl. Barbituratintoxikation; LD: 25 bis 30 mL. **Anw.** techn.: als Lösungsmittel f. Fette, Öle, Wachse, Gummi usw.

**Parallaxe:** der Winkel zwischen 2 Sehstrahlen von verschiedenen Beobachtungsorten ausgehend zum selben Objekt; wird als scheinbare Verschiebung des Objektes beobachtet (parallaktische Verschiebung).

**Parallelimport:** Arzneimittel, das von einem Hersteller im Ausland in einer für das Ausland bestimmten Aufmachung für den ausländischen Markt hergestellt u. von einer inländischen Firma importiert wird (vgl. Reimport).

**Paralysis, Paralyse:** **1.** vollständige Lähmung; **2.** progressive Paralyse, PP, Spätform der Syphilis* (Neurolues), etwa 10 bis 25 Jahre nach der Infektion, unbehandelt meist über geistigen u. körperlichen Verfall zum Tod führend.

**Paralysis agitans:** *syn.* Parkinson-Krankheit, Schüttellähmung, idiopathische, keineswegs immer familiäre Form des Parkinsonismus*.

**Paramagnetisch:** s. Magnetochemie.

**Paramethadion** INN: 5-Ethyl-3,5-dimethyl-2,4-oxazolidindion, Paradion; CAS-Nr. 115-67-3;

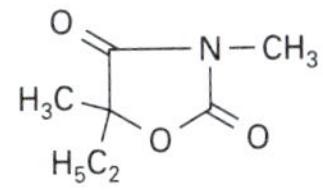

Paramethadion

$C_7C_{11}NO$, $M_r$ 157.17. **Anw.:** Antiepileptikum*, gegen Petit mal; sehr toxisch. **Nebenw.:** entsprechen denen von Mephenytoin*, zusätzlich Photophobie.

**Paramethason** INN: 6-α-Fluor-11β,17,21-trihydroxy-16α-methyl-1,4-pregnadien-3,20-dion, Monocortin®; CAS-Nr. 53-33-8; $C_{22}H_{29}FO_5$, $M_r$ 392.45. **Strukturformel** s. Prednison. **Anw.:** Glucocorticoid. HWZ 3 bis 4.5 h. **Übl. Dos.:** Oral: Initialdos. je nach Indikation 0.006-0.016 g/d, Erhaltungsdos.: 1- bis 3mal 0.002 g/d. Parenteral: i.m., i.v. 0.02 g/d f. Notfälle, nicht mehr als 4mal/d je nach Indikation. Gebräuchl. sind auch Paramethason-21-acetat; CAS-Nr. 1597-82-6, u. Dinatrium-paramethason-21-dihydrogenphosphat.

**Paramorphin:** s. Thebain.

**Paramunität:** (Paraimmunität) eine unspezifische Immunität* gegen eine Anzahl unterschiedlicher Erreger od. Antigene, die schnell entstanden ist u. einige Zeit (z.B. einige Wochen) anhält; entwickelt der Organismus z.B. zu Beginn einer Infektion („Sofort-Abwehr") od. kann durch Reiztherapie* od. Immunstimulantien* (Paramunitätsinduktoren) induziert werden. Verantwortlich f. die P. sind v.a. die Makrophagen, sowie die anderen zellulären u. auch humoralen Abwehrmechanismen, s. Immunsystem.

**Paramunitätsinduktoren:** s. Immunstimulantien.

**Paramyxoviren:** (*gr.* παρά neben, darüber, μύξα Schleim) mittelgroße bis große RNS-Viren; f. den Menschen pathogen sind: Parainfluenzaviren, RS-Viren, Mumps-Virus, Masern-Virus. Für Tiere pathogen sind: Newcastle-Krankheit-Virus.

**Paranatee:** Folia Mate, s. Ilex paraguarensis.

**Paranüsse:** s. Bertholletia excelsa.

**Paraoxon:** E 600, O,O-Dimethyl-O-(4-nitrophenyl)-thionophosphat, Parathionmethyl, Min-

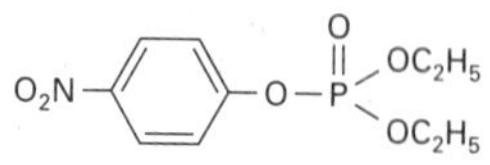

Paraoxon

tacol®; CAS-Nr. 298-00-0; $C_8H_{10}NO_5PS$, $M_r$ 263.2. Entst. in vivo aus Parathion*. hellgelbes, stark giftiges, sehr schwer lösl. Öl (lösl. in Wasser 1:1000). **Wirk.** u. **Anw.:** irreversibler Cholinesterasehemmer, früher als Miotikum u. in der Glaukomtherapie medizinisch eingesetzt; Insektizid, ähnl. Parathion* (E 605); LD 3 mg/kg KG.

**Para-Oxybenzoesäureester:** s. Hydroxybenzoesäureester.

**Paraquat:** 1,1'-Dimethyl-4,4'-bipyridinium; $[C_{12}H_{14}N_2]^{2+}$, $M_r$ 186.25. **Anw.:** in Salzform. Wichtiges Kontaktherbizid, s. Schädlingsbekämpfungsmittel (Herbizide), mit weltweiter Anw. in der Landwirtschaft, als biologischer Oxidations-Reduktions-Indikator; häufig starke Intoxikationen. **Tox.:** bei Kontakt Hautverätzungen, Schleimhautreizungen u. Augenschäden; bei oraler Aufnahme Ulzerationen des Verdauungstraktes, Diarrhöen, Erbrechen, Ödeme, Blutungen, Nieren- u. Leberschäden, Gelbsucht, Lungenfibrosen, Tod durch Ersticken.

**Paraquatdichlorid:** $C_{12}H_{14}ClN_2$. Schmp. 300°C. Farbloses Salz, wasserlöslich.

**Paraquatbismethylsulfat:** $C_{14}H_{20}N_2O_8S_2$. Gelbe Substanz.

**Pararauschbrand:** Gasbrand*, hervorgerufen durch Clostridium* septicum.

**Pararauschbrand-Impfstoff für Tiere:** Vaccinum clostridii septici ad usum veterinarium Ph.Eur.3; aus der Flüssigkultur eines geeigneten Stammes von *Clostridium septicum* gew.; durch ein Inaktivierungsverfahren wird die Toxizität (ohne Verlust der immunogenen Wirksamkeit) eliminiert.

**Pararosanilin:** s. Fuchsin.

**Parasiten:** (*gr.* παράσιτος mitspeisend) Lebewesen (Tiere, Pflanzen, Bakterien, Pilze, Algen etc.), die auf Kosten eines anderen Lebewesens leben u. ihm dabei schaden; z.B. Kommensalen, Symbionten, Saprophyten. Man unterscheidet **1. obligate Parasiten**, die ganz von anderen Lebewesen leben, **2. fakultative Parasiten**, die teilweise, **3. temporäre Parasiten**, die zeitweilig von einem anderen Lebewesen leben. Außerdem unterscheidet man **Ektoparasiten**, die auf einem Lebewesen (Oberfläche), bzw. **Endoparasiten**, die in einem Lebewesen, z.B. in der Körperhöhle leben. Für den Menschen wichtige Parasiten sind: **1.** Bakterien* u. Viren*; **2.** Pflanzliche Parasiten (Phytoparasiten): Pilze*; **3.** Tierische Parasiten (Zooparasiten): Protozoen* (Urtierchen), Arthropoden* (Gliedertierchen, überwiegend Überträger von Parasiten), Helminthes* (Würmer).

**Parasitologie:** (*gr.* παράσιτος mitspeisend, λόγος Lehre) Lehre von den tierischen u. pflanzlichen Parasiten.

**Parasorbinsäure:** s. Sorbus aucuparia.

**Parastoffe:** Verbindungen, mit in para-Stellung substituiertem Benzolring, die allergieauslösend wirken. Die gemeinsame allergene Wirksamkeit (Kreuzallergie*) ist auf den oxidativen Abbau von P. zu Metaboliten mit Chinonstruktur zurückzuführen. Zu diesen Gruppenallergenen zählen: 1. Lokalanästhetika* (Benzocain, Procain u.a.); 2. Sulfonamide u. Verwandte (z.B. Sulfonylharnstoffe, Thiazoldiuretika); 3. Lichtschutzmittel (z.B. p-Aminobenzoesäure*); 4. Farbstoffe u. Gummiinhaltsstoffe (z.B. p-Phenylendiamin u. Derivate); 5. Konservierungsmittel (z.B. p-Hydroxybenzoesäureester); 6. Paracetamol u.a.

**Parasympathikus:** physiol. u. pharmak. vom Sympathikus* abgrenzbarer Teil des vegetativen Nervensystems*. Nach den Ursprungszentren in Mittelhirn, Brückenhaube, verlängertem Mark u. Sakralbereich des Rückenmarks als kraniosakrales System dem Sympathikus gegenübergestellt. Im Gegensatz zum Sympathikus keine morphologische Einheit, da sich die parasympathischen Fasern mit einigen Ausnahmen stets anderen Nervenstämmen anlagern. Die synaptische Umschaltung der präganglionären auf die postganglionären Neuronen erfolgt außerhalb des ZNS in den peripheren Ganglien od. in den Ganglien der intramuralen Geflechte (s. intramurales Nervensystem). Die Erregungsübertragung erfolgt prä- u. postganglionär durch Acetylcholin. Pharmaka, die den Parasympathikustonus beeinflussen: Parasympathomimetika*, Parasympatholytika*.

**Parasympatholytika:** Parasympathikolytika (veraltet); hemmen die Erregungsübertragung im parasympathischen System, wobei vorwiegend die muscarinische Wirk. des Acetylcholins an den postsynaptischen Rezeptoren durch kompetitive Hemmung blockiert wird. P. werden auch als anticholinerge, cholinolytische, vagolytische od. antimuscarinische Pharmaka bezeichnet; vgl. Anticholinergika. Ausgehend von den Alkaloiden Atropin u. Scopolamin wurde eine Reihe von synthetischen P. mit spezifischen Indikationen entwickelt, z.B. Homatropin* u. Tropicamid* (Augenheilkunde), N-Butylscopolammoniumbromid* (Spasmolyse), Pirenzepin* (Ulkustherapie).

**Parasympathomimetika:** Parasympathikomimetika (veraltet); den Parasympathikus* erregende Stoffe, besitzen eher muscarinische als nicotinische Eigenschaften des Acetylcholins*, Antagonisten des Atropins*. Einteilung: **1. Direkte P.:** wirken wie Acetylcholin direkt am Rezeptor, neben der Modellsubstanz Muscarin* z.B. Cholinester, Carbachol*, Pilocarpin*. **2. Indirekte P.:** hemmen den enzymatischen Abbau von Acetylcholin durch Cholinesterasen*, wodurch sich das körpereigene Acetylcholin am Rezeptor anreichert. Nach der Dauer der Enzymhemmung unterscheidet man *reversible Cholinesterasehemmer*, z.B. Neostigmin*, Physostigmin*, Pyridostigmin* (Wirkungsdauer Minuten bis Stunden), u. *irreversible Cholinesterasehemmer*, z.B. Ecothiopatiodid*, auch Alkylphosphate (Wirkungsdauer Monate. z.B. Parathion*). **Anw.:** Glaucom*, Ileus*, Blasenatonie, Myasthenia gravis*, Refluxösophagitis, Vergiftungen mit Atropin*, Curare*, tricyclischen Antidepressiva.

**Parathion:** E 605, *O,O*-Diethyl-*O*-(4-nitrophenyl)thiophosphat, Parathionethyl (vgl. Paraoxon); CAS-Nr. 56-38-2; $C_{10}H_{14}NO_5PS$, $M_r$

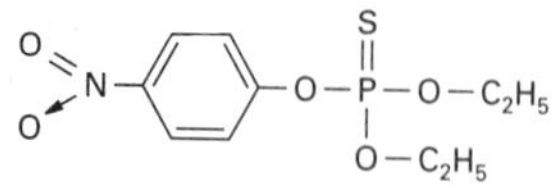

Parathion

291.27. **Anw.:** Insektizid, Akarizid; breites Wirkungsspektrum; Cholinesterasehemmer; ein Kontakt-, Fraß- u. Atemgift; $LD_{50}$ 6.4 mg/kg KG (Ratte; oral, akut); s. Schädlingsbekämpfungsmittel (Tab.).

**Parathionmethyl:** s. Paraoxon.

**Parathormon:** Parathyrin, Parathyroid; Hormon* der Nebenschilddrüse. **Anw.:** Diagnostikum bei Hypo- u. Hyperparathyreoidismus, Nierenfunktionsprüfung, bei akutem Hypoparathyreoidismus mit Tetanie; nicht in der Langzeitbehandlung des Hypoparathyreoidismus, die mit Vitamin D durchgeführt wird. HWZ 2 bis 4 min. P. bewirkt Erhöhung des Blutcalciums u. Erniedrigung der anorganischen Phosphate im Blut; s. Hormone.

**Parathyreoidea:** Glandula parathyreoidea, Nebenschilddrüse, s. Hormone u. Organtherapeutika.

**Parathyrin:** s. Parathormon.

**Paratonkabohnen:** s. Dipterix odorata.

**Paratyphus:** dem Bauchtyphus (Typhus abdominalis*) ähnliche, meldepflichtige Erkrankung, die jedoch milder verläuft (Darmblutungen, Darmgeschwüre, Durchfälle, Fieber). Erreger: Salmonella* paratyphi A, B od. C; Prophylaxe durch Impfung möglich, meist in Kombination mit Typhus-Impfstoff, z.B. TAB*.

**Para-Verbindungen:** s. Para-.

**Paraxin®:** s. Chloramphenicol.

**Parazytisch:** s. Spaltöffnungen.

**Pardroyd®:** s. Oxymetholon.

**Pareirawurzel:** Radix Pareirae bravae, Pareira brava, s. Chondodendron tomentosum.

**Parenchym:** *bot.* Gewebe, dessen lebende Zellen isodiametrisch od. gestreckt sind, von verschiedenem Umriß u. an den Enden nicht zugespitzt, vgl. Prosenchym.

**Parenteral:** außerhalb des Magen-Darm-Trakts; Einführung eines Stoffes in den Körper unter Umgehung des Magen-Darm-Kanals, d.h. durch subkutane (in die Haut), intravenöse (in die Vene), intramuskuläre (in den Muskel) Injektion; weitere Möglichkeiten s. Injectio(nes) (Abb.).

**Parenteralia** Ph.Eur.3: Zubereitungen zur parenteralen Anwendung. Sterile Zuber., die zur Applikation in menschliches od. tierisches Gewebe durch Injektionen od. Implantation bestimmt sind. Es wird unterschieden zwischen Iniectabilia* (Injektionslösungen), Infundibilia* (Infusionslösungen), Parenteralia diluenda* (Konzentrate zur Herst. v. P.), Pulveres parenterales* (Pulver zur Herst. v. P.) u. Implantanda* (Implantate). P. werden so hergestellt, daß Sterilität* gewährleistet ist u. eine mikrobielle Kontamination*, die Anwesenheit von Pyrogenen* sowie das Wachstum von Mikroorganismen vermieden wird. Zur Herst. muß Aqua ad iniectabilia* verwendet werden. Zahlreiche P. erfordern den Zusatz von Hilfsstoffen, z.B. um die Blutisotonie (s. Isotonie) zu gewährleisten, den pH-Wert* einzustellen, die Löslichkeit zu verbessern, die Zers. der Wirkstoffe zu verhindern od. um ausreichende antimikrobielle Eigenschaften zu erzielen. Diese Zusätze dürfen weder die beabsichtigte medizinische Wirk. der Zuber. beeinflussen noch in der angewandten Konzentration toxisch od. lokal reizend sein. Die Wirkstoffkonzentration in applikationsfertigen, flüssigen P. wird auf das Volumen der Zuber. bezogen.

**Behältnisse f. P.** müssen aus genügend durchsichtigem Material bestehen, um eine visuelle Prüfung des Inhalts zu ermöglichen (Ausnahme bei Implantaten). Es muß gegenüber der Zuber. indifferent u. so beschaffen sein, daß weder Diffusion in od. durch das Material auftritt noch fremde Substanzen in die Zubereitung gelangen (dies gilt auch f. das Verschlußmaterial). Ampullen* werden durch Zuschmelzen verschlossen, u. ihr Inhalt ist zum einmaligen Gebrauch bestimmt. Flaschen werden mit geeigneten Verschlüssen versehen, die ausreichend dicht sein müssen, um eine Kontamination zu verhüten, u. die die Entnahme eines Teiles od. des ganzen Inhaltes des Behältnisses ohne Entfernen des Verschlusses gestatten. Die Elastizität des Plastmaterials od. der Elastomeren muß ausreichen, um das Durchstechen mit einer Nadel ohne Ausstanzen von Teilchen zu ermöglichen u. einen Wiederverschluß der Einstichstelle nach Herausziehen der Nadel zu gewährleisten. P. müssen der Prüfung auf Sterilität (Ph.Eur.3) entsprechen. Sofern im Arzneibuch vorgesehen, genügt die Prüfung auf Bakterien-Endotoxine anstelle der Prüfung auf Pyrogene. Zur intravenösen (i.v.) Applikation eignen sich wäßrige Injektionslösungen, Infusionslösungen, Emulsionen zur Injektion od. Infusion. Intramuskulär (i.m.) werden wäßrige u. ölige Injektionslösungen, wäßrige u. ölige Suspensionen injiziert. Subcutan (s.c.) verabreicht werden kleine Volumina wäßriger Injektionslösungen, Tropfinfusionslösungen bei Säuglingen. Impfpräparate, Präparate f. Allergie- u. Sensibilisierungstests werden intrakutan (i.c.) gegeben. Intraarteriell (i.a.) werden Röntgenkontrastmittel gespritzt.

**Parenteralia diluenda** Ph.Eur.3: Konzentrate zur Herst. von Parenteralia*. Konzentrierte, sterile Lösungen, die nach dem Verdünnen mit einer geeigneten Flüssigkeit zur Injektion od. Infusion bestimmt sind. Die so hergestellten Verdünnungen müssen den Anforderungen f. Iniectabilia* u. Infundibilia* entsprechen (Sterilität, Pyrogene, u.U. Gleichförmigkeit des Gehaltes).

**Parenteraltabletten:** s. Implantate.

**Parese:** (gr.) motorische Schwäche, unvollständige Lähmung.

**Parfenac®:** s. Bufexamac.

**Pariser Blau:** s. Berliner Blau.

**Pariser Gelb:** Plumbum chromicum, s. Bleichromat.

**Pariser Rot:** s. Eisen(III)-oxid.

**Paris quadrifolia** L.: Fam. Liliaceae, Einbeere, Wolfsbeere, Sternkraut (Europa). **Inhaltsst.:** in allen Organen, bes. reichlich im Rhizom, die (Steroid-)Saponine Paristyphnin, Paridin; ferner Asparagin, Pektin, Citronensäure. Die Pflanze ist wegen der resorbierbaren Saponine giftig. **Anw.** volkst.: zur Behandlung von Wunden u. als Grippemittel.

**HOM:** *Paris quadrifolia* (HAB1.4): frische, zur Zeit d. Fruchtreife gesammelte Pflanze; verord. z.B. b. Migräne, Cervicalsyndrom.

**Parkemed®:** s. Mefenaminsäure.

**Parkinsonismus:** Morbus Parkinson, Parkinson-Krankheit. Eine vom Londoner Arzt Parkinson 1817 erstmals beschriebene Erkrankung des extrapyramidalen Systems*, bei der es durch das Absterben von dopaminergen Nervenzellen in den motorischen Kernen des Stammhirns zur Reduktion od. zum Ausfall der dopaminergen Hemmung u. damit zum Überwiegen des cholinergen Systems kommt. **Symptome:** Tremor (unwillkürliche Muskelkontraktionen, 3- bis 5mal pro Sekunde, aktiviert durch Streß, Angst, Müdigkeit), Rigor* (erhöhter Muskeltonus), Akinesie* od. Hypokinesie* (mangelhafte od. fehlende Mimik, leise u. monotone Sprache, Verlangsamung aller Bewegungen, Fehlen der physiologischen Mitbewegungen, gebückte Haltung, kleinschrittiger, z.T. schlürfender Gang, Mikrographie*), weiterhin vermehrter Speichel- u. Tränenfluß, Bradyphrenie*, Stimmungslabilität, Melancholie. **Ursachen:** zur Hälfte idiopathisch (endogenes Parkinson-Syndrom); die andere Hälfte als Folge von Encephalitiden, Tumoren, Arteriosklerose, Traumen, Vergiftungen (CO, Mangan), meist reversibel nach Medikation mit Neuroleptika (s. Psychopharmaka).

**Therapie: Antiparkinsonmittel: 1.** Zentral wirksame Anticholinergika: bewirken eine unterschiedliche, z.T. nicht sehr ausgeprägte Verminderung von Rigor u. Tremor; Atropin* u. Scopolamin*, die klassischen A., wurden aufgrund ihrer starken peripheren Nebenw. (Tachykardie, Obstipation, Akkomodationsstörungen, usw.) durch synthetische Pharmaka mit geringeren peripheren Wirkungen ersetzt: Benzatropin*, Orphenadrin*, Biperiden* u.a. Mexiten* u. Bornaprin* werden vor allem gegen den Tremor verwendet. **2.** Antiparkinsonmittel mit dopaminerger Wirk.: **a)** Levodopa*, L-Dopa: aktivstes Antiparkinsonmittel, wirksam gegen Akinesie u. psychische Störungen, auch (weniger) gegen Rigor u. Tremor; wird zu ca. 95% durch periphere Dopadecarboxylase zu Dopamin, dem Wirkprinzip, abgebaut, das aber die Blut-Hirn-Schranke nicht passieren kann, nur ca. 5% gelangen mittels eines aktiven Transportmechanismus ins Gehirn u. kommen dort als Dopamin zur Wirk., daher hohe Dos. (Erhaltungsdos. 2 bis 4 g/d) nötig. **b)** Kombination von Levodopa mit Dopadecarboxylasehemmern: Carbidopa*, Benserazid u.a. hemmen den peripheren, nicht aber den zentralen Abbau von L-Dopa, das so in größerem Ausmaß ins ZNS gelangen u. dort als Dopamin wirken kann; ermöglichen die Reduktion der L-Dopa-Dosierung um bis zu 75% u. damit auch der Nebenw. (s. Levodopa). **c)** Amantadin*: ursprünglich nur zur Grippeprophylaxe (v.a. bei Infektion mit Influenza-$A_2$-Viren), erhöht die Dopaminkonzentration im ZNS durch Steigerung der Dopaminfreisetzung aus intakten Neuronen u. Hemmung der Wiederaufnahme von Dopamin in die Neuronen, wirksam gegen Rigor u. Akinesie, allerdings hält der therapeutische Effekt nur einige Wochen an. **d)** Bromocriptin, Pergolid u. Lisurid: halbsynthetische Ergotalkaloide (s. Secale cornutum) mit dopaminerger Wirkung. **3.** β-Sympatholytika: gegen Tremor, z.B. Propranolol*. **4.** Zur Unterstützung der medikamentösen Ther. ist Krankengymnastik angezeigt.

**Parkinson-Krankheit:** Paralysis agitans, s. Parkinsonismus.

**Parkotil®:** s. Pergolid.

**Parmycin:** s. Evosin.

**Parnate®:** s. Tranylcypromin.

**Parodontitis:** Paradentitis; entzündliche Erkrankung des Zahnbettes mit Abbau des Alveolarknochens, Bildung von (eitrigen) Zahnfleischtaschen, starkem Zahnsteinansatz u.a. Man unterscheidet verschiedene Formen. Ursache, meist infektiös. Verlauf chron. od. akut; vgl. Parodontose; Ther. s. Parodontosemittel.

**Parodontose:** *syn.* Paradentose (veraltet); i.a. versteht man unter P. eine fortschreitende, chron. entzündliche Erkrankung des Zahnbettes (Parodontium), das die Zahnwurzel umgibt. Richtigerweise versteht man unter (Klassischer) P. jedoch eine ohne Entzündung einhergehende Erkrankung des Zahnbettes mit Schwund des Zahnfleisches, der Wurzelhaut, des Alveolarknochens u. anschließender Lockerung der Zähne. Entzündliche Erkrankungsformen werden unter dem Begriff Parodontitis* zusammengefaßt. Die genauen Ursachen der P. sind unbekannt; s.a. Paradontosemittel.

**Parodontosemittel:** Mittel zur Ther. u. Prophylaxe von Parodontose* u. Parodontitis*. Die Bedeutung der medikamentösen Ther. liegt v.a. in der Unterstützung u. Ergänzung zur Lokaltherapie (physikalische Maßnahmen). Es sind v.a. entzündungshemmende u. -bekämpfende Stoffe wie Antiseptika* (Chinosol, Mercurochrom, Iodverbindungen u.v.a.), Antiphlogistika* (auch pflanzliche) u. Adstringentien*. Daneben werden z.B. Enzympräparate* (z.B. Chymotrypsin) zur Wundflächenreinigung eingesetzt.

**Paromomycin** INN: 4-O-(2-Amino-2-desoxy-α-D-glucopyranosyl-)-2-desoxy-5-O-[3-O-(2,6-diamino-2,6-didesoxy-β-C-idopyranosyl)-β-D-ribofu-

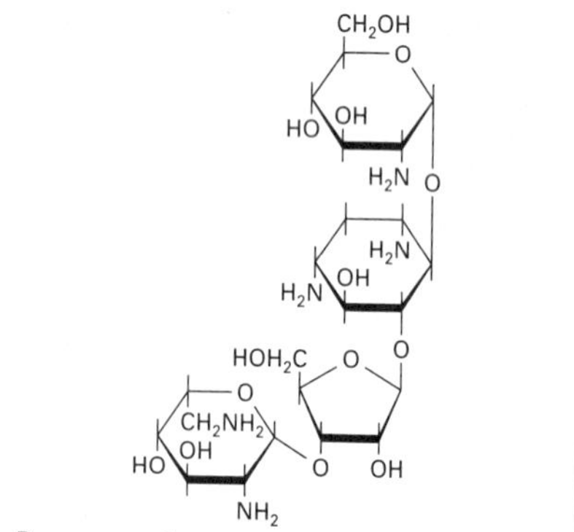

Paromomycin

ranosyl]-D-streptamin, Humatin®; CAS-Nr. 7542-37-2; $C_{23}H_{45}N_5O_{14}$, $M_r$ 615.6. Aminoglykosid-Antibiotikum aus Streptomyces rimosus forma paromomycinus. Löslichkeit von **Paramomycinsulfat:** in 1 Teil Wasser lösl., prakt. unlösl. in Ethanol, Chloroform, Ether. **Wirk.** u. **Anw.:** hemmt die Proteinbiosynthese u. wirkt v.a. gegen grampositive Keime, teilweise auch gegen E. coli, Enterobacter, Klebsiellen, Salmonellen, Shigellen, Proteus; kreuzresistent mit den anderen Aminoglykosid-Antibiotika; Ind.: wegen der geringen Resorption aus dem Gastrointestinaltrakt Anw. bei bakteriellen Enterokolitiden. **Übl. Dos.:** Oral: 25-30 mg/kg KG/d in 3 Einzelgaben über 5-10 d; **Nebenw.:** parenterale Anw. aufgrund der hohen Oto- u. Nephrotoxizität obsolet; s.a. Antibiotika (Tab.).

**Parotis:** (Glandula parotis) Ohrspeicheldrüse.

**Parotitis:** 1. Parotitis acuta, eitrige Entzündung der Ohrspeicheldrüse. 2. Parotitis epidemica, Mumps*, Ziegenpeter.

**Paroxetin** INN: *trans*-(-)-3-[(1,3-Benzodioxol-5-yloxy)methyl]-4-(4-fluorphenyl)piperidin, Aropax®; CAS-Nr. 61869-08-7; $C_{19}H_{20}FNO_3$, $M_r$ 329.4. Schmp. 118°C (Hydrochlorid). **Wirk.** u. **Anw.:** Serotonin-Reuptake-Hemmer*, Antidepressivum. **Nebenw.:** Übelkeit, Obstipation, Libidoverlust, Schläfrigkeit.

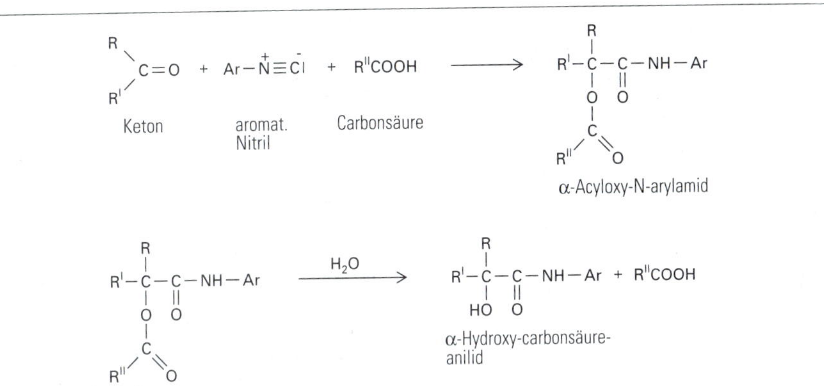

Passerini-Reaktion

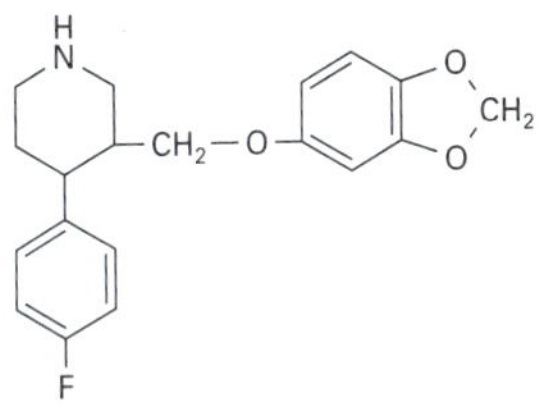
Paroxetin

**Paroxysmal:** in (plötzlichen) Anfällen auftretend.

**Paroxysmus:** anfallartige höchste Steigerung von Krankheitserscheinungen.

**Parthenium argentatum** A.Gray: Fam. Asteraceae (Compositae), „Guayule". Stpfl. v. Guayulekautschuk, s. Kautschuk.

**Parthenium integrifolium:** s. Echinacea angustifolia.

**Parthenokarpie:** *bot.* Entwicklung einer Frucht ohne vorausgegangene Befruchtung; solche Früchte sind samenlos.

**Partialdruck:** Teildruck, der durch ein einzelnes ideales Gas in einer Gasmischung ausgeübt wird; s.a. Dalton-Gesetz*.

**Partialdruckgesetz:** s. Dalton-Gesetz.

**Partialglyceride, Höherkettige:** Partialglycerida longicatenalia. Gem. hauptsächl. aus Mono-, Di- u. Triglyceriden gesättigter $C_{16}$– (ca. 18 bis 48%) bis $C_{18}$–Fettsäuren (ca. 48 bis 72%) natürlichen Ursprungs; Geh. an gesättigten Monoglyceriden 8 bis 18% (vgl. Glycerolmonostearat 40-50%). Tropfpunkt 50-58°C. Weißes bis gelblichweißes, in Wasser prakt. unlösliche Masse, schwer lösl. in Ethanol, lösl. in Chloroform, Ether, Petrolether, fetten Ölen. Im Vergleich zu den mittelkettigen Triglyceriden hydrophiler. **Off.:** DAB10. SZ max. 6.0; OHZ 60 bis 115; IZ max. 3.0; POZ max. 3.0; VZ 175 bis 195; UA max. 1.0%.

**Partialglyceride, Mittelkettige:** Partialglycerida mediocatenalia. Gem. hauptsächl. aus Monoglyceriden gesättigter $C_8$– bis $C_{10}$–Fettsäuren pflanzlichen Ursprungs (hauptsächl. Caprylsäure- u. Caprinsäureester). Schmp. 22-27°C. Gelbliche, in Wasser schwer lösliche Masse, leicht lösl. in Ethanol, Chloroform, Ether, Petrolether, fetten Ölen. Im Vergleich zu den mittelkettigen Triglyceriden hydrophiler. **Off.:** DAB10. SZ max. 2.0; OHZ 310 bis 340; IZ max. 1.0; POZ max. 1.0; VZ 250 bis 280; UA max. 0.5%.

**Partialladung:** s. Bindung, Chemische.

**Partitionskoeffizient:** s. Verteilungskoeffizient.

**Partus:** Geburt; post partum, nach der Geburt.

**Parvobakterien:** (*lat.* parvus klein) Sammelbezeichnung f. kleine gramnegative Stäbchen, veraltete Bez. f. Brucellen, s. Brucellaceae.

**Parvoviren:** Sammelbezeichnung f. kleine DNS-haltige Partikel, die zu Gastroenteritisepedemien führen können.

**Parvovirose-Impfstoff für Hunde (inaktiviert):** Vaccinum parvovirosis caninae inactivatum Ph.Eur.3; flüssige od. gefriergetrocknete Zuber. des Hunde-Parovirus, der mit einer geeigneten Methode inaktiviert wurde.

**Parvus(a, um):** (lat.) klein.

**PAS:** s. p-Aminosalicylsäure.

**Pas:** Kurzzeichen f. Pascalsekunde*.

**Pascal:** (abgeleitete) SI-Einheit* f. den Druck, Symbol Pa. 1 Pa = 1 $N{\cdot}m^{-2}$ = $10^{-5}$ bar = 0.00750 mmHg (Torr); 1 mmHg = 133.322 Pa. Die (älteren) Druckeinheiten bar, atm (physikalische Atmosphäre) u. at (technische Atmosphäre) sind bis auf wenige Prozent gleich groß.

**Pascal-Gesetz:** besagt, daß sich in Flüssigkeiten der Druck nach allen Seiten gleichmäßig fortpflanzt. Dies benützt man bei der hydraulischen Presse.

**Pascalsekunde:** Einheit der Viskosität*, Kurzzeichen: Pa s.

**Pasiniazid** INNv: Salz aus je 1 Mol Isoniazid u. 4-Aminosalicylsäure. Isonicotinohydrazid-4-aminosalicylat, Dipasic®; CAS-Nr. 2066-89-9; $C_{13}H_{14}N_4O_4$, $M_r$ 290.27. Schmp. 142-144°C aus Methanol, Ethanol. Wenig lösl. in Wasser. **Anw.:** Tuberkulostatikum*. **Übl. Dos.:** Oral: Erwachsene: 0.01 g/kg KG/d; Kinder: 0.002 g/kg KG/d. Vgl. Isoniazid u. 4-Aminosalicylsäure.

**Paspalsäure:** s. Secale cornutum.

**Paspertin®:** s. Metoclopramid.

**Passerini-Reaktion:** Methode zur Herst. v. α-Hydroxy-carbonsäureaniliden aus Aldehyden u. Ketonen durch Umsetzung mit einem aromatischen Isonitril u. einer Carbonsäure. Man erhält ein α-Acyloxy-N-arylamid, das zum α-Hydroxy-carbonsäureanilid hydrolysiert wird.

**Passiflora edulis** Sims.: Fam. Passifloraceae (trop. u. subtrop. Gebiete), u. andere Passiflora-

Arten liefern die eßbaren Passionsfrüchte, aus denen auch Fruchtsäfte gewonnen werden. Rote Passionsfrüchte werden auch als **Maracuja**, gelbe als **Granadilla** bezeichnet.

**Passiflora incarnata** L.: Fam. Passifloraceae, Passionsblume (Nord- u. Südamerika, Ostindien). Stpfl. v. **Herba Passiflorae:** Passionskraut; die getrockneten, blüten- od. früchtetragenden oberirdischen Teile. **Off.:** DAB10, Ph.Helv.7. **Inhaltsst.:** bis über 2% Flavonoide (hauptsächl. Glucosile von Apinin u. Luteolin, darunter Vitexin), mind. 0.4% (0.3% nach Ph.Helv.7), ber. als Hyperosid, unter 0.05% Harmanalkaloide*, Cumarine u. Maltol. **Anw.:** als Sedativum.

**HOM:** *Passiflora incarnata* (HAB1.3): frisches Kraut; wird z.B. verordnet als Beruhigungs- u. Einschlafmittel.

**Passionsfrüchte:** s. Passiflora edulis.

**Passionskraut:** Herba Passiflorae, s. Passiflora incarnata.

**Passulae majores:** Rosinen, s. Vitis vinifera.

**Passulae minores:** Korinthen, s. Vitis vinifera.

**Pasta:** Plur. Pastae, Pasten. P. sind hochkonzentrierte Suspensionen von plastischer Verformbarkeit (mit Fließgrenze), die zur Anwendung auf der Haut od. der Schleimhaut bestimmt sind. Sie enthalten einen großen Anteil an feinen, unlöslichen Pulvern (20 bis 50%), die in einem flüssigen (z.B. Glycerol 85%) od. salbenartigen Vehikel (z.B. Vaselin) homogen dispergiert sind. P. stehen therapeutisch zwischen Salben u. Pudern. **Harte Pasten** (z.B. Zinkpaste, s. Pasta Zinci) enthalten einen sehr hohen Feststoffanteil u. wirken daher austrocknend, sekretbindend u. abdeckend. Bei subakuten bis chronischen Hauterkrankungen u. zur Behandlung fetter Haut. **Weiche Pasten** (z.B. Weiche Zinkpaste, s. Pasta Zinci mollis) enthalten einen niedrigeren Feststoffanteil. Es überwiegen die Eigenschaften der Grundlage (meist wasserfrei, lipophil, auch Absorptionsgrundlagen*; seltener Emulsionssalben od. Hydrogele), in der Regel wirken sie fettend u. abdeckend. Zur Ther. bei trockener Haut u. nicht nässenden, abheilenden Dermatosen. **Herstellung:** Die gut zerkleinerten, getrockneten (bes. bei Anwesenheit von Stärke) u. gesiebten Wirk- u. Hilfsstoffe werden in Abhängigkeit von ihren Eigenschaften mit einem Teil der Grundlage, der ggf. unter milden Bedingungen aufgeschmolzen werden darf, od. einem flüssigen Bestandteil der Grundlage homogen angerieben. Dieses Konzentrat wird mit der Salbenmühle homogenisiert, anschließend wird mit der restlichen Grundlage portionsweise verdünnt. **Prüfung:** Ph.Eur.3 entsprechend den Angaben der Monographie „Salben“. Bestimmung der Teilchengröße: Auf der Oberfläche der Pasten dürfen keine Agglomerate feststellbar sein. Unter dem Mikroskop darf kein Teilchen über 200 µm messen, 90% des Feststoffanteiles der untersuchten Probe soll kleiner als 170 µm sein. Als steril bezeichnete P. müssen der Prüfung auf Sterilität entsprechen.

**Pasta boli glycerolata:** Kaolini pasta glycerolata, Kaolin-Paste, Glycerol-Boluspaste, Pasta silicea. Voraussetzung f. die Verw. von Kaolin (s. Weißer Ton) in dieser Zuber. ist die Ermittlung des Aufsaugevermögens von 1.00 g Kaolin f. Glycerol (85%). Die 500fache Menge an Glycerol (ca. 70°C) wird mit 500 g Kaolin, 2 g Methylsalicylat u. 0.25 g Aetheroleum Menthae verarbeitet u. sofort in dicht verschlossene Behälter abgefüllt (hygr.). **Anw.:** bei Entzündungen, äuß. in Form von Umschlägen u. Packungen aufgetragen. Warm appliziert, kommt es zur Erweiterung der Blutgefäße, P. wirkt dadurch entzündungshemmend sowie reizmildernd. In kalter Form wirkt P. rein osmotisch.

**Pasta Cacao:** Kakaomasse, s. Theobroma cacao.

**Pasta Cordes®:** wirkstofffreie Pastengrundlage. Anw.: im gleichen Rahmen wie Pasta Zinci mollis, z.B. als nicht mit Wasser abwaschbare Abdeckpaste. Darüberhinaus kann sie mit allen in der Dermotherapie üblichen Arzneistoffen rezeptiert werden. Mit Wasser bildet Pasta Cordes Emulsionen vom Typ Wasser-in-Öl. Enthält Titandioxid, Talk, Wollwachs, Wollwachsalkohole, Fettalkohole, Paraffine.

**Pasta Guarana:** Guarana, s. Paullinia cupana (Paullinia sorbilis).

**Pasta Resorcini composita:** Zusammengesetzte Resorcinpaste, Resorcini pasta composita. Zstzg. nach NRF (bis 1996): 5.0 g Salicylsäure, 5.0 g Resorcin, 7.5 g Zinkoxid, 7.5 g Weizenstärke, 12.0 g dickflüssiges Paraffin, 13.0 g weißes Vaselin. Herst.: Zinkoxid u. Weizenstärke mit dickflüssigem Paraffin u. weißem Vaselin anreiben; nach dem Einarbeiten von 10.0 g Resorcin-Stammverreibung 50%* u. 10.0 g Salicylsäure-Stammverreibung 50%* bzw. 20.0 g der gemeinsamen Salicylsäure-Resorcin-Verreibung (6.0 g Resorcin, 6.0 g Salicylsäure, jeweils möglichst fein gepulvert, 9.6 g weißes Vaselin u. 2.4 g dickflüssiges Paraffin werden zur Paste verrieben u. mehrmals am Dreiwalzenstuhl bei geringem Walzenabstand bearbeitet) muß eine weiße od. fast weiße Paste erhalten werden, deren Oberfläche ein einheitliches Aussehen zeigt. **Anw.:** als Schälpaste. Nicht bei Kindern od. auf größeren Hautflächen anwenden, nicht in Kontakt mit Augen u. Schleimhäuten bringen! Wegen negativer Nutzen-Risiko-Beurteilung für Resorcin nicht mehr zu empfehlen.

**Pasta salicylica Lassar:** Pasta Zinci salicylata Lassar*.

**Pasta silicea:** s. Pasta boli glycerolata.

**Pasta Zinci:** Zinci pasta, Zinkoxidpaste 25%, Zinkpaste. Zstzg. nach DAB10, Ph.Helv.7: 25 T. Zinkoxid, 25 T. Weizenstärke, 50 T. weißes Vaselin; das Gem. von Zinkoxid u. Weizenstärke wird in dünner Schicht 3 bis 4 h lang bei 40 bis 45°C getrocknet u. nach dem Sieben (250) mit dem geschmolzenen Vaselin verrieben. Geh.: 23.5 bis 26.5% ZnO u. 47 bis 53% Vaselin. Zstzg. nach ÖAB94: 25 T. Zinkoxid, 25 T. Talk, 50 T. Gelbes Vaselin. **Anw.:** Kühlende, schmerzlindernde, austrocknende u. die Wundheilung fördernde Verbandpaste.

**Pasta Zinci cum Oleo Jecoris Aselli:** Lebertran-Zinkpaste. Zstzg. nach ÖAB90 (bis 1996): 20 T. Lebertran werden ohne Erwärmen in 80 T. Zinkpaste homogen eingearbeitet. Stets frisch zu bereiten. Abgabe unter Lichtschutz.

**Pasta Zinci mollis:** Weiche Zinkpaste, Zinci pasta mollis, Zinci oxidi pasta mollis, Weiche Zinkoxidpaste. Zstzg. nach DAB10: 30 T. Zinkoxid, werden mit 40 T. Dickflüssigem Paraffin werden zu einer gleichmäßigen Suspension verarbeitet u. dann auf dem Wasserbad mit den anderen Komponenten bis zum vollständigen Schmelzen erwärmt u. kaltgerührt. Auch andere Herstellungsmethoden können angewandt werden, wenn die gleiche Qualität wie bei der beschriebenen Methode erzielt wird. Herst. nach NFA: 30.0 T. gesiebtes Zinkoxid (250) u. 20.0 T. Erdnußöl (NFA) werden zu einer gleichmäßigen

Suspension verarbeitet u. dann mit 50.0 T geschmolzener Wollwachsalkoholsalbe vermischt u. kaltgerührt. Die Zuber. ist vor der Abgabe zu homogenisieren. Ph.Helv.7: Zinkoxid (250) 30.0 T., Lanolin 30.0 T. u. weißes Vaselin 60.0 T., Geh. 24.0 bis 26.0% ZnO. **Anw.:** als mildes Adstringens zur Hautbehandlung allergisches Kontaktekzem, Exantheme, seborrhöisches Ekzem, f. nässende Wunden nicht geeignet.

**Pasta Zinci oleosa „Lassar":** Lassars ölige Zinkpaste. Zstzg. nach EB6: 60 T. rohes Zinkoxid (Zinc. oxyd. crud.), 40 T. Olivenöl. **Anw.:** austrocknend, die Wundheilung fördernd.

**Pasta Zinci (oxidi mollis) cum chlorcresolo et sulfure praecipitato:** Weiche Zinkoxidpaste mit Chlorocresol u. feinverteiltem Schwefel (NRF, bis 1996); Zinci oxidi pasta mollis cum chlorcresolo et sulfure praecipitato. Zstzg.: 0.02 g Chlorocresol, 2 g feinverteilter Schwefel, weiche Zinkoxidpaste ad 20 g. **Anw.:** als Desinfiziens zur Hautbehandlung. 1 Monat lang verwendbar. Wegen negativer Nutzen-Risiko-Beurteilung für Chlorocresol u. Schwefel nicht mehr zu empfehlen.

**Pasta Zinci (oxidi) mollis cum ethacridino lactate:** Weiche Zinkoxidpaste mit Ethacridinlactat (NRF); Zinci oxidi pasta mollis cum ethacridino lactate. Zstzg.: 0.2 g Ethacridinlactat, 7.0 g Olivenöl, Zinkpaste ad 20 g. **Anw.:** als Antiseptikum zur Haut- u. Schleimhautbehandlung. 1 Monat lang verwendbar.

**Pasta Zinci oxydati cum acido salicylico 2%:** Salicyl-Zinkoxidpaste. Erhalten durch Einarbeiten von 2 T. Salicylsäure (Sieb 100) u. 2 T. weißes Vaselin in 96 T. Pasta Zinci. **Anw.:** s. Pasta Zinci; wegen der antiseptischen Wirk. auch bei Ekzemen.

**Pasta Zinci pinguis:** Zstzg. nach PM: Zincum oxydatum crudum 12.5 T.; Amylum Tritici pulvis 12.5 T.; Oleum Arachidis hydrogenatum 25.0 T.

**Pasta Zinci salicylata:** Zinksalicylsäurepaste (DAB6), Salizyl-Zinkpaste. Nach ÖAB90 wird die Mischung von 2 T. Salicylsäure mit 24 T. Zinkoxid u. 24 T. Talk in 50 T. geschmolzenem gelbem Vaselin homogen eingearbeitet. **Anw.:** antiseptische, austrocknende Verbandpaste.

**Pasta Zinci salicylata Lassar:** Pasta salicylica Lassar, Lassar's Salicylpaste. Zstzg.: 2 T. Salicylsäure, 24 T. rohes Zinkoxid (Zinc. oxyd. crud.), 24 T. Weizenstärke, 50 T. Vaselinum flavum. **Anw.:** als austrocknendes u. antiseptisches Mittel; auch bei Ekzemen.

**Pasteur-Effekt:** alkoholische Gärung* der Hefe geht in Anwesenheit von $O_2$ stark zurück. Gleicher Effekt in Zellen mit Lactatbildung (Glykolyse*). Grund: Bei Anwesenheit von Sauerstoff wird der in der Glykolyse entstehende Wasserstoff in der Atmungskette* unter hoher Energieausbeute (in Form von ATP) verbraucht. Dabei kommt es durch hohe ATP-Spiegel zu einer allosterischen Hemmung des Schlüsselenzyms Phosphofructokinase* u. zu einer Verlangsamung des Glucoseabbaus.

**Pasteurella:** veraltete Sammelbezeichnung (zu Ehren Pasteurs) f. gramnegative, kleine, kokkoide Stäbchen, die sich an den Polen stärker färben als zentral; sie gehören zur Fam. Brucellaceae. Die Spezies wurden ursprünglich als P. multocida, P. pestis, P. pseudotuberculosis, P. tularensis eingeteilt; heute in 3 neue Genera aufgeteilt: Pasteurella, Yersinia* u. Francisella*.

**Pasteur-Impfung:** aktive Immunisierung gegen Tollwut.

**Pasteurisieren:** Kurzzeiterhitzung temperaturempfindlicher Zuber.; Methode der Konservierung*, tötet v.a. die vegetativen Formen von Bakterien ab (z.B. Tuberkelbakterien, Salmonellen, Brucellen, Listerien, manche Kokken). Anwendung v.a. bei Lebensmitteln (Milch, Bier etc.). Man unterscheidet: **1. Niederpasteurisierung:** 30 min bei 62 bis 65°C (Dauerpasteurisation) od. 15 bis 40 s bei 71 bis 74°C (HTST: high temperature short time). **2. Hochpasteurisierung:** 5 bis 15 s bei 80 bis 85°C.

**Pastillen:** Pastilli, Trochisci; feste, einzeldosierte, zur peroralen Anwendung bestimmte elastische bis plastische u. i.a. scheibchen-, kugel- od. kegelförmige Arzneizubereitungen. Sie können je nach Herstellungsverfahren einen kleinen Luftkern enthalten. Ihre Masse beträgt i.a. ca. 1 g. Sie sollen beim Lutschen od. Kauen die enthaltenen Wirkstoffe in der Mundhöhle langsam freisetzen. P. gehören zu den dispersen Systemen „fest/flüssig" mit sehr hohem Feststoffanteil. Die Bearbeitung der Grundmasse kann unter Verw. von Zucker (Rohrzucker, meist über 90%), Arabischem Gummi (ca. 7%), Gelatine, Tragant u. Gereinigt. Wasser od. wäßrigem Ethanol als Anstoßflüssigkeiten erfolgen. In die Grundmasse werden die Arzneistoffe u. ggf. weitere Hilfsstoffe (Aromastoffe, Farbstoffe) gleichmäßig eingearbeitet. Die P. werden durch Ausstechen aus dem ausgerollten Teig od. eine andere geeignete Art der Formgebung u. nachfolgendem Trocknen, jedoch nicht durch Pressen eines konstanten Volumens von Substanzteilchen, hergestellt. **Off.:** DAC86, ÖAB90. Nach DAC86 wird auf Gleichförmigkeit* der Masse u. Gleichförmigkeit des Gehaltes geprüft.

**Pastilli Ammonii chlorati:** Salmiakpastillen; Herst. nach EB6: Succ. Liquiritiae depuratus* 9.0 T., Ammoniumchlorid 1.0 T. Letzteres in Wasser lösen u. dem Succus zusetzen, zur Teigmasse eindampfen u. diese ausrollen (die Masse soll nicht gefärbt werden). Expektorierend.

**Pastilli Hydrargyri bichlorati:** Sublimatpastillen. Geh. nach DAB6 48.9 bis 50.9% $HgCl_2$; bestehen aus gleichen Teilen Quecksilber(II)-chlorid u. Natriumchlorid, sind rot gefärbt, walzenförmig, leicht lösl. in Wasser, teilweise lösl. in Ethanol u. Ether; Gewicht 1 bis 2 g. In Lsg. adstringierend, stark antiseptisch.

**Pastilli Hydrargyri oxycyanati:** Quecksilberoxicyanidpastillen; Geh.: 50% Quecksilberoxicyanid (41% Gesamt-Quecksilbercyanid, 39.9% Gesamtquecksilber). Die Pastillen bestehen nach DAB6 aus 10 T. Quecksilbercyanid, 4 T. Natriumbicarbonat, 6 T. Natriumchlorid, sind blau gefärbt u. haben ein Gewicht von 1 od. 2 g. In Lsg. als Antiseptikum.

**Pastilli Santonini:** Santoninpastillen, Wurmkuchen; Geh. nach DAB6 ca. 0.025 g Santonin pro Pastille.

**Pastinaca sativa** L.: Fam. Apiaceae (Umbelliferae), Pastinak (Rußland, Europa, Nordamerika). Stpfl. v. **Fructus Pastinacae:** Pastinakfrüchte. **Inhaltsst.:** 1.5 bis 3.6% äther. Öl mit Estern der Butter-, Heptyl- u. Capronsäure; fettes Öl (Glyceride ungesättigter Fettsäuren); die Furanocumarine* Ammoidin*, Bergapten*, Imperatorin*, Sphondin* (Pastinacin) u.a. **Anw. volkst.:** Magen-, Stein- u. Blasenleiden. Verwendet wird auch die Wurzel, **Radix Pastinacae**, als Diuretikum, Spasmolytikum u. Karminativum.

**Pastinak:** s. Pastinaca sativa.

**Patchouly:** s. Pogostemon cablin.

**Patella:** (lat.) Kniescheibe.

**Patene:** *syn.* Fantaschale; ursprüngl. liturgisches Gerät in Form einer Schale od. Tellers aus Edelmetall; heute auch Schale aus Metall, Porzellan od. Kunststoff, die in der Apotheke zur Herst. v. Salben dient.

**Patentex®:** s. Nonoxinol.

**Paternostererbse:** s. Abrus precatorius.

**Pathogen:** Krankheitserregend.

**Patchouli:** s. Pogostemon cablin.

**Pathologie:** Krankheitslehre; pathologisch, krankhaft.

**Pathophysiologie:** Lehre von krankhaften Lebensvorgängen u. gestörten Funktionen im menschlichen Organismus; die P. beschäftigt sich v.a. mit molekularbiologischen Untersuchungen innerhalb der Zelle zur Erklärung pathologischer Abweichungen von physiologischen u. biol.-chemischen Vorgängen.

**Patient compliance:** Bereitschaft des Patienten zur Befolgung ärztlicher Anordnungen, in erster Linie die Bereitschaft, verordnete Medikamente gemäß der ärztlichen Anordnung einzunehmen (medication compliance, Einnahmezuverlässigkeit).

**Patrisia pyrifera:** s. Ryania speciosa.

**Patschuliblätter:** Folia Patchouli, s. Pogostemon cablin.

**Patschuliöl:** s. Pogostemon cablin.

**Patuletin:** ein Flavonolderivat, **Strukturformel** s. Flavonoide.

**Patulin:** Clavacin, 4-Hydroxy-4H-furo[3,2-c]-pyran-2(6H)-on; CAS-Nr. 149-29-1; $C_7H_6O_4$, $M_r$

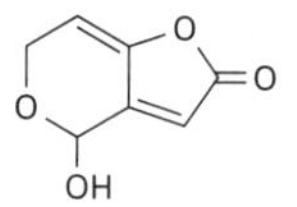


Patulin

154.13. Schmp. ca. 110°C. Lösl. in Wasser u. polaren Lösungsmitteln. Mikrobiozides Stoffwechselprodukt aus Penicillium-Arten u. anderen Pilzen; s. Mykotoxine. Verursacher von Lebensmittelvergiftungen (z.B. Apfelsaft); wahrscheinlich karzinogen; der Lactonring reagiert vermutl. mit SH-Gruppen von Enzymen.

**Paul-Ehrlich-Institut:** PEI; Bundesamt f. Sera u. Impfstoffe in Frankfurt/M. (Bundesrepublik Deutschland), untersteht dem Bundesminister f. Gesundheit. Errichtet als selbständige Bundesoberbehörde durch das Gesetz über die Errichtung eines Bundesamtes f. Sera u. Impfstoffe vom 7.7.1972 (BGBl. I S. 1163). Das PEI übernimmt gesundheitspolitische Aufgaben im Bereich Seuchenprophylaxe u. Arzneimittelsicherheit, v.a. auf dem Gebiet der Sera, Impfstoffe, Blutzubereitungen u. Immundiagnostika. Das PEI hat alle behördlichen Funktionen bei der Zulassung (s. Arzneimittelzulassung), der Überwachung, der Herstellung u. des Verkehrs von Sera u. Impfstoffen usw. wahrzunehmen, v.a. die Erteilung der Herstellungserlaubnis, die Prüfung der hergestellten Präparate u. die Entscheidung über die Freigabe einer Charge (sog. staatliche Chargenprüfung, geregelt in § 32 AMG). Darüber hinaus betreibt es eigene Forschungen zur Prüfung der Wirksamkeit u. Unbedenklichkeit von Sera u. Impfstoffen, Blutzubereitungen, Immundiagnostika, im Bereich der allg. Immunologie, Serodiagnostik, Immunprophylaxe u. Immunpathologie bei der Immunschwächekrankheit AIDS u. entwickelt Standardwerte f. Sera u. Impfstoffe.

**Pauling, Linus C.:** s. Hybridisierung.

**Pauli-Prinzip:** (*syn.* Pauli-Verbot) in einem Atom kann es nicht 2 Elektronen geben, die in allen 4 Quantenzahlen übereinstimmen (s. Orbital). Diese Regel ist zum Verständnis des Aufbaues des Periodensystems* im Rahmen quantentheoretischer Überlegungen von zentraler Bedeutung.

**Paullinia cupana** H.B.K.: (Paullinia sorbilis Mart.) Fam. Sapindaceae, Guarana (Kletterstrauch in Brasilien, Südvenezuela). Stpfl. v. **Guarana:** Pasta Guarana; eine aus den gerösteten u. gepulverten Samen (Kotyledonen) mit kaltem Wasser hergestellte u. wieder getrocknete, meist mit Kakao od. Stärkemehl versetzte Masse, die bitter schmeckt u. zu braun-schwarzen Stangen geformt od. als Pulver in den Handel kommt. **Inhaltsst.:** als coffeinreichste Droge enthält Guarana 4 bis 8% Coffein, teilweise an Catechingerbstoffe gebunden, ferner Saponine, 3% Fett, Stärke. **Anw.** med.: heute nur noch selten als Antineuralgikum, bes. b. Migräne, sowie als Darmadstringens u. auch als Stimulans. **Mittl. Dos.:** 1.0 g mehrmals tgl.

**HOM:** *Guarana:* reife Samen, die bereits am Ernteort zerquetscht u. zu einer Paste verarbeitet werden.

**Pauly-Diazoreaktion:** Nachw. von Eiweiß; positiv: bei Zusatz frisch bereiteter Lsg. von Diazobenzolsulfonsäure zur sodaalkal. Probelösg. kirschrote Färbung, die beim Ansäuern orangerot wird. Färbung infolge Diazotierung von im Eiweiß (stets) enthaltenen Tyrosin u. Histidin.

**Pausinystalia johimbe** (K.Schum.) Pierre ex Beille: (Corynanthe johimbe K.Schum.) Fam. Rubiaceae, Yohimbe (Westafrika). Stpfl. v. **Cortex Yohimbehe:** Yohimbe(he)rinde, Potenzrinde. **Inhaltsst.:** 3 bis 6% Monoterpen-Indolalkaloide (β-Carbolinderivate) wie Yohimbin* (Hauptalkaloid) u. Yohimbin-Isomere (mit unterschiedlicher Ringverknüpfung), Raubasin*, Corynanthein, Yohimbinsäure*; Gerbstoff. **Anw.:** als Aphrodisiakum (s. Yohimbin), bes. in der Veterinärmedizin; Antihypertonikum; zur Gew. von Yohimbin. MED 3 g, MTD 10.0 g.

**Paveron®:** s. Papaverin.

**Pavor nocturnus:** Nachtangst, Nächtliches Aufschrecken, bes. bei Kindern.

**Payta-(Peru-)Ratanhia:** Rad. Ratanhiae, s. Krameria triandra.

**Pazifische Eibe:** s. Taxus brevifolia.

**Pb:** *chem.* Blei* (Plumbum).

**PBZ:** Pyribenzamin, s. Tripelenamin.

**PC:** Abk. f. **1.** Papier-Chromatographie, s. Chromatographie; **2.** Polycarbonate*.

**p.c.:** Abk. f. post cenam, nach dem Essen.

**PCB:** Abk. f. Polychlorierte Biphenyle*.

**PCMC:** s. Chlorocresol.

**PCP:** **1.** Abk. f. Phenylcyclohexylpiperidin (ein Halluzinogen); **2.** Abk. f. Pentachlorphenol*.

**PCR:** s. Polymerase-Kettenreaktion.

**Pd:** *chem.* Palladium*.

**PDE:** s. Phosphodiesterasen.

**pD-Wert:** s. Grenzkonzentration.

**PE:** Proteaseeinheit, s. Pepsin.

**Peak:** Kurvengipfel von Verteilungskurven od. auch Konzentrationsprofile (Zacke), wie sie z.B. bei gaschromatographischen Trennungen, in der Spektroskopie usw. vorkommen.

**Pearl-Index:** Zahl ungewollter Schwangerschaften bei Anwendung einer empfängnisverhütenden Methode (s. Antikonzeptionelle Mittel), bezogen auf 1200 Behandlungsmonate (100 Frauenjahre, d.h. bei 1jähriger Anwendung durch bzw. an 100 Frauen).

**Pecazinhydrochlorid:** Pecazini hydrochloridum, Mepazin; $C_{19}H_{23}ClN_2S \cdot H_2O$, $M_r$ 364.9. Schmp. 170-186°C; Schmp. (Anhydrat) 228-234°C; polymorph. Weißes, feinkrist. Pulver, das sich unter Luft- od. Lichteinwirkung leicht rosa verfärbt; schwer lösl. in Wasser, leicht lösl. in wasserfreiem Ethanol. **Off.:** DAC79. **Anw.:** Neuroleptikum.

**Pech:** Pix*.

**Pechblende:** ein Uranerz ($U_3O_8$).

**Pecilocin** INN: Variotin, [R-(E,Z,E)]-1-(8-Hydroxy-6-methyl-1-oxo-2,4,6-dodecatrienyl)-2-pyr-

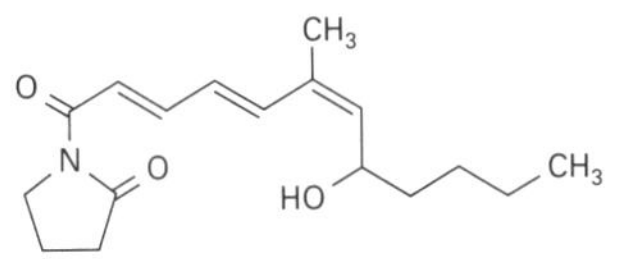

Pecilocin

rolidinon; CAS-Nr. 19504-77-9; $C_{17}H_{25}NO_3$, $M_r$ 291.38. $[\alpha]_D^{28°C}$ -5.68° (Methanol). Antibiotikum aus Kulturen von Paecyllomyces varioti Banier var. antibioticus. Leicht lösl. in Methanol, Ethanol, Aceton, Ethylacetat, Benzol, Ether, Chloroform, Pyridin, Dioxan, Essigsäure; schwer lösl. in Wasser, Petrolether, Ligroin. **Wirk.** u. **Anw.:** fungizides Antibiotikum; hemmt das Wachstum von Blastomyces, Cryptococcus, Epidermophythen, Microsporum u. Trichophyten; unwirksam gegen Bakterien u. Candida albicans. **Übl. Dos.:** Topikal: Salbe: 1.8%, Pinselung 4.8%.

**Pect®:** s. Ambroxol.

**Pectin:** s. Pektin.

**Pectinasum:** s. Pektinase.

**Pectobloc®:** s. Pindolol.

**Pectolitan®:** s. Clofedanol.

**Pectoralis:** zur Brust gehörend.

**Pectus:** Brust.

**Pedes:** (lat.) Füße.

**Pedicellus:** Stiel der einzelnen Blüte im Blütenstand.

**Pediculatus(a, um):** (lat.) gestielt.

**Pediculidae:** Menschenläuse, s. Läuse.

**Pediculus:** **1.** Füßchen; **2.** Laus; P. capitis, Kopflaus; P. vestimenti, Kleiderlaus; s. Läuse.

**Pedikulizide:** Läusemittel, s. Läusebefall.

**Pedikulose:** Läusebefall*.

**Pedisafe®:** s. Clotrimazol.

**Pedunculi Cerasorum:** Kirschenstiele, Stipites Cerasi acidi, s. Prunus cerasus.

**Pedunculus:** Stiel einer Infloreszenz od. einer Einzelblüte.

**Peflacine®:** s. Pefloxacin.

**Pefloxacin** INN: 1-Ethyl-6-fluoro-1,4-dihydro-7-(4-methyl-1-piperazinyl)-4-oxo-3-chinolincarbonsäure, Peflacine®; CAS-Nr. 70458-92-3; $C_{17}H_{20}FN_3O_3$, $M_r$ 333.36. Schmp. 270-272°C. Lösl. in alkal. u. sauren Lösungen, wenig lösl. in Wasser. **Wirk.** u. **Anw.:** synth. Anibiotikum (Chinolonsäurederivat) aus der Gruppe der Gyrasehemmer* mit breitem Wirkungsspektrum (grampositive u. gramnegative Keime). Ind.: bei Nieren- u. Harnwegsinfektionen, Gonorrhö; bei Infektionen der Atemwege, des Hals-Nasen-Ohren-Be-

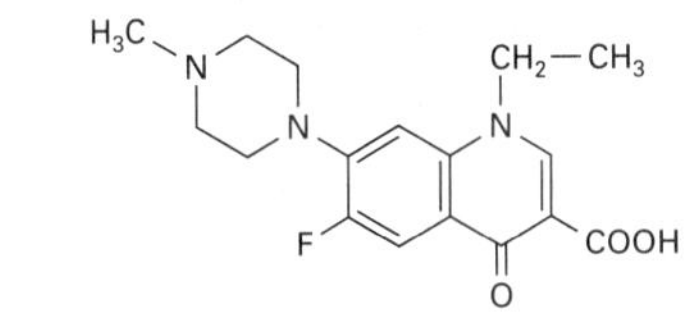

Pefloxacin

reiches, der Weichteile, Haut u. Gelenke sowie bei septischen Infektionen. **Nebenw.:** Überempfindlichkeitsreaktionen, gastrointestinale Beschwerden, Wirkungen auf Leber, Galle, Blut, Kreislauf u. Nervensystem. Gebräuchl. ist auch Pefloxacinmesilat-Dihydrat ($C_{18}H_{28}FN_3O_8S$) u. Pefloxacinmonomesilat (CAS-Nr. 70458-95-6).

**PEG:** s. Polyethylenglykole.

**Peganum harmala** L.: Fam. Zygophyllaceae, Harmelraute, Steppenraute (Südeuropa, Orient). Stpfl. v. **Semen Harmalae:** Semen Rutae silvestris, Steppenrautensamen. **Inhaltsst.:** Harmin* (Banisterin) u. andere Harmanalkaloide* (ca. 4%) wie Harmalin, Harmol, Harmalol, ferner Vasicin* (Peganin). **Anw.:** bei Magenleiden, äuß. bei Wunden zu Umschlägen.

**PEG-20-glycerollaurat:** s. Macrogol-1000-glycerolmonolaurat.

**PEG-20-glycerololeat:** s. Macrogol-1000-glycerolmonooleat.

**PEG-20-glycerolstearat:** s. Macrogol-1000-glycerolmonostearat.

**PEG-Salbe:** s. Unguentum Polyethylenglycoli.

**PEG-Sorbitan-Fettsäureester:** s. Polysorbate.

**Pegu-Catechu:** Catechu, s. Acacia catechu.

**Peitschenwurm:** Trichuris trichiura; häufig in den Tropen vorkommender Wurm, Darmparasit; s. Nematodes.

**Pekoe:** s. Camellia sinensis.

**Pektase:** s. Pektine.

**Pektin:** Pectinum, Pektinstoffe; Polysaccharid, das im wesentlichen aus in α-1,4-glykosidischer Bindung verknüpften Galacturonsäureeinheiten

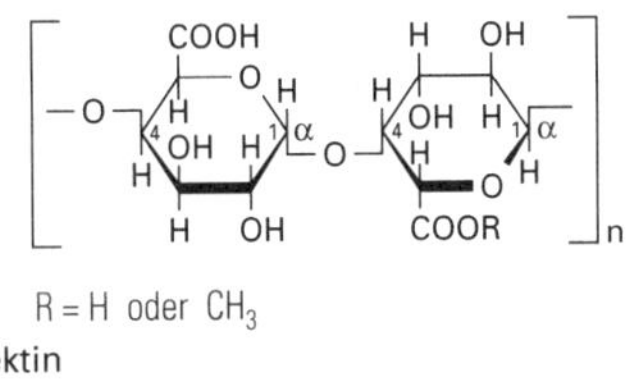

Pektin

besteht. Die Zahl dieser Einheiten beträgt einige Hundert; die $M_r$ kann bis zu mehreren 100 000 betragen. Man unterscheidet: **1. Pektinsäuren,** wobei es sich um Polygalacturonsäuren handelt; **2. Pektine**, bei denen die Carboxylgruppen der Galacturonsäureeinheiten teilweise methyliert sind (sie sind also partielle Methylester der Pektinsäuren; sind im Zellsaft gelöst), u. **3. Protopektine**. Dabei handelt es sich um unlösliche Pektinsubstanzen, in denen die Polygalacturonsäureketten miteinander od. mit Cellulose über Calcium od. Phosphorsäure als Brückenglieder vernetzt sind. Durch Protopektinasen od. durch Kochen unter Druck im schwach sauren Milieu werden sie in wasserlösliche Pektine od. Pektinate (Salze des Pektins) umgewandelt. Die **Biosynthese** geht von Glucuronsäure aus. Als Galacturonsäuredonator dient UDP-Galacturonsäure, als Methylgruppendonator S-Adenosylmethionin. Der Abbau erfolgt durch **Pektase** u. **Pektinase***. Erstere hydrolysieren die Methylester, letztere spalten die glykosidische 1,4-Bindung zwischen den Galacturonsäurebausteinen. Pektine sind in fast allen wachstumsfähigen pflanzlichen Geweben enthalten. Sie sind wichtige Kitt- u. Stützsubstanzen u. bauen v.a. die Mittellamellen u. Primärwände der Pflanzenzellen mit auf. Besonders reich an P. sind fleischige Früchte (z.B. Äpfel, Citrusfrüchte), Wurzeln, Blätter u. grüne Stengel. Die Gew. erfolgt aus Zuckerrübenschnitzeln od. aus den Preßrückständen der Fruchtsaftbereitung (v.a. von Citrusfrüchten) durch schonende Extraktion mit Salz-, Milch- od. Citronensäure. Die eigentlichen Pektine besitzen die Fähigkeit, in wäßriger Lsg. zu gelieren. Die Gelierkraft beruht auf der Ausbildung einer dreidimensionalen Netzstruktur. Niederverestertes Pektin hat die größte Gelierfähigkeit. **Off.:** ÖAB90. **Anw.:** in der Nahrungsmittelindustrie, in der Medizin (Behandlung von Diarrhöen, Gastroenteritis, Ulcus u. zur Wundbehandlung), in der Pharmazie (Verdickungs- u. Emulgiermittel) u. in der Kosmetik.

**Pektinase:** Pectinasum, Pektinglykosidase, Pectindepolymerase, Polygalacturonase; Enzymkomplex, der die Spaltung der glykosidischen Bindung der natürlichen Pektine* in Galakturonsäure u. Galakturonsäuremethylester katalysiert. Gew. aus Aspergillus- u. Penicillium-Arten. Braune bis gelbbraune Schuppen, mitunter vollständig in Wasser löslich. **Off.:** ÖAB90. **Anw.:** als Antiabsetzmittel; zum Klären von Fruchtsäften u. Wein etc. **Zuber.:** Sir. Rubi ideae.

**Pektinsäuren:** s. Pektine.

**Pelargonidin:** s. Anthocyanidine.

**Pelargonium-Arten:** Fam. Geraniaceae, Pelargonien, z.B. **P. radens** H. E. Moore (P. radula, P. raseum), **P. capitatum** (L.) L'Herit. ex Ait., **P. graveolens** L'Herit. ex Ait. (Südfrankreich, Nordafrika). Stpfln. v. **Oleum Geranii:** Geraniumöl, Pelargoniumöl; das aus den Blättern obiger wie zahlreicher anderer Arten destillierte äther. Öl. Je nach Herkunft unterscheidet man Afrikanisches, Französisches, Spanisches, Marokkanisches Öl, Réunion-Öl usw. Es ist farblos, grünlich od. bräunlich u. besitzt einen zarten bis intensiv schweren Rosengeruch. D. 0.888 bis 0.907. Löslichkeit in Ethanol bei den einzelnen Sorten verschieden. **Best.:** ca. 40% Geraniol, Citronellol, Linalool, Phenylethylalkohol (Rosengeruch), Pelargonsäure, Spuren v. Menthol. **Anw.:** in der Parfümerie, als Ersatz f. Rosenöl (s. Rosa damascena). **Pelargonium odoratissimum** (L.) L'Herit. ex Ait.: (Geranium odoratissimum) Zitronengeranium (heim. Kapland, kult. in Frankreich, Spanien, Sizilien, Korsika). Anw.: zur Gew. von äther. Öl, in der Hom.

**Pelargoniumöl:** Ol. Geranii, s. Pelargonium-Arten.

**Pelargonsäure:** n-Nonansäure; $CH_3(CH_2)_7$-COOH, $M_r$ 158.23. Farblose Flüss. D. 0.905. Schmp. 12.5°C. Sdp. 253°C. Nat. in d. Blättern v. Pelargonium-Arten*, entsteht bei der Oxidation von Ölsäuren, daher auch in ranzigen Fetten. **Anw.:** zur Herst. hydrotroper Salze (s. Hydrotropie) u.a.

**Pella:** (gr.) Haut.

**Pellagra:** (*gr.* πέλλα Haut, Fell) „Rauhe Haut", (Vit-$B_2$)-Nicotinsäuremangelsyndrom; chron. Hauterkrankung, verbunden m. nervösen, zerebrospinalen, psychischen u. Magen-Darm-Störungen. **Antipellagra-Vitamin:** Nicotinamid, s. Vitamine.

**Pellagraschutzstoff:** Antipellagra-Vitamin, Nicotinsäureamid, s. Vitamine.

**Pellagri-Reaktion:** Nachweisreaktion f. Morphin* u. Apomorphin*. Morphin wird mit konzentrierter Schwefelsäure versetzt, wobei durch Um-

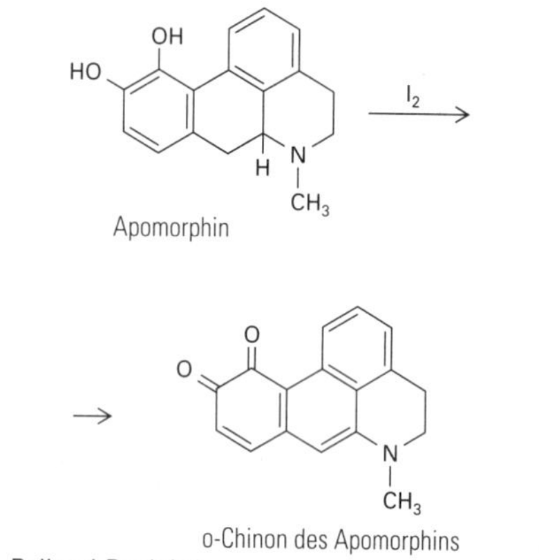

Pellagri-Reaktion

lagerung Apomorphin entsteht. Nach Verdünnen u. Neutralisation mit Natriumhydrogencarbonat wird mit Iod oxidiert u. mit Ether ausgeschüttelt, wobei sich die organische Phase rot, die wäßrige Phase grün färbt. Es bildet sich das o-Chinon des Apomorphins.

**Pelletierin:** Pelletierinum, Punicin, 1-(2-Piperidinyl)-2-propanon; $C_8H_{15}NO$, $M_r$ 141.22. Piperidinalkaloid aus der Granatwurzelrinde (s. Punica

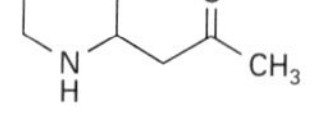

Pelletierin

granatum). Ölige, farblose, weinartig riechende, giftige Flüss., lösl. in Wasser, Ethanol, Ether, Chloroform; med. verwendet werden nur Pelletierinsulfat* u. -tannat.

**Pelletierinsulfat:** Pelletierinum sulfuricum; $(C_8H_{15}NO)_2 \cdot H_2SO_4 \cdot 3\ H_2O$, $M_r$ 434.37. Farblose Kristalle, sehr leicht lösl. in Wasser u. Ethanol. **Anw.:** früher als Taenifugum.

**Pelletierintannat:** Pelletierinum tannicum, Punicintannat; meist ein Gem. der Tannate aller Alkaloide der Granatwurzelrinde, s. Punica granatum. Hellgelbes, geruchloses Pulver, lösl. in 700 T. Wasser u. 80 T. Ethanol, leicht lösl. in warmen verd. Säuren. **Anw.:** Taenifugum. Dos. 120 bis 150 mg; aufgrund der hohen Toxizität obsolet.

**Pelletierung:** Herst. v. Pellets (einheitliche Granulate mit Korngrößen bis zum Millimeterbereich) mit Hilfe des Tellergranulierverfahrens u. der Wirbelschichtgranulierung; s. Granulieren.

**Pellets:** (engl. Kügelchen, Pillen) kleine kugelige feste Arzneiformen, z.B. Granulatkörner von sehr engem Korngrößenbereich (vgl. Pelletierung, Mikrotabletten).

**Pellidol®:** s. Diacetylaminoazotoluol; 2%ige Salbe; bei längerer Anw. ev. Sensibilisierung.

**Pellote:** Peyotl, Rauschmittel, s. Lophophora williamsii var. williamsii.

**Pellotin:** $C_{13}H_{19}NO_3$. Alkaloid aus Lophophora williamsii var. williamsii*.

**Peloid:** (*gr.* πηλός Sumpf, Ton, Schlamm) durch geologische od. geologisch-biologische Prozesse entstandene Vorkommen von Torf, Schlamm, Schlick etc.; s. Heilpeloide.

**Pelotte:** (franz.) ins Bruchband eingearbeiteter Ballen, der den Bruch zurückdrängt; s.a. Colostomiebeutel.

**Pel talpae:** Maulwurffell, s. Talpa europaea.

**Peltatin:** Lignan aus Podophyllin*.

**Peltier-Effekt:** Fließt durch ein Thermoelement* ein Strom, so tritt in Abhängigkeit von der Stromrichtung eine Erwärmung (Peltier-Heizung) od. Abkühlung (Peltier-Kühlung) der einen od. anderen Verbindungsstelle ein. Wird die warme Stelle zusätzlich gekühlt, kann an der kalten Stelle eine stärkere Abkühlung erreicht werden (thermoelektrische Kühlung).

**Pelvis:** (lat.) Becken.

**Pelvitorien®:** Suppositorien zur vaginalen wie auch rektalen Anwendung.

**Pemmikan:** ein konserviertes Fleischpulver.

**Pemolin** INN: Phenilon, 5-Phenylisohydantoin, Tradon®; CAS-Nr. 2152-34-3; $C_9H_8N_2O_2$, $M_r$ 176.2. Schmp. 257°C (Zers.). **Anw.:** Psychotonikum, zur Behandlung hyperkinetischer Kinder. HWZ 10 bis 12 h.

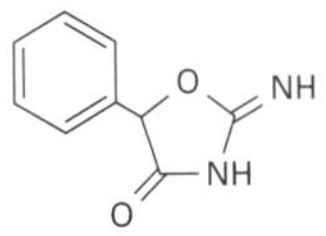


Pemolin

**Pemphigus:** (*gr.* πέμφιξ Hautblase) Blasensucht; mit Blasenbildung einhergehende, meist bösartige Erkrankung der Haut u. der Schleimhäute, wahrscheinl. z.T. eine Virus-Infektion.

**Penam:** Grundstruktur der a-Aminopenicillansäure, s. Antibiotikum(a).

**Penase:** Penicillinase*.

**Pen-Bristol®:** s. Ampicillin.

**Penbutolol** INN: (-)-1-tert-Butylamino-3-(2-cyclopentylphenoxy)-2-propanol; CAS-Nr. 38363-40-5; $C_{18}H_{29}NO_2$, $M_r$ 291.44. **Strukturformel** s. β-Sympatholytika. **Anw.:** β-Sympatholytikum* (Betarezeptorenblocker). HWZ 1 bis 3 h.

**Penbutololsulfat:** Schmp. 214-216°C; polymorph.

**Penciclovir:** 2-Amino-1,9-dihydro-9-[4-hydroxy-3-(hydroxymethyl)butyl]-6H-purin-6-on, 9-[4-Hydroxy-3-(hydroxymethyl)but-1-yl]guanin, PCV; CAS-Nr. 39809-25-1; $C_{10}H_{15}N_5O_3$, $M_r$ 253.26. Schmp. aus Wasser 275 bis 277°C; bildet auch Monohydrat. $UV_{max}$ (Wasser) 253 nm; ε 11 500. $UV_{max}$ (0.01 N NaOH) 215, 268 nm; ε 18 140, 10 710. Lösl. in Wasser (20°C) 1.7 mg/mL. **Wirk.:** antiviral; als Derivat von Desoxyguanosin kompetetiver Hemmstoff der

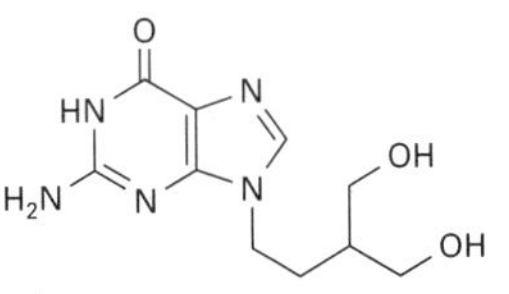


Penciclovir

DNS-Polymerase. **Anw.:** lokal od. i.v. gegen Herpes labialis (s. Herpes simplex).

**Pendulus(a, um):** hängend.

**Penethamat-Benzylpenicillin:** Antibiotikum*; s. Benzylpenicillin.

**Penethecillin:** s. Benzylpenicillin.

**Penetrantia:** stark, durchdringend, scharf riechende Substanzen u. Drogen; hauptsächl. in der Homöopathie gebräuchlich. Penetrantia sollen abgesondert gelagert werden.

**Penetration:** Eindringen u. Anreicherung eines Stoffes *in* Membranen, Lipoidfilmen od. Organen; s.a. Permeation.

**Penetrationssalben:** Salben, deren Wirkstoffe in tiefer gelegene Hautschichten eindringen u. dort zur Wirkung gelangen.

**Penetrationsverbesserer:** „Schlepper", „Gleitschienen". Hilfsstoffe in Dermatika, die eine hohe Affinität zum körpereigenen Hautfett, gute Spreitbarkeit auf der u. in die Haut, sowie geeignete Lösungseigenschaften f. den Wirkstoff aufweisen, aber nur in die Haut eindringen, ohne sie zu permeieren. Verwendet werden z.B. verzweigtkettige Fettsäureester (PCL®-Produkte), 2-Octyldodecanol (Eutanol®G), Ölsäureoleylester (Cetiol®), Ölsäuredecylester (Cetiol®V), Isopropylmyristat, Isopropylpalmitat u. Mittelkettige Triglyceride (Miglyol®).

**Penetrometer:** dient nach Ph.Eur.3 zur Bestimmung der Konsistenz salbenartiger Stoffe u. Zuber. Prinzip: bei der Kegelpenetration z.B., dringt ein normierter Kegel in Abhängigkeit von der Festigkeit unterschiedl. tief in die Probe ein.

**Penfluridol** INN: Semap®; CAS-Nr. 26864-56-2; $C_{28}H_{27}ClF_5NO$, $M_r$ 524.0. Schmp. 105-107°C. Leicht lösl. in Wasser. **Anw.:** orales Langzeitneuroleptikum (s. Psychopharmaka).

**Penflutizid** INN: n-Pentylhydroflumethiazid, 3,4-Dihydro-3-pentyl-6-(trifluormethyl)-2H-1,2,4-benzothiadiazin-7-sulfonamid-1,1-dioxid; CAS-

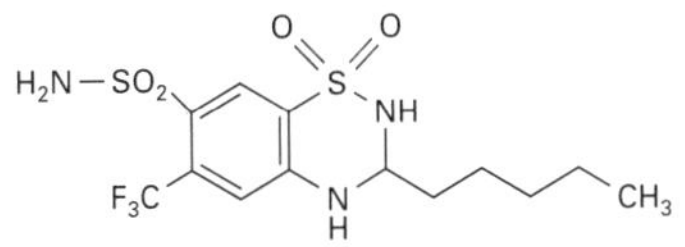


Penflutizid

Nr. 1766-91-2; $C_{13}H_{18}F_3N_3O_4S_2$, $M_r$ 401.42. **Anw.:** Saluretikum (s.a. Diuretikum), Antihypertensivum, Ödeme. Nebenw., Wechselw., Kontraind.: s. Bendroflumethiazid.

**Penghawar-(Penawar)Djambi:** Paleae haemostaticae, s. Cibotium barometz.

**Pengitoxin** INN: Gitoxin-pentaacetat, Pentaacetylgitoxin, 16β-Acetoxy-14-hydroxy-3β-(tetraacetyl-tridigitoxosyloxy)-5β,14β-card-20(22)-enolid; CAS-Nr. 7242-04-8; $C_{51}H_{74}O_{19}$, $M_r$ 991.15. **Anw.:** Glykosidtherapie bei Herzinsuffizienz.

**Übl. Dos.:** Oral: 0.0004 g/d. Sättigungsbehandlung meist nicht erforderlich.

**Penglobe®:** s. Bacampicillin.

**Penicillamin** INN: Penicillaminum Ph.Eur.3, D-Penicillamin, 3-Mercapto-D-valin, (S)-2-Amino-3-mercapto-3-methylbuttersäure, Metalcaptase®,

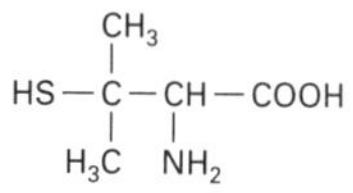

Penicillamin

Trolovol®; CAS-Nr. 52-67-5; $C_5H_{11}NO_2S$, $M_r$ 149.21. Schmp. 189.5°C. Spaltprodukt des Penicillins, aber synth. hergestellt; die L-Form ist giftig. **Anw.:** bildet mit Schwermetallsalzen Chelate, es wird daher bei Vergiftungen mit Schwermetallen, wie Blei, Gold, Kupfer, Quecksilber, Kobalt, Cadmium, Zink angew.; ferner bei Wilson-Krankheit (Kupferspeicherung), Cystinurie, chronischer Polyarthritis, chron. aggressiver Hepatitis u.a., jedoch ist Vorsicht geboten, da häufig starke Nebenw. auftreten (allergische Hautreaktionen, gastrointestinale Beschwerden, Nierenschädigungen, neurologische Störungen). HWZ 1 bis 3 h.

**Penicillat®:** s. Phenoxymethylpenicillin.

**Penicillin:** s. Antibiotika (Penicillin-Antibiotika).

**Penicillinase(n):** s. β-Lactamasen.

**Penicillin-Clemizol:** s. Clemizol-Penicillin.

**Penicillin G:** Benzylpenicillin*; s.a. Antibiotikum.

**Penicillin-G-Kalium:** Benzylpenicillin-Kalium, Antibiotikum*; s. Benzylpenicillin.

**Penicillin-G-Natrium:** Benzylpenicillin-Natrium, Antibiotikum*; s. Benzylpenicillin.

**Penicillin V:** Phenoxymethylpenicillin*; s.a. Antibiotikum.

**Penicillium:** Pinselschimmel, Schimmelpilzgattung, Fam. Aspergillaceae (Ascomyzeten, s. Pilze), mit pinselartigen Konidien. Ca. 600 Arten bekannt, z.B. P. candidum (Verw. bei der Herst. v. Camembert), P. glaucum (Lebensmittelverderber, grüner Schimmel), P. notatum u. P. chrysogenum (Penicillin*-Bildner), P. roquefort (Käseschimmel zur Herst. v. Blauschimmelkäse wie Roquefort, Gorgonzola, Stilton u.ä.). Unter den P.-Arten sind auch Mykotoxinbildner; s. Mykotoxine. P.-Arten f. die Erzeugung von Käse sind keine Toxinbildner.

**Penicillium-Toxine:** s. Mykotoxine.

**Penin:** 6-Amino-penicillansäure, s. Antibiotikum (Penicillin-Antibiotikum).

**Pennatus(a, um):** (lat.) gefiedert.

**Penta:** (gr.) fünf.

**Pentacarinat®:** s. Pentamidin-diisethionat.

**Pentachloranilin:** 2,3,4,5,6-Pentachloranilin; CAS-Nr. 527-20-8; $C_6H_2Cl_5N$, $M_r$ 265.3. **Anw.** techn.: s. Schädlingsbekämpfungsmittel (Tab.).

**Pentachlorphenol:** PCP; $C_6Cl_5(OH)$, $M_r$ 266.35. Schmp. 190°C. Sdp. 310°C (Zers.). Weiße Kristalle, lösl. in Alkalien u. org. Lösungsmitteln. Unlösl. in Wasser. Stark bakterizide Substanz, auch giftig gegen Pilze, Algen, Hefen. **Anw.:** als Konservierungsmittel: Fungizid gegen Bläueschimmel u. andere holzzerstörende Pilze (s. Holzschutz); als Insektizid: v.a. gegen Termiten; als Herbizid; (Anw. des wasserlösl. Na-Salzes). **Tox.:** Wegen der hohen Toxizität ist in vielen Ländern die Anw. verboten. Einnahme führt zu Atemdepression, Blutdrucksenkung, Nierenversagen, Kollaps mit Krämpfen u. Tod. Verursacht Lungen-, Leber- u. Nierenschäden; Hautkontakt: Dermatitis; kann auch durch die Haut resorbiert werden.

**Pentacyanonitrosylferrat:** s. Natriumnitroprussid.

**Pentaerythrit(ol):** Tetrakis(hydroxymethyl)-methan, Tetramethylolmethan; $C(CH_2OH)_4$, $M_r$ 136.15. Schmp. ca. 253°C. Darst.: durch Einw. von Kalkwasser auf ein Gem. von Formaldehyd u. Acetaldehyd. **Anw.:** zur Herst. v. Pentaerythrityltetranitrat*, Kunstharzen u. Lacken.

**Pentaerythrit(yl)tetranitrat** INN: Pentaerithrityli tetranitras INN, Pentaerythrit tetranitricum, Nitropenthrit, Pentrit, Neopentantetrayltetranitrat, Nitropenta, PETN, 2,2-Bis(hydroxy-

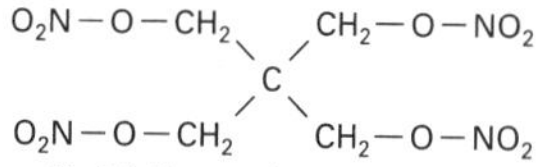

Pentaerythrit(yl)tetranitrat

methyl)-1,3-propandiol-tetranitrat, Dilcoran®; CAS-Nr. 78-11-5; $C_5H_8N_4O_{12}$, $M_r$ 316.15. Schmp. 140°C aus Aceton/Ethanol. $d_4^{20}$ 1.773. Lösl. in Aceton; prakt. unlösl. in Wasser (1.5 µg/mL); wenig lösl. in Ethanol u. Ether. **Anw.** techn.: als hochbrisanter Sprengstoff. **Anw.** med.: koronare Durchblutungsstörungen, pektanginöse Beschwerden. Wird heute selten verwendet u. größtenteils durch Isosorbidmononitrat u. Isosorbiddinitrat ersetzt. HWZ 0.1 h. **Übl. Dos.:** oral: 2- bis 3mal 0.01 g/d; oral retard: 2mal 0.04 (0.08) g/d. Wird P. verordnet, so sind f. 1 T. P. 5 T. P.-Verreibung* abzugeben.

**Pentaerythrittetranitrat-Verreibung:** Nitropentaerythrolum trituratum, Pentaerythritylis tetranitras trituratus. **Off.:** ÖAB90. Verreibung von 19.0 bis 21.0% Pentaerythrittetranitrat* mit Lactose; vgl. Erythrittetranitrat-Verreibung. **Übl. Dos.:** 0.05 bis 0.12 g; MED 0.18 g; MTD 0.54 g.

**Pentagastrin** INN: (N-tert-Butyloxycarbonyl-β-alanyl)-L-tryptophyl-L-methionyl-L-aspartyl-L-phenylalanin-amid, Gastrodiagnost®; CAS-Nr. 5534-95-2; $C_{37}H_{49}N_7O_9S$, $M_r$ 767.93. Schmp. 229-230°C unter Zers. $[\alpha]_D^{22°C}$ -28.8° ±0.5° (DMF). $UV_{max}$ (Ammoniaklsg., 2 mol/L): 280, 289 nm (ε 5340, 4590). Ein Gewebshormon, s.a. Hormone. Lösl. in DM, DMSO; fast unlösl. in Wasser, Ethanol, Ether, Benzol. **Anw.:** Magenfunktionsdiagnostikum (Stimulierung der Magensäureproduktion). **Nebenw.:** Übelkeit, Schwindel, allergische Reaktionen. Kontraind.: Allergie. **Übl. Dos.:** Parenteral: i.m., s.c. 0.6 µg/kg KG; Infusion i.v. 0.6-6 µg/kg KG/h.

**Pentamethoniumbromid:** Abk. C5, Pentamethylen-1,5-bis-trimethyl-ammoniumdibromid, $[(CH_3)_3N^+{-}(CH_2)_5{-}N^+(CH_3)_3] \cdot 2Br^-$; $C_{11}H_{18}Br_2N_2$, $M_r$ 348.18. **Anw.:** Ganglienblocker*, bei Hypertonie, peripheren Durchblutungsstörungen usw. Heute kaum mehr verwendet.

**Pentamethylenoxid:** s. Tetrahydropyran.

**Pentamethylentetrazol:** s. Pentetrazol.

**Pentamidin** INN: 4,4'-(Pentamethylendioxy)-dibenzamidin, Lomidine®; CAS-Nr. 100-33-4; $C_{19}H_{24}N_4O_2$, $M_r$ 340.43. **Anw.:** Antiprotozoenmittel*; zur Behandlung von Frühstadien afrikani-

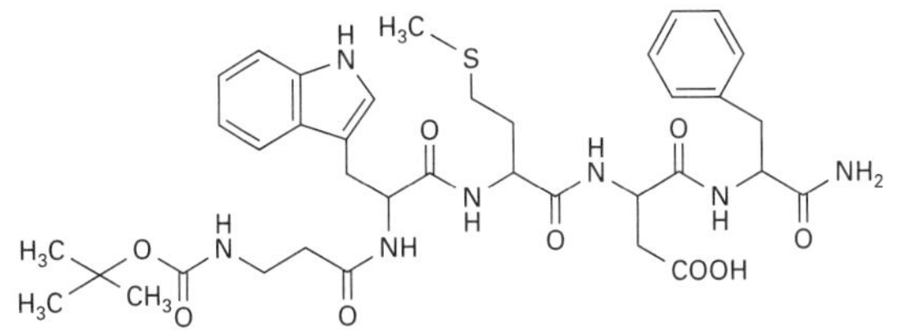

Pentagastrin

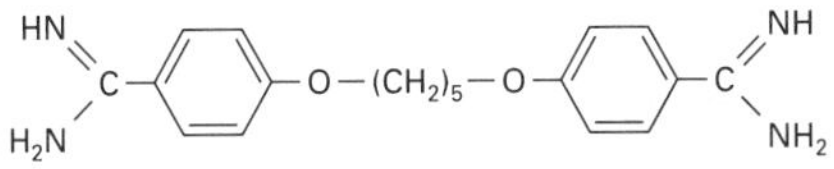

Pentamidin

scher Trypanosomiasis (v.a. gegen Trypanosoma gambiense); zur Behandlung der späteren Stadien, die auch das ZNS einbeziehen, reichen die therapeutisch erzielbaren Liquorkonzentrationen nicht aus; weitere Anwendungen: Leishmaniasis (Kala-azar), Pneumocystosis. **Übl. Dos.:** Trypanosomiasis: i.m. 3 bis 4 mg/kg KG/d (WHO); Leishmaniasis: i.m. 2 bis 4 mg/kg KG/d; Pneumocystosis: i.m. 4 mg/kg KG/d; die i.m. Injektionen sind schmerzhaft, sollen jedoch der i.v.-Injektion wegen der Gefahr vegetativer Nebenerscheinungen vorgezogen werden. Gebräuchl. ist Pentamidin dimesilat, Pentamidin isethionat.

**Pentamidin-diisethionat:** Pentacarinat®; CAS-Nr. 140-64-7; $C_{23}H_{36}N_4O_{10}S_2$, $M_r$ 591.9. Schmp. 180°C. Hygr., sehr bittere Kristalle, lösl. in Wasser leicht lösl. in Ethanol. **Wirk.** u. **Anw.:** Chemotherapeutikum*, vgl. Pentamidin.

**Pentan:** $C_5H_{12}$. D. 0.626. Sdp. +36.1°C. Schmp. -129.7°C. Farblose, feuergefährliche Flüss., lösl. in Benzin, unlösl. in Wasser. Nat. im Erdöl. **Anw.:** Reagenz Ph.Eur.3 (z.B. zur Gehaltsbest. von Vitamin A); techn.: als Lösungsmittel, zu Thermometerfüllungen. **Tox.:** in hohen Konzentrationen narkotisch.

**Pentanol:** s. Amylalkohol.

**n-Pentansäure:** s. Valeriansäure.

**Pentazocin** INN: 2'-Hydroxy-5,9-dimethyl-2-(3,3-dimethylallyl)-6,7-benzomorphan, 3-(3-Methyl-2-butenyl)-1,2,3,4,5,6-hexahydro-8-hydroxy-

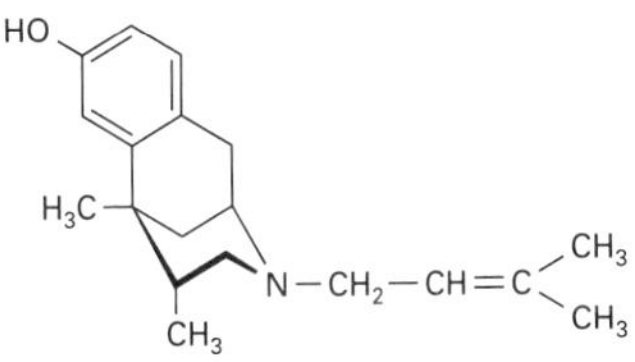

Pentazocin

6,11-dimethyl-2,6-methano-3-benzazocin, Fortral®; CAS-Nr. 359-83-1; $C_{19}H_{27}NO$, $M_r$ 285.44. Schmp. 145.4-147.2°C aus Methanol/Wasser. Prakt. unlösl. in Wasser, 1:15 in Ethanol, 1:2 in Chloroform, 1:33 in Ether; lösl. in Aceton; wenig lösl. in Ethylacetat. $pK_s$ (konjugierte Säure) 8.5, 10.0 (20°C). **Anw.:** Starkes Analgetikum. HWZ 2 h. **Übl. Dos.:** Oral: 0.05 g. Parenteral: s.c., i.m., i.v. 0.03 g, Kinder unter 12 Jahre: s.c., i.m. 0.001 g/kg KG, i.v. 0.0005 g/kg KG. Rektal: 0.05 g, Kinder ab 6 Jahre: 0.025 g. Alle Dosen sind nach 3-4 h wiederholbar. MTD 0.36 g. Wirkungsmech.: Agonistisch-antagonistisch an Opiat-Rezeptoren mit vorwiegend agonistischer Wirkkomponente. Längere Anw. kann zu physischer u. v.a. psychischer Abhängigkeit führen. Gebräuchl. sind auch Pentazocinhydrochlorid, Pentazocinlactat.

**2-Penten:** s. Konfiguration.

**Pentetrazol** INN: Pentetrazolum, Pentamethylentetrazol(um), Pentylentetrazol, 6,7,8,9-Tetrahydro-5H-tetrazolo[1,5-a]azepin, Cardiazol®;

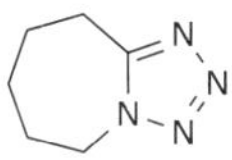

Pentetrazol

CAS-Nr. 54-95-5; $C_6H_{10}N_4$, $M_r$ 138.2. Schmp. 58-60°C. Farblose Kristalle od. weißes, krist. Pulver, fast geruchlos u. von schwach bitterem Geschmack. Lösl. in ca. 0.5 T. Wasser, in ca. 0.6 T. Ethanol, in ca. 16 T. Ether, in ca. 20 T. fetten Ölen. Vor Licht geschützt u. vorsichtig aufzubewahren. **Off.:** Ph.Eur.1, ÖAB90. **Anw.:** Analeptikum; stimuliert Atem- u. Vasomotorenzentrum in der Medulla oblongata, in höheren Dosen Krampfgift; früher bei Schlafmittelvergiftungen, zentralem Kreislaufversagen, Atemdepression. Kaum noch verwendet.

**Pentetsäure:** Pentetinsäure, Diethylentriamin-N,N,N',N",N"-pentaessigsäure, DTPA, 3-Azapentamethylendiamin-N,N,N',N',3-pentaessigsäure; CAS-Nr. 67-43-6; $C_{14}H_{23}N_3O_{10}$, $M_r$ 393.35. **Wirk.** u. **Anw.:** Bildet mit Calcium u.

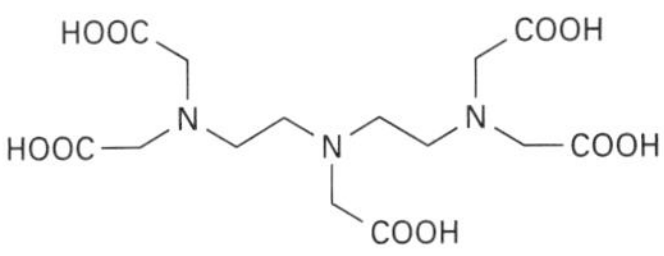

Pentetsäure

Schwermetallen (z.B. Eisen) Komplexe, daher als Antidot verwendet; s. Calcium-trinatrium-pentetat, vgl. Gadopentetsäure.

**Penthiobarbital-Natrium:** s. Thiopental-Natrium.

**Penthrane®:** s. Methoxyfluran.

**Pentifyllin:** 1-Hexyl-3,7-dimethylxanthin, Cosaldon®; CAS-Nr. 1028-33-7; $C_{13}H_{20}N_4O_2$, $M_r$ 264.3. Schmp. 82-83°C. **Anw.:** Durchblutungsförderndes Mittel, v.a. im zerebralen u. okulären Bereich. **Nebenw.:** Magenbeschwerden, Hautrötung.

**Pentobarbital** INN: Pentobarbitalum Ph.Eur.3, Acidum aethylmethylbutylbarbituricum, Äthylmethylbutylbarbitursäure, Mebumal, 5-Ethyl-5-(1-methylbutyl)-barbitursäure, Neodorm®, Praecicalm®; CAS-Nr. 76-74-4; $C_{11}H_{18}N_2O_3$, $M_r$ 226.3. **Strukturformel** s. Barbiturate. Schmp. 129°C; polymorph. Farblose Kristalle od. weißes, krist. Pulver, geruchlos; sehr schwer lösl. in Wasser, leicht lösl. in Ethanol, Ether, Chloroform, gibt wasserlösliche Verbindungen mit Alkalicarbonaten, Alkalihydroxiden u. Ammoniak-Lösung. **Anw.:** Hypnotikum, Sedativum; kurz bis mittellang wirksam (3 bis 8 h). HWZ 20 h. **Dos.:** als Schlafmittel Einnahme 0.05 bis 0.1 g eine halbe Stunde vor dem Schlafengehen, als Sedativum Einnahme 0.05 g tgl. 1- bis 2mal. MTD 0.4 g.

**Pentobarbital-Natrium:** Pentobarbitalum natricum Ph.Eur.3; Natrium aethylmethylbutylbarbituricum; CAS-Nr. 57-33-0; $C_{11}H_{17}N_2NaO_3$, $M_r$ 248.3. Weißes, krist., hygr. Pulver; sehr leicht lösl. in Wasser, prakt. unlösl. in Ether; s.a. Barbiturate. Gebräuchl. ist auch Pentobarbital-Calcium.

**Pentofuryl®:** s. Nifuroxazid.

**Pentorex** INN: Phenpentermin, α,α,β-Trimethyl-phenethylamin; CAS-Nr. 434-43-5; $C_{11}H_{17}N$,

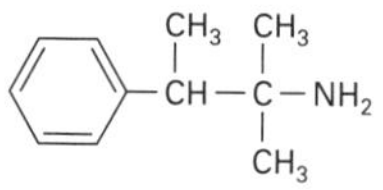


Pentorex

$M_r$ 163.25. Sdp. 109-111°C (2.67 kPa). **Anw.:** Appetitzügler*; Gefahr der Abhängigkeit vom Amphetamin*-Typ; in Deutschland nicht mehr im Handel. **Übl. Dos.:** Oral: 2mal 0.01 g/d. Gebräuchl. sind auch **Pentorexhydrochlorid** ($C_{11}H_{17}N \cdot HCl$, Schmp. 164-166°C, DL-Form) u. Pentorexhydrogentartrat.

**Pentosanpolyschwefelsaures Natrium:** s. Pentosanpolysulfat.

**Pentosanpolysulfat** INN: Pentosanpolysulfat-Natrium, Pentosanpolyschwefelsaures Natrium, Polyanion® SP54. **Wirk.** u. **Anw.:** Antikoagulantium; s. Heparinoide. **Nebenw.:** Schleimhautblutungen.

**Pentosen:** aus 5 C-Atomen aufgebaute Aldosen, die eine wichtige Gruppe der Monosaccharide bilden. Zu ihnen gehören als nat. vorkommende P. D- u. L-Arabinose, L-Lyxose, D-Xylose, D-Ribose (**Strukturformeln** s. Kohlenhydrate) sowie 2-Desoxy-D-ribose u. D-Apiose (mit verzweigter Kohlenstoffkette). Von den **Ketopentosen** (Pentulosen) sind D-Xylulose u. D-Ribulose am wichtigsten. P. liegen i.a. als Furanosen vor. Sie werden (im Gegensatz zu Hexosen) von gewöhnlichen Hefen nicht vergoren. Bei Destillation mit verdünnten Säuren entsteht Furfural. Diese Reaktion dient zum Nachw. u. zur Unterscheidung von den Hexosen*.

**Pentosenucleinsäure:** alter Name f. Ribonucleinsäure*.

**Pentosephosphatcarboxylase:** s. Ribulose-1,5-diphosphatcarboxylase.

**Pentosephosphatzyklus:** Hexosemonophosphatweg, Warburg-Dickens-Horecker-Schema, Phosphogluconat-Weg, ein oxidativer zyklischer Reaktionsweg des Kohlenhydratstoffwechsels, in dessen Verlauf Glucose-6-phosphat (das aus Glucose durch Phosphorylierung entsteht) unter Reduktion von $NADP^+$ zu NADPH u. $H^+$ vollständig zu Kohlendioxid abgebaut wird.

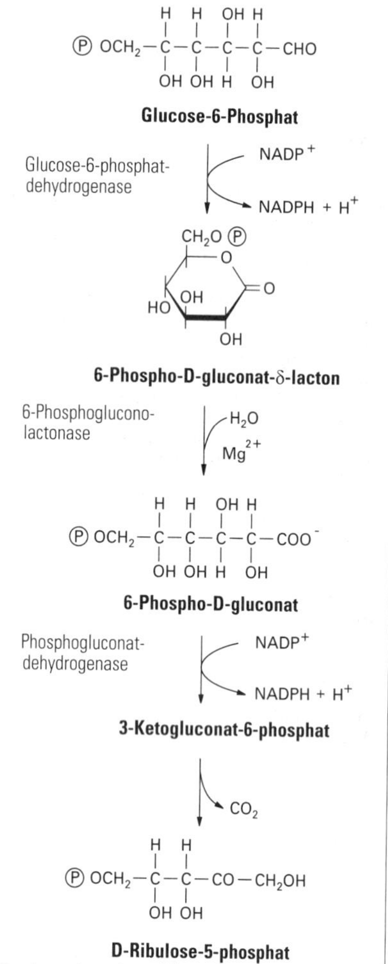


Pentosephosphatzyklus: Oxidative Phase [20]

Bilanz:

$C_6H_{12}O_6 + 6\,H_2O + 12\,NADP^+ + ATP \rightarrow 6\,CO_2 + 12\,NADPH + 12\,H^+ + ADP + P_i$

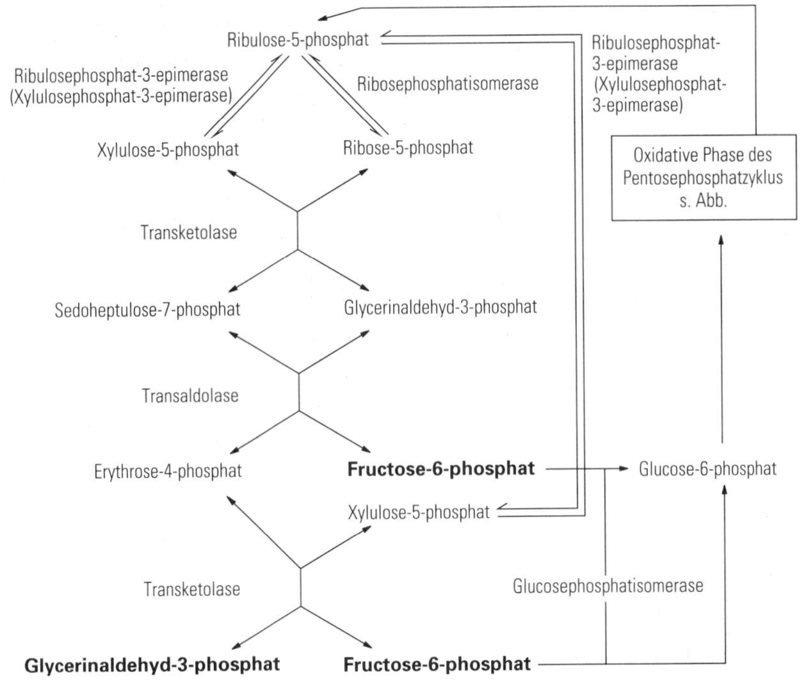


Bilanz: 3 Ribulose-5-phosphat ⟶ Glycerinaldehyd-3-phosphat + 2 Fructose-6-phosphat

Pentosephosphatzyklus:
Nichtoxidative Phase

Die Bedeutung des P. liegt in der Bereitstellung des reduzierten NADPH f. verschiedene Biosynthesen, z.B. von Fettsäuren, u. in der Produktion von Pentosen, die zur Bildung von Nucleosiden, Nucleotiden u. Nucleinsäuren benötigt werden. Über ein Transhydrogenasesystem od. mittels NADPH-Cytochrom-c-Reduktase kann NADPH unter Energiegewinnung (36 Moleküle ATP pro Molekül Glucose) wieder zu $NADP^+$ oxidiert werden. Die Anlieferung von Energie allein über den P. ist jedoch selten. P. setzt sich aus einer **oxidativen Phase** (s. Abb.), Bildung von NADPH, $CO_2$ u. D-Ribulose-5-phosphat, u. einer **nichtoxidativen Phase** (s. Abb.), einer komplexen gegenseitigen Umwandlung von Hexosen u. Pentosen zusammen. Bei Säugetieren spielt der P. in der Hornhaut u. der Linse des Auges, der Leber u. in den Milchdrüsen eine Rolle. Außerdem ist er ein üblicher Reaktionsweg bei Wirbellosen, Bakterien u. Pflanzen.

**Pentosephosphatzyklus, reduktiver:** s. Calvin-Zyklus.

**Pentostatin** INN: 2'-Desoxycoformycin, (*R*)-3-(2-Desoxy-β-D-*erythro*-pentofuranosyl)-3,6,7,8-tetrahydroimidazo[4,5-*d*][1,3]diazepin-8-ol, Nipent®; CAS-Nr. 53910-25-1; $C_{11}H_{16}N_4O_4$, $M_r$ 268.27. Nat. Purinanalogon aus Streptomyces antibiotikum; dem Vidarabin ähnl. **Wirk.:** Inhibitor der Adenosindesaminase. **Anw.:** Zytostatikum, bei Haarzellenleukämie (eine sehr seltene Krankheit der weißen Blutkörperchen).

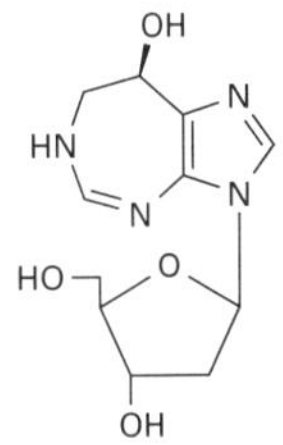


Pentostatin

**Nebenw.:** häufig, vielfach. HWZ 5.7 h. **Übl. Dos.:** 4 mg/m² Körperoberfläche, alle 14 d.

**Pentosurie:** Auftreten v. Pentosen (bes. v. Arabinose) im Harn; vgl. Bial-Pentoseprobe u. Reagenz.

**Pentothal®:** s. Thiopental-Natrium.

**Pentoxifyllin** INN: Pentoxifyllinum Ph.Eur.3, 1-(5-Oxohexyl)theobromin, 1,2,3,4-Tetrahydro-3,7-dimethyl-1-(5-oxohexyl)-2,6-purindion, Claudicat®, Rentylin®, Trental®, Azutrentat®; CAS-Nr. 6493-05-6; $C_{13}H_{18}N_4O_3$, $M_r$ 278.31. Schmp. 105°C aus Methanol; polymorph. Löslk.: 95 g/100 mL Wasser, 11 g/100 mL Benzol. **Anw.:** peripherer Vasodilatator*. HWZ 1 bis 1.5 h. **Übl. Dos.:** Oral: Initialdos.: 3mal 0.2 g/d, Erhaltungsdos.: 3mal 0.1 g/d. Parenteral: i.v. i.a. 0.1 g, Infusion i.v. 0.1 g in 300 mL Lsg.

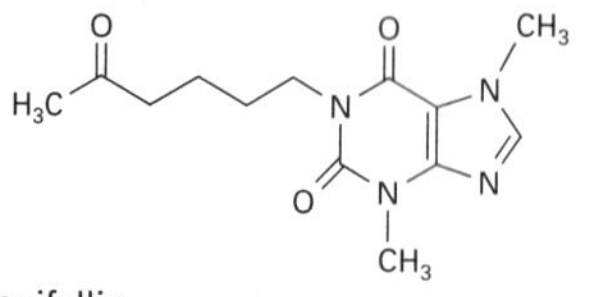

Pentoxifyllin

innerhalb 90-180 min, steigern um 0.05 g/d bis 0.3 g.

**Pentoxyverin** INN: 2-(2-Diethylaminoethoxy)-ethyl-1-phenyl-1-cyclopentancarboxylat, Sedotussin®; CAS-Nr. 77-23-6; $C_{20}H_{31}NO_3$, $M_r$ 333.46. Sdp. 165-170°C (1.333 Pa). **Anw.:** Antitussivum. HWZ 5.3 bis 8.6 h.

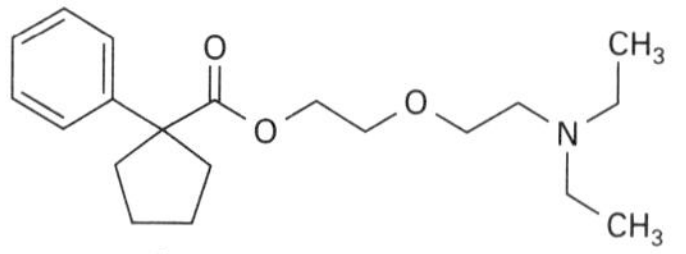

Pentoxyverin

**Pentrit:** Pentaerythrityltetranitrat*.

**Pentulosen:** s. Pentosen.

**Pentyl:** *syn.* Amyl, die von Pentan abgeleitete Gruppe $-C_5H_5$.

**Pentylalkohol:** s. Amylalkohol.

**Pentylene:** *syn.* Amylene u. Pentene, die ungesättigten Kohlenwasserstoffe der Alkenreihe $C_5H_{10}$ mit 5 Isomeren.

**Pentylentetrazol:** s. Pentetrazol.

**PEO:** s. Polyethylenglykole.

**PEP:** Phosphoenolpyruvat, s. Pyruvat.

**Pepdul®:** s. Famotidin.

**Pepsin:** wichtigstes proteolytisches Verdauungsenzym des Magensekrets fast aller Wirbeltiere, das sich in mehrere, geringfügig voneinander abweichende Formen, Pepsin A, B (Gelatinase*), C (Gastricin*), D, aufteilt. **Pepsin A** besteht aus 327 Aminosäuren, $M_r$ 34,500. Optimale Wirk. bei pH 1 bis 2 (in vitro), bzw. pH 2 bis 4 (im Magen); Inaktivierung über pH 6. Wird in den Hauptzellen der Magenmukosa als **Pepsinogen** ($M_r$ 42,500), der inaktiven Vorstufe, gebildet u. sezerniert; ca. 200 mg/d (erwachsener Mensch). Aktivierung durch Abspaltung mehrerer Peptide durch das saure Magenmilieu u. Autokatalyse. Das größte der abgespaltenen Peptide ($M_r$ 3 000) wirkt als Pepsininhibitor, wird jedoch durch weitere Spaltung rasch unwirksam. P. ist eine **Endopeptidase**, die v.a. die Hydrolyse der Peptidbindung zwischen 2 hydrophoben Aminosäuren (Phenylalanin-Leucin, Phenylalanin-Phenylalanin, Phenylalanin-Tyrosin) katalysiert. Die Produkte dieser Enzymtätigkeit sind Peptide ($M_r$ 600 bis 3000), die auch als **Peptone*** bezeichnet werden.

**Pepsini pulvis** Ph.Eur.3**:** Pepsin; enthält Proteinasen des Magens, die im sauren Milieu (pH-Wert von 1 bis 5) aktiv sind. Die Aktivität des Pepsins beträgt mind. 500 Ph.Eur.-Einheiten/g (0.5 Ph.Eur.-Einheiten/mg). Die Aktivität wird durch die Bestimmung der Menge der durch Trichloressigsäurelösung nicht fällbaren, abgespaltenen Peptide ermittelt, die je Minute aus einer 2%igen Hämoglobinlösung bei pH 6 freigesetzt werden. Als Vergleich dient Pepsin *BRS* (Biologische Referenz Substanz der Ph.Eur.3). **Eigenschaften:** Weißes bis schwach gelbliches, hygr., krist. od. amorphes Pulver von eigenartigem Geruch u. schwach süßlichem od. salzigem Geschmack; lösl. in Wasser, prakt. unlösl. in Ethanol. Wäßrige Lösungen ragieren schwach sauer. Inkomp.: Alkalien, Ethanol, Tannin, Schwermetall-Ionen. **Anw.:** zur Substitutionstherapie, zus. mit Salzsäure od. auch mit anderen Verdauungsenzymen; in den meisten Präparaten unterdosiert; bei der Nahrungsaufnahme wird der pH-Wert im Magen rasch erhöht, folglich nimmt die Wirk. von P. rasch ab.

**Pepsinogen:** inaktive Vorstufe des Pepsins*.

**Pepsinwein:** s. Vinum Pepsini.

**Peptarom®:** s. Ursodeoxycholsäure.

**Peptidalkaloide:** s. Secale cornutum.

**Peptidasen:** *syn.* Exopeptidasen; s. Proteasen.

**Peptidbindung:** wichtigster kovalenter Bindungstyp zwischen Aminosäurebausteinen in Peptiden u. Proteinen. Formal handelt es sich um eine Säureamidgruppierung, die durch Wasserabspaltung zwischen der Carboxylgruppe einer Aminosäure u. der α-Aminogruppe einer zweiten Aminosäure gebildet wird.

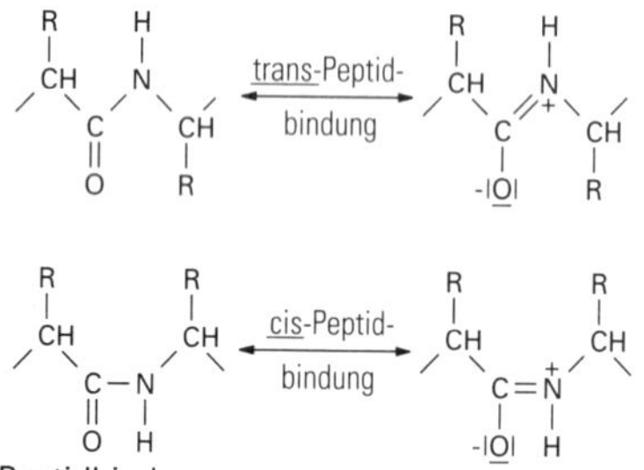


Peptidbindung

**Peptide:** org. Verbindungen, die aus 2 od. mehreren Aminosäuren aufgebaut sind. Sie können andererseits auch bei der unvollständigen Hydrolyse von Proteinen entstehen. Die monomeren Bausteine sind kovalent durch die Peptidbindung* miteinander verknüpft. Nach der Anzahl der Aminosäuren in einem Peptid unterscheidet man Di-, Tri-, Tetrapeptide usw. P. mit weniger als 10 Aminosäurebausteinen werden **Oligopeptide** genannt, wenn viele Aminosäurereste zu einer langen Kette zusammengefügt sind, spricht man von den **Polypeptiden**. P. enthalten an ihren Enden nur eine freie α-Aminogruppe u. eine freie α-Carboxylgruppe, die zus. mit den ionisierbaren Seitenketten der verschiedenen Aminosäurereste die Säure-Basen-Eigenschaften des Peptids bedingen. P. können zu freien Aminosäuren hydrolysiert werden. Die freie Aminosäure eines Peptids kann mit 2,4-Dinitrofluorobenzol unter Bildung eines charakteristischen, gelbgefärbten 2,4-Dinitrophenylderivats reagieren, was zur Bestimmung der Aminosäuresequenz eines P. benutzt wird. Das Vork. der P. erstreckt sich über den gesamten Zellbereich, wobei die biologischen Funktionen sehr vielseitig sind. Zahlreiche Hormone sind P. (z.B. Insulin, Glucagon, Corticotropin, Angiotensin, Bradykinin etc.). Bestimmte Antibiotika (**Peptidantibiotika** wie Valinomycin, Gramicidin etc.), **Releasing-**

**faktoren** wie der im Hypothalamus gebildete Thyrotropin-releasing-factor, **Neuropeptide** wie die opiatartigen Enkephaline u. **Peptidtoxine** (Amatoxine, Phallatoxine u. Melittin) gehören dieser wichtigen Substanzklasse an. Die **Peptidchemosynthese** dient der kommerziellen Produktion bestimmter Peptidwirkstoffe (z.B. Oxytocin, Bradykinin) f. therapeutische Zwecke, wobei die von Merrifield 1962 eingeführte Synthese an polymeren Trägern die Möglichkeit zur Automation der gesamten Synthese bot. Die Gentechnologie eröffnete neue Möglichkeiten zur Synthese biol. aktiver Peptidwirkstoffe. Auf diese Weise können Somatostatin, Interferon u. Insulin biosynth. erhalten werden.

**Peptidneurotransmitter:** Neuropeptide, s. unter Neurotransmitter.

**Peptisation:** s. Gele.

**Peptisatoren:** Elektrolytzusätze, z.B. Aluminiumchlorid od. Natriumdihydrogenphosphat, verbessern die Aufschüttelbarkeit von Suspensionen. Diese Zusätze bewirken in geeigneter Konz. eine gleichnamige Ladung der Feststoffpartikel-Oberflächen. Durch die gegenseitige Abstoßung der Teilchen entstehen großvolumige Niederschläge, die sich durch Aufschütteln leicht redispergieren lassen.

**Peptone:** leicht verdaul., hochmolekulare Eiweißspaltprodukte, z.B. Zwischenprodukte bei der Eiweißverdauung durch Pepsin; $M_r$ 600 bis 3000. Sie sind sehr leicht wasserlösl., koagulieren nicht beim Erhitzen u. sind nicht aussalzbar, geben aber die Biuretreaktion*. Zur techn. Herst. dienen Fleischabfälle, Eiweiß, Casein, Hefe, Blut, Lupineneiweiß usw., die entweder hydrolytisch od. durch Enzyme (Pepsin, Pankreatin, Papayotin) gespalten werden. **Anw.** med.: zu Nährpräparaten u. Bakteriennährböden.

**Peptoneisen:** Eisenpeptonat*.

**Peptonisierung:** Umwandlung v. Eiweißstoffen in Peptone*.

**Peptonum siccum e carne:** Trockenes Pepton aus Fleisch, s.a. Peptone. **Peptonum siccum ex albumine:** Trockenes Pepton aus Eiereiweiß, s.a. Peptone. **Peptonum siccum sine sale:** Kochsalzfreies, trockenes Pepton. Hellgelbe, schaumige Stücke od. weißl. Pulver, leicht lösl. in Wasser; 0.2 g Pepton dürfen durch Trocknen bei 100°C max. 0.014 g an Gewicht verlieren u. nach dem Verbrennen nicht mehr als 0.007 g Rückstand hinterlassen. **Peptonum spissum e carne:** zu Extraktdicke eingedampftes Pepton aus Rindfleisch. **Peptonwasser:** Mikrobiol. Nährmedium, bes. zur Anreicherung v. Choleravibrionen; Herst. der Stammlösung: 100 g Peptonum siccum e carne, 100 g NaCl, 20 g krist. Soda, 1 g Natriumnitrat in 1000 mL Wasser lösen, filtrieren, in Flaschen füllen u. sterilisieren. Peptonwasser: Stammlsg. mit Wasser 1:9 verdünnen u. sterilisieren.

**Per:** s. Tetrachlorethylen.

**Per-:** durch-, bisweilen auch über-, z.B. Perborat.

**PER-Abkommen:** 1979 zwischen den Mitgliedstaaten der EFTA* (European Free Trade Association, Europäische Freihandelsgemeinschaft) in Genf getroffene Übereinkunft zur gegenseitigen Anerkennung von Bewertungsberichten über pharmazeutische Produkte (PER steht f. Pharmaceutical Evaluation Report, Pharmazeutischer Bewertungsbericht). Diese Übereinkunft sieht den Austausch von (wissenschaftlichen) Bewertungsunterlagen vor, um bei der Zulassung von Arzneimitteln mehrfache wissenschaftliche Bewertungen zu vermeiden u. damit den Handel mit Arzneimitteln zwischen den Mitgliedstaaten zu erleichtern. Die Bundesrepublik Deutschland ist diesem Abkommen inzwischen ebenfalls beigetreten.

**Peracon**®: s. Isoaminil.

**Perazin:** 10-[3-(4-Methyl-1-piperazinyl)propyl]-phenothiazin, Taxilan®; CAS-Nr. 84-97-9;

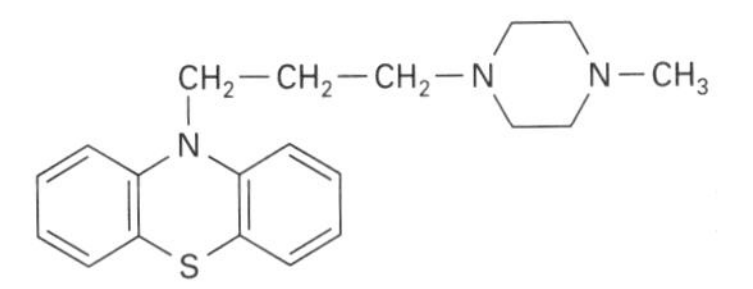

Perazin

$C_{20}H_{25}N_3S$, $M_r$ 339.49. Schmp. 51-53°C. Sdp. 160-170°C (0.13 Pa, Luftbadtemp.). **Anw.:** Neuroleptikum. Ind.: endogene Psychosen, schizophrene Restsymptome, agitierte Depressionen; in tranquillisierender Dosierung: psychosomatische, vegetative Störungen, Einschlafstörungen, Angst- u. Spannungszustände. **Nebenw.:** s. Psychopharmaka. Vermindertes Reaktionsvermögen! **Übl. Dos.:** Oral: 0.5-0.6 g/d. Parenteral: i.m. 0.05 g.

**Perazindimalonat:** Perazini dimalonas; CAS-Nr. 14777-25-4; $C_{26}H_{33}N_3O_8S$, $M_r$ 547.6. Weißes, krist. Pulver, das sich durch Luft- u. Lichteinfluß rötlich verfärbt; sehr leicht lösl. in Wasser, lösl. in Ethanol. **Off.:** DAC86.

**Perborate: 1.** Alte Bez. f. Peroxoborate, die Salze der Peroxoborsäure, $HBO_3$; **2.** Handelsbezeichnung f. Borate mit additiv gebundenem Wasserstoffperoxid.

**Percain:** s. Cinchocain.

**Percha lamellata:** Guttaperchapapier, s. Guttapercha.

**Perchlorethan:** s. Hexachlorethan.

**Perchlorethylen:** s. Tetrachlorethylen.

**Perchlormethan:** s. Tetrachlorkohlenstoff.

**Perchlorsäure:** Überchlorsäure, Acidum perchloricum; $HClO_4$. Farblose, an der Luft rauchende Flüss., mit Wasser in jedem Verhältnis mischbar. D. 1.764. Schmp. -112°C. Beim Erwärmen färbt sie sich braunrot u. explodiert. Leicht oxidierbare Substanzen, wie Papier, Kohle, Holz, org. Verbindungen, werden explosionsartig oxidiert; auf der Haut erzeugt sie schmerzhafte u. schwer heilende Wunden. In verdünntem Zustande ist sie wesentlich beständiger, ihre Salze heißen Perchlorate. Darst.: durch Einw. von konz. Schwefelsäure auf Kaliumperchlorat*.

**Perennierende Pflanzen:** *bot.* ausdauernde Pflanzen mit zahlreichen Vegetationsperioden, z.B. Stauden*.

**Peressigsäure:** Peroxoessigsäure, Acetpersäure, Acetylhydroperoxid; $C_2H_4O_3$. Schmp. 0.1°C. Farblose, beißend riechende Flüss., hautätzend, explodiert bei Erhitzen auf 110°C; starkes Oxidationsmittel; sehr leicht lösl. in Wasser, lösl. in Alkoholen, Ketonen, Estern, meist unter Erwärmung; pH 2.5 bis 4; zerfällt schnell zu Essigsäure u. Sauerstoff. **Anw.:** aufgrund eines ungewöhnlich breiten Wirkungsspektrums wird P. sowohl als Desinfektionsmittel gegen Bakterien u. Viren als auch zur Kaltsterilisation (Gasphase) eingesetzt, gelegentl. auch als Konservierungsmittel.

**Perfan**®: s. Enoximon.

**Perfol®-Packung:** Polyamid*-Beutel zur Verpackung von ätherischen Öldrogen.

**Perforator:** Anordnung zur intensiven Flüssig-Flüssig-Extraktion. Ausführung verschieden je nach der Dichte der verwendeten Extraktionsmittel. Über einen Überlauf gelangt das Extraktionsmittel immer wieder in den Siedekolben, wodurch eine kontinuierliche Extraktion ermöglicht wird. (s.a. Extrahieren).

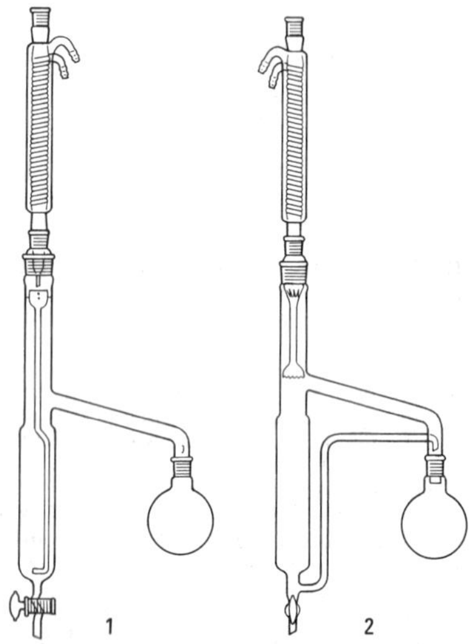


Perforator:
1: für spezifisch leichtere; 2: für schwerere Extraktionsmittel [86]

**Pergagel®:** s. Natriumapolat.

**Pergament:** (nach d. Stadt Pergamon in Kleinasien) **Echtes P.:** Von den Haaren befreite, ungegerbte Tierhaut. **Pergamentpapier:** Charta pergamena, Vegetabilisches Pergament, wird hergest., indem man ungeleimtes Papier kurz (3 bis 12 s) mit konz. Schwefelsäure behandelt (wobei die Cellulose in Amyloid* übergeführt wird) u. dann auswäscht. Pergament u. Pergamentpapier dienen bei der Osmose als Membran.

**Perglycerin®:** Glycerolersatz. Farblose, wäßrige Lsg. von Calcium- u. Natriumlactat*, s.a. Glycerol.

**Pergolid** INN: 8β-[(Methylthio)methyl]-6-propylergolin, Methyl (8R,10R)-(6-propyl-8-ergolinyl)methyl sulfid, Parkotil®; CAS-Nr. 66104-22-1; $C_{19}H_{26}N_2S$, $M_r$ 314.49. Schmp. 206-209°C. Partialsynthet. gewonnenes Mutterkornderivat

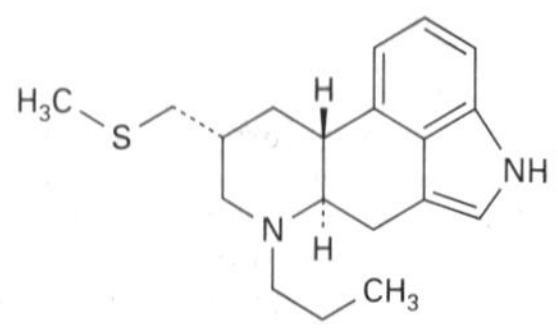


Pergolid

(s. Secale cornutum). **Wirk.:** agonist. an Dopamin-$D_1$- u. -$D_2$-Rezeptoren, ca. 10- bis 1000mal stärker agonist. als Bromocriptin*. **Anw.:** als Zusatztherapeutikum bei Morbus Parkinson mit Levodopa od. Levodopa u. Decarboxylasehemmer. **Nebenw.:** Hypotension, Übelkeit, Halluzinationen, gastrointestinale Störungen, Hemmung der Prolactinsekretion etc. Kontraind.: Schwangerschaft u. Stillzeit, Anw. bei Jugendl. u. Kinder etc. HWZ 7 bis 16 h. **Übl. Dos.:** Oral: an den ersten 2 Tagen 1mal 0.05 mg/d; während der folgenden 12 d wird die TD alle 3 d um 0.1 mg erhöht. **Pergolid-Mesilat:** 8β-[(Methylthio)-methyl]-6-propylergolin mesilat; CAS-Nr. 66104-23-2; $C_{20}H_{30}N_2O_3S_2$, $M_r$ 410.59. Schmp. 225°C unter Zers.

**Perhexilin** INN: 2-(2,2-Dicyclohexylethyl)piperidin, Pexid®; CAS-Nr. 6621-47-2; $C_{19}H_{35}N$, $M_r$ 277.50. **Anw.:** Koronar-Therapeutikum, Calci-

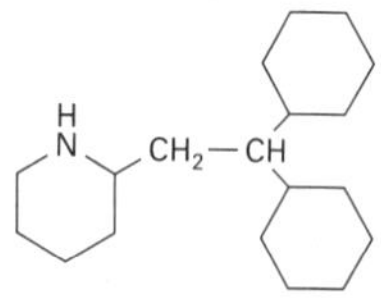


Perhexilin

umantagonist, Langzeitprophylaxe der Angina pectoris. Perhexilin hat chinidinartige Eigenschaften mit zahlreichen Nebenw. HWZ 3 bis 12 d. **Übl. Dos.:** Oral: 2mal 0.1 g/d. Gebräuchl. ist auch Perhexilinhydrogenmaleat.

**Perhydrit®:** $H_2O_2$ in fester Form. Herst. durch Auflösen v. Harnstoff in konz. $H_2O_2$-Lsg., Auskristallisierenlassen u. Waschen.

**Perhydrol®:** 30%ige säurefreie Wasserstoffperoxidlsg.

**Peri:** (gr.) um, herum, ringsum.

**Periactinol®:** s. Cyproheptadin.

**Perianth:** *bot.* Blütenhülle, s. Blüte.

**Periarthritis:** Entzündung der ein Gelenk umgebenden Weichteile.

**Pericambium:** *bot.* Perikambium, s. Pericykel.

**Pericarditis:** Perikarditis, Herzbeutelentzündung.

**Pericardium:** Perikard, Herzbeutel.

**Pericarpium:** *bot.* Fruchtwand, Perikarp, z.B. P. Aurantii, s. Fruchtformen.

**Pericarpium Aurantii:** Pomeranzenschale, s. Citrus aurantium ssp. aurantium.

**Pericarpium Aurantii dulcis:** Apfelsinenschale, s. Citrus sinensis.

**Pericarpium Aurantii dulcis recens:** s. Citrus sinensis.

**Pericarpium Citri:** Zitronenschale, s. Citrus limon.

**Pericarpium Citri recens:** s. Citrus limon.

**Pericarpium Mali domesticae:** s. Malus domestica.

**Pericarpium Phaseoli:** s. Phaseolus vulgaris ssp. vulgaris var. vulgaris.

**Perichondrium:** Knorpelhaut; Perichondritis, Entzündung der Knorpelhaut.

**Periciazin** INNv: 10-[3-(4-Hydroxypiperidino)-propyl]phenothiazin-2-carbonitril, Aolept®; CAS-Nr. 2622-26-6; $C_{21}H_{23}N_3OS$, $M_r$ 365.50. Schmp. 116-117°C. Unlösl. in Wasser; lösl. in Ethanol, Aceton; leicht lösl. in Chloroform; schwer lösl. in Ether. **Anw.:** Neuroleptikum. Ind.: schizophrene

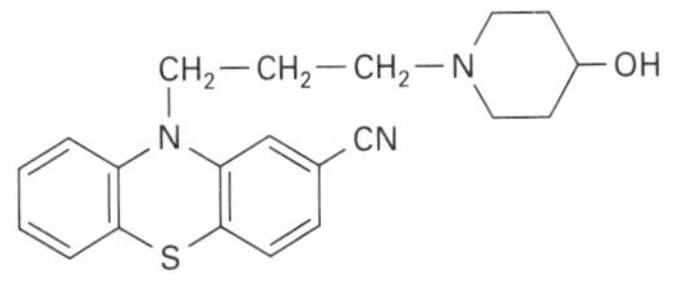

Periciazin

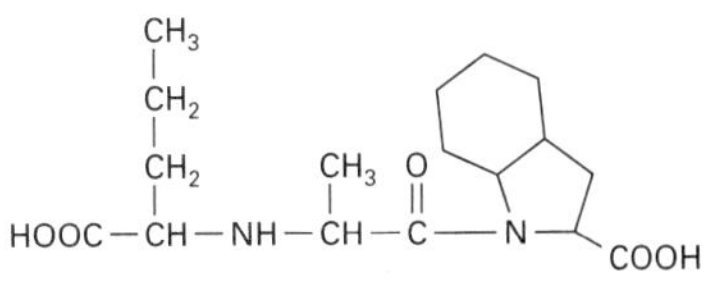

Perindopril

Psychosen, Schmerzen zentralen Ursprungs, Verhaltensstörungen bei Kindern, Jugendlichen u. im Alter. **Nebenw.:** s. Psychopharmaka. Vermindertes Reaktionsvermögen! **Übl. Dos.:** Oral: ambulant: Initialdos.: 1- bis 2mal 0.005 g/d, Erhaltungsdos.: unter Erhöhung individuell einstellen; Erhaltungsdos. bei Psychosen: 3mal 0.02 g/d, Kinder 0.001 g/d pro Lebensjahr.

**Pericykel:** s. Perizykel.

**Periderm:** *bot.* Gesamtheit v. Kork* (Phellem), Korkkambium (Phellogen) u. Phelloderm*. Sekundäres Abschlußgewebe, das beim Sproß der Epidermis u. bei der Wurzel der Exodermis* folgt; wird vom Korkkambium (ein sekundäres Bildungsgewebe, sekundäres Meristem) gebildet, welches im Zusammenhang mit dem sekundären Dickenwachstum* in der (primären) Rinde angelegt wird od. (bei Wurzeln) aus dem Perizykel* hervorgeht (Fehlen od. Vorhandensein primärer Rinde läßt somit auf perizyklische od. subepidermale Peridermbildung schließen). Der Gasaustausch erfolgt durch sog. Lentizellen*.

**Perigon:** *bot.* Blütenhülle, b. der Kelch u. Blumenblätter gleich sind, s. Blüte.

**Perigyn:** *bot.* mittelständig (Stellung des Fruchtknotens), s. Blüte.

**Perikambium:** *bot.* s. Perizykel.

**Perikarp:** Fruchtwand; bestehend aus Exokarp (außen), Mesokarp u. Endokarp (innen); s. Pericarpium.

**Periklin:** parallel zur Oberfläche.

**Perillaaldehyd:** Perillaldehyd, 4-Isopropenyl-1-cyclohexen-1-carboxaldehyd; CAS-Nr. 2111-75-3; $C_{10}H_{14}O$, $M_r$ 150.21. Flüssiger Bestandteil des äther. Öls von Perilla-Arten (s. Perilla frutescens) u. von Mandarinenschalen. **L-Perillaaldehyd-oxim** (α-syn-Form), *syn.* Perillartin (Perilla-Zukker), hat eine ca. 2000fache Saccharose-Süßkraft.

**Perilla frutescens** (L.) Britt. **var. crispa** (Thumb.) Decne. ex L.H. Bailey: (Ocimum crispum Thunb., Perilla nankinensis (Lour.) Decne.) Fam. Lamiaceae (Labiatae), Schwarznessel (Rußland, Himalaja, Indien, Japan). Stpfl. v. **Perillaöl:** das fette Öl der Samen, ein trocknendes Öl mit Glyceriden der Öl-, Linol-, Linolensäure etc. **Anw.:** Speiseöl, zum Imprägnieren von Papier. Das äther. Öl der Pflanze u. anderer Perilla-Arten enthält Perillaaldehyd*.

**HOM:** *Perilla frutescens* (HAB1.4), Perilla ocymoides: frisches Kraut; verord. z.B. b. Gicht.

**Perillartin:** ein Süßmittel*, s. Perillaaldehyd.

**Perindopril** INN: Coversum®; CAS-Nr. 82834-16-0; $C_{19}H_{32}N_2O_5$, $M_r$ 368.5. **Wirk.** u. **Anw.:** Antihypertonikum, ACE-Hemmer* (s.a. Captopril, Hormone). **Nebenw.:** Magen-Darmbeschwerden, Geschmacksirritationen, allergische Reaktionen. **Übl. Dos.:** 1 bis 2mal/d 4 mg.

**Perineum:** (gr.) der Damm (zwischen After u. äußeren Geschlechtsteilen).

**Periodate:** Salze der Periodsäure $H_5IO_6$.

**Periodensystem der Elemente:** (siehe hintere innere Umschlagseiten) systematische Anordnung aller chemischen Elemente nach ihrer Ordnungszahl* (OZ). In seiner klassischen Form ist das P. so angeordnet, daß in den vertikalen Spalten (auch Gruppen od. natürliche Gruppen) untereinander die Elemente angeordnet sind, deren Atome eine analoge Anordnung der Elektronen in den Valenzschalen* u. damit auch ähnliche chemische Eigenschaften besitzen. Die horizontalen Reihen bilden 7 Perioden, die dem stufenweisen Aufbau der einzelnen Elektronenschalen K, L, usw. bis Q entsprechen; jede von ihnen enthält $2n^2$ Elemente, wobei n der Hauptquantenzahl der Schale entspricht, welche in der gegebenen Elementenreihe mit Elektronen aufgefüllt wird; n gibt also ebenfalls die Periodennummer an. Die der Besetzung der K-Schale entsprechende erste Periode umfaßt 2 Elemente, H u. He. Die zweite bis sechste Periode beginnen stets mit einem Alkalimetall, mit einem einzigen Elektron in der entsprechenden äußersten Elektronenschale, u. enden mit der vollständigen Besetzung dieser Schale beim Atom des entsprechenden Edelgases. Die die schwersten Elemente enthaltende siebente Periode ist nicht abgeschlossen.

Es könnte den Anschein erwecken, daß die Anordnung der Elemente in der klassischen Form des P. völlig zufriedenstellend ist u. keine weiteren Verbesserungen erfordert. Die Ähnlichkeit der Elemente innerhalb der einzelnen Gruppen ist jedoch unterschiedlichen Grades u. deshalb werden die vertikalen Spalten noch in 16 Gruppen aufgeteilt, 8 Hauptgruppen (Ia bis VIIIa) u. 8 Nebengruppen (Ib bis VIIIb). Die Aufteilung der Elemente in die Haupt- u. Nebengruppen ist jedoch sehr inkonsequent, da sich in Richtung der Tabellenmitte die Unterschiede verwischen. Es wurden daher andere Formen der Aufzeichnung des P. gesucht, welche die Ähnlichkeit der Elemente besser zu erfassen gestatten. Ein Beispiel einer solchen Anordnung ist die nach Bohr-Thompson. Am besten wird sich jedoch ein System bewähren, welches markant u. konsequent ausdrückt, daß die Ähnlichkeit der Elemente die Folgeerscheinung der Ähnlichkeit der Strukturen ihrer Atome ist u. daß deshalb die Elemente mit einander ähnlichen Elektronenkonfigurationen zueinander gehören. Eine solche Anordnung stellt die rationale Gestalt des langen P. dar. **1.** Die **Elemente der Hauptgruppen**, die im linken u. rechten äußeren Teil des P. zusammengefaßt sind. Hierher gehören alle Elemente, deren Elektronenschalen mit Ausnahme der äußersten Sphäre alle voll besetzt sind u. die deshalb f. die chemische Bindung nur die s- u. p-Orbitale* dieser äußersten Schale einsetzen können. Ihre Ionen, soweit sie solche ausbilden, sind farblos u. diamagnetisch, sie besitzen verhältnismäßig stabile Wertigkeit u., soweit sich diese verändern kann, geschieht dies meistens um 2 Wertigkeitsstufen auf einmal; z.B. P u. As besitzen die Wertigkeiten 3 u. 5, Sn 2 u. 4, S 2, 4, 6 usw. **2. Die Übergangselemente** od. **Nebengruppenelemente**, die sich in der Mitte des P. befinden. Es handelt sich hierbei um die Elemente, bei denen eine Einlagerung der Elektronen in die d-Orbitale der vorletzten Schale erfolgt. Es sind ausnahmslos Metalle (daher auch als Übergangsmetalle bezeichnet), oft mit amphoteren Eigenschaften. Sie bilden farbige u. paramagnetische Ionen u. ihre Wertigkeit ist veränderlich; z.B. Fe 2 u. 3, Cr 2, 3, 6, Mn 2, 3, 4, 6 u. 7. **3.** Die **inneren Übergangselemente**, die in einem selbständigen Block untergebracht sind. Wie aus dem P. ersichtlich ist, entsprechen sie der Einlagerung der Elektronen in die f-Orbitale der Schale (n-2). Es handelt sich um 2 Gruppen von Elementen – die Seltenerdmetalle* od. Lanthanoide (früher Lanthaniden) u. die Actinoide. Die Elemente jeder dieser Gruppen besitzen untereinander sehr ähnliche Eigenschaften, es sind ausschließlich Metalle. Ihre Ionen sind farbig u. paramagnetisch. Dank der Anordnung der Elemente in das auf exakter struktureller Grundlage aufgebaute P. gestaltet sich die gesamte Chemie der anorganischen Stoffe zu einem übersichtlichen, logisch in sich abgeschlossenem Ganzen.

**Gesch.:** Die Suche nach einer sinnvollen Anordnung der Elemente begann schon lange vor der Entwicklung der Atomtheorien in den Uranfängen der experimentellen Chemie. Sie erreichte ihren Höhepunkt in der Aufstellung des Periodensystems von D.I. Mendelejew (s. Eka-Elemente) auf der Grundlage der steigenden relativen Atommassen. Die Bohrsche Theorie ermöglichte dann die Präzisierung u. (hauptsächl.) die theoretische Begründung des von Mendelejew empirisch abgeleiteten Systems der Elemente durch die Vorstellung des stufenweisen Aufbaus der Orbitale. Ein großer Erfolg der Quantentheorie war dann die qualitative Auslegung aller bekannten experimentellen Tatsachen; ihrer quantitativen Bearbeitung stehen nur Schwierigkeiten mathematischen Charakters im Wege.

**Periodontitis:** Entzündung d. Wurzelhaut d. Zähne.

**Periodontium:** Wurzelhaut d. Zähne.

**Periost:** Knochenhaut.

**Periostitis:** Knochenhautentzündung.

**Periplaneta orientalis:** s. Blatta orientalis.

**Periplogenin:** 5-Hydroxydigitoxigenin. Aglykon von Herzglykosiden*.

**Perisperm:** *bot.* vom Nucellusgewebe gebildetes Nährgewebe.

**Peristaltik:** Bewegung des Darmes, Magens, Samenleiters u. Ureters, bei der sich Organabschnitte nacheinander zusammenziehen u. auf diese Weise den Organinhalt transportieren.

**Periston®:** s. Polyvidon.

**Peritektikum:** in einem Phasendiagramm*, z.B. einem Schmelzdiagramm der Komponenten A u. B, der Schnittpunkt zwischen der Liquiduskurve von B mit der der Molelkülverbindung AB, wobei das Maximum der Liquiduskurve von AB (homogener Schmelzpunkt der Molekülverbindung) durch die Liquiduskurve von B verdeckt wird. Das P. entspricht einem inkongruentem Schmelzpunkt, an dem sich reine Komponente B abzuscheiden beginnt. Dieser tritt z.B. auf, wenn zwischen den Schmelzpunkten von A u. B ein großer Unterschied besteht; z.B. ist das inhomogene Schmelzen von vielen Hydraten* (Molekülverbindungen) die Folge der Ausbildung eines P., da Wasser (Komponente A) einen wesentlich tieferen Schmelzpunkt besitzt als das entsprechende Anhydrat (Komponente B) des Hydrats (Molekülverbindung AB).

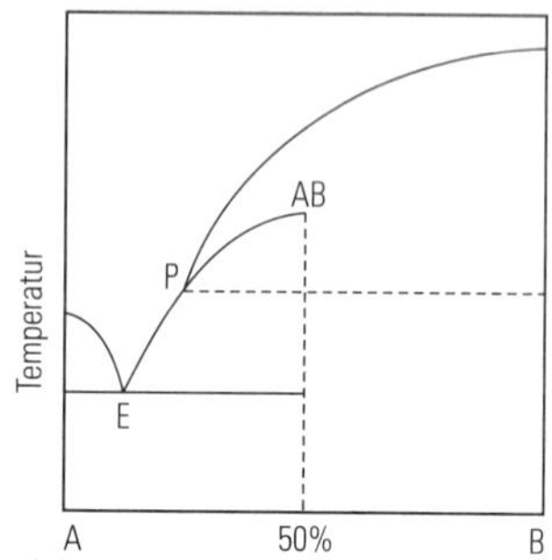


Peritektikum:
P inkongruenter Schmelzpunkt der Komponenten A u. B, E Eutektikum zwischen Komponente A u. AB (Molekülverbindung zwischen A u. B)

**Perithecium:** Fruchtkörper (Ascocarp*) bei Pilzen* (Ascomyceten).

**Peritonealdialyse:** Blutreinigungsverfahren* zur Dialysebehandlung. Nach Instillation von ca. 2 L sterilem Dialysat (Waschlösung mit D-Glucose u. Elektrolyten, s. Peritonealdialyselösungen) über einen Katheter in die freie Bauchhöhle erfolgt der Stoffaustausch (Dialyse*) über das Peritoneum* als Membran; durch wiederholtes Wechseln des Dialysats kann ein hohes Konzentrationsgefälle u. damit die Diffusion von harnpflichtigen Substanzen u. a. Stoffwechsel(end)-produkten aus dem Blut in das Dialysat aufrechterhalten werden. Der Austausch von Natrium u. Wasser erfolgt über einen osmotischen Gradienten durch Zusatz von D-Glucose zum Dialysat. Gegenüber der Hämodialyse* ist kein spez. Gefäßzugang erforderlich; es besteht keine erhöhte Blutungsgefahr wegen der nicht notwendigen Applikation von Heparin.

**Peritonealdialyselösungen:** Solutiones ad peritonealem dialysim Ph.Eur.3. Zubereitungen zur Peritonealdialyse*, deren Konz. an Elektrolyten annähernd der des Plasmas entspricht; die Konz. an D-Glucose kann unterschiedlich sein; vgl. Hämofiltrationslösungen, Hämodialyselösungen.

**Peritoneum:** Bauchfell.

**Peritonitis:** Bauchfellentzündung.

**Peritrast®:** s. Amidotrizoesäure.

**Perizin®:** s. Coumafos.

**Perizykel:** *bot.* Pericykel, Perikambium; als äußerste Schicht des Zentralzylinders einer Wurzel* diejenige Zellreihe, die sich nach innen zur Endodermis* anschließt. Aus dem Perizykel gehen Seitenwurzeln u. das Periderm* hervor.

**Perkin-Reaktion:** Bildung von Zimtsäure durch Erhitzen von Benzaldehyd mit Essigsäureanhydrid in Gegenwart von Natriumacetat. Es handelt sich um eine Art Aldol-Kondensation*.

**Perkolation:** (*lat.* percolare durchtropfen) Extraktionsverfahren zur raschen Gew. extraktreicher Auszüge (hohe Wirkstoffausbeute) unter optimaler Ausnutzung der eingesetzten Droge (erschöpfende Extraktion). Die P. dient neben der Mazeration* der Herst. v. Extrakten u. Tinktu-

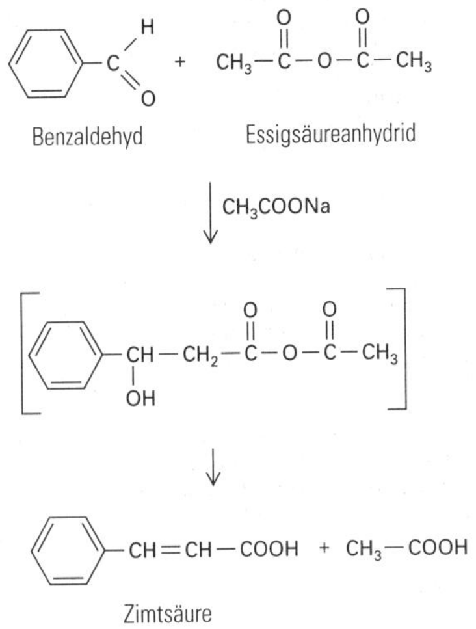


Perkin-Reaktion

ren. **Perkolatoren** sind zylindrische od. konische Gefäße, deren ausgenutzte Höhe (Länge der Drogensäule) mind. das Fünffache des mittleren Durchmessers beträgt. Entsprechend den Angaben der Ph.Eur.3 für Tincturae* wird die zerkleinerte Droge (Zerkleinerungsgrad abhängig vom anatomischen Bau der Droge u. der Löslichkeit der Inhaltsst.) mit der vorgeschriebenen Extraktionsflüssigkeit (i.a. entsprechend 30% des Drogengewichtes) gründlich durchfeuchtet u. in einem geschlossenem Gefäß eine angemessene Zeit (i.a. 2 h) lang stehen stehen gelassen (Quellung der Droge). Dann wird die angefeuchtete Droge (mit schwachem Druck) in den unten mit einer Watteschicht ausgelegten Perkolator bei geöffnetem Abflußhahn eingefüllt. Die Drogenoberfläche wird abgedeckt (Filterpapier, Glaskugeln), damit beim Nachgießen der Flüssigkeit keine Drogenteile aufgewirbelt werden. Es wird langsam Extraktionsflüssigkeit (Menstruum) zugegeben, bis die Extraktlösung abzutropfen beginnt (Verdrängung der Luft aus der Drogensäule). Der Hahn wird geschlossen u. soviel Flüssigkeit nachgefüllt, daß diese über der Oberfläche der Droge steht. Der Perkolator wird bedeckt u. bleibt (i.a. 24 h lang) stehen (Nachquellung u. Mazeration). Danach läßt man die Flüssigkeit so abfließen (eigentliche Perkolation), daß f. je 100 g Droge 4 bis 6 Tr./min abtropfen (Einstellen der f. die Extraktion optimalen Durchströmgeschwindigkeit); die Extraktionsflüssigkeit wird in der Folge so nachgegossen, daß die Drogenoberfläche stets bedeckt bleibt. Durch die ständige Erneuerung des Lösungsmittels entspricht das Verfahren prakt. einer vielstufigen Mazeration*, bei der durch die ständige Neueinstellung des Konzentrationsgefälles zwischen gelösten Drogeninhaltsstoffen u. reinem Extraktionsmittel (unbehinderte Diffusion) eine ca. 95%ige Ausbeute an Inhaltsstoffen möglich ist. Wenn nach Beendigung der Zugabe die im Perkolator noch vorhandene Extraktionsflüssigkeit abgetropft ist, wird der Drogenrückstand ausgepreßt, die Preßflüssigkeit mit dem Perkolat vereinigt u. filtriert.

Zur Herst. v. *Trockenextrakten* wird nach beendeter P. – d.h. wenn von 1 Teil Droge 3 bis 4 Teile Perkolat abgetropft sind, od. die vorgeschriebene Menge Extraktionsflüssigkeit verbraucht ist – das Lösungsmittel im Wasserbad unter vermindertem Druck entfernt (Feuchtigkeitsgehalt: 3 bis 5%). Die Temp. des Wasserbades darf 70°C, die der Extraktlösung 50°C nicht überschreiten. Wird ein Wirkstoffgehalt gefordert, ist der Gehalt zu bestimmen u. der Extrakt durch Verreiben mit Lactose od. Dextrin einzustellen. Bei der Herst. v. *Fluidextrakten* wird nach beendeter P. – d.h. wenn die dem Drogengewicht entsprechende Menge Perkolat abgetropft ist – der Hahn geschlossen. Nach 2tägigem Stehen wird der Drogenrückstand ausgepreßt. Die Preßflüssigkeit wird mit dem Perkolat vereinigt u. gegebenenfalls mit Extraktionsflüssigkeit auf das vorgeschriebene Gewicht ergänzt. Nach ca. 5tägiger Aufbewahrung unterhalb 15°C (Defäkation*) wird der Fluidextrakt filtriert.

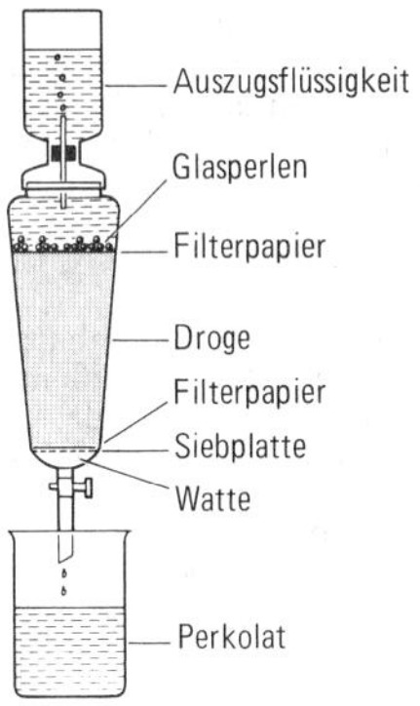


Perkolation [131]

**Perkutan:** durch d. Haut hindurch; perkutan wirken z.B. Salben, Bäder usw.

**Perlingual:** durch die Zunge, über die Zunge. Perlinguale Methode (Applikation), Auflegen von Arzneimitteln auf die Zunge, von wo sie resorbiert werden.

**Perlmoos:** s. Carrageen.

**Perlon®:** Kunstfaser, hergestellt durch Polymerisation von ε-Caprolactam. Schmp. 215°C. Geringe Wasseraufnahme, leicht, hochelastisch, fäulnisbeständig, färbbar; s. Filum polyamidicum-6 asepticum.

**Perlsago:** s. Amylum Sagi.

**Perlsucht:** Tuberkulose der Rinder; Erreger: Mycobacterium Typus bovinus (auch f. Menschen infektiös).

**Permanentweiß:** s. Bariumsulfat.

**Permanganate:** Salz der Permangansäure $HMnO_4$.

**Permanganatometrie:** Manganometrie*.

**Permeabel:** durchlässig, s. Osmose.

**Permeabilitätsmeßgerät nach Blaine:** s. Oberfläche, spezifische.

**Permeabilitätsvitamin:** Permeabilitätsfaktor, Vitamin P, historische Bez. f. Flavonoide*.

**Permease:** Transportprotein; Carriermolekül, das den Transport von Substanzen durch Zellmembranen ermöglicht u. dabei nicht dauerhaft verändert wird.

**Permeation:** Bewegung eines Stoffes *durch*

eine Membran (i.a. bewegungshindernd) in Resorptionsorgane, s.a. Penetration.

**Permethrin:** (1*RS*)-*cis,trans*-3-(2,2-Dichlorvinyl)-2,2-dimethylcyclopropancarbonsäure-3-phenoxybenzylester; CAS-Nr. 52645-53-1; $C_{21}H_{20}Cl_2O_3$, $M_r$ 391.3. **Anw.** techn.: Insektizid (Pyrethroid*), s. Schädlingsbekämpfungsmittel (Tab.).

**Permutit®:** Permutite, s. Ionenaustauscher.

**Permutite:** künstliche Zeolithe* (Aluminium-Calcium- od. Aluminium-Natrium-Silicate), sie dienen zur Enthärtung des Wassers, s. Ionenaustauscher.

**Perniones:** Frostbeulen.

**Perniziös:** gefährlich, bösartig, z.B. perniziöse Anämie.

**Peronaeus:** fibularis, zum Wadenbein gehörend; Musculus peronaeus, Wadenbeinmuskel (Musculus fibularis).

**Peroral:** (per os) durch den Mund.

**Peroraltabletten:** Tabletten zur peroralen Anwendung, die entweder im Wasser zerfallen od., direkt eingenommen, die Wirkstoffe im Magen-Darm-Trakt zur Resorption freigeben bzw. dort lokal wirken (z.B. Antazida). P. setzen ihre Wirkstoffe entweder rasch od. über eine gewisse Zeit (retardiert) frei; s. Arzneiformen mit protrahierter Wirk.; s.a. Compressi.

**Perosmiumsäure:** alte Bez. f. Osmium(VIII)-oxid (s. Osmium).

**Peroxidasen:** Gruppe häminhaltiger Oxidoreduktasen (s. Enzyme), die in Pflanzen (Meerrettich) u. Tieren (Milz, Lymphdrüsen, Knochenmark, Sperma, Milch) vorkommen. Die P. setzen das als Zellgift wirkende, im Stoffwechsel über das Radikalanion $O_2^{\cdot-}$ (Superoxid, Hyperoxid*) gebildete $H_2O_2$ durch Übertragung von Wasserstoff aus einem geeigneten Substrat (Phenole, aromatische Amine, Glutathion usw.) zu Wasser um:

$RH_2 + H_2O_2 \rightarrow R + 2\,H_2O$

Die einzelnen, spezifisch wirkenden P. (z.B. Glutathionperoxidase*) kommen oft zus. mit Katalase* vor, die ebenfalls Wasserstoff auf $H_2O_2$ überträgt, diesen allerdings aus einem zweiten $H_2O_2$–Molekül übernimmt. **Anw.:** Bestimmung von $H_2O_2$, Glucose, Vitamin C; die Messung der P.-Aktivität hat diagnostische Bedeutung.

**Peroxide:** Superoxyde (alte Bez.); **1.** durch das Peroxid-Ion ($O_2^{2-}$) od. **2.** durch eine Peroxygruppe (–O–O–) gekennzeichnete Verbindungen von Sauerstoff mit Metallen u. org. Radikalen, z.B. Bariumperoxid, $Ba^{2+}O_2^{2-}$, od. Benzoylperoxid*, $C_6H_5CO–O–O–OCC_6H_5$; zumeist sehr labil (explosibel) u. unter Bildung von $H_2O_2$ (Wasserstoffperoxid*) zerfallend. **Achtung:** bei längerem Stehenlassen aliphatischer Ether od. beim Einengen (Destillieren) etherischer Lösungen kann es zur Anreicherung von Peroxiden kommen, was heftige Explosionen nach sich ziehen kann. **Prüfung auf P.:** durch Oxidation von Iodid zu Iod od. mit Teststäbchen (z.B. Merckoquant® Peroxid-Test). **Entfernung von P.:** Schütteln mit wäßriger, schwefelsaurer Eisen(II)-sulfatlösung od. Filtration (Säule) durch basisches Aluminiumoxid.

**Peroxidzahl:** (Lea-Zahl), Abk. POZ; gibt die Peroxidmenge in Milläquivalenten aktivem Sauerstoff an, die in 1000 g Substanz nach der von der Ph.Eur.3 vorgeschriebenen Bestimmungsmethode enthalten sind. Zur Bestimmung wird die Substanz (meist Fett, fettes Öl) mit Kaliumiodid in einer Essigsäure-Chloroform-Mischung auf dem Wasserbad erhitzt. Nach Abkühlen des Reaktionsgemisches versetzt man mit einer KI-Lösung u. titriert mit Natriumthiosulfat. Wichtig zur Feststellung des Verdorbenheitsgrades von Fetten.

**Peroxinorm®:** s. Orgotein.

**Peroxo-:** Vorsilbe f. Säuren, in denen -O- durch -O-O- ersetzt ist z.B. Peroxodischwefelsäure (alte Bez. Peroxy-...).

**Peroxoborate:** Salze der Peroxoborsäure $HBO_3$.

**Peroxodischwefelsäure:** Perschwefelsäure, Überschwefelsäure, $H_2S_2O_8$. Weiße, in Wasser lösliche Kristalle. Ihre Salze, die stark oxidierend wirken, heißen **Peroxodisulfate**, alte Bez. Persulfate, Peroxydisulfate. Darst.: durch Elektrolyse konz. Schwefelsäurelösungen (40 bis 50%) od. durch Einw. von Chlorsulfonsäure auf Peroxomonoschwefelsäure (Carosche Säure) $H_2SO_5$.

**Peroxodisulfate:** s. Peroxodischwefelsäure.

**Peroxomonoschwefelsäure:** Peroxoschwefelsäure, s. Peroxodischwefelsäure.

**Peroxy-:** s. Peroxo-; s.a. Peroxi-, Perverbindungen.

**Peroxysomen:** Microbodies*, die Enzyme des mit der Photorespiration assoziierten Glykolsäurestoffwechsels enthalten.

**Perphenazin** INN: Perphenazinum Ph.Eur.3, Chlorpiprazin, 2-{4-[3-(2-Chlor-10-phenothiazinyl)propyl]piperazin}ethanol, 2-Chlor-10-{3-[4-(2-

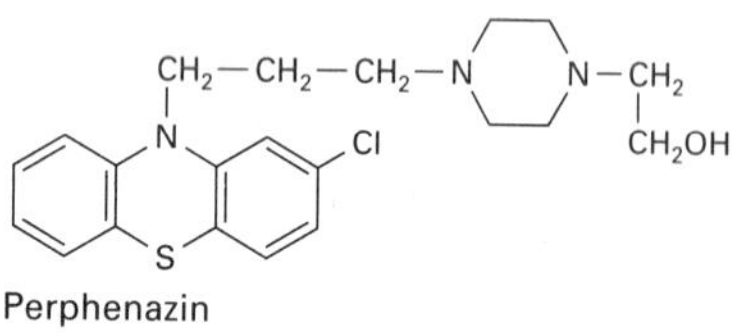

Perphenazin

hydroxyethyl)piperazin-1-yl]propyl}phenothiazin, Decentan®; CAS-Nr. 58-39-9; $C_{21}H_{26}ClN_3OS$, $M_r$ 403.97. Schmp. 94-100°C. Sdp. 214-218°C (20 Pa), 278-281°C (133 Pa). Prakt. unlösl. in Wasser, in Sesamöl; lösl. in Ethanol 153 mg/mL, in Aceton 82 mg/mL. $pK_{s,1}$ 3.7, $pK_{s,2}$ 7.8. **Anw.:** Neuroleptikum. Ind.: schizophrene Psychosen, Manie, agitierte Depressionen, Erbrechen, Schmerzzustände, in tranquillierender Dosierung bei Angst- u. Spannungszuständen. **Nebenw.:** s. Psychopharmaka. Vermindertes Reaktionsvermögen! HWZ 8 bis 12 h. **Übl. Dos.:** Oral: 2- bis 3mal 0.004 g/d, n.B. bis 3mal 0.008 g/d. Parenteral: i.m., i.v. 0.005 g. Parenteral depot: 0.1 g. Rektal: 0.004 g. Hingewiesen sei auch auf Perphenazinenantat.

**Per rectum:** vom Mastdarm aus; durch den After.

**Persäuren:** s. Perverbindungen.

**Perschwefelsäure:** Peroxodischwefelsäure*.

**Persea americana** Mill.: (Persea gratissima) Fam. Lauraceae; Avocado, s. Avocado-Öl.

**HOM:** *Persea americana* (HAB1.5), P. gratissima: die frischen Blätter.

**Persimone:** s. Diospyros virginiana.

**Persische Insektenblüten:** s. Chrysanthemum cinerariifolium.

**Persistent:** *syn.* persistierend, anhaltend; in Bezug auf Erreger: Überstehen einer Antibiotikabehandlung, obwohl die Keime antibiotikasensibel sind.

**Personalkonzession:** s. Apothekenwesen, Entwicklung.

**Personal, Pharmazeutisches:** s. Pharmazeutisches Personal.

**Personendosis:** s. Strahlenschutz.

**Persorption:** Durchtritt fester (Nahrungs-) Partikel (Durchmesser 5 bis 150 µm) durch die intakte Epithelschicht des Darmes.

**Persulfate:** Peroxodisulfate, s. Peroxodischwefelsäure.

**Pertofran®:** s. Desipramin.

**Pertussis:** s. Keuchhusten.

**Pertussisimpfstoff, Azellulärer:** Azelluläre Pertussisfraktion-300-HA (Hämagglutinations-Einheiten), Acel-P Lederle®. Im Gegensatz zu Ganzkeimimpfstoffen enthält der azelluläre Pertussisimpfstoff keine abgetöteten Bakterien, sondern nur gereinigte antigene Bestandteile (Pertussistoxoid, filamentöses Hämagglutinin, Agglutinogen Typ 2 u. 69-Kilo-dalton-Protein) u. ist dadurch besser verträglich. **Anw.:** zur aktiven Immunisierung gegen Pertussis ab dem 15. Lebensmonat bis zum 6. Lebensjahr. **Nebenw.:** gelegentl. lokale Reaktionen, Fieber, Erbrechen, Schläfrigkeit. Kontraind.: neurologische Erkrankungen, Krampfleiden, akute Infektionen od. Fieber. **Übl. Dos.:** Parenteral: Grundimmunisierung 3 Injektionen im Abstand von je 6-10 Wochen, 4. Impfung ca. 1 Jahr später.

**Perubalsam:** s. Balsamum peruvianum.

**Peru-Ratanhia:** s. Krameria triandra.

**Peruvosid:** Cannogenin-3-α-L-thevetosid INN, 3β-[(6-Desoxy-3-O-methyl-α-L-glucopyranosyl)-oxy]-14β-hydroxy-19-oxo-5β-card-20(22)-enolid, Encordin®; CAS-Nr. 1182-87-2; $C_{30}H_{44}O_9$, $M_r$ 548.65. Herzglykosid aus Thevetia peruviana*. **Strukturformel** s. Herzglykoside (Tab.2). Schmp. 161-164°C aus Methanol/Ether. $[\alpha]_D^{22°C}$ -71.7° (c = 1.54 in Methanol). Lösl. 1:2500 in Wasser; leicht lösl. in Chloroform u. Aceton; wenig lösl. in Methanol u. Ethanol. **Anw.:** Kardiakum; Herzinsuffizienz mit Bradykardie u. anderen Reizleitungsstörungen. HWZ 55 h. **Übl. Dos.:** Oral: 2- bis 3mal 0.0003 g/d. Parenteral: i.v. 0.0003 g. Vgl. Thevetose, Thevetin.

**Perverbindungen:** Sammelbez. f. Stoffe, die von einem Bestandteil mehr enthalten als die namengebende Grundverbindung; 3 Gruppen: **1.** P., die $O_2$–Gruppen enthalten, wie Peroxide*, Peroxoverbindungen, org. Persäuren (R-CO-O-O-H); **2.** Anorg. Persäuren u. ihre Salze, z.B. Periodu. Perchlorsäure, die zwar O, jedoch keine O-O-Gruppen enthalten; **3.** P., die keinen Sauerstoff enthalten, z.B. Pernitride. O-haltige P. sind zumeist starke Oxidationsmittel.

**Pervitin®:** s. Methamphetaminhydrochlorid.

**Pes:** (lat.; Gen. pedis, Plur. pedes) Fuß.

**Pessar:** **1.** Ring-, schalen- od. würfelförmiger Körper aus unterschiedlichem Material (Hartgummi, Porzellan, Kunststoffe), der in die Scheide eingeführt zur symptomatischen Behandlung von Lageveränderungen verschiedener Genitalabschnitte dient (Stützpessar). So wird er z.B. bei Gebärmuttersenkung- od. -verlagerung angewandt. **2.** Zu Zwecken der Empfängnisverhütung werden **Verschlußpessare** (Portiokappe, Cervixkappe, Kappenpessar, Okklusivpessar) aus Latex od. Kunststoff über die Portio uteri gestülpt od. Einlegepessare (Scheidenpessar, Scheidendiaphragma), das sind gewölbte Gummischeiben, in deren Rand eine elast. Spirale eingelassen ist, in das hintere Scheidengewölbe eingelegt. **Intrauterinpessare** (IUP) werden in die Gebärmutterhöhle eingelegt. Sie besitzen verschiedene Formen (Schleife, Spirale, 7- od. T-Form) u. sind entweder reine Kunststoff-IUP (Polyethylen, Polypropylen), kupferbeschichtete IUP (aktives Pessar, copper-T) od. Progesteron abgebende IUP. Diese enthalten z.B. Bariumsulfat (Röntgenkontrastmittel), Siliconöl u. ein Reservoir von Progesteron (z.B. 38 mg), wovon tgl. eine bestimmte Menge (z.B. 0.65 µg/d über 1.5 Jahre) freigesetzt wird; s. Progestasert®. Die reinen Kunststoff-IUP (inert IUP) verhindern die Einnistung des befruchteten Eis wahrscheinlich durch Hervorrufen einer leukozytären Infiltration des Endometriums; die kupferbeschichteten IUP führen zu einer Störung gewisser Enzyme im Endometrium (Kationen-Antagonismus mit $Zn^{2+}$).

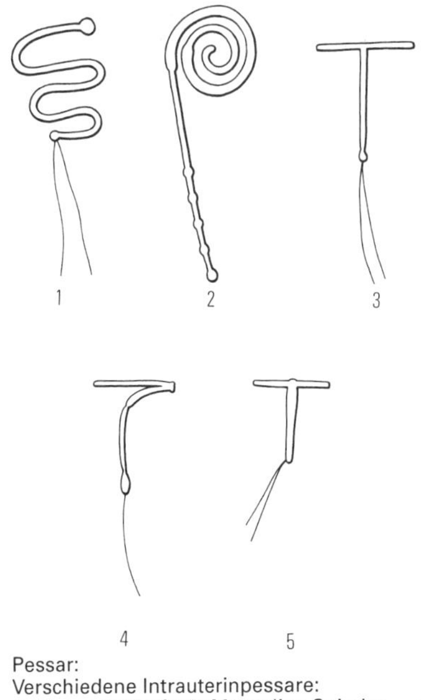


Pessar: Verschiedene Intrauterinpessare: 1: Lippes-Schleife; 2: Margulies-Spirale; 3: Kupfer-T; 4: Kupfer-7; 5: Progesteron-abgebendes Pessar [90]

**Pest:** Infektionskrankheit; Erreger: Yersinia* pestis. Nagetierkrankheit, die durch Flöhe auch auf den Menschen übertragen wird; früher weltweit verbreitet, heute nur mehr Herde. 4 verschiedene Formen sind bekannt: Beulenpest, Lungenpest, Pestsepsis, abortive Pest.

**Pestbakterien:** Yersinia* pestis, früher auch als Pasteurella pestis bezeichnet; gramnegative, unbewegliche, bipolar sich färbende Stäbchenbakterien der Fam. Brucellaceae*.

**Pestizide:** *syn.* Schädlingsbekämpfungsmittel*.

**Pestizid-Rückstände in Drogen:** s. Schädlingspekämfungsmittel.

**Pestwurz:** s. Petasites hybridus.

**Petala:** *bot.* Blumenblätter, s. Blüte.

**Petasites hybridus** (L.) Ph.Gaertn., B. Mey. et Scherb.: (P. officinalis Moench, Tussilago petasites) Fam. Asteraceae (Compositae), Pestwurz (Europa). Stpfl. v. **Folia Petasites:** Pestwurzblätter, u. **Radix Petasites:** Pestwurz, Kraftwurz. **Inhaltsst.:** spasmolytisch wirkende Petasine (hauptsächl. mit $C_5$–Säuren veresterte bicyclische Sesquiterpenalkohole vom Eremophilan-Typ od. deren Abbauprodukte), bis zu 350 mg/kg Pyrrolizidinalkaloide* (hepatotoxisch), Inulin, Flavonoide wie Quercetin; Schleim- u. Gerbstoffe, Pektinstoffe, äther. Öl (mit Dodecanal als Geruchsträger) u.a. (chemische Rassen, Wirkstoffmuster daher variabel). **Anw.** volkst.: Antispasmodikum, als Expektorans, sowie als schweiß- u. harntreibendes Mittel; äuß.: (frische Blätter) b. Geschwüren u. Brandwunden.

**HOM:** *Petasites hybridus* (HAB1.3): gegen Ende der Blütezeit geerntetes Kraut; verord. z.B. b. Asthma, Nieren-, Gallenkolik.

**Petersilie:** s. Petroselinum crispum.

**Petersilienkampfer:** s. Apiol.

**Petersilienöl:** Ol. Petroselini, s. Petroselinum crispum.

**Petersilienwurzel:** Rad. Petroselini, s. Petroselinum crispum.

**Pethidin** INN: Isonipecain, Meperidin, Ethyl-1-methyl-4-phenyl-4-piperidincarboxylat, 1-Methyl-4-phenyl-4-piperidincarbonsäureethylester;

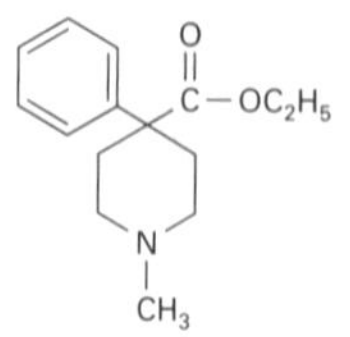

Pethidin

CAS-Nr. 57-42-1; $C_{15}H_{21}NO_2$, $M_r$ 247.35. $pK_s$ (konjugierte Säure) 8.7 (20°C). **Anw.:** Starkes Analgetikum (das erste seiner Art, 1939 eingeführt), in der Geburtshilfe zur Erleichterung u. Beschleunigung der Geburt; analgetische Wirk. 10mal schwächer als Morphin, anticholinerg, spasmolytische Wirk. auf Uterus; Gefahr der Abhängigkeit (Morphintyp). HWZ 3.5 bis 4 h. **Übl. Dos.:** Oral: 2- bis 3mal 0.025 g/d. Parenteral: i.v., i.m., s.c. 0.05 g. Rektal: 0.1 g. MED 0.15 g, MTD 0.5 g.

**Pethidinhydrochlorid*:** Schmp. 187-188°C; polymorph.

**Pethidinhydrochlorid:** Pethidini hydrochloridum Ph.Eur.3, Pethidinum hydrochloricum, Methyl-phenyl-piperidinocarbonoyl-ethanol-hydrochlorid, 1-Methyl-4-phenyl-piperidin-4-carbonsäureethylester-hydrochlorid, Dolantin®, Alodan®; CAS-Nr. 50-13-5; $C_{15}H_{22}ClNO_2$, $M_r$ 283.8. Schmp. 187-189°C. Weißes, krist. Pulver von salzig-bitterem Geschmack. Lösl. in 1 T. Wasser, 2 T. Ethanol, 3 T. Chloroform, wenig lösl. in Ether. **Anw.:** s. Pethidin. **Übl. Dos.:** 0.05 bis 0.1 g, bei Bedarf bis 3mal/d, i.m. u. s.c. 0.025 bis 0.05 g; größte Einzelgabe 0.15 g, größte Tagesgabe 0.5 g. Unterliegt der Betäubungsmittelverordnung. **Zuber.** nach Ph.Helv.7: Pethidinhydrochlorid-Injektionslösung 50 mg/mL, Pethidini hydrochloridi solutio iniectabilis 50 mg/mL u. Pethidinhydrochlorid-Suppositorien 100 mg, Pethidini hydrochloridi suppositoria 100 mg, Suppositoria pethidinii chlorati-100 mg.

**Petidion®:** s. Ethadion.

**Petinutin®:** s. Mesuximid.

**Petiolus:** Blattstiel.

**Petitgrainöl:** Ol. Petitgrain, s. Citrus aurantium ssp. aurantium.

**Petit mal:** s. Epilepsie.

**PETN:** s. Pentaerythrityltetranitrat.

**Petnidan®:** s. Ethosuximid.

**PETP:** s. Polyterephthalsäureester.

**Petrischalen:** runde, flache Schalen (Glas, Kunststoff) mit übergreifendem Deckel, f. Bakterienkulturen.

**Petrochemie:** von Petroleum (s. Oleum petrae) abgeleitete Bez. f. einen Zweig der Technischen Chemie, der sich mit der Verarbeitung des Erdöls befaßt.

**Petrolether:** *syn.* Petroleumbenzin; niedrig siedende Fraktionen von Petroleum (s. Oleum Petrae), die vornehmlich aus Kohlenwasserstoffen, meist Pentan u. Hexan, bestehen. Klare, farblose, leicht brennbare Flüss. von charakteristischem Geruch; mit Luft entsteht ein explosives Gemisch. D. 0.625 bis 0.660. Sdp. zwischen 35 bis 80°C. Flammpunkt ca. 40°C. Unlösl. in Wasser, mischbar in absolutem Ethanol, Benzol, Ether, Chloroform. P. muß an einem kühlen Ort, dicht verschlossen u. vor Feuer geschützt aufbewahrt werden. **Anw.:** als Lösungsmittel.

**Petroleum:** s. Oleum Petrae.

**Petroleum-Benzin:** s. Petrolether.

**Petroselinsäure:** *cis*-6-Octadecensäure; $CH_3$-$(CH_2)_{10}CH{=}CH(CH_2)_4COOH$; $C_{18}H_{34}O_2$, $M_r$ 282.45. Schmp. 30°C. Nat. in Apiaceenfrüchten (als Glycerid Petroselin), s. Petroselinum crispum.

**Petroselinum crispum** (Mill.) Nym. ex A.W. Hill: (P. hortense auct. non Hoffm., P. sativum Hoffm.) Fam. Apiaceae (Umbelliferae), Petersilie (heim. Mittelmeergebiet, kult. als Gemüsepfl.). **Petroselinum crispum ssp. tuberosum** Bernh. ex Rchb. Soó, **Wurzelpetersilie** (Knollenpetersilie), ist Stpfl. v. **Radix Petroselini: Petersilienwurzel. Inhaltsst.:** ca. 0.1 bis 0.5% äther. Öl mit Myristicin, Apiol, ferner Polyine (z.B. Falcarinol) sowie Furanocumarine* (Bergapten, Isoimperatorin, Oxypeucedanin) u. Flavonoide (z.B. Apiin). **Anw.:** Diuretikum, Stomachikum, Antidysmenorrhöikum, Karminativum u. Aphrodisiakum.

**Petroselinum crispum ssp. crispum, Blattpetersilie**, ist hauptsächl. Stpfl. v. **Fructus Petroselini: Petersilienfrucht** (fälschl. Semen Petroselini, Petersiliensame). **Inhaltsst.:** 2 bis 7% äther. Öl, 20 bis 22% fettes Öl mit Petrosilan (Petroselin, Glycerid der Petroselinsäure*), Apiin* u. andere Flavonglykoside, Cumarine. **Oleum Petroselini:** Petersilienöl; das ätherische Öl der Früchte (Oleum Petroselini fructuum aethereum). **Best.:** von der Subspecies (Blatt-, Wurzelpetersilie) u. von der Rasse abhängig; z.B. sind in deutschem Petersilienöl (Apiolrasse) 60 bis 80% Apiol*, in franz. Öl (Myristicinrasse) ca. 50 bis 75% Myristicin* u. in der Allyltetramethoxybenzolrasse ca. 50 bis 60% 1-Allyl-2,3,4,5-tetramethoxybenzol enthalten. **Anw.:** Diuretikum, Stomachikum, bei Milz- u. Leberleiden, Verdauungsschwäche; sollte wegen der relativ hohen Toxizität nicht verwendet werden; volkst. auch als Emmenagogum u. Abortivum (infolge des Apiol- u. Myristicingehalts stark uteruserregend); äuß. gegen Hautparasiten. **Zuber.:** Aqua Petroselini.

**Herba Petroselini:** Petersilienkraut. **Inhaltsst.:** ca. 0.3% äther. Öl. **Anw.:** Diuretikum, Stomachikum; vor allem frisch, als Küchengewürz.

**HOM:** *Petroselinum crispum ssp. crispum* (HAB1.5), Petroselinum (crispum): frische zu Blütebeginn gesammelte ganze Pflanze.

**HOM:** *Petroselinum e seminibus:* die reifen Früchte; verord. z.B. b. Nieren- u. Blasenleiden.

**Petrosilan:** s. Petroselinum crispum.

**Petunidin:** s. Anthocyanidine.

**Peucedanin:** Bitterstoff aus Peucedanum ostruthium*.

**Peucedanum ostruthium** (L.) W.D.J.Koch: (Imperatoria ostruthium) Fam. Apiaceae (Umbelliferae), Meisterwurz (Mittel- u. Südeuropa). Stpfl. v. **Rhizoma Imperatoriae:** Rad. Imperatoriae, Meisterwurzelstock. **Inhaltsst.:** Ostruthin (7-Hydroxy-6-(3,7-dimethyl-2,6-octadienyl)cumarin), ferner die Furanocumarine* Imperatorin*, Isoimperatorin, Peucedanin, Oxypeucedanin; 0.2 bis 1.4% äther. Öl; Gerbstoff, Harz, Stärke u.a. **Anw.** volkst.: anstelle von Radix Angelicae (s. Angelica archangelica) als Stomachikum u. Diuretikum, gegen Gicht, Rheuma, Fieber; zur Herst. v. Bitterschnäpsen. (Verw. auch als Fischgift aufgrund der enthaltenen Cumarinderivate.).

**Peumus boldus** Mol.: (Peumus fragrans Ruiz. et Pav. Pers., Boldo fragrans) Fam. Monimiaceae, Boldo (Chile). Stpfl. v. **Boldo folium:** Boldoblätter, Folia Boldo. **Off.:** Ph.Helv.7, DAC86. **Inhaltsst.:** ca. 0.2% Aporphinalkaloide*, v.a. Boldin*; bis zu 0.3% Boldoglucin u. andere Flavonolglucoside, ca. 2% äther. Öl (mit 40 bis 50% Ascaridol, 30% p-Cymol, 1,8-Cineol u.a.), Gerbstoff, Gummi. **Gehalt:** mind. 0.1% Gesamtalkaloide, ber. als Boldin (DAC86), dessen Anteil an den Gesamtalkaloiden mind. 20% betragen muß, u. mind. 2% äther. Öl (Ph.Helv.7). **Anw.:** Cholagogum, Diuretikum, Stomachikum, Antirheumatikum. In Chile (Heimat) als Anthelmintikum (Ascaridol). Wirkt in größeren Mengen brecherregend.

**HOM:** *Peumus boldus* (HAB1.3), Boldo: getrocknete Blätter; verord. z.B. b. Gallen- u. Lebererkrankungen.

**Pexid®:** s. Perhexilin.

**PEX-Verfahren:** Pressure-EXpansion-Verfahren, s. Druckentwesung.

**Peyotl:** Mescal-Buttons, s. Lophophora williamsii var. williamsii.

**Pezetamid®:** s. Pyrazinamid.

**Pfaffenhütchen:** s. Euonymus atropurpurea, Euonymus europaea.

**Pfahlwurzel:** Primärwurzel einer Pflanze als direkte Fortsetzung der Wurzelspitze od. Radicula des Embryos; eine gedrungene, spitz zulaufende Hauptwurzel, von der kleinere Seitenwurzeln abgehen; s. Wurzel.

**Pfeffer:** *Aleppi-Pfeffer:* s. Piper nigrum; *Aschanti-Pfeffer:* s. Piper guineense; *Betelpfeffer:* s. Piper betle; *Cayennepfeffer:* s. Capsicum frutescens; *Cubebenpfeffer:* s. Piper cubeba; *Deutscher P.:* Ocimum basilicum; *Fliegenpfeffer:* s. Piper longum; *Goa-Pfeffer:* s. Piper nigrum; *Grüner P.:* s. Piper nigrum; *Jamaica-Pfeffer:* s. Pimenta dioica; *Japanischer Pfeffer:* s. Zanthoxylum piperitum; *Kanipfeffer:* s. Xylopia aethiopica; *Läusepfeffer:* s. Delphinium staphisagria; *Langer P.:* s. Piper longum; *Malabar-Pfeffer:* s. Piper nigrum; *Mauerpfeffer:* s. Sedum acre; *Melegueta-pfeffer:* s. Aframomum melegueta; *Mönchspfeffer:* s. Vitex agnus-castus; *Mohrenpfeffer:* s. Xylopia aethiopica; *Nelkenpfeffer:* s. Pimenta dioica; *Rauschpfeffer:* s. Piper methysticum; *Rosa P., Brasilianischer:* s. Schinus terebinthifolius; *Rosa P., Peruanischer:* s. Schinus molle; *Schotenpfeffer:* s. Capsicum annuum; *Schwanzpfeffer:* s. Piper cubeba; **Schwarzer P.:** s. Piper nigrum; *Singapur-Pfeffer:* s. Piper nigrum; *Spanischer P.:* s. Capsicum annuum; *Steinpfeffer:* s. Sedum acre; *Szechuan-Pfeffer:* s. Zanthoxylum piperitum; *Tellichery-Pfeffer:* s. Piper nigrum; *Türkischer P.:* s. Capsicum annuum; *Ungarischer P.:* s. Capsicum annuum; *Wasserpfeffer:* s. Polygonum hydropiper; *Weißer P.:* s. Piper nigrum.

**Pfefferbaum, Brasilianischer:** s. Schinus terebinthifolius.

**Pfefferbaum, Peruanischer:** s. Schinus molle.

**Pfefferkraut:** s. Satureja hortensis.

**Pfefferminzblätter:** Folia Menthae (piperitae), s. Mentha piperita.

**Pfefferminze:** s. Mentha piperita.

**Pfefferminzkampfer:** Menthol*.

**Pfefferminzöl:** Oleum Menthae piperitae, s. Mentha piperita.

**Pfefferminzsirup:** s. Sirupus Menthae piperitae.

**Pfefferminzspiritus:** s. Spiritus Menthae piperitae.

**Pfefferminzwasser:** Menthae piperitae aqua, s. Aqua Menthae piperitae.

**Pfefferöl, Japanisches:** s. Zanthoxylum piperitum.

**Pfeiffer-Drüsenfieber:** Mononucleosis infectiosa; s. Mononukleose.

**Pfeilgift:** südamerikanisches Pf., s. Strychnos toxifera; afrikan. Pf., s. Strophanthus-Arten; s. Curare.

**Pfeilkraut:** s. Sagittaria sagittifolia.

**Pfeilwurz:** s. Amylum Marantae.

**Pfeilwurzelmehl:** s. Amylum Marantae.

**Pfennigkraut:** s. Lysimachia nummularia.

**Pferdeinfluenza-Impfstoff:** Vaccinum influenzae equi inactivatum Ph.Eur.3; Suspension von ein od. mehreren inaktivierten Stämmen des Pferdeinfluenza-Virus; geeignete Adjuvantien u. antimikrobielle Konservierungsmittel möglich.

**Pferdekümmel:** s. Oenanthe aquatica.

**Pferderettichbaum:** s. Moringa-Arten.

**Pferdeserum:** Fermo-Serum, Serum vom Pferd.

**Pferdestärke:** s. PS.

**Pfingstrose:** Paeonia officinalis*.

**Pfingstrosenblüten:** Flores Paeoniae, s. Paeonia officinalis.

**Pfingstrosensamen:** Semen Paeoniae, s. Paeonia officinalis.

**Pfingstrosenwurzel:** Radix Paeoniae, s. Paeonia officinalis.

**Pfirsich:** Prunus persica*.

**Pfirsichkernöl:** Ol. Persicarum, s. Prunus armeniaca, Prunus persica.

**Pflanzenlezithin:** s. Lecithin.

**Pflanzenreich:** die derzeit übliche Gliederung der Pflanzen in 7 Abteilungen findet sich in der Tab., in der auch die vermutete Zahl der Pflanzenarten angegeben ist. Weitere Untergliederungen s. latein. Namen der Abteilungen.

**Pflanzenschleime:** s. Schleimstoffe.

**Pflanzenschutz-Anwendungsverordnung:** Verordnung über Anwendungsverbote für Pflanzenschutzmittel vom 10.11.1992, zuletzt geändert am 3.8.1993. Pflanzenschutzmittel, die aus einem in der Anlage 1 der Verordnung aufgeführten Stoffe bestehen (u.a. Aldrin* u. Derivate, Pentachlorphenol, Hexachlorbenzol, Tetrachlorkohlenstoff, Schwefelkohlenstoff) od. einen solchen enthalten, dürfen nicht angewandt werden. Für die in Anlage 2 aufgeführten Pflanzenschutzmittel (u.a. Paraquat, Blausäure, Phosphorwasserstoff entwickelnde Verbindungen) besteht ein eingeschränktes Anwendungsverbot. Pflan-

**Pflanzenreich**
Regnum plantae

| Abteilung | Bezeichnung lateinisch | deutsch | Artenzahl |
|---|---|---|---|
| **Prokaryonten** | | | |
| I | Schizophyta | Spaltpflanzen | 10 000 |
| **Eukaryonten** | | | |
| II | Phycophyta | Algen | 33 000 |
| III | Mycophyta | Pilze | 100 000 |
| IV | Lichenes | Flechten | 25 000 |
| V | Bryophyta | Moospflanzen | 26 000 |
| VI | Pteridophyta | Farnpflanzen | 12 000 |
| VII | Spermatophyta | Samenpflanzen | 300 000 |

zenschutzmittel, die aus einem in Anlage 3 aufgeführten Stoff bestehen, dürfen nicht in Wasserschutzgebieten angewandt werden.

**Pflanzenschutzgesetz:** PflSchG, Gesetz zum Schutz der Kulturpflanzen. In der Bundesrepublik Deutschland gültig i.d.F. vom 15.9.1986, zuletzt geändert am 25.11.1993. Es bezweckt 1. Pflanzen, v.a. Kulturpflanzen, sowie Pflanzenerzeugnisse vor Schadorganismen u. nichtparasitären Beeinträchtigungen zu schützen, 2. Schäden durch den Bisam (Ondatra zibethicus L.) abzuwenden, 3. Gefahren abzuwenden, die bei der Anwendung von Pflanzenschutzmitteln od. anderen Maßnahmen des Pflanzenschutzes f. die Gesundheit von Mensch od. Tier u. für den Naturhaushalt entstehen können u. 4. Rechtsakte von Organen der EG im Bereich des Pflanzenschutzrechts durchzuführen. Das PflSchG steht als Randgebiet im Zusammenhang mit dem Giftrecht (s. Gefahrstoffverordnung), weil es neben dem erklärten Zweck auch dem Vorratsschutz sowie dem Schutz des Anwenders u. Verbrauchers dient.

**Pflanzenschutzmittel:** s. Pflanzenschutz-Anwendungsverordnung.

**Pflaster:** Emplastrum(a)*; Heftpflaster: Emplastra adhaesiva*, Kautschukpflaster: Collemplastrum adhaesivum*.

**Pflasterkäfer:** s. Canthariden.

**Pflasterspray:** s. Sprühverband.

**Pflegeversicherung:** s. Sozialversicherung.

**PflSchG:** s. Pflanzenschutzgesetz.

**Pfortader:** Vena portae, die große Vene, die das Blut aus Magen, Darm, Bauchspeicheldrüse, Milz sammelt u. in die Leber führt, zus. mit den im Darm resorbierten Nahrungsstoffen, Kohlenhydraten, Eiweiß, Salzen.

**Pfriemenblüten:** Flores Spartii scoparii, s. Cytisus scoparius.

**Pfriemenschwanz:** Madenwurm, s. Enterobius vermicularis.

**Pfropfung:** Vereinigung verschiedener Individuen, wobei ein knospentragender Teil einer Pflanze (Propfreis) mit einer Unterlage (derselben od. einer anderen Art) zur Verwachsung gebracht wird.

**PG:** Abk. f. Prostaglandin(e)*.

**PGI:** s. Prostacycline.

**PGX:** s. Prostacycline.

**pH:** s. pH-Wert.

**Phänotyp(us):** die nach außen hin in Erscheinung tretende genetische Ausstattung eines Organismus (Gesamtheit der sichtbaren Merkmale), verursacht durch das Wechselspiel zwischen seinem Erbgut (Genotyp*) sowie seinem Innenmilieu einerseits u. seiner Umwelt andererseits.

**Phäochromozytom:** Tumor des Nebennierenmarks; bildet vorwiegend *Adrenalin* od. *Noradrenalin u. Adrenalin.* Drei Auswirkungen der vermehrten Ausschüttung von Katecholaminen: 1. in Anfällen auftretende Hypertonie als Hauptsymptom, im Intervall normale bis leicht erhöhte Blutdruckwerte, Herzklopfen, Kopfschmerzen, Schweißausbrüche usw.; 2. gesteigerte Glykogenolyse* u. 3. gesteigerte Lipolyse.

**Phaeophyta:** Phaeophyceae s. Braunalgen.

**Phäophytin:** s. Chlorophyll.

**Phagen:** Bakteriophagen, Bakterien befallende u. diese oft vernichtende Viren unterschiedlicher Größe u. Morphologie. Alle P. bestehen aus einer Proteinhülle, die die genetische Substanz in Form von DNS od. RNS einschließt. In der Gentechnologie* kommen einzelsträngige DNS-Phagen od. doppelsträngige DNS-Phagen, wie z.B. der Phage Lambda, zur Anwendung.

**Phagentypisierung:** auch Lysotypie; Differenzierung von Bakterienarten mit Hilfe von Phagen.

**Phagozyten:** Freßzellen (nach Metschnikow), Zellen, die die Fähigkeit besitzen, Fremdkörper (Gewebstrümmer, bes. Bakterien) in sich aufzunehmen u. zu verdauen; man unterscheidet die überwiegend sessilen **Makrophagen** (Zellen des RES wie Retikulumzellen, Sternzellen d. Leber, Endothelzellen, Histio- u. Monozyten) u. mobilen **Mikrophagen** (neutrophile Leukozyten*).

**Phagozytose:** Aufnahme von festem Material ins Zellinnere durch Abschnürung von Plasmalemmaeinstülpungen, die ihren festen Inhalt ins Zytoplasma abgeben; siehe Endozytose*. Viele einzellige Organismen ernähren sich auf diese Weise.

**Phalloidin:** $C_{35}H_{48}N_8O_{11}S$, $M_r$ 770.89. Schmp. 280-282°C. **Strukturformel** s. Amanita phalloides. Neben Amanitin d. Hauptwirkstoff des Grünen Knollenblätterpilzes (Amanita phalloides*); ein cyclisches Hexapeptid aus Hydroxytryptophan, Cystein, Alanin, Hydroxyprolin. Thermostabil, wird durch Kochen, Braten, Bakken od. Trocknen des Pilzes nicht zerstört. Als Hexahydrat farblose Kristallnadeln. Leicht lösl. in Ethanol u. org. Lösungsmitteln, lösl. in heißem Wasser, wenig lösl. in kaltem Wasser; gibt pos. Xanthoproteinreaktion.

**Phallotoxine:** s. Amanita phalloides.

**Phanerogamen:** Samenpflanzen (Spermatophyta*), Pflanzen mit Blüten, im Gegensatz zu den Kryptogamen, den Pflanzen ohne Blüten.

**Phanquinon** INN: 4,7-Phenanthrolin-5,6-dion; Phanquone; 5,6-Dihydro-4,7-phenanthrolin-5,6-dion; CAS-Nr. 84-12-8; $C_{12}H_6N_2O_2$, $M_r$ 210.18. Schmp. 295°C unter Zers., aus Methanol. Wenig lösl. in Wasser, Ethanol; lösl. in unverdünnten Mineralsäuren. **Anw.:** Enterales,

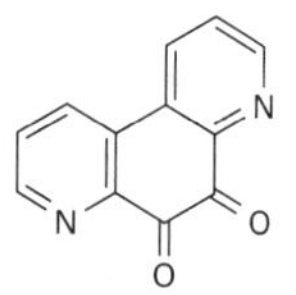

Phanquinon

vorwiegend amöbizides Chemotherapeutikum*. **Übl. Dos.:** Oral: 0.15-0.3 g/d in geteilten Gaben über 10 d.

**Phantastika:** Psychotomimetika, s. Psychopharmaka.

**Pharmaberater:** *syn.* Pharmareferent; von pharmazeutischen Unternehmern beauftragte Personen mit Sachkenntnis, die hauptberuflich Angehörige von Heilberufen aufsuchen, um diese über Arzneimittel fachlich zu informieren. Die Sachkenntnis zur Ausübung des Berufs als Pharmaberater besitzen u.a. Apotheker, Apothekerassistenten u. pharmazeutisch-technische Assistenten, ferner Chemiker, Biologen, Mediziner (§§ 75, 76 AMG).

**Pharmaceutical Care:** (*engl.* care Sorge, Obhut, Pflege) pharmazeutische Betreuung; verstärkte Kooperation v. Arzt u. Apotheker zum Zweck einer Optimierung der Arzneimitteltherapie; Anleitung des Patienten zum vorsichtigen u. sachgerechten Umgang mit Arzneimitteln durch d. Apotheker bei d. Arzneimittelabgabe, ohne jedoch in ärztliche Kompetenzen einzugreifen. **Lit.:** M. Hagedorn et al., Pharm. Ztg. *141*, 3988 – 3992 (1996).

**Pharmaceutical Evaluation Report:** s. PER-Abkommen.

**Pharmacopoea Austriaca:** s. Arzneibuch.

**Pharmacopoea Germanica:** s. Arzneibücher, Geschichte.

**Pharmacopoea Helvetica:** Ph.Helv., s. Arzneibuch.

**Pharmakant(in):** qualifizierter Facharbeiter f. die Arzneimittelfertigung. Die dreijährige Ausbildung, die i.d. VO über die Berufsausbildung z. Pharmakanten v. 17.12.1993 geregelt ist, gliedert sich in die praktische Ausbildung in einem Produktionsbetrieb u. den Unterricht an einer Berufsschule u. endet nach erfolgreicher Ausbildungsabschlußprüfung mit dem Facharbeiterbrief. Zu den Aufgaben des Pharmakanten innerhalb eines Produktionsbetriebes zählen technologische Arbeiten bei der Herst. u. Verpackung von Arzneimitteln sowie damit verbundene Kontrolltätigkeiten zur Qualitätssicherung.

**Pharmakochemie:** Pharmazeutische Chemie*.

**Pharmakodynamik:** Lehre von den Einflüssen der Pharmaka auf den Organismus, s. Pharmakologie.

**Pharmakodynamische Äquivalenz:** Beziehung zwischen Dosis u. Wirkung.

**Pharmakogenetik:** Teilgebiet der Pharmakologie*, das sich mit dem Einfluß von Erbfaktoren auf pharmakologische Wirkungsunterschiede befaßt.

**Pharmakognosie:** (*gr.* φάρμακον Gift, Heilmittel, γνῶσις Kenntnis) Lehre von den biogenen* (pflanzlichen, tierischen u.a.) Arzneimitteln* u. Giftstoffen; Drogenkunde (s. Droge); in der Bundesrepublik Deutschland heute Teilgebiet der Pharmazeutischen Biologie*. Im Gegensatz zur Pharmazeutischen Chemie* befaßt sich die P. mit den aus lebendem Material bestehenden od. gewonnenen Arzneimitteln. Schwerpunkte sind die Drogenanalyse (Identifizierung der Arzneidrogen mittels mikroskopischer, chemischer u.a. Methoden sowie die qualitative u. quantitative Wirkstoffbestimmung in Arzneidrogen u. Zuber. daraus mittels chemischer, physikochemischer u.a. Methoden u. Entwicklung dieser Methoden) u. die Wirkstoffsuche (Auffindung u. Strukturermittlung neuer biogener Wirkstoffe). Weitere Aufgaben ergeben sich z.B. aus Fragen zur Standardisierung von Drogen, der Biosynthese der Wirkstoffe, der in vitro Kultivierung (Zellkulturen) wie auch des Anbaus u. der Zucht von Arzneipflanzen etc. **Gesch.:** Der Begriff P. wurde das erstemal 1811 von J.A. Schmidt (Professor in Wien) in seinem „Lehrbuch der Materia medica“ gebraucht, ursprünglich im Sinne pharmazeutischer Warenkunde. Als Begründer der modernen P. gilt A. Tschirch*.

**Pharmakokinetik:** Lehre über das Schicksal (den Weg) des Pharmakons im Organismus. Die P. befaßt sich unter Erstellung von Modellen am (bevorzugt intakten) Organismus mit der Kinetik (den Konzentrationsabläufen) der Resorption, Verteilung, Biotransformation u. Elimination von Arzneistoffen. **Rechenmodelle** f. die pharmakokinetische Auswertung sind mathematische Funktionen, die zur Beschreibung der Konzentrations/Zeit-Kurven (Blutspiegelkurven) herangezogen werden u. die biologische Interpretation über das kinetische Verhalten eines Arzneistoffes erleichtern sollen (vgl. Kompartimentmodelle). Vielen Konzentrations/Zeit-Kurven liegen Reaktionen nach 1. Ordnung zugrunde. Man spricht dann auch von einem linearen Modell, wofür es eine allgemeine Lösung gibt. Solche Mehr-Kompartiment-Systeme lassen sich nämlich als eine Summe von einzelnen Exponentialfunktionen beschreiben.

$$c(t) = \sum_{i=1}^{n} c_i \cdot e^{-k_i \cdot t}$$

c = Konzentration des Arzneistoffes im Kompartiment, n = Anzahl der erkennbaren Exponentialfunktionen, entspricht Anzahl der Kompartimente, k = Geschwindigkeitskonstanten, t = Zeit

Das einfachste Rechenmodell mit einer Exponentialfunktion ist das f. die Elimination* nach i.v.-Injektion. Ein weiteres, wichtiges Beispiel ist die Bateman-Funktion*. Neben dieser sog. *linearen Pharmakokinetik* wird zunehmend auch die *nichtlineare Pharmakokinetik* eingesetzt.

**Gesch.:** Als Begründer der P., der auch diesen Begriff als erster verwendete (1953), gilt Friedrich Hartmut Dost, 11.7.1910 (Dresden) bis 2.10.1985, Professor f. Kinderheilkunde (Gießen, 1960 bis 1975).

**Pharmakologie:** Lehre von den Wechselwirkungen zwischen Arzneistoffen u. Organismus. Unterteilung: allgemeine P., spezielle P., Pharmakodynamik*, Pharmakokinetik*, Pharmakogenetik*, klinische P., Toxikologie, klinische Toxikologie.

**Pharmakologische Abhängigkeit:** s. Sucht.

**Pharmakologische Wechselwirkungen:** s. Arzneimittelinteraktionen.

**Pharmakon:** (*gr.* φάρμακον Heilmittel, Gift, Zaubermittel) Plur. Pharmaka; körperfremder od. körpereigener Stoff (chem. Element od. Verbindung), der nach Aufnahme im Körper od. an dessen Oberflächen erwünschte (nützliche, s. Arzneimittel) od. schädliche (s. Gifte) Wirkungen hervorruft. Viele Pharmaka wirken dosisabhängig entweder als Arzneimittel od. als Gifte.

**Pharmakoökonomie:** wirtschaftliche Betrachtungen im Bereich der Gesundheitsökonomie (Wirtschaftlichkeit, rationeller Einsatz von Mitteln im Gesundheitswesen*), bei denen Kosten u. Nutzen von Arzneimitteln einander gegenüber gestellt werden.

**Pharmakophore Gruppe:** gemeinsames Strukturelement einer Gruppe von Wirkstoffen, das in einer bestimmten räumlichen Anordnung f. den Angriff dieser Pharmaka an einen bestimmten Rezeptor verantwortlich ist u. somit die pharmakologische Wirk. bestimmt; z.B. Element mit anionischem u. esteratischem Zentrum bei direkten Parasympathomimetika*.

**Pharmakopöe:** (*gr.* ποιέω ich mache) Arzneibuch*; amtl. Verzeichnis u. Vorschriftenbuch eines Landes (o. einer Staatengruppe) über standardisierte (sog. offizinelle) Arzneimittel; enthält Angaben über deren Beschaffenheit, Herst., Gew., Aufbewahrung, Prüfung etc., die von Arzneibuchkommissionen erarbeitet werden; z.B. Deutsches Arzneibuch, 10. Ausgabe (DAB10); Europäisches Arzneibuch (Pharmacopoea Europaea, Ph.Eur.); Pharmacopoea Internationalis u.a.; näheres s. Arzneibuch.

**Pharmakotherapie:** Lehre von der Arzneibehandlung, dem Verhalten u. der Wirkung der Arzneimittel.

**Pharmareferent:** s. Pharmaberater.

**Pharmazentralnummer:** auch Artikel- od. ABDA-Nummer; seit 1968 wird vom Arzneibüro der ABDA* f. jedes Medikament zur eindeutigen Identifizierung eine Nummer, bestehend aus 6 Ziffern mit einer 7. Ziffer als Prüfziffer, vergeben. Damit ist eine elektronische Bestellung von der Apotheke zum Großhandel möglich, s.a. Lochkarte.

**Pharmazeutische Biologie:** in der Bundesrepublik Deutschland mit der Approbationsordnung von 1971 anstelle von Pharmakognosie* als Lehr- u. Prüfungsfach eingeführt. Umfaßt nicht nur die Wissenschaft von den biogenen Arzneimitteln (s. Pharmakognosie), sondern auch deren Grundlagen aus Biologie, Mikrobiologie, Biochemie u. Botanik sowie spezielles biologisches Wissen, das f. die Pharmazie von Bedeutung ist.

**Pharmazeutische Chemie:** Lehre von den pharmazeutisch verwendeten Stoffen (Wirk- u. Hilfsstoffe); sie befaßt sich mit deren chemischen Eigenschaften, Synthese, Gew., Analytik, Stabilität etc.

**Pharmazeutische Fachkräfte:** s. Pharmazeutisches Personal.

**Pharmazeutische Fachkräfteverordnung:** In Österreich regelt die Ph.F. (i.d.F. der VO BGBl. Nr. 189 v. 25.7.1969, BGBl. Nr. 310 u. v. 18.6.1971, BGBl. Nr. 221) die Tätigkeit des pharmazeutischen Personals* in den Apotheken (vertretungsberechtigte Apotheker, Aspiranten, Dispensanten) u. die Ausbildung u. Prüfung der Absolventen des Pharmaziestudiums, der Aspiranten, f. den Apothekerberuf, s.a. Apotheker.

**Pharmazeutische Fachzeitschriften:** In Deutschland: Pharmazeutische Zeitung (gegründet 1856, jetzt Organ der ABDA*, seit 1988 mit der Wissenschaftsausgabe PZ Wissenschaft); Deutsche Apothekerzeitung (seit 1886), vereinigt mit der Süddeutschen Apothekerzeitung (gegründet 1860) u. der Apotheker-Zeitung (gegründet 1953); Pharmazeutische Zentralhalle für Deutschland (von 1859 bis 1969); Archiv der Pharmazie (seit 1822, s.a. Deutsche Pharmazeutische Gesellschaft); Die Pharmazie (seit 1946); Arzneimittelforschung (seit 1951); Pharmazeutische Rundschau (1959 bis 1973, offizielles Organ des Bundesverbandes Deutscher Apotheker e.V.); Pharmazie in unserer Zeit (seit 1972); Acta Pharmaceutica Technologica (seit 1955), seit 1991 European Journal of Pharmaceutics and Biopharmaceutics; Die Pharmazeutische Industrie (seit 1933); Krankenhauspharmazie (seit 1979); Arzneitelegramm (seit 1970) etc.

**Österreich:** Zeitschrift für Pharmazie (1847 bis 1862); Zeitschrift des Allgemeinen Österreichischen Apothekervereins (1863 bis 1921), seit 1868 vereinigt mit der Pharmazeutischen Post (1868 bis 1938); Wiener Pharmazeutische Wochenschrift (1938 bis 1943); Österreichische Apothekerzeitung (seit 1947); Scientia Pharmaceutica (seit 1932).

**Schweiz:** Schweizerische Apothekerzeitung (gegründet 1863 als Schweizerische Wochenschrift für Pharmazie); Pharmaceutica Acta Helvetiae (seit 1926).

**Pharmazeutische Inspektions-Convention:** PIC, s. Inspektionsübereinkommen.

**Pharmazeutischer Reichsverband für Österreich:** nach vereinsrechtlichen Vorschriften errichtete Interessensvertretung der angestellten Apotheker in Österreich, kollektivvertragsfähig; vgl. Apothekerverband, Österreichischer.

**Pharmazeutisches Personal:** Dieser Personenkreis umfaßt in der **Bundesrepublik Deutschland nach § 3 ApBetrO: 1.** Apotheker, **2.** Personen, die sich in der Ausbildung zum Apothekerberuf befinden, **3.** pharmazeutisch-technische Assistenten, **4.** Personen, die sich in der Ausbildung zum pharmazeutisch-technischen Assistenten befinden (während des halbjährigen Praktikums), **5.** Apothekerassistenten, ferner **6.** Pharmazieingenieure, **7.** Apothekenassistenten u. **8.** pharmazeut. Assistenten (Berufe d. ehem. DDR). Nur das pharmazeutische Personal ist zur Durchführung pharmazeutischer Tätigkeiten berechtigt. Als pharmazeutische Tätigkeiten gelten die Entwicklung, Herst., Prüfung u. Abgabe von Arzneimitteln, die Information u. Beratung über Arzneimittel u. die Überprüfung der Arzneimittelvorräte in Krankenhäusern. In **Österreich** fällt das pharmazeutische Personal der Apotheken unter den Begriff Pharmazeutische Fachkräfte (s. Pharmazeutische Fachkräfteverordnung).

**Pharmazeutische Stoffliste:** vom ABDATA Pharma-Daten-Service* (früher Arzneibüro der ABDA*) herausgegebene u. ständig aktualisierte Arzneistoffliste (Wirkstoffe, Hilfsstoffe, Drogen). Angegeben sind u.a. CAS-Nummer, Synonyme (INN-Name in deutscher, englischer, französischer, lateinischer u. spanischer Sprache, IUPAC-Name, WHO-Bezeichnung), Summenformel, Strukturformel, Indikationsgruppe, Dosierungsschemata, physikalische Daten sowie deutsche u. ausländische Mono- u. Kombinationspräparate mit Herstellerangabe, die den entsprechenden Arzneistoff enthalten.

**Österreich:** s. Stoffliste.

**Pharmazeutische Tätigkeiten:** s. pharmazeutisches Personal.

**Pharmazeutische Technologie:** Teilgebiet der Pharmazie, das sich mit den Verfahren befaßt, die es ermöglichen, aus dem Arzneistoff* (Wirkstoff) in Kombination mit pharmazeutischen Grund- u. Hilfsstoffen u. unter Anwendung der technologischen Kenntnisse ein Arzneimittel* so herzustellen, daß es f. den gewünschten Zweck der Anwendung am Patienten die bestgeeignete Zuber. (optimale Wirksamkeit u. Verträglichkeit, größtmögliche Stabilität) darstellt; s. Arzneiformen. Als Unterrichtsfach aus der Galenik* hervorgegangen, häufig auch als Arzneiformenlehre* bezeichnet.

**Pharmazeutisch-kaufmännischer Angestellter:** Abk. PKA. Bundesrepublik Deutschland:

Durch die Verordnung über die Berufsausbildung zum Pharmazeutisch-kaufmännischen Angestellten vom 3.3.1993 wird die Verordnung über die Berufsausbildung zum Apothekenhelfer* vom 28.11.1972 abgelöst u. unter einer neuen Bezeichnung des Ausbildungsberufs fortgeschrieben. Die Ausbildung wurde grundlegend neugeordnet u. die Ausbildungsdauer auf drei Jahre verlängert (s. auch Apothekenpersonal).

**Pharmazeutisch-kaufmännischer Assistent:** Abk. PKA; in Österreich 1994 geschaffener Lehrberuf, der den Beruf eines Apothekenhelfers (mit kollektivvertraglich geregelter Ausbildung) ablöst. Rechtsgrundlage: Berufsausbildungsgesetz BGBl. Nr. 142/1969 i.d.F. BGBl. Nr. 256/1993. Der P. zählt nicht zum pharmazeutischen Fachpersonal, er ist zur Ausführung kaufmännischer u. pharmazeutischer Tätigkeiten (teilweise nur zur Hilfestellung) befugt.

**Pharmazeutisch-technischer Assistent:** Abk. PTA. Bei dem PTA handelt es sich um den Träger eines 1968 in der Bundesrepublik Deutschland geschaffenen pharmazeutischen Hilfsberufes. Die Rechtsgrundlage bildet das Bundesgesetz „über den Beruf des pharmazeutisch-technischen Assistenten" (PTAG) vom 18.3.1968, die Ausbildung ist festgelegt in der Ausbildungs- u. Prüfungsordnung f. pharmazeutisch-technische Assistenten vom 12.8.1969. Der PTA gehört zum pharmazeutischen Personal u. ist in der Apotheke zur Ausübung pharmazeutischer Tätigkeiten unter der Aufsicht eines Apothekers befugt. Nach § 17 Abs. 6 ApBetrO kann der Apothekenleiter dem PTA auch die Befugnis zum Abzeichnen von Verschreibungen übertragen. Dem PTA darf jedoch in keinem Falle die Vertretung des Apothekenleiters eingeräumt werden.

**Pharmazie:** Wissenschaft von den Arzneimitteln, ihrer Herstellung u. Prüfung, sowie Handel mit Medikamenten. Pharmazie ist Arzneiversorgung, sie beruht auf wissenschaftlicher u. gesetzlicher Grundlage, auf technischer Kunstfertigkeit u. kaufmännischer Betätigung. Zur P. rechnet man **1.** die naturwissenschaftliche Forschung (Industrie u. Universität) sowie Lehre (s. Pharmaziestudium) betreffend Arzneimittel; **2.** die Herst. u. Prüfung von Arzneimitteln in Industrie u. Apotheken; **3.** den Handel zwischen Herstellern, pharm. Großhändlern u. Apotheken; **4.** die Abgabe von Arzneimitteln in Apotheken, einschließlich der fachgerechten Beratung von Anwendern u. der Anleitung der Konsumenten von Arzneimitteln (pharmazeutische Betreuung, s. Pharmaceutical Care).

Teil- od. Spezialgebiete der Pharmazie sind (neben den 4 Hauptdisziplinen, s. Pharmaziestudium) z.B. Offizinpharmazie*, Klinische Pharmazie*, Physikalische Pharmazie*, Biopharmazie*, Militärpharmazie, Pharmaziegeschichte, Sozialpharmazie* u.a.

**Pharmaziedezernent:** s. Apothekenbesichtigung.

**Pharmazierat:** s. Apothekenbesichtigung.

**Pharmaziestudium:** Das Studium der Pharmazie*, u.a. Voraussetzung zur Ausübung des Berufs eines Apothekers*, ist in vielen Ländern ähnl. gegliedert. Es baut in der Regel auf einer allgemeinen naturwissenschaftlichen Ausbildung auf. Die 4 Hauptgebiete des eigentlichen Fachstudiums sind Pharmazeutische Chemie*, Pharmakognosie* (Pharmazeutische Biologie*), Pharmazeutische Technologie* (Arzneiformenlehre) u. Pharmakologie*/Toxikologie. Hinsichtlich näherer Regelungen in Deutschland, Österreich u. der Schweiz s. Apotheker.

**Pharyngitis:** Rachenentzündung.

**Pharynx:** (gr.) Rachen, Schlund.

**Phase:** **1.** Abschnitt, Reihe, verschiedene Zustände. **2.** In der Thermodynamik ein homogenes Gebiet in einem heterogenen Stoffsystem; z.B. enthält Eiswasser die beiden Phasen Eis u. Wasser; s.a. Gibbs-Phasengesetz. **3.** In der Schwingungs- u. Wellenlehre die den momentanen Zustand einer Schwingung (zur Zeit t) bestimmende Größe. **4.** In der Elektrizitätslehre eine unter Spannung stehende Stromleitung. **5.** In der Chromatographie* unterscheidet man die *stationäre* u. die *mobile* P. **6.** Bei Emulsionen* unterscheidet man die innere u. äußere P. **7.** In der Pharmakokinetik ein bestimmter Abschnitt der Blutspiegel/Zeit-Kurve, der durch Hybridkonstanten* (z.B. $\alpha$, $\beta$, $\gamma$) beschrieben werden kann; z.B. $\alpha$- u. $\beta$-Phase bei einem Zweikompartimentsystem (s. Kompartiment, Abb.).

**Phase I, II, III, IV der klinischen Prüfung:** s. Prüfung, Klinische.

**Phasendiagramm:** **1.** Zustandsdiagramm eines Stoffes; Darstellung der von Druck u. Temp. abhängigen Gleichgewichtskurven (Zustandskurven) der verschiedenen Phasen* eines Stoffes. Entlang der Gleichgewichtskurven sind 2 Phasen, beim Tripelpunkt 3 Phasen miteinander im Gleichgewicht. Die Clausius-Clapeyron-Gleichung* beschreibt die Zustandskurven (Dampf-, Schmelz- u. Sublimationskurve). **2.** Zustandsdiagramm einer Mischung, Schmelz- od. Siedediagramm; Auftragung von Schmelz- od. Siedetemperatur in Abhängigkeit von der Zusammensetzung einer Mischung von 2 od. 3 Substanzen zwecks Veranschaulichung der Phasengrenzen unter verschiedenen Bedingungen; s. Eutektikum (Abb.), s.a. Racemat (Abb.).

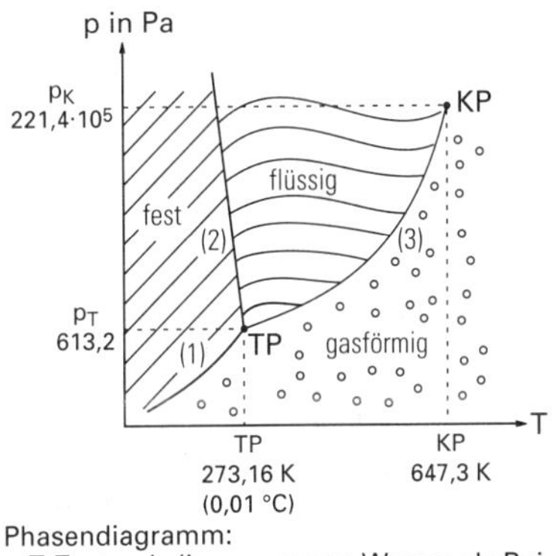


Phasendiagramm:
p-T-Zustandsdiagramm von Wasser als Beispiel.
(1) Sublimationskurve, (2) Schmelzkurve, (3) Dampfdruckkurve.
TP = Tripelpunkt, KP = kritischer Punkt [120]

**Phasengesetz:** Phasenregel, s. Gibbs-Phasengesetz.

**Phaseninversion:** s. Emulsionen.

**Phasenkohärenz:** s. Gele.

**Phasenkontrastverfahren:** Phasenkontrastmikroskopie; mikroskopisches Verfahren zur kontrastreichen Sichtbarmachung ungefärbter toter

u. lebender Objekte, die sich durch Brechungsindex od. Dicke von der umgebenden Materie unterscheiden. Beim P. ändert sich die Phase der die mikroskopischen Objekte durchdringenden Lichtwellen; die Phasenverschiebungen werden durch entsprechende optische Einrichtungen am Mikroskop (Phasenkontrastobjektive, -kondensor, Phasenringblende etc.) in Hell-Dunkel-Unterschiede umgewandelt.

**Phasenlöslichkeitsanalyse:** Phase Solubility Analysis, PSA; Bestimmung der Sättigungslöslichkeit (Gleichgewichtslöslichkeit) einer Substanz in Abhängigkeit von der Konzentration einer weiteren gelösten Substanz (etc.). Man bestimmt dabei die Phasenlöslichkeit (gelöste Stoffmenge pro Lösungsmengeneinheit) als Funktion der eingesetzten Substanzmenge pro Lösungsmittelmengeneinheit (Systemzusammensetzung) bei konstanter Temperatur. Die P. ist zur Untersuchung der Löslichkeitsbeeinflussung von biopharmazeutischem u. technologischem Interesse. Ferner dient sie als quantitative Bestimmung der Reinheit einer Substanz (in USP offizinell). Die (über den Trockenrückstand gravimetrisch bestimmte) Gleichgewichtslöslichkeit einer verunreinigten Substanz (Hauptkomponente + Verunreinigung) nimmt nämlich bei steigender Systemzusammensetzung über die Sättigungslöslichkeit der Hauptkomponente hinaus zu, da die Lösung zunächst an Verunreinigung ungesättigt ist. Der entsprechende Anstieg der Phasenlöslichkeit ist gleich dem Verunreinigungsgrad, wenn sich Hauptkomponente u. Verunreinigung nicht wechselseitig beeinflussen.

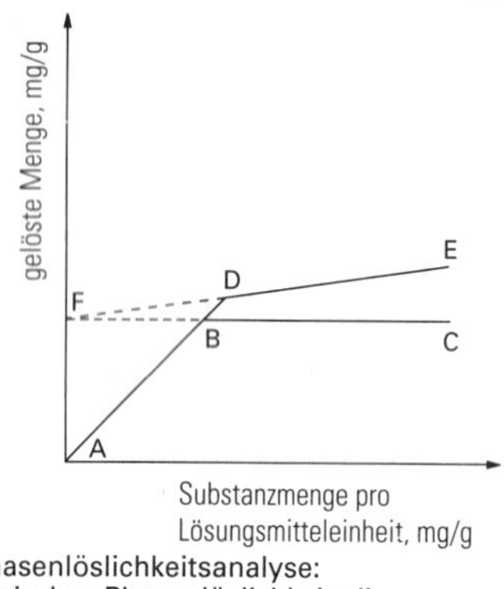


Phasenlöslichkeitsanalyse: Typisches Phasenlöslichkeitsdiagramm: Konzentrationsverlauf bei einer Reinsubstanz (ABC) und bei einer verunreinigten Substanz (ADE); die Steigung für die Linie AB (AD) beträgt 1; die Steigung der Linie DE hängt von der Verunreinigung ab; F ist die Löslichkeit der Reinsubstanz

**Phasentrennung:** s. Aufrahmen, Suspensionen (Sedimentation).

**Phasenumkehr:** s. Emulsionen.

**Phasenumwandlung:** Umwandlung eines Stoffes von einer Phase* in eine andere, wobei sich physikalische Eigenschaften sprunghaft ändern. Zu den P.en gehören vor allem die Aggregatzustandsänderungen (s. Aggregatzustände), polymorphe, pseudopolymorphe u. allotrope Umwandlungen (s. Polymorphie) u.a. Erscheinungen (auch sog. Umwandlungen 2. Art).

**Phasenverschiebung:** Phasendifferenz; Differenz der Phasen zweier Wellen od. Schwingungen gleicher Frequenz.

**Phasenverteilung:** s. Emulsionen (Bestimmung des Emulsionstyps).

**Phaseolin:** $C_{20}H_{18}O_4$; mit Pterocarpin* verwandte Verbdg. in Phaseolus vulgaris* mit fungistatischen Eigenschaften (s. Phytoalexine).

**Phaseoli pericarpium:** s. Phaseolus vulgaris ssp. vulgaris var. vulgaris.

**Phaseolunatin:** s. Linamarin.

**Phaseolus lunatus:** s. Linamarin.

**Phaseolus vulgaris ssp. vulgaris var. nanus** (L.) Aschers: Fam. Fabaceae (Leguminosae), Buschbohne, Zwergbohne, Fisole (heim. Südamerika), nichtwindende Bohnenpflanze. **Inhaltsst.:** ähnl. Phaseolus vulgaris ssp. vulgaris var. vulgaris*.

**HOM:** *Phaseolus nanus:* nach der Blüte gesammelte Pflanze.

**Phaseolus vulgaris** L. **ssp. vulgaris var. vulgaris:** Fam. Fabaceae (Leguminosae), Bohne, Gartenbohne, Fisole (heim. Amerika). Stpfl. v. **Phaseoli pericarpium: Fructus Phaseoli sine semine**, Pericarpium Phaseoli. Legumina Phaseoli, (fälschl. Cortex Phaseoli), Bohnenschalen, **Bohnenhülsen**; die von d. Samen befreiten Früchte (Hülsen). **Off.:** DAC86. **Inhaltsst.:** Trigonellin*, Asparagin, Cholin sowie die Aminosäuren Arginin, Tryosin, Leucin, Tryptophan, Lysin (kein Guanidin u. keine Saponine), ferner Kieselsäure, Phosphorsäure, Kalium, Calcium, Magnesium u.a., bis 48% Hemicellulosen. **Anw.** volkst.: bei Erkrankungen der Harnwege als Diuretikum, bei Gicht, Gesichtsakne, Hautjucken, Diabetes (Wirk. nicht erwiesen). Die **Samen** (Bohnen) enthalten Phasin*, das Erbrechen, Diarrhöen, auch Hämorrhagien hervorruft u. durch Kochen, aber nicht durch Trocknen der Bohnen zerstört wird.

**Phase Solubility Analysis:** s. Phasenlöslichkeitsanalyse.

**Phasin:** Lektin* (Toxalbumin) in Phaseolus vulgaris, reagiert selektiv mit n-Acetylgalactosamin. Polypeptid aus Glutaminsäure, Asparaginsäure, Serin, Alarin, Tyrosin, Lysin, Arginin. Bewirkt die Giftigkeit roher Bohnen (Phaseolus vulgaris ssp. vulgaris var. vulgaris*), wird bei Erhitzen zerstört.

**PHB(-ester):** Abk. f. p-Hydroxybenzoesäure*-Ester, s. Konservieren.

**α-Phellandren:** 2-Methyl-5-(1-methylethyl)-1, 3-cyclohexadien, p-Mentha-1,5-dien; $C_{10}H_{16}$, $M_r$

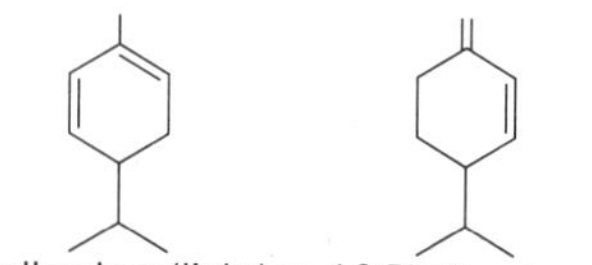

α-Phellandren (links) und β-Phellandren (rechts)

136.23. Farblose Flüss.; lösl. in Ethanol u. Ether. Bestandteil zahlreicher äther. Öle; das opt. aktive α-Phellandren ist rechtsdrehend in Gingergrasöl, Fenchelöl u. Elemi, linksdrehend in Eucalyptusöl, Pimentöl, Sternanisöl, Terpentinöl u.a. **Anw.:** in der Parfümerie.

**β-Phellandren:** 3-Methylen-6-(1-methylethyl)-cyclohexen, p-Mentha-1(7),2-dien; $C_{10}H_{16}$, $M_r$ 136.23. **Strukturformel** s. α-Phellandren. Farblose Flüss.; rechtsdrehende D-Form z.B. Bestandteil des äther. Öls von Oenanthe aquatica*, L-Form in Canadabalsamöl.

**Phellandri fructus:** s. Oenanthe aquatica.

**Phellandrium:** s. Oenanthe aquatica.

**Phellem:** *bot.* Kork(gewebe), vom Phellogen* nach außen gebildete Korkzellen; äußerster Teil des Periderms*, ohne Interzellularen.

**Phelloderm:** *bot.* vom Korkkambium gebildetes sekundäres Rindengewebe (Korkrinde).

**Phellogen:** *bot.* Korkkambium; ein sekundäres Meristem. Bildet nach außen Kork (Phellem), nach innen Phelloderm*. Ist auch an der Bildung von Borke* beteiligt.

**Phenacetin** INN: Phenacetinum Ph.Eur.3, Acetylphenetidin, 4'-Ethoxyacetylanilid, N-(4-Ethoxyphenyl)acetamid; CAS-Nr. 62-44-2;

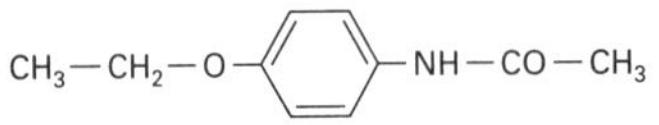


Phenacetin

$C_{10}H_{13}NO_2$, $M_r$ 179.2. Schmp. 134-137°C. Weiße, glänzende, kristalline Plättchen od. feines, weißes, krist. Pulver, leicht bitterer Geschmack; sehr schwer lösl. in Wasser, lösl. in 20 T. E u. in 20 T. Chloroform, wenig lösl. in Ether. **Anw.:** Analgetikum, früher v.a. in Kombinationspräparaten zus. mit Acetylsalicylsäure, Coffein u. Codein; deutlich sedierend u. U. stimmungshebend, ev. mit Coffein u. Codein euphorisierend; schwächer antipyretisch, gering antiphlogistisch-antirheumatisch. **Dos.:** Oral 0.25 bis 0.5 g/d **Tox.:** akute Giftigkeit beim Erwachsenen gering, 20 g u. mehr führen zu Cyanose, Schwindel, Schläfrigkeit, Abfall von Temp. u. Blutdruck, Koma; gefährdet sind Säuglinge u. Kleinkinder durch Metaboliten, die Methämoglobinbildner sind; Gefahr des Mißbrauchs mit der Folge einer chronischen Intoxikation: psychische Störungen, Kopfschmerzen, hämolytische Anämie, graublaue Cyanose, interstitielle Nephritis u. Nierenpapillennekrose (**Phenacetinniere**); toxische Grenzdosis f. lang dauernden Mißbrauch 1.0 kg; Kontraind.: Säuglings- u. Kleinkinderalter, Anämien. **Nicht mehr zulässig** (seit 1986), da der begründete Verdacht besteht, daß die schädlichen Wirkungen von P. über ein in der medizinischen Wissenschaft vertretbares Ausmaß hinausgehen; in Kombinationspräparaten durch den P.-Metaboliten Paracetamol* ersetzt.

**Phenadoxon** INN: 6-Morpholino-4,4-diphenyl-3-heptanon; CAS-Nr. 467-84-5; $C_{23}H_{29}NO_2$, $M_r$ 351.5. Schmp. 75-76°C.

**Phenadoxonhydrochlorid**: Heptalgin®. Schmp. 224-225°C; polymorph. **Anw.:** starkes Analgetikum.

**Phenanthren:** $C_{14}H_{10}$, $M_r$ 178.22. D. 1.025. Schmp. 101°C. Sdp. 332°C. Mit Anthracen isomerer aromat. Kohlenwasserstoff im Steinkohlenteer (Fraktion 310 bis 350°C). Weiße bis gelbl. Kristalle, unlösl. in Wasser, lösl. in heißem Ethanol, leicht lösl. in Chloroform, Benzol, Ether. Grundgerüst zahlreicher Naturstoffe (Saponine, D-Vitamine, Cholesterol, Sexualhormone, Phenanthrenalkaloide* u.a.).

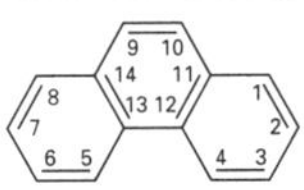


Phenanthren

**Phenanthrenalkaloide:** Alkaloide*, die Phenanthren als Teil des Grundgerüstes enthalten, z.B. Morphin, Codein, Thebain; Biogenese: s. Benzylisochinolinalkaloide.

**Phenanthridin:** Benzo[c]chinolin, 3,4-Benzochinolin, 9-Azaphenanthren; CAS-Nr. 229-87-8; $C_{13}H_9N$, $M_r$ 179.22. **Strukturformel** s. Heterocyclische Verbindungen. Schmp. 105-107°C. Sdp. 349°C.

**Phenanthridinalkaloide:** s. Amaryllidaceenalkaloide.

**Phenanthrolinhydrochlorid:** $C_{12}H_9ClN_2 \cdot H_2O$, $M_r$ 234.7. Schmp. 224-227°C. Fast weißes, krist. Pulver, leicht lösl. in Wasser, lösl. in Ethanol. **Anw.:** in der chem. Analyse zum Nachw. u. zur kolorimetr. Bestimmung von 2wertigem Eisen. Als Eisen(II)-Phenanthrolinkomplex („Ferroin“) auch zum Nachw. u. zur Titration oxidierender bzw. reduzierender Ionen, z.B. von Cer(IV), Vanadium(IV) sowie zur Identitätsprüfung von α-Tocopherolacetat (Reagenz Ph.Eur.3).

**Phenazin:** Dibenzopyrazin; $C_{12}H_8N_2$, $M_r$ 180.2. Schmp. 171°C. Hellgelbe Kristallnadeln, unlösl. in Wasser, Stammkörper der Phenazinfarbstoffe (Safranine, Induline, Mauvein, Pyocyanin usw.).

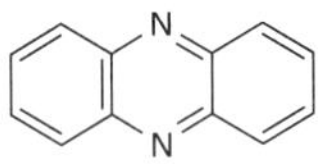


Phenazin

**Phenazon** INN: Phenazonum Ph.Eur.3, Phenyldimethylpyrazolonum, Pyrazolonum phenyldimethylicum, Dimethyloxychinizin, 1,2-Dihydro-1,

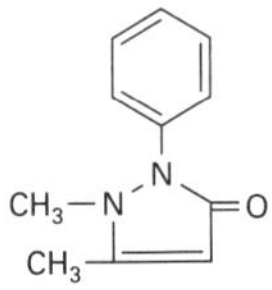


Phenazon

5-dimethyl-2-phenyl-3H-pyrazol-3-on, Antipyrin®; CAS-Nr. 60-8-0; $C_{11}H_{12}N_2O$, $M_r$ 188.2. Schmp. 110-113°C. Weißes, krist. Pulver od. farblose Kristalle, geruchlos od. fast geruchlos; sehr leicht lösl. in Wasser, Ethanol u. Chloroform, prakt. unlösl. in Ether. **Anw.:** Analgetikum u. Antipyretikum, weniger antirheumatisch; hauptsächl. in Kombinationspräparaten. **Übl. Dos.:** Oral: 0.3 bis 0.6 g, MED 1.0 g, MTD 3.0 g. Rektal: 1.0 g.

**Phenazon mit Coffeincitrat:** Phenyldimethylpyrazolon mit Coffeincitrat, Antipyreticum compositum, Phenyldimethylpyrazolonum cum Coffeino citrico, Antipyrinum cum Coffeino citrico, Phenazonum et Coffeini Citras. Weißes, krist. Pulver; Mischung, bestehend aus 89.0-90.5% Phenazon*, 9.0-10.0% Coffein* (wasserfrei) u.

0.45-0.65% Citronensäure (wasserfrei). **Off.:** ÖAB90. **Anw.:** Analgetikum. **Übl. Dos.:** 0.3 bis 0.6, MED 1.0 g, MTD '3.0 g.

**Phenazonsalicylat:** Phenyldimethylpyrazolonsalicylat, Pyrazolonum phenyldimethylicum salicylicum, Phenazoni salicylas, Antipyrinsalicylat, Salipyrin; $C_{11}H_{12}N_2O \cdot C_7H_6O_3$, $M_r$ 326.4. Schmp. 89-92°C. Weißes, krist., geruchloses Pulver mit süßlich-bitterem Geschmack; lösl. in 210 T. Wasser, 40 T. siedendem Wasser, 4 T. Ethanol. Darst.: durch Zusammenschmelzen von Phenazon u. Salicylsäure. **Off.:** ÖAB90. **Anw.:** Schwaches Analgetikum. **Übl. Dos.:** 0.5 bis 1.0 g, MED 1.5 g, MTD 5.0 g.

**Phenazopyridin** INN: 3-Phenylazopyridin-2,6-diamin, Pyridium®; CAS-Nr. 94-78-0; $C_{11}H_{11}N_5$, $M_r$ 213.28. **Anw.:** Analgetikum u. Antiseptikum

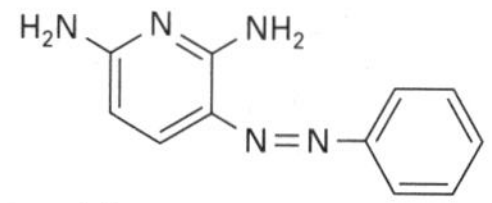

Phenazopyridin

der Harnwege; Diagnostikum. **Übl. Dos.:** Oral: 3mal 0.1 g/d.

**Phenazopyridinhydrochlorid:** Schmp. 137-139°C; polymorph.

**Phendimetracin** INN: 3,4-Dimethyl-2-phenylmorpholin, Phenimethoxazin; CAS-Nr. 634-03-7; $C_{12}H_{17}NO$, $M_r$ 191.3. **Anw.:** Appetitzügler mit zentralem Angriffspunkt. **Nebenw.:** Schlaflosigkeit, hohes Suchtpotential.

**Phendimetracinhydrochlorid:** Antapentan®. Schmp. 208°C.

**Phenethylalkohol:** s. Phenylethylalkohol.

**Pheneticillin** INN: α-Phenoxyethylpenicillin; CAS-Nr. 147-55-7; $C_{17}H_{19}KN_2O_5S$, $M_r$ 402.5. Gem. von D- u. L-Isomeren; meist als Kaliumsalz

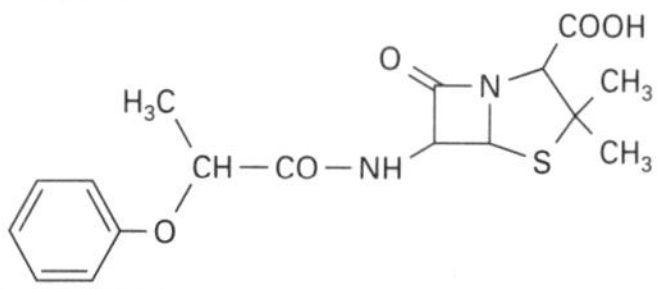

Pheneticillin

verwendet. Leicht lösl. in Wasser. **Wirk.** u. **Anw.:** Antibiotikum*, Oralpenicillin; wirksam gegen grampositive Keime, aber wegen der relativ geringen Wirkungsintensität heute obsolet; s.a. Antibiotika (Tab.).

**Phenetidine:** Ethoxyaniline, Aminophenolethylether; Derivate des Anilins, in denen ein H-Atom des Benzolrestes durch die Ethoxygruppe ($-OC_2H_5$) ersetzt ist. **Para-Phenetidin:** p-Phenetidin; $C_6H_4(OC_2H_5)NH_2$. Farblose, dem Anilin ähnliche Flüss., dient zur Darst. der Phenetidinabkömmlinge; vgl. Lactylphenetidin, Phenacetin.

**p-Phenetylcarbamid:** s. Dulcin.

**Phenglutarimid** INN: 3-[2-(Diethylamino)-ethyl]-3-phenyl-2,6-piperidindion; $C_{17}H_{24}N_2O_2$, $M_r$ 288.38. Schmp. 125-127°C. **Anw.:** Antiparkinsonmittel (s.a. Parkinsonismus), Anticholinergikum. Gebräuchl. ist auch das Hydrochlorid.

**Phenhydan®:** s. Phenytoin.

**Phenilon:** s. Pemolin.

**Phenimethoxazin:** s. Phendimetracin.

**Phenindamin** INN: 2,3,4,9-Tetrahydro-2-methyl-9-phenyl-1H-indeno[2,1-c]pyridin; CAS-Nr.

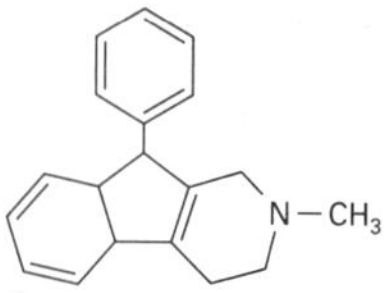

Phenindamin

82-88-2; $C_{19}H_{19}N$, $M_r$ 261.35. Schmp. 91°C. D. 1.17. **Anw.:** Antiallergikum, Antihistaminikum*. **Übl. Dos.:** Oral: 2- bis 3mal 0.005 g/d. **Nebenw.:** s. Meclozin. Gebräuchl. ist auch Phenindaminhydrogentartrat.

**Pheniramin** INN: 2-[α-(2-Dimethylaminoethyl)benzyl]pyridin, 1-Phenyl-1-(2'-pyridyl)-3-dimethylaminopropan, α-Phenyl-γ-dimethylamino-

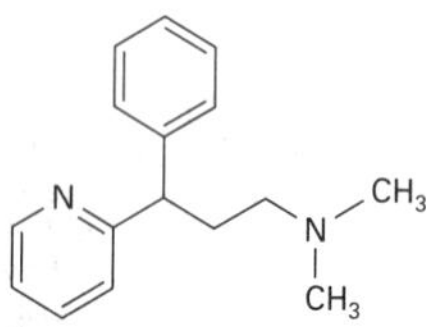

Pheniramin

conyrin, Dimethyl(3-phenyl-3-pyrid-2'-ylpropyl)-amin, Avil®; CAS-Nr. 86-21-5; $C_{16}H_{20}N_2$, $M_r$ 240.34. Sdp. 181°C (1.73 kPa) 142°C (267 Pa) 135°C (67 Pa). $n_D^{25°C}$ 1.5519-1.5521. Unlösl. in Wasser; lösl. in verdünnten Säuren, Ethanol, Benzol, Chloroform, Ether. $pK_s$ (konjugierte Säure) 9.27. D. 1.0081. **Anw.:** Antihistaminikum*, Antiemetikum*. HWZ 16 h. **Übl. Dos.:** Oral: 2- bis 3mal 0.025 g. Oral retard: abends 0.075 g. Parenteral: i.m. 0.025 g.Topikal: Salbe 1.5%. **Nebenw.:** s. Meclozin. Gebräuchl. ist auch Pheniraminhydrogenmaleat (**Off.:** DAC86), Pheniraminhydrochlorid. Hingewiesen sei auch auf Pheniramin-4-aminosalicylat.

**Phenmetrazin** INN: Dexphenmetrazinum, 2-Phenyl-3-methyl-tetrahydro-1,4-oxazin, 3-Methyl-2-phenylmorpholin, Preludin®; CAS-Nr. 134-

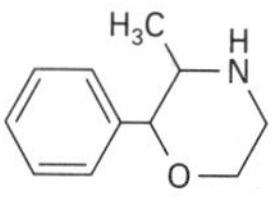

Phenmetrazin

49-6; $C_{11}H_{15}NO$, $M_r$ 177.24. Sdp. 138-140°C (1.6 kPa), 104°C (0.13 kPa). **Anw.:** indirektes Sympathomimetikum (Weckamin*); Ind.: Appetitzügler, zentrales Stimulans bei rascher Ermüdbarkeit, verzögerter Rekonvaleszenz; kurze Wirkdauer (7-10 h). **Nebenw.:** Herzklopfen, Herzrhythmusstörungen, psychomotorische Erregungszustände, Tremor; Gefahr der Abhängigkeit. **Übl. Dos.:** Oral: 2mal 0.025 g/d, nicht

**Phenolcarbonsäuren**
Wichtige Vertreter u. Beispiele

| Substituenten | Hydroxybenzoesäuren | Hydroxyzimtsäuren |
|---|---|---|
| 2-OH | Salicylsäure | o-Cumarsäure |
| 4-OH | p-Hydroxybenzoesäure | p-Cumarsäure |
| 2,5-Di-OH | Gentisinsäure | |
| 3,4-Di-OH | Protocatechusäure | Kaffeesäure |
| 3,4,5-Tri-OH | Gallussäure | |
| 3-$OCH_3$, 4-OH | Vanillinsäure | Ferulasäure |
| 3-OH, 4-$OCH_3$ | Isovanillinsäure | Isoferulasäure |
| 3,5-Di-$OCH_3$, 4-OH | Syringasäure | Sinapinsäure |

abends. Nicht mehr im Handel. Gebräuchl. sind bzw. waren Phenmetrazinhydrochlorid u. Phenmetrazinteoclat.

**Phenobarbital** INN: Phenobarbitalum Ph. Eur.3, Acidum phenylaethylbarbituricum, Phenylethylbarbitursäure, 5-Ethyl-5-phenyl-barbitursäure, Luminal®; CAS-Nr. 50-06-6; $C_{12}H_{12}N_2O_3$, $M_r$ 232.2. **Strukturformel** s. Barbiturate. Schmp. 174-178°C; polymorph, bildet auch Hydrate. Weißes, krist. Pulver von schwach bitterem Geschmack. Leicht lösl. in Ethanol 90% u. Aceton, lösl. in Ether, sehr schwer lösl. in Wasser von 20°C, wenig lösl. in siedendem Wasser u. Chloroform, gibt wasserlösliche Verbindungen mit verdünnten Alkalilaugen, Alkalicarbonat-Lsg. u. Ammoniak-Lsg. **Anw.:** Sedativum (0.015 bis 0.03 g 2- bis 3mal/d), Antiepileptikum (Grand mal, 0.1 bis 0.3 g bis 3mal/d), MTD 0.8 g. HWZ 48 bis 144 h (daher als Schlafmittel nur wenig verwendet). LD ca. 6.0 (1.7 bis 9.0) g; s.a. Barbiturate.

**Phenobarbital-Natrium:** Phenobarbitalum natricum Ph.Eur.3, Natriumphenylethylbarbituricum, Phenylethylbarbitursaures Natrium; CAS-Nr. 57-30-7; $C_{12}H_{11}N_2NaO_3$, $M_r$ 254.2. Farblose Kristalle od. weißes, krist. Pulver von schwach bitterem Geschmack, hygr., leicht lösl. in Wasser u. Ethanol 90%, unlösl. in Ether u. Chloroform. **Anw.** med.: s. Phenobarbital.

**Phenobarbital-Tabletten:** s. Compressi Phenobarbitali.

**Phenododeceniumbromid** INN: Domiphenbromid, N-Dodecyl-N,N-dimethyl-2-phenoxyethylammoniumbromid, Bradosol®; CAS-Nr. 538-71-6; $C_{22}H_{40}BrNO$, $M_r$ 414.5. Schmp. 112-113°C. Leicht lösl. in Wasser, Ethanol, Aceton; wäßrige Lösungen bilden beim Schütteln einen Schaum. **Anw.:** kationenaktives Tensid, Desinfiziens im Mund- u. Rachenraum.

**Phenodure:** härtbare, feste od. flüssige Phenolharze, zur Herst. v. kalthärtenden Lacken u. Einbrennlacken.

**Phenol:** Phenolum Ph.Eur.3, Acidum carbolicum, Carbolsäure, Karbolsäure, Monohydroxybenzol; CAS-Nr. 108-95-2; $C_6H_5OH$, $M_r$ 94.11. Schmp. 40.9°C. Sdp. 180-182°C. D. 1.072. Farblose, schwach rosa od. gelbl. Kristalle von charakteristischem Geruch; an der Luft sich allmählich stärker rosa od. gelbl. färbend; sehr leicht lösl. in Ethanol 96%, Chloroform, Ether, Schwefelkohlenstoff, fetten Ölen; lösl. in Glycerol u. Wasser, in Alkalilaugen unter Phenolatbildung. Entdeckt 1834 von Friedlieb Ferdinand Runge. Darst.: Früher aus den zwischen 170 u. 250°C siedenden Anteilen des Steinkohlenteers; heute überwiegend aus Benzol u. Propen über Cumol (2-Phenylpropan) u. Cumolhydroperoxid als Zwischenprodukte. Außer im Steinkohlenteer findet sich P. auch in manchen Erdölsorten sowie als Sulfat im Tier- u. Menschenharn. **Tox.:** P. ist ein Protoplasmagift, konz. tötet es alle lebenden Zellen, in verd. Zustand wirkt es entwicklungshemmend; auf die Haut wirkt P. ätzend u. anästhesierend. Inn. starkes Gift (Harn bräunl.-grün bis schwarz), das zu Kollaps u. Tod führt. Antid.: Zuckerkalk (s. Calcaria saccharata), Magenspülung mit Kaliumpermanganat (0.1%) u. 10% Glycerol-Zusatz; Olivenöl mit Eiweiß, keine Mineralöle! Äuß.: Abwaschen der Haut mit Schmierseife, Cortisonsalbe. LD: oral 10 bis 30 g, rektal 1 bis 2 g. **Anw.** med.: Antiseptikum (eingeführt v. d. Chirurgen Joseph Lister, Glasgow 1867), heute zur Wundbehandlung kaum mehr verwendet, sondern fast ausschließlich zur Grobdesinfektion v. Gegenständen, Instrumenten, Zimmern, Abortgruben usw.; s. **Phenol, Verflüssigtes. Techn.:** eine d. wichtigsten Substanzen, dient zur Herst. v. Kunstharzen, künstl. Gerbstoffen, Riechstoffen u. zahlreichen Farbstoffen sowie zur Synthese vieler Arzneimittel (Salicylsäure, Salol usw.), ferner als Reagenz Ph.Eur.3. **Rohe Karbolsäure:** Acidum carbolicum crudum, s. Cresolum.

**HOM:** *Acidum carbolicum:* Phenol; verord. z.B. b. Gastritis bei Alkoholismus, Eiterungen an Haut u. Schleimhäuten mit Gewebezerstörung.

**Phenolcarbonsäuren:** Phenolsäuren; Bez. f. (vorwiegend) in Pflanzen vorkommende Hydroxybenzoe- u. Hydroxyzimtsäuren. Ihre Ester wie z.B. Chlorogensäure*, Cichoriumsäure (Dicaffeoylweinsäure, in Echinacea angustifolia* u. Cichorium intybus*), Rosmarinsäure*, Lithospermsäure* werden als Depside* bezeichnet. Mit Zuckern bzw. Glykosiden verbundene P. (polyphenolische Esterglykoside) sind z.B. Verbascosid (in Verbena officinalis* u. Plantago lanceolata*), Echinacosid (in Echinacea angustifolia*) u. Tilirosid (in Tilia-Arten). Biogenet. lassen sie sich wie die anderen Phenylpropanderivate* nicht nur von den Phenylaminopropansäuren Phenylalanin u. Tyrosin (s. Aminosäuren), sondern auch von anderen Produkten des Shikimiatweges (s. Aromatenbiosynthese) ableiten. Aus den Hydroxyzimtsäuren können durch Abbau der Seitenkette (β-Oxidation, s. Fettsäureabbau) Hydroxybenzoesäuren (s. Tab.) entstehen, welche durch Decarboxylierung einfache Phenole* bilden können.

**Phenole:** Derivate des Benzols u. seiner Homologen, bei denen ein od. mehrere H-Atome des Benzolkerns durch die Hydroxylgruppe -OH ersetzt sind, z.B. Phenol, Resorcin, Brenzcatechin u.a. Die in Pflanzen autretenden einfachen P. entstammen entweder wie z.B. Thymol dem Terpenstoffwechsel od. werden wie z.B. Hydrochinon (aus p-Cumarsäure) aus Phenolcarbonsäuren* bzw. wie z.B. Phloroglucin über den Polyketidweg (s. Aromatenbiosynthese) gebildet.

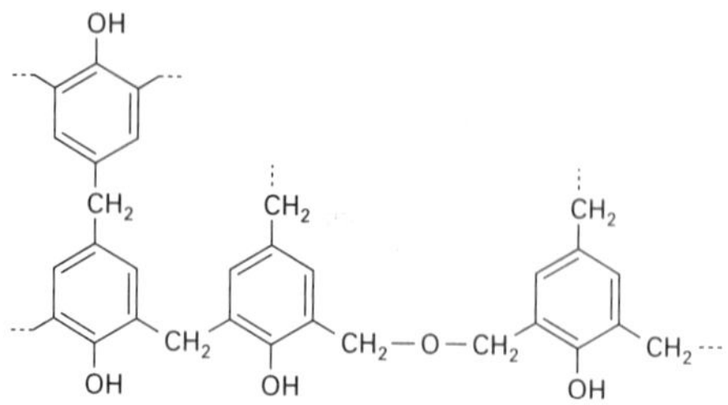

Phenolharze

**Phenolether:** aromatische Verbindungen, in denen d. H-Atom der phenolischen Hydroxylgruppen durch Alkylreste ersetzt ist, z.B. Anisol: $C_6H_5$-O-$CH_3$, Phenetol: $C_6H_5$-O-$C_2H_5$. Phenolether sind sehr beständige, in Wasser schwer lösliche Verbindungen, meist mit starkem Geruch.

**Phenolharze:** Plastadur®, Doroplast®, Trolitan®. Duroplaste mit unterschiedlichen Beimengungen (Füllstoffen). Dienen zur Herst. v. Schraubverschlüssen f. Arzneigläser.

**Phenolkalk:** Calcium cresolicum, Karbolkalk, Mischung von 85 T. Ätzkalk mit 15 T. Phenol. **Anw.:** als Desinfektionsmittel.

**Phenoloxidasen:** Enzyme (Kupferproteide), die Phenole zu Chinonen oxidieren vermögen, z.B. Tyrosinase*; bei Pflanze u. Tier weitverbreitet, u.a; wird auch die Bildung dunkler Farbstoffe (Melanine*) in pflanzl. u. tierischem Gewebe sowie Fermentierungen, z.B. beim chines. Tee, auf die Wirkung der P. zurückgeführt. Man unterscheidet Mono- u. Polyphenoloxidasen.

**Phenolphthalein** INN: Dihydroxyphthalophenon, 3,3-Bis(4-hydroxyphenyl)-1-(3H)-isobenzofuranon; CAS-Nr. 77-09-8; $C_{20}H_{14}O_4$, $M_r$ 318.31.

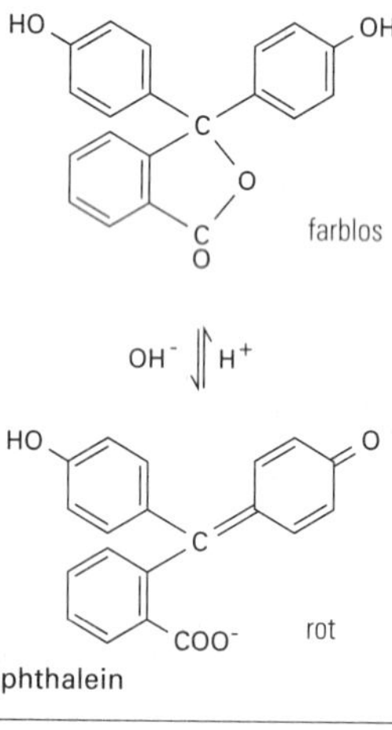

Phenolphthalein

Schmp. 255-260°C. Weißes Pulver, lösl. in 12 T. Ethanol, in ca. 50 T. Ether, in Wasser fast unlösl. Das in saurem u. neutralem Medium farblose P. färbt sich bei Anwesenheit von Alkalien (selbst in geringsten Spuren) tief karminrot, wobei die Farbe noch in Verdünnung 1:1 Million sichtbar ist. Darst.: durch Erhitzen v. Phenol m. Phthalsäureanhydrid u. Schwefelsäure, Auskochen des erkalteten Gemisches m. Wasser, Lösen des Rückstandes in Natronlauge u. Ausfällen des P. mit Essigsäure. **Off.:** DAB6, ÖAB90, Ph.Helv.7. **Wirk.** u. **Anw.:** wegen Reizung der Dickdarmwand als Abführmittel. **Dos.:** 0.05 bis 0.1 g. **Nebenw.:** schwere Darmblutungen, Überempfindlichkeitsreaktionen, Atemstörungen; deshalb kaum mehr verwendet. **Anw.** chem.: als Indikator in 1%iger alkohol. Lsg. Umschlagsgebiet pH 8 bis 9.8 (farblos nach rot durch Übergang der lactoiden in die rote chinoide Form). P. wurde 1871 von A. von Baeyer entdeckt.

**Phenolphthaleinlösung:** nach Ph.Eur.3 werden 0.1 g Phenolphthalein in 80 mL Ethanol 96% gelöst. Die Lsg. wird mit Wasser zu 100 mL verdünnt. Umschlagbereich: pH-Wert 8.2 (farblos) bis 10 (rot).

**Phenolphthaleinpapier:** Reagenz Ph.Eur.3; mit Phenolphthalein-Lsg. getränktes Filtrierpapier; Indikator in d. Alkalimetrie.

**Phenolphthalol:** Phthalol, 2-(4,4'-Dihydroxybenzhydryl)benzylalkohol; CAS-Nr. 81-92-5; $C_{20}H_{18}O_3$, $M_r$ 306.34. Schmp. 201-202°C aus ver-

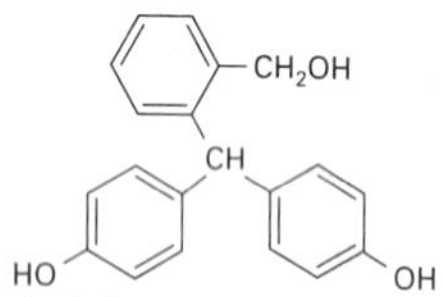

Phenolphthalol

dünntem Ethanol. Metabolit von Phenolphthalein*. **Anw.:** Abführmittel; wegen der nicht unbeträchtlichen Nebenw., Wechselw. u. Kontraind. (s. Phenolphthalein) nicht mehr zu empfehlen.

**Phenolrot:** s. Phenolsulfonphthalein.

**Phenolsäuren:** s. Phenolcarbonsäuren.

**Phenolsulfonphthalein:** Phenolsulfonphthaleinum Ph.Eur.3, Abk. PSP, Phenolrot, 4,4'-(3H-2,1-Benzoxathiol-3-yliden)bisphenol-5,5-dioxid; CAS-Nr. 143-74-8; $C_{19}H_{14}O_5S$, $M_r$ 354.37. Dunkelrotes, krist. Pulver; lösl. in Ethanol u. in Alkalien, sehr schwer lösl. in Wasser. **Anw.** chem.: als Indikator, Umschlagsgebiet pH 6.4 bis 8.2 (gelb nach rot); *med.:* zur Nierenfunktionsprüfung.

**Phenolsulfonsäure:** s. Sozolsäure.

**Phenolum liquefactum:** s. Phenol, Verflüssigtes.

**Phenolum parachloratum:** s. Parachlorphenol.

**Phenolum tribromatum:** s. Tribromphenol.

**Phenolum trichloratum:** s. Trichlorphenol.

**Phenol, Verflüssigtes:** Phenolum liquefactum, Acidum carbolicum liquefactum; Verflüssigtes Phenol. DAC86: Mischung von 90.9 T. Phenol ad 100 T. Wasser (im Wasserbad); Phenolgehalt 89.0 bis 91.0%. D. 1.065 bis 1.070. Lösl. in Wasser, mischbar m. Ethanol 96%. Ph.Helv.7: 85 T. Phenol u. 15 T. Gereinigt. Wasser; Phenolgehalt 83 bis 87%. ÖAB90: 90 T. Phenol, 10 T. Gereinigt. Wasser; Phenolgehalt 88.0 bis 92.0%. Inkomp.: oxidierende Stoffen, Eisen(III)-Salze, Polysorbat*, Korkverschlüsse (unter 8°C kann sich krist. Phenol ausscheiden). **Anw.:** Als Konservierungsmittel in Seren u. Impfstoffen bis zu 0.25%ig. 1%ig in Lotionen, Salben u. Lösungen (äuß.). Max. 5%ig zur Anw. auf der unversehrten Haut. Als Bakteriostatikum bis 1%, darüber als Bakterizid zur Grobdesinfektion (2.5 bis 5%). Zur Juckreizstillung bei Ekzemen.

**Phenolwasser:** Aqua phenolata*.

**Phenoplaste:** Phenolharze*, Kunstharze (Resole, Bakelite), Kondensationsprodukte aus Phenol u. Formaldehyd, meist mit Füllstoffen (Faserstoffen usw.) vermischt.

**Phenothiazin:** Phenthiazin, Thiodiphenylamin, 2,3,5,6-Dibenzo-1,4-thiazin; $C_{12}H_9NS$, $M_r$ 199.26. Schmp. 180°C. Sdp. 370°C. Gelbe Kristal-

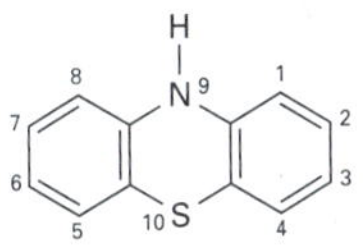


Phenothiazin

le, sehr schwer lösl. in Wasser, wenig lösl. in Ethanol u. Ether, lösl. in Benzol, Aceton, Xylol. **Off.:** ÖAB90 (bis 1996). **Anw.** med.: gegen Spul- u. Madenwürmer (Vorsicht, toxisch). Grundkörper f. Thiazinfarbstoffe* u. zahlreiche wichtige Psychopharmaka mit zentral-sedativer Wirk., die Angst- u. Spannungszustände beseitigt (s. Psychopharmaka). Phenothiazinderivate potenzieren die Wirk. echter Narkotika u. Hypnotika u. dienen daher zur Narkosevorbereitung. Da sie gleichzeitig die Körpertemperatur herabsetzen, verwendet man sie auch zur Herbeiführung des „künstlichen Winterschlafs" (s. Hibernation artificielle, Antihistaminikum).

**3,7-Phenothiaziniumchlorid:** s. Thionin.

**Phenoxy-:** Phenoxy-Gruppe: $C_6H_5O$–Gruppe.

**Phenoxybenzamin** INN: N-Benzyl-N-(2-chlorethyl)-1-methyl-2-phenoxyethylamin, N-Phenoxyisopropyl-N-benzyl-β-chlorethylamin, Bensy-

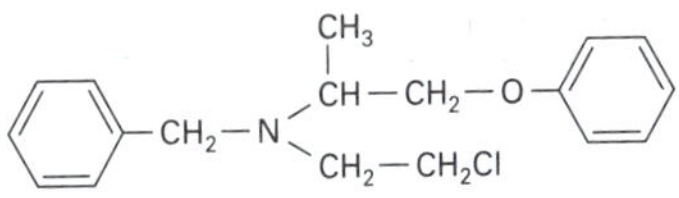


Phenoxybenzamin

lytum, Dibenzyran®; CAS-Nr. 59-96-1; $C_{18}H_{22}ClNO$, $M_r$ 303.84. Schmp. 38-40°C aus Petrolether. Lösl. in Benzol. **Anw.:** Periphere Durchblutungsstörungen, Hypertonie beim Phäochromozytom*, neurogene Blasenentleerungsstörungen. Wirkungsmechanismus: unspezifischer Rezeptorenblocker, hemmt u.a. $\alpha_1$- u. $\alpha_2$- sowie Serotonin- u. Histamin-Rezeptoren. **Nebenw.:** Blutdrucksenkung, reflektorische Tachykardie, Schwellung der Nasenschleimhäute, Müdigkeit. HWZ 3 bis 4 h. **Übl. Dos.:** Oral: Initialdos.: 2mal 0.05 g/d, steigern auf 0.02-0.03 g/d, max. 0.24 g/d; Kinder u. Säuglinge: 0.0002 g/kg KG/d. Gebräuchl. ist auch Phenoxybenzaminhydrochlorid.

**Phenoxyessigsäure:** $C_8H_8O_3$, $M_r$ 152.1. Schmp. ca. 98°C. Fast weiße Kristalle; wenig lösl. in Wasser, leicht lösl. in Ethanol, Ether u. Essigsäure 98%. **Anw.:** Reagenz Ph.Eur.3.

**Phenoxyethanol:** Phenoxyethanolum Ph.Eur.3, 2-Phenoxyethanol; $C_8H_{10}O_2$, $M_r$ 138.2. $d_{20}^{20}$ ca. 1.11. $n_D^{20°C}$ ca. 1.537. Klare, farblose, ölige Flüss.; schwer lösl. in Wasser, leicht lösl. in Ethanol u. Ether. **Anw.:** Reagenz Ph.Eur.3.

**Phenoxyethylpenicillin:** s. Pheneticillin.

**Phenoxymethylpenicillin** INN: Phenoxymethylpenicillinum Ph.Eur.3, Penicillin V, 6-(Phenoxyacetylamino)-penicillansäure, (2S,5R,6R)-3,3-Dimethyl-7-oxo-6-(2-phenoxyacetamido)-4-thia-1-

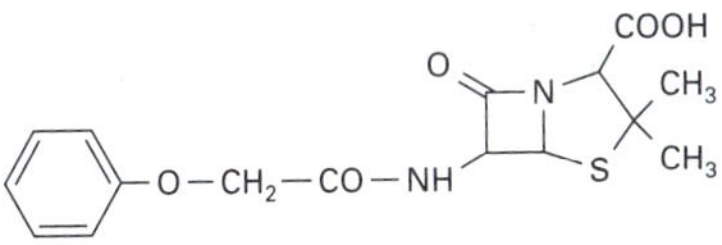


Phenoxymethylpenicillin

azabicyclo[3.2.0]heptan-2-carbonsäure, Beromycin®, Isocillin®, Ospen®, Megacillin®, Arcasin®, Penicillat®; CAS-Nr. 87-08-1; $C_{16}H_{18}N_2O_5S$, $M_r$ 350.38. Bei P. ist die Benzylgruppe von Benzylpenicillin durch eine Phenoxymethylgruppe ersetzt. Schmp. 120-128°C unter Zers. $[\alpha]_D^{20°C}$ +186 bis +200 (c = 1 in 1-Butanol). Weißes, krist. Pulver, schwacher charakteristischer Geruch. 1 T. lösl. in 1700 T. Wasser, in 7 T. Ethanol, in 6 T. Aceton; lösl. in Chloroform, Glycerol; prakt. unlösl. in fetten Ölen u. flüssigem Paraffin. **Wirk.** u. **Anw.:** Magensaftresistentes Antibiotikum; Oralpenicillin; gut wirksam gegen grampositive Keime; Anw. bei leichten Infektionen mit penicillinempfindlichen Keimen wie Scharlach, Angina. HWZ 0.5 bis 1 h. **Übl. Dos.:** Oral: 0.5-1.5 g/d in geteilten Gaben, Kinder bis zu 1 Jahr: 62.5 mg/6 h, Kinder von 1-5 Jahren: 125 mg/6 h, Kinder von 6-12 Jahren: 250 mg/6 h. **Nebenw.:** s. Antibiotika; s.a. Antibiotika (Tab.). Gebräuchl. sind auch: Phenoxymethylpenicillin-Natrium, Phenoxymethylpenicillin-Calcium-Dihydrat, Phenoxymethylpenicillin-Benzathin*, Phenoxymethylpenicillin-Kalium*.

**Phenoxymethylpenicillin-Benzathin:** Benzathinum-Phenoxymethylpenicillinum, Phenoxymethylpenicillini Dibenzylethylendiamin; CAS-Nr. 5928-84-7; $C_{48}H_{56}N_6O_{10}S_2$, $M_r$ 941. Das Salz, bestehend aus Phenoxymethylpenicillin* u. Dibenzylethylendiamin im Verhältnis 2:1, enthält eine variable Menge Kristallwasser (5 bis 8%). Weißes, krist. Pulver. Sehr schwer lösl. in Wasser u. Chloroform, schwer lösl. in Ethanol, leicht lösl. in Dimethylformamid u. Formamid; prakt. unlösl. in Ether. **Off.:** ÖAB90. Wirk. u. Anw. s. Phenoxymethylpenicillin.

**Phenoxymethylpenicillin-Kalium:** Phenoxymethylpenicillinum kalicum Ph.Eur.3; CAS-Nr. 132-98-9; $C_{16}H_{17}KN_2O_5S$, $M_r$ 388.5. Weißes, krist. Pulver; leicht lösl. in Wasser; prakt. unlösl. in

Chloroform, Ether, fetten Ölen u. flüssigem Paraffin. Wirk. u. Anw. s. Phenoxymethylpenicillin.

**Phenpentermin:** s. Pentorex.

**Phenprobamat** INN: 3-Phenylpropylcarbamat; CAS-Nr. 673-31-4; $C_{10}H_{13}NO_2$, $M_r$ 179.21. Schmp. 101-104°C aus wäßrigem Ethanol. Lösl. in absolutem Ethanol, Chloroform, Propylenglykol, Ethylendiamin, Dimethylformamid; wenig lösl. in Ether, 50% Ethanol; prakt. unlösl. in Wasser. **Anw.:** Muskelrelaxans, Ataraktikum. **Nebenw.:** in hohen Dosen Übelkeit; Kontraind.: Muskelschwäche; gegenseitige Wirkungsverstärkung mit zentral wirkenden Pharmaka u. Alkohol. **Übl. Dos.:** Oral, rektal: 3mal 0.4 bis 0.8 g/d.

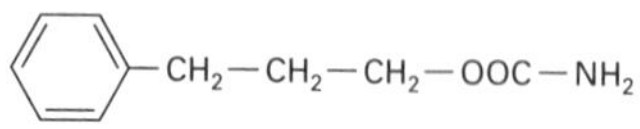

Phenprobamat

**Phenprocoumon** INN: 3-(α-Ethylbenzyl)-4-hydroxycumarin, Marcoumar®, Marcumar®; CAS-Nr. 435-97-2; $C_{18}H_{16}O_3$, $M_r$ 280.31. Schmp. 179-180°C aus verdünntem Methanol. Prakt. unlösl. in Wasser, lösl. in Chloroform, Methanol, Alkalihydroxid-Lösungen. **Off.:** DAC86. **Anw.:** Antikoagulans, bei Thrombosen, Thrombosegefahr, Lungenembolie, Herzinfarkt; Vitamin-K-Antagonist. **Nebenw.:** innere u. äußere Blutungen, Hautnekrosen, Haarausfall, Übelkeit, Erbrechen. Kontraind.: bei erhöhter Blutungsneigung, schweren Pankreaserkrankungen, Leber- u. Nierenschäden, Bluthochdruck, Magen-Darm-Geschwüren, operativen Eingriffen. Vorsicht: Wechselw. mit zahlreichen Medikamenten! HWZ 150 h. **Übl. Dos.:** Oral: 2- bis 3mal 0.003 g/d. Parenteral: i.v. 0.001 g, i.m. 0.002 g.

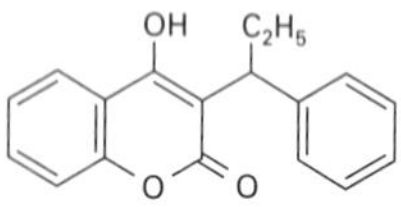

Phenprocoumon

**Phenpropionat:** chem. Kurzbez. f. 3-Phenylpropionat.

**Phentermin** INN: α,α-Dimethylphenethylamin; CAS-Nr. 122-09-8; $C_{10}H_{15}N$, $M_r$ 149.2. Ölige Flüss.

**Phenterminhydrochlorid**: Adipex®; $C_{10}H_{16}ClN$. Schmp. 204°C; polymorph. **Anw.:** Appetitzügler mit zentraler Wirkung. **Nebenw.:** Schlaflosigkeit, hohes Suchtpotential.

**Phentolamin** INN: 3-[N-(2-Imidazolin-2-ylmethyl)-4-methylanilino]phenol, Regitin®; 2-(m-Hydroxy-N-p-tolylanilinomethyl)-2-imidazolin; CAS-Nr. 50-60-2; $C_{17}H_{19}N_3O$, $M_r$ 281.35. Schmp. 174-175°C. **Wirk.** u. **Anw.:** α-Adrenorezeptoren-Blokker; Ind.: schwere akute Herzinsuffizienz mit Lungenstauung od. Lungenödem; zusammen mit Papaverinhydrochlorid zur Schwellkörper-Autoinjektionstherapie*. HWZ 0.5 bis 0.75 h. **Übl. Dos.:** Parenteral: Diagnostikum: i.v. 0.005 g; Therapeutikum: i.v., i.m. 0.01 g. Gebräuchl. ist auch Phentolaminhydrochlorid, Phentolaminmesilat.

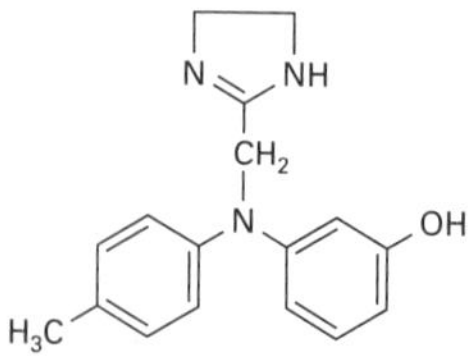

Phentolamin

**Phenyl:** die von Benzol abgeleitete Gruppe $-C_6H_5$.

**Phenylacetaldehyd:** $C_6H_5-CH_2-CHO$, $M_r$ 120.14. D. 1.025. Farblose Flüss. **Anw.:** in d. Parfümerie (Hyazinthe, Flieder usw.).

**Phenylacetamid:** s. Acetanilid.

**Phenylacetylpenin:** Penicillin G.

**Phenylacrylsäure:** s. Zimtsäure.

**Phenylalanin:** (Abk. Phe) Phenylalaninum Ph.Eur.3, (S)-2-Amino-3-phenylpropionsäure, L-α-Amino-β-phenylpropionsäure; $C_9H_{11}NO_2$, $M_r$ 165.2. Schmp. 283-284°C. Weißes, krist. Pulver. Wenig lösl. in Wasser, sehr schwer lösl. in Ethanol. Optisch aktive, aromatische proteinogene Aminosäure. L-P. ist essentiell u. sowohl glucoplastisch als auch ketoplastisch. L-P. wird zunächst durch Phenylalaninhydroxylase in L-Tyrosin umgewandelt u. weiter zu Fumarsäure u. Acetessigsäure abgebaut. Beim Krankheitsbild der *Phenylketonurie* (Abk. PKU, Morbus Fölling) besteht ein angeborener Mangel an L-Phenylalaninhydroxylase, so daß L-P. nicht zu L-Tyrosin hydroxyliert u. auf diesem Weg abgebaut werden kann (s. Abb.). Diese Kranken scheiden im Harn Phenylpyruvat u. Phenylessigsäure aus. Das Krankheitsbild zeigt Schwachsinn u. Defekte der Haut- u. Haarpigmentierung. Mit einem Windeltest bei Neugeborenen kann man diese Stoffwechselkrankheit frühzeitig erkennen u. durch eine L-Phenylalanin-freie Diät kompensieren (s.a. Fölling-Probe, Guthrie-Test).

**Phenylalkylaminalkaloide:** eine kleine Gruppe von Protoalkaloiden mit den Grundstrukturen Benzylamin (z.B. Capsaicin*), Phenylethylamin (z.B. Mescalin*) od. 2-Amino-1-phenyl-1-propan (z.B. Ephedrine*, Cathinon). Biogenese erfolgt aus Phenylalanin od. -derivaten.

**Phenylaminopropan:** s. Amphetamin.

**Phenylaminopropanol:** s. Norephedrin.

**Phenylaminopropanum racemicum sulfuricum:** s. Amphetamin.

**Phenylbenzol:** s. Diphenyl.

**Phenylbenzylatropiniumbromid:** s. Xenytropiumbromid.

**Phenylbutazon** INN: Phenylbutazonum Ph.Eur.3, 4-Butyl-1,2-diphenylpyrazolidin-3,5-dion, Butazolidin®, Spondyril®; CAS-Nr. 50-33-9; $C_{19}H_{20}N_2O_2$, $M_r$ 308.4. Schmp. 104-107°C; poly-

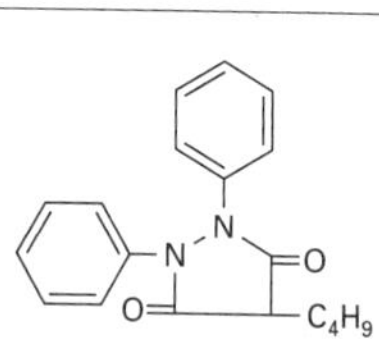

Phenylbutazon

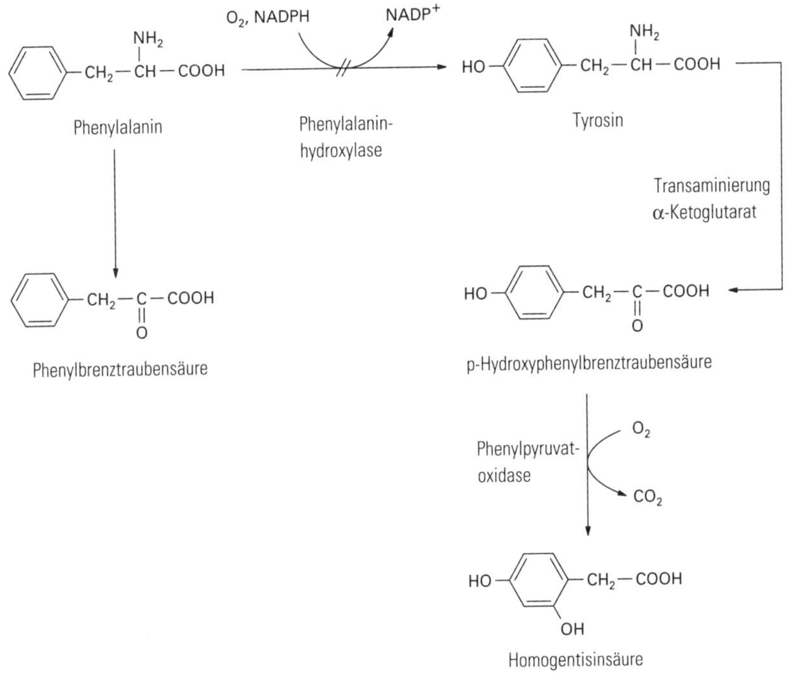


Phenylalanin:
Biologischer Abbau

morph. Weißes od. fast weißes, krist. Pulver, prakt. geruchlos, schwach bitter. Prakt. unlösl. in Wasser, wenig lösl. in Ethanol, lösl. in Ether u. wäßrigen, alkal. Lsg., leicht lösl. in Chloroform. **Anw.:** Antirheumatikum u. Gichtmittel, hat analgetische u. antipyretische Wirkung, sollte aber nicht als allgemeines Analgetikum od. Antipyretikum verwendet werden. HWZ 29 bis 175 h (dosisabhängig) bzw. 48 bis 72 h (Metaboliten). Oxyphenbutazon* ist ein Metabolit von P. **Dos.:** bei rheumat. Erkrankungen u. Gichtanfällen; initial mit 0.4 bis 0.6 g/d auf mehrere Einzeldosen verteilt; Erhaltungsdos.: 0.1 bis 0.2 g, möglichst nicht länger als 7 d. **Nebenw.:** ziemlich häufig (20 bis 45%) u. schwerwiegend: 1. *Intestinaltrakt:* Blutungen, Geschwüre; 2. *Blutbildung:* Leukopenie, Agranulozytose; 3. *Niere:* Natrium- u. Wasserretention u. Erhöhung des Plasmavolumens um bis zu 50%; daher nur noch eingeschränkt zugelassen. **Kontraind.:** gastrointestinale Ulcera, Leber- u. Nierenfunktionsstörungen, Herz- u. Kreislauferkrankungen. Verw. auch als Natriumsalz f. i.m. Injektion.

**Phenylcarbinol:** s. Benzylalkohol.

**Phenylchinolincarbonsäure:** s. Cinchophen.

**Phenylcyclohexylpiperidin:** PCP, ein Halluzinogen.

**Phenyldihydrochinazolin:** s. Orexin.

**4-Phenyldihydropyridincarbonsäure-Derivate:** s. Calciumantagonisten.

**Phenyldimethylpyrazolon:** s. Phenazon.

**Phenyldimethylpyrazolon, Salicylsaures:** s. Phenazonsalicylat.

**Phenyldimethylpyrazolonum cum Coffeino citrico:** s. Phenazon mit Coffeincitrat.

**Phenyldimethylpyrazolonum salicylicum:** s. Phenazonsalicylat.

**Phenylen:** vom Benzol ableitbares 2wertiges Radikal, $-C_6H_4-$.

**Phenylendiamine:** Diaminobenzole; die vom Benzol abgeleiteten Diamine (m-, o- u. p-P.); $NH_2-C_6H_4-NH_2$. Sie werden zum Färben von Haaren u. Pelzen benutzt u. sind wichtig f. Farbstoffsynthesen (Azofarbstoffe). Das **p-Phenylendiamin** gibt bei Auflösung in Schwefelwasserstoffwasser u. Zusatz von Eisen(III)-chlorid das Lauthsche Violett. **m-Phenylendiamin** wird als Reagenz auf Brom u. Bromwasserstoffsäure benutzt, das Hydrochlorid zum Nachw. von salpetriger Säure.

**Phenylephrin** INN: L-m-Synephrin Ph.Eur.3, (-)-3-Hydroxy-α-(methylaminomethyl)benzylalkohol, 1-(3-Hydroxyphenyl)-2-methylaminoethanol, Visadron®; CAS-Nr. 59-42-7; $C_9H_{13}NO_2$. Weißes, krist. Pulver. Schwer lösl. in Wasser u. Ethanol.

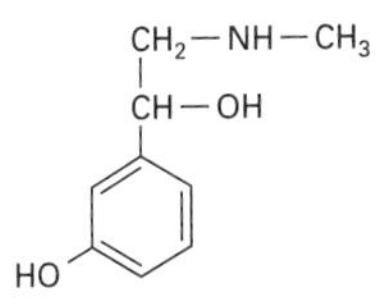


Phenylephrin

Schmp. 174°C. **Anw.:** lokal als Vasokonstiktor, Mydriatikum; α-Sympathomimetikum. Ind.: Schleimhautabschwellung bei Schnupfen, am Auge zur Pupillenerweiterung zur Untersuchung des Augenhintergrundes od. postoperativ, bei Glaukom mit offenem Kammerwinkel. **Übl. Dos.:** Oral: 2- bis 3mal 0.003 g/d. Konjunktival: Tropfen 10%. Intranasal: Tropfen 0.25%.

**Phenylephrinhydrochlorid:** Phenylephrini hydrochloridum Ph.Eur.3, Phenylephrinium chloratum; $C_9H_{14}ClNO_2$, $M_r$ 203.7. Schmp. 143°C. Weißes, krist. Pulver; leicht lösl. in Wasser u. Ethanol, sehr schwer lösl. in Chloroform u. Ether. Hingewiesen sei auch auf Phenylephrinhydrochlorid-Coffein-Molekülverbindung, Phenylephrin-(R,R)-hydrogentartrat, Phenylephrintannat.

**Phenylethylalkohol:** Phenethylalkohol, Phenylethanol, Benzylcarbinol; CAS-Nr. 60-12-8; $C_6H_5$–$CH_2$–$CH_2OH$, $M_r$ 122.2. Farblose, rosenartig riechende Flüss. D. 1.023. Lösl. in Ethanol, in Wasser 1:50. Nat. im Rosen- u. Neroliöl. **Off.:** DAC86. **Anw.:** in d. Parfümerie; als Konservierungsmittel, meist in Kombination verwendet. In Augenpräparaten (0.5%), in Dermatika (0.5 bis 1%).

**Phenylethylbarbitursäure:** s. Phenobarbital.

**Phenyl-ethyl-barbitursaures Natrium:** s. Phenobarbital, Natrium.

**Phenylformamid:** s. Formanilid.

**Phenylglycin:** (RS)-2-Amino-2-phenylessigsäure; $C_8H_9NO_2$, $M_r$ 151.2. **Anw.:** Reagenz Ph.Eur.3 (z.B. beim Nachw. verwandter Substanzen bei Cephalexin).

**Phenylglykolsäure:** s. Mandelsäure.

**Phenylhydrargyri boras:** Phenylhydrargyrum boricum, s. Phenylmercuriborat.

**Phenylhydrargyri nitras:** Phenylhydrargyrum nitricum, s. Phenylmercurinitrat.

**Phenylhydrazin:** $C_6H_5$–NH–$NH_2$, $M_r$ 108.14. D. 1.098. Schmp. 19.6°C. Sdp. 241°C. Farblose, an der Luft sich bräunende Flüss., lösl. in heißem Wasser, Ethanol, Ether. Verbindet sich mit Aldehyden u. Ketonen zu Hydrazonen bzw. mit 1,2-Diolen od. 1,2-Diketonen zu Osazonen u. dient als Reagenz auf Aldehyde, Ketone u. Kohlenhydrate. Zum Nachw. von Glucose im Harn. Starkes Blutgift (zerstört die roten Blutkörperchen unter Bildung von Methämoglobin; MAK 5 mL Dampf pro $m^3$ Luft).

**Phenylhydrazinhydrochlorid:** Phenylhydrazinum hydrochloricum; $C_6H_5$–NH–$NH_2$ · HCl, $C_6H_9ClN_2$, $M_r$ 144.6. Schmp. 239-246°C unter Zers. Weiße bis gelbl.-weiße Kristalle od. krist. Pulver, an Licht sich braun färbend, lösl. in Wasser u. Ethanol 90%. **Anw.** med.: früher bisweilen bei Polyglobulie (Polyzythämie), heute durch effektivere u. weniger giftige Pharmaka ersetzt; techn.: als Reagenz (Ph.Eur.3), z.B. zum Nachw. von Oxalsäure, die wäßrige Lsg. mit Zusatz von 30 mL Salzsäure wird als DC-Sprühreagenz verwendet; s. Phenylhydrazin.

**Phenylisohydantoin:** s. Pemolin.

**Phenylketonurie:** s. Phenylalanin.

**Phenylmercuriborat** INN: Phenylhydrargyri boras Ph.Eur.3, Phenylquecksilberborat, Phenylhydrargyrum boricum, Merfen®, Aderman®; CAS-Nr. 8017-88-7. Bei Handelsprodukten kann es sich um ein Gem. äquimolarer Mengen von Phenylquecksilber(II)-dihydrogenborat (CAS-Nr. 102-98-7; $C_6H_7BHgO_3$, $M_r$ 338.5) u. Phenylquecksilber(II)-hydroxid ($C_6H_6HgO$, $M_r$ 294.7), od. der dehydratisierten Form, Phenylquecksil-

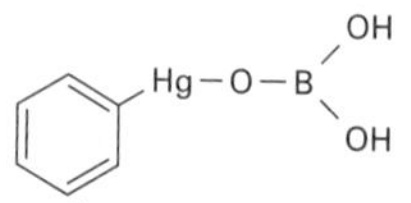


Phenylmercuriborat

ber(II)-metaborat ($C_{12}H_{11}BHg_2O_3$, $M_r$ 615) od. einer Mischung beider Substanzen handeln. Weißes bis schwach gelbliches, krist. Pulver; lösl. in 300 T. Wasser, in 250 T. Ethanol u. in 50 T. Glycerol. **Anw.:** Antiseptikum. Zur Behandlung der Haut vor chirurgischen Eingriffen; gegen bakterielle u. mykotische Hautaffektionen in Form von Umschlägen od. Pinselungen; zum Gurgeln, zu Spülungen od. Pinselungen in der HNO- u. Zahn-Heilkunde; zu Einträufelungen, Spülungen u. Augenbädern in der Ophthalmologie; zur Spülung der Blase u. des Nierenbeckens. **Übl. Dos.:** Buccal: 0.0003 g. Intranasal: Tropfen 0.025%. Vaginal: Ovula 0.4%. Oral: 0.02% Lösung. Topikal: 0.02% in Glycerol, 0.06% zur Hautdesinfektion u. Spülung von Körperhöhlen; Wundpuder: 0.07%. Konservierungsmittel in Augentropfen*, Injektionslösungen, Seren u. Impfstoffen (0.001 bis 0.002%, max. 0.004%), in Augensalben (max. 0.02%); in Schleimen (0.01%); zur Desinfektion gebrauchter Instrumente u. zur Aufbewahrung von entkeimten Geräten (0.03%). Zur alleinigen Instrumentendesinfektion (0.05%) nicht geeignet, da Sporen nicht abgetötet werden. Inkomp.: sauer reagierende Stoffe, Halogenide; reduzierende Stoffe, Phosphinate, Metalle; Alkaloide, Ammoniak, Ammoniumsalze; anionenaktive Tenside; Kautschuk, Tragant, Arabisches Gummi; Behälter aus Polyethylen (Adsorption); Abnahme der Wirksamkeit oberhalb pH 7.2. Allergische Reaktionen sind möglich.

**Phenylmercuriborat-Stammlösung 0.02%:** Zstzg. nach NRF: Phenylmercuriborat 0.020 g, Wasser f. Injektionszwecke zu 100.0 g. Das Phenylmercuriborat wird ohne Erwärmen vollständig gelöst. Haltbarkeit: 1 Jahr. **Anw.:** zur Konservierung wäßriger Ophthalmika.

**Phenylmercurinitrat** INN: Phenylhydrargyri nitras Ph.Eur.3, Phenylquecksilbenitrat, Phenylhydrargyrum nitricum; CAS-Nr. 8003-05-2. Ein Gem. (fast) äquimolarer Mengen von Phenylquecksilber(II)-nitrat (CAS-Nr. 55-68-5; $C_6H_5HgNO_3$, $M_r$ 339.7) u. Phenylquecksilber(II)-hydroxid ($C_6H_6HgO$, $M_r$ 294.7). Weißes bis schwach gelbliches, krist. Pulver; lösl. in 1500 T. Wasser u. in 1000 T. Ethanol, besser lös. in Glycerol u. Ölen. **Anw.:** Antiseptikum; weitere Angaben s. Phenylquecksilberborat.

**Phenylmethanolum:** s. Benzylalkohol.

**Phenylmethylaminopropan-hydrochlorid:** s. Methamphetaminhydrochlorid.

**Phenylmethylaminopropanol:** s. Ephedrin.

**Phenylmethylaminopropanum hydrochloricum:** s. Methamphetaminhydrochlorid.

**Phenylnitroso-hydroxylammonium:** Kupferron; $C_6H_9N_3O_2$, $M_r$ 155.16. Schmp. 163-164°C. Gelbliche Kristalle, leicht lösl. in Wasser u. Ethanol. **Anw.:** Reagenz zum Nachw., zur Bestimmung u. Abtrennung von Al, Hf, Mo, Th, Bi, Tl, Ti, Zr, Ga, Cl, Fe, Nb, Ta, Sn, W, U, V, Be u. Cu.

**Phenylpropanderivate:** Phenylpropan-Körper, $C_6$–$C_3$–Körper, $C_9$–Bausteine; Gruppe von (vorwiegend pflanzlichen) Stoffen, zu denen vor allem die Zimtsäuren (Phenylacrylsäuren, Hy-

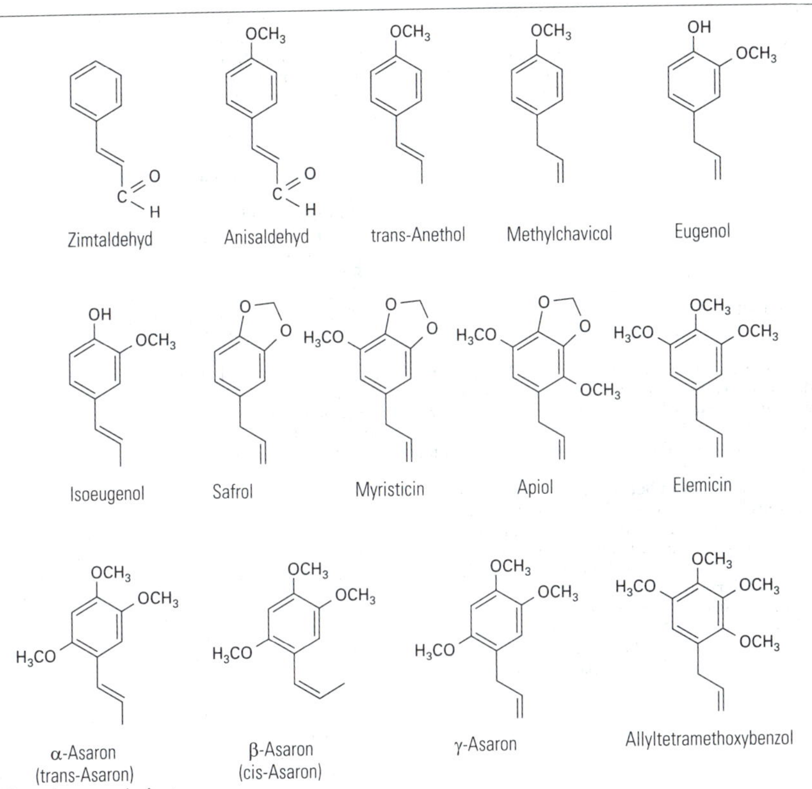


Phenylpropanderivate:
Phenylpropanderivate als Bestandteile ätherischer Öle [142]

droxyzimtsäuren, s. Phenolcarbonsäuren), Zimtaldehyde, Zimtalkohole, Cumarine*, Lignane* (dimere P.) sowie deren Derivate (Glykoside, Ester, Depside etc.) u. das hochpolymere Lignin* gehören. Biogenetisch wichtig f. diese Verbindungsgruppe ist der Shikimisäure-Chorisminsäure-Weg (s. Aromatenbiosynthese), so daß man sie auch als Derivate von Phenylalanin u. Tyrosin auffassen kann. Reduktion der Seitenkette ergibt die als Bestandteile der ätherischen Öle wichtigen Phenylpropenderivate (s. Abb.). Nat. vorkommende Phenole* hingegen sind die Folge der oxidativen Verkürzung der Seitenkette u. der anschließenden Decarboxylierung der dabei entstehenden Benzolcarbonsäuren (Hydroxybenzoesäuren, s. Phenolcarbonsäuren). Auch die Phenylalkylaminalkaloide* werden oft zu den P. gezählt.

**Phenylpropanol:** α-Ethylbenzylalkohol, α-Ethylbenzylmethanol, Felicur®; 1-Phenyl-1-propanol, α-Hydroxypropylbenzol; CAS-Nr. 93-54-9; $C_9H_{12}O$, $M_r$ 136.2. Sdp. 219°C. Ölige,

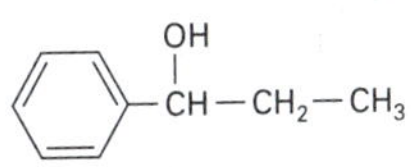

Phenylpropanol

schwach esterartig riechende, süßlich schmeckende Flüss.; mischbar mit Methanol, Ethanol, Ether, Benzol, Toluol, Olivenöl. **Anw.:** in der Parfümerie; med.: Choleretikum.

**Phenylpropanolamin(hydrochlorid):** s. Norephedrin.

**Phenylpseudohydantoin:** s. Pemolin.

**Phenylquecksilberacetat:** Phenylhydrargyrum aceticum, Phenylhydrargyri Acetas, Phenylmercuriacetat; CAS-Nr. 62-38-4; $C_6H_5HgCO_2CH_3$, $M_r$ 336.7. Weißes Pulver, ätzend auf Schleimhäute. Lösl. in 250 T. Wasser, in 20 T. siedendem Wasser; in Ethanol; wenig lösl. in Chloroform u. Ether. **Off.:** ÖAB90. **Anw.:** als Konservierungsmittel (0.001 u. 0.002%) in Augentropfen*.

**Phenylquecksilberborat:** s. Phenylmercuriborat.

**Phenylquecksilbernitrat:** s. Phenylmercurinitrat.

**Phenylsalicylat:** Phenylum salicylicum, Phenyli salicylas, Salicylsäurephenylester, Salol; $C_{13}H_{10}O_3$, $M_r$ 214.2. Schmp. 41-43°C. Farblose Kristalle od. weißes, krist. Pulver von schwachem, aromatischem Geruch u. schwachem, würzigem Geschmack; sehr schwer lösl. in Wasser, lösl. in 9 T. Ethanol od. 10 T. flüss. Paraffin, sehr leicht lösl. in Ether, Chloroform od. fetten Ölen. **Off.:** ÖAB90. **Anw.:** in Sonnenschutzmitteln, absorbiert Licht im Bereich von 290 bis 330 nm; **Dos.:** 5 bis 10%ig; früher als Darm- u. Harnantiseptikum; obsolet aufgrund der Toxizität von freigesetztem Phenol.

**Phenyltoloxamin** INN: Bristamin, N-[2-(2-Benzylphenoxy)ethyl]-N,N-dimethylamin; CAS-Nr. 92-12-6; $C_{17}H_{21}NO$, $M_r$ 255.35. **Anw.:** Antihistaminikum; in Hustenmitteln. **Nebenw.:** s. Meclozin. Gebräuchl. ist auch **Phenyltoloxaminhydrochlorid** (CAS-Nr. 6152-43-8, Schmp. ca. 120°C), Phenyltoloxamindihydrogencitrat, Phenyltoloxamin-Poly(styrol,divinylbenzol)sulfat (z.B. in Codipront®).

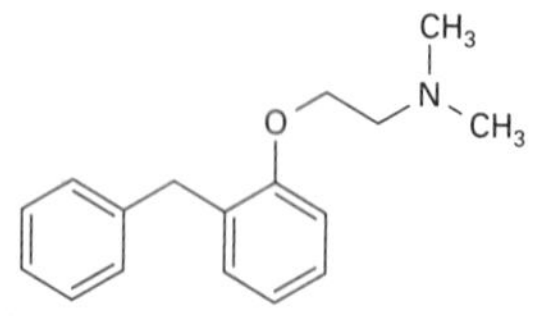

Phenyltoloxamin

**Phenylum salicylicum:** s. Phenylsalicylat.

**Phenylurethan:** $C_6H_5$–NH–CO–$OC_2H_5$. Schmp. 52°C. Farblose Kristalle, lösl. in Ethanol, wenig lösl. in Wasser. **Anw.:** früher als Konservierungsmittel f. Kartoffeln (verhindert das Auskeimen während der Lagerung).

**Phenyramidol:** s. Fenyramidol.

**Phenytoin** INN: Phenytoinum, Diphenylhydantoinum, 5,5-Diphenylhydantoin, 5,5-Diphenyl-2,4-imidazolindion, Citrullamon®, Epanutin®, Phenhydan®; CAS-Nr. 57-41-0; $C_{15}H_{12}N_2O_2$, $M_r$ 252.3. Schmp. 295-299°C. Weißes, feinkrist. Pulver; wenig lösl. in Ethanol, Ether, Chloroform, prakt. unlösl. in Wasser; unter Salzbildung lösl. in verd. Alkalilauge. **Off.:** DAB10, ÖAB90, Ph.Helv.7. **Anw.:** Antiepileptikum*, Antiarrhythmikum*; bei digitalisbedingten ventrikulären u. supraventrikulären Arrhythmien. HWZ 10 bis 60 h, dosisabhängig. **Übl. Dos.:** i.v. 0.5 g/d, oral 1.0 g/d; Erhaltungsdos. oral: 0.3 bis 0.4 g. MTD 1.0 g. **Nebenw.:** Nystagmus (Augenzittern), Schwindel, Ataxie, Hirsutismus, Hyperplasie des Zahnfleisches, Lymphadenopathie, toxische Nebenw. v.a. bei Leberzirrhose. Kontraind.: AV-Block, Leukopenie. Wechselw.: wird mit Folsäure verstärkt metabolisiert; Wirk. von Chloramphenicol*, Disulfiram*, Isoniazid*, Cumarinen wird verstärkt, Toxizität von Methotrexat* erhöht.

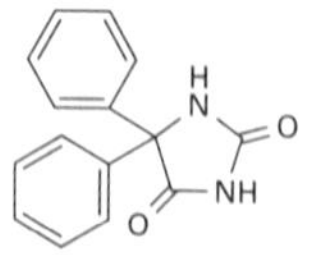

Phenytoin

**Phenytoin-Natrium:** Phenytoinum natricum Ph.Eur.3, Diphenylhydantoini Natrium; CAS-Nr. 630-93-3; $C_{15}H_{11}N_2NaO_2$, $M_r$ 274.3. Weißes, krist., schwach hygr. Pulver; lösl. in Wasser u. Ethanol.

**Phenzolin:** s. Orexin.

**Pherasen:** ältere Bez. f. Transferasen; s. Enzyme.

**Pheromone:** tierische Sekrete, die von einem Individuum (Männchen od. Weibchen) abgegeben werden, um auf andere Individuen der gleichen Art einzuwirken (Lockstoffe, Markierungsstoffe, z.B. bei Schmetterlingen, Bienen, Ameisen usw.), auch „Soziohormone" genannt.

**Pheron:** veraltete Bez. f. Apoenzym (s. Enzyme).

**Ph.Eur.:** Pharmacopoea Europaea, s. Arzneibuch.

**Ph.Helv.:** Pharmacopoea Helvetica, s. Arzneibuch.

**Philosophenöl:** s. Oleum Philosophorum.

**Phiole:** birnenförmiges Glasgefäß mit langem, engem Hals.

**Phlebitis:** Venenentzündung.

**Phlegmone:** (gr.) Zellgewebsentzündung.

**Phlein:** ein hochmolekulares pflanzliches Reservekohlenhydrat. Phlein ist geradkettig 2,6-glykosidisch aus Fructofuranoseeinheiten aufgebaut, wobei das reduzierende Ende der Kette mit D-Glucose abschließt.

**Phlobaphene:** wasserunlösliche Kondensations- u. Oxidationsprodukte von Gerbstoffen*, hauptsächl. Catechingerbstoffen; entstehen häufig erst bei der Trocknung u. Lagerung von Drogen. Sie werden auch als Gerbstoffrote bezeichnet.

**Phloem:** *bot.* Siebteil; zus. mit dem Xylem* Teil der pflanzlichen Leitbündel*, in dem die Assimilate geleitet werden. Umfaßt Leptom u. meistens auch diesem vorgelagerte Bastfasern (Phloemfasern). Das **Leptom** besteht aus Siebröhren*, Geleitzellen u. Leptomparenchym. (Zuweilen wird das Leptom begrifflich dem Phloem gleichgesetzt).

**Phlogisticus(a, um):** Entzündlich.

**Phlogont®:** s. Oxyphenbutazon bzw. s. Hydroxyethylsalicylat.

**Phloretin:** 2',4',6'-Trihydroxy-3-(p-hydroxyphenyl)propiophenon; $C_{15}H_{14}O_5$, $M_r$ 274.26. Schmp. 262°C (Zers.). Ein Chalkon, Aglykon von Phlorizin*.

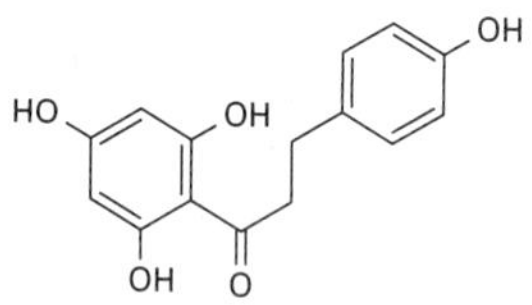

Phloretin

**Phlorizin:** Phloridizin, Phlorrhizin; $C_{21}H_{24}O_{10} \cdot 2\ H_2O$, $M_r$ 436.40. Schmp. 110°C. Glucosid von Phloretin*, aus der Wurzel u. Stammrinde v. Apfel-, Kirschen- u. Pflaumenbäumen sowie im Berglorbeer (Kalmia latifolia*). Farblose Kristallnadeln, leicht lösl. in heißem Wasser u. Ethanol, sehr schwer lösl. in kaltem Wasser. **Anw.** med.: früher bei Wechselfieber als Chininersatz. Ruft in Dos. v. 0.2 g Glucosurie hervor.

**Phloroglucin:** Phloroglucinol, 1,3,5-Trihydroxybenzol; $C_6H_3(OH)_3 \cdot 2\ H_2O$, $M_r$ 162.1. Schmp. 222-225°C. Farblose Kristalle, leicht lösl. in Ethanol u. Ether. Nat. Baustein vieler Pflanzenstoffe, bes. Glykoside, wie Hesperidin, Anthocyane sowie der antihelmintisch wirkenden Inhaltsst. von Dryopteris filix-mas*, Mallotus philippinensis* u. Hagenia abyssinica*, wobei es sich (wie bei den Hopfenbitterstoffen, s. Humulus lupulus) um Acylphloroglucinderivate handelt. Darst.: durch

Kochen v. 1,3,5-Triaminobenzol, $C_6H_3(NH_2)_3$ mit Salzsäure od. durch Schmelzen v. Resorcinol mit Natriumhydroxid. **Anw.:** Reagenz Ph.Eur.3; zum Nachw. der Salzsäure im Magen (zus. mit Vanillin, s. Günzburg-Reagenz), zum Nachw. v. Pentosen (Violettfärbung), Aldehyden, Methanol u. Lignin, das von Phloroglucin-Salzsäure intensiv kirschrot gefärbt wird; zur Reinheitsprüfung von Cellulose.

**Phlorol:** o-Ethylphenol; $C_8H_{10}O$, $M_r$ 122.16. Schmp. -3.4°C (stabile. Mod.). Wirk. ähnl. Phenol*. Ester u. Ether von m-Phlorol kommen in Rad. Arnicae vor (s. Arnica montana).

**Phlorrhizin:** s. Phlorizin.

**Phloxin:** Erythrosin BB, Dikaliumsalz des 2',4',5',7'-Tetrabrom-3,6-dichlorfluoresceins; $C_{20}H_4Br_4Cl_2K_2O_5$. Braunes Pulver, leicht lösl. in Wasser u. Ethanol, die wäßrige karminrote Lsg. fluoresziert gelb bis grüngelb, die alkoholische stark gelbrot. **Anw.:** zur Auszählung der eosinophilen Zellen im Blut, die leuchtend rot gefärbt werden; techn.: zum Färben von Textilien (Seide) u. Papier.

**pH-Meter:** Gerät zur Messung von pH-Werten (s. pH-Wert). Das pH-Meter besteht aus einem Voltmeter mit hoher Eingangsempfindlichkeit (über $10^7\,\Omega$) u. der Meßelektrode. Das Anzeigeinstrument zeigt direkt den pH-Wert an. Es gibt Geräte mit analoger u. digitaler Anzeige. Als Meßelektrode wird aus praktischen Gründen meist eine kombinierte Glaselektrode (Einstabmeßkette) verwendet. Diese Glaselektrode besteht aus einer dünnwandigen Glaskugel (Wandstärke bis herab zu 1 µm) aus geeignetem Glas, die mit einer Pufferlösung bekannten pH-Wertes gefüllt ist (Innenlösung). Diese Glaskugel taucht in die zu messende Lösung ein (Außenlösung). In die Innenlösung u. in die Außenlösung tauchen je eine Ableitelektrode (z.B. gesättigte Kalomelelektroden) deren Potentiale gleich sind. Daher können die Diffusionspotentiale vernachlässigt werden. Die auftretende Potentialdifferenz wird durch den an der Glasmembran herrschenden pH-Unterschied bedingt.

$$E = \frac{R \cdot T}{F} \cdot ln \frac{(a_H^+)_{außen}}{(a_H^+)_{innen}}$$

(E = Potential, R = Gaskonstante = 8.3143 $J \cdot K^{-1} \cdot mol^{-1}$, F = Faraday-Konstante = 96480 $A \cdot s \cdot mol^{-1}$, $a_H+$ = Wasserstoffionenaktivität)

Die Kalibrierung des pH-Meters erfolgt mit Pufferlösungen bekannter pH-Werte (s. pH-Wert).

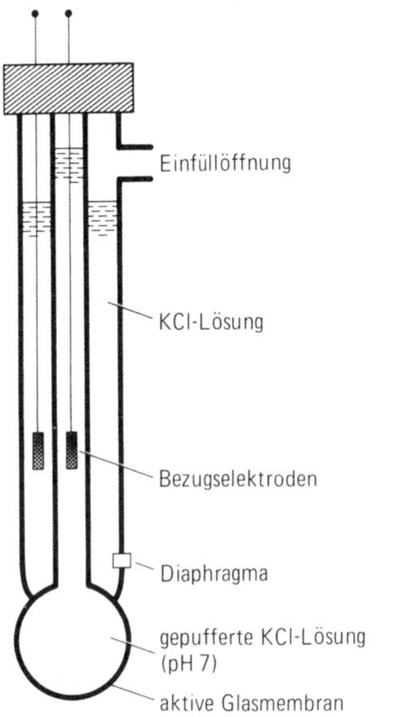

pH-Meter:
Einstabmeßkette zur pH-Messung [50]

**Phoenix dactylifera** L.: Fam. Arecaceae (Palmae), Dattelpalme (Oasen der Sahara bis nach Südwestasien, in vielen Kulturformen), Lieferant der Datteln (60 bis 80% Kohlenhydrate mit 50% Zucker).

**Pholcodin** INN: Pholcodinum Ph.Eur.3, 3-O-(2-Morpholinoethyl)morphin, 4,5α-Epoxy-17-methyl-3-(2-morpholinoethoxy)-7-morphinen-6α-ol, Morpholinylethylmorphin; CAS-Nr. 509-67-1; $C_{23}H_{30}N_2O_4 \cdot H_2O$, $M_r$ 416.5. Schmp. 91°C. $[\alpha]_D^{20°C}$ -95.3° (c = 2 in Ethanol). Weißes, krist. Pulver; wenig lösl. in Wasser, leicht lösl. in Aceton u. Ethanol, lösl. in verd. Mineralsäuren. **Anw.:** Antitussivum*. Gebräuchl. sind auch Pholcodin-Monohydrat, Pholcodinphenylacetat.

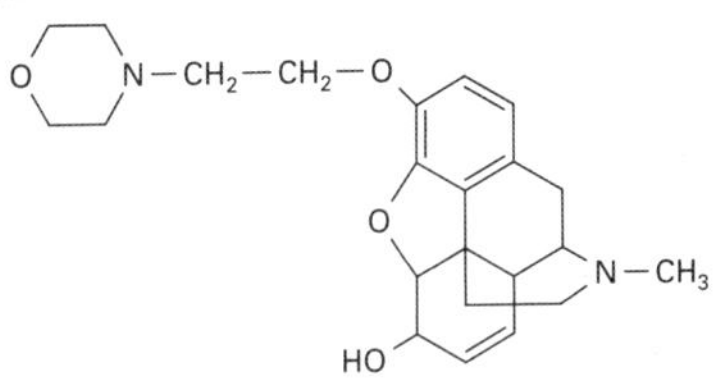

Pholcodin

**Pholedrin** INN: (RS)-4-(2-Methylaminopropyl)-phenol, 4-Hydroxy-N,α-dimethylphenethylamin; CAS-Nr. 370-14-9; $C_{10}H_{15}NO$. **Anw.:** Sympathomimetikum ähnl. Ephedrin*, aber mit geringeren zentralen Wirkungen; Vasokonstriktor, lokal als Mydriatikum. Gebräuchl. ist auch Pholedrinsulfat.

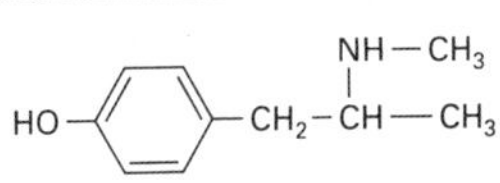

Pholedrin

**Phorbol:** ein tetracyclischer Diterpenalkohol, dem als Skelett Cyclopropanbenzazulen zugrunde

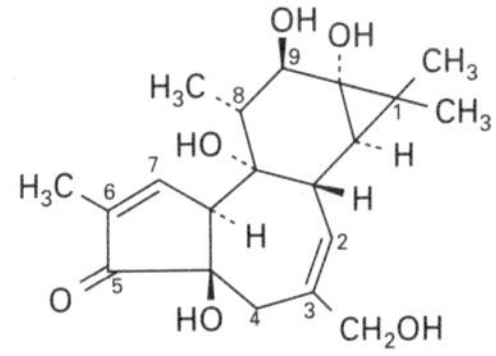

Phorbol

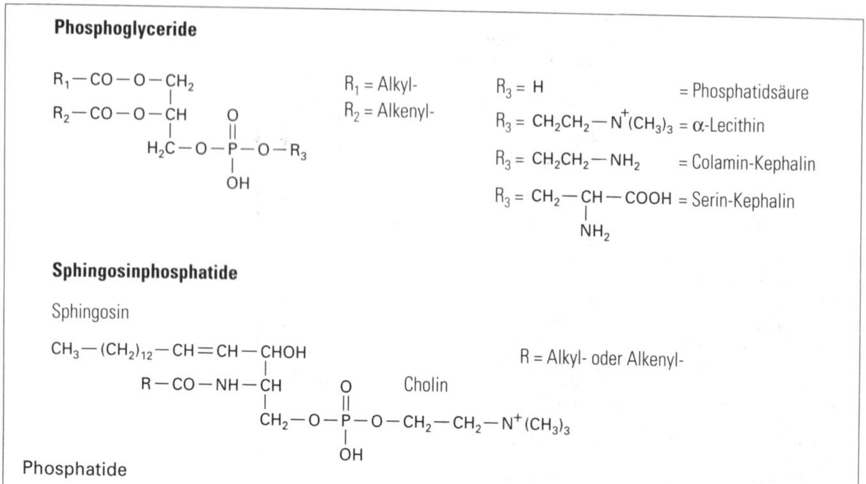

Phosphatide

liegt; CAS-Nr. 17673-25-5; $C_{20}H_{28}O_6$, $M_r$ 364.44. Vork.: im Crotonöl, dem fetten Öl der Samen von Croton tiglium*. Diester (z.B. auch in Daphne mezereum*) sind Kokarzinogene*.

**Phosalon**: *S*-6-Chlor-2,3-dihydro-2-oxobenzoxazol-3-ylmethyl-*O,O*-diethyldithiophosphat; CAS-Nr. 2310-17-0; $C_{12}H_{15}ClNO_4PS_2$, $M_r$ 367.8. **Anw.** techn.: Insektizid, Akarizid; s. Schädlingsbekämpfungsmittel (Tab.).

**Phosgen**: Kohlenoxychlorid, Carbonylchlorid, Carboneum oxychloratum; $COCl_2$. Techn. Zwischenprodukt; kann bei Hitzeeinwirkung aus $Cl_2C{=}CHCl$, $CCl_4$ u. $CHCl_3$ entstehen! Farbloses, nach faulem Heu riechendes Gas. **Tox.:** erzeugt Lungenödeme, oft ohne vorherige Reizwahrnehmung, nach mehrstündiger Latenzzeit. 1.25 bis 2.5 ppm in der Atemluft sind bei längerem Einatmen gefährlich. Hohe Konzentrationen wirken lokal reizend u. führen zur Verätzung der Atemwege. MAK: 0.1 ppm.

**Phosphane**: s. Phosphine.

**Phosphatasen**: zu den Hydrolasen zählende Enzymgruppe, die aus Nucleotiden, Phosphatiden u. den Zuckerphosphorsäuren die esterartig gebundene Phosphorsäure abspalten. Man unterscheidet saure P., die in saurem Milieu, u. alkalische P., die in alkalischem Milieu wirksam sind. P. kommen in d. Darmschleimhaut, Nieren, Blutserum, Knochen, Prostata u. in Hefen vor u. sind am Intermediärstoffwechsel (u. Knochenbildung) beteiligt; s.a. Phosphodiesterasen, Nucleasen.

**Phosphate**: Salze d. Phosphorsäure.

**Phosphati clysma**: s. Klysma phosphati.

**Phosphatidasen**: s. Phospholipasen.

**Phosphatide**: Phospholipide; komplexe Lipide (Lipoide), enthalten Phosphorsäure in Esterform; Grundbausteine der Biomembranen*, besonders im Gehirn u. in den Markscheiden der Nerven angereichert. Aufgrund der Alkoholkomponente lassen sich die P. in 2 Gruppen einteilen (s. Abb.).

**1. Glycerophospholipide:** Phosphoglyceride; Derivate der *Phosphatidsäure,* die durch Veresterung der Glycerol-3-phosphorsäure in Position 1 mit einer gesättigten Fettsäure ($R_1$) u. in Position 2 mit einer ungesättigten Fettsäure ($R_2$) entsteht. Die Phosphatgruppe kann mit Cholin, Ethanolamin (Colamin), Serin, Inositol od. Glycerol verestert sein. Die daraus resultierenden Verbindungen werden als Phosphatidylcholin (Lecithin*), Phosphatidylethanolamin, Phosphatidylserin (beide gehören zur Gruppe der Kephaline*), Phosphatidylinosit(ol)e (vgl. Inositolphosphate) u. Phosphatidylglycerol bezeichnet. *Lysophosphatidsäuren* (Lysolecithine* u. Lysokephaline) besitzen eine unveresterte Hydroxylgruppe. Sie entstehen durch die Einw. der Enzyme Phospholipase $A_2$ u. $A_1$. *Plasmalogene* sind Glycerophospholipide, bei denen ein langkettiger Fettsäurealdehyd acetalartig an die OH-Gruppe in Position 1 der Glycerol-3-phosphorsäure gebunden ist, während die OH-Gruppe in Position 2 esterartig eine entsprechende ungesättigte Fettsäure enthält.

**2. Sphingophospholipide:** Sphingomyeline, Ceramid-1-phosphorylcholine; Derivate des ungesättigten 2wertigen $C_{18}$–Aminoalkohols Sphingosin*. Bei den Sphingomyelinen geht die Aminogruppe des Sphingosins eine Verbindung mit einer Fettsäure ein u. die Hydroxylgruppe ist mit Phosphorylcholin verestert.

**Phosphatidsäure**: s. Phosphatide.

**Phosphatidylcholin**: s. Phosphatide, Lecithin.

**Phosphatidylethanolamin**: s. Phosphatide, Kephaline.

**Phosphatidylinosite**: s. Phosphatide.

**Phosphatidylserine**: s. Phosphatide, Kephaline.

**Phosphatklysma**: s. Klysma phosphati.

**Phosphatpuffer**: richtig: Phosphatpufferlösungen; Pufferlösungen aus Phosphorsäure* u. Natronlauge, die wegen der 3 Dissoziationskonstanten der Phosphorsäure ($pK_{s,1}$ 2.12, $pK_{s,2}$ 7.21, $pK_{s,3}$ 12.67) bevorzugt (pH 5 bis 8) zum Einsatz kommen. Sie sind weiterhin von Interesse, da sie physiologische Bereiche, z.B. Blut (pH 7.4), abdekken. Die Pufferlösungen werden aus praktischen Gründen meistens aus Natriummonohydrogenphosphat*- u. Kaliumdihydrogenphosphat*-Lösungen hergestellt. So setzt sich z.B. die Phosphatpufferlösung pH 7.4 nach Sörensen aus 80.3 mL Natriummonohydrogenphosphat-Lsg. u. 19.2 mL Kaliumdihydrogenphosphat-Lsg. (jeweilige Konz. 1/15 mol/L) zusammen.

**Phosphaturie**: starke Ausscheidung von (Erd-

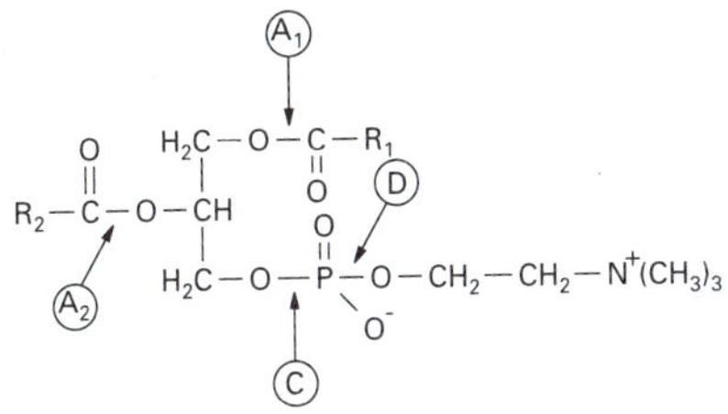


Phospholipasen:
Angriffsorte lecithinspaltender Enzyme. $R_1$: gesättigter, $R_2$: ungesättigter Fettsäurerest

alkali-)Phosphaten im Harn (im normalen Harn nur bei alkalischer Reaktion).

**Phosphide:** Verbindungen des Phosphors mit Metallen, z.B. Magnesiumphosphid: $Mg_3P_2$, Calciumphosphid: $Ca_3P_2$.

**Phosphine:** **Phosphane**; Phosphorwasserstoff-Verbindungen der allg. Formel $P_nH_{n+2}$.

**Monophosphan: Phosphin, Phosphorwasserstoff**; $PH_3$. Sdp. -87.74°C. Schmp. -133.78°C. Einfachster u. wichtigster Vertreter. Farbloses, giftiges, knoblauchartig riechendes Gas. Darst.: durch Einw. von Phosphor auf warme Kalilauge; $PH_3$ bildet mit Halogenwasserstoffsäuren unbeständige Phosphoniumsalze. **Tox.:** s. Phosphor.

**Diphosphan:** Diphosphin; $P_2H_4$. Sdp. +51.7°C. Schmp. -99°C. Farblose, selbstentzündliche Flüss.; entsteht als Nebenprodukt bei der Phosphindarstellung durch Zers. von Phosphiden mit Wasser.

**Phosphinsäure:** Hypophosphorige Säure, Unterphosphorige Säure, Acidum hypophosphorosum; $HPH_2O_2$. Farblose Kristalle (Blättchen), Schmp. 26.5°C, leicht lösl. in Wasser, Ethanol, Ether; die mittelstarke, einbasige Säure ($pK_s$ 1.23) bildet Phosphinate $MPH_2O_2$ (Hypophosphite), die alle leicht wasserlösl. sind. Beim Erwärmen wird Phosphin ($PH_3$) frei.

**Phosphite:** Salze der phosphorigen Säure, $H_3PO_3$.

**Phosphodiester:** Phosphorsäureester, bei denen 2 Hydroxylgruppen der Phosphorsäure mit organischen Resten verestert sind: $RO–PO_2H–OR'$. R u. R' können z.B. Nucleoside sein. Alle Polynucleotide u. Nucleinsäuren sind P., in denen die 3'- u. 5'-Positionen von benachbarten Pentoseuntereinheiten miteinander durch Veresterung mit Phosphosäureresten verbunden sind.

**Phosphodiesterasehemmer:** Stoffe, die durch Hemmung der 3',5'-c-AMP-Phosphodiesterase* den enzymatischen Abbau von c-AMP (s. Adenosinphosphate) zu 5'-AMP verhindern. Der damit verbundene c-AMP-Anstieg bewirkt intrazellulär z.B. eine Aktivierung biochemischer Reaktionsketten u. Transportsysteme u. führt zu Bronchodilatation, Gefäßdilatation, Steigerung der Lipolyse u. Glykolyse, Verminderung der Blutplättchenaggregationsneigung etc. Vertreter: z.B. Methylxanthine, Papaverin, Dipyridamol, Amrinon, Trapidil.

**Phosphodiesterasen:** PDE; Enzyme, die die hydrolytische Spaltung von Phosphodiestern* katalysieren, z.B. Endonucleasen, Ribonuclease u. Desoxyribonuclease, u. weniger spezifisch Exonucleasen (s. Nucleasen). Letztere bauen sowohl DNS als auch RNS stufenweise zu 5'-Mononucleotiden od. zu 3'-Mononucleotiden ab. P. können zur Sequenzaufklärung von Nucleinsäuren verwendet werden. 3',5'-Cyclo-nucleotidphosphodiesterasen katalysieren die Hydrolyse von c-AMP; vgl. Phosphodiesterasehemmer.

**Phosphoenolpyruvat:** s. Pyruvat.

**Phosphoenolpyruvatcarboxylase:** s. Photosynthesecarboxylierung.

**Phosphoenolpyruvatkinase:** s. Pyruvatkinase.

**Phosphofructokinase:** 6-Phosphofructokinase; ein zu den Phosphotransferasen zählendes, oligomeres Schlüsselenzym der Glykolyse*. P. unterliegt sowohl einer Kontrolle durch Insulin als auch einer allosterischen Aktivitätskontrolle. P. wird aktiviert durch AMP, Fructose-6-phosphat, Fructose-1,6-diphosphat sowie durch Magnesium-, Kalium- u. Ammonium-Ionen, gehemmt durch ATP u. Citrat (s. Pasteur-Effekt). P. katalysiert die Phosphorylierung von Fructose-6-phosphat unter Mitwirkung von ATP u. Magnesium-Ionen zu Fructose-1,6-diphosphat. Diese Reaktion ist irreversibel; die Rückreaktion wird durch das fluoridempfindliche Enzym Fructosediphosphatase katalysiert. P. wurde aus Hefe, Muskel, Leber u. Erythrozyten isoliert u. näher untersucht.

**Phosphogluconat-Weg:** s. Pentosephosphatweg.

**Phosphoglycerinsäure:** s. Glycerinphosphorsäure.

**Pholinjodid®:** s. Ecothiopatiodid.

**Phospholipasen:** Phosphatidasen; Sammelbez. f. die spezifisch auf Glycerophospholipide (speziell auf Lecithin*) wirkenden Carbonsäureesterasen. Phospholipasen werden nach ihrem Angriffsort in Phospholipase $A_1$, $A_2$, B, C u. D unterschieden. *Phospholipase $A_1$* katalysiert die Freisetzung der Fettsäure am C-Atom 1 des Glycerols u. führt zur Bildung von Lysophosphatiden (Lysolecithin), die die Erythrozyten hämolysieren. *Phospholipase $A_2$* entfernt die ungesättigte Fettsäure am C-Atom 2; *Phospholipase B* ebenfalls, jedoch nur aus Lysophosphatiden. *Phospholipase C* setzt die phosphorylierte Base frei. *Phospholipase D* setzt auf der gegenüberliegenden Seite die nicht phosphorylierte Base, z.B. Cholin, frei. P. findet man besonders in Leber u. Pankreas (P. $A_1$), in Bienen- u. Schlangengift (P. $A_1$ u. $A_2$), in Mikroorganismen (P. C) u. in Pflanzen (P. D).

**Phospholipide:** s. Phosphatide.

**Phospholipidfraktion aus der Lunge:** s. Surfactant, pulmonal.

**Phosphonomycin:** s. Fosfomycin.

**Phosphoproteine:** Eiweißkörper, die Phosphorsäure als prosthetische Gruppe enthalten, wichtigster Vertreter ist das Casein*.

**Phosphor:** Phosphorus, P, $A_r$ 30.9738, 3- u. 5wertig (seltener auch 1- u. 4wertig); OZ 15. Entdeckt 1669 von dem Alchemisten Hennig Brand in Hamburg bei der Destillation von eingedicktem Harn mit Sand u. 1678 (unabhängig v. Brand) v. Joh. Kunckel v. Löwenstern. Nat. nur in Form v. Salzen d. Orthophosphorsäure, den Phosphaten, an Calcium, Eisen, Aluminium u.a. gebunden, z.B. Phosphorit: $3\,Ca_3(PO_4)_2 \cdot Ca(OH,F,Cl)_2$, Fluorapatit: $3\,Ca_3(PO_4)_2 \cdot CaF_2$, Wawellit: $Al_3(PO_4)_2(OH,F)_3 \cdot 5\,H_2O$, Vivianit: $Fe_3(PO_4)_2 \cdot 8\,H_2O$, Türkis u.a.; ferner org. gebunden im pflanzl. u. tierischen Organismus (Blut, Eiweiß, Eidotter, Lecithin, Nucleoproteide, Phosphoproteine, Hirnsubstanz, Muskelfasern) sowie in den Zähnen, Knochen, Schalen v. Muscheln u. Krebsen, Klauen, in den menschlichen u. tierischen Exkrementen (Guano*). Phosphor kommt in 3 Modifikationen vor: als weißer (gelber), roter (violetter) u. schwarzer Phosphor. **Weißer (gelber) Phosphor, Phosphorus** DAB6: Weiße od. gelbliche, durchscheinende, wachsähnliche Masse (meist in Stangen). D. 1.82. Schmp. 44.1°C. Sdp. 280.5°C; unlösl. in Wasser, leicht lösl. in Schwefelkohlenstoff, Phosphortrichlorid, Dischwefeldichlorid, fetten u. äther. Ölen, sehr schwer lösl. in Ether, Ethanol, Benzol. Weißer P raucht an der Luft, leuchtet im Dunkeln u. entzündet sich leicht (bei ca. 50°C in fein verteiltem Zustand schon bei Zimmertemperatur, wobei er mit hell leuchtender Flamme zu Phosphorpentoxid $P_2O_5$ verbrennt). Er muß unter Wasser u. vor Licht geschützt aufbewahrt werden (nicht mit den Händen berühren!, unter Wasser schneiden!). Darst.: durch Erhitzen v. tertiärem Calciumphosphat m. Sand u. Kohle im elektr. Ofen. **Anw. med.:** früher bei Rachitis, Skrofulose, Osteomalazie (Weißer P regt das Knochenwachstum an). **Roter (violetter) Phosphor, Phosphorus amorphus**, entsteht beim Erhitzen von weißem P. auf 250°C unter Luftabschluß. D. 2.36. Dunkelrotes, krist. Pulver, unlösl., ungiftig, entzündet sich erst bei 400°C, explodiert jedoch beim Zusammenreiben mit oxidierenden Stoffen wie Kaliumchlorat, Kaliumpermanganat u.a. **Schwarzer Phosphor** (Metallischer P), entsteht b. Erhitzen v. weißem P auf 200°C unter sehr hohem Druck. D. 2.70. Schwarze, metallisch glänzende Kristalle. **Tox.:** Vom elementaren P. ist nur die weiße Form giftig. Gelöster P wird im Magen-Darm-Trakt resorbiert (nicht jedoch die feste Form in größeren Stücken). Typischerweise kommt es nach einigen Std. zu Übelkeit u. Erbrechen, dann nach 2- bis 3tägigem beschwerdefreiem Intervall zu Stoffwechselstörungen mit Gelbsucht, Leberschwellung, Durchfall, inneren Blutungen u.a. Chronische Intoxikation führt zu Kiefernekrosen (von kariösen Zähnen ausgehend, durch Thrombosierung der Knochengefäße). LD f. Erwachsene ca. 60 bis 100 mg (gelöst). Die Oxide u. Säuren von P besitzen keine spezifische Giftigkeit. Einatmen von Phosphorwasserstoff $PH_3$ kann zu Übelkeit, Erbrechen, Krämpfen, Lungenödem u. zum Tod führen. MAK: 0.1 mL/m³ (ppm). **Nachw.** nach der Mitscher-Methode: Kochen der zu prüfenden Substanz m. Wasser am Rückflußkühler u. Beobachten der entweichenden Dämpfe im Dunkelkasten (Aufleuchten der Dämpfe bei Gegenwart v. P).

**HOM:** *Phosphorus* (HAB1.4): gelber Phosphor; Konstitutionsmittel; verord. z.B. b. Lungenentzündung, Nasenbluten, Erschöpfungszuständen, Leberleiden, Augenerkrankungen.

**Phosphor-32:** $^{32}P$. Radioisotop des Phosphors. Herst.: üblicherweise durch einen n,p-Prozeß bei der Bestrahlung von Schwefel-32 im Kernreaktor. $^{32}P$ (HWZ 14.3 d) zerfällt unter Beta-Emission zum stabilen Schwefel-32. **Anw.:** s. Natriumphosphat[$^{32}P$].

**Phosphorchlorür:** Phosphortrichlorid*.

**Phosphore:** org. o. anorg. Stoffe, die Phosphoreszenz* zeigen.

**Phosphoreszenz:** Form der Lumineszenz, bei der die durch sichtbare, UV-, Elektronen- od. Röntgenstrahlen angeregten Stoffe (Phosphore) ein eigenes Nachleuchten (bis 2 Monate) zeigen, u.a. Erdalkalimetall-, Zink- u. Cadmiumsulfide u. -wolframate; vgl. Fluoreszenz; s.a. Spektroskopie (Fluoreszenzspektroskopie).

**Phosphorige Säure:** Acidum phosphorosum, Orthophosphorige Säure, $H_3PO_3$. D. 1.65. Schmp. 73.6°C. Farblose, hygr. Kristalle, sehr leicht lösl. in Wasser, lösl. in Ethanol. **Anw.:** in der Analyse. Ihre Salze heißen Phosphite.

**Phosphorigsäureanhydrid:** Phosphor(III)-oxid.

**Phosphorit:** s. Phosphor.

**Phosphorlösung:** Phosphorus solutus DAB6, Geh. 0.47 bis 0.51% Phosphor. Darst.: 194 T. flüss. Paraffin werden 10 min lang auf 150°C erhitzt, sodann wird der von d. äußeren Schichten u. von Wasser befreite Phosphor (1 T.) mit dem auf ca. 60°C abgekühlten flüss. Paraffin in einem gut verschlossenen Gefäß solange geschüttelt, bis er sich vollständig gelöst hat. Der erkalteten Lsg. setzt man dann 5 T. Ether zu. **Anw.:** früher in Lebertran bei Rachitis.

**Phosphormolybdänsäure:** 12-Molybdatophosphorsäure $H_3PO_4 \cdot 12\,MoO_3$. Reagenz auf Alkaloide, Harnsäure, Kreatinin, Glykoside (Digitalin); Eiweißstoffe u. Peptone werden gefällt.

**Phosphoröl:** Oleum phosphoratum*.

**Phosphor(III)-oxid:** Phosphortrioxid, $P_2O_3$. Entsteht bei Verbrennen v. Phosphor b. ungenügender Luftzufuhr. Weiße, weiche krist., sehr giftige Masse, geht beim Erhitzen in roten Phosphor u. Phosphortetroxid über.

**Phosphor(V)-oxid:** Phosphorpentoxid, Phosphorsäureanhydrid; $P_2O_5$. Entsteht beim Verbrennen v. Phosphor an trockner Luft als weißes, lockeres Pulver od. geschmolzen als glasige Masse; giftig (MAK 1 mg/m³), da stark hygr. (Übergang in Meta-, dann Orthophosphorsäure). **Anw.:** zum Trocknen bes. von Gasen sowie zur Wasserabspaltung aus chem. Verbindungen u. auch zur Bindung v. Wasser bei chem. Umsetzungen.

**Phosphoroxidchlorid:** $POCl_3$. D. 1.72. Schmp. 1.3°C. Sdp. 108.7°C. Farblose, stark lichtbrechende, an feuchter Luft rauchende Flüss. Darst.: durch Einwirkenlassen von Oxalsäure od. Borsäure auf Phosphorpentachlorid. **Anw.:** in der org. Chemie zur Chlorierung; ätzend u. giftig!

**Phosphorpentachlorid:** $PCl_5$. Entsteht bei d. Einw. v. Chlor auf Phosphortrichlorid*. In reinem, trockenem Zustand weiße bis grünlichweiße Kristalle. An d. Luft geht es in Phosphoroxidchlorid ($POCl_3$) u. HCl über (gelbe, rauchende, feuchte Kristallmasse, die sich mit viel Wasser zu Orthophosphorsäure u. Salzsäure löst.

**Phosphorpentoxid:** s. Phosphor(V)-oxid.

**Phosphorsäureanhydrid:** s. Phosphor(V)-oxid.

**Phosphorsäureester, Organische:** s. Alkylphosphate.

**Phosphorsäure-Guajakolester:** s. Guajakolphosphat.

**Phosphorsäuren:** **Orthophosphorsäure: Phosphorsäure**, Acidum phosphoricum; $H_3PO_4$. D. 1.88. Schmp. 42.3°C. Klare farb- u. geruchlose Flüss., je nach Konzentration von wäßriger bis sirupartiger Konsistenz. Rein u. wasserfrei stellt Phosphor eine farblose krist. Masse dar Nat. in ihren Salzen, den Phosphaten, bes. als Calciumphosphat in d. Knochen, ferner in d. Nucleoproteiden u. Lecithinen, in Harnsteinen, Muskeln, Leber, Milch, Thymusdrüse (Kaliumphosphat). Darst.: durch Oxidation v. Phosphor mit Salpetersäure; techn. durch Behandlung d. Knochenaschen mit Schwefelsäure (Acidum phosphoricum ex ossibus). Im Handel in versch. Konzentrationen u. Reinheitsgraden. **Off.** sind: **Phosphorsäure 85%**: Acidum phosphoricum concentratum Ph.Eur.3, Konzentrierte Phosphorsäure; CAS-Nr. 7664-38-2; Geh. 84.0 bis 90.0% (m/m). D. ca. 1.7. Mischbar mit Wasser u. Ethanol; kann bei niedriger Temp. zu einer farblosen Kristallmasse erstarren, die über 28°C schmilzt. (Wird Phosphorsäure verordnet, ist „Phosphorsäure 10%" abzugeben.). **Phosphorsäure 10%**: Acidum phosphoricum dilutum Ph.Eur.3, Verdünnte Phosphorsäure. Geh. 9.5 bis 10.5% (m/m); 115 g Phosphorsäure 85% werden mit 885 g Wasser gemischt. **Nachw.:** Ammoniummolybdat*-Lsg. gibt gelben Ndschlg. von phosphormolybdänsaurem Ammonium, Magnesiamixtur* einen weißen Ndschlg. von Magnesiumammoniumphosphat (auch quantitativ). **Anw.:** früher als Tonikum bei Ermüdungszuständen sowie als Antipyretikum (mildeste reizlose Mineralsäure).

**Metaphosphorsäuren:** $(HPO_3)_n$; Acidum phosphoricum glaciale. Farblose, glasartige Stükke od. Stäbchen; entstehen beim Erhitzen von Orthophosphorsäure über 300°C; cyclische Säuren (z.B. Trimetaphosphat); langsam in Wasser lösl., wobei sich $H_3PO_4$ bildet. **Anw.:** als Reagenz, in der Zahnheilkunde zur Herst. v. Zinkoxidphosphat-Zement.

**Diphosphorsäure:** Pyrophosphorsäure; $H_4P_2O_7$. Schmp. 61°C. Farblose, hygr., glasige Masse; entsteht beim Erhitzen von Phosphorsäure auf 200 bis 300°C; wird in heißem Wasser schnell in Orthophosphorsäure zurückverwandelt; lösl. in Ether u. Ethanol. Salze: **Diphosphate** (syn. Pyrophosphate), spielen eine wichtige Rolle im Stoffwechsel als Energiequelle bei enzymatischen Reaktionen; therap. nutzbare Analoga der Diphosphate sind Bisphosphonate*.

**HOM:** *Acidum phosphoricum* (HAB1): verd. Phosphorsäure, Trituration ab $D_3$; Konstitutionsmittel; verord. z.B. b. geistiger u. körperlicher Überanstrengung, Neurasthenie, Wachstumsbeschwerden, Folgen schwerer Krankheiten.

**Phosphorsalz: Phosphorsalzperle**, s. Natriumammoniumhydrogenphosphat.

**Phosphorsaurer Kalk:** s. Calciumhydrogenphosphat.

**Phosphortrichlorid:** Phosphorchlorür; $PCl_3$, $M_r$ 137.35. D. 1.57. Schmp. -91°C. Sdp. 78°C. Farblose, stechend riechende Flüss. An feuchter Luft wird sie zersetzt unter Bildung von phosphoriger Säure u. Salzsäure unter Rauchentwicklung. Darst.: durch Überleiten von trockenem Chlorgas über erwärmten weißen Phosphor; ätzend u. giftig.

**Phosphortrioxid:** s. Phosphor(III)-oxid.

**Phosphorus solutus:** Phosphorlösung*.

**Phosphorwasserstoff:** s. Phosphine.

**Phosphorwolframsäure:** s. Wolframphosphorsäure.

**Phosphorylasen:** s. Enzyme.

**Phosphorzink:** s. Zinkphosphid.

**Photobakterien:** s. Leuchtbakterien.

**Photochemie:** Gebiet der Chemie, das sich mit den chemischen Veränderungen befaßt, die durch Absorption von Strahlungsenergie (Licht) ausgelöst werden. Das wichtigste Beispiel einer photochem. Reaktion ist die Photosynthese* in Pflanzen u. Bakterien. Weitere Beispiele sind: die Photolyse* (Zers. durch Strahlungs-, besonders Lichteinwirkung); die Bildung von Hautpigmenten u. von Vitaminen D in der Haut durch Sonneneinwirkung; photochemisch induzierte Polymerisations-, Dissoziations- od. Oxidationsreaktionen; die Chlorierung organischer Moleküle unter der Einw. von Licht; die Vorgänge bei der Belichtung photographischer Emulsionen.

**Photolumineszenz:** s. Lumineszenz, Phosphoreszenz.

**Photolyse:** Spaltung chemischer Bindungen organischer Moleküle unter dem Einfluß elektromagnetischer Strahlung (vgl. Radiolyse). Dabei entstehen Radikale, die dann weiter reagieren (z.B. Fluorkohlenwasserstoffe in der Stratosphäre).

**Photolyse des Wassers:** Spaltung von Wasser durch Lichtreaktion bei der Photosynthese*. Die Reaktion ist keine echte Photolyse*, sie steht in Verbindung mit dem Photosystem II bzw. der 2. Lichtreaktion. Sie stellt die physiologische Hill-Reaktion* dar. Die dabei freiwerdenden Elektronen werden über eine Elektronentransportkette auf $NADP^+$ übertragen. Es entsteht molekularer Sauerstoff, NADPH u. $H^+$. $NADP^+$ ist das natürliche Hill-Reagenz.

**Photometrie: 1.** Verfahren zur Messung von Lichtstärken u. Lichtströmen. **2.** Analysenmethode in der Chemie, bei der eine Gehaltsbestimmung (quantitative Messung eines Stoffes, meistens im gelösten Zustand) indirekt über die Messung von Strahlungsemission (Emissions-Photometrie) od. Strahlungsabsorption (Absorptions-Photometrie) erfolgt. Dabei wird die Lichtdurchlässigkeit od. Absorption mittels des Photometers gemessen, vgl. Spektroskopie.

**Photon:** Lichtquant, Strahlungsquant. Photonen sind Lichtteilchen, die Träger der Energie u. des Impulses einer Lichtwelle (u. jeder elektromagnetischen Welle) sind. Sie besitzen korpuskulären u. Wellencharakter u. bewegen sich mit Lichtgeschwindigkeit fort. Ihre Ruhemasse ist gleich Null, ihre Energie hängt von der Frequenz bzw. Wellenlänge ab; s.a. Elektromagnetische Strahlung.

**Photonenstrahlung:** s. Elektromagnetische Strahlung.

**Photoperiodismus:** *bot.* Phänomen, daß die tägliche Belichtungszeit (Photoperiode) darüber entscheidet, ob bestimmte Morphosen (Abwandlungen der Organismengestalt) od. biologische Aktivitäten stattfinden können od. nicht. (Spielt z.B. eine Rolle bei der Blühinduktion, der Samenkeimung, bei Eintritt u. Beendigung der Knospenruhe).

**Photophosphorylierung:** Synthese von ATP bei der Photosynthese*. Mechanismus ähnl. der Atmungskettenphosphorylierung*. In beiden Fällen sind Cytochrome* am Elektronentransport beteiligt. Man unterscheidet zyklische u. nichtzy-

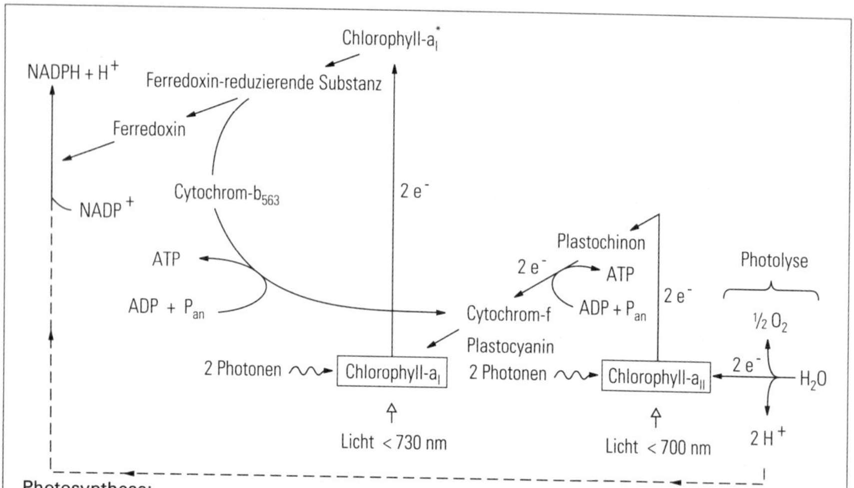


Photosynthese:
Verknüpfung der zwei Lichtreaktionen bei der nichtzyklischen Photophosphorylierung

klische P. Beide Arten findet man in Grünalgen u. höheren Pflanzen. Zyklische P. bedingt einen zyklischen Elektronentransport. Durch Lichteinfall werden Elektronen aus dem Chlorophyll $a_I$ emittiert u. über eine Elektronentransportkette wieder zu Chlorophyll $a_I$ zurückgeführt. Bei diesem Rücktransport wird ATP gebildet, d.h., Elektronenanregungsenergie wird in chemische Energie umgewandelt. An der zyklischen P. ist Cytochrom f beteiligt u. das alleinige Produkt ist ATP. Bei der nichtzyklischen P. ist die ATP-Synthese mit einem Elektronentransport vom Wasser (s. Photolyse des Wassers*) zu $NADP^+$ verbunden, so daß neben ATP auch noch das Reduktionsmittel NADPH entsteht. Die nichtzyklische P. kann man als eine mit der ATP-Bildung gekoppelte Hill-Reaktion* auffassen. Während die zyklische P. nur das Photosystem I benötigt, ist die nichtzyklische P. vom Zusammenspiel beider Photosysteme abhängig, die hintereinander geschaltet sind. Es findet ein offenkettiger (nichtzyklischer) Elektronentransport statt.

**Photorespiration:** Lichtatmung, Glykolatweg; Licht erhöht die Atmung in photosynthetisch aktiven Organismen. Belichtung von $C_3$-Pflanzen führt zu einem deutlichen Anstieg des Sauerstoffverbrauchs; bei $C_3$-Pflanzen können mehr als 50% des über die Photosynthese fixierten $CO_2$ bei der P. wieder freigesetzt werden, dabei sinkt die Nettophotosynthese stark ab. In $C_4$-Pflanzen ist P. extrem schwach od. fehlt vollständig. Die P. steht in engem Zusammenhang mit der Aktivität der Ribulose-1,5-diphosphatcarboxylase*, die Ribulose-1,5-diphosphat oxidativ in Phosphoglykolat u. 3-Phosphoglycerat spaltet. Glykolat (aus Phosphoglykolat entstanden) verläßt die Chloroplasten* u. wandert in die benachbarten Peroxisomen, wo es durch die Glykolatoxidase (eine Flavoproteinoxidase) zu Glyoxylat oxidiert wird. Das entstehende Wasserstoffperoxid wird großteils durch die Katalase der Peroxisomen zerstört. Glyoxylat wird zu Glycin transaminiert, wobei Glutamat als Aminogruppendonator fungiert. Glycin gelangt in die Mitochondrien u. wird dort entweder decarboxyliert od. zu Serin umgewandelt. Ein Teil des Serins kann wieder in die Peroxisomen hinüberwechseln u. zu Hydroxypyruvat u. D-Glycerat oxidiert werden. Glycerat kann dann wieder in die Chloroplasten gelangen u. nach Phosphorylierung in den Calvinzyklus* eingeschleust werden.

**Photosensibilisatoren:** phototoxische Stoffe; in Pflanzen vorkommende Substanzen, welche die Haut sensibilisieren, d.h. überempfindlich gegen ultraviolette Strahlung (Sonne) machen (bes. die Schleimhäute) u. bei inn. u. äuß. Zuführung sog. Lichtkrankheiten hervorrufen, wie Dermatitiden (Bade- u. Wiesendermatitis), aber auch Diarrhöen, Hämorrhagien u. Krämpfe. Solche Stoffe sind vor allem Furanocumarine*, wie Psoralen* (am aktivsten), Bergapten, Angelicin, Osthol (**Strukturformeln** s. Furanocumarine) u.a., v.a. in Apiaceae (Angelika, Bärenklau, Petersilie etc.) u. Rutaceae (Gartenraute) enthalten, ferner auch Naphthoanthrachinone (Hypericin*, Fagopyrin) wie sie z.B. im Johanniskraut u. Buchweizen vorkommen; auch einige Polyine (in Asteraceae) sollen phototoxisch wirken. Manche Tiere, wie Pferde, Schafe, Schweine, sind bes. empfindl. gegen Photosensibilisatoren u. bei Nagetieren können sie letal wirken.

**Photosynthese:** **1.** i.w.S. jede lichtabhängige Synthese; **2.** i.e.S. die reduktive Kohlenhydratsynthese grüner Pflanzen u. Photosynthesebakterien. P. wird heute in erster Linie als Prozeß der Energieumwandlung betrachtet, bei dem Lichtenergie in chemische Energie in Form von ATP (s. Adenosinphosphate) u. Kohlenhydraten* umgewandelt wird. Die P. grüner Pflanzen kann wie folgt dargestellt werden:

$$6\,CO_2 + 6\,H_2O \xrightarrow[\text{Chlorophyll}]{h \cdot \nu} C_6H_{12}O_6 + 6\,O_2$$

Chlorophyll a ist dabei das wichtigste photosynthetische Pigment*. Die anderen weisen nur unterstützende Funktion auf u. werden als akzessorische Pigmente bezeichnet.

Die P. ist der bedeutendste Vorgang organischer Stoffproduktion auf der Erde u. ist bei den grünen Pflanzen an die Chloroplasten* gebunden.

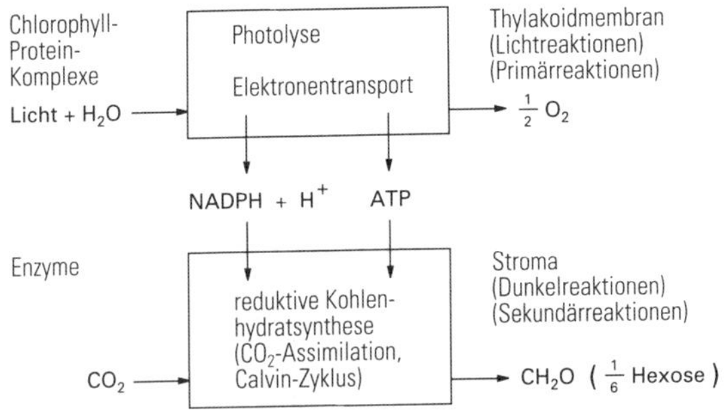


Photosynthese:
Schema der Primär- und Sekundärreaktionen der Photosynthese

Die Primärvorgänge (Lichtreaktionen) sind an das Membransystem der Thylakoide* fixiert, während die Sekundärvorgänge (Dunkelreaktionen) im Stroma* der Chloroplasten ablaufen, in dem mit Ausnahme der thylakoiden Carboxydismutase die Enzyme der Kohlendioxidassimilation lokalisiert sind.

**Primärvorgänge:** Lichtreaktionen; dabei wird Lichtenergie über Elektronenanregungsenergie in chemische Energie einer energiereichen Verbdg. (ATP) u. eines Reduktionsmittels (NADPH) umgewandelt. Die Bildung von ATP, NADPH u. $H^+$ erfolgt in der nichtzyklischen Photophosphorylierung*, die mit einer **Photolyse des Wassers*** verbunden ist. Bei grünen Pflanzen existieren 2 Lichtreaktionen, bzw. Photosystem I u. II, die hintereinander geschaltet sind. Chlorophyll $a_I$ u. $a_{II}$ absorbieren Licht u. emittieren Elektronen. Die aus Chlorophyll $a_I$ emittierten Elektronen werden von Ferredoxin* übernommen u. auf $NADP^+$ übertragen. Die aus Chlorophyll $a_{II}$ emittierten Elektronen werden über eine Elektronentransportkette, die Plastochinon*, Plastocyanin* u. Cytochrom f* enthält, auf Chlorophyll $a_I$ übertragen, so daß die „positiven Löcher" (Elektronenvalenzen) des Chlorophyll $a_I$ aufgefüllt werden. Im Zuge dieser Elektronentransportkette wird ATP gebildet. Die positiven Löcher des Chlorophyll $a_{II}$ werden durch Elektronen ausgeglichen, die aus der Photolyse des Wassers stammen. Das Zusammenwirken von 2 Lichtreaktionen bzw. Photosystemen führt zur Bildung von ATP u. NADPH, die f. die Sekundärvorgänge gebraucht werden. Die aus Chlorophyll $a_I$ emittierten Elektronen können auch durch einen zyklischen Elektronentransport über eine Cytochromkette auf Chlorophyll $a_I$ zurückgeführt werden, wobei ATP, aber nicht NADPH entsteht (s. Photophosphorylierung*).

**Sekundärvorgänge:** Dunkelreaktionen. Das durch die Lichtreaktionen gewonnene energieliefernde ATP sowie das NADPH u. $H^+$ ermöglichen die lichtunabhängigen Reaktionen der reduktiven Kohlenhydratsynthese, von der Photosynthesecarboxylierung* bis zur Bildung der Kohlenhydratreserven, z.B. Stärke; vgl. Amylum, s. Kohlenhydrate, vgl. Kohlenhydratstoffwechsel.

**Photosynthesecarboxylierung:** enzymatische Bindung des $CO_2$ an einen organischen Akzeptor bei der Photosynthese*. In $C_3$-Pflanzen ist das photosynthetische Carboxylierungsenzym Ribulose-1,5-diphosphatcarboxylase (s. Calvin-Zyklus), in $C_4$-Pflanzen ist es die Phosphoenolpyruvatcarboxylase (s. Hatch-Slack-Kortschak-Zyklus). Die P. ist der einleitende Schritt der Kohlendioxidassimilation bei der Photosynthese u. eine Phase der Dunkelreaktionen.

**Photosynthesefarbstoffe:** s. photosynthetische Pigmente.

**Photosynthesezyklus:** s. Calvin-Zyklus.

**Photosynthetische Pigmente:** Photosynthesefarbstoffe; an der Lichtausnutzung bei der Photosynthese* beteiligte Pigmente, wie Chlorophyll a, b, c, d u. e, Bakteriochlorophyll a, c u. d, Phycoerythrin, Phycocyanin, Carotine u. Xanthophylle.

**Phototoxische Stoffe:** s. Photosensibilisatoren.

**Phototrop:** sich unter dem Einfluß von (sichtbarem od. UV-) Licht verändernd (Stoffeigenschaft); z.B. die lichtabhängige Farbänderung von Gläsern; vgl. phototropisch (s. Phototropismus).

**Phototropismus:** Lichtwendigkeit; *bot.* Wachstumsbewegung (bei einer Pflanze), bei der das Licht der richtungsbestimmende Faktor ist; die Reaktion ist positiv **phototropisch** (vgl. phototrop), wenn das Organ zum Licht hin wächst, sich zum Licht hin dreht od. krümmt; bei der negativ phototropischen Reaktion wächst, dreht od. krümmt sich das Organ von der Lichtquelle weg.

**Phragmobasidiomycetidae:** s. Pilze.

**Phragmoplast:** tonnenförmiges System senkrecht zur Zellteilungsebene orientierter Mikrotubuli, das zwischen 2 Tochterkernen in der Telophase entsteht u. in dem sich bei der Zellteilung die Zellplatte bildet.

**Phrenes:** Zwerchfell, Diaphragma.

**Phrenesie:** (gr.) Wahnsinn.

**Phrenosin:** s. Glykolipide.

**Phthaleine:** Farbstoffe, die durch Einw. von Resorcinderivaten od. m-Aminophenol auf Phthalsäureanhydrid entstehen, z.B. Fluorescein, Eosin.

**Phthalide:** Derivate von Benzo[c]furan-2-on (o-Hydroxymethylbenzoesäurelacton, Phthalid). Die nat. vorkommenden P. sind häufig am C-3 substituiert. Vork.: u.a. bei Schimmelpilzen z.B. die Mycophenolsäure (Penicillium-Arten), bei Papaveraceae (Papaver-Arten, Hydrastis canadensis) das Meconin (Meconsäurelacton) u. bei Apiaceae Ligustilid, Butylidenphthalid, Validendihydrophthalid, Butylphthalid (Levisticum officinale, Angelica-Arten, Apium graveolens); **Strukturformeln** s. Levisticum officinale.

**Phthalsäure:** Acidum phthalicum, 1,2-Benzol-

**pH-Wert**

| Reaktion | $a_{H^+}$ | pH | Beispiel |
|---|---|---|---|
| Stark sauer | $10^0$ bis $10^{-3}$ | 0 bis 3 | Salzsäure |
| Schwach sauer | $10^{-4}$ bis $10^{-6}$ | 4 bis 6 | Essigsäure |
| Neutral | $10^{-7}$ | 7 | Wasser |
| Schwach alkalisch | $10^{-8}$ bis $10^{-11}$ | 8 bis 11 | Boraxlösung |
| Stark alkalisch | $10^{-12}$ bis $10^{-14}$ | 12 bis 14 | Natronlauge |

dicarbonsäure; $C_6H_4(COOH)_2$, $M_r$ 166.13. Schmp. ca. 208°C. Farblose, glänzende Nadeln, wenig lösl. in Wasser, lösl. in Ethanol u. Ether; techn. z. Herst. v. Kunstharzen, Phthaleinen.

**Phthalsäureanhydrid:** 1,3-Isobenzofurandion; $C_8H_4O_3$, $M_r$ 148.1. Schmp. 130 bis 132°C. Weiße Schuppen. **Anw.:** Reagenz Ph.Eur.3.

**Phthalsäuredibutylester:** s. Dibutylphthalat.

**Phthalsäurediethylester:** s. Diethylphthalat.

**Phthalsäuredimethylester:** s. Dimethylphthalat.

**Phthalsäureester:** Palatinole; Ester der Phthalsäure mit niedermolekularen Alkoholen werden als Repellents*, in der Parfümerie als Lösungs- u. Fixermittel, sowie als Weichmacher (Diethylphthalat*, Dibutylphthalat*, v.a. auch Ester höherer Alkohole wie Dioctylphthalat) verwendet. Diethylphthalat wird auch als Denaturierungsmittel f. Ethanol u. in der Parfümerie verwendet. Die Ester der höheren Alkohole (z.B. Cetyl- u. Stearylalkohol sowie Kokosfettalkohole) dienen auch als Salbengrundlagen u. Suppositorienmassen.

**Phthalylsulfacetamid:** Phthalylsulfanilacetamid, Sulfanilacetamidum phthalylatum, N-(4-Acetylsulfamoylphenyl)-phthalamsäure; CAS-Nr. 131-69-1; $C_{16}H_{14}N_2O_6S$, $M_r$ 362.4. Schmp. 192-196°C (Zers.). Weißes, krist. Pulver, verfärbt sich am Licht allmählich; lösl. in 1200 T. Wasser, lösl. in siedendem Wasser, schwer lösl. in Ethanol, lösl. in Alkalihydroxid-Lösungen unter Salzbildung. **Off.:** ÖAB90. **Anw.:** Chemotherapeutikum s. Phthalylsulfathiazol. GED 2.0 g; MED 5.0 g, MTD 15.0 g.

**Phthalylsulfanilacetamid:** s. Phthalylsulfacetamid.

**Phthalylsulfathiazol** INN: Phthalylsulfathiazolum Ph.Eur.3, N-[4-(2-Thiazolylsulfamoyl)phenyl]phthalamidsäure; CAS-Nr. 85-73-4; $C_{17}H_{13}N_3O_5S_2$, $M_r$ 403.43. **Strukturformel** s. Sulfonamide. Schmp. 272-277°C unter Zers., wenn das Schmelzpunktbad auf 220-225°C vorgeheizt wurde; polymorph. Weißes, bis gelblichweißes, krist. Pulver. Schwer lösl. in Ethanol; prakt. unlösl. in Wasser u. Ether, leicht lösl. in Dimethylformamid, NaOH-, KOH- u. Ammoniaklsg. **Anw.:** Chemotherapeutikum*; weist die antimikrobielle Aktivität der Sulfonamide auf; Ind.: Infektionen des Gastrointestinaltraktes. **Übl. Dos.:** Oral: Erwachsene: 3mal 1.0 g/d 4-5 d lang, Kinder: 3mal 0.5 g/d 4-5 d lang, Säuglinge: 3mal 0.05 g/kg KG/d 4-5 d lang. Gebräuchl. ist auch Phthalylsulfathiazol-8-Chinolinol-Salz.

**Phthiriasis:** Pediculose: Läusesucht. Phthir(i)us: Pediculus*.

**Phthisis:** Schrumpfung, Schwund, Schwindsucht, bes. die durch Tuberkulose herbeigeführte allgemeine Auszehrung.

**pH-Wert:** Abk. f. Wasserstoffionen-Exponent (potentia hydrogenii); der negative dekadische Logarithmus der Wasserstoff-Ionenaktivität $a_{H^+}$:

$$pH = -\log a_{H^+}$$

$$a = c \cdot f$$

Die Aktivität ist gleich der Konzentration c multipliziert mit dem Aktivitätskoeffizienten f. Der Aktivitätskoeffizient wird f. verdünnte Lösungen (c kleiner als $10^{-3}$ mol/L) annähernd 1. Das Ionenprodukt* des Wassers $K_w$ beträgt $10^{-14}$:

$$K_w = \frac{a_{H^+} \cdot a_{OH^-}}{a_{H_2O}} = 10^{-14}$$

$$a_{H^+} = a_{OH^-} = 10^{-7}$$

Der pH-Wert des reinen Wassers ist daher 7.0 u. die praktische pH-Skala liegt zwischen den Werten 0 u. 14. Bei den angeführten Gleichungen ist zu berücksichtigen, daß Wasserstoff-Ionen niemals als $H^+$ vorliegen (freie Protonen). Es bilden sich sofort Anlagerungsprodukte mit Wassermolekülen u. Molekülverbänden ($H_3O^+$, $H_9O_4^+$ etc.). Die Messung des pH-Wertes erfolgt auf elektrischem Wege (s. pH-Meter) od. kolorimetrisch mit pH-Indikatoren.

**Phycit:** Erythrit*.

**Phycobiline:** wasserlösliche, den Gallenfarbstoffen verwandte, akzessorischer Pigmente – Phycocyane (blau) u. Phycoerythrine (rot) –, die in Cyanobakterien u. Rotalgen vorkommen u. dort das Chlorophyll überdecken.

**Phycophyta:** s. Algen.

**Phykomyzeten:** Algenpilze, s. Pilze.

**Phyllobates:** s. Batrachotoxin.

**Phyllochinon:** α-Phyllochinon: Vit. $K_1$, β-Phyllochinon: Vit. $K_2$; s. Vitamine.

**Phyllodien:** *bot.* blattartig verbreiterte Blattstiele unter Reduktion der eigentlichen Blattspreite.

**Phyllokladien:** blattartige Kurztriebe (z.B. bei Ruscus), die die Assimilationsfunktion des Blattes übernehmen. Generell werden zu blattähnlichen Gebilden umgestaltete grüne Sproßachsen als Flachsprosse od. Platykladien bezeichnet.

**Phyllotemp®:** s. Theophyllin-Ethylendiamin.

**Phylogenese:** Phylogenie, Stammesentwicklung, vgl. Ontogenese.

**Phylogenie:** Phylogenese, Stammesgeschichte der Lebewesen.

**Physalis alkekengi** L.: Fam. Solanaceae, Judenkirsche, Blasenkirsche, Lampionblume (südöstl. Europa, bis Japan). Stpfl. v. **Fructus Alkekengi:** Judenkirschen, Teufelskirschen, Boberellen, Blasenkirschen. **Inhaltsst.:** ein Bitterstoffgemisch, bezeichnet als Physalin, bestehend aus 13,14-Seco-16,24-cyclo-$C_{28}$-Steroiden, ferner Carotinoide wie Physalein (Zeaxanthin*), Citronensäure, bes. reich an Vitamin C. **Anw.:** hom. u. volkst. früher als Diuretikum.

**HOM:** *Physalis alkekengi* (HAB1.5): die frischen, reifen Beeren.

**Physcion:** s. Anthrachinone.

**Physeter macrocephalus** L.: Pottwal, Lieferant v. Ambra* u. Walrat* (Cetaceum).

**Physik:** diejenige Wissenschaft, die sich mit den Vorgängen in der unbelebten Natur, die durch Beobachtung u. Messung gesetzmäßig erfaßt u. damit der mathematischen Darstellung zugänglich gemacht werden können, auseinandersetzt.

**Physikalische Chemie:** befaßt sich mit der Erforschung der bei chem. Vorgängen auftretenden physik. Erscheinungen u. dem Einfluß physik. Einwirkungen auf chem. Vorgänge. Teilgebiete der P.C. sind z.B. Thermochemie* (Thermodynamik*), Elektrochemie*, Photochemie* u. Magnetochemie*.

**Physikalische Pharmazie:** umfaßt Grenzgebiete der Physik, Physikalischen Chemie u. Kristallographie, die von der Pharmazie übernommen u. hinsichtlich ihrer besonderen Bedürfnisse (v.a. in der Pharmazeutischen Technologie* u. Biopharmazie*) weiterentwickelt werden. Wichtige Grundlagen sind z.B. Thermodynamik*, Reaktionskinetik, Pulvertechnologie*, Rheologie*, Komplexchemie*. Herausragende Forschungsbereiche sind z.B. Löslichkeit u. Auflösungsverhalten, Polymorphie*, Grenzflächenerscheinungen, Kolloide*, Emulsionen* u. Suspensionen*, etc. Vgl. Präformulierung.

**Physiologie:** Lehre v. den normalen Lebensvorgängen.

**Physiologische Bioverfügbarkeit:** s. Bioverfügbarkeit.

**Physiologische Kochsalzlösung:** Sol. Natrii chlorati physiologica, s. Solutio Natrii chlorati isotonica.

**Physisorption:** Art der Sorption*; im Gegensatz zur Chemisorption* reversible Anlagerung von Molekülen an einer Grenzfläche; auch Van-der-Waals-Adsorption genannt (aufgrund des meist vorherrschenden Bindungstyps); zur P. gehört auch die Adsorption* durch Dipolwechselwirkungen, Wasserstoffbrücken u. Kapillarkräfte; vgl. BET-Gleichung.

**Physostigma venenosum** Balf.: Fam. Fabaceae (Leguminosae) (trop. Westafrika, Kamerun, Indien, Brasilien). Stpfl. v. **Semen Calabar:** Semen Physostigmatis, Faba Calabaricae, Gottesurteils- od. Kalabarbohne, Esere- o. Kalabarsame; bohnenförmige, ca. 3 cm lange u. ca. 2 cm breite Samen, außen rot-dunkelschwarz-braun, mattglänzend, körnig-runzelig, mit rinnenförmiger Raphe. **Inhaltsst.:** ca. 0.5% (Pyrolidino-)Indolalkaloide wie 0.15% Physostigmin* (Eserin), ferner 0.1% Geneserin, Eseridin*, Eseramin, Isophysostigmin; Stigmasterin, fettes Öl, Schleim, Stärke. MED 0.2 g, MTD 0.6 g. **Anw.:** s. Physostigmin-(salicylat).

**HOM:** *Calabar:* getrockneter Same.

**Physostigmin:** Physostigminum, Eserin, Carbamidsäureester von Eserolin, Anticholium®; CAS-Nr. 57-47-6; $C_{15}H_{21}N_3O_2$, $M_r$ 275.3. Pyrrolidino-indolalkaloid (die beiden Pyrrolidinringe sind *cis*-verknüpft) aus den Samen von Physostigma venenosum*. Weiße, an der Luft rötlich anlaufende Kristalle, wenig lösl. in Wasser, leicht lösl. in Ethanol, Ether, Chloroform, Benzol, fetten Ölen; opt. aktiv. **Wirk.:** indirektes Parasympathomimetikum (Cholinesterasehemmer, Antagonist des Atropins); äußerst stark wirkendes, auch zur Lähmung des ZNS führendes Gift (LD ca. 0.01 g). HWZ 0.5 bis 1 h. **Anw.** med.: s. Physostigminsalicylat, versuchsweise auch bei Alzheimer-Krankheit (als transdermales therapeutisches System). MED 0.001 g. Antid.: Atropin.

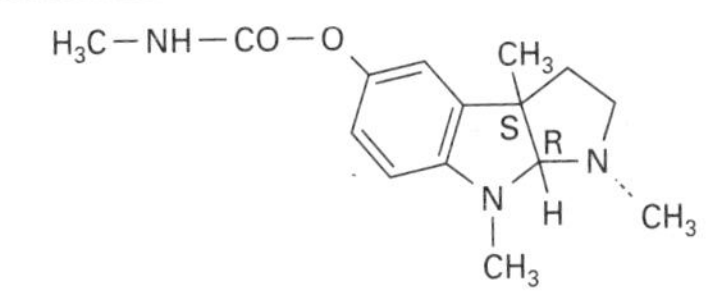


Physostigmin:
(-)-Physostigmin (Eserin)

**Physostigminsalicylat:** Physostigmini salicylas Ph.Eur.3, Physostigminum salicylicum, Eserinum salicylicum, Eserinii salicylas; CAS-Nr. 57-64-7; $C_{22}H_{27}N_3O_5$, $M_r$ 413.6. Schmp. 182-185°C. $[\alpha]_D^{20°C}$ -91 bis -94° (c = 0.9 in Wasser). Farblose od. schwach gelbe Kristalle, lösl. in 90 T. Wasser u. 12 T. Ethanol. Die wäßrigen u. ethanolischen Lsgn. färben sich allmählich rötlich; sie dürfen nicht erhitzt werden. **Wirk.:** s. Physostigmin. **Anw.:** hauptsächl. äuß. als Miotikum in 0.5%iger Lsg. bei Akkomodationslähmung sowie bei Epilepsie, Chorea, Tetanus. Gegenmittel bei Curare-Vergiftung (s. Curare) ferner bei Vergiftungen mit tricycl. Antidepressiva (z.B. Imipramin), Fliegen- u. Pantherpilzen sowie Atropin. MED 0.001 g, MTD 0.003 g; s.c. 0.0005 bis 0.001 g.

**Physostigminsalicylat-Augentropfen:** Physostigmini salicylatis oculoguttae, s. Augentropfen.

**Physostigminsulfat:** Physostigmini sulfas Ph.Eur.3, Physostigminum sulfuricum, Eserinum sulfuricum; CAS-Nr. 64-47-1; $(C_{15}H_{21}N_3O_2)_2 \cdot H_2SO_4$, $M_r$ 648.5. Schmp. ca. 145°C (Zers.). Weißes, krist., hygr. Pulver, leicht lösl. in Wasser u. Ethanol. An der Luft u. am Licht färbt sich die Substanz allmählich rot; in Gegenwart von Feuchtigkeit verläuft die Verfärbung schneller. Wäßrige Lösungen sind instabil. **Anw.:** wie Physostigminsalicylat*. MED 0.001 g, MTD 0.003 g.

**Physostigminum salicylicum:** s. Physostigminsalicylat.

**Physostigminum sulfuricum:** s. Physostigminsulfat.

**Phytin:** Calcium-Magnesium-fytat, Calcium-Magnesium-Salz der Fytinsäure* (Phytinsäure), s. Myo-Inosit.

**Phytinsäure:** Inositolhexaphosphorsäure, s. Fytinsäure, vgl. Myo-Inosit.

**Phyto-:** (gr.) Pflanzen-.

**Phytoallexine:** Phytonzide; pflanzliche Abwehrstoffe (vielfach bei Fabaceae*), die gegenüber Erregern (Mikroorganismen, Pilze) von Pflanzenkrankheiten gebildet werden u. somit ein pflanzliches Abwehrsystem nach Art des Immunsystems höherer Tiere ergeben. Beispiele: Sesquiterpene (Ipomeamaron, Rishitin), Psoralen, Flavonoide (Phaseolin, Pisatin), Polyine (Safyol), Phenanthrene (Orcholin, Batatasine).

**Phytochemie:** Pflanzenchemie; befaßt sich mit Isolierung, Untersuchung, Konstitutionsaufklärung etc. von Pflanzeninhaltsstoffen; Teilgebiet der Naturstoffchemie bzw. der Pharmakognosie*.

**Phytochrom:** Phycobilin-artiger Stoff, der im Zytoplasma grüner Pflanzen vorkommt u. hellrotes (HR) bzw. dunkelrotes (DR) Licht absorbiert; kann in 2 Zustandsformen ($P_{730}$ u. $P_{660}$) vorliegen. Durch Bestrahlung mit HR wird $P_{660}$ in $P_{730}$ verwandelt, u. dieses kann durch Bestrahlung mit DR in $P_{660}$ zurückverwandelt werden: „reversibles Hellrot-Dunkelrot-Pigmentsystem“; spielt eine Rolle bei der Blühinduktion, Knospenruhe, Blattbildung u. Samenkeimung.

**Phytoecdysone:** s. Ecdysone.

**Phytoen:** ein aliphatisches, farbloses Polyisoprenoid (Carotinoid); $M_r$ 544. Es hat 2 terminale Isopropylidengruppen u. 9 Doppelbindungen, davon 3 konjugiert. Phytoen dient biosynth. (stufenweise H-Abspaltung) als Start-Molekül f. andere Tetraterpene* (**Strukturformel** s. Tetraterpene). In Pflanzen weit verbreitet.

**Phytofluen:** dem Phytoen* ähnliches Tetraterpen, hat aber 10 Doppelbindungen, Zwischenstufe der Biosynthese von Lycopin*. In Pflanzen weit verbreitet.

**Phytohämagglutinine:** s. Lektine.

**Phytohormone:** pflanzliche Hormone; sind die wichtigsten internen Regulationsfaktoren f. Wachstum u. Entwicklung der Pflanze. Die 4 wichtigsten Gruppen von Phytohormonen sind Indolderivate (Auxine*), Gibberelline*, Cytokinine* u. Abscisine (s. Abscisinsäure).

**Phytokinine:** s. Cytokinine.

**Phytol:** 3,7,11,15-Tetramethyl-2-hexadecen-1-ol; $C_{20}H_{39}OH$, $M_r$ 296.52. D. 0.845. Diterpenalkohol, der mit Porphyrin verestert einen Bestandteil von Chlorophyll bildet. Dickes, farbloses Öl, mit Ethanol u. Ether mischbar. **Anw.:** zur Synthese von Vitamin E u. $K_1$.

**Phytolacca americana** (L.): (Phytolacca decandra) Fam. Phytolaccaceae, Kermesbeere, Amerikanischer Nachtschatten (Nordamerika, Südeuropa verwild.). Giftpflanze. Stpfl. v. **Radix Phytolaccae decandrae:** Kermeswurzel, Amerikan. Nachtschattenwurzel. **Inhaltsst.:** Triterpensaponine (Aglykon Phytolaccagenin), Lektine, Enzyme, Stärke, Harz, fettes Öl, Gerbstoff. **Anw.:** (früher) Abführmittel, Emetikum, in Amerika als Antirheumatikum. **Fructus Phytolaccae decandrae:** Kermesbeeren, Alkermesbeeren. **Inhaltsst.:** Saponine, als Farbstoff Betanin*. **Anw.:** früher zum Färben, bes. von Wein. In den **Samen** antihepatotoxisch wirkende Lignane (Americanine).

**HOM:** *Phytolacca americana* (HAB1.2), Phytolacca decandra: frische, im Herbst gesammelte Wurzeln; verord. z.B. b. Mandelentzündungen; Rheumatismus, Ischias, Mastitis (Brustdrüsenentzündung).

**Phytomelan:** „Pflanzenschwarz"; Ablagerungen von schwarzen Massen (fast reiner Kohlenstoff) in den Interzellularen pflanzlichen Gewebes; unter Asteraceae* verbreitet; bei der mikroskopischen Drogenanalyse diagnostisch wichtiges Merkmal f. einige pflanzliche Drogen (z.B. Arnica montana).

**Phytomenadion** INN: Vitamin $K_1$; s. Vitamine.

**Phytonzide:** Phytoncide, s. Phytoallexine.

**Phytopharmaka:** Fertigarzneimittel, die ausschließlich aus pflanzlichen Drogen od. Drogenzubereitungen bestehen od. diese enthalten; s.a. Phytotherapie.

**Phytosterine:** pflanzl. Sterine, z.B. Stigmasterin* u. Sitosterin*; finden sich fast immer in geringer Menge in allen Pflanzenteilen, s.a. Sterine.

**Phytotherapie:** Pflanzenheilverfahren; Behandlung von kranken Menschen od. Tieren mittels Phytopharmaka*. P. wird sowohl in der naturwissenschaftlich begründeten Medizin (Schulmedizin, Allopathie) als auch in anderen Therapierichtungen (z.B. Homöopathie*) betrieben.

**PIC:** Pharmaceutical Inspection Convention; Pharmazeutische Inspektions-Convention; s. Inspektionsübereinkommen.

**Picea abies** (L.) Karst: (Pinus abies L., Picea exelsa (Lam.) Link) Fam. Pinaceae (Europa), Fichte, Rotfichte, Rottanne. Stpfl. v. **Piceae aetheroleum: Fichtennadelöl**, Oleum Piceae (Oleum Pini sibiricum); das aus den Nadeln, Zweigspitzen od. Ästen von P. a. u. von Abies sibirica* od. anderen Arten der Gattung Abies od. Picea (durch Dampfdestillation) gewonnene äther. Öl. **Off.:** DAB10. D 0.870 bis 0.910. $n_D^{20°C}$ 1.468 bis 1.478. $[\alpha]_D^{20°C}$ -20.0 bis -56.0°. SZ max. 1.0. **Best.:** ca. 20% bis 45% Bornylacetat*, 12% bis 40% α- u. β-Pinen, 20% bis 30% β-Phellandren sowie Camphen, Borneol etc. **Wirk.** u. **Anw.:** hyperämisierend; äuß. bei unblutigen Verletzungen; auch als Badezusatz; inn. (zur Inhalation) als Expectorans; f. Raumsprays. Das Holz dient zur Gew. von Holzkohle (Carbo ligni, s. Carbo activatus) u. Terpentin, s. Terebinthina.

**Picea canadensis:** s. Tsuga canadensis.

**Picea excelsa:** s. Picea abies.

**Picea mariana** (Mill.) B.S.P.: (Picea nigra (L.) Link) Fam. Pinaceae, Schwarzfichte (Kanada, nördl. USA). **Inhaltsst.:** das Harz (Resina Abietis nigrae) enthält ca. 0.6% äther. Öl mit ca. 50% Bornylacetat, L-Pinen, Bitterstoff, ungesättigte Harzsäuren u.a.

**HOM:** *Resina Piceae* (HAB1.4), Abies nigra, Schwarzfichtenharz: getrocknetes, durch Einschneiden der Rinde gewonnenes Harz; verord. z.B. b. Gastritis.

**Pichi-Kraut:** Herba Fabianae, s. Fabiana imbricata.

**Pichi-Pichi:** s. Fabiana imbricata.

**Pichurim:** s. Ocotea puchury-major.

**Pichurim Bohnen:** Fabae Pichurim, s. Ocotea puchury-major.

**Pickering-Emulsionen:** s. Emulsionen.

**Picoline:** s. Pyridin.

**Picornaviren:** kleinste bekannte RNS-Viren. Humane Enteroviren (Poliomyelitis*-Viren, Coxsackieviren*, ECHO*-Viren), humane Rhinoviren*, tierische Enteroviren, tierische Rhinoviren (MKS-Virus, s. Maul- u. Klauenseuche.).

**Picramnia antidesma** Sw.: Fam. Simaroubaceae (heim. Mexiko, Jamaika, Panama, Kolumbien). Stpfl. v. **Cortex Cascarae amargae:** Hondurasrinde. **Inhaltsst.:** Triterpenbitterstoffe. **Anw.:** früher als Tonikum u. Antisyphilitikum.

**Picrasma excelsa** (Sw.) Planch.: (Aeschrion excelsa) Fam. Simaroubaceae (Westindische Inseln). Stpfl. v. **Lignum Quassiae (jamaicense):** Quassiaholz, Jamaika-Quassiaholz, Jamaika-Bitterholz, Fliegenholz; hellgelbes bis gelblichweißes Holz, geruchlos u. v. bitterem Geschmack. **Inhaltsst.:** Quassine (Secotriterpenbitterstoffe, Esterglykoside) wie Quassin (Bitterwert ca. $17 \cdot 10^6$), Neoquassin u. Isoquassin. Bitterwert ca. 40 000 bis 50 000. **Anw.:** als Amarum (bei Schwangerschaft kontraindiziert); früher als Anthelmintikum, als Extr. Quassiae zur Herst. v. Fliegenpapier u. als Spir. Quassiae gegen Kopfläuse. **Lignum Quassiae surinamense** stammt v. Quassia amara*.

**HOM:** *Picrasma excelsa, Quassia amara* (HAB1.4): das getrocknete Holz der Stämme u. Äste von Picrasma excelsa u. von Quassia amara; verord. z.B. b. Lebererkrankungen.

**Picrocrocin:** s. Crocus sativus.

**Picrorhiza kurroa** Royle ex Benth.: Fam. Scrophulariaceae, Kurukraut (Indien, Himalaja). **Inhaltsst.:** antihepatotoxische, bittere Iridoidglucoside wie Picrosid I u. II (s. Catalpol), Phenolglykoside, Cucurbitacinglykoside. **Anw.:** (in der indischen Volksmedizin) gegen Leberleiden, Magen-Darm-Beschwerden etc.

**HOM:** *Picrorhiza*: getrockneter Wurzelstock; verord. z.B. b. chronischen Leberleiden.

**Picrosalvin:** s. Carnosol.

**Picrosid:** s. Catalpol.

**Picrotoxin:** Pikrotoxinum, Cocculin; $C_{30}H_{34}O_{13}$, $M_r$ 602.6. Sesquiterpenbitterstoff aus dem Samen v. Anamirta cocculus*; eine Molekülverbindung

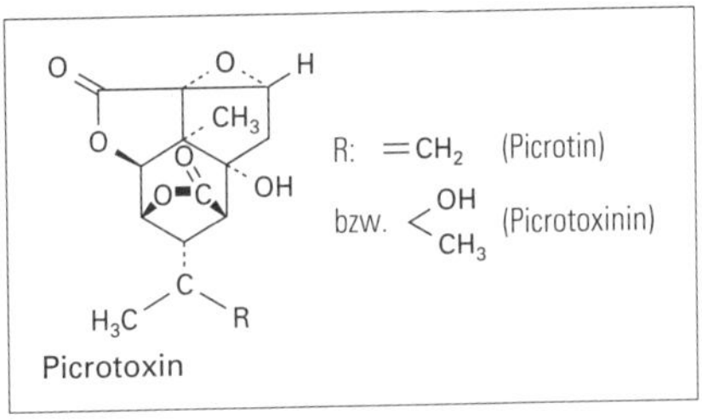


(1:1) aus **Picrotin** ($C_{15}H_{18}O_7$, $M_r$ 310.3) u. **Picrotoxinin** ($C_{15}H_{16}O_6$, $M_r$ 292.3). Schmp. 199-200°C. Farblose Kristalle, lösl. in Wasser, Ethanol, Chloroform, NaOH- u. Ammoniaklsg. **Wirk.:** starkes Krampfgift; verhält sich wie ein GABA-Antagonist*. **Anw.** med.: (früher) als Analeptikum bei Vergiftungen mit zentral dämpfenden Pharmaka wie Barbiturate (allerdings ist die Gabe von Analeptika in solchen Fällen meist zu gefährlich od. unwirksam); ev. zur Behandlung peripher bedingter Schwindelformen.

**Pidilat®:** s. Nifedipin.

**Pigmente:** (*lat.* pingere malen) **1.** *med.* In Zellen u. Geweben gebildete Farbstoffe (s. Dioxyphenylalanin). Man unterscheidet endogene P., die im Körper selbst entstanden sind, z.B. Methämoglobin, Malariapigment, Bilirubin, die Farbstoffe der Augen, Haare, Haut, u. exogene P., die von außen in den Körper eingedrungen sind, z.B. Tusche, Kohle, Eisenstaub, die Farbstoffe, die bei Tätowierungen gebräuchl. sind. Pigmentdegeneration: Krankhaftes Auftreten v. Pigmenten; **2.** *techn.*: Fein dispersierte (also im Medium unlösl.) Farbstoffe, die dem Anstrich ein farbiges Aussehen verleihen, z.B. Mineralfarben, Sepia. Zu den anorganischen Pigmenten zählen Titandioxid, Eisenoxide, Aluminiumpulver u.a., zu den organischen P. saure Farbstoffe als unlösliche Metallsalze. Als Bindemittel f. P. eignet sich z.B. Polyvidon*; s.a. Farblacke.

**Pigmentvolumenkonzentration:** PVK; Quotient aus Stampfdichte u. wahrer Dichte in Prozent. Je höher der PVK-Wert, um so weniger ist ein Haufwerk agglomeriert. Für eine Kugelpakkung erhält man eine PVK von 52.4%; vgl. Hausner-Faktor.

**PIK-AS-Verfahren:** s. Dragieren.

**Pi-Komplexe:** Charge-Transfer-Komplexe*, an denen aromatische Verbindungen beteiligt sind.

**Pikrate: 1.** Salze der Pikrinsäure*; **2.** Bez. f. kristalline, wenig lösliche, farbige Charge-Transfer-Komplexe* von Pikrinsäure* mit aromatischen (v.a. kondensierten) Verbindungen, dienen der Identifizierung.

**Pikrinsäure:** Acidum picrinicum, 2,4,6-Trinitrophenol; $C_6H_3N_3O_7$, $M_r$ 229.11. D. 1.767. Schmp. 122.5°C; polymorph. Blaßgelbe, glänzende, geruchlose Kristalle v. sehr bitterem Geschmack. $pK_s$ 2.4. Wenig lösl. in kaltem Wasser, lösl. in siedendem Wasser, Chloroform, Benzol, Ether. Färbt die Haut gelb. Ihre Salze u. bestimmte Molekülverbindungen heißen Pikrate*. Darst.: durch Nitrieren v. Phenol. Sehr explosiv! Aufbewahrung vorsichtig an feuersicherem Ort. P. unterliegt dem Sprengstoffgesetz (nicht jedoch die wäßrige Lsg.). Starkes Gift f. niedere Tiere. **Anw.** med.: früher äuß. als Adstringens u. Desinfiziens (Vorsicht bei großen Wundflächen!), LD 2 bis 10 g; techn.: zur Herst. v. Schießpulver; *chem.*: in d. Analyse zum Fällen der Alkaloide, i. d. Harnanalyse zum Nachw. v. Eiweiß. Reagenz: zur Identitätsprüfung v. Streptomycinsulfat; zur Blutzuckerbestimmung; s. Baljet-Reagenz.

**HOM:** *Acidum picrinicum* (HAB1.2): Pikrinsäure; verord. z.B. b. geistigen u. sexuellen Schwächezuständen.

**Pikrosalvin:** Picrosalvin, s. Carnosol.

**Pikrotoxin:** Picrotoxin*.

**Pilferproof-Verschluß:** s. Garantieverschluß.

**Pille „danach":** Morning after pill, s. Hormonelle Kontrazeption.

**Pille für den Mann:** s. Gossypol.

**Pillen:** s. Pilulae.

**Pilocarpin:** CAS-Nr. 92-13-7; $C_{11}H_{16}N_2O_2$, $M_r$ 208.2. Alkaloid aus d. Blättern v. Pilocarpus-Arten*. Schmp. 34°C. Farblose od. gelbl., sirupar-

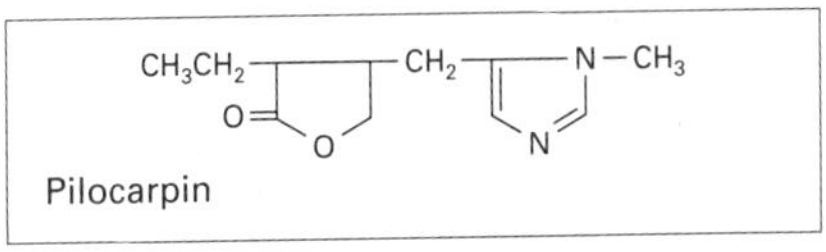


tige Flüss. od. Kristalle; leicht lösl. in Wasser, Ethanol, Chloroform, Benzol. **Wirk.** u. **Anw.:** direktes Parasympathomimetikum* (erregt die Endfasern des Parasympathikus); verwendet werden nur seine Salze.

**Pilocarpinhydrochlorid:** Pilocarpini hydrochloridum Ph.Eur.3, Pilocarpinum hydrochloricum, Pilocarpinium chloratum, (3S,4R)-2-Ethyl-4,5-dihydro-4-(1-methyl-1H-imidazol-5-yl-methyl)-2(3H)-furanon-hydrochlorid, Pilocarpol®, Ocusert®P, Pilomann®, Spersacarpin®; CAS-Nr. 54-71-7; $C_{11}H_{16}N_2O_2 \cdot HCl$, $M_r$ 244.7. Schmp. 199-204°C. $[\alpha]_D^{20°C}$ +89 bis +93° (c = 2 in Wasser). Farblose Kristalle od. weißes, krist. Pulver; leicht lösl. in Wasser u. Ethanol, schwer lösl. in Ether u. Chloroform. **Anw.:** als kräftiges Anregungsmittel f. die Schweiß- u. Speichelsekretion, dient daher bes. zur Behandlung der Ödeme b. Wassersucht sowie bei Nephritis u. Urämie (während der Gravidität kontraindiziert, da P. Uterus-Kontraktionen bewirkt). MED 0.02 g, MTD 0.04 g; ferner als Gegenmittel b. Atropinvergiftung; äuß.: als Miotikum, Antiglaukomatosum (in Augentropfen max. 2% (m/V)); kosmet.: zu Haarwuchsmitteln.

**Pilocarpinhydrochlorid-Augentropfen:** Pilocarpini hydrochloridi oculoguttae, s. Augentropfen.

**Pilocarpini hydrochloridum:** s. Pilocarpinhydrochlorid.

**Pilocarpini nitras:** s. Pilocarpinnitrat.

**Pilocarpinnitrat:** Pilocarpini nitras Ph.Eur.3, Pilocarpinum nitricum, (3S,4R)-3-Ethyl-4,5-dihydro-4-(1-methyl-5-imidazolylmethyl)-2(3H)-furanon-nitrat, Pilopos®, Vistacarpin®; CAS-Nr. 148-72-1; $C_{11}H_{16}N_2O_2 \cdot HNO_3$, $M_r$ 271.3. Schmp. 174-179°C (Zers.); polymorph. $[\alpha]_D^{20°C}$ +80.0 bis +83.0 (c = 5 in Wasser). Farblose Kristalle, lichtempfindl.; leicht lösl. in Wasser, wenig lösl.

in Ethanol. **Anw.** u. **Dos.:** wie Pilocarpinhydrochlorid* (selten).

**Pilocarpinum hydrochloricum:** s. Pilocarpinhydrochlorid.

**Pilocarpinum nitricum:** s. Pilocarpinnitrat.

**Pilocarpol®:** s. Pilocarpinhydrochlorid.

**Pilocarpus-Arten:** Fam. Rutaceae; baumartige Sträucher in Südamerika, bes. östl. Brasilien. **Pilocarpus pennatifolius** Lem. (Paraguay-Jaborandi), **P. jaborandi** Holmes (Pernambuco-Jaborandi), **P. microphyllus** Stapf. (Maranham-Jaborandi), **P. racemosus** (Gouadeloupe-Jaborandi, westindische Inseln). Stpfln. v. **Folia Jaborandi:** Folia Pilocarpi, Jaborandiblätter. **Inhaltsst.:** die Alkaloide Pilocarpin*, Isopilocarpin, Pilocarpidin (Gesamtgeh. an Alkaloiden 0.15 bis 1.9%, durchschnittl. 0.75%), äther. Öl. **Anw.:** Diaphoretikum; s. Pilocarpinhydrochlorid.

**HOM:** *Pilocarpus* (HAB1.4): getrocknete Blätter von P. jaborandi, P. pennatifolius od. P. microphyllus, enthalten mind. 0.5% Pilocarpin; verord. z.B. b. klimakterischen Hitzewallungen, Hyperhidrosis (vermehrte Schweißsekretion).

**Pilokarpin:** s. Pilocarpin.

**Pilokarpinhydrochlorid:** s. Pilocarpinhydrochlorid.

**Pilokarpinnitrat:** s. Pilocarpinnitrat.

**Pilomann®:** s. Pilocarpinhydrochlorid.

**Pilomotorika:** durch Kontraktion der Haarbalgmuskeln haaraufrichtende Stoffe; z.B. 2-(3,6-Dimethoxy-2,4-dimethylbenzyl)-2-imidazolin u. seine Salze. P. werden v.a. in Rasierwässern vor der Trockenrasur angewendet, um ein besseres Schneiden der Haare zu ermöglichen.

**Pilopos®:** s. Pilocarpinnitrat.

**Pilulae:** Pillen; nach ÖAB90 (nur noch f. Tierarzneimittel) u. DAB6 Arzneizubereitungen von kleiner, kugelförmiger od. auch eiförmiger Gestalt u. einer Masse von i.a. 0.1 bis 0.25 g. Zu ihrer Herst. werden die Arzneistoffe mit Bindemitteln zu einer knetbaren Masse angestoßen; diese wird zu einem Strang geformt, der auf der Pillenmaschine abgeteilt u. zu P. ausgerollt wird. Als Bindemittel werden verwendet: pulverisiertes Süßholz, Süßholzsaft, Hefeextrakt, Glycerol, Zuckersirup, Tragant. DAB6 schreibt pulverisiertes Süßholz vor, wenn die Masse zu feucht ist, u. gereinigten Süßholzsaft, wenn die Masse zu trocken ist. Besser ist eine Mischung von Hefeextrakt u. getrockneter Hefe (Extr. Faecis u. Faex med.). Ein gutes Bindemittel ist auch Glucose, da dadurch die Pille nicht zu trocken wird. Enthält die Pillenmasse Stoffe, die sich mit organischen Substanzen leicht zersetzen (z.B. Silbernitrat, Iodsalze), so werden als Bindemittel Weißer Ton* (Bolus alba) u. Glycerol benutzt, auch etwas Vaselin od. wasserfreies Wollfett kann hierzu genommen werden. Bei ätherischen Ölen, Balsamen od. fetten Ölen kann man etwas Wachs zufügen. Wasserlösliche Salze werden mit Gereinigt. Wasser u. Tragant angestoßen (Mischung: Tragant 3 T., Glycerol 15 T., Gereinigt. Wasser 2 T.), Kaliumpermanganat mit Bolus u. wasserfreiem Wollfett (kein Glycerol, da Explosionsgefahr!). Zum Bestreuen (conspergere) der P. dienen Lycopodium, Süßholzpulver, auch Talkum, Graphit u.a. Bisweilen wurden die Pilulae auch überzogen, um die Masse vor der Einw. der Luft zu schützen od. um eine langsamere Resorption im Magen-Darm-Kanal zu veranlassen, z.B. Lackieren mit alkoholischer Tolubalsamlösung, Überziehen mit Gelatine, Blattsilber, Blattgold, Keratin (darmlöslich). P. stellen eine sehr alte, aber obsolete Arzneiform dar. P. sollten in der Humanmedizin keine Verw. mehr finden. Die Ursache hierfür ist die unhygienische Herst., die Vielzahl an Hilfsstoffen, die mikrobiell stark verunreinigt sein u. viele Inkomp. zeigen können u. eine unzuverlässige bis beinahe fehlende Wirkstofffreigabe. An ihre Stelle sind heute die Gelatinesteckkapseln (s. Capsulae) getreten.

**Pilulae aloeticae ferratae:** Eisenhaltige Aloepillen. Bestehen nach DAB6 aus gleichen Teilen getrocknetem Eisen(II)-sulfat u. gepulverter Aloe.

**Pilulae asiaticae:** Arsenikpillen. Geh. nach DAB6 0.001 g Arsenige Säure pro Pille. 100 Pillen enthalten 0.1 g Arsenige Säure, 4 g Hefeextrakt, 3 g schwarzen Pfeffer, 3 g Glycerol u. 1 g Wasser. MED 5 Pillen, MTD 15 Pillen. **Anw.:** s. Solutio Kalii arsenicosi.

**Pilulae Ferri carbonici Blaudii:** Blaud-Pillen. Geh. nach DAB6 ca. 0.028 g Eisen pro Pille. 100 Pillen enthalten: 9 g getrocknetes Eisen(II)-sulfat, 7 g Kaliumcarbonat, 3 g Zucker, 0.7 g gebrannte Magnesia, 1.3 g Hefeextrakt, 4 g Glycerol.

**Pilulae Jalapae:** Jalapenpillen. 100 Pillen enthalten nach DAB6 7.5 g Jalapenseife u. 2.5 g Jalapenwurzel.

**Pilulae Kreosoti:** Kreosotpillen. Geh. nach DAB6 0.05 g Kreosot pro Pille. 100 Pillen bestehen aus 5 g Kreosot, 9 g Süßholz u. 1 g Glycerolsalbe.

**Pilus:** Plur. Pili, Haar(e); pilaris: zu den Haaren gehörend, die Haare betreffend.

**Pilzcin®:** s. Croconazol.

**Pilzdiastase:** in gewissen Schimmelpilzen (z.B. Aspergillus oryzae, Aspergillus niger u.a.) vorkommende Diastase*, die an Stelle von Malzdiastase verwendet werden kann.

**Pilze:** Fungi (lat.), Mycetes o. Myzeten (*gr.* μύκης Pilz); systemat. Bez. f. die zu den Thallophyten zählende Abteilung **Mycophyta** (*syn.* Mycota); ca. 100 000 Arten; Pflanzen ohne Wurzeln, Stengel u. Blätter, die sich saprophytisch (auf Fäulnisstoffen) od. parasitisch (als Schmarotzer) ernähren, also kein Kohlendioxid assimilieren. Ihre chlorophyllosen Zellen besitzen ein od. mehrere Chromosomenkerne, Protoplasma u. eine aus Chitin od. Cellulose bestehende Membran. Der eigentl. Pflanzenkörper (Thallus) besteht aus zahlreichen zarten u. farblosen Fäden, den Hyphen, die das Substrat (Erde, Holz etc.) durchziehen. Aus diesem Hyphengeflecht, dem Myzel*, kann der z.T. imponierende Fruchtkörper (z.B. die Speisepilze) hervorwachsen. Die Vermehrung erfolgt (1) ungeschlechtlich durch Knospung od. Sprossung bzw. durch Sporen, wie Zoosporen, Endosporen (z.B. Ascosporen) od. Ektosporen (Exosporen, Konidiosporen, Konidien) od. (2) geschlechtlich durch Vereinigung von Gameten, ganzen Gametangien (Gametangiogamie) od. durch Verschmelzung vegetativer Zellen (Somatogamie). Reservestoffe sind Glykogen, Fett, Mannitol etc. aber niemals Stärke. P. wirken z.B. als Pflanzenschädlinge (Gegenmittel sind Fungizide, s. Schädlingsbekämpfungsmittel) u. als Krankheitserreger bei Mensch u. Tier (Gegenmittel sind Antimykotika*).

**Systematische Gliederung:** erfolgt(e früher primär) in Phykomyzeten (Phycomycetes) u. Eumyzeten (Eumycetes). **I. Phykomyzeten:** Algenpilze, Niedere Pilze; mit einzelligem Myzel, ein- od. mehrkernig; viele im Wasser lebend, aber auch an der Luft, auf höheren Pflanzen od. Tieren. Dazu gehören folgende Klassen: **1. Kl.**

**Myxomycetes:** (Myxomyzeten*) Schleimpilze, amöboid beweglich; auch als eigene Abteilung (Myxomycota) aufgefaßt. **2. Kl. Chytridiomycetes:** Niedere Pilze, einkernig od. vielkernige Thalli, z.T. mit Geißeln. **3. Kl. Zygomycetes:** Zygosporenpilze, Jochpilze, z.b. Mucor* (Köpfchenschimmel), sexuelle Vermehrung erfolgt durch Gametangiogamie.

**II. Eumyzeten:** Echte od. Höhere Pilze; meist mit vielzelligem Myzel, nicht im Wasser lebend; Fortpflanzung geschlechtlich od. ungeschlechtlich. **4. Kl. Ascomycetes:** Ascomyzeten, Schlauchpilze; meist fruchtkörperbildende Pilze, umfangreichste Gruppe der Pilze (ca. 20 000 Arten). Name von Ascus*, ein schlauchförmiges Sporangium. Sie vermehren sich sexuell (durch Gametangiogamie, bilden danach Ascosporen*) od. asexuell. Man unterscheidet mehrere Unterklassen (Ukl.). *Ukl. Endomycetidae:* ohne Fruchtkörper; hierzu z.B. gehören die Saccharomycetaceae mit den Saccharomyces-Arten (Hefepilze, s. Faex), die sich sexuell od. asexuell (durch Sprossung, daher auch Sproßpilze) vermehren. *Ukl. Taphrinomycetidae:* ohne Fruchtkörper; Taphrina-Arten erzeugen z.B. Hexenbesen auf Wirtspflanzen od. Kräuselkrankheiten (Pfirsich-Blätter). (Ascomycetes, die keine Fruchtkörper bilden, werden als *Protoascomycetidae* bezeichnet.) *Ukl. Ascomycetidae:* Echte Schlauchpilze, mit Fruchtkörper (Ascokarpien). Sie werden in mehrere Ordnungen eingeteilt, können aber auch aufgrund ihrer Fruchtkörper, welche geschlossen (Kleisthotezien), scheibenförmig offen (Apothezien) bzw. birnenförmig (Perithezien) sein können, als *Plectomycetidae, Discomycetidae* bzw. *Pyrenomycetidae* zusammengefaßt werden. Dazu gehören z.B. Schimmelpilze (Od. Eurotiales, bilden Kleistothezien), die sich hauptsächl. durch Konidien vermehren. Penicillium- (Pinselschimmel) u. Aspergillus-Arten (Gießkannenschimmel) sowie andere Schimmelpilze* bilden Aflatoxine* u. dienen zur Herst. v. Enzympräparaten u. einer Reihe von Antibiotika (v.a. Penicillium, Cephalosporium). Mehltaupilze (Od. Erysiphales, bilden Kleistothezien) sind Pflanzenschädlinge. Die Speisepilze aus den Gattungen Tuber (Trüffel), Morchella (Morcheln) u. Helvella (Lorcheln) gehören zur Od. Pezizales (bilden Apothezien). Die Clavicipitales (mit Claviceps purpurea, Mutterkorn, s. Secale cornutum) od. die Sphaeriales (mit Fusarium-Arten, z.B. Gibberella fujikuroi, s. Gibberelline) haben Perithezien als Fruchtkörper.

**5. Kl. Basidiomycetes:** Ständerpilze, Stielpilze; ca. 15 000 bis 20 000 Arten. Name von Basidie*, das dem Ascus* der Ascomycetes analoge Organ f. die Fortpflanzung. Sexuelle Fortpflanzung erfolgt durch Somatogamie (Bildung eines Dikaryon* durch Fusion undifferenzierter Zellen haploider Myzelien, die durch Auskeimen der Basidiosporen entstanden sind). *Ukl. Homobasidiomycetidae:* Holobasidiomycetidae (Basidien sind nicht unterteilt). Dazu gehören die meisten Speise- u. Giftpilze (Hutpilze); mit Fruchtkörper (Basidiokarpien*), die am höchsten entwickelten Pilze. **A.** Gruppe der Korallenpilze, Leistenpilze (Pfifferling) u. Porenpilze (z.B. Polyporus officinalis*, Lärchenschwamm). **B.** Gruppe der Lamellen- u. Röhrenpilze: z.B. die *Russulales* mit terpenoidführenden Milchsaftschläuchen wie Lactarius (Reizker), Russula (Täublinge) etc.; ferner die *Agaricales* wie z.B. Agaricus bisporus (Zuchtchampignon), Amanita phalloides*, A. muscaria*, Inocybe- (Rißpilze), Clitocybe- (Trichterlinge, enthalten Muscarin*) u. Psilocybe-Arten (mit Indolalkaloiden Psilocybin*, Psilocin). Die *Boletales* sind die Röhrenpilze mit der Gattung Boletus (z.B. B. edulis, Steinpilz). Manche Boletales färben sich beim Anschneiden blau, was durch Einw. einer Oxidase auf gelbe (mehrcyclische) Farbstoffe (Pulvinsäurederivate) bewirkt wird. **C.** Gruppe der Bauchpilze (Gastromyzeten): z.B. die Boviste, Erdsterne, Stäublinge, Gitterpilze, Tintenfischpilz, Stinkmorcheln etc.; Fruchtkörper öffnen sich erst nach der Fruchtreife.

*Ukl. Heterobasidiomycetidae:* Phragmobasidiomycetidae (weil die Basidien durch Querwände unterteilt sind), ohne Fruchtkörper. Als Parasiten wirken die *Ustilaginales* (Brandpilze) wie z.B. Ustilago zeae* (Maisbrand). Mehrere tausende Arten umfassen die *Uredinales* (Rostpilze), z.B. die Puccinia-Arten (Puccinia malvacearum*, Puccinia menthae); weisen Wirts- u. Generationswechsel u. 5 verschiedene Sporentypen auf, nämlich haploide Basidiosporen*, haploide Spermatien, dikaryontische Aecidiosporen*, dikaryontische Uredosporen* (Sommersporen), dikaryontisch-haploide u. -diploide Teleutosporen* (Wintersporen). Aus letzteren keimen die Basidien* aus.

**Fungi imperfecti:** Deuteromycetes; große Anzahl von Pilzen (ca. 30 000), von denen prakt. nur die asexuelle Vermehrung (durch Konidien) bekannt ist. Sie sind aufgrund morphologischer Ähnlichkeit in dieser Gruppe zusammengefaßt, da die systematische Einordnung (noch) nicht möglich ist; die meisten wird man den Ascomyzeten zurechnen können. Dazu gehören die *Fadenpilze* (Moniliales, *syn.* Hyphomycetales) mit Trichophyton*, Mikrosporon*, Epidermophyton, Fusarium* etc. u. die *imperfekten Hefen* mit z.B. Cryptococcaceae* (Hefepilze wie Candida* u. Torula, s. Torula-Hefe), welche vielfach Mykosen (Pilzkrankheiten*) hervorrufen können.

**Speisepilze:** Ihr frischer Nährwert beträgt 1 bis 1.6 kJ/g (25 bis 40 kcal/100 g) u. entspricht so zumindest dem besten Gemüse. Von ca. 500 eßbaren Pilzarten kommen – ortsverschieden – ca. 80 bis 100 als lohnende Speisepilze in Frage; sie enthalten (in % Frischgewicht) ca. 90 Wasser, 1.5 bis 2.8 Eiweiß, 0.2 bis 0.4 Fett, 3 bis 5 Kohlenhydrate, ca. 1 Mineralstoffe; neben nahezu allen wasserlösl. Vitaminen auch B, D u. E; außerdem Enzyme, Sterine u.a. artspezif. Stoffe. Verschiedene Pilze sind in der Lage, hohe Mengen an Schwermetallen, v.a. Cadmium, zu akkumulieren, so daß heutzutage von häufigen Pilzmahlzeiten abgeraten wird.

**Giftpilze:** Von rd. 80 bei Genuß nicht unschädl. Arten sind ca. 20 bes. gefährlich, so u.a. der Knollenblätterpilz (s. Amanita phalloides), Speiteufel, Satanspilz, Giftreizker, ziegelroter Rißpilz, Pantherpilz, Kartoffelbovist, die Frühlingslorchel od. Morchel (deren Lebergift in heißem Wasser lösl. ist, der Pilz ist daher nach Abbrühen u. Weggießen des Brühwassers genießbar). Im übrigen werden Giftpilze durch Abkochen nicht ungiftig. Man unterscheidet anhand ihrer tox. Wirkung Pilze mit lokaler Reizwirkung, mit neurotroper (z.B. Amanita muscaria*, Fliegenpilz) u. mit hepatotroper Wirk. (Amanita phalloides*). Die meisten, aber ungefährlicheren, Pilzvergiftungen kommen durch Überlastung des Magens, Rohverzehr, Allergie* u. Idiosynkrasie* gegenüber Pilzeiweiß sowie unsachgemäße Zubereitung u. falsche Lagerung, d.h. durch Genuß verdorbener Pilze zustande;

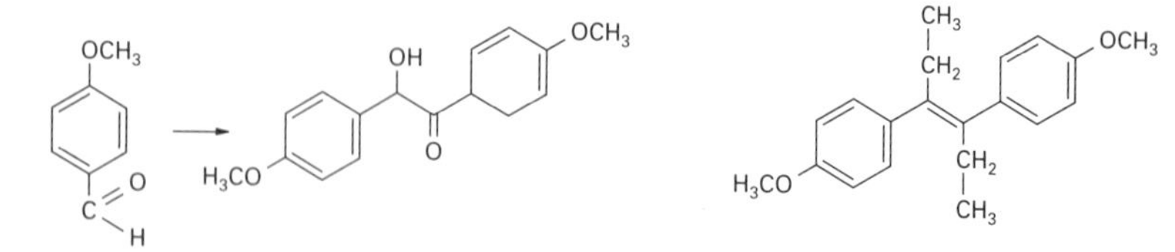


Anisaldehyd
Pimpinella anisum

Dianisoin

Dianethol

s.a. Mykotoxine. Bei Verdacht auf Pilzvergiftung Arzt verständigen!

**Pilzhaut:** s. Mycoderma.

**Pilzkrankheiten:** Mykosen; durch Pilze* (Fadenpilze, Hefen, Schimmelpilze) hervorgerufene Krankheiten. Die Infektion kann erfolgen durch Einatmen von Sporen pathogener Pilze (Pneumonomykose, Pilzsporenasthma), durch Aufnahme infizierter Nahrungsmittel, ferner durch direkten od. indirekten Kontakt (s.a. Dermatomykosen, Blastomykosen, Interdigitalmykosen, Pilzekzeme). Arzneimittel gegen P.: s. Antimykotika.

**Pilzkunde:** s. Mykologie.

**Pimafucin®:** s. Natamycin.

**Pimaran:** tricyclisches Diterpengrundgerüst, z.B. von Pimarsäure*; Strukturformel s. Diterpene.

**Pimaricin:** s. Natamycin.

**Pimarsäure:** eine tricyclische Diterpensäure (Harzsäure); $C_{19}H_{29}$–COOH. Bestandteil von Koniferenharzen; v.a. (anstelle von Abietin-

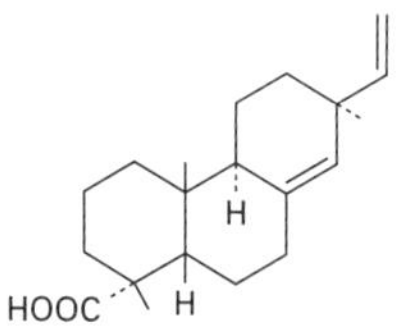


Pimarsäure

säure*) in franz. Terpentin (s. Terebinthina), ferner in Sandarakharz (s. Tetraclinis articulata); beim Erhitzen von P. bildet sich Abietinsäure.

**Pimelinsäure:** s. Carbonsäuren.

**Piment:** Fructus Pimentae, s. Pimenta dioica.

**Pimenta acris:** s. Pimenta racemosa.

**Pimenta dioica** (L.) Merr.: (P. officinalis Lindl.) Fam. Myrtaceae (in Zentralamerika heim. Bäume, kult. auf Jamaika u. Reunion). Stpfl. v. **Fructus Pimentae:** Fructus Amomi, Semen Amomi, Piment, Gewürzkörner, Nelkenpfeffer, Englisches Gewürz, Neugewürz, Jamaica Pfeffer. **Off.:** EB6. **Inhaltsst.:** 3 bis 5% äther. Öl (mit ca. 35% Eugenol u. 40 bis 50% Eugenolmethylether), Gerbstoff, Harz, Zucker, Stärke, fettes Öl. **Anw.:** als Gewürz, selten als Stomachikum. **Oleum Pimentae:** Oleum Amomi, Pimentöl, Nelkenpfefferöl, das durch Dest. aus den unreifen getrockneten Beeren gewonnene äther. Öl, bräunlich, von nelkenartigem Geruch, lösl. in Ethanol, D. 1.055 bis 1.204; **Best.:** 50 bis 60% Eugenol, Cineol, Eugenolmethylether, Phellandren u.a. **Anw.:** in d. Parfümerie u. Likörindustrie.

**Pimenta officinalis:** s. Pimenta dioica.

**Pimenta racemosa** (Mill.) J.W. Moore: (P. acris) Fam. Myrtaceae, Bayrumbaum (heim. Westindien, bes. auf Jamaika, Dominikan. Republik, Puerto Rico, Bermuda-Inseln). Stpfl. v. **Oleum Pimentae acris, Oleum Bay:** (Oleum Myrciae) Bayöl; das äther. Öl der Blätter (**Folia Pimentae**, Pimentblätter) u. jungen Zweigspitzen. Gelbe, an der Luft sich bräunende Flüss. v. nelkenähnl. Geruch. D. 0.955 bis 0.980; $\alpha_D^{20°C}$ bis -3°. **Best.:** Eugenol, Chavicol (Geh. 50 bis 70% Gesamt-Eugenol u. Chavicol), ferner Methyleugenol, Methylchavicol, Myrcen, Phellandren u.a. **Anw.:** f. Einreibemittel bei Erkrankungen des Respirationstraktes, in der Kosmetik, zur Herst. v. Bayrum (s. Spiritus Myrciae).

**Pimentöl:** Oleum Pimentae, s. Pimenta dioica.

**Pimozid** INN: 1-{1-[4,4-Bis(4-fluorphenyl)butyl]-4-piperidyl}-2,3-dihydro-2-benzimidazolon,

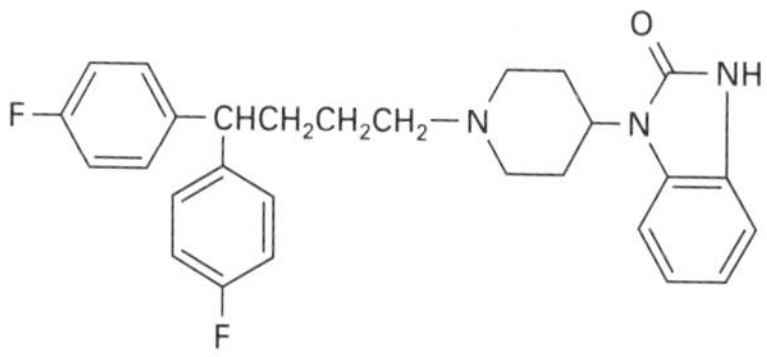


Pimozid

Orap®; CAS-Nr. 2062-78-4; $C_{28}H_{29}F_2N_3O$, $M_r$ 461.56. Schmp. 214-218°C; polymorph. Prakt. unlösl. in Wasser; lösl. in Ethanol 1:140, in Chloroform 1:5, in Ether 1:500; schwer lösl. in Mineral- u. organischen Säuren. $pK_s$ (konjugierte Säure) 7.32. **Anw.:** Neuroleptikum (s. Psychopharmaka). HWZ 24 bis 48 h bzw. 12 bis 96 h (Metaboliten). **Übl. Dos.:** Oral: ambulant: 1mal 0.001 g/d, u.U. zu Beginn 0.002 g; klin.: Initialdos.: 1mal 0.002 g/d, n.B. steigern auf 1mal 0.01 g/d, Erhaltungsdos.: 1mal 0.002-0.006 g/d.

**Pimpinella anisum** L.: Fam. Apiaceae (Umbelliferae), Anis (heim. im östl. Mittelmeergebiet, kult. in Deutschland, Rußland, Holland, Polen, Spanien, Griechenland, Türkei, Ostindien, Afrika, Amerika). Stpfl. v. **Anisi fructus** Ph.Eur.3: **Anis**, Fructus Anisi (vulgaris). **Inhaltsst.:** 2 bis 6% äther. Öl (mind. 2.0%), ca. 10 bis 30% fettes Öl, Flavonoide, Cumarine, Zucker, Eiweiß. **Anw. med.:** ähnl. wie Fenchel (s. Foeniculum vulgare) als Karminativum, Spasmolytikum u. Expektorans (Best. v. Spec. pectorales); volkst.: als Galaktagogum, ferner als Geschmackskorrigens u. Gewürz. **Oleum Anisi: Anisöl**, Anisi aetheroleum Ph.Eur.3; das durch Wasserdampfdestillation gewonnene äther. Öl der reifen

Früchte von Pimpinella anisum u. Illicium verum* (Sternanis). D. 0.978 bis 0.994; Ep. +15 bis +19°C; $n_D^{20°C}$ 1.552 bis 1.561; SZ max. 1.0. $\alpha_D^{20°C}$ +0.6° bis -2.0°. IZ 170 bis 185. 1 g Öl entspricht ca. 41 Tr. Farblose bis blaßgelbe Flüss. v. würzigem Geruch u. aromat.-süßl. Geschmack, die in d. Kälte zu einer weißen Kristallmasse erstarrt. Lösl. in 90%igem Ethanol, Ether, Chloroform, Benzol, mit Petrolether, flüssigen Paraffinen u. fetten Ölen mischbar. Feste Anteile sind vor Abgabe u. Gebrauch durch schwaches Erwärmen in Lösung zu bringen. **Best.:** (nach Ph.Eur.3 gaschromatogr. bestimmt) 84 bis 93% *trans*-Anethol, max. 0.5% *cis*-Anethol, 0.5 bis 6% Methylchavicol (Estragol, Isoanethol), 0.1 bis 1.5% α-Terpineol, 0.1 bis 3.5% Anisaldehyd; ev. bis zu 5% 2-Methylbuttersäureester des 4-Methoxy-2-(1-propenyl)-phenols (kommt im Sternanisöl nicht vor). Bei der Lagerung soll durch Kondensation von Anethol das östrogen (u. karzinogen) wirkende Dianethol (Stilbestroldimethylether) u., besonders unter dem Einfluß von Luft u. Licht, aus Anethol Anisaldehyd entstehen, welches zu Dianisoin reagieren kann. Neuere Untersuchungen (1980) konnten diese Angaben allerdings nicht bestätigen. **Anw.:** wie Fruct. Anisi; **Zuber.:** Anisölhaltige Ammoniaklösung* (Liqu. Ammonii anisatus), Tct. Opii benzoica, Elixir e succo Liquiritae); ferner: zur Herst. v. Anisschnäpsen, in fettem Öl gelöst als Ungeziefermittel (Läuse), als Taubenwitterung.

**HOM:** *Pimpinella anisum* (HAB1.3): Ethanol. Decoct der getrockneten, reifen Früchte.

**Pimpinella major** (L.) Huds.: Fam. Apiaceae (Umbelliferae), Große Bibernelle, u. **P. saxifraga** L., Kleine Bibernelle, Pimpinell, (Europa, westl. Asien). Stpfln. v. **Radix Pimpinellae:** Bibernellwurzel, Pimpinellwurzel. **Inhaltsst.:** Furanocumarine* (**Strukturformeln** s. dort) wie Pimpinellin, Sphondin u. Isobergapten (angulare Furanocumarine, 7,8-Furanocumarine) sowie Isopimpinellin (lineare Furanocumarine, 7,6-Furanocumarine); daneben auch einfache Cumarine (Umbelliferon, Scopoletin); ca. 0.5% (Ph.Helv.6: mind. 0.2%) äther. Öl mit Pseudoisoeugenol-Derivaten (z.B. Epoxypseudoisoeugenolester von $C_5$-Säuren wie Tiglinsäure), Geijeren, Pregeijeren, β-Bisabolen. **Anw.** volkst.: als Expektorans, als Gurgelmittel b. Angina, als Stomachikum, Diuretikum u. Emmenagogum; als Tct. Pimpinellae. Verfälschung mit Rad. Pastinacae (s. Pastinaca sativa), Rad. Heraclei (s. Heracleum sphondylium) u.a.

**HOM:** *Pimpinella alba,* P. saxifraga: frische Wurzel.

**Pimpinella saxifraga** L.: Kleine Bibernelle; s. Pimpinella major.

**Pimpinellin:** ein angulares Furanocumarin; **Strukturformel** s. Furanocumarine. Vork.: z.B. im Bibernell (s. Pimpinella major).

**Pimpinellwurzel:** Radix Pimpinellae, s. Pimpinella major.

**Pinaceae:** Kieferngewächse, Od. Pinales; ca. 200 Arten. Meist immergrüne Bäume mit nadelförmigen Blättern. Die Blüten sind eingeschlechtlich, stark reduziert; weibliche Blüten bestehen aus einer Samenschuppe mit 2 nackten Samenanlagen, die mit einem Tragblatt verwachsen ist. Sie sind schraubig angeordnet (Zapfen), die Samenschuppen wachsen zu festen Zapfenschuppen heran; männliche Blüten sind kätzchenartig, tragen an einer Achse zahlreiche, spiralig angeordnete, Staubblätter mit je 2 Pollensäcken. Die Samen sind nußartig, geflügelt. **Chem. Merkmale:** äther. Öl (vorwiegend Monoterpene) in schizogenen Ölgängen, Balsame, Gerbstoffe. **Wichtige Gattungen** s. z.B. Abies, Larix, Picea, Pinus, Tsuga.

**Pinakol-Umlagerung:** Umlagerung von 1,2-Glykolen (Pinakole), Aldehyden u. Ketonen in Gegenwart einer Mineralsäure; z.B. entsteht aus 2,3-Dimethyl-2,3-butandiol (Pinakol) 3,3-Dimethyl-2-butanon (Pinakolon, früher Pinakolin).

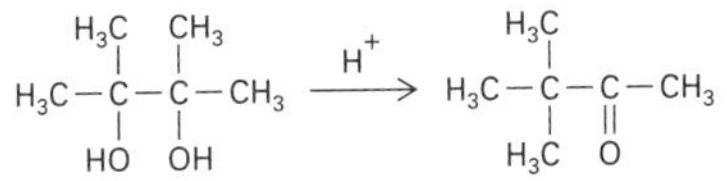

2,3-Dimethyl-2,3-butandiol (Pinakol) → 3,3-Dimethyl-2-butanon (Pinakolon)

Pinakol-Umlagerung: Bildung von 3,3-Dimethyl-2-butanon als Beispiel

**Pinan:** Grundgerüst bicyclischer Monoterpene*.

**Pinaveriumbromid** INN: Dicetel®; CAS-Nr. 53251-94-8; $C_{26}H_{41}Br_2NO_4$, $M_r$ 591.5. Schmp. 181°C. Leicht lösl. in Wasser. **Anw.:** muskulotropes Spasmolytikum, v.a. bei Ulcus ventriculi u. Ulcus duodeni. **Nebenw.:** Mundtrockenheit, Verdauungsbeschwerden. **Übl. Dos.:** 150 mg/d.

**Pindolol** INN: Pindololum Ph.Eur.3; 1-(4-Indolyloxy)-3-isopropylamino-2-propanol, durapindol®, Pectobloc®, Visken®; CAS-Nr. 13523-86-9; $C_{14}H_{20}N_2O_2$, $M_r$ 248.32. **Strukturformel** s. β-Sympatholytika. Schmp. 168-170°C aus Ethanol; polymorph. $pK_s$ (konjugierte Säure) 9.7 (24°C). **Anw.:** Betarezeptorenblocker; stärkstes β-Sympatholytikum* mit starker intrinsischer sympathomimetischer Aktivität; viel verwendet in der antihypertensiven Therapie. HWZ 3 bis 4 h. **Übl. Dos.:** Oral: 2- bis 3mal 0.005 g/d. Parenteral: Notfälle: 0.4 mg. **Nebenw.:** s. β-Sympatholytika.

**Pinea:** (lat.: Tannenzapfen) Zirbeldrüse, Glandula pinealis, s. Epiphysis.

**Pinen:** **α-Pinen:** 2,6,6-Trimethylbicyclo-[3.1.1]hept-2-en; $C_{10}H_{16}$. D. 0.86. Schmp. -55°C.

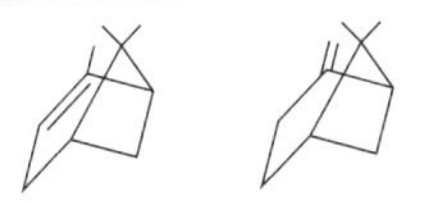

α-Pinen β-Pinen

Pinen

Sdp. 155-156°C. $[\alpha]_D^{20°C}$ +51° bzw. -51°. Hauptbestandteil des Terpentinöls (s. Terebinthina) sowie in vielen anderen äther. Ölen. Lösl. in Ethanol, unlösl. in Wasser. α-Pinen kommt (wie β-Pinen) in rechtsdrehender, linksdrehender u. (inaktiver) DL-Form vor; es oxidiert von selbst an der Luft (aut(o)oxidabel) u. bildet primär Peroxide, die dann unter Abgabe von Sauerstoff in einfachere Oxide zerfallen. Bei Gegenwart von Feuchtigkeit entsteht Pinolhydrat, das sich im Terpentinöl krist. abscheidet u. das beim Kochen mit Säuren in Pinol übergeht. α-Pinen ist Ausgangsstoff f. die Synthese von Campher.

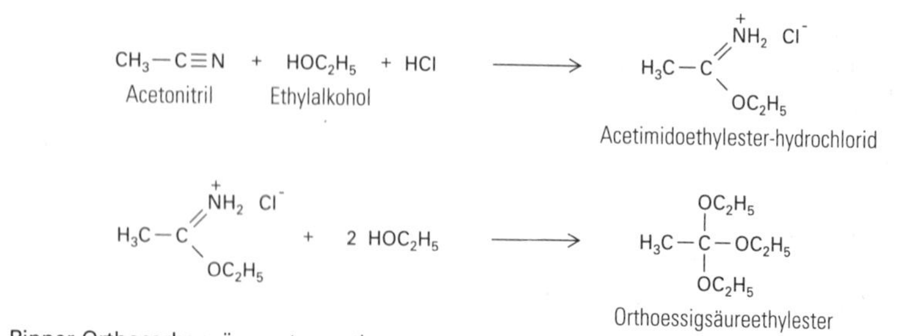

Pinner-Orthocarbonsäureestersynthese:
Bildung von Orthoessigsäureethylester als Beispiel

β-**Pinen:** 6,6-Dimethyl-2-methylenbicyclo-[3.1.1]-heptan, Nopinen. $[\alpha]_D^{20°C}$ +22° bzw. -22°. Kommt ebenfalls neben α-Pinen im Terpentinöl u. in anderen ätherischen Ölen vor, die α-Pinen enthalten, aber in deutlich geringeren Mengen.

**Pine Oil:** s. Terebinthina.

**Pinguicula-Arten:** Fettkraut-Arten, s. Carnivoren.

**Pini aetheroleum:** s. Pinus sylvestris.

**Pini pumilionis aetheroleum:** s. Pinus mugo ssp. pumilio.

**Pinitol:** s. Cyclitole.

**Pinksalz:** s. Ammoniumhexachlorostannat.

**Pinner-Amidinsynthese:** Nitrile bilden in wasserfreiem Alkohol mit überschüssigem trockenem Chlorwasserstoff Imidoester-hydrochloride, die mit Ammoniak, primären od. sekundären Aminen die entsprechenden Hydrochloride der Amidine liefern.

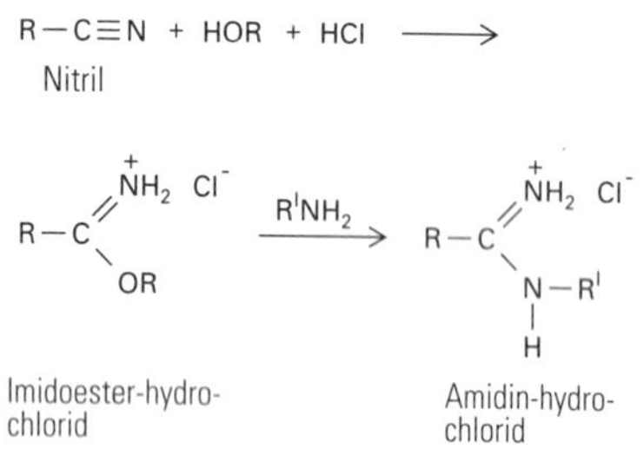

Pinner-Amidinsynthese

**Pinner-Orthocarbonsäureestersynthese:** durch Umsetzung von Nitrilen mit Alkohol u. Chlorwasserstoff hergestellte Imidoester-hydrochloride werden mit überschüssigem Alkohol erwärmt; z.B. erhält man aus Acetonitril u. Ethylalkohol Orthoessigsäureethylester.

**Pinocembrin:** ein Flavanonderivat, z.B. enthalten im Honig (Mel*) bzw. Propolis* u. in Pinus-Arten; **Strukturformel** s. Flavonoide.

**Pinoresinoldimethylether:** s. Eudesmin.

**Pinozytose:** Aufnahme von gelöstem Material ins Zellinnere durch Abschnürung von Plasmalemmaeinstülpungen, die ihren flüssigen Inhalt ins Zytoplasma abgeben; siehe Endozytose*, tritt nicht nur bei einzelligen Organismen, sondern auch in vielzelligen Pflanzen u. Tieren auf.

**Pinus abies:** s. Picea abies, Pinus wallichiani.

**Pinus balsamea:** Abies balsamea, s. Balsamum canadense.

**Pinus caribaea:** s. Terebinthina.

**Pinus halepensis** Mill.: Seekiefer, Aleppokiefer; s. Terebinthina.

**Pinus maritima:** Pinus pinaster Soland.; s. Terebinthina.

**Pinus mugo** Turra: **ssp. mugo** Zenari sowie **ssp. pumilio** (Haenke) Franco (Pinus pumilio), Fam. Pinaceae, Latschenkiefer, Krummholzkiefer (Alpen); die taxonomische Bedeutung der Unterarten ist noch nicht eindeutig geklärt. Stpfl. v. **Pini pumilionis aetheroleum:** Oleum Pini pumilionis, Latschenöl, Latschenkiefernöl, Krummholzöl; gew. durch Dest. der Nadeln u. Zweigspitzen. **Off.:** ÖAB90, Ph.Helv.7. Farblose bis hellgelbe, angenehm riechende Flüss.; $\alpha_D^{20°C}$ -4 bis -16°. D. 0.862 bis 0.877. **Best.:** 10 bis 20% α- u. β-Pinen, nach Ph.Helv.7 4.0 bis 10% Bornylacetat (Duftträger), ca. 60% α- u. β-Phellandren, Cadinen; Gesamtgehalt ca. 70% Terpene. Nach Ph.Helv.7 mit einem Antioxidans konserviert (muß auf dem Behältnis angegeben sein). **Anw.** med.: zu Inhalationen (GED 1 bis 2 g) b. Erkrankungen der Atmungswege; zur Herst. v. Tannenduftessenzen.

**Pinus nigra** Arnold: (P. nigricans Host.) s. Terebinthina.

**Pinus palustris** Mill.: s. Terebinthina.

**Pinus picea:** s. Abies alba.

**Pinus pinaster** Soland.: P. maritima, s. Terebinthina.

**Pinus pumilio:** s. Pinus mugo.

**Pinus succinifera:** s. Bernstein.

**Pinus sylvestris** L.: (P. silvestris) Fam. Pinaceae, Kiefer, Föhre (Europa u. Asien bis östl. Sibirien). Stpfl. v. **Terebinthina, Oleum Terebinthinae, Colophonium, Resina Pini** (s. Terebinthina) sowie von **Pix liquida** (s. Pix Pinaceae).

**Turiones Pini:** Strobuli Pini, Gemmae Pini, Kiefernsprossen, Föhrensprossen, Fichtensprossen, Tannensprossen. Die 3 bis 5 cm langen, harzreichen Langtriebe. **Inhaltsst.:** 0.3% äther. Öl (mit L-α-Pinen, Phellandren u.a. Terpenen), Harz, Vitamin C, Picein (Glykosid), Pinipikrin (Bitterstoff), Wachs, Gerbstoff. **Anw.** med.: bei Luftröhrenkatarrh als Sirup (Sir. Turionis Pini), zu Inhalationen; volkst. bei Gicht, Skorbut, Hautleiden sowie als Diaphoretikum.

**Pini aetheroleum: Kiefernnadelöl**, Oleum Pini silvestris, fälschl. auch (Schwedisches) Fichtennadelöl; das aus frischen Nadeln, Zweigspitzen od. frischen Ästen von P. sylvestris od.

anderen Arten der Gattung Pinus (durch Wasserdampfdestillation) gewonnene äther. Öl (aus dem Rückstand wird Extr. Pini gew.). **Off.:** DAB10. Dünnes, farbloses bis gelbl.-grünes Öl. D. 0.855 bis 0.885. $\alpha_D^{20°C}$ -30.0 bis +10.0°. SZ max. 1.0. **Best.:** ca. 80% α-Pinen u. $\Delta^3$-Caren, ferner α-Silvestren u. (im Gegensatz zum Fichtennadelöl, s. Picea abies) nur wenig (unter ca. 6%) Bornylacetat; stark vom Erntezeitpunkt u. Provenienz abhängige Zstzg. **Anw.** volkst.: wie Fichtennadelöl zu Einreibungen u. Inhalationen.

**Extractum Pini***: Fichtennadelextrakt (unrichtige Bez.); braunschwarzes, kräftig nach Harz riechendes, schwer fließbares Extrakt, in 10 T. Wasser trübe lösl. Herst.: aus dem Rückstand der Kiefernnadelöl-Destillation durch Extraktion mit Wasser u. Einengen; meist noch etwas Zugabe von ätherischem Öl (Fichtennadelöl). **Anw.:** zu kräftigenden Bädern sowie zu Pinselungen gegen Prurigo, Herpes usw.

**HOM:** *Pinus sylvestris* (HAB1.5): frische Sprosse.

**Pinus taeda**: s. Terebinthina.

**Pinus wallichiani** A.B.Jacks: (P. excelsa) Fam. Pinaceae, Tränenkiefer (westl. Himalaya bis Afghanistan). Wird wie andere Pinus-Arten (s. Terebinthina) zur Gew. von Terpentinöl u. Colophonium genützt.

**Pinzetten**: kleine Zangen, die das Fassen von Haaren, Splittern, Fäden usw. erleichtern u. je nach Anwendungszweck verschieden gestaltet sind. Gebräuchl. sind u.a. Splitterpinzetten, Cilienpinzetten, anatomische Pinzetten, chirurgische Pinzetten.

**Pipamperon** INN: Dipiperon, Floropipamid, 1'-[4-(4-Fluorphenyl)-4-oxobutyl]-1,4'-bipiperidin-4'-carboxamid, Dipiperon®; CAS-Nr. 1893-33-0;

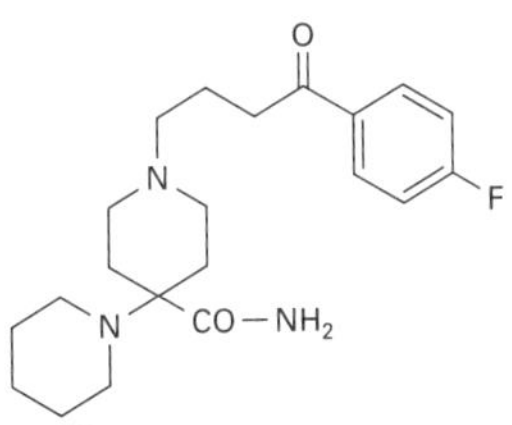

Pipamperon

$C_{21}H_{30}FN_3O_2$, $M_r$ 375.49. Schmp. 120°C; polymorph. **Anw.:** Neuroleptikum. Ind.: in der Psychiatrie bei schizophrenen Psychosen, Stimmungslabilität, Affektarmut, zur Förderung der Schlafbereitschaft, in der Kinderheilkunde bei Gehirnschäden, in der Geriatrie bei Verhaltens- u. Schlafstörungen. **Nebenw.:** s. unter Psychopharmaka. Vermindertes Reaktionsvermögen! HWZ unter 4 h. **Übl. Dos.:** Oral: Initialdos.: Erwachsene: 3mal 0.04 g/d, Kinder: 3mal 0.02 g/d; Erhaltungsdos.: Erwachsene: bis 3mal 0.12 g/d. Gebräuchl. ist auch Pipamperondihydrochlorid.

**Pipazetat** INN: 2-(2-Piperidinoethoxy)ethyl-10H-pyrido[3,2-b])[1,4]benzothiazin-10-carboxylat; CAS-Nr. 2167-85-3; $C_{21}H_{25}N_3O_3S$, $M_r$ 399.52. **Anw.:** Antitussivum. **Übl. Dos.:** Oral: Erwachsene: 2- bis 3mal 0.02 g/d Kinder: 2- bis 3mal 0.01 g/d Säuglinge u. Kleinkinder: bis 3mal 0.006 g/d. Rektal: Klysma: Erwachsene: 0.02 g, Kinder: 0.01 g, Säuglinge: 0.005 g Suppositorien: 0.02 g.

**Pipemidsäure** INN: Acidum pipemidicum

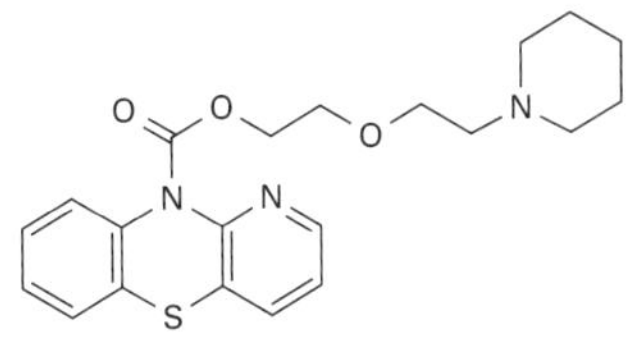

Pipazetat

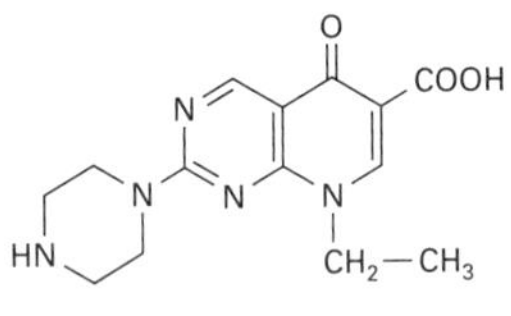

Pipemidsäure

INN, 8-Ethyl-5,8-dihydro-5-oxo-2-(1-piperazinyl)-pyrido[2,3-d]pyrimidin-6-carbonsäure, Deblaston®; ein Piromidsäure*-Derivat; CAS-Nr. 51940-44-4; $C_{14}H_{17}N_5O_3$, $M_r$ 303.33. Schmp. 260°C. Lösl. in sauren Lösungen u. Alkalien; sehr schwer lösl. in Wasser, Ethanol; schwer lösl. in Chloroform (0.5%), Methanol (0.4%); prakt. unlösl. in Ether, Benzol. **Anw.:** Chemotherapeutikum*; Chemotherapeutikum* der Naladixinsäure-Gruppe; gut wirksam gegen die meisten gramnegativen Keime; Hauptindikation: Harnwegsinfektionen. Durch die Einführung neuerer Chinolone weitgehend überholt. HWZ 3 bis 4 h. **Übl. Dos.:** Oral: 2mal 0.4 g/d. Gebräuchl. ist Pipemidsäure-Trihydrat.

**Pipenzolatbromid** INN: Pipenzolati bromidum INN, Pipenzolamethylbromid, 3-Benziloyloxy-1-ethyl-1-methylpiperidinumbromid; CAS-

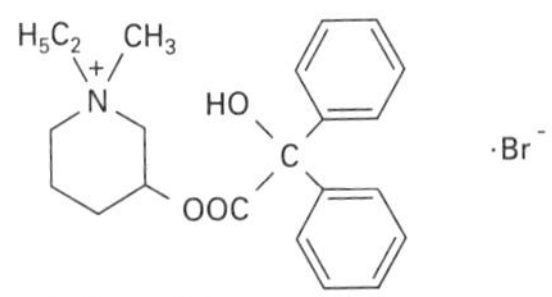

Pipenzolatbromid

Nr. 125-51-9; $C_{22}H_{28}BrNO_3$, $M_r$ 434.4. Schmp. ca. 180°C. Leicht lösl. in Wasser. **Anw.:** Parasympatholytikum; quarternäre Ammoniumverbindung mit peripheren Wirkungen ähnl. Atropin*; Ind.: Magen-Darm-Ulzera, viszerale Spasmen. **Übl. Dos.:** Oral: 3- bis 4mal 5-10 mg/d. Gebräuchl. ist auch Pipenzolat.

**Piperacillin** INN: ein Acylaminopenicillin, (2R, 5R,6R)-6-[(R)-2-(4-Ethyl-2,3-dioxo-1-piperazincarboxamido)-2-phenylacetamido]-3,3-dimethyl-7-oxo-4-thia-1-azabicyclo[3.2.0]heptan-2-carbonsäure, 6-[(R)-2-(4-Ethyl-2,3-dioxo-1-piperazinylcarboxamido)-2-phenylacetamido]penicillansäure, Pipril®; CAS-Nr. 61477-96-1; $C_{23}H_{27}N_5O_7S$. **Wirk.** u. **Anw.:** sehr starkes Breitband-Antibiotikum, v.a. gut wirksam gegen gramnegative Keime wie Pseudomonas-, Proteus-, Enterokokken-, Enterobacter-, Klebsiella- u. Salmonellenstämme, Haemophilus influenzae u. Anaerobier wie

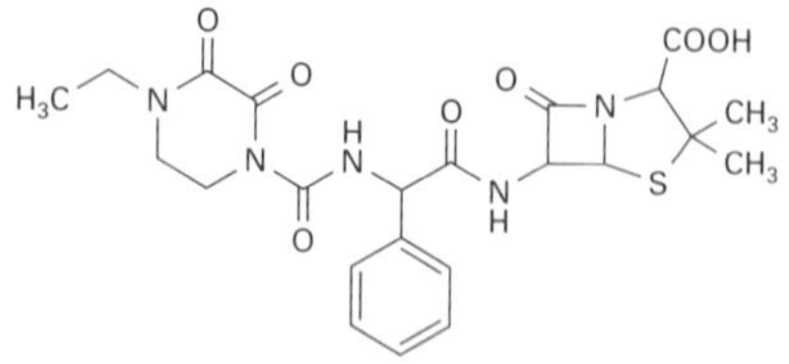

Piperacillin

Bacteroides; Ind.: Infekte des Urogenitaltraktes u. der Gallenwege durch empfindliche gramnegative Keime. Kombination mit Tazobactam* (β-Lactamase-Inhibitor), ferner möglich mit Aminoglykosiden bei getrennter Applikation. HWZ 0.8 h. **Übl. Dos.:** i.v.: 3mal/d 2 g; Kinder 3mal/d 0.03 g/kg KG; s.a. Antibiotika (Tab.). Gebräuchl. ist Piperacillin-Natrium.

**Piper album:** Fructus Piperis albi, s. Piper nigrum.

**Piper angustifolium** Lam.: (P. elongatum) Fam. Piperaceae (Anden v. Peru bis Kolumbien). Stpfl. v. **Folia Matico:** Matikoblätter, Soldatenkraut. **Inhaltsst.:** äther. Öl mit (0.3 bis 6%) Borneol, Phenolethern, Sesquiterpenalkoholen, Maticin (Bitterstoff), Gerbstoff, Säuren. **Anw.:** als Hämostyptikum b. Lungen- u. Darmblutungen sowie als Adstringens u. b. Blasenkatarrh.

**HOM:** *Matico:* getrocknete Blätter.

**Piperazin:** Diethylendiamin, Tasnon®; CAS-Nr. 110-85-0; $C_4H_{10}N_2$, $M_r$ 86.14. Schmp. 106°C aus Ethanol. Sdp. 146°C (101.3 kPa). Leicht lösl.

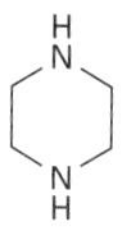

Piperazin

in Wasser, Glycerol, Glykol, in Ethanol 95% 1 g/2 mL; unlösl. in Ether. pH 10.8 bis 11.8 (10%ige wäßrige Lsg.). **Anw.:** Anthelmintikum, speziell gegen Ascariden u. Oxyuren; Lähmung der Würmer u. nachfolgende Ausscheidung; Harnsäurelösungsmittel; kontraindiziert bei Epilepsie u. bei Niereninsuffizienz. Vorsicht bei Kindern, die zu Krämpfen neigen u. bei Patienten mit Leber- u. Nierenerkrankungen; zur oralen Anw. nicht geeignet (zu basisch), verw. als Salze. P. (u. seine Salze) sollte aber wegen seiner Neurotoxizität u. des kanzerogenen Risikos nicht mehr verwendet werden. HWZ individuell unterschiedlich. Gebräuchl. sind Piperazinadipat*, Piperazin-Hexahydrat*, Piperazincitrat*, Piperazindihydrochlorid-Monohydrat, Piperazinmonohydrogenphosphat, Piperazin-(RR)-tartrat, Piperazinphosphat-Monohydrat. Hingewiesen sei auch auf Piperazindilaurat, Piperazin-(+)-10-camphersulfonat, Piperazinchinat 1:1. Vgl. Diethylcarbamazin.

**Piperazinadipat:** Piperazini adipas Ph.Eur.3, Piperazinum adipinicum, Piperazinum adipicum; CAS-Nr. 142-88-1; $C_{10}H_{20}N_2O_4$, $M_r$ 232.3. Schmp. ca. 250°C unter Zers. Weißes, krist. Pulver; lösl. in Wasser, prakt. unlösl. in Ethanol. **Anw.:** s. Piperazin.

**Piperazincitrat:** Piperazini citras Ph.Eur.3, Piperazinum citricum, Piperazin-2-hydroxy-1,2,3-propantricarboxylat; CAS-Nr. 41372-10-5 (kristallwasserhaltig), CAS-Nr. 144-29-6 (wasserfrei); $C_{24}H_{46}N_6O_{14} \cdot x\ H_2O$, $M_r$ 643.0 (wasserfrei). Enthält wechselnde Mengen Wasser. Schmp. der bei 100 bis 105°C getrockneten Substanz bei ca. 190.0°C. Weißes, körniges Pulver; leicht lösl. in Wasser, prakt. unlösl. in Ethanol u. Ether. **Anw.:** s. Piperazin.

**Piperazin-Hexahydrat:** Piperazinum hydricum Ph.Eur.3, Piperazini hydras, Piperazinum hydratum; CAS-Nr. 142-63-2; $C_4H_{10}N_2 \cdot 6\ H_2O$, $M_r$ 194.2. Schmp. ca. 43.0°C. Farblose, zerfließl. Kristalle; leicht lösl. in Wasser u. Ethanol, sehr schwer lösl. in Ether. **Anw.:** s. Piperazin.

**Piperazini adipas:** s. Piperazinadipat.

**Piperazinsirup:** s. Sirupus piperazini.

**Piperazinum adipicum:** s. Piperazinadipat.

**Piperazinum adipinicum:** s. Piperazinadipat.

**Piperazinum citricum:** s. Piperazincitrat.

**Piperazinum hydratum:** s. Piperazin-Hexahydrat.

**Piperazinum hydricum:** s. Piperazin-Hexahydrat.

**Piper betle** L.: (Chavica betle) Fam. Piperaceae, Betelpfeffer (Indien, Malayischer Archipel, Madagskar, Bourbon). Stpfl. v. **Folia Piperis betle:** Betelblätter; die getrockneten Blätter. **Inhaltsst.:** 0.2-1% äther. Öl (Oleum betle), Gerbstoffe. **Oleum betle:** Betelöl; das äther. Öl aus den Blättern. **Best.:** Cadinen*, α-Chavicol, Cineol, Eugenol, γ-Caryophyllen (Sesquiterpen mit ungewöhnlicher Ringstruktur) u.a. **Anw.** volkst.: gegen Halsentzündungen, Husten, Magenleiden. **Frische Betelblätter** dienen zus. mit der Arecanuß (Betelnuß, s. Areca catechu) u. Kalk – auch mit etwas Gambir od. Katechu (Gerbstoffdroge) sowie Gewürzen wie Gewürznelken od. Sandelholz – als Genußmittel bei den Eingeborenen (**Betelbissen**). Das Betelkauen ist uralt u. wird von ca. 200 Millionen Menschen ausgeübt, es bewirkt langanhaltenden Speichelfluß, fördert die Verdauung, wirkt euphorisierend bzw. schwach narkotisch; Speichel u. Zähne färben sich rot.

**Piper caudatum:** s. Piper cubeba.

**Piper cayennense:** Cayennepfeffer, s. Capsicum frutescens.

**Piper cubeba** L.: Fam. Piperaceae (Kletterstrauch, heim. auf Java, Borneo, Sumatra, kult. in Westafrika, Sierra Leone u. am Kongo). Stpfl. v. **Fructus Cubebae:** Piper caudatum, Kubeben, Cubebae, Kubebenpfeffer. **Inhaltsst.:** 2.5% Cubebin (Tetrahydro-3,4-dipiperonyl-2-furanol, ein Lignan), 7 bis 18% äther. Öl, 0.4% Piperin, ca. 0.15% Piperidin, Harz, fettes Öl. **Anw.:** Stomachikum, Gewürz, früher als Harndesinfiziens u. Diuretikum; volkst.: auch gegen Kopfschmerzen. **Oleum Cubebae:** Kubebenöl, das durch Dest.

gew. äther. Öl der Kubeben. **Best.:** Cineol, Sabinen, Terpineol u.a. Monoterpene, Sesquiterpene. **Anw.:** wie Fruct. Cubebae.

**HOM:** *Cubeba:* getrocknete, unreife Beeren; verord. z.B. b. Fluor albus, Miktionsstörungen.

**Piper guineense** Schumach. et Thonn.: Fam. Piperaceae (trop. Afrika). Früchte kommen als **Aschantipfeffer** (Kongo-Kubeben) in den Handel. **Inhaltsst.:** Pseudocubebin u. Aschantin (Lignane), ca. 10% äher. Öl mit Phellandren. **Anw.:** Gewürz.

**Piper hispanicum:** Spanischer Pfeffer. Fruct. Capisci, s. Capsicum annuum.

**Piperidin:** Hexahydropyridin, Pentamethylenimin; $C_5H_{11}N$. D. 0.861 bis 0.864. Sdp. 105-107°C. $n_D^{20°C}$ 1.454. Farblose, pfefferartig bzw. ammoniakalisch riechende Flüss. Lösl. in Wasser, Ethanol, Ether, Chloroform, Benzol. Reagenz zur Identitäts-Prüfung von Ethanol, in 10%iger Lsg. zur Identitäts-Prüfung von Barbituraten u. Diphenylhydantoin. Techn. zur org. Synthese (Muttersubstanz vieler Alkaloide, z.B. Coniin, Cocain, Nicotin).

**Piperidinalkaloide:** meist einfach gebaute Alkaloide mit Piperidin* im Grundgerüst; Biogenese erfolgt auf unterschiedlichen Wegen, z.B. wie (wahrscheinlich) Coniin über Acetat od. wie Anabasin aus Lysin über Cadaverin* etc. Weitere Vertreter dieser Alkaloidgruppe sind z.B. Pelletierin, Lobelin, Arecolin, Piperin.

**Piperidolat** INN: 1-Ethyl-3-piperidyldiphenylacetat; CAS-Nr. 82-98-4; $C_{21}H_{25}NO_2$, $M_r$ 323.44.

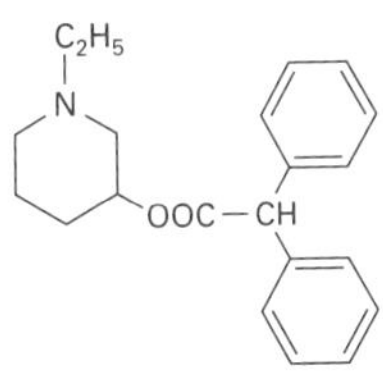


Piperidolat

Sdp. 191-192°C (24 Pa). **Anw.:** Spasmolytikum; Parasympatholytikum mit Wirkungen ähnl. Atropin*. **Übl. Dos.:** Oral: 4mal 0.05 g/d vor den Mahlzeiten. Nicht mehr im Handel.

**Piperin:** Piperinum, *trans*-Piperin, Piperidid der Piperinsäure; $C_{17}H_{19}NO_3$, $M_r$ 285.33. D. 1.193.

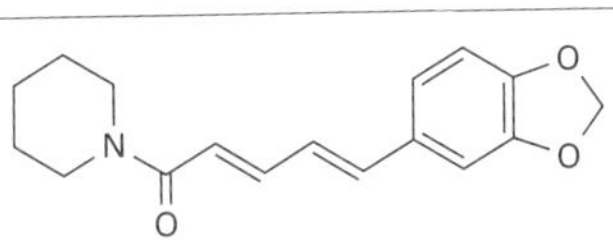


Piperin

Schmp. 129°C. Alkaloid aus d. Früchten v. Piper nigrum, Piper longum u.a. Gelbl. Kristalle, lösl. in Ethanol, Ether, Chloroform. **Wirk.** u. **Anw.:** Scharfstoff; P. erregt die wärmeempfindlichen Nervenendigungen (zu Menthol* also antagonistisch) u. ist in der Folge hyperämisierend. Es ist daher als Stomachikum wirksam, es fördert deutlich die Schleim- u. Magensaftsekretion; ferner ist es taenizid u. insektizid; angewandt z.B. gegen Hautparasiten. Darüber hinaus wird P. in Spirituosen wegen des scharfen Geschmacks eingesetzt. Von **Piperinsäure** gibt es 4 stereoisomere Formen. Der Pentadiensäurerest liegt entweder, wie bei *trans*-Piperin (s. Abb.), in *trans-trans-* (E, E-Form), od. in *cis-trans-*, *trans-cis-* bzw. *cis-cis-*Konfiguration (Z,Z-Form) vor. Die (Z,Z)-Form wird als **Chavicinsäure** u. deren Piperidid als **Chavicin** bezeichnet.

**Piperitenon:** 3-Methyl-6-(1-methylethyliden)-2-cyclohexen-1-on; $C_{10}H_{14}O$, $M_r$ 150.2. Bestandteil des äther. Öls von Cymbopogon-, Mentha- u. Eucalyptus-Arten.

**Piperiton:** 3-Methyl-6-(1-methylethyl)-2-cyclohexen-1-on, p-Menth-1-en-3-on; $C_{10}H_{16}O$, $M_r$ 152.23. D-Form Bestandteil des äther. Öls von Cymbopogon- u. Mentha-Arten, L- u. DL-Form in Eucalyptus-Arten; zur Herst. v. Thymol.

**Piper longum** L.: (Chavica roxburghii) Fam. Piperaceae (heim. Bengalen, kult. auf Ceylon, Sumatra, Java, an der Malabarküste, auf den Philippinen). Stpfl. v. **Fructus Piperis longi:** Langer Pfeffer, Macropiper, Fliegenpfeffer. **Inhaltsst.:** bis 6% Piperin, Piperidin, äther. Öl, Stärke, Harz. **Anw.** volkst.: als Stimulans u. Diuretikum; in der indischen Volksmedizin bei zahlreichen Krankheiten u. als Gewürz sehr geschätzt; zur Fliegenvertilgung (1:10 in Milch aufgekocht).

**Piper methysticum** G. Forst.: Fam. Piperaceae, Rauschpfeffer, Kawapfeffer; eine strauchartige, in dichten Gebüschen wachsende Pflanze (heim. u. kult. auf den Südseeinseln, v. Neu-

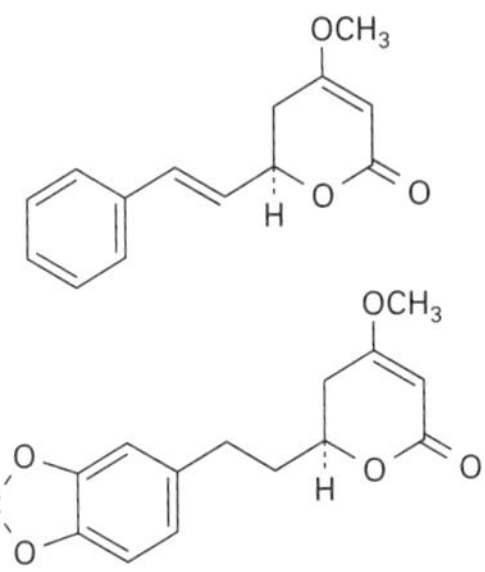


Piper methysticum:
Strukturformeln von Kavain (oben) und
Dihydromethysticin (unten)

Guinea bis zu den Sandwichinseln). Stpfl. v. **Rhizoma Kava-Kava:** Kawakawa-Wurzelstock, Kava-Kava. **Inhaltsst.:** 5 bis 12% 6-substituierte 4-Methoxy-α-pyrone (β-Methoxy-δ-lactone), die sog. Kavapyrone (Kavalactone); der Substituent ist entweder ein $C_6$–$C_2$–Körper (Kavaine), ein 4-Methoxy-$C_6$–$C_2$–Körper (Yangonine) od. ein 3,4-Methylendioxo-$C_6$–$C_2$–Körper (Methysticine). Diese kommen jeweils als Enolide (mit einer Doppelbindung im Lactonring) od. als Dienolide (mit 2 Doppelbindungen im Lactonring) vor. An *Enoliden* finden sich ca. 2% Kavain*, 0.5 bis 1% Dihydrokavain, 1 bis 2% Methysticin, 0.5 bis 1% Dihydromethysticin, u. an *Dienoliden* Dehydrokavain, Dehydromethysticin, 1 bis 2% Yangonin u.a. Geh. mind. 3.5% Kavalactone, ber. als Kavain. Die Biogenese dieser Stoffe erfolgt wahrscheinlich durch Verknüpfung eines Cinnamoylrestes mit Malonyl-CoA. **Off.:** DAC86. **Wirk.** u. **Anw.:** Kavain u. Dihydrokavain wirken sedierend, anästhisierend u. analgetisch, während die entsprechenden Dienolide spasmolytisch wirken. Die Yangonine sind pharmak. nicht interessant. Die wirksamen Inhaltsst. (Kavaine), v.a. Kavain u. Dihydrokavain, werden f. Beruhigungs- u. Schlafmittel, f. Geriatrika u. in der Neuropsychotherapie als Spasmolytika benutzt. Als wirksame Dosis werden ca. 200 mg Kavapyrone angenommen. Bei den Polynesiern dient Kava-Kava zur Bereitung eines Getränkes (Mazerat), das in mäßigen Dosen eine entspannende u. leicht euphorisierende Wirk. hat; anschließend folgt tiefer Schlaf. (Mißbrauch kann zu schuppiger Haut führen).

**HOM:** *Piper methysticum:* frischer Wurzelstock mit anhängenden Wurzeln; verord. z.B. b. geistiger u. körperlicher Erschöpfung, Cerebralsklerose.

**Piper nigrum** L.: Fam. Piperaceae, Pfeffer (heim. Südostasien, Hauptkulturen auf Sumatra, Malakka, Borneo, Philippinen, auch in anderen tropischen Gebieten wie Brasilien, Indien angebaut; Kletterpflanze, die ähnl. dem Hopfen, an Stangen gezogen wird). Stpfl. v. **Fructus Piperis nigri:** (Piper nigrum) **Schwarzer Pfeffer**; die unreifen, noch grünen, ungeschälten, in der Sonne, am Feuer od. auf geheizten Darren getrockneten, beerenartigen, etwa erbsengroßen Steinfrüchte; durch Phlobaphenbildung schwarze Farbe. **Inhaltsst.:** 2 bis 9% *trans*-Piperin (Piperinsäurepiperidid, ein „ungiftiges" Alkaloid), das den scharfen Geschmack bedingt, u. Chavicin (scharf u. bitter schmeckend), ein Stereoisomeres von Piperin*; ferner eine Reihe dem Piperin ähnliche, nicht so scharf schmeckende Verbindungen (z.B. Piperettin, Piperanin, Piperylin); diese haben entweder anstelle des Piperidinringes einen Pyrrolidinring od. unterscheiden sich in der die beiden Ringsysteme verbindenden Kette hinsichtlich deren Länge und/oder der Anzahl der Doppelbindungen. Darüber hinaus sind 1 bis 3.5% äther. Öl vorhanden, das den Geruch bedingt u. zu ca. 90% aus Monoterpenen wie Phellandren, Limonen, Linalool, Pulegol etc. besteht u. auch Sesquiterpene enthält. Fettes Öl u. Stärke (bis 35%) sind ebenfalls enthalten. **Anw.:** manchmal als Stomachikum, hauptsächl. als Gewürz; früher auch als Fiebermittel; äuß. ev. als Hautreizmittel u. als Insektizid. **Fructus Piperis albi:** (Piper album) Weißer Pfeffer, Leucopiper; die reifen, getrockneten u. v. den äußeren Schichten der Fruchtwand befreiten Früchte. Die reifen roten Früchte werden zunächst in aufgeschichteten Haufen einer Fermentation überlassen, dann in Wasser getaucht u. an der Sonne getrocknet; die rote Schale wird sodann abgerieben. Weißer Pfeffer ist von milderem Geschmack u. Geruch als schwarzer Pfeffer. **Inhaltsst.:** wie bei Fruct. Piperis nigri. Gehalt an Scharfstoffen u. äther. Öl jedoch geringer. **Grüner Pfeffer:** die noch unreifen, frischen od. auf geeignete Weise konservierten Früchte (um Phlobaphenbildung zu verhindern). **Verfälschungen:** Auch heute noch nicht selten; so werden z.B. billige Qualitäten (vor allem pulverisiert) mit künstlichen Scharfstoffen versetzt. Es werden verschiedene Qualitäten (Merkmale sind Konsistenz u. Gewicht) u. Handelssorten unterschieden; geschätzte Sorten sind z.B. Malabar-Pfeffer (besonders scharf), Aleppi- u. Goa-Pfeffer, Tellichery-Pfeffer, Singapur-Pfeffer etc.

**HOM:** *Piper nigrum:* unreife, getrocknete Früchte;

**Piperonal:** 3,4-(Methylendioxy)-benzaldehyd, s. Heliotropin.

**Piperonylbutoxid:** 5-{[2-(2-Butoxyethoxy)-ethoxy}-methyl]-6-propyl-1,3-benzodioxol; CAS-Nr. 51-03-6; $C_{19}H_{30}O_5$, $M_r$ 338.43. Sdp. 180°C. D. 1.04 bis 1.07. $n_D^{20°C}$ 1.50. Fast farblose, ölige, stabile Flüss. Mischbar mit Methanol, Ethanol, Ölen. **Anw.:** Insektizid-Synergist; wegen synergistischer Effekte auf lichtempfindliche Insektizide wie Pyrethrine u. Rotenon in insektiziden Öllösungen, Aerosolen, Stäuben u.a. enthalten; selbst nicht insektizid; geringe Toxizität f. Menschen; Aufnahme von großen Dosen führen zu Erbrechen u. Diarrhö; s. Schädlingsbekämpfungsmittel (Tab.).

**Pipette:** s. Meßpipette.

**Pipetteanalyse:** s. Sedimentationsanalyse.

**Pipette nach Donnan:** s. Grenzflächenspannung.

**Pipoxolan** INNv: 5,5-Diphenyl-2-(2-piperidinoethyl)-1,3-dioxolan-4-on, Rowapraxin®; CAS-Nr. 23744-24-3; $C_{22}H_{25}NO_3$, $M_r$ 351.43. **Anw.:** Parasympatholytikum, Spasmolytikum; Ind.: Spasmen u. Koliken des Magen-Darm-Traktes, im Gallenblasen- u. Urogenitalbereich, bei Bronchialspasmen. **Nebenw.:** wie Atropin*. **Übl. Dos.:** Oral: 2- bis 3mal 0.01 g/d. Rektal: 0.01 g. Gebräuchl. ist auch Pipoxolanhydrochlorid.

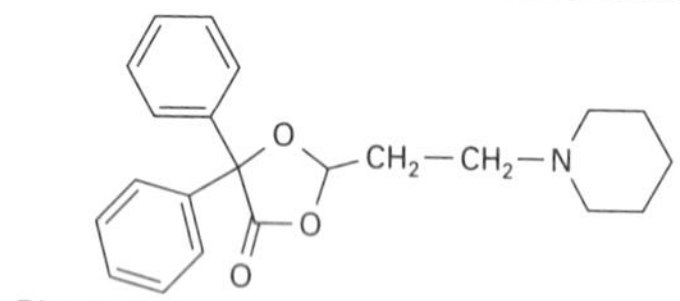


Pipoxolan

**Pipradrol** INN: α-(2-Piperidyl)benzhydrylalkohol; CAS-Nr. 467-60-7; $C_{18}H_{21}NO$, $M_r$ 267.36. **Anw.:** Stimulans (Weckamin*); stark zentral stimulierend, Kreislaufwirkung gering, Psychostimulans bei milden Depressionen. Gebräuchl. ist auch Pipradrolhydrochlorid.

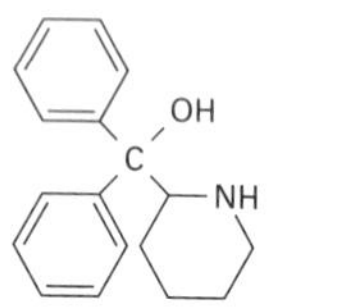


Pipradrol

**Pipril**®: s. Piperacillin.

**Piprinhydrinat** INN: Molekülverbindung aus Diphenylpyralin* u. 8-Chlortheophyllin, 4-(Benzhydryloxy)-1-methylpiperidin-8-chlortheophyllinat, Kolton®; CAS-Nr. 606-90-6; $C_{26}H_{30}ClN_5O_3$, $C_{19}H_{23}NO \cdot C_7H_7ClN_4O_2$, $M_r$ 496.39. Schmp. 178-182°C; polymorph. Wenig lösl. in Wasser; leicht lösl. in Ethanol. **Anw.:** Antihistaminikum*. **Übl. Dos.:** Oral: 2- bis 3mal 0.003 g/d, Kinder ab 6 Jahre: 2- bis 3mal 0.0015 g/d. **Nebenw.:** Sedierung, Beeinflussung der Reaktionsfähigkeit. Wechselw.: Alkohol, Psychopharmaka.

**Piprozolin** INN: Ethyl3-ethyl-4-oxo-5-piperidino-2-thiazolidinylidenacetat, Probilin®; CAS-Nr.

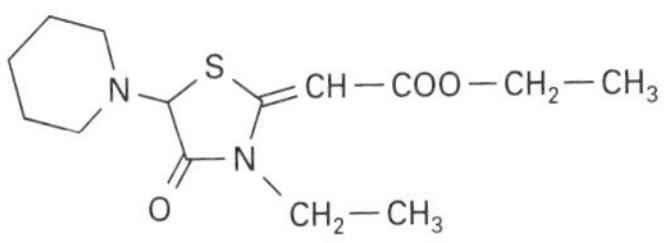
Piprozolin

17243-64-0; $C_{14}H_{22}N_2O_3S$, $M_r$ 298.40. **Anw.:** Choleretikum*, Hepatikum. **Nebenw.:** Magenunverträglichkeiten. Kontraind.: schwere Gallen- u. Lebererkrankungen. HWZ 2 h. **Übl. Dos.:** Oral: 3mal 0.1 g/d.

**Piptadenia peregrina** (L.)Benth.: (Anadenanthera peregrina) Fam. Fabaceae (Bäume in Brasilien, besonders Orinocogebiet; Trinitad) u. andere Piptadenia-Arten (Anadenanthera-Arten) (P. colubrina Benth., P. macrocarpa). Stpfl. v. **Yopo:** Cohoba(-Snuff); die pulverisierten Samen u. Blätter (von P. colubrina auch die Rinde). **Inhaltsst.:** N,N-Dimethyltryptamin (DMT), Bufotenin (**Strukturformel** s. Bufo bufo), 5-Methoxy-N-methyltryptamin u. andere Tryptamin-Verbindungen. **Wirk.** u. **Anw.:** von den Eingeborenen als halluzinogen wirkendes Schnupfpulver; peroral unwirksam.

**Piracetam** INN: 2-(2-Oxo-1-pyrrolidinyl)acetamid, Cerebrosteril®, Nootrop®, Normabrain®, Avigilen®, Cerebroforte®; CAS-Nr. 7491-74-9;

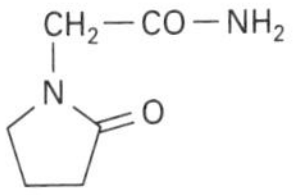
Piracetam

$C_6H_{10}N_2O_2$, $M_r$ 142.15. Schmp. 153°C (Mod.I, insges. 3 Modifikationen). Lösl. in Wasser 1:4. **Off.:** DAC86. Übl. **Anw.:** Nootropikum, Psycho- u. Neurodynamikum, bei Ethanol- u. Drogenabusus. **Dos.:** Oral: Initialdos.: bis 3mal 1.2 g/d, Erhaltungsdos.: 3mal 0.8 g/d. Parenteral: i.m. 2.0 g, i.v. 2.0 g in akuten Fällen 1mal, dann Infusion i.v. 2.0 g/4 h, Tagesdosis bis 12.0 g.

**Pirbuterol** INN: 2-(tert.Butylamino)-1-(6hydroxymethyl-5-hydroxy-2-pyridyl)-ethanol, 2-Hydroxymethyl-3-hydroxy-6-(1-hydroxy-2-tert-bu-

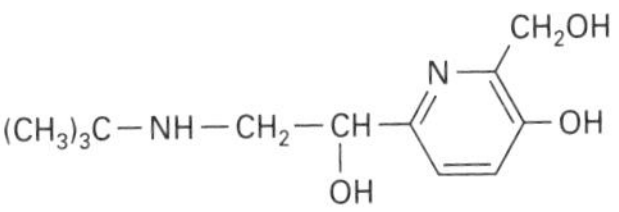
Pirbuterol

tylaminoethyl)pyridin, Zeisin®, Exirel®; CAS-Nr. 38029-10-6; $C_{12}H_{20}N_2O_3$, $M_r$ 240.3. **Wirk.** u. **Anw.:** Bronchodilator, selektives $\beta_2$-Sympathomimetikum*; gegen Asthma bronchiale, Bronchialspasmen. **Nebenw.:** Tremor, Kopfschmerzen, Nervosität. Gebräuchl. ist **Pirbuteroldihydrochlorid** (Schmp. 182°C unter Zers.) u. **Pirbuterolacetat**.

**Pirem**®: s. Carbuterol.

**Pirenoxin** INN: Catalin, Pirfenoxon, 1-Hydroxy-5-oxo-5H-pyrido[3,2-a]phenoxazin-3-carbonsäure; CAS-Nr. 1043-21-6.

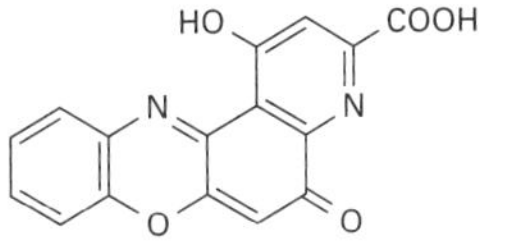
Pirenoxin

**Pirenoxin-Natrium-Monohydrat:** Clarvisor®; CAS-Nr. 51410-30-1; $C_{16}H_9N_2NaO_6$, $M_r$ 348.2. **Anw.:** bei senilem Katarakt (fortschreitende Linsentrübung); beeinflußt Kohlenhydratabbau in der Linse.

**Pirenzepin** INN: 5,11-Dihydro-11-[(4-methyl-1-piperazinyl)acetyl]-6H-pyrido[2,3-b][1,4]ben-

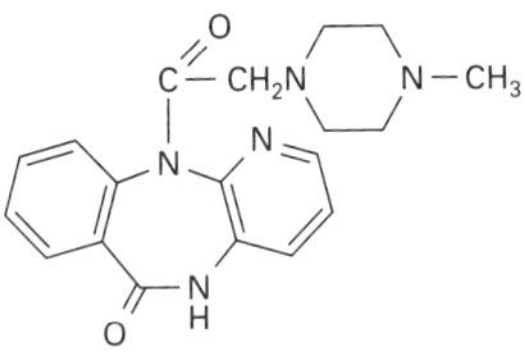
Pirenzepin

zodiazepin-6-on, Gastrozepin®, Ulcoprotect®, Gastricur®; CAS-Nr. 28797-61-7; $C_{19}H_{21}N_5O_2$. **Anw.:** Anticholinergikum zur Ulkustherapie, HWZ 10 bis 14 h. **Übl. Dos.:** Oral: Initialdos.: 1mal 0.05 g/d, Erhaltungsdos.: 2mal 0.025 g/d.

**Piretanid** INN: 4-Phenoxy-3-(1-pyrrolidinyl)-5-sulfamoylbenzoesäure, Arelix®; CAS-Nr. 55837-

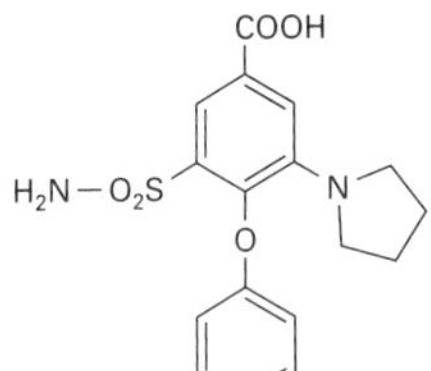
Piretanid

27-9; $C_{17}H_{18}N_2O_5S$, $M_r$ 362.40. Schmp. 233-236°C; polymorph. **Anw.:** Saluretikum (Schleifendiuretikum, s. Diuretikum), Ödeme, Hypertonie. Nebenw., Wechselw., Kontraind.: s. Etacrynsäure. Gebräuchl. ist auch Piretanid-Natrium.

**Pirfenoxon:** s. Pirenoxin.

**Piribedil** INN: Piprazidin, Piribedyl, Piperazidind, 2-[4-(1,3-Benzodioxolan-5-ylmethyl)-1-piperazinyl]pyrimidin, Trivastal®; CAS-Nr. 3605-01-4; $C_{16}H_{18}N_4O_2$, $M_r$ 298.34. Schmp. ca. 98°C;

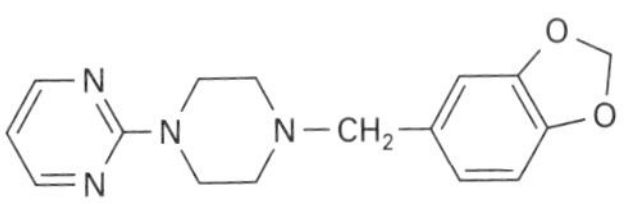
Piribedil

polymorph. Unlösl. in Wasser; lösl. in Chloroform. **Anw.:** Arteriosklerotische Durchblutungsstörungen. **Nebenw.:** Übelkeit. Kontraind.: frischer Herzinfarkt. **Übl. Dos.:** Oral: Initialdos.: 1mal 0.02 g/d, alle 3 d um 1mal 0.02 g erhöhen, bis 4mal 0.02 g/d. Gebräuchl. ist auch Piribedilmesilat.

**Piridoxilat** INN: Gem. aus je 1 Mol 2-[4,5-Bis(hydroxymethyl)-2-methyl-3-pyridyloxy]glykolsäure u. 2-[(5-Hydroxy-4-hydroxymethyl-6-me-

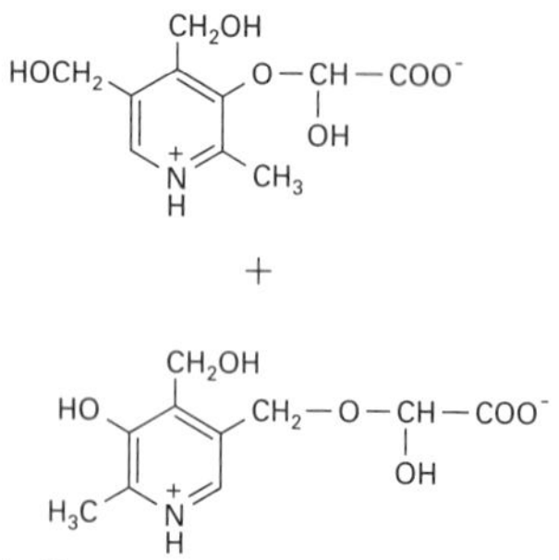


Piridoxilat

thyl-3-pyridyl)methoxy]glykolsäure; CAS-Nr. 24340-35-0; $C_{10}H_{13}NO_6$ · C10-H13-N-O6, $C_{20}H_{26}N_2O_{12}$, $M_r$ 486.4. Schmp. ca. 166°C. Lösl. in Wasser; prakt. unlösl. in Ethanol, Chloroform, Ether. **Anw.:** Koronartherapeutikum. Wechselw.: L-Dopa (Wirk. wird abgeschwächt). **Übl. Dos.:** Oral: Initialdos.: 3mal 0.2 g/d; Erhaltungsdos.: 3mal 0.1 g/d.

**Pirimethamin:** s. Pyrimethamin.

**Pirimiphos-methyl:** *O*-(2-Diethylamino-6-methylpyrimidin-4-yl)-*O,O*-dimethylthiophosphat; CAS-Nr. 29232-93-7; $C_{11}H_{20}N_3O_3PS$, $M_r$ 305.3. **Anw.** techn.: Insektizid, Akarizid; s. Schädlingsbekämpfungsmittel (Tab.).

**Piritramid** INN: 1'-(3-Cyan-3,3-diphenylpropyl)-1,4'-bipiperidin-4'-carboxamid, Dipidolor®;

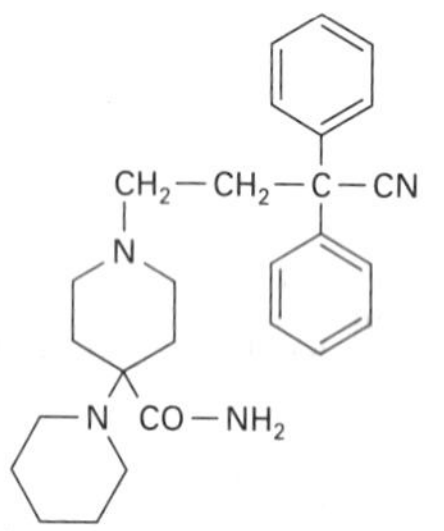


Piritramid

CAS-Nr. 302-41-0; $C_{27}H_{34}N_4O$, $M_r$ 430.57. Schmp. 149-150°C aus Aceton. **Anw.:** Starkes Analgetikum. **Übl. Dos.:** i.m. 0.015 g. Erzeugt Abhängigkeit des Morphintyps. Gebräuchl. ist auch Piritramid bis(R,R)-hydrogentartrat, Piritramid-(R,R)-hydrogentartrat.

**Pirola:** s. Pyrola.

**Piromidsäure** INN: Acidum piromidicum INN, 8-Ethyl-5,8-dihydro-5-oxo-2-(1-pyrrolidinyl)pyri-

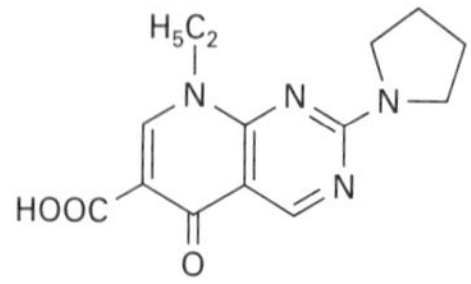


Piromidsäure

do[2,3-d]pyrimidin-6-carbonsäure; CAS-Nr. 19562-30-2; $C_{14}H_{16}N_4O_3$, $M_r$ 288.31. Schmp. 314-316°C aus Ethanol-Chloroform. Prakt. unlösl. in Wasser u. Ethanol; schwer lösl. in Chloroform; lösl. in Natriumhydroxid-Lösungen. **Anw.:** Chemotherapeutikum der Nalidixinsäure-Gruppe. *Nicht mehr im Handel.*

**Pirouette:** s. Mühlen.

**Piroxicam** INN: Piroxicamum Ph.Eur.3, 4-Hydroxy-2-methyl-N-2-pyridyl-2H-1,2-benzothiazixin-3-carboxamid-1,1-dioxid, Felden®; CAS-Nr.

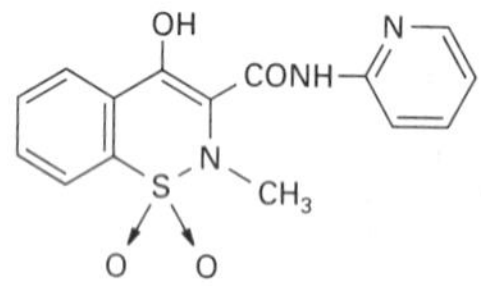


Piroxicam

36322-90-4; $C_{15}H_{13}N_3O_4S$, $M_r$ 331.3. Schmp. 195-199°C; polymorph. Weißes, krist. Pulver. Prakt. unlösl. in Wasser, lösl. in Dichlormethan, wenig lösl. in Ethanol. **Anw.:** Antiphlogistikum, Antirheumatikum, Urikosurikum. **Übl. Dos.:** 10 bis 30 mg/d, beim akuten Gichtanfall 40 mg/d über 5 bis 7 d.

**Pirprofen** INN: 3-Chlor-4-(2,5-dihydro-1H-pyrrol-1-yl)-α-methylphenylessigsäure, Rengasil®;

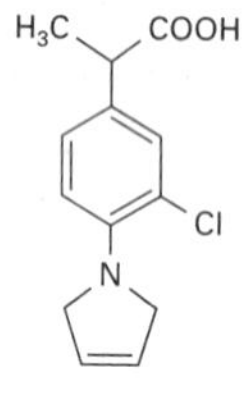


Pirprofen

CAS-Nr. 31793-07-4; $C_{13}H_{14}ClNO_2$, $M_r$ 251.7. Schmp. 98-100°C. **Anw.:** Antiphlogistikum, Antirheumatikum. Kontraind.: Schwangerschaft, Stillzeit, Leberfunktionsstörungen, Magen-Darm-Ulzera u.a. HWZ ca. 6 h.

**Pirus:** *bot.* Gattg. Birne; jetzt Pyrus.

**Pirus malus:** Malus domestica*.

**Pisatin:** s. Phytoalexine.

**Piscidia piscipula** (L.) Sarg.: (P. erythrina (Leofl.) L., Erythrina piscipula L.) Fam. Fabaceae (Leguminosae) (Westindische Inseln, Florida, Mexiko). Stpfl. v. **Cortex Piscidiae radicis:** Cortex Piscidiae erythrinae, Piszidiawurzelrinde, Piscidiarinde od. Fischrinde. **Inhaltsst.:** Isoflavone (Rotenon*, Jamaicin, Ichthynon, Piscerythrin,

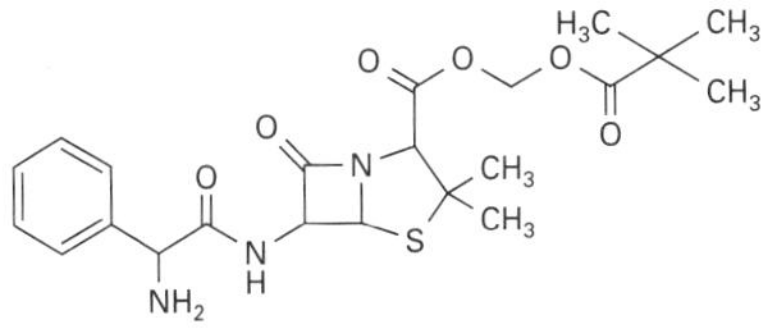


Pivampicillin

Muneton), Piscidin (Saponin?), Piscidinsäure (p-Hydroxybenzylweinsäure), Gerbstoff. **Anw.:** als Sedativum u. Hypnotikum, bes. bei Asthma, Keuchhusten; Fischgift bei den Eingeborenen.

**HOM:** *Piscidia erythrina:* frische, vor d. Erscheinen d. Blätter gesammelte Wurzelrinde.

**Pistacia lentiscus** L.: Fam. Anacardiaceae, Mastixpistazie, Mastixstrauch. Ein kleiner immergrüner Baum auf einigen Inseln im Mittelmeer u. an den südlichen Küsten des Mittelmeeres, bis Marokko u. auf den Kanarischen Inseln (var. lentiscus); ferner kult. im südl. u. südwestl. Teil der Insel Chios (var. chia Desf.). Stpfl. v. **Mastix:** Mastiche, Resina Mastix, Gummi Mastix, das durch Einschnitte aus den Stämmen ausgeflossene u. erhärtete Harz. **Off.:** ÖAB90, Ph.Helv.7, DAB6. (Nach ÖAB90 nur das Harz von **Pistacia lentiscus var. chia** Desf.). Rundliche od. birnenförmige, etwa erbsengroße, blaßzitronengelbe Körner, meist bestäubt, v. glasartigem Bruch. Die Körner sind leicht zerbrechlich u. erweichen beim Kauen; sie riechen u. schmecken würzig; lösl. in Ether, Essigsäureethylester, Benzol, Xylol, Amylalkohol, teilweise lösl. in Ethanol, Methylalkohol, Aceton, Chloroform, Terpentinöl. D. 1.07 bis 1.074; Schmelzbereich 105 bis 120°C; SZ 50 bis 70. Ein Terpenharz bzw. Hartbalsam (s. Harze.). **Best.:** Triterpensäuren, z.B. Masticadienonsäure; äther. Öl mit Monoterpenen (z.B. α-Pinen); Bitterstoffe. **Anw.:** zur Herst. v. Pflastern, zur Fixierung v. Verbänden; als Stomachikum; als Kaumittel, zu Mundwässern, Zahntinkturen, Zahnkitten; zu Räucherungen, zum Harzen von Wein (Griechenland); zu Lakken, Firnissen u. Porzellankitten. **Zuber.:** Sol. Masticis composita (Mastixlösung).

**Pistacia vera** L.: Fam. Anacardiaceae (kult. im Mittelmeergebiet). Stpfl. v. **Semen Pistaciae:** (Amygdalae virides) Pistazien, die bereits ergrünten Speicherkotyledonen. **Inhaltsst.:** ca. 50% Fett, 22% Eiweiß, Stärke. **Anw.:** wie Mandeln; d. fette Öl wird als Speiseöl verwendet.

**Pistazien:** Semen Pistaciae, s. Pistacia vera.

**Pistaziengewächse:** s. Anacardiaceae.

**Pistill:** Keule (Reiber, Stößel, Stampfer) des Mörsers*.

**Pistillum:** *bot.* Blütenstempel, s. Blüte.

**Pisum sativum** L.: Fam. Fabaceae (Leguminosae), Erbse, Stpfl. v. Amylum Pisi*.

**Piszidiawurzelrinde:** s. Piscidia piscipula.

**Pitahanf:** s. Agava americana.

**Pitocin:** Oxytozin, Hormon des Hypophysenhinterlappens, s. Hormone.

**Pitofenon** INN: Methyl 2-[4-(2-piperidinoethoxy)benzoyl]benzoat; 4'-(β-Piperidino-ethoxy)-benzophenon-2-carbonsäuremethylester; CAS-Nr. 54063-52-4; $C_{22}H_{25}NO_4$, $M_r$ 367.43. **Anw.:** Spasmolytikum. Gebräuchl. ist auch Pitofenonhydrochlorid.

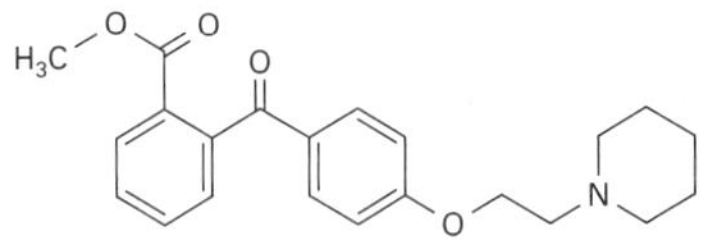


Pitofenon

**Pitressin®:** s. Vasopressin (Hormon des Hypophysenhinterlappens, s. Hormone).

**Pituitaria, Glandula:** Hypophyse, s. Hormone, Organtherapeutika.

**Pituitarium posterius:** s. Hypophysis cerebri pars posterior.

**Pityriasis:** Hautkrankheit mit kleienförmiger Schuppung; P. vulgaris: Seborrhö*.

**Pitzer-Spannung:** *chem.* kann als Differenz der Rotationsenergien einer Molekül-Konformation u. der energieärmsten der möglichen gestaffelten Konformationen aufgefaßt werden; vgl. Konformation.

**Pivalas, Pivalat:** chem. Kurzbez. f. Trimethylacetat.

**Pivampicillin** INN: Pivampicillinum Ph.Eur.3, Pivaloyloxymethyl(2R,5R,6R)-6-[(2R)-2-amino-2-phenylacetamido]-3,3-dimethyl-7-oxo-4- thia-1-azabicyclo[3.2.0]heptan-2-carboxylat; Pivaloyloxymethylester von Ampicillin, der in der Darmwand vollständig in Pivalinsäure u. Ampicillin gespalten wird; CAS-Nr. 33817-20-8; $C_{22}H_{29}N_3O_6S$, $M_r$ 463.55. Weißes, krist. Pulver. Prakt. unlösl. in Wasser, leicht lösl. in Methanol. **Wirk. u. Anw.:** Antibiotikum; halbsynthetisches Penicillinderivat mit erweitertem Wirkungsspektrum; hemmt neben den benzylpenicillinempfindlichen Keimen auch Enterokokken, Listerien u. Haemophilus influenzae; Ind.: Haemophilus-Infektionen, schwere Enterokokkeninfekte. Im Handel nur in Kombinationspräparaten. **Übl. Dos.:** Oral: Infektion der Harnwege: 4mal 0.35 g/6 h; Infektion der Atem- u. Gallenwege: 4mal 0.7 g/6 h, Kinder: 0.1 g/kg KG/d; s.a. Antibiotika (Tab.). Gebräuchl. sind auch Pivampicillinhydrochlorid, Pivampicillinembonat. Hingewiesen sei auch auf Pivampicillinprobenat.

**Pivmecillinam** INN: Pivaloyloxymethyl-(2S, 5R,6R)-perhydroazepin-1-ylethylenamino)-penicillanat; CAS-Nr. 32887-03-09; $C_{21}H_{33}N_3O_5S \cdot HCl$, $M_r$ 476. Leicht lösl. in Wasser; wird in vivo zu Mecillinam hydrolysiert. **Anw.:** Antibiotikum, v.a. gegen gramneg. Erreger; s.a. Antibiotika (Penicillinantibiotika).

**Pivoxil:** chem. Kurzbez. f. (Pivaloyloxy)-methyl; (2,2-Dimethyl-1-oxopropoxy)-methyl.

**Pix:** (Plur. pices) Pech, Teer(stück).

**Pix Abietinarum:** Nadelholzteer, s. Pix Pinaceae.

**Pix alba:** (Pix burgundica) Resina Pini, gereinigt, s. Terebinthina.

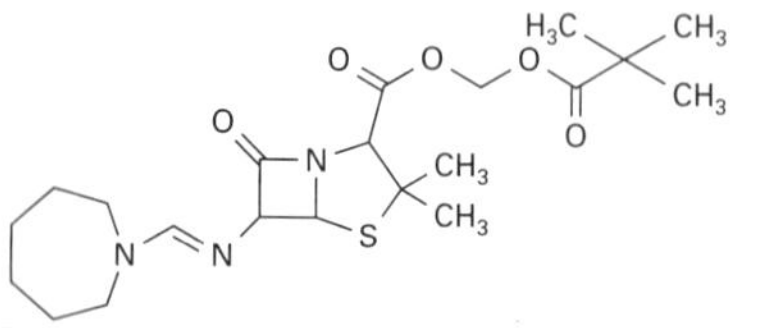

Pivmecillinam

**Pix betulina:** Pix Betulae, Birkenteer; s. Betula pendula, s.a. Pix Fagi.

**Pix burgundica:** Pix alba, s. Terebinthina.

**Pix Fagi:** Ol. Fagi empyreumaticum, Buchenteer; der durch trockene Dest. v. Buchenholz (s. Fagus sylvatica) gew. Teer. **Off.:** ÖAB90. Dicke, schwarzbraune, nach Kreosot riechende Flüss. D. ca. 1.10 bis 1.22. lösl. in Anilin, fast unlösl. in Chloroform u. Ether, etwas lösl. in Terpentinöl. Mit Vaselin, Fetten, Rizinusöl mischbar. **Best.:** Phenole, Cresole, Kreosot, Guajakol, Paraffine, Fettsäure u. Fettsäureester usw. Durch Ausschütteln mit Natronlauge u. anschließende Dest. erhält man das Kreosot. **Anw.:** früher inn. bei Lungentuberkulose; äuß.: bei Ekzemen, Klauenseuche usw., wie Pix liquida; ferner zum sog. Schnellräuchern (s. Konservieren). Wenn Pix Betulae od. Oleum Rusci verordnet ist, kann auch Pix Fagi abgegeben werden (ÖAB90). **Zuber.:** Ungt. sulfuratum compositum.

**Pix Juniperi:** Wacholderteer, Pix oxycedri, s.a. Juniperus oxycedrus. Ph.Helv.6: Gew. durch trockene Destillation aus dem Holz u. den Zweigen. Sirupartige, rote bis schwarzbraune Flüss. mit durchdringendem Geruch. Bestandteile sind Guajakol, Cresol, Phenole, Harze. **Anw.:** entzündungshemmende u. juckreizstillende Wirk., früher bei Rheuma, Ekzemen, häufig als Zusatz.

**Pix liquida:** Nadelholzteer, s. Pix Pinaceae.

**Pix Lithanthracis:** Steinkohlenteer; der durch trockene Dest. (bei ca. 1000°C) der Steinkohlen b. d. Leuchtgasfabrikation gew. Teer. **Off.:** ÖAB90, DAC86. Dickliche, braunschwarze, an der Luft sich allmählich härtende Masse. D. 1.15 bis 1.20. Lösl. in Chloroform, Benzol, Nitrobenzol u. Toluol, teilweise lösl. in absol. Ethanol, Ether u. Petrolether. Mischbar mit Vaselin, Fetten, Rizinusöl. **Best.:** zahlreiche Verbindungen der Benzolreihe, Anilin-, Chinolin-, Pyridinbasen. **Anw. med.:** äuß. bei Hautleiden (als Steinkohlenteerlösung, s. Liquor Carbonis detergens), desinfizierend u. juckreizstillend; in Lösungen, Schüttelmixturen u. Salben (s. Steinkohlenteersalbe).

**Pix navalis:** P. solida, P. nigra, Schiffspech, Schwarzpech; Rückstand b. der Dest. des Holzteers. **Off.:** EB6. Harzartige, schwarze, leicht zerbrechliche Masse, erwärmt weich, klebend u. zähe werdend, in Ethanol u. Ether klar löslich. **Best.:** Phenole, Carbonsäuren usw. **Anw.** techn.: zu Klebemitteln, Schusterpech usw.

**Pix nigra:** s. Pix navalis.

**Pix oxycedri:** Wacholderteer, s. Pix Juniperi.

**Pix Pinaceae:** Nadelholzteer, Holzteer, Pix abietinarum, Pix liquida; der durch trockene Destillation der Stämme, Zweige u. Wurzeln verschiedener Pinus-, Picea- u. Larix-Arten (Pinaceae) gewonnene Teer. **Off.:** ÖAB90, DAB6. Dickflüssige, schwarzbraune, etwas körnige Masse, die in Wasser untersinkt. Lösl. in Ethanol, Chloroform, Aceton, konz. Essigsäure; mit Vaselin, Fetten, Rizinusöl mischbar. **Best.:** Kohlenwasserstoffe (Benzol, Xylol etc.), Essigsäure u. andere organische Säuren, aliphatische Alkohole (Methanol), Aldehyde u. Ketone, Phenole, Terpene, Harze. Saure Bestandteile überwiegen im Gegensatz zum Steinkohlenteer. **Anw.:** heute nur noch selten bei Ekzemen, Scabies, Psoriasis, als Zusatz; inn. sekretionsbeschränkend.

**Pix solida:** s. Pix navalis.

**Pizotifen** INN: 9,10-Dihydro-4-(1-methyl-4-piperidyliden)-4H-benzo[4,5]cyclohepta-[1,2-b]thiophen, Mosegor®, Sandomigran®; CAS-Nr. 15574-

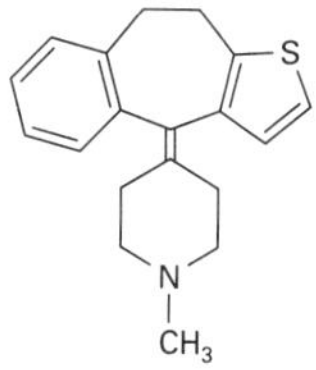

Pizotifen

96-6; $C_{19}H_{21}NS$, $M_r$ 295.45. **Anw.:** Serotoninantagonist*; als Migräne-Therapeutikum, Appetitstimulans. HWZ 22 h. **Übl. Dos.:** Oral: Initialdos.: 1mal 0.0005 g/d abends am 1. u. 2. Tag, Erhaltungsdos.: 2mal 0.0005 g/d mittags u. abends, ab 5. Tag 3mal 0.0005 g/d (2-3 Monate lang). Gebräuchl. ist auch Pizotifenhydrogenmalat.

**pK:** pK-Wert; der negative dekadische Logarithmus der Gleichgewichtskonstante K* im Massenwirkungsgesetz*. Die Art der Gleichgewichtsreaktion wird durch Indizes angegeben ($pK_s$, $pK_b$, $pK_w$, $pk_L$ etc.).

**PKA:** **1.** s. Pharmazeutisch-kaufmännischer Angestellter; **2.** s. Pharmazeutisch-kaufmännischer Assistent.

**Pk-Merz®:** s. Amantadin.

**Placebo:** (*lat.* ich werde gefallen) Scheinarznei; Arzneizubereitung ohne pharmakolog. Wirkstoff (Leer-Tablette od. -injektion usw.); dient einesteils zur objektiven Prüfung eines Arzneimittels (Blindstudie), um suggestive Wirk. auszuschalten, anderenteils aber auch zu (suggestiver) Therapie. Auch Placebos können Nebenw. verursachen. Ein **Pseudoplacebo** ist eine Arzneizubereitung mit Wirkstoff, aber in unzureichender Dosierung.

**Placenta:** (*lat.* placenta Kuchen) Plazenta. **1.** *med.* Frucht- od. Mutterkuchen, Nachgeburt; s. Placentaextrakt; **2.** *bot.* Wucherung der Fruchtblätter, an denen die Samenanlagen sitzen; **3.** als *Droge* Preßrückstände von Ölsaat, z.B. Placenta Seminis Lini (s. Linum usitatissimum).

**Placentaextrakt:** tierischer u. menschlicher Placentaextrakt enthält u.a. östrogene u. androgene Hormone, Corticosteroide u. wahrscheinlich auch thyreotrope Substanzen, ferner Vitamine (B-Gruppe, A, C, E, Folsäure), Aminosäuren, Albumine, Enzyme, Mucopolysaccharide u. Spurenelemente. **Wirk.** u. **Anw.:** in der Kosmetik (Kuh- od. Schweineplacenta); P. soll (infolge der zweifellos bewirkten erhöhten Durchblutung) Hautstraffung u. „Zellerneuerung" herbeiführen.

**Placentaschranke:** biologische Barriere f. korpuskuläre u. großmolekulare Teilchen zwischen mütterlichem u. fetalem Blut; hängt ab von der Molekülgröße der Teilchen, ihrer elektrischen Ladung u. der Ladung der Chorionepithelien.

**Placenta Seminis Lini:** Leinkuchen, s. Linum usitatissimum.

**Plättchenaktivierender Faktor:** s. PAF.

**Plättchenfaktoren:** *syn.* Thrombozytenfaktoren; wichtige gerinnungsaktive Substanzen in den Thrombozyten; $P_1$ verhält sich ähnl. wie der Blutgerinnungsfaktor V; $P_2$ fördert die Umwandlung von Fibrinogen zu Fibrin (Thrombinakzelerator), während $P_4$ die gleiche Wirk. durch Hemmung von Heparin hat. Wichtigster Plättchenfaktor ist der *Faktor 3,* ein Phospholipid. Mit seiner Freisetzung kommt es zur Bildung der Blutthrombokinase im endogenen System der Blutgerinnung*.

**Planck-Wirkungsquantum:** *syn.* Planck-Konstante; Symbol *h*; grundlegende Naturkostante mit der Dimension einer Wirkung (Energie · Zeit). $h = 6.626176 \cdot 10^{-34}$ Js (Joulesekunden). Das P.W. ist die Grundlage f. die Quantelung vieler physikalischer Größen, z.B. der elektromagnetischen Strahlung*; s. Quantentheorie, s.a. Spektroskopie.

**Plankton:** mikroskopisch kleine Schwebeorganismen im Wasser.

**Planta:** **1.** Pflanze; **2.** *med.* Fußsohle; **plantaris:** zur Fußsohle gehörend.

**Plantago afra** L.: (Plantago psyllium L. 1762, non 1753 nec 1759) Fam. Plantaginaceae, Flohkraut, Flohwegerich, Strauchwegerich (Mittelmeergebiet), u. **Plantago arenaria** Waldst. et Kit. (Plantago indica L., P. psyllium 1753, non 1759 nec 1762), Indischer Wegerich, Sandwegerich (Europa, Vorderasien) sind Stpfln. v. **Psyllii semen** Ph.Eur.3: Semen Psyllii, **Flohsame**, Heusame. **Inhaltsst.:** 10 bis 12% Schleim (in Epidermis der Samenschale, in kaltem Wasser lösl.), bestehend aus D-Xylose (hauptsächl.), D-Galacturonsäure, L-Arabinose, L-Rhamnose; ferner Aucubin, Proteine etc.; im Keimling u. Endosperm (Samenkern) Eiweiß, fettes Öl u. Zucker (Planteose*). QZ mind. 10. **Wirk.** u. **Anw.:** Abführmittel, auch während der Schwangerschaft anwendbar. Die Samen können in Gegenwart von Wasser auf das Mehrfache ihres Volumens aufquellen u. so infolge des Dehnungsreizes im Darmtrakt laxierend wirken. **Übl. Dos.:** Mildes Laxans. 5-15 g in Wasser gequollene Samen morgens u. abends. In Arzneispezialitäten, vielfach auch kombiniert mit anderen Wirkstoffen. Expektorans; äuß. zu Umschlägen bei rheumatischen Erkrankungen u. Entzündungen. Techn.: als Appreturmittel.

**Plantago indica:** s. Plantago afra.

**Plantago ispaghula:** s. Plantago ovata.

**Plantago lanceolata** L. *sensu latiore*: Fam. Plantaginaceae, Spitzwegerich (ganz Europa, Mittelmeergebiet, westl. Asien, Nordamerika). Stpfl. v. **Plantaginis lanceolatae herba**, Spitzwegerichkraut (DAB10) u. **Folia Plantaginis:** Plantaginis folium, Spitzwegerichblätter (ÖAB90, Ph.Helv.7). **Inhaltsst.:** Schleimstoffe (auch im Samen); bis 2.5% Aucubin u. andere Iridoidglykoside (z.B. Catalpol); Flavonoide; ca. 1% Kieselsäure, ca. 7% Gerbstoffe; Phenolcarbonsäuren* u. deren Glykoside wie Verbascosid; Mineralstoffe, mit hohem Gehalt an Kalium u. Zink, etc. Nach Hydrolyse von Aucubin* (der Zuckeranteil ist β-D-Glucose) entstehen schwarze Polymerisationsprodukte. QZ mind. 6 (DAB10). **Anw.:** Mucilaginosum u. Expektorans, bei Katarrhen der oberen Luftwege, als Sirup (besonders bei Kindern); frische Auszüge od. der Preßsaft haben wundheilende, blutstillende u. antibakterielle Eigenschaften; bei Entzündungen der Schleimhäute, bei Furunkeln etc; auch in Form von Salben; volkst.: bei Blasenentzündung u. Blasenschwäche (Bettnässen), Diarrhöen u. Leberleiden. **Zuber.:** Sir. Plantaginis.

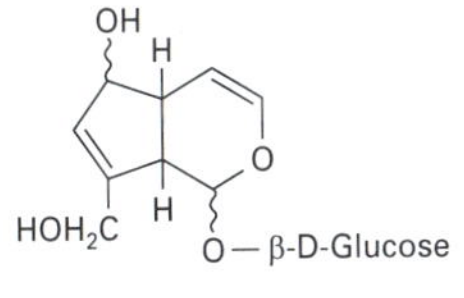

Plantago lanceolata:
Aucubin als Inhaltsstoff von Herba Plantaginis lanceolatae

**Plantago major** L.: Fam. Plantaginaceae, Breitwegerich (Europa, in Nordamerika eingeschleppt). Stpfl. v. **Herba Plantaginis majoris:** Breitwegerichkraut. Inhaltsst. u. **Anw.:** wie Plantago lanceolata*; bevorzugt angewendet werden die Frischpflanze bzw. Zuber. daraus. **Cave:** Verwechslung mit Blättern von Digitalis lanata.

**HOM:** *Plantago major:* frisches Kraut; verord. z.B. b. Enuresis nocturna (nächtliches Bettnässen), Gesichtsneuralgie, Zahnschmerzen.

**Plantago media** L.: Fam. Plantaginaceae, Mittlerer Wegerich (Europa, Asien). Inhaltsst. u. **Anw.:** wie Plantago lanceolata* (nur ca. 0.6% Aucubin).

**Plantago ovata** Forssk.: (Plantago ispaghula Roxb.) Fam. Plantaginaceae (Indien, Westasien). Stpfl. v. **Plantaginis ovatae semen: Indische Flohsamen**, Semen Plantaginis ovatae, Blonde (Indische) Semen Psyllii, Blondes Psyllium, Ispaghula-Samen. **Off.:** DAB10. **Inhaltsst.:** ähnl. wie Semen Psyllii (s. Plantago afra), aber etwas weniger Schleim. QZ mind. 9. **Wirk.** u. **Anw.:** wie Semen Psyllii; in Form des Decoctum Ispaghulae als Laxans. **Testa Plantaginis ovatae:** Indische Flohsamenschalen, Ispaghula-Samenschalen; sind die Samen ohne Kern. **Off.:** DAC86. QZ mind. 40.

**Plantago psyllium:** s. Plantago afra.

**Planteose:** ein Trisaccharid aus Glucose, Fructose u. Galactose; charakterist. f. Samen von Plantaginaceae.

**Plaque:** s. Zahnplaque.

**Plaquehemmer:** s. Antiplaquemittel.

**Plaque-indikator:** s. Zahnplaque-indikatoren.

**Plasdone®:** Handelsbezeichnung f. Polyvidon* (PVP). P. XL ist Polyvinylpolypyrrolidon (PVPP), ein quervernetztes (unlösliches) PVP, u. wird u.a. als Tablettenspreng- u. Trockenbindemittel eingesetzt.

**Plasma:** **1.** Protoplasma*; **2.** Blutplasma (Plasma sanguinis), s. Blut, Plasmaproteine etc.; **3.** sog. 4. Aggregatszustand; als P. werden Gase, Flüssigkeiten od. auch Festkörper bezeichnet, in denen freie Ladungsträger (Ionen, ungebundene Elektronen) in solcher Anzahl vorhanden sind, daß die physikalischen Eigenschaften des Mediums wesentlich verändert sind.

**Plasmaexpander:** s. Blutersatz.

**Plasmafraktionierung:** Cohn-Verfahren; nach dem amerikanischen Eiweißchemiker E.J. Cohn (1940) kann Blutplasma (z.B. gew. durch Plasmapherese*) in einzelne Fraktionen (Cohn-Fraktionen I bis V) durch Fällungsreaktionen aufgetrennt werden: variiert wird Ethanol-Gehalt (als Fällungsmittel), pH-Wert (in der Nähe der iso-

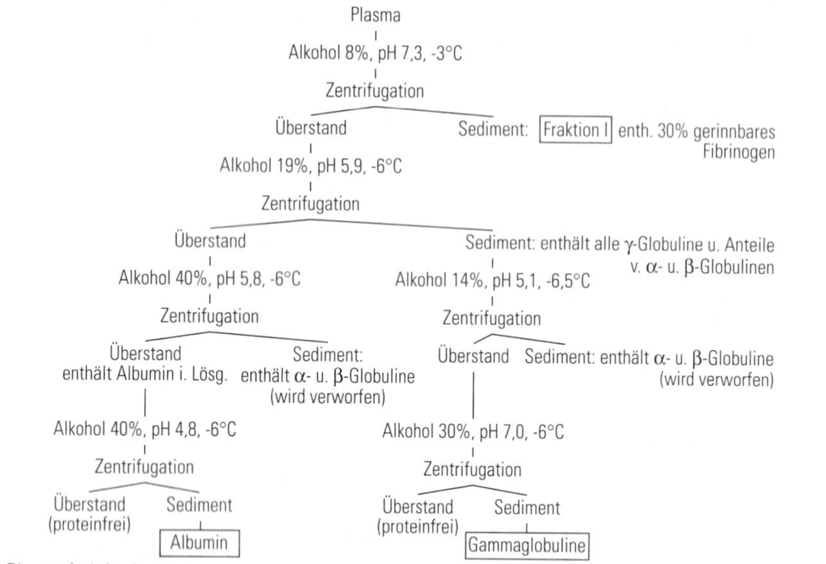

Plasmafraktionierung: Schematische Darstellung [116]

elektrischen Punkte), Ionenkonzentration (bei tiefen Temperaturen); s. Abb.

**Plasma humanum ad seperationem:** s. Plasma vom Menschen (Humanplasma) zur Fraktionierung.

**Plasmakinine:** Gewebshormone; s. Hormone.

**Plasmakonserve:** z.B. Plasma humanum cryodesiccatum*, vgl. Plasmaproteinlösung vom Menschen; s.a. Blutersatz.

**Plasmalemma:** Plasmamembran; äußere Begrenzung des Protoplasten, der Zellwand benachbart; besteht aus einer einfachen, dreischichtigen Membran (Biomembran*).

**Plasmalipidproteine:** s. Lipoproteine.

**Plasmalogene:** Acetalphosphatide; sind aus Muskeln, Gehirn u. Mammagewebe isoliert worden; s.a. Phosphatide.

**Plasmapherese:** Verfahren, das dazu dient, einen Teil der Blutbestandteile zu therapeutischen Zwecken od. zur Gew. von Blutplasma u. den darin enthaltenen Stoffen auszutauschen. Nach der Blutentnahme werden durch Zentrifugieren des Blutes die korpuskulären Elemente vom Plasma abgetrennt u. diese wieder dem Spender mit Hilfe geeigneter Flüssigkeiten reinfundiert. Das Plasma kann dann weiter zur Bereitstellung von Plasmakonserven od. der Gew. der einzelnen Plasmafraktionen (Plasmaproteine*) dienen; s. Plasmafraktionierung. Der Vorteil dieses Verfahrens besteht darin, daß die Regeneration der flüssigen Bestandteile im Blut des Spenders schneller erfolgt als die der zellulären Elemente. Plasmapherese ist somit öfter möglich als Blutspenden.

**Plasmaproteinbindung:** Eiweißbindung; Bindung von (bevorzugt lipophilen) Arzneistoffen an Plasmaproteine* (haupsächlich Albumine), was zu Wirkungsabfall od. Retardierung führt (s.a. Plasmaproteinbindung). In der Folge werden solche Arzneistoffe langsam(er) eliminiert (geringere glomuläre Filtration), sie weisen ein großes (scheinbares) Verteilungsvolumen* auf. Bei Konkurrenz mehrerer Arzneistoffe um dieselben Bindungsstellen an den Eiweißmoleklen kann es zu Verdrängungsreaktionen u. entsprechenden pharmakokinetischen Folgeerscheinungen kommen. Beispiele f. starke P. sind Phenylbutazon, Langzeitsulfonamide, Cumarinderivate, Digoxin u. Digitoxin, Diazepam.

**Plasmaproteine:** komplexes Gem. vorwiegend zusammengesetzter Proteine des Blutplasmas der Wirbeltiere. Die Anzahl der P. wird auf über 100 geschätzt. Die Konzentration der P. im Plasma der Säugetiere liegt bei 6 bis 8%. Die *Serumproteine* unterscheiden sich von den P. hauptsächl. durch das Fehlen des Fibrinogens u. Prothrombins. Die meisten P. sind Glykoproteine* (außer Albumin*, Präalbumin, retinolbindendes Protein u. einigen Spurenproteinen). Zur präparativen Isolierung der P. dienen Präzipitationsverfahren; s. Plasmafraktionierung. Die 5 Hauptgruppen der P., Albumin, $\alpha_1$-, $\alpha_2$-, β- u. γ-Globulin, können elektrophoretisch getrennt werden; s. Elektrophorese. Die P. dienen zur Regulation des pH-Wertes u. des osmotischen Druckes des Blutes, zum Transport von Ionen, Hormonen, Lipoiden, Vitaminen, Stoffwechselprodukten u.a. P. sind auch verantwortlich f. die Blutgerinnung, f. die Abwehr eingedrungener Fremdproteine od. Mikroorganismen (s. Antikörper) sowie f. einige Enzymreaktionen. Mit Ausnahme der γ-Globuline (s. Immunglobuline) werden die P. in der Leber gebildet.

**Plasma vom Menschen (Humanplasma) zur Fraktionierung:** Plasma humanum ad seperationem Ph.Eur.3; der flüssige Teil des menschlichen Blutes, nach Abtrennung des zellulären Teils verbleibend. Verw.: zur Herstellung von Zubereitungen aus Blutprodukten. Sehr detaillierte Vorschriften, die die Sicherheit des Produktes gewährleisten sollen, insbes. wird auf Infektionserreger, v.a. Hepatitis-B-Oberflächenantigen u. HIV-Antikörper, geprüft.

**Plasmaspiegel:** s. Blutspiegel.

**Plasma-Thrombin-Gerinnungszeit:** *syn.* Thrombinzeit (TZ), Plasmathrombinzeit; Phasentest f. die 2. Phase der Blutgerinnung*. **Prinzip:** Citratplasma wird mit Thrombin*-Lösung bekannter Aktivität zur Gerinnung gebracht. Die Zeit von der Zugabe des Thrombins bis zur Bildung des Gerinnsels wird gestoppt u. als Thrombinzeit bezeichnet. Normalwert abhängig von der im Test verwendeten Thrombinkonzentration. Die TZ hängt ab von der Konzentration des Fibrinogens im untersuchten Plasma, ferner von der Konzentration des Antithrombins III* u. des endogenen bzw. des aus therapeutischen Gründen zugeführten Heparins*.

**Plasmazellen:** s. Leukozyten.

**Plasmid:** ziemlich kleines extrachromosomales DNS-Fragment im Zytoplasma von Bakterienzellen; zusätzlicher DNS-Erbträger, der sich unabhängig vom Bakterienchromosom redupliziert. Plasmide sind ringförmig u. können zeitweise in die DNS des Wirts integriert sein; sie werden dann als *Episome* bezeichnet. Die Übertragung erfolgt häufig durch Konjugation*. Plasmid-DNS unterscheidet sich phys. u. chem. von der DNS des Bakterienchromosoms. Die Plasmidgene determinieren verschiedene, nicht essentielle Eigenschaften der Bakterienzelle, z.B. Resistenz gegen bestimmte Antibiotika. Plasmide können auch aus Bakterien isoliert werden u. dienen in der Gentechnologie* als Trägermoleküle zur Einschleusung von Fremd-Genen in Zellen.

**Plasmin:** Fibrinolysin; CAS-Nr. 9001-90-5, $M_r$ ca. 75000. Ein proteolytisches Enzym mit breitem Wirkungsspektrum; die Konz. im Blut beträgt 50 bis 100 mg/100 mL Serum. P. ist eine Endopeptidase, die durch Einw. von Aktivatoren (s. Plasminogen-Aktivator) aus der inaktiven Vorstufe Plasminogen* entsteht u. mit besonderer Aktivität Fibrin*, jedoch auch andere biol. wirksame Proteine u. Peptide spaltet; z.B. werden auch Fibrinogen* u. die Blutgerinnungsfaktoren V u. VIII durch P. inaktiviert; ferner bewirkt P. eine Freisetzung von Bradykinin* u. spielt somit eine wichtige Rolle in der vasomotorischen Kontrolle; vgl. Fibrinolyse.

**Plasminogen:** Profibrinolysin; inaktive Vorstufe des Plasmins*, die durch Plasminogen-Aktivator zu Plasmin aktiviert wird; $M_r$ 81000; vgl. Fibrinolyse.

**Plasminogen-Aktivatoren:** PA; Enzyme, die aus Plasminogen Plasmin abspalten, welches fibrinolytisch wirkt. Man kennt z.B.: APSAC*, Gewebsplasminogen-Aktivator* (tPA), Streptokinase*, Urokinase*.

**Plasmochin®:** s. Pamaquin.

**Plasmodesmen:** aus Zellplasma bestehende, durch die Zelltüpfel gehende Verbindungen zwischen Zellen; manchmal schon lichtmikroskopisch sichtbar.

**Plasmodien:** **1.** Protoplasmakörper der Schleimpilze (Myxomycetes); **2.** vielkernige Plasmamassen, die entstehen, wenn sich zwar die Zellkerne, aber nicht die Zellen teilen; **3.** s. Plasmodium.

**Plasmodium:** (*gr.* πλασμόδιον kleines Gebilde) Gattung der Sporozoa, s. Protozoen; Parasiten bei Menschen u. Wirbeltieren; v.a. Erreger der Malaria*; Generationswechsel verbunden mit Wirtswechsel; Überträger: Anopheles*-Mücke. **1. Plasmodium vivax:** Erreger der Malaria tertiana; **2. Plasmodium malariae:** Erreger der Malaria quartana; **3. Plasmodium falciparum:** (Plasmodium immaculatum) Erreger der Malaria tropica; **4. Plasmodium ovale:** ähnl. Plasmodium vivax.

**Plasmogamie:** Protoplastenverschmelzung von Geschlechtszellen od. Gameten, die meist mit einer Kernverschmelzung einhergeht.

**Plasmolyse:** Loslösung des Protoplamas v. d. Zellwand infolge Änderung des osmotischen Druckes (Wasserabgabe).

**Plastibase®:** Kohlenwasserstoff-Plast-Gel. Gew. durch Zusammenschmelzen von 95 T. flüssigem Paraffin u. 5 T. Polyethylen ($M_r$ 21 000) bei 130°C u. schnelles Abkühlen. Streichbares, vaselinähnliches Produkt. Vorteilhaft ist die geringe Konsistenzänderung zwischen -15°C u. +60°C u. durch höhere Zusätze fester Arzneistoffe. Durch Zusatz hydrophiler Gelbildner kann die Haftfähigkeit auf der Schleimhaut verbessert werden.

**Plastiden:** *bot.* Zellorganellen, die z.B. der Stoffproduktion u. Stoffspeicherung dienen; sie sind von einer Doppelmembran (Plastidenhülle) umgeben, ihr Inneres wird von einem Membransystem u. einer mehr od. weniger homogenen Grundsubstanz, dem Stroma*, durchsetzt. Vermehrung durch einfache Durchschnürung; es gibt Leukoplasten* (farblos, Speicherung), Chloroplasten* (grün, Photosynthese) u. Chromoplasten* (gelb od. orange, in Blütenblättern u. Früchten).

**Plastifizieren:** Überführen von Kunststoffen in den plastischen Zustand; entweder vorübergehend f. den Formungsprozeß durch thermische od. mechanische Einw. (Spritzgießen*, Extrudieren*) od. dauernd, z.B. durch Zusatz von Weichmachern.

**Plastische Körper:** s. Rheologie.

**Plastische Viskosität:** s. Bingham-Körper.

**Plastochinone:** Polyprenolchinone; chem. ähnlich gebaut wie die Vitamine der K-Reihe mit benzochinoidem Kern u. terpenoider Seitenkette (s. Polyprenole). Wichtige reversible Redoxkomponente der Photosynthese*. Kann aus Chloroplasten isoliert werden.

**Plastocyanin:** ein kupferhaltiges Protein. Reversibler Übergang des Kupfers vom 1wertigen in den 2wertigen Zustand bedingt reduzierenden bzw. oxidierenden Charakter. Redoxsubstrat der Photosynthese*.

**Plastomere:** Thermoplaste. Kunststoffe mit langen Kettenmolekülen, die bei Raumtemperatur spröde od. zähelastisch sind u. sich ohne chemische Veränderung durch Erwärmen erweichen u. schmelzen lassen. P. sind *amorph,* wenn ihre einzelnen Makromoleküle ungeordnet ineinander verknäuelt sind. z.B. Polyvinylchlorid, Polystyrol, Polymethacrylat. Teilkristalline P. liegen vor, wenn sich die Makromoleküle aufgrund eines besonders symmetrischen Aufbaus so weit einander nähern, daß sich Teile davon in Kristallite ordnen. Dazu gehören das isotaktische Polypropylen, Polyethylene, Polyamide u. Polyformaldehyd. Die Kristallite bewirken einen festen Zusammenhalt zwischen den Molekülen, auch dann noch, wenn die amorphen Anteile bereits erweichen. Das führt zu höherer Formbeständigkeit in der Wärme, höherer Verschleißfestigkeit u. Zähigkeit u. einer besseren Beständigkeit gegen Lösungsmittel.

**Platanthera bifolia** (L.) L.C.Rich.: Fam. Orchidaceae, Weiße Waldhyazinthe, Kuckucksstendel (Europa, Nordafrika, Westasien); zus. mit

Orchis- u.a. Arten Stpfl. v. **Tubera Salep:** s. Orchis morio.

**Platanus-Arten:** Fam. Platanaceae (Od. Hamamelidales), Platane. **P. hispanica** Münchh. (P. hybrida Brot., P. acerifolia (Ait.) Willd., P. occidentalis x P. orientalis) (Europa) u. **Platanus occidentalis** L. (südl. Nordamerika) sind Stpfl. v. **Cortex Platani:** Platanenrinde. Inhaltsst: Triterpene, Gerbstoff.

**HOM:** *Platanus* (HAB1.5): die frische Rinde junger Zweige.

**Platelet Activating Factor:** s. PAF.

**Platin:** Platinum, Pt, $A_r$ 195.09, 2-, 4- (u. selten 1-, 2-, 6-)wertig, OZ 78, D. 21.45, Schmp. 1769°C, Sdp. 3830°C. Grauweißes, zähes, dehnbares Metall, in der Kälte nur in Königswasser lösl., wird aber von heißer konz. Schwefelsäure u. Salzsäure angegriffen, wenn Oxidationsmittel beigefügt sind, ebenso von Hydroxid-, Sulfid- u. Cyanidschmelzen (die daher nicht im Platintiegel erhitzt werden dürfen). Nat. nur gediegen in Form von Körnern u. mit anderen Metallen legiert (Ural, Kanada, Mittel- u. Südamerika). **Anw.:** z. Herst. v. Laborgeräten (Platintiegel*), in d. Elektro- u. Schmuckwarenindustrie, als Katalysator. **Platinschwamm**, Platinum spongiosum, ist P. in sehr fein verteilter Form als poröse, weißgraue, durch Glühen von Ammoniumchloroplatinat erhaltene Masse, die Wasserstoff an der Luft zur Entzündung bringt (Döbereiners Feuerzeug). **Platinmohr**, Platinum nigrum, ist sehr feines schwarzes P.-Pulver, das an seiner Oberfläche das 100fache seines Volumens an $H_2$ absorbiert u. aktiviert, ebenso $O_2$. **Platinasbest** ist Asbest m. einem fein verteilten Überzug v. P. **Nachw.** v. Platinverbindungen: $H_2S$ fällt aus Platinsalzlösungen braunschwarzes Platin(II)-sulfid, PtS, od. Platin(IV)-sulfid, $PtS_2$; beide unlösl. in Säuren, lösl. in Alkalisulfiden. **Gesch.:** P. wurde als Goldbegleiter im 17./18. Jh. in Kolumbien entdeckt, aber als Verunreinigung verworfen (span. plata Silber, platina minderes Silber); 1735 nach Europa gebracht, entdeckte 1750 Richard Watson, Bischof v. Llandaff, 1737 bis 1810, seine edelmetallischen Eigenschaften.

**HOM:** *Platinum metallicum* (HAB1.5): in Form v. Platinmohr; Konstitutionsmittel; verord. z.B. b. Hysterie, Krampfdiathesen b. Frauen u. Kindern, Dysmenorrhö, Uterusmyomen.

**Platinasbest:** s. Platin.

**Platin(IV)-chlorid:** Platinum chloratum; $PtCl_4$. Rotbraune krist. Masse, lösl. in Wasser u. Aceton, sehr schwer lösl. in Ethanol; meist ist unter dieser Bez. die **Hexachloroplatin(IV)-wasserstoffsäure** (Platinchloridchlorwasserstoff) im Handel: $H_2[PtCl_6] \cdot 6\ H_2O$. D. 2.43. Leicht lösl. in Wasser, Ethanol u. Ether. Sie gibt mit Ammonium, Kalium, Rubidium, Caesium in Wasser schwer lösl. goldgelbe Salze (z. Unterschied v. Na u. Li) u. wird daher zur Analyse benutzt; techn.: zum Platinieren.

**HOM:** *Acidum hexachlorplatinicum (HAB1.5)*, Platinum chloratum.

**Platinchloridchlorwasserstoff:** s. Platin(IV)-chlorid.

**Platinchloridchlorwasserstoff:** s. Platin(IV)-chlorid.

**Platindiiodid:** Platinum diiodatum, Platiniodür; $PtI_2$, $M_r$ 449.0. Schwarzes, schweres Pulver, unlösl. in Wasser u. Ethanol, beim Erhitzen zerfällt es in Iod (violette Dämpfe) u. fein verteiltes grauschwarzes Platin.

**HOM:** *Platinum diiodatum:*

**Platinelektrode:** s. Potentiometrie.

**Platiniodür:** s. Platindiiodid.

**Platinmetalle:** Edelmetallgruppe im Periodensystem mit Ruthenium, Rhodium, Palladium, Osmium, Iridium u. Platin.

**Platinmohr:** s. Platin.

**Platinschalen:** s. Platintiegel.

**Platinschwamm:** s. Platin.

**Platintiegel:** Tiegel (u. Schalen) aus Platin werden wegen ihrer hohen thermischen (Schmp. 1769°C) u. chemischen Beständigkeit f. viele Operationen wie Glühen, Aufschließen, Zersetzen usw. verwendet. Von Kohlenstoff, Peroxiden, Alkalimetallcyaniden, Bor, Silicium, Phosphor, Arsen, Antimon, Bismut, Blei, Zinn sowie Verbindungen, die Schwefel od. Halogene freisetzen, werden P. beim Erhitzen angegriffen – sie dürfen f. diese Stoffe daher nicht verwendet werden.

**Platinum:** s. Platin.

**Platinum chloratum:** s. Platin(IV)-chlorid.

**Platinum diiodatum:** s. Platindiiodid.

**Platinum metallicum:** s. Platin.

**Platinum-Natrium chloratum:** s. Natriumhexachloroplatinat(IV).

**Platinum nigrum, Platinum spongiosum:** s. Platin.

**Platte-Kegel-Meßeinrichtung:** s. Rotationsviskosimeter.

**Platte-Kegel-Viskosimeter:** s. Rotationsviskosimeter.

**Platterbse:** s. Lathyrus sativus.

**Platykladien:** Flachsprosse; siehe auch Phyllokladien*.

**Plazenta, Plazenta....:** s. Placenta, Placenta....

**Plazentahormone:** s. Hormone.

**Plazentalaktogen:** s. Hormone.

**Plectenchym:** Flechtgewebe; ein Scheingewebe od. Pseudoparenchym; gewebeartige Ansammlungen (Verbände) von pflanzlichen Zellen, z.B. Algen- od. Pilzzellen (Hyphen).

**Plectomycetidae:** s. Pilze.

**Pleiochasium:** *bot.* vielgabelige Trugdolde, s. Blütenstand.

**Pleiotropie:** Fähigkeit eines einzelnen Gens, die Ausbildung mehrerer verschiedener Merkmale zu beeinflussen.

**Plendil®:** s. Felodipin.

**Pleomorph:** (*gr.* πλείων mehr, μορφή Gestalt) mehrgestaltig; vgl. polymorph (vielgestaltig).

**Plethora:** (*gr.* πλῆθος Fülle) Überfülle; P. serosa: übermäßiger Wassergehalt der Gewebe; P. vera (P. sanguinea): Vollblütigkeit.

**Pleura:** Brustfell; Pleura costalis: Rippenfell.

**Pleuritis:** Brustfellentzündung.

**Pleuromutilin:** s. Tiamulin.

**Plexiglas®:** glasartiger, biegsamer, nicht splitternder Kunststoff aus Polymethylacrylsäureestern (s. Polyacrylharze), leichter als Fensterglas, Härte 2 bis 3; durchlässig f. Ultraviolett- u. Röntgenstrahlen; beständig gegen Wasser, Säuren, Laugen, Benzin, Mineralöl, Terpentinöl, wird aber von Ethanol, Benzol, Estern, Ketonen, Chlorkohlenwasserstoffen gelöst o. quillt darin.

**Plexus:** (lat.) Geflecht, netzartige Vereinigung von Nerven, od. Gefäßen; Plexus solaris: Geflecht der sympathischen Nerven im oberen Bauchraum, größtes sympath. Geflecht des Körpers, Druck auf dieses erzeugt Pulsverlangsamung: Solarreflex.

**Plicamycin:** s. Mithramycin.

**Ploidiegrad:** Zahl der Chromosomen im Zellkern (Chromosomensatz); man unterscheidet zwischen haploiden, diploiden, tetraploiden etc. u. polyploiden Zuständen von Zellen; vgl. Polyploidie.

**Plumbagin:** Plumbagol, 2-Methyl-5-hydroxy-1, 4-naphthochinon. Ein Naphthochinonfarbstoff, **Strukturformel** s. α-Naphthochinon (Tab.).

**Plumbago: 1.** „Reißblei", Graphit; **2.** *bot.* Gattung Bleiwurz.

**Plumbago europaea** L.: Fam. Plumpaginaceae, Europäische Bleiwurz (Südeuropa, Kaukasus). Stpfl. v. **Herba Plumbaginis:** Herba Dentariae, Zehrwurz, Bleiwurz, Zahnkraut, St. Antoniuskraut. **Inhaltsst.:** 1% Plumbagin*, Gerbstoff. **Anw.** volkst.: als blasenziehendes Mittel sowie als Antiepileptikum.

**Plumbi-....:** veraltet f. Blei(IV)-..... .

**Plumbi acetas:** s. Blei(II)-acetat.

**Plumbi acetici unguentum:** s. Unguentum Plumbi.

**Plumbi aceticum unguentum:** s. Unguentum Plumbi.

**Plumbi aqua:** s. Bleiwasser, Blei(II)-acetat.

**Plumbi aqua Goulardi:** s. Blei(II)-acetat.

**Plumbi carbonas:** s. Bleicarbonat, basisches.

**Plumbicum rubrum:** s. Mennige.

**Plumbicum subfusum:** s. Blei(II)-oxid.

**Plumbi emplastri unguentum:** s. Unguentum Plumbi oxydati.

**Plumbi iodidum:** s. Bleiiodid.

**Plumbi monoxidum:** s. Blei(II)-oxid.

**Plumbi oxidum:** s. Blei(II)-oxid.

**Plumbi subacetici unguentum:** s. Unguentum Plumbi.

**Plumbi subcarbonas:** s. Bleicarbonat, basisch.

**Plumbi tannici unguentum:** s. Unguentum Plumbi tannici.

**Plumbi unguentum:** s. Unguentum Plumbi.

**Plumbo-....:** veraltet f. Blei(II)-..... .

**Plumbosulfat:** s. Bleisufat.

**Plumbum:** (lat.) Blei*.

**Plumbum acetas:** s. Blei(II)-acetat.

**Plumbum aceticum:** s. Blei(II)-acetat.

**Plumbum aceticum basicum solutum:** s. Blei(II)-acetat (Liquor Plumbi subacetici).

**Plumbum aeratum:** s. Bleicarbonat, basisches.

**Plumbum album:** s. Zinn.

**Plumbum arsenicicum:** s. Bleiarsenat.

**Plumbum arsenicosum:** s. Bleiarsenit.

**Plumbum boricum:** s. Bleiborat.

**Plumbum candidum:** s. Zinn.

**Plumbum carbonicum:** s. Bleicarbonat, basisches.

**Plumbum chloratum:** s. Bleichlorid.

**Plumbum chloratum basicum:** Bleioxychlorid; gelbe Farbe (Patentgelb).

**Plumbum chromicum:** s. Bleichromat.

**Plumbum chromicum basicum:** bas. Bleichromat; rote Farbe (Chromrot).

**Plumbum cinereum:** metall. Bismut*.

**Plumbum cyanatum:** s. Blei(II)-cyanid.

**Plumbum dioxydatum:** s. Blei(IV)-oxid.

**Plumbum falsum:** s. Graphit.

**Plumbum gallotannicum:** s. Bleitannat.

**Plumbum glaciale:** metall. Bismut*.

**Plumbum hydrico-aceticum solutum:** s. Blei(II)-acetat (Liq. Plumbi subacetici).

**Plumbum hydrico-carbonicum:** s. Bleicarbonat, Basisches.

**Plumbum hydrochloricum:** s. Bleichlorid.

**Plumbum iodatum:** s. Blei(II)-iodid.

**Plumbum manganicum:** s. Bleimanganat.

**Plumbum metallicum:** s. Blei.

**Plumbum nitricum:** s. Blei(II)-nitrat.

**Plumbum oxydatum:** s. Blei(II)-oxid.

**Plumbum oxydatum rubrum:** s. Mennige.

**Plumbum peroxydatum:** s. Blei(IV)-oxid.

**Plumbum stearinicum:** s. Bleistearat.

**Plumbum subaceticum solutum:** s. Blei(II)-acetat.

**Plumbum subcarbonicum:** s. Bleicarbonat, Basisches.

**Plumbum sulfuratum:** s. Bleisulfid.

**Plumbum sulfuricum:** s. Bleisulfat.

**Plumbum tannicum:** s. Bleitannat.

**Plumbum thiosulfuricum:** s. Bleithiosulfat.

**Plumula:** *bot.* Knospe zwischen den Keimblättern im Samen.

**Pluriglandulär:** mehrere Drüsen betreffend (hauptsächl. endokrine Drüsen).

**Pluronic® F68:** Polyoxyethylen-Polyoxypropylen-Polymere. Amphiphiler Hilfsstoff. Die Polyoxyethylengruppen besitzen hydrophile, die Polyoxypropylengruppen hydrophobe Eigenschaften. Leicht lösl. in Wasser u. Ethanol. HLB-Wert* ca. 29; beständig gegenüber Säuren, Alkalien u. Metall-Ionen. In Konz. zwischen 0.001 u. 10% keine Hämolyse bei parenteraler Verabreichung. **Anw.:** Bevorzugter Emulgator f. parenterale Fettemulsionen (ca. 0.3%). In halbfesten Arzneiformen als Emulgator, bildet klare Gele, auch Suppositorien zugesetzt. In oralen Arzneiformen als Solubilisator (s. Solubilisation) f. Antibiotika, Vitamin A u. E; verbessert die Resorption bestimmter Wirkstoffe.

**Plusgläser:** Konvexgläser.

**Plutonium:** Pu, entdeckt 1940 als 2. Transuran bei der Beschießung von Uran $^{238}_{92}U$ mit Deuteronen (von G. T. Seaburg, E. M. McMillan, A. C. Wahl, J. W. Kennedy, Kalifornien); wichtigstes, sehr langlebiges Isotop ist $^{239}_{94}Pu$ (α-Strahler). D. 19.737, Schmp. 639.5°C; 3-, 4-, 5-, 6wertig. Pu wirkt auf den Körper schädlicher als Radium. In d. Natur kommt es nur in winzigsten Mengen vor (Pechblende, Carnotit). Die künstl. Herst. erfolgt im Plutonium-Reaktor; vgl. Transurane.

**PM:** Abk. f. Praescriptiones Magistrales, Magistralformeln*, herausgegeben vom Schweizerischen Apotheker-Verein; 1. Auflage 1951, 5. Auflage 1971; vgl. FH (Formularium Helveticum).

**Pm:** *chem.* Promethium*.

**p.m.:** Abk. f. **1.** post meridiem, nach dem Mittag, nachmittags; **2.** post mortem, nach dem Tode, postmortal.

**PMMA:** s. Polyacrylharze.

**Pneumococcus:** Diplococcus pneumoniae, Streptococcus pneumoniae; Erreger der Pneumonie, Lungenentzündung.

**Pneumocystis carinii:** vermutl. zu den Sporozoa (Protozoen*) od. Pilzen gehörender, ubiquitär vorkommender, einzelliger Eukaryont (taxonom. Zuordnung noch nicht endgültig); u.a. opportunistischer Erreger der Pneumocystis-carinii-Pneumonie (Übertragung wahrscheinl. über die Luft).

**Pneumokokken:** s. Pneumococcus.

**Pneumokokken-Polysaccharid-Impfstoff:** Vaccinum pneumococcale polysaccharidicum Ph.Eur.3; eine Mischung gleicher Teile gereinigter Kapselpolysaccharid-Antigene, die aus geeigneten pathogenen Stämmen von *Streptococcus pneumoniae* gewonnen werden, deren Kapseln nachweislich aus Polysacchariden bestehen, welche beim Menschen die Bildung genügend hoher spezifischer Antikörperspiegel hervorrufen. Er enthält die 23 immunchemisch unterschiedlichen Kapselpolysaccharide. Fertiger Impfstoff als Bulk entsteht durch die unter aseptischen Bedingungen durchgeführte Mischung der verschiedenen Polysaccharidpulver. Die gleichmäßige Mischung wird unter aseptischen Bedingungen in einer geeigneten isotonischen Lösung gelöst, so daß 0.50 mL einer Humandosis 25 µg eines jeden Polysaccharids enthält. Ein Konservierungsmittel kann zugesetzt werden. Die Lösung wird durch Filtrieren durch ein bakterienzurückhaltendes Filter sterilisiert.

**Pneumokoniose:** Staublungenerkrankung, z.B. Asbestose*.

**Pneumonie:** Pneumonia, Lungenentzündung; lobäre P.: kruppöse Pneumonie: Entzündung eines ganzen Lungenlappens (*lat.* lobus Lappen); lobuläre P.: Bronchopneumononie; Entzündung einzelner Läppchen eines Lungenlappens (*lat.* lobulus Läppchen).

**Po:** *chem.* Polonium*.

**Poaceae:** *syn.* Gramineae; Süßgräser, Od. Poales; ca. 9000 Arten, meist Kräuter mit den typischen Blättern der Gräser; Stengel rund, niemals dreikantig. Die Früchte sind Karyopsen. Spaltöffnungen mit hantelförmigen Schließzellen. Die P. liefern wichtige Nahrungs- u. Futtermittel, Fasern u. technische Produkte. Zu beachten sind die allergenen Wirkungen der Gräserpollen. **Chem. Merkmale:** Stärke u. Reserveeiweiß (Albumine u. Globuline sowie Prolamine u. Gluteline) in den Karyopsen, Saccharose (in Zuckergräsern) od. Fructosane (in Fructosangräsern), Cumarine, Silicat, zuweilen äther. Öl (z.B. in Cymbopogon) in langgestreckten Ölzellen, selten Alkaloide (z.B. in Arundo, Lolium). **Wichtige Gattungen** s. z.B. Agropyron, Anthoxanthum, Arundo, Avena, Cymbopogon, Hordeum, Lolium, Oryza, Saccharum, Secale, Sorghum, Triticum, Vetiveria, Zea.

**Pocken:** *syn.* Variola, Blattern; eine ursprünglich kosmopolitisch verbreitete Infektionskrankheit (Seuche*), die heute durch die weltweite Pockenimpfkampagne der WHO als ausgestorben betrachtet werden kann. Erreger: Variola, ein hochkontagiöses Virus; Tröpfchen-, Schmier- u. Staubinfektion; Inkubationszeit 7 bis 17 Tage, Fieber, Exanthem. Prophylaxe: s. Vaccinia*-Immunglobulin.

**Pockenimpfstoff (flüssig, Dermolymphe):** Vaccinum variolae fluidum dermicum Ph.Eur.1; Suspension eines Stammes lebender Vacciniaviren; Züchtung in der Haut von gesunden Tieren; farblose bis gelbe Flüss.; enthält keine Antibiotika. Da die Pocken* ausgerottet sind, wird die Impfung grundsätzl. nicht mehr durchgeführt.

**Pocken-Lebendimpfstoff (gefriergetrocknet):** Vaccinum variolae cryodesiccatum dermicum Ph.Eur.3; gefriergetrocknete Suspension von lebenden Vacciniaviren; Lagerung in Ampullen unter Vakuum od. inertem Gas, enthält keine Antibiotika. Die Viren werden in der Haut von gesunden Tieren (z.B. Rinder, Schafe) gezüchtet. Da die Pocken* ausgerottet sind, wird die Impfung grundsätzl. nicht mehr durchgeführt.

**Pockenlymphe:** s. Vakzine.

**Pockenviren:** DNS-Viren; werden in der Fam. Poxvividae zusammengefaßt; Größe bis 300 nm, komplex aufgebaut mit quadratischer Form; 40 Arten mit einem gemeinsamen Nucleoproteinantigen. *Untergruppe A:* Vacciniaviren, Variola minor, Variola major, Kuhpockenvirus. *Untergruppe B:* Dermatitis-pustulosa-Virus. *Untergruppe C:* Schaf- u. Ziegenpockenvirus. *Untergruppe D:* Geflügelpockenvirus. *Untergruppe E:* Myxovirus.

**Pockholz:** Lignum Guajaci, s. Guaiacum-Arten.

**Podagra:** (gr.) Gicht* der großen Zehe.

**Podomexef**®: s. Cefpodoxim.

**Podophyllin:** Podophyllinum, Resina Podophylli, Podophyllumharz; das Harz aus dem Rhizom v. **Podophyllum peltatum*** aus Nord-

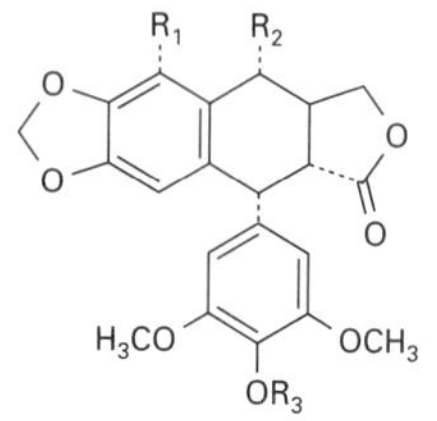


Podophyllotoxin: $R_1$ = H, $R_2$ = OH, $R_3$ = CH
α-Peltatin: $R_1$ = OH, $R_2$ = $R_3$ = H
β-Peltatin: $R_1$ = OH, $R_2$ = H , $R_3$ = CH

Podophyllin:
Einige Inhaltsstoffe

amerika. Ein Gemenge versch. Stoffe, das aus dem ethanolischen Extrakt der unterirdischen Teile v. P. peltatum durch Wasser (stark verdünnte Salzsäure) abgeschieden wird. Gelbes, amorphes Pulver od. lockere, zerreibliche, amorphe Masse v. gelbl. od. bräunlich-grauer Farbe u. von bitterem Geschmack: hygr.; unlösl. in Wasser, lösl. in 100 T. Ammoniaklösung, in 10 T. Ethanol, teilweise lösl. in Schwefelkohlenstoff u. Ether. Stark augen- u. schleimhautreizend. ÖAB90: Geh.: 40 bis 50% Podophyllotoxin. **Off.:** DAC86, ÖAB90, Ph.Helv.7. **Inhaltsst.:** die Lignane **Podophyllotoxin**, α- u. β-Peltatin; die Peltatine sollen am wirksamsten sein. Das indische Podophyllin (s. Podophyllum hexandrum), auch als Emodi- od. Hexandrum-Podophyllin bezeichnet, enthält im Gegensatz zum Peltatum-Podophyllin keine Peltatine u. gilt daher auch als Verfälschung. **Anw.:** als 10%ige Lsg. in Ethanol 90% lokal gegen Kondylomen* (Feigwarzen, vgl. Juniperus sabina); als Abführmittel nur in Dosen v. 10 bis 20 mg, Wirk. sonst zu drastisch, oft m. Erbrechen verbunden; Mitosegift*. **Podophyllinsäurehydrazid** u. andere Abwandlungsprodukte des Podophyllotoxins wurden als **Zytostatika** eingeführt (s. Etoposid, Mitoposid, Teniposid). Wegen seiner teratogenen Wirk. darf P. nicht während der Schwangerschaft gegeben werden.

**Podophyllotoxin:** s. Podophyllin.

**Podophyllum emodi:** s. Podophyllum hexandrum.

**Podophyllum hexandrum** Royle: (P. emodi Wall. ex Hook f. et Thoms.) Fam. Berberidaceae (Indien, Himalaya). Stpfl. v. **Rhizoma Podophylli emodi:** Indische Podophyllwurzel. **Anw.:** als drastisches Abführmittel (teratogene Wirk., s. Podophyllin), hauptsächl. zur Gew. v. (Hexandrum-)Podophyllin.

**Podophyllum peltatum** L.: Fam. Berberidaceae, Maiapfel, Fußblatt, (Nordamerika). Stpfl. v. **Rhizoma Podophylli:** Podophyllwurzel(stock), Maiapfelwurzel (teratogene Wirk., s. Podophyllin). **Off.:** DAC86. **Inhaltsst.:** 4 bis 6% Harz, das

**Podophyllin*** (mind. 3.5%). Anw. findet nur das Podophyllin.

**HOM:** *Podophyllum peltatum* (HAB1.4): frischer, nach völliger Reife der Früchte geernteter Wurzelstock; verord. z.B. b. Leberleiden, Gallensteinen, bei starker Diarrhö, Hämorrhoiden.

**Podophyllwurzel:** Rhiz. Podophylli. s. Podophyllum peltatum, Podophyllum hexandrum.

**Pökeln:** s. Konservieren.

**Pogostemon cablin** (Blanco) Benth.: (P. patchouli Pellet.) Fam. Lamiaceae (Labiatae), Patschulipflanze, Patchouly (heim. im indisch-malaiischen Gebiet, kult. in Hinterindien, auf d. Philippinen, Ceylon, Java, Mauritius, Reunion). Stpfl. v. **Folia Patchouli:** Patschuliblätter. **Inhaltsst.:** 1.5 bis 4% äther. Öl, bestehend aus ca. 50% Patchoulialkohol (Patschulikampfer), einem tricyclischen Sesquiterpenalkohol, u. anderen Sesquiterpenen wie Dhelwangin (f. die bakterizide Wirk. des Öles verantwortlich), ferner Eugenol, Benzaldehyd, Zimtalkohol, Azulene (Guajen), Ketone u. ein Alkohol mit rosenähnl. Geruch. **Anw.:** zur Gew. des Patschuliöles (Oleum Foliorum Patchouli, Oleum Patchouli), das in der Parfümeriefabrikation Verw. findet.

**Poise:** (nach dem franz. Arzt u. Physiker Poiseuille, 1840) Symbol: P; nach dem SI* nicht mehr zulässige, aber z.T. noch gebräuchliche Einheit der dynamischen Viskosität*. Eine Flüssigkeit hat eine dynamische Viskosität von 1 Poise, wenn die Tangentialkraft 1 dyn erforderlich ist, um 2 parallele, 1 $cm_2$ große Flächen im Abstand von 1 cm mit der Geschwindigkeit von 1 cm·$s_{-1}$ aneinander vorbeizubewegen. 1 Poise entspricht im System der SI-Einheiten* 0.1 Pa·s (Pascalsekunde); 1 Centipoise (cP) = 1 mPa·s (Millipascalsekunde).

**L-Polamidon®:** s. Levomethadon.

**Polarimeter:** Polarisationsapparat; optisches Gerät zur Messung der Optischen Aktivität* (Optisches Drehungsvermögen). Die Messung des Drehungswinkels opt. aktiver Substanzen ermöglicht z.B. ihre Identifizierung od. mit Hilfe der **spezifischen Drehung*** eine Gehaltsbestimmung.

Ein P. besteht aus einem Polarisator*, welcher der Lichtquelle, u. einem Analysator, der dem Auge des Beobachters zugewandt ist. Die Lichtstrahlen gelangen von der Lichtquelle zunächst zu der Beleuchtungslinse u. werden durch den Polarisator linear polarisiert (s. Polarisation des Lichtes). Nach Verlassen des Polarisators durchsetzen sie die drehende Substanz, welche in einer Beobachtungsröhre von bestimmter Länge (Schichttiefe z.B. 100 od. 200 mm) eingeschlossen ist u. gelangen in den mit einer Meßvorrichtung (Teilkreis 0 bis 360°) versehenen Analysator mit dem Beobachtungsfernrohr f. das Gesichtsfeld. Die Drehung der zu untersuchenden Substanz wird durch eine entsprechende Drehung des Analysators ermittelt u. am Teilkreis in Winkelgraden abgelesen.

Bei den älteren Polarisationsapparaten (Biot-Mitscherlich) werden durch Drehung des Analysators die Polarisationsebenen der beiden Nicol-Prismen in gekreuzte Stellung gebracht, so daß der Analysator den polarisierten Lichtstrahl vollständig auslöscht u. die Einstellung auf absolute Dunkelheit des Gesichtsfeldes erfolgt. Genauer sind die **Halbschatten-Apparate** (nach Mitscherlich-Laurent). Hier tritt keine absolute Verdunkelung ein, sondern nur eine „Beschattung" des Gesichtsfeldes. Wird der Analysator jedoch nach rechts od. links verdreht, so ändert sich sofort die Helligkeit, eine Hälfte wird dunkel u. die andere hell. Der Abgleich dieser wechselnden Helligkeit wird mit **Halbschatten** bezeichnet. Da bei diesen Apparaten der Analysator fest mit der Ablesevorrichtung (Teilkreis) verbunden u. um seine optische Achse drehbar ist, nennt man sie **Kreis-Polarimeter**. Als Lichtquelle wird fast immer Natriumlicht (Linie D des Spektrums, Wellenlänge 589.2 nm) verwendet.

**Saccharimeter** dienen fast ausschließlich der Untersuchung von Zuckerlösungen. Während beim Kreis-Polarimeter eine monochromatische Lichtquelle notwendig ist, kann beim Saccharimeter mit weißem Licht gearbeitet werden. Der Abgleich erfolgt durch einen Kompensator, einer Kombination von 2 od. mehreren Quarzkeilen, u. nicht mit Hilfe des Analysators. Diese **Quarzkeilkompensation** besteht aus einer rechts- od. linksdrehenden parallelen Quarzplatte (Kompensationsplatte). Vor dieser Platte sind 2 keilförmig geschliffene Quarzplatten von unter sich gleicher, aber zu der parallelen Quarzplatte entgegengesetzter Drehung angeordnet. Eine der beiden keilförmigen Platten ist kurz u. feststehend, während die andere doppelt so lang mit ihrer Fassung verschiebbar gelagert ist. Dadurch kann die Gesamtdicke der beiden keilförmigen Platten beliebig verändert werden. Bei einer bestimmten Stellung heben sich die beiden entgegengesetzten Drehungen völlig auf u. das Gesichtsfeld zeigt auf beiden Hälften die gleiche Helligkeit. Befindet sich zwischen Polarisator u. Analysator opt. aktive Substanz, so ändert sich die Helligkeit, u. durch Verschiebung des beweglichen Quarzkeiles, der mit einer Teilung versehen ist kann der Zuckergehalt direkt, meistens nach der „Internationalen Zuckerskala" in °S (sugar), abgelesen werden.

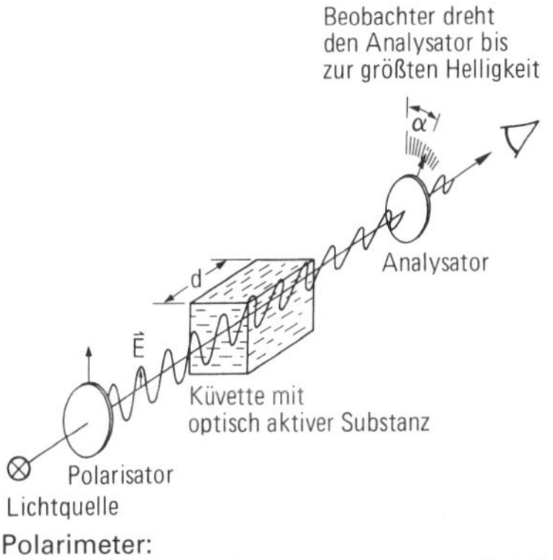


Polarimeter:
Schematischer Aufbau [120]

**Polarimetrie:** s. Spezifische Drehung.

**Polarisation des Lichtes:** beschreibt die Richtung der räumlichen Auslenkung in einer Lichtwelle. Das natürliche Licht ist eine transversale Welle, d.h. seine Schwingungen erfolgen senkrecht zu seiner Fortpflanzungsrichtung, ändern dabei aber rasch wechselnd u. völlig ungleichmäßig ihre Schwingungsebene. Licht, dessen Schwingung nur in einer Ebene erfolgt, heißt vollständig od. **linear polarisiert**. Bei **zirkular** od. **elliptisch polarisiertem** Licht läuft die

Amplitude* auf einem Kreis bzw. einer Ellipse in einer Ebene senkrecht zur Ausbreitungsrichtung. Linear polarisiertes Licht läßt sich z.B. auf folgende Weise erzeugen:

**1. Polarisation durch Dichroismus*:** Einfachste Methode, polarisiertes Licht aus natürlichem Licht herauszufiltern. Eine Anwendung findet diese Methode im **Polarisationsfilter** (Polaroid-Filter), der aus einer Plastikfolie besteht, in der kleine dichroitische Kristallnadeln parallel zueinander eingebettet sind. Fällt Licht auf eine solche Folie, absorbieren diese Kristalle bei einer bestimmten Polarisationsrichtung im Sichtbaren, f. die dazu senkrechte Polarisationsrichtung dagegen ist die Absorption in den UV-Bereich verschoben, so daß nur das sichtbare Licht dieser Polarisationsrichtung den Polarisationsfilter durchdringt.

**2. Polarisation durch Doppelbrechung:** Beispielsweise des **Nicol-Prismas** (kurz Nicol; nach dem Erfinder William Nicol, engl. Physiker, 1768 bis 1851). Dieses besteht aus einem diagonal durchschnittenen, wieder (z.B. mit Kanadabalsam) zusammengekitteten Kalkspatkristall mit parallel geschnittenen Endflächen. Der Brechungsindex des Kitts ist kleiner als der von Kalkspat. Trifft ein Strahl natürlichen Lichts auf ein Nicol-Prisma, so wird wegen der Doppelbrechung* des Kalkspats der Lichtstrahl in 2 Strahlen, den ordentlichen u. den außerordentlichen Strahl, zerlegt, die beide polarisiert sind, deren Schwingungsebenen aber senkrecht zueinander stehen. Der ordentliche Strahl wird nun von der Balsamschicht total reflektiert u. tritt aus dem Prisma aus, während der außerordentliche Strahl, der senkrecht zum Hauptschnitt polarisiert ist, durch das Prisma hindurchgeht.

**3. Polarisation durch Reflexion:** Fällt ein Lichstrahl in einem solchen Einfallswinkel auf die Fläche eines durchsichtigen Spiegels, daß der reflektierte Strahl mit dem gebrochenen Strahl einen rechten Winkel bildet, dann ist der reflektierte Strahl vollständig, u. zwar in seiner Einfallsebene (Polarisationsebene) polarisiert. Dieser polarisierte Lichtstrahl hat andere Eigenschaften als ein gewöhnlicher Lichtstrahl, er wird nämlich von einem zweiten Spiegel nur dann reflektiert, wenn beide Spiegel parallel zueinander stehen; stehen jedoch die beiden Spiegel senkrecht zueinander, so wird der polarisierte Lichtstrahl nicht zurückgeworfen. Trifft ein Lichtstrahl unter einem anderen Winkel, als oben angegeben, auf einen Spiegel, so tritt die Polarisation nur unvollständig ein.

**4. Polarisation durch Streuung:** Licht wird an kolloidalen od. makromolekularen Suspensionen (Lösungen) gestreut; dieses Streulicht ist je nach Streurichtung mehr od. weniger polarisiert.

**Polarisation, Elektrochemische:** bei der Elektrolyse das Auftreten einer der angelegten Spannung entgegengerichteten **Polarisationsspannung**. Bei galvanischen Elementen bewirkt die Polarisation ein Absinken der Klemmenspannung. Um dies zu verhindern, werden Stoffe zugesetzt, welche die die Polarisation bewirkenden Stoffe chem. binden. Solche Stoffe nennt man Depolarisatoren.

**Polarisationsapparat:** s. Polarimeter.

**Polarisationsfilter:** s. Polarisator.

**Polarisationsmikroskop:** Mikroskop, in das 2 Polarisatoren* eingebaut sind, so daß die Objekte im polarisierten Licht beobachtet werden können; s. Mikroskop.

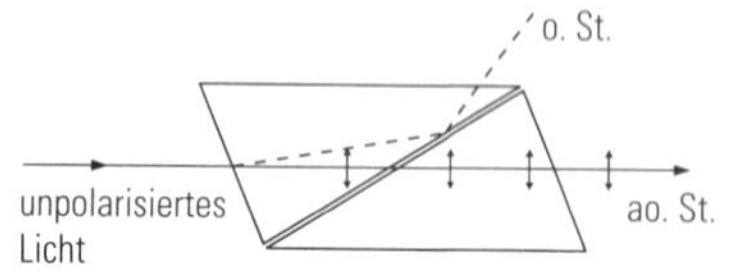


Polarisation des Lichtes: Nicol Prisma aus zwei Kalkspatkristallen zur Erzeugung linear polarisierten Lichts; ordentlicher (o.) und außerordentlicher (ao.) Strahl (St.)

**Polarisator:** Einrichtung, um polarisiertes Licht aus natürlichem Licht herauszufiltern (Polarisationsfilter); ein Polarisator, der z.B. im Polarimeter* entsprechend um seine Achse gedreht im Strahlengang zum Nachw. polarisierten Lichtes dient, wird als **Analysator** bezeichnet; s. Polarisation des Lichtes.

**Polarographie:** eine Analysenmethode, basiert auf der Beobachtung von elektrolytischen Prozessen mit einer Kombination einer polarisierbaren u. einer nicht polarisierbaren Elektrode. An die Elektroden legt man eine sich kontinuierlich ändernde polarisierende Spannung an u. registriert den Mittelwert des Stroms, der in Abhängigkeit von dieser Spannung durch die Lösung fließt. Als polarisierbare Elektroden werden solche Elektroden verwendet, aus deren Oberfläche fortlaufend die Produkte der Elektrodenvorgänge beseitigt werden können, wie dies bei der Quecksilbertropfelektrode, die in der klassischen P. verwendet wird, der Fall ist. Als nicht polarisierbare Elektrode dient eine Quecksilberelektrode mit großer Oberfläche (am Boden des Gefäßes). Der Grenzstrom auf den polarographischen Kurven ist proportional der Konzentration der elektrodenaktiven Substanz, u. seine Messung ermöglicht ihre quantitative Bestimmung. Den Wert des Potentials, der dem Wendepunkt der registrierten Kurven entspricht, bezeichnet man als Halbwellenpotential (Halbstufenpotential); er hängt von der Natur der elektroaktiven Substanz ab u. gibt somit deren Qualität an. Neben der außerordentl. großen Bedeutung f. die Analyse besitzt das Studium von Polarisationskurven auch große theoretische Bedeutung. Es ist eine der fundamentalen Experimentalmethoden zur Aufklärung des Mechanismus von Elektrodenvorgängen.

**Polaroid-Filter:** s. Polarisation des Lichtes.

**Polaronil®:** s. Dexchlorpheniramin.

**Poleigamander:** s. Teucrium polium ssp. polium.

**Poleikraut: Poleiminz(en)kraut**, Poleykraut, s. Mentha pulegium.

**Poleiöl:** Oleum Pulegii, s. Mentha pulegium.

**Poleiöl, Amerikanisches:** s. Hedeoma pulegioides.

**Polemonium caeruleum** L.: Fam. Polemoniaceae (Od. Solanales) Sperrkraut, Jakobsleiter, Himmelsleiter (Europa). **Inhaltsst.:** in der Wurzel Saponine. **Anw.:** hom., volkst. als Expektorans.

**Polidocanol** INN: Hydroxypolyethoxydodecan, Polyethylenglykol-monododecylether, Thesit, Aethoxysklerol®; $C_{12}H_{25}(OCH_2CH_2)_xOH$, $M_r$ ca. 600; P. enthält durchschnittl. 9 Ethylenoxid-Einheiten. **Off.:** DAC86 (Polidocanol 600). **Anw.:** Oberflächenanästhetikum, Hilfsstoff (nichtioni-

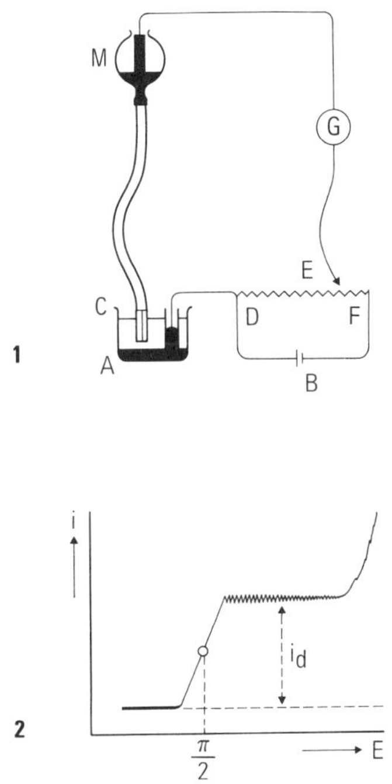


Polarographie:
1: Schema einer polarographischen Einrichtung: C: Quecksilber-Tropfelektrode mit Reservoir (M); A: Anode, Quecksilberschicht mit großer Oberfläche; D: potentiometrischer Draht mit Schiebekontakt (F), gespeist durch Akkumulator (B); E: abgezweigtes Potential; G: Galvanometer zur Messung des durchfließenden Stroms. 2: Polarographische Kurve, Abhängigkeit der Intensität des die analysierte Lösung durchfließenden Stroms (i) von der angelegten Spannung (E); $i_d$: Wert des Grenzstroms, der Konzentration der elektrodenaktiven Substanz proportional; π/2: Halbwellenpotential dieser Substanz

scher Emulgator*), zur Varizenverödung (z.B. auch in Hämorrhoidalsalbe, s. Unguentum haemorrhoidale). **Übl. Dos.:** Parenteral: Lsg. 0.5-3% zur Venenverödung.

**Polieren:** s. Dragieren.

**Polierrot:** s. Eisen(III)-oxid.

**Poliersäure:** Flußsäure, s. Fluor.

**Polioenzephalitis:** (*gr.* πολιός grau, ἐγκέφαλος Gehirn) Entzündung der grauen Gehirnmasse.

**Poliomyelitis:** (*gr.* πολιός grau, μυελός Mark) P. epidemica, P. anterior acuta, Heine-Medin-Krankheit; epidemische, spinale Kinderlähmung. Ursprünglich weltweit verbreitet, durch den bisher erzeugten hohen Immunisierungsgrad in Europa u. Nordamerika drastisch zurückgegangen, in tropischen Ländern durch schlechte sanitäre Verhältnisse u. geringen Immunisierungsgrad weit verbreitet; meldepflichtig! Empfänglichkeit bereits beim Säugling, Gipfel im Kleinkind- u. Schulalter, auch bei Jugendlichen u. noch bei Erwachsenen. Aparalytische (rd. 99%) u. paralytische (0.5 bis 1%) Verlaufsformen mit Lähmungen spinaler und/oder bulbopontiner Form. Erworbene Immunität typspezifisch lebenslang anhaltend. Erreger sind RNS-Viren (Enteroviren der Picorna-Gruppe); 3 pathogen u. immunologisch unterschiedliche Stämme: Typ I („Brunhilde"), II („Lansing"), III („Leon"). Inkubationszeit 5 bis 14 (bis 35) Tage, Ansteckung zumeist als Schmutz- u. Schmierinfektion mit Eintritt des Erregers durch Intestinaltrakt. Prophylaxe durch aktive Immunisierung (Schutzimpfung) mit inaktiviertem Impfstoff nach Salk od. mit vermehrungsfähigen, abgeschwächten Erregern nach Sabin.

**Poliomyelitis-Impfstoff:** Vaccinum poliomyelitidis inactivatum Ph.Eur.3; Salk-Impfstoff; Totimpfstoff; wäßrige Suspension von in Gewebekulturen gezüchteten Polio-Viren der 3 Sero-Typen; Inaktivierung durch Formaldehyd od. Hitze, minimale Mengen von Antibiotika (Streptomycin, Neomycin) u. Konservierungsmittel erlaubt. Verabreichung durch i.m.-Injektion. Grundimmunisierung erfolgt durch 2 Impfungen im Abstand von 2 – 6 Monaten; Auffrischungsimpfungen nach 10 Jahren. **Anw.:** zur Immunisierung von Personen mit Immundefekt od. unter immunsuppressiver Therapie.

**Poliomyelitis-Impfstoff (oral):** Vaccinum poliomyelitidis perorale Ph.Eur.3, Sabin-Impfstoff, Poliomyelitis-Schluckimpfung; eine Zubereitung aus zugelassenen Stämmen des lebenden, attenuierten Polymyelitisvirus des Typs 1, 2 od. 3, der in zugelassenen Zellkulturen in vitro gezüchtet ist. Der Impfstoff kann jeden der drei Typen od. jede Kombination der drei Typen der Sabin-Stämme enthalten u. wird in einer Form zubereitet, die für eine orale Verarbeitung geeignet ist; Antibiotika außer Penicillin können enthalten sein; ein klare Flüssigkeit, die durch die Anwesenheit eines *p*H-Indikators gefärbt sein kann. Grundimmunisierung durch 3malige Schluckimpfung, Auffrischungsimpfung alle 10 Jahre.

**Polkerne:** (meist) 2 Kerne; je einer entsteht an den beiden Polen des Embryosacks der Angiospermen; die beiden Polkerne wandern zur Mitte u. verschmelzen mit einem Spermakern zum triploiden (3n) Endospermkern, aus dem sich das sekundäre Endosperm entwickelt.

**Pollakisurie:** Pollakurie (*gr.* πολλάκις oft) Drang zu häufiger Harnentleerung.

**Pollen:** Blütenpollen; der aus den Pollenkörnern bestehende Blütenstaub. Eiweißnahrung der Bienen, die beim Nektarsammeln im Haarkleid der Sammelbienen hängen bleibt od. direkt gesammelt u. als Pollenhöschen in den Bienenstock getragen wird. **Inhaltsst.:** 7 bis 35% Eiweiß (20 bis 25 bekannte Aminosäuren), Kohlenhydrate, Zucker, Fette, Vitamine, Östrogene, Mineralstoffe u. Spurenelemente. **Anw.:** (auch Extrakte) als Diagnostika bzw. zur Desensibilisierung bei Pollinosis*; als Stärkungsmittel, auch in der Sportmedizin u. gegen Prostatabeschwerden.

**Pollenkorn:** *bot.* männliche, haploide Keimzelle der Samenpflanzen (Spermatophyten*), s. Blüte. Die äußere Haut heißt Exine*, die innere Intine*. Die Pollenkörner sind artspezifisch durch ihre Größe, äußere Form, Beschaffenheit der Exine sowie Zahl, Anordnung u. Form der f. den Austritt des Pollenschlauches (s. Samenbildung) vorgesehenen Öffnungen (Aperturen) charakterisiert. Diese sehen z.B. poren- od. spaltenförmig aus, so daß man je nach ihrer Anzahl z.B. von monoporaten (charakteristisch f. monokotyle Pflanzen), di-, tri-, tetra-, penta-, hexa- od. polyporaten bzw. -kolpaten Pollenkörnern spricht.

**Pollenmutterzelle:** s. Mikrosporenmutterzelle.

**Pollensäcke:** *bot.* im Staubbeutel (Anthere) vorhandene, Pollen führenden Fächer, s. Blüte.

**Pollenschlauch:** s. Samenbildung.

**Pollex:** (lat.) Daumen.

**Pollinium:** s. Orchidaceae.

**Pollinosis:** Heufieber, allergische Rhinopathie; allergische Erkrankung, die auf einer Überempfindlichkeit gegen die Eiweißkomponente von bestimmten Pollensorten beruht, die während der Gras- u. Baumblüte in die Einatmungsluft gelangen. Die Pollen wirken in der Nasenschleimhaut als Allergene*. Symptome: Niesattacken mit starker wäßriger Sekretion, Konjunktivitis, oft begleitet von Asthmaanfällen. Prophylaxe: nach Sicherung der Diagnose am sichersten durch Hyposensibilisierung* in den Herbst- u. Wintermonaten; s.a. Allergie.

**Polonium:** Po, Radium F, radioaktives Zerfallsprodukt d. Uranreihe. OZ 84. D. 9.32; Schmp. 254°C; Sdp. 962°C; eines der seltensten Elemente; entdeckt von Marie Curie (1898).

**Poloxamer** INN: nichtionogenes Copolymer von Polyoxyethylenpolyoxypropylen. **Anw.:** Tensid*; vgl. Polysorbate.

**Poloxamer 188:** Pluzonic F68®; $M_r$ 8350. Schmp. 50°C. **Off.:** DAC86. **Anw.:** Tensid, Laxans.

**Polreagenzpapier:** dient(e) zur schnellen Bestimmung des negativen Pols einer elektrischen Stromquelle. Es besteht aus ungeleimten Papier, das mit einer verdünnten alkohol. Lsg. von Phenolphthalein (1:15) u. Natriumsulfat (1:10) getränkt u. dann getrocknet wurde. Legt man auf das befeuchtete farblose Papier die Enden beider Drähte, so zeigt sich der negative Pol durch Rotfärbung des Papiers an (infolge Bildung von NaOH).

**Polyacetalharze:** Acetalharze. Polymerisate u. Copolymerisate meist auf der Basis von Formaldehyd. P. sind thermoplastische Kunststoffe u. werden meist nach dem Spritzgießverfahren verarbeitet.

**Polyacetylene:** Polyacetylen-Derivate, s. Polyine.

**Polyacrylatgel, Isopropylalkoholhaltiges:** s. Mucilago Polyacrylati cum Alcohole isopropylico.

**Polyacrylatgel, Wasserhaltiges:** s. Mucilago Polyacrylati cum Aqua.

**Polyacrylati mucilago aquosa:** s. Mucilago Polyacrylati cum Aqua.

**Polyacrylati mucilago cum isopropanolo:** s. Mucilago Polyacrylati cum Alcohole isopropylico.

**Polyacrylatis dispersio 30 per centum:** s. Poly(ethylacrylat-methylmethacrylat)-Dispersion 30%.

**Polyacrylharze:** Polyacrylate, Polymethacrylate, Acrylharze, Lucit®, Piacryl®, Plexigum®, Plexiglas®, Plexidur®. Hergestellt durch Polymerisation der Acrylsäure u. der Methacrylsäure sowie

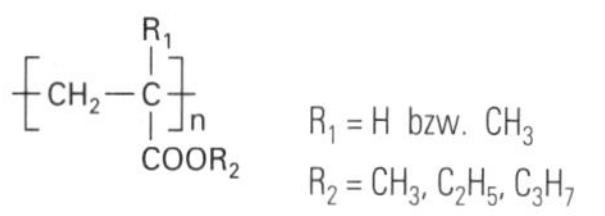


Polyacrylharze

deren Ester, Amide u. Nitrile unter dem Einfluß von Radikalbildnern. Je nach Größe der Estergruppe entstehen dabei gummiartige, klebrige bis zähe u. schließlich harte Produkte (kleinste Estergruppe). Die P. sind licht- u. witterungsbeständig, thermoplastisch, werden als Spritzgießmassen (s. Spritzgießen) verarbeitet u. dienen als zähflüssige Lösungen u. wäßrige Dispersionen zum Aufziehen von Folien, Schutzüberzügen, Imprägniermitteln; als Dragierlack (s. Eudragit®). P. finden weiterhin Verw. als Verbandfixiermittel, Klebstoffe, Pflasterklebstoffe, Gewebekleber in der Chirurgie (polymerisierbare Monomere), in der Orthopädie, als Zahnprothesen, Zahnfüllmaterial, Ionenaustauscher*. *Polymethylmethacrylat (Acrylglas, PMMA)* ist sehr beständig, klar u. lichtdurchlässig, in der Wärme biegsam, opt. hochwertig (kommt dem anorganischen Glas* in den Eigenschaften am nächsten) u. findet vielseitige Anwendung. In lokal applizierten Aerosolen* als mit Wasser nichtabwaschbares, jedoch wasserdampfdurchlässiges Verbandmittel *(spray bandages)*. Dadurch ist eine normale Regeneration der Haut unter dem Verband möglich. Es bilden sich kurz nach dem Aufsprühen elastische Membranen aus, die die erkrankte od. verletzte Haut vor äußeren Einwirkungen schützen.

**Polyacrylnitril:** Polymerisat des Acrylnitrils (s. Polyacrylharze). P. hat einen relativ hohen Erweichungspunkt u. löst sich nur in wenigen Lösungsmitteln (z.B. in Dimethylformamid). Copolymere aus Styrol u. Acrylnitril dienen als schlagfeste thermoplastische Kunststoffe (Acrylnitril-Butadien-Styrol (ABS), Acrylnitril-Styrol-Acrylester (ASA)).

**Polyacrylsäure:** Acidum polyacrylicum, Polyacrylic acid, Carboxypolymethylen, Poly(1-carboxyethylen), Carboxyvinylpolymer, Carbomer,

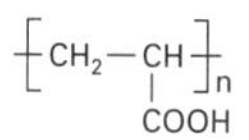


Polyacrylsäure

Carbopol®; $M_r$ ca.4 000 000 (mit vielen kurzen Seitenketten). **Off.:** ÖAB90. D. 1.41. Enthält mind. 56 u. max. 68% Carboxylgruppen, ca. 2% Wasser, ist hygr. (f. genau einzustellende Lösungen muß der Wassergehalt bestimmt werden); nicht quervernetzte P. (z.B. gefriergetrocknete P.) ist auch mit einer $M_r$ um 1 000 000 gut wasserlöslich. Scharfes Trocknen verringert die Wasserlöslichkeit. pH-Wert (1%ige wäßrige Lsg.): 3.0. P. löst sich erst beim Neutralisieren mit Natriumhydroxid-Lösung. Lösl. in Dioxan, Dimethylformamid, Ethanol, Methanol, Ethylenglykol, Glycerol; unlösl. in Aceton, Ether, Benzol, Cyclohexan. P. bildet in Wasser u. organischen Lösungsmitteln mit Alkalien u. Aminen viskose Gele. Die freien Carboxylgruppen der P. reagieren mit Alkalihydroxiden, Natriumcarbonat, Triethanolamin, Diisopropanolamin unter starker Vernetzung (Viskositätserhöhung). Starke Zunahme der Viskosität im Bereich pH 3 bis 6, die bis pH 10 fast konstant bleibt u. bei weiterem pH-Anstieg wieder abnimmt. Neutralisierte P. bildet in Wasser in niedriger Konz. (bis 0.4%) pseudoplastische Lösungen mit Fließpunkt, in höheren Konz. (bis max. 5%) salbenartige Gele mit thixotropen Fließeigenschaften (s. Rheologie). Inkomp.: polyvalente Ionen, Elektrolyte in hoher Konz., kationische Wirkstoffe u. Polymere, starke Säuren (Fällung). Kettenabbau in neutralisierten wäßrigen Lösungen durch Licht u. Schwermetallspuren. Die Auswirkung der Schwermetallspuren wird durch Zusatz von 0.05% Natriumedetat verhindert. Ohne Viskositätsverlust hitzesterilisierbar. P.-Lösungen ermöglichen kein Pilz- od. Bakterienwachstum. Verarbeitung: P. wird in Wasser od. Lösungsmittelgemischen mit schnellaufendem Rührwerk vollständig dispergiert u. erst dann bis zu einem bestimmten pH-Wert mit Lauge od. Aminen neutralisiert. **Anw.:** Carbopol® 934 P als viskositätserhöhender Hilfsstoff (0.1 bis 0.5%), als Suspendiermittel (Quasiemulgator, s. Emulgatoren) in 0.1 bis 0.4%iger Konz., als transparente Salbengrundlage (Gelbildner) in 0.5 bis 5%iger Konz., zur Verzögerung der Wirkstofffreigabe aus Tabletten; in der Kosmetik f. Haarfestiger, Sonnenschutz, Rasierlotionen u. alle Arten von Gelen. Die mit anionischen Polyacrylaten erhaltenen Hydrogele lassen sich in die Haut einreiben u. besitzen eine gewisse Tiefenwirkung. Unter Verw. bestimmter Amine u. Ethanol bzw. Isopropanol entstehen alkoholhaltige Gele, die eine verstärkte Tiefenwirkung besitzen u. außerdem kühlend wirken. Carbopol® 940 besitzt eine ähnliche Zstzg. u. gleiche Eigenschaften wie die Sorte 934, bildet jedoch absolut klare Lösungen. Carbopol® 941, ein Verdickungsmittel f. Suspensionen u. Emulsionen f. niedrigere Viskositäten, verträgt auch größere Mengen an gelösten Salzen.

**Polyaddition:** niedermolekulare, polyfunktionelle Verbindungen lagern sich unter Umlagerung bestimmter Molekülbestandteile zu Makromolekülen zusammen. Niedermolekulare Reaktionsprodukte werden nicht abgespalten. Durch P. entstehen z.B. Polyurethane*, Epoxidharze*.

**Polyae..., Polyä...:** s. Polye... .

**Polyalkohole:** Alkohole mit mehreren OH-Gruppen, z.B. Glycerol, Hexit usw.

**Polyamide:** PA; $-[NH(CH_2)_m-NH-CO-(CH_2)_n-CO]_x-$. Linear aufgebaute Kunststoffe mit der regelmäßig wiederkehrenden Säureamidgruppe -NH-CO-. Man erhält sie durch Polykondensation von Diaminen mit Dicarbonsäuren, v.a. von Hexamethylendiamin mit Adipinsäure* od. durch Polymerisation von Lactamen, bes. ε-Caprolactam. P. sind hornartig u. in den gebräuchlichen organischen Lösungsmitteln unlöslich. Sie sind teilkristallisiert, haben einen relativ scharfen, hohen Schmp., sind temperaturbeständig, sterilisierbar, zugfest, chem. relativ resistent u. lassen sich aus der Schmelze zu seidenartigen Polyamidfasern (Nylon®, Perlon®, Rilsan®) formen. P. werden auch zu Bändern u. transparenten, geschmeidigen Folien (öl- u. fettdicht, jedoch wasserdampf- u. gasdurchlässig) u. als Spritzgießmassen verarbeitet.

**Polyamid-6-Faden:** s. Filum polyamidicum-6 sterile.

**Polyamid-6/6-Faden:** s. Filum polyamidicum-6/6 sterile.

**Polyanion®:** Pentosanpolyschwefelsaures Natrium, s. Pentosanpolysulfat.

**Polyarthritis:** gleichzeitige Entzündung von mind. 5 bis zahlreicher Gelenke. **Chronische Polyarthritis:** cP; s. Arthritis, rheumatoide.

**Polyasen:** nicht mehr gebräuchliche Bez. f. Enzyme*, die Polysaccharide spalten (Amylase, Cellulase, Pectinase, Glykosidasen).

**Polyborane:** s. Borane.

**Polybutylen:** s. Polyolefine.

**Polycarbonate:** PC; Ester der Kohlensäure. Hochschmelzende Kunststoffe aus 4,4'-Dioxydiphenyl-alkanen u. Phosgen. Farblos, klar durchsichtig u. hochschmelzend. Chem. stabil, resistent gegenüber Farbstoffen, geringe Wasseradsorption, jedoch höhere Gas- u. Wasserdampfdurchlässigkeit (WDD) u. schlechte Schweißfähigkeit. Aus der Schmelze der P. sind Fasern, Filme, Blasfolien, Spritzgieß- u. Preßkörper (Flaschen) hoher Festigkeit, Härte u. Zähigkeit herstellbar.

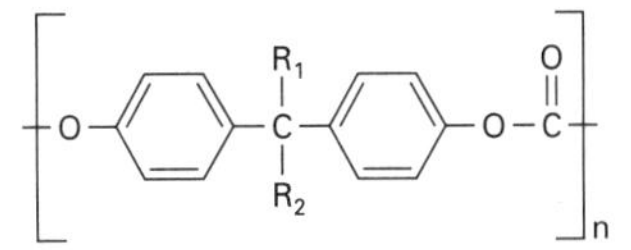

Polycarbonate:
$R_1$ und $R_2$: H oder organische Reste

**Polychlorierte Biphenyle:** PCB, Arochlor®, Clophen®; thermisch u. chem. stabile Verbindungen mit ca. 30 bis 60% Chlor. Charakteristisch ist der hohe Siedepunkt, weshalb sie als Transformatorflüssigkeiten (zum Kühlen u. Isolieren), als Weichmacher f. Lacke, Klebstoffe u.a. verwendet wurden. Wegen Umweltschädlichkeit (globale Persistenz u. Akkumulation) u. Kanzerogenität wurde ihre Verw. stark eingeschränkt.

**Polychreste:** Konstitutionsmittel in der Homöopathie; z.B. Aconitum, China etc.

**Polycistronische mRNS:** mRNS, die nicht nur kodierende Bereiche f. mehrere Proteine, sondern auch die jeweiligen Kontrollsequenzen trägt; dadurch können von *einem* mRNS-Molekül mehrere Proteine gebildet werden.

**Poly(dimethylsiloxan):** Poly-[oxy-(dimethylsilandiyl)], s. Dimeticon.

**Polydiol®:** s. Polyethylenglykole.

**Polydispers:** die Teilchen eines Systems haben verschiedene Größe, Gegensatz zu monodispers.

**Polyene:** Verbindungen mit mehreren C=C-Doppelbindungen (z.B. Carotinoide*).

**Polyester:** Kunstharze u. Kunststoffe, die meist durch Polykondensation von polyfunktionellen Säuren u. Alkoholen hergestellt werden u. Estergruppen -CO-O- enthalten. Aus bifunktionellen Grundstoffen aufgebaute lineare, hochmolekulare P. wie der Polyterephthalsäureester sind sterilisierbar, beständig gegen Kälte, Chemikalien u. eignen sich v.a. auch zur Herst. v. Folien u. Polyesterfasern (Diolen®, Trevira®, Terylene®), aber auch als Thermoplaste. Bei Verw. von tri- u. höherfunktionellen Komponenten entstehen vernetzte P. *Ungesättigte* P.(-harze), bei denen ungesättigte Verbindungen wie Malein- od. Fumarsäure od. Allylalkohol chem. eingebaut sind, können durch Zugabe von Peroxiden (Härtern) in der Wärme od. u.U. schon bei Raumtemperatur mit niedermolekularen polymerisierenden Verbindungen, vorzugsweise Styrol, zu vernetzten, unlöslichen u. unschmelzbaren Massen copolymerisiert werden u. gehören damit zu den Duroplasten. Die ausgehärteten Harze finden v.a. Verw. als Gießharze u. Lackharze. Polyester werden auch in der Orthopädie, als chirurgisches Nahtmaterial, als Blutgefäßersatz eingesetzt.

**Polyesterfaden:** s. Filum polyestericum sterile.

**Polyestradiolphosphat** INN: Leo 114, Estradurin®, Triodurin®; CAS-Nr. 28014-46-2; $M_r$ ca. 26000. Wasserlöslicher, polymerer Ester von Estradiol* u. Phosphorsäure. **Anw.:** wie Estradiol; prolongierte Wirkung. **Übl. Dos.:** 80 bis 160 mg alle 4 Wochen i.m.

**Poly(ethylacrylat-methylmethacrylat)-Dispersion 30%:** Polyacrylatis dispersio 30 per centum Ph.Eur.3, Eudragit® NE 30 D; wäßrige Dispersion eines Copolymerisates aus Ethylacrylat* u. Methylmethacrylat* mit neutralem Charakter, $M_r$ ca. 800 000. Undurchsichtige, milchigweiße, niedrigviskose Flüssigkeit, mischbar mit Wasser, lösl. in Aceton, Ethanol, Isopropanol. **Anw.:** zum Granulieren u. Überziehen von Arzneiformulierungen, v.a. für Retardpräparate, zum Pelletieren u. zur Herstellung transdermaler therapeutischer Systeme.

**Polyethylene:** s. Polyolefine.

**Polyethylenglycolum-Sorbitanum palmiticum:** s. Polysorbate.

**Polyethylenglycolum 400 stearicum:** s. Macrogolstearat 400.

**Polyethylenglykole:** Polyäthylenglykole, Polyaethylenglycola, **Macrogole**, Polyglykole, Polyoxyethylenglykole, Polyethylenoxide, Polyoxyethylene, Lutrol®, Polydiol®, Polyglykol®, Carbowax®, Polywachs®, PEG, PEO, $PEO_x$; CAS-Nr. 25322-68-3. **Off.:** (je nach Molmasse) Ph.Eur.3 (s. Macrogole) bzw. DAB8, ÖAB94, Ph.Helv.7. Polykondensationsprodukte der allgemeinen Formel $HO-(CH_2-CH_2-O-)_nH$. Der Polymerisationsgrad n variiert zwischen 3 u. 200. Bis zu n = 10 weisen die P. eine charakteristische Zickzackform, darüber Mäanderstruktur auf. Die der Bez. Polyethylenglykol, PEG od. Macrogol angefügte Zahl (Kennzahl) gibt annähernd die mittlere $M_r$ der Substanz an. P. sind mäßig hygr. (abnehmend mit zunehmender relativer Molmasse) u. besitzen osmotische Aktivität (durch Einarbeiten von Wasser weitgehend kompensierbar). P. haben sehr gute Lösungseigenschaften. Nach DAB8 darf der Wassergehalt 2% nicht überschreiten. Wird ein höherer Wassergehalt angestrebt, ohne die Konsistenz wesentlich zu beeinflussen, eignen sich Zusätze von 1 bis 5% Cetylalkohol bzw. Cetylstearylalkohol zur Konsistenzverbesserung. P. werden durch Mikroorganismen nicht angegriffen u. sind nicht empfindl. gegen Elektrolyte, jedoch mit einer großen Zahl von Stoffen inkomp. Die Ethersauerstoffbrücken ebenso wie die endständigen Hydroxylgruppen ermöglichen Wasserstoffbrückenbindungen, Dipolwechselwirkungen bzw. Reaktionen mit zahlreichen Stoffen. P. neigen zu Etherperoxidbildung (besonders in wäßriger Lsg.) u. müssen daher vor Licht geschützt aufbewahrt werden, da sonst oxidationsempfindliche Arzneistoffe durch die Etherperoxide zerstört werden. Phenolische Substanzen wie Salicylsäure, Resorcin, Cresol, Thymol od. Tannin werden am Sauerstoffatom des P. gebunden. Dies führt zu teilweisen Inaktivierungen der Wirkstoffe, in höheren Konzentrationen zu Fällungen. Quecksilber- u. Silbersalze werden durch Verunreinigungen mit Aldehyden (Sekundärprodukte der Autoxidation) reduziert, ebenso andere Arzneistoffe. Einige Antibiotika, wie Penicillin u. Bacitracin, werden inaktiviert, bei Einarbeitung von Sulfonamiden können Verfärbungen auftreten. P. lösen verschiedene Kunststoffpackmaterialien wie Polyethylen, Bakelit, Lacke, PVC, Celluloid, Cellulose-Ester (Membranfilter). Die gleichen Inkomp. treten bei P.-Derivaten (s. Emulgatoren) auf.

**Polyethylenglykole 200, 300, 400, 600** sind klare, farblose, mehr od. weniger viskose Flüssigkeiten. PEG 600 kann schon bei 20°C fest sein. Sie sind in jedem Verhältnis mischbar mit Wasser u. anderen PEG; nicht mischbar mit Gummi arabicum, natürlichen Wachsen, mineralischen u. pflanzlichen Ölen u. Paraffinen. Lösl. in Aceton, 1wertigen Alkoholen, Estern, Glykolen, Glycerol, Chlorkohlenwasserstoffen; prakt. unlösl. in flüssigen Paraffinen, fetten Ölen u. Fetten. Viskosität: in Abhängigkeit von der Kennzahl zwischen 45 u. 170 mPa·s bei 25°C. Die flüssigen P. werden verwendet als Lösungsvermittler f. Wirkstoffe in flüssigen bzw. parenteralen (max. 30%) Arzneiformen; zur Einstellung von Viskosität u. Konsistenz u. als Stabilisator f. Emulsionen in flüssigen u. halbfesten Arzneiformen; als Suppositoriengrundmassen u. wassermischbare Salbengrundlagen, üblicherweise als Gemische von PEG 300 od. 400 mit P. von höherer $M_r$ (s. Unguentum Polyethylenglycoli).

**Polyethylenglykole 1000, 1500, 1540, 1550, 2000, 3000, 4000, 6000** sind weiße, geruchlose, je nach $M_r$ vaselinartige bis wachsartige Stoffe, lösl. in Wasser, Methanol, Ethanol, Aceton, Methylenchlorid; nicht od. schwer lösl. in Paraffinen, Glycerol, Ethern, Fetten u. fetten Ölen. Zu den bei den flüssigen P. beschriebenen Inkompatibilitäten kommen noch weitere hinzu: Methyl- u. Ethylcellulose, Gelatine.

**Anw.:** Gemische mit flüssigen P. als Salbengrundlagen u. Suppositorienmassen; Resorptionsvermittler f. gelöste od. feinverteilte Wirkstoffe. Für feste Arzneiformen als Gleit-, Schmier- u. Bindemittel in 2 bis 15%iger Konz. (bes. f. wasserlösliche Tabletten), bevorzugt PEG 4000 u. 6000. In Dragiersuspensionen; als Filmbildner f. Tablettenüberzüge (aufgetragen in alkoholischer Lsg.); Weichmacher f. Filmüberzüge; Träger f. schwer lösliche Wirkstoffe. In der Kosmetik z.B. in Zahncremes, Lippenstift, Cremes, Seifen, Haarpflegemittel. PEG 3350 wird auch als Osmolaxantium eingesetzt.

**Polyethylenglykolfettalkoholether:** Macrogolether, s. Polyoxyethylglykolenfettalkoholether.

**Polyethylenglykolfettsäureester:** Polyoxyethylenfettsäureester, Macrogolester, Polyoxyethylenglykolfettsäureester, s. Polyethylenglykolstearate.

**Polyethylenglykolgele:** s. Gele.

**Polyethylenglykolsalbe:** s. Unguentum Polyethylenglycoli.

**Polyethylenglykol-Sorbitan-Fettsäureester:** s. Polysorbate.

**Polyethylenglykol-Sorbitan-oleat:** Polysorbatum 80; s. Polysorbate.

**Polyethylenglykolstearate:** Myrj®Produkte, Cremophor® AP, u.a. Polyethylenglykolfettsäureester, hauptsächl. Gemische von Mono- u. Diestern der Stearinsäure mit Polyethylenglykolen. Für die nähere Bez. der Produkte wird entweder die Zahl der Ethylenoxid-Einheiten od. die mittlere $M_r$ des Polyethylenglykol-Anteiles herangezogen, z.B.: *Polyoxyl(8)-stearat* entspricht *Polyethylenglykol-400-stearat* (s. Macrogolstearat 400). Wachsartige Produkte, die in Abhängigkeit von der $M_r$ der Polyethylenkomponente (300 bis 4000) mehr od. weniger gut wasserlösl. sind u. deren HLB*-Wert zwischen 9 u. 19 liegt. Inkomp.: s. Polysorbate. **Anw.:** als nichtionische O/W-Emulgatoren in Cremegrundlagen, als Netzmittel

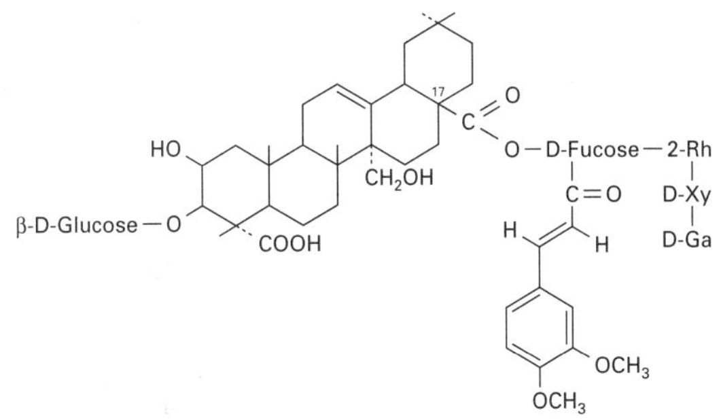


Polygala senega:
Senegin II, Inhaltsstoff von Radix Senegae

in Lotionen, sowie als Lösungsvermittler. P. sind gut verträglich u. prakt. ungiftig.

**Polyethylenglykol-400-stearat**: s. Macrogolstearat 400.

**Polyethylen-Oleogel**: s. Mucilago basalis hydrophobica.

**Polyethylenoxide**: s. Polyethylenglykole.

**Polyethylenterephthalat**: s. Polyterephthalsäureester.

**Polyferon**®: s. Interferon gamma.

**Polyfructosane**: s. Fructane.

**Polygala amara** L.: Fam. Polygalaceae, Kreuzblume (Nord- u. Mitteleuropa). Stpfl. v. **Herba Polygalae amarae (cum Radicibus):** Bitteres Kreuzblumenkraut. **Inhaltsst.:** Neutrales Saponin (Senegin), saures Saponin (Polygalasäure), Saponingehalt ca. 1%, Bitterstoff Polygalin (Polygamarin), Gaultherin (Phenolglykosid), äther. Öl (mit Salicylsäuremethylester) u. etwas fettes Öl, Gerbstoff etc. **Anw.** volkst.: als Expektorans (wie Rad. Senegae), Stomachikum u. als Galaktogogum. **Radix Polygalae amarae:** Bittere Kreuzkrautwurzel; **Inhaltsst.:** Saponine, Salicylsäuremethylester, Bitterstoffe, Harz. **Anw.** volkst.: als Amarum u. Expektorans.

**HOM:** *Polygala amara:* frische, blühende Pflanze.

**Polygalacturonsäure**: s. Pektine.

**Polygalae sirupus**: s. Sirupus Senegae.

**Polygala senega** L.: Fam. Polygalaceae (Kanada bis Georgia). Stpfl. v. **Polygalae radix** Ph.Eur.3: Rad. Senegae, Senegawurzel, Klapperschlangenwurzel; besteht aus den Wurzeln u. dem Wurzelkopf von P. s. od. anderen verwandten Arten. **Inhaltsst.:** bis 10% Saponine, deren gemeinsames Aglykon Presenegenin ist, **Strukturformel** s. Saponine (Tab.); das Hauptsaponin ist Senegin II, in welchem ein Preseneginglucosid am C-28 esterartig mit einem Tetrasaccharid verbunden u. dieses über Fucose wiederum mit Dimethoxyzimtsäure verestert ist; ferner Polygalasäure (saures Saponin, **Strukturformel** s. Saponine), Cumarsäure, Sinapinsäure, Salicylsäure sowie Salicylsäure- u. Valeriansäuremethylester, fettes Öl, Zucker. Hämolyt. Index 3000 bis 5000. **Anw.:** als Expektorans, vgl. Rad. Primulae (s. Primula veris). **Zuber.:** z.B. Sir. Senegae, Tct. S., Extr. S. (fluidum).

**HOM:** Polygala senega (HAB1.5), Senega: getrocknete Wurzeln u. Wurzelkopf v. P. senega od. v. verwandten Arten der Gattung Polygala od. eine Mischung daraus; verord. z.B. b. Bindehautkatarrh, Reizhusten mit zähem Schleim.

**Polygam**: s. Blüte.

**Polygenie**: Abhängigkeit eines Erbmerkmals, meist einer variablen Eigenschaft, von zahlreichen Genen. Die beteiligten Gene werden auch als **Polygene** bezeichnet. Ihre Wirkung im einzelnen ist zu gering, um regelmäßig erkennbar zu sein.

**Polyglandulär**: Pluriglandulär.

**Polyglycerolfettsäureester**: Drewpole®. Hergestellt durch Veresterung der OH-Gruppen von Polymeren des Glycerols (Polyglycerole) mit Fettsäuren. Vorwiegend W/O-Emulgatoren. Physiologisch unbedenklich.

**Polyglykol**®: s. Polyethylenglykole.

**Polyglykole**: s. Polyethylenglykole.

**Polyglykol-Fettalkoholether**: s. Polyoxyethylenfettalkoholether.

**Polygonaceae**: Knöterichgewächse, Od. Polygonales; ca. 800 Arten, meist Kräuter mit wechselständigen Blättern u. meist mit zu einer Ochrea* verwachsenen Nebenblättern; knotige Stengel. Die radiären Blüten haben ein 3- bis 6zähliges Perigon, 3 bis 9 Staubblätter; oberständiger Fruchtknoten; Früchte 2- bis 3kantige, 1samige Nüsse. **Chem. Merkmale:** Oxalat (frei u. in Drusen), Anthracenderivate, Flavonoide, Gerbstoffe. **Wichtige Gattungen** s. z.B. Fagopyrum, Polygonum, Rheum, Rumex.

**Polygonum amphibium** L.: Fam. Polygonaceae, Wasserknöterich (in beiden gemäß. Zonen). Stpfl. v. **Rhizoma Polygoni amphibii:** Wasserknöterichwurzel. **Inhaltsst.:** Hydroxymethylanthrachinon, Gerbstoffe (bis 18%). **Anw.:** als Blutreinigungsmittel.

**HOM:** *Polygonum amphibium:* frischer Wurzelstock.

**Polygonum aviculare** L.: Fam. Polygonaceae, Vogelknöterich (fast Kosmopolit). Stpfl. v. **Herba Polygoni (avicularis):** Vogelknöterichkraut, Homerianatee; das mit den Wurzeln zur Blütezeit gesammelte u. getrocknete Kraut. **Off.:** ÖAB90, DAC86. **Inhaltsst.:** 0.2% lösliche u. 0.8 bis 1% unlösliche Kieselsäure, Flavonoidglykoside (z.B. Avicularin, ein Quercetinarabinosid), Gerbstoff. **Anw.** volkst.: (früher) bei Lungentuberkulose, als Diuretikum u. Expektorans (mit geringer Wirk.).

**HOM:** *Polygonum aviculare:* frisches Kraut.

**Polygonum bistorta** L.: Fam. Polygonaceae, Wiesenknöterich, Natterwurz, Drachenwurz (gemäßigte nördl. Zone). Stpfl. v. **Rhizoma Bistortae:** Wiesenknöterichwurzel, Natterwurzel, Schlangenwurzel. **Inhaltsst.:** Gerbstoff (ca. 20%), Gallussäure, Stärke (bis 30%), Eiweiß, geringe

Mengen Anthraglykoside. **Anw.** volkst.: als Adstringens u. Mucilaginosum.

**Polygonum hydropiper** L.: Fam. Polygonaceae, Wasserpfeffer (Europa, Nordamerika). Stpfl. v. **Herba Polygoni hydropiperis:** Hydropiperis herba, Wasserpfefferkraut. **Inhaltsst.:** äther. Öl mit scharf schmeckenden Sesquiterpenen, z.B. Tadeonal (ein Ketoaldehyd), ferner Flavonoidglykoside (Rutin, Quercitrin, Rhamanzin), Gerbstoff, Öl. **Anw.** volkst.: Antirheumatikum, Hämostyptikum; äuß. mit hautreizender Wirkung.

**Polyhydroxyalkaloide:** s. Castanospermum australe.

**Polyhydroxyphenylether:** s. Gerbstoffe.

**Polyine:** Polyacetylene, Acetylenverbindungen; relativ instabile Kohlenstoffverbindungen mit mehreren Dreifachbindungen. Nat. bei der Fam. Apiaceae (z.B. Cicutoxin in Cicuta virosa* u. Aethusa cynapium* od. Falcarinol u. Falcarinon in vielen Apiaceenwurzeln, aber auch in Hedera helix*) u. v.a. bei Fam. Asteraceae (z.B. Carlinaoxid in Carlina acaulis*, En-In-Dicycloether in Chamomilla recutita*). Biogenese erfolgt aus Ölsäure* od. anderen Fettsäuren durch Dehydrierung, Decarboxylierung sowie fallweise sich anschließender Cyclisierung, wobei auch aromatische, furanoide od. andere Strukturelemente entstehen können.

**Polyisobutylen:** s. Polyolefine.

**Polyisoprene:** s. Polyterpene.

**Polyisoprenoide:** s. Polyterpene.

**Polyketide:** Acetogenine; Naturprodukte, die durch Kondensation aus mehreren Acetat- bzw. Malonat-Einheiten über Poly-β-ketosäuren (Polyketomethylenverbindungen) gebildet werden. Dazu gehören einfache u. vor allem kondensierte aromatische Verbindungen (Phloroglucin, Flavonoide, Griseofulvin, Naphthochinone, Anthracenderivate wie Anthrachinone, Tetracycline etc.) sowie Makrolide (z.B. Makrolidantibiotika, s. Antibiotika) u. zahlreiche Produkte von Pilzen (z.B. Aflatoxine*). Für viele P. ist die regelmäßige 1,3-Substitution (freie od. gebundene Hydroxygruppen) kennzeichnend. Die Biosynthese verläuft ähnl. der Fettsäuresynthese, aber die zweifache Reduktion fehlt; s. Aromatenbiosynthese (Polyketidweg).

**Polyketidweg:** s. Aromatenbiosynthese.

**Polykondensation:** bei Verknüpfung zweier monomerer Moleküle erfolgt stets unter Austritt eines niedermolekularen Reaktionsproduktes (z.B. HCl, NaCl, $NH_3$, $H_2O$). Es entstehen stufenweise Zwischenprodukte, die sowohl isolierbar als auch weiter kondensationsfähig sind. Mit zunehmender Dauer der Reaktion steigt der Kondensationsgrad (Polymerisationsgrad der einzelnen Moleküle). Durch P. entstehen z.B. Phenolharze*, Aminoplaste*, Polyester* u. einige Polyamide*.

**Polymerase-Kettenreaktion:** (engl.) polymerase chain reaction, Abk. PCR; 1984 entdecktes Verfahren der Gentechnologie*, bei dem selektiv bestimmte Abschnitte von Desoxyribonucleinsäure* (DNS) amplifiziert werden (s. Amplifikation); selektive DNS-Neusynthese von zwischen zwei synthetischen Oligonukleotiden gelegenen DNS-Sequenzen mittels DNS-Polymerase*; durch die exponentielle Anreicherung, ausgehend von geringen Mengen DNS, können nach mehrmaliger Wiederholung des Vorgangs die DNS-Abschnitte sichtbar gemacht od. für andere gentechnolog. Zwecke benutzt werden. **Lit.:** J. Eberle, Med. Mo. Pharm. *18*, 152 – 158 (1996).

**Polymer(e):** das (Plur. die Polymeren); *chem.* Verbindung aus Makromolekülen* (Riesenmolekülen), kann ein Naturstoff (s. Biopolymere*) od. ein Kunststoff* (s.a. Kunstseide, Kunstharz, Kunsstoffpapier, Polymerisation, Polykondensation) sein. Die Makromoleküle bestehen aus vielen, niedrigmolekularen Grundbausteinen, den Monomeren. **Homopolymere** bestehen aus gleichartigen, **Copolymere** aus verschiedenartigen Monomeren.

**Polymerisation:** monomere, ungesättigte Ausgangsverbindungen lagern sich durch eine Kettenreaktion meist unter Auflösung von Doppel- od. Dreifachbindungen ohne Abspaltung eines monomeren Reaktionsprodukts zu polymeren Molekülen zusammen. Mehrfach ungesättigte Ausgangsverbindungen führen zu Kettenverzweigungen. Durch P. werden z.B. Polyethylen, Polypropylen (s. Polyolefine) u. Polyvinylchlorid* hergestellt.

**Polymethacrylsäure:** s. Polyacrylharze, Eudragit®.

**Polymethacrylsäureester:** s. Polyacrylharze, Eudragit®, Plexiglas®.

**Polymethylphenylsiloxan:** Poly-[oxy-(methylphenylsilandiyl)]. $d_{25}^{25}$ ca. 1.09. $n_D^{25°C}$ ca. 1.5397. Enthält 50% Phenyl-Gruppen u. 50% Methyl-Gruppen (mittlere $M_r$ 4000); sehr viskose Flüss. **Anw.:** Reagenz Ph.Eur.3.

**Polymorph:** vielgestaltig, vgl. pleomorph (mehrgestaltig).

**Polymorphie:** Polymorphismus, Vielgestaltigkeit, Verschiedengestaltigkeit. **1.** *In den biologischen Wissenschaften* z.B. das gleichzeitige Vorkommen verschiedener Genotypen in einer Population od. bestimmte (z.B. auch jahreszeitlich bedingte) Unterschiede bei Tieren od. Pflanzen etc. **2.** *In der Mineralogie u. Chemie bzw. Pharmazie* die Erscheinung, daß manche Stoffe je nach den Zustandsbedingungen (Temp., Druck) in verschiedenen kristallinen Formen (bei gleicher chemischer Zstzg.) existieren (können). Diese Kristallformen werden als polymorphe Modifikationen bezeichnet, wenn sie aus nur einer Komponente bestehen (Verbindungen). Kristalline Lösungsmitteladdukte (Kristallsolvate, kristalline Solvate) unterscheiden sich ebenfalls in der Kristallstruktur von lösungsmittelfreien Kristallen. Diese Erscheinung fällt unter den Begriff **Pseudopolymorphie**, die somit mind. 2 Komponenten voraussetzt, wobei die zweite Komponente ein Lösungsmittel ist, z.B. Wasser. Das sind dann Hydrate*. Unter Pseudopolymorphie werden oft auch noch andere, mit Polymorphie ev. zu verwechselnde od. auch verwandte Erscheinungen subsummiert. Amorphe, glasartige Stoffe fallen nicht unter den Begriff der Polymorphie. P. findet man z.B. bei Schwefel ($S_8$), Ammoniumnitrat, Titandioxid*, Quecksilbersulfid etc. Die Erscheinung, daß Elemente (Phosphor, Kohlenstoff, Schwefel usw.) in verschiedenen Molekülgrößen existieren können, nennt man hingegen **Allotropie**. P. (u. Pseudopolymorphie) ist unter organischen Arzneistoffen weit verbreitet (z.B. Barbital, Phenobarbital, Chloramphenicolpalmitat, Flufenaminsäure, Meprobamat, Nifedipin, Paracetamol, Phenylbutazon, Ranitidinhydrochlorid, Sulfanilamid, Sulfathiazol, Tolbutamid, Progesteron, Oleum Cacao u. viele andere). Die Bedeutung der P. bei pharmazeutischen Hilfs- u. Wirkstoffen ist auf den Umstand zurückzuführen, daß die meisten dieser Stoffe kristallin sind u. daher zumindest potentiell polymorph sind. Polymorphe

Modifikationen unterscheiden sich meistens in ihren Schmelzpunkten, Schmelzwärmen, spezifischen Wärmen, Löslichkeiten, Dichten, in ihrer Hygroskopizität, dem mechanischen Verhalten (Plastizität, Sprödigkeit etc.) sowie allen anderen mit der Kristallstruktur zusammenhängenden Eigenschaften, u. sie lassen sich daher auch mittels Thermoanalyse*, Röntgendiffraktometrie*, Infrarotspektroskopie etc. auseinanderhalten. All diese Unterschiede können sich auf die pharmazeutische Analytik, die Bioverfügbarkeit, die physikalische Stabilität u. die technologische Verarbeitung (Arzneiformung) auswirken.

**Metastabilität:** Bei einer bestimmten Temp. u. festgelegtem Druck ist mit Ausnahme der Bedingungen eines **Umwandlungspunktes** eine einzige polymorphe Modifikation thermodynamisch stabil, die anderen sind metastabil.

**Enantiotropie u. Monotropie:** 2 ineinander wechselseitig überführbare Modifikationen werden als enantiotrop bezeichnet; ist die Umwandlung nur in einer Richtung möglich handelt es sich um monotrope Modifikationen. Verständlich wird dieses Verhalten aufgrund der Dampfdruckkurven (die mit Löslichkeitskurven vergleichbar sind). Wie der Schnittpunkt der Dampfdruckkurven der festen u. flüssigen Phase eines Stoffes den Schmelzpunkt dieses Stoffes unter dem eigenen Dampfdruck wiedergibt, stellt sich der Umwandlungspunkt zweier polymorpher Modifikationen A u. B eines Stoffes (unter dem eigenen Dampfdruck) als der Schnittpunkt der Dampfdruckkurven der beiden Formen dar. Unterhalb des Umwandlungspunktes ist die Form A, oberhalb die Form B die Zustandsform mit dem kleinsten Dampfdruck (ausgezogene Kurventeile in der Abb.), also die thermodynamisch stabile. Nur beim Umwandlungspunkt selbst können beide festen Modifikationen dauernd nebeneinander bestehen, da sie hier genau den gleichen Dampfdruck (die gleiche freie Enthalpie G) aufweisen.

Im Falle der Enantiotropie schneidet die Dampfdruckkurve der Schmelze die Dampfdruckkurven der beiden festen Modifikationen A u. B oberhalb des Umwandlungspunktes 1 (Abb.1), so daß sich beim Erwärmen Form A über dem Umwandlungspunkt 1 (endotherm) in die Modifikation B, u. diese beim Abkühlen unter den Umwandlungspunkt 1 (exotherm) wieder in A umwandeln kann. Im Falle der Monotropie schneiden sich die Dampdruckkurven von Schmelze u. festen Modifikationen dagegen unterhalb des Umwandlungspunktes 1 (Abb.2). A schmilzt beim Erwärmen in Punkt 3, bevor der (virtuelle) Umwandlungspunkt 1 erreicht ist; eine Umwandlung von A in B ist daher in diesem Falle nicht möglich. Es kann sich nur B in A (exotherm) umwandeln, welche z.B. aus der Schmelze, der Gasphase, einer Lösung od. aus einem Kristallsolvat erhalten werden kann.

Zwischen Umwandlungs*temperatur* (Temp., bei der eine Umwandlung stattfindet) u. Umwandlungs*punkt* besteht bei den meisten Modifikationen eine mehr od. weniger große Hysterese (vgl. Metastabilität). Eine Umwandlungstemperatur (die man ja schließlich auch bei monotropen Modifikationen messen kann) ist keine physikalische Konstante, sondern ledigl. ein von den experimentellen Bedingungen abhängiger Meßwert. **Lit.:** J.-O. Henck et al., Polymorphie von Arzneistoffen – Eine wirschaftliche Herausforderung?, Pharm. Ind. *59*, 165 – 169 (1997).

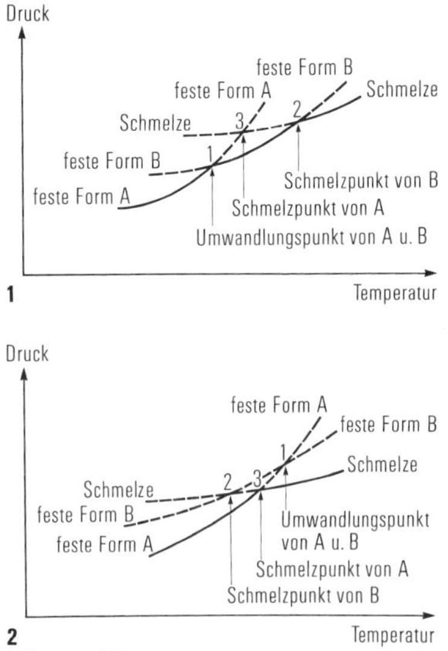


Polymorphie:
Dampfdruckkurven enantiotroper Modifikationen (1) und monotroper Modifikationen (2) [43]

**Polymorphkernig:** mit vielgestaltigem Zellkern versehen, v.a. bei Leukozyten.

**Polymyxin B** INN: Polypeptid-Antibiotikum aus Bacillus polymyxa-Stämmen; isoliertes Gem. cyclischer Polypeptide; CAS-Nr. 1404-26-8. **Wirk.** u. **Anw.:** Antibiotikum*; das Wirkungsspektrum umfaßt die meisten gramnegativen Keime außer Proteus (vgl. Colistin*). Ind.: siehe Colistin. HWZ 4.5 h. **Übl. Dos.:** Oral: 0.3-0.4 g; Säuglinge 0.02 g/kg KG. **Nebenw.:** neuro- u. nephrotoxisch bei Überdosierung (mehr als 0.025 g/kg KG über eine Woche) u. Kumulation durch Nierenfunktionsstörung. Verwendet wird v.a. **Polymyxin-B-Sulfat:** Polymyxini B sulfas Ph.Eur.3, Polymyxinum-B sulfuricum; CAS-Nr. 1405-20-5. Weißes, hygr. Pulver, lösl. in Wasser, schwer lösl. in Ethanol; eine 2%ige wäßrige Lsg. hat einen pH-Wert zwischen 5 u. 7. Die Wirksamkeit beträgt mind. 6500 I.E. je mg Substanz; s.a. Antibiotika (Tab.).

**Polynoxylin** INN: Polymerisationsprodukt von Harnstoff mit Formaldehyd (größtenteils von linearer Struktur), Anaflex®; CAS-Nr. 9011-05-6; amorphes Pulver, das sich beim Erhitzen zersetzt. **Wirk.** u. **Anw.:** lokal antibakteriell wirkend; eiternde Wunden.

**Polynucleotide:** s. Nucleinsäuren.

**Polyolefine:** Polymerisate von Olefin-Kohlenwasserstoffen. Von besonderer Bedeutung sind: Polyethylen (R u. R': H), Polypropylen (R: H, R': $CH_3$), Polyisobutylen (R u. R': $CH_3$), Polybuten-1 (Polybutylen; R: H, R': $CH_2CH_3$). P. besitzen eine sehr hohe Chemikalienbeständigkeit u. eine geringe Gas- u. Wasserdampfdurchlässigkeit. Durch die großtechnische Gew. der Monomeren auf petrochemischer Grundlage sind die P. die größte Gruppe unter den thermoplastischen Kunststoffen. Neben den reinen P. spielen auch Copolymerisate eine bedeutende Rolle, z.B. kautschukelastische Ethylen-Propylen-Copolymere

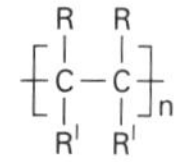

Polyolefine: Strukturprinzip

(AP-Kautschuk) od. Copolymerisate des Ethylens mit Vinyl- od. Acrylverbindungen. Die P. sind leicht, fest, steif, zäh, unzerbrechlich u. gegen kochendes Wasser beständig. Sie werden überwiegend im Spritzgieß- od. Strangpreßverfahren sowie im Hohlkörperblasverfahren zu Folien (Verpackungsmaterialien) u. Fasern verarbeitet; Pulversintern ist eine weitere Verarbeitungsmöglichkeit. P. lassen sich auch spanabhebend bearbeiten u. verschweißen. **Polyethylen, PE**, wird aus Ethylen hergestellt. Polymerisation mit Peroxiden führt zu wachsähnlichen Massen mit niedrigem Polymerisationsgrad. Größere Bedeutung haben die hochmolekularen PE; **Hochdruck-PE** wird in der Gasphase bei Drücken über 500 bar u. Temperaturen zwischen 100 u. 400°C mit Sauerstoff als Initiator hergestellt. Es enstehen hochelastische u. biegsame Hochpolymere. Das härtere u. thermostabilere **Niederdruck-PE** erhält man mit speziellen Katalysatorsystemen durch Lösungs- od. Suspensionspolymerisation. Das auch als **Weich-PE** (LDPE) bezeichnete Hochdruck-PE hat einen Erweichungspunkt von ca. 115°C u. eine Dichte um 0.92, Niederdruck- od. **Hart-PE** (HDPE) einen bis über 130°C reichenden Erweichungspunkt u. eine Dichte von ca. 0.94 bis max. 0.97. PE wird deshalb vielfach nach der Dichte gekennzeichnet. **Polypropylen, PP**, wird ähnl. wie Niederdruck-PE mit Ziegler-Katalysatoren hergestellt. Isotakt. PP hat einen Erweichungsgrad von 160°C, wird bei Temperaturen unter 0°C spröde u. ist in den sonstigen Eigenschaften sowie Verarbeitung u. Einsatzgebieten dem PE ähnlich. **Polyisobutylen, PIB**, stellt man durch kationische Polymerisation vorzugsweise mit Borfluorid bei tiefen Temperaturen her. Je nach Molekülgröße handelt es sich um viskose Öle, Weichharze od. kautschukelastische Stoffe. Verwendet z.B. zum Auskleiden von Behältern, f. Folien u. Dichtungsmaterial. **Polybutylen** (Polybuten-1) sowie *Polymethylpenten* werden durch Stereopolymerisation als weitgehend isotaktische Polymerisate erhalten u. ähneln in Eigenschaften u. Einsatzgebieten dem PE u. PP.

**Polyosen:** Polysaccharide, s. Kohlenhydrate.

**Polyoxyaluminium-acetylsalicylat:** s. Aloxiprin.

**Polyoxyethylen-1000-cetylstearylether:** s. Cetomacrogol® 1000.

**Polyoxyethylenfettalkoholether:** Polyoxyethylenglykolfettalkoholether, Polyethylenglykolfettalkoholether, Brij®, Cremophor®, Eumulgin® C700 od. C1000, Cetomacrogol® 1000; R–O–$(CH_2CH_2O)_n$–H (n = 2 bis 24; R = Alkylrest). Flüssige, pasten- od. wachsartig feste, farblose od. weiße bis cremefarbige Substanzen. HLB-Wert* je nach n u. R zwischen 4.9 bis 16.9. P. mit höherem HLB-Wert sind in Wasser löslich. Inkomp.: Aminophenazon, Sulfonamide, Salicylate, phenolische Substanzen, Iod-Salze, Quecksilbersalze, Gerbstoffe. Bindung, Einschluß u. Inaktivierung von Antiseptika, besonders Konservierungsmitteln. Besser verträglich als ionogene Emulgatoren; den Polyoxyethylenfettsäureestern (vgl. Polyethylenglykolstearate) jedoch etwas unterlegen. **Anw.:** Nur äuß. als Emulgatoren in W/O- u. O/W-Emulsionen, als Lösungsvermittler u. Gelbildner.

**Polyoxyethylenfettsäureester:** Polyoxyethylenglykolfettsäurester, Polyethylenglykolfettsäureester, s. Polyethylenglykolstearate.

**Polyoxyethylenglycerolmonolaurat:** s. Macrogol-1000-glycerolmonolaurat.

**Polyoxyethylenglycerolmonooleat:** s. Macrogol-1000-glycerolmonooleat.

**Polyoxyethylenglycerolmonostearat:** s. Macrogol-1000-glycerolmonostearat.

**Polyoxyethylenglycerol-tri-hydroxystearat 40:** s. Macrogolglycerolhydroxystearat.

**Polyoxyethylenglycerol-tri-ricinoleat 35:** s. Macrogol-1500-glycerol-tri-ricinoleat.

**Polyoxyethylenglycerolum monolaurinicum:** s. Macrogol-1000-glycerolmonolaurat.

**Polyoxyethylenglycerolum monooleinicum:** s. Macrogol-1000-glycerolmonooleat.

**Polyoxyethylenglycerolum monostearinicum:** s. Macrogol-1000-glycerolmonostearat.

**Polyoxyethylenglycerolum triricinoleinicum 35:** s. Macrogol-1500-glycerol-tri-ricinoleat.

**Polyoxyethylenglykole:** s. Polyethylenglykole.

**Polyoxyethylenglykol(1000)-glycerolmonolaurat:** s. Macrogol-1000-glycerolmonolaurat.

**Polyoxyethylenglykol(1000)-glycerolmonooleat:** s. Macrogol-1000-glycerolmonooleat.

**Polyoxyethylenglykol(1000)glycerolmonostearat:** s. Macrogol-1000-glycerolmonostearat.

**Polyoxyethylenglykol-fettalkoholether:** s. Polyoxyethylenfettalkoholether.

**Poly(oxyethylen)-35-rizinusöl:** s. Macrogol-1500-glycerol-tri-ricinoleat.

**Polyoxyethylensorbitan-fettsäureester:** s. Polysorbate.

**Polyoxyethylen(20)-sorbitanlaurat:** s. Polysorbate.

**Polyoxyethylen(20)-sorbitanmonopalmitat:** s. Polysorbate.

**Polyoxyethylen(20)-sorbitanstearat:** s. Polysorbate.

**Polyoxyl-35-rizinusöl:** s. Macrogol-1500-glycerol-tri-ricinoleat.

**Polyoxymethylen:** s. Paraformaldehyd.

**Polypeptidantibiotika:** s. Antibiotika.

**Polypeptidasen:** nicht mehr gebräuchliche Bez. f. Enzyme, die Polypeptide spalten.

**Polypeptide:** s. Peptide.

**Polyphenoloxidasen:** s. Phenoloxidasen.

**Polyphosphorsäure:** $(HPO_3)_n$. Stücke od. Stäbchen mit einem gewissen Anteil an Natriumpolyphosphat, glasartig u. hygr.; sehr leicht lösl. in Wasser. Polyphosphorsäure enthält lineare, zweidimensional u. dreidimensionale vernetzte Strukturen. **Anw.:** Reagenz Ph.Eur.3.

**Polyplasdone XL®:** s. Polyvidon.

**Polyploidie:** Vervielfältigung der Zahl eines Chromosomensatzes über die normale diploide Form hinaus als tetra-, hexa-, oktaploide, d. h. 4-, 6-, 8fache Form u. darüber hinaus. Polyploide Zellen entstehen in der Natur durch eine Störung in der Mitose, wobei sich zwar die Chromosomen teilen, ihre Spalthälften aber nicht auf 2 Tochterkerne u. Tochterzellen verteilt werden. Vielfach künstl. herbeigeführt durch Mitosegifte*, z.B. in der Pflanzenzucht, vgl. Chromosomen.

**Polypodium vulgare** L.: Fam. Polypodiaceae, Engelsüß, Tüpfelfarn (Mittel- u. Südeuropa,

Asien, Nordafrika, Amerika). Stpfl. v. **Rhizoma Polypodii:** Engelsüßwurzelstock, Korallenwurzel, Eichenfarnwurzel. **Inhaltsst.:** Triterpenoide (Ecdysteron*, ein Steroidhormon) u. Saponine, darunter Spuren von Osladin (3000mal süßer als Saccharose), ferner Phloroglucinderivate, Bitterstoffe, Zucker, Gerbstoff, ca. 8% fettes Öl, äther. Öl, Eiweiß, Stärke. **Anw.** volkst.: als Expektorans, Cholagogum, mild. Abführmittel sowie als Mucilaginosum u. Anthelminthikum (obsolet); auch f. Bitterschnäpse.

**Polyporus fomentarius:** Fomes fomentarius*.

**Polyporus officinalis:** Fomes officinalis*.

**Polypragmasie:** (Vielgeschäftigkeit) Behandelung mit vielerlei Arzneimitteln bzw. Methoden.

**Polyprenole:** Polyprenylalkohole; acyclische Polyisoprenoidalkohole. Formal sind sie aus 6 bis 24 Isopreneinheiten aufgebaut. P. kommen frei od. als Ester höherer Fettsäuren od. der Phosphorsäure in Mikroorganismen, Pflanzen u. Tieren vor. Außer in der Anzahl der C-Atome unterscheiden sich die P. auch durch die Anordnung der Doppelbindungen u. teilweise durch partielle Hydrierung. Aus dem Namen ist oft Herkunft u. Aufbau ersichtlich. Z.B. besteht Betulaprenol-8 aus 8 Isopreneinheiten u. stammt von Betula-Arten. Eine Reihe von Polyprenolen weist wahrscheinlich als Folge der *cis*-Addition von Isopentenylpyrophosphat an Geranylgeranylpyrophosphat, s. Terpene (Biosynthese), eine Tri-*trans*-poly-*cis*-Struktur auf. Diese **Tri-*trans*-poly-*cis*-prenole**, z.B. Undecaprenol u. die Dolichole, spielen bei der Biosynthese von Glykoproteinen bzw. Glykolipiden eine wichtige Rolle. **Undecaprenol** fungiert beim Aufbau der Zellmembran von Bakterien als Carrier* f. Kohlenhydrate (z.B. Disaccharide). Bei Eukaryonten übernimmt diese Rolle Dolicholphosphat. **Solanesol**, eine aus 9 Isopreneinheiten aufgebaute All-*trans*-Verbindung, ist (als Diphosphat) eine Vorstufe von Plastochinonen u. Ubichinonen.

**Polypropylen:** s. Polyolefine.

**Polyribosomen:** Polysomen, Ergosomen; aus mehreren (ca. 6) an einem mRNS-Faden perlschnurartig aufgereihten Ribosomen* bestehende Struktureinheit der Proteinbiosynthese.

**Polysaccharide:** *syn.* Glykane, s. Kohlenhydrate.

**Polysiloxane:** s. Silicone.

**Polysklerose:** s. Multiple Sklerose.

**Polysorbate:** Polysorbat(um) 20, 60 u. 80 Ph.Eur.3, Polyoxyethylensorbitan-Fettsäureester, Polyethylenglykol-Sorbitan-Fettsäureester, PEG-Sorbitan-Fettsäureester, **Tween**®, Crillet®. P. sind Gemische von Partialestern des Sorbit(ol)s u. seiner Anhydride (Sorbitan u. Sorbid) mit höheren Fettsäuren ($C_{12}$ bis $C_{18}$, je nach Sorte), kopolymerisiert mit annähernd 20 Mol Ethylenoxid f. jedes Mol Sorbitol u. Sorbitanhydrid (Sorten mit 4 bis 5 Mol Ethylenoxid sind auch im Handel).

**Polysorbat(um) 20** Ph.Eur.3: Polysorbitanum 20 lauratum, Monolaurylpolysorbitan, Polyoxyethylen(20)-sorbitanlaurat; CAS-Nr. 9005-64-5; mit Laurinsäure verestert. Ölige Flüss., mischbar mit Wasser u. niedrigen Alkoholen, prakt. unlösl. in fetten Ölen u. flüssigem Paraffin. D. 1.10, HLB-Wert 16.7, Viskosität ca. 400 mPa·s bei 25°C. SZ max. 2, OHZ 96 bis 108, IZ max. 5, VZ 40 bis 50.

**Polysorbat(um) 40:** Polyethylenglycolum-Sorbitanum palmitinicum, Monopalmitylpolysorbitan, Polyoxyethylen(20)-sorbitanmonopalmitat; CAS-Nr. 9005-66-7; mit Palmitinsäure verestert. **Off.:** DAC86. Flüssig, Löslichkeiten prakt. wie P. 20, D. 1.08, HLB-Wert 15.6, SZ max. 2, OHZ 90 bis 105, IZ max. 5, VZ 41 bis 52.

**Polysorbat(um) 60** Ph.Eur.3: Polysorbitanum 60 stearatum, Monostearylpolysorbitan, Polyoxyethylen(20)-sorbitanstearat; CAS-Nr. 9005-67-8; mit Stearinsäure verestert. Halbflüssig, Löslichkeiten u. Dichte prakt. wie P. 20, HLB-Wert 14.9, SZ max. 2, OHZ 81 bis 96, IZ max. 5, VZ 45 bis 55.

**Polysorbat(um) 80** Ph.Eur.3: Polysorbitanum 80 oleinatum, Monooleylpolysorbitan, Polyoxyethylen(20)-sorbitanmonooleat; CAS-Nr. 9005-65-6; mit Ölsäure verestert. Flüssig, Löslichkeiten u. Viskosität wie P. 20, D. 1.08, HLB-Wert 15.0, SZ max. 2, OHZ 65 bis 80, IZ 18 bis 24, VZ 45 bis 55.

**Inkomp.:** Phenole, Tannine, Teer u. teerähnliche Verbindungen, p-Hydroxybenzoesäureester u. andere phenolische Konservierungsmittel sowie Invertseifen können über Wasserstoffbrücken bzw. mizellar gebunden werden u. eine Wirkungseinbuße erleiden. Weitere Inkomp. sind durch den Polyethylenglykol-Anteil im Molekül möglich.

**Anw.:** als nichtionische O/W-Emulgatoren, in Kombination mit W/O-Emulgatoren als Komplexemulgatoren; als Lösungsvermittler (Solubilisatoren) f. wenig od. nicht wasserlösliche Substanzen (Aromen, ätherische Öle, Vitaminöle, Harze, wasserunlösliche Arzneistoffe u.ä.); als Netzmittel (z.B. in Suspensionen). P. sind gut verträglich, prakt. reizlos u. sehr wenig toxisch. P. können während der Verarbeitung u. der Lagerung einer Autoxidation unterliegen (besonders Ölsäureester).

**Polysorbitanum 20 lauratum:** s. Polysorbate.

**Polysorbitanum 60 stearatum:** s. Polysorbate.

**Polysorbitanum 80 oleinatum:** s. Polysorbate.

**Polystyrol:** Polystyren, PS. Glasklarer, bei ca. 90°C erweichender Kunststoff, entsteht durch Polymerisation (Peroxide als Katalysator) des

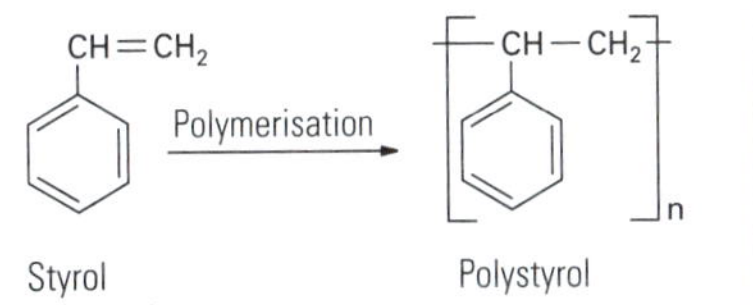


Polystyrol

Styrols (s. Polyvinylharze). P. ist hart, amorph, mit glasartiger Transparenz, ist aufschäumbar (Styropor®) u. besitzt extrem hohe Wasserdampf- u. Gasdurchlässigkeit. P. gehört zu den wichtigsten Massenkunststoffen. Es läßt sich v.a. durch Spritzguß sehr gut zu den verschiedensten Artikeln verarbeiten, ferner zu Folien, Behältnissen, Injektionsspritzen, P.-Schaumstoffen, P.-Dispersionen. Copolymerisate des Styrols mit anderen Olefinen, v.a. mit Butadien (SB) u. Acrylnitril (SAN), stellen ebenfalls wertvolle Kunststoffe u. Kunstkautschuke dar.

**Polysulfide:** (Alkalisulfane) Verbindungen der Alkalisulfide mit Schwefel nach der Formel $Me_2S_x$, sie entstehen beim Schmelzen von Alkalisulfiden mit Schwefel, wobei die Alkalisulfide weiteren Schwefel aufnehmen, „x“ kann hierbei die Werte 2, 3, 4, 5 u. höher annehmen. Sie sind meist gelb bis braunrot gefärbt u. werden durch Säuren unter Abscheidung von Schwefel u. Bildung von Schwefelwasserstoff zersetzt (z.B. Hepar sulfuris).

**Polysymmetrisch:** *bot.* s. Blüte.

**Polyterephthalsäureester:** lineare, gesättigte Polyester aus Terephthalsäure u. Glykol, bes. Ethylenglykol (Polyethylenterephthalat, PETP);

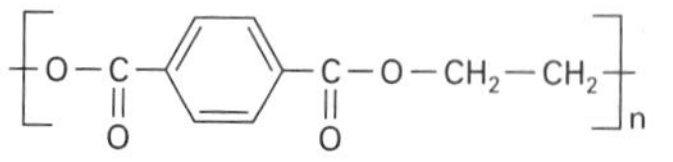

Polyterephthalsäureester

dienen zur Herst. v. hochwertigen Synthesefasern (Diolen®, Trevira®), vgl. Filum polyestericum asepticum, u. von sehr zähen Folien (0.05 mm dick, glasklar, glänzend, beständig gegen Chemikalien, Kälte, sterilisierbar, öl- u. fettdicht, weichmacherfrei u. physiol. unbedenklich, jedoch schlecht verschweißbar) u. werden als thermoplastische Kunststoffe durch Spritzgießen zu Formteilen mit hoher Härte, Steifheit u. niedrigen Reibungswerten verarbeitet.

**Polyterpene:** Polyisoprene, Polyisoprenoide; acyclische, ungesättigte Terpenkohlenwasserstoffe od. -alkohole, die aus einer großen Anzahl von Isopreneinheiten $(C_5H_8)_n$ aufgebaut sind. Man unterscheidet verschiedene Typen (s. Tab.). Alle P. sind unverzweigte Moleküle, die Doppelbindungen können *cis-* od. *trans-* orientiert sein. Biosynthese s. Terpene. Mit Ausnahme einiger Polyprenole*, findet man die P. nur im Pflanzenreich, in Milchröhren u. Milchsaftzellen.

**Polyterpene**
Einteilung

| Verbindung | Anzahl der Isopreneinheiten | Doppelbindungen |
|---|---|---|
| Polyprenole | 6–24 | cis/trans |
| Gutta, Balata | ca. 100 | trans |
| Naturkautschuk | über 10000 | cis |

**Polytetrafluorethylen:** PTFE, Hostaflon® TF, Teflon®; $-[CF_2CF_2]_n-$. D. 2.2. Kunststoff, außerordentl. temperaturresistent (bis 280°C), beständig gegen chem. Einflüsse; wachsartige Oberfläche, nimmt keine Feuchtigkeit auf. Verschlußmaterial f. Infusionsflaschen. Für Stopfen ungeeignet (zu geringe Haftfähigkeit).

**Polythiazid** INN: 6-Chlor-2-methyl-3-(2,2,2-trifluorethylthiomethyl)-3,4-dihydro-2H-1,2,4-benzothiadiazixin-7-sulfonamid-1,1-dioxid, Drenusil®; CAS-Nr. 346-18-9; $C_{11}H_{13}ClF_3N_3O_4S_3$, $M_r$ 439.90. Schmp. 202.5°C aus Isopropanol. Prakt.

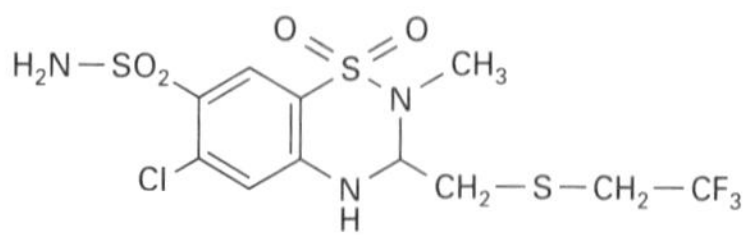

Polythiazid

unlösl. in Wasser, Chloroform; lösl. in Methanol, Aceton. **Anw.:** Saluretikum (s.a. Diuretikum), Antihypertonikum, Ödeme. HWZ 1.2 h bzw. 26 h (Metaboliten). **Übl. Dos.:** Oral: Initialdos.: 1mal 0.001 g/d morgens, Erhaltungsdos.: 1mal 0.001 g/2d. Oral: 1-4 mg/d. Nebenw., Wechselw., Kontraind.: s. Bendroflumethiazid.

**Polythiolstyrole:** Kunstharz-Ionenaustauscher, s. Ionenaustauscher.

**Polytrichum commune** L.: Fam. Polytrichaceae (Bryophyta), Goldener Widerton (Europa, Asien, Nordamerika). Stpfl. v. **Herba Adianti aurei:** Goldhaar, Goldener Widerton. **Inhaltsst.:** fettes Öl mit Arachidonsäure, Gerbstoff, Harz, Wachs. **Anw.** volkst.: als Adstringens.

**HOM:** *Adiantum aureum:* frische Planze.

**Polyurethane:** PUR, Moltopren®, Ultramid®. Durch Polyaddition von Di- od. Polyisocyanaten mit Di- od. Polyhydroxylverbindungen aufgebau-

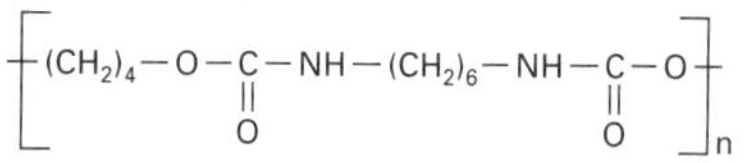

Polyurethane

te Kunststoffe, die die Urethangruppe –NH–CO–O– enthalten. Aus aliphatischen Glykolen u. aliphatischen Diisocyanaten erhält man **lineare P.**, die zur Herst. v. Fasern, Filmen, Lacken u. zum Spritzgießen geeignet sind. Aus Stoffen mit mehr als 2 Hydroxylgruppen im Molekül, etwa hydroxylgruppenhaltigen Polyestern od. Polyethern, erhält man mit Di- od. Polyisocyanaten vernetzte, unlösliche u. unschmelzbare P. **Anw.:** als kalthärtende Reaktionslacke f. den Oberflächenschutz, als Klebstoffe u. Fasern u. besonders zur Herst. v. Schaumstoffen. Hierbei dient als Treibmittel Kohlendioxid, das bei der Reaktion zwischen Isocyanaten u. Carboxylgruppen od. Wasser entsteht.

**Polyurie:** krankhafte Vermehrung der Harnmenge, z.B. bei Diabetes mellitus u. Diabetes inspidus, bis zu 10-20 L/d, vgl. Pollakisurie.

**Polyuronide:** pflanzliche, makromolekulare Inhaltsst. (Pektine, Alginsäure, Schleime), deren Untereinheiten aus Uronsäuren* (in Pyranose-Form) wie D-Glucuronsäure, D-Galacturonsäure u. D-Mannuronsäure bestehen. Im Gegensatz zu den Polysacchariden haben sie wegen noch freier Carboxygruppen saure Eigenschaften.

**Polyvalentes Serum:** Serum, das Antikörper gegen verschiedene Antigene aufweist; im Gegensatz dazu: *Monovalentes Serum:* Serum mit Antikörpern gegen ein spezifisches Antigen. Gew. durch ein f. diesen Zweck immunisiertes Tier bzw. von Menschen, die eine bestimmte Krankheit durchgemacht haben. **Anw.:** Serumprophylaxe, Diagnostik.

**Polyvidon** INNv: Poly[1-(2-oxo-1-pyrrolidinyl)-ethylen], Poly-N-vinyllactam, Poly(1-vinylpyrrolidin-2-on), PVP, Povidone, Kollidon®, Luviskol®, Periston®, Plasdone®; CAS-Nr. 9003-39-8; $(C_6H_9NO)_n$. Lösliches bzw. unlösliches Polyvinylpyrrolidon, Gem. von Polymerhomologen verschiedener relativer Molmasse; hergestellt durch Polymerisation von N-Vinyl-2-pyrrolid(in)on ($M_r$ 111.1). **Lösliches Polyvidon, Polyvidonum** Ph.Eur.3: hygr. Pulver (hygroskopischer Punkt bei ca. 70% rel. Feuchtigkeit der Luft), leicht lösl. in Wasser (bis 60%), 1wertigen Alkoholen, Glyce-

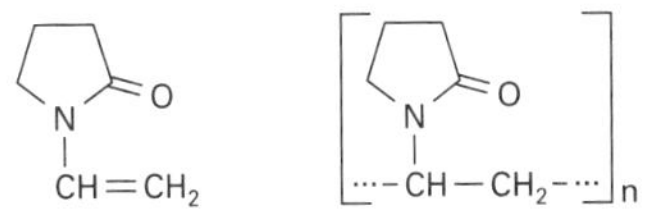

Polyvidon :
Vinylpyrrolidon (links) und Polyvinylpyrrolidon (rechts)

rol, Propylenglykol, Methylenchlorid, Chloroform; unlösl. in Ether, Kohlenwasserstoffen. pH-Wert einer 1%igen wäßrigen Lsg. 3.5 bis 5.0. Trocknungsverlust max. 5%. **Anw.:** parenteral als Blutflüssigkeitsersatz; zur Entgiftung bei Intoxikationen, zum Schutz von Schleimhaut u. Bakterienflora bei Antibiotikabehandlung; als Blutplasmaersatz muß PVP Pyrogenfreiheit u. niedrigen Monomerengehalt (unter 0.2%) erfüllen; außerdem kommen hierfür nur niedermolekulare Typen zur Anwendung. Als Bindemittel f. Tablettengranulate (0.5 bis 5%, meist 1 bis 3% in wäßriger od. organischer Lsg.), v.a. f. Brausetabletten u. Granulate, die mit nichtwäßrigen Lösungsmitteln bereitet werden. Trockenbindemittel f. die Direkttablettierung* (5%). Als Bestandteil von Dragiersuspensionen (0.3 bis 3%, Bindemittel, Dispergator, Filmbildner); bis zu 10% als Suspensionsmittel bei Schüttelmixturen (Verdickungsmittel). Als Lösungsvermittler u. zur Kristallisationsverzögerung schwer löslicher Substanzen, in oralen Liquida u. in Injektionspräparaten. Inkomp.: gelöst Komplexbildung mit Sulfathiazol, Natriumsalicylat, Chloromycetin, Mandelsäure, p-Aminobenzoesäure, Salicylsäure, Phenobarbital, Tannin, Polyphenolen (Gerbstoffe, Anthocyane u.ä.). Lösungen sind anfällig gegenüber Schimmelpilze.

**Crospovidonum** Ph.Eur.3: Crospovidon, Unlösliches PVP, Quervernetztes PVP, **Polyvinylpolypyrrolidon**, PVPP, Polyvin, Polyplasdone XL®. Hygr. Pulver od. Blättchen; in Wasser u. allen org. Lösungsmitteln unlöslich. Trocknungsverlust max. 5%. Inkomp.: Polyphenole. **Anw.:** als Zerfallsbeschleuniger in Tabletten u. Dragees (meist 2 bis 5%); als Suspensionsstabilisator (5 bis 10%) in mikronisierter Form.

**Polyvidoni-Iodi-Unguentum:** s. Unguentum Polyvinylpyrrolidoni-Iodi.

**Polyvidon-Iod** INN: Polyvidonum-Iodum, Iod-Polyvidon, Poly(1-vinyl-2-pyrrolidin-2-on)-Iod-Komplex, PVP-Iod, Polyvinylpyrrolidon-Iod, Povidone-Iodine, Betaisodona®; CAS-Nr. 25655-41-8. Besteht aus Polyvidon* unterschiedlicher Kettenlänge u. enthält Iod u. Iodid (max. 6.6%) in komplexer Bindung (mind. 9% u. max. 12% frei verfügbares Iod). Lösl. in Wasser u. Ethanol; prakt. unlösl. in Aceton, Tetrachlorkohlenstoff, Chloroform, Ether, Leichtpetroleum; pH max. 5.5; Trocknungsverlust max. 8%. **Off.:** DAC86. **Anw.:** Topikal als bakterizides, fungizides, germizides, sporozides u. viruzides Desinfektionsmittel (10%ige Lösung od. Salbe) mit ähnlichem Wirkungsspektrum wie Iodtinktur, jedoch besser verträglich f. Haut u. Schleimhäute. Zur Spülung von Körperhöhlen 1%ig. **Nebenw.:** allergische Reaktionen. Inkomp.: Alkalien, reduzierende Stoffe. Hingewiesen sei auch auf Polyvidon [$^{125}$I]Iod, Polyvidon [$^{131}$I]Iod.

**Polyvidon-Iod-Lösung:** s. Solutio Polyvidoni Iodi.

**Polyvidon-Iod-Salbe:** s. Unguentum Polyvinylpyrrolidini-iodi.

**Polyvidon-Iod-Zucker-Salbe:** Herst. nach NRF: 1.3 g Polyvidon-Iod wird mit 5.0 g Glycerol 85% angerieben u. auf dem Wasserbad bei max. 60°C unter Rühren gelöst. In einer zweiten tarierten Salbenschale wird 2.0 g Macrogol 4000 unter Erwärmen u. unter Rühren auf dem Wasserbad in ca. 40 g Glucosesirup gelöst bzw. fein dispergiert. Nach dem Erkalten werden Verdunstungsverluste durch Zugabe von abgekochtem u. wieder erkaltetem Wasser ersetzt. Die Polyvidon-Iod-Glycerol-Lösung wird in Anteilen mit der Macrogol-Glucosesirup-Grundlage versetzt. Der Ansatz wird mit Glucosesirup auf 50.0 g ergänzt. Geh. an Polyvidon-Iod ca. 2.5%. **Anw.:** bei ulzerösen Wunden, Geschwüren u. Verbrennungen; mit Wasser abwaschbar. Zur Desinfektion u. Heilungsförderung. Nicht bei Schilddrüsenerkrankungen anwenden. **Übl. Dos.:** 1- bis 4mal/d in dicker Schicht auf die Wunde geben; vgl. auch Unguentum Polyvinyl-Pyrrolidoni-Iod.

**Polyvinylalkohol:** Polyviol®, PVA, PVAL; $[-CH_2CH(OH)]_n$. Gew. durch Hydrolyse von Polyvinylacetat. Unterschiedliche Polymerisations-

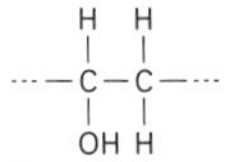

Polyvinylalkohol

grade ($M_r$ 28 000 bis 40 000) u. Hydrolysegrade (s. Polyvinylalkohol 88) mit deutlich verschiedenen Löslichkeiten sind erhältlich. Meist mäßig wasserlöslich. Inkomp.: Säuren, Salze, Tannin, Polyacrylsäure; Borax u. Borsäure führen zu einer weiteren Verfestigung od. Ausfällung. **Anw.:** Verdickungsmittel (z.B. auch in Augentropfen), Bindemittel mit guten Zerfallseigenschaften f. Tabletten, in 12 bis 15%iger Konz. salbenartige Gele*, gut verträglich, vielfach f. kosmetische Verw.

**Polyvinylalkohol 88:** Alcohol polyvinylicus 88. Unregelmäßiges Polymeres von Vinylalkohol u. Vinylacetat, teilverseifter Polyvinylalkohol

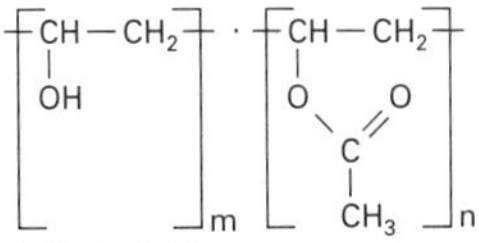

Polyvinylalkohol 88

(PVA). Das Verhältnis der Indices m u. n in der Strukturformel beträgt ca. 88:12. Die Ketten können verzweigt sein. Zur Charakterisierung der einzelnen Typen wird die Viskosität einer 4%igen wäßrigen Lsg. angegeben. In Wasser (20°C) schwer lösl., leicht lösl. in Wasser (90°C), unlösl. in Ethanol. pH 4.5 bis 7.0 (5%ige Lsg.), SZ max. 3, EZ 127 bis 147, Trocknungsverlust max. 5%. **Off.:** DAC86. **Anw.:** Ausschließlich in Lösung (Bereitung: Einstreuen in kaltes Wasser, längeres Erhitzen über 90°C unter Rühren; herstellungsbedingte Methanolreste werden dadurch entfernt) als Bindemittel f. Tabletten u.

Dragiersuspensionen. Zur Viskositätserhöhung von Augentropfen u. Injektionslösungen.

**Polyvinylchlorid:** **PVC**, Decelith®, Ekadur®, Ekalit®, Hostalit®, Vinidur®. Kostengünstiger, thermoplastischer Kunststoff, der aus Vinylchlorid, $CH_2CHCl$, durch Polymerisation (durch Peroxide, Redoxsysteme) in großen Mengen hergestellt wird (s. Polyvinylharze). PVC ist glasklar bis leicht trüb mit amorpher Struktur u. besitzt eine hohe Chemikalienbeständigkeit sowie niedrige Gas- u. Dampfdurchlässigkeit. PVC wird ohne Weichmacherzusatz als **Hart-PVC** (PVC hart) u.a. zum Auskleiden von Behältern, f. Hohlkörper (Flaschen, Becher) sowie in Form von Folien f. Verpackungen verwendet. PVC wird z.B. durch Spritzguß u. Strangpressen verarbeitet. Es läßt sich auch biegen u. verschweißen, durch Sintern verformen od. mit Treibmitteln verschäumen. In der Wärme u. unter Einw. von Licht od. Bestrahlung spaltet PVC HCl ab u. färbt sich ohne Stabilisatorzusätze dunkel (Rußbildung). PVC ist beständig gegen pflanzliche u. mineralische Öle, Alkohol u. organische Stoffe mit Ausnahme starker Oxidationsmittel u. Basen, Ester, Ketone, Aromaten u. halogenierten Kohlenwasserstoffen. Durch Plastifizieren mit Weichmachern (mögliche Freigabe beachten) kommt man nach f. Thermoplaste üblichen Methoden zu leder- bis gummiartigen Massen, **Weich-PVC** (PVC weich), das u.a. zu Flaschen, Dosen, Folien, Schläuchen, Dichtungsscheiben, Blutbeuteln, Auslaufschläuchen an Infusionsgeräten, Schaumstoffen u. zur Beschichtung verformt werden kann. **Tox.:** Problematisch ist die Toxizität des Monomeren (Vinylchlorid) u. die geringe Stabilität des Polymeren beim Erwärmen unter Licht und/oder Sauerstoffeinfluß, was die Ursache f. toxikologische Bedenken gegen die Anw. von PVC als Verpackungsmaterial ist.

**Polyvinylharze:** Vinylharze, Vinylpolymerisate. Polymerisate u. Copolymerisate aus Vinylverbindungen, durch Polymerisation der jeweiligen

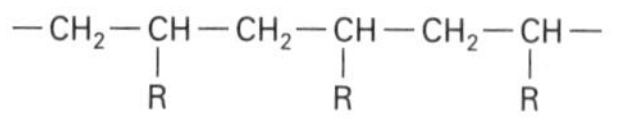


Polyvinylharze

Monomeren od. durch chemische Umwandlung von Polyvinylacetat hergestellt. Stellen ihrem chemischen Aufbau nach lange, durch Seitengruppen substituierte Kohlenwasserstoffketten dar. Die wichtigsten P. sind: Polyvinylchlorid* (R = Cl), Polyvinylalkohol (R = OH), Polyvinylacetat (R = $OCOCH_3$), Polyvinylether (R = O-R'), Polystyrol (R = Phenyl). Weitere P. sind Polyvinylacetale, Polyvinylcarbazol (PVK), Polyvidon* u.a. In ihrem chemischen Aufbau stehen den P. die Polyolefine* u. die Polyacrylharze* nahe. Durch Ersatz der Wasserstoffatome in der Hauptkette durch Halogenatome kommt man zu weiteren P., z.B. nachchloriertem PVC, Polyvinylidenchlorid (PVDC) u. Polyfluorethylenen (Fluorcarbone, s. Polytetrafluorethylen). Die P. sind zähflüssige bis harte, thermoplastische Stoffe, die sich in organischen Lösungsmitteln lösen.

**Polyvinylidenchlorid:** PVDC. Die Polymerisation des Vinylidenchlorids erfolgt in ähnlicher Weise wie beim Vinylchlorid (s. Polyvinylchlorid). Schrumpfkapseln bestehen aus PVDC. Sie sind in feuchtem Zustand weich u. lassen sich über

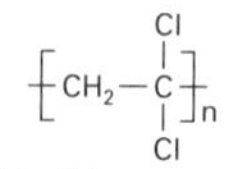


Polyvinylidenchlorid

Stopfen u. Verschlüsse ziehen. Nach dem Trocknen werden sie hart u. schließen völlig gas- u. wasserdampfdicht ab.

**Polyvinylpolypyrrolidon:** s. Polyvidon.

**Polyvinylpyrrolidon:** s. Polyvidon.

**Polyvinylpyrrolidon-Iod:** s. Polyvidon-Iod.

**Polyviol®:** s. Polyvinylalkohol.

**Polywachs®:** s. Polyethylenglykole.

**Polyzytogen:** polyzytogene Vermehrung: Art der asexuellen Fortpflanzung der Cormobionta (Sproßpflanzen). Kennzeichen der polyzytogenen (vegetativen) Fortpflanzungs- u. Vermehrungsform ist die Entstehung von selbständigen Nachkommen aus Zellkomplexen, die sich von einem als Mutterpflanze fungierendem Vegetationskörper ablösen, beispielsweise eine Vermehrung durch Ableger (Kakteen) od. durch Knospen von Brutorganen, wie Ausläufern, Zwiebeln, Knollen. Die Möglichkeit der polyzytogenen Vermehrung von Pflanzen wird besonders beim Anbau von Nutzpflanzen (z.B. Kartoffel, Pfefferminze) ausgewertet.

**POMC:** Abk. f. Pro-Opiomelanocortin*.

**Pomeranzenbaum:** s. Citrus aurantium ssp. aurantium.

**Pomeranzenblätter:** Fol. Aurantii, s. Citrus aurantium ssp. aurantium.

**Pomeranzenblüten:** Flor. Aurantii, s. Citrus aurantium ssp. aurantium.

**Pomeranzenblütenöl:** Ol. Aurantii Floris, s. Citrus aurantium ssp. aurantium.

**Pomeranzenelixier:** Elixier Aurantii compositum.

**Pomeranzenfluidextrakt:** s. Extractum Aurantii amari fluidum.

**Pomeranzenschale:** Pericarpium Aurantii, s. Citrus aurantium ssp. aurantium.

**Pomeranzenschalenöl:** Ol. Aurantii fructus amar., s. Citrus aurantium ssp. aurantium.

**Pomeranzensirup:** s. Sirupus Aurantii.

**Pomeranzentinktur:** s. Tinctura Aurantii.

**Pomeranzen, Unreife:** Fruct. Aurantii immaturi, s. Citrus aurantium ssp. aurantium.

**Pomo balsamica:** s. Momordica balsamina.

**Pompeianisches Rot:** Caput mortuum, s. Eisen(III)-oxid.

**Ponalar®:** s Mefenaminsäure.

**Ponderax®:** s. Fenfluramin.

**Pontische Alpenrose:** s. Rhododendron ponticum.

**Pontischer Honig:** s. Rhododendron ponticum.

**Popper:** s. Salpetrige Säure.

**Population:** räuml. begrenzte Einheit (Fortpflanzungsgemeinschaft) artgleicher Individuen.

**Populus-Arten:** Fam. Salicaceae, Pappel; verschiedene einheimische u. angepflanzte Arten, z.B. **Populus nigra** L. (Schwarzpappel, Pyramidenpappel), **P. monilifera** (Kanadische P.), **P. balsamifera** L. **var. balsamifera** (Balsampappel) u. **var. subcordata** Hyl. (P. candicans, Ontario-P.), **P. alba** (Silberpappel, Abele) u.a. sind Stpfln. v. **Gemmae Populi:** Turiones Populi, Pappelknospen, Bellenknospen. **Inhaltsst.:** Salicin, Populin (5-Benzoylderivat des Salicins), Dimethylallylkaffeesäureester (f. Kontaktallergien verantwortlich) u. andere Ester von Phenolcarbonsäuren, Chrysin (Flavonglykosid), Mannitol, Äpfelsäure, Gallussäure, Fett, ein angenehm riechendes Harz, 0.5% äther. Öl mit D-Humulen u. α-Caryophyllen, Gerbstoff; der Glykosidkomplex soll die Blutharnsäure senken. **Anw.** volkst.: in Form der Pappelsalbe (Unguentum Populi) bei Hämorrhoiden, Verbrennungen, Entzündungen, ferner inn. b. Darmkatarrhen, Blasenleiden, Gicht u. Rheuma sowie Erkältungskrankheiten; bei chronischer Polyarthritis.

**P. tremula** L.: Zitterpappel, Espe (Europa bis Asien); **P. tremuloides** Michx.: Amerikanische Espe; heim. Nordamerika.

**HOM:** *Populus tremuloides:* frische innere Rinde d. jungen Zweige u. Blätter zu gleichen Teilen; verord. z.B. b. benigner Prostatahyperplasie*, chron. Nieren- u. Blasenentzündung.

**P/O-Quotient:** s. Atmungskette.

**Porcin:** vom Schwein, z.B. porcines Insulin: Insulin* aus Schweinepankreas.

**Porengröße, Bestimmung:** s. Blasendrucktest.

**Porosimeter:** Gerät zur Messung des Porenvolumens (s. Porosität, vgl. Oberfläche, Spezifische), z.B. einer Tablette, mit Hilfe einer Flüssigkeit, z.B. Quecksilber (Quecksilberintrusionsverfahren*). In anderen Geräten wird die verdrängte Luftmenge bestimmt, ohne daß die Flüssigkeit mit dem Meßgut in Berührung kommt.

**Porosität:** Maß f. den Hohlraumanteil einer auf ein definiertes Volumen (z.B. Schüttvolumen, Stampfvolumen, s. Dichte von Pulvern) aufgeschütteten Packung eines Haufwerks. Die P. ε eines Haufwerks (aufgeschüttet zur Bestimmung des Schüttvolumens) od. eines porösen Körpers (z.B. einer Tablette) ist das Verhältnis von Hohlraumvolumen v zu Schüttvolumen (scheinbarem Volumen) $V_b$:

$\varepsilon = v/V_b$ wobei $v = V_b - V_p$

wenn $V_p$ = wahres Volumen der Teilchen im Haufwerk (Masse/wahre Dichte); in Prozent ausgedrückt:

$\varepsilon\,(\%) = 100 \cdot (1 - V_p/V_b)$

Mit der wahren Dichte ρ u. der scheinbaren Dichte D ergibt sich:

$\varepsilon\,(\%) = 100 \cdot (1 - D/\rho)$

Weitere Porositätsangaben (s. Dichte von Pulvern) sind gebräuchlich: **Intrapartikuläre P.:** berücksichtigt nur die Hohlräume (Poren) in den Partikeln. **Zwischenraum-P.:** berücksichtigt nur den Hohlraum zwischen den porösen Partikeln; nimmt bei nichtporösen Partikeln den Wert von ε an; **Gesamtporosität:** berücksichtigt alle Hohlräume im Schüttgut; wird wie ε berechnet.

**Porphin:** $C_{20}H_{14}N_4$. Grundstruktur der Porphyrine*; kann auch aus Pyrrol u. Formaldehyd synth. dargestellt werden; dunkelrote Blättchen, die sich über 360°C zersetzen, ohne zu schmelzen.

**Porphobilinogen:** s. Porphyrine.

**Porphyrine:** cyclische Tetrapyrrole, die sich von der Stammverbindung Porphin ableiten. Die 8 β-Wasserstoffatome sind teilweise od. vollständig durch Seitenketten, z.B. Alkyl-, Hydroxyalkyl-, Vinyl-, Carbonyl- od. Carboxylgruppen substituiert. Die verschiedenen P. werden aufgrund ihrer Seitenkette klassifiziert, z.B. Protophorphyrin, Koproporphyrin, Ätioporphyrin, Mesoporphyrin, Uroporphyrin. In den in der Natur vorkommenden P. trägt keiner der 4 Pyrrolringe dieselbe Seitenkette doppelt. **Protoporphyrin IX** kommt in der Natur häufig in Form von Häm

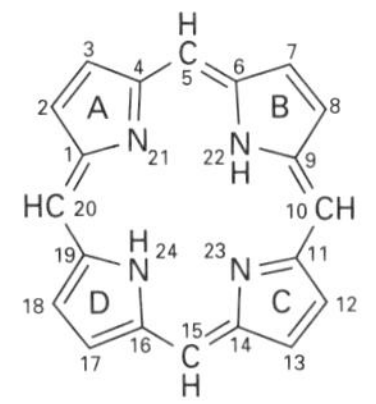

Porphin

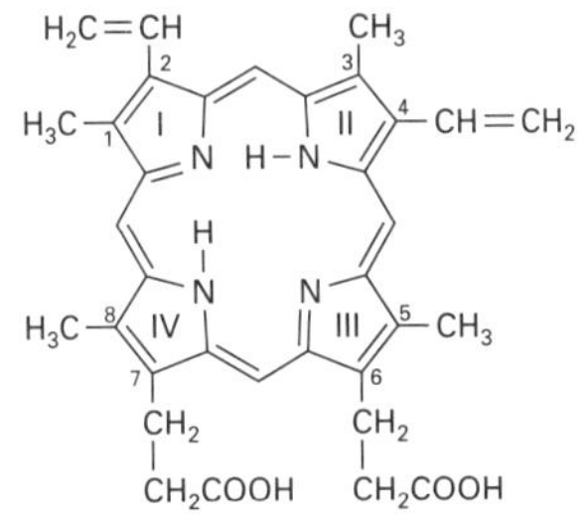

Porphyrine: Protoporphyrin IX

in Hämoglobin, Myoglobin u. in vielen Cytochromen vor. P. sind mit vielen Metall-Ionen komplexiert u. bilden Metalloporphyrine. Der Chelatkomplex von Protoporphyrin IX mit Fe(II) wird als Protohäm od. Häm bezeichnet, der mit Fe(III) als Hämin od. Hämatin. Chlorophyll ist ein Magnesiumkomplex mit verschiedenen P. In Vitamin $B_{12}$ ist Cobalt mit einem Corrinringsystem komplexiert, das strukturell u. biosynth. mit den P. verwandt ist. Auch die Gallenfarbstoffe leiten sich von den P. ab. Hydrierung des Porphyrinringes an den beiden Pyrroleniumstickstoffatomen u. allen Methenkohlenstoffatomen führt zu Porphyrinogenen, die Zwischenstufen der Porphyrinsynthese sind. **Biosynthese:** Besonders im Knochenmark, jedoch ist jede Sauerstoff verwertende Zelle des menschlichen Körpers zur Synthese befähigt. Die Synthese verläuft f. die biol. wichtigen Metalloporphyrine bis zur Stufe des **Protoporphyrin IX** gleich u. verzweigt sich dann. Die Porphyringrundstruktur entsteht durch Kondensation von Succinyl-CoA (aus dem Aminosäurestoffwechsel od. aus dem Tricarbonsäurezyklus*) u. Glycin unter CoA-Abspaltung zu α-Amino-β-ketoadipinsäure, die zu δ-Aminolävulinsäure decarboxyliert wird. Von dieser treten unter Wasserabgabe 2 Moleküle zum **Porphobilinogen** zusammen. 4 Moleküle Porphobilinogen vereinigen sich nach Desaminierung zu **Uroporphyrinogen**. Durch Decarboxylierung entsteht **Koproporphyrinogen**, das durch Dehydrierung in **Koproporphyrin** übergehen kann. Nach erneuter Decarboxylierung u. Dehydrierung entsteht schließlich die Schlüsselsubstanz der Porphyrinsynthese, das **Protoporphyrinogen IX**.

**Porphyrinurie:** Porphyrismus; vermehrtes Auftreten von Porphyrinen, Uroporphyrin u. Koproporphyrin, die normalerweise nur in Spuren ausgeschieden werden, im Harn, bes. bei

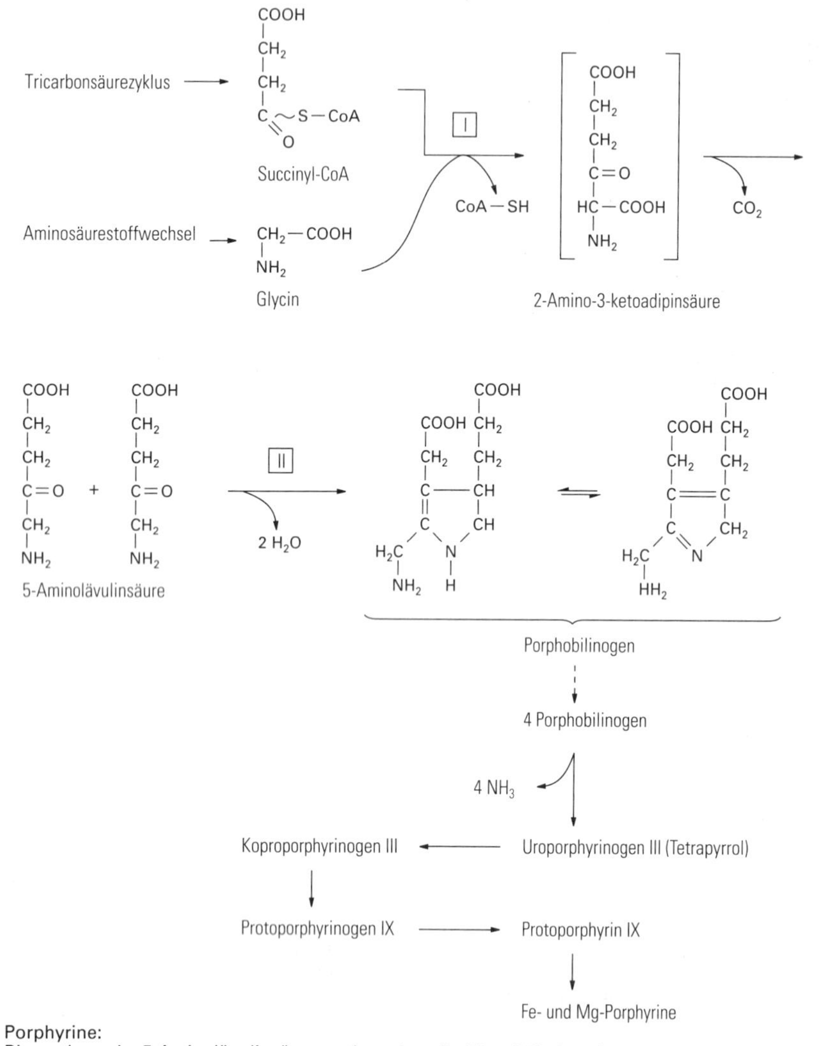


Porphyrine:
Biosynthese; I = 5-Aminolävulinsäuresynthase (von Pyridoxal-5′-phosphat und $Mg^{++}$ abhängig); II = 5-Aminolävulinsäuredehydrase

Leberschäden, Blutkrankheiten, Alkoholismus, bei abnormen Fäulnisprozessen im Darm u.a.

**Porphyrisator:** gläsernes Pistill mit planer, gerauhter Unterseite. Dient dem Anreiben von pulverförmigen Arzneistoffen mit Salbengrundlagen in kleinen Mengen (z.B. f. Augensalben) auf einer oberflächlich angerauhten Glasplatte.

**Por 8 Sandoz®:** s. Ornipressin.

**Porschkraut:** Herba Ledi palustris, s. Ledum palustre.

**Porst:** s. Ledum palustre.

**Porstkampfer:** s. Ledol.

**Portio vaginalis:** (kurz Portio genannt) Teil der Gebärmutter, der in die Scheide einragt.

**Portlandzement:** s. Zement.

**Portulaca oleracea** L.: Fam. Portulacaceae (Od. Caryophyllales), Portulak, Bürzelkohl (weit verbreitet). Man unterscheidet *P. o. ssp. oleracea* (wild wachsend) u. *P. o. ssp. sativa* (Haw.) Celak (kult. od. verwildert). **Anw.:** die frische Pflanze; als Blattgemüse, die Blütenknospen als Kapernersatz; volkst.: zur Steigerung der Magensaftsekretion; in der Homöopathie; wurde wegen des relativ hohen ω-3-Fettsäuregehaltes, z.B. 4 g/kg (Frischgewicht) 18:3ω-3 (s. Fettsäuren, Ungesättigte), als Ersatz f. Fischöl vorgeschlagen.

**Portulak:** s. Portulaca oleracea.

**Porus:** s. Hoftüpfel.

**Porzellan:** Tonware, die aus einem feinst pulverisierten Gem. von reinstem Kaolin, Quarz u. Feldspat gebrannt wird. Durchscheinende, glasig dichte, porenfreie, weiße Scherben von großer

Härte, undurchlässig f. Gase u. Flüssigkeiten. **Gesch.:** P. ist den Chinesen seit dem 6 Jhd. nach Chr. bekannt. In Deutschland erfunden 1708/09 von Apotheker Joh. Friedrich Böttger (1682 bis 1719) in Dresden u. Meißen unter Anregung von E. W. von Tschirnhaus.

**Porzellanerde:** s. Weißer Ton.

**Posdel®:** s. Buclizin.

**Positron:** ($e^+$, $\beta^+$) Elementarteilchen* mit der gleichen Ruhemasse u. einer gleich großen, jedoch positiven Elementarladung wie das Elektron. Das P. ist also Antiteilchen des Elektrons. P.en entstehen beim **Betazerfall*** (Positronenzerfall), z.B. von $^{11}C$, $^{15}O$, $^{18}F$, $^{22}Na$. Unter den natürlichen radioaktiven Nukliden werden keine Positronenstrahler beobachtet. Ferner können P.en bei der **Paarbildung*** entstehen. P.en zerstrahlen in Umkehrung ihrer Entstehung, sobald sie mit Elektronen zusammentreffen, d.h. sie verschwinden unter Emission von Gammastrahlen.

**Posorutin®:** s. Troxerutin.

**Post:** (lat.) nach, danach, hinter.

**Postacton®:** s. Lypressin.

**Postafen®:** s. Meclozin bzw. s. Medrylamin.

**Post cenam:** p.c., nach dem Essen.

**Posterior:** hinterer (anterior: vorderer).

**Postkoital:** nach Geschlechtsverkehr.

**Post meridiem:** p.m., nachmittags.

**Postmortal:** post mortem, p.m., nach dem Tode.

**Postnatal:** nach der Geburt.

**Postneonatal:** nach der Neugeborenenperiode.

**Postonal®:** die ersten pharmazeutisch verwendeten Polyethylenglykole*. In fester Form als lösliche Suppositoriengrundlage.

**Post partum:** p.p., nach der Geburt.

**Postprandial:** nach der Nahrungsaufnahme.

**Potamobius Astacus:** s. Astacus fluviatilis (Flußkrebs).

**Potassium:** (engl., franz.) Kalium*.

**Potatorium:** *syn.* Potomanie, Trunksucht; Potator: Trinker.

**Potentia:** Fähigkeit, bes. zur Ausübung des Beischlafs (P. coeundi) u. Zeugungsfähigkeit (P. generandi); Empfängisfähigkeit: P. concipiendi. Vgl. Impotenz.

**Potential:** *phys.* Maß f. die Stärke eines Kraftfeldes (elektromotorische Kraft: EMK) in einem Punkt. Das P. in einem Punkt des elektrischen Feldes ist die Arbeit, die man aufwenden muß, um die positive Einheitsladung aus dem Unendlichen bis an den Punkt zu bringen.

**Potentilla anserina** L.: Fam. Rosaceae, Gänserich, Gänsefingerkraut, Krampfkraut (fast ganze Nordhemisphäre). Stpfl. v. **Herba Anserinae:** Gänsefingerkraut. **Off.:** DAC86. **Inhaltsst.:** ca. 6% (mind. 5.0% mit Hautpulver fällbare) Gerbstoffe (Gallotannine), Flavone, Harz, ein Wirkstoff, der spasmolytisch wirkt. **Anw.** volkst.: als Adstringens u. Antispasmodikum (Dysmenorrhö, Meteorismus), volkst. als Hämostyptikum; äuß.: zur Behandlung von Wunden u. Ekzemen.

**HOM:** *Potentilla anserina* (HAB1.3): frische, blühende Pflanze; verord. z.B. b. Dysmenorrhö, Krämpfen.

**Potentilla erecta** (L.) Raeusch.: (P. sylvestris Neck., P. tormentilla L. Stokes) Fam. Rosaceae, Ruhrwurz, Blutwurz (Mitteleuropa bis Sibirien). Stpfl. v. **Tormentillae rhizoma:** Tormentillwurzel(stock), Radix Tormentillae, Ruhrwurzel, Blutwurz(el). **Off.:** DAB10, ÖAB90. **Inhaltsst.:** bis ca. 25% Catechingerbstoffe (Tormentillgerbsäure u. Tormentillrot, ein Phlobaphen, das beim Lagern entsteht), Ellagsäure, ferner Chinovasäure (mit α-Amyrin-Struktur, Strukturformel s. Saponine), Tormentosid* u. andere Triterpenverbindungen; Harz, Stärke. DAB10: Gerbstoffgehalt mind. 15%. **Anw.:** wie Rad. Ratanhiae; als Adstringens b. Sommerdiarrhöen u. paratyphösen Erscheinungen, (volkst. früher bei Malaria); äuß.: zu Pinselungen bei Schleimhauterkrankungen des Mundes u. Rachens. **Zuber.:** Tct. Tormentillae, Mixtura antidiarrhoica, Adstringens Tormentillae.

**HOM:** *Potentilla erecta* (HAB1.5), Tormentilla: die frischen im Frühjahr gesammelten unterirdischen Teile.

**HOM:** *Potentilla erecta äthanol. Decoctum* (HAB1.4), Tormentilla äthanol. Decoctum: der getrocknete Wurzelstock (mind. 5% Gerbstoffe).

**Potentilla reptans** L.: Fam. Rosaceae, Kriechendes Fingerkraut (Europa). **Inhaltsst.:** Gerbstoffe. **Anw.:** Adstringens.

**HOM:** *Potentilla reptans:* frische, blühende Pflanze.

**Potentiometrie:** Messung der Potentialveränderungen, die im Laufe einer Titration an einer in die betreffende Lösung tauchenden Indikatorelektrode (Meßelektrode) auftreten. Diese Elektrode sollte nur auf diejenigen Ionen ansprechen, um deren quantitative Bestimmung es bei der Titration gerade geht. So kann man z.B. eine Chloridlösung mit einer Maßlösung von $AgNO_3$ titrieren u. den Äquivalenzpunkt dadurch ermitteln, daß man in Abhängigkeit vom Reagenzzusatz das Potential der $Ag^+$-Ionen gegenüber einem eintauchenden Silberblech als Elektrode mißt u. graphisch darstellt. Der Äquivalenzpunkt ergibt sich als die Projektion des Wendepunktes der gemessenen Kurve auf die Abszisse (Volumen der zugesetzten Maßlösung). Am Äquivalenzpunkt tritt ein Potentialsprung auf, der das Ende der Titration anzeigt. Die Spannungsmessung muß stromlos erfolgen, da sich sonst die Ionenkonzentration an den Elektroden verändert. Die Potentiometrie wird zur Endpunktbestimmung bei Säure-Base-, Redox-, Fällungs- u. Komplexbildungstitrationen angewendet. **Indikatorelektroden:** Die potentiometrische Indikation von Redoxtitrationen erfolgt stets mit *Edelmetallelektroden* (Pd, Au), da diese an der potentialbestimmenden Reaktion nicht direkt beteiligt sind, also selbst keine stofflichen Veränderungen erfahren (inerte Elektroden). *Metallelektroden* (z.B. Silber-, Quecksilber-, Kupferelektrode): Gleichgewichtsreaktion zwischen Metallen u. ihren in Lösung befindlichen Ionen führen zu einer Aufladung der Oberfläche einer entsprechenden Metallelektrode. Das Potential der Metallelektrode hängt allein von der Konzentration seiner Ionen in der Lösung ab; so lassen sich mit einer Silberelektrode argentometrische Titrationen von Halogenionen potentiometrisch indizieren. Sehr bewährt haben sich die Metallelektroden bei der Herst. v. Bezugselektroden mit konstantem Potential (Kalomelelektrode, Silber-Silberchlorid-Elektrode). *Glaselektrode:* f. pH-Messungen verwendbare Elektrode. Sie hat alle anderen, früher f. pH-Messungen angewendeten Elektroden verdrängt. Hier ist die ionenaustauschende Membran aus einem Spezialglas gefertigt, das aus Stabilitätsgründen zur Kugel aufgeblasen ist. Das Glasrohr ist mit einem Ionenpuffer (Chloridpuffer), in den eine Bezugselektrode (Silber-Silberchlorid-Elektrode) eintaucht, gefüllt (Abb. s. pH-Meter). Auch andere ionensensitive Elektroden haben einen ähnlichen Aufbau wie die Glaselektrode. *Wasserstoffelektrode:* Platinelektrode, die mit Wasserstoffgas umspült wird; zur Messung des pH-Wertes bzw. zur Verfolgung potentiometrisch durchgeführter Neutralisationsanalysen hat sie keine Bedeutung mehr, da sie in ihrer Anwendung umständlich u. nicht störungsfrei ist. **Bezugselektroden:** Elektroden mit bekanntem u. konstant bleibendem Potential; z.B. Kalomelelektrode (Mischung aus Quecksilber u. $Hg_2Cl_2$ in gesättigter Kaliumchloridlösung), Silber-Silberchlorid-Elektrode (mit AgCl überzogener Silberdraht in gesättigter Kaliumchloridlösung).

**Potenz:** s. Potentia.

**Potenzen, Homöopathische:** s. Homöopathie.

**Potenzholz:** Lignum Muira-puama, s. Ptychopetalum-Arten.

**Potenzierte Wirkung:** Potenzierung; Steigerung der Wirkung bei der Kombination von Arzneimitteln, synergistische Stoffe, die gegenseitig ihre Wirk. verstärken, über die Summe ihrer Einzeleffekte hinaus.

**Potenzrinde:** Cortex Yohimbehe, s. Pausinystalia johimbe.

**Potio:** (Plur. Potiones) *syn.* Ptisana(e); Trank, Arzneitrank; meist schwache Lösungen od. Mazerate, vgl. Julep.

**Potio Riverii:** Riviere-Trank. Zstzg. nach DAB6: 4 T. Citronensäure, 9 T. Natriumcarbonat, 190 T. Wasser. **Anw.** med.: als Refrigerans.

**Pottasche:** Kalium carbonicum crudum, s. Kaliumcarbonat.

**Pottlot:** s. Graphit.

**Pound:** engl.-amerikan. Gewichtseinheit (453.59 g).

**Povidone:** s. Polyvidon.

**Povidon-Iod:** s. Polyvidon-Iod.

**Poxvirus officinalis:** s. Vacciniavirus.

**POZ:** Peroxidzahl*.

**ppb:** parts per billion; zu vermeidende Art der Konzentrationsangabe, 1 ppb entspricht einer Verdünnung von 1 zu 1 Milliarde (1:$10^9$); z.B. entsprechend einer Konz. von 1 ng/g od. 1 µg/kg; kann aber auch auf Volumen bezogen sein, daher nicht immer eindeutig; vgl. ppm.

**PP-Faktor:** Pellagra-Präventiv-Faktor, Nicotinsäureamid, s. Vitamine.

**PPL:** Pasteurisierte Plasmaproteinlösung, s. Blutersatz.

**ppm:** *engl.* parts per million; Teile auf 1 Million, Abk. f. mg/L od. mg/kg etc.; vgl. ppb.

**Pr:** *chem.* Praseodym, s. Seltenerdmetalle.

**Prae:** (lat.) vor.

**Praecicalm®:** s. Pentobarbital.

**Praecicor®:** s. Verapamil.

**Praeciglucon®:** s. Glibenclamid.

**Präcipitat:** Niederschlag.

**Präcipitat, Gelbes:** s. Quecksilber(II)-oxid, Gelbes.

**Präcipitat, Rotes:** s. Quecksilber(II)-oxid, Rotes.

**Präcipitatsalbe, Gelbe:** s. Unguentum Hydrargyri flavum.

**Präcipitatsalbe, Rote:** s. Unguentum Hydrargyri rubrum.

**Präcipitatsalbe, Weiße:** s. Unguentum Hydrargyri album.

**Präcipitat, Weißes:** s. Quecksilber(II)-amidochlorid.

**Präcipitieren:** fällen.

**Präcipitierende Antikörper:** s. Präzipitation.

**Präcipitine:** Antikörper, die mit den spezifischen Antigenen zur Präzipitation führen.

**Praecox:** vorzeitig, frühzeitig.

**Präformulierung:** Untersuchung der physikalisch-chemischen u. anderer Eigenschaften eines Arzneistoffs, deren Kenntnis *vor* der Entwicklung der entsprechenden Arzneiformen* notwendig sind. Wichtige Grundlagen von Präformulierungsuntersuchungen bietet die Physikalische Pharmazie*.

**Präkursor:** Precursor; Vorstufe eines, von einem Organismus gebildeten Stoffes. In mikrobiologischen Kulturen werden Präkursorzusätze verwendet, um einen Mikroorganismus zur Bildung eines erwünschten Stoffwechselproduktes anzuregen od. dessen Produktionsrate zu erhöhen; z.B. Phenylessigsäurezusatz bei der Benzylpenicillingewinnung.

**Praemixturae ad alimenta medicata ad usum veterinarium:** s. Arzneimittel-Vormischungen zur veterinärmedizinischen Anwendung.

**Praeparationes homoeopathicae:** s. Homöopathie.

**Praeparationes intramammae ad usum veterinarium:** s. Intramammäre Zubereitungen für Tiere.

**Praeparationes pharmaceuticae in vasis cum pressu:** s. Aerosol.

**Präpariersalz:** Natriumhexahydrooxostannat; $Na_2[Sn(OH)_6]$. **Anw.:** als Beize in d. Färberei, vgl. Zinn.

**Präprandial:** vor der Mahlzeit.

**Präproenkephaline:** Polypeptide, die als biosynthetische Vorstufen von Opioidpeptiden* v.a. im ZNS verteilt sind. Präproenkephalin-A ist die Hauptvorstufe von Enkephalinen (s. Endorphine), während Präproenkephalin-B als Vorläuferpeptid f. Dynorphine* angesehen wird.

**Prä-Proinsulin:** Zwischenstufe bei der Insulinbiosynthese; s. Insulin.

**Prä-Pro-Opiomelanocortin:** im Hypothalamus synthetisiertes Neuropeptid aus 265 Aminosäuren, das als biosynthetische Vorstufe einer Reihe von Peptidhormonen gilt; die Kette 21 bis 265 besteht aus Pro-Opiomelanocortin* aus dem seinerseits Lipotropine*, Opioidpeptide* (v.a. Endorphine u. Met-Enkephalin) sowie MSH u. ACTH (s. Hormone) abgespalten wird.

**Praescriptiones Magistrales:** s. PM.

**Präsentationsrecht:** s. Apothekenwesen, Entwicklung.

**Präservativ:** Kondom; mechanisches Empfängnisverhütungsmittel u. Infektionsschutz in Form einer dünnen Gummikappe über das männliche Glied; vgl. Femidom®.

**Präventiv:** vorbeugend.

**Präzipitation:** Bildung unlöslicher Antigen-Antikörper-Komplexe, die in Lösungen als Ndschlg., in Gelen als Linien sichtbar werden. Die entsprechenden Antikörper werden als präzipitierende Antikörper bzw. Präcipitine* bezeichnet. **Anw.: 1.** Diagnostik z.B. bei Streptokokken (Lancefield Schema), bei Pest u. Milzbrand, verschiedenen Viren, bei Extrakten von Protozoen, Würmern, Myceten. **2.** Lebensmittelkontrolle z.B. bei Milch- u. Fleischverfälschungen.

**Präzisionswaage:** s. Waagen.

**Pragman®:** s. Tolfenaminsäure bzw. s. Tolpropamin.

**Prajmaliumbitartrat** INN: Prajmalii bitartras, N-Propylajmalinium-hydrogentartrat, Neo-Gilurytmal®; CAS-Nr. 2589-47-1; $C_{27}H_{38}N_2O_8$, $M_r$

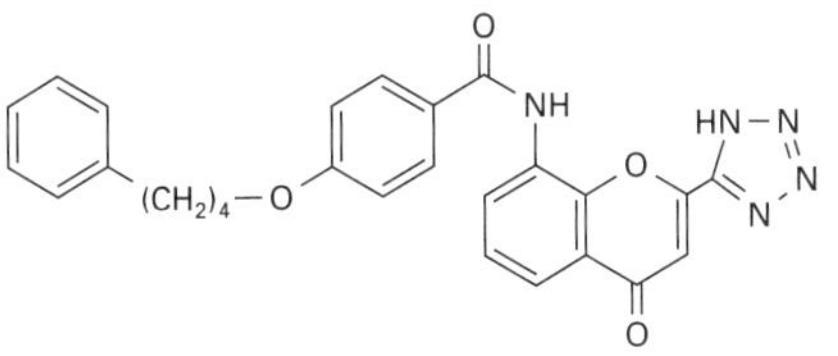

Pranlukast

518.6. Schmp. 149-152°C aus Ethanol/Ether. Lösl. in Wasser; sofort lösl. in Ethanol, Eisessig u. verdünnten Mineralsäuren; mäßig lösl. in Aceton u. Chloroform; unlösl. in Ether. **Anw.:** Antiarrhythmikum*; bei ventrikulären Extrasystolen. HWZ 4 bis 6 h. **Übl. Dos.:** Oral: Initialdos.: 3- bis 4mal 0.02 g/d; Erhaltungsdos.: 1- bis 2mal 0.02 g/d. **Nebenw.:** Kammerflimmern, AV-Überleitungsstörungen, Kopfschmerzen, Sehstörungen; Kontraind.: dekompensierte Herzinsuffizienz, AV-Block; Wechselw.: Erregungsleitungsstörungen mit Digitalisglykosiden. Gebräuchl. ist auch Prajmalium.

**Pralidoxim(iodid)** INN: Pyridin-2-aldoxim-methyliodid, PAM®, Pralidoximi iodidum; CAS-Nr. 94-63-3. **Anw.:** Antidot bei Vergiftung mit Insek-

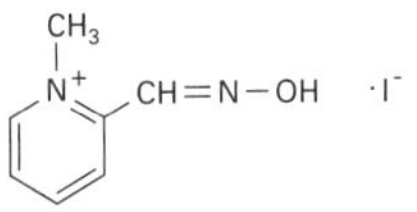

Pralidoxim(iodid)

tiziden aus der Gruppe der organischen Phosphorverbindungen (Parathion, Malathion u.a.). **Dos.:** 0.5 bis 1 g langsam i.v., ev. nach 2 h wiederholen (bis 24 h nach Gifteinnahme, dann wirkungslos); vgl. Obidoxim.

**Pramiverin** INN: N-Isopropyl-4,4-diphenylcyclohexylamin, Sistalgin®; CAS-Nr. 14334-40-8; $C_{21}H_{27}N$, $M_r$ 293.43. **Anw.:** Parasympatholytikum

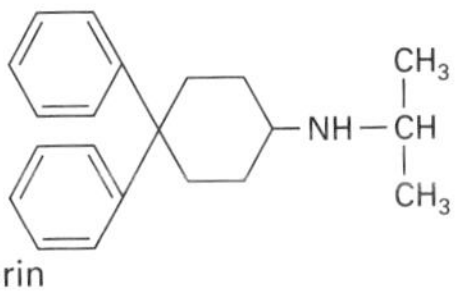

Pramiverin

mit stark muskulotrop spasmolytischer Wirkungskomponente; Ind.: Spasmen im Magen-Darm-Trakt u. in den Gallenwegen; spastische Obstipation. **Nebenw.:** vgl. Atropin*. **Übl. Dos.:** Oral: 2- bis 3mal 0.002 g/d. Rektal: 0.006. Parenteral: i.m. 0.002 g.

**Prandial:** Essen od. Mahlzeit betreffend.

**Pranlukast** INN: *N*-[4-Oxo-2-(1*H*-tetrazol-5-yl)-4*H*-1-benzopyran-8-yl]-4-(4-phenylbutoxy)-benzamid; CAS-Nr. 103177-37-3; $C_{27}H_{23}N_5O_4$, $M_r$ 481.51. Schmp. 244-245°C. **Wirk.:** Leukotrien-Rezeptorantagonist*. **Anw.:** Antiasthmatikum.

**Praseodym:** Pr, $A_r$ 140.9077; s. Seltenerdmetalle.

**Prasteron** INN: 3β-Hydroxy-5-androsten-17-

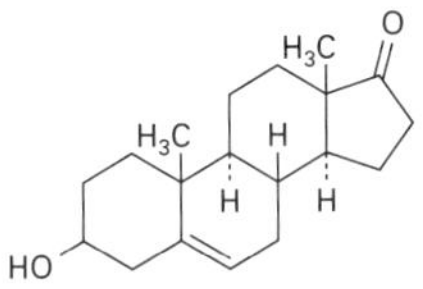

Prasteron

on, $\Delta^5$-Androsten-3β-ol-17-on, Androstenolon, Dehydroisoandrosteron, Dehydroepiandrosteron; CAS-Nr. 53-43-0; $C_{19}H_{28}O_2$, $M_r$ 288.41. Schmp. 140-141°C (Nadeln); Schmp. 152-153°C (Blättchen); polymorph. $[\alpha]_D^{18°C}$ +10.9° (c = 0.4 in Ethanol). Lösl. in Benzol, Ethanol, Ether; wenig lösl. in Chloroform, Petrolether. **Anw.:** nat. vorkommendes Steroid mit schwacher Androgen-Wirkung, Anabolikum*. Hingewiesen sei auch auf Prasteronenantat, Prasteronhydrogensulfat.

**Pravasin**®: s. Pravastatin.

**Pravastatin** INN: 3-β-Hydroxycompactin, (3R, 5R)-7-{[1S,2S,6S,8S,8aR)-1,2,6,7,8,8a-Hexahydro-6-hydroxy-2-methyl-8-[(S)-2-methylbutoxyl]-1-

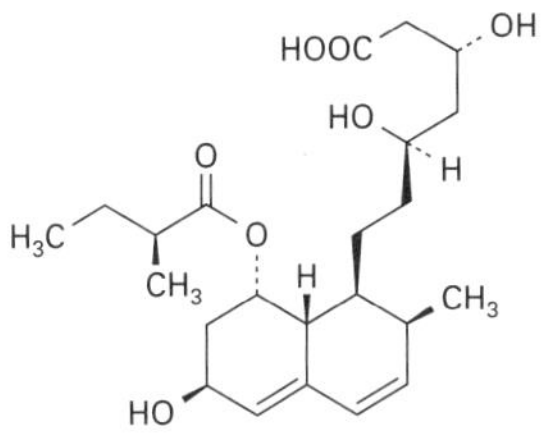

Pravastatin

naphthyl}-3,5-dihydroxyheptansäure; CAS-Nr. 81093-37-0.

**Pravastatin-Natrium:** Pravasin®, Liprevil®; CAS-Nr. 81131-70-6; $C_{23}H_{35}NaO_7$, $M_r$ 446.52. **Wirk.** u. **Anw.:** HMG-CoA-Reduktasehemmer*, senkt intrazellulär die Cholesterinkonzentration (vor allem in der Leber), in weiterer Folge nehmen die LDL-Rezeptoren auf der Leberoberfläche zu, an welche Plasma-LDL vermehrt gebunden wird; die Plasmacholesterolkonzentration sinkt. HWZ 1.5 – 2 h. **Übl. Dos.:** 10 bis 20 mg 1mal/d, Erhaltungsdos. 10 bis 40 mg/d.

**Pravaz:** s. Kanüle.

**Pravaz-Spritze:** Hohlnadelspritze f. Injektionen (Charl. Gabr. Pravaz, Chirurg, Lyon, 1791 bis 1853).

**Pravidel**®: s. Bromocriptin.

**Praxiten**®: s. Oxazepam.

**Prazepam** INN: 7-Chlor-1-(cyclopropylmethyl)-2,3-dihydro-5-phenyl-1H-1,4-benzodiazepin-2-on, Demetrin®; CAS-Nr. 2955-38-6;

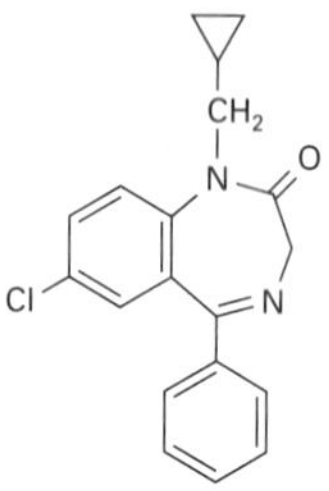

Prazepam

$C_{19}H_{17}ClN_2O$, $M_r$ 324.83. Schmp. 145-146°C aus Methanol. **Anw.:** Tranquilizer. HWZ 50 bis 90 h (Metaboliten). **Übl. Dos.:** Oral: 2- bis 3mal 0.01 g/d, Erhaltungsdos.: 2mal 0.005 g/d; s.a. Benzodiazepine.

**Praziquantel** INN: Praziquantelum Ph.Eur.3, 2-Cyclohexylcarbonyl-2,3,4,6,7,11b-hexahydro-1H-pyrazino[2,1-d]isochinolin-4-on, Cesol®; CAS-

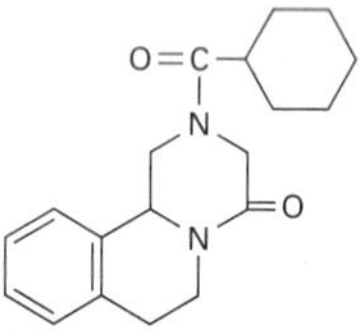

Praziquantel

Nr. 55268-74-1; $C_{19}H_{24}N_2O_2$, $M_r$ 312.41. Schmp. 138-140°C; polymorph. Weißes, krist. Pulver. Sehr schwer lösl. in Wasser, leicht lösl. in Dichlormethan u. Ethanol. **Anw.:** Anthelmintikum; vermizid durch spastische Lähmung der Wurmmuskulatur. Glucose- u. Glykogenverarmung. Ind.: Trematoden-Infektionen (Bilharziosis, Clonorchiasis), Cestoden-Infektionen (Taeniasis, Diphyllobethriasis), Mischinfektionen. Rasche Resorption, Metabolisierung u. Elimination. HWZ 1 bis 1.5 h. **Nebenw.:** Übelkeit, Kopfschmerzen, Schwindel. Kontraind.: Schwangerschaft, Lebererkrankungen.

**Prazosin** INN: 4-Amino-2-[4-(2-furoyl)-1-piperazinyl]-6,7-dimethoxy-chinazolin, Eurex®, Mi-

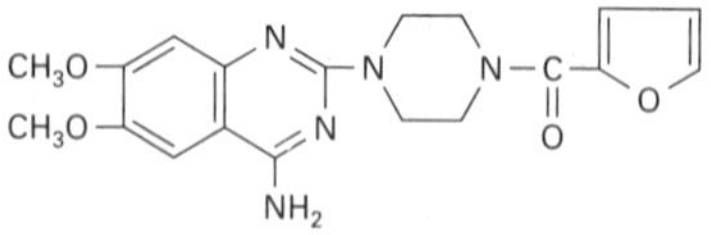

Prazosin

nipress®; CAS-Nr. 19216-56-9; $C_{19}H_{21}N_5O_4$, $M_r$ 382.42. Schmp. 278-280°C. **Anw.:** Antihypertonikum; selektiver u. reversibler $\alpha_1$-Blocker, starke arterielle u. venöse Vasodilatation; beeinflußt nicht die Wiederaufnahme von Noradrenalin in das präsynaptische Neuron, hemmt aber dessen Freisetzung über präsynaptische $\alpha_2$-Rezeptoren. Gutes Therapeutikum durch generalisierte Gefäßerweiterung. HWZ 2.5 bis 2.9 h. **Übl. Dos.:** Oral: 3mal 0.0005 g/d 3 d lang, dann steigerbar bis 0.02 g/d. **Nebenw.:** starke orthostatische Dysregulation zu Beginn der Ther. (Erst-Dosis-Phänomen), daher einschleichende Dosierung, ferner leichte Kopfschmerzen, Schwindel.

**Prazosinhydrochlorid:** Prazosini hydrochloridum Ph.Eur.3; $C_{19}H_{22}ClN_5O_4$, $M_r$ 419.9. Weißes, krist. Pulver. Sehr schwer lösl. in Wasser, schwer lösl. in Ethanol u. Methanol.

**Prednazolin:** s. Fenoxazolin.

**Prednicarbat** INN: Prednisolon-17-ethylcarbonat-21-proponiat, Dermatop®; CAS-Nr. 73771-04-7; $C_{27}H_{36}O_8$, $M_r$ 488. Ein halogenfreies Glucocorticoid. **Anw.:** bei Hauterkrankungen zur lokalen Anw. **Nebenw.:** Hautreizungen; bei lokaler Anw. sind systemische Nebenw. wegen ungenügender Resorption kaum zu erwarten.

**Predni-F-Tablinen®:** s. Dexamethason.

**Prednilen:** s. Methylprednisolon.

**Prednimustin** INN: 11β,17,21-Trihydroxy-1,4-pregnadien-3,10-dion-21-{4-[4-[bis(2-chlorethyl)-amino}phenyl]]butyrat], Sterecyt®; CAS-Nr. 29069-24-7; $C_{35}H_{45}Cl_2NO_6$, $M_r$ 646.6. **Anw.:** Zytostatikum*; bei verschiedenen malignen Erkrankungen wie lymphatische Leukämie, Ovarien- u. Prostatakarzinom; Chlorambucil*-Ester des Prednisolons*.

**Prednisolon** INN: Prednisolonum Ph.Eur.3, Deltahydrocortison, 1,2-Dehydrocortisol, 11β,17α,21-Trihydroxypregna-1,4-dien-3,20-dion, Decortin®-H, Hostacortin®, Scherisolon®, Ultracortenol®, Iflanefran®, Solu-Decortin®-H, Ultracorten®-H, deponit®; CAS-Nr. 50-24-8; $C_{21}H_{28}O_5$, $M_r$ 360.4. **Strukturformel** s. Prednison. Schmp. 230°C (unter Zers.); polymorph. $[\alpha]_D^{20°C}$ +96 bis +102° (c = 1 in Dioxan). Weißes, hygr. Pulver; sehr schwer lösl. in Wasser, lösl. in Methanol u. Ethanol (1:30). **Anw.:** synthetisches Glucocorticoid; Mittel der Wahl bei systemischer Corticosteroid-Therapie mit Ausnahme der Substitutionsbehandlung bei NNR-Insuffizienz. HWZ 2.2 ±0.5 h. **Übl. Dos.:** oral: 5 bis 60 mg/d, Erhaltungsdos. max. 7 mg/d; auch topisch in 0.5%igen Zuber. **Nebenw.:** s. Hormone. Gebräuchl. sind auch Prednisolonacetat, Prednisolonnatriumphosphat, Prednisolonsuccinat. Hingewiesen sei auch auf Prednazolin, eine Molekülverbindung (1:1) von P. mit Fenoxazolin*.

**Prednisolon-Creme 0.5%:** s. Cremor Prednisoloni 0.5 per centum.

**Prednison** INN: Prednisonum Ph.Eur.3, Deltacortison, 1,2-Dehydrocortison, 17α,21-Dihydroxypregna-1,4-dien-3,11,20-trion, Decortin®; CAS-Nr. 53-03-2; $C_{21}H_{26}O_5$, $M_r$ 358.4. Schmp. ca. 230°C. $[\alpha]_D^{20°C}$ +167 bis +175° (c = 1 in Dioxan). Weißes, krist. Pulver; unlösl. in Wasser, lösl. in 150 T. Ethanol, in 200 T. Chloroform. Biol. unwirksames Glucocorticoid, das in der Leber zu Prednisolon* metabolisiert wird. **Wirk.** u. **Anw.:** wie Prednisolon*. HWZ 3.5 h bzw. 2.2 ±0.5 h (Metaboliten). Gebräuchl. ist auch Prednisonacetat (**Off.:** DAC86).

**Prednyliden** INN: 16-Methylenprednisolon, 11β,17α,21-Trihydroxy-16-methylenpregna-1,4-dien-3,20-dion, Decortilen®; CAS-Nr. 599-33-7; $C_{22}H_{28}O_5$, $M_r$ 372.5. **Strukturformel** s. Prednison. **Anw.:** wie Prednisolon*. HWZ 2.2 bis 3.2 h.

**Pregl-Iodlösung:** s. Iod-Iodatlösung.

**Pregnan:** 3β-Pregnan, 17β-Ethyletiocholan; $C_{21}H_{36}$, $M_r$ 288.52. Als $C_{21}$–Steroid Grundkörper

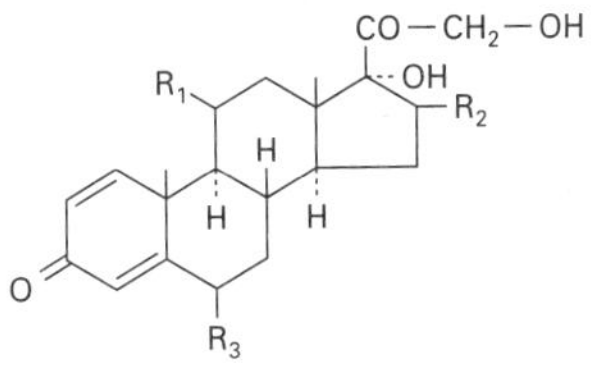


| | $R_1$ | $R_2$ | $R_3$ |
|---|---|---|---|
| Prednison | =O | —H | —H |
| Prednisolon | —OH | —H | —H |
| Prednyliden | —OH | $=CH_2$ | —H |
| Paramethason | —OH | ··· $CH_3$ | ··· F |
| Desonid | —OH | —OH | —H |

Prednison und Derivate

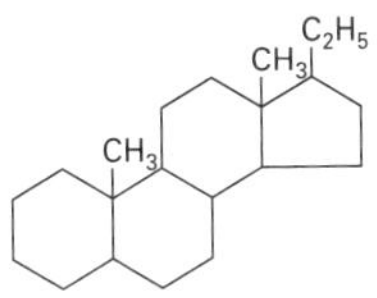


Pregnan

des Corpus-luteum-Hormons (Progesteron*), s. Hormone, Steroide.

**Pregnandiol:** 5β-Pregnan-3α,20α-diol; $C_{21}H_{36}O_2$, $M_r$ 320.5. Schmp. 239°C. $[\alpha]_D^{20°C}$ +27.4° (c = 0.7 in Ethanol). Hauptstoffwechselprodukt von Progesteron (10 bis 20% der von der Plazenta insgesamt gebildeten Progesteronmenge). Da der Fetus am Aufbau des Progesterons nicht beteiligt ist, gibt das Progesteron die plazentare Leistung wieder. Für die Erkennung von fetalen Gefährdungen ist P. nicht geeignet. Während der Frühschwangerschaft scheint bei einer drohenden Frühgeburt die Pregnandiolausscheidung einen prognostischen Wert zu haben: absinkende Werte weisen auf das Fortschreiten des Fehlgeburtsprozesses hin; s.a. Hormone.

**Pregneninolon:** s. Ethisteron.

**Pregnin:** s. Ethisteron.

**Preiselbeerblätter:** Folia Vitis-idaeae, s. Vaccinium vitis-idaea.

**Preiselbeeren:** Fructus Vitis-idaeae, s. Vaccinium vitis-idaea.

**Preisvergleichsliste:** als Anlage 1 Bestandteil der Richtlinien des Bundesausschusses d. Ärzte u. Krankenkassen über die Verordnung von Arzneimitteln in der vertragsärztlichen Versorgung vom 31.8.1993. Die P. ist eine nach § 92 SGB V vorgeschriebene Zusammenstellung von Arzneimitteln, die dem Vertragsarzt einen Preisvergleich u. die Auswahl therapiegerechter Verordnungen ermöglichen soll.

**Prelis®:** s. Metoprolol.

**Preload:** Vorlast; mechanische Vorbelastung des Herzens, d.h. Dehnung bzw. Länge des linken Ventrikels zu Beginn der Kontraktion; s.a. Afterload.

**Preludin®:** s. Phenmetrazin.

**Prenalex®:** s. Tertatolol.

**Prenanthes serpentaria** Pursh: u. **Prenanthes alba** L.: Fam. Asteraceae (Compositae), Hasenlattich (Nordamerika; einheimisch ist Prenanthes purpurea). Stpfl. v. **Hba. Prenanthes serpentaria. Inhaltsst.:** Tannin; v. den Eingeborenen gegen Schlangenbisse verwendet.

**HOM:** *Nabalus serpentaria:* frische Pflanze.

**HOM:** *Nabulus alba:* frische Pflanze.

**Prenazon:** s. Feprazon.

**Prenoxdiazin:** 3-(2,2-Diphenylethyl)-5-(2-piperidinoethyl)-1,2,4-oxadiazol; $C_{23}H_{27}N_3O$, $M_r$ 361.49. **Anw.:** Antitussivum*. Kontraind.: Schwangerschaft. **Übl. Dos.:** Oral: 2- bis 3mal 0.1 g/d. Gebräuchl. ist auch 3-(2,2-Diphenylethyl)-5-(2-piperidinoethyl)-1,2,4-oxadiazol-[2-(4-hydroxybenzoyl)benzoat].

**Prenoxdiazinhydrochlorid:** Schmp. 182-188°C; polymorph.

**Prent®:** s. Acebutolol.

**Prenylamin** INN: N-(3,3-Diphenylpropyl)-α-methylphenylethylamin, Segontin®, Daxauten®; CAS-Nr. 390-64-7; $C_{24}H_{27}N$, $M_r$ 329.46. Schmp.

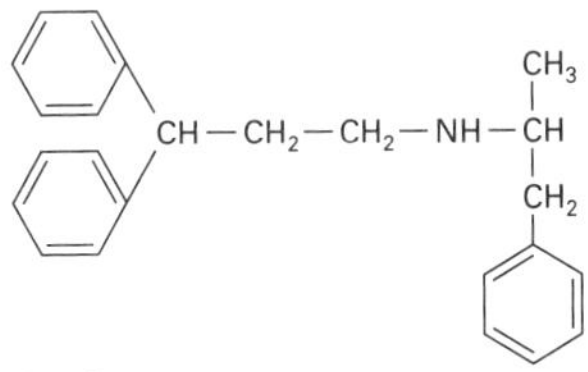


Prenylamin

37°C. **Anw.:** Koronartherapeutikum, Calciumantagonist. Langzeittherapie der koronaren Herzkrankheit. Neben dem calciumantagonistischen Effekt setzt es die Herzschlagfrequenz herab u. wirkt zentral sedierend. HWZ ca. 15 h. **Übl. Dos.:** Oral: 2- bis 3mal 0.015 g/d. Parenteral: i.m., i.v. 0.01 g. Rektal: 0.05 g/d.

**Prenylaminlactat:** Schmp. 138-142°C; polymorph.

**Prephensäure:** (von *engl.* pre phenyl) eine der biogenetischen Vorstufen f. die aromatischen Aminosäuren L-Phenylalanin u. L-Tyrosin (s.a. Aromatenbiosynthese); ferner direkte Vorstufe von 4-Aminobenzoesäure, Anthranilsäure u. 4-Hydroxybenzoesäure.

**Pres®:** s. Enalapril.

**Presbyakusis:** Altersschwerhörigkeit.

**Presbyopie:** Altersweitsichtigkeit.

**Presenegenin:** Triterpensapogenin, s. Saponine (Strukturformel, Tab.).

**Presinol®:** s. Methyldopa.

**Press-coated tablets:** s. Manteltabletten.

**Preßgranulate:** s. Granulate.

**Preßhefe:** s. Faex.

**Preßlinge:** s. Compressi.

**Presslinge®:** Zylinder f. zahnärztlichen Gebrauch.

**Preßmassen:** Formmassen* aus Kunststoff, die sich pressen, spritzpressen (transferpressen) u. strangpressen (extrudieren) lassen. **Kaltpreßmassen** sind P., die kalt geformt werden.

**Pressules®:** ausdrückbare Plastikkapseln (peroral).

**Pressure-EXpansion-Verfahren:** s. Druckentwesung.

**Pressure Pak®:** Aerosol-Flasche.

**Preßsaft:** s. Succus.

**Preßverfahren für Suppositorien:** Herstellungsverfahren von Suppositorien mit weichen, thermoplastischen Grundlagen (z.B. Hartfette, Kakaobutter) bei Raumtemperatur. Die geraspelte Grundlage – vermischt mit den feingepulverten Arzneistoffen – wird in einer Presse zu Zäpfchen geformt. Es werden Suppositorien mit geringerer Homogenität u. Bruchfestigkeit als mit dem Gießverfahren erhalten; s. Cremeschmelzverfahren.

**Prestule®:** Spritzampulle (injektionsbereit).

**Pridinol** INN: 1,1-Diphenyl-3-piperidinopropanol, Lyseen®; α-(2-Piperidinoethyl)benzhydrol;

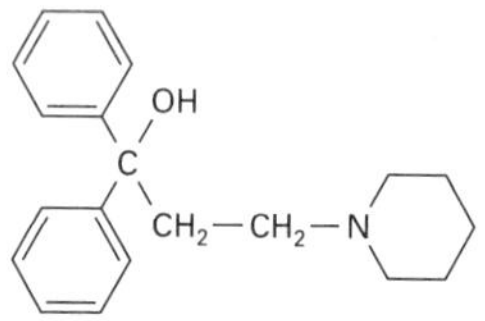

Pridinol

CAS-Nr. 511-45-5; $C_{20}H_{25}NO$, $M_r$ 295.41. Schmp. 120-121°C. Lösl. in Aceton. **Anw.:** Anticholinergikum, Muskelrelaxans, Spasmolytikum u. Antiparkinsonmittel. **Übl. Dos.:** Oral: Initialdos.: 1mal 0.005 g/d. Gebräuchl. ist auch Pridinolhydrochlorid. Hingewiesen sei auch auf Pridinolmesilat.

**Priestley, Joseph:** s. Sauerstoff.

**Prileschajew-Reaktion:** Verfahren zur Herst. v. Epoxiden (Oxiranen) aus Alkenen durch Oxidation mit organischen Persäuren; z.B. entsteht aus Styrol u. Perbenzoesäure Styroloxid.

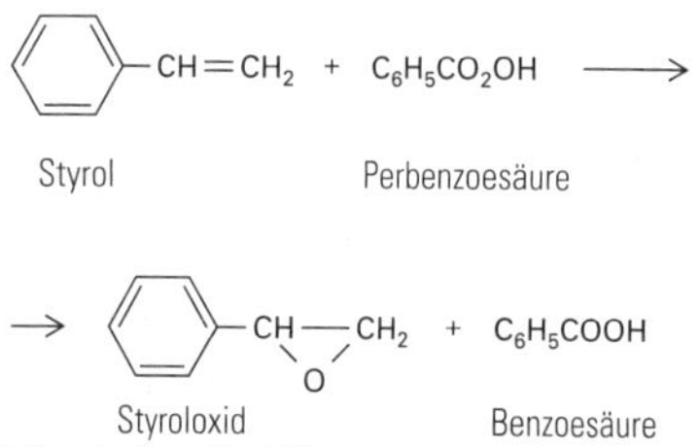

Prileschajew-Reaktion:
Bildung von Styroloxid als Beispiel

**Prilocain** INN: Propitocain, 2'-Methyl-2-propylaminopropionanilid, Xylonest®; CAS-Nr. 721-50-6; $C_{13}H_{20}N_2O$, $M_r$ 220.31. **Strukturformel** s. Lokalanästhetika. Schmp. 37-38°C. Sdp. 159-162°C (133 Pa). $n_D^{20°C}$ 1.5299. **Anw.:** Lokalanästhetikum*. **Nebenw.:** Herzrhythmusstörungen, Schwindel, Erbrechen. **Übl. Dos.:** Infiltrationsanästhesie* 0.5%, Leitungsanästhesie* 2%, Spinalanästhesie* 5% nicht mehr als 0.4 g/d f. Erwachsene von 70 kg; bei Kindern u. bei reduziertem Allgemeinzustand nicht mehr als 0.0057 g/kg KG. **Prilocainhydrochlorid:** $C_{13}H_{21}ClN_2O$. Schmp. 167-168°C.

**Primacor®:** s. Milrinon.

**Primäraffekt:** erster Ausbruch einer Krankheit, bes. bei Syphilis.

**Primäre Alkohole:** s. Alkohole.

**Primäres Kohlenstoffatom:** ein C-Atom wird als primär, sekundär, tertiär, quartär (sprachlich nicht ganz exakt auch als quarternär) bezeichnet, wenn es mit 1, 2, 3 od. allen 4 Valenzen an andere C-Atome gebunden ist.

**Primärpackmittel:** s. Behältnis.

**Primärreaktion:** immunologische Primärantwort, Immunantwort mit Bildung von humoralen Antikörpern u. Immunzellen nach erster Antigengabe.

**Primärstoffwechsel:** der Stoffwechselprozeß, der in allen Zellen, die auf Erhaltung u. Vermehrung des Lebens ausgerichtet sind, grundsätzlich ähnlich verläuft. Der P. umfaßt die grundlegenden Stoffwechselreaktionen f. das Wachstum (Synthese der Biopolymeren u. ihrer Bausteine, Synthese der makromolekularen Suprastrukturen der Zelle u. der Zellorganellen), f. Energiebereitstellung u. Energietransformation sowie f. den Turnover* der Körperbausteine u. Zellbestandteile.

**Primärwand:** Wandschicht, die im Laufe der Zellvergrößerung auf die Mittellamelle* aufgelagert wird.

**Primaquin** INN: 8-(4-Amino-1-methylbutylamino)-6-methoxychinolin; CAS-Nr. 90-34-6; $C_{15}H_{21}N_3O$, $M_r$ 259.34. Sdp. 175-179°C (26.7 Pa).

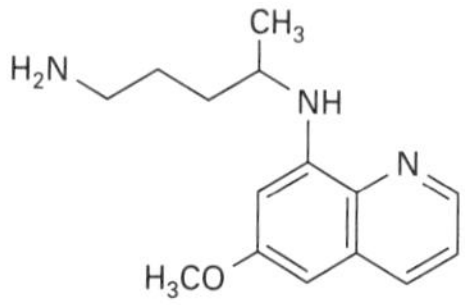

Primaquin

Lösl. in Ether. **Wirk.** u. **Anw.:** Antimalariamittel*; tötet die primären extraerythrozytären Formen von Plasmodium falciparum, vivax, ovale u. malariae, die sekundären Gewebsformen aller Plasmodien außer Plasmodium falciparum ab. Außerdem wirksam gegen die Gametozyten aller Spezies; auf die erythrozytären Formen hat Primaquin keinen Einfluß, daher Verw. nur in Kombinationen. Ind.: Malariatherapie nach Vorbehandlung mit Chloroquin; Malariaprophylaxe*. HWZ 6.3 ±1.4 h. **Übl. Dos.:** Malariatherapie: 15 mg/d 14 d lang; Kinder: 0.3 mg/kg KG/d 14 d lang. Malariaprophylaxe: oral: 1mal wöchentlich 45 bis 60 mg kombiniert mit 300 mg Chloroquin. **Nebenw.:** gastrointestinale Störungen, Blutbildschäden v.a. bei Glucose-6-phosphatdehydrogenase-Mangel. Gebräuchl. ist auch **Primaquindiphosphat*** u. **Primaquinoxalat** ($C_{15}H_{21}N_3O \cdot C_2H_2O_4$, Schmp. 182.5-185°C.).

**Primaquindiphosphat:** Primaquini diphosphas Ph.Eur.3, Primaquinbisdihydrogenphosphat, 8-(4-Amino-1-methylbutylamino)-6-methoxychinolindiphosphat; CAS-Nr. 63-45-6; $C_{15}H_{21}N_3O \cdot 2\ H_3PO_4$, $M_r$ 455.3. Schmp. ca. 200°C (Zers.). Lösl. in 16 T. Wasser. **Anw.:** Antimalariamittel, Chemotherapeutikum*. 30 mg Primaquin* entsprechen 53 mg P.

**Primasprit:** Feinsprit, Spiritus rectificatissimus, alte Bezeichng. f. Ethylalkohol (s. Ethanol), handelsübl. mit einem Geh. von ca. 95% (V/V) (92.5% (m/m)) reinem Ethanol*.

**Primelextrakt:** s. Extractum Primulae.

**Primelfluidextrakt:** s. Extractum Primulae fluidum.

**Primelgewächse:** s. Primulaceae.

**Primelkrankheit:** Primeldermatitis, schwere u. meist langanhaltende Hautentzündung mit Bläschen u. Knötchenekzem, die durch Berührung der Haut u. Schleimhaut mit dem Drüsenhaarsekret der Giftprimel (Becherprimel, Primula obconica) hervorgerufen wird, u. zwar durch das im Sekret enthaltene giftige Primin (ein Benzochinonderivat). Bei der Giftprimel handelt es sich um eine beliebte Zierpflanze, die arzneilich verwendeten Primula-Arten enthalten fast kein Primin (s. Primula veris).

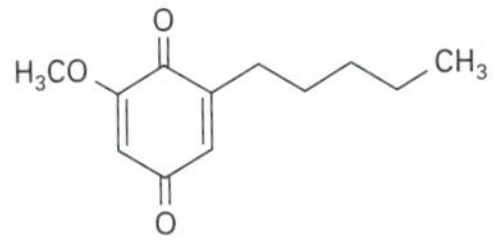


Primelkrankheit: Primin

**Primeln:** Flor. Primulae, s. Primula veris.

**Primelsirup:** s. Sirupus Primulae.

**Primeltinktur:** s. Tinctura Primulae.

**Primelwurzel:** Radix Primulae, s. Primula veris.

**Primeverose:** s. Primverose.

**Primidon** INN: Primidonum Ph.Eur.3, 5-Ethyl-5-phenyl-4,6-perhydropyrimidindion, Liskantin®, Resimatil®; CAS-Nr. 125-33-7; $C_{12}H_{14}N_2O_2$, $M_r$ 218.25. Schmp. 281-282°C. Lösl. 0.6 g/L in Wasser bei 37°C, 1:170 in Ethanol; fast unlösl. in den meisten organischen Solventien. **Anw.:** Antiepileptikum; bei Grand mal, psychomotorischen Anfällen u. lokal epileptischen Anfällen; wird im Organismus z.T. zu Phenobarbital* metabolisiert u. hat ähnliche Nebenw. wie dieses. HWZ 14 bis 15 h bzw. 48 bis 144 h (Metaboliten). **Übl. Dos.:** Oral: 0.5 g/d, steigerbar bis 2 g/d. Oral: 2- bis 3mal 0.25 g/d; Kleinkinder: Initial: 0.07 g, langsam erhöhen auf 0.01 g/kg KG/d.

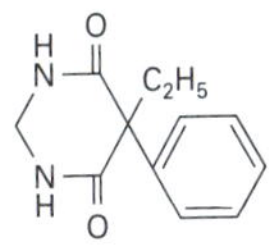


Primidon

**Primin:** s. Primelkrankheit.

**Priming dose:** s. Initialdosis.

**Primipara:** Erstgebärende.

**Primobolan®:** s. Metenolon.

**Primogonyl®:** s. Choriongonadotrop(h)in.

**Primojel®:** s. Amylum.

**Primolut-Nor5®:** s. Norethisteron.

**Primordial:** von Ursprung an.

**Primordium:** Zelle od. Organ im frühesten Differenzierungsstadium; z.B. Faserprimordium, Blattprimordium.

**Primulaceae:** Primelgewächse, Od. Primulales; ca. 800 Arten. Hauptsächlich Kräuter der gemäßigten Zone. Die Blätter sind meist grund- od. wechselständig, oft ungeteilt. Die Blüten sind radiär, meistens 5zählig, Kelch- u. Kronblätter häufig verwachsen, 5 Staubblätter, der Fruchtknoten ist 5blättrig, gewöhnlich oberständig. Die Frucht ist eine Kapsel. **Chem. Merkmale:** Triterpensaponine. **Wichtige Gattungen** s. z.B. Anagallys, Cyclamen, Lysimachia, Primula.

**Primula elatior** (L.) Hill em. Schreber: Fam. Primulaceae, Waldschlüsselblume, Hohe Schlüsselblume; s. Primula veris.

**Primulagenin A:** Triterpensapogenin, **Strukturformel** s. Saponine (Tab.).

**Primula obconica** Hance: Fam. Primulaceae, Becherprimel, Giftprimel; s. Primelkrankheit.

**Primula veris** L.: (Primula officinalis (L.) Hill) Fam. Primulaceae, Frühlingsschlüsselblume, Apothekerprimel, u. **P. elatior** (L.) Hill em. Schreber, Waldschlüsselblume, Hohe Schlüsselblume (von östl. Asien durch ganz Zentral- u. Vorderasien u. Europa). Die Blütenblätter von P. veris sind dottergelb, die von P. elatior schwefelgelb. Beide Arten sind Stpfl. v. **Primulae radix:** Radix Primulae, Primelwurzel; Wurzelstock u. Wurzeln. **Off.:** DAB10, ÖAB90. **Inhaltsst.:** 5 bis 12% pentacyclische Triterpensaponine (β-Amyrin-Grundstruktur). Hämolyt. Index nach ÖAB: mind. 3000. Bei *P. elatior* ist das Hauptsaponin (zu ca. 90%) Primulasäure A mit Protoprimulagenin A als Aglykon, das gegenüber dem Primulagenin A (nicht genuin, Strukturformel s. Saponine) eine Etherbrücke zwischen C-28 u. C-13 anstatt der OHC-Funktion des C-28 u. der Doppelbindung am C-12 aufweist. *P. veris* enthält zu ca. 50% Primulasäure A u. andere Glykoside von 22-Acetyl- u. 28-Hydroxypriverogenin A. Die Zuckerketten (Tetrasaccharide, hauptsächl. aus Glucose, Galactose, Rhamnose u. Glucuronsäure) der Saponine sind verzweigt. Die Droge enthält ferner Phenolglykoside, v.a. bei P. veris, wie Primulaverin (Aglykon 5-Methoxy-o-salicylsäuremethylester, das den Geruch der Droge bedingt, die Zuckerkomponente ist Primverose*), das Enzym Primverosidase (Primverase), einige ungewöhnliche Zucker u. Zuckeralkohole. DAB10 läßt mittels DC auch auf die Abwesenheit von Wurzeln von Vincetoxicum hirundinaria* prüfen. **Anw.:** als ausgezeichnetes Expektorans (Rad. Senegae gleichwertig), bei chronischer Bronchitis (z.B. als Decoct). **Zuber.:** Extr. Primulae, Extr. Primulae fluidum, Tct. Primulae.

**Flores Primulae** (cum calycibus u. sine calycibus): Schlüsselblumenblüten, Primeln (mit Kelch u. ohne Kelch); nach EB6 nur die Blüten von *Primula veris*. **Inhaltsst.:** ca. 2% Saponine (Primulasäure A u.a., nur im Kelch, s. aber oben), Phenolglykoside, Flavone* mit den Aglyka Gossypetin, Kämpferol, Quercetin. **Anw.:** als Expektorans, Diuretikum.

**HOM:** *Primula veris:* frische, blühende Pflanze; verord. z.B. b. Urticaria (Nesselsucht), Ekzemen, Rheuma, Migräne.

**Primverose:** Disaccharid aus β-D-Glucopyranose u. β-D-Xylopyranose, 1,6-verknüpft. Zukkeranteil von verschiedenen Glykosiden (Primveroside), z.B. von Primverin (in Primula-Arten, s. Primula veris), Gaultherin*, Ruberythrinsäure (in Rubia tinctorum*).

**Prion:** *engl.* prions; Abk. f. *engl.* proteinaceus infectious particles (eigentl. Proinen); proteinhaltiges, infektiöses Teilchen ($M_r$ 28 000, Durchmesser 4 bis 6 nm), von Viren, Viroiden u. Plasmiden unterscheidbar; keine Nukleinsäure nachweisbar; kein Hinweis auf Antigene od. Immunantwort des Wirts auf die Infektion; ungewöhnliche Resistenz gegenüber Nukleasen, Temp., UV- u. Röntgenstrahlung sowie chem.

Einflüssen. Prionen sind vermutlich auch Verursacher für eine Slow-Virus-Erkrankung*.

**Prioria copaifera:** Stpfl. v. Balsamum Cativo*.

**Priscol®:** s. Tolazolin.

**Prisma:** *phys.* durchsichtiger Körper mit 2 keilförmig zueinander geneigten Flächen. Ein Lichtstrahl wird b. Durchgang durch d. Prisma abgelenkt u., da die Ablenkung f. die versch. Spektralfarben versch. ist, in seine farbigen Bestandteile zerlegt (s. Dispersion).

**Priverogenin A:** Triterpensapogenin, **Strukturformel** s. Saponine (Tab.).

**Privilegien:** s. Apothekenwesen, Entwicklung.

**Privin®:** s. Naphazolin.

**Pro:** für, vor; **pro baln.** (pro balneo)**:** für das Bad; **pro die:** f. den Tag; **pro dosi:** f. die einzelne Gabe; **pro infant.** (pro infante)**:** f. das Kind (bzw. f. die Kinder); **pro med.** (pro medico)**:** f. den Arzt, zu Händen des Arztes.

**Pro-Actidil®:** s. Triprolidin.

**Proanthocyanidine:** Procyanidine, Pycnogenole; C-C-verknüpfte Di- od. Oligomere von Catechinen* (Flavan-3-ole), die Gerbstoffe* sind u. die wie die Leukoanthocyanidine* (unter Säureeinwirkung) in Anthocyanidine* umgewandelt werden; z.B. Inhaltsst. v. Crataegus-Arten*.

**Proazulene:** Azulogene; nat. vorkommende Sesquiterperpene, die durch Wärme dehydriert od. dehydratisiert werden u. dabei Azulene* bilden.

**Probenecid** INN: Porbenecidum Ph.Eur.3, N, N-(Dipropylsulfamoyl)-benzoesäure; CAS-Nr. 57-66-9; $C_{13}H_{19}NO_4S$, $M_r$ 285.36. Schmp. 198°C.

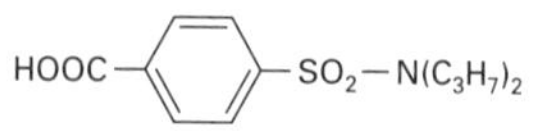

Probenecid

Kleine Kristalle, geruchlos. Unlösl. in Wasser u. verdünnten Mineralsäuren; lösl. 1:25 in Ethanol, 1:12 in Aceton, lösl. in Chloroform, verdünnten Alkalihydroxid- u. Natriumcarbonat-Lösungen. **Anw.:** Urikosurikum (s. Antiarthritikum); hemmt in kleinen Dosen die tubuläre Sekretion, in höheren Dosen die Rückresorption von Harnsäure*. **Nebenw.:** allergische Reaktionen, gastrointestinale Störungen; zur Vermeidung der Kristallisation von Harnsäure in den Tubuli ist eine ausreichende Flüssigkeitszufuhr u. die Erhöhung des pH-Werts des Harns angezeigt. **Übl. Dos.:** Oral: 1 bis 2 g/d. Oral: 2- bis 3mal 0.25 g/d; Gicht: 2mal 0.25 g/d in 1. Woche, ab 2. Woche 2mal 0.5 g/d; Adjuvans bei Penicillin u. PAS: 4mal 0.5 g/d.

**Probiergläser:** Reagenzgläser.

**Probierstein:** s. Silber.

**Probilin®:** s. Piprozolin.

**Probiotika:** mikrobielle Leistungsförderer; lebensfähige Mikroorganismen (z.B. Milchsäurebakterien) die das Gleichgewicht der Mikroflora im Gastrointestinaltrakt günstig beeinflussen.

**Probucol** INN: 4,4'-(Isopropylidenbisthio)bis(2, 6-di-tert-butylphenol), Lurselle®; CAS-Nr. 23288-49-5; $C_{31}H_{48}O_2S_2$, $M_r$ 516.84. Schmp. 124.5-126°C aus Ethanol, 125-126.5°C aus Isopropanol. **Anw.:** Hypercholesterolämie (s. Lipidsenker). **Nebenw.:** Verdauungsstörungen, Durchfall. Kontraind.: schwere Leber- u. Gallenerkrankungen, Schwangerschaft. HWZ 12 h bis 30 d.

**Procain** INN: Vitamin $H_3$, 4-Aminobenzoesäure-β-diethylaminoethylester, 2-Diethylaminoethyl-4-aminobenzoat, Novocain®; CAS-Nr. 59-46-1; $C_{13}H_{20}N_2O_2$, $M_r$ 236.30. Schmp. 61°C aus Ether. Lösl. in Ethanol, Ether, Benzol, Chloroform. Procainlösungen können sich beim Erhitzen nach Decarboxylierung von entstandener p-Aminobenzoesäure wegen der sich bildenden Anilinderivate verfärben. P. wird nach der Resorption rasch durch Cholinesterase in p-Aminobenzoesäure u. 2-Diethylaminoethanol*, das gewebserweiternd wirkt, hydrolysiert. **Anw.:** Lokalanästhetikum, Analgetikum, Geriatrikum (als solches i.a. nicht zu empfehlen). Wechselw.: Wirk. der Sulfonamide wird verringert, allergen (s. Parastoffe). HWZ 0.5 bis 1 h. **Übl. Dos.:** Parenteral: Infiltrationsanästhesie 0.5%, Leitungsanästhesie 2%, lumbal 1%. Urethral: 10% zur Anästhesie. Konjunktival: Augentropfen 2%. Gebräuchl. sind auch Procainhydrochlorid*, Procainnitrat*, Procainborat, Procainphosphat.

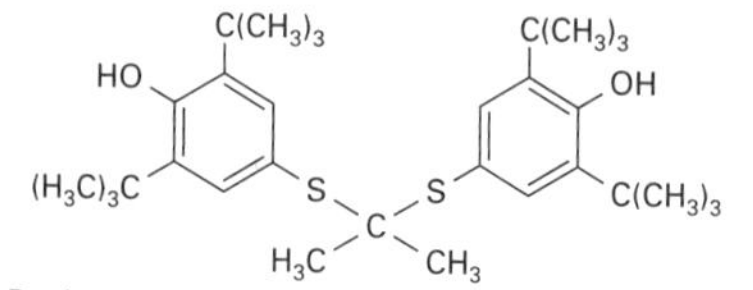

Probucol

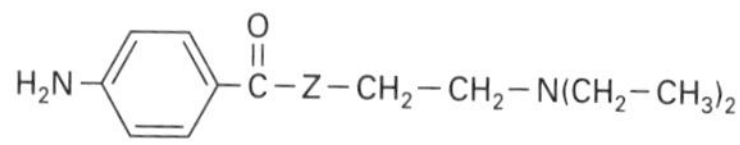

Procain: Z = O

Procainamid: Z = NH

Procain

**Procainamid** INN: 4-Amino-N-[2-(diethylamino)ethyl]benzamid; CAS-Nr. 51-06-9; $C_{13}H_{21}N_3O$, $M_r$ 235.4. **Strukturformel** s. Procain. Im Vergleich zu Procain* von geringerer lokalanästhetischer Wirk., stärkerer Herzwirkung u. gegenüber Esterasen stabiler. **Anw.:** s. Procainamidhydrochlorid. HWZ 3 h bzw. 6 h (Metaboliten).

**Procainamidhydrochlorid** INN: Procainamidi hydrochloridum Ph.Eur.3, Procainamidium chloratum, Novocamid®; CAS-Nr. 614-39-1; $C_{13}H_{22}ClN_3O$, $M_r$ 271.79. Schmp. 165-169°C. Weißes, hygr. Pulver (verfärbt sich leicht). Leicht lösl. in Wasser, lösl. in Ethanol, wenig lösl. in Chloroform, sehr schwer lösl. in Benzol u. Ether. Inkomp.: Basen (Hydrolyse), Iod, Silber- u. Quecksilbersalze. **Anw.:** Antiarrhythmikum, Kreislaufmittel; zur Prophylaxe u. Anfangstherapie supraventrikulärer Tachykardie. **Nebenw.:** Blutdruckabfall, Lupus erythematodes; Kontraind.: AV-Block, Myasthenia gravis, Digitalisintoxikation; Wechselw.: Wirkungsverstärkung von Parasympatholytika, Cholinesterasehemmern, Muskelrelaxantien. **Übl. Dos.:** i.v. 0.1 g alle 5 min, Erhaltungsdos.: oral 0.2 bis 0.5 g alle 3 bis 6 h, i.v. 30 bis 90 µg/kg/min.

**Procain-Benzylpenicillin:** Procain-Penicillin G, Benzylpenicillin-Procain*, s.a. Antibiotika.

**Procainhydrochlorid:** Procaini hydrochloridum Ph.Eur.3, Procainii chloridum, Procainum hydrochloricum, Novocainum hydrochloricum, p-

Aminobenzoyl-diethylamino-ethanol-hydrochlorid, Novocain®; CAS-Nr. 51-05-8; $C_{13}H_{21}ClN_2O_2$, $M_r$ 272.8. **Strukturformel** s. Procain. Schmp. 154-157°C. Farblose Kristalle od. weißes, krist. Pulver; sehr leicht lösl. in Wasser, leicht lösl. in Ethanol 90%. **Anw.:** Lokalanästhetikum, zur Infiltrations- (0.5%), Leitungs- (1 bis 2%) u. Lumbal- (Paravertebral-) Anästhesie (1%), ev. mit Zusatz v. Adrenalin (wegen der gefäßerweiternden Wirkung des nach der Resorption entstehenden 2-Diethylaminoethanol*); ferner (oral od. mittels intramusk. Injektionen) in der Geriatrie, bei Arteriosklerose, peripheren Durchblutungsstörungen, Neuralgien usw., s. Procain.

**Procainii (hydro)chloridum:** s. Procainhydrochlorid.

**Procainnitrat:** Novocainnitrat; $M_r$ 299.2. Schmp. 100-102°C. **Anw.:** wie Procainhydrochlorid*.

**Procain-Penicillin:** Depot-Penicillin; s. Antibiotika, Benzylpenicillin.

**Procain-Penicillin-G:** Benzylpenicillinum Procainum; s. Penicillin, s.a. Antibiotika.

**Procainum hydrochloricum:** s. Procainhydrochlorid.

**Procambium:** s. Prokambium.

**Procaps®:** kapselförmige Dragees mit verzögert zerfallendem Kern.

**Procarbazin** INN: N-Isopropyl-4-(2-methylhydrazinomethyl)benzamid, Natulan®; CAS-Nr. 671-16-9; $C_{12}H_{19}N_3O$, $M_r$ 221.30. **Anw.:** chem.

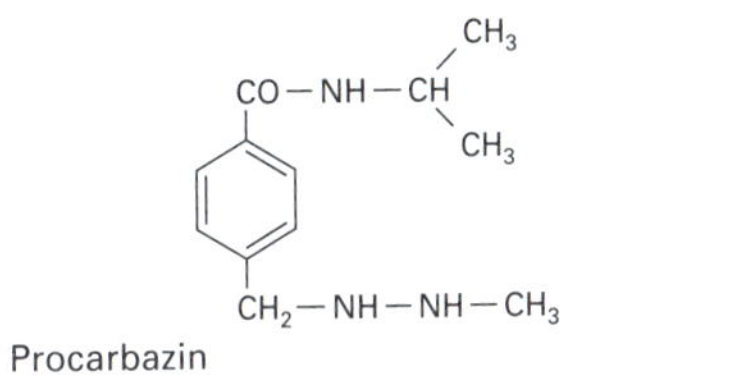

Procarbazin

definiertes Zytostatikum, bei Lymphogranulomatose, maligner Retikulose, Retikulosesarkom, Lymphosarkom. HWZ 0.25 h. **Übl. Dos.:** Oral: Initialdos.: 1mal 0.05 g/d, schleichend steigern mit 0.05 g/d bis zu 0.25-0.3 g/d, Behandlungsdauer bis Gesamtdosis von 6.0 g. Gebräuchl. ist auch Procarbazinhydrochlorid.

**Procaterol** INN: 8-Hydroxy-5-[1-hydroxy-2-[(1-methylethyl)-amino]butyl]-2(1H)-chinolinon,

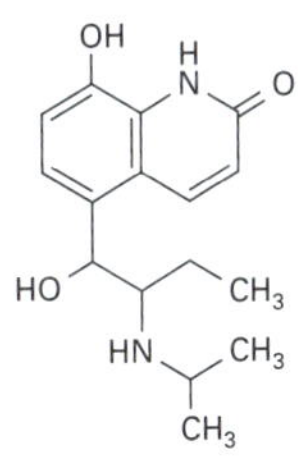

Procaterol

Onsukil®; CAS-Nr. 72332-33-3; $C_{16}H_{22}N_2O_3$, $M_r$ 290.4. **Anw.:** Broncholytikum*, β-Sympathomimetikum*. HWZ 8.1 h.

**Procaterolhydrochlorid-Semihydrat:** $C_{16}H_{23}ClN_2O_3 \cdot 0.5\ H_2O$. Schmp. 193-197°C.

**Prochiral:** sind Verbindungen od. Atomgruppen bzw. (C-)Atome, bei denen um ein zentrales C-Atom (Prochiralitätszentrum) 2 unterschiedliche, achirale (Y,Z) u. 2 identische Liganden (X) angeordnet sind. Bei Austausch eines der beiden identischen Liganden kommt es zur Bildung eines asymmetrischen C-Atoms (s.a. enantiotop).

**Prochlorperazinhydrogenmaleat:** Prochlorperazini maleas Ph.Eur.3, Prochlorperazinum maleicum, Prochlorperazinmaleat, Prochlorperazinum hydrogenomaleinicum; CAS-Nr. 84-02-6;

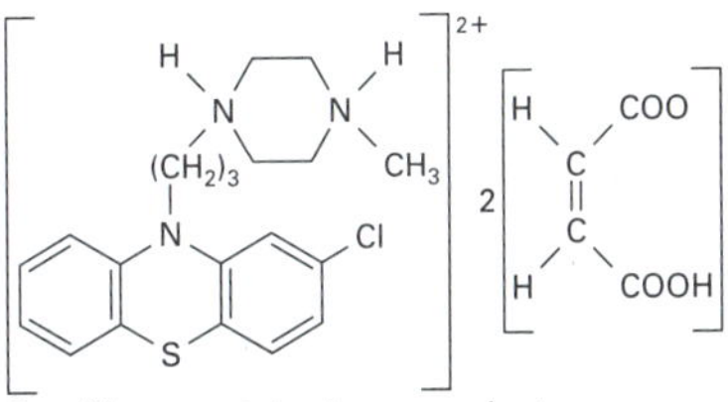

Prochlorperazinhydrogenmaleat

$C_{28}H_{32}ClN_3O_8S$, $M_r$ 606.0. Schmp. 228°C. Weißes, bis schwach gelbliches, krist. Pulver; sehr schwer lösl. in Wasser u. Ethanol, prakt. unlösl. in Chloroform u. Ether. **Anw.:** Neuroleptikum, Antiemetikum. **Übl. Dos.:** bei Psychosen 50-100 mg/d; gegen Übelkeit 5-10 mg/d. **Nebenw.:** s. Chlorpromazin.

**Proconvertin:** s. Blutgerinnungsfaktor VII.

**Procorum®:** s. Gallopamil.

**Procumbid:** s. Harpagid.

**Procyanidine:** s. Proanthocyanidine.

**Procyclidin** INN: α-Cyclohexyl-α-[2-(1-pyrrolidinyl)ethyl]benzylalkohol, α-(2-Pyrrolidinoethyl)-hexahydrobenzhydrol, Osnervan®; CAS-Nr. 77-

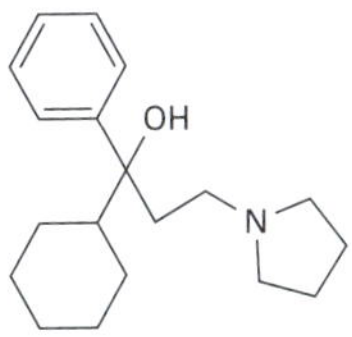

Procyclidin

37-2; $C_{19}H_{29}NO$, $M_r$ 287.43. Schmp. 85.5-86.5°C aus Petrolether. $UV_{max}$ (0.17% in Ethanol): 258.5 nm (ε 233). **Anw.:** Parasympatholytikum, Antiparkinsonmittel. **Übl. Dos.:** Oral: 3mal 0.0025 g/d, bis zur doppelten Dosis steigbar. Parenteral: i.v 0.01 g. S.a. Parkinsonismus. Gebräuchl. ist auch Procyclidinhydrochlorid.

**Pro-Diaban®:** s. Glisoxepid.

**Prodine:** inverse Ester von Pethidin* u. Pethidinanaloga; starke Analgetika (Suchtgifte).

**Prodrom:** Vorläufer. Prodromalerscheinung: Symptom, das den eigentlichen Krankheitszeichen vorangeht.

**Prodrug:** Pro-Drug, s. Pro-Pharmakon.

**Producta ab ADN recombinante:** s. DNA-rekombinationstechnisch hergestellte Produkte.

**Proestradiolphosphat** INN: Polymerer Phos-

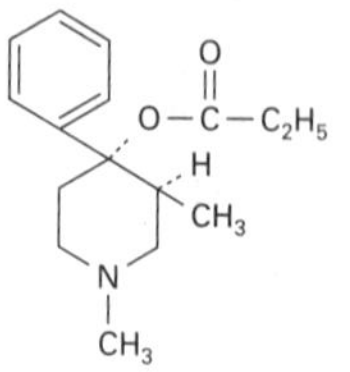

Prodine:
Beispiel

phorsäureester von Estradiol. **Anw.:** s. Estradiol.

**Profene:** 2-Aryl- od. 2-Heteroarylpropionsäure-Derivate, mit analgetischer u. antirheumatischer Wirkung, z.B. s. Carprofen, Fenoprofen, Flurbiprofen, Ibuprofen, Indoprofen, Ketoprofen, Naproxen, Pirprofen, Tiaprofensäure. **Strukturformeln** s. Analgetikum(a)*. Ähnl. ist Fenbufen*.

**Profibrinolysin:** s. Plasminogen.

**Progenine:** zuckerhaltige Spaltprodukte der Glykoside, die noch Glykosidcharakter haben.

**Progestasert®:** Biograviplan®; Progesteron freisetzendes Intrauterinpessar (s. Pessar), lokales Kontrazeptivum, ein Therapeutisches System* (Uterines TS), T-förmiger Kunststoffkörper, enthält im vertikalen Schenkel ein Wirkstoffreservoir (Progesteron mit Siliconöl u. Bariumsulfat), das in eine die Freisetzungsgeschwindigkeit kontrollierende Ethylenvinylacetat-Copolymermembran eingehüllt ist. Das durch Diffusion freigesetzte Progesteron (65 µg/d über 1.5 Jahre) wird direkt am Wirkort freigegeben.

**Progesteron** INN: Progesteronum Ph.Eur.3, 4-Pregnen-3,20-dion, Corpus-Luteum-Hormon; CAS-Nr. 57-83-0; $C_{21}H_{30}O_2$, $M_r$ 314.5. Schmp.

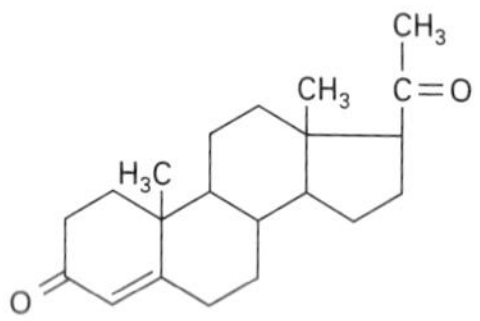

Progesteron

131°C (Mod.I, α-Form; Prismen); 123°C (Mod.II, β-Form; Nadeln); weitere polymorphe Modifikationen mit den Schmp. 111°C (Mod.III), 106°C (Mod.IV), 100°C (Mod.V). $[\alpha]_D^{20°C}$ +186 bis 194° (c = 1 in wasserfreiem Ethanol). $A_{1\%}^{1cm}$ 535 (±10) bei 241 nm (gemessen in Ethanol 96%). Farblose bis schwach gelbl. Kristalle od. krist. Pulver. Leicht lösl. in wasserfreiem Ethanol, Chloroform, wenig lösl. in Ether, Aceton, fetten Ölen, prakt. unlösl. in Wasser. Inkomp.: Reduktionsmittel. **Anw.:** bei Menstruationsstörungen, bei habituellem u. drohendem Abort, Sterilität, präklimakterischen Blutungen, bei Endometriose u. Karzinom des Uteruskörpers, vgl. Hormone (Corpus-luteum-Hormon).

**Proglicem®:** s. Diazoxid.

**Proglumetacin** INN: 1-(4-Chlorbenzoyl)-5-methoxy-2-methyl-1H-indol-3-essigsäure-2[4-[3{[4-(benzoylamino)-5-(dipropylamino)-1,5-dioxopentyl]oxy}propyl]-1-piperazinyl]ethylester, Protaxon®; CAS-Nr. 57132-53-3; $C_{46}H_{58}ClN_5O_8$, $M_r$ 844.54. **Anw.:** Antiphlogistikum, Antirheumatikum; bei chronischen Gelenksentzündungen, Arthrosen, Gichtanfällen, Verstauchungen etc. Kontraind.: u.a. Epilepsie, Parkinsonismus, psychische Erkrankungen, Kinder unter 14 Jahren.

**Proglumetacindimaleat:** $C_{54}H_{66}ClN_5O_{16}$, $M_r$ 1076.5. Schmp. 146-148°C.

**Proglumid** INN: (R,S)-4-Benzamido-N,N-dipropyl-glutaramsäure, Milid®; CAS-Nr. 6620-60-6; $C_{18}H_{26}N_2O_4$, $M_r$ 334.42. Schmp. 142-145°C. **Anw.:** Magen-Darm-Ulzera, Magensekretions-Hemmer. **Übl. Dos.:** Oral: 0.8-1.2 g/d in geteilten Gaben. Gebräuchl. ist auch Proglumid-Natrium.

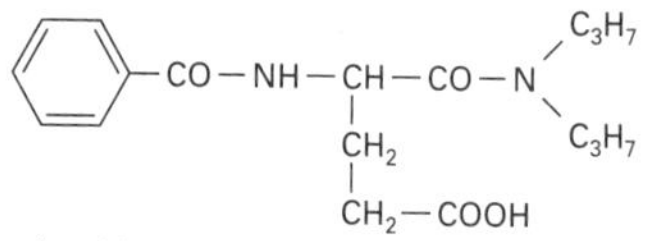

Proglumid

**Prognose:** Prognosis, Vorhersage, Beurteilung des Verlaufs u. Ausgangs der Krankheit.

**Progoitrine:** s. Glucosinolate.

**Prograf®:** s. Tacrolimus.

**Proguanid:** s. Proguanil.

**Proguanil** INN: 1-(p-Chlorophenyl)-5-isopropylbiguanid, Bigumalum, Chloroguanid, Proguanid; CAS-Nr. 500-92-5; s. Proguanilhydrochlorid.

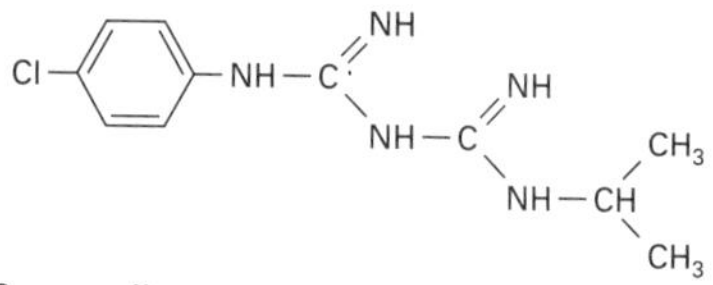

Proguanil

**Proguanilhydrochlorid:** 1-(4-Chlorophenyl)-5-isopropylbiguanidhydrochlorid, Paludrine®; CAS-Nr. 637-32-1; $C_{11}H_{16}ClN_5 \cdot H\text{-}Cl$, $M_r$ 290.2. Schmp. ca. 245°C. Lösl. in 110 T. Wasser, 40 T. Ethanol. **Anw.:** Chemotherapeutikum (Protozoenmittel); Dihydrofolsäurereduktasehemmer; Antimalaria-(Schizonten-)mittel; wirkt v.a. gegen die extraerythrozytären Formen von Plasmodium falciparum; Wirk. schwächer als die anderer Malariamittel. **Übl. Dos.:** 3 mg/kg KG/d.

**Progynon®-B:** s. Estradiolundecylat.

**Progynon®-C:** s. Ethinylestradiol.

**Progynon®-Depot:** s. Estradiolbenzoat.

**Progynova®:** s. Estradiolvalerat.

**ProHance®:** s. Gadoteridol.

**Proinsulin:** Zwischenstufe bei der Insulinbiosynthese; s. Insulin.

**Prokambium:** *bot.* primäres meristematisches Gewebe, aus dem die primären Leitgewebe hervorgehen.

**Prokaryonten:** Prokaryoten; Organismen ohne echten, von einer Kernhülle umgebenen Zellkern, ohne Plastiden*, Golgiapparat (s. Golgikörper) u. Mitochondrien*, die ringförmige DNS (genetisches Material) ist nicht wie bei den Eukaryonten* (Eukaryoten) in Chromosomen lokalisiert, sondern liegt frei im Zytoplasma; Bakterien u. Blaualgen (Cyanobakterien); s.a. Zelle.

**Proktitis:** Mastdarmentzündung, Mastdarmkatarrh.

**Proktologie:** Lehre von den Mastdarmkrankheiten.

**Proktoskopie:** Rektoskopie*.

**Prolactin:** Gonadotropin C, Gonadotropin III, Lactogen, LTH, Luteotropin, Mammotropin, Proletan, Luteotropes Hypophysenvorderlappenhormon; s. Hormone. Peptid aus 198 Aminosäuren (Schaf), CAS-Nr. 9002-62-4, $M_r$ ca.25 000. $[\alpha]_D^{25°C}$ -40.5° (c = 1 in Phosphatpuffer pH 7). Prolactin aus Ochsendrüsen: Prakt. unlösl. in Wasser; 0.102 g/L lösl. in absolutem Methanol od. Ethanol in Gegenwart von wenig Säure; in NaCl-Lsg., 0.357 mol/L, bei pH 2.25: 0.316 g/L; Prolactin aus Schafsdrüsen: in NaCl-Lsg., 0.357 mol/L, bei pH 2.25: 0.0506 g/L. Isoelektrischer Punkt pH 5.73. P. spielt therapeutisch keine Rolle. Die Sekretion von P. kann durch verschiedene Medikamente gefördert werden, z.B. durch Reserpin*, Methyldopa*, Metoclopramid* u. Tranquillizer vom Phenothiazin-Typ (s. Psychopharmaka). Durch Prolactinhemmer* kann die Freisetzung von P. gehemmt werden.

**Prolactinhemmer:** Prolactininhibitoren; Stoffe, die durch Unterdrückung der Prolactinfreisetzung sowohl die physiologische (postpartale) Milchproduktion (Laktation) als auch die pathologische Galaktorrhö hemmen. Angriffspunkt sind v.a. spezifische Dopaminrezeptoren der prolactinbildenden Zellen in der Hypophyse, deren Stimulierung durch Dopamin (physiolog.) u. Dopaminagonisten (Bromocriptin, Cabergolin, Lisurid, Metergolin, Quinagolid) die Prolactinbildung hemmt. Weitere Anwendungen sind prolactinbedingte Fertilitätsstörungen u. Amenorrhoe, Prolactinom (Hypophysenvorderlappenadenom), Akromegalie u. Parkinsonsyndrom.

**Prolamine:** einfach gebaute Getreideproteine, die im Gegensatz zu den Glutelinen* in 50- bis 90%igem Ethanol lösl. sind. Sie enthalten bis zu 15% Prolin u. 30 bis 45% Glutaminsäure, sind dagegen arm an essentiellen Aminosäuren. Können die Ursache f. Zöliakie* sein. Hauptvertreter sind: Gliadin* (Weizen), Secalin (Roggen), Hordein (Gerste, nicht zu verwechseln mit Hordenin*, einem biogenen Amin), Zein* (Mais); P. fehlen z.B. in Reis u. Hafer.

**Prolan:** Prolan A (Follikelreifungshormon) u. Prolan B (Luteinisierungshormon) des Hypophysenvorderlappens, s. Hormone (Gonadotrope Hormone).

**Prolapsus:** (lat.) Prolaps, Vorfall, Heraustreten innerer Organe durch physiologische od. künstliche Öffnungen; P. ani: Vorfall der Afterschleimhaut; P. recti: Vorfall des Mastdarms.

**Prolidase:** Enzym (Muskel, Dünndarmschleimhaut), das spezifisch Dipeptide mit Prolin als C-terminaler Aminosäure spaltet; in den Mukosazellen des Dünndarms.

**Proliferation:** Sprossung, Wucherung.

**Prolin:** (Abk. Pro) Prolinum Ph.Eur.3, (S)-2-Pyrrolidoncarbonsäure; $C_5H_9NO_2$, $M_r$ 115.1. Schmp. 220-222°C. Opt. aktive, proteinogene Aminosäure. L-Prolin ist glucoplastisch. Es ist eine nicht helixbildende Aminosäure, die deshalb spezielle Bedeutung f. die Tertiärstruktur der Proteine* hat. L-Prolin ist f. Säugetiere nicht essentiell, ist aber ein wesentlicher Bestandteil von Kollagen*, Gliadin* u. Zein*.

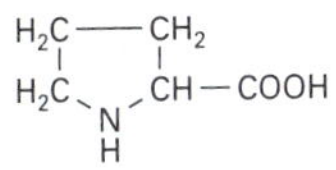

Prolin

**Prolinderivate:** Hydroxyprolin* ist ein wichtiger Bestandteil von tierischen Stütz- u. Bindegeweben (z.B. Kollagen). 4-Methylprolin ist Baustein von Antibiotika u. 4-Hydroxymethylprolin ist z.B. in Apfelschalen enthalten.

**Prolinase:** Imino-Dipeptidase; Peptidase in der Darmschleimhaut u. in der Hefe, spaltet spezifisch Dipeptide mit Prolin als N-ternimaler Aminosäure.

**Prolintan** INN: 1-(α-Propylphenethyl)pyrrolidin; CAS-Nr. 493-92-5; $C_{15}H_{23}N$, $M_r$ 217.34. Sdp. 105°C (66.7 Pa), 153°C (2.13 kPa). **Anw.:** Zentralstimulans, Kreislaufanaleptikum (Weckamin*); wirkt stark zentralerregend, gut atemstimulierend, ist lang wirksam u. gut verträglich. **Prolintanhydrochlorid:** $C_{15}H_{24}ClN$. Schmp. 133-134°C.

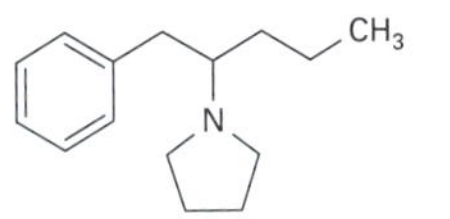

Prolintan

**Prolixan®:** s. Azapropazon.

**Prolonged-release:** s. Arzneiformen mit protrahierter Wirkung.

**Proloniumiodid** INN: Prolonii iodidum INN, 2-Hydroxy-N,N,N,N',N',N'-hexamethyltrimethylendiammoniumdiiodid, Endojodin®; CAS-Nr. 123-47-7; $C_9H_{24}I_2N_2O$, $M_r$ 430.14. Schmp. ca. 275°C unter Zers., Braunfärbung bei 240°C. Leicht lösl. in Wasser; schwer lösl. in Ethanol; prakt. unlösl. in Ether, Aceton. **Anw.:** Thyreotoxische Krisen, Arteriosklerose. **Nebenw.:** Allergien. Kontraind.: dekompensierte Herzinsuffizienz, Tuberkulose. **Übl. Dos.:** Parenteral: i.m., s.c. 1mal 0.2 g/2d. Gebräuchl. ist auch Prolonium.

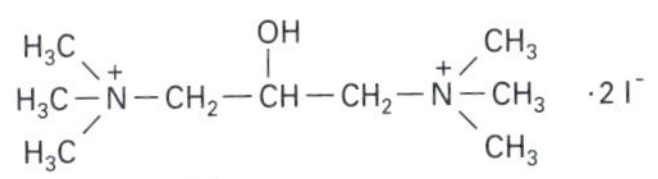

Proloniumiodid

**Proluton®:** s. Hydroxyprogesteroncaproat.

**Promazin** INNv: 10-(3-Dimethylaminopropyl)-phenothiazin, Protactyl®; CAS-Nr. 58-40-2; $C_{17}H_{20}N_2S$, $M_r$ 284.41. Sdp. 203-210°C (40 Pa). **Anw.:** Ataraktikum. HWZ 4 bis 29 h. **Übl. Dos.:** Oral: 2- bis 3mal 0.025 g/d nach Wirk. dosieren. Parenteral: Initialdos. bei akuten Zuständen: i.v. 0.05 g, bis 1.2 g/d möglich, i.m. 0.05 g. Rektal: 0.1 g.

**Promazinhydrochlorid:** $C_{17}H_{21}ClN_2S$. Zers. 181°C. Weiße bis schwach gelbe Kristalle, oxidiert an der Luft, hygr.; 1 g leicht lösl. in 3 mL Wasser, lösl. in Methanol, Ethanol, Chloroform, prakt. unlösl. in Ether, Benzol. Gebräuchl. ist auch Promazindihydrogenphosphat. Hingewiesen sei auch auf Promazinhydrogenembonat.

**Promecon®:** s. Benzquinamid.

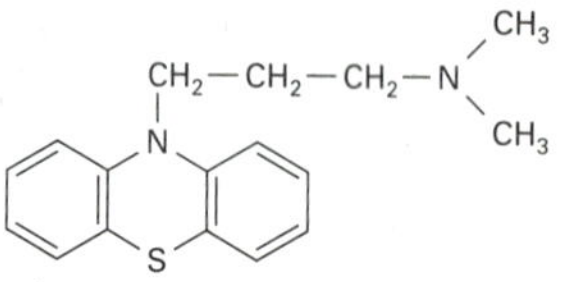


Promazin

**Promethazin** INN: 10-(2-Dimethylaminopropyl)phenothiazin, Atosil®; CAS-Nr. 60-87-7; $C_{17}H_{20}N_2S$, $M_r$ 284.41. Schmp. 60°C. Sdp. 190-

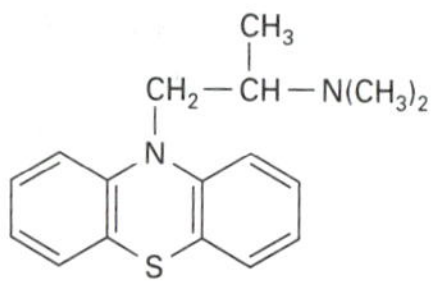


Promethazin

192°C (400 Pa). **Anw.:** Antihistaminikum, Antiallergikum, Sedativum. HWZ 8 bis 15 h. **Übl. Dos.:** Oral: 2- bis 3mal 0.025 g/d, abends bei Bedarf doppelte Dosis. Parenteral: i.m., i.v. 0.05 g. Rektal: 0.05 g. Topikal: Salbe 2%.

**Promethazinhydrochlorid:** Promethazini hydrochloridum Ph.Eur.3, Promethazinum hydrochloricum; CAS-Nr. 58-33-3; $C_{17}H_{21}ClN_2S$, $M_r$ 320.9. Schmp. 230-232°C (Zers.). Weißes bis schwach gelbliches, krist. Pulver. Leicht lösl. in Wasser, lösl. in Ethanol, Chloroform, prakt. unlösl. in Aceton, Ether, Ethylacetat. pH der 10%igen Lsg. im Wasser 5.3. Hingewiesen sei auch auf Promethazin-8-chlortheophyllinat*, Promethazin-10-camphersulfonat, Promethazinhydrogenmaleat, Promethazinteoclat.

**Promethazin-8-chlortheophyllinat:** Promethazini Theoclas, 10-[2-(Dimethylamino)propyl]-phenothiazin, 8-chloro-theophyllinat (1:1); CAS-Nr. 17693-51-5; $C_{17}H_{20}N_2S{\cdot}C_7H_7ClN_4O_2$, $M_r$ 499.0. **Anw.:** Antiemetikum.

**Promethazini hydrochloridum: Promethazinum hydrochloricum,** s. Promethazin.

**Promethium:** Pm, $A_r$ 145, OZ 61. D. 7.22, Schmp. 1168°C, Sdp. 2730°C; (früher als Illinum, Florentinum u. Cyclonium bezeichnet), einziges Lanthanoid, das in der Natur nur in geringsten Spuren vorkommt; entdeckt 1945 durch J. A. Marisky, L. E. Glendenin, C. D. Coryell, USA; Spaltungsprodukt des Urans. Heute kennt man bereits 28 Isotope, HWZ 20 min bis 18 a ($^{145}_{61}$Pm).

**Prominal®:** s. Methylphenobarbital.

**Promit®:** s. Dextran.

**Promotor:** Teil eines Operons*. Ein bestimmter Sequenzbereich auf einem DNS-Molekül, der f. die Transkription* eines Gens wichtig ist. Startpunkt der Transkription; an der Promotorregion (Erkennungsregion) setzt die RNS-Polymerase* an.

**Promotoren:** Aktivatoren*.

**Prontalbin: Prontosil album**: Sulfanilamid; s. Chemotherapeutika.

**Pro-Opiomelanocortin:** Proopiocortin (POMC); v.a. im Hypothalamus vorkommendes Peptid ($M_r$ ca. 30 000); Präkursorprotein einer Reihe biol. aktiver Proteine; s. Prä-Pro-Opiomelanocortin.

Prontosil (Sulfonamid aus Kinderzeit?!)

**Propädeutik:** (gr. Vorunterweisung) Einführungsunterricht. Propädeutische Arzneiformenlehre: Einführung in die Arzneiformenlehre.

**Propafenon** INN: 2'-[2-Hydroxy-3-(propylamino)propoxy]-3-phenylpropiophenon, Rytmo-

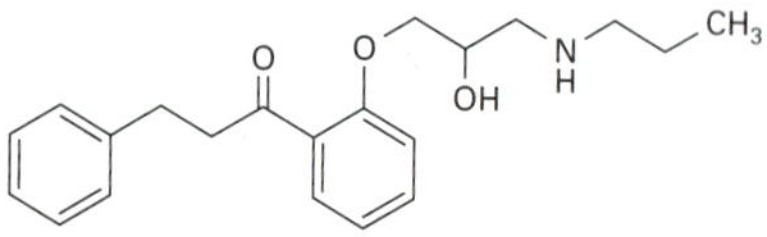


Propafenon

norm®; CAS-Nr. 54063-53-5; $C_{21}H_{27}NO_3$, $M_r$ 341.46. **Anw.:** Antiarrhythmikum; bei ventrikulären u. supraventrikulären Extrasystolien, Tachykardien u. Tachyarrhythmien. **Nebenw.:** Schwindel, Gedächtnisstörungen, gastrointestinale Störungen; bei hohen Dosen: Kammertachykardie; Kontraind.: Herzinsuffizienz, Hypotonie; Wechselw.: Verstärkung negativ chrono- u. inotrop wirkender Pharmaka. HWZ 3.6 h. **Übl. Dos.:** oral: 0.3 bis 0.45 g/d; i.v.: 0.5 bis 1 mg/kg. Gebräuchl. ist auch Propafenonhydrochlorid.

**Propallylonal:** 5-(2-Bromallyl)-5-isopropylbarbitursäure, Isopropyl-bromallyl-barbitursäure, Ibomal, Noctal®; $C_{10}H_{13}BrN_2O_3$, $M_r$ 289.1. **Strukturformel** s. Barbiturate. Schmp. 179-182°C; polymorph. Sehr schwer lösl. in Wasser; lösl. in Ethanol u. wäßrig-alkalischen Lösungen; schwer lösl. in Ether. **Anw.:** Hypnotikum, Sedativum. **Übl. Dos.:** Oral: 0.1-0.4 g. MED 0.4 g, MTD 0.8 g. Vgl. Barbiturate.

**Propan:** $C_3H_8$, $M_r$ 44.09. Farb- u. geruchloses, ungiftiges Gas, das zu Leucht- u. Kochzwecken verwendet wird (Flaschengas). Es kommt in Erdgasen vor u. fällt in großen Mengen bei der Erdöldestillation, -hydrierung u. -crackung an.

**1,3-Propandiol:** s. Trimethylenglykol.

**Propanidid** INN: Propyl-4-(diethylcarbamoylmethoxy)-3-methoxyphenylacetat; CAS-Nr. 1421-14-3; $C_{18}H_{27}NO_5$, $M_r$ 337.40. Sdp. 210-212°C (93.3

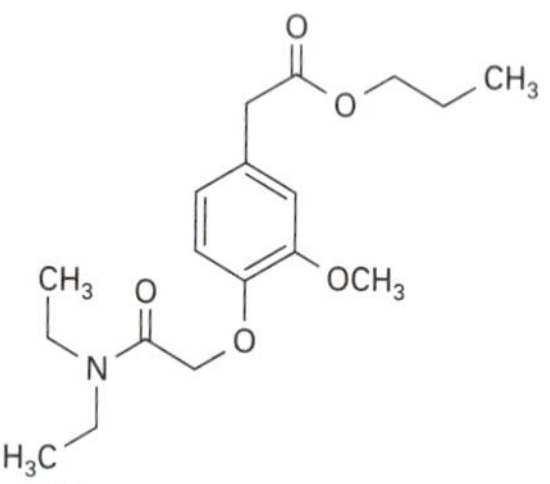


Propanidid

Pa). Prakt. unlösl. in Wasser; lösl. in Ethanol, Chloroform. **Off.:** DAC79. **Anw.:** Kurznarkotikum; Wirkdauer 3 bis 5 min. **Nebenw.:** Beeinträchtigung der Atmung, Blutdruckabfall, Tachykardie, Herzarrhythmien, Muskelzittern; postoperativ: Kopfschmerzen, Erbrechen, allergische Reaktionen. **Übl. Dos.:** Parenteral: i.v. 0.005 bis 0.01 g/kg KG, Vorinjektion s.c. mit Atropinsulfat 0.0005 g.

**Propanol:** s. Isopropylalkohol u. Propylalkohol, primärer.

**Propanon:** s. Aceton.

**Propanonsäure:** Brenztraubensäure*.

**Propansäure:** Propionsäure*.

**Propanthelinbromid** INN: Propanthelini bromidum INN Ph.Eur.3, N,N-Diisopropyl-N-methyl-N-[2-(9-xanthencarbonyloxy)ethyl]ammoni-

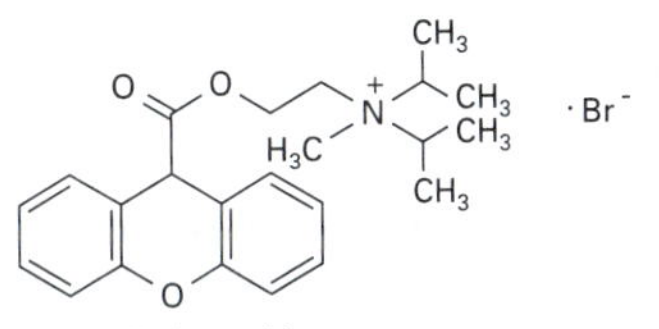


Propanthelinbromid

um-bromid; CAS-Nr. 50-34-0; $C_{23}H_{30}BrNO_3$, $M_r$ 448.42. Schmp. 158-160°C aus Isopropanol/Ether; polymorph. Sehr leicht lösl. in Wasser, Ethanol, Chloroform; prakt. unlösl. in Ether, Benzol. **Anw.:** Anticholinergikum. HWZ 2 bis 4 h. **Übl. Dos.:** Oral: bis zu 45 mg/d in geteilten Gaben. *Wegen zahlreicher Nebenw. nicht mehr im Handel.*

**1,2,3-Propantricarbonsäure:** Tricarballylsäure; $C_6H_8O_6$, $M_r$ 176.13. Schmp. 158-160°C. Farblose Kristalle, leicht lösl. in Wasser, Ethanol, Methanol, wenig lösl. in Ether, Chloroform, Benzol. **Anw.:** bei Vergiftungen mit Strontium-90 (intraperitoneal); Propantricarbonsäure vermag das radioaktive Strontium aus dem Knochengewebe u. anschließend aus den Nieren auszuscheiden.

**1,2,3-Propantriol:** s. Glycerol.

**Propargylalkohol:** Propin-(1)-ol-(3), $M_r$ 56.06. D. 0.971. Sdp. 114-115°C. Farblose, angenehm riechende Flüss. von brennendem Geschmack,

$$HC{\equiv}C{-}CH_2{-}OH$$

Propargylalkohol

lösl. in Wasser, Ethanol, Ether, Benzol. Darst.: durch Umsetzung von Natriumacetylenid mit Formaldehyd. **Anw.:** in d. Industrie zu Synthesen.

**Propen:** Propylen; $CH_3{-}CH{=}CH_2$. Farbloses Gas, dient zur Synthese von Isopropylalkohol, von Glycerol u.a.

**Propenamid:** s. Acrylamid.

**Propentofyllin** INN: Xanthinderivat; $C_{15}H_{22}N_4O_3$, $M_r$ 298. Schmp. 71°C; polymorph. **Anw.:** Veterinärmedizin, durchblutungsförderndes Mittel.

**Properdin:** Serumprotein in Tier- u. Menschenblut; ist (im Rahmen der nat. Immunität) in der Lage, in Gegenwart von Magnesium u. Komplement* Bakterien u. Viren abzutöten u. in bestimmten Krankheitsfällen rote Blutkörperchen aufzulösen.

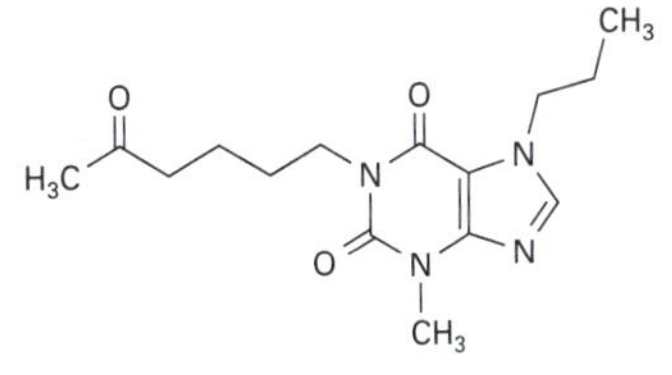


Propentofyllin

**Pro-Pharmakon:** Pro-Drug; Arzneistoff, der an u. für sich (fast od. ganz) wirkungslos ist u. der erst im Organismus (mit od. ohne Hilfe von Enzymen) in die Wirkform, einen aktiven Metaboliten, umgewandelt wird. Beispiele: Chloramphenicolpalmitat, Phenacetin.

**Prophase:** frühes Stadium der Kernteilung, bei dem sich das Chromatingerüst allmählich entwirrt u. Chromosomen sichtbar werden; in der Prophase I der Meiose paaren sich die homologen Chromosomen.

**Prophylaxe:** Verhütung, Vorbeugung v. Krankheiten; z.B. Chemoprophylaxe, Expositionsprophylaxe*, Immunprophylaxe*, Dispositionsprophylaxe*; Prophylaktisch: Vorbeugend; Prophylaktikum(a): Vorbeugendes Mittel.

**Propicillin** INNv: α-Phenoxypropylpenicillin, Baycillin®, Oricillin®; CAS-Nr. 551-27-9; $C_{18}H_{21}KN_2O_5S$, $M_r$ 416.5. Meist als in Wasser

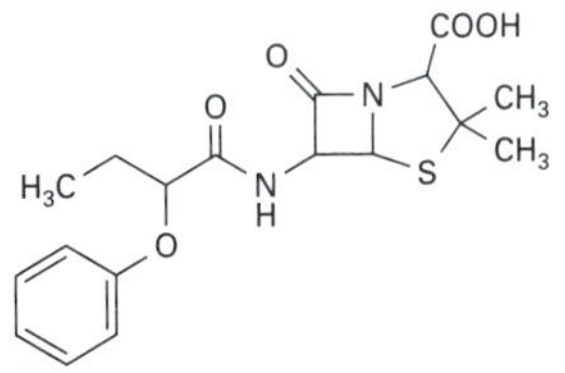


Propicillin

leicht lösliches Kaliumsalz verwendet; pH-Wert 10%iger wäßriger Lsg. 5 bis 7; Lösung bei Raumtemperatur 1 Woche stabil; Einheit: 1 Million E. entspricht 0.7 g, 1 g entspricht 1.42 Millionen Einheiten, **Wirk.** u. **Anw.:** Antibiotikum*, Oralpenicillin mit bakterizider Wirk. auf die meisten grampositiven Keime; Wirkungsintensität geringer als von Phenoxypenicillin. Ind.: leichte Infektionen mit penicillinempfindlichen Keimen; nur orale Applikation möglich. **Nebenw.:** wie Benzylpenicillin; Sensibilisierungsgefahr aber geringer als bei parenteraler Applikation; s.a. Antibiotika (Tab.). HWZ 0.5 bis 1 h. **Übl. Dos.:** Oral: 0.5-1.5 g/d in 3 Einzelgaben.

**Propionsäure:** Propansäure; CAS-Nr. 79-09-4; $CH_3{-}CH_2{-}COOH$. Schmp. -22°C. Sdp. 141.1°C. D. 0.998. Einbasige Fettsäure, die sich u.a. im Harn, Schweiß, Holzessig u. in manchen Pfl. findet. Farblose, ranzig riechende Flüss.; mit Wasser in jedem Verhältnis mischbar, lösl. in Ethanol, Ether, Chloroform. Darst.: durch Oxidation von Propylalkohol, durch Vergärung von äpfel- od. milchsaurem Calcium. **Anw.:** als Konservierungsmittel, verhütet das Schimmeln von Brot u. Käse u. verhindert das Fadenziehen im Brot; auch äuß. gegen Mycodermatosen.

**Natriumpropionat:** Natrii propionas, Natrium propionicum; CAS-Nr. 137-40-6; $C_3H_5NaO_2$, $M_r$ 96.1. Schmp. 281 bis 288°C. Weißes, hygr. Pulver od. farblose Kristalle. **Anw.:** wie Propionsäure.

**Propionsäureanhydrid:** $C_6H_{10}O_3$, $M_r$ 130.1. Sdp. ca. 167°C. $d_{20}^{20}$ ca. 1.01. Klare, farblose Flüss.; lösl. in Chloroform, Ethanol u. Ether. **Anw.:** Reagenz Ph.Eur.3.

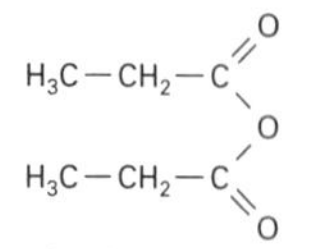

Propionsäureanhydrid

**Propionyltestosteron:** s. Testosteronpropionat.

**Propipocainhydrochlorid** INN: 3-Piperidino-4'-propoxypropiophenon-hydrochlorid, Falicain®; $C_{16}H_{26}N_2O_3 \cdot HCl$, $M_r$ 330.9. **Anw.:** Lokalanästhetikum mit ca. 10fach stärkerer Wirk. als Cocain, daneben besitzt es auch bakterizide Eigenschaften; wird kaum noch verwendet.

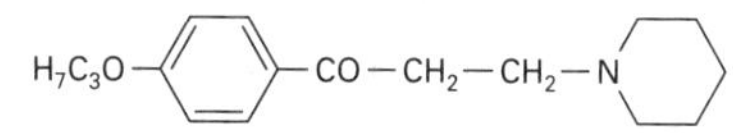

Propipocainhydrochlorid:
3-Piperidino-4'-propoxypropiophenon

**Propofol** INN: Diisopropylphenol, Disoprivan®; CAS-Nr. 2078-54-8; $C_{12}H_{18}O$, $M_r$ 178.28. **Wirk.** u. **Anw.:** Injektionsnarkotikum (s. Narkotika) zur Einleitung u. Aufrechterhaltung der Narkose. **Nebenw.:** Blutdruckabfall, Bradykardie.

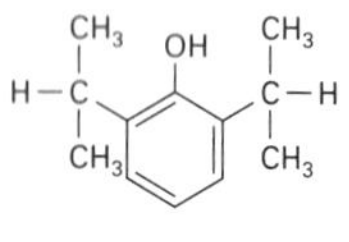

Propofol

**Propolis:** Kittharz der Bienen (s. Apis mellifera); sie sammeln dieses Harz an den Knospenschuppen einiger Baumarten wie Pappel, Birke, Robinie, Weide, Kastanie, Fichte, Tanne u. Kiefer. Sie verkitten damit Ritzen u. balsamieren eingedrungene, getötete Schädlinge ein (antimikrobielle Wirk.). **Inhaltsst.:** 55% Harz u. Pollenbalsam (Kaffeesäureester, vgl. Populus-Arten, Flavonoide), 30% Wachs, 10% äther. Öl, 5% Pollen u. viele Spurenelemente. P. wirkt antimikrobiell u. fungistatisch (Flavonoide u. äther. Öl), keimhemmend, heilungsfördernd u. lokalanästhesierend. **Anw.:** bei Wundheilung u. Erkrankungen der oberen Atemwege.

**Proportionalzählrohr:** s. Strahlenmeßgeräte.

**Propoxur:** 2-(Isopropoxyphenyl)-N-methylcarbamat, Baygon®; CAS-Nr. 114-26-1; $C_{11}H_{15}NO_3$, $M_r$ 209.24. Schmp. 92°C. Lösl. in Wasser; gut lösl. in den meisten organischen Lösungsmitteln. **Wirk.** u. **Anw.:** Cholinesterasehemmer, zur Bekämpfung beißender u. saugender Insekten (s. Schädlingsbekämpfungsmittel).

**Propranolol** INN: 1-Isopropylamino-3-(1-naphthyloxy)-2-propanol, Dociton®, Efektolol®, Indobloc®, Beta-Tablinen®, Sagittol®; CAS-Nr. 525-66-6; $C_{16}H_{21}NO_2$, $M_r$ 259.34. **Strukturformel** s. β-Sympatholytika. Schmp. 96°C aus Cyclohexan. $pK_s$ (konjugierte Säure) 9.5. **Anw.:** β-Sympatholytikum, Glaukom. Das D-(-)-Enantiomere gilt als 100mal wirksamer als sein Antipode. Das Racemat wird als Antiarrhythmikum, die aktive Form, trotz geringer Cardioselektivität u. fehlender intrinsischer Aktivität, in der Bluthochdrucktherapie verwendet. HWZ 4 bis 6 h. **Übl. Dos.:** Oral: Initialdos.: 3mal 0.02 g/d, bei Bedarf erhöhen; Hypertonie: 3mal 0.04 g/d, max. 0.48 g/d. Parenteral: 0.001 g, max. 0.01 g. **Nebenw.:** AV-Block bei vorhandener AV-Überleitungsstörung.

**Propranololhydrochlorid:** Propranololi hydrochloridum Ph.Eur.3 (Racemat); CAS-Nr. 318-98-9; $C_{16}H_{22}ClNO_2$, $M_r$ 295.8. Schmp. 163-166°C. Weißes, krist. Pulver; lösl. in 20 T. Wasser, 20 T. Ethanol.

**Propranololhydrochlorid-Kapseln 40 mg:** s. Capsulae Propranololi hydrochlorici 40 mg.

**Propulsin®:** s. Cisaprid.

**Propyl:** die vom Propan abgeleitete Gruppe $-C_3H_7$.

**Propylacetat:** $C_5H_{10}O_2$, $M_r$ 102.1. Schmp. ca. -92°C. Sdp. ca. 102°C. $d_{20}^{20}$ ca. 0.888. **Anw.:** Reagenz Ph.Eur.3.

**Propylalkohol, Primärer:** Alcohol propylicus, Propylium, n-Propanol, 1-Propanol; CAS-Nr. 71-23-8; $CH_3-CH_2-CH_2OH$, $M_r$ 60.09. D. 0.804. Sdp. 97°C. Schmp. -127°C. Farblose, giftige, brennbare Flüss.; techn. Lösungsmittel; ähnliche Eigenschaften wie Ethanol, Toxizität u. narkot. Wirk. etwas stärker. **Off.:** DAC86.

**Propylalkohol, Sekundärer:** 2-Propanol, Isopropylalkohol*.

**Propylbarbital:** Dipropylbarbitursäure, als Molekülverbindung mit Codein in Expectal®; CAS-Nr. 2217-08-5; $C_{10}H_{16}N_2O_3$, $M_r$ 212.25. Schmp. 148°C; polymorph. **Wirk.** u. **Anw.:** Hypnotikum*.

**2-Propylchlorid:** s. Isopropylchlorid.

**Propylen:** s. Propen.

**Propylenglykol:** Propylenglycolum Ph.Eur.3, (RS)-1,2-Propandiol, 1,2-Dihydroxypropan; CAS-Nr. 57-55-6; $C_3H_8O_2$, $M_r$ 76.1. D. 1.035 bis 1.040. Sdp. 188.2°C. $n_D^{20°C}$ 1.432. Viskosität (20°C): 55 bis 60 mPa·s; Wassergehalt max. 0.2%. Gew. aus Propen über das Chlorhydrin, dieses wird mit Na-carbonat zum 1,2-Propylenepoxid u. dieses mit Wasser u. Schwefelsäure zu P. umgesetzt. Viskose, klare, farblose, hygr. Flüss. von erst süßlichem, dann eigenartigem Geschmack; mischbar mit Wasser, Aceton, Ethanol, Chloroform u. ätherischen Ölen. Inkomp.: Oxidationsmittel. Mischungen mit Glycerol, Wasser u. Ethanol sind chem. stabil. Akut u. chron. ungiftig, keine Haut- u. Schleimhautreizung, keine nennenswerte Hautresorption; am Auge vorübergehende schwache Bindehauthyperämie. **Anw.:** als Lösungsmittel in oralen Lösungen, Sirupen, Injektionslösungen f. Alkaloide, Barbitursäuren, ätherische Öle u. synthetische, flüssige Aromen; als Feuchthalter, Penetrationsverbesserer f. Wirkstoffe in Salben u. Lotionen; als Konservierungsmittel in 15- bis 20%iger Konz. (niedrigere Konz. verbessern die Wirk. von p-Hydoxybenzoesäureestern); als Weichmacher in Lacken f. Filmdragees; in Aerosolen zur Raumdesinfektion; in Frostschutzmitteln.

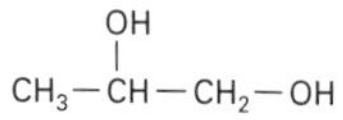

Propylenglykol

**Propylenglykoloctanoatdecanoat:** Propylenglycoli octanoas et decanoas; ein Gem. aus 1,2-Propandiol-Diestern gesättigter Fettsäuren pflanzlichen Ursprungs, hauptsächl. der Octansäure ($C_8H_{16}O_2$) u. der Decansäure ($C_{10}H_{20}O_2$). Fast farblose, ölige Flüss., nahezu ohne Geruch u. Geschmack; prakt. unlösl. in Wasser, leicht lösl. in Ethanol, mischbar mit Ether, Petroläther u. fetten Ölen. D. 0.92; Viskosität: 9 bis 12 mPa·s; SZ max. 0.2; IZ max. 0.5; POZ max. 1.0; VZ 320 bis 340; UVA max. 0.3%. **Off.:** DAB10. **Anw.:** pharmazeutischer Hilfsstoff, für kutane Zubereitungen u. i.m. Injektionspräparate von in Wasser schwerlöslichen Arzneistoffen etc.

**Propylgallat:** Propylis gallas Ph.Eur.3, Propylum gallicum, Gallussäure-n-propylester, 3,4,5-Trioxybenzoesäure-(1)-n-propylester, Progallin®

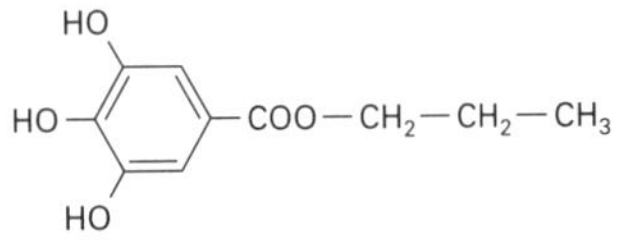

Propylgallat

P, Tenox® PG; CAS-Nr. 121-79-9; $C_{10}H_{12}O_5$, $M_r$ 212.2. Schmp. 146-148°C. Lösl. in ca. 1000 T. Wasser, in 3 T. Ethanol od. Ether, in ca. 600 T. fettem Öl. Oberflächenspannung: 0.025 N m$^{-1}$ (5 mmol L$^{-1}$, in Phosphat-Pufferlösung pH 7.4). Inkomp.: Alkalien, Eisensalze, Kontakt mit Metallen. **Anw.:** Antioxidans* f. Fette u. Öle (0.01 bis 0.02%), gewöhnlich mit Synergisten wie Citronensäure, Phosphorsäure, Lecithin u. Derivaten von Polyphenolen.

**L-Propylhexedrin:** s. Levopropylhexedrin.

**Propyl-4-hydroxybenzoat:** s. p-Hydroxybenzoesäurepropylester.

**Propyliodon** INN: Propyl(1,4-dihydro-3,5-diiod-4-oxo-1-pyridyl)acetat; CAS-Nr. 587-61-1;

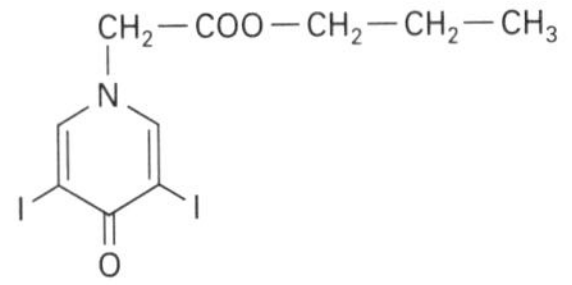

Propyliodon

$C_{10}H_{11}I_2NO_3$, $M_r$ 447.03. Schmp. 186-187°C unter Zers. Schwer lösl. in Salzlösungen, Serum; lösl. in Wasser: 0.014 g/100 mL bei 15°C, 0.020 g/100 mL bei 35°C, 0.020 g/100 mL bei 95°C; 1:500 in Ethanol, 1:150 in Chloroform; sehr schwer lösl. in Ether. **Anw.:** Röntgenkontrastmittel zur Bronchographie, Kavernen- u. Fisteldarstellung. **Übl. Dos.:** Bronchographie: 12-18 mL 50%ige wäßrige Suspension od. 60%ige ölige Suspension, Kinder 0.75-1.0 mL/Lebensjahr.

**Propylis gallas:** s. Propylgallat.

**Propylis parahydroxybenzoas:** s. p-Hydroxybenzoesäurepropylester.

**Propylium:** s. Propylalkohol*, Primärer.

**Propylium para-oxybenzoicum:** s. p-Hydroxybenzoesäurepropylester.

**Propylorvinol:** s. Etorphin.

**Propylparaben:** s. p-Hydroxybenzoesäurepropylester.

**Propylthiouracil** INN: Propylthiouracilum Ph.Eur.3, 6-Propyl-2-thiouracil, 2,3-Dihydro-6-propyl-2-thioxo-4(1H)pyrimidinon, Thyreo-

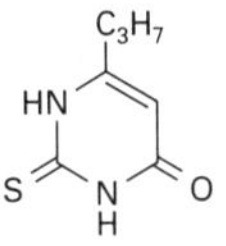

Propylthiouracil

stat®II; CAS-Nr. 51-52-5; $C_7H_{10}N_2OS$, $M_r$ 170.2. Schmp. 219-221°C; polymorph. Weißes, kristallines Pulver; leicht lösl. in Alkalihydroxidlösungen, schwer lösl. in Wasser, wenig lösl. in Ethanol, unlösl. in Ether. **Anw.:** Thyreostatikum der Thioharnstoffgruppe. HWZ 1.5 h. **Übl. Dos.:** Oral: 0.2 bis 0.6 g/d in 8 Einzelgaben initial; Erhaltungsdos.: 0.05 bis 0.2 g/d.

**Propylvaleriansäure:** s. Valproinsäure.

**Propyphenazon** INN: Propyphenazonum Ph.Eur.3, Isopropylphenazon, Isopropylantipyrin, 1,2-Dihydro-4-isopropyl-1,5-dimethyl-2-phenyl-

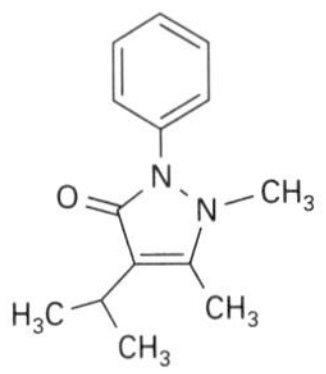

Propyphenazon

1H-pyrazol-3-on, 1-Phenyl-2,3-dimethyl-4-isopropyl-5-pyrazolon; CAS-Nr. 479-92-5; $C_{14}H_{18}N_2O$, $M_r$ 230.30. Schmp. 103°C. Schwer lösl. in Wasser; leicht lösl. in Ethanol, Chloroform, lösl. in Ether. **Anw.:** Analgetikum, Antipyretikum, Antiphlogistikum. **Übl. Dos.:** Oral: 2- bis 3mal 0.1 g/d. Rektal: 0.075 g.

**Proquazon** INN: 1-Isopropyl-7-methyl-4-phenyl-2(1H)-chinazolinon, Biarison®; CAS-Nr. 22760-18-5; $C_{18}H_{18}N_2O$, $M_r$ 278.35. **Anw.:** Antiphlogistikum, Analgetikum.

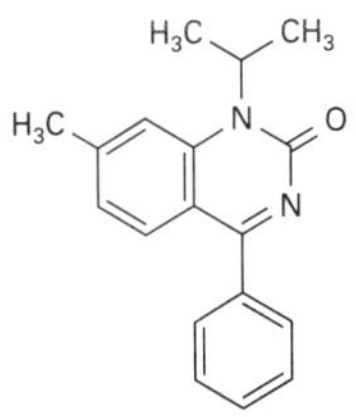

Proquazon

**Proscar®:** s. Finasterid.

**Proscillaridin** INN: Proscillaridin A, Scillarenin-rhamnosid, 3β,14-Dihydroxy-14β-bufa-4,20,22-trienolid-3-rhamnosid, 14-Hydroxy-3β-(β-L-rhamnosyloxy)-4,20,22-bufatrienolid, Talusin®; CAS-Nr. 466-06-8; $C_{30}H_{42}O_8$, $M_r$ 530.64. **Strukturformel** s. Urginea maritima. Schmp. 219-

222°C aus Methanol. $[\alpha]_D^{20°C}$ -91.5° (c = 1 in Methanol). Schwer lösl. in Ethanol; prakt. unlösl. in Ether. **Off.:** DAC86. **Anw.:** Herzglykosid; bei Digitalisunverträglichkeit, auch bei Bradykardie u. eingeschränkter Nierenfunktion; P. nimmt hinsichtlich Resorption u. Eiweißbindung eine Mittelstellung zwischen Digitoxin u. Strophanthin ein, bei geringer Kumulation zeichnet es sich durch eine rasch einsetzende Wirk. aus. HWZ 40 h. **Übl. Dos.:** Oral: Initialdos.: 2mal 1 mg/d über 2 d; Erhaltungsdos.: 2- bis 4mal 0.25 mg/d.

**Prosenchym:** *bot.* Gewebe, dessen Zellen (im Gegensatz z. Parenchym*) in einer Richtung gestreckt, faserähnlich u. zugespitzt sind.

**Prostacycline:** Abk. PGX (od. PGI) f. Prostaglandin X (I); bicyclische Prostaglandine*; **$PGI_2$** ist wirksamster endogener Thrombozytenaggregationshemmer, Antagonist der Thromboxane. Biosynthese u. **Strukturformel** s. Eicosanoide. Das Lungengefäßsystem produziert kontinuierlich große Mengen $PGI_2$, das seine antithrombotische Wirk. vor allem im arteriellen Kreislauf entfaltet. Vermutlich erhöht es dabei das cAMP (cyclisches Adenosinmonophosphat, s. Adenosinphosphate) der Blutplättchen, wodurch die Aggregationsfähigkeit der Thrombozyten vermindert wird.

**Prostadilat®:** s. Doxazosin.

**Prostaglandine:** Abk. PG; Name leitete sich von der irrtümlichen Annahme ab, daß die P. in der Prostata gebildet werden; Sammelbegriff f. hormonähnliche Substanzen (Gewebshormone) mit vielfältiger Wirkung; Untergruppe der Eicosanoide*. Zuerst in Samenflüssigkeit u. Geschlechtsdrüsen, später in fast allen Organen nachgewiesen. PG sind chem. Derivate der Prostansäure (Carbonsäure mit 20 C-Atomen). Man kennt mehrere **Gruppen**, bezeichnet als A, B, C, D, E, F, X bzw. I (Prostacycline*), die sich v.a. durch den Oxidationsgrad der C-Atome 9 u. 11 (Ketone, Ketole, Diole etc.) unterscheiden; ferner sind zahlreiche Untergruppen bekannt; die Zahl der Doppelbindungen wird durch einen Index am Gruppennamen angegeben.

**Biosynthese**: s. Eicosanoide; wie bei anderen Eicosanoiden sind mehrfach ungesättigte $C_{20}$-Fettsäuren (ω-3- u. ω-6-Fettsäuren, s. Fettsäuren, Essentielle) die Vorläufer. Aus Arachidonsäure* (wie die Linolsäure* od. die γ-Linolensäure eine ω-6-Fettsäure), die durch Phospholipase A aus Membranlipiden herausgelöst wird, entstehen mit Hilfe der Cyclooxygenase Prostaglandine der 2-Reihe, z.B. Prostaglandin $I_2$ (verhindert Thrombozytenaggregation u. erweitert die Gefäße, s. Prostacycline) u. Thromboxan $A_2$ (wirkt Thrombozyten-aggregierend). Prostaglandine der 3-Reihe bilden sich analog aus Eicosapentaensäure (wie die α-Linolensäure eine ω3-Fettsäure). Substanzen, die die PG-Synthese fördern sind Katecholamine, Acetylcholin, Angiotensin, Kinine, Serotonin, Histamin, Thrombin, ATP, ADP u.a. Zu den Hemmstoffen der PG-Synthese gehören z.B. Acetylsalicylsäure, Phenylbutazon, Indometazin. **Wirk.** u. **Anw.:** PG haben vielfältige u. gegensätzliche Wirkungen u. sind an lebenswichtigen physiologischen Prozessen (z.B. Regulation der Thrombozytenaggregation, Stimulation der glatten Muskulatur, Vasopression) u. an vielen pathophysiologischen Prozessen (z.B. Entzündung*) beteiligt. PG spielen in der experimentellen Medizin eine große Rolle u. gewannen in der klinischen Medizin eine zunehmende Bedeutung. Anwendungsmöglichkeiten ergeben sich bei Asthma,

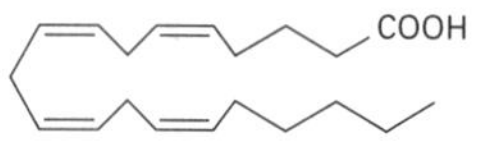

5,8,11,14-Eikosatetraensäure (Arachidonsäure)

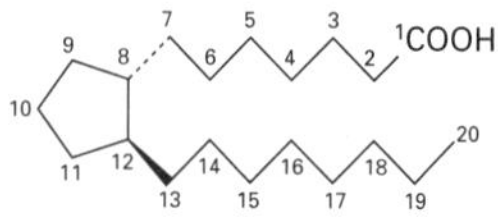

Prostansäure

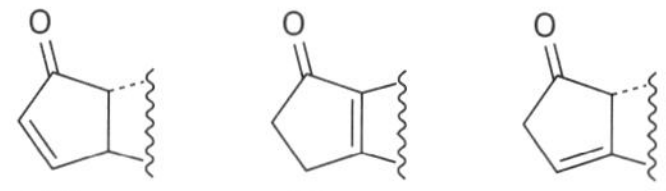

PGA PGB PGC

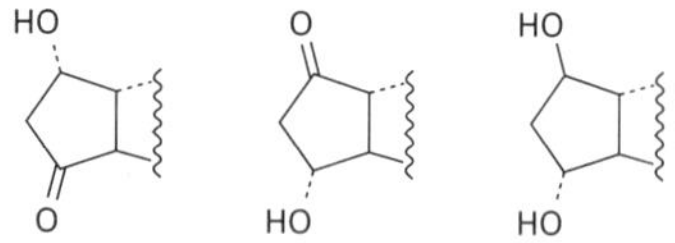

PGD PGE PGF

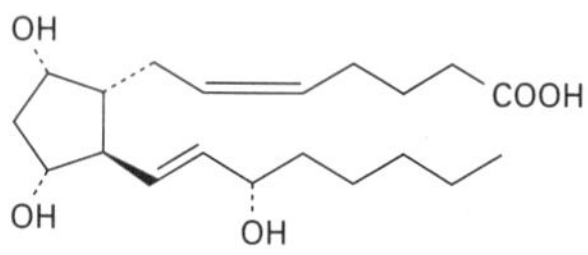

Prostaglandin $F_{2\alpha}$

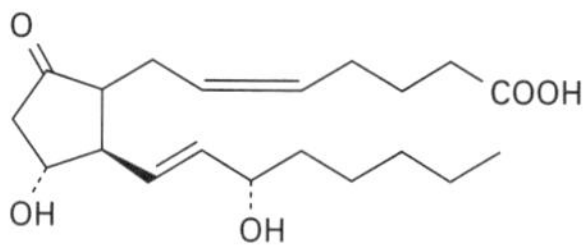

Prostaglandin $E_2$

Prostaglandine

Magengeschwüren (Sekretionshemmung, z.B. Misoprostol*), Kreislauferkrankungen, ferner in der Gynäkologie z.B. zur Geburtseinleitung u. auch als Abortiva (z.B. Dinoproston*, Dinoprost*) etc.

**Prostaglandin $E_1$:** s. Alprostadil.

**Prostaglandin $E_2$:** s. Dinoproston.

**Prostaglandin $F_{2\alpha}$:** s. Dinoprost.

**Prostaglandin X:** Prostaglandin I, s. Prostacycline.

**Prostansäure:** s. Prostaglandine.

**Prostasal®:** s. Sitosterin.

**Prostata:** Vorsteherdrüse.

**Prostatahyperplasie, Benigne:** BPH (Prostatatahypertrophie, Prostataadenom); Vergrößerung der Prostata (bei über 50% aller Männer über 50 Jahre) infolge der zahlenmäßigen Zunahme der Zellen, aber unveränderter Zellgröße; Ursache ungeklärt. Ther.: s. Urologikum(a). Die synonym verwendeten Bezeichnungen **Prostataadenom** u. **Prostatahypertrophie** sind daher nicht ganz richtig, da ein Adenom ein neues (abartiges) Gewebe u. eine Hypertrophie die Vergrößerung der Zellen bei gleichbleibender Zahl bedeutet.

**Prostatamittel:** s. Urologikum(a).

**Prostatitis:** Entzündung der Vorsteherdrüse.

**Prostavasin®:** s. Alprostadil.

**Prosthetische Gruppe:** (*gr.* πρόσθεσις Hinzufügen, Zusatz) in zusammengesetzten Eiweißkörpern (Proteiden) derjenige Teil, der selbst keinen Eiweißcharakter hat; z.B. ist im Hämoglobin die Farbkomponente Häm die P.G. Bei Enzymen nennt man die P.G. Coenzym od. (veraltet) Agon.

**Prostigmin®:** s. Neostigminbromid.

**Prostin $E_2$®:** s. Dinoproston.

**Protactinium:** Pa; OZ 91; 4- u. 5wertig, D. 15.37, Schmp. 1568°C, Sdp. 4200°C; silberweißes Metall; radioaktives Zerfallsprodukt des Urans, kommt spurenweise in den Uranmineralien vor; geht allmählich in Actinium über (entdeckt 1918 von Otto Hahn u. Lise Meitner), bisher sind 21 Isotope bekannt, das langlebigste ($^{231}_{90}$Pa) hat eine HWZ von $3.276 \cdot 10^4$ Jahren.

**Protactyl®:** s. Promazin.

**Protamine:** einfachste in der Natur vorkommende, fast vollständig aus Diaminosäuren aufgebaute, stark basische Proteine; sie enthalten 80 bis 90% Arginin, vielfach auch Lysin u. Histidin, aber kein Cystin, sind daher schwefelfrei. Sie ersetzen die somatischen Histone in den Spermien, zumindest während der Spermiogenese, u. wirken als sog. Genrepressoren. Gew. aus den Spermatozoen der Fische durch Ausschütteln mit verdünnten Säuren; in den Zellen sind sie an Nucleinsäuren gebunden. Aus Heringssperma gewonnenes Protamin heißt Clupein, Rheinlachsprotamin Salmin, Hechtprotamin Esocin, Karpfenprotamin Cyprinin usw. **Anw.:** Heparin-Antagonisten, zur Herst. v. Depotinsulinen (Bildung schwer löslicher Komplexe mit Insulin, s. Insulin).

**Protaminhydrochlorid:** Protamini hydrochloridum Ph.Eur.3. Weißes, hygr. Pulver. Wenig lösl. in Wasser; sehr schwer lösl. in Ethanol; prakt. unlösl. in Chloroform u. Ether. 1 mg fällt mind. 100 I.E. Heparin-Natrium. Gew., Wirk. u. Anw.: s. Protamine; vgl. Protaminsulfat.

**Protamin-Insulin:** s. Insulin.

**Protaminsulfat** INN: Protamini sulfas Ph.Eur.3; CAS-Nr. 9009-65-8. Weißes, hygr. Pulver. Wenig lösl. in Wasser; sehr schwer lösl. in Ethanol; prakt. unlösl. in Chloroform u. Ether. Gew., Wirk. u. **Anw.:** s. Protamine. 1 mg fällt mind. 100 I.E. Heparin. **Übl. Dos.:** Parenteral: langsam i.v. 5 mL 1% über 10 min, nicht mehr als 0.05 g.

**Protamin-Zink-Insulin:** PZ-Insulin, s. Insulin (Insulinpräparate, Verzögerungsprinzipien).

**Protargol:** Argentum proteinicum, s. Silberproteinat.

**Protaxon®:** s. Proglumetacin.

**Proteasehemmer:** Proteaseinhibitoren; Stoffe, die durch Hemmung von Proteasen eine Protektion gegen überschießende Proteasen-Aktivitäten (z.B. Selbstverdauung bei Überschuß an Trypsin*) in Organismen bewirken. Viele Pflanzen enthalten P., meist mit spezifischer Wirk. auf Trypsin, Chymotrypsin (z.B. Getreide, Erbsen, Kartoffel, Bohnen) od. Plasmin (Sojabohne, Erdnüsse) u. Thromboplastin (Sojabohne). Rohe Gemüse sind daher schwer verdaulich. Im Organismus spielen P. z.B. im Bereich der Blutgerinnung* u. der Phagozyten, Lymphozyten u. Mastzellen eine bedeutende Rolle. **Anw.** med.: z.B. Antithrombin III als Kofaktor von Heparin bei Verbrauchskoagulopathie, Aprotinin zur Schockprophylaxe bei Pankreatitis; bei AIDS* werden HIV-Proteasehemmer* eingesetzt.

**Proteasen:** Enzyme, die durch hydrolytische Spaltung der Peptidbindung Proteine u. Peptide abbauen. Je nach Angriffspunkt an der Peptidkette werden sie in 2 Gruppen eingeteilt: **1. Endopeptidasen** (Proteinasen): katalysieren die Spaltung der Bindung innerhalb einer Peptidkette (meist spezifisch nach bestimmten Aminosäuren), wobei als Spaltprodukte Peptide verschiedener Länge resultieren. Beispiele f. Endopeptidasen sind Pepsin, Trypsin, Thrombin, Plasmin u. Renin. **2. Exopeptidasen:** spalten immer einzelne Aminosäuren vom Peptidkettenende her ab. Wird die Bindung vom N-terminalen Ende her gespalten, nennt man sie Aminopeptidasen, wird sie vom C-terminalen Ende gespalten, Carboxypeptidasen. Di- u. Tripeptidasen, die Di- bzw. Tripeptide spalten, gehören ebenso zu den Exopeptidasen. P. kommen im Organismus verbreitet vor, v.a. im Verdauungstrakt u. in den Lysosomen, wo sie die zelluläre Verdauung von Nahrungs- u. Zellproteinen zu Aminosäuren katalysieren, außerdem sind sie am System der Blutgerinnung u. Fibrinolyse beteiligt. P. können sowohl eine geringe (z.B. Verdauungsenzyme) wie auch eine hohe (z.B. Plasmin, Thrombin) Substratspezifität aufweisen.

**Proteaseneinheit:** Abk. PE; s. Pepsin.

**Proteide:** zusammengesetzte Eiweißkörper; Verbindungen von Proteinen* mit anderen (sog. prosthetischen) Stoffen; z.B. Chromoproteine, Nucleoproteine etc. Die meisten Enzyme sind Proteide.

**Proteinasen:** *syn.* Endopeptidasen; s. Proteasen.

**Proteinbindung:** Eiweißbindung; Bindung von körpereigenen od. körperfremden Stoffen an Proteine des Körpers, z.B. an Plasmaproteine* (s. Plasmaproteinbindung), Blutkörperchen od. Gewebsproteine durch intermolekulare Bindungskräfte*.

**Proteinbiosynthese:** vielstufiger Aufbauprozess spezifischer Proteine u. Peptide aus proteinogenen Aminosäuren. Die Sequenz der Polypeptidkette ist durch den genetischen Code* der Kern-DNS* festgelegt. Die erforderlichen Informationen werden nach der **Transkription*** der DNS in die mRNS durch **Translation*** der mRNS-Nukleotidsequenz übersetzt. Dies erfolgt an den Ribosomen mit Hilfe der Transfer-RNS (tRNS). Der gesamte Prozeß läuft sehr rasch ab (bis 6000 Peptidbindungen/min) u. verbraucht viel Energie.

Die Kenntnis vom Ablauf der P. erleichtert das Verständnis f. den Wirkungsmechanismus von bestimmten Pharmaka. Beispielsweise beruht die Wirkung vieler Antibiotika* auf einer spezifischen Hemmung der Proteinbiosynthese prokaryontischer Zellen. Tetracycline verhindern durch Blockierung der A-Stelle die Bindung der Aminoacyl-tRNS, Aminoglykosidantibiotika verändern die 30S-Untereinheit, Chloramphenicol*, Lincomycin*- u. Makrolid-Antibiotika stören durch Bindung an die 50S-Ribosomeneinheit die Peptidyl-Übertragungsreaktion. Toxine, die die P. eukaryontischer Zellen hemmen, sind z.B. Abrin* u. Ricin*.

Die Verknüpfung der Aminosäuren läuft in 4 Schritten ab. **1. Aktivierungsphase:** Ver-

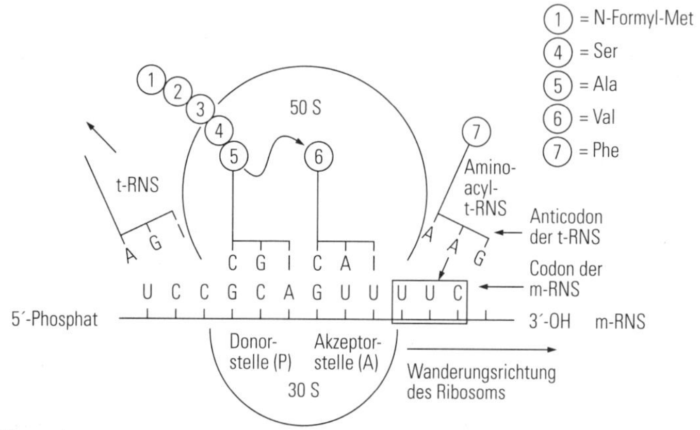


Proteinbiosynthese:
Peptidkettenverlängerung am Ribosom; Übertragung des Peptidylrestes 1 - 5 von der Peptidyl-tRNS an der P-Stelle auf die Aminoacyl-tRNS an der A-Stelle durch die Peptidyltransferase [13]

esterung der Aminosäuren mit der ihr zugeordneten t-RNS zu Aminoacyl-tRNS unter ATP-Verbrauch. Für jede Aminosäure existiert dabei eine t-RNS mit spezifischem Nukleosid-Triplett (Anticodon*), die auf die korrespondierende Basensequenz der mRNS (Codon*) paßt. **2. Initiationsphase:** Eine eigens dafür bestimmte Initiator-tRNS, die N-Formyl-methionyl-tRNS (fmet-tRNS), besetzt das Initiationscodon AUG (Adenin-Uracyl-Guanin) der mRNS. Diese bildet zus. mit 30S- (bei Prokaryonten*) bzw. 40S-Ribosomen-Untereinheiten (bei Eukaryonten*) u. spezifischen Proteinen (Initiationsfaktoren) den 30S- bzw. 40S-Initiationskomplex. Dieser koppelt mit der 50S- bzw. 60S-Ribosom-Untereinheit zum 70S- bzw. 80S-Ribosom, das 2 Bindungsstellen f. tRNS besitzt. Die Pepdidyl(P)-Stelle (Donorstelle) ist zu Beginn von der Initiator-tRNS (fmet-tRNS) besetzt, die Aminoacyl(A)-Stelle (Akzeptorstelle) wird entsprechend dem folgenden Codon der mRNS mit der passenden Aminoacyl-tRNS belegt. **3. Elongationsphase:** Ablösung der Aminosäure der tRNS an der P-Stelle u. Bindung mit der an der tRNS der A-Stelle gebundenen Aminosäure mit Hilfe des Enzyms Peptidyl-Transferase. Die so entstandene Peptidyl-tRNS der A-Stelle gelangt nun durch Weiterbewegung des Ribosoms entlang der mRNS (Translokation) an die P-stelle. Die Peptideinheit wird auf die neu hinzukommende Aminoacyl-tRNS der dafür freigewordenen A-Stelle übertragen usw. Guanosintriphosphat (GTP) liefert die notwendige Energie. Die jeweils von der Aminosäure entladene tRNS verläßt das Ribosom. **4. Termination:** Ablösung des fertigen Proteins vom Ribosom mit Hilfe spezieller Terminationsfaktoren u. Auflösung der Ribosomen sowie spontane Ausbildung der Tertiärstruktur (s. Proteine).

**Proteine**: Eiweiße; hochmolekulare, vorwiegend aus Aminosäuren aufgebaute Naturstoffe (Polypeptide*). P. repräsentieren sowohl die mengenmäßig größte als auch die komplexeste u. mannigfaltigste Klasse von Makromolekülen in der Zelle. Sie sind als Substanzen, durch die die genetische Information ausgedrückt wird, grundlegende Komponenten in allen biologischen Systemen. In ihrer wichtigen Funktion als Enzyme* ermöglichen die P. den geregelten Ablauf biochemischer Reaktionen im Stoffwechsel der Zelle. Häufig haben Hormone Peptid- od. Proteinnatur. Weiterhin sind die P. als Gerüstsubstanzen (z.B. Kollagen*, Keratin*) maßgeblich an der Strukturbildung der Organe u. Gewebe beteiligt u. ermöglichen als Muskeleiweiß (z.B. Actin*, Myosin*) die Kontraktion der Muskulatur. Wichtige Aufgaben erfüllen die P. als Reservesubstanzen zur Versorgung der Zellen, als Transportproteine v.a. bei der Atmung (Hämoglobin*, Cytochrome*), bei der Photosynthese, als Antikörper bei biochemischen Abwehrprozessen, bei der Blut- u. Milchgerinnung u. bei der Blutgruppenspezifität. **Einteilung** der P. aufgrund ihrer Zusammensetzung in **zwei Hauptklassen**: **1. Einfache P.** ergeben bei der Hydrolyse nur Aminosäuren u. keine weiteren anorganischen od. organischen Komponenten; **2. zusammengesetzte P.** (z.B. Glykoproteine*) ergeben bei der Hydrolyse auch einen Nichtproteinanteil, der die prosthetische Gruppe enthält. P. können auch aufgrund ihrer physikalischen Eigenschaften in **zwei** große **Klassen** unterteilt werden: **1. Globuläre P.** sind in wäßrigen Systemen lösl. u. diffundieren leicht. Ihre Polypeptidketten sind eng zu einer kompakten, sphärischen od. globulären Form zusammengefaltet. Globuläre P. haben gewöhnlich eine mobile od. dynamische Funktion. Z.B. sind nahezu alle Enzyme globuläre P., ebenso die im Blut enthaltenen P., Serumalbumin u. Hämoglobin, denen eine Transportfunktion zukommt. **2. Fibrilläre P.** sind wasserunlösliche, langgestreckte Strukturproteine von hoher Beständigkeit gegenüber Säuren, Alkalien u. proteolytischen Enzymen. Typische fibrilläre P. sind α-Keratin* u. Kollagen*.

**Aufbau u. Struktur:** In Proteinmolekülen sind die aufeinanderfolgenden Aminosäurereste kovalent durch Peptidbindungen miteinander verknüpft. Die dadurch entstehenden unverzweigten Ketten werden Polypeptide* genannt. Einige P. enthalten nur eine Polypeptidkette, andere dagegen – oligomere P. – genannt, sind aus 2 od. mehr Polypeptidketten aufgebaut. Die Reihenfolge der Aminosäuren in den P., die Sequenz, ist genetisch determiniert u. wird als **Primärstruktur** bezeichnet. Die erste Primärstruktur eines P., des Insulins, wurde 1953 angegeben. Vor der Bestimmung der Primärstruktur ist es sinnvoll, die Aminosäurezusammensetzung im Aminosäureanalysator* zu ermitteln. Die erste erfolgreiche Methode zur Identifizierung des aminoterminalen Aminosäurerestes wurde von F. Sanger entwickelt u. basiert auf der Reaktion zwischen der freien α-Aminogruppe des aminoterminalen Restes der Kette mit 2,4-Dinitrofluorobenzol (Sanger-Reagenz) unter Bildung eines gelben 2,4-Dinitrophenyl(DNP-)-Derivates (s. Sanger-Endgruppenanalyse). Nach der Hydrolyse der Polypeptidkette liegen alle Reste der Polypeptidkette als freie Aminosäuren vor außer der aminoterminalen Aminosäure, die als 2,4-Dinitrophenylderivat chromatographisch identifiziert werden kann. Die quantitative Mikrobestimmung der $NH_2$–Endgruppe bei pH 8 bis 9 mit Phenylisothiocyanat mit nachfolgender Abspaltung der endständigen Aminosäure als substituiertes Phenylthiohydantoin bei saurer Reaktion wurde von P. Edman zu einem automatisierten Verfahren ausgebaut (Edmann-Abbau*). Mittels vergleichender Untersuchungen der Primärstrukturen analoger P. bei verschiedenen Spezies konnten Fragen der divergenten u. konvergenten Evolution auf biochemischer Grundlage erfolgreich bearbeitet werden.

Unter **Sekundärstruktur** wird die Art u. Weise der Kettenfaltung verstanden, d.h. die spezifische geometrische Anordnung der Polypeptidkette entlang einer Achse, die durch Ausbildung von Wasserstoffbrücken zwischen dem Sauerstoff der Carbonylgruppe u. dem Wasserstoff der Amidgruppe gegenüberliegender Peptidbindungen zustande kommt. Wichtige Methoden zur Untersuchung der Sekundärstrukturen sind die Röntgenstrukturanalyse, die optische Rotationsdispersion (ORD*), der Zirkulardichroismus (CD) u. der Wasserstoff-Deuterium-Austausch. Die 3 wichtigen Typen der Sekundärstruktur sind die **α-Helix** (im α-Keratin), die β-Konfiguration bzw. **Faltblattstruktur** (in der Seide) u. die **Tripelhelixstruktur** (Kollagen-Helix).

Unter **Tertiärstruktur** versteht man die räumliche Anordnung der in der entsprechenden Sekundärdstruktur gefalteten Abschnitte einer Polypeptidkette. Die Tertiärstruktur liefert nicht nur Angaben über die Molekülgestalt, sondern auch detaillierte Angaben über die räumliche Anordnung reaktiver Aminosäurereste, z.B. im aktiven Zentrum von Enzymen od. im Antigenbindungsort von Antikörpern. Zur Aufklärung der Tertiärstruktur dient die Röntgenstrukturanalyse isomorph kristallisierter Schwermetallatomderivate des betreffenden P. Dadurch konnten erstmals Enzym-Substrat- u. Enzym-Inhibitor-Komplexe sichtbar gemacht werden. Die Sekundär- u. Tertiärstruktur werden gemeinsam auch als **Kettenkonformation** bezeichnet. Durch Ausbildung intermolekularer Wechselwirkungen (nichtkovalente) zwischen 2 od. mehreren identischen od. verschiedenen Polypeptidketten aggregieren od. assoziieren diese zu stabilen oligomeren P. Diese geordneten Assoziate stellen die **Quartärstruktur** eines P. dar. Hämoglobin war das erste oligomere P., f. das die vollständige Tertiär- u. Quartärstruktur mittels Röntgenstrukturanalyse festgelegt werden konnte. P. mit

1

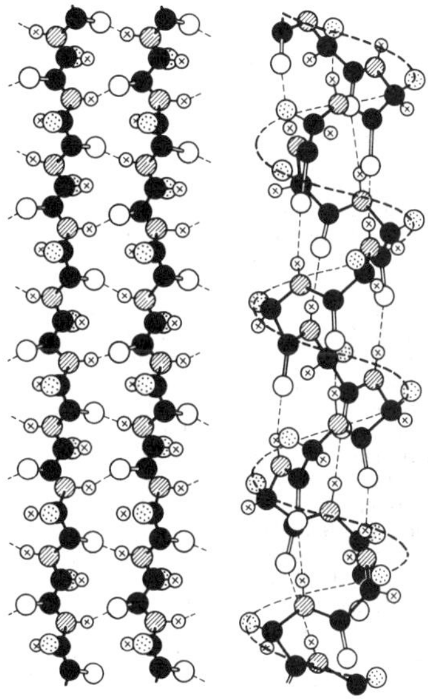

● = C ⊗ = H ◌ = R ◍ = N ○ = O
---- = Wasserstoffbrücken

2

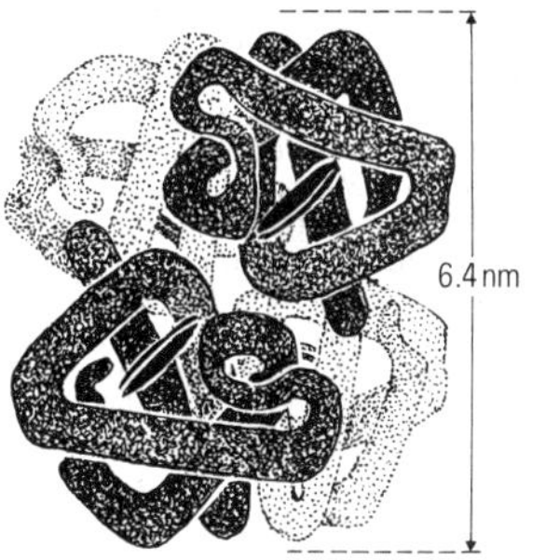


Proteine:
1: Tertiärstruktur, Faltblattstruktur (links) und α-Helix (rechts); 2: Quartärstruktur [20]

Quartärstruktur sind weit verbreitet. Der überwiegende Teil quartärer P. ist aus nichtkovalent verbundenen Untereinheiten aufgebaut. Offensichtlich sind die P. mit Quartärstruktur hinsichtlich Flexibilität ihrer Gestalt u. Aktivität physiologischen Erfordernissen am besten angepaßt, während ihre monomeren Formen meist inaktiv sind.

**Physikalisch-chemische Eigenschaften:** **1. Ampholytnatur:** diese wird durch die Anwesenheit freier saurer u. basischer Gruppen im Proteinmolekül bedingt. In Abhängigkeit vom pH-Wert des Lösungsmittels können die P. die Eigenschaften von Säure od. Base haben, mit einer daraus resultierenden positiven bzw. negativen Überschußladung. An ihrem isoelektrischen Punkt haben die P. keine Nettoüberschußladung. Durch die Ampholytnatur wird die wichtige Pufferwirkung der P. bedingt. **2. Löslichkeit:** Diese ist abhängig von der Aminosäurezusammensetzung, der Verteilung der polaren u. apolaren Aminosäuren auf der Moleküloberfläche, der Molekülgestalt sowie vom umgebenden Milieu (pH, Ionenstärke, Temp.). Da die P. meist hydrophil sind, d.h. mit einem Wassermantel umgeben, können sie hydrophobe Substanzen einhüllen u. vor dem Ausflocken schützen. Diese Schutzkolloidfunktion ist f. die Stabilität vieler Körperflüssigkeiten von physiologischer Bedeutung. Der Zusatz gering- od. nichtpolarer Lösungsmittel, wie Ethanol u. Aceton, od. hohe Neutralsalzkonzentrationen führen zum Verlust des Wassermantels u. bewirken ein Ausflocken (Aussalzung) der P. **3. Denaturierung:** Wenn globuläre P. in ihrem nativen Zustand f. kurze Zeit Hitze od. extremen pH-Werten od. der Wirkung bestimmter Substanzen – wie Harnstoff od. Guanidin – ausgesetzt werden, so unterliegen sie einer Denaturierung, was zum Verlust der biologischen Aktivität führt. Ein globuläres P. wird darüber hinaus gewöhnlich bei einer Denaturierung unlöslich. Ein Beispiel dafür ist das Koagulieren des Hühnereiweißes beim Kochen. Bei der Denaturierung von P. bleibt die Grundstruktur der Polypeptidbindungen intakt, es erfolgt ledigl. eine Entfaltung der Polypeptidkette, was zum Verlust ihrer Tertiär- u. Quartärstruktur unter Bildung eines Zufallsknäuels (*engl.* random coil) führt. Hieraus kann man schließen, daß die biologische Aktivität von Proteinen nicht direkt von deren Aminosäuresequenz, sondern vielmehr von der dreidimensionalen Konfiguration der Polypeptidkette im nativen Zustand abhängt. Häufig ist die Denaturierung reversibel.

**Bestimmung der relativen Molekülmasse:** Hierzu stehen mehrere physikochemische Methoden zur Verfügung, die sich in kinetische u. in Gleichgewichts-Methoden unterteilen lassen. Zu den kinetischen Methoden zählen unter anderem Verfahren zur Bestimmung der Diffusions- u. Sedimentationsgeschwindigkeit in der Ultrazentrifuge, der Viskosität sowie der elektrophoretischen bzw. gelchromatographischen Wanderungsgeschwindigkeit. Gleichgewichtsmethoden, bei denen sich die zu untersuchende Proteinlösung im thermodynamischen Gleichgewicht befindet, sind unter anderem die Verfahren zur Bestimmung des osmotischen Drucks, der Lichtstreuung (Tyndall-Effekt) u. der Röntgenkleinwinkelstreuung. Die relativen Molekülmassen der meisten P. liegen in der Größenordnung zwischen 12000 u. 1 Million od. mehr.

**Trennung u. Reindarstellung:** Voraussetzung zur näheren Charakterisierung eines P. ist seine Reindarstellung, da es im biologischen Material stets mit einer Vielzahl anderer P. sowie mit Kohlenhydraten, Lipiden u. Nucleinsäuren vergesellschaftet ist. Einige der bekanntesten Methoden zur Trennung von Proteinen sind die Affinitäts- u. Ionenfiltrationschromatographie (s. Chromatographie), die schonende Grobtrennung durch Ultrafiltrationsmembranen, die präparative Elektrophorese u. Elektrofokussierung, ferner die Ammoniumsulfatgradienten-Solubilisierungschromatographie u. die fraktionierte Präzipitation durch Polyethylenglykol.

**Spezies-Spezifität der P.:** Alle Moleküle eines beliebigen Proteins haben in jedem Organismus einer gegebenen Spezies die gleiche Aminosäuresequenz. Manchmal erfolgt jedoch eine vererbbare Genmutation in dem Gen, das ein bestimmtes Protein spezifiziert; dadurch werden ein- od. mehrere Aminosäurereste durch andere Aminosäuren ersetzt. Homologe P. sind solche mit gleicher Funktion, die in verschiedenen Spezies ähnlich, aber nicht identisch sind. Z.B. haben die Hämoglobine in den Erythrozyten verschiedener Wirbeltierspezies alle die Funktion, Sauerstoff in den roten Blutkörperchen zu transportieren. Die Zahl der Aminosäurereste, die in einem homologen Protein verschiedener Spezies differieren, steht in Beziehung zu dem phylogenetischen Unterschied zwischen den beiden Arten. So sind beispielsweise in den Cytochrom-c-Molekülen der phylogenetisch weit auseinander liegenden Spezies Pferd u. Hefe 48 Aminosäurereste verschieden, während die Cytochrome der näher verwandten Spezies Ente u. Huhn sich nur in 2 Resten unterscheiden.

**Proteinkörner:** Aleuronkörner*.

**Proteinurie:** Ausscheidung v. Eiweiß im Harn.

**Proteohormone:** Hormone*, die Eiweißkörper od. von eiweißähnlichem Charakter sind.

**Proteolyse:** Spaltung von Proteinen in ihre Aminosäurebausteine durch Proteasen*, Säuren od. Laugen. Bei der begrenzten P. werden nur einige wenige Peptidbindungen eines Proteins hydrolysiert (z.B. Bildung biol. aktiver Proteine aus inaktiven Vorstufen).

**Proteus:** (gr. Gott des Meeres) Gattungsbegriff f. gramnegative Stäbchen der Fam. Enterobacteriaceae*, pleomorph, peritrich begeißelt; auf gebräuchlichen Nährböden neigt Proteus zum Ausschwärmen, Vork. ubiquitär, bei Mensch u. Tier v.a. im Magen-Darm-Trakt. Wichtige Spezies: P. mirabilis u. P. vulgaris, seltener P. morganii u. P. rettgeri. Häufig Erreger von Harnwegsinfekten, Eiterungen, Gastroenteritis bei Lebensmittelinfektionen; Ausbildung von resistenten Stämmen.

**Prothallium:** *bot.* Vorkeim (z.B. bei Farnen).

**Protheobromin** INN: 1-(2-Hydroxypropyl)-theobromin, 1,2,3,6-Tetrahydro-1-(2-hydroxypropyl)-3,7-dimethyl-2,6-purindion; CAS-Nr. 50-39-5; $C_{10}H_{14}N_4O_3$, $M_r$ 238.24. Schmp. 140-142°C aus Isopropanol. Leicht lösl. in Wasser bei neutralem od. schwach saurem pH, lösl. in Chloroform, heißem Ethanol, warmem Glycerol, prakt. unlösl. in Ether. **Anw.:** Koronarinsuffizienz, terminale Durchblutungsstörungen; Ergänzung zu den Herzglykosiden beim Lungenödem. **Übl. Dos.:** Oral: 2- bis 3mal 0.125 g/d. Parenteral: i.m., i.v. s.c. 0.3 g, max. 0.6 g/d.

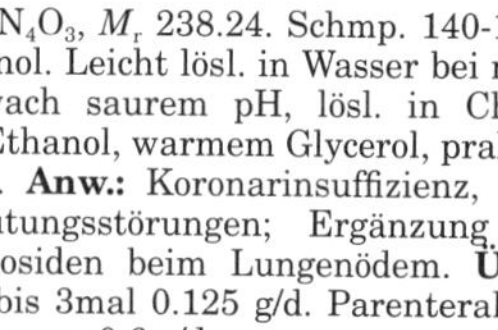

Protheobromin

**Prothil**®: s. Medrogeston.

**Prothipendyl** INN: 10-(3-Dimethylamino propyl)-10H-pyrido[3,2-b][1,4]benzothiazin, 10-(3-Dimethylaminopropyl)-9-thia-4,10-diazaanthracen, Dominal®; CAS-Nr. 303-69-5; $C_{16}H_{19}N_3S$, $M_r$ 285.42. Sdp. 217-219°C (93.3 Pa), 195-198°C (66.7 Pa). **Anw.:** Antihistaminikum, Neuroleptikum. Ind.: endogene u. exogene Psychosen, neurovegetative Störungen, Erregungszustände, Schlafstörungen, zur Narkosepotenzierung, in

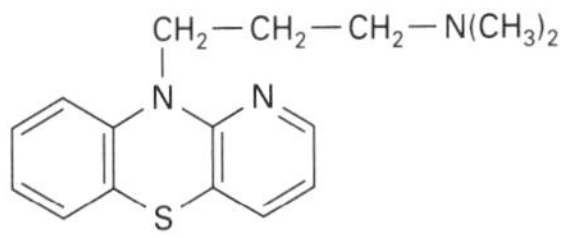


Prothipendyl

Kombination mit Analgetika bei starken Schmerzen. **Nebenw.:** s. Psychopharmaka. Vermindertes Reaktionsvermögen! **Übl. Dos.:** Oral: Sedativum: 2- bis 3mal 0.02 g/d, zur Ruhigstellung: 2- bis 3mal 0.02 g/d bis 0.2 g. Parenteral: i.v., s.c. 0.04 g. Rektal: 0.04 g.

**Prothipendylhydrochlorid-Monohydrat:** $C_{16}H_{19}N_3S \cdot HCl \cdot H_2O$. Schmp. 108-112°C; Schmp. (Anhydrat) 158-160°C, polymorph. Leicht lösl. in Wasser, Methanol, prakt. unlösl. in Ether, Petrolether.

**Prothipendyldihydrochlorid:** $C_{16}H_{19}N_3S \cdot 2$ HCl. Schmp. 205-207°C.

**Prothrombin:** Blutgerinnungsfaktor II, Thrombogen; inaktive Vorstufe des Enzyms Thrombin*; CAS-Nr. 9001-26-7, $M_r$ 69000 bis 74000; wird durch Thromboplastin*, *syn.* Prothrombin-Aktivator, in Thrombin* umgewandelt; Synthese erfolgt unter Einfluß von Vitamin K in der Leber; s.a. Blutgerinnung.

**Prothrombinzeit:** s. Thromboplastinzeit.

**Protionamid** INN: 2-Propyl-isonicotinthioamid, ektebin®; CAS-Nr. 14222-60-7; $C_9H_{12}N_2S$, $M_r$ 180.29. Schmp. 141°C; polymorph. Lösl. in

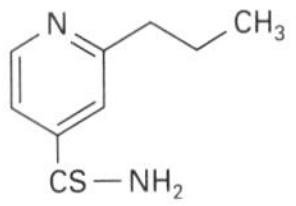


Protionamid

Ethanol, Methanol; schwer lösl. in Ether, Chloroform; prakt. unlösl. in Wasser. **Anw.:** Tuberkulostatikum* mit gutem Penetrationsvermögen. Ind.: Kombinationstherapie der Tuberkulose v.a. bei Isoniazid*-Resistenz. HWZ 3 h. **Übl. Dos.:** Oral: 0.25 g einschleichend bis 3- bis 4mal tgl. Oral: Kinder unter 10 Jahren: initial 0.01 g/kg KG/d, danach innerhalb 15 Tagen Steigerung auf 0.02 g/kg KG/d. **Nebenw.:** v.a. gastrointestinale Störungen. Rasche Resistenzentwicklung bei Monotherapie.

**Protirelin** INN: Lopremon, Pyr-His-Pro-$NH_2$, Thyreotropin-Releasing-Faktor (TRF), 5-Oxo-Pro-His-Pro-$NH_2$, 5-Oxo-L-prolyl-L-histidyl-L-prolinamid, L-Pyroglutamyl-L-histidyl-L-prolinamid, Antepan®, Relefact®, TRH; CAS-Nr. 24305-27-9; $C_{16}H_{22}N_6O_4$, $M_r$ 362.40. Synthetisches Thyreotropin-Releasing-Hormon (TRH). Teilweise in Chloroform, sehr gut in absolutem Methanol lösl.; völlig unlösl. in Pyridin. **Anw.:** Differentialdiagnose von Schilddrüsenerkrankungen. HWZ 6 min. **Übl. Dos.:** Parenteral: i.v. 0.0002 g.

**Protisch:** sind (polare) Lösungsmittel, die Protonen enthalten od. freisetzen können bzw. zur Wasserstoffbückenbindung befähigt sind; z.B. Wasser, Alkohole, Carbonsäuren, Amine etc.; solvatisieren Ionen (v.a. Anionen) gut; besitzen hohe Dielektrizitätskonstanten*.

**Protisten:** Erstlinge, Urlebewesen; niedere

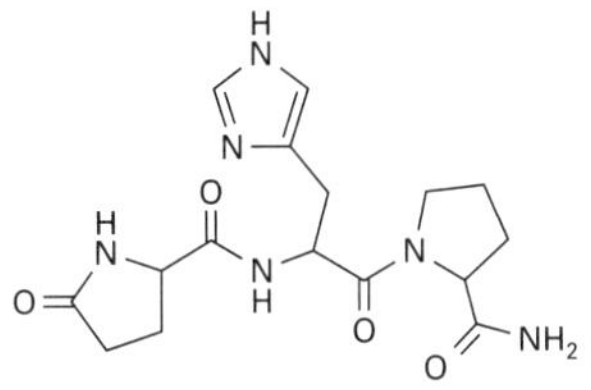


Protirelin

Protisten sind Prokaryonten* (Bakterien, Blaualgen), höhere Protisten sind Eukaryonten*.

**Protium:** Bez. f. leichten Wasserstoff $^1H$ od. H.

**Protoaescigenin:** Triterpensapogenin, **Strukturformel** s. Aescin.

**Protoalkaloide:** s. Alkaloide.

**Protoanemonin:** Anemonol, 5-Methylen-2(5H)-furanon; CAS-Nr. 108-28-1; $C_5H_4O_2$, $M_r$ 96.08. Lacton der Methylenoxycrotonsäure (4-Hy-

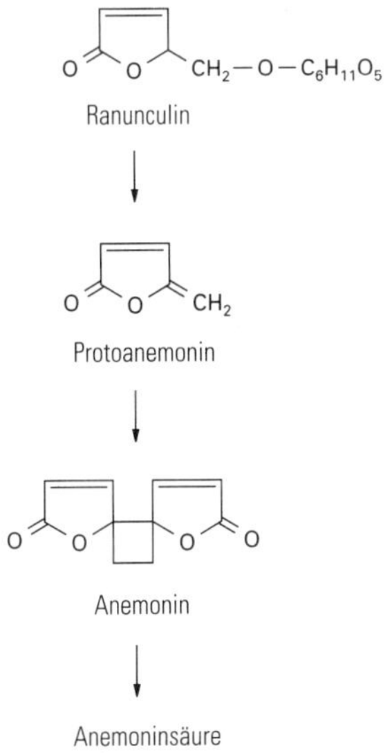


Protoanemonin:
Bildung und Abbau

droxy-buta-2,4-diensäure, eine γ-Hydroxyvinylacrylsäure), früher fälschl. als Anemonenkampfer bezeichnet. Giftiger, charakteristischer Inhaltsstoff vieler Ranunculaceen (z.B. Hepatica nobilis, Anemone-, Ranunculus-, Pulsatilla-, Helleborus- u.a. Arten), der aus einer labilen, glucosidifizierten Vorstufe, dem **Ranunculin**, entsteht. Wasserdampfflüchtige, schwach gelbliche, ölige Flüss. Wenig lösl. in Wasser (ca. 10 g/L). Zerfällt b. Trocknen der Pflanzen in Anemonin u. Anemoninsäure, die prakt. ungiftig sind. **Wirk.:** möglicherweise auf Bindung zu SH-Gruppen zurückzuführen; stark bakterizid; reizt außerordentl. heftig Haut u. Schleimhäute; inn. führt es zu Erregung u. Lähmung des ZNS.

**Protoascomycetidae:** s. Pilze.

**Protocatechusäure:** 3,4-Dihydroxybenzoesäure; $C_7H_6O_4$, $M_r$ 154.12. Schmp. ca. 200°C. Nat. frei u. gebunden in vielen Pflanzen.

**Protoderm:** primäres Meristemgewebe, aus dem die Epidermis hervorgeht.

**Protogen:** sind nichtwäßrige, nach Brönsted* saure Lösungsmittel, die ionisiert sind u. Protonen abgeben können; z.B. Essigsäure:

$CH_3COOH + CH_3COOH \rightleftarrows CH_3COOH_2^+ + CH_3COO^-$

Das Ionenprodukt* ist größer als das des Wassers, die Dielektrizitätskonstante* ist groß.

**Protohäm:** s. Häm.

**Protolyse:** Protonenabspaltung; s.a. Säuren.

**Proton:** *phys.* stabiles Elementarteilchen* mit einer positiven Elementarladung u. der Ruhemasse von $1.6724 \cdot 10^{-24}$ g. Protonen sind zus. mit den Neutronen* die Bausteine der Atomkerne. Protonen lassen sich aufgrund ihrer Ladung in Teilchenbeschleunigern auf hohe Geschwindigkeit bringen u. können so als Geschosse bei Kernumwandlungen dienen.

**Protonenpumpenblocker:** Substanzklasse, die selektiv das Enzym $H^+/K^+$-ATPase blockiert, das im Austausch gegen Kalium-Ionen unter ATP-Verbrauch Wasserstoff-Ionen in das Magenlumen pumpt. Erster Vertreter dieser Substanzklasse ist Omeprazol*, das in Form des Omeprazol-Sulfenamid mit der luminal zugänglichen Sulfhydrylgruppe der $H^+/K^+$-ATPase unter Bildung einer Disulfidbrücke reagiert (scheint eine irreversible Reaktion zu sein); die Zunahme der Säureproduktion nach Absetzen von Omeprazol ist auf eine De-novo-Synthese zurückzuführen. Weitere P. sind Lansoprazol u. Pantoprazol.

**Protopektine:** s. Pektine.

**Protophil:** nichtwäßrige, nach Brönsted* basische Lösungsmittel, die ionisiert sind u. Protonen aufnehmen können; z.B. Ethylendiamin; ihre Dielektrizitätskonstante* ist groß, das Ionenprodukt* ist kleiner als das des Wassers.

**Protopin:** Fumarin; $C_{20}H_{19}NO_5$, $M_r$ 353.36. Alkaloid in zahlreichen Papaveraceae- bzw. Fumariaceae-Arten (z.B. Papaver somniferum*, Fumaria officinalis*, Chelidonium majus*, Corydalis cava*).

**Protoplasma:** (*gr.* πρῶτος erster, πλάσμα Gebilde) Substanz in jeder lebenden menschl., tierischen od. pflanzl. Zelle*, Träger allen Lebens; das P. wird unterteilt in das **Zytoplasma** (Zellplasma od. kurz Plasma genannt), u. das **Nucleoplasma** (Kernplasma). Das Zytoplasma ist eine halbflüssige Masse, in die die übrigen geformten u. ungeformten Plasmabestandteile eingelagert sind wie z.B. Zellorganellen; das Nucleoplasma bildet den Zellkern (Nucleus). Das P. besteht aus Wasser, Kohlenhydraten, Eiweißkörperchen, Lipoiden u. Salzen. Wasser (75 bis 95%) u. Eiweiß machen die Hauptmasse aus. Es stellt ein kolloidales System dar, das sich in ständiger Bewegung befindet (Plasmaströmung).

**Protoplast:** Zelle ohne Zellwand, aber mit intakter Zellmembran (das Protoplasma* einer einzelnen Zelle); bei Pflanzenzellen das gesamte Protoplasma innerhalb der Zellwand.

**Protoporphyrin:** s. Porphyrin.

**Protoveratrin:** s. Veratrum-Alkaloide.

**Protoverin-Ester:** s. Veratrum-Alkaloide.

**Protozoen:** (*gr.* πρῶτος erster, ζῷον Tier) Urtierchen, tierische Einzeller (aber nicht die einfachsten Lebewesen, Bakterien sind einfacher), mit Chromosomenkern (im Gegensatz zu den Bakterien) u. hochdifferenziertem Plasma, mit Organellen zur Fortbewegung (Geißeln, Wimpern, ondolierende Membranen, Pseudopodien) u. zur Nahrungsaufnahme; Vermehrung geschlechtlich (Gameten) u. ungeschlechtlich (Zwei- od. Mehrfachteilung, Schizogenie). Entwicklungszyklus häufig kompliziert über Wirtswechsel (geschlechtliche Vermehrung im Endwirt, ungeschlechtliche im Zwischenwirt); Lebensweise saprophytär od. parasitisch; Bildung von Dauerformen (Zysten) möglich. V.a. in den Tropen u. Subtropen Erreger von Infektionskrankheiten (Protozoonosen), z.B. Amöbiasis, Leishmaniasen, Malaria, Schlafkrankheit, Toxoplasmose; Ther. mit Antiprotozoenmitteln*.

4 med. relevante Klassen: **1. Mastigophora:** Flagellata, Geißeltierchen; Fortbewegung durch Geißeln. *a) Protomonadina:* eingeißelige Blut- u. Zellflagellaten, mit den Gattungen Trypanosoma* u. Leishmania* (Fam. Trypanosomatidae). *b) Polymastigina:* mehrgeißelige Flagellaten des Darms u. der Genitalien, mit den Gattungen Trichomonas* u. Giardia* (Lamblia). **2. Rhizopoda:** Wurzelfüßer; Fortbewegung durch Ausbildung von Pseudopodien (Scheinfüßchen), wechselnde Gestalt. Od. *Amoebida* (Amöben*), z.B. mit Gattung Entamoeba. **3. Sporozoa:** Sporentierchen; Fortbewegung meist durch Rückstoß, Blut- u. Gewebsparasiten. *a) Sarcocystidae:* mit Toxoplasma* gondii. *b) Eimeriidae:* mit Isospora*. *c) Haemosporina:* mit Plasmodium*. *d) Piroplasmia. e) Cryptosporiidae:* mit Cryptosporidium. *f) Haplospora:* mit Pneumocystis* (nicht gesichert). **4. Ciliata:** *syn.* Ciliophora (Infusoria), Wimperntierchen; Fortbewegung durch Wimpern (Cilien), die die Körperoberfläche bedecken.

**Protrahiert:** (lat.) verzögert.

**Protrahierung:** Verzögerung; s.a. Arzneiformen mit protrahierter Wirkung.

**Protriptylin** INN: N-Methyl-[3-(5H-dibenzo[a,d]cyclohepten-5-yl)propylamin; CAS-Nr. 438-60-8; $C_{19}H_{21}N$, $M_r$ 263.37. **Anw.:** tricyclisches Antidepressivum vom Desipramin-Typ; s. Psychopharmaka (Antidepressiva). **Übl. Dos.:** Oral: 3- bis 4mal 0.005 g/d f. leichte Fälle, 3- bis 4mal 0.01 g/d bis 0.12 g/d f. schwere Fälle.

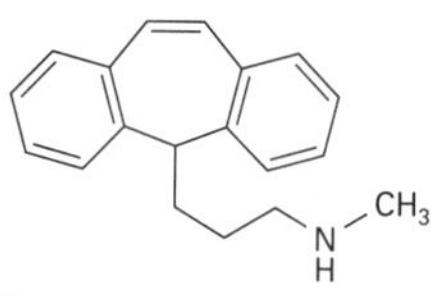


Protriptylin

**Protriptylinhydrochlorid:** Proptriptylini hydrochloridum; $C_{19}H_{22}ClN$, $M_r$ 299.8. Weißes, feinkrist. Pulver; leicht lösl. in Wasser, Ethanol, Chloroform. **Off.:** DAC79.

**Provenceröl:** Ol. Olivarum, s. Olea europaea.

**Provencerose:** s. Rosa centifolia.

**Provenienz:** Herkunft (z.B. von Drogen).

**Proviron®:** s. Mesterolon.

**Provitamin:** Vorstufe eines Vitamins, s. Vitamine.

**Proxen®:** s. Naproxen.

**Proxetil:** chem. Kurzbez. f. 1-[(Isopropoxycarbonyl)oxy]ethylester.

**Proxibarbal** INN: 5-Allyl-5-(2-hydroxypropyl)-barbitursäure, Axeen®; CAS-Nr. 2537-29-3; $C_{10}H_{14}N_2O_4$, $M_r$ 226.23. **Strukturformel** s. Barbiturate. Schmp. 157-158°C aus Benzol u. Ethanol.

Mäßig lösl. in Wasser. **Anw.:** Analgetikum, Migränetherapeutikum. **Übl. Dos.:** Oral: 0.3 bis 0.6 g/d.

**Proximal:** nahe am Bezugspunkt (meist Hauptkörperteil od. Ansatzstelle) gelegen; Gegenteil von distal*.

**Proxymetacain** INN: 2-Diethylaminoethyl-3-amino-4-propoxybenzoat, Ophthetic®; CAS-Nr. 499-67-2; $C_{16}H_{26}N_2O_3$, $M_r$ 294.38. **Anw.:** Lokalan-

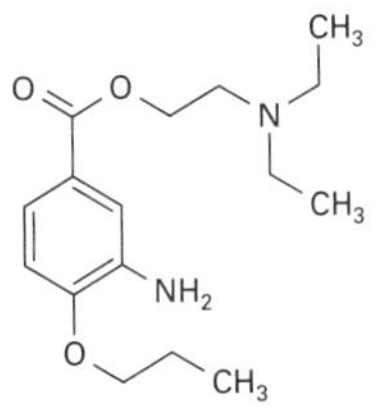

Proxymetacain

ästhetikum*; Oberflächenanästhesie in der Augenheilkunde. **Nebenw.:** Allergien, Hornhautschädigung. Gebräuchl. ist auch Proxymetacainhydrochlorid.

**Proxyphyllin** INN: Proxyphyllinum Ph.Eur.3, Hydroxypropyltheophyllin, 1,2,3,6-Tetrahydro-7-(2-hydroxypropyl)-1,3-dimethyl-2,6-purindion,

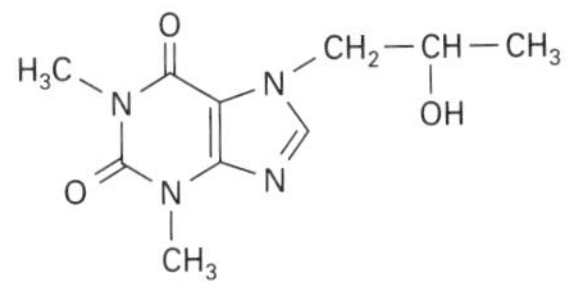

Proxyphyllin

Spantin®, Spasmolysin®; CAS-Nr. 603-00-9; $C_{10}H_{14}N_4O_3$, $M_r$ 238.24. Schmp. 135-136°C aus absolutem Ethanol; polymorph (mind. 2 weitere metastabile Modifikationen). Weißes, krist. Pulver. Lösl. 1:1 in Wasser, 1 g/14 mL in absolutem Ethanol; besser lösl. in kochendem Ethanol. pH 5.5 bis 7 (5%ige wäßrige Lsg.). **Anw.:** Broncholytikum*, bei Bronchialasthma u. chronischer Bronchitis; Koronartherapeutikum; Herzinfarkt, zweifelhafte Anw. bei Durchblutungsstörungen im Gehirn. **Nebenw.:** v.a. bei hoher Dosierung: gastrointestinale Beschwerden, Tachykardie, Unruhe, Kopfschmerzen, Schlafstörungen. HWZ 7 h. **Übl. Dos.:** Oral: 3- bis 6mal 0.15 g/d. Oral retard: 2mal 0.6 g/d. Parenteral: i.m. 0.5 g, i.v. 0.4 g. Inhalation: 0.2 g.

**Prozac®:** s. Fluoxetin.

**Prüfung, Klinische:** gebräuchlicher Ausdruck f. eine Therapiestudie (z.T. Arzneimittelprüfung); betrifft i.a. die Prüfung der therapeutischen Wirksamkeit eines neuen Arzneimittels od. eines bekannten Arzneimittels (verallgemeinert: eines medizinischen Verfahrens) f. eine andere als bisher übliche Indikation am Menschen. Für klinische Prüfungen gibt es eine Reihe gesetzlicher Vorschriften. Von besonderen Fällen abgesehen verlaufen die Untersuchungen in 4 Phasen, wobei die Durchführung der ersten 3 Phasen eine Voraussetzung f. die Zulassung eines neuen Arzneimittels ist. **Phase I:** Erstmalige Anwendung des Arzneimittels (Verfahrens) an wenigen, wenn möglich gesunden u. ausgesuchten Personen. **Phase II:** Behandlung einer größeren Zahl ausgesuchter Versuchsteilnehmer (Probanden). Nur wenn die Ergebnisse der Phase-II-Studie eine Verbesserung gegenüber bekannten Therapien erwarten lassen, darf die Therapiestudie fortgesetzt werden. **Phase III:** In dieser Phase müssen die Untersuchungen auf eine ausreichend große Zahl von Patienten ausgedehnt werden. **Phase IV: Drug monitoring**; die Erprobung des Arzneimittels nach der behördlichen Zulassung; beinhaltet die Sammlung von Erfahrungen u. die Beobachtung von ev. seltenen Nebenwirkungen od. Gegenanzeigen (Kontraindikationen).

**Prunase:** Enzym in den bitteren Mandeln u. anderen Prunus-Arten, s. Amygdalin.

**Prunasin:** D-(-)-Mandelsäurenitril-β-D-glucopyranosid, D-Mandelsäurenitrilglcucosid; $C_{14}H_{17}NO_6$, $M_r$ 295.28. **Strukturformel** s. Cyanglykoside. Nat. z.B. in Prunus laurocerasus*; vgl. Sambunigrin (L-Mandelsäurenitrilglcucosid).

**Prunkwinde:** s. Convolvulaceae.

**Prunoideengummi:** s. Prunus avium var. avium.

**Prunus:** Gattung der Fam. Rosaceae; zur Unterfamilie der Prunoideae gehörig, die das sog. Steinobst (einsamige Steinfrüchte) liefert.

**Prunus amygdalus:** s. Prunus dulcis.

**Prunus armeniaca** L.: Fam. Rosaceae, Aprikose (Turkestan, Mongolei, kult. in Mitteelmeerländern); verwendet wird das fette Öl (hauptsächl. Glyceride der Ölsäure) der Fruchtkerne, s. Oleum Persicarum; die Samen enthalten bis zu 8% Amygdalin.

**Prunus avium** (L.) L. **var. avium:** (Cerasus avium (L.) Moench) Fam. Rosaceae, Süßkirsche, Vogelkirsche (Europa, Asien). Blätter (früher vielfach als Tabakersatz) enthalten kein Amygdalin, Samen 0.8 bis 2%. Neben anderen Prunus-Arten Stpfl. v. **Gummi Cerasorum:** Kirschgummi, Prunoideengummi, das getrocknete Exsudat. **Best.:** D-Glucuronsäure, D-Galactopyranose, L-Arabofuranose, D-Xylopyranose, D-Mannopyranose. **Anw.:** Ersatz f. Gummi arabicum.

**Prunus cerasus** L.: (Cerasus vulgaris Mill.) Fam. Rosaceae, Sauerkirsche, Weichselkirsche (heim. Kleinasien, kult. in ganz Europa). Stpfl. v. **Fructus Pruni cerasi:** Fruct. Cerasi acidi, Sauerkirsche. **Inhaltsst.:** Zucker (bis ca. 9%), Säuren, Pektinstoffe, Eiweißstoffe (im Samen Blausäureglykosid). **Zuber.:** Sirupus cerasi (Kirschsirup). **Stipites Cerasi acidi:** (Stipites Cerasorum, Pedunculi Cerasorum) Kirschenstiele. **Inhaltsst.:** Gerbstoff. **Anw.** volkst.: als Adstringens u. Diuretikum. **Folia Cerasi:** Kirschblätter. **Inhaltsst.:** Gerbstoff, Quercetin, Citronensäure, Cumarin, Zucker. **Anw.** volkst.: bei Blutarmut; früher als Tabakersatz.

**Prunus domestica** L.: Fam. Rosaceae, Zwetschge, Pflaume; in zahlreichen Formen kult. Stpfl. v. **Fructus Prunorum:** Fructus Pruni domesticae, Backpflaumen, die getrockneten Früchte. **Inhaltsst.:** ca. 30% Wasser, 35 bis 45% Zucker, ca. 3% Fruchtsäuren. In den Samen ca. 1% Amygdalin. **Anw.:** mildes Laxans.

**Prunus dulcis** (Mill.) D. A. Webb: (Amygdalus communis L., Prunus amygdalus Batsch) Fam. Rosaceae, Mandelbaum (heim. im westl. Zentralasien, kult. in den warmen gemäß. Zonen, bes. Mittelmeergebiet, Südeuropa, Nordafrika sowie Kalifornien).

**Prunus dulcis var. dulcis:** (Amygdalus communis L. var. sativa F.C. Ludwig, A. communis var. dulcis DC.). Stpfl. v. **Semen Amygdalae dulce:** Amygdalae dulces, **Süße Mandeln**. **Inhaltsst.:** 40 bis 65% fettes Öl, ca. 10% Saccharose, Glucose, bis 30% Eiweiß, Cholin, Asparagin, kein od. max. 0.1% Amygdalin*, 2 bis 3% gummiartige Stoffe, Emulsin u. andere Enzyme. **Anw.:** zu Emulsionen (Emulsio amygdalina); zur Gew. des fetten Öls.

**Prunus dulcis var. amara** (DC.) Buchheim: (P. amygdalus var. amara (DC.) Focke). Stpfl. v. **Semen Amygdali amarum** (amarae): Amygdalae amarae, **Bitterer Mandelsame**, Bittermandel, Bittere Mandel. **Inhaltsst.:** 30 bis 50% fettes Öl, 25 bis 35% Eiweißstoffe. 3% Zucker, Cholin u. Asparagin, Emulsin (Enzymkomplex, s. Amygdalin) u. 1.5 bis 8% Amygdalin, aus dem sich enzymatisch od. im Sauren (Magensäure!) Blausäure entwickeln kann (s. Cyanglykoside). **Anw.:** früher zur Herst. v. Aqua amygdalarum amararum, das jetzt mit Mandelsäurenitril (Benzaldehydcyanhydrin) hergestellt wird, ferner zur Herst. v. Ol. Amygdalarum aethereum. Der Genuß größerer Mengen von bitteren Mandeln kann tödlich wirken. LD f. Erwachsene 50 bis 80 bittere Mandeln, f. Kinder 5 bis 12 bittere Mandeln.

**Amygdalae oleum** Ph.Eur.3: Oleum Amygdalarum, Ol. Amygdalae expressum, **Mandelöl**; das kaltgepreßte, fette Öl aus den reifen Samen der bitteren u. süßen Mandeln. Hellgelbes, geruchl. Öl, noch bei -10°C klar u. ohne Ausscheidungen (Ep. ca. -18°C), leicht lösl. in Ether, Benzol, Chloroform, wenig lösl. in Ethanol. D. 0.911 bis 0.918; SZ max. 1.5; POZ max. 12; UA max. 0.7%. (IZ 95 bis 100, Säuregrad nicht über 8; VZ 190 bis 195). **Mandelöl zur parenteralen Anwendung:** SZ max. 0.5, POZ max. 5.0, max. 0.3% Wasser (bestimmt mit der Karl-Fischer-Methode); Sterilisation: im Trockenschrank bei 140°C. **Best.:** hauptsächl. Glyceride der Öl- u. Linolsäure. **Anw.** med.: als Arzneiträger, als reizmilderndes Mittel, bes. in Form der Emulsio oleosa, auch als Augen- u. Ohrenöl sowie als Salbengrundlage (Ungt. leniens).

**Oleum Amygdalarum (amararum) aethereum:** Oleum Amygdalae amarae, Ätherisches Bittermandelöl; das aus den bitteren Mandeln, nach Entfettung u. Fermentierung durch Dest. gew. äther. Öl. Farblose bis gelbl. Flüss. D. 1.1038 bis 1.060 (bei 25°C). **Best.:** mind 95% Benzaldehyd u. 2 bis 4% HCN (techn. wird äther. Bittermandelöl hauptsächl. aus Aprikosenkernen gewonnen; das äther. Aprikosenkernöl ist völlig identisch mit dem äther. Bittermandelöl). **Anw.:** in der Parfümerie u. Likörindustrie; med. wird äther. B. wegen des schwankenden Blausäuregehaltes nicht mehr verwendet.

**Oleum Amygdalarum amararum sine Acido hydrocyanico:** Blausäurefreies Bittermandelöl. Darst.: 10 T. äther. Bittermandelöl werden mit 6 T. gelöschtem Kalk u. einer Lsg. von 3 T. Eisen(II)-sulfat in 50 T. Wasser geschüttelt u. dann mit Wasserdampf destilliert.

**Oleum Amygdalarum aethereum artificiale:** Künstl. Bittermandelöl, s. Benzaldehyd. **Farina Amygdalarum: Mandelkleie**; die Preßrückstände bei der Gew. des fetten Öls; enthalten noch ca. 10% Öl u. etwas Emulsin. **Anw.:** in der Kosmetik.

**HOM:** *Prunus dulcis var. amara* (HAB1.5), Amygdalae amarae: die reifen Samen (mind. 0.180% Blausäure).

**Prunus laurocerasus** L.: Fam. Rosaceae, Kirschlorbeer (Kleinasien, Balkan, in Mitteleuropa als Zierpflanze). Stpfl. v. **Folia Laurocerasi:** Kirschlorbeerblätter. **Inhaltsst.:** ca. 1.5% der Blausäureglykoside (auch Rinde, Knospe u. Samen enthält Spuren v. Blausäureglykosid, nicht aber das Fruchtfleisch) Prulaurasin (DL-Mandelsäurenitrilglcucosid) u. Prunasin*; Emulsin (Prunase), Zucker, Gerbstoff. **Anw.:** als Antineuralgikum u. Antispasmodikum. **Zuber.:** Aqua Laurocerasi.

**HOM:** *Prunus laurocerasus* (HAB1.3), Laurocerasus: frische Blätter; verord. z.B. b. Herzerkrankungen mit Cyanose, Krampfhusten.

**Prunus mahaleb** L.: Fam. Rosaceae, Türkische Weichsel, Steinweichsel (Südeuropa, Vorderasien). Samen, die Cumarine u. Blausäure enthalten, werden zur Herst. des Likörs Cherry Brandy verwendet.

**Prunus padus** L.: (Padus avium Mill.) Fam. Rosaceae, Ahlkirsche, Traubenkirsche (Europa, nördl. Asien). Stpfl. v. **Cortex Pruni padi:** Traubenkirschenrinde. **Inhaltsst.:** bis 1% Isoamygdalin (racem. Amygdalin), Gerbstoff, Gummi, Harz; (im Samen bis 1.5% D-Amygdalin). **Anw.** volkst.: als Sedativum bei Husten.

**HOM:** *Prunus padus e cortice:* frische, zur Blütezeit gesammelte Rinde junger Zweige.

**HOM:** *Prunus padus e foliis:* frische, zur Blütezeit gesammelte Blätter.

**Prunus persica** (L.) Batsch: Fam. Rosaceae; man unterscheidet zwischen **P. p. var. nucipersica** (L.) Schneid (var. nectarina (Ait.) Maxim.), Nektarine (nur kult.), mit unbehaartem Exocarp, u. **P. p. var. persica**, Pfirsich (Heimat Ostasien, viele Sorten), mit behaartem Exocarp. Stpfl. v. **Oleum Persicarum**: Pfirsichkernöl, das fette Öl der Samen, die gemeinsam mit Prunus armeniaca (Aprikose) verarbeitet werden (enth. bis 8% D-Amygdalin). Hellgelbes, geruchloses Öl, bei -10°C noch klar u. ohne Ausscheidungen. D. 0.911 bis 0.916; IZ 95 bis 100; Säuregrad nicht über 8; VZ 190 bis 195; UA max. 1.5%. **Off.:** DAB6. **Best.:** Ölsäureglyceride. Auch als „französisches Mandelöl“ im Handel. **Anw.:** wie Oleum Amygdalarum (s. Prunus dulcis).

**Prunus serotina** Ehrh.: (P. virginiana L. z. T.) Fam. Rosaceae, Black cherry (der Amerikaner) (heim. Nordamerika). Stpfl. v. **Cortex Pruni virginianae:** Virginische Traubenkirschenrinde. **Inhaltsst.:** Blausäureglykosid, Gerbstoff. **Anw.** volkst.: Tonikum u. Sedativum.

**HOM:** *Cerasus virginiana:* frische Rinde; verord. z.B. b. chron. Herzerkrankungen.

**Prunus spinosa** L.: Fam. Rosaceae, Schlehdorn, Schlehe (Europa, Vorderasien). Stpfl. v. **Flores Pruni spinosae:** Pruni spinosae flos, Flores Acaciae (nostratis), Flores Acaciae germanicae (nicht zu verwechseln mit den Blüten von Robinia pseudoacacia bzw. Acacia farnesiana etc.), Schlehdornblüten, Schlehenblüten, Schwarzdornblüten, Heckendornblüten, Eschendornblüten. **Inhaltsst.:** Spuren von Amygdalin (in den Samen ca. 3%), Benzaldehyd, Kämpferol- u. Quercetinglykoside (Geh. nach DAC86 mind. 2.5% Flavonoide, ber. als Hyperosid). **Off.:** DAC86. **Anw.** volkst.: mildes Laxans, Diuretikum, Blutreinigungsmittel. Auch die Früchte werden ähnl. verwendet (Fructus Pruni spinosae).

**HOM:** *Prunus spinosa* (HAB1.3): frische, vor dem Abfallen der Kronblätter geerntete Blüten.

**HOM:** *Prunus spinosa e summitatibus* (HAB1.2): frische, krautige, nach der Blüte geerntete, noch junge Triebspitzen; verord. z.B. b. Augenneuralgien, Herzerkrankungen.

**Prunus virginiana:** s. Prunus serotina.

**Prurigo:** Juckflechte.

**Pruritus:** Hautjucken.

**PS:** **1.** s. Polystyrol; **2.** Pferdestärke, nicht mehr zulässige Einheit der Leistung, 1 PS = 735.5 W (Watt*).

**PSA:** s. Phasenlöslichkeitsanalyse.

**Psalliota campestris:** s. Agaricus campestris.

**Pseudanthium:** Scheinblüte; aus vielen kleinen, dicht gedrängt stehenden Blüten bestehender Blütenstand*; z.B. die Blütenkörbchen der Asteraceae*.

**Pseudo-:** (*gr.* ψευδής täuschend, unwahr) falsch, scheinbar; z.B. **1.** *bot.* Pseudoparenchym; **2.** *chem.* Pseudobasen, Pseudosäuren* usw.

**Pseudoalkaloide:** stickstoffhaltige Substanzen, die ähnl. echten Alkaloiden* sind, sich aber nicht von Aminosäuren ableiten. Beispiele: Aconitin* u. andere Terpenalkaloide* in Aconitum napellus*, Solanidin u. andere Steroidalkaloide* in Solanum-Arten bzw. Liliaceen.

**Pseudocef®:** s. Cefsulodin.

**Pseudochinarinde:** Cortex Copalchi, s. Croton niveus.

**Pseudocholinesterase:** s. Cholinesterasen.

**Pseudococain:** D-ψ-Cocain, Benzoyl-D-pseudotropin-carbonsäuremethylester, Lokalanästhetikum, in Form des Hydrochlorids. **Neopsicain**: analoger Propylester.

**Pseudoephedrin** INN: *threo*-2-Methylamino-1-phenylpropanol; CAS-Nr. 90-82-4. Schmp. 119°C. **D-(-)-Pseudoephedrin:** (1R,2R)-Pseudoephedrin, ψ-Ephedrin, D-Isoephedrin. **Strukturformel** s. Ephedrine. **D-Pseudoephedrinhydrochlorid:** Schmp. 181-182°C; polymorph. **Anw.:** s. Ephedrinhydrochlorid. **DL-Pseudoephedrin:** DL-*threo*-2-Methylamino-1-phenylpropanol. Schmp. 118°C. **DL-Pseudoephedrinhydrochlorid:** Schmp. 164-166°C; polymorph.

**Pseudofructus caricae:** s. Ficus carica.

**Pseudofructus iuniperi:** s. Juniperus communis.

**Pseudofructus rosae:** s. Rosa u. Rosa canina.

**Pseudognaphalium obtusifolium** (L.) Hilliard et B.L.Burtt: (Gnaphalium polycephalum Michx., Gnaphalium obtusifolium L.) Fam. Asteraceae (Compositae), Vielköpfiges Ruhrkraut (Nordamerika). Stark aromatisch riechende Pflanze, hat nur Röhrenblüten. **Inhaltsst.:** Enolether des Tridecapentain-en u. *cis-trans*-isomere Fünfringenolether, Flavonoide wie Gnaphalin u. Obtusifolin. **Anw.:** Diuretikum.

**HOM:** *Gnaphalium polycephalum:* frische, blühende Pflanze; verord. z.B. b. Ischias.

**Pseudoindicane:** s. Iridoide.

**Pseudokrupp:** subglottische Kehlkopfentzündung; unterschiedliche Ätiologie (z.B. Luftverschmutzung); eine Ursache f. den sog. Krippentod.

**Pseudomonadaceae:** Fam. gramnegativer Stäbchenbakterien (s. Bakterien) mit 12 Gattungen; wichtigste Vertreter sind Pseudomonas*, Xanthomonas* u. Aeromonas*.

**Pseudomonas:** (*gr.* μονάς Einheit) Gattung der Fam. Pseudomonadaceae*, ubiquitär vork., häufig Farbstoffbildner; teilweise pathogen sind Pseudomonas aeruginosa* u. Pseudomonas pseudomallei.

**Pseudomonas aeruginosa:** (P. pyocyanea, P. pyocyaneum, Bacterium pyocyaneum, Pyocyanus-Bakterien) zarte, gramnegative Stäbchen, pleomorph, fakultativ pathogen. Erreger des blaugrünen Eiters, die Farbstoffe heißen Pyocyanin* (blau) u. Pyoluteorin (gelb). Pathogene Bedeutung im Rahmen des Hospitalismus*, da gegenüber den meisten Chemotherapeutika primär resistent (z.B. Polymyxine u. Gentamycin). **Gesch.:** vgl. Pyocyanase.

**Pseudomoninsäure A:** s. Mupirocin.

**Pseudoparenchym:** Scheingewebe; z.B. bei Totalgen od. Pilzen.

**Pseudopelletierin:** s. Punica granatum.

**Pseudoplacebo:** s. Placebo.

**Pseudoplastische Körper:** s. Rheologie.

**Pseudopodien:** (*gr.* πούς Fuß) Scheinfüßchen, Ausstülpung des Protoplasmas* bei Rhizopoda, dienen der Fortbewegung u. Nahrungsaufnahme (Bildung von Nahrungsvakuolen).

**Pseudopolymorphie:** s. Polymorphie.

**Pseudoracemat:** s. Racemat.

**Pseudosäuren:** nicht-saure Form org. Verbindungen, deren tautomere „aci-Form“ Salze bilden kann, z.B. Nitromethan u. Nitronsäure.

**Pseudotropin:** s. Tropanalkaloide.

**Pseudowut:** s. Herpes-Viren.

**psi:** s. Druck.

**Psidium guajava** L.: Fam. Myrtaceae, Guayavebaum (trop. Amerika). Stpfl. v. **Folia Djamboe:** Folia Psidii pyriferi, Djambublätter, Guayavablätter. **Inhaltsst.:** ca. 0.3% äther. Öl mit Eugenol u. Caryophyllen-Derivaten, 9 bis 12% Gerbstoff, ca. 6% Fett, Harz. **Anw.** volkst.: bei Magen- u. Darmkatarrh, als Adstringens. Die birnenartigen Früchte sind Nahrungsmittel.

**Psilocin:** 3-(2-Dimethylaminoethyl)-indol-4-ol; CAS-Nr. 520-53-6; $C_{12}H_{16}N_2O$, $M_r$ 204.27. Schmp. 170-173°C; polymorph. Strukturformel (vgl. mit Bufotenin*) u. weitere Angaben s. Psilocybin.

**Psilocybe mexicana** Heim.: Fam. Strophariaceae (Basidiomycetes, s. Pilze), u. **P. cubensis** (Earle) Singer, Teonanacatl (Kuba, Mexico). **Inhaltsst.:** ca. 0.3% Indolalkylamin-Derivate wie Psilocybin* u. Psilocin. **Anw.:** bei mexikanischen Indianern seit Jahrtausenden als Rauschmittel f. religiöse Zeremonien.

**Psilocybin:** Phosphorsäureester von Psilocin*; CAS-Nr. 520-52-5; $C_{12}H_{17}N_2O_4P$, $M_r$ 284.27. Schmp. 185-195°C. Alkaloid, nat. in verschiedenen Pilzgattungen (Psilocybe*, Conocybe, Panaeolus, Gymnopilus). Farblose Kristalle, lösl. in Wasser, wenig lösl. in Ether, unlösl. in Chloroform, Benzol. **Wirk.:** P. u. Psilocin lösen als Psychotomimetika (s. Psychopharmaka) beim gesunden Menschen akut einen psychoseähnlichen Zustand aus (Ähnlichkeit mit Symptomen bei

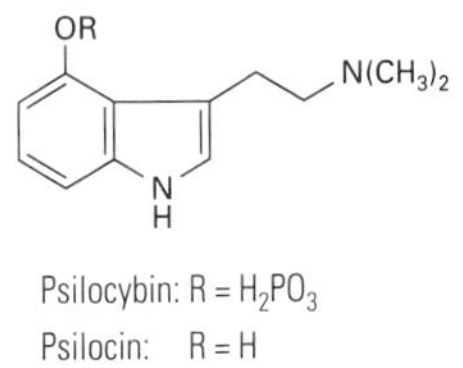

Psilocybin

Schizophrenie). Etwa 15 bis 30 min nach der Einnahme tritt Angstgefühl auf, weiterhin kommt es zu Pupillenerweiterung, Schwindel, Müdigkeit, Parästhesien. Es folgen Wahrnehmungsstörungen (Sehen farbiger Bilder, gestörte Zeit- u. Raumwahrnehmung) sowie Veränderungen der Stimmungslage (euphorisch, dysphorisch). Höhere Dosen führen zum Gefühl der Persönlichkeitsspaltung u. zu meist optischen Halluzinationen. Die wirksame Dosis f. den Erwachsenen liegt zwischen 4 bis 8 mg. Körperliche Abhängigkeit ist nicht bekannt.

**Psittacosis:** Psittakose, Papageienkrankheit; schwere grippeartige, anzeigepflichtige Erkrankung. Erreger: Chlamydia psittaci; Überträger: Papageien.

**Psoralen:** 7H-Furo-[3,2-g][1]benzopyran-7-on, δ-Lacton der 6-Hydroxy-5-benzofuranacrylsäure; $C_{11}H_6O_3$, $M_r$ 186.16. **Strukturformel** s. Furanocumarine. Als 7,6-Furanocumarin in vielen Rutaceae, Apiaceae, Fabaceae (z.B. in Psoralea-Arten); Photosensibilisator, s. PUVA-Therapie.

**Psoralene:** s. Furanocumarine.

**Psorcutan®:** s. Calcipotriol.

**Psoriasis:** Schuppenflechte; scharf begrenzte, mit silberweißen Schuppen bedeckte, zuweilen juckende Herde versch. Größe u. Gestalt, bes. an Ellenbogen, Knie, Kreuzbeingegend u. behaartem Kopf infolge überstürzter Epidermisbildung. Ther.: s. Antipsoriatika.

**Psorinum: HOM:** Nosode* aus menschlichen Krätzebläschen; wird z.B. verordnet hochpotenziert bei Dermatosen, Neurodermitis.

**PSP:** s. Phenolsulfonphthalein.

**Psychiatrie:** Lehre über Erkennung u. Behandlung seel. Erkrankungen.

**Psychoanaleptika:** Psychostimulantien, s. Psychopharmaka.

**Psychodysleptika:** Psychosomimetika, s. Psychopharmaka.

**Psychoenergetika:** Psychostimulantien, s. Psychopharmaka.

**Psychogen:** seelisch (durch Vorstellungen, Gemütsbewegungen) entstanden.

**Psycholeptika:** Neuroleptika, s. Psychopharmaka.

**Psychologie:** Lehre v. den normalen seel.-geistigen Funktionsabläufen.

**Psycholytika:** Psychosomimetika, s. Psychopharmaka.

**Psychopharmaka:** psychotrope Substanzen; chem. uneinheitliche Gruppe von zentral wirksamen Substanzen, die im weiteren Sinn Stimmungslage, intellektuelle Leistungen u. Verhalten von Mensch u. Tier beeinflussen können, im engeren Sinn *therapeutisch* zur Beeinflussung gestörter psychischer Funktionen, das heißt, sie werden zur Änderung von Verhalten, Erleben u. Empfinden eingesetzt. Analeptika, Narkotika, Antiepileptika, Nootropika u. Hypnotika werden nicht zu den P. gezählt. Einteilung u. Abgrenzung erfolgen eher nach therapeutischen, die speziellen Indikationen berücksichtigenden Gesichtspunkten, da die meisten P. nicht eindimensional wirksam sind, sondern ein mehr od. weniger breites Wirkungsspektrum haben, das sich mit dem anderer Substanzen überlappt (z.B. können Antidepressiva auch neuroleptische u. anxiolytische Eigenschaften besitzen).

**I. Ataraktika:** *syn.* Tranquillantien, *engl.* minor tranquilizer; Arzneimittel mit vorwiegend dämpfender Wirkung auf die Psyche, die Angst-, Spannungs- u. Erregungszustände aufheben u. deren psychosomatische Begleiterscheinungen wie Schlaflosigkeit u.a. beseitigen, sind bei echten Psychosen wirkungslos. Zum Einsatz kommen von allem **Benzodiazepine**, die weniger sedativ wirken als die eigentlichen Hypnotika, (z.B. Chlordiazepoxid*, Diazepam*, Medazepam*, Nitrazepam* u.v.a.), **Diphenylmethanderivate** (z.B. Hydroxyzin*) u. **Carbaminsäurederivate** (z.B. Meprobamat*, Carisoprodol*, Phenprobamat*). *Wirkungsmechanismus:* Benzodiazepine fördern die durch γ-Aminobuttersäure (GABA) vermittelte synaptische Hemmung im Bereich des ZNS. Durch die Wechselwirkung mit „Benzodiazepinrezeptoren“, die überall im ZNS vorkommen, werden benachbarte GABA-Rezeptoren von einer „low-affinity-Form“ in eine „high-affinity-Form“ übergeführt, mit der die freigesetzte GABA viel besser reagiert.

**II. Neuroleptika:** *syn. engl.* major tranquilizer, Antipsychotika, Psycholeptika; werden vor allem zur Behandlung psychischer Symptome wie Schizophrenie, Manie, organischen Psychosen, Erregungs- u. Angstzuständen u. Alkoholdelirien verwendet, führen eine Neurolepsie (relative Indifferenz gegenüber der Umwelt) herbei, ohne das Bewußtsein u. die intellektuellen Fähigkeiten zu beeinflussen, ermöglichen Betreuung u. Umgang mit dem Patienten, neben der neuroleptischen Wirkung unterschiedlich stark sedierend u. vegetativ dämpfend, optimale Wirk. v.a. bei der Langzeittherapie u. in Verbindung mit entsprechender Psycho- u. Soziotherapie. **Einteilung nach der chemischen Struktur**: *Phenothiazinderivate* (z.B. Chlorpromazin*, Acepromazin, Trifluoperazin*, Fluphenazin*, Thioridazin*, Prothipendyl*), *Thioxanthenderivate* (z.B. Chlorprothixen*, Flupenthixol*), *Aminobutyrophenone* (z.B. Droperidol*, Haloperidol*), *Diphenylbutylpiperidine* (z.B. Pimozid*, Fuspirilen*), *Indolderivate* (z.B. Reserpin*, Oxypertin*) sowie Clozapin*, Risperidon*, Sulpirid* u. Remoxiprid*. **Wirkungsmechanismus:** Hemmung der Neuronenaktivität im ZNS, bei Reserpin durch Entspeicherung von Monoaminen, bei Phenothiazinen u. Butyrophenonen durch Blockade von v.a. Dopaminrezeptoren, viele Neuroleptika besitzen auch anticholinerge Wirk. (Hemmung der Acetylcholinfreisetzung u. Blockade von Acetylcholinrezeptoren). **Nebenw.:** extrapyramidale Störungen: Frühdyskinesien, neuroleptika-bedingtes Parkinsonsyndrom, Akathisie (quälende Unruhe), Spätdyskinesien; vegetative Störungen, beruhend auf erniedrigtem Sympathikus- u. Parasympatikustonus. **Wechselw.:** steigern die Wirk. zentral wirkender Substanzen wie Narkotika, Hypnotika, Ethanol u. starke Analgetika.

**III. Antidepressiva:** werden v.a. in der Behandlung von endogenen, aber auch schweren akuten, neurotischen Depressionen eingesetzt, wobei sie unterschiedlich stark *stimmungsaufhellend, antriebssteigernd* und/oder *antriebssteigernd* u. *anxiolytisch* wirken. *Wirkungsmechanismus:* Erhöhung der Noradrenalin- bzw. Serotoninkonzentration im ZNS durch Hemmung der Wiederaufnahme (uptake) in die präsynaptischen Nervenendigungen, Stimulierung der Freisetzung u. Hemmung des Abbaus. **1. Einteilung nach Wirkungskomponenten. Monoaminooxidasehemmer* (MAO-Hemmer):** Thymoeretika; vorwiegend antriebssteigernd. **Desipramin-Typ:** weniger antriebssteigernd, stärker stimmungsaufhellend als Monoaminooxidasehemmer. **Imipramin-Typ:** Thymoleptika; am stärksten stimmungsaufhellend mit Antriebsdämpfung in der ersten Phase der Therapie. **Amitriptylin-Typ:** keine Antriebssteigerung, stärker antriebshemmend u. anxiolytisch, weniger stimmungsaufhellend als Imipramin-Typ. Bei Hemmung des Rücktransports von Transmittern in Nervenendigungen werden außerdem Noradrenalin-Reuptake-Hemmer* (mehr anriebssteigernd) u. Serotonin-Reuptake-Hemmer* (eher stimmungsaufhellend) unterschieden. **2. Einteilung nach der chemischen Struktur. Tricyclische Antidepressiva:** a) Dihydrodibenzazepine (z.B. Imipramin*, Desipramin*, Amitriptylin*, Doxepin*, Lofepramin*, Trimipramin*); b) Dibenzazepine (z.B. Carbamazepin*, Opipramol*), c) Hydroacridane (z.B. Melitracen*, Dimethacrin*), hier tritt die stimmungsaufhellende Wirk. erst 2 bis 3 Wochen nach Therapiebeginn auf, haben zusätzlich anticholinerge Wirk.. **Tetracyclische Antidepressiva:** z.B. Maprotilin*, Mianserin*; anticholinerger Effekt weniger ausgeprägt. **Monoaminooxidasehemmer*:** z.B. Tranylcypromin*, Moclobemid. **Diverse:** z.B. Mirtazapin*, Nomifensin*, Trazodon*, Viloxazin*, Citalopram*, Venlafaxin*, Fluoxetin*; geeignete Zuber. aus Hypericum perforatum*. **Nebenw.:** bei tri- u. tetracyclischen sowie diversen A. sind anticholinerge, v.a. kardiovaskuläre Störungen (Tachykardie, ev. Tachyarrhythmien, Blutdrucksenkung), Mundtrockenheit, Hyperthermie, Obstipation, Tremor, Erregungszustände; bei Monoaminooxidasehemmern ist zu Therapiebeginn mit Unruhezuständen u. Schlafstörungen, sowie Schwindel, Hypotonie, hypertone Blutdruckkrisen in Kombination mit tyrosinreichen Nahrungsmitteln wie Käse zu rechnen (cheese-effect).

**IV. Lithiumsalze:** verschiedene, v.a. Lithiumcarbonat, zur Behandlung der akuten Manie u. zur langfristigen Prophylaxe manisch-depressiver Erkrankungen. Soforteffekt: Milderung manischer Phasen innerhalb 6 bis 10 Tagen; Späteffekt: Abnahme der Häufigkeit von manischen u. depressiven Phasen nach 9 bis 12 Monaten sichtbar. Der *Wirkungsmechanismus* ist nicht genau geklärt, möglicherweise durch Stabilisierung der Affinität zwischen Rezeptoren u. Neurotransmittern im ZNS (vgl. Inositolphosphate). **Dos.:** sehr geringe therapeutische Breite, exakte Einstellung auf Lithiumblutspiegel von 0.8 bis 1.2 mmol/L u. regelmäßige Kontrolle nötig. **Nebenw.:** Muskelschwäche, Durst, leichter Tremor, Durchfälle. Kontraind.: Niereninsuffizienz, schwere Herz- u. Kreislauferkrankungen, Störungen des Natriumhaushaltes, Schwangerschaft. Wechselw.: mit Saluretika verminderte Lithiumausscheidung infolge einer Hyponatriämie im Körper, Gefahr der Überdosierung; mit Carboanhydrasehemmern Wirkungsverlust durch gesteigerte Lithiumausscheidung.

**V. Psychostimulantien:** *syn.* Psychotonika, Psychoanaleptika, Psychoenergetika; erhöhen die Aktivität des ZNS, sollen Müdigkeit beseitigen u. die psychische u. physische Leistungsfähigkeit steigern; dazu gehören: Coffein* u. die Weckamine* (z.B. Fenetyllin, Prolintan*, Amfetaminil*, Fencamfamin*, Pipradol* u.a.), die auch als Appetitzügler* verwendet u. häufig mißbraucht werden. Ihre regelmäßige Anw. führt zu Gewöhnung u. Abhängigkeit.

**VI. Psychosomimetika:** *syn.* Psychodysleptika, Psycholytika, Psychotoxika, Halluzinogene, Phantastika, Eidetika; Substanzen, die beim Gesunden abnorme Zustände hervorrufen können; werden ggf. zur Erzeugung von Modellpsychosen u. als Hilfsmittel der Psychotherapie verwendet; z.B. Mescalin*, DOM*, DOB*, Indolderivate (LSD, Psilocin, Psilocybin*), Inhaltsst. von Cannabis indica*, dem Indischen Hanf.

**Psychose:** Geisteskrankheit; zentral bedingte Störung der psychischen Funktionen, die über den bis dahin Gesunden schicksalhaft hereinbricht u. ihn oft weitgehend verändert. Sie lassen sich von den anderen psychischen Störungen meist durch ihre Symptomatik, sicher aber auch durch ihren Verlauf abgrenzen. **1. Exogene P.:** *syn.* organische bzw. körperliche bzw. begründbare bzw. symptomatische P. Hier ist die P. Symptom einer anderen, oft nachweisbaren Störung, tritt u.a. auf bei Thyphus, Kohlenmonoxidvergiftung, Herz- u. Kreislauferkrankungen. Symptome sind Bewußtseinsstörungen, Merkfähigkeitsstörungen, Wahnphänomene. **2. Endogene P.:** ohne bisher nachweisbare, aber vermutete körperliche Störung, dazu gehören Schizophrenie* u. Zyklophrenie*. **3. Experimentelle od. Modellpsychosen:** werden durch Psychotomimetika (s. Psychopharmaka) zu Versuchszwekken hervorgerufen, sind reversibel.

**Psychosomatik:** Richtung der Medizin, die den Einfluß des seelischen auf körperliche Erkrankungen verfolgt.

**Psychosomimetika:** Psychotomimetika, s. Psychopharmaka.

**Psychostimulantien:** s. Psychopharmaka.

**Psychotherapie:** Behandlungsmethoden mit direkter Einw. auf d. Psyche des Patienten, auch bei körperlichen Leiden, z.B. durch Zuspruch, Suggestion, Hypnose, autogenes Training usw.

**Psychotonika:** Psychostimulantien, s. Psychopharmaka.

**Psychotoxika:** Psychosomimetika, s. Psychopharmaka.

**Psychotria ipecacuanha:** s. Cephaelis ipecacuanha.

**Psychotrin:** s. Cephaelis ipecacuanha.

**Psychotrop:** auf die Psyche wirkend (Psychopharmaka, Alkohol, usw.).

**Psychotrope Stoffe, Übereinkommen über:** PsychÜbk, s. Betäubungsmittelrecht.

**Psychrometrie:** s. Hygrometer.

**Psychrophil:** Bez. f. Organismen, deren Temperaturoptimum des Wachstums unter 20°C liegt (z.B. marine Organismen).

**PsychÜbk:** Übereinkommen über psychotrope Stoffe, s. Betäubungsmittelrecht.

**Psyllii semen:** s. Plantago afra.

**Psyllium, Blondes:** s. Plantago ovata.

**Psyquil®:** s. Triflupromazin.

**Pt:** *chem.* Platin*.

**PTA:** s. Pharmazeutisch-technischer Assistent.

**Ptarmikum(a):** *syn.* Sternutatorium, Niesmittel*.

**Ptelea trifoliata** L.: Fam. Rutaceae, Lederblume (bis 5 m hoher Strauch; Nordamerika u. als Zierpflanze in Europa). **Inhaltsst.:** Alkaloide (Kokusaginin). **Anw.:** Wurmmittel (Blätter), Hopfenersatz (Früchte).

**HOM:** *Ptelea trifoliata:* verord. z.B. b. Lebererkrankungen mit Gastritis.

**Pteridin:** Pyrazino-[2,3-d]pyrimidin; $C_6H_4N_4$, $M_r$ 132.12. **Strukturformel** s. Pterine. Schmp. 139.5°C. Gelbe Kristalle.

**Pteridine:** s. Pterine.

**Pteridophyta:** Farnpflanzen; alle Gefäßpflanzen außer den Samenpflanzen (Spermatophyta*).

Die wichtigsten Klassen sind die Lycopodiatae (Bärlappgewächse), Equisetatae (Schachtelhalmgewächse) u. die eigentlichen Farne, die Filicatae (Farngewächse).

**Pterine:** (*gr.* πτερόν Feder, Flügel) eine biosynth. aus Purinen gebildete, biol. wichtige Gruppe von Verbindungen, die sich von **Pterin** (2-Amino-4-oxodihydropteridin) ableiten. Strukturaufklärung durch R. Purrmann 1940. Zentraler Grundkörper ist das Pteridin* (Pyrazino[2,3-d]-pyrimidin), weshalb die P. der Klasse der **Pteridine** zugeordnet werden. Zu den nat. vorkommenden Pteridinen gehören P. sowie Derivate des Lumazins* (2,4-Dioxo-1,2,3,4-tetrahydropteridin). Unkonjugierte Pteridine tragen am Atom 6 od. 7 einfache Substituenten, während konjugierte Pteridine wie z.B. Folsäure (Pteroylglutaminsäure, s. Vitamine) komplexere Substituenten enthalten. Die P. Xanthopterin (6-Hydroxypterin) u. Leucopterin (6,7-Dihydroxypterin) wurden zuerst aus Schmetterlingsflügeln isoliert. P. sind in der Natur weit verbreitet (Insekten, Amphibien, Haut u. Augen der Fische, u.a. in d. Leber, Niere, Blut u. im Harn v. Menschen u. Säugetieren). Weitere natürliche Pteridine sind z.B. D-erythro-Neopterin (s. Neopterin), das bei Erkrankungen, bei denen eine zellvermittelte Immunantwort hervorgerufen wird, im Harn u. Serum stark erhöht ist, u. L-erythro-Tetrahydrobiopterin (s. Biopterin), das als Coenzym bei enzymatischen Hydroxylierungen eine große biologische Rolle spielt. Benzoderivate des Lumazins sind Grundkörper des Riboflavins, s. Vitamine (Vitamin $B_2$).

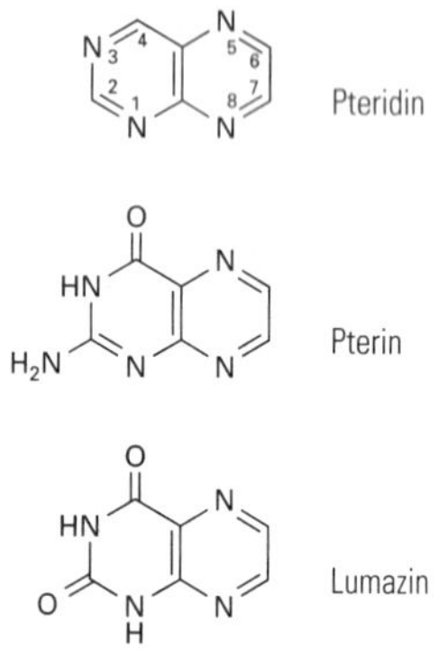

Pterine

**Pterocarpin:** $C_{17}H_{14}O_5$, $M_r$ 298.28. Ein Isoflavonoid*, z.B. in Pterocarpus santalinus*.

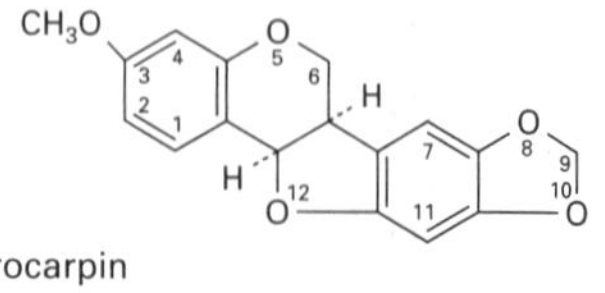

Pterocarpin

**Pterocarpus marsupium** Roxb.: Fam. Fabaceae (Leguminosae) (Vorder- u. Hinterindien, Ceylon, Malabarküste) u. andere Pterocarpus-Arten sind Stpfln. v. **Kino:** Gummi Kino, Kino, Malabarkino, der nach Verwundung der Stammrinde (Februar, März) ausgeflossene u. erhärtete Saft. Kantige, glänzende, leicht zerbrechliche Stücke von schwärzlicher od. dunkelrotbrauner Farbe, am Rande durchscheinend; in heißem Wasser u. Ethanol fast vollständig lösl., in kaltem Wasser quillt es auf mit dunkelrotbrauner Farbe. **Inhaltsst.:** 70 bis 80% Kinogerbsäure (Catechingerbstoffe, Kinorot, Brenzkatechin, Kinoin, Protocatechusäure. **Anw.:** Adstringens; techn.: zum Gerben.

**Pterocarpus santalinus** L.f.: (Baum in Indien, kult. auf den Philippinen) u. **P. soyauxii** (Afrika), Fam. Fabaceae (Leguminosae). Stpfln. v. **Lignum Santali rubrum:** Lignum Pterocarpi, Rotes Sandelholz, Kaliaturholz (Weißes Sandelholz s. Santalum album). **Off.:** EB6. **Inhaltsst.:** Santalin (roter Farbstoff, ein Phenyl-benzyl-benzoxanthon), Pterocarpin*, Stilbenderivate, Phenolcarbonsäuren, Gallussäure, wenig äther. Öl mit Cedrol u. Eudesmanderivaten (Sesquiterpene). **Anw.:** zu Teemischungen als Schmuckdroge; der rote Farbstoff ist in Wasser unlösl., färbt daher den Aufguß nicht; volkst.: bei Magen-Darm-Beschwerden.

**Pterocladia-Arten:** s. Agar.

**Pteropodin:** ein Oxindolalkaloid aus Uncaria tomentosa*.

**Pteroylglutaminsäure:** Folsäure, s. Vitamine.

**PTFE:** s. Polytetrafluorethylen.

**PTH:** Abk. f. Parathyreotropes Hormon, s. Hormone (Hypophysenvorderlappen).

**Ptisana(e):** (schleimiger) Arzneitrank; s. Potio.

**Ptomaine:** (*gr.* πτῶμα Leichnam) Leichengifte, Leichenalkaloide (unzutreffende Bez.). Basische, stickstoffhaltige, org. Verbindungen, die sich aus faulendem Eiweiß (Fleisch) bilden; sie sind teils außerordentl. giftig, z.B. Neurin (Trimethylvinylammoniumhydroxid), teils ungiftig (Putrescin*, Cadevarin*).

**Ptyalin:** alte Bez. f. Speichel- u. Pankreasdiastase.

**Ptyalismus:** Speichelfluß.

**Ptychopetalum-Arten:** Fam. Olacaceae. **P. olacoides** Benth. u. **P. uncinatum** Anselmino (Brasilien). Stpfln. v. **Lignum Muira-puama:** Ptychopetali lignum, Muira-puama-Holz, Potenzholz. (Früher galt Liriosma ovata Miers, Fam. Olacaceae, als Stpfl.) **Inhaltsst.:** ca. 0.5% Ester von Lupeol u. (wenig) β-Sitosterin* mit Behensäure u. ähnlichen Fettsäuren, ferner Harz, Gerbstoff, Bitterstoff. **Anw.** volkst.: (unwirksames) Aphrodisiakum u. Tonikum.

**HOM:** *Ptychopetalum* (HAB1.5), Muira puama: die getrockneten berindeten Stämme.

**Ptychotis ajowan:** s. Trachyspermum ammi.

**Pu:** *chem.* Plutonium*.

**Pubes:** Schamhaare, Schamgegend.

**Pubes Stizolobii:** Die Brennhaare von Fructus Stizolobii, s. Mucuna pruriens.

**Puccinia malvacearum:** Rostpilz (Uredales, Basidiomycetes, s. Pilze), der auf Malvaceen schmarotzt; die Sporenlager bilden auf d. Unterseite der Malvaceenblätter (Fol. Althaeae, Fol. Malvae) oft kleine, braune Flecke.

**Puddingpulver:** Mischungen aus feinst gepulvertem Kartoffelmehl, Mais- od. Weizenstärke, Farbstoff u. Aroma, vielfach unter Zusatz v. getrocknetem Eigelb.

**Puder:** s. Pulveres adspergendi.

**Puder, Flüssige:** Trockenpinselungen, s. Lotio(nes).

**Puele-Rinde:** s. Alstonia scholaris.

**Püringer Tee:** s. Sideritis hirsuta.
**Puerpera:** Wöchnerin.
**Puerperalfieber:** Kindbettfieber.
**Puerperium:** Wochenbett.
**Puffbohne:** s. Vicia faba.
**Puffer:** (richtige Bez. Pufferlösungen) dienen der Stabilisierung von pH-Werten in chem. Reaktionslösungen u. pharmazeutischen Präparationen. Sie bestehen aus einer schwachen Säure (Base) u. deren vollständig dissoziiertem neutralen Salz. Die Wirk. beruht auf dem Abfangen von Wasserstoff- u. Hydroxylionen unter Bildung der schwachen Säure (Base) od. des Neutralsalzes entsprechend dem Massenwirkungsgesetz u. der Dissoziationskonstante (vgl. Massenwirkungsgesetz) der schwachen Säure (Base). Die Wirkungsweise der P. wird mit der **Henderson-Hasselbalch-Gleichung** beschrieben:
$pH = pK + \log [c_{Salz}/c_{Säure\ (Base)}]$
pK entspricht dem negativen dekadischen Logarithmus der Dissoziationskonstanten der schwachen Säure (Base). c entspricht der Konzentration (mol/L).
Die größte Pufferwirkung erreichen demnach Gemische mit einem molaren Konzentrationsverhältnis Säure (Base): Salz = 1:1. Der pH-Wert des menschlichen Blutes liegt bei 7.38. Dieser pH-Wert wird durch ein Hydrogencarbonatpuffersystem ($HCO_3^-/H_2CO_3$) konstant gehalten. Nach DIN 19266 wird die pH-Skala durch Standardpufferlösungen fixiert. Die Vorschriften zum Ansetzen dieser Puffer sind im DIN-Blatt angegeben. Diese P. dienen zur Eichung von elektrischen pH-Metern.
**Pufferfisch:** s. Tetrodotoxin.
**Pufferkapazität:** Pufferwirkungsgrad, Pufferindex, Pufferwert β. Ausmaß des Widerstandes eines Puffers gegen pH-Verschiebungen. Verhältnis aus der Äquivalentstoffmenge* an starker Base (od. Säure), die der Pufferlösung je Liter zugesetzt wird (ΔB, Einheit: mol/L), zur daraus resultierenden pH-Änderung ΔpH:
$\beta = \Delta B/\Delta pH$
β nimmt den Wert 1 ein, wenn die Zugabe von der Äquivalentstoffmenge n(eq) = 1 mol einer starken Base (od. Säure) zu 1 Liter Pufferlösung eine Änderung von 1 pH-Einheit ergibt. Der Puffer hat die größte Kapazität, wenn das Verhältnis Salz zu Säure gleich 1 beträgt u. die Konz. an Salz u. Säure f. eine größere Alkali- u. Säure-Reserve ausreicht.
**Pufferlösung:** s. Puffer.
**Pulegon:** 1-Methyl-4-isopropyliden-cyclohexanon-(3), R-(+)-*p*-menth-4(8)-en-3-on; CAS-Nr. 89-

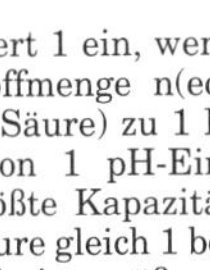

Pulegon

82-7; $C_{11}H_{16}O$, $M_r$ 152.23. D. 0.932. Sdp. 224°C. $[\alpha]_D^{20°C}$ +21°. Vielfach Bestandteil der äther. Öle von Lamiaceae. Hauptbestandteil d. Poleiöls (s. Mentha pulegium) u. des äther. Öls von Hedeoma pulegoides*, ferner z.B. in Origanum dictamnus u. Barosma-Arten. Farblose, nach Pfefferminz riechende Flüss. Lösl. in Ethanol, unlösl. in Wasser. Bei der Oxidation u. beim Erhitzen mit Wasser spaltet es Aceton ab. **Anw.:** in der Parfümerie, zur Synthese von Menthol.
**Pulmicort®:** s. Budesonid.
**PulmiDur®:** s. Theophyllin.
**Pulmo:** (Plur. Pulmones) Lunge(n), s. Organtherapeutika.
**Pulmoclase®:** s. Carbocistein.
**Pulmonal S®:** s. Ambroxol.
**Pulmonaria officinalis** L.: (Pulmonaria maculosa (Liebl.) Gams) Fam. Boraginaceae, Lungenkraut, Fleckenkraut (Europa). Stpfl. v. **Herba Pulmonaria (maculosae):** Pulmonariae herba, Lungenkraut, Fuchslungenkraut. **Off.:** DAB10. **Inhaltsst.:** bis 15% Mineralstoffe, davon 2.5 bis 5% Kieselsäure; Kämpferol, Quercitrin u. andere Flavonoide, Allantoin, Schleimstoffe u. ander Kohlenhydrate (Fructane), Gerbstoffe; f. Boraginaceae typische Pyrrolizidinalkaloide konnten nicht nachgewesen werden. **Anw.** volkst.: als Expektorans, Mucilaginosum u. Adstringens; bei Lungenerkrankungen (bes. früher) u. Blasenleiden, bei Katarrhen.
**HOM:** *Pulmonaria officinalis* (HAB1.4), Pulmonaria vulgaris: frisches, blühendes Kraut.
**Pulmozyme®:** s. Dornase alfa.
**Pulpa:** **1.** Fleisch; **2.** Fruchtmus.
**Pulpa Cassiae:** s. Cassia-Arten.
**Pulpa dentium:** Zahnpulpa, Zahnmark.
**Pulpa Tamarindorum cruda:** Tamarindenmus, s. Tamarindus indica.
**Pulpa Tamarindorum depurata:** Gereinigtes Tamarindenmus, s. Tamarindus indica.
**Pulpitis:** Entzündung der Zahnpulpa (Pulpa dentium).
**Pulque:** s. Agave americana.
**Pulsatilla pratensis** (L.) Mill.: (Anemone pratensis L.), Gemeine Kuhschelle (Küchenschelle), u. **Pulsatilla vulgaris** Mill. (Anemone pulsatilla L.), Wiesenkuhschelle, (Wiesenküchenschelle), Fam. Ranunculaceae (Mitteleuropa bzw. südöstl., mittleres u. nördliches Europa). Stpfln. v. **Herba Pulsatillae:** Küchenschellenkraut. **Inhaltsst.:** aus Ranunculin (**Strukturformel** s. Protoanemonin) entstehendes Protoanemonin* (Anemonol) u. Anemonin (beide gehen beim Trocknen in die unwirksame Anemoninsäure über), Bitterstoff, Gerbstoff, im Wurzelstock Saponin. **Anw.** volkst.: als Diuretikum bei Nieren- u. Blasenleiden, bei Gicht, Rheumatismus sowie als Sedativum bei Keuchhusten u. als Antispasmodikum, besonders bei schmerzhaften Spasmen der weibl. Genitalorgane, bei Dysmenorrhö; äuß. volkst.: als Rubefaziens u. Vesikans. Wirksam sind nur die frischen Pflanzen, giftig!
**HOM:** *Pulsatilla pratensis* (HAB1.5), Pulsatilla: frische, zur Blütezeit gesammelte ganze Pflanze; Konstitutionsmittel, verord. z.B. b. Verdauungsstörungen, venösem Blutstau, Menstruations- u. Zyklusstörungen, Depressionen, bes. bei Frauen.
**Pultiformis:** Breiförmig.
**Pultiformsalben:** Fällungssalben; Salben, bei denen der wirksame Arzneistoff frisch gefällt u. noch feucht mit der Salbengrundlage verrieben worden ist, wodurch eine sehr feine Verteilung des Arzneistoffes in der Salbe gewährleistet ist, z.B. Unguentum Hydrargyri flavum, Ungt. Hydrargyri album.
**Pulver:** **1.** s. Pulveres; **2.** s. Pulvertechnologie.
**Pulver, Doversches:** Pulvis Ipecacuanhae opiatus*.
**Pulveres** Ph.Eur.3: Pulver; Arzneistoffe od. Arzneizubereitungen zum inneren od. äußeren

Gebrauch (Puder: Pulveres adspergendi*), deren Bestandteile gepulvert sind (meist unter 750 µm) u. die ungemischt (einfache P., Pulveres simplices) od. gemischt (Gemischte P., Pulveres mixti, Pulveres compositi), mit od. ohne Zusatz indifferenter Hilfsstoffe (falls erforderlich zugelassene Farb- u. Aromastoffe), abgeteilt od. nicht abgeteilt vorliegen. Nicht abgeteilte P. werden als Schachtelpulver verordnet (z.B. Magenpulver). Abgeteilte, einzeldosierte P. werden nach Einzelwägung in Papierkapseln verpackt od. dienen zum Füllen von Oblaten*, Gelatinekapseln (s. Capsulae) od. Trockenampullen (Ampullen*). Größere Bedeutung besitzen P. heute als Bulk-Substanzen des Arzneimittelhandels u. als galenische Ausgangsmaterialien f. die Arzneiformenherstellung, z.B. von Granulaten*, Compressi*, Compressi obducti*, Suspensionen*. Ph.Eur.3 unterscheidet: P. zur oralen Anw., P. zur Herst. v. Flüssigkeiten zur peroralen Anwendung, P. zur Herst. v. Parenteralia* (s. Pulveres parenterales) u. P. zur lokalen Anwendung.

P. sind Ansammlungen fester Partikeln (kleine Kristalle, amorphe Substanzen od. Aggregate*), die in Form, Größe u. Masse differieren u. sich im Pulverbett gegenseitig berühren. Mit zunehmendem Feinheitsgrad werden die Einzelteilchen immer stärker von Kohäsionskräften zusammengehalten (Agglomerate, s. Aggregate*). Kohäsive P. bereiten häufig Schwierigkeiten bei Verarbeitungsprozessen wie z.B. Mischen, Abteilen etc. P. werden entweder durch Zerkleinerung auf trockenem od. naßem Wege mit Hilfe von Mühlen* (Kugel-, Hammer-, Stift- u. Schlagmühlen), durch Zerstäubung, Gefriertrocknung*, gelenkte Kristallisation, Sublimation od. Ausfällung hergestellt (vgl. Pulvertechnologie). Einfache P. erhält man durch sorgfältiges Zerkleinern der getrockneten Arzneistoffe. Zusammengesetzte P. erhält man durch sorgfältiges Mischen einfacher P. von möglichst gleichem Zerkleinerungsgrad. Nach dem Mischen sollten zusammengesetzte P. nochmals gesiebt u. wieder durchgemischt werden. Zur Vermeidung von Entmischungsprozessen kann 1 bis 2% Cellulosepulver zugesetzt werden. Peroral anzuwendende P. in Mehrfachdosenbehältnissen müssen mit einem Meßgerät abgegeben werden. Nach Ph.Eur.3 wird geprüft auf Teilchengröße: mit Hilfe der Siebanalyse* od. einem anderen geeigneten Verfahren; die Gleichförmigkeit* des Gehaltes bei abgeteilten P. mit weniger als 2 mg od. weniger als 2% Wirkstoff (auf Gesamtmasse bezogen). Zuber. mit mehreren Vitaminen und/oder Spurenelementen unterliegen nicht dieser Prüfung; die Gleichförmigkeit* der Masse bei P. in Einzeldosisbehältnissen.S

**Pulveres adspergendi:** Puder, Pulveres adspersorii, Pulveres inspersorii, Conspersi, Streupuder, Dusting powders. P. a. sind nichtabgeteilte Pulver, die ausschließlich zum äußeren Gebrauch (Haut, Schleimhaut, verletztes Gewebe) bestimmt sind (z.B. Wundpuder). P. a. sind reine Wirkstoffpulver od. Gemische mit 2 od. mehreren Hilfsstoffen wie Talk, Zinkoxid, Stärken, Stärkederivaten, Weißer Ton, Kieselgur u.v.a. (s.a. ANM-Pudergrundlage). P. sollen möglichst fein u. sterilisierbar sein. Zur Anwendung auf großen, offenen Wunden od. auf schwer erkrankter Haut ist Sterilität gefordert. P.a. sollen ferner völlig reizlos sein, eine gute Haft- u. Streufähigkeit besitzen, chem. indifferent u. unzersetzlich sein u. eine gute Adsorptionsfähigkeit gegenüber Flüssigkeiten (Wasser od. Öl) aufweisen. P. können je nach Anwendung kühlen, trocknen, adsorbieren, gleitfähig machen, desinfizieren. Für eine Kühlwirkung sind Stärken, Zn-, Al-stearat verantwortlich. Die Saugfähigkeit u. das Adsorptionsvermögen wird z.B. durch Aerosil®, Weißem Ton, mikrokristalline Cellulose u. Stärken verstärkt. Eine erhöhte Saugfähigkeit ohne Quellung wird durch die Stärkederivate ANM®*, NAC® u. Nalcip® erreicht. Die Gleitfähigkeit wird erhöht durch Talkum, Zn-, Mg- u. Al-stearat. Talkum, Aerosil®, Stärken, Fette, Al-hydroxid werden f. ein gutes Haftvermögen eingesetzt. Für eine ausreichende Streufähigkeit dienen Aerosil® u. Talkum. Die gewünschte Deckkraft der P. wird erreicht durch Zusätze von Titandioxid, Zinkoxid, Ca-carbonat. Die Resorbierbarkeit von Wirkstoffen wird durch Zusatz von Lactose begünstigt.

**Pulveres compositi:** s. Pulveres.

**Pulveres et granulata ad liquida oralia: Pulver u. Granulate f. orale Flüssigkeiten.** Ph.Eur.3. Einfach od. mehrfach dosierte Pulver od. Granulate zur Zubereitung oraler Flüssigkeiten kurz vor der Einnahme (Instantpulver od. -granulate) enthalten Arzneistoffe, die in einem wäßrigen Vehikel nur kurze Zeit stabil sind. Nach der Zugabe der vorgeschriebenen Menge Wasser bzw. mitgelieferten Flüssigkeit entsteht eine orale Lösung, ein Sirup, eine orale Tropfenflüssigkeit od. eine orale Suspension mit deklarierter Arzneistoffmenge in einem bezeichneten Volumen. Die notwendige Flüssigkeitsmenge wird entweder durch eine Marke am durchsichtigen Behältnis, durch ein beigefügtes markiertes Gefäß od. durch Angabe des zuzufügenden Flüssigkeitsvolumens in mL angezeigt. Als Hifsstoffe enthalten sie z.B. Saccharose od. andere süße Polyole, zugelassene künstliche Süßstoffe, viskositätserhöhende Stoffe, antimikrobielle Substanzen, Stabilisatoren, Aromastoffe. Prüfung erfolgt z.B. auf Gleichförmigkeit* des Gehaltes od. Masse etc.

**Pulveres granulati:** s. Granulate.

**Pulveres mixti:** Gemischte Pulver. s. Pulveres.

**Pulveres normati, Pulveres titrati:** Eingestellte Pulver.

**Pulveres parenterales:** Nach Ph.Eur.3 Pulver zur Bereitung von Parenteralia; feste, sterile Zubereitungen, die sich in ihren Endbehältnissen befinden. Pulveres parenterales eignen sich f. Wirkstoffe, die in gelöster Form chem. od. phys. nicht ausreichend stabil sind u. werden daher erst kurz vor der Applikation aufgelöst. Nach dem Schütteln mit dem vorgeschriebenen Volumen der geeigneten, sterilen Flüssigkeit müssen sie rasch eine klare Lösung bilden, die möglichst frei von Schwebeteilchen ist, od. eine gleichmäßige Suspension. P. p. sind nach Ph.Eur.3 auf Gleichförmigkeit der Masse*, ev. auf Gleichförmigkeit des Gehaltes* (bei einem Wirkstoffgehalt unter 2 mg od. 2% der Gesamtmasse, od. wenn die Masse der Zubereitung gleich od. kleiner als 40 mg ist) u. auf Pyrogene* (sofern keine Prüfung auf Bakterien-Endotoxine vorgeschrieben ist) zu prüfen. P.p. können aus dem Wirkstoff allein bestehen, od. dieser kann mit einem Hilfsstoff (z.B. Mannitol) vermischt sein. Gefriergetrocknete Substanzen zur Bereitung von Parenteralia gelten als P.p. Der Hilfsstoff kann zugleich zum Einstellen der Isotonie* beim Auflösen u. als Gerüstbildner beim Lyophilisieren (s. Gefriertrocknung) dienen. Wasser od. isotonische Lösungen werden als Lösungsmittel verwendet. Zum Auflösen wird das Lösungsmittel mit der Spritze zum Pulver in die geöffnete Ampulle* od. nach Durchstechen des

Gummistopfens in das Vial* gegeben. Für Vials mit größeren Volumina (z.B. 50 mL) können spezielle Überleitungskanülen verwendet werden. Nach dem Lösen bzw. Suspendieren muß die Zuber. den Anforderungen f. Iniectabilia* bzw. Infundabilia* entsprechen.

**Pulveres simplices:** Einfache Pulver. s. Pulveres.

**Pulver, Gemischte:** s. Pulveres.

**Pulverisette®:** Gerät zur Herst. v. Pulververreibungen (meist f. homöopathische Verreibungen) mit einer Abschabvorrichtung.

**Pulverkomprimierung:** Direkttablettierung*.

**Pulvermischdose nach Wolsiffer:** Leichtmetalldose mit meist 3 Stahl- od. Glaskugeln. Diese werden in der mit dem Mischgut gefüllten Pulvermischdose per Hand in Rotation versetzt; zum Mischen von stark stäubenden u. nicht stark wirksamen Pulvern.

**Pulverscheren:** Dispensierscheren; eignen sich nur zum Abteilen von Arzneipulvern mit großer Dosierbreite. Da die Dosierung nach dem Volumen erfolgt, ist eine starke Abhängigkeit von den Pulvereigenschaften gegeben (Fließverhalten, Packungsdichte usw.). Massekontrollen sind daher ratsam. Durch Normierung der Pulvereigenschaften (Fließverhalten) mit Fließreguliergungsmitteln od. durch Granulation* kann eine hohe Dosiergenauigkeit erzielt werden. Dies trifft f. alle Pulverdispensiergeräte mit Volumendosierung zu; s.a. Direkttablettierung.

**Pulvertechnologie:** Bez. f. alle Verfahren zur Herst., Weiterverarbeitung u. Charakterisierung von Pulvern (Haufwerken). Dazu gehören Verfahren zur Zerkleinerung (Trocken- u. Naßmahlung, s. Mühlen), Zerstäubung, Gefriertrocknung*, Kristallisation*, Sublimation, Fällung, Klassieren (Sieben*), Mischen, Agglomerieren, Trocknen u. Verfahren zur Herst. v. Granulaten, Tabletten, Kapseln, Suspensionen, Trockensäften u. Troktentropfen aus pulverförmigen Vor- u. Zwischenprodukten; die Charakterisierung von Pulvern erfolgt anhand der Partikelgröße u. Partikelgrößenverteilung (s. Korngrößenanalyse), der Partikelform, der wahren u. scheinbaren Dichten, Schütt- u. Stampfvolumen, Porosität*, spezifische Oberfläche, Fließeigenschaften u. Oberflächeneigenschaften (Benetzbarkeit*, Sorption*, Hygroskopizität*); in der P. interessieren auch Veränderungen der Pulvereigenschaften bei der Verarbeitung u. Zusammenhänge mit der Wirksamkeit von Arzneipulvern (biopharmazeutisches Verhalten); s. Pulveres.

**Pulververreibung:** s. Trituration.

**Pulvis:** Pulver, Plur. Pulveres*.

**Pulvis Adonidis normatus:** Eingestelltes Adonispulver, s. Adonis vernalis.

**Pulvis adspersorius:** Streupulver f. Pillen, um das Zusammenkleben zu verhindern (früher meist Lycopodium*).

**Pulvis aerophorus:** Brausepulver. Zstzg. nach DAB6: 2 T. Natriumhydrogencarbonat u. 1.5 T. Weinsäure; die Bestandteile werden getrennt abgegeben. Natriumhydrogencarbonat in gefärbter, Weinsäure in weißer Papierkapsel.

**Pulvis aerophorus laxans:** Abführendes Brausepulver, Seidlitzpulver. Zstzg. nach DAB6: 7.5 T. Kaliumnatriumtartrat, 2.5 T. Natriumhydrogencarbonat u. 2 T. Weinsäure.

**Pulvis aerophorus mixtus:** Gemischtes Brausepulver. Zstzg. nach DAB6: 13 T. Natriumhydrogencarbonat, 12 T. Weinsäure u. 2 T. Zucker.

**Pulvis alcalinus peroralis:** Alkalisches Pulver. Zstzg. nach Ph.Helv.6: 14.5 T. wasserfreies Natriumsulfat, 28.5 T. wasserfreies Natriummonohydrogenphosphat, 57 T. Natrium hydrogencarbonat. **Anw.:** bei Hyperazidität u. Dispepsien.

**Pulvis antacidus:** Säurebindendes Pulver. Zstzg. nach NRF: 5 g getrocknetes Aluminiumhydroxidgel, 25 g Magnesiumtrisilicat. **Anw.:** bei Hyperazidität. **Übl. Dos.:** 1/2 Teelöffel nach od. zwischen den Mahlzeiten.

**Pulvis Belladonnae normatus:** Eingestelltes Belladonnapulver; s. Atropa belladonna.

**Pulvis Calcii effervescens:** Calcium-Brausepulver. Zstzg. nach NRF: 64 g Calciumlactat-Trihydrat, 15 g Natriumhydrogencarbonat, 15 g Citronensäure (wasserfrei), Aroma u. Sorbitol ad 125 g. Lagerung vor Feuchtigkeit geschützt! **Anw.:** bei erhöhtem Calciumbedarf.

**Pulvis Caroli:** Karlsbader Salz, s. Sal Carolum.

**Pulvis Cellulosi:** s. Cellulosepulver.

**Pulvis Cholecalciferoli:** s. Vitamine (Vitamin $D_3$).

**Pulvis contra insecta:** Insektenpulver, s. Chrysanthemum cinerariifolium.

**Pulvis Convallariae normatus:** Eingestelltes Maiglöckchenpulver, s. Convallaria majalis.

**Pulvis dentifricius:** Zahnputzpulver. Zstzg. nach DAB6: 100 T. Calciumcarbonat u. 1.25 T. Pfefferminzöl.

**Pulvis dentifricius cum sapone:** Seifen-Zahnputzpulver. Zstzg. nach DAB6: 90 T. Calciumcarbonat, 10 T. medizinische Seife u. 1.25 T. Pfefferminzöl.

**Pulvis Digitalis lanatae normatus:** Eingestelltes Digitalis-lanata-Pulver, s. Digitalis lanata.

**Pulvis Digitalis purpureae normatus:** Eingestelltes Digitalis-purpurea-Pulver, s. Digitalis purpurea.

**Pulvis Dimeticoni:** Dimeticon-Pulver 40 od. 80 mg*.

**Pulvis Doveri:** s. Pulvis Ipecacuanhae opiatus.

**Pulvis effervescens:** s. Pulvis aerophorus.

**Pulvis exsiccans:** Zinkstreupulver; Wundpuder.

**Pulvis Florum Chrysanthemi:** Insektenpulver; s. Chrysantemum-Arten.

**Pulvis Florum Pyrethri:** s. Chrysanthemum cinerariifolium.

**Pulvis fumalis:** Species fumales; Räucherpulver.

**Pulvis gummosus:** Zusammengesetztes Gummipulver. Zstzg. nach DAB6: 5 T. arabisches Gummi, 3 T. Süßholz u. 2 T. Zucker. **Anw.:** inn. als Mucilaginosum, gegen Diarrhö.

**Pulvis Hyoscyami normatus:** Eingestelltes Hyoscyamuspulver, s. Hyoscyamus niger.

**Pulvis insecticidus:** Pulvis insectorum, Insektenpulver; s.a. Chrysanthemum cinerariifolium.

**Pulvis inspersorius:** s. Pulveres adspergendi.

**Pulvis Ipecacuanhae normatus:** Eingestelltes Ipecacuanhapulver, s. Cephaelis ipecacuanha.

**Pulvis Ipecacuanhae opiatus:** Dover-Pulver. Thom. Dover, Arzt, London, 1660 bis 1742. Zstzg. nach ÖAB81: 10 T. eingestelltes Opium, 10 T. eingestellte Brechwurzel u. 80 T. Lactose. MED 1.5 g, MTD 5 g. **Anw.:** Bronchitis u. Durchfälle.

**Pulvis ipecacuanhae opiatus solubilis peroralis:** Lösliches Dover-Pulver. Zstzg. nach Ph.Helv.6: 5 T. Opiumtrockenextrakt, 10 T. Brechwurzeltrockenextrakt, 85 T. Mannitol. **Anw.:** s. Pulvis Ipecacuanhae opiatus; raschere u. weniger anhaltende Wirkung.

**Pulvis Kalii chloridi 0.75 aut 1.5 g:** Kaliumchlorid-Pulver 0.75 od. 1.5 g, Kalii chloridi pulvis 0.75 aut 1.5 g. Zstzg. nach NRF: 0.75 g bzw. 1.5 g Kaliumchlorid pro Pulver. In Pulverkapseln aus Papier abzufüllen. **Anw.:** 3mal 1 Pulverkapsel tgl. zur Kaliumsubstitution.

**Pulvis Liquiritiae compositus:** Brustpulver, Kurellapulver. Zstzg. nach ÖAB94: 10 T. Rohrzucker, 3 T. Sennesblatt, 3 T. Süßholzwurzel, 2 T. Bitterer Fenchel u. 2 T. gereinigter Schwefel. Pulvis liqu. comp. peroralis nach Ph.Helv.6: 10 T. Fenchelpulver, 20 T. gepulverte Sennesfrüchte, 20 T. Süßholzpulver, 45 T. Saccharose, 5 T. gefällter Schwefel. **Anw.:** Laxans u. Depurativum.

**Pulvis Magnesiae cum Rheo:** Kinderpulver. Zstzg. nach DAB6: 10 T. Magnesiumcarbonat, 7 T. Fenchel-Ölzucker u. 3 T. Rhabarberpulver. **Anw.:** früher als schwaches Abführmittel.

**Pulvis Oleandri normatus:** Eingestelltes Oleanderpulver; s. Nerium oleander.

**Pulvis Opii:** Opium pulveratum, Pulvis Opii standardisatus (internationale Bez. f. eingestelltes Opium); s. Opium titratum.

**Pulvis Pepsini:** s. Pepsin.

**Pulvis refrigerans:** Pulvis temperans, Niederschlagendes Pulver. Zstzg. nach EB6: 1 g Kalium nitrici, 3 g Kalium bitartarici, 6 g Saccharum album. **Wirk.** u. **Anw.:** durstlöschend, kühlend (gegen Fieber), diuretisch; in Form von Limonaden. GED 2.5 g. Obsolet.

**Pulvis salicylicus cum talco:** Salicylstreupulver. Zstzg.: 3 T. Salicylsäure, 10 T. Weizenstärke, 87 T. Talkum. **Wirk.** u. **Anw.:** antiseptisch, bei Hautausschlägen.

**Pulvis Scillae normatus:** Eingestelltes Meerzwiebelpulver; s. Urginea maritima.

**Pulvis Sinapis concentratus:** Semen Sinapis pulveratum exoleatum; entöltes Senfmehl. **Wirk.** u. **Anw.:** Hautreizmittel bei Rheumatismus; s. Brassica nigra.

**Pulvis sternutatorius:** Schnupfpulver.

**Pulvis stomachicus:** Magenpulver.

**Pulvis Stramonii normatus:** Eingestelltes Stramoniumpulver, s. Datura stramonium.

**Pulvis temperans:** s. Pulvis refrigerans.

**Pulvis α-Tocopheroli acetatis:** α-Tocopherolacetat-Trockenkonzentrat; s. Vitamine (Vitamin E).

**Pulvule®:** Patronenförmige Hartgelatinekapseln.

**Pumex:** s. Bimsstein.

**Punica granatum** L.: Fam. Punicaceae, Granatapfelbaum (heim. westl. Asien, v. Nordwestindien bis Kleinasien, kult. in allen wärmeren Ländern). Stpfl. v. **Cortex Granati:** Cort. Punicae Granati, **Granatrinde**, die getrocknete Rinde der oberirdischen Achsen u. der Wurzeln. **Inhaltsst.:** die Alkaloide Pelletierin*, Isopelletierin, Pseudopelletierin, Methylisopelletierin (Gesamtgeh. der Alkaloide nach DAB6 mind. 0.4%), ferner Gerbstoff, Stärke, Harz. **Anw.:** früher als Bandwurmmittel, meist als Mazerationsdekokt aus 40 bis 60 g der Rinde. Bei größeren Mengen treten häufig unangenehme Nebenerscheinungen auf (Steigerung des Blutdrucks, Sehstörungen, Erbrechen, Kollaps.) **Pericarpium Granati:** Cortex Granati fructum, Granatapfelschalen. **Inhaltsst.:** Gerbstoffe (bis 28%), Schleim, Harz. **Anw.** med.: als Adstringens; techn.: in der Gerberei. **Flores Granati** (Flor. Balaustii): Granatblüten. **Inhaltsst.:** Gerbstoffe. **Anw.** volkst.: als Adstringens. (Die Früchte v. P. granatum dienen zur Herst. v. erfrischenden Getränken.

**HOM:** *Punica granatum* (HAB1.4): getrocknete Rinde der oberirdischen Achsen u. der Wurzeln.

**Punicin:** s. Pelletierin.

**Punicintannat:** s. Pelletierintannat.

**Punktgruppe:** Symmetrietyp, zu dem ein Gegenstand od. Molekül gehört. Der Begriff P. leitet sich davon ab, daß bei Durchführung einer Symmetrieoperation ein Punkt (Schwerpunkt) seine Lage nicht verändert. Die Klassifizierung der Moleküle nach P. ist besonders bei der Behandlung von Stereoisomeren* von Vorteil. Moleküle gehören zur selben Punktgruppe, wenn sie die gleichen Symmetrieelemente aufweisen.

**Punkttabletten:** Bull-eye Tabletten. Wie bei den Manteltabletten* wird ein Kern auf trockenem Wege mit einem Mantel versehen. Der Kern wird jedoch nicht vollständig umhüllt u. ist daher an einer Oberfläche der Tablette gut sichtbar. In ihrer Funktion ähneln sie den Schichttabletten*; s.a. Compressi.

**PUR:** s. Polyurethane.

**Puregon®:** s. Follitropin beta.

**Purgantium(a):** *syn.* Purgativum, Abführmittel*.

**Purgierbärlapp:** s. Huperzia selago.

**Purgierkassie:** Fruct. Cassiae fistulae, s. Cassia-Arten.

**Purgierkörner:** Semen Crotonis, s. Croton tiglium.

**Purgierkraut:** Herba Gratiolae, s. Gratiola officinalis.

**Purgierlein:** Linum catharticum*.

**Purgiermoos:** s. Huperzia selago.

**Purgiernußöl:** Oleum Jatrophae, s. Jatropha curcas.

**Purgierschwamm:** Fungus Laricis, s. Fomes officinalis.

**Purgierstrauchsamen:** s. Jatropha curcas.

**Purgierwindenwurzel:** Radix Scammoniae asiaticae, s. Convolvulus scammonia.

**Purimycin:** s. Puromycin.

**Purin:** 7H-Imidazo-[4,5-d]-pyrimidin; $C_5H_4N_4$, $M_r$ 120.12. Schmp. 217°C. Der Name (von „purum acidum uricum“, d.h. die reine Substanz der Harnsäure) stammt v. E. Fischer, der P. 1884 erstmalig rein darstellte. Farblose Kristalle. Lösl. in Wasser; prakt. unlösl. in Ether u. Chloroform. P. besteht aus einem 6gliedrigen Pyrimidinring u. einem 5gliedrigen Imidazolring; P. wurde bisher als solches in der Natur nicht aufgefunden, ist aber mit seinen Derivaten im Tier- u. Pflanzenreich sehr verbreitet: Muttersubstanz aller **Purine**, die biol. eine große Rolle spielen (vgl. Nucleoproteine). Zu den Purinen zählen u.a. das Purinoxidationsprodukt Harnsäure* (2,6,8-Trihydroxypurin), Purinalkaloide (pflanzl. Methylxanthine* wie Coffein, Theobromin, Theophyllin), Cytokinine (Zeatin, Kinetin), Nucleosidantibiotika, best. Vitamine (z.B. Vitamin $B_{12}$, s. unter Vitamine), u. v.a. die sog. Purinbasen. Die wichtigsten **Purinbasen** f. den Aufbau der Nucleinsäuren* (bzw. Nucleotide*) sind Adenin* u. Guanin* (OH-Gruppen am Puringerüst sind zur Tautomerie* befähigt). Die sog. seltenen Purinbasen (z.B. Hypoxanthin, Xanthin) leiten sich hiervon durch Substitution mit Methylgruppen od. anderen Resten ab; kommen gehäuft in tRNS vor. Die **Biosynthese** des Puringerüstes vollzieht sich an aktivierter Ribose (Phosphoribosyl-pyrophosphat); die Ringatome stammen von Glycin* (4,5,7), Glutamin* (3,9), Asparaginsäure* (2), Formyltetrahydrofolsäure (1,8), u. $CO_2$ (6) ab. Wichtigste Zwischenstufen der weiteren Synthese zu AMP u. GMP ist die Inosinsäure* (IMP). **Abbau** der Purinbasen größtenteils zu Harnsäure* (1,6,8-Trihydroxypurin) mit Hilfe von Desaminasen (D) u. Xanthinoxidase* (XO). Reutilisation der Purinbasen ist möglich (Salvage pathway), ebenso wichtig ist, daß die Purinnucleotide auf mehreren Stufen ineinander umgebaut werden können. Diese Vorgänge unterliegen vielfachen Rückkopplungen. **Purinanaloga**, bzw. Purinantagonisten werden als Antimetaboliten, da sie spezifisch die Purinbiosynthese hemmen, zur Chemotherapie von Tumoren verwendet (z.B. Mercaptopurin*, Thioguanin*); s.a. Purinstoffwechselstörungen.

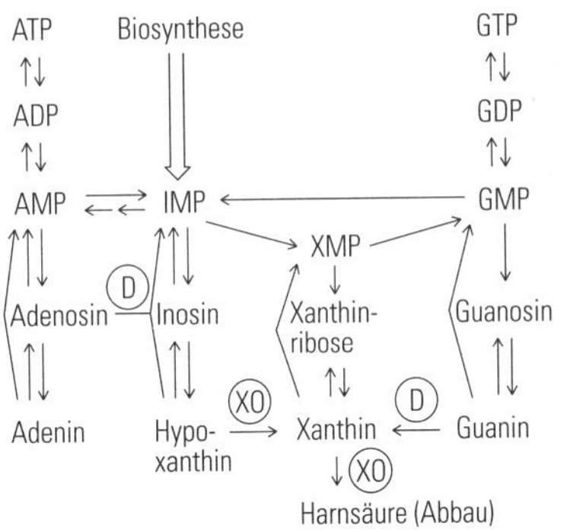


Purin:
Schema der Wechselbeziehungen im Purinstoffwechsel. D: Desaminase; XO: Xanthinoxidase [90]

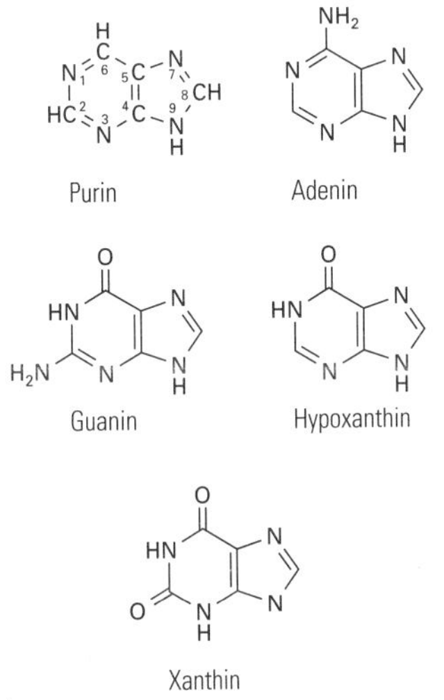


Purin:
Purinbasen

**Purinalkaloide:** s. Methylxanthine.
**Purindesaminasen:** Enzyme, die Purine desaminieren (Guanase, Adenase), s. Desaminasen.
**Puri-Nethol®:** s. Mercaptopurin.
**Purinstoffwechselstörungen:** meist genetisch bedingte Enzymdefekte, die meist zur Überproduktion von Harnsäure führen (z.B. Hyperurikämie, Gicht*).
**Purinthion:** 6-Purinthion, s. Mercaptopurin.
**Puromycin:** 6-Dimethylamino-9-[3-desoxy-3-(p-methoxy-L-phenylalanylamino-β-D-ribofura-

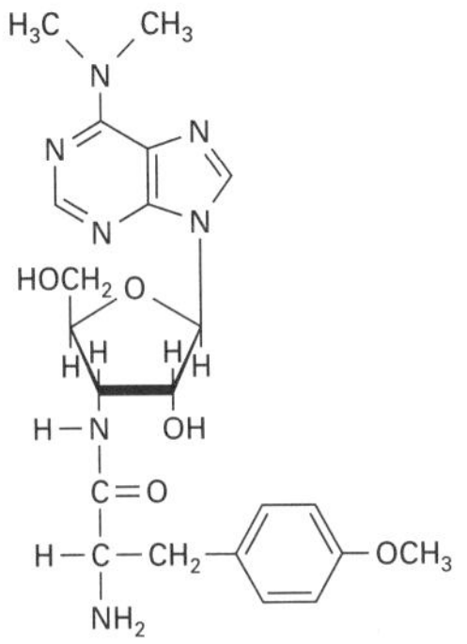

Puromycin

nosyl]-β-purin, Purimycin; $C_{22}H_{29}N_7O_5$, $M_r$ 471.5. Schmp. 175-177°C. Nucleosid-Antibiotikum aus Streptomyces alboniger, hemmt als Transfer-RNS-Analogon bei Bakterien u. Säugern die Proteinbiosynthese an den Ribosomen*. (s.a. Antibiotika).
**Purostrophan®:** s. g-Strophanthin.
**Purpureaglykoside:** Digitalisglykoside, s. Digitalis purpurea.
**Purpurin:** 1,2,4-Trihydroxyanthrachinon, Krapp-Purpur; $C_{14}H_8O_5$, $M_r$ 256.2. Schmp. 256°C. Vork. nat.: gemeinsam mit Alizarin* in der Krapp-Wurzel (s. Rubia tinctorum). **Anw.:** als Farbstoff.

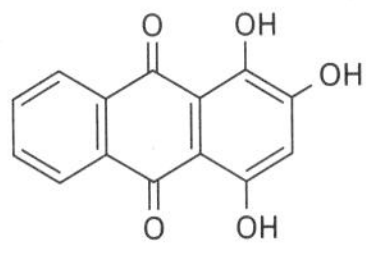

Purpurin

**Purpursäure:** s. Murexid.
**Purpurschnecke:** s. Murex cornutus.
**Purpursonnenhutkraut:** s. Echinacea purpurea.
**Purulent:** (*lat.* pus Eiter) eitrig.
**Purus(a, um):** rein; purissimum: am reinsten, das Reinste.
**Pus:** (lat.) Eiter.
**Push-Pull-System:** s. OROS®.
**Pustel:** (*lat.* pustula Bläschen) ein mit Eiter gefülltes Bläschen auf der Haut.
**Pustulanzien:** Exanthem-erzeugendes Hautreizmittel*, z.B. Crotonöl; vgl. Braunscheidtieren.
**Putamen:** (Plur. Putamina) Schale, Fruchtschale, Hülse.
**Putrescin:** Putreszin, 1,4-Diamino-butan, Tetramethylendiamin; $H_2N–(CH_2)_4–NH_2$, $C_4H_{12}N_2$, $M_r$ 88.15. Biogenes Amin; entsteht bei der Fäulnis von Fleisch aus der Aminosäure Ornithin* unter

bakterieller Einwirkung. P. wurde früher zu den Leichengiften (Ptomaine*) gerechnet, ist aber ungiftig. Biogenetische Zwischenstufe von Pyrrol- u. Pyrrolidinalkaloiden.

**Putreszenz:** (lat.) Fäulnis.

**Putreszin:** s. Putrescin.

**Putrid:** (lat.) eitrig, faulig, übelriechend.

**PUVA-Therapie:** Abk. f. Psoralene plus UV-A; Photochemotherapie, bei der nach Photosensibilisierung des Patienten mit Psoralenen (s. Furanocumarine) u. ultraviolettem Licht der Wellenlänge 360 nm (UV-A) bestrahlt wird; v.a. zur Behandlung der Psoriasis u. von Vitiligo angewendet, s.a. Antipsoriatikum(a).

**PVA:** s. Polyvinylalkohol.

**PVC:** s. Polyvinylchlorid.

**PVDC:** s. Polyvinylharze.

**PVK:** 1. PVK-Wert, s. Pigmentvolumenkonzentration; 2. s. Polyvinylharze.

**PVP:** s. Polyvidon.

**PVP-Iod:** s. Polyvidon-Iod.

**PVPP:** s. Polyvidon.

**Pyämie:** (*gr.* πυός Eiter) Sepsis*; auch wiederholte Ansiedelung von Bakterien, die zu multiplen Abszessen führt.

**Pycnogenole:** s. Crataegus-Arten; s. Proanthocyanidine.

**Pyelitis:** Nierenbeckenentzündung.

**Pygeum africanum** Hook. f.: Fam. Rosaceae (tropisches Westafrika, Südostasien). Stpfl. v. **Cortex Pygei africani. Inhaltsst.:** Steroide (3-β-Sitosterol, frei u. als Glykosid, ferner 3-β-Sitosteron u. Oleanolsäure) sowie Fettsäuren, Nonacosan, Hentriacontan etc. enthalten; in den Samen sind fast 50% fettes Öl. **Anw.:** Extrakte bei benigner Prostatahyperplasie*.

**Pygnoforton®:** s. Leucocianidol.

**Pyknometer:** geeichtes od. eichfähiges Gerät zur Bestimmung der Dichte von Feststoffen od. Flüssigkeiten; s. Dichte-Bestimmungsmethoden.

**Pylorus:** Pförtner, Magenausgang.

**Pyoctanin:** s. Pyoktanin.

**Pyoctaninum aureum:** s. Pyoktanin.

**Pyoctaninum coeruleum:** s. Methylviolett.

**Pyocyanase:** (*gr.* πυός Eiter, κυάνεος stahlblau) Stoffwechselprodukt der Pyocyaneus-Bakterien (richtig: Pseudomonas aeruginosa*, sog. Erreger des blaugrünen Eiters), enthält die Farbstoffe Pyocyanin* (blaugrün) u. Pyoluteorin (gelb). Pyocyanase war das erste antibiotische Präparat (Emmerich u. Loew 1899), es hemmt die Vermehrung anderer Mikroben u. wurde örtlich als Pinselung od. Spray bei Angina, Diphtherie, Streptokokkeninfektionen usw. (parenteral wirkt P. toxisch) angewendet.

**Pyocyaneus-Bakterien:** s. Pseudomonas aeruginosa.

**Pyocyanin:** Pyozyanin, 1-Hydroxy-5-methylphenaziniumhydroxid; $C_{13}H_{10}N_2O_2$, $M_r$ 210.23. Phenazinfarbstoff (s. Phenazin), gebildet von Pseudomonas aeruginosa*. Dunkelblaue Kristalle, lösl. in Wasser, Ethanol u. Chloroform.

**Pyodermie(n):** Hauterkrankungen, Grind- od. Eiterausschlag, verursacht durch Staphylo- od. Streptokokken.

**Pyogen:** (*gr.* πυός Eiter, γεννάω erzeugen) Eiterung erregend. Pyogene Erreger: Strepto-, Staphylo-, Gono-, Pneumo-, Meningokokken, Pseudomonas aeruginosa, E. coli, Salmonellen, Klebsiellen, Proteus Spezies, Serratia marcescens.

**Pyokokken:** (*gr.* κόκκος Kugel, Kern, πυός Eiter) Kokken, die Eiter erregen, wie Staphylokokken, Streptokokken.

**Pyoktanin:** Pyoctanin; **Gelbes P.:** Pyoctaninum aureum, s. Auramin; **Blaues P.:** Pyoctaninum coeruleum, s. Methylviolett.

**Pyoluteorin:** s. Pyocyanase.

**Pyorrhö:** Eiterfluß, eitriger Katarrh. Pyorrhoea alveolaris: Alveolarpyorrhö, Eiterfluß aus dem Zahnfach.

**Pyozyanin:** s. Pyocyanin.

**Pyrafat®:** s. Pyrazinamid.

**Pyramidenbahn:** Tractus corticospinalis, die Gesamtheit derjenigen absteigenden Leitungsbahnen des ZNS, die in d. Großhirnrinde entspringen u. bis zu den motorischen Kernen d. Hirnnerven od. zu den Vorderhornzellen d. Rükkenmarkes ziehen; eine der wichtigsten Leitungsbahnen, sie *leitet die willkürl. Bewegungsimpulse* f. die Körpermuskulatur u. wirkt hemmend auf das Zustandekommen d. Muskeleigenreflexe (s.a. Extrapyramidales System).

**Pyramidenpappel:** Populus nigra, s. Populus-Arten.

**Pyramidon®:** s. Aminophenazon.

**Pyran(e):** sechsgliedrige Verbindungen, die im Ring ein C durch ein O ersetzt haben; man unterscheidet, je nach Lage der beiden Doppelbindungen, α- u. γ-Pyran. Dieser Heterocyclus ist vor allem in Form der α- u. β-Pyrone (Ketoverbindungen) in vielen Naturstoffen (Cumarine, Flavone u.a.) enthalten.

**Pyranocumarine:** ähnl. wie die Furanocumarine* tricyclische Ringsysteme, wobei ein Pyranring 5,6-, 6,7- od. 7,8- mit Cumarin* verknüpft ist u. die entsprechenden Vertreter dem Alloxanthyletin, Xanthyletin od. SesclinTyp zugeordnet werden. Vork.: vor allem in Apiaceae, v.a. z.B. in den Früchten von Ammi visnaga* (Visnadin*, Samidin etc), u. in Rutaceae,.

**Pyranose:** s. Kohlenhydrate.

**Pyrantel** INN: 1,4,5,6-Tetrahydro-1-methyl-2-[*trans*-2-(2-thienyl)vinyl]pyrimidin, Helmex®;

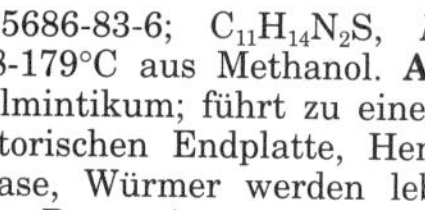

Pyrantel

CAS-Nr. 15686-83-6; $C_{11}H_{14}N_2S$, $M_r$ 206.32. Schmp. 178-179°C aus Methanol. **Anw.:** Breitband-Anthelmintikum; führt zu einer Lähmung an der motorischen Endplatte, Hemmung der Cholinesterase, Würmer werden lebend eliminiert; geringe Resorptionsquote. Ind.: Enterobius vermicularis, Ankylostoma duodenale, Necator americanus, Ascaris lumbricoides. **Nebenw.:** Kopfschmerzen, Schwindel, selten Verdauungsstörungen. Kontraind.: Vorsicht bei Schwangerschaft. HWZ 26 h. **Übl. Dos.:** Oral: 1mal 0.75 g/d.0.01 g/kg KG. Hingewiesen sei auch auf Pyranteltartrat, Pyrantelembonat.

**Pyrazin:** 1,4-Diazin, p-Diazin; $C_4H_4N_2$, $M_r$ 80.09. **Strukturformel** s. Heterocyclische Verbindungen. Schmp. 54°C, Sdp. 116°C. Lösl. in Wasser, Ethanol, Diethylether. Derivate: Phenazin*-Farbstoffe, Piperazin*.

**Pyrazinamid** INN: Pyrazincarboxamid

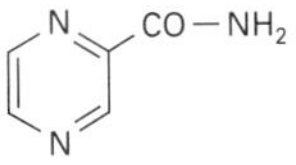


Pyrazinamid

Ph.Eur.3, Pyrafat®, pezetamid®; CAS-Nr. 98-96-4; $C_5H_5N_3O$, $M_r$ 123.11. Schmp. 189-191°C aus Wasser od. Ethanol; polymorph. Lösl. in Wasser 15 mg/mL, in Methanol 13.8 mg/mL, in absolutem Ethanol 5.7 mg/mL, in Isopropanol 3.8 mg/mL, in Ether 1.0 mg/mL, in Isooctan 0.01 mg/mL, in Chloroform 7.4 mg/mL. $pK_s$ (konjugierte Säure) 0.5. **Anw.:** Tuberkulostatikum* mit bakteriziden Eigenschaften; Wirk. ist pH-abhängig. Ind.: Initialtherapie einer verkäsenden Tuberkulose. HWZ 6 h. **Übl. Dos.:** Oral: 2- bis dreimal 0.5 g/d, max. 3 g/d bis zu 0.035 g/kg KG. Maximale Behandlungsdauer 2 Monate. **Nebenw.:** Leberfunktionsstörungen v.a. bei Kombination mit p-Aminosalicylsäure.

**Pyrazinobutazon:** Phenylbutazonum piperazinicum, Molekülverbindung aus Phenylbutazon* u. Piperazin (1:1), Ranoroc®; $C_{23}H_{30}N_4O_2$; $C_{19}H_{20}N_2O_2 \cdot C_4H_{10}N_2$. Schmp. ca. 140°C, nach Wiedererstarren ca. 180°C. Schwer lösl. in Wasser; lösl. in Ethanol. **Anw.:** Antiphlogistikum, Antirheumatikum. **Übl. Dos.:** Oral: Initialdos.: 2mal 0.3 g/d, Erhaltungsdos. nach 1 Woche: 1mal 0.3 g/d. Rektal: 0.425g.

**Pyrazol:** Isomer mit Imidazol*. Schmp. 69-70°C. Sdp. 185°C. Leicht lösl. in Wasser, Ethanol, Ether, Benzol, Geruch pyridinähnlich. Sehr be-

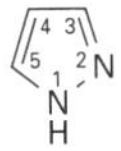


Pyrazol

ständige Verbdg. vom Charakter einer einbasischen Säure, läßt sich leicht sulfurieren u. nitrieren. Durch Reduktion (z.B. mit Natrium u. Alkohol) entstehen d. unbeständigeren **Pyrazoline**. Ein Oxoderivat des Pyrazolins ist das **Pyrazolon**, von dem sich eine Reihe wichtiger Analgetika, z.B. Phenazon, Aminophenazon, sowie die Pyrazolon-Farbstoffe, z.B. Tetrazin, ableiten.

**Pyrazoline:** s. Pyrazol.

**Pyrazolonum dimethylaminophenyldimethylicum:** s. Aminophenazon.

**Pyrazolonum phenyldimethylicum:** s. Phenazon.

**Pyren:** $C_{16}H_{10}$, $M_r$ 202.2. Schmp. 150°C. Sdp. 393°C. Unlösl. in Wasser, lösl. in Benzol u. Diethylether. Vork.: in Spuren im Steinkohlenteer.

**Pyrenomycetidae:** s. Pilze.

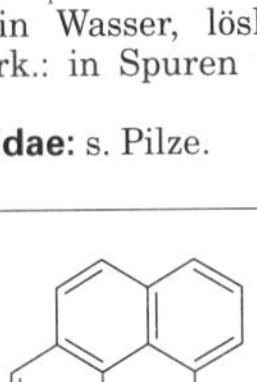

Pyren

**Pyrethrine:** Insektizide; Inhaltsst. von Chrysanthemum cinerariifolium* u. anderen Chrysanthemum Arten. Chem. handelt es sich um opt.

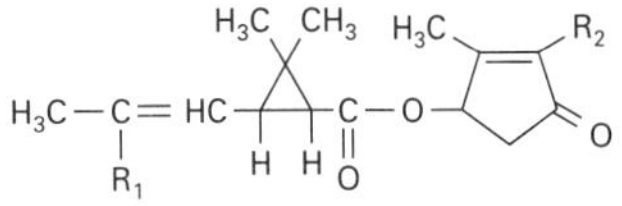


| | $R_1$ | $R_2$ |
|---|---|---|
| Pyrethrin I | $CH_3$ | $CH_2-CH=CH-CH=CH_2$ |
| Pyrethrin II | $COOCH_3$ | $CH_2-CH=CH-CH=CH_2$ |
| Cinerin I | $CH_3$ | $CH_2-CH=CH-CH_3$ |
| Cinerin II | $COOCH_3$ | $CH_2-CH=CH-CH_3$ |
| Jasmolin I | $CH_3$ | $CH_2-CH=CH-CH_2-CH_3$ |
| Jasmolin II | $COOCH_3$ | $CH_2-CH=CH-CH_2-CH_3$ |

Pyrethrine

aktive Ester aus der Chrysanthemumsäure od. der Pyrethrinsäure u. den Hydroxyketonen Pyrethrolon, Cinerolon u. Jasmolon. Sie sind in Wasser unlösl., dagegen leicht lösl. in org. Lösungsmitteln (z.B. in Petroleum). Die Haltbarkeit der Wirkstoffe ist im Freiland sehr gering, da sie durch Luft u. Sonnenlicht rasch inaktiviert werden. Der Zusatz von Antioxidantien, wie z.B. Hydrochinon od. Resorcinol, erhöht die Stabilität u. Lagerfähigkeit der nat. vorkommenden P. Als Kontaktinsektizide sind sie f. kaltblütige u. wechselwarme Tiere, wie Insekten, Milben, Würmer stark giftig (Muskel- u. Nervengift). Die Anfangswirkung setzt rasch ein, d.h. innerhalb weniger Minuten ist das Insekt unfähig sich zu bewegen od. wegzufliegen. Pyrethrin I ist zehnmal so wirksam wie Pyrethrin II. Oft wirken die natürlichen P nicht tödlich, da sich das Gift sehr rasch im Insekt enzymatisch abbaut. Durch Zusatz von Synergisten, die eine Methylendioxy-Gruppe enthalten, wird dieser enzymatische Entgiftungsprozeß gehemmt. Das spielt vor allem bei Fliegen eine wichtige Rolle. Oft werden zur sicheren Abtötung von Insekten noch Phosphorsäureester od. Carbamate zugesetzt. Für Menschen u. andere Warmblütler sind die natürlichen P. jedoch nicht giftig, da sie nicht resorbiert werden. Aufgrund hoher Herstellungskosten u. geringer Haltbarkeit werden sie meistens durch ihre synthetischen Analoga ersetzt (Pyrethroide*); s. Schädlingsbekämpfungsmittel (Tab.).

**Pyrethroide:** Synthetische Strukturverwandte der nat. vorkommenden Pyrethrine*. Da die Kosten f. die Gew. der Pyrethrine hoch sind, suchte man nach chem. ähnlichen Verbindungen, die ebenfalls geringe Warmblütlertoxizität besitzen; z.B. Allethrin (ein Allylhomologes des Cinerin I), Tetramethrin (hat eine noch raschere Wirk. als Pyrethrin I), Permethrin (ein *chloriertes Pyrethroid* mit höherer Toxizität bei den verschiedensten Insekten) u.a. Die künstlich hergestellten Pyrethroide sind chem. stabiler als die Pyrethrine. **Anw.:** Schädlingspekämpfungsmittel*, Antiparasitäres Mittel*.

**Pyrethrum:** s. Chrysanthemum cinerariifolium; als Stammpflanze von Rad. Pyrethri germanici od. Rad. P. romani: s. Anacyclus officinarum bzw. Anacyclus pyrethrum.

**Pyrethrumwurzel:** Rad. Pyrethri germanici, s. Anacyclus officinarum.
**Pyretikum(a):** *syn.* Antipyretikum*, Fiebermittel.
**Pyrexglas®:** s. Glas.
**Pyrexie:** (gr.) Fieber*.
**Pyribenzamin®:** s. Tripelennamin.
**Pyricarbat** INN: Pyridinolcarbamat, 2,6-Bis-(methyl-carbamoyloxy-methyl)-pyridin, Sospitan®; CAS-Nr. 1882-26-4; $C_{11}H_{15}N_3O_4$, $M_r$ 253.26. Schmp. 136-137°C. Lösl. in heißem Wasser. **Anw.:** Antiarteriosklerotikum. **Nebenw.:** gastrointestinale Störungen, Benommenheit. **Übl. Dos.:** 0.5 (Prophylaxe) bis 1.5 g/d (Ther.).
**Pyridazin:** 1,2-Diazepin, o-Diazin; $C_4H_4N_2$, $M_r$ 80.09. **Strukturformel** s. Heterocyclische Verbindungen. Schmp. -8°C. Sdp. 208°C. Farblose, mit Wasser, Ethanol u. Diethylether mischbare Flüss.
**Pyridin:** Pyridinum; $C_5H_5N$, $M_r$ 79.1. D. 0.979 bis 0.982. Schmp. -41°C. Sdp. 114°C bis 116°C. Schwache Base. $pK_s$ (konjugierte Säure) 5.19.

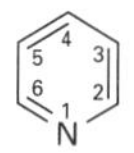

Pyridin

Farblose, scharf riechende Flüss., mischbar m. Wasser, Ethanol, Ether, Benzin, fetten Ölen. Gew.: Durch Dest. des Steinkohlenteers od. Tieröls (Oleum animale aethereum*, hieraus erstmalig von Anderson 1851 gew.). **Anw.** med.: früher inn. selten als Sedativum bei Asthma, Dyspnoe, Angina pectoris, Keuchhusten, auch zu Inhalationen (wirkt in Lsg. 1:700 bakterizid); techn.: als Lösungsmittel, zur Denaturierung von Spiritus, zur Schädlingsbekämpfung (Bremsenöl, Mückensalbe 1:100), als Steigflüssigkeit in der Papierchromatographie usw., zu Synthesen (Alkaloiden, Farbstoffen, Piperidin usw.). **Homologe des Pyridins:** Picoline (Methylpyridine), Lutidine (Dimethylpyridine), Kollidine (Trimethylpyridine) sind Grundstrukturen vieler Alkaloide u. wichtiger Arzneistoffe: Nicotin, Trigonellin, Piperidin, Coniin, Lobelin u.a.
**Pyridin-aldoxim-methyliodid:** s. Praldoxim.
**Pyridinalkaloide:** Alkaloide* mit Pyridin als Grundgerüst, z.B. Nicotin*, Arecolin*, Trigonellin* sowie Gentiana- u. Valeriana-Alkaloide; Biogenese erfolgt entweder über Nicotinsäure od. es handelt sich um Produkte des Terpenstoffwechsels. Vork.: in höhereren Pflanzen, aber auch vielfach in Mikroorganismen (als Stoffwechselprodukte).
**Pyridinbasen:** Gem. v. bas. Verbindungen, die b. der trockenen Dest. v. stickstoffhaltigen Kohlenstoffverbdgen. (Steinkohlenteer, Tieröl, s. Olum animale) gewonnen werden. Farblose Flüss. **Anw.:** zur Denaturierung v. Weingeist.
**Pyridin-3-carbonsäure:** s. Nicotinsäure.
**Pyridin-3-carbonsäureamid:** Nicotinamid, s. Vitamine.
**Pyridin-3-carbonsäurediethylamid:** s. Nicethamid.
**Pyridin-4-carbonsäurehydrazid:** s. Isoniacid.
**Pyridinolcarbamat:** s. Pyricarbat.
**Pyridinum aminocarbonicum:** Pyridin-β-carbonsäureamid, Nicotinsäureamid; s. Vitamine.
**Pyridium®:** s. Phenazopyridin.
**Pyridopyrimidincarbonsäure-Derivate:** s. Gyrasehemmer.
**Pyridostigminbromid** INN: Pyridostigmini bromidum INN, 1-Methyl-3-dimethylcarbamoyloxypyridinium-bromid, Mestinon®; CAS-Nr. 101-

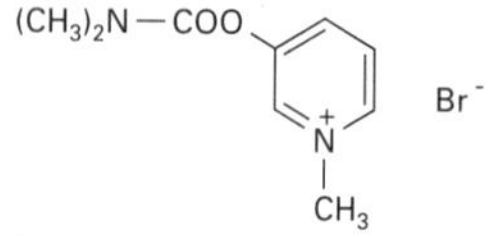

Pyridostigminbromid

26-8; $C_9H_{13}BrN_2O_2$, $M_r$ 261.14. Schmp. 152-154°C aus absolutem Ethanol. Lösl. in ca. 1 T. Wasser od. Ethanol, prakt. unlösl. in Ether, Aceton, Benzol. **Off.:** DAC86. **Anw.:** Parasympathomimetikum*, Cholinesterasehemmer. Ind.: Myastenia gravis, Darmatonie, postoperative Harnretention, paroxysmale Tachykardie, Aufhebung der Wirk. nicht depolarisierender Muskelrelaxantien*. **Nebenw.:** Übelkeit, Erbrechen, abdominale Krämpfe, Durchfall, Schweißausbruch, Harndrang, Bradykardie. HWZ 1.9 bis 2 ±0.2 h. **Übl. Dos.:** Oral: 2- bis 3mal 0.02 g/d. Parenteral: i.v., i.m., s.c. 0.001 g. MED 0.18 g, MTD 0.45 g. Gebräuchl. ist auch Pyridostigmin.
**Pyridoxal(phosphat):** Coenzymform (Wirkform) von Vitamin $B_6$ (s. Vitamine).
**Pyridoxin** INN: Vitamin $B_6$, s. Vitamine.
**Pyridoxinhydrochlorid:** Vitamin-$B_6$-hydrochlorid; s. Vitamine.
**Pyridoxinhydrochlorid-Injektionslösungen 50 mg/mL:** Pyridoxini hydrochloridi solutio iniectabilis 50 mg/mL. Herst. nach Ph.Helv.7: 5.0 T. Pyridoxinhydrochlorid wird im Wasser f. Injektionszwecke zu 100.0 mL gelöst. **Anw.:** s. Vitamine (Vitamin $B_6$).
**Pyridoxinhydrochlorid-Tabletten:** s. Compressi Pyridoxinii chloridi.
**Pyridoxinii chloridum:** Vitamin-$B_6$-hydrochlorid, s. Vitamine (Pyridoxinhydrochlorid).
**Pyridoxol:** *syn.* Pyridoxin, Vitamin-$B_6$, s. Vitamine.
**Pyridoxolum hydrochloricum:** Vitamin-$B_6$-hydrochlorid, s. Vitamine (Pyridoxinhydrochlorid).
**Pyridyl-acethydrazidchlorid:** s. Girard-Reagenz P.
**Pyridylmethanol:** s. Nicotinylalkohol.
**Pyrifer®:** Präparat, das fiebererregende Eiweißstoffe aus nichtpathogenen Bakterienarten der Coligruppe enthält. 8 Stärken von 10 bis 5000 Einheiten (IE: 1 Million Keime). **Anw.:** früher zur Heilfiebertherapie (bei Lues, Gonorrhö, Typhus, Erysipel usw.).
**Pyrilamin:** s. Mepyramin.
**Pyrimethamin** INN: Pyrimethaminum Ph.Eur.3, Pirimethamin, Daraprim®; 5-(4-Chlorphenyl)-6-ethylpyrimidin-2,4-diamin; CAS-Nr. 58-14-0; $C_{12}H_{13}ClN_4$, $M_r$ 248.7. Schmp. 238-242°C. Weißes, krist. Pulver; unlösl. in Wasser; lösl. in 200 T. Ethanol, leicht lösl. in warmen, verdünnten Mineralsäuren. **Anw.:** Chemotherapeutikum*, Antimalariamittel; Dihydrofolsäurereduktasehemmer; hemmt v.a. die extraerythrozytären Formen von Plasmodium falciparum; Ind.: Malaria tropica; in Kombination mit Sulfadoxin* (Fansidar®), sollte aber nur noch als Notfallmedikament verwendet werden; gegen

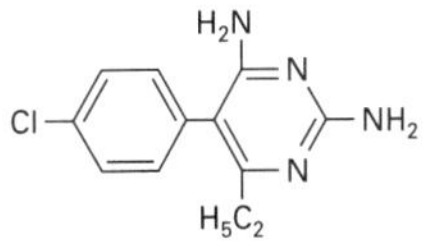

Pyrimethamin

Toxoplasmose auch in Kombination mit Sulfadiazin*. HWZ 92 h. **Übl. Dos.:** Malariatherapie: oral 25 mg P. u. 500 mg Sulfadoxin 2- bis 3mal/d; Malariaprophylaxe: 25 bis 50 mg Reinsubstanz alle 7 d od. 25 mg P. u. 500 mg Sulfadoxin alle 7 d, bis mind. 4 Wochen nach Ende der Exposition; bei Resistenz gegen diese Kombination ist der Einsatz von 12.5 mg P. mit 100 mg Dapson* möglich; Toxoplasmose: oral 50 bis 75 mg P. kombiniert mit 1 bis 4 g Sulfonamid. **Nebenw.:** bei längerer Gabe sind Blutbildschäden möglich. Resistenz: die Zahl der resistenten Plasmodium-falciparum- u. P.-vivax-Stämme steigt. (Fansidar®* ist zur Malariaprophylaxe nicht mehr zu empfehlen).

**Pyrimidin:** 1,3-Diazin; $C_4H_4N_2$, $M_r$ 80.1. Schmp. 20-22°C. Sdp. 124°C. Aromatischer Heterocyclus mit 2 Stickstoffatomen in meta-Stellung zueinander.

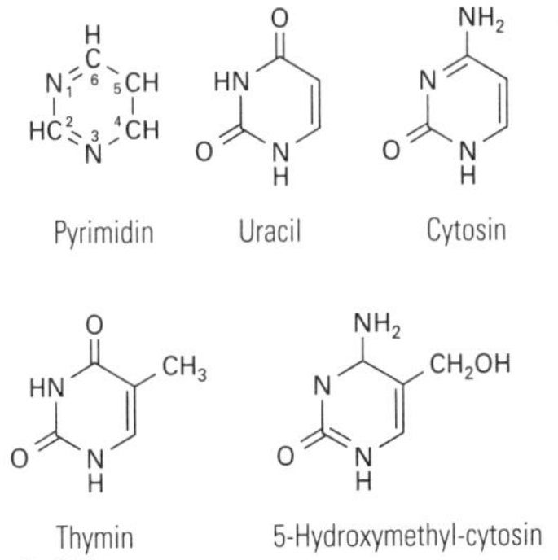


Pyrimidin: Pyrimidinbasen

**Pyrimidine:** 1,3-Diazine; m-Diazine; vom Pyrimidinring leiten sich viele wichtige Naturstoffe ab: z.B. Nucleosidantibiotika, Pterine*, Purine*, Vitamine*, Ureide (z.B. Barbiturate*); von entscheidender Bedeutung sind die **Pyrimidinbasen** Uracil* (2,4-Dihydroxypyrimidin), Thymin* (2,4-Dihydroxy-5-methyl-pyrimidin), Cytosin* (4-Amino-2-hydroxy-pyrimidin); die Hydroxygruppen sind zur Tautomerie* befähigt. Durch Substitution entstehen die **seltenen P.**, die gehäuft in tRNS vorkommen. 5-Hydroxymethyl-cytosin kommt in der DNS versch. Organismen vor. **Biosynthese:** über Orotsäure* (2,4-Dihydroxypyrimidin-6-carbonsäure) als Zwischenstufe aus Carbamylphosphat u. Asparaginsäure*. **Abbau:** über entsprechende 5,6-Dihydroverbindungen (Dihydrouracil, Dihydrotyramin) weiter durch oxidative Ringaufsprengung zu $CO_2$, $NH_3$ u. β-Alanin bzw. β-Amino-isobuttersäure. Reutilisation ist möglich, jedoch Zusammenhänge weniger gut untersucht als bei Purinbasen. **Pyrimidinstoffwechselstörungen** sind selten. **Pyrimidinbasenanaloga**, *syn.* Antipyrimidine, wirken als Antimetaboliten u. hemmen selektiv die Pyrimidinbiosynthese. *Verw.:* f. die Chemotherapie von Tumoren (z.B. Fluorouracil*).

**Pyrit:** s. Eisen(II)-sulfid.

**Pyrithion-Zink** INN: Bis(1-hydroxy-2-(1H)-pyridin-thionato)-Zink; CAS-Nr. 1121-30-8; $C_{10}H_8N_2S_2Zn$. Anw: Antiseborrhöikum, starke Kopfschuppen.

**Pyritinol** INN: Pyrit(h)ioxin, Bis(3-hydroxy-4-hydroxymethyl-2-methylpyridyl-5-methyl)-disulfid, 5,5'-(2,3-Dithiatetramethylen)bis(3-hydroxy-

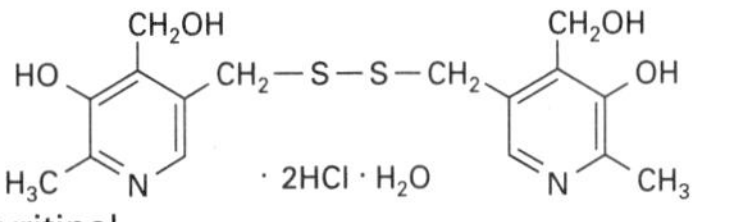

Pyritinol

2-methylpyridin-4-methanol), Encephabol®; CAS-Nr. 1098-97-1; $C_{16}H_{20}N_2O_4S_2$, $M_r$ 368.48. Schmp. 218-220°C. **Anw.:** Geriatrikum; soll die Glucoseaufnahme ins Gehirn erhöhen u. den Gehirnstoffwechsel anregen. Ind.: bei zerebralen Abbauerscheinungen, nach Schädel-Hirn-Trauma, Gehirnschlag, Vergiftungen, Kinder bei psychischen Entwicklungsstörungen; Wirksamkeit umstritten. **Nebenw.:** Hauterscheinungen, gastrointestinale Störungen, Störung der Geschmacksempfindung, bei langer Anw. Leukopenie, Thrombozytopenie, Leberfunktionsstörungen, Muskelschwäche. HWZ 2.5 h. **Übl. Dos.:** Oral: 2- bis 3mal 0.1 g/d. Parenteral: i.v. 0.2 g. Gebräuchl. ist auch Pyritinol-dihydrochlorid-Monohydrat.

**pyro:** (*gr.* πῦρ Feuer) Vorsilbe f. Verbindungen, die infolge Glühens eine Wasserabspaltung erfahren haben u. daher weniger $H_2O$ chem. gebund. enthalten als verwandte Verbindungen (z.B. Pyrophosphate, Pyrosulfate, Pyrosulfite usw.); heute meist durch „di" ersetzt.

**Pyrocatechin:** Pyrocatechol, s. Brenzcatechin.

**Pyrochromsaures Kalium:** s. Kaliumdichromat.

**Pyroflam®:** s. Glas.

**Pyrogallol:** Pyrogallolum, Acidum pyrogallicum, Pyrogallin, Pyrogallussäure, 1,2,3-Trihydroxy-benzol; $C_6H_3(OH)_3$, $M_r$ 126.11. D. 1.463. Schmp. 131-132°C. Sdp. 309°C. Leichte, weiße, glänzende Blättchen od. Nadeln von bitterem Geschmack, die sich an der Luft allmählich bräunlich färben, leicht lösl. in Wasser, Ethanol, Ether, sehr schwer lösl. in Chloroform u. Benzol, starkes Reduktionsmittel. Darst.: durch Erhitzen von Gallussäure im Autoklaven. **Off.:** DAB6, ÖAB81, Ph.Helv.7. **Anw.** med.: früher äuß. bei Psoriasis u. Lupus; kosmet.: zum Haarfärben; techn.: in der Photographie u. zum Gerben. Vorsicht! Giftig, auch bei äuß. Anw. (Haut färbt sich schwarz, gastrointestinale Störungen, Leber- u. Nierenschäden, Methämoglobinurie, Hämaturie, Kreislaufkollaps, Krämpfe, Koma uraemicum, Harn grünschwarz). LD ca. 15 g.

**Pyrogallussäure:** s. Pyrogallol.

**Pyrogene:** Stoffe, die in kleinsten Mengen parenteral verabreicht bei Menschen od. Tieren Fieber erzeugen. P. können von pathogenen od. apathogenen Bakterien stammen bzw. auch von bestimmten Viren (z.B. Myxoviren, Herpes- u. Arboviren). Neben den Fieber* hervorrufenden

Eigenschaften kommen noch Wirkungen auf den Kreislauf u. auf verschiedene Stoffwechselprozesse vor. Bakteriell gebildete P. sind überwiegend den Endotoxinen* (Bakterien-Endotoxine) zuzuordnen u. werden v.a. von gramnegativen Bakterien gebildet. Chem. stellen sie Lipopolysaccharide dar, die neben Zuckern auch Glucosamin enthalten. P. sind relativ hitzestabil u. dialysierbar u. werden erst über 200°C bei längeren Einwirkzeiten zerstört. Virus-P. sind leichter hitzeinaktivierbar. *Einschleppung:* Bei der Erzeugung parenteraler Pharmazeutika durch das Prozeßwasser bzw. durch Rohstoffe. *Eliminierung:* Verw. von keimfreien Substanzen u. Lösungsmitteln, Arbeiten unter sterilen bzw. aseptischen Bedingungen; teilweise Inaktivierung durch Behandlung mit Ozon od. Peressigsäure möglich; Eliminierung durch Filtration mit Cellulose-Asbest-Filtern, asbestfreien Tiefenfiltern* auf Cellulosebasis, Aktivkohlefiltern u. Molekularfiltern möglich. *Prüfung:* Kaninchentest*, Limulustest*.

**Pyrogenium: HOM:** Extrakt aus autolysiertem Ochsenfleisch; verord. z.B. b. septischem Fieber mit Schüttelfrost.

**Pyrogentest:** Prüfung auf Pyrogene* mittels Kaninchentest* od. Limulustest*.

**Pyrola:** Wintergrün, Gattung der Pyrolaceae.

**Pyrola umbellata:** s. Chimephilla umbellata.

**Pyroleum animale:** Oleum animale crudum*.

**Pyrolyse:** Zers. chemischer Verbindungen durch starkes Erhitzen.

**Pyron:** Heterocyclische Verbdg. *α-Pyron:* Cumalin, eine cumarinähnlich riechende, ölige Flüss. D. 1.2. Schmp. 5°C. Sdp. 206°C. *γ-Pyron:*

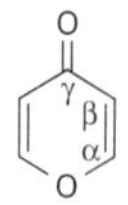


Pyron

farblose Kristalle. D. 1.19. Schmp. 32°C. Sdp. 217°C. Von ihm leiten sich viele Naturstoffe ab, z.B. Chelidonsäure (γ-Pyron-α-α'-dicarbonsäure), Anthocyane, Flavone, Hämatoxylin usw.

**Pyrophores Blei:** äußerst fein verteiltes Blei, das sich schon bei gewöhnl. Temp. an der Luft von selbst entzündet, auch Eisen u. einige andere Metalle haben die gleiche Eigenschaft (Pyrophore Metalle).

**Pyrophosphate:** Diphosphate, s. Phosphorsäuren.

**Pyrophosphorsäure:** Acidum pyrophosphoricum, s. Phosphorsäuren.

**Pyroschwefelsäure:** s. Dischwefelsäure.

**Pyrosis:** Sodbrennen.

**Pyrosulfate:** s. Disulfate.

**Pyrosulfite:** s. Disulfite.

**Pyrotechnik:** Feuerwerkerei.

**Pyroxilinum:** amerikan., brit., franz. Bez. f. Nitrocellulose; s. Collodiumwolle.

**Pyrrodiazol:** s. Triazole.

**Pyrrol:** Imidol; $C_4H_4NH$, $M_r$ 67.09. D. 0.968. Sdp. 131°C. Best. des Steinkohlen-, Braunkohlen-, Schiefer- u. Knochenteers. Farblose, stark lichtbrechende, brennbare Flüss. v. chloroformartigem Geruch, die sich an der Luft rasch braun färbt, lösl. in Ethanol, Ether, wenig lösl. in Wasser. Darst. techn. aus Butindiol u. Ammoniak unter Druck. Nachw.: ein mit Salzsäure betupfter

Pyrrol:
Strukturformeln von Pyrrol (links) und Pyrrolidin (rechts)

Fichtenspan färbt sich mit Pyrrol rot. Pyrrol ist der Grundkörper wichtiger Naturprodukte u. zahlreicher synth. Substanzen; zu den natürlichen Pyrrolderivaten zählen u.a.: Indican, d. Stammkörper d. Indigo, die Blut-, Gallen- u. Blattfarbstoffe (Chlorophyll), viele Alkaloide, wie Nicotin, Atropin, Cocain, auch in Eiweißsubstanzen wie Horn u. Gelatine sind P.-Derivate enthalten. P. muß gut verschlossen, feuersicher u. vor Licht geschützt aufbewahrt werden.

**Pyrrolfarbstoffe:** s. Chlorophyll, Hämoglobin, Porphin, Porphyrine.

**Pyrrolidin:** Tetrahydropyrrol; $C_4H_9N$. **Strukturformel** s. Pyrrol. D. 0.852. Sdp. 87-88°C. Farblose, stark ammoniakalisch riechende, brennbare Flüss.; lösl. in Ethanol, Ether, Chloroform u. in vielen org. Lösungsmitteln, mit Wasser mischbar. Nat. im Tabak, in den Blättern der Möhre; Stammkörper der Aminosäuren Prolin u. Hydroxyprolin. **Anw.:** zu org. Synthesen, als Katalysator, Zwischenprodukt bei der Herst. v. Kunststoffen, als Lösungsvermittler f. saure Chemikalien.

**Pyrrolidinalkaloide:** einfache Alkaloide* mit Pyrrolidin als Grundgerüst; Biogenese erfolgt entweder über Prolin (z.B. bei Betonicin u. Stachydrin, enthalten z.B. in Stachys officinalis*) od. wie die Tropanalkaloide* aus Ornithin u. Essigsäure (z.B. Hygrin u. Cuskhygrin*, enthalten z.B. in den Blättern von Solanaceae* u. Erythroxylum coca*).

**Pyrrolidon:** 2-Ketopyrrolidin; $C_4H_7NO$, $M_r$ 85.10. D 1.12. Schmp. 25°C. Sdp. 245°C. Gut lösl. in Wasser, Ethanol, Benzol. **Anw.:** als Zwischenprodukt f. chemische Synthesen.

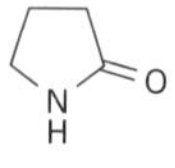


Pyrrolidon

**Pyrrolin:** Dihydropyrrol; $C_4H_7N$, $M_r$ 69.10. D. 0.91. Sdp. 91°C. Aus Pyrrol* durch Reduktion mit Zinkstaub in Eisessig gewonnene, farblose Flüss.

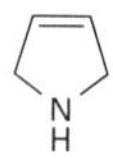


Pyrrolin

**Pyrrolizidin:** 4-Aza-bicyclo[3,3,0]octan, Grundkörper der Pyrrolizidinalkaloide*.

**Pyrrolizidinalkaloide:** Esteralkaloide, nat. vor allem in Senecio-Arten* (der größten Gattung der Fam. Asteraceae), aber auch in anderen Asteraceae sowie in Boraginaceae u. Fabaceae; Aminoalkohole (Diole) mit Pyrrolizidin* als Grund-

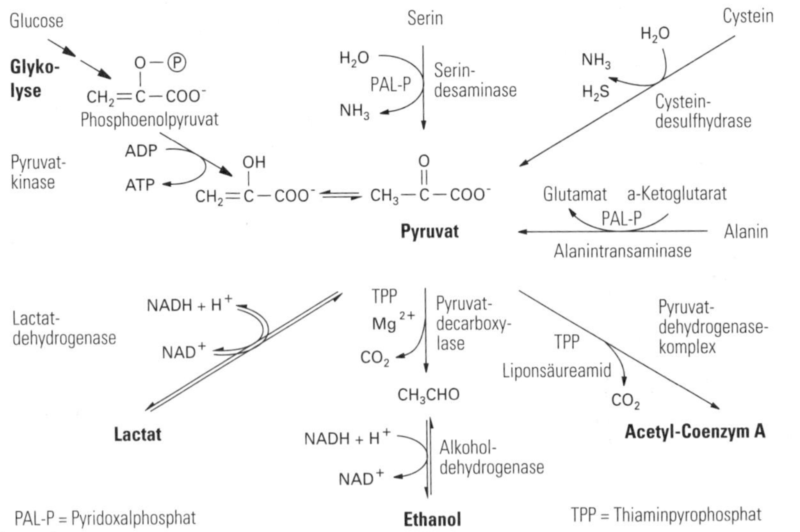

Pyruvat:
Die zentrale Stellung des Pyruvat im Stoffwechsel [20]

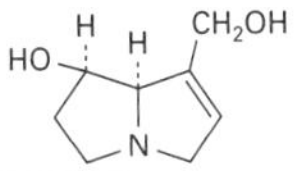
Pyrrolizidinalkaloide:
Retronecin als Beispiel für ein 1,2-ungesättigtes Necin

gerüst, welches mit ein- od. zweibasigen terpenoiden Säuren verestert ist. Die Säuren enthalten bevorzugt 5 (z.B. Angelicasäure*) od. 10 C-Atome, die in α- od. δ-Position hydroxyliert sind (Necsäuren). **Biosynthese:** ausgehend von 2 Molekülen Ornithin, die zu Putrescin decarboxyliert werden u. nach oxidativer Desaminierung sich zu bicyclischen Necinen (1-Hydroxymethylpyrrolizidine) verknüpfen. Durch Oxidation können in der Folge auch monocyclische Otonecine (z.B. Senkirkin in Tussilago farfara) entstehen.

**Tox.:** P. mit einer Allylesterstruktur ($\Delta^1$-Doppelbindung im Pyrrolizidin) bilden in der Leber Dehydroderivate, welche stark alkylierend (z.B. auf DNS) u. somit überaus hepatotoxisch u. kanzerogen wirken. Da diese Naturstoffgruppe ohne therapeutischen Wert zu sein scheint, ist bei der Anwendung von Pyrrolizidinalkaloid-haltigen Drogen eine Nutzen-Risiko-Abwägung dringend erforderlich. Die Abgabe von Arzneimitteln mit einem Gesamtgehalt von 0.1 mg/kg (0.1 ppm, 0.00001%) P. mit einem 1,2-ungesättigten Necingerüst einschließlich ihrer N-Oxide ist in Deutschland nicht zuläsig (das gilt auch f. homöopathische Zuber. bis D6), in Österreich überhaupt verboten. Betroffen sind davon aus der Fam. Asteraceae Arten der Gattungen Senecio, Tussilago, Petasites, Eupatorium, Brachyglottis, Erechthites u. Cineraria sowie aus der Fam. Boraginaceae Arten der Gattungen Symphytum (auch äußerliche Anw.), Cynoglossum, Lithospermum, Borrago, Alkanna, Anchusa, Heliotropium.

**Pyrus aucuparia:** s. Sorbus aucuparia.

**Pyrus communis** L.: (Pyrus domestica Medik. non (L.) Sm.) Fam. Rosaceae, Birnbaum (nur kult. bekannt). Die Früchte (Birnen) enthalten im Gegensatz zu den Äpfeln (s. Malus domestica) Arbutin*, aber kein Phlorizin*.

**Pyrus malus:** s. Malus domestica (Apfelbaum).

**Pyruvat:** Anion (Salz) der Brenztraubensäure*; ein wichtiges Zwischenprodukt im anaeroben u. aeroben Stoffwechsel (s. Abb.). **Biosynthese: 1.** Bei der Glykolyse* aus Phosphoenolpyruvat. Dies ist ein Enolester mit einer energiereichen Bindung, bei deren Hydrolyse 50.24 kJ/mol frei werden. Unter der Katalyse der Pyruvatkinase wird die freie Energie zur Übertragung der Phosphatgruppe auf ADP unter Bildung von ATP verwendet. **2.** Beim Stoffwechsel bestimmter Aminosäuren, besonders durch die Transaminierung von Alanin, die Desaminierung von Serin u. Desulfhydrierung von Cystein.

**Pyruvatstoffwechsel: 1.** P. wird bei der anaeroben Glykolyse zu Lactat reduziert. **2.** Bei der anaeroben alkoholischen Gärung wird P. zu Ethanol umgewandelt. **3.** Unter aeroben Bedingungen wird P. mittels des Pyruvatdehydrogenasekomplexes oxidativ zu Acetyl-Coenzym A decarboxyliert. Dieser Prozeß ist f. verschiedene andere Stoffwechselwege von Bedeutung. Vollständige Oxidation von einem Molekül P. liefert über den Tricarbonsäurezyklus* 15 Moleküle ATP (14 durch Atmungskettenphosphorylierung*, 1 durch Substraphosphorylierung* bei der Umwandlung von Succinyl-Coenzym A zu Succinat). **4.** P. wird zu Oxalacetat carboxyliert (s. Carboxylierung). Diese Reaktion stellt den ersten Schritt der Gluconeogenese* dar. **5.** Bei der Luftstickstoffbindung unterliegt P. einer phosphoroklastischen Spaltung in Acetylphosphat u. $CO_2$.

**Pyruvatcarboxylase:** eine biotinabhängige Ligase tierischer u. pflanzlicher Herkunft, die die Anlagerung von $CO_2$ an Pyruvat katalysiert:

Pyruvat + $CO_2$ + ATP + $H_2O$ $\overset{Mn^{2+}}{\rightleftharpoons}$ Oxalacetat + ADP + $P_i$

Das Enzym ist prakt. inaktiv bei Abwesenheit von Acetyl-CoA (positiver allosterischer Effekt). Diese Reaktion ist bei der Gluconeogenese* von Bedeutung u. ist ein Beispiel f. eine $CO_2$-Fixierung im tierischen Organismus.

**Pyruvatdehydrogenasekomplex:** ein Multienzymkomplex, der aus 3 Teilenzymen besteht, einer thiaminpyrophosphat-haltigen Dehydrogenase, einer Decarboxylase u. einer Transferase, die als Transacetylase f. die Acetylübertragung verantwortlich ist. Für diese Übertragung dient ein kovalent über die ε-$NH_2$-Gruppe des Lysins der Transferaseuntereinheit verbundener Liponsäurerest. Außer der katalytischen Funktion hat die Transferasekomponente auch eine zentrale strukturelle Bedeutung zur Fixierung der beiden anderen Teilenzyme. Die Pyruvatdehydrogenase ist verantwortlich f. die Bildung von Acetyl-CoA aus Pyruvat. Diese Schlüsselreaktion im Stoffwechsel wird dreifach kontrolliert: 1. Der Enzymkomplex wird durch Acetyl-CoA u. NADH gehemmt. Die Hemmung wird aufgehoben durch CoA u. $NAD^+$; 2. Die Enzymaktivität ist abhängig von der Energiesituation der Zelle. GTP wirkt hemmend, AMP aktivierend. 3. Der Komplex wird gehemmt, wenn ein spezifischer Serinrest der Pyruvatdecarboxylase durch ATP phosphoryliert wird. Diese Phosphorylierung wird durch Pyruvat u. ADP blockiert. Reaktivierung des Komplexes erfolgt durch Abspaltung der Phosphatgruppe durch eine spezifische Phosphatase.

**Pyruvatkinase:** Phosphoenolpyruvatkinase; eine weitverbreitete, von Metall-Ionen abhängige Phosphotransferase, die in Hefe, Muskel, Leber, Erythrozyten u. anderen Organen bzw. Zellen vorkommt. Sie katalysiert die Bildung von ATP (Substratphosphorylierung*) u. Pyruvat über Phosphoenolpyruvat (PEP): PEP + ADP $\rightleftarrows$ Pyruvat + ATP; s. Glykolyse.

**Pyruvatphosphatdikinase:** s. Hatch-Slack-Kortschak-Zyklus.

**Pyruvic acid:** s. Brenztraubensäure.

**Pyrviniumembonat** INN: CAS-Nr. 3546-41-6, Molevac®; $C_{75}H_{70}N_6O_6$, $[(C_{26}H_{28}N_3)+]_2(C_{23}H_{14}O_6)^{2-}$, $M_r$ 1151.44. Schmp. ca. 206°C unter Zers. Prakt. unlösl. in Wasser, Ether; schwer lösl. in Ethanol, Methanol; lösl. in Chloroform 1:1000, Methoxyethanol 1:330; leicht lösl. in Eisessig. **Anw.:** Anthelmintikum. Gebräuchl. ist auch Pyrvinium.

**Pyurie:** Eiterausscheidung im Harn.

**PZ:** Pankreozymin, s. Cholezystokinin.

**PZ-Insulin:** Protamin-Zink-Insulin, s. Insulin (Insulinpräparate, Verzögerungsprinzipien).

# Q

**Qinghaosu:** s. Arteannuin.

**Q. s.:** (auf Rezepten) quantum satis: genügend viel, so viel wie nötig (auch q.l.: quantum libet).

**QSAR:** *engl.* Quantitative Structure-Activity Relationship, Quantitative Struktur-Wirkungs-Beziehung; QSAR-Methoden sollen zwischen der Struktur von Molekülen u. ihren pharmakodynamischen Wirkungen quantitative Beziehungen herstellen; das Wunschziel ist es, Stoffe mit vorausgeplanten Eigenschaften nach Maß synthetisieren zu können bzw. Leitstrukturen von Arzneistoffen optimieren zu helfen (drug design). Dabei werden Wirkstoffe u. Rezeptoren (bzw. deren aktiven Stellen) z.B. auch mit Hilfe von CAD*-Softwaresystemen auch räumlich am Bildschirm dargestellt (molecular modelling), um sich so ein Bild über eine geeignete Molekülstruktur zu verschaffen. Die Voraussagen sind aber noch mit vielen Unsicherheiten behaftet, da Struktur-Wirkungs-Beziehungen sehr komplex sind. Sie hängen z.B. ab von Lipophilie (s. Verteilungskoeffizient), Dissoziation, Transport, Verteilung, elektronischen Parametern (s. Hammet-Gleichung) u. sterischen Wechselwirkungen, Konformationsänderungen u. der Beteiligung von Wasser.

**QSAR-Verfahren: 1.** Modelle, die mit de-novo-Parametern arbeiten, d.h. mit empirischen, aus dem jeweiligen Datensatz abgeleiteten Konstanten (Free-Wilson-Analyse). **2.** Es wird mit physikochemischen Parametern gerechnet, um eine Korrelation mit der biol. Aktivität herzustellen (Hansch-Analyse). **3.** Multivariate Analyse, MTD-Methode (MTD: minimal topological differences). **4.** Bei der 3D-QSAR (Comparative Molecular Field Analysis, CoMFA) werden die Parameter aus Interaktionsenergiefeldern der Moleküle mittels multivariater Analyse de novo berechnet u. mit der biol. Aktivität korreliert. **Lit.:** H. Kubinyi, Der Schlüssel zum Schloß, I. Grundlagen der Arzneimittelentwicklung, Pharm. i. u. Z. *23*, 158 – 168 (1994); II. Hansch-Analyse, 3D-QSAR und De novo Design,Pharm. i. u. Z. *23*, 281 – 290 (1994).

**Quadratisches Abstandsgesetz:** s. Strahlenschutz.

**Quadratisches Kristallsystem:** veraltet f. tetragonales K.; s. Kristall.

**Quadropil®:** s. Spirapril.

**Qualitative Analyse:** s. Analyse.

**Quantalan®:** s. Colestyramin.

**Quantenchemie:** Forschungsgebiet, das die Lösung chemischer Fragestellungen (z.B. Bindungsstärken u. Geometrien von Molekülen) mit Hilfe von quantentheoretischen Berechnungen (s. Quantentheorie) anstrebt.

**Quantenmechanik:** Teilgebiet der Theoretischen Physik; beschäftigt sich mit der Struktur, Wechselwirkung u. Dynamik von Elementarteilchen, Atomen u. Molekülen (s. Schrödinger-Gleichung).

**Quantenstrahlung:** s. Elektromagnetische Strahlung.

**Quantentheorie:** von Max Planck (1858 bis 1947, Nobelpreis Physik 1918) 1900 aufgestellte grundlegende Theorie, wonach die Atome Strahlungsenergie E nicht stetig in beliebigen Mengen abgeben od. aufnehmen, sondern in bestimmten winzigen Portionen, den „Quanten“, deren Größe bei den verschiedenen Arten von Strahlungen verschieden, aber proportional der Frequenz ν der jeweiligen Strahlung ist: $E = h \cdot \nu$ (*h* ist das Planck-Wirkungsquantum*). Heute in der Physik allg. eingeführt; von Einstein 1905 zur Erklärung des lichtelektrischen Effekts verwendet; maßgebl. bei der Erkennung des Atombaues u. der H-Atomspektren; vgl. Quantenmechanik.

**Quantenzahl:** s. Orbital.

**Quantitative Analyse:** s. Analyse.

**Quarantäne:** (*franz.* Quarante vierzig) befristete Isolierung ansteckungsverdächtiger bzw. an einer bestimmten Infektion erkrankter Personen. Wichtige Maßnahme zur Verhinderung von Infektionskrankheiten, v.a. Seuchen.

**Quartäre (quaternäre) Ammoniumbasen:** Quats, Tetraalkylammoniumsalze, in denen alle 4 H-Atome der $NH_4$–Gruppe durch Alkylreste ersetzt sind.

**Quartäres (quarternäres) Ammoniumsalz:** s. Amine.

**Quartärstruktur:** s. Proteine.

**Quartamon®:** s. Benzalkoniumchlorid.

**Quartana:** Malaria quartana, s. Plasmodium.

**Quarz:** eine Modifikation von Siliciumdioxid*, $SiO_2$. Dient zur Herst. v. **Quarzglas** (durchsichtig) u. **Quarzgut** (milchig-trüb), die f. chemische Geräte verwendet werden, da sie unempfindlich sind gegen Temperaturunterschiede u. von Säuren u. Alkalien kaum angegriffen werden.

**HOM:** *Quarz* (HAB1.2): Bergkristall (mind. 99% Siliciumdioxid); verord. z.B. b. schwächlicher Konstitution, chron. Eiterungsprozessen, schlechter Heilungstendenz, Bindegewebserkrankungen, Paradontose.

**Quasiemulgator:** s. Emulgatoren.

**Quasiemulsionen:** Systeme, in denen die innere Phase grobdispers in der äußeren Phase lediglich mechanisch durch eine hohe Viskosität der letzteren gehalten wird (z.B. dispergiertes Wasser in Vaselin); s.a. Emulsionen.

**Quasiviskos:** s. Viskosität u. Viskosimetrie.

**Quassia amara** L.: Fam. Simaroubaceae (nördl. Brasilien, Trinidad, Guayana, in den Tropen oft als Zierstrauch kult.). Stpfl. v. **Lignum Quassiae (surinamense):** Surinam-Quassiaholz, Bitterholz, Fliegenholz. **Off.:** DAB6. Hellgelbes bis gelblich-weißes, geruchloses Holz von starkem u. anhaltend bitterem Geschmack. Inhaltsst. u. **Anw.:** wie Lignum Quassiae jamaicense (s. Picrasma excelsa).

**HOM:** *Picrasama excelsa, Quassia amara* (HAB1.4): das getrocknete Holz der Stämme u. Äste von Picrasma excelsa u. von Quassia amara; verord. z.B. b. Lebererkrankungen.

**Quassia cedron:** s. Simarouba cedron.

**Quassiaholz:** s. Picrasma excelsa u. Quassia amara.

**Quassia simarouba:** s. Simarouba amara.

**Quassin:** s. Picrasma excelsa.

**Quassinoide:** Secotriterpene mit 18, 19, 20 od. 25 C-Atomen im Grundgerüst; Bitterstoffe der Simaroubaceae* mit insektiziden, cytotoxischen etc. Wirkungen.

**Quats:** Abk. f. Ammoniumverbindungen, quart(ern)äre*.

**Quebrachin:** s. Yohimbin.

**Quebracho:** s. Aspidosperma quebracho-blanco.

**Quebrachorinde:** Cortex Quebracho, s. Aspidosperma quebracho-blanco.

**Quecke:** Agropyron repens*.

**Queckenwurzel, Rote:** Rhizoma Caricis, s. Carex arenaria.

**Queckenwurzelstock:** Rhizoma Graminis, s. Agropyron repens.

**Quecksilber:** Hydrargyrum, Hydrargyrum extinctum, (Mercurius vivus, Argentum vivum), Hg, $A_r$ 200.59, 1- u. 2wertig. OZ 80, D. 13.594; Schmp. -38.84°C; Sdp. 356.58°C. Q. war schon im frühesten Altertum bekannt. Einziges bei Raumtemperatur flüssiges Metall, silberweiß, das sich bei Raumtemperatur an der Luft nicht verändert (unreines Q. überzieht sich an feuchter Luft mit einem dünnen Oxidhäutchen); verdampft schon bei Raumtemperatur, Dampfdruck bei 20°C 160 mPa ($1.2 \cdot 10^{-3}$ Torr). Beim Erhitzen geht Q. in rotes, krist. Quecksilber(II)-oxid über. Beim Schütteln m. Wasser, Ammoniaklsg., Terpentinöl, Ether, u.a. sowie durch Reiben m. pulverigen Stoffen läßt sich metallisches Hg zu einem feinen, grauen Pulver zerteilen, dem *Hydrargyrum extinctum* od. *Pulvis Aethiops per se.* Den Vorgang selbst nennt man Extingieren od. Töten des Quecksilbers; metall. Hg ist unlösl. in Salzsäure u. kalter Schwefelsäure, lösl. in heißer konz. Schwefelsäure u. in Salpetersäure. Die meisten Metalle (ausgen. Edelmetalle) fällen Hg aus seinen Salzlösungen. Viele Metalle lösen sich in Hg zu Legierungen, den Amalgamen*, die bei kleinem Metallgehalt flüssig, bei größeren Metallgehalt fest sind. Die Aufbewahrung erfolgt in eisernen Flaschen, da Eisen in Hg unlösl. ist. Nat. meist gebunden als Zinnober (Cinnabarit, HgS), selten als Tropfen im Gestein (Jungfernquecksilber). Darst.: durch Rösten des Zinnobers m. Ätzkalk od. Eisen u. Kondensieren der Quecksilberdämpfe in glasierten Steinzeugröhren. **Off.:** ÖAB90. **Anw.** med.: früher gegen Syphilis, heute ist diese Anw. obsolet; in der Zahnmedizin f. Amalgame*; techn.: zur Herst. v. Thermometern u. Spiegeln sowie zur Herst. galenischer Präparate (Ungt. Hydrargyri cinereum, Emplastrum Hydrargyri).

**Tox.: 1.** Verschlucken des Metalles führt zu keinen Vergiftungserscheinungen. Quecksilberdämpfe u. alle lösl. Q.-Verbindungen gehören hingegen zu den stärksten anorg. Giften (Plasmagifte). Q.-Dampf wird in der Lunge gut resorbiert. MAK: 0.1 mg/m³ Luft (0.1 ppm). *Chronische* Aufnahme von 250 µg/d sollen ohne Vergiftungserscheinungen vertragen werden. Vorsicht bei zerbrochenen Thermometern! Verstreute Q.-Tröpfchen kann man mit aufgestreutem Zink- od. Kupferstaub od. Schwefelblüte unschädlich machen, größere verstreute Mengen sofort aufsammeln! Zum Binden von Q.-(Dämpfen) dient auch Iodkohle*. **2.** Wasserlösliche anorganische Q.-Verbindungen durchdringen die Schleimhäute, auch können Q.-Verbindungen aus entsprechenden Zuber. (z.B. Salben) durch die äußere Haut aufgenommen werden. Hg-Ionen sind starke Enzyminhibitoren (reagieren mit freien SH-Gruppen). Nicht giftig sind Zinnober u. gefälltes Quecksilbersulfid. Kalomel (Quecksilber(I)-chlorid*) wird im Darm nur wenig resorbiert, Sublimat (Quecksilber(II)-chlorid*) ist eines der stärksten Ätzgifte, Quecksilberoxidcyanid wirkt nur wenig ätzend u. ist nur gering resorptiv toxisch. Einmalige orale Aufnahme von 0.2 bis 1 g Quecksilber(II)-chlorid* (Sublimat, $HgCl_2$) od. ca. 2 g Quecksilberoxidcyanid ($HgO \cdot Hg(CN)_2$) sind f. Erwachsene tödlich. **3.** Bei der *akuten* Vergiftung mit anorg. Q.-Verbindungen kommt es zu Verätzung der Schleimhäute u. zu heftigen Reaktionen des Magen-Darm-Traktes mit Übelkeit, Erbrechen u. Koliken. Weiter tritt Nierenschädigung mit Oligurie, ev. Anurie auf. Die *chronische* Vergiftung (Mercurialismus) zeigt sich in entzündlichen Veränderungen der Mundschleimhaut, teils mit Geschwürbildung, dunklem Saum am Zahnfleischrand, vor allem aber in zentralnervösen Störungen wie Reizbarkeit, Konzentrationsschwäche, Schlaflosigkeit, Sprachstörungen, Tremor u.a. Organische Q.-Verbindungen führen kaum zu Magen- Darm- u. Nierenstörungen. Vielmehr äußern sich Vergiftungen in Reizerscheinungen des ZNS, die schließlich in Lähmungen übergehen können. **4. Antidot:** Metalcaptase (D-Penicillamin, D-β,β-Dimethylcystein), Dimercaprol (Sulfactin®, BAL), Dimaval® (DMPS, Natrium-(2,3)-dimercaptopropan(1)-sulfonat). **5.** Q. besitzt eine erhebliche ökologische Bedeutung. Quecksilberhaltige Industrieabfälle (Batterien), Pflanzenschutzmittel etc. gelangen direkt od. durch Auswaschen aus dem Boden ins Meer u. von den Meerestieren direkt od. auf dem Umweg über andere Tiere in den Menschen. So kam es in der Minamatabucht (Japan) 1953 bis 1960 zu einer großen Anzahl von Quecksilbervergiftungen mit teils tödlichem Ausgang bei den Einwohnern nach Verzehr von Fischen mit einem Quecksilbergehalt von 6 bis 25 mg/kg (die WHO läßt max. 0.5 mg/kg zu).

**Nachw. der Quecksilberverbindungen: 1.** Mit Soda (Natriumcarbonat) im Reagenzglas erhitzt, scheidet sich am kälteren Teil des Röhrchens graues, metall. Quecksilber ab. **2.** Auf metall. Kupfer, Zink od. Eisen schlägt sich aus den Lsg. metall. Hg nieder. **3.** Schwefelwasserstoff fällt schwarzes Quecksilber(II)-sulfid, in heißer Salpetersäure unlösl. **4.** Alkalilaugen fällen aus Quecksilber(I)-Salzlsgen. schwarzes $Hg_2O$, aus Quecksilber(II)-lsgen. gelbes HgO. **5.** HCl fällt aus Quecksilber(I)-Salzlsgen. weißes HgCl, aus Quecksilber(II)-Verbdg. keine Fällung.

**HOM:** *Hydrargyrum metallicum* (HAB1.3), Mercurius vivus: **Anw.:** s. Quecksilber, lösliches nach Hahnemann.

**Quecksilber-197:** Radioisotop des Quecksilbers, gew. durch Neutronenbestrahlung von Quecksilber-196. $^{197}$Hg emittiert Gamma- u. Röntgenstrahlen. HWZ 64 h. Seine charakteristische Photonenstrahlung hat eine Energie von 0.069 MeV. Da das natürliche Quecksilber ein Gem. aus 7 Quecksilberisotopen ist, entstehen bei der Bestrahlung neben $^{197}$Hg weitere radioaktive Isotope, von denen $^{203}$Hg wegen seiner langen HWZ von 47 d nuklearmedizin. eine wichtige Rolle spielt; s.a. Quecksilber(II)-chlorid[$^{197}$Hg] u. Chlormerodrin [$^{197}$Hg].

**Quecksilber(I)-acetat:** Hydrargyrum aceticum

oxydulatum, Mercuroacetat, Essigsaures Quecksilberoxydul; $(CH_3{-}COOHg)_2$. Weißglänzende Schuppen, wenig lösl. in Wasser, unlösl. in Ethanol. Darst.: aus Quecksilber(I)-nitrat u. Natriumacetat. **Anw.** med.**:** früher inn. als Antisyphilitikum.

**Quecksilber(II)-acetat:** Hydrargyrum aceticum odydatum, Mercuriacetat; $(CH_3{-}COO)_2Hg$, $M_r$ 318.7. Weiße glänzende, nach Essigsäure riechende Blättchen, leicht lösl. in Wasser, lösl. in Ethanol. Darst.: durch Lösen v. Quecksilber(II)-oxid in verd. Essigsäure u. Auskristallisieren lassen. **Anw.** med.**:** früher inn. als Antisyphilitikum; äuß.: zu Waschungen gegen Sommersprossen (1%ige Lsg.), ferner als Reagenz.

**Quecksilber(II)-amidochlorid:** Quecksilber(II)-amidchlorid, Hydrargyri amidochloridum, Hydrargyrum chloratum amidatum, Hydrargyrum chloratum ammoniatum, Hydrargyrum amidato-bichloratum, Hydrargyrum praecipitatum album, Weißes unschmelzbares Quecksilberpräzipitat, Mercurius praecipitatus albus, Hydrargyrum bichloratum ammoniatum, Mercuri-Ammoniumchlorid; CAS-Nr. 10124-48-8; $HgNH_2Cl$, $M_r$ 252.1. Weiße Stücke od. weißes, amorphes Pulver, fast unlösl. in Wasser, lösl. in Säuren. **Off.:** DAC86, ÖAB81. Darst.: durch Umsetzen v. Quecksilber(II)-chlorid m. Ammoniaklsg. **Anw.** med.**:** Antiseptikum; (früher) zu Salben nach Ekzemen, syphilitischen Geschwüren, Skabies, Parasiten (Aftersalbe b. Oxyuren); s. Unguentum Hydrargyri album.

**Quecksilberbarometer:** s. Barometer.

**Quecksilber(I)-bromid:** Hydrargyrum bromatum, Mercurobromid; $Hg_2Br_2$, $M_r$ 280.5. **Anw.** med.**:** früher wie Kalomel (Quecksilber(I)-chlorid*).

**Quecksilber(I)-chlorid:** Hydrargyrum chloratum, Hydrargyrum chloratum mite sublimatione paratum, Hydrargyrosi chloridum, Quecksilberchlorür, Mercurochlorid, **Kalomel**; $Hg_2Cl_2$, $M_r$ 472.1. D. 7.15. Feines, weißes bis gelblichweißes Pulver. Es zersetzt sich am Licht u. verflüchtigt sich beim Erhitzen auf 383°C ohne zu schmelzen (im Gegensatz zu Sublimat, das ist Quecksilber(II)-chlorid*), unlösl. in Wasser, Ethanol, Ether, lösl. in konz. Säuren. Kalomel ist stark lichtempfindl., schon das Tageslicht kann eine Zers. in Sublimat (!) u. Quecksilber verursachen. Beim Übergießen mit $NH_3$-Lösung färbt es sich tiefschwarz (von fein verteiltem Hg); daher der Name „Kalomel" (*gr.* καλός schön, μέλας schwarz). Mit Alkalien, blausäurehaltigen Stoffen, Phosphinaten, Pyrazolonen u.a. bildet es lösliche Komplexsalze, die ebenfalls schwere Vergiftungen hervorrufen können. Mit Zucker setzt es sich allmählich bei Gegenwart von Feuchtigkeit zu Sublimat um, es darf daher stets nur m. Lactose vermischt werden. Darst.: durch Sublimation einer Mischung v. Sublimat m. Quecksilber od. durch Versetzen einer Quecksilber(I)-salzlsg. mit einem lösl. Chlorid. **Off.:** DAB7, ÖAB81. **Anw.** med.**:** früher als Diuretikum u. Laxans, auch bei Leberstauung (färbt d. Kot grünlich). **Dos.:** 0.2 bis 0.5 g, Kinder 0.01 bis 0.1 g; MED zu Einspritzungen 0.1 g; techn.: in d. Porzellanmalerei. **Hydrargyrum chloratum vapore paratum** DAB6**:** Durch Dampf bereitetes Quecksilber(I)-chlorid, $Hg_2Cl_2$, Dampfkalomel. Darst.: Man leitet Quecksilber(I)-chloriddämpfe (aus der Sublimation) in Wasserdampf, wobei sich HgCl niederschlägt. Feines, weißes Pulver, das beim Reiben im Mörser gelblich wird; mikrokristallin. Sonstige Eigenschaften wie Hydrargyrum chloratum mite, jedoch infolge seiner feineren Dispersion stärker wirkend, wird daher inn. kaum verwendet, sondern hauptsächl. als Einstäubemittel b. Augenerkrankungen (dabei darf gleichzeitig inn. Kaliumiodid nicht verabreicht werden, da dieses in der Tränenflüss. als HgI, das ätzend wirkt, ausgeschieden werden würde!). **Hydrargyrum chloratum via humida paratum** EB6**:** Gefälltes Quecksilber(I)-chlorid; $Hg_2Cl_2$, $M_r$ 472.1. Darst.: durch Fällen einer Quecksilbersalzlsg. m. Kochsalz od. Salzsäure. Feines, weißes, amorphes Pulver. Eigensch. u. Anw. s.o.

**HOM:** *Hydrargyrum chloratum* (HAB1.3), Mercurius dulcis, Calomel: verord. z.B. b. Lebererkrankungen, akuter Gastroenteritis.

**Quecksilber(II)-chlorid:** Hydrargyri dichloridum Ph.Eur.3, Hydrargyri perchloridum, Hydrargyrum bichloratum, Hydrargyri chloridum corrosivum, Mercurichlorid, **Sublimat**; CAS-Nr. 7487-94-7; $HgCl_2$, $M_r$ 271.5. Schmp. 277-280°C. Sdp. 302°C. D. 5.44. Krist. weißes Pulver od. weiße, schwere, durchscheinende, strahlig-krist. Stücke od. farblose, glänzende Kristalle; leicht lösl. in Wasser (1 T. löst sich in 15.2 T. Wasser von 20°C, in ca. 3 T. Wasser von 100°C), ferner in 3.6 T. 90%igem Ethanol, in 17 T. Ethylether, in ca. 15 T. Glycerol u. in vielen anderen org. Lösungsmitteln. Die wäßrige Lsg. reagiert schwach sauer. Beim Erhitzen schmilzt es (im Gegensatz zu $Hg_2Cl_2$) u. verflüchtigt sich vollständig. Darst.: durch Sublimation v. Quecksilber(II)-sulfat m. Natriumchlorid od. durch Auflösen v. Quecksilber(II)-oxid in verd. Salzsäure. Mit vielen Alkaloiden sowie m. Eiweiß gibt es unlösl. Verbindungen. $HgCl_2$ ist ein starkes Protoplasmagift (bindet u. denaturiert das lebende Eiweiß), das in Verd. 1:20 000 d. Wachstum der meisten Mikroorganismen hemmt u. sie in Verd. 1:1000 in wenigen Minuten abtötet. Durch Zusatz v. Kochsalz wird d. Giftwirkung abgeschwächt, weil NaCl die hydrolytische Spaltung des Sublimats verhindert u. ein Komplexsalz $Na_2HgCl_4$ bildet (s. Pastilli Hydrargyri bichlorati). **Anw.** med.**:** früher inn. als Antisyphilitikum. **Dos.:** 0.003 bis 0.01 g; MED 0.02 g, MTD 0.06 g; LD 0.2 bis 1.0 g; äuß. als Antiseptikum (in 0.02 bis 0.1%iger Lsg. – Vorsicht bei Schleimhautspülungen) u. Causticum; techn.: z. Konservieren v. anatomischen Präparaten, zum Einbalsamieren v. Leichen, zur Holzkonservierung, als Saatbeize (0.1%). Antid.: s. Quecksilber.

**HOM:** *Hydrargyrum bichloratum* (HAB1.1), Mercurius sublimatus corrosivus: verord. z.B. b. Schleimhautentzündungen, Zahnentzündungen.

**Quecksilber(II)-chlorid [$^{197}$Hg]:** Hydrargyri [$^{197}$Hg] dichloridi wird in Form einer sterilen, durch Zusatz von Natriumchlorid isotonisierten Injektionslösung verwendet (Hydrargyri [$^{197}$Hg] dichloridi solutio iniectabilis Ph.Eur.3 (nicht mehr seit 1995), [$^{197}$Hg]Quecksilber(II)-chlorid-Injektionslösung). **Anw.:** zur Messung der renalen Hg-Aufnahme; s.a. Quecksilber-197.

**Quecksilber(II)-chloridlösung:** Reagenz Ph.Eur.3: ca. 0.2 mol/L; 5.4%ige Lsg. (m/V) von $HgCl_2$. Verwendet z.B. zum allg. Nachw. von Eisen.

**Quecksilberchlorür:** s. Quecksilber(I)-chlorid.

**Quecksilberchlorür, durch Dampf bereitetes:** s. Quecksilber(I)-chlorid.

**Quecksilberchlorür, Gefälltes:** s. Quecksilber(I)-chlorid, gefälltes.

**Quecksilber(II)-cyanid:** Quecksilberzyanid, Mercuricyanid, Hydrargyrum cyanatum, Hydrargyri cyanidum; $Hg(CN)_2$, $M_r$ 252.6. Farblose Kristalle, lösl. in Wasser u. Ethanol, wenig lösl. in Ether. Darst.: durch Kochen v. HgO m. Berliner Blau. **Anw.** med.**:** früher bei Diphtherie.

**HOM:** *Hydrargyrum cyanatum* (HAB1.5), Mercurius cyanatus: verord. z.B. b. Schleimhautentzündungen des Mundes u. des Magen-Darm-Kanals.

**Quecksilberdiuretikum(a):** s. Diuretikum(a).

**Quecksilber, Getötetes:** s. Quecksilber.

**Quecksilber, Hahnemann, Lösliches:** s. Quecksilber, lösliches nach Hahnemann.

**Quecksilberintrusionsverfahren:** Meßmethode zur Bestimmung der Porosität* (Porengrößenverteilung) u. der inneren Oberfläche* von Pulvern (Granulaten). Durch die hohe Oberflächenspannung* von Quecksilber benetzt dieses nur unter Druckanwendung das zu untersuchende Pulver u. dringt erst dann in seine Kapillarräume ein. Der benötigte Druck ist der Porengröße umgekehrt proportional. Der Radius der Poren ist von der Oberflächenspannung des Quecksilbers u. von dessen Benetzwinkel mit dem Feststoff abhängig:

$r = -2\,\sigma \cdot \cos\vartheta / p$

(p = Druck [Pa], r = Porenradius [m], σ = Oberflächenspannung des Quecksilbers (0.48 N/m), ϑ = Benetzungswinkel)

Das mit dem Pulver gefüllte Probengefäß wird evakuiert u. mit Quecksilber aufgefüllt, bis eine Quecksilbersäule entsteht. Wird nun auf die Quecksilbersäule ein Druck ausgeübt, sinkt diese in Abhängigkeit vom ausgeübten Druck u. vom vorhandenen Porenvolumen ab.

**Quecksilber(I)-iodid:** Hydrargyrum iodatum (flavum): Quecksilberiodür, Mercurius iodatus viridis, Mercuroiodid; $Hg_2I_2$, $M_r$ 327.54. Gelbgrünes, amorphes Pulver, unlösl. in. Ethanol, sehr schwer lösl. in Wasser, sehr lichtempfindlich. Geh. an Hg 61.25%, an Iod 38.75%. Darst.: durch Verreiben v. metallischem Quecksilber m. elementarem Iod. **Anw.** med.**:** früher als Antisyphilitikum.

**HOM:** *Mercurius iodatus flavus:* verord. z.B. b. Angina, Unterleibsentzündungen.

**Quecksilber(II)-iodid:** Hydrargyrum biiodatum (rubrum), Mercurius iodatus ruber, Hydrargyri periodidum, Mercuriiodid; $HgI_2$, $M_r$ 454.4. D. 6.28. Schmp. 257°C. Sdp. 351°C. Scharlachrotes, schweres, krist. Pulver, lösl. in heißem Ethanol, wenig lösl. in kaltem Ethanol sowie in Kaliumiodidlsg. (vgl. Neßler-Reagenz) u. Ether, fast unlösl. in Wasser. Darst.: durch Verreiben der beiden Elemente (mit etwas Ethanol) od. durch Zusammenbringen der Lsg. v. Quecksilber(II)-chlorid m. Kaliumiodid. **Anw.** med.**:** früher gegen Syphilis. Reagenz Ph.Eur.3: z.B. zur Herst. v. Neßler-Reagenz* u. als konservierender Zusatz bei Stärke-Lösung.

**HOM:** *Hydrargyrum biiodatum* (HAB1.5), Mercurius biiodatus: verord. z.B. b. chron. Mandelentzündung, Unterleibsentzündungen (bei Frauen).

**Quecksilberiodür:** s. Quecksilber(I)-iodid.

**Quecksilber, lösliches nach Hahnemann:** Hydrargyrum oxydulatum nitrico-ammoniatum.

**HOM:** *Mercurius solubilis Hahnemanni* (HAB1.4), Mercurius praecipitatus niger: kein einheitliches Präparat, z. größten Teil Quecksilber(I)-amidonitrat, schwarzes Pulver; verord. z.B. b. chron. Haut-, Schleimhaut- u. Lymphdrüsenentzündungen mit Eiterungstendenz, Angina, schleimiger Durchfall.

**Quecksilbermohr:** s. Quecksilbersulfat, schwarzes.

**Quecksilber(I)-nitrat:** Hydrargyrosum nitricum, Hydrargyrum nitricum oxydulatum, Hydrargyrosi nitras, Salpetersaures Quecksilberoxydul, Quecksilberoxydulnitrat, Mercuronitrat; $Hg_2(NO_3)_2 \cdot 2H_2O$, $M_r$ 561.3. Farblose, hygr. Kristalle, lösl. in Wasser u. verd. Salpetersäure. **Anw.** med.**:** früher als Antisyphilitikum.

**HOM:** *Hydrargyrum nitricum oxydulatum* (HAB1.4), Mercurius nitricus oxydulatus: verord. z.B. b. Unterleibsentzündungen.

**Quecksilber(II)-nitrat:** Hydrargyrum nitricum oxydatum, Salpetersaures Quecksilberoxid, Quecksilberoxidnitrat, Mercurinitrat; $Hg(NO_3)_2$, $M_r$ 324.6. D. 4.3. Farblose, hygr. Kristalle; leicht lösl. in salpetersäurehaltigem Wasser. Darst.: durch Auflösen von HgO in Salpetersäure. **Anw.** med.**:** früher als Antisyphilitikum.

**Quecksilberoleat:** Hydrargyrum oleinicum, Ölsaures Quecksilberoxid, ein Gem. v. Quecksilber(II)-oleat m. freier Ölsäure, Geh. 25% Quecksilberoxid entsprechend 23.15% Hg. Schwach gelbl.-weiße Masse v. Salbenkonsistenz, lösl. in fetten Ölen, Benzin, wenig lösl. in Ethanol u. Ether. Darst.: 25 T. Gelbes Quecksilberoxid werden mit 25 T. Ethanol in einer Porzellanschale angerührt, dem Gem. 75 T. Ölsäure zugefügt u. bis zur gleichmäßigen Dicke verrührt. Nach 24stündigem Stehen wird unter ständ. Rühren auf max. 60°C erwärmt, bis das Ethanol verdunstet ist u. das Gesamtgewicht 100 T. beträgt. **Anw.** med.**:** früher äuß. zu Einreibungen gegen Syphilis.

**Quecksilberoxidcyanid:** s. Quecksilberoxycyanid.

**Quecksilberoxid, Diiodparaphenolsulfonsaures:** Hydrargyum diiodparaphenolsulfonicum, H. sozoiodolicum, Sozoiodol-Quecksilber; $C_6H_2I_2$-$OSO_3Hg$, $M_r$ 654.5. Orangerotes, feines Pulver, lösl. in NaCl-Lsg., fast unlösl. in Wasser u. Ethanol, Geh. an Hg 31.1%. Darst.: durch Fällen einer Lsg. v. Sozoiodolnatrium m. Quecksilber(II)-nitrat. **Anw.** med.**:** als Antiseptikum u. Antiparasitikum. MED 0.05 g, MTD 0.1 g; hauptsächl. vet. verwendet.

**Quecksilberoxid, Essigsaures:** s. Quecksilber(II)-acetat.

**Quecksilber(II)-oxid, Gelbes:** Hydrargyrum oxydatum (flavum) via humida paratum, Gelbes Mercuriosid, Gelbes Präzipitat; HgO, $M_r$ 216.61. Gelbes, amorphes Pulver, unlösl. in Wasser u. Ethanol, leicht lösl. in Säuren, sehr lichtempfindl., Geh. an Hg 92.61%. Darst.: durch Fällen v. Sublimatlsg. m. Natronlauge. **Off.:** ÖAB81. **Anw.** med.**:** früher als Antiseptikum; äuß.: b. Augenerkrankungen (Blepharitis, Konjunktivitis, Keratitis); s. Unguentum Hydrargyri flavum (Gelbe Quecksilberoxidsalbe); techn. Reagenz Ph.Eur.3: zur Herst. der Quecksilber(II)-sulfatlösung*.

**Quecksilberoxidnitrat:** s. Quecksilber(II)-nitrat.

**Quecksilberoxid, Ölsaures:** s. Quecksilberoleat.

**Quecksilber(II)-oxid, Rotes:** Hydrargyrum oxydatum (rubrum), Hydrargyri oxidum rubrum, Rotes Mercurioxid, Rotes Präzipitat; CAS-Nr. 21908-53-2; HgO, $M_r$ 216.6. Sehr feines, rotes Pulver, unlösl. in Wasser u. Ethanol, leicht lösl. in Säuren. Darst.: durch Erhitzen v. Quecksilber(II)-nitrat. **Off.:** DAC86. **Anw.:** Reagenz; äuß. als

Salbe b. schlecht heilenden Geschwüren; s. Unguentum Hydrargyri rubrum.

**Quecksilberoxidsalbe:** Unguentum Hydrargyri rubrum*.

**Quecksilberoxidsalbe, Gelbe:** Unguentum Hydrargyri flavum*.

**Quecksilberoxidsalbe, Rote:** s. Unguentum Hydrargyri rubrum.

**Quecksilberoxidsalbe, Weiße:** Unguentum Hydrargyri album*.

**Quecksilber(I)-oxid, Salpetersaures:** s. Quecksilber(I)-nitrat.

**Quecksilberoxid, Schwefelsaures:** s. Quecksilber(II)-sulfat.

**Quecksilberoxidsulfat:** s. Quecksilber(II)-sulfat.

**Quecksilberoxycyanid:** Quecksilberoxidcyanid, Hydrargyrum oxycyanatum, H. oxycyanatum cum Hydrargyro cyanato, Hydrargyri oxycyanidum, Hydrargyrum subcyanatum, Basisches Quecksilbercyanid, Cyanidhaltiges Quecksilberoxidcyanid; eine Mischung von 33.3% Quecksilberoxidcyanid, $Hg(CN)_2 \cdot HgO$, u. 66.6% Quecksilbercyanid, $Hg(CN)_2$. Weißes bis gelbl.-weißes Pulver, lösl. in 19 T. Wasser. Darst.: durch Lösen v. HgO u. $Hg(CN)_2$ in Wasser u. Eindampfen. **Off.:** DAB6, ÖAB81. **Anw.** med.: früher als Antisyphilitikum u. Antiseptikum wie Sublimat, jedoch 6mal stärker wirkend u. weniger ätzend als dieses (da es Eiweiß nicht koaguliert). MED 0.01 g, MTD 0.03 g. **Pastilli Hydrargyri oxycyanati** DAB6 bestehen aus 10 T. Quecksilberoxidcyanid, 4 T. Natriumbicarbonat u. 6 T. Natriumchlorid, m. Teerfarbstoff blau gefärbt, je 1 od. 2 g schwer.

**Quecksilberoxycyanid, Cyanidhaltiges:** s. Quecksilberoxycyanid.

**Quecksilberoxydul, Essigsaures:** s. Quecksilber(I)-acetat.

**Quecksilberoxydul, Gerbsaures:** s. Quecksilbertannat.

**Quecksilberoxydulnitrat:** s. Quecksilber(I)-nitrat.

**Quecksilberoxydul, Salpetersaures:** s. Quecksilber(I)-nitrat.

**Quecksilberoxydul, Schwefelsaures:** s. Quecksilber(I)-sulfat.

**Quecksilberpflaster:** Emplastrum Hydrargyri*.

**Quecksilberpräzipitatsalbe:** Unguentum Hydrargyri album*.

**Quecksilberpräzipitat, Weißes:** s. Quecksilber(II)-amidochlorid.

**Quecksilberpumpe:** Quecksilberdampfstrahlpumpe zur Erzeugung von Hochvakuum (bis ca. 130 mPa (0.001 mmHg)) mittels strömenden Quecksilberdampfes.

**Quecksilberpyknometer nach Higuchi:** s. Dichte von Pulvern.

**Quecksilberrhodanid:** s. Quecksilber(II)-thiocyanat.

**Quecksilbersalbe:** Unguentum Hydrargyri cinereum*.

**Quecksilbersalbe, Graue:** Unguentum Hydrargyri cinereum*.

**Quecksilbersalicylat:** Hydrargyrum salicylicum DAB6, Anhydro-Hydroxymercurisalicylsäure, Mercurisalicylat; $M_r$ 336.63. Geh. mind. 54.8% Hg. Weißes bis hellrosa gefärbtes Pulver, fast unlösl. in Ethanol u. Wasser, lösl. in NaOH- u. NaCl-Lsg. Darst.: durch Einw. v. Salicylsäure auf Quecksilberoxid. **Anw.** med.: früher i.m. in Olivenöl od. Paraffin suspendiert b. Lues (Dos. 0.05 bis 0.01 g); inn.: MED 0.15 g.

**Quecksilbersublimat:** s. Quecksilber(II)-chlorid.

**Quecksilber(I)-sulfat:** Hydrargyrum sulfuricum oxydulatum, Mercurosulfat, schwefelsaures Quecksilberoxydul; $Hg_2SO_4$. Farblose Kristallprismen, D. 7.56, sehr schwer lösl. in Wasser u. verd. Schwefelsäure. Darst.: durch Zufügung von verd. Schwefelsäure zu einer Lsg. von Quecksilber(I)-nitrat. **Anw.:** als Katalysator bei der Oxidation org. Stoffe.

**Quecksilber(II)-sulfat:** Hydrargyrum sulfuricum, Quecksilberoxydsulfat, Schwefelsaures Quecksilberoxid, Mercurisulfat; $HgSO_4$, $M_r$ 296.7. Weißes, krist. Pulver, lösl. in Salzsäure u. konz. NaCl-Lsg., wenig lösl. in kaltem Wasser.

**Quecksilber(II)-sulfat, Basisches:** Hydrargyrum sulfuricum basicum (H. subsulfuricum), Basisches Mercurisulfat (Mineralum turpethum des Paracelsus), $HgSO_4 \cdot 2\ HgO$. Schweres gelbes Pulver, lösl. in Säuren. **Anw.** med.: früher gegen Syphilis sowie als Emetikum u. Purgans.

**HOM:** *Mercurius sulfuricus:* verord. z.B. b. chron. Katarrhen der Luftwege.

**Quecksilbersulfatlösung:** Reagenz Ph.Eur.3: 1 g Quecksilber(II)-oxid wird in 4 mL Schwefelsäure gelöst, die Lsg. mit 20 mL Wasser verdünnt. **Anw.:** z.B. zur Grenzprüfung von Isopropylalkohol.

**Quecksilber(II)-sulfid, Rotes:** Hydrargyrum sulfuratum (rubrum), Hydrargyri sulfidum rubrum, Mercurisulfid, Zinnober, Cinnabaris; CAS-Nr. 1344-48-5; HgS, $M_r$ 232.7. Lebhaft rotes Pulver, das sich beim Erhitzen an d. Luft zersetzt, wobei d. Schwefel m. blauer Flamme verbrennt u. d. Hg sich verflüchtigt, unlösl. in Wasser, Ethanol, Salzsäure, Salpetersäure, Kalilauge, lösl. in Königswasser. Darst.: durch Sublimation v. Quecksilber mit Schwefel. **Off.:** DAC86, Ph.Helv.7. **Anw.** med.: nicht mehr gebräuchlich, im DAB6 zur Herst. des Decoctum Zittmanni.

**HOM:** *Hydrargyrum sulfuratum rubrum* (HAB1.3), Cinnabaris, Mercurius sulfuratus ruber: besteht aus mind. 99% HgS.

**HOM:** *Zinnober* (HAB1.4): natürliches Mineral Cinnabarit (mind. 90% HgS); verord. z.B. b. chronischen Stirn- u. Nebenhöhlenkatarrhen.

**Quecksilber(II)-sulfid, Schwarzes:** Aethiops mercurialis, Quecksilbermohr, Schwarzes Mercurisulfid; ein Gem., haupsächl. aus Quecksilber(II)-sulfid u. Schwefel. Schwarzes Pulver, unlösl. in Wasser, Ethanol u. Säuren, lösl. in Königswasser. Darst.: durch Zusammenreiben gleicher Mengen Quecksilber u. gereinigtem Schwefel.

**HOM:** *Hydrargyrum sulfuratum nigrum* (HAB1.5), Aethiops mineralis: Verreibung von Hg u. S, schwarze Farbe; verord. z.B. b. Ekzemen, Augenentzündungen.

**Quecksilbersulfocyanid:** s. Quecksilber(II)-thiocyanat.

**Quecksilber(I)-tannat:** Hydrargyrum tannicum oxydulatum, Mercurotannat, Gerbsaures Quecksilberoxydul. Grünbraune, körnige Masse od. Schuppen, unlösl. Geh. ca. 55% Hg. Darst.: durch Fällung einer Quecksilber(II)-nitratlsg. m. Tannin. Anw. früher inn. b. Syphilis als mildestes Quecksilberpräparat.

**Quecksilber(II)-thiocyanat:** Hydrargyrum rhodanatum, Quecksilbersulfocyanid, Quecksilberrhodanid, Mercurirhodanid, Rhodanquecksilber; $Hg(CNS)_2$. Weiße Kristalle, lösl. in Ethanol, Salzsäure, Salpetersäure, wenig lösl. in Wasser.

**Quellungszahl**
Beispiele

| Schleimdroge | QZ | Quelle | Stammpflanze (Fundort im Wörterbuch) |
|---|---|---|---|
| Testa Plantaginis ovatae | 40 | DAC | Plantago ovata |
| Flor. Tilia | 32 | DAB | Tilia cordata |
| Flor. Malvae | 20 | Ph.Helv. | Malva-Arten |
| Carrageen | 18 | ÖAB | Rotalgen (Carrageen) |
| Fol. Althaeae | 12 | DAB | Althaea officinalis |
| Rad. Althaeae | 10 | DAB | Althaea officinalis |
| Sem. Psylli | 10 | DAB | Plantago afra |
| Sem. Plantaginis ovatae | 9 | DAB | Plantago ovata |
| Fol. Tussilaginis | 9 | DAB | Tussilago farfara |
| Flor. Verbasci | 9 | DAB | Verbascum-Arten |
| Fol. Malvae | 8 | ÖAB | Malva-Arten |
| Herba Plantaginis | 6 | DAB | Plantago lanceolata |
| Sem. Foenugraeci | 6 | DAB | Trigonella foenum-graecum |
| Lichen islandicus | 4.5 | DAB | Cetraria-Arten |
| Semen Lini (toto) | 4.5 | Ph.Eur.3 | Linum usitatissimum |

Darst.: durch Zusammenbringen von Quecksilber(II)-nitratlsg. mit Kaliumthiocyanatlsg. Bläht sich beim Erhitzen stark auf (in der Feuerwerkerei zur Herst. v. sog. Pharaoschlangen).

**Quecksilbervergiftung:** s. Quecksilber.

**Queensland-Arrowroot:** Amylum Cannae*.

**Quellender Tee:** s. Species gelosae.

**Queller:** s. Salicornia europaea.

**Quellmehle:** mehlartige Trockenerzeugnisse, die einen Mindestgehalt von 70% Stärke in der Trockensubstanz aufweisen, u. zwar in verkleisterter Form.

**Quellsalze, Künstliche:** künstliche Mineralsalze, Salia thermarum factitia, s. Aquae minerales.

**Quellstift:** s. Laminaria u. Nyssa sylvatica.

**Quelltone:** zu den Montmorilloniten gehörende Magnesium-Alumosilicate. Sie lagern Wasser reversibel u. in nicht stöchiometrischer Menge unter Volumenvergrößerung in ihre Gitterschichten ein (Volumenvergrößerung) u. geben es beim Trocknen wieder ab.

**Quellungswasser:** Hydratationswasser. An- u. Einlagerung von Wasser zwischen Polymerketten bzw. Kristallschichten führt zur Vergrößerung der Polymerketten- od. Kristallschichtenabstände. Hydrogele z.B. aus Gelatine, Cellulosederivaten u.a., aber auch Quelltone vermögen Wasser oberflächlich anzulagern sowie durch Absorption (Wasserstoffbrücken, Dipol-Dipol-Wechselwirkungen) zwischen den Makromolekülen bzw. Gitterschichten aufzunehmen u. dadurch aufzuquellen. Die Bindungsstärke ist gering (Bindungswärme: 0 bis 20 kJ/mol $H_2O$). Eine begrenzte Quellung führt zur Gelbildung, eine unbegrenzte zu kolloidalen Lösungen.

**Quellungszahl:** Quellungsfaktor, Abk. QZ; die QZ gibt das Volumen in Milliliter an, das 1.0 g Droge einschließlich des anhaftenden Schleimes nach dem Quellen in einer wasserhaltigen Flüssigkeit nach 4 h einnimmt (Ph.Eur.3). Die meisten Drogen müssen bei der Bestimmung der QZ einen bestimmten Zerkleinerungsgrad (z.B. pulverisiert) aufweisen; ausgenommen davon sind Drogen, deren Schleim in der Epidermis lokalisiert ist, z.B. Leinsamen, Flohsamen.

**Quendel:** Herba Serpylli, s. Thymus serpyllum.

**Quendel, Römischer:** s. Thymus vulgaris.

**Quensyl®:** s. Hydroxychloroquin.

**Querbalkenzellen:** *bot.* Parenchym im Mesophyll mit balken- od. zapfenförmigen, in das Zellumen vorspringenden Membranverdickungen, z.B. in den Blättern von Juniperus sabina.

**Quercetagenin:** ein Flavonolderivat, **Strukturformel** s. Flavonoide.

**Quercetin:** 3,5,7,3',4'-Pentahydroxyflavon, 5,7,3',4'-Tetrahydroxyflavonol. **Strukturformel** s. Flavonoide (Tab.). Nat. frei od. als Glykosid, wie Hyperosid* (3-O-Galactosyl-Q.), Isoquercitrin (3-O-Glucosyl-Q.), Quercitrin (3-O-Rhamnosyl-Q.), Rutosid* (3-O-Rutinosyl-Q.), Avicularin (3-O-Arabino-Q.), in über der Hälfte aller Angiospermen vorkommendes Flavononol, v.a. im Hopfen, in den Blüten des Goldlacks, im Tee, in gelben Stiefmütterchen, in der roten Rose u.a. Pflanzen. Als Glucosid Quercitrin in der Rinde der amerikan. Färbereiche Quercus tinctoria, die pulverisiert od. als wäßriges Extrakt unter dem Namen Quercitron zum Färben von Wolle, Seide, Baumwolle dient(e).

**Quercit(ol):** Pentahydroxycyclohexan, D-1-Desoxymucoinosit; $C_6H_{12}O_5$. Schmp. 234°C. Süße, farblose Kristalle. Lösl. in Wasser, wenig lösl. in Ethanol. Nat. in Eicheln (Eichelzucker), s. Cyclitole.

**Quercitrin:** s. Quercetin.

**Quercus-Arten:** Fam. Fagaceae. **Qu. robur** L. (Quercus pedunculata Erh.), Stieleiche, Sommereiche (Europa), u. **Qu. petraea** (Matt.) Liebl. (Qu. sessiliflora Salisb.), Stein-, Trauben- o. Wintereiche (Europa), sowie **Q. pubescens** Willd., Flaumeiche, sind Stpfln. v. **Quercus cortex:** Cortex Quercus, Eichenrinde; die getrocknete Rinde von Stockausschlägen, jungen Ästen u. Zweigen. **Off.:** ÖAB90, Ph.Helv.7, DAC86. **Inhaltsst.:** 8 bis 20% Catechingerbstoffe (Ph.Helv.7: mind. 12.0% Gerbstoffe (DAC86: mind. 10.0% mit Hautpulver fällbare), ferner ca. 0.4% Catechin, Quercin, Quercit u.a. Als **Spiegelrinde** bezeichnet man die Rinde junger Zweige der beiden Quercus-Arten. Spiegelrinde ist nichtverborkte Rinde u. besitzt eine glatte, silberglänzende, graubraune Oberfläche; verborkte od. zu alte Rinde hat wesentlich weniger wirksame Gerbstoffverbindungen. **Anw.** med.: als Adstringens bei Magen- u. Darmblutungen, Bettnässen; Abkochungen als Gurgelwasser b. leicht blutendem Zahnfleisch, Stomatitis usw.; äuß.: gegen Frostbeulen, Hämorrhoiden (Sitzbäder) u. gegen

Fußschweiß; vet.: bei Durchfällen; techn.: zum Gerben. **Quercus cortex ad usum veterinarium:** Cortex Quercus ad usum veterinarium, Eichenrinde f. tierarzneiliche Zwecke; die von Ästen u. Stämmen stammende Rinde; sie ist daher stärker verborkt als Quercus cortex. **Off.:** Ph.Helv.7. Inhaltsst., Geh. u. Anwend.: s. Quercus cortex. **Semen Quercus:** Glandes Quercus excorticatae, Eicheln. **Inhaltsst.:** Gerbstoff (6 bis 9%), Quercit*, fettes Öl (ca. 4%), Stickstoffsubstanz (ca. 6%), Zucker (ca. 7%), Stärke (ca. 35%). **Anw.** volkst.: als Adstringens bei Durchfall, ferner bei Rachitis, Bleichsucht, zu Nährmitteln. **Semen Quercus tostum:** Glandes Quercus tostae, Geröstete Eicheln, Eichelkaffee; die von der Samenschale befreiten u. gerösteten Samen. Durch das Rösten erniedrigt sich der Gerbstoffgehalt u. der Zucker wird in Dextrine umgewandelt. **Anw.:** s. oben.

**Quercus suber** L.: Korkeiche (Westl. Mittelmeergebiet); liefert Kork (Cortex suberis, Lignum suberinum).

**Quercus infectoria** Olivier: Galleiche (Syrien, Kleinasien), s. Gallen.

**HOM:** *Quercus, ethanol. Decoctum* (HAB1.3): die getrocknete Rinde junger Äste u. Sprößlinge von Q. robur u. Q. petraea, enthält mind. 3.0% Gerbstoff (gefällt mit Hautpulver, ber. als Pyrogallol).

**HOM:** *Quercus e cortice:* frische Rinde der jungen Zweige.

**HOM:** *Quercus e glandibus:* mit der Schale getrocknete Früchte; verord. z.B. b. Herzbeschwerden.

**Querto**®: s. Carvedilol.

**Quickwert:** s. Thromboplastinzeit; s.a. Blutgerinnung.

**Quillajasäure:** Triterpensapogenin, **Strukturformel** s. Saponine (Tab.).

**Quillaja saponaria** Mol.: Fam. Rosaceae (immergrüner Baum, heim. Südamerika, bes. Chile, Peru, Bolivien). Stpfl. v. **Cortex Quillajae: Seifenrinde**, Quillajarinde, Panamarinde, Waschrinde, Waschholz; die von der Borke u. Außenrinde weitgehend befreite Stammrinde. **Off.:** ÖAB90, Ph.Helv.7, DAC86. **Inhaltsst.:** 8 bis 10% eines Gemisches aus Triterpensaponinen mit Quillajasäure als Aglykon, ferner Saccharose, Stärke u. bis 11% Calciumoxalat. Hämolyt. Index (ÖAB90): mind. 3000. **Anw.:** als Expektorans wie Rad. Senegae, hämolytisch weniger wirksam; der Extrakt zu Waschmitteln, zu Kopfwässern sowie als Schaummittel f. Getränke.

**Quinacrin:** s. Mepacrin.

**Quinagolid** INN: (±)-N,N-Diethyl-N'-[(3R*, 4aR*,10aS*)-1,2,3,4,4a,5,10,10a-octahydro-6-hy-

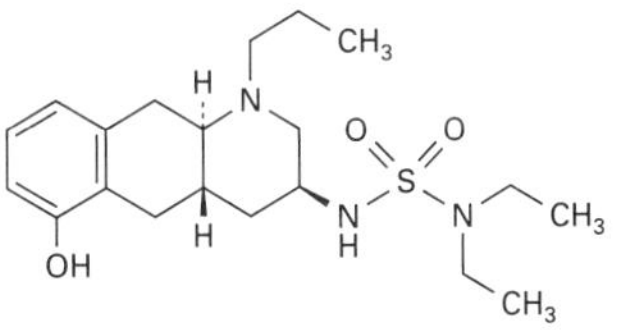

Quinagolid

droxy-1-propyl-benzo[g]chinolin-3-yl)sulfamid, Norprolac®; CAS-Nr. 87056-78-8; $C_{20}H_{33}N_3O_3S$, $M_r$ 395.56. **Wirk.:** selektiver Dopamin-$D_2$-Agonist (nicht verwandt mit Mutterkornalkaloiden), der die Prolactinsekretion lange hemmt ohne die anderen Hypophysenhormone zu beeinflussen. **Anw.:** Prolactinhemmer*, bei überhöhtem Serumspiegel an Prolactin* unbekannter Ursache od. infolge eines Hypophysenadenoms. **Nebenw.:** Erbrechen, Kopfschmerzen, Schwindel, gastrointestinale Störungen, Schlaflosigkeit etc. Kontraind.: Anw. bei Kindern od. älteren Patienten; Leber- od. Nierenfunktionseinschränkung; Stillen (nicht mögl. bzw. bei Milchfluß, weil Q. ev. muttermilchgängig ist). HWZ 11.5 h. **Übl. Dos.:** Oral: 1. bis 3. Tag 25 µg/d, 4. bis 6. Tag 50 µg/d, ab dem 7. Tag 75 µg/d u. gegebenfalls Steigerung bis 150 µg/d (25 µg Q. entspr. 27.3 Q.-Hydrochlorid). **Quinagolidhydrochlorid:** CAS-Nr. 94424-50-7; $C_{20}H_{33}N_3O_3S \cdot HCl$, $M_r$ 432.02.

**Quinapril** INN: CAS-Nr. 90243-99-5; $C_{25}H_{30}N_2O_5$, $M_r$ 438.5. Schmp. 120-130°C (Hydrochlorid). **Wirk.** u. **Anw.:** Antihypertonikum*,

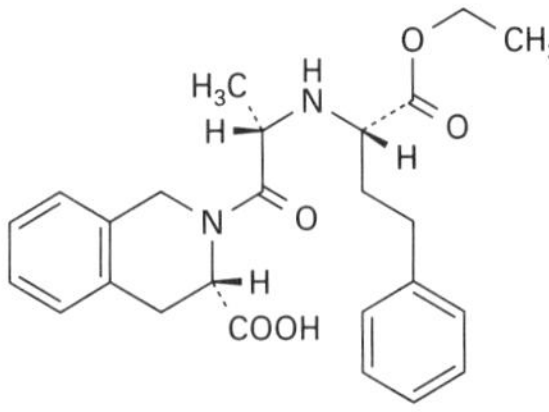

Quinapril

ACE-Hemmer*, 5mal so wirksam wie Captopril*, wird durch unspezifische Esterasen erst in Wirkform überführt. **Nebenw.:** Husten, Hautausschläge, Schwindel. **Übl. Dos.:** 1mal 5 mg/d.

**Quinestrol** INN: 3-Cyclopentyloxy-19-nor-1,3, 5(10)-pregnatrien-20-in-17β-ol, Estrovis®; CAS-

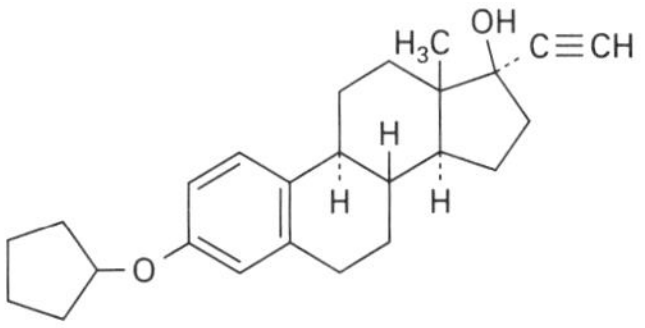

Quinestrol

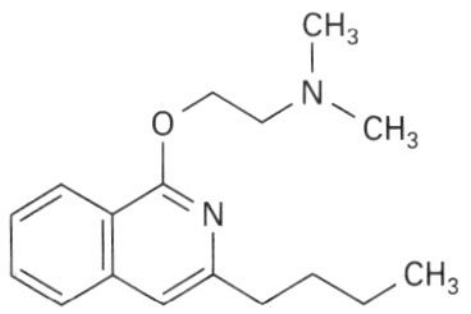

Quinisocain

Nr. 152-43-2; $C_{25}H_{32}O_2$, $M_r$ 364.51. Schmp. 107-108°C. $[\alpha]_D^{25°C}$ +5° (c = 0.5 in Dioxan). Unlösl. in Wasser; lösl. in Ethanol, Chloroform, Ether. **Anw.:** Quinestrol ist ein Estrogen mit ähnlichen Wirkungen u. Anwendungsbereichen wie Estradiol*, jedoch längere Wirkungsdauer. Es wird verwendet bei klimakterischen Beschwerden, Abstillen (Laktationshemmung). **Übl. Dos.:** Oral.

0.025 mg, zyklusgerecht, 1.-7. Tag 3- bis 4mal/d, dann bis 20. Tag 1mal/d, 8 d Pause; zum Abstillen nach der Geburt: 0.004 g/6 h.

**Qinghao:** s. Artemisia annua.

**Quinine:** engl. Bez. f. Chinin*.

**Quinisocain** INN: 1-(2-Dimethylaminoethoxy)-3-butylisochinolin, Dimethisoquin, Isochinol®; CAS-Nr. 86-80-6; $C_{17}H_{24}N_2O$, $M_r$ 272.38. Sdp. 155-157°C (0.4 kPa). $n_D^{20°C}$ 1.5486. **Anw.:** Lokalanästhetikum. Kontraind.: stark blutende Hämorrhoiden. **Übl. Dos.:** Topikal: Salbe: 0.5%, max. 4mal/d auftragen. **Quinisocainhydrochlorid:** CAS-Nr. 2773-92-4. Schmp. 144-148°C.

**Quinoa:** s. Chenopodium quinoa.

**Quinodis®:** s. Fleroxacin.

**Quintozen:** Pentachlornitrobenzol; CAS-Nr. 82-68-8; $C_6Cl_5NO_2$, $M_r$ 295.3. **Anw.** techn.: Fungizid; s. Schädlingsbekämpfungsmittel (Tab.).

**Quitte:** Cydonia ablonga*.

**Quittensamen:** Quittenkerne, Semen Cydoniae, s. Cydonia oblonga.

**Quotidiana:** (*lat.* quotidie täglich) Febris quotidiana, Malaria* mit täglich auftretendem Fieberanfall.

**QZ:** Abk. f. Quellungszahl*.

# R

**R:** **1.** Abk. f. Radikal*; **2.** Abk. f. die Einheit Röntgen, s. Dosimetrie; **3.** Symbol f. Grad Reaumur, s. Thermometer; **4.** Symbol f. Allgemeine Gaskonstante*; **5.** s. R,S-Nomenklatur; **6.** s. R-Sätze.

**Ra:** *chem.* Radium*.

**Rabies:** *syn.* Lyssa, Tollwut*.

**Rabiesvirus:** s. Tollwutvirus.

**rac.:** racemisch, s. Racemat.

**Racemat:** (abgek. rac., nach Acidum racemicum, Traubensäure, da bei dieser zuerst beobachtet) äquimolare Mischung zweier Enantiomere* (Antipoden). Racemate sind opt. inaktiv; das eine Enantiomere dreht das linear polarisierte Licht um den gleichen Betrag nach rechts wie das andere nach links, deshalb Kennzeichnung durch Präfix dl- od. DL- bzw. RS-; z.B. ist Atropin* das R. von D- u. L-Hyoscyamin, also DL-Hyoscyamin. Racemate können als Verbindungen (racemische Verbindungen, racemische Kristalle, Racemate im engeren Sinn, eigentliche Racemate), Substitutionsmischkristalle (s. Mischkristalle) od. mechanische Gemische (Konglomerate) auftreten. Welcher Typ vorliegt, kann aus den Schmelzdiagrammen der Enantiomeren ermittelt werden. (Die beiden Enantiomeren haben immer den gleichen Schmelzpunkt.) *Racemischen Verbindungen* sind kristalline 1:1-Assoziate der beiden Antipoden. Je nachdem, ob die molekulare Anziehung zwischen den (+)- od. (-)-Enantiomeren größer od. kleiner ist als zwischen den reinen, individuellen Enantiomeren, ist der Schmelzpunkt der racemischen Verbindung höher od. tiefer als der Schmelzpunkt der Enantiomeren. Im Schmelzdiagramm findet man daher 2 (symmetrische) eutektische Punkte. *Racemische Mischkristalle* liegen vor, wenn R. u. Antipoden demselben Kristallgitter angehören. Zwischen den Antipoden bildet sich eine lückenlose Mischkristallreihe, d.h. es besteht Isomorphie zwischen dem R. u. den Antipoden. Die Mischkristallreihe führt vielfach durch ein Temperaturminimum od. ein -maximum (was zur Bezeichnung Pseudoracemat Anlaß gibt). *Racemische Konglomerate* sind äquimolare, eutektische Mischungen zweier Enantiomere, in der jeder individuelle Kristall nur ein Enantiomeres enthält. Wie alle Eutektika schmelzen die racemischen Konglomerate tiefer als die einzelnen Enantiomeren.

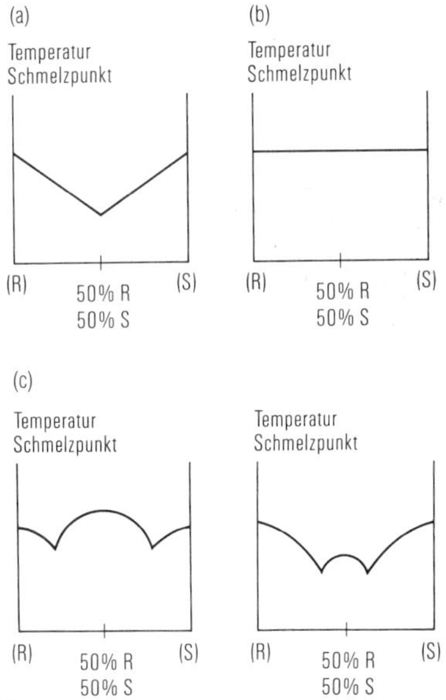


Racemat:
Schmelzdiagramme von (a) einem Konglomerat (Eutektikum), (b) einem Mischkristall und (c) von racemischen Verbindungen [1]

**Racematspaltung:** Racemattrennung (Enantiomerentrennung); Auftrennung eines Enantiomerengemisches (von L. Pasteur entdeckt). Unterscheidung zwischen partieller Trennung, bei der das eine Enantiomere* im Gem. überwiegt, u. zwischen vollständiger Trennung, bei der ein Enantiomeres in reiner Form, also frei von Antipoden erhalten wird. **Methoden der R.:** **1.** Bildung von Diastereoisomeren*. Dazu benötigt man Spaltreagenzien, wie Spaltsäuren (z.B. L-(+)-Weinsäure, (-)-Diaceton-2-keto-2-gulonsäure, Camphersäure, Chinasäure) zur Trennung von racemischen Basen, Spaltbasen (z.B. α-Phenylethylamin, Chinin, Cinchonin, Brucin), zur Spaltung racemischer Säuren od. Phthalsäureanhydrid zur Racematspaltung von nicht mit Säure od. Basen spaltbaren Verbindungen (z.B. racemische Alkohole). Das trennende Agens muß mit dem Racemat in hoher Ausbeute reagieren; die gebildeten Diastereoisomere müssen leicht voneinander trennbar u. unter definierten Bedingungen zur Isolierung der reinen Enantiomeren zersetzbar sein (s. Abb.). **2.** Bildung von Molekülkomplexen od. Einschlußverbindungen*, z.B. mit Harnstoff. **3.** Chromatographie mit optisch aktiven Phasen (z.B. Cyclodextrine, Stärke, Kieselsäure-gebundene Aminosäuren od. best. Polymere). **4.** Aus racemischen Konglomeraten mit hinreichend großen Kristallen sind die Enantiomeren auch mechanisch aussortierbar. **5.** Zur R. gehören im weiteren Sinn auch Verfahren, womit ein Enantiomer des Racemats z.B. enzymat. od. photochem. abgebaut wird. Um sythetische Enantiomere zu erhalten, werden anstelle der R. auch zunehmend *enantioselektive Synthesen* (s. Enantioselektivität) durchgeführt.

**Racemische Verbindungen:** s. Racemat.

**Racemös:** *bot.* traubenförmig, s. Blütenstand.

**Racemus:** (lat.) Traube, s. Blütenstand.

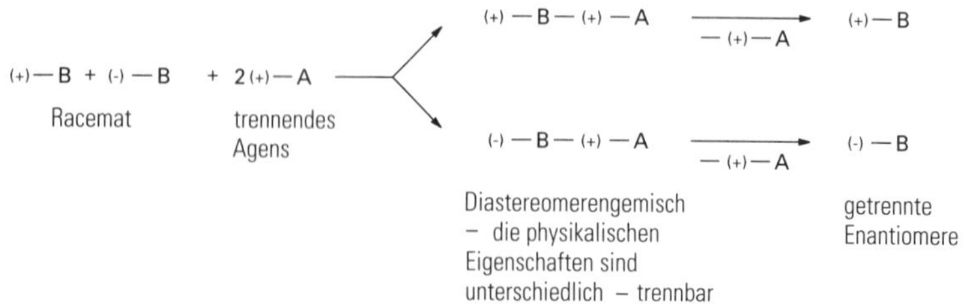


Racematspaltung:
Bildung von Diastereomeren

**Racephedrinhydrochlorid:** s. Ephetonin.

**Rachen:** (*gr.*) Pharynx.

**Rachenblütler:** s. Scrophulariaceae.

**Rachentherapeutika:** s. Mundtherapeutika.

**Rachitis:** (Rhachitis) Englische Krankheit, Vitamin-D-Mangelkrankheit.

**Rad:** **1.** rd, s. Dosimetrie; **2. rad:** s. Radiant.

**Rad.:** Abk. f. Radix*.

**Radethazin®:** s. Azelastin.

**Radiär:** (*lat.* radius Radspeiche, Kreishalbmesser) strahlenförmig, dem Radius eines Kreises entsprechend. **Radiäre Blüten:** aktinomorphe Blüten, strahlige Blüten, s. Blüte.

**Radiant:** abgeleitete SI-Einheit f. die Größe eines ebenen Winkels im Bogenmaß; Symbol rad. Ebener Winkel, f. den das Längenverhältnis zwischen Kreisbogen u. Radius des Kreises 1 ist. 1 rad = 57.295° (57° 17' 44.8"). **Steradiant:** abgeleitete SI-Einheit f. die Größe eines Raumwinkel; Symbol sr. Raumwinkel, der sich ergibt, wenn aus der Oberfläche einer Kugel mit dem Radius 1 m eine Kreisfläche von 1 $m^2$ ausgeschnitten wird.

**Radicula:** *bot.* Würzelchen des Embryos, Keimwurzel.

**Radieschen:** Raphanus sativus var. sativus, s. Raphanus sativus.

**Radikal:** sehr reaktionsfähiges Atom od. Atomgruppe, die geschlossen u. ohne Veränderungen zu erleiden im Verlaufe einer Reaktion von einem zum anderen Bindungspartner wandert. R.e stellen Verbindungen mit einem ungepaarten Elektron dar. **Radikalreaktionen** laufen aufgrund der äußerst starken Reaktivität meist augenblicklich, vollständig u. irreversibel ab. Die Stabilität von R.en kann durch Einführung geeigneter Substituenten wie Alkyl- od. Aryl-Gruppen erhöht werden. So ist z.B. das Triphenylmethyl-(Trityl-)R. genügend beständig, um in Lösung neben seinem Dimerisierungsprodukt zu bestehen. Neben neutralen Radikalen sind auch Radikal-Anionen u. Radikal-Kationen bekannt.

**Radikofunktionelle Nomenklatur:** wird üblicherweise nur bei wenigen Verbindungsklassen (hauptsächl. Ketone, Ether, Amine, Alkohole) verwendet. Der Name der Verbdg. ergibt sich aus der Bez. der Verbindungsklasse (durch funktionelle Gruppe bestimmt), der der Name des organischen Molekülteils in Radikalform vorangestellt wird (z.B.: Ethylalkohol).

**Radioaktive Arzneimittel:** s. Radiopharmaka.

**Radioaktive Indikatoren:** s. Radioindikatoren.

**Radioaktive Strahlung:** Strahlung, die beim Zerfall von Radionukliden entsteht. s. Radioaktivität.

**Radioaktivität:** Eigenschaft instabiler Atomkerne (Radionuklide*), spontan zu zerfallen, wobei sie einen Teil ihrer Kernmasse in Form energetischer Strahlung (α-Teilchen, β-Teilchen) abgeben u. dabei in ein anderes Isotop (Tochterisotop, Tochternuklid) übergehen. Diese Tochternuklide gehen häufig aus einem angeregten Zustand unter Emission von Gammastrahlung in den Grundzustand (energetisch tiefster Zustand) des Folgekerns über. Weiter versteht man unter R. auch Kernumwandlungen durch Elektroneneinfang, Neutronenemission u. Zerfall instabiler Elementarteilchen*. Die Tochterkerne sind also leichter als die Kerne, aus denen sie hervorgehen. Beim Alphazerfall (s. u.) z.B. wird die Massenzahl um 4 Einheiten geringer, die Ordnungszahl nimmt um 2 ab. Das entstehende Nuklid steht also im Periodensystem um 2 Stellen weiter links.

Radioaktive Strahlen können photographische Platten schwärzen, Luft ionisieren, Körper durchdringen u. gewisse Stoffe, z.B. Barium-platin(II)-cyanid, zum Leuchten bringen. Sie zeigen also ein ähnliches Verhalten wie Röntgenstrahlen, nur erfolgt d. radioaktive Zerfall ohne Zufuhr äußerer Energie u. ist weder durch thermische, elektrische od. andere Einwirkungen beeinflußbar. Radioaktive Stoffe senden 3 Arten von Strahlung aus: **1. α-Strahlen.** bestehen aus Heliumkernen (2 Protonen, 2 Neutronen), sind also zweifach positiv geladen. Die Energie der Alphastrahlen beträgt einige MeV (vgl. Elektronvolt). Die Reichweite ist von der Strahlenenergie u. von der Dichte der durchdrungenen Materie abhängig (in Luft einige cm, in Wasser nur einige Tausendstel davon). Alphastrahlen lassen sich also leicht abschirmen (z.B. schon durch ein Blatt Papier). Sie wirken jedoch stark ionisierend. Ein Alphateilchen mit der Energie von 3.4 MeV erzeugt z.B. ca. 100 000 Ionenpaare auf seinen ca. 20 μm Eindringtiefe in menschliches Gewebe. **2. β-Strahlen.** bestehen aus Elektronen ($\beta^-$) od. Positronen ($\beta^+$), die aus dem Atomkern stammen u. beim Betazerfall* entstehen. Die Reichweite der Betastrahlung ist infolge geringerer Wechselwirkung mit der Atomhülle wesentlich größer, die ionisierende Wirkung wesentlich geringer als die der Alphastrahlung. Energiereiche Betastrahlen (2 MeV) dringen ca. 1 cm tief in Wasser ein. Zur Abschirmung genügt also eine Schichtdicke von ca. 1 cm Wasser od. Plexiglas od. ca. 3.5 mm Aluminium. **3. γ-Strahlen** sind elektromagnetische Schwingungen (wie Röntgenstrahlen od. Licht). Sie zeigen nur geringe Wechselwirkung mit der Materie u. besitzen daher ein großes Durchdringungsvermögen. Physikalisch sind sie mit Röntgenstrahlen identisch. Beim Durchdringen von Materie können Gammastrahlen (u.

Röntgenstrahlen) durch 4 Vorgänge in ihrer Richtung od. Energie beeinflußt werden: a) *Klassische Streuung:* Richtungsänderung ohne Energieverlust des Photons. b) *Photo-Effekt:* Ein auf ein Schalenelektron treffendes Gammaquant überträgt diesem seine gesamte Energie u. wirft es damit aus seiner Bahn. c) *Compton-Effekt:* (A. H. Compton, 1923). Ein Teil der Photonenenergie wird an ein Hüllenelektron abgegeben, das mit der übernommenen kinetischen Energie als Compton-Elektron weiterfliegt. Die ursprüngliche Röntgen- od. Gammastrahlung setzt sich mit geringerer Frequenz u. geänderter Richtung fort. d) *Paarbildung:* Die elektromagnetische Schwingung kann bei Energien über 1.02 MeV in Materie, u. zwar in Form eines Teilchen-Antiteilchen-Paares, umgewandelt werden (Materialisation, Einstein). Am häufigsten ist die Entstehung eines Elektron-Positron-Paares.

Jedes radioaktive Element ist charakterisiert durch d. Geschwindigkeit seines Zerfalls. Bei einem radioaktiven Prozeß zerfällt in jeder Zeit derselbe Bruchteil der gerade vorhandenen Stoffmenge. Zur Kennzeichnung des Zerfalls gibt man gewöhnlich die **Halbwertszeit*** (HWZ) an. Die Halbwertszeiten variieren bei den in der Natur vorkommenden Stoffen zwischen einer zehnmillionstel Sekunde (Thorium C', $^{212}_{84}$Po) u. 600 Billionen Jahren (Indium $^{115}_{49}$In). Je nachdem ob die Radionuklide in der Natur vorkommen od. künstlich durch Kernreaktion erzeugt werden, spricht man von **natürlicher** bzw. **künstlicher** R. Die natürliche R. tritt bei allen Elementen mit Ordnungszahlen größer als 80 auf. Die entstehenden Nuklide sind meist wieder instabil, so daß sich eine Folge von Kernzerfällen bildet, die man als **Zerfallsreihe** bezeichnet. Man kennt in der Natur insgesamt 3 solcher Zerfallsreihen, wovon die Actinium-Zerfallsreihe mit dem Uranisotop $^{238}_{92}$U (Actino-Uran), die Uran-Zerfallsreihe mit $^{235}_{92}$U u. die Thorium-Zerfallsreihe mit $^{232}_{90}$U beginnt. Das erste Glied bezeichnet man als Stammelement, dem 12 bis 16 verschiedene instabile Kerne folgen können, bis schließlich ein stabiler Kern erreicht ist. Die Neptuniumreihe geht von einem künstlich erzeugten Stammelement aus. Kürzere Zerfallsreihen treten künstlich als Folge von Kernreaktionen auf. Das Endzerfallsprodukt aller radioaktiven Elemente ist das Blei (Uranblei, Thoriumblei, Actiniumblei). Beim radioaktiven Zerfall entstehen auch gasförmige Zerfallsprodukte (Emanationen). **Künstliche R.:** Neben den natürlichen, von selbst verlaufenden Umwandlungen sind eine große Anzahl künstlicher Umwandlungen bekannt geworden. Hierbei werden Atome (z.B. Aluminium, Bor) m. Protonen, Neutronen u. α-Teilchen beschossen, wobei sie eine Umwandlung in eine andere Atomart erleiden; dabei können sowohl stabile Nuklide gebildet werden als auch instabile Nuklide entstehen (künstliche R.). Von jedem der bekannten Elemente kennt man heute mind. ein, meistens sogar mehrere radioaktive Isotope, vgl. Radium u. Isotope. **Nachw. u. Messung der R.:** s. Strahlenmeßgeräte, Dosimetrie. Die radioaktive Strahlung ist v. intensiver Wirkung auf den pflanzlichen u. tierischen Organismus; vgl. Strahlenbiologie* u. Strahlenschäden*. **Einheiten der R.:** 1 Becquerel (Bq) ist 1 Umwandlung (Zerfall) pro Sekunde (SI). Bis zum 31. 12. 1985 durfte noch die Einheit Curie verwendet werden. 1 Curie (Ci) ist diejenige Menge eines Radionuklids, in dem $3.7 \cdot 10^{10}$ Zerfälle pro Sekunde auftreten.

$1\ Ci = 37 \cdot 10^9\ Bq = 37\ GBq = 37\ ns^{-1}$
$1\ nCi = 37\ Bq$
$1\ Bq = 2.7 \cdot 10^{-11}\ Ci = 27\ pCi$

**Gesch.:** R. wurde zuerst 1896 von H. Becquerel am Uran entdeckt; das Ehepaar Pierre (1859 bis 1906) u. Marie Curie (1867 bis 1934) entdeckte 1898 das Radium u. Polonium; 1934 entdeckten G. Joliot u. seine Ehefrau Irene geb. Curie die künstliche R. Die Kernspaltung wurde 1938 von O. Hahn u. F. Straßmann entdeckt.

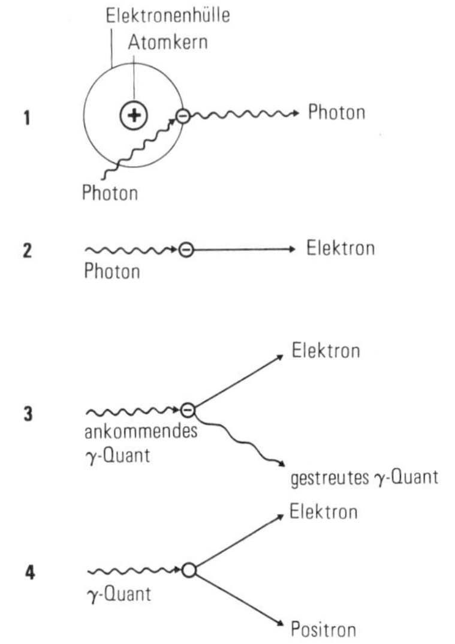


Radioaktivität:
Interaktion von Gamma-Strahlen mit Materie: 1: klassische Streuung; 2: Photo-Effekt; 3: Compton-Effekt; 4: Paarbildung

**Radioblei:** Radium D, s. Radium.

**Radiochromatographie:** Variante der Dünnschicht- od. Papierchromatographie (s. Chromatographie), bei der die Identifizierung der Substanzflecken mit Hilfe beigefügter Radioindikatoren* erfolgt (Autoradiographie).

**Radiocobalt:** $^{60}$Co (HWZ 5.08 Jahre), entsteht bei der Bestrahlung von $^{59}$Co mit Neutronen; es besitzt eine schwächere Strahlung als Radium u. wird, da es leichter dosierbar u. billiger ist, an Stelle von Radium zur Gammabestrahlung benutzt, hauptsächl. zur Behandlung v. Krebsgeschwülsten sowie auch zu Materialprüfungen.

**Radioelemente:** Radioaktive Elemente, s. Radioaktivität.

**Radiogold:** s. Gold-198.

**Radioimmunoassay:** RIA, Radioimmuntest; Methode zum Nachw. kleiner Pharmakamengen. Beruht auf der Messung der Konzentration eines radioaktiv markierten Antigens in Verbindung mit einem Antikörper (Antigen-Antikörper-Reaktion). Ein radioaktiv markiertes Antigen steht mit dem Antigen Pharmakon (Enzym, Hormon etc.) in Konkurrenz. Ist das gesamte Pharmakon an den spez. Antikörper gebunden, so wird noch ein Teil des radioaktiv markierten Antigens gebunden. Dieser Teil wird bestimmt u. vom gesamten Antigen-Antikörper-Komplex abgezogen, wodurch man die Pharmakonmenge erhält. Abtrennverfahren f. die Komplexe sind: Ausfällung, Zentrifugation, enzymatische Trennung, Chromatographie, Elektrophorese; vgl. Enzymimmunoassay. Die große praktische Bedeutung liegt in der hohen Empfindlichkeit bei der Bestimmung auch kleinster Mengen von Hormonen, Enzymen, Pharmaka, Tumormarkern, Viren.

**Radioindikatoren:** Radioaktive Indikatoren, radioaktive Tracer; Radionuklide* od. mit ihnen markierte Verbindungen, die in kleinen Mengen anderen Substanzen beigegeben od. dem Organismus zugeführt werden u. so chemische od. biologische Prozesse verfolgen lassen. Ihre spezielle Indikatoreigenschaft ist die Radioaktivität, die zus. mit der Tatsache ausgenützt wird, daß sich radioaktive Isotope chem. fast gleich wie ihre nicht radioaktiven verhalten. Dies gilt auch f. die meisten physikalischen Vorgänge. So kann man z.B. durch chem. Reaktion einer Verbdg. mit einer anderen, in der ein Atom durch sein radioaktives Isotop ersetzt ist (z.B. Wasserstoff durch Tritium) eine markierte Verbdg. erhalten, von der mittels Messung der Radioaktivität kleinste Mengen (Picogrammbereich) quantitativ nachgewiesen werden können. Bringt man radioaktiv markierte Stoffe (z.B. Zucker, Fette) in den Organismus, so lassen sich damit deren Verteilung, Abbau, Ausscheidung usw. verfolgen. Als Radionuklide f. Indikatorzwecke verwendet man beispielsweise Tritium (T, $^{3}H$), Kohlenstoff-14 ($^{14}C$), Stickstoff-13 ($^{13}N$), Phosphor-32 ($^{32}P$), Iod-131 ($^{131}I$).

**Radioisotope:** s. Radionuklide.

**Radiokarbonmethode:** Radiokohlenstoff-Datierung; beruht auf dem Umstand, daß kosmische Strahlung Stickstoff in das Kohlenstoffisotop* $^{14}C$ (HWZ 5736 Jahre) umwandelt. Die Erdatmosphäre weist eine Gleichgewichtskonzentration von $^{14}CO_2$ (16 $^{14}C$-Atom-Zerfälle je g C pro min) auf. Analoges gilt für Pflanzen (Assimilation) u. für Tiere (pflanzliche Nahrung), die $^{14}C$ aufnehmen u. während ihrer Lebenszeit konstant erhalten. **Anw.:** Altersbestimmung historischer Gegenstände (von 400 bis 30 000 Jahren, Fehlergrenze ca. ±5%), Aufdeckung von Lebensmittelverfälschungen, z.B. Wein, durch Gärung entstandener Ethanol weist höhere Anteile an $^{14}C$ auf, als der aus Ethylen über Erdöl synthetisierte; vgl. IRMS.

**Radiokohlenstoff-Datierung:** s. Radiokarbonmethode.

**Radiologie:** Fachrichtung der Medizin, in der ionisierende Strahlen f. diagnostische u. therapeutische Zwecke verwendet werden. Unterteilung in die Teilgebiete Röntgendiagnostik, Nuklearmedizin* u. Strahlentherapie*. Im weiteren Sinne „Lehre von den Strahlen" (Röntgenstrahlen u. Strahlung radioaktiver Nuklide) u. deren Anwendung in Medizin, Naturwissenschaft u. Technik.

**Radiolyse:** Spaltung chemischer Bindungen in organischen Verbindungen infolge der Einw. ionisierender Strahlen. Dabei entstehen Radikale od. Ionen (vgl. Strahlenbiologie); die Einw. betrifft wie bei der Photolyse* nur die Elektronenhüllen u. nicht die Atomkerne.

**Radionuklide:** Radioaktive Nuklide (s. Nuklid), auch (umgangssprachlich) als radioaktive Isotope od. Radioisotope bezeichnet; der spontane, radioaktive Zerfall ist charakterisiert durch **1.** Art u. Energie der emittierten Strahlung(en) u. **2.** durch die Halbwertszeit*, s.a. Radioaktivität. In der Heilkunde werden die Radionuklide in Diagnose u. Ther. meist in Form von Radiopharmaka* od. Radioindikatoren* eingesetzt. In der Ph.Eur.3 findet man unter der Monographie Radioaktive Arzneimittel eine Tab. mit physikalischen Eigenschaften der wichtigsten Radionuklide, die als Radiopharmaka eingesetzt werden.

**Radiopasteurisierung:** Verminderung der Keimzahl durch Strahlenbehandlung, v.a. bei Pudergrundlagen, Enzympulvern. Nicht in allen Ländern erlaubt.

**Radiopharmaka:** **Radiopharmaceutica** Ph.Eur.3, **Radioaktive Arzneimittel**. Zubereitungen, die ein od. mehrere Radionuklide* enthalten. Für diagnostische Verfahren der Nuklearmedizin, aber auch in der Radiotherapie werden v.a. R. mit kurzer HWZ eingesetzt, die entweder Gammastrahlung (Anw. als Diagnostika wegen der guten extrakorporalen Meßbarkeit der Strahlung) od. Betastrahlung emittieren (Anwendung als Therapeutika wegen ihrer lokal begrenzten Strahlungswirkung). Zuber. der Ph.Eur.1 u. Ph.Eur.3 sind in der **Tabelle** zusammengefaßt.

**Radioskopie:** s. Röntgenstrahlen.

**Radium:** Ra, $A_r$ 226, 2wertig. D. 5.5; Schmp. 700°C; Sdp. 1140°C; OZ 88. Entdeckt 1898 von dem Ehepaar Curie (Paris) bei den Untersuchungen von Uranerzen. Ra ist ein Zerfallsprodukt des Urans. Es zerfällt selbst (HWZ 1622 a) unter Abgabe eines α-Teilchens in **Radon*** u. geht schließlich über eine Reihe kurzlebiger Zwischenprodukte in das stabile Blei-Isotop $^{206}_{82}Pb$ über. **Anw.** med.: früher hauptsächl. in Form des Radiumbromids, $RaBr_2 \cdot 2\ H_2O$, zu Bestrahlungen bei Krebserkrankungen. Natürliche Radon-haltige Mineralwässer, Moor u. Schlamm werden zu Bädern, Inhalations- u. Trinkkuren, bes. bei Gicht, Rheumatismus, Hautkrankheiten u.a. benutzt. Eine frühere, v.a. in der Balneologie übl. Einheit f. die radiolog. Aktivität von Quellwässern etc. war das Stat (St). 1 St = $3.64 \cdot 10^{-7}$ Ci = $10^3$ Mache*-Einheiten/Liter.

**Radiumschäden:** s. Strahlenschäden.

**Radix:** (Plur. Radices) Abk. Rad., Wurzel*, vgl. Rhizom.

**Radix Aconiti:** Rhiz. Aconiti, Akonitknollen, Eisenhutknollen; s. Aconitum napellus.

**Radix Actaeae:** Christophskrautwurzel, s. Actaea spicata.

**Radix Actaeae racemosae:** Rhizoma Cimicifugae, Amerikanische Schlangenwurzel; s. Cimicifuga racemosa.

**Radix Alismae:** Froschlöffelwurzel, s. Alisma plantago-aquatica.

**Radix Alizari:** Rad. Rubiae, Krappwurzel, s. Rubia tinctorum.

**Radix Alkannae:** Alkannawurzel, s. Alkanna tuberculata.

**Radix Althaeae:** Eibischwurzel, s. Althaea officinalis.

**Radix Althaeae ad usum veterinarium:** Eibischwurzel f. tierarzneiliche Zwecke, s. Althaea officinalis.

**Radix Anchusae tinctoriae:** Radix Alkannae, s. Alkanna tuberculata.

**Radix Angelicae:** Angelikawurzel, s. Angelica archangelica.

**Radix Apii graveolentis:** Selleriewurzel, s. Apium graveolens.

**Radix Apocyni androsaemifolii:** Fliegenfängerwurzel, s. Apocynum androsaemifolium.

**Radix Apocyni cannabini:** Kanadische Hanfwurzel, s. Apocynum cannabinum.

**Radiopharmaka**
Zubereitungen des Europäischen Arzneibuches (Ph.Eur.)

| Lateinische Bezeichnung | Fundort im Wörterbuch |
|---|---|
| Aquae tritiatae [$^{3}$H] solutio iniectabilis | Tritiertes [$^{3}$H]Wasser-Injektionslösung |
| Auri [$^{198}$Au] colloidalis solutio iniectabilis[2] | Gold-198 |
| Chlormerodrini [$^{197}$Hg] solutio iniectabilis | Chlormerodrin [$^{197}$Hg][1] |
| Chromii [$^{51}$Cr] edetatis solutio iniectabilis | Chromedetat [$^{51}$Cr] |
| Cyanocobalamini [$^{57}$Co] solutio | Cyanocobalamin [$^{57}$Co] |
| Cyanocobalamini [$^{58}$Co] solutio | Cyanocobalamin [$^{58}$Co] |
| Fibrinogenum humanum iodinatum[$^{125}$I] cryodesiccatum | Fibrinogen[$^{125}$I] vom Menschen (gefriergetrocknet) |
| Gallii [$^{67}$Ga] citratis solutio iniectabilis | Gallium-67-citrat-Injektionsllösung |
| Hydrargyri [$^{197}$Hg] dichloridi solutio iniectabilis[2] | Quecksilber(II)-chlorid [$^{197}$Hg] |
| Indii[$^{111}$In] pentetatis solutio iniectabilis | Indium-[$^{111}$In]-Pentetat-Injektionslösung |
| Kryptoni [$^{85}$Kr] solutio iniectabilis[2] | Krypton [$^{85}$Kr] |
| Natrii chromatis [$^{51}$Cr] solutio sterilis | Natriumchromat [$^{51}$Cr] |
| Natrii iodidi[$^{131}$I] capsulae ad usum diagnosticum | Natriumiodid[$^{131}$I]-Kapseln für diagnostische Zwecke |
| Natrii iodidi [$^{123}$I] solutio | Natriumiodid [$^{123}$I] |
| Natrii iodidi [$^{125}$I] solutio | Natriumiodid [$^{125}$I] |
| Natrii iodidi [$^{131}$I] solutio | Natriumiodid [$^{131}$I] |
| Natrii iodohippurati[$^{123}$I] solutio | Natriumiodhippurat [$^{123}$I] |
| Natrii iodohippurati [$^{131}$I] solutio iniectabilis | Natriumiodhippurat [$^{131}$I] |
| Natrii pertechnetatis [$^{99}$mTc] fissione formati solutio iniectabilis | Natriumpertechnetat [$^{99m}$Tc] |
| Natrii pertechnetatis [$^{99}$mTc] sine fissione formati solutio iniectabilis | Natriumpertechnetat [$^{99m}$Tc] |
| Natrii phosphatis[$^{32}$P] solutio iniectabilis | Natriumphosphat [$^{32}$P] |
| Norcholesteroli iodinati[$^{131}$I] solutio iniectabilis | Iod[$^{131}$I]-methylnorcholesterol-Injektionslösung |
| Rhenii sulfidi colloidales et technetii [$^{99}$mTc] solutio iniectabilis | Rheniumsulfid-[$^{99m}$Tc]Technetium |
| L-Selenomethionini [$^{75}$Se] solutio iniectabilis[2] | Seleno-L-methionin [$^{75}$Se] |
| Stanni colloidalis et technetii[$^{99m}$Tc] solutio iniectabilis | Zinn-[$^{99m}$Tc]Technetium-Injektionslösung, Kolloidale |
| Stanni pyrophosphatis et technetii [$^{99m}$Tc] solutio iniectabilis | Technetium-[$^{99m}$Tc]Zinndiphosphat-Injektionslösung |
| Stibii sulfidi colloidalis et technetii [$^{99m}$Tc] solutio iniectabilis | Antimonsulfid-[$^{99m}$Tc]Technetium |
| Sulfuris colloidalis et technetii [$^{99m}$Tc] solutio iniectabilis | Schwefelkolloid-[$^{99m}$Tc]Technetium |
| Technetii[$^{99m}$Tc] et etifenini solutio iniectabilis | Technetium-[$^{99m}$Tc]-Etifenin-Injektionslösung |
| Technetii[$^{99m}$Tc] gluconati solutio iniectabilis | Technetium[$^{99m}$Tc]-Gluconat-Injektionslösung |
| Technetii[$^{99m}$Tc] humani albumini solutio iniectabilis | Albumin-Technetium[$^{99m}$]-Injektionslösung |
| Technetii [$^{99m}$Tc] macrosalbi suspensio iniectabilis | Technetium-[$^{99m}$Tc] Macrosalb-Injektionslösung |
| Technetii[$^{99m}$Tc] medronati solutio iniectabilis | Technetium-[$^{99m}$Tc] Medronat-Injektionslösung |
| Technetii [$^{99m}$Tc] microsphaerium suspensio iniectabilis | Mikrosphären-[$^{99m}$Tc]Technetium-Injektionslösung (-suspension) |
| Technetii[$^{99m}$Tc] pentetatis solutio iniectabilis | Technetium-[$^{99m}$Tc] Pentetat-Injektionslösung |
| Technetii[$^{99m}$Tc] succimeri solutio iniectabilis | Technetium-[$^{99m}$Tc]Succimer-Injektionslösung |
| Thallosi [$^{201}$Tl] chloridi solutio iniectabilis | Thallium-201-chlorid-Injektionslösung |
| Xenoni [$^{133}$Xe] solutio iniectabilis | Xenon [$^{133}$Xe] |

[1] In Ph.Eur.1, aber nicht mehr in Ph.Eur.3 enthalten; [2] seit 1995 nicht mehr off.

**Radix Araliae racemosae:** Araliawurzel, s. Aralia racemosa.

**Radix Aristolochiae cavae:** Rhizoma Corydalidis, Lerchenspornwurzel, s. Corydalis cava.

**Radix Aristolochiae vulgaris:** Osterluzeiwurzel, s. Aristolochia clematitis.

**Radix Armoraciae:** Meerrettich, s. Armoracia rusticana.

**Radix Arnicae:** Arnikawurzel, s. Arnica montana.

**Radix Artemisiae:** Beifußwurzel, s. Artemisia vulgaris.

**Radix Asari:** Haselwurzel, s. Asarum europaeum.
**Radix Asparagi:** Spargelwurzel, s. Asparagus officinalis.
**Radix Asphodeli:** Affodillwurzel, s. Asphodelus albus.
**Radix Baptisiae tinctoriae:** Wilde Indigowurzel, s. Baptisia tinctoria.
**Radix Bardanae:** Klettenwurzel, s. Arctium-Arten.
**Radix Belladonnae:** Tollkirschenwurzel, s. Atropa belladonna.
**Radix Bergeniae:** Bodanwurzel, s. Bergenia crassifolia.
**Radix Bismalvae:** Radix Althaeae, Eibischwurzel, s. Althaea officinalis.
**Radix Bryoniae:** Zaunrübe, s. Bryonia-Arten.
**Radix Buglossi agrestis:** Natternkopfwurzel, s. Echium vulgare.
**Radix Caincae:** s. Chiococca alba.
**Radix Calami aromatici:** Rhizoma Calami, Kalmuswurzel, s. Acorus calamus.
**Radix Carlinae:** Eberwurzel, s. Carlina acaulis.
**Radix Caryophyllatae:** Nelkenwurzel, s. Geum urbanum.
**Radix Caulophylli:** Löwenblattwurzel, s. Caulophyllum thalictroides.
**Radix Centranthi:** Spornblumenwurzel, s. Centranthus ruber.
**Radix Chelidonii:** Schöllkrautwurzel, s. Chelidonium majus.
**Radix Chinae:** Tubera Chinae, Chinaknollen, s. Smilax china.
**Radix Cichorii:** Zichorienwurzel, s. Cichorium intybus.
**Radix Cimicifugae:** Rhizoma Cimicifugae, Amerikanische Schlangenwurzel, s. Cimicifuga racemosa.
**Radix Colombo:** Kolombowurzel, s. Jateorhiza palmata.
**Radix Colombo spuria:** Radix Colombo americana, Amerikanische Colombowurzel, s. Frasera carolinensis.
**Radix Consolidae:** Schwarzwurzel, s. Symphytum officinale.
**Radix Coptidis trifoliae:** s. Coptis trifolia.
**Radix Curcumae:** **1.** Curcumae longae rhizoma, Curcumawurzelstock, Lange Kurkumawurzel; **2.** Curcumae xanthorrhizae rhizoma, Javanischer Gelbwurzelstock; s. Curcuma-Arten.
**Radix Cynoglossi:** Hundszungenwurzel, s. Cynoglossum officinale.
**Radix Cypripedii:** Frauenschuhwurzel, s. Cypripedium calceolus var. pubescens.
**Radix Dauci:** Mohrrübe, s. Daucus carota.
**Radix Derridis:** Derriswurzel, s. Derris elliptica.
**Radix Dictamni:** Diptamwurzel, s. Dictamnus albus.
**Radix Doronicae:** Radix Althaeae, Eibischwurzel, s. Althaea officinalis.
**Radix Ebuli:** Attichwurzel, s. Sambucus ebulus.
**Radix Echii:** Natternkopfwurzel, s. Echium vulgare.
**Radix Eleutherococci:** Taigawurzel, s. Eleutherococcus senticosus.
**Radix Enulae:** Rhizoma Helenii, Alantwurzel, s. Inula helenium.
**Radix Eryngii:** Mannstreuwurzel, s. Eryngium-Arten.
**Radix Filicis maris:** Rhiz. Filicis, Farnwurzel, s. Dryopteris filix-mas.
**Radix Foeniculi:** Fenchelwurzel, s. Foeniculum vulgare.
**Radix Fragariae:** Walderdbeerwurzel, s. Fragaria vesca.
**Radix Fraserae:** Amerikanische Kolombowurzel, s. Frasera carolinensis.
**Radix Galangae:** Rhiz. Galangae, Galgantwurzel, s. Alpinia officinarum.
**Radix Galangae majoris:** Großer Galgant, s. Alpinia galanga.
**Radix Gei urbani:** Nelkenwurzel, s. Geum urbanum.
**Radix Gelsemii:** Rhiz. Gelsemii, Gelsemiumwurzel(stock), s. Gelsemium sempervirens.
**Radix Genistae:** Radix Sarothamni scoparii, Besenginsterwurzel, s. Cytisus scoparus.
**Radix Gentianae:** Enzianwurzel, s. Gentiana-Arten.
**Radix Geranii maculati:** s. Geranium maculatum.
**Radix Ginseng:** Chinesische Ginsengwurzel, s. Panax pseudoginseng.
**Radix Harpagophyti:** Teufelskrallenwurzel, s. Harpagophytum procumbens.
**Radix Helenii:** Rhizoma Helenii, Alantwurzel, s. Inula helenium.
**Radix Hellebori foetidi:** s. Helleborus foetidus.
**Radix Hellebori nigri:** Rhiz. Hellebori (nigri), (Schwarze) Nieswurzel(stock), s. Helleborus niger.
**Radix Hellebori viridis:** Rhiz. Hellebori (viridis), Grüne(r) Nieswurzel(stock), s. Helleborus viridis.
**Radix Heloniadis dioicae:** Teufelsbißwurzel, s. Chamaelirium luteum.
**Radix Heraclei (sphondylii):** Bärenklauwurzel, s. Heracleum sphondylium.
**Radix Hydrastidis:** Rhiz. Hydrastis, Kanadische Gelbwurzel, s. Hydrastis canadensis.
**Radix Hyoscyami:** Bilsenkrautwurzel, s. Hyoscyamus niger.
**Radix Hypoxidis:** Tubera Hypoxidis, Hypoxisknollen, s. Hypoxis rooperi.
**Radix Imperatoriae:** Rhiz. Imperatoriae, Meisterwurzel(stock), s. Peucedanum ostruthium.
**Radix Inulae:** Rhiz. Helenii, Alantwurzel, s. Inula helenium.
**Radix Ipecacuanhae:** Brechwurzel, s. Cephaelis ipecacuanha.
**Radix Iridis:** Rhiz. Iridis, Veilchenwurzel, s. Iris germanica.
**Radix Ivarancusae:** Rad. Vetiveriae, Ivarancusawurzel, s. Vetiveria zizanioides.
**Radix Jalapae:** Tubera Jalapae, Jalapenwurzel, s. Ipomea purga.
**Radix Kava-Kava:** Rhiz. Kava-Kava, Kawakawa-Wurzelstock, s. Piper methysticum.
**Radix Kolumbo:** Rad. Colombo, Kolombowurzel, s. Jateorhiza palmata.
**Radix Krameriae:** Rad. Ratanhiae, Ratanhiawurzel, s. Krameria triandra.
**Radix Levistici:** Liebstöckelwurzel, s. Levisticum officinale.
**Radix Liquiritiae:** Süßholz(wurzel), s. Glycyrrhiza glabra.
**Radix Manacae:** Manakawurzel, s. Brunfelsia uniflora.
**Radix Mandragorae:** Alraunwurzel, s. Mandragora officinarum.
**Radix Mei:** Bärenfenchelwurzel, Bärwurz; s. Meum athamanticum.
**Radix Morsus diaboli:** Radix Succisae, Teufelabbißwurzel, s. Succisa pratensis.

**Radix Nerii odori:** Indische Oleanderwurzel, s. Nerium odorum.
**Radix Nuphari lutei:** Gelbe Teichrosenwurzel, s. Nuphar lutea.
**Radix Nymphaeae albae:** (Weiße) Seerosenwurzel, s. Nymphaea alba.
**Radix Oenanthe:** Rebendoldenwurzel, s. Oenanthe crocata.
**Radix Ononidis:** Hauhechelwurzel, s. Ononis spinosa.
**Radix Orizabae:** Radix Scammoniae (mexicanae), Mexikanische Skammonienwurzel, s. Ipomoea orizabensis.
**Radix Paeoniae:** Pfingstrosenwurzel, s. Paeonia officinalis.
**Radix Papaveris:** Mohnwurzel, s. Papaver somniferum.
**Radix Pareirae bravae:** Grieswurzel, s. Chondodendron tomentosum.
**Radix Petasites:** Pestwurz, s. Petasites hybridus.
**Radix Petroselini:** Petersilienwurzel, s. Petroselinum crispum.
**Radix Phytolaccae decandrae:** Kermeswurzel, s. Phytolacca americana.
**Radix Pimpinellae:** Bibernellwurzel, s. Pimpinella major (P. saxifraga).
**Radix Polygalae amarae:** Bittere Kreuzkrautwurzel, s. Polygala amara.
**Radix Primulae:** Primelwurzel, s. Primula veris.
**Radix Pyrethri germanici:** Deutsche Bertramwurzel, s. Anacyclus officinarum.
**Radix Pyrethri (romani):** Römische Bertramwurzel, s. Anacyclus pyrethrum.
**Radix Raphani:** Rettich, s. Raphanus sativus.
**Radix Ratanhiae:** Ratanhiawurzel, s. Krameria triandra.
**Radix Rauwolfiae canescentis:** s. Rauvolfia tetraphylla.
**Radix Rauwolfiae serpentina:** Rauwolfiawurzel, s. Rauvolfia serpentina.
**Radix Rauwolfiae vomitoriae:** s. Rauvolfia vomitoria.
**Radix Rehmanniae:** s. Rehmannia glutinosa.
**Radix Rhapontici:** Rhapontikawurzel, s. Rheum-Arten.
**Radix Rhei:** Rhizoma Rhei, Rhabarberwurzel, s. Rheum-Arten.
**Radix Rhei austriaci:** Rhapontikawurzel, s. Rheum-Arten.
**Radix Rhei rhapontici:** Rhapontikawurzel, s. Rheum-Arten.
**Radix Rubiae tinctorum:** Krappwurzel, s. Rubia tinctorum.
**Radix Rusci:** Mäusedornwurzel, s. Ruscus aculeatus.
**Radix Salep:** Tubera Salep, Salepknollen, s. Orchis morio.
**Radix Saniculae:** Sanikelwurzel, s. Sanicula europaea.
**Radix Saponariae:** Rad. Saponariae rubrae, (Rote) Seifenwurzel, s. Saponaria officinalis.
**Radix Saponariae alba:** Weiße Seifenwurzel, s. Gypsophila-Arten.
**Radix Sarothamni scoparii:** Besenginsterwurzel, s. Cytisus scoparius.
**Radix Sarsaparillae:** Sarsaparille, s. Smilax regelii.
**Radix Sassafras:** Lign. Sassafras, Sassafrasholz, s. Sassafras albidum var. molle.
**Radix Scammoniae asiaticae:** Asiatische Skammoniawurzel, s. Convolvulus scammonia.
**Radix Scammoniae (mexicanae):** Mexikanische Skammoniawurzel, s. Ipomoea orizabensis.
**Radix Scorzonerae:** Schwarzwurzel, s. Scorzonera hispanica.
**Radix Scrophulariae:** Braunwurz, s. Scrophularia nodosa.
**Radix Senegae:** Senegawurzel, s. Polygala senega.
**Radix Serpentariae virginianae:** Virginische Schlangenwurzel, s. Aristolochia serpentaria.
**Radix Smilacis:** Rad. Sarsaparillae, Sarsaparille, s. Smilax regelii.
**Radix Spartii scoparii:** Radix Sarothamni scoparii, s. Cytisus scoparius.
**Radix Spigeliae:** Rhiz. Spigeliae, Spigelienwurzel, s. Spigelia anthelmia.
**Radix Stillingiae:** Stillingiawurzel, s. Stillingia silvatica.
**Radix Succisae:** Teufelabbißwurzel, s. Succisa pratensis.
**Radix Sumbuli:** Sumbulwurzel, s. Ferula moschata.
**Radix Symphyti:** Rad. Consolidae, Schwarzwurzel, s. Symphytum officinale.
**Radix Taraxaci:** Löwenzahnwurzel, s. Taraxacum officinale.
**Radix Taraxaci cum Herba:** Löwenzahn, s. Taraxacum officinale.
**Radix Tormentillae:** Blutwurz, s. Potentilla erecta.
**Radix Trichosanthidis:** s. Trichosanthes kirilowii.
**Radix Trillii erecti:** s. Trillium erectum.
**Radix Turpethi:** Turpethwurzel, s. Operculina turpethum.
**Radix Uncariae tomentosae:** Krallendornwurzel, s. Uncaria tomentosa.
**Radix Urticae:** Rhizoma Urticae, Brennesselwurzel, s. Urtica-Arten.
**Radix Uzarae:** Uzarawurzel, s. Gomphocarpus fruticosus u. Xysmalobium undulatum.
**Radix Valerianae:** Baldrianwurzel, s. Valeriana officinalis.
**Radix Valerianae japonicae:** Japanische Baldrianwurzel, s. Valeriana officinalis var. angustifolia.
**Radix Vetiveriae:** Rad. Ivarancusae, Ivarancusawurzel, s. Vetiveria zizanioides.
**Radix Victorialis longae:** Bulbus Victorialis longae, Allermannsharnisch (Adamwurzel), s. Allium victorialis.
**Radix Victorialis rotundae:** (Runde) Allermannsharnischwurzel, s. Gladiolus communis.
**Radix Vincetoxici:** Rhiz. Vincetoxici, Schwalbenwurzel, s. Vincetoxicum hirundinaria.
**Radix Violae:** Rhiz. Violae, Echte Veilchenwurzel, s. Viola odorata.
**Radix Violae odoratae:** Rhiz. Violae, Märzveilchenwurzelstock, s. Viola odorata.
**Radix Zedoariae:** Rhiz. Zedoariae, Zitwerwurzel, s. Curcuma zedoaria.
**Radix Zingiberis:** Rhiz. Zingiberis, Ingwer, s. Zingiber officinale.
**Radon:** Emanation, Niton, Rn; radioaktives Edelgas, $A_r$ 222; Schmp. -71°C; Sdp. -62.1°C; OZ 86; HWZ 3.825 d. Zerfallsprodukt des Radiums* (HWZ 1600 a), findet sich spurenweise in allen radioaktiven Elementen u. deren Umgebung, in Mineralwässern, Luft; schlägt sich unter Abgabe von α-Teilchen als festes Plutonium (HWZ 3.05 min) auf festen Gegenständen nieder; karzinogen (soll bei längerer Exposition Lungenkrebs auslösen). Entdeckt 1903 von Rutherford u. Soddy.

**Radziszewski-Reaktion:** Bildung von Carbonsäureamiden durch Erwärmen eines Nitrils mit alkalischer Wasserstoffperoxid-Lösung.

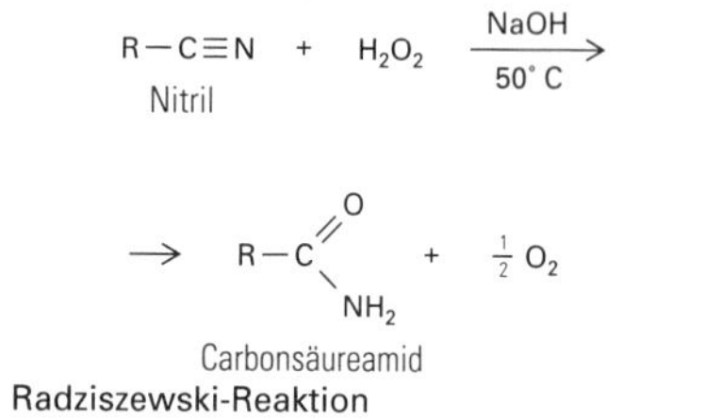

Radziszewski-Reaktion

**Räucherkerzen:** Candelae fumales nigrae et rubrae*.
**Räuchern:** s. Konservieren.
**Räucherung:** Fumigatio*.
**Raffinade:** gereinigter Rübenzucker.
**Raffination:** Bez. f. Verfahren zur Gew. od. Anreicherung von Naturstoffen aus Naturprodukten.
**Raffinose:** Melitose; ein nichtreduzierendes Trisaccharid aus je einem Molekül D-Galactose, D-Glucose u. D-Fructose, wobei Galactose u. Glucose α-1,6-glykosidisch verknüpft sind. Schmp. 120°C. $[\alpha]_D^{20°C}$ +105.2° (c = 4 in Wasser). Weißes, krist., schwach süß schmeckendes Pulver. Durch Hefeenzyme wird R. in D-Fructose u. das Disaccharid Melibiose, durch Emulsin in Saccharose u. D-Galactose zerlegt. Im Pflanzenstoffwechsel kann R. anstelle von Saccharose die Funktion eines Transportkohlenhydrats einnehmen. R. ist in vielen höheren Pflanzen verbreitet u. stellt nach Saccharose den am häufigsten frei vorkommenden Zucker dar. Zuckerrüben, Melasse u. viele Samen, z.B. Baumwollsamen, sind besonders reich an R.
**Ragweed:** s. Ambrosia artemisiifolia.
**Rainfarn: Rainfarnblüten** (Flores Tanaceti), **Rainfarnkraut** (Herba Tanaceti), **Rainfarnöl** (Oleum Tanaceti); s. Chrysanthemum vulgare.
**Rainweide:** s. Ligustrum vulgare.
**Rama:** s. Hibiscus sabdariffa.
**Raman-Effekt:** die Erscheinung, daß mit monochromatischem* Licht einer bestimmten Wellenlänge bestrahlte Moleküle neben einer starken Spektrallinie mit dieser Wellenlänge infolge Lichtstreuung noch weitere Linien geringer Intensität mit sowohl größerer als auch kleinerer Wellenlänge (Ramanlinien) aussenden. Die Wellenlängendifferenzen zwischen den Ramanlinien u. der Erregerlinie sind f. die Schwingungszustände der Moleküle charakteristisch. **Anw.:** Raman-Spektroskopie*, s. Spektroskopie.
**Raman-Spektroskopie:** s. Spektroskopie.
**Ramentaceon:** s. Drosera rotundifolia.
**Ramipril** INN: 1-Ethylester von Ramiprilat, Delix®, Hypren®; CAS-Nr. 87333-19-5; $C_{23}H_{32}N_2O_5$, $M_r$ 416.5. Schmp. 109°C. **Wirk.** u. **Anw.:** Antihypertonikum (ACE-Hemmer*), wird durch Esterasen erst in Wirkform (Ramiprilat*) überführt. **Nebenw.:** Husten, Exantheme. **Übl. Dos.:** 1mal/d 2.5 mg.
**Ramiprilat** INN: (2S,3aS,6aS)-1-{(S)-N[(S)-1-Carboxy-3-phenyl-propyl]alanyl}octahydrocyclopenta[b]pyrrol-2-carbonsäure; CAS-Nr. 87269-97-4; $C_{21}H_{28}N_2O_5$, $M_r$ 387.5. ACE-Hemmer, Wirkform von Ramipril*.

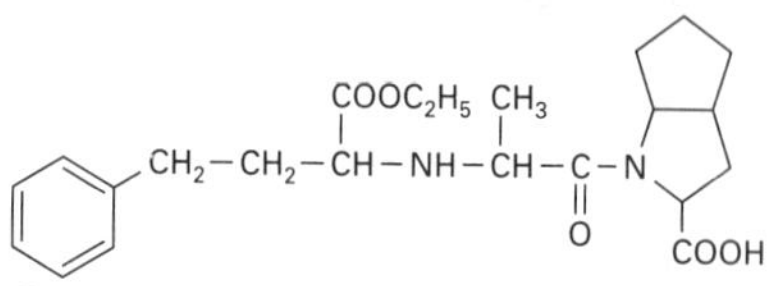

Ramipril

**Ramsay-Fett:** Spezialfett zum Abdichten* von Schliffen u. Hähnen; f. Hochvakuum verwendbar.
**Random coil:** s. Proteine.
**Random sampling:** Zufallsauswahlverfahren (Randomisieren). Jedes Einzelstück der Gesamtcharge (z.B. eines kompletten Tablettenansatzes etc.) hat die theoretische Chance, in die gezogene Stichprobe zu gelangen.
**Randwinkel:** s. Benetzbarkeit.
**Raney-Nickel:** Nickelpulver mit großer Oberfläche, gew. aus einer Nickel-Aluminium-Legierung durch Herauslösen des Aluminiums mit Ätzkali. Wichtiger Hydrierungskatalysator, dient auch als Reagenz zum Nachw. org. Halogenverbindungen in Benzoesäure, Natriumbenzoat, Phenacetin u. Glycerol.
**Rangoonbohnen:** die eßbaren (blausäurehaltigen) Samen v. **Phaseolus lunatus**, Fam. Fabaceae, Mondbohne (Tropen); s. Linamarin.
**Ranitidin** INN: N-{2-[5-(Dimethylaminomethyl)furfurylthio]ethyl}-N'-methyl-2-nitro-1,1-

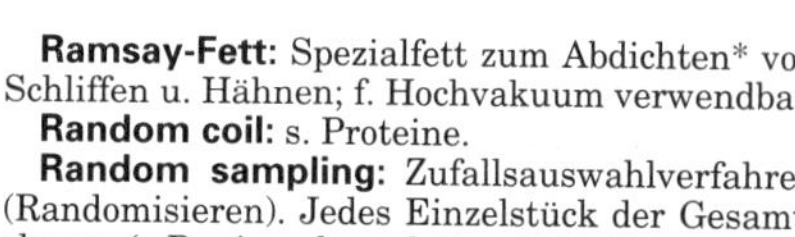

Ranitidin

ethendiamin, CAS-Nr. 66357-35-5; $C_{13}H_{22}N_4O_3S$, $M_r$ 314.41. Schmp. 69-70°C.
**Ranitidinhydrochlorid:** Ranitidini hydrochloridum Ph.Eur.3, Sostril®, Ulsal®, Zantac®, Zantic®; CAS-Nr. 71130-06-8; $C_{13}H_{23}ClN_4O_3S$, $M_r$ 350.9. Schmp. 134°C bzw. 143°C (polymorph). Leicht lösl. in Wasser, wenig lösl. in Ethanol. **Anw.:** Histamin-$H_2$-Rezeptor-Antagonist (s. Antihistaminika), Ulkustherapeutikum; vgl. Cimetidin. HWZ 2.5 bis 3 h. **Übl. Dos.:** Oral: 2mal 0.15 g/d; prophylaktisch: 1mal 0.15 g/d.
**Ranken:** dünne, fadenförmige Modifikationen verzweigter od. unverzweigter Sprosse von Blättern od. Blatt-Teilen, die sich um Stöcke od. Geäst herumwickeln u. auf diese Weise helfen, den Sproß zu tragen.
**Ranoroc®:** s. Pyrazinobutazon.
**Rantudil®:** s. Acemetacin.
**Ranunculaceae:** Fam. Hahnenfußgewächse, Od. Ranunculales (Polycarpicae); ca. 2000 Arten, in Mitteleuropa sehr zahlreich; meist ausdauernde Kräuter, Stauden mit unterirdischen Speicherorganen, seltener Holzgewächse (z.B. Clematis). Die Blätter sind wechsel- od. gegenständig, meist unregelmäßig od. fiederförmig. Die Blüten sind sehr unterschiedlich gebaut, radiär od. zygomorph (z.B. Aconitum, Delphinium), zwittrig. Zahlreiche Staubgefäße, Fruchtknoten ober- od. mittelständig, frei, meist zahlreiche Karpelle; Balgfrüchte, Nußfrüchte, selten Beeren (Actaea). **Chem. Merkmale:** Diterpenalkaloide (Aconi-

tum, Delphinium), Benzylisochinolinalkaloide (Hydrastis, Thalictrum, Aquilegia), Herzglykoside* (Adonis, Helleborus), Triterpene (Actaea, Cimicifuga, Helleborus), Protoanemonin* (Anemone, Adonis, Clematis, Ranunculus, Pulsatilla etc.), cyanogene Verbindungen (Thalictrum, Aquilegia). **Wichtige Gattungen** s. z.B. Aconitum, Actaea, Adonis, Anemone, Aquilegia, Caltha, Cimicifuga, Clematis, Coptis, Delphinium, Helleborus, Hepatica, Hydrastis, Nigella, Pulsatilla, Ranunculus.

**Ranunculin:** s. Protoanemonin.

**Ranunculus-Arten:** Fam. Ranunculaceae, Hahnenfuß-Arten. Ranunculus-Arten enthalten als wirksame Inhaltsst. Protoanemonin* (Anemonol, nur in frischen Pflanzen) bzw. dessen glucosidifizierte Vorstufe Ranunculin sowie Anemonin u. Saponine, in d. gelben Blüten Flavoxanthin. Von besonderem Interesse sind: **R. acris L.:** (R. acer auct.) Scharfer Hahnenfuß (Europa, Nord- u. Südasien, in Nordamerika eingeschleppt). **R. bulbosus L.:** Knollenhahnenfuß (Europa, in Nordamerika eingeschleppt). **R. ficaria L.:** (Ficaria verna Huds.) Scharbockskraut, Feigwurz (da mit Feigwarzen-ähnlichen, stärkehaltigen Knollen) (Europa etc.). **R. sceleratus L.:** Gifthahnenfuß (auf der ganzen nördl. Halbkugel). Insbes. R. acris u. R. sceleratus sind giftig. **Anw.** volkst.: früher äuß. gegen Warzen, Gicht, Rheumatismus, Rippenfellentzündung.

**HOM:** *Ranunculus bulbosus* (HAB1.2): ganze, frische, blühende Pflanze; verord. z.B. b. Pleuritis (Brustfellentzündung), Pemphigus (Blasensucht), Herpes zoster, Rheumatismus, Lumbago (Hexenschuß).

**HOM:** *Ranunculus acer:* im Mai u. Juni od. Oktober gesammeltes, frisches Kraut.

**Ranzigwerden der Fette:** s. Fette.

**Raoult-Gesetz:** s. Gefrierpunktserniedrigung.

**Rapenton®:** s. Mopidamol.

**Raphanin:** Sulforaphen, s. Raphanus sativus.

**Raphanus sativus** L.: Fam. Brassicaceae (Cruciferae), Rettich. Heim. Asien, als Gemüsepflanze auch in Mitteleuropa kultiviert. Man

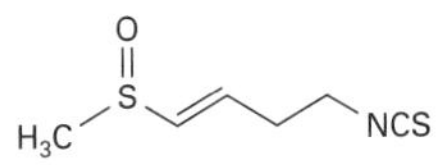


Raphanus sativus: Sulforaphen

unterscheidet verschiedene Varietäten. Neben **R. s. var. oleiformis** Pers. (Ölrettich) u. **R. s. var. sativus** (var. radicula Pers.) (Radieschen), beide arzneilich nicht verwendet, dienen **R. s. var. alba** (Weißer Rettich) u. vor allem **R. s. var. niger** (Mill.) S. Kerner (Schwarzer Rettich, Winterrettich) als Stpfl. v. **Radix Raphani (recens):** Rettich (frischer). **Inhaltsst.:** Glucosinolate*, z.B. Glucoraphanin, woraus durch enzymatische Spaltung Sulforaphen (Raphanin), ein 4-(Methylsulfinyl)-3-butenylisothiocyanat, entsteht. Der scharfe Geschmack geht hauptsächl. auf Allyl- u. Butylsenföl zurück. **Anw.:** als Cholagogum u. Choleretikum, ferner (der frische Rettichsaft, auch mit Kandiszucker) bei Bronchitis u. als Antispasmodikum bei krampfartigem Husten.

**HOM:** *Raphanus sativus var. niger* (HAB1.5), R. sativus: die frischen unterirdischen Teile; verord. z.B. b. Verdauungsstörungen, Durchfällen.

**Raphe:** *bot.* Nabelleiste. Der m. der Samenschale verwachsene Teil des Funiculus (Nabelstrang); bei Samen, die aus einer anatropen Samenanlage entstehen.

**Raphiden:** *bot.* feine nadelförmige Calciumoxalatkristalle in den Pflanzen.

**Raphionacme utilis:** Fam. Asclepiadaceae. Stpfl. v. Kautschuk*.

**Rapifen®:** s. Alfentanil.

**Rapilysin®:** s. Reteplas.

**Raps:** Brassica napus*; **Rapsöl:** Ol. Rapae, Rüböl, s. Brassica napus u. Brassica rapa.

**Rapunzel, Gelbe:** s. Oenothera biennis.

**Rare-immunogenum-Insuline:** s. Insulin.

**R.A.S.:** Abk. f. Retikuloendothel aktivierendes Serum; antiretikuläres Serum vom Kaninchen, hergestellt durch Immunisieren mit menschlichen RES-Zellen; bei körperlichem u. geistigem Leistungsabfall, beginnender Arteriosklerose etc.

**Raschig-Phenolsynthese:** Verfahren zur industriellen Herst. v. Phenol aus Benzol. In der ersten Stufe wird Benzol mit Chlorwasserstoff u. Sauerstoff in Gegenwart eines Kupferchlorid/

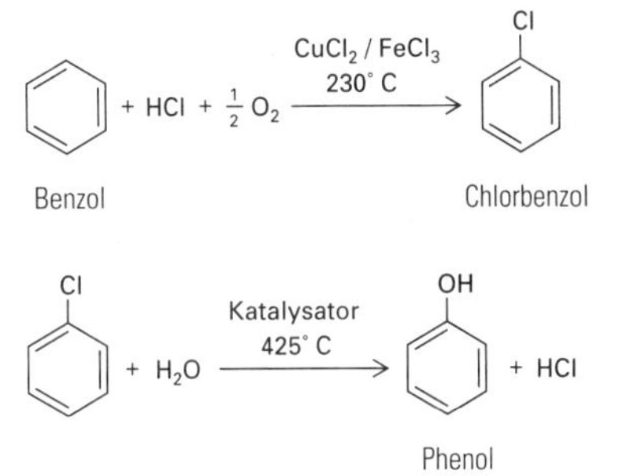


Raschig-Phenolsynthese

Eisen(III)-chlorid-Katalysators zu Chlorbenzol umgesetzt, welches in der zweiten Stufe mit Wasserdampf katalytisch zu Phenol hydrolysiert wird.

**Rasterelektronenmikroskop:** s. Elektronenmikroskop.

**Rastinon®:** s. Tolbutamid.

**Ratanhiae tinctura normata:** s. Tinctura Ratanhiae titrata.

**Ratanhiatinktur:** s. Tinctura Ratanhiae.

**Ratanhiawurzel:** Rad. Ratanhiae, s. Krameria triandra.

**Rate-Theorie:** *pharmak.* danach ist die Wirkung eines Pharmakon nicht proportional der Zahl der von seinen Molekülen besetzten Rezeptoren (Besetzungs-Theorie), sondern der Trefferzahl von Pharmakon-Molekül u. Rezeptor in der Zeiteinheit. Die Zahl der Treffer ist außer von der Pharmakonkonzentration auch von der Dissoziationsgeschwindigkeit des Pharmakon-Rezeptor-Komplexes abhängig.

**Rathimed®:** s. Metronidazol.

**Rattenbißkrankheit:** 1. Erreger: Spirillum minus (*syn.* Spirochaeta morsus muris); durch den Rattenbiß (Blut der Ratten) übertragene Fiebererkrankung, ähnl. dem Rückfallfieber. 2. Erreger: Streptobacillus moniliformis; durch den

Rattenbiß (Speichel der Ratten) übertragene Fiebererkrankung.

**Rattenzwiebel:** Bulbus Scillae, Meerzwiebel, s. Urginea maritima.

**Raubasin:** Ajmalicin, Tetrahydroserpentin, δ-Yohimbin, Methyl-16,17-didehydro-19α-methyl-18-oxayohimban-16-carboxylat, Lamuran®; CAS-Nr. 522-87-2; $C_{21}H_{24}N_2O_3$, $M_r$ 352.42. **Strukturformel** s. Rauvolfia serpentina. Alkaloid aus der Wurzel von Rauvolfia serpentina*, Pausinystalia yohimbe*, Catharantus roseus* u.a. Krist., farbloses bis gelbliches Pulver, unlösl. in Wasser, leicht lösl. in Chloroform, wenig lösl. in Ethanol, unlösl. in Ether. **Anw.:** Antihypertonikum mit antiadrenergischer Wirkungskomponente; bei peripheren Durchblutungsstörungen, arteriellen Spasmen, Krampfadern, auch bei Depressionen. **Übl. Dos.:** Oral: 2- bis 3mal 0.02 g/d. Parenteral: i.v. 0.01 g, Infusion i.v. 0.05 g innerhalb 2 h in 500 mL Infusionslösung. Gebräuchl. ist auch Raubasinhydrochlorid.

**Raubwanzen:** (Reduviidae) Überträger von Tryponosoma* cruzi, Chagas-Krankheit.

**Rauchende Salpetersäure:** Acidum nitricum fumans, s. Salpetersäure.

**Rauchende Salzsäure:** Acidum hydrochloricum fumans, s. Salzsäure.

**Rauchende Schwefelsäure:** Acidum sulfuricum fumans, s. Schwefelsäure.

**Raucherentwöhnungsmittel:** s. Entwöhnungsmittel.

**Rauchopium:** s. Tschandu.

**Rauhblattgewächse:** s. Boraginaceae.

**Raumchemie:** s. Stereochemie.

**Raumdesinfektion:** **1. Formaldehyd:** 5 g Formaldehyd/m³ Rauminhalt bei 70% Luftfeuchtigkeit. Einwirkzeit 6 h; Wirkungsbereich AB, vegetative Keime einschließlich Mykobakterien, Pilze, Pilzsporen, Viren. **2. Triethylenglykol:** 1 g TEG/m³ bei 40% rel. Luftfeuchtigkeit. **3. UV-Strahlen:** Wegen zu geringer Penetration unzuverlässig, prophylaktische Maßnahme.

**Raumerfüllungsmodelle:** s. Molekülmodelle.

**Raum(Zimmer-)temperatur:** nach Ph.Eur.3 15 bis 25°C.

**Raupin:** ein Rauvolfia-Alkaloid; s. Rauvolfia serpentina.

**Rauschbrand:** Gasödem-Infektion bes. der Rinder, Schafe u. Ziegen durch f. Menschen nicht pathogene Clostridien* (Clostridium chauvoei).

**Rauschbrand-Impfstoff für Tiere:** Vaccinum clostridii chauvoei ad usum veterinarium Ph.Eur.3; inaktivierte Flüssigkultur eines od. mehrerer geeignter Stämme von *Clostridium chauvoei*.

**Rauschdrogen:** Drogen die Suchtgifte (Betäubungsmittel*) od. andere psychotrope Wirkstoffe enthalten u. aus diesem Grunde von Menschen benutzt werden; stammen z.B. von folgenden Pflanzen: Areca catechu, Cannabis sativa, Catha edulis, Erythroxylum coca, Heimia salicifolia (Fam. Lythraceae), Ipomoea violaceae, Lophophora williamsii, Mesembryanthemum-Arten (Fam. Aizocaceae), Papaver somniferum (s. Opium), Piper methysticum, Psilocybe- u. andere Pilz-Arten (s. Psylocybin), Rivea corymbosa etc.

**Rauschgift:** weitgehend syn. mit Betäubungsmittel* bzw. Suchtgift*.

**Rauschpfeffer:** s. Piper methysticum.

**Raute:** Ruta graveolens*.

**Rautengewächse:** s. Rutaceae.

**Rautenöl:** Oleum Rutae, s. Ruta graveolens.

**Rauvolfia-Alkaloide:** s. Rauvolfia serpentina.

**Rauvolfia canescens:** s. Rauvolfia tetraphylla.

**Rauvolfia congolana:** s. Rauvolfia vomitoria.

**Rauvolfia serpentina** (L.) Benth. ex Kurz: (*syn.* Rauwolfia, nach Leonhart Rauwolf, Arzt u. Botaniker aus Augsburg, der 1582 diese Pflanze als erster beschrieben hat) Fam. Apocynaceae (Indien, Himalaja). Stpfl. v. **Rauvolfiae radix: Rauwolfiawurzel**, Radix Rauwolfiae, Indische Schlangenwurzel. **Inhaltsst.:** 1 bis 3% **Rauvolfia-Alkaloide** (über 50 sind bekannt), Monoterpenindolalkaloide mit β-Carbolinstruktur. *1. Quartäre Anhydroniumbasen* (stark basisch): Serpentin (Hauptalkaloid mit blutdrucksenkendem Effekt), Serpentinin, Alstonin. *2. Tertiäre Indolinbasen* (mittelstark basisch): a) Alkaloide vom Ajmalin-Typ: Ajmalin* (Rauwolfin), Iso-Ajmalin (Iso-Rauwolfin), Neo-Ajmalin, Rauwolfinin, Vomalidin; b) Alkaloide vom Anhydroajmalin-Typ: Tetraphyllicin (Serpinin), Rauvomitin. *3. Tertiäre Indolbasen* (schwach basisch) *vom Reserpin-Typ* (unterscheidet sich von den meisten anderen Typen, bei denen die Ringe D/E *trans*-verknüpft sind, durch eine *cis*-Verknüpfung derselben): 0.04 bis 0.05% Reserpin*, Isoreserpin, Renoxidin (Reserpin-N-oxid), Deserpidin (Canescin), Rescinnamin*, Reserpinsäuremethylester, Seredin. *4. Tertiäre Indolbasen vom Tetrahydroserpentin-Typ*: Raubasin* (Ajmalicin, Tetrahydrodserpentin, δ-Yohimbin), Tetrahydroalstonin, Aricin (Heterophyllin), Reserpinin (Raubasinin), Reserpilin, Isoreserpiline. *5. Tertiäre Indolbasen vom Yohimbin-Typ*: Yohimbin* (**Strukturformel** s. Yohimban), Corynanthin (Rauhimbin), Corynantheidin, Rauwolscin (α-Yohimbin), Iso-Rauhimbin (Epi-α-Yohimbin), β-Yohimbin, 4-Yohimbin. *6. Tertiäre Indolbasen vom Sarpagin-Typ*: Sarpagin, Raupin (N-Methylsarpagin). *7. Weitere Inhaltsst.*: fettes Öl, Sterine, Calcium- u. Magnesium-Salze, Harz, Stärke, ungesättigte Alkohole, Fumarsäure, eine fluoreszierende Substanz. **Off.:** DAB10. **Gehalt:** von der Handelssorte abhängig; f. die Bihar-Qualität werden 0.8 bis 1.3%, f. die Dehra-Dun-Qualität 1 bis 1.3% an Gesamtalkaloiden angegeben. Bei einem Gesamtalkaloidgehalt von 1.3% wurden in der Rinde 5.5%, im Holz nur 0.38% ermittelt. Nach DAB10 mind. 1.0% Alkaloide, ber. als Reserpin. **Wirk.:** der **Totalextrakt** zeigt 3 Wirkungen, die sich als spezifisches Wirkbild den einzelnen Alkaloiden zuordnen lassen: *zentrale Dämpfung* (sedativ), *periphere Gefäßerweiterung* (hypoton) u. *verlangsamte Herzfrequenz*. Die Hauptträger der zentralsedativen Wirk. sind Reserpin* (wichtigstes Rauvolfia-Alkaloid), Deserpidin u. Rescinnamin. Dem Ajmalin*, Raubasin*, Raupin kommt eine sympatholytische Wirk. zu. **Anw.:** Antihypertonikum, Spasmolytikum, Sedativum; angewandt werden prakt. nur Arzneispezialitäten (mit Gesamtauszügen, einzelnen Wirkstoffgruppen od. Wirkstoffen). Übl. Dos. (Drogenpulver): 2- bis 4mal/d ca. 0.3 g. **Nebenw.:** können beachtlich sein, meist gekennzeichnet durch das Zurücktreten des Sympathikus.

**HOM:** *Rauwolfia serpentina* (HAB1.2): getrocknete Wurzeln (mind. 1% Reserpin); verord. z.B. b. Hypertonie.

**Rauvolfia tetraphylla** L.: (Rauvolfia canescens L.) Fam. Apocynaaceae (tropisches Amerika, Westindien, Indien); man unterscheidet mehrere Varietäten. Stpfl. v. **Radix Rauwolfiae canescentis:** zur Gew. der Rauvolfia-Alkaloide (s. Rauvolfia serpentina), im trop. Amerika als Volksheilmittel.

**Rauvolfia vomitoria** Afzel: (Rauvolfia congola-

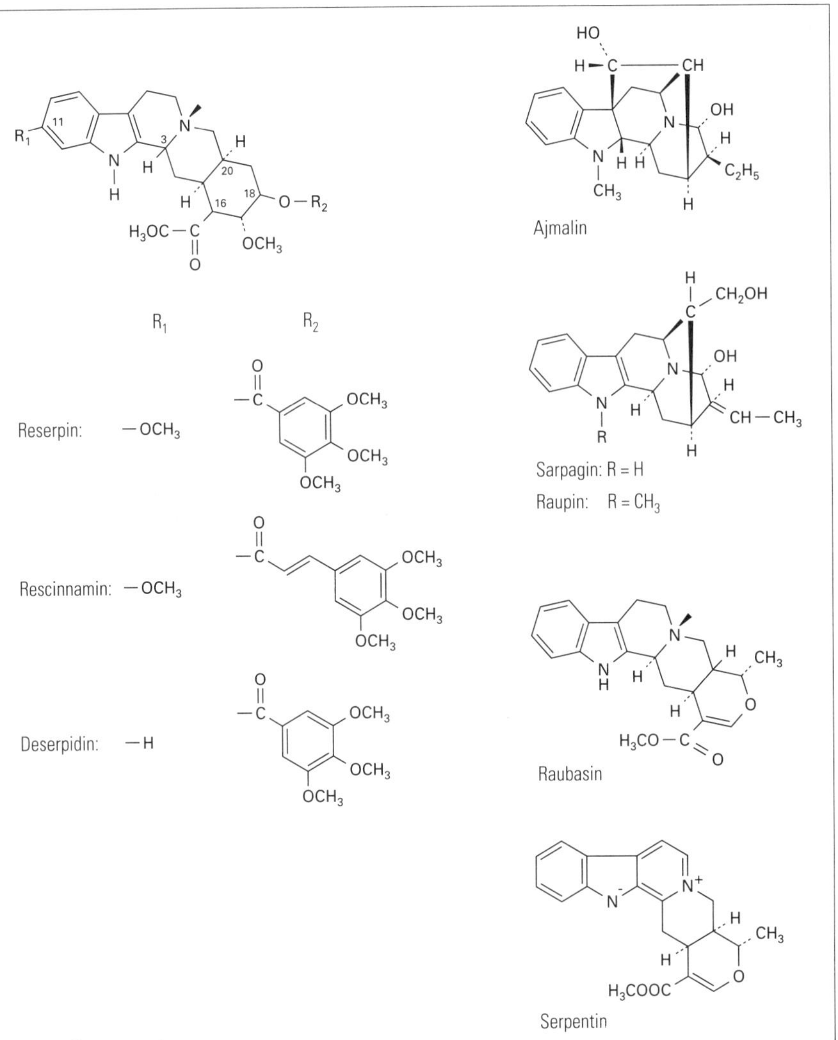


Rauvolfia serpentina:
Verschiedene Alkaloide

na) Fam. Apocynaceae (tropisches Afrika). Stpfl. v. **Radix Rauwolfiae vomitoriae:** zur Gew. der Rauvolfia-Alkaloide (s. Rauvolfia serpentina, bis zu doppelt soviel Reserpin enthaltend wie in R. serpentina, kein Raubasin u. Raupin), in Afrika als Volksheilmittel (z.B. gegen Schlangenbisse), als Beruhigungsmittel bei psychischen Krankheiten etc.

**Rauwolf:** R., Leonhard, s. Rauvolfia serpentina.

**Rayon:** s. Viskosefasern.

**Rayvist®:** s. Ioglicinsäure.

**Razemat:** s. Racemat.

**Razemös:** s. Blütenstand.

**Rb:** *chem.* Rubidium*.

**RBW:** s. Relative biologische Wirksamkeit.

**Re: 1.** *chem.* Rhenium*; **2.** s. enantiotop.

**Reagenz, Reagens:** (Plur. Reagenzien) Prüfungsmittel; Substanz, die sich mit einer anderen so chem. od. biol. umsetzt (reagiert), daß sie dadurch erkennbar (identifiziert) wird.

**Reagine:** Antikörper*, die gewebe- u. hautsensibilisierend sind. Nach Kontakt mit Antigen Überempfindlichkeitsreaktion des Soforttyps (Typ I, S. Allergie); gehören fast ausschließlich zur Immunglobulinklasse IgE, s. Anaphylaxie.

**Reagintyp:** s. Anaphylaxie.

**Reaktion: 1.** Gegenwirkung; eine durch etwas hervorgerufene Wirkung; **2.** *chem.* Umsetzung; Vorgang, der unter stofflicher Veränderung abläuft.

**Reaktionen, Endergone u. Exergone:** s. Gibbs-Helmholtz-Gleichung.

**Reaktionen, Endotherme u. Exotherme: En-**

**Reaktionsordnung**
Zusammenhang zwischen Reaktionsgeschwindigkeit dC/dt u. Konzentration C in Abhängigkeit von der Reaktionsordnung; $C_0$ ist die Konzentration bei der Zeit t = 0, k steht für eine Reaktionsgeschwindigkeitskonstante.

| Reaktion | 0. Ordnung | 1. Ordnung | 2. Ordnung |
|---|---|---|---|
| Differentialgleichung | $dC/dt = -k$ | $dC/dt = -k \cdot C$ | $dC/dt = -k \cdot C^2$ |
| Integrierte Gleichung | $C = C_0 - k \cdot t$ | $C = C_0 \cdot e^{-k \cdot t}$ | $1/C = 1/C_0 + k \cdot t$ |
| Halbwertszeit $t_{1/2}$ | $C_0/(2 \cdot k)$ | ln 2/k | $1/(C_0 \cdot k)$ |

**dothermen** Reaktionen muß Wärme (od. andere Energie) zugeführt werden, man bezeichnet sie auch als Reaktionen m. negativer Wärmetönung. **Exotherme** Reaktionen geben während des Ablaufs Energie (Wärme) ab, man bezeichnet sie als Reaktionen m. positiver Wärmetönung.

**Reaktionen, Konzertierte:** *syn.* Synchronreaktionen; chem. Reaktionen, bei denen gleichzeitig Bindungen innerhalb der Ausgangssubstanzen gelöst u. die zum Produkt führenden geschlossen werden. Insbesondere gehören dazu die Cycloadditionen, sogenannte Valenzisomerisierungen u. unimolekulare Eliminationsreaktionen.

**Reaktionsenthalpie:** s. Enthalpie.

**Reaktionsentropie:** s. Entropie.

**Reaktionsgeschwindigkeit:** s. Reaktionsordnung.

**Reaktionsisobare:** s. Gibbs-Helmholtz-Gleichung.

**Reaktionsisochore:** s. Gibbs-Helmholtz-Gleichung.

**Reaktionsordnung:** beschreibt den Zusammenhang zwischen Reaktionsgeschwindigkeit u. Konzentration der Substanzen. **Reaktion 0. Ordnung:** Reaktionsgeschwindigkeit ist unabhängig von der jeweiligen Konzentration (z.B. Elimination von Ethanol aus dem Organismus, Freisetzung aus bestimmten Depotarzneiformen). **Reaktion 1. Ordnung:** Reaktionsgeschwindigkeit ist proportional der jeweiligen Konzentration (z.B. Elimination der meisten Arzneistoffe aus dem Organismus). **Reaktion 2. Ordnung:** Reaktionsgeschwindigkeit ist proportional der Konzentration zweier Reaktanten od. dem Quadrat der Konzentration eines einzelnen Reaktanten. Die Bestimmung der R. erfolgt z.B. graphisch, durch Substitution od. mittels der Halbwertszeit $t_{1/2}$; s.a. Tab.

**Realapotheke:** s. Apothekenwesen, Entwicklung; Apothekengesetz.

**Realgar:** Mineral, nat. Arsensulfid, $As_2S_2$, bzw. $As_4S_4$, Arsenum sulfuratum rubrum, Rauschrot, s. Arsendisulfid.

**Realkonzession:** s. Apothekenwesen, Entwicklung.

**Reasec®:** s. Diphenoxylat.

**Rebendolde, Giftige:** Oenanthe crocata*.

**Rebound-Phänomen:** Rückschlag-Phänomen; nach plötzlichem Absetzen einer länger dauernden Ther. mit bestimmten Arzneimitteln auftretende, überschießende (Entzugs-)Reaktion des Organismus. Typische Rebound-Phänomene sind z.B. eine starke Blutdrucksteigerung nach Absetzen einer Antihypertensiva*-Therapie, Angina pectoris-Anfälle nach Absetzen einer langdauernder β-Sympatholytika*-Verabreichung, Suchtgiftentzugssymptome, od. eine starke REM-Schlafdauerverlängerung nach Ther. mit REM-Schlafverkürzenden Hypnotika* (z.B. Barbiturate).

**Recalcifizierungszeit:** Globalmethode zur Bestimmung von Blutgerinnungsstörungen; **Prinzip:** mit Natriumcitratlösung, 0.1 mol/L, im Verhältnis 1:10 versetztes u. damit ungerinnbar gemachtes Venenblut bzw. das hieraus gewonnene Plasma wird durch Zugabe von $CaCl_2$-Lsg., 0.025 mol/L, recalcifiziert. Die Zeit bis zum Gerinnungseintritt wird bestimmt. Normalwert: ca. 2 min.

**Recenter paratus:** frisch bereitet.

**Receptaculum:** *bot.* bei bedecktsamigen Pflanzen (Magnoliophytina) der mehr od. weniger scheiben-, becher- od. krugförmig verbreiterte od. auch kegelförmige Blütenachsenteil, an dem d. Blütenteile (Kelch-, Blumen-, Staub-, Fruchtblätter) stehen (vgl. Blütenstand).

**Rechtsdrehend:** s. Optische Aktivität.

**Rechtsmilchsäure:** Fleischmilchsäure, s. Milchsäure.

**Reciprocating-Die-Verfahren:** s. Norton-Verkapselungsprozeß.

**Recken:** zur Erhöhung der Festigkeit von thermoplastischen Kunststoffasern, -bändern u. -folien. Beim R. wird der Kunststoff elastisch u. plastisch verformt; dabei werden die Kettenmoleküle in Kraftrichtung orientiert u. beim Abkühlen unter Formzwang wird diese Orientierung „eingefroren". Dadurch können definierte Schrumpfeigenschaften erhalten werden. Durch nochmaliges Erwärmen wird hingegen ein Schrumpfen vermieden. Besonders hochwertige Folien lassen sich in einem Arbeitsgang durch simultanes, *biaxiales R.* auf einer maschinell aufwendigen Kluppen-Reckanlage herstellen.

**Recormon®:** s. Erythropoetin.

**Rectificatus, Rectificatissimus:** s. Rektifikation.

**Rectiole®:** Rektal-Plastikbehälter.

**Rectocaps®:** Gelatinekapseln zur rektalen Anwendung.

**Recto-Tampons®:** mit Arzneistoff imprägnierter Wattebausch f. rektale Applikation.

**Rectum:** Mastdarm; per rectum: durch d. Mastdarm.

**Recurrens:** zurücklaufend; febris recurrens: Rückfallfieber.

**Redoxindikatoren:** s. Redoxsystem.

**Redoxsystem:** während einer Reduktion* gibt ein Reduktionsmittel (z.B. $Fe^{2+}$) Elektronen ab u. wird dabei in das (korrespondierende) Oxidationsmittel (in diesem Fall $Fe^{3+}$) überführt. Bei einer Oxidation spielt sich der umgekehrte Vorgang ab. Zwischen den korrespondierenden Reduktions- u. Oxidationsmitteln existiert ein Gleichgewicht:

$$\text{Reduktionsmittel} \underset{\text{Reduktion}}{\overset{\text{Oxidation}}{\rightleftarrows}} \text{Oxidationsmittel} + \text{Elektronen}$$

Ein dieser Gleichung entsprechendes elektronenabgebendes u. elektronenaufnehmendes Sy-

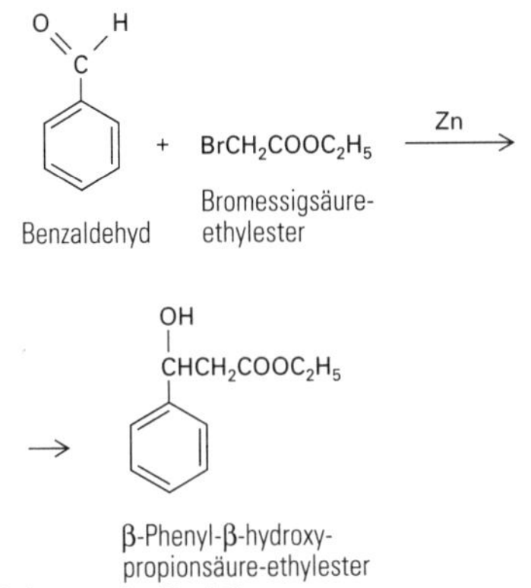


Reformatsky-Reaktion: Bildung von β-Phenyl-β-hydroxy-propionsäure-ethylester als Beispiel

stem (also z.B. $Fe^{2+} \rightleftarrows Fe^{3+} + e^-$) bezeichnet man als „Reduktions-Oxidationssystem" od. abgekürzt als „Redoxsystem" od. „Redoxpaar". Ein Maß f. das Reduktions- bzw. Oxidationsvermögen eines R. ist sein Redoxpotential, das man f. viele R. in Tabellen findet. Eine nach dem Wert des Redoxpotentials geordnete Reihe von R. ist die Spannungsreihe. Je höher das Redoxpotential ist, desto größer ist seine Oxidationskraft. Redoxindikatoren sind Farbstoffe, die in d. oxidierten Form eine andere Farbe besitzen als in d. reduzierten Form.

**Redoxtitrationen:** Verfahren der Maßanalyse*, denen eine Redoxreaktion zugrundeliegt (s. Redoxsystem). Je nach der verwendeten Maßlösung unterscheidet man Manganometrie*, Bromatometrie*, Bromometrie*, Iodatometrie*, Iodometrie*, Titanometrie*, Chromatometrie*, Chromometrie*, Cerimetrie*, Ferrometrie*.

**5α-Reductase:** Enzym, das die Umwandlung von Testosteron in Dihydrotestosteron (biolog. aktiver Metabolit) katalysiert (s. Hormone).

**5α-Reductasehemmer** (Finasterid*, 17α-Estradiol*) werden bei benigner Prostatahyperplasie* eingesetzt.

**Reductasen:** s. Flavinenzyme.

**Reduktion:** (*lat.* reducere zurückführen, d.h. rückgängig machen der Oxidation) nach früherer Auffassung die Überführung von chem. Verbdg. in sauerstoffärmere od. sauerstofffreie, also einfach Fortnahme von O. Nach heutiger Definition die Zufuhr von Elektronen, dabei braucht O od. H gar nicht beteiligt zu sein. Auch geladene Ionen u. bei d. Elektrolyse die Kathode (kathodische R.) können als Reduktionsmittel dienen, vgl. Oxidation u. Redoxsystem.

**Reduktionsteilung:** s. Meiose.

**Reduktone:** chemische (v.a. biochem. bedeutsame) Verbindungen, die stark reduzierend wirken (s. Reduktion).

**Redul®:** s. Glymidin-Natrium.

**Reduplikation:** s. Replikation.

**Redupresin®:** s. Ethoxzolamid.

**Referenzapotheken:** in der Bundesrepublik Deutschland 200 von den Länderkammern nach einem Schlüssel ausgewählte Apotheken (Innenstadt-Apotheken, Stadtrand-Apotheken, Land-Apotheken), die der Arzneimittelkommission* bei der Erfüllung der ihr gestellten Aufgaben zur Verfügung stehen. Sie liefern statistisches Material z.B. über Medikamentenmißbrauch.

**Reflexemetikum(a):** s. Emetikum(a).

**Reflextherapie:** *syn.* Segmenttherapie, Neuraltherapie*.

**Refobacin®:** s. Gentamicin.

**Reformatsky-Reaktion:** Bildung von β-Hydroxycarbonsäureestern durch Umsetzung einer Carbonylverbindung (Aldehyd od. Keton) mit einem α-Halogencarbonsäureester in Gegenwart von Zink; z.B. entsteht aus Benzaldehyd u. Bromessigsäure-ethylester β-Phenyl-β-hydroxypropionsäureethylester.

**Refosporin®:** s. Cefazedon.

**Refraktär:** unempfänglich, widerspenstig, nicht beeinflußbar.

**Refraktion des Lichtes:** Brechung des Lichtes, s. Brechungsgesetz.

**Refraktometrie:** phys. Meßverfahren zur Bestimmung des Brechungsindex* (Brechzahl) eines optisch durchlässigen Stoffes.

**Optisch isotrope Festkörper:** (z.B. Glassplitter, kubische Kristalle) kann man in Flüssigkeiten mit bekanntem Brechungsindex n einbetten, bei gleichem n werden diese unsichtbar (Immersionsmethode). Besonders einfach (u. genau) ist die Beobachtung der **Becke-Linie** unter dem Mikroskop. Bei dieser handelt es sich um eine *h*elle Linie (verursacht durch die Summierung von Licht an der Phasengrenze), die beim *H*eben des Tubus zum *h*öher brechenden Stoff wandert (3-*H*-Regel). Auf diese Weise können im Prinzip auch schnell u. sicher (z.B. auch zum Zwecke der Identifizierung) die Brechungsindizes von geschmolzenen Kristallen mit einem Thermomikroskop bestimmt werden.

**Optisch anisotrope Stoffe:** haben richtungsabhängig verschiedene Brechungsindizes, was ja das Phänomen der Doppelbrechung* von Kristallen u. Flüssigkristallen bewirkt; f. jede Richtung müssen außerdem 2 Werte gemessen werden. Die Bestimmung, ebenfalls mit der Immersionsmethode, muß mittels polarisierten Lichtes (Polarisationsmikroskop) durchgeführt werden u. erfordert gewisse kristallographische Kenntnisse.

**Flüssigkeiten:** Die Messung des Brechungsindex von Flüssigkeiten ist einfacher als von Festkörpern; sie erfolgt mit einem Refraktometer u. beruht auf dem von Snellius aufgefundenen Brechungsgesetz*, nach dem der Sinus des Einfallswinkels zum Sinus des Brechungswinkels in einem konstanten Verhältnis steht, das nur von der Natur der beiden Medien abhängt. **Refraktometer** bestehen im Prinzip aus einem Meßprisma, zu dem häufig noch ein 2. Prisma, das Beleuchtungsprisma, hinzukommt. Auf das Meßprisma od. zwischen die beiden Prismen bringt man die zu prüfende Substanz u. bestimmt den Grenzwinkel der totalen Reflexion. Man mißt ihn mit einem auf „Unendlich" eingestellten Fernrohr entweder auf einer in einem festen Fernrohr befindlichen Skala od. mit einem beweglichen Fernrohr auf einem Teilkreis, über den das Fernrohr beim Schwenken dahingleitet. Der Teilkreis ist meist in das Innere des Gerätes verlegt u. auf diese Weise gegen Staub u. Verschmutzung geschützt. Da f. die verschiedenen Farben auch verschiedene Brechungsindizes erhalten werden (s. Dispersion), würde man bei Beobachtung im weißen Licht, das ja aus Licht vieler Wellenlängen zusammengesetzt ist, eine ganze Schar von

Grenzlinien nebeneinander erhalten, d.h. man würde in der Praxis eine farbige, verschwommene Grenzlinie erhalten, die f. eine exakte Messung wenig geeignet wäre. Um das zu verhindern, sind in den verschiedenen Refraktometern besondere Vorkehrungen getroffen. Mittels des Kompensators, einer Kombination von mehreren Geradsicht-Prismen nach Amici, bewirkt man, daß die im Meßprisma auftretende Farbwirkung sich mit der des Kompensators aufhebt. Durch Drehen des Kompensators um seine Achse, die mit der optischen Achse des Fernrohres zusammenfällt, kann man f. die verschiedenen Substanzen die Farbwirkung des Meßprismas gerade kompensieren.

Ein **Refraktometer** muß nach der Ph.Eur.3 das genaue Ablesen von 3 Dezimalstellen erlauben. Das Ablesen der Temp. muß auf ±0.5°C genau möglich sein. Zur Kalibrierung dient meist dest. Wasser ($n_D^{20°C}$ 1.3330). Aus der Zahl der verschiedenen technischen Refraktometer sind f. die pharmaz. Praxis die folgenden wichtig. **1.** Mit dem **Abbe-Refraktometer** kann man die Brechungsindizes von Lösungen, Fetten u. Ölen jeder Art messen. Der Meßbereich reicht von $n_D$ = 1.3 bis $n_D$ = 1.7. Es werden keine Winkelwerte, sondern direkt $n_D$-Werte abgelesen, so daß sich eine nochmalige Umrechnung od. Benutzung einer Tabelle erübrigt. Zur Bestimmung der Trokkensubstanz befindet sich auf der Skala, auf der die $n_D$-Werte abgelesen werden, noch eine zweite empirisch nach Prozenten geeichte Skala, mit der man den Prozentgehalt an Trockensubstanz ebenfalls unmittelbar bestimmen kann. Mit der am Kompensator befindlichen dritten Skala kann man außerdem noch Dispersionsmessungen ausführen u. auf diese Weise die Molekulardispersion eines Stoffes ermitteln. Da die Brechungsindizes von Lösungen stark temperaturabhängig sind, sind die beiden Prismen, zwischen denen sich die flüssige Probe befindet, thermostatisiert. Die Fehlergrenze beträgt f. die Skala der Brechungsindizes 1 bis 2 Einheiten der vierten Dezimale u. für die Skala der Trockensubstanz 0.1 bis 0.2%. **2.** Das genaueste Refraktometer ist das **Eintauch-R.**; mit ihm kann man den Brechungsindex bis auf 2 Einheiten der 5. Dezimale, das ist 10mal genauer als mit dem Abbe-R., bestimmen. Der Meßbereich reicht von $n_D$ = 1.32539 bis 1.64700. Bei der hohen Genauigkeit kann dieser große Meßbereich nicht mit einem einzelnen Prisma überbrückt werden, es sind daher 10 leicht gegeneinander auswechselbare Prismen, deren Meßbereiche sich stets etwas überschneiden, vorhanden. **3.** Das **Mikro-Refraktometer** zeichnet sich in Konstruktion u. Anwendung durch besondere Einfachheit aus. Ein beleuchteter Spalt wird durch eine kleine Öffnung betrachtet. Vor diese Öffnung ist das sorgfältig mit wenig Lösung gefüllte Meßprisma mit seinem Objektträger so zu schieben, daß die brechende Kante horizontal u. etwa in der Mitte der schmalen Öffnung liegt; der Objektträger wird dabei durch eine Federklemme gehalten. Im Meßprisma (Hohlprisma) wird das Bild des betrachteten Spaltes je nach dem Brechungsindex der eingefüllten zu messenden Flüssigkeit abgelenkt. Das durch das Meßprisma hindurchblikkende Auge des Betrachters sieht das ev. farbige Spaltbild an der Stelle der Skala, die dem Brechungsindex der zu messenden Substanz entspricht. Mit Hilfe eines Schiebers, der eine Strichmarke besitzt, kann die Einstellung auf das Spaltbild festgehalten u. danach auf eine Einheit der dritten Dezimale abgelesen werden. Die Brechungsindizes von 1.333 bis 1.92 werden in Verbindung mit dem zugehörigen Prisma an der linken Skala abgelesen. Die rechts danebenliegende Millimeterskala dient in Verbindung mit einem zusätzlichen Prisma hoher Brechung zur Erfassung der Werte zwischen 1.116 u. 2.35. Die abgelesenen Millimeterwerte werden anhand der zugehörigen Tab. umgerechnet.

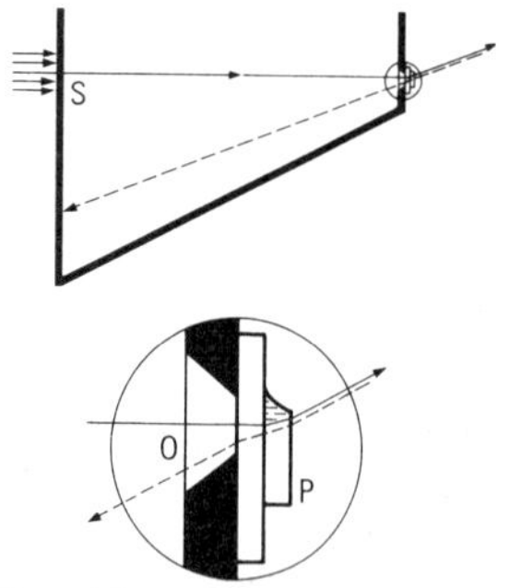


Refraktometrie:
Schema des Mikrorefraktometers (oben) und Ausschnittzeichnung (unten)

**Refrigerantium(a):** Refrigerans; abkühlendes, erfrischendes Mittel.

**Refrigeratio:** Erkältung.

**Regaine®:** s. Minoxidil.

**Regelan®:** s. Clofibrat.

**Regenon®:** s. Amfepramon.

**Regioselektiv:** ist eine Reaktion, bei der von mehreren gleichartigen funktionellen Gruppen in einem Molekül nur eine bevorzugt reagiert, z.B. Polyolefine, Polyalkohole, Vit. A. **Regiospezifisch** ist die Reaktion, wenn ausschließlich eine von mehreren funktionellen Gruppen reagiert.

**Regitin®:** s. Phentolamin.

**Regressionsgerade:** s. Ausgleichsrechnung.

**Regressionsrechnung:** s. Ausgleichsrechnung.

**Regressiv:** *med.* zurückgehend, sich zurückbildend.

**Reguläres Kristallsystem:** *syn.* kubisches Kristallsystem; s. Kristall.

**Regulatorgen:** Gen, das die Aktivität der Operatorgene* steuert. Die Kontrollfunktion erfolgt wegen der räumlichen Trennung vom Operatorgen über die Produktion von Hemmstoffen der Genaktivität (Repressoren*).

**Regulton®:** s. Ameziniummetilsulfat.

**REH:** s. Ephetonin.

**Rehmannia glutinosa** Libosch: **var. purpurea** Makino u. **var. hueichingensis** (Chao et Schih) Hsiao, Fam. Scrophulariaceae, *chines.* Dihuang (China, Japan). Stpfl. v. **Radix Rehmanniae:** Rehmanniawurzel; die Wurzelknolle. **Inhaltsst.:** Iridoide u. Iridoidglykoside wie Catalpol u. Ajugol, polyphenolische Esterglykoside wie Verbascosid, Flavonoide. **Anw.:** in der chines. traditionellen Medizin als Antipyretikum u. Hämostatikum.

**Reibschale:** s. Mörser.

**Reibung, Innere:** s. Viskosität.

**Reibung, Interpartikuläre:** s. Fließeigenschaften von Schüttgütern.

**Reich:** *lat.* regnum; oberste taxonomische Einheit.

**Reichsformeln (RF):** s. Magistralformeln.

**Reichssanitätsgesetz:** RSG, s. Gesundheitswesen.

**Reichsverband, Pharmazeutischer, für Österreich:** s. Pharmazeutischer Reichsverband für Österreich.

**Reifeteilung:** s. Meiose.

**Reifweide:** Salix daphnoides, s. Salix-Arten.

**Reimer-Tiemann-Reaktion:** Bildung von Phenolaldehyden durch Erwärmen von Phenolen mit Chloroform in wäßriger Natronlauge; z.B. entsteht aus Phenol u. Chloroform Salicylaldehyd.

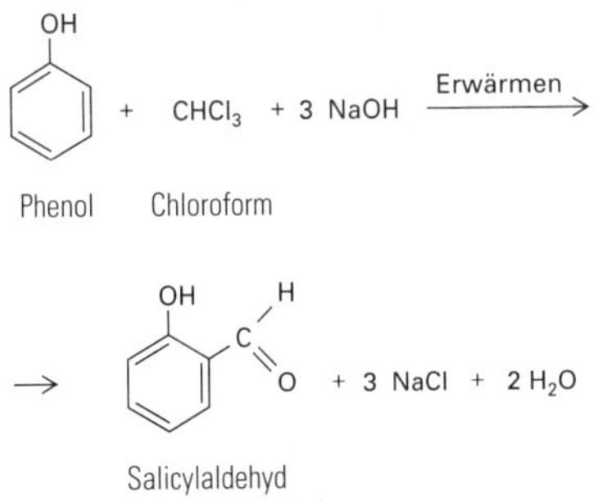


Reimer-Tiemann-Reaktion: Bildung von Salicylaldehyd als Beispiel

**Reimport (von Arzneimitteln):** Arzneimittel, die von einem Hersteller im Inland in für das Ausland bestimmten Aufmachungen für den ausländischen Markt hergestellt, ins Ausland exportiert u. von einer inländischen Firma wieder (re)importiert werden. Durch staatlichen Einfluß auf die Arzneimittelpreise in den ursprünglichen Bestimmungsländern sind die Arzneimittel, die so wieder auf den inlänischen Markt gelangen, zum Teil erheblich preiswerter; vgl. Parallelimport.

**Reinblau:** Fuchsin*-Farbstoff, Gem. aus Sulfonsäure-Salzen des Di- bzw. Triphenyl-Rosanilins.

**Reinecke-Salz:** Ammonium-diammin-tetrathiocyanato-chromat(III); $NH_4[Cr(NH_3)_2(CNS)_4] \cdot H_2O$, $M_r$ 354.47. Dunkelrote Kristalle, wenig lösl. in heißem Wasser u. Ethanol. Darst. durch Eintragen von Ammoniumdichromat $(NH_4)_2Cr_2O_7$ in geschmolzenes Ammoniumthiocyanat ($NH_4CNS$). **Anw.:** analyt. zur Fällung der Alkaloide (Cholin, Betaine); als kolorimetr. Reagenz; zum Nachw. von Cu(I), Hg(II) u. Cd(II).

**Reinelemente:** diejenigen chemischen Elemente*, die in der Natur nur in Form eines einzigen Isotops* vorkommen. Zu den 23 Reinelementen gehören u.a. Fluor, Natrium, Aluminium, Phosphor, Arsen, Iod u. Gold.

**Reinfektion:** erneute Infektion mit den gleichen Krankheitserregern.

**Reingoldlegierung:** Legierung* aus 78% Kupfer u. 22% Zink.

**Reinkultur:** bei Züchtung auf künstlichem Nährboden Vorhandensein nur einer Bakterienart.

**Reis:** Oryza sativa*.

**Reismelde:** Reisspinat, s. Chenopodium quinoa.

**Reisstärke:** Amylum Oryzae*.

**Reit.:** auf Rezepten Abk. f. reiteretur: die Arznei soll nochmals angefertigt werden; negativ: ne reit.

**Reizker:** Lactarius, s. Pilze.

**Reizkörpertherapie:** Teil der Reiztherapie*; parenterale Verabfolgung von sog. Reizkörpern, die eine Herd- od. Allgemeinreaktion (Fieber) bewirken. **Anw.:** zur Aktivierung der Abwehrkräfte (s. Immunität) des Körpers u. unspezifischen Beeinflussung gewisser Krankheitserscheinungen, z.B. chron. rheumatische Erkrankungen (s.a. Umstimmungstherapie, vgl. Immunstimulation). Als **Reizkörper** dien(t)en hauptsächl. körpereigenes (Eigenblut, i.m.) u. artfremdes Eiweiß (z.B. Milch), Silber-, Gold-, Schwefelsuspensionen, Terpentinöl (Erzeugen eines sterilen Abszesses), Iod, Hautreizmittel* (s.a. Scharfstoffe), Crotonöl usw. benutzt; vgl. Baunscheidtieren.

**Reiztherapie:** Einsatz von Reizen, die unspezifisch auf den Organismus wirken u. dessen Regulationsmechanismen provozieren; neben der Reizkörpertherapie* dienen dazu auch physikalische Maßnahmen bzw. Faktoren wie Wärme, Licht, Klima, Wasser, Massage etc.; vgl. Umstimmungstherapie.

**Rekombination:** DNS-Neukombination; Bildung neuer Gen-Kombinationen aus genetisch verschiedenen Genomen. Bei der allgemeinen R. lagern sich (homologe) DNS-Abschnitte der Genome nebeneinander, die DNS-Stränge werden aufgeschnitten, die betreffenden Abschnitte ausgetauscht u. die DNS-Stränge wieder verheilt. Bei höheren Zellen findet die R. beim Cross-Over statt. R. ist auch möglich zwischen Wirts-DNS u. der DNS bestimmter Viren od. Plasmide; die fremde DNS wird in das Wirtsgenom integriert. Die Integration erfolgt in manchen Fällen auch an spezifischen Stellen, in anderen statistisch. R. kann auch zwischen den DNS zweier Viren od. Plasmide erfolgen, die in die gleiche Wirtszelle aufgenommen wurden (bei Bakterien sind spezifische Gene (rec-Gene) bekannt, die den Rekombinationsprozeß steuern). Bei der R. kommt es zu neuen Eigenschaften des Organismus. Nach Übertragung des genetischen Materials z.B. durch Transformation, Transduktion od. Konjugation muß dieses Material in der Empfängerzelle genetisch fixiert werden. Dies geschieht, indem neue Gene ein- u. an homologer Stelle alte Gene ausgebaut werden.

**Rekombinationstechnologie:** s. Gentechnologie.

**Rekonvaleszentenserum:** (*lat.* reconvalescere genesen) Serum von Genesenden od. Genesenen zur Prophylaxe od. Behandlung von Infektionskrankheiten; passive Immunisierung; Serumprophylaxe, Serumtherapie; heute oft Gamma-Globulin*.

**Rekonvaleszenz:** Genesung, Genesungszeit.

**Rekordspritze:** s. Spritze.

**Rekristallisation:** Neuordnung eines bestehenden Kristallgefüges ohne Änderung des Kristallgitters (Modifikation) im Laufe der Zeit (Alterung) od. unter Einwirkung von Wärme, Luftfeuchtigkeit od. mechanischer Beanspruchung.

**Rektal:** z. Mastdarm (Rectum) gehörig.

**Rektalkapseln:** s. Capsulae.

**Rektaltampon:** speziell geformtes Suppositorium mit einen eingearbeiteten Schlauchtampon od. aus einem mit Verbandmaterial umwickelten

Plastikträger bestehend. Meist zur lokalen Ther. von Hämorrhoiden.

**Rektifikation:** Destillation mit einer Kolonne*, um Flüssigkeiten zu reinigen od. um Flüss.-Mischungen zu trennen (rectificatus, rectificatissimus).

**Rektifizieren:** eine Flüss. einer Rektifikation* unterwerfen.

**Rektoskop:** Mastdarmspiegel; Rektoskopie: Spiegeluntersuchung des Mastdarms.

**Relative biologische Wirksamkeit:** *(radiol.)* RBW; trifft eine Aussage über die unterschiedliche biologische Wirk. verschiedener Strahlenarten auf spezielle Gewebe. Die RBW erhält man durch Vergleich einer zu untersuchenden Strahlung mit einer Gammastrahlung, die beide zur gleichen Schädigung führen. Für Strahlenschutzzwecke ist die RBW ungeeignet. Man verwendet dort den Qualitätsfaktor f.

**Relative Bioverfügbarkeit:** s. Bioverfügbarkeit.

**Relaxin:** s. Hormone.

**Relefact®:** s. Protirelin bzw. s. Gonadorelin.

**rem:** s. Dosimetrie.

**Remazeration:** Dimazeration; zweistufiges Mazerationsverfahren (s. Mazeration). Die Droge wird zunächst nur mit etwa der Hälfte der Extraktionsflüssigkeit (Menstruum) mazeriert. Nach dem Kolieren wird der Drogenrückstand mit der restlichen Flüssigkeit erneut mazeriert u. nach abermaligem Kolieren ausgepreßt. Gegenüber der einfachen Mazeration ist mit einer geringfügig besseren Ausbeute an Inhaltsstoffen zu rechnen.

**Remedium(a):** Heilmittel.

**Remergil®:** s. Mirtazapin.

**Remestan®:** s. Temazepam.

**Remifentanil** INN: 4-Carboxyl-4-(N-phenylpropionamido)-1-piperidin-propionsäuredimethylester, Ultiva®; CAS-Nr. 132875-61-7;

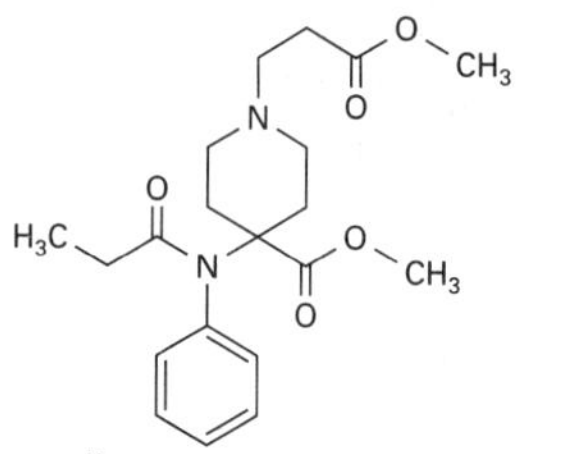


Remifentanil

$C_{20}H_{28}N_2O_5$, $M_r$ 376.45. **Wirk.** u. **Anw.:** stark wirksames Analgetikum* für die Anästhesie wie Fentanyl*; seletiver Agonist am μ-Opoidrezeptor (Wirkung ist durch Naloxon* antagonisierbar); zeichnet sich v.a. durch den raschen Wirkungseintritt u. die kurze Wirkdauer aus. **Nebenw.:** Erbrechen, Hypotonie, Muskelrigidität etc. Kontraind.: Anw. während der Wehen u. der Entbindung (Kaiserschnitt); intrathekale u. epidurale Anw. Wechselw.: R. verringert die benötigte Dosis von Inhalations- u. i.v.-Anästhetika u. Benzodiazepinen. HWZ 3 bis 10 min (i.v.). **Remifentanilhydrochlorid:** CAS-Nr. 132539-07-2; $C_{20}H_{28}N_2O_5$, $M_r$ 412.91.

**Remivox®:** s. Lorcainid.

**Remoxiprid** INN: (-)-(S)-3-Brom-N-[(1-ethyl-2-pyrrolidinyl)methyl]-2,6-dimethoxybenzamid,

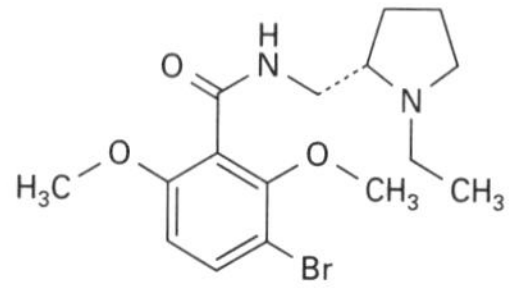


Remoxiprid

Roxiam®; CAS-Nr. 80125-14-0; $C_{16}H_{23}BrN_2O_3$, $M_r$ 371.27. $pK_s$ 8.8. **Wirk.:** selektiver Dopamin-$D_2$-Antagonist, der mit Sulpirid* eng verwandt ist; stark antipsychotisch, nicht sedierend. **Anw.:** Neuroleptikum (s. Psychopharmaka), bei akuten u. chron. schizophrenen Psychosen mit Wahnvorstellungen, Halluzinationen u. Denkstörungen als Leitsymptome. **Nebenw.:** extrapyrimidal-motorische Störungen; Gewichtsschwankungen, Mundtrockenheit, Schlafstörungen etc. Kontraind.: akute Alkohol-, Opiat-, Hypnotika- od. Psychopharmakaintoxikation; Hyperprolactinämie, Schwangerschaft u. Stillzeit, Anw. bei Jugendl. u. Kinder. **Übl. Dos.:** Oral: als Initialbehandlung 2mal 131 mg/d od. 1mal 262 mg/d (Redard); für Langzeitbehandlung 1mal 131 bis 262 mg/d. Parenteral: als Initialbehandlung 2mal/d 131 mg i.m. (131 mg R. entspr. 150 mg R.-Hydrochlorid-Monohydrat). **Remoxipridhyrochlorid:** CAS-Nr. 73220-03-8; $C_{16}H_{23}BrN_2O_3 \cdot HCl$, $M_r$ 407.73. **Remoxipridhyrochlorid-Monohydrat:** CAS-Nr. 117591-79-4; $C_{16}H_{23}BrN_2O_3 \cdot HCl \cdot H_2O$, $M_r$ 425.75.

**REM-Schlaf:** s. Schlaf.

**Remydrial®:** s. Dapiprazol.

**Ren:** (Plur. Renes) Niere(n); Renes siccati: Getrocknete Nieren, s. Organtherapeutika. Renalis: Zur Niere gehörend, Nieren-.

**Reng:** Indigoblätter, s. Indigofera tincoria.

**Rengasil®:** s. Pirprofen.

**Renin:** proteolytisches Enzym, das von den juxtaglomerulären Zellen der Niere gebildet wird; s. Hormone, Gewebshormone.

**Rennin:** engl. Bez. f. Lab*.

**Rentenversicherung:** s. Sozialversicherung

**Rentylin®:** s. Pentoxifyllin.

**ReoPro®:** s. Abciximab.

**REO-Viren:** **R**espiratory, **E**nteric, **O**rphan Viren; RNS-Viren mit einem Durchmesser von 60 bis 70 nm; 3 Gattungen u. zwar Reovirus, Orbivirus u. Rotavirus; Infektionen des Respirationstraktes u. enterale Infektionen.

**Reparil®:** s. Aescin.

**Repeat-release:** s. Arzneiformen mit protrahierter Wirkung.

**Repellent:** **1.** *Chemotaktikum* mit negativem Einfluß, s. Chemotaxie. **2.** *Insektenvertreibungsmittel;* Mittel zur Abschreckung von Insekten, Spinnen u. Milben vor allem in der Human- u. Veterinärhygiene, aber auch im Materialschutz (z.B.: Holzschutz gegen Termitenbefall). Mittel, die unmittelbar auf die Haut aufgetragen werden (z.B. Mückenschutzmittel), dürfen die Haut nicht reizen u. sollen geruchsneutral sein. Eine gewisse Repellentwirkung besitzten einige ätherische Öle wie Eukalyptusöl u. andere Naturprodukte wie Campher. Die meisten heute verwendeten Repellents bestehen aus synthetischen Stoffen wie Dibutylphthalat*, Dimethylphthalat*, N,N-Diethyl-m-toluamid, 2-Ethyl-1,3-hexandiol, 3-(N-n-Butyl-N-acetyl)-aminopropionsäure-ethylester u.a.

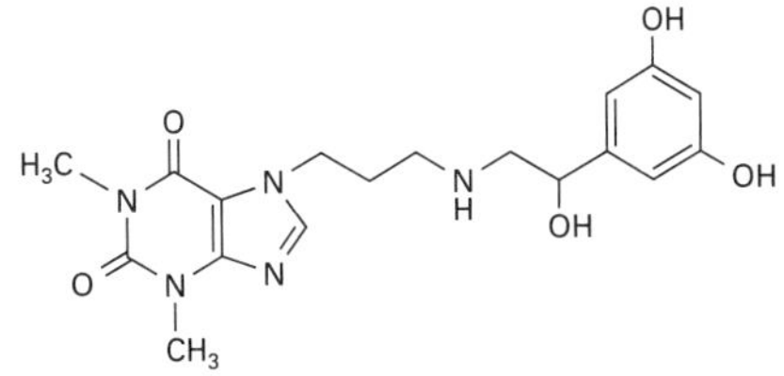

Reproterol

**Repeltin®**: s. Alimemazin.

**Reperkolation:** Verfahren zur erschöpfenden Extraktion von Drogen mit einer möglichst eingeschränkten Flüssigkeitsmenge; v.a. zur Herst. v. Fluidextrakten (s. Extracta) aus Drogen mit Gehalt an äther. Öl. Die Gesamtmenge der Droge wird auf mehrere hintereinander angeordnete u. u.U. miteinander verbundene Perkolatoren aufgeteilt (s. Perkolation*). Der erste Teil der Droge wird perkoliert u. der zuerst abfließende, höher konzentrierte Extrakt (Vorlauf, Extraktionskopf; entspricht meist den an Fluidextrakte gestellten Anforderungen) in der Menge des eingesetzten Drogenteils entnommen. Der Nachlauf (übrigbleibender, niedriger konzentrierter Extrakt) wird zum Perkolieren des nächsten Teiles der Droge verwendet. Dieser Vorgang wiederholt sich mit allen Perkolatoren, d.h. alle Vorläufe werden aufgefangen u. vereinigt, die Nachläufe dienen im nachfolgenden Perkolator als Extraktionsflüssigkeit. Der Nachlauf des letzten Perkolators muß gegebenenfalls eingeengt werden.

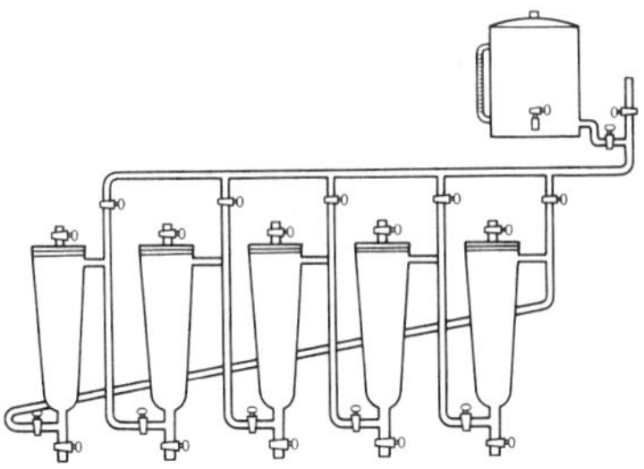

Reperkolation [40]

**Repetabs®**: magensaftresistente Dragees mit Initialdosis in der Zuckerhülle.

**Replikation:** Verdoppelung (identische Reduplikation) der genetischen Struktur (DNS bzw. RNS), die vor einer Zellteilung eintritt; s. Desoxyribonucleinsäure.

**Repressor:** Protein, das im aktiven Zustand die genetische Informationsübergabe eines Gens unterdrückt, indem es mit einer kurzen DNS-Sequenz, dem Operator*, interagieren kann; dadurch wird die mRNS-Synthese der Strukturgene eines Operons* unterbunden. Der *Lac-Repressor,* der die Transkription des Lac-Operons in Escherichia coli reguliert, wurde als erstes Repressormolekül 1973 von Beyreuther u. Mitarbeitern aufgeklärt.

**Reproduktionstoxizität:** Fortpflanzungsgefährdende (reproduktionstoxische) Stoffe werden nach den Vorschriften der Gefahrstoffverordnung* in drei Kategorien eingeteilt. **Kat. 1** enthält die Stoffe, die beim Menschen die Fortpflanzungsfähigkeit (Fruchtbarkeit) beeinträchtigen od. die beim Menschen fruchtschädigend (entwicklungsschädigend) wirken (Warfarin, Bleiverbindungen u.a.). **Kat. 2** enthält die Stoffe, die als beeinträchtigend für die Fortpflanzungsfähigkeit (Fruchtbarkeit) des Menschen werden sollten od. die als fruchtschädigend (entwicklungsschädigend) für den Menschen angesehen werden sollten (Benzo[a]pyren, Ethylenthioharnstoff). **Kat. 3** enthält die Stoffe, die wegen möglicher Beeinträchtigung der Fortpflanzungsfähigkeit (Fruchtbarkeit) des Menschen Anlaß zur Besorgnis geben od. die wegen möglicher fruchtschädigender Wirkungen beim Menschen zur Besorgnis Anlaß geben (Bromoxynil, Schwefelkohlenstoff). Die jeweiligen Kategorien sind in der Spalte „Einstufung" der EG-Gefahrstoffliste* angegeben als „Repr. Cat.". Der Begriff „reproduktionstoxisch" stellt eine Erweiterung des früher verwendeten Begriffs „teratogen" dar, da er neben der fruchtschädigenden (Mißbildungen verursachenden) Wirkung auch die Beeinträchtigung der Fortpflanzungsfähigkeit (Fruchtbarkeit) bei Mann u. Frau einschließt.

**Reproterol** INN: 7-{3-[(β,3,5-Trihydroxyphenethyl)amino]propyl}theophyllin, Bronchospasmin®; CAS-Nr. 54063-54-6; $C_{18}H_{23}N_5O_5$, $M_r$ 389.41. **Anw.:** Broncholytikum* bei Bronchialasthma, chronischer Bronchitis, Bronchospasmen; $\beta_2$-Sympathomimetikum. **Nebenw.:** Fingertremor, Unruhe, Kopfdruck. Kontraind.: Thyreotoxikose, Myokardinfarkt, Phäochromozytom. HWZ 3.5 h. **Übl. Dos.:** Oral: 2- bis 3mal 0.01 g/d. Parenteral: i.v. 0.09 mg. Dosieraerosol: 0.0005 g. Gebräuchl. ist auch Reproterolhydrochlorid.

**RES:** Retikuloendotheliales System, **Monozyten-Makrophagen-System** (neuere Bez.), monozytäres Phagozytensystem; zusammenfassende Bez. f. alle phagozytoseaktiven, von Monozyten* abstammenden Zellen, insbes. Makrophagen* der versch. Gewebe (z.B. in Milz, Leber, Knochenmark), im weiteren Sinne auch die Histiozyten des Bindegewebes einschließend (retikulohistiozytäres System RHS).

**Rescinnamin** INN: 3,4,5-Trimethoxyzimtsäureester des Reserpsäuremethylesters; CAS-Nr. 24815-24-5; $C_{35}H_{42}N_2O_9$, $M_r$ 634.7. **Strukturformel** s. Rauvolfia serpentina. Schmp. 235-239°C. Weißes bis schwach gelbl. krist. Pulver, leicht lösl. in Chloroform u. Dimethylformamid, wenig lösl. in Ethanol, prakt. unlösl. in Wasser. Alkaloid aus Rauvolfia serpentina* mit blutdrucksenkender Wirk., neben Reserpin Hauptträger der zentralsedativen Wirk. des Rauvolfia-Extraktes. **Anw.:** Antihypertonikum; vgl. Reserpin.

**Resene:** s. Harze.

**Reserpin** INN: Reserpinum Ph.Eur.3, 3,4,5-

Trimethoxybenzoyl-reserpinsäuremethylester, Serpasil®; CAS-Nr. 50-55-5; $C_{33}H_{40}N_2O_9$, $M_r$ 608.70. **Strukturformel s.** Rauvolfia serpentina. Alkaloid aus Rauvolfia serpentina* u. anderen Rauvolfia-Arten sowie aus Alstonia constricta*. Schmp. 262-268°C (unter Zstzg.). $[\alpha]_D^{20°C}$ -116 bis -128° (c = 1 in Chloroform). Farbloses bis schwach gelbl. Pulver, unter Lichteinfluß langsam dunkler werdend, geruch- u. geschmacklos. Leicht lösl. in Chloroform, Eisessig, Essigester, Pyridin, sehr schwer lösl. in Ethanol u. Ether, prakt. unlösl. in Wasser. **Wirk.** u. **Anw.:** R. bewirkt eine Abnahme der Katecholamine* u. führt somit zu Herabsetzung des Blutdrucks u. Erweiterung der Gefäße, Anregung der Peristaltik u. Spasmolyse. Seiner zentral sedativen Wirk. wegen wird es bei Angst- u. Dämmerzuständen sowie bei Schizophrenie u. anderen Geisteskrankheiten angewandt. **Nebenw.:** Bradykardie, orthostatische Kollapsneigung, Schwindel, Erbrechen, Diarrhö, Rhinitis Serpentina (Schleimhautschwellung). Bei längerer Anw. kann es zu depressiven Verstimmungen u. zu Parkinsonismus kommen. HWZ 150 bis 270 h.

**Reservecellulose:** Polysaccharid, das der Pflanze sowohl als Reservestoff als auch als Gerüstsubstanz dient.

**Residual:** (lat.) zurückbleibend. **R.-Harn:** Restharn*; **R.-Stickstoff:** Reststickstoff*; **R.-Luft:** Der auch nach stärkster Ausatmung in den Lungen zurückbleibende Luftrest.

**Resimatil®:** s. Primidon.

**Resina:** (lat.) Harz.

**Resina Abietis nigrae:** s. Picea mariana.

**Resina alba:** Burgunderharz, s. Terebinthina.

**Resina Benzoe:** s. Benzoe.

**Resina Colophonium:** s. Colophonium.

**Resina Copal:** Kopal, s. Copal

**Resina Dammar:** Dammar(harz), s. Shorea wiesneri.

**Resina Draconis:** Ostindisches Drachenblut, s. Daemonorops draco.

**Resinae:** s. Harze.

**Resina elastica depurata:** s. Kautschuk.

**Resina Elemi:** Manila-Elemi, s. Canarium luzonicum.

**Resina Guajaci:** Guajakharz, s. Guajacum-Arten.

**Resina Ipomoeae:** Resina Scammoniae, s. Ipomoea orizabensis.

**Resina Jalapae:** Jalapenharz, s. Ipomoea purga.

**Resina Kino:** Kino, s. Pterocarpus marsupium.

**Resina Lacca:** s. Schellack.

**Resina Ladanum:** Labdanum, s. Ladanum.

**Resina Mastix:** Mastix, s. Pistacia lentiscus.

**Resina Piceae:** Schwarzfichtenharz. **HOM:** das Harz von Picea mariana*.

**Resina Pini:** Fichtenharz, s. Terebinthina.

**Resina Pini burgundica:** Burgunderharz, s. Terebinthina.

**Resina Podophylli:** s. Podophyllin.

**Resina Sandaraca:** Sandarakharz, s. Tetraclinis articulata.

**Resina Scammoniae (mexicana):** (Mexikanisches) Skammoniaharz, s. Ipomoea orizabensis.

**Resina Soldanellae:** Soldanellaharz, s. Calystegia soldanella.

**Resinate:** Harzseifen, s. Harze.

**Resina tolutana:** s. Balsamum tolutanum.

**Resine:** s. Harze.

**Resinoide:** Auszüge (m. Ethanol, Aceton, Benzol usw.) aus wohlriechenden Harzen, Balsamen, Drogen (z.B. Olibanum, Benzoe, Storax usw.), die als Fixateure in der Parfüm- u. Seifenherstellung verwendet werden.

**Resinole:** s. Harze.

**Resinolsäuren:** s. Harze.

**Resinotannole:** s. Harze.

**Resistaglas®:** s. Glas.

**Resistenz:** (*lat.* resistere widerstehen) **1. Erebter, unspezifischer Schutz** des Menschen gegen Infektionen; auch als natürliche od. angeborene Immunität* bezeichnet. Die Resistenz ist abhängig vom Ernährungszustand, Umwelteinflüssen, Stoffwechselstörungen, Disposition. Als Grundlage der Resistenz können angesehen werden: a) phys. chemischer Schutz der Schleimhäute, b) Schutzzellen (Phagozyten*) u. c) Schutzstoffe der Körperflüssigkeiten (z.B. Inhibine des Speichels, Lysozyme, Opsonine). *Resistenzunterschiede* sind bekannt gegenüber verschiedenen Bakterienarten, unter den Rassen, den einzelnen Individuen, den Organen. **2. Resistenz gegen Antibiotika u. Chemotherapeutika:** Widerstandsfähigkeit von Organismen gegen Antibiotika u. Chemotherapeutika. *a) Natürliche R.:* natürliche Eigenschaften der Mikroorganismen. *b) Erworbene R. durch Mutation:* Mutation im Chromosom der Keime mit nachfolgender Selektion. *c) Erworbene R. durch extrachromosomale Übertragung:* Übertragung von R-Faktor* (bei gramnegativen Stäbchenbakterien), Übertragung durch Plasmide (nur bei Staphylokokken) u. Übertragung durch Phagen. *d) R. gegen Penicilline u. Cefalosporine:* Bildung von L-Formen.

**Resistenzbestimmung von Bakterien:** Prüfung der Empfindlichkeit aus Patientenmaterial gezüchteter Krankheitserreger zum gezielten Einsatz von Art u. Menge der Antibiotika u. Chemotherapeutika. *1. Verdünnungstest:* Impfen der Keime auf feste u. flüssige Nährböden mit abfallender Konzentration an Antibiotika (s. Antibiogramm). *2. Diffusionstest:* z.B. Agardiffusionstest; Zylinder-, Loch- od. Plättchentest; Beurteilung der Hemmzonen (s. Antibiogramm).

**Resistenz, Hydrolytische:** s. Glas.

**Resochin®:** s. Chloroquin.

**Resole:** Phenoplaste*.

**Resolventium(a):** auflösendes Mitteil.

**Resonium-A®:** s. Natriumpolystyrolsulfonat.

**Resorbentium(a):** Mittel z. Förderung der Resorption (Aufsaugung).

**Resorcin:** Resorcinolum Ph.Eur.3, Resorcinol, Resorzin, Resorcinum, 1,3-Dihydroxybenzol;

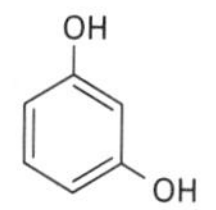


Resorcin

CAS-Nr. 108-46-3; $C_6H_6O_2$, $M_r$ 110.1. Schmp. 109-111°C. D. 1.283. Krist. Pulver od. farblose bis schwach graurosa Kristalle, an Luft u. Licht von Rosa in Rot umschlagend, mit charakteristischem Geruch u. süßl., später kratzendem Geschmack; leicht lösl. in Wasser, Ethanol, Ether, Glycerol, wenig lösl. in Chloroform. Inkomp.: m. vielen anderen Substanzen bilden sich verflüssigende u. unverträgliche Gemische, bes. mit Phenazon, Menthol, Campher, Phenol, Acetanilid, Urethan. Darst.: durch Schmelzen von 1,3-Benzoldisulfonsäure mit Natriumhydroxid. Nachw.: R. reduziert Fehling-Lösung beim Erhitzen, mit Eisenchlorid-lsg. violette Färbung, beim Erhitzen mit Phthalsäureanhydrid ergibt es Fluorescein*, beim Schmelzen mit NaOH entsteht Phloroglucin*. **Anw.:** äuß. als Antiseptikum bei Hautkrankheiten (Psoriasis, Akne) u. als mildes Ätzmittel (Salben 5%, f. Waschungen 2%, als Haarspiritus 1%), inn. nicht mehr verwendet.

**Resorcinblau:** Lackmoid*.

**Resorcinlösung:** 0.20 g Resorcin werden mit 100 mL Toluol geschüttelt bis zur Sättigung, die überstehende Lsg; wird verwendet (zur Prüfung auf Verdorbenheit von Fetten u. auf Samenöle in Olivenöl).

**Resorcinpaste, Zusammengesetzte:** s. Pasta Resorcini composita.

**Resorcinphthalein:** Fluorescein*.

**Resorcin-Reagenz:** nach Ph.Eur.3 werden 80 mL Salzsäure 36% mit 10 mL einer 2%igen Lsg. von Resorcin u. 0.25 mL einer 2.5%igen Lsg. von Kupfer(II)-sulfat versetzt, dann mit Wasser auf 100.0 mL verdünnt.

**Resorcin-Stammverreibung 50%:** Zstzg. nach NRF: 5.0 T. Resorcin, 1.0 T. dickflüssiges Paraffin, 4.0 T. weißes Vaselin. Bei Bedarf frisch zu bereiten. U.a. zur Herst. v. Pasta Resorcini composita NRF*.

**Resorption:** *engl.* absorption; Übertritt eines Arzneistoffes aus einem peripheren Kompartiment (Mund, Magen, Darm usw., s. Gastrointestinaltrakt) in das zentrale Kompartiment (großer Kreislauf). Dieser Vorgang ist eine wichtige Voraussetzung f. die Arzneistoffwirkung. Der Transport der Arzneistoffmoleküle durch eine Lipidmembran stellt dabei den geschwindigkeitsbestimmenden Schritt dar. Die R. entspricht der Elimination des Arzneistoffes vom Resorptionsort. Das relative Resorptionsausmaß (proportional der AUC*) ist, z.B. nach peroraler Gabe, u.a. abhängig vom Mageninhalt, ferner vom Dissoziationsgrad, der angebotenen Menge u. Lipidlöslichkeit des Arzneistoffes sowie (ev.) gleichzeitiger Applikation eines zweiten Pharmakons.

**Resorptionsmechanismen:** Die wichtigsten Transportmechanismen durch Membranen sind: a) passive (freie) Diffusion, b) erleichterte Diffusion*, c) Ionenpaar-Resorption, d) aktiver Transport*, e) Pinozytose*.

**Resorptionsgeschwindigkeit:** Die Resorptionsgeschwindigkeitskonstanten (1. Ordnung) liegen i.a. zwischen ca. 0.7 bis 3.5 $h^{-1}$ (ca. 10mal so groß wie Eliminationsgeschwindigkeitskonstanten). Ausnahmen davon: hydrophile Arzneistoffe, die schneller elimniert werden (Penicilline, quartäre Ammoniumverbindungen, PAS, Nitrofurantoin etc.). Die Resorptionsgeschwindigkeitskonstante ist bestimmbar nach verschiedenen Methoden: Abschältechnik, Computersimulierung, Wagner-Nelson- u. Loo-Riegelman-Methode. **Abschältechnik:** s. Feathering. **Wagner-Nelson- bzw. Loo-Riegelman-Methode:** die Differenz der gesamten resorbierten Arzneistoffmenge vermindert um den jeweils resorbierten Anteil wird logarithmisch gegen die Zeit aufgetragen. Ergibt sich dabei eine Gerade, so verläuft die Reaktion nach 1. Ordnung. Die Geschwindigkeitskonstante ergibt sich dann aus der Steigung der Geraden. Die Loo-Riegelman-Methode gilt f. das Zweikompartimentmodell.

**Resorptionsmodelle:** künstliche Systeme zur Nachahmung der Resorption im menschlichen Organismus. Es gibt Verteilungs- u. Membranmodelle. Sie bestehen dabei in Analogie zum Organismus zwischen äußeren (peripheren) u. zentralen Kompartimenten, die jeweils durch Pufferlösungen dargestellt werden können. Die Einhaltung von Sink-Bedingungen* ist Bestandteil der Modelle od. ist zumindest anzustreben. Die „Resorption“ von Arzneistoffen erfolgt meist nach dem Prinzip der passiven Diffusion*, welche vom Konzentrationsgefälle zwischen den Phasen abhängig ist. Auch bei den Resorptionsmodellen mißt man die Konzentrationsänderungen im peripheren u. zentralen Kompartiment, bis ein Konzentrationsausgleich stattfindet.

In einem **Membranmodell** wird die in vivo geschwindigkeitsbestimmende Biomembran durch eine Trägermembran ersetzt, auf der Lipidschichten (Laurylalkohol, Caprylsäure, Linolsäure, Oleylamin) aufgezogen werden u. welche nachträglich ev. noch mit Proteinen u. anderen Molekülen versehen werden. Anforderungen an die Träger: möglichst geringer Diffusionswiderstand, ausreichende mechanische Stabilität, möglichst definierte Porenstruktur, gute Absorptionseigenschaften f. die Lipidschicht. Als Trägermembranen kommen vor allem zur Verw.: Polysulfone, aromatische Polyamide, Cellulose-2,5-acetat, Cellulosenitrat, Polycarbonat, Netze (Poren 50-200 µm) aus Stahl u. Polyester. Ein automatisch arbeitendes Gerät, das auf diesem Prinzip beruht, ist das Sartorius-Resorptionsmodell nach Stricker.

Bei den **Verteilungsmodellen** zur Simulierung des Resorptionsvorganges sind die beiden Kompartimente durch gepufferte Lösungen u. die Membran durch ein mit Wasser nicht mischbares organisches Lösungsmittel ersetzt. **Rosano-Schulman-Modell:** besteht aus einem Trog, der durch eine Scheidewand in 2 Teile geteilt ist. In diese Abteilungen kommen die wäßrigen Flüssigkeiten, darüber wird das organische Lösungsmittel aufgebracht. Der Arzneistoff wird in das periphere Kompartiment eingebracht u. verteilt sich zuerst in der organischen Phase u. schließlich im zentralen Kompartiment. **Robertson-Modell:** besteht aus einem rotierenden Zylinder, der garantiert, daß die beiden wäßrigen u. die organische Phase in enge Berührung kommen u. dadurch die Verteilungsvorgänge fördert. **Doluisio-Swintosky-Modell:** besteht aus einem zweischenkligen Glasgefäß, in dem jeweils die wäßrigen Phasen enthalten sind, welche wiederum von der organischen Phase überschichtet werden. Das Gefäß wird hin- u. herbewegt, wodurch es zu einer guten Durchmischung u. in der Folge guten Verteilung kommt.

**Resorptionsquote:** ein Maß f. die Bioverfügbarkeit*; das Verhältnis zwischen extravasal applizierter u. resorbierter Menge eines Arzneistoffs. Dieses Verhältnis läßt sich i.a. über die Flächen unter den von der Applikationsart abhängigen Blutspiegelkurven ermitteln. Ein allfälliger First-Pass-Effekt ist auszuschließen bzw. entsprechend zu berücksichtigen.

**Resorptionssalben:** Absorptionssalben. Die enthaltenen Wirkstoffe gelangen nach der Penetration in die Haut od. in den Blutkreislauf (perkutane od. transkutane Resorption). Eine Verbesserung der Resorption ist durch bestimmte Hilfsstoffe („Schlepper“) möglich, z.B. mit Dimethylsulfoxid (DMSO); s.a. Transdermales Therapeutisches System.

**Resorzin:** s. Resorcin.

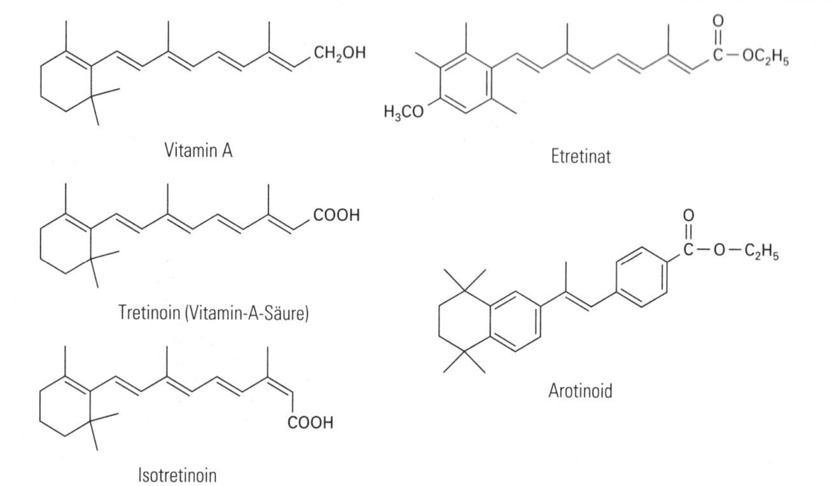


Retinoide

**Resorzinpaste, Zusammengesetzte:** s. Pasta Resorcini composita.

**Respihaler®:** Aerosol-Inhalator.

**Respiration:** Atmung.

**Restbazillus:** Tuberkelbazillus, dem bestimmte Toxine entzogen wurden, der jedoch in seiner Gestalt u. in seinen Farbreaktionen unverändert ist.

**Restharn:** Residualharn, der beim Urinieren in der Blase zurückbleibende Harn (bei Prostatahypertrophie, Harnverhaltung u.a.).

**Restkohlenstoff:** Rest-C; Kohlenstoffgehalt des Serums nach Ausfällung des Eiweißes analog d. Rest-N, mit dessen Vermehrung er ebenfalls ansteigt.

**Restriktionsenzyme:** Restriktionsendonucleasen; artspezifische, bakterielle Endonucleasen, die Fremd-DNS erkennen u. spalten, ohne die durch Modifikation geschützte Eigen-DNS anzugreifen. Sie werden zur Fragmentierung u. Isolierung spezifischer Genabschnitte auf den Chromosomen, zur Nucleotidsequenzanalyse sowie zur Rekombination von DNS-Molekülen eingesetzt (s. Gentechnologie).

**Reststickstoff:** RN, Rest-N; diejenige Stickstoffmenge, die nach Ausfällung der Eiweißstoffe im Blutserum u. Harn zurückbleibt. Der Rest-N besteht aus dem N der Aminosäuren, des Harnstoffs, der Harnsäure, des Kreatins u. des Kreatinins. Der Rest-N ist u.a. bei akuter Nierenentzündung, eiweißreicher Ernährung, gesteigertem Gewebsabbau erhöht. Er wird meist im Blut od. im Liquor bestimmt. Die Bestimmung des Reststickstoffes ist völlig überholt; heute Kreatinin-Bestimmung.

**Resulfon®:** s. Sulfaguanidin.

**Retardanzien:** synthetische Hemmstoffe mit wachstumsverzögernder, bei Gräsern vor allem halmverkürzender Wirkung; z.B. Chlorcholinchlorid*, AMO 1618*.

**Retardarzneiformen:** s. Arzneiformen mit protrahierter Wirkung.

**Retardierung:** Verlangsamung, Verzögerung der Wirkstofffreigabe; s. Arzneiformen mit protrahierter Wirkung.

**Retardpräparate:** (*lat.* retardare zurückbehalten, hemmen, hinziehen) s. Arzneiformen mit protrahierter Wirkung.

**Retentio:** (lat.) Zurückhaltung; R. urinae: Harnverhaltung.

**Retentionsanalyse:** *syn.* Chromatographie*.

**Reteplas** INN: Rapilysin®; CAS-Nr. 133652-38-7. Nicht glykosilierter rekombinanter Plasminogenaktivator. **Wirk.** u. **Anw.:** Thrombolytikum. HWZ 14.6 min. **Übl. Dos.:** 2malige Bolusinjektion im Abstand von 30 min so früh wie möglich nach Beginn der Symptome eines Herzinfarkts.

**Reticulin:** s. Benzylisochinolinalkaloide.

**Reticulum:** *med.* kleines Netz; retikulär: netzförmig; reticularis: zum Netz gehörend.

**Retikuloendotheliales System:** s. RES.

**Retikulozyten:** *syn.* Proerythrozyten; junge Erythrozyten*.

**Retina:** Netzhaut des Auges.

**Retinitis:** Netzhautentzündung.

**Retinoide:** Sammelbegriff f. nat. vorkommende Vitamin-A-Substanzen (s. Vitamine) wie Retinol (Vitamin-A-Alkohol), Retinal (Vitamin-A-Aldehyd) u. Retinsäure (Vitamin-A-säure, Tretinoin*), sowie deren synthetischen Derivate. *Arotinoide* (z.B. Acitretin*, Tazaroten*) weisen aromatische Gruppen im Retinoidmolekül auf. **Wirk.** u. **Anw.:** synthetische R. wirken keratolytisch u. antineoplastisch u. werden z.B. als Aknemittel u. Warzenmittel, bei Hyper- u. Dyskeratosen u. zur Behandlung der Psoriasis* eingesetzt. Zur oralen Anw. dienen v.a. Isotretinoin u. Etretinat, Acitretin; ausschließlich lokal angewendet wird Tretinoin. **Nebenw.:** entsprechen einer Vitamin-A-Überdosierung; die teratogene Wirk. kann nach Absetzen der Ther. noch 2 Jahre lang bestehen (abhängig von der HWZ der Substanz); Abschälungen u. Rötung der Haut, Juckreiz, Haarverlust, Steigerung der Transaminasen im Blutserum u.a.; intensive Lichteinwirkung soll bei der Ther. mit R. vermieden werden.

**Retinol** INN: Vitamin A, s. Vitamine.

**Retinsäure:** s. Tretinoin.

**Retorte:** Glas- od. Metallgefäß mit langem,

nach unten geneigtem Hals, das klassische Destilliergefäß, heute fast ausschließlich durch Kolben* ersetzt, s. Destillation.

**Retrogradation:** *retrograd:* rückläufig; Trübungsentwicklung u. Bildung von Niederschlägen in Stärke-Gellösungen od. verstärkte Trübung eines Stärke-Gels (Kleister) einige Zeit nach der Herstellung. R. wird verursacht durch das Auftreten kristalliner Aggregate in submikroskopischen Dimensionen, u. zwar durch langsam kristallisierende Amyloseanteile; sie verläuft umso schneller je tiefer die Temp. ist; s. Amylum.

**Retronecin:** s. Pyrrolizidinalkaloide.

**Retropinakolon-Umlagerung:** Bildung von Tetramethylethylen aus 2,2-Dimethylbutan-3-ol durch saure Katalyse; vgl. Pinakol-Umlagerung.

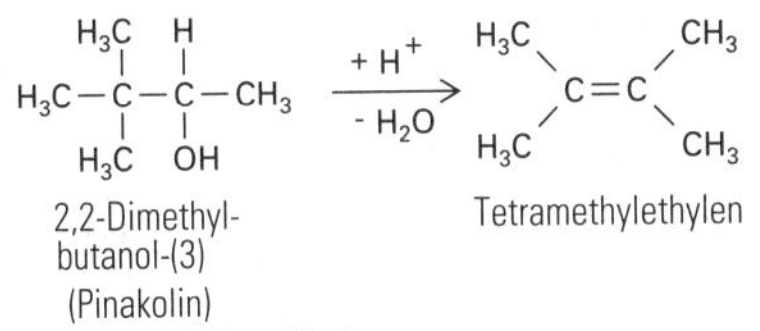


Retropinakolon-Umlagerung

**Retrovir®:** s. Zidovudin.

**Retroviren:** Retroviridae, s. Virusklassifikation (Tab.).

**Rettich:** Radix Raphani, s. Raphanus sativus.

**Reverin®:** s. Rolitetracyclin.

**Reverse Osmose:** s. Umkehrosmose.

**Reverse-Transkriptase-Hemmer:** s. Transkriptase, Reverse.

**Reversibel:** **1.** umkehrbar (bei chem. Reaktionen), vgl. irreversibel; **2.** *med.* heilbar.

**Reviparin-Natrium:** Clivarin® 1750; CAS-Nr. 10046-07; $M_r$ ca. 3900. Niedermolekulares Heparin* mit einer mittleren Kettenlänge von 12 Saccharideinheiten. Hergestellt aus Standardheparin (aus Schweinedarmmucosa) durch Depolymerisation mit salpetriger Säure. **Anw.:** prä- u. postoperative Primärprophylaxe tiefer Venenthrombosen. **Nebenw.:** Blutungen, leichte Thrombozytopenie; Anstieg von Serumtransaminasen, LDH u. Lipase etc. Kontraind.: Operationen am ZNS, Lumbalpunktionen, Spinal- u. Peridualanästhesie etc. HWZ 1.5 bzw. 3.3 h (s.c.). **Übl. Dos.:** Parenteral: s.c. 1mal/d 1750 Internationale Anti-Xa-Einheiten (entspr. 10.4 mg Anti-Xa-Aktivität des 1. Internationalen Standards für Heparin niedriger Molekülmasse; bzw. entspr. 11 bis 16 mg Heparinfragment); darf nicht i.v. od. i.m. appliziert werden.

**Revision:** s. Apothekenbesichtigung.

**Revolver:** s. Mikroskop.

**Reynolds-Zahl:** Re; Kennzahl, die angibt, wann eine laminare Strömung in eine turbulente Strömung übergeht; dabei erhöht sich der Strömungswiderstand, z.B. einer durch ein Rohr (Kapillare) fließenden Flüssigkeit, plötzlich u. kräftig. Re ist abhängig von der Viskosität η, der Dichte ρ u. der Strömungsgeschwindigkeit v der Flüssigkeit sowie vom Radius r des durchströmten Rohres:

$$Re = \rho \cdot v \cdot r/\eta$$

**Reyon:** s. Viskosefasern.

**Rezept:** ärztliche, zahnärztliche od. tierärztliche Anweisung an eine Apotheke zur Herst. od. Abgabe eines Arzneimittels.

**Rezeptformeln:** s. Magistralformeln.

**Rezeptoren:** **A.** *physiol.:* Zellen, die Reize aufnehmen u. Informationen darüber an das Nervensystem weitergeben; z.B. Chemo-, Photo-, Thermo-, Barorezeptoren etc. **B.** *pharmakol.:* spezifische Strukturen (meist Glykoproteine*) an Zellmembranen (Membranmoleküle) od. im Protoplasma, mit denen Liganden* (Pharmaka od. körpereigene Wirkstoffe wie Hormone, Neurotransmitter etc.) in Wechselwirkung treten (Rezeptor-Liganden-Komplex, **Rezeptorbindung**) u. so (z.B. über eine Änderung der Konformation* des Rezeptormoleküls) bestimmte Funktionen der Zelle aktivieren od. hemmen. Auch aktive Zentren in Enzymen. Demnach unterscheidet man auch: **1.** Intrazelluläre R., z.B. für Steroid- u. Schilddrüsenhormone. **2.** Membranrezeptoren (membranständige R.), z.B. Ionenkanalrezeptoren (z.B. Glutamat-, Nicotin-, $5HT_3$-R. etc.; s. Ionenkanal) u. G-Protein-gekoppelte R. (s. G-Proteine), die u.a. für die Wirkung von Opiaten od. Neurotransmittern (u. damit von vielen Arzneistoffen) besonders bedeutsam sind.

**β-Rezeptorenblocker:** Betarezeptorenblocker, s. β-Sympatholytika.

**Rezeptpflicht:** s. Verschreibungspflicht.

**Rezeptsammelstellen:** in der BRD Einrichtung zum Sammeln von Rezepten, geregelt in § 24 ApBetrO. Rezeptsammelstellen sind geschlossene Behälter, auf denen deutlich sichtbar der Name u. die Anschrift der Apotheke sowie die Abholzeiten angegeben sind. Der Behälter muß zu den angegebenen Zeiten durch einen Boten geleert werden. Die Arzneimittel sind i.d. Apotheke f. jeden Empfänger getrennt zu verpacken u. müssen – sofern sie nicht abgeholt werden – zugestellt werden. Nicht jede Apotheke darf Rezeptsammelstellen unterhalten. Sie bedürfen der Erlaubnis der zuständigen Behörde, die sie auf Antrag erteilt. Rezeptsammelstellen dienen der ordnungsgemäßen Arzneimittelversorgung d. Bevölkerung in abgelegenen Orten od. Ortsteilen ohne Apotheke.

**Rezeptur:** **1.** Das Anfertigen von Arzneimitteln in der Apotheke aufgrund eines ärztlichen Rezeptes; **2.** die ärztl. Verschreibung eines anzufertigenden Arzneimittel; **3.** der Platz in der Apotheke, an dem Arzneimittel angefertigt werden; **4.** das angefertigte Arzneimittel.

**Rezeptur, Verlängerte:** s. Hunderterregelung.

**Rezessives Gen:** Gen, dessen Effekt im Phänotyp nicht zum Ausdruck kommt, sondern durch ein dominantes Gen maskiert wird. Heterozygote Organismen, die f. ein Merkmal ein rezessives u. ein dominantes Allel besitzen, sind phänotypisch von homozygot dominanten Organismen nicht zu unterscheiden.

**Rezidiv:** Rückfall; **rezidiv:** rückfällig, wiederkehrend.

**RF:** **1.** Reichsformeln, s. Magistralformeln; **2.** s. Rheumafaktor.

**RFA:** s. Röntgenfluoreszenzspektroskopie.

**R-Faktor:** bei best. Bakterien (z.B. Enterobakterien, Pseudomonas-Keimen), Konjugationsfaktor* mit Erbfaktoren f. Resistenz-Eigenschaften gegen eines, mehrere od. alle der folgenden Antibiotika* bzw. Chemotherapeutika: Tetracyclin, Streptomycin, Chloramphenicol, Kanamycin, Neomycin, Gentamycin, Ampicillin, Cefalosporine, Sulfonamide, Trimethoprim; ferner auch gegen UV-Licht.

**Rf-Wert:** $R_f$-Wert, s. Chromatographie.

**Rh:** *chem.* Rhodium*.

**Rhabarber, Chinesischer, Echter:** Rhiz. Rhei, s. Rheum-Arten.

**Rhabarberextrakt:** Rhei extractum, s. Extractum Rhei.

**Rhabarber, Krauser:** Rheum rhabarbarum, s. Rheum-Arten.

**Rhabarber, Pontischer, Falscher:** Rad. Rhapontici, s. Rheum-Arten.

**Rhabarbersirup:** s. Sirupus Rhei.

**Rhabarbertinktur, Wäßrige:** s. Tinctura Rhei aquosa.

**Rhabarbertinktur, Weinige:** s. Tinctura Rhei vinosa.

**Rhabarberwurzel:** Rhizoma Rhei, s. Rheum-Arten.

**Rhabdoviren:** (*gr.* ῥάβδος Stab) morphologisch einheitliche Gruppe stabförmiger bzw. geschoßförmiger RNS-Viren; von Bedeutung ist das Tollwutvirus.

**Rhachis:** s. Blattformen.

**Rhagaden:** Schrunden an Haut u. Schleimhaut.

**Rhamnaceae:** Faulbaumgewächse, Kreuzdorngewächse, Od. Rhamnales; ca. 900 Arten. Überwiegend Holzpflanzen mit gegen- od. wechselständigen, ungeteilten Blättern, die Zweige tragen häufig Dornen. Die radiären Blüten sind zwittrig od. eingeschlechtig, 4- bis 5-zählig, mit Diskus. **Chem. Merkmale:** Anthrachinonglucoside, Alkaloide. **Wichtige Gattungen** s. z.B. Coeanothus, Rhamnus, Zizyphus.

**Rhamnetin:** 3,3',4',5-Tetrahydroxy-7-methoxyflavon, 7-Methylquercetin; $C_{16}H_{12}O_7$, $M_r$ 316.26. Ein Flavonolderivat, z.B. enthalten in Rhamnus catharticus*, **Strukturformel** s. Flavonoide.

**Rhamni purshiani cortex:** s. Rhamnus purshianus.

**Rhamnose:** L-Rhamnose, 6-Desoxy-L-mannose, eine Desoxyhexose; $C_6H_{12}O_5$, $M_r$ 164.16. Schmp. 82-92°C (Monohydrat, α-Form) bzw. 122°C (β-Form, wasserfrei). Farblose bis gelbliche, durchscheinende Kristalle von zuerst süßem, dann bitterem Geschmack, leicht lösl. in Wasser, lösl. in Ethanol. Bestandteil vieler Glykoside (Anthocyane, Quercitrin, Strophanthin, Hesperidin u.a.) u. Pflanzenschleime. Biosynthese erfolgt aus Glucose.

**Rhamnus alpinus ssp. fallax** (Boiss.) Maire et Petitm.: (Rhamnus fallax Boiss., Oreoherzogia fallax (Boiss.) W. Vent) Fam. Rhamnaceae (Balkan). Die als Verfälschung von Frangulae cortex (Faulbaumrinde, s. Rhamnus frangula) geltende Fallaxrinde enthält nur 2 bis 3% Anthraglykoside. Sie ist durch den Gehalt an Xanthorhamnin (mittels DC erkennbar, fluoresziert stark gelb im UV) u. mikroskopisch (u.a. vor allem durch sehr breite Markstrahlen) charakterisiert.

**Rhamnus catharticus** L.: (R. cathartica) Fam. Rhamnaceae, Kreuzdorn (Mitteleuropa). Stpfl. v. **Fructus Rhamni catharticae:** (Baccae Spinae cervinae), Kreuzdornbeeren, Kreuzbeeren, Gelbbeeren, Amselbeeren. **Inhaltsst.:** quantitativ u. qualitativ stark vom Reifegrad der Früchte abhängig; die Droge enthält ca. 2% Anthraglykoside* (nach DAB10 mind. 4.0% Hydroxyanthracen-Derivate, berechnet als Glucofrangulin), hauptsächl. Frangulin u. Glucofrangulin (s. Rhamnus frangulae), ferner die Flavonoide Rhamnetin, Rhamnoxanthin, Quercetin, Kämpferol (Saponin nur in unreifen Früchten). **Off.:** DAB10. **Anw.:** mildes Laxans, bes. f. Kinder (3 bis 5 g pro dos.; Sir. Rhamni cathartici, f. Kinder teelöffelweise). **Fructus Rhamni catharticiae recentes:** Frische Kreuzdornbeeren.

**Rhamnus fallax:** s. Rhamnus alpinus ssp. fallax.

**Rhamnus frangula** L.: (Frangula alnus Mill.) Fam. Rhamnaceae, Faulbaum (Europa, Nordwestasien, Mittelmeergebiet). Stpfl. v. **Cortex Frangulae:** Frangulae cortex Ph.Eur.3, Faulbaumrinde, Gelbholzrinde; die getrocknete Rinde der Zweige u. jüngeren Stämme. Die Rinde muß vor der Verw. mind. 1 Jahr gelagert od. unter Luftzutritt u. Erwärmen künstlich gealtert worden sein. Frische Rinde enthält Anthrone u. Dianthrone, die unerwünschte Nebenwirkungen haben; können auch durch ca. 1stündiges Erhitzen auf 100°C zerstört werden. **Inhaltsst.:** bis zu 8% Anthraglykoside (mind. 7% Glucofranguline, ber. als Glucofrangulin A) wie Glucofrangulin A (Frangulaemodinglucosidorhamnosid, nur in getrockneter, abgelagerter Rinde, fehlt in der frischen Rinde) u. Frangulin A (Frangulaemodinmonorhamnosid) sowie Glucofrangulin B u. Frangulin B (wobei die Rhamnose durch Apiose ersetzt ist), ferner freies Frangulaemodin (**Strukturformel** s. Anthrachinone), Isoemodin, Chrysophanol u.a. Anthrachinone*; Saponine, Bitterstoffe, Gerbstoffe u. geringe Mengen Peptidalkaloide (Frangulanin, Franganin). **Anw.:** als Abführmittel, bei chron. Obstipation (übl. Dos. 0.5 bis 2 g, als 10%iges Dekokt 20 g) sowie bei Leberschwellung, Gallenkolik, Wasserstauung, Hämorrhoiden u. Würmern; volkst.: auch als Abortivum. **Zuber.:** Extr. Frangulae fluidum, Extr. Frangulae, Spec. cholagogae, Spec. majales, Spec. gynaecolgicae „Martin".

**HOM:** *Rhamnus frangula* (HAB1.4), Frangula: frische Rinde; verord. z.B. b. sauren Durchfällen.

**Rhamnus purshianus** DC.: (Frangula purshiana (DC.) J.G.Cooper) Fam. Rhamnaceae, Amerikanischer Faulbaum (Weststaaten v. Nordamerika). Stpfl. v. **Rhamni purshiani cortex** Ph.Eur.3: **Cortex Cascarae sagradae, Cascararinde**, Amerikanische Faulbaumrinde, Cascara sagrada. **Inhaltsst.:** zahlreiche Hydroxyanthracenderivate aller Typen (s. Anthraglykoside), davon 80 bis 90% C-Glykoside (Glykosile) vom Typ des Aloin*, v.a. O-glucosidifizierte Alointypen, die als Cascaroside (A bis D, **Strukturformel** s. Aloe) bezeichnet werden (nach Ph.Eur.3 mind. 8% Hydroxyanthracenglykoside, davon mind. 60% Cascaroside, ber. als Cascarosid A). **Anw.:** als Abführmittel wie Cort. Frangulae (s. Rhamnus frangula), aber stärker wirkend; GED 0.5 bis 2.0 g.

**HOM:** *Cascara sagrada:* getrocknete Rinde.

**Rhaponticin:** s. Rheum-Arten.

**Rhapontikaöl:** s. Oenothera biennis.

**Rhapontikarhabarber:** Rad. Rhapontici, s. Rheum-Arten (Rheum rhaponticum).

**Rhapontikwurzel:** Rad. Rhapontici, s. Rheum-Arten.

**Rhein:** 1,8-Dihydroxy-9,10-anthrachinon-3-carbonsäure; $C_{15}H_8O_6$, $M_r$ 284.2. **Strukturformel** s. Anthrachinone. Schmp. 321-322°C. Gelbe Nadeln; prakt. unlösl. in Wasser, schwer lösl. in Ethanol u. Ether; lösl. in Alkalihydroxid-Lösungen. **Anw.:** Reagenz Ph.Eur.3.

**Rhei radix:** s. Rheum-Arten.

**Rhenii sulfidi colloidales et technetii [$^{99m}$Tc] solutio iniectabilis:** s. Rheniumsulfid-[$^{99m}$Tc]-Technetium.

**Rhenium:** Re, $A_r$ 186.207. D. 21.0; Schmp. 3180°C; Sdp. 5870°C. OZ 75. Nat. hauptsächl. im

Molybdänglanz. Hartes, weißglänzendes Metall, leicht lösl. in Salpetersäure, unlösl. in Salz- u. Flußsäure. Entdeckt 1925 von Walter Noddack u. Ida Tacke. **Anw.:** f. Glühkathoden, Thermoelemente, in der Raumfahrttechnik.

**Rheniumsulfid-[$^{99m}$Tc]Technetium:** radioaktives Pharmakon, das als mit Gelatine stabilisierte, sterile, pyrogenfreie Injektionslösung verwendet wird (Rhenii sulfidi colloidales et technetii [$^{99m}$Tc] solutio iniectabilis Ph.Eur.3, Kolloidale Rheniumsulfid-[$^{99m}$Tc]Technetium-Injektionslösung). Es handelt sich um eine kolloidale Dispersion von Rheniumsulfidteilchen, die mit Technetium-99m* markiert sind. Die Injektionslösung wird entweder aus *Natrium-[$^{99m}$Tc]pertechnetat-Injektionslösung aus Kernspaltprodukten* od. aus *Natrium-[$^{99m}$Tc]pertechnetat-Injektionslösung nicht aus Kernspaltprodukten* (s. Natrium-[$^{99m}$Tc]pertechnetat) hergestellt. Der pH-Wert kann durch Zusatz eines geeigneten Puffers, wie z.B. einer Citratpufferlösung, eingestellt werden.

**Rheodestruktion:** Sonderfall der Thixotropie*. Durch anhaltende Scherung von strukturviskosen (nichtidealviskosen) Systemen wird deren Viskosität durch Störung bzw. durch vollständige Zerstörung der inneren Struktur erniedrigt. Ist dieser Vorgang irreversibel, d.h. wenn die Struktur nach Aufhören der Scherbeanspruchung sich nicht innerhalb einer absehbaren Zeit (Regenerationszeit) bzw. überhaupt nicht wieder aufbaut (reine Gel-Sol-Umwandlung; z.B. bei Joghurt), spricht man von R.

**Rheogramm:** s. Viskosität.

**Rheologie:** Lehre vom Fließverhalten von Stoffen u. Stoffsystemen unter dem Einfluß unterschiedlicher Scherkräfte. Die R. umfaßt nicht nur die Gesetzmäßigkeiten des Fließens von Flüssigkeiten, sondern auch von jenen Systemen, deren Viskosität auf dem Vorhandensein einer inneren Struktur basiert. Das Fließverhalten **idealviskoser (Newtonsche) Körper** wird unter Viskosität* beschrieben. Bei **nicht-Newtonschen Körpern** (strukturviskose Flüssigkeiten) ist die Viskosität entweder von der Schergeschwindigkeit od./u. von der Zeitdauer der Scherung abhängig. Deren rheologisches Verhalten wird mit einem Rotationsviskosimeter*, der Viskowaage* od. einem Konsistometer* bestimmt. **Pseudoplastische Körper:** Diese Flüssigkeiten sind gießbar, d.h. bereits unter dem Einfluß der Schwerkraft findet ein Fließen statt. Mit zunehmender Scherbeanspruchung nimmt die scheinbare Viskosität ab. Dies kann soweit führen, daß letztlich ein prakt. ideales Fließverhalten (s. Viskosität) resultiert. Es wird angenommen, daß f. dieses Fließverhalten eine zunehmende Orientierung von Molekülen bzw. Strukturelementen durch die einwirkende Kraft in Strömungsrichtung verantwortlich ist (besonders bei hochpolymeren Fadenmolekülen). Nimmt die Schubspannung wieder ab, wird durch die Brown-Molekularbewegung der ursprüngliche, ungeordnete Zustand sofort wieder hergestellt u. die Viskosität erreicht den ursprünglichen Wert. Typische Pseudoplasten sind Sole makromolekularer Fadenmoleküle ab einer bestimmten Konzentration (z.B. Lösungen von Cellulosederivaten). Erhöhte Temp. od. niedrigere Konzentrationen können diesen strukturviskosen Charakter in ein idealviskoses Verhalten überführen. **Dilatante Körper:** Mit zunehmender Schubspannung nimmt die scheinbare Viskosität zu (Fließverfestigung). Gegenstück zum pseudoplastischen Fließverhalten. Dieses

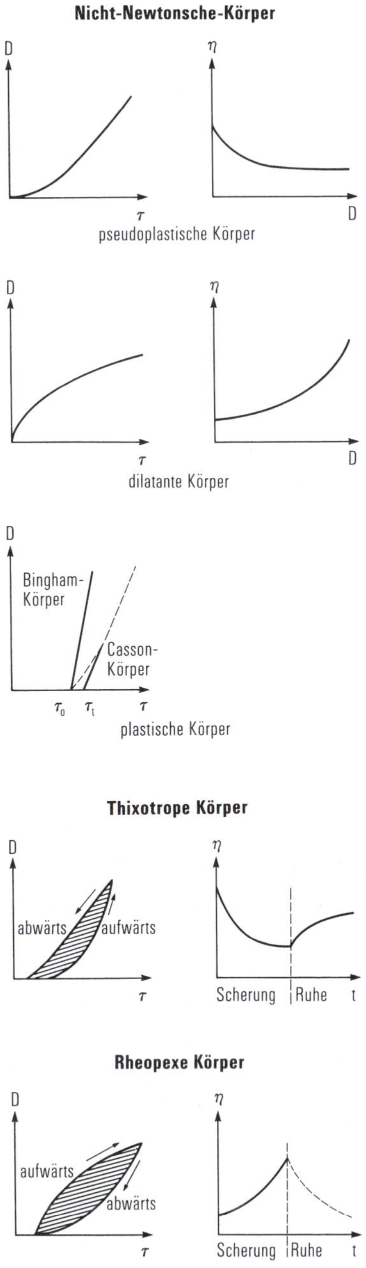


Rheologie:
Fließverhalten verschiedener Körper [131]

eher seltene Phänomen wird bei Suspensionen mit hohem Feststoffgehalt beobachtet. In ungeschertem Zustand sind die Partikeln mit einem Flüssigkeitsfilm umgeben u. die Hohlräume mit

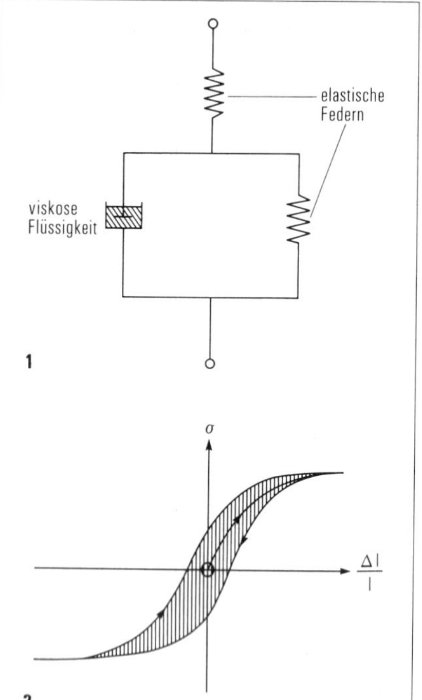


Rheologie:
1: Mechanisches Modell eines viskoelastischen Stoffs; 2: elastische Hysterese.
[131, 120]

Flüssigkeit erfüllt. Durch Scherkräfte verschieben sich die Teilchen; es entstehen größere Hohlräume, die nun in der Folge auch zu einem beträchtlichen Teil mit jener Flüssigkeit aufgefüllt werden, die die Teilchen umgibt. Dadurch kommt es zu einer stärkeren Annäherung der Teilchen u. zu einer erhöhten Partikelreibung, die einen Viskositätsanstieg zur Folge hat. Beispiele f. dilatantes Verhalten sind Stärkesuspensionen in Wasser, Suspensionen von Weißem Ton in Glycerol, nasser Sand u.a. **Plastische Körper:** Erst nach Überschreiten einer bestimmten Mindestschubspannung (Fließgrenze) beginnt die Flüssigkeit zu fließen. Unterhalb der praktischen Fließgrenze (Anlaßwert) verhält sich der Körper elastisch (reversible Verformbarkeit), oberhalb entweder *idealviskos* (s. Bingham-Körper), *strukturviskos* (pseudoplastisch, s. Casson-Körper) od. *dilatant* (Dilatante Körper). Verringert man nach eingetretenem Fließen die Scherkraft, stellt sich sofort der Ausgangszustand ein. Zur Bestimmung der praktischen Fließgrenze ist z.B. die Viskowaage geeignet. **Thixotrope Körper:** Ein thixotropes Fließverhalten zeigen jene Substanzen, deren Viskosität mit zunehmender Scherzeit bei einer definierten Scherkraft u. unter isothermen Bedingungen bis zu einem Endwert abnimmt, bei denen aber nach einer bestimmten Regenerationszeit eine weitgehende bis vollständige Rückbildung der inneren dreidimensionalen Struktur stattfindet (Viskositätszunahme, vgl. aber Rheodestruktion z.B. bei Gelatinegelen, Joghurt). Im Gegensatz zu den pseudoplastischen Körpern nimmt die Viskosität mit abnehmender Schubspannung nicht wieder im gleichen Maße zu, wie sie vorher unter den gleichen Schubspannungen abnahm. In einem Rheogramm (Schergeschwindigkeit D/Schubspannung $\tau$) deckt sich daher die Auf- u. Abwärtskurve nicht (s. Rotationsviskosimeter). Beide Kurven umschließen eine *Hysteresisfläche,* die über das Ausmaß der Thixotropie Auskunft gibt. Die Abwärtskurve stellt im Idealfall eine Gerade dar, wie sie bei Bingham-Körpern* od. gar Newton-Körpern zu finden ist (s. Viskosität). Thixotropie zeigen Aerosil®-Suspensionen, mehr od. minder ausgeprägt Salben, hergestellt aus verschiedenen Paraffinen, Gemischen höherer aliphatischer Alkohole, Fetten, Wachsen, u.a. **Rheopexe Körper:** Das eher seltene rheopexe Fließverhalten, das im Gegensatz zur Thixotropie mit zunehmender Scherzeit zu einer isothermen, reversiblen Viskositätserhöhung führt, findet man bei Bentonitsolen u. manchen Polyethylenglykol-Zubereitungen. **Viskoelastische Körper:** Diese Systeme, wie z.B. polymere Flüssigkeiten, zeigen auch oberhalb der Fließgrenze ein elastisches Verhalten.

**Rheomacrodex®:** Dextran 40, s. Dextrane.

**Rheomin®:** s. Carbasalat Calcium.

**Rheopexe Körper:** s. Rheologie.

**Rheopexie:** s. Rheologie.

**Rheopurgarin:** nicht mehr gebräuchliche, zusammenfassende Bez. f. die Anthraglykoside in Rhiz. Rhei.

**Rhesus-Faktor:** s. Blutgruppen.

**Rhesus-Sensibilisierung:** s. Anti-D-Immunglobulin vom Menschen.

**Rheumafaktor:** Abk. RF; Autoantikörper gegen den Fc-Teil des IgG, meist Antikörper der Ig-Klasse M (IgM), gelegentl. auch IgG od. IgA (s. Immunglobline). Nachw. bei ca. 50% der Patienten mit rheumatoider Arthritis* (chronischer Polyarthritis) mögl.; auch positiv bei nichtrheumatischen chron.-entzündl. Erkrankungen, akuten Virusinfektionen etc.; bei ca. 5% der gesunden Personen in der Bevölkerung unter 50 Jahren positiv.

**Rheumapflaster:** Pflaster, die eine mehr od. weniger starke Hautreizung mit vermehrter Durchblutung verursachen, was ein starkes Wärmegefühl bewirkt. Sie enthalten z.B. die Wirkstoffe der Arnika, Belladonna u. Capsicum (ABC-Pflaster).

**Rheum-Arten:** Fam. Polygonaceae, Rhabarber (von rha barbarum: Wurzel der Barbaren, Ausländer). **Rheum palmatum** L. (verschiedene Varietäten) sowie **Rheum officinale** Baill.: heim. Hochgebirge Nordwest- bis Nordchina,

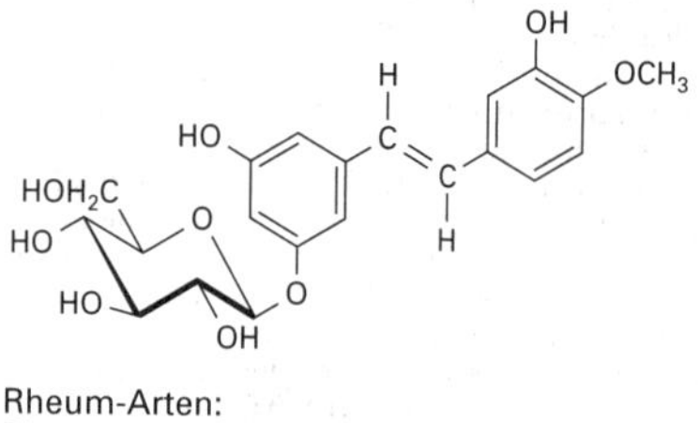


Rheum-Arten:
Rhaponticin als Inhaltsstoff von Radix Rhei rhapontici

hauptsächl. zwischen d. Flüssen Hoangho u. Jangtsekiang, Provinzen Szetschuan u. Kansu bis nach Shensi sowie Osttibet (Kukunoorgebirge); Hauptausfuhrhäfen sind Tientsin, Schanghai, Hankow u. Kanton; auch in Österreich u. Süddeutschland angebaut. Stpfl. v. **Rhei radix** Ph.Eur.3: Radix (falsch auch als Rhizoma) Rhei (sinensis); Rhabarber, Chinesischer, Echter od. Edler Rhabarber; die getrockneten (geschälten u. meist gespaltenen) unterirdischen Organe (fast ausschließlich Wurzeln, nämlich Rüben) der genannten Arten od. aus deren Hybriden, nicht aber z.B. von rhaponticinhaltigen Rheum-Arten wie Rheum rhaponticum u. Rheum rhabarbarum L. (R. undulatum L., Krauser Rhabarber, von dem der Gartenrhabarber abstammt). Die chinesische Droge soll von wildwachsenden Pflanzen stammen. Als beste Sorte gilt der Shensi-Rhabarber. **Inhaltsst.:** sowohl abführende wie adstringierende. *Abführend* wirken vor allem 3 bis 12% Anthracenderivate, v.a. Anthrachinonglykoside, von denen eine Vielzahl enthalten sind, sowie deren Aglyka Rhein, Rheum-Emodin, Chrysophanol, Aloe-Emodin, Physcion (**Strukturformeln** s. Anthrachinone); ferner enthält die Droge noch andere Anthraglykoside, nämlich Anthron- u. Dianthronglykoside (nach Ph.Eur.3 mind. 2.2% Hydroxyanthracenderivate). *Adstringierend* wirken Gerbstoffe mit den Bausteinen (+)-Catechin, (-)-Catechin, Glucogallin (1-Galloyl-β-D-glucose) u. Epicatechingallat; außerdem etwas freie Gallussäure. Weitere Inhaltsst. sind (relativ viel) Stärke u. Pektine, weswegen die Droge verhältnismäßig stark quellen kann; ferner Zucker, Oxalsäure, etwas Fett, Spuren äther. Öls. **Anw.:** in größeren Dosen (1 bis 3 g) mildes Laxans, in kleinen Dosen (0.05 bis 0.5 g) Adstringens bei Magen u. Darmkatarrh. Der Urin wird bei Einnahme von Rhabarber gelbrot gefärbt, die Farbe schlägt bei Zusatz von Alkali in rot um. Der Farbstoff geht auch in die Muttermilch über u. macht sie leicht abführend (daher Vorsicht während der Laktation). **Zuber.:** Extr. Rhei, Extr. Rhei siccum, Tct. Rhei, Tct. Rhei aquosa, Tct. Rhei vinosa.

**Rheum rhaponticum** L.: Rhapontikarhabarber (China, kult. in Europa). Stpfl. v. **Radix Rhei rhapontici:** Rhiz. Rhei rhapontici, Rhapontikawurzel, Rhapontikarhabarber. **Inhaltsst.:** Anthraglykoside, ähnl. wie in Rheum palmatum, ferner Rhaponticin, das als Stilbenderivat im UV-Licht blau fluoresziert (Ph.Eur.3 läßt Rhei radix auf Rhapontikrhabarber als Verfälschung mittels DC prüfen); ferner Chrysophansäure, Oxalsäure, Gerbstoff. **Anw.** volkst.: wie Rhiz. Rhei (jedoch weniger wirksam), bes. in d. Tierheilkunde.

**HOM:** *Rheum* (HAB1.2): getrockneter, geschälter Wurzelstock von R. palmatum, R. officinale u. deren Hybride (mind. 3% Rhein); verord. z.B. b. Diarrhö, Zahnungsdurchfällen.

**Rheumatismus:** Rheuma, rheumatische Erkrankungen. Entzündliche od. degenerative Erkrankungen des Bewegungsapparates (Muskeln, Sehnen, Bänder, Knochen, Gelenke) wobei auch innere Organe (Herz, Leber u.a., Weichteilrheumatismus) mitbetroffen sein können. Als Ursache gelten z.B. Infektionen u. Intoxikationen; die auslösenden Faktoren sind großteils unbekannt. Gesichert ist das Auftreten von Autoimmunreaktionen mit nachweisbaren Rheumafaktoren. Beispiele f. rheumatische Erkrankungen sind: **1.** Rheumatisches Fieber, chronische Polyarthritis (rheumatoide Arhritis*), Psoriasis-Arthritis u.a.; **2.** Degenerativer R.: z.B. Arthrosen*; **3.** Extraartikulärer R. (nicht das Gelenk betreffend, Weichteilrheumatismus): Muskelrheumatismus, Sehnenentzündung, Schleimbeutelentzündung (Bursitis) u.a.; ferner gehören dazu: z.B. Lupus erythematodes, Gicht*.

**Rheum Extractum:** s. Extractum Rhei.

**Rheumon®:** s. Etofenamat.

**Rh-Faktor:** s. Blutgruppen.

**Rhinitis:** Schnupfen, Nasenkatarrh.

**Rhinoguttae:** Nasentropfen, Naristillae; s. Nasalia; wäßrige od. ölige Lösungen, O/W- bzw. W/O-Emulsionen od. wäßrige bzw. ölige, leicht aufschüttelbare Suspensionen (wegen genauer Dosierung) zum Einträufeln od. Zerstäuben (s. Aerosol) in die Nase od. zum Spülen der Nasennebenhöhle. Wird als Vehikel Öl verwendet, darf dessen SZ max. 0.2 betragen. Flüssiges Paraffin darf nur in O/W-Emulsionen verwendet werden. Paraffinkohlenwasserstoffhaltige R. müssen die Aufschrift „Nicht über längere Zeit anwenden" tragen. Ölige R. sind aufgrund ihrer Hydrophobie physiol. ungünstig, durch Zusatz von Tensiden ist wiederum ein unmittelbarer Schleimhautkontakt gegeben; manche Wirkstoffe werden besser resorbiert u. durch die Viskosität der öligen Grundlage wird ein zu rasches Abfließen vermieden; begrenzt verwendungsfähig. Wäßrige R. sind – sofern möglich – auf pH 6.6 bis 7.6 einzustellen (Euhydrie). Über bzw. unterhalb dieses Bereiches darf nur in begründeten Fällen durch Pufferzusatz stabilisiert werden. Weiterhin sollte eine Gefrierpunktserniedrigung von 0.52 K angestrebt werden (Berechnung: s. Isotonisch). Der Zusatz viskositätserhöhender Hilfsstoffe ist erlaubt, z.B. 1 bis 2% Methylcellulose od. 0.2 bis 1% Carbopol® 940 mit anschließender Salzbildung. Ein Schutz vor mikrobiellen Verunreinigungen ist bei Mehrdosenbehältnissen durch Konservierung notwendig (Benzalkoniumchlorid 0.0125%, grenzflächenaktiv, od. Quecksilberphenylborat 0.025%).

**Abschwellende Nasentropfen mit Pantothenylalkohol:** Zstzg. nach NFA: 0.02 T. Naphazolinhydrochlorid, 0.40 T. Pantothenol, 0.12 T. Natriumchlorid ad 20 T. destilliertes Wasser. **Anw.:** wie Naphazolinhydrochlorid-Nasentropfen.

**Befeuchtungslösung:** Zstzg. nach NFA: 0.18 T. Natriumchlorid, 0.06 T. Glycerol (85%), 0.04 T. Polysorbat-80 ad 20 T. destilliertes Wasser. **Anw.:** Zur Befeuchtung des Nasen-Rachenraumes bei Schnarchen.

**Diacetyltannin-Protein-Silber-Nasentropfen 2.0% bzw. 4.0%:** Zstzg. nach NFA: 0.4 bzw. 0.8 T. Silbereiweiß-Acetyltannat (Argentum diacetylotannicum proteinicum) ad 20 T. destilliertes Wasser. **Anw.:** Als Antiseptikum zur Behandlung von Reizungen der Nasenschleimhaut.

**Naphazolinhydrochlorid-Nasentropfen:** Naphazolini hydrochloridi rhinoguttae. Zstzg. nach NRF: 0.005 g Naphazolinhydrochlorid, 0.088 g Natriumchlorid, 0.001 g Benzalkoniumchlorid, Wasser f. Injektionszwecke ad 10 g. Unter keimarmen Bedingungen gelöst bzw. durch Entkeimungsfiltration sterilisiert. **Anw.:** bis zu 3mal/d 2 bis 4 Tr. zur Abschwellung der Nasenschleimhäute. Nicht bei Säuglingen u. Kindern anwenden! 1 Monat lang verwendbar. **Naphazolinhydrochlorid-Nasentropfen 0.05% bzw. 0.1%:** Zstzg. nach NFA: 0.02 T. Naphazolinhydrochlorid ad 20 T. Physikalische Kochsalzlösung (Solutio Natrii chlorati isotonica*); vgl. Rhinoguttae Naphazolini hydrochloridi.

**Natriumchlorid-Nasentropfen 0.9%:** Zstzg. nach NFA u. NRF: 0.18 T. Natriumchlorid ad 20 T. destilliertes Wasser. Nach NRF auch konserviert mit 0.01% Benzalkoniumchlorid (1.0 g Benzalkoniumchlorid-Stammlösung* 0.1% in 10.0 g Natriumchlorid-Nasentropfen) **Anw.:** Zur Befeuchtung der Nase bei Rhinitis f. Säuglinge.

**Natriumchlorid-Nasentropfen, viskose:** Zstzg. nach NRF: 0.09 g Natriumchlorid, 0.05 g Hydroxyethylcellulose 300, 1.0 g Benzalkoniumchlorid-Stammlösung 0.1%, Wasser zu 10.0 g. **Anw.:** Bei Rhinitis u. Schnupfen f. Säuglinge.

**Natriumchlorid-Nasentropfen 1.2%:** Zstzg. nach NFA: 0.24 T. Natriumchlorid ad 20 T. destilliertes Wasser. **Anw.:** Zur Befeuchtung der Nase bei Rhinitis f. Erwachsene.

**Ölige Nasentropfen:** Zstzg. nach NFA: 15 T. Eukalyptusöl (s. Eucalyptus globulus), 0.06 T. Campher ad 20 T. mittelkettige Triglyceride (Triglycerida mediocatenalia). **Anw.:** Ekzem- u. Borkenbildung am Naseneingang u. an den Innenflächen der Nasenflügel.

**Silbereiweiß-Nasentropfen 5%:** Silbereiweiß-Nasentropfen 5%, Argenti proteinati rhinoguttae 5.0 per centum. 0.32 bis 0.40% organisch gebundenes Ag. Zstzg. nach NRF: 5.00 g Silbereiweiß (Silberproteinat*), 0.10 g Natriumacetat-Trihydrat, Gereinigtes Wasser ad 100.0 g. Natriumacetat wird im Großteil des Wassers gelöst. Das Silbereiweiß wird aufgestreut u. aufgelöst. Das restliche Wasser wird ergänzt. Silbereiweiß-Nasentropfen sind frisch zu bereiten. **Anw.:** Antiseptikum, bei Reizungen der Nasenschleimhaut.

**Rhinoguttae Argenti proteinati 5.0 per centum:** Silbereiweiß-Nasentropfen, s. Rhinoguttae.

**Rhinoguttae Naphazolini hydrochloridi:** Naphazolinhydrochlorid-Nasentropfen, s. Rhinoguttae.

**Rhinologikum(a):** Antirhinitikum, Schnupfenmittel; Arzneimittel zur symptomatischen Ther. von Erkrankungen der Nase u. der Nasennebenhöhlen; meist lokale Anw. in Form von Sprays, Tropfen, Gelen od. Salben. Zu den am häufigsten verwendeten Wirkstoffen gehören: **1. Sympathomimetika:** z.B. Naphazolin, Oxymethazolin, Xylomethazolin (lokal, α-sympathomimetisch) sowie Ephedrin*, Phenylephrin*, Tramazolin* u.a. (oral u. lokal). Sie wirken durch Vasokonstriktion der Schleimhautgefäße sekretionsvermindernd u. schleimhautabschwellend. Bei Dauergebrauch besteht die Gefahr einer reaktiven Hyperämisierung u. Hypersekretion (rebound Phänomen*), bei oraler Anw. ist auf Blutdrucksteigerung sowie auf eine gesteigerte Herztätigkeit zu achten. Auch eine lokale Anwendung von S. bei Säuglingen ist wegen möglicher systemischer Nebenw. (Atemdepression, komatöse Zustände) gefährlich. **2. Antiallergika:** wie Antihistaminika werden v.a. bei der allergischen Rhinitis (z.B. Heuschnupfen), häufig in Kombination mit Sympathomimetika (oral u. lokal) eingesetzt (Diphenylpyralin, Pheniramin, Carbinoxamin u.a.). Chromoglicinsäure* wirkt propyhlaktisch. **3. Sonstige Mittel:** Lokalanästhetika, Glucocorticoide u. antiphlogistisch wirkende Analgetika*, Vitamine (v.a. A, E), Antibiotika u. Sulfonamide, Interferone u.a. Lokale Rhinologika enthalten sehr häufig äther. Öle (z.B. Eucalyptus-, Pfefferminz-, Latschenkiefer-, Kamillenöl) die z.T. durch Erregung von Kälterezeptoren ein erfrischendes Gefühl hervorrufen u. bei Säuglingen wegen möglichen Überempflindlichkeitsreaktionen nicht in die Nase appliziert werden sollten.

**Rhinopront®:** s. Tetryzolin.

**Rhinoptil®:** s. Cafaminol.

**Rhinorrhagie:** heftiges Nasenbluten.

**Rhinospray®:** s. Tramazolin.

**Rhinotracheitis-Lebend-Impfstoff, Infektiöse, für Rinder (gefriergetrocknet):** Vaccinum rhinotracheitidis infectivae bovinae vivum cryodesiccatum Ph.Eur.3; eine Zuber., die einen od. mehrere attenuierte Stämme des infektiösen bovinen Rhinotracheitis-Virus (bovines Herpesvirus 1) enthält (IBR-Lebend-Impfstoff). Die Herst. des Impfstoffs beruht auf einem Saatvirussystem. Das Virus wird in geeigneten Zellkulturen gezüchtet. Die geernteten Virussuspensionen werden mit einer geeigneten Stabilisatorlösung versetzt u. danach gefriergetrocknet.

**Rhinoviren:** Vertreter der Picornaviren; Erreger katarrhalischer Infekte des Nasen-Rachen-Raumes u. der oberen Luftwege; ca. 70 antigenverschiedene Typen; Infektionen hinterlassen typenspezifische Immunität.

**Rhiz.:** Abk. f. Rhizoma*.

**Rhizobium:** s. Wurzelknöllchen.

**Rhizodermis:** *bot.* Epidermis* junger Wurzeln; im Gegensatz zur Epidermis der oberirdischen Organe nicht mit einer Kutikula überzogen u. hat die Aufgabe, Wasser u. Nährstoffe (Ionen) zu resorbieren, was durch die (relativ kurzlebigen) Wurzelhaare (röhrenförmige Ausstülpungen zur Vergrößerung der Oberfläche) erleichtert wird. Bei der älteren Wurzel wird die R. durch eine od. mehrere verkorkte Zellschichten, der Exodermis (aus der Hypodermis hervorgehend), ersetzt.

**Rhizoiden:** *bot.* haarähnliche Zellfäden, mit denen sich niedere Pfl. (Moose, Algen, Pilze) im Substrat befestigen, z.T. dienen sie auch zur Wasseraufnahme.

**Rhizom:** *bot.* Wurzelstock (Rhizoma); unterirdischer, meist horizontal wachsender Sproß (meist zum Zwecke der Stoffspeicherung). Fast stets mit schuppenförmigen Niederblättern u. Blattnarben versehen. Verzweigt od. unverzweigt: horizontal od. vertikal im Boden wachsend. Beim **Sympodium** wird das Wachstum der Seitenverzweigung gegenüber dem der Hauptachse bevorzugt; umgekehrt liegen die Verhältnisse beim **Monopodium**. Wurzeln sind allseitig od. nur unterseitig. Anatomisch den Sprossen ähnl.; Rhizome haben aber nie ein Assimilationsgewebe (wie junge Sprosse), fast immer eine Endodermis (Sprosse manchmal) u. kaum ein Sklerenchym in der Rinde. Im Gegensatz zu den Rhizomen dikotyler Pflanzen weisen diejenigen der monokotylen Pflanzen i.a. kein sek. Dickenwachstum* auf u. haben eine Vielzahl von konzentrischen od. geschlossenen Leitbündeln, verstreut sowohl innerhalb als auch außerhalb der Endodermis. Nicht selten entwickeln sich Rhizome zu **Knollen*** od. **Rüben***.

**Rhizoma:** (Plur. Rhizomata) Abk. Rhiz., Rhizom*; vgl. Radix (Wurzel*).

**Rhizoma Acori:** Rhiz. Calami, Kalmuswurzel, s. Acorus calamus.

**Rhizoma Actaeae racemosae:** Rhizoma Cimicifugae, Amerikanische Schlangenwurzel, s. Cimicifuga racemosa.

**Rhizoma Aletris farinosae:** Sternwurzel, s. Aletris farinosa.

**Rhizoma Ari:** Aronwurzel, s. Arum maculatum.

**Rhizoma Aristolochiae vulgaris:** Osterluzeiwurzel, s. Aristolochia clematitis.

**Rhizoma Arnicae:** Rad. Arnicae, Arnikawurzel, s. Arnica montana.
**Rhizoma Aronis:** Aronwurzel, s. Arum maculatum.
**Rhizoma Arundonis donacis:** Spanisch-Rohrwurzel, s. Arundo donax.
**Rhizoma Asari:** Radix Asari, Haselwurz, s. Asarum europaeum.
**Rhizoma Asari canadensis:** Kanadische Haselwurz, s. Asarum canadense.
**Rhizoma Asparagi:** Rad. Asparagi, Spargelwurzel, s. Asparagus officinalis.
**Rhizoma Bistortae:** Natterwurzel, s. Polygonum bistorta.
**Rhizoma Calami:** Kalmuswurzel, s. Acorus calamus.
**Rhizoma Cannae hispanicae:** Spanisch-Rohrwurzel, s. Arundo donax.
**Rhizoma Caricis (arenariae):** Sandseggenwurzel, s. Carex arenaria.
**Rhizoma Chinae:** Tubera Chinae, Chinaknollen, s. Smilax china.
**Rhizoma Cimicifugae:** Amerikanische Schlangenwurzel, s. Cimicifuga racemosa.
**Rhizoma Clematitidis:** Rhiz. Aristolochiae vulgaris, Osterluzeiwurzel, s. Aristolochia clematitis.
**Rhizoma Corydalidis:** Lerchenspornwurzel, s. Corydalis cava.
**Rhizoma Curcumae longae:** Curcumawurzelstock, Lange Kurkumawurzel; s. Curcuma-Arten.
**Rhizoma Curcumae xanthorrhizae:** Javanischer Gelbwurzelstock, s. Curcuma-Arten.
**Rhizoma Cyclaminis:** Alpenveilchenknollen, s. Cyclamen purpurascens.
**Rhizoma Cypripedii:** Amerikanischer Frauenschuhwurzelstock, s. Cypripedium calceolus var. pubescens.
**Rhizoma Dioscoreae villosae:** Yamswurzel, s. Dioscorea villosa.
**Rhizoma Filicis (maris):** Farnwurzel, s. Dryopteris filix-mas.
**Rhizoma Fragariae:** Walderdbeerwurzel, s. Fragariae vesca.
**Rhizoma Galangae:** Galgantwurzel, s. Alpinia officinarum.
**Rhizoma Galangae majoris:** Großer Galgant, s. Alpinia galanga.
**Rhizoma Gelsemii:** Gelsemiumwurzelstock, s. Gelsemium sempervirens.
**Rhizoma Graminis:** Queckenwurzelstock, s. Agropyron repens.
**Rhizoma Helenii:** Alantwurzelstock, s. Inula helenium.
**Rhizoma Hellebori:** Rad. Hellebori, Nieswurzelstock. Stpfl. sind Helleborus niger* (Schwarze Nieswurzel), Helleborus viridis* (Grüne Nieswurzel) u. ev. andere Arten (pharmakognostisch kaum zu unterscheiden).
**Rhizoma Heloniadis dioicae:** Teufelsbißwurzel, s. Chamaelirium luteum.
**Rhizoma Hydrastis:** Hydrastisrhizom, s. Hydrastis canadensis.
**Rhizoma Imperatoriae:** Meisterwurzelstock, s. Peucedanum ostruthium.
**Rhizoma Iridis:** Veilchenwurzel, s. Iris germanica.
**Rhizoma Iridis mundatum (tornatum):** Geschälte (gedrechselte) Veilchenwurzel, s. Iris germanica.
**Rhizoma Iridis pro infantibus:** Veilchenwurzel f. Kinder (Beißwurzel), s. Iris germanica.
**Rhizoma Iridis versicoloris:** Amerikanische Iriswurzel, s. Iris versicolor.
**Rhizoma Kava-Kava:** Kawakawa-Wurzelstock, s. Piper methysticum.
**Rhizoma Leptandrae virginicae:** Leptandra-Wurzelstock, s. Veronica virginica.
**Rhizoma Podophylli:** Podophyllwurzel, s. Podophyllum peltatum.
**Rhizoma Polygoni amphibii:** Wasserknöterichwurzel, s. Polygonum amphibium.
**Rhizoma Polypodii:** Engelsüßwurzelstock, s. Polypodium vulgare.
**Rhizoma Ptarmicae:** Wiesenbertramwurzel, s. Achillea ptarmica.
**Rhizoma Rhei:** Rhabarberwurzel, s. Rheum-Arten.
**Rhizoma Rhei rhapontici:** Rhapontikawurzel, s. Rheum-Arten.
**Rhizoma Rusci:** Mäusedornwurzel, s. Ruscus aculeatus.
**Rhizoma Sanguinariae canadensis:** Kanadische Blutwurzel, s. Sanguinaria canadensis.
**Rhizoma Scopoliae carniolicae:** Scopoliawurzel, s. Scopolia carniolica.
**Rhizoma Smilacis chinae:** Tubera Chinae, Chinaknollen, s. Smilax china.
**Rhizoma Tormentillae:** Tormentillwurzel, s. Potentilla erecta.
**Rhizoma Trillii erecti:** s. Trillium erectum.
**Rhizoma Valerianae:** Rad. Valerianae, Baldrianwurzel, s. Valeriana officinalis.
**Rhizoma Veratri:** Weiße Nieswurz, s. Veratrum album.
**Rhizoma Veratri viridis:** Amerikanischer Nieswurz, s. Veratrum viride.
**Rhizoma Vincetoxici:** Schwalbenwurz, s. Vincetoxicum hirundinaria.
**Rhizoma Violae:** Märzveilchenwurzelstock, s. Viola odorata.
**Rhizoma Zedoariae:** Zitwerwurzel, s. Curcuma-Arten.
**Rhizoma Zingiberis:** Ingwer, s. Zingiber officinale.
**Rhizopoda:** Wurzelfüßer; s. Protozoen.
**Rhizopus arrhizus var. delemar:** s. Rizolipase.
**Rhodamine:** Pyroninderivate, fluoreszierende Farbstoffe (rot bis violett, ziemlich lichtecht). **Anw.:** in der Mikroskopie u. zum Färben von Leder u. Papier.
**Rhodan-Ammonium:** s. Ammoniumthiocyanat.
**Rhodanese:** s. Blausäure, Vergiftung.
**Rhodanide:** s. Thiocyanate.
**Rhodan-Kalium:** Kalium rhodanatum, s. Kaliumthiocyanat.
**Rhodan-Natrium:** Natrium rhodanatum, s. Natriumthiocyanat.
**Rhodanquecksilber:** s. Quecksilber(II)-thiocyanat.
**Rhodanwasserstoffsäure:** s. Thiocyansäure.
**Rhodites Rosae:** Cynips Rosae, Gallwespe, s. Fungus Cynosbati (Rosa canina).
**Rhodium:** Rh, $A_r$ 102.9055, 3- u. 4wertig. OZ 45. Element aus der Gruppe der Platinmetalle. D. 12.41; Schmp. 1960°C; Sdp. 3670°C; silberweißes, sehr dehnbares Metall, unlösl. in Säuren, auch in Königswasser; entd. 1803 von William Hyde Wollaston, 1766 bis 1828. **Anw.** techn.: hauptsächl. zu Legierungen, zu Spiegeln.
**Rhododendrin:** Glucosid des 3-(4-Hydroxyphenyl)-1-methyl-propanols; $C_{16}H_{24}O_7$; charakteristischer Inhaltsstoff der Rhododendron-Arten.

**Rhododendron:** Gattung der Fam. Ericaceae. Es gibt vermutlich etwa 500 bis 1000 natürliche Rhododendron-Arten (Hauptverbreitungsgebiet Ostasien, Nordamerika) u. mehrere Tausend Hybriden (vielfach Zierpflanzen wie „Rhododendron" u. „Azalee"). In allen Pflanzenteilen, auch im Nektar (vgl. Rhododendron ponticum), sind in stark wechselndem Ausmaß diterpenoide Giftstoffe wie das Acetylandromedol* enthalten (es soll auch giftfreie Hybriden geben).

**Rhododendron aureum:** s. Rhododendron chrysanthum.

**Rhododendron campylocarpum** Hook.: Fam. Ericaceae, Krummfrüchtige Alpenrose (Himalaya).

**HOM:** *Rhododendron* (HAB1.2): getrocknete beblätterte Zweige von R. campylocarpum, Rhododendron aureum (Rhododendron chrysanthum*) od. deren Hybriden; verord. z.B. b. Muskel- u. Gelenksrheumatismus, Neuralgien.

**Rhododendron chrysanthum** Pall.: (Rhododendron aureum Georgi) Fam. Ericaceae, Goldgelbe Alpenrose, Sibirische Schneerose (Sibirien, Kamtschatka). Stpfl. v. **Folia Rhododendri chrysanthi:** Gelbe Alpenrosenblätter. **Inhaltsst.:** Acetylandromedol*, Arbutin, Rhododendrol, Rhododendrin, äther. Öl, Gerbstoff. **Anw.** volkst.: als Antirheumatikum sowie b. Blutungen.

**HOM:** s. Rh. campylocarpum.

**Rhododendron ferrugineum** L.: Fam. Ericaceae, Rostblättrige Alpenrose (Alpen, Mitteleuropa u. Gebirge Mittelasiens). Stpfl. v. **Folia Rhododendri ferruginei:** Alpenrosenblätter. **Inhaltsst.:** Acetylandromedol*, äther. Öl, Gerbstoffe, Rhododendrin*, Arbutin u. andere Phenolglykoside, Ursolsäure. **Anw.** volkst.: als Antihypertonikum, Diuretikum, Antirheumatikum.

**Rhododendron hirsutum** L.: Fam. Ericaceae, Almenrausch, Rauhhaarige Alpenrose (Alpen). Anw. u. **Inhaltsst.:** wie Rhododendron ferrugineum*.

**Rhododendron ponticum** L.: Fam. Ericaceae, Pontische Alpenrose (Mittelmeergebiet, Kleinasien). Anw. u. **Inhaltsst.:** wie Rhododendron ferrugineum*. Die Giftstoffe des Blütenhonigs von Rh. ponticum u. anderer Rh.Arten (Gifthonig, Pontischer Honig) sind Diterpene der Andromedolreihe, s. Acetylandromedol.

**Rhodophyta:** Rhodophyceae, s. Rotalgen.

**Rhodopsin:** (Erythropsin) Sehpurpur; Farbstoff der Sehstäbchen, der das Sehen bei niedrigen Lichtintensitäten (Dämmerung) ermöglicht, er wird durch das Licht photochemisch gespalten u. in der Dunkelheit wieder regeneriert. Zu seinem Aufbau ist das Vitamin A bzw. Carotin erforderlich.

**Rhodotoxin:** s. Acetylandromedol.

**Rhoeadin:** Alkaloid aus Papaver rhoeas*.

**Rhoeados petalum:** s. Papaver rhoeas.

**Rhombisches Kristallsystem:** s. Kristall.

**RH-Urtinkturen:** s. Homöopathie.

**Rhus aromatica** Ait.: (Rhus canadensis Marsh. non Mill.) Fam. Anacardiaceae, Gewürzsumach (Atlantisches Nordamerika, von Kanada bis Mexiko). Stpfl. v. **Cortex Rhois aromaticae radicis:** Gewürzsumachwurzelrinde. **Inhaltsst.:** Gerbstoff (Gallotannine, Gallocatechin), Gallussäure, Flavonoide, fettes Öl, etwas äther. Öl. **Anw.:** gegen Blasenleiden, bes. gegen Bettnässen (Dosis f. Kinder 2- bis 3mal/d 0.5 bis 1 g).

**HOM:** *Rhus aromatica:* frische Wurzelrinde.

**Rhus chinensis** Mill.: (Rhus semiliata var. osbeckii DC.) Fam. Anacardiaceae, Gallensumach (Ostasien, bes. China u. Japan). Liefert die Chinesischen od. Japanischen Gallen, **Gallae chinenses et japonicae**, s. Gallen.

**Rhus-Dermatitis:** s. Toxicodendron quercifolium.

**Rhus glabra** L.: Fam. Anacardiaceae, Scharlachsumach (Nordamerika).

**HOM:** *Rhus glabra:* frische Rinde.

**Rhus semiliata var. osbeckii:** s. Rhus chinensis.

**Rhus succedanea:** s. Wachse (Toxicodendron succedaneum u. Cera Japonica).

**Rhus toxicodendron:** s. Toxicodendron quercifolium.

**Rhus typhina** L.: Fam. Anacardiaceae, Amerikanischer Sumach, Essigbaum, Hirschkolbensumach (Nordamerika, Java). Die Blätter enthalten zwischen 10 u. 27% Gerbstoff; liefern den amerikanischen Sumach. Die Früchte werden in Nordamerika zur Bereitung eines Essigs benutzt.

**Rhus venenata:** s. Toxicodendron vernix.

**Rhus verniciflua:** s. Toxicodendron verniciflua.

**rH-Wert:** der negative dekadische Logarithmus des Wasserstoffdruckes an einer Wasserstoffelektrode: rH = -log $p(H_2)$.

**RIA:** Radioimmunoassay*.

**Ribavirin** INN: 1-β-D-Ribofuranosyl-1H-1,2,4-triazol-3-carboxamid, Virazole®; CAS-Nr. 36791-

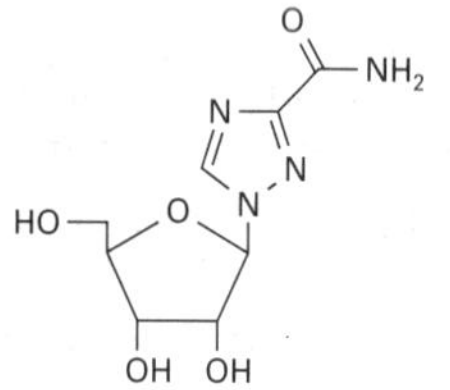

Ribavirin

04-5; $C_8H_{12}N_4O_5$, $M_r$ 244.21. Schmp. 166-168°C aus wäßrigem Ethanol, Schmp. 174-176°C aus Ethanol; polmorph. $[\alpha]_D^{25°C}$ -36.5°. Farbloses krist. Pulver; leicht lösl. in Wasser. Synthetisches Nucleosidanalogon. **Wirk.:** virostatisch gegen DNS- u. RNS-Viren, v.a. gegen das Pneumovirus Respiratory-Syncytial-Virus (RS-Virus), virostatisch durch Störung der m-RNS. **Anw.:** Virostatikum, bei schweren Infektionen der unteren Atemwege, verursacht durch das RS-Virus (Pneumonie u. Bronchiolitis bei Kleinkindern bis 6 Monate). **Nebenw.:** Hautirritationen, leichte Bronchospasmen, selten Kopf- u. Augenschmerzen bei exponiertem Pflegepersonal. Kontraind.: gebärfähigen Frauen u. Stillzeit. HWZ 3 bis 10 h. **Übl. Dos.:** Topikal: als 2%iges Aerosol über 12 bis 18 h, während 3 bis 7 d.

**Ribes nigrum** L.: Fam. Saxifragaceae, Schwarze Johannisbeere (heim. europäisch-asiatisches Waldgebiet bis Mandschurei, Himalaja, kult. in Mitteleuropa). Stpfl. v. **Folia Ribis nigri:** Schwarze Johannisbeerblätter, Ahlbeerblätter. **Inhaltsst.:** Gerbstoff, Säuren, Emulsin, Spuren äther. Öls (mit Cymol), Vitamin C, Rutin. **Anw.** volkst.: als Diuretikum u. Antiarthritikum. **Fructus Ribis nigri:** Schwarze Johannisbeeren, Gichtbeeren, Ahlbeeren. **Inhaltsst.:** 0.12% Vitamin C u.a. Vitamine, Fruchtsäuren, bes. Citronensäure (3.5%), Pektin, Zucker, Farbstoffe, etwas fettes Öl; in den Samen γ-Linolensäure. **Anw. volkst.:** als Diaphoretikum, Diuretikum, ferner bei Gicht, Rheuma, Rachen- u. Mandelentzündung, Keuchhusten u. zur Wundbehandlung; in der Likörindustrie. Der Sirup (aus den frischen Früchten) bei Erkältungskrankheiten u. Magenschmerzen. Das Samenöl gegen atopisches Ekzem, s. Linolensäure(n).

**Ribit:** Ribitol, Adonit(ol). Schmp. 102°C. Ein opt. inaktiver $C_5$-Zuckeralkohol. Biosynthese erfolgt durch Reduktion von Ribose. R. ist ein Bestandteil von Flavinmolekülen, z.B. Riboflavin.

**Riboflavin** INN: Lactoflavin, Vitamin $B_2$, s. Vitamine.

**Ribonuclease:** s. Nucleasen.

**Ribonucleinsäure:** Abk. RNS, *engl.* RNA, früher auch Pentosenucleinsäure; aus Ribonucleotiden aufgebautes Biopolymer, das in allen lebenden Zellen u. einigen Viren vorkommt. RNS macht ca. 5 bis 10% der Gesamtmasse einer Zelle aus. *Struktur:* Die Mononucleotide der RNS bestehen aus Phosphorsäure u. Ribose, die mit einer der 4 Basen Adenin, Guanin, Cytosin od. Uracil N-glykosidisch verknüpft ist. Die Verknüpfung der Mononucleotide zu einer linearen Kette erfolgt durch 3',5'-Phosphodiesterbindungen. In der Basenzusammensetzung der RNS gibt es keine Gesetzmäßigkeiten wie bei der DNS. RNS bildet keine doppelsträngige α-Helix-Struktur wie die DNS. Die einfachen Ketten falten sich abschnittsweise durch die Ausbildung von Wasserstoffbrükken zwischen komplementären Basen zu einer Helix zusammen. Diese Abschnitte werden von nicht spiralisierten, ungeordneten Abschnitten unterbrochen. *RNS-Typen u. Vork.:* Nach ihrer Funktion unterscheidet man 3 Haupttypen von RNS: **Messenger-RNS** (mRNS), **ribosomale RNS** (rRNS) u. **Transfer-RNS** (tRNS). Jede Art besitzt eine charakteristische molare Masse u. eine typische Basenzusammensetzung. Virus-RNS zeigt zahlreiche strukturelle u. funktionelle Gemeinsamkeiten mit mRNS. In eukaryontischen Zellen ist RNS im Zellkern, im Zytoplasma u. in den zytoplasmatischen Organellen enthalten. Der Zellkern ist der Hauptsyntheseort f. RNS. Das Zytoplasma enthält neben tRNS vor allem rRNS in Form von Ribosomen u. außerdem polysomengebundene mRNS. *Funktion:* Die Bedeutung der RNS f. alle lebenden Zellen liegt in der Übertragung der genetischen Information von der DNS zu den Orten der Proteinbiosynthese (mRNS) u. der Realisierung dieser Information bei der Proteinbiosynthese (mRNS, rRNS u. tRNS). *Biosynthese:* 1. DNS-abhängige RNS-Synthese: Die Biosynthese aller RNS-Formen außer der Virus-RNS erfolgt an einer als Matrize wirksamen DNS nach dem Prinzip der Basenpaarung, wobei die Basensequenz der DNS in eine komplementäre Basenfolge der RNS übertragen wird. Die Reaktion wird durch das Enzym RNS-Polymerase katalysiert. 2. RNS-abhängige RNS-Synthese: Die Vermehrung der RNS-Viren erfolgt in RNS-abhängiger Reaktion, wobei die Virus-RNS als Matrize f. die Synthese neuer RNS dient. Die Reaktion wird durch das Enzym RNS-Synthetase katalysiert. *RNS-Abbau:* Die RNS unterliegt in der Zelle einem ständigen Stoffwechsel. Sie wird durch verschiedene Ribonucleasen, durch Polynucleotidphosphorylasen u. Phosphodiesterase hydrolytisch gespalten.

**Ribonucleoside:** s. Nucleoside.

**Ribonucleotide:** s. Nucleotide.

**Ribose:** D-Ribose; $M_r$ 150.13. Schmp. 87°C. $[\alpha]_D^{20°C}$ -23.7°. Eine Pentose (s. Kohlenhydrate), die durch Hefe nicht vergoren wird. Liegt in freier Form als Pyranose vor. Bei 35°C stellt sich in wäßriger Lösung ein Gleichgewicht ein: 6% α-Furanose, 18% β-Furanose, 20% α-Pyranose u. 56% β-Pyranose. R. ist ein Baustein von Ribonucleinsäuren, einigen Coenzymen, Vitamin $B_{12}$, Ribosephosphaten u. zahlreichen Glykosiden. R. wird durch Säurehydrolyse aus Hefenucleinsäuren od. durch chemische Umwandlung von Arabinose dargestellt.

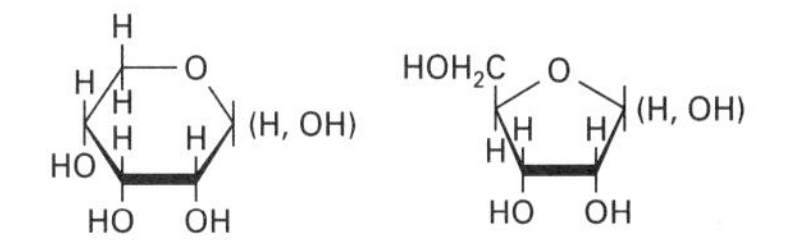


Ribose:
D-Ribopyranose (links) und D-Ribofuranose (rechts)

**Ribosenucleinsäuren:** sog. Hefennucleinsäuren, s. Nucleoproteine.

**Ribosephosphate:** phosphorylierte Derivate der Ribose. Im Stoffwechsel sind Ribose-1-phosphat u. Ribose-5-phosphat von Bedeutung. Ribose wird durch Ribosekinase in Stellung 5 phosphoryliert. Ribose-5-phosphat entsteht auch im Pentosephosphatzyklus* u. im Calvinzyklus* der Photosynthese. 5-Phosphoribosyl-1-pyrophosphat aus Ribose-5-phosphat u. ATP spielt eine Rolle bei der Neusynthese von Purin- u. Pyrimidinnucleotiden, bei der Biosynthese von L-Histidin u. L-Tryptophan u. bei der Umwandlung von Nicotinsäure in Nicotinsäureribotid.

**Ribosomen:** globuläre Zytoplasmapartikel aus ca. 40% Proteinen u. 60% RNS, Ort der Proteinsynthese; an den R. werden die Aminosäuren miteinander zu Proteinen verknüpft; Monosomen mit Multienzymcharakter. R. wurden erstmals 1953 von Palade beschrieben. Der R.-Rehalt einer Zelle ist direkt mit deren Proteinsyntheseaktivität korreliert. Nach Vorkommen u. Größe kann man 2 Hauptklassen von R. unterscheiden: R. im Zytoplasma aller eukaryontischen Zellen, die einen Sedimentationskoeffizienten von 80 S besitzen u. die R. in prokaryontischen Zellen, Plastiden u. in einem Teil der Mitochondrien, die einen Sedimentationskoeffizienten von 70 S aufweisen. E.-coli-Ribosomen, die einen Sedimentationskoeffizienten von 70 S besitzen, bestehen aus 2 Untereinheiten ungleicher Größe, nämlich aus einer großen Untereinheit von 50 S u. aus einer kleinen von 30 S. Die beiden Untereinheiten der R. sind nicht ständig miteinander verbunden, sondern müssen bei jedem Neubeginn einer Polypeptidsynthese in ihre Untereinheiten dissoziieren. *Struktur:* R. sind rundliche bis ellipsoide stark hydratisierte Zellorganellen von 15 bis 30 nm Durchmesser, die normalerweise im Zytoplasma als *Polyribosomen** in perlschnurartiger Verknüpfung vorliegen.

**Ribulose:** D-Ribulose; $M_r$ 150.13. Eine zur Gruppe der Monosaccharide gehörende Pentulose. $[\alpha]_D^{20°C}$ -15° (c = 0.5 in Wasser). Das 5-Phosphat u. 1,5-Diphosphat der R. sind wichtige Zwischenprodukte im Kohlenhydratstoffwechsel. Ribulose-1,5-diphosphat fungiert bei der Dunkelreaktion der Photosynthese (s. Calvin-Zyklus*) als $CO_2$-Akzeptor, Ribulose-5-phosphat ist ein Zwischenprodukt beim Pentosephosphatzyklus*.

**Ribulose-1,5-diphosphatcarboxylase:** Carboxydismutase, Pentosephosphatcarboxylase; photosynthetisches Carboxylierungsenzym grüner Pflanzen. Die R. ist an die Struktur der Thylakoide* gebunden, ist aber bei der Isolierung leicht löslich. Das Enzym besteht aus einer größeren u. kleineren Untereinheit.

**Richtlinien:** **1.** s. EG-Richtlinien; **2.** APV-Richtlinien s. APV; **3.** s. Arzneimittelprüfrichtlinien.

**Ricin:** Lektin in Ricinus communis*, $M_r$ ca. 66 000, 493 Aminosäuren, vgl. Abrin. Die parenteral letale Dosis beträgt (je nach dem Reingungsgrad) ca. 1 µg/kg Maus.

**Ricinin:** 1-Methyl-3-cyan-4-methoxy-2-pyridon; $C_8H_8N_2O_2$. Alkaloid in Ricinus communis*.

**Ricini oleum hydrogenatum:** s. Rizinusöl, Hydriertes.

**Ricinolsäure:** s. Ricinus communis.

**Ricinus communis** L.: Fam. Euphorbiaceae, Rizinus, Christuspalme (heim. trop. Afrika, kult. in allen wärmer. Gegenden). Stpfl. v. **Semen Ricini:** Ricinussamen, Kastorsamen. (Weltjahresproduktion 1993 ca. 1 300 000 t.) **Inhaltsst.:** 45 bis 65% fettes Öl (Ol. Ricini, s. u.) 20 bis 25% Eiweißstoffe, d. schwach giftige Pyridinalkaloid **Ricinin***, sowie bis ca. 3% das außerordentl. giftige **Ricin***, d. bei kalter Pressung nicht in d. Öl übergeht. Bereits in 1 Samen ist die tödliche Dosis f. einen erwachsenen Menschen enthalten, verzehrt können, je nach dem Zerkleinerungsgrad des Samens, also schon wenige Samen letal sein. **Anw.:** wegen ihrer Giftigkeit werden d. Samen med. nicht verwendet, sie dienen nur zur Gew. des Öles (Weltjahresproduktion 1993 ca. 500 000 t), die Preßkuchen als Düngemittel (sie können wegen ihres Ricingehaltes nicht verfüttert werden).

**Ricini oleum** Ph.Eur.3: Oleum Ricini, **Rizinusöl**, Christuspalmöl, Oleum Palmae Christi, Castoröl; das aus d. (geschälten) Samen kalt ausgepreßte (u. dann m. Wasser ausgekochte) Öl. Klar, blaßgelb, dickflüss., fast geruch- u. geschmacklos, leicht lösl. in Chloroform, Ethanol, Ether, Eisessig. D. 0.952 bis 0.965, $n_D^{20°C}$ 1.477 bis 1.481; $\alpha_D^{20°C}$ +3.5 bis 6.0°, VZ 176 bis 187, IZ 82 bis 90, POZ max. 5.0, SZ max. 2.0, OHZ mind. 150, UA max 0.8%. **Best.:** bis 80% des Triglycerids der **Ricinolsäure** ((R)-12-Hydroxyölsäure, 12-Hydroxy-*cis*-9,10-octadecensäure), daneben einige andere Glyceride u. geringe Mengen freie Säuren. **Wirk.** u. **Anw.** med.: als vorzügliches, sicher wirkendes Abführmittel ohne irgendwelche Nebenw., daher bes. f. Kinder u. Wöchnerinnen geeignet. Die Wirk., die frühestens nach ca. 2 bis 3 h eintritt, beginnt im Dünndarm u. beruht darauf, daß durch die Galle u. Pankreaslipase das Ricinolsäureglycerid in Glycerol u. freie Ricinolsäure gespalten u. letztere in Ricinolseife übergeführt wird, welche die vermehrte Peristaltik bewirkt. **Dos.:** 15 bis 30 g, am besten in heißer Milch, Kaffee od. Tee. **Anw.** äuß.: als Lösungsmittel f. Arzneistoffe; zur Haarpflege; techn.: als Schmiermittel, zur Herst. v. Türkischrotöl*, als Weichmacher f. Lacke, zur Herst. v. Ricini oleum hydrogenatum (s. Rizinusöl, Hydriertes), Akydharzen*. **Zuber.:** Collodium elasticum, Emmulsio ammoniata, Emmulsio ammoniata camphorata, Emulsio Olei Ricini, Sol. Formaldehydi saponata, Ungt. leniens; s.a. Rizinusöl, Hydriertes. *Rizinusöl zur parenteralen Anwendung:* max. 0.3% Wasser, keine Antioxidantien.

**Ricini oleum raffinatum: Raffiniertes Rizinusöl:** gewonnen wie Oleum Ricini, aber raffiniertes Öl. Eigenschaften wie Oleum Ricini, aber farblos sowie SZ max. 1.0; OHZ mind. 160; UA max. 1%; Viskosität: 950 bis 1100 mPa·s. *Raffiniertes Rizinusöl zur parenteralen Verabreichung:* max. 0.3% Wasser, kein Antioxidans. **Off.:** DAB10. **Anw.:** für Augentropfen u. Injektionen.

**HOM:** *Ricinus communis:* reife Samen; verord. z.B. b. Brechdurchfall, Hypogalaktie (Milchmangel stillender Mütter).

**Rickamicin:** s. Sisomicin.

**Rickettsia:** (Plur. Rickettsien; Ricketts, Arzt, Chicago, 1871 bis 1910.) Sammelbezeichnung f. kleine, pleomorphe, bakterienähnliche Mikroorganismen, die sich nur intrazellulär vermehren; natürliche Wirte sind Warmblüter, darunter der Mensch u. blutsaugende Arthropoden. Mit einer Ausnahme sind sie auf künstlichen Nährböden nicht züchtbar. Man unterscheidet 10 menschenpathogene Arten, die Einteilung erfolgt meist nach Übertragungsart, Zwischenwirt, Immunität. **1. Fleckfiebergruppe:** *a) R. prowazeki:* Erreger des klassischen epidemischen Fleckfiebers; Überträger: Kleiderlaus; natürlicher Wirt ist der Mensch. *b) R. mooseri:* Erreger des murinen Fleckfiebers; Überträger: Rattenfloh; natürliche Wirte sind Nagetiere, v.a. Ratten. **2. Rocky-Mountain-Spotted-Fever-Gruppe:** *a) R. rikkettsi, R. conori, R. sibirica, R. australis:* Überträger sind jeweils Schildzecken; natürliche Wirte sind wildlebende Nagetiere bzw. Beuteltiere. *b) R. akari:* Erreger der Rickettsienpocken; Überträger: Milben; natürliche Wirte sind Mäuse u. Ratten. **3. Heterogene Gruppe:** *a) R. orientalis:* Erreger des japanischen Fleckfiebers; Überträger: Milben; natürliche Wirte sind Nagetiere. *b) R. burneti:* Erreger des Q-Fiebers; natürliche Wirte sind Nagetiere u. Haustiere. *c) R. quintana:* Erreger des Fünftagefiebers; Überträger: Kleiderlaus; natürlicher Wirt ist der Mensch.

**Rickettsiose:** durch Rickettsien hervorgerufene Infektionskrankheit; s. Rickettsia.

**Ridaura®:** s. Auranofin.

**Riesengoldrute:** Riesengoldrutenkraut, s. Solidago gigantea.

**Riesenkürbis:** s. Cucurbita pepo.

**Rifabutin** INN: (9S,12E,14S,15R,16S,17R,18R, 19R,20S,21S, 22E,24Z)-6,16,18,20-Tetrahydroxy-1'-isobutyl-14-methoxy-7,9,15,17,19,21,25-heptamethylspiro{9,4-(epoxypentadeca[1,11,13]trienimino)-2H-furo-[2',3':7,8]naphth[1,2-d]imidazol-2, 4'-piperidin}-5,10,26-(3H,9H)-trion-16-acetat, Mycobutin®; CAS-Nr. 72559-06-9; $C_{46}H_{62}N_4O_{11}$, $M_r$ 847.02. Amorphes, rot-violettes Pulver. Leicht lösl. in Wasser, wenig lösl. in Ethanol, lösl. in Chloroform u. Methanol. Wie Rifampicin* ein Ansamycinantibiotikum aus Streptomyces mediteranei (s. Rifamycine). **Wirk.:** hemmt DNS-abhängige Polymerase in Prokaryonten u. den Einbau von Thymidin in die DNS von rifampicinresistenten Mycobacterium tuberculosis; gegen grampositive u. gramnegative Erreger, v.a. gegen Mycobakterien. **Anw.:** Antibiotikum zur Behandlung symptomatischer, generalisierter Infektionen mit Mycobacterium avium (MAC) bei AIDS*; Prophylaxe u. Behandlung von Infektionen mit Mycobacterium tuberculosis mit Tuberkulostatika, die nicht aus der Rifamycingruppe sind. **Nebenw.:** gastrointestinale Beschwerden, Muskelschmerzen, Fieber etc. Kontraind.: schwere Leberfunktionsstörungen, Verschlußikterus, Hepatitis etc. HWZ 38 ± 12 h. **Übl.**

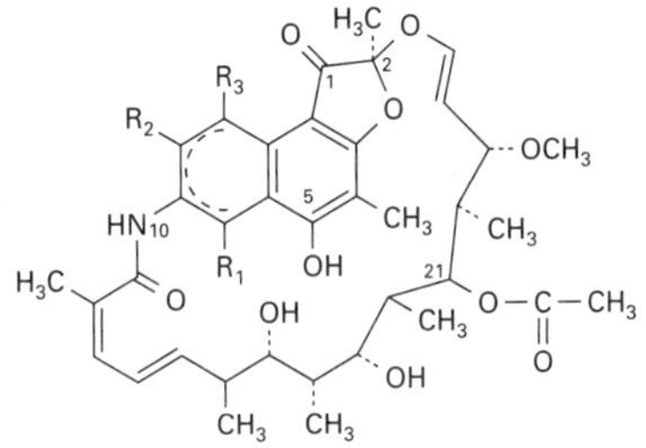

| | $R_1$ | $R_2$ | $R_3$ |
|---|---|---|---|
| Rifamycin B | —OH | H | $-O-CH_2-COOH$ |
| Rifamycin SV | —OH | H | —OH |
| Rifamycin S | =O | H | =O |
| Rifampicin | —OH | MPI | —OH |

MPI =

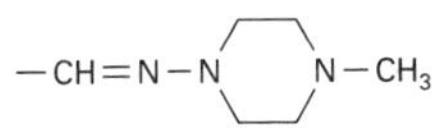

Rifamycine

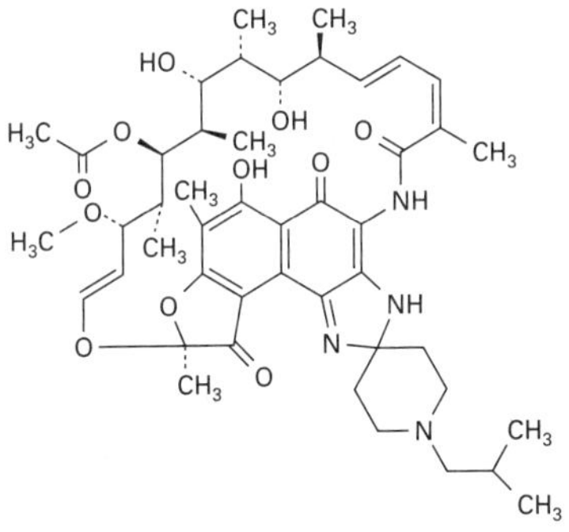

Rifabutin

**Dos.:** Oral: MAC-Infektionen 2mal/d 150 mg über 6 Monate (in Kombination mit Clarithromycin* 450 bis 600 mg/d); Tuberkulose 1mal 150 mg/d über 6 bis 9 Monate (Kombination mit anderen Tuberkulostatika 300 bis 450 mg als ED).

**Rifampicin** INN: Rifampicinum Ph.Eur.3, Rifampin, Rifamycin AMP, 3-{[(4-Methyl-1-piperazinyl)imino]methyl}rifamycin; CAS-Nr. 13292-46-1; $C_{43}H_{58}N_4O_{12}$, $M_r$ 822.96. **Strukturformeln** s. Rifamycine. Schmp. 183-188°C unter Zers., aus Aceton. Halbsynthetisches Antibiotikum, das aus Rifamycin B erhalten wird. Ziegelrotes bis rotbraunes, krist. Pulver, prakt. geruchlos. Leicht lösl. in Chloroform; lösl. in Ethylacetat u. Methanol; lösl. in Tetrahydrofuran; schwer lösl. in Wasser (pH unter 6), Aceton, Tetrachlorkohlenstoff. $pK_s$ (Säure) 1.7, (konjugierte Säure) 7.9. Struktur siehe Rifamycine. **Wirk.** u. **Anw.:** stark wirksames Tuberkulostatikum*, Antibiotikum* der Rifamycin-Gruppe; hemmt die RNS-Polymerase der Bakterien; stark bakterizid gegen grampositive Keime u. Tuberkelbakterien in der Proliferationsphase; das klinisch wirksamste heute bekannte Tuberkulostatikum*; gute Diffusionseigenschaften; relativ langsame Resistenzentwicklung. Hauptindikation: Tuberkulose aller Stadien; Lepra. HWZ 2 bis 3 h. **Übl. Dos.:** Oral: 3- bis 4mal 0.15 g/d od. 2mal 0.3 g/d, mind. 0.45 g/d, max. 0.75 g/d; Kinder unter 12 Jahre: 0.01 g/kg KG/d, nicht mehr als 0.45 g/d. **Nebenw.:** hepatotoxisch. Gebräuchl. ist auch Rifampicin-Natrium.

**Rifamycin** INN: Rifamycin SV; CAS-Nr. 6998-60-3; $C_{37}H_{47}NO_{12}$, $M_r$ 697.8. **Strukturformel** s. Rifamycine. Durch Abwandlung des nat. vorkommenden Rifamycin B (s. Rifamycine) erhalten. Gelborange Kristalle. Schmp. 300°C (Zers.). **Anw.:** s. Rifamycin-Natrium.

**Rifamycine:** Rifomycine; Gruppe natürlicher u. halbsynthetischer Antibiotika mit Ansastruktur (s. Ansaverbindungen), isoliert aus Streptomyces mediterranei. Vertreter: Rifamycin B (4-O-(Carboxymethyl)rifamycin, Nanimycin, $C_{39}H_{49}NO_{14}$), Rifamycin SV (s. Rifamycin), Rifamycin S, Rifamycin AMP (Rifampicin*), Rifabutin u.a. **Anw.:** Antibiotika gegen grampositive Bakterien u. Tuberkelbakterien.

**Rifamycin-Natrium:** Rifamycinum natricum Ph.Eur.3, Rifamycin-SV-Natrium; CAS-Nr. 15105-92-7; $C_{37}H_{46}NaO_{12}$, $M_r$ 720. Strukturformel von Rifamycin s. Rifamycine. Ziegelrotes Pulver, lösl. in Wasser, Ethanol, Methanol, unlösl. in Ether u. Chloroform. **Wirk.:** vgl. Rifampicin. **Anw.:** Tuberkulostatikum*; s.a. Rifamycin.

**Rifun®:** s. Pantoprazol.

**Rigor:** (*lat.* Steifheit, Starre) Tonusvermehrung der Muskulatur, die bei passiver Bewegung von Anfang bis Ende gleichmäßig spürbar ist, bei langsamen passiven Bewegungen oft als rhythmische Sperrungen des Bewegungsablaufes (Zahnradphänomen); bei Erkrankungen des extrapyramidalen Systems, z.B. Parkinsonismus*. R. mortis: Totenstarre.

**Rilutek®**: s. Riluzol.

**Riluzol** INN: 2-Amino-6-(trifluormethoxy)benzothiazol, Rilutek®; CAS-Nr. 1744-22-5; $C_8H_5F_3N_2OS$, $M_r$ 234.20. **Wirk.** u. **Anw.**: Glutamat-Antagonist zur Verlängerung der Lebenserwartung bzw. zum zeitl. Hinauszögern des Einsatzes mechan. Beatmung bei amyotrophischer Lateralsklerose (ALS, myotrophe Lateralsklerose, Motoneuronopathie), eine vermutlich neurodegenerative Erkrankung des Menschen, verbunden mit Lähmungen u. Muskelschwund, schließlich aller Skelettmuskeln einschließlich Schluck- u. Atemmuskulatur. **Nebenw.**: Nausea, erhöhte Leberfunktionswerte etc. Kontraind.: Lebererkrankungen, Schwangerschaft u. Stillzeit, Anw. bei Kindern; eingeschränkte Nierenfunktion. HWZ 9 – 15 h. **Übl. Dos.**: Oral: 2mal 50 mg/d.

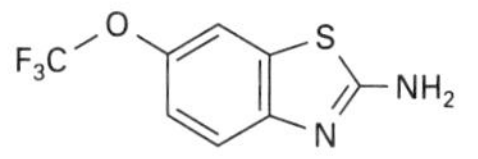

Riluzol

**Rinde**: *bot.* Cortex, -icis; alle Gewebe außerhalb des Kambiums. **Primäre R.**: vor dem Beginn der Kambiumtätigkeit gebildetes Rindengewebe. **Sekundäre R.**: Bast; vom Kambium während des sekundären Dickenwachstums* als sekundäres Phloem* nach außen abgegebenes Gewebe. Als sekundäres Abschlußgewebe dient das Periderm* bzw. die Borke*. Die Bezeichnungen **Innenrinde** u. **Außenrinde** decken sich nicht ganz mit den Begriffen primäre u. sekundäre R. Grenze zwischen Außen- u. Innenrinde: Perizykel*. Der primäre Siebteil wird bei dieser Terminologie zur Innenrinde gerechnet, gehört aber in Wirklichkeit nicht dazu. Da aber der Perizykel häufig durch einen Ring sklerenchymatischer Zellen (gemischt-mechanischer Ring, bestehend aus Bastfasern u. Steinzellen) gekennzeichnet ist, ist diese Einteilung in Innen- u. Außenrinde beliebt. Die Endodermis wird vielfach als Grenze der primären R. bezeichnet; vgl. Dickenwachstum, Sekundäres.

**Rindenbalsam**: aus Rindenteilen gew. Perubalsam, s. Balsamum peruvianum.

**Rindenporen**: s. Lentizellen.

**Rinderbandwurm**: Taenia saginata.

**Rindergalle**: Fel Tauri, s. Fel.

**Rinderinsulin**: s. Insulin.

**Rindertalg**: Sebum bovinum (tauricum), s. Sebum.

**Rinderwahnsinn**: s. BSE.

**Ringelblume**: Calendula officinalis*.

**Ringelblumenblüten**: Flores Calendualae sine Calicybus, s. Calendula officinalis.

**Ringelborke**: *bot.* s. Borke.

**Ringerlactatlösung**: s. Natriumlactatlösung, Einmolare.

**Ringerlösung**: s. Solutio Natrii chlorati composita „Ringer“, Natriumchlorid.

**Ringmethode**: s. Grenzflächenspannung.

**Ringverbindungen**: cyclische Kohlenwasserstoffe; Darstellung von kondensierten Ringsystemen: **1.** möglichst viele Ringe sollen auf einer waagrechten Achse liegen. **2.** möglichst viele Ringe sollen rechts oberhalb dieser Achsen sein.

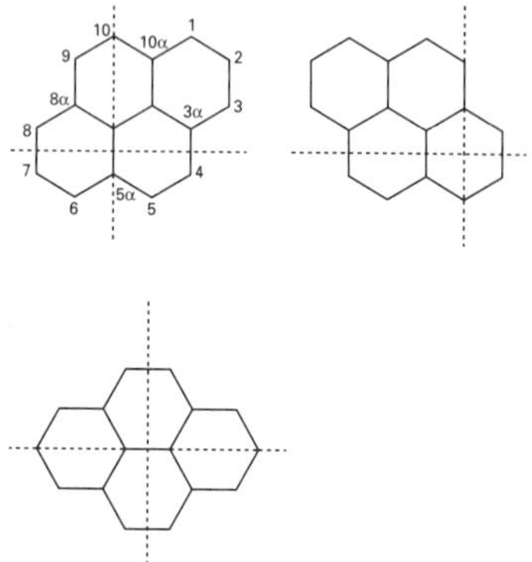

Ringverbindungen: Darstellung kondensierter Ringverbindungen

Die Bezifferung beginnt am oberen rechten Ring, an dem Atom, das der Verknüpfungsstelle (Anellierungsstelle) benachbart ist, u. läuft im Uhrzeigersinn weiter. Anellierungs-C-Atome werden mit 2a, 3a,... bezeichnet.

**Rinman-Grün**: Cobaltgrün, Türkisgrün, Cobaltozinkat. Dunkelgrünes bis grünblaues Pulver. Darst.: durch Glühen von Zinkoxid mit Cobaltsalzen; entst. beim Nachw. von Zink*. **Anw.**: als Malerfarbe.

**Rio-Ipecacuanha**: s. Cephaelis ipecacuanha.

**Riopan®**: s. Magaldrat.

**RIP**: *engl.* rotating iterative procedure; ein Konzept f. nichtlineare Behandlung bei experimentellen Daten der Pharmakokinetik.

**Rippe**: Costa.

**Rippenfell**: Pleura costalis.

**Rippenfellentzündung**: Pleuritis.

**Risatarun®**: s. Deanol.

**Rishitin**: s. Phytoallexine.

**Rispe**: *bot.* Blütenstandsform, s. Blütenstand.

**Risperdal®**: s. Risperidon.

**Risperidon** INN: 3-{2-[4-(6-Fluor-1,2-benzisoxazol-3-yl)piperidino]ethyl}-6,7,8,9-tetrahydro-2-methylpyrido[1,2-a]pyrimidin-4-on, Risperdal®; CAS-Nr. 106266-06-2; $C_{23}H_{27}FN_4O_2$, $M_r$ 410.49. **Wirk.**: potenter 5-$HT_2$-Antagonist mit gleichzeitiger Affinität zu Histamin-$H_1$, Dopamin-$D_2$-, $\alpha_1$-adrenergen Rezeptoren. Durch Blockade der 5-$HT_2$-Rezeptoren, werden die 5-$HT_1$-Rezeptoren u. dadurch der Dopaminstoffwechsel stimuliert. **Anw.**: Psychopharmakon, Neuroleptikum; bei chron. schizophrenen Psychosen. **Nebenw.**: Schlaflosigkeit, Opstipation, extrapyrimidale Symptome etc. Kontraind.: Stillzeit, Anw. bei Jugendl. u. Kinder, etc. HWZ 3 bzw. 24 (Metaboliten). **Übl. Dos.**: Oral: 1. Tag 2mal/d je 1 mg,

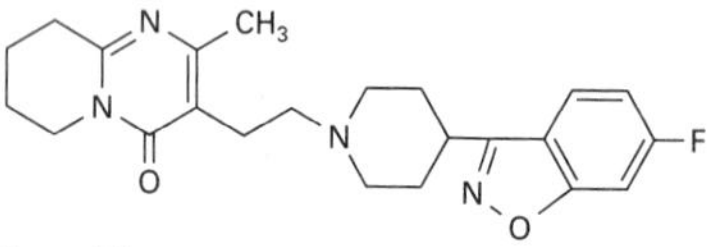

Risperidon

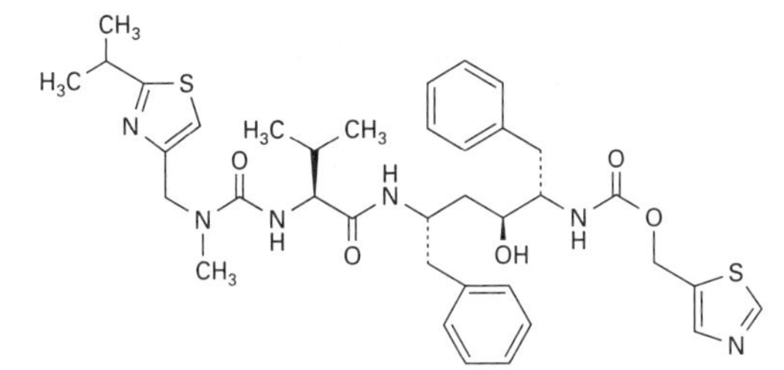

Ritonavir

2.Tag je 2 mg, 3. Tag je 3 mg, Erhaltungsdos. 2 bis 4 mg.

**Ristocetin:** Antibiotikum aus Nocardia lurida (Aktinomyzeten); ein Glykoproteid. **Anw.:** gegen Staphylokokken, Strepto- u. Pneumokokken; heute durch weniger toxische Antibiotika ersetzt.

**Ritalin®:** s. Methylphenidat.

**Ritodrin** INN: 2-(4-Hydroxyphenethylamino)-1-(4-hydroxyphenyl)propanol; CAS-Nr. 26652-09-

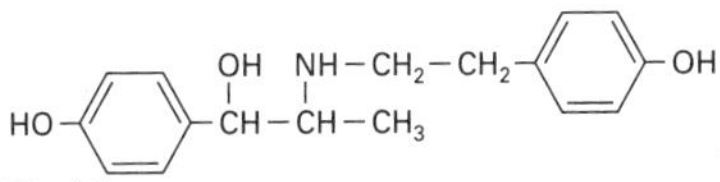

Ritodrin

5; $C_{17}H_{21}NO_3$, $M_r$ 287.37. **Anw.:** Uterus-Relaxans, bei drohendem Abort od. Frühgeburt. **Nebenw.:** Tachykardie, Tremor, Schweißausbruch. HWZ 2 h. Gebräuchl. ist auch Ritodrinhydrochlorid.

**Ritonavir:** [5*S*-(5*R**,8*R**,10*R**,11*R**)]-10-Hydroxy-2-methyl-5-(1-methylethyl)-1-[2-(1-methylethyl)-4-thiazolyl]3,6-dioxo-8,11-bis(phenylmethyl)-2,4,7,12-tetraazatridecan-13-säure-5-thiazolylmethylester, Norvir®; CAS-Nr. 155213-67-5; $C_{37}H_{48}N_6O_5S_2$, $M_r$ 720.96. **Wirk.:** HIV-Proteasehemmer*. **Anw.:** Virostatikum, in Kombination mit Reverse-Transkriptase*-Hemmern zur Behandlung HIV-positiver Erwachsener mit fortgeschrittener Immunschwäche; s. AIDS. Nebenw.: vielfältig. **Übl. Dos.:** 2mal 600 mg/d vorzugsweise zu den Mahlzeiten.

**Ritter-Reaktion:** Bildung von N-substituierten Carbonsäureamiden durch Alken-Addition an Nitrile in konzentrierter Schwefelsäure; z.B. entsteht aus Isobutylen u. Acetonitril N-tert-Butylacetamid.

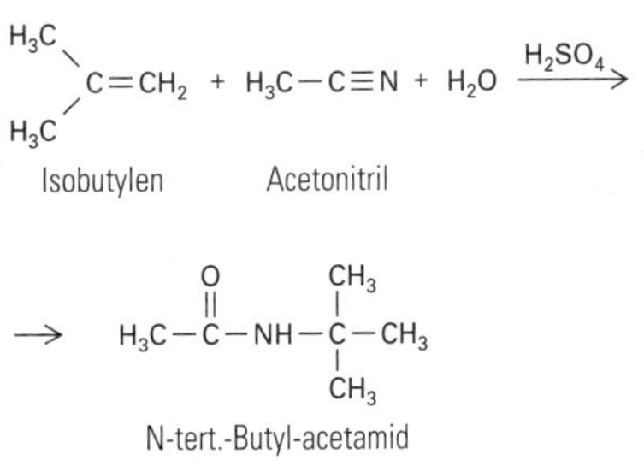


Ritter-Reaktion

**Rittersporn:** Delphinium consolida*.

**Ritterspornblüten:** Flores Calcatrippae, s. Delphinium consolida.

**Ritterstern:** s. Amaryllidaceae.

**Rivanol®:** s. Ethacridin.

**Riva-Rocci-Apparat:** Apparat zur Blutdruckmessung.

**Rivea corymbosa** (L.) Hall. f.: Fam. Convolvulaceae, Trichterwinde (Mittelamerika). Die Samen (Ololiuqui, vgl. Ipomoea violacea) werden als halluzinogenes Rausch- u. Heilmittel verwendet. **Inhaltsst.:** ca. 0.05% Lysergsäurederivate wie Ergin (Lysergsäureamid).

**Rivieri-Trank:** s. Potio Riverii.

**Rivotril®:** s. Clonazepam.

**Rizinstearolsäurediiodid:** Diiodyl*.

**Rizinusöl:** Ol. Ricini, s. Ricinus communis.

**Rizinusölemulsion:** s. Emulsio Olei Ricini.

**Rizinusöl, Hydriertes:** Ricini oleum hydrogenatum, Oleum Ricini hydrogenatum, Gehärtetes Rizinusöl, Hydrogenated Castor Oil, Cutina® HR, Sterotex® K, Castorwax® u.a. Ein durch Hydrierung von Rizinusöl (s. Ricinus communis) bestehendes Gem. aus Fettsäureglyceriden (86% 12-Hydroxystearinsäure, 14% Stearinsäure). Schmp. 80-85°C. Weißes Pulver, Schuppen od. Perlen; unlösl. in Wasser, lösl. in Fettlösungsmitteln. D. 1.0; SZ max. 4; OHZ 150 bis 162; VZ 175 bis 185; IZ max. 5. **Off.:** DAB10. **Anw.:** Bei der Tablettierung als Formentrennmittel (0.3 bis 2%), entweder in der äußeren Phase als Pulver zugemischt, als Pulver od. in gelöster Form bei der Granulierung beigemischt od. in Lösung auf das Granulat gesprüht; Retardierungsmittel f. Tabletten. Bei der Herst. v. Salben, Cremes, Emulsionen erhöht R. die Konsistenz (anstelle von Wachsen).

**Rizinusöl, Raffiniertes:** s. Ricinus communis.

**Rizolipase** INN: Lipase (Hydrolase) aus Rhizopus arrhizus var. delemar (Phycomycetes); CAS-Nr. 9001-62-1. **Anw.:** Enzymsubstitution, R. hydrolisiert Glyceride sowohl im sauren als auch im alkalischen Bereich.

**RLCC:** rotating locular current chromatography; Verteilungschromatographie (s. Chromatographie), Gegenstromverteilung, zwischen 2 nicht mischbaren Flüssigkeiten. Die stationäre Phase befindet sich in den Kammern eines schräg positionierten, langsam sich um die eigene Achse drehenden Rohres (Säule); die mobile Phase bewegt sich von unten od. von oben, je nach der Dichte, durch die stationäre Phase, wobei es zur Stoffverteilung kommt.

**RN:** Reststickstoff*.

**Rn:** *chem.* Radon*, Radium-Emanation.

**RNS:** engl. Abk. f. Ribonucleinsäure* (RNS).

**RNA-Viren:** RNS-Viren, s. Virus-Klassifikation.

**RNS:** Abk. f. Ribonucleinsäure*; tRNS: s. Transfer-RNS.

**RNS-Polymerase:** Transkriptase; ein Enzym, das eine Ribonucleinsäure, die sogenannte mRNS, an einer DNS als Matrize aus Nucleotidbausteinen (vgl. Transkription*) synthetisiert. Höhere Zellen besitzen mehrere, funktionell unterscheidbare RNS-Polymerasen, Bakterien u. Mitochondrien* jeweils nur eine.

**Roaccutan®:** s. Isotretinoin.

**Robert-Koch-Institut:** s. Bundesinstitut für Infektionskrankheiten u. nicht-übertragbare Krankheiten.

**Robinetin:** ein Flavonolderivat, **Strukturformel** s. Flavonoide.

**Robinia pseudoacacia** L.: Fam. Fabaceae (Leguminosae), Robinie, falsche Akazie (heim. öst. Nordamerika, in Europa als Zierbaum). Inhaltsst. in der Rinde: die Lektine (Toxalbumine) Robin u. Phasin, das Glykosid Syringin, Gerbstoff, Harz; in d. Blättern äther. Öl, Indican, Asparagin; in d. Blüte die Flavonglykoside Acaciin u. Robinin (Kämpferol-3-robinosid-7-rhamnosid), äther. Öl mit Farnesol, Nerol, Terpineol, Linalool, Anthranilsäuremethylester u.a. R. pseudoacacia wird fälschl. auch als Akazie bezeichnet, ist aber nicht d. Stpfl. v. Flor. Acaciae, deren Stpfl. Prunus spinosa* ist.

**HOM:** *Robinia pseudoacacia:* frische Rinde der jungen Zweige; verord. z.B. b. Hyperazidität (Magenübersäuerung), Migräne.

**Robinie:** Robinia pseudoacacia*.

**Robinson-Ester:** s. Glucose-6-phosphat.

**Robinul®:** s. Glycopyrroniumbromid.

**Roborans:** Roborantium*.

**Roborantium(a):** Roborans, Kräftigungsmittel; s. Tonikum.

**Robustkaffee:** s. Coffea.

**Rocella tinctoria, Rocella fuciformis:** Stpfl. v. Lackmus* u. v. Orseille*.

**Rocephin®:** s. Ceftriaxon.

**Rochellesalz:** Kalium-natriumtartrat.

**Rocornal®:** s. Trapidil.

**Rocuronium** INN: 1-Allyl-1-(3α,17β-dihydroxy-2β-morpholin-5α-androstan-16β-yl)pyrroli-

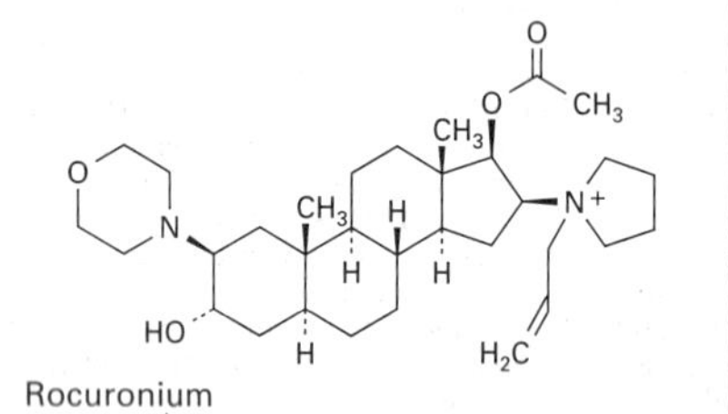

Rocuronium

din, 17-acetat, Esmeron®; CAS-Nr. 143558-00-3; $C_{32}H_{53}N_2O_4$, $M_r$ 529.79. **Wirk.** u. **Anw.:** Muskelrelaxans*; zur Erschlaffung der quergestreiften Muskulatur. **Nebenw.:** anaphylakt. Reaktionen, Tachykardie etc. Kontraind.: Empfindlichkeit gegenüber Bromid, neuromuskuläre Erkrankung etc. Wechselw.: andere nicht-depolarisierende neuromuskuläre Blocker, Enfluran*, Isofluran* etc., Propofol*, etc. HWZ ca. 1 bis 2.3 h. **Rocuroniumbromid:** 1-Allyl-1-(3α,17β-dihydroxy-2β-morpholin-5α-androstan-16β-yl)pyrrolidin bromid 17-acetat; CAS-Nr. 119302-91-9; $C_{32}H_{53}BrN_2O_4$, $M_r$ 609.69. **Übl. Dos.:** Parenteral: allg. 0.6 mg/kg KG (Initialdosis) u. 0.15 mg/kg KG (Erhaltungsdosis).

**Rodentizide:** s. Schädlingsbekämpfungsmittel.

**Röhrenblüten:** radiäre, 5zipfelige, röhrenförmige Blüten aus Asteraceen-Blütenköpfchen; s. Zungenblüten.

**Röhrenblütige:** s. Asteraceae.

**Röhrenkassie:** Fruct. Cassiae fistulae, s. Cassia-Arten.

**Römische Kamille:** s. Chamaemelum nobile.

**Römischer Bertram:** s. Anacyclus pyrethrum.

**Römischer Fenchel:** Süßer F., s. Foeniculum vulgare ssp. vulgare var. dulce.

**Römischer Kümmel:** Cuminum cyminum.

**Römischer Quendel:** s. Thymus vulgaris.

**Röntgen:** R., Wilhelm Konrad: s. Röntgenstrahlen; Röntgen-Einheit: s. Dosimetrie.

**Röntgenamorph:** die Eigenschaft hochdisperser kristalliner Festkörper (mit minimaler Teilchengröße od. starken Gitterstörungen), sehr geringe od. keine Interferenzen bei der Röntgenbeugung zu zeigen.

**Röntgenanalyse:** alle analytischen Methoden, bei denen Röntgenstrahlen* auftreten od. Verw. finden.

**Röntgenbeugung:** Röntgendiffraktometrie, x-ray-diffraction (XRD); Beugung von Röntgenstrahlen* an den Elektronenhüllen der Kristallgitterbausteine*; s. Kristallstrukturanalyse.

**Röntgenbildaufnahme:** s. Röntgenstrahlen.

**Röntgenbildverstärker:** s. Röntgenstrahlen.

**Röntgendermatitis:** s. Strahlenschäden.

**Röntgendiagnostik:** s. Röntgenstrahlen.

**Röntgendiffraktometrie:** s. Röntgenbeugung.

**Röntgendurchleuchtung:** s. Röntgenstrahlen.

**Röntgen-Einheit:** s. Dosimetrie.

**Röntgenerythemdosis:** s. HED; vgl. Strahlenschäden*.

**Röntgenfeinstrukturanalyse:** Kristallstrukturanalyse*.

**Röntgenfernsehen:** s. Röntgenstrahlen.

**Röntgenfluoreszenzspektroskopie:** Abk. RFA, Röntgenfluoreszenzanalyse; auf dem Prinzip der Fluoreszenzanalyse (s. Spektroskopie) beruhendes, allerdings mit Röntgenstrahlen* durchgeführtes Verfahren zur qualitativen u. quantitativen Bestimmung von Elementen. Die Probe wird dabei durch harte polychromatische Röntgenstrahlung* bzw. Gamma- od. Ionenstrahlung zur Aussendung von sog. charakteristischer, langwelliger Röntgenstrahlung* (Sekundär od. Fluoreszenzstrahlung) angeregt. Das emittierte Röntgenfluoreszenzspektrum besteht im Gegensatz zu optischen Spektren aus wenigen, charakteristischen Linien anhand der es eindeutig identifiziert werden kann. **Anw.:** Bestimmung von Elementen mit OZ größer 9 (Fluor) in z.B. Festkörpern, Pulvern, Pasten, Lösungen etc., besonders in der Toxikologie, Metallurgie, Petrochemie, Geochemie, Umweltschutz u.a.

**Röntgengenerator:** Hochspannungstransformator, der die f. den Betrieb von Röntgenröhren notwendige (konstante) Hochspannung liefert; f. med. Zwecke ca. 5 bis 150 kV, zur Materialprüfung 100 kV bzw. bei Sonderfällen bis zu $10^6$ kV.

**Röntgenkater:** s. Strahlenschäden.

**Röntgenkinematographie:** s. Röntgenstrahlen.

**Röntgenkontrastmittel:** Substanzen u. Zuber., die in der Röntgendiagnostik verwendet werden. Während sich Körperstrukturen hoher Dichte (z.B. Knochen) od. luftgefüllte Hohlräume wegen ihrer im Vergleich zur Umgebung größe-

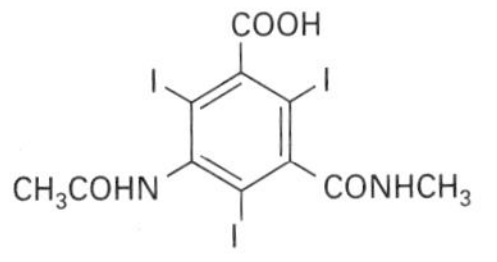
Iotalaminsäure

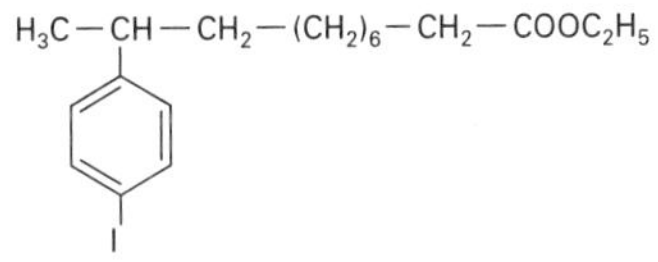
Iofendylat

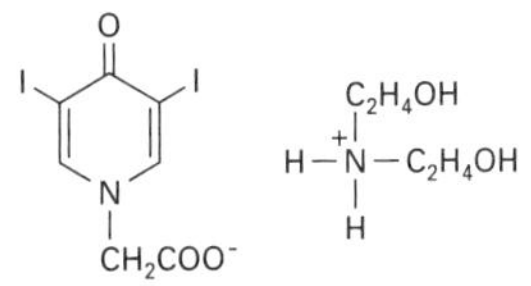
Diodon

Röntgenkontrastmittel

ren bzw. geringeren Röntgenstrahlabschwächung abzeichnen, kommen Weichteile u. flüssigkeitsgefüllte Hohlräume (hoher Wassergehalt, geringe Dichteunterschiede) auf dem Röntgenbild nicht od. nur ungenügend zur Darstellung. Durch Einbringen von R. in das Gefäßsystem od. in Hohlräume (z.B. Blut- u. Lymphgefäße, Nierenhohlraumsystem, Gallenwege, Gebärmutter, Hirnventrikel, Verdauungstrakt u.a.) lassen sich auch diese nur gering kontrastgebenden Strukturen abbilden. Die Brauchbarkeit eines Elementes als R. hängt von der Größe seines Massenabsorptionskoeffizienten im diagnostischen Strahlenbereich ab. Am besten eignen sich Elemente mittlerer Ordnungszahlen (von 50-60) wie I, Ba, La, Ce. Heute sind außer Bariumsulfat fast ausschließlich I-haltige R. in Gebrauch. Neben diesen sog. *positiven R.* (Ordnungszahl-R.) werden auch *negative R.* angewandt. Als solche dienen Gase ($CO_2$, $N_2O$, Luft, $N_2$, seltener He, Kr, Xe), die eine geringere Röntgenstrahlabsorption aufweisen als die Körperstrukturen. So lassen sich z.B. Lage u. Größe von Hohlräumen wie etwa die Hirnventrikel darstellen (Pneumencephalographie, wobei der Liquor durch Luft ersetzt wird). R. werden dem Organismus in rel. großen Mengen, meist parenteral od. peroral zugeführt. Sie dürfen daher nur geringe allgemeine u. lokale Toxizität aufweisen u. keine pharmakodynamischen Eigenschaften besitzen. Ferner sollen sie schnell u. möglichst unverändert aus dem Körper ausgeschieden werden. Die Iod-Atome iodhaltiger R. müssen fest im Molekül gebunden sein. Ferner soll zur Erzielung eines großen Absorptionskoeffizienten der Iod-Gehalt hoch sein (50-60 (m/m)). Intravenös verabreichbare R. sollen gut wasserlösl. sein, damit das Injektionsvolumen klein gehalten werden kann, wodurch Störungen des Wasserhaushalts vermieden werden. Zudem wird gefordert, daß sie nur minimale osmotische Effekte zeigen u. pH-neutral reagieren. ***Nebenw.:*** Nach Injektion von R. kann es zu Allgemeinreaktionen wie Hautrötung, Quaddelbildung, Übelkeit, Erbrechen, Hitzegefühl, Hustenreiz u.a. kommen. Schwere Reaktionen wie Bronchospasmus, Asthmaanfall, Kreislaufkollaps od. tonisch-klonische Krämpfe können zum Tod führen. Als R. werden Derivate des *Triiodbenzols* (z.B. Adipiodon, Amidotrizoesäure, Iobenzaminsäure, Iocarminsäure, Iocetaminsäure, Iodamid, Iodoxaminsäure, Iotalaminsäure, Ioglicinsäure, Ioxaglinsäure, Ioxitalaminsäure, Metrizamid, Iobitridol, Iopentol, Ioversol), des *Monoiodbenzols* (z.B. Iofendylat) sowie *Pyridonderivate* (z.B. Diodon, Iopydol, Iopydon, Propyliodon) verwendet.

**Röntgenogramm:** Röntgenbild, s. Röntgenstrahlen.

**Röntgenometrie:** Röntgenstrukturanalyse*, s. Kristallstrukturanalyse.

**Röntgenoskopie:** Radioskopie; Durchleuchtung mit Röntgenstrahlen.

**Röntgenröhre:** dient zur Erzeugung von Röntgenstrahlen*. Im Prinzip besteht sie aus einer hochevakuierten Glasröhre, in die 2 Elektroden aus hochschmelzendem Metall (z.B. Wolfram) eingelassen sind. Die Glühkathode, die mit einer Gleichspannung von ca. 12 bis 16 V geheizt wird, sendet Elektronen aus. Diese werden durch die Außenspannung (Anodenspannung od. Röhrenspannung, bis 250 KV Gleichstrom) beschleunigt u. treffen mit sehr hoher Geschwindigkeit (bis 100 kV, ca. 160.000 km/h) auf der Anode (Antikathode) auf. Dort werden die Elektronen abgebremst, wobei der größte Teil ihrer Energie in Wärme umgewandelt wird (ca. 99.97%). Der Rest tritt in Form von Röntgenstrahlung aus der Röhre aus. Man unterscheidet 2 Arten von Röntgenstrahlen: *Bremsstrahlung* u. *charakteristische Röntgenstrahlung,* deren Wellenlängen u. Energiemaxima von der Anodenspannung u. vom Anodenmaterial abhängig ist (s. Röntgenstrahlen). Die Anode kann fixiert als *Festanode* od. als rotierende Scheibe *(Drehanode)* ausgeführt sein. In letzterem Falle sind durch bessere Wärmeabfuhr höhere Röhrenleistungen möglich. Die Anodenkühlung wird auch mit flüssigen od. gasförmigen Kühlmitteln erreicht.

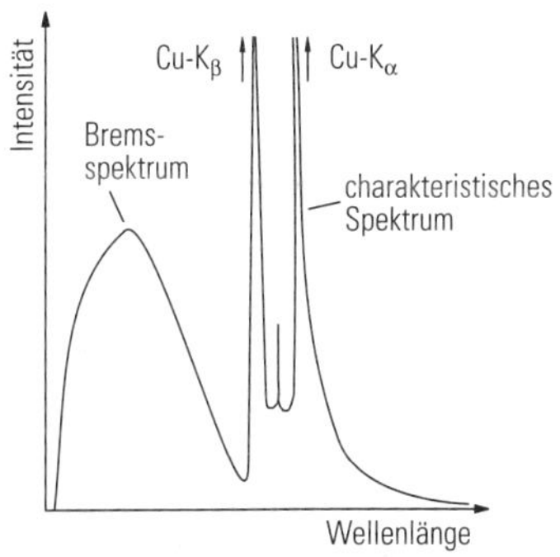


Röntgenröhre:
Röntgenspektrum einer Kupferantikathode [46]

**Röntgenschäden:** s. Strahlenschäden.

**Röntgenschirm:** s. Barium-tetracyano-platinat(II).

**Röntgenspektroskopie:** Sammelbegriff f. alle mit Röntgenstrahlen* durchgeführten spektroskopischen Verfahren; z.B. Röntgenfluoreszenzspektroskopie*, Röntgenemissionsspektroskopie, Röntgenabsorptionsspektroskopie.

**Röntgenstrahlen:** X-Strahlen (*engl.* x-rays). Von Wilhelm Konrad Röntgen (1845 bis 1923) in Würzburg im Jahre 1895 entdeckte elektromagnetische Wellenstrahlung mit einer Wellenlänge von ca. 10 bis $10^{-3}$ nm, also ca. 1000mal kleiner als sichtbares Licht. Die R. haben die gleichen Eigenschaften wie die sichtbaren Lichtstrahlen, d.h. sie werden gebeugt, gebrochen, reflektiert, sie interferieren u. sind polarisierbar. Sie durchdringen Materie wie Gammastrahlen, ionisieren die Luft, schwärzen photogr. Papier sowie Filme u. vermögen gewisse Stoffe zur Fluoreszenz anzuregen. Sie werden wegen ihrer kleinen Wellenlänge zu Längenmessungen im Gebiete atomarer Dimensionen, zur Ausmessung von Kristallgittern, aber auch in der Technik (z.B. Materialprüfungen) sowie in der Röntgendiagnostik u. Strahlentherapie* benutzt. R. werden in der Röntgenröhre* erzeugt. Dabei treten 2 Arten von Strahlen aus (Röntgenspektrum): **a) Bremsstrahlung:** Diese besteht aus einem kontinuierlichen elektromagnetischen Spektrum in einem weiten Bereich. Sie entsteht durch plötzliches Abbremsen der auf Materie auftreffenden Elektronen. Dabei kommt es vorwiegend zu Zusammenstößen mit den Hüllenelektronen der Atome des Anodenmaterials. Da bei einem solchen Bremsvorgang jede elektrische Ladung elektromagnetische Wellen aussendet, kommt es durch die Abbremsung eines einzelnen Elektrons zu einem Strahlungsimpuls nach Art eines akustischen Knalls. Diese statist. regellos erfolgenden Elementarprozesse liefern ein kontinuierliches Frequenzspektrum. Die Wellenlängenkanten u. das Energiemaximum der Bremsstrahlung hängen von der angelegten Spannung an der Röntgenröhre ab. **b) Charakteristische Röntgenstrahlung** (Eigenstrahlung): Sie besteht aus einzelnen scharfen Linien, ähnl. einem Linienspektrum im Sichtbaren. Diese Linien werden durch Elektronenübergänge zu den fester gebundenen Elektronen der inneren Schalen der Atome verursacht. Durch ein energiereiches Elektron des Kathodenstrahles der Röntgenröhre können Elektronen aus inneren Schalen der Anodenatome vollständig herausgeschleudert werden. An ihre Stelle treten weniger fest gebundene Elektronen aus weiter außen liegenden Schalen. Dabei wird Energie in Form charakteristischer elektromagnetischer Wellen frei. Infolge dieser diskreten Elektronenübergänge entsteht Strahlung bestimmter Frequenz. Das charakteristische Röntgenspektrum ist f. jedes, als Anodenmaterial in der Röntgenröhre verwendete Metall verschieden. Meist werden Anodenmetalle mit einer OZ zwischen 22 u. 30 verwendet (z.B. Cu, Mo, Fe u. Chrom), die nur die sogenannte K-Serie emittieren (Strahlung eines bestimmten Frequenzbereiches entsteht durch Elektronenübergänge auf die K-Schale). Im Falle einer Kupferantikathode (Anode) erhält die K-Serie Cu-$K_\alpha$ (L→K-Übergang) u. die Cu-$K_\beta$-Linie(n) (M→K-Übergang), mit Frequenzen zwischen 15.42 u. 13.92 nm. Beim Durchgang durch Materie kann durch R. wiederum Röntgenstrahlung entstehen (**Sekundärstrahlung**, Fluoreszenzstrahlung). Diese ist identisch mit der Charakteristischen Strahlung (Linienspektrum). Weiter kommt es durch klassische Streuung u. Compton-Effekt (s. Radioaktivität) zur diffusen Röntgenstrahlung (**Streustrahlung**). Es entsteht umso mehr Streustrahlung, je dicker die Schicht u. je geringer die Dichte der durchstrahlten Materie u. je höher die Röhrenspannung ist. Man unterscheidet *harte* (energiereich, kurzwellig, hohes Durchdringungsvermögen) u. *weiche* (energiearm, langwellig, geringe Penetranz) R. Die Schwächung beim Durchgang durch Materie ist umso größer, je dicker die Schicht, je größer die Dichte, je höher die OZ der Elemente in der Schicht u. je größer die Wellenlänge der R. ist. Die Gesamtschwächung setzt sich aus Absorption u. Schwächung zusammen. **Anw.:** R. werden in großem Maße in der medizinischen Diagnostik angewendet. Häufig werden dabei Röntgenkontrastmittel eingesetzt. Bei der *Röntgenbildaufnahme* wird die Eigenschaft der R. benutzt, photographische Filme zu schwärzen. Es entstehen Momentaufnahmen der durchstrahlten Objekte in Form von Negativen, in denen Strukturen mit geringer Röntgenabsorption dunkler erscheinen (Aufhellung) als Strukturen, die f. R. weniger durchlässig sind (Verschattung). Eine Sonderform ist die **Tomographie*** (Schichtaufnahme) u. die **Computertomographie***. Die **Röntgenkinematographie** ermöglicht die Aufnahme von Bewegungsabläufen nach dem Prinzip des Filmens, vorzugsweise in der Angiographie u. Kardiologie. Bei der **Röntgendurchleuchtung** treffen die R. nach dem Durchgang durch den Körper des Patienten auf einen strahlenempfindlichen Schirm (vgl. Barium-tetracyano-platinat(II)*), den der Untersucher beobachtet. Es lassen sich auch hier Bewegungsabläufe erkennen. Die Strahlenbelastung ist allerdings f. Patient u. Untersucher relativ hoch. Seit Einführung des Röntgenbildverstärkers hat die Durchleuchtung erheblich an Bedeutung verloren. Der **Röntgenbildverstärker** (RBV) ist eine elektronische Einrichtung (RBV-Röhre), die dazu benützt wird, R. nach Durchtritt durch das zu untersuchende Objekt zu verstärken u. in sichtbares Licht umzuwandeln *(Bildwandler)*. Dadurch läßt sich die Dosisleistung herabsetzen (Verringerung der Strahlenbelastung) u. ein helles Durchleuchtungsbild erhalten. Durch Kopplung des Bildverstärkers mit einer Fernsehkamera läßt sich das Bild auf einem Monitor darstellen (**Röntgenfernsehen**) u. zugleich mittels Bildbandspeicher aufzeichnen *(Röntgenfernsehkette)*. Über den therapeutischen Einsatz von Röntgenstrahlen s. Strahlentherapie, vgl. auch Strahlenbiologie, Strahlenschäden.

**Röntgenstrukturanalyse:** s. Kristallstrukturanalyse.

**Rötegewächse:** s. Rubiaceae.

**Rötel:** s. Eisen(III)-oxid.

**Röteln:** Rubeola, German measles; Erreger: Röteln*-Virus; Übertragung durch Tröpfcheninfektion; Schwellung der Lymphknoten, typisches Exanthem; Infektion hinterläßt fundierte Immunität. Prophylaxe durch Schutzimpfung mit einem attenuierten Lebendimpfstoff (s. Röteln-Lebend-Impfstoff). Eine Rötelinfektion bei Schwangeren kann Ursache einer Embryopathie sein; Behandlung mit R-Hyperimmunserum bzw. R-Hyperimmunglobulin.

**Röteln-Immunglobulin vom Menschen:** Immunoglobulinum humanum rubellae Ph.Eur.3; flüssige od. gefriergetrocknete Zuber., die Immunglobuline, vorwiegend Immunglobulin G

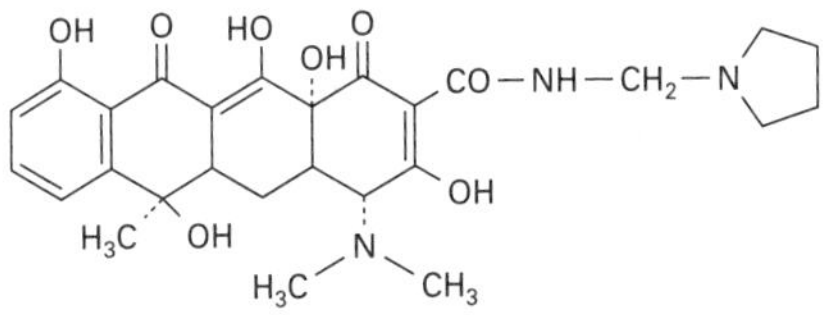

Rolitetracyclin

enthält; gew. aus Plasma od. Serum, das spezifische Antikörper gegen Rötelnvirus enthält.

**Röteln-Lebend-Impfstoff:** Vaccinum rubellae vivum Ph.Eur.3; gefriergetrocknete Zuber. aus einem lebenden, attenuierten Stamm des Rötelnvirus; in Zellkulturen gezüchtet; kein Konservierungsmittel. **Anw.:** zur Impfprophylaxe im Kindesalter u. für Frauen im gebärfähigen Alter, die keine Antikörper gegen Röteln-Virus besitzen. Auch als Kombinationsimpfstoff (Masern-Mumps-Röteln-Impfstoff). Keine Rötelnimpfung während der Schwangerschaft! Mind. 3 Monate lang nach der Impfung sollte keine Schwangerschaft eintreten.

**Röteln-Virus:** RNS-Virus aus der Familie der Toga-Viren*.

**Roferon®:** s. Interferon alfa.

**Roggen:** Secale cereale*.

**Roggenstärke:** Amylum Secalis*.

**Rohdichte:** Scheinbare Dichte. s. Dichte von Pulvern.

**Rohkaolin:** s. Weißer Ton.

**Rohkresol:** Cresolum crudum, s. Cresolum.

**Rohr, Spanisches:** Arundo donax*.

**Rohrzucker:** s. Saccharose.

**Rohypnol®:** s. Flunitrazepam.

**Rohzucker:** brauner Zucker, noch Melasseanteile enthaltender Rohr- od. Rübenzucker; s. Saccharose.

**Roiboos Tee:** s. Aspalathus linearis.

**Rolitetracyclin** INN: Pyrrolidino-methyl-tetracyclin, 4-Dimethylamino-1,4,4a,5,5a,6,11,12a-octahydro-3,6,10.12,12a-pentahydroxy-6-methyl-1, 11-dioxo-N-(1-pyrrolidinylmethyl-2-naphthacencarboxamid, Reverin®; CAS-Nr. 751-97-3; $C_{27}H_{33}N_3O_8$, $M_r$ 527.56. Schmp. 162-165°C unter Zers. Lösl. 1:1.1 in Wasser, 1:200 in Ethanol; schwer lösl. in absolutem Ethanol; lösl. in Aceton; sehr schwer lösl. in Ether; lösl. in verdünnten Säuren u. Laugen. **Wirk.** u. **Anw.:** halbsynthetisches Tetracyclin-Antibiotikum; bakteriostatische Wirk. auf verschiedene grampositive u. gramnegative Keime; indiziert bei Mischinfektionen des Gastrointestinaltraktes u. der oberen Luftwege sowie Infektionen durch gramnegative Stäbchen; (vgl. Antibiotika). HWZ 8 h. **Übl. Dos.:** Parenteral: i.v., i.m. 1mal 0.275 g/d; Kinder 0.01/kg KG/d; s.a. Antibiotika (Tab.). Gebräuchl. ist auch Rolitetracyclinhydrochlorid, Rolitetracyclinnitrat-Sesquihydrat.

**Rollieren:** dünne Materialien, z.B. Blech od. Folien, am Rand einrollen.

**Rollkur:** bei Gastritis u. Ulcus ventriculi angewandte Behandlung, bei der der liegende Patient nach Einnahme eine adstringierenden Flüssigkeit (Silbereiweiß-Acetyltannat, Kamille) sich langsam um seine Längsachse rollt. Auf diese Weise soll die Magenschleimhaut allseits benetzt werden.

**Romershausen-Augenessenz:** Aqua ophthalmica Romershausen EB6. 1 T. Tinctura Foeniculi composita (1 T. Fenchelpulver mit 5 T. verd. Ethanol mazeriert; in 1 T. Filtrat wird 1 T. Fenchelöl gelöst) werden mit 5 T. Wasser verd. **Anw.:** früher zum Waschen der Augen (Stärkung der Sehkraft?!).

**Rondimen®:** s. Mefenorex.

**Rondomycin®:** s. Metacyclin.

**Rongalit®:** Rongalit C, Hyraldit, Formaldehydnatriumsulfoxylat; $HOH_2C–S–ONa \cdot 2 H_2O$. Wasserlösl. Kristalle, dient als Reduktionsmittel bei der Küpenfärberei, s. Indigo.

**Roob:** alte (arab.) Bez. f. Saft, hauptsächl. Frucht- od. Wurzelsaft.

**Rooibos Tee:** s. Aspalathus linearis.

**Ropivacain** INN: (S)-N-(2,6-dimethylphenyl)-1-propyl-2-piperidincarboxamid, Naropin®; CAS-Nr. 84057-95-4, $C_{17}H_{26}N_2O$, $M_r$ 247.41. Schmp. 144-146°C aus Toluol. p$K_s$ 8.16. **Wirk.** u. **Anw.:** langwirkendes Lokalanästhetikum. HWZ 1.8 h.

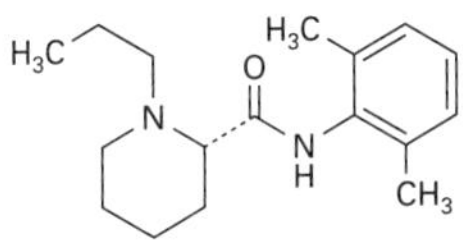

Ropivacain

**Ropivacainhydrochlorid:** CAS-Nr. 98717-15-8. Schmp. 260 – 262°C aus Isopropanol. Bildet auch ein Monohydrat.

**Rorippa nasturtium-aquaticum:** s. Nasturtium officinale.

**Rosa:** Gattung der Fam. Rosaceae*. Verschiedene geeignete Arten dieser Gattung wie R. canina* L. (Hundsrose), R. pendulina L. (Alpenheckenrose), R. rugosa Thunb. (Runzelrose, Kartoffelrose; heim. Ostasien, eingebürgert in Europa u. Nordamerika), R. majalis J. Herrm. emend. Mansf. (R. cinnamomea L. 1759 non 1753; Zimtrose, Mairose; Europa, Westasien) etc. dienen als Stpfl. v. **Pseudofructus rosae,** Hagebutte(nschalen), Cynosbati fructus; s. Rosa canina. Andere Arten u. deren Unterarten, Varietäten u. Formen, wie von R. centifolia, R. damascena, R. alba u. R. gallica dienen als Lieferant von Rosenöl; s. Rosa damascena.

**Rosa alba:** s. Rosa damascena.

**Rosa Beeren:** s. Schinus molle.

**Rosa canina** L.: Fam. Rosaceae, Hundsrose, Gemeine Heckenrose (Europa). Stpfl. v. **Rosae pseudofructus cum fructibus:** (Fructus Cynosbati cum semine EB6) Hagebutte (mit Kernen), Cynosbata, **Hagebutten**, Hainbutten; die aus Achsenbechern u. Früchten (Kernen) bestehenden Scheinfrüchte von geeigneten Rosa-Arten, s. Rosa. (Die Hagebutte ist eine Scheinfrucht, die Kerne sind nicht Samen, sondern die eigentlichen Früchte, nämlich Nüsse). **Off.:** Ph.Helv.7,

DAC86. **Rosae pseudofructus**: **Hagebuttenschalen,** Entkernte Hagebutte (Fructus Cynosbati sine semine); die von Früchten u. auf dem Blütenboden aufsitzenden Haaren weitgehend befreiten Achsenbecher der Scheinfrüchte von geeigneten Rosa-Arten. **Off.:** DAB10.

**Inhaltsst.:** hoher Vitamin-C-Gehalt (0.5 bis 1.7%) in frischen Hagebutten, beim Trocknen erniedrigt sich der Vitamin-C-Gehalt bis auf 0% (nach DAB10 mind. 0.3%, photometrische Bestimmung); Vitamin $B_1$ u. $B_2$, Nicotinsäureamid, Flavone, Citronen- u. Äpfelsäure (ca. 3%), ca. 2% Saccharose u. bis zu 15% Invertzucker, Pektine (ca. 11%), Gerbstoff (2 bis 3%), fettes u. äther. Öl, Spuren von Vanillin, ferner bis zu 60 mg/g carotinoide Farbstoffe wie Lycopin u.a. **Anw.** volkst.: als Diuretikum u. Adstringens sowie als Ersatz f. chines. Tee als Haustee. **Semen Cynosbati:** Hagebuttensame, Hagebuttenkerne, Kernlestee. **Off.:** EB6. **Inhaltsst.:** ca. 0.3% äther. Öl, ca. 9% fettes Öl, Zucker, Lecithin, im Keimöl ca. 47 mg/100 mL α- u. β-Tocopherol (Vitamin E). **Anw.** volkst.: bei Blasenleiden. **Fungus Cynosbati:** Schlafapfel, Schlafkunze, Rosenschwamm; Wucherung, erzeugt durch den Stich u. durch die Eiablage der Rosen-Gallwespe **Cynips Rosae** (Rhodites Rosae) an den jungen Trieben von Rosa canina. **Inhaltsst.:** Tannin.

**HOM:** *Rosa canina:* frische Blütenblätter.

**HOM:** *Cynosbatus:* Fungus cynosbati (auf Rosa canina); getrockneter Rosenschwamm.

**Rosaceae**: Rosengewächse, Od. Rosales; ca. 4000 Arten. Holzgewächse od. Kräuter mit wechselständigen, oft zusammengesetzten Blättern, häufig mit Nebenblättern. Die Blüten sind sehr unterschiedlich gebaut, meist zahlreiche Staubgefäße. Kelch u. Korolle fünfzählig, außer Potentilla erecta* (4), Blutwurz, u. Dryas (8), Silberwurz. Fruchtknoten ober- bis unterständig, einer od. mehrere. Die Früchte sind Balgfrüchte, Nüsse od. Nüßchen, Steinfrüchte, gleichzeitig oft Sammel- u. Scheinfrüchte, jedenfalls keine Beeren. **Chem. Merkmale:** Gerbstoffe, Triterpensaponine (charakterist. ist Tormentosid*), Cyanglykoside* (Unterfamilien Prunoideae, Steinobst, u. Maloideae, Kernobst), Flavonolglykoside, häufig Sorbitol, Fruchtsäuren (Äpfel-, Citronen-, Ascorbinsäure). **Wichtige Gattungen** s. z.B. Agrimonia, Alchemilla, Crataegus, Cydonia, Eriobothyra, Filipendula, Fragaria, Geum, Hagenia, Malus, Mespilus, Potentilla, Prunus, Pygeum, Pyrus, Quillaja, Rosa, Rubus, Sanguisorba, Sorbus.

**Rosa centifolia** L.: Fam. Rosaceae, Zentifolie, Kohlrose, Provencerose u. **R. gallica** L., Essigrose, sind Stpfln. v. **Flores Rosae:** Rosenblütenblätter. **Inhaltsst.:** Gerbstoff, Gallussäure, Quercitrin u. ca. 0.02% äther. Öl (Ol. Rosae). **Anw.** volkst.: bisweilen als Adstringens; techn.: zur Gew. des Rosenöls, s. Rosa damascena.

**Rosa cinnamomea:** s. Rosa.

**Rosa damascena** Mill.: Fam. Rosaceae, eine uralte Kulturrose (heim. im Orient?); nebst anderen Rosenarten wie **R. gallica** L. (Essigrose), **R. centifolia*** u. **R. alba** L. (Hybride). Stpfl. v. **Oleum Rosae**: Rosenöl, Rosae aetheroleum, das äther. Öl der Blüten. **Off.:** DAB6. Hauptlieferländer Bulgarien, GUS, Frankreich, Marokko, Türkei. D. 0.848 bis 0.862 (30°C). Ep. unter 24°C. Blaßgelbe, opt. aktive ($\alpha_D^{20°C}$ -1 bis -4°) Flüss. v. bekanntem Geruch u. scharfem Geschmack. Die Gew. erfolgt durch Extraktion mit tiefsiedenden Lösungsmitteln od. Destillation der Blüten mit Wasser, ev. Rektifikation u. Stehenlassen, bis sich das Öl an der Oberfläche der Flüss. angesammelt hat u. abgeschöpft werden kann. Zur Gew. v. 1 kg Rosenöl sind 3000 bis 6000 kg Blüten erforderlich. **Best.:** Hauptbest. ist 50 bis 70% Geraniol* ($C_{10}H_{17}OH$), ferner Phenylethylalkohol (in Extraktionsölen 55%, in Destillationsölen unter 9%), Eugenol, Nerol, L-Citronellol, L-Linalool, Farnesol, Citral, Methyleugenol, Spuren Carvon, azulenogene Sesquiterpene, Ester, Nonylaldehyd u. Homologe sowie 10 bis 30% Stearoptene (feste Fraktion, die aus Kohlenwasserstoffen entsteht), die den hohen Ep. des Öls bedingen, zwar selbst geruchlos sind, aber die Identität beweisen. **Anw.:** als geruch- u. geschmacksverbesserndes Mittel (Aq. Rosae, Ungt. leniens); techn.: in d. Parfümerie. Zur Verfälschung u. als Ersatz dient neben Geraniumöl (s. Pelargonium-Arten) hauptsächl. das **Palmarosaöl**, s. Cymbopogon martinii var. motia.

**Rosae aetheroleum:** s. Rosa damascena.

**Rosa gallica:** s. Rosa damascena.

**Rosa majalis:** s. Rosa.

**Rosamaria:** Marihuana, s. Cannabis sativa.

**Rosanilinhydrochlorid:** s. Fuchsin.

**Rosa pendulina:** s. Rosa.

**Rosa rugosa:** s. Rosa.

**Rose:** Gesichtsrose, Wundrose, s. Erysipelas.

**Rosella:** s. Hibiscus sabdariffa.

**Rose-Metall:** s. Bismut.

**Rosenblütenblätter:** Flores Rosae, s. Rosa centifolia.

**Rosengallwespe:** Cynips Rosae (Rhodites Rosae), s. Rosa canina.

**Rosengewächse:** s. Rosaceae.

**Rosenhonig:** Mel rosatum, s. Mel.

**Rosenhonig mit Borax:** Mel rosatum cum Borace, s. Mel.

**Rosenlorbeerblätter:** Fol. Oleandri, s. Nerium oleander.

**Rosenmund-Reduktion:** Methode zur Herst. v. Aldehyden durch Reduktion von Carbonsäurechloriden mit Wasserstoff u. Palladium als Katalysator. Um eine Weiterreduktion zum Alkohol zu vermeiden, wird der Katalysator, der sich auf einer Bariumsulfat-Trägersubstanz befindet, mit einem schwefelhaltigen Kontaktgift desaktiviert; z.B. liefert Benzoylchlorid Benzaldehyd (s. Abb.).

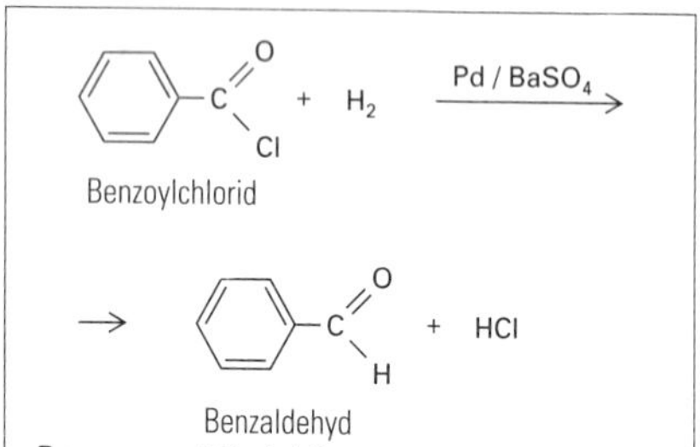


Rosenmund-Reduktion:
Bildung von Benzaldehyd als Beispiel

**Rosenöl:** Oleum Rosae, s. Rosa damascena.

**Rosenschwamm:** Fungus Cynosbati, s. Rosa canina.

**Rosenthal-Faktor:** Faktor XI der Blutgerinnung*.

**Rosenwasser:** s. Aqua Rosae.

**Rose-Tiegel:** zum Erhitzen fester Substanzen im Gasstrom; hoher Tiegel aus Porzellan od. Quarz mit durchbohrtem Deckel, durch den ein gebogenes Porzellanrohr zum Einleiten des Gases führt.

**Rosiersalz:** Stannum bichloratum, s. Zinn(II)-chlorid.

**Rosimon-Neu®:** s. Morazon.

**Rosinen:** Passulae majores, s. Vitis vinifera.

**Rosmarinblätter:** Folia Rosmarini; **Rosmarinöl**, Oleum Rosmarini s. Rosmarinus officinalis.

**Rosmarinsalbe:** s. Ungt. Rosmarini compositum.

**Rosmarinsäure:** Caffeoyl-α-hydroxydihydrocaffeesäure; Labiatengerbstoff, kommt in vielen Lamiaceen (auch Apiaceen) vor u. hat antioxidative u. antiphlogistische Wirkung.

**Rosmarinspiritus:** s. Spiritus Rosmarini.

**Rosmarinus officinalis** L.: Fam. Lamiaceae (Labiatae), Rosmarin (heim. Mittelmeergebiet, kult. in Deutschland, England, Nordamerika). Stpfl. v. **Folia Rosmarini:** Folia Anthos, Folia Roris marini, Rosmarinblätter. **Off.:** DAC86. **Inhaltsst.:** 1 bis 2.5% (mind. 1.2%) äther. Öl (Ol. Rosmarini), ca. 8% Gerbstoffe wie Rosmarinsäure*, Carnosol* (Bitterstoff), Flavonverbindungen, Triterpensäuren etc. **Anw.** volkst.: als Diuretikum, Nervinum, Antiseptikum, Aromatikum, als Tonikum f. den Magen-Darm-Trakt, zu hautreizenden Bädern u. Umschlägen; (auch als Abortivum); als Gewürz. **Übl. Dos.:** inn. als Infus: 3- bis 4mal/d 1 Teelöffel (ca. 2 g); äuß. als Zusatz zu Badewasser, 100 g Blätter mit 2 L Wasser überbrühen; jeweils 15 min lang ziehen lassen. **Flores Rosmarini:** Flor. Anthos, Rosmarinblüten. **Inhaltsst.:** äther. Öl. **Anw.** volkst.: zu Bädern u. Umschlägen.

**Rosmarini aetheroleum:** Oleum Rosmarini, **Rosmarinöl**; das äther. Öl der Blätter u. beblätterten Stengel. **Off.:** DAB10, ÖAB90, Ph.Helv.7. Farblose od. schwach gelbliche Flüss. von cineolartigem Geruch u. würzig bitterem Geschmack. $\alpha_D^{20°C}$ -5 bis +15°. D. 0.891 bis 0.917. **Best.:** 15 bis 30% 1,8-Cineol, 10 bis 20% D- u. L-Borneol, bis zu 8% Bornylacetat, ca. 8% Camphen, Campher, ca. 10% α-Pinen, Linalool, Sesquiterpene. **Gehalt:** nach DAB10: SZ max. 1.0, EZ 2.0 bis 20.0, EZ nach Acetylierung mind. 20.0 u. max. 75.0; nach ÖAB90: 10.0 bis 15.0% Gesamt-Borneol u. 1.5 bis 5.5% verestertes Borneol. **Anw.:** inn. als Choleretikum u. Karminativum (auch als Rosmarinwein); hauptsächl. aber äuß. zu schmerzstillenden (z.B. Rheumatismus etc.) od. hautreizenden Einreibungen u. Bädern. **Zuber.:** Ungt. Rosmarini compositum, Ungt. aromaticum, Linimentum saponato-camphoratum (Gallerta saponata camphorata, Opodeldok), Spir. saponato-camphoratus.

**HOM:** *Rosmarinus officinalis* (HAB1.3): getrocknete Blätter. *Rosmarinus officinalis e foliis recentibus* (HAB1.3): frische Blätter. *Rosmarinus officinalis spag. Zimpel* (HAB1.3): frische blühende, oberirdische Teile.

**Rosmarin, Wilder:** Ledum palustre.

**Rosocyanin:** s. Curcumapapier.

**Rosolsäure:** Acidum rosolicum, Phenylrot; $C_{20}H_{16}O_3$, $M_r$ 304.35. Braunrote, grünlich glänzende Stücke od. ziegelrotes Pulver, unlösl. in Wasser, lösl. in. Ethanol, sehr leicht lösl. in heißem Ethanol, in verdünnten Alkalilaugen u. in Eisessig, sehr schwer lösl. in Ether u. Chloroform. **Anw.** techn.: als pH-Indikator;. Farbumschlag pH 6.9 (orange) bis 8.0 (rotviolett). **Rosolsäurelösung:** Reagenz DAB6, Lösg. v. 1 T. Rosolsäure in 99 T. Ethanol (zur Untersuchung des Magensaftes). **p-Rosolsäure:** *syn.* Aurin*.

**Rosoxacin** INN: Acrosoxacin, 1-Ethyl-1,4-dihydro-4-oxo-7-(4-pyridyl)-3-chinolincarbonsäure, Winuron®; CAS-Nr. 40034-42-2;

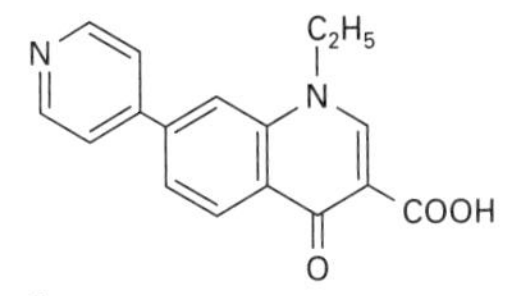


Rosoxacin

$C_{17}H_{14}N_2O_3$, $M_r$ 294.31. Kaum wasserlöslich, lösl. in alkalischen u. sauren Lösungsmitteln. **Anw.:** bakterizides Chemotherapeutikum* mit guter Wirksamkeit gegen Neisseria gonorrhoeae. HWZ 3 bis 4 h. **Übl. Dos.:** oral: ED 0.3 g (auf leeren Magen).

**Roßfenchel:** s. Oenanthe aquatica.

**Roßkastanie:** s. Aesculus hippocastanum.

**Roßkastaniengewächse:** s. Hippocastanaceae.

**Roßkastanienrinde:** Cortex Hippocastani, s. Aesculus hippocastanum.

**Roßkastaniensamen:** Semen Hippocastani, s. Aesculus hippocastanum.

**Roßpappelblüten:** Flores Malvae, s. Malva sylvestris.

**Roßschwefel:** s. Schwefel.

**Rost:** s. Eisen.

**Rostblättrige Alpenrose:** Rhododendron ferrugineum*.

**Rostpilze:** Uredinales, z.B. mit Gattung Puccinia, Getreideschädlinge mit rostbraunen Sporen, vgl. Ustilaginales (Brandpilze); s. Pilze.

**Rostral:** zum vorderen Körperende hin gelegen.

**Rotalgen:** Rhodophyceae, Rhodophyta; eukaryontische Algen* (meist mehrzellig), ca. 4000 Arten, meist im Salzwasser lebend. Den Gallenfarbstoffen in der Struktur ähnliche Farbstoffe bilden die Phycobiliproteide, die bei diesen Pflanzen die Chlorophylle ersetzen. Sie enthalten saure Polysaccharide (mit Schwefelsäure veresterte Polygalaktane), wie z.B. in Gelidium* (s. Agar), Chondrus crispus u. Gigartina mamillosa (s. Carrageen).

**Rotamere:** Rotationsisomere; Konformere, die durch Rotation um eine C-C-Einfachbindung entstehen. Es sind unendlich viele Rotamere eines Moleküls möglich. R. sind (prakt.) nicht isolierbar; s. Konformation.

**Rotating-Basket-Methode:** s. Arzneiformen mit protrahierter Wirkung.

**Rotating Locular Current Chromatography:** s. RLCC.

**Rotation des Protoplasmas:** *bot.* Plasmaströmung in der Zelle in einer Richtung im Plasmabelag der Zellwand, vgl. Zirkulation.

**Rotationsdispersion, Optische:** s. ORD.

**Rotationsisomere:** s. Rotamere.

**Rotationsverdampfer:** dient zum schonenden Eindampfen von Lösungen; als Verdampferelement dient ein Heizbad mit rotierender Glasblase, in der die Flüssigkeit als dünner Film auf der heißen Wandfläche verteilt wird u. leicht verdunsten kann. Bei der Vakuumdestillation wird der erreichbare Arbeitsdruck durch die Vakuumfestigkeit des Kupplungsteiles bestimmt. Bei entsprechender Position des Kühlers ist z.B. auch Kochen unter Rückfluß möglich.

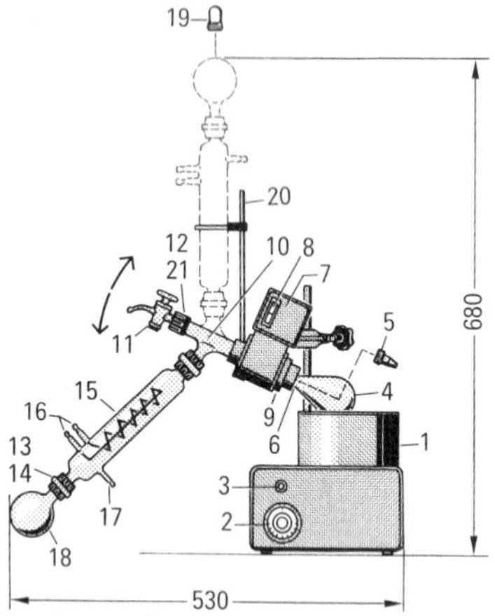


Rotationsverdampfer:
Rotovapor®-Büchi als Beispiel:
1: Heizbad; 2: Thermostat 30 bis 110 °C; 3: Kontrollampe Heizung; 4: Verdampferkolben mit Glasgewinde; 5: Übergangsstück; 6: Dichtung zu Verdampferkolben; 7: Antriebsaggregat; 8: Schalter mit Kontrollampe; 9: Vakuum-Dichtung; 10: Verteilstück mit angeschmolzenem Dampfdurchführungsrohr; 11: Einleithahn; 12: Kunststoffverschraubung; 13: Kunststoffverschraubung; 14: ummantelter Dichtungsring; 15: Kühler; 16: Kühlwasser-Anschlüsse; 17: Vakuumanschluß; 18: Auffangkolben; 19: Abschlußkappe zu Rückflußkühler; 20: Stativstab mit Kühlerhalterung; 21: ummantelter Dichtungsring

**Rotationsviskosimeter:** am häufigsten verwendeter Viskosimeter. **1. Couette-R.:** Ein an einem Torsionsdraht hängender zylindrischer Meßkörper (es stehen mehrere Größen zur Verfügung) taucht zentrisch in die zu untersuchende Flüssigkeit ein. Wird der Flüssigkeitsbehälter (thermostatisiert) um die vertikale Achse gedreht (mehrere Drehzahlen einstellbar), so dreht sich über die Prüfflüssigkeit der Meßkörper solange mit, bis durch den Widerstand des verdrillten Torsionsdrahtes das durch die innere Zähigkeit der Prüfflüssigkeit entstandene Drehmoment am Meßkörper kompensiert ist. Der an einer Skala ablesbare Verdrillungswinkel ist proportional der Schubspannung $\tau$. **2. Searle-R.:** Bei diesem Viskosimeter ist im Gegensatz zum Couette-R. nur der zylindrische Meßkörper beweglich. Dieser ist über eine Stange u. eine Torsionsfeder mit dem Antriebsaggregat verbunden. **3. Platte-Kegel-Meßeinrichtung:** Meist Zubehörteil üblicher Rotationsviskosimeter. Ein sehr stumpfer Kegel mit einem Öffnungswinkel von nahezu 180° rotiert (Wahl der Drehzahl möglich) auf einer ruhenden, horizontal angeordneten, thermostatisierbaren Platte. Die mit diesem Viskosimeter zu untersuchende sehr kleine hochviskose Substanzprobe befindet sich im ringförmigen Keilspalt zwischen Platte u. Kegel. Werden alle Gerätemaße zur Apparatekonstanten K zusammengezogen, so gilt f. die Ermittlung der Viskosität $\eta$ aller R.:

$\eta = \tau/D = K \cdot \alpha/n$

$\tau$ = Schubspannung, D = Schergeschwindigkeit, $\alpha$ = Anzeige des Meßgerätes in Skalenteilen (prop. dem Drehmoment), n = Drehzahl (bzw. Winkelgeschwindigkeit)

Vor der eigentlichen Messung strukturviskoser Flüssigkeiten (s. Rheologie) werden diese mit eingetauchtem bzw. aufgesetztem Meßkörper ausreichend lange der Ruhe überlassen (Regeneration). Beginnend mit der kleinsten Drehgeschwindigkeit werden nach gleichen Zeitintervallen unter Steigerung der Rotationsgeschwindigkeit die Meßpunkte der *Aufwärtskurve* (im $\tau$/D-Diagramm) aufgenommen. Anschließend wird in umgekehrter Weise durch stufenweise Drehgeschwindigkeitsverminderung die *Abwärtskurve* erhalten.

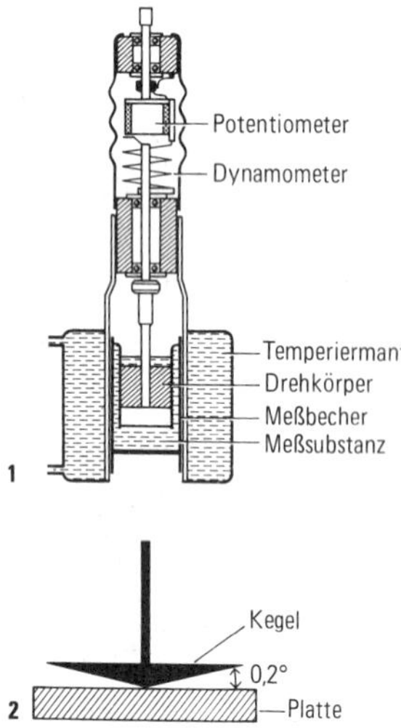


Rotationsviskosimeter:
1: Schema des Searle-Typs, System Rotovisco (Haake); 2: Platte-Kegel-Meßeinrichtung [71]

**Rotaviren:** (*lat.* rota Rad) Gattung der Reoviren; Erreger von Durchfällen, v.a. bei Kleinkindern.

**Rotbuche:** Fagus sylvatica*.

**Roteisenstein:** s. Eisen(III)-oxid.

**Rote Liste:** deutsches Arzneispezialitätenverzeichnis; Verzeichnis von Fertigarzneimitteln, enthält u.a. Angaben über den Hersteller, die Zusammensetzung, Indikationen, Kontraindikationen, Nebenwirkungen, Wechselwirkungen, Warnhinweise, Risiken b. Schwangerschaft u.i.d. Stillzeit, Dosierung, Aufbewahrungs- u. Haltbarkeitshinweise, Preise der einzelnen aufgenommenen Arzneimittel. Umfaßt 9185 Präparate mit 12096 Darreichungsformen von 492 pharm. Unternehmen (1997). Zusätzlich empfiehlt sie allgemeine u. spezielle Therapiemaßnahmen bei aku-

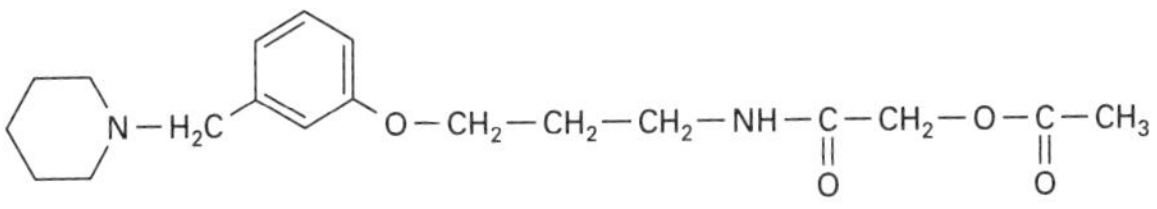
Roxatidin

ten Vergiftungen mit Arzneimitteln u. nennt u.a. Informationszentren f. Vergiftungsfälle in der Bundesrepublik Deutschland u. anderen europäischen Ländern sowie Notfalldepots f. Sera u. Plasmaderivate in der Bundesrepublik Deutschland. Auch werden Angaben über internationale Impfvorschriften, die Malariaprophylaxe bei Auslandsreisen etc. gemacht. Die R.L. wird von den Mitgliedern des BPI* herausgegeben, ab 1997 zusammen mit denen des VFA (Verband Forschender Arzneimittelhersteller).

**Rotenoide:** nat. in Pflanzen (v.a. Fam. Fabaceae) vorkommende, dem Rotenon* strukturverwandte Isoflavone*. **Anw.:** zur Ungezieferbekämpfung.

**Rotenon:** 1,2,12,12α-Tetrahydro-8,9-dimethoxy-2-(1-methylethenyl)-[1]benzopyrano[3,4-b]fu-

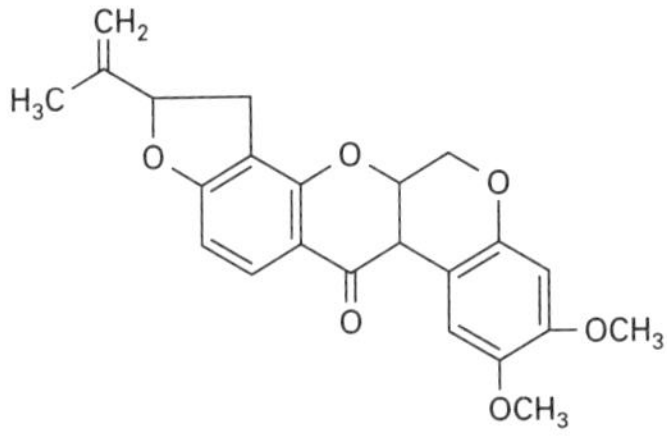
Rotenon

ro[2,3-h]-[1]-benzopyran-6-(6αH)-on; CAS-Nr. 83-79-4; $C_{23}H_{22}O_6$, $M_r$ 394.41. Isoflavanonderivat aus Derris elliptica, Piscidia piscipula* sowie Lonchocarpus- u. Tephrosia-Arten (Fam. Fabaceae). **Wirk.** u. **Anw.:** Insektizid bes. gegen Dasselfliegenlarven, Tabakläuse, Blattläuse, Raupen usw., auch als Fischgift; f. Säugetiere harmlos. Hemmt den mitochondrialen Elektronentransport.

**Roter Busch-Tee:** s. Aspalathus linearis.

**Roter Fingerhut:** Digitalis purpurea*.

**Roter Phosphor:** s. Phosphor.

**Rotes Windwasser:** s. Aqua carminativae regia.

**Rotholz, Brasilianisches:** Lign. Fernambuci, s. Caesalpinia echinata.

**Rotierendes Thermometer:** Spezialthermometer mit Halbgradeinteilung u. olivenförmigem Quecksilbergefäß. Es dient zur Bestimmung des Erstarrungspunktes* von Salbengrundlagen. Hierzu wird es kurze Zeit in die geschmolzene Substanz getaucht u. dann langsam in horizontaler Lage um seine Längsachse gedreht. Diejenige Temp., bei der sich die Substanz mitdreht, wird als Erstarrungstemperatur bezeichnet.

**Rotkali:** s. Kaliumhexacyanoferrat(III).

**Rotklee:** s. Trifolium pratense.

**Rotkupfererz:** s. Kupfer.

**Rotlauf:** Schweinerotlauf; hauptsächl. bei Arbeiten in Fleisch-, Geflügel- u. Fischbetrieben vorkommende Infektion; Erreger: Erysipelothrix rhusiopathiae (E. insidiosa); entsteht meist in Folge von kleinen Verletzungen (v.a.Hände); deutlich abgegrenzte, juckende, bläulichrote lokale Schwellungen mit Lymphangitis; s.a. Schweinerotlauf-Impfstoff u. Schweinerotlauf-Serum.

**Rotnickelerz:** s. Nickel.

**Rottanne:** s. Picea abies.

**Rottlerae glandulae:** Glandulae Rottlerae, Kamala, s. Mallotus philippinensis.

**Rottlera tinctoria:** s. Mallotus philippinensis.

**Rottlerin:** Mallotoxin, 5,7-Dihydroxy-2,2-dimethyl-6-(2,4,6-trihydroxy-3-methyl-5-acetylbenzyl)-8-cinnamoyl-1,2-dichromen; CAS-Nr. 82-08-6; $C_{30}H_{28}O_8$, $M_r$ 516.52. Schmp. 206-207°C. Wichtigster (giftiger) Inhaltsstoff von Kamala (s. Mallotus philippinensis), mit Phloroglucin* als Baustein in der Grundstruktur. Lösl. in den meisten organischen Lösungsmitteln, prakt. unlösl. in Wasser.

**Rotulae:** Zuckerplätzchen, z.B. Rotulae Menthae piperitae: Pfefferminzplätzchen.

**Rotwasserbaum:** s. Erythrophleum suaveolens.

**Rotwurzel:** Rhiz. Tormentillae, s. Potentilla erecta.

**Rovamycine®:** s. Spiramycin.

**Rowapraxin®:** s. Pipoxolan.

**Roxatidin** INN: 2-Acetoxy-N-{3-[3-(1-piperidinylmethyl)phenoxy]propyl}acetamid, Roxit®, Altat®; CAS-Nr. 93793-83-0; $C_{19}H_{28}N_2O_4$, $M_r$ 348.44. **Wirk.** u. **Anw.:** Histamin-$H_2$-Rezeptorantagonist (s. Antihistaminika), zur Ulkustherapie, 2- bis 6mal stärker wirksam als Cimetidin*. **Nebenw.:** Kopfschmerzen, gastrointestinale (Übelkeit etc.) u. zentralnervöse Beschwerden (Müdigkeit). **Übl. Dos.:** 2mal/d 75 mg od. 1mal 150 mg (abends).

**Roxiam®:** s. Remoxiprid.

**Roxit®:** s. Roxatidin.

**Roxithromycin** INNv: Erythromycin-9-{*O*-[(2-methoxyethoxy)methyl]-oxim}, Rulid®; CAS-Nr. 80214-83-1; $C_{41}H_{76}N_2O_{15}$, $M_r$ 837.06. **Wirk.** u. **Anw.:** Makrolidantibiotikum, halbsynth. Derivat von Erythromycin*, jedoch säurestabil u. daher oral anwendbar. Ind.: bei Atemwegsinfektionen, speziell bei atypischen Pneumonien; aufgrund der niedrigen Dosierung besser verträglich als Erythromycin. **Übl. Dos.:** 150 mg.

**Rp.:** Recipe (auf Rezepten): nimm.

**RR:** Abk. f. Riva-Rocci, bezeichnet die Blutdruckhöhe bei der Messung mit dem Riva-Rocci-Apparat, s. Blutdruckmessung.

**RRSB-Netz:** RRS-Netz, -Raster; doppeltlogarithmisches Körnungsnetz nach **R**osin, **R**ammler, **S**perling u. **B**ennet. Diesem Netz liegt die Erfahrung zugrunde, daß die Rückstandssummenkurven von Siebanalysen häufig Gerade ergeben, wenn sie auf der Basis der folgenden Gleichung dargestellt werden:

$1 - D = R = \exp(-(d/d')^n)$

od. logarithmiert:

$\log(-\ln R) = n \cdot \log(d/d')$

D massenbezogener Durchgang, R Siebrückstand, d Teilchendurchmesser; d' mittlerer Teil-

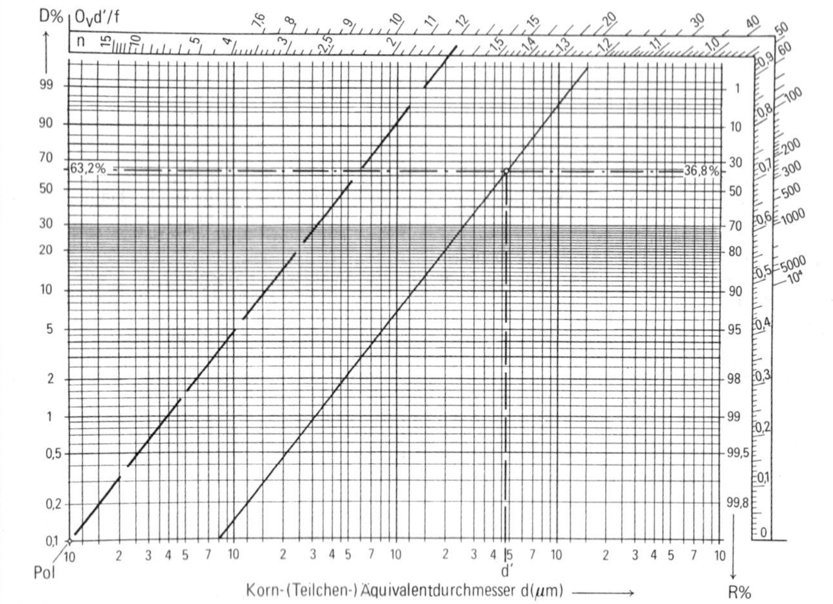


RRSB-Netz:
Beispiel einer RRS-Verteilung in RRSB-Körnungsnetz nach DIN 66145; D massenbezogener Siebdurchgang, R Siebrückstand, d' kennzeichnender Teilchendurchmesser (Abszisse zu R = 36,8%), n Steigung der RRS-Geraden, $O_V$ volumenbezogene Oberfläche der Teilchen, f Formfaktor

chendurchmesser, wenn R = 0.368 ($e^{-1}$ bzw. 36.8%)

Die Steigung n macht eine Aussage über die Breite der Verteilung (je kleiner n, umso breiter die Verteilung); s. Korngrößenanalyse; vgl. Oberfläche, spezifische. Die RRS-Funktion eignet sich z.B. auch vielfach zur Darstellung der Arzneistofffreisetzung.

**R-Sätze:** Hinweise auf besondere Gefahren, mit denen Gefahrstoffe gemäß Gefahrstoffverordnung* zu versehen sind (s. Tab.); vgl. S-Sätze.

**RSG:** Reichssanitätsgesetz, s. Gesundheitswesen.

**R,S-Nomenklatur:** von Cahn, Ingold u. Prelog 1951 entwickeltes System zur Festlegung der absoluten Konfiguration* bzw. der Rangordnung der Liganden in einem Molekül. In diesem System werden statt der bei der Fischer-Projektion* verwendeten Vorsätze D- u. L- die Symbole R- (rectus rechts) u. S- (sinister links) zur Benennung enantiomerer Verbindungen verwendet. **Prinzip der Benennung:** Das Molekül wird durch das Asymmetriezentrum in Richtung der niedrigsten Priorität betrachtet, indem der Ligand des asymmetrischen C-Atoms mit der niedrigsten relativen Atommasse (z.B. ein H-Atom) ausgewählt wird. Das Molekül wird so gedreht, daß dieser Ligand nach hinten, vom Betrachter fort, gerichtet ist. Der Betrachter sieht das Molekül dann vergleichbar einem dreispeichigen Autolenkrad. Die Liganden werden schließlich entsprechend der Atommasse der unmittelbar am asymmetrischen C-Atom gebundenen Atome auf folgende Art numeriert: **1.** Höchste OZ hat höchste Priorität. **2.** Ist die Entscheidung am 1. Atom nicht möglich, werden die 2. u. 3. Atome des Liganden herangezogen. **3.** Je höher die Verzweigung des Liganden, desto höher ist die Priorität. **4.** Doppel-, Dreifachbindungen werden doppelt bzw. dreifach gezählt, rangieren aber nach einer gleichen Priorität, die durch Einfachbindungen zustande kam. **5.** Wenn Substituenten nur anhand ihrer Konfiguration* zu unterscheiden sind, so kommt (R)- vor (S)- bzw. Z- od. *cis* vor E- od. *trans*.

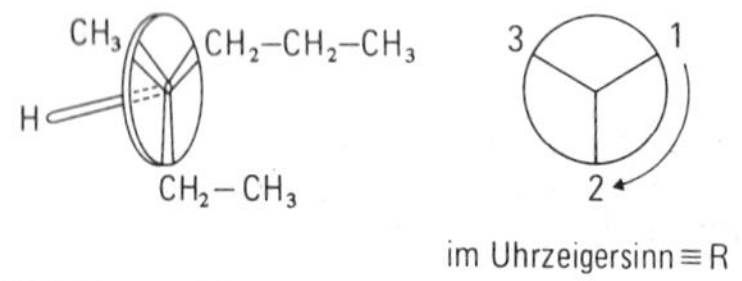


R,S-Nomenklatur:
Zuordnung der Konfiguration des 3-Methylhexans [1]

**rtPA:** s. Gewebsplasminogen-Aktivator.

**Ru:** *chem.* Ruthenium*.

**RU 486:** s. Mifepriston.

**Rubeanwasserstoffsäure:** Ethandithioamid, Dithiooxamid; $H_2N{-}SC{-}CS{-}NH_2$. Rote Kristalle od. krist. Pulver, lösl. in Ethanol, wenig lösl. in Wasser. **Anw.:** als Reagenz in der Chromatographie (Cu, Ni, Co, Ruthenium). Zur Stabilisierung von Ascorbinsäurelösungen.

**Rubefaziens:** Rubefazienz, Rubefaciens (Plur.: Rubefazienzien, Rubefacientia). Hyperämikum, hautrötendes, hautreizendes Mittel; z.B. Linimente* od. andere Zuber. mit Ammoniak und/

**R-Sätze**
Hinweise auf die besonderen Gefahren

| | |
|---|---|
| R 1 | In trockenem Zustand explosionsgefährlich |
| R 2 | Durch Schlag, Reibung, Feuer od. andere Zündquellen explosionsgefährlich |
| R 3 | Durch Schlag, Reibung, Feuer od. andere Zündquellen besonders explosionsgefährlich |
| R 4 | Bildet hochempfindliche explosionsgefährliche Metallverbindungen |
| R 5 | Beim Erwärmen explosionsfähig |
| R 6 | Mit u. ohne Luft explosionsfähig |
| R 7 | Kann Brand verursachen |
| R 8 | Feuergefahr bei Berührung mit brennbaren Stoffen |
| R 9 | Explosionsgefahr bei Mischung mit brennbaren Stoffen |
| R 10 | Entzündlich |
| R 11 | Leichtentzündlich |
| R 12 | Hochentzündlich |
| R 14 | Reagiert heftig mit Wasser |
| R 15 | Reagiert mit Wasser unter Bildung hochentzündlicher Gase |
| R 16 | Explosionsgefährlich in Mischung mit brandfördernden Stoffen |
| R 17 | Selbstentzündlich an der Luft |
| R 18 | Bei Gebrauch Bildung explosionsfähiger/leicht entzündlicher Dampf-Luftgemische möglich |
| R 19 | Kann explosionsfähige Peroxide bilden |
| R 20 | Gesundheitsschädlich beim Einatmen |
| R 21 | Gesundheitsschädlich bei Berührung mit der Haut |
| R 22 | Gesundheitsschädlich beim Verschlucken |
| R 23 | Giftig beim Einatmen |
| R 24 | Giftig bei Berührung mit der Haut |
| R 25 | Giftig beim Verschlucken |
| R 26 | Sehr giftig beim Einatmen |
| R 27 | Sehr giftig bei Berührung mit der Haut |
| R 28 | Sehr giftig beim Verschlucken |
| R 29 | Entwickelt bei Berührung mit Wasser giftige Gase |
| R 30 | Kann bei Gebrauch leicht entzündlich werden |
| R 31 | Entwickelt bei Berührung mit Säure giftige Gase |
| R 32 | Entwickelt bei Berührung mit Säure sehr giftige Gase |
| R 33 | Gefahr kumulativer Wirkungen |
| R 34 | Verursacht Verätzungen |
| R 35 | Verursacht schwere Verätzungen |
| R 36 | Reizt die Augen |
| R 37 | Reizt die Atmungsorgane |
| R 38 | Reizt die Haut |
| R 39 | Ernste Gefahr irreversiblen Schadens |
| R 40 | Irreversibler Schaden möglich |
| R 41 | Gefahr ernster Augenschäden |
| R 42 | Sensibilisierung durch Einatmen möglich |
| R 43 | Sensibilisierung durch Hautkontakt möglich |
| R 44 | Explosionsgefahr bei Erhitzen unter Einschluß |
| R 45 | Kann Krebs erzeugen |
| R 46 | Kann vererbbare Schäden verursachen |
| R 48 | Gefahr ernster Gesundheitsschäden bei längerer Exposition |
| R 49 | Kann Krebs erzeugen beim Einatmen |
| R 50 | Sehr giftig für Wasserorganismen |
| R 51 | Giftig für Wasserorganismen |
| R 52 | Schädlich für Wasserorganismen |
| R 53 | Kann in Gewässern längerfristig schädliche Wirkungen haben |
| R 54 | Giftig für Pflanzen |
| R 55 | Giftig für Tiere |
| R 56 | Giftig für Bodenorganismen |
| R 57 | Giftig für Bienen |
| R 58 | Kann längerfristig schädliche Wirkungen auf die Umwelt haben |
| R 59 | Gefährlich für die Ozonschicht |
| R 60 | Kann die Fortpflanzungsfähigkeit beeinträchtigen |
| R 61 | Kann das Kind im Mutterleib schädigen |
| R 62 | Kann möglicherweise die Fortpflanzungsfähigkeit beeinträchtigen |
| R 63 | Kann das Kind im Mutterleib möglicherweise schädigen |
| R 64 | Kann Säuglinge über die Muttermilch schädigen |

oder ätherischen Ölen (Rosmarinöl, Terpentinöl), Campher u. Scharfstoffen*. **Anw.:** wie andere Hautreizmittel* zur Reizkörpertherapie* (rheumatische Erkrankungen, unblutige Verletzungen etc.).

**Rubeola:** Rubella, s. Röteln;

**Ruber, rubra, rubrum:** (lat.) rot.

**Ruberythrinsäure:** s. Rubia tinctorum.

**Rubiaceae:** Rötegewächse, Od. Gentianales; ca. 7000 Arten. Meist tropische Holzgewächse, die einheimischen Gattungen sind krautig. Die Blätter sind gegenständig, einfach, ganzrandig, stets mit Nebenblättern. Der Fruchtknoten ist unterständig. Die Früchte sind Kapseln (Cinchona), Steinfrüchte (Coffea) od. Spaltfrüchte (Galium). **Chem. Merkmale:** Indol-, Isochinolin-, Chinolin- u. Purinalkaloide, Iridoidglykoside, Anthrachinone u. Cumarin. **Wichtige Gattungen** s. z.B. Cephaelis, Chiococca, Cinchona, Coffea, Cusparia, Galipea, Galium, Pausinystalia, Rubia, Uncaria.

**Rubia tinctorum** L.: Fam. Rubiaceae, Krapp, Färberröte (Südeuropa, Westasien, in versch. Ländern Europas, früher auch in Deutschland u. in Nordamerika kult.). Neben vielen anderen Rubia-Arten Stpfl. v. **Radix Rubiae tinctorum:** Rad. Alizari, Krappwurzel, Färberwurzel, Färberröte. **Inhaltsst.:** die Glykoside Ruberythrinsäure (β-2-Primverosid des Alizarin*) u. Galiosin sowie Erythrozym als Enzym; als Farbstoffe die Anthrachinone Purpuroxanthin u. Purpurin sowie Rubiadin-3-glykosid (insgesamt 2 bis 4% Di- u. Trihydroxyanthrachinonglykoside); ferner Asperulosid (Iridoidglykosid), Zucker (bis 15%), Pektin, Pektase, Eiweiß, fettes Öl, Citronensäure. **Anw.:** bei Nieren- u. Blasensteinen (Urolithias), v.a. auch zur Prophylaxe (Komplexierung der Ca- u. Mg-Ionen mit Ruberythrinsäure), bei Blasenkatarrh (Harn färbt sich rosarot), gegen Bettnässen; techn.: früher zum Färben, jetzt durch das künstliche Alizarin verdrängt.

**HOM:** *Rubia tinctorum:* getrocknete Wurzel; verord. z.B. b. Nierensteinen.

**Rubidium:** Rb, $A_r$ 85.4678, 1wertig, OZ 37. D. 1.532; Schmp. 38.89°C; Sdp. 688°C; OZ 37. Silberweißes, weiches, dem Kalium ähnliches Alkalimetall. Entdeckt 1861 von Bunsen u. Kirchhoff im Dürkheimer Mineralwasser durch Spektral-

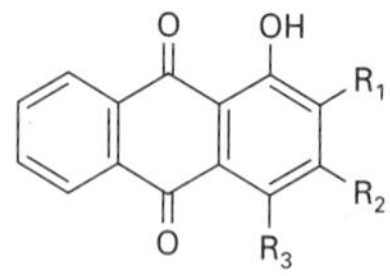

| | $R_1$ | $R_2$ | $R_3$ |
|---|---|---|---|
| Alizarin: | OH | H | H |
| Ruberythrinsäure, >Rubian<: | O-Primverose | H | H |
| Purpuroxanthin: | H | OH | H |
| Purpurin, Krappurpur: | OH | H | OH |
| Rubiadin: | $CH_3$ | OH | H |

Rubia tinctorum

analyse zus. mit Caesium (Rubidium dunkelrote, Caesium himmelblaue Spektrallinien).

**Rubidium iodatum:** s. Rubidiumiodid.

**Rubidiumiodid:** Rubidiium iodatum, RbI. $M_r$ 212.4. D. 3.55. Schmp. 642°C. Sdp. 1300°C. Farblose Kristalle od. krist. Pulver, leicht lösl. in Wasser. **Anw.:** wie Kaliumiodid, kaum gebräuchlich.

**Rubi fruticosi folium:** s. Rubus fruticosus.

**Rubin:** Edelstein, s. Aluminiumoxid.

**Rubreserin-Reaktion:** Reaktion zum Nachw. von Physostigmin*, das sich mit Natron- od. Kalilauge rot färbt (Erfassungsgrenze ca. 20 µg/mL).

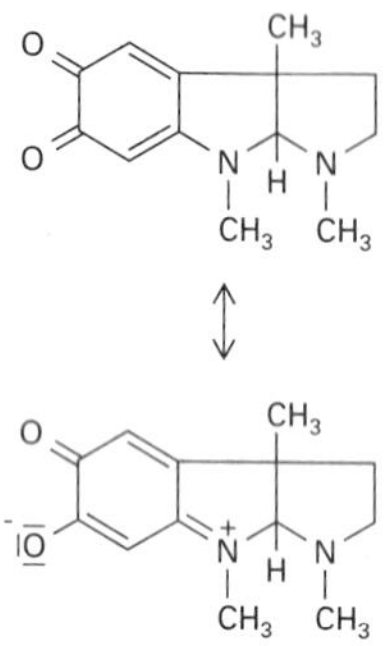


Rubreserin-Reaktion: Rubreserin

**Rubrum scarlatinum:** Scharlachrot, Biebricher Scharlach*.

**Rubus fruticosus** L. *s.l.*: (fruticosus buschig) Fam. Rosaceae, Brombeere, Brambeere, Kratzbeere (Asien, nördl. Europa, Deutschland). Stpfl. v. **Rubi fruticosi folium:** Folia Rubi fruticosi, Brombeerblätter, Kratzbeerblätter. **Off.:** DAC86. **Inhaltsst.:** 5 bis 14% Gerbstoff (Gallotannine), Spuren äther. Öl, Äpfelsäure, Oxalsäure, Bernsteinsäure, Inosit, Pektin, Flavonoide. **Anw.** volkst.: Adstringens, als Tee-Ersatz (auch fermentiert, mit weniger Gerbstoffen).

**HOM:** *Rubus fruticosus* (HAB1.5): die frischen, schwach behaarten Blätter.

**Rubus idaeus** L.: Fam. Rosaceae, Himbeere (mittl. u. nördl. Europa, Asien, oft kult.). Stpfl. v. **Fructus Rubi idaei:** Himbeeren. **Inhaltsst.:** Citronensäure, Äpfelsäure, Ameisensäure (Gesamtsäuregehalt 1.4 bis 2%, davon 97% Citronensäure), bis 7% Zucker, Flavonoide, Pektin, Gummi, Anthocyane; im Samen ca. 20 bis 25% fettes Öl. Die Himbeeren (Sammelsteinfrüchte) ergeben ca. 70 bis 90% Saft. **Anw.:** zur Herst. v. **Sirupus Rubi idaei:** Himbeersirup, der aus 7 T. Himbeersaft u. 13 T. Zucker besteht; Geschmackskorrigens, als durstlöschendes u. fiebersenkendes Getränk, bei Saftkuren. **Folia Rubi idaei:** Herba Rubi idaei, Himbeerblätter. **Off.:** DAC86. **Inhaltsst.:** Gerbstoffe, Flavonoide. **Anw.** volkst.: als Adstringens, als „Blutreinigungstee", zu Haustee.

**Rübe:** fleischig verdicktes Speicherorgan bei dikotylen Pflanzen. Man unterscheidet Wurzelrüben (z.B. bei Zuckerrübe, Mohrrübe, Dahlien, Rad. Rhei) u. Sproßrüben, die hauptsächl. durch die Verdickung des Hypokotyls (z.B. bei Radieschen, Rote Rübe) od. anderer Sproßteile entstehen.

**Rübe, Gelbe:** s. Daucus carota.

**Rübenzucker:** s. Saccharose.

**Rübe, Rote:** s. Beta vulgaris ssp. vulgaris var. conditiva.

**Rüböl:** Ol. Rapae, s. Brassica napus.

**Rübsen:** Brassica rapa, s. Brassica napus.

**Rückenmark:** Medulla spinalis, der im Wirbelkanal eingeschlossene Teil des ZNS.

**Rückenmarkanästhesie:** Lumbalanästhesie*.

**Rückenmarkkonvulsivum(a):** s. Konvulsivum(a).

**Rückfallfieber:** Febris recurrens; Erreger sind Borrelia*-Arten.

**Rückflußkühler:** Kühler*, in dem der aus einer siedenden Flüss. entweichende Dampf kondensiert wird, wobei das Kondensat wieder in die Flüss. zurückläuft.

**Rückresorption, tubuläre:** s. Elimination.

**Rührer:** Vorrichtung zum möglichst gleichmäßigen mechanischen Vermischen von Substanzen, die in gleichen od. verschiedenen Aggregatzuständen vorliegen. Die Wirksamkeit des Rührprozesses wird durch die Form des Rührers sehr stark beeinflußt, weiterhin von der Geschwindigkeit der Bewegung u. der Form des Behälters. Die Rührwerke bestehen aus dem Rührer (z.B. Blatt-, Schrauben-, Kreisel-, Fingerrührer usw.), der über die Rührwerkswelle direkt mit einem Elektromotor verbunden ist. Die Regelung der Drehzahl erfolgt entweder direkt über den Antrieb od. mechanisch über ein Getriebe. Im **Magnetrührer** versetzt ein rotierender Magnet ein im Reaktionsgefäß befindliches, kunststoffbeschichtetes Rührstäbchen in Rührbewegung. Magnetührer sind oft noch mit einer beheizbaren Platte ausgestattet.

**Rührflügelmethode:** s. Arzneiformen mit protrahierter Wirkung.

**Rührwerke:** s. Rührer.

**Rüsterrinde:** Cort. Ulmi, s. Ulmus minor.

**Ruhr:** Dysenterie; **1.** Bakterienruhr; Erreger sind Shigellen*; **2.** Amöbenruhr; Erreger ist Entamoeba* histolytica.

**Ruhrkrautblüten:** Flor. Stoechados citrinae, s. Helichrysum arenarium.

**Ruhrkraut, vielköpfiges:** s. Pseudognaphalium obtusifolium.

**Ruhrrinde:** Cort. Simarubae Radicis, s. Simaruba amara.

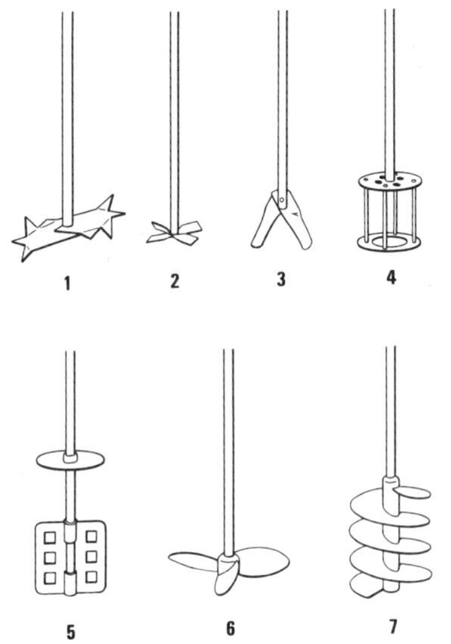


Rührer:
1: Dissolverrührer; 2: Propellerrührer;
3: Zentrifugalrührer; 4: Korbrührer;
5: Flächenrührer; 6: Propellerschraube;
7: Rührschnecke [51]

**Ruhrsamen, Asiatischer:** Fruct. Bruceae, s. Brucea amarissima.

**Ruhrwurzel:** Rhiz. Tormentillae, s. Potentilla erecta.

**Rukusamen:** s. Bixa orellana.

**Rulid®:** s. Roxithromycin.

**Rum:** s. Spiritus e Saccharo.

**Rumäther:** s. Ameisensäureethylester.

**Rumex acetosa** L.: Fam. Polygonaceae, (Wiesen-)Sauerampfer (fast ganz Europa, gemäßigtes Asien, Nordamerika, Chile). Stpfl. v. **Herba Rumicis acetosae:** Sauerampferkraut. **Inhaltsst.:** Kaliumhydrogenoxalat, freie Oxalsäure, Zucker, Gerbstoff, Vitamin C, Hyperosid. **Anw.** volkst.: als Diuretikum u. „Blutreinigungsmittel" sowie (früher) gegen Askariden u. bei Hautkrankheiten. **HOM:** *Rumex acetosa:* frische, im Juni gesammelte Wurzel; verord. z.B. b. Hauterkrankungen, Krämpfen, Halsschmerzen.

**Rumex acetosella** L.: Fam. Polygonaceae, Kleiner Sauerampfer; wird wie R. acetosa angewandt.

**Rumex crispus** L.: Fam. Polygonaceae, Krausblättriger Ampfer (fast ganz Europa, Nordasien, Mexiko, Chile, Falklandinseln). **Inhaltsst.** des Krautes: Chrysophansäure, Emodin, Catechingerbstoffe. **Anw.:** bei Hautleiden, als Antispasmodikum. **HOM:** *Rumex crispus* (HAB1.4), Rumex: frische Wurzel; verord. z.B. b. Reizhusten.

**Ruminationsgewebe:** *bot.* Gewebe der Samenschale bzw. des Perisperms, das in das Endosperm unregelmäßig hineinwächst. Ein derartiges Endosperm nennt man auch ruminiertes Endosperm (z.B. b. Semen Myristicae, Semen Arecae).

**Rundkolben:** s. Kolben.

**Rundläuferpresse:** Rotationstablettenpresse; im Gegensatz zur Exzenterpresse* ist die R. mit einer größeren Anzahl an Matrizen (auf einem kreisförmigen, rotierenden Matrizentisch untergebracht) u. den dazugehörenden Ober- u. Unterstempeln ausgestattet. Während der Matrizentisch sich dreht, bewegen sich die Stempel auf Gleitbahnen u. werden gehoben u. gesenkt. Die Unterstempel durchlaufen beim Füllvorgang nacheinander ihre tiefste Stellung, während die dazugehörenden Matrizen unter dem/den Füllschuh(en) vorbeilaufen. Beim Pressen werden die Ober- u. gleichzeitig die Unterstempel mit gleichem einstellbarem Druck (max. zwischen 500 u. 1000 MPa) mittels exzentrisch gelagerten Druckrollen nacheinander belastet, schieben das Preßgut zusammen u. formen die Tablette. In der obersten Position der Unterstempel werden die Tabletten von einem Abstreifer vom Matrizentisch entfernt. Der Ausstoß bei diesem Maschinentyp liegt bei 50 000 Tabletten/h. Spezialrundläufer (Schnelläufer) können auch die 10fache Leistung erreichen.

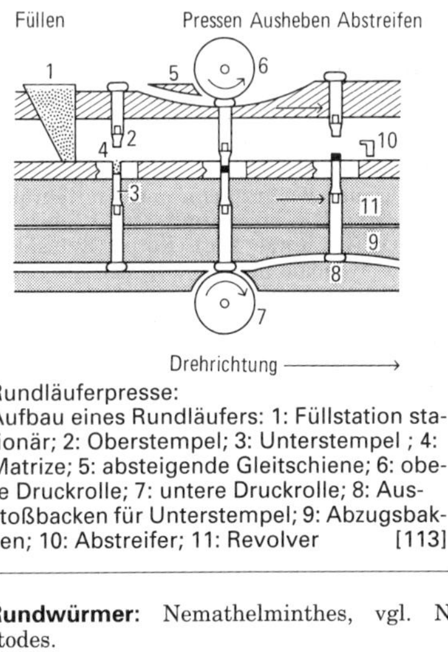


Rundläuferpresse:
Aufbau eines Rundläufers: 1: Füllstation stationär; 2: Oberstempel; 3: Unterstempel ; 4: Matrize; 5: absteigende Gleitschiene; 6: obere Druckrolle; 7: untere Druckrolle; 8: Ausstoßbacken für Unterstempel; 9: Abzugsbakken; 10: Abstreifer; 11: Revolver [113]

**Rundwürmer:** Nemathelminthes, vgl. Nematodes.

**Runzelrose:** s. Rosa.

**Runzelwurzel:** s. Aletris farinosa.

**Ruprechtskraut:** Herba Geranii Robertiani, s. Geranium robertianum.

**Ruptura:** Ruptur, Zerreißung, Berstung.

**Rusagras:** s. Cymbopogon martinii var. motia*.

**Ruscogenin:** (25R)-5-Spirosten-1β,3β-diol, 1β-Hydroxydiosgenin; CAS-Nr. 472-11-7; $C_{27}H_{42}O_4$, $M_r$ 430.61. Steroidsapogenin aus dem Rhizom von Ruscus aculeatus*, **Strukturformel** s. Saponine (Tab.2). Schmp. 205-210°C (getrocknet). **Anw.:** Hämorrhoidaltherapeutikum.

**Ruscus aculeatus** L.: Fam. Liliacea, Mäusedorn (südl. u. westl. Mitteleuropa, Mittelmeergebiet). Stpfl. v. **Rad. Rusci:** Rhizoma Rusci, Mäusedornwurzel. **Inhaltsst.:** die Steroidsaponine Ruscin (monodesmosidischer Spirostanol-Typ), Ruscosid (bisdesmosidischer Furostanol-Typ) u.a., Aglyka Neoruscogenin (C25,27-Dehydroruscogenin) u. Ruscogenin*; **Strukturformeln** s. Saponine (Tab.2). **Anw.:** Diuretikum, Antiphlogistikum, gegen Hämorrhoiden.

**Ruß:** Fuligo*.

**Russischer Spiritus:** s. Spiritus russicus.

**Russula emetica:** (Agaricus emeticus) Russulales (Basidiomycetes), Speiteufel, Giftiger Täubling, Speitäubling (Europa, Nordamerika, Indien). Giftiger Blätterpilz (auch nach dem Abkochen). **Inhaltsst.:** z.T. noch unerforschte, scharf schmeckende Sesquiterpene. Symptome der Vergiftung: bereits nach 15 bis 30 min sehr heftige Diarrhöen, heftiges Erbrechen, Schwindel, Ohnmacht, später Ikterus, Cyanose; Tod nach 1 bis mehreren Tagen im Kollaps.

**HOM:** *Agaricus emeticus:* frischer Pilz.

**Rutaceae:** Rautengewächse, Od. Rutales; ca. 1600 Arten. Überwiegend tropische, subtropische Holz- od. Krautgewächse mit radiären Blüten, der Fruchtknoten besitzt an der Basis Gewebewucherung (Diskus). Wichtigste Gattung ist Citrus*, sie bilden Beerenfrüchte aus, in denen Fruchtsaft in zottenartigen Safthaaren, die vom Endocarp ausgehen, lokalisiert ist. **Chem. Merkmale:** ätherisches Öl (in lysigenen, kugeligen Exkretbehältern), Bitterstoffe, Flavonoide u. Acridonalkaloide*. **Wichtige Gattungen** s. z.B. Aegle, Barosma, Citrus, Cusparia, Dictamnus, Empleurum, Fortunella, Pilocarpus, Ptelea, Ruta, Zanthoxylum.

**Ruta graveolens** L.: Fam. Rutaceae, Raute, Gartenraute, Edelraute, Weinraute, Kreuzraute (heim. im Mittelmeergebiet, kult. in Deutschland, Osteuropa). Stpfl. v. Folia Rutae u. von **Herba Rutae** (hortensis): Herba Rutae graveolentis, Rautenkraut, Weinrautenkraut, Gartenrautenkraut. **Off.:** DAC86. **Inhaltsst.:** 0.2 bis 0.7% äther. Öl (Ol Rutae s.u.), Rutin (Rutosid*) u. andere Flavonoide (mind. 0.5%, ber. als Hyperosid), Furanocumarine* (Bergapten, Psoralen, Xanthotoxin), Chinolinalkaloide (Graveolin, Dictamnin), Acridonalkaloide (Rutacridon), Harz, Bitterstoffe u.a. **Wirk.:** spasmolytisch, abortiv, phototoxisch, virostatisch. **Anw.** volkst.: als Emmenagogum (Vorsicht: Abortivum!), auch als Karminativum, Spasmolytikum, Sedativum; äuß.: wie Arnika bei Schmerzen u. Verletzungen der Knochen u. Knochenhaut; Verstauchungen u.ä.; ungünstiges Nutzen/Risiko-Verhältnis. MED 0.5 g. **Oleum Rutae:** Rautenöl, das äther. Öl verschied. Arten d. Gattung Ruta (R. graveolens, R. angustifolia, R. bracteosa, R. montana, kult. Nordafrika). Gew. durch Dest. des Krautes m. Wasserdampf. Farblose bis hellgelbe, fluoreszierende Flüss. D. 0.825 bis 0.845. **Best.:** bis 90% Methyl-n-nonylketon sowie Methyl-n-heptylketon, ferner Methylsalicylat, Methylanthranilsäuremethylester, Pinen, Citronellol, Cineol, u.a. **Anw.** med.: als Antispasmodikum u. Emmenagogum; äuß.: zu hautreizenden Einreibungen (10%). **Dos.:** 0.05 bis 0.15 g (1 bis 3 Tr.); MED 0.2 g, MTD 0.8 g. **Nebenw.:** Kontaktdermatiden, Lichtdermatosen (phototoxische Reaktion), Nieren- u. Leberschäden, psychische u. neurovegetative Störungen.

**HOM:** *Ruta graveolens* (HAB1.3): frisches, vor Blütebeginn gesammeltes Kraut; verord. z.B. b. stumpfen Verletzungen, Augenermüdung, venösem Blutstau.

**Ruthenium:** Ru, $A_r$ 101.07. OZ 44. D. 12.45, Schmp. 2450°C; Sdp. 4150°C; Wertigkeit meist 2, 3, 4. Silbergraues, sprödes Platinmetall, lösl. in Königswasser. Nat. im Platinerz. Entdeckt 1845 von Claus. **Anw.:** anstelle von Platin in Schmuck, f. Federspitzen, zum Härten von Legierungen f. elektrische Kontakte, als Katalysator f. Redoxreaktionen.

**Rutheniumrot:** Komplexverbindung, $[(NH_3)_5RuORu(NH_3)_4ORu(NH_3)_5]Cl_6 \cdot 4H_2O$, $M_r$ 786.32. Entsteht aus ammoniakalischer Ruthenium(III)-chloridlösung beim Stehenlassen an der Luft, braunrotes Pulver, lösl. in Wasser. **Anw.:** als Farbstoff in d. Mikroskopie, es färbt Pektine u. Glykogene, nicht aber Cellulose.

**Rutil:** Kristallform von Titandioxid*, $TiO_2$. Mineral. D. 4.2 bis 4.3. Härte 6 bis 6.5. Blutrote, bisweilen gelbliche od. gelbbraune nadelförmige Kristalle od. derbe Massen. Dient zur Gew. von Titan u. Herst. v. Titanverbindungen; ferner Anw. in d. keram. Industrie.

**Rutin:** Rutinum, s. Rutosid.

**Rutinose:** 6-O-α-L-Rhamnosyl-D-glucose; $C_{12}H_{22}O_{10}$, $M_r$ 326.30. Schmp. ca. 190°C. Disaccharid aus Glucose u. Rhamnose. Zuckeranteil verschiedener Flavonoide wie Rutin u. Hesperidin.

**Rutosid** INN: Rutosidum, Rutin(um), Quercetin-3-rhamnoglucosid, Quercetin-3-rutinosid, 5, 7-Dihydroxy-2-(3,4-dihydroxyphenyl)-4-oxo-1-

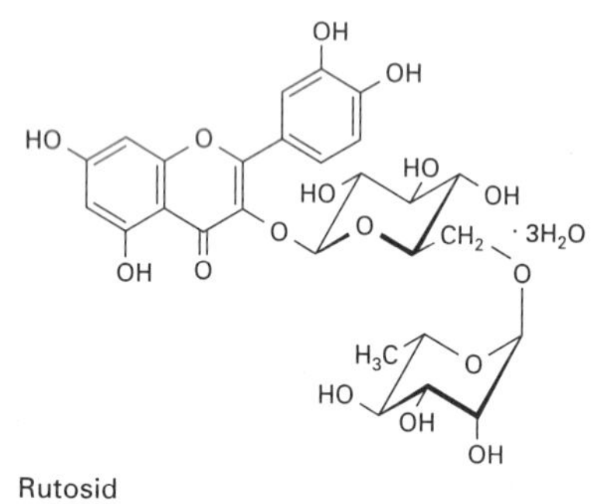

Rutosid

benzopyran-3-ylrutinosid, 5,7,3',4'-Tetrahydroxyflavonol-3-rhamnoglucosid, (früher) Vitamin P, Birutan®; CAS-Nr. 153-18-4; $C_{27}H_{30}O_{16}$, $M_r$ 610.51. Schmp. 214-215°C unter Zers. u. Aufsprudeln. $[\alpha]_D^{23°C}$ +13.82° (Ethanol); $[\alpha]_D^{23°C}$ -39.43° (Pyridin). Nat. in zahlreichen Pflanzen: Buchweizen (s. Fagopyrum esculentum u. F. tataricum), Japanischer Schnurbaum (Sophora japonica*), Tabak, Weinraute, Tomate, Stiefmütterchen, Forsythia u.a. (Es wurde zuerst 1842 v. Apoth. Dr. Aug. Weiss, Nürnberg, aus Ruta graveolens* isoliert.) Hellgelbes, feinkrist. Pulver, das unter Lichteinfluß nachdunkelt. 1 g löst sich in ca. 8 L Wasser, ca. 200 mL kochendem Wasser, 7 mL kochendem Methanol; lösl. in Pyridin, Formamid u. alkalischen Lösungen; schwer lösl. in Ethanol, Aceton, Ethylacetat; prakt. unlösl. in Chloroform, Schwefelkohlenstoff, Ether, Benzol, Petrolether.

**Rutosid-Trihydrat:** Rutosidum; $C_{27}H_{30}O_{16} \cdot 3H_2O$, $M_r$ 664.5. **Off.:** DAB10, ÖAB90, Ph.Helv.7. **Anw.:** als Venenmittel*; bei Kapillarbrüchigkeit, Blutungsgefahr (Netzhaut-, Nasen-, Zahnfleischblutungen), hämorrhagische Diathese (Neigung zu Blutungen); als Adjuvans bei Infektionskrankheiten. **Übl. Dos.:** Oral: 50 bis 300 mg/d. Oral: 2- bis 3mal 0.1 g/d. Parenteral: i.v., i.m. 0.1 g.

**Rutosid-Aescinat:** Rutin-Aescinat, 8,8'-Methylen-bis(6-diethylaminomethyl-rutosid)-diaescin, Vasoforte®; Komplex aus 1 Mol Aescin mit

2 Mol Diethylaminomethylrutosid. **Anw.:** Venenmittel; s.a. Aescin, Rutosid.

**Rutran:** s. Klee.

**Rx:** $R_x$, engl. Abk. für (rezeptpflichtige) Verschreibung bzw. Rezeptpflicht, im Gegensatz zu OTC*, vgl. Rp.

**Ryania speciosa** Vahl: (Patrisia pyrifera L.C.Rich.) Fam. Flacourtiaceae (Südamerika). Wurzel u. Sprosse enthalten 0.1 bis 0.2% **Ryanodin**, ein Esteralkaloid mit insektizider Wirk., das v.a. in den USA gegen Raupen eingesetzt wird.

**Rythmodul®:** s. Disopyramid.

**Rytmonorm®:** s. Propafenon.

# S

**S:** 1. *chem.* Schwefel*. **2.** Sedimentationskonstante, s. Svedberg-Einheit; **3.** Formelkurzzeichen f. Entropie*; **4.** Symbol f. Siemens, s. Leitwert, Elektrischer; **5.** s. R,S-Nomenklatur; **6.** s. S-Sätze.

**s:** gesetzliches Zeichen f. die Basiseinheit Sekunde der Basisgröße Zeit; s. SI-Einheiten.

**s.a.:** auf Rezepten: secundam artem: nach den Regeln der Kunst.

**sab®:** s. Dimeticon.

**Sabadilla:** s. Schoenocaulon officinale.

**Sabadilla officinarum:** (Sabadilla officinalis) Schoenocaulon officinale*.

**Sabadillessig:** s. Acetum Sabadillae.

**Sabadillsamen:** Semen Sabadillae, s. Schoenocaulon officinale.

**Sabadin:** hexacyclisches Alkaloid aus den Samen von Schoenocaulon officinale*; $C_{29}H_{47}NO_8$, $M_r$ 537.71.

**Sabal serrulata:** s. Serenoa repens.

**Sabdariffa:** s. Hibiscus sabdariffa.

**Sabdariffeibisch:** s. Hibiscus sabdariffa.

**Sabina:** s. Juniperus sabina.

**Sabinae herba ad usum veterinarium:** s. Juniperus sabina.

**Sabinakraut:** Summitates Sabinae, s. Juniperus sabina.

**Sabin-Impfstoff:** s. Poliomyelitis-Impfstoff (peroral).

**Sabril®:** s. Vigabatrin.

**Saccharase:** Invertase*.

**Saccharate:** salzartige Verbindungen der Saccharose mit Alkali- u. bes. mit Erdalkalimetallen (Calcium, Strontium), die bei der Fabrikation von Saccharose* von Wichtigkeit sind (Entzuckerung der Melasse).

**Saccharatus(a, um):** gezuckert.

**Saccharide:** s. Kohlenhydrate.

**Saccharimeter:** s. Polarimeter.

**Saccharin:** Saccharinum Ph.Eur.3, 1,2-Benzisothiazol-3(2H)-on-1,1-dioxid, o-Sulfobenzoesäureimid, Benzoesäuresulfimid; CAS-Nr. 81-07-

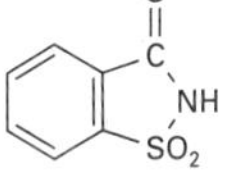

Saccharin

2; $C_7H_5NO_3S$, $M_r$ 183.19. D. 0.828. Schmp. 229-230°C. Darst.: durch Einw. v. Chlorsulfonsäure auf Toluol (erstmals 1879 durch C. Fahlberg u. I. Remsen). Weißes, krist., geruchloses Pulver. Löslichkeit (g/100 g): 0.26 in kaltem Wasser, 3.6 in siedendem Wasser, 2.4 in Ethanol 90%, 1.05 in Ether. **Anw.:** Süßstoff; Süßkraft ca. das 550fache v. Saccharose. Eine wäßrige Lsg. 1:100 000 schmeckt noch deutlich süß.

**Saccharin-Natrium:** Saccharinum natricum Ph.Eur.3, Saccharinum solubile, lösl. Saccharin, Saccharini-Natrium, 2-Benzoesäuresulfimidnatrium; CAS-Nr. 6155-57-3; $C_7H_4NNaO_3S \cdot 2\ H_2O$, $M_r$ 241.2. Darst.: durch Neutralisation des reinen Saccharins mit NaOH. Farblose, an trockener Luft verwitternde Kristalle od. weißes, krist. Pulver; lösl. in 1.5 T. Wasser, wenig lösl. in Ethanol, unlösl. in Ether u. Chloroform. Süßkraft etwas geringer als v. reinem Saccharin, ca. das 475fache von Saccharose. **Anw.** med.: s. Süßstoffe. S. wird im Harn unverändert ausgeschieden. Es wirkt leicht antiseptisch u. antifermentativ, daher bisweilen auch bei Darmgärungen verwendet. S. ist bei mäßigem Gebrauch f. gesunde Menschen unschädlich, eine kanzerogene Wirk. ist unter normalen physiolog. Bedingungen nicht beweisbar.

**Saccharin, Lösliches:** Saccharin-Natrium, s. Saccharin.

**Saccharin-Natrium:** s. Saccharin.

**Saccharinum solubile:** Saccharin-Natrium, s. Saccharin.

**Saccharometer:** Senkspindel zur Bestimmung des Zuckergehaltes einer Lösung (s.a. Dichte-Bestimmungsmethoden); *nicht zu verwechseln mit Saccharimeter;* s. Polarimeter.

**Saccharomyces cerevisiae:** Bierhefe, s. Faex.

**Saccharomyces-Einheit:** s. Vitamine (Vitamin H).

**Saccharomyces ellipsoideus:** Weinhefe.

**Saccharomyces Kefir:** s. Kefir.

**Saccharomyzeten:** Sproßpilze, Hefepilze, s. Pilze.

**Saccharose:** Saccharum Ph.Eur.3, Saccharosum, Rohrzucker, Rübenzucker, α-D-Glucopyranosyl-β-D-fructofuranosid, *engl.* Sucrose;

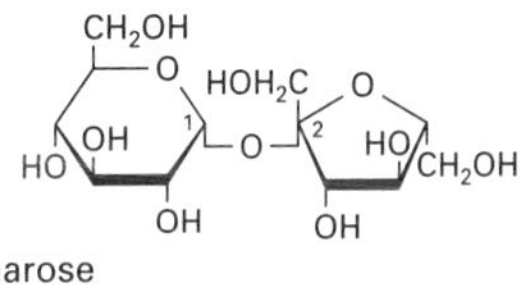

Saccharose

CAS-Nr. 57-50-1; $C_{12}H_{22}O_{11}$, $M_r$ 342.31. Schmp. 160-186°C unter Zers. (Schwarzfärbung u. Karamelbildung). $[\alpha]_D^{20°C}$ +66.2 bis 66.8° (c = 20 in Wasser). D. 1.588. Weißes, krist. Pulver, geruchlos, süßer Geschmack; sehr leicht lösl. in Wasser, lösl. in Ethanol, unlösl. in Ether. Da S. ein nicht reduzierendes Disaccharid vom Trehalosetyp ist, fehlen die typischen Zuckerreaktionen, wie Osazon- u. Oximbildung sowie Mutarotation. Durch Hydrolyse mit verdünnten Säuren od. Enzymen, z.B. mit α-Glucosidase (Maltase) od. β-D-Fructofuranosidase (Invertase), wird S. zu gleichen Teilen in D-Glucose u. D-Fructose gespalten (s. Invertzucker). Als schwache Säure ($K_s = 10^{-13}$) bilden S. u. Derivate davon Salze mit Alkali- u.

Erdalkalilaugen, die als **Saccharate** bezeichnet werden. S. ist im Pflanzenreich weit verbreitet u. stellt dort die Transportform der löslichen Kohlenhydrate dar. Sie ist ein wichtiges Stoffwechselprodukt aller chlorophyllhaltigen Pflanzen u. kann von Tieren nicht synthetisiert werden. Die Biosynthese geht von Fructose-6-phosphat u. UDP-Glucose aus.

**Gew.:** hauptsächl. aus **Zuckerrüben** (s. Beta vulgaris ssp. vulgaris var. altissima, 12-20% S.) u. **Zuckerrohr** (s. Saccharum officinarum, 14-21% S.), weniger häufig aus dem **Zuckerahorn** (Acer saccharum* u. andere Acer-Arten, 3-5% S.). Die Gew. aus den Rüben erfolgt nach Reinigung u. Schnitzeln durch Auslaugen im **Diffusionsverfahren** nach dem Gegenstromprinzip. Danach wird der stark verdünnte Zuckersaft, der ca. 8-10% S. enthält, mit CaO behandelt, um die gelösten Pflanzensäuren (Oxal-, Wein- u. andere Hydroxysäuren) u. Eiweißstoffe auszufällen. Zukker liegt als gelöstes Ca-Saccharat vor, durch Einleiten von $CO_2$ wird die S. wieder freigesetzt, wobei $CaCO_3$ ausfällt. Filtration, Eindampfen im Vakuum u. langsame Kristallisation ergibt Rohzucker (**Kandiszucker**) mit Eigengeschmack. Raffination (Umkristallisation) führt zu Kristallzucker. Die zurückbleibende, nicht mehr kristallisierende Mutterlauge heißt **Melasse**, sie enthält neben Dextrin, Lactose u. Aminosäuren noch ca. 50% S. Sie dient als Futtermittel od. wird zu Schnaps vergoren.

Beim Erhitzen auf 200°C geht S. in **Karamel** (Caramel) über, eine nicht mehr gärungsfähige, braune u. nicht mehr süß schmeckende Masse, deren wäßrige Lsg. als **Zuckercouleur, Saccharum tostum**, zum Färben von Speisen dient.

S. wird als Nahrungsmittel u. Süßmittel* verwendet. In höheren Konzentrationen hemmt sie das Wachstum von Mikroorganismen u. dient als Konservierungsmittel. In der Industrie wird sie als Substrat f. die fermentative Produktion von Ethanol, Butanol, Glycerol etc. verwendet. Ester u. Ether od. andere Derivate der S. werden zur Herst. v. Detergentien, Seifen u. Plastik verwendet. **Zuber.:** Sirupus simplex*.

**Gesch.:** 327 v. Chr. wird Zuckerrohr von Theophrastos, ca. 200 v. Chr. in China erwähnt; ca. 300 n. Chr. erste Kenntnis von festem Zucker. Primitive Raffination etwa Anfang des 7. Jahrh. bei den Persern bekannt, die auch die heute noch gebräuchl. kegelförmige Form, den Zuckerhut, herstellten. 1747 entdeckte der Apotheker Andreas Sigismund Marggraf (1709-1782 Berlin) den Rohrzucker in der Runkelrübe, sein Schüler Franz Karl Acchard (1753-1821) gründet die erste Rübenzuckerfabrik in Cunern, Schlesien. Bis dahin kannte man nur den Rohrzucker, der auf dem Seewege nach Europa gebracht wurde.

**Saccharosefettsäureester:** preisgünstige nichtionogene Tenside* auf Zuckerbasis. Gem. von Mono- u. Diestern. O/W-Emulgatoren mit einem HLB-Wert zwischen 7.0 u. 13.0 (abhängig vom der Art u. dem Anteil an Fettsäuren).

**Saccharosen:** veraltet f. Disaccharide, s. Kohlenhydrate.

**Saccharum:** Saccharosum, s. Saccharose.

**Saccharum amylaceum:** s. Glucose.

**Saccharum lactis:** s. Lactose.

**Saccharum officinarum:** Fam. Poaceae (Gramineae), Zuckerrohr, s. Saccharose.

**Saccharum Saturni:** s. Blei(II)-acetat.

**Sachets:** hochdosierte, schlecht tablettierbare Wirkstoffe, Pulvermischungen od. Granulate, bei denen eine exakte Dosierung notwendig ist, werden einzeldosiert in Beutel (aus kaschiertem Papier, Aluminium) abgefüllt. Die Einnahme erfolgt wie bei den Granulaten.

**Sadebaumkraut:** Summitates Sabinae; **Sadebaumöl:** Oleum Sabinae; **Sadebaumspitzen:** Summitates Sabinae; s. Juniperus sabina.

**S-Ado-Met:** s. Adenosylmethionin.

**Säckelblume:** s. Ceanothus americanus.

**Sägebockdarstellung:** perspektivische Darstellung von Molekülen, wobei die nach hinten gerichtete Rotations-C-C-Bindung schräg nach oben u. überproportional lang gezeichnet wird.

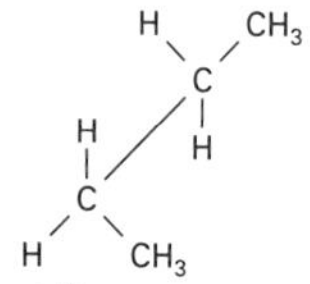

Sägebockdarstellung: n-Butan als Beispiel

**Sägepalme:** s. Serenoa repens.

**Sägetang:** s. Fucus serratus.

**Sättigungsdampfdruck:** s. Dampfdruck; Sättigungsdampfdruck des Wassers, s. Mollier-h,x-Diagramm.

**Sättigungslöslichkeit:** s. Löslichkeit.

**Säuerlinge:** Kohlensäurereiche Mineralwässer, s. Aquae minerales.

**Säugetierfleisch:** s. Caro.

**Säuglingsernährung:** Richtlinien f. die Durchführung der Nahrungszufuhr beim Säugling u. Neugeborenen. Bei der S. unterscheidet man die **natürliche S.** mit arteigener Muttermilch*, die bedeutende Vorteile gegenüber der **künstlichen S.** mit artfremder Milch (Kuhmilch, s. Milch) hat. Der Nahrungsaufbau richtet sich nach dem Geburtsgewicht u. dem klinischen Zustand des Kindes. Die Fütterung des Kindes wird ca. 6 bis 12 Stunden nach der Entbindung begonnen. Die Zahl der Mahlzeiten liegt zwischen 5 bis 6 pro 24 Stunden (4-Stunden-Abstand mit bzw. ohne Nachtpause). Die Nahrungsmenge wird tageweise um 50 bis 70 g gesteigert. Die Ernährung des Säuglings wird unter Überwachung seines Körpergewichtes vorgenommen, wobei gesunde Kinder max. 1mal wöchentlich gewogen werden. Die über 24 h verteilte Nahrungsmenge soll 1/6 bis max. 1/5 des Körpergewichts des Säuglings betragen. Für die künstliche Säuglingsernährung in den ersten 5 Lebensmonaten gelten folgende Regeln des Tagesbedarfs. **1. Flüssigkeitsregel:** 2000 mL/m² Körperoberfläche od. 1/6 des Körpergewichtes in den ersten Lebensmonaten, 1/10 am Ende der Säuglingszeit. Bei konzentrierten Nahrungen kann auch weniger gegeben werden, aber niemals über 1000 mL. **2. Milchregel:** 1/10 des Körpergewichts, max. 600 g. **3. Kohlenhydratregel:** der Zucker- u. Mehlzusatz soll 1/100 des Körpergewichts betragen. **4. Mehlregel:** Mehl darf erst nach dem 2. Lebensmonat gegeben werden; jeweils 5 g pro Lebensmonat. **5. Zufütterung:** Zufuhr von Vitaminen in Form von Obst, Gemüse u. Fruchtsäften, v.a. bei künstlichen Nährgemischen. In Gegenden, wo das Trinkwasser zuwenig Fluoride enthält, 0.25 mg Fluorsalz als Kariesprophylaxe. Der teilweise niedrige Gehalt an Vitamin K in der Muttermilch* kann zu einer erhöhten Blutungsneigung führen, weshalb eine einmalige Gabe von 1 mg Vitamin $K_1$ bei der Geburt angezeigt ist. **6. Energiebedarf:** Im 1. Trimenon ca. 480 kJ/kg KG/d, am Ende des 1. Lebensjahres ca. 380 kJ/kg KG/d (s.a. Energiequotient).

Die Ernährung des älteren Säuglings (ab dem 5. Lebensmonat) hat den Übergang auf 4 Mahlzeiten u. den allmählichen Ersatz der Milchnahrung durch Breikost zur Aufgabe (erster Brei etwa im 3. bis 4., zweiter Brei im 5. bis 6. u. 3. Brei im 8. bis 9. Lebensmonat). Entscheidend ist hierbei die ausreichende Zufuhr von vitamin- u. mineralreichem Obst u. Gemüse. Für die Ernährung des kranken Säuglings gelten selbstverständlich besondere Richtlinien, die sich nach Art u. Schwere der Erkrankung richten.

**Säuglingsnahrung:** Bestandteile u. Zusammensetzung der f. die Säuglingsernährung* benutzten Nahrungsmittel. Die S. besteht meist aus Muttermilch, Kuhmilch od. Trockenmilch, sowie Breikost im späteren Säuglingsalter. **Muttermilch*** bietet gegenüber Kuhmilchzubereitungen einige Vorteile: 1. trinkfertig, stets richtige Temp.; 2. optimale Zstzg. von arteigenen, leicht verdaulichen Bestandteilen; 3. Bestandteile, die die Abwehrkraft des Säuglings steigern u. enterale Infekte verhindern (z.B. Immunglobuline, Lactobacterium bifidus, s. Bifidus-Faktor); 4. frei von Bakterien; 5. die laufende Milchproduktion fördert die Rückbildung der Genitalorgane nach der Entbindung. Durch verschiedene Maßnahmen wird die **Kuhmilch** den Eigenschaften der Muttermilch* angepaßt (adaptierte Milch*), damit sie f. den jungen Säugling besser geeignet ist: 1. Abkochen zur Reduktion des Bakteriengehaltes. Kuhmilch darf dem Säugling nie unabgekocht gegeben werden; 2. Verdünnung zur Reduktion des hohen Caseingehaltes; 3. Zusätze: Kohlenhydratzusätze (meist 5%) zur Erhöhung des Energiegehaltes besonders bei verdünnter Milch (s.a. Zweidrittelmilch). Als *erstes Kohlenhydrat* der künstlichen Säuglingsernährung wird Saccharose od. Invertzucker, aber auch Glucose, Fructose od. Lactose verwendet. Auf das sogenannte *zweite Kohlenhydrat* (Schleim- od. Mehlabkochungen) kann verzichtet werden. Bei der *Breikost* (Säuglinge ab dem 3. bis 5. Lebensmonat) kennen wir Milchbreie u. milchfreie Breie (Gemüse u. Obst).

**-säure:** s. Säuren, vgl. Carbonsäure.

**Säureamide:** Derivate des Ammoniaks ($NH_3$), dessen H-Atome ganz od. teilweise durch Säurereste (Acyl-Reste) ersetzt sind, bzw. Carbonsäuren, in denen das OH der COOH-Gruppe durch die $NH_2$–Gruppe ersetzt ist; s. Carbonsäureamide; vgl. Säureimide.

**Säureanhydride:** entstehen formal durch Wasserentzug aus Säuren; 1. aus anorganischen Säuren werden *Oxide;* 2. 2 Moleküle Carbonsäure bilden *symmetrische* od. *gemischte* Carbonsäureanhydride*; *cyclische* Carbonsäureanhydride werden leicht aus Dicarbonsäuren durch Abspaltung von Wasser unter Bildung 5- u. 6gliedriger Ringsysteme erhalten.

**Säureazide:** s. Säurehydrazide.

**Säure-Base-Titrationen:** Verfahren der Maßanalyse*, denen eine Neutralisationsreaktion zugrundeliegt. Bei der **Alkalimetrie** bestimmt man eine Säure mit einer basischen Maßlösung* (meist Natron- od. Kalilauge), bei der **Azidimetrie** eine Base mit einer Säuremaßlösung (meist Salz- od. Schwefelsäure). Siehe auch Titrationskurve.

**Säurebindendes Pulver:** s. Pulvis antacidus.

**Säurechloride:** Verbindungen, bei denen die OH-Gruppe der Säure durch Cl ersetzt ist. Sie entstehen bei Einw. von Phosphortrichlorid (od. -pentachlorid od. -oxidchlorid) auf Säuren, s.a. Carbonsäurehalogenide.

**Säurefeste Bakterien:** z.B. Tuberkelbakterien, Leprabakterien; aufgrund einer Wachshülle sind sie mit einfachen Farblösungen nicht einzufärben.

**Säuregrad:** Anzahl mL Kalilauge (c = 1 mol/L) die notwendig ist, um die in 100 g Fett od. Öl vorhandene freie Säure zu neutralisieren; vgl. Säurezahl.

**Säurehydrazide:** RCO–NH–$NH_2$; entstehen bei Einw. von Hydrazin auf Säurechloride od. Ester; feste, krist., wasserlösl. Verbindungen, die ammoniak. Silberlsg. reduzieren, mit salpetriger Säure ergeben sie Säureazide (vgl. Azide).

**Säureimide:** Derivate des Ammoniaks ($NH_3$), in dem 2 H-Atome durch einen 2wertigen Säurerest ersetzt sind.

**Säurekasein:** s. Casein.

**Säurekonstante:** $K_s$, Aziditätskonstante (auch Dissoziationskonstante einer Säure); Maß für die Stärke einer Säure. Sie ist die Gleichgewichtskonstante (s. Massenwirkungsgesetz) für die Reaktion einer Säure HA (meist) mit Wasser (Gleichgewicht der Protolyse, s. Säuren):

$$HA + H_2O \rightleftarrows H_3O^+ + A^-$$

$$K_s = \frac{a(H_3O^+) \cdot a(A^-)}{a(HA)}$$

Anstelle der thermodynamischen Aktivität* a wird in der Praxis mit der Konzentration c gerechnet. Bei mehrbasischen Säuren $H_nA$ wird die Säurekonstante f. die erste Protolysestufe ($H_nA + H_2O \rightleftarrows H_3O^+ + H_{n-1}A^-$) als $K_{s,1}$, die Säurekonstante für die zweite Protolysestufe als $K_{s,2}$ bezeichnet, usw. Anstelle des $K_s$-Wertes wird meist der $pK_s$-Wert* angegeben ($pK = -log\ K_s$). Die S. einer Säure (HA) ist mit der Basekonstante* $K_b$ der konjugierten (korrespondierenden) Base ($A^-$) über das Ionenprodukt* des Wassers $K_w$ ($10^{-14}$ bei 23°C) miteinander verknüpft: $K_s \cdot K_b = K_w$. bzw. $pK_s + pK_b = pK_w = 14$. Häufig wird daher die Stärke einer Base (B) nicht durch die Basekonstante*, sondern durch die S. der *konjugierten Säure* ($BH^+$) angegeben.

**Säuren:** sauer reagierende Stoffe, die mit Basen* Salze bilden; die Säure-Definitionen haben sich mit zunehmender Einsicht in chemische Reaktionen verändert. Da mit einem einzigen Säure-Begriff nicht alle S. charakterisiert werden können, gibt es mehrere Definitionen, von denen 3 von besonderer Bedeutung sind: *1. Arrhenius* bezeichnete alle Wasserstoffverbindungen, die in wäßriger Lsg. $H^+$-Ionen abgeben, als S.; *2. Brönsted** definierte S. als Stoffe, die an andere $H^+$-Ionen abgeben (Protolyse). Diese Definition charakterisiert nicht bestimmte Stoffe, sondern bestimmte Fähigkeiten; *3. Lewis* definierte Säuren als Moleküle mit einer Elektronenlücke (leeres Orbital*), die ein Elektronenpaar von einem anderen Atom od. Molekül unter Ausbildung einer kovalenten Bindung aufnehmen können (z.B. $BF_3$, $SO_3$, $AlH_3$). Die spezifische Stärke einer Säure wird durch die Säurekonstante* angegeben. Zur Nomenklatur org. Säuren s.a. Carbonsäuren.

**Säuren**
Nomenklatur anorganischer Säuren u. ihrer Salze

| Säuren | | Salze | |
|---|---|---|---|
| Formel | Name | Formel[1] | Name |
| $HClO$ | Hypochlorige Säure | $MeClO$ | Hypochlorite |
| $HClO_2$ | Chlorige Säure | $MeClO_2$ | Chlorite |
| $HClO_3$ | Chlorsäure | $MeClO_2$ | Chlorate |
| $HClO_4$ | Perchlorsäure | $MeClO_4$ | Perchlorate |
| $HCl$ | Chlorwasserstoffsäure (Salzsäure) | $MeCl$ | Chloride |
| $HNO$ | Hyposalpetrige Säure | | |
| $(HNO)_2$ | Hypodisalpetrige Säure | $MeHN_2O_2$, $Me_2N_2O_2$ | saure Hypodinitrite, neutrale Hypodinitrite |
| $HNO_2$ | Salpetrige Säure | $MeNO_2$ | Nitrite |
| $HNO_3$ | Salpetersäure | $MeNO_3$ | Nitrate |
| $HNO_4$ | Peroxosalpetersäure | | |
| $HN_3$ | Stickstoffwasserstoffsäure | $MeN_3$ | Azide |
| $H_2SO_2$ | Sulfoxylsäure | $Me_2SO_2$ | Sulfoxylate |
| $H_2S2O_3$ | Thioschwefelsäure | $Me_2S_2O_3$ | Thiosulfate |
| $H_2S2O_4$ | Dithionige Säure | $Me_2S_2O_4$ | Dithionite |
| $H_2SO_3$ | Schweflige Säure | $Me_2SO_3$ | Sulfite |
| $H_2S_2O_3$ | Dischweflige Säure | $Me_2S_2O_3$ | Disulfite |
| $H_2S_2O_6$ | Dithionsäure | $Me_2S_2O_6$ | Dithionate |
| $H_2SO_4$ | Schwefelsäure | $Me_2SO_4$ | Sulfate |
| $H_2S_2O_7$ | Dischwefelsäure | $Me_2S_2O_7$ | Disulfate |
| $H_2S_2O_8$ | Peroxodischwefelsäure | $Me_2S_2O_8$ | Peroxodisulfate |
| $H_2SO_5$ | Peroxoschwefelsäure | $Me_2SO_5$ | Peroxosulfate |
| $H_2S$ | Schwefelwasserstoff | $MeHS$, $Me_2S$ | Hydrogensulfide, Sulfide |

[1] Me: Metall-Ion(en)

**Säureradikale:** s. Säurerest.

**Säurereste: 1.** Anionen, die nach Austritt v. einem od. mehreren $H^+$-Ionen aus einem Säuremolekül entstehen, z.B. ist $SO_4^{2-}$ der Säurerest der Schwefelsäure $H_2SO_4$, $PO_4^{3-}$ der Säurerest der Phosphorsäure $H_3PO_4$. **2.** Acyl-Reste (Acyl-Gruppen), also Atomgruppen, die nach Austritt aller OH-Gruppen (formal) aus einem Molekül sauerstoffhaltiger Säuren entstehen. S. werden durch Anhängung der Silbe „-yl" an den Stamm des lateinischen Namens der Säure bezeichnet; z.B. Nitryl $NO_2$: Rest der Salpetersäure $NO_2(OH)$, Propyl $CH_3$–$CH_2$–CO–: Rest der Propionsäure.

**Säurewecker:** Stoffe zur Anregung der Magensäurebildung, z.B. Ethanol, Fleischextrakt, Coffein, Histamin, Gewürze.

**Säurezahl:** SZ; gibt an, wieviel mg Kaliumhydroxid notwendig sind, um die in 1 g Substanz vorhandene freie Säure zu neutralisieren (z.B. in Wachs, Walrat, Balsam od. Fetten); vgl. Säuregrad.

**Saflor: Safloröl**, s. Carthamus tinctorius.

**Safran:** s. Crocus sativus.

**Safranal:** 2,6,6-Trimethyl-1,3-cyclohexadien-1-aldehyd; $C_{10}H_{14}O$, $M_r$ 150.21. Geruchsbestimmender Bestandteil von Safran (**Strukturformel** s. Crocus sativus); entsteht bei der Aufbereitung aus Picrocrocin.

**Safranine:** Azinfarbstoffe, v. a. methylierte 5-Aryl-3,7-diaminophenazine, die als Farbstoffe (rot bis violett) in der Leder-, Papierindustrie, Mikroskopie u. als Redoxindikator Anw. finden.

**Safranöl:** das äther. Öl v. Crocus sativus*.

**Safranrebendolde:** s. Oenanthe crocata.

**Safran, Wilder:** Saflor, s. Carthamus tinctorius.

**Safrol:** 4-Allyl-1,2-methylendioxybenzol. **Strukturformel** s. Phenylpropanderivate. Schmp. 11.2°C. Sdp. 234.5°C. Farblose Flüss. od. Kristalle, lösl. in Ethanol u. Ether, unlösl. in Wasser; Nat. in Campher- u. Sassafrasöl. S. u. Metabolite sind Nervengifte; wahrscheinlich auch karzinogen u. genotoxisch. **Anw.:** in d. Riechstoffindustrie, Ausgangsprod. f. Heliotropin*.

**Safyol:** s. Phytoalexine.

**Sagenkraut:** s. Verbena officinalis.

**Sagittaria sagittifolia** L.: Fam. Alismataceae, Pfeilkraut (Europa, Asien). **Inhaltsst.:** Monosaccharide, Oligosaccharide u. Stärke (Samen u. Rhizom), Flavonoide (Blätter), β-Sitosterol u. β-Sitosterolglucosid, bicyclische Diterpene (z.B. Sagittariol) etc.

**HOM:** *Sagittaria sagittifolia:* der frische Wurzelstock.

**Sagittol®:** s. Propranolol.

**Sago, Sagostärke:** Amylum Sagi*.

**Sagradarinde:** Cascara Sagrada, Cort. Rhamnmi purshiani, s. Rhamnus purshianus.

**Saint-Germain-Tee:** Species laxantes*.

**Saizen®:** s. Somatotropin.

**Sakral:** zum Kreuzbein (Os sacrum) gehörig.

**Sakralanaesthesie:** Leitungsanaesthesie im Bereich des Kreuzbeines.

**Sal:** (lat.) Salz.

**Salacetamid** INN: N-Acetylsalicylamid, N-Acetyl-2-hydroxybenzamid; CAS-Nr. 487-48-9; $C_9H_9NO_3$, $M_r$ 179.17. Schmp. 148°C. **Anw.:** schwaches Analgetikum, Antiphlogistikum, Antipyretikum, s.a. Salicylamid. **Nebenw.:** Magenübersäureung.

**Sal Acetosellae:** s. Kaliumtetraoxalat.

**Sal alcalinum compositum:** Alkalische Salzmischung, Vichysalz. Zstzg. nach Ph.Helv.6: 2 T. wasserfreies Natriummonohydrogenphosphat, 5 T. Kaliumhydrogencarbonat, 5 T. wasserfreies Natriumsulfat, 8 T. Natriumchlorid, 80 T. Natriumhydrogencarbonat, alle Sieb 315. **Anw.:** Magen-, Darm- u. Leberleiden.

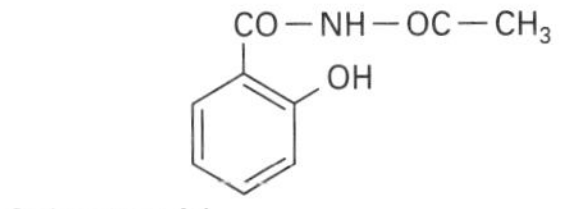

Salacetamid

**Sal ammoniacum**: s. Ammoniumchlorid.

**Sal ammoniacum tartaricum**: s. Kaliumammoniumtartrat.

**Sal anticatarrhale compositum**: Katarrhlösende Salzmischung, künstliches Emsersalz, Sal Ems artificiale. Zstzg. nach Ph.Helv.7: 69 T. Natriumhydrogencarbonat, 28 T. Natriumchlorid, 1.5 T. wasserfreies Natriumsulfat, 1.5 T. Kaliumsulfat, alle Sieb 315. **Anw.**: zum Gurgeln u. Spülen bei Katarrhen der Atemwege. **Übl. Dos.**: 2.5 bis 3.5 g/L; 1 Kaffeelöffel voll Salzmischung entspricht ca. 4 g.

**Salazosulfapyridin**: Sulfasalazin INN, Salicylazosulfapyridin, 5-{4-[(2-Pyridyl)sulfamoyl]phenylazo}salicylsäure, Azulfidin®; CAS-Nr. 599-79-

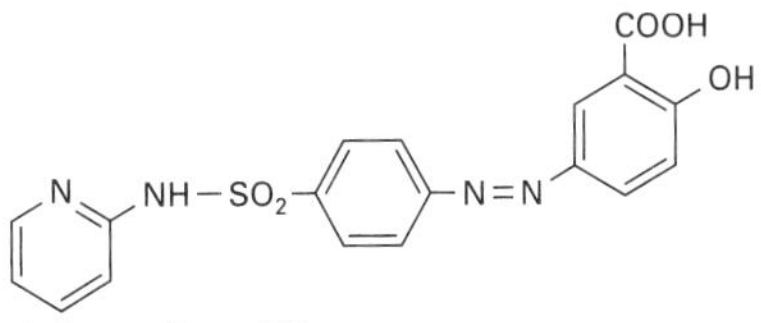

Salazosulfapyridin

1; $C_{18}H_{14}N_4O_5S$, $M_r$ 398.39. Schmp. 240-245°C unter Zers. Prakt. unlösl. in Wasser, Chloroform, Ether, 1:2900 in Ethanol, lösl. in wäßrigen Alkalihydroxid-Lösungen. **Anw.**: Chemotherapeutikum; antibakterielle Wirk. gegen Clostridien, Enterobakterien u. alle nicht sporenbildenden Aerobien; Ind.: Morbus Crohn, ulcerative Colitis, rheumatische Arthritis. HWZ 8 h bzw. 2.7 bis 10 h (Metaboliten). **Übl. Dos.**: Oral: Initialdos.: 1.0 g/4 h, Erhaltungsdos.: 0.5 g/4-6 h. Rektal: 2mal 0.5 g/d.

**Salbe**: Unguentum, s. Unguenta. **Ammoniumbituminosulfonatsalbe 10, 20 od. 50 Prozent:** s. Unguentum Ammonii bituminosulfonici; **Anionaktive hydrophile S.:** s. Unguentum hydrophilicum anionicum; **Aromatische S.:** s. Unguentum aromaticum; **Bleipflastersalbe:** s. Unguentum Plumbi oxidati; **Bleisalbe:** s. Unguentum Plumbi; **Bleistearatsalbe:** s. Unguentum plumbi stearinici; **Bleitannatsalbe:** s. Unguentum Plumbi tannici; **Bleiweißsalbe:** s. Unguentum Cerussae; **Borsalbe:** s. Unguentum Acidi borici; **Brechweinsteinsalbe:** s. Unguentum Tartari stibiati; **Bronchialsalbe:** s. Unguentum broncho-resorbens; **Campherhaltige Bleiweißsalbe:** s. Unguentum Cerussae camphoratum; **Camphersalbe 10%:** s. Unguentum camphorae 10%; **Camphersalbe 10% mit Vaselin:** s. Unguentum camphoratum vaselinatum; **Camphersalbe 20%:** s. Unguentum camphoratum; **Cayennepfeffersalbe:** s. Unguentum Capsici compositum; **Cetylsalbe:** s. Unguentum cetylicum; **Einfache S.:** s. Unguentum simplex; **Emulgierende Augensalbe:** s. Unguentum ophthalmicum emulsificans; **Emulgierende S.:** s. Unguentum emulsificans; **Gelbe Präzipitatsalbe:** s. Unguentum Hydrargyri flavum; **Gelbe Quecksilberoxidsalbe:** s. Unguentum Hydrargyri flavum; **Glycerinsalbe:** s. Unguentum Glycerini; **Glycerolsalbe:** s. Unguentum glyceroli; **Graue Quecksilbersalbe:** s. Unguentum Hydrargyri cinereum; **Harnstoffsalbe (40%):** s. Unguentum contra onychiam; **Harzsalbe:** s. Unguentum resinosum; **Hebrasalbe:** s. Unguentum Plumbi oxidati; **Hustensalbe:** s. Unguentum contra tussim; **Hydrocortisonacetat-Creme 0.5 od. 1%:** s. Unguentum Hydrocortisoni acetati 0.5 aut 1.0 per centum; **Hydrophile S.:** s. Unguentum emulsificans; **Hyperämisierende S.:** s. Unguentum hyperaemicum; **Hämorrhoidalsalbe:** s. Unguentum haemorrhoidale; **Kaliumiodidsalbe:** s. Unguentum Kalii iodati; **Kropfsalbe:** s. Unguentum Kalii iodati; **Krätzesalbe:** s. Unguentum contra Scabiem; **Königssalbe:** s. Unguentum basilicum; **Lindernde S.:** s. Unguentum leniens; **Macrogolsalbe:** s. Unguentum Polyethylenglycoli; **Majoransalbe:** s. Unguentum Majoranae; **Milde Hustensalbe:** s. Unguentum contra tussim mite; **Nichtionische hydrophile Creme:** s. Unguentum emulsificans nonionicum aquosum; **Nichtionische hydrophile S.:** s. Unguentum hydrophilicum nonionicum; **Nichtionogene hydrophile S.:** s. Unguentum hydrophilicum non ionogenicum; **Pantothenylalkohol-S.:** s. Unguentum Dexpantothenoli; **Pappelsalbe, Unguentum Populi:** s. Populus nigra; **PEG-S.:** s. Unguentum Polyethylenglycoli; **Polyethylenglykolsalbe:** s. Unguentum Polyethylenglycoli; **Polyvidon-Iod-S.:** s. Unguentum Polyvinylpyrrolidoni-Iodi; **Quecksilberamidochloridsalbe:** s. Unguentum Hydrargyri album; **Quecksilberpräzipitatsalbe:** s. Unguentum Hydrargyri album; **Quecksilbersalbe:** s. Unguentum Hydrargyri cinereum; **Rosmarinsalbe:** s. Unguentum Rosmarini compositum; **Rote Quecksilberoxidsalbe:** s. Unguentum Hydrargyri rubrum; **S. gegen Aufliegen:** s. Unguentum contra decubitum; **S. zur Nagelentfernung:** s. Unguentum contra onychiam; **Salicylsäurehaltige Bleipflastersalbe:** s. Unguentum Plumbi emplastri cum acido salicylico; **Schwarze S.:** s. Unguentum Argenti nitrici compositum; **Silbersalbe:** s. Unguentum Argenti colloidalis; **Spanischfliegensalbe:** s. Unguentum Cantharidis; **Spanischfliegensalbe f. den tierärztlichen Gebrauch:** s. Unguentum Cantharidum pro usu veterinario; **Stearatsalbe:** s. Unguentum stearinicum; **Tollkirschensalbe:** s. Unguentum Belladonnae; **Wachssalbe:** s. Unguentum cereum; **Warzensalbe:** s. Unguentum contra verrucas; **Wasserhaltige Cetylsalbe:** s. Unguentum cetylicum cum aqua; **Wasserhaltige emulgierende S.:** s. Unguentum emulsificans aquosum; **Wasserhaltige hydrophile S.:** s. Unguentum emulsificans aquosum; **Wasserhaltige Wollwachsalkoholsalbe:** s. Unguentum Alcoholum Lanae aquosum; **Wasserhaltige Wollwachsalkoholsalbe pH 5:** s. Unguentum Lanalcoli aquosum pH 5; **Wasserhaltige, nichtionische, hydrophile S.:** s. Unguentum hydrophilicum nonionicum aquosum; **Weiche S.:** s. Unguentum molle; **Weiße Präzipitatsalbe:** s. Unguentum Hydrargyri album; **Windsalbe:** s. Unguentum aromaticum; **Wollwachsalkoholsalbe:** s. Unguentum Alcoholum Lanae; **Wund- u. Heilsalbe:** s. Unguentum contra vulnera; **Zinksalbe:** s. Unguentum Zinci; **Zusammengesetzte Salicylsalbe:** s. Unguentum salicylicum compositum; **Zusammengesetzte Silbernitratsalbe:** s. Unguentum Argenti nitrici compositum; **Zusammengesetzte Wachssalbe:** s. Unguentum cereum compositum.

**Salbeiblätter:** Fol. Salviae, s. Salvia officinalis.

**Salbeigamander:** s. Teucrium scorodonia.

**Salbeiöl:** Ol. Salviae, s. Salvia officinalis.

**Salbeitinktur:** s. Tinctura Salviae.

**Salbengrundlagen:** s. Unguenta.

**Salbenkapseln:** s. Capsulae.

**Salbenmaschine:** s. Dreiwalzenmühle.

**Salbenmühle:** s. Dreiwalzenmühle.

**Salbenstuhl:** s. Steatorrhoe.

**Salbutamol** INN: Salbutamolum Ph.Eur.3, Albuterol, 2-t-Butylamino-1-(4-hydroxy-3-hydroxymethylphenyl)ethanol, Sultanol®; CAS-Nr.

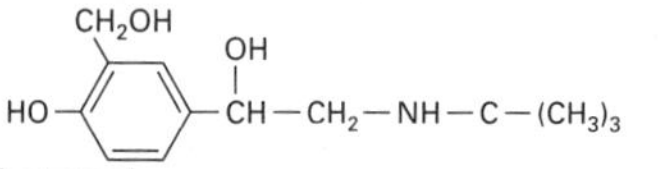


Salbutamol

18559-94-9; $C_{13}H_{21}NO_3$, $M_r$ 239.31. Schmp. 155°C (Zers.). Weißes, krist. Pulver. Lösl. in vielen organischen Lösungsmitteln, in Wasser 1:70, in Ethanol 1:25; schwer lösl. in Ether. **Anw.:** Bronchodilator, Antiphlogistikum; direktes $\beta_2$-wirksames Sympathomimetikum. HWZ 2.7 bis 5 h. **Übl. Dos.:** Oral: 3- bis 4mal 0.002 g/d. Pulmonal: Inhalation: 0.5%, Dosieraerosol: 0.0001 g/4 h, max. 8mal 0.0001 g/d.

**Salbutamolsulfat:** Salbutamoli sulfas Ph.Eur.3; $C_{36}H_{44}N_2O_{10}S$, $M_r$ 576.7. Weißes, krist. Pulver. Leicht lösl. in Wasser; schwer lösl. in Ethanol.

**Sal Carolinum:** Sal Carlsbadense, Pulvis Caroli, Karlsbader Salz. Zstzg.: ca. 44% Natriumsulfat (wasserfrei), 36% Natriumhydrogensulfat, 18% Natriumchlorid, 2% Kaliumsulfat. Eine 0.6%ige Lsg. ist gewebsisoton. **Anw.:** morgens nüchtern 1 bis 2 Teelöffel auf ca. 3 dL lauwarmes Wasser als (salinisches) Abführmittel.

**Sal Carolinum factitium:** Sal carolinum artificiale. Künstliches Karlsbader Salz. Zstzg. nach DAB6: 22 T. Natriumsulfat, 1 T. Kaliumsulfat, 9 T. Natriumchlorid, 18 T. Natriumhydrogencarbonat (sämtl. mittelfein gepulv.). 6 g des Salzes geben mit 1 Liter Wasser eine dem nat. Karlsbader Wasser ähnliche Lösung. Vgl. Sal purgans compositum.

**Sal Carolinum factitium effervescens:** Brausendes Karlsbader Salz. Künstl. Karlsbader Salz m. Zusatz v. Natriumhydrogencarbonat, Wein- u. Citronensäure.

**Sal catharticum:** s. Magnesiumsulfat.

**Salcomin:** Salicylaldehyd-Cobalt-Ethylendiamin. Bindet Sauerstoff aus der Luft (bis ca. 5 Gewichtsprozente) u. gibt ihn bei Erwärmen wieder ab. **Anw.:** früher zur Gew. von Sauerstoff.

**Sal Cornu Cervi:** Rohes Hirschhornsalz, Ammonium carbonicum pyrooleosum*.

**Sal Ems artificiale:** s. Sal anticatarrhale compositum.

**Sal Ems factitium:** Sal Emsanum factitium, künstliches Emser Salz; s. Sal anticatarrhale compositum.

**Salep: Salepknollen:** Tubera Salep, s. Orchis-Arten.

**Salepschleim:** s. Mucilago Salep.

**Salepwurzeln:** Tubera Salep, s. Orchis-Arten.

**Sal febrifugum Sylvii:** s. Kaliumchlorid.

**Salia thermarum factitia:** künstl. Mineralwassersalze.

**Salicin:** 2-(Hydroxymethyl)-phenyl-β-D-glucopyranose; $C_{13}H_{18}O_7$, $M_r$ 286.3. Schmp. 199-201°C. Geruchlose, farblose Kristalle od. weißes, krist. Pulver mit bitterem Geschmack. Glykosid des Saligenins (Salicylalkohol*), aus der Rinde (u. anderen Organen) von Salix- u. Populus-Arten, auch in Form des unbeständigen Salicortins vorliegend. **Anw.:** (früher) Analgetikum u. Antipyretikum, in der Fleischbeschau zur Bakteriendifferenzierung. Aus S. entsteht im Darm Saligenin*, das nach Resorption zur eigentlich wirkenden Salicylsäure* oxidiert wird.

**Salicornia europaea** L.: Fam. Chenopodiaceae, Queller (Meeresstrand). **Inhaltsst.:** Salze (Halogenide), Kieselsäure. **Anw.:** Diuretikum, Insektizid.

**Salicylaldehyd:** Acidum salicylosum, 2-Hydroxybenzaldehyd, Salicylige Säure, Spirige Säure; $C_6H_4(OH){\cdot}CHO$, $M_r$ 122.12. D. 1.164 bis 1.68. Sdp. 195-198°C. $n_D^{20°C}$ 1.572 bis 1.574. Klare, farblose bis schwach gelbliche, ölige Flüss., die bittermandelartig riecht; mischbar mit Ethanol 96% u. Ether, wenig lösl. in Wasser. Nat. in viel äther. Ölen (Spiraea-Arten); Reagenz DAB8; zum Nachw. von Fuselöl in Ethanol.

**Salicylaldoxim:** 2-Hydroxybenzaldehydoxin; $C_7H_7NO_2$, $M_r$ 137.14. Schmp. 57-59°C. Weißes, krist. Pulver, lösl. in Ethanol, Aceton, Ether,

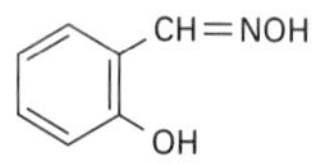


Salicylaldoxim

wenig lösl. in Wasser; bildet mit einer Reihe von Metall-Ionen Chelate, die wegen ihrer Schwerlöslichkeit od. wegen der intensiven Farbe ihrer Lösungen analyt. verwendet werden (zum Nachw. von Fe, Cu, U, V, zur Bestimmung von Cu, Pd, Pb, Bi, Ni sowie zur photometr. Bestimmung von $Fe^{3+}$).

**Salicylalkohol:** Saligenin, o-Hydroxybenzylalkohol, 1-Hydroxy-2-hydroxymethyl-benzol;

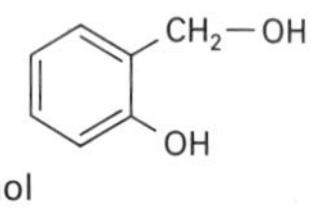


Salicylalkohol

$C_7H_8O_2$, $M_r$ 124.1. Schmp. 86°C (Sublimation). Lösl. in Wasser, Ethanol u. Diethylether. Vork. nat.: z.B. in Weidenrinde als Glucosid (Salicin*).

**Salicylamid** INN: Salicylamidum, Salicylsäureamid, 2-Hydroxybenzamid; CAS-Nr. 65-45-2; $C_7H_7N_2O_2$, $M_r$ 137.1. Schmp. 139-142°C. Weißes,

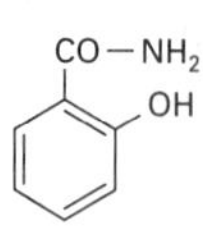


Salicylamid

fast geruchloses, krist. Pulver; wenig lösl. in Wasser, lösl. in Ethanol. $pK_s$ 8.2. **Off.:** DAC86, ÖAB90. **Anw.:** Analgetikum, Antipyretikum, Antirheumatikum. **Übl. Dos.:** 0.5 bis 1.0 g mehrmals tgl.

**Salicylate:** Salze der Salicylsäure*.

**Salicylazosulfapyridin:** s. Salazosulfapyridin.

**Salicylcollodium:** s. Collodium salicylatum.

**Salicylige Säure:** Acid. salicylosum, s. Salicylaldehyd.

**o-Salicyloylsalicylsäure:** s. Salsalat.

**Salicylsäure:** (von salix: Weide) Acidum salicylicum Ph.Eur.3, Spirsäure, 2-Hydroxybenzoesäure, Guttaplast®, Cornina®; CAS-Nr. 69-72-7;

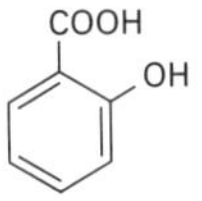


Salicylsäure

$C_7H_6O_3$, $M_r$ 138.1. Schmp. 158-161°C. Kristallnadeln od. krist. Pulver, weiß od. farblos, süßlicher, dann kratzender Geschmack. $pK_s$ 3.0. Lösl. in Wasser ca. 2.2 g/L (20°C); wenig lösl. in Chloroform, leicht lösl. in Ethanol u. Ether. Nat. in Blüten der Spiraea-Arten, Kamillenblüten, Senegawurzeln, als Glykoside u. Ester (Methylester) in vielen äther. Ölen (Viola-Arten, Betula lenta, Gaultheria procumbens, Syzygium aromaticum u.a.); vgl. Salicin. Darst.: s. Kolbe-Schmitt-Reaktion. **Anw.:** äuß. als Antiseptikum, Keratolytikum, Antirheumatikum; wirkt eiweißfällend, bakteriostatisch u. fungizid. **Dos.:** in Schälsalben u. Schälkollodium 10%ig, in Hühneraugenpflastern 40- bis 60%ig, in schweißhemmenden Pudern 3- bis 5%ig, in antiseptischen Pinselungen u. Salben 0.5- bis 1.0%ig, in antirheumatischen Einreibemitteln 5%ig; s.a. Natriumsalicylat. **Nebenw.:** Dermatiden, ev. Salicylismus nach Applikation auf große Flächen. Weitere Anw. erstreckt sich auf die Konservierung von Nahrungsmitteln, in vielen Ländern allerdings aufgrund der Bildung von Phenol beim Erhitzen verboten; in der analyt. Chemie als Fluoreszenzindikator; techn. zur Herst. v. Farbstoffen u. Arzneistoffen; in der Parfümerie in Form von Estern. **Zuber.:** Emplastrum saponatum salicylatum, Pasta salicylata u.v.a.

**Gesch.:** S. wurde zuerst von Raffaele Piria (1815 bis 1865, Prof. in Pisa u. Turin) 1838 aus Salicin* rein dargest. 1843 isolierte Auguste Cahours (1813 bis 1891) Salicylsäuremethylester aus Gaultheria procumbens*. 1860 gelang Adolf Wilh. Herm. Kolbe (1818 bis 1884, Marburg, Leipzig) die Synthese der S. aus Natriumphenolat u. Kohlendioxid. Kolbe empfahl auch zuerst die Verw. der S. als Heil- u. als Konservierungsmittel (1837).

**HOM:** *Acidum salicylicum (HAB1.5)*, Salicylsäure; verord. z.B. b. Rheumatismus.

**Salicylsäureethylester:** Ethylium salicylicum, Ether salicylicus, $C_9H_{10}O_3$. Klare, farblose, aromat. riech. Flüss., mischbar mit Ethanol u. Ether, unlösl. in Wasser. **Anw.:** in der Parfümerie.

**Salicylsäure-guajakolester:** s. Guajakolsalicylat.

**Salicylsäurehaltige Bleipflastersalbe:** s. Unguentum Plumbi emplastri cum acido salicylico.

**Salicylsäure-Hautspiritus 1%, 2%, 3% od. 5%:** Zstzg. nach NRF: 0.5 g (1.0 g, 1.5 g bzw. 2.5 g) Salicylsäure, 10.0 g mittelkettige Triglyceride, 5.0 g gereinigtes Wasser, Isopropylalkohol auf 50.0 g. Salicylsäure wird in der Mischung aus den flüssigen Bestandteilen gelöst. **Anw.:** als Keratolytikum. Als Haarspiritus bei Kopfschuppen u. Seborrhö. **Übl. Dos.:** 1-3mal/d auf die erkrankten Hautstellen.

**Salicylsäureisoamylester:** Amylium salicylicum; $C_{12}H_{16}O_3$; farblose, angenehm riech. Flüss., leicht lösl. in Ethanol, Ether, Chloroform, unlösl. in Wasser u. Glycerol. Anw. in der Parfümerie.

**Salicylsäure-Kollodium:** s. Collodium salicylicum.

**Salicylsäure-Kopföl 10%:** Zstzg. nach NFA: 10.0 T. Salicylsäure, 10.0 T. Ethanol, 10.0 T. Polyethylenglycol-400-stearat, 35.0 T. Isopropylmyristat ad 100 T. Erdnußnöl (s. Arachis hypogaea). Erdnußöl, Polyethylenglycol-400-stearat u. Isopropylmyristat werden am Wasserbad geschmolzen, Salicylsäure u. E. werden zugesetzt, u. es wird erwärmt, bis die Salicylsäure vollständig gelöst ist. Nach dem Abkühlen wird der verdunstete E. ergänzt. Klare, leicht viskose, abwaschbare Flüss. Kopfpsoriasis, Schuppen; vgl. Salicylsäure-Öl.

**Salicylsäuremethylester:** s. Methylsalicylat.

**Salicylsäure-Öl 2%, 5% od. 10%:** Zstzg. nach NRF: 1.0 g (2.5 g bzw. 5.0 g) Salicylsäure, 12.5. g bzw. 35.0 g raffiniertes Rizinusöl f. 5%- bzw. 10%iges Öl, mittelkettige Triglyceride auf 50.0 g. Herst.: Salicylsäure wird mit mittelkettigen Triglyceriden, bei den höheren Salicylsäure-Konzentrationen unter Hinzufügen der angegebenen Menge an raffiniertem Rizinusöl, versetzt u. unter Erwärmen auf 90°C innerhalb von max. 5 min gelöst. Längeres Erwärmen ist zu vermeiden. **Anw.:** als Keratolytikum. **Übl. Dos.:** 1- bis 3mal/d auf die erkrankten Hautstellen auftragen.

**Salicylsäurephenylester:** s. Phenylsalicylat.

**Salicylsäure-Salbe 2%, 3% od. 5%:** Herst. nach NRF: 4.0 g (6.0 g bzw. 10.0 g) Salicylsäure-Stammverreibung wird mit Vaselin ohne Erwärmen zu einer gleichmäßigen Salbe verarbeitet. Als Salicylsäure-Stammverreibung ist eine Paste aus gleichen Teilen Salicylsäure u. einer Kohlenwasserstoffgrundlage zu verwenden. Fette Öle (z.B. Rizinusöl) od. flüssige Wachse können die chemische u. physikalische Stabilität der Zuber. beeinflussen u. dürfen nicht verwendet werden. 4 T. fein verriebene u. gesiebte Salicylsäure wird mit 1 T. Paraffin in einer Salbenschale angerieben u. mit 3 T. weißem Vaselin ohne Erwärmen zu einer gleichmäßigen Paste verrührt. Die Paste wird mehrmals bei geringem Walzenabstand mit dem Dreiwalzenstuhl bearbeitet. **Anw.:** als Keratolytikum. **Übl. Dos.:** 1- bis 3mal/d auf die erkrankten Hautstellen auftragen; Kontakt mit Augen u. Schleimhäuten vermeiden.

**Salicylsäure-Stammverreibung 50%:** Salicylsäure-Verreibung 50%, Acidum salicylicum cum Vaselino albo 50%: Zstzg. nach NRF, DAC86: 100.0 g Salicylsäure, 20.0 dickflüssiges Paraffin, 80.0 g weißes Vaselin. Haltbarkeit: 2 Jahre (ist durch Kristallwachstum begrenzt); Haltbarkeitsfrist kann zweimal jeweils um 2 Jahre verlängert werden, wenn der erforderliche Zerkleinerungsgrad der Salicylsäure bei Bedarf durch Bearbeiten mit dem Dreiwalzenstuhl wiederhergestellt wurde; in keiner von 3 Proben von je 1 mg dürfen mehr als 10 Kristalle von mehr als 100 µm od. Teilchen von mehr als 180 µm bei Betrachtung mit mind. 50facher Vergrößerung gefunden werden. U.a. zur Herst. v. Pasta Resorcini composita*.

**Salicylseifenpflaster:** s. Emplastrum saponatum salicylatum.

**Salicylstreupulver:** s. Pulvis salicylicus cum Talco.

**Salicylsulfonsäure:** s. Sulfosalicylsäure.

**Salicyltalg:** s. Sebum salicylatum.

**Salidiuretikum(a):** veralteter Name f. Saluretikum(a); s. Diuretikum(a).

**Saligenin:** s. Salicylalkohol.

**Salinische Wässer:** Mineralwässer mit Glauber- od. Bittersalz-Geh.; salinisch: salzartig, s. Aquae minerales.

**Salipyrin:** s. Phenazonsalicylat.

**Salivation:** krankhafte Steigerung des Speichelflusses.

**Salivatium(a):** (*lat.* salivatio Speichelfluß) *syn.* Sialagogum; Speichelfluß anregendes Mittel, z.B. Kaugummi.

**Salix-Arten:** Fam. Salicaceae, Weide. Mehrere einheimische Arten wie **Salix alba** L. (Silberweide), **S. caprea** L. (Salweide, Palmweide), **S. daphnoides** Vill. (Reifweide), **S. fragilis** L. (Bruchweide, Kopfweide, Knackweide), **S. pentandra** L. (Fünfmännige Weide, Lorbeerweide), **S. purpurea** L. (Purpurweide) sowie **S. nigra** Marsh. (Schwarze Weide, Nordamerika). Stpfln. v. **Cortex Salicis:** Weidenrinde. **Inhaltsst.:** verschiedene Phenolglykoside wie Salicin* (wechselnder Gehalt, durchschnittl. 0 bis 9%, am höchsten in S. daphnoides u. S. purpurea), das vom Enzym Salicase in Saligenin u. Glucose gespalten wird, auch in Form des unbeständigen Salicortin od. Tremulacin; ferner aromatische Aldehyde u. Phenolcarbonsäuren, Flavonoide (z.B. Naringin u. Derivate), 10 bis 20% Gerbstoff. **Anw.:** gegen Fieber, Gicht, Rheuma.

**Salk-Impfstoff:** (J. Salk, Pittsburg 1914); Impfstoff gegen Poliomyelitis* (Kinderlähmung) mit inaktivierten Viren.

**Salkowski-Reaktion:** Reaktion zum Nachw. von Cholesterol*, das in Chloroform gelöst mit konzentrierter Schwefelsäure eine Rotfärbung gibt (s. auch Liebermann-Burchard-Reaktion).

**Salk-Impfstoff:** s. Poliomyelitis-Impfstoff.

**Sal marinum:** s. Meersalz.

**Salmeterol** INN: (±)-5-{1-Hydroxy-2-[[6-(4-phenylbutoxy)hexyl]amino]ethyl}salicylalkohol, aeromax®, Serevent®; CAS-Nr. 89365-50-4;

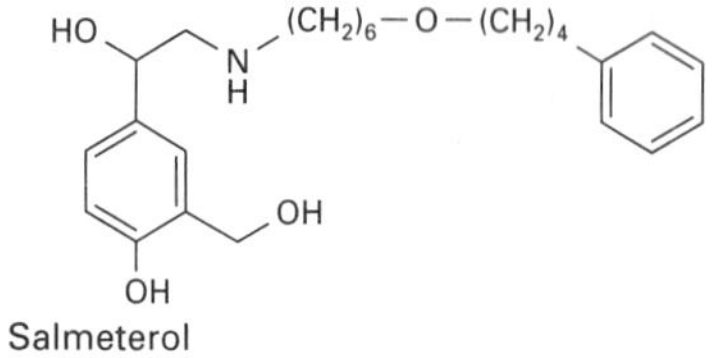


Salmeterol

$C_{25}H_{37}NO_4$, $M_r$ 415.57. **Anw.:** $\beta_2$-Sympathomimetikum (Salbutamol*-Analogon), Antiasthmatikum, Brochospasmolytikum. Bei Asthma bronchiale, chron. Bronchitis. **Nebenw.:** bes. bei Überdosierung Herzrythmusstörungen, Hypertonie etc. **Übl. Dos.:** Topikal: 2mal/d 2 Sprühstöße (1 Sprühstoß entspr. 0.025 mg S. bzw. 0.0363 S.-Xinafoat) im Abstand von 12 h. **Salmeterol-Xinafoat:** das 1-Hydroxy-2-naphthoat von S.; CAS-Nr. 94749-08-3; $C_{36}H_{45}NO_7$, $M_r$ 603.76.

**Salmiak:** s. Ammoniumchlorid.

**Salmiakgeist:** s. Ammoniaklösung.

**Salmiakpastillen:** Pastilli Ammonii chlorati*.

**Salmin:** aus Rheinlachssperma gewonnenes Protamin, s. Protamine.

**Salmonella:** Salmonellen (nach dem Bakteriologen E. Salmon); Gattungsbegriff f. gramnegative, bewegliche Stäbchenbakterien der Fam. Enterobacteriaceae*, ubiquitär vork.; früher als TPE-Gruppe (Typhus-, Paratyphus- u. Enteritiserreger) bezeichnet. Die Einteilung erfolgt üblicherweise nach den O- (Körper-) bzw. H- (Geißel-) Antigenen (Kaufmann-White-Schema). Alle S.-Arten mit den gleichen O-Antigenen werden in einer Gruppe zusammengefaßt (A, B, C, D, E). Eine Einteilung kann auch nach dem Krankheitsbild erfolgen, u. zwar: a) typhöses Krankheitsbild: S. typhi, S. paratyphi A, B u. C, b) gastroenteritisches Krankheitsbild: alle anderen menschenpathogenen Salmonellen.

**Salmonellosen:** durch Salmonellen ausgelöste Infektionskrankheiten; Hauptursachen sind Lebensmittelinfektionen.

**Salofalk®:** s. 5-Aminosalicylsäure.

**Salol:** s. Phenylsalicylat.

**Salonitenolid:** s. Cnicus benedictus (**Strukturformel** s. Cnicin).

**Salophen:** s. Acetylaminophenylsalicylat.

**Salpeter:** Kalisalpeter: s. Kaliumnitrat. Natronsalpeter: s. Natriumnitrat. Kalksalpeter: s. Calciumnitrat.

**Salpetergeist:** Acidum nitricum, s. Salpetersäure.

**Salpetergeist, Versüßter:** s. Spiritus Etheris nitrosi.

**Salpeter, Geschmolzener:** s. Brunellenstein.

**Salpeterglycerinester:** s. Glyceroltrinitrat.

**Salpeterpapier:** s. Charta nitrata.

**Salpetersäure:** Acidum nitricum, Acidum azoticum; $HNO_3$, $M_r$ 63.0. Eine der stärksten Mineralsäuren u. Oxidationsmittel. Darst.: durch Erhitzen von Kaliumnitrat mit konz. Schwefelsäure; techn.: heute fast ausschließlichh durch Ammoniak-Oxidation. S. kommt in verschiedenen Reinheitsgraden u. verschiedenen Prozentgehalten in den Handel. **Starke S.** od. **rote, rauchende S.** enth. ca. 98% $HNO_3$, farblose, sich allmähl. gelb färbende Flüss. D. 1.50 bis 1.52. Sdp. 84°C. Schmp. -41.1°C. S. zerstört viele org. Substanzen, löst Papier, Holz, Kork unter Gelbfärbung, löst viele Metalle zu Nitraten, während Gold u. Platin u. eine Reihe unedler Metalle, wie Al, Cr, Fe nicht angegriffen werden. Haut u. Wolle werden v. S. gelb gefärbt (vgl. Xanthoproteinreaktion). **Konzentrierte S.:** Geh. ca. 69%; **verdünnte S.:** Geh. ca. 25%; hergest. durch Verdünnen der reinen S. mit Wasser. In den Arzneibüchern wird S. in versch. Konz. angeführt: **Salpetersäure 25%**, Salpetersäure, Acidum nitricum; off. in DAB6, ÖAB90: Geh. 31.1 bis 32.2% $HNO_3$, D. 1.145 bis 1.148; klare, farblose Flüss. **Rohe Salpetersäure**, Acidum nitricum crudum DAB6: Geh. 61 bis 65% $HNO_3$, klare, farblose od. schwach gelbl., an der Luft rauchende Flüss. D. 1.372 bis 1.392. In der Ph.Eur.3 als Reagenz in versch. Konzentrationen: **Salpetersäure 65%:** Geh. mind. 63.0 u. max. 70.0% (m/m) $HNO_3$, D. 1.384 bis 1.416; farblose od. fast farblose Flüss. von charakteristischem Geruch; entspricht Acidum nitricum concentratum ÖAB90 (Geh. 64.3 bis 66.4%). **Salpetersäure 12.5%:** 20 g Salpetersäure 65% werden mit Gereinigt. Wasser zu 100 mL verdünnt. **Rauchende Salpetersäure:** Acidum nitricum fumans, Acidum nitroso nitricum; Geh. mind. 95.0% (m/m) $HNO_3$. Klare, schwach gelbliche, rauchende Flüss. D. ca. 1.5. **Anw.:** als Reagenz. **Anw.** med.: nur noch als Ätzmittel bei Pigmentflecken, Warzen usw. **Tox.:** Das Einatmen der S.-Dämpfe (Stickoxide) ist sehr gefährlich (MAK: 10 mL pro $m^3$ Luft). Vergiftungserscheinungen treten erst nach mehreren Stunden auf (außer den Ätzwirkungen an Mund u. Schleimhäuten auch Nierenentzündung, Lungenentzündung, Krämpfe, Kollaps). LD 6 bis 10 g. Sofortmaßnahme: Verdünnen durch sofortige Gabe von 2 bis 3 L Wasser, Auslösen von Erbrechen nur, wenn die Einnahme unmittelbar vorausging und/oder das Ausmaß der Verätzung es erlaubt; ev. Magenspülung, Tracheotonie, Schockbehandlung mit Azidosekorrektur, Ersatz von Flüssigkeit u. Elektrolyte. Nachw.: 1 mL der zu untersuchenden Flüss. wird mit einer frisch bereiteten Eisen(II)-sulfatlsg. (1 T. Eisen(II)-sulfat, 1 T. Wasser u. 1 T. verd. $H_2SO_4$) vermischt u. mit konz. Schwefelsäure unterschichtet. Bei Gegenwart von $HNO_3$ od. Nitraten bildet sich an der Berührungsfläche ein brauner Ring. Beim Erhitzen von nicht zu verd. $HNO_3$ mit Cu entwickeln sich braune Dämpfe. Mit Diphenylaminlsg. geben $HNO_3$ u. Nitrate eine dunkelblaue Färbung (s. Diphenylamin u. Nitron). **Salpetersäureanhydrid:** s. Stickstoffpentoxid.

**HOM:** *Acidum nitricum* (HAB1.1): Salpetersäure, verd. $HNO_3$; Konstitutionsmittel; verord. z.B. b. Schleimhautulzerationen u. -blutungen, Warzen.

**Salpetersäureanhydrid:** Stickstoffpentoxid*.

**Salpetersäurecelluloseester:** s. Cellulosenitrat.

**Salpetersäureglyzerinester:** s. Glyceroltrinitrat.

**Salpetrige Säure:** $HNO_2$; in reinem Zustand nicht beständig, nur in verdünnten, kalten, wäßrigen Lösungen u. in Form ihrer Salze, der Nitrite. Ihre Ester finden bzw. fanden med. Anwendung.

**Ethylnitrit:** Aether nitrosus, Salpetrigsäureethylester, $C_2H_5ONO$. **Isoamylnitrit:** Amylnitrit, Isopentylnitrit, Isoamylether, Amylium nitrosum, Salpetrigsäureisoamylester, $C_5H_{11}NO_2$, $M_r$ 117.1. Gem. aus vorwiegend 3-Methylbutylnitrit neben 2-Methylbutylnitrit. Klare, hellgelbe Flüss. von fruchtartigem Geruch, bereits bei Raumtemperatur leicht flüchtig u. brennt mit gelber, rußender Flamme; prakt. unlösl. in Wasser, in jedem Verhältnis mischbar mit Ethanol, Ether, Chloroform. **Off.:** ÖAB90. **Anw.** med.: bei Cyanidvergiftung, früher wie Glyceroltrinitrat* bei Angina pectoris. Inhalation von 0.03 bis 0.07 g (2-5 Tr.), Wirkungsbeginn nach 30 bis 40 s, Wirkungsdauer ca. 5 min, MED: 0.2 g, MTD: 0.5 g; s.a. Spiritus etheris nitrosi. Mißbräuchl. auch als Stimulans (Popper) verwendet (v.a. von homosexuellen Männern).

**Salpetrigsäureethylester:** Ethylnitrit, s. Salpetrige Säure.

**Salpetrigsäureisoamylester:** Amylnitrit; s. Salpetrige Säure.

**Salpingitis:** Eileiterentzündung.

**Sal Prunellae:** s. Brunellenstein.

**Sal purgans compositum:** Abführende Salzmischung. Ähnlich dem Karlsbader Salz (s. Sal Carolinum factitium). Zstzg. nach Ph.Helv.7: 42 T. wasserfreies Natriumsulfat, 36.3 T. Natriumhydrogencarbonat, 18.4 T. Natriumchlorid, 3.3 T. Kaliumsulfat, alle Sieb 250. **Anw.:** Laxans (4.5 bis 9 g). 1 Kaffeelöffel voll Salzmischung entspricht ca. 4.5 g.

**Salsalat** INN: o-Salicyloylsalicylsäure, Disalicylsäure, Disalgesic®; CAS-Nr. 552-94-3; $C_{14}H_{10}O_5$, $M_r$ 258.22. Schmp. 148°C. Fast unlösl.

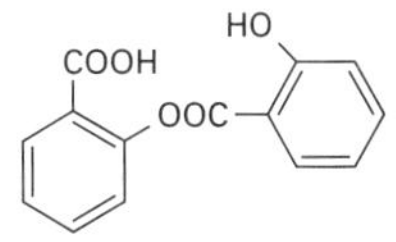

Salsalat

in Wasser (wird jedoch teilweise hydrolisiert); lösl. in Ethanol u. Ether. **Wirk.** u. **Anw.:** nichtsteroidales Antirheumatikum, Antiphlogistikum; durch Esterspaltung entstehen 2 Moleküle Salicylsäure*. **Nebenw.:** gastrointestinale u. zentralnervöse Beschwerden. HWZ ca. 16 h (Metaboliten). **Übl. Dos.:** 3 bis 4.5 g/d.

**Saltucin®:** s. Butizid.

**Saluretikum(a):** s. Diuretikum(a).

**Salvadora persica** L.: Fam. Salvadoraceae, Senfbaum, Salzbusch, Zahnbürstenbaum (Afrika, Indien). **Inhaltsst.:** Alkaloide, Tannine, Öl, Harz, Anthrachinone, Fluorid. **Anw.:** im Verbreitungsgebiet zur Zahnpflege (das Holz); die scharf schmeckenden Früchte sind eßbar.

**Salvage pathway:** Nucleotidsyntheseweg unter Verw. von vorgeformten Purin- u. Pyrimidinbasen zusätzlich zur de novo Synthese od. ausschließlicher Weg bei best. Mutanten von Mikroorganismen.

**Salvarsan®:** s. Arsphenamin.

**Salverin** INN: 2-(2-Diethylaminoethoxy)benzanilid; O-(β-Diethylaminoethyl)-salicylanilid; CAS-Nr. 6376-26-7; $C_{19}H_{24}N_2O_2$, $M_r$ 312.40. **Anw.:** Spasmolytikum. Gebräuchl. ist auch Salverinhydrochlorid.

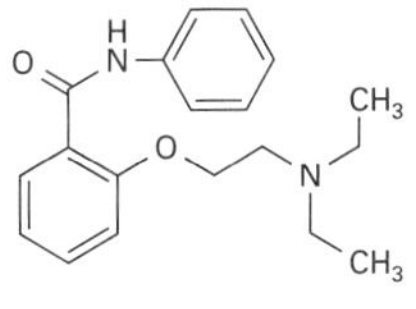

Salverin

**Salvia officinalis** L.: Fam. Lamiaceae (Labiatae), Echter Salbei, Gartensalbei (heim. im Mittelmeergebiet, kult. in Deutschland, England, Nordamerika). **Unterarten: 1. ssp. lavandulifolia** (Vahl) Gams: (Salvia lavandulifolia Vahl) Spanischer Salbei, heim. iberische Halbinsel. Blätter 2 – 3 cm lang, dicht behaart. Enthält kein Thujon, entspricht daher nicht den Arzneibüchern. **2. ssp. minor** (Gmelin) Gams: (Salvia officinalis L.) Dalmatinischer Salbei, heim. westl. u. mittleres Mittelmeergebiet. Blätter bis 7 cm, schwächer behaart, Blattgrund manchmal geöhrt; die in Deutschland u. Österreich meistens kultivierte Unterart; soll die wertvollste Droge liefern. **3. ssp. major** (Gersault) Gams: (Salvia grandiflora Etl., S. tomentosa Miller) heim. östl. Mittelmeergebiet, Griechenland, Kreta, Türkei etc., Blätter bis 10 cm lang, kurzfilzig behaart, niemals geöhrt

(kult. in Mitteleuropa, Nordamerika, Rußland etc.)

Stpfl. v. **Salviae folium:** Folia Salviae, **Salbeiblätter**. **Off.:** DAB10, ÖAB90, Ph.Helv.7. **Inhaltsst.:** 1.5 bis 2.5% äther. Öl (mind. 1.5%), bis 8% Gerbstoffe (darunter 2 bis 3% Rosmarinsäure*), ca. 0.3 bis 0.4% Carnosol* (Picrosalvin) sowie Carnosolsäure u. andere Bitterstoffe, lipophile Flavonoide, ca. 0.15% saure Triterpensaponine, Nicotinsäure u. Nicotinsäureamid (0.5%) u.a. **Wirk.** u. **Anw.:** antiseptisch, adstringierend u. antihidrotisch (schweißhemmend); daher z.B. gegen Nachtschweiß der Lungenkranken u. Rekonvaleszenten; zum Gurgeln bei Halsentzündungen, ferner zu Mundspülungen bei Mund- u. Zahnfleischentzündungen, bei entzündlichen u. katarrhal. Erkrankungen des Magen-Darm-Kanals, Blähungen, Appetitlosigkeit u. ähnlichem; Gewürz (Kalbs-, Lamm-, Schweinefleisch, Aal, Leber; sparsam verwenden). **Zuber.:** Tct. Salviae.

**Salviae aetheroleum:** Oleum Salviae, **Salbeiöl**; das durch Wasserdampfdestillation aus den Blättern u. Stengeln gewonnene äther. Öl. Gelbl. bis grünlichgelb, von würzigem Geruch. **Off.:** Ph.Helv.7. **Best.:** 40 bis 60% Thujon*, davon ca. 65% α-Thujon u. ca. 35% β-Thujon, ferner p-Cymol, bis 15% 1,8-Cineol, bis 14% Borneol, Campher u.a. $\alpha_D^{20°C}$ -3° bis +26°, D. 0.916 bis 0.932. **Anw.:** wie Fol. Salviae. In der Zstzg. u. im Aroma des äther. Öles gibt es wesentliche Unterschiede, die vor allem von den verwendeten Unterarten abhängen (vgl. auch Salvia triloba).

**HOM:** *Salvia officinalis* (HAB1.4): frische Blätter; verord. z.B. b. starkem Nachtschweiß.

**Salvia triloba** L. f.: (S. fruticosa Miller) Fam. Lamiaceae (Labiatae), Dreilappiger Salbei, Griechischer Salbei (Griechenland, Italien). Stpfl. v. **Salviae trilobae folium:** Folia Salviae trilobae, **Dreilappiger Salbei. Off.:** DAB10, Ph.Helv.7. **Inhaltsst.:** 1 bis 3% äther. Öl (mind. 1.8%, also mehr als bei Salvia officinalis*) mit über 60% Cineol, das den Geruch nach Eucalyptus-Blättern bedingt, u. nur ca. 5% Thujon; ferner ca. 0.2 bis 0.3% Carnosol, Gerbstoffe, Flavonoide, wie das vermutlich artspezifische Salvigenin (5-Hydroxy-6,7,4'-trimethoxyflavon). **Anw.:** wie die Blätter von Salvia officinalis*; antihidrotische Wirk. aber (noch) nicht belegt.

**Sal volatile:** s. Ammoniumcarbonat.

**Salweide:** Salix caprea, s. Salix-Arten.

**Salzbusch:** s. Salvadora persica.

**Salze:** Verbindungen, die durch Einw. v. Säuren auf Basen unter Wasserabspaltung entstehen bzw. durch Vereinigung v. Metallen, Metalloxiden, Metallhydroxiden od. Carbonaten mit Säuren od. Säureanhydriden. Sie leiten sich ab von Säuren, indem H durch einen positiven Baserest, od. von Basen, indem OH durch einen negativen Säurerest ersetzt wird. Dementsprechend dissoziieren sie in wäßriger Lsg. in Base-Kationen u. Säure-Anionen. Die Metalle können auch durch organische Radikale ersetzt sein. Sind alle Wasserstoff-Ionen durch Kationen od. alle Hydroxyl-Ionen durch Anionen ersetzt, erhält man neutrale S.; verbleiben H- od. OH-Ionen, so resultieren saure (Hydrogen- od. Bi-) bzw. basische (Hydroxid-)Salze.

**Salz, Englisches:** Magnesiumsulfat*.

**Salz, Epsom-:** Magnesiumsulfat*.

**Salze von Carbonsäuren:** s. Carbonsäuren.

**Salz, Flüchtiges:** Sal volatile, Ammoniumcarbonat*.

**Salz, Kochsalz:** Natriumchlorid*.

**Salzkottener Gefäß:** unzerbrechlicher, explosionssicherer Metallbehälter, der zum Lagern leicht entzündlicher Flüssigkeiten dient. Im Einfüllstutzen befindet sich ein längerer Siebeinsatz; außer dem Auslaufhahn ist ein Hahn f. den Luftausgleich vorhanden, damit das Auslaufen störungsfrei verläuft.

**Salzlecksteine:** s. Lecksteine.

**Salzsäure:** Acidum hydrochloricum, Acidum muriaticum, Chlorwasserstoffsäure, wäßrige Lsg. v. Chlorwasserstoff*; HCl. Klare, farblose, stechend riech. Flüss.; in den Arzneibüchern versch. Konzentrationen. **Salzsäure 36%:** Acidum hydrochloricum concentratum Ph.Eur.3, Konzentrierte Salzsäure, Rauchende Salzsäure. Geh. 35.0 bis 39.0%. D. ca. 1.18. **Salzsäure 25%** DAB6, Ph.Helv.7: Acidum hydrochloricum 25 per centum. **Salzsäure ÖAB90:** Acidum hydrochloricum. Geh. 19.0 bis 21.0%. D. 1.093 bis 1.103. **Salzsäure 10%:** Acidum hydrochloricum dilutum Ph.Eur.3, Verdünnte Salzsäure. Geh. 9.5 bis 10.5% HCl (m/m). **Rohe Salzsäure:** Acidum hydrochloricum crudum EB6. Geh. mind. 30% HCl. D. nicht unter 1.150.

**Anw.** med.: Verdünnte S. bei Achylie u. Subazidität, bei akuter Gastroenteritis (10 bis 25 Tr. auf ein Glas Wasser, während des Essens), ev. auch Mixtura Acid. hydrochlor. DRF. Wird Acidum hydrochloricum od. Salzsäure ohne nähere Bez. f. innerlichen Gebrauch verordnet, so muß Acidum hydrochloricum dilutum abgegeben werden. **Anw.** techn.: rohe S. als Reinigungsmittel, zum Ätzen u. zum Entfernen von Kesselstein etc.

**HOM:** *Acidum hydrochloricum* (HAB1), Acidum muriaticum: verd. Salzsäure; verord. z.B. b. Gastroenteritis, Hämorrhoiden.

**Salz, Seidschützer:** Magnesiumsulfat*.

**SAM:** s. Adenosylmethionin.

**Samak:** Divi-Divi, s. Caesalpinia coriaria.

**Samarium:** s. Seltenerdmetalle.

**Sambubiosid:** 2-O-β-D-Xylopyranosyl-D-glucopyranose.

**Sambucus ebulus** L.: Fam. Caprifoliaceae, Attich, Zwergholunder (Europa, Asien, Nordafrika). Stpfl. v. **Fructus Ebuli:** Attichbeeren, Eppichbeeren. **Inhaltsst.:** giftiger, noch nicht identifizierter „Bitterstoff“, ca. 0.08% äther. Öl, etwas Blausäureglykosid, Gerbstoff, Sambucyanin (ein Anthocyan), Säuren. **Anw.** volkst.: als mildes Abführmittel, Diuretikum u. Diaphoretikum. **Radix Ebuli:** Attichwurzel, Eppichwurzel, Zwergholunderwurzel. **Inhaltsst.:** Gerbstoff, Saponin, Harz, Bitterstoff, Spuren äther. Öles. **Anw.** volkst.: als Diuretikum u. Laxativum. **Herba (Fol.) Ebuli:** Attichblätter, Attichkraut, Eppichkraut. **Inhaltsst.:** Bitterstoff, äther. Öl etc. **Anw.** volkst.: als Abführ- u. Blutreinigungsmittel.

**HOM:** *Sambucus ebulus:* frische reife Beeren.

**Sambucus nigra** L.: Fam. Caprifoliaceae, Holunder, Holler, Schwarzer Holunder, Deutscher Flieder (heim. Mitteleuropa, Balkan, Asien, vielfach kult.). Stpfl. v. **Sambuci flos:** Flores Sambuci, Holunderblüten, Fliederblüten. **Off.:** DAB10, ÖAB90, Ph.Helv.7. **Inhaltsst.:** 0.025% äther. Öl (mit acyclischen Monoterpenen u. höheren Alkoholen), bis 3.5% Flavonoide (Rutosid, Isoquercitrin, Hyperosid), Hydroxyzimtsäurederivate, Schleim, sehr wenig Triterpene u. Sambunigrin*. **Geh.:** nach Ph.Helv.7 mind. 0.70%, nach DAB10 mind. 0.8% Flavonoide, ber. als Isoquercitrin. **Anw.** volkst.: als Diuretikum u. schweißtreibendes Mittel; bes. b. Erkältungskrankheiten angewandt. **Zuber.:** Spec. laxantes. **Fructus Sambuci:** frische Holunderbeeren, enthalten ca. 0.01% Vitamin C, daneben andere Vitamine, Fruchtsäuren, Gerbstoff, Zucker, Anthocyane; in den Samen Sambunigrin*. **Folia Sambuci:** Holunderblätter; Inhaltsst. u. Anw. ähnl. Flores Sambuci. **Cortex Sambuci:** Holunderrinde. **Inhaltsst.:** Saponine sowie das Alkaloid Sambucin, etwas äther. Öl, Gerbstoff, Harz, Cholin, Schleim. **Anw.** volkst.: als Diuretikum u. Laxativum. **Medulla Sambuci:** Holundermark, dient(e) zur Herst. mikroskopischer Präparate.

**HOM:** *Sambucus nigra* (HAB1.5), Sambucus: frische Blätter u. Blütenstände zu gleichen Teilen; verord. z.B. b. Schnupfen der Säuglinge.

**HOM:** *Sambucus floribus:* frische Blüten.

**HOM:** *Sambucus e cortice:* frische, innere Rinde d. jungen Zweige; verord. z.B. b. Bronchialkatarrhen (besonders f. Kleinkinder), grippalem Nachtschweiß.

**Sambucus racemosa** L.: Fam. Caprifoliaceae, Traubenholunder, Bergholunder, Roter Holunder (Europa, Asien). **Inhaltsst.:** im Fruchtfleisch Zucker, Proteine, Gerbstoff, Vitamine, Carotinoide, fettes Öl; in den Samen ca. 30% fettes Öl, Carotinoide u. harzartige, toxische Stoffe mit brecherregender u. abführender Wirkung. **Anw.** volkst.: Laxans, Emetikum; zur Herst. v. Marmeladen (nach Abpassieren der Samen ungiftig).

**Sambunigrin:** L-Mandelsäurenitrilglcucosid. **Strukturformel** s. Cyanglykoside. Vgl. Prunasin; nat. in Sambucus nigra.

**Same:** **1.** *bot.* Semen, -inis, Plur. semina, f. Samenpflanzen charakteristische Verbreitungseinheit, eine junge Pflanze im Ruhezustand, s. Samenbildung; **2.** *med.* Sperma*.

**Samenanlage:** *bot.* Ovulum; entspringt dem Fruchtblatt (s. Blüte) auf einer leistenförmigen Verdickung, der **Plazenta**, u. besteht aus dem **Funiculus** (Stiel, Nabelstrang), den 1 (unitegmisch) od. 2 (bitegmisch) **Integumenten** u. dem **Nucellus.** Die Basis des Nucellus (wo das Leitbündel des Funiculus endet) wird **Chalaza** genannt. Das Nucellusgewebe kann schwach ausgebildet (tenuinucellat) od. vielzellig (crassinucellat) sein. Die Integumente hüllen den Nucellus nicht vollständig ein, sondern lassen einen kleinen Kanal, die **Mikropyle**, zum Eindringen des Pollenschlauches frei.

Je nachdem wie weit der Funiculus von der Mikropyle entfernt ist, d.h. wie stark sich die S. krümmt, unterscheidet man dreierlei *Arten von Samenanlagen,* was man z.T. am fertigen Samen noch erkennen kann: **Orthotrope (atrope) S.:** gerade (aufrechte) S., Nucellus u. Funiculus sind in einer geraden Achse; Hilum gegenüber der Mikropyle. **Kampylotrope S.:** um ca. 90° gekrümmte S.; Hilum nähert sich der Mikropyle. **Anatrope S.:** umgewendete S.; Nucellus mit Integumenten von der Basis ab umgewendet, um ca. 180° gebogen; Hilum ist Mikropyle am nächsten; Funiculus mit (äußerem) Integument verwachsen, bildet **Raphe** zwischen Chalaza u. Hilum.

**Plazentationstypen:** ergeben sich aus der Anordnung der Plazenten. **Freie, zentrale Plazentation:** S.n an einer zentralen Mittelsäule; **Zentralwinkelständige Plazentation:** S.n liegen in dem Winkel, der von Scheidewänden gebildet wird; **wandständige Plazentation:** S.n liegen auf der Innenwand der Fruchtblätter od. des Fruchtknotens.

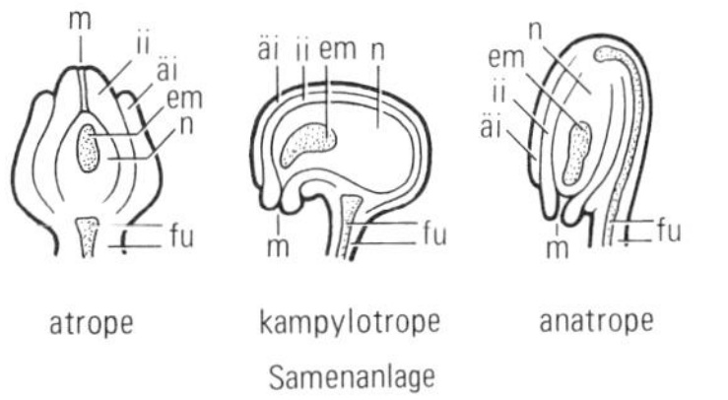


Samenanlage:
m: Mikropyle, äi: äußeres Integument, ii: inneres Integument, em: Embryosack, fu: Funiculus mit Gefäßbündel, n: Nucellus [31]

**Samenbildung:** *bot.* ein Pflanzensame (s. Same) geht nach der Befruchtung aus der Samenanlage* hervor. Die Entwicklung läuft vielfach nach folgendem Schema ab:

**A.** Entwicklung **in den Antheren***: **1.** Aus den diploiden **Mikrosporenmutterzellen** entstehen infolge der Meiose* jeweils 4 haploide Mikrosporen, die jungen Pollenkörner. **2.** *1. Pollenmitose:* Es entstehen innerhalb der ursprünglichen Sporenwand 2 Zellen. Die größere ist die vegetative Zelle (Pollenschlauchzelle) u. die kleinere die generative Zelle im Pollenkorn. **3.** *2. Pollenmitose:* Erfolgt meist erst auf der Narbe od. sogar im Griffel. Aus der generativen Zelle entstehen 2 Spermazellen. **4.** Die vegetative Zelle wächst zum **Pollenschlauch** aus, der durch den Griffel zum Embryosack im Nucellus wächst.

**B.** Analoge Entwicklung **im Nucellus** (s. Samenanlage): **5.** In einer Zelle kommt es zur Reduktionsteilung, d.h. diese sog. **Makrosporenmutterzelle** (diploid) macht eine Meiose durch, wobei 4 haploide Makrosporen entstehen. **6.** Von den 4 Makrosporen gehen meistens 3 wieder zugrunde; die vierte Makrospore (Embryosackmutterzelle) bildet die Embryosackzelle. **7.** In der Folge bildet sich aus der Embryosackzelle als Megagametophyt der Embryosack, ein meist (bei ca. 2/3 aller Angiospermen) 7zelliges, 8kerniges Gebilde auf folgende Weise. Aus dem **primären Embryosackkern** (Kern der Embryosackzelle) entstehen durch dreimalige Teilung **8 Tochterkerne**. Jeweils 3 wandern zu den beiden Polen des Embryosackes u. bilden verschiedene haploide Zellen: a) die **Eizelle** mit den beiden Synergiden (zus. als Eiapparat bezeichnet), bei der Mikropyle, u. b) die Antipoden. Die beiden restlichen Kerne verschmelzen miteinander u. bilden den **sekundären Embryosackkern** (diploid).

**C. Befruchtung** u. Entwicklung des Samens: **8.** Nach der **Bestäubung** (Übertragung von Pollen auf die Narbe) erfolgt die **Befruchtung**; diese ist bei den Angiospermen eine doppelte: **(a)** 1 Spermazelle unterliegt der Fusion mit der Eizelle, es bildet sich die diploide **Zygote**. **(b)** Die zweite Spermazelle vereinigt sich mit dem diploiden Embryosackkern (nicht bei den Gymnospermen), der triploide **Endospermkern** entsteht. **9.** Aus der Zygote entwickelt sich in der Folge der **Embryo**, an dem man schon das Würzelchen (Radicula), die Sproßknospe (Plumula) u. als Blätter die Kotyledonen (Keimblätter) feststellen kann. **10.** Die bei der weiteren Teilung des Endospermkerns entstehenden Kerne bilden in der Folge Zellen, die das (triploide) **Endosperm** darstellen. Im Endosperm werden die Stoffe (Vitamine, Phytohormone, Reservestoffe) aufgebaut,

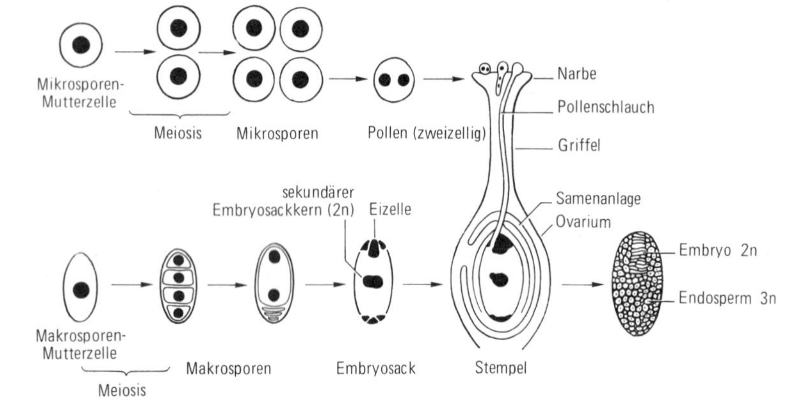


Samenbildung:
Schema der Befruchtung und der ersten Entwicklung von Endosperm und Embryo (verändert nach Steward 1963) [45]

die f. die Keimung u. z.T. die Entwicklung danach erforderlich sind. (Bei der embryonalen Entwicklung kann das Endosperm oft völlig aufgebraucht werden. In diesem Falle werden die f. die Keimung notwendigen Stoffe meistens, aber nicht immer, in den Kotyledonen des Keimlings selbst gespeichert.). **11.** Das Nucellusgewebe ist meistens völlig aufgebraucht. Bei manchen Pflanzen aber bildet es sich ebenfalls zu einem Nährgewebe aus, dem **Perisperm**. **12.** Aus den Integumenten des Nucellus entsteht die **Samenschale** (Testa). In der Nähe des Hilum (Nabel, beim reifen Samen die Abrißstelle des Funiculus) ist die Testa meist etwas dünner, so daß dort das Würzelchen, dessen Spitze auf diese Stelle gerichtet ist, die Samenschale bei der Keimung durchstoßen kann. **13.** Gleichzeitig mit der Entwicklung der Samen bilden sich bei den Angiospermen die Früchte; s. Frucht.

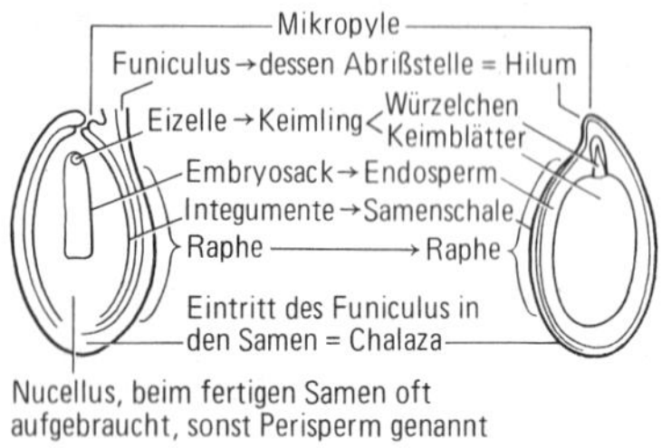


Samenbildung:
Schematische Darstellung der Entwicklung einer anatropen Samenanlage zum reifen Samen. Vergr. der Samenanlage etwa 80fach, des Samens 8fach (Semen Lini) [31]

**Samenmantel:** *bot.* Arillus, Auswuchs am Funiculus.

**Samenpflanzen:** *bot.* s. Spermatophyta.

**Samenschale:** *bot.* Testa, entwickelt sich aus den Integumenten; s. Samenbildung.

**Samenstrang:** *med.* Funiculus spermaticus.

**Samidin:** s. Ammi visnaga.

**Sammelfrucht:** *bot.* s. Fruchtformen.

**Sammelzellen:** *bot.* die dem Palisadengewebe im Mesophyll unmittelbar anschließenden Zellen, die die Assimilate sammeln u. an die Gefäßbündel abgeben.

**Sammetpappel:** s. Althaea officinalis.

**Samwurzel:** s. Panax pseudoginseng.

**SAN:** s. Polystyrol.

**Sanabel:** (lat.) heilbar.

**Sanasthmax®:** s. Beclometason.

**Sanasthmyl®:** s. Beclometason.

**Sanatio:** (lat.) Heilung.

**Sandaraca:** Resina Sandaraca, s. Tetraclinis articulata.

**Sandarach:** Realgar, s. Arsendisulfid.

**Sandarakharz:** Resina Sandaraca, s. Tetraclinis articulata.

**Sandbad:** **1.** *chem.* Metall- od. Porzellanschale mit einer dünnen Schicht gesiebten Sandes, auf den das zu erhitzende Gefäß (Kolben) gestellt wird, um eine langsame u. gleichmäßige Erhitzung zu ermöglichen. **2.** *med.* Einhüllung des Patienten od. einzelner Körperteile mit auf 45 bis 55°C erwärmtem Sand, Dauer ca. 0.5 bis 1 Stunde, Wirkung erwärmend, anregend, ableitend (bei Rheumatismus, Gicht, Neuralgien, Frauenkrankheiten).

**Sanddorn:** s. Hippophae rhamnoides.

**Sandelholz, Gelbes:** Lign. Santali citrinum, s. Santalum album.

**Sandelholz, Rotes:** Lignum Santali rubrum, s. Pterocarpus santalinus.

**Sandelholz, Weißes:** Lignum Santali album, s. Santalum album.

**Sandelöl:** Oleum Santali, s. Santalum album.

**Sandfliegen:** Phlebotomus, s. Mücken.

**Sandfloh:** Tunga penetrans, s. Flöhe.

**Sandimmun®:** s. Ciclosporin.

**Sandkraut, Rotes:** Herba Arenariae rubrae, s. Spergularia rubra.

**Sandmeyer-Reaktion:** Methode zur Einführung von Halogenid- od. Cyanidionen in aromatische Verbindungen durch Austausch gegen die Diazoniumgruppe mit Kupfer(I)-halogenid od. Kupfer(I)-cyanid als Katalysatoren.

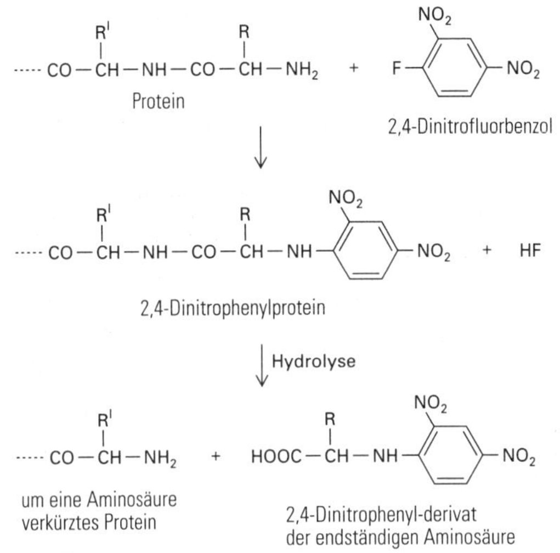


Sanger-Endgruppenanalyse

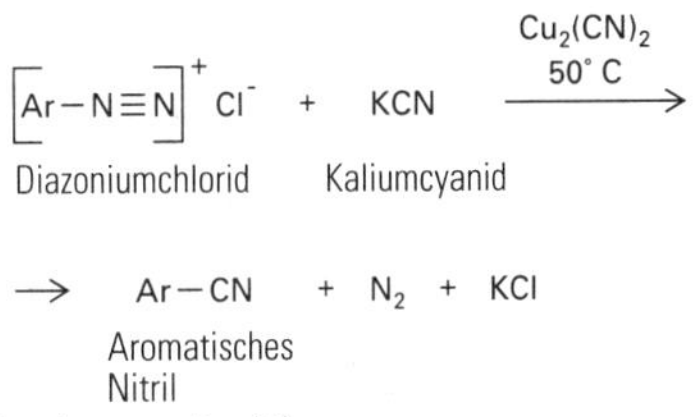


Sandmeyer-Reaktion: Bildung eines aromatischen Nitrils

**Sandolanid®**: s. α-Acetyldigoxin.
**Sandomigran®**: s. Pizotifen.
**Sandoparin®**: s. Heparin.
**Sandostatin®**: s. Octreotid.
**Sandosten®**: s. Thenalidin.
**Sandriedgras**: Carex arenaria*.
**Sandriedgraswurzelstock**: Rhizoma Caricis, s. Carex arenaria.
**Sandsegge**: Carex arenaria*.
**Sandstrohblume**: Helichrysum arenarium*.
**Sandwegerich**: s. Plantago afra.
**Sandwich-Tabletten**: s. Schichttabletten.
**Sandwich-Verbindungen**: Komplexverbindungen*, in denen ein Metall(ion) zwischen 2 parallel übereinanderliegenden, cyclischen Kohlenwasserstoffmolekülen angeordnet ist.
**Sanger-Endgruppenanalyse**: Methode zur Bestimmung der Aminosäuresequenz von Proteinen u. Peptiden durch Identifizierung des N-endständigen Restes mit Sanger-Reagenz (2,4-Dinitrofluorbenzol). Dieses reagiert mit der freien Aminogruppe zum 2,4-Dinitrophenyl-protein, welches nach schonender Hydrolyse das um eine Aminosäure verkürzte Protein u. das 2,4-Dinitrophenylderivat der endständigen Aminosäure liefert, das papierchromatographisch identifiziert wird. Dieses Verfahren kann mehrfach wiederholt u. somit die Aminosäuresequenz eines Proteins od. Peptids ermittelt werden.
**Sanger-Reagenz**: 2,4-Dinitrofluorbenzol, s. Sanger-Endgruppenanalyse.
**Sanguinaria canadensis** L.: Fam. Papaveraceae, Kanadische Blutwurzel (Nordamerika). Stpfl. v. **Rhizoma Sanguinariae canadensis:** Kanadische Blutwurzel. **Inhaltsst.:** Mehrere Alkaloide (4 bis 8%) wie Sanguinarin (bis 6%) u. Chelerythrin (**Strukturformeln** s. Chelidonium majus), Protopin, Hydroxysanguinarin, β-Homochelidonin, Methylchelidonin u.a. **Anw.:** früher als Expektorans, Emetikum u. Laxans; Extrakt in der Zahnheilkunde als Antiplaquemittel.
**HOM:** *Sanguinaria canadensis* (HAB1.4): getrockneter Wurzelstock mit anhängenden Wurzeln (mind. 2% Alkaloide); verord. z.B. b. Migräne, klimakterischen Wallungen.
**Sanguinarin**: Isochinilinalkaloid (Benzophenanthridin-Gerüst), z.B. in Chelidonium majus, Sanguinaria canadensis u. anderen Papaveraceen u. Fumariaceen sowie in Rutaceen. **Strukturformel** s. Chelidonium majus. **Anw.:** Antiplaquemittel* (zur Kariesprophylaxe*).
**Sanguis**: (lat. Blut, *gr.* αἷμα) s. Blut.
**Sanguis Draconis**: Resina Draconis, s. Daemonorops draco.
**Sanguis humanus**: Blutkonserve; nach Ph.Eur.3 (bis 1994) Blut von einem gesunden Spender, Hämoglobingehalt mind. 12.5% (m/V); Aufbewahrung in Glas- od. Kunststoffbehältern; Zugabe von Stabilisatorlösungen* f. Blutkonserven erlaubt bis 22% (V/V) des Volumens der Endmischung; Hämoglobingehalt mind. 9.7% (m/V); Zusatz von Konservierungsmitteln ist nicht erlaubt. Umfangreiche Anforderungen an Herst. u. Qualität; u.a. ist auch auf HIV-Antikörper zu prüfen. **Anw.:** als Blutersatz, nur wenn mit Erythrozytenkonzentraten bzw. anderen Blutersatzstoffen (s. Blutersatz) nicht das Auslangen gefunden wird.
**Sanguisorba officinalis** L.: Fam. Rosaceae, Wiesenknopf (nördl. gemäß. Zone). Stpfl. v. **Herba Sanguisorbae:** Wiesenknopfkraut. **Inhaltsst.:** 2.5 bis 4% Saponin Sanguisorbin u. sein Sapogenin Sanguisorbigenin, Catechingerbstoffe,

Bitterstoff, Zucker. **Anw.** volkst.: als Adstringens. **Radix Sanguisorbae:** Wiesenknopfwurzel. **Inhaltsst.:** 25% Gerbstoffe, 2 bis 5% Saponine (Sanguisorbin), 30% Stärke. **Anw.:** Adstringens.

**Sanguisuga medicinalis, Sanguisuga officinalis:** Blutegel; s. Hirudo.

**Sanicula europaea** L.: Fam. Apiaceae (Umbelliferae), Sanikel, Heil aller Schäden, Heildolde (heim. Europa über Kaukasus bis Persien). Stpfl. v. **Herba Saniculae:** Fol. Saniculae, Sanikelkraut, Heildoldenkraut. **Inhaltsst.:** ca. 13% Triterpensaponine, Allantoin (?), Gerbstoff, Chlorogen- u. Rosmarinsäure, Bitterstoff, Harz, Spuren äther. Öls. **Anw.** volkst.: b. Katrarrhen der Luftwege, Lungenleiden, Blutharnen, Magenblutungen, Skorbut, Mund- u. Halsentzündungen. **Radix Saniculae:** Sanikelwurzel. **Inhaltsst.:** Bitterstoffe, Gerbstoffe, 6 bis 11% Saponine. **Anw.** volkst.: wie Herba S. sowie als Adstringens.

**Sanikel:** Sanicula europaea*.

**Sanitätsrat, Oberster:** s. Gesundheitswesen.

**Sanitätswesen:** s. Gesundheitswesen.

**Sanitation:** im Gegensatz zur Desinfektion* verlangt die Sanitation nicht nur die Abtötung von Infektionserregern, sondern fordert eine Verminderung aller saprophyten Keime.

**Sankt-Antonius-Kraut:** s. Plumbago europaea.

**Sankt-Lorenz-Wurzel:** Rhiz. Vincetoxici, s. Cynanchum vincetoxicum.

**Sanoma®:** s. Carisoprodol.

**Sansho:** s. Zanthoxylum piperitum.

**Sansibar-Kopal:** s. Copal.

**Santakraut:** Herba Eriodictyonis, s. Eriodictyon californicum.

**Santalholz:** s. Santalum album.

**Santalin:** s. Pterocarpus santalinus.

**Santalum album** L.: Fam. Santalaceae (Baum, heim. im Ind.-malayischen Gebiet, kult. in Vorderindien). Stpfl. v. **Lignum Santali album (citrinum):** Weißes (gelbes) Sandelholz, Santalholz, Citrinholz, Macassar-Sandelholz; das v. d. Rinde u. dem Splint befreite Kernholz d. Stammes u. der Zweige. **Inhaltsst.:** 3 bis 5% äther. Öl (Ol. Santali), Harz, Gerbstoff. **Anw.:** als Räuchermittel, hauptsächl. z. Gew. d. Öls. **Oleum Santali** DAB6: Sandelöl, das durch Dest. m. Wasserdampf aus dem Wurzel-, Stamm- u. Zweigholz gew. äther. Öl. Dickes, farbloses, würzig, eigenartig, etwas nach Rosen riechendes Öl. D. 0.968 bis 0.980; $\alpha_D^{20°C}$ -16 bis -21°. **Best.:** α- u. β-Santalol (2 Sesquiterpenalkohole v. d. Formel $C_{15}H_{23}OH$), ferner weitere Alkohole, Ketone, Säuren, Phenole. **Anw.** med.: als (spasmolytisch wirkendes) Antiseptikum (f. die ableitenden Harnwege), früher besonders bei Gonorrhö.

**Santonin:** Santoninum; $C_{15}H_{18}O_3$, $M_r$ 246.31. D. 1.186. Schmp. 172-173°C. $[\alpha]_D^{20°C}$ -172 bis -176° (c = 2 in abs. Ethanol). Der wirksame Inhaltsstoff v. Flor. Cinae (s. Artemisia cina), ein Sesquiterpenlacton. Farblose, glänzende, bitter schmekkende Kristalle, sehr schwer lösl. in Wasser, lösl. in 44 T. Ethanol, in 4 T. Chloroform u. in fetten Ölen. **Anw.** med.: früher als Hauptmittel gegen Spulwürmer (Askariden), die es zwar nicht tötet, aber zur Abwanderung in den Dickdarm veranlaßt, aus dem sie dann leicht durch Abführmittel (salinische, kein Rizinusöl) entfernt werden können; heute obsolet. Dos. 60 bis 200 mg tgl. f. 3 d. Größere Dosen können zur Vergiftung führen, die sich zunächst in Violett-, dann in Gelbsehen (Xanthopsie) äußerst, aber auch zu Erbrechen, Muskelzittern, Krämpfen u. Tod infolge Atemstillstand führen kann. S. darf niemals auf leeren Magen gegeben werden. Oxidationsprodukte von S. färben sauren Harn leuchtend gelb bis orange, alkalischen Harn purpurrot. Antid.: Magenspülung, Laxans, Klistier; gegen Krämpfe: Barbiturate.

**Santoninpastillen:** Pastilli Santonini, s. Santonin.

**Saphir:** Edelstein, s. Aluminiumoxid.

**Sapindaceae:** Seifenbaumgewächse, Od. Sapindales; ca. 1500 Arten (hauptsächl. in Tropen u. Subtropen). Bäume od. Sträucher, z.T. von lianenartigem Wuchs u. mit Sproßranken. **Chem. Merkmale:** Gerbstoffe, Triterpensaponine, auch als Best. giftiger, milchsaftartiger Sekrete. **Wichtige Gattungen** s. z.B. Blighia, Cardiospermum, Litchi, Paullinia.

**Sapo:** (Pl. sapones) Seife(n); Seifen sind Alkalisalze der höheren Fettsäuren u. Ölsäuren. Sie entstehen b. Kochen pflanzl. od. tierischer Fette m. Alkalilaugen (Verseifen). Kalilauge liefert weiche Seifen **(Kali- od. Schmierseifen)**, Natronlauge feste Seifen **(Natronseifen)**, wobei neben dem Salz der Fettsäure Glycerol entsteht. Auch der Alkalisalze der Harzsäuren (Kolophonium) werden zu den Seifen gerechnet. In Wasser bilden d. Seifen ein kolloidales System. Die reinigende Wirk. beruht z.T. auf abgespaltenem freiem Alkali, z.T. auf der Emulgierung der Schmutzteilchen. Bei den Leimseifen bleibt das beim Verseifungsprozeß gebildete Glycerol u. Wasser, die sonst zur Herst. v. Kernseifen durch Aussalzen abgetrennt werden, in der Seifenmasse, die dadurch beim Erkalten nur halb fest wird. Überfetteten Seifen wird nachträglich noch etwas nicht verseiftes Fett zugefügt, um so einer zu starken Entfettung der Haut (hauptsächl. bei med. Seifen) vorzubeugen.

**Sapo Capillorum:** s. Shampoos.

**Sapo Cresoli:** Kresolseife, Sol. cresoli saponata, Cresolum saponatum, Liquor Cresoli saponatus, Lysol®. Geh. an Cresol 40 bis 50%; Geh. an Fettsäuren 19 bis 23%. 1 T. Cresol, 1 T. Kaliseife. Klare, rotbraune, ölige Flüss. von phenolartigem Geruch. Mischbar mit Wasser, Ethanol, Glycerol od. Petrolether. Cresol u. Kaliseife zu gleichen Teilen bei 50°C zu einer klaren Lsg. vermischt. **Off.:** ÖAB90, Ph.Helv.6. **Anw.** u. **übl. Dos.:** zur Desinfektion der Hände u. Instrumente 2 bis 3%; zur antiseptischen Wundbehandlung 0.5 bis 1%; zur Vaginalspülung 0.2 bis 0.5%. Mit Trinkwasser trübe Lösungen durch Ausfällung von Erdalkaliseifen.

**Sapo domesticus:** Hausseife nach EB6; eine harte, möglichst weiße Natronkernseife aus Talg. In Wasser klar od. fast klar lösl., in heißem Ethanol ohne erhebl. Rückstand lösl. Die konz. ethanolische Lsg. erstarrt nach dem Erkalten zu einer gallertartigen Masse. Geh. mind. 60% Fettsäuren.

**Sapo durus:** Natronseife nach ÖAB90. Weißliches Pulver, lösl. in ca. 30 T. Wasser (10 T. warmem Wasser), in 20 T. warmem Ethanol. Geh. an Fettsäuren mind. 88%. Hergest. durch Verseifung von Schweineschmalz (50 T.) u. Olivenöl (50 T.) mit konz. Natriumhydroxidlösung (60 T.) u. Ethanol (12 T.). Eine 12.5%ige Natriumchloridlösung dient zum Abscheiden des Seifenleims*, der gereinigt, getrocknet (max. 30°C) u. gepulvert wird.

**Sapogenine:** Aglyka der Saponine*.

**Sapo glycerinatus liquidus:** Flüssige Glycerinseife nach DAB6. Eine Lsg. von 50 T. Kaliseife, 9 T. Ethanol, 40 T. Glycerol, 1 T. Lavendelöl.

**Sapo jalapinus:** Jalapenseife. Nach DAB6 eine Mischung v. gleichen T. fein pulveris. Jalapenharz u. Med. Seife (Sapo medicatus*).

**Sapo kalinus:** Kaliseife. Gelbbraune, durchsichtige, weiche, schlüpfrige Masse, in 2 T. Wasser od. Ethanol klar od. fast klar lösl.; Geh. mind. 40% Fettsäuren. Herst. nach DAC86: durch Verseifung v. 43 T. Leinöl mit Kaliumhydroxid (Einwaage ber. über die VZ des Leinöls) u. 5 T. Ethanol; Ende der Verseifung, wenn sich 1 g Zuber. in 10 mL Wasser klar u. in 10 mL Ethanol 96% fast klar löst. Nach d. Verseifung wird d. Masse durch Abdampfen od. durch Zusatz v. heißem Wasser auf 100 T. gebracht. Inkomp.: sauer reagierende Verbindungen, Erdalkali- u. Schwermetallsalze. Herst.: nach Ph.Helv.7 mit Kaliumhydroxid von bekanntem Gehalt u. kohlendioxidfreiem Wasser wird eine Lsg. hergestellt, die 40% Gesamtalkali, ber. als KOH, enthält. 23.0 T. dieser Lsg. werden mit 50.8 T. Leinöl, 7.5 T. Ethanol 96% u. 20.6 T. Gereinigt. Wasser gemischt u. unter leichtem Rühren solange bei ca. 50°C erwärmt, bis keine Öltröpfchen mehr sichtbar sind (ca. 2 h). Die warme Mischung wird dann in die Gefäße abgefüllt. Herst. nach ÖAB90: durch Verseifung von 50 T. Leinöl mit 9.5 T. Kaliumhydroxid u. 7 T. Ethanol; nach der Verseifung wird durch Zusatz von Gereinigt. Wasser auf 100 T. gebracht. Geh. an Fettsäuren 45.0 bis 50.0%. **Anw.:** in Lösungen zur Solubilisation phenolischer Desinfektionsmittel. Als Bestandteil von Kaliseifenspiritus. Zur Reinigung u. Erweichung der Haut; kaum mehr verwendet, Zusatz in manchen seifenhaltigen Linimenten.

**Sapo kalinus venalis:** Sapo viridis, Schmierseife. Gelbbraune od. grünliche, weiche Masse, in 2 T. Wasser od. Ethanol klar od. fast klar lösl.; Geh. mind. 40% Fettsäuren. Darst.: nach DAB6 wie bei Sapo kalinus*.

**Sapo medicatus:** Medizinische Seife. Eine nach DAB6 weiße, nicht ranzige Seife, lösl. in Wasser u. Ethanol. Darst.: Aus 120 T. Natronlauge, 50 T. Schweineschmalz, 50 T. Olivenöl, 12 T. Ethanol, 25 T. Natriumchlorid, 3 T. Natriumcarbonat, 280 T. Wasser im üblichen Verseifungsverfahren; vgl. Sapo durus.

**Saponaria officinalis** L.: Fam. Caryophyllaceae, Seifenkraut (Mittel- u. Südeuropa). Stpfl. v. **Saponariae rubrae radix:** Radix Saponariae (rubrae), Rote Seifenwurzel; die getrockneten Wurzeln, Wurzelstöcke u. Ausläufer. **Off.:** DAC79. **Inhaltsst.:** ca. 5% Triterpensaponine mit Saponarosid A u. D (saure Bisdesmoside), das Aglykon ist Gypsogenin*. **Anw.:** als Expektorans (an Stelle v. Rad. Senegae) in Form v. Abkochungen 10 bis 15:200; ferner b. Darmkatarrhen, Rheumatismus, Skrofulose, Ekzemen, als Blutreinigungsmittel; techn.: als Waschmittel. (Rad. Saponariae albae, Weiße Seifenwurzel, s. Gypsophila-Arten).

**Sapones medicati:** Arzneiliche Seifen von fester, salbenförmiger od. flüssiger Beschaffenheit, s.a. Linimenta.

**Saponindrogen:** Drogen, die wegen ihres Gehaltes an Saponinen Verw. finden; s. Saponine.

**Saponine:** In zahlreichen Pflanzen vorkommende Glykoside, deren Terpenoidaglyka (Triterpen- u. Steroidsapogenine) eine OH-Gruppe β-ständig am $C_3$ aufweisen, über die die Zucker gebunden werden. *Monodesmoside* sind S., bei denen der Zuckeranteil aus einer einzigen Kette besteht, wohingegen die *Bisdesmoside* 2 Zuckerketten haben. **Triterpensapogenine:** Diese haben 30 C-Atome im pentacyclischen (selten tetracyclischen) Grundskelett, das meistens auf das Oleanan bzw. das $\Delta^{12}$-Oleanen zurückzuführen ist (s. Tab.1).

**Steroidsapogenine:** Den 27 C-Atomen dieser Naturstoffgruppe liegt als Grundgerüst das Spirostan (hat das Cholestan-Skelett) zugrunde (s. Steroide). Sie besitzen eine pentacyclische Furostanol-Struktur mit einer zusätzlichen Hydroxylgruppe in der Seitenkette od. sie haben die hexacyclische Spirostanol-Struktur mit einer Cycloketal-Gruppierung (s. Tab.2). Diese bilden fast nur Monodesmoside u. finden sich hauptsächl. in Wurzeln, Knollen, Samen. Die meisten Steroidsaponine gehören dazu. Die Furostanolglykoside (z.B. in Convallaria majalis*) sind hingegen bevorzugt in den assimilierenden Teilen der Pflanzen. Sie sind zusätzlich am C-26 der Seitenkette mit Glucose glykosidisch verbunden u. liegen somit (genuin) meistens als Bisdesmoside vor.

**Vork.:** Die S. der dikotylen Pflanzen (außer z.B. von Digitalis- u. Trigonella-Arten) gehören fast immer zu den *Triterpensaponinen* (Tab.3). Sie finden sich akkumuliert z.B. bei den Fam. Caryophyllaceae (Saponaria- u. Herniaria-Arten*, Agrostemma githago*), Hippocastanaceae (Aesculus*), Araliaceae (Eleutherococcus senticosus*, Panax- u. Hedera-Arten*), Polygalaceae (Polygala senega*) u. Primulaceae (Cyclamen- u. Primula-Arten). Nat. auch in Seegurken.

*Steroidsaponine* kommen vor allem unter den monokotylen Pflanzen vor (Tab.4). Bevorzugt sind die Fam. Liliaceae (Smilax regelii*, Ruscus aculeatus*, Paris quadrifolia*), ferner Fam. Dioscoreaceae u. Agavaceae. Aus Dioscorea-Arten (z.B. Dioscorea gracillima) gewinnt man z.B. das (auch weltwirtschaftlich) wichtige Dioscin mit dem Aglykon Diosgenin*. Nat. auch in Seesternen* u. anderen Stachelhäutern (Seeigel).

**Eigenschaften:** S. sind in Wasser unter Schaumbildung lösl. u. besitzen einen kratzenden Geschmack. Sie sind amorph od. kristallin u. werden aus ihren Lösungen durch Natriumchlorid u. Gerbsäuren ausgefällt. Mit Cholesterol bilden sie schwer lösliche Molekülverbindungen. Triterpensaponine haben nicht selten Carboxylgruppen, die sowohl am Aglykon als auch am Zucker sein können, was die Ursache f. den sauren Charakter dieser Glykoside ist. Eine der wichtigsten Eigenschaften der S. besteht aber in ihrer Fähigkeit, die roten Blutkörperchen (Erythrozyten*) zu zerstören (**Hämolyse***). Die bisdesmosidischen Furostanol-S. zeigen geringe Hämolyse-Wirkung. Nach enzymatischer od. mit Säuren katalysierter Hydrolyse der Glucose vom C-26 (geht sehr leicht vonstatten, daher schonende Isolierung notwendig) kommt es zum Ringschluß u. damit liegen wieder hämolytisch wirkende Spirostanole vor. Nachw.: Die Cholesterolbindung u. die hämolytische Wirk. der S. sind die Grundlagen f. den qualitativen u. quantitativen Nachw. von Saponinen, wenn von den chromatographischen Methoden abgesehen wird. (Als Lieferanten von Referenz-Standardsaponin dienen meistens Gypsophyla-Arten* od. Cort. Quillajae.) **Tox.:** Bei parenteraler Zufuhr wirken alle S. stark toxisch u. können unter Umständen sehr schnell letal wirken. Auch oral relativ stark giftige S. (Sapotoxine) sind in Agrostemma githago* (Kornrade), Cyclamen-Arten* (Alpenveilchen), Phytolacca americana* (Kermesbeere) u.

**Saponine** Tab.1
Grundstrukturen u. Beispiele f. Triterpensapogenine

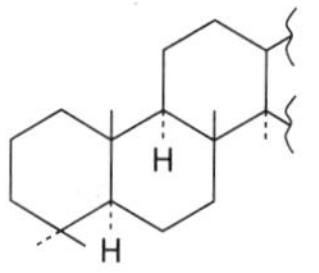


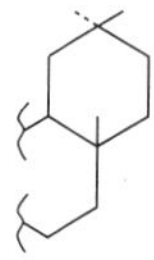

Oleanan

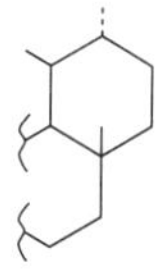

Ursan

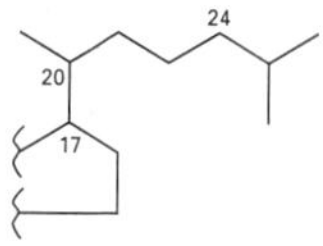


Dammaran

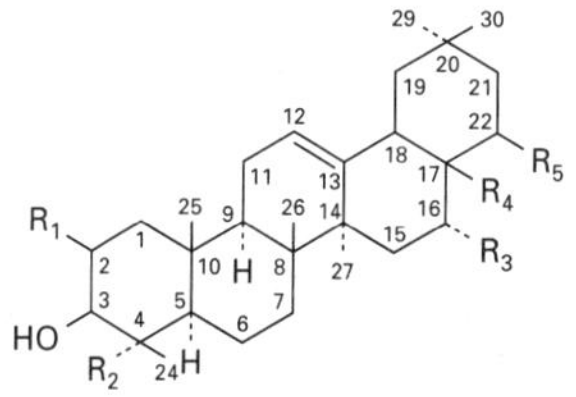


| C-Atom | 2 $R_1$ | 23 $R_2$ | 16 $R_3$ | 28 $R_4$ | 22 $R_5$ | Weitere Reste, Vorkommen |
|---|---|---|---|---|---|---|
| **Oleanan-Typen** | | | | | | |
| β-Amyrin | H | $CH_3$ | H | $CH_3$ | H | häufig |
| Primulagenin A | H | $CH_3$ | OH | $CH_2OH$ | H | Primula veris, P. elatior |
| Primulagenin D | H | $CH_3$ | OH | CHO | H | Primula veris, Primula elatior |
| Priverogenin A | H | $CH_3$ | OH | CHO | OH | Primula veris, P. elatior |
| Barringtogenol A | OH | $CH_2OH$ | H | $CH_2OH$ | OH | Aesculus hippocastanum |
| Barringtogenol C | H | $CH_2OH$ | OH | $CH_2OH$ | H | $C_{21}$: OH, Aesculus hippocastanum |
| Protoaescigenin | H | $CH_3$ | OH | $CH_2OH$ | OH | $C_{21}$, $C_{24}$: OH, Aesculus hippoc. |
| Oleanolsäure | H | $CH_3$ | H | COOH | H | Eleutherococcus, Hedera helix |
| Crataegolsäure | OH | $CH_3$ | H | COOH | H | Crataegus-Arten |
| Echinocystsäure | H | $CH_3$ | OH | COOH | H | Primula elatior |
| Hederagenin | H | $CH_2OH$ | H | COOH | H | Hedera helix |
| Polygalasäure | OH | $CH_2OH$ | OH | COOH | H | Polygala senega |
| Gypsogenin | H | CHO | H | COOH | H | Gypsophila-Arten |
| Quillajasäure | H | CHO | OH | COOH | H | Quillaja saponaria |
| Gypsogensäure | H | COOH | H | COOH | H | Gypsophila-Arten |
| Medicagensäure | OH | COOH | H | COOH | H | Herniaria glabra, H. hirsuta |
| Presenegenin | OH | COOH | H | COOH | H | $C_{27}$: OH, Polygala senega |
| **Ursan-Typen** | | | | | | |
| α-Amyrin | H | $CH_3$ | H | $CH_3$ | H | häufig |
| Ursolsäure | H | $CH_3$ | H | COOH | H | Rosaceae, Centella asiatica |
| Asiatsäure | OH | $CH_2OH$ | H | COOH | H | Centella asiatica |
| Tormentillsäure | OH | $CH_3$ | H | COOH | H | $C_{19}$: OH, Potentilla erecta |
| Chinovasäure | H | $CH_3$ | H | COOH | H | $C_{27}$: COOH, Cinchona-Arten |

verschiedenen Liliaceen, z.B. in Paris quadrifolia*, enthalten. Für Fische sind S. starke Gifte. **Anw.:** Orale Anw. kleiner Dosen ist unschädlich, ja, scheint sogar von Wichtigkeit zu sein, da sie die Resorption fördern (z.B. bei Digitalis) u. auch bei der Ernährung von vorteilhafter Wirkung sind (Nahrungsmittelsaponine). Außerdem entfalten die S. eine lokale Reizwirkung u. wirken anregend auf d. Sekretion der Bronchialdrüsen. **Saponindrogen** wirken durch Reizung der Magenschleimhaut expektorierend (Cort. Quillajae, Rad. Saponariae rubrae, Rad. Senegae, Flor. Verbasci, Rad. Primulae); einige Saponine besitzen auch diuretische Wirk. (z.B. in Betula alba, Herniaria- u. Primula-Arten). Bestimmten Saponinen werden besondere Wirkungen zugeschrieben. Aescin* u. S. aus Ruscus aculeatus* (Mäusedorn) wirken z.B. ödemhemmend u. fragilitätsvermindernd auf die Gefäße. Die Ginsenoside in Ginseng (Panax pseudoginseng*) od. Eleutheroside in der Taigawurzel (s. Eleutherococcus senticosus) sollen tonisierend wirken. Auch die antibakterielle Wirksamkeit wird z.B. von Asiaticosid (s. Centella asiatica) genützt. **Techn.** werden die S. als Zusätze zu Waschmitteln, als Emulgatoren (pharmaz. Technologie) u. als Dispergier- u. Netzmittel (kosmetische Artikel) benutzt. (Gew.: z.B. aus Quillajarinde, Roßkastanien u. d. weißen Seifenwurzel.) Verschiedene S. werden noch heute als Fischgifte benutzt.

**Saponin-Referenzsubstanz:** s. Gypsophila-Arten.

**Sapo oleaceus:** harte, weiße Öl-Natronseife (Marseiller Seife), klar lösl. in heißem Wasser u. Ethanol. Die aus 1 T. Ölseife u. 20 T. Ethanol in d. Wärme bereitete Lsg. darf nach dem Erkalten

**Saponine** Tab.2

Grundstrukturen und Beispiele für Steroidsapogenine

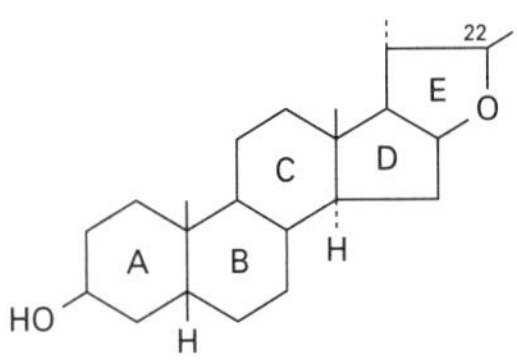

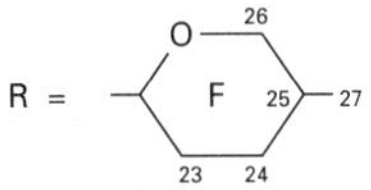

Spirostanol-Typ

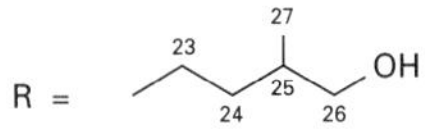

Furostanol-Typ

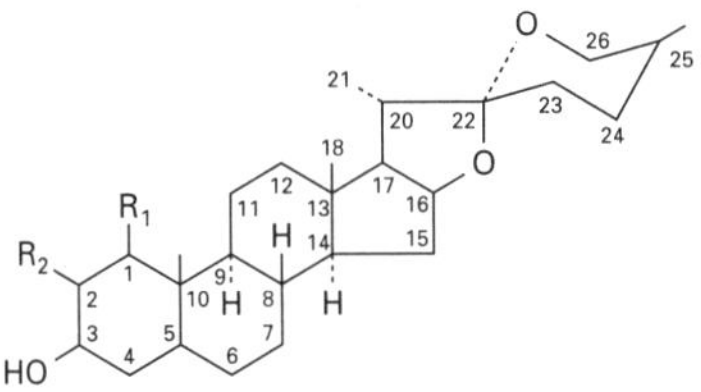

| C-Atom | 1 $R_1$ | 2 $R_2$ | | Weitere Reste | Vorkommen (Fundort im Wörterbuch) |
|---|---|---|---|---|---|
| Tigogenin | H | H | | | Digitalis lanata |
| Gitogenin | H | OH | | | Digitalis purpurea |
| Digitogenin | H | OH | | $C_{15}$ –OH | Digitalis purpurea |
| Convallogenin A | OH | H | | $C_5$ –OH | Convallaria majalis |
| Hecogenin | H | H | | 12 Oxo | Agave-Arten |
| Sarsapogenin | H | H | | 25(S) | Smilax regelii |
| Smilagenin | H | H | | 5β | Smilax, Yucca, Agave |
| Diosgenin | H | H | 5,6-Dehydro | | Dioscorea-Arten |
| Yuccagenin | H | OH | 5,6-Dehydro | | Dioscorea-Arten |
| Ruscogenin | OH | H | 5,6-Dehydro | | Ruscus aculeatus |
| Neoruscogenin | OH | H | 5,6-Dehydro | 25,27-Dehydro | Ruscus aculeatus |
| Correllogenin | H | H | 5,6-Dehydro | 12 Oxo | Dioscorea spiculiflora |
| Gentrogenin | H | H | 5,6-Dehydro | 12 Oxo, 25(S) | Dioscorea spiculiflora |

**Saponine** Tab.3

Triterpensaponine

| Saponine | Genine | Zucker u. Säuren | Vorkommen |
|---|---|---|---|
| Aescin | Protoaescigenin | 2 Gl, 1 Gls, As, Ts, Es | Aesculus hypocastanum |
| Asiaticosid | Asiatsäure | 2 Gl, 1 Rh | Centella asiatica |
| Eleutheroside | Oleanolsäure | Gl, Rh, Ar | Eleutherococcus senticosus |
| Ginseng-Saponine | 20S-Proto-Panaxadiol | Gl, Gls, Ar, Rh | Panax pseudoginseng |
| Glycyrrhizin | Glyzyrrhetinsäure | 2 Gls | Glycyrrhiza glabra |
| Gypsosid A | Gypsogenin | Gl, Ga, Rh, 3 Xy, Fu, Gls, Ar | Gypsophylla-Arten |
| Hederacosid B | Oleanolsäure | 2 Gl, 2 Rh,1 Ar | Hedera helix |
| Hederacosid C | Hederagenin | 2 Gl, 2 Rh, 1 Ar | Hedera helix |
| α-Hederin | Hederagenin | 1 Rh, 1 Ar | Hedera helix |
| Herniaria-Saponine I, II | Medicagensäure | Gl, Rh, Fu | Herniaria glabra |
| Primulasaponin 1, 2 | (Proto)-Primulagenin A | 1 Gl, 1 Ga, 1 Rh, 1 Gls, (1Xy) | Primula-Arten |
| Quillajasaponine | Quillajasäure | Gas,1 Ga, 1 Gls (1Gas) | Quillaja saponaria |
| Saikosaponine | Saikogenine | Gl, Rh, Fu | Bupleurus |
| Saponarosid | Gypsogensäure | 1 Xy | Saponaria officinalis |
| Saponasid A, D | Gypsogenin | Gl, Ga, Xy, Rh, Fu, Ar, Gl | Saponaria officinalis |
| Senegin II | Presenegenin | 1 Gl, 1 Ga, 2 Xy, 1 Fu, 1 Rh | Polygala senega |

Fu Fucose, Gl Glucose, Rh Rhamnose, Xy Xylose, Ar Arabinose, Ga Galactose
Gls Glucuronsäure, Gas Galacturonsäure, As Angelicasäure, Ts Tiglinsäure, Es Essigsäure

**Saponine** Tab.4
Steroidsaponine

| Saponine | Genine | Zucker | Vorkommen |
|---|---|---|---|
| Digitonin | Digitogenin | 2 Gl, 2 Ga, 1 Xy | Digitalis purpurea (Samen) |
| Gitonin | Gitogenin | 1 Gl, 2 Ga, 1 Xy | Digitalis purpurea (Samen) |
| Tigonin | Tigogenin | 2 Gl, 2 Ga, 1 Xy | Digitalis lanata (Blatt) |
| Convallasaponine | Convallamarogenin, Convallagenin | Gl, Rh, Xy, Ar | Convallaria majalis u. C. keiskei (Blüten) |
| Dioscin | Diosgenin | 1 Gl, 2 Rh | Dioscorea gracillima (Wurzel) |
| Gracillin | Diosgenin | 2 Gl, 1 Rh | Dioscorea gracillima |
| Glykosidgemische | Correlogenin, Gentrogenin | Gl, Ga, Rh | Dioscorea spiculiflora |
| Parillin | Sarsasapogenin | 3 Gl, 1 Rh | Smilax aristolochiaefolia u.a. Arten (Wurzel) |
| Ruscin | Ruscogenin | 1 Gl, 1 Rh, 1 Ar | Ruscus aculeatus (Rhizom) |
| Glykosidgemische | Hecogenin Smilagenin Yuccagenin | Gl, Ga, Rh Xy, Ar | Agava sisalana, A. mexicana u.a. Arten, Smilax-, Agaven- u. Yucca-Arten |

Gl Glucose, Rh Rhamnose, Ar Arabinose, Ga Galactose, Xy Xylose

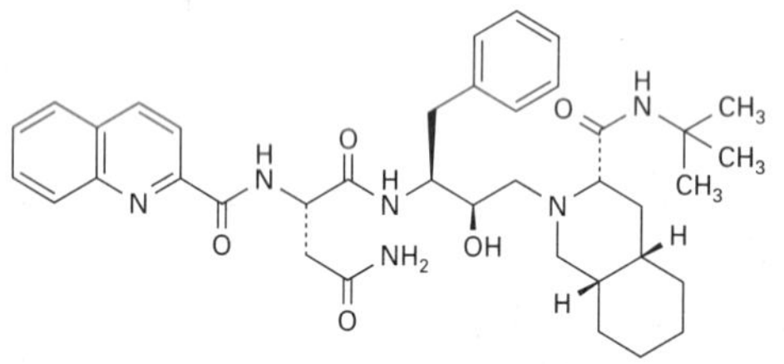

Saquinavir

nicht erstarren. Geh. mind. 65% Fettsäuren [EB6].

**Sapotoxine:** Bez. f. (besonders) giftige Saponine*.

**Sapo viridis:** s. Sapo kalinus venalis.

**Saprogen:** fäulniserregend.

**Saprophyten:** (*gr.* σαπρός faulig, verdorben, φυτόν Gewächs) Mikrorganismen, die auf toter organischer Substanz leben, u. zwar obligate S. ausschließlich, während fakultative Saprophyten auch Parasiten sein können.

**Sapucajanuß:** s. Lecythis ollaria.

**Saquinavir** INN: (3S, 4aS, 8aS)-2-[(2R,3S)-3-{[Na-(2-chinolylcarbonyl)asparaginyl]amino}-2-hydroxypropyl]-N-tert-butylperhydroisochinolin-3-carboxamid, Invirase®; CAS-Nr. 127779-20-8; $C_{38}H_{50}N_6O_5$, $M_r$ 670.85. **Wirk.:** HIV-Proteasehemmer*. **Anw.:** Virostatikum, in Kombination mit Reverse-Transkriptase*-Hemmern zur Behandlung HIV-positiver Erwachsener mit fortgeschrittener Immunschwäche; s. AIDS. Nebenw.: vielfältig. **Übl. Dos.:** Oral: 3mal 600 mg/d innerhalb von 2 h nach den Mahlzeiten.

**Saralasin** INN: [1-(N-Methylglycin),5-L-Valin, 8-L-Alanin]-Angiotensin II, Sarenin®; CAS-Nr. 34273-10-4; $C_{42}H_{65}N_{13}O_{10}$, $M_r$ 912.07. **Anw.:** Hypertonie-Diagnostikum zur Infusion; Saralasin hemmt kompetitiv Angiotensin II u. wirkt somit blutdrucksenkend; s. Hormone. HWZ 0.05 h.

**Sarcina:** Genus der Fam. Micrococcaceae*, grampos. Kokken in Paketform, typische Luftkeime.

**Sarenin®:** s. Saralasin.

**Sarkin:** s. Hypoxanthin.

**Sarkolemm:** Umhüllung der quergestreiften Muskelfaser; verdicktes Plasmalemm, das mit einem Gitterfaserhäutchen verbunden ist.

**Sarkom:** Fleischgeschwulst, bösartige, aus dem Bindegewebe hervorgehende Geschwulst, metastasiert häufiger als das Karzinom*.

**Sarkoplasma:** *syn.* Mykoplasma, Zytoplasma; Protoplasma der Muskelfaser; im Sarkoplasma sind die Myofibrillen eingelagert.

**Sarkoplasmisches Retikulum:** glattes, endoplasmatisches Retikulum* der quergestreiften Muskelfaser mit regelmäßigem, nach Sarkomeren gegliedertem Aufbau. Die an der Zellmembran ablaufenden elektrischen Vorgänge werden wahrscheinlich über das T-System (transversaler Tubulus), der als röhrenförmige Ausstülpung des Sarkolemms* in die Muskelfaser zieht u. eine Verbindung zum extrazellulären Raum herstellt, zu den kontraktilen Elementen geleitet.

**Sarkosin:** N-Methylglycin; $CH_3NH–CH_2–COOH$, $C_3H_7NO_2$, $M_r$ 89.09. Schmp. 212°C unter Zers. Abbauprodukt v. Kreatin. Farblose Kristalle, leicht lösl. in Wasser, wenig lösl. in Ethanol, unlösl. in Ether.

**Sarmentogenin:** 3β,11α,14-Trihydroxy-5β-card20(22)-enolid; $C_{23}H_{34}O_5$, $M_r$ 390.5. Farblose Kristalle, lösl. in Ethanol. Steroid aus den Samen von Strophanthus sarmentosus, dient zur Partialsynthese von Cortison*.

**Sarmentose:** 2,6-Didesoxy-3-O-methyl-xylohexose; $C_7H_{14}O_4$, $M_r$ 162.18. Ein mit Cymarose* isomerer Desoxyzucker; Bestandteil von Herzglykosiden aus Strophanthus-Arten*.

**Sarmentoside:** s. Strophanthus-Arten.

**Saroten®**: s. Amitriptylin.
**Sarothamnus scoparius**: Besenginster; Sarothamni scoparii herba, Besenginsterkraut; s. Cytisus scoparius.
**Sarpagin**: s. Rauvolfia serpentina.
**Sarsaparillabkochung**: Decoctum Sarsaparillae compositum; s. Smilax regelii.
**Sarsaparille-Wurzel**: Rad. Sarsaparillae, s. Smilax regelii.
**Sarsapogenin**: Steroidsapogenin, **Strukturformel** s. Saponine (Tab.).
**Sassafras albidum** (Nutt) Nees **var. molle** (Raf.) Fern.: (S. officinale Th. Nees et Eberm.) Fam. Lauraceae (Baum des atlantischen Nordamerika von Kanada bis Florida). Stpfl. v. **Cortex Sassafras radicis:** Sassafraswurzelrinde, Fenchelholzrinde. **Inhaltsst.:** 6 bis 9% äther. Öl (Oleum Sassafras), Gerbstoff, Stärke. **Anw.:** wie Lignum Sassafras. **Lignum Sassafras:** (Lignum floridum, Radix Sassafras) Sassafrasholz, Fenchelholz; das Holz der Wurzel, das stark fenchelartig riecht. **Off.:** DAB6. **Inhaltsst.:** 1 bis 2% äther. Öl, ferner Harz, Gerbstoff, Schleim, Gummi, Zucker. **Anw.** med.: als mildes Diuretikum u. Diaphoretikum; volkst.: als Blutreinigungsmittel sowie bei Gelenkserkrankungen, Gicht usw. (Spec. Lignorum). Wegen Kanzerogenität in Tierversuchen wurde 1995 die Zulassung sassafrashaltiger Arzneimittel widerrufen (s. Safrol). **Oleum Sassafras:** Sassafrasöl, das durch Dest. mit Wasserdampf aus den Wurzeln gew. äther. Öl, gelb bis rötlichgelb. $\alpha_D^{20°C}$ +2 bis +4°. D. 1.064 bis 1.074. **Best.:** bis 80% Safrol*, ferner Pinen, Phellandren, Eugenol, D-Campher, Sesquiterpene. **Anw.:** in der Parfümerie sowie als Aromatikum f. Getränke, Tabak, Seife, zur Gew. von Safrol.
**Sassafrasholz**: Lignum Sassafras, s. Sassafras albidum var. molle.
**Sassafrasöl**: Oleum Sassafras, s. Sassafras albidum var. molle.
**Sassafras officinale**: s. Sassafras albidum var. molle.
**Sassafrasrinde**: Cortex Sassafras radicis, s. Sassafras albidum var. molle.
**Sassafraswurzelrinde**: Cortex Sassafras radicis, s. Sassafras albidum var. molle.
**Sassolin**: s. Borsäure.
**Sassyrinde**: s. Erythrophleum suaveolens.
**Sastridex®**: s. Flufenaminsäure.
**Saturatio**: Plur. saturationes, Saturation; kohlensäurehaltige Arzneimischung, die durch Sättigung der Lsg. einer Säure m. einem Alkalicarbonat bereitet wird. DAB6: Wird eine Saturation ohne Angabe der Best. verordnet, so ist Riviere-Trank (Potio Riverii DAB6) abzugeben.
**Satureithymian**: s. Thymus satureioides.
**Satureja hortensis** L.: Fam. Lamiaceae (Labiatae), Bohnenkraut (heim. Südeuropa, Orient, häufig als Küchengewürz angebaut). Stpfl. v. **Herba Saturejae:** Bohnenkraut, Gartenquendel, Wurstkraut, Pfefferkraut. **Inhaltsst.:** 0.3 bis 2% äther. Öl mit 30 bis 40% Carvacrol, 20 bis 30% p-Cymol, Dipenten, Phenole u.a., ferner 5 bis 8% Gerbstoffe. **Anw.** volkst.: als Diuretikum u. Diaphoretikum sowie als Anthelmintikum u. Adstringens; als Gewürz.
**Saturnismus**: Bleivergiftung (saturnus: Blei), s. Blei.
**Saubohne**: **1.** s. Hyoscyamus niger; **2.** s. Vicia faba.
**Saubrot**: s. Cyclamen purpurascens.
**Sauerampfer**: s. Rumex acetosa.
**Sauerbaum**: s. Oxydendrum arboreum.
**Sauerdorn**: s. Berberis vulgaris.
**Sauerdornbeeren**: Fructus Berberidis, s. Berberis vulgaris.
**Sauerdornblätter**: Folia Berberidis, s. Berberis vulgaris.
**Sauerdorngewächse**: s. Berberidaceae.
**Sauerdornwurzelrinde**: Cortex Radicis Berberidis, s. Berberis vulgaris.
**Sauerhonig**: Oxymel*.
**Sauerkirsche**: Prunus cerasus*.
**Sauerkleesalz**: Kaliumhydrogenoxalat*.
**Sauermilch**: s. Milch.
**Sauerstoff**: **Oxygenium** Ph.Eur.3, $O_2$, $M_r$ 32.0. O, $A_r$ 15.9994, meist 2wertig. OZ 8. Farb-, geruch- u. geschmackloses Gas, das bei -182.97°C zu einer bläulichen Flüss. (Schmp. -218.9°C) kondensiert. In 100 mL Wasser lösen sich bei 0°C 4.9, bei 20°C 3.1 u. bei 100°C 1.7 cm³ Sauerstoffgas. Krit. Temp. -118.8°C, krit. Druck 50.4 bar, krit. Dichte 0.43, Litergewicht bei 1.013 bar u. 0°C 1.429 g. Nat. in der Luft, die 20.9% (V/V) od. 23.2% (m/m) S. enthält; gebunden im Wasser, das 88.8% (m/m), Meerwasser 85.8% (m/m), S. enthält; in der Erdrinde in Form von Oxiden u. Oxosalzen (Carbonaten, Silicaten usw.) zu 47.3% enthalten. S. ist das häufigste Element. Die charakteristische Eigenschaft des S. ist seine Fähigkeit, sich bei erhöhter Temp. mit zahlreichen Stoffen (mit Ausnahme d. Edelgase) unter Licht- u. Wärmeentwicklung zu verbinden (vgl. Oxidation u. Oxid). Hierauf beruht auch die Verbrennung der Stoffe an der Luft. Wichtige sauerstoffverbrauchende Prozesse sind in der Umwelt neben der – u.a. zur Wärmeerzeugung sowie zum Antrieb von Motoren in Technik u. Haushalt genutzten – Verbrennung von Kohle bzw. Kohlenwasserstoffen (Erdöl, Erdgas) vor allem die – zur Aufrechterhaltung der Körpertemperatur u. der Lebensvorgänge von Organismen in der Natur genutzte – Verbrennung von Nahrungsmitteln. Auch das Vermodern von Holz, das Rosten u. Anlaufen von Metall u. Verwesungserscheinungen sind langsame Oxidationen (Stille Verbrennungen, Autoxidationen*). Der der dauernden Abnahme von S. u. Zunahme von Kohlendioxid u. Wasser entgegenwirkende sauerstoffliefernde Prozeß ist die Assimilation der Pflanzen. Ein Gehalt von unter 7% S. in d. Luft führt zu Bewußtlosigkeit, ein noch geringerer Gehalt zur Erstickung. Darst.: Im Labor durch Erhitzen v. Kaliumchlorat od. Bariumperoxid od. durch Umsetzung von Chlorkalk mit $H_2O_2$. Die zweckmäßigste Laboratoriumsmethode zur raschen Gew. von sehr reinem S. ist die katalytische Zers. von Perhydrol, $H_2O_2$, soweit nicht der in Stahlflaschen (200 bar Druck) erhältliche S. genügt. Techn.: durch fraktionierte Dest. v. flüss. Luft („Linde-Verfahren") od. durch elektrolytische Zerlegung des Wassers. **Nachw.:** Qualitativ (bei über 28% $O_2$) durch Aufflammen eines glimmenden Holzspans, mit Carminpapier „Blau"*, quantitativ mit weißem Phosphor od. alkalischer Pyrogallollösung.
**Anw.** med.: zum Einatmen bei Dyspnö, Asthma, Herzkrankheiten, Gasvergiftungen; techn.: in d. Metallurgie, zur Erzeugung hoher Temperaturen (Sauerstoffgebläse). **Tox.:** Reine Sauerstoffatmung in einer Druckkammer mit 2 bar Überdruck führt bei Versuchstieren schon in ca. 30 bis 60 min zu Krämpfen, die bald zum Tode führen. Beim Menschen kommt es durch Inhalation von 90% (V/V) $O_2$ bei Normaldruck nach 24 bis 60 h zu Bronchitis, Atembeschwerden, Tachy-

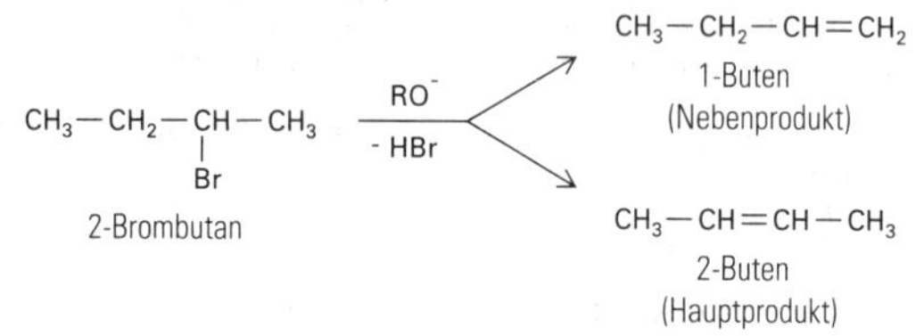


Saytzeff-Regel:
Zersetzung von 2-Brombutan als Beispiel

kardie, ferner zu Schwindel, Erbrechen u.a. Störungen des ZNS. Reine Sauerstoffatmung führt langfristig zum Lungenödem. Unterdruckbeatmung mit 100% (V/V) $O_2$ bei 0.5 bar wird allerdings ohne toxische Erscheinungen vertragen (Raumfahrt). Entscheidend ist also der Partialdruck. Bei Kleinkindern, bes. bei Frühgeburten, treten durch langdauernde Sauerstoffbeatmung mit mehr als 60% (V/V) bei Normaldruck Veränderungen der Augenlinsenkapsel auf (retrolentale Fibroplasie), die zu Erblindung führen können. Vgl. Ozon.

**Gesch.:** 1772 stellte Carl Wilhelm Scheele (Apotheker 1742 bis 1786, geb. Stralsund, gest. Köping in Schweden) aus Braunstein („Feuerluft"), 1774 Joseph Priestley (Theologe u. Naturforscher, 1733 bis 1804, geb. in Fieldhead bei Leeds, gest. in Northumberland) aus Salpeter u. Quecksilberoxid S. her („Dephlogistisierte Luft"). 1783 fand Heinrich Cavendish (1731 bis 1810, geb. in Nizza, gest. in London), daß Luft 20.85% S. enthält. Der Name Oxygenium stammt v. Antoine Laurent Lavoisier, 1743 bis 1794.

**Saugfähigkeit von Watte u. Verbandzellstoff:** Absinkdauer, s. Verbandwatte.

**Saugwürmer:** s. Trematodes.

**Saukraut:** Hyoscyamus niger*.

**Saunickel:** Sanikel, Sanicula europaea*.

**Saussurea lappa:** s. Costunolid.

**Saxitoxin:** von Dinoflagellaten der Gattung Gonyaulax gebildetes Toxin, das Ursache von Muschelvergiftung sein kann; blockiert die neuromuskuläre Übertragung.

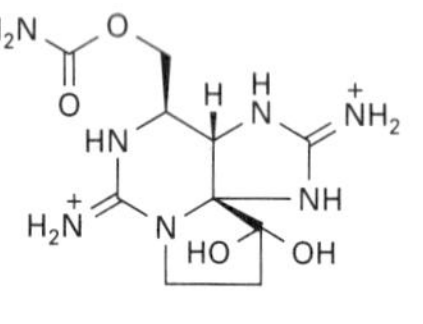


Saxitoxin

**Saytzeff-Regel:** bei der Dehydratisierung von sekundären u. tertiären Alkoholen sowie der Abspaltung von Halogenwasserstoffsäure aus sekundären u. tertiären Alkylhalogeniden zu Alkenen bildet sich überwiegend das Alken mit der kleinsten Zahl von Wasserstoffatomen an der Kohlenstoff-Kohlenstoff-Doppelbindung; z.B. entsteht aus 2-Brombutan 2-Buten als Haupt- u. 1-Buten als Nebenprodukt.

**SB:** s. Polystyrol.

**Sb:** *chem.* Antimon*.

**Sc:** *chem.* Scandium*.

**Scabies:** Skabies, Krätze; Hauterkrankung durch Krätzmilben (Sarcoptes scabiei), ca. 0.2 bis 0.4 mm großer, kugeliger Körper. Mittel gegen Krätze s. Antiscabiosum(a).

**Scabiosa succisa:** Succisa pratensis*.

**Scaling up:** Überführung eines Verfahrens zur Herst. einer Arzneiform vom Laboransatz über die Pilotphase auf den Produktionsmaßstab. Dabei dürfen sich wichtige Eigenschaften des Produktes (biologische Verfügbarkeit, therapeutische Wirksamkeit) nicht od. nur möglichst wenig verändern.

**Scammoniae mexicanae resina:** s. Ipomoea orizabensis.

**Scammonium:** s. Convolvulus scammonia.

**Scammonium europaeum:** s. Euphorbia cyparissias.

**Scammonium germanicum:** v. Calystegia sepium, s. Convolvulus arvensis.

**Scammonium usu Aleppo:** s. Convolvulus scammonia.

**Scandicain®:** s. Mepivacain.

**Scandium:** Sc, $A_r$ 44.956; Schmp. 1539°C; D. 2.985; OZ 21; 3wertig. Hellgraues, dem Aluminium ähnliches Seltenerdmetall, von Mendelejew (s. Periodensystem) als „Eka-Bor" 1871 vorausgesagt; entdeckt 1879 von Laro Fredrik Nilson (1840 bis 1899).

**Scanning:** (*engl.* to scan genau beobachten, punktuell abtasten) systematisches Abtasten eines Informationsträgers durch einen Detektor.

**Scarlatina:** Scharlach.

**Scatula:** Schachtel; ad scatulam: in eine Schachtel.

**Schachtelhalm:** Ackerschachtelhalm, s. Equisetum arvense.

**Schachtelhalm, Großer:** Winterschachtelhalm, s. Equisetum hyemale.

**Schachtelhalmkraut:** Herba Equiseti, s. Equisetum arvense.

**Schachtelpulver:** s. Pulveres.

**Schade-Zahl:** s. Diastasezahl nach Schade.

**Schadstoffe:** in der Umwelthygiene gebrauchte Sammelbezeichnung f. schädliche Substanzen in Wasser, Luft, Boden, Nahrungsmitteln etc; vgl. Biozide.

**Schädlingsbekämpfung:** Bekämpfung von schädlichen Tieren u. Pflanzen einschließlich Mikroorganismen u. Viren, die Nutztiere, Nutzpflanzen, Lebensmittel od. Materialien schädigen od. zerstören. Zur S. zählt man neben dem *Pflanzenschutz* u. a. auch den *Materialschutz* (z.B. Holzschutz* u. Mottenbekämpfung*), die *Seuchenbekämpfung* (zur Abtötung krankheitsübertragender Organismen) u. den *Vorratsschutz*. Bei letzterem werden pflanzliche u. tierische Produkte in Lagerräumen, Schiffen u. Eisenbahnwaggons vorbeugend od. nach eingetretenem Schädlingsbefall meist mit Begasungsmitteln wie Methylbromid, Ethylenoxid (wegen Kanzerogenität nicht mehr einsetzbar), Blausäure, Phosphin – oft auch in unzulässiger Weise – behandelt. Zur Entwesung können Drogen u. Getreide auch mit Kohlendioxid u. Überdruck behandelt werden.

Zur eigentlichen S. können biologische, phys.-technische u. chemische Mittel angewandt werden. Bei der *biologischen S.* werden die Schädlinge durch ihre natürlichen Feinde vernichtet (wie Marienkäfer gegen Blattläuse, Zehrwespen gegen Schildläuse etc.). Auch natürliche Parasiten u. Seuchenerreger werden verwendet, u. durch Sterilisation wird in die Fortpflanzungsaktivität der Pflanzenschädlinge eingegriffen. Zu der *physikalisch-technischen S.* zählt man vor allem das Aufstellen von Fallen, das Anbringen von Klebestreifen u. anderes mehr. Am häufigsten wird die *chemische S.* angewandt. Bei wiederholter Anwendung chemischer Mittel können bei Schädlingen mit raschem Generationswechsel Resistenzerscheinungen auftreten od. es sind noch Reste der verwendeten Pestizide od. ihrer Abbauprodukte in der behandelten Pflanze vorhanden. Eine Kombination von biologischer u. chemischer S. ergibt die *integrierte S.* (integrierter Pflanzenschutz). Sie bezweckt vor allem durch eine gezielte sparsamere Anwendung chemischer Pflanzenschutzmittel eine Schonung der Umwelt. Dabei spielt auch die Züchtung von Pflanzenarten eine wichtige Rolle, die gegenüber Schadorganismen möglichst widerstandsfähig sind. Da *Arzneipflanzen* fast ausschließlich in Monokulturen angebaut werden, sind sie gegenüber Schadorganismen sehr anfällig. Wegen der notwendigen Anwendung chemischer Spritzmittel spielt das sog. *Rückstandsproblem* wie bei Lebensmitteln auch bei den Arzneidrogen eine große Rolle. Gesetzl. geregelt werden die zulässigen Höchstmengen an Pestiziden in od. auf Nahrungsmitteln in der BRD durch die *Pflanzenschutzmittel-Höchstmengenverordnung* (in Österreich durch die Schädlingsbekämpfungsmittel-Höchstwerteverordnung). Für Arzneidrogen werden die in diesen Verordnungen angegebenen Grenzwerte f. Tee u. teeähnliche Erzeugnisse bzw. Lebensmittel angestrebt bzw. finden sich im Arzneibuch hinsichtlich ihrer ADI-Werte entsprechende Vorschriften; s. Schädlingsbekämpfungsmittel.

**Schädlingsbekämpfungsmittel:** Pestizide (Biozide); Sammelbegriff f. chemische Mittel zur Schädlingsbekämpfung*; Substanzen od. Substanzgemische, die zur Abwehr, Zerstörung od. Bekämpfung von Schädlingen, unerwünschten Pflanzen- od. Tierarten dienen, die bei der Herstellung, Verarbeitung, Lagerung, dem Transport od. dem Inverkehrbringen von Lebensmitteln u. pflanzlichen Drogen schädlich od. beeinträchtigend wirken. Der Begriff Pestizide schließt nach Ph.Eur.3 auch Substanzen ein, die zum Einsatz als Wachstumsregulatoren, Entlaubungsmittel u. Trocknungsmittel bestimmt sind, sowie alle Substanzen, die vor od. nach der Ernte am Erntegut angewendet werden, um die Ware (Drogen) vor Qualitätsminderung während der Lagerung u. des Transports zu schützen.

**A) Einteilung nach chemischer Struktur**

Neben den z.T. schon seit langem bekannten pflanzlichen Mitteln (Chrysanthemum cinerariifolium*, Derris elliptica*, Tephrosia- u. Lonchocarpus-Arten, Nicotiana tabacum*, Ryania speciosa* u.a.) werden vor allem synthetische organische Verbindungen eingesetzt.

**Chlorierte Kohlenwasserstoffe:** organische Verbindungen, bei denen H-Atome durch Chloratome ersetzt sind. Sie wirken nicht nur gegen Insekten, sondern auch gegen Milben, Nematoden, Pilze u. Nagetiere. Diese Verbindungen sind alle sehr wenig wasserlöslich, dagegen gut fett- u. lipoidlöslich. Sie können daher in Fetten, Wachsen od. Ölen gelöst vom Warmblütler im Magen-Darm-Kanal aufgenommen werden od. in org. Lösungsmitteln gelöst leicht in die Haut eindringen. Einige chlorierte Kohlenwasserstoffe werden äußerst langsam aus dem Fettgewebe eliminiert (Kumulationsgefahr). In vielen Ländern dürfen etliche dieser Verbindungen (z.B. Aldrin, Dieldrin, Heptachlor u.a.) nicht mehr angewandt werden, da sie chem. nur sehr langsam abgebaut werden (HWZ von einigen Jahren). Die chlorierten Kohlenwasserstoffe wirken in erster Linie auf das Nervensystem, bei länger dauernder Einw. sind sie auch Parenchymgifte. Die Wirkstoffe erreichen das Nervensystem beim Warmblütler auf dem Blutwege, beim Insekt durch direkte Wanderung (Diffusion) über die Lipoide der Nervengewebe. Erste Hilfe: Erbrechen, salinische Abführmittel u. Paraffinöl, keine Fette u. Öle, kein Alkohol, gründlich waschen mit Seifenlösung.

**Organische Phosphorverbindungen:** viele 3- u. 5wertige Phosphor- u. Thiophosphorsäuren; meist Ester u. Amide. Diese Mittel werden als wirkungsvolle Kontakt-, Fraß- u. Inhalationsgifte gegen Insekten, Spinnmilben, Pilze u. Nematoden eingesetzt. Sie werden beim Insekt durch die unverletzte Haut od. durch den Verdauungstrakt aufgenommen od. eingeatmet, beim Warmblütler u. Menschen gelangen sie über den Magen-Darm-Kanal, die unverletzte Haut od. durch die Atmungsorgane in den Körper. Alle organischen Phosphporverbindungen wirken als Cholinesterasehemmer (s. Parasympathomimetika) u. sind daher stark toxisch. Die Zahl der akuten Vergiftungen ist beim gewerbsmäßigen Umgang mit diesen Mitteln u. infolge relativ vieler Fälle von Mord u. Selbstmord sehr hoch. Bei den gewerblichen Vergiftungen spielt neben der Einatmung vor allem die Hautresorption eine große Rolle. Gegenüber den chlorierten Kohlenwasserstoffen haben die organischen Phosphorverbindungen folgende Vorteile: sie bauen biol. rasch ab u. werden weder außerhalb noch innerhalb der Organismen gespeichert. Erste Hilfe: Bei Hautresorption Kleidung entfernen, Haut gründlich waschen, Erbrechen, Paraffin u. Tierkohle. Antidote: Atropin, Pralidoxim, Obidoxim.

**Carbamate:** Carbaminsäureester; $H_2NCOOR$. Wie die organischen Phosphorverbindungen wirken sie gegen Insekten, Spinnmilben, Pilze u. Nematoden. Es handelt sich dabei um eine rasch einsetzende, kurzdauernde Hemmung der Cholinesterase bei Insekten u. Warmblütlern. Die Vergiftungserscheinungen sind grundsätzlich die gleichen wie bei den organischen Phosphorverbindungen, nur von wesentlich kürzerer Dauer. Todesfälle sind daher selten. Auch werden Carbamate i.a. im Körper rasch abgebaut u. nicht gespeichert. Erste Hilfe: wie bei Vergiftungen durch organische Phosphorverbindungen.

**B) Einteilung nach der Art der bekämpfbaren Schädlinge**

**1. Akarizide:** Mittel gegen Milben, vor allem Spinnmilben. Der Befall von Spinnmilben an Kulturpflanzen hat in den letzten Jahrzehnten stark zugenommen. Schuld daran sind die intensiv bewirtschafteten Monokulturen u. die Anwendung nicht spezifischer Insektizide ohne ausreichende akarizide Wirkung, wodurch die natürlichen Feinde der Milben zurückgedrängt wurden. Neben Netzschwefel u. Mineralöl haben die chlorierten Kohlenwasserstoffe, organische Phosphorverbindungen (z.B. Malathion*) u. Carbamate gute akarizide Wirkung. Spinnmilben haben gegen ursprünglich gut akarizid wirksame Präparate, v.a. aus der Reihe der Phosphorsäureester, schnell Resistenz entwickelt. Resistente Spinnmilben widerstehen in der Regel nicht nur einzelnen Wirkstoffen, sondern auch anderen Präparaten mit gleichem Wirkungsmechanismus (Gruppenresistenz).

**2. Aphizide:** Mittel gegen Blattläuse.

**3. Avizide:** Mittel gegen Vögel (nur historisch relevant).

**4. Fungizide:** chemische Verbindungen, die Pilze u. deren Sporen abtöten od. ihr Wachstum hemmen (Fungistatika). Sie werden hauptsächl. im Pflanzenschutz eingesetzt, daneben wirken sie auch gegen das Wachstum von Schadpilzen auf Lebensmitteln, Textilien, Papier, Holz, Farben etc. Mittel gegen Pilze, die in der Ther. eingesetzt werden, werden i.a. als Antimykotika* bezeichnet. Fast alle Fungizide wirken im Pflanzenschutz besser vorbeugend als heilend. Deshalb sollten sie vor einem starken Pilzbefall angewandt werden. Je nach Befalls- u. Anwendungsort unterscheidet man Blattfungizide (die Dithiocarbamate Maneb u. Zineb, anorg. u. org. Kupfersalze u.a.), Bodenfungizide u. Beizmittel zur Behandlung von Saatgut (organische Quecksilberverbindungen, Hexachlorbenzol*, Pentachlornitrobenzol u.a.) u. Schalen mancher Früchte (besonders Citrusfrüchte mit Diphenyl*, Tiabendazol*, Benomyl* u.a.). Zu den anorganischen Fungiziden gehören Kupferkalkbrühe* (Bordeauxbrühe), Kupfersodabrühe (Burgunder Brühe, s. Kupferkalkbrühe), fein gemahlener u. Kolloidschwefel etc. u. zu den metallorganischen die quecksilberorganischen Saatgutbeitzmittel u. die Dithiocarbamate* von Mangan (Maneb) u. Zink (Zineb). Die meistverwendeten Fungizide sind die metallfreien organischen Fungizide wie Chlorphenole, Chlornitrobenzole, Phenylphenole, Phosphorsäureester, Carboxin, Imidazolderivate, Pyrimidine, Amine etc.

**5. Herbizide:** chemische Unkrautvertilgungsmittel, die entweder den ganzen Pflanzenwuchs vernichten (Totalherbizide) od. nur bestimmte Schadpflanzen abtöten, ohne die Kulturpflanzen zu schädigen (selektive Herbizide). Die Aufnahme erfolgt entweder durch die Blätter, wobei das Pflanzengewebe lokal zerstört wird (Kontaktherbizide), od. durch das Leitungsgewebe der Pflanzen (systemische Herbizide). Zu den ätzenden Totalherbiziden gehören das schnellwirkende Natriumchlorat, Trichloracetat, Pentachlorphenol* (wird auch zur Konservierung von Holz, Leder u. Farben eingesetzt) u.a. Ein mit Totalherbiziden behandelter Boden darf nach einer bestimmten Wartefrist f. landwirtschafliche Zwecke wieder benützt werden. Wuchsstoffherbizide, wie die Phenoxycarbonsäuren 2,4-D*, 2,4,5-T (s. 2,4,5-Trichlorphenoxyessigsäure), MCPA u. MCPB bewirken eine Fehlprogrammierung des Pflanzenwuchses. Diese u.a. Mittel werden auch als Erntehilfe eingesetzt (Laubabwurf von Baumwoll- u. Kartoffelpflanzen). Im Arzneipflanzenbau werden z.B. folgende Herbizide eingesetzt: Phenole (Dinoseb, DNOC), Carbamate (Chlorbufam, IPC, Phenmedipham, Prevenol), Harnstoffderivate („-urone" wie Bromuron u. Linuron), Wuchsstoffe, Amine wie Propanil, Di- u. Triazine sowie Amitrol, quartäre Ammoniumverbindungen (Diquat, Paraquat*) u. Mineralöle (Benzin).

**6. Insektizide:** Mittel gegen Insekten; (a) Chlorkohlenwasserstoffe, z.B. Lindan, Clorofenotan, Aldrin, Dieldrin, Endrin, Heptachlor, Endosulfan, Methoxychlor; (b) organische Phosphorverbindungen, z.B. Parathion, Malathion, Dichlorvos; (c) Carbamate, z.B. Carbaryl, Propoxur.

**7. Larvizide:** Mittel gegen Larven. Mineralöle u. Teeröle (s. Carbolineum) werden in Form von Emulsionen versprüht, bilden eine dünne, luftundurchlässige Schicht, wodurch die Atemtätigkeit der Insektenlarven u. -eier unterbunden wird. Diese Wirkung kann durch Zusatz von aromatischen Nitroverbindungen (Dinitrokresol) noch verstärkt werden.

**8. Molluskizide:** Schneckenvertilgungsmittel, wie Niclosamid* od. Ködermittel aus Metaldehyd* od. Mercaptodimethur.

**9. Nematizide:** gegen Nematoden, die entweder frei im Boden od. in den Pflanzen vorkommen. Nematizide Wirkstoffe sind entweder Bodenbegasungsmittel (Methylbromid*, 1,2-Dibromethan u.a.) od. wasserlösliche Mittel, die über das Wasserkapillarsystem des Bodens wirken (organische Phosphorverbindungen u. Carbamate). Die wasserlöslichen Nematizide wirken spezifisch u. zeichnen sich durch eine gute Pflanzenverträglichkeit aus.

**10. Ovizide:** Mittel gegen Insekteneier, wirken wie Larvizide.

**11. Rodentizide:** Mittel zur Bekämpfung schädlicher Nagetiere (Mäuse, Ratten etc.). Diese Mittel werden meist als Köder ausgelegt, die nicht zu schnell wirken sollen, damit sich bei den Tieren keine Köderscheu entwickelt. Solche chron. wirkende Gifte sind Antikoagulantien* (Cumarine). Zu den schnellwirkenden Ködermitteln zählen anorganische Ködergifte wie Thalliumsulfat(e) u. Zinkphosphid. Ebenso ein akut wirkendes Gift ist Scillirosid aus der roten Varietät von Urginea maritima*.

Pestizide werden in verschiedenen *Formulierungen* (sachgemäße Zubereitungen von Wirkstoffen) angewandt: in fester Form (Streu- od. Stäubemittel), in flüssiger Form (mit Emulgatoren, Dispergier- od. Netzmitteln als Spritz-, Sprüh- od. Gießmittel), als Nebel od. Rauch u. als Dampf od. Gas. Die *Insektizide* werden je nach Wirkungsmechanismus in *Kontakt-, Fraß-* u. *Atemgifte* unterteilt. Die Fraßgifte (anorganische Insektizide) haben wegen ihrer hohen Toxizität gegenüber Warmblütlern an Bedeutung verloren, hingegen sind die Kontaktinsektizide am meisten verbreitet. *Systemisch* wirkende Insektizide, Fungizide u. Herbizide werden durch die Blätter od. das Wurzelsystem der Pflanzen aufgenomen u. erst nach od. während der Verteilung im Gewebe wirksam.

**C) Grenzwerte für Pestizide in Drogen**

Grenzwerte für Pestizide, die nicht in der Tab. angegeben sind u. deren Vorhandensein aus bestimmten Gründen vermutet wird, müssen denen der EG-Richtlinien 76/895 u. 90/642 einschließl. ihrer Anhänge u. folgenden Aktualisierungen entsprechen. Grenzwerte für Pestizide, die weder in der Tab. noch in den EG-Richtlinien angegeben sind, werden nach folgender Formel errechnet:

$$\text{Grenzwert} = \frac{\text{ADI} \cdot \text{M}}{100 \cdot \text{MDD}}$$

ADI = tgl. zulässige Dosis (acceptable daily intake) in mg/kg KG, von der FAO*-WHO veröffentlicht; M = Körpermasse in kg (60 kg) MDD = Tagesdosis der Droge (maximum daily dose) in kg

Wenn die Droge für die Herstellung von Zuber. (Extrakte, Tinkturen od. anderen) bestimmt ist, deren Herstellungsverfahren auf den Pestizidgehalt im Fertigprodukt Einfluß hat, werden die Grenzwerte nach folgender Formel errechnet (E = experimentell bestimmter Extraktionsfaktor beim Herstellungsverfahren):

$$\text{Grenzwert (Zuber.)} = \frac{\text{ADI} \cdot \text{M} \cdot \text{E}}{100 \cdot \text{MDD}}$$

Höhere Grenzwerte können in Ausnahmefällen genehmigt werden, besonders, wenn eine Pflanze eine bestimmte Anbaumethode verlangt od. einen Stoffwechsel od. eine Struktur aufweist, die einen höheren als den normalen Pestizidgehalt bedingt. Eine völlige od. teilweise Befreiung von der Prüfung kann von der zuständigen Behörde gewährt werden, wenn für jede Charge die Behandlung (Art u. Menge der eingesetzten Pestizide, Zeitpunkt des Einsatzes während des Anbaus u. nach der Ernte) bekannt ist u. genau überprüft werden kann.

**Schäume:** disperse Systeme „gasförmig/flüssig“; entstehen durch Einbringen eines Gases (Luft) in eine Flüssigkeit in Gegenwart von Schaumbildnern (Tensiden), die die Oberflächenspannung* erniedrigen. s.a. Aerosol.

**Schäumen:** Herstellen von Schaumstoffen*, indem das Grundmaterial durch Gase zu Schäumen od. anderen Zellstrukturen aufgebläht u. durch Erkalten, Gelieren od. chemische Härtung fest wird. Für die Herst. v. *Polyurethan-Schaumstoff* werden die flüssigen Rohstoffe gemischt, reagieren dann unter Gasabspaltung, schäumen auf u. härten. Flüssiges Phenolresol, mit Härter u. flüchtigem Lösungsmittel versetzt, schäumt auf u. härtet mit od. ohne äußere Wärmezufuhr zu *Phenolharz-Schaumstoff.* Harnstoffharz, mit Härter u. fließfähigem Schaum verrührt, härtet kalt zu *Harnstoffharz-Schaumstoff.* Diese 3 Verfahren eignen sich f. Blockmaterial u. zum Ausschäumen von Hohlräumen. *Schaumpolystyrol* – geeignet f. Blockmaterial, Formteile, Folien – erhält man durch Erhitzen von mit z.B. Pentan versetztem Polystyrol. *Polyvinylchlorid-Schaumstoffe* (f. Blockmaterial u. Formteile) werden nach unterschiedlichen Methoden durch Erhitzen von mit Treibmittel versetzten Rohstoffmischungen erzeugt.

**Schafgarbe:** Schafgarbenblüten (Flor. Millefolii), Schafgarbenkraut (Herba Millefolii), s. Achillea millefolium.

**Schamlaus:** s. Läuse.

**Schamotte:** (Chamotte) feuerfeste Kacheln od. Ziegel aus Ton, Kaolin, Schieferton. Geh. 42 bis 45% $Al_2O_3$ u. 50 bis 54% $SiO_2$; f. Temperaturen bis ca. 1600°C; zum Auskleiden von Feuerungsanlagen, als Tiegelmaterial f. chem. Umsetzungen.

**Schampons:** s. Shampoos.

**Scharbock:** Skorbut*.

**Scharbockskraut:** **1.** s. Cochlearia officinalis; **2.** Ranunculus ficaria, s. Ranunculus-Arten.

**Schardinger-Enzym:** s. Xanthinoxidase.

**Scharfstoffe, Scharfstoffdrogen:** Acria; eine Reihe von Drogen unterschiedlichster Abstammung enthalten sog. Scharfstoffe, weswegen sie

**Schädlingsbekämpfungsmittel**
Grenzwerte für Drogen nach der Ph.Eur.3

| Substanz | Grenzwert (mg/kg) |
|---|---|
| Alachlor | 0.02 |
| Aldrin u. Dieldrin (deren Summe) | 0.05 |
| Azinphos-methyl | 1.0 |
| Brompropylat | 3.0 |
| Chlordan (Summe aus cis-, trans- u. Oxychlordan) | 0.05 |
| Chlorfenvinphos (Clofenvinfos) | 0.5 |
| Chlorpyrifos | 0.2 |
| Chlorpyrifos-methyl | 0.1 |
| Cypermethrin (und Isomere) | 1.0 |
| DDT (Summe aus p,p'-DDT, o,p'-DDT, p,p'-DDE u. p,p'-TDE) (Clofenotan) | 1.0 |
| Deltamethrin | 0.5 |
| Diazinon (Dimpylat) | 0.5 |
| Dichlorvos | 1.0 |
| Dithiocarbamate (als $CS_2$) | 2.0 |
| Endosulfan (Summe aus den Isomeren u. Endosulfansulfat) | 3.0 |
| Endrin | 0.05 |
| Ethion | 2.0 |
| Fenitrothion | 0.5 |
| Fenvalerat | 1.5 |
| Fonofos | 0.05 |
| Heptachlor (Summe aus Heptachlor u. Heptachlorepoxid) | 0.05 |
| Hexachlorbenzol | 0.1 |
| Hexachlorcyclohexan-Isomere (andere als die γ-Form) | 0.3 |
| Lindan (γ-Hexachlorcyclohexan) | 0.6 |
| Malathion | 1.0 |
| Methidathion | 0.2 |
| Parathion | 0.5 |
| Parathion-methyl | 0.2 |
| Permethrin | 1.0 |
| Phosalon | 0.1 |
| Piperonylbutoxid | 3.0 |
| Pirimiphos-methyl | 4.0 |
| Pyrethrine (deren Summe) | 3.0 |
| Quintozen (Summe aus Quintozen, Pentachloranilin u. Pentachlor(methylsulfanyl)benzol) | 1.0 |

inn. und/oder äuß. angewandt werden. Sie erregen entweder die Schmerz- od. die Thermorezeptoren der Haut (bzw. Schleimhaut) od. beide. Inn. werden **Scharfstoffdrogen** (Acria, auch Acria amara) zur Steigerung der Peristaltik u. der Sekretion der Verdauungssäfte (Magensaft, Speichel) u. äuß. als Hautreizmittel eingesetzt. **Hautreizmittel** dienen zur Auslösung abwehrsteigernder Effekte (s. Reizkörpertherapie) od. zur Freisetzung von NNR-Hormonen, womit sich ein antiphlogistischer Effekt ergibt. Beide Effekte sind Folge von primär initiierten Entzündungen u. der damit verbundenen Freisetzung von Histamin, Bradykinin u. Prostaglandinen. Durch bestimmte Reflexe wird auch Muskelverspannungen u. -schmerzen entgegengewirkt. Neben den in der Tab. genannten Scharfstoffen gibt es noch andere Stoffe bzw. Drogen, die ähnl. eingesetzt werden. Dazu gehören z.B. Canthariden u. Terpentinöl.

**Scharlach:** *med.* Scarlatina; Infektionskrankheit, die mit *Angina* u. einem charakteristischen Exanthem einhergeht. Erreger: β-hämolysierende Streptokokken (Streptococcus pyogenes Gruppe

**Scharfstoffe, Scharfstoffdrogen**
Chemische Einteilung der Scharfstoffe mit wichtigen Beispielen

| Hauptgruppe<br>Scharfstoff | Droge | Fundstelle im Wörterbuch |
|---|---|---|
| **1. Methylierte Phenole** | | |
| Eugenol | Flos Caryophylli | Syzygium aromaticum |
| Myristicin | Sem. Myristicae | Myristica fragrans |
| Isoeugenolmethylether | Rad. Calami | Acorus calamus |
| Asarone | Rad. Asari | Asarum europaeum |
| Gingerole, Shogaole | Rad. Zingiberis | Zingiber officinale |
| Diarylheptanoide | Rad. Galangae | Alpinia officinarum |
| Xanthorrhizol | Rad. Curcumae xanthorrhizae | Curcuma-Arten |
| Cardolderivate | Anacardiaceen-Drogen | z.B. Schinus molle |
| **2. Säureamide** | | |
| Capsaicin | Fruct. Capsici | Capsicum frutescens |
| Piperin | Fruct. Piperis | Piper nigrum |
| Sanshool | Szechuan-Pfeffer | Zanthoxylum piperitum |
| **3. Senföle** | | |
| Allylsenföl | Sem. Sinapis nigrae | Brassica nigra |
| **4. Disulfide, Thioether** | | |
| Allicin | Allium sativum | Allium sativum |

A), die ein erythrogenes Toxin bilden. Übertragung durch Tröpfchen-, selten durch Schmierinfektion; Serumprophylaxe bzw. Serumtherapie möglich.

**Scharlachrot:** Bistolazonaphtholum rubrum, Rubrum scarlatinum, Sudan IV; 5-o-Tolylazo-2-β-hydroxynaphthylazo-toluol; $C_{24}H_{20}N_4O$, $M_r$ 380.5. Dunkel rotbraunes Pulver. Unlösl. in Wasser, schwer lösl. in Ethanol, Aceton, lösl. in fetten Ölen. **Off.:** ÖAB90 (bis 1996). **Anw.:** s. Sudan III.

**Scharlachschildlaus:** s. Dactylopius coccus.

**Schauerklapperschlange:** Crotalus durrissus terrificus, s. Crotalus-Arten.

**Schaufensterkrankheit:** s. Claudicatio intermittens.

**Schaumann, Otto:** s. Opiate.

**Schaumstoff:** künstl. hergestellter Werkstoff zelliger Struktur u. geringer Rohdichte. *Harter* S. zeigt bei rel. hohem Verformungswiderstand geringe elastische Verformbarkeit. Bei genügend hoher Druckbeanspruchung tritt bei den „zäh-harten“ Schaumstoffen eine langsame, teilweise reversible Verformung, bei den „spröd-harten“ Sch. ein plötzlicher Zusammenbruch des Zellgefüges ein. *Weich-elastischer* S. zeigt bei relativ geringem Verformungswiderstand hohe elastische Verformbarkeit. Selbst bei hoher Druckbeanspruchung ist die Verformung überwiegend elastisch. Die f. die Eigenschaften wichtige Struktur der Hohlräume (Zellen) ist entweder offenzellig, wobei die Zellen untereinander in Verbindung stehen, od. geschlossenzellig. Auch Mischtypen sind möglich. Zu Schaumstoffen werden vorzugsweise Harnstoff- u. Phenolharze, Polyurethane, Polystyrol u. Polyvinylchlorid verarbeitet. S. wird in Form von Blöcken, Tafeln, Bahnen, Schaumfolien hergestellt. Verwendet neben vielen anderen Anwendungsmöglichkeiten als Verpackungsmaterial.

**Schaumverhütungsmittel:** s. Antischaummittel.

**Schaumzerstörer:** s. Antischaummittel.

**Scheckhaut:** Vitiligo*.

**Scheele, Carl Wilhelm:** s. Sauerstoff.

**Scheele-Plakette:** s. Deutsche Apothekertage.

**Scheeles Grün:** Kupferarsenit*.

**Scheelsäure:** Acidum wolframicum, s. Wolfram.

**Scheibenblüten:** Röhrenblüten (aus der Mitte) von Blütenköpfchen der Asteraceen* (Korbblütler), s. Asteraceae (Abb.).

**Scheibenfiltergeräte:** s. Membranfilter, Tiefenfilter.

**Scheibler-Reagenz:** s. Wolframsäure.

**Scheide:** Vagina; Scheidenkrampf: Vaginismus; Scheidenentzündung: Vaginitis (*syn.* Kolpitis).

**Scheidenzäpfchen:** s. Globuli vaginales.

**Scheidetrichter:** dient zum Trennen von Flüssigkeiten verschiedener Dichte, die sich nicht mischen, z.B. Chloroform u. Wasser, sowie auch zum Ausschütteln von Flüssigkeiten, z.B. von Emulsionen.

**Scheidewasser:** Bez. f. konz. Salpetersäure*.

**Scheinfrucht:** *bot.* s. Fruchtformen.

**Scheingewebe:** s. Pseudoparenchym.

**Scheinhanf:** s. Datisca cannabina.

**Scheinmyrte:** s. Anamirta cocculus.

**Schellack: Lacca in tabulis**, Lacca, Gummilack, Lackharz, *engl.* shellac; CAS-Nr. PM 9000-59-3. Harzartiges Sekret der weiblichen Lackschildlaus (Gummilackschildlaus) **Kerria lacca** (Kerr) Lindinger (Laccifer lacca Kerr, Tachardia l., Coccus l., Carteria l.), Fam. Coccidae (Od. Homoptera), das nach Raffination u. Schmelzen in eine dünne Schicht gegossen od. gewalzt wird. Die Insekten, die auf verschiedenen Ficus-Arten u. anderen in Indien u. SO-Asien heimischen, tropischen Bäumen leben u. kult. werden (Weltjahresbedarf an S. wahrscheinlich immer noch ca. 10 000 t, 1960 waren es noch 50 000 t), saugen den Saft der Bäume aus den jungen Trieben u. sezernieren das Harz als Stoffwechselprodukt. Im Laufe der Zeit sind die Zweige millimeterdick von einer roten Harzmasse überzogen, die als sog. **Stocklack** (Lacca in baculis, Lacca in ramulis) zweimal im Jahr geerntet wird. Die von den Zweigen abgeschlagenen Stücke werden als **Körnerlack** bezeichnet. Aus diesem wird der rote Farbstoff mit Sodalösung extrahiert, nach Trocknen, Ausschmelzen etc. erhält man den eigentlichen **Schellack** (Lacca in baculis), der in mehr od. weniger orange bis hellbraun gefärbten, dünnen, harten u. spröden Blättchen od. als hellgelbes bis braungelbes Pulver in den Handel kommt. Lösl. in Amylalkohol, Aceton, Essigsäure, Alkalilauge, Boraxlösung; in heißem Ethanol völlig lösl., in kaltem Ethanol zu ca. 90% lösl., sehr schwer lösl. in fetten Ölen, unlösl. in Wasser, bei pH über 7 zusehends löslich. Schmelzbereich 65°C bis 85°C. SZ 65 bis 80; VZ 180 bis 240; (IZ 10 – 18). **Off.:** DAB10. **Best.:** nicht nur von Herkunft, sondern auch von der Erntezeit abhängig; im wesentlichen ca. 75% Harze (davon ca. 65% etherunlösl. u. ca. 35% etherlösl.), die bei milder Hydrolyse einer Mischung von aliphatischen u. alicyclischen Hydroxysäuren ergeben. Dabei handelt es sich vor allem um Aleuritinsäure (9,10,16-Trihydroxypalmitinsäure, Schmp. 100-101°C) u. Shellolsäure (eine tricyclische diterpenoide Dihydroxydicarbonsäure, $C_{15}H_{30}O_6$, Schmp. ca. 206°C). Daneben sind noch (insges. unter 6%) Kerrolsäure (2,3,4,5-Tetrahydroxypalmitinsäure, Schmp. 132°C) u. ähnliche Säuren, ferner ca. 5% Wachse u. Farbstoffe wie die rote Laccainsäure (dem Carmin* ähnliche Anthrachinonverbindung) od. das gelbe 1,2,5,7-Tetrahydroxy-3-methylanthrachinon sowie eine Reihe noch wenig od. nicht bekannter Substanzen enthalten. **Lacca alba** ist gebleichter Schellack. Als **Lacklack** wird auch der aus dem Körnerlack extrahierte Farbstoff bezeichnet. **Kunstschellack** ist ein Kunstharz, hergestellt aus Phenol mit Formaldehyd. **Anw.:** zur Herst. v. Lack, Firnis, Polituren, Kitt, als Elektroisolier- u. Appreturmittel; früher zur Herst. v. Schallplatten u. Siegellack; arsenfreier S. a. f. Haarsprays, als Zusatz zu Kaugummi u. Lebensmittelstempelfarben, als Überzug f. Obst u. Zuckerwaren; in der pharmaz. Technologie als Lackier- u. Dragiermittel (Filmbildner, zur Herst. magensaftresistenter Arzneiformen*).

**Schellbachbüretten:** Schellbachstreifen, s. Büretten.

**Schellenbaum:** s. Thevetia peruviana.

**Schellkraut:** Chelidonium majus*.

**Schensi-Rhabarber:** Shensi-Rhabarber, s. Rheum-Arten.

**Scherbencobalt:** s. Arsen.

**Scherer-Verfahren:** Rotary-Die-Verfahren; Weichgelatinekapseln werden heute überwiegend nach diesem kontinuierlichen Stanzverfahren hergestellt. Zwei aus geschmolzener Gelatine hergestellte endlose elastische Bänder gelangen zwischen 2 mit geringem Abstand gegenläufig rotierende Formwalzen (tragen gegenüberliegend halbe Hohlformen der Kapseln mit erhabenen Rändern). Der Füllkeil über den Walzen u. zwischen den Bändern erwärmt diese u. füllt die Kapseln mit Hilfe von Präzisionsdosierpumpen mit flüssigem od. pastösem Füllgut kurz bevor sich die Naht durch die erhabenen Ränder der Walzen auch am oberen Ende schließt (Verschweißen u. Ausstanzen der Kapseln). Während des Füllvorganges werden die noch sehr weichen Gelatinehüllen in Abhängigkeit vom Fülldruck in die Hohlformen der Walzen eingepreßt. Nach dem S. hergestellte Kapseln haben eine umlaufende Naht. Die luftblasenfrei gefüllten Kapseln werden gereinigt u. getrocknet (ca. 60% Wasserverlust), um sie formbeständiger zu machen.

**Schericur®:** s. Hydrocortison.

**Scherisolon®:** s. Prednisolon.

**Scherofluron®:** s. Fludrocortison.

**Scherogel®:** s. Benzoylperoxid.

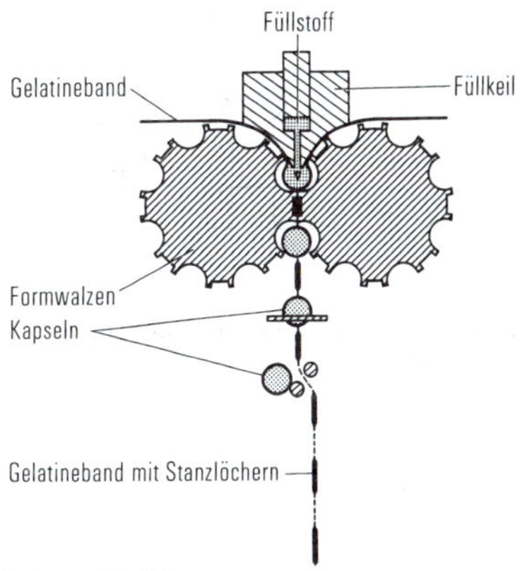


Scherer-Verfahren

**Scheroson®:** s. Hydrocortison.

**Scherpilzflechte:** s. Trichophytie.

**Scherzelle:** Apparatur zur Bestimmung der Scherfestigkeit u. des Fließverhaltens v.a. kohäsiver Pulver. Pharmazeutisch verwendete Scherzellen, von denen es mehrere Varianten gibt, bestehen im wesentlichen aus einem niedrigen, horizontal zweigeteilten Zylinder, in dem die vorher unter streng normierten, zeitaufwendigen Bedingungen verdichtete Pulverprobe durch Verschieben od. Verdrehen des oberen Ringes unter bestimmter Belastung geschert wird. Unter unterschiedlichen Meßbedingungen erhält man eine Reihe von Wertepaaren, aus denen sich Scherkurven erstellen lassen, von denen wiederum verschiedene Fließparameter, wie Kohäsion, innere Reibung, verschiedene Reibungswinkel, Scherindex u. Fließfunktion, abgeleitet werden können.

**Scheuerdesinfektion:** Behandlung von Oberflächen mit Desinfektionsmitteln unter Verw. von Bürsten u.ä.; s. Flächendesinfektion, Sprühdesinfektion; wichtiger Bestandteil der Schluß*- bzw. Enddesinfektion.

**Scheuerkraut:** Zinnkraut, Schachtelhalm; s. Equisetum arvense.

**Schichtsilicate:** s. Aluminiumsilicat.

**Schichttabletten, Mehrschichttabletten:** Sandwich-Tabletten, multilayer tablets. Tabletten, die aus verschiedenen, fest aneinander haftenden, konzentrischen od. parallelen Schichten aufgebaut sind. Hergestellt durch aufeinanderfolgendes Pressen verschiedener Teilchenarten; Sch. sind auch in überzogener Form (als Manteltablette* od. Filmdragee) im Handel; s.a. Compressi.

**Schick-Test:** s. Diphtherie-Toxin für Schick-Test.

**Schieferöl:** (auch Steinöl*) das in einem Schwelprozeß unter trockenem Erhitzen von Ölschiefer* unter Luftausschluß bei max. 480°C gewonnene, unpolare, dunkelbraune, stark riechende Öl. Best.: 10 bis 15% organ. gebundener Schwefel (z.B. in Form von Sulfiden u. substituierten Thiophenen). Durch Sulfonierung erhält man Bituminosulfonate, die nach Neutralisation mit Ammoniak wasserlösl. Ammoniumbituminosulfonat* ergeben.

**Schiemann-Reaktion:** Methode zur Herst. aromatischer Monofluorverbindungen durch Diazotierung von aromatischen Aminen in Gegen-

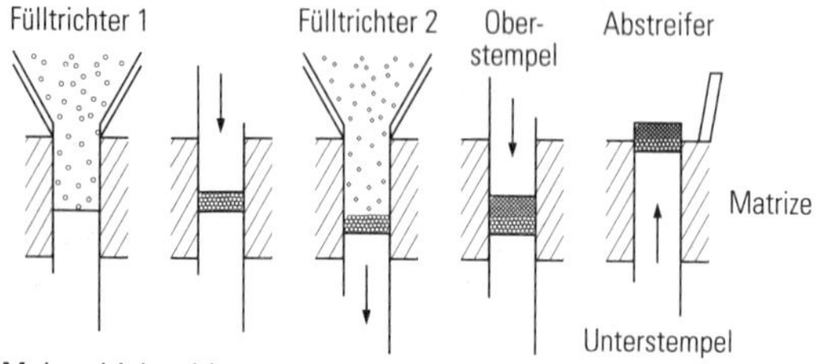


Schichttabletten, Mehrschichttabletten: Herstellung [9]

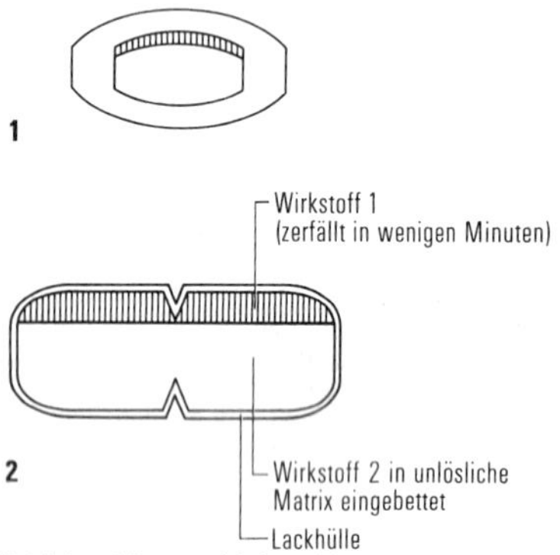


Schichttabletten, Mehrschichttabletten:
1: Zweischichttablette in Manteltablette;
2: Zweischichttablette, mit Lackhülle überzogen [42]

wart von Fluoroborsäure u. thermische Zers. der getrockneten Diazoniumfluoroborate; z.B. entsteht aus Anilin Fluorbenzol.

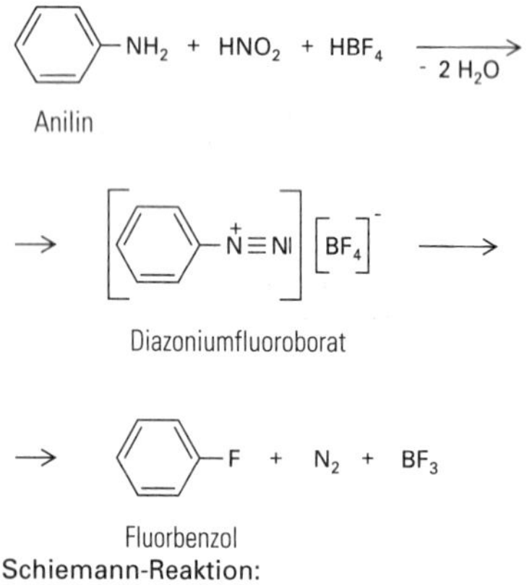


Schiemann-Reaktion:
Bildung von Fluorbenzol als Beispiel

**Schienbein:** Tibia.

**Schiene:** *med.* zur Ruhigstellung von Körperteilen (z.B. bei Knochenbrüchen) verwendetes Gerät. Am gebräuchlichsten sind die *Cramer-Schiene* (in Form einer biegbaren Drahtleiter), die *Böhler-Schiene* (gepolsterte Drahtschiene), die *Braun-Schiene* u. verschiedene *aufblasbare* Kammerschienen.

**Schierling:** Schierlingfrüchte (Schierlingsamen, Fruct. Conii), Schierlingskraut (Herba Conii), s. Conium maculatum.

**Schierlingstanne:** s. Tsuga canadensis.

**Schießbaumwolle:** s. Cellulosenitrat*.

**Schießzellen:** s. Dieffenbachia seguine.

**Schiff-Basen:** Schiff'sche Basen, Azomethine; Bezeichung für beständige Imine* (Kondensationsprodukte aus Carbonylverbindungen, z.B.

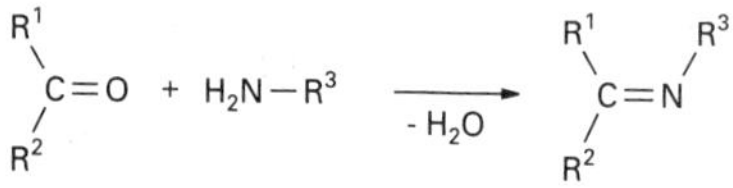


Schiff-Basen:
Bildung von Iminen

Aldehyden, u. primären Aminen). Ihre Bildung kann in der Analytik zum Nachw. der Carbonylgruppe eingesetzt werden. Nat. wichtig z.B. beim Sehprozeß (s. Rhodopsin) u. beim Aminosäurestoffwechsel; vgl. Maillard-Reaktion.

**Schiffchen:** s. Blüte.

**Schiff-Reagenz:** (Hugo Schiff, Chemiker, Florenz 1834 bis 1915). **Reagenz Ph.Eur.3: Lösung I** (Fuchsin-Schwefligsäure): 0.10 g Rosanilinhydrochlorid (Fuchsin) wird unter Erwärmen in 60 mL Wasser gelöst; nach Zugabe von 1.0 g wasserfreiem Natriumsulfit od. 2.0 g Natriumsulfit in 10 mL Wasser werden 2.00 mL Salzsäure 36% unter Umschütteln hinzugesetzt; dann wird zu 100.0 mL verdünnt. Ist die Lsg. nach 12 h noch nicht vollständig farblos, so wird sie durch Schütteln mit 0.5 bis 0.6 Aktivkohle entfärbt. **Anw.:** zum Nachw. von Aldehyden, welche die entfärbte Fuchsinlsg. wieder röten.

**Lösung II:** 1.0 g Fuchsin wird in 100 mL Wasser bei 50°C gelöst, nach 48 h filtriert; 4 mL Filtrat werden mit 6 mL Salzsäure 36% versetzt u. mit Wasser auf 100 mL verdünnt. **Anw.:** z.B. zum Nachw. von Sulfit.

**Schiff(s) Reagenz** DAB10: 0.3 g Fuchsin werden unter Erwärmen in 100 mL Wasser gelöst; zur erkalteten Lsg. werden 20 mL einer 15%igen Lsg. von wasserfreiem Natriumsulfit u. 10 min danach 6.0 mL Salzsäure 36% gegeben. Nach Entfärbung mit Wasser auf 200 mL verdünnen (ev. mit Aktivkohle entfärben). **Anw.:** z.B. zur Reinheitsprüfung von Ethanol.

**Schiffsapotheke:** in der Bundesrepublik

Deutschland Sonderform der Apotheke*: Arzneimittelabgabestelle auf Kauffahrteischiffen (veraltete Bez. f. Seehandelsschiffe) zur Versorgung der Mannschaften u. Fahrgäste. Einzelheiten sind in der VO über die Krankenfürsorge auf Kauffahrteischiffen vom 25.4.1972 geregelt. Für die Ausrüstung ist der Reeder, f. Lagerung u. Abgabe während der Reise der Schiffsarzt, bei Schiffen ohne Arzt der Kapitän, verantwortlich.

**Schiffspech:** s. Pix navalis.

**Schilddrüse:** s. Hormone.

**Schilddrüsen, Getrocknete:** Thyreoidea siccata*, Glandulae Thyreoideae siccatae, s. Organtherapeutika.

**Schilddrüsenhormone:** s. Hormone.

**Schilddrüsentherapeutikum(a):** Mittel zur Ther. von Schilddrüsenerkrankungen; 1. Hormone wie Thyreotropin*, Levothyroxin*, Liothyronin* sowie Organpräparate*; 2. Thyreostatika*; 3. Iodsalze.

**Schilling-Test:** s. Cyanocobalamin[$^{57}$Co].

**Schimmel:** Kolonie von Schimmelpilzen*; Mittel gegen S. sind Fungizide (s. Schädlingsbekämpfungsmittel) bzw. Fungistatika*.

**Schimmelpilze:** keine taxonomische Einheit, sondern Pilze, die feste od. flüssige Substrate oberflächlich sichtbar mit ihrem Myzel (Schimmel) überziehen; z.B. Arten der Gattungen Mucor (Köpfchenschimmel) von den Zygomyceten u. Penicillium (Pinselschimmel), Aspergillus (Gießkannenschimmel) u. Neurospora (Brotschimmel) von den Ascomyceten (s. Pilze). Sie haben Bedeutung als Nahrungs- u. Futtermittelverderber (s. Mykotoxine), in der Biotechnologie zur Erzeugung der verschiedensten Produkte (Citronensäure, Antibiotika, Enzyme, Käse etc.).

**Schinus molle** L.: Fam. Anacardiaceae, Peruanischer Pfefferbaum (Mexiko bis Chile). Stpfl. v. (Peruanischer) Rosa Pfeffer, Rosa Beeren; die getrockneten Früchte (Steinbeeren). **Inhaltsst.:** 3 bis 5% äther. Öl mit α- u. β-Phellandren, α- u. β-Pinen, Limonen, p-Cymol etc. **Anw.:** Gewürz.

**Schinus terebinthifolius** Raddi: Fam. Anacardiaceae, Brasilianischer Pfefferbaum (Brasilien). Stpfl. v. (Brasilianischer) Rosa Pfeffer; die getrockneten Früchte (Steinbeeren). **Inhaltsst.:** 1.5 bis 10% äther. Öl mit Monoterpenen wie in Schinus molle*. **Anw.:** wie Schinus molle, aber eher abzuraten, da zusätzlich $\Delta^3$-Caren u. ev. Alkylphenole (hautreizend) vorhanden.

**Schirting:** Pflastermull, gestärkter Mull.

**Schistosomiasis:** Bilharziosis (nach Bilharz), eine durch Trematodes* (Saugwürmer) der Gattung Schistosoma hervorgerufene Erkrankung, hauptsächl. auf den Reisfeldern Ägyptens, Chinas, Japans. Die wichtigsten Arten sind Schistosoma haematobium, Sch. mansoni, Sch. japanicum, Sch. intercolatum.

**Schizogonie:** (*gr.* σχίζειν spalten, γονή Frucht, Geburt) vegetative Vermehrung bei den Sporozoa (z.B. Toxoplasma, Plasmodium).

**Schizolysigene Ölbehälter:** *bot.* Exkreträume (s. Exkretionsgewebe), die durch Zerreißung v. Zellen angelegt, später aber durch Auflösung von Zellen noch erweitert werden.

**Schizomycetes:** Schizomyzeten, Spaltpilze, s. Bakterien.

**Schizont:** vegetatives Stadium der Sporozoa (s. Protozoen), z.B. bei den Plamsodien-Arten, Schizonten zerfallen meist in viele Merozoiten, s. Antimalariamittel.

**Schizophrenie:** Spaltungsirresein; eine endogene Psychose, deren Ursache noch unbekannt ist. Symptome: Störung des Ich-Erlebnisses (im Sinne des Gelenkt- u. Beeinflußtwerdens) u. vor allem gestörtes Erlebnis der eigenen Person (Patient selbst od. die Umwelt wird verändert erlebt), Denkstörungen, Affektstörungen, Kontaktschwäche, Ambivalenz (Nebeneinander zweier gegensätzlicher Affekte wie Liebe u. Haß), Halluzinationen (meist akustische) u.a. Kommt in verschiedenen Formen vor. Ther.: Psychopharmaka* (u.a. Lithiumtherapie), Psychotherapie, Einzel- od. Gruppengespräche, Sozio-, Arbeits- u. Beschäftigungstherapie.

**Schizophyllan:** ein Polysaccharid, gew. aus Gewebekulturen von Schizophyllum commune Fries (Fam. Schizophyceae). Es handelt sich um ein (1→3)-β-D-Glucan mit je einer 1→6 verknüpften Glucose-Seitenkette an jedem dritten Molekül der Hauptkette; $M_r$ ca. 450 000. **Wirk.** u. **Anw.:** die Antitumor-Aktivität ist mit der von Lentinan* vergleichbar; ohne toxische Nebenw.; besonders wirksam, wenn das Immunsystem noch nicht geschädigt ist. **Dos.:** enteral u. perenteral in Dosen von 0.5 bis 10 mg/kg KG.

**Schizophyta:** Spaltpflanzen; systemat. Abteilung des Pflanzenreiches* mit Bakterien* (Eubacteria u. Archaebacteria) u. Cyanophyta* (Blaualgen, Cyanobacteria); s.a. Protisten, Prokaryonten.

**Schlämmkreide:** Creta praeparata, Calcium carbonicum, s. Calciumcarbonat.

**Schlaf:** lebensnotwendiger, aktiver Prozeß, bei dem in fast allen Organen Regenerations- u. Aufbauvorgänge ablaufen. Die Empfindlichkeit gegenüber äußeren Reizen ist herabgesetzt. Im Gegensatz zur Narkose bleiben jedoch die protektiven Reflexe erhalten. Der zirkadiane Wach-Schlaf-Rhythmus beruht auf endogenen Aktivitätsschwankungen mehrerer Areale im Gehirn: 1. rostraler aszendierender Teil der Formatio reticularis (Wachzentrum), 2. limbisches System, 3. Nucleus Raphe (Schlafzentrum). Aufgrund von EEG, EMG, EOG (Elektrookulogramm) lassen sich verschiedene Phasen unterscheiden: Der Wachzustand leitet über eine **SEM-Phase** (SEM: slow eye movements, langsame Augenbewegungen beim Einschlafen) den **orthodoxen Schlaf** mit den Stadien B *Einschlafstadium,* C *Leichtschlafstadium,* D *mitteltiefes Stadium,* E *Tiefschlafstadium* ein. Der **paradoxe** od. **REM-Schlaf** (REM: rapid eye movement) mit seinen raschen Augenbewegungen, erhöhter Herz- u.

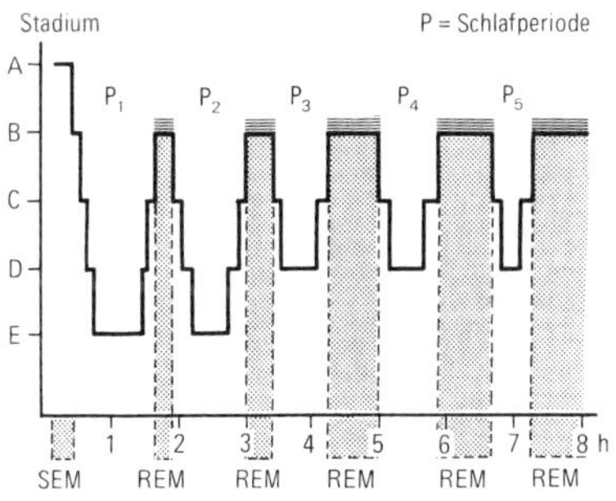


Schlaf:
Schlafperiodik beim gesunden Menschen.
SEM: slow eye movements; REM: rapid eye movements [90]

Atemfrequenz ähnelt im EEG dem Leichtschlaf C u. enthält die Traumphasen. Die Dauer des orthodoxen u. des REM-Schlafes nimmt mit zunehmenden Alter ab. Für die Schlafstrukturen wichtige körpereigene Stoffe sind Serotonin*, das aus L-Tryptophan* gebildet wird, u. DSIP* (Delta-sleep-inducing-peptide).

**Schlafapfel:** Fungus Cynosbati, s. Rosa canina.

**Schlafkirsche:** Atropa belladonna*.

**Schlafkrankheit:** Afrikanische Trypanosomiasis; durch Trypanosoma* gambiense u. Trypanosoma rhodesiense hervorgerufene u. durch Glossinen* (Tse-Tse-Fliegen*) übertragene Protozoen-Infektion. Erregerreservoir sind Wild- u. Haustiere, bei T. gambiense der Mensch. Ther. mit Antiprotozoenmitteln*.

**Schlafkraut:** Fol. Hyoscyami, **Schlafkrautsamen,** Semen Hyoscyami, s. Hyoscyamus niger.

**Schlafkunze:** Fungus Cynosbati, s. Rosa canina.

**Schlaflosigkeit:** *syn.* Agrypnie, Asomnie, Insomnie, Pervigilium. **Einschlafstörungen** können *primär* (Erkrankungen des Schlafzentrums) od. durch *sekundäre* Störungen (von außen Licht, Lärm usw. od. von innen Schmerzen, Sorgen, Angst usw.) verursacht werden. **Durchschlafstörungen** (vorzeitiges Wiederaufwachen) sind besonders häufig im Alter (Greisenschlaf) u. bei hohem Fieber.

**Schlafmittel:** Hypnotikum(a); zentral wirksame Pharmaka mit allgemein dämpfender Wirkung; erzeugen Müdigkeit u. Schlaf. Eine scharfe Abgrenzung von den **Sedativa** einerseits u. den **Narkotika** andererseits ist nicht möglich. Die Wirkungsweise ist nicht restlos geklärt. Für den praktischen Gebrauch werden **Einschlaf-** u. **Durchschlafmittel** unterschieden. Zur Behandlung der Einschlafstörungen dienen die schnell, aber nur kurz wirkenden Verbindungen, während als Durchschlafmittel die mittelstark u. länger wirksamen verwendet werden. **Anforderungen** an ein allgemein verwendbares S.: orale Wirksamkeit, gute Einschlafwirkung, ausreichende Schlaftiefe u. -dauer, große therapeutische Breite, Induktion eines möglichst physiologischen Schlafes, Fehlen von Nachwirkungen, Gewöhnung, Kumulation u. toxischen Nebenwirkungen. Tatsächl. vermindern die meisten S. die Dauer u. Intensität des REM-Schlafes. Wird das S. abgesetzt, kommt es zu einem Rebound-Phänomen u. es treten oft Alpträume auf. Eine Reihe von S. wird sehr langsam abgebaut, so daß oft am nächsten Morgen ein sog. Hangover (Müdigkeit, Abgeschlagenheit) auftritt. Mit Ausnahme von Flurazepam* verlieren die meisten S. vielfach bereits innerhalb einer Woche ihre Wirkung. **Suchtgefahr** besteht bei allen S. **Wechselw.:** Die Wirk. aller zentral dämpfend wirkenden Arzneistoffe (z.B. Antihistaminika, zentral wirksame Antihypertensiva) wird verstärkt. Mit Psychopharmaka kann es zu schwer überschaubaren Wechselwirkungen kommen. Aufgrund einer Enzyminduktion, v.a. durch Barbiturate, wird der Abbau anderer Stoffe, z.B. von Antikoagulantien od. oralen Kontrazeptiva, beschleunigt. Die Wirk. aller S. wird durch Alkohol verstärkt. Als S. verwendet werden v.a. **Benzodiazepine*** (z.B. Flurazepam, Nitrazepam), früher auch Barbiturate* (nicht mehr empfohlen). Weitere S. sind **Bromharnstoffderivate** (Carbromal), **Piperidindione** (Pyrithyldion, Methyprylon, Gluthetimid), **Chinazolonderivate** (Methaqualon), **Aldehyde** (Chloralhydrat, Paraldehyd), **Alkohole** (Methylpentynol), **Urethane, Cyclopyrrolone** (Zopiclon), **Imidazolpyridine** (Zolpidem). Die kausale Behandlung von Schlafstörungen wird mit diesen Schlafmitteln nicht durchgeführt, ist aber (prinzipiell) mit L-Tryptophan* od. Delta-sleep-inducing-peptide (DSIP*) möglich.

**Schlafmohn:** Papaver somniferum*.

**Schlafmützchen:** s. Eschscholzia californica.

**Schlaftherapie:** s. Hibernation artificielle.

**Schlafweizen:** Lolium temulentum*.

**Schlagader:** Arterie.

**Schlaganfall:** Apoplexia, Apoplexie.

**Schlagkreuz(messer)mühlen:** Pirouette, s. Mühlen.

**Schlammbäder:** s. Moorbäder.

**Schlangen:** Von den ca. 3000 Arten sind ca. 400 f. den Menschen giftig. Giftschlangen (s. Schlangengifte) gehören in fast allen Fällen entweder zur Fam. Elapidae (Giftnattern), mit starren Frontzähnen, z.B. die Cobra-Arten (Brillenschlange s. Naja naja, Korallenschlange s. Elaps corallinum) od. zur Fam. Viperidae (Ottern, Eurasien) u. Fam. Crotalidae (Grubenottern, Amerika), deren Frontzähne sich beim Biß aufrichten, z.B. mit Vipera-Arten (Kreuzotter s. Vipera berus) u. Crotalus-Arten* (Klapperschlangen), Bothrops atrox*, Agkistrodon rhodostoma* sowie Lachesis muta*. **Sofortmaßnahmen bei Schlangenbiß:** Bißstelle aussaugen, Druckverband anlegen, Identifizierung des Gifttieres, ev. Schmerzstillung.

**Schlangengifte:** Ophiotoxine; die giftigen Sekrete von Schlangen* sind klare, durchsichtige, bisweilen gelbliche od. milchigtrübe Flüss., geruchlos u. ohne od. von leicht bitterem Geschmack, in Wasser meist leicht lösl. Die verdünnten Lösungen opalisieren u. schäumen (Eiweißstoffe!). S. sind Gemische von Wirkstoffen verschiedenster Wirkung; auch ein u. dieselbe Schlange liefert meist mehrere Gifte gleichzeitig (Partialgifte).

**Best.:** **1.** Stark basische Peptide, z.B. curareähnlich wirkende Neurotoxine, bes. im Sekret der Brillenschlange, u. Kardiotoxine. **2.** Zahlreiche Enzyme: (a) Hyaluronidasen, die als Resorptionsbeschleuniger dienen. (b) Phospholipasen (v.a. vom $A_2$-Typ), die wegen der Bildung von Lysolecithin* als Hämolysine wirken, also zum Zerfall der roten Blutkörperchen führen. (c) Proteasen: **Hämorrhagine**, die Schädigungen der Kapillaren verursachen (Klapperschlange, Kreuzotter) sowie die Blutgerinnung beeinflussende Proteasen wie **Koagulationsbeschleuniger**, die zur Blutgerinnung führen, aber auch **Koagulationshemmer**, die die Blutgerinnung verhindern.

**Tox.:** Die meisten S. haben oral keine od. nur geringe, jedenfalls nicht tödliche Wirkung. Letztere tritt nur dann ein, wenn das Gift unmittelbar ins Blut gelangt. Man schätzt die Zahl der jährlichen Todesfälle infolge Schlangenbissen auf ca. 40000. **Cobratoxin** (das Gift der Naja-Arten, Brillenschlangen) wirkt ca. 8mal so stark wie Blausäure u. ca. 10mal so stark wie Strychnin. Noch in einer Verdünnung von 1:100 000 führt es zu rasch einsetzender motorischer Lähmung, es hat curareähnliche Wirkung.

**Anw.:** Die Homöopathie machte schon bald von mehreren Schlangengiften Gebrauch (Crotalus, Lachesis, Vipera aspis, Vipera berus); später auch die Allopathie. Die Anw. erfolgt durch Injektion od. Einreibung bzw. Einmassieren (wie beim

**Schleimdrogen**
Beispiele

| Pflanze (Fundort im Wörterbuch) | Droge | Anwendung (beispielhaft) |
|---|---|---|
| Alcea rosea | Flor. Malvae arboreae | Hustenmittel, auch äußerlich |
| Althaea officinalis | Rad. u. Fol. Althaeae | Hustenmittel, auch äußerlich |
| Ceratonia siliqua | Sem. Ceratoniae | Diätetikum, Antidiarrhöikum |
| Cetraria-Arten | Lichen islandicus | Hustenmittel |
| Cyamopsis tetragonaloba | Guar | Verdickungsmittel |
| Cydonia oblonga | Sem. Cydoniae | äußerlich, Antiphlogistikum |
| Linum usitatissimum | Semen Lini | Abführmittel |
| Malva sylvestris | Flor. u. Fol. Malvae | Expektorans |
| Orchis-Arten u.a. | Tubera Salep | Antidiarrhöikum |
| Plantago lanceolata | Fol. Plantaginis | Expektorans, Hustenmittel |
| Plantago afra | Sem. Psylli | Abführmittel |
| Plantago ovata | Testa Plant. ovatae | Abführmittel |
| Rotalgen (Agar) | Agar | Abführmittel, Galenik |
| Rotalgen (Carrageen) | Carrageen | Expektorans, Galenik |
| Tilia cordata | Flor. Tilia | Hustenmittel |
| Trigonella foenum-graecum | Sem. Foenugraeci | Hustenmittel, auch äußerlich |
| Tussilago farfara | Fol. Tussilaginis | Hustenmittel, Expektorans |
| Verbascum-Arten | Flor. Verbasci | Expektorans |

Bienengift). Indikationen: unspezifische Reiztherapie, Allergie, Schnupfen, Schmerzen, Krämpfe, Epilepsie, Durchblutungsstörungen, Kapillarbrüchigkeit, Bluthochdruck, Ödeme, rheumatische Erkrankungen usw.

**Schlangengiftimmunsera:** Schlangengiftsera; Calmette (Bakteriologe, Paris 1863 bis 1933) wies zuerst nach, daß es sich bei den Schlangengiften um antigen wirkende Toxine im Sinne der Immunologie handelt. S. gewinnt man heute aus dem Serum von Tieren (z.B.Pferde), die gegen die Gifte immunisiert wurden. Die meisten S. sind Misch-Seren, die bei Bissen der in bestimmten Regionen registrierten Schlangen wirksam sind, z.B. *Schlangengift-Serum Behringwerke:* 1. Europa, 2. Nordafrika, 3. Zentralafrika, 4. Vorderer u. Mittlerer Orient; s.a. Schlangengift-Immunserum (Europa). Man injiziert möglichst innerhalb der ersten 2 h i.v. od. i.m. 20 u. mehr mL, je nach Schwere der Vergiftungserscheinungen; Monoseren sind vorzuziehen, mit allergischen Reaktionen ist zu rechnen.

**Schlangengift-Immunserum (Europa):** Immunoserum contra venena viperarum europaearum Ph.Eur.3; enthält antitoxische Globuline, die das Gift einer od. mehrerer europäischer Vipernarten (Vipera ammodytes, Vipera aspis, Vipera berus, Vipera ursinii) neutralisieren können; s. Schlangengiftimmunsera.

**Schlangenkraut:** Herba Lycopodii, s. Lycopodium clavatum.

**Schlangenkürbis:** s. Trichosanthes kirilowii.

**Schlangenwurz:** Dracunculus vulgaris*.

**Schlangenwurzel:** Rhizoma Bistortae, s. Polygonum bistorta.

**Schlangenwurzel, Amerikanische:** Rhizoma Cimicifugae, s. Cimicifuga racemosa.

**Schlangenwurzel, Indische:** s. Rauvolfia serpentina.

**Schlangenwurzel, Virginische:** Radix Serpentariae virginianae, s. Aristolochia serpentaria.

**Schlauchpilze:** Askomyzeten, s. Pilze.

**Schlauchpumpe:** Pumpe, auch zum genauen Dosieren von Flüssigkeiten geeignet. Das Förderprinzip besteht darin, daß ein bogenförmig aufgespanntes Schlauchstück durch ein entsprechend geformtes, rotierendes Quetschrad an aufeinanderfolgenden Stellen abgequetscht wird. Die Abquetschungen wandern den Schlauch entlang, wobei die zwischen ihnen liegende Flüssigkeit weitertransportiert wird. Die Förderleistung wird über die Drehzahl des Quetschrads eingestellt. Die S. wird in der Chromatographie u. in der instrumentellen Analytik häufig verwendet, da sie sehr genau arbeitet u. prakt. keine Probleme mit Undichtigkeiten u. durch Kontamination durch das Schlauchmaterial auftreten. Nachteile sind die geringe Haltbarkeit der Schläuche, der beschränkte Förderdruck (bis ca. 200 kPa) u. die mögliche Sorption bzw. Desorption lipophiler Stoffe durch das Schlauchmaterial.

**Schlechtendalia sinensis:** Melaphis chinensis, Blattlaus, die die Gallae chinenses et japonicae erzeugt, s. Gallen.

**Schlehdorn:** Schlehdornblüten (Flores Pruni spinosae), s. Prunus spinosa.

**Schleierkraut:** s. Gypsophila-Arten.

**Schleifenblume, Bittere:** s. Iberis amara.

**Schleifendiuretikum(a):** s. Diuretikum(a).

**Schleimdrogen:** Arzneidrogen, die wegen ihres Gehaltes an Pflanzenschleimen (s. Schleimstoffe*) in der Heilkunde eingesetzt werden. Um die Qualität von Sch. zu beurteilen, ist von der Ph.Eur.3 die Bestimmung der sog. Quellungszahl* (Quellungsfaktor) vorgeschrieben. **Anw.:** als Mucilaginosa*, äuß. bei Geschwüren, Furunkeln u.a.; inn. als Abführmittel, Antidiarrhöika (bei entzündeter Darmschleimhaut, niedrige Dosierung) u. bei (entzündlichen) Erkrankungen des Rachens u. des Magen-Darm-Traktes.

**Schleime:** s. Schleimstoffe.

**Schleimhaut:** Tunica mucosa, Mukosa; innere Deckschicht von Hohlorganen (z.B. Magen), die durch Drüsensekrete feucht gehalten wird. Sie besteht in der Regel aus 2 Gewebsschichten, dem Epithel (Lamina epithelialis) u. einer dem Epithel zugeordneten Bindegewebsschicht (Lamina propria), in der die Blut- u. Lymphgefäße sowie die Nervenfasern verlaufen. Die schleimproduzierenden Drüsenzellen liegen entweder als spezialisierte Einzelzellen im Epithel vor od. sind Bestandteil von in der Lamina propria lokalisierten, mit einem Ausführungsgang versehenen Drüsen.

**Schleimiges Mittel:** Mucilaginosum*.

**Schleimlösende Mixtur:** s. Mixtura solvens.

**Schleimpilze:** Myxomyzeten*.

**Schleimsäure:** 2.3,4,5-Tetrahydroxyadipinsäure; $HOOC(CHOH)_4COOH$, $M_r$ 210.14. Schmp. ca. 250°C. Eine Zuckersäure*, die z.B. aus Lactose entsteht.

**Schleimsalben:** Hydrogelsalben; s. Gele.

**Schleim, Schleimiges Mittel:** Mucilago* (Plur. Mucilagines).

**Schleimstoffe: 1. Tier. Schleime:** zum Schutz von Haut u. Schleimhäuten ausgeschiedene Glykoproteide, z.B. Bestandteil des Speichels od. des Magensaftes, aber auch Bestandteil von Knorpel, Sehnen, Haut, Serum etc. **2. Pflanzenschleime:** Heteropolysaccharide (vgl. Polyuronide), charakteristisch f. Malvales (in fast allen Organen), Liliales u. Orchidales (in unterirdischen Organen), Fabales (im Endosperm, s. Leguminosenschleim), Samenschalen (Brassicaceae, Plantaginaceae, Linum etc.) sowie in Algen (z.B. Carrageen*); s. Schleimdrogen.

**Schlempe:** Abfallprodunkt bei der Alkoholgew. aus Kartoffeln u. Getreide; sie enthält unvergärte Rohstoffe u. Heferückstände, Vitamine, Wuchsstoffe, Mineralsalze, Eiweiß, Fett usw. u. wird als Kraftfutter f. Tiere verwendet.

**Schlesinger-Reagenz:** ethanolische Zinkacetatlösung; Fluoreszenzprobe zum Nachw. von Urobilin* in Harn u. Stuhl.

**Schließfrucht:** *bot.* s. Fruchtformen.

**Schließmuskel:** Sphinkter.

**Schließzellen:** *bot.* Chlorophyll-führende Zellen der Spaltöffnungsapparate, die das Öffnen u. Schließen der Spaltöffnungen bewirken.

**Schliffe:** Glasschliffe; geschliffene Teile von gläsernen Laborgeräten, die eine lösbare Verbindung zwischen mehreren Glasgeräten erlauben. Schlifftypen: a) Planschliff (z.B. Exsiccator), b) Zylinderschliff (z.B. Rührverschlüsse), c) Kegelschliffe, d) Kugelschliffe (v.a. bei Vakuumapparaturen, leicht lösbar). Am häufigsten sind genormte Kegelschliffe (Normschliffe, NS), bestehend aus Hülse (Mantelschliff) u. Kern (Kernschliff). Der größte Schliffdurchmesser u. die Schlifflänge wird durch 2 Zahlen charakterisiert. Die gebräuchliche Größen sind z.B. NS 29/32, NS 14.5/23, NS 19/26, NS 29/32. Verschiedene Schliffweiten lassen sich durch Übergangs- bzw. durch Reduzierstücke verbinden. Zur Verhinderung eines Festsetzens werden verschiedene Schmiermittel wie Vaseline, Kapsenberg-Schmiere*, Ramsay-Fett* u.a. verwendet; s.a. Abdichten von Glasschliffen.

**Schlippe-Salz:** Natriumsulfantimonat, Natriumthioantimonat; $Na_3SbS_4 \cdot 9\,H_2O$. D. 1.86. Gelbe Kristalle, sehr leicht lösl. in Wasser, unlösl. in Ethanol. Darst.: durch Kochen v. Antimon m. Schwefel u. Soda. **Anw.:** Zur Darst. v. Stibium sulfuratum aurantiacum, s. Antimon(V)-sulfid. (Apotheker Carl Friedr. v. Schlippe, Berlin, geb. 1799 in Pegau, gest. 1874).

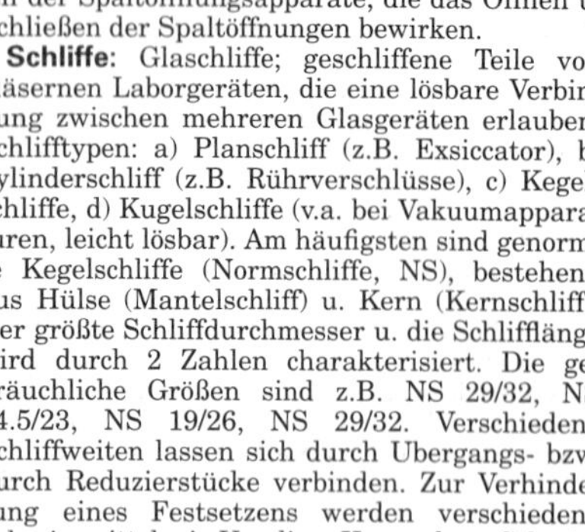


Schliffe:
1: Kern; 2: Hülse; 3: Kegelschliffverbindung NS 29; 4: Kugel; 5: Schale; 6: Kugelschliffverbindung KS 35 (durch Klammer zusammengehalten); 7, 8: Übergangsstücke NS 29 - NS 14,5 [35]

**Schlucken:** Schluckauf, Singultus.

**Schlüsselblume:** Primula. Frühlingsschlüsselblume: s. P. veris. Hohe Schlüsselblume: s. P. elatior.

**Schlußdesinfektion:** gründliche Desinfektion des vom infizierten Patienten geräumten Zimmers; s. Flächendesinfektion, Raumdesinfektion, Bettendesinfektion.

**Schmelzdiagramm:** (meist isobares) Zustandsdiagramm einer (meist aus 2 Komponenten bestehenden) Mischung, s. Phasendiagramm; s.a. Eutektikum (Abb.), vgl. Racemat (Abb.).

**Schmelzenthalpie:** s. Schmelzwärme.

**Schmelzentropie:** s. Entropie.

**Schmelzintervall:** s. Schmelzpunkt.

**Schmelzpunkt, Schmelztemperatur:** Schmp. (od. Fp. bzw. *F.*, Fusionspunkt od. St., Schmelztemperatur; s.a. Erstarrungspunkt); diejenige Temp., bei der ein Stoff in den flüss. Aggregatzustand übergeht; er hängt vom Druck ab. Die Angabe erfolgt daher in Grad Celsius (°C) od. in Kelvin (K) bei atmosphärischem Druck. Statt der Schmelzpunkte sind oft *Schmelzintervalle* angegeben. Hierunter versteht man den Temperaturbereich, innerhalb dessen die Substanz schmelzen muß. Unterhalb der angegebenen Grenze darf keine Tröpfchenbildung eintreten u. oberhalb derselben muß die Substanz völlig geschmolzen sein.

Die Bestimmung des Schmp. ist eine Konventionsmethode; die Ergebnisse sind von den experimentellen Bedingungen abhängig.

**Kapillarröhrchenmethode:** Ein unten zugeschmolzenes Kapillarröhrchen von ca. 1 mm lichter Weite, in dem sich die zu untersuchende, zuvor scharf getrockn. Substanz befindet, wird mit Platindraht an einem Thermometer befestigt u. das Ganze in ein Reagenzglas gebracht, das ca. 5 cm hoch mit Schwefelsäure od. besser mit Siliconöl gefüllt ist. Das Reagenzglas wiederum wird in einen Rundkolben gesetzt, der ebenfalls zu 2/3 mit Schwefelsäure gefüllt ist. Der Kolben wird langsam ansteigend erwärmt. Die Temp., bei der die undurchsichtige Substanz durchsichtig wird u. zu durchsichtigen Tröpfchen zusammenfließt, ist als der Schmp. anzusehen. **Heizmikroskop:** Diese Methode hat neben dem geringeren Substanzverbrauch den Vorteil, daß unter dem Mikroskop jedes einzelne Kriställchen während des Schmelzens genau beobachtet werden kann. **Kofler-Heizbank:** Das von L. Kofler* entwickelte Gerät besteht im wesentlichen aus einem langen, schmalen Metallkörper, auf dem durch eine entsprechend gesteuerte elektrische Heizung ein Temperaturgefälle erzeugt wird. Auf der Heizbankoberfläche fällt die Temp. von 270 bis 50°C annähernd linear ab. Zur Bestimmung eines Schmelzpunktes wird die Substanz unmittelbar auf die Oberfläche der Heizbank aufgebracht. Schon nach wenigen Sekunden sieht man bei reinen Substanzen zwischen der festen u. der flüssigen Phase eine scharfe Grenze, auf die der Zeiger der Ablesevorrichtung eingestellt wird. Die Schmelzpunktbestimmung auf der Heizbank erlaubt die unmittelbare Bestimmung eines Sofortschmelzpunktes u. gleichzeitig eine empfindliche

Prüfung der Reiheit. Während bei reinen Stoffen die Schmelzgrenze scharf ist, zeigen unreine Substanzen ein Schmelzintervall, das um so stärker hervortritt, je größer die Menge der Verunreinigung ist. Auf der Heizbank ist ein Schmelzintervall deutlich daran zu erkennen, daß unterhalb des Schmelzpunktes der zu klaren Schmelztropfen geschmolzenen Substanz noch „feuchte" Massen zu sehen sind. In vielen Fällen läßt sich noch 1% einer Beimengung erkennen. Zur Bestimmung des Mischschmelzpunktes werden die beiden Substanzen zunächst nebeneinander auf die Heizbank aufgestreut. Nachdem man die Schmelzpunkte verglichen hat, werden die ungeschmolzenen Teile beider Stoffe mit der Lanzettnadel vermischt. Bei Identität der Substanzen zeigt die Mischung den gleichen Schmelzpunkt, im anderen Fall rückt die Verflüssigung deutlich zu tieferen Temperaturbereichen ab. Diese Prüfung auf Identität u. Reinheit läßt sich auf der Heizbank in 1 bis 2 min durchführen.

**Metallblock:** An einem Stativ ist durch einen wärmeisolierenden Keramikstab ein runder Metallblock von 4 cm Durchmesser u. 4.5 cm Höhe befestigt, der eine obere radiale Bohrung zur Aufnahme des Thermometers u. eine untere zylindrische Bohrung von 3 cm Durchmesser besitzt. Zur besseren Wärmeübertragung zwischen Metallblock u. Thermometer wird das untere Ende des in 0.2°C geteilten Thermometers mit Silberwolle umwickelt u. bis zum Anschlag in die Bohrung eingeführt. Das Erhitzen geschieht mit einem Mikrobrenner mit möglichst kleiner Flamme, vor Luftzug geschützt. Kommt die auf dem Thermometer abgelesene Temp. in die Nähe der zu erwartenden Schmelztemperatur, so streut man sukzessive kleinste Mengen der feingepulverten u. getrockneten Substanz auf die polierte Oberfläche des Metallblocks. Die Wärmezufuhr ist dabei so zu regeln, daß zur Erhöhung um 1°C mind. 30 Sekunden erforderlich sind. Man ermittelt die Temp., bei der die auffallende Substanz ohne Verzögerung schmilzt. Mit Hilfe eines zweiten Thermometers (D), das in 1°C geteilt ist u. dessen Quecksilberkugel sich in gleicher Höhe u. in der Mitte des herausragenden Quecksilberfadens des ersten Thermometers (B) befindet, wird die Korrektur ermittelt. Die nach der Formel

$$k = 0.00016 \cdot n \cdot (t_1 - t_2)$$

berechnete Korrektur ist der am ersten Thermometer abgelesenen Schmelztemperatur hinzuzuzählen. *Beispiel:* Die Schmelztemperatur sei mit 150°C abgelesen, der aus dem Metallblock herausragende Quecksilberfaden umfasse 140 Grade u. die am Hilfsthermometer abgelesene Temp. betrage 25°C. Nach der obigen Formel, in der k =Korrektur, n =Anzahl der Grade, die der Quecksilberfaden des Thermometers B aus dem Block herausragt, $t_1$ =abgelesene Temperatur am Thermometer B u. $t_2$ =abgelesene Temperatur am Hilfsthermometer D bedeutet, beträgt die korrigierte Schmelztemperatur:

$$150 + 0.00016 \cdot 140 \cdot (150 - 25)°C$$
$$= 150 + 2.80°C = 152.8°C.$$

Die Bestimmung des *„Sofortschmelzpunktes"* mit dem Metallblock kann noch genauer erfolgen, wenn man nach Erreichen der Schmelztemperatur die Heizung abstellt u. dann die Temp. abliest, bei der die Substanz auf dem Metall nicht mehr sofort schmilzt. Das arithmetische Mittel der beiden Temperaturwerte ergibt dann einen verbesserten (unkorrigierten) Wert; s.a. Steigschmelzpunkt, Tropfpunkt u. Erstarrungspunkt.

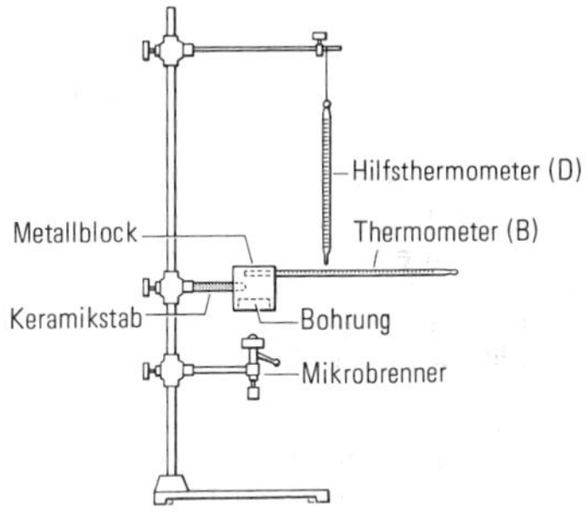


Schmelzpunkt, Schmelztemperatur: Metallblock zur Bestimmung der Schmelztemperatur nach Böhme

**Schmelztemperatur:** s. Schmelzpunkt.

**Schmelztiegel:** s. Tiegel.

**Schmelzwärme:** Schmelzenthalpie; diejenige Wärmemenge, die erforderlich ist, um eine feste Substanz zum Schmelzen zu bringen (die gleiche Wärmemenge wird beim Erstarren der flüss. Substanz wieder frei u. wird dann als **Erstarrungswärme** bezeichnet); spezifische S.: die auf die Masse bezogene S. (SI-Einheit* J/kg); molare S.: die auf die Stoffmenge bezogene S. (SI-Einheit* J/mol).

**Schmerz:** als eines der häufigsten Symptome einer Krankheit od. einer Gewebsschädigung übt der S. eine nützliche *Warn-* u. *Schutzfunktion* aus. **Entstehung:** Durch mechanische, thermische, chemische od. elektrische Einwirkungen von außen od. durch innere pathologische Veränderungen (Noxen) kommt es zu einer Alteration und/oder Zerstörung von Zellen. In der Folge werden **Schmerzstoffe** (algetische od. algogene Substanzen) wie Wasserstoff- u. Kalium-Ionen, Histamin*, Acetylcholin*, Serotonin*, Kinine* u. Prostaglandine* freigesetzt, die die Nozizeptoren* sensibilisieren und/oder erregen. **Schmerzleitung:** Die durch den Schmerzreiz bedingte Erregung wird über afferente Fasern in das Rückenmark u. über den Tractus spinothalamicus weiter zentralwärts geleitet. Im Bereich der Formatio reticularis werden vegetative Reaktionen, wie Blutdruckabfall u. Schweißausbruch, ausgelöst. Im Thalamus erfolgt die affektive Bewertung unter Beteiligung des limbischen Systems u. schließlich in der Cortex die Lokalisation u. der Ich-Bezug.

**Schmerzqualitäten:** Man unterscheidet nach dem Entstehungsort den *somatischen* u. den *viszeralen od. Eingeweide-S. Somatischer S.:* betrifft die Haut *(Oberflächenschmerz)* u. Muskeln, Gelenke, Knochen u. Bindegewebe *(Tiefenschmerz).* Akute Schmerzen, v.a. Oberflächenschmerzen, sind gut lokalisierbar u. werden „hell" empfunden. Chronische u. tieferliegende Schmerzen sind schwerer lokalisierbar u. werden als dumpf u. „dunkel" empfunden. Hierbei ist die psychische Komponente besonders ausgeprägt u. für vegetative Begleiterscheinungen u. den Leidenscharakter des Schmerzerlebnisses verantwortlich. **Körpereigene Schmerzhemmung:** Neben dem aufsteigenden schmerzvermittelnden System besteht im Stammhirn u. im Rückenmark ein körpereigenes schmerzhemmendes System, das nach Einw. von körpereigenen Stoffen (Endorphine*) auf Opiatrezeptoren die Weiterleitung von Schmerzen erschwert; s.a. Analgetikum.

**Schmerzasymbolie:** Unvermögen, Schmerzen zu empfinden, wenngleich Abwehrbewegungen gemacht werden u. die Mimik wie schmerzhaft verzerrt wird.

**Schmerzrezeptoren:** s. Nozizeptoren.

**Schmerzstillendes Mittel:** s. Analgetikum(a).

**Schmerzstoffe:** s. Schmerz.

**Schmetterlingsblüte:** s. Blüte.

**Schmetterlingsblütler:** s. Fabaceae.

**Schmidlin-Bergman-Wilsmore-Reaktion:** Bildung von Keten aus Aceton durch thermische Zers. bei 500 bis 750°C. Als weiteres Produkt entsteht Methan. Die Reaktion verläuft nach einem radikalischen Mechanismus.

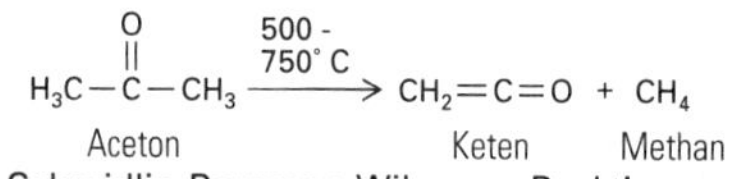


Schmidlin-Bergman-Wilsmore-Reaktion

**Schmidt-Reaktion:** Methode zur Synthese von Aminen, Nitrilen u. Carbonsäureamiden durch Umsetzung von Carbonsäuren, Aldehyden u. Ketonen mit Stickstoffwasserstoffsäure u. Schwefelsäure als Katalysator (s. Abb.).

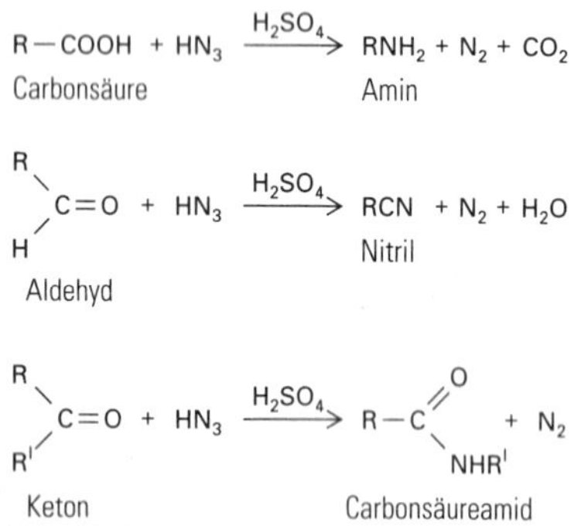


Schmidt-Reaktion

**Schmiermittel:** Antiadhäsionsmittel, Lubricans; erniedrigen die interpartikuläre Reibung u. setzen die Gleitreibung Metall/Metall u. Metall/Tablettiergut herab. Dadurch erleichtern sie das Ausstoßen der Tablette aus der Matrize. Die Schmierwirkung beruht auf einer besonderen Kristallstruktur, die unter Druck ein leichtes Verschieben der Schichten bzw. Ausbildung eines Films ermöglicht. Eingesetzt werden 2wertige Metallseifen (z.B. Magnesiumstearat*), höhere Fettalkohole (bei beiden u.U. Behinderung des Zerfalls durch Hydrophobisierung), Talk, höhermolekulare Polyethylenglykole u.a.

**Schmierseife:** Sapo kalinus venalis*.

**Schminkwurz:** s. Alkanna tuberculata.

**Schmirgel:** Lapis Smiridis, nat. Aluminiumoxid*, Abart d. Korund. Nächst dem Diamant das härteste Mineral (Naxos, Samos, Spanien, Portugal, Sachsen). **Anw.:** als Schleifmittel.

**Schmuckdrogen:** s. Schönungsmittel.

**Schnecke:** Limax (pl. Limaces); Waldschnecke, s. Arion empiricorum; Purpurschnecke, s. Murex cornutus.

**Schneckensirup:** s. Arion empiricorum.

**Schneckenvertilgungsmittel:** Molluskizide, s. Schädlingsbekämpfungsmittel.

**Schneeball:** **1.** Gemeiner S., s. Viburnum opulus; **2.** Amerikanischer S., s. Viburnum prunifolium.

**Schneeballbaumrinde, Amerikanische:** Cortex Viburni prunifolii, s. Viburnum prunifolium.

**Schneebeere:** s. Symphoricarpus albus.

**Schneebeerenbaum:** Chiococca alba*.

**Schneebeerenwurzel:** s. Chiococca alba.

**Schneeflockenbaum, Virginischer:** Chionanthus virginicus*.

**Schneeglöckchen, Kaukasisches:** Galanthus woronowii, s. Galanthaminhydrobromid.

**Schneerosenwurzel:** Rhiz. Hellebori nigri, s. Helleborus niger.

**Schneerose, Sibirische:** Rhododendron chrysanthum*.

**Schnellgefrierverfahren:** s. Konservieren.

**Schnellräucherung:** s. Konservieren.

**Schnellverband:** s. Wundschnellverband.

**Schnupfen:** Rhinitis, Koryza.

**Schnupfenmittel:** s. Rhinologikum(a).

**Schnupftabak:** s. Niesmittel.

**Schnurbaum, Japanischer:** s. Sophora japonica.

**Schnurbaumknospen:** s. Sophora japonica.

**Schöllkraut (Frisches):** Herba Chelidonii (recens), s. Chelidonium majus.

**Schöllkrauttinktur, Rademachersche:** s. Tinctura Chelidonii Rademacher.

**Schöllkrautwurzel:** Radix Chelidonii, s. Chelidonium majus.

**Schöniger-Methode:** Verfahren zur Bestimmung von Schwefel u. Halogenen in organischen Substanzen. Die Bestimmung beruht darauf, daß die Substanz (in einem geeigneten Filterpapier eingewickelt) in einem mit Sauerstoff befüllten Erlenmeyerkolben mit Glasstopfen verbrannt wird. Im Kolben befindet sich zusätzlich Wasser od. eine geeignete Lösung zwecks Absorption der Reaktionsprodukte. Die nach dem Aufschluß in der Absorptionslösung befindlichen Halogenide bzw. der als Sulfat vorliegende Schwefel können dann auf übliche Weise quantitativ bestimmt werden. In Ph.Eur.3 z.B. zur Bestimmung von Schwefel in Heparin-Calcium u. Heparin-Natrium od. zur Gehaltsbestimmung von Levothyroxin-Natrium vorgesehen.

**Schoenocaulon officinale** (Cham. et Schlechtend.) A. Gray: (Veratrum officinale, Sabadilla officinarum, Sabadilla officinalis) Fam. Liliaceae, Sabadilla (nörd. Südamerika). Stpfl. v. **Semen Sabadillae:** Sabadillsamen, Läusesamen; länglich-lanzettliche, unregelmäßig-kantige, braunschwarz glänzende Samen, 5 bis 9 mm lang, bis 2 mm dick, Geschmack der geruchlosen Samen anhaltend scharf u. bitter. Das braune Pulver wirkt niesenerregend. **Inhaltsst.:** die Steroidalkaloide (Veratrum-Alkaloide*, ca. 1 bis 5%) Cevadin, Veratridin, Sabadillin, Sabadin*, Sabatrin, Sabadinin, ferner Veratrumsäure, Cevadinsäure, fettes Öl. **Anw.:** früher als Antiparasitikum (Läuseessig, s. Acetum Sabadillae).

**HOM:** *Schoenocaulon officinale* (HAB1.3), Sabadilla: reife Samen (mind. 3.5% Cevadin); verord. z.B. b. Heufieber, Fließschnupfen, Migräne, Kreislaufschwäche.

**Schönungsmittel:** Schmuckdrogen; Drogen mit geringen od. keinen Wirkstoffen, die als

Bestandteil einer Teemischung diese bunt erscheinen lassen, z.B. Kornblumen, Gelbe Katzenpfötchen etc.

**Schöterich, Bleicher:** Schöterichkraut, s. Erysimum crepidifolium.

**Schokolade:** s. Theobroma cacao.

**Schopflavendel:** s. Lavandula stoechas.

**Schote:** *bot.* s. Fruchtformen.

**Schotenpfeffer:** Fruct. Capsici, s. Capsicum annuum.

**Schotten-Baumann-Reaktion:** Methode zur Herst. v. Carbonsäureestern aus Alkoholen u. Phenolen mit einem Carbonsäurehalogenid in wäßriger Natronlauge (s. Abb.).

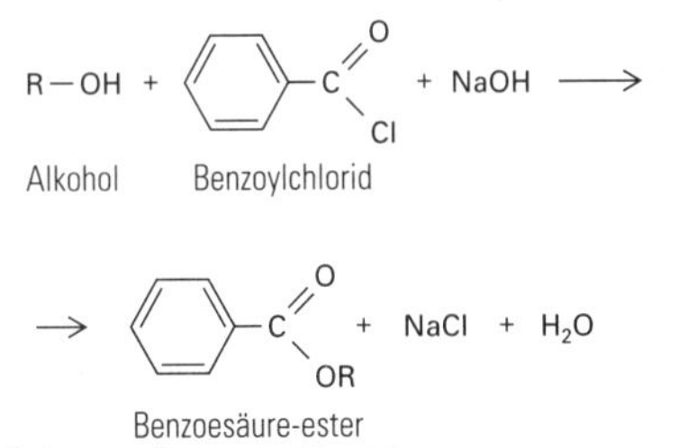


Schotten-Baumann-Reaktion: Bildung eines Benzoesäure-esters als Beispiel

**Schraubel:** *bot.* s. Blütenstand.

**Schraubenbakterien:** spiralig gewundene Bakterien*; s. Spirochaetales, Borrelia, Leptospira, Treponema, Spirillum.

**Schrödinger-Gleichung:** fundamentale Gleichung der Quantenmechanik*. Sie ist grundlegend für die Theorie des Atombaus sowie für die elektronische Struktur von Molekülen u. hat für die Quantenmechanik* die gleiche zentrale Bedeutung wie die Newtonsche Bewegungsgleichung in der klassischen Mechanik. Die mathematische Behandlung der Elektronenstruktur des Wasserstoffatoms erfolgte erstmals 1926 durch Erwin Schrödinger (Wien). Komplexere Systeme sind nicht mehr analytisch lösbar, Näherungslösungen hierfür zu finden, ist Aufgabe der Quantenchemie*. Die nur von den Ortskoordinaten der Teilchen abhängige Wellenfunktion* ist Eigenfunktion der zeitunabhängigen S.-G., auf deren mathematische Ableitung hier nicht näher eingegangen wird (vgl. Lehrbücher der Physikalischen Chemie):

$H\Psi = E\Psi$ (Kurzform der Schrödinger-Gleichung)

Die Anwendung des Hamilton-Operators H auf die Wellenfunktion $\Psi$ liefert die Gesamtenergie (potentielle u. kinetische Energie) multipliziert mit der Wellenfunktion eines betrachteten Systems. $\Psi$ kann als stehende Welle aufgefaßt werden u. muß, um sinnvolle Lösungen zu ergeben, im Definitionsbereich endlich u. differenzierbar sein. Sie weist in Abhängigkeit ihres Schwingungszustandes Knotenebenen auf (s. Orbital).

**Schrumpffolie:** s. Recken.

**Schrumpfkapseln:** s. Polyvinylidenchlorid.

**Schrumpfleber:** Leberzirrhose, s. Cirrhosis.

**Schüttdichte:** s. Dichte von Pulvern.

**Schüttelmixtur:** Mixtura agitanda, s. Lotion(es), Suspensionen.

**Schüttelpinselungen:** s. Lotion(es), Suspensionen.

**Schüttgewicht:** s. Dichte von Pulvern.

**Schüttvolumen:** s. Dichte von Pulvern.

**Schüttwinkel:** s. Böschungswinkel.

**Schuppenborke:** *bot.* s. Borke.

**Schuppenflechte:** s. Psoriasis.

**Schusserfruchtmark:** s. Gymnocladus dioicus.

**Schutzgase:** dienen der Schaffung einer Inertgasatmosphäre in bzw. über dem Arzneipräparat, um dieses vor oxidativen Vorgängen zu schützen (vgl. Schweineschmalz). Weitere Möglichkeiten sind Zugabe von Antioxidantien* od. Komplexbildnern u. Aufbewahrung unter Lichtschutz. Die am meisten verwendeten Inertgase f. die Begasung von Lösungen sind Stickstoff u. Kohlendioxid. $N_2$ (Stickstoff) löst sich nicht sehr gut im Wasser, dies erschwert die Verdrängung von Sauerstoff aus wäßrigen Lösungen. Besser geeignet ist $CO_2$ (Kohlendioxid), dessen Verw. hingegen auf saure Lösungen beschränkt ist u. das schwer lösliche Carbonate bilden kann. $CO_2$ ist schwerer als Luft u. verbleibt deshalb länger in geöffneten Behältnissen.

**Schutzimpfung:** (*lat.* imputare einschneiden) Erzeugung einer Immunität* bei Infektionskrankheiten.

**I. Aktive S.** (aktive Immunisierung)**:** Einteilung der Impfstoffe (s. Vakzine) ist möglich nach Art des applizierten Antigens, wie z.B. vermehrungsfähige Erreger (Lebendimpfstoffe), abgetötete od. inaktivierte Erreger (Totimpfstoffe) bzw. entgiftete Toxine (Toxoide), od. nach den Formen der Applikation, wie lokale od. parenterale Anwendung. Beispiele: **A) Impfstoffe f. den Menschen** (ad usum humanum): *1. Vermehrungsfähige Erreger:* a) Bakterien: Tuberkulose*. b) Viren: Pocken (Vaccinia*), Kinderlähmung (Poliomyelitis* nach Sabin), Gelbfieber*, Masern*, Mumps*, Röteln*. *2. Abgetötete Erreger:* a) Bakterien: Ruhr*, Typhus* u. Paratyphus, Cholera*, Fleckfieber, Keuchhusten*. b) Viren: Grippe* (Influenza), Masern*, Pocken (Vaccinia*), Kinderlähmung (Poliomyelitis nach Salk), Tollwut, Virushepatitis B, Frühsommer-Meningoenzephalitis. c) Entgiftete Bakterien-Toxine (Toxoide): Diphtherie*, Tetanus*. **B) Impfstoffe f. Tiere** (ad usum veterinarium): z.B. Leptospirose-Impfstoff f. Tiere, Milzbrandsporen-Lebendimpfstoff.

**II. Passive S.** (passive Immunisierung)**:** Serum von aktiv immunisierten Tieren od. Humanseren od. Immunglobulin, s. Serum u. Serumtherapie.

**Schutzkolloide:** lyophile Kolloide als stabilisierender Zusatz. Da lyophobe Kolloide nicht od. ungenügend solvatisiert sind u. sich nur durch ihre gleichsinnige elektrische Ladung stabilisieren, sind sie bereits gegenüber kleinen Elektrolytzusätzen empfindl. u. können dann koagulieren. Diese lyophoben Kolloide können durch Zusatz von *lyophilen Makromolekülen* geschützt werden, indem sie von diesen umhüllt werden u. dadurch eine Solvathülle erhalten, die gegen eine Entladung unempfindlich ist. Als S. werden Gelatine, lösliche Harze, Eiweißstoffe u. deren Abbauprodukte eingesetzt.

**Schutz- u. Heilsera:** s. Serum.

**Schwalbenwurzel:** Rhiz. (Rad.) Vincetoxici, s. Vincetoxicum hirundinaria.

**Schwalbenwurzel, Knollige:** s. Asclepias tuberosa.

**Schwalbenwurzenzian:** Gentiana asclepiadea, s. Gentiana-Arten.

**Schwalbenwurzgewächse:** s. Asclepiadaceae.

**Schwammkohle:** s. Carbo Spongiae unter Carbo activatus.

**Schwammkürbis:** s. Luffa aegyptiaca.

**Schwammparenchym:** *bot.* lockeres, große Interzellularen aufweisendes Gewebe im Mesophyll d. Blattes.

**Schwangerschaft:** Graviditas, Gravidität; S. u. Arzneimittel: s. Muttermilch.

**Schwangerschaftsnachweis:** Schwangerschaftstests; Labortests (immunolog. Tests), die beruhen auf dem Nachw. des Choriongonadotropins (HCG, Humanchoriongonadotropin) im Harn schwangerer Frauen beruhen. Der Nachw. wird mit Hilfe einer Antigen-Antikörper-Reaktion geführt (Wide u. Gemzell, 1960). Zuverlässigkeit: 95% u. höher. Mit einem positiven Ergebnis ist etwa **35 bis 40 Tage nach der letzten Regel** zu rechnen. Zur Untersuchung kann sowohl Morgen- als auch Tagesurin verwendet werden.

**a) Hämagglutinations-Hemmungstest:** (Dauer 2 bis 3 Std.), Beispiel Pregnosticon Test. Man benötigt 2 Reagenzien: 1. Antiserum, gew. durch Sensibilisierung von Kaninchen gegen menschl. Choriongonadotripin (HCG), das als Antigen wirkt (Anti-HCG-Serum). 2. Hammelerythrozyten, die mit HCG beladen wurden. **Prinzip:** Bringt man Harn schwangerer Frauen (enthält HCG) mit Anti-HCG-Serum zusammen, so wird dieses durch das HCG des Harns gebunden. Jetzt gibt man mit HCG beladene Hammelerythrozyten hinzu. Da das Anti-HCG-Serum bereits gebunden ist, können die Hammelerythrozyten nicht mit ihm reagieren, sie sinken zu Boden u. bilden einen scharf begrenzten, deutlich sichtbaren dunklen Ring: das Ergebnis ist positiv. Enthält der Harn kein HCG, so reagieren die mit HCG beladenen Hammelerythrozyten mit dem Anti-HCG-Serum (Agglutination). Dadurch bleiben die Hammelerythrozyten in Suspension, d. h. sie sinken nicht zu Boden, es entsteht kein Ring: das Ergebnis ist negativ. Dazu gehören auch die f. den Nichtfachmann bestimmten Einmaltests, z.B. B-Test®, Predictor Test®, securat frühtest®, evatest® u.a.

**b) Latexagglutinations-Hemmtest, Objektträgertest:** Dauer 3 min, Beispiel Gravindes-Test; beruht auf dem gleichen Prinzip wie der Pregnosticon-Test, nur werden anstelle der Hammelerythrozyten Latex-Partikel von ca. 0.8 µm, die mit HCG beladen wurden, verwendet. Ein weiterer Unterschied besteht im Ablesen des Tests: Ist die Frau schwanger, so werden die Antikörper des Anti-HCG-Serums durch das im Harn enthaltene HCG gebunden. Die danach hinzugegebenen, mit HCG beladenen Latex-Partikel können mit dem Antiserum nicht reagieren. Die Latexlösung bleibt milchig trüb: das Ergebnis ist positiv. Ist die Frau nicht schwanger, enthält der Harn also kein HCG, so reagiert das Antiserum mit dem HCG-beladenen Latex-Partikeln. Es kommt zu einer Agglutination, die auf dem Objektträger als Körnelung sichtbar ist: das Ergebnis ist negativ. Treffsicherheit: über 99%.

**Mögliche Störungen: 1. Positiver Test:** bei Bauchhöhlenschwangerschaft, bis 8 Tage nach Abortus, bei Blasenmole, Chorionepitheliom, Chorionkarzinom des Hodens, Hypophysentumor, Präklimakterium, Klimakterium. **2. Falsch-positiver Test:** nach längerer Phenothiazin-Behandlung, nach Reserpin-Medikamentation, hochdosierter Salicylatbehandlung, Blutspuren aus dem Genital- od. Harntrakt im Urin, Proteinurie, unsaubere Geräte, Harn mit einer Dichte unter 1.015. **3. Falsch-negativer Test:** zu frühe Durchführung, gestörte Schwangerschaft, ungleichmäßige HCG-Ausscheidung in den letzten Schwangerschaftsmonaten, zu niedrige Temp. der Reagenzien, ungeeignetes Filterpapier.

**Schwangerschaftstoxikose:** nicht mehr gebräuchl. Bez. für schwangerschaftsinduzierte Hypertonie; s. Gestose.

**Schwangerschaft u. Arzneimittel:** s. Muttermilch (Tab.).

**Schwanz-Schwanz-Kondensation:** s. Terpene.

**Schwarzdornblüten:** Flor. Acaciae, s. Prunus spinosa.

**Schwarze Nachtspinne:** s. Araneus ixobolus.

**Schwarzerle:** Alnus glutinosa*.

**Schwarzer Pfeffer:** Piper nigrum*.

**Schwarzer Senf:** Brassica nigra*.

**Schwarze Salbe:** s. Unguentum Argenti nitrici compositum.

**Schwarze Witwe:** s. Lactrodectus mactans.

**Schwarzfichte:** s. Picea mariana.

**Schwarzfichtenharz:** s. Picea mariana.

**Schwarzkümmel:** Nigella sativa*.

**Schwarzkümmel, Damascener:** Semen Nigellae damascenae, s. Nigella damascena.

**Schwarzkümmelsame:** Semen Nigellae (sativae), s. Nigella sativa.

**Schwarznessel:** s. Ballota nigra bzw. Perilla frutescens.

**Schwarzpappel:** Populus nigra, s. Populus-Arten.

**Schwarzpech:** s. Pix navalis.

**Schwarzpulver:** Gem. aus ca. 75% Kaliumnitrat, ca. 15% Kohlepulver u. ca. 10% Schwefel. **Anw.:** f. Zündschnüre u. Feuerwerkskörper; als Sprengstoff nur noch selten verwendet.

**Schwarzwasserfieber:** Komplikation bei der Ther. von Malaria tropica (Infektion mit Plasmodium* falciparum) mit Chinin*.

**Schwarzwurz(el):** 1. Symphytum officinale*; 2. Scorzonera hispanica*.

**Schwedenbitter:** Auszug (Mazerat) mit Ethanol-Wasser (ca. 43%), meistens mit Kornschnaps (mind. 40%), aus sog. **Schwedenkräutern**, einer Mischung verschiedenartigster Drogen wie z.B. Aloe, Myrrhe, Safran, Sennesblätter, Eberwurz, Angelikawurzel, Campher, Zitwerwurzel, Tormentill, Rhabarber, Enzianwurzel, Lärchenschwamm, Muskat, Calmuswurzel, Bibergeil, Diptam etc. **Anw.** volkst.: als verdauungsförderndes u. abführendes Mittel.

**Schwefel:** Sulfur, S, nichtmetallisches Element, $A_r$ 32.064, OZ 16; 2-, 4- u. 6wertig. Nat. in freiem (bereits im Altertum bekannt) u. in gebundenem Zustand. Freier S findet sich hauptsächl. auf Sizilien, in Nordamerika (Louisiana, Texas) u. in Japan (Hokkaido) in mächtigen Lagern; gebunden in Form von Sulfiden (in Eisen- u. Kupferkies, im Bleiglanz, Zinkblende u.a.), in Form von Sulfaten (Gips $CaSO_4 \cdot 2\,H_2O$, Anhydrit $CaSO_4$, Bittersalz $MgSO_4 \cdot 7\,H_2O$, Kieserit $MgSO_4 \cdot H_2O$, Schwerspat $BaSO_4$, Glaubersalz $Na_2SO_4 \cdot 10\,H_2O$ u.a.); org. gebunden findet sich S als Best. der Eiweißstoffe im Pflanzen- u. Tierreich sowie in Stein- u. Braunkohle. Die **Schwefelbakterien** (Thiobakterien) sind imstande, den bei der Eiweißfäulnis gebildeten Schwefelwasserstoff zu oxidieren u. den gebildeten Schwefel in ihrem Organismus abzulagern.

**Gew.:** **1.** Bergmännisch durch Abbau der riesigen Schwefellager („Solfatare" auf Sizilien). **2.** Durch Ausschmelzen in Meilern u. Ringöfen („calcaroni" u. „forni") u. anschließende Reinigung durch Dest. Auf diese Weise wird die **Schwefelblüte** (Sulfur sublimatum) u. der **Stangenschwefel** (Sulfur in baculis) gewonnen. **3.** Verfahren nach Frasch, in dem der S durch Einleiten von überhitztem Wasserdampf in die Schwefellager geschmolzen u. durch Druckluft in eisernen Röhren hochgepreßt wird (Verfahren in Louisiana u. Texas). **4.** Durch Oxidation von Schwefelwasserstoff der Kokereigase u. Erdgase (Claus-Verfahren) od. von künstlich aus Erdalkalisulfaten hergest. Schwefelwasserstoff. **5.** Aus schwefeldioxidhaltigen Röstgasen durch Reduktion mit Koks.

**Eigenschaften:** S tritt in mehreren allotropen Modifikationen auf: **Rhombischer** od. **α-S.**, der gewöhnliche, natürliche S., der z.B. in gelben Brocken od. Stangen in den Handel kommt. D. 2.06. Er verbrennt an der Luft mit blauer Flamme zu dem stechend riechenden Schwefeldioxid. S. ist ein schlechter Leiter f. Wärme u. Elektrizität, beim Reiben mit Leder od. Wolle wird er negativ elektrisch. Er ist leicht lösl. in Schwefelkohlenstoff, wenig lösl. in Ethanol, Benzol, unlösl. in Wasser. Bei 95.6°C geht er in **monoklinen** od. **β-S.** über, der ebenfalls in Schwefelkohlenstoff leicht lösl. ist. α- u. β-S. besteht aus nichtplanaren, ringförmigen $S_8$-Molekülen (Cyclooktaschwefel), die über dem Schmp. instabil sind. Monokliner S. schmilzt bei 119°C zu einer leichtbeweglichen, hellgelben Flüss. (γ-Schwefel), die oberhalb 160°C dunkelgelb u. zähflüssig wird (μ-Schwefel). Oberhalb 250°C nimmt die Viskosität wieder ab, die Schmelze färbt sich rot, die bei 400°C wieder dünnflüssig wird; sie siedet bei 444.6°C. **Plastischer, amorpher S.** od. **γ-S.**, eine braungelbe Masse, entsteht beim Abschrecken (Eingießen von geschmolzenem S. in kaltes Wasser), ist in Schwefelkohlenstoff unlösl. u. wandelt sich beim Stehenlassen wieder in α-S. um.

**Nachw.:** (Sulfite, Sulfate, Thiosulfate) **1.** Heparprobe: Probe mit etwas pulveris. Soda auf Kohle mit dem Bunsenbrenner schmelzen, nach dem Erkalten auf Silber bringen u. einige Tr. Wasser hinzufügen. Bei Vorhandensein v. S bildet sich ein brauner bis schwarzer Fleck von $Ag_2S$, mit Säuren entwickelt die Sodaschmelze $H_2S$. **2.** Fügt man zur alkal. Lsg. der Sodaschmelze Natriumnitroprussid-Lsg., so entsteht eine blauviolette Färbung.

**Anw.** med.: früher inn. als Laxans (s. Pulvis Liquiritae compositus), reizt die Darmschleimhaut, bakteriell entstehender Schwefelwasserstoff regt die Peristaltik an; zur Reizkörpertherapie*; äuß.: bei Hauterkrankungen (Akne, Mykosen), Ekzemen, bes. Krätze (s. Unguentum contra Scabiem); techn.: zur Herst. v. $SO_2$, $H_2SO_4$, $CS_2$, von S-Salzen, Feuerwerkskörpern, Schießpulver, Zündhölzern, zum Bleichen, zum Vulkanisieren des Kautschuks, zum Desinfizieren von Fässern (Schwefeln), zur Vernichtung von Ungeziefer ($SO_2$–Dämpfe) sowie in großem Umfang zur Pflanzenschädlingsbekämpfung usw.

**Sulfur ad usum externum** Ph.Eur.3: **Schwefel zum äußerlichem Gebrauch.** Schmp. ca. 120°C. Teilchengröße ca. 20 μm, max. aber 40 μm. **Anw.:** in der Dermatologie.

**Sulfur (depuratum): (Gereinigter) Schwefel**, Sulfur lotum, Gewaschener S. **Off.:** DAB8, ÖAB90, Ph.Helv.7. Feines, gelbes, geruch- u. geschmackloses Pulver, das zwischen 118 u. 120°C schmilzt u. sich beim weiteren Erhitzen verflüchtigt. Unlösl. in Wasser od. organischen Lösungsmitteln, etwas lösl. in Schwefelkohlenstoff. In Alkalihydroxidlösungen bildet sich unter Erwärmung Polysulfid u. Thiosulfat. **Anw.:** Laxans. Wird Gefällter Schwefel verordnet, ist Feinverteilter Schwefel abzugeben.

**Sulfur dispersissimum: Feinverteilter Schwefel**, Schwefelmilch, **Sulfur praecipitatum**, Gefällter S. **Off.:** DAB10, ÖAB90. Feines, gelbes, geruchloses u. geschmackloses Pulver, das zwischen 118 u. 120°C schmilzt u. in Schwefelkohlenstoff fast vollständig lösl. ist. Gew. durch Mahlen etc. von S. **Anw.:** äuß. in Pudern, Salben, Mixturen; wirkt hautreizend u. antiparasitär (Bildung von $H_2S$). *Feinverteilter Schwefel darf nicht innerlich angewendet werden;* f. innerliche Zwecke ist Schwefel (Sulfur depuratum) zu verwenden.

**Sulfur colloidale:** Kolloidaler S. mit Eiweiß als Schutzkolloid. Grauweißes Pulver, in Wasser zu einer milchähnlichen Flüss. kolloid löslich. **Anw.:** wie Sulfur dispersissimum.

**Sulfur griseum:** (Sulfur caballinum) Grauer S., Roßschwefel, die erdehaltigen Rückstände v. d. Sublimaten des Rohschwefels, die nur geringe Mengen S. enthalten.

**Sulfur in baculis:** (Sulfur fusum, Sulfur citrinum) Stangenschwefel. **Anw.** bes. zum Desinfizieren u. Bleichen (durch Anbrennen, Erzeugung von $SO_2$).

**Sulfur in filis:** Schwefelfaden, Schwefelband; in geschmolzenen S. getauchte Fäden od. Bänder aus Hanf, Baumwolle, Seide od. feste Papierstreifen. **Anw.:** zum Ausschwefeln von Bier- u. Weinfässern od. zur Raumdesinfektion.

**Sulfur sublimatum:** Sulfur crudum, Flores Sulfuris, Sublimierter S., Schwefelblüte, Schwefelblumen. **Off.:** DAB6. Feines, amorphes, gelbes Pulver. **Anw.:** zur Darst. des Sulfur depuratum (DAB8), ansonsten wie Sulfur dispersissimum; vet.: in Viehpulvern.

**HOM:** *Sulfur* (HAB1.3), Sulfur sulblimatum: Konstitutionsmittel; verord. z.B. b. chron. Hauterkrankungen; Reaktionsmittel f. versch. Organe, Verdauungsstörungen.

**Schwefelalkohol:** s. Schwefelkohlenstoff.

**Schwefelammonium:** Ammoniumsulfid*.

**Schwefelammoniumlösung:** s. Liquor Ammonii hydrosulfurati.

**Schwefelantimon, Schwarzes:** s. Antimon(III)-sulfid.

**Schwefelarsen, Gelbes:** s. Arsen(III)-sulfid.

**Schwefelarsen, Rotes:** s. Arsendisulfid.

**Schwefelbakterien:** s. Schwefel.

**Schwefelbalsam:** Geschwefeltes Leinöl, s. Ol. Lini sulfuratum.

**Schwefelbarium:** Bariumsulfid*.

**Schwefelblei:** Bleisulfid*.

**Schwefelblüte:** Schwefelblumen, Sulfur sublimatum, s. Schwefel.

**Schwefelblumen, Gewaschene:** Sulfur depuratum, s. Schwefel.

**Schwefelcadmium:** Cadmiumsulfid*.

**Schwefelcalcium:** Calciumsulfid*.

**Schwefelchlorür:** Dischwefelchlorid*.

**Schwefelcyanammonium:** s. Ammoniumthiocyanat.

**Schwefelcyankalium:** s. Kaliumthiocyanat.

**Schwefelcyannatrium:** s. Natriumthiocyanat.

**Schwefeldioxid:** Schwefligsäureanhydrid; $SO_2$, $M_r$ 64.1. D. 2.211. Schmp. -75.8°C. Sdp. -10°C. Farbloses, stechend riechendes, erstickend wirkendendes, nicht brennbares, giftiges Gas (auch starkes Pflanzengift). Leicht lösl. in Wasser u. Ethanol. Darst.: durch Verbrennen von nat. Schwefel, durch Rösten von sulfidischen Erzen. Vork. nat. in Vulkangasen. **Anw.** techn.: zur Kälteerzeugung in Kühlmaschinen, als Lösungsmittel, zum Bleichen, zum Desinfizieren, zur Ungezieferbekämpfung, s. Schwefelige Säure.

**Tox.:** $SO_2$ wirkt stark reizend u. entzündungserregend auf Schleimhäute (Auge, Atemwege). Geruchsschwelle 0.5 bis 1 ppm. Erträglichkeitsgrenze ca. 10 ppm, jedoch ist Gewöhnung möglich. Hohe Konzentrationen führen rasch zum Erstikkungstod durch Stimmritzenkrampf. MAK: 2 ppm. MIK 1 ppm/30 min, 0.3 ppm/d, 0.1 ppm/a. Bei Smog kann ein vielfaches der MIK auftreten. Die Schwefeldioxidimmission in die Atmosphäre durch Verbrennung schwefelhaltiger fossiler Brennstoffe (vor allem Braunkohle u. Heizöl) in Kraftwerken u. Heizanlagen führt in den Industrieländern zu großen Umweltbelastungen (Schäden an historischen Steinbauwerken, „Waldsterben", Smog in Städten). Durch Einbau von Entschwefelungsanlagen in Großkraftwerke versucht man die Immission zu vermindern (Rauchgaswäsche mit Kalkmilch):

$$SO_2 + 1/2\ O_2 + Ca(OH)_2 \rightleftarrows CaSO_4 + H_2O$$

Kalkadditivverfahren: Bindung des S. durch Zugabe von festem Calciumcarbonat).

**Schwefeleisen:** s. Eisen(II)-sulfid.

**Schwefelether:** s. Ether.

**Schwefelharnstoff:** s. Thioharnstoff.

**Schwefelindigo:** s. Thioindigo.

**Schwefelkalklösung:** s. Solutio Calcii sulfurati.

**Schwefelkohlenstoff:** Carboneum sulfuratum, Kohlenstoffdisulfid, Carbondisulfid, Alcohol sulfuris, Schwefelalkohol; $CS_2$, $M_r$ 76.1. Schmp. -111.6°C. Sdp. 46-47°C. D. 1.271. Farblose, leicht bewegliche, stark lichtbrechende Flüss., leicht entzündlich, m. eigenartigem Geruch, leicht lösl. in Ethanol, Ether, Chloroform, Tetrachlorkohlenstoff, fetten u. äther. Ölen, sehr feuergefährlich. **Off.:** ÖAB90. **Anw.** techn.: zum Extrahieren v. Fetten, Ölen, Harzen, als Lösungsmittel f. Schwefel, Iod, Brom, Phosphor, Kautschuk, Wachse, Harze, Balsame usw.; in der Kunstseidenindustrie; auch gegen Pflanzenschädlinge (Reblaus).

**Tox.:** S. besitzt narkotisierende Eigenschaften. Akute Vergiftungen zeigen sich in einer Schädigung des Nerven- u. Gefäßsystems (Herzkranzgefäße). 5000 ppm wirken rasch tödlich. Lokal können am Auge u. an der Haut Gewebsschäden auftreten. Die chronischen Vergiftungssymptome sind stark wechselnd. Polyneuritis, Sehstörungen, Verdauungsstörungen, psychische Veränderungen, Parästhesien sind einige davon. MAK: 10 mL/m³ (ppm). Nachw.: $CS_2$ gibt mit Triethylphosphin, $(C_2H_5)_3P$, rote Färbung. Darst.: durch Leiten v. Schwefeldämpfen über glühende Kohlen.

**HOM:** *Carboneum sulfuratum:* verord. z.B. b. Nervenerkrankungen (Ischias, Neuritis), Alkoholismus.

**Schwefelkolloid-[$^{99m}$Tc]Technetium:** kolloidale Dispersion von Schwefelmizellen, die mit Technetium-99m* markiert sind. Verwendet wird eine sterile, pyrogenfreie Injektionslösung (Sulfuris colloidalis et technetii [$^{99m}$Tc] solutio iniectabilis Ph.Eur.3, Schwefelkolloid-[$^{99m}$Tc]Technetium-Injektionslösung), die entweder aus *Natrium-[$^{99m}$Tc]pertechnetat-Injektionslösung aus Kernspaltprodukten* od. aus *Natrium-[$^{99m}$Tc]pertechnetat-Injektionslösung nicht aus Kernspaltprodukten* (s. Natrium-[$^{99m}$Tc]pertechnetat) hergestellt wird. Das Kolloid kann mit Gelatine od. einer anderen geeigneten Substanz auf Gelatinebasis stabilisiert, der pH-Wert kann durch Zusatz eines geeigneten Puffers, z.B. Acetat-, Citrat- od. Phosphatpufferlösung, eingestellt werden.

**Schwefelleber:** s. Kaliumsulfid.

**Schwefelmilch:** Sulfur praecipitatum, s. Schwefel.

**Schwefelnatrium:** s. Natriumsulfid.

**Schwefelquellen:** s. Aquae minerales.

**Schwefelsäure:** Acidum sulfuricum; $H_2SO_4$, $M_r$ 98.08. D. 1.836. Schmp. 10.36°C. Reine 100%ige Schwefelsäure ist eine farblose, ölige Flüss., die bei Abkühlen auf 0°C langsam zu Kristallen erstarrt. Durch geringe Mengen Wasser wird der Schmp. stark erniedrigt (er beträgt z.B. f. eine 98%ige S. 3.0°C). Mit Wasser ist S. in jedem Verhältnis mischbar, wobei eine bedeutende Wärmeentwicklung stattfindet (Vorsicht! Stets Säure langsam in das Wasser gießen!). Viele organische Stoffe (Papier, Tücher, Kork, Holz, Zucker, Stärke usw.) werden durch S. infolge des starken Wasserentzuges zerstört. Darst.: durch Oxidation von $SO_2$ zu $SO_3$, das dann mit Wasser in $H_2SO_4$ übergeführt wird. $SO_2$ wird aus den Röstgasen von Pyrit (Eisenkies, $FeS_2$), aus anderen Metallsulfiden, aus direkter Verbrennung von Schwefel, aus Schwefelwasserstoff od. aus dem Schwefel der Gasreinigungsmasse sowie durch Reduktion von Sulfaten (Gips) gewonnen. Zur techn. Herst. werden heute 2 Verfahren angew.: 1. Das Kontaktverfahren, bei dem $SO_2$ mit Hilfe von Vanadiumpentoxid (früher Platinasbest) als Katalysator durch den Sauerstoff der Luft bei ca. 500°C zu $SO_3$ oxidiert u. dieses dann in 98%ige Sch. eingeleitet wird; durch Zufließen von Wasser wird die Konzentration konstant erhalten. 2. Das alte Bleikammerverfahren (von dem man heute mehr u. mehr abkommt), wobei Stickstoffoxide als Sauerstoff-Überträger dienen. Sch. ist in den verschiedensten Konzentrationen im Handel; die wichtigste ist die **Konzentrierte S.** (Acidum sulfuricum crudum, gereinigt: Acid. sulfuric. purissimum) mit einem Geh. von 98% $H_2SO_4$. Ferner **Kammersäure** (aus dem Gloverturm b. Bleikammerverfahren), Geh. 78 bis 80%, D. ca. 1.71; **Englische S.:** Acidum sulfuricum crudum; **Rauchende S.:** (Oleum, Nordhäuser S.) Acidum sulfuricum fumans, eine ölige Flüss., eine Mischung aus $H_2SO_4$, $SO_3$ u. $H_2S_2O_7$, die stark wasserentziehend u. oxidierend wirkt. Nachw.: Sch. gibt mit Bariumchloridlösung einen weißen Ndschlg. von Bariumsulfat, der in verd. Salzsäure unlösl. ist. In den Arzneibüchern off. sind: **Acidum sulfuricum** DAB6: Schwefelsäure, Geh. ca. 94 bis 98% $H_2SO_4$, D. 1.829 bis 1.834. Farblose, ölige, stark hygr. Flüss.; entspricht **Acidum sulfuricum concentratum** ÖAB90, Konzentrierte S. Geh. 95.1 bis 98.6% $H_2SO_4$. **Acidum sulfuricum dilutum** DAB6, ÖAB90: Verdünnte S. (1 T. S. + 5 T. Gereinigt. Wasser). Geh. 9.10 bis 9.40% $H_2SO_4$, D. 1.06 bis 1.062. **Acidum sulfuricum crudum** DAB6: Rohe S., Englische S., Geh. mind. 94%, D. mind. 1.829. Klare, farblose bis bräunl. ölige Flüss. **Acidum sulfuricum fumans** EB6, Rauchende S. **Reagenz** Ph.Eur.3: S. 96%; S. 96%, nitratfreie; S. 35%, ethanolische; S. 25%, ethanolische, S. 10%, S. 2.5%, ethanolische. **Reagenz** DAB10: S. 90%. **Anw.** med.: nur als Acid. sulf. dilutum, z.B. zu durstlöschenden Limonaden, s. Mixtura sulfurica acida.; techn.: zur Herst. v. Kunstdüngern, Farbstoffen, Beizen, Explosivstoffen (s. Nitriersäure), Akku-Säuren, in der Analyse, zum Trocknen im Exsikkator usw.

**HOM:** *Acidum sulfuricum* (HAB1.4): konz. Schwefelsäure; verord. z.B. b. Asthma bronchiale, klimakterischen Wallungen, Gastritis.

**Schwefelsäureanhydrid:** s. Schwefeltrioxid.

**Schwefelsäurediamid:** s. Sulfamid.

**Schwefelsäuredimethylester:** s. Dimethylsulfat.

**Schwefel-Salicyl-Vaseline:** Zstzg. nach NFA: 10.0 T. Salicylsäure, 10.0 T. gefällter Schwefel ad 100 T. Gelbes Vaselin (s. Vaselinum flavum). Keratoplastisch u. keratolytisch wirkende, gelbe Suspensionssalbe. **Anw.:** Ekzeme, Mykosen (Dermatophyten, bestimmte Hefepilze). **Nebenw.:** In Einzelfällen Depigmentierungen.

**Schwefelsaures Aluminium:** s. Aluminiumsulfat.

**Schwefelsaures Blei:** s. Blei(II)-sulfat.

**Schwefelsaure Tonerde:** s. Aluminiumsulfat.

**Schwefeltrioxid:** Schwefelsäureanhydrid; $SO_3$, $M_r$ 80.1. **α-Form:** Schmp. 62.5°C; **β-Form:** Schmp. 32.5°C; weiße, seidige, verfilzte Nadeln; **γ-Form:** Schmp. 16.8°C. Sdp. 44.8°C. Eisartige Kristalle. Das $SO_3$ des Handels ist ein Gem. von α- u. β-$SO_3$, es ist stark hygr., raucht an der Luft, vereinigt sich mit $H_2O$ unter starker Wärmeentwicklung zu $H_2SO_4$. Darst.: Aus $SO_2$ u. $O_2$ bei 400 bis 600°C unter Zusatz von Katalysatoren bei der Schwefelsäure-Fabrikation (Kontaktverfahren), im Labor durch Erhitzen von Hydrogensulfaten od. von rauchender Schwefelsäure od. durch Erwärmen von konz. Schwefelsäure mit Phosphorpentoxid (als wasserentziehendes Mittel).

**Schwefelverbindungen, Organische:** z.B. Thiole*, Sulfide*, Sulfoniumsalze*, Sulfonamide*.

**Schwefelwasserstoff:** Hydrogensulfid, Monosulfan, Hydrogenium sulfuratum; $H_2S$, $M_r$ 34.08. Sdp. -60.8°C. Schmp. -85.6°C. D. 1.538 g/L od. 1.19 relativ zu Luft. Farbloses, widerlich riechendes, äußerst giftiges Gas, verbrennt mit blauer Flamme zu Schwefeldioxid, $SO_2$, u. Wasser, $H_2O$. Lösl. (bei 20°C) in Ethanol (1 g/94 mL), Ether (1 g/49 mL) u. Wasser (1 g/242 mL), vgl. Aqua hydrosulfurata. In wäßriger Lsg. sehr schwache zweibasische Säure, die 2 Reihen von Salzen, **Sulfide** u. **Hydrogensulfide** (saure Salze), bildet. Nat. in vulkanischen Gasen, in Mineralquellen, bei der Fäulnis org. Stoffe. Darst.: durch Einw. von Säuren auf Sulfide im Kipp-Apparat*; techn.: aus den Kokerei- u. Leuchtgasen. **Anw.:** in d. qualitativen u. quantitativen Analyse, da durch $H_2S$ ein großer Teil der Metalle teils in sauerer, teils in alkalischer Lsg. als Sulfide gefällt werden. **Tox.:** Die stark giftige Verbdg. führt bei Konzentrationen über 100 ppm zu Reizerscheinungen der Augen-, Nasen- u. Rachenschleimhäute. 30minütige Exposition bei 150 ppm hat Kopfschmerz, Schwindel, Durchfall zur Folge. 300 ppm führen zu schweren, 500 ppm (30 min) zu tödlichen Vergiftungen (der Vergiftung mit Blausäure ähnl.). Das Einatmen von 1400 ppm ist durch zentrale Atemlähmung sofort tödlich (apoplektiforme Vergiftung). Chronischer Kontakt kann zu Schädigung der Hornhaut des Auges führen; MAK 10 ppm (15 mg/cm$^3$). Die Geruchsschwelle liegt bei ca. 0.025 ppm. Hohe Konzentrationen können durch Betäubung der Geruchsrezeptoren nicht wahrgenommen werden. Die Ther. der akuten Vergiftung ist nur symptomatisch möglich. Der Wirkungsmechanismus der $H_2S$-Vergiftung ist nicht geklärt. Ob u. welche Enzyme in vivo etwa durch Sulfidbildung an den zentralen Metallatomen od. durch SH-Blockade ausgeschaltet werden, ist unbekannt. Die Vergiftungssymptome sind durch Sauerstoffmangel infolge von Zellstoffwechselstörungen zu erklären. Nachw.: Außer durch den Geruch durch Bräunung bis Schwärzung von Bleiacetatpapier od. Silber.

**Schwefelwasserstoffwasser:** Aqua hydrosulfurata*, wäßrige Lsg. von Schwefelwasserstoff*.

**Schweflige Säure:** Acidum sulfurosum, Acidum sulfurosum solutum. Wäßrige Lsg. v. Schwefeldioxid* von versch. Geh., meist 5 bis 6% $SO_2$, D.1.024 bis 1.030; farblose, stechend riechende Flüss. **Anw.** med.: äuß. bei Hautkrankheiten; techn. als Konservierungs- u. Bleichmittel.

**Schwefligsäureanhydrid:** s. Schwefeldioxid.

**Schweigrohr:** s. Dieffenbachia seguine.

**Schweinebandwurm:** Taenia solium, s. Helminthes.

**Schweineinsulin:** s. Insulin.

**Schweinepest:** Viruskrankheit der Schweine (anzeigepflichtig), die meist tödlich ist; äußert sich sich in schweren Störungen des Allgemeinbefindens der erkrankten Tiere; kann auch ohne äußerliche Symptome verlaufen. Man unterscheidet zwischen der europäischen u. der (schneller sich ausbreitenden) afrikanischen Schweinepest.

**Schweinepest-Lebend-Impfstoff (gefriergetrocknet), Klassische:** Vaccinum pestis classicae suillae vivum cryodesiccatum Ph.Eur.3; gefriergetrocknete Zuber. aus einem Stamm des Virus der klassischen Schweinepest; Pathogenität f. das Schwein geht durch Adaption an Zellkulturen od. an das Kaninchen verloren.

**Schweinerotlauf:** s. Rotlauf.

**Schweinerotlauf-Impfstoff:** Vaccinum erysipelatis suillae inactivatum Ph.Eur.3; inaktivierte Zuber. aus einem od. mehreren Stämmen von *Erysipelothrix rhusiopathiae* (E. insidiosa).

**Schweinerotlauf-Serum:** Immunoserum erysipelatis suillae Ph.Eur.3; Globuline die virulente Kulturen von *Erysipelothrix rhusiopathiae* (E. insidiosa) spezifisch neutralisieren; gew. aus Pferdeserum; Wirksamkeit mind. 100 I.E./mL.

**Schweineschmalz:** Adeps suillus (Axungia porci). Nach DAB10 das zwischen 75 u. 100°C ausgeschmolzene, von Wasser u. Eiweiß befreite Fett, das vorwiegend aus dem frischen, ungesalzenen Gewebe des Netzes u. der Nierenumhüllung gesunder, nach den jeweils geltenden Fleischbeschauvorschriften tauglich befundener Schweine gewonnenen wird. Weiße, weiche, fettige Masse von schwachem Geruch u. mildem Geschmack; Gel aus flüssigem Schmalzöl u. festem Schmalzstearin; leicht lösl. in Ether, Chloroform, Benzin, wenig lösl. in Ethanol; dem menschlichen Hautfett ähnl., gut streichbar; geringe Wasseraufnahmefähigkeit, leichte Verderblichkeit (Aufbewahrung vor Licht geschützt, in dem Verbrauch angemessenen, möglichst vollständig gefüllten Gefäßen od. unter Inertgas). Schmp. 36-43°C. $n_D^{20°C}$ 1.458 bis 1.461; IZ 46 bis 60; SZ max. 1.3; S. darf nicht ranzig riechen u. schmecken, POZ nicht größer als 4; UA max. 1%; Wassergehalt max. 0.3%. **Best.:** Fettsäureester (Myristin-, Stearin-, Palmitin-, Linol-, Ölsäure). **Off.:** DAB10, ÖAB90. **Anw.:** als Salbengrundlage.

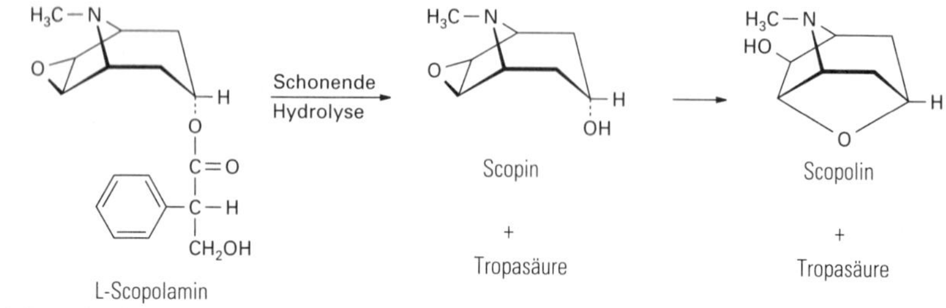


L-Scopolamin

**Schweinfurter Grün:** Cuprum acetico-arsenicicum; s. Kupfer, Essigarsenigsaures.

**Schweiß:** Exkret aus den Schweißdrüsen der Haut. **Best.:** 99% Wasser, Elektrolyte, niedere Fettsäuren, Urocaninsäure*, Lipide, Harnstoff, Aminosäuren etc.; pH-Wert 4 bis 7. **Schweißverhütungsmittel:** s. Antihidrotikum; **schweißtreibende Mittel:** s. Diaphoretikum.

**Schweißtreibender Tee:** s. Species diaphoreticae.

**Schweizer Blau:** Bleu Suisse, reines Berliner Blau* in Oxalsäure gelöst u. getrocknet.

**Schweizer-Reagenz:** Cuprum oxydatum ammoniatum, Tetramminkupfer(II)-hydroxid, $[Cu(NH_3)_4](OH)_2$; DAB8: Einer Lsg. von 10 g Kupfer(II)-sulfat in 100 mL Wasser wird Natronlauge, 6 mol/L (6 N), bis zur alkal. Reaktion zugesetzt. Der Ndschlg. wird abfiltriert u. mit kaltem Wasser sulfatfrei gewaschen. Das noch feuchte Kupfer(II)-hydroxid wird unter Rühren mit Ammoniaklsg., 6 mol/L (6 N), bis zur vollständigen Lsg. versetzt. **Anw.:** zur Prüfung von Verbandmull, Watte u. Zellwolle.

**Schwellkörper-Autoinjektionstherapie:** Abk. SKAT; bei erektiler Impotenz* direkte Injektion gefäßwirksamer Medikamente (z.B. Papaverin/Phentolamin, Alprostadil) unmittelbar vor Geschlechtsverkehr in den Penisschwellkörper zur Auslösung der Erektion* (durch Erschlaffung der entsprechenden Gefäßmuskulatur kommt es zur Füllung der Schwellkörper).

**Schwerebeschleunigung:** s. Fallbeschleunigung.

**Schwerer Wasserstoff:** Deuterium*, s. Wasserstoff.

**Schweres Wasser:** Deuteriumoxid, s. Deuterium.

**Schwerkraft:** Anziehungskraft der Erde (Erdanziehung) od. anderer Himmelskörper (Gravitation); merkbar als Gewicht*, f. die Erde gemessen als Fallbeschleunigung* g (Schwerebeschleunigung, Erdbeschleunigung).

**Schwermetalle:** Metalle, deren Dichte über 5 liegt; die 15 Metalle, deren Dichte kleiner als 5 ist, heißen Leichtmetalle. Die Dichte der Metalle variiert zwischen 0.5 (Lithium) u. 22.5 (Osmium).

**Schwerspat:** s. Bariumsulfat.

**Schwertbohne:** s. Canavalia ensiformis.

**Schwertlilie:** s. Iris germanica.

**Schwertliliengewächse:** s. Iridaceae.

**Schwingung, Schwingungsdauer:** s. Frequenz.

**Schwingungsspektroskopie:** s. Spektroskopie.

**Scilla:** s. Urginea maritima.

**Scillae bulbus:** s. Urginea maritima.

**Scillae pulvis normatus:** Eingestelltes Meerzwiebelpulver; s. Urginea maritima.

**Scilla maritima:** Urginea maritima*.

**Scillaren:** Glykosid aus Bulbus Scillae, s. Urginea maritima.

**Scillirosid:** Glykosid aus der roten Meerzwiebel, s. Urginea maritima.

**Sclerotium:** s. Sklerotium.

**Sclerotium Clavus:** s. Secale cornutum.

**Scoparin:** s. Cytisus scoparius.

**Scopin:** Alkoholkomponente von Scopolamin*, s.a. Tropanalkaloide.

**Scopoderm®:** s. Transdermales Therapeutisches System bzw. Scopolamin.

**Scopolamin:** Hyoscin, Scopin-S-(-)-tropat, Scopinester der L-Tropasäure; CAS-Nr. 51-34-3, $C_{17}H_{21}NO_4$, $M_r$ 303.4. Schmp. 59°C (Monohydrat). Alkaloid der Solanaceen, bes. enthalten in Hyoscyamus niger, Datura stramonium, Atropa belladonna, Scopolia carniolica, Mandragora officinarum u. Duboisia-Arten (z.B. D. myoporoides*). DL-Scopolamin heißt **Atroscin***. Darst.: aus d. Mutterlaugen, die beim Umkristallisieren des Hyoscyamins aus der Bilsenkraut- u. Stechapfelsamen erhalten werden. Farblose Kristalle, leicht lösl. in Ethanol, Ether, Chloroform, wenig lösl. in Wasser. Durch alkalische od. saure Verseifung wird es in Tropasäure u. Scopolin* zerlegt, nur bei sehr schonender Hydrolyse kann Scopin erhalten werden. **Wirk.:** Parasympatholytikum; Mydriasis u. Sekretionshemmung stärker, Spasmolyse schwächer als bei L-Hyoscyamin bzw. Atropin, zusätzlich zentral lähmende Eigenschaften. **Anw.:** Antiemetikum, z.B. in Scopoderm® TTS, ein Membranpflaster, das 1.5 mg S. enthält (Wrkstofffreigabe auf der Haut ca. 0.5 mg in 3 Tagen), s. Transdermales Therapeutisches System; weitere Anw. u. Dos. s. Scopolaminhydrobromid.

**Scopolaminbutylbromid:** Scopolamin-N-butylbromid, s. Butylscopolaminiumbromid.

**Scopolaminhydrobromid:** Scopolamini hydrobromidum Ph.Eur.3, Hyoscyni hydrobromidum, Scopolaminum hydrobromicum, Hyoscinhydrobromid(-Trihydrat); CAS-Nr. 6533-68-2; $C_{17}H_{22}BrNO_4 \cdot 3\ H_2O$, $M_r$ 438.3. Schmp. ca. 90°C bzw. (wasserfrei) 195 bis 198°C (Zers.). $[\alpha]_D^{20°C}$ -24 bis -26° (c = 0.5 in Wasser). Farblose Kristalle od. weißes, krist. Pulver; leicht lösl. in Wasser, lösl. in Ethanol (ca. 1:3), sehr schwer lösl. in Ether u. Chloroform. Darst.: durch Auskristallisierenlassen einer Lsg. v. Scopolamin in verd. Bromwasserstoffsäure. Lösungen, die S. enthalten, dürfen nicht erhitzt werden. **Anw.:** Parasympatholytikum mit zentraldämpfender Wirk., als Hypnotikum, Antiemetikum (s. Scopolamin); früher bes.

bei Erregungszuständen Geisteskranker, bei Parkinsonismus (s. Paralysis agitans) sowie bei Entziehungskuren der Morphinisten, ferner diente es früher in Verbindung mit Morphinhydrochlorid als Basisnarkotikum; äuß. als Mydriatikum wie Atropin. **Dos.:** 0.0002 bis 0.0005 g, auch s.c.; MED 0.001 g, MTD 0.003 g; LD wenige mg. Antid.: Magenpumpe, Emetika, Pilocarpin, Coffein.

**Scopolaminhydrochlorid:** Hyoscinhydrochlorid; $C_{17}H_{21}NO_4 \cdot HCl \cdot 2\ H_2O$, $M_r$ 375.1. Farblose Kristalle od. krist. Pulver, leicht lösl. in Wasser, lösl. in Ethanol, fast unlösl. in Ether. Darst.: durch Auflösen v. Scopolamin in verdünnter Salzsäure u. Auskristallisierenlassen. **Anw.** med.: wie Scopolaminhydrobromid. MED 0.001 g, MTD 0.003 g.

**Scopolaminhydroiodid:** $C_{17}H_{21}NO_4 \cdot HI$, $M_r$ 431. Farblose Kristalle, lösl. in Wasser u. Ethanol. **Anw.** med.: (selten) wie Scopolaminhydrobromid*.

**Scopolamini hydrobromidum:** s. Scopolaminhydrobromid.

**Scopolaminmethylnitrat:** Scopolamin-N-methylnitrat, s. Methylscopolaminnitrat.

**Scopolaminum hydrobromicum:** s. Scopolaminhydrobromid.

**Scopoletin:** β-Methylaesculetin, 6-Methoxy-7-hydroxycumarin; $C_{10}H_8O_4$, $M_r$ 192.2. **Strukturformel** s. Cumarine. Farblose Kristalle, lösl. in heißem Ethanol u. Eisessig. Die alkohol. Lsg. fluoresziert blau („Schillerstoff"). Nat. in vielen Solanaceen (s. Scopolia carniolica, Atropa belladonna). Das Mono-β-glucopyranosid heißt **Scopolin** (nicht zu verwechseln mit dem Abbauprodukt von Scopolamin, das ebenfalls diese Bez. trägt).

**Scopoliablätter:** Fol. Scopoliae carniolicae, s. Scopolia carniolica.

**Scopolia carniolica** Jacq.: Fam. Solanaceae, Glockenbilsenkraut, Skopoliakraut, Krainer Tollkraut (SO-Europa, Ostalpen, Karpaten). Stpfl. v. **Radix (Rhizoma) Scopoliae carniolicae:** Skopoliawurzel. **Inhaltsst.:** ca. 0.4% L-Hyoscyamin, 0.03% Atropin, L-Scopolamin, Atroscin (DL-Scopolamin), (Gesamtgeh. an Tropanalkaloiden 0.4 bis 0.8%), Cuskhygrin*, ferner Scopoletin*, Betain, Cholin. **Anw.:** wie Rad. Belladonnae. **Folia Scopoliae carniolicae:** Scopoliablätter. **Inhaltsst.:** Alkaloide wie in Rhiz. Scopoliae, jedoch nur 0.22 bis 0.43%. **Anw.:** wie Fol. Belladonnae.

**Scopoliawurzel:** Rhizoma Scopoliae carniolicae, s. Scopolia carniolica.

**Scopolin:** **1.** Glucosid von Scopoletin*. **2.** 3α, 6α-epoxy-7β-hydroxytropan; $C_{18}H_{13}NO_2$, $M_r$ 155.19. Schmp. 109°C. Abbauprodukt von Scopolamin*.

**Scordium:** s. Teucrium scordium.

**Scorpio europaeus:** Skorpion, s. Euscorpius italicus.

**Scorzonera hispanica** L.: Fam. Cichoriaceae (Compositae), Schwarzwurzel (heim. u. kult. Europa). **Radix Scorzonerae:** enthält Milchsaft u. Inulin. **Anw.:** frisch als Gemüse, volkst. als Stomachikum.

**Scrapie:** s. BSE, Slow-Virus-Erkrankung.

**Screening:** (*engl.* to screen sieben) *syn.* Vortest, Suchtest, Siebtest; einfachste, d.h. nicht optimierte, Methode, viele Objekte (Stoffe, Pflanzen, Tiere, Personen etc.) auf bestimmte Merkmale hin zu untersuchen, um sie f. weitere Untersuchungen od. Versuche auswählen zu können. Meist wenig aufwendige u. kostengünstige Prüfverfahren zum Klassifizieren im Rahmen von Reihenuntersuchungen, z.B. von neusynthetisierten chemischen Verbindungen in Hinblick auf mögliche pharmakologische Wirkungen od. von Pflanzen in Hinblick auf bestimmte Inhaltsst., bzw. epidemiologische Reihenuntersuchungen (z.B. auf Tbc, Krebs etc).

**Scrophulariaceae:** Rachenblütler, Braunwurzgewächse; Od. Scrophulariales (bzw. Tubiflorae); ca. 3000 Arten; meist krautige Pflanzen, z.T. Halbparasiten, mit 5zähligen, zygomorphen Blüten; Kapselfrüchte. **Chem. Merkmale:** Iridoide (charakterist. sind Aucubin u. Catalpol), Flavonoide, Saponine, phenolische Esterglykoside (z.B. Verbascosid), Schleimstoffe, (Herzglykoside* nur in Digitalis). **Wichtige Gattungen** s. z.B. Digitalis, Euphrasia, Gratiola, Linaria, Melampyrum, Picrorhiza, Rehmannia, Scrophularia, Verbascum, Veronica.

**Scrophularia nodosa** L.: Fam. Scrophulariaceae, Braunwurz (Europa, selten Westasien, häufig Ostasien). Stpfl. v. **Herba Scrophulariae:** Braunwurzkraut. **Inhaltsst.:** Saponine, Flavonoide (Diosmin, Hesperidin, Hesperetin), Zucker etc. **Anw.** volkst.: äuß. b. Hautleiden u. Geschwülsten. **Radix Scrophulariae:** Braunwurz. **Inhaltsst.:** Glykoside (Saponine?), Harpagosid (s. Harpagid). **Anw.** volkst.: wie Herba Scrophulariae.

**HOM:** *Scrophularia nodosa* (HAB1.3): frisches, vor Blütebeginn gesammeltes Kraut.

**HOM:** *Scrophularia nodosa spag. Kraus* (HAB1.3): ganze, frische, vor Blütebeginn gesammelte Pflanze; verord. z.B. b. Lymphdrüsenentzündugen.

**Scrophulosis:** s. Skrofulose.

**Scrotum:** (lat.) Hodensack; scrotalis: zum Hoden, Hodensack gehörend.

**Scrupel:** s. Skrupel.

**Scutellarein:** 4',5,6,7-Tetrahydroxyflavon; ein Flavonderivat, z.B. enthalten in Orthosiphon aristatus*; **Strukturformel** s. Flavonoide.

**Scutellaria lateriflora** L.: (S. laterifolia), Fam. Lamiaceae (Labiatae), Helmkraut (Nordamerika; ausdauernde, krautige Pflanze.). **Inhaltsst.:** ätherisches Öl, Scutellarin*, Tannin. **Anw.:** Tonikum, Fieber.

**HOM:** *Scutellaria laterifolia:* frische Pflanze; verord. z.B. b. nervösen Beschwerden.

**Scutellarin:** Glucuronid von Scutellarein*.

**Scutellum:** Keimblatt des Grasembryos, dient der Resorption von Nahrung aus dem Endosperm.

**Scyllit(ol):** scyllo-Inosit, s. Cyclitole.

**SD 8339:** s. Cytokinine.

**Se:** *chem.* Selen*.

**Searle-Prinzip:** s. Rotationsviskosimeter.

**Sebacinsäure:** Ipomsäure, Sebacylsäure, Acidum sebacinicum, n-Octan-1,8-dicarbonsäure; $C_{10}H_{18}O_4$, $M_r$ 202.2. Schmp. 135°C. **Anw.:** als Ausgangsmaterial f. Kunststoffe, Parfüms u. Weichmacher.

**Seborrhoea:** Seborrhö, Schmerfluß; abnorm vermehrte Absonderung der Talgdrüsen.

**Sebum:** Talg, Unschlitt; das feste Fett der Tiere, s. Sebum ovile; als Pflanzentalg wurden auch die festen pflanzlichen Fette bezeichnet.

**Sebum bovinum:** Sebum taurinum, Rindertalg.

**Sebum ovile:** Hammeltalg; das durch Ausschmelzen des fetthaltigen Zellgewebes gesunder Schafe gew. Fett. Schmp. 45-50°C. IZ 33 bis 42; SZ nicht über 5. **Off.:** DAB6. Weiße, feste, schwach eigenartig riechende Masse. **Best.:** Palmitin-, Stearin- u. Ölsäureglyceride. **Anw.:** in der

Lederindustrie, früher zur Herst. v. Seifen, als Speisefett, selten als Salbengrundlage.

**Sebum salicylatum:** Salicyltalg. Herst. nach DAB6: durch Lösen von 2 T. Salicylsäure, 1 T. Benzoesäure in 97 T. geschmolzenem Hammeltalg.

**Sebum taurinum:** Sebum bovinum, Rindertalg.

**Secalealkaloide:** s. Secale cornutum.

**Secale cereale** L.: Fam. Poaceae (Gramineae), Roggen. Stpfl. v. Amylum Secalis* (Roggenstärke).

**Secale cornutum:** Sclerotium Clavus, Fungus Secalis, Mutterkorn, Kriebelkorn; das v. d. Pilz **Claviceps purpurea** (Fries) Tulasne, Fam. Clavicipitaceae (Ascomycetes, Schlauchpilze), im Fruchtknoten des Roggens, Secale cereale (u. anderer Gramineen) gebildete Dauermyzel (Sklerotium*). Das Mutterkorn wird kurz vor der Fruchtreife des Roggens gesammelt. Mutterkorn ist dunkelviolett bis schwarz, oft matt bereift, meist schwach halbmondförmig gekrümmt, stumpf, dreikantig, ca. 10 bis 35 mm lang u. 2.5 bis 5 mm dick. Hauptausfuhrländer sind Rußland, Ungarn, Polen, Spanien, Marokko, Rumänien, Italien. **Off.:** ÖAB90.

**1. Inhaltsst.:** Neben ca. 30% fettem Öl u. den Farbstoffen, die hauptsächl. aus Melaninen, Anthrachinonen u.a. bestehen u. pharmak. bedeutungslos sind, kennt man ca. 30 **Mutterkornalkaloide** (Secalealkaloide, Ergotalkaloide). Man unterscheidet 2 Hauptgruppen (Grundstrukur ist Ergolin, s. Strukturformel), nämlich die therapeutisch wichtigen **Lysergsäurealkaloide** u. die **Clavinalkaloide**, bei denen die Carboxylgruppe der Lysergsäure reduziert ist (spielen therapeutisch keine Rolle).

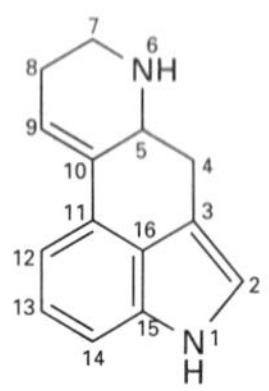


Secale cornutum: Ergolin

Von **Lysergsäure** (u. ihren Abkömmlingen) existieren 2 Diastereomere (bzw. Epimere, weil sie sich nur in einem der beiden Chiralitätszentren unterscheiden), die linksdrehende (5R,8R)-D-Lysergsäure u. die rechtsdrehende (5R,8S)-D-Isolysergsäure. Lysergsäure u. Isolysergsäure wie deren Derivate können reversibel ineinander umgelagert werden. Bei dieser Isomerisierung (Epimerisierung) stellen sich löslichkeitsabhängige Gleichgewichte ein. Das ist von praktischer Bedeutung, denn **Isolysergsäurealkaloide** sind pharmak. unwirksam. Sie werden durch Anhängen der Endung -in bezeichnet (z.B. Ergotaminin, Ergometrinin). Ergosterin (Provitamin $D_2$) wurde in Secale cornutum entdeckt, gew. aber techn. überwiegend aus Hefe.

**2. Wirkstoffe:** Die spezifischen Wirkstoffe sind demnach nur die säureamidartigen Derivate der D-Lysergsäure, die man wiederum in die (einfachen) Säureamidalkaloide u. die Peptidalkaloide (Ergopeptine) unterteilt. **a) Säureamidalkaloide:** Sie gehören zur wasserlöslichen Fraktion der Mutterkornalkaloide. Im **Ergometrin*** (Ergobasin) ist D-Lysergsäure mit L-(+)-2-Aminopropanol verknüpft. Da Ergometrin in der Droge in zu geringen Konzentrationen vorkommt, wird es partialsynth. hergestellt. *Claviceps paspali* liefert in Submerskulturen in guter Ausbeute Lysergsäure (od. die leicht in Lysergsäure überführbare Paspalsäure), Ausgangssubstanz f. die Partialsynthese von Ergometrin; vgl. Ergin.

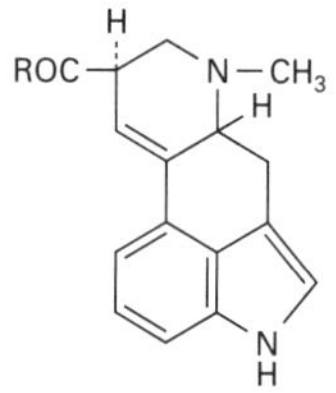


D-Lysergsäure: R = OH

Ergin: R = $NH_2$

Ergometrin: R = NH—CH($CH_3$)—$CH_2OH$

Secale cornutum: Strukturformeln von Säureamid-Alkaloiden

**b) Peptidalkaloide:** (Ergopeptine) Diese sind schlecht wasserlösl. u. gehören der Ergotamin-, der (wenig bedeutenden) Ergoxin- u. der Ergotoxin-Gruppe an. Der Lysergylrest ist jeweils mit einem tricyclischen Tripeptid verknüpft. Die erste Aminosäure ist eine α-Hydroxy-α-aminosäure. Bei der **Ergotamingruppe** ist es α-Hydroxyalanin (α-Hydroxy-α-aminopropionsäure), bei der **Ergoxingruppe** α-Hydroxy-α-aminobuttersäure u. bei der **Ergotoxingruppe** α-Hydroxyvalin. Die zweite Aminosäure ist entweder Phenylalanin (Ergotamin, Ergostin, Ergocristin), Leucin (Ergosin, Ergoptin, α-Ergocryptin), Isoleucin (β-Ergocryptin) od. Valin (Ergovalin, Ergonin, Ergocornin). Prolin als dritte Aminosäure ist immer Bestandteil des Tripeptids. Bei der Hydrolyse des Peptids erhält man nur die zweite u. dritte Aminosäure im intakten Zustand. Die erste Aminosäure wird zu Ammoniak u. Brenztraubensäure, Methylbrenztraubensäure bzw. Dimethylbrenztraubensäure abgebaut.

Die Alkaloide sind chem. wenig stabil. Im Sauren isomerisieren sie allmählich zu sog. Aci-Alkaloiden. Unter dem Einfluß von Licht wird Wasser an die Doppelbindung zwischen dem C-Atom 9 u. 10 (s. Strukturformel von Ergolin) angelagert. Stabiler sind daher die partialsynth. erzeugten **9,10-Dihdrolysergsäureverbindungen** (z.B. Dihydroergotamin*, Dihydroergocristin* u. Dihydroergotoxin*), die auch weniger leicht epimerisieren (weil die Enolform nicht mehr ausgebildet wird) u. die neben Ergotamin hauptsächl. verwendet werden.

**Biogenese:** Wie bei allen Indolalkaloiden* geht die Biosynthese von Tryptophan aus. Mit IPP (Isopentylpyrophosphat) bildet sich 4-Dimethylallyltryptophan, welches nach Hydroxylierung, N-Methylierung u. Decarboxylierung in das noch tricyclische **Chenoclavin** übergeht, der

**Secale cornutum**
Bau u. Einteilung der Peptidalkaloide (Ergopeptine)

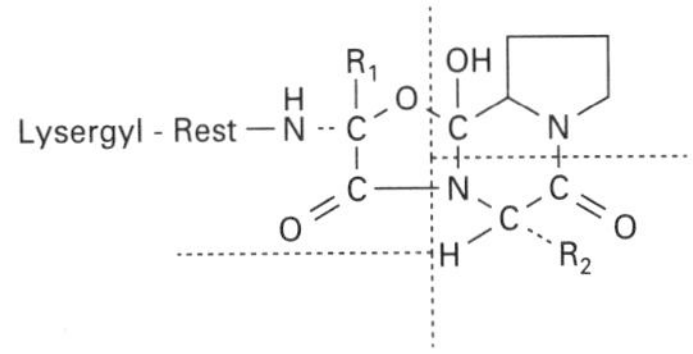


| R2 \ R1 | $CH_3$ Ergotamingruppe | $C_2H_5$ Ergoxingruppe | $CH(CH_3)_2$ Ergotoxingruppe |
|---|---|---|---|
| $CH_2-C_6H_5$ | Ergotamin | Ergostin | Ergocristin |
| $CH_2-CH(CH_3)_2$ | Ergosin | Ergoptin | α-Ergocryptin |
| $CH(CH_3)-C_2H_5$ | | | β-Ergocryptin |
| $CH(CH_3)_2$ | Ergovalin | Ergonin | Ergocornin |

Ausgangssubstanz f. alle Clavin- u. Lysergsäurealkaloide. Der Peptidanteil der Ergotamin- u. Ergotoxinverbindungen wird mit Hilfe eines Multienzymkomplexes aufgebaut.

**3. Wirkstoffgehalt:** Nach ÖAB90 soll der auf die entfettete Droge bezogene Gehalt an wasserunlöslichen Alkaloiden, ber. als Ergotamin, mind. 0.22% u. an wasserlöslichen Alkaloiden, ber. als Ergometrin, mind. 0.025% betragen. **Zuber.:** Secale cornutum desoleatum titratum: Entfettetes, eingestelltes Mutterkorn; nach ÖAB90: 0.2% (±0.01%) wasserunlösliche Alkaloide (ber. als Ergotamin) u. mind. 0.022% wasserlösliche Alkaloide (ber. als Ergometrin); Extr. Secalis cornuti fluidum, Tct. Secalis cornuti. Nachw.: z.B. mit Van-Urk-Reagenz* (auch quantitativ).

**4.** Wirkung: Die therapeutisch genutzten Secale-Alkaloide haben eine spezifische Affinität zur glatten Muskulatur, sie verengen spastisch die kleinen Arterien – besonders die des Uterus – durch Erregung der Gefäßmuskulatur, wodurch es zu einer gewissen Blutdrucksteigerung kommt.

**Ergometrin*** erregt die glatte Muskulatur des Uterus u. der Gefäße (andere Organe mit glatter Muskulatur wie Darm u. Bronchien werden kaum beeinflußt). Wegen der oxytozischen (die Gebärmutter kontrahierenden) Wirkung (s. Oxytozikum) wird es in der Geburtshilfe verwendet, es ruft in niedriger Dosierung rhythmische Uteruskontraktionen hervor. Die Wirkung am Uterus tritt schnell ein u. klingt auch schnell wieder ab; auf den Sympathikus ist es prakt. ohne Wirkung. **Ergotamin*** u. die Alkaloide der **Ergotoxingruppe** wirken qualitativ gleich; sie sind α-Sympatholytika, setzen also die Erregbarkeit des Sympathikus herab. Am Uterus haben sie eine langsam einsetzende, aber lang anhaltende Wirkung. Da Ergotamin eine Dauerkontraktion des Uterus bewirkt, darf es erst nach der Geburt (zur Blutstillung) gegeben werden. An der Gefäßmuskulatur hat Ergotamin einen (unerwünschten) vasokonstriktorischen Effekt, die Blutdrucksteigerung entsteht aufgrund der peripheren Gefäßverengung.

**9,10-Dihydroergotamin** u. **9,10-Dihydroergotoxinverbindungen** zeigen keine Uteruswirkung mehr; sie haben aber eine stark zentralsedative Wirkung (s. Migräne).

**5. Anw.:** Es werden prakt. nur noch die Reinalkaloide verwendet (s. unter den einzelnen Verbindungen), z.B. bei Hyperthyreosen u. Migräne; größtes u. wichtigstes Indikationsgebiet ist die Gynäkologie u. Geburtshilfe. Neben den erwähnten Dihydrolysergsäureverbindungen werden auch noch einige andere partialsynth. abgewandelte Produkte eingesetzt, z.B. Methylergometrin*, Methysergid* u. Bromocriptin*.

**6. Tox.** u. **Nebenw.:** Die starke gefäßkontrahierende Wirkung kann schon im Verlauf einer kurzdauernden Ther. von wenigen Tagen zu Gangrän v.a. an den Zehen führen. Wegen der toxischen Gefäßwirkung ist eine Anw. von Mutterkornalkaloiden über einen längeren Zeitraum hinweg nur unter Kontrolle der peripheren Gefäße (auf Taubheit, Kälte, Zyanose der Akren) durchzuführen. Bei Zufuhr größerer Mengen von Secale kommt es zu Übelkeit, erhöhtem Speichelfluß, Erbrechen, Durchfall, Schweißausbrüchen, Pulsverlangsamung, Augenflimmern u. Parästhesien (Kribbeln). Muskelzuckungen u. tonische Muskelstarre kann über Lähmungen zum Tode im Kollaps führen.

**7. Gesch.:** Mutterkorn war schon in der Antike als Mittel bei der Geburtshilfe u. als Abtreibungsmittel bekannt. Im Mittelalter traten häufig epidemieartige Massenerkrankungen (Ergotismus) auf, da das Mutterkorn infolge Unkenntnis im Brotgetreide mitvermahlen wurde (Kriebelkrankheit, St. Antoniusfeuer, „Ignis sacer"), die mit feuriger Rötung der Haut begannen u. schließlich zum Brandigwerden u. Abfallen der schwarzgewordenen Glieder führten (Ergotismus gangraenosus), od. die Erkrankung begann mit Ameisenlaufen, „Kriebeln", Pelzigwerden der Finger u. Zehen, das sich dann über den ganzen Körper verbreitete, Durstgefühl, klonische Krämpfe, Kontrakturen in der Beugemuskulatur u. führte schließlich zu Dauerverkrüppelung, Erblindung, Verblödung u. Tod (Ergotismus convulsivus). 1582 erwähnt Lonitzer (Lonicerus) erstmalig in seinem Kräuterbuch die medizinische Anw. des Mutterkorns (Kornzapfen). Die Entwicklungsgeschichte des Pilzes wurde 1853 durch Tulasnes aufgeklärt. Fälle von Ergotismus wurden (vereinzelt) auch in neuerer Zeit infolge des (sog.) biologischen Landbaus bekannt.

**HOM:** *Secale cornutum* (HAB1.5): das bei nicht mehr als 40°C getrocknete Roggen-Mutterkorn (mind. 0.25% Alkaloide, ber. als Ergotamin); verord. z.B. b. Durchblutungsstörungen, Gangrän, Migräne, arteriosklerotischer Hypertonie, Schwangerschaftsproblemen (Wehenschwäche, Krampfwehen).

**Secalin**: s. Prolamine.

**Secbutabarbital** INN: Butabarbital, 5-Ethyl-5-*sec*-butylbarbitursäure, 5-Ethyl-5-(1'-methyl-n-propyl)barbitursäure; CAS-Nr. 125-40-6; $C_{10}H_{16}N_2O_3$, $M_r$ 212.24. Schmp. 165°C; polymorph. **Strukturformel** s. Barbiturate. **Anw.**: Sedativum, Hypnotikum (mittellang wirksames Barbiturat). Gebräuchl. ist auch Secbutabarbital-Natrium; s.a. Barbiturate.

**Secobarbital** INN: Acidum 5-allyl-5-(1'-methyl-n-butyl)barbituricum, 5-Allyl-5-(1-methylbutyl)barbitursäure, Quinalbarbitone, Meballymal; CAS-Nr. 76-73-3; $C_{12}H_{18}N_2O_3$, $M_r$ 238.28. **Strukturformel** s. Barbiturate. Sehr schwer lösl. in Wasser; leicht lösl. in Ethanol, Ether, Lösungen von Alkalihydroxiden u. -carbonaten; lösl. in Chloroform. pH ca. 5.6 (gesättigte, wäßrige Lsg.). **Anw.**: Hypnotikum. **Übl. Dos.**: Oral: Hypnotikum: 0.1 g; Sedativum: 3- bis 4mal 0.03-0.05 g/d; Kinder: Sedativum: 3mal 0.002 g/kg KG/d.

**Secobarbital-Natrium:** Secobarbitalum natricum Ph.Eur.3, Natrium allyl-methylbutylbarbituricum, Allyl-methylbutylbarbitursaures Natrium; CAS-Nr. 309-43-3; $C_{12}H_{17}N_2NaO_3$, $M_r$ 260.3. Weißes, geruchloses Pulver, bitterer Geschmack, hygr.; leicht lösl. in Wasser u. Ethanol, prakt. unlösl. in Ether u. Chloroform. **Anw.**: Ein- u. Durchschlafmittel, bei Kindern als Basisnarkotikum; Wirkungseintritt nach 15 bis 20 min, Wirkungsdauer 4 bis 7 h; Gefahr der Suchterzeugung, Mißbrauch. MTD 0.5 g. LD ca. 5 bis 10 g. Gebräuchl. ist auch Secobarbital-Calcium; s.a. Barbiturate.

**Secoiridoide**: s. Iridoide.

**Secologanin**: s. Indolalkaloide.

**Second Messenger**: engl. zweiter Bote; endogene Stoffe, die nach Bindung von Hormonen od. Neurotransmittern (First Messenger) an spezifische Rezeptoren der Zelloberflächen in den Intrazellulärraum freigesetzt werden u. dort durch Aktivierung von Proteinkinasen biologische Effekte in der Zelle auslösen. Sie sind somit f. die Signalübertragung der First Messenger* in die Zelle verantwortlich. Als die wichtigsten S.M. wurden erkannt: **1. cAMP**, cyclo-Adenosin-3',5'-monophosphat, am längsten bekannter S.M. (Sutherland, 1971); wird aus ATP* mit Hilfe der membranständige Adenylatcyclase, die nach Rezeptorbindung des First Messengers freigesetzt wird, gebildet. Bei der Synthese von c-AMP spielen auch inhibierende od. stimulierende Kopplungsproteine (G-Proteine) eine Rolle. Der Abbau erfolgt durch eine Phosphodiesterase*. Über das cAMP-System werden z.B. Effekte von Catecholaminen, Acetylcholin, Prostaglandinen u. vielen Proteohormonen (Opioide, Glucagon, u.a.) gesteuert. **2. cGMP**, cyclo-Guanosinmonophosphat; aus Guanosintriphosphat (GTP) durch membranständige bzw. intrazelluläre Guanylatcyclase gebildet; vermittelt z.B. Wirkungen von Acetylcholin, Prostaglandinen u. Histamin. **3. $IP_3$**, D-myo-Inositol-1,4,5-triphosphat; wird durch Phospholipase C aktiviert; führt vermutlich zu gesteigertem Calciumeinstrom in den Intrazellulärraum u. vermittelt die Signale von Noradrenalin, Vasopressin, einigen Prostaglandinen, Histamin u.a.; s.a. Inosit(ol)phosphate.

**Secretin** INN: Hormon der Duodenalschleimhaut, welches die Pankreassekretion aktiviert u. den Blutzuckerspiegel erniedrigt, Sekretolin®; CAS-Nr. 1393-25-5. Lösl. in Wasser. **Anw.**: Diagnostikum. HWZ 6 min. Gebräuchl. ist auch Secretinhydrochlorid.

**Securopen®**: s. Azlocillin.

**Sedalande®**: s. Fluanison.

**Sedanxol®**: s. Zuclopenthixol.

**Sedaplus®**: s. Doxylamin.

**Sedativum(a)**: *syn.* Temperantium; Beruhigungsmittel am Tage. Wirken relativ unspezifisch auf alle Funktionen des ZNS, sie dämpfen die sensorischen, vegetativen u. besonders die motorischen Zentren. Scharfe Abgrenzung von den Schlafmitteln* nicht möglich; s. Psychopharmaka. Pflanzliche Sedativa sind z.B. Rad. Valerianae, Flor. Melissae, Flos Menthae piperitae, Glandulae Lupuli, Flores Lavandulae, Herba Passiflorae.

**Sediment:** Bodensatz (z.B. Harnsediment). Sedimentieren: absetzen lassen. Sedimentierkelch: Kelchglas z. Durchführung des Sedimentierens. Sedimentierzentrifuge: s. Zentrifugieren.

**Sedimentationsanalyse**: Verfahren zur Korngrößenanalyse*. Bestimmt wird die Sinkgeschwindigkeit von Feststoffteilchen entweder im Schwerkraftfeld (Pipetteanalyse, Sedimentationswaage, Photosedimentometer) od. im Zentrifugalfeld (Ultrazentrifuge). Nach dem *Stokes-Gesetz,* das nur f. glatte, kugelförmige Teilchen gilt, die sich beim Sedimentieren gegenseitig nicht behindern, im spezifisch leichteren u. nicht zu viskosen Dispersionsmittel unlösl. sind, sich darin chem. nicht verändern u. nicht aufquellen, ist die Sinkgeschwindigkeit v (Fallhöhe h/Fallzeit t der Teilchen) proportional dem Quadrat des Teilchendurchmessers (d), der Dichtedifferenz Innere Phase/Dispersionsflüssigkeit ($\rho - \rho_0$) u. umgekehrt proportional der Viskosität ($\eta$) der Dispersionsflüssigkeit (g = Erdbeschleunigung):

$$v = [2 \cdot r^2 \cdot (\rho - \rho_0) \cdot g)]/9\eta$$

(s.a. Aufrahmen; an die Stelle der Sedimentation tritt Flotation). Der Teilchendurchmesser errechnet sich aus:

$$d = \sqrt{\frac{18\eta \cdot h}{g \cdot (\rho - \rho_0) \cdot t}}$$

Zur Erleichterung der Desagglomerierung beim Suspendieren u. der Vermeidung der Zusammenlagerung der Teilchen in der „Prüf-Suspen-

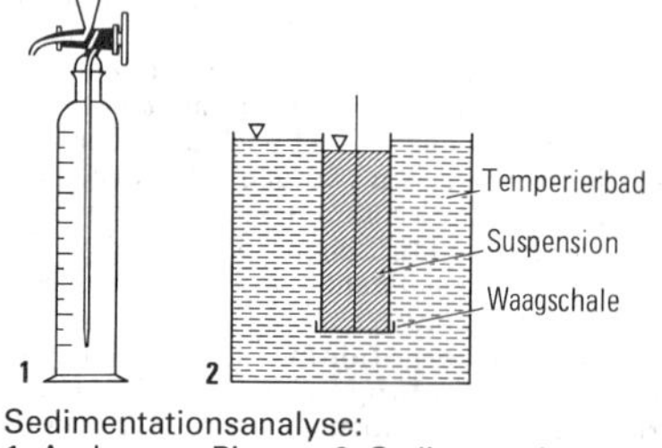


Sedimentationsanalyse:
1: Andreasen-Pipette; 2: Sedimentationswaage [131]

sion“ werden Peptisatoren (z.B. $Na_4P_2O_7$) zugesetzt. Die genaueste Methode der S. ist die Pipetteanalyse, entsprechend DIN 51033. Die Pipette nach *Andreasen,* ein graduierter Sedimentationszylinder mit einer eingesetzten, mit einem Zweiweghahn versehenen Spezialpipette wird mit der aufgeschlämmten Pulverprobe gefüllt, der Inhalt geschüttelt u. eine Nullprobe mit dem Feststoffanteil $m_0$ (enthält alle Korngrößen) über die Pipette entnommen. In Abhängigkeit von den gewählten Korngrößenbereichen geeignet zwischen 1 bis 40 µm) werden nach verschiedenen berechneten Zeiten (t) weitere Proben mit konstantem Volumen aus dem erschütterungsfrei aufgestellten Zylinder entnommen. Durch die kontinuierlich unter die Pipettenspitze sedimentierenden gröberen Anteile wird der Feststoffgehalt m der Proben laufend kleiner. Der gesuchte Durchgang D in% wird berechnet:

$D = m \cdot 100/m_0$

u. in Abhängigkeit vom Teilchendurchmesser graphisch aufgetragen. Bei der *Sedimentationswaage* wird die Feststoffmenge, die sich auf eine Waagschale am unteren Ende eines temperierten Sedimentationszylinders absetzt, nach bestimmten Zeiten ermittelt. Das Meßprinzip des Photosedimentometers beruht auf der mit der Zeit abnehmenden Schwächung der Intensität eines Lichtstrahls (nach dem *Lambert-Beer-Gesetz),* der durch eine mit Suspension gefüllte Küvette fällt. Mit Hilfe der Sedimentation im Fliehkraftfeld (Ultrazentrifuge) lassen sich noch sehr feine (unter 1 µm) Teilchen analysieren.

**Sedimentationskonstante:** s. Svedberg-Einheit.

**Sedimentum lateritium:** Ziegelmehlsediment; rosagefärbtes Harnsediment aus harnsauren Salzen u. Uroerythrin, das sich in der Wärme wieder löst. Es tritt besonders nach reichlichem Alkoholgenuß u. starkem Schweiß auf, pathol. bei Rheumatismus, Fieber usw. auf.

**Sedoheptulose:** Sedoheptose; $C_7H_{14}O_7$, $M_r$ 210.2. Schmp. 101°C. Eine Ketoheptose (s. Kohlenhydrate), die ein wichtiges Zwischenprodukt im Kohlenhydratstoffwechsel der Photosynthese*-Reaktion darstellt.

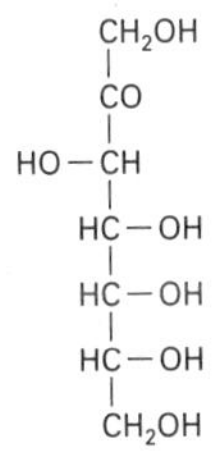


Sedoheptulose

**Sedotussin**®: s. Pentoxyverin.

**Sedum acre** L.: Fam. Crassulaceae, (Scharfer) Mauerpfeffer, Steinpfeffer (Europa, Asien, Nordamerika). Stpfl. v. **Herba Sedi acri:** Mauerpfefferkraut (schmeckt nur frisch scharf). **Inhaltsst.:** Piperidinalkaloide (Sedamin, Isopelletierin, Sedinin u.a.), ferner ca. 12% Rutin sowie andere Flavonoide, 12% Gerbstoffe, Schleim, Gummi, Harz, Zucke, org. Säuren. **Anw.** volkst.: als Emetikum, Purgans, blutdrucksenkendes Mittel sowie (früher) als Abortivum; äuß.: als Rubefaziens. **HOM:** *Sedum acre:* frische, blühende Pflanze; verord. z.B. b. blutenden Hämorrhoiden, Analfissuren. Ferner hom. angewandt: *Sedum repens* (v. Sedum alpestre Vill., Alpenfetthenne, Alpenseide) u. *Sedum telephium* L. (Knolliges Steinkraut, Große Fetthenne); v. beiden frische, blühende Pflanze; verord. z.B. b. Analfissuren.

**Sedum alpestre:** s. Sedum acre.

**Sedum repens:** s. Sedum acre.

**Sedum telephium:** s. Sedum acre.

**Seegurken:** s. Saponine.

**Seekiefer:** s. Pinus halepensis.

**Seekrankheit:** Nausea; Arzneimittel gegen Seekrankheit: s. Antiemetika.

**Seerose, Weiße:** s. Nymphaea alba.

**Seesalz:** Meersalz*.

**Seesand:** Reagenz. Verschiedenfarbige, vor allem gelblichbraune, feine Sandkörnchen von 0.1 (DAB10) bzw. 0.15 (Ph.Eur.3) bis 0.3 mm Korngröße.

**Seestern(e):** Gemeiner Seestern, s. Asterias rubens.

**Seetang:** s. Fucus.

**Sefril**®: s. Cefradin.

**Seger-Kegel:** Schmelzkegel, tetraedrische, ca. 5 cm hohe Körper aus verschiedenem keramischem Material (Silicate, Kaolin, Magnesiumoxid usw.), die auf die bei der Herst. keramischen Materials erforderlichen Hitzegrade „geeicht“ sind. Der Schmelzpunkt eines Kegels ist dann erreicht, wenn sich die Spitze des Kegels bis zur Berührung der Unterlage geneigt hat (Hermann Seger, Keramiker, 1839 bis 1893).

**Seggenwurzel:** s. Carex arenaria.

**Segmenttherapie:** *syn.* Reflextherapie, Neuraltherapie*.

**Sehne:** *med.* Tendo; Sehnenscheidenentzündung: Tendovaginitis.

**Sehpurpur:** Rhodopsin*.

**Sehr vorsichtig zu lagern:** Lagerungsvorschrift nach Ph.Eur.3; Lagerung in einem besonderen Schrank unter Verschluß. Beschriftung der Behältnisse mit weißer Schrift auf schwarzem Grund. Gilt nicht f. Fertigarzneimittel.

**Seidelbast:** Seidelbastrinde (Cortex Mezerei), s. Daphne mezereum.

**Seidenfaden:** s. Filum bombycis tortum asepticum.

**Seidenfibroin:** zur Gruppe der β-Keratine gehörendes Strukturprotein, $M_r$ 365000. Zus. mit einem zweiten, wasserlöslichem Protein, dem Sericin (Seidenleim), ist S. Bestandteil der Naturseide, die von der Seidenraupe (Bombyx mori*) als Drüsensekret gebildet wird. Das Faserprotein besteht aus 2 Untereinheiten, die aus zwar identischen, aber in entgegengesetzter Richtung orientierten Polypeptidketten aufgebaut sind. Die Aminosäuresequenz wiederholt sich über lange Strecken der Polypeptidkette u. lautet f. das S. $(Gly\text{-}Ser\text{-}Gly\text{-}Ala\text{-}Gly\text{-}Ala)_n$. Zus. mit schwachen hydrophoben Wechselwirkungen bewirken Wasserstoffbrückenbindungen eine Assoziation der Polypeptidpaare zu einem dreidimensionalen Proteinkomplex. Seidenfibroin bildet feine, langgestreckte Fibrillen. Das Ergebnis dieser Bindungskräfte ist eine sehr widerstandsfähige, nur schwach elastische Faser mit großer Flexibilität.

**Seidenpflanze, Indische:** Asclepias curassavica*. S., Syrische: Asclepias syriaca*.

**Seidenpflaster:** Verbandpflaster, dessen Trägerstoff aus weißer Kunstseide u. dessen Klebeschicht aus vollsynthetischem Polyacrylat besteht.

**Sekundäre Metaboliten**
Zusammenhang zwischen Primären und Sekundären Metaboliten

| Primäre Metaboliten | Sekundäre Metaboliten |
|---|---|
| Zucker | ungewöhnliche Zucker (Amino-, Desoxy- u. Methylzucker, Zucker mit verzweigter C-Kette) Reduktionsprodukte (Zuckeralkohole, Cyclitole), Oxidationsprodukte (Uronsäuren, Aldonsäuren), Acetat/Malonat, Fettsäurederivate, Polyketide (Anthracenderivate, Tetracycline, Griseofulvin, Pyridinderivate) |
| Isopentenylpyrophosphat | Hemiterpene, Monoterpene (Bestandteile ätherischer Öle), Sesquiterpene (Bitterstoffe, Bestandteile ätherischer Öle), Diterpene (Bestandteile von Harzen, Gibberelline, Phytol), Triterpene (Squalen, Sterole), Tetraterpene (Carotinoide, Xanthophylle), Polyterpene (Kautschuk, Gutta), Propionat, Methylfettsäuren, Makrolidantibiotika |
| Säuren des Tricarbonsäure- und Glyoxylatzyklus | Alkylcitronensäuren |
| Shikimisäure | Naphthochinone, Anthrachinone, Chinolin- u. Chinazolinalkaloide |
| Aminosäuren | Amine, methylierte Aminosäuren, Betaine, Senföle, Alkaloide, Peptide (Penicillin) |
| Phenylpropanaminosäuren | Zimtsäure, Cumarine, Lignin, Lignane, Flavanderivate, Stilbene, Phenole, Bestandteile, ätherischer Öle |
| Porphyrine | Chlorophylle, Gallenfarbstoffe (bei Tieren: Pyrrolpigmente) |
| Purine | methylierte Purine, Purinantibiotika, Pteridine |

**Seidlitzpulver:** s. Pulvis aerophorus laxans.
**Seidschützer Salz:** Magnesiumsulfat*.
**Seife:** s. Sapo.
**Seifenbaumgewächse:** s. Sapindaceae.
**Seifengeist:** s. Spiritus saponatus.
**Seifenholz:** Cort. Quillajae, s. Quillaja saponaria.
**Seifenkrautwurzel:** Rad. Saponariae s. Saponaria officinalis.
**Seifenleim:** Rohprodukt der Seifenherstellung, besteht aus Seife, Wasser u. Glycerol. Erstarrter Seifenleim wird als **Leimseife** bezeichnet, enthält bis zu 300% Wasser; s. Sapo.,
**Seifenliniment, Flüssiges:** s. Linimentum ammoniatum.
**Seifenpflaster:** s. Emplastrum saponatum.
**Seifenrinde:** Cort. Quillajae, s. Quillaja saponaria.
**Seifenspiritus:** s. Spiritus saponatus.
**Seifenstein:** Natrium hydroxydatum crudum, s. Natriumhydroxid.
**Seifenwurzel (Rote):** Rad. Saponariae, s. Saponaria officinalis.
**Seifenwurzel, Weiße:** Rad. Saponariae albae, s. Gypsophila-Arten.
**Seifenzäpfchen:** s. Suppositoria glyceroli.
**Seifenzahnputzpulver:** s. Pulvis dentrifricius cum Sapone.
**Seignettesalz:** s. Kalium-natriumtartrat.
**Seitenwurzel:** s. Wurzel.
**Seitz-Entkeimungsfilter:** Filterschichten aus Cellulose-Asbest-Fasern; Tiefenfilter* mit Adsorptions- u. Absorptionseffekt; zur Entkeimung; gutes Rückhaltevermögen f. Toxine u. Pyrogene.
**Sekret:** Absonderung v. Drüsen mit bestimmter Funktion, z.B. Speichel, Galle, Magensaft usw. *Pflanzliche Sekrete* lassen sich meistens nicht eindeutig von pflanzlichen Exreten* abgrenzen.
**Sekretin:** ein Gewebshormon; s. unter Hormone.
**Sekretion, Innere:** s. Hormone.
**Sekretion, tubuläre:** s. Elimination.
**Sekretolin®:** s. Secretin.
**Sekretolytika:** s. Expektorantium(a).
**Sekretomotorika:** s. Expektorantium(a).
**Sektion:** (*lat.* sectio schneiden) 1. Leichenöffnung, *syn.* Autopsie, Obduktion; 2. Operationstechnik in der Geburtshilfe, Sectio caesarea, Kaiserschnitt.
**Sekundäre Alkohole:** s. Alkohole.
**Sekundär-Element:** Akkumulator*.
**Sekundäre Metaboliten:** (Sekundäre Stoffwechselprodukte) sind in Pflanzen Substanzen wie Pigmente, Alkaloide, Antibiotika, Phenole, Terpene etc., die nur in bestimmten Organen, Geweben u. Zellen gebildet werden, die geeignete Enzyme enthalten. Die Bildung erfolgt meist nur während bestimmter Entwicklungsphasen der jeweiligen Organismen. Sie sind Produkte des **Sekundärstoffwechsels** u. unterscheiden sich von jenen des **Primär-** od. **Grundstoffwechsels**, die an Energiebereitstellung, an Wachstum u. Strukturaufbau **aller** Organismen beteiligt sind. (Zu diesen gehören Intermediärprodukte der Glykolyse* u. des Tricarbonsäurezyklus*, Aminosäuren* u. deren biosynthetische Vorstufen, Proteine*, Purine u. Pyrimidinbasen, Nucleoside, Nucleotide, Nucleinsäuren, Zucker, Polysaccharide, Fettsäuren, Triglyceride etc.) Viele s. M. haben keine erkennbare biologische Funktion; einige haben jedoch im Verlaufe der Evolution f. das Leben der jeweiligen Organismen Bedeutung erlangt (z.B. Hormone von Pflanzen u. Tieren); andere sind von ökologischem Interesse, indem sie als Lockstoffe (Duft- u. Farbstoffe), als Fraßschutzmittel u. als giftige Abwehr- bzw. Angriffstoffe dienen, wie z.B. die Salamanderalkaloide, die herzwirksamen Glykoside der Kröten sowie physiol. aktive Verbindungen von Insekten (Blausäure, Ameisensäure, p-Cresol, p-Benzochinon).
Trotz großer chemischer Vielfältigkeit der S.M. sind sie aus relativ wenigen Vorstufen zusammengesetzt, wie z.B. Essigsäure, Shikimisäure, Isopentenylpyrophosphat (s. Tab.), die häufig im Primärstoffwechsel eine Schlüsselposition ein-

nehmen. S. M. von Tieren werden nicht immer selbst synthetisiert, sondern entstammen gelegentl. auch der Nahrung. Die meisten s. M. werden von Pflanzen synthetisiert. So wurden im Vergleich zu etwa 50 Tieralkaloiden mehr als 7000 pflanzliche Alkoloide identifiziert. Die unterschiedliche Verteilung steht mit dem Exkretionsstoffwechsel in Verbindung. Tiere können die meisten End- u. Nebenprodukte des Stoffwechsels aus dem Körper ausscheiden, während die Pflanzen eine „metabolische Exkretion" haben, z.B. werden Produkte in Vakuolen, Zellwänden, lipophile Substanzen in speziellen Exkretzellen od. -räumen (ätherischen Ölzellen, Harzgänge etc.) angehäuft. Akkumulations- u. Bildungsort derselben Metabolite sind somit häufig nicht identisch. Speichern Tiere Sekundärstoffe, dann meistens in bestimmten Organen, z.B. in Drüsen; sie können aber auch in der Lymphflüssigkeit gelöst sein od. in Haut u. Haaren abgelagert werden.

**Sekundäres Dickenwachstum:** s. Dickenwachstum, sekundäres.

**Sekundärinfektion:** Infektion eines bereits von Mikroorganismen befallenen Organismus mit einem zweiten Erreger, wobei die Ansiedlungsmöglichkeit f. den zweiten Erreger durch den ersten erleichtert wird; vgl. Reinfektion.

**Sekundärpackmittel:** s. Behältnis*.

**Sekundärstoffwechsel:** s. Sekundäre Metaboliten.

**Sekundärstrom:** s. Akkumulator.

**Sekundärstruktur:** s. Proteine.

**Sekundärwand:** innerste Schicht der Zellwand, die bei einigen Zellen nach Beendigung des Streckungswachstums gebildet wird; besteht aus mehreren Schichten mit unterschiedlichster Textur der Cellulosefibrillen.

**Sekunde:** s. SI-Einheiten.

**Selbstbräunungsmittel:** s. Hautbräunungsmittel.

**Selbstmedikation:** Selbstbehandlung von Krankheiten u. Beschwerden od. deren Vorbeugung u. Verhütung ohne vorangegangene od. begleitende ärztliche Kontrolle mit nicht verschreibungspflichtigen Arzneimitteln.

**Selbstvergiftung:** s. Autointoxikation.

**Selectol®:** s. Celiprolol.

**Selectomycin®:** s. Spiramycin.

**Selegilin** INN: N,α-Dimethyl-N-2-propinylphenylethylamin, Movergan®; CAS-Nr. 14611-51-9;

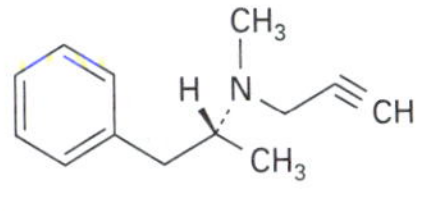

Selegilin

$C_{13}H_{18}N_2$, $M_r$ 202.30. **Wirk.** u. **Anw.:** Antiparkinsonmittel (s. Parkinsonismus), Hemmer der Monoaminooxidase-B (kommt vorwiegend im Gehirn vor), sowie der Wiederaufnahme von Dopamin in Ganglien, oft in Kombination mit Levodopa* verwendet. **Nebenw.:** zentralnervöse Störungen (Müdigkeit, Benommenheit), Obstipation, Appetitlosigkeit; kein sog. cheese-effect. **Übl. Dos.:** 10 mg/d.

**Selektiv permeable Membran:** Membran, die außer dem Lösungsmittel auch gelöste Substanzen durchtreten läßt, aber die einzelnen mit unterschiedlicher Geschwindigkeit u. viel langsamer als das Lösungsmittel.

**Selen:** Se, $A_r$ 78.96; 2-, 4- u. 6wertig; OZ 34, entdeckt 1817 von Jöns Jakobs Berzelius (Schweden, 1779 bis 1848). Nat. in Spuren in sulfidischen Erzen. Anreicherung bei deren Abrösten im Flugstaub als $SeO_2$. Darst.: durch Reduktion von $SeO_2$ mit Schwefeldioxid. Wie Schwefel tritt auch S. in mehreren Formen (Modifikationen) auf: **1. Amorphes S.:** *glasartiges, schwarzes S.:* dunkelrotbraun bis blauschwarz, entsteht bei raschem Abkühlen von geschmolzenem Se, D. 4.28, erweicht bei 50 bis 60°C, ab ca. 70°C elastisch; *rotes, amorphes S.:* durch Kondensation von Se-Dampf od. Reduktion von Seleniger Säure in Wasser, D. 4.26. **2. Kristallinisches rotes S.** (α- u. β-Selen): dunkelrote monokline Kristalle. D. 4.74, Schmp. 144°C; die roten Modifikationen von S. sind nichtmetallisch, metastabil u. leiten den elektr. Strom nicht. **3. Graues metallisches S.:** beständige Form, die beim Erhitzen u. langsamen Abkühlen des roten S. entsteht. Schmp. 220°C. D. 4.80. Unlösl. in Schwefelkohlenstoff, leitet den elektr. Strom im Dunkeln nur sehr wenig, beim Belichten steigt d. Leitfähigkeit um das 1000fache, daher seine Verw. in Photozellen. Die Verbindungen von S. entsprechen denen des Schwefels. **Selensäure**, $H_2SeO_4$, wirkt in wäßriger Lsg. wie Schwefelsäure; ihre Salze heißen **Selenate**. **Selenhalogenide** sind die Verbindungen von Selen mit Chlor, Fluor, Brom u. Iod; **Selenwasserstoff***, entsteht bei Einw. von HCl auf Metallselenide.

**Physiologie:** Für Pflanze, Tier u. Mensch ist Se ein essentielles Spurenelement; es ist ein Bestandteil der Glutathionperoxidase*. Se ist ein intrazelluläres Antioxidans, Vit.-E-Mangelerscheinungen sollen durch Se z.T. ausgeglichen werden. Der Mensch benötigt wahrscheinlich 50 bis max. 250 µg Se pro Tag. Pflanzen, v.a. Fabaceen, die auf selenhaltigem Boden wachsen, nehmen S. auf. In Aminosäuren wird Schwefel gegen Se ausgetauscht (man kennt z.B. Methylselenocystein u. Selenomethionin). Knoblauch, Kürbissamen, Reis, Hafer enthalten ca. 0.3 mg/kg Se, Fische das doppelte bis dreifache davon; Se ist also i.a. in ausreichender Menge in den Nahrungsmitteln vorhanden u. es spricht wenig dafür, daß beim Menschen eine zusätzliche Gabe von Se von irgendwelchem Nutzen ist. Eine Selbstmedikamentation mit Se kann nicht empfohlen werden, da der toxische Bereich schon knapp über der optimalen Zufuhr liegt.

**Tox.:** Oral aufgenommenes Se ist kaum giftig, jedoch führt Einatmen von Dampf od. Staub zu schwerer Reizung der Atemwege, ev. bis zum Lungenödem. Gefährlich sind die Verbindungen des Se Chronische Vergiftungen zeigen sich in Kopfschmerz, Blässe, Depressionen, Müdigkeit, Hautaffekten, Verdauungsstörungen u. dem typischen Knoblauchgeruch (Dimethylselenid) der Ausatemluft (monatelang, vgl. Tellur). Das gegen Seborrhö u. Kopfschuppen angewandte Selen(IV)-sulfid*, $SeS_2$, enthält Se fest gebunden u. wird prakt. nicht resorbiert. Genuß der Affennuß (Frucht von Lecythis ollaria*, enthält Selen-Cystathionin) führt zum völligen Haarverlust. Durch S. wird die Kariesanfälligkeit der Zähne gesteigert.

**HOM:** *Selenium:* Rotes Selen; verord. z.B. b. Akne, Neurasthenie, Impotenz.

**Selenate:** s. Selen.

**Selen-Cystathionin:** Selenocystathionin, s. Selen; vgl. Strukturformel von Cystathionin.

**Selendisulfid:** s. Selen(IV)-sulfid.

**Selenhalogenide:** s. Selen.

**Selenicereus grandiflorus** (L.) Britt. et Rose: (Cereus grandiflorus, Cactus grandiflorus) Fam. Cactaceae, Kaktus, Königin der Nacht (Mexiko, Antillen). **Inhaltsst.:** herzwirksame Wirkstoffe (Tyramin, N-Methyltyramin, N,N-Dimethyltyramin), Flavonglykoside. **Anw.:** Herzmittel.

**HOM:** *Cactus* (HAB1.4): im Juli gesammelte junge Stengel u. Blüten; verord. z.B. b. Herzerkrankungen (Angina pectoris), Claudicatio intermittens (intermittierendes Hinken).

**Seleno-L-methionin [$^{75}$Se]:** (S)-2-Amino-4-(methyl[$^{75}$Se]seleno)buttersäure wird als sterile, pyrogenfreie, durch Zusatz von Natriumchlorid isotonisierte Injektionslösung, L-Selenomethionini [$^{75}$Se] solutio iniectabilis Ph.Eur.3 (nicht mehr seit 1995), [$^{75}$Se]Seleno-L-methionin-Injektionslösung, verwendet. Selen-75 ist ein Radioisotop des Selens u. wird durch Neutronenbestrahlung von nat. vorkommendem Selen od. von mit Selen-74 angereichertem Selen erhalten. Selen-75 hat eine HWZ von 118.5 d, emittiert Gammastrahlen. [$^{75}$Se]Seleno-L-methionin wird entweder durch eine stereospezifische Synthese, durch anschließende Trennung der Isomeren od. durch Wachstum verschiedener Mikroorganismen in einem [$^{75}$Se]Selenit-Ion enthaltenden Medium hergestellt.

**L-Selenomethionini [$^{75}$Se] solutio iniectabilis:** s. Seleno-L-methionin [$^{75}$Se].

**Selensäure:** s. Selen.

**Selen(IV)-sulfid:** Selenium sulfuratum, Selendisulfid; CAS-Nr. 7488-56-4; $SeS_2$. Orangerotes Pulver, bestehend aus Selensulfiden, Selen u. Schwefel. Geh. 52.0 bis 55.0% Selen; unlösl. in Wasser u. Ether. **Off.:** DAC86. **Anw.:** in 1- bis 2.5%iger Suspension gegen Kopfschuppen u. Kleienpilzflechte (Pityriasis versicolor); nicht bei offenen Verletzungen od. akuten Entzündungen verwenden; nicht in Augen od. auf Schleimhäute bringen; während der Anw. (Kopfwäsche) Ringe u. Schmuck ablegen.

**Selenwasserstoff:** $H_2Se$. Schmp. -65.73°C. Sdp. -41.3°C. Krit. Druck 92 bar, krit. Temp. 138°C. Farbloses, stechend riechendes Gas, noch giftiger als Schwefelwasserstoff, entsteht bei Einw. von Salzsäure auf Selenhalogenide;.

**Self emulsifying waxes:** s. Emulgatoren.

**Selinan:** s. Eudesman.

**Seliwanoffs-Reagenz:** 0.5%ige Lsg. von Resorcinol in konz. HCl, die sich nach Erwärmen rot färbt; dient zum Nachw. von Ketosen (Farbkomplexbildung mit Ö-Hydroxymethylfurfural). Muß stets frisch bereitet werden.

**Sellerie:** -wurzel, -kraut, -samen; s. Apium graveolens.

**Seltene Erden:** Oxide der Seltenerdmetalle*.

**Seltenerdmetalle:** sind neben Lanthan, Scandium, Yttrium u. Actinium weitere 14 Elemente mit den Ordnungszahlen 58 bis 71, die sog. **Lanthanoide** (vgl. Periodensystem der Elemente, hintere Umschlagseite). Durch d. gleichen Aufbau der äußeren Elektronenschalen haben diese Elemente eine sehr große chemische Ähnlichkeit, weitgehende Isomorphieerscheinungen führen zu gemeinsamen Vorkommen. Bes. die 14 Lanthanoide ähneln sich in ihrem chem. u. phys. Verhalten so sehr, daß sie nur äußerst schwer zu trennen sind. Die S. bilden, soweit sie bisher rein dargestellt werden konnten, graue, weiche Metallmassen, die an der Luft leicht oxidieren u. Wasser unter Hydroxidbildung zersetzten, sie sind fast alle 3wertig. Ihre Oxide heißen „Seltene Erden". Das wichtigste Lanthanoidenmineral ist der **Monazit**, $CePO_4$ (Südnorwegen). Zur Gew. der Metalle dient aber hauptsächl. dessen Verwitterungs- u. Ablagerungsprodukt, der **Monazitsand** (Brasilien, Südindien, Ceylon u. USA), aus dem die Metalle nach Aufschließung mit Schwefelsäure (Umwandlung der Sulfate in Oxalate u. Überführung dieser in Oxide) durch fraktionierte Kristallisation gewonnen werden. **Anw.:** Cer wird f. Glasglühstrümpfe (Auerlicht) sowie als Legierungsbestandteil (Zündsteine) verwendet. Über medizinische Verw. einiger Cersalze vgl. Cernitrat u. -oxalat. Andere S. sind Bestandteile von hochwertigen Permanentmagneten, farbigen Gläsern u. Leuchtstoffen f. Farbbildschirme.

**Gesch.:** Das erste S. wurde 1794 von dem finnischen Forscher Johann Gadolin, 1760 bis 1852, in dem 1788 bei Ytterby in Schweden aufgefundenen Mineral Gadolinit entdeckt u. mit „Yttererde" bezeichnet. 1803 fand der schwedische Chemiker Jons Jakob Berzelius (1797 bis 1848) das Cer, das er „Ceriterde" nannte. Beide Erden hielt man zunächst f. einheitliche Stoffe, bis es dem schwed. Chemiker Carl Gustav Mosander (1797 bis 1858) in den Jahren 1839 bis 1843 gelang, die Cerit- u. Yttererde weiter aufzuspalten u. daraus das Lanthan, Erbium, Didym, Terbium zu isolieren. Didym wurde 1885 von Auer von Welsbach (1858 bis 1929) in Praseodym u. Neodym zerlegt. Weitere Entdecker v. S. waren Crookes, Nilson, De Marginac u.a.

**Sem.:** Abk. f. Semen*.

**Semadin:** Alkaloid aus Sedum acre*.

**Semap®:** s. Penfluridol.

**Semecarpus anacardium** L. f.: (Anacardia orientalia) Fam. Anacardiaceae, Tintenbaum (heim. Ostindien, kult. in d. Tropen). Stpfl. v. **Fructus Anacardii orientalis:** Anacardium, Ostindische Elefantenläuse. **Inhaltsst.:** phenolische Verbindungen wie Cardol*, Gerbstoff, Harz, Farbstoff; die Samen enthalten ca. 47% fettes Öl mit Anacardsäure*. **Anw.** volkst.: als Hautreizmittel, gegen Warzen u. Hühneraugen; techn.: früher zur Tintenherst. **Cardolum pruriens**, das Cardol des Handels, ist ein Alkohol-Ether-Extrakt aus d. Fruchtfleisch v. Fruct. Anacardii orientalis. Tiefschwarze, teerige Masse, die ebenfalls zu Einreibungen verwendet wird. Vorsicht, da stark Blasen u. Entzündungen erregend (vgl. Anacardium occidentale).

**HOM:** *Semecarpus anacardium* (HAB1.3), Anacardium: reife, getrocknete Früchte; verord. z.B. b. Hauterythemen, Ulcus duodeni, Psychosen.

**Semen:** (Plur. Semina) *bot.* Abk. Sem., Same*.

**Semen Abelmoschi:** Moschuskörner, s. Abelmoschus moschatus.

**Semen Achiotti:** Anottasaat, Orleansaat, s. Bixa orellana.

**Semen Acokanthera:** Acokantherasame, s. Acokanthera oppositifolia.

**Semen Agrostemmae:** Kornradesame, s. Agrostemma githago.

**Semen Amomi:** Fruct. Amomi, Piment, s. Pimenta dioica.

**Semen Amygdali amarum:** Bitterer Mandelsame, s. Prunus dulcis var. amara.

**Semen Amygdali dulce:** Süßer Mandelsame (Amygdale dulces), s. Prunus dulcis var. dulcis.

**Semen Anagyris:** Stinkstrauchsame, s. Anagyris foetida.
**Semen Anisi:** falsche Bez. f. Fructus Anisi (Anis), s. Pimpinella anisum.
**Semen Apii (graveolentis):** falsche Bez. f. Fructus Apii (Selleriefrüchte), s. Apium graveolens.
**Semen Aquilegiae:** Akeleisame, s. Aquilegia vulgaris.
**Semen Arachidis:** Erdnuß, s. Arachis hypogaea.
**Semen Arecae:** Arekasame, s. Areca catechu.
**Semen Avenae excorticatum:** Fruct. Avenae excorticatus, Hafergrütze, s. Avena sativa.
**Semen Cacao:** Kakaobohne, s. Theobroma cacao.
**Semen Calabar:** (Semen Physostigmatis) Kalabarbohne, s. Physostigma venenosum.
**Semen Cannabis:** Fruct. Cannabis, Hanffrucht, s. Cannabis sativa.
**Semen Cardamomi:** Fruct. Cardamomi, Kardamomen, s. Elettaria cardamomum.
**Semen Cardui Mariae:** (Semen Silybi Mariae) Mariendistelsame, s. Silybum marianum.
**Semen Carobae:** Johannisbrotkerne, s. Ceratonia siliqua.
**Semen Carvi:** falsche Bez. f. Fructus Carvi (Kümmel), s. Carum carvi.
**Semen Castaneae equinae:** Semen Hippocastani, Roßkastanie, s. Aesculus hippocastanum.
**Semen Cedronis:** Cedronsame, s. Simarouba cedron.
**Semen Ceratoniae:** Johannisbrotkerne, s. Ceratonia siliqua.
**Semen Cicutae virosae:** Wasserschierlingssame, s. Cicuta virosa.
**Semen Cinae:** Flor. Cinae, s. Artemisia cina.
**Semen Cocculi (indici):** Fruct. Cocculi, Kokkelskörner, s. Anamirta cocculus.
**Semen Coffeae:** Kaffeebohne, s. Coffea.
**Semen Colae:** Nux Colae, Kolanuß, s. Cola.
**Semen Colchici:** Zeitlosensame, s. Colchicum autumnale.
**Semen Crotonis:** Crotonsame, s. Croton tiglium.
**Semen Cucurbitae:** Kürbissame, s. Cucurbita maxima, C. pepo, C. moschata.
**Semen Cydoniae:** Quittensame, s. Cydonia oblonga.
**Semen Cynosbati:** Hagebuttensame, s. Rosa canina.
**Semen Daturae:** (Semen Stramonii) Stechapfelsame, s. Datura stramonium.
**Semen Dauci:** (Fruct. Dauci) Möhrenfrüchte, s. Daucus carota.
**Semen Erucae:** (Semen Sinapis albae) Weißer od. Gelber Senf, s. Sinapis alba.
**Semen Foenugraeci:** Bockshornsame, s. Trigonella foenum-graecum.
**Semen foenugraeci ad usum veterinarium:** Bockshornsame f. tierarzneiliche Zwecke, s. Trigonella foenum-graecum.
**Semen Genistae scopariae:** Semen Sarothamni scoparii, Besenginstersame, s. Cytisus scoparius.
**Semen Harmalae:** Steppenrautensame, s. Peganum harmala.
**Semen Helianthi annui:** Sonnenblumenkern, s. Helianthus annuus.
**Semen Hippocastani:** (Semen Castaneae equinae) Roßkastanie, s. Aesculus hippocastanum.
**Semen Hordei decorticatum:** (Fruct. Hordei decorticatus) Geschälte Gerste, s. Hordeum vulgare.
**Semen Hyoscyami:** Bilsenkrautsame, s. Hyoscyamus niger.
**Semen Ignatii:** Faba St. Ignatii, Ignatiusbohne; s. Strychnos ignatii.
**Semen Jatrophae:** Curcasnüsse, s. Jatropha curcas.
**Semen Jequiritii:** Paternostererbse, s. Abrus precatorius.
**Semen Lini:** Leinsame, s. Linum usitatissimum.
**Semen Lycopodii:** Lycopodium, Bärlappsporen, s. Lycopodium clavatum.
**Semen Milii solis:** Steinsame, s. Lithospermum officinale.
**Semen Moringae:** Behennuß, s. Moringa-Arten.
**Semen Myristicae:** (Semen Nucistae, Nux moschata) Muskatnuß, s. Myristica fragrans.
**Semen Napi:** Rapssame, s. Brassica napus.
**Semen Nigellae damascenae:** Damascener Schwarzkümmel, s. Nigella damascena.
**Semen Nigellae (sativae):** Schwarzkümmell, s. Nigella sativa.
**Semen Nucistae:** Semen Myristicae, Muskatnuß, s. Myristica fragrans.
**Semen Nucis vomicae:** Semen Strychni, s. Strychnos nux vomica.
**Semen Orleanae:** Orleansaat, s. Bixa orellana.
**Semen Paeoniae:** Pfingstrosensame, s. Paeonia officinalis.
**Semen Papaveris:** Mohnsame, s. Papaver somniferum.
**Semen Paradisi:** Paradieskörner, s. Aframomum melegueta.
**Semen Pediculariae:** Semen Staphisagriae, Stephanskörner, s. Delphinium staphisagria.
**Semen Petroselini:** Fruct. Petroselini, Petersilienfrucht, s. Petroselinum crispum.
**Semen Physostigmatis:** Semen Calabar, Kalabarbohne, s. Physostigma venenosum.
**Semen Pistaciae:** (Amygdalae virides) Pistazie, s. Pistacia vera.
**Semen Plantaginis ovatae:** s. Plantago ovata.
**Semen Psyllii:** Flohsame, s. Plantago afra.
**Semen Quercus:** (Glans Quercus) Eichel, s. Quercus-Arten.
**Semen Quercus tostum:** (Glans Quercus tostae) Geröstete Eichel, s. Quercus-Arten.
**Semen Rapae:** Rübsen, s. Brassica rapa.
**Semen Ricini:** Rizinussame, s. Ricinus communis.
**Semen Ricini majoris:** Curcasnuß, s. Jatropha curcas.
**Semen Rutae silvestris:** Semen Harmalae, Steppenrautensame, s. Peganum harmala.
**Semen Sabadillae:** Sabadillsame, s. Schoenocaulon officinale.
**Semen Sarothamni scoparii:** Ginstersame, s. Cytisus scoparius.
**Semen Sesami:** Sesamsame, s. Sesamum indicum.
**Semen Sinapis albae:** Semen Erucae, Weißer Senfsame, s. Sinapis alba.
**Semen Sinapis (nigrae):** Schwarzer Senfsame, s. Brassica nigra.
**Semen Sinapis pulveratum exoleatum:** Pulvis Sinapis concentratus, Entöltes Senfmehl, s. Brassica nigra.
**Semen Sojae:** Sojabohnen, s. Glycine soja.

**Semen Spartii scoparii:** Semen Sarothamni scoparii, Besenginstersame, s. Cytisus scoparius.

**Semen Staphidis agriae:** Semen Staphisagriae, Stephanskörner, s. Delphinium staphisagria.

**Semen Sthaphisagriae:** Stephanskörner, s. Delphinium staphisagria.

**Semen Stramonii:** Stechapfelsame, s. Datura stramonium.

**Semen Strophanthi:** Strophanthussame, s. Strophanthus-Arten (Strophanthus gratus).

**Semen Strophanthi kombe:** Kombe-Strophanthussame, s. Strophanthus-Arten (Strophanthus kombe).

**Semen Strychni:** Brechnuß, s. Strychnos nux vomica.

**Semen Syzygii cumini:** s. Syzygium cumini.

**Semen Syzygii jambolani:** Jambulsame, s. Syzygium jambos.

**Semen Thevetiae:** Thevetiasame, s. Thevetia peruviana.

**Semen Tiglii:** Semen Crotonis, Crotonsame, Purgierkörner, s. Croton tiglium.

**Semen Tonca:** (Faba Tonca) Tonkabohne, s. Dipterys odorata.

**Semen Trigonellae:** Sem. Foenugraeci, Bockshornsame, s. Trigonella foenum-graecum.

**Semen Urticae:** Brennesselsame, s. Urtica-Arten (Urtica dioca u. U. urens).

**Semi...:** (Vorsilbe) halb....

**Semicarbazid:** Aminoharnstoff, Carbaminsäurehydrazid, Hydrazinderivat der Kohlensäure; $M_r$ 75.1. Schmp. 96°C. Farblose Kristalle, leicht lösl.

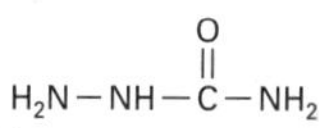

Semicarbazid

in Ethanol u. Wasser, unlösl. in Ether, bildet m. Säuren gut krist. Salze. Darst.: durch Einw. v. Kaliumcyanat auf Hydrazinsulfat od. durch elektrolyt. Reduktion v. Nitroharnstoff. Bildung mit Aldehyden u. Ketonen unter Wasseraustritt die **Semicarbazone** (dient nach Thiele z. Nachw. u. Abscheidung v. Aldehyden u. Ketonen).

**Seminose:** s. Mannose.

**Semiologie:** Semiotik*.

**Semiotik:** Semiologie, Lehre von den Krankheitszeichen (Symptomatologie).

**Semipermeabel:** halbdurchlässig; semipermeable Membran, s. Osmose.

**Semipermeable Membran:** Membran, die zwar das Lösungsmittel (Wasser), nicht aber den gelösten Stoff passieren läßt.

**Sempera®:** s. Itraconazol.

**Sempervirin:** 3,4,5,6,14,15,20,21-Octadehydroyohimbanium; CAS-Nr. 6882-99-1, $M_r$ 272.33. Strychninartig wirkendes Indolalkaloid vom Yohimbintyp, **Strukturformel** s. Gelsemium sempervirens.

**Sempervivum tectorum** L. **ssp. tectorum:** Fam. Crassulaceae (auf Dächern kult.), (Echte) Hauswurz. Inhaltsst.:. Gerbstoffe, Schleimstoffe. **Anw.** volkst.: Wundheilmittel.

**HOM:** *Sempervivum tectorum ssp. tectorum* (HAB1.5), Sempervivum tectorum: die frischen vor der Blüte gesammelten Blätter (der Blattrosette, Durchmesser 6 bis 14 cm); verord. z.B. b. Störungen der Menstruation.

**Senecio:** Greiskraut, Kreuzkraut; Gattung der Fam. Asteraceae. Fast auf der ganzen Erde verbreitete, größte Gattung dieser Familie (ca. 1300 Arten, sehr formenreich). Im Gegensatz zu anderen Asteraceae enthalten die S.-Arten keine Polyine u. nur eingeschränkt Sesquiterpenlactone. Von ihrer Anw. in der Heilkunde muß wegen der enthaltenen Pyrrolizidinalkaloide* grundsätzl. abgeraten werden; außerdem ist die den einzelnen Arten zugewiesene Wirksamkeit nicht belegt.

**Senecio-Alkaloide:** s. Pyrrolizidinalkaloide.

**Senecio aureus** L.: Fam. Asteraceae (Compositae), Goldenes Kreuzkraut (Nordamerika); s. Senecio.

**HOM:** *Senecio aureus:* frische, blühende Pflanze.

**Senecio fuchsii:** s. Senecio nemorensis ssp. fuchsii.

**Senecio jacobaea** L.: Fam. Asteraceae (Compositae), Jakobskraut (Europa, Asien). Stpfl. v. **Herba Senecionis jacobaeae:** Jakobskraut. **Inhaltsst.:** Pyrrolizidinalkaloide* (kanzerogene Lebergifte) wie Senecionin ($C_{18}H_{25}NO_5$), Jacobin, Jaconin, Jacodin (Seneciphyllin, $C_{18}H_{23}NO_5$); ferner Quercetin, äther. Öl. **Anw.** volkst.: gegen Blutungen; uteruswirksam.

**HOM:** *Senecio jacobaea:* frische Pflanze; verord. z.B. b. Menstruationsstörungen.

**Senecio nemorensis ssp. fuchsii** (C.C. Gmel.) Celak.: (Senecio fuchsii C.C. Gmel.) Fam. Asteraceae (Compositae), Fuchskreuzkraut (Europa); enthält im Kraut ca. 10 mg/kg 1,2-ungesättigte, toxische Pyrrolizidinalkaloide*, s. Senecio.

**Senecio nemorensis ssp. nemorensis:** Fam. Asteraceae (Compositae), Hainkreuzkraut (Europa); enthält im getrockneten Kraut ca. 1 g/kg 1,2-ungesättigte, toxische Pyrrolizidinalkaloide*, s. Senecio.

**Senecio vulgaris** L.: Fam. Asteraceae (Compositae), Grindkraut, Kreuzkraut (Europa, verbreitetes Unkraut). Stpfl. v. **Herba (Folia) Senecionis vulgaris:** Grundkraut. **Inhaltsst.:** Pyrrolizidinalkaloide* wie Senecin u. Senecionin. **Anw.** volkst.: gegen Blutungen, Koliken u. gegen Würmer.

**Senega:** s. Polygala senega.

**Senegalgummi:** s. Gummi arabicum.

**Senegasirup:** s. Sirupus Senegae.

**Senegawurzel:** Rad. Senegae, s. Polygala senega.

**Senf:** Speisesenf, Mostrich, s. Mostardum; Schwarzer (Holländischer) S., s. Brassica nigra; Weißer Senf, s. Sinapis alba.

**Senfbad:** Senfumschlag, s. Brassica nigra.

**Senfbaum:** s. Salvadora persica.

**Senfgas:** s. Lost.

**Senfgeist:** Spiritus Sinapis*.

**Senfmehl:** Semen Sinapis pulveratum, s. Brassica nigra.

**Senfmehl, Entöltes:** Semen Sinapis pulveratum exoleatum, s. Brassica nigra.

**Senföl:** ätherisches S. (Ol. Sinapis), fettes S. (Ol. Sinapis pingue): s. Brassica nigra; künstliches S.: s. Allylsenföl.

**Senföle:** Isothiocyanate*; R–N=C=S. Meistens handelt es sich um scharf riechende u. hautreizende Stoffe. Nicht flüchtig u. daher geruchlos ist z.B. p-Hydroxybenzylsenföl (s. Sinalbin). S. entstehen bei der enzymatischen Hydrolyse der nat. Glucosinolate*; Enzym: Myrosinase, pH-Optimum: ca. 6 bis 7; s.a. Allylsenföl. Bei längerer Aufbewahrung bilden S. Oxidations- u. Zersetzungsprodukte (Thiocyanate*, Schwefelwasserstof, Diamine, Xanthogenate*).

**Senfölglucoside:** s. Glucosinolate.

**Senfpapier:** s. Charta sinapisata.

**Senfsamen, Schwarzer, holländischer:** Semen Sinapis, s. Brassica nigra.

**Senfsamen, Weißer:** Semen Erucae, s. Sinapis alba.

**Senfspiritus:** s. Spiritus Sinapis.

**Senium:** Greisenalter.

**Senkirkin:** s. Tussilago farfara.

**Senkspindeln:** s. Dichte-Bestimmungsmethoden.

**Senkungsreaktion:** Blutkörperchensenkungsgeschwindigkeit; hierzu wird das aus einer Vene entnommene Blut mit 3.8%iger Natriumcitrat-Lösung im Verhältnis 1:4 vermischt, in eine graduierte Pipette aufgezogen u. das Herabsinken der suspendierten Blutkörperchen nach 1, 2, u. 24 h abgelesen. **Normalwerte:** Männer *1-Stundenwert* 3 bis 8 mm, *2-Stundenwert* 5 bis 18 mm, Frauen 1-Stundenwert 6 bis 11 mm, 2-Stundenwert 6 bis 20 mm. Beschleunigung bei fieberhaften Erkrankungen, Entzündungen, Tumoren u.a.

**Sennae folium:** s. Cassia-Arten.

**Sennae fructus acutifoliae:** s. Cassia-Arten (Cassia senna).

**Sennae fructus angustifoliae:** s. Cassia-Arten (Cassia angustifolia).

**Sennalatwerge:** Electuarium Sennae*.

**Sennasirup:** s. Sirupus Sennae.

**Sennesbälge:** Folliculi Sennae, s. Cassia-Arten.

**Sennesbälglein:** s. Cassia-Arten.

**Sennesblätter:** Fol. Sennae, s. Cassia-Arten.

**Sennesfrüchte:** Folliculi Sennae, s. Cassia-Arten.

**Sennesgewächse:** s. Caesalpiniaceae.

**Sennesschoten:** Folliculi Sennae, s. Cassia-Arten.

**Sennoside:** s. Cassia-Arten.

**Sensibilisierung:** **1.** Verabreichung eines Antigens, wodurch der Körper verändert reagiert u. bei Wiederkontakt mit einer Überempfindlichkeitsreaktion reagiert (vgl. Allergie, Antigen-Antikörper-Reaktion). **2.** Beladen von Zellen mit gegen sie gerichteten Antikörpern, um sie durch Komplement lysierbar zu machen, s. Komplementbindungsreaktion. **3.** Als Syn. f. Immunisierung gebraucht.

**Sensible Nerven:** Gefühlsnerven.

**Sensit®:** s. Fendilin.

**Sensorische Nerven:** Sinnesnerven.

**Sensorium:** Bewußtsein (sensus: Sinn, Empfindung).

**Sepala:** *bot.* Sepalen, Kelchblätter, s. Blüte.

**Separanda:** Separanda remedia; abgesondert aufzubewahrende, giftige (differente) Arzneimittel.

**Separatoren:** s. Zentrifugieren.

**Sephadex®:** s. Dextrane.

**Sepharose®:** s. Agarose.

**Sepiaknochen:** Ossa Sepiae, s. Sepia officinalis.

**Sepia officinalis** L.: Fam. Sepiidae, Tintenfisch (Nordsee, Mittelmeer, Atlantischer Ozean). Lieferant v. **Ossa Sepiae:** (Tegmina Sepiae) Sepiaknochen, Weißes Fischbein; die Rückenplatten des Tintenfisches. **Best.:** bis 80% Calciumcarbonat, daneben geringe Mengen v. Calciumphosphat u. Natriumchlorid sowie leimartige Stoffe. **Anw.:** pulv. zu Zahnpulvern; techn.: als Poliermittel. (Die braune Malerfarbe **Sepia** ist der eingetrocknete Saft d. Tintenbeutels des Tintenfisches.).

**HOM:** *Sepia officinalis* (HAB1.5), Sepia: getrockneter Inhalt d. Tintenbeutels; Konstitutionsmittel; verord. z.B. b. Migräne, chronischen Eiterungen, Verdauungsstörungen, konstitutionsabhängig im Klimakterium.

**Sepsis:** Septikämie, Blutvergiftung; Allgemeininfektion des Körpers; konstante od. periodische Aussaat von Erregern von einem Herd in die Blutbahn. Wichtige Sepsiserreger sind die *grampositiven Erreger* Staphylokokken, Streptokokken, Pneumokokken, Enterokokken u. Clostridium perfringens sowie die *gramnegativen Erreger* E. coli, Pseudomonas aeruginosa, Klebsiellen, Serratia, Proteus, Bacteroides u. Salmonella.

**Septicine:** stickstoffhaltige org. Verbdg., die aus faulenden Eiweißstoffen entstehen, vgl. Ptomaine.

**Septikämie:** s. Sepsis.

**Septizid:** scheidewandspaltig; Aufspringen von Spaltenkapseln (s. Fruchtformen) an den Verwachsungsstellen der ehemaligen Fruchtblätter.

**Septopal®:** s. Gentamicin.

**Sequels®:** Weichgelatinekapseln mit verzögerter Wirkstoffabgabe.

**Sequenz:** Aminosäuresequenz, Primärstruktur der Proteine, Aufeinanderfolge u. Anzahl der kovalent miteinander verbundenen Aminosäuren in einem Protein, s. Proteine.

**Sequester:** abgestorbenes Knochenstück.

**Sequoyitol:** s. Cyclitole.

**Seractil®:** s. Ibuprofen.

**Sera u. Impfstoffe:** s. Serum, Schutzimpfung, Vakzine.

**Serendipity-Beeren:** s. Dioscoreophyllum cumminsii.

**Serenoa repens** (Bartr.) Small: (Serenoa serrulata (Michx.) Nichols, Sabal serrulata Roem. et Schult.) Fam. Arecaceae (Palmae), Sägepalme (Südstaaten Nordamerikas). Stpfl. v. **Fructus Sabalis serrulatae:** Sägepalmenfrüchte, Sabalfrüchte, Sabal; einsamige Beeren (ca. 2 cm groß). **Inhaltsst.:** ca. 1.2% äther. Öl u. ca. 27% fettes Öl mit ca. 75% Fettsäuren wie Capron-, Caprin-, Capryl- Laurin-, Palmitin- u. Ölsäure sowie 25% neutralem Fett; freies u. mit höheren Fettsäuren verestertes β-Sitosterol u. β-Sitosterol-β-D-glucosid sowie -diglucosid; Flavonoide (Rutin, Rhoifolin, Isoquercitrin), Polysaccharide, ca. 28% Invertzucker, Mannitol etc. **Wirk.** u. **Anw.:** lipophile Extrakte wirken antiandrogen (ohne östrogenen Effekt), wäßrige u. alkoholische Extrakte antiphlogistisch; ethanol. Extrakte werden bei benigner Prostatahyperplasie* (oft in Kombination mit anderen „Prostatamitteln" wie Brennessel od. Kürbissamen) eingesetzt; ferner als Diuretikum u. Tonikum sowie bei Lungenleiden.

**HOM:** *Serenoa repens* (HAB1.5), Sabal serrulatum: frische reife Früchte; verord. z.B. b. Entzündungen der Prostata u. Hornblase.

**Serevent®:** s. Salmeterol.

**Sericin:** s. Seidenfibroin.

**Serin:** (Abk. Ser) Serinum Ph.Eur.3, (S)-2-Amino-3-hydroxypropionsäure, L-α-Amino-β-hydroxypropionsäure; $C_3H_7NO_3$, $M_r$ 105.1. **Strukturformel** s. Aminosäuren. Schmp. 223-228°C. Weißes Pulver, leicht lösl. in Wasser. Optisch aktive, proteinogene Aminosäure, die glucoplastisch ist; wichtiger Bestandteil der Seide, s. Seidenfibroin*. Das β-C-Atom von L-S. ist die wichtigste Quelle aktiver Einkohlenstoffkörper im Stoffwechsel. L-S. wurde 1865 von Cramer im Seidenleim, dem Sericin, entdeckt.

**Serinprotease:** s. Trypsin.

**Sermaka®:** s. Fludroxycortid.

**Sermion®:** s. Nicergolin.

**Sermorelin** INN: Wachstumshormon-Releasing-Faktor human-(1-29)-peptidamid, Geref®; CAS-Nr. 86168-78-7; $C_{149}H_{246}N_{44}O_{42}S$, $M_r$ 3357.93. $[\alpha]_D^{20°C}$ -63.1 (c = 1 in 30%iger Essigsäure). Synth. Analogon von Somatoliberin (GH-RH), s. Hormone (Wachstumshormon). **Anw.:** Diagnostik der Funktionsfähigkeit wachstumshormonbildener Zellen (Hypophysenvorderlappen) bei Verdacht auf Mangel an Wachstumshormon. **Nebenw.:** lokale Reaktionen (Injektionsstelle), anaphylaktischer Schock, Flush. Kontraind.: Schwangerschaft u. Stillzeit. HWZ 8 bis 13 min. **Übl. Dos.:** Parenteral: 1 µg/kg KG i.v. Bolusinjektion. (einmalige Gabe). Gebräuchl. ist auch Sermorelinacetat (CAS-Nr. 114466-38-5).

**Serodiagnostik:** Erkennung von immunologischen Veränderungen der normalen Serumbeschaffenheit; z.B. Nachw. von Antikörpern* bei Infektionskrankheiten.

**Serokonversion:** Auftreten von Antikörpern*.

**Serologie:** (*lat.* serum Molke, Blutwasser) Lehre von den immunologischen Eigenschaften der Blutflüssigkeit, hauptsächl. Antigen-Antikörper-Reaktionen, u. den phys.-chem. Eigenschaften der Körperflüssigkeiten.

**Serotonin:** **5-Hydroxytryptamin**, **5-HT**, Enteramin, Thrombocytin, Thrombotonin, 3-(2-

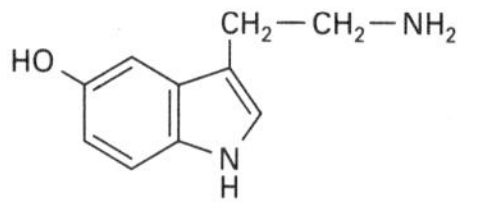


Serotonin

Aminoethyl)-1H-indol-5-ol; $C_{10}H_{12}N_2O$, $M_r$ 176.2. Biogenes Amin, Mediator. Vork.: in Pflanzen u. Tieren, beim Menschen in rel. hoher Konz. im ZNS (Hypothalamus), in der Milz, Lunge u. in der Magenschleimhaut (in d. sog. „hellen", argentaffinen Zellen), im Blut (Normalwert 0.05 bis 0.3 µg/mL) nur in inaktiver (gebundener) Form, in den Thrombozyten u. Mitochondrien. *Biosynthese:* aus Tryptophan durch Hydroxylierung zu 5-Hydroxytryptophan u. weiter durch eine pyridoxalabhängige Decarboxylase zu S. *Abbau:* durch eine Monoaminooxidase u. Aldehyddehydrogenase zum hauptsächlichen Endprodukt 5-Hydroxyindolessigsäure, die mit dem Urin ausgeschieden wird. *Biologische Wirkungen:* Man unterscheidet $5\text{-HT}_1$-, $5\text{-HT}_2$- u. $5\text{-HT}_3$-Rezeptoren. Je nach Angriffspunkt wirkt S. kontrahierend auf die kleinen Blutgefäße (z.B. in Lunge u. Niere) u. dilatierend auf die großen Gefäße (v.a. in der Skelettmuskulatur), positiv inotrop u. chronotrop am Herzen, regulierend auf den Tonus der glatten Muskulatur der Bronchien, des Darmes u. des Uterus, es hat im ZNS Transmitterfunktionen zur Steuerung der Thermoregulation, des Wach-Schlaf-Rhythmus u. ev. auch des arteriellen Blutdrucks sowie als Überträgerstoff f. spinale Reflexe. *Pathophysiologie:* spielt wahrscheinlich eine entscheidende Rolle beim Zustandekommen von Migräne*, wird bei Karzinoid* vermehrt produziert u. freigesetzt.

**Serotoninantagonisten:** 5-HT-Antagonisten (5-Hydroxytryptamin-Antagonisten); spezifisch od. unspezifisch Serotoninrezeptoren (5-HT-Rezeptoren) blockierende Stoffe; von den vielen S. werden nur einige wenige v.a. in der Ther. von Migräne*, Karzinoid* u. Dumping-Syndrom* verwendet. Beispiele: Methysergid (spezifischer Hemmer), Cyproheptadin u. Pizotifen (hemmen zusätzlich Histaminrezeptoren, werden auch zur Appetitsteigerung verwendet). Ein $5\text{-HT}_2$-Antagonist ist Ketanserin. Weitere S. sind z.B. Lysergsäurediethylamid (LSD, spezif. Hemmer u. partieller Agonist) u. 2-Bromlysergsäurediethylamid (reiner Antagonist) sowie die $5\text{-HT}_3$-Antagonisten Granisetron u. Ondansetron (s. Antiemetika).

**Serotonin-Reuptake-Hemmer:** Serotonin-Wiederaufnahmehemmer; Stoffe, die die Wiederaufnahme von (vorwiegend) Serotonin* aus dem synaptischen Spalt in die Nervenzellen hemmen, wodurch die S.-Konzentration steigt (verminderter Abbau). S. wirken antidepressiv (vorwiegend stimmungsaufhellend), da vermutl. bei Depressionen ein Transmittermangel an spezifischen Rezeptoren im ZNS vorliegt (Hypothese); s. z.B. insbes. die selektiven S. (selective serotonin reuptake inhibitors, SSRI) Citalopram, Fluoxetin, Fluvoxamin, Paroxetin, Sertralin, Trazodon; s.a. Antidepressiva, vgl. Noradrenalin-Reuptake-Hemmer; gleichzeitige Gabe von Monoaminooxidasehemmern* ist kontraindiziert.

**Serotypen:** **1.** Untergruppen von Mikroorganismen, z.B. Bakterien, die unterschiedliche immunogene Strukturen besitzen; z.B. Salmonellen*-Einteilung (Kaufmann-White-Schema); **2.** s. Blut.

**Serovakzination:** Simultanimpfung, gleichzeitige aktive u. passive Immunisierung.

**Serpasil®:** s. Reserpin.

**Serpentaria:** s. Aristolochia serpentaria.

**Serpentin:** **1.** Alkaloid aus Rauvolfia serpentina*; **2.** grünes bis braunschwarzes, gesteinsbildendes Mineral, $H_4Mg_3Si_2O_9$, Härte 3 bis 4.

**Serpentinasbest:** s. Asbest.

**Serpyllum:** s. Thymus serpyllum.

**Serrapeptase** INN: Serratiopeptidase, Aniflazym®; eine bakterielle Protease aus Serratia E15 (Fam. Enterobacteriaceae). Dieser Mikroorganismus konnte aus dem Darm der Seidenraupe (Bombyx mori*) isoliert werden. Er produziert in geeignetem Nährmedium diese Protease, die antiphlogistisch u. antiödematös wirken soll. **Anw.:** Bei entzündlich bedingten Schwellungen u. Eiterungen, wenn eine kausale Ther. nicht durchgeführt werden kann od. wenn zusätzlich zur kausalen Ther. (antibiotisch, operativ) eine entzündungshemmende Behandlung angezeigt ist. **Übl. Dos.:** peroral: 3mal 5-10 mg/d (nach den Mahlzeiten).

**Serratia marcescens:** gramnegative, bewegliche Stäbchenbakterien der Fam. Enterobacteriaceae.

**Sertaconazol** INN: (±)-1-{2,4-Dichlor-β-[(7-chlorbenzo[b]thien-3-yl)methoxy]phenethyl}imidazol, Zalain®; CAS-Nr. 99592-32-2; $C_{20}H_{15}Cl_3N_2OS$, $M_r$ 437.77. **Wirk.:** Hemmung der Ergosterolbiosynthese in der Zellmembran der Pilzzelle. **Anw.:** lokales Breitband-Antimykotikum, bei Pilzinfektionen der Haut (Hefen, Dermatophyten, grampostive Erreger, Fusarium u. Aspergillus). **Nebenw.:** Hautreizungen u. Juckreiz. Kontraind.: während der Stillzeit nicht im Brustbereich anwenden. **Übl. Dos.:** Topikal: 2%ige Creme 2mal/d für 4 Wochen auf betroffene Hautpartien auftragen.

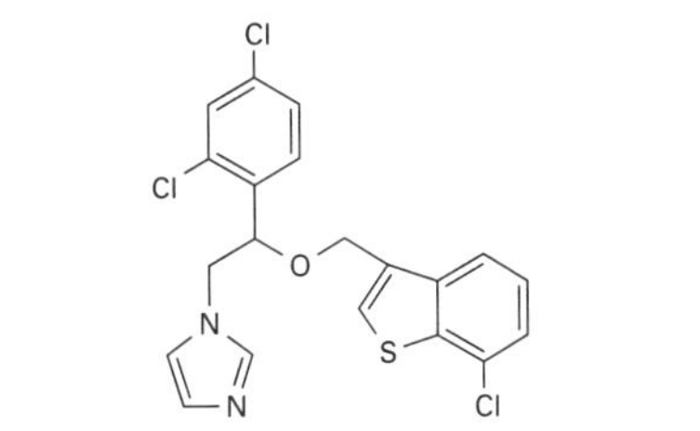

Sertaconazol

**Sertralin** INN: (1S,4S)-4-(3,4-Dichlorphenyl)-1,2,3,4-tetrahydro-N-methyl-1-naphthylamin; CAS-Nr. 79617-96-2; $C_{17}H_{17}Cl_2N$, $M_r$ 306.23.

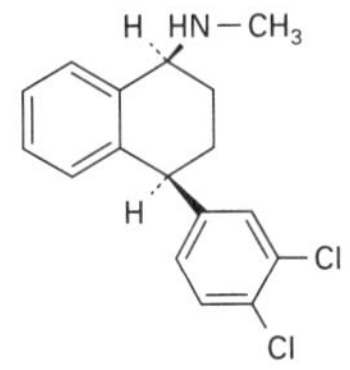

Sertralin

**Wirk.:** selektiver Serotonin-Reuptake-Hemmer*. **Anw.:** Antidepressivum. **Nebenw.:** häufig Übelkeit u. Durchfall etc., beim Mann Ejakulationsstörungen. HWZ 26 h bzw. 62 bis 104 h (N-Desmethylsertralin als Metabolit). **Übl. Dos.:** Oral: 1mal 50 mg/d (morgens od. abends).

**Sertralinhydrochlorid:** Gladem® CAS-Nr. 79559-97-0. Schmp. 243-245°C.

**Sertürner F.W.:** s. Alkaloide.

**Serüle®:** gebrauchsfertige Spritzampulle mit Überdruck (Behringwerke); Ampulle mit eingeschmolzener, von Glaskapillare umhüllter Injektionsnadel (zum Sterilhalten).

**Serum:** Plur. Sera. **1. Blutserum**, der von den Blutkörperchen u. dem Fibrin befreite Teil des Blutes; s. Blut. Träger wichtiger biologischer Eigenschaften. **2. Heilserum:** Immunserum; Arzneimittel, gew. aus dem Blut od. anderen Teilen von Lebewesen, enthält Antikörper* u. entspricht somit einem Immunglobulinpräparat* zur Serumprophylaxe* bzw. zur Serumtherapie*; der Gehalt wird entweder in *Immunisierungs-Einheiten* (I.E.) od. *Antitoxin-Einheiten* (A.E.) angegeben. Eine Einteilung der Sera kann nach folgenden Gesichtspunkten erfolgen: 1. nach Art der Gew.: a) Tierserum (Pferd, Hammel, Rind), b) Humanserum (Rekonvaleszentenserum*); 2. nach Art der Antikörper: a) antibakterielle Antikörper, b) antivirale Antikörper, c) antitoxische Antikörper; 3. nach Art der Anwendung: a) f. den Menschen, ad usum humanum; b) f. Tiere, ad usum veterinarium; s. Immunsera f. Menschen u. Immunsera f. Tiere.

**Serumalbumin:** s. Albumine.

**Serumglobuline:** s. Globuline.

**Serumgonadotrop(h)in** INN: Gonadotrop(h)inum sericum INN, gonadotropes Serumhormon; CAS-Nr. 9002-70-4, $M_r$ ca. 30 000. Aus dem Serum trächtiger Stuten gewonnenes, auf die Keimdrüsen wirkendes Hormon. Lösl. in Wasser unlösl. in Ethanol, Aceton, Ether. **Off.:** ÖAB90. Wirkwert: mind. 100 I.E. je mg. **Anw.:** wie FSH (s. Hormone), bei Sterilität, Amenorrhoe, Oligospermie. Seine klinische Wirksamkeit ist jedoch nicht gesichert. **Übl. Dos.:** Parenteral: i.m. 2mal 200 I.E./7 d bis 3000 I.E./d. Parenteral: i.m. 2mal 1000 I.E./7 d über 3 Wochen. Vgl. Choriongonadotrop(h)in, Urogonadotrop(h)in.

**Serumkrankheit:** Unverträglichkeit hauptsächl. gegen artfremdes Eiweiß, seltener gegen Penicillin u. andere biologische Substanzen.

**Serum Lactis:** s. Milch.

**Serumprophylaxe:** Applikation spezifischer Antikörper zur Vermeidung einer Infektionskrankheit bei infektionsgefährdeten Individuen.

**Serumtherapie:** Heilung einer Infektionskrankheit od. Neutralisierung von Schlangengiften Behandlung durch Applikation spezifischer Antikörper (s. Immunglobulinpräparate). Der Vorteil dieser passiven Immunisierung* gegenüber der aktiven Immunisierung* (s.a. Schutzimpfung) ist die sofort eintretende Wirkung, ein Nachteil ist die nur 2 bis 4 Wochen anhaltende Wirkung. Beispiele (s.a. Immunglobulinpräparate, Immunsera): 1. antibakterielle Seren: Tierseren: Schweinerotlauf-Immunserum (ad usum humanum); 2. antivirale Seren: Humanseren: Hepatitis-B-Immunglobulin, Masern*-Immunglobulin, Mumps-Immunglobulin, Poliomyelitis-Immunglobulin, Röteln-Immunglobulin, Tollwut*-Immunglobulin, Vaccinia*-Immunglobulin; 3. antitoxische Seren: Tierseren: Anaerobier*-Serum, Botulismus*-Antitoxin, Gasbrand*-Antitoxin, Diphtherie*-Antitoxin, Schlangen-Immunserum, Tetanus-Serum.

**Sesam:** Sesamum indicum*.

**Sesamöl:** Ol. Sesami, s. Sesamum indicum.

**Sesamsamen:** Semen Sesami, s. Sesamum indicum.

**Sesamum indicum** L.: Fam. Pedaliaceae, Sesam (Urheimat wahrscheinl. Südafrika; kult. in Indien, Ostasien, Mittel- u. Vorderasien, Tropisch-Afrika, Nordafrika, Griechenland, Süd- u. Mittelamerika). Eine der wichtigsten Ölpflanzen. Stpfl. v. **Semen Sesami:** Sesamsamen. **Inhaltsst.:** bis 57% fettes Öl, Vitamine u. Zucker. **Sesami oleum** Ph.Eur.3: Oleum Sesami, **Sesamöl**; gew. durch kaltes Auspressen od. durch Extraktion u. anschließende Raffination aus den Samen. Hellgelbes, fast geruchloses Öl. D. 0.915 bis 0.923; $n_D^{20°C}$ 1.472 bis 1.476, SZ max. 0.6, Ep. -4°C (butterartige Masse), IZ 104 bis 120, POZ max. 5.0, VZ 187 bis 195, UA max. 1.8%. **Sesamöl zur parenteralen Anwendung:** SZ max. 0.3, max. 0.05% Wasser (bestimmt mit Karl-Fischer-Methode); Sterilisation: z.B. im Trockenschrank bei 140°C. **Best.:** Glyceride der Öl- (35 bis 50%), Linol- (35 bis 50%, deshalb ein halbtrocknendes Öl), ferner der Stearin- (3.5 bis 6.0%), Palmitin- (7.0 bis 12%), Arachinsäure (max. 1.0%) etc.; f. Sesamöl charakteristische Lignanderivate wie z.B. Sesamin, ca. 0.1% Lecithin u. ca. 1% freie Säuren. **Anw.:** als Speiseöl u. zu pharmaz. Zwekken als Arzneiträger. **Baudouin-Reaktion:** Schüttelt man 1 bis 2 Tr. Sesamöl (bzw. eine Lsg. v. 5 mL Öl od. Fett in 5 mL Petrolether) mit 3 Tr. weingeistiger Furfurallösung u. 10 mL rauch. Salzsäure 0.5 min kräftig, so färbt sich die Säure himbeerrot.

**Sesclin:** s. Pyranocumarine.

**Sesqui-:** Anderthalbfach.

**Sesquihydrat:** ein kristallines Hydrat* mit 1.5 mol Kristallwasser.

**Sesquioxide:** veraltete Bez. f. Verbindungen,

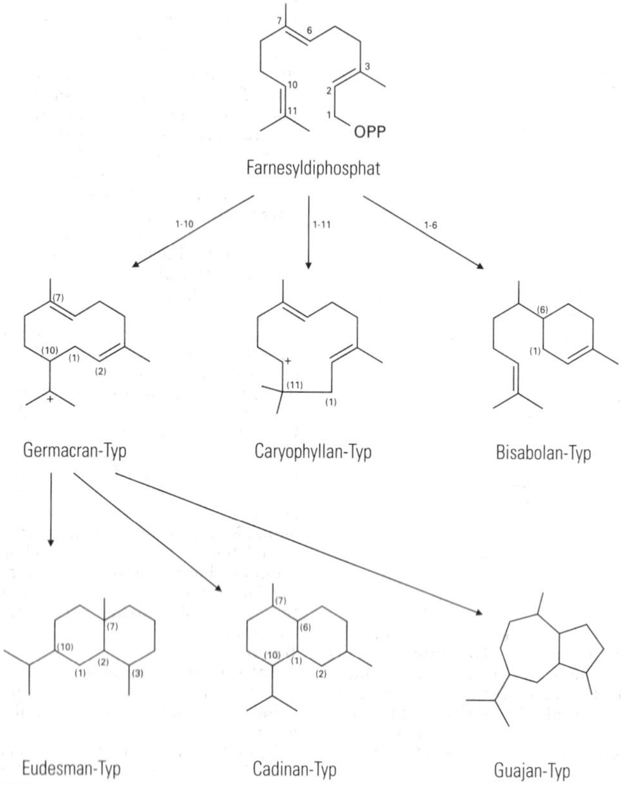


Sesquiterpene:
Biosynthese und wichtige Strukturtypen

**Sesquiterpene**
Einige wichtige Vertreter und Derivate als Beispiele

| Beispiele | Vorkommen | Bedeutung |
|---|---|---|
| Abscisinsäure | Pflanzen, ubiquitär | Phytohormon |
| Bisabolol | Chamomilla recutita (Asterac.) | äther. Öle |
| Cadinen | Juniperus-Arten (Cupressaceae) | äther. Öle |
| Castoramin | Castoreum (Bibergeil) | unbekannt (aus der Nahrung?) |
| Cnicin | Cnicus benedictus (Asteraceae) | Bitterstoff |
| Farnesol | Tilia, Convallaria, Insekten | äther. Öle, Pheromon (Hummeln) |
| Guajol | Guaiacum-Arten (Zygophyllaceae) | Proazulen |
| Ipomoearon | Pflanzen | Phytoalexin |
| Nupharalkaloide | Nuphar lutea (Nymphaeaceae) | chemotaxonomisch |
| Picrotoxin | Anamirta cocculus (Menisperm.) | Krampfgift, Bitterstoff |

bei denen 2 Metallatome mit 3 Sauerstoffatomen verbunden sind, z.B. $Cr_2O_3$, Chromsesquioxid.

**Sesquiterpene:** aliphatische mono-, di- od. tricyclische Terpene, aus 3 Isopreneinheiten gebildet ($C_{15}H_{24}$). Man kennt ca. 100 Strukturtypen (s. Abb.). Mit mehreren tausend natürlichen Vertretern bilden sie die größte Gruppe der Terpene. Die Hauptmenge findet man in ätherischen Ölen von Pflanzen; allein von der Gruppe der nicht flüchtigen Sesquiterpenlactone* kennt man über 2000. Über die physiologische Bedeutung der S. ist wenig bekannt; manchen kommt eine ökologische Rolle zu (z.B. Phytohormone, wie Abscisinsäure*, Pheromone wie Farnesol, Antibiotika, Phytoalexine, Bitterstoffe); s. Tab. Techn. gewonnene S. sind v.a. f. die Parfümindustrie von Interesse. Die **Biosynthese** geht von Farnesylpyrophosphat aus (s. Terpene). *Acyclische* S., wie z.B. das Farnesol, werden durch hydrolytische Abspaltung der Pyrophosphatgruppe gebildet. *Cyclische* S. entstehen, indem es durch Elimination des Pyrophosphatrestes intermediär zur Bildung instabiler Kationen kommt, die dann z.B.

**Sesquiterpenlactone**
Vorkommen und Bedeutung

| Beispiel | Wirkung | Vorkommen |
|---|---|---|
| Absinthin | sehr bitter schmeckend | Artemisia absinthium |
| Alantolacton | antiparasitär, allergen | Inula helenium |
| Arteannuin | antiprotozoisch (Antimalariamittel) | Artemisia annua |
| Cnicin | Bitterstoff | Cnicus benedictus |
| Costunolid | allergen | Laurus nobilis |
| Helenalin | antiphlogistisch, zytotoxisch, allergen | Arnica montana |
| Parthenin | allergen | Parthenium-Arten |
| Santonin | antihelmintisch | Artemisia cina |

durch Abspaltung eines Protons stabilisiert werden.

**Sesquiterpenlactone:** umfangreiche Gruppe von Sesquiterpenderivaten, die sich vorwiegend vom Germacran, Eudesman, Guaian u. Pseudoguaian (hat im Gegensatz zum Guaian nicht am C-Atom 4, sondern am C-Atom 5 eine Methylgruppe) ableiten u. einen zum C-Atom 6 od. 8 geschlossenen γ-Lactonring aufweisen (s. Abb.). Von den über 2000 bekannten S. kommen über 90% in Pflanzen der Fam. Asteraceae vor. Vereinzelt findet man sie noch in Apiaceae, Lamiaceae, Magnoliaceae, Lauraceae etc. sowie in Lebermoosen. Diese durchwegs kristallinen, nichtflüchtigen u. meistens bitter schmeckenden Verbindungen haben vielfältige biologische bzw. pharmakologische Wirkungen (s. Tab.). Das Wirkungsspektrum umfaßt antitumoriale, antimikrobielle, antiphlogistische, antiarthritische, antihyperlipidämische u. kardiotone Wirkungen; z.T. hohe allergene Potenz. Pharmak. besonders potente Verteter dieser Sekundärstoffgruppe zeichnen sich häufig durch eine od. 2 elektrophile Enongruppen (als Cyclopentenon- bzw. Cyclohexenon- od. als α-Methylen-γ-lactongruppe auftretend) aus. Die Wirkung der S. dürfte vielfach auf die Alkylierung von Proteinen (Enzymen) zurückzuführen sein, die sich durch (exponierte) Sulfhydrylgruppen (SH-Gruppen) auszeichnen.

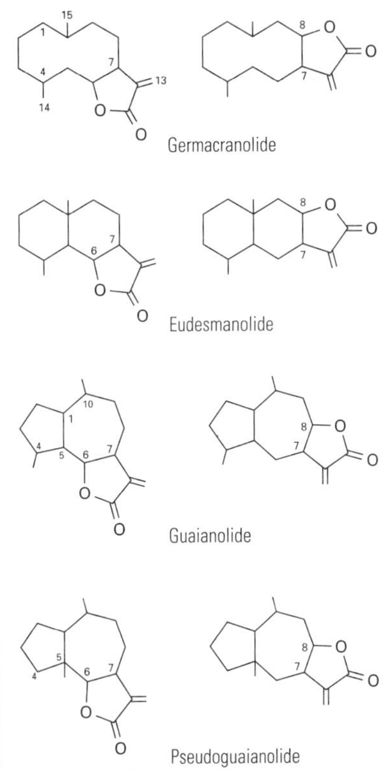

Sesquiterpenlactone:
Grundgerüste der häufigsten Sesquiterpenlactone

**Sessel-, Wannenform:** s. Konformation.

**Sesterpene:** selten vorkommende Terpene (z.B. Cochliobolin), die formal aus 5 Isopreneinheiten ($C_{25}H_{40}$) bestehen.

**Setae Stizolobii:** die Brennhaare v. Fruct. Stizolobii, s. Mucuna pruriens.

**Seuche:** historischer Begriff f. plötzliche Erkrankung zahlreicher Menschen an einer schweren, ansteckenden Infektionskrankheit; nach der Art der zeitlichen u. örtlichen Gebundenheit unterscheidet man Endemien*, Epidemien* u. Pandemien*.

**Sevenkraut:** Summitates Sabinae, s. Juniperus sabina.

**Sevikraut für tierarzneiliche Zwecke:** s. Juniperus sabina.

**Sevofluran** INN: Fluormethyl 2,2,2-trifluor-1-(trifluormethyl)ethyl ether; 1,1,1,3,3,3-Hexafluor-2-(fluormethoxy)-propan, Sevorane®; CAS-Nr. 28523-86-6; $C_4H_3F_7O$, $M_r$ 200.05. **Anw.:** Inhalationsnarkotikum (s. Narkotika); der niedrige Blut-Gas-Verteilungskoeffizient von 0.63 bis 0.67 bei 37°C ermöglicht ein rasches An- u. Abfluten; Metabolisierung zu Hexafluorisopropanol (5%), Fluorid u. Kohlendioxid. **Nebenw.:** Hypotonie, Atemdepression, Fieber etc. Kontraind.: maligne Hyperthermie. Leberfunktionsstörungen etc. Wechselw.: Muskelrelaxantien, MAO-Hemmer, Isoniazid. **Übl. Dos.:** Pulmonal: 5 (Erwachsene) bis 7% (V/V) (Kinder); Erhaltung der Narkose 0.5 bis 3% (V/V).

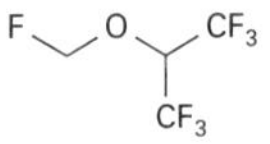

Sevofluran

**Sevorane®:** s. Sevofluran.

**Sexualhormone:** Hormone, die die Entwicklung u. Funktion der Sexualorgane fördern u. steuern u. allgemeine Stoffwechselwirkungen haben. Sexualsteroide werden in Ovarien (Estrogene*, Progesteron*), Hoden (Androgene*), Plazenta u. der NNR gebildet. Steuerung erfolgt über die gonadotropen Hormone*; s. Hormone (Keimdrüsen- u. Sexualhormone).

**Seydlitzsalz:** Magnesium sulfuricum, s. Magnesiumsulfat.

**Sezernieren:** absondern.

**SFC:** Abk. f. **Supercritical Fluid Chromatography**, Überkritische Fluidchromatographie. Chromatograph. Verfahren, bei denen Gase ($CO_2$, $N_2O$, $CF_6$ usw.) im überkritischen Zustand als mobile Phase* eingesetzt werden. **Anw.:** Analyse empfindlicher Substanzen unter schonenden Bedingungen (vgl. Chromatographie).

**Shampoos:** Schampons, Sapo capillaceum Ph.Eur.3.; flüssige od. dickflüssige Zubereitungen zur Anwendung auf der Kopfhaut u. zum anschließenden Auswaschen mittels Wasser. Sie enthalten üblicherweise oberflächenaktive Substanzen, ev. gemeinsam mit Konservierungsmitteln, Antioxidantien, Verdickungsmitteln, Stabilisatoren u. Farbstoffen.

**Sheabutter:** s. Vitellaria paradoxa.

**Shellolsäure:** s. Schellack.

**Sheminzyklus:** s. Succinat-Glycin-Zyklus.

**Shepherd-Linn-Einheit:** dient zur Feststellung d. Wirkungswertes v. sog. Vitamin-F-Präparaten (vgl. Essentielle Fettsäuren unter Fettsäuren).

**Shigella:** (nach Kiyoshi Shiga, Bakteriologe, Tokio, 1870-1957) Shigellen; Gattungsbegriff f. gramnegative, unbewegliche Stäbchenbakterien der Fam. Enterobacteriaceae; Erreger der Bakterien-Ruhr*.

**Shikimiatweg:** s. Aromatenbiosynthese.

**Shikimifrüchte:** s. Illicium anisatum.

**Shikimisäure:** s. Aromatenbiosynthese.

**Shikimisäure-Chorisminsäure-Weg:** s. Aromatenbiosynthese.

**Shikonin:** s. Naphthochinon-Farbstoffe.

**Shinoda-Test:** dient zum Nachw. von Flavonoiden; wird der Rückstand eines methanolischen Drogenextraktes mit ca. 10 mg Magnesiumspänen u. 1-2 mL Ethanol versetzt, so kommt es bei Zugabe von einigen Tr. konz. Salzsäure zu einer rotvioletten Färbung; vgl. Wilson-Tauböck-Reaktion.

**Shogaole:** s. Zingiber officinale.

**Shorea wiesneri** Schiffn.: Fam. Dipterocarpaceae, Dammarbaum (Sumatra). Neben anderen Shorea- sowie Balanocarpus- u. Hopea-Arten Stpfl. v. **Dammar:** Resina Dammar, Ostindisches Dammarharz. Gelblich- od. rötlichweiße, tropfsteinartige Stücke od. dicke Klumpen v. schwach aromat. Geruch. Ein Terpenharz (s. Harze); leicht lösl. in Chloroform, Schwefelkohlenstoff, Terpentinöl; teilweise lösl. in Ether u. Ethanol; in Chloralhydrat quillt es auf, ohne sich zu lösen. **Off.:** ÖAB9, DAB6. **Inhaltsst.:** ca. 23% Dammarolsäure, eine Harzsäure, sowie ca. 40% α-Dammarresen (alkohollöslich) u. ca. 23% β-Dammarresen (alkoholunlöslich), ferner 0.5% äther. Öl, Bitterstoff. **Anw.:** zur Herst. v. Pflastern (DAB6): Collemplastrum adhaesivum, Collemplastrum Zinci.

**Shore-Härte:** s. Härte von Tabletten.

**SI:** Système International d'Unités bzw. „Internationales Einheitensystem", dem die gesetzlichen (Maß-)Einheiten entsprechen müssen; s. SI-Einheiten.

**Si:** **1.** *chem.* Silicium*; **2.** s. enantiotop.

**Sialagogum(a):** *syn.* Salivatium(a)*.

**Sialinsäure:** Acylneuraminsäure*, s.a. Neuraminsäure.

**Siam-Benzoe:** s. Benzoe.

**Sibelium®:** s. Flunarizin.

**Sibirischer Ginseng:** s. Eleutherococcus senticosus.

**Sibirische Tanne:** s. Abies sibirica.

**Siccatus, -a, -um:** getrocknet.

**Siccus, -a, -um:** trocken.

**Sichelblätter:** s. Eucalyptus globulus.

**Sichelzellanämie:** *syn.* Drepanozytose; fast ausschließlich bei schwarzen Afrikanern vorkommende Hämoglobinopathie aufgrund einer molekularen Abnormität des Hämoglobins. *Symptome:* chron.-hämolytische Anämie, Gelenkschmerzen u. Unterschenkelgeschwüre, die alle Zeichen der verstärkten Hämolyse u. der gesteigerten Erythrozytenbildung sind. Die S. ist dominant erblich: heterozygote Träger sind i.a. erscheinungsfrei, homozygote Träger sind krank u. anämisch.

**Sicherheitsdatenblatt:** s. Gefahrstoffverordnung.

**Sichtung:** Zerlegen eines Schüttgutes in einzelne Fraktionen (klassieren) unter Ausnutzung der unterschiedlichen Absetzgeschwindigkeiten der einzelnen Korngrößen im Schwerkraftfeld (Auftrennung im Luftstrom durch Steigrohrwindsichter (Abb.), Auftrennen in strömenden Flüss. (Stromklassierung) bzw. im Fliehkraftfeld (Fliehkraftsichter); vgl. Korngrößenanalyse.

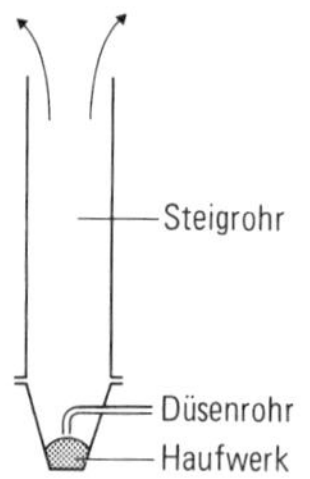


Sichtung:
Prinzip des Steigrohr-Windsichters [71]

**Sicorten®:** s. Halometason.

**Siderit:** Mineral. **HOM:** s. Eisen(II)-carbonat.

**Sideritis hirsuta** L.: Fam. Lamiaceae (Labiatae) (heim. Mittelmeergebiet). Stpfl. v. **Herba Sideritidis:** Eisenkraut, Berufskraut; vgl. Stachys recta. **Inhaltsst.:** äther. Öl, Gerbstoff, Bitterstoffe. **Anw.:** Tonikum, Diaphorertikum, Febrifugum. Als Ersatz (u. ebenfalls zuweilen unter der Bez. Herba Sideritidis im Handel) dienen Stachys recta* u. andere Sideritis- (Gliedkraut-) Arten, z.B. **Sideritis clandestina** (Chaub u. Bony) Hayek („Griechischer Bergtee") sowie **Sideritis scardiaca** Griseb. („Püringer Tee").

**Siderophiline:** einkettige, eisenbindende Glykoproteine, die kein Häm* enthalten, $M_r$ ca. 80 000. 6% Kohlenhydratanteil. Nach ihrem Vork. werden sie in *Transferrin* (Wirbeltierblut), *Lactoferrin* (Muttermilch u. andere Körpersekrete) u. *Conalbumin* od. *Ovotransferrin* (Geflügeleiweiß) eingeteilt. S. unterscheiden sich in ihren physikalischen, chemischen u. immunologischen Eigenschaften, besitzen aber jeweils 2 Eisen(III)-bindende Stellen. Das Eisen wird jedoch weniger stark als im Ferritin* gebunden. Transferrin ist das am besten untersuchte S. Es stellt das eisenbindende Trägerprotein des Blutplasmas dar. Es wird in der Leber synthetisiert u. wandert elektrophoretisch in der β-Globulin-Fraktion. Transferrin wird an Rezeptoren der Proerythrozytenoberfläche gebunden, in die Zelle aufgenommen, gibt dort das Eisen ab u. geht ins Blut als eisenfreies Apotransferrin zurück. Von den ca. 7 bis 15 g Transferrin im Körper ist nur ca. 30% mit $Fe^{3+}$ komplexiert. Bei Eisenmangel u. während der Schwangerschaft ist die Transferrinkonzentration erhöht, bei Infekten erniedrigt. Da Siderophiline Eisen zu komplexieren vermögen, verhindern sie das Bakterienwachstum; diese Eigenschaft ist f. die Haltbarkeit von z.B. Milch u. Eiern wichtig.

**Sidot-Blende:** Leuchtendes Zinksulfid; kristallines Zinksulfid, dem Spuren von Schwermetallen (ca. 0.01%) beigemischt sind; hat, wie die Sulfide der Erdalkalimetalle, die Fähigkeit, nach Belichtung im Dunkeln weiterzuleuchten, ebenso nach Bestrahlung mit unsichtbaren Strahlen (Röntgenstrahlen, radioaktiven Strahlen, Kathodenstrahlen, UV-Licht). Die Sidot-Blende wird daher zum Sichtbarmachen von Röntgenstrahlen u. radioaktiven Zerfallsprozessen benutzt. Für selbstleuchtende Zifferblätter benutzt(e) man Zinksulfid, dem Spuren einer Radiumverbindung beigemischt sind, vgl. Leuchtfarben u. Spinthariskop.

**Siebanalyse:** einfachste Methode zur Bestimmung der Korngrößenverteilung (Korngrößenanalyse*). Durchführung: Auf das oberste Sieb (größte Maschenweite) eines Satzes übereinander angeordneter Prüfsiebe mit nach unten abnehmender Maschenweite wird eine Durchschnittsprobe des zu untersuchenden Materials aufgebracht u. der Siebsatz durch Schwingungen in horizontaler Richtung (Plansieb) od. durch Vibrationen (Wurfsieb, Vibrationssieb) bewegt, wobei sich das Siebgut auftrennt u. in Abhängigkeit von der Korngröße auf den einzelnen Siebböden liegen bleibt bzw. sich die feinsten Anteile (Durchgang aller Siebe) im Bodenteller ansammeln. Der Siebsatz wird solange bewegt, bis die einzelnen Fraktionen prakt. gewichtskonstant sind. U.U. kann bis auf ca. 40 μm herunter fraktioniert werden. Eine bessere Auftrennung (Trennschärfe, s.a. Fehlkorn) im feinen Bereich erhält man mit dem **Luftstrahlsieb**. Das Siebgut wird auf *einem* unbewegten Siebboden (beginnend mit dem feinsten Sieb) von unten durch einen rotierenden, scharfen Luftstrahl hochgewirbelt. Die Luft strömt wieder durch die Siebmaschen zurück u. reißt dabei das Feinkorn mit. Den Vorgang wiederholt man mit dem nächstgröberen Sieb u.s.f. Ein Verstopfen der Maschen tritt beim Luftstrahlsieb nicht ein. Feine, stark agglomerierende Pulver lassen sich manchmal mit einer **Naßsiebung** ausreichend fraktionieren, wenn die Flüss. die Anforderungen erfüllt, wie sie an das Dispersionsmittel bei der Sedimentationsanalyse* gestellt werden. Unter dem Einfluß der Flüss. verschwinden prakt. alle Haftkräfte der Feststoffteilchen, die das Auftrennen des Schüttgutes in die einzelnen Partikeln beim Sieben behindern. In jedem Fall müssen f. eine aussagekräftige Korngrößenanalyse die bei der S. auftretenden Siebkräfte in der Lage sein, die Körner aus dem Kornverband herauszulösen u. durch die entsprechenden Maschenweiten zu befördern. An die Prüfsiebung, die eine Klassierung bis ca. 40 μm ermöglicht, schließt f. die Untersuchung von Teilchen bis zu ca. 1 μm die Sedimentationsanalyse* an. Nach **Ph.Eur.3** gilt: Ist ein Pulver durch eine Siebnummer charakterisiert, so müssen mind. 97% durch das angegebene Sieb gehen; sind 2 Siebnummern angegeben, muß das Pulver mind. zu 97% durch das gröbere Sieb u. max. 40% durch das kleinmaschigere Sieb gehen.

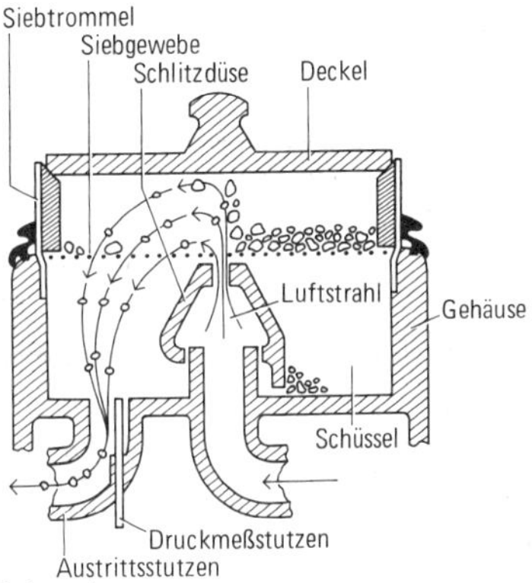

Siebanalyse:
Querschnitt durch das Alpine-Labor-Luftstrahlsieb [40]

**Siebe:** Ph.Eur.3 schreibt die von der *International Standards Organisation* (ISO) empfohlenen 18 Siebgrößen vor, die mit den Siebnummern (entsprechend der Maschenweite in μm) 11200, 8000, 5600, 4000, 2800, 2000, 1400, 1000, 710, 500, 355, 250, 180, 125, 90, 63, 45 u. 38 gekennzeichnet sind. Zusätzlich sind die Standardabweichung u. die größte Abweichung der Maschenweite in Prozent angegeben. Die Siebnummer (geforderter Zerkleinerungsgrad) wird in Klammern hinter der Substanzbezeichnung angegeben. In den angelsächsischen Ländern werden die Siebe anstelle der lichten Maschenweite in *Mesh* (präziser Mesh per Inch, Maschen je Zoll) gekennzeichnet. 1 Zoll entspricht ca. 2.54 cm. Ein 2-mm-Sieb entspricht nach USA-Standard einem 10-Mesh-Sieb.

**Sieben:** Auftrennen eines Schüttgutes in 2 Fraktionen mit unterschiedlichen Korngrößenbereichen, in die gröbere Fraktion, den Siebrückstand u. in die feinere Fraktion, den Siebdurchgang (s.a. Fehlkorn) mit Hilfe von Rosten, Lochblechen, Draht-, Textil- od. Kunststoffgeweben. Neben der Trennsiebung (s.a. Siebanalyse mit mehreren Sieben f. mehrere Fraktionen mit entsprechend engen Bereichen) wird außerdem gesiebt, um Agglomerate (s. Aggregate) zu zerstören bzw. zu verkleinern (Sieben einer Vormischung zur Verbesserung der Mischgüte), zur Herst. v. Abbaugranulaten auf feuchtem Weg (Granulieren*), zur Trennung zusammengeklebter, durch Feuchtgranulierung hergestellter Granulatkörner nach dem Trocknen, zum Entfernen von Abrieb u. Staubanteilen u.a.

**Siebröhren:** *bot.* in Längsreihen angeordnete lebende Zellen des Leptoms (s. Phloem), deren Zellquerwände siebartig durchlöchert sind (Siebzellen).

**Siebteil:** *bot.* s. Phloem.

**Siebzellen:** s. Siebröhren.

**Siebzentrifugen:** dienen zum Abtrennen eines flüss. Dispersionsmittels von einer dispersen festen Phase. Die Suspension wird in die Mitte einer am Rande durchlöcherten u. mit Filtermaterial bedeckten, schnell rotierenden Trommel eingebracht. Die Flüssigkeit wird dabei durch das Filtermaterial u. die Trommelperforationen gepreßt, gegen die innere Gehäusewand geschleudert u. läuft durch den Auslauf ab.

**Siedebarometer:** s. Barometer.

**Siedediagramm:** s. Phasendiagramm.

**Siedepunkt:** Abk. Sdp., Siedetemperatur, Kochpunkt; eine wichtige Stoffkonstante; diejenige Temp., bei welcher ein Stoff aus dem flüss. in den gasförmigen Zustand übergeht. Der Sdp. hängt vom Druck (z.B. Luftdruck*) ab u. wird in Grad Celsius bei 101.3 kPa (760 mm Hg, 1 atm) angegeben. Nach Ph.Eur.3 wird daher die bei der Bestimmung der Siedetemperatur etc. abgelesene Temp. ($t_2$) beim Luftdruck b (in kPa) mit Hilfe folgender Gleichung auf die korrigierte Temp. ($t_1$) umgerechnet:

$t_1 = t_2 + k\,(101.3 - b)$

Der Korrekturfaktor b beträgt (bei $t_2$ in °C) 0.30 (unter 100), 0.34 (100 bis 140), 0.38 (140 bis 190), 0.41 (190 bis 240) bzw. 0.45 (über 240).

**Siedepunktserhöhung:** s. Gefrierpunktserniedrigung, Molekül.

**Siedesalz:** Natrium chloratum crudum, Rohes Kochsalz; s. Natriumchlorid.

**Siedesteinchen:** s. Siedeverzug.

**Siedetemperatur:** s. Siedepunkt.

**Siedeverzug:** Viele Flüssigkeiten können über ihren Siedepunkt erhitzt werden ohne daß sie sieden; irgendwann tritt die zunächst verzögerte Dampfbildung plötzlich u. stürmisch ein; es kommt zu heftigen „Stoßen" der Flüss., das durch Verspritzen od. sogar Umkippen des Gefäßes zu Verlusten führen kann. Dies kann vermieden werden, wenn man in das Gefäß vor d. Kochen einige **Siedesteinchen** (erbsengroße Stücke v. gebranntem Ton, Glasscherben, Kieselsteine) gibt. Die dadurch beim Erhitzen entwickelten Luftbläschen verhindern den Siedeverzug.

**Siegellack:** s. Schellack.

**Siegwurz, Lange:** Allium victorialis*; S., Runde: Gladiolus communis u. G. palustris*.

**SI-Einheiten:** Das „Gesetz über Einheiten im Meßwesen" vom 22.2.1985 sowie die „Ausführungsverordnung zum Gesetz über Einheiten im Meßwesen" (Einheitenverordnung – EinhV) vom 13.12.1985, geändert durch Verordnung vom 22.3.1991, schreiben die Anwendung der gesetzlichen Einheiten im geschäftlichen u. amtlichen Verkehr vor. Der geschäftliche Verkehr schließt Beschreibung, Werbung, Angebot u. Verkauf eines Produktes ein. Gleichfalls ist damit festgelegt, daß alle Schulen ihr Lehrangebot auf die gesetzlichen Einheiten umzustellen haben. Analoge Bestimmungen gelten in Österreich (Maß- u. Eichgesetz vom 5. Juni 1950, BGBl. Nr. 152/1950, i.d.F. BGBl. Nr. 174/1973 u. Nr. 281/1988) u. in der Schweiz. Die gesetzlichen Einheiten entsprechen dem SI-System, s. SI. Man unterscheidet zwischen Basiseinheiten u. abgeleiteten SI-Einheiten. Basiseinheiten sind Einheiten von Basisgrößen, aus denen alle anderen Größen mit ihren zugehörigen Einheiten abgeleitet werden.

*Definitionen der SI-Basiseinheiten:*

**Meter:** Ursprünglich (1790) wurde das Meter (m) definiert als der 40millionste Teil eines Erdmeridians, seit 1875 durch den Strichabstand auf einem im Internationalen Büro f. Gewichte u. Maße in Sevres bei Paris aufbewahrten Platin-Iridium-Normalstab *(Urmeter)*. Als genauere Definition des Meters hat eine internationale Kommission 1960 das 1650763.73fache der Wellenlänge der von den Atomen des KryptonisotopsÖ beim Übergang vom Zustand $5d_5$ zum Zustand $2p_{10}$ im Vakuum ausgesandten orangeroten Spektrallinie festgelegt. Seit 1983 ist das Meter definiert als die Weglänge, die Licht im Vakuum innerhalb eines Zeitintervalls von 1/299 792 458 einer Sekunde durchläuft.

**SI-Einheiten** Tab.1
Basiseinheiten

| Physikalische. Größe | Name der SI-Einheit | Symbol für die SI-Einheit |
|---|---|---|
| Länge | Meter | m |
| Zeit | Sekunde | s |
| Masse | Kilogramm | kg |
| Thermodynamische Temperatur | Kelvin | K |
| Elektrische Stromstärke | Ampere | A |
| Lichtstärke | Candela | Cd |
| Stoffmenge | Mol | mol |

**Kilogramm:** 1 Kilogramm (kg) ist definiert als die Masse eines im Internationalen Büro f. Gewichte u. Maße in Sèvres bei Paris aufbewahrten Platin-Iridium-Zylinders *(Urkilogramm, Kilogrammprototyp)* u. wurde ursprünglich der Masse von 1 L reinem Wasser bei 4°C gleichgesetzt. Die Tatsache, daß das Volumen von 1 kg Wasser bei 4°C in Wirklichkeit nicht 1000, sondern 1000.028 $cm^3$ beträgt, veranlaßte 1964, unter 1 L nicht mehr das Volumen von 1 kg Wasser bei 4°C, sondern das Volumen von 1000 $cm^3$ zu verstehen.

**Sekunde:** Unter 1 Sekunde (s) verstand man früher die aus der Erdumdrehung gewonnene „Weltzeitsekunde", die gleich dem 86400sten Teil des mittleren Sonnentages ist. Sie wurde dann, um sich von den Schwankungen der Erdumdrehung unabhängig zu machen, 1956 als der 31556925.9747te Teil eines (seinerseits genau definierten) tropischen Sonnenjahres definiert. Seit 1967 definiert man die Sekunde als Dauer von 9 192 631 770 Perioden der Strahlung, die dem Übergang zwischen den beiden Hyperfein-Niveaus des Grundzustandes des Caesium-133-Atoms entspricht *(Atomsekunde)*.

**Ampere:** Als 1 Ampere (A) wurde ursprünglich (seit 1908) eine Stromstärke von 1 Coulomb/Sekunde bezeichnet. 1948 wurde diese Definition wie folgt präzisiert: 1 A ist der konstante elektrische Strom, der, wenn er in zwei parallelen geraden elektrischen Leitern unendlicher Länge u. vernachlässigbarer Kreisquerschnittsfläche im Abstand von einem Meter im Vakkum aufrecherhalten wird, eine Kraft von $2 \cdot 10^{-7}$ N pro Meter Länge zwischen diesen Leitern produzieren würde.

**Kelvin:** 1 Kelvin (K) ist der Bruchteil 1/273.16 der thermodynamischen Temperatur des Tripelpunktes von Wasser. Nach einer 1967 erfolgten internationalen Übereinkunft soll der bis dahin übliche Zusatz Grad vor der Einheit K entfallen.

**Candela:** 1 Candela (Cd) war früher die Lichtstärke, mit der 1/600 000 $m^2$ der Oberfläche eines schwarzen Strahlers bei der Temp. des beim Druck von 101325 Pa erstarrenden Platins senkrecht zu seiner Oberfläche leuchtet. Nach der Definition von 1979 ist die Candela gleich der Lichtstärke in einer gegebenen Richtung, die eine Lichtquelle mit monochromatischer Strahlung der Frequenz $540 \cdot 10^{12}$ Hertz emittiert u. die eine Strahlungsintensität in dieser Richtung von 1/683 Watt pro Steradiant (s. Radiant) hat.

**Mol:** Unter 1 Mol (mol) eines Stoffs verstand man ursprünglich eine numerisch der relativen Molekülmasse dieses Stoffes entsprechende Grammenge. Seit 1971 bedeutet 1 Mol die Stoffmenge eines Systems, die eben so viele Elementarteilchen (Atome, Moleküle, Ionen, Elektronen, andere Teilchen od. spezifizierte Gruppen solcher Teilchen (Protonen, Radikale, Formeleinheiten usw.) enthält, wie Atome in 0.012 kg von Kohlenstoff-12 sind.

**SI-Einheiten** Tab.2
SI-Präfixe (SI-Vorsätze) für dezimale Vielfache und Teile von SI-Einheiten

| Präfix | Symbol | Faktor, mit dem die Einheit multipliziert wird |
|---|---|---|
| **Vielfache** | | |
| Yotta | Y | $10^{24}$ |
| Zetta | Z | $10^{21}$ |
| Exa | E | $10^{18}$ |
| Peta | P | $10^{15}$ |
| Tera | T | $10^{12}$ |
| Giga | G | $10^{9}$ |
| Mega | M | $10^{6}$ |
| Kilo | K | $10^{3}$ |
| Hekto | h | $10^{2}$ |
| Deka | da | $10^{1}$ |
| **Teile** | | |
| Dezi | d | $10^{-1}$ |
| Zenti | c | $10^{-2}$ |
| Milli | m | $10^{-3}$ |
| Mikro | µ | $10^{-6}$ |
| Nano | n | $10^{-9}$ |
| Piko | p | $10^{-12}$ |
| Femto | f | $10^{-15}$ |
| Atto | a | $10^{-18}$ |
| Zepto | z | $10^{-21}$ |
| Yocto | y | $10^{-24}$ |

**Siemens:** SI-Einheit f. Leitwert*; Symbol: S.

**Sievert:** Sv, s. Dosimetrie.

**Sigadoxin®:** s. Doxycyclin.

**Sigaperidol®:** s. Haloperidol.

**Sigmafaktor:** Untereinheit der bakteriellen RNS-Polymerase, die den korrekten Start der Transkription* steuert.

**Signatur(a):** **1.** die ärztliche Anweisung auf einem Rezept bzw. deren Wiederholung auf dem Arzneimittelbehältnis durch den Apotheker: signa, signetur, abgek. S., signiere, mache die Aufschrift, z.B. „S. 3 x tägl. 1 Tablette" oder „S. zum Auftragen auf die entzündete Haut"; **2.** Bez. für die Aufschrift auf Standgefäßen*; **3.** auch für die Beschriftung von Arzneittelbehältnissen verwendeter Begriff.

**Signaturenlehre:** „Signatura plantarum (naturae, rerum)", eine bis auf Urzeiten zurückgehende Heilmittellehre, die von Paracelsus wieder erneuert wurde. Nach ihr wollte man aus gewissen Äußerlichkeiten der Pflanzen wie Farbe, Geruch, Geschmack, Form der Blätter, Blüten, Wurzeln usw. auf die Heilwirkung schließen. So wirken nach dieser Lehre z.B. weiße Blüten auf das Gehirn, blaue Blüte auf die Augen, gelbe Blüten auf Galle u. Leber, Disteln sollen gegen stechende Schmerzen, Johanniskraut wegen seines „Blutes" u. seiner „durchstochenen" Blätter gegen Stichwunden gebraucht werden, die Knollen des Knabenkrautes dienen als Aphrodisiakum usw. „Die Natur zeichnet ein jegliches Gewächs, so von ihr ausgeht, zu dem, dazu es gut ist" (Paracelsus). Die Volksmedizin macht auch heute noch teilweise von der Signaturenlehre Gebrauch.

**Signifikanz:** statistisches Maß der Wahrscheinlichkeit; signifikant: statistisch bedeutsam.

**Sikimifrüchte:** Shikimifrüchte, s. Illicium anisatum.

**Sikkative:** Zusätze zu Firnis, Leinöl usw., um schnelleres Trocknen zu erreichen; S. bestehen meist aus Co, Pb- od. Mn-Salzen der höheren Fettsäuren*.

**Silane:** Silicium-Analoga der Alkane, Summenformel: $Si_nH_{2n+2}$.

**Silanole:** Siliciumverbindungen mit OH-Gruppen, s. Silicone.

**Silber:** Argentum, Ag, $A_r$ 107.868, 1-, 2-, selten auch 3wertiges Element, OZ 47. Schmp. 961°C, Sdp. 2212°C. Seit ältesten Zeiten bekannt. Weißes, glänzendes, weiches Metall, sehr dehnbar; lösl. in Salpetersäure u. konz. Schwefelsäure; schwärzt sich an der Luft durch Bildung v. Silbersufid. Nat. gediegen in großen, krist. Stükken, gebunden als Silbersulfid, $Ag_2S$, im Silberglanz, Silberkupfererz, Rotgüldigerz u. Bleiglanz. Darst.: Versch. Verfahren [Röstverfahren, Amalgamationsverfahren, Cyanidlaugerei, Extraktionsverfahren (Bleiarbeit)]. Um die Härte zu erhöhen, wird S. mit 10 bis 20% Kupfer legiert. „Unechtes Blattsilber" (Rauschsilber) ist eine Legierung von Zink, Zinn u. Spuren von Cu. **Anw.** techn.**:** als Münz- u. Schmuckmetall; zum Versilbern, f. Spiegel; in der Elektronik u. der Photographie. **Anw.** med.**:** Reines S. wirkt schwach bakterizid, daher benutzte man Silber-Folien u. -Pulver zur Wundbehandlung sowie zur Entkeimung von Wasser, s. Katadyn-Verfahren. Silber-Aerosole (s. Aerosole) wendet man gegen Schnupfen, Keuchhusten, Akne vulgaris u.a. an. **Tox.:** Durch häufigen Kontakt mit Silberstaub od. auch durch oftmalige innerliche Aufnahme von Ag-Verbindungen kommt es zur Ablagerung von Silberkörnchen in der Haut u. dadurch zu ihrer Blaugrau-Färbung (Argyrie, Argyrose). Am Zahnfleisch kann sich ein dunkler Silbersaum ausbilden. Früher verwendete i.v. Injektionen von kolloidem Silber verursachten Todesfälle. Die meisten Silbersalze sind sehr schwer lösl. u. daher wenig giftig.

**Nachw. von Silberverbindungen: 1.** HCl od. Chloride fällen weißes, käsiges Silberchlorid (AgCl), lösl. in Ammoniak, unlösl. in Säuren, am Licht schwarzwerdend. **2.** Schwefelwasserstoff fällt aus den Lsg. schwarzes $Ag_2S$, unlösl. in verd. Säuren. **3.** Zink, Eisen, Kupfer, Quecksilber fällen aus Silbersalzlösungen feinverteiltes schwarzes metall. Silber, unlösl. in Salzsäure. **4.** Alle Silberverbindungen (mit Ausnahme des Iodids u. Sulfids) sind in überschüssigem $NH_3$ lösl. zu komplexen Verbindungen. **5.** p-Dimethylaminobenzyliden-rhodanin weist Ag noch in außerordentl. großen Verdünnungen durch Trübung nach. **6.** Die Probiersäure der Goldschmiede besteht aus gleichen Teilen Salpetersäure u. Kaliumdichromat, sie ergibt auf Silber eine rote Färbung durch Bildung von Silberchromat. Der zu prüfende

Gegenstand wird angefeilt u. mit der angefeilt. Stelle auf den Probierstein (Kieselschiefer) ein Strich gezogen, der dann mit der Probiersäure betupft wird. Je nach der mehr od. weniger roten Färbung kann man ungefähr auf den Silbergehalt schließen.

**HOM:** *Argentum colloidale* (HAB1.5): ein mit löslichem Eiweiß als Schutzkolloid überzogenes Silberpräparat mit mind. 70.0 u. max. 25.0% Ag.

**HOM:** *Argentum metallicum* (HAB1.3): durch Umsetzen von Silbersalzen mit Zink; verord. z.B. b. Nephritis (Nierenentzündung), Migräne, nervöser Gastritis.

**Silber(I)-acetat:** Argentum aceticum, Essigsaures Silber; $CH_3COOAg$, $M_r$ 166.9. D. 3.26. Herst. durch Auflösen von Silbercarbonat in heißer Essigsäure. Weißes od. grauweißes Pulver, lösl. in heißem Wasser. **Off.:** ÖAB90. **Anw.:** wie Silbernitrat.

**Silber(I)-bromid:** Argentum bromatum, Bromsilber, AgBr, $M_r$ 187.8. D. 6.473. Schmp. 434°C. Weißes bis grünl. gelbes Pulver; sehr schwer lösl. in Wasser, wenig lösl. in Ammoniaklsg., leicht lösl. in Thiosulfat- u. Cyanidlsg., leicht reduzierbar u. von großer Lichtempfindlichkeit (färbt sich dunkelviolett bis schwarz), daher wird es in großem Umfang zur Herst. v. photogr. Platten, Filmen u. Photopapieren verwendet. Darst.: durch Zusammengießen von Silbernitrat- u. Natriumbromidlösung.

**Silber(I)-chlorid:** Argentum chloratum, Chlorsilber, AgCl, $M_r$ 5.56. Schmp. 450°C. Sdp. 1553°C. Weißes bis grauweißes Pulver, lösl. in Ammoniaklsg., Kaliumcyanidlsg. u. Natriumthiosulfatlsg. unter Bildung v. Komplexsalzen; unlösl. in Wasser. Darst.: durch Zusammenbringen v. Silbernitratlösung mit Metallchloridlösungen od. Salzsäure. **Anw.** med.: früher inn. bei Neurose, Chorea, Epilepsie, Keuchhusten. Dos. 0.02 bis 0.05 g; techn.: zur Versilberung u. in d. Photographie wie AgBr.

**Silbercitrat:** Argentum citricum, Zitronensaures Silber, Silberol, Itrol®; $C_3H_4(OH)(COO)_3Ag_3$, $M_r$ 512.71. Darst.: durch Eintragen einer Silbernitratlsg. in eine Lsg. v. Citronensäure u. Natriumhydrogencarbonat. Weißes Pulver, sehr schwer lösl. in Wasser. **Anw.** med.: als Wundantiseptikum, auch gegen Gonorrhö (Lsgen. 1:5000 bis 1:10 000).

**Silber, Citronensaures:** s. Silbercitrat.

**Silber(I)-cyanid:** Argentum cyanatum, Cyansilber, AgCN, $M_r$ 133.9. D. 3.95, Schmp. 350°C. Weißes Pulver, unlösl. in Wasser, lösl. in Kaliumcyanidlsg. **Anw.:** zur galvan. Versilberung.

**Silberdiamminnitrat-Lösung:** Reagenz DAB7: Silbernitrat wird tropfenweise mit Ammoniaklsg. (c = 6 mol/L) versetzt, bis sich der Ndschlg. gerade wieder löst. **Anw.:** z.B. zum Nachw. von Schwefel u. reduzierenden Verunreinigungen in Benzin.

**Silberdiethyldithiocarbamat:** $C_5H_{10}AgNS_2$, $M_r$ 256.1. Grüngelbes bis schwach graugelbes Pulver, lösl. in Pyridin, sehr schwer lösl. in Benzol u. Tetrakohlenstoff, unlösl. in Wasser. **Anw.:** Reagenz Ph.Eur.3; früher z.B. zur Prüfung von Distickstoffmonoxid (Stickoxydul) auf Arsen- u. Phosphorwasserstoff.

**Silberdistel:** s. Carlina acaulis.

**Silbereiweiß:** s. Silberproteinat.

**Silbereiweiß-Acetyltannat:** Argenti albuminoacetylotannas, Argentum albumino-acetylotannicum, Argentum diacetylotannicum proteinicum, Diacetyltannin-Protein-Silber, Targesin. Geh. 6.0 bis 6.6% org. gebundenes Silber (107.9). Dunkle, metallisch glänzende, im durchfallenden Licht rotbraune Lamellen von metallischem u. adstringierendem Geschmack. Die Substanz ist in Wasser kolloidal lösl. Trocken u. vor Licht geschützt aufzubewahren. Inkomp.: zahlreiche Arzneistoffe. **Off.:** DAC86, ÖAB90. **Anw.:** Antiseptikum, wirkt entzündungswidrig, sekretionsbeschränkend u. bakterizid. **Dos.:** inn. 0.25 g; zu Spülungen (Blasen-Sp. 0.2%, Urethralinjektion u. Vaginal-Sp. 3 bis 5%), b. Cystitis 0.2%, Rhino-Laryngologie 3%, als Wundsalbe 5%. Als Rollkur* nach Konjetzny bei Gastritis, Ulcus ventriculi et duodeni in 0.25%iger Lösung.

**Silbereiweiß-Acetyltannat-Augentropfen:** Oculoguttae Targesini, Argenti albumino-acetylotannatis oculoguttae; s. Augentropfen.

**Silbereiweiß-Nasentropfen:** s. Rhinoguttae.

**Silberelektrode:** s. Potentiometrie.

**Silber(I)-fluorid:** Argentum fluoratum, Silberfluorid; AgF, $M_r$ 126.87. Gelbe krist. Masse, leicht zerfließlich, sehr leicht lösl. in Wasser. **Anw.** med.: als Antiseptikum.

**Silber(II)-fluorid:** Argentum bifluoratum; $AgF_2$, $M_r$ 145.87. Weißes bis bräunl. Pulver, hygr.

**Silberfulminat:** Knallsilber, Silbersalz der Knallsäure; AgONC. Weiße Kristallnadeln, leicht lösl. in Wasser; äußerst explosiv (schon bei Berührung). **Anw.:** zu Feuerwerkskörpern (Knallerbsen).

**Silberglätte:** Blei(II)-oxid*.

**Silberiodat:** Argentum iodicum; $AgIO_3$, $M_r$ 282.7. Weißes, krist. Pulver, unlösl. in Wasser; Anw. in der Maßanalyse.

**Silber(I)-iodid:** Argentum iodatum, Silberiodid; AgI, $M_r$ 234.78. D. 5.67. Schmp. 557°C. Sdp. 1506°C. Gelbes, schweres Pulver, unlösl. in Wasser, lösl. in Kaliumcyanid- od. Thiosulfatlsgen. **Anw.** med.: früher als Antisyphilitikum, techn.: in der Photographie sowie zur künstl. Wolken- u. Regenbildung.

**Silberkerze:** s. Cimicifuga racemosa.

**Silber, Kolloides:** Argentum colloidale; fein verteiltes, metallisches Silber mit Eiweißstoffen als Schutzkolloid. Herst.: Reduktion von Silbernitrat mit Eisen(II)-sulfat u. Natriumcitrat, unter Zusatz von Eiweiß trocknen. Geh. an Gesamtsilber mind. 70% an metallischem Silber mind. 67% (ÖAB90). Blauschwarze od. grünl. Blättchen; lösl. in Wasser; wird durch Säuren od. Salze aus der Lsg. gefällt; zur wäßrigen Lsg. streut man das koll. Silber auf d. kalte Wasser auf (wie Silberproteinat*). **Off.:** DAB6, ÖAB90. **Anw.:** (früher) als starkes Antiseptikum, zur Wundbehandlung bei Sepsis, Erysipel, Pneumonie, Typhus, Magengeschwüren; inn. 0.05 bis 0.2 g in 0.1 bis 1%iger Lsg., in Augentropfen 2%ig.

**Silberlactat:** Argentum lacticum, Milchsaures Silber; $AgC_3H_5O_3 \cdot H_2O$. Weißes bis gelb. Pulver, lösl. in Wasser, wenig lösl. in Ethanol. **Anw.** med.: früher als Wundantiseptikum (0.1%).

**Silber(I)-nitrat:** Argenti nitras Ph.Eur.3, Argentum nitricum, Salpetersaures Silber, Silber-Salpeter, Höllenstein, Lapis infernalis; CAS-Nr. 7761-88-8; $AgNO_3$, $M_r$ 169.9. D. 4.35. Schmp. 212°C (Zers. bei ca. 444°C). Farblose, durchsichtige, tafelförmige Kristalle. **(A. nitr. crist.)** od. in Stäbchen gegossen **(A. nitr. fusum)**, lösl. in 0.5 T. Wasser u. 40 T. Ethanol. Eiweiß wird durch Silbernitrat unter Bildung von Silberalbuminat ausgeflockt. Darst.: durch Auflösen v. metall. Silber in Salpetersäure. **Anw.:** als Antiseptikum, Caustikum; inn. früher als Adstringens in Lsg. u.

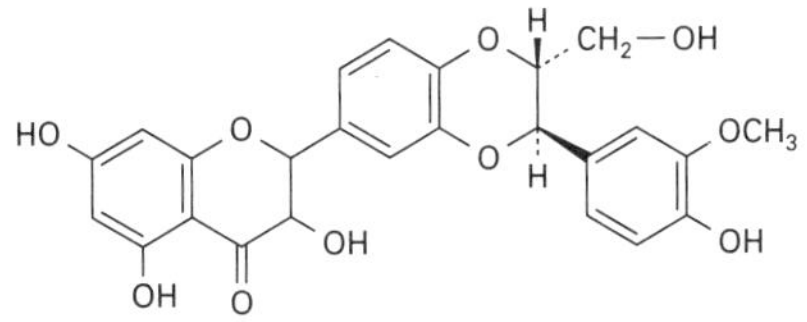

Silibinin

Pillen (mit Bolus anstoßen) bei Ulcus ventriculi, Darmkrankheiten, Tabes. **Dos.:** 0.005 bis 0.3 g; MED 0.03 g, MTD 0.1 g; vgl. Argyrie, äuß. als Ätzmittel bei schlechtheilenden Wunden, Geschwüren, Warzen, in 0.5%iger Lsg. Bei Gonorrhö erst nach Abklingen der akuten Entzündung, in 1%iger Lsg. prophylaktisch gegen Blennorrhö der Neugeborenen; techn.: in d. Photographie, zur Herst. v. Wäschetinte, als Haarfärbemittel (ammoniakalische Silbernitratlösung, durch langsames Zusammengießen von Silbernitratlsg. mit Salmiakgeist, wobei sich der gebildete Ndschlg. v. Silberoxid im Überschuß von Ammoniumhydroxidlösung auflöst), zur galvanischen Versilberung. **Zuber.:** Stylus Argenti nitrici, Silbernitrat-Ätzstift (Geh. nach ÖAB90 mind. 90.0% Silbernitrat); Stylus Argenti nitrici cum Kalio nitrico (s. Silbernitrat, Salpeterhaltiges).

**HOM:** *Argentum nitricum* (HAB1.2): Konstitutionsmittel; verord. z.B. b. nervöser Gastritis, Migräne, Angstzuständen.

**Silber(I)-nitrat, Geschmolzenes:** Argentum nitricum fusum, s. Silber(I)-nitrat u. Silbernitrat, Salperhaltiges.

**Silbernitratlösung, Ammoniakalische:** s. Tollens-Reagens.

**Silbernitratsalbe, Zusammengesetzte:** s. Unguentum Argenti nitrici compositum.

**Silbernitrat, Salpeterhaltiges:** Argentum nitricum cum Kalio nitrico, Silbernitrat-Kaliumnitrat-Ätzstift, Stylus Argenti nitrici cum Kalio nitrico, Lapis infernalis mitigatus. Darst. nach DAB6, ÖAB90: durch Zusammenschmelzen v. 1 T. Silbernitrat u. 2 T. (ÖAB90: 1 T.) Kaliumnitrat. Geh. 32.3 bis 33.3% $AgNO_3$ (ÖAB90: 48.5 bis 50.0%). Weiße od. grauweiße Stäbchen. **Anw.:** wie Silber(I)-nitrat, aber milder wirkend.

**Silber(I)-oxid:** Argentum oxydatum; $Ag_2O$. D. 7.14. Schweres, bräunlich-schwarzes Pulver, unlösl. in Wasser u. Ethanol, leicht lösl. in Salpetersäure u. Ammoniak. Darst.: durch Zusammenbringen von Silbernitratlsg. u. Natron- od. Kalilauge.

**Silberol:** s. Silbercitrat.

**Silberpapier:** mit Silbernitratlsg. getränktes Filtrierpapier; dient zum Nachw. v. Arsenwasserstoff, Arseniger Säure, Phosphor usw.

**Silberpappelrinde:** Cort. Populi albae, s. Populus-Arten.

**Silberperchlorat:** Argentum perchloricum; $AgClO_4$, $M_r$ 207.34. D. 2.8. Schmp. 486°C unter Zers. Weißes, krist. Pulver od. farblose, leicht zerfließl. Krist., sehr leicht lösl. in Wasser, lösl. in Ethanol, Ether, Glycerol, Toluol, unlösl. in Chloroform. **Anw.** techn.: in der Sprengstoffindustrie.

**Silberphenolsulfonat:** Argentum sulfophenolicum; $C_6H_5AgO_4S$. Weißes, krist. Pulver, leicht lösl. in Wasser, lösl. in Ethanol. **Anw.** med.: als Adstringens u. Antiseptikum (Lsg. in Wasser 0.2%).

**Silberprobiersäure:** reine Salpetersäure u. Kaliumdichromat zu gleichen Teilen, s. Silber.

**Silberproteinat:** Argentum proteinicum, Silbereiweiß, Albumosesilber, Proteinsilber, Protargol®; CAS-Nr. 9015-51-4. Gelbes bis braunes Pulver, leicht lösl. in Wasser, unlösl. in Ethanol u. Ether, wenig lösl. in Glycerol. Lsgen. leicht zersetzlich, daher immer frisch bereiten u. kalt herstellen (Pulver auf Wasser aufstreuen u. untersinken lassen), wird durch Eiweiß u. Kochsalz nicht gefällt. Geh.: 8 bis 8.3% Silber. **Off.:** DAC86, ÖAB90. **Anw.** med.: Schleimhautantiseptikum; äuß. zum Aufstreuen auf Wunden, Ekzemen od. in Salben bei Furunkeln u. Panaritien sowie bei Nasen- u. Rachenkatarrhen (1 bis 2%ig in Lösungen, 2 bis 10%ig in Salben, 5.0%ig in Augentropfen); bei Magen- u. Darmerkrankungen.

**Silbersalbe:** s. Unguentum Argenti colloidalis.

**Silber-Salpeter:** s. Silbernitrat.

**Silber, Salpetersaures:** s. Silbernitrat.

**Silber-Silberchlorid-Elektrode:** s. Potentiometrie.

**Silbertannenöl:** Oleum Pini piceae, s. Abies alba.

**Silberweide:** Salix alba, s. Salixarten.

**Silberzitrat:** Silbercitrat*.

**Silber, Zitronensaures:** Silbercitrat*.

**Silexglas®:** s. Glas.

**Silibinin** INN: Silybin, 3,5,7-Trihydroxy-2-[3-(4-hydroxy-3-methoxyphenyl)-2-(hydroxymethyl)-1,4-benzodioxan-6-yl]-4-chromanon; CAS-Nr. 22888-70-6; $C_{25}H_{22}O_{10}$, $M_r$ 482.43. Bestandteil von Silymarin, einem Gem. von Flavanonollignanen (Flavanonderivate) aus den Früchten von Silybum marianum* (Mariendistel). **Anw.:** Lebertherapeutikum; Antidot bei Knollenblätterpilzvergiftungen (s. Amanita phalloides). **Übl. Dos.:** Oral: 3mal 0.035 bis 0.14 g/d.

**Silica colloidalis anhydrica:** s. Siliciumdioxid, Hochdisperses.

**Silica-Gel:** Kieselsäuregel, Kieselgel, Aktive Kieselsäure*. **Anw.:** Adsorptions- u. Trockenmittel; zur Trocknung von Gasen, Reinigung von Flüssigkeiten, Wiedergewinnung von Lösungsmitteldämpfen, als Gasmaskenfüllung, als Katalysatorträger, z. chromatograph. Adsorptionsanalyse, zur Trockenhaltung v. Kochsalz, Lebensmitteln, Chemikalien usw. Silica-Gel besteht aus harten, kleinen Körpern von 1 bis 6 mm Größe mit ultramikroskopisch kleinen Poren, die ein hohes Adsorptionsvermögen bedingen. Es wird in versch. Korn- u. Porengrößen hergestellt. Wassergesättigtes S. kann durch Erhitzen wieder gebrauchsfähig gemacht werden; vgl. Blaugel.

**Silicate:** Salze der Orthokieselsäure, $H_4SiO_4$, u. der verschiedenen Polykieselsäuren. Die S. gehören zu den wichtigsten gesteinsbildenden Mineralien; s. Silicium; vgl. Aluminiumsilicat.

**Silicea:** s. Siliciumdioxid.

**Silicia colloidalis hydrica:** s. Siliciumdioxid-Hydrat.

**Silicide:** Verbindungen von Silicium mit einem Metall, z.B. $Mg_2Si$, Magnesiumsilicid.

**Silicii dioxidum praecipitatum:** s. Siliciumdioxid, Gefälltes.

**Silicium:** (*lat.* silex Kiesel) Si, $A_r$ 28.086; 4wertiges Element, OZ 14; D. 2.328; Schmp. 1410°C; Sdp. 2477°C; Härte 7. In Säuren, auch in Flußsäure (ausgenommen salpetersäurehaltige Flußsäure) unlösl., leicht lösl. in heißen Laugen unter Wasserstoffentwicklung u. Bildung von Silicaten. Mit Fluor vereinigt es sich schon bei Zimmertemperatur unter Feuererscheinung, mit den übrigen Halogenen beim Erhitzen. Mit Metallen reagiert Si bei hohen Temperaturen zu **Siliciden** ($Mg_2Si$, $Ca_2Si$ usw.). S. tritt amorph u. krist. auf; amorphes S. ist ein braunes bis graubraunes Pulver; krist. S. bildet dunkelgraue, glänzende Oktaeder od. graue, graphitartige Blättchen. Nat. nur gebunden in Form v. Salzen verschiedener, sich vom Anhydrid $SiO_2$ ableitenden Kieselsäuren, den Silicaten. Si ist nach dem Sauerstoff das verbreitetste Element, es bildet zu 25% die Erdkruste (Sand, Quarz, Gneis, Glimmer, Bergkristall, Olivin, Feldspat, Achat usw.). Darst.: durch Reduktion von $SiO_2$ mit Magnesium od. Aluminium; techn.: durch Reduktion v. Quarz mittels Kohle im elektr. Ofen. Amorphes Si wurde 1823 von Berzelius, krist. Si 1854 von Wöhler u. St. Claire-Deville hergestellt. **Anw.:** als Desoxidationsmittel bei der Stahlherstellung, f. Legierungen; hochreines Si ist das wichtigste Halbleitermaterial. **Nachw. von Silicium-Verbindungen:** Schmilzt man Silicate od. $SiO_2$ mit Phosphorsalz am Platindraht, so lösen sich die gebundenen vorhandenen Metalle in dem entstandenen Metaphosphat auf, während $SiO_2$ als undurchsichtige Masse, dem „Kieselskelett", ausgeschieden wird u. in der klaren Perle schwimmt. Die **Wasserstoffverbindungen** des Si heißen **Silane**; Monosilan ($SiH_4$) u. Disilan ($Si_2H_6$) sind Gase, Trisilan ($Si_3H_8$) u. Tetrasilan ($Si_4H_{10}$) sind Flüssigkeiten; Penta- u. Hexasilan sind ebenfalls flüssig, jedoch äußerst leicht zersetzlich, denn die Beständigkeit nimmt mit steigender Zahl der Si-Atome ab.

**Kieselsäuren:** Orthokieselsäure: $Si(OH)_4$. Darst.: durch Zers. v. $SiCl_4$ mit Wasser. Orthokieselsäure ist nicht beständig, sondern geht sofort unter Abgabe v. $H_2O$ in Metakieselsäure od. Dikieselsäure, $H_6Si_2O_7$, über. Durch Zusammentritt meherer Moleküle der Orthokieselsäure bilden sich die **Polykieselsäuren**, die sich zu langen Ketten u. Ringen vereinigen, wobei immer 2 Si-Atome durch ein O-Atom verbunden sind (s. Silicone). Ihre Salze heißen **Silicate**. Die einfachen Alkalisilicate sind wasserlösl. (Liquor Kalii silicici). Zu den Silicaten gehören Glas, Ton, Porzellan, Steingut, Ziegelstein, Zement, Fayence; vgl. Aluminiumsilicat.

**HOM:** *Aqua silicata:* gesättigte wäßrige Lsg. von Kieselsäurehydrat.

**Siliciumalkyle:** Siliciumverbindungen der allgemeinen Formel $SiR_4$ od. $Si_2R_6$ (R: Alkylrest), z.B. Siliciumtetraethyl $(C_2H_5)_4Si$; sie entstehen bei Einw. von $SiCl_4$ auf Alkylmagnesiumverbindungen (Grignard-Verbindungen*), s.a. Silicone.

**Siliciumcarbid:** Carborundum, Siliciumkohlenstoff; SiC. D. 3.2. Schmp. über 2700°C. Härte 9 bis 10. Reines S. ist farblos; techn. S. bildet meist blaugrüne Kristalle od. eine graue krist. Masse. Darst.: durch Erhitzen von Quarzsand mit Koks u. Kochsalz im elektr. Ofen. **Anw.:** als Schleifmittel, zu elektr. Widerständen, Heizstäben, feuerfesten Ziegeln, Muffeln usw.

**Siliciumchlorid:** s. Siliciumtetrachlorid.

**Siliciumchloroform:** Trichlorsilan; $SiHCl_3$. D. 1.35. Farblose Flüss., an feuchter Luft rauchend, lösl. in Benzol, Schwefelkohlenstoff, Tetrachlorkohlenstoff, Chloroform. Darst.: durch Einw. von HCl-Gas auf Silicium bei ca. 380°C.

**Silicium dioxidatum hydricum:** s. Siliciumdioxid-Hydrat.

**Siliciumdioxid:** Kieselerde, Kieselsäureanhydrid; $SiO_2$. Nat. als Infusorienerde, Kieselgur* (Terra silicea), Tripel, Bergkristall, Quarz, Opal, Diatomeenerde. Darst.: amorph durch Verbrennung v. amorphem Silicium (Si) od. Glühen v. Kieselsäuren; krist. durch Erhitzen v. Kieselsäuren od. amorphem Si auf ca. 1000°C. Da $SiO_2$ nur v. Flußsäure gelöst wird, schwer schmelzbar ist u. einen außergewöhnlich niedrigen Ausdehnungskoeffizienten besitzt, wird es zur Herst. v. Quarzgeräten f. die chem. Analyse benutzt.

**HOM:** *Silicea:* reines gefälltes wasserhaltiges Siliciumdioxid (75 bis 90%); verord. z.B. b. schwächlicher Konstitution, chronischen Eiterungsprozessen, schlechter Heilungstendenz, Bindegewebserkrankungen, Rachitis, Paradontose.

**Siliciumdioxid, Gefälltes:** Gefälltes Siliciumdioxid DAB10, Silicii dioxidum praecipitatum, Gefällte Kieselsäure, Acidum silicicum praecipitatum; $SiO_2$, $M_r$ 60.1. Gew. aus Alkalisilicatlösungen durch Umsetzung mit Säuren. Weißes, feines, amorphes Pulver, unlösl. in Wasser u. Mineralsäuren (Ausnahme: Flußsäure), lösl. in Natriumhydroxid-Lösungen. Inkomp.: mizellbildende, kationische Arzneistoffe (Behinderung der Wirkstofffreigabe). **Anw.:** Trägersubstanz f. Wirkstoffe; Hilfsmittel f. die Herst. v. Tabletten u. Dragees; Grundlage bei der Pasten- u. Salbenherstellung.

**Siliciumdioxid, Hochdisperses:** Silica colloidalis anhydrica Ph.Eur.3, Silicium dioxydatum dispersum (colloidale), Hochdisperse Kieselsäure, Aerosil®, Cab-O-Sil®, Levisiel® u.a.; CAS-Nr. 7631-86-9. Chem. reines, amorphes $SiO_2$ mit unterschiedlichem Wassergehalt (Silanolgruppen, über Wasserstoffbrücken gebundenes Wasser). Submikroskopisch feines (Teilchengröße zwischen 10 bis 40 nm, $3 \cdot 10^{17}$ Primärteilchen pro g, s. Kolloide), sehr leichtes (D. 2.3 g/mL, Schüttdichte: ca. 60 g/L, unverdichtete Qualität; ca. 120 g/L, verdichtete Qualität), bläulich-weißes, nichtkristallines (röntgenamorphes), reines (über 99.8% $SiO_2$), geruchloses Pulver mit großer spezifischer Oberfläche (ca. 50-380 $m^2/g$ nach BET-Methode, s. Adsorptionsmethode nach Brunauer, Emmet u. Teller); $n_D^{20°C}$ 1.45; glasklare Gele* mit Glycerol. Die Gew. erfolgt durch Hydrolyse von Siliciumtetrachlorid in einer Knallgasflamme (Anwesenheit von Wasserstoff u. Luft). Die dabei anfallenden winzigen, kugelförmigen Primärteilchen besitzen an der Oberfläche Siloxan- (-Si-O-Si-) u. Silanolgruppen (-SiOH), die durch Ausbildung von Wasserstoffbrückenbindungen die sofortige Agglomeration zu größeren kettenförmigen Verbänden u. eine durch Hitzeeinwirkung reversible Wasseraufnahme ermöglichen. S. enthält 1.5 bis 2% Wasser, kann aber bis zu 40% aufnehmen, ohne das Aussehen eines trockenen Pulvers zu verlieren. S. ist in allen Lösungsmitteln u. Flüssigkeiten mit Ausnahme von starken Laugen unlösl., in Wasser unter Bildung negativ

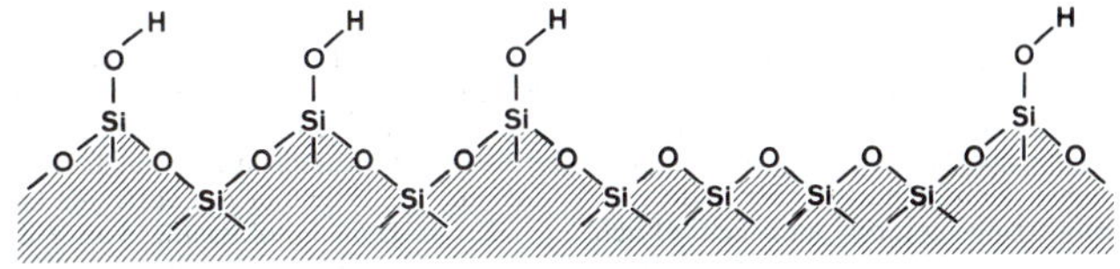

Siliciumdioxid, Hochdisperses:
Silanol- und Siloxangruppen an der Oberfläche eines Aerosil®-Teilchens

geladener Partikeln u. daher saurer Reaktion (pH 3.6 – 4.3) kolloidal lösl. (150 mg/L) u. bildet in polaren u. unpolaren Medien thixotrope Gele (s. Thixotropie), die in polarem Medium deutlich weniger viskos u. stabil sind. Ph.Eur.3: 1 g Substanz ergibt mit 20 mL Tetrachlorkohlenstoff nach 3 min. Schütteln ein durchsichtiges Gel. **Anw.:** **1.** Für Flüssigkeiten, Salben, Cremes, Pasten, Gele, Suppositorien, Emulsionen u. Suspensionen a) zur temperaturunempfindlichen Viskositätserhöhung u. Thixotropierung (in apolaren Medien: Herst. v. Oleogelen mit 5-8% S.; in Wasser: Verdickung mit 15-40% S., mit Zusätzen, die die elektrostatische Abstoßung der negativ geladenen Teilchen herabsetzen, bereits mit ca.4%), b) zur Sedimentationsverzögerung u. Verhinderung von Separationserscheinungen (2 bis 4%). **2.** Für pulverförmige Stoffe zur Umhüllung u. Auflockerung, um deren Fließverhalten zu verbessern (0.1 bis 0.5%, Fließregulierungsmittel). **3.** Als Adsorptionsmittel zum Aufsaugen von Flüssigkeiten u. Schmelzen od. eutektischen Arzneistoffgemischen, zur Trockenhaltung hygroskopischer Substanzen. **4.** Zur Verbesserung des Zerfalls in 1 bis 2%iger Konz. (unterstützt durch Ansaugen von Wasser die Wirkung von Zerfallsbeschleunigern) u. auch oft der Härte von Tabletten. **5.** Als Antistatikum bei Pudern u. Pulvern. Durch teilweisen Ersatz der Wasserstoffatome der freien Silanolgruppen durch siliciumorganische Reste wird ein hydrophobisiertes S. erhalten, das als Fließregulierungsmittel bei hygroskopischen Substanzen verwendet werden kann.

**Siliciumdioxid-Hydrat:** Silicia colloidalis hydrica Ph.Eur.3., Silicium dioxidatum hydricum. Weißes bis fast weißes, leichtes, feines, amorphes Pulver; praktisch unlöslich in Wasser u. Mineralsäuren, ausgenommen Flußsäure. Die Substanz löst sich in heissen Alkalihydroxid-Lösungen. Die Substanz zeigt nach 2 h langem Trocknen bei 100 bis 105 °C einen Masseverlust von mindestens 3 Prozent. Beim Verreiben von 5 g Substanz u. 5 mL tropfenweise zugesetztem Wasser in einem Mörser muß die Mischung pulverförmig bleiben. Feinheit u. Gelbildungsvermögen bei weitem nicht vergleichbar mit Siliciumdioxid, Hochdisperses*. Anw.: Adsorptionsmittel, Träger für Farbstoffe etc.

**Siliciumfluorid:** s. Siliciumtetrafluorid.

**Silicium-Fluorwasserstoffsäure:** s. Hexafluorokieselsäure.

**Siliciumhexachlorid:** Hexachlorsilan; $Si_2Cl_6$. D. 1.58. Schmp. 2.5°C. Sdp. 147°C. Farblose, an der Luft rauchende Flüss., wird von $H_2O$ sehr leicht zersetzt. Darst.: durch Überleiten von Chlor über geschmolzenes Silicium.

**Siliciummonoxid:** Siliciumoxid; SiO. Entsteht beim Erhitzen von $SiO_2$ mit Kohlenstoff im Vakuum bei ca. 1500°C; schwarze bis braunschwarze Masse, die sehr luft- u. feuchtigkeitsempfindlich ist u. stark reduzierende Eigenschaften besitzt. **Anw.:** als Malerfarbe (Monox). Zur Herst. dünner $SiO_2$–Schichten durch Aufdampfen im Hochvakuum.

**Siliciumorganische Verbindungen:** s. Silicone.

**Siliciumtetrachlorid:** Siliciumchlorid, Tetrachlorsilan; $SiCl_4$. D. 1.49. Schmp. -67.7°C. Sdp. 56.7°C. Farblose, erstickend riechende, an der Luft rauchende Flüss. Darst.: durch Erhitzen eines Gemisches von trockenem Quarz mit Kohle im Chlorstrom. **Anw.:** als Nebelstoff (mit Ammoniak), zur Herst. v. Siliconen*, Zusatz von wetterfesten Farben u.a.

**Siliciumtetrafluorid:** Siliciumfluorid; $SiF_4$. Darst.: durch Einw. v. Fluorwasserstoff auf Siliciumdioxid od. Silicate od. durch Einw. von konz. Schwefelsäure auf ein Gem. von Quarz u. Flußspat, stechend riechendes, rauchendes Gas. Mit Wasser zersetzt sich $SiF_4$ unter Abscheidung gallertartiger Metakieselsäure u. Bildung v. $H_2SiF_6$ (Hexafluorokieselsäure*).

**Siliciumwasserstoffe:** Silane, s. Silicium.

**Silicofluoride:** Hexafluorosilicate, s. Hexafluorokieselsäure.

**Silicone:** Organosiloxane, Polysiloxane, Siliciumorganische Verbindungen, Polymere von Siloxanen; sie gleichen in ihrem Aufbau den Kohlenstoffverbindungen, jedoch ist hier Kohlenstoff zum größten Teil durch Silicium ersetzt u. die Si-Atome sind durch eine Brücke von O-Atomen miteinander verknüpft, während die Restvalenzen des Siliciums durch org. Gruppen (Phenyl-, Methyl-, Ethyl- usw.) abgesättigt sind. Da sie in ihrer Bruttozusammensetzung $R_2SiO$ der Formel der org. Ketone $R_2CO$ gleichen, wurden sie von ihrem Entdecker Frederick S. Kipping „Silicone“ (aus Silico-Ketone) genannt. Die zur Darst. der S. erforderlichen Ausgangsverbindungen, Silanole RSiOH, Silandiole $R_2Si(OH)_2$ u. Silantriole $RSi(OH)_3$, gewinnt man durch Hydrolyse der entsprechenden Organosiliciumhalogenide. Zur Darst. d. letzteren läßt man Siliciumtetrachlorid

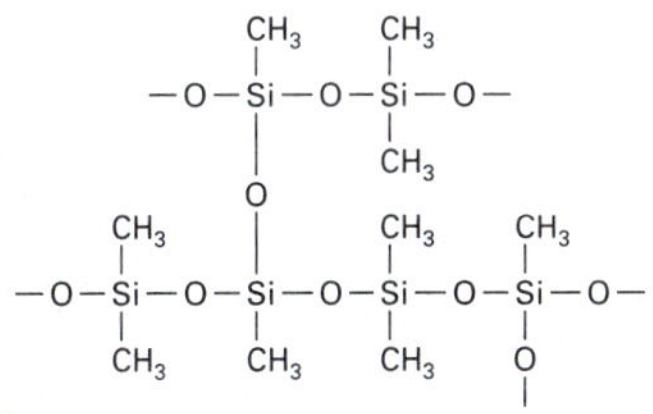

Silicone:
Vernetzung zwischen zwei Polysiliconketten

auf Alkylmagnesiumhalogenide (Grignard-Verbindungen) einwirken od. man setzt nach der Rochow-Synthese Alkylhalogenide bei höherer Temp. (300°C) mit Silicium um, wobei Kupfer od. Silber als Katalysator dienen, u. hydrolysiert anschließend die gewonnenen Organosiliciumhalogenide. Durch Kondensation der Silanole, Silandiole u. Silantriole gelangt man schließlich zu Polymerisationsprodukten von Ring-, Ketten- u. Blattstruktur, die man beliebig abändern u. „aufbauen" kann, u. die je nach ihrer Molekülgröße u. Molekülstruktur leicht flüssige, ölige, feste, harz- od. kautschukartige Substanzen darstellen, die techn. ausgedehnte Verw. finden, da sie thermisch u. chem. außerordentl. beständig, feuchtigkeitsabstoßend, elektrisch nicht leitend u. nicht gesundheitsschädlich sind. Für die Pharmazie von Bedeutung sind neben **Silicon-Elastomer* f. Verschlüsse u. Schläuche** besonders die **Siliconöle** (s.a. Dimeticon, Siliconöl zur Verw. als Gleitmittel) u. **Siliconfette**. Dimethylpolysiloxane haben als pharmazeutische Hilfsstoffe größere Bedeutung als die Methylphenylpolysiloxane.

Siliconöle sind klare, farblose Flüss., deren Viskositätsbereich außerordentl. groß u. wenig von der Temp. abhängig ist. Sie haben idealviskoses Fließverhalten, die Zahl in der Typenbezeichnung entspricht der ungefähren Viskosität in Centistokes bei 25°C (1 cSt = 1 $mm^2 \cdot s^{-1}$). Da die Dichte nahe 1 liegt (D. 0.940 bis 0.980), entspricht dies auch etwa der absoluten Viskosität in mPa·s (Centipoise; s. Viskosität). Siliconöle sind meist Dimethylpolysiloxane mit verschiedenen Kettenlängen. Sie sind wasserabstoßend, wärmebeständig, werden v. verd. Säuren u. Alkalien nicht angegriffen, von konz. Säuren u. Alkalien jedoch in der Wärme allmählich zersetzt. Flußsäure zerstört sie vollständig. Sie sind bis ca. 150°C wärmebeständig, bei Luftabschluß vertragen sie noch Temperaturen von 350 bis 400°C. Besonders temperaturbeständig sind die Methylsiliconöle. Der Flammpunkt liegt bei 300 bis 315°C, der Stockpunkt* zwischen -40°C u. -60°C. Sie sind unlösl. in Wasser, Methanol, Glykol, Cyclohexanol, Paraffin. liquid., mischbar mit Ethanol, Isopropylalkohol, Cetylalkohol, Butanol, Aceton, Laurin- u. Stearinsäure, die höheren Glieder mit Viskosität bis 500 $mm^2/s$ sind mischbar mit Ether, Benzin, Benzol, Chloroform, Trichlorethylen, Tetrachlorkohlenstoff, Toluol, Cyclohexan, Amylacetat. Sie finden in der Dermatologie weitgehende Verw., da sie leicht in die Haut eindringen, ohne fettend zu wirken, ein größeres Wärmeableitungsvermögen als Vaselin haben, nicht ranzig werden u. die Haut nicht entwässern. Eine pharmak. u. therapeutische Bedeutung als Arzneimittel kommt ihnen indessen nicht zu. S. sollten weder am Auge noch auf nässende Wunden u. Verbrennungen eingesetzt werden.

Infolge ihrer Hydrophobie sind sie besonders dort angebracht, wo die Haut gegen wäßrige Sekrete, Feuchtigkeit u. Ätzmittel geschützt werden soll (10- bis 30%iger Zusatz). Die Siliconöle geben mit Cetylalkohol, Stearylalkohol, Laurinsäure, Stearinsäure, Kakaoöl, Diglykolstearat, Glycerolmonostearat u. Wollfett gut halbare Mischungen, sind mit Carbowachsen, Schmierseife u. Glycerol mit Hilfe von Spans u. Tweens (s. unter Emulgatoren) emulgierbar, mit Pflanzenölen, Paraffin. liquid. u. anderen Alkoholen mischen sie sich nicht. Penicillinbasen auf Silicongrundlage sind noch nach 6 Monaten zur Applikation geeignet. Ferner dienen die Siliconfette als Gleit- u. Schmiermittel, z.B. bei der Tablettierung Einsatz von Talcum siliconisatum (Talkum mit Siliconöl überzogen); als Trennmittel, z.B. bei Herst. v. Zäpfchen u. Gelatinekapseln, da sich diese leicht aus d. siliconisierten Matrizen lösen lassen; vgl. Siliconöl zur Verw. als Gleitmittel.

Durch Hydrophobierung von Büretten u. Pipetten mit Siliconöl (nicht f. alkal. Lösungen geeignet!) wird ein völlig ebener Meniskus erreicht. Aus siliconisierten Gläsern u. Ampullen ist Entnahme bis zum letzten Tr. möglich; (Innenfläche mit einer 2%igen xylolischen Lösung benetzen, trocknen u. einbrennen). Bei radioaktiven Flüssigkeiten bleibt beim Ablaufen aus siliconisierten Gefäßen nichts an den Gefäßwänden zurück, so daß die Gefahr der Verseuchung stark vermindert wird, in siliconisierten Nadeln u. Kanülen wird die Blutgerinnung stark verzögert.

Man benutzt Siliconöle zur Sterilisation ärztlicher Instrumente, da sich die Öle beim Erhitzen bis zu 250°C nicht verändern; in der Dentalpraxis verwendet man S. zur Erzielung von Präzisionsgußstücken, zu Zahnwurzelfüllungen u. Erhärtungsmassen, in d. Kosmetik zu Hautcremen, Pomaden, Lippenstiften, Sonnenschutzsalben sowie zu wasserfesten Dauerwellpräparaten; in der Tierheilkunde zur Beseitigung der Schaumbildung im Pansen bei Trommelsucht; techn. zur Hydrophobierug von Baumaterialien (Dachziegeln usw.), zum Elastisch- u. Gleitfähigmachen von Gummischläuchen (auch von Kathetern), f. Windschutzscheiben, als Schmier- u. Poliermittel usw. Als Entschäumungsmittel, 0.001 bis 0.01%: z.B. bei der Penicillinherstellung u. beim Eindampfen stark schäumender Pflanzenextrakte, wie Extr. Liquiritiae u. Extr. Senegae. Eingesetzt werden vorwiegend Siliconölemulsionen.

**Silicon-Elastomer für Verschlüsse u. Schläuche:** nach DAB10 eine Substanz, die durch Quervernetzung eines Polysiloxans hergestellt wird, das hauptsächl. aus Dimethylsiloxy-Einheiten mit geringen Anteilen Methylvinylsiloxy-Gruppen besteht. Unlösl. in organischen Lösungsmitteln, mit chlorierten Kohlenwasserstoffen od. Hexan wird eine reversible Quellung hervorgerufen.

**Siliconemulsionen:** O/W-Emulsionen mit ca. 10 bis 30% Siliconöl, stabilisiert meist mit nichtionogenen Emulgatoren.

**Siliconfette, Siliconpasten:** durch Zusatz von Gelbildnern (z.B. Calciumstearat od. Aerosil (s. Siliciumdioxid, hochdisperses) zur Salben- od. Pastenkonsistenz verdickte Siliconöle.

**Silicongummi:** kautschukartige, schwach vernetzte Dimethylpolysiloxane.

**Siliconharze:** stark vernetzte Dimethyl- od. Methyl-phenyl-polysiloxane.

**Siliconöl zur Verwendung als Gleitmittel:** nach DAB10 ein Polydimethylsiloxan mit einem Polykondensationsgrad (n = 400 bis 1200), daß die kinematische Viskosität von 1000 bis 30 000 $mm^2 \cdot s^{-1}$ reicht; s. Silicone.

**Silicristin:** s. Silybum marianum.

**Silidianin:** s. Silybum marianum.

**Silikate:** Silicate*; Salze von Kieselsäuren, s. Silicium.

**Silikose:** Steinstaublunge.

**Siliqua:** (Plur. -ae Schote) Hülsenfrucht.

**Siliqua dulcis:** Fruct. Ceratoniae, s. Ceratonia siliqua.

**Siliqua hirsuta:** Fructus Stizolobii, s. Mucuna pruriens.

**Silizium:** s. Silicium.
**Silomat®:** s. Clobutinol.
**Siloxane:** Wasserstoff-Sauerstoff-Verbindungen des Siliciums, s. Silicone (Organosiloxane).
**Sily...:** s.a. Sili.... .
**Silybum marianum** (L.) Gaertn.: (Carduus marianus) Fam. Asteraceae (Compositae), Mariendistel, Frauendistel (heim. im Mittelmeergebiet, kult. in Deutschland). Stpfl. v. **Fructus Cardui Mariae:** Cardui mariae fructus, Fructus Silybi Mariae (fälschl. Semen Cardui Mariae), **Mariendistelfrüchte**, Marienkörner, Stechkörner; die vom Pappus befreiten Früchte. **Off.:** DAB10. **Inhaltsst.:** neben Eiweiß u. ca. 20 bis 30% fettem Öl (Glyceride der Linol u. Ölsäure) nach DAB10 mind. 1% **Silymarin**, ber. als Silibinin* (Silybin); der Silymarinkomplex besteht neben Silibinin noch aus Silydianin (Silidianin INN) u. Silychristin (Silicristin INN); dabei handelt es sich um Flavanolignane (Flavanonollignane), die formal durch (unterschiedliche) Verknüpfung von Taxifolin (2,3-Dihydroquercetin) u. Coniferylalkohol entstehen. Ferner sind neben Taxifolin noch andere Flavanonole (1.5 bis 3%) u. auch Flavonole wie Quercetin enthalten. **Anw.:** gegen Leber- u. Gallenleiden (Leberschutzwirkung), Koliken.
**HOM:** *Silybum marianum* (HAB1.3), *Silybum marianum ethan. Decoctum* (HAB1.3), Carduus marianus: reife, vom Pappus befreite Früchte (mind. 1.0% Silymarin); verord. z.B. b. Galle- u. Lebererkrankungen mit Obstipation, Hämorrhoiden u. Varizen.
**Silychristin:** s. Silybum marianum.
**Silydianin:** s. Silybum marianum.
**Silymarin:** s. Silybum marianum.
**Simaba cedron:** s. Simarouba cedron.
**Simarouba amara** Aubb.: (Quassia simarouba) Fam. Simaroubaceae (Guayana, Venezuela). Stpfl. v. **Cortex Simaroubae radicis:** Simarubawurzelrinde, Ruhrrinde. **Inhaltsst.:** ca. 1% Simarubin u. andere Bitterstoffe, ca. 25% Gerbstoffe, Alkaloide, 0.1 bis 0.2% äther. Öl. **Anw.:** als Amarum u. Adstringens.
**Simaroubaceae:** Bitterholzgewächse, Od. Rutales; ca. 100 Arten. Tropische od. subtropische Bäume od. Sträucher mit gefiederten od. einfachen Blättern sowie mit kleinen radiären Blüten (in zusammengesetzten Rispen od. Scheinähren) u. Steinfrüchten, z.T. aus geflügelten Teilfrüchten bestehend. **Chem. Merkmale:** Bitterstoffe (Quassinoide*). **Wichtige Gattungen** s. z.B. Ailanthus, Brucea, Picramnia, Picrasma, Quassia, Simarouba.
**Simarouba cedron** Planchon: (Quassia cedron, Simaba cedron) Fam. Simaroubaceae (Südamerika). Stpfl. v. **Semen Cedronis:** Cedronsamen. **Inhaltsst.:** Cedrin (Bitterstoff, ein Dihydroxynaphthofurandionderivat), ca. 36% Stärke, 12% fettes Öl. **Anw.:** von den Eingeborenen als Febrifugum, gegen Schlangenbisse etc.
**HOM:** *Simarouba cedron* (HAB1.5), Cedron: die getrockneten, reifen Kotyledonen; verord. z.B. b. chronischen Kopf- u. Augenneuralgien.
**Simarubawurzelrinde:** Cort. Simaroubae Radicis, s. Simarouba amara.
**Simethicon:** Dimeticon*, das durch Siliciumdioxid* aktiviert wurde. Lefax®; CAS-Nr. 8050-81-5. **Strukturformel** s. Dimeticon. **Anw.:** bei Meteorismus*, gastrointestinalen Beschwerden.
**Similia similibus curantur:** Grundsatz der Homöopathie*.
**Simmondsia chinensis** (Link) Schneid.: (S. californica (Link) Nutt.) Fam. Buxaceae, Jojobastrauch (südwestliches Nordamerika). Stpfl. v. **Jojobawachs, Flüssiges:** Simmondsiae cera liquida, Jojobaöl. Ein flüssiges Wachs, gew. durch kaltes Auspressen der reifen Samen u. gegebenenfalls raffiniert. Fast geruchlose, ölige, klare, gelbe Flüss.; erstarrt unterhalb von 10°C zu einer körnigen, weichen Masse. IZ 80 bis 90. Ist dem Walratöl (s. Walrat) ähnlich. Leicht lösl. in Aceton; mischbar mit Ether, fetten Ölen, flüssigen Paraffinen u. Petroläther. **Best.:** langkettige Wachsester ($C_{38}$ bis $C_{44}$). **Off.:** DAC86. **Anw.:** möglicher Ersatz f. das nicht mehr verfügbare Walratöl.
**Simmons-Smith-Reaktion:** Methode zur Herst. v. Cyclopropanen durch Umsetzung von Alkenen mit Methyleniodid in Gegenwart einer Zink-Kupfer-Legierung; z.B. erhält man aus Cyclohexen Norcaran (s. Abb.).

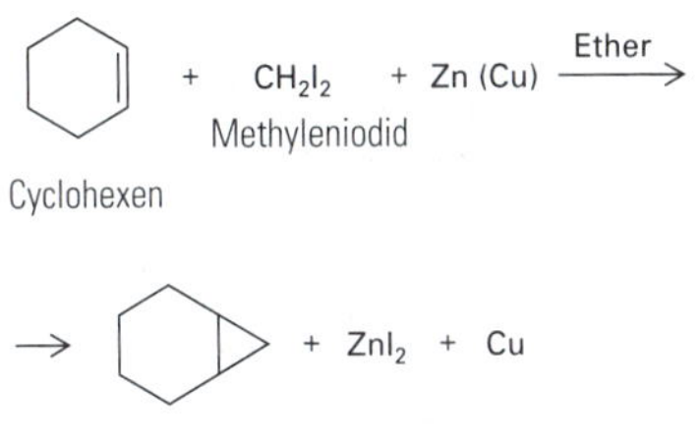

Simmons-Smith-Reaktion: Bildung von Norcaran als Beispiel

**Simplex:** einfach.
**Simplotan®:** s. Tinidazol.
**Simultan-Impfung:** gleichzeitige aktive u. passive Immunisierung.
**Simvastatin** INN: {[1S,3R,7S,8S,8aS)-1,2,6,7,8,8a-Hexahydro-3,7-dimethyl-8-(2-[(4R,6R)-tetrahydro-4-hydroxy-2-oxo-2H-pyran-6-yl]ethyl)-1-

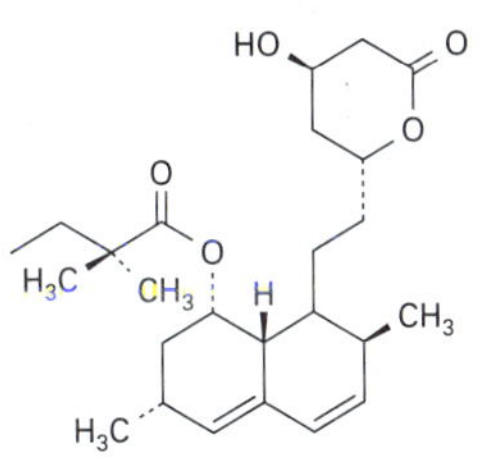

Simvastatin

naphthyl}-2,2-dimethylbutyrat, Synvinolin, Denan®, Zocor®, Zocord®; CAS-Nr. 79902-63-9; $C_{25}H_{38}O_5$, $M_r$ 418.6. Schmp. 135-138°C. Partialsynth. gew. aus einem Fermentationsprodukt von Aspergillus terreus, **Wirk.** u. **Anw.:** Lipidsenker, HMG-CoA-Reduktasehemmer*. **Nebenw.:** gastrointestinale Beschwerden, Müdigkeit; Vorsicht bei gleichzeitiger Ther. mit Immunsuppressiva, z.B. Ciclosporin*. **Übl. Dos.:** 1mal/d 10 mg zum Abendessen.
**Sinalbin:** Senfölglykosid (s. Glucosinolate) aus Sinapis alba*, $C_{30}H_{42}N_2O_{15}S_2$, das in Gegenwart v.

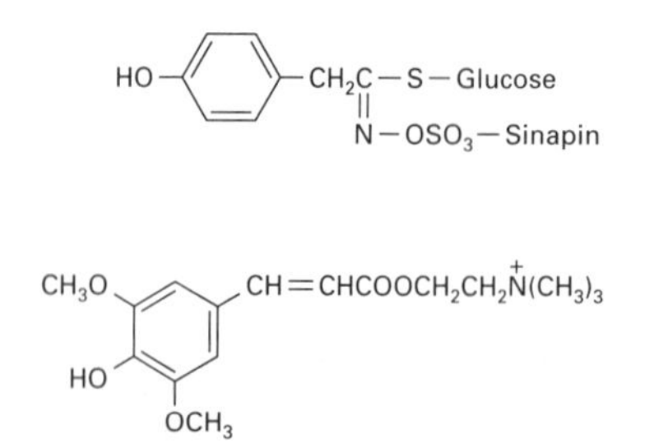


Sinalbin:
Sinalbin (oben) und Sinapin (unten)

Wasser durch d. Enzym Myrosinase in Sinapinhydrogensulfat, Sinalbin-Senföl (p-Hydroxybenzylsenföl) u. Glucose gespalten wird. Da Sinalbin-Senföl nicht flüchtig ist, ist es geruchlos, schmeckt aber scharf u. wirkt blasenziehend.

**Sinapin:** Sinapinsäurecholinester; $C_{16}H_{24}NO_5$, $M_r$ 310.38. **Strukturformel** s. Sinalbin; das Hydrogensulfat, Bromid u. Iodid kristallisiert als Trihydrat.

**Sinapinsäure:** s. Phenolcarbonsäuren.

**Sinapis alba** L.: (Brassica alba) Fam. Brassicaceae (Cruciferae), Weißer Senf (heim. südl. Europa u. südwestl. Asien, kult. in Mitteleuropa). Stpfl. v. **Semen Erucae:** Semen Sinapis albae, Weißer Senf, Weißer Senfsame. **Off.:** DAC86. **Inhaltsst.:** 2.5% Sinalbin*, ca. 30% fettes Öl u. ca. 25% Eiweiß. **Anw.:** äuß. bei Katarrhen der Luftwege u. bei rheumat. Beschwerden etc. als Breiumschläge (4 Eßlöffel Pulver u. warmes Wasser, 5 bis 10 min auf die Haut) od. anderen geeigneten Zuber. zu hautreizenden Einreibungen (früher häufiger verwendet); inn. b. Verdauungsstörungen; hauptsächl. aber als Gewürz u. zur Herst. v. Speisesenf (Mostardum*).

**HOM:** *Sinapis alba:* reife Samen; verord. z.B. b. Verdauungsstörungen.

**Sinapis nigra:** s. Brassica nigra.

**Sinapis nigrae semen:** s. Brassica nigra.

**Sinau:** s. Alchemilla xanthochlora.

**Sinecod®:** s. Butamirat.

**Sinensitin:** ein Flavonderivat, z.B. enthalten in Orthosiphon aristatus*; **Strukturformel** s. Flavonoide.

**Single Convention:** Einheitsübereinkommen, Einzige Suchtgiftkonvention; s. Betäubungsmittelrecht.

**Single-peak-Insulin:** s. Insulin.

**Single-species-Insulin:** *syn.* Mono-species-Insulin, Insulinpräparat, das Insulin einer einzigen Tierart enthält; s.a. Insulin.

**Singultus:** Schlucken, Schluckauf.

**Sinigrin:** Myronsaures Kalium; $C_{10}H_{16}KNO_9S_2$, $M_r$ 397.48. Senfölglykosid (s. Glucosinolate) aus Semen Sinapis (s. Brassica nigra), das durch d. Enzym Myrosin(ase) in Gegenwart von Wasser in D-Glucose, Allylsenföl u. Kaliumhydrogensulfat gespalten wird.

**Sink-Bedingungen:** sink conditions (*engl.* sink Ausguß, Spülstein); die Sicherstellung u. Einhaltung von S. soll bewirken, daß bei einem in-vitro-Experiment zur Auflösung od. zur Resorption eines Arzneistoffes das aufgelöste bzw. das „resorbierte" Pharmakon keinen kinetischen Einfluß auf die noch nicht gelöste od. diffundierte (resor-

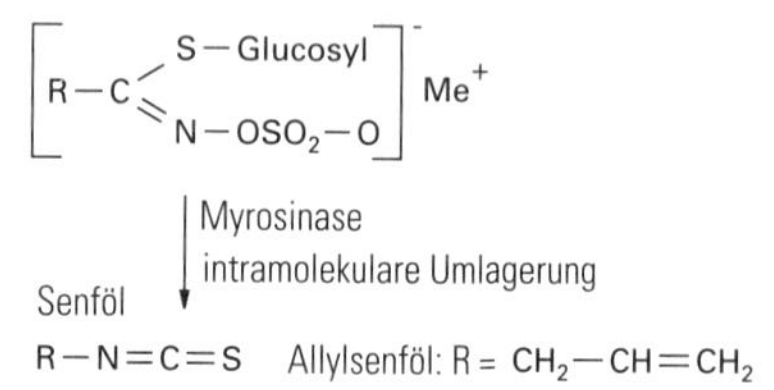


Sinigrin

bierte) Arzneistoffmenge ausübt; das entsprechende (Output-)Kompartiment soll also auch in vitro wie ein „Ausguß" (sink) wirken. Bewerkstelligt wird dieses Vorhaben bei Auflösungsversuchen z.B. durch große Lösungsmittelmengen (die Konz. soll 10% der Sättigungslöslichkeit möglichst nicht überschreiten) od. durch Überführen der gelösten Moleküle in ein anderes Kompartiment (Einsatz einer organischen Phase, Membran, Lösungsmittelaustausch etc.).

**Sinquan®:** s. Doxepin.

**Sintergranulate:** s. Granulate.

**Sintrom®:** s. Acenocoumarol.

**Sinusknoten:** Erregungsbildungszentrum (Schrittmacher) des Herzens; am rechten Vorhof lokalisiert. Steuert (im Normalfall) den Herzrhythmus u. steht unter dem Einfluß des vegetativen Nervensystems.

**SIP:** *engl.* Sterilisation In Place; Sterilisation von Apparaturen bzw. Maschinen ohne vorangegangener Demontage von Teilen.

**Siphonogamen:** s. Embryophyta siphonogama.

**Sirdalud®:** s. Tizanidin.

**Sirupi:** (Sing. Sirupus) Sirupe [DAB10, ÖAB90, Ph.Helv.7]. Nach DAB10 dickflüssige Zubereitungen zum inneren Gebrauch, die aus konzentrierten Lösungen süßschmeckender Mono- u. Disaccharide bestehen (ÖAB90: nur Saccharose; Ph.Helv.7: auch süße Polyole, wie z.B. Glycerol, Sorbitol, Xylitol, aber auch zugelassene künstliche Süßstoffe sind erlaubt) u. Arzneizusätze, Pflanzenauszüge od. Fruchtsäfte enthalten können. Polysaccharide u. polysaccharidhaltige Zuber. dürfen als Süßungsmittel zur Herst. v. S. nicht verwendet werden. S. können, falls nicht anders angegeben ist, Aromatisierungs-, Farb- u. Süßstoffe sowie Konservierungsmittel enthalten (ÖAB90: nur p-Hydroxybenzoesäureesterzusatz erlaubt), die physiol. unbedenklich sein müssen. S. werden i.a. so zubereitet, daß man den Zucker im erwärmten Gereinigt. Wasser löst, die Lösung kurz aufkocht, koliert od. filtriert u. mit siedendem Gereinigt. Wasser auf das vorgeschriebene Gewicht ergänzt. Die zeitlich begrenzte Hitzeeinwirkung bei der Herst. bewirkt eine starke Reduzierung der Keimzahl u. führt zu einer Koagulation kolloider Bestandteile (Klärung), ohne eine beträchtliche Invertierung von Disacchariden hervorzurufen. Als physikalische Kennzahlen f. S. dienen der Brechungsindex u. die Dichte.

**Sirupus Althaeae:** Eibischsirup, Althaeae sirupus; s.a. Althaea officinalis. Zstzg. nach ÖAB90: 5 T. Eibischwurzel, 110 T. Gereinigt. Wasser, Saccharose n.B., 1.5 T. Ethanol, 0.18 T. p-Hydroxybenzoesäuremethylester, 0.09 T. -propylester. Zstzg. nach DAC86: 20 T. Eibischwurzel werden mit 450 T. Wasser mazeriert; das Mazerat wird mit dem 1.78fachen seines Gewichtes an Saccharose versetzt, heiß bereitet, Nipaesterzusatz 0.1%. **Anw.:** bei Bronchitis, Katarrhen.

**Sirupus Amyli hydrolysati:** Glucosum liquidum, Kapillärsirup, s. Stärkesirup.

**Sirupus Aurantii amari:** Bitterorangensirup, s.a. Citrus aurantium. Zstzg. nach ÖAB90: 5 T. Bitterorangenfluidextrakt, 10 T. Bitterorangentinktur, 85 T. Einfacher Sirup. **Anw.:** zur Aromatisierung.

**Sirupus Aurantii flavedinis:** Pomeranzenschalensirup (Ph.Helv.7), ähnl. Sir. Aurantii amari. Anstelle der Bitterorangentinktur: Süße Orangentinktur. **Anw.:** Geschmackskorrigens.

**Sirupus balsami tolutani:** Tolubalsamsirup (Ph.Helv.7); enthält die wasser- u. glycerollöslichen Bestandteile des Tolubalsams. **Anw.:** als Expektorans.

**Sirupus Caricae compositus:** Zusammengesetzter Feigensirup. Zstzg. nach Ph.Helv.7: 120 T. Feigen, 70 T. Sennesfrüchte, 450 T. Saccharose, 60 T. Ethanol 96%, 0.02 T. Pfefferminzöl, 0.023 T. Nelkenöl, Nipaester (0.7 T. Methyl- u. 0.3 T. Propylester), Wasser n.B. **Anw.:** Laxans f. Kinder.

**Sirupus Cerasi:** Kirschsirup, s.a. Prunus cerasus. Zstzg. nach DAB6: 7 T. Kirschsaft, 13 T. Saccharose. **Anw.:** hauptsächl. als Geschmackskorrigens u. zur Herst. v. durstlöschenden Getränken u. Krankengetränken (als Arzneimittelträger).

**Sirupus Cinnamomi:** Zimtsirup. Zstzg.: 2 T. fein zerschnitt. Ceylonzimt, 1 T. Ethanol, 10 T. Wasser u. 12 T. Saccharose.

**Sirupus Citri:** Limonis sirupus, Zitronensirup. Herst. nach Ph.Helv.7: 592 T. Saccharose werden durch Erwärmen in 350 T. Wasser gelöst. Nach dem Erkalten wird die Lsg. der Citronensäure (25 T.) in Wasser (25 T.) u. die Zitronentinktur (25 T.) zugemischt u. mit Wasser auf 1000 T. ergänzt. **Anw.:** Geschmackskorrigens.

**Sirupus codeinii phosphorici 0.25%:** Codeiniumphosphatsirup 0.25% (Ph.Helv.6).

**Sirupus emeticus:** Brechsirup, Brecherregender Sirup. Zstzg. nach Ph.Helv.7: enthält Ipecacuanha-Trockenextrakt (1.375%) u. Glycerol (10%); Geh. je 10 mL Sirup: 0.7 g Ipecacuanha-Trockenextrakt mit 0.014 g Alkaloiden, ber. als Emetin, u. ca. 6.4 g Saccharose. Zstzg. nach NRF: 5.5 g Ipecacuanhafluidextrakt, 10 g Glycerol 85%, 0.025 g p-Hydroxybenzoesäurepropylester, 0.075 g p-Hydroxybenzoesäuremethylester, 84.4 g Zuckersirup; enthält 2% (V/V) Ethanol; Lagerung unterhalb von 8°C (3 Monate lang verwendbar). Enthält ca. 0.10% Gesamtalkaloide, ber. als Emetin. **Anw.:** Emetikum, bes. f. Kinder. **Übl. Dos.:** ED f. Erwachsene: 40 mL, ED f. Schulkinder: 25 bis 40 mL, ED f. 2-bis 5-jährige Kinder 20 bis 25 mL, ED f. 1jährige Kinder 12 mL; vgl. Sirupus Ipecacuanhae.

**Sirupus Ferri iodati:** Iodeisensirup. Zstzg. nach DAB6: 12 T. gepulvertes Eisen, 41 T. Iod, 50 T. Wasser, 1 T. Citronensäure, 850 T. Zuckersirup. Geh. ca. 5% Eiseniodid ($FeI_2$), entsprechend ca. 4.1% Iod. **Anw.** med.: früher bei skrofulösen Erkrankungen; obsolet.

**Sirupus Ferri oxydati:** Eisenzuckersirup. Zstzg. nach nach DAB6: 100 T. Eisenchloridlösung, Wasser n.B., 70 T. Natriumcarbonat, 400 T. Saccharose, 5 T. Kaliumtartrat, 0.02 T. Vanillin, 2 T. Aromatische Tinktur, 8 T. Pomeranzentinktur, 2 T. Zimttinktur, 8 gtt. Essigether. Geh. 0.9-1% Eisen. **Anw.:** früher zur Eisentherapie, heute nicht mehr gebräuchlich.

**Sirupus Ipecacuanhae:** Brechwurzelsirup, s.a. Cephaelis. Zstzg. nach DAB6: 1 T. Brechwurzeltinktur, 9 T. Zuckersirup. **Anw.:** Expektorans. **Übl. Dos.:** 1 Teelöffel.; vgl. Sirupus emeticus.

**Sirupus Ipecacuanhae compositus:** Brustsirup. Zstzg. nach Ph.Helv.7: Eingestellter Ipecacuanhatrockenextrakt, Weinsäure, Magnesiumsulfat, 0.09%ige Lsg. von Pomeranzenblütenöl in Ethanol 70%, Nipaester, Saccharose. **Anw.:** Expektorans.

**Sirupus Kalii sulfoguajacolici:** Sulfoguajakolsirup. Zstzg. nach ÖAB90: 6 T. Kaliumguajakolsulfonat, 5 T. Bitterorangenfluidextrakt, 9 T. Bitterorangentinktur, 80 T. Zuckersirup. **Anw.:** Expektorans. **Übl. Dos.:** 1 Teelöffel.

**Sirupus Liquiritiae:** Süßholzsirup, s.a. Glycyrrhiza glabra. Zstzg. nach DAB6: 4 T. Süßholz, 1 T. Ammoniaklösung, 20 T. Wasser, 2 T. Ethanol, Zuckersirup n.B. **Anw.:** Expektorans.

**Sirupus Mannae:** Mannasirup, s.a. Fraxinus ornus. Zstzg. nach DAB6: 10 T. Manna, 2 T. Ethanol, 33 T. Wasser, 55 T. Saccharose. **Anw.:** mildes Laxans (Kinderheilkunde). **Übl. Dos.:** teelöffelweise.

**Sirupus Menthae piperitae:** Pfefferminzsirup, s.a. Mentha. Zstzg. nach DAB6: 2 T. Pfefferminzblätter, 1 T. Ethanol, 10 T. Wasser, 13 T. Saccharose. **Anw.:** früher bei einfachen Gastritiden, kolikartigen Schmerzen. **Übl. Dos.:** 1 Eßlöffel als ED.

**Sirupus piperazini 100 mg/mL:** Piperazinsirup 100 mg/mL. Herst. nach Ph.Helv.7: 0.56 T. Methyl-4-hydroxybenzoat u. 0.24 T. Propyl-4-hydroxybenzoat werden durch leichtes Erwärmen im 50.0 T. Propylenglycol gelöst. Dieser Lsg. werden 352.2 T. siedendheißes Wasser zugesetzt u. darin 500.0 T. Saccharose durch Erwärmen auf dem Wasserbad gelöst. Nach dem Abkühlen (ca. 40°C) wird das Wasser ergänzt u. 104.0 T. Piperazincitrat gelöst. Nach dem Erkalten werden 20.0 T. süße Orangentinktur zugesetzt. Geh.: 1 mL Sirup entspricht 100 mg Piperazin-Hexahydrat. **Anw.:** Anthelmintikum; s.a. Piperazin.

**Sirupus Plantaginis:** Spitzwegerichsirup, s.a. Plantago lanceolata. Zstzg. nach ÖAB90: 10 T. Spitzwegerichblatt, 110 T. Gereinigt. Wasser, Saccharose n.B., 1.5 T. Ethanol, 0.18 T. p-Hydroxybenzoesäuremethylester, 0.09 T. -propylester. **Anw.:** mildes Expektorans, bei Bronchitis, Husten, vorwiegend in der Kinderheilkunde. **Übl. Dos.:** 1 bis 2 Teelöffel.

**Sirupus Primulae:** Primelsirup, s.a. Primula veris. Zstzg. nach ÖAB90: 1.5 T. Primelextrakt, 20 T. Gereinigt. Wasser, 10 T. Glycerol, 68.5 T. Zuckersirup. **Anw.:** Expektorans, bei Husten. **Übl. Dos.:** 1 bis 2 Teelöffel.

**Sirupus Rhamni catharticae:** Kreuzdornbeersirup, nach DAB6 aus 7 T. Kreuzdornbeerensaft u. 13 T. Saccharose.

**Sirupus Rhei:** Rhabarbersirup, s.a. Rheum-Arten. Herst. nach DAB6: 10 T. in Scheiben zerschnittener Rhabarber, 1 T. Kaliumcarbonat, 80 T. Wasser, 20 T. Zimtwasser u. 120 T. Saccharose. **Anw.:** Laxans, auch in Kombination mit Sir. Mannae.

**Sirupus Rubi idaei:** Himbeersirup, s.a. Rubus idaeus. Zstzg. nach ÖAB90: 12 T. frische Himbeeren, Pektinase* n.B., Saccharose n.B. Inkomp.: alkalische Stoffe (Verfärbungen). Zstzg. nach Ph.Helv.7: ebenfalls Sirup aus den frischen, reifen Früchten. 10 mL Sirup enthalten ca. 8 g

Saccharose. **Anw.:** Farb- u. Geschmackskorrigens, als Getränk.

**Sirupus Senegae:** Senega Sirup, Polygalae sirupus; s.a. Polygala senega. Zstzg. nach ÖAB90: 10 T. Senegawurzel, 110 T. Gereinigt. Wasser, Saccharose n.B., 1.5 T. Ethanol, Konservierung nach Vorschrift. Hämolytischer Index 90 bis 110. Nach Ph.Helv.7: 15.0 T. Senegatrockenextrakt, 10.0 T. Ethanol 96%, 349.0 T. Gereinigt. Wasser, 48.0 T. Glycerol 85%, 2.2 T. Ammoniak-Lsg. 10%, 576 T. Saccharose. Hämolytische Wirksamkeit 0.2 bis 0.4% Ph.Helv.-Einheiten/g. **Anw.:** Expektorans. **Übl. Dos.:** 1 bis 2 Teelöffel.

**Sirupus Sennae:** Sennasirup, s.a. Cassia. Zstzg. nach DAB6: 10 T. mittelfein zerschnittene Sennesblättern, 1 T. zerquetschter Fenchel, 5 T. Weingeist, 60 T. Wasser u. 65 T. Saccharose. **Anw.:** Laxans. **Übl. Dos.:** eßlöffelweise.

**Sirupus simplex:** Zuckersirup. Zstzg. nach DAB10: 64 T. Saccharose, 36 T. Wasser. D. 1.302 bis 1.326. Zstzg. nach ÖAB90: 160 T. Rohrzucker, 100 T. Gereinigt. Wasser, 1.5 T. Ethanol, 0.18 T. p-Hydroxybenzoesäuremethylester, 0.09 T. p-Hydroxybenzoesäurepropylester. D. 1.29 bis 1.32. Zstzg. nach Ph.Helv.7: 64.0 T. Saccharose, 0.1 T. Methyl-4-hydroxybenzoat, auf 100 T. Gereinigt. Wasser. D. 1.29 bis 1.32. Herst.: s. Sirupi. **Anw.:** Geschmackskorrigens, Grundsirup f. weitere Sirupe, s.a. Saccharose.

**Sirupus Thymi:** Thymiansirup, s.a. Thymus vulgaris. Zstzg. nach ÖAB90: 1 T. Thymianfluidextrakt, 4 T. Zuckersirup. **Anw.:** Expektorans.

**Sirupus Thymi compositus:** Thymian-Hustensaft. Zstzg. nach DAB6: 150 T. Thymianfluidextrakt, 3 T. Ammoniaklösung, 6 T. Kaliumbromid, 6 T. Natriumbromid, 3 T. Ammoniumbromid, 832 T. Zuckersirup. Zstzg. nach ÖAB90: Enthält 15.0 T. Thymianfluidextrakt, 3 T. Natriumbromid, 3 T. Gereinigt. Wasser u. 79 T. Einfachen Sirup. Zstzg. nach Ph.Helv.7: Thymiansirup mit Natriumbromid; enthält 150 T. Thymianliquidextrakt, 0.1 T. Thymol, 40.0 T. Ethanol 96%, 300.0 T. Gereinigt. Wasser, 30.0 T. Natriumbromid, 480 T. Saccharose. Geh. mind. 2.7, max. 3.3% Natriumbromid u. 0.013 bis 0.017% wasserdampfflüchtige Phenole, ber. als Thymol. **Anw.:** Hustenmittel.

**Sisalagave:** s. Agave sisalana.

**Sisalblätter:** Agavae Folia, s. Agava sisalana, zur Fasergewinnung (Sisal) verwendet.

**Sisomicin** INN: Rickamicin, O-2,6-Diamino-2,3,4,6-tetradesoxy-α-D-glycero-4-hexenopyranosyl-(1→6)-O-[3-desoxy-4-C-methyl-3-methylamino-β-L-arabino-hexopyranosyl-(1→4)]-2-desoxy-D-streptamin; CAS-Nr. 32385-11-8; $C_{19}H_{37}N_5O_7$, $M_r$ 447.55. **Anw.:** Aminoglykosid-Antibiotikum; als Breitband-Antibiotikum vorwiegend zur Ther. schwerer Infektionen mit gramnegativen Problemkeimen (Harnwegsinfektionen, Endocarditis); Parallelpräparat zu Gentamicin*. HWZ 2.6 h. **Übl. Dos.:** Parenteral: i.v. 3mal 0.001 g/kg KG/d; max. 0.004 g/kg KG/d über 3 d; s.a. Antibiotika (Tab.). Gebräuchl. ist Sisomicinsulfat.

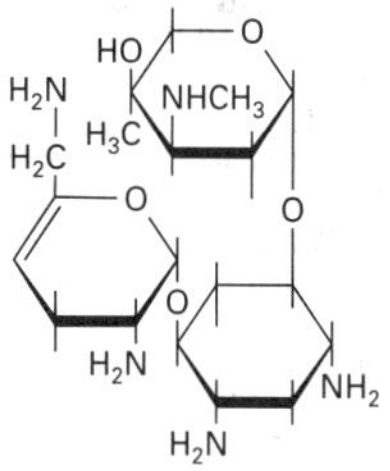

Sisomicin

**Sistalgin®:** s. Pramiverin.

**Sisymbrium officinale** (L.) Scop.: (Erysimum officinale) Fam. Brassicaceae (Cruciferae), Wegrauke (heim. Osteuropa). **Inhaltsst.:** Glucosinolate, Gerbstoffe. **Anw.** volkst.: bei Harnwegserkrankungen u. Husten.

**HOM:** *Sisymbrium officinale* (HAB1.5), Erysimum officinale: die frischen oberirdischen Teile blühender Pflanzen.

**SI-System:** s. SI.

**Sito-Lande®:** s. Sitosterin.

**SI-Vorsätze:** s. SI-Einheiten.

**Sitosterin:** 3-β-Sitosterol, Stigmast-5-en-3-ol, Prostasal®, Sito-Lande®; CAS-Nr. 83-46-5;

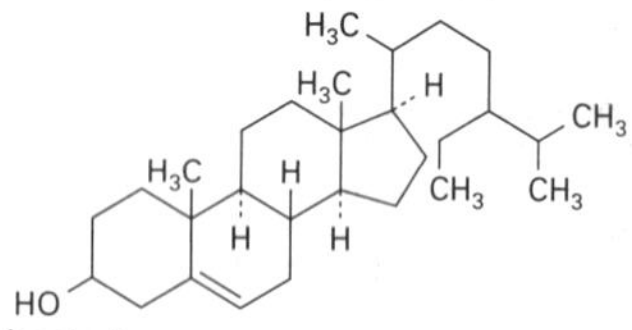

β-Sitosterin

$C_{29}H_{50}O$, $M_r$ 414.69. Ein sehr verbreitet vorkommendes Phytosterin (z.B. in Getreidekeimen, Sojabohnen, Cucurbita-, Epilobium-, Urtica-Arten*, Serenoa repens*, Hypoxis rooperi*, Pygeum africanum* etc.); als pflanzliches Steroid dem Cholesterol strukturell nahe verwandt. **Anw.:** Lipidsenker, vermindert die Resorption von Cholesterol aus dem Magen-Darm-Trakt; als Prostatamittel (bei benigner Prostatahyperplasie*). Wirk. nicht sehr ausgeprägt. **Dos.:** bis 30 g/d als Lipidsenker, 1.8 g/d als Prostatamittel; verteilt auf mehrere Einzeldosen. **Nebenw.:** Völlegefühl, Blähungen, ev. Durchfall.

**Skabies:** s. Scabies.

**Skammoniaharz:** Resina Scammoniae u. Resina Ipomoeae, s. Convolvulus scammonia, Ipomoea orizabensis.

**Skammoniawurzel, Asiatische:** Radix Scammoniae asiaticae, s. Convolvulus scammoniae. S. Mexikanische: Radix Scammoniae (mexicanae), s. Ipomoea orizabensis.

**SKAT:** Abk. f. Schwellkörper-Autoinjektionstherapie*.

**Skatol:** β-Methylindol; $C_9H_9N$, $M_r$ 131.17. Zersetzungsprodukt der Eiweißkörper, entsteht aus dem Tryptophan, findet sich in den Faeces (deren charakteristischen Geruch bedingend), ferner auch im Zibet u. einigen Pfl.

**Skelid®:** s. Tiludronsäure.

**Skinoren®:** s. Azelainsäure.

**Sklera:** (gr.) Lederhaut, die äußere feste Hülle des Augapfels.

**Sklerenchym:** *bot.* Gewebe, dessen Zellen, Steinzellen u. Fasern (Sklereiden), tot u. allseitig verdickt sind (Festigungsgewebe ausgewachsener Pflanzen).

**Skleritis:** Lederhautentzündung am Auge, Ursachen: Rheumatismus, Fokalinfektion, Gicht, Tuberkulose, Syphilis.

**Skleronorm®**: s. Etiroxat.

**Skleroproteine**: Strukturproteine, Gerüsteiweiße, Faserproteine; eine Gruppe von Eiweißkörpern (Proteine*), die unlösl. in Wasser sind, meist fibrilläre Strukturen ausbilden u. mechanische Funktionen ausüben. Sie werden von den meisten Proteasen nicht abgebaut. Man kann sie nach ihrer Strukur einteilen, man unterscheidet nämlich: 1. **α-Helixstruktur**, z.B. in α-Keratinen (Haare, Hufe etc.); 2. **β-Konfiguration** (Faltblattstruktur; Abb.: s. Proteine), z.B. in β-Keratinen, Seidenfibroin*; 3. **Tripelhelixstruktur** (Kollagen-Helix), z.B. in Kollagen. Zu den bestuntersuchten Skleroproteinen gehören Kollagen*, Elastin* u. die Keratine*.

**Sklerose**: (*gr.* σκληρός hart, starr) krankhafte Verhärtung eines Organs od. Organteils, z.B. Arteriosklerose, Otosklerose, Koronarsklerose, vgl. Multiple Sklerose.

**Sklerotium**: *bot.* ein Dauermyzel, bestehend aus Plectenchym* (eines Pilzes), z.B. zum Zwecke der Überwinterung; z.B. ist das Mutterkorn (s. Secale cornutum) das Sklerotium v. Claviceps purpurea.

**Skopolamin**: s. Scopolamin.

**Skopoliablätter**: Fol. Scopoliae carniolicae, s. Scopolia carniolica.

**Skopoliawurzel**: Rhiz. Scopoliae carniolicae, s. Scopolia carniolica.

**Skopyl®**: s. Methylscopolaminnitrat.

**Skorbut**: Scharbock; durch Vitamin-C-Mangel hervorgerufene Krankheit, als Folge einer gestörten Bindegewebsbildung. Symptome: Brüchigkeit der Blutgefäße mit allgemeinen Blutungen, Ausfallen der Zähne u. Zahnfleischentzündung, verzögerte Wundheilung; bei Kindern auch Störungen des Knochenwachstums; s. Vitamine.

**Skorbutskraut**: Cochlearia officinalis*.

**Skorpion**: s. Euscorpius italicus.

**Skraup**: s. Chinolin.

**Skrofulose**: Scrophulosis; nur noch seltene Erkrankung der Haut u. der Lymphknoten im Kindesalter auf allergischer Basis.

**Skrotum**: Scrotum, Hodensack.

**Skrupel**: Scrupel; altes Medizinalgewicht (Apothekergewicht) in deutschen Ländern; entspricht 20 Gran bzw. 1.218 bis 1.300 g.

**Slope**: *engl.*: Steigung, s. Ausgleichsrechnung.

**Slow Reacting Substances of Anaphylaxis**: **SRS-A**; langsamer als Histamin bei der Anaphylaxie* freigesetzte Substanzen (identisch mit Leukotrienen*), die als Mediatoren wirken; s.a. Hormone (Gewebshormone).

**Slow-Trasitensin®**: dragierte Punkttablette* („Punktdragee"); der Arzneistoff-"Punkt" zerfällt in wenigen Minuten; der restliche Kern des Dragees, eine unlösliche Matrix, enthält einen zweiten Arzneistoff zur gesteuerten, verlangsamten Freisetzung.

**Slow-Virus-Erkrankung**: *engl.* slow (virus) infection, Abk. SVI; nicht genau definierte Sammelbez. f. eine Gruppe von Viruserkrankungen, die durch monate- bis jahrelange Inkubationszeit, langsam voranschreitenden Krankheitsverlauf mit ungünstiger Prognose u. Beschränkung auf ein einzelnes Organsystem (meist das ZNS) gekennzeichnet sind. Ursachen: besondere Wirt-Virus-Wechselwirkung; verringerte Immunabwehr des Wirtsorganismus. Bei den Erregern handelt es sich um Viren u. wahrscheinlich Prionen*. Neben Scrapie, Creutzfeld-Jakob-Krankheit*, BSE*, Kuru* u.a. gehören möglicherweise auch weitere chronisch degenerative ZNS-Erkrankungen zu den SVI, z.B. Multiple Sklerose*, Parkinsonismus*, Alzheimer-Krankheit*.

**Sm**: *chem.* Samarium, s. Seltenerdmetalle.

**Small Unilamellar Vesicles**: SUV, s. Liposomen.

**Smalte**: s. Kaiserblau.

**Smaragd**: s. Beryllium.

**Smektisch**: s. Flüssigkristalle.

**Smilagenin**: Steroidsapogenin, **Strukturformel** s. Saponine (Tab.).

**Smilax china** L.: Fam. Liliaceae (Südostasien), Chinawurzel. Stpfl. v. **Rhizoma Chinae:** Rad. Chinae, Rad. Chinae ponderosae, Tubera Chinae, Chinaknollen. **Inhaltsst.:** Saponin, Gummi, Harz, Stärke. **Anw.:** wie Rad. Sarsaparillae, s. Smilax regelii.

**Smilax medica**: s. Smilax regelii.

**Smilax regelii** Kill. et C.V. Morton: (S. utilis Hemsl., S. saluberrima Gilg) Fam. Liliaceae, Honduras-Sarsaparille (Honduras, Mittelamerika) u. **Smilax medica** (Mexiko) Mexiko- od. Verakruz-Sarsaparille u.a. S.-Arten. Stpfln. v. **Radix Sarsaparillae:** Sarsaparille, Sarsaparillwurzel. **Inhaltsst.:** Die Steroidsaponine (0.5 bis 2%) Parillin u. Sarsaponin (Aglykon Sarsasapogenin), die Phytosterine Sitosterin u. Stigmasterin, ferner Stärke (bis über 50%), Zucker, Harz, Spuren äther. Öls. **Anw.:** früher als Antisyphilitikum (Zuber. nach DAB6: Decoctum Zittmanni, Decoctum Sarsaparillae compositum fortius u. mitius). Jetzt hauptsächl. als Blutreinigungsmittel, Diuretikum u. Diaphoretikum, bei Rheuma, Hautleiden, Stoffwechselstörungen.

**HOM:** *Sarsaparilla:* getrocknete Wurzeln; verord. z.B. b. juckenden pustulösen Hauteffloreszensen, Milchschorf, Rheumatismus, Nierenerkrankungen.

**Smilax utilis**: s. Smilax regelii.

**Smon-Krankheit**: **s**ubacute **m**yelo-**o**pticus **n**europathy; eine ungewöhnliche Nervenkrankheit, die bis jetzt nur in Japan beobachtet wurde. Aufgrund des Verdachtes eines ursächlichen Zusammenhangs zwischen der Anw. von 8-Hydroxychinolin-Derivaten, wie z.B. Clioquinol* (Vioform® etc.), u. dieser Krankheit, die bis zur Erblindung führen kann, wurden die entsprechenden Präparate in Japan verboten.

**Sn**: *chem.* Stannum, s. Zinn.

**SN1-Reaktion, SN2-Reaktion**: $S_N1$-R., $S_N2$-R.; s. Nucleophile Substitution.

**Snap-Fit®**: Gelatinesteckkapseln mit einer Rille in jeder Kapselhälfte. Beim Verschließen der Kapsel rasten die Rillen ineinander u. bilden einen Sicherheitsverschluß.

**Snup®**: s. Fenoxazolin.

**Sobelin®**: s. Clindamycin.

**SOD**: s. Superoxiddismutasen.

**Soda**: s. Natriumcarbonat.

**Sodaauszug**: zur Bestimmung der Anionen in der qualitativen anorganischen Analyse; die Substanzprobe wird mit Natriumcarbonat (Soda) erhitzt, wodurch die Kationen (ausgenommen die der Alkalimetalle u. das Ammonium-Ion) in schwer lösliche Carbonate od. Hydroxide übergeführt werden. Im Filtrat des S. werden dann die Anionen nachgewiesen.

**Soda, Entwässerte**: Kalzinierte (Calcinierte) Soda, Natrium carbonicum crudum siccum, s. Natriumcarbonat.

**Soda, Kaustische**: Natrium hydroxydatum, s. Natriumhydroxid.

**Sodbrennen**: Pyrosis (kommt sowohl bei Hyper- wie bei Anazidität vor).

**Sodium:** engl. u. franz. Bez. f. Natrium.

**Sörensen-Formolmethode:** Methode zur Titration der Carboxylgruppe einer Aminosäure, bei der die Aminosäure-Lösung mit Formaldehyd (Formol) versetzt wird, wodurch die Aminogruppe in eine Hydroxymethylaminogruppe umgewandelt wird, deren Basizität wesentlich geringer ist.

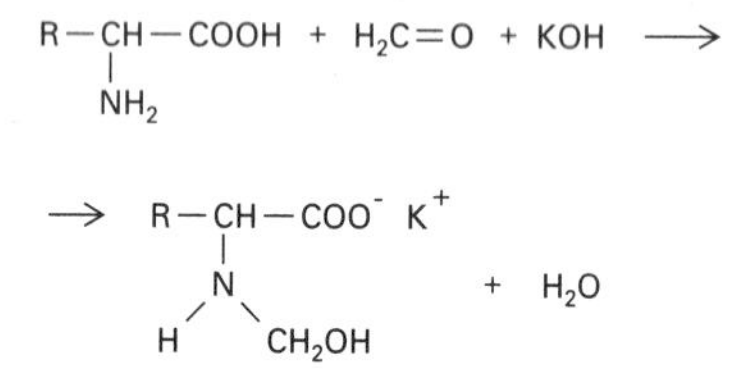

Sörensen-Formolmethode

**Sörensen-Puffer:** Puffergemische aus Kaliumdihydrogenphosphat ($KH_2PO_4$) u. Dinatriumhydrogenphosphat ($Na_2HPO_4$), jeweils c = 1/15 mol/L.

**Sofra-Tüll®:** s. Framycetin.

**Softisan®:** Handelsbezeichnung f. verschiedene Triglyceride gesättigter Pflanzenfettsäuren. Einige Softisane enthalten zusätzlich Partialglyceride u. hautverträgliche nichtionische Emulgatoren. Halbsynthetischer Bestandteil von Cremes u. Salben bzw. gebrauchsfertige Salben- od. Emulsionsgrundlage.

**Soja:** Sojabohne (Semen Sojae); **Sojaöl** (Oleum Sojae), s. Glycine max.

**Sojalecithin:** s. Lecithin.

**Sokotra-Aloe:** s. Aloe perryi.

**Sol:** 1. s. Kolloide; 2. Abk. f. solutio, Lösung.

**Solanaceae:** Nachtschattengewächse, Od. Solanales; ca. 3000 Arten. Meist Kräuter od. Stauden, ca. 50 Arten in Europa. Die Blätter sind wechselständig, ungeteilt od. gefiedert. Die Blüten sind radiär, die Früchte Kapseln od. Beeren. **Chem. Merkmale:** Tropanalkaloide, Steroidalkaloide (s. Solanum-Alkaloide), Nicotin, Säureamide (in Capsicum). **Wichtige Gattungen** s. z.B. Atropa, Brunfelsia, Capsicum, Datura, Duboisia, Fabiana, Hyoscyamus, Lycium, Lycopersicon, Mandragora, Nicotiana, Scopolia, Solanum*.

**Solanesol:** s. Polyprenole.

**Solanidin:** Solanid-5-en-3β-ol; $C_{27}H_{43}NO$, $M_r$ 397.65. Schmp. 318°C. Aglykon von Solanin*.

**Solanin:** Solatubin, α-Solanin; $C_{45}H_{73}NO_{15}$, $M_r$ 868.04. Schmp. 286°C. Farblose Kristallnadeln von bitterem Geschmack. Sehr schwer lösl. in Wasser, lösl. in heißem Ethanol, Chloroform, Eisessig. Gehört zur Gruppe der Glykosteroidalkaloide (s. Solanum-Alkaloide), besteht aus Solatriose (verzweigte Zuckerkette aus D-Galactose, D-Glucose, Rhamnose) u. dem Aglykon Solanidin*. In vielen Nachtschattengewächsen, u. zwar in allen Teilen der Pflanze, v.a. in Solanum-Arten* wie Solanum tuberosum*, Solanum dulcamara*, Solanum nigrum*. S. hat saponinähnliche Wirkungen, es bewirkt Hämolyse der roten Blutkörperchen u. ist ein Protoplasmagift; lokal u. inn. stark reizend (Kratzen im Mund u. Schlund), es erregt das ZNS (Krämpfe, Muskelzittern, dann Lähmung mit Temperaturabfall u. Dyspnoe); Tod infolge Atemlähmung.

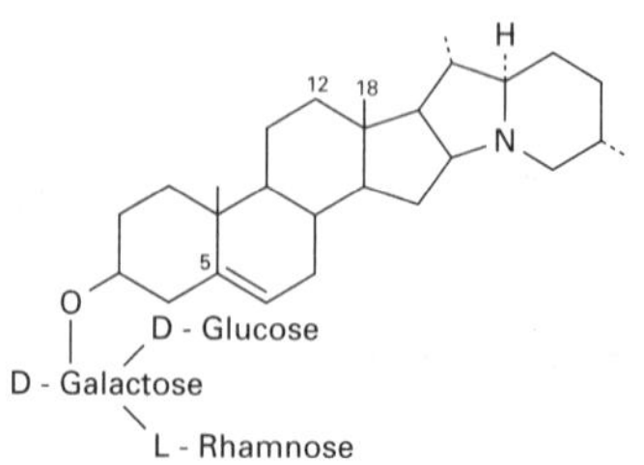


Solanin:
α-Solanin

**Solanum:** Fam. Solanaceae, Nachtschatten; die größte Gattung der Fam. Solanaceae*, ca. 1500 Arten; die wichtigste Art ist S. tuberosum* (Kartoffel). Solanum-Arten führen $C_{27}$–Steroidalkaloide, s. Solanum-Alkaloide, u. können (im Kraut) hohe Nitratgehalte akkumulieren.

**Solanum-Alkaloide:** Steroidalkaloide, die hauptsächl. in Pflanzen der Solanaceengattungen Solanum, Lycopersicon, Cymphomandra u. Cestrum sowie in geringerem Ausmaß bei Asclepiadaceae u. Liliaceae auftreten. Die Grundstruktur stellt das Cholestan (s. Steroide). Die beiden wichtigsten Gruppen lassen sich auf **Spirosolan** (s. Tomatin) mit einer sekundären Aminogruppe od. auf **Solanidin*** mit einer tertiären Aminogruppe zurückführen. Genuin liegen die S. als Glykoside vor. Da sie auch Saponine sind, bilden sie mit Cholesterol Molekülverbindungen. Potentielle Ausgangsprodukte f. Steroidhormone.

**Solanum aviculare:** s. Solasonin.

**Solanum dulcamara** L.: Fam. Solanaceae, Bittersüß, Bittersüßer Nachtschatten, Waldnachtschatten (gemäß. Europa, Asien). Stpfl. v. **Stipites Dulcamarae:** Caules Dulcamarae, Bittersüßstengel, Bitterstiele. **Inhaltsst.:** Glykoalkaloide Solanin*, Soladulcidin, Solasonin*, Solamarin (Aglykon: Tomatidenol); ferner 2 Saponine (Dulcamaretinsäure u. Dulcamarinsäure), Dulcamarin (glykosidischer Bitterstoff), bis 11% Gerbstoff. In der Frucht 0.5% Solanin*. **Anw.** volkst.: als Diuretikum, Blutreinigungsmittel, gegen Rheuma, Gicht u. Hautleiden.

**HOM:** *Solanum dulcamara* (HAB1.5), Dulcamara: die frischen, vor der Blütezeit gesammelten Triebe; verord. z.B. b. Rheumatismus, Dermatosen, Diarrhö als Folge von Erkältungen, Nierenentzündungen.

**Solanum lycopersicum:** s. Lycopersicon lycopersicum (Tomate).

**Solanum melongena** L.: Fam. Solanaceae, Eierfrucht, Aubergine (Afrika, Indien, Mittelmeergebiet). Früchte werden als Gemüse verwendet.

**Solanum nigrum** L.: Fam. Solanaceae, Schwarzer Nachtschatten (Europa, Asien, Amerika). Stpfl. v. **Herba Solani nigri:** Nachtschattenkraut. **Inhaltsst.:** Solanin*, die Solasodinglykoside Solasonin* u. Solamargin sowie andere Solanum-Alkaloide; Saponine, Gerbstoff. Die schwarzen, ausgereiften Beeren sollen kein Solanin enthalten, wogegen spricht, daß bei Kindern nach Genuß der Beeren heftige Vergiftungserscheinungen auftraten; möglicherweise sind nur bestimmte Abarten giftfrei. **Anw.** volkst.: bei Augenentzündungen; äuß.: zu Umschlägen bei Hämorrhoiden, Geschwüren, Ekzemen usw.

**HOM:** *Solanum nigrum* (HAB1.5): frische, blühende, ganze Pflanze; verord. z.B. b. zerebralen Erregungszuständen.

**Solanum pseudocapsicum** L.: Fam. Solanaceae, Korallenstrauch, Korallenkirsche, Korallenbäumchen (Topfpflanze, Zierstrauch). **Inhaltsst.:** Solanocapsine, die sich von den übrigen Solanum-Alkaloiden dadurch unterscheiden, daß am C-Atom 3 die OH-Gruppe durch eine $NH_2$-Gruppe ersetzt ist. Sie treten nicht als Glykoside auf.

**Solanum tuberosum** L.: Fam. Solanaceae, Kartoffel. Stpfl. v. Amylum Solani*. Kartoffelknollen enthalten ca. 0.002 bis 0.01% Solanin*, unreife grüne u. alte auskeimende Kartoffeln dagegen bis 0.06% (frische Keime bis 0.5%), die schwerste Vergiftung hervorrufen können (Kopfschmerz, Brechdurchfall, Kreislaufstörungen, Tachycardie, Dyspnoe, Schwindel, ev. leichte Krämpfe). Grüne od. angekeimte Kartoffeln dick abschälen (das Alkaloid sammelt sich an der Oberfläche an), mit viel Wasser kochen, Kochwasser abgießen, Schalen u. Keime dürfen nicht verfüttert werden. Im trockenen Kraut bis 0.5% Solanin, in den Früchten ca. 1%. S. tuberosum (Kraut) gilt als Nitratspeicher (bis 10% Nitrat im trockenen Kraut). **Kartoffelpreßsaft** enthält Schleimstoffe, Vitamine (Vit. C), viele Enzyme u. Solanin*. **Wirk.** u. **Anw.:** wegen säurebindender u. spasmolytischer Eigenschaften bei superazider Gastritis.

**Solaröl:** Das bei der Braunkohlendest. zwischen 130 u. 240°C übergehende Destillat.

**Solarreflex:** s. Plexus.

**Solasonin:** Steroidalkaloid aus Solanum-Arten, z.B. Solanum aviculare G. Forst (Neuseeland); das Aglykon **Solasodin** (Grundstruktur: Spirosalon, s. Solanum-Alkaloide) ist über Galactose mit Rhamnose u. Glucose (verzweigtes Trisaccharid Solatriose) verbunden u. ist f. die Partialsynthese von Steroidhormonen von Interesse; vgl. Solanin.

**Solatriose:** s. Solanin.

**Solatubin:** s. Solanin.

**Soldanellaharz:** Resina Soldanellae, s. Calystegia soldanella.

**Soldatenkraut:** Folia Matico, s. Piper angustifolium.

**Sole: 1.** Kochsalzhaltige (1.5 bis 6%) Mineralwässer; **2.** Dispersionen, s. Kolloide.

**Solgol®:** s. Nadolol.

**Solidago canadensis:** Kanadische Goldrute, s. Solidago gigantea.

**Solidago gigantea** Ait.: Fam. Asteraceae (Compositae), Riesengoldrute, u. **Solidago canadensis** L., Kanadische Goldrute, (heim. Nordamerika, in Europa eingebürgert) sind Stpfln. v. **Herba Solidaginis giganteae:** Riesengoldrutenkraut; die während der Blütezeit gesammelten oberirdischen Teile der Pflanzen. **Off.:** DAC79. **Inhaltsst.:** Flavonoide (mind. 1.5%, ber. als Quercetin) wie Rutosid, Quercitrin, Isoquercitrin, Kämpferol, Astragalin, ferner ca. 1.5% Triterpensaponine, Gerbstoffe, ca. 0.2% äther. Öl. **Anw.:** Diuretikum; Ersatz f. Herba Virgaureae (s. Solidago virgaureae).

**Solidago virgaurea** L.: Fam. Asteraceae (Compositae), (Echte) Goldrute, Heidnisch Wundkraut (Europa). Stpfl. v. **Herba Virgaureae:** Herba Solidaginis viraureae, Herba Consolidae sarracenicae, Goldrutenkraut. **Off.:** EB6. **Inhaltsst.:** Flavonoide (Rutosid, Quercitrin, Isoquercitrin, Astragalin), Triterpensaponine (Bayogenin, Polygalasäure u. Oleanolsäure als Sapogenine), phenolische Glucoside wie Leiocarposid (ein Diglucosid des 2,4-Diydroxy-3-methoxy-benzoesäure-2'-hydroxybenzylesters), 10 bis 15% Catechingerbstoff, Bitterstoffe, ca. 1% äther. Öl. **Anw.:** (heute meistens ersetzt durch Herba Solidaginis giganteae) Diuretikum b. Nierenleiden u. Wassersucht sowie bei Gicht u. rheumatischen Erkrankungen; äuß.: bei schlecht heilenden Wunden u. Geschwüren, als Adstringens f. Mund- u. Rachenraum.

**HOM:** *Solidago virgaurea* (HAB1.3): frische Blüten; verord. z.B. b. Nierenentzündungen, Prostatahypertrophie, Gicht.

**Solidensieren:** s. Sublimation.

**Solidus(-a, -um):** fest.

**Solka Floc®:** hochgereinigte mikrofeine Cellulose, s. Cellulosepulver.

**Solosin®:** s. Theophyllin.

**Solpyron®:** s. Acetylsalicylsäure.

**Sol-Quellen:** s. Aquae minerales.

**Solubilisation:** Solubilisierung. Löslichkeitsverbesserung durch oberflächenaktive Verbindungen. Diese sind in der Lage, schlecht wasserlösliche od. wasserunlösliche Arzneistoffe in klare, höchstens opaleszierende wäßrige Lösungen zu überführen, ohne die chem. Struktur der Arzneistoffe zu verändern. Die S. ist an die Anwesenheit eines kolloiden Systems (Assoziationskolloid, s. Kolloide) gebunden, dessen Moleküle einen amphiphilen (lyobipolaren) Charakter besitzen u. nach Ausbilden von Molekülaggregaten (Mizellen) den sonst unlöslichen Stoff inkorporieren od. an ihrer Oberfläche adsorbieren (Affinität zwischen Stoff u. lipophilen Anteil der Mizellen).

**Solu-Decortin®:** s. Prednisolon.

**Solurol®:** s. Suxibuzon.

**Solutio:** Lösung; Plur. Solutiones. Lösungen sind flüssige homogene Zubereitungen, die meist Feststoffe, aber auch Flüssigkeiten od. Gase gelöst enthalten (Solvendum*). Für die Auswahl des Lösungsmittels (Solvens) gilt die Regel, daß die Polarität des Lösungsmittels dem zu lösenden Stoff entsprechen sollte („similia similibus solvuntur"). *Mucilagines* (Schleime) sind viskose Lösungen von Quell- bzw. Schleimstoffen. *Echte* Lösungen sind ionendisperse od. molekulardisperse Lösungen, deren Teilchen kleiner als 1 nm sind. Sie müssen klar sein. Liegen Teilchen zwischen 1 µm u. 1 nm vor, spricht man von *kolloiden* Lösungen (Lyosolen). Als Lösungsmittel werden hauptsächl. Wasser und/oder Alkohole (Ethanol, Isopropanol) eingesetzt, gelegentl. auch Ether, Aceton, seltener fette Öle, flüssige Wachse od. flüssiges Paraffin f. den externen Gebrauch. Ist bei Arzneibuchlösungen das Lösungsmittel nicht angegeben, bedeutet der Ausdruck „Lösung" eine wäßrige Lösung. In vielen Fällen führt Wärmeeinwirkung zur Verbesserung der Löslichkeit (Vorsicht bei thermolabilen Arzneistoffen). Grundsätzlich sind Arzneistoffe in Lösung wesentlich anfälliger gegenüber Licht, bakteriellen, hydrolytischen u. oxidativen Einflüssen. Gelöste Arzneistoffe werden rascher resorbiert als ungelöste. Lösungen stellen häufig Zwischenstufen od. Endprodukte spezieller Arzneiformen dar (Injektionsl., Infusionsl., Augentropfen, radioaktive L. etc.). Zu den Lösungen zählen auch Sirupe*, Arzneispiritusse, Arzneiöle u. Aromatische Wässer. Liegen Lösungsmittel aus Alkohol-Wasser-Mischungen vor, werden zuerst die besser wasserlöslichen Stoffe im reinen Wasser u. die besser alkohollöslichen im Alkohol gelöst u. anschließend beide Lösungen vermischt. Die Löslichkeit schwer löslicher Arzneistoffe kann in wäßrigen Lösungsmitteln ggf. durch Zusatz von Lösungsvermittlern (z.B. Polysorbat 20*, Macrogol-1000-glycerolmonostearat*) erhöht werden. Auf diese Weise sind bis zu 20%ige wäßrige Lösungen von ätherischen Ölen herstellbar.

**Solutio Acidi formicici spirituosa:** s. Spiritus Formicarum.

**Solutio ad desinfectionem:** Desinfektionslösung (NRF). Zstzg.: 45 g Isopropylalkohol, 30 g n-Propanol, 0.5 g Isopropylmyristat, 2.0 g Glycerol 85%, 22.5 g Wasser. **Anw.:** zur chirurgischen u. hygienischen Händedesinfektion.

**Solutio Adrenalini:** s. Adrenalinlösung.

**Solutio Adrenalini Bitartarici:** s. Adrenalinhydrogenbitatratlösung.

**Solutio Aetheris spirituosa:** Etheralkohol; s. Spiritus aethereus.

**Solutio Albumini humani:** s. Albuminlösung vom Menschen.

**Solutio Allyli isorhodanati spirituosa:** s. Spiritus Sinapis.

**Solutio Aluminii acetico-tartarici:** s. Aluminiumacetattartrat-Lösung.

**Solutio Aluminii hexahydrici:** Aluminiumchlorid-Hexahydrat-Lösung (NRF u. NFA); Aluminii chloridi hexahydrici solutio. Zstzg.: 20 g Aluminiumchlorid-Hexahydrat, 20 g Wasser, 60 g Isopropylalkohol. (NRF) bzw. Ethanol (NFA). **Anw.:** bei Hyperhidrosis; s.a. Mucilago contra hyperhidrosim.

**Solutio Ammoniae diluta:** s. Ammoniaklösung.

**Solutio Ammonii hydroxidati:** s. Ammoniaklösung.

**Solutio Ammonii hydroxidi concentrata:** s. Ammoniaklösung 26%.

**Solutio Amyli hydrolysati:** s. Stärkesirup.

**Solutio antiseptica:** Antiseptische Lösung. Zstzg. nach NRF: 0.1 g Ethacridinlactat, 20 g Ethanol 90% (V/V), Wasser ad 100 g. **Anw.:** als Desinfiziens bei lokalen Hauterkrankungen.

**Solutio Aprotinini concentrata:** s. Aprotinin.

**Solutio Arning:** Arning-Lösung, Arning solutio. Zstzg. nach NRF: 1.2 g Anthrarobin, 2.4 g Ammoniumsulfobitol, 2.4 g Propylenglykol, 16.0 g Isopropylalkohol, Ether n.B. (ca. 22 g); Herst. (NRF): Anthrarobin in einer Mischung von Propylenglykol, Isopropanol u. 20 g Ether ohne Erwärmen weitestgehend lösen; Ammoniumsulfobitol hinzufügen, filtrieren; die erhaltene klare, dunkelbraune Lsg. mit Ether zu 40.0 g ergänzen. Zstzg. nach NFA: 6.0 g Ammoniumsulfobitol, 6.0 g Glycerol 85%, 3.0 g Anthrarobin, 40 g Ethanol, 45 g Ether; Herst. (NFA): Anthrarobin wird mit Ethanol u. Ether geschüttelt, 15 min stehen gelassen, filtriert u. mit dem mit Glycerol angeriebenem Ammoniumsulfobituminat vereinigt. **Anw.:** als Pinselung bei hartnäckigen Ekzemen. Ausweichtherapeutikum bei Psoriasis. Hinweise: nicht über längere Zeit anwenden, da karzinogene Effekte nicht auszuschließen. Kontakt mit Augen u. Mundschleimhaut vermeiden. **Nebenw.:** Vereinzelt allerg. Reaktionen, Photosensibilisierung.

**Solutio Atropini sulfurici pro iniectione:** s. Atropinsulfat-Injektionslösung.

**Solutio Auri colloidalis:** s. Gold, Kolloidales.

**Solutio Benzaldehydcyanhydrini:** s. Benzaldehydcyanhydrinlösung.

**Solutio Benzalkonii chloridi 50%:** s. Benzalkoniumchloridlösung.

**Solutio Benzalkonii chloridi 0.1% cum edetate:** s. Benzalkoniumchloridlösung, Edetathaltige.

**Solutio Bromhexini:** Bromhexin-Lösung, Bromhexini solutio. Zstzg. nach NRF: 0.2 g Bromhexin.HCl, 0.06 g Salzsäure 10%, konserviertes Wasser ad 100.0 g. **Anw.:** Expektorans, oral bzw. zur Inhalation (als Aerosol) bei Bronchitiden.

**Solutio Calcii hydroxydati:** Calciumhydroxidlösung, Aqua Calcariae, Kalkwasser. Zstzg nach ÖAB90: 1 T. Calciumhydroxid, 104 T. Gereinigt. Wasser. Geh. 0.15 bis 0.17% $Ca(OH)_2$. **Anw.:** zu Umschlägen bei Verbrennungen, zur Herst. v. Emulsio Calcis (Linimentum Calcariae*).

**Solutio Calcii polysulfidi:** s. Solutio Calcii sulfurati.

**Solutio Calcii sulfurati:** Schwefelkalklösung, Liquor Calcii sulfurati, Solutio Calcii polysulfidi, Calcium sulfuratum solutum, Calcii sulfidi solutio, Vlemingkxsche Lösung. Lsg. von Calciumpolysulfiden u. Calciumthiosulfat mit einem Geh. an Polysulfidschwefel von mind. 6% (m/V). Herst. nach ÖAB90, Ph.Helv.7: 1 T. Calciumoxid, 2 T. gereinigter Schwefel, 16 T. Gereinigt. Wasser:

$$3\,CaO + 12\,S \rightarrow 2\,CaS_5 + CaS_2O_3$$

Zersetzt sich unter dem Einfluß von $CO_2$ der Luft (neben Freisetzung von Schwefelwasserstoff wird Schwefel u. Calciumcarbonat abgeschieden):

$$CaS_5 + CO_2 + H_2O \rightarrow H_2S + 4\,S + CaCO_3$$

**Anw.:** gegen Krätze u. Hautkrankheiten, bes. Psoriasis; zu Umschlägen u. keratolytischen Schwefelbädern; techn. zur Bekämpfung des Mehltaues. **Übl. Dos.:** als Bad 0.05 bis 0.1%, zu Waschungen 0.5 bis 5%.

**Solutio Camphorae oleosa:** Ölige Campherlösung, Oleum camphoratum 10 bzw. 20 per centum, Starkes Campheröl (DAC86, ÖAB90). Campheröl Ph.Helv.7: 10% Campher in Erdnußöl gelöst. ÖAB90: 20% Campher in Olivenöl; mischbar mit fetten Ölen u. Fetten, flüssigem Paraffin u. Vaselin. DAC86: 19 bis 21% Campher. 20 T. Campher werden in 80 T. mittelkettigen Triglyceriden unter Erwärmen gelöst. VZ 250 bis 290. **Anw.:** zu hyperämisierenden Einreibungen.

**Solutio Camphorae spirituosa:** s. Spiritus camphoratus.

**Solutio Castellani:** Castellanische Lösung, Castellani solutio. Zstzg. nach NRF (bis 1996): 5.0 g ethanolische Fuchsinlösung 4%*, 0.05 g Chlorocresol, 5.0 g Resorcin, 0.01 g Natriumedetat, 2.5 g Aceton, Wasser ad 50.0 g. Herst.: Chlorocresol in Aceton lösen, mit Resorcin u. Natriumedetat versetzen, mit Wasser zu 45.0 g ergänzen u. bis zur Auflösung der festen Bestandteile rühren, gegebenenfalls filtrieren u. erneut zu 45.0 g ergänzen, ethanolische Fuchsinlösung dazugeben. Farblose od. schwach gelb gefärbte, klare Lösung. Im Zweifelsfall ist auf die Zulässigkeit der Verfärbung zu prüfen. **Anw.:** Desinfiziens, bei lokalen Pilzinfektionen u. Ekzemen. Wegen negativer Nutzen-Risiko-Beurteilung für Chlorocresol u. Resorcin nicht mehr zu empfehlen. Anstelle der Sol. Castellani kann eine 0.5%ige ethanolische Fuchsin-Lösung verwendet werden.

**Solutio Castellani sine colore:** Farblose Castellanische Lösung, Castellani solutio sine colore. Zstzg. nach NRF: 0.05 g Chlorocresol, 5.0 g Resorcin, 0.01 g Natriumedetat, 2.5 g Aceton, 5.0 g Ethanol 70% (V/V), Wasser ad 50.0 g. Herst.: Chlorocresol in der Mischung von Aceton u. Ethanol 70% vollständig lösen, Lsg. mit Resorcin u. Natriumedetat versetzen, mit Wasser ergänzen

u. bis zur Auflösung der festen Bestandteile rühren. Farblose od. schwach gelb gefärbte, klare Lösung. Im Zweifelsfall ist auf die Zulässigkeit der Verfärbung zu prüfen. **Anw.:** Desinfiziens, bei lokalen Pilzinfektionen u. Ekzemen.

**Solutio Chlorhexidini gluconatis:** Chlorhexidini gluconatis solutio Ph.Eur.3, Chlorhexidingluconat-Lösung; eine wäßrige, 20%ige Lsg. von Chlorhexidindigluconat*; vgl. Gargarisma Chlorhexidini. **Anw.:** Antiseptikum.

**Solutio Clotrimazoli:** Clotrimazol-Lösung 1%* u. Clotrimazol-Hautspray 1%*.

**Solutio Cyanocobalamini[$^{57}$Co]** bzw. **[$^{58}$Co]:** s. Cyanocobalamin[$^{57}$Co] bzw. s. Cyanocobalamin[$^{58}$Co].

**Solutio Cocamidopropylbetaini:** s. Cocamidopropylbetain-Lösungen.

**Solutio Cordes®:** ist eine antiseborrhöische Lösung, die sowohl in der unveränderten Grundform als auch als Rezepturgrundlage verwendet werden kann (z.B. Akne, seborrhöisches Ekzem, Psoriasis des Kopfes, allergische Erkrankungen, Juckreiz usw.). Zstzg.: Natriumbituminosulfonat, Triethanolaminlaurylsulfat, Propylenglykol, Isopropanol. Keine Konservierungsmittel.

**Solutio cresoli saponata:** s. Sapo Cresoli.

**Solutio Cyanocobalamini[$^{57}$Co]:** s. Cyanocobalamin[$^{57}$Co].

**Solutio Cyanocobalamini[$^{58}$Co]:** s. Cyanocobalamin[$^{58}$Co].

**Solutio Dexpanthenoli:** Dexpanthenol-Lösung*.

**Solutio Erlenmeyer:** Erlenmeyers Bromwasser*.

**Solutio Etheris spirituosa:** s. Spiritus ethereus.

**Solutio Ferri aromatica:** Aromatische Eisenlösung, Tinctura Ferri aromatica, Eisen-Elixier. Eisengehalt 0.28 bis 0.32%. Nach ÖAB90: 10 T. Eisenzucker, 55 T. Gereinigt. Wasser, 18 T. einfacher Sirup, 16.5 T. Ethanol, 0.1 T. Tct. aromatica, 0.2 T. Tct. Aurantii, 0.01 T. Vanillin. Braunrote Flüss., die aromatisch riecht u. angenehm würzig u. süß schmeckt. **Anw.:** Eisenmangelanämien. **Übl. Dos.:** 10 g.

**Solutio Ferri chlorati:** Eisen(III)-chloridlösung, Liquor Ferri sesquichlorati, Ferrichloridlösung. Eisengehalt 9.9 bis 10.4%. Zstzg. nach DAB6, ÖAB90, Ph.Helv.7:1 T. Eisen(III)-chlorid, 1 T. Gereinigt. Wasser. Klare, gelbbraune, geruchlose Flüss., die stark zusammenziehend schmeckt, D. 1.275 bis 1.285. **Anw.:** früher als Styptikum bei inneren Blutungen, jetzt nur noch selten äuß. als Ätzmittel u. als Hämostatikum (Nasenbluten), zur Herst. v. Gossypium haemostaticum*.

**Solutio Formaldehydi:** s. Formaldehydlösung.

**Solutio Formaldehydi saponata:** Formaldehydseifenlösung, Formaldehydi solutio saponata, Liquor Formaldehydi saponatus, Lysoform®. Eine Mischung von Formaldehydlösung*, Ethanol u. Kaliseife. Zstzg. nach EB6: 78 T. KOH (50%), Formaldehydlösung 671 T., Ölsäure 200 T., Weingeist 50 T., Lavendelöl 1 T.; Geh. mind. 23% $CH_2O$. **Anw.:** zu desinfizierenden Waschungen 4:100; zur Desinfektion von tuberkulös. Ausscheidungen u. verschmutzter Wäsche 8:100. Zstzg. nach ÖAB90, Ph.Helv.7: 4 T. KOH, 5 T. Ethanol, 20 T. Rizinusöl, 58.5 T. Formaldehydlösung (Ph.Helv.7: 11.5 T.), 0.5 T. ätherisches Lavendelöl (Ph.Helv.7: 0.4 T.), Gereinigt. Wasser ad 100 T. Geh. an Formaldehyd nach ÖAB90 19 bis 21% (nach Ph.Helv.7 3.9 bis 4.5%); Geh. an Fettsäuren 18 bis 20%. **Anw.:** zu desinfizierenden Waschungen. **Übl. Dos.:** f. Spülungen 0.2 bis 1%; bei äuß. Anw. 1 bis 3%, aber desinfizierende Wirk. in dieser Konz. ungenügend.

**Solutio Fowleri:** s. Solutio Kalii arsenicosi.

**Solutio Glycerolii trinitrici:** s. Solutio Nitroglyceroli spirituosa.

**Solutio Hydrogenii peroxydi:** s. Wasserstoffperoxidlösungen.

**Solutio Iodi aquosa:** s. Iodlösung, Wäßrige.

**Solutio Iodi iodica:** s. Iod-Iodatlösung.

**Solutio Iodi spirituosa:** s. Iodlösung, Alkoholische.

**Solutio Kalii acetici:** Kaliumacetatlösung; Liquor Kalii acetici. Geh. an Kaliumacetat 33 bis 35%. DAB6, ÖAB90: 60 T. Essigsäure, ca. 24 T. Kaliumcarbonat, Gereinigt. Wasser n.B. Klare, farblose Flüss., die höchstens schwach nach Essigsäure riecht u. salzig schmeckt. **Anw.:** früher als Diuretikum. **Übl. Dos.:** 5 bis 10 g.

**Solutio Kalii arsenicosi:** Liquor Kalii arsenicosi, Fowler-Lösung (Thomas Fowler, engl. Arzt, 1736 bis 1801). Zstzg. nach DAB7: 10.0 T. Arsen(III)-oxid ($As_2O_3$), 10.0 T. Kaliumhydrogencarbonat, 0.1 T. Lavendelöl, 145 T. Ethanol 90%, 834.9 T. Wasser. Geh. 0.95 bis 1.05% $As_2O_3$, D. 0.988 bis 0.992. **Anw.:** heute obsolet, früher als Roborans u. bei Anämien, selten bei Psoriasis. MED 0.5 g, MTD 1.5 g.

**Solutio Kalii hydroxidati:** Liquor Kali caustici DAB6, Kalii hydroxidi solutio, Kalilauge, Kaliumhydroxidlösung 15%; KOH ca. 3 mol/L; klare, farblose, geruchlose Flüss., die ätzend wirkt.

**Solutio Kalii hydroxidati diluta:** Liquor Kali caustici dilutus, Verdünnte Kaliumhydroxidlösung, Verdünnte Kalilauge. ÖAB90: Geh. an Gesamtkali, ber. als KOH, 9.8 bis 10.3% (ca. 2 mol/L); 115 T. KOH, 885 T. Gereinigt. Wasser. Klare, farblose, geruchlose Flüss., die ätzend wirkt; s. Kaliumhydroxid.

**Solutio Kalii lactici:** Kaliumlactatlösung, Kalii lactatis solutio. Geh.: 49.0 bis 51.0% Kalisalz der Milchsäure. Klare, farblose Flüss. D. 1.270 bis 1.282; $n_D^{20°C}$ 1.402 bis 1.405. **Anw.:** zur Herst. der einmolaren Kaliumlactatlösung*.

**Solutio Kalii lactici monomolaris:** Einmolare Kaliumlactatlösung, Kalii lactatis solutio monomolaris. DAC79: 0.98 bis 1.02 mol entsprechend 125.6 bis 130.8 g Kaliumlactat im Liter bzw. mind. 11.9 bis 12.4% (m/m) Kaliumlactat. Zstzg.: 66 g KOH, 100 g Milchsäure, ad 1000 mL Aq. ad iniect. **Anw.:** zur Behandlung von Azidosen bei gleichzeitigem Kaliummangel. **Übl. Dos.:** individuell nach Schwere des Falles (Kontrolle des Blut pH-Wertes u. Kaliumspiegels). Diese Lsg. ist hypertonisch, eine 1.97%ige (m/V) Lsg. ist blutisoton.

**Solutio Kalii silicici:** Kaliwasserglas. Ph.Helv.6: Lsg. mit 30% Kaliumpolysilicaten. Zur Herst. fester, wasserdichter Verbände. Die Silicate werden durch $CO_2$ der Luft zu Kieselsäure (schwer lösl.) umgesetzt.

**Solutio Lactulosi:** s. Lactulose-Lösung.

**Solutio Lugoli:** s. Iodlösung, Wäßrige.

**Solutio Masticis composita:** Zusammengesetzte Mastixlösung. Zstzg. u. Herst. nach ÖAB90: 30 T. Mastix (s. Pistacia lentiscus), 11 T. Kolophonium, 55 T. Xylol, 4 T. Leinöl. Mastix u. Kolophonium werden im Xylol gelöst, dann fügt man das Leinöl hinzu u. koliert die Lösung, wenn nötig, durch ein Tuch. Klare, gelbbraune, brennbare Flüss., die deutlich nach Xylol riecht u. nach dem Verdunsten einen stark klebrigen Rückstand hinterläßt. **Anw.:** flüssiges Haftpflaster zu Wundverbänden.

**Solutio Natrii chlorati composita „Ringer":** Solutio physiologica „Ringer", Ringerlösung (ÖAB90); Chloridgehalt 0.55 bis 0.61% (m/V); Kaliumgehalt 0.012 bis 0.017% (m/V); Calciumgehalt 0.010 bis 0.012% (m/V). Zstzg.: 0.90 g NaCl, 0.04 g CaCl, 0.03 g KCl, Aq. ad iniect. ad 100 mL. **Zusammengesetzte Elektrolytlösung**: Electrolytorum solutio composita (Ph.Helv.7); eine isotone Infusions- od. Spüllösung. Zstzg.: 8.36 T. Natriumchlorid, 0.3 T. Kaliumchlorid, 0.15 T. Calciumchlorid auf 1000.0 mL Wasser f. Injektionszwecke. Geh.: 5.2 bis 5.5 g Chlorid-Ionen; in mmol: 1 L Lsg. enthält 143 mmol NaCl, 4 mmol KCl u. 1 mmol $CaCl_2 \cdot 2\,H_2O$; s.a. Natriumchlorid. **Anw.:** bei Blutverlusten als Ersatzflüssigkeit.

**Solutio Natrii chlorati isotonica:** Solutio Natrii chlorati physiologica, Blutisotonische Natriumchlorid-Lösung, Natrii chloridi solutio infundibilis 9 g/L. Geh. an NaCl 0.855 bis 0.945% (m/V). (0.9 g NaCl, Aq. ad iniect. ad 100 mL). Physiologische Kochsalzlösung darf nur keimfrei, völlig klar, v.a. auch frei von Schwebestoffen, die meist aus dem Glase stammen, abgegeben werden. **Off.:** DAC79, ÖAB90, Ph.Helv.7. **Anw.:** zu Injektionen (i.v. od. s.c.) od. Klistieren, bei Kollaps, großen Flüssigkeitsverlusten (Cholera), bei Blutungen nach Operationen. Physiologische Natriumchloridlösung ist der Blutflüssigkeit isotonisch, jedoch nur phys., nicht physiol., daher wurde die Lsg. verbessert als **Ringer-Lösung**.

**Solutio Natrii citrici composita:** Zusammengesetzte Natriumcitratlösung. ÖAB90: 0.47 g Citronensäure-Monohydrat, 1.3 g tertiäres Natriumcitrat, 2.5 g wasserfreie Glucose ad iniect., Aq. ad iniect. ad 100 mL. **Anw.:** als Stabilisatorlösung f. Frischblut; vgl. Stabilisatorlösungen f. Blutkonserven.

**Solutio Natrii hydroxydati concentrata:** Konzentrierte Natriumhydroxidlösung, Liquor Natrii caustici conc., Konzentrierte Natronlauge. ÖAB90: Geh. an Gesamtalkali, ber. als NaOH, 29.5 bis 30.5%. Etwa 10 mol/L NaOH-Lösung. Zstzg.: 315 T. NaOH, 685 T. Gereinigt. Wasser. Stark ätzend!

**Solutio Natrii hydroxydati diluta:** Verdünnte Natriumhydroxid-Lösung, Liquor Natrii caustici dilutus, Verdünnte Natronlauge. ÖAB90: Geh. an Gesamtalkali, ber. als NaOH, 7.3 bis 7.5% (ca. 2 mol/L). Zstzg.: 78 T. NaOH, 922 T. Gereinigt. Wasser.

**Solutio Natrii iodohippurati:** s. Natriumiodhippurat[$^{123}$I] bzw. [$^{125}$I].

**Solutio Natrii lactici:** s. Natriumlactat-Lösung.

**Solutio Natrii lactici composita:** s. Natriumlactatlösung, Zusammengesetzte.

**Solutio Natrii lactici isotonica:** s. Natriumlactatlösung, Blutisotonische.

**Solutio Natrii lactici monomolaris:** s. Natriumlactatlösung, einmolare.

**Solutiones ad haemocolaturam:** s. Hämofiltrationslösungen.

**Solutiones ad haemodialysim:** s. Hämodialyselösungen.

**Solutiones ad peritonealem dialysim:** s. Peritonealdialyselösungen.

**Solutiones anticoagulantes et sanguinem humanum conservantes:** s. Stabilisatorlösungen f. Blutkonserven.

**Solutiones ophthalmicae:** s. Augenwässer.

**Solutiones orales:** s. Mixturae.

**Solutiones pro lentibus ophthalmicis:** s. Kontaktlinsenpflegemittel.

**Solutio Nitroglycerini:** s. Solutio Nitroglyceroli spirituosa.

**Solutio Nitroglyceroli spirituosa:** Alkoholische Nitroglyzerinlösung, Alkoholische Glyceroltrinitratlösung, Glyceroli trinitratis solutio spirituosa, Nitroglycerinum solutum, Nitroglycerinspiritus, Glonoinum, Solutio Nitroglycerini, Solutio Glycerolii trinitrici. DAC86: 1%ige (m/m) Lsg. von Glyceroltrinitrat in Ethanol 90% (V/V) (ÖAB90: Ethanol 96%); Geh.: 0.98 bis 1.02% Glycerolnitrat. Klare, farblose, leicht entflammbare Flüss. Sehr vorsichtig zu lagern! **Wirk.** u. **Anw.:** gefäßerweiternd u. blutdrucksenkend, bei Angina-pectoris-Anfällen u. arterieller Hypertonie. Nach Einnahme treten häufig Kopfschmerzen sowie vorübergehende Rötungen (Flush-Erscheinungen) an Hals u. Kopf auf. **Übl. Dos.:** 0.05 bis 0.10 g perlingual (1 g ca. 65 Tr.). MED 0.1 g, MTD 0.4 g. In Tropfen u. Gelatinekapseln.

**Solutio Oxytocini concentrata:** s. Oxytocin-Lösung, Konzentrierte.

**Solutio physiologica „Ringer":** s. Solutio Natrii chlorati composita „Ringer".

**Solutio Picis Lithanthracis:** s. Liquor Carbonis detergens.

**Solutio Polyvidoni-Iodi:** Polyvidon-Iod-Lösung, Polyvidoni-Iodi-solutio, Solutio Polyvinylpyrrolidoni-Iodi. Zstzg. nach DAC86, NRF: 0.83 bis 1.2% verfügbares Iod, sowie 0.41 bis 0.66% Iodid. Zstzg.: 10 g Polyvidon-Iod, 3.32 g Natriummonohydrogenphosphat-Dodekahydrat, 0.84 g wasserfreie Citronensäure, ad 100 g gereinigtes Wasser. Lagerung max. 1 Jahr lang nach Herst. **Anw.:** unverdünnt zur Haut- u. Schleimhautdesinfektion, bei Hautverletzungen u. Verbrennungen.

**Solutio Polyvinylpyrrolidoni-Iodi:** s. Solutio Polyvidoni-Iodi.

**Solutio Sacchari tosti:** Zuckerfarbe, Zuckercouleur, s. Saccharose.

**Solutio Saponis kalini spirituosa:** s. Spiritus Saponis kalini.

**Solutio Saponis spirituosa:** s. Spiritus saponatus.

**Solutio Stanni chlorati:** Bettendorf-Reagenz*.

**Solutio Theophyllini-Ethylendiamini pro injectione:** s. Theophyllin-Ethylendiamin.

**Solutio Vitamini A:** s. Vitamin-A-Lösung.

**Solutio zinco-cuprica composita:** Kupferzink-Lösung, Aqua zinco-cuprica. Herst. nach Ph.Helv.7 aus 0.1 T. Kupfer(II)-sulfat, 0.4 T. Zinksulfat, 1.0 T. Kampferspiritus, 98.5 T. Wasser. **Anw.:** Dermatikum bei Ekzemen, Hautausschlägen.

**Solutrast®:** s. Iopamidol.

**Solutus(-a, -um):** gelöst.

**Solv.:** (Abk. auf Rezepten) solve löse od. solvetur es werde gelöst.

**Solvatation:** Solvation; unter S. versteht man die Wechselwirkungen zwischen polaren Lösungsmittelmolekülen u. den Teilchen (polare Moleküle od. Ionen) eines gelösten Stoffes, die dazu führen, daß die gelösten Teilchen unter Freiwerden von Energie u. unter Ausbildung von Ion-Dipol-Bindungen od. Wasserstoffbrücken von den Lösungsmittelmolekülen eingehüllt werden. Dies geht in manchen Fällen auch mit einer Volumenkontraktion einher. Liegt als Lösungsmittel Wasser vor, spricht man von **Hydratation** (Hydration).

**Solvate, kristalline:** s. Kristallsolvate.

**Solvay-Verfahren:** s. Natriumcarbonat.
**Solvendum:** Bez. f. die Substanz, die in einer Flüss. (Menstruum) zur Lösung (Solutio) gelangt.
**Solvens:** s. Lösungsmittel.
**Solventium(a):** *syn.* Expektorantium(a), lösendes Mittel bei Husten.
**Solvolyse:** Zers. eines gelösten Stoffes durch chemische Reaktion mit dem Lösungsmittel.
**Soma:** (gr.) Körper; somatogen: im Körper (neu) entstanden; somatisch: körperlich.
**Somali-Myrrhe:** s. Commiphora-Arten.
**Somatische Zellen:** Körperzellen; differenzierte, meist diploide (2n) Zellen, aus denen sich Gewebe vielzelliger Pflanzen u. Tiere zusammensetzen; alle Zellen eines höheren Organismus, die nicht Geschlechtszellen sind.
**Somatofalk®:** s. Somatostatin.
**Somatogamie:** geschlechtliche Fortpflanzung, der weder die Ausbildung von Gametangien noch von Gameten vorausgehen, sondern die unter Verschmelzung von Körperzellen stattfindet, charakteristisch f. Basidiomyzeten*.
**Somatoliberin:** synthetisches Wachstumshormon – Releasinghormon, Polypeptid (44 Aminosäuren). **Wirk.:** hemmend auf Somatostatin*. **Anw.:** Diagnostikum zur Funktionsprüfung des Hypophysenvorderlappens, Minderwuchs; s.a. Hormone; vgl. Somatotropin.
**Somatologie:** (*gr.* σῶμα Körper, im Gegensatz zu Geist) Lehre von den allgemeinen Eigenschaften des menschlichen Körpers.
**Somatomedine:** s. Hormone.
**Somatostatin** INN: Somatostatinum Ph. Eur.3, Somatropin Release Inhibiting Factor, SRIF; CAS-Nr. 38916-34-6, Aminopan®, Somatofalk®, Stilamin®; $C_{76}H_{104}N_{18}O_{19}S_2$, $M_r$ 1637.92. Cyclisches Tetrapeptid; Hormon des Hypothalamus, wird aber auch im Pankreas, in der Schleimhaut des Magens, Duodenums u. Jejunums gebildet. **Wirk.:** hemmt die Wachstumshormonausschüttung (s. Somatotrop(h)in) u. bewirkt auch eine verminderte Glucagon*-, Insulin*-, Gastrin*-, TSH*- u. Corticotrophin*-Freisetzung; Gegenspieler: Somatoliberin*. **Anw.:** Hämostyptikum bei schwerer akuter Gastroduodenalulkusblutung; Akromegalie*. HWZ 0.11 bis 0.49 h. Gebräuchl. ist auch Somatostatinacetat.

Ala — Gly — Cys — Lys — Asn — Phe — Phe — Trp
| |
Cys — Ser — Thr — Phe — Thr — Lys

Somatostatin

**Somatotropin: Somatropin** INN, Somatropinum Ph.Eur.3, Somatotrophin, somatotropes Hormon, STH, Wachstumshormon (menschliches), Norditropin®, Genotropin®, Humatrope®, Saizen®, Zomacton®; CAS-Nr. 12629-01-5; $C_{990}H_{1528}N_{262}O_{300}S_7$, $M_r$ 22 121. Dem menschlichen Wachstumshormon des Hypophysenvorderlappens (Human Growth Hormon, HGH, aus 191 Aminosäuren bestehend, s.a. Hormone) entsprechendes Protein; wird gentechnisch hergestellt, muß den Arzneibuchvorschriften über DNA-rekombinationstechnisch* hergestellte Produkte entsprechen. Lösl. in Wasser. **Anw.:** hypophysärer Minder- bzw. Zwergwuchs; Kontraind.: Diabetes mellitus, Akromegalie. **Übl. Dos.:** Parenteral: i.m. 2- bis 3mal 4 I.E./7 d. **Zuber.:** Hormonum humanum incrementi ad iniectabile* (Wachstumshormon vom Menschen zur Injektion).
**Somatropin zur Injektion:** Somatropinum iniectabile Ph.Eur.3; eine gefriergetrocknete, sterile Zuber. eines Proteins, das die Struktur von Somatotropin* besitzt; muß den Arzneibuchvorschriften über Parenteralia u. DNA-rekombinationstechnisch hergestellte Produkte entsprechen.
**Somatropin-Lösung zur Herstellung von Zubereitungen:** Somatropinum solutio ad praeparationem Ph.Eur.3; eine Lösung eines Proteins, das die Struktur von Somatotropin* besitzt; die Lösung kann Hilfsstoffe (z.B. Puffersubstanzen) enthalten, sie muß den Arzneibuchvorschriften DNA-rekombinationstechnisch hergestellte Produkte entsprechen.
**Sommelet-Reaktion:** Bildung von Aldehyden aus Arylalkylhalogeniden durch Erhitzen mit Hexamethylentetramin in wäßrigem Alkohol od. verdünnter Essigsäure. Die Reaktion verläuft über ein quartäres Ammoniumsalz; z.B. entsteht aus Benzylchlorid Benzaldehyd.

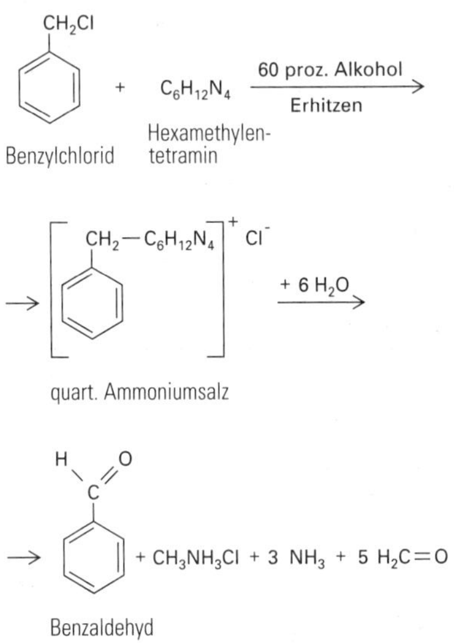


Sommelet-Reaktion:
Bildung von Benzaldehyd als Beispiel

**Sommereiche:** Quercus robur, s. Quercus-Arten.
**Sommerlinde:** Tilia platyphyllos*.
**Sommersprossen:** Ephelides.
**Sommersprossenmittel:** depigmentierende Wirkstoffe enthaltende Mittel, z.B. Hydrochinone wie Monobenzon*; vermindern die Synthese von Melaninen*, normal pigmentierte Haut wird prakt. nicht beeinflußt. Bei Verw. anderer empfohlener Mittel (Peroxide, Ascorbinsäure, Gurkenmilch etc.) ist Wirkung fraglich.
**Somnibel®:** s. Nitrazepam.
**Somniferum(a):** Schlafmittel*.
**Somnolenz:** krankhafte Schläfrigkeit, Benommenheit.
**Somnupan®:** s. Cyclobarbital.
**Sonin®:** s. Loprazolam.
**Sonnenblume:** Helianthus annus*.

**Sonnenblumenkernöl:** Oleum Helianthi annui, s. Helinathus annuus.

**Sonnengeflecht:** Plexus solaris, s. Plexus.

**Sonnenhutwurzel, Rote:** Rad. Echinaceae angustifoliae, s. Echinacea angustifolia.

**Sonnenkraut:** Sonnentaukraut, Herba Droserae, s. Drosera rotundifolia.

**Sonnenschutzpräparate:** Mittel, die durch Reflexion od. Absorption von Strahlung die Haut vor der schädigenden Einw. intensiver Sonnenbestrahlung (Sonnenbrand) schützen. Sie kommen in Form von wäßrigen, alkoholischen, öligen Lösungen, Emulsionen u. Lotionen, Cremen, Fettstiften, Gelen, Aerosol-Schaumcremes etc. in den Handel u. enthalten absorbierende Lichtschutzstoffe* od. reflektierende anorganische Substanzen wie Zinkoxid, Eisenoxid, Titandioxid, Calciumcarbonat u.a. Die Wirksamkeit des S. wird durch den Lichtschutzfaktor* angegeben u. hängt von der Art u. Konzentration der enthaltenen Schutzstoffe, der Schichtdicke des augetragenen S., der Art der galenischen Zubereitung u. anderen Faktoren ab. Spezielle Zusätze in S. sind z.B. Duftstoffe, Repellentien*, Gerbstoffe, entzündungshemmende Stoffe u. Pflanzenauszüge, Vitamine (z.B. Vitamin E) u. Feuchthaltemittel.

**Sonnenstich:** Heliosis, Insolation.

**Sonnentau:** Herba Droserae; Rundblättriger S., Langblättriger S., Mittlerer S.: s. Drosera rotundifolia; Afrikanischer S. (Kap-Sonnentau): s. Drosera ramentacea.

**Soor:** (Soormykose) durch Candida* albicans hervorgerufene Pilzerkrankung v.a. auf Schleimhäuten, v.a. der Mundschleimhaut bei Kleinkindern.

**Soor-Gel:** Zstzg. nach NFA: 0.002 T. Dequaliniumchlorid, 0.60 T. Hydroxyethylcellulose ad 20 T. destilliertes Wasser. Hydroxyethylcellulose wird in 17.4 g heißem destilliertem Wasser dispergiert. Anschließend fügt man 2.0 g einer Dequaliniumchlorid-Stammlösung (1:1000) zu u. läßt bis zur vollständigen Quellung (mind. 3 h) stehen. **Anw.:** Soor, Stomatitis aphtosa u. andere Mund- u. Racheninfektionen. **Dos.:** Säuglinge: 3-4mal/d ein erbsengroßes Stück auf den Sauger streichen. Erwachsene u. Kinder: 3 – 4mal/d ca. 1 cm Gel (aus der Tube) im Mund gleichmäßig verteilen.

**SOP:** Abk. f. Standard Operating Procedure (standardisierter Arbeitsablauf).

**Sophora japonica** L.: Fam. Fabaceae (Leguminosae), Japanischer Schnurbaum (Ostasien). Stpfl. v. **Flores Sophorae:** Gemmae Sophorae, Schnurbaumknospen, Pagodenbaumknospen, Natalkörner. **Inhaltsst.:** bis 30% Rutosid* (Rutin). In Blättern u. Stengeln bis 4.4% Rutosid u. Chinolizidinalkaloide* wie Cytisin* (Sophorin); in den Früchten die Isoflavonglykoside Sophorabiosid (Genistein-4'-glucosidorhamosid) u. Sophoricosid (Genistein-4'-glucosid) u. Genistein*. **Anw.:** zur industriellen Herst. v. Rutosid.

**Sophora pachycarpa** C.A. Mey: Fam. Fabaceae (Leguminosae) (Mittelasien). **Inhaltsst.:** Chinolizidinalkaloide, z.B. D-Spartein (Pachycarpin, vgl. L-Spartein). **Anw.:** bei Arterienentzündung u. Muskelerkrankungen; zur Gew. der Alkaloide.

**Sophorin:** s. Cytisin.

**Sopor:** starker Grad von Bewußtseinstrübung (zwischen Somnolenz u. Koma), aus dem die Kranken nur durch starke Reize vorübergehend zu Bewußtsein erweckt werden können.

**Sorbens:** aufnehmender Stoff; Überbegriff f. Adsorbens u. Absorbens.

**Sorbide:** Ether des Sorbitol* (Furanderivate).

**Sorbidilat**®: s. Isosorbiddinitrat.

**Sorbimacrogololeat:** Polyethylenglykol-Sorbitanoleat; s. Polysorbate.

**Sorbinsäure:** Acidum sorbicum Ph.Eur.3, Acidum sorbinicum, 2,4-Hexadiensäure; CAS-Nr. 110-44-1; $C_6H_8O_2$, $M_r$ 112.12. Weiße Kristalle,

$CH_3{-}CH{=}CH{-}CH{=}CH{-}COOH$

Sorbinsäure

leicht lösl. in Ethanol u. Ether, lösl. in heißem Wasser, sehr schwer lösl. in kaltem Wasser. Nat. z.B. in Vogelbeeren (Sorbus aucuparia*). **Anw.:** als Konservierungsmittel von Früchten, Margarine, Backwaren, Käse, Zuckerlösungen usw. (schützt vor Schimmelbefall), s. Konservieren. In der Pharmazie als Konservierungsmittel in 0.1 bis 0.2%iger Konz. Der optimale pH-Wert liegt bei ca. 4.5. Nicht zur Konservierung von Augentropfen geeignet.

**Sorbit:** s. Sorbitol.

**Sorbitane:** s. Sorbitanfettsäureester.

**Sorbitanfettsäureester:** Fettsäuresorbitanester, Sorbat Ph.Eur.3, Span®, Arlacel®, Crill®. Mischungen partieller Fettsäureester (Mono-, Sesqui- od. Triester) des Sorbitols u. seiner Anhydride (Sorbitan u. Sorbid) mit einer je nach Sorte verschiedenen Fettsäure. Flüssige od. feste, in Wasser unlösliche, in flüssigen Kohlenwasserstoffen u. fetten Ölen mehr od. weniger gut lösliche, gut verträgliche, prakt. reizlose u. sehr wenig toxische Produkte f. die kutane u. perorale Verw. Bes. gereinigte Spans® sind die Arlacels®, die bes. f. perorale Zuber. als Emulgator* geeignet sind. Nichtionogene Emulgatoren des Typs W/O. Auch als lipophile Stabilisatoren in Komplexemulgatoren zur Herst. v. O/W-Cremes verwendet. Als Netzmittel u. als Solubilisatoren f. hydrophile Arzneistoffe in lipophilen Systemen. Inkomp.: s. Wollwachsalkohole.

**Sorbitanmonolaurat:** Sorbitani lauras Ph.Eur.3, Span 20, Arlacel 20; CAS-Nr. 1338-39-2. Flüssig. D. 0.98, HLB-Wert 8.6, SZ max. 7, OHZ 330 bis 358, IZ max. 10, VZ 158 bis 170.

**Sorbitanmonooleat:** Sorbitani oleas Ph.Eur.3, Span 80, Arlacel 80; CAS-Nr. 1338-43-8. Flüssig. D. 0.99, Viskosität ca. 900 mPa·s (25°C), HLB-Wert 4.3, SZ max. 8, OHZ 190 bis 210, IZ 62 bis 76, VZ 149 bis 160.

**Sorbitanmonopalmitat:** Sorbitani palmitas Ph.Eur.3, Span 40, Arlacel 40; CAS-Nr. 26266-57-9. Fest. HLB-Wert 6.7, SZ max. 8, OHZ 270 bis 305, VZ 140 bis 155.

**Sorbitanmonostearat:** Sorbitani stearasas Ph.Eur.3, Span 60, Arlacel 60; CAS-Nr. 1338-41-6. Fest. HLB-Wert 4.7, SZ max. 10, OHZ 235 bis 260, VZ 147 bis 157.

**Sorbitantrioleat:** Sorbitani trioleas, Span 85, Arlacel 85; CAS-Nr. 26266-58-0. **Off.:** DAB96. Flüssig. D. 0.98. HLB-Wert 1.8, Viskosität bei 25°C ca. 220 mPa·s, SZ max. 16, OHZ 55 bis 75, IZ 76 bis 90, VZ 170 bis 190.

**Sorbitantristearat:** Span 65, Arlacel 65; CAS-Nr. 26658-19-5. **Off.:** DAC86. Fest. HLB-Wert 2.1, SZ max. 15, OHZ 66 bis 80, VZ 176 bis 188.

**Sorbitansesquioleat:** (1.5:1): Sorbitanum ses-

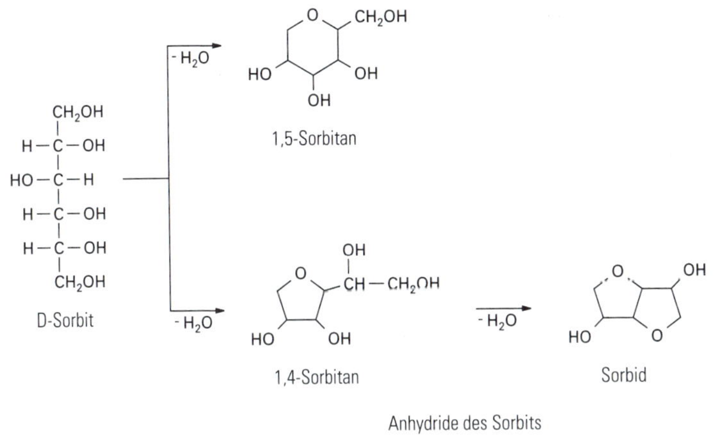

Sorbitol u. Derivate

quioleylatum, Arlacel 83, Arlacel C. **Off.:** Ph.Helv.7. Flüssig, HLB-Wert 3.7.

**Sorbitol:** Sorbitolum Ph.Eur.3, D-Sorbit(ol), D-Glucit(ol), L-Gulit(ol), E420, Karion®, Sionon®, Sorbex®; CAS-Nr. 50-70-4; $C_6H_{14}O_6$, $M_r$ 182.17. Schmp. 97 bis 98°C (Mod.I; 4 weitere, tiefer schmelzende, unterschiedl. hygr. Modifikationen). $[\alpha]_D^{20°C}$ +4.0 bis +7.0° (c = 10 in Wasser, mit einem Zusatz von 6.4 g Natriumtetraborat). Ein im Pflanzenreich weit verbreiteter $C_6$-Zuckeralkohol, isomer mit Mannitol; nat. in vielen Früchten, besonders in den Vogelbeeren (s. Sorbus aucuparia). Darst.: durch katalytische od. elektrochemische Reduktion der konfigurativ verwandten D-Glucose, D-Fructose od. L-Sorbose. Von technischer Bedeutung ist die katalytische Hydrierung von D-Glucose. Weißes, krist., süßschmeckendes, hygr. Pulver. Süßungsgrad 0.5 bis 0.6 (Saccharose: 1). D. 1.48 (Mod.I). Bis zu 83% in Wasser lösl.; lösl. in 90%igem Ethanol in der Wärme, in Glycerol, Methanol, Essigsäure; wenig lösl. in Chloroform, Aceton, Ether, kaltem Ethanol, Isopropanol, Butanol, Cyclohexanol, Phenol. Viskosität einer 70%igen Lsg.: 110 mPa·s (25°C). Hygr. Punkt 71.5% (25°C). S. nimmt bei 70% rel. Feuchte ca. 30% Wasser auf u. verflüssigt sich bei 84% rel. Feuchte innerhalb v. 24 h. Inkomp.: Metall-Ionen, speziell im stark sauren u. stark alkalischen Bereich (Komplexbildung). Durch Zusatz flüssiger Polyethylenglykole* unter Rühren wird eine 70%ige S.-Lösung zu einer wachsartigen wasserlöslichen Masse (Schmp. 35-40°C). Wäßrige Lösungen sind bei Abwesenheit von Katalysatoren gegenüber Luftsauerstoff stabil. In niedrigen Konz. Nährboden f. Mikroorganismen. In größerer Menge laxativ. **Anw.:** Wegen seiner guten Verträglichkeit wird S. als Süßmittel f. Diabetiker verwendet. S. ist das Ausgangsmaterial f. die Ascorbinsäuresynthese; weiterhin wird es in der Nahrungsmittelindustrie als Frischhaltemittel u. als Weichmacher f. Süßwaren verwendet. Für feste Arzneiformen als Füll- u. Bindemittel speziell f. Kautabletten. Wegen der starken Hygroskopizität Verw. eingeschränkt. In Gelatinekapseln anstelle von Glycerol als Weichmacher. Für flüssige u. halbfeste Arzneiformen zur Erhöhung od. Abrundung des Geschmacks; als Süßstoff; Ersatz f. Glycerol (in konzentrierteren Lösungen); verhindert das Auskristallisieren von Zucker in Sirupen bei der Lagerung; als Feuchthalter in pharmazeutischen u. kosmetischen Cremes; als Vehikel f. parenterale Lösungen (eine 5.48%ige Lsg. ist isoosmotisch mit dem Serum); als Lösungsvermittler f. z.B. Steroidinjektionen. Durch Erhitzen von S. in Gegenwart saurer Katalysatoren kommt es unter intramolekularer Wasserabspaltung zur Bildung von inneren Ethern, von denen das **1,4-Sorbitan** nach partieller Veresterung mit Fettsäuren u. Umsetzung mit Ethylenoxid als Lösungsvermittler u. Emulgator verwendet wird; s. Polysorbate, Sorbitanfettsäureester. **Zuber.: Sorbitol-Lösung 70% (kristallisierend):** Sorbitolum 70 per centum cristallisabile Ph.Eur.3; wäßrige Lsg. mit einem Geh. von 68.0 bis 72.0%. Farblos, sirupös; mischbar mit Wasser, Glycerol 85% u. Propylenglykol, lösl. in Ethanol. D. mind. 1.290; $n_D^{20°C}$ 1.457 bis 1.462. **Sorbitol-Lösung 70% (nicht kristallisierend):** Sorbitolum 70 per centum non cristallisabile Ph.Eur.3; wäßrige Lsg. eines hydrierten, partiellen Hydrolysates von Stärke (s. Amylum) mit 68.0 bis 72% Trockenrückstand (mind. 62.0% Polyole). Farblos, sirupös; mischbar mit Wasser, Glycerol 85% u. Propylenglykol. D. mind. 1.290; $n_D^{20°C}$ 1.455 bis 1.465. DAC86: **Sorbitol-Infusions- u. Sorbitol-Injektionslösungen:** Sorbitoli solutiones infundibiles bzw. iniectabiles.

**Sorbitol-Lösung 70% (kristallisierend):** s. Sorbit.

**Sorbitol-Lösung 70% (nicht kristallisierend):** s. Sorbit.

**Sorbitolum 70 per centum cristallisabile:** s. Sorbit.

**Sorbitolum 70 per centum non cristallisabile:** s. Sorbit.

**Sorbose:** L-Sorbose; $M_r$ 180.16. Schmp. 162°C. $[\alpha]_D^{20°C}$ -42.9°. Eine zu den Monosacchariden gehörende Hexulose; kommt in bestimmten Pflanzensäften vor, z.B. in Vogelbeeren (s. Sorbus aucuparia). Biosynthese erfolgt aus Sorbitol* unter der Einw. von Bakterien (Acetobacter suboxidans). S. ist ein Zwischenprodukt der Ascorbinsäuresynthese.

**Sorbus aucuparia** L.: (Pyrus aucuparia (L.)

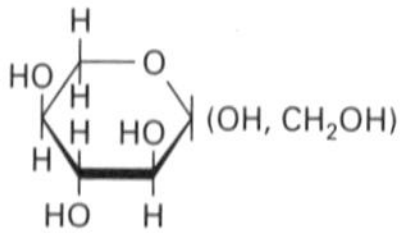


Sorbose:
Sorbopyranose

Gaertn.) Fam. Rosaceae, Eberesche, Vogelbeerbaum (Europa, kult. Nordamerika). Man unterscheidet ssp. **aucuparia** u. ssp. **moravia** (Dipp.) A. Löve, Mährische (Süße) Vogelbeere (mit vielen Sorten). Stpfl. v. **Fructus Sorbi aucupariae:** Baccae Sorbi, Fructus Sorborum, Vogelbeeren, Ebereschenbeeren, Drosselbeeren. **Inhaltsst.:** in den frischen Früchten sind ca. 0.04% Parasorbinsäure (5-Hydroxy-hex-2-en-säure-lacton, $C_6H_8O_2$), die beim Trockenen od. Kochen zu Sorbinsäure* abgebaut wird, genuin aber als Glykosid Parasorbid vorliegt; ferner sind enthalten Sorbitol*, Sorbose*, ca. 1% Pektin, als Farbstoff Sorbusin (Carotinoid-Gem.), Äpfelsäure, Zucker, Gerbstoff (Sorbitannsäure), Vitamin C (in d. frischen Frucht 60 bis 110 mg/100 g), im Samen etwas Amygdalin. In den Früchten der Mährischen Vogelbeere ist der Gehalt an Zucker höher u. an Sorbitol u. Parasorbinsäure geringer. Parasorbinsäure wirkt lokal reizend u. ihr kommt wohl die diuretische u. abführende Wirkung der Vogelbeeren zu. Eingekochtes Vogelbeermus wirkt antidiarrhoisch, da durch den Kochprozeß die Parasorbinsäure zerstört wird u. nunmehr nur der Gerbstoff u. das Pektin zur Wirkung gelangt. **Anw.** volkst.: als Laxans, Diuretikum u. Emmenagogum sowie als Vitamin-C-Spender, früher gegen Skorbut; zur Herst. v. Schnaps.

**Soredien:** (Sing. Soredium) Fortpflanzungseinheiten von Flechten; bestehen aus einigen Cyanobakterien- od. Grünalgenzellen, umgeben von Pilzhyphen.

**Sorghum bicolor** (L.) Moench: (S. vulgare Pers., Cymbopogon sorghum, Andropogon sorghum) Fam. Poaceae (Gramineae), Mohrenhirse, Negerkorn, Milokorn, Kaffernhirse, Durrha-Durrha (heim. Indien, angebaut in Afrika, Mittelmeergebiet). Hirseart, die im Nährwert etwa dem Mais entspricht (ca. 70% Stärke, 10% Eiweiß, 2 bis 4% Zucker, 3% Fett). **Anw.:** Viehfutter u. Lebensmittel.

**Sorgoa®:** s. Tolnaftat.

**Sormodren®:** s. Bornaprin.

**Sorption:** übergeordneter Begriff f. Adsorption*, Physisorption*, Absorption*, Chemisorption* u. Kapillarkondensation*.

**Sorptionsisostere:** graphische Darstellung der verschiedenen Luftzustände, die im Gleichgewicht mit einem konstanten Wassergehalt in der Probe stehen. Im Gegensatz zur Sorptionsisotherme ist der Wassergehalt der Probe konstant, die Temp. u. der Wassergehalt der Luft variabel. Mit ihrer Hilfe kann z.B. die Sorptionswärme bestimmt werden.

**Sorptionsisotherme:** graphische Darstellung der gegenseitigen Abhängigkeit der im Gleichgewicht ad- bzw. absorbierten Mengen u. des Partialdrucks der Komponenten (z.B. Wasser) in der Gasphase (beziehungsweise der Gleichgewichtskonzentration der Substanz in der Lösung) bei konstanter Temperatur. Zwischen Absorption u. Desorption besteht eine Hysterese* (Adsorptionsisotherme läßt sich mit Desorptionsisotherme nicht zur Deckung bringen). Aufgrund des Verlaufes einer **Wasserdampfsorptionsisotherme** kann auf die Art der Wassersorption (z.B. Kapillarkondensation*, Hydratbildung, Einschicht- od. Mehrschichtadsorption) rückgeschlossen werden.

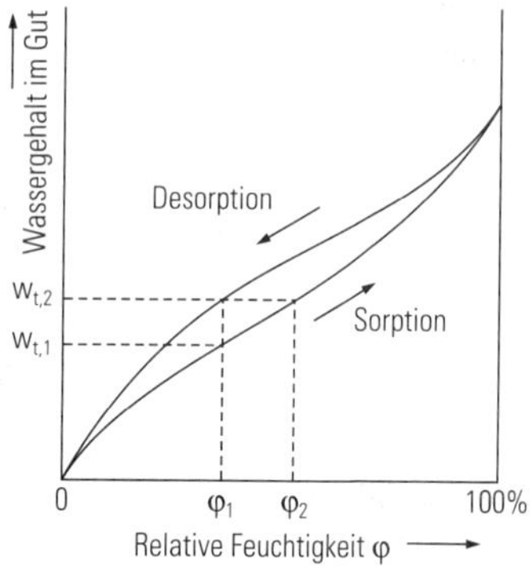


Sorptionsisotherme:
Hysterese bei Wasserdampf-Sorptionsisothermen [111]

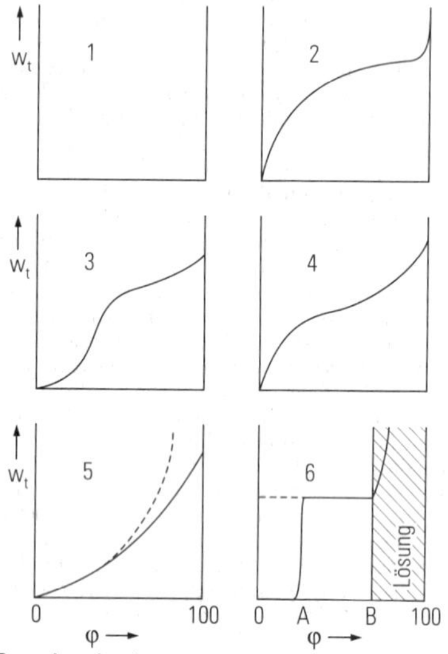


Sorptionsisotherme:
Verschiedene Typen von Wasserdampfsorptionsisothermen: (φ Relative Feuchtigkeit)
1: nicht-hygroskopische Stoffe;
2: Sorption erfolgt an bevorzugten Stellen;
3: reine Kapillarkondensation;
4: Überlagerung von 2 und 3;
5: hydrophile Polymere;
6: hydratbildende, wasserlösliche Stoffe. [111]

**Sorptiv:** Stoff der gebunden wird, nicht nur an der Oberfläche.

**Sorquetan**®: s. Tinidazol.

**Sorus:** (pl. Sori) Sporangienhäufchen der Farne.

**Sospitan**®: s. Pyricarbat.

**Sostril**®: s. Ranitidin.

**Sotalex**®: s. Sotalol.

**Sotalol** INN: 4'-(1-Hydroxy-2-isopropylaminoethyl)methansulfonanilid, Sotalex®; CAS-Nr. 3930-20-9; $C_{12}H_{20}N_2O_3S$, $M_r$ 272.36. **Strukturformel** s. β-Sympatholytika. **Anw.:** β-Sympatholytikum* (Betarezeptorenblocker); ähnl. Propranolol*. HWZ 4.8 h. **Übl. Dos.:** Oral: 2mal 0.08 g/d, langsam erhöhen bis optimale Wirkung. Gebräuchl. ist auch Sotalolhydrochlorid.

**Sotorni**®: s. Levopropoxyphen.

**Souchong:** s. Camellia sinensis.

**Soventol**®: s. Bamipin.

**Soxhlet-Apparat:** s. Extrahieren.

**Sozialpharmazie:** ein interdisziplinäres Fach, das sich mit der gesellschaftlichen Seite der Pharmazie beschäftigt, eine Brücke zwischen Natur- u. Gesellschaftswissenschaften bauen will u. sozialwissenschaftliche, psychologische u. ökonomische Methoden anwendet. **Lit.:** I. Schubert, Dtsch. Apoth.-Ztg. *130* (46), 2522 (1990).

**Sozialversicherung:** In der Bundesrepublik Deutschland enthält das Sozialgesetzbuch die Bestimmungen zur Sozialversicherung, die aus 5 Versicherungszweigen besteht. **1. Die Rentenversicherung** ist eine Pflichtversicherung für alle Arbeiter, Angestellten u. Auszubildenden. Träger sind die Bundesversicherungsanstalt für Angestellte in Berlin sowie die Landesversicherungsanstalten für die Arbeiterrentenversicherung. Die Rentenversicherung dient der finanziellen Absicherung bei Berufsunfähigkeit u. Erwerbsunfähigkeit sowie im Alter. Für die Apotheker übernehmen die Versorgungswerke* der Landesapothekerkammern die Aufgaben der Bundesversicherungsanstalt für Angestellte. **2. Die Krankenversicherung** deckt im Krankheitsfall Risiken durch Übernahme von Behandlungskosten u. Verdienstausfall ab, ferner Regelleistungen u.a. Früherkennungsuntersuchungen, Vorsorgeuntersuchungen, Mutterschaftshilfe, Familienhilfe, Schwangerschaftsabbruch sowie subsidiäre Leistungspflicht bez. einer Rehabilitation. Versicherungspflichtig sind alle in der Ausbildung befindlichen Personen (Auszubildende, Studenten), Arbeiter u. Angestellte (letztere, sofern ihr Jahreseinkommen unter der Beitragsbemessungsgrenze liegt) sowie Rentner, Arbeitslose, die Arbeitslosengeld od. -hilfe beziehen, u. bestimmte Gruppen selbständiger Unternehmer. Träger der Gesetzlichen Krankenversicherung sind die Allgemeinen Ortskrankenkassen (AOK), Betriebskrankenkassen, Innungskrankenkassen, Landwirtschaftlichen Krankenkassen, Seekrankenkasse, Bundesknappschaft sowie die Ersatzkassen. **3. Die Arbeitslosenversicherung** ist für die Deckung von mit der Arbeitslosigkeit verbundenen Kosten wie Arbeitsvermittlung, Zahlung von Arbeitslosengeld bzw. -hilfe, Kurzarbeitergeld etc. zuständig. Pflichtversichert sind alle Angestellten u. Arbeiter, Träger ist die Bundesanstalt für Arbeit in Nürnberg. **4. Die Pflegeversicherung** wurde 1995 zur Abdeckung der Kosten im Pflegefall geschaffen. Ihre Leistungen können sowohl bei häuslicher als auch bei stationärer Pflege in Anspruch genommen werden. Versicherungspflichtig sind alle in der gesetzlichen Krankenversicherung versicherten Personen. Zur Finanzierung der Pflegeversicherung wurde in der BRD ein gesetzlicher Feiertag abgeschafft. **5. Die Unfallversicherung** wird von den Berufsgenossenschaften getragen. Sie übernimmt bei Arbeitsunfällen, Wegeunfällen u. Berufskrankheiten die Zahlung der Behandlungskosten, Rehabilitationskosten, Renten etc. Die Beiträge zur S. werden -mit Ausnahme der Unfallversicherung- zu jeweils 50% von Arbeitgebern u. Arbeitnehmern getragen. Die Beiträge zur Unfallversicherung gehen ausschließlich zu Lasten des Arbeitgebers.

**Sozoiodol-Kalium:** s. Kalium, Diiodparaphenolsulfonsaures.

**Sozoiodolsäure:** Acidum sozoiodolicum, Acidum diiodparaphenolsulfonicum, 3,5-Diiod-4-hydroxybenzolsulfonsäure; $C_6H_2I_2(OH)SO_3H \cdot 3 H_2O$, $M_r$ 425.95. Farblose, nadelförmige Kristalle; leicht lösl. in Wasser, Ethanol, Glycerol. **Anw.:** früher als Antiseptikum.

**Sozolsäure:** o-Phenolsulfonsäure, Acidum phenolsulfonicum. CAS-Nr. 609-46-1; $C_6H_6O_4S$, $M_r$ 174.17. Farblose Flüss. **Anw.:** früher inn. wie Salicylsäure, äuß. als Antiseptikum.

**Spadix:** kolbenartiger Blütenstand, der bisweilen von einer **Spatha**, einem (gefärbten) Hochblatt, umgeben ist. Charakteristisch f. die Unterklasse Arecidae (Spadiciflorae) der Liliatae (Monokotyledonae), also z.B. die Familien Arecaceae, Araceae, Typhaceae.

**Spätholz:** das im Laufe der Vegetationsperiode zuletzt gebildete, also im äußeren Teil des Zuwachsrings gelegene Holz; es enthält kleine Zellen u. ist weniger dicht als das Frühholz*.

**spag.:** spag. bidest., spag. Krauß, spag. Zimpel: s. Homöopathie.

**Spagluminsäure** INN: Dipeptid aus N-Acetyl-L-asparginsäure u. Glutaminsäure, N-(N-Acetyl-L-β-aspartyl)-L-glutaminsäure, Naaxia®; CAS-Nr. 4910-46-7; $C_{11}H_{16}N_2O_8$, $M_r$ 304.25. **Anw.:** Antiallergikum bei Bindehautentzündung, wird lokal (Bindehautsack) appliziert; hemmt Mastzellendegranulation durch Membranstabilisierung u. Hemmung der Komplement-Aktivierung.

**Spagyrik:** von Paracelsus* eingeführter Begriff f. eine alchemistische Arzneimittellehre; Wortkombination der griechischen Vokabeln f. trennen u. verbinden bzw. alchemist. „löse u. fälle" (solve et coagula). Demnach ist das Wesentliche vom Unwesentlichen abzutrennen mit Methoden wie Extraktion, Sublimation, Destillation. Das „Wesentliche" soll so in Essenzen, Spiritussen u. Tinkturen enthalten sein. Die (von der modernen Naturwissenschaft u. Schulmedizin nicht anerkannte) S. wurde von Carl Friedrich Zimpel (1800 bis 1878) als „spagyrisches Heilsystem" sowie von Theodor Krauß (1864 bis 1920) als Isokomplex-Heilweise (IKH; spagyrische Zubereitungen), unter verstärkter Einbeziehung der Homöopathie* Hahnemamnns, weiterentwickelt.

**Spagyrische Mittel:** Spagyrika; ursprüngl. Arzneimittel der Alchimisten; heute gebräuchlich f. Mittel die auf der Basis der Spagyrik* zubereitetet u. vielfach dann nach den Prinzipien der Homöopathie weiterverarbeitet u. verordnet werden. Die Zubereitung spagyrischer Mittel u. spagyrischer Urtinkturen sind durch das Homöopathische Arzneibuch (HAB1) geregelt (s. Homöopathie).

**Spagyrische Urtinkturen:** s. Homöopathie.

**Spaltbasen:** s. Racematspaltung.

**Spaltfrucht:** *bot.* s. Fruchtformen.

**Spaltgas:** Gasgemisch aus Kohlenmonoxid u. Wasserstoff; entsteht aus Kohlenwasserstoffen

(Erdgas, Erdöl) mit Wasserdampf in endothermer Reaktion. Vgl. Generatorgas, Wassergas.

**Spaltöffnungen:** Stomata; *bot.* in d. Epidermis des Blattes, dienen dem Gasaustausch des Blattes. Sie werden durch 2 Schließzellen, die Chlorophyll führen, gebildet. Die angrenzenden Epidermiszellen, die sog. Nebenzellen, weisen f. verschiedene Familien charakteristische Formen u. Anordnung auf, z.B. anomozytische, anisozytische, diazytische u. parazytische Spaltöffnungen.

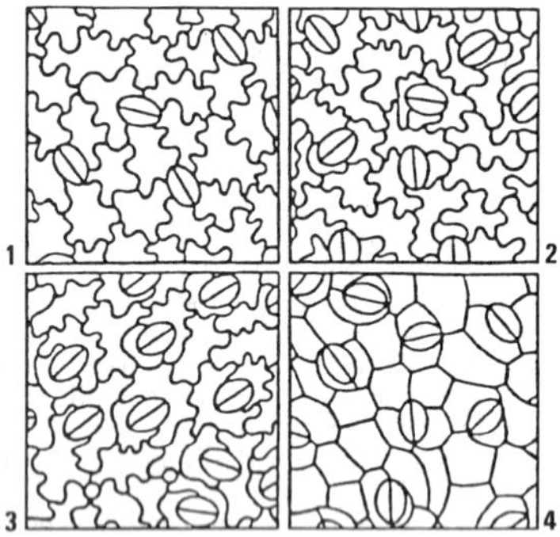


Spaltöffnungen: Anomozytische (1), anisozytische (2), diazytische (3) und parazytische Spaltöffnungen (4)

**Spaltöffnungsindex:** Merkmalswert zur Charakterisierung von Blättern (s. Blatt); entspricht nach Ph.Eur.3 dem 100fachen Verhältnis zwischen der Anzahl S der Spaltöffnungen f. eine bestimmte Blattoberfläche zur Anzahl E der Epidermiszellen u. Spaltöffnungen zusammen: $100 \cdot S/(E+S)$.

**Spaltpflanzen:** s. Schizophyta.

**Spaltpilze:** Schizomyzeten, veralteter Begriff f. Bakterien*.

**Spaltsäuren:** s. Racematspaltung.

**Span®:** s. Sorbitanfettsäureester.

**Spanische Fliegen:** s. Canthariden.

**Spanischer Pfeffer:** s. Capsicum annuum.

**Spanischer Thymian:** s. Thymus zygis.

**Spanischfliegenkollodium:** Collodium cantharidatum*.

**Spanischfliegenöl:** s. Oleum Cantharidis.

**Spanischfliegenpflaster:** s. Emplastrum Cantharidum ordinarium. **Sp.-Pflaster, Immerwährendes:** s. Emplastrum Cantharidum perpetuum. **Sp.-Pflaster f. tierärztlichen Gebrauch:** s. Emplastrum Cantharidum pro usu veterinario.

**Spanischfliegensalbe:** s. Unguentum cantharidis.

**Spanischfliegentinktur:** s. Tinctura Cantharidum.

**Spanisch Hopfenöl:** Oleum Origani cretici, s. Origanum creticum bzw. Origanum onites.

**Spannweite:** *engl.* range; Differenz aus dem größten u. kleinsten Wert in einer Stichprobe*; sollte als Streuungsmaß nur bis zu einem Meßwertumfang von (ca.) n = 10 verwendet werden.

**Spans® u. Tweens®:** s. Emulgatoren, Sorbitanfettsäureester, Polysorbate.

**Spansules:** mit Fett od. Wachs überzogene Pellets*.

**Spantin®:** s. Proxyphyllin.

**Sparfloxacin** INN: (*cis*)-5-Amino-1-cyclopropyl-7-(3,5-dimethyl-1-piperazinyl)-6,8-difluor-1,4-dihydro-4-oxo-3-chinolincarbonsäure,

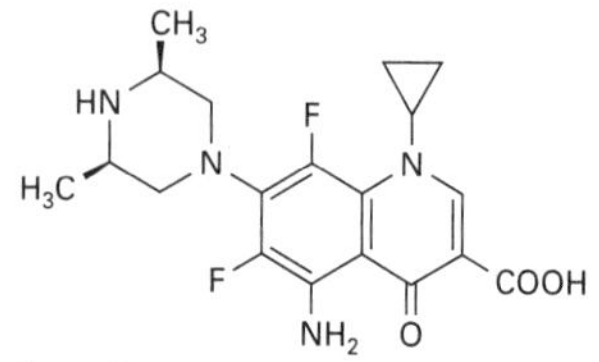


Sparfloxacin

Zagam®; CAS-Nr. 110871-86-8, $C_{19}H_{22}F_2N_4O_3$, $M_r$ 392.41. Schmp. 266-269°C. **Wirk.:** Gyrasehemmer. **Anw.:** antibakterielles Chemotherapeutikum, insbes. gegen grampositive Erreger; Ind.: z.B. Pneumonien. HWZ ca. 20 h. **Übl. Dos.:** Oral: am 1. Behandlungstag 2mal 200 mg/d als Einzelgabe (abends), Erhaltungstherapie: 1mal 200 mg/d über 10-14 d.

**Spargelwurzel:** Radix Asparagi, s. Asparagus officinalis.

**D-Spartein:** s. Sophora pachycarpa.

**Spartein** INN: Sparteinum, L-Spartein, L-(-)-Perhydro-7,14-methanodipyrido[1,2-a:1',2'-e][1,5]diazocin; CAS-Nr. 90-39-1; $C_{15}H_{26}N_2$, $M_r$ 234.37. **Strukturformel** s. Chinolizidinalkaloide. Sdp. 173°C (1.07 kPa); wasserdampfflüchtig. $d_4^{20}$ 1.020. $n_D^{20°C}$ 1.5312. $\alpha_D^{21°C}$ -16.4° (10 g/100 mL absol. Ethanol). $pK_{s,1}$ 2.24 (konjugierte Säure) (20°C), $pK_{s,2}$ (konjugierte Säure) 9.46. Lösl. in Wasser (1 g/325 mL); leicht lösl. in Ethanol, Chloroform, Ether. Nat. z.B. in Cytisus scoparius* (Besenginster) u. anderen Fabaceae*. **Anw.:** Herzarrhythmie; Herzinsuffizienz; koronargefäßerweiternd, hemmt Erregungsbildung am Herzen, anregend auf ZNS, Atemzentrum, Darm- u. Uterusmuskulatur. HWZ 2 h.

**L-Sparteinsulfat-Pentahydrat:** Depasan®; CAS-Nr. 6160-12-9; $C_{15}H_{28}N_2O_4S \cdot 5\ H_2O$, $M_r$ 422.5. Schmp. 136°C (Zers.). Dehydration bei 100°C unter Braunwerden. pH einer Lsg. (0.05 mol/L) 3.3; 1 g lösl. in 1.1 mL Wasser, 3 mL Ethanol, prakt. unlösl. in Chloroform, Ether. **Übl. Dos.:** Peroral: 0.05 bis 0.1 g 4- bis 5mal/d, MED 0.3 g, MTD 1.0 g.

**Spartium scoparium:** s. Cytisus scoparius.

**Spartium tinctorium:** s. Genista tinctoria.

**Spasmex®:** s. Trospiumchlorid.

**Spasmocyclon®:** s. Cyclandelat.

**Spasmo-Gallosanol®:** s. Xenytropiumbromid.

**Spasmolysin®:** s. Proxyphyllin.

**Spasmolytikum(a):** Arzneimittel, die den Tonus der glatten Muskulatur (Magen-Darm-Kanal, Gefäße, Bronchien u.a.) herabsetzen. Anw. bei Spasmen des Magen-Darm-Kanals, der Gallen- u. Harnwege u. im Bereich der weiblichen Genitalorgane. **Neurotrope S.:** Parasympatholytika*, wirken durch kompetitive Verdrängung von Acetylcholin an Muscarinrezeptoren; verwendet werden v.a. Substanzen mit vorwiegend peripheren Wirkungen, z.B. N-Butylscopolaminiumchlorid, Trospiumchlorid. **Muskulotrope S.:** papaverinartige S., Erschlaffung der Muskulatur durch direkte Einw. auf auf die glatte Muskelzelle; z.B.

Papaverin, Ethaverin, Moxaverin. **Neurotrop-muskulotrope S.:** besitzen sowohl neurotrope (parasympatholytische) als auch muskulotrope spasmolytische Eigenschaften; z.B. Camylofin, Drofenin, Fencarbamid, Cicloniumbromid, Tiropramid.

**Spasmo-Praxiten®:** s. Ambutoniumbromid.

**Spasmus:** Krampf; spasmogen: krampferzeugend; spasmolytisch: krampflösend.

**Spasuret®:** s. Flavoxat.

**Spateisenstein:** s. Eisen.

**Spatha:** *bot.* Blütenscheide, Hochblatt, meist auffallend durch seine Färbung, das einen Blütenstand mehr od. weniger umhüllt; s. Spadix.

**Spathsalbe:** s. Unguentum Cantharidum pro usu veterinario.

**Spathum ponderosum:** Bariumsulfat, Schwerspat, Permanentweiß, s. Bariumsulfat.

**Spearmint:** s. Mentha crispa.

**Species: 1.** *biol.* **Art**, Organismenart; wird durch einen binären, lateinischen Namen bezeichnet, wobei dem Gattungsnamen ein unterscheidendes Beiwort (Epitheton) angefügt wird; s. Nomenklatur, Binäre. **2.** *pharm.* **Teegemische**. Nach ÖAB90, DAC86 u. Ph.Helv.7 Gemenge von unzerkleinerten od. zerkleinerten Pflanzenteilen ohne od. mit Zusatz anderer Stoffe (Drogenextrakte, äther. Öle od. andere Arzneistoffe). Nach DAB10 soll der Zerkleinerungsgrad geschnittener Drogen Siebgrößen zwischen 2 000 u. 4 000 Maschenweite (Bez. „minutim concisus") aufweisen; Feinanteile sind zu entfernen. Früchte u. Samen, die ätherisches Öl in Exkretbehältern im Inneren der Droge enthalten, z.B. Apiaceenfrüchte, Wacholderbeeren, sind gequetscht zu verwenden. Lösliche Zusätze werden i.a. in gelöster Form auf die Bestandteile des Teegemisches aufgebracht (Imprägnierung) u. diese bei max. 40°C getrocknet.

**Species Althaeae:** Eibischtee. Zstzg. nach ÖAB90: 55 T. Eibischblätter, 25 T. Eibischwurzeln, 15 T. Süßholzwurzeln u. 5 T. Malvenblüten. **Anw.:** zur Behandlung der Mundhöhle u. des Rachenraumes, ungezuckert zum Gurgeln, mehrmals tgl., GED 1.5 g auf 1 Teetasse.

**Species amaricantes:** Bittertee. Zstzg. nach ÖAB90: je 20 T. Wermutkraut, Tausendguldenkraut u. Bitterorangenschale sowie je 10 T. Bitterkleeblätter, Kalmuswurzel, Enzianwurzel u. Ceylonzimtrinde. **Anw.:** Amarum. GED 1.5 g auf 1 Teetasse; vgl. Magentee.

**Species amaro-aromaticae:** Bitter-aromatischer Tee. Zstzg. nach Ph.Helv.6.: Zimtrinde, Eichenrinde, Pomeranzenschale, Pfefferminzblätter, Bitterkleeblätter aa 10 T., Wermutkraut, Kardobenediktenkraut aa 20 T., Kalmuswurzeln 10 T. **Anw.:** Stomachikum. GED 2 g als Aufguß; vgl. Magentee.

**Species anticystiticae:** Blasentee. Zstzg. nach Ph.Helv.7.: 25 T. Birkenblätter, 45 T. Bärentraubenblätter, 30 T. Süßholzwurzel. **Wirk.** u. **Anw.:** Leicht desinfizierend, spasmolytisch u. diuretisch. GED 3g als Aufguß; s.a. Species urologicae.

**Species anticystiticae cum spasmolytico:** Krampflösender Blasentee. Zstzg nach Ph.Helv.6: ähnl. der Spec. anticystiticae (Zusätzlich 10 T. Bilsenkrautblätter ad 100 T.). **Wirk.** u. **Anw.:** wie Species anticystiticae*, mit verstärkter parasympatholytischee Wirkung. GED 3 g als Aufguß.

**Species aromaticae:** Gewürzhafte Kräuter. Zstzg. nach DAB6: 2 T. fein zerschnittene Pfefferminzblätter, 2 T. fein zerschnittener Quendel, 2 T. fein zerschnittener Thymian, 2 T. fein zerschnittene Lavendelblüten, 1 T. fein zerschnittene Gewürznelken, 1 T. grob gepulverte Kubeben.

**Species carminativae:** Windtreibender Tee. Zstzg. nach ÖAB90: Pfefferminzblätter, Kamillenblüten, Kalmuswurzel u. zerstoßener Kümmel zu gleichen Teilen. **Anw.:** als Karminativum (vgl. Species deflatulentes). **Übl. Dos.:** 1.5 g auf 1 Teetasse. Zstzg. nach Ph.Helv.7: Blähungswidriger Tee. 25 T. Kamillenblüten, 20 T. Pfefferminzblätter, 30 T. zerstoßener Kümmel, 15 T. Kalmuswurzel, 10 T. Baldrianwurzel. **Anw.:** leichtes Sedativum, anregend auf Verdauungssaft-Sekretion. GED 1.5 bis 2g als Aufguß; vgl. Magen- u. Darmtee.

**Species cholagogae:** Gallentee. Zstzg. nach ÖAB90: 30 T. Löwenzahnwurzeln, je 20 T. Kamillenblüten u. Pfefferminzblätter, je 10 T. Faulbaumrinde u. Andornkraut. **Anw.:** als Choleretikum. **Übl. Dos.:** als Aufguß 1.5 g auf 1 Teetasse.

**Species deflatulentes:** Blähungstreibender Tee. Zstzg. nach NRF: Kamillenblüten, Pfefferminzblätter, Baldrianwurzel, Kümmel, Anis aa 20 g. Bei Bedarf frisch herzustellen u. in Teebeutel abzufüllen! **Anw.:** als Karminativum. **Übl. Dos.:** als Infusum 1 Eßlöffel.

**Species diaphoreticae:** Schweißtreibender Tee. Zstzg. nach Ph.Helv.6.: je 20 T. Pfefferminzblätter, 30 T. Holunderblüten, 40 T. Lindenblüten u. 10 T. Jaborandiblätter. GED 5g als Aufguß.

**Species diureticae:** Harntreibender Tee. Zstzg. nach ÖAB90: grob zerschnittene Liebstökkelwurzel, Hauhechelwurzel, Süßholzwurzel u. (zerstoßene) Wacholderbeeren zu gleichen Teilen. **Übl. Dos.:** 1.5 g auf 1 Teetasse. Zstzg. nach Ph.Helv.7: 10 T. Birkenblätter, 20 T. Orthosiphonblätter, 10 T. zerstoßener Anis, 25 T. Schachtelhalmkraut, 25 T. zerstoßene Wacholderbeeren, 10 T. Liebstöckelwurzel. GED 1.5 bis 3g als Aufguß.

**Species emollientes:** Erweichende Kräuter. Zstzg. nach DAB6: Je 1 T. Eibischblätter, Malvenblätter, Steinklee, Kamillen, Leinsamen, sämtliche grob gepulvert.

**Species gelosae:** Quellender Tee. Zstzg. nach Ph.Helv.6.: 30 T. Irländische Alge, 70 T. Flohsamen, 8 T. Ethanol, 2 T. Pfefferminzöl. 1 Jahr haltbar. **Anw.:** mildes Laxans. Peristaltikanregend u. koterweichend.

**Species gynaecologicae „Martin":** Martinscher Tee. Zstzg. nach EB6: Faulbaumrinde, Schafgarbenkraut, Sennesblätter, Queckenwurzelstock je 250 T., grob zerschnitten.

**Species laxantes:** Abführender Tee. Zstzg. nach DAB6 (nach ÖAB94): 32 (50) T. mittelfein zerschnittene Sennesblätter, 20 (20) T. Holunderblüten, (5. T. Kamillenblüten), 10 (15) T. zerquetschter Bitterer Fenchel, 10 (0) T. zerquetschter Anis, 5 T. Kaliumtartrat, (6 T. Kalium-Natriumtartrat), 3 (4) T. Weinsäure, 13 (8) T. Gereinigt. Wasser. Ein Teil der Sennesblätter wird zuerst mit der Tartratlösung u. später mit der Weinsäurelösung durchfeuchtet; nach dem Trocknen werden die restlichen Sennesblätter u. die übrigen Bestandteile hinzugemischt. **Übl. Dos.:** 1.5 g auf 1 Teetasse. Zstzg. nach Ph.Helv.7: 10 T. Holunderblüten, zerstoßener Anis u. Fenchel aa 15 T., 50 T. Sennesfrüchte, 10 T. Süßholzwurzeln. GED 1.5 bis 3g als Aufguß. Zstzg. nach NRF: Fenchel 10.0 g, Kamillenblüten 10.0 g, Pfefferminzblätter 20.0 g, Sennesblätter 60.0 g.

**Species laxantes cum spasmolytica:** Krampflösender Abführtee. Ähnliche Zstzg. u.

Anw. wie Spec. laxantes nach Ph.Helv.7. Enthält zusätzlich 10 T. Bilsenkrautblätter ad 100 T. **Anw.:** bei Obstipation mit Koliken. GED 2 bis 3g als Aufguß.

**Species laxantes St. Germain:** s. Species laxantes (nach DAB6).

**Species lignorum:** Holztee, Blutreinigungstee. Zstzg. nach DAB6: 5 T. Guajakholz, 3 T. Hauhechelwurzel, 1 T. Süßholz, 1 T. Sassafrasholz, sämtliche grob zerschnitten.

**Species majales:** Maikurtee. Zstzg. nach ÖAB90: je 45 T. Faulbaumrinde u. Sennesblätter, 3 T. Kamillenblüten, 2 T. Bitterer Fenchel (zerstoßen), je 5 T. Magnesiumsulfat u. Gereinigt. Wasser.

**Species nervinae:** Beruhigender Tee. Zstzg. nach DAB6: 4 T. Bitterklee, 3 T. Pfefferminzblätter, 3 T. Baldrian, sämtliche grob zerschnitten.

**Species pectorales:** Brusttee. Zsztg. nach ÖAB94: je 10 T. Malvenblüten, Königskerzenblüten, Thymianblätter, ferner je 20 T. Eibischblätter u. Eibischwurzeln sowie 25 T. Süßholzwurzeln u. 5 T. (zerstoßene) Anisfrüchte. **Übl. Dos.:** 1.5 g auf 1 Teetasse. Zstzg. nach Ph.Helv.7: 5 T. Gelbes Katzenpfötchen, je 10 T. Huflattichblüten, Thymian, Eibischwurzeln, Süßholz- u. Senegawurzeln, ferner je 15 T. Königskerzenblüten, Malvenblüten u. zerstoßener Anis. **Wirk.** u. **Anw.:** sekretionsfördernd, sekretomotorisch u. sekretolytisch, hustenreizdämpfend bei Bronchialkatarrh. GED 2g als Aufguß; vgl. Brusttee.

**Species pectorales cum fructibus:** Brusttee mit Früchten. Zstzg. nach EB6: 200 T. zerquetschter Fenchel, 150 T. zerquetschter Kümmel, 100 T. grob zerschnittene Feigen, 550 T. Brusttee.

**Species resolventes:** Zerteilende Kräuter. Zstzg. nach EB6: je 350 T. Melissenblätter, Dostenkraut, je 100 T. Kamillen, Lavendelblüten, Holunderblüten, sämtliche grob zerschnitten.

**Species sedativae:** Nerventee. Zstzg. nach ÖAB90: je 10 T. Melissenblätter, Pfefferminzblätter, Orangenblüten, Pomeranzenschalen u. 60 T. Baldrianwurzel. **Übl. Dos.:** 1.5 g auf 1 Teetasse. Nach Ph.Helv.7: Beruhigender Tee; Zstzg.: 20 T. Orangenblüten, Passionsblumen, 10 T. Melissenblätter, Pfefferminzblätter, 15 T. zerstoßener Anis, 25 T. Baldrianwurzeln. **Anw.:** Bei leichten Erregungszuständen u. Schlaflosigkeit. GED 2g als Aufguß; vgl. Beruhigungstee.

**Species urologicae:** Blasen- u. Nierentee. Zstzg. nach NRF: Mateblätter, Orthosiphonblätter aa 10 g, Bärentraubenblätter, Bohnenhülsen, Schachtelhalmkraut, Birkenblätter aa 20 g. Blasentee nach ÖAB90: je 35 T. Bärentraubenblätter u. Bruchkraut, 30 T. Birkenblätter. **Anw.:** bei leichten Harnwegsinfekten.

**Specificum(a):** (lat.) Heilmittel gegen eine bestimmte Krankheit.

**Speckstein:** natürliches Magnesiumsilicat, Talk*.

**Spectacillin®:** s. Epicillin.

**Spectinomycin** INN: Actinospectacin, Aminocyclitol, 4α,β,7β,9α-Trihydroxy-2α-methyl-6β,8β-bis(methylamino)-5αβ,9aα,10aβ-perhydropyrano[2,3-b][1,4]benzodioxin-4-on, Stanilo®; CAS-Nr. 1695-77-8; $C_{14}H_{24}N_2O_7$, $M_r$ 332.35. Schmp. 184-194°C. $[\alpha]_D^{25°C}$ -20°. Lösl. in Wasser, Methanol, Ethanol; prakt. unlösl. in Aceton, Kohlenwasserstoff-Lösungsmitteln. $pK_s$ (konjugierte Säure) 6.95, 8.70. **Wirk.** u. **Anw.:** Gegen Gonokokken wirksames Aminoglykosid-Antibiotikum aus Kulturen von Streptomyces spectabilis; schwaches Breitband-Antibiotikum, hemmt die Proteinbiosynthese der Bakterien; therapeutisch verwendet bei Gonokokken-Infektionen. **Nebenw.:** Gastrointestinale Störungen, Kopfschmerzen. HWZ 3 bis 4 h. **Übl. Dos.:** Parenteral: i.m. f. Männer: 2.0 g, f. Frauen: 4.0 g. Gebräuchl. sind auch Spectinomycin-Hexahydrat, Spectinomycin-dihydrochlorid, Spectinomycin-dihydrochlorid-Pentahydrat, Spectinomycinsulfat, Spectinomycinsulfat-Dihydrat, Spectinomycinsulfat-Tetrahydrat; s.a. Antibiotika (Tab.).

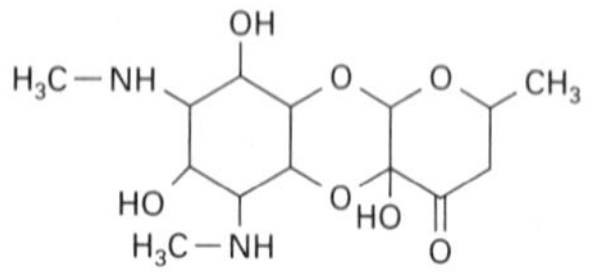

Spectinomycin

**Speda®:** s. Vinylbital.

**Speichel:** *lat.* Saliva; Sekret der Speicheldrüsen u. zahlreicher kleiner Drüsen in der Mundhöhle; pro Tag werden 1-2 Liter produziert. Zstzg: Elektrolyte, Enzyme (Lysozym*, α-Amylase*), Aprotinin*, Glykoproteine (Mucin*) u. Immunglobuline* (v.a. IgA); pH-Wert ca. 7. Mit der Speichelsekretion erfolgt Exkretion von körpereigenen u. fremden Stoffen (z.B. auch von Arzneistoffen u. deren Metaboliten) sowie von Viren. Die Regulation der Speichelsekretion erfolgt reflektorisch. Erregung des Parasympathikus führt zu einer Sekretion v. dünnflüss., des Sympathikus zur Sekretion v. dickfl. S.

**Speicheldrüsenviruskrankheit:** s. Zytomegalie.

**Speichel, Künstlicher:** Zstzg. z.B. nach NRF: 0.12 g Kaliumchlorid, 0.085 g Natriumchlorid, 0.25 g Natriummonohydrogenphosphat-Dodecahydrat, 0.015 g Calciumchlorid-Dihydrat, 0.005 g Magnesiumchlorid-Hexahydrat, 4.3 g Sorbitol-Lösung 70% ad 100 g Gereinigtes Wasser; ev. auch aromatisiert. **Anw.:** zur Substitution, zur Prüfung von Zahnersatz.

**Speik, Echter:** s. Valeriana celtica.

**Speik, Großer:** s. Lavandula latifolia.

**Speisepilze:** s. Pilze.

**Speiseröhre:** Ösophagus.

**Speisesenf:** s. Mostardum.

**Speisesoda:** s. Natriumhydrogencarbonat.

**Speiteufel:** Russula emetica*.

**Spektralanalyse:** s. Spektroskopie.

**Spektralphotometrie:** s. Spektroskopie.

**Spektrophotometer:** Instrument zur Zerlegung der Strahlung in ein Spektrum; s. Spektroskopie.

**Spektroskopie:** In Analogie zur Materie reagiert auch die Energie in Form von nicht weiter teilbaren Mengen (Quanten). Als „Atom" der potentiellen elektrischen Energie ist die Größe E = e·U zu betrachten, in der e die Elementarladung (1.602189·$10^{-19}$ C) u. U die angelegte elektrische Spannung (Potentialdifferenz) darstellt. Die Energiequanten des Lichts (Photonen*) sind durch E = h·ν definiert (s. Quantentheorie), wobei h das Planck-Wirkungsquantum* darstellt u. ν die Frequenz. Zwischen Frequenz ν eines einfarbigen (monochromatischen) Lichtes u. dessen Wellenlänge λ besteht die Beziehung c = ν·λ. Die Wellenzahl ν stellt die Zahl der

**Spektroskopie**
Elektromagnetisches Spektrum

| Bereich | Wellenlänge | Anregungsenergie in kJ | (kcal) | Typ des Übergangs |
|---|---|---|---|---|
| γ-Strahlen, Röntgenstrahlen, kosmische Strahlen | unter 100 nm | über 1200 | (über 286) | |
| Ultraviolettstrahlen (UV) | | | | |
| Vakuum-UV | 100–200 nm | 1200–600 | (286–143) | Elektronische Übergänge |
| Quarz-UV | 200–350 nm | 600–343 | (143–82) | Elektronische Übergänge |
| Sichtbare Strahlen | 350–800 nm | 343–50 | (82–36) | Elektronische Übergänge |
| Infrarotstrahlen (IR) | | | | |
| Nahes IR | 0.8–2.0 μm | 150–60 | (36–14.3) | Schwingungsübergänge (Oberschwingungen) |
| IR | 2–16 μm | 60–7.5 | (14.3–1.8) | Schwingungsübergänge |
| Fernes IR | 16–300 μm | 7.5–0.4 | (1.8–0.1) | Schwingungsübergänge |
| Mikrowellen | 1 cm | $4 \cdot 10^{-4}$ | ($10^{-4}$) | Rotationsübergänge |
| Radiowellen | cm–m | $4 \cdot 110^{-6}$ | ($10^{-6}$) | Elektronen- und Kernspinübergänge (EPR, NMR) |

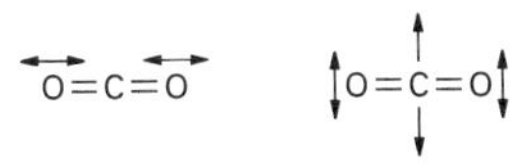

Spektroskopie:
Valenz- (links) und Deformationsschwingung (rechts)

Wellenlängen/cm dar. Sie wird in $cm^{-1}$ angegeben.

**Elektronenspektroskopie:** Bringt man feste Stoffe durch Erhitzen zum Weißglühen u. zerlegt das hierbei ausgesandte Licht durch ein Prisma, so erhält man ein sogenanntes „kontinuierliches Spektrum" in welchem sämtliche Farben des sichtbaren, ultravioletten u. infraroten Lichtes enthalten sind. Bei glühenden, aus Elementatomen bestehenden Gasen u. Dämpfen erhält man ein aus Linien bestehendes „diskontinuierliches Spektrum". Jedes Element weist dabei spezifische Spektrallinien auf. Die Lichtabstrahlung beruht darauf, daß durch die Energiezufuhr Elektronen entgegen der Anziehung durch den Kern von energieärmeren inneren Orbitalen auf energiereichere äußere Orbitale „gehoben" werden. Das Atom verweilt ca. $10^{-8}$ bis $10^{-9}$ s im angeregten Zustand. Danach springt das Elektron wieder in seine normale Lage zurück. Dabei wird die Energie in Form von Licht frei. Bei jedem Elektronensprung wird ein Quant ausgesandt.

$h \cdot \nu = E_{nach} - E_{vor}$

Die Energie ($h \cdot \nu$) ist hier gleich den Absolutwerten der Elektronenenergie vor u. nach dem Elektronensprung. Die Elektronen können sich nur in ganz bestimmten Orbitalen mit bestimmten Energiegehalten befinden. Somit sind f. jedes Element nur ganz bestimmte Frequenzen möglich, die sich im *Linienspektrum* der Atome ausdrücken. Das durch energetische (z.B. thermische, elektrische) Anregung von Atomen emitierte Linienspektrum wird auch Emissionsspektrum genannt. Wird die Anregung mit weißem Licht (kontinuierliches Spektrum) durchgeführt, so werden die einzelnen Anregungsbeträge diesem Licht entnommen. Es treten dabei dunkle Absorptionslinien im Spektrum auf.

**Atomabsorptionsspektroskopie (AAS):** Diese nützt diesen Effekt aus. Die Probelösung wird dabei thermisch in den gasförmigen Zustand überführt u. das entstandene Gas mit dem Linienspektrum des zu untersuchenden Elementes aus einer Hohlkathodenlampe durchstrahlt. Die Absorption des Lichtes ist proportional zur Konzentration des zu untersuchenden Elementes in der Probelösung. Diese Untersuchungsmethode erlaubt den Nachw. von Schwermetallspuren im ppb-Bereich.

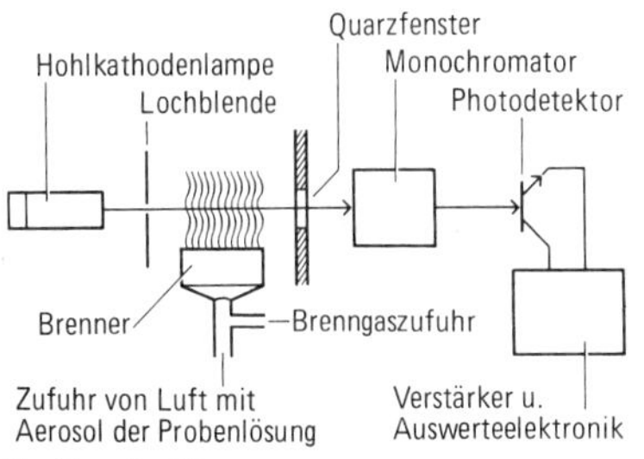


Spektroskopie:
Funktionsprinzip des Atomabsorptionsspektrophotometers

**Flammenphotometrie:** Im Gegensatz zur Atomabsorptionsspektroskopie ist das Prinzip dieser Methode die Messung der *Emission* thermisch angeregter Atome; es handelt sich also um Atomemissionsspektroskopie. Die Probe, die das zu bestimmende Element enthält, wird zu diesem Zweck in einem geeigneten Lösungsmittel gelöst u. in einer Flamme zerstäubt. Das emittierte Licht wird dann durch ein entsprechendes Detektorsystem gemessen.

**UV-VIS-Spektroskopie:** Absorptionsspektroskopie im ultravioletten u. sichtbaren Bereich; als Elektronenspektroskopie von Molekülen ein wertvolles Hilfsmittel zur Identifizierung u. Prüfung der Reinheit von organischen Substanzen. Der Bereich der UV-Spektren erstreckt sich von

50 bis ca. 400 u. der der VIS-Spektren von ca. 400 bis 900 nm. Luft absorbiert unterhalb von 190 nm. Daher müssen Messungen von 50 bis 190 nm im Vakuum durchgeführt werden (Vakumm-UV-Bereich). Wird ein Molekül mit sichtbaren od. ultraviolettem Licht bestrahlt, so kann durch die Absorption eines Energiequants (h·ν) ein Elektron aus einem Molekülorbital auf ein höheres Energieniveau angehoben werden. Elektronenspektren von Molekülen haben jedoch im Gegensatz zu denen von Atomen keine Absorptionslinie, sondern Absorptionsbanden, die die Summe der Absorptionsenergien aus Elektronenübergang, Schwingungsübergang u. Rotationsübergang darstellen. Die **Aufnahme des Spektrums** erfolgt, indem die Substanz in einem geeigneten Lösungsmittel mittels einer Küvette* in den Strahlengang des Photometers gebracht wird. Der gesamte interessierende Wellenlängenbereich wird mit monochromatischen Licht überstrichen u. die Absorption relativ zur eingestrahlten Lichtmenge gemessen. Nach dem Gesetz von *Lambert u. Beer* stehen die Konzentration des gelösten Stoffes u. die Absorption A des Lichtes in folgendem Zusammenhang (s.a. Absorptionskoeffizient):

$A = \log I_0/I = \varepsilon \cdot c \cdot d$

(I = nach dem Durchgang durch die Probe gemessene Lichtintensität; $I_0$ = Intensität des eingestrahlten Lichtes; ε = molarer Absorptionskoeffizient, eine f. die Substanz spezifische Naturkonstante; c = Konzentration des zu untersuchenden Stoffes in der Probelösung; d = Schichtdicke der Lösung im Strahlengang)

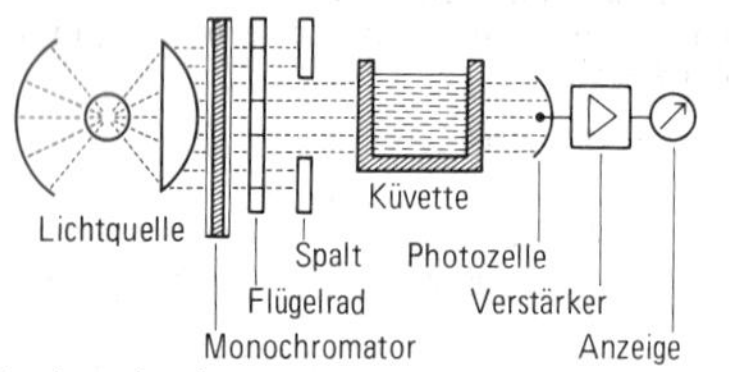


Spektroskopie:
Aufbau eines einfachen UV-VIS-Photometers [50]

**Fluoreszenzspektroskopie, Fluorimetrie**: Verschiedene Stoffe zeigen in festem, gelöstem od. im gasförmigen Zustand die Fähigkeit, Licht einer Wellenlänge zu absorbieren u. Licht einer anderen Wellenlänge auszusenden (Sekundärlicht). Diese Erscheinung kommt dadurch zustande, daß durch die Anregung mit Lichtenergie Elektronen in höhere Energiezustände angehoben werden u. der Rücksprung über mehrere Zwischenstufen erfolgt. Dabei entspricht jede Linie od. Bande des Emissionsspektrums einem Elektronenübergang. Das emittierte Licht besitzt auch kleinere Frequenzen (energieärmer) als das absobierte anregende Licht (Gesetz von Stokes). Dauert die Lumineszenz nach der Anregung längere Zeit an, so spricht man von Phosphoreszenz, sonst von Fluoreszenz (s. auch Lumineszenz). Anwendung der Fluoreszenzmessung: z.B. Reinheitsprüfung von Isobutanol u. Bestimmung von Thiamin, Chinin u.a.

**Infrarotspektroskopie** (IR-Spektroskopie): Durch die Energie infraroten Lichtes werden Moleküle zu Valenz- u. Deformationsschwingungen sowie zu Rotationsübergängen angeregt. Die

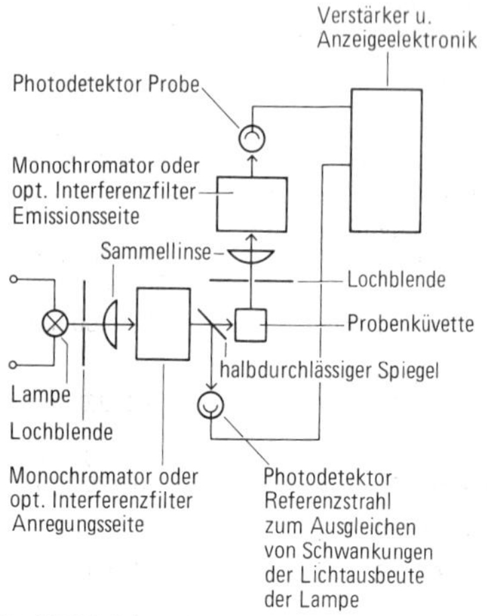


Spektroskopie:
Funktionsprinzip des Fluoreszenzspektrophotometers

dadurch entstehende Schar von Absorptionslinien ist die Hüllkurve der entsprechenden Absorptionsbande.

Der Infrarotbereich liegt zwischen dem Bereich roten sichtbaren Lichtes u. der Mikrowellenstrahlung. Die charakteristischen Molekülschwingungen liegen daher etwa zwischen den Wellenlängen λ = 2 bis 50 µm (Frequenzbereich ν = 5000 bis 200 $cm^{-1}$). Bei der IR-Spektroskopie werden daher nicht die Elektronen, sondern Teile von Molekülen zu Schwingungen angeregt. Die resultierenden Schwingungsspektren charakterisieren die ganzen Moleküle, es werden also **Molekülspektren** registriert, die sich hervorragend als „Fingerabdruck" (fingerprint) zur Identifizierung einer Substanz eignen. Es zeigt sich ferner, daß verschiedene Gruppen von Atomen jeweils typische Schwingungen nahezu konstanter Frequenz besitzen. Diese charakteristischen Gruppenfrequenzen können daher auch zur Strukturermittlung von Molekülen u. Charakterisierung von Molekülkristallen dienen. Ein **IR-Spektrometer** (IR-Spektralphotometer) besteht im wesentlichen aus einer Lichtquelle (z.B. Siliciumcarbidstab), einem Monochromator, z.B. Alkalihalogenidprismen od. Reflexionsgitter bzw. bei der *Fourier-Transformations-IR-Spektroskopie* (FTIR-Spektroskopie) anstelle dessen ein Interferometer, u. einem Detektor (Strahlungsempfänger) mit Verstärker u. Registriergerät (z.B. Schreiber). IR-Spektren können von Gasen, reinen Flüssigkeiten, gelösten Stoffen u. von festen Stoffen, z.B. in Kaliumbromid-Matrix (KBr-Preßling, Substanzbedarf ca. 1 mg) od. in Paraffinöl-Suspension (Substanzbedarf ca. 10 mg), aufgenommen werden. Anwendung in der Pharmazie: Identitäts- (nach Ph.Eur.3) u. Reinheitsprüfung, Strukturermittlung, Gehaltsbestimmungen, Polymorphieforschung etc.

**Raman-Spektroskpopie:** Untersuchung chemischer Verbindungen mit Hilfe des Raman-Effektes*; ermöglicht wie die IR-Spektroskopie die Beobachtung von Schwingungsspektren. Voraussetzung f. das Auftreten des Raman-Effektes ist,

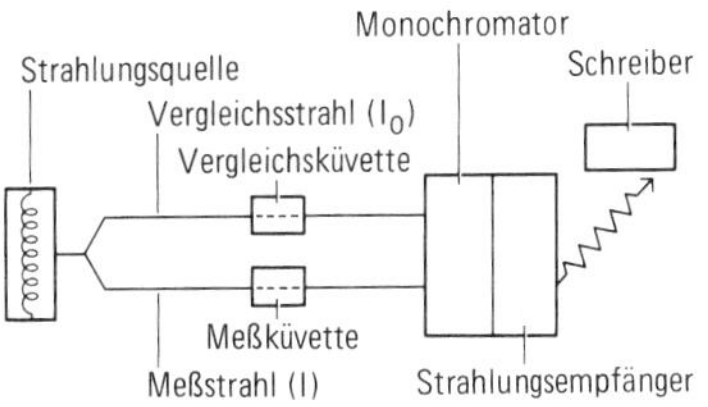


Spektroskopie:
Funktionsprinzip des IR-Spektrophotometers [1]

daß sich beim Schwingungsvorgang die Polarisierbarkeit des Moleküls ändert, nicht aber dessen Dipolmoment. Da im Gegensatz dazu die periodische Änderung des Dipolmomentes eine Voraussetzung der IR-Spektroskopie ist, ergänzen sich diese beiden Methoden der Schwingungsspektroskopie. **Anw.:** zur Strukturaufklärung u. zur Identifizierung von chemischen Verbindungen.

**Kernresonanzspektroskopie: NMR-Spektroskopie** (Nuclear Magnetic Resonance Spectroscopy) zerstörungsfreie Analysenmethode zur Strukturaufklärung organischer u. metallorganischer Verbindungen bei der die Eigenschaft der Magnetresonanz* von Kernen mit ungerader Protonen- und/oder Neutronenzahl ausgenützt wird. Hauptsächl. werden die $^1$H-und die $^{13}$C-NMR angewendet. Die zum Umklappen der magnetischen Momente erforderlichen Bedingungen können durch Veränderung des Magnetfeldes bei konstanter Frequenz od. durch Veränderung der Frequenz bei konstantem Magnetfeld erreicht werden. Aus technischen Gründen ist es einfacher, das Magnetfeld bei konstanter Frequenz zu variieren. Die üblicherweise verwendeten Geräte verfügen über Feldstärken von 14 100, 23 500, 47 000 od. mehr Gauß, entsprechend Arbeitsfrequenzen von 60, 100, 200 od. mehr MHz.

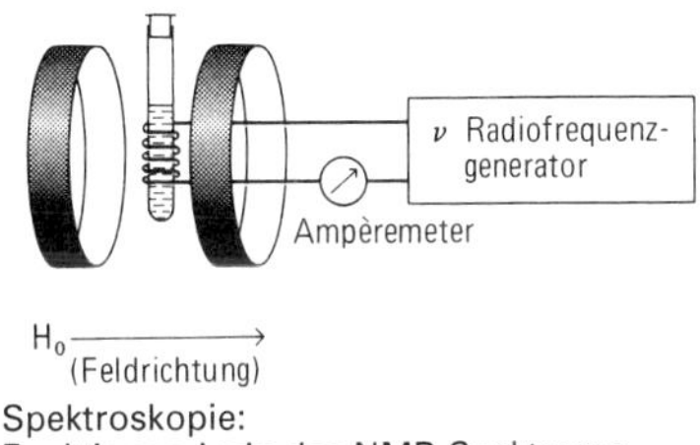


Spektroskopie:
Funktionsprinzip des NMR-Spektrometers [1]

Die um den Kern kreisenden Elektronen induzieren ebenfalls ein Magnetfeld, das dem äußeren erregenden Feld entgegengesetzt ist. Je nach der Elektronendichte, die durch die Umgebung u. den molekularen Aufbau bedingt ist, wird das Proton vom äußeren Magnetfeld abgeschirmt (shielded) u. die Resonanzfeldstärke ändert sich. Um diese Änderung quantitativ erfassen zu können, wird der Probe ein innerer Standard zugesetzt. Als Standard verwendet man TMS (Tetramethylsilan*), das nur ein Resonanzsignal liefert (alle Protonen sind im Molekül äquivalent). Außerdem

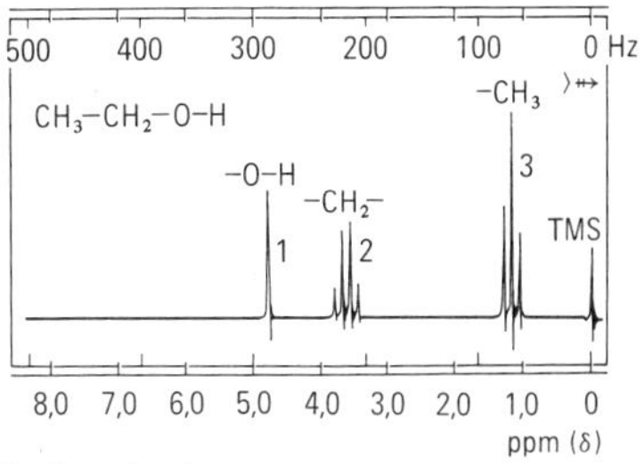


Spektroskopie:
NMR-Spektrum von Ethanol [1]

absorbiert keine andere Substanz bei so hohen Feldstärken (niedriger Frequenz), da die Protonen in TMS elektropositiver sind als alle anderen in organischen Verbindungen üblicherweise enthaltenen Atome (C, H, N, O, P, S, Halogene). Die Absorption der Protonen aus der zu messenden Substanz wird relativ verschoben zum TMS-Signal (beobachtete Verschiebung), dividiert durch die Arbeitsfrequenz (Betriebsfrequenz des Spektrometers, z.B. 60 MHz) als chemische Verschiebung δ (chemical shift) angegeben:

$$\delta = \frac{\text{beobachtete Verschiebung in Hz} \cdot 10^6}{\text{Arbeitsfrequenz in MHz}} \text{ (ppm)}$$

Die quantitative Erfassung der absorbierenden Protonen erfolgt durch Integration der Flächen der Absorptionsintegrale (Peakflächen). Zusätzlich läßt sich über die NMR-Spektren auch eine Aussage über die Anordnung von chem. Gruppen in einem Molekül treffen. Durch die Richtungsquantelung der Protonen im äußeren Feld treten zusätzliche Wechselwirkungen zwischen benachbarten chem. verschiedenen Kernen auf (Spin-Spin-Koppelung). Die Spin-Spin-Koppelung wirkt nur über 3 Bindungen u. nur zwischen magnetisch inäquivalenten Kernen (z.B. a u. b). Es kommt dadurch zu einer weiteren Aufspaltung des Energieniveaus.

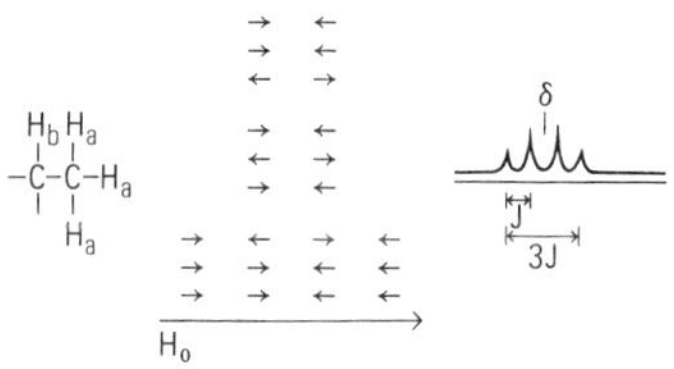


Spektroskopie:
Spin-Spin-Kopplung des Probeprotons $H_b$ mit drei benachbarten äquivalenten Protonen $H_a$ [1]

**Massenspektrometrie:** Im Massenspektrometer werden Moleküle in der Gasphase mit Hilfe eines Elektronenstrahles fragmentiert u. die gebildeten Teilchen registriert. Daraus kann auf die Struktur der Ausgangsverbindung geschlossen werden. Es wird bei Drücken von weniger als $10^{-5}$ mbar gearbeitet, so daß nur intramolekulare Fragmentierungen u. Umlagerungen der gebildeten Ionen ablaufen können, währen die Wahrscheinlichkeit von intramolekulare Reaktionen zwischen Ionen und/oder Neutralmolekülen gering ist. Ein Massenspektrometer besteht aus der Ionenquelle mit geeigneter Probenzuführung (Schubstangen f. feste Proben od. Einlaßkapillare f. den Anschluß an einen Gaschromatographen), dem Massenanalysator (Ablenkung der gebildeten Ionen durch Magnetfelder od. durch elektrische Felder) u. dem Massendetektor, der die ankommenden Ionen registriert u. an die Datenauswertung weiterleitet. Der Elektronenstrahl wird mit Hilfe eines erhitzten Wolfram- od. Rheniumdrahtes erzeugt u. die Energie auf ca. 70 eV gehalten, was ca. der 20fachen mittleren Bindungsenergie entspricht.

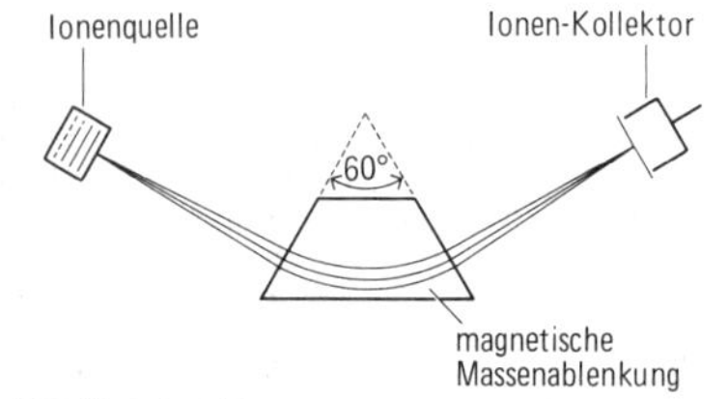


Spektroskopie:
Massenspektroskopie; Schema eines einfachen magnetischen Sektorfeldinstruments mit 60° Ablenkung [1]

Die Ionen werden nach dem Quotienten m/e sortiert. Da die gebildeten Ionen meist nur eine Elementarladung tragen (e = 1) kann aus m/e direkt die Masse (m) des registrierten Teilchens abgelesen werden. Die MS bietet den Vorteil, daß aufgrund der Zerfallsregeln eindeutige reproduzierbare Molekülfragmente u. bei den meisten Substanzen zusätzlich die $M_r$ der zu untersuchenden Substanz bestimmt werden können. Die MS benötigt außerdem nur sehr geringe Substanzmengen (im µg-Bereich u. darunter) u. ist aufgrund der hohen Anzeigegeschwindigkeit auch als Detektor zu Gaschromatographen einsetzbar (Gaschromatograph-Massenspektroskopie).

**Spektrum:** (*lat.* spectrum Erscheinung) **1.** Intensitätsverteilung einer Strahlung (Wellen- u. Korpuskularstrahlung) in Abhängigkeit von charakteristischen Eigenschaften (z.B. Wellenlänge, Frequenz, Energie, Masse, therapeutische Wirkungsbreite); Beispiele: S. der elektromagnetischen Wellen (optisches S. im Infrarot-, sichtbaren u. Ultraviolettbereich); Massenspektrum bei Analyse einer Substanz (Massenspektroskopie); kontinuierliches Energie-S. der von Radionukliden emittierten Elektronen. **2.** Bereich, Auswahl: z.B. das S. der diagnostischen Möglichkeiten; s.a. Spektroskopie.

**Spekulum:** Spiegel; Trichter od. röhrenförmiges Instrument aus Glas od. Metall zur Einführung in Körperöffnungen zwecks Besichtigung u. Untersuchung (Mastdarm-, Scheiden-, Ohren-, Nasen-S.).

**Spelzen:** *bot.* Hochblätter des Ährchens bei Gramineen (Poaceae). Man unterscheidet Hüll-, Deck- u. Vorspelzen.

**Spelzweizen:** s. Triticum spelta.

**Spergularia rubra** Pers.: (Arenaria rubra L.) Fam. Caryophyllaceae (Europa, Nordafrika, gemäß. Asien, Indien, Nordamerika). Stpfl. v. **Herba Arenariae rubrae:** Rotes Sandkraut. **Inhaltsst.:** Saponine, Harz. **Anw.** volkst.: gegen Blasenkatarrh, Harn- u. Nierensteine.

**Sperma:** *med.* Semen, Samen, Samenflüssigkeit; Ejakulat des Mannes (3 bis 5 mL), bestehend aus Spermien*, Sekreten der Nebenhoden, der Prostata u. der Samenblasen; enthalten sind die Polyamine Spermidin u. **Spermin** (Diaminopropylputrescin, $C_{10}H_{26}N_4$, mit charakt. Geruch), die sich als Zerfallsprodukte kristallin aus dem S. abscheiden, sowie Fructose etc. Hoden u. S. sind reich an Hyaluronidase*.

**Spermaceti:** Cetaceum, s. Walrat.

**Spermacetöl:** Walratöl, Oleum Cetacei, s. Walrat.

**Spermatien:** s. Pilze.

**Spermatitis:** Samenstrangentzündung.

**Spermatophyta:** *bot.* Spermatophyten, Samenpflanzen (Anthophyta, Blütenpflanzen, Phanerogamen); mit den Bryophyta* (Moospflanzen) u. den Pteridophyta* (Farnpflanzen) zum Unterreich der Cormobionta* gehörende Abteilung des Pflanzenreichs. Charakterisiert sind die S. durch Heterosporie* (Verschiedensporigkeit), einen heteromorphen Generationswechsel* (großer Sporophyt, stark reduzierter Gametophyt), ferner durch Blüte* u. Same*, der bevorzugten Verbreitungseinheit, der aus der Samenanlage* nach der Befruchtung hervorgeht. Die Bedeutung des Samens (eine junge Pflanze im Ruhezustand) liegt im Überdauern ungünstiger Lebensbedingungen. Man unterscheidet zwischen **Gymnospermen** (Samenanlagen liegen frei, unbedeckt) u. **Angiospermen** (Samenanlagen von Fruchtblättern eingehüllt, bedeckt; bilden Früchte).

**Gliederung** (nur die wichtigsten Taxa sind erwähnt): 1. Unterabteilung **Coniferophytina:** gabel- u. nadelblättrige Nacktsamer (Gymnospermae p.p.), ca. 600 Arten. Klasse Ginkgoatae: mit Ginkgo biloba*. Klasse Pinatae: gegliedert in die Unterklassen *Pinidae* (**Coniferae**, Koniferen, Nadelhölzer; z.B. mit Fam. Aracauriaceae, Pinaceae, Taxodiaceae u. Cupressaceae; führen ätherische Öle, Harze) u. *Taxidae* (z.B. mit der Fam. Taxaceae, zu denen z.B. die Eibe, Taxus baccata*, gehört; führen keine ätherischen Öle u. Harze). 2. Unterabteilung **Cycadophytina:** fiederblättrige Nacktsamer (Gymnospermae p.p.), ca. 200 Arten, z.B. auch der Gattung Ephedra. 3. Unterabteilung **Magnoliophytina:** Bedecktsamer, bedecktsamige Pflanzen (Angiospermae), ca. 300 000 Arten; unterteilt in die beiden Klassen **Magnoliatae** (Dikotyledonae) u. **Liliatae** (Monokotyledonae).

**Spermatozoiden:** *bot.* männliche, mit Geißeln versehene Geschlechtszellen (Gameten*).

**Spermazelle:** s. Samenbildung.

**Spermidin:** s. Sperma.

**Spermien:** (Sing. Spermium) Spermatozoen, Samenfäden, Samenzellen, die aus Kopf, Mittelstück u. Schwanz bestehen; s. Sperma.

**Spermin:** s. Sperma.

**Spermizid:** Spermien abtötendes (od. zumindest die Beweglichbkeit einschränkende) Mittel, z.B. Nonoxinol*.

**Spermöl:** Walratöl, s. Walrat.

**Spermogonium:** (Plur. Spermogonien) *bot.* krugförmiger, pustelartiger Myzelkörper der Rostpilze, der unter der Epidermis der Blattoberseite entsteht, schließlich die Epidermis durchbricht u. in seinem Inneren Spermatien bildet.

**Sperrkraut:** s. Polemonium caeruleum.

**Spersacarpin®:** s. Pilocarpinhydrochlorid.

**Spersadex®:** s. Dexamethason.

**Spezialitätenverzeichnisse:** s. Arzneispezialitätenverzeichnis.

**Spezifische Drehung:** die Größe der optischen Drehung einer Substanz; jene optische Drehung, die 1 g einer festen Substanz in 1 mL Lösung bei einer Schichtdicke von 1 dm (10 cm) zeigen würde. Bei der praktischen Messung der S.D. (Polarimetrie) sind diese Bedingungen meist nicht realisierbar; es werden vor allem verdünntere Lösungen verwendet. Die Berechnung der S.D. $[\alpha]_D^{20°C}$ einer **gelösten Substanz** beliebiger Schichtdicke l (in dm) u. Konzentration c (in g/100 mL) erfolgt daher nach folgender allgemeinen Formel

$$[\alpha]_D^{20°C} = \frac{100 \cdot \alpha}{l \cdot c}$$

worin α den mit dem Polarimeter* abgelesenen Winkel in Grad bedeutet. Bei der Herst. der Lsg. muß die Substanz genau gewogen u. in einem Meßkolben zu einem bestimmten Volumen gelöst werden. Die Indices 20°C u. D besagen, daß bei 20°C u. bei der Wellenlänge der D-Linie des Natriumlichtes zu messen ist. Bei **Flüssigkeiten** wird häufig nur die optische Drehung $\alpha_D^{20°C}$ bei einer Schichtdicke von 1 dm angegeben; will man die spezifische Drehung einer Flüssigkeit ermitteln, so lautet die Formel

$$[\alpha]_D^{20°C} = \frac{\alpha}{l \cdot d_{20}^{20}}$$

wobei die Schichtdicke l mit 1 dm angegeben wird u. $d_{20}^{20}$ die relative Dichte (s. Dichte) bedeutet. Die Größe der S.D. wird von zahlreichen **Faktoren** beeinflußt: **1.** Von der Wellenlänge λ. In der Praxis werden die Werte meist f. die D-Linie des Natriumlichtes (λ = 589.3 nm) angegeben. **2.** Von der Beobachtungstemperatur. In der Praxis meist 20°C. **3.** Vom Lösungsmittel. Die Wahl des Lösungsmittels kann nicht nur die Größe, sondern auch in manchen Fällen den Drehsinn beeinflussen; ein Beispiel ist Chloramphenicol*, das in Ethylacetat nach links, in Ethanol nach rechts dreht. **4.** Von der Anzahl der Teilchen im Lichtweg. Bei festen od. flüssigen Stoffen ist die Größe nur von der Schichtdicke abhängig, bei Lösungen von der Schichtdicke u. der Konzentration. Die S.D. erfordert daher eine zusätzliche Angabe von Konzentration u. Lösungsmittel, z.B.: $[\alpha]_D^{20°C} = +12.09°$ (c = 2 in Wasser). Die Literaturangaben der spezifischen Drehung erscheinen aber oft sehr unterschiedlich. Das ist häufig darauf zurückzuführen, daß bei vielen in Lösung gemessenen Substanzen, z.B. Zuckern, die spezifische Drehung $[\alpha]_D^{20°C}$ eine konzentrationsunabhängige Stoffkonstante ist u. daher keine zusätzliche Konzentrationsangabe erfolgt. Weiter erfolgt manchmal bei Wasser keine Angabe des Lösungsmittels, z.B.: $[\alpha]_D^{20°C} = +12.09°$ (c = 2).

**Einheiten:** im CGS-System wird die S.D. in Grad mal Milliliter je Dezimeter u. Gramm angegeben (Grad·mL·dm$^{-1}$·g$^{-1}$). Im Internationalen Einheitensystem (SI) wird die spezifische Drehung $[\alpha_m]_\lambda^t$ ausgedrückt in Radiant (rad), gemessen bei der Temp. t, der Wellenlänge λ u. der Schichtdicke 1 m einer Flüssigkeit od. einer Lösung in der Konzentration von 1 kg opt. aktiver Substanz in 1 m³ Lösung, also in Radiant-Quadratmeter je Kilogramm. Umrechnung: $[\alpha_m]_\lambda^t = [\alpha]_D^{20°C} \cdot 0.1745$.

**Anw.:** Die S.D. dient nicht nur zur Identitäts- u. Reinheitsprüfung einer Substanz, sondern stellt auch ein einfaches Mittel zur Bestimmung der Konzentration eines opt. aktiven Stoffes dar. Die Konzentration c in % (m/V) einer gelösten Substanz kann folgendermaßen berechnet werden:

$$c = \frac{100 \cdot \alpha}{l \cdot [\alpha]_D^{20°C}}$$

α ist der Drehungswinkel, abgelesen in Grad bei 20 ±0.5°C; l ist die Länge des Polarimeterrohres in dm; s.a. Polarimeter.

**Spezifisches Gewicht:** s. Dichte.

**Spezifische Wärme:** die massenbezogene Wärmekapazität, Symbol: c. Diejenige Wärmemenge, welche nötig ist, um die Temp. von 1 kg eines Stoffes um 1 K zu erhöhen; SI-Einheit: J·kg$^{-1}$·K$^{-1}$. **Molwärme:** molare Wärmekapazität; Symbol C; SI-Einheit: J·mol$^{-1}$·K$^{-1}$. Man unterscheidet zwischen $c_p$ bzw. $C_p$ (bei konstantem Druck; vgl. Enthalpie, Freie, Abb.) u. $c_v$ bzw. $C_v$ (bei konstantem Volumen). Die s.W. ist von der Temperatur abhängig; so beträgt z.B. die s.W. von Eisen (in J·g$^{-1}$·K$^{-1}$) bei −200°C 0.134, bei 20°C 0.452 u. bei 500°C 0.678. Beispiele für s.W. (in J·g$^{-1}$·K$^{-1}$): Gold 0.129, Graphit 0.708, Diamant 0.502, Kupfer 0.382, Luft 1.005, jeweils bei 20°C, u. Wasser 4.187 (bei 14.5°C).

**Sphärische Abberraton:** s. Abberration.

**Sphärokristalle:** Partikel mit kristalliner Struktur, die aber im Gegensatz zu echten Kristallen nicht glatte, ebene Grenzflächen aufweisen, sondern eiförmige, kugelige Formen haben (z.B. Stärkekörner, s. Amylum).

**Sphärosomen:** rundliche Gebilde aus dem Zytoplasma von Pflanzenzellen; Durchmesser selten größer als 1 µm; mit granulärer Grundsubstanz, umgeben von einer Elementarmembran; enthalten fettsynthetisierende Enzyme u. sind der Sitz der Lipidsynthese u. -akkumulation; können im Extremfall zu Lipidtröpfchen werden.

**Sphagnidae:** s. Torfmoose.

**Sphagnum:** s. Torfmoose.

**Spheroides rubripes:** s. Tetrodotoxin.

**Spheronizer®:** s. Granulieren.

**Sphincter:** Sphinkter, Schließmuskel.

**Sphingolipide:** Sphingosin* enthaltende Lipide: **1.** Sphingomyeline (Sphingophospholipide), s. Phosphatide; **2.** Glykosphingolipide, enthalten Kohlenhydrate, z.B. Cerebroside (wie auch Sulfatide) u. Ganglioside (s. Glykolipide).

**Sphingomyeline:** Sphingophospholipide, s. Phosphatide.

**Sphingophospholipide:** Sphingolmyelin, s. Phosphatide.

**Sphingosin:** 2-Amino-4-octadecen-1,3-diol; $M_r$ 299.48. Schmp. 67°C. Langkettiger Aminoalkohol, Bestandteil der Sphingomyeline (s. Phosphatide) u. Glykolipide*. Nat. nicht in freier Form.

**Sphondin:** 6-Methoxy-angelicin, Pastinacin; ein angulares Furanocumarin. **Strukturformel** s. Furanocumarine. Vork.: z.B. in Pastinaca sativa*, Pimpinella major*.

**Spica:** *bot.* Ähre, s. Blütenstand.

**Spica celtica:** s. Valeriana celtica.

**Spiegelbildisomere:** s. Enantiomere.

**Spiegelebene:** Symmetrieebene σ; jene Ebene, die ein Objekt in der Weise halbiert, daß dessen eine Hälfte mit der anderen deckungsgleich ist. Symmetrieelement 2. Klasse; in den meisten achiralen* Verbindungen ist eine S. aufzufinden; wenn sie fehlt, ist eine Drehspiegelachse* od. ein Symmetriezentrum* vorhanden.

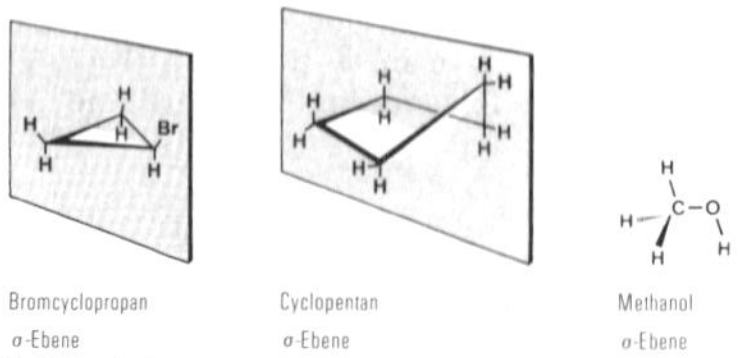


Spiegelebene:
Verschiedene Beispiele [1]

**Spiegeleisen:** Roheisen mit 5 bis 20% Mangangehalt u. 4 bis 6% C nebst Silicium (bis 1%).

**Spiegelglas:** s. Glas.

**Spiegelrinde:** borkefreie Eichenrinde, s. Quercus-Arten.

**Spierkraut:** Herba Spiraeae ulmariae, s. Filipendula ulmaria.

**Spießglanz:** Stibium sulfuratum nigrum, s. Antimon(III)-sulfid.

**Spießglanzbutter:** Liquor Stibii chlorati, s. Antimon(III)-chlorid.

**Spießglanzmohr:** s. Aethiops antimonialis.

**Spigelia anthelmia** L.: Fam. Loganiaceae (Brasilien, Antillen). Stpfl. v. **Herba Spigelia:** Spigelienkraut, Wurmgras. **Inhaltsst.:** Gerbstoff, äther. Öl, Spigelein (Alkaloid). **Anw.:** als Anthelmintikum. **Radix Spigeliae anthelmiae cum Herba:** Indianisches Wurmkraut. **Inhaltsst.:** Spigelein (Alkaloid), Gerbstoff, Harz. **Anw.:** als Anthelminthikum.

**HOM:** *Spigelia anthelmia* (HAB1.3): getrocknetes Kraut; verord. z.B. b. Gesichtsneuralgien u. Migräne (linksseitig), Herzerkrankungen.

**Spigelia marilandica** (L.) L.: Fam. Loganiaceae (südl. Nordamerika). Stpfl. v. **Radix Spigeliae marilandicae:** Marylandische Spigelienwurzel. **Inhaltsst.:** Spigelein (Alkaloid), äther. Öl, Gerbstoff, Harz, Bitterstoff. **Anw.:** Anthelminthikum.

**Spiköl:** Oleum Spicae, s. Lavandula latifolia.

**Spilanthes oleracea** L.: Fam. Asteraceae (Compositae), Parakresse (heim. in Südamerika, kult. in Deutschland in Gärten). Stpfl. v. **Herba Spilanthis oleraceae:** Parakressenkraut. **Inhaltsst.:** äther. Öl mit Spilanthen, Spilanthol (ein Isobutylamid, Scharfstoff, insektizid u. antimikrobiell; in Blütenköpfchen bis zu 1.2%), Cholin, Gerbsäure, Harz. **Anw.:** wegen adstringierender, antimikrobieller u. antiphlogistischer Wirk. bei Zahnfleischerkrankungen.

**Spin:** Eigendrehimpuls von Elementarteilchen*, s. Spinquantenzahl.

**Spinacetin:** ein Flavonolderivat, **Strukturformel** s. Flavonoide.

**Spinacia oleracea** L.: Fam. Chenopodiaceae, Spinat (kultiv.). Stpfl. v. **Folia Spinaciae:** Spinatblätter. **Inhaltsst.:** Oxalsäure, Saponine, Betain, Vitamine. Soll die Pankreastätigkeit unterstützen (nicht bewiesen).

**Spinal:** (*lat.* spina Dorn, Rückgrat) zur Wirbelsäule, zum Rückenmark gehörend.

**Spinalanästhesie:** Injektion eines Lokalanästhetikums in den Liquor spinalis (Subarachnoidalraum). Man unterscheidet eine hohe S. u. eine tiefe S. (Lumbalanästhesie). Verwendet in der Geburtshilfe, bei gynäkolog., urolog. u. chirurg. Eingriffen: v. a. Lidocain*, Cinchocain*, Mepivacain*, Tetracain*.

**Spinat:** s. Spinacia oleracea.

**Spincaps®:** Kapseln f. speziellen Inhalationsapparat (Spinhaler®*).

**Spindelbaum:** Euonymus atropurpurea* u. Euonymus europaeus*.

**Spindelfasern:** Gruppe von Mikrotubuli, die sich von den Centromeren* der Chromosomen zu den Polen der Spindel od. von Pol zu Pol einer sich teilenden Zelle ertrecken.

**Spindelgifte:** s. Mitosegifte.

**Spinhaler®:** Inhalationssystem f. feinste wirkstoffhaltige Pulver ohne Verw. von Treibmitteln. Nach Einsetzen einer pulvergefüllten Kapsel in den S. wird diese perforiert. Durch einen eingebauten Propeller, der durch den beim raschen Einatmen entstehenden Luftstrom schnell rotiert, wird das Pulver aufgewirbelt u. gelangt in der Folge in die tieferen Luftwege.

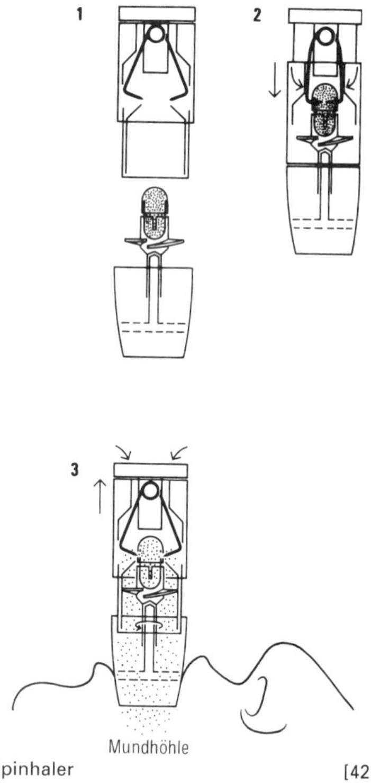


Spinhaler [42]

**Spinnen:** zu den Arthropoden* (Gliederfüßer) gehörende Tiere (ca. 20 000 Arten), die f. den Menschen sehr nützlich sind (außer Milben* u. Zecken*). Von einigen Giftspinnen finden deren Gifte (s. Spinnengifte) in der Heilkunde Interesse: Vogelspinne (s. Avicularis avicularia), Kreuzspinne (s. Araneus diadematus), Schwarze Witwe (s. Latrodectus mactans), Schwarze Nachtspinne (s. Araneus ixobolus).

**Spinnengifte:** ähnl. wie die Schlangengifte* zusammengesetzt, hauptsächl. aber als Neurotoxine wirksam, Phospholipasen u. hämolytische sowie blutgerinnungshemmende Stoffe fehlen weitgehend. **Anw.:** vor allem in der Homöopathie, in Form von Mazeraten, die mit

Ethanol aus den zerriebenen Tieren hergestellt werden.

**Spinochrome:** Farbstoffe in den Stacheln des Seeigels.

**Spinquantenzahl:** s; erfaßt den aus der Elektronenrotation resultierenden Eigendrehimpuls od. Spin. Die Rotation des Elektrons verleiht ihm die Eigenschaften eines kleinen Magneten. Dieser Magnet kann sich in einem Magnetfeld nur auf 2 Arten orientieren (parallel od. antiparallel), d.h. die S. kann nur die Werte ±1/2 annehmen. Die Werte der S. symbolisiert man in der Kurzschreibweise durch Pfeile (↑ u. ↓), die nach den Symbolen der anderen Quantenzahlen geschrieben werden. Nach *Pauli* (1926) können in der Atomhülle Elektronen nicht in allen 4 Quantenzahlen (s. Orbitale) übereinstimmen. Jedes Elektron muß sich von allen anderen mind. durch eine Quantenzahl unterscheiden. Im 1s-Orbital können sich 2 Elektronen befinden, die sich durch die S. unterscheiden. Da sich die magnetischen Momente der beiden Elektronen kompensieren, resultiert insgesamt kein magnetisches Moment; die Spins der Elektronen sind gepaart, man spricht von Elektronenpaaren.

**Spinthariskop:** (*gr.* σπινθήρ Funke) nicht mehr verwendetes Gerät zur „Sichtbarmachung" von Atomen; mittels einer Vergrößerungslinse (50fach) beobachtet man die Lichtblitze (Szintillationen), die von auftreffenden α-Teilchen (Heliumkernen) auf einem Zinksulfid-Leuchtschirm (s. Sidot-Blende) hervorgerufen werden. Mit dem S. kann man auch die Reichweite von α-Strahlen bestimmen sowie die Avogadro-Konstante* ermitteln.

**Spiraea ulmaria:** s. Filipendula ulmaria.

**Spiramycin** INN: Spiramycinum Ph.Eur.3, Foromacidin, Selectomycin®, Rovamycine®; Gem. von Makrolid-Antibiotika aus Streptomyces ambofaciens: Spiramycin I (Foromacidin A), $C_{43}H_{74}N_2O_{14}$, $M_r$ 843.1 (ca. 63%); Spiramycin II (Foromacidin B), $C_{45}H_{76}N_2O_{15}$, $M_r$ 885.1 (ca. 24%) u. Spiramycin III (Foromacidin C), $C_{46}H_{78}N_2O_{15}$, $M_r$ 899.1 (ca. 13%); CAS-Nr. 8025-81-8. Weißes bis schwach gelbliches Pulver, schwach hygr.; lösl. in 50 T. Wasser, leicht lösl. in Ethanol u. Chloroform. **Wirk.** u. **Anw.:** das Makrolidantibiotikum hemmt die Proteinsynthese der Keime u. wirkt v.a. gegen grampositive Erreger; das Wirkungsspektrum ist mit dem des Erythromycin* vergleichbar, aber die Wirk. deutlich schwächer; Ind.: Infektionen durch grampositive Keime, Alternative zu Penicillin-Antibiotika. 1 E. entspricht 0.3125 µg, 1 mg entspricht 3200 I.E. HWZ 3 bis 4 h. **Übl. Dos.:** Oral: 2-4 g/d, Kinder 50-100 mg/kg KG/d; s.a. Antibiotika (Tab.).

**Spirane:** s. Spiroverbindungen.

**Spirapril** INN: {8*S*-[7[*R**(*R**)],8*R**]}-7-{2-[[1-(Ethoxycarbonyl)-3-phenylpropyl]amino]-1-oxopropyl}-1,4-dithia-7-azaspiro[4,4]nonan-8-carbonsäure, Quadropil®; CAS-Nr. 83647-97-6;

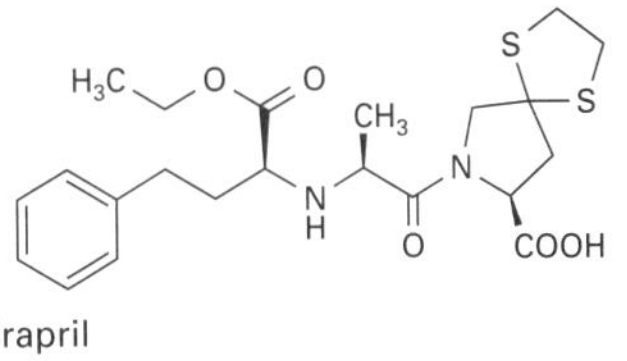

Spirapril

$C_{22}H_{30}N_2O_5S_2$, $M_r$ 466.62. **Wirk.:** ACE-Hemmer*. **Anw.:** bei essentieller Hypertonie. Nebenw.: s. ACE-Hemmer. HWZ ca. 40 h. **Übl. Dos.:** Oral: zu Beginn 3 mg morgens, nach frühest. 3 Wochen ggf. Dosiserhöhung auf 6 mg/d.

**Spiraprilhydrochlorid:** CAS-Nr. 94841-17-5. Bildet auch ein Monohydrat.

**Spirige Säure:** Salicylige Säure, Acidum salicylosum, s. Salicylaldehyd.

**Spirillosen:** durch Spirillen verursachte Krankheiten wie Rattenbißkrankheit.

**Spirillum:** Gattungsbegriff f. gramnegative Schraubenbakterien.

**Spirituosa medicata:** arzneiliche Spirituosen, Lösungen von Arzneimitteln, die Weingeist als wesentlichen Bestandteil enthalten. Sie werden durch Mischen, Lösen od. Dest. hergestellt.

**Spirituosen:** Getränke mit hohem Alkoholgehalt, z.B. Weinbrand, Whisky, Liköre (Wein u. Bier sind keine Spirituosen, sondern alkoholhaltige Getränke.)

**Spiritus:** Weingeist, s. Ethanol.

**Spiritus aethereus:** s. Spiritus ethereus; **Spiritus aetheris nitrosi:** s. Spiritus etheris nitrosi.

**Spiritus Ammoniae:** s. Ammoniaklösung, Weingeistige.

**Spiritus ammonii anisatus:** s. Ammoniaklösung, Anisölhaltige.

**Spiritus Angelicae compositus:** Zusammengesetzter Angelikaspiritus. Zsztg. nach DAB6: 3.2 T. Angelikaöl, 0.8 T. Baldrianöl, 1 T. Wacholderöl, 20 T. Campher, 250 T. Wasser, 725 T. Ethanol. **Anw.:** früher bei Myalgien.

**Spiritus Anisi compositus:** s. Ammoniaklösung, Anisölhaltige.

**Spiritus aromatici:** Aromatische Spiritusse nach ÖAB90 sind i.a. Lösungen von ätherischen Ölen in Ethanol.

**Spiritus aromaticus compositus:** Zusammengesetzter, aromatischer Spiritus; Melissengeist, s. Spiritus Melissae compositus.

**Spiritus camphoratus:** Campherspiritus, Camphergeist, Sol. Camphorae spirituosa, Camphorae solutio ethanolica, Alkoholische Campherlösung. Zstzg. nach DAB10, ÖAB90, Ph.Helv.7: 1 T. Campher, 7 T. Ethanol, 2 T. Gereinigt. Wasser; D-Campher od. racemischer Campher wird in Ethanol gelöst u. das Wasser hinzugefügt. **Anw.:** antirheumatische Einreibung (hyperämisierend); früher als Analeptikum u. Kardiotonikum sowie als Antiseptikum in Gurgelwässern.

**Spiritus Citronellae compositus:** s. Spiritus Melissae compositus.

**Spiritus Cochleariae:** s. Cochlearia officinalis.

**Spiritus coloniensis:** Kölnisch(es) Wasser. Zstzg. nach EB6: 5 T. Lavendelöl, 7 T. Orangenblütenöl, 10 T. Bergamottöl, 10 T. Zitronenöl, 968 T. Ethanol.

**Spiritus contra acnen:** Akne-Spiritus. Zstzg. nach NRF: 1.0 g Resorcin, 1.0 g Salicylsäure, 42 g Isopropylalkohol, Wasser ad 100 g. **Anw.:** bei Acne vulgaris. 1 Monat lang verwendbar; längere Haltbarkeit (6 Monate) durch Stabilisierung mit 0.05% (m/V) Propylgallat od. 0.01% (m/V) Butylhydroxyltoluol.

**Spiritus denaturatus:** s. Ethanol.

**Spiritus dilutus:** Verdünnter Weingeist, s. Ethanol.

**Spiritus Dzondii:** s. Ammoniaklösung, Weingeistige.

**Spiritus e Saccharo:** Rum, aus Zuckerrohrmelasse u. anderen Rückständen der Zuckerrohrfabrikation (Schaum, Skimmings) gew. Trinkbranntwein, hauptsächl. auf Jamaica, Martinique, Kuba etc. Das Originaldestillat enthält 70 bis 80% Alkohol u. ist mit Zuckercouleur gefärbt. Rumverschnitt ist mit Weingeist u. Wasser vermischter Rum. Kunstrum ist eine Mischung von Weingeist, Wasser u. Rumessenz (z.B. mit Buttersäureethylester, Ameisensäureethylster), Geh. mind. 38% Ethanol.

**Spiritus ethereus:** Spiritus aethereus, Etherweingeist, Etheralkohol, Hofmannsgeist, Hofmannstropfen, Sol. Aetheris spirituosa. Zstzg. nach DAC86: 25.0 g Ether, 75.0 g Ethanol 90% (V/V); enthält 66% (V/V) Ethanol. D. 0.802 bis 0.808. Zstzg. nach ÖAB90: 1 T. Ether, 3 T. Ethanol. D. 0.785 bis 0.790. **Anw.:** bei Magenschmerzen, als Atemanaleptikum. **Übl. Dos.:** 30 Tr.

**Spiritus etheris nitrosi:** Versüßter Salpetergeist. Darst. nach DAB6: 1 T. Ethanol 96%, 3 T. Salpetersäure. **Anw.:** früher als gefäßerweiterndes Mittel bei Angina pectoris. **Dos.:** 10 bis 40 Tr.

**Spiritus e Vino:** Weinbrand; durch Destillation aus vergorenen Traubenmaischen bzw. aus Wein gewonnenes Produkt. **Off.:** ÖAB90. Geh. mind. 38% (V/V) Ethanol.

**Spiritus Formicarum:** Ameisenspiritus, Ameisengeist, Sol. Acidi formicici spirituosa, Alkoholische Ameisensäurelösung. Zstzg. nach DAB6: 1 T. Ameisensäure, 14 T. Ethanol, 5 T. Wasser, Geh. ca. 1.25% Gesamt-Ameisensäure; nach ÖAB90: 1 T. Ameisensäure, 13 T. Ethanol, 6 T. Gereinigt. Wasser, Geh. ca. 1.30% Gesamt-Ameisensäure. **Anw.:** hyperämisierendes Mittel, zum Einreiben.

**Spiritus Frumenti:** Getreidebranntwein, Whisky.

**Spiritus fumans Libavii:** s. Zinn(II)-chlorid.

**Spiritus homoeopathicus:** 45%iges Ethanol (Prozent V/V).

**Spiritus Iodi concentratus:** Tct. Iodi, s. Iodlösung, Alkoholische.

**Spiritus Iodi dilutus:** Tct. Iodi, s. Iodlösung, Alkoholische.

**Spiritus Juniperi:** Spiritus Iuniperi, Wacholderspiritus. Zstzg. nach DAB6: 3 T. Wacholderöl, 747 T. Ethanol, 250 T. Wasser. D. 0.877 bis 0.881. Zstzg. nach Ph.Helv.7: 0.5 g Wacholderöl, 66.3 g Ethanol mit Campher 0.1% u. 33.2 g Wasser (Aqua purificata). D. 0.880 bis 0.886. **Anw.:** zur Einreibung bei Rheumatismus.

**Spiritus Lavandulae:** Lavendelspiritus. Zstzg. nach DAB6: 3 T. Lavendelöl, 747 T. Ethanol, 250 T. Wasser, D. 0.877 bis 0.881.

**Spiritus Melissae compositus:** Karmelitergeist, Spiritus aromaticus compositus, zusammengesetzter aromatischer Spiritus, Melissengeist, Spiritus Citronellae compositus, Zusammengesetzter Citronellgeist. Zstzg. nach DAB6: Citronellöl u. äther. Muskatöl je 5 gtt, Zimtöl u. Nelkenöl je 2 gtt, 100 g Wasser, 300 g Ethanol. Zstzg. nach ÖAB90: Citronellöl, äther. Muskatöl, Zimtöl, Nelkenöl aa 0.5 T., Gereinigt. Wasser 298 T., Ethanol 700 T. Zstzg. nach Ph.Helv.7: Nelkenöl, Zimtöl, äther. Muskatöl aa 0.5 T., Citronellöl 1.0 T., Zitronenöl 2.0 T., Ethanol 96% 700 T., Gereinigt. Wasser auf 1000. **Anw.:** bei dyspeptischen Beschwerden, Erkältungskrankheiten. **Übl. Dos.:** 1.0 g.

**Spiritus Menthae piperitae:** Pfefferminzspiritus, Spiritus Menthae. Zstzg. nach DAB6, ÖAB90: 1 T. Pfefferminzöl, 9 T. Ethanol; nach Ph.Helv.7: 3.0 T. Pfefferminzöl, 90 T. Ethanol 96%, 7.0 T. Gereinigt. Wasser. **Anw.:** bei kolikartigen Schmerzen im Magen-Darm-Bereich. **Übl. Dos.:** 0.5 g.

**Spiritus Mindereri:** s. Ammoniumacetatlösung.

**Spiritus Myrciae:** Bayrum. Zstzg nach EB6: 8 T. Bayöl (s. Pimenta racemosa), Orangenblütenöl 0.5 T., Nelkenöl 0.5 T., Ammoniumcarbonat 2 T., Weingeist 565 T., Wasser 424 T., filtrieren. **Anw.:** früher als Haarwasser unverdünnt.

**Spiritus nitrico-ethereus:** s. Spiritus etheris nitrosi.

**Spiritus Nitri dulcis:** s. Spiritus etheris nitrosi.

**Spiritus Oryzae:** Arrak, gew. durch Destillation von vergorenem Reis, hauptsächl. auf Java u. in Ostindien, echter Arrak enthält ca. 50% Ethanol.

**Spiritus Rosmarini:** Rosmarinspiritus. Zstzg. nach EB6: 3 T. Rosmarinöl, 747 T. Ethanol, 250 T. Wasser, nach mehrtägigem Stehen filtrieren. **Anw.:** als antirheumatische Einreibung.

**Spiritus russicus:** Russischer Spiritus. Zstzg. nach DAB6: 2 T. grob gepulv. Spanischer Pfeffer, 5 T. Ammoniaklösung, 75 T. Ethanol, 2 T. Campher, 3 T. Terpentinöl, 3 T. Ether, 2 T. Glycerol, 10 T. Wasser. **Anw.:** als antirheumatische Einreibung.

**Spiritus saponato-camphoratus:** Flüssiger Opodeldok. Zstzg. nach DAB6: 60 T. Campherspiritus, 175 T. Seifenspiritus, 12 T. Ammoniaklösung, 1 T. Thymianöl, 2 T. Rosmarinöl. Zstzg. nach Ph.Helv.7: s. Linimentum saponato-camphoratum liquidum. **Anw.:** als antirheumatische Einreibung.

**Spiritus saponatus:** Seifenspiritus, Seifengeist, Sol. Saponis spirituosa. Herst. nach DAC86: durch Verseifung von 100 g Olivenöl mit 21 g Kaliumhydroxid, 500 g Ethanol u. Wasser ad 1000 g. D. 0.915 bis 0.925. Nach ÖAB90: 10 T. Olivenöl, 1.9 T. Kaliumhydroxid, 45 T. Ethanol, 43.1 T. Gereinigt. Wasser. Mit Wasser u. Ethanol mischbar. Inkomp.: sauer reagierende Verbindungen, Erdalkali- u. Schwermetallsalze. **Anw.:** Hautreizmittel, Reinigungsmittel.

**Spiritus Saponis kalini:** Kaliseifenspiritus, Kaliseifengeist, Sol. Saponis kalini spirituosa. Zstzg. nach DAB6, ÖAB90: je 1 T. Kaliseife u. Ethanol. **Anw.:** Hautreizmittel, Desinfektionsmittel f. Hände.

**Spiritus Sinapis:** Senfspiritus, Sol. Allyli isorhodanati spirituosa. Zstzg. nach DAB6, ÖAB90: 1 T. Allylsenföl u. 49 T. Ethanol. Geh. mind. 1.94% Allylsenföl. D. 0.828 bis 0.832. Stets frisch zubereiten. **Anw.:** f. Einreibungen.

**Spiritus sulfurico-ethereus:** s. Spiritus ethereus.

**Spiritus Triamcinoloni dermalis:** Triamcinolonacetonid-Dermalspiritus. Zstzg. nach NRF: 0.1 g Triamcinolonacetonid*, 0.025 g Benzalkoniumchlorid u. 1 g Salicylsäure in 29.7 g Ethanol 96% gelöst u. mit abgekochtem Wasser von Raumtemperatur auf 45 g ergänzt. **Anw.:** bei entzündl. u. allergischen Dermatosen; auch f. behaarte Körperstellen.

**Spiritus vini:** Weingeist, s. Ethanol.

**Spiritus Vini gallici:** Franzbranntwein. Zstzg.: 10 T. Urkörper (auf der Basis von Trestern, aromatisiert) f. Franzbranntwein, 56 T. Ethanol, 34 T. Wasser. Zstzg. nach DAC79: Franzbranntwein wird mit Ethanol hergestellt. Gebräuchl. sind Franzbranntweine mit deklarierten Ethanolgehalt von 38.0 bis 40.0% bzw. 45.0%. Zum äußerlichen Gebrauch kann er auch mit vergälltem Branntwein hergestellt werden; als Vergällungsmittel sind 0.5% Campher od. Thymol zulässig. Als Zusätze f. Farbe u. Aroma sind möglich: Zuckercouleur, gerbstoffhaltige Tinkturen (z.B. Tct. Ratanhiae), zulässige Lebensmittelfarbstoffe, Ethylacetat, ätherische Öle (z.B. Fichten- od. Kiefernnadelöl). **Anw.:** f. Einreibungen.

**Spiritus Vini gallici cum Mentholo 1%:** Franzbranntwein mit 1% Menthol.

**Spiritus Vini gallici salinus:** Franzbranntwein mit Kochsalz (5%).

**Spiritus Vini rectificatissimus:** Spiritus, s. Ethanol.

**Spiritus Vini rectificatus:** Spiritus dilutus, s Ethanol.

**Spiroalkane:** s. Spiroverbindungen.

**Spirochaetaceae:** Fam. der Spirochaetales*; apathogene Saprophyten.

**Spirochaetales:** (*gr.* σπεῖρα Windung, χαίτη langes Haar) Sammelbezeichnung (Ordnung) spiral-schrauben-förmiger Mikroorganismen mit den Fam. Spirochaetaceae u. Treponemataceae.

**Spirochaeta pallida:** s. Treponema pallidum.

**Spirochäten:** heute nicht mehr übliche Sammelbezeichnung f. schraubenförmige Mikroorganismen; s. Borrelia, Spirochaetales (Spirochaetaceae, Treponemataceae), Leptospiren.

**Spironolacton** INN: Spironolactonum Ph.Eur.3, 7α-Acetylthio-3-oxo-17α-pregn-4-en-21,

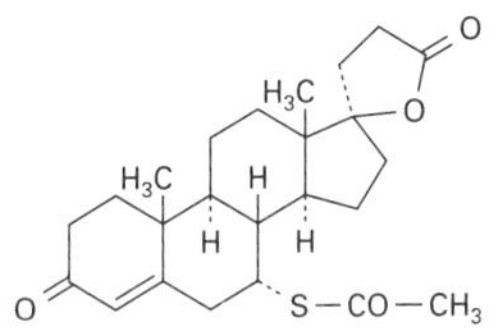

Spironolacton

17β-carbolacton; CAS-Nr. 52-01-7; $C_{24}H_{32}O_4S$, $M_r$ 416.59. Schmp. 134-135°C aus Methanol; polymorph. $[\alpha]_D^{20°C}$ -33.5° (c = 1 in Chloroform). Weißes Pulver. Prakt. unlösl. in Wasser; lösl. in den meisten organischen Lösungsmitteln. Lösl. in Ethanol 1:80, in Chloroform 1:3, in Ether 1:100; wenig lösl. in Methanol, festen Ölen. **Anw.:** Aldosteronantagonist, Diuretikum zur Ausschwemmung hepataler, cardialer u. renaler Ödeme, präoperativ in der Behandlung des Hyperaldosteronismus. **Nebenw.:** Hyperkaliämie, Erhöhung des Kreatininspiegels, gastrointestinale Symptome, Diarrhö, Menstruationsstörungen, Impotenz, Brustvergrößerung bei Männern u. Frauen. HWZ 3 h bzw. 10 bis 18 h (Metaboliten). **Übl. Dos.:** Oral: Initialdos.: 3-6 d lang 2- bis 4mal 0.05 g/d; Erhaltungsdos.: 1mal 0.05 g/d; Kinder: 0.0015 g/kg KG/d; s. Hormone.

**Spiropent®:** s. Clenbuterol.

**Spirosolan:** s. Solanum-Alkaloide.

**Spirostan:** sauerstoffhaltiger, hexacyclischer Grundkörper von Steroidsaponinen; s. Saponine, Steroide.

**Spiroverbindungen, Spirane:** cycl. Verbindungen, deren Ringe über 1 gemeinsames C-Atom (Spiroatom) verbunden sind. Sind in einer Verbindung mehrere Spiroatome enthalten, so wird das Molekül als Dispiro-, Trispiro- Verbindung bezeichnet. Nomenklatur: Zwischen „spiro“ (bzw. „dispiro“,...) u. dem Wortstamm, der sich aus der Anzahl der C-Atome ergibt, wird in eckige Klammern die Anzahl der C-Atome geschrieben, die den Ring bilden. Die Bezifferung beginnt am kleinsten Ring. Das Nachbaratom des Spiro-Atoms bekommt die Ziffer 1; z.B. Spiro[4.5]deca-1,6-dien.

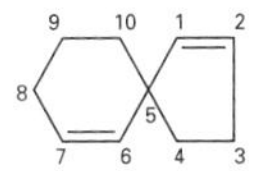

Spiroverbindungen, Spirane: Spiro[4.5]deca-1,6-dien als Beispiel

**Spirre:** s. Blüte.

**Spirsäure:** Acid. salicylicum, s. Salicylsäure.

**Spissumextrakte:** s. Extracta.

**Spitzkolben:** s. Kolben.

**Spitzorchis:** s. Anacamptis pyramidalis.

**Spitzwegerichkraut:** Herba Plantaginis lanceolatae, s. Plantago lanceolata.

**Spitzwegerichsirup:** s. Sirupus Plantaginis.

**Spizef®:** s. Cefotiam.

**Splanchnicus(-a, -um):** zu den Eingeweiden (*gr.* σπλάγχνον) gehörend.

**Splen:** *syn.* Lien, Milz.

**Splintholz:** *bot.* äußerer, weicherer, noch leitungsfunktionsfähiger Teil ein. Stammes.

**Spodium:** Ebur ustum nigrum, s. Beinschwarz.

**Spondylitis:** Wirbelentzündung.

**Spondyril®:** s. Phenylbutazon.

**Spongia marina:** Badeschwamm. Das Gerüst des Meerschwamms **Euspongia officinalis** L. (Fam. Spongideae). Das elastisch-weiche, entfleischte, saugfähige Skelett besteht aus dem Eiweißstoff **Spongin**, der die Aminosäuren Arginin, Glykokoll, Lysin, Serin, Valin, Cystin sowie 0.4 bis 0.5% Brom u. 0.5 bis 1.2% Iod enthält, ferner als Einlagerungen mikroskopisch kleine Kieselsäure- u. Kalkkristalle. Badeschwämme sind Hornkieselschwämme, Hauptgewinnungsgebiete Mittelmeer u. Westindien (Levanteschwamm, Zimokkaschwamm).

**HOM:** *Euspongia officinalis* (HAB1.2), Spongia: gerösteter Meerschwamm (mind.0.4% Iod); verord. z.B. b. Heiserkeit mit nächtlichem trockenem Husten, Struma (Kropf).

**Spongia somnifera:** „Schlafschwämmchen“, getränkt mit narkotisierenden Pflanzensäften, die im Mittelalter gebräuchlich waren.

**Spongia usta:** Schwammkohle; s. Carbo Spongiae unter Carbo activatus.

**Spongiform:** schwammartig.

**Spongilla lacustris** L.: (Spongilla fluviatilis) Spongillidae, Flußschwamm, Teichschwamm. **Inhaltsst.:** 60% Silicate, Protein, Iod.

**HOM:** *Badiaga:* getrockneter Schwamm; verord. z.B. b. Schilddrüsenüberfunktion.

**Sporadisch:** vereinzelt auftretend.

**Sporae Lycopodii:** Lycopodium, s. Lycopodium clavatum.

**Sporangium:** *bot.* Behälter, in dem Sporen* entstehen.

**Sporen:** (*gr.* σπόρος Same) **1.** Dauerformen von Bakterien der Fam. Bacillaceae*. **2.** Meist einkernige Fortpflanzungszellen von Pilzen, Farnen u. Mosen, die sich zu erwachsenen Organismen entwickeln können, ohne vorher mit anderen Zellen zu verschmelzen. *Exosporen* (Ektosporen, Konidien) entstehen durch Abschnürung von Zellen, z.B. bei Pilzen. *Endosporen* werden in Sporangien* gebildet, z.B. bei Farnen. *Zoosporen* od. Schwärmsporen sind bewegliche Sporen, z.B. bei Algen.

**Sporenbildner:** Sammelbezeichnung f. Bakterien der Fam. Bacillaceae, die Dauersporen bilden können.

**Sporenpflanzen:** Kryptogamen*.

**Sporentierchen:** Sporenzoen, s. Protozoen.

**Spornblume:** s. Centranthus ruber.

**Sporophylle:** *bot.* Sporangien tragende Blätter.

**Sporophyt:** (*gr.* σπόρος Keim, φυτόν Pflanze) sporenbildende, diploide (2n) Phase im Entwicklungszyklus einer Pflanze mit Generationswechsel.

**Sporopollenine:** s. Exine.

**Sporulation:** Bildung von Sporen*.

**Spray:** s. Aerosol.

**Spray Bandages:** s. Polyacrylharze.

**Spraypak®:** Plastik-Nebulisator.

**Spreading factor:** Hyaluronidase*.

**Spreitung:** Fähigkeit einer Salbe, sich auf der Haut auszubreiten. Die Spreitbarkeit wird mit dem *Extensometer* bestimmt. Das einfache Gerät besteht aus 2 durchsichtigen kreisrunden Platten, zwischen die eine definierte Menge einer Salbenprobe zentriert eingebracht wird. Die obere Platte wird steigend belastet u. die sich jeweils einstellende Ausbreitungsfläche ($mm^2$) der Salbe gegen die Belastung in ein Diagramm eingetragen.

**Spreitungswaage nach Langmuir:** Vorrichtung zur Messung der Filmstabilität u. des Filmdruckes monomolekularer Schichten auf Wasseroberflächen. Ermittlung des Platzbedarfs (Fläche) eines Filmbildners in Form einer monomolekularen Schicht auf Wasser.

**Sprekelia formosissima:** s. Amaryllidaceae.

**Sprenggelatine:** s. Cellulosenitrat.

**Sprengmittel:** s. Zerfallshilfsmittel f. Tabletten.

**Springfrucht:** *bot.* s. Fruchtformen.

**Springgurke:** s. Ecballium elaterium.

**Springkürbis:** s. Momordica balsamina.

**Springwurm:** Enterobius vermicularis.

**Spritzampulle:** Fertigspritze. Vorgefüllte Einmalspritze, mit od. ohne montierter Nadel, d.h. es handelt sich entweder um eine Zylinderampulle* od. das Behältnis (Wegwerfspritze, Einwegspritze, Variject®, Hypak®) ist gleichzeitig als Spritzengestell u. Nadelhalter ausgebildet u. ist nach Demontage des Nadelschutzes, der gleichzeitig als Verlängerung des Kolbens dient, od. nach dem Aufstecken der Nadel applikationsbereit. Die S. enthält eine sterile, spritzfertige Injektionslösung als Einzeldosis; geeignet besonders f. Notfallbehandlungen, aber auch f. ölige Lösungen, um das aufwendigere Reinigen zu umgehen. Hergestellt entweder aus Glas od. vollständig aus Kunststoff. *Doppelkammerspritzampullen* ermöglichen bei instabilen Arzneistoffen eine getrennte Lagerung von 2 verschiedenen Lösungen od. einer Trockensubstanz (Lyophilisat) u. deren Lösungsmittel. Ein solches System besteht z.B. aus einem Vial* (Durchstichflasche) mit der Trockensubstanz u. einer Spritzampulle mit dem Lösungsmittel. Nach dem Einspritzen des Lösungsmittels in das Vial löst sich das Pulver auf; die Lösung wird in die Spritzampulle zurückgezogen u. injiziert.

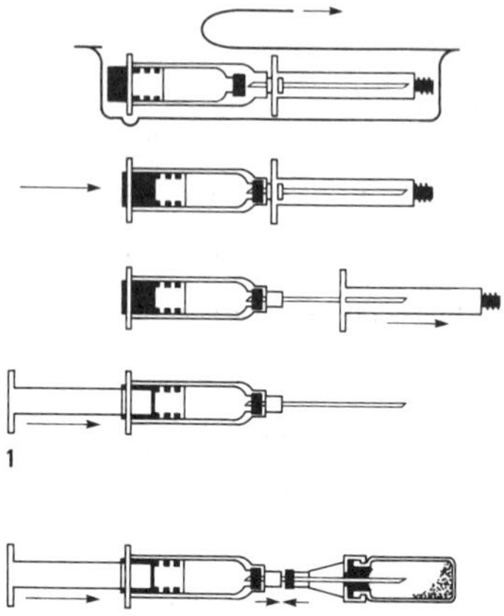

Spritzampulle:
1: Funktion der Spritzampulle; 2: Doppelkammerspritzampulle [42]

**Spritze:** Gerät zur parenteralen Verabreichung flüssiger Arzneimittel od. Diagnostika. *Einmalspritzen:* aus Kunststoff, zur einmaligen Verw. *Wiederverwendbare S.:* (sterilisierbar) Rekordspritze (Glaszylinder mit Fassung u. Kanülenansatzstück aus Metall fest verbunden, Kolben mit Kolbenstange u. Griff, Verschlußkappe); Standardspritze (in alle Teile zerlegbar). *Insulinspritzen* (einmal od. mehrmals verwendbar, 1 bis 2 mL Fassungsvermögen, Skaleneinteilung mit Insulin-Einheiten, 1 mL entspricht in der Regel 40 I.E.). *Injektionsautomat:* durch Doppelfedersystem automatisch Einstich u. Injektion nach Druck auf den Auslöser.

**Spritzgießen:** zählt wie das Spritzpressen u. das Spritzprägen (s.u.) zum *Injektionsformen* von Kunststoffen. Die Formteile werden durch Injizieren eines vorplastifizierten Kunststoffs in ein mindestens zweiteiliges geschlossenes Füllwerkzeug hergestellt, das je nach Art des Kunststoffs temperiert (bei Duroplasten beheizt u. bei Thermoplasten gekühlt) wird. Beim *Spritzgießen* wird Kunststoffmasse (Pulver od. Granulat) f. mehr als einen Spritzgießvorgang kontinuierlich unter Wärmeeinwirkung plastisch erweicht u. fließt unter Druck durch eine Düse in den Hohlraum eines Werkzeuges ein (s. Abb.). S. wird vorzugsweise zur Herst. komplizierterer Formteile aus thermoplastischem Kunststoff eingesetzt. Aber auch spezielle härtbare Formmassen, die bei 80 bis 120°C ca. 10 bis 12 min im Schneckenzylinder der Spritzgießmaschine verweilen können, ohne durch Vernetzung ihre Fließfähigkeit zu verlieren, eignen sich zum S. In der Form sollen sie dann bei 140 bis 180°C rasch aushärten. Das S. läuft in 5 Arbeitstakten ab: Düse anlegen, Schmelze einspritzen, Nachdrücken, während der Spritzling unter Abkühlen erstarrt, Entformen. Beim *Spritzpressen* (Transferpressen) ist nur die Masse (härtbare Formmasse) f. einen einzigen Spritzvorgang vorhanden. Beim *Spritzprägen* wird die anfänglich geschlossene Form nach Einspritzen der warmplastischen Formmasse (injizieren) etwas geöffnet u. dann entsprechend dem Fortschreiten der Abkühlung (Volumenschwindung) wieder geschlossen (komprimieren).

**Spritzgurke:** s. Ecballium elaterium.

**Sproß:** *bot.* Kormus*, Cormus.

**Sproßknolle:** *bot.* kurzer, verdickter, unterir-

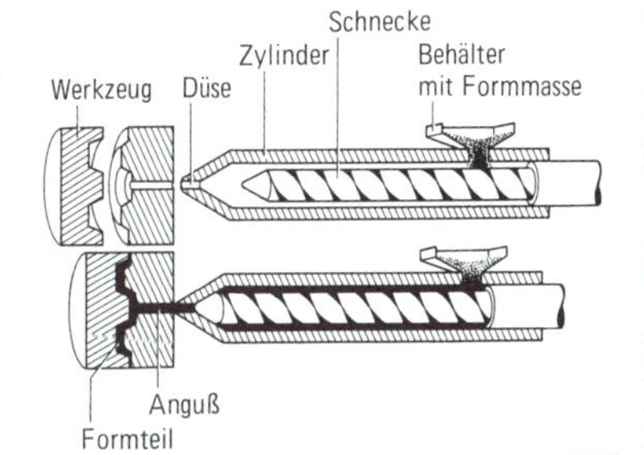

Spritzgießen [12]

discher Sproß mit begrenztem Wachstum u. Speicherfunktion (Stärke), z.B. Kartoffel, od. Hypokotylknollen (Radieschen) u. Knollen, die aus höheren, beblätterten Sproßabschnitten gebildet werden (Kohlrabi); s.a. Knolle.

**Sproßpflanzen:** Kormophyten, s. Cormobionta.

**Sproßpilze:** Hefepilze* u. hefeähnliche Pilze*, können sich ungeschlechtlich durch Sprossung vermehren; z.B. die Gattungen Sacharomyces, Endomyces, Candida, Blastomyces, Cryptococcus u.a.

**Sproßrübe:** s. Rübe.

**Spruce-Tannennadelöl:** s. Tsuga canadensis.

**Sprue, Einheimische:** s. Zöliakie.

**Sprühdesinfektion:** Desinfektion von Oberflächen durch Aufsprühen von Desinfektionsmitteln; s. Desinfektionsverfahren.

**Sprüheinbettung:** durch Versprühen von Emulsionen* od. Suspensionen*, in denen der (die) Arzneistoff(e) die dispergierte Phase u. eine Lösung makromolekularer Stoffe (z.B. Gelatine, Galactomannan, Methylcellulose, Polyvinylpyrrolidon, u.a.) das Dispersionsmittel darstellen. Durch Versprühen u. gleichzeitiges Trocknen (Sprühtrocknungsanlagen) erhält man im Gegensatz zu den eigentlichen Mikrokapseln eine feste Dispersion, ein Pulver mit unregelmäßig eingeschlossenen od. gelösten Wirkstoffen, die sich z.T. auch auf der Oberfläche befinden. Je nach der Löslichkeit der Hilfsstoffe resultiert eine gute Resorption des Arzneistoffes od. man erhält eine Retardform. Die S. dient der Stabilisierung der bei der Zerstäubungstrocknung anfallenden amorphen, meist besser löslichen Arzneistoffe (geringere Gefahr der Rekristallisation).

**Sprüherstarrung:** Sprühverperlung. In einem f. die Sprühtrocknung* geeigneten Gerät wird eine versprühte Schmelze durch Einblasen von Kaltluft zum Erstarren gebracht. Die S. dient zur Einbettung pulverförmiger Arzneistoffe in Fette u. Wachse. Die entstandenen Granulate* bilden bei der Herst. v. Arzneiformen mit protrahierter Wirkung* die Depotdosis.

**Sprühgranulieren:** s. Sprühtrocknung, Granulieren.

**Sprühkopf:** s. Aerosolventil.

**Sprühtrocknung:** Zerstäubungstrocknung mit Hilfe von rotierenden Sprühscheiben od. mit Düsen (s. Abb.en); durch Flüssigkeitsdruck (Airless-System*) od. Druckluft (Zweistoffverdüsung, s. Airless-System) werden flüssige bis pastenartige Lösungen zu feinen Tröpfchen versprüht u. dabei durch die starke Oberflächenvergrößerung in Bruchteilen einer Sekunde im Heißluftstrom zu einem feinen Pulver od. Granulat getrocknet (Instantisierung). Erwünscht ist ein möglichst amorphes Produkt. Die S. stellt ein schonendes Verfahren zum Eindampfen von Lösungen dar, außerdem ist die Korngröße regulierbar u. die anfallenden Partikeln sind annähernd kugelförmig. Anisotrop kristallisierende Materialien bekommen durch die S. z. T. isotrope Eigenschaften.

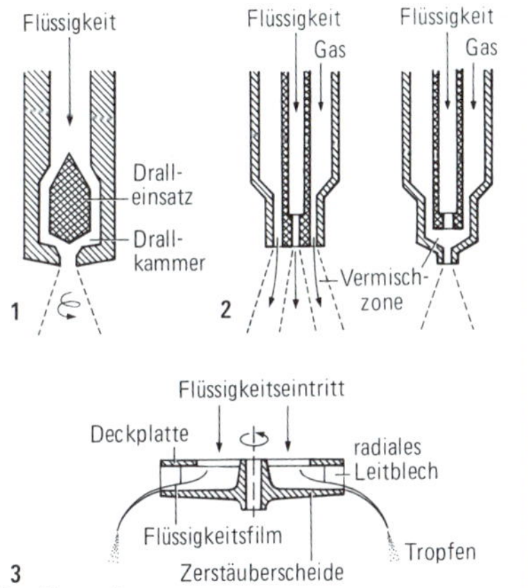

Sprühtrocknung:
Sprühdüsen und Sprühscheiben: 1: Prinzip einer Einstoffdüse; 2: Prinzip einer Zweistoffdüse, links äußere Vermischung, rechts innere Vermischung; 3: Prinzip einer Sprühscheibe [9]

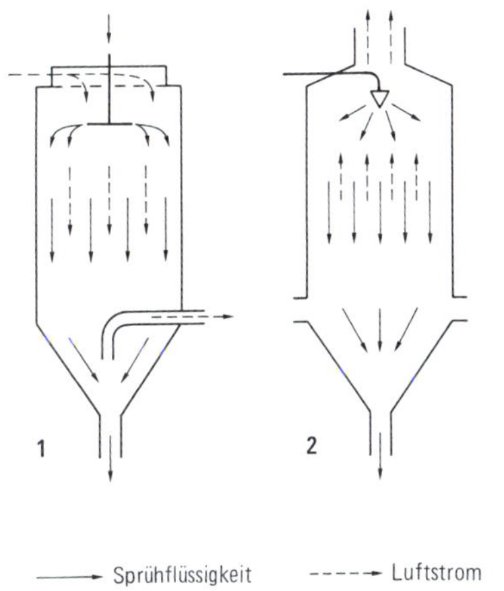

Sprühtrocknung:
1: mit Sprühscheibe, Gleichstromprinzip;
2: mit Sprühdüse, Gegenstromprinzip [9]

**Sprühverband:** Sprühpflaster, Pflasterspray; dünner, elastischer Film, der als Wund- od. Hautschutz durch Aufsprühen des flüssigen Verbandmittels auf die Haut entsteht. Er soll bakteriendicht, luft- u. wasserdampfdurchlässig, aber wasserfest sein. Die Enfernung ist mit org. Lösungsmitteln möglich. Nachteile sind Brennen auf der Wunde, Schleimhautreizung, behinderte physiol. Wundreinigung u.a. Sprühpflaster sind mit Arzneimittelzusätzen (Nebacetin® Sprühverband enthält Neomycinsulfat u. Bacitracin; Nobecutan® Spray enth. Tetramethylthiuramdisulfid) od. ohne diese (z.B. Band-aid®-Spraypflaster, flint®-Sprühverband, Hansaplast® Sprühpflaster) im Handel.

**Spulwurm:** Ascaris lumbricoides.

**Spuman®:** Schaumentwickelnde Vaginaltabletten.

**Spunga-Verfahren:** s. Olea aetherea.

**Spurenelemente:** Mikroelemente; diejenigen chem. Elemente, die von lebenden Organismen – im Gegensatz zu den Makroelementen* – nur in relativ kleiner Menge benötigt werden. Nach dieser Definition zählen Elemente wie Blei u. Cadmium, die keine physiologische Funktion besitzen od. sogar toxisch wirken, nicht zu den S. Oft bezeichnet man alle in Organismen in kleiner Menge nachweisbaren Elemente als S. u. diejenigen, die eine biol. Funktion besitzen (u. deren Fehlen demzufolge zu Mangelerscheinungen führt), als **essentielle Spurenelemente**. Als essentiell f. Mensch u. Tier sind bis heute erkannt: Eisen, Iod, Kupfer, Mangan, Zink, Cobalt, Molybdän, Selen, Vanadium, Nickel, Chrom, Zinn, Fluor, Silicium (s. dort). Einige Pflanzen benötigen auch Bor u. Aluminium.

**Sputum:** Auswurf.

**S.q.:** (Abk. auf Rezepten) sufficiens quantitas, genügende Menge.

**Squalen:** 2,6,10,15,19,23-Hexamethyl-2,6,10,14,18,22-tetracocahexaen; $C_{30}H_{50}$, $M_r$ 410.7. Sdp. 208°C. D. 0.859. Farblose, unverseifbare ölige Flüss. Ungesättigter Kohlenwasserstoff, aliphat. Triterpen (Biosynthese s. Terpene), Vorstufe von Cholesterol; kommt in gewissen Fischleberölen (Haifischleber) vor, aber auch in pflanzl. Ölen (Olivenöl 0.5%) u. in d. Hefe.

**Squeeze-bottle:** s. Arzneiflasche.

**S.R.:** Abk. f. Senkungsreaktion*.

**Sr:** *chem.* Strontium*.

**Sreichkraut:** s. Datisca cannabina.

**SRIF:** s. Somatostatin.

**SRS: SRS-A**; s. Slow Reacting Substances (of Anaphylaxis).

**SSRI:** Abk. f. Selective Serotonin Reuptake Inhibitors, s. Serotonin-Reuptake-Hemmer.

**S-Sätze:** Sicherheitsratschläge, mit denen Gefahrstoffe gemäß Gefahrstoffverordnung* zu versehen sind (s. Tab.); vgl. R-Sätze.

**ssp.:** Subspecies, Unterart.

**St:** Stat, früher übliche Enheit f. radiologische Aktivität von z.B. Quellwässern; s. Radium.

**Staatliche tierärztliche Untersuchungsämter:** (staatliche Veterinäruntersuchungsanstalten) Landessonderbehörden der Bundesrepublik Deutschland der unteren Verwaltungsstufe (s.a. Gesundheitswesen). Sie sind in erster Linie zuständig f. die Untersuchungen von Lebensmitteln tierischer Herkunft, daneben f. Tierseuchenbekämpfung, Tiergesundheit, Schlachttierbeschau u. Tollwutbekämpfung.

**Stabilisatoren:** Substanzen, die man unbeständigen Materialien bzw. Zuber., wie Emulsionen usw., beimischt, um diese beständig zu machen, s. Emulsiones.

**Stabilisatorlösung für Blutkonserven:** Solutiones anticoagulantes et sanguinem humanum conservantes Ph.Eur.3. Sterile u. pyrogenfreie Lösung, die Natriumcitrat-Dihydrat, Citronensäure (verhindert die Blutgerinnung), Glucose (f. den Stoffwechsel der Erythrozyten notwendig) u. Natriumdihydrogenphosphat-Dihydrat enthält. Offizinell sind ACD-Stabilisatorlösungen* (phosphatfrei, pH-Wert 4.5 bis 5) u. CPD-Stabilisatorlösung* (phosphathaltig, pH-Wert 5.0 bis 6.0). Überwiegend finden aber andere Stabilisatorlösungen Verw., v.a. solche, die noch zusätzlich Spuren von Adenin (verlängert die Überlebenszeit der Erythrozyten) enthalten.

**Stabilisierte Zinkoxidpinselung:** s. Zinkoxidpinselung, Stabilisierte.

**Stabilität(suntersuchungen):** s. Haltbarkeit.

**Stacheln:** harte, spitze Emergenzen (z.B. bei Rosen u. Brombeersträuchern), werden vom primären Rinden- u. Epidermisgewebe gebildet, daher leicht abzubrechen; vgl. Dornen.

**Stachyose:** ein in Pflanzen, v.a. in Lamiaceae, vorkommendes, nichtreduzierendes Tetrasaccharid. Schmp. 170°C. $[\alpha]_D^{20°C}$ +149°. Die 4 Zuckerreste sind in der Reihenfolge D-Galactose, D-Galactose, D-Glucose, D-Fructose verknüpft.

**Stachys officinalis** (L.) Trev.: (St. betonica, Betonica officinalis) Fam. Lamiaceae (Labiatae), Betonie, Heilziest, Flohblume (Europa, Asien). Stpfl. v. **Herba Betonicae:** Betonienkraut. **Inhaltsst.:** Betonicin, Stachydrin, Turicin, Cholin, Bitterstoff, Gerbstoff (bis 15%). **Anw.** volkst.: gegen Erkältungskrankheiten, Gelbsucht, Blähungen, Durchfall u.a.

**HOM:** *Stachys officinalis* (HAB1.3): frisches, blühendes Kraut.

**Stachys recta** L.: (Sideritis hirsuta Gouan) Fam. Lamiaceae (Labiatae), Gerader Ziest, Berufskraut (Europa). Stpfl. v. **Herba Sideritidis:** Ziestkraut. **Inhaltsst.:** Gerbstoff, Betonicin, Turicin, Cholin, Trigonellin, äther. Öl. **Anw.** volkst.: als Febrifugum u. Antidiarrhöikum. Wird als Ersatz f. die „echte" Droge Herba Sideritidis verwendet, s. Sideritis hirsuta.

**Stadacain:** s. Butoxycainhydrochlorid.

**STADA-Präparate:** Standard-Präparate deutscher Apotheker, sog. Lizenzpräparate. Dabei handelt es sich um zugelassene Arzneimittel, die nach § 21 Abs. 3 AMG in allen deutschen Apotheken nach einheitlichen STADA-Vorschriften hergestellt u. unter einer einheitlichen Bezeichnung mit Angabe der Lizenznummer auf Faltschachtel u. Behältnis in Verkehr gebracht werden. Die Zulassung für Lizenzpräparate ist vom Herausgeber der Herstellungsvorschrift zu beantragen. Häufig müssen die Arzneimittel nur noch konfektioniert od. aus Grundstoff-Sets angefertigt werden (vgl. Unechte Hausspezialität).

**Stadimol®:** s. Hartfett.

**Stadtgas:** s. Leuchtgas.

**Stäbchen:** s. Bacilli.

**Stäbchenbakterien:** s. Bakterien.

**Stärke:** s. Amylum. **Australische Kastanienstärke:** s. Castanospermum australe; **Bananenstärke:** s. Amylum Musae; **Batatenstärke:** s. s. Amylum Batatae; **Bohnenbaumstärke:** s. Castanospermum australe; **Bohnenstärke:** s. Amylum Phaseoli; **Cannastärke:** s. Amylum Cannae; **Erbsenstärke:** s. Amylum Pisi; **Gerstenstärke:** s. Amylum Hordei; **Haferstärke:** s. Amylum Avenae; **Kartoffelstärke:** s. Amylum Solani; **Kurkumastärke:** s. Amylum Curcumae; **Linsenstärke:** s. Amylum Lentis; **Maisstärke:** s. Amylum Maydis; **Mandiokastärke:**

**S-Sätze**
Sicherheitsratschläge

| | |
|---|---|
| S 1 | Unter Verschluß aufbewahren |
| S 2 | Darf nicht in die Hände von Kindern gelangen |
| S 3 | Kühl aufbewahren |
| S 4 | Von Wohnplätzen fernhalten |
| S 5 | Unter ... aufbewahren (geeignete Flüssigkeit vom Hersteller anzugeben) |
| S 6 | Unter ... aufbewahren (inertes Gas von Hersteller anzugeben) |
| S 7 | Behälter dicht geschlossen halten |
| S 8 | Behälter trocken halten |
| S 9 | Behälter an einem gut gelüfteten Ort aufbewahren |
| S 12 | Behälter nicht gasdicht verschließen |
| S 13 | Von Nahrungsmitteln, Getränken u. Futtermitteln fernhalten |
| S 14 | Von ... fernhalten (inkompatible Substanzen vom Hersteller anzugeben) |
| S 15 | Vor Hitze schützen |
| S 16 | Von Zündquellen fernhalten – Nicht rauchen |
| S 17 | Von brennbaren Stoffen fernhalten |
| S 18 | Behälter mit Vorsicht öffnen u. handhaben |
| S 20 | Bei der Arbeit nicht essen u. trinken |
| S 21 | Bei der Arbeit nicht rauchen |
| S 22 | Staub nicht einatmen |
| S 23 | Gas/Rauch/Dampf/Aerosol nicht einatmen (geeignete Bez.(en) vom Hersteller anzugeben) |
| S 24 | Berührung mit der Haut vermeiden |
| S 25 | Berührung mit den Augen vermeiden |
| S 26 | Bei Berührung mit den Augen gründlich mit Wasser abspülen u. Arzt konsultieren |
| S 27 | Beschmutzte, getränkte Kleidung sofort ausziehen |
| S 28 | Bei Berührung mit der Haut sofort abwaschen mit viel ... (vom Hersteller anzugeben) |
| S 29 | Nicht in die Kanalisation gelangen lassen |
| S 30 | Niemals Wasser hinzugießen |
| S 33 | Maßnahmen gegen elektrostatische Aufladungen treffen |
| S 35 | Abfälle u. Behälter müssen in gesicherter Weise beseitigt werden |
| S 36 | Bei der Arbeit geeignete Schutzkleidung tragen |
| S 37 | Geeignete Schutzhandschuhe tragen |
| S 38 | Bei unzureichender Belüftung Atemschutzgerät anlegen |
| S 39 | Schutzbrille/Gesichtsschutz tragen |
| S 40 | Fußboden u. verunreinigte Gegenstände mit ... reinigen (vom Hersteller anzugeben) |
| S 41 | Explosions- u. Brandgase nicht einatmen |
| S 42 | Beim Räuchern/Versprühen geeignetes Atemschutzgerät anlegen u. (geeignete Bez.(en) vom Hersteller anzugeben) |
| S 43 | Zum Löschen ... (vom Hersteller anzugeben) verwenden (wenn Wasser die Gefahr erhöht, anfügen: Kein Wasser verwenden) |
| S 45 | Bei Unfall od. Unwohlsein sofort Arzt zuziehen (wenn möglich, dieses Etikett vorzeigen) |
| S 46 | Bei Verschlucken sofort ärztlichen Rat einholen u. Verpackung od. Etikett vorzeigen |
| S 47 | Nicht bei Temperaturen über ...C aufbewahren (vom Hersteller anzugeben) |
| S 48 | Feucht halten mit ... (geeignetes Mittel vom Hersteller anzugeben) |
| S 49 | Nur im Originalbehälter aufbewahren |
| S 50 | Nicht mischen mit ... (vom Hersteller anzugeben) |
| S 51 | Nur in gut gelüfteten Bereichen verwenden |
| S 52 | Nicht großflächig für Wohn- u. Aufenthaltsräume zu verwenden |
| S 53 | Exposition vermeiden – vor Gebrauch besondere Anweisungen einholen |
| S 56 | Diesen Stoff u. seinen Behälter der Problemabfallentsorgung zuführen |
| S 57 | Zur Vermeidung einer Kontamination der Umwelt geeigneten Behälter verwenden |
| S 59 | Information zur Wiederverwendung/ Wiederverwertung beim Hersteller/ Lieferanten erfragen |
| S 60 | Dieser Stoff u. sein Behälter sind als gefährlicher Abfall zu entsorgen. |
| S 61 | Freisetzung in die Umwelt vermeiden. Besondere Anweisungen einholen/ Sicherheitsdatenblatt zu Rate ziehen |
| S 62 | Bei Verschlucken kein Erbrechen herbeiführen. Sofort ärztlichen Rat einholen u. Verpackung oder dieses Etikett vorzeigen |

s. Amylum Manihot; **Manihotstärke:** s. Amylum Manihot; **Marantastärke:** s. Amylum Marantae; **Palmenstärke:** s. Amylum Sagi; **Reisstärke:** s. Amylum Oryzae; **Roggenstärke:** s. Amylum Secalis; **Sagostärke:** s. Amylum Sagi; **Tapiokastärke:** s. Amylum Manihot; **Tolomanstärke:** s. Amylum Cannae; **Weizenstärke:** s. Amylum Tritici.

**Stärkeacetatphthalat:** s. Celluloseacetatphthalat.

**Stärkegummi:** Dextrin*.

**Stärkehydrolysatlösung:** s. Stärkesirup.

**Stärkekapseln:** s. Capsulae.

**Stärkekleister:** s. Amylum.

**Stärke, Lösliche:** Amylum solubile*.

**Stärkemehl:** s. Amylum.

**Stärkenachweis:** s. Iodlösung, Wäßrige.

**Stärkesirup:** Glucosesirup DAB10, Amyli hydrolysati solutio Ph.Helv.7, Stärkehydrolysatlösung, Amyli hydrolysati sirupus, Glucosum liquidum. Gew. aus Stärke durch Teilhydrolyse. Er besteht im wesentlichen aus Glucose, Dextrinen, Maltose u. Wasser. Klar, farblos bis gelblich, süßer Geschmack; mischbar mit Wasser, schwer lösl. in Ethanol. $n_D^{20°C}$ mind. 1.490, Viskosität: mind. 25 mPa·s (25 cP); reduziert Fehling-Lösung; mit Iodlösung rotviolette bis rotbraune Farbe; s.a. Sirupi.

**Stärkezucker:** Saccharum amylaceum, Glucose*.

**Stagoskopie:** Tropfenschau; früher eine Methode der chemischen Analyse mit dem Mikroskop.

**Stagural®:** s. Norfenefrin.

**Stahl:** s. Eisen.

**Stahlquellen:** Eisenquellen, s. Aquae minerales.

**Stalagmometer:** Gerät zur Bestimmung der Oberflächen- u. Grenzflächenspannung von Flüssigkeiten; s. Grenzflächenspannung.

**Stamen:** *bot.* Staubblatt, s. Blüte.

**Staminodien:** *bot.* steril ausgebildete Staubblätter, s. Blüte.

**Stammhirnkonvulsivum(a):** s. Konvulsivum(a).

**Stampfdichte, Stampfvolumen:** s. Dichte von Pulvern.

**Stampfvolumeter:** s. Dichte von Pulvern (Granulaten).

**Standardabweichung:** s. Normalverteilung u. Fehlerrechnung.

**Standardnormalverteilung:** s. Normalverteilung.

**Standardpotential:** Normalpotential; das sich an einer Elektrode einstellende Gleichgewichtspotential unter Standardbedinungen: 25°C; alle an der Elektrodenreaktion beteiligten gelösten Stoffe haben die Äquivalent-Konzentration 1 mol/L, alle beteiligten festen Stoffe liegen rein, Gase bei einem Druck von 1.01325 bar vor. Die Messung erfolgt gegen eine Standardwasserstoffelektrode*. Die Nernst-Gleichung* erlaubt die Berechnung des Potentials bei Nichtstandardbedingungen.

**Standardsaponin:** ein gereinigtes Saponin (s. Gypsophila-Arten) als Referenzsubstanz; zur Bestimmung des Hämolytischen Index*.

**Standardspritze:** s. Spritze.

**Standardwasserstoffelektrode:** Normalwasserstoffelektrode; eine Wasserstoffelektrode (s. Potentiometrie) bei Standardbedingungen (s. Standardpotential). Ihr Potential wird definitionsgemäß gleich Null gesetzt.

**Standardzulassungen:** Nach § 36 Abs. 1 AMG der Bundesrepublik Deutschland wird das Bundesgesundheitsministerium ermächtigt, durch Rechtsverordnung mit Zustimmung des Bundesrates bestimmte Arzneimittel von der Zulassungspflicht nach § 21 AMG freizustellen. Sinn der Ermächtigung ist es, die Zulassungsbehörde zu entlasten u. die Übersichtlichkeit d. Arzneimittelmarktes zu erhöhen. In der **Verordnung über Standardzulassungen** vom 3.12.1982 wurden erstmals 28 Standardzulassungen monographisch beschrieben (u.a. Kamillenblüten, Leinsamen, Natriumsulfat, verd. Wasserstoffperoxid-Lösung, 2-Propanol 70%). Die Monographien enthalten Vorschriften über Behältnisse, Haltbarkeit, Kennzeichnung (nach § 10 AMG unter Angabe der Standard-Zulassungsnummer) u. Packungsbeilage (nach § 11 AMG) der nach Standardzulassungsverfahren hergestellten Arzneimittel. Die VO über Standardzulassungen wurde mehrfach geändert, zuletzt am 20.1.1995 durch die 7. Änderungs-Verordnung.

**Standgefäß:** Vorratsbehältnis für Arzneimittel in der Apotheke. Nach der Art des Arzneimittels verwendet man Enghalsstandgefäße f. Flüssigkeiten, Weithalsstandgefäße f. feste Stoffe, Porzellangefäße f. Salben, Dosen aus Holz, Pappe od. Metall f. Drogen, Ballons f. größere Flüssigkeitsmengen sowie Spezialgefäße wie Hohlstopfengefäße, Salzkottener Gefäße* u.a. Die Behältnisse sowie ihre Verschlüsse müssen so beschaffen sein, daß ihr Inhalt weder verändert noch beeinflußt werden kann. S. müssen mit gut lesbaren u. dauerhaften Aufschriften – soweit im Arzneibuch nicht anders bestimmt (s. vorsichtig zu lagern*, sehr vorsichtig zu lagern*) – in schwarzer Schrift auf weißem Grund versehen sein; dabei ist eine gebräuchliche wissenschaftliche Bezeichnung zu verwenden (altlateinische Nomenklatur, neulateinische Nomenklatur, deutsche Bezeichnung). Soweit für ein Arzneimittel größte Einzel- od. Tagesdosen (s. Maximaldosis) festgelegt sind, müssen diese auf dem S. angegeben werden. Die Vorschriften der Gefahrstoffverordnung* über die Lagerung u. Kennzeichnung gefährlicher Stoffe sind ebenfalls zu beachten.

**Österreich:** Für die Beschriftung sind grundsätzlich die im Arzneibuch angeführten lateinischen Bezeichnungen zu verwenden.

**Stangenbohnen:** Phaseolus vulgaris* var. vulgaris ssp. vulgaris.

**Stangenschwefel:** Sulfur in baculis, s. Schwefel.

**Stangyl®:** s. Trimipramin.

**Stanilo®:** s. Spectinomycin.

**Stannate:** s. Zinn.

**Stanni-Ammoniumchlorid:** s. Ammoniumhexachlorostannat(IV).

**Stannichlorid:** s. Zinn(IV)-chlorid.

**Stanni colloidalis et technetii[$^{99m}$Tc] solutio iniectabilis:** Zinn-[$^{99m}$Tc]Technetium-Injektionslösung, Kolloidale.

**Stanniol:** ursprüngl. eine auf 0.1 mm Dicke ausgewalzte Zinnfolie f. Verpackungszwecke. Ersetzt durch Aluminiumfolie; s.a. Zinn.

**Stannioxid:** s. Zinn(IV)-oxid.

**Stanni pyrophosphatis et technetii [$^{99m}$Tc] solutio iniectabilis:** s. Technetium[$^{99m}$Tc]-Zinndiphosphat-Injektionslösung.

**Stanni-Verbindungen:** Zinn(IV)-Verbindungen.

**Stannochlorid:** s. Zinn(II)-chlorid.

**Stanno-Verbindungen:** Zinn(II)-Verbindungen.

**Stannum:** s. Zinn.

**Stannum aceticum oxydulatum:** s. Zinn(II)-acetat.

**Stannum-Ammonium chloratum:** s. Ammoniumhexachlorstannat(IV).

**Stannum bibromatum:** s. Zinn(II)-bromid.

**Stannum bichloratum:** Zinn(IV)-chlorid*.

**Stannum bisulfuratum cristallisatum:** s. Zinn(IV)-sulfid.

**Stannum chloratum:** s. Zinn(II)-chlorid.

**Stannum limatum:** Stannum raspatum, Zinnfeilspäne.

**Stannum oxidatum:** s. Zinn(IV)-oxid.

**Stanolon:** s. Androstanolon.

**Stanozolol** INN: Androstanazol, Stanozol, 17-Methyl-5α-androstano[3,2-c]pyrazol-17β-ol; CAS-

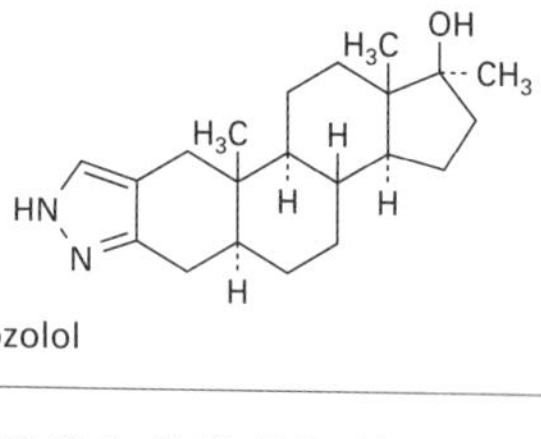


Stanozolol

Nr. 10418-03-8; $C_{21}H_{32}N_2O$, $M_r$ 328.48. Schmp. 237-242°C aus Ethanol; polymorph. $[\alpha]_D$ +35.7° (Chloroform); $[\alpha]_D$ +48.6° (Methanol). $UV_{max}$ 223 nm (ε 4740). Unlösl. in Wasser; lösl. in Ethanol 1:40, in Chloroform 1:75, in Ether 1:370; lösl. in Dimethylformamid; schlecht lösl. in Aceton u. Ethylacetat. **Anw.:** Anabolikum bei kataboler Stoffwechsellage, Kachexie, Osteoporose. **Übl.**

**Dos.:** Oral: 1mal 0.005 g/d; Kinder von 12-14 Jahren: 1mal 0.002 g/d. Parenteral: i.m. 0.05 g alle 2-3 Wochen.

**Stapenor®:** s. Oxacillin.

**Staphisagria:** s. Delphinium staphisagria.

**Staphylex®:** s. Flucloxacillin.

**Staphylitis:** (*gr.* σταφυλή Traube) Entzündung des Gaumenzäpfchens.

**Staphylokokken:** Sammelbezeichnung f. Kokken in traubenförmigen Haufen, grampositiv, unbeweglich, nicht sporenbildend, fakultativ anaerob; die wichtigsten Vertreter sind: Staphylococcus aureus, St. epidermidis; s. Micrococcus.

**Staphylotoxine:** Sammelbezeichnung f. die von Staphylokokken gebildeten Toxine, s. Bakterientoxine.

**Star:** (von erstarren) Grüner Star, s. Glaukom; Grauer Star, s. Katarakt; Schwarzer Star, s. Amaurosis.

**Starch:** (engl. Stärke) Amylum Maidis*.

**STARCH 1500®:** Spezialstärke zur Direkttablettierung*; vgl. Amylum. Gew. aus Maisstärke durch mechanische Behandlung (Quetschen) der Stärkekörner unter Zusatz von Wasser mittels Walzen od. in einer Strangpresse in einem Temperaturbereich von 20 bis 50°C (sog. Brikettierung). Die Preßstücke werden nach dem Trocknen zerkleinert. Enthält einen höheren Anteil an kaltwasserlöslichen Bestandteilen als Maisstärke (max. 20%). Erhöhter Gehalt an deformierten Stärkekörnern u. deren Bruchstücke. Das elastische Kompressionsverhalten der unbehandelten Stärke ist stark vermindert. **Anw.:** Füllmittel, Trockenbinde- u. Zerfallsbeschleuniger, als 10 bis 20%iger Zusatz. Verw. wie Cellulosen*, mikrokristalline (z.B. Avicel®).

**Starkes Campheröl:** s. Solutio Camphorae oleosa.

**Starrkrampf:** Tetanus; Wundstarrkrampf.

**Startonyl®:** s. Citicolin.

**STA-RX 1500®:** s. STARCH 1500®.

**Staßfurter Salz:** Badesalz, aus den Abraumsalzen* bestehend.

**Stat:** Abk. St, früher übliche Einheit f. radiologische Aktivität von z.B. Quellwässern; s. Radium, Radioaktivität.

**Statine:** s. HMG-CoA-Reduktasehemmer.

**Statistische Methoden:** dienen in der Pharmazie einer strategisch sinnvollen Versuchsplanung bzw. Darstellung u. Beurteilung von Untersuchungsergebnissen, z.B. Ausgleichsrechnung* (Berechnung von Regressionsgeraden) od. Fehlerrechnung* (Berechnung von Standardabweichung u. Vertrauensbereichen); s.a. Irrtumswahrscheinlichkeit, Median, Normalverteilung, Studentverteilung etc.

**Stativ:** Laborgerät, das zum Aufbau von Apparaten dient, mit Klemmen u. Muffen zum Halten von Büretten, Kühlern usw., sowie mit Eisenringen verschied. Größe zum Aufstellen v. Kochflaschen, Tiegeln usw.

**Status asthmaticus:** s. Asthma; **Status epilepticus:** s. Epilepsie.

**Status nascendi:** in statu nascendi, im Entstehungszustande, z.B. im Augenblick des Freiwerdens eines Elementes aus seiner Verbdg.; in diesem Zustand zeigt d. Element eine gesteigerte chem. Wirkung.

**Staubaerosol:** s. Aerosol.

**Staubbeutel:** *bot.* Anthere, s. Blüte.

**Staubblätter:** *bot.* bestehen aus d. Staubfaden (Filament) u. d. Staubbeutel (Anthere), s. Blüte.

**Staublungenerkrankung:** Pneumokoniose; z.B. Asbestose*.

**Stauden:** *bot.* ausdauernde, krautige Pflanzen mit wenig Holzgewebe in den oberirdischen Teilen, aber häufig stärker entwickelte unterirdische Organe aufweisend; s. perennierende Pflanzen.

**Staupe:** Viruserkrankung der Hunde; Staupe-Virus ist ein RNS-Virus der Paramyxoviren*.

**Staupe-Lebend-Impfstoff für Frettchen u. Nerze (gefriergetrocknet):** Vaccinum morbi carrei vivum cryodesiccatum pro mustelidis Ph.Eur.3, Vaccinum vivum morbi „Carrei" cryodesiccatum pro mustelidis; Zuber. eines f. Frettchen attenuierten Stammes des Staupe-Virus.

**Staupe-Lebend-Impfstoff für Hunde (gefriergetrocknet):** Vaccinum morbi carrei vivum cryodesiccatum pro cane Ph.Eur.3, Vaccinum vivum morbi „Carrei" cryodesiccatum pro cane; Virussuspension eines attenuierten Virusstammes aus Zellkulturen, stabilisiert, verdünnt u. gefriergetrocknet.

**Stavudin** INN: 2',3'-Didehydro-3'-deoxythymidin, 1-(2,3-Didesoxy-β-D-glycero-pent-2-enfuranosyl)thymin, Zerit®; CAS-Nr. 3056-17-5;

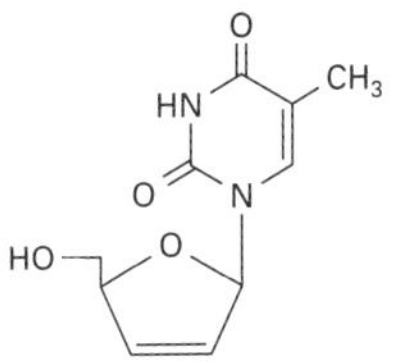


Stavudin

$C_{10}H_{12}N_2O_4$, $M_r$ 224.22. Wie Zidovudin* ein Analogon von Thymidin. **Wirk.** u. **Anw.:** Virostatikum, Reverse-Transkriptase-Hemmer zur Behandlung HIV*-Infizierter (s. AIDS), für die Zidovudin nicht od. nicht mehr geeignet ist. **Nebenw.:** periphere Neuropathie, Fieber, gastrointestinale Störungen, Thrombozytopenie etc. HWZ 3 bis 3.5 h (Metaboliten). **Übl. Dos.:** Oral: Erwachsene u. Kinder ab 12 Jahren 2mal 30 bis 40 mg/d (mind. 1 h vor den Mahlzeiten).

**STD:** Abk. f. **s**exually **t**ransmitted **d**iseases; durch Sexualkontakt übertragene Krankheiten. Der Begriff Geschlechtskrankheit ist im internationalen Schrifttum durch STD bzw. MTS (**m**aladies **t**ransmissibles **s**exuelles) ersetzt worden.

**Steady state:** s. Fließgleichgewicht.

**Steaglas, Steaglat:** chem. Kurzbez. f. Stearoylglykolat.

**Steal-Effekt:** *syn.* Steal-Phänomen; Blutverteilungsänderung im Zuge eines kollateralen Strömungsausgleiches zu Lasten eines parallel geschalteten offenen Gefäßsystems. Blutumverteilung geht meist auf Kosten der von vorneherein schlechter durchbluteten Region; z.B. Vasodilatatoren*, Koronardilatoren*.

**Steapsin:** alte Bez. f. Lipase*.

**Stearatcreme(s):** s. Stearinsäure, s. Unguentum stearincum.

**Stearate:** Salze od. Ester der Stearinsäure*; als Glycerolester in tierischen u. pflanzlichen Fetten. Verwendet werden Stearate in der pharm. Technologie als Emulgatoren* (z.B. Glycerolmonostearat*).

**Stearatsalbe:** Stearatcreme, s. Unguentum stearinicum.

**Stearin:** bei der Fettspaltung anfallendes Gem., u.a. von Palmitin- u. Stearinsäure; techn. Rohstoff; s. Stearinsäure.

**Stearinalkohol:** Octadecanol, s. Stearylalkohol.

**Stearinöl:** Acidum oleinicum venale; s. Ölsäure.

**Stearinsäure:** Acidum stearicum, Acidum stearinicum, Acidum stearicum et palmiticum, Stearinpalmitinsäure; CAS-Nr. 57-11-4; $C_{18}H_{36}O_2$, $M_r$ 284.5. Schmp. 52-70°C. Ep. mind. 52°C. D. 0.94. Im Handel häufig als Gem. aus Palmitinsäure* u. Stearinsäure, zus. mind. 90% (auch als Stearin bezeichnet). Prakt. unlösl. in Wasser; schwer lösl. in Glycerol; beim Erwärmen in Alkalihydroxidlösungen lösl.; in Ether, Chloroform, heißem Ethanol leicht lösl.; lösl. in Ethanol, Petrolether. SZ 200 bis 212; IZ max. 4. Inkomp.: bildet mit Alkalien emulgierende, mit Erdalkalien schwer lösliche Seifen. Kann in festen Arzneiformen die Zers. von manchen Wirkstoffen beschleunigen. Der Zusatz eines Antioxidans (z.B. BHT) bis zu 0.005% ist zulässig. **Off.:** DAC86, ÖAB90, Ph.Helv.7. **Anw.:** Schmiermittel u. Formentrennmittel (1 bis 3%) bei der Tablettierung bzw. Kapselabfüllung; zur Einhüllung von bitteren Arzneistoffen; in Salben u. Pflastern als Verfestiger der Textur. In *Vanishing creams, Mattcremes (Stearatcremes)* wird S. mit Alkalien ($Na^+$, $K^+$, $NH_4^+$) od. Triethanolamin (s. Unguentum stearinicum) teilweise neutralisiert (Stearat/Stearinsäure-Komplexemulgator) u. bildet eine gelartige Masse, die um ihr 5- bis 15faches Gewicht mit Wasser verdünnt werden kann, bevor sie flüssig wird. Stearatcremes reagieren alkalisch. Das Natriumsalz der S. ist ein anionischer, alkalisch reagierender O/W-Emulgator.

**Stearolum:** s. Cetylstearylalkohol.

**Stearolum emulsificans:** s. Emulgierender Cetylstearylalkohol.

**Stearoptene:** s. Rosa dasmascena.

**Stearoyl-:** Octadecanoyl-, die Atomgruppe $CH_3–(CH_2)_{16}–CO–$; **Stearyl-:** Octadecyl-, die Atomgruppe $C_{18}–H_{37}–$, (früher) fälschlicherweise auch f. Staroyl- verwendet.

**Stearylalkohol:** Alcohol stearylicus Ph.Eur.3, Stearinalkohol, 1-Octadecanol, Octadecylalkohol; $CH_3–(CH_2)_{16}–CH_2OH$, $M_r$ 270.48. Schmp. 59°C. Sdp. 210.5°C. D. 0.812. Farblose Blättchen, lösl. in Ethanol u. Ether, unlösl. in Wasser. **Anw.:** zu Waschmitteln, Schaumverhütungsmitteln; in d. Textilindustrie sowie in d. Kosmetik.

**Steatorrhö:** Stuhlfettausscheidung über 7 g/d; Mißverhältnis zwischen oraler Fettaufnahme u. Fettverdauung im Magen-Darm-Trakt. Es kommt zu Fettdurchfall, *Butterstuhl, Salbenstuhl, Pankreasstuhl;* Stuhl, bei dem ungespaltenes Fett in großen Mengen als flüssige, beim Abkühlen erstarrende Masse abgeschieden wird. Ursache können Malabsorption*, Maldigistion*, gestörter Fettstoffwechsel od. gestörter Lymphabfluß sein.

**Stechampullen:** s. Vials.

**Stechapfel:** Datura stramonium*.

**Stechapfelblätter:** Fol. Stramonii, s. Datura stramonium.

**Stechapfel, Großer:** s. Datura arborea.

**Stechapfelkraut:** Herba Stramonii recens, s. Datura stramonium.

**Stechapfelsamen:** Semen Stramonii, s. Datura stramonium.

**Stechapfelsamentinktur:** s. Tinctura Stramonii Seminis.

**Stechbecken:** Bettpfanne od. Bettschüssel mit einem Griff, die aus Emaille od. Kunststoff hergestellt wird u. für bettlägrige Patienten zum Aufnehmen des Stuhlganges dient.

**Stechginster:** s. Ulex europaeus.

**Stechkörner:** Fruct. Cardui Mariae, s. Silybum marianum.

**Stechkörnertinktur, Rademachersche:** s. Tinctura Cardui Mariae „Rademacher".

**Stechpalme:** s. Ilex aquifolium.

**Stechpalmenblätter:** Folia Aquifoliae, s. Ilex aquifolium.

**Steckkapseln:** s. Kapseln.

**Stehkolben:** s. Kolben.

**Steighöhenmethode:** s. Grenzflächenspannung.

**Steigrohr-Windsichter:** s. Sichten.

**Steigschmelzpunkt:** jene Temp., bei der die Substanzsäule zu steigen beginnt, wenn die zu untersuchende Substanz mit einem Schmp. unter 100°C in eine beidseitig offene Kapillare (ca. 1 cm Säule) eingebracht, die Kapillare an einem Thermometer befestigt u. im Wasserbad erwärmt (1 K/min) wird.

**Steigung:** s. Ausgleichsrechnung.

**Steinblüte:** s. Lophophyta leandri.

**Steineiche:** Quercus petraea, s. Quercus-Arten.

**Steiner, Rudolf:** s. Anthroposophische Arzneimittel.

**Steinfrucht:** *bot.* s. Fruchtformen.

**Steinhirse:** s. Lithospermum officinale.

**Steinklee:** Meliotus altissima u. M. officinalis*.

**Steinkohlenbenzin:** s. Benzol.

**Steinkohlenteer:** s. Pix Lithanthracis.

**Steinkohlenteerlösung:** s. Liquor Carbonis detergens.

**Steinkohlenteersalbe:** Zstzg. nach NRF: 2-, 5-, 10- u. 20%ige Konzentrationsstufen; die 10%ige Salbe besteht z.B. aus 10 T. Steinkohlenteer, 85 T. Gehärtetem Erdnußöl u. 5. T. Polysorbat 60; die niedereren Konznetrationstufen enthalten noch 5 T. Mittelkettige Triglyceride. Die Bestandteile, außer Steinkohlenteer, werden zuerst klar geschmolzen. Nach dem Erkalten (unter gelegentlichem Umrühren) wird der Steinkohlenteer eingerührt. Oliv-graue Salbe, die charakterist. nach Steinkohlenteer riecht. **Anw.:** bei chronischen Ekzemen u. Psoriasis.

**Steinkraut, Knolliges:** Steinpfeffer, s. Sedum acre.

**Steinöl:** **1.** Erdöl, s. Oleum Petrae; **2.** Schieferöl*.

**Steinsalz:** Natrium chloratum crudum, s. Natriumchlorid.

**Steinsame:** s. Lithospermum officinale.

**Steinzellen:** s. Sklerenchym.

**Stellaria media** (L.) Vill.: (Alsine media) Fam. Caryophyllaceae, Vogelmiere (Kosmopolit). Stpfl. v. **Herba Stellariae media**, Herba Alsines. **Inhaltsst.:** Ascorbinsäure, Fett, Rutin, Stärke (Wurzel), fettes Öl (Samen). **Anw.:** gegen Hämorrhoiden.

**HOM:** *Stellaria media:* frisches blühendes Kraut; verord. z.B. b. Gelenkrheumatismus.

**Stellungsisomerie:** *syn.* Substitutionsisomerie* u. Strukturisomerie*.

**Stempel:** Pistillum, s. Blüte.

**Stenokardie:** s. Angina pectoris.

**Stenose:** Verengung von Körpergängen od.

Öffnungen (Darm, Ureter, Herzklappenstenose usw.).

**Stephania tetrandra** S. Moore: Fam. Menispermaceae (Ostasien). **Inhaltsst.:** in Wurzelknollen u. Blättern (+)-Tetrandrin, ein Bisbenzylisochinolinalkaloid (mit 2 tertiären N-Atomen) mit gefäßerweiternder, blutdrucksenkender, entzündungshemmender u. antipyretischer Wirkung.

**Stephanskörner: Stephanskraut**, s. Delphinium staphisagria.

**Stephen-Reaktion:** Methode zur Synthese von Aldehyden durch Reduktion aromatischer Nitrile mit wasserfreiem Zinn(II)-chlorid in absolutem

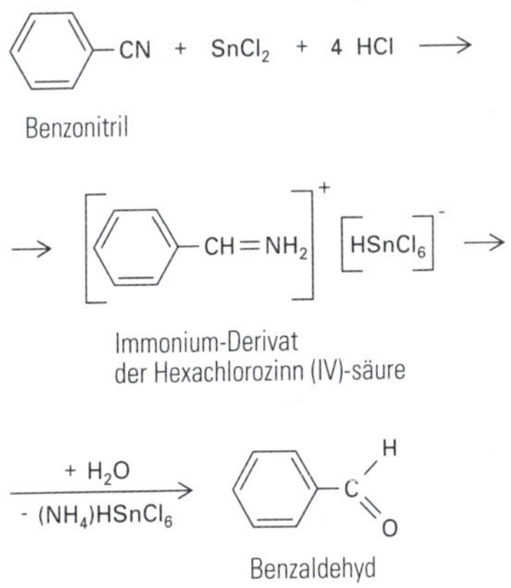


Stephen-Reaktion:
Bildung von Benzaldehyd als Beispiel

Ether, der mit Chlorwasserstoff gesättigt ist. Das zunächst gebildete Immonium-Derivat der Hexachloro-Zinn(IV)-säure wird zum Endprodukt hydrolysiert; z.B. entsteht aus Benzonitril Benzaldehyd (s. Abb.).

**Stepin®:** s. Tioxolon.

**Steppenrautensamen:** Semen Harmalae, s. Peganum harmala.

**Steraject®:** Gebrauchsfertige Spritzampulle mit Kanülenansatz.

**Steranabol®:** s. Clostebol.

**Steranabol®-Depot:** s. Oxaboloncipionat.

**Sterane: Steran**, s. Steroide.

**Sterbehilfe:** Bez. für ein Handeln, das bestimmt u. geeignet ist, den erleichterten u. schmerzgelinderten Tod eines unheilbar schwerkranken Menschen zu ermöglichen. Dabei ist die Hilfe *beim* Sterben von der *aktiven* u. *passiven* Hilfe *zum* Sterben zu unterscheiden.

**Sterbekraut:** s. Erysimum crepidifolium.

**Stercobilin:** (stercus Kot, bilis Galle) $C_{33}H_{46}N_4O_6$. Farbstoff der Faeces, kommt mit Urobilin zus. vor u. entsteht durch Oxidation v. **Stercobilinogen**, s. Gallenfarbstoffe.

**Sterculiagummi:** s. Sterculia urens.

**Sterculiasäure:** 8-(2-n-Octyl-cycloprop-1-en)-octansäure. Eine cyclopropenoide Fettsäure (vgl. Cyclopentenfettsäuren), charakteristisch f. Pflanzen der Malvales (z.B. Bombaceae, Malvaceae, Sterculiaceae), in deren Samenölen (als Bestandteil der Glyceride) sie enthalten ist. Ähnlich ist die **Malvalsäure**. Auf ihrer Anwesenheit beruht die sogenannte Halphen-Probe*, durch die z.B.

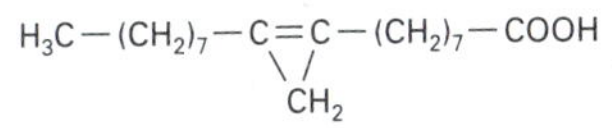


Sterculiasäure

Baumwollsamenöl in anderen Ölen festgestellt werden kann.

**Sterculia urens** Roxb.: Fam. Sterculiaceae, u. andere Sterculia-Arten (wie S. villosa, S. tragacantha etc.) (Indien, Afrika) sind Stpfln. von **Gummi Tragacantha indica:** Indischer Tragant, Karaya-Gummi, Sterculiagummi; erstarrte pathologische Absonderung der Bäume, nach Essigsäure riechend; quillt schneller als Tragant (s. Astragalus-Arten); bildet schon in niederer Konz. viskose Schleime (reagieren sauer). **Best.:** ca. 75% Schleim, einem acetylierten Polysaccharid, mit den Bausteinen D-Galacturonsäure (ca. 40%), D-Galactose (ca. 15%), L-Rhamnose (ca. 15%), ferner freie Essigsäure, Wasser, Mineralstoffe, Tannin. **Anw.:** Abführmittel, Verdikkungsmittel, Tablettierhilfsmittel; Ersatz f. Tragant; (als Ersatz f. Karaya-Gummi dient Kutira-Gummi, s. Cochlospermum gossypium).

**Stercus:** Plur. Stercora; Kot, Exkremente; stercoral: kotig.

**Stercus diaboli:** Asa foetida, s. Ferula assafoetida.

**Sterecyt®:** s. Prednimustin.

**Stereochemie:** Raumchemie; befaßt sich mit der räumlichen Lage von Atomen od. Atomgruppen innerhalb eines Moleküls u. gibt Aufschluß über das unterschiedliche physikalische, chemische, biologische u. physikalische Verhalten chem. gleich zusammengesetzter Stoffe. Die *statische Stereochemie* sammelt Daten über Bindungslängen, Valenzwinkel u. Wirkungsbereiche von Atomen (Konstitution*, Konfiguration*, Konformation*, Anzahl der möglichen Isomeren*). Die *dynamische Stereochemie* befaßt sich mit der unterschiedlichen Reaktivität (Aktivität) der Isomeren (in vitro u. in vivo); dies hat z.B. Bedeutung bei stereokontrollierten Synthesen, Stereoselektivität* u. Stereospezifität*. Insbes. bei Rezeptorstudien kommt der S. eine große Bedeutung zu. Die stereochemischen Gegebenheiten eines Pharmakons sind oft f. seine Wirkungsqualität u. -quantität auschlaggebend.

**Stereoisomere:** Moleküle mit gleicher Summenformel u. Sequenz in der Verknüpfung der Atome, die sich aber in der Atomanordnung im dreidimensionalen Raum, f. die der Begriff Konfiguration* verwendet wird, unterscheiden. Ferner wird zwischen Enantiomeren* u. Diastereoisomeren* unterschieden. 2 Stereoisomere können niemals gleichzeitig Enantiomere u. Diastereoisomere sein; ein Molekül kann immer nur ein Enantiomeres, aber durchaus mehrere Diastereoisomere haben. Zu den S. werden auch die Konformere (s. Konformation) gezählt.

**Stereomikroskop:** s. Mikroskop.

**Stereoselektivität: 1.** *chem.* Reaktion, bei der bevorzugt eines von mehreren möglichen Stereoisomeren* gebildet wird, u. zwar unabhängig von den stereochemischen Verhältnissen der Ausgangsverbindung u. vom Reaktionsweg, vgl. Enantioselektivität; **2.** *pharmak.* vgl. Eudismisches Verhältnis. Grenzfall der S. ist Stereospezifität*.

**Stereospezifität:** Reaktion, die von einer bestimmten stereoisomeren Ausgangsverbindung ausschlielich zu einem bestimmten stereoisomeren Produkt führt, z.B. durch Walden-Umkehr*. Mitunter wird von stereospezifisch gesprochen, wenn ein bestimmtes Stereoisomer zu mehr als 95% gegenüber dem anderen gebildet wird. S. ist ein charakterist. Merkmal enzymatischer Reaktionen.

**Sterigmatocystin:** s. Mykotoxine.

**Steril:** **1.** Keimfrei, **2.** unfruchtbar.

**Sterilfiltration:** s. Keimfiltration, Entkeimungsfiltration, Sterilisationsverfahren.

**Sterilisable Maize Starch:** s. Absorbable Dusting Powder.

**Sterilisation:** Eliminierung (Beseitigung, Abtötung) *aller* vermehrungsfähigen Mikroorganismen (pathogene u. apathogene Dauerformen) sowie Inaktivierung von Viren, die sich in od. auf einem Gegenstand bzw. in od. auf einem Produkt befinden. Sterilität ist ein absoluter Begriff, das sterilisierte Gut muß danach frei von vermehrungsfähigen Keimen sein. Dies setzt voraus, daß das sterilisierte Gut rekontaminationssicher verpackt ist. Unter dieser Betrachtungsweise ist die Keimfiltration (Sterilfiltration) nicht als Sterilisierungsmethode anzusehen, sondern den aseptischen Verfahren zuzuordnen, da das „Sterilfiltrat" unter aseptischen Bedingungen erst in den Endbehälter abgefüllt wird bzw. nicht jede Keimfiltration Viren zurückhält.

**Sterilisationsverfahren:** Verfahren der Sterilisation*, richten sich nach dem zu sterilisierenden Gut bzw. nach dem wirksamen Agens (z.B. Wasserdampf, trockene Hitze, Ethylenoxid, Aldehyde, ionisierende Strahlen etc.). Eine gewisse Rolle spielt auch Art u. Umfang der mikrobiellen Kontamination. **A) Sterilisation durch Hitze** (thermische Sterilisationsverfahren): **1. Feuchte Hitze:** *a) Standardverfahren:* Sterilisation im Autoklaven mit gespanntem, gesättigten Wasserdampf bei 121°C u. 15 (20) min Dauer; Einsatz f. thermostabile Materialien u. Zuber. Bei porösen Materialien wie Verbandstoffen u. Wäsche ist die Sterilisation im Autoklaven mit einem Vakuumverfahren zur Verdrängung der Luft durchzuführen. *b) Äquivalenzverfahren:* entsprechend dem Standardverfahren (gleiche Letalität) mit variablen Temperaturen u. Zeiten. Bei geringeren Temperaturen längere Zeit, bei höheren Temperaturen kürzere Zeit z.B. 134°C, 3 bis 5 min. *c) Erhitzen mit Bakteriziden:* Erhitzen unter Zusatz von Bakteriziden auf 100 bis 105°C f. Injektionspräparate u. bei Augentropfen. *d) Tyndallisieren:* fraktioniertes Erhitzen* (2- bis 4mal) bei Temperaturen von 70 bis 110°C; zwischen den Erhitzungszeiten werden Auskeimungszeiten von 16 bis 24 h eingelegt (Auskeimen von Sporen). Anwendung f. thermolabile Lösungen, Einsatz nur bei vorfiltrierten Lösungen. **2. Trockene Hitze:** *a) Verbrennen; b) Ausglühen; c) Abflammen; d) Sterilisation im Heißluftsterilisator:* Einsatz bei Oberflächensterilisation, Metall-, Glas- u. Porzellangeräten (glatte Oberflächen) u. pulverförmigen Rohstoffen, wasserfreien Ölen, Fetten, Wachsen, Glycerol u. Paraffin. In den einzelnen Pharmakopöen werden in der Mehrzahl Temperaturen von 160 bis 180°C vorgeschrieben. Als Richtwerte sind anzugeben 160°C – 180 min, 170°C – 120 min, 180°C – 30 min. **B Sterilisation mit mikrobiziden Gasen** (Gassterilisation*): *1. Ethylenoxid (EO):* Vakuumverfahren (Unterdruckverfahren), Gleichdruckverfahren, Überdruckverfahren. Anwendung bei Rohstoffen (Antibiotika, Sulfonamiden, Drogen, Schleimstoffen, Stärke, Zuckern), hitzelabilen Instrumenten, Einweggeräten, Nahrungsmittelindustrie. In Verw. stehen folgende Gasgemische: T-Gas*, Etox*, Etoxiat*, Oxyfume*, Aeto*, Cryoxide*, Cartox*, Carboxide*. *2. β-Propiolacton:* derzeit zur Sterilisation nicht mehr eingesetzt, mehr zur Konservierung. **C Sterilisation durch Bestrahlung:** (Strahlensterilisation), Bestrahlung durch energiereiche od. ionisierende Strahlen: *1. Sterilisation mit ionisierenden Strahlen:* Elekronenstrahlen (β-Strahlen) u. γ-Strahlen; Anwendung in der Regel f. Einweggeräte aus Kunststoff sowie Verbandstoffe u. ähnliches. Der Einsatz bei pharmazeutischen Produkten u. Lebensmitteln hängt von den jeweiligen Länderverordnungen ab. *2. UV-Strahlen:* als Sterilisationsverfahren nicht anerkannt. **D Sterilfiltration:** streng genommen den aseptischen Verfahren zuzuordnen, s. Keimfiltration, Entkeimungsfiltration.

**Sterine:** Sterole; eine Gruppe von nat. vorkommenden Steroiden*, die eine 3β-Hydroxylgruppe u. eine 17β-ständige aliphatische Seitenkette aufweisen. Grundstruktur s. Steroide. Sie sind teils tierischer (**Zoosterine**, z.B. Cholesterol*), teils pflanzlicher (**Phytosterine**, z.B. Sitosterin*, Stigmasterin*) Herkunft; **Mykosterine** sind Pilzsterine (z.B. Ergosterin, Provitamin $D_2$, s. Vitamine); S. finden sich als Bestandteile des Protoplasmas in allen lebenden Zellen, sie haben fettähnlichen Charakter, sind jedoch unverseifbar.

**Steri-Vials®:** Mehrfachdosen-Stechampullen. s. Vials.

**Sterkobilin, Sterkobilinogen:** Stercobilin*, s. Gallenfarbstoffe.

**Sterlet:** Acipenser ruthenus, s. Ichthyocolla.

**Sternanis:** s. Illicium verum.

**Sternanisfrüchte:** Fructus Anisi stellati, s. Illicium verum.

**Sternanis, Japanischer:** Shikimifrüchte, s. Illicium anisatum.

**Sternanisöl:** Oleum Anisi stellati, s. Illicium verum.

**Sternkraut:** Paris quadrifolia*.

**Sternparenchym:** *bot.* Schwammparenchym*, dessen Zellen sternförmig verzweigt sind.

**Sternum:** Brustbein; sternal(is): zum Brustbein gehörend.

**Stern- u. Runzelwurzel:** s. Aletris farinosa.

**Sternutamentum(a):** s. Niesmittel.

**Sternutatorium(a):** (*lat.* sternutatio Niesen) s. Niesmittel.

**Steroidalkaloide:** stickstoffhaltige Steroide, die sich in ihren Eigenschaften ähnl. wie die Alkaloide* verhalten. Sie treten fast nur bei den Liliaceae (s. Veratrumalkaloide), Apocynaceae (z.B. Funtumia latifolia, Holarrhena floribunda), Buxaceae (Buxus sempervirens) u. Solanaceae (s. Solanumalkaloide) sowie bei Salamandern auf. Meistens findet man sie mit Zuckern verbunden als Glykoalkaloide od. verestert als Esterglykoside.

**Steroid-Antibiotika:** s. Antibiotikum(a).

**Steroide:** eine große Gruppe von Triterpenen*, zu der sehr viele biol. wichtige Verbindungen wie Sterine*, Steroidhormone*, Gallensäuren*, Herzglykoside*, Steroidalkaloide*, Steroidsaponine (s. Saponine) u. die Vitamine* der D-Gruppe zählen. Synthetische S. sind z.B. als Antirheumatika u. Antiphlogistika, als Ovulationshemmer u. Anabolika von pharmakologischer Bedeutung. Von den mehr als 100 000 bekannten S. sind ca. 2% von medizinischem

**1** Gonan, Cyclopentanoperhydrophenanthren

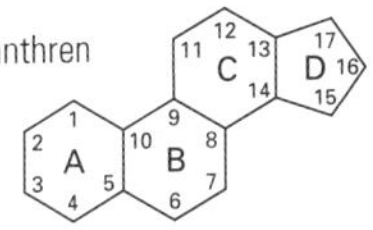


**2** Konformation der Steroidmoleküle

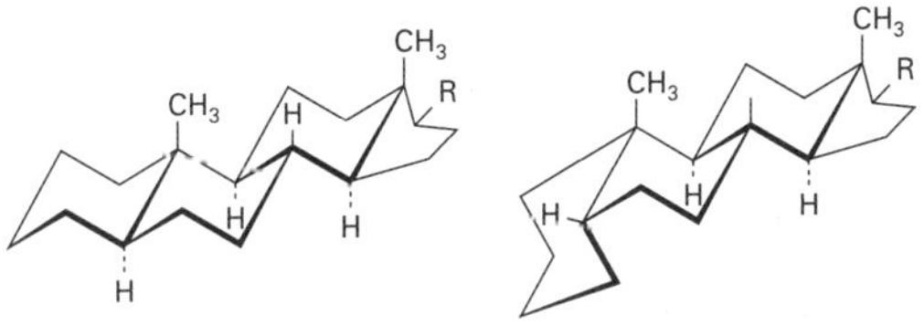


5 α-Steroid (A/B-trans)　　5 β-Steroid (A/B-cis)

**3**

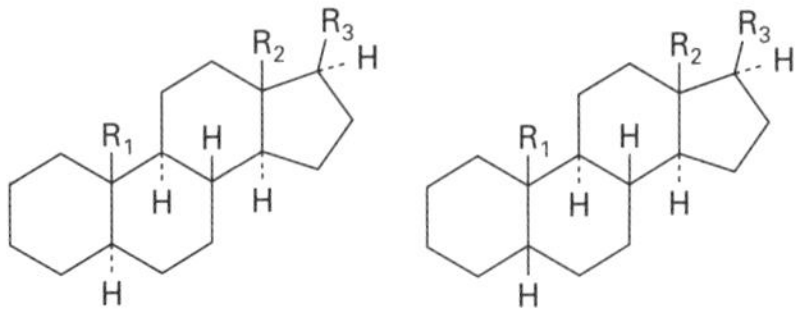


5 α-Serie　　5 β-Serie

Steroide [1, 20]

**Steroide**
Grundtypen der Steroide

| Name (alte Bezeichnung) | N[1] | $R_1$ | $R_2$ | $R_3$ |
|---|---|---|---|---|
| 5α-Gonan (Steran)<br>5β-Gonan | 17 | H | H | H |
| 5α-Estran<br>5β-Estran | 18 | H | $CH_3$ | H |
| 5α-Androstan (Testan)<br>5β-Androstan (Etiocholan) | 19 | $CH_3$ | $CH_3$ | H |
| 5α-Pregnan (Allopregnan)<br>5β-Pregnan | 21 | $CH_3$ | $CH_3$ | $C_2H_5$ |
| 5α-Cholan (Allocholan)<br>5β-Cholan | 24 | $CH_3$ | $CH_3$ | $CH(CH_3)CH_2CH_2CH_3$ |
| 5α-Cholestan<br>5β-Cholestan (Coprostan) | 27 | $CH_3$ | $CH_3$ | $CH(CH_3)CH_2CH_2CH_2CH(CH_3)_2$ |
| 5α-Ergostan<br>5β-Ergostan | 28 | $CH_3$ | $CH_3$ | $CH(CH_3)CH_2CH_2CH(CH_3)CH(CH_3)_2$ |
| 5α-Stigmastan<br>5β-Stigmastan | 29 | $CH_3$ | $CH_3$ | $CH(CH_3)CH_2CH_2CH(C_2H_5)CH(CH_3)_2$ |

[1] N Anzahl C-Atome

Interesse. **Struktur:** S. sind Derivate des Cyclopentanoperhydrophenanthrens, bestehend aus 3 Sechser- u. 1 Fünfring mit 6 asymmetrischen C-Atomen (C-5, C-8, C-9, C-10, C-13, C-14). Von den 64 theoretisch möglichen Stereoisomeren sind tatsächlich nur wenige bekannt. Nomenklatur des Vierringsystems u. Numerierung der Kohlenstoffatome s. Abb.

Aus (thermodynamischen) Stabilitätsgründen sind die Cyclohexanringe B/C u. C/D in den meisten natürlichen Steroiden *trans*-verknüpft, was die flache Form des Moleküls bedingt. Ausnahmen sind z.B. die Herzglykoside u. Gallensäuren mit *cis*-verbundenen A/B-Ringen (*cis-trans-trans*); *cis*-verbundene C/D-Ringe haben zusätzlich die Herzglykoside* (*cis-trans-cis*). Alle über der Molekülebene liegenden Substituenten werden mit β, unter der Molekülebene liegende mit α bezeichnet. In graphischen Darstellungen werden die Bindungen zwischen β-ständigen u. Ringkohlenstoffatomen als durchgehende Linien, Bindungen zu α-Gruppen od. -Atomen als strichlierte Linien u. solche mit unbekannter Konfiguration (Buchstabenbezeichnung ξ) als Wellenlinien gezeichnet. Die Konfiguration am C-5 hängt von der Verknüpfung der Ringe A u. B ab; 5α-Steroide sind A/B-*trans*-, 5β-Steroide A/B-*cis*-konfiguriert. Entsprechend den Substituenten an den C-Atomen 10, 13 u. 17 läßt sich eine Einteilung in einige Grundtypen treffen. Die einfachsten Vertreter mit einem Grundgerüst aus 17 C-Atomen sind die *Gonane* (früher als Sterane bezeichnet). Durch Substitution am C-13 entstehen die *Estrane* (18 C-Atome, Grundstruktur der Estrogene), durch weitere Einführung einer Methylgruppe am C-10 die *Androstane* (19 C-Atome, Grundstruktur aller natürlichen Androgene); 21 Kohlenstoffatome enthalten die S. des *Pregnantyps,* zu denen die Corticosteroide (s. unter Hormone) gehören; vom *Cholantyp* mit 24 C-Atomen leiten sich z.B. die Gallensäuren* u. Solanum-Alkaloide ab; viele Sterine* sind als S. von *Cholestantyp* (27 C-Atome) einzuordnen; bei vielen Sapogeninen bildet *Spirostan* (ebenfalls 27 C-Atome) den Grundkörper. (Steroide mit 30 C-Atomen werden meist zu den Terpenen* gezählt.)

Die große Vielfalt der S. ist durch ihren Grundtyp, Anzahl, Position u. Konfiguration der Substituenten u. durch die Anzahl u. Lage der Doppelbindungen bedingt. Substituenten mit Sauerstoff sind durch die Nachsilben -ol od. -on, Doppelbindungen durch -en, Ringverkleinerung durch die Vorsilbe Nor-, Ringerweiterung durch Homo- u. Ringöffnung durch Seco- (lat. ich schneide) im Namen des Grundtyps gekennzeichnet. Die in Pflanzen vorkommenden S. können frei, als Ester od. wie Herzglykoside u. Steroidsaponine als Glykoside auftreten; in tierischen Organismus liegen z.B. die Steroidhormone als Ester, Glucuronide od. als Konjugate mit Proteinen vor.

**Biosynthese:** Ausgehend vom offenkettigen Squalen* (30 C-Atome, Biosynthese s. Terpene) erfolgt nach Oxidation zu 2,3-Epoxysqualen u. Protonierung zum Kation des 3-Hydroxysqualens die stereospezifische Ringbildung zum *Cyclopentanoperhydrophenanthren-Ringsystem.* Als Endprodukt einer Hydrid- u. Methyl-Verschiebung u. der Abspaltung eines Protons entsteht *Lanosterol* od. Cycloartenol (9,10-Cyclopropanring; zentraler Metabolit der Sterinbiosynthese in Pflanzen, die kein od. wenig Cholesterol enthalten). Durch stufenweise Abspaltung der C-14 u. C-4-Methylgruppen (es entsteht Zymosterol), Umlagerung der Doppelbindung von 9,8 in Stellung 5,6 (Desmosterol) u. Sättigung der Doppelbindung zwischen C-24 u. C-25 wird *Cholesterol*,* das Ausgangsprodukt f. eine breite Palette von weiteren S., gebildet.

**Steroidhormone:** Hormone*, deren Struktur sich vom 5α-Gonan (Steran) (s. Steroide, Tab.) ableitet; zu den St. gehören Östrogene, Gestagene, Androgene, Glucocorticoide, Mineralocorticoide, Colecalciferol u. die Ecdysone*. Zur Struktur u. Biosynthese s. Steroide, zur Physiologie s. Hormone. Die Partialsynthese erfolgt meistens aus pflanzlichen Steroiden, v.a. Steroidsaponinen; s. Diosgenin. Diosgenin liefert etwa 70%, das sind 700 t der jährlichen Weltproduktion (1994) an Steroidhormonen. Der Rest stammt von den Diosgenin-Epimeren Gentrogenin u. Correlogenin sowie von Hecogenin (Strukturformeln s. Saponine, Tab.2). Ca. 90% aller Rohstoffe werden zu Corticoiden, der Rest zu Sexualhormonen u. Gestagenen verarbeitet.

**Steroidsaponine:** s. Saponine.

**Sterole:** s. Sterine.

**Sterotex® K:** s. Rizinusöl, hydriertes.

**Stethoskop:** Hörrohr (zur Auskultation).

**Stevia rebaudiana** (Bertoni) Hemsl.: Fam. Asteraceae (Compositae), Süßkraut (Paraguay, Brasilien). Stpfl. v. Fol. Steviae rebaudianae, liefert süßschmeckenden Aufguß. **Inhaltsst.:** in den Blättern bis zu 7% Steviosid*, Rebaudin (Gem. verschiedener Stoffe).

**Steviol:** Aglykon von Steviosid*. $M_r$ 318. Schmp. 215°C.

**Steviosid:** Glykosid (gleichzeitig Glucoseester) aus Stevia rebaudiana*; $M_r$ 804. Schmp. 196-198°C. Idealer Süßstoff mit ca. 300facher Süß-

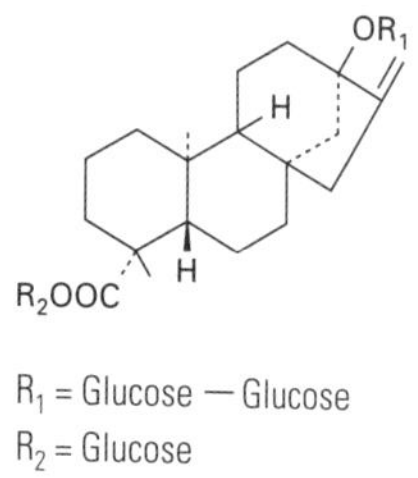

Steviosid

kraft von Saccharose, aber geringes Aufkommen. Enzymatische Hydrolyse liefert die Diterpensäure Steviol* als Aglykon, Säurehydrolyse **Isosteviol** (Wagner-Meerwein-Umlagerung); Schmp. 234°C.

**STH:** Somatotropes Hormon, Wachstumshormon, s. Hormone.

**Stibii sulfidi colloidalis et technetii [99mTc] solutio iniectabilis:** s. Antimonsulfid-[99mTc]-Technetium.

**Stibin:** Antimonwasserstoff.

**Stibio-Kalium tartaricum:** s. Antimonyl-kaliumtartrat*.

**Stibium:** s. Antimon.

**Stibium arsenicosum: HOM:** s. Antimonium arsenicosum.

**Stibium chloratum:** s. Antimon(III)-chlorid.

**Stibium metallicum: HOM:** s. Antimon.

**Stibium oxidatum:** s. Antimon(III)-oxid.

**Stibium oxidatum album (diaphoreticum):** s. Antimonoxid, Schweißtreibendes.

**Stibium sulfuratum aurantiacum:** s. Antimon(V)-sulfid.

**Stibium sulfuratum nigrum:** s. Antimon(III)-sulfid.

**Stibogluconat** INN: 2,4:2',4'-O-(Oxydistibylidyn)-bis[D-Gluconsäure] Sb,Sb'-dioxid; cyclischer D-Gluconsäure-Ester mit Antimonsäure

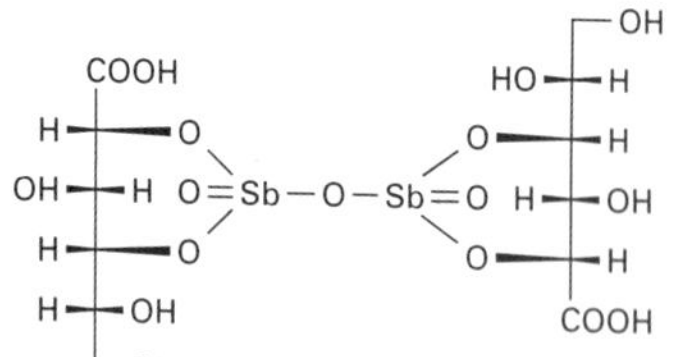

Stibogluconat

($H_8Sb_2O_9$) (2:1); CAS-Nr. 100817-46-7; $C_{12}H_{20}O_{17}Sb_2$, $M_r$ 679.78. **Stibogluconat-Natrium:** CAS-Nr. 16037-91-5; $C_{12}H_{18}Na_2O_{17}Sb_2$, $M_r$ 723.74. Weißes, amorphes Pulver. Prakt. unlösl. in Ethanol u. Ether; Lösungen sind unter Lichtschutz aufzubewahren. **Anw.:** Antiprotozoenmittel* gegen Leishmaniasen*.

**Stibophen:** Antimon-bisbrenzkatechin-disulfonsaures Natrium, Natrium-Stibium-bisbrenzkatechin-disulfonicum, Pentanatrium-(bis-

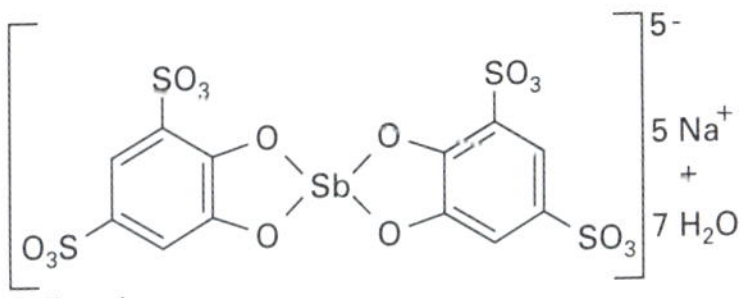

Stibophen

brenzkatechin-3,5-disulfonyl)-antimonat(III); $C_{12}H_4Na_5O_{16}S_4Sb \cdot 7\ H_2O$, $M_r$ 895.2. Weißes, krist., geruchloses Pulver von schwach salzigem Geschmack; leicht lösl. in Wasser, unlösl. in Ethanol, Ether, Chloroform, Aceton. **Off.:** DAB7. Geh. 13.0 bis 13.8% Sb. **Anw.** med.: bei tropischen Wurminfektionen (Bilharziose, Filariose) sowie bei Trichinose, i.v. MED 0.1 g, MTD 0.3 g.

**Stichprobe:** *statist.* eine endliche Zahl von Messungen, die aus der „unendlichen" (od. auch endlichen) Zahl aller möglichen Meßwerte, der *Grundgesamtheit*, entnommen wird.

**Stickgas:** s. Stickstoff.

**Stickhusten:** Keuchhusten, Pertussis.

**Stickoxid:** s. Stickstoffoxid.

**Stickoxydul:** Stickstoffoxydul, Nitrogenium oxydulatum, s. Lachgas.

**Stickstoff:** Nitrogenium, Stickgas, N, $A_r$ 14.0067. Farb-, geruch- u. geschmackloses, äußerst reaktionsträges, farbloses Gas, nicht brennbar. 3- u. 4wertig. OZ 7. 1 L reiner S. wiegt bei 0°C u. 101.325 kPa 1.2405 g, ist also leichter als Luft (1 L Luftstickstoff wiegt 1.2567 g, da hierin noch d. Edelgase enthalten sind). Sdp. -195.8°C, Schmp. -209.99°C. Krit. Temp. -146.95°C, krit. Druck 33.98 bar, krit. Dichte 0.311. Bei 20°C u. 101.3 kPa ist 1 Volumteil S. in ca. 62 Volumteilen Wasser u. ca. 10 Volumteilen Ethanol löslich. **Off.:** ÖAB90, Ph.Helv.7. Nat. frei als Bestandteil der Luft (78.1% (V/V) bzw. 75.5% (m/m)), in manchen Quellen u. Vulkangasen. Gebunden in Nitraten (Chilesalpeter, $NaNO_3$), Ammoniak, $NH_3$, u. vielen org. Verbindungen, v.a. den Eiweißstoffen. Entdeckt 1772 v. Daniel Rutherford (1749 bis 1819). Darst.: durch Erhitzen einer wäßrigen Ammoniumnitritlsg. od. indem man Luft über glühendes Kupfer leitet; techn.: durch Fraktionierung von flüssiger Luft, aus Generatorgas*. **Anw.:** als inertes Schutz- u. Trägergas; zur Herst. v. Ammoniak*.

**Stickstoffoxydul:** s. Lachgas.

**Stickstoffbakterien:** s. Nitrifikation, Wurzelknöllchen.

**Stickstoffdioxid:** $NO_2$; $M_r$ 46.006. Sdp. 22.4°C. Braunrotes, sehr giftiges Gas, das unterhalb 150°C mit seinem Dimerem, Stickstofftetroxid $N_2O_4$, im Gleichgewicht steht; starkes Oxidationsmittel. **Tox.:** $NO_2$ ist ein typisches Reizgas. Initial führt es zu Hustenreiz, Schwindel, Kopfschmerz. Nach einem symptomfreien Intervall von ca. 8 bis 10 h kann es zu Lungenödem kommen. Einatmen sehr hoher Konzentrationen kann sehr schnell zu Glottisödem u. Tod führen. Die chronische Vergiftung äußert sich in Kopfschmerz, Schlaflosigkeit, Schleimhautgeschwüren, chron. Bronchitis, Abmagerung, Conjunctivitis, Anämie. MAK: 5 ppm. MIK: 0.2 ppm (0.5 Std), 0.1 ppm (1 Tag).

**Stickstofflost:** N-Lost. Man unterscheidet: **1. Trichlormethin** INN; Trichlortriethylamin, Tris(2-chlorethyl)-amin; $C_6H_{12}Cl_3N$, $M_r$ 204.5.

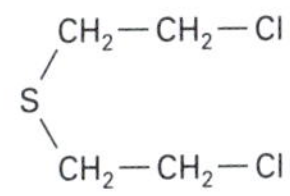

Lost

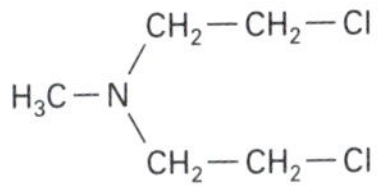

Chlormethin

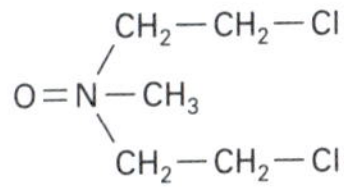

Stickstoffoxidlost

Stickstofflost:
N-Lostderivate im Vergleich zu Lost (Dichlordiethylsulfid)

Gelbes, toxisches Öl. **2. Chlormethin** INN, N-Methyl-di-(2-chlorethyl)-amin, Mechlorethamin; $C_5H_{11}Cl_2N$, $M_r$ 156.07. Schmp. -60°C. **Anw.:** ursprüngl. wie Lost (Dichlordiethylsulfid*) als chemische Kampfstoffe entwickelt.

**Stickstofflostderivate:** durch Herabsetzung der Basizität weniger toxisch, werden daher als alkylierende Zytostatika* eingesetzt; dazu gehören Stickstoffoxidlost, Melfalan u. Chlorambucil sowie Oxazaphosphorine*.

**Stickstoffmonoxid:** s. Stickstoff(II)-oxid.

**Stickstoff(II)-oxid:** Stickoxid, Stickstoffmonoxid; NO, $M_r$ 30.006. Sdp. -151.8°C. Farbloses Gas, das an der Luft sofort unter Bildung braunroter Dämpfe in Stickstoffdioxid, $NO_2$, übergeht. Mit Metallsalzen gibt es gefärbte Additionsverbindungen. NO wirkt als Botenstoff in biologischen Systemen, z.B. in Blutgefäßen relaxierend u. im Nervensystem als Neurotransmitter. In solchen Systemen wird NO neben L-Citrullin durch NO-Synthase (NOS) aus L-Arginin (Oxidation der Guanidinogruppe) in Anwesenheit von NADPH erzeugt. Wegen der auch in biologischen Flüssigkeiten extrem kurzen HWZ (einige Sekunden), NO reagiert als Radikal (ungepaartes Elektron) mit Sauerstoff u. Wasser zu Nitrit u. Nitrat od. bindet sich an Hämoglobin, wurde die große biolog. Bedeutung von NO erst ende der 80er Jahre erkannt. **Tox.:** Reines NO besitzt keine Reizwirkung auf Haut od. Schleimhäute. Nach Resorption führt es jedoch zur Bildung von MetHb (s. Methämoglobinbildner). Ferner besitzt es Wirkungen auf das ZNS. **Lit.:** Th. Beck, Dtsch. Apoth. Ztg. *135*, 2379 – 2386 (1995); A. K. Nüssler, Pharm. Ztg. *141*, 95 – 104 (1996).

**Stickstoffoxide:** $N_2O$ s. Lachgas, NO s. Stickstoff(II)-oxid, $NO_2$ u. $N_2O_4$ s. Stickstoffdioxid, $N_2O_5$ s. Distickstoffpentoxid.

**Stickstoffoxidlost:** N-Oxidlost, Stickstofflostoxid, Methyl-bis(β-chlorethyl)aminoxid, N-Methyl-di-(2-chlorethyl)-amin-N-oxid, Mechlorethaminoxid; $C_5H_{11}Cl_2NO$, $M_r$ 172.1. **Strukturformel** s. Stickstofflost. **Anw.:** Zytostatikum* (heute obsolet).

**Stickstoffoxydul:** s. Lachgas.

**Stickstoffpentoxid:** $N_2O_5$, s. Distickstoffpentoxid.

**Sticta:** s. Lobaria pulmonaria.

**Sticta pulmonaria:** Lichen pulmonarius, s. Lobaria pulmonaria.

**Stiefmütterchen:** Siefmütterchenkraut (Herba Violae tricoloris), s. Viola tricolor.

**Stieleiche:** Quercus robur, s. Quercus-Arten.

**Stigma:** **1.** *bot.* Narbe d. Griffels, s. Blüte; **2.** Augenfleck* einiger Algen.

**Stigma Croci:** s. Crocus sativus.

**Stigmastane:** s. Steroide.

**Stigmasterin:** $C_{29}H_{48}O$. Phytosterin in den Calabarbohnen, s. Physostigma venenosum.

**Stigmata Croci:** Crocus, s. Crocus sativus.

**Stigmata Maidis:** Maisgriffel, s. Zea mays.

**STIKO:** Abk. f. ständige Impfkommission am Robert-Koch-Institut*; gibt allgemeine Impfempfehlungen sowohl f. Kinder als auch f. Erwachsene.

**Stilamin®:** s. Somatostatin.

**Stilben:** *trans*-α,α'-Diphenylethylen; $C_6H_5$–CH=CH–$C_6H_5$, $M_r$ 180.24. D. 0.954. Schmp. 124°C; polymorph. Sdp. ca. 306°C. Farblose Kristalle. Leicht lösl. in Benzol, lösl. in Ethanol, unlösl. in Wasser. Grundgerüst der nicht steroiden Verbindungen mit Estrogenwirkung. Therapeut. verwendet wird bzw. wurde hauptsächl. das Dihydroxy-diethylstilben (Stilbestrol, Diethylstilbestrol*), das das nat. Follikelhormon an Wirkung noch übertrifft.

**Stilböstrol:** Stilbestrol, s. Diethylstilbestrol.

**Stilböstroldipropionat:** s. Diethylstilbestroldiproponiat.

**Stilboestrolum dimethylatum:** s. Diethylstilbestroldimethylether.

**Stillingia silvatica** L.: Fam. Euphorbiaceae, Stillingie (Amerika; ausdauernde, krautige Pflanze). Stpfl. v. **Radix Stillingiae**. **Inhaltsst.:** Stillingin (Alkaloid), ätherisches Öl, Harz, fettes Öl, Stärke. **Anw.:** Abführmittel, Emetikum.

**HOM:** *Stillingia silvatica:* getrocknete Wurzel; verord. z.B. b. Knochen- u. Beinhautentzündung.

**Stillzeit u. Arzneimittel:** s. Muttermilch (Tab.).

**Stilnox®:** s. Zolpidem.

**Stilus:** Stylus*.

**Stimovul®:** s. Epimestrol.

**Stimulantium(a):** *syn.* Excitantium(a), anregendes Mittel.

**Stinkasant:** Asa foetida, s. Ferula assa-foetida.

**Stinknase:** Ozaena.

**Stinkstrauch:** Anagyris foetida*.

**Stipites:** Sproßstücke von Pfl., auch künstlich stielförmig zugeschnittene andere Teile von Drogen.

**Stipites Caryophyllorum:** Nelkenstiele, s. Syzygium aromaticum.

**Stipites Cerasorum:** Stipites Cerasi acidi, Kirschenstiele, s. Prunus cerasus.

**Stipites Dulcamarae:** Bittersüßstengel, s. Solanum dulcamara.

**Stipites Jalapae:** Radix Scammoniae (mexicanae), s. Ipomoea orizabensis.

**Stipites Laminariae:** Laminariastiele, s. Laminaria.

**Stirn:** Frons.

**Stizolobium pruriens:** Mucuna pruriens*.

**Stobbe-Kondensation:** Methode zur Herst. v. Alkyliden- bzw. Aryliden-bernsteinsäuremonoestern durch Kondensation von Aldehyden od. Ketonen mit Bernsteinsäureestern in Gegenwart von starken Basen; z.B. entsteht aus Aceton Teraconsäuremonoester.

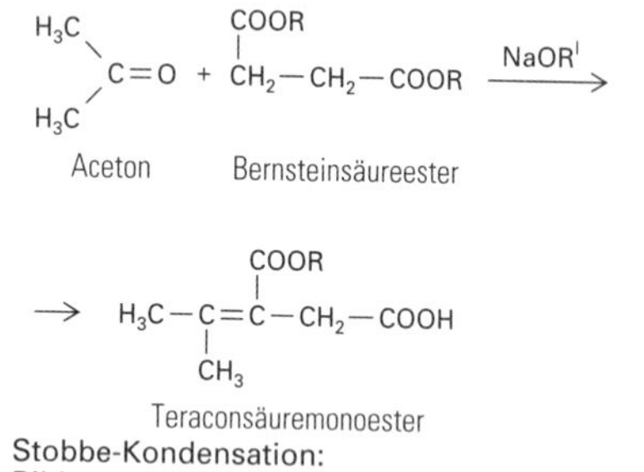


Stobbe-Kondensation:
Bildung von Teraconsäuremonoester als Beispiel

**Stochastisch:** (*gr.* στοχαστικός scharfsinnig) zufallsabhängig; ist ein Zusammenhang zwischen 2 Ereignissen, wenn die Wahrscheinlichkeit, daß diese eintreten, f. beide gleich groß ist. Ist das nicht der Fall, besteht kein stochastischer, sondern ein funktionaler Zusammenhang; vgl. Funktion.

**Stocklack:** s. Schellack.

**Stockmalvenblüten:** **Stockrosenblüten**, Flor. Malvae arboreae; s. Alcea rosea.

**Stockpunkt:** Temperatur, bei der ein Öl allein aufgrund der Schwerkraft nicht mehr merklich fließt. Man stellt den S. fest, indem man das Öl einer langsamen Abkühlung unterwirft: man gibt in ein ca. 4 cm breites Reagenzglas mittels Pipette das zu prüfende Öl, ca. 4 cm hoch, schließt das Reagenzglas mit einem Korken, durch den ein Thermometer geführt ist, das in das Öl eintaucht, u. stellt das Ganze in eine Kältemischung. Von Zeit zu Zeit (etwa nach je 2 K Abkühlung) nimmt man das Reagenzglas heraus u. prüft, ob bei leichtem Neigen des Glases das Öl keine sichtbare Bewegung mehr zeigt (keinen Wulst bildet). Diese Temp. gilt als der Stockpunkt des Öles. Die Prüfung wird hauptsächl. bei Schmierölen angewandt.

**Stoechados flos:** s. Helichrysum arenarium.

**Stöchiometrie:** (*gr.* στοιχεῖον Buchstabe, Grundstoff, Element(arbestandteil), μέτρον Maß) Lehre v. d. Gesetzmäßigkeiten, nach denen chem. Vorgänge hinsichtlich ihrer mengenmäßigen Verhältnisse erfolgen u. deren Anw. zu Berechnungen (Aufstellung der Bruttoformeln, Berechnung von Ausbeuten etc.).

**Stöchiometrisch:** nach den in der Chemie geltenden quantitativen Gesetzen reagierend.

**Stör:** Acipenser sturio. Lieferant d. Ichthyocolla* (Colla piscum).

**Stoffliste:** **1.** s. Pharmazeutische Stoffliste; **2.** s. Austria-Codex-Fachinformation.

**Stoffmenge:** bes. in der Chemie wichtige Basisgröße, s. SI-Einheiten. Durch die Stoffmenge n(X) wird die Quantität eines Stoffsystems auf der Grundlage der Anzahl der darin enthaltenen Teilchen X angegeben (m = Masse in g, M(X) =

molare Masse in g/mol): n(X) = m/M(X). SI-Einheit: Mol* (Zeichen: mol). Bei der Angabe von S. muß unbedingt angegeben werden, auf welches Teilchen sie bezogen ist; z.B. kann die S. einer best. Masse Sauerstoffs entweder auf der Basis von O-Atomen od. $O_2$–Molekülen angegeben werden, u. es ist $n(O) = 2 \cdot n(O_2)$.

**Stoffmengenanteil:** früher Molenbruch, Molfraktion, Molprozent (der 100fache Wert); Verhältnisgröße (Dimension 1), die den Gehalt* einer Mischung (Lösung) an einem Bestandteiles i als Stoffmenge* $n_i$ auf die Gesamtstoffmenge (Summe der Molzahlen aller Komponenten) bezieht: $x_i = n_i/(n_1 + n_2...)$. Die Summe der Stoffmengen aller Komponenten ist 1 bzw. 100, wenn die Angabe in Prozent erfolgt.

**Stoffmengenkonzentration:** kurz: Konzentration; der Quotient aus der Stoffmenge n des gelösten Stoffes X u. dem Volumen V der Lsg.: c(X) = n(X)/V; SI-Einheit*: $mol \cdot m^{-3}$, übl. Einheit: mol/L. Der Begriff S. soll anstelle des Begriffs Molarität* benutzt werden; vgl. Konzentrationsangaben.

**Stoffwechsel:** Gesamtheit der chemischen Aufbau- (Anabolismus) u. Abbaureaktionen (Katabolismus) in lebenden Organismen, z.B. bei der Verdauung, Atmung, Muskelkontraktion; s. Assimilation, Dissimilation, Primärstoffwechsel.

**Stokes:** (n. G. G. Stokes, 1819 bis 1903) St, nicht mehr zugelassene Einheit der kinematischen Viskosität*; 1 St = 100 Centistokes (cSt).

**Stokes-Flüssigkeit:** Reagenz DAB6: Lsg. v. 2 T. Eisen(II)-sulfat u. 4 T. Weinsäure in 30 T. Wasser. Kurz vor Gebrauch ist Ammoniaklösung bis zur schwach alkal. Reaktion zuzusetzen. Das Reagenz muß stets frisch bereitet werden. **Anw.:** zur Reduktion von Oxyhämoglobin u. Unterscheidung gegenüber CO-Hämoglobin bei der spektralen Untersuchung (William Stokes, Arzt, Dublin, 1804 bis 1878); s.a. Hämoglobin.

**Stokes-Gesetz:** s. Sedimentationsanalyse, Kugelfallviskosimeter.

**Stolonen:** *bot.* verzweigte, unterirdische Triebe, Ausläufer*.

**Stoma:** (gr.) Plur. Stomata; **1.** Mund, Rachen; **2.** *med.* künstliche (operativ hergestellte) Öffnung an einem Hohlorgan (Magen, Darm, Blase), syn. auch mit Anus praeternaturalis*; **3.** *bot.* Spaltöffnung*.

**Stomachikum(a):** Magenmittel; Arzneimittel gegen Magenbeschwerden. Der Begriff Stomachikum ist vor allem f. appetit- u. verdauungsanregende Mittel gebräuchlich, umfaßt aber auch z.B. magensekretionsfördernde Mittel (Amara*), Acida*, Antazida*, Karminativa*.

**Stomachus:** Magen.

**Stomatitis:** Entzündung der Mundschleimhaut.

**Stomatologika:** zur lokalen Anwendung im Mundbereich bestimmte Arzneimittel; (s. Mund- u. Rachentherapeutika).

**Stomaversorgung:** s. Anus praeternaturalis.

**Storax:** s. Liquidambar orientalis.

**Storchenschnabel, gefleckter:** s. Geranium maculatum.

**Strahlblüten:** s. Zungenblüten.

**Strahlen:** s. Strahlung.

**γ-Strahlen:** s. Radioaktivität.

**Strahlenabschirmung:** s. Strahlenschutz.

**Strahlenbereich:** *radiol.* gesetzl. festgelegter Bereich um eine Strahlenquelle, in dem noch eine gewisse Strahlenbelastung besteht (z.B. am Arbeitsplatz). Der S. setzt sich aus dem *Kontrollbereich* u. dem *Überwachungsbereich* (mit geringerer Strahlenbelastung) zusammen.

**Strahlenbiologie:** *radiol.* Forschungsgebiet, das sich mit der Wirkung von (vor allem ionisierender) Strahlung auf lebende Organismen befaßt. Wie der Säugetierorganismus auf Strahleneinwirkung reagiert, hängt in hohem Maße von der Art (Alpha-, Beta-, Gamma-, Röntgen-, Neutronenstrahlung, vgl. relative biologische Wirksamkeit), der Energie, der Dosis, der Dosisleistung (Dosis pro Zeiteinheit) sowie der lokalen Dosisverteilung (Ganzkörper- od. Teilbestrahlung) der Strahlung ab. Von weiterem Einfluß sind die Zellart, Teilungsaktivität, Erholungsfähigkeit, Durchblutung der Gewebe u. der Stoffwechselzustand. Ferner ist die Reaktion auch spezies-, alters- u. geschlechtsabhängig. Die strahlenempfindlichsten Gewebe des menschlichen Organismus sind das lymphatische Gewebe (Lymphozyten, Lymphknoten, Milz, Thymus) u. das blutbildende Knochenmark sowie embryonales Gewebe u. hochgradig proliferierende Zellen maligner Tumoren. Es folgen die Keimdrüsen, die Haut u. die Scheimhäute (bes. empfindl. das Dünndarmepithel). Eine mittelgradige Empfindlicheit zeigen parenchymatöse Gewebe (Leber, Nieren, Lungen). Weniger strahlensensibel sind Nerven-, Binde-, Fett-, Muskel- u. Knochengewebe. In Teilung befindliche Zellen zeigen schon bei Dosen von ca. 1 Gy (100 rad) erste Zeichen der Schädigung. Bei strahlenresistenten, nicht proliferierenden Zellen lassen sich Schäden erst über ca. 10 Gy (1000 rad) erkennen. Die Strahlenschäden im chromosomalen Bereich können der nachfolgenden Zellgeneration weitergegeben werden u. so zu *somatischen* (Krebsentstehung) od. *genetischen* (Erbschäden) Mutationen führen. Die Mutationsneigung nimmt mit zunehmendem Lebensalter ab. Die biologische Strahlenwirkung kommt durch Ionisation von Atomen u. Molekülgruppen der Zellen zustande. Diese „Eintreffer- od. Mehrtreffereignisse" führen zur Inaktivierung od. zu Tod der Zelle *(direkte Strahlenwirkung, Treffertheorie)*. Diese Ereignisse werden eher von dicht ionisierenden Strahlen wie Alpha-Teilchen od. Neutronen verursacht, weniger von Gamma- od. Röntgenstrahlen. Wird die Zellstruktur nicht getroffen, entsteht keine Veränderung. Nicht alle Strahlenreaktionen lassen sich durch die Treffertheorie zufriedenstellend erklären. (z.B. die Zunahme der Strahlenreaktion bei Sauerstoffzufuhr im Gewebe). Man macht daher neben der direkten auch *indirekte Strahlenwirkungen* f. die Schädigungen verantwortlich. Durch Radiolyse des Wassers entstehen OH-Radikale, die mit lebenswichtigen Molekülen wie Enzymen, Nucleinsäuren u.a. reagieren. In Gegenwart von Sauerstoff entstehen im Gewebe während der Radiolyse $HO_2$–Radikale u. $H_2O_2$, also wieder hoch reaktive Stoffe. Es wird also eine Übertragung der absorbierten Energie vom Auffangbereich in die Umgebung angenommen *(Diffusionstheorie)*.

**Strahlenerythem:** s. Strahlenschäden.

**Strahlengriffel, Chinesischer:** s. Actinidia chinensis.

**Strahlenkater:** s. Strahlenschäden.

**Strahlenkonservierung:** s. Strahlenpasteurisierung.

**Strahlenmeßgeräte:** *radiol.* nützen in erster Linie die Eigenschaft radioaktiver Strahlung aus, neutrale Moleküle zu ionisieren. **1. Gasgefüllte Zählrohre.** a) *Ionisationskammer:* Zwischen 2

Elektroden wird durch Anlegen einer Spannung ein elektrisches Feld erzeugt. Das Füllgas verhält sich wie ein Dielektrikum u. verhindert einen Stromfluß. Fällt nun ionisierende Strahlung ein, so werden Ionen u. Elektronen gebildet, die als Ladungsträger zur Anode bzw. Kathode wandern. Dort kann man sie als Ladung, Strom od. Spannungsabfall messen. Die Anzahl der primär gebildeten Ionen ist streng proportional zur Energie der einfallenden Strahlung. Ionisationskammern sind empfindliche Nachweisgeräte. Sie werden speziell bei hohen Teilchenflußdichten u. zum Nachw. schwerer Ionen verwendet. b) *Proportional-Zählrohr:* Es arbeitet im Prinzip ähnl. wie die Ionisationskammer. Durch Erhöhung der Spannung zwischen Anode u. Kathode werden hier aber die primär gebildeten Elektronen so beschleunigt, daß sie wieder Ionisationsprozesse bewirken. Dadurch kommt es zu einer lawinenartigen Vermehrung der Ladungsträger. Die Anzahl der sekundär entstehenden Elektronen ist streng proportional zur Energie der einfallenden Strahlung. Die Proportional-Zählrohre können im Gasdurchfluß (kontinuierliche Spülung mit Gas) betrieben werden. Zum Ausmessen großer Strahlungsfelder (Kontamination*) werden sie großflächig gebaut. c) *Geiger-Müller-Zählrohr:* Geigerzähler, Auslösezählrohr. Wird die Spannung am Zählrohr weiter erhöht (1-3 kV), so gleichen sich die Impulsamplituden, die man f. stark u. schwach ionisierende Teilchen erhält, immer mehr an, bis sie von einer bestimmten Spannung an (Einsatzspannung des Geiger-Müller Bereiches) annähernd gleiche Größe haben. Der Ladungstransport wird also unabhängig von der Art u. Energie der einfallenden Strahlung. Die durch die ionisierende Strahlung erzeugten Primärelektronen setzen im starken elektrischen Feld durch Stoßionisation lawinenartig (Multiplikationsfaktor bis ca. $10^6$) Sekundärelektronen frei. Dieser Stromimpuls wird registriert. **2. Szintillationszähler***. **3. Halbleiterdetektoren.** Wird ein Halbleiterkristall (Ge, Si) als Diode in Sperrichtung geschaltet, so fließt erst dann Strom, wenn durch ionisierende Strahlung Ladungsträger erzeugt werden, die zur Anode u. Kathode abfließen. Da sich der Ladungsimpuls streng proportional zur Energie des einfallenden Teilchens verhält, eignen sich die H. gut zur Energiespektroskopie aller ionisierenden Strahlen (Alpha-, Beta-, Gamma-, Röntgenstrahlen). Die H. besitzen ein hohes Auflösungsvermögen, weil schon sehr geringe Energien zur Ionenbildung führen. **4. Neutronendetektoren.** Die (elektrisch ungeladenen) Neutronen lassen sich indirekt dadurch nachweisen, daß sie mit vielen Atomkernen Reaktionen eingehen. Dabei entstehen ionisierende Teilchen (Protonen, Alphateilchen) od. elektromagnetische Wellen (Gammastrahlen), die sich nachweisen lassen.

**Strahlenpasteurisierung:** Erhöhung der Haltbarkeit bei Lebensmitteln, Fisch, Fleisch, Obst, Gemüse, Gewürzen (auch Drogen). Einsatz von den jeweiligen Landesverordnungen abhängig.

**Strahlenpilze:** Actinomycetales*.

**Strahlenprotektoren:** s. Strahlenschutzmittel.

**Strahlenschäden:** *radiol.* Summe der pathologischen Reaktionen des Körpers auf Einwirken von ionisierender Strahlung; vgl. Strahlenbiologie*. **a) Lokale Schäden:** Qualität u. Energie der Strahlen sind f. die Durchdringungsfähigkeit von Bedeutung. Es kommt entweder zu Hautschäden od. auch zur Schädigung tiefer liegender Gewebe. *Akut* treten feine Hautschuppung (Dermatitis sicca), Entzündung der Haarfollikel u. Schweißdrüsen, Rötung der Haut (Strahlenerythem), Blasenbildung auf. An den Schleimhäuten kommt es zuerst zum Ödem, zur Irritation der Speicheldrüsen, schließlich zur Abstoßung der obersten Epithelschichten. Diese Schäden heilen wieder glatt aus. Besonders empfindl. ist die Augenlinse (Linsentrübung). *Spätschäden* treten erst Monate bis Jahre nach Bestrahlung der Haut als Pigmentveränderungen, Gefäßerweiterungen (Teleangiektasien), Atrophien, narbige Verhärtungen u. Schrumpfungen u. ev. Geschwürbildung od. Hautkrebs in Erscheinung.

**b) Allgemeinschäden:** Nach Ganzkörperbestrahlung kann es zur *Strahlenkrankheit* kommen, die akut durch Veränderungen des Blutes u. der blutbildenden Organe, Blutgerinnungsstörungen, Störungen im Magen-Darm-Kanal, vermehrte Infektanfälligkeit sowie Störungen des Hormonstoffwechsels u. des vegetativen Nervensystems gekennzeichnet ist. Charakteristisch ist ein rascher Abfall der Lymphozyten- u. Granulozytenzahl (bei letzteren oft initialer Anstieg am 1. Tag) ab ca. 2 bis 4 Gy (200 bis 400 rad), weiterhin eine Anämie als Zeichen der Knochenmarksinsuffizienz. Das Frühstadium mit Einschränkung des Wohlbefindens, Schwindelgefühl, Kopfschmerzen, Übelkeit, Erbrechen wird auch als Strahlenkater bezeichnet. Ihm folgt ein symptomarmes Intervall von einigen Tagen bis 3 Wochen, worauf die 2. Krankheitsperiode einsetzt. Die Schädigung der Dünndarmschleimhaut (ab ca. 4 bis 6 Gy) kann nach höheren Strahlendosen zu choleraartigen Durchfällen u. zum Tod führen. Der Tod bei Ganzkörperbestrahlung über 10 Gy (1000 rad) wird allgemein als intestinaler Tod angesehen. Durch Strahlenbelastung des ZNS u. der Sinnesorgane (über 10 Gy) treten neurologische (Kopfschmerz, Schwindel, unstillbares Erbrechen, Krämpfe als Folge von Hirnödem) sowie ophthalmologische Störungen auf. Die Strahlenkrankheit kann entweder nach einigen Wochen abklingen od. unter fortschreitendem Kräfteverlust nach Monaten zum Tod od. noch nach Jahren zu Spätschäden an Organen u. erhöhter Krebshäufigkeit führen. Als Spätschäden sind Veränderungen der Gefäßwände u. des Bindegewebes bekannt (Lungenfibrosen, Funktionseinschränkung der Nieren, Gewebsschrumpfungen u. Stenosen der Harnblase u. im Darmbereich u.a.). Das vermehrte Auftreten von Leukämien u. Karzinomen (Brust, Schilddrüse, Lungen u.a.) kann als Ursache Strahlenexposition haben (Hiroshima u. Nagasaki, ca. 1 Gy). Als fast sicher tödliche Dosis werden heute ca. 6 bis 10 Gy angesehen.

**Strahlenschutz:** *radiol.* Maßnahmen u. Voraussetzungen, die verhindern sollen, daß durch biol. hochwirksame Strahlen (Alpha-, Beta-, Gamma-, Röntgen-, Neutronen-, Teilchenbeschleunigerstrahlen) Schäden am menschlichen Körper auftreten. Die *Strahlenbelastung* erfolgt einerseits durch nat. vorhandene Strahlenquellen: a) Kosmische Strahlung*, b) Terrestrische Strahlung*, c) inkorporierte natürliche radioaktive Substanzen in den Körper (K, Tritium, Radium u.a.), auch mit der Atemluft. So enthält ein erwachsener Mensch z.B. ca. 4.5 kBq (120 000 pCi) $^{40}$K u. 3.2 kBq (85 000 pCi) $^{14}$C. Zur natürlichen kommt die zivilisationsbedingte Strahlenbelastung durch Medizin, Technik (Kernkraftwerke) u. Forschung sowie durch Atomwaffeneinsatz u. -versuche. Die Strahlenbelastung an einer bestimmten Stelle der Körperoberfläche in einem gewissen Zeitraum wird als *Personendosis* angegeben (vgl. Dosimetrie*). Der Gesetzgeber hat dafür in der *Strahlenschutzverordnung* Toleranzwerte festgelegt, die nicht überschritten werden dürfen. Zur Überwachung dienen Dosimeter*. Die natürliche Strahlenexposition einer Person entspricht in der Bundesrepublik Deutschland einer Dosisleistung von ca. $8 \cdot 10^{-8}$Gy $h^{-1}$. Das sind in 1 Jahr ca. 0.7 mGy (70 mrem). Für Frauen im gebärfähigen Alter beträgt die höchstzulässige Äquivalentdosis innerhalb von 3 Monaten (Quartaldosis) 1.5 rem. *Strahlenabschirmung:* Alphastrahlen werden schon durch eine dünne Folie (Blatt Papier) od. einige cm Luft abgeschirmt. Für Betastrahlen verwendet man Material mit einer niedrigen Kernladungszahl, um so den Anteil der Bremsstrahlung (vgl. Röntgenröhre*) gering zu halten. 1 cm Plastikmaterial genügt bis zu Beta-Energien von 2.5 MeV. Gamma- u. Röntgenstrahlen erfordern Abschirmmaterial von hoher Dichte (Blei, Schwerbeton, Wolfram). Hochenergetische Neutronen zeigen als ungeladene Teilchen geringe Wechselwirkung mit Materie. Ihre Reichweite kann beträchtlich sein. Durch Abbremsen an leichten Elementen, z.B. Kohlenstoff in Paraffin, Graphit, werden sie zu langsamen Neutronen, die von *Neutronen-Absorbern* (Bor, Cadmium u.a.) schon mit Schichtdicken von 1 mm prakt. vollständig aufgenommen werden. Schutz vor Strahlung wird auch durch entsprechende Entfernung von der Strahlungsquelle erreicht. Nach dem *Abstandsquadratgesetz* nimmt die Strahlenintensität D mit dem Quadrat der Entfernung d ab (K = Dosisleistungskonstante (abhängig von Strahlenart- u. energie), A = Radioaktivität):

$D = K \cdot A/d^2$

**Strahlenschutzmittel:** Strahlenprotektoren, Radioprotektoren; Stoffe, welche die enzymschädigenden Radikale binden können, die bei der Einw. ionisierender Strahlen im Organismus entstehen. S. sind z.B. Cystamin, Histamin, Serotonin, Tiopronin, Glutathion u. die Superoxiddismutasen*.

**Strahlenschutzverordnung:** s. Strahlenschutz.

**Strahlensterilisation:** Sterilisation durch Bestrahlung mit ionisierenden od. energiereichen Strahlen, s. Sterilisationsverfahren.

**Strahlentherapie:** *radiol.* im engeren Sinne Behandlung bösartiger Tumoren mit ionisierender Strahlung. Man verwendet: a) Energiereiche elektromagnet. Wellen wie UV-, Röntgen- u. Gammastrahlen. Die Tiefenwirkung nimmt mit zunehmender Energie (abnehmender Wellenlänge) zu. So kann durch ultraharte Röntgenstrahlung die Dosis an einem tief liegenden Krankheitsherd erhöht werden, ohne daß die Haut zu stark belastet wird. b) Korpuskuläre Strahlung wie Heliumkerne (Alphastrahlen), Elektronen (Betastrahlen), Protonen, Neutronen. Die Reichweite hängt sowohl von der kinet. Energie wie auch von der Größe der Teilchen ab. Die Bestrahlung kann sowohl von außen durch die Haut (z.B. mit Röntgenstrahlung, $^{60}$Co in der sog. Cobaltbombe u.a.) als auch nach Einbringen geschlossener radioaktiver Präparate (Radium, Thorium, Strontium u.a.) in das Tumorgewebe od. Verabreichung offener radioaktiver Nuklide (z.B. Radioiod-Schilddrüse) durchgeführt werden.

**Strahlung:** Erscheinungsform der Energie. Man unterscheidet: **1.** *Elektromagnetische Strahlung*:* z.B. Licht (sichtbar, UV, IR), Röntgen-*, Gammastrahlung* etc. **2.** *Korpuskularstrahlung:* Alpha-, Beta-, Neutronenstrahlung. **3.** *Materiegebundene Strahlung:* Schall-Strahlung (Druckwellen in Materie), s.a. Ultraschall.

**Strahlungsquanten:** s. Elektromagnetische Strahlung.

**Stramentum Avenae:** Haferstroh, s. Avena sativa.

**Stramentum Papaveris:** Mohnstroh, s. Papaver somniferum.

**Stramonii folium:** s. Datura stramonium.

**Stramonii pulvis normatus:** Eingestelltes Stramoniumpulver, s. Datura stramonium.

**Stramoniumblätter:** Folia Stramonii, s. Datura stramonium.

**Strangpressen:** s. Extrudieren.

**Strangurie:** Harnzwang.

**Strasburger-Zellen:** (nach dem deutschen Botaniker Eduard Strasburger benannt): s. Eiweißzellen*.

**Straßburger Terpentin:** s. Terebinthina.

**Stratosphäre:** s. Erdatmosphäre.

**Strauchwegerich:** s. Plantago afra.

**Strecker-Synthese:** Synthese von α-Aminosäuren aus Aldehyden. Mit wäßriger Blausäure u. Ammoniak bilden sich Aminonitrile, die zu α-Aminosäuren hydrolysiert werden.

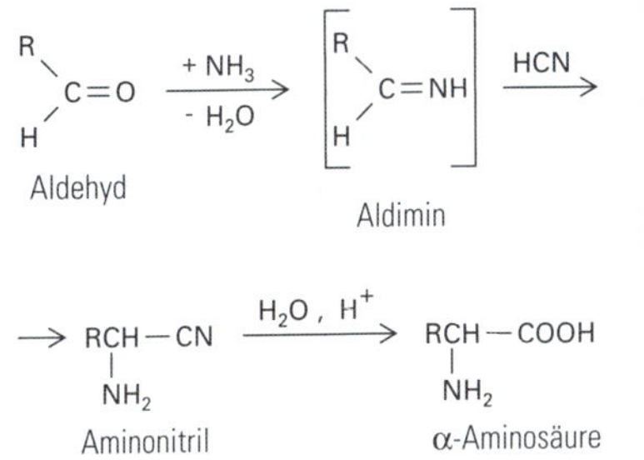


Strecker-Synthese

**Streifenpackung:** Einzeldosen (Tabletten, Dragees, Suppositorien etc.) werden zwischen 2 Streifen aus Kunststoff- od. innen heißsiegelfähig beschichteter Aluminiumverbundfolie eingesiegelt. Die Versiegelung erfolgt nur in der Randzone um die Einzeldosis der Arzneiform. Das Öffnen erfolgt durch Aufreißen der einzelnen Abschnitte (Erleichterung durch Randeinschnitte).

**Streptobiosamin:** s. L-Streptose.

**Streptodornase** INN: Desoxyribonuclease I, DNS-ase, DN-ase, Thymonuclease; CAS-Nr. 73340-82-2. Enzym des Pankreas, eine Desoxyribonuclease (hydrolisiert Desoxyribonucleinsäuren). Gew. aus verschiedenen Stämmen von Streptococcus haemolyticus; Enzym, das die großen Moleküle von Desoxyribonucleinsäure u. Desoxyribonucleoproteine, die Hauptbestandteile des Eiters nekrotischer Gewebe, abbaut. **Anw.:** Wundbehandlung zus. mit Streptokinase zur Reinigung von eitrigen Wunden, bei Blutergüssen u.a. **Übl. Dos.:** Topikal: Wundspülung, Umschläge, Instillation: 5000 I.E..

**Streptokinase** INN: Streptokinasum Ph.Eur.3; CAS-Nr. 9002-01-1. Coenzym aus verschiedenen Stämmen von Streptococcus haemolyticus; hat selbst keine enzymatische Aktivität. Wasserlöslicher, chem. einheitlicher Eiweißkörper aus 415 Aminosäuren, der als Plasminogen-Proaktivator wirkt. S. verbindet sich nämlich vorerst mit Plasminogen zu einem Komplex; erst dieser kann dann Plasminogen in Plasmin überführen, das Eiweißkörper des Blutes wie Fibrin, Fibrinogen u. andere Konglutinationsfaktoren abbaut. Weiße, brüchige, hygr. Masse. Die Gew. erfolgt zus. mit Streptodornase, Streptolysin u. Hyaluronidase aus β-hämolytischen Streptokokken. Leicht lösl. in Wasser, Kochsalzlösung. pH 6.8-7.5 (Lsg. mit 5000 Einheiten/mL Wasser, frisch zubereitet). **Anw.:** Fibrinolytikum*; i.v. zur Auflösung frischer Thromben; lokal u. buccal gegen Entzündungen, Geschwüre u. Ödeme; zus. mit Streptodornase zur Wundreinigung; als Aerosol zur Lösung von eitrigem u. zähem Bronchialschleim. HWZ 1.4 h. **Übl. Dos.:** Topikal: Wundspülung, Umschläge, Instillation: 20 000 I.E. Parenteral: i.v. 40 000 I.E. Vgl. Streptodornase, Hyaluronidase.

**Streptokokken:** Gattungsbegriff f. grampositive, unbewegliche Kugelbakterien der Fam. Lactobacillaceae; Lagerung in längeren bis kürzeren Ketten, teilweise in Abhängigkeit von den Nährmedien. Einteilung nach den hämolytischen Eigenschaften möglich: a) α-Hämolyse (Vergrünung), b) β-Hämolyse (totale Hämolyse), c) γ-Hämolyse (keine Hämolyse) bzw. nach serologischen Gruppen (Lancefield-Schema der β-hämolysierenden Streptokokken). Wichtigste Vertreter: **1.** Gruppe A: *Streptococcus pyogenes humanus A* (S. hämolyticus): Enzym- u. Toxinbildung, s. Streptokinase, Streptolysin u. Hyaluronidase; Erreger von Infektionen des oberen Respirationstraktes, Erysipel, Scharlach*, Sepsis*. **2.** Gruppe B: *Streptococcus agalactiae* (S. mastitidis): tier- u. menschenpathogen. **3.** Gruppe C: *Streptococcus pyogenes humanum C:* Menschen- u. teilweise tierpathogen; Bedeutung wie A. **4.** Gruppe D: *Enterokokken*:* Darmsaprophyten, außerhalb des Darmes pathogen; Unterteilung in *Streptococcus faecalis* (häufigster Vertreter) u. zahlreiche andere; Indikatorkeim f. fäkale Verunreinigungen. Vertreter wichtiger, serologisch nicht typisierbarer Streptokokken: 1. Streptococcus viridans: Vergrünung; kommen in der Mundhöhle u. im Rachenraum vor. 2. Pneumokokken: Streptococcus pneumoniae, unbewegliche, kapselbildende Diplokokken; Erreger der Bronchitis u.ä.

**Streptolysine:** Streptokokken-Hämotoxine, die die Blutkörperchen zerstören. O-Streptolysin ist ein Vollantigen u. führt zur Bildung spezifischer O-Antistreptolysine.

**Streptomyces:** (*gr.* μύκης Pilz, στρεπτός gewunden) Gattungsbegriff der Fam. Streptomycetaceae (Streptomyzeten); ca. 460 Arten; grampositive, nicht säurefeste Fäden mit Verzweigungen; mycelartiges Wachstum, kein Zerfall in Einzelstäbchen, den Bakterien* (s. Actinomycetales) zugeordnet u. nicht den Pilzen. Aus den Kulturen einiger dieser ubiquitär in Erde, Staub, Getreide etc. (aerob) wachsenden Bakterien werden wichtige Antibiotika gewonnen.

**Streptomycin** INN: 4-O-[2-O-(2-Desoxy-2-methylamino-α-L-glucopyranosyl)-5-desoxy-3-C-formyl-α-L-lyxofuranosyl]-N,N-di(aminoiminomethyl)-D-streptamin, Streptothenat®; CAS-Nr. 57-92-1; $C_{21}H_{39}N_7O_{12}$, $M_r$ 581.6. Aminoglykosid-Antibiotikum aus Streptomyces griseus; **Strukturformel** s. Antibiotika. Als erstes Aminoglykosid-Antibiotikum 1943 von Waksman et al. entdeckt (USA). **Wirk.** u. **Anw.:** S. wirkt bakterizid durch Hemmung der Proteinbiosynthese v.a. gegen Tuberkelbakterien u. gramnegative Keime wie E. coli, Klebsiellen, Enterobacter, Neisseria. Ind.: als Tuberkulostatikum in Kombinationen mit Isoniazid, Ethambutol u.a; bei Endocarditis, Peritonitis, Brucellose meist mit einem zweiten Antibiotikum kombiniert. HWZ 2.8 h. **Übl. Dos.:** Tuberkulose, Initialbehandlung: parenteral i.m. 0.75 bis 1 g/d; Kinder: 20 bis 30 mg/kg KG/d max. 10 d lang; Säuglinge: 10 mg/kg KG/d; bei Patienten im Alter von über 40 Jahren sollte eine Tagesdosis von 0.75 g, über 60 Jahren 0.5 g nicht überschritten werden; andere Infektionen: 1 g/d max. 10 d lang; Berücksichtigung eingeschränkter Leber- u. Nierenfunktion. **Nebenw.:** oto-, neuro- u. nephrotoxisch, Blutbildschäden u. allergische Hautreaktionen; s.a. Dihydrostreptomycin, s.a. Antibiotika (Tab.).

**Streptomyces**
Einige Streptomyces-Arten und von ihnen gebildete Antibiotika (Beispiele)

| Art | Antibiotikum (Fundort im Wörterbuch) |
|---|---|
| St. aureofaciens | Chlortetracyclin |
| St. erythreus | Erythromycin |
| St. fradii | Neomycin |
| St. fragilis | Azaserin |
| St. griseus | Streptomycin |
| St. mediterranei | Rifamycin |
| St. noursei | Nystatin |
| St. orchidaceus | Cycloserin |
| St. rimosus | Oxytetracyclin |
| St. venezuelae | Chloramphenicol |
| St. viridifaciens | Tetracyclin |

**Streptomycinsulfat:** Streptomycini sulfas Ph.Eur.3, Streptomycinum sulfuricum; CAS-Nr. 3810-74-0; $C_{42}H_{84}N_{14}O_{36}S_3$, $M_r$ 1457. Weißes, hygr. Pulver; leicht lösl. in Wasser, unlösl. in Ethanol, Aceton, Chloroform u. Ether. Lösungen sind längere Zeit haltbar (bei Zusatz von Stabilisatoren, z.B. p-Hydroxybenzoesäureester, sind Lösungen jahrelang haltbar). Inkomp.: Säuren u. Laugen.

**Streptomycinsulfat: Streptomycini sulfas, Streptomycinum sulfuricum;** s. Streptomycin.

**Streptomyzeten:** s. Streptomyces.

**Streptonivicin:** s. Novobiocin.

**L-Streptose:** 5-Desoxy-3-formyl-xylose, $M_r$ 162.14. Ein Monosaccharid mit verzweigter Kohlenstoffkette, bildet mit 2-Desoxy-2-methylamino-L-glucose **Streptobiosamin**, die Disaccharid-Komponente in Streptomycin. In der Hitze entsteht aus S. Maltol*.

**Streptothenat®:** s. Streptomycin.

**Streß:** (nach Selye, USA) Reaktionszustand des Organismus bei Überbeanspruchung, z.B. durch vermehrte Muskelarbeit, Wärme, Kälte od. durch irgendwelche Reize u. Schädigungen, wie Verletzungen, Verbrennungen, Blutverluste, Infektionen, Strahleneinwirkungen, Schocks usw. (stressor agents). Man bezeichnet die Gesamtheit der Reaktionen als Anpassungs- od. Adaptionssyndrom u. unterscheidet ein Stadium der Resistenz od. Gegenregulation u. ein Stadium der Erschöpfung (Endstadium). Hierbei spielt das Hypophysen- u. Nebennierenrindensystem eine bedeutende Rolle; der Körper sucht sich durch Mobilisierung des ACTH u. erhöhter Ausschüttung von Glykocorticoiden bzw. Cortison (Streß-Hormone) anzupassen.

**Stresson®:** s. Bunitrolol.

**Streß-Test:** s. Haltbarkeit.

**Streukügelchen:** Globuli velati; homöopathische Zubereitung; s. Homöopathie.

**Streulichtverfahren:** s. Korngrößenanalyse.

**Strictosidin:** s. Indolalkaloide.

**Stridor:** (lat. Zischen) pfeifendes Atemgeräusch bei Verengung od. Verlegung der oberen Luftwege.

**Strobuli Lupuli:** Hopfenzapfen, s. Humulus lupulus.

**Strobuli Pini:** Turiones Pini, Kiefernsprossen; s. Pinus sylvestris.

**Strobulus:** *bot.* Zapfen.

**Strodival®:** s. g-Strophanthin.

**Stroma:** Plur. Stromata. **1.** *biochem.* Matrix; farblose, lichtmikroskopisch homogene Grundsubstanz von Zellorganellen, wie Chloroplasten* u. Mitochondrien*. **2.** *bot.* Sammelfruchtkörper (Fruchtlager) bei manchen Pilzen, z.B. bei Claviceps purpurea, aus mehreren Perithecien* bestehend. **3.** *med.* Grundgewebe bei Drüsen u. Geschwüren, Stützgewebe eines Organs.

**Stromklassierung:** s. Sichtung.

**Strontium:** Sr, $A_r$ 87.62, OZ 38; 2wertig. D. 2.6; Schmp. 771°C; Sdp. 1385°C; Härte 0.8. 1793 von Klaproth entdecktes Element, 1808 von Davy isoliert. Silberweißes, weiches, dem Calcium ähnliches Erdalkalimetall. Nat. im Coelestin, $SrSO_4$, Strontianit, $SrCO_3$, auch in einigen Mineralwässern (Kreuznach). Darst.: durch Elektrolyse des geschmolzenen Chlorids. Strontiumsalze färben die Flamme karmesinrot u. werden in der Feuerwerkerei (Rotfeuer) verwendet.

**Strontium bromatum:** s. Strontiumbromid.

**Strontiumbromid:** Strontium bromatum; $SrBr_2 \cdot 6\ H_2O$, $M_r$ 355.6. D. 2.35. Farblose, sehr hygr. Kristalle, leicht lösl. in Wasser u. Ethanol, unlösl. in Ether. Darst.: durch Neutralisieren von verd. Bromwasserstoffsäure mit Strontiumcarbonat u. Eindampfen zur Krist. **Anw.** med.: früher als Sedativum, bei Hyperazidität sowie als Röntgenkontrastmittel.

**Strontiumcarbonat:** Strontium carbonicum, Kohlensaures Strontium; $SrCO_3$, $M_r$ 147.6. D. 3.7. Nat. als Strontianit. Weißes Pulver, lösl. in kohlendioxidhalt. Wasser u. Säuren. **Anw.** med.: früher als Antazidum. Dos. 0.3 bis 2 g.

**HOM:** *Strontium carbonicum* (HAB1.5): verord. z.B. b. Zerebralsklerose, Knochenerkrankungen, Arthrose.

**Strontiumcarbonat, Gefälltes:** Strontium carbonicum praecipitatum. Darst.: durch Fällen von Strontiumchloridlsg. mit Natriumcarbonatlsg. Weißes Pulver, unlösl. in Wasser, leicht lösl. in verd. Säuren. **Anw.:** in der Feuerwerkerei f. Rotfeuer.

**Strontium carbonicum:** s. Strontiumcarbonat.

**Strontium carbonicum praecipitatum:** s. Strontiumcarbonat, gefälltes.

**Strontiumchlorat:** Strontium chloricum; $Sr(ClO_3)_2$. Weißes, krist. Pulver, sehr leicht lösl. in Wasser, wenig lösl. in Ethanol; darf nicht mit oxidierbaren Substanzen zusammenkommen. **Anw.:** in d. Feuerwerkerei (Rotfeuer).

**Strontium chloratum:** s. Strontiumchlorid.

**Strontium chloricum:** s. Strontiumchlorat.

**Strontiumchlorid:** Strontium chloratum; $SrCl_2 \cdot 6\ H_2O$, $M_r$ 266.7. D. 1.93. farblose, nadelförmige Kristalle, leicht lösl. in Wasser u. Ethanol. Darst.: durch Auflösen von Strontiumcarbonat in Salzsäure u. Eindampfen zur Kristalle. **Anw.:** selten bei Hunger-Osteopathien (Knochenerkrankungen), bisweilen als Röntgenkontrastmittel; in Zahnpasten gegen Überempfindlichkeit der Zahnhälse.

**Strontiumhydroxid:** Strontium oxydatum hydricum, Strontiumoxidhydrat; $Sr(OH)_2 \cdot 8\ H_2O$. Farblose Kristalle. Darst.: durch Umsetzen von Strontiumoxid mit Wasser. **Anw.:** in d. Zuckerindustrie zur Entzuckerung der Melasse.

**Strontium iodatum:** s. Strontiumiodid.

**Strontiumiodid:** Strontium iodatum; $SrI_2 \cdot 6\ H_2O$, $M_r$ 341.4. Darst.: durch Neutralisieren von verd. Iodwasserstoffsäure mit Strontiumcarbonat; leicht lösl. in Wasser u. Ethanol. **Anw.:** früher zur Iodsubstitutionstherapie.

**Strontium, Kohlensaures:** s. Strontiumcarbonat.

**Strontiumnitrat:** Strontium nitricum, Salpetersaures Strontium; $Sr(NO_3)_2$, $M_r$ 211.5. D. 3.0. Schmp. 645°C. Darst.: durch Auflösen von Strontiumcarbonat in verd. Salpetersäure. Farblose Kristalle, sehr leicht lösl. in Wasser, lösl. in Ethanol. **Anw.:** in der Feuerwerkerei f. Rotfeuer.

**Strontium nitricum:** s. Strontiumnitrat.

**Strontiumoxidhydrat:** s. Strontiumhydroxid.

**Strontium oxydatum hydricum:** s. Strontiumhydroxid.

**Strontiumsalicylat:** Strontium salicylicum, Salicylsaures Strontium; $[C_6H_4(OH)COO]_2Sr \cdot 2\ H_2O$. Weißes, krist. Pulver, lösl. in Wasser, wenig lösl. in Ethanol. Darst.: Erhitzen von Salicylsäure mit Wasser u. Strontiumcarbonat. **Anw.** med.: früher als Darmantiseptikum. Dos. 0.3 g mehrmals tgl.

**Strontium salicylicum:** s. Strontium, Salicylsaures, s. Strontiumsalicylat.

**Strontium, Salpetersaures:** s. Strontiumnitrat.

**Strontiumsulfid:** Strontium sulfuratum; SrS, $M_r$ 119.7. D. 3.7. Gelbl. od. fleischfarbenes Pulver, das mit Säuren Schwefelwasserstoff entwickelt. **Anw.:** (früher) Enthaarungsmittel (50%); techn.: zu Leuchtfarben.

**Strontium sulfuratum:** s. Strontiumsulfid.

**g-Strophanthidin:** Oubagenin; das Aglykon von g-Strophanthin* (Ouabain); g-S. unterscheidet sich von k-Strophanthidin durch 2 zusätzliche Hydroxylgruppen (am C-1 u. am C-11 des Steroidgerüstes; **Strukturformel** s. Herzglykoside).

**k-Strophanthidin:** Cymarigenin, Apocynamarin; das Aglykon (**Strukturformel** s. Herzglykoside) von k-Strophanthin-γ* (k-Strophanthosid, k-S.-cymarosyl-gluco-glucosid), k-Strophanthin-β (k-S.-cymarosyl-glucosid), k-Strophanthin-α* (Cymarin, k-S.-cymarosid), Erysimosid (Glucohelveticosid, k-S.-digitoxosylglucosid) u. Helveticosid* (k-S.-digitoxosid).

**k-Strophanthidin-digitoxosid:** s. Helveticosid.

**Strophanthidol:** Cardenolid-Aglykon; **Strukturformel** s. Herzglykoside (Tab.2).

**Strophanthin:** man unterscheidet zwischen verschiedenen Strophanthus-Glykosiden. g-Strophanthin* stammt von Strophanthus gratus, k-Strophanthin* von Strophanthus kombe u. h-Strophanthin von Strophanthus hispidus. Med. verwendet werden nur k- u. g-S.; s.a. Herzglykoside. In der Ph.Eur.3 ist nur das g-S. (Ouabain) offizinell, in anderen Pharmakopöen (z.B. ÖAB90) auch das k-S. **Anw.:** akute u. chron. Herzinsuffizienz (keine Kumulation; jedoch darf

S. niemals unmittelbar nach Digitalisglykosiden verabfolgt werden, wegen der Summation der Wirkungen; Digitalisglykoside können aber ohne Gefahr nach St. gegeben werden, da St. schnell ausgeschieden wird). Die orale Behandlung mit Strophanthusglykosiden ist (mit Ausnahme von k-Strophanthin-α, Cymarin) medizinisch nicht anerkannt, da nur max. 5% resorbiert werden, die wegen ihrer großen Wasserlöslichkeit nicht lebergängig sind u. unverändert über die Niere ausgeschieden werden.

**g-Strophanthin**: Strophanthin(um), Ouabain(um) Ph.Eur.3, g-Strophanthidinrhamosid, 1β, 5,11α,14,19-Pentahydroxy-3β-(α-L-rhamnopyranosyloxy)-5β,14β-card-20-(22)enolid, Purostrophan®, Strodival®; $C_{29}H_{44}O_{12} \cdot 8\ H_2O$, $M_r$ 728.80. **Strukturformel** s. Herzglykoside (Tab.2). Schmp. ca. 190°C (wasserfreie Form) unter Zers.; Verlust des Kristallwassers ab ca. 120°C. $[\alpha]_D^{20°C}$ -30° bis -33.0° (c = 1 in Wasser). Glykosid aus den Samen (bis zu 8%) v. Strophanthus gratus* u. dem Holz (zu ca. 0.3%) von Acokanthera ouabaio. Farblose, glänzende Kristalle od. weißes, krist. Pulver v. bitterem Geschmack. Lösl. in Wasser (1:100) u. in Ethanol (1:30). **Anw.:** s. Strophanthin. HWZ 12 bis 19 h. **Übl. Dos.:** 0.25 bis 0.5 mg; s.a. Herzglykoside. **Gesch.:** Der Name Ouabain f. g-Strophanthin rührt daher, daß diese Substanz in Acokanthera ouabaio (Ostafrika) 1898 entdeckt wurde. g-S. u. andere Cardenolide sind im Holz u. den Samen verschiedener Acocanthera-Arten (Fam. Apocynaceae) enthalten, die von den Eingeborenen zur Bereitung von Pfeilgiften verwendet wurden; vgl. Strophanthus-Arten.

**k-Strophanthin**: Kombe-Strophanthin; ein Glykosidgemisch aus den Samen von Strophanthus kombe*, umfaßt im wesentlichen die Stoffe k-Strophanthin-α* (Cymarin), k-Strophanthin-β* u. k-Strophanthin-γ* (k-Strophanthosid). Dabei handelt es sich um Herzglykoside* mit dem Aglykon k-Strophanthidin*, die sich nur durch die Zuckerkomponenten unterscheiden. Lösl. in Wasser, Ethanol; sehr schwer lösl. in Chloroform; prakt. unlösl. in Ether, Leichtpetroleum. **Off.:** ÖAB90. **Anw.:** s. Strophanthin. HWZ 12 bis 19 h. **Übl. Dos.:** Parenteral: i.m., i.v. 0.125 bis 1 mg.

**k-Strophanthin-α**: Cymarin, Apocymarin, k-Strophanthidin-3-cymarosid, 3β-(β-D-Cymaropyranosyloxy)-5,14-dihydroxy-19-oxo-5β,14β-card-20(22)-enolid, Alvonal®; CAS-Nr. 508-77-0; $C_{30}H_{44}O_9$, $M_r$ 548.65. **Strukturformel** s. Herzglykoside (Tab.2). **Anw.:** s. Strophanthin.

**k-Strophanthin-β**: k-Strophanthidin-cymarosyl-glucosid, s. k-Strophanthin; **Strukturformel** s. Herzglykoside (Tab.2).

**k-Strophanthin-γ**: **k-Strophanthosid**, k-Strophanthidin-cymarosyl-gluco-glucosid; das genuine Strophanthidinglykosid in Strophanthus kombe (s. Strophanthus-Arten), Apocynum cannabinum* u. anderen Apocynaceae. **Strukturformel** s. Herzglykoside (Tab.2).

**Strophanthus-Arten**: (*gr.* στρέφειν drehen, wenden, weil in der Knospe die Zipfel der Blumenkrone seilartig gedreht sind) Fam. Apocynaceae. Strophanthus-Arten (ca. 40 sind bekannt) werden zur Herst. v. (afrikanischen) Pfeilgiften, die im Gegensatz zu Curare* auch oral zur Wirkung gelangen.

**Strophanthus gratus** (Wall. et Hook ex Benth.) Baill.: (trop. Westafrika, in d. Wäldern an d. Küste, v. Sierra Leone bis zur Kongomündung) Stpfl. v. **Semen Strophanthi (grati):** Strophanthussame; der reife, v. seinem federbuschartigen Fortsatz (Granne) befreite, gelbe Same (unbehaart). **Off.:** DAC86. **Inhaltsst.:** 3 bis 8% (mind. 5%) g-Strophanthin* (Ouabain), das hydrolytisch in g-Strophanthidin u. Rhamnose spaltet, ferner Sarmentoside (Nebenglykoside), ca. 30% fettes Öl, Saponine, Cholin, Trigonellin, Harz. **Anw.:** zur Gew. von g-Strophanthin. **Zuber.:** Tct. Strophanthi.

**Strophanthus kombe** Oliv.: (trop. Ostafrika) Stpfl. v. **Semen Strophanthi kombe:** Kombe-Strophanthussame; der von den Grannen befreite reife Same (behaart). **Inhaltsst.:** 8 bis 10% k-Strophanthin*; das genuine Hauptglykosid ist k-Strophanthosid (k-Strophanthin-γ*) (ca. 3/4 des Glykosidgehalts d. Droge). **Anw.:** s. k-Strophanthin.

**Strophanthus hispidus** DC.: (Senegal u. Sudan bis Kongo) liefert das weniger verwendete h-Strophanthin.

**Strophanthus sarmentosus** DC.: (Afrika) in den Samen Sarmentogenin*.

**HOM:** *Strophanthus gratus* (HAB1.2): der reife, getrocknete, v. der Granne befreite Same (mind. 4% g-Strophanthin); verord. z.B. b. Herzerkrankungen.

**Strophanthussame**: Semen Strophanthi, s. Strophanthus-Arten.

**Strophanthustinktur**: s. Tinctura Strophanthi.

**Strukturformel**: Konstitutionsformel, chem. Formel, die ein Bild der gegenseitigen Bindungsverhältnisse d. Atome vermittelt, im Gegensatz zur **empirischen** u. **Molekularformel**, die ledigl. die atomistische Zusammensetzung eines Moleküls wiedergibt, z.B.

Strukturformel:
Empirische Formel (links) und Strukturformel (rechts)

**Strukturgene**: Gene eines Operons*, die f. die Bildung von spez. Proteinen verantwortlich sind.

**Strukturisomerie**: Strukturisomere sind Moleküle mit der gleichen Summenformel, die sich durch eine unterschiedliche Verknüpfung der Atome unterscheiden.

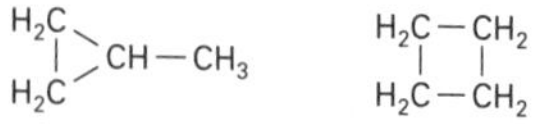

Strukturisomerie:
Methylcyclopropan (links) und Cyclobutan (rechts) als Beispiel für Strukturisomere

**Strukturproteine**: s. Skleroproteine.

**Strukturviskose Flüssigkeiten**: s. Rheologie.

**Strukturwasser**: Lücken der Kristallgitterstruktur werden von Wassermolekülen besetzt, od. das Strukturgerüst wird, wie bei manchen Gasen (z.B. Chlor, Ammoniak, Edelgase) aus Wassermolekülen gebildet, was zu Clathraten (Käfigverbindungen) führt. S. kann stöchiometrisch od. unstöchiometrisch gebunden werden.

**Struktur-Wirkungs-Beziehung**: s. QSAR.

**Struma**: die; lat. Drüsenschwellung, Geschwür; auch Kropf, *engl.* goiter; Vergrößerung der Schilddrüse (Kompensation der Unterfunktion durch Massenzunahme).

**Strumigen:** kropferzeugend, *engl.* goitren(ic). **Strumigene Substanzen** sind z.B. Inhibitoren der Iodperoxidase, die f. die Oxidation von Iodid zu „aktivem" Iod vor dem Einbau in Tyrosinreste (s. Tyrosin) u. Vorstufen der Schilddrüsenhormone (s. Hormone) notwendig ist. Dazu gehören Thioharnstoffderivate (s. Thyreostatika) u. Goitrine (s. Glucosinolate). Ionen, die wie Rhodanid ($NCS^-$, Perchlorat ($ClO_4^-$ od. Pertechnat ($TcO_4^-$ einen ähnlichen Ionenradius wie Iodid haben, wirken ebenfalls strumigen, weil sie die Aufnahme von Iodid aus dem Blut in die Schilddrüse kompetitiv hemmen. Ein hoher Blutspiegel an Rhodanid bzw. an Goitrinen kann sich z.B. durch den fast ausschließlichen Verzehr großer Mengen Kohl (Brassica-oleracea-Varietäten) ergeben.

**Strumitis:** Kropfentzündung.

**Strychnin:** Strychninum, Strychnidin-10-on; CAS-Nr. 57-24-9; $C_{21}H_{22}N_2O_2$, $M_r$ 334.4. Schmp.

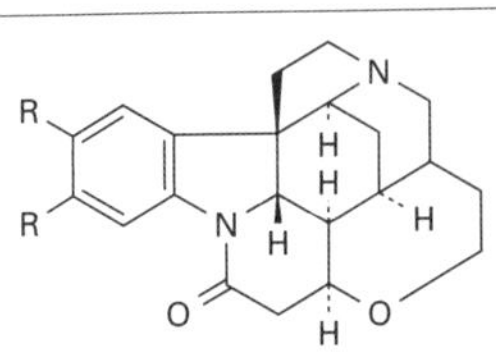

Brucin: R = $OCH_3$

Strychnin: R = H

Strychnin

268-290°C. $\alpha_D^{20°C}$ -104°C (c = 0.5, Ethanol absolut). $pK_{s,1}$ 2.3, $pK_{s,2}$ 8.0 (Salz, 25°C). Monoterpenoides Indolalkaloid aus den Samen v. Strychnos nux vomica* u. Strychnos ignatii*. Die Biosynthese erfolgt ausgehend von Tryptophan u. einer Monoterpeneinheit. Gew.: durch Extraktion der Samen mit schwefelsäurehaltigem Wasser u. Ausfällen des Alkaloids mit Kalk. Farblose, außerordentl. bitter schmeckende Kristalle, lösl. in Ethanol, schwer lösl. in Ether, sehr schwer lösl. in Wasser. Strychnin selbst dient zur Herst. der Strychninsalze, die therapeutisch (selten) verwendet werden; s. z.B. Strychninnitrat. **Wirk.** u. **Anw.:** Reflexkrampfgift, das die synaptische Hemmungen im Rückenmark lähmt, indem es die Übertrágersubstanz (Neurotransmitter*) Glycin blokkiert, was die Reizleitung verstärkt (s.a. Konvulsiva). S. wird schnell resorbiert u. (im Gegensatz zum Tetanustoxin, ebenfalls ein Rückenmarkkonvulsivum) relativ rasch (zu 80%) metabolisiert. Heute obsolet. Mißbräuchl. verwendet als Dopingmittel der Stemmer. LD 100 (30) bis 300 mg bzw. 10 mg (Kleinkind); Tod erfolgt bei vollem Bewußtsein durch Atemlähmung. **Gegenmittel:** schnell wirkende Barbiturate, Benzodiazepine.

**Strychninnitrat:** Strychnini nitras, Strychninum nitricum, Salpetersaures Strychnin; CAS-Nr. 66-32-0; $C_{21}H_{23}N_3O_5$, $M_r$ 397.4. Farblose, sehr bitter schmeckende Kristalle (noch in Verd. 1:670 000). Lösl. in 90 T. Wasser u. 3 T. sied. Wasser, in 70 T. Ethanol u. 5 T. sied. Ethanol, fast unlösl. in Ether, Chloroform, Schwefelkohlenstoff. $[\alpha]_D^{20°C}$ -27° bis -31° (c = 1 in Wasser). Darst.: durch Erhitzen von Strychnin mit Salpetersäure. **Off.:** DAC86, ÖAB90, Ph.Helv.7. **Anw.:** früher als Tonikum, Roborans u. Analeptikum; Gefahr von Kumulation; s.a. Strychnin.

**HOM:** *Strychninum nitricum:* verord. z.B. b. allen Indikationen von Nux vomica (s. Strychnos nux vomica), bes. im Zusammenhang mit nervösen Erschöpfungszuständen.

**Strychnin-N-oxid:** CAS-Nr. 7248-28-4; $C_{21}H_{23}ClN_2O_3$, $M_r$ 350.4. **Anw.:** Analeptikum (obsolet), im Vergleich zu Strychnin mit verzögerter Wirksamkeit.

**Strychninsulfat:** Schwefelsaures Strychnin, Strychninum sulfuricum; $C_{21}H_{22}N_2O_2 \cdot H_2SO_4 \cdot 5\ H_2O$. Farblose Kristalle, lösl. in Wasser, wenig lösl. in Ethanol. **Anw.:** wie Strychninnitrat; heute obsolet.

**HOM:** *Strychninsulfat:* verord. z.B. b. Nervenschwäche, Muskelkrämpfen.

**Strychnos gaultheriana** Pierre: (Strychnos malaccensis Benth.) Fam. Loganiaceae (Hinterindien). **Inhaltsst.:** in der Rinde Strychnin, Brucin etc.; Gesamtalkaloidgehalt ca. 3%. **Hoang Nau** ist ein aus der Rinde hergestelltes Pfeilgift.

**Strychnos ignatii** Bergius: Fam. Loganiaceae (Kletterstrauch, heim. auf den Philippinen). Stpfl. v. **Semen Ignatii:** Faba St. Ignatii, Faba febrifuga, Ignatiusbohne. **Inhaltsst.:** Strychnin* (bis ca. 1.7%), Brucin (bis ca. 1.35%), Kaffeesäure, Chlorogensäure, fettes Öl u.a. **Anw.:** als Tonikum u. Amarum wie Semen Strychni.

**HOM:** *Strychnos ignatii* (HAB1.5), Ignatia: reife, getrocknete Samen (mind. 2.0% Gesamtalkaloide, davon mind. 55% Strychnin); verord. z.B. b. physischer u. psychischer Labilität mit Krampfneigung, Migräne, Gastritis, Dysmenorrhö.

**Strychnos nux vomica** L.: Fam. Loganiaceae, Brechnuß (niedriger Baum in Vorderindien, Ceylon, Kotschinchina, Malaiischer Archipel, nördl. Australien). Stpfl. v. **Semen Strychni:** Strychni semen, Brechnuß, Krähenauge, Nux vomica; die getrockneten Samen. **Off.:** ÖAB90, Ph.Helv.7. **Inhaltsst.:** die monoterpenoiden Indolalkaloide Strychnin* (ca. 1%), Brucin (ca. 1.5%), Pseudostrychnin, Vomicin, Colubrin (Gesamtalkaloidgehalt ca. 3 bis 5%, mind. aber 2.5%, ber. als äquimolares Gem. von Strychnin u. Brucin); Loganin, Chlorogensäure, fettes Öl, Phytosterin, ca. 11% Eiweiß, Zucker. **Anw.:** als Tonikum u. Amarum, als anregendes Mittel bei Schwächezuständen; zur Schädlingsbekämpfung; s. Strychnin. Pulver von Brechnuß ist auf einen Geh. von 2.5% an Alkaloiden einzustellen. **Zuber.:** Extr. Strychni, Tct. Strychni. **Gesch.:** Strychnos führt schon Dioskurides an, aber erst im 15. Jahrh. wurden die Samen in Europa bekannt. Erstmalig beschreibt 1540 Valerius Cordus die „Krähenaugen", die damals ausschließlich zur Tiervergiftung dienten. Strychnin wurde 1818 von Pelletier u. Caventou isoliert; Francois Magendie empfahl 1821 seine Anw. als Heilmittel. Die Totalsynthese von Strychnin erfolgte 1952 durch R.B. Woodward.

**HOM:** *Strychnos nux-vomica* (HAB1.5), Nux vomica: reife, getrocknete Samen (mind. 2.2% Gesamtalkaloide, davon mind. 43 u. max. 55% Strychnin); Konstitutionsmittel; verord. z.B. b. Muskelverspannungen, Dyspepsie mit Obstipation, Magenentzündung, Arzneimittelnebenwirkungen.

**Strychnos toxifera** R. Schomb. ex Benth: Fam. Loganiaceae (Südamerika); dient wie andere Strychnos-Arten zur Herst. v. Calebassencurare; s. Curare*.

**Stuart-Briegleb-Modelle:** s. Molekülmodelle.

**Stuart-Power-Faktor:** s. Faktor X der Blutgerinnung.

**Studentenblumen:** Flores Calendulae sine calycibus, s. Calendula officinalis.

**Studentverteilung:** t-Verteilung; *statist.* tritt an die Stelle der Normalverteilung*, wenn z.B. die Anzahl der Meßwerte klein ist. Sie ist der Normalverteilung ähnlich, hängt aber nicht wie diese vom Mittelwert μ u. der Standardabweichung σ, sondern nur von der Zahl der Freiheitsgrade* f ab. (Wenn f gegen unendlich strebt, nähert sich auch die Student-Verteilung der Normalverteilung.) Für eine gegebene Wahrscheinlichkeit (Fläche unter der t-Verteilung) liegen die Schranken t (s. Abb.) umso weiter auseinander, je kleiner f ist. Die t-Werte, die man z.B. aus Tabellen entnehmen kann (s. Fehlerrechnung), benötigt man f. die Berechnung von Vertrauensbereichen u. den Vergleich von Mittelwerten (zumindest annähernd) normalverteilter Daten.

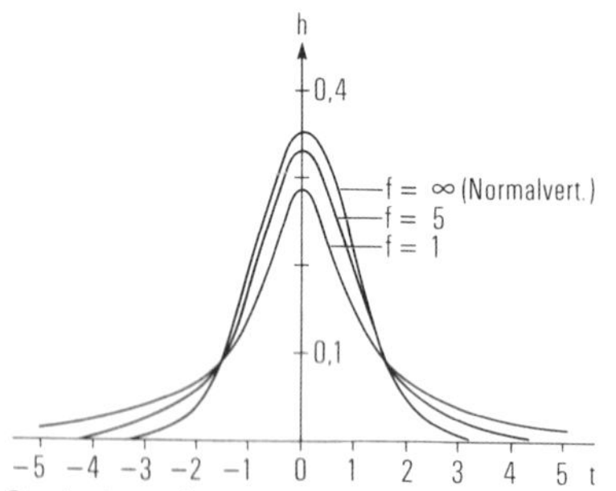


Studentverteilung: Funktionsbilder der t-Verteilung für verschiedene Freiheitsgrade f

**Studienordnung für die Studienrichtung Pharmazie:** s. Apotheker.

**Stützgewebe:** s. Festigungsgewebe.

**Stützstrumpf:** feingewebter Textilstrumpf, der seine Stützkraft durch hochelastische Textilfasern erzielt. Er wird zur Verhinderung von venösem Blutstau in den Beinen bei ungenügender „Muskelpumpe", Bindegewebsschwäche, Übergewicht, in der Schwangerschaft od. bei Personen in „stehenden Berufen" verwendet. Reicht die Kompression des S. nicht aus, können *Kompressionsstrümpfe* angewendet werden. Sie üben einen Längs- u. Querzug aus. **Einteilung** in Kompressionsklassen: s. Tab. Die Strumpfform (Halbstrumpf, Schenkelstrumpf, Knöchelsocken usw.) richtet sich nach dem Krankheitsbild. Die Größenbestimmung erfolgt durch Maßnehmen am Patienten. Die Hersteller erzeugen auch Maßanfertigungen.

**Stufenplan:** Allgemeine Verwaltungsvorschrift zur Beobachtung, Sammlung u. Auswertung von Arzneimittelrisiken nach § 63 AMG vom 10.5.1990. Der S. regelt die Erfassung von Arzneimittelrisiken (Nebenwirkungen, Wechselwirkungen, Gegenanzeigen, Resistenzbildung, Mißbrauch, Fehlgebrauch, Abhängigkeit, Qualitätsmängel, Verfälschungen) durch das BfArM, die Zusammenarbeit der beteiligten Behörden u. Stellen bei der Durchführung der erforderlichen Abhilfemaßnahmen sowie die Einschaltung d. pharm. Unternehmers u. die Informationswege; s.a. Arzneimittelkommission der Deutschen Apotheker.

**Stützstrumpf**
Einteilung in Kompressionsklassen

| Klasse | Kompressionsdruck kPa | mm Hg |
|---|---|---|
| I | 2.7–3.9 | 20–30 |
| II | 4.0–5.3 | 30–40 |
| III | 5.4–6.6 | 40–50 |
| IV | über 6.7 | über 50 |

**Stuhl:** s. Kot.

**Stuhluntersuchung auf Blut:** s. Benzidinprobe.

**Stuhlverstopfung:** s. Obstipation.

**Stuhlzäpfchen:** s. Suppositorien.

**Stupor:** (*lat.* stupere starr sein) *med.* geistig-körperliche Regungslosigkeit bei Aufhebung aller Willensleistungen, z.B. auch infolge großer Angst.

**Sturmhut:** Aconitum napellus*.

**Stutgeron®:** s. Cinnarizin.

**Styli:** Bacilli medicati. Styli caustici: s. Ätzstifte.

**Styli medicati:** s. Bacilli.

**Stylus:** *bot.* Griffel, s. Blüte.

**Stylus Argenti nitrici:** s. Silber(I)-nitrat.

**Stylus Argenti nitrici cum Kalio nitrico:** s. Silbernitrat, Salpeterhaltiges.

**Styphninsäure:** 2,4,6-Trinitro-1,3-dihydroxybenzol; $C_6H_3N_3O_8$, $M_r$ 245.1. Schmp. 175°C. Bildet mit organischen Basen Additionsverbindungen (Styphnate). Das Bleisalz wird als Initialsprengstoff verwendet.

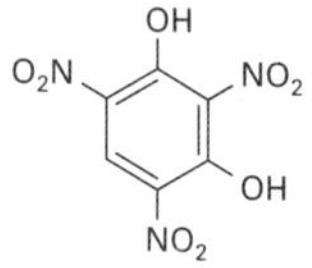


Styphninsäure

**Styptikum(a):** *syn.* Hämostypikum, Blutstillungsmittel.

**Styrax:** s. Liquidambar orientalis; **St., Amerikanischer:** s. Liquidambar orientalis (L. styraciflua); **St.-Balsam:** Styrax, s. Liquidambar orientalis; **St. benzoides** u. **St. tonkinensis:** Stpfln. v. Siam-Benzoe, s. Benzoe; **St. benzoin:** Stpfl. v. Sumatra-Benzoe, s. Benzoe; **St. calamitus:** s. Liquidambar orientalis; **St. liquidus:** s. Liquidambar orientalis.

**Styrol:** Vinylbenzol, Phenylethen; $C_6H_5–CH{=}CH_2$. D. 0.9. Sdp. 146°C. Farblose, angenehm riech. Flüss., mit Ethanol u. Ether mischbar, sehr schwer lösl. in Wasser. Best. des Styrax (s. Liquidambar orientalis), auch im Steinkohlenteer; entsteht auch durch trockene Dest. von Zimtsäure, techn. aus Ethylbenzol. Anw. in der Riechstoffindustrie. Leicht polymerisierbar zu Polystyrol*.

**Styrol-Divinylbenzol-Copolymer:** Poly(styrol, divinylbenzol); poröse, harte Kügelchen aus quernetztem Polymer; im Handel sind verschiedene Arten nach unterschiedlicher Größe der Kügelchen. **Anw.:** Reagenz Ph.Eur.3.

**Styron:** s. Zimtalkohol.

**Styrylalkohol:** s. Zimtalkohol.

**Sub:** (lat.) unter; subakut: weniger heftig verlaufend.

**Subakut:** weniger heftig verlaufend.

**Subazidität:** verminderter Säuregehalt des Magensaftes (Hypoazidität).

**Suber:** Suber quercinum, Cortex Quercus suber, Kork, s. Quercus-Arten.

**Subera:** Korkstopfen.

**Suberin:** Korksubstanz; Ester u. Lactone hochpolymerer, gesättigter u. ungesättigter $C_{16}$– bis $C_{22}$-Polyhydroxy(di)carbonsäuren; kommt in den Zellwänden des Korkgewebes (Phellem*, Borke*) u. in den Caspary-Streifen* der Endodermis vor; schützt die unterirdischen pflanzlichen Organe; macht die Wände des Korkgewebes wasserundurchlässig.

**Suberinsäure:** Octandisäure, 1,6-Hexandicarbonsäure, Korksäure; s. Carbonsäuren; gew. z.B. durch Einwirkung von Salpetersäure auf Kork.

**Subkutan:** unter die Haut; subkutane Injektion: Einspritzung unter die Haut; subkutane Infusion: Eingießen größerer Flüssigkeitsmengen (physiol. Kochsalzlösung, Glucoselösung) unter die Haut (1000 bis 2000 mL).

**Sublimat:** s. Quecksilber(II)-chlorid.

**Sublimation:** Überführung eines flüchtigen festen Stoffes in den Dampfzustand unter Umgehung der flüssigen Phase (z.B. Salmiak, Campher, Iod). Die Sublimationsgeschwindigkeit läßt sich durch Verminderung des Drucks wesentlich erhöhen (Vakuum). Als spezifische Sublimationswärme, SI-Einheit J/kg, bezeichnet man diejenige Wärmemenge in Joule, die zur Sublimation von 1 kg eines Stoffes nötig ist. Die Überführung eines Dampfes in den festen Stoff unter Umgehung der flüssigen Phase heißt Solidensieren. Im allgemeinen Sprachgebrauch versteht man unter S. den kombinierten Vorgang des Sublimierens u. Solidensierens.

**Sublimationstrocknung:** s. Gefriertrocknung.

**Sublingual(is, -e):** unter der Zunge liegend.

**Sublingualtabletten:** enthalten labile Arzneistoffe (z.B. Hormone, gefäßerweiternde Mittel), die im Magen-Darm-Trakt zerstört od. inaktiviert werden u. daher über die Schleimhäute des Mundhöhle (unter der Zunge) resorbiert werden müssen; meist klein, linsenförmig u. sollten in den Zerfallseigenschaften an die jeweiligen Resorptionsverhältnisse der inkorporierten Arzneistoffe angepaßt sein. **Bukkaltabletten** werden in die Backentasche appliziert u. beinhalten ebenso Arzneimittel, die über die Schleimhäute des Mundes aufgenommen werden sollen; s.a. Oraltabletten, Tabletten.

**Submerskultur:** Wachstum der Mikroorganismen im gesamten flüssigen Substrat; s. Gewebekultur, vgl. Oberflächenkultur.

**Submersverfahren:** Tieftank, Untertauchverfahren, s.a. Antibiotika.

**Submikronen:** s. Kolloide.

**Subscriptio:** (*lat.* subscribere darunterschreiben) auf Rezepten die Anweisung für d. Zubereitung, Abgabe od. Anwendung eines Arzneimittels.

**Subspecies:** *bot.* Unterart, abgek.: ssp.

**Substained-release:** s. Arzneiformen mit protrahierter Wirkung.

**Substantive Farbstoffe:** Direktfarbstoffe*.

**Substanz P:** Arg-Pro-Lys-Pro-Gln-Gln-Phe-Phe-Gly-Leu-Met-$NH_2$; $C_{63}H_{98}N_{18}O_{13}S$, $M_r$ 1347.7. Aus Dünndarmmuskulatur od. Gehirn von Säugetieren isolierbares Undecapeptid mit typischen Kinin-Wirkungen wie Stimulation der glatten Muskulatur, Blutdrucksenkung durch Vasodilatation der Gefäße, Erhöhung der Kapillarpermeabilität, außerdem speichelflußerregend. Auch als Neurotransmitter od. Neuromodulator in einigen Bereichen des peripheren u. zentralen Nervenmsystems bedeutsam.

**Substituent:** s. Synthese.

**Substitution, Chemische:** s. Synthese.

**Substitution, Nucleophile:** s. Nucleophile Substitution.

**Substitutionsgrad, Mittlerer:** Abk.: **MS**. Die durchschnittliche Anzahl der pro verknüpfter Glucoseeinheit (Anhydroglucose) umgesetzten (veretherten) Hydroxylgruppen des Cellulosemoleküls bzw. des Stärkemoleküls. Werden in jeder Anhydroglucoseeinheit alle 3 reaktionsfähigen OH-Gruppen verethert, so erhält man als maximalen Substitutionsgrad den Wert 3.0. MS wird auch syn. f. durchschnittlichen Substitutionsgrad gebraucht (DS, Degree of substitution).

**Substitutionsisomerie:** unterschiedliche Stellung von Substituenten, z.B. 1,2-, 1,3- u. 1,4-Stellung am Benzolring.

**Substitutionstherapie:** Zuführung von im Körper normalerweise vorkommenden Stoffen, z.B. Verdauungsenzymen, bei Ausfall od. mangelnder Tätigkeit innersekretorischer Drüsen (Organotherapie, Implantation, Hormoninjektion).

**Substitutive Nomenklatur:** Der Name der Verbindung ergibt sich aus der Bez. des Stammsystems (Alkan, Alken, Alkin, Ringverbindung, Trivialname), dem Präfixe bzw. Suffixe zur Beschreibung der funktionellen Gruppen (den Substituenten) vor- bzw. nachgestellt werden. Die Hauptfunktion (durch die folgende Prioritätsliste festgelegt) wird durch das Suffix ausgedrückt. Die übrigen funktionellen Gruppen werden als Präfixe in alphabetischer Ordnung, ev. mit Vervielfältigungssilbe (di-, bis-, bi-, s. dort) u. mit Stellenbezeichnung, dem Namen vorangestellt, z.B. Trichloressigsäure. *Prioritätsliste:* Carbonsäuren, Sulfonsäuren, Carbonsäure-Derivate: Ester, Halogenide, Amide, Nitrile, Aldehyde, Ketone, Alkohole, Mercaptane, Amine, Ether, Thioether; s.a. Radikofunktionelle Nomenklatur.

**Substrat:** Grundlage, Nährboden (f. Bakterien u. Pilze); bei Enzymen diejenige Substanz, auf die sie spezifisch wirken.

**Substratphosphorylierung:** Bildung von Adenosintriphosphat (ATP) auf nichtphotosynthetischem, nichtoxidativem Weg in der Atmungskette*; erfolgt in der Glykolyse* u. bei der oxidativen Decarboxylierung von 2-Ketoglutarat im Tricarbonsäurezyklus*. Der Feinmechanismus der S. ist am besten bekannt von den glykolytischen Enzymen Glycerinaldehyd-3-phosphatdehydrogenase u. 3-Phosphoglyceratkinase. Kennzeichnend ist die intermediäre Bildung von energiereichen Zwischenverbindungen. So wird bei der oxidativen Decarboxylierung von α-Ketoglutarsäure im Tricarbonsäurezyklus als Zwischenprodukt ein Thioester gebildet, Succinyl-CoA.

**Subtilis:** fein, z.B. Pulvis subtilis.

**Succade:** Zitronat, s. Citrus medica.

**Succi:** Plural von Succus*.

**Succinat:** Anion (Salz) der Bernsteinsäure.

**Succinatdehydrogenase:** ein oligomeres Flavinenzym des Tricarbonsäurezyklus*, das die

Oxidation von Succinat zu Fumarat katalysiert. Coenzym der S. ist FAD, das den freiwerdenden Wasserstoff direkt ohne Mitwirkung von NAD od. NADP aufnimmt u. auf Ubichinon od. Cytochrom b der Atmungskette* od. (in vitro) auf Redoxfarbstoffe, z.B. Methylenblau, überträgt. S. kommt nur in den Mitochondrien vor u. steht dort in enger Verbindung mit der Atmungskette. S. hat eine regulatorische Rolle im Tricarbonsäurezyklus.

**Succinat-Glycin-Zyklus:** Glycin-Succinat-Zyklus, Sheminzyklus; ein Nebenweg des Tricarbonsäurezyklus*, der besondere Bedeutung f. den Stoffwechsel der roten Blutkörperchen hat.

**Succinit: Succinum,** s. Bernstein.

**Succinylcholinchlorid:** s. Suxamethoniumchlorid.

**Succinyl-Coenzym A:** energiereicher Thioester zwischen Bernsteinsäure u. Coenzym A Ausgangspunkt f. die Synthese der Porphyrine aus Zwischenprodukten des Succinat-Glycin-Zyklus, z.B. Hämoglobin, Chlorophyll, Vitamin $B_{12}$.

**Succinylsulfathiazol** INN: Succinylsulfathiazolum Ph.Eur.3; CAS-Nr. 116-43-8; $C_{13}H_{13}N_3O_5S_2 \cdot H_2O$, $M_r$ 373.4. Schmp. ca. 190°C bzw. 205°C

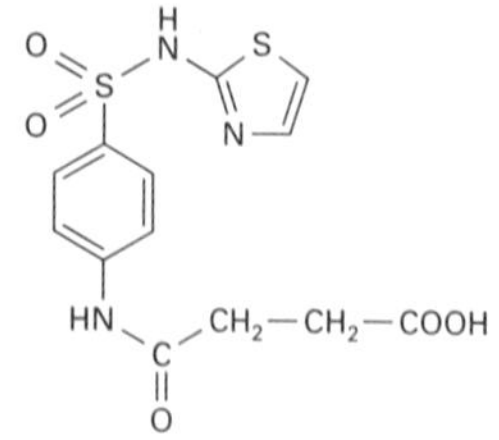


Succinylsulfathiazol

(Zers., wasserfreie Formen); 6 wasserfreie, mind. 3 wasserhaltige Kristallformen u. eine Reihe von Lösungsmittelsolvaten sind bekannt. Weißes bis gelblichweißes, krist. Pulver; wenig lösl. in Wasser (1:5000), Ethanol, Aceton; lösl. in Alkalihydroxid- u. Alkalicarbonatlösung. $pK_{s,1}$ (Carboxylgruppe) 4.5, $pK_{s,2}$ (Sulfonamidgruppe) ca. 6.9. **Anw.:** Chemotherapeutikum*, bei Infektionen des Darmtraktes. **Nebenw.:** Beeinträchtigung der Darmflora, allergische Reaktionen. Initialdos.: 0.25 g/kg KG; Erhaltungsdos.: 0.05 g/kg KG.

**Succisa pratensis** Moench: (Scabiosa succisa L.) Fam. Dipsacaceae, Teufelsabbiß (Morsus diaboli) (Europa). Stpfl. v. **Radix Morsus diaboli:** Radix Scabiosae, Radix Succisae pratensis, Teufelsabbißwurzel. **Inhaltsst.:** Saponin, Bitterstoff, Gerbstoff, ein Glykosid, Stärke, Saccharose. **Anw.** volkst.: als Blutreinigungsmittel, als Diuretikum, ferner bei Husten, Heiserkeit, Lungenleiden, Würmern u.a.; äuß.: bei Hautkrankheiten, Ekzemen, Geschwüren, Quetschungen usw.

**Succus:** Plur. Succi, Preßsaft. Durch Auspressen frischer Pflanzenteile (meist Früchte) u. anschließende Filtration erhalten. Vom Pektin befreit man durch Pektinasen*. S. dient u.a. der Herst. v. Fruchtsirup; kann mit geeigneten Konservierungsmitteln versetzt werden.

**Succus Aloes inspissatus:** s. Aloe.

**Succus Carnis recens:** Maceratio Carnis, frischer Fleischauszug. Mazeration von Fleisch mit angesäuertem Wasser.

**Succus Citri:** Zitronensaft, s. Citrus limon.

**Succus Juniperi inspissatus:** s. Juniperus communis.

**Succus Liquiritiae:** Süßholzsaft, u. Succ. Liqu. depuratus, Gereinigter Süßholzsaft, s. Glycyrrhiza glabra.

**Succus Liquiritiae deglycyrrhizinatus:** deglycyrrhizinierter Succus Liquiritiae, s. Glycyrrhiza glabra.

**Sucht:** krankhafter Zustand der pharmakologischen Abhängigkeit. (Das Wort Sucht kommt nicht von suchen, sondern siech (krank) sein. Das althochdeutsche Suht bedeutet Krankheit.) Man unterscheidet (WHO 1964) folgende *Abhängigkeits-Typen:* 1. Überwiegend psychische Abhängigkeit bei Cannabis-, Halluzinogen- (s. unter Psychopharmaka) u. Amphetamintyp; 2. physische u. psychische Abhängigkeit bei den starken Analgetika* (Morphintyp) u. der Gruppe Alkohol/Barbiturate/Tranquillantien (Alkohol-, Barbiturattyp). Ferner wird zwischen folgenden *Abstufungen* unterschieden: *1. (Arzneimittel-) Sucht* (drug addiction) ist ein Zustand periodischer od. chronischer Vergiftung, der durch wiederholte Zufuhr eines natürlichen od. synthetischen, psychotrop das Seelenleben verändernd wirkenden Arzneimittels ausgelöst wird. Charakteristisch sind: a) der Zwang, diesen Stoff immer wieder einzunehmen u. sich ihn mit allen Mitteln zu verschaffen (Versklavung); b) die Tendenz, die Dosis zu steigern (Toleranz); c) die psychische od. physische Abhängigkeit von der Wirkung des Stoffes. Folge: bei Entzug Abstinenzerscheinungen; d) Defekte, die sowohl f. das Einzelindividuum sozial u. gesundheitlich als auch f. die Gesellschaft eine hohe Gefährdung darstellen; *2. Arzneimittelgewöhnung* (drug habituation) ist ein Zustand, der sich durch wiederholte Anwendung eines (psychotrop wirkenden) Arzneimittels ergibt. Charakteristisch sind: a) der Wunsch (aber nicht der Zwang), den betreffenden Stoff weiter einzunehmen (um dadurch in einen euphorischen Zustand zu gelangen); b) eine geringe od. keine Tendenz zur Steigerung der Dosis; c) eine psychische Abhängigkeit von den Wirkungen des Stoffes, aber ein Fehlen einer physischen Abhängigkeit. Folge: bei Entzug keine physiologischen Abstinenzerscheinungen (z.B. Nicotin); d) falls Schädigungen auftreten, treffen diese nur das Individuum. *3. Arzneimittelmißbrauch:* zweckentfremdeter Gebrauch einer (psychotrop) wirkenden od. übermäßiger Gebrauch einer Substanz. Das trifft zu, wenn: a) ein ärztlich verschriebenes Medikament in überhöhter Dosis od. zu nicht beabsichtigten Zwecken Verw. findet; b) ohne medizinische Notwendigkeit (Experiment od. um sich in einen Rauschzustand zu versetzen) Medikamente eingenommen werden; c) psychotrop wirkende Substanzen, die f. den Konsum ungeeignet sind (z.B. Lösungsmittel), verwendet werden od. wenn Genußmittel in einer Art u. Weise konsumiert werden, die den Menschen schädigt. Mißbrauch ist noch keine Sucht. Aus fortgesetztem Mißbrauch kann sich eine Abhängigkeit entwickeln. Besonders suchtgefährdet sind seelisch labile, kontaktarme, von Minderwertigkeitsgefühlen belastete u. vereinsamte Menschen; auslösende Momente können dann in der Umgebung liegen (Familiengeschichte, berufliche Probleme, andere Persönlichkeitskrisen).

**Suchtgift:** Suchtmittel; in Österreich f. den Begriff Betäubungsmittel* verwendet.

**Suchtgiftkontrollorgane:** s. Betäubungsmittelrecht.

**Suchtgiftrecht:** s. Betäubungsmittelrecht.

**Suchtkraut:** Galega officinalis*.

**Suchtstoffe:** Suchtmittel, s. Betäubungsmittel(recht).

**Suchtstoffkommission:** s. Betäubungsmittelrecht.

**Suchtstoff-Kontrollamt:** s. Betäubungsmittelrecht, s. INCB.

**Suchtstoffrecht:** s. Betäubungsmittelrecht.

**Sucralfat** INN: 1',2,3,3',4,4',6,6'-Octa-O-sulfo-β-D-fructofuranosyl-α-D-glucopyranosid-Aluminiumhydroxid-Hydrat, ein basisches Aluminium-

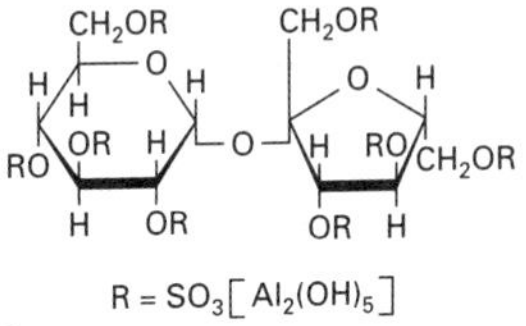

Sucralfat

salz von Saccharosehydrogensulfat, Ulcogant®; CAS-Nr. 54182-58-0; $C_{12}H_{54}Al_{16}O_{75}S_8$, $M_r$ 2086.74. Lösl. in verdünnter Salzsäure, verdünnter Natronlauge; prakt. unlösl. in Wasser, Ethanol, Chloroform u. den meisten organischen Lösungsmitteln. $pK_s$ 0.43 bis 1.19. **Anw.:** Magen-Darm-Therapeutikum, Ulcus ventriculi et duodeni. **Übl. Dos.:** Oral: 3mal 1 g/d, falls erforderlich auf 4mal 2 g/d erhöhen.

**Sucrose:** amerikan. Bez. f. Saccharose.

**Sudan III:** 1-(4-Phenylazophenylazo)-2-naphthol, Aminoazobenzol-azo-β-naphthol, Sudanrot, Ceresinrot; $C_{22}H_{16}N_4O$, $M_r$ 352.4. Rötlichbraunes Pulver, leicht lösl. in Ether, Aceton, Chloroform, wenig lösl. in Ethanol, unlösl. in Wasser. **Anw.:** als epithelbildendes Mittel zur Wundenbehandlung; zum Färben von Wachsen, Ölen u. Spirituslacken; in der Mikroskopie (s. Sudanglycerol), zur Vitalfärbung*.

**Sudanfarbstoffe:** wasserunlösliche Azofarbstoffe, lösl. in Ölen, Fetten, Wachsen Harzen, Kohlenwasserstoffen, Alkoholen usw. **Anw.:** zum Färben von Kerzen, Wachsen, Lacken, Ölen, Schuhpflegemitteln usw., z.T. auch in der Mikroskopie; s. z.B. Sudan III.

**Sudangelb:** 3-Methyl-1-phenylazo-5(4H)-pyrazolon, Sudan 3 G; $C_{16}H_{14}N_4O$, $M_r$ 278.3. Schmp. ca. 160°C. Gelbes, krist. Pulver; leicht lösl. in Ethanol, lösl. in Aceton, wenig lösl. in Toluol u. Xylol. **Anw.:** Reagenz Ph.Eur.3.

**Sudan IV:** s. Scharlachrot.

**Sudanrot:** s. Sudan III.

**Sudanrot G:** 1-(2-Methoxyphenylazo)-2-naphthol; $C_{17}H_{14}N_2O_2$, $M_r$ 278.3. Rötlichbraunes Pulver; prakt. unlösl. in Wasser, lösl. in Chloroform. **Anw.:** Reagenz Ph.Eur.3.

**Sudanglycerol:** Sudan-III-Glycerol; zur Prüfung von Drogen auf Suberin, Kutin, fettes u. äther. Öl. Das Drogenpräparat wird mit Sudanglycerol mehrmals schwach erwärmt. Nach 30 min sind verkorkte Zellwände, kutinisierte Schichten u. Öle orangerot gefärbt. Herst.: 0.50 g Sudan III werden mit 50 mL Ethanol 96% unter Rückfluß zum Sieden erhitzt u. das Filtrat mit Glycerol zu 100 mL verdünnt.

**Sudantee:** s. Hibiscus sabdariffa.

**Sudor:** Schweiß.

**Sudoriferum(a):** Sudorifikum, schweißtreibende(s) Mittel; s. Diaphoretikum(a).

**Südlicher Süßwein:** s. Vinum.

**Süßdolde:** s. Myrrhis odorata.

**Süßer Fenchel:** s. Foeniculum vulgare ssp. vulgare var. dulce.

**Süßgräser:** s. Poaceae.

**Süßholz:** Radix Liquiritiae, s. Glycyrrhiza glabra; **Asiatisches S.** stammt von Glycyrrhiza uralensis.

**Süßholzextrakt:** s. Extractum Liquiritiae.

**Süßholzfluidextrakt:** s. Extractum Liquiritiae fluidum.

**Süßholzsaft:** Succus Liquiritiae, u. Gereinigter Süßholzsaft, Succus Liquiritiae depuratus, s. Glycyrrhiza glabra.

**Süßholzsirup:** s. Sirupus Liquiritiae.

**Süßkartoffel:** s. Ipomoea batatas.

**Süßkirsche:** s. Prunus avium var. avium.

**Süßmittel:** Stoffe, die zum Süßen von Lebensmitteln verwendet werden können. Wichtige S. sind: **1. Zucker:** Saccharose*, Glucose* (besonders der durch enzymatische Hydrolyse von Maisstärke hergestellte Glucosesirup), Fructose* sowie aus Glucosesirup enzymatisch hergestellte Glucose-Fructose-Mischungen. **2. Zuckeraustauschstoffe**, vor allem Sorbitol* u. andere zukkerähnliche Polyole (Mannitol, Xylitol, Maltitol); sie werden zum Süßen von diätetischen Lebensmitteln f. Diabetiker verwendet; f. Schlankheitskost sind sie nicht geeignet, da ihr physiologischer Brennwert dem von Saccharose vergleichbar ist. **3. Süßstoffe*. 4. Geschmackswandler:** z.B. Miraculin (s. Synsepalum dulcificum).

**Süßmittel**
Süßkraft einiger Süßmittel[1]
(bezogen auf Saccharose)

| | | | |
|---|---|---|---|
| Lactose | 0.2 | Glycyrrhizin | 150 |
| Mannitol | 0.4 | Aspartam | 180 |
| Isomalt | 0.45 | Acesulfam-K | 200 |
| Glucose | 0.5 | Steviosid | 200 |
| Sorbitol | 0.6 | Saccharin | 500 |
| Maltitol | 0.9 | Neohesperidin-dihydrochalkon | 1000 |
| Saccharose | 1.0 | Perillartin | 2000 |
| Xylitol | 1.0 | Monellin | 2000 |
| Fructose | 1.7 | Osladin | 3000 |
| Natrium-cyclamat | 30 | Thaumatin | 3500 |

[1] s. auch unter den einzelnen Süßmitteln

**Süßstoffe:** künstl. hergestellte Süßmittel* mit höherer Süßkraft als Saccharose u. ohne nennenswerten physiologischen Brennwert („Kaloriengehalt"), die f. diätetische Lebensmittel bei Diabetes u. Übergewicht geeignet sind. Wichtige S. sind Saccharin* u. Natriumcyclamat* sowie besonders eine Mischung von beiden im Massenverhältnis 1:10; Acesulfam-K*, Aspartam*.

**Süßwein:** s. Vinum.

**Sufenta®:** s. Sufentanil.

**Sufentanil** INN: 4-Anilino-piperidin-Derivat des Fentanyl*, Sufenta®; CAS-Nr. 56030-54-7; $C_{22}H_{30}N_2O_2S$, $M_r$ 386.5. Schmp. 96.5°C. **Wirk.** u. **Anw.:** stark wirkendes Analgetikum (5- bis 7mal wirksamer als Fentanyl).

**Suffimentum:** (*lat.* fumare rauchen) Räuchermittel.

**Suffix:** in der org. Nomenklatur an den Stoff-

bzw. Gruppennamen angehängte Nachsilbe, wie z.B. -ol, -al, -thiol.

**Suffusion:** flächenhafter Bluterguß unter der Haut.

**Sugillation:** Blutunterlaufung.

**Suicid(ium):** Selbstmord.

**Suk(k)ulent:** Saftreich. Suk(k)ulente: *bot.* Pfl. mit fleischig-saftigen (nicht schleimigen) Sprossen od. Blättern.

**Sulbactam** INN: Unacid®; CAS-Nr. 68373-14-8; $C_8H_{11}NO_5S$, $M_r$ 233,24. **Wirk.** u. **Anw.:** β-Lac-

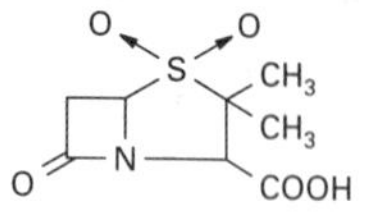


Sulbactam

tamase*-Hemmstoff; wird in Kombination mit Aminopenicillin im Verhältnis 1:2 verwendet, wirkt nicht bakterizid; Serumhalbwertszeit: 1 h; wird bei oraler Gabe nicht resorbiert.

**Sulbentin** INN: Dibenzthion, 3,5-Dibenzyl-1,3,5-thiadiazixan-2-thion, Fungiplex®; CAS-Nr. 350-

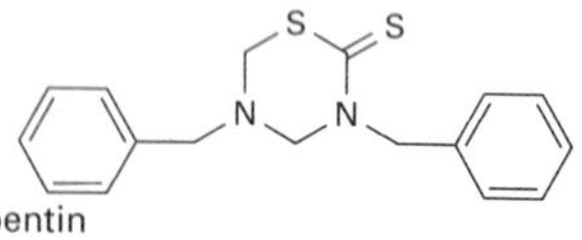


Sulbentin

12-9; $C_{17}H_{18}N_2S_2$, $M_r$ 314.48. Schmp. 101-102°C aus Aceton od. Methanol. Prakt. unlösl. in Wasser, leicht lösl. in Aceton, Chloroform, sehr schwer lösl. in Ethanol. **Off.:** DAC86. **Anw.:** Antimykotikum mit antibakteriellem Effekt; Ind.: Dermatophyten- u. hefebedingte Hauterkrankungen. **Übl. Dos.:** Topikal: Salbe, Tinktur, Nagellack: 3%.

**Sulfabenzamid** INN: N-Sulfanilylbenzamid; CAS-Nr. 127-71-9; $C_{13}H_{12}N_2O_3S$, $M_r$ 276.3. Schmp. 250-252°C (Zers.). **Anw.:** Chemotherapeutikum* zur lokalen Anw.

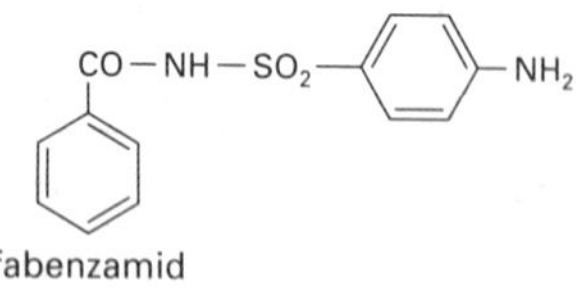


Sulfabenzamid

**Sulfabenzamin:** s. Mafenid.

**Sulfableph®:** s. Sulfacetamid.

**Sulfacarbamid** INN: Sulphaurea, Sulfanilylurea, Sulfanilharnstoff, N-(4-Aminobenzolsulfoxyl)urea, Euvernil®; CAS-Nr. 547-44-4; $C_7H_9N_3O_3S$, $M_r$ 215.23. **Strukturformel** s. Sulfonamide. Schmp. 146-148°C unter schwacher Zers., aus Wasser. Lösl. in Wasser 0.811 g/100 mL bei 37°C, in Alkalien. **Off.:** DAC79. **Anw.:** Chemotherapeutikum* (wegen der hohen u. zunehmenden Resistenzquoten der Sulfonamide u. der zahlreichen Nebenw. nicht mehr zu empfehlen). HWZ 2 bis 3 h. **Übl. Dos.:** Oral: Initialdos. 2.0 g, dann 1 g/4-6 h bis 10.0 g/d, nicht länger als 5 d. Kinder: 0.5 g, Säuglinge: 0.333 g. Gebräuchl. ist auch Sulfacarbamid-Natrium.

**Sulfacetamid** INN: Sulfanilazetamid, N-Sulfanilylacetamid, Sulfableph®; CAS-Nr. 144-80-9; $C_8H_{10}N_2O_3S$, $M_r$ 214.24. **Strukturformel** s. Sulfonamide. Schmp. 182-184°C. Lösl. in Wasser 1:150 bei 20°C, in Ethanol 1:15, in Aceton 1:7; sehr schwer lösl. in Chloroform; schwer lösl. in Ether; lösl. in Mineralsäuren, Alkalihydroxid- u. -carbonat-Lösungen. **Off.:** ÖAB90 (bis 1996), DAC86. **Anw.:** Chemotherapeutikum*; Ind.: Infekte des Urogenitaltraktes. **Übl. Dos.:** Parenteral: i.v. 1.0 g. Oral: 1. Dosis 2.0 g, dann 1.0 g/4-6 h nicht länger als 6 d.

**Sulfacetamid-Natrium:** Sulfacetamidum natricum Ph.Eur.3, Sulfacetamidum solubile, Sulfanilacetamidum Natrium; CAS-Nr. 6209-17-2; $C_8H_9N_2NaO_3S \cdot H_2O$, $M_r$ 254.2. Weißes, krist. Pulver; leicht lösl. in Wasser, schwer lösl. in Ethanol, prakt. unlösl. in Chloroform u. Ether.

**Sulfacetamidum solubile:** Sulfacetamid-Natrium, s. Sulfacetamid.

**Sulfactin®:** s. Dimercaprol.

**Sulfadiazin** INN: Sulfadiazinum Ph.Eur.3, Sulfapyrimidin, N-(Pyrimidin-2-yl)-sulfanilamid; CAS-Nr. 68-35-9; $C_{10}H_{10}N_4O_2S$, $M_r$ 250.3. **Strukturformel** s. Sulfonamide. Schmp. 255°C. Krist. Pulver, weiß, gelblichweiß od. rötlichweiß; schwer lösl. in Wasser, Ethanol, Chloroform, lösl. in Alkalihydroxidlösungen u. verd. Mineralsäuren. **Anw.:** Sulfonamidchemotherapeutikum mit mittlerer Wirkungsdauer. HWZ 13 bis 24 h. **Übl. Dos.:** orale Initialdos. 2 bis 4 g, dann 1 g alle 4 bis 6 h; Kinder 0.075 g/kg KG/d. Gebräuchl. sind auch Sulfadiazin-Silbersalz, **Sulfadiazin-Natrium** (**Off.:** ÖAB90) sowie Kombinationen mit Trimethoprim*, Tetroxoprim*; vgl. Cotrimazin, Co-Tetroxazin.

**Sulfadiazin-Silbersalz:** CAS-Nr. 22199-08-2, Flammazine®; $C_{10}H_9AgN_4O_2S$. **Anw.:** Dermatikum, Chemotherapeutikum*.

**Sulfadicramid** INN: N[1]-(3,3-Dimethylacryloyl)sulfanilamid, Irgamid®; CAS-Nr. 115-68-4;

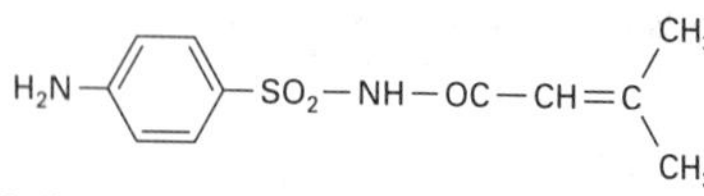


Sulfadicramid

$C_{11}H_{14}N_2O_3S$, $M_r$ 254.30. Schmp. 176-180°C aus Ethanol; polymorph. Schwer lösl. in Wasser, Ether; leicht lösl. in Ethanol, Aceton. **Anw.:** Lokal-Chemotherapeutikum. **Übl. Dos.:** Augensalbe 15%.

**Sulfadimethoxin** INN: 4-Amino-N-(2,6-dimethoxy-4-pyrimidinyl)benzolsulfonamid, N[1]-(2,6-Dimethoxy-4-pyrimidinyl)sulfanilamid, Madribon®; CAS-Nr. 122-11-2; $C_{12}H_{14}N_4O_4S$, $M_r$ 310.33. **Strukturformel** s. Sulfonamide. Schmp. 201-203°C. Lösl. in verdünnter Salzsäure, wäßriger $Na_2CO_3$–Lösung, in Wasser bei 37°C 4.6 mg/100 mL bei pH 4.10, 29.5 mg/100 mL bei pH 6.7, 58 mg/100 mL bei pH 7.06, 5.17 g/100 mL bei pH 8.71; lösl. in Ethanol 1:200, in Chloroform 1:800, in Ether 1:2000, in verdünnten Mineralsäuren, Alkalihydroxid- u. -carbonat-Lösungen. **Anw.:** Chemotherapeutikum*, Langzeitsulfonamid. **Übl. Dos.:** Oral: Initialdos.: 2mal 0.5 g/d am 1.

Tag, Erhaltungsdos.: 1mal 0.5 g/d, nicht länger als 5 d. Gebräuchl. ist auch Sulfadimethoxin-Natrium.

**Sulfadimethyloxalol:** s. Sulfamoxol.

**Sulfadimidin** INN: Sulfadimidinum Ph.Eur.3, Sulfamethazin; CAS-Nr. 57-68-1; $C_{12}H_{14}N_4O_2S$, $M_r$ 278.3. **Strukturformel** s. Sulfonamide. Schmp. 197-200°C; polymorph. Weiße Kristalle; schwer lösl. in Wasser, Ethanol, Ether, lösl. in Aceton, Mineralsäuren, Alkalihydroxid- u. Alkalicarbonatlösungen. **Anw.:** Chemotherapeutikum* mit kurzer Wirkungsdauer. **Nebenw.:** Übelkeit, Brechreiz. Gebräuchl. ist auch **Sulfadimidin-Natrium: Off.:** ÖAB90.

**Sulfadoxin** INN: 4-Amino-N-(5,6-dimethoxy-4-pyrimidinyl)benzolsulfonamid, $N^1$-(5,6-Dimethoxy-4-pyrimidinyl)sulfanilamid, Sulformetoxin; CAS-Nr. 2447-57-6; $C_{12}H_{14}N_4O_4S$, $M_r$ 310.34. **Strukturformel** s. Sulfonamide. Schmp. 194-198°C aus 50%igem Ethanol; polymorph. Sehr schwer lösl. in Wasser; schwer lösl. in Ethanol, Methanol; prakt. unlösl. in Ether. **Anw.:** Chemotherapeutikum*, Antimalariamittel, Langzeitsulfonamid. **Übl. Dos.:** Oral: Erwachsene: Initialdos.: 2 g/d, Erhaltungsdos.: 1-1.5 g/7 d; Kinder 2-4 Jahre: 1/4 Erwachsenendos., Kinder 5-8 Jahre: 1/2 Erwachsenendosis; Malariabehandlung: 1-1.5 g/d (vgl. Pyrimethamin*).

**Sulfaethidol** INN: $N^1$-(5-Ethyl-1,3,4-thiadiazol-2-yl)sulfanilamid; Ethazol; CAS-Nr. 94-19-9; $C_{10}H_{12}N_4O_4S_2$, $M_r$ 284.36. **Strukturformel** s. Sulfonamide. Schmp. 188 bzw. 181°C (polymorph). Lösl. in Wasser 1 g/4 L, in Methanol 1 g/40 g, in Ethanol 1 g/30 g, in Aceton 1 g/10 g, in Ether 1 g/1350 g, in Chloroform 1 g/2800 g, in Benzol 1 g/20 kg. Eine 1%ige Suspension in Wasser hat einen pH-Wert von 4.4 bis 4.9. **Anw.:** Chemotherapeutikum*, Sulfonamid. Gebräuchl. ist auch Sulfaethidol-Natrium.

**Sulfafurazol:** Sulfisoxazol; N-(3,4-Dimethylisoxazol-5-yl)sulfanilamid; CAS-Nr. 127-69-5; $C_{11}H_{13}N_3O_3S$, $M_r$ 267.3. **Strukturformel** s. Sulfonamide. Schmp. 190-195°C; polymorph. Lösl. in 7700 T. Wasser, 50 T. Ethanol. **Anw.:** Chemotherapeutikum*, Kurzzeitsulfonamid. **Übl. Dos.:** oral Initialdos. von 2 bis 4 g, dann 1 bis 2 g alle 4 bis 6 h; Kinder: Initialdos. von 75 mg/kg KG, dann 150 mg/kg KG/d in mehreren Einzeldosen von jeweils max. 6 g; flüssige Zuber. mit dem geschmacksfreien Acetyl-Sulfafurazol; parenteral: i.m. Applikation einer 5%igen Lsg. des Diethanolaminsalzes; topikal am Auge: 4%ige Lsg. von Sulfafurazoldiethanolamin.

**Sulfaguanidin** INN: Sulfaguanidinum, Sulfanilguanidinum, 2-Sulfanilyl-guanidin; CAS-Nr. 57-67-0. **Strukturformel** s. Sulfonamide. Schmp. 188-190°C; polymorph.

**Sulfagunidin-Monohydrat:** Sulfaguanidinum monohydricum; CAS-Nr. 6190-55-2; $C_7H_{10}N_4O_2S \cdot H_2O$, $M_r$ 232.3. Weißes bis fast weißes, krist. Pulver von schwach bitterem Geschmack. Sehr schwer lösl. in Wasser von 20°C, lösl. in ca. 10 T. Wasser von 100°C, wenig lösl. in Ether, Aceton, lösl. in verdünnter Salzsäure unter Salzbildung, prakt. unlösl. in Alkalilaugen. **Off.:** DAB10, ÖAB90, Ph.Helv.7. **Anw.:** schwer resorbierbares Chemotherapeutikum*; Ind.: bei gastrointestinalen Infektionen. **Übl. Dos.:** oral 3 d lang 3mal/d 3 g.

**Sulfaguanol** INN: 4-Amino-N-[(4,5-dimethyl-2-oxazolyl)amidino]benzolsulfonamid, $N^1$-[(4,5-Dimethyl-2-oxazolyl)amidino]sulfanilamid, Enterocura®; CAS-Nr. 27031-08-9; $C_{12}H_{15}N_5O_3S$, $M_r$ 309.35. **Strukturformel** s. Sulfonamide. Schmp. 233-236°C aus Aceton/Wasser (9:1), 228-230°C aus Methanol/Wasser. Prakt. unlösl. in Wasser, lösl. in verdünnten NaOH-Lösungen. Lösl. in Salzsäure. $pK_s$ 7.76. **Anw.:** Darmwirksames Chemotherapeutikum*; nicht resorbierbares Sulfonamid. **Übl. Dos.:** Oral: Initialdos.: 3mal 0.8 g/d am 1. Tag, Erhaltungsdos.: 2mal 0.4 g/d.

**Sulfalen** INN: Sulfamethoxypyrazin, Sulfapyrazin, 4-Amino-N-(3-methoxy-2-pyrazinyl)benzolsulfonamid, $N^1$-(3-Methoxy-2-pyrazinyl)sulfanilamid, Longum®; CAS-Nr. 152-47-6; $C_{11}H_{12}N_4O_3S$, $M_r$ 280.32. **Strukturformel** s. Sulfonamide. Schmp. 180-182°C aus Ethanol; polymorph. Prakt. unlösl. in Wasser, schwer lösl. in Ethanol, Chloroform, Ethylacetat, leicht lösl. in Aceton, verdünnten Mineralsäuren, Alkalihydroxid-Lösungen. **Off.:** DAC86. **Anw.:** Chemotherapeutikum*; Langzeitsulfonamid. HWZ 64 h. **Übl. Dos.:** Oral: Initialdos.: 4mal 0.2 g/d am 1. Tag, Erhaltungsdos.: 1mal 2.0 g/d od. 2.0 g/7 d.

**Sulfaloxinsäure** INN: Acidum sulfaloxicum INN; Formo-phthalyl-sulfacarbamid, 2-[4-(3-Hydroxymethylureidosulfonyl)-phenylcarbamoyl]-benzoesäure; CAS-Nr. 14376-16-0; $C_{16}H_{15}N_3O_7S$, $M_r$ 393.39. **Strukturformel** s. Sulfonamide. Schmp. 160-165°C. Lösl. in verdünnten Basen. **Anw.:** Darmwirksames Chemotherapeutikum*.

**Sulfamerazin** INN: Sulfamerazinum Ph.Eur.3, 4-Amino-N-(4-methyl-2-pyrimidinyl)benzolsulfonamid, $N^1$-(4-Methyl-2-pyrimidinyl)sulfanilamid; Sulfamethyldiazin; Sulfamethylpyrimidin; CAS-Nr. 127-79-7; $C_{11}H_{12}N_4O_2S$, $M_r$ 264.30. **Strukturformel** s. Sulfonamide. Schmp. 234-238°C; polymorph. Weiße bis gelblichweiße od. rosaweiße Kristalle. Lösl. in Wasser bei 37°C: 35 mg/100 mL bei pH 5.5, 170 mg/100 mL bei pH 7.5; schnell lösl. in verdünnten Mineralsäuren, Ammoniaklsg., Kalium u. Natriumhydroxid-Lösungen; wenig lösl. in Aceton; schwer lösl. in Ethanol; sehr schwer lösl. in Ether, Chloroform. **Anw.:** Sulfonamidchemotherapeutikum; selten verwendet.

**Sulfameter:** s. Sulfametoxydiazin.

**Sulfamethazin:** s. Sulfadimidin.

**Sulfamethizol** INN: Sulfamethizolum Ph.Eur.3, 4-Amino-N-(5-methyl-1,3,4-thiadiazol)-2-yl)benzolsulfonamid, $N^1$-(5-Methyl-1,3,4-thiadiazol-2-yl)sulfanilamid; CAS-Nr. 144-82-1; $C_9H_{10}N_4O_2S_2$, $M_r$ 270.33. **Strukturformel** s. Sulfonamide. Schmp. 209°C aus Wasser; polymorph. Weiße bis gelblichweiße Substanz. Lösl. in Wasser: 1 g/4 L bei pH 6.5, 1 g/5 mL bei pH 7.5; lösl. in Methanol 1 g/40 g, in Ethanol 1 g/30 g, in Aceton 1 g/10 g, in Ether 1 g/1370 g, in Chloroform 1 g/2800 g; prakt. unlösl. in Benzol; lösl. in kochendem Wasser 1:60, in Ethanol 1:25, in Aceton 1:13 bis 1:15, in Chloroform 1:1900, in Ether, Alkalihydroxid-Lösungen, verdünnten Mineralsäuren. $pK_{s,1}$ (konjugierte Säure) 2.0, $pK_{s,2}$ (Säure) 5.45 (25°C). **Anw.:** Chemotherapeutikum* bei Harnwegsinfekten; Kurzzeitsulfonamid. **Übl. Dos.:** Oral: 0.1-0.2 g/4-6 h.

**Sulfamethoxazol** INN: Sulfamethoxazolum Ph.Eur.3, 4-Amino-N-(5-methyl-3-isoxazolyl)benzolsulfonamid, $N^1$-(5-Methyl-3-isoxazolyl)sulfanilamid, 3-Sulfanilamido-5-methyl-isoxazol, Sulfisomezol; CAS-Nr. 723-46-6; $C_{10}H_{11}N_3O_3S$, $M_r$ 253.31. **Strukturformel** s. Sulfonamide. Schmp. 169°C aus verdünntem Ethanol; polymorph. Bildet auch ein Semihydrat. Weißes, krist. Pulver. Sehr schwer lösl. in Wasser; lösl. in Ethanol 1:50, in Aceton 1:3, in Schwefelkohlenstoff 1:2; prakt.

unlösl. in Chloroform, Ether; lösl. in Alkalihydroxid-Lösungen. $pK_{s,2}$ 5.6. **Anw.:** Chemotherapeutikum gegen Harnwegsinfektionen; Sulfonamid mit mittlerer Wirkungsdauer. HWZ 9 bis 11 h. **Übl. Dos.:** Oral: Initialdos.: 1mal 2 g/d, Erhaltungsdos.: 2mal 1 g/d. Häufig Kombinationen mit 20% Trimethoprim*, s. Cotrimoxazol.

**Sulfamethoxydiazin:** s. Sulfametoxydiazin.

**Sulfamethoxypyrazin:** s. Sulfalen.

**Sulfamethoxypyridazin** INN: Sulfamethoxypyridazinum Ph.Eur.3, 4-Amino-N-(6-methoxy-3-pyridazinyl)benzolsulfonamid; CAS-Nr. 80-35-3; $C_{11}H_{12}N_4O_3S$, $M_r$ 280.32. **Strukturformel** s. Sulfonamide. Schmp. 182-183°C aus Wasser; polymorph. Lösl. in Wasser bei 37°C: 110 mg/100 mL bei pH 5, 120 mg/100 mL bei pH 6, 147 mg/100 mL bei pH 6.5; schwer lösl. in Methanol, Ethanol (ca. 1:200); besser lösl. in Aceton (1:50); in DMF 1 g/1 mL; leicht lösl. in wäßrigen Alkalihydroxid-Lösungen. $pK_s$ 6.7. **Anw.:** Chemotherapeutikum, Langzeitsulfonamid. **Übl. Dos.:** Oral: Initialdos.: 2mal 0.5 g/d am 1.Tag, Erhaltungsdos.: 1mal 0.5 g/d, Gesamtdos. 6.0-7.0 g. Gebräuchl. ist auch Sulfamethoxypyridazin-Natrium.

**Sulfamethyldiazin:** s. Sulfamerazin.

**Sulfamethylpyrimidin:** s. Sulfamerazin.

**Sulfametin:** s. Sulfametoxydiazin.

**Sulfametoxydiazin** INN: Sulfamethoxydiazin, Sulfameter, Sulfametinum, 4-Amino-N-(5-methoxy-2-pyrimidinyl)benzolsulfonamid, N[1]-(5-Methoxy-2-pyrimidinyl)sulfanilamid, Durenat®, Kiron®; CAS-Nr. 651-06-9; $C_{11}H_{12}N_4O_3S$, $M_r$ 280.32. **Strukturformel** s. Sulfonamide. Schmp. 214-216°C; 8 polymorphe u. mehrere solvatisierte Kristallformen sind bekannt. Sehr wenig lösl. in Wasser, Ethanol, Ether; lösl. in verdünnten Säuren, Basen. **Anw.:** Chemotherapeutikum*, Langzeitsulfonamid (wegen der hohen u. zunehmenden Resistenzquoten der Sulfonamide u. der zahlreichen Nebenw. nicht mehr zu empfehlen). HWZ ca. 36 h. **Übl. Dos.:** Oral: Erwachsene, Initialdos.: 2mal 0.5 g/d am 1. Tag, Erhaltungsdos.: 1mal 0.5 g/d; Kinder: 1/2 Erwachsenendos.; Säuglinge: 1/4 Erwachsenendos.

**Sulfametrol** INN: 4-Amino-N-(5-methoxy-2,1,3-thiadiazol-4-yl)benzolsulfonamid; CAS-Nr. 32909-92-5; $C_9H_{10}N_4O_3S_2$, $M_r$ 286.32. **Strukturformel** s. Sulfonamide. Schmp. 150°C aus verdünnter Essigsäure. Weißes Pulver; bildet auch ein Semihydrat. $pK_{s,1}$ 1.6, $pK_{s,2}$ 4.96 (20°C). **Anw.:** Chemotherapeutikum*; verwendet wird die Kombination mit 20% Trimethoprim*, s. Cosoltrim. Gebräuchl. ist auch Sulfametrol-Natrium.

**Sulfamid:** Schwefelsäurediamid; $H_4N_2O_2S$, $M_r$ 96,2°C. Nur schwach giftig, bildet aber mit Formaldehyd* stark toxische Verbindungen.

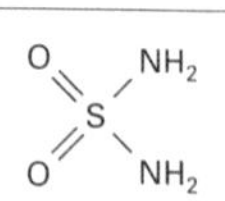

Sulfamid

**Sulfaminsäure:** Amidoschwefelsäure, Amidosulfonsäure; $H_3NO_3S$, $M_r$ 97.0. Monoamid der Schwefelsäure, $H_2N{-}SO_2(OH)$. Schmp. ca. 205°C unter Zers. D. 2.126. Farblose Kristalle. Leicht lösl. in Wasser (Lsg. reagiert stark sauer), wenig lösl. in Aceton, Ethanol, Methanol, prakt. unlösl.

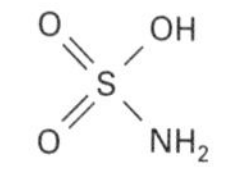

Sulfaminsäure

in Ether. Darst.: durch Umsetzung von Harnstoff od. Ammoniak mit Chlorsulfonsäure. **Anw.:** als Calciumsulfamat, $Ca(SO_3NH_2)_2$, zur Calciumtherapie; Reagenz Ph.Eur.3; vielseit. techn. Anw., z.B. zur Kesselsteinentfernung, Metallbeizerei, Galvanotechnik, Gerberei, in Feuerlöschmitteln, als Flammschutzmittel, als Säureträger b. Schaumbädern u. Badesalzen usw.

**Sulfamoxol** INN: 4-Amino-N-(4,5-dimethyl-2-oxazolyl)benzolsulfonamid, N[1]-(4,5-Dimethyl-2-oxazolyl)sulfanilamid; Sulfadimethyloxazol; CAS-Nr. 729-99-7; $C_{11}H_{13}N_3O_3S$, $M_r$ 267.31. **Strukturformel** s. Sulfonamide. Schmp. 193-194°C. Mehrere Kristallformen, darunter ein Monohydrat, sind bekannt. Lösl. bei 25°C: in Wasser 85 mg/100 mL, in 0.01 mol/L Salzsäure 163 mg/100 mL, in 0.01 mol/L Natronlauge 196 mg/100 mL, in Methanol 2315 mg/100 mL, in Chloroform 240 mg/100 mL. **Anw.:** Chemotherapeutikum*; Sulfonamid mit mittlerer Wirkungsdauer. **Übl. Dos.:** Oral: Initialdos.: 2mal 1 g/d am 1. Tag, Erhaltungsdos.: 2mal 0.5 g/d; Kinder 6-14 Jahre: Initialdos.: 2mal 0.75 g/d, Erhaltungsdos.: 2mal 0.5 g/d; Kinder 1-6 Jahre: Initialdos.: 2mal 0.5 g/d, Erhaltungsdos.: 2mal 0.25 g/d. Gebräuchl. ist auch Sulfamoxol-Natrium; Kombination mit Trimethoprim*, s. Cotrifamol*.

**Sulfanilacetamid:** s. Sulfacetamid.

**Sulfanilacetamidum-Natrium:** s. Sulfacetamid.

**Sulfanilacetamidum phthalylatum:** s. Phthalylsulfacetamid.

**Sulfanilamid** INN: Sulfanilamidum, Sulfanilyl-amin; Prontalbin; CAS-Nr. 63-74-1; $C_6H_8N_2O_2S$, $M_r$ 172.2. **Strukturformel** s. Sulfonamide. Schmp. 163-167°C; 3 polymorphe Modifikationen u. ein Monohydrat. Farblose Kristalle od. fast weißes, körniges od. krist., schwach bitter schmeckendes Pulver mit süßlichem Nachgeschmack; lösl. in ca. 200 T. Wasser von 20°C, 2 T. Wasser von 100°C, ca. 4 T. Aceton, ca. 30 T. Ethanol, sehr schwer lösl. in Ether, Chloroform; lösl. in verdünnter Salzsäure, verdünnten Alkalilaugen unter Salzbildung. **Off.:** ÖAB90. **Anw.:** Chemotherapeutikum*; heute aufgrund der Nebenw. fast nur noch in der Veterinärmedizin gebräuchlich.

**Sulfanilamide:** s. Sulfonamide.

**Sulfanilamidothiazol:** s. Sulfathiazol.

**Sulfanilguanidin:** s. Sulfaguanidin.

**Sulfanilsäure:** Acidum sulfanilicum, 4-Aminobenzolsulfonsäure; $C_6H_4(NH_2)SO_3H$, $M_r$ 173.2. Weißes bis fast weißes Pulver, wenig lösl. in Wasser von 20°C., lösl. in siedendem Wasser (1 + 15), prakt. unlösl. in Ethanol, Ether, Benzol. **Anw.:** Reagenz Ph.Eur.3: z.B. zur Herst. der Diazobenzolsulfonsäure-Lösung, Nitrit-Reagenz.

**Sulfanilthiocarbamid:** s. Sulfathiourea.

**Sulfanilthioharnstoff:** s. Sulfathiourea.

**Sulfaperin** INN: N[1]-(5-Methyl-2-pyrimidinyl)-sulfanilamid, Methylsulfadiazin; CAS-Nr. 599-88-2; $C_{11}H_{12}N_4O_2S$, $M_r$ 264.30. **Strukturformel** s. Sulfonamide. Schmp. 262-263°C. Sehr wenig lösl. in Wasser, Ethanol (ca. 40 mg/100 mL Wasser bei pH 5.5); lösl. in wäßrigen Säure- u. Alkalilösungen. **Anw.:** Chemotherapeutikum*; Langzeitsulfonamid. HWZ 37 h. **Übl. Dos.:** Oral: 2mal 0.5 g/d; Kleinkinder 2mal 0.25 g/d. Topikal: Gel 5%. Gebräuchl. ist auch Sulfaperin-Natrium.

**Sulfa-Präparate:** Sulfonamidchemotherapeutika, s. Chemotherapie, Sulfonamide.

**Sulfapyrazin:** s. Sulfalen.

**Sulfapyridin:** $N^1$-(2-Pyridyl)sulfanilamid; CAS-Nr. 144-83-2; $C_{11}H_{11}N_3O_3S$, $M_r$ 249.3. **Strukturformel** s. Sulfonamide. Schmp. 190-193°C; polymorph. **Anw.:** Chemotherapeutikum.

**Sulfapyrimidin:** s. Sulfadiazin.

**Sulfasalazin:** Sulfasalazinum Ph.Eur.3, s. Salazosulfapyridin.

**Sulfasomidin:** s. Sulfisomidin.

**Sulfatasche:** die in Prozent angegebenen nichtflüchtigen Anteile, die beim Glühen einer mit konz. Schwefelsäure versetzten Substanz zurückbleiben.

**Sulfatasen:** Enzyme (Esterasen), die Ester der Schwefelsäure (Phenolschwefels., Chondroitinschwefels., Indoxylschwefels. usw.) spalten. Je nach Substrat* unterteilte man in Aryl-, Steroid-, Glyko-, Cholin- u. Myrosulfatasen. S. kommen u.a. in Pilzen u. Bakterien vor, bei höheren Tieren vor allem in den Nieren.

**Sulfate:** Salze der Schwefelsäure*.

**Sulfathärte:** Begriff bei der Trinkwasseruntersuchung, s. Aqua fontana.

**Sulfathiazol** INN: Sulfanilamidothiazolum, 2-(Sulfanilyl-amino)-thiazol, Cibazol®; CAS-Nr. 72-14-0; $C_6H_9N_3O_2S_2$, $M_r$ 255.3. **Strukturformel** s. Sulfonamide. Schmp. 202°C (Mod.I) bzw. 175°C (Mod.III, die bei Raumtemperatur stabile Modifikation); pseudopolymorphe u. insges. 4 polymorphe Modifikationen. Weißes bis schwach gelbliches Pulver; sehr schwer lösl. in Wasser von 20°C, lösl. in ca. 40 T. Wasser von 100°C, ca. 50 T. Aceton, ca. 100 T. Ethanol, prakt. unlösl. in Chloroform, Ether, lösl. in verdünnter Salzsäure, verdünnten Alkalilaugen, Alkalicarbonatlaugen. **Off.:** DAB7, DAC86, ÖAB90, Ph.Helv.7. **Anw.:** Chemotherapeutikum*; aufgrund der Nebenw. hauptsächl. nur noch topikal angewendet. Gebräuchl. ist auch Sulfathiazol-Natrium (**Off.:** ÖAB90).

**Sulfathiourea** INN: Sulfanilthiocarbamidum, Sulfanilylthioharnstoff, Badional®; CAS-Nr. 515-49-1; $C_7H_9N_3O_2S_2$, $M_r$ 231.3. **Strukturformel** s. Sulfonamide. Schmp. 175-178°C; einige polymorphe Modifikationen u. ein Monohydrat. Weißes, krist. Pulver; leicht lösl. in Aceton, schwer lösl. in Ethanol, sehr schwer lösl. in Wasser, lösl. in verdünnter Salzsäure, verdünnten Alkalilaugen. **Anw.:** Chemotherapeutikum*; nur topikal verwendet.

**Sulfatide:** s. Glykolipide.

**Sulfatolamid** INN: Sulfathiourea als Salz mit Mafenid, Marbadal®; CAS-Nr. 1161-88-2; $C_{14}H_{19}N_5O_4S_3$, $C_7H_9N_3O_2S_2 \cdot C_7H_{10}N_2O_2S$, $M_r$ 417.54. Schmp. 179-181°C. Schwer lösl. in Wasser (bis 0.78%) mit neutraler Reaktion; leicht lösl. in verdünnter Salzsäure; lösl. in verdünnter Natriumhydroxidlösung u. Ammoniaklsg.; schwer lösl. in Ethanol u. Aceton; prakt. unlösl. in Ether. **Anw.:** Chemotherapeutikum*; topikal angewendetes Sulfonamid. **Übl. Dos.:** Wundpreßling: 0.02 g, davon 1-2 Stück je nach Wundgröße.

**Sulfaurea:** s. Sulfacarbamid.

**Sulfhämoglobin:** s. Schwefelwasserstoff.

**Sulfhydrate:** veraltet f. Hydrogensulfide*.

**Sulfhydrylessigsäure:** Thioglykolsäure*.

**Sulfhydrylgruppe:** veralteter Name f. die Thiolgruppe -SH; s. Thiole.

**Sulfide: 1.** Anionische Salze des Schwefelwasserstoffs; **2.** Thioether: ihre Reaktionsfähigkeit hängt von der Nucleophilie des freien Elektronenpaares am S-Atom ab. S. sind schwache Lewis-Basen u. leicht zu Sulfoxiden u. Sulfonen oxidierbar. Die Benennung der S. u. Disulfide geschieht ähnl. der der Ether u. Peroxide. Disulfide werden leicht durch milde Oxidation von Thiolen dargestellt.

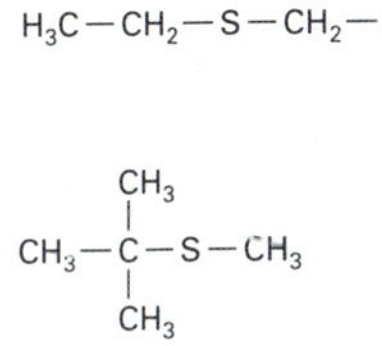

Sulfide:
Diethylsulfid (oben) und tert-Butylmethyldisulfid als Beispiele

**Sulfinid:** Saccharin*.

**Sulfinpyrazon** INN: Sulfinpyrazonum Ph.Eur.3, 1,2-Diphenyl-4-(2-phenylsulfinylethyl)-3,5-pyrazolidindion, Anturano®; CAS-Nr. 57-96-5; $C_{23}H_{20}N_2O_3S$, $M_r$ 404.48. Schmp. 136-137°C aus Chloroform/Heptan (DL-Form), 130-133°C aus Ethanol (D- u. L-Form). $[\alpha]_D^{22°C}$ +67.1° (c = 2.04 in Ethanol, D-Form); $[\alpha]_D^{25°C}$ +109.3° (c = 0.5 in Chloroform, D-Form); $[\alpha]_D^{23°C}$ -64.2° (c = 2.14 in Ethanol, L-Form); $[\alpha]_D^{26°C}$ -104.5° (c = 0.5 in Chloroform, L-Form). Prakt. unlösl. in Wasser, Leichtpetroleum; lösl. 1:40 in Ethanol, ca. 1:10 in Aceton, 1:2 in Chloroform, 1:750 in Ether; wenig lösl. in wäßrigen Alkalihydroxid-Lösungen. $pK_s$ 2.8. **Anw.:** Urikosurikum (s. Antiarthritikum); hemmt die tubuläre Rückresorption von Harnsäure, als Thrombozytenaggregationshemmer zur Herzinfarktprophylaxe. HWZ 2.3 h bzw. 4.3 h (Metaboliten). **Übl. Dos.:** Oral: 2- bis 3mal 0.1 g/d. **Nebenw.:** gastrointestinale Störungen.

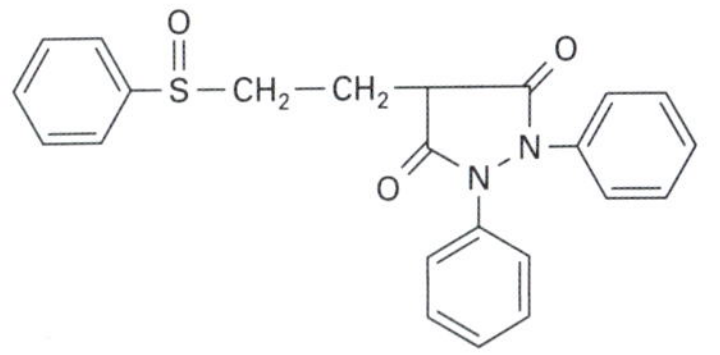

Sulfinpyrazon

**Sulfiram:** Monosulfiram, Tetraethylthiurammonosulfid; CAS-Nr. 95-05-6; $C_{10}H_{20}N_2S_3$, $M_r$ 264.5. Schmp. 30-33°C. Gelbes, krist. Pulver; schwer lösl. in Wasser, lösl. in 3 T. Ethanol, 6 T. verd. Ethanol, sehr leicht lösl. in Ether, Chloroform. **Off.:** ÖAB90 (bis 1996). **Anw.:** Pestizid u. Fungizid (s. Schädlingsbekämpfungsmittel). 25%ige alkoholische Lsg. wird gegen Scabies* verwendet.

**Sulfisomezol:** s. Sulfamethoxazol.

**Sulfisomidin** INN: Sulfisomidinum Ph.Eur.3, Sulfasomidin, 6-Sulfanilamido-2,4-dimethylpyrimidin, 2,4-Dimethyl-6-(sulfanilyl-amino)-pyrimidin, Aristamid®, Elkosin®; CAS-Nr. 515-64-0; $C_{12}H_{14}N_4O_2S$, $M_r$ 278.3. **Strukturformel** s. Sulfonamide. Schmp. ca. 239°C. Weißes bis gelblich weißes, krist., schwach bitter schmeckendes Pulver mit süßlichem Nachgeschmack; schwer lösl. in Wasser von 20°C, lösl. in ca. 60 T. Wasser von 100°C, wenig lösl. in Ethanol, Aceton, sehr schwer lösl. in Ether, Chloroform, lösl. in verdünnter Salzsäure, verdünnten Alkalilaugen, Ammoniaklsg. unter Salzbildung. **Anw.:** Chemotherapeutikum, Kurzzeitsulfonamid.

**Sulfisoxazol:** s. Sulfafurazol.

**Sulfite:** Salze der Schwefligen Säure.

**Sulfocarbamid:** Thioharnstoff*.

**Sulfocyanate:** s. Thiocyanate.

**Sulfogaiacol** INN: Sulfaguajacol, Kalium sulfoguajacolicum, Kalium guaiacolsulfonicum, Guajakolsulfonsaures Kalium, Kalium sulfaguajakol; Gem. der Monokaliumsalze von 4-Hydroxy-3-methoxybenzolsulfonsäure u. 3-Hydroxy-4-methoxybenzolsulfonsäure; CAS-Nr. 1321-14-8; $C_7H_7KO_5S$, $M_r$ 242.29. Lösl. 1:7.5 in Wasser; fast unlösl. in Ethanol; unlösl. in Ether. **Off.:** DAC86, ÖAB90. **Anw.:** Expektorans*. **Übl. Dos.:** Oral: 2- bis 3mal 0.5 g/d. Gebräuchl. ist auch Sulfagaiacol-Calcium.

**Sulfoguajakolsirup:** s. Sirupus Kalii sulfoguajacolici.

**Sulfoharnstoff:** Thioharnstoff*.

**Sulfonal:** Sulfonalum, Diethylsulfondimethylmethan; $C_7H_{16}O_4S_2$, $M_r$ 228.27. Schmp. 125-126°C. Wenig lösl. in Wasser, leicht lösl. in

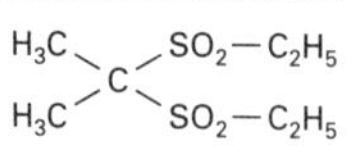


Sulfonal

siedendem Wasser u. siedendem Ethanol, lösl. in Ether. Farblose Kristalle. **Off.:** DAB6. **Anw.:** Schlafmittel, obsolet. Dos. 0.5 bis 0.8 g; MED 1 g, MTD 2.0 g. S. wird langsam resorbiert u. sehr langsam wieder ausgeschieden. Wirk. tritt meist erst nach 2 bis 3 h ein, vgl. auch Methylsulfonal.

**Sulfonamide:** Sulfanilamide, Amide der Sulfonsäuren (Sulfanilsäure*), die durch die Sulfanilamid-Konfiguration (p-Aminobenzolsulfonamid) gekennzeichnet sind. Nach ihrer Wirkung gehören die sulfonamidhaltigen Wirkstoffe folgenden Arzneimittelgruppen an: Antidiabetika*, Diuretika*, Chemotherapeutika* u. Neuroleptika*. Häufig wird der Ausdruck als Syn. f. Sulfonamidchemotherapeutika verwendet. Diese werden entsprechend ihrer Halbwertszeiten eingeteilt; **s. Tab.**. Wechselw.: s. Parastoffe.

**Sulfonisierung:** Sulfurierung, s. Sulfonsäuren.

**Sulfonium-Salze:** den Ammonium- u. Phosphonium-Salzen analoge Verbindungen, die in ihrer Konfiguration so stabil sind daß man auch die Diastereomeren* isolieren kann. Benennung nach Standardregeln f. Salze; z.B. Trimethylsulfonium-iodid.

**Sulfonsäuren:** org. Verbindungen, die eine od. mehrere $SO_3H$–Gruppen enthalten; ihre Herst. durch direkte Sulfurierung (Sulfonierung) mit konz. Schwefelsäure ist nur bei aromatischen Kohlenwasserstoffen möglich; hier ist der Schwefel der Sulfogruppe an ein C-Atom des Benzolkerns gebunden (Benzolsulfonsäure, Benzolsulfo-

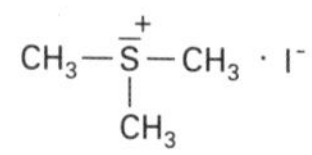


Sulfonium-Salze:
Trimethylsulfonium-iodid

säure: $C_6H_5$–$SO_3H$). Es sind meist farblose, krist., hygr. u. in Wasser leicht lösl. Substanzen.

**Sulfonyldimethan:** s. Dimethylsulfon.

**Sulforaphen:** s. Raphanus sativus.

**Sulforicinolsaures Natrium:** Türkischrotöl*.

**Sulforidazin** INN: 2-Methylsulfonyl-10-[2-(1-methyl-2-piperidyl)ethyl]phenothiazin, Inofal®;

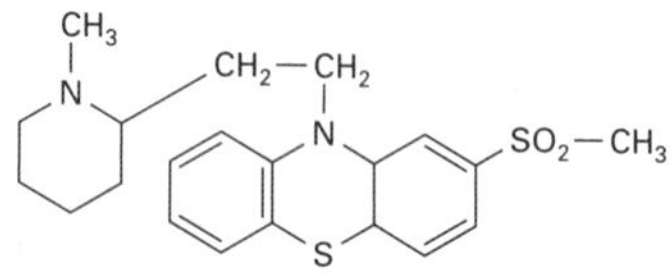


Sulforidazin

CAS-Nr. 14759-06-9; $C_{21}H_{26}N_2O_2S_2$, $M_r$ 402.57. Schmp. 121-123°C aus Aceton. **Anw.:** Neuroleptikum bei starken schizophrenen, manischen od. depressiven Erregungszuständen. Kontraind.: starke zentrale Dämpfung. **Übl. Dos.:** Oral: Initialdos.: 4- bis 6mal 0.05 g/d, Erhaltungsdos.: 3mal 0.05 g/d. Parenteral: i.m. 3mal 0.05 g/d über 3-5 d, dann Einnahme; s.a. Psychopharmaka.

**Sulformetoxin:** s. Sulfadoxin.

**Sulfosalicylprobe:** s. Sulfosalicylsäure.

**Sulfosalicylsäure:** Acidum sulfosalicylicum, 5-Sulfosalicylsäure; $C_7H_6O_6S \cdot 2\ H_2O$, $M_r$ 254.2. Weißes, krist. Pulver, sehr leicht lösl. in Wasser, Ethanol, Ether. **Anw.:** früher in d. Harnanalyse zum Eiweißnachweis (Sulfosalicylprobe), ferner zur photometr. Bestimmung v. 3wertigem Eisen u. Titan.

**Sulfoxide:** Verbindungsklasse, die durch Oxidation aus den entsprechenden Sulfiden* hergestellt wird; allg. Formel: $R_2S{=}O$. Da S. konfigurationsstabil sind, können durch Oxidation geeigneter Sulfide Konfigurationsisomere (s. Konfiguration) erhalten werden.

**Sulfur:** s. Schwefel.

**Sulfuratus(a, um):** Bez. f. die Salze des Schwefelwasserstoffs (Sulfide).

**Sulfur caballinum:** Grauer Schwefel, Sulfur griseum, s. Schwefel.

**Sulfur chloratum:** s. Dischwefelchlorid.

**Sulfur citrinum:** Sulfur in baculis, s. Schwefel.

**Sulfur colloidale:** s. Schwefel.

**Sulfur crudum:** s. Schwefel.

**Sulfur depuratum:** s. Schwefel.

**Sulfur fusum:** Sulfur in baculis, s. Schwefel.

**Sulfur griseum:** s. Schwefel.

**Sulfuricus(a, um):** Bez. f. die Salze der Schwefelsäure (Sulfate).

**Sulfurierung:** s. Sulfonsäuren.

**Sulfur in baculis:** s. Schwefel.

**Sulfur in filis:** s. Schwefel.

**Sulfur iodatum:** s. Iodschwefel.

**Sulfuris colloidalis et technetii [$^{99m}$Tc] solutio iniectabilis:** s. Schwefelkolloid-[$^{99m}$Tc]Technetium.

**Sulfur lotum:** Sulfur depuratum, s. Schwefel.

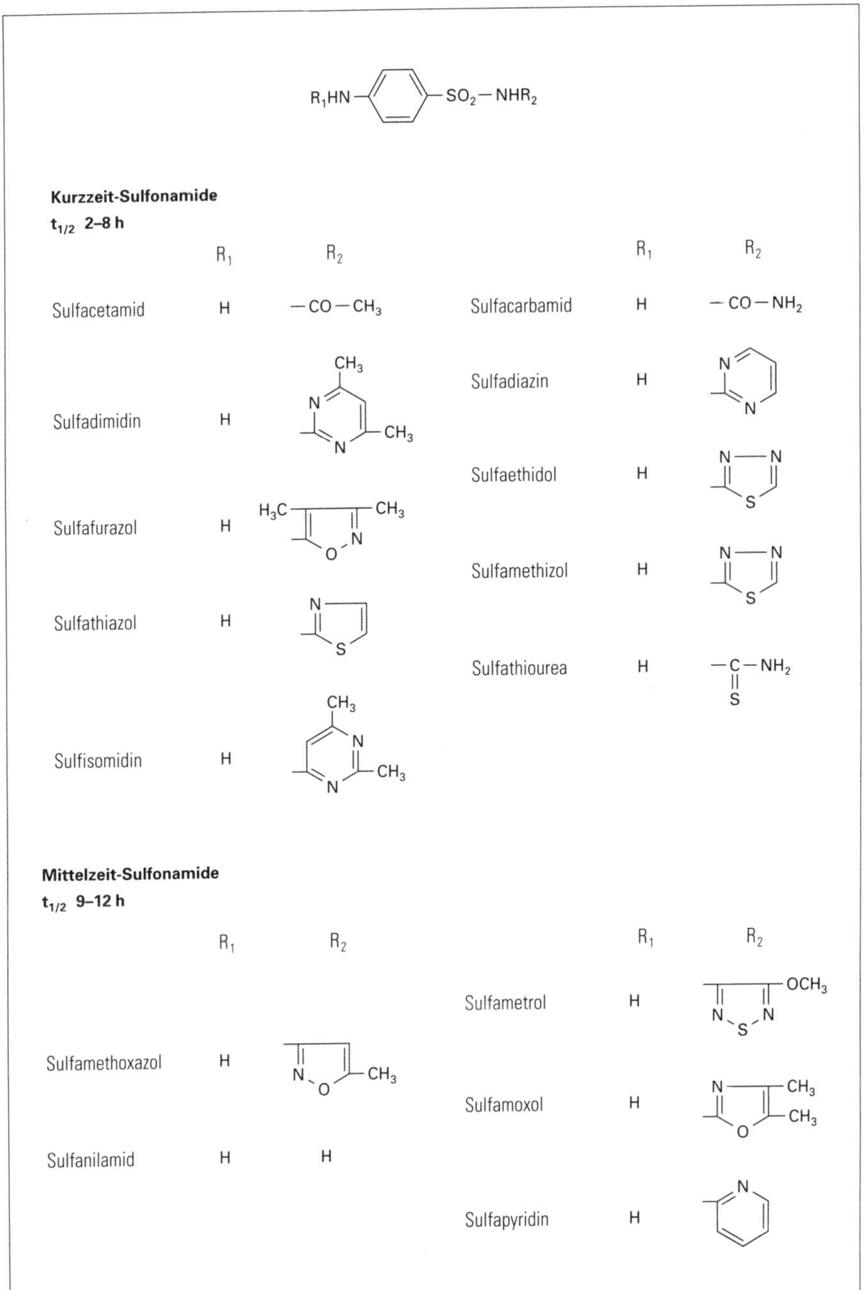


Sulfonamide:
Chemotherapeutisch verwendete Kurz- und Mittelzeit-Sulfonamide

**Sulfur praecipitatum:** Feinverteilter Schwefel; s. Schwefel.

**Sulfur sublimatum:** s. Schwefel.

**Sulfuryl:** die Gruppe $-SO_2$, s. Säurereste.

**Sulindac** INN: Sulindacum Ph.Eur.3, (Z)-5-Fluor-2-methyl-1-[4-(methylsulfinyl)benzyliden]-3-indenylessigsäure; CAS-Nr. 38194-50-2; $C_{20}H_{17}FO_3S$, $M_r$ 356.42. Schmp. 182-185°C unter

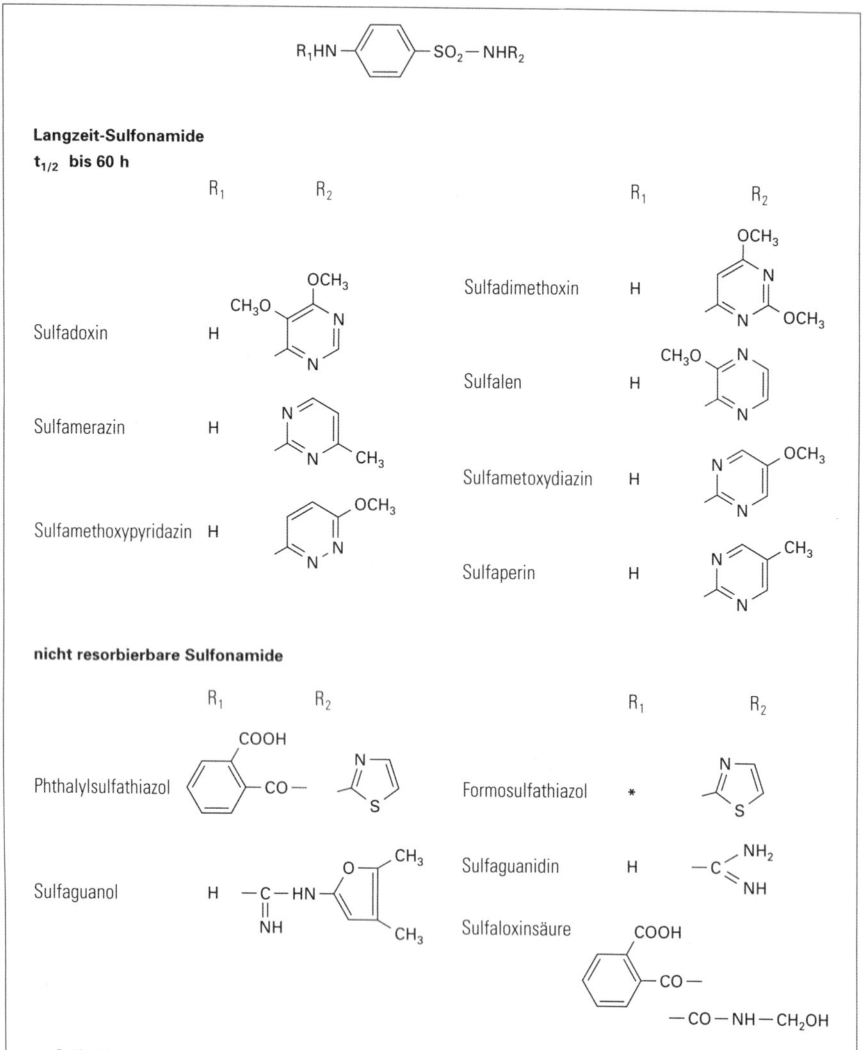


* Sulfathiazol ist mit Formaldehyd zu einer polymeren Verbindung umgesetzt.

Sulfonamide:
Chemotherapeutisch verwendete Langzeit-Sulfonamide und nicht resorbierbare Sulfonamide

Zers., aus Ethylacetat. Prakt. unlösl. in Wasser (ca. 0.01 mg/mL) u. in Leichtpetroleum; schwer lösl. in Ethanol, Aceton, Chloroform, Methanol, neutralen od. alkalischen wäßrigen Lösungen; sehr schwer lösl. in Isopropanol. p$K_s$ 4.7 (25°C). **Anw.:** Analgetikum, Antiphlogistikum, Antirheumatikum. **Übl. Dos.:** Oral: 2mal 0.1 g/d, akute Fälle: bis 0.4 g/d. **Nebenw.:** wie Indomethacin*. Gebräuchl. ist auch Sulindac-Natrium.

**Sulmycin®**: s. Gentamicin.

**Suloctidil** INN: 1-[4-(Isopropylthio)phenyl]-2-octylamino-1-propanol, 4-Isopropylthio-α-(1-octylaminoethyl)benzylalkohol; CAS-Nr. 54063-56-8; $C_{20}H_{35}NOS$, $M_r$ 337.57. Schmp. 63-65°C aus n-Pentan od. Methanol/Wasser; polymorph. **Anw.:** peripherer Vasodilatator*. Nicht mehr im Handel.

**Sulphonal**: s. Sulfonal.

**Sulphur**: Sulfur, s. Schwefel.

**Sulpirid** INN: Sulpiridum Ph.Eur.3, N-[(1-Ethyl-2-pyrrolidinyl)methyl]-2-methoxy-5-sulfamoylbenzamid, N-[(1-Ethyl-2-pyrrolidinyl)-methyl]-5-sulfamoyl-2-anisamid, Arminol®, Dogmatil®, Meresa®; CAS-Nr. 15676-16-1; $C_{15}H_{23}N_3O_4S$, $M_r$ 341.43. Schmp. 177-179°C unter Zers.; polymorph. Wenig lösl. in Methanol; prakt. unlösl. in Wasser, Ether, Chloroform, Benzol. **Anw.:** Antidepressivum, Neuroleptikum (eng verwandt mit Remoxiprid*). Ind.: psychovegetative

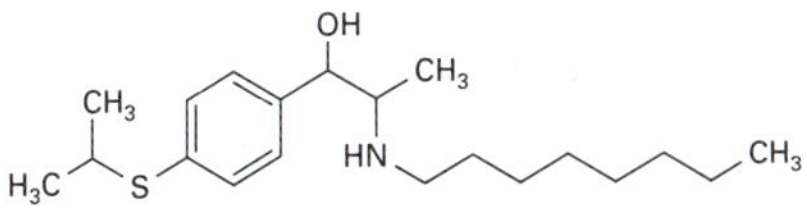

Suloctidil

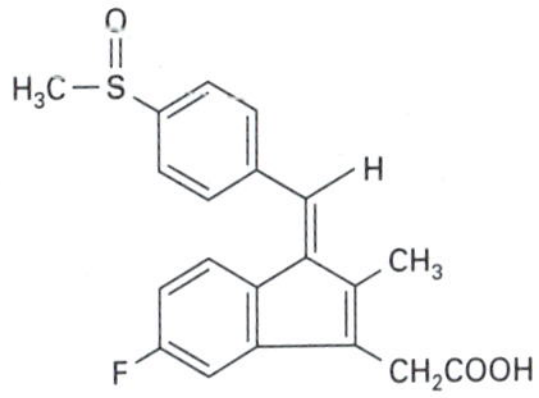

Sulindac

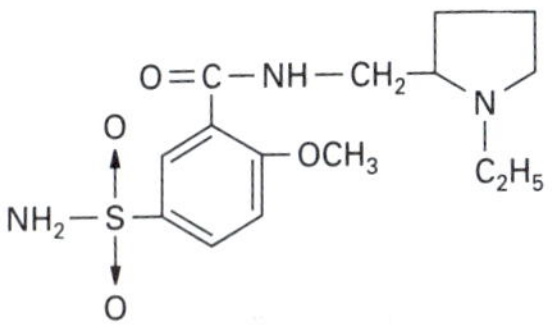

Sulpirid

Verstimmungszustände, psychosomatische Erkrankungen, Antriebsarmut, Phobien, Schizophrenie, Alkoholismus, Schwindelzustände, Unterstützung einer Ulcustherapie. **Nebenw.:** Amenorrhö, Galaktorrhö, sexuelle Stimulation, allergische Reaktionen, ferner s. Psychopharmaka (Neuroleptika). HWZ 7.9 h. **Übl. Dos.:** Oral: ambulant: 2- bis 3mal 0.05 g/d; Kinder 0.005 g/kg KG/d, auf mehrere Einzeldosen verteilt; stationär: 2- bis 3mal 0.1 g/d. Parenteral: i.m. 3- bis 8mal 0.1 g/d zu Beginn u. als Stoßtherapie, dann Einnahme.

**Sulproston** INN: (5Z,8R,11R,12R,13E,15R)-11,15-Dihydroxy-N-methylsulfonyl-9-oxo-16-phenoxy-17,18,19,20-tetranorprostanamid, N-Methansulfonyl-16-phenoxy-17,18,19,20-tetra-

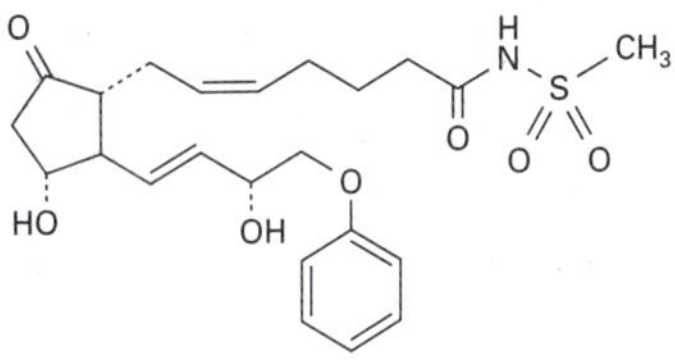

Sulproston

norprostaglandin-$E_2$-amid, Nalador®; CAS-Nr. 60325-46-4; $C_{23}H_{31}NO_7S$, $M_r$ 465.57. Synthetisches Prostaglandin-E-Derivat. **Anw.:** Oxytozikum; wurde zur Beendigung einer Schwangerschaft verwendet (Abortivum). HWZ 1 bis 2 h.

**Sultamicillin** INN: Gem. von Sulbactam*-Natrium u. Ampicillin*-Natrium im Verhältnis 1:2. **Anw.:** durch die Kombination eines β-Lactamase-Hemmers mit einem β-Lactam-Antibiotikum wird das Wirkungsspektrum erweitert.

**Sultaninen:** Sultanrosinen, Passulae majores, s. Vitis vinifera.

**Sultankaffee:** s. Coffea (Kaffee-Ersatz).

**Sultanol®:** s. Salbutamol.

**Sultiam** INN: 2-(4-Sulfamoylphenyl)-1,2-thiazixan-1,1-dioxid, Ospolot®; CAS-Nr. 61-56-3;

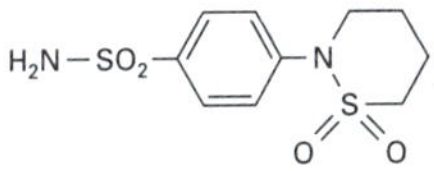

Sultiam

$C_{10}H_{14}N_2O_4S_2$, $M_r$ 290.37. Schmp. 185-188°C. Lösl. 1:2000 in Wasser, 1:350 in Ethanol, 1:700 in Chloroform, 1:500 in Ether; sofort lösl. in alkalischen Lösungen. **Anw.:** Antiepileptikum bei allen Epilepsieformen außer Petit mal; Carboanhydrase-Hemmer. **Nebenw.:** Appetitlosigkeit, Ataxie, Parästhesien am Gesicht u. Extremitäten, Dyspnoe, Schlaflosigkeit, Leukopenie, psychische Veränderungen; Kontraind.: Nierenfunktionsstörungen. HWZ 3 bis 30 h. **Übl. Dos.:** Oral: Initialdos.: 3mal 0.05 g/d; Erhaltungsdos.: 2mal 0.1 g/d, erhöhbar auf 3mal 0.2 g/d.

**Sultiame:** s. Antiepileptikum(a).

**Sumach, Amerikanischer:** s. Rhus typhina.

**Sumach, Aromatischer:** s. Rhus aromatica.

**Sumach, Chinesischer:** Ailanthus glandulosa*.

**Sumachgewächse:** s. Anacardiaceae.

**Sumach, Giftsumach:** Toxicodendron quercifolium*.

**Sumatra-Benzoe:** s. Benzoe.

**Sumatracampher:** s. Dryobalanops aromatica.

**Sumatriptan** INN: 3-[2-Dimethylamino)ethyl]-N-methyl-1H-indol-5-methansulfonamid,

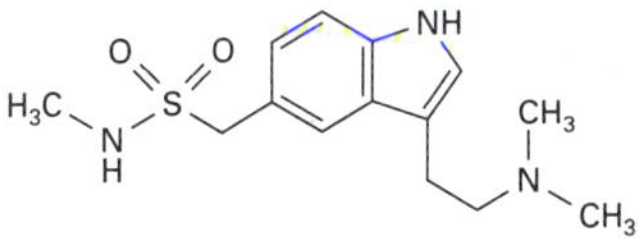

Sumatriptan

Imigran®; CAS-Nr. 103628-46-2; $C_{14}H_{21}N_3O_2S$, $M_r$ 295.40. Schmp. 169-171°C. Serotinanalogon. **Wirk.:** selektiver 5-$HT_1$-Serotinagonist. **Anw.:** gegen Migräneanfälle mit od. ohne Aura, Clusterkopfschmerz (Injektion). **Nebenw.:** Erbrechen, Hitze- u. Kribbelgefühl, Schläfrigkeit etc. Kontraind.: ischämische Herzkrankheit, Herzinfarkt, Prinzmetal-Angina, Hypertonie etc. HWZ 2 h. **Übl. Dos.:** Oral: 1mal 100 mg/d, MTD 300 mg. Parenteral: 1mal 6 mg/d s.c., MTD 12 mg. **Sumatriptanhydrogensuccinat:** CAS-Nr. 103628-47-3; $C_{18}H_{27}N_3O_6S$, $M_r$ 413.49. Schmp. 165-166°C.

$pK_{s,1}$ 5.67 (Hydrogensuccinat), $pK_{s,2}$ 9.6 (tert. Amin).

**Sumbulus moschatus:** s. Ferula moschata.

**Sumbulwurzel:** Radix Sumbuli, s. Ferula moschata.

**Summenformel:** Bruttoformel*.

**Summenhäufigkeit(skurve):** s. Normalverteilung.

**Summenverteilungskurve:** s. Korngrößenanalyse.

**Summitates:** Zweigspitzen.

**Summitates Cannabis:** Herba indicae, s. Cannabis sativa.

**Summitates Fabianae:** Herba Fabianae imbricatae, Pichi-Pichi-Kraut, s. Fabiana imbricata.

**Summitates Sabinae:** Herba Sabinae, Sadespitzen, s. Juniperus sabina.

**Summitates Thujae:** Lebensbaumspitzen, s. Thuja occidentalis.

**Sumpfdotterblume:** Caltha palustris*.

**Sumpffieber:** Fieberarten, die durch Erreger hervorgerufen werden, dessen Überträger im Sumpf leben; s. Plasmodium-Arten, Gelbfieber, Leptospiren.

**Sumpfgas:** s. Methan.

**Sumpfklee:** Menyanthes trifoliata*.

**Sumpfporst:** Ledum palustre*.

**Sumpfschachtelhalm:** s. Equisetum palustre.

**Sundralen®:** s. Tiamenidinhydrochlorid.

**Super:** (lat.) über.

**Superazidität:** Hyperazidität, vermehrte Säureabsonderung im Magen.

**Superbioverfügbarkeit:** eine im Vergleich zu eingeführten Referenzprodukten signifikant höhere Bioverfügbarkeit* eines Wirkstoffes, die bei Arzneimittelsubstitution u.U. zu einer Gefährdung der behandelten Patienten führen kann.

**Supercilium:** Augenbraue; Superciliar(is): zur Augenbraue gehörend.

**Superhelix:** s. Desoxyribonucleinsäure.

**Superoxiddismutasen:** SOD, Hyperoxiddismutase (unübliche, aber nomenklatorisch korrekte Bez., s. Hyperoxid); zink- u. kupferhaltige (vgl. Orgotein) od. eisen- u. manganhaltige Enzyme (Oxidoreduktasen), die die Disproportionierung des giftigen Hyperoxid-Anionenradikals $O_2^{\cdot-}$ (Superoxidradikal, s. Hyperoxid) zu Wasserstoffperoxid* u. Sauerstoff katalysieren. Wasserstoffperoxid*, wie das Hyperoxid ein Zellgift (greift die ungesättigten Fettsäuren* der Membranlipide an), wirkt dann mit Hilfe von Peroxidasen* (bzw. Katalase*) gegenüber den verschiedensten Substanzen als Oxidationsmittel (vgl. Methämoglobin). S. kommen als Arzneimittel gegen Einwirkungen ionisierender Strahlung (Strahlenschutzstoffe*, s.a. Strahlenbiologie) od. bei allen Krankheiten in Betracht, die wie z.B. Entzündungen (Arthritis), mit einer Erhöhung der $O_2^{\cdot-}$-Bildung einhergehen.

**Superoxide:** s. Peroxide.

**Superphosphat:** Phosphatdünger aus ca. gleichen Teilen Calciumphosphat u. -sulfat.

**Supersekretion:** Hypersekretion, vermehrte Absonderung von Sekret, z.B. von Magensaft.

**Supposicones®:** rasch zerfallende Suppositorien.

**Suppositoria:** Suppositorien, Zäpfchen; nach Ph.Eur.3 feste, einzeldosierte Arzneizubereitungen mit einem od. mehreren Arzneistoffen. Die Arzneistoffe üben entweder eine lokale Wirkung aus od. sie werden absorbiert u. zeigen eine systemische Wirkung. Form, Volumen u. Konsistenz sind f. eine Anwendung im Rektum angepaßt vgl. Rektalkapseln (s. Capsulae). Für die vaginale Applikation werden häufiger Globuli* verwendet. Suppositorien wiegen normalerweise 1 bis 3 g. Die Arzneistoffe werden, falls notwendig, vorher zerkleinert u. gesiebt, in der Suppositorienmasse gleichmäßig verteilt od. gelöst. Die Grundmasse der Zäpfchen ist entweder in Wasser lösl. od. dispergierbar od. schmilzt bei Körpertemperatur. Hilfsstoffe wie Verdünnungsmittel, Adsorptionsmittel, oberflächenaktive Substanzen, Schmiermittel, Konservierungsmittel u. Farbstoffe dürfen erforderlichenfalls zugesetzt werden. S. werden entweder durch Ausgießen der durch Erwärmen geschmolzenen Grundmasse (s. Cremeschmelzverfahren) mit den eingearbeiteten Wirkstoffen in geeigneten Formen od. nach dem Direktgießverfahren in Kunststoff- od. kunststoffbeschichtete Aluminiumfolien (s. Abb.) hergestellt; durch Abkühlen werden die S. fest. In geeigneten Fällen kann das Preßverfahren angewendet werden. Zur Herst. sind Kakaobutter, Hartfett* (Standardgrundlage f. die Rezeptur, falls nichts anderes vorgeschrieben), Polyethylenglykole* (1000 bis 6000), verschiedene Gelatinemassen (Mischung aus Gelatine, Glycerol u. Wasser; s. Globuli) u. Glycerolseifengele geeignet. Zur Erzielung einer hohen Dosiergenauigkeit ist es bei den gewichtsmäßig dosierten Suspensionszäpfchen empfehlenswert, neben der Ermittlung des Eichfaktors der verwendeten Gießform auch die Verdrängungsfaktoren (Verhältnis Dichte Grundmasse zu Dichte Arzneistoff) der verwendeten Arzneistoffe (meist 0.7) bei der Berechnung der Grundmasse zu berücksichtigen (s. Tab. im DAC86). Die erforderliche Menge Grundlage in Gramm (M) unter der Annahme eines durchschnittlichen Verdrängungsfaktors von 0.7 u. Verlusten von 10% an Grundlage u. Arzneistoffen errechnet sich aus:

$$M = n \cdot (1.1\,E - 0.77\,A)$$

n Zahl der herzustellenden Zäpfchen; E Eichfaktor der Gießform (Fassungsvermögen der Gießform f. ein Zäpfchen aus reiner Grundlage in g); A Arzneistoffgehalt pro Zäpfchen in g

Die Kenntnis von Eich- u. Verdrängungsfaktor ist bei der volumenmäßigen Dosierung nicht erforderlich, d.h. wenn die Wirkstoffe in etwas weniger Grundlage als f. die gewünschte Zäpfchenanzahl benötigt eingearbeitet werden u. die Schmelze ausgegossen wird. Die noch nicht vollständig gefüllten Bohrungen der Gießform werden mit reiner Grundlage aufgefüllt, nach dem Erstarren alle Zäpfchen entnommen, diese nochmals aufgeschmolzen, homogenisiert u. wiederum ausgegossen (Gießverfahren nach Münzel). Der Gießbecher nach König ist ein graduierter Becher mit Thermostatenmantel u. wird zuerst mit reiner Grundlage auf das Volumen der Suppositorien geeicht (Anbringen einer Markierung). Die Arzneistoffe werden mit der Grundlage vermischt, bis zur Markierung aufgefüllt, die Mischung homogenisiert u. ausgegossen. **Prüfungen** nach Ph.Eur.3: 1. Bestimmung der Zerfallszeit, wenn keine modifizierte Wirkstofffreigabe od. keine länger anhaltende lokale Wirkung beabsichtigt ist. Bei aus einer Fettmasse hergestellten S. ist nach 30 min zu prüfen, bei aus wasserlöslichen Massen hergestellten S. nach 60 min (s.a. Zerfallsprüfung). 2. Bestimmung der Gleichförmigkeit* der Masse einzeldosierter Arzneiformen. 3. Bestimmung der Gleichförmigkeit* des Gehaltes: S. mit weniger als 2 mg od. weniger als 2% Wirkstoff (bezogen auf die Gesamtmasse) müssen dieser Prüfung entsprechen. 4. Bestimmung der Bruchfestigkeit (außerhalb der Arzneibuchvorschriften): in geeigneten Prüfgeräten (z.B. Erweka SBT).

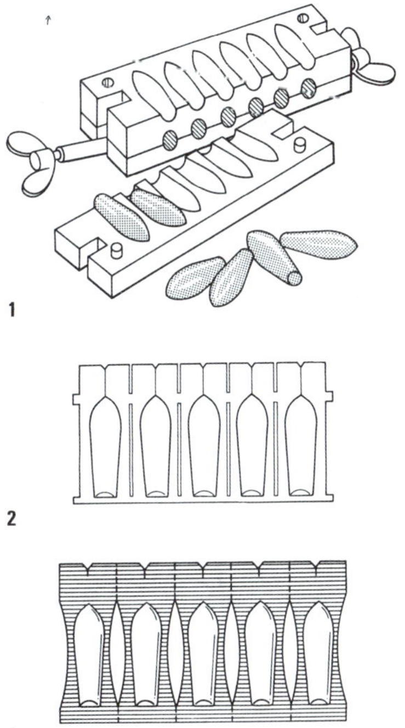

Suppositoria:
1: Gießform für Rezepturzwecke;
2 und 3: Nach dem Direktgießverfahren hergestellte Suppositorien in Kunststoffolie (2) und in kunststoffbeschichteter Aluminiumfolie (3) [40, 42]

**Suppositoria analgetica fortes:** Starke schmerzlindernde Suppositorien. Zstzg. nach NRF: 0.02 g Codeinphosphat, 0.5 g Paracetamol, Hartfett n.B. **Anw.:** Analgetikum, bei starken Schmerzen. **Übl. Dos.:** 1- bis 3mal/d ein Suppositorium einführen.

**Suppositoria diazepami:** Diazepam-Suppositorien. Zstzg. nach NRF: Lösungszäpfchen aus Hartfett u. 2 mg, 5 mg bzw. 10 mg Diazepam pro ED. **Anw.:** Tranquilizer; 2mal/d 1 Suppositorium.

**Suppositoria dimenhydrinati:** Dimenhydrinat-Suppositorien. Zstzg. nach NRF: Suspensionszäpfchen mit 40, 70 od. 150 mg Wirkstoff in Hartfett. **Dos.:** 40 mg f. 1- bis 6jährige, 70 mg f. 7- bis 12jährige, darüber 150 mg. **Anw.:** s. Dimenhydrinat.

**Suppositoria glyceroli:** Glycerinzäpfchen, Glycerolsuppositorien. Geh. an wasserfreiem Glycerol 78 bis 83% (ÖAB90) bzw. 56 bis 62% (Ph.Helv.7). Herst. nach ÖAB90: Umsatz von 4 T. Natriumcarbonat mit 7 T. Stearinsäure in der Wärme in 100 T. 85%igem Glycerol; nach vollständiger Klärung werden durch Ausgießen 3-g-Zäpfchen hergestellt. Herst. nach Ph.Helv.7: 10.0 T. Gelatine läßt man 1 h in 14.0 T. Gereinigt. Wasser quellen. 7 T. Natriumstearat wird in 69 T. Glycerol (85%) in der Hitze gelöst. Die heiße Lsg. gibt man unter vorsichtigem Rühren zur Gelatine, die Masse wird in Formen ausgegossen, die zu einem Glycerol-Seifen-Gel* (sog. festes Glycerol) erstarrt; vgl. Glycerol-Suppositorien.

**Suppositoria haemorrhoidalia:** Hämorrhoidal-Suppositorien. Zstzg. nach NRF: 0.02 g Butoxycainhydrochlorid, 0.1 g basisches Bismutgallat, 0.2 g Zinkoxid, 0.05 g Rizinusöl, (gegebenenfalls 0.1 g Perubalsam) u. Hartfett n.B. Zstzg. nach NFA: 0.20 T. Zinkoxid, 0.05 T. Thesit (Polidocanol*), 0.20 T. Ammoniumbituminosulfonat, q.s. Adeps neutralis. **Anw.:** Hämorrhoiden, Juckreiz. **Übl. Dos.:** 1- bis 3mal/d ein Suppositorium einführen.

**Suppositoria laxantes:** Abführende Suppositorien. Zstzg. nach NRF: 0.01 g Bisacodyl, Hartfett n.B. GED 1 Suppositorium einführen.

**Suppositoria methadonii chlorati:** s. Methadonhydrochlorid.

**Suppositoria paracetamoli:** Paracetamol-Suppositorien 125, 250, 500 od. 1000 mg. Zstzg. nach NRF: 0.125 g od. 0.250 bzw. 0.500 od. 1.000 g Paracetamol, 0.000125 g od. 0.00025 bzw. 0.0005 od. 0.001 g hochdisperses Siliciumdioxid, 0.003 od. 0.006 bzw. 0.012 od. 0.024 g Lecithin, Hartfett n.B. (f. Gießformen zu 1 bzw. 2 g). **Anw.:** bei Fieber u. Schmerzen. **Übl. Dos.:** 2- bis 3mal/d 1 Supp.; f. Säuglinge: 125 mg, f. 1- bis 6jährige Kinder 125 od. 250 mg, f. 6- bis 14jährige Kinder 250 od. 500 mg, f. Jugendliche u. Erwachsene 500 od. 1000 mg Paracetamol.

**Suppositoria pethidinii chlorati:** s. Pethidinhydrochlorid.

**Suppositoria vaginalis:** s. Globuli vaginales.

**Suppositorien:** s. Suppositoria.

**Suppositorien, Starke schmerzlindernde:** s. Suppositoria analgetica fortes.

**Suppressor-Zellen:** Zellen mit Rezeptoren, die Gammaglobulin binden u. damit inaktivieren; Immunabwehr wird dadurch geschwächt.

**Suppurantium(a):** Eiter ableitendes Mittel; verursacht auf der Haut eitergefüllte Blasen, Nekrosen möglich; die Anwendung von S. ist heute obsolet (s.a. Reizkörpertherapie).

**Suppuratio:** Eiterung.

**Supra:** (lat.) oben, oberhalb, darüber.

**Supracyclin®:** s. Doxycyclin.

**Supramolekulare Chemie:** befaßt sich mit den Strukturen u. Funktionen organisierter komplexer Einheiten (sog. Übermol. od. Supramol.). Übermol. werden durch Assoziation mehrere mol. Spezies gebildet u. durch zwischenmolekulare Kräfte zusammengehalten.(„Chemie jenseits des Moleküls").

**Supramycin®:** s. Tetracyclin.

**Suprane®:** s. Desfluran.

**Suprarenal:** die Nebennieren betreffend.

**Suprarenes:** Glandulae suprarenales, Nebennieren, s. Organtherapeutika.

**Suprarenin:** s. Adrenalin. Suprarenin-Lösung: s. Adrenalin.

**Suprareninum bitartaricum:** s. Adrenalinhydrogentartrat.

**Suprareninum hydrochloricum:** s. Adrenalinhydrochlorid.

**Supratonin®:** s. Ameziniummetilsulfat.

**Supravitalfärbung:** s. Vitalfärbung.

**Suprefact®:** s. Buserelin.

**Supremaxglas:** s. Glas.

**Supressin®:** s. Doxazosin.

**Supressorzellen:** s. Leukozyten.

**Sura:** (lat.) Wade.

**Suramin-Natrium** INN: Suraminum natricum INN, Germanin®, Bayer 205, Naganol®, F 309®; ein symmetrisches Harnstoffderivat des Natriumsalzes von 8-(3-Benzamido-4-methylbenzamido)naphthalen-1,3,5-trisulfonsäure; $C_{51}H_{34}N_6Na_6O_{23}S_6$, $M_r$ 1429.2. Weiß-gelbes, geruchloses Pulver, leicht lösl. in Wasser, Ethanol, prakt. unlösl. in Chloroform u. Ether. **Anw.:** Antiprotozoenmittel; Mittel der Wahl f. das hämolymphatische Stadium der afrikanischen Schlafkrankheit* (Trypanosoma gambiense u. T. rhodesiense). **Nebenw.:** gastrointestinale Störungen, Fieber, Kopf- u. Gliedschmerzen, Kreislaufkollaps. **Übl. Dos.:** Erwachsene: 1 g i.v., kräftige Personen 1.5 bis 2 g; Kinder: (je nach Alter) 0.2 bis 0.75 g, Säuglinge 0.1 bis 0.2 g. Man gibt die ersten Injektionen in wöchentlichen Abständen, im ganzen 5 bis 10 Injektionen i.v. in 10%iger steriler Lsg. Zur Prophylaxe: Erwachsene 1 g, Kinder 0.2 g. Nach 1 bis 8 d nochmals die gleiche Dos., später alle 3 bis 6 Monate.

**Surfactant:** (*engl.*) **1.** *chem.* aus *surface active agent* (oberflächenaktive Substanz) zusammengesetzter Begriff; s. Tenside. **2.** *biochem.* ein Gemisch aus Phospholipiden, neutralen Lipiden u. Proteinen, das die Innenfläche der Lunge belegt u. die Oberflächenspannung des Flüssigkeitsfilms herabsetzt, die sonst bei ausgeatmeter Lunge zum Kollaps (Zusammenkleben) der Alveolen (Lungenbläschen) führen würde. Erleichtert zusätzlich den Austausch von Sauerstoff u. Kohlendioxid in den Alveolen.

**Surfactant, pulmonal:** Surfactant* (Phospholipidfraktion) aus der Lunge, bovin (vom Rind, Alveovact®, Surventa®,) od. porcin (vom Schwein, Curosurf®); vgl. Colfoscerilpalmitat. **Anw.:** zur Verhinderung des akuten Atemnotsyndroms bei Frühgeborenen. **Nebenw.:** tracheale bzw. broncheale Obstruktion. **Übl. Dos.:** 1.2 mL/kg KG als intratracheale Instillation.

**Surgam®:** s. Tiaprofensäure.

**Surinam-Bitterholz:** Lign. Quassiae surinamense, s. Quassia amara.

**Surinam-Quassiaholz:** Lign. Quassiae surinamense, s. Quassia amara.

**Surukuru:** s. Lachesis mutus.

**Surventa®:** s. Surfactant, pulmonal.

**Suspensionen:** Suspensiones; disperse Systeme, deren disperse Phase aus festen Partikeln (Feststoffanteil 0.5 bis 40%) mit einer Teilchengröße von über 1 µm bis max. 100 µm besteht, u. deren kontinuierliche Phase im engeren Sinne ein flüssiges Dispersionsmittel ist (vgl. Unguenta, Suppositorien, Pasta, Pilulae etc.). Um Fehldosierungen zu vermeiden, gehören zu den grundlegenden Eigenschaften von S. eine langsame Sedimentation der Teilchen u. eine leichte Aufschüttelbarkeit des Sediments (bei einer schlechten bzw. unmöglichen Redispergierbarkeit spricht man von Kuchenbildung (caking)). Die Löslichkeit der dispersen Phase sollte im Dispersionsmittel möglichst gering sein (ansonsten Kristallwachstum). Da die Probleme der Herst. u. der physikalischen Stabilität disperser Formen wesentlich größer sind als bei Lösungen, ist die Verabreichung von Arzneistoffen in Suspensionsform auf Fälle beschränkt, bei denen die Herst. einer Lösung wegen einer zu geringen Löslichkeit, eines zu schlechten Geschmacks od. zu geringer chemischer Stabilität nicht möglich ist. Die Suspensionsform dient aber u.U. einer Verzögerung der Wirkstofffreigabe. *Mixturen* sind meist innerliche S. (In der Ph.Helv.7 ist eine eigene Monographie, **Suspensiones orales**, angeführt). Äußerliche S. mit vorwiegend wäßrigem Dispersionsmittel werden häufig als *Lotionen* (Lotiones*, Schüttelpinselungen, Schüttelmixturen, Trockenpinselungen, flüssige Puder, s.a. Lotio Zinci) bezeichnet. Trockensuspensionen* werden erst unmittelbar vor der Anw. mit Wasser vermischt. Der Dispersitätsgrad wird von der Partikelgröße u. der Benetzbarkeit* der Teilchen durch die Flüssigkeit bestimmt. Je kleiner die Teilchen, umso kleiner ist deren Sedimentationsgeschwindigkeit (s. Stokes-Gesetz, Sedimentationsanalyse). Je kleiner die Teilchen, desto größer ist die Grenzflächenenergie u. umso eher sind die Teilchen wiederum bestrebt, durch Zusammenlagerung (Agglomerieren) ihre Grenzflächenergie zu verringern. Bei Vorliegen einer schlechten Benetzbarkeit kann sich keine Solvathülle ausbilden, Pulveragglomerate bleiben erhalten, Luft wird u.U. adhäriert (s. Flotation) etc. Die Ausbildung feindisperser S. wird gewährleistet durch die Ausbildung einer Solvathülle, meist kombiniert mit der Adsorption von Ionen (erzeugen eine Coulomb-Abstoßungskraft). Dies kann in geeigneter Konz. durch Suspensionsstabilisatoren (grenzflächenaktive, aber auch viskositätserhöhende Zusätze u. Elektrolyten, s. Peptisatoren) erreicht werden.

**Suspensionskultur:** s. Gewebekultur.

**Suspensionsmethode:** s. Emulsionen.

**Suspensionssalben:** s. Unguenta.

**Suspensorium (scroti):** Trageverband f. den Hodensack (Scrotum). Die Befestigung erfolgt durch einen Leibgurt. Größen 1 bis 10.

**Suszeptibilität:** s. Magnetwaage.

**Suturamenta chirurgica resorbibilia:** s. Chorda resorbilis sterilis.

**Suturamenta medicinalia:** Medizinisches Nahtmaterial, s. Chirurgisches Nahtmaterial.

**SUV:** small unilamellar vesicles, s. Liposomen.

**Suxamethoniumchlorid** INNv: Suxamethonii chloridum Ph.Eur.3, Suxamethonium chloratum, Sukzinyldicholinchlorid, Succinylcholinchlorid, 3, 8-Dioxa-4,7-dioxodecan-1,10-bis(trimethylammonium)dichlorid, Lysthenon®; CAS-Nr. 71-27-2; $C_{14}H_{30}Cl_2N_2O_4 \cdot 2H_2O$, $M_r$ 397.30. Schmp. ca. 160°C bzw. ca. 190°C (wasserfreie Form). Weißes, krist. Pulver; leicht lösl. in Wasser, schwer lösl. in Ethanol. **Anw.:** peripheres, depolarisierendes Muskelrelaxans*; verhindert durch langanhaltende Depolarisation der motorischen Endplatte die Erregungsübertragung. **Nebenw.:** Bradykardie, Herzarrhythmien, Hauterscheinungen durch Histaminfreisetzung, Muskelschmerzen ähnl. einem Muskelkater ca. 24 h nach Anw. durch initiale fibrilläre Muskelzuckungen; Kontraind.:

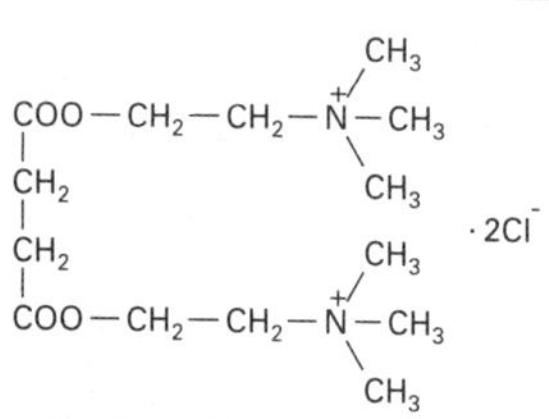

Suxamethoniumchlorid

bei Fehlen von Cholinesterase (Atemlähmung), schweren Leberfunktionsstörungen, Lungenödem, Ther. mit Herzglykosiden. HWZ 2 bis 4 min. **Übl. Dos.:** Parenteral: zur kompletten Lähmung: i.v. 0.05 bis 0.1 g od. 0.015 bis 0.045 g individuell dosieren, Infusion i.v. 0.1% nach Wirk. dosieren, in jedem Fall Probedosis von 0.005 g vorausgeben.

**Suxibuzon** INN: 4-Butyl-4-hydroxymethyl-1,2-diphenylpyrazolidin-3,5-dionhydrogensuccinat,

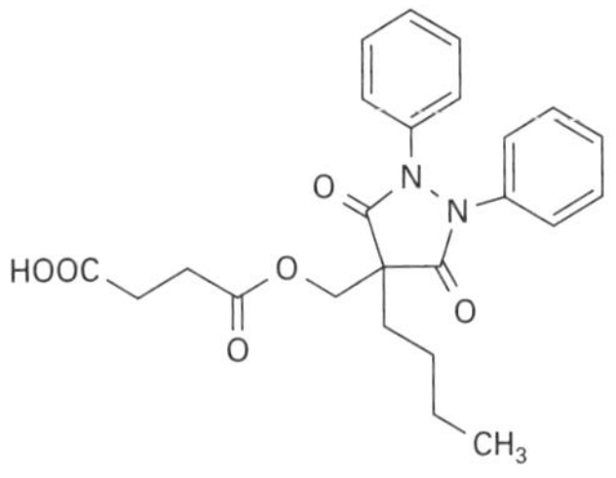

Suxibuzon

Solurol®; CAS-Nr. 27470-51-5; $C_{24}H_{26}N_2O_6$, $M_r$ 438.48. Schmp. 126-127°C. Lösl. in den meisten organischen Lösungsmitteln; unlösl. in Wasser. **Anw.:** Antiphlogistikum, Antirheumatikum. HWZ 29 bis 175 h (Metaboliten) bzw. 48 bis 72 h. **Übl. Dos.:** Oral: 3mal 0.3 g/d.

**Suxinutin®:** s. Ethosuximid.

**Sv:** Symbol der SI-Einheit Sievert f. die Äquivalentdosis, ersetzt die Einheit rem; s. Dosimetrie.

**Svedberg-Einheit:** S-Wert; Symbol: S; 1 S = $10^{-13}$ s; gibt die Wanderungsgeschwindigkeit von Teilchen im Beschleunigungsfeld der Ultrazentrifuge* an; nichtgesetzliche Einheit f. die Sedimentationskonstante: $S = v_s/a$ ($v_s$ Sedimentationsgeschwindigkeit, a Zentrifugalbeschleunigung); vgl. Antikörper.

**SVI:** s. Slow-Virus-Erkrankung.

**Swerosid:** Dihydrogentiopikrin, das hydrierte Derivat von Gentiopikrin*; Bitterstoff in Gentianaceae u. Menyanthes trifoliata*.

**S-Wert:** s. Svedberg-Einheit.

**Swertia chirata** Buch.-Ham. es Well.: (Ophelia chirata) Fam. Gentianaceae, Chirettakraut (Vorder- u. Hinterindien). Stpfl. v. **Herba Chirettae indicae:** Chirettakraut. **Inhaltsst.:** Chiratin, Swertiamarin*, Opheliasäure, Gerbstoff, Zucker, Wachs. **Anw.** volkst.: Abführmittel, Fiebermittel, in d. Likörfabrikation als Bittermittel.

**HOM:** *Chirata indica:* getrocknetes Kraut.

**Swertiamarin:** Hydroxyswerosid bzw. Hydratoderivat von Gentiopikrin. CAS-Nr. 17388-39-5; $C_{16}H_{22}O_{10}$, $M_r$ 374.34. Schmp. 113-114°C. Secoiridoid-Bitterstoff, z.B. in Swertia japonica Makino, Swertia chirata* u. Centaurium erythraea*.

**Sydnone:** in Sydney entdeckte Klasse von Verbindungen, die bei der Umsetzung von Essigsäureanhydrid* (Egan) mit N-Nitrosoglycinderivaten erhalten wird; mesoionale Heterocyclen.

**Sykosis:** Bartflechte.

**Sylvestren:** $C_{10}H_{16}$. Abweichend gebautes, monocyclisches Monoterpen aus Pinus-Arten.

**Sylvius:** Franz de la Boe, s. Iatrochemie.

**Symbionten:** (*gr.* σύν mit, zusammen; βίος Leben) Lebewesen, die in Symbiose* miteinander leben.

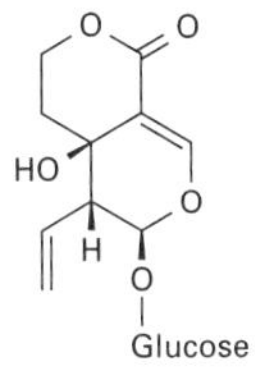


Swertiamarin

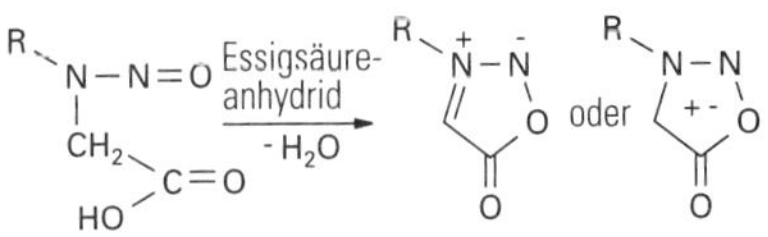


N-Nitrosoglycinderivat

Sydnone, Entstehung

**Symbiose:** Lebensgemeinschaft von Organismen verschiedener Art in enger gegenseitiger Abhängigkeit der Partner, sowohl zwischen Pfl. untereinander wie auch zwischen Tier u. Pfl.

**Symbole, Chemische:** Elementsymbole; Abkürzungen f. die Elementnamen, die meist aus den Anfangsbuchstaben ihrer lateinischen Namen gebildet werden (s. Periodensystem im hinteren Einbanddeckel).

**Symmetrel®:** s. Amantadin.

**Symmetrieachse:** ($C_n$) jene Achse, die ein Objekt so durchstößt, daß eine Drehung um 360°/n den Gegenstand in sich selbst überführt. Der abgebildete Gegenstand hat nur eine einzige zweizählige Achse ($C_2$). Jedes Molekül hat unendlich viele $C_1$-Achsen, da eine Drehung um 360° es in seine ursprüngliche Lage zurückbringt.

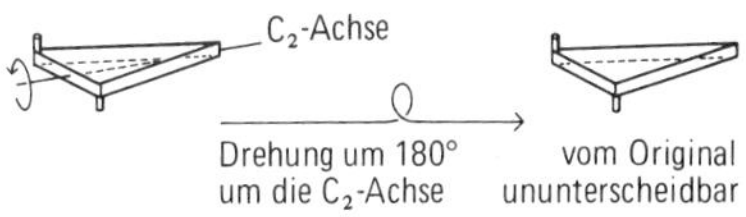


Symmetrieachse:
Darstellung der $C_2$-Achse

**Symmetrieebene:** s. Spiegelebene.

**Symmetrieelemente:** Punkte, Ebenen od. Achsen, an denen Symmetrieoperationen durchgeführt werden können. Symmetrieelemente 1. Klasse: Symmetrieachsen* od. Drehachsen ($C_n$); Symmetrieelemente 2. Klasse: Spiegelebene*, Drehspiegelachse*, Symmetriezentrum*. Eine Verbdg. ist dann chiral, wenn sie kein Symmetrieelement 2. Klasse besitzt.

**Symmetriezentrum:** (i) Inversionszentrum; Zentrum eines Moleküls, durch das man von jedem Atom eine Gerade ziehen kann, die im gleichen Abstand vom Zentrum wieder ein äquivalentes Atom trifft.

**Sympathikus:** *syn.* Orthosympathikus, Nervus sympathicus; bildet zus. mit dem Parasympathikus das vegetative (autonome) Nervensystem, das dem Willen nicht unterworfen ist. Morphologisch im Grenzstrang mit den zugehörigen sympathischen Nerven, Geflechten u. peripheren Ganglien

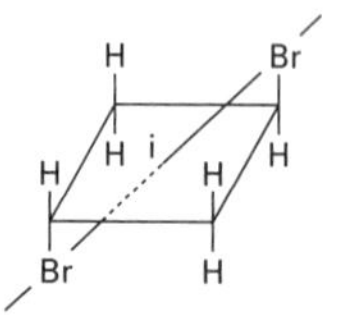


Symmetriezentrum:
trans-1,3-Dibromcyclobutan als Beispiel

vertreten. Die Ursprungszellen liegen in den Seitenhörnern der Rückenmarksegmente. Im Grenzstrang erfolgt die Umschaltung eines Teils der Fasern. Ein anderer Teil wird in weiter peripher gelegenen Ganglien od. in den intramuralen Ganglien auf die postganglionären Neuronen umgeschaltet, die dann die entsprechenden Erfolgsorgane erreichen. Die Erregungsübertragung erfolgt an den Ganglien wie auch im parasympathischen System durch *Acetylcholin**, an den postganglionären Nervenendigungen durch *Noradrenalin**. *Pharmaka,* die den S. beeinflussen: Sympathomimetika*, Sympatholytika*, Antisympathotonika*; s.a. Parasympathikus, Vegetatives Nervensystem.

**Sympatholytikum(-a):** *syn.* Adrenozeptorantagonist(en), Adrenolytika, Sympathikolytika (veraltet), (α- u. β-)Rezeptorenblocker. Pharmaka, die durch Blockade adrenerger Rezeptoren die Erregungsübertragung von den sympathischen Nervenendigungen zu den symapthischen Effektorzellen hemmen; s. α-Sympatholytikum(-a) u. β-Sympatholytikum(-a).

**α-Sympatholytikum(-a):** *syn.* α-Adrenozeptorantagonist(en), α-Rezeptorenblocker, α-Blocker. Substanzen, die adrenerge α-Rezeptoren an den Erfolgsorganen kompetitiv hemmen. Angriffspunkte sind v.a. die Gefäße. *$\alpha_1$- u. $\alpha_2$-Rezeptoren blockierend:* z.B. Phentolamin*, Phenoxybenzamin* (bei peripheren Durchblutungsstörungen, Phäochromozytom, bei neurogenen Blasenentleerungsstörungen); einige *Mutterkornalkaloide:* z.B. Dihydroergotamin* (bei orthostatischer Hypotonie, Migräne, postpartalen Blutungen); *spezifisch $\alpha_1$-Rezeptoren hemmend:* z.B. Urapidil*, Prazosin* (bei essentieller Hypertonie); ein kompetitiver Hemmer der $\alpha_2$-Rezeptoren ist Yohimbin*.

**β-Sympatholytikum(-a):** *syn.* β-Adrenozeptorantagonist(en), β-Rezeptorenblocker, Betarezeptorenblocker, β-Blocker, Betablocker. Durch kompetitive zentrale u. periphere Hemmung des β-adrenergen, sympathischen Systems werden vor allem kardiovaskuläre, gastrointestinale u. stoffwechselreduzierende Wirkungen herbeigeführt. Durch $\beta_1$-Blockade wird die Herz-Frequenz, -Kontraktibilität u. -Erregungsleitungsgeschwindigkeit reduziert u. die Reninfreisetzung in der Niere verringert, die glatte Muskulatur der Arteriolen wird durch $\beta_2$-Hemmung kontrahiert. $\beta_2$-Blockade bewirkt auch eine Hemmung des Glykogenabbaus in der Skelettmuskulatur u. in der Leber. Diese Pharmaka gelten als Antihypertonika* der 1. Wahl, sind aber auch in der Prophylaxe der Angina pectoris, des Reinfarktes u. der Migräne sowie bei Glaukom u. Phäochromozytom indiziert. Typische Nebenw. kommen durch Überwiegen des parasympathischen Tonus zustande: Obstruktionen der Atemwege, allergische Reaktionen u. Störungen der peripheren Durchblutung. Bei den β-S. handelt es sich fast ausschließlich um 1-Aryloxy-3-isobutylamino-2-propanole (außer z.B. Nebivolol*), wobei der Isobutylrest durch Isopropylrest ersetzt sein kann; als Arylreste fungieren neben Benzol- u. Naphthalinderivaten auch diverse Heterocyclen; **s. Tabelle.**

**Sympathomimetikum(-a):** Sympathikomimetikum (veraltet), (*gr.* συμπάθειν in Wechselwirkung stehen mit, μίμημα Nachahmung), Adrenergikum(-a); Nachahmer einer physiol. Sympathikuserregung), adrenerge Substanz(en); Pharmaka, die an den synaptischen Erfolgsorganen Wirkungen hervorbringen, wie sie einer Sympathikuserregung entsprechen (s.a. Vegetatives Nervensystem). Chem. sind S. fast ausschließlich β-Phenylethylamine. Man unterscheidet zwischen direkt u. indirekt wirkenden S.

**A. Direkt wirkende S.:** Adrenozeptoragonisten; erregen (postsynaptisch) überwiegend entweder die sympathischen $\alpha_1$-, $\alpha_2$-, $\beta_1$- od. $\beta_2$-Rezeptoren (die wichtigsten Rezeptorsubtypen) der Effektorzellen.

α- u. β-adrenerg (an α- u. β-Rezeptoren gleichzeitig) wirken z.B. Adrenalin* u. Noradrenalin* (systemisch bei kardiogenem Schock, lokal zur Vasokonstriktion als Zusatz zu Lokalanästhetika, bei Blutungen von Haut u. Schleimhaut); zusätzl. auch dopaminerg wirken z.B. Dopamin* u. Dobutamin* (bei akutem Herzinfarkt, kardiogenem Schock).

**α-Sympathomimetika:** α-Adrenozeptoragonisten; bewirken überwiegend eine Stimulierung der postsynaptischen $\alpha_1$- bzw. $\alpha_2$-Rezeptoren, womit eine Kontraktion der glatten Muskulatur der Gefäße der Haut, der Eingeweide u. der Skelettmuskulatur, des Uterus, der Bronchien, Kontraktion der Längsmuskulatur u. der Sphinkteren im Magen-Darm-Trakt, Kontraktion des Musculus dilatator pupillae (daher Pupillenerweiterung), Steigerung der Glykogenolyse in der Leber etc. verbunden ist. Zu dieser Gruppe der S. zählt man z.B. Norfenefrin*, Phenylephrin*, Etilefrin*, die als kreislaufstützende Mittel, bei niedrigem Blutdruck, u. Oxymetazolin* u. Xylometazolin*, die lokal zur Schleimhautabschwellung verwendet werden. α-S. wie Clonidin u. Guanfacin führen v.a. (durch Stimulierung von zentralen postsynaptischen α-Rezeptoren) zu Blutdrucksenkung (Antihypertensiva).

**β-Sympathomimetika:** β-Adrenozeptoragonisten; (überwiegende) *Stimulierung der $\beta_1$-Rezeptoren* bewirkt u.a. eine Steigerung der Frequenz u. der Kontraktionskraft des Herzens sowie eine vermehrte Reninfreisetzung in der Niere. *Stimulierung der $\beta_2$-Rezeptoren* hat u.a. eine Erschlaffung der glatten Muskulatur der Gefäße, des Uterus, der Bronchien, der Magen-Darm-Muskulatur, eine vermehrte Glykogenolyse in Leber u. Skelettmuskulatur, eine gesteigerte Lipolyse in der Leber u. eine vermehrte Insulinfreisetzung zur Folge. Sowohl *$\beta_1$- u. $\beta_2$-wirksame S.* sind z.B. Isoprenalin*, Orciprenalin* (Anw. als Bronchospasmolytika, Wehenhemmer u. bei Überleitungsstörungen am Herzen). Bevorzugt *$\beta_2$-wirksame S.* u. daher mit weniger kardialen Nebenw. behaftete Vertreter sind z.B. Terbutalin*, Salbutamol*, Fenoterol*, Pirbuterol (Bronchospasmolytika, Wehenhemmer, bei Durchblutungsstörungen der Arme u. Beine). Wichtigste Ind. der $\beta_2$-S. ist die Ther. des Asthma bronchiale, wobei die (unerwünschte) $\beta_1$-Wirkung

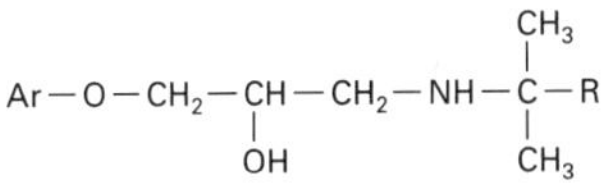

| | Ar— | —R |
|---|---|---|
| Acebutolol | 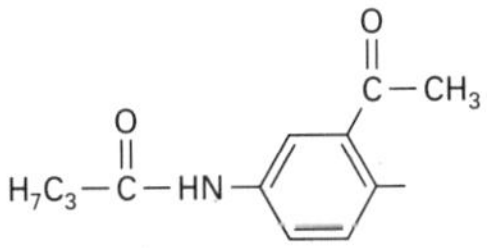 | —H |
| Alprenolol | 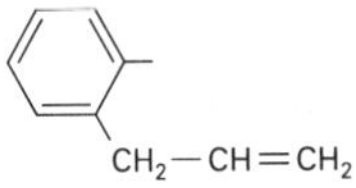 | —H |
| Atenolol | 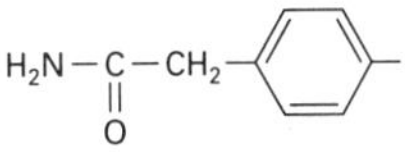 | —H |
| Betaxolol | 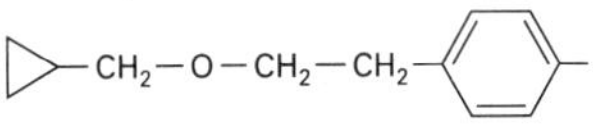 | —H |
| Bisoprolol | 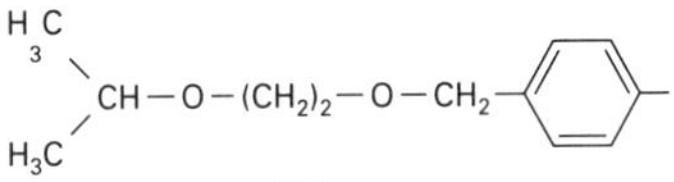 | —H |
| Bunitrolol | 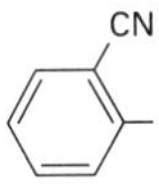 | $—CH_3$ |
| Bupranolol | 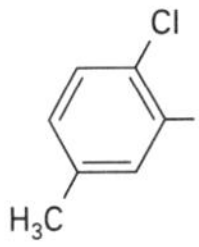 | $—CH_3$ |
| Carazolol | 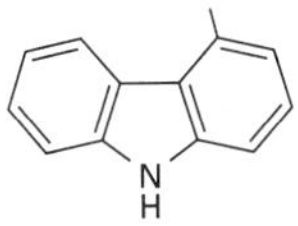 | —H |
| Carteolol | 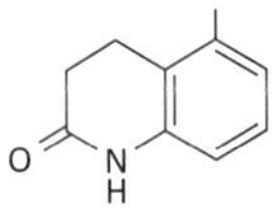 | —H |
| Celiprolol | 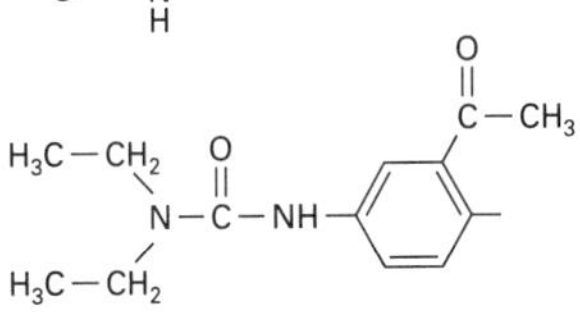 | $—CH_3$ |
| Levobunolol | 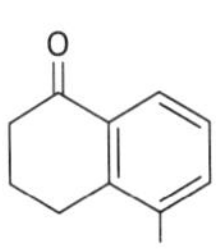 | $—CH_3$ |

β-Sympatholytikum(-a):
(Forts. s. nächste Seite)

| | Ar— | —R |
|---|---|---|
| Mepindolol | 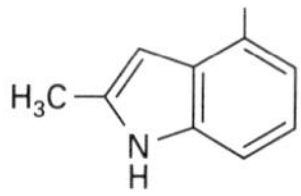 | —H |
| Metipranolol | 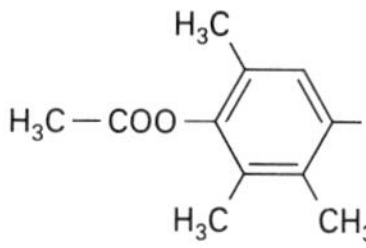 | —H |
| Metoprolol | 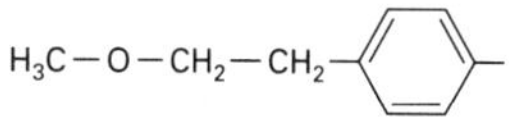 | —H |
| Nadolol | 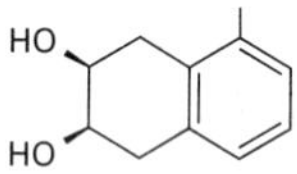 | $—CH_3$ |
| Oxprenolol | 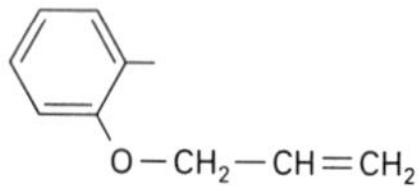 | —H |
| Penbutolol | 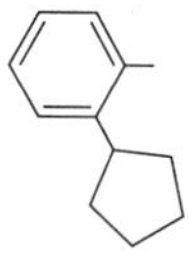 | $—CH_3$ |
| Pindolol | 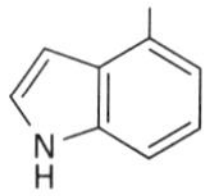 | —H |
| Propranolol | 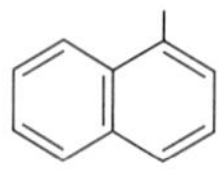 | —H |
| Timolol | 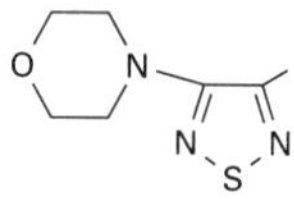 | $—CH_3$ |
| Sotalol | 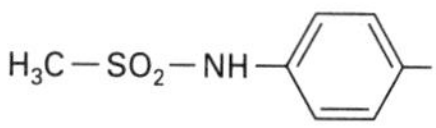 | —H |
| Tertatolol | 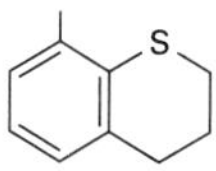 | $—CH_3$ |
| Toliprolol | 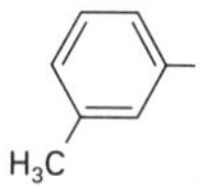 | —H |

β-Sympatholytikum(-a):
(Fortsetzung)

am Herzen gering, die (erwünschte) $\beta_2$-Wirkung der Lunge aber stark sein soll.

**B. Indirekt wirkende S.:** setzen präsynaptisch Noradrenalin aus den Speichervesikeln frei, das dann mit den sympathischen Rezeptoren reagiert. Sie weisen gleichzeitig zentrale Wirkungen auf (können die Blut-Liquor-Schranke passieren u. zu euphorischen Zuständen, gesteigerter Leistungsfähigkeit, Appetitlosigkeit führen), die ihre Indikationen begründen u. gleichzeitig z.T. sehr einschränken (Gefahr der Entwicklung einer Abhängigkeit). Dazu gehören u.a. die sog. Weckamine* (z.B. Amphetamin*, Methamphetamin*) u. Appetitzügler* (z.B. Fenetyllin*, Morazon*, Phenmetrazin*) sowie Ephedrin*.

**Sympatol®:** s. Synephrintartrat.

**Sympetale Blüten:** *bot.* s. Blüte.

**Symphoricarpus albus** (L.) S.F. Blake: (Symphoricarpus racemosus Michx.) Fam. Caprifoliaceae, Schneebeere (Nordamerika, als Zierstrauch in Europa). **Inhaltsst.:** Saponine (Beeren) u. Gerbstoffe (Beeren u. Wurzel). **Anw.:** Hautreizmittel (Wurzel); Beeren giftig.

**HOM:** *Symphoricarpus racemosus:* Verw. werden d. Wurzeln od. Beeren; verord. z.B. b. Schwangerschaftserbrechen u. Kinetosen (Reisekrankheit).

**Symphytum officinale** L.: Fam. Boraginaceae, Beinwell, Schwarzwurz, Wallwurz, Beinheil, Comfrey (Europa). Stpfl. v. **Herba Symphyti:** Herba Consolidae, Beinwellkraut. **Inhaltsst.:** Pyrrolizidinalkaloide* (in den Blättern bis zu fast 0.2%) wie Echimidin, ferner Symphyto-Cynoglossin, Symphytin u. Glykoalkaloid Consolidin (in geringen Mengen), Spuren äther. Öls, Schleim, Gerbstoff, Cholin. **Anw.** volkst.: gegen Lungenleiden. **Radix Symphyti:** Radix Consolidae, Schwarzwurzel, Beinwellwurzel. **Inhaltsst.:** 0.6 bis 0.8% Allantoin* (Wundheilstoff), ca. 0.3 bis 0.4% Pyrrolizidinalkaloide*, Asparagin*, Schleimstoffe, Gerbstoffe, Fructose. **Anw.** volkst.: äuß. zu Umschlägen b. Knochenverletzungen, schlecht heilenden Wunden (s. Allantoin), Krampfadern, Sehnenscheidenentzündungen usw.; inn.: bei Blutungen, blut. Diarrhöen sowie auch bei Husten. Wegen der hepatotoxischen u. kanzerogenen Pyrrolizidinalkaloide (siehe dort) sollte auf die (innerliche) Anw. von Symphytum verzichtet werden.

**HOM:** *Symphytum:* frische, vor Beginn d. Blüte ges. Wurzel (Essenz, dunkelrote Farbe, z. innerlichen Gebrauch); verord. z.B. b. stumpfen Verletzungen, Thrombophlebitis (Venenentzündung), Knochenbrüchen. **HOM:** *Symphytum ad usum externum:* frische, blühende Pflanze (Essenz grünlichgelb, zur äußerlichen Anw.).

**Symplast:** (*gr.* σύν zusammen, gemeinschaftlich, πλάστος geformt, gebildet) zusammenhängende, lebende Einheit aller über Plasmodesmen verbundener Protoplasten einer Pflanze; den Transport gelöster Substanzen über den Symplasten, d.h. von Protoplast zu Protoplast über die Plasmodesmen, bezeichnet man als **symplastischen Transport**; siehe auch Apoplast*.

**Symplex:** nicht mehr gebräuchliche Bez. f. Holoenzym, s. Enzyme.

**Symplocarpus foetidus** (L.) Nutt.: (Dracontium feotidum) Fam. Araceae, Drachenkraut, Kugelkolben (Ostasien, Nordamerika). **Inhaltsst.:** äther. Öl, Hydroxytryptamin. **Anw.:** Antispasmodikum; Volksheilmittel der nordamerikanischen Indianer.

**HOM:** *Dracontium foetidum:* frische, bei Blütebeginn gesammelte Pflanze.

**Sympodial:** *bot.* Mutterachse bleibt gegenüber den Seitenzweigen in der Entwicklung zurück. Beim **Sympodium** ist im Gegensatz zum Monopodium die Entwicklung den Seitenverzeigungen gegenüber der Hauptachse bevorzugt.

**Symptomatische Behandlung:** Behandlung nach den Symptomen, nicht nach den Ursachen einer Krankheit; vgl. Kausalbehandlung.

**Synacthen®:** s. Tetracosactid.

**Synärese:** während der Lagerung erleiden manche Gele* eine Alterung (Reifung) durch Verdichtung des Gelgerüsts unter teilweiser Abgabe der mechanisch bzw. kapillar festgehaltenen Flüssigkeit. Dieser Vorgang wird z.B. beobachtet bei Joghurt, Vaselin (sog. Bluten).

**Synapause®:** s. Estriolsuccinat.

**Synapse:** Umschaltstelle f. diskontinuierliche Erregungsübertragung von einem Neuron auf ein zweites Neuron od. auf das Erfolgsorgan. Die Erregungsübertragung erfolgt mittels chemischer Stoffe, den Neurotransmittern*.

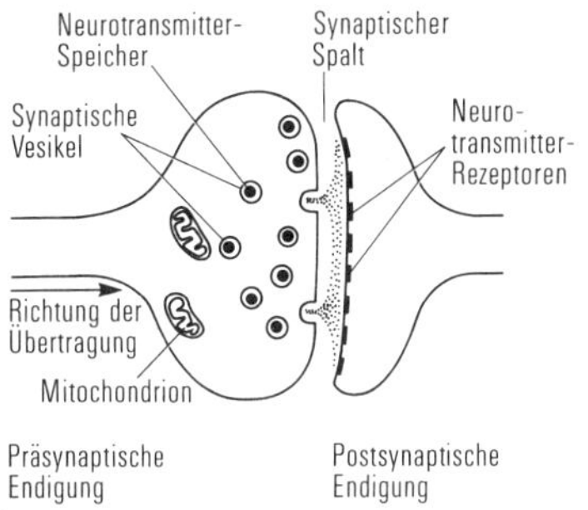


Synapse

**Synapsis:** Paarung homologer Chromosomen zu Beginn der I. Reifeteilung; während der Synapsis findet das crossing over* statt.

**Synaptonemaler Komplex:** Paarungskomplex; s. Chromosomenpaarung*.

**Synarela®:** s. Nafarelin.

**Synchron:** (gr.) gleichzeitig.

**Synchronreaktionen:** s. Reaktionen, konzertierte.

**Synchrotron:** s. Teilchenbeschleuniger.

**Synchrozyklotron:** s. Teilchenbeschleuniger.

**Syncillin®:** s. Azidocillin.

**Syndets:** **syn**thetische **Det**ergentien; reine Syntheseprodukte, die wie Seifen eine große Schaumwirkung haben, jedoch nicht die Nachteile der herkömmlichen Seifen auf die Haut zeigen, d.h. beim Waschvorgang wird der Säuremantel der Haut nicht vorübergehend entfernt.

**Syndrom:** Gruppe zusammengehöriger Krankheitssymptome.

**Synephrintartrat:** Synephrini tartras, Oxedrini tartras, Oxedrintartrat, DL-1-(4'-Hydroxyphenyl)-2-methylaminoethanol(1)-D-tartrat, Bis[(R,S)-1-(4-hydroxyphenyl)-2-(methylamino)-ethanol]-(2R,3R)-tartrat, Oxyphenyl-methylamino-aethanolum tartaricum, para-Hydroxyphenylmethylaminoaethanolum tartaricum, p-Hydroxyphenylmethylaminoethanoltartrat, Sympatol®; $(C_9H_{13}NO_2)_2 \cdot C_4H_6O_6$, $M_r$ 484.5. Schmp. 185°C (Zers.). $[\alpha]_D^{20°C}$ +11 bis + 15° (c = 5 in

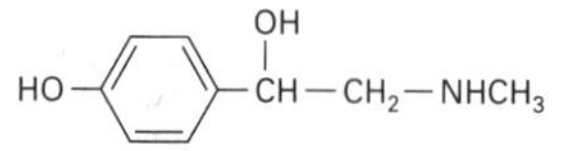

Synephrintartrat:
Synephrin

Wasser). Weißes, krist. Pulver von bitterem Geschmack, lösl. in ca. 2 T. Wasser; wenig lösl. in Ethanol. **Off.:** Ph.Eur.1, ÖAB90. **Anw.:** α-Sympathomimetikum, als Kreislaufmittel bei akuter Kreislaufschwäche u. hypotonen Zuständen. HWZ 2 h. **Übl. Dos.:** Einnahme: 0.1 g mehrmals tgl., parenteral: 0.06 g bei Bedarf. Kontraind.: Hypertonie, Koronarinsuffizienz, Thyreotoxikose.

**Synergiden:** *bot.* zwei, auch als Gehilfinnen bezeichnete Zellen, die zus. mit der Eizelle im oberen Teil des Embryosacks den sog. Eiapparat bilden; s. Samenbildung (Abb.).

**Synergie, Synergismus:** Zusammenwirken von Muskeln, innersekretorischen Drüsen usw., od. von Arzneimitteln, Giften in der gleichen Richtung unter Wirkungssteigerung. *Synergistische* Arzneimittelwirkung; Gegensatz: *antagonistische* Wirkung.

**Synestrol:** s. Hexestrol(um).

**Syngamie:** (*gr.* σύν, γαμεῖν heiraten) Befruchtung*; s.a. Samenbildung.

**Syngynon®:** s. Estradiolbenzoat.

**Synkarp:** *bot.* s. Blüte.

**Synkope:** kurzdauernder Bewußtseinsverlust (Sekunden bis Minuten) infolge Mangeldurchblutung des Gehirns; spontan, reversibel. Unterschieden wird zwischen *zerebral* (Epilepsie*, Narkolepsie*), *kardial* (Rhythmusstörungen, Adam-Stoke-Syndrom, Herzinsuffizienz u. angeborene Herzfehler) u. *vaskulär* bedingten S.; ursächlich auch Störungen des venösen Rückstroms zum Herzen. Weitere Symptome: weite Pupillen, Blutdruckabfall, hohe Pulsfrequenz, Atmung oberflächlich. Vgl. Kreislaufstörungen.

**Synogil®:** s. Natamycin.

**Synonym-Verzeichnis:** Verzeichnis der gebräuchlichen Bezeichnungen f. Arzneimittel u. deren Ausgangsstoffe. Es enthält die deutschen sowie die neuen u. alten lateinischen Bezeichnungen sämtl. Ausgaben d. Ph.Eur., der deutschen Arzenibücher (ab 6. Ausg.), des EB6, soweit d. Stoffe noch Marktbedeutung haben, des DAC, der Bezeichnungs-VO nach §10 Abs. 6 AMG sowie der gültigen Ausgaben des ÖAB u. der Ph.Helv. Damit soll die Arzneimittelsicherheit durch Vermeidung von Arzneimittelverwechslungen erhöht werden. Das S. gehört gem. § 5 ApBetrO zu den Hilfsmitteln, die in einer Apotheke vorhanden sein müssen.

**Synovialitis:** Entzündung der Gelenksinnenhaut.

**Synsepal:** s. Blüte.

**Synsepalum dulciferum** (Schum.) Daniell.: Sapotaceae (Afrika, Puerto Rico, Florida). Stpfl. v. **Semen Synsepali dulciferi**. **Inhaltsst.:** Miraculin, ein Glykoprotein ($M_r$ ca. 44000) mit geschmacksverändernden Eigenschaften (Geschmackswandler); saurer Geschmack erscheint süß (Überempfindlichkeit f. Süß). Auch die Früchte (Miracle Fruit, Wunderbeeren, Miraculinbeeren) werden verwendet.

**Synstigminbromid-Augentropfen 3%:** s. Augentropfen.

**Synstigminium bromatum:** Synstigminbromid, s. Neostigminbromid.

**Synstigminium methylsulfuricum:** Synstigminmethylsulfat, s. Neostigminmethylsulfat.

**Syntane:** s. Gerbstoffe, Synthetische.

**Syntaris®:** s. Flunisolid.

**Syntepal:** s. Blüte.

**Syntestan®:** s. Cloprednol.

**Synthasen:** s. Enzyme.

**Synthese:** *chem.* Aufbau zusammengesetzter Stoffe aus einfacheren Stoffen, entweder durch **Substitution**, d. h. Ersatz von Atomen u. Atomgruppen im Molekül (Substituenten) durch andere, od. durch **Kondensation** od. durch **Polymerisation.**

**Synthese, enantioselektive od. asymmetrische** : s. Enantioselektivität.

**Synthesegas:** $CO/H_2$–Gemische sowie auch $N_2/H_2$–Gemische (f. die $NH_3$–Synthese). Für einige $CO/H_2$–Gemische existieren auch andere Bezeichnungen (z.B. Wassergas* f. $CO/H_2$ durch Kohlevergasung, Spaltgas* f. $CO/H_2$ durch chemische Kohlenwasserstoffspaltung). Synthesegas ist die praktische (bzw. denkbare) Rohstoffbasis zur Gew. von Wasserstoff, Kohlenmonoxid sowie einigen großtechnischen Basisprodukten wie Ammoniak, Methanol, Oxoalkoholen u. Kohlenwasserstoffen.

**Synthetasen:** s. Enzyme.

**Syntocinon®:** s. Oxytocin.

**Synvinolin:** s. Simvastatin.

**Syphilis:** (Name geprägt von Girolamo Fracastoro, 1478 bis 1553, Verona) Lues venerea, Lustseuche, harter Schanker. Erreger: Treponema pallidum (frühere Bez. Spirochaeta pallida). Ther. mit Antibiotika (Penicilline, Tetracycline, Cephalosporine; früher s. Antisyphilitika). Angeborene S.: S. connata (congenita); erworbene S.: S. acquisita.

**Syringaaldehyd:** Oxidationsprodukt von Syringin, s. Syringa vulgaris.

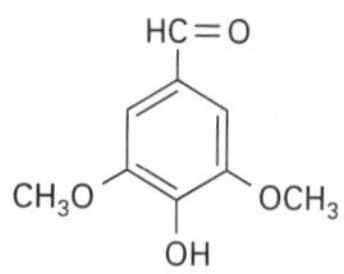

Syringaaldehyd

**Syringasäure:** s. Phenolcarbonsäuren.

**Syringa vulgaris** L.: Fam. Oleaceae, (Gewöhnlicher) Flieder. **Inhaltsst.:** Syringin (4-(3-Hydroxypropenyl)-2,6-dimethoxyphenyl-D-glucosid) u. Syringopicrin (Bitterstoff) in den Blättern; in den Blüten ätherisches Öl (mit Farnesol*). **Anw.:** als Tonikum u. gegen Fieber.

**HOM:** *Syringa vulgaris:* frische Blüten.

**Systematik:** Wissenschaft von der Beschreibung u. Benennung der Organismen, ihrer Zusammenfassung zu natürlichen Gruppen aufgrund ihrer verwandtschaftlichen Beziehungen u. ihrer Einordnung in ein System (vgl. Pflanzenreich); vgl. Taxonomie, s.a. Nomenklatur, Binäre.

**Systematische Namen (IUPAC):** s. Nomenklatur.

**Systemische Wirkungen:** s. Wirkungen von Pharmaka*.

**System, Transdermales Therapeutisches:** s. Transdermales Therapeutisches System.

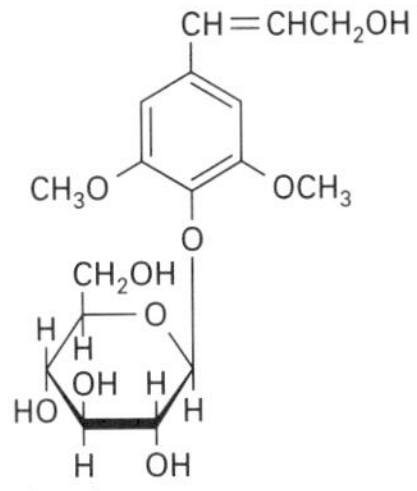

Syringa vulgaris:
Syringin

**Systole**: rhythmische Zusammenziehung des Herzmuskels, vgl. Diastole.

**Systral®**: s. Chlorphenoxamin.

**Syzygium aromaticum** (L.) Merr. et L. M. Perry: (Caryophyllus aromaticus, Jambosa caryophyllus, Eugenia caryophyllata (C. Spreng) Bull. et Harr.) Fam. Myrtaceae, Gewürznelkenbaum (heim. Molukken, wie Muskatnuß, s. Myristica fragrans, weswegen diese auch Gewürzinseln heißen; kult. in fast allen Tropenländern, besonders an der Ostküste Afrikas wie Sansibar, Pemba, Madagaskar, Mauritius, Reunion). Stpfl. v. **Caryophylli flos** Ph.Eur.3: Flores Caryophylli, Caryophylli, **Gewürznelken**, Nägelein; die getrockneten Blütenknospen (hellbraun von den Molukken, sonst dunkelbraun). **Inhaltsst.**: 12 bis 25%, nach Ph.Eur.3 mind. 15% äther. Öl (Oleum Caryophylli, s. unten), ca. 3% Oleanolsäure (Caryophyllin, ein Triterpensapogenin), 10 bis 20% Gerbstoffe (Phlobaphene), 6 bis 12% fettes Öl, Spuren von Vanillin. **Anw.**: als Stomachikum, zu Mundwässern u. als **Gewürz** (Fisch, Braten, Soßen, Kraut; Punsch, Glühwein).

**Anthophylli:** Mutternelken, Königsnelken, die nicht völlig reifen Früchte; sie enthalten etwas weniger äther. Öl (kein Aceteugenol) als die Caryophylli u. dienen ebenfalls als Gewürz.

**Oleum Caryophylli, Nelkenöl:** Caryophylli aetheroleum; das äther. Öl der Blütenknospen (ÖAB90), Blütenstiele u. Laubblätter (DAB10, Ph.Helv.7). **Best.**: 80 bis 90% Eugenol* u. 10 bis 15% Aceteugenol (DAB10: mind. 80% Phenole u. Aceteugenol; ÖAB90: mind. 84 u. max. 96% Eugenol u. Aceteugenol zus.; Ph.Helv.7: mind. 85% Phenole, davon hauptsächl. Eugenol), 5 bis 10% β-Caryophyllen, Caryophyllenepoxid, Humulen (α-Caryophyllen), Salicylsäuremethylester u.a. Ester sowie Heptan-2-on u. Octan-2-on (beide f. Geruch wichtig). Weißes bis gelbliches, stark würzig riech. Öl, das sich allmählich bräunlich färbt. D. 1.030 bis 1.055. $\alpha_D^{20°C}$ 0° bis -2°. $n_D^{20°C}$ 1.528 bis 1.537. **Anw.**: Aromatikum, Antiseptikum, Desinfiziens (Mund- u. Zahnwässer, in der Zahnmedizin, zum Abtöten des Zahnnervs), lokalanästhetisch u. lähmend auf die glatte Muskulatur wirkend (spasmolytische Wirk. von Aceteugenol soll dem Papaverin entsprechen); in der Kosmetik u. als Gewürz. **Zuber.**: Spir. Melissae compositus.

**Stipites (Festucae) Caryophyllorum:** Nelkenstiele, die Blüten- u. Blütenstandsstiele von Syzygium aromaticum. Sie werden mit verwendet zur Gew. des äther. Öles, dienen ferner aber auch zur Verfälschung des Nelkenpulvers.

**HOM:** *Syzygium aromaticum* (HAB1.2): reife, getrocknete Blütenknospen (mind. 15% äther. Öl).

**Syzygium cumini** (L.) Skeels: (S. jambolana (Lam.) DC.) Fam. Myrtaceae, Jambolanapflaume (Vorderindien, SO-Asien). Stpfl. v. **Cortex Syzygii cumini:** Cort. Syzygii jambolani, Jambulrinde, Syzygiumrinde. **Inhaltsst.**: Gerbstoffe, Triterpene, Flavonoide. **Wirk.**: adstringierend, im Tierversuch hypoglykämisch. **Anw.** volkst.: bei Diabetes mellitus. **Semen Syzygii cumini:** Semen Syzygii jambolani, Syzygiumsamen, Jambulsamen; die getrockneten Samenkerne. **Inhaltsst.**: Gerbstoff (bis 19%), Gallussäure, Ellagsäure (Jambulol), Stärke, äther. Öl, Zucker, Flavonoide. **Wirk.**: im Tierversuch hypoglykämisch (am Menschen zweifelhaft). **Anw.** volkst.: bei Diabetes mellitus etc.

**HOM:** *Syzygium cumini* (HAB1.4), Syzygium jambolanum: getrocknete Samen; wird z.B. unterstützend verordnet bei Diabetes mellitus.

**HOM:** *Syzygium cumini e cortice* (HAB1.4), Syzygium jambolanum e cortice: getrocknete Stammrinde.

**Syzygium jambos** (L.) Alston: (Eugenia jambos L., Jambosa vulgaris DC) Fam. Myrtaceae, Jambulbaum, Rosenapfel (Indien). Stpfl. v. **Cortex Syzygii jambolani:** Syzygiumrinde, Jambulrinde; vgl. Syzygium cumini. **Inhaltsst.**: Harz, Gerbstoff, Gallussäure. **Anw.** volkst.: als Adstringens; techn.: als Gerbmittel. **Fructus Syzygii jambolani:** Jambulfrüchte, Jambusen, Rosenäpfel. **Inhaltsst.**: äther. Öl, fettes Öl, Gerbstoff. **Anw.**: Obst.

**HOM:** *Eugenia jambosa*, Syzygium jambos: die frischen Samen.

**SZ**: Abk. f. Säurezahl*.

**Szechuan-Pfeffer**: s. Zanthoxylum piperitum.

**Szintigraphie**: Lokalisationsdiagnostik mittels radioaktiver Stoffe. Gewisse, in den Körper eingebrachte Radionuklide* werden in bestimmten Organen od. Geweben angereichert. Die abgegebene Gammastrahlung wird von außen mit Hilfe von Szintillationszählern* registriert u. durch einen Scanner aufgezeichnet. Anw. z.B. in der Tumordiagnostik, Bestimmung von Form u. Aktivität von Organen (Schilddrüse) u.a.

**Szintillation**: Aussendung winziger Lichtblitze beim Auftreffen energiereicher geladener Teilchen od. Gammaquanten auf einen Szintillator*. Die dabei emittierte Lichtmenge ist meist proportional dem Energieverlust des Teilchens im Szintillator. Vgl. Szintillationszähler, Spinthariskop.

**Szintillationszähler**: Geräte zur Zählung od. Bestimmung der Energie schneller Elementarteilchen od. von Gammaquanten. Diese lösen in einem Szintillator* Lichtblitze aus, die mittels Photozelle bzw. Photomultiplier (Sekundärelektronenvervielfacher) elektrisch registriert werden können. Im *Flüssigkeit-S.* können gelöste od. suspendierte, radioaktiv markierte Substanzen quantitativ bestimmt werden. Die zu messende Probe wird direkt mit dem flüssigen od. gelösten Szintillator gemischt. Von der Anzahl der Lichtblitze pro Zeiteiheit kann auf die Menge des enthaltenen radioaktiven Stoffes geschlossen werden (s.a. Strahlenmeßgeräte).

**Szintillatoren**: Substanzen, in denen energiereiche geladene Teilchen (Alpha-, Betateilchen, Protonen) od. Gammastrahlung Szintillationen* hervorrufen, die im Szintillationszähler* einen meßbaren Sekundärelektronenstrom erzeugen. Als S. dienen je nach Art der einfallenden Strahlung anorganische od. organische, feste od. flüssige (gelöste) Substanzen, f. Gammastrahlen u. schwere geladene Teilchen z.B. mit Tl-Spuren aktivierte NaI-, CsI-, LiI-Einkristalle, mit Ag- od. Cu-Spuren aktiviertes ZnS, auch Anthracen, Stilben u.a. Für Elektronen u. schnelle Neutronen werden Lösungen von Oxazolen (PPO, POPOP), Naphthtalin, Anthracen, p-Terphenyl, p-Quaterphenyl, *trans*-Stilben u.a. in Toluol, p-Xylol, p-Dioxan u. ä. Lösungsmitteln verwendet. In wäßrigen Systemen können Lösungsvermittler zugesetzt werden.

# T

**T:** **1.** *chem.* Tritium*; **2.** Symbol f. die thermodynamische Temperatur (s. Absolute Temperatur); **3.** Kurzzeichen f. den SI-Vorsatz Tera (Zehnerpotenzfaktor f. das $10^{12}$-fache einer SI-Einheit).

**t:** Abk. f. Tonne.

**2,4,5-T:** s. 2,4,5-Trichlorphenoxyessigsäure.

**T3:** $T_3$, 3',3,5-Triiodthyronin; Schilddrüsenhormon; s. Hormone.

**T4:** $T_4$, Thyroxin, Levothyroxin*; s. Hormone.

**T4-Helferzellen:** s. Leukozyten.

**T8-Supressorzellen:** s. Leukozyten.

**Ta:** *chem.* Tantal*.

**TAB:** Abk. f. Typhus-Paratyphus-A- u. -B-Impfstoff, ein Kombinationsimpfstoff zur Schutzimpfung, Aufschwemmung von inaktivierten Bakterien (Salmonella typhi u. Salmonella paratyphi A u. B) in physiol. Kochsalzlösung.

**Tabacco indiano:** s. Lobelia inflata.

**Tabacum:** s. Nicotiana tabacum.

**Tabacum e seminibus:** s. Nicotiana tabacum.

**Tabak:** Tabakblätter, s. Nicotiana tabacum; **Indianischer T.:** s. Lobelia inflata; **Ungarischer T.:** Bauerntabak, Nicotiana rustica, s. Nicotiana tabacum.

**Tabakentwöhnungsmittel:** s. Entwöhnungsmittel.

**Tabebuia impetiginosa** (Martius ex DC.) Standley: (T. avellanedae Lorentz ex Griseb., Tecoma avellanedae (Lorentz ex Griseb.) Speg., etc.) Fam. Bignoniaceae (trop. Regenwälder Südamerikas). Stpfl. v. **Cortex Tabebuiae:** Tabebuia-Rinde, Lapachoholz (!), Lapacho (vgl. Tecoma lapacho). **Inhaltsst.:** 10 bis 18% Gerbstoffe, Vanillin u. andere phenolische Substanzen, Cumarine, Flavonoide, Saponine, wenig Lapachol* (unter 0.001%, im Kernholz hingegen über 3%), u. andere Naphthochinone. **Wirk.:** wahrscheinl. v.a. auf Gerbstoffe, Lapachol u. Derivate zurückzuführen. **Anw.** volkst.: bei Indianern gegen Tumoren, Magenschmerzen, Fieber, Hautkrankheiten (Psoriasis) etc.; als Badezusatz (Abkochung von 5 g auf 1 L Wasser) od. Tee (2 Teelöffel auf 1 L Wasser, aufkochen).

**Tabernanthe iboga:** s. Ibogain.

**Tabes:** Auszehrung, Schwindsucht; T. dorsalis: Rückenmarksschwindsucht, „Rückenmarksdarre"; Spätform der Lues.

**Tabletten:** s. Compressi.

**Tablettenformen:** s. Compressi.

**Tablettenhärteprüfer:** s. Bruchfestigkeit* von Tabletten.

**Tablettenmaschinen:** s. Exzenterpresse, Rundläuferpresse.

**Tablettierhilfsmittel K®:** s. Cellulosepulver.

**Tablongets®:** Manteltabletten mit verlängerter Wirkung.

**Tabule®:** kapselförmige Tablette.

**Tabulettae:** s. Compressi.

**Tabulettae obductae:** s. Compressi obducti.

**Tacalcitol** INN: (+)-(5Z,7E,24R)-9,10-Secocholesta-5,7,10(19)-trien-1α,3β,24-triol, Curatoderm®; CAS-Nr. 57333-96-7; $C_{27}H_{44}O_3$, $M_r$ 416.65.

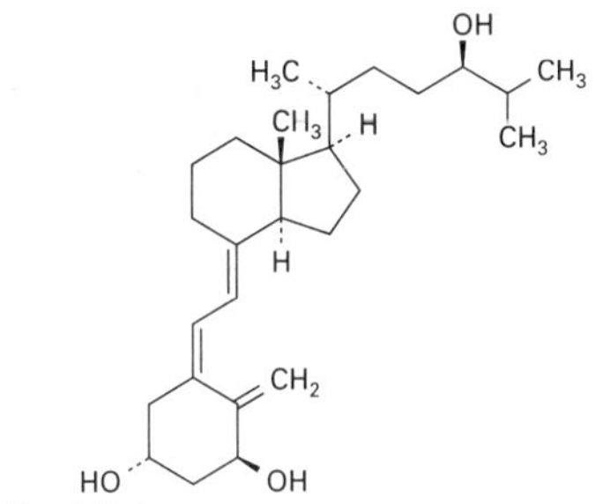


Tacalcitol

Bildet auch ein Monohydrat. Vitamin-$D_3$-Analogon (s. Vitamine), wie Calcipotriol*. **Wirk.** u. **Anw.:** hemmt die epidermale Hyperproliferation u. fördert die normale Keratinisierung; lokal bei Psoriasis vom Plaque-Typ. **Nebenw.:** Juckreiz, Brennen. Kontraind.: schwere Leber-, Nieren- od. Herzerkrankungen; Veränderungen des Calcium-Stoffwechsels, Schwangerschaft u. Stillzeit, Anw. bei Kindern u. Anw. auf mehr als 10% der Gesamthautfläche; glz. Anw. mit Salicylaten. **Übl. Dos.:** Topikal: 1mal tgl. dünn auftragen (abends), MTD 5 g Salbe (4 µg T. pro 1 g Salbe), nicht länger als 8 Wochen anwenden.

**Tacamahaca:** Tacamahak; s. Calophyllum inophyllum.

**Tacef®:** s. Cefmenoxim.

**Tachykardie:** (*gr.* ταχύς schnell, καρδία Herz) beschleunigte Herztätigkeit (über 100 Schläge/min); Gegensatz: Bradykardie*.

**Tachyphylaxie:** rasch (in min bis h) abnehmende Empfindlichkeit des Organismus gegenüber einem Pharmakon (z.B. durch Verringerung der Noradrenalinkonzentration in den Speichervesikeln von Nervenendigungen infolge Anw. indirekt wirkender Sympathomimetika); vgl. Toleranz.

**Tachysterin:** Tachysterol, s. Vitamine (Provitamin $D_2$).

**Tacrin** INN: 1,2,3,4-Tetrahydro-9-acridinamin, Cognex®; CAS-Nr. 321-64-2; $C_{13}H_{14}N_2$, $M_r$ 198.27.

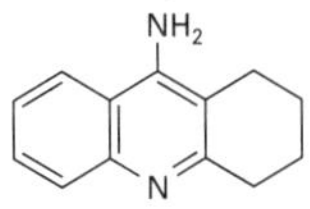


Tacrin

Schmp. 183-184°C aus stark verdünntem Ethanol. **Wirk.:** kompetitiver Hemmer der Acetylcholinesterase (vorwiegend zentral). **Anw.:** symptomatische Behandlung der Alzheimer-Krankheit*. **Nebenw.:** Anstieg der Transaminasen, alkal. Phosphatase, Bilirubinwerte u. ev. klin. Ikterus; Erbrechen, Anorexie etc. Kontraind.: hepatische Erkrankungen, Anw. bei gebährfähigen Frauen u. Kondern, Schwangerschaft; unbehandelte Magen- od. Darmulcera etc. HWZ 2 bis 4 h. **Übl. Dos.:** Oral: 1. bis 6. Woche 4mal 10 mg/d, 7. bis 12. Woche 4mal 20 mg/d, 13. bis 18. Woche 4mal 30 mg, 19. bis 24. Woche 4mal 40 mg/d. **Tacrinhydrochlorid:** CAS-Nr. 1684-40-8; $C_{13}H_{14}N_2 \cdot HCl$, $M_r$ 234.73. Schmp. 283-284°C aus konz. Salzsäure. Gelbes, krist. Pulver. Leicht lösl. in Wasser; pH einer 1.5%igen Lsg. 4.5 bis 6.

**Tacrolimus** INN: (-)-(3S,4R,5S,8R,9E,12S,14S, 15R,16S,18R,19R,26aS)-8-Allyl-5,6,8,11,12,13,14, 15,16,17,18,19,24,25,26,26a-hexadecahydro-5,19-dihydroxy-3-{(E)-2-[(1R,3R,4R)-4-hydroxy-3-methoxycyclohexyl]-1-methylvinyl}-14,16,-dimethoxy-4,10,12,18-tetramethyl-15,19-epoxy-3H-pyrido[2,1-c][1,4]oxaazacyclotricosin-1,7,20,21-

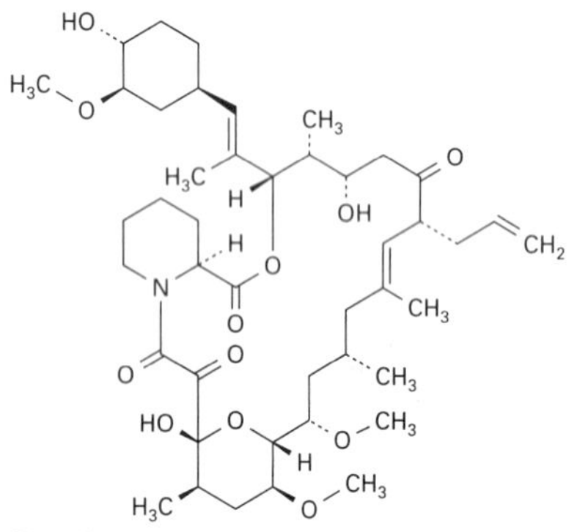

Tacrolimus

(4H,23H)-tetron, Prograf®; CAS-Nr. 104987-11-3; $C_{44}H_{69}NO_{12}$, $M_r$ 804.03. Makrolid aus Streptomyces tsukubaensis. **Wirk.:** starkes Immunsuppressivum, hemmt die Bildung von zytotox. T-Lymphozyten, Interleukin-2, -3 u. γ-Interferon. **Anw.:** zur Prophyllaxe u. Behandlung der Leber- u. der manifesten Nieren-Transplantationsabstoßung. **Nebenw.:** betreffen Nervensystem, Stoffwechsel, Elektrolyte etc. Kontraind.: chron. Abstoßungsreaktionen mit ausgeprägter irreversibler Reduktion der Gallengänge; Schwangerschaft u. Stillzeit. **Übl. Dos.:** Parenteral: ab 12 Jahren Lebertransplantation: 0.1 bis 0.2 mg/kg KG, max. 0.4 mg/kg KG tgl.; Nierentransplantationsabstoßung 0.15 bis 0.3 mg/kg KG jeweils in zwei Einzelgaben, morgens u. abends. Bei Jugendl. unter 12 Jahren u. Kindern ist die Dos. 1.5- bis 2mal höher. **Tacrolimus-Monohydrat:** CAS-Nr. 109581-93-3; $C_{44}H_{69}NO_{12} \cdot H_2O$, $M_r$ 822.05.

**Tadeonal:** s. Polygonum hydropiper.

**TÄHAV:** Abk. f. Verordnung über tierärztliche Hausapotheken, s. Hausapotheke.

**Taenia:** (gr.) Bandwurm, Fam. Cestodes, gegliederte, bandfömige, flachgedrückte Würmer ohne Darm, bestehend aus Kopf (Skolex) u. Gliedern (Proglottiden). Am Kopf Saugnäpfchen, mit denen sich der Wurm an der Dünndarmwand festhält. Infektion erfolgt durch Genuß von ungarem, finnenhaltigem Fleisch. Die blasenartigen **Finnen** entwickeln sich im Zwischenwirt aus den Larven, die aus den Eiern des Wurms hervorgehen. Die eierhaltigen Endglieder des Wurms gehen mit dem Kot des Wirts ab u. gelangen mit Wasser, Pflanzenkost usw. zum Zwischenwirt. Menschenpathogen sind Taenia solium: Schweinebandwurm; T. saginata: Rinderbandwurm; T. echinococcus: Hundebandwurm; Diphyllobothrium latum: Fischbandwurm.

**Taeniasis:** Bandwurmbefall.

**Taenifugum(a):** Bandwurmmittel.

**Täschelkraut:** Herba Bursae pastoris, s. Capsella bursa-pastoris.

**Tafelglas:** s. Glas.

**Tafelsenf:** s. Mostardum.

**Tafelwasser:** Mineralwasser, das ohne besondere Indikation als Lebensmittel, also als Getränk verwendet wird. Es kann mit u. ohne Kohlensäure gebraucht werden u. muß mind. 1000 mg gelöste Stoffe/L enthalten; s.a. Aquae minerales.

**Tafil®:** s. Alprazolam.

**Tagagel®:** s. Cimetidin.

**Tagamet®:** s. Cimetidin.

**Tagat® R40:** s. Macrogolglycerolhydroxystearat.

**Tagat® S2:** s. Macrogol-1000-glycerolmonostearat.

**Tagneutrale Pflanzen:** Pflanzen, die unabhängig von der Tageslänge zur Blüte kommen.

**Taigawurzel:** s. Eleutherococcus senticosus.

**Takus®:** s. Ceruletid.

**Talcid®:** s. Hydrotalcit.

**Talcum:** s. Talk.

**Talcum siliconisatum:** s. Silicone.

**Talg:** Sebum*.

**Talgmuskatnußbaum:** s. Virola sebifera.

**Talgsäure:** s. Stearinsäure.

**Talis®:** s. Metaclazepam.

**Talk:** Talcum Ph.Eur.3, Talkum, Speckstein, Magnesiumhydroxid-polysilicat; CAS-Nr. 14807-96-6; $Mg_6(Si_2O_5)_4(OH)_4$. D. 2.2-2.8. Pulverisiertes, hydratisiertes, natürliches Magnesiumsilicat; enthält unterschiedliche Mengen von in Schwefelsäure (10%ig) unlöslichen Aluminium- u. Eisensilicaten; geringe Mengen an Calciumsilicat, Calciumcarbonat. Sehr feines, weiches, fettig anzufühlendes, schweres Pulver. Kristallaufbau s. Abb. Spezifische Oberfläche: 1.8 bis 6.3 $m^2 \cdot g^{-1}$. Unlösl. in Wasser u. organischen Lösungsmitteln. Sehr schwer lösl. in kalten Säuren u. verdünnten Alkalien. Inkomp.: Desinfektionsmittel, besonders quaternäre Ammoniumverbindungen (adsorptive Bindung). **Anw.:** bei der Tablettierung, Dragierung, Lackierung als Schmiermittel, Zusatz zu Dragiersirupen, verhindert Kleben von Lacklösungen. In Pudern als Grundlage (macht die Haut gleitend ohne sie zu fetten); da T. stark mit Bakterien kontaminiert sein kann, sollte er sterilisiert werden (z.B. 1 Stunde bei mind. 160°C); als Grundlage zur Herst. v. Wundpudern od. -pulvern wegen Einkapselung durch lebende Gewebe ungeeignet (Granulombildung). In Pasten u. Lotionen als Bestandteil der Feststoffphase.

**Talkdiastase:** Amylase* des Schimmelpilzes Aspergillus oryzae.

**Talkspat:** Magnesit, nat. Magnesiumcarbonat*.

**Talkstein:** s. Talk.

**Talose:** eine Hexose, **Strukturformel** s. Kohlenhydrate.

**Taloxa®:** s. Felbamat.

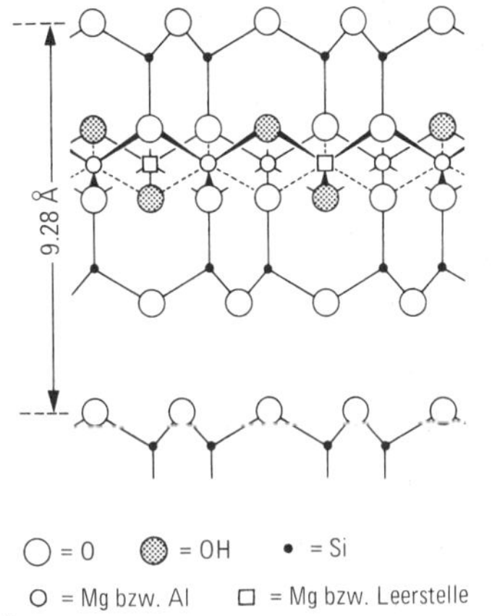


Talk:
Kristallaufbau [43]

**Talpa europaea** L: Fam. Talpidae (zu den Insectivora, Insektenfresser, eine primitiven Gruppe von Säugetieren, gehörend), Europäischer Maulwurf.

**HOM:** *Talpa europaea* (HAB1.5), Pel talpae: das getrocknete Fell des Tieres (ca. 10 mal 15 cm, mit ca. 0.5 bis 1 cm langen Haaren).

**Talusin**®: s. Proscillaridin.

**Tamarinde:** Tamarindus indica*.

**Tamarindenmus:** Pulpa Tamarindorum cruda, s. Tamarindus indica.

**Tamarindenmus, Gereinigtes:** Pulpa Tamarindorum depurata, s. Tamarindus indica.

**Tamarindus indica** L.: Fam. Caesalpiniaceae (Leguminosae), Tamarinde (heim. trop. Afrika, jetzt in den Tropen überall kult.). Stpfl. v. **Pulpa Tamarindorum (cruda):** (Fructus Tamarindi) Tamarindenmus; das musartige Fruchtfleisch. **Inhaltsst.:** 12 bis 15% freie Säuren, hauptsächl. Weinsäure, Citronen-, Äpfelsäure u.a., ca. 8% Kaliumhydrogentartrat, 25 bis 30% Invertzucker, Pektin. **Pulpa Tamarindorum depurata:** Gereinigtes Tamarindenmus. Darst.: Rohes Tamarindenmus wird m. heißem Wasser angerührt, durch ein Sieb gerieben u. auf dem Wasserbad zu einem dicken Extrakt eingedampft. Danach werden je 5 T. des noch warmen Muses m. 1 T. mittelfein gepulvertem Zucker vermischt. Gereinigtes Tamarindenmus muß schwarzbraun sein, muß sauer, darf aber nicht brenzlig schmecken. **Inhaltsst.:** wie Pulpa Tamarindorum cruda. **Anw.:** als mildes Abführmittel; vgl. Electuarium Sennae.

**Tambocor**®: s. Flecainid.

**Tamofen**®: s. Tamoxifen.

**Tamoxasta**®: s. Tamoxifen.

**Tamoxifen** INN: (Z)-2-[4-(1,2-Diphenyl-1-butenyl)phenoxy]-N,N-dimethylethylamin, Kessar®, Nolvadex®, Tamofen®, Tamoxasta®; CAS-Nr. 10540-29-1; $C_{26}H_{29}NO$, $M_r$ 371.53. Schmp. 96-98°C aus Petrolether. **Anw.:** Antiöstrogen, verwendet zur Behandlung des Mammakarzinoms in der Postmenopause. **Nebenw.:** Ödeme, vaginale Blutungen, vorübergehende Thrombozytopenie u. Leukopenie, Depressionen. HWZ 168 bis 240 h. **Übl. Dos.:** Oral: 2mal 0.01 g/d.

**Tamoxifencitrat:** Tamoxifeni citras Ph.Eur.3;

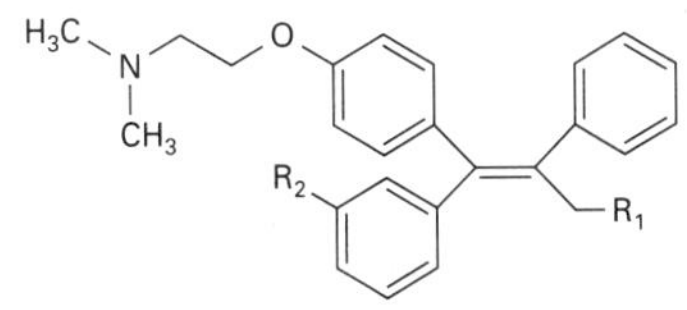


| | $R_1$ | $R_2$ |
|---|---|---|
| Tamoxifen | $-CH_3$ | $-H$ |
| Droloxifen | $-CH_3$ | $-OH$ |
| Toremifen | $-CH_2-Cl$ | $-H$ |

Tamoxifen und Derivate

$C_{32}H_{37}NO_8$, $M_r$ 563.6. Schmp. 140 bis 142°C; polymorph. Weißes krist. Pulver, schwer lösl. in Wasser u. Aceton.

**Tampon:** Gazestreifen od. Wattebausch zum Einlegen od. Ausstopfen von Wundkanälen od. Wundhöhlen (Tamponade). Zur Monatshygiene dienen Tampons in Form von Wattepreßlingen mit Zugfaden (Größen: mini, normal, extra).

**Tamponade:** Tamponieren; Versorgung von Wundhöhlen u. Wundkanälen mit Tampons od. Gazestreifen.

**Tamponadebinden:** meist aus Baumwolle bestehender, sterilisierter u. imprägnierter Verbandmull* (Gaze). **Anw.:** zum Tamponieren.

**Tamponadebinden aus Baumwolle:** s. Obturamenta gossypii absorbentia.

**Tamponadebinden aus Baumwolle u. Viskose:** s. Obturamenta gossypii et cellulosi regenerati absorbentia.

**Tamponadestreifen:** mehrfach gelegter Verbandmull, meist aus Baumwolle. **Anw.:** s. Tamponadebinden.

**Tampositorien**®: speziell geformte Suppositorien*, die der Länge nach einen Tampon aus Schlauchmull enthalten.

**Tamsulosin** INN: (-)-(R)-5-{2-[[2-(2-Ethoxyphenoxy)ethyl]amino]-propyl}-2-methoxybenzolsulfonamid, Alna®, Omnic®; CAS-Nr. 106133-

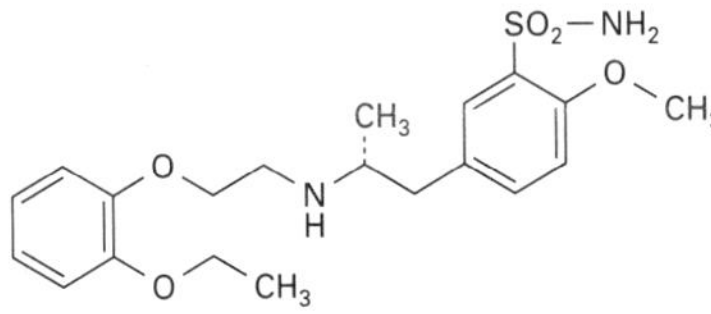


Tamsulosin

20-4; $C_{20}H_{28}N_2O_5S$, $M_r$ 408.51. **Wirk.** u. **Anw.:** selektiver $\alpha_1$-Adrenozeptorantagonist; zur Behandlung funktionelller Symptome (Harndrang, Blasenentleerungsstörungen etc.) bei benigner Prostatahyperplasie. **Nebenw.:** Schwindel, Hypotonie etc. Kontraind.: orthostat. Dysregulation, schwere Leberinsuffizienz etc. HWZ 10 bis 13 h. **Übl. Dos.:** Oral: 1mal 0.4 g T.-Hydrochlorid (entspr. 0.367 g T.)/d, nach dem Frühstück. **Tamsulosinhydrochlorid:** CAS-Nr. 106463-17-6; $C_{20}H_{28}N_2O_5S \cdot HCl$, $M_r$ 444.97.

**Tanacetum parthenium:** s. Chrysanthemum parthenium.

**Tanacetum vulgare:** s. Chrysanthemum vulgare.

**Tanderil®:** s. Oxyphenbutazon.

**Tang:** Fucus*, s. Fucus vesiculosus (Blasentang); vgl. Fucus serratus (Sägetang) u. Ascophyllum nodosum (Knotentang).

**Tange:** s. Braunalgen.

**Tangkohle:** Fucus vesiculosus tostus, s. Fucus vesiculosus.

**Tannalbin®:** s. Tanninalbuminat.

**Tannate:** Salze der Gerbsäure (Tannin*).

**Tannenbärlapp:** Purgierbärlapp, Lycopodium selago, s. Lycopodium clavatum.

**Tannennadelöl, Sibirisches:** Ol. Pini sibiricum, s. Abies sibirica.

**Tannenspitzen:** Turiones Pini, s. Pinus sylvestris.

**Tannigen:** Acetannin; ein Gem. von Diacetyl- u. Triacetyltannin (DAB6). Grauweißes od. gelblichweißes, geruch- u. geschmackloses Pulver, wenig lösl. in Wasser, lösl. in Ethanol, leicht lösl. in Natronlauge u. Natriumcarbonatlsg. **Anw.** med.: früher als Darmadstringens bei Durchfallerkrankungen. Dos. 0.5 bis 1 g mehrmals tgl.

**Tannin:** Tanninum, Acidum tannicum, Gerbsäure, Acidum gallotannicum, Gallusgerbsäure; CAS-Nr. 1401-55-4. Hydrolisierbarer Gerbstoff*, ein Gem. von Estern der D-Glucose mit Gallussäure, Galloylgallussäure u. Trigallussäure, meist als Octagalloylglucose vorliegend. Gew. durch Extraktion mit Ether/Ethanol aus Gallen versch. Pflanzen (chines., japan., türk. Galläpfel, s. Gallen). Gelblichweißes bis bräunl. Pulver, glänzende Schuppen od. Nadeln, schwacher Geruch u. adstringierender Geschmack. Sehr leicht lösl. in Wasser, lösl. in warmem Glycerol (1:8), lösl. in Ethanol u. Aceton, prakt. unlösl. in Ether, Chloroform u. Benzol; die wäßrige Lsg. dreht die Ebene des polarisierten Lichts nach rechts; aus wäßriger Lsg. wird Gerbsäure durch Eiweiß, Alkaloide, Leim, Brechweinstein gefällt; Eisen(III)-Salze geben blauschwarzen Ndschlg. (Tinte). **Off.:** DAC86, ÖAB90, Ph.Helv.7. Wirk. u. Nebenw. s. Gerbstoffe. **Anw.:** Adstringens, Styptikum, inn. u. äuß. (oral 0.2 g, Spülungen 1%, Pinselungen 20%). Techn. verwendet als Beize in der Färberei, in der Textilindustrie, in der Papierherstellung, zur Tintenfabrikation, zum Gerben. Gebräuchlich ist auch Tannalbuminat*.

**Tanninalbuminat:** **Tannin-Eiweiß**, Tanninum albuminatum, Albumini tannas, Tannalbin®. Eine Eiweiß-Gerbsäure-Verbdg., die durch Erhitzen auf 110 bis 120°C f. den Magensaft schwer lösl. gemacht ist. Bräunliches, amorphes, geruch- u. geschmackloses Pulver, sehr schwer lösl. in Wasser u. Ethanol. Geh. an Gerbsäure ca. 50%. **Off.:** DAC86, ÖAB90. **Anw.:** als Darmadstringens, die Gerbsäure wird langsam u. auch noch in den unteren Abschnitten des Darmes freigesetzt. **Dos.:** 0.5 bis 1 g mehrmals tgl. **Tannalbin pro usu veterinario:** Tannalbin f. tierärztliche Zwecke; ist aus techn. Eiweiß u. Gerbsäure hergestellt.

**Tannoform:** Methylen-Ditannin. Darst. nach DAB6: durch Einw. von Formaldehyd auf Gerbsäure. Leichtes, etwas rötlichbraunes, geruch- u. geschmackloses Pulver, lösl. in absol. Ethanol, unlösl. in Wasser. Schmp. ca. 230°C unter Zers. **Anw.** med.: früher inn. als Darmadstringens. **Dos.:** 0.5 g mehrmals tgl., äuß.: als Antiseptikum in Streupulvern.

**Tantal:** Tantalum, Ta, $A_r$ 180.95. D. 16.6; Schmp. 2996°C; Sdp. ca. 5425°C; 2-, 3-, 4- u. 5wertig. OZ 73. Hellgraues, glänzendes, sehr hartes Metall, das gegen Säuren u. Alkalien widerstandsfähig ist. Entdeckt 1802 v. Anders Gustav Ekeberg (1767 bis 1813). **Anw.:** f. zahnärztliche u. chirurgische Instrumente, f. chem. Geräte, f. Kondensatoren.

**Tantum®:** s. Benzydamin.

**Tapetum:** Nährgewebe in einem Sporangium zur Ernährung der Sporen; vor allem Nährgewebe in Antheren zur Ernährung der Pollenkörner.

**Taphrina-Arten:** s. Pilze.

**Tapiokastärke:** Amylum Manihot*.

**Taraktogenos kurzii:** Hydnocarpus kurzii*.

**Tarantel:** Wolfsspinne, s. Lycosa.

**Tarantula hispanica:** Tarantel, s. Lycosa.

**Tarawein:** s. Actinidia chinensis.

**Taraxacum kok-saghyz** Rodin: Stpfl. v. Kautschuk*.

**Taraxacum officinale** Weber ex Wiggers *s.l.*: Fam. Cichoriaceae (Compositae), Löwenzahn, Kuhblume (nördl. Halbkugel). Stpfl. v. **Herba Taraxaci, Folia Taraxaci:** Löwenzahnkraut, Löwenzahnblätter. **Inhaltsst.:** Sesquiterpenlactone mit Eudesman- u. Germacranstruktur als Bitterstoffe (Taraxin), ferner Sterine wie die pentacyclischen Monohydroxytriterpene Taraxasterol (α-Lactucerol, Taraxasterin) u. Taraxerol (Alnulin) sowie Cetylalkohol (im Milchsaft), Flavonglykoside, Inulin u.a. (in Blättern u. Blüten Xanthophylle u. Carotinoide). In frischen Blättern ca. 0.1% Vitamin C. **Anw.** volkst.: als Blutreinigungsmittel u. Diuretikum, b. Leber u. Gallenleiden, als Choleretikum. **Radix Taraxaci:** Löwenzahnwurzel; die im Herbst gesammelte u. getrocknete Wurzel (mit dem kurzen Wurzelkopf). **Off.:** ÖAB90. **Inhaltsst.:** im Milchsaft wie oben genannt (Bitterwert mind. 100), außerdem Gerbstoffe, Phlobaphene, etwas äther. Öl u. mehr Inulin; der Gehalt an Inulin ist stark schwankend, im Herbst bis zu 40%, im Frühjahr nur 1 bis 2%. Im Frühjahr ist der Zuckergehalt größer. **Anw.** volkst.: als Blutreinigungsmittel, b. Gallen- u. Leberleiden; als Kaffee-Ersatz. **Zuber.:** Spec. cholagogae. **Radix Taraxaci cum Herba:** Taraxaci radix cum herba, Löwenzahn; die getrocknete, im Frühjahr vor der Blüte gesammelte, ganze Pflanze. **Off.:** DAC86. **Anw.** u. **Inhaltsst.:** s. oben.

**HOM:** *Taraxacum officinale Rh.* (HAB1.2): ganze, frische, blühende Pflanze; verord. z.B. b. Verdauungsstörungen, Lebererkrankungen.

**Tardigal®:** s. Digitoxin.

**Tardocillin®:** Benzathin-Benzylpenicillin, ein Depot-Penicillin (s. Penicillin-Antibiotika unter Antibiotikum); s. Benzylpenicillin.

**Targesin:** s. Silbereiweiß-Acetyltannat.

**Target®:** s. Felbinac.

**Targocid®:** s. Teicoplanin.

**Tarivid®:** s. Ofloxacin.

**Tarsus:** (lat.) **1.** Fußknorpel; **2.** Augenlidknorpel.

**Tartarus ammoniatus:** Kaliumammoniumtartrat*.

**Tartarus boraxatus:** s. Boraxweinstein.

**Tartarus depuratus:** Kalium bitartaricum, s. Kaliumhydrogentartrat.

**Tartarus emeticus:** Brechweinstein, s. Antimonyl-Kaliumtartrat.

**Tartarus natronatus:** s. Kaliumnatriumtartrat.

**Tartarus stibiatus (praecipitatus):** s. Antimonyl-Kaliumtartrat.

**Tartrat:** Salz der Weinsäure*.

**Tartrazin:** Trinatrium-Salz der [5-Hydroxy-1-(4-sulfophenyl)-4-(4-sulfophenylazo)- 1H-pyrazol-3-carbonsäure, Hydrazingelb; CAS-Nr. 1934-21-0; $C_{16}H_9N_4Na_3O_9S_2$, $M_r$ 534.39. Orangegelber Pyrazolonfarbstoff; allergen. **Anw.:** z. Färben v. Lebens- u. Arzneimitteln (Drageehüllen), auch f. kosmet. Mittel; als Indikator (farblos-gelb) für die Absorptionstitration von Silber mit Halogeniden.

**TAS:** **T**hermomikro-**A**btrenn-, Transfer- u. Auftrageverfahren nach **S**tahl; ein besonderes Verfahren zur Dünnschichtchromatographie von flüssigen Substanzen, wozu ein besonderes Auftragegerät, der sog. TAS-Ofen, benützt wird. Die gepulverte Droge wird in eine konisch verjüngte Glaspatrone gegeben. Die vorne mit Glaswolle u. am hinteren Ende mit einer Siliconmembran u. Klammer dicht verschlossene Patrone steckt man in den Heizblock, der eine bestimmte Temp. hat. Die flüchtigen Substanzen verdampfen meist innerhalb 60 s u. treten durch die kapillare Öffnung der Patrone als Dampfstrahl aus. Unmittelbar, d.h. 1 mm vor dieser Austrittsöffnung, ist nun eine DC-Platte angebracht. Das flüchtige Gem. kondensiert hierauf als „Startpunkt" u. kann anschließend chromatographiert werden. Durch zusätzliche Verw. eines Treibmittels, z.B. Wasser od. Ammoniumcarbonat, $(NH_4)_2CO_3$; können auch schwerer flüchtige Substanzen aus dem Untersuchungsmaterial (Drogenpulver, pharmazeutische Zubereitungen, Kaugummi etc.) ausgetrieben u. auf die Sorptionsschicht gebracht werden.

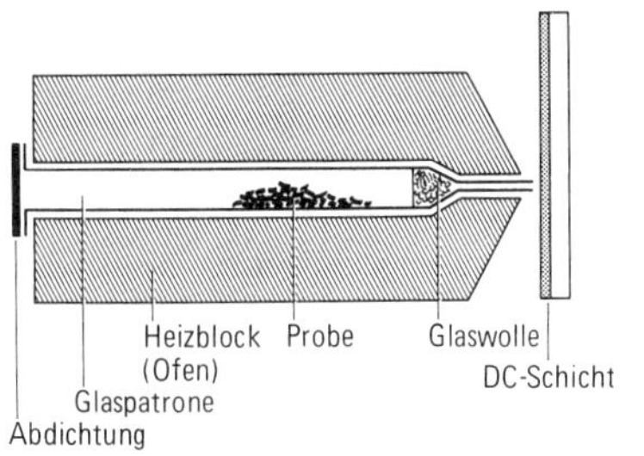


TAS:
Längsschnitt durch einen TAS-Ofen mit davor gehalterter DC-Platte [111]

**Tashiro-Indikator:** s. Methylorange-Mischindikator-Lösung.

**Tasnon®:** s. Piperazin.

**Tatajuba:** s. Chlorophora tinctoria.

**Taubenkraut:** s. Verbena officinalis.

**Taubnessel, Weiße: Weiße Taubnesselblüten, Taubnesselkraut:** s. Lamium album.

**Tauböcktest:** Prüftest auf Verfälschung (Verunreinigung) von Faulbaumrinde durch Rinde von Rhamnus alpinus ssp. fallax* nach DAB7.

**Tauchrohrverfahren:** s. Dragieren.

**Tauchschwertverfahren:** s. Dragieren.

**Tauchverfahren:** ältestes Verfahren zur Herst. v. Weichgelatinekapseln; nur mehr gelegentl. in der Apothekenrezeptur verwendet. Metallkörper (sog. Docken) in der gewünschten Form der Kapselhüllen – an Stangen auf Metallplatten aufgereiht – werden mit Formentrennmittel (Öl) bestrichen u. in die geschmolzene Gelatinemasse getaucht. Nach dem Herausziehen der Docken erstarrt der Gelatinefilm u. kann durch wiederholtes Tauchen verdickt werden. Am Übergang Stange-Metallkörper werden die elastischen Gelatinehüllen abgeschnitten u. abgezogen, mit geeigneten Vorrichtungen (Spritzen, Büretten etc.) gefüllt u. mit geschmolzener Gelatinemasse verschlossen.

**Taukurve:** s. Mollier-h,x-Diagramm.

**Taumellolch:** Lolium temulentum*.

**Taupunkt:** diejenige Temp., bei der der Wasserdampfpartialdruck gleich dem Sättigungsdampfdruck der Luft ist. Wird diese Temp. unterschritten, scheidet sich Wasser ab. Für jeden vorgegebenen Luftzustand gibt es eine Temp., bei der gerade Sättigung besteht; s. Mollier-*h,x*-Diagramm.

**Taupunktmessung:** s. Hygrometer.

**Tauredon®:** s. Natriumaurothiomalat.

**Taurin:** Aminoethansulfonsäure; $H_2N–CH_2–CH_2–SO_3H$, $M_r$ 125.14. Farblose Kristalle, lösl. in Wasser, unlösl. in Ethanol u. Ether. Abbauprodukt der Aminosäure Cystein, kommt mit Cholsäure verbunden als Taurocholsäure* in Säugetiergalle, Lunge u. Fleischextrakt von Ochsen vor, s. Gallensäuren.

**Taurocholsäure:** (*gr.* ταῦρος Stier, Ochs, χολή Galle) $C_{26}H_{45}NO_7S$, $M_r$ 515.60. In der Säugetiergalle vorkommende Verbdg. von Taurin* u. Cholsäure; **Strukturformel** s. Gallensäuren.

**Taurolidin** INN: 4,4-Methylenbis(perhydro-1,2,4-thiadiazin-1,1-dioxid), Taurolin®; CAS-Nr.

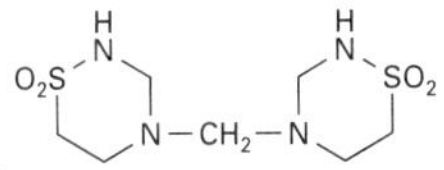

Taurolidin

19388-87-5; $C_6H_{14}SO_4$, $M_r$ 182.23. **Wirk.** u. **Anw.:** Chemotherapeutikum zur Lokaltherapie (freiwerdende Methylolgruppen werden irreversibel an Bakterienzellwand bzw. Endo- u. Exotoxine gebunden), wird in den Bauchraum injiziert. **Nebenw.:** lokale Reizerscheinungen, Blutdruckabfall.

**Taurolin®:** s. Taurolidin.

**Tausendgüldenkraut:** Herba Centaurii, s. Centaurium erythraea.

**Tausendgüldenkrautextrakt:** s. Extractum Centaurii.

**Tausendkorn:** s. Herniaria-Arten.

**Tautomerie:** Spezialfall der Strukturisomerie*. Unter normalen Bedingungen können tautomere Formen (Tautomere) meist leicht ineinander übergehen. Die Tautomeren einer Verbdg. sind 2 nebeneinander im Gleichgewicht stehende Moleküle, die verschiedene chemische u. physikalische Eigenschaften aufweisen u. sich meistens durch die verschiedene Anordnung eines H-Atoms im Molekül unterscheiden. (Anstelle dieser intramolekularen Protonenwanderung kann als Ursache f. T. auch ein Anion wandern.) Tautomere sind nicht zu verwechseln mit Resonanzformen (vgl. Mesomerie) f. eine bestimmte Verbdg., die realiter nicht nebeneinander existieren. Die Darstellung erfolgt durch 2 entgegengerichtete Pfeile, wobei auch die Lage des Gleichgewichtes durch unterschiedliche Länge der Pfeile symbolisiert wird. Besonders häufig ist die **Keto-Enol-T**. Das

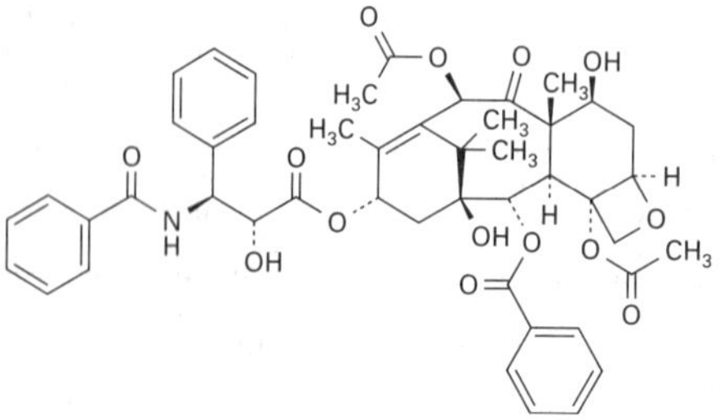

Taxol

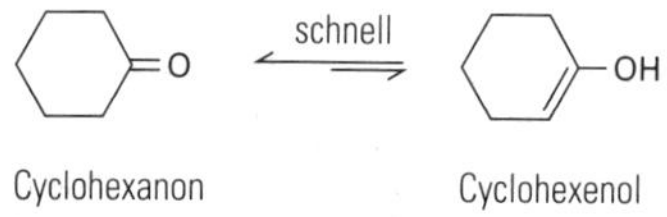


**Keto-Enol-Tautomere**

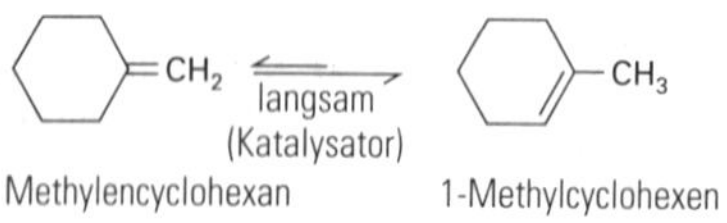


**Strukturisomere**
Tautomerie

Keto-Enol-Gleichgewicht hängt sowohl von Strukturelementen der Verbdg. als auch von den äußeren Bedingungen ab. Beispiele dafür sind Aceton (weniger als 0.1% als Enol), Acetessigsäureethylester (7.5% als Enol) u. Acetylaceton (80% Enol). Während z.B. die Keto- u. die Enol-Form des Cyclohexanons als Tautomere bekannt sind (schnelle Umwandlung der Enol-Form in die Keto-Form), existieren unter normalen Bedingungen Methylencyclohexan u. 1-Methylcyclohexen unabhängig voneinander. Sie sind Strukturisomere* u. keine Tautomere. Der Unterschied zwischen Tautomeren u. Strukturisomeren ist gradueller, nicht aber prinzipieller Natur. Neben der Keto-Enol-T. haben noch Bedeutung die Oxo-Cyclo-T. u. die Amid-Imid-Tautomerie. Die **Oxo-Cyclo-Tautomerie** tritt besonders bei Kohlenhydraten* auf u. beschreibt das Gleichgewicht zwischen der offenen Oxoform (Aldehyd od. Keton) u. der cyclischen Halbacetalform. Die **Amid-Imid-Tautomerie** tritt nicht nur bei Carbonsäureamiden auf, sondern wird auch bei Sulfonamiden* beobachtet:

$$R{-}CO{-}NH_2 \rightleftarrows R{-}C(OH){=}NH$$
$$\text{Amid} \rightleftarrows \text{Imid}$$

**Tavegil**®: s. Clemastin.

**Taxa:** Plur. von Taxon*.

**Taxieren:** Ermittlung des Verkaufspreises eines Arzneimittels.

**Taxifolin:** 2,3-Dihydroquercetin (s. Quercetin). Ein Flavanonolderivat (**Strukturformel** s. Flavonoide, Tabelle), das ein wesentlicher Teil der Grundstruktur der Wirkstoffe in den Früchten von Silybum marianum* (Mariendistel) ist.

**Taxilan**®: s. Perazin.

**Taxin(e):** Gem. aus giftigen Pseudoalkaloiden (Taxin A, B, C usw.), in allen Organen (außer im Arillus) von Taxus baccata*, bestehend aus basisch wirkenden Polyhydroxyditerpenen, verestert mit β-Dimethylamino-β-phenylpropionsäure u. Essigsäure. **Taxacine** sind die acylfreien Polyole. **Taxin A:** $C_{35}H_{47}NO_{10}$. Schmp. 204-206°C. Gelbl. Kristalle, lösl. in Ethanol, Ether, Schwefelkohlenstoff, sehr schwer lösl. in Wasser. Herzgift.

**Taxiphyllin:** s. Cyanglykoside.

**Taxofit**®: s. Vitamine (Vitamin C).

**Taxol:** Taxol®, Paclitaxel INN, (2S,5R,7S,10R,13S)-10,20-Bis(acetoxy)-2-(benzoyloxy)-1,7-dihydroxy-9-oxo-5,20-epoxytax-11-en-13-yl (3S)-3-(benzoylamino)-3-phenyl-D-lactat; CAS-Nr. 33069-62-4; $C_{47}H_{51}NO_{14}$, $M_r$ 853.92. Sehr wenig wasserlösliches, diterpenoides Pseudoalkaloid (Taxangerüst mit Oxetanring) aus Taxus brevifolia* (1969 isoliert, 1988 Partialsynthese aus Baccatin III, 1993 erste Zulassung in USA, 1994 Totalsynthese). Es kann aus Desacetylbaccatin III, das in den Nadeln verschiedener Taxus-Arten enthalten ist (in Taxus baccata* zu 0.02%), partialsynth. gewonnen werden. Allerdings ist auch diese Quelle nicht ausreichend. Daher wird an der Herstellung mittels Zellkulturen intensiv gearbeitet. **Wirk.:** hemmt wie Docetaxel* die Mitose u. Zellteilung; bewirkt somit die Entstehung u. Ausbildung vielkerniger Riesenzellen in Versuchspflanzen. Im Gegensatz zu Colchicin*, Vinblastin* u. Vincristin*, die die Aggregation von Tubulindimeren zu Mikrotubuli verhindern, bildet P. anomale, funktionsunfähige Mikrotubuli u. verhindert dadurch deren Depolymerisation. **Anw.:** (vielversprechendes) Zytostatikum, zugelassen u.a. gegen (metastatisierendes) Ovarialkarzinom, an dem allein in den USA 50.000 Frauen pro Jahr sterben. **Nebenw.:** Alopecia, Knochenmarksuppression, Neutropenie, Anämien etc. Kontraind.: Schwangerschaft u. Stillzeit, Patienten mit einer Neutrophilenzahl unterhalb von 1500 Zellen/mm³. HWZ 7 bzw. 12 h. **Übl. Dos.:** Parenteral: i.v. 175 mg/m² Körperoberfläche über 3 h; zwischen den Therapiezyklen liegt eine 3wöchige Pause (für eine Behandlung werden fast 2 g benötigt).

**Taxon:** (Plur. Taxa) jede (beliebige) systematische Kategorie (Art, Familie, Ordnung, Klasse od. Abteilung), die zur Klassifizierung der Lebewesen dient.

**Taxonomie:** Lehre von der Klassifizierung der Lebewesen, s. Nomenklatur, Binäre; vgl. Systematik.

**Taxotere**®: s. Docetaxel.

**Taxus baccata** L.: Fam. Taxaceae, Eibenbaum (Mittel-, Südeuropa, Algerien, Kleinasien, Nordpersien). **Inhaltsst.:** in den Nadeln 0.7 bis 2%

Taxine*, Bisflavonoide u. z.T. cyanogene Glykoside; Taxicatin ist das β-Glucosid von 3,5-Dimethoxyphenol. Auch der Same enthält Taxine, nicht aber der Arillus, dessen Inhaltsst. (Farbstoffe) als Lycopin, Zeaxanthin u. β-Carotin angegeben werden. **Anw.** volkst.: als Wurmmittel u. Emmenagogum sowie als Abortivum u. als Antiparasitikum bei Vieh. Stark giftig (besonders auch f. Pferde); Abkochung v. 50 bis 100 g Eibennadeln unter Umständen tödlich; Tod erfolgt durch Atemlähmung im diastolischen Herzstillstand.

**HOM:** *Taxus baccata* (HAB1.5): die frischen Zweigspitzen.

**Taxus brevifolia** Nutt.: Fam. Taxaceae, Pazifische Eibe (südwestl. Canada). Inhaltsst. (Rinde) ca. 0.01 bis 0.02% Taxol*.

**Tazaroten:** 6-[(3,4-Dihydro-4,4-dimethyl-2H-1-benzothiopyran-6-yl)ethinyl]-3-pyridinecarbonsäure-ethylester, Ethyl-6-[2-(4,4-dimethylthiochroman-6-yl)ethinyl]nicotinat, Zorac®; CAS-Nr. 118292-40-3; $C_{21}H_{21}NO_2S$, $M_r$ 351.47. **Wirk.** u. **Anw.:** als rezeptorselektives u. topische Retinoid* bei leichter bis mittelschwerer Psoriasis.

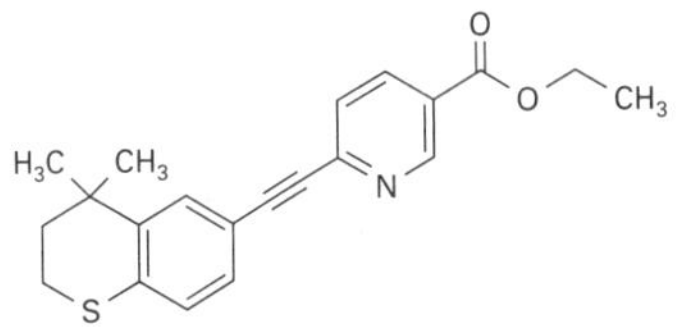

Tazaroten

**Tazobac®:** s. Tazobactam.

**Tazobactam** INN: (2S,3S,5R)-3-Methyl-7-oxo-3-(1H-1,2,3-triazol-1-ylmethyl)-4-thia-1-azabicyclo[3.2.0]-heptan-2-carbonsäure, 4,4-dioxid, Tazobac®; CAS-Nr. 89786-04-9; $C_{10}H_{12}N_4O_5S$, $M_r$ 300.29. **Wirk.** u. **Anw.:** irreversibler β-Lactamase*-Inhibitor; in Kombination mit Piperacillin*. **Nebenw.:** Kombination mit Piperacillin: Fieber, anaphylakt. Schock, Blutbildveränderungen, gastrointestinale Störungen etc. Kontraind.: Schwangerschaft u. Stillzeit, Anw. bei Kinder. **Übl. Dos.:** Parenteral: allg. ab 12 Jahren 2mal/d 1 Infusion (0.5 g T. u. 4 g Piperacillin bzw. 4.17 g Piperacillin-Natrium); 0.5 g T. entspr. 0.5366 T.-Natrium.

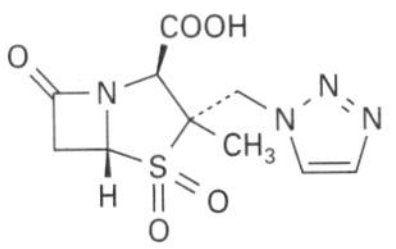

Tazobactam

**Tazobactam-Natrium:** CAS-Nr. 89785-84-2; $C_{10}H_{11}N_4NaO_5S$, $M_r$ 322.27.

**Tb:** *chem.* Terbium, s. Seltenerdmetalle.

**Tb B:** Abk. f. Tuberkelbakterien* (Mycobacterium tuberculosis).

**Tbc, Tbk:** Abk. f. Tuberkulose.

**TBG:** Thyroxin Binding Globuline; s. unter Hormone.

**Tc:** *chem.* Technetium*.

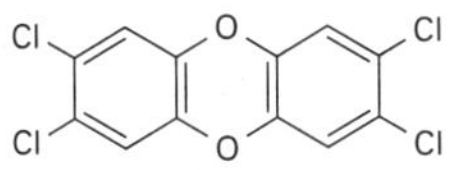

TCDD

**TCDD:** 2,3,7,8-Tetrachlordibenzo-p-dioxin, Dioxin; $C_{12}H_4Cl_4O_2$, $M_r$ 32.96. Hochgiftige Verbdg., die u.a. bei der Herst. v. 2,4,5-Trichlorphenol* u. des Herbizids 2,4,5-Trichlorphenoxyessigsäure* (2,4,5-T) entsteht. **Tox.:** akut kommt es zum Auftreten der sog. Chlorakne mit Knotenbildung an Gesicht u. Stamm, Gewichtsverlust, Schwindel, Schlaflosigkeit, weiterhin Leberschäden u. psychischen Störungen. Die Erkrankung ist sehr therapieresistent. Teils waren noch nach 20 Jahren schwere Hautschäden festzustellen. Sehr wahrscheinlich wirkt Dioxin teratogen u. karzinogen. Die $LD_{50}$ betrug im Tierversuch 22 bis 100 µg/kg Ratte (0.5 bis 2 µg/kg Meerschweinchen). Das im Vietnamkrieg in großer Menge als Entlaubungsmittel verwendete Herbizid „Agent orange" war dioxinhaltig. Beim Giftunfall in der ital. Stadt Seveso am 10. Juli 1976 wurde ca. 2 kg Dioxin frei.

**Tct.:** Abk. f. Tinktur.

**TDE:** s. Clofenotan.

**Te:** *chem.* Tellur*.

**TEA:** Abk. f. Tetraethylammonium*.

**Tebutas, Tebutat:** chem. Kurzbez. f. tert-Butylacetat.

**Technetium:** Tc, OZ 43, $A_r$ 98.9062. D. 11.49; Schmp. 2250°C. Früher als Masurium bezeichnetes, radioaktives, nat. nicht vorkommendes Metall, gew. durch Bestrahlung v. Molybdän mit Deuteronen (1937 von C. Perrier u. E. Segre in Italien) od. durch Urankernspaltung.

**Technetium-99m:** $^{99m}$Tc. Radionuklid, das beim Zerfall von Molybdän-99 ($^{99}$Mo, HWZ 2.8 d) entsteht. Dabei wird Beta- u. Gammastrahlung emittiert. Molybdän-99 ist ein Radioisotop des Molybdäns, das entweder aus Uranspaltprodukten abgetrennt od. durch Neutronenbestrahlung von Molybdän hergestellt wird. Das metastabile Technetium-99m besitzt eine HWZ von 6.02 h u. emittiert Gamma-Strahlen, wobei es in das langlebige Technetium-99 (HWZ $2.1 \cdot 10^5$ a) übergeht. $^{99m}$Tc wird in der Nuklearmedizin häufig verwendet, da es eine günstige Strahlenenergie (140 keV) u. günstige HWZ aufweist, zudem kostengünstig ist; s. Radiopharmaka (Tab.).

**Technetium[$^{99m}$Tc]-Etifenin-Injektionslösung:** Technetii[$^{99m}$Tc] et etifenini solutio iniectabilis Ph.Eur.3; eine sterile Lsg., die durch Mischen von *Natrium-[$^{99m}$Tc]pertechnetat-Injektionslösung aus Kernspaltprodukten* od. *Natrium-[$^{99m}$Tc]pertechnetat-Injektionslösung nicht aus Kernspaltprodukten* (s. Natrium-[$^{99m}$Tc]pertechnetat) mit Lösungen von Etifenin* u. Zinn(II)-chlorid-Lösung (dient zur Reduktion des Pertechnetats) hergestellt werden kann. **Anw.:** zur Szintigraphie der Leber u. der Gallenwege.

**Technetium[$^{99m}$Tc]-Gluconat-Injektionslösung:** Technetii[$^{99m}$Tc] gluconati solutio iniectabilis Ph.Eur.3; eine sterile Lsg., die durch Mischen einer Calciumgluconat-Lösung mit einem Zinn-(II)-salz u. einer Natrium[$^{99m}$Tc]pertechnetat-Injektionslösung (aus Kernspaltprodukten od. nicht aus Kernspaltprodukten, s. Natrium-[$^{99m}$]pertechnetat) hergestellt werden kann; sie kann antimikrobiell wirksame Substanzen, Antioxidantien, Stabilisatoren u. Puffersubstanzen enthalten.

**Technetium[$^{99m}$Tc]-Macrosalb-Injektionslösung:** Technetii [$^{99m}$Tc] macrosalbi suspensio iniectabilis; stellt eine sterile, pyrogenfreie Suspension von Humanalbumin in Form unregelmäßiger unlöslicher Teilchen (Durchmesser zwischen 10 u. 100 µm) dar, die durch Denaturierung von Humanalbumin in wäßriger Lsg. erhalten werden u. mit Technetium-99m* markiert sind. Hergestellt wird sie entweder aus *Natrium-[$^{99m}$Tc]pertechnetat-Injektionslösung aus Kernspaltprodukten* od. aus *Natrium-[$^{99m}$Tc]pertechnetat-Injektionslösung nicht aus Kernspaltprodukten* (s. Natriumpertechnetat[$^{99m}$Tc]). Die Lsg. kann reduzierende Substanzen, z.B. Zinnsalze, einen geeigneten Puffer, z.B. einen Acetat-, Citrat- od. Phosphat-Puffer, ein Konservierungsmittel, wie Benzylalkohol, aber auch nicht denaturiertes Humanalbumin enthalten. **Anw.:** Lungenperfusionsszintigraphie.

**Technetium[$^{99m}$Tc]-Medronat-Injektionslösung:** Technetii[$^{99m}$Tc] medronati solutio iniectabilis Ph.Eur.3; eine sterile Lsg., die durch Mischen einer Natriummethylendiphosphonat-Lösung mit einem Zinn(II)-salz u. einer Natrium[$^{99m}$Tc]pertechnetat-Injektionslösung (aus Kernspaltprodukten od. nicht aus Kernspaltprodukten, s. Natrium-[$^{99m}$]pertechnetat) hergestellt werden kann; Geh. an Zinn max. 3 mg/mL; sie kann antimikrobiell wirksame Substanzen, Antioxidantien, Stabilisatoren u. Puffer enthalten.

**Technetium[$^{99m}$Tc]-Mikrosphären-Injektionslösung (-suspension):** Technetii [$^{99m}$Tc] microsphaerium suspensio iniectabilis Ph.Eur.3; eine sterile, pyrogenfreie Suspension von Humanalbumin, das unter Bildung kugelförmiger, unlöslicher Teilchen (Durchmesser zwischen 10 u. 50 µm) denaturiert wurde. Die Teilchen sind mit Technetium-99m* markiert. Herst.: entweder aus *Natrium-[$^{99m}$Tc]pertechnetat-Injektionslösung aus Kernspaltprodukten* od. aus *Natrium-[$^{99m}$Tc]pertechnetat-Injektionslösung nicht aus Kernspaltprodukten* (s. Natriumpertechnetat[$^{99m}$Tc]). Die Lsg. kann reduzierende Substanzen, z.B. Zinnsalze, einen geeigneten Puffer, z.B. einen Acetat-, Citrat- od. Phosphat-Puffer, ein Konservierungsmittel, wie Benzylalkohol, aber auch nicht denaturiertes Humanalbumin enthalten. **Anw.:** zur Lungenszintigraphie.

**Technetium[$^{99m}$Tc]-Pentetat-Injektionslösung:** Technetii[$^{99m}$Tc] pentetatis solutio iniectabilis Ph.Eur.3; eine sterile Lsg., die durch Mischen einer Lsg. des Natrium- od. Calciumtrinatrium-Salzes von Pentetsäure* mit einem Zinn(II)-salz u. einer Natrium[$^{99m}$Tc]pertechnetat-Lösung hergestellt werden kann; Geh. an Zinn max. 1 mg/mL; die Lsg. kann antimikrobiell wirksame Substanzen, Antioxidantien, Stabilisatoren u. Puffer enthalten.

**Technetium[$^{99m}$Tc]-Rheniumsulfid-Kolloid-Injektionslösung:** Rhenii sulfidi colloidalis et technetii [$^{99m}$Tc] solutio iniectabilis Ph.Eur.3; s. Rheniumsulfid-[$^{99m}$Tc]Technetium.

**Technetium[$^{99m}$Tc]-Schwefel-Kolloid-Injektionslösung:** Sulfuris colloidalis et technetii [$^{99m}$Tc] solutio iniectabilis Ph.Eur.3, s. Schwefelkolloid-[$^{99m}$Tc]Technetium.

**Technetium[$^{99m}$Tc]-Succimer-Injektionslösung:** Technetii[$^{99m}$Tc] succimeri solutio iniectabilis Ph.Eur.3; eine sterile Lsg. von mit Technetium-99m markierter meso-2,3-Dimercaptobernsteinsäure u. einer reduzierenden Substanz, wie ein Zinn(II)-salz, in einer Zinnmenge von max. 1 mg/mL; sie kann Stabilisatoren, Antioxidantien wie Ascorbinsäure u. inerte Zusatzstoffe enthalten.

**Technetium[$^{99m}$Tc]-Zinndiphosphat-Injektionslösung:** Stanni pyrophosphatis et technetii [$^{99m}$Tc] solutio iniectabilis Ph.Eur.3; eine sterile, pyrogenfreie Lsg., die durch Mischen von Natriumdiphosphat-Lösung u. Zinn(II)-chlorid-Lösung (dient zur Reduktion des Pertechnetats) mit *Natrium-[$^{99m}$Tc]pertechnetat-Injektionslösung aus Kernspaltprodukten* od. *Natrium-[$^{99m}$Tc]pertechnetat-Injektionslösung nicht aus Kernspaltprodukten* (s. Natrium-[$^{99m}$Tc]pertechnetat) hergestellt werden kann. **Anw.:** z.B. zur Szintigraphie des Skeletts, zur Herzinfarktdiagnostik.

**Technetium[$^{99m}$Tc]-Zinn-Kolloid-Injektionslösung:** Stanni colloidalis et technetii[$^{99m}$Tc] solutio iniectabilis Ph.Eur.3; eine sterile kolloidale Lösung von Zinn, das mit Technetium-99m* markiert ist. Die Injektionslösung enthält Fluorid-Ionen u. Zinn-Salze in unterschiedlichen Mengen, Zinngehalt jedoch max. 1 mg/mL; sie kann ebenfalls einen pyrogenfreien Kolloidstabilisator u. einen geeigneten Puffer enthalten u. wird aus Natrium[$^{99m}$Tc]pertechnetat-Injektionslösung (aus Kernspaltprodukten od. nicht aus Kernspaltprodukten, s. Natriumpertechnetat[$^{99m}$Tc]) hergestellt.

**Technische Chemie:** befaßt sich mit Fragestellungen, die bei Durchführung von chem. Prozessen im techn. Maßstab auftreten, z.B. Optimierung von Produktionsprozessen, Störfallvermeidung.

**Teclu-Brenner:** s. Bunsenbrenner.

**Tecoma lapacho** K. Schum.: Fam. Bignoniaceae (Südamerika, Anden). Stpfl. v. **Cortex Lapacho:** Lapachorinde (vgl. Tabebuia impetiginosa), „Inkatee". **Inhaltsst.:** (prenylierte) Naphthochinone, z.B. Lapachol* u. Derivate. **Wirk.:** wahrscheinl. v.a. auf Lapachol* u. Derivate zurückzuführen. **Anw.** volkst.: bei Indianern gegen Tumoren, als Immunstimulans.

**Tedelparin 4-6, Natrium-Salz** INNv: Heparinfragment; mittelere $M_r$ 4 000 bis 6 000. **Anw.:** Antikoagulans*; vgl. Heparin.

**Tee: 1.** (volkst.) Bez. f. Species* (Teegemisch) od. eine Einzeldroge; **2.** mit (meist) heißem Wasser aus einer Species od. einer Einzeldroge hergestellte wäßrige Zuber. zum unmittelbaren Gebrauch; **3.** syn. f. Schwarztee, s. Camellia sinensis; **4.** vgl.: **Abessinischer Tee:** s. Catha edulis; **Abführender T.**: s. Species laxantes; **Abführtee***; **Beruhigender T.**: s. Species nervinae; **Beruhigungstee***; **Bitter-aromatischer T.**: s. Species amaro-aromaticae; **Bittertee**: s. Species amaricantes; **Blasen- u. Nierentee***: s.a. Species urologicae; **Blasentee**: s. Species anticystiticae; **Blähungstreibender Tee***: s.a. Species deflatulentes; **Blutreinigungstee**: s. Species lignorum; **Broken Tee:** s. Camellia sinensis; **Brusttee**: s. Species pectorales; **Brusttee mit Früchten**: s. Species pectorales cum fructibus; **Brust- u. Hustentee***; **Chinesischer T.**: s. Camellia sinensis; **Eibischtee**: s. Species Althaeae; **Erweichende Kräuter**: s. Species emollientes; **Gallentee**: s. Species cholagogae; **Gewürzhafte Kräuter**: s. Species aromaticae; **Griechischer Bergtee:** s. Sideritis hirsuta; **Grüner T.**: Thea viridis, s. Camellia sinensis; **Harntreibender T.**: s. Species diureticae; **Haustee***; **Holztee**: s. Species lignorum; **Inkatee:** s. Tecoma lapacho; **Jesui-**

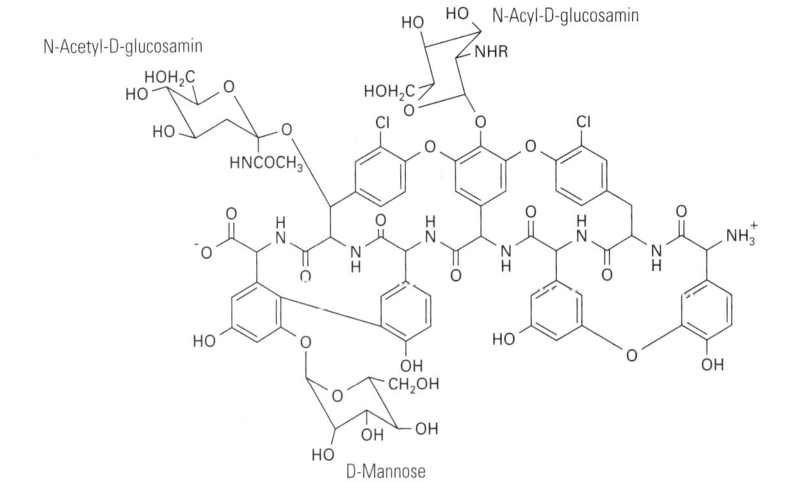


Teicoplanin ; R = Decansäure(n) und -Derivate

**tentee:** s. Chenopodium ambrosioides var. ambrosioides, Ilex paraguariensis; **Kanadischer T.**: Folia Gaultheriae, s. Gaultheria procumbens; **Karthäusertee:** s. Chenopodium ambrosioides var. ambrosioides; **Krampflösender Abführtee**: s. Species laxantes cum spasmolytica; **Krampflösender Blasentee**: s. Species anticystiticae cum spasmolytico; **Maikurtee**: s. Species majales; **Magentee***; **Magen- u. Darmtee***; **Martinscher T.**: s. Species gynaecologicae „Martin"; **Massaitee:** s. Aspalathus linearis; **Nerventee**: s. Species sedativae; **Oolong-T.**: s. Camellia sinensis; **Paraguaytee, Paranatee:** s. Ilex paraguariensis; **Püringer Tee:** s. Sideritis hirsuta; **Quellender T.**: s. Species gelosae; **Rooibos (Roiboos) Tea:** s. Aspalathus linearis; **Roter Busch T.** (Red Bush Tea)**:** s. Aspalathus linearis; **Russischer T.**: s. Camellia sinensis; **Schwarzer T.** (Schwarztee): s. Camellia sinensis; **Schweißtreibender T.**: s. Species diaphoreticae; **Tschagorischer T.**: s. Bergenia crassifolia; **Weißer Tee**: s. Camellia sinensis; **Windtreibender T.**: s. Species carminativae; **Zerteilende Kräuter**: s. Species resolventes; **Ziegeltee:** s. Camellia sinensis.

**Teebaum**: **Teebaumöl**, s. Melaleuca alternifolia.

**Tee-Ersatz**: s. Haustee.

**Teegemische**: Teemischungen, s. Species.

**Teekraut, Mexikanisches**: s. Chenopodium ambrosioides var. ambrosioides.

**Teelöffel**: Kaffeelöffel, s. Volumenangaben, empirische.

**Teer**: Teerpräparate, s. Pix.

**Teerfarbstoffe**: aus Steinkohlenteer gew. Farbstoffe, Anilinfarbstoffe.

**Teetasse**: s. Volumenangaben, empirische.

**Tefilin**®: s. Tetracyclin.

**Teflon**®: s. Polytetrafluorethylen.

**Teflox**®: s. Temafloxazin.

**Tegafur** INN: 5-Fluor-1-(tetrahydro-2-furyl)-2, 4(1H,3H)-pyrimidindion, 5-Fluor-1-(2-tetrahydrofuryl)uracil; CAS-Nr. 17902-23-7; $C_8H_9FN_2O_3$, $M_r$ 200.16. Schmp. 164-165°C aus Ethanol. Leicht lösl. in heißem Wasser, Ethanol, DMF; prakt. unlösl. in Ether. **Anw.:** Zytostatikum, Antimetabolit; bei gastrointestinalen Adenokarzinomen, Mamma- u. Ovarialkarzinomen. **Übl. Dos.:** Individuell in Abhängigkeit von chemotherapeutischen Kombinationen.

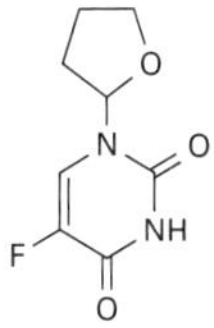

Tegafur

**Tegmina Sepiae**: (*lat.* tegmen Decke, Hülle) Ossa Sepiae, s. Sepia officinalis.

**Tego-Betain L7**®: s. Ampholytseifen.

**Tegretol**®: s. Carbamazepin.

**Teichmann-Blutprobe, Teichmann-Haeminkristalle**: s. Haemin.

**Teichrose, Gelbe**: Nuphar luteum*.

**Teicoplanin** INN: Teichomycin, Targocid®; CAS-Nr. 61036-64-4; $C_{88}H_{99}Cl_2N_9O_{33}$, $M_r$ 1880.0. Schmp. 260°C unter Zers. Glykopeptidkomplex aus Actinoplanes teichomyceticus, strukturverwandt mit Vancomycin*. Weißes amorphes Pulver, lösl. in Wasser, unlösl. in Mineralsäuren u. unpolaren Lösungsmitteln. **Wirk.** u. **Anw.:** Glykopeptid-Antibiotikum, meist bakterizid gegen grampositive Erreger; hemmt Biosynthese der Bakterienzellwand; gut kombinierbar mit anderen Antibiotika. **Nebenw.:** Hautreaktionen, ev. anaphylaktische Reaktionen. **Übl. Dos.:** 1mal/d 400 mg i.v.

**Teilchenbeschleuniger**: Vorrichtungen, die es ermöglichen, elektrisch geladenen Teilchen wie Protonen, Elektronen u. Ionen durch rasch wechselnde elektr. Magnetfelder hohe kinetische Energie zu übermitteln. **1. Linearbeschleuniger:** die Teilchen durchlaufen in einem geraden, evakuierten Beschleunigungsrohr hochfrequenzgesteuerte elektr. Felder. **2. Zirkularbeschleuniger:** die Beschleunigung der Teilchen erfolgt auf einer

Kreis- bzw. Spiralbahn. a) **Betatron**: Sonderform, bei der Elektronen (Betateilchen) nicht durch elektr. Felder, sondern nach dem Transformatorprinzip beschleunigt werden. Elektronen werden in eine Hochvakuum-Ringröhre mit einer Energie von einigen 10 000 eV tangential eingeschlossen. Durch ein sich änderndes magnetisches Erregungsfeld wird ein elektrisches Beschleunigungsfeld mit kreisförmigen Feldlinien erzeugt. Dieses bewirkt, daß die Elektronen schon nach ca. 50 000 Umläufen fast Lichtgeschwindigkeit erreichen. b) **Zyklotron**: dient zur Beschleunigung von Protonen, Deuteronen u. schweren, pos. geladenen Ionen auf Energien bis zu einigen hundert MeV. c) **Synchrozyklotron**: Weiterentwicklung des Zyklotrons, bei der die Teilchen durch frequenzmodulierte Hochfrequenzspannung beschleunigt werden. d) **Synchrotron**: zur Erreichung sehr hoher Energien der beschleunigten Teilchen.

**Teilmengen der Fläche unter der Kurve**: Einteilung der Fläche unter der Kurve f. p.o. Applikation in 4 Teilflächen (die i.v.-Kurve ist als Referenzkurve notwendig). **1.** Transit: Menge des Arzneistoffes, die resorbiert u. irreversibel eliminiert ist. **2.** Occupancy: Menge des Arzneistoffes, die resorbiert u. noch nicht eliminiert ist; sie ist im zentralen Kompartiment vorhanden. **3.** Availments: Menge des Arzneistoffes, die noch nicht resorbiert ist, aber der Resorption zur Verfügung steht. **4.** Transfer: Menge des Arzneistoffes, die durch das Blut durchgeht; setzt sich zusammen aus Transit u. Occupancy.

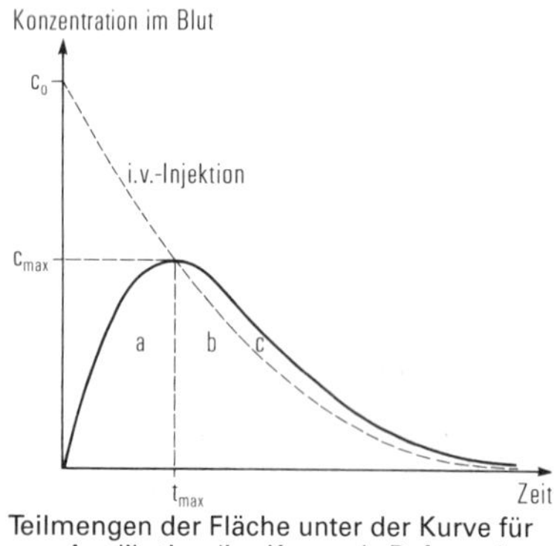


Teilmengen der Fläche unter der Kurve für p.o.-Applikation (i.v.-Kurve als Referenzkurve); a Transit, b Occupancy, c Availment

**Teilungsgewebe**: s. Meristem.

**Tektur**: mit Faden befestigte, gefaltete Papierkappe, zur Sicherung des Korkverschlusses einer Arzneiflasche.

**Tela Cellulosi**: Verbandmull aus Zellwolle. **Off.**: ÖAB90; kommt als 17-, 20- od. 24fädiger Mull in den Handel; s.a. Verbandmull.

**Tela cum Bismutylo gallico**: Bismutgallatmull. Nach ÖAB90: mit basischem Bismutgallat imprägnierter Verbandmull aus Baumwolle od. Zellwolle (Cellulosum depuratum). Geh. an basischem Bismutgallat 9.0 bis 11.0 bzw. 18.0 bis 22.0%.

**Tela cum Iodoformio**: Iodoformmull. Nach ÖAB94: mit Iodoform imprägnierter Verbandmull aus Baumwolle od. Zellwolle. Geh. an Iodoform 8.0 bis 12.0%.

**Tela depurata**: s. Verbandmull.

**Tela Gossypii absorbens** Ph.Eur.3: Verbandmull aus Baumwolle, Tela Gossypii, Verbandgaze; besteht aus gebleichtem, gereinigtem, saugfähigem Baumwollgewebe in Leinwandbindung; s.a. Verbandmull, Gossypium. **Tela gossypii absorbens sterilis:** Ph.Eur.3, Steriler Verbandmull aus Baumwolle; kann durch Hitzesterilisation schwach gelb gefärbt sein; s. Verbandmull.

**Tela medicata**: arzneiliche Verbandstoffe. Mit Arzneistoffen getränkte Mullgewebe, z.B. Tela cum Iodoformio*.

**Teldane®**: s. Terfenadin.

**Telebrix®**: s. Ioxitalaminsäure.

**Telen®**: Bismut(III)-citrat-hydroxid-Komplex, Ammonium-Kaliumsalz; CAS-Nr. 57644-54-9. Weißes, amorphes Pulver, lösl. in Wasser. **Wirkung** u. **Anw.:** Ulkustherapeutikum, bakterizide Wirk. gegen Helicobacter pylori, bildet Schutzfilm, Pepsin-antagonisierende Wirk.; wird kaum resorbiert u. über die Faeces ausgeschieden. **Nebenw.:** Übelkeit, schwarze Verfärbung der Faeces, dunkle Verfärbung der Zunge bzw. der Zähne, selten Enzephalopathien. **Übl. Dos.:** 2mal/d ca. 600 mg mit wenig Wasser über 28 d.

**Telepaque®**: s. Iopansäure.

**Teleutospore**: dickwandige, gegen Kälte u. Trockenheit resistente Spore der Rostpilze, die an einem Paarkernmyzel entsteht u. in der Karyogamie* stattfindet; keimt unter Meiose* zur Basidie aus; Überwinterungsspore.

**Tellergranulierverfahren**: s. Granulieren.

**Tellur**: Tellurium, Te, Aurum paradoxum, $A_r$ 127.60, 2-, 4- u. 6wertig. OZ 52. D. 6.2; Schmp. 449.8°C; Sdp. 1390°C; Härte 2.5; entdeckt 1782 v. Franz Joseph Müller von Reichenstein; Element: Klaproth 1789. Silberweiße, metall. glänzende krist. Masse, guter Elektrizitäts- u. Wärmeleiter. Nat. gediegen u. in Verbdg. mit Pb, Ag, Au, Hauptfundorte in Siebenbürgen, Kalifornien, Brasilien. Darst.: durch Lösen der Legierungen in Säuren u. Reduktion mit $SO_2$. An der Luft verbrennt Te mit blauer, grüngesäumter Flamme zu $TeO_2$. **Tox.:** Vergiftungen mit Tellur sind selten. Vor allem wirken Verbindungen des Te (Tellurwasserstoff, Telluride, Tellursäure) toxisch. MAK: 0.1 ppm. Schon nach Aufnahme sehr kleiner Mengen (5 µg Tellurdioxid) kommt es durch Bildung von Dimethyltellurid zum Auftreten von Knoblauchgeruch, der über viele Wochen bestehen bleibt (vgl. Selen).

**Telophase**: letztes Stadium der Meiose* u. Mitose*, während dem die Chromosomen zu 2 neuen Kernen zusammengefaßt werden.

**TEM®**: s. Tretamin(um).

**Temafloxazin** INN: (±)-1-(2,4-Difluorphenyl)-6-fluor-1,4-dihydro-7-(3-methyl-1-piperazinyl)-4-oxochinolin-3-carbonsäure, Teflox®; CAS-Nr. 108319-06-8; $C_{21}H_{18}F_3N_3O_3$, $M_r$ 417.39. **Wirk.:** Gyrasehemmer*, hohe Wirksamkeit gegenüber gramnegativen Keimen (einschl. Pseudomonas ssp.) u. gegenüber grampositiven Keimen wie Staphylococcus aureus, Streptococcus pneumoniae, ferner gegenüber Chlamydia trachomatis, Mycoplasma hominis, Ureaplasma urealyticum u. Anaerobier (Bacteroides fragilis, Clostridium perfringens u. Peptostreptokokken). **Anw.:** bei Infektionen der unteren Atemwege, der Haut, des Weichteilgewebes. **Nebenw.:** gastrointestinale Störungen, Übelkeit, Blutbildveränderungen

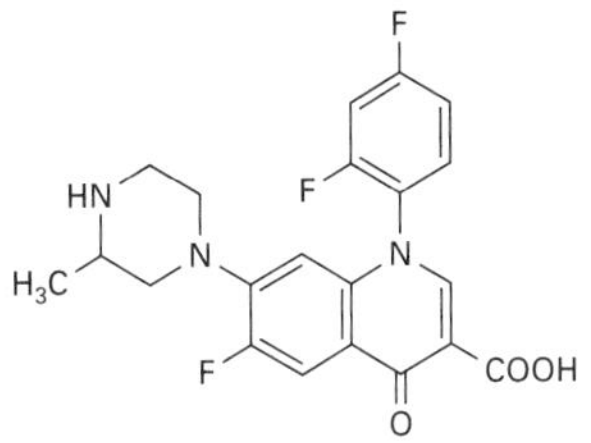

Temafloxazin

etc. Kontraind.: Schwangerschaft u. Stillzeit, Anw. bei Kinder u. Jugendl. in der Wachstumsperiode. HWZ 7 bis 8 h. **Übl. Dos.:** Oral: allg. bei Atemwegsinfektionen 2mal/d 300 bis 600 mg; Haut u. Weichteile 2mal 600 mg/d (300 mg T. entspr. 326.2 mg T.-Hydrochlorid). **Temafloxazinhydrochlorid:** CAS-Nr. 105784-61-0; $C_{21}H_{18}F_3N_3O_3 \cdot HCl$, $M_r$ 453.85.

**Temazepam** INN: Temazepamum Ph.Eur.3, 3-Hydroxydiazepam, 7-Chlor-2,3-dihydro-3-hydroxy-1-methyl-5-phenyl-1H-1,4-benzodiazepin-2-on, Remestan®; CAS-Nr. 846-50-4; $C_{16}H_{13}ClN_2O_2$, $M_r$ 300.74. Schmp. 157 -160°C. **Anw.:** Tranquilizer, Hypnotikum, Sedativum; s.a. Benzodiazepine. HWZ 5.3 h.

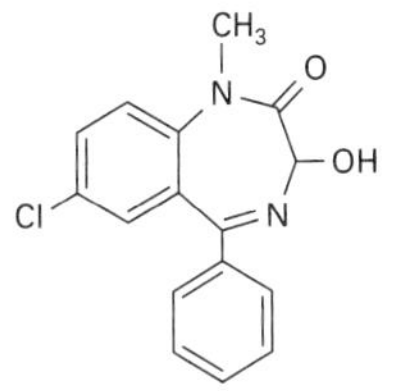

Temazepam

**Temetex**®: s. Diflucortolon.

**Temgesic**®: s. Buprenorphin.

**Temocillin** INN: 6-[(Carboxy-3-thienylacetyl)-amino]-6-methoxy-3,3-dimethyl-7-oxo-4-thia-1-oxabicyclo[3.2.1]-heptan-2-carbonsäure, (6S)-6-[2-Carboxy-2-(3-thienyl)acetamido]-6-methoxypenicillansäure; $C_{16}H_{18}N_2O_7S_2$, $M_r$ 414.45.

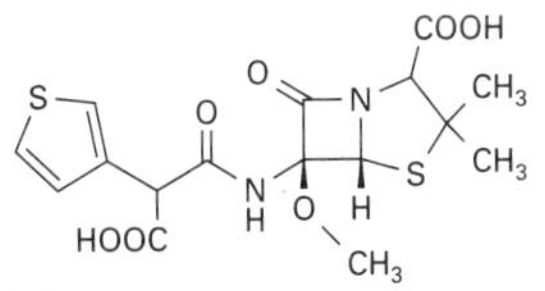

Temocillin

**Temocillin-Dinatriumsalz:** Temopen®, Negoban®; $C_{16}H_{16}N_2Na_2O_7S_2$, $M_r$ 460.5. **Anw.:** Antibiotikum; semisynthetisches, injizierbares Penicillinderivat mit hoher Aktivität gegen gramnegative, aber geringer Aktivität gegen grampositive Bakterien; s.a. Antibiotika (Penicillinantibiotika).

**Temoe Lawak:** Rhiz. Curcumae zanthorrhiza, s. Curcuma zanthorrhiza.

**Temopen**®: s. Temocillin.

**Temperantium(a):** *syn.* Sedativum(a)*.

**Temperatur:** der kinetische Energiezustand der Materie, d.h. ein Maß f. die mittlere kinetische Energie der Materieteilchen (Moleküle u. Atome), abhängig von Zu- od. Abfuhr von Wärmeenergie (s.a. Arbeit, Energie, Wärme). Symbol f. die thermodynamische (absolute) T.: T (sonst t od. ϑ). Angabe der T. in K (Kelvin), s. SI-Einheiten, bzw. (nicht aber zulässig f. Temperaturdifferenzen) in °C (Grad Celsius), s. Celsius-Slala; vgl. Absoluter Nullpunkt. Zur Messung der Temperatur s. Thermometer.

**Temperatur, Absolute:** s. Absolute Temperatur.

**Temperente Phage:** Bakterienvirus, das eine Bakterienwirtszelle infiziert, ohne sich darin zu vermehren u. die Lyse des Bakteriums herbeizuführen; in diesem latenten (Prophagen-)Stadium ist das Virus ins Bakterienchromosom eingebaut, vermehrt sich mit diesem synchron u. wird so von Bakterienzelle zu Bakterienzelle weitergegeben.

**Templinöl:** s. Abies alba.

**Tempora:** (lat.) Schläfen; temporalis(-e): zu den Schläfen gehörend.

**Temserin**®: s. Timolol.

**Temulin:** Alkaloid aus Lolium temulentum*.

**Tenakel:** Kolierrahmen, s. Kolieren.

**Tendinitis:** Sehnenentzündung.

**Tendo:** (lat.) *syn.* Tenon (gr.), Sehne.

**Tendovaginitis:** Sehnenscheidenentzündung.

**Tenesmus:** (*lat.* tendere anspannen) schmerzhafter Stuhl- od. Harndrang.

**Teniposid** INN: 4'-Desmethyl-epipodophyllotoxin-9-(4,6-O-2-thenyliden-β-D-glucopyranosid), Vumon®; CAS-Nr. 29767-20-2; $C_{32}H_{32}O_{13}S$, $M_r$ 656.67. Schmp. 242-246°C aus absolutem Ethanol. $[\alpha]_D^{20°C}$ -107° (Chloroform/Methanol 9:1). Partialsynthetisches Derivat von Podophyllotoxin (s. Podophyllin). Prakt. unlösl. in Wasser. **Anw.:** Zytostatikum (Mitosegift); bei malignen Lymphomen, Morbus Hodgkin, Lymphosarkom u.a. **Übl. Dos.:** i.v. in Zyklen mit individuellem Behandlungsschema.

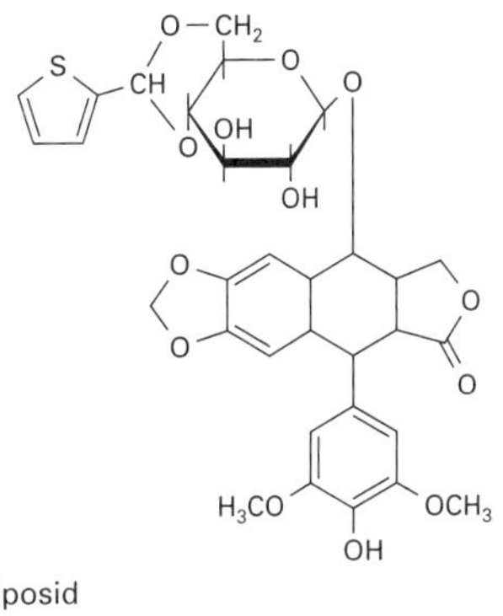

Teniposid

**Tenormin**®: s. Atenolol.

**Tenoxicam(um)** INN: 4-Hydroxy-2-methyl-N-2-pyridinyl-2H-thieno-[2,3-e]-1,2-thiazin-3-carboxamid-1,1-dioxid, Tilcotil®, Liman®; CAS-Nr. 59804-37-4; $C_{13}H_{11}N_3O_4S_2$, $M_r$ 337.37. Schmp. 209-213°C (Zers.). Gelbes, krist. Pulver; sehr schwer lösl. in Wasser, Ethanol u. Hexan, lösl. in Dichlor-

**Tenside**
Übersicht

| Typ | Hydrophiler Rest | Bestimmendes Element | | Name |
|---|---|---|---|---|
| Anion-tenside | $-COO^-$ | $CH_3-(CH_2)_a-COO^-$ | $Na^+$ | Seifen, Na-Salze von Fettsäuren |
| | $-O-SO_2-O^-$ | $CH_3-(CH_2)_a-O-SO_2-O^-$ | $Na^+$ | Fettalkohol-sulfate |
| | $-SO_2-O^-$ | $CH_3-(CH_2)_a-SO_2-O^-$ | $Na^+$ | Alkylsulfonate |
| | | 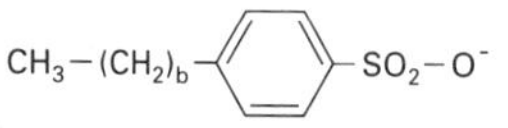 | $Na^+$ | Alkylbenzol-sulfonate |
| | $-CO-N(R)-(CH_2)_2-SO_2-O^-$ | $CH_3-(CH_2)_a-CO-N(R)-(CH_2)_2-SO_2-O^-$ | $Na^+$ | Fettsäure-acylierte Aminoethyl-sulfonate |
| Kation-tenside | $-N^+(CH_3)_3$ | $CH_3-(CH_2)_a-N^+(CH_3)_3$ | $Cl^-$ | Tetraalkyl-ammonium-chlorid (Invertseifen) |
| Ampho-tenside, zwitter-ionisch | $-N^+(CH_3)_2-CH_2-CO-O^-$ | $CH_3-(CH_2)_a-N^+(CH_3)_2-CH_2-CO-O^-$ | | N-Alkylbetain |
| Nicht-ionogene Tenside (Nonionics) | $-O-(CH_2-CH_2-O)_c-H$ | $CH_3-(CH_2)_a-O-(CH_2-CH_2-O)_c-H$ | | Alkohol-ethoxylate |
| | | 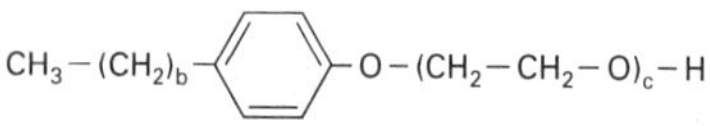 | | Alkylphenol-ethoxylate |
| (Wasser-stoff-brücken-aktivität) | $-CO-NH-CH_2-CH_2-OH$ | $CH_3-(CH_2)_a-CO-NH-CH_2-CH_2-OH$ | | Fettsäure-ethanolamid |

a = 10...20; b = 8...16; c = 3...5.

methan. **Off.:** Ph. Helv.7. **Wirk.** u. **Anw.:** Antirheumatikum der Oxicam-Reihe; antiphlogistische Aktivität wird durch lange HWZ (70 bis 90 h) erreicht; hat nur 1/100 der Hemmwirkung auf die Prostaglandinsynthese wie Indometacin. **Nebenw.:** gastrointestinale Störungen, Blutbildstörungen.

**Tenside:** *syn.* Detergentien; amphiphile, oberflächenaktive Substanzen (s. Grenzflächenspannung). **Anionenaktive T.:** z.B. Seifen (Alkalisalze der Fettsäuren), Sulfonate, Salze der Fettalkohol-schwefelsäure-ester (Na-cetylsulfat). **Kationenaktive T.:** z.B. Ammoniumverbindungen, quartäre*. **Amphotere T.:** z.B. Phospholipide (Lecithin*), Ampholytseifen*, manche Eiweiße. **Nichtionogene T.:** z.B. Sorbitanderivate (Sorbitanfettsäureester*, Polysorbate*), Polyoxyethylenfettalkoholether*; s.a. Emulgatoren.

**Tensilon**®: Dimethyl-ethyl-(m-hydroxy-phenyl)-ammoniumbromid. Quartäre Ammoniumbase, hebt die Wirkung von Curare* auf.

**Tensiometer:** s. Grenzflächenspannung.

**Tension des Wasserdampfes:** Sättigungsdruck d. Wasserdampfes.

**tensobon**®: s. Captopril.

**Tentamen:** (lat.) Versuch; T. suicidii: Selbstmordversuch.

**Tenuinucellat:** s. Samenanlage.

**Tenuis(-e):** (lat.) dünn, zart.

**Teoclas, Teoclat, Theoclat:** chem. Kurzbez. f. 8-Chlorotheophyllinat.

**Teonanacatl:** s. Psilocybe mexicana.

**Teorema**®: s. Glucametacin.

**Tepala:** s. Blüte.

**Tephrosia-Arten:** s. Rotenon.

**Teprosilas, Teprosilat:** chem. Kurzbez. f. 1,2,3,4-Tetrahydro-1,3-dimethyl-2,6-dioxopurin-7-ethansulfonat.

**Tequila:** s. Agave americana.

**Tera:** gesetzlicher Vorsatz für das $10^{12}$-fache einer Grundeinheit (s. SI-Einheiten); Symbol (Vorsatzzeichen) T; z.B.: 1 TW = 1 Milliarde ($10^9$) Kilowatt (kW) = $10^{12}$ Watt.

**Terata:** (gr.) Mißbildung; **teratogen:** Mißbildungen erzeugend; s.a. Reproduktionstoxizität.

**Terazosinhydrochlorid** INN: 1-(4-Amino-6,7-dimethoxychinazolin-2-yl)-4-(tetrahydro-2-furoyl)piperazinhydrochloriddihydrat; CAS-Nr. 63590-64-7 (Terazosin), 63074-08-8 (Hydrochloridanhydrat), 70024-40-7 (Hydrochloriddihydrat); $C_{19}H_{25}N_5O_4 \cdot 2H_2O$, $M_r$ 459.9. **Anw.:** Antihypertonikum*, peripheres $\alpha_1$-Sympathomimetikum*.

**Terbinafin** INN: (E)-N-(6,6-Dimethyl-2-hepten-4-inyl)-N-methyl-1-naphthylmethylamin,

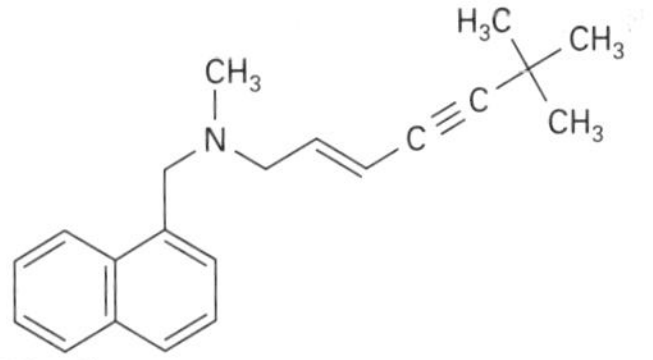

Terbinafin

Lamisil®; CAS-Nr. 91161-71-6; $C_{21}H_{25}N$, $M_r$ 291.44. p$K_s$ 7.10. **Wirk.:** Hemmstoff der Squalen-Epoxidase wie auch Naftifin* u. Tolnaftat*. **Anw.:** Antimykotikum; bei schweren therapieresistenten Pilzinfektionen durch Dermatophyten. **Nebenw.:** allerg. Hautreaktionen, Kopfschmerz, gastrointestinale Beschwerden. Kontraind.: Schwangerschaft u. Stillzeit, Anw. bei Kindern. HWZ 17 h. **Übl. Dos.:** Oral: 1mal 250 mg/d (entspr. 281.3 mg T.-Hydrochlorid) über 4 bis 6 Wochen. **Terbinafinhydrochlorid:** CAS-Nr. 78628-80-5; $C_{21}H_{25}N \cdot HCl$, $M_r$ 327.90. Schmp. 195-198°C aus 2-Propanol/Diethylether (polymorph, Umwandlung bei ca. 150°C).

**Terbium:** s. Seltenerdmetalle.

**Terbutalin** INN: 2-tert-Butylamino-1-(3,5-dihydroxyphenyl)ethanol, α-[(tert-Butylamino)-methyl]-3,5-dihydroxybenzylalkohol, Bricanyl®;

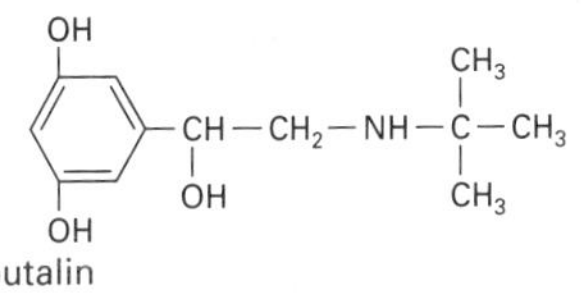

Terbutalin

CAS-Nr. 23031-25-6; $C_{12}H_{19}NO_3$, $M_r$ 225.29. Schmp. 119-122°C aus absolutem Ether. **Anw.:** Bronchodilatator, Prophylaxe u. Ther. obstruktiver Atemwegserkrankungen (lokale Applikation durch Inhalation), zur Tokolyse bei drohender Frühgeburt, $\beta_2$-Sympathomimetikum*. **Nebenw.:** feiner Fingertremor, Unruhe, Schweißausbruch. Bei Anw. als Tokolytikum: Übelkeit, Erbrechen, kardiale Stimulation (Tachykardie, pektanginöse Beschwerden, ventrikuläre Extrasystolen), Anstieg des Blutzuckers u. der freien Fettsäuren. Kontraind.: Thyreotoxikose; Hypertonie, tachykarde Herzrythmusstörungen, akute Koronarerkrankungen. Während der Schwangerschaft möglichst zurückhaltend anwenden. HWZ 3.5 h. **Übl. Dos.:** Oral: 2- bis 3mal 0.0025 g/d, Kinder 7-14 Jahre: 2- bis 3mal 0.0015 g/d, Kinder 3-6 Jahre: 2- bis 3mal 0.001 g/d. Parenteral: s.c. bis 4mal 0.00025 g/d. Dosieraerosol: bis 3mal 0.25 mg/d.

**Terbutalinsulfat:** Terbutalini sulfas Ph.Eur.3; CAS-Nr. 23031-32-5; $C_{24}H_{40}N_2O_{10}S$, $M_r$ 548.6. Weißes, krist. Pulver; leicht lösl. in Wasser; schwer lösl. in Ethanol; prakt. unlösl. in Chloroform u. Ether.

**Terconazol** INN: Tiaconazol, Tercospor®; 1-(4-{[*cis*-2-(2,4-Dichlorphenyl)-2-(1H-1,2,4-triazol-1-ylmethyl)-1,3-dioxolan-4-yl]methoxy}phenyl)-4-isopropylpiperazin; CAS-Nr. 67915-31-5; $C_{26}H_{31}Cl_2N_5O_3$, $M_r$ 532.5. Schmp. 125-127°C; polymorph. **Anw.:** Antimykotikum*; vgl. Econazol.

**Tercospor®:** s. Terconazol.

**Terebinthina: Terpentin**, Balsamum Terebinthinae, Balsamum Pini. Stpfl. sind verschiedene Arten der Gattung Pinus (Kiefer): **Pinus sylvestris** L.: Kiefer, Föhre, wird hauptsächl. in Deutschland u. Rußland benutzt. **Pinus nigra** Arnold: Schwarzkiefer (Österreich). **Pinus pinaster** Soland.: (Pinus maritima Lam. non Mill.) Strandkiefer (westl. Mittelmeergebiet, Südwest-Frankreich), bis 1991 Lieferant der franz. Droge (Terebinthina gallica). **Pinus palustris** Mill.: (P. australis Michx. f.) Pitch-pine-Kiefer, Sumpfkiefer; ferner **P. caribaea** Morelet u. **P. taeda** L. sind Lieferanten v. nordamerikanischem T. T. entsteht teils in der Rinde, teils im jungen Holz (Splintholz), aus dem vor allem nach Verwundung der Balsam austropft u. aufgefangen wird. T. ist dickflüssig, trübe u. v. eigenartigem Geruch. Es enthält kristalline Ausscheidungen, die aus Abietinsäure* (deutsches u. nordamerikanisches T.) od. (der ähnlichen) Pimarsäure (franz. T.) bestehen, welche zwar beim Erhitzen im Wasserbad schmelzen, jedoch beim Erkalten sich wieder abscheiden. T. ist unlösl. in Wasser, lösl. in Ethanol, Ether, Aceton, Benzol, Chloroform, Eisessig, Petroleumether, Schwefelkohlenstoff, Toluol. **Best.:** 70 bis 85% Harz, hauptsächl. aus Abietinsäure* u. Pimarsäure bestehend, u. 15 bis 30% Terpentinöl. **Anw.:** f. hautreizende Pflaster u. Salben. **Zuber.:** Emplastrum adhaesivum, Emplastrum Cantharidum ordinarium, Emplastrum Cantharidum perpetuum, Emplastrum Cantharidum pro uso veterinario, Emplastrum Lithargyri compositum, Ungt. basilicum.

**Oleum Terebinthinae (aethereum):** Aetheroleum Terebinthinae, Balsamterpentinöl, **Terpentinöl**; das durch Wasserdampfdest. aus T. gew. äther. Öl. D. 0.855 bis 0.872. $\alpha_D^{20°C}$ +15 bis -40°; je nach Herkunft links- (z.B. franz. Terpentinöl) od. rechtsdrehend (z.B. amerikanisches Terpentinöl). Farblose bis gelbliche Flüss. **Off.:** DAB6. **Best.:** 65 bis 70% (-)- u. (+)-α-Pinen (je nach Herkunft in unterschiedlichen Mengen, bestimmt den Drehsinn) u. 30 bis 33% (-)- u. (+)-β-Pinen sowie andere Monoterpene wie Dipenten, Terpinolen u. je nach Herkunft $\Delta^3$-Caren (in Ölen v. Pinus sylvestris überwiegend, anstelle der Pinene, sonst fehlend), Limonen, Camphen, Linalool, Bornylacetat, Cymol, Cadinen u.a. **Anw. med.:** (früher) zu Einreibungen b. Rheumatismus usw. (s. Spiritus russicus), ferner zu Inhalationen gegen Bronchitis; gelöst, z.B. in Olivenöl, als Injektion (i.m.) zur unspezifischen Reiztherapie; wird Terebinthinae aetheroleum verordnet, so ist Gereinigtes Terpentinöl (Oleum Terepinthinae rectificatum, Terebinthinae aetheroleum medicinale) abzugeben; techn.: z. Herst. v. Lacken u. Firnissen.

**Oleum Terebinthinae rectificatum: Gerei-**

**nigtes Terpentinöl**, Aetheroleum Terebinthinae rectificatum, Gereinigtes ätherisches Terpentinöl, Terebinthinae aetheroleum medicinale, Oleum Terebinthinae medicinale, Medizinal-Terpentinöl. Darst.: Terpentinöl wird entsäuert (z.B. mit der dreifachen Menge erwärmten Kalkwassers kräftig durchgeschüttelt) u. dann destilliert. **Off.:** ÖAB90, Ph.Helv.7, DAC86. D. 0.856 bis 0.869. $\alpha_D^{20°C}$ +40 bis -40°C; $n_D^{20°C}$ 1.456 bis 1.478. Farblose Flüss.; mischbar mit wasserfreiem Ethanol u. apolaren Lösungsmitteln, verhältnismäßig gut lösl. in Lösungen von Alkalisalzen org. Säuren. Inkomp.: Oxidationsmittel. Nach Ph.Helv.7 ist das Öl mit einem geeigneten Antioxidans konserviert. **Anw.** med.**:** äuß. zu antirheumatischen Einreibungen u. Bestandteil von Furunkelsalben; inn. (bes früher) bei Lungenkrankheiten (3 bis 30 Tr. 3mal/d, am besten in Kapseln) u. als (unzuverlässiges) Anthelmintikum; parenteral zur unspezifischen Reizkörpertherapie. Zur Inhalation (Bronchitis) wird Terpentinöl meistens durch Oleum Pini pumilionis (Latschenkiefernöl, s. Pinus mugo) od. durch Oleum Eucalypti ersetzt.

**Resina Pini burgundica:** Resina alba; der Rückstand bei der Terpentinöldestillation wird als **Burgunderharz**, das ist noch wasserhaltiges Colophonium*, bezeichnet.

**Resina Pini (Galipot):** Galipot, Barras; das beim Verdunsten des Terpentinöls an den Bäumen als Krusten zurückbleibende Harz; früher auch von Picea abies (Picea excelsa), Fichte, gew. (Fichtenharz). Für pharmazeutische Zwecke durch Schmelzen u. Durchseihen gereinigt u. dient(e) ebenfalls wie Terpentin z. Herst. v. Pflastern; lösl. in Ethanol, Ether, Aceton, schmilzt bei ca. 100°C zu klarer Flüss.

**Terebinthina laricina: Lärchenterpentin**, T. veneta, Venetianischer Terpentin; der durch Anbohren der Stämme von **Larix decidua**, Fam. Pinaceae (Alpen), gewonnene Balsam. **Off.:** Ph.Helv.7. Dicker, gelber bis bräunl. Balsam, nicht körnig; lösl. in Ethanol 96%, Ether, Chloroform, Benzol, Aceton, Toluol, Essigsäure 98%, Benzin; muß sich mit 2 Volumteilen Ethanol 80% (V/V) klar mischen. **Best.:** 10 bis 25% Terpentinöl, 75 bis 90% Harz, das hauptsächl. Laricinolsäure enthält. **Anw.:** wie Terpentin; techn.: bes. zu Klebemitteln.

**Holzterpentinöl:** Wurzelterpentinöl, Oleum Terebinthinae e ligno, Pine Oil; in USA durch Destillation u. Extraktion des Kernholzes von (überwiegend) Pinus palustris gewonnenes Öl. **Best.:** α-Pinen u. β-Pinen, Dipenten etc. **Anw.:** ähnl. Terpentinöl.

**Kienöl:** Oleum Pini; das durch trockene Dest. aus den Wurzeln u. Ästen der Kiefern gew. Öl. Es dient z. Herst. v. Lacken u. Firnissen sowie als Reinigungsmittel f. Lettern, wird aber vielfach zur Verfälschung des Terpentinöls benutzt.

**Straßburger Terpentin** (Terebinthina argentoratensis) ist eine in den Vogesen gew. Terpentinsorte, stammt v. Abies alba*.

**HOM:** *Terebinthina,* Oleum Terebinthina: äther. Öl aus dem Harz verschiedener Pinusarten; verord. z.B. b. Bronchitis, Nieren- u. Gallenkoliken.

**HOM:** *Terebinthina laricina* (HAB1.2), Resina Laricis: äther. Öl aus dem Harz von Larix decidua; verord. z.B. b. Blasenentzündungen, Nierenkolik, Bronchitis.

**Terebinthina argentoratensis:** Straßburger Terpentin, s. Terebinthina.

**Terebinthina canadensis:** s. Balsamum canadense.

**Terebinthinae resina:** s. Colophonium.

**Terebinthina laricina:** Terebinthina veneta, s. Terebinthina.

**Terebinthina medicinale:** s. Terebinthina.

**Terebinthina veneta:** T. Laricina, Lärchenterpentin, s. Terebinthina.

**Terephtalsäure:** Benzol-1,4-dicarbonsäure; $C_8H_6O_6$, $M_r$ 166.1. Schmp.ca. 300°C (Sublimation); schwer lösl. in Wasser, Diethylether u. Chloroform. **Anw.:** als Zwischenprodukt in der Kunststoffherstellung.

**Terfenadin** INN: Terfenadinum Ph.Eur.3, 1-(4-tert-Butylphenyl)-4-[4-(α-hydroxybenzhydryl)-piperidino]butanol, Teldane®, Triludan®; CAS-

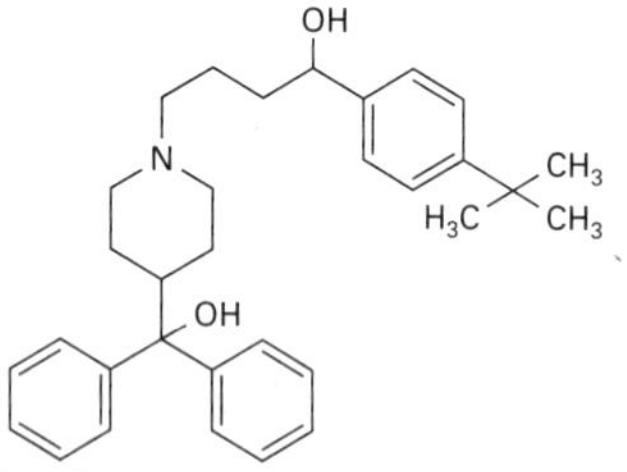

Terfenadin

Nr. 50679-08-8; $C_{32}H_{41}NO_2$, $M_r$ 471.69. Schmp. 146.5-148.5°C aus Aceton, polymorph. Sehr schwer lösl. in Wasser. **Anw.:** Antihistaminikum ($H_1$-Rezeptor-Antagonist), z.B. gegen Heuschnupfen od. allerg. Hautreaktionen; vgl. Fexofenadin (Metabolit). **Nebenw.:** Verdauungsstörungen, Kopfschmerz. Wechselw.: z.B. mit Makrolidantibiotika od. Imidazolantimykotika (z.B. Ketoconazol), kann schwere Herzrhythmusstörungen (infolge Verlangsamung des Abbaus von T.) hervorrufen. Kontraind.: Schwangerschaft. HWZ 4 bis 6 h.

**Terizidon** INN: 4,4-[4-Phenylen-bis(methylenamino)]-bis(1,2-oxazolan-3-on); CAS-Nr. 25683-

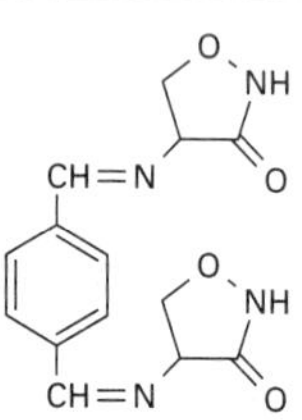

Terizidon

71-0; $C_{14}H_{14}N_4O_4$, $M_r$ 302.28. **Wirk.** u. **Anw.:** Antibiotikum, Tuberkulostatikum; Cycloserin-Derivat, aus dem im Körper das wirksame Cycloserin* freigesetzt wird; wirkt bakteriostatisch durch kompetitive Hemmung des Einbaus von D-Alanin in die Bakterienzellwand; hemmt v.a. Tuberkelbakterien, z.T. auch Mycobacterien; Hauptind.: Tuberkulose bei Resistenz gegen Tuberkulostatika 1. Wahl. **Übl. Dos.:** Oral: 1 g/d. **Nebenw.:** reversible zentralnervöse Störungen.

**Terlipressin** INN: N-[N-(N-Glycylglycyl)glycyl]-8-L-lysinvasopressin, $N^{\alpha}$-Triglycyl-8-lysin-vasopressin, Glycyclpressin®; CAS-Nr. 14636-12-5; $C_{52}H_{74}N_{16}O_{15}S_2$, $M_r$ 1227.39. **Anw.:** Hämostatikum, Vasokonstriktor. Ind.: Ösophagusvarizenblutung. **Nebenw.:** Gesichts- u. Körperblässe, gesteigerte Darmperistaltik, verminderte Herzfrequenz, Uteruskontraktion; Kontraind.: Asthma bronchiale, Schwangerschaft. Gebräuchl. ist auch Terlipressinacetat-Pentahydrat.

**terminal:** am Ende stehend.

**Terminalia chebula** Retz.: Fam. Combretaceae (Ostindien) u. andere Arten. Stpfl. v. **Fructus Myrobalani:** Fructus Terminaliae, Myrobalanen. **Inhaltsst.:** bis 45% Gerbstoff, Ellagsäure, Gallussäure, Chebulinsäure, bis ca. 40% fettes Öl. **Anw.** med.: als Adstringens; techn.: zum Gerben.

**Terminator:** Sequenzabschnitt auf einem DNS-Molekül, der das Ende eines Transkriptionsvorganges signalisiert.

**Termitin:** s. Carnitin.

**Termone:** Stoffe, die das Geschlecht bei niederen Lebewesen bestimmen, also die primären Geschlechtsmerkmale festlegen (Gynotermone u. Androtermone). Entdeckt bei der Grünalge Chlamydomonas eugametos.

**Terodilin:** N-tert-Butyl-1-methyl-3,3-diphenylpropylamin, Mictrol®; CAS-Nr. 15793-40-5;

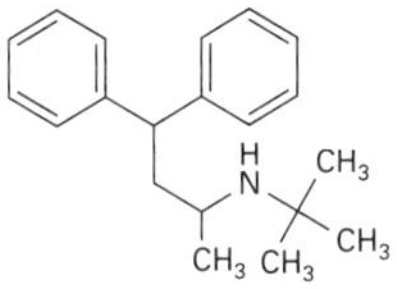


Terodilin

$C_{20}H_{27}N$, $M_r$ 281.44. **Wirk.** u. **Anw.:** Urologikum mit parasympatholytischer, calciumantagonistischer, spasmolytischer u. lokalanästhetischer Wirk.; zur symptomat. Behandlung der Hyperaktivität des Detrusors. **Nebenw.:** Obstipation, Mundtrockenheit, Tachykardie, verminderter Tränenfluß u. Akkomomodationsstörungen. Kontraind.: organ. Harnflußstörungen, Engwinkelglaukom etc. HWZ 60 h. **Übl. Dos.:** Oral: 2mal/d 12.5 bis 25 mg T.-Hydrochlorid. **Terodilinacetathydrochlorid:** CAS-Nr. 7082-21-5; $C_{20}H_{27}N \cdot HCl$, $M_r$ 317.90. **Terodilinacetat-Pentahydrat:** $C_{20}H_{27}N \cdot C_2H_4O_2 \cdot 5\ H_2O$, $M_r$ 408.00. $[\alpha]_D^{25°C}$ -82° (c = 0.2 in 1 N Essigsäure).

**Terodilinhydrochlorid** INN: N-(1-methyl-3,3-diphenylpropyl)-tert-butylaminhydrochlorid, Mictrol®; CAS-Nr. 15793-40-5; $C_{20}H_{28}ClN$, $M_r$ 317.8.

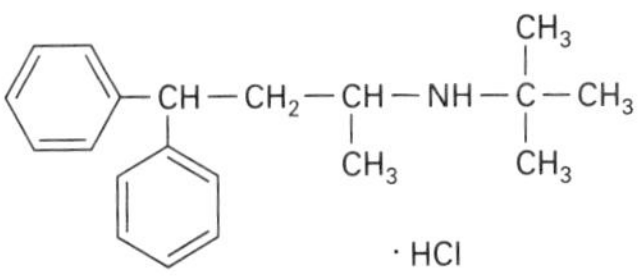


Terodilinhydrochlorid

Schmp. 178-180°C. Lösl. in Ethanol, leicht lösl. in Ether. **Wirk.** u. **Anw.:** Spasmolytikum, das anticholinerg u. calciumantagonistisch wirkt; zur Behandlung einer Hyperaktivität des Detrusors (Harnblasenwandmuskulatur). **Nebenw.:** Mundtrockenheit, Schwindel, Übelkeit, Akkomodationsstörungen sowie Herzrhythmusstörungen, die fatal sein können (derzeit daher nicht mehr zugegelassen). **Übl. Dos.:** 2mal/d 12.5 bis 25 mg.

**Teronac®:** s. Mazindol.

**Terpenalkaloide:** Alkaloide* mit Terpenstruktur (10 bis 30 C-Atome), Biosynthese über Mevalonsäure. Man unterscheidet: **Monoterpenalkaloide** bei Gentiana- u. Valeriana-Arten; **Sesquiterpenakaloide** bei Nuphara- u. Dendrobium-Arten; **Diterpenalkaloide** bei Aconitum- u. Erythrophleum-Arten; **Triterpenalkaloide** bei Solanum-, Veratrum-, Funtumia-, Holarrhena-, Buxus-Arten etc. Die Triterpenalkaloide werden meistens auch als Steroidalkaloide* bezeichnet.

**Terpene:** Terpenoide, Isoprene, Isoprenoide; eine umfangreiche Gruppe von Naturstoffen, deren Struktur man sich aus Isopreneinheiten zusammengesetzt denken kann. (Isopren ist 2-Methyl-1,3-butadien). Die Anzahl der C-Atome ist meist ein Vielfaches von 5. T. werden aus einer aktiven $C_5$–Einheit, dem Isopentenylpyrophosphat, biosynthetisiert. 1921 stellte Ruzicka – basierend auf Vorarbeiten von Wallach – die **Isoprenregel** auf. Sie besagt, daß sich das Kohlenstoffgerüst vieler offenkettiger u. cyclischer Terpene durch Kopf-Schwanz-Verknüpfung von Isopreneinheiten aufbauen läßt (Verknüpfung des C-1 der einen Isopreneinheit mit dem C-4 der anderen). Freies Isopren konnte in der Natur nicht nachgewiesen werden. Biosyntheseuntersuchungen mit einem biochemischen Äquivalent, dem Isopentenylpyrophosphat (aktives Isopren), bestätigten jedoch die Gültigkeit der Isoprenregel. Ursprünglich wurden nur Verbindungen mit 10 C-Atomen (Monoterpene) als T. bezeichnet u. sauerstoffhaltige T. als Kampfer. Entsprechend dem Biosynthesemechanismus sollten jedoch alle Verbindungen, die aus aktivem Isopren aufgebaut sind, als T. od. Isoprene bezeichnet werden, einschließlich der Steroide, Carotinoide usw. **Struktur:** Nach der Anzahl der zum Aufbau verwendeten $C_5$–Bausteine unterscheidet man z.B. Hemiterpene*, Monoterpene*, Sesquiterpene*, Diterpene*, Sesterpene, Triterpene*, Tetraterpene* u. Polyterpene*. Innerhalb dieser Gruppen treten die verschiedensten Strukturtypen auf, die aus einer ungewöhnlichen Verknüpfung von $C_5$–Vorstufen (z.B. Kopf-Kopf), Cyclisierung, unterschiedlicher Faltung großer, offenkettiger Vorstufen vor der Cyclisierung, Einführung von funktionellen Gruppen (Alkohole, Aldehyde, Ketone, Carbonsäuren, Lactone), Bildung von Epoxiden, Einführung von Heteroatomen (z.B. Terpenalkaloide* mit Stickstoff), Spaltung von cyclischen Verbindungen, Umlagerungen, usw. resultieren. Einigen T., z.B. Steroiden, fehlen bestimmte Kohlenstoffatome, andere dagegen, z.B. die Juvenilhormone, enthalten zusätzliche C-Atome. Isoprenbausteine od. niedere T. können auch mit anderen Strukturen verknüpft sein, z.B. in Lysergsäure, Humulon, Indolalkaloiden, Chlorophyll, Vitamin E u. K, Ubichinon.

**Vorkommen** u. **Bedeutung:** Mehr als 5000 nat. vorkommende T. sind in ihrer Struktur aufgeklärt. Sie kommen sowohl bei Pflanzen als auch bei Tieren vor, aber nur von wenigen ist ihre biologische Funktion bekannt. Carotinoide* haben Bedeutung als akzessorische photosynthetische Pigmente*, u. mehrere Gruppen von T. dienen als Hormone f. Pflanzen, Insekten u.

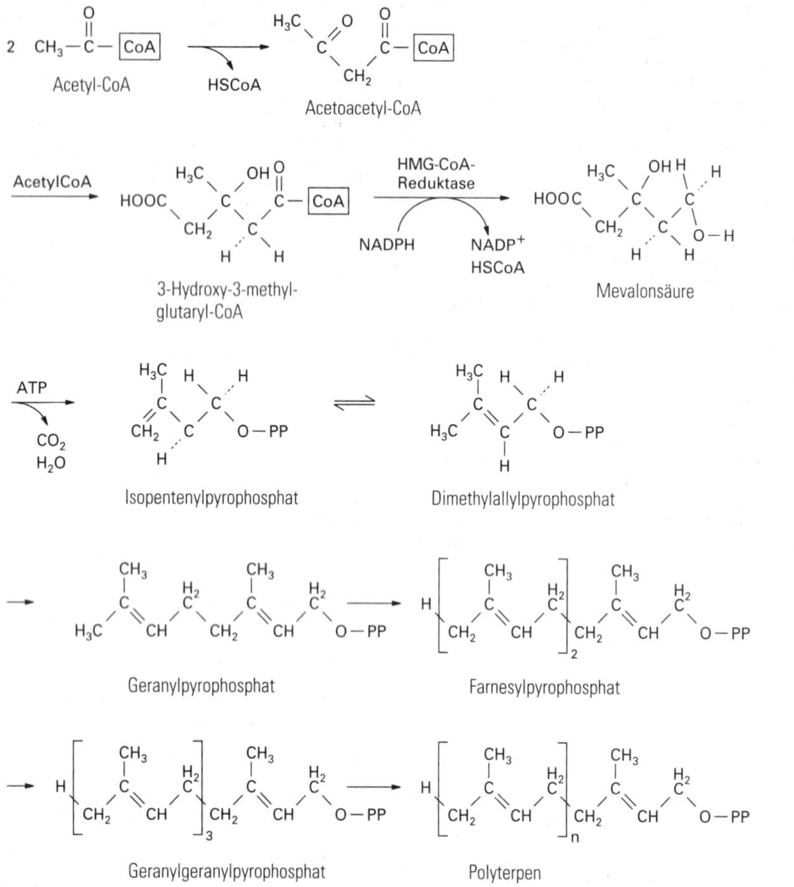


Terpene:
Biosynthese der Terpene aus Acetyl-CoA [20]

**Terpene**
Einteilung

| Gruppe | Anzahl der $C_5$-Einheiten | Mindestzahl Verknüpfungen[1] K–S | S–S | Beispiele |
|---|---|---|---|---|
| Hemiterpene | 1 | 0 | 0 | „aktives Isopren" |
| Monoterpene | 2 | 1 | 0 | Citral, Iridoide, Campher |
| Sesquiterpene | 3 | 2 | 0 | Abscisinsäure, Proazulene |
| Diterpene | 4 | 3 | 0 | Gibberelline, Harzsäuren |
| Sesterterpene | 5 | 4 | 0 | Cochliobolin |
| Triterpene | 6 | 4 | 1 | Steroide, Sterole |
| Tetraterpene | 8 | 6 | 1 | Carotinoide |
| Polyterpene | bis zu 10000 | 9 | 0 | Kautschuk, Gutta, Polyprenole |

[1] K–S: Kopf-Schwanz-Verknüpfung ($C_1$–$C_4$); S–S: Schwanz-Schwanz-Verknüpfung ($C_1$–$C_1$)

höhere Tiere. Einige T. haben in der Medizin Bedeutung sowie als Rohmaterial f. die Lebensmittel-, Parfüm-, Lack- u. Gummiindustrie.

**Biosynthese:** Die Vorstufen der T. werden aus Acetyl-CoA nach dem in der Abb. gezeigten Reaktionsschema, synthetisiert (Acetat-Mevalonat-Weg). Geschwindigkeitsbestimmender Schritt ist dabei die Reduktion des 3-Hydroxy-3-methylglutaryl-CoA (HMG-CoA) zur Mevalonsäure, die durch die HMG-CoA-Reduktase katalysiert wird.

Die Mevalonsäure wird in Gegenwart von ATP in Isopentenyldiphosphat (aktives Isopren, Isopentenylpyrophosphat, IPP) umgewandelt. IPP steht im Gleichgewicht mit Dimethylallylpyrophosphat (DAPP, Dimethylallyldiphosphat), dem Starter f. die Polykondensationsreaktionen. DAPP u. IPP bilden Geranylpyrophosphat, die Muttersubstanz der Monoterpene*. Durch Kopf-Schwanz-Kondensation mit weiteren Molekülen IPP entstehen Farnesylpyrophosphat (Vorstufe der Sesquiterpene*), dann Geranylgeranylpyrophosphat (Geranylgeranyldiphosphat), die Vorstufe der Diterpene*. (Die Sesterpene haben nur eine sehr geringe Bedeutung). 2 Moleküle Farnesylpyrophosphat treten durch Schwanz-Schwanz-Kondensation (Verknüpfung von 2 C-4-Enden) zu Triterpenen* zusammen, während 2 Moleküle Geranylgeranylpyrophosphat dabei zu Tetraterpenen* reagieren. Polyterpene* entstehen durch Kopf-Schwanz-Kondensation einer Vielzahl von IPP-Einheiten.

**Terpenharze:** s. Harze.

**Terpenoide:** s. Terpene.

**Terpentin:** s. Terebinthina.

**Terpentinöl:** Balsamterpentinöl (Oleum Terebinthinae), **Gereinigtes T.** (Medizinal-Terpentinöl, Ol. Terebinthinae rectificatum), Holzterpentinöl: s. Terebinthina.

**Terpentinöl-Ersatz:** Verwendung finden Schwerbenzine (z.B. Sangajol) od. hydrierte Naphthaline: Tetrahydronaphthalin (Tetralin*), Decahydronaphthalin (Decalin*) u.a. org. Lösungsmittel.

**Terpentinöl, Geschwefeltes:** s. Oleum Terebinthinae sulfuratum.

**Terpentinöl, Peroxidhaltiges:** Reagenz DAB6 z. Nachw. v. Blut im Harn (s. Guajakprobe); durch Stehen an der Luft verharztes Terpentinöl.

**Terpentin, Straßburger:** Terebinthina argentoratensis, s. Terebinthina.

**Terpentin, Venetianischer:** Terebinthina laricina, s. Terebinthina.

**Terpinen-4-ol:** Monoterpenalkohol, z.B. in Juniperis communis*.

**Terpineol:** Gem. der isomeren Verbdgn. α-, β- u. γ-Terpineol. Farblose, dicke, ölige Flüss. v. fliederartigem Geruch. **Anw.:** in der Parfümerie.

**Terpinhydrat:** Terpini hydras, Terpinum hydratum, *cis*-p-Menthan-1,8-diol-Monohydrat; CAS-Nr. 2451-01-6; $C_{10}H_{20}O_2 \cdot H_2O$, $M_r$ 190.2. Schmp. 116°C. Farblose, glänzende, geruchlose Kristalle von schwach würzig-bitterem Geschmack, lösl. in Ethanol, leicht lösl. in siedendem Ethanol, schwer lösl. in Wasser, Chloroform u. Ether, sehr leicht lösl. in sied. Essigsäure. **Off.:** DAC86, Ph.Helv.7. Darst.: durch Anlagerung v. Wasser an Pinen, indem man auf Terpentinöl b. Gegenwart v. Säuren u. Ethanol Wasser einwirken läßt. **Anw.** med.: b. Brochitis. **Dos.:** 0.2 bis 0.6 g mehrmals tgl.

**Terpinolen:** p-Menthadien; $C_{10}H_{16}$. Farblose Flüss.; opt. inaktiv. D. 0.834. Sdp. 183-185°C. Lösl. in Ethanol u. Ether, unlösl. in Wasser. **Anw.** techn.: zur Parfümierung von Schuhcremes, Bohnerwachs u dgl.

**Terpinolum:** Gem. v. Terpineol, Dipenten, Terpinen, Terpinolen. D. 0.870 bis 0.896. Sdp. 160-190°C. $\alpha_D^{20°C}$ 0 bis +15°. **Off.:** EB6. Farblose bis schwach gelbliche, ölige Flüss., lösl. in Ethanol, unlösl. in Wasser. Darst.: durch Kochen v. Terpinhydrat m. verd. Schwefelsäure. **Anw.** med.: gegen Katarrhe. Dos. 0.2 g.

**Terpinum hydratum:** s. Terpinhydrat.

**Terra japonica:** Gambir-Katechu, s. Uncaria gambir.

**Terramycin®:** s. Oxytetracyclin.

**Terra orellana:** Orleana, s. Bixa orellana.

**Terra sigillata:** Siegelerde; in Münzenform gepreßter u. mit einem Siegel (sigillum) geprägter, weißer, roter od. gelber Bolus (s. Aluminiumsilicat). Ein im Mittelalter viel gebrauchtes Arzneimittel, bes. als Antidotum.

**Terra silicea (purificata):** (Gereinigte) Kieselerde, s. Kieselgur.

**Terravenös®:** s. Oxytetracyclin.

**Terrestrische Strahlung:** Erdstrahlung; kommt durch den natürlichen Gehalt aller mineralischen Naturstoffe an radioaktiven Nukliden (Thorium, Uran, Actinium u.a.) zustande. Sie besteht aus Alpha-, Beta-, u. Gammastrahlung. Sedimentgesteine (Kalke, Tone, Sande, Schotter u.a.) emittieren ca. 20 bis 200 mR (5 bis 10 C/kg) pro Jahr u. kg. In diesem Bereich liegen auch etwa die üblichen Baumaterialien.

**Tertatolol** INN: (±)-1-[(3,4-Dihydro-2H-1-benzothiopyran-8-yl)oxy]-3-[(1,1-dimethyl)amino]-2-propanol; CAS-Nr. 34784-64-0; $C_{16}H_{25}NO_2S$, $M_r$ 295.44. Schmp. 70-72°C. **Strukturformel** s. β-Sympatholytika. **Wirk.** u. **Anw.:** stark wirksamer, nicht selektiver Betarezeptorenblocker, der $Beta_1$- u. $Beta_2$-Rezeptoren blockiert; Ind.: arterielle Hypertonie. **Nebenw.:** Müdigkeit, Kopfschmerzen, Schlafstörungen u. gastrointestinale Störungen.

**Tertatololhydrochlorid:** Prenalex®; CAS-Nr. 33580-30-2. Schmp. 180-183°C. **Übl. Dos.:** 5 mg/d.

**Tertiärstruktur:** s. Proteine.

**Tertiana:** Malaria tertiana, s. Plasmodium.

**Tesserales System:** reguläres Kristallsystem, s. Kristall.

**Test:** (engl. von *lat.* testis Zeuge) Probe, Prüfung, Reagenz.

**Testa:** (Plur. testae) Schale, *bot.* Samenschale.

**Testae Cacao:** Kakaoschalen, s. Theobroma cacao.

**Testae Ostreae laevigatae:** Conchae praeparatae*.

**Testae siccati:** Getrocknete Stierhoden, s. Organtherapeutika, Hormone.

**Testa Plantaginis ovatae:** s. Plantago ovata.

**Test-Blutkörperchen:** Erythrozyten zum Nachw. u. zur Titration regulärer u. irregulärer Hämagglutinine* im menschlichen Serum; zur Antikörpersuche bei serologischen Schwangeren-Vorsorgeuntersuchungen; zur Bestimmung von Anti-A u. Anti-B, s. Blutgruppen.

**Testis, Testiculus:** Testikel, Hoden, s. Organtherapeutika, Hormone.

**Testolacton** INN: $\delta^1$-Testolacton, 17α-Oxa-D-homo-1,4-androstadien-3,17-dion, Fludestrin®;

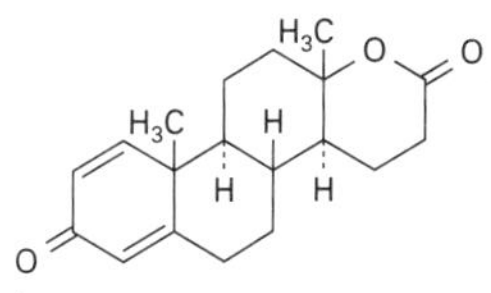

Testolacton

CAS-Nr. 968-93-4; $C_{19}H_{24}O_3$, $M_r$ 300.38. Schmp. 206-210°C aus Aceton; polymorph. $[\alpha]_D^{23°C}$ -45.6° (c = 1.24 in Chloroform). Sehr schwer lösl. in Wasser; lösl. in Ethanol u. Chloroform; schwer lösl. in Benzylalkohol; unlösl. in Ether u. Leichtpetroleum. **Anw.:** als Derivat des Testosterons ein Aromatasehemmer*, bei Mammakarzinom in der Postmenopause. Ind.: Inoperables Mammakarzinom. **Übl. Dos.:** Oral: 2- bis 3mal 0.05 g/d. Parenteral: i.m. 3- bis 5mal 0.1 g/7 d.

**Testosteron** INN: 17β-Hydroxy-4-androsten-3-on, Testosteronum, Andriol®, Testoviron®;

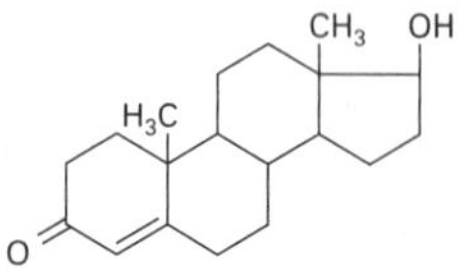


Testosteron

CAS-Nr. 58-22-0; $C_{19}H_{28}O_2$, $M_r$ 288.4. Schmp. 152-157°C. Farblose bis schwach gelbliche Kristalle od. krist. Pulver. Leicht lösl. in Ethanol, Chloroform, Aceton; wenig lösl. in Ether, fetten Ölen; prakt. unlösl. in Wasser. **Off.:** DAB7, DAC86, ÖAB90, Ph.Helv.7. **Anw.:** Substitutionstherapie bei Hypogonadismus u. Eunuchismus; die Behandlung einer Infertilität mit Testosteron ist nur sinnvoll, wenn sie auf sexueller Unterentwicklung beruht (impotentia coeundi); reduzierter Allgemeinzustand, z.B. Leberzirrhose, aplastische Anämie, palliative Ther. metastasierender Mammakarzinome in der Postmenopause, weibliche Genitalkarzinome; s. Hormone. HWZ ca. 20 bis 48 h.

**Testosteronpropionat:** Testosteroni propionas Ph.Eur.3, Testosteronum propionicum; Testosteronum propionylatum, Propionyltestosteron, 17β-Propionyloxy-4-androsten-3-on; CAS-Nr. 57-85-2; $C_{22}H_{32}O_3$, $M_r$ 344.5. Schmp. 118-122°C; polymorph. $[\alpha]_D^{20°C}$ +83 bis +90° (c = 1 in wasserfreiem Ethanol). Farblose bis schwach gelbliche Kristalle od. krist. Pulver; leicht lösl. in Ethanol, Ether, Chloroform, Aceton; lösl. in fetten Ölen, prakt. unlösl. in Wasser. **Anw.:** Hypogonadismus (0.05 g 2mal/Woche), reduzierter Allgemeinzustand, aplastische Anämie, bei metastasierendem Mammakarzinom in der Postmenopause (0.05 bis 0.1 g 3mal/Woche), weibliche Genitalkarzinome. Applikationsform: ölige od. wäßrige Lsg. zur intramuskulären Injektion, Salben u. Ovula, alkoholische Lösung zur transkutanen Anw., ferner zur buccalen Anw. u. zur Implantation. Zuber. nach Ph.Helv.7: Testosteronpropionat-Injektionslösung 10 mg/mL, Testosteroni propionatis solutio iniectabilis 10 mg/mL; s. Hormone.

**Testosteronum propionicum:** T. propionylatum, s. Testosteronpropionat.

**Testoviron®:** s. Testosteron.

**Test-Serum:** Serum mit bekanntem Antikörpergehalt, zur Bestimmung der Blutgruppen, Bakteriendiagnostik.

**Tetanie:** neuromuskuläre Übererregbarkeit mit schmerzhaften tonischen Krämpfen ohne Bewußtseinsstörung, beruht auf Störungen des Kalk- u. Phosphorstoffwechsels.

**Tetanus:** (*gr.* τέτανος Spannung) Wundstarrkrampf, Starrkrampf; schwere Infektionskrankheit, die durch Clostridium* tetani hervorgerufen wird. Das Tetanustoxin* bewirkt eine krampfartige Starre der Muskulatur. Tetanusbazillen kommen als Sporen im Staub u. in der Erde vor u. gelangen über Wunden in den Körper; Toxinbildung erfolgt nun unter anaeroben Bedingungen. Prophylaxe: aktive Immunisierung mit Tetanus-Impfstoffen* bzw. Prophylaxe u. Behandlung mit Tetanus-Serum*; Simultan-Impfungen*.

**Tetanus-Adsorbat-Impfstoff:** Vaccinum tetani adsorbatum Ph.Eur.3, Vaccinum tetanicum adsorbatum; Toxoidimpfstoff; Formaldehyd-inaktiviertes Toxin von *Clostridium tetani* (Tetanus-Formoltoxoid) an ein mineralisches Adjuvans (Aluminiumphosphat, Aluminiumhydroxid od. Calciumphosphat) adsorbiert, in 0.9%iger NaCl-Lösung od. blutisotonischer Lsg. ohne phenolische Konservierungsstoffe. Verwendet werden auch Tetanus-Kombinationsimpfstoffe: z.B. s. Diphtherie-Pertussis-Tetanus-Adsobat-Impfstoffe, Diphtherie-Tetanus-Adsorbat-Impfstoff.

**Tetanus-Impfstoff für Tiere:** Vaccinum tetani ad usum veterinarium Ph.Eur.3; wird aus einer flüssigen Kultur eines geeigneten Stammes von *Clostridium tetani* hergestellt. Herst. s. Tetanus-Adsorbat-Impfstoff. Die Verträglichkeit für die Tierart, f. die der Impfstoff vorgesehen ist, muß sichergestellt sein.

**Tetanus-Serum:** **1.** Tetanus-Immunglobulin vom Menschen, Immunoglobulinum humanum tetanicum Ph.Eur.3, Immunoglobulinum humanum antitetanicum; flüssige od. gefriergetrocknete Zuber. mit antitoxischen Antikörpern aus Plasma od. Serum von gegen Tetanus immunisierten Personen.

**2.** Tetanus-Antitoxin, Immunoserum tetanicum ad usum humanum Ph.Eur.3, Immunoserum antitetanicum; enthält antitoxische Globuline, die das von *Clostridium tetani* gebildete Toxin spezifisch neutralisieren; durch Reinigung von Pferde-, Rinder- od. Schafserum gew., die gegen Tetanus immunisiert wurden.

**3.** Tetanus-Antitoxin für Tiere, Immunoserum tetanicum ad usum veterinarium Ph.Eur.3; enthält antitoxische Globuline, die das von *Clostridium tetani* gebildete Toxin spezifisch neutralisieren.

**Tetanustoxin:** toxisches Protein, $M_r$ 150 000, das ähnl. wie Strychnin als Rückenmarkkonvulsivum wirkt, s. Tetanus.

**Tetra:** (gr.) vier. **Tetra:** umgangssprachlich f. Tetrachlorkohlenstoff*.

**Tetraalkylammoniumsalze:** s. quartäre Ammoniumbasen.

**Tetraamminkupfer(II)-sulfat:** Kupfer(II)-ammoniumsulfat, Cuprum sulfuricum ammoniatum, Kupferammoniumsulfat, schwefelsaures Kupferoxyd-Ammoniak, $[Cu(NH_3)_4]SO_4 \cdot H_2O$, $M_r$ 245.8. Blaues, krist. Pulver, verwitternd, lösl. in Wasser, unlösl. in Ethanol. **Anw.** med.: früher inn. als Antispasmodikum, Antiseptikum u. Adstringens bei Trigeminusneuralgie, Epilepsie, Hysterie, äuß. gegen Hornhautflecke u. Geschwüre.

**Tetraboran:** $B_4H_{10}$; s. Borane.

**Tetrabromfluorescein-Natrium:** Eosin*.

**Tetrabromkohlenstoff:** Kohlenstofftetrabromid; $CBr_4$, $M_r$ 331.7. Schmp. 48°C. Sdp. 190°C. Farblose Kristalle, wenig lösl. in Wasser, lösl. in Ethanol u. Chloroform.

**Tetrabrom-m-kresolsulfophthalein:** Bromkresolgrün*.

**Tetrabromphenolphthalein-Natrium:** Bromtetragnost*.

**Tetrabromphenolsulfophthalein:** Bromphenolblau*.

**Tetracain** INN: 2-Dimethylaminoethyl-4-butylaminobenzoat, Pantocain®; CAS-Nr. 94-24-6; $C_{15}H_{24}N_2O_2$, $M_r$ 264.37. **Strukturformel** s. Lokalanästhetika. Schmp. 41-46°C; polymorph. Sehr schwer lösl. in Wasser; lösl. in Ethanol 1:5, in Chloroform 1:2, in Ether. **Anw.:** Lokalanästhetikum. Gebräuchl. sind Tetracainhydrochlorid*, Tetracainnitrat*.

**Tetracainhydrochlorid:** Tetracaini hydrochloridum Ph.Eur.3, Tetracainii chloridum, Tetracainum hydrochloricum, 4-Butylaminobenzoesäure-(2'-dimethylamino-ethyl)-ester-hydrochlorid, Amethocainhydrochlorid, Butylaminobenzoyl-dimethyl-amino-ethanol-hydrochlorid, Pantocain®; CAS-Nr. 136-47-0; $C_{15}H_{25}ClN_2O_2$, $M_r$ 300.8. Schmp. 148°C; polymorph. Weißes, krist. Pulver von schwach bitterem Geschmack, das auf der Zunge vorübergehend Unempfindlichkeit hervorruft; lösl. in 7 T. Wasser, in Ethanol, in ca. 30 T. Chloroform. Inkomp.: basisch reagierende od. oxidierende Substanzen, Bromide, Iodide, Gerbsäure, Borax, Blei-, Silber- u. Quecksilbersalze. **Anw.:** Lokalanästhetikum, vor allem zur Oberflächenanästhesie. **Nebenw.:** Schwindel, Herzrhythmusstörungen. **Übl. Dos.:** Infiltrationsanästhesie: 0.1% (max.), Leitungsanästhesie: 0.2%; Schleimhautpinselung: 0.5% (max.); in der Augenheilkunde 0.2%ige bis 1%ige Lösungen mit Adrenalin, s. Augentropfen (Tetracainhydrochlorid-Augentropfen); in der Urologie (intraurethral) in 0.1- bis 0.2%igen Lösungen mit Adrenalin. MED 0.02 g, MTD 0.04 g.

**Tetracainhydrochlorid-Augentropfen:** Tetracaini hydrochloridi oculoguttae, s. Augentropfen.

**Tetracaini hydrochloridum:** s. Tetracainhydrochlorid.

**Tetracainnitrat:** Pantocain nitricum; $M_r$ 327.2. Schmp. 132-133°C. Farlose Kristalle, lösl. in 100 T. Wasser, leicht lösl. in Ethanol, lösl. in Glycerol. **Wirk.** u. **Anw.:** s. Tetracain u. Tetracainhydrochlorid.

**Tetracainum hydrochloricum:** s. Tetracainhydrochlorid.

**Tetracen:** Naphthacen, 2,3-Benzanthracen; $C_{18}H_{12}$, $M_r$ 228.3. Schmp. 337°C. Sdp. 440°C. Teerbestandteil, Zwischenprodukt f. Farbstoffsynthesen.

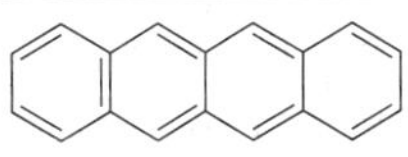

Tetracen

**Tetrachlorchinon:** s. Chloranil.

**Tetrachlorethan:** 1,1,2,2-Tetrachlorethan; $C_2H_2Cl_4$, $M_r$ 167.9. $d_{20}^{20}$ ca. 1.59. $n_D^{20°C}$ ca. 1.495. Klare, farblose Flüss.; schwer lösl. in Wasser, mischbar mit Ethanol u. Ether. **Anw.:** Reagenz Ph.Eur.3.

**Tetrachlorethylen:** Tetrachlorethen, Perchlorethylen, Per, Ethylentetrachlorid; $CCl_2$=$CCl_2$; $M_r$ 165.82. Schmp. -22°C. Sdp. 120.8°C. D. 1.624. Farblose, ether. riechende Flüss. Leicht lösl. in Ethanol u. Ether, unlösl. in Wasser. Nicht entflammbar. **Anw.:** früher als Anthelmintikum, heute nur noch (in großen Mengen) als Lösungsmittel, z.B. chem. Reinigung (daher ubiquitär vork.). **Tox.:** MAK-Wert: 50 mL/m³ bzw. 345 mg/m³; wird als begründet krebsverdächtig eingestuft.

**Tetrachlorgoldsäure:** s. Gold(III)-chlorid.

**Tetrachlorhydrochinon:** 2,3,5,6-Tetrachlor-1,4-dihydroxybenzol; $C_6H_2Cl_4O_2$, $M_r$ 247.9. Schmp. 232°C. Lösl. in Ethanol, unlösl. in Wasser. **Anw.:** als Fungizid.

**Tetrachlorkohlenstoff:** Kohlenstofftetrachlorid, Carboneum tetrachloratum, kurz Tetra, Tetrachlormethan, Perchlormethan; $CCl_4$, $M_r$ 153.8. Sdp. 76-77°C. D. 1.592 bis 1.595. $n_D^{20°C}$ 1.460 bis 1.461. Farblose, schwere, nicht brennbare Flüss., mischbar mit Ethanol, Ether, Chloroform, Benzol, fetten u. äther. Ölen, sehr schwer lösl. in Wasser; **Tox.:** T. besitzt narkotisierende Eigenschaften u. kann Leber- u. Nierenschädigung hervorrufen. Als oral tödliche Dosis gelten ca. 20 bis 30 mL. MAK: 10 ppm. Darst.: durch Einw. v. Chlor auf Chloroform, durch Chlorierung von Methan. **Anw.** med.: früher inn. als Wurmmittel; techn.: als Lösungsmittel f. Fette, Harze, Kautschuk usw.; zur Ungezieferbekämpfung; als Reinigungsmittel (Benzinoform), jedoch ist auch hierbei wegen seiner Giftigkeit Vorsicht geboten!

**Tetrachlormethan:** s. Tetrachlorkohlenstoff.

**Tetrachlorphtalsäure:** 2,3,5,6-Tetrachlorbenzol-1,2-dicarbonsäure; $C_8H_2Cl_4O_4$, $M_r$ 303,8. Schmp. 254°C. **Anw.:** Synthesezwischenprodukt f. Fungizide, Weichmacher, Harze.

**Tetrachlorsilan:** s. Siliciumtetrachlorid.

**Tetraclinis articulata** (Vahl.) Mast.: (Callitris quadrivalvis Vent., Thuja articulata Vahl.) Fam. Cupressaceae, Sandarakbaum (Nordwestafrika). Stpfl. v. **Resina Sandaraca:** Afrikanisches Sandarak(harz); der an der Luft erhärtete, aus der Rinde des Stammes u. der Äste ausgetretene Harzsaft. Walzen- od. tränenförmige, weingelbe, durchsichtige, meist staubbedeckte Stücke; leicht lösl. in Isopropylalkohol, Amylalkohol, Aceton, heißem Leinöl, teilweise lösl. in Ether, Chloroform, Methylalkohol, Schwefelkohlenstoff, Terpentinöl. **Best.:** bis 95% Harz mit freien Harzsäuren wie Sandaracol-, Callitrol-, Pimarsäure (ca. 80%) u. anderen; äther. Öl, Bitterstoff. **Anw.:** zu Pflastern u. Räuchermitteln, Zahnkitten; techn.: zu Lacken.

**Tetracosactid** INN: Tetracosactidum Ph.Eur.3, Cosyntropin, Tetracosactrin, $\beta^{1-24}$-Corticotropin, L-Seryl-L-tyrosyl-L-seryl-L-methionyl-L-glutamyl-L-histidyl-L-phenylalanyl-L-arginyl-L-tryptophyl-L-glycyl-L-lysyl-L-lysyl-L-arginyl-L-arginyl-L-prolyl-L-valyl-L-tyrosyl-L-prolin, Synacthen®; CAS-Nr. 16960-16-0; $C_{136}H_{210}N_{40}O_{31}S$, $M_r$ 2933.57. T. ist ein aus den ersten 24 Aminosäuren bestehendes synthetisches Corticotrop(h)in* mit gleichen Eigenschaften u. Anwendungsgebieten. **Anw.:** Nebenierenrindeninsuffizienz. HWZ 0.30 bis 3 h. **Übl. Dos.:** Parenteral: Infusion i.v. 0.25 mg innerhalb 4-8 h, i.m. (Depot) 1 mg; initial alle 12 h, dann alle 2 bis 3 d. Hingewiesen sei auch auf Tetracosactid-Hexaacetat.

**Tetracosactidacetat:** Tetracosatrinacetat, Synacthen®; CAS-Nr. 22633-88-1. Weißes bis gelbes amorphes Pulver, zusammengesetzt aus mind. 76% Peptiden, 8 bis 13% Essigsäure u. 5 bis 16% Wasser; lösl. in 70 T. Wasser. **Anw.:** synthetisches Corticotrop(h)in*, wobei 1 mg Tetracosactidacetat 100 E. Corticotrop(h)in entspricht.

**Tetracyclin** INN: Tetracyclinum Ph.Eur.3, (4S, 4aS,5aS,6S,12aS)-4-Dimethylamino-1,4,4a,5,5a, 6,11,12a-octa-hydro-3,6,10,12,12a-pentahydroxy-6-methyl-1,11-dioxo-naphthacen-2-carboxamid, Achromycin®, Hostacyclin®, Tefilin®, Supramycin®; CAS-Nr. 60-54-8; $C_{22}H_{24}N_2O_8$, $M_r$ 444.4. **Strukturformel** s. Antibiotika. Schmp. 170-

175°C (unter Zers.). $[\alpha]_D^{20°C}$ -260 bis -280° (c = 5 in Salzsäure 0.1 mol/L). Kristallisiert als **Trihydrat** (CAS-Nr. 6416-04-2). Tetracyclin wird von Streptomyces-aureofaciens-Stämmen gebildet. Gelbes, bitterschmeckendes Pulver; mit unterschiedlichen Mengen Wasser. Schwer lösl. in Wasser, lösl. in 50 T. Ethanol, leicht lösl. in Säuren; instabil in wäßriger Lsg. (Epimerisierug); pH-Wert einer 1%igen Suspension von T. in Wasser liegt zwischen 3.5 u. 6. **Wirk.** u. **Anw.:** Antibiotikum mit breitem Wirkungsspektrum, s. Antibiotika; Hauptind.: Mischinfektionen des Gastrointestinaltraktes u. der oberen Luftwege, chronische Bronchitiden, Pneumonien. HWZ 6 bis 12 h. **Übl. Dos.:** Oral: 250-500 mg 4mal/d 1 h vor od. 2 h nach dem Essen; Kindern bis 6 Jahren sollte T. wegen der Gefahr der irreversiblen Einlagerung in Knochen u. Zähnen nicht gegeben werden; i.m. Applikation schmerzhaft, i.v. 1-2 g/d bei schweren Infektionen. **Nebenw.:** s. Antibiotika (Tab.).

**Tetracyclin-Antibiotika:** s. Antibiotikum(a).

**Tetracyclinhydrochlorid:** Tetracyclini hydrochloridum Ph.Eur.3; Tetracyclinum hydrochloricum CAS-Nr. 64-75-5; $C_{22}H_{25}ClN_2O_8$, $M_r$ 480.9. $pK_{s,1}$ 3.30 (enolische OH-Gruppe am C-3), $pK_{s,2}$ 7.68 (phenolisches β-Diketonsystem, C-10 bis C-12), $pK_{s,3}$ 9.69 (Dimethylammoniumgruppe am C-4). Gelbes, krist. Pulver (kann auch z.T. amorph vorliegen); lösl. in 10 T. Wasser, in 100 T. Ethanol, prakt. unlösl. in Ether u. Chloroform. Wäßrige Lösungen können sich sich in wenigen Stunden (!) zersetzen (Epimerisierung am C-4). **Anw.:** Antibiotikum*; s. Tetracyclin.

**Tetradecan:** $C_{14}H_{30}$, $M_r$ 198.4. Schmp. -6°C. Sdp. 253°C. Geradkettiger (unverzweigter) Kohlenwasserstoff, Erdölbestandteil. **Anw.:** Reagenz Ph.Eur.3.

**Tetradecanol-1:** s. Myristylalkohol.

**Tetradecansäure:** s. Myristinsäure.

**Tetradimethyldiaminodiphenylmethan:** 4, 4'-Methylenbis(*N,N*-dimethylanilin); $C_{17}H_{22}N_2$, $M_r$ 254.4. **Anw.:** Reagenz Ph.Eur.3.

**Tetraethylammoniumbase:** quartäre Ammoniumbase, Ganglienblocker*. **Anw.:** als Bromid od. Chlorid bei peripheren Durchblutungsstörungen u. Hypertonie.

**Tetraethylammoniumiodid:** $[(C_2H_5)4N]^+$ $I^-$. Weißes, krist. Pulver, lösl. in Ethanol u. Wasser, unlösl. in Ether. **Anw.:** als Leitsalz bei polarograph. Bestimmungen (vor Licht geschützt aufbewahren).

**Tetraethylblei:** Antiklopfmittel f. Benzin.

**Tetraethylthiuramdisulfid:** s. Disulfiram.

**Tetraethylthiurammonosulfid:** s. Sulfiram.

**Tetrafluorethylen:** Perfluorethylen; $C_2F_4$, $M_r$ 100.0. Sdp. -76°C. Reaktionsträges Gas, das zu Polytetrafluorethylen* (Teflon®), einem chem. inerten Kunststoff, polymerisiert werden kann.

**Tetragnoste:** Phenolphthalein-Derivate, die früher zur Röntgendarstellung der Gallenblase (Tetraiodphenolphthalein) u. zur Leberfunktionsprüfung verwendet wurden; vgl. Brom-, Chlor-, Iod-Tetragnost*.

**Tetraheptylammoniumbromid:** $C_{28}H_{60}BrN$, $M_r$ 490.7. Schmp. 89-90°C. Weißes krist. Pulver. **Anw.:** Reagenz Ph.Eur.3.

**Tetrahydroberberin:** s. Hydrastis canadensis.

**Tetrahydrocannabinol:** $\Delta^9$-Tetrahydrocannabinol, THC; s. Cannabis sativa.

**Tetrahydrofolsäure:** s. Vitamine.

**Tetrahydrofuran:** Diethylenoxid, Tetramethylenoxid, THF; $C_4H_8O$, $M_r$ 72.1. Sdp. 66°C. $d_{20}^{20}$ ca. 0.89. Mit Wasser, Ethanol, Diethylether u. Kohlenwasserstoffen mischbare Flüss. **Anw.:** als Lösungsmittel, vor allem f. Polymere.

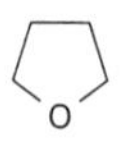

Tetrahydrofuran

**Tetrahydrofurfurylalkohol:** Alcohol tetreahydrofurfurylicus, 2-Hydroxymethyltetrahydrofuran, THFA; $C_5H_{10}O_2$, $M_r$ 102.13. Sdp. 177-180°C. D. 1.064. Klare, farblose, viskose Flüss. v. süßlich-aromat. Geruch, leicht lösl. in Wasser, Ethanol, Ether, Aceton, Chloroform; hygr. **Anw.:** in der Papierchromatographie als Elutions- u. Steigflüssigkeit, Lösungsmittel f. Celluloseester, Chlorkautschuk.

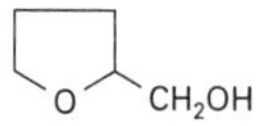

Tetrahydrofurfurylalkohol

**Tetrahydropyran:** Pentamethylenoxid; $C_5H_{10}O$, $M_r$ 86.1. Schmp. -49°C. Sdp. 88°C. Mischbar mit Wasser, Ethanol, Diethylether. **Anw.:** f. Synthesen.

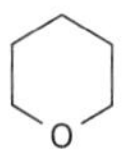

Tetrahydropyran

**Tetrahydroserpentin:** s. Raubasin.

**Tetrahydroxychinon:** Tetraoxychinon, Tetrahydroxybenzochinon; $C_6H_4O_6$. Blauschwarze, in auffallendem Licht gelb erscheinende Kristalle, lösl. in heißem Wasser u. Ethanol, wenig lösl. in kaltem Wasser. **Anw.:** als Entwickler in der Papierchromatographie; das Dinatriumsalz als Indikator f. die maßanalyt. Sulfatbestimmung.

**Tetralin:** Tetrahydronaphthalin; $C_{10}H_{12}$. D. 0.973 bis 0.977. Schmp. -31°C. Sdp. 206°C. Flammpunkt 78°C. Farblose Flüss. von eigenartigem, intensivem Geruch, lösl. in Benzin, Benzol, Amylalkohol, Ether, Terpentinöl, unlösl. in Wasser; sehr großes Lösungsvermögen f. Wachse, Fette, Öle, Kautschuk, Iod, Schwefel, Campher, Harze u. dgl. **Anw.:** in d. Lack-, Schuhcreme-, Bohnerwachsfabrikation als Lösungsmittel (Terpentinölersatz), als Treibstoffzusatz.

**Tetramethrin:** s. Pyrethroide.

**Tetramethylammoniumbromid:** $C_4H_{12}NBr$, $M_r$ 154.06. Weißes, krist. Pulver, lösl. in Wasser u. Ethanol, unlösl. in Ether, Chloroform u. Benzol. **Anw.:** als Leitsalz bei der polarographischen Bestimmung v. Alkali- u. Erdalkalimetallen.

**Tetramethylenoxid:** s. Tetrahydrofuran.

**Tetramethylethylendiamin:** N,N,N',N'-Tetramethylethylendiamin; $C_6H_{16}N_2$, $M_r$ 116.2. Sdp. ca. 121°C. $d_{20}^{20}$ ca. 0.78. $n_D^{20°C}$ ca. 1.418. Farblose Flüss.; mischbar mit Wasser, Ethanol u. Ether. **Anw.:** Reagenz Ph.Eur.3.

**Tetramethylsilan:** TMS; $C_4H_{12}Si$, $M_r$ 88.2. Sdp. ca. 26°C. $d_{20}^{20}$ ca. 0.64. $n_D^{20°C}$ ca. 1.358. Klare, farblose Flüss.; sehr schwer lösl. in Wasser, lösl.

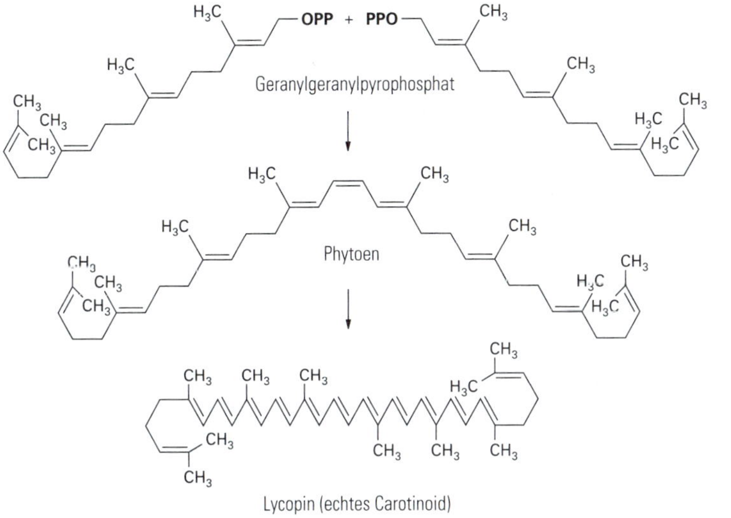


Tetraterpene:
Biosynthese von Lycopin

in Aceton, Chloroform u. Ethanol. **Anw.:** Reagenz Ph.Eur.3, dient als interner Standard bei der NMR-Spektroskopie.

**Tetramethylthioninchlorid:** s. Methylenblau.

**Tetramethylthiuramdisulfid:** TMTD; $(CH_3)_2$–N–CS–S–S–CS–N–$(CH_3)_2$. Schmp. 148°C. D. 1.29. Farblose Kristalle, lösl. in Ethanol, Aceton, Benzol, Chloroform, Schwefelkohlenstoff, unlösl. in Wasser u. verd. Säuren. T. wirkt fungizid u. wird in desodorierenden u. keimtötenden Seifen verwendet.

**Tetraminkupfer(II)-hydroxid:** s. Schweizer-Reagenz.

**L-Tetramisolhydrochlorid:** s. Levamisolhydrochlorid.

**Tetrandrin:** s. Stephania tetrandra.

**Tetraoxychinon:** alter Name f. Tetrahydroxychinon.

**Tetraoxycyclohexancarbonsäure:** s. Chinasäure.

**Tetraploidie:** s. Polyploidie.

**Tetra-Tablinen**®: s. Oxytetracyclin.

**Tetraterpene:** aus 8 Isopreneinheiten aufgebaute Terpene ($C_{40}H_{64}$). Nat. vorkommende T. sind fast ausschließlich **Carotinoide***. In dieser Gruppe der Terpene fehlen polycyclische Verbindungen. **Biosynthese:** Schwanz-an-Schwanz-Kondensation von 2 Molekülen Geranylgeranylpyrophosphat (s.a. Terpene) ergibt Phytoen, durch dessen schrittweise Dehydrierung die all-*trans*-Konfiguration der echten Carotinoide entsteht. Die Iononringe der cyclischen Carotinoide entstehen durch Anlagerung eines Protons an C-3 u. Knüpfung einer Bindung zwischen C-2 u. C-7. Dem folgt die Abspaltung eines H-Atoms entweder vom C-7 (β-Iononring) od. vom C-5 (α-Iononring).

**Tetrazepam** INNv: 7-Chlor-5-(1-cyclohexenyl)-1-methyl-1H-1,4-benzodiazepin-2(3H)-on, Musaril®; CAS-Nr. 10379-14-3; $C_{16}H_{17}ClN_2O$, $M_r$ 288.78. Schmp. 144°C aus Ethylacetat. **Anw.:** Muskelrelaxans, Tranquilizer. HWZ 18 h. **Übl.**

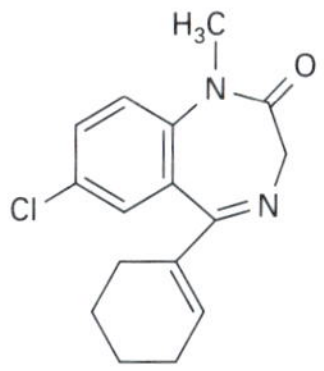

Tetrazepam

**Dos.:** Oral: Initialdos.: 0.05 g/d, Erhaltungsdos.: steigern mit 0.025-0.05 g; s.a. Benzodiazepine.

**Tetrazine:** aromatische 6-Ringverbindungen, die 4 Stickstoffatome im Ring enthalten.

**Tetrazol:** $CH_2N_4$, $M_r$ 70.1. Schmp. 156°C (Sublimation). Gut lösl. in Wasser, Ethanol, wenig lösl. in Diethylether.

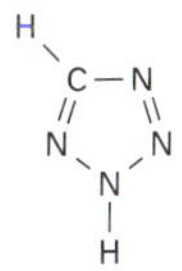

Tetrazol

**Tetrazolblau:** 3,3'-(3,3'-Dimethoxy-4,4'-biphenyldiyl)-bis(2,5-diphenyltetrazolium)-dichlorid; $C_{40}H_{32}Cl_2N_8O_2$, $M_r$ 728.0. Schmp. ca. 245°C unter Zers. Gelbe Kristalle; schwer lösl. in Wasser, leicht lösl. in Ethanol u. Methanol, prakt. unlösl. in Aceton u. Ether. **Anw.:** Reagenz Ph.Eur.3.

**Tetrazolpurpur:** Neotetrazoliumchlorid, NTC, 2,2'-p-Diphenylen-3,3'-5',-tetraphenylditetrazoliumchlorid, $M_r$ 667.62. Hellgelbes, feinkrist. Pulver, lösl. in Wasser u. Ethanol, unlösl. in Chloroform. Der gelbe Farbstoff wird durch Reduktionsmittel (Reduktionsenzyme) in das purpurne bis schwarze, in Wasser unlösl. Formazon umgewandelt. Muskeln, Epithelialgewebe, Nieren, Lebergraue Hirnsubstanz, Krebsgeschwülste werden intensiv gefärbt, gekochte Zellen u. Zellkerne dagegen nicht. **Anw.:** f. histologische, bakteriologische, mikrobiologische Untersuchungen.

**Tetrodotoxin:** äußerst giftiges, tautomeres Guanidinderivat ($M_r$ 319.28) aus Ovarien u. Lebern mehrerer Arten von Tetrodontidae, v.a.

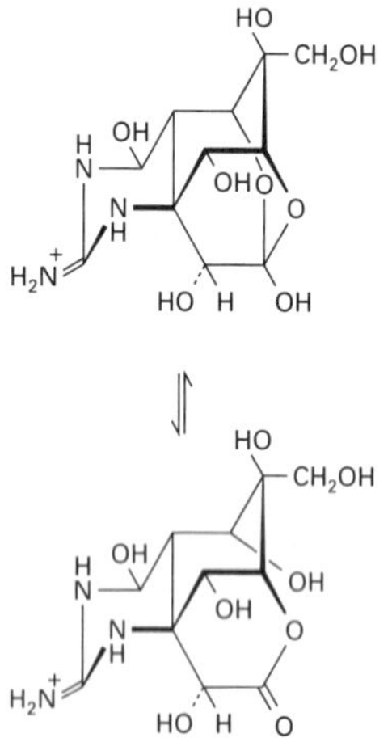


Tetrodotoxin

aus Spheroides rubripes, einem japanischen Speisefisch (Fugu, Kugelfisch, Pufferfisch). T. hemmt in den Nervenmembranen selektiv den Transport der Natrium-Ionen von außen nach innen durch Blockierung der Kanäle u. verhindert dadurch eine Depolarisation, also eine Fortleitung des Aktionspotentials (Antagonisten: Aconitin, Veratridin). LD ca. 10 µg/kg KG (Maus).

**Tetrosen:** Monosaccharide* mit 4 C-Atomen, z.B. Threose, Erythrose. Treten als Zwischenprodukte beim Kohlenhydratstoffwechsel* in Form ihrer Phosphate auf.

**Tetroxoprim** INN: 2,4-Diamino-5-[3,5-dimethoxy-4-(2-methoxyethoxy)benzyl]pyrimidin;

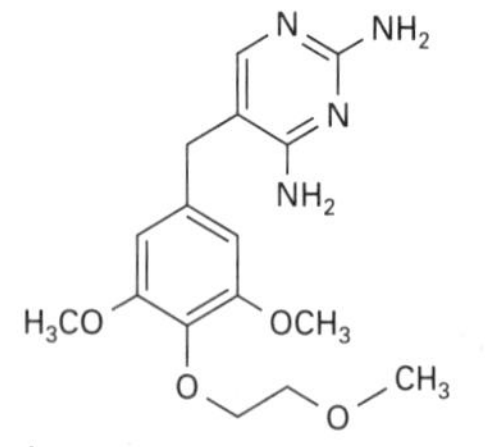


Tetroxoprim

CAS-Nr. 53808-87-0; $C_{16}H_{22}N_4O_4$, $M_r$ 334.39. Schmp. 153-156°C, aus Wasser 160.1°C. Lösl. bei 30°C in Wasser 2.65 mg/mL, in Chloroform 69 mg/mL, in n-Octanol 1.61 mg/mL. **Anw.:** Chemotherapeutikum bei Harn- u. Atemwegsinfektionen; Kombinationen mit Sulfonamiden (Sulfadiazin) werden angewendet; vgl. Co-Tetroxazine; Dihydrofolsäurereduktase.

**Tetryzolin** INN: 2-(1,2,3,4-Tetrahydro-1-naphthyl)-2-imidazolin, Rhinopront®, Tyzine®, Yxin®;

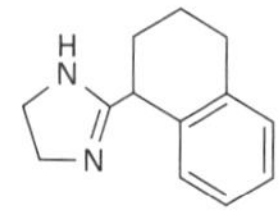

Tetryzolin

CAS-Nr. 84-22-0; $C_{13}H_{16}N_2$, $M_r$ 200.27. **Anw.:** Vasokonstringens, α-Sympathomimetikum*. Ind.: Schnupfen, Heuschnupfen, Nasennebenhöhlenentzündung, Reizungen u. allergische Erkrankungen am Auge. **Nebenw.:** s. Oxymetazolin. Gebräuchl. ist auch Tetryzolinhydrochlorid.

**Teucrium-Arten:** Fam. Lamiaceae (Labiatae), spielen in der Heilkunde heute nur noch eine geringe Rolle. T. marum*, T. montanum* u. T. polium* sind Stpfln. von **Herba Teucrii:** Mari veri herba, Gamanderkraut.

**Teucrium chamaedrys** L.: Fam. Lamiaceae (Labiatae), Edelgamander (Europa, Mittelasien). Stpfl. v. **Herba Chamaedrys:** Herba Teucrii chamaedryos, Edelgamanderkraut. **Inhaltsst.:** äther. Öl, Bitterstoff, Gerbstoff. **Anw.:** Tonikum, Aromatikum, Diuretikum bei Gicht.

**Teucrium marum** L.: Fam. Lamiaceae (Labiatae), Amberkraut, Katzengamander, Katzenkraut, Mastichkraut (Südeuropa). Zus. mit Teucrium montanum* u. T. polium* Stpfl. v. **Herba Mari veri, Herba Teucri:** Gamanderkraut. **Off.:** ÖAB90. **Inhaltsst.:** äther. Öl, Bitterstoff, Gerbstoff, Saponine. **Anw.:** als krampflösendes Mittel (bei Magen-, Nieren-, Gallen- u. Blasenleiden), Expektorans.

**HOM:** *Teucrium marum* (HAB1.4), Marum verum: frisches Kraut; verord. z.B. b. Nasenpolypen, Bronchialkatarrhen.

**Teucrium montanum** L.: Fam. Lamiaceae (Labiatae), Berg-Gamander (Südeuropäische Gebirge, Kleinasien). Stpfl. v. **Herba Teucrii:** Gamanderkraut, s. Teucrium marum. **Inhaltsst.:** Flavonoide (Diosmin), Saponine, äther. Öl. **Anw.:** s. Teucrium marum.

**Teucrium polium L. ssp. polium:** Fam. Lamiaceae (Labiatae), Marienkraut, Polei-Gamander (Südwest-Europa). Stpfl. v. **Herba Teucrii:** s. Teucrium marum. **Inhaltsst.:** Diterpenoide Bitterstoffe mit β-substituiertem Furanring, z.B. Marrubiin, äther. Öl. **Anw.:** bei leichten Gallen- u. Gallenwegserkrankungen.

**Teucrium scordium** L.: Fam. Lamiaceae (Labiatae), Wassergamander, Knoblauch-Gamander, Lachenknoblauch (Mitteleuropa). Stpfl. v. **Herba Scordii vulgaris:** Herba Chamaedryos aquaticae, Knoblauchgamander. **Inhaltsst.:** äther. Öl, Gerb- u. Bitterstoff (Scordein). **Anw.** volkst.: gegen Hämorrhoiden u. gegen Würmer.

**Teucrium scorodonia** L.: Fam. Lamiaceae (Labiatae), Waldgamander, Salbeigamander (Europa). Stpfl. v. **Herba Teucrii scorodoniae. Inhaltsst.:** äther. Öl, Gerbstoffe, Bitterstoffe, Flavonoide. **Anw.:** früher bei Bronchitis etc.

**HOM:** *Teucrium scorodonia* (HAB1.3): frisches, blühendes Kraut; verord. z.B. b. Infektionskrankheiten, v.a. der Atmungsorgane.

**Teufelsabbiß:** Succisa pratensis*.
**Teufelsauge:** Adonis vernalis*.
**Teufelsbißwurzel:** s. Chamaelirium luteum.
**Teufelsbusch:** s. Eleutherococcus senticosus.
**Teufelsdreck:** Asa foetida, s. Ferula assa-foetida.
**Teufelskirschen:** Fructus Alkekengi, s. Physalis alkekengi.
**Teufelsklaue:** Rhizoma Filicis, s. Dryopteris filix-mas.
**Teufelskralle:** s. Harpagophytum procumbens.
**Teufelswurzel:** Tubera Aconiti, s. Aconitum napellus.
**Teufelszwirn:** Cuscuta europaea*.
**Teufelszwirngewächse:** Cuscutaceae, s. Convolvulaceae.
**TEX-System:** dient nach der Internationalen Normenorganisation zur Charakterisierung der Feinheit eines Fadens od. Garns (z.B. auch von Verbandmull). Die Einheit heißt Tex (Symbol: tex); ein Tex entspricht der Masse von 1000 m Faden in Gramm (1 tex = 1 g/km).
**Textur:** s. Gele.
**Th:** *chem.* Thorium*.
**Thalamus:** (gr.) Teil des Gehirns, Sehhügel, große aus Kernen bestehende, graue, hügelartige Masse im Gehirn; Sammelstelle f. alle zur Großhirnrinde ziehenden Sinnesbahnen, Koordinationszentrum der Empfindungen (Schmerz, Temp., Gleichgewicht, Geschmack usw.) u. deren Gefühlsbetonung (Lust, Unlust). Der T. wird das „Tor des Bewußtseins" genannt. Unterhalb des T. liegt als Teil des Zwischenhirn der **Hypothalamus**, von wo der Fett- u. Wasserstoffwechsel, das Wärmegleichgewicht, der Schlafmechanismus usw. reguliert werden.
**Thalictrum:** s. Ranunculaceae.
**Thalidomide:** internat. Bezeichn. f. Phthalylglutaminsäure-imid-haltige Sedativa. Wegen teratogener Wirk., v.a. v. α-Phthalimidoglutarimid (Contergan®), aus dem Verkehr gezogen bzw. verboten.
**Thalleiochinreaktion:** Nachweisreaktion auf Chinin*; der alkaloidhaltige Rohextrakt wird zuerst tropfenweise bis zur schwachen Gelbfärbung mit Bromwasser versetzt; nach Zusatz von konz. Ammoniaklösung kommt es bei Anwesenheit von Chinin zu einer blaugrünen Färbung.
**Thallium:** Tl. $A_r$ 204.37; 1- u. 3wertig. D. 11.8; Schmp. 302.5°C; Sdp. 1453°C. OZ 81. Entdeckt 1861 von Sir William Crookes, 1832 bis 1919, u. Claude Auguste Lamy, 1820 bis 1878, Paris. Weiches, bleiähnliches Metall, oxidiert leicht an feuchter Luft. Nat. in sehr geringen Mengen in Kiesen u. Glimmern; es ist in Salpetersäure u. Schwefelsäure lösl., unlösl. in Salzsäure. Darst.: durch Elektrolyse von Thalliumsalz-Lsgn. **Nachw.:** Tl zeigt im Spektroskop eine intensiv grüne Linie, auch die Gasflamme wird grün gefärbt (daher der Name: *gr.* θαλλός grünes Laub). **Anw.** techn.: zur Schädlingsbekämpfung, bes. als Thallium(III)-sulfat, $Tl_2(SO_4)_3$ (ca. 2 bis 3%), Thallium(I)-sulfat* u. Thallium(I)-acetat*. Thallium-Präparate, die auch f. Menschen u. Haustiere giftig sind, müssen blau gefärbt sein. **Tox.:** Thalliumverbindungen sind sehr giftig. Für den Erwachsenen ist ca. 1 g Tl tödlich. MAK: 0.1 mg/m³. Tl ist ein Epithel- u. Nervengift. Im Körper entsteht die eigentlich toxische 1wertige Form. Die akute Vergiftung zeigt sich nach einer Latenz von 1 bis 4 Tagen mit Magen- u. Darmblutungen, Diarrhö, Krämpfen. Es folgt eine Polyneuropathie mit Sensibilitätsstörungen, psychischen Veränderungen u. peripheren Lähmungen. Charakteristisch ist der Ausfall des Kopfhaares am 13. Tag nach Intoxikation. Die Haare wachsen meist wieder nach. Ferner kann es zum Erblinden kommen.
**Thallium-201:** $^{201}$Tl; ein Radioisotop des Thalliums*, das durch Zerfall von Blei-201 gebildet wird. Blei-201 ist ein Radioisotop des Bleis u. kann durch Bestrahlung von Thallium (dieses kann mit Thallium-203 angereichert sein) mit Protonen geeigneter Energie hergestellt werden. Thallium-201 kann auf einer mit einem Ionenaustauscherharz gefüllten Säule von Blei-201 getrennt werden. $^{201}$Tl (HWZ 3.05 d) emittiert Gamma- u. Röntgenstrahlen.
**Thallium(I)-acetat:** Thallium aceticum (oxydulatum); $(CH_3COO)Tl$, $M_r$ 263.4. Schmp. 131°C. Weiße Nadeln. Leicht lösl. in Wasser, Ethanol. Giftig, zur. Tox. s. Thallium; LD ca. 0.2 g. **Anw.** med.: obsolet, früher als Enthaarungsmittel; techn.: Rodentizid.
**HOM:** *Thallium aceticum oxydulatum* (HAB1.5), Thallium aceticum: verord. z.B. b. chron. Nierenentzündungen, Haarausfall ($D_{12}$).
**Thalliumalaun:** s. Thalliumsulfat.
**Thallium-201-chlorid-Injektionslösung:** Thallosi[$^{201}$Tl] chloridi solutio iniectabilis Ph.Eur.3, [$^{201}$Tl]Thalliumchlorid-Injektionslösung; eine sterile Lsg. von Thallium-201* in Form von [$^{201}$Tl]Thallium(I)-chlorid. Sie kann durch Zugabe von Natriumchlorid isotonisch gemacht werden u. ein geeignetes Konservierungsmittel wie Benzylalkohol enthalten. Mind. 97.0% der Gesamtradioaktivität entspricht Thallium-201; moind. 95.0% der Gesamtradioaktivität muß in Form des Thallium(I)-Ions vorliegen. Die spezifische Radioaktivität beträgt mind. 3.7 GBq (100 mCi) je mg Thallium. **Anw.:** zur Myocard- (Herzmuskel-) Scintigraphie.
**Thallium(I)-sulfat:** Thallium sulfuricum (oxydulatum); $Tl_2SO_4$, $M_r$ 504.8. Schmp. 632°C. Schwer lösl. in Wasser. Bildet mit Sulfaten Doppelsalze, z.B. *Thalliumalaun*, $TlAl(SO_4) \cdot 12\ H_2O$. Giftig (Tox. s. Thallium). **Anw.** med.: obsolet; techn.: z.B. als Rodentizid, zur Holzimprägnierung, in der Bakteriologie (Hemmstoff).
**HOM:** *Thallium sulfuricum (oxydulatum)*: wird z.B. verordnet wie Thallium(I)-acetat*.
**Thallium(III)-sulfat:** s. Thallium.
**Thallophyten:** Thallobionta, Lagerpflanzen; Pflanzen, die nur aus einem Thallus* bestehen, die also im Gegensatz zu den Cormobionta*, den Sproßpflanzen, nicht in Wurzel u. Sproß (Sproßachse u. Blätter) gegliedert sind. Dazu gehören Phycophyta (Algen*), Mycophyta (Pilze*), Lichenes* (Flechten) u. teilweise Bryophyta* (Moospflanzen), nämlich die Hepaticae (Lebermoose).
**Thallus:** Pflanzenkörper, der nicht in Wurzel u. Sproß (Kormus*) gegliedert ist. Bei Pilzen z.B. der gesamte Pilzkörper, der das vegetative Myzel u. die Fruktifikationsorgane (Fruchtkörper) umfaßt.
**Thaumatin:** CAS-Nr. 53850-34-3. Hitzeempfindliches Protein aus 207 Aminosäuren; $M_r$ ca. 22 000. Inhaltsst. v. Thaumatoccus daniellii*. **Anw.:** Süßstoff*, s. Süßmittel (Tab.). Das T.-Gen kann in andere Früchte durch Gentechnologie* eingeschleust werden.
**Thaumatococcus daniellii** Benth.: Fam. Marantaceae, „Katemfe" (Westafrika). Die Arilli (Samenmäntel) enthalten verschiedene, süß schmeckende Peptide, s. Thaumatin.

**THC:** Tetrahydrocannabinol; s. Cannabis sativa.

**Theacylon:** Kondensationsprodukt der Acetylsalicylsäure m. Theobromin; $M_r$ 342.1. Schmp. 197°C. Weißes., krist. Pulver, wenig lösl. in Wasser, Ethanol, Ether, lösl. in Chloroform. **Off.:** EB6. **Anw.:** früher als Diuretikum.

**Theaflagalline:** s. Camellia sinensis.

**Theaflavine:** s. Camellia sinensis.

**Theanin:** Aminosäure in Camellia sinensis*.

**Thea sinensis:** Camellia sinensis*.

**Thebacon** INNv: Acetyldihydrocodeinon, 7,8-Dihydrocodeinon-enolacetat, Thebacetyl, (5R,9R,13S,14R)-4,5-Epoxy-3-methoxy-9a-methyl-6-mor-

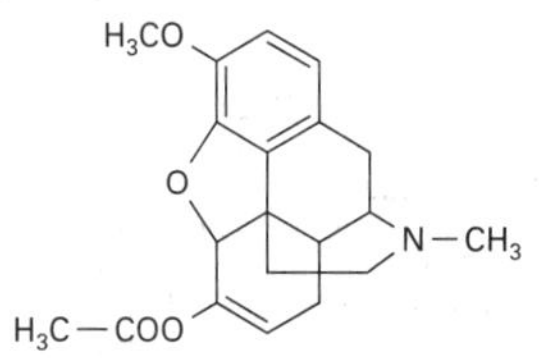

Thebacon

phinen-6-ylacetat, 4,5α-Epoxy-3-methoxy-17-methyl-6-morphinen-6-ylacetat; CAS-Nr. 466-90-0; $C_{20}H_{23}NO_4$, $M_r$ 341.39. Schmp. 154°C aus Methanol. Prakt. unlösl. in Wasser; lösl. in dem meisten organischen Lösungsmitteln. **Anw.:** starkes Analgetikum*, Antitussivum*. **Übl. Dos.:** Oral: 2- bis 3mal 0.0025 g/d.

**Thebaconhydrochlorid:** Schmp. 230-250°C; polymorph.

**Thebaicum:** *syn.* Opium*.

**Thebain:** Paramorphin, 4,5α-Epoxy-3,6-dimethoxy-17-methyl-6,8-morphinadien; $C_{19}H_{21}NO_3$, $M_r$ 311.4. **Strukturformel** s. Opium. Schmp. 193°C. Best. des Opiums zu 0.2 bis 0.5%. Glänzende, weiße Kristalle, lösl. in Ethanol, leicht lösl. in Ether u. Chloroform, unlösl. in Wasser. T. ist ein Krampfgift, mit ähnlichen Wirkungen wie Strychnin (Krämpfe). **Anw.:** med. keine (s. Betäubungsmittelgesetz). Reagenz Ph.Eur.3.

**Theca:** **1.** *bot.* Theke, Staubbeutel, s. Blüte; **2.** *med.* Kapsel, Hülle, z.B. Thexa folliculi: Bindegewebskapsel des Graaf-Follikels.

**Thein:** Coffein*.

**Thelitis:** (gr.) Brustwarzenentzündung.

**Thenalidin** INN: Thenaldin, 1-Methyl-N-phenyl-N-(2-thienyl-methyl)-4-piperidinamin; CAS-Nr. 86-12-4; $C_{17}H_{22}N_2S$, $M_r$ 286.46. Schmp. 95-97°C.

**Thenalidintartrat:** CAS-Nr. 2784-55-6. Schmp. 170-172°C. **Anw.:** $H_1$-Antihistaminikum* (Antipruriginosum*) mit zusätzlicher anticholinerger u. lokalanästhetischer Wirkkomponente.

**Thenards Blau:** Aluminium-cobalt-oxid, Cobaltoaluminat, Leydener Blau, Cobaltultramarin, $CoAl_2O_4$, s. Aluminium (Nachw. von Aluminiumverbindungen).

**Thenyldiamin** INN: N,N-Dimethyl-N'-(2-pyridyl)-N'-(3-thenyl)-ethylendiamin, 2-{[2-(Dimethylamino)ethyl]-3-thenylamino}pyridin; CAS-Nr. 91-79-2; $C_{14}H_{19}N_3S$, $M_r$ 261.36. Sdp. 169-172°C (133 Pa, freie Base). $n_D^{20°C}$ 1.5915 (freie Base). **Anw.:** Antihistaminikum, Lokalanästhetikum.

**Thenyldiaminhydrochlorid:** $C_{14}H_{20}ClN_3S$.

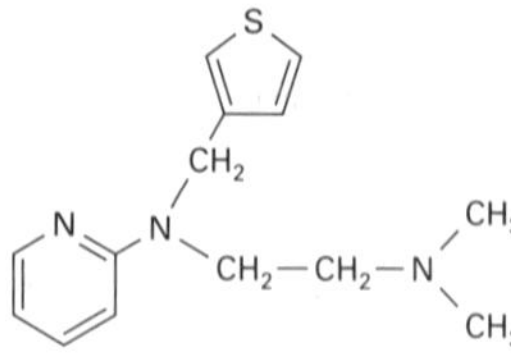

Thenyldiamin

Schmp. 170°C. Lösl. in Wasser bis 20%. pH einer 1%igen Lsg. in Wasser 6.5.

**Theobroma cacao** L.: (Theobroma: Götterspeise) Fam. Sterculiaceae, Kakaobaum (ein bis 5 m hoher Baum, heim. Trop. Zentral- u. Südamerika, kult. in allen tropischen Ländern). Stpfl. v. **Semen Cacao:** Kakaosamen, Kakaobohnen. Die Kakaofrucht ist eine ca. 20 cm lange u. 10 bis 12 cm breite gurkenartige Frucht, in deren breiartigem Fruchtfleisch 40 bis 60 weiße, bitter schmekkende Samen eingebettet sind. Die Samen werden einer mehrtägigen Fermentation unterworfen, wobei sie ihre Bitterkeit verlieren u. die bekannte braune Farbe sowie das charakterist. Aroma annehmen. **Inhaltsst.:** ca. 40 bis 50% Fett (Kakaobutter, s. unten), 15% Eiweiß, 8% Stärke, 1 bis 4% Theobromin, 0.05 bis 0.4% Coffein, 7% Gerbstoff, ca. 2% Kakaorot (gerbstoffhaltiger Farbstoff), ca. 2% Zucker, Spuren äther. Öles (mit Amylalkoholestern). **Schokolade** ist eine Mischung fetthaltiger Kakaomasse mit Zucker.

**Oleum Cacao**: Kakaobutter, Cacao oleum, Butyrum Cacao, Adeps Cacao, Kakaofett; CAS-Nr. MX8002-31-1; das aus den gerösteten, geschälten u. zerkleinerten Samenkernen (Embryonen) in der Wärme ausgepreßte, gereinigte, gelblichweiße Fett. Schmp. 31-35°C; polymorph. **Off.:** DAB10, ÖAB90. Bei Raumtemperatur ist Kakaobutter fest u. spröde (keine Butter, kein Öl!); sehr leicht lösl. in Ether, Chloroform u. Petrolether; lösl. in heißem abs. Ethanol; wenig lösl. in abs. Ethanol. D(15°C) 0.970 bis 0.998, $n_D^{40°C}$ 1.456 bis 1.459, SZ max. 3.0, IZ 33 bis 42, VZ 192 bis 198, UA max. 0.4%, POZ max. 3. Geprüft wird weiterhin auf Kakaoschalenfett u. auf Verdorbenheit, Kakaofett darf nicht ranzig riechen u. schmecken. **Best.:** Gem. von Triglyceriden; die Fettsäurefraktion besteht aus Ölsäure (30 bis 38%), Palmitinsäure (24 bis 32%), Stearinsäure (31 bis 38%) u. Linolsäure (1.4 bis 4.2%). **Verw.:** als Suppositoriengrundlage, f. Arzneistäbchen u. Vaginalkugeln, reizlos, mit guter Arzneistoffabgabe, jedoch heute wegen folgender technologischer Nachteile weitgehend durch Neutralfett* verdrängt: Kakaofett als relativ einheitliches gemischtes Triglycerid schmilzt zwar in einem engen Temperaturbereich (31-35°C), zeigt aber Polymorphie (metastabil sind die γ- (18°C), die α- (22°C) u. die β'-Form (31°C), stabil ist die β-Form (34.5°C)); erwärmt man bis zur klaren Schmelze (über 40°C) u. kühlt ab, liegt der Erstarrungspunkt unterhalb der Raumtemperatur (Vorliegen von metastabilen Modifikationen). Vorsichtiges Erwärmen auf 34 bis 35°C gibt nach dem Ausgießen Suppositorien mit max. Festigkeit. Eine Schmelzpunktserniedrigung durch Arzneistoffe kann auch mit härtenden Zusätzen prakt. nicht behoben werden. Da Kakaofett beim Abkühlen kaum kontrahiert, müssen Gießformen mit Trennmitteln (flüss. Paraffin, Siliconöl) vorbehandelt werden. Die Aufnahmefähigkeit gegenüber hydrophilen Flüss. (Wasser, Fluidextrakte, Ichthyol) ist gering. Durch den beträchtlichen Anteil an ungesättigten Fettsäuren im Triglycerid (s. Iodzahl) ist Cacao oleum besonders im geraspelten Zustand u. als wasserhaltige Zuber. leicht verderblich. Auch in Ceraten, Salben u. Kosmetika (z.B. zum Überfetten von Feinseifen) wird Kakaobutter immer weniger verwendet. **Pasta Cacao:** Die aus den Samen gew. Kakaomasse, die sich in Essigsäure fast vollständig lösen muß. **Cortex Cacao:** Testae Cacao, Kakaoschalen, die Samenschalen der Kakaobohnen. **Inhaltsst.:** Theobromin, Coffein, Gerbstoffe, Fett. **Anw.:** als Tee-Ersatz sowie z. Gew. v. Theobromin*.

**Theobromin:** Theobrominum Ph.Eur.3, 3,7-Dimethylxanthin, 3,7-Dihydro-3,7-dimethyl-1H-purin-2,6-dion; CAS-Nr. 83-67-0; $C_7H_8N_4O_2$, $M_r$ 180.2. Sublimiert bei 295°C. **Strukturformel** u. weitere Angaben s. Methylxanthine. Nat. bis 4% in den Kakaobohnen (s. Theobroma cacao). Weißes, geruchloses, krist., bitterschmeckendes Pulver; sehr schwer lösl. in Wasser u. Ethanol, prakt. unlösl. in Ether, leicht lösl. in Alkalihydroxidlösungen, wenig lösl. in Ammoniaklösung u. in verdünnten Mineralsäuren. **Anw.:** bei pectanginösen Störungen, als Adjuvans in der Herzglykosidtherapie; wirkt schwach diuretisch, schwach muskelrelaxierend, nicht zentral erregend. **Übl. Dos.:** Oral 0.2 g mehrmals tgl. **Nebenw.:** häufig Magenbeschwerden. Gebräuchl. ist auch Theobromin-Calciumsalicylat*, Theobromin-Natriumacetat*, Theobromin-Natriumbenzoat*, Theobromin-Natriumsalicylat* u.a.

**Theobromin-Calciumsalicylat:** Theobrominicalcii salicylas, Theobromini Calcium-Calcium salicylicum. Besteht aus annähernd äquimolaren Mengen von Theobromincalcium ($C_{14}H_{14}CaN_8O_4$, $M_r$ 398.4) u. Calciumsalicylat ($C_{14}H_{10}CaO_6$, $M_r$ 314.3). Geh. 45.3 bis 48.6% Theobromin u. 10.1 bis 10.8% Calcium. Weißes Pulver; lösl. in 150 T. kohlendioxidfreiem Wasser, unlösl. in Ethanol. **Off.:** ÖAB90. **Anw.:** s. Theobromin.

**Theobromini-calcii salicylas:** s. Theobromin-Calciumsalicylat.

**Theobromini Calcium-Calcium salicylicum:** s. Theobromin-Calciumsalicylat

**Theobromini Natrium-Natrium salicylicum:** s. Theobromin-Natriumsalicylat.

**Theobromin-Natriumacetat:** Theobrominonatrium aceticum; CAS-Nr. 8002-88-8; besteht aus annähernd äquimolaren Mengen Natriumtheobrominat ($C_7H_7N_4NaO_2$) u. Natriumacetat ($C_2H_3NaO_2$). Geh. mind. 60% Theobromin. Weißes, krist. Pulver, leicht lösl. in Wasser. **Anw.** med.: wie Theobromin*. **Übl. Dos.:** 0.25 bis 1 g, ev. bis zu 3 g tgl.

**Theobromin-Natriumbenzoat:** Theobrominonatrium benzoicum. Geh. ca. 47% Theobromin. Weißes Pulver, sehr leicht lösl. in Wasser. **Anw.** med.: wie Theobromin*.

**Theobromin-Natriumsalicylat:** Theobromino-Natrium salicylicum, Theobromini-natrii salicylas, Theobromini Natrium-Natrium salicylicum, Theobrominnatrium-Natriumsalicylat; CAS-Nr. 8048-31-5; besteht aus annähernd äquimolaren Mengen Natriumtheobrominat ($C_7H_7N_4NaO_2$) u. Natriumsalicylat; Geh. 45.0 bis 50.0% Theobromin, entsprechend 50.5 bis 56.1% Natriumtheobrominat, bezogen auf d. getrocknete Substanz. Weißes, fast geruchloses Pulver von süßlichem, dann schwach bitterem Geschmack, leicht lösl. in Wasser, wenig lösl. in Ethanol. **Off.:** DAB7, ÖAB90. **Anw.** med.: wie Theobromin*. **Übl. Dos.:** 0.6 bis 1.2 g.

**Theobromino-natrium aceticum:** s. Theobromin-Natriumacetat.

**Theobromino-natrium benzoicum:** s. Theobromin-Natriumbenzoat.

**Theobromino-natrium salicylicum:** s. Theobromin-Natriumsalicylat.

**Theobrominum:** s. Theobromin.

**Theocin:** Theophyllin*.

**Theocodine:** s. Oxycodonhydrochlorid.

**Theodrenalin** INN: 7-[2-(3,4,β-Trihydroxyphenethylamino)ethyl]theophyllin; CAS-Nr. 13460-98-5; $C_{17}H_{21}N_5O_5$. **Anw.:** Kreislaufanaleptikum, Antihypotonikum. Gebräuchl. ist auch Theodrenalinhydrochlorid.

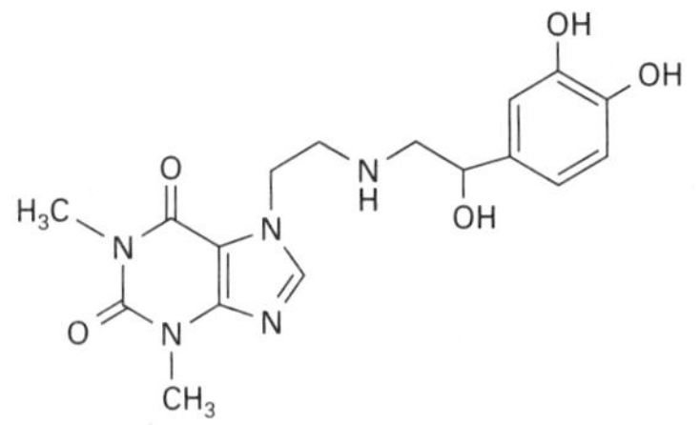


Theodrenalin

**theofrenon**®: s. Theophyllin.

**Theophyllin:** Theophyllinum Ph.Eur.3, Theophyllinum anhydricum, 1,3-Dimethylxanthin, 3,7-Dihydro-1,3-dimethyl,1H-purin-2,6-dion, 1,3-Dimethyl-2,6-dioxo-1,2,3,6-tetrahydropurin, Afonilum®, PulmiDur®, Solosin®, Uniphyllin®, theofrenon®, duraphyllin®, Bronchoretard®; CAS-Nr. 58-55-9; $C_7H_8N_4O_2$, $M_r$ 180.17. **Strukturformel** u. weitere Angaben s. Methylxanthine. Schmp. 270-274°C. Nat. zu ca. 0.03% in Schwarztee (s. Camellia sinensis). Weißes, geruchloses, krist. Pulver, bitterer Geschmack. Schwer lösl. in Wasser, wasserfreiem Ethanol, Chloroform, sehr schwer lösl. in Ether, leicht lösl. in Alkalihydroxidlösungen, Ammoniaklösungen u. lösl. in Mineralsäuren. **Wirk.:** positiv inotrop, erweitert die Herzkranz- sowie die peripheren Gefäße, broncholytisch, kaum diuretisch, schwächer zentral erregend als Coffein*. Pharmakokinetik: HWZ 5 bis 10 h; zirkadiane Rhythmik, schmale therapeutische Breite, große intra- u. interindividuelle Unterschiede zwischen applizierter Dosis u. Blutspiegel; der Serumspiegel sollte 8 bis 15 mg/L betragen. **Anw.:** Kardiakum, Koronarmittel, Bronchospasmolytikum; bei pectanginösen Zuständen, in Kombinationen mit herzwirksamen Glykosiden, v.a. beim akuten Asthmaanfall; Anw. erfolgt wegen der schlechten Magenverträglichkeit u. geringen Wasserlöslichkeit in Form von verschiedenen Molekülverbindungen u. Derivaten (Theophyllin-Ethylendiamin*, Etofyllin*, Diprophyllin, Proxyphyllin usw.). **Übl. Dos.:** oral: 2mal ca. 0.15 g/d; rektal u. oral retard: ca. 02 g/d; i.m. u. i.v.: 0.2 g (langsam). Gebräuchl. ist auch Theophyllin-Monohydrat*.

**Theophyllin-Ethylendiamin:** Theophyllinum et ethylendiaminum Ph.Eur.3, Euphyllin®, Aminophyllin®, Afonilum®, Injektionslösung duraphyllin®, Injektionslösung Phyllotemp®; CAS-Nr. 317-34-0; $C_{16}H_{24}N_{10}O_4$, $M_r$ 420.4. Schmp. 270-274°C. Ein haltbares Gem. od. eine haltbare

Verbdg. von Theophyllin u. Ethylendiamin, enthält mind. 84.0% u. max. 87.4% wasserfreies Theophyllin u. mind. 13.5% u. max. 15.0% Ethylendiamin. Weißes od. schwach gelbliches, manchmal körniges Pulver; schwach ammoniakähnlicher Geruch u. bitterer Geschmack; leicht lösl. in Wasser (die Lsg. trübt sich durch Absorption von Kohlendioxid), prakt. unlösl. in wasserfreiem Ethanol u. Ether. **Anw.:** bei Koronarspasmen, akuter Herzmuskelschwäche, Asthma bronchiale; auch f. analeptische Zwecke u. bei anaphylaktischem Schock. HWZ 5 bis 10 h. **Dos.:** Einnahme 0.2 g mehrmals tgl., Einspritzung i.m. u. i.v. 0.4 g 1mal/d.

**Theophyllin-Ethylendiamin-Hydrat:** Theophyllinum et ethylendiaminum hydricum Ph.Eur.3, Aminophyllinum hydratum; $(C_7H_8N_4O_2)_2 \cdot C_2H_4(NH_2)_2 \cdot 2\ H_2O$. Enthält nach Ph.Eur.3 3.0 bis 8.0% Wasser.

**Theophyllin-Ethylendiamin-Injektionslösung:** Theophyllini et ethylendiamini solutio iniectabilis, Sol. Theophyllini-Ethylendiamini pro injectione. **Off.:** DAC86, Ph.Helv.7. Konz.: 240 mg/mL (nach Ph.Helv.7) *bzw.* 2.5% (nach DAC86). Zstzg.: 20.8 g Theophyllin, 5.7 g Ethyllendiamin-Monohydrat ad 100 mL Aqua ad injectabilia.

**Theophyllini Natrium-Natrium aceticum:** s. Theophyllin-Natriumacetat.

**Theophyllin-Monohydrat:** Theophyllinum monohydricum Ph.Eur.3; CAS-Nr. 5967-84-0; $C_7H_8N_4O_2 \cdot H_2O$, $M_r$ 198.2. **Wirk.** u. **Anw.:** s. Theophyllin.

**Theophyllin-Natriumacetat:** Theophyllini natrii acetas, Theophyllini Natrium-Natrium aceticum; annähernd äquimolares Gem. von Theophyllinnatrium ($C_7H_7N_4NaO_2$, $M_r$ 202.1) u. Natriumacetat ($C_2H_3NaO_2$, $M_r$ 82.0). Geh. 54.5 bis 60.2% waserfreies Theophyllin. Weißes, krist. Pulver; lösl. in 25 T. Wasser, sehr schwer lösl. in Ethanol. **Off.:** ÖAB90. **Anw.:** s. Theophyllin.

**Theophyllin-Natriumglycinat:** Gem. von Theophyllinnatrium u. Glycin*, Bronchoparat®; CAS-Nr. 8000-10-0. **Anw.:** Broncholytikum, Kardiakum, mildes Muskelrelaxans; s.a. Theophyllin.

**Theophyllinum anhydricum:** s. Theophyllin.

**Theophyllinum et ethylendiaminum:** s. Theophyllin-Ethylendiamin.

**Theophyllinum et ethylendiaminum hydricum:** s. Theophyllin-Ethylendiamin.

**Theophyllinum monohydricum:** s. Theophyllin-Monohydrat.

**Theralene®:** s. Alimemazin.

**Therapeutisch:** die Behandlung betreffend, behandelnd.

**Therapeutische Breite:** s. Dosis-Wirkungs-Kurve.

**Therapeutischer Index:** s. Dosis-Wirkungs-Kurve.

**Therapeutisches System:** TS; Vorrichtung od. Darreichungsform zur kontinuierlichen Abgabe eines od. mehrerer Arzneistoffe in vorausbestimmter u. gleichbleibender Geschwindigkeit über einen festgelegten Zeitraum an einen festgelegten Anwendungsort. Therapeut. Systeme sind z.B. (s. jeweils dort) Infusions-System AR/Med®, Orales Osmotisches Therapeutisches System OROS®, Transdermale Therapeutische Systeme (TTS), Ocusert®, Progestasert®, (Biograviplan®); Estring®-Vaginalring.

**Therapie:** Heilverfahren. **Kausale Th.:** Behandlung des Grundleidens. **Symptomatische Th.:** Behandlung eines bestimmten Symptoms einer Krankheit.

**Therapiestudie:** s. Prüfung, Klinische.

**Theriaca:** (*gr.* θηρίον wildes Tier) **1.** Titel eines Werkes von Nikander (ca. 135 v. Chr.), in dem er die giftigen Tiere, die Wirkung ihrer Gifte u. Gegenmittel beschreibt. **2.** Elektuarium theriaca, s. Theriak; vgl. Alexipharmaca.

**Theriak:** Electuarium theriacale, Electuarium Theriaca, Electuarium Mithridaticum. Wichtiges u. berühmtes Arzneimittel des Mittelalters, dessen Erfindung dem König Mithridates von Pontus (124 bis 62 v. Chr.) zugeschrieben wird (verbessert von Andromachus, dem Leibarzt Neros, 54 n. Chr.). Der T. bestand aus 50 bis 100 verschiedenen Best. (im Dispensatorium des Valerius Cordus aus 65 Best.). Die Herst. erfolgte unter behördlicher Aufsicht in den Apotheken, zuletzt in dieser Weise in der Kugel-Apotheke zu Nürnberg 1754. T. war noch mit 12 Bestandteilen in der Pharmacopoea germanica v. 1882 enthalten u. war noch im EB6 aufgenommen (Geh. 1% Opium), jedoch hatte er keinerlei med. Bedeutung mehr.

**Therme:** (gr.) warme Quelle, Thermalquelle, s. Aquae minerales.

**Thermit:** s. Aluminium.

**Thermoanalyse:** thermische Analyse; Verfahren, bei denen phys.-chemische Eigenschaften von Stoffen in Abhängigkeit von der Temp. beobachtetet (gemessen) werden. Entweder wird ein Wärmeumsatz gemessen od. es werden bestimmte Stoffeigenschaften bei Zu- od. Abfuhr von Wärme registriert (z.B. Kristallinität od. elektrische, mechanische, optische etc. Eigenschaften). Die in der Pharmazie wichtigsten Methoden sind: Kalorimetrie*, Thermomikroskopie* (TM), Thermogravimetrie* (TG), thermometrische Titration. Unter **Differentialthermoanalyse*** versteht man heute auch DTA (Differential Thermal Analysis u. DSC* (Differential Scanning Calorimetry). **Lit.:** M. Kuhnert-Brandstätter, Thermische Analyse in der Pharmazie, Die Pharmazie *51*, 443-457 (1996).

**Thermocap-Verfahren:** s. Capsulae.

**Thermochemie:** (*gr.* θερμός warm, heiß) Lehre von den Zusammenhängen zwischen Wärme u. chemischer Energie bzw. von den Wärmetönungen der Reaktionen.

**Thermodynamik:** Teilgebiet der Physik, das mit Hilfe von Zustandsfunktionen* (Energie*, Entropie*, Enthalpie* u.a.) u. Zustandsgrößen (Druck, Temp., Volumen) makroskopische Systeme beschreibt, in denen Wärme (Energie) umgesetzt wird. Die T. beschreibt Gleichgewichtszustände u. unter welchen Voraussetzungen diese erreicht werden (können); sie kann aber nichts darüber aussagen, wie schnell ein Gleichgewicht (auch ein chemisches Gleichgewicht) erreicht wird, da in ihr die Zeit als Veränderliche nicht vorkommt (vgl. Kinetik); s. Hauptsätze* der Thermodynamik.

**Thermodynamische Aktivität:** s. Aktivität.

**Thermodynamische Temperatur:** s. Absolute Temperatur.

**Thermoelement:** dient zur Temperaturmessung u. besteht aus 2 verschiedenen Metalldrähten, die so zusammengelötet sind, daß 2 Kontaktstellen entstehen. Sind beide Kontaktstellen auf gleicher Temp., dann sind die beiden Kontaktspannungen von gleichem Betrag u. einander entgegengesetzt, so daß sie sich gegenseitig aufheben. Im Stromkreis existiert keine resultierende Spannung. Werden beide Lötstellen jedoch auf unterschiedliche Temperaturen gebracht, dann ist die Summe der beiden Spannungen von 0 verschieden, u. die Summenspannung (Thermospannung) wird durch das Meßgerät angezeigt. Zur Temperaturmessung hält man eine der beiden Lötstellen auf konstanter Temp. (z.B. auf 0°C durch Eintauchen in schmelzendes Eis). Die andere Lötstelle wird an die Stelle gebracht, deren Temp. zu messen ist. Die Empfindlichkeit gebräuchlicher Thermoelemente liegt bei ca. $10^{-5}$ V/K, die von Eisen-Konstantan-Elementen bei $5 \cdot 10^{-5}$ V/K. Weitere Metallkombinationen sind Bismut-Antimon, Konstantan-Kupfer u. Platin-Platinrhodium. Die Vorzüge v. T. sind ihre große Empfindlichkeit, kleine Wärmekapazität u. damit schnelle Anzeige u. ihr großer Anwendungsbereich (-270 bis 2000°C). T. müssen sorgfältig kalibriert werden, da ihre Empfindlichkeit stark temperaturabhängig ist. Die Umkehrung des Thermoeffektes ist der Peltier-Effekt*.

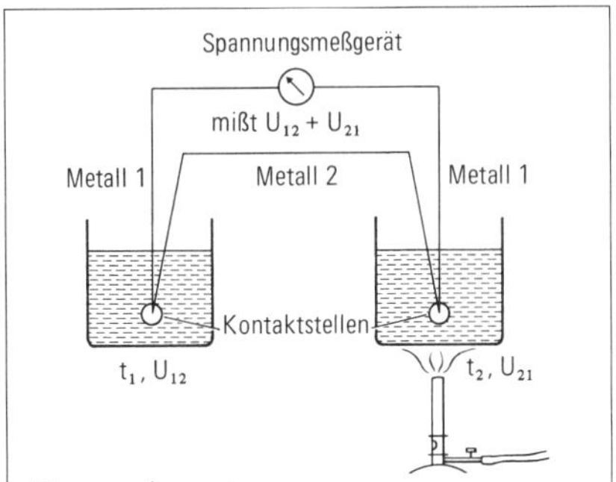

Thermoelement

**Thermogravimetrie:** die mit einer Thermowaage bestimmte Temperaturabhängigkeit der Masse einer Substanzportion. Durch T. läßt sich z.B. der Verlauf der Entwässerung von kristallwasserhaltigen Stoffen od. die Oxidation u. Reduktion von Metallen verfolgen.

**Thermoindikator:** Teststreifen zur Kontrolle der Temp. bei thermischen Sterilisationsverfahren.

**Thermolabil:** nicht wärmebeständig.

**Thermolumineszenz-Dosimeter:** s. Dosimeter.

**Thermometer:** Instrument z. Messen der Temperatur*. Bei den üblichen Flüssigkeitsthermometern wird die Temp. aufgrund der Ausdehung einer in einer luftleer gemachten Glasröhre eingeschlossenen Flüss. gemessen, die meist aus Quecksilber, gefärbtem Ethanol od. Toluol besteht. Jede Thermometerskala hat 2 **Fundamentalpunkte:** den Gefrierpunkt u. den Siedepunkt des Wassers; den Abstand der beiden Fundamentalpunkte nennt man den **Fundamentalabstand**, er ist nach **Celsius (C)** in 100, nach **Reaumur (R)** in 80 u. nach **Fahrenheit (F)** in 180 Grad eingeteilt. Der Gefrierpunkt wird bei C u. R als der Nullpunkt bezeichnet, während bei F der Nullpunkt 32°F unter dem Gefrierpunkt des Wassers liegt. Der Nullpunkt ist die Temp. des schmelzenden Eises, der Siedepunkt die Temp. der Dämpfe siedenden Wassers. Da Quecksilber bei -39°C erstarrt u. bei 356°C siedet, benutzt man zur Messung von Temperaturen unter -39°C Th., die mit Ethanol gefüllt sind, u. zum Messen von Temperaturen über 356°C Th. aus Quarzglas, die über dem Quecksilber mit komprimiertem Gas (Stickstoff od. Kohlensäure) gefüllt sind; diese können dann bis 750°C benutzt werden. Um R-Grade in C-Grade umzuwandeln, muß man erstere mit 5/4 multiplizieren; um C-Grade in R-Grade umzuwandeln, muß man erstere mit 4/5 multiplizieren; um F-Grade in C- od. R-Grade umzuwandeln, muß man zunächst 32 abziehen u. dann den Rest mit 5/9 bzw. 4/9 multiplizieren; um C- od. R-Grade in F umzurechnen, muß man sie mit 9/5 bzw. 9/4 multiplizieren u. dann 32 addieren. 212°F = 100°C = 80°R. Die Skala des **Fieberthermometers*** enth. die in 1/10 unterteilten Grade v. 35 bis 42°C. Beim **Maximum-T.** behält d. Quecksilberfaden d. hochsten Stand bei, bis er durch Schütteln zurückgeschlagen wird. Das **Minimum-T.** enth. Alkoholfüllung u. darin schwimmend ein Glasstäbchen, das bei sinkender Temp. mitgezogen wird, während bei steigender Temp. der Alkohol über dieses hinwegfließt. **Tropfpunkt-T.:** s. dort; **Beckmann-T.:** s. Kryoskopie. **Rotierendes T.:** s. dort. **Bi-Metall-Thermometer:** s. dort. **Platinwiderstandsthermometer, Widerstandsthermometer:** s. dort; s.a. Absolute Temperatur.

**Thermomikroskopie:** TM (Mikrothermoanalyse, MTA); mikroskopische Verfahren mit Hilfe eines Thermomikroskops, mit welchem die Probe (ca. 0.1 mg) unter od. über Raumtemperatur beobachtet werden kann; dient v.a. in der Pharmazie der Ermittlung von physikalischen Kennwerten u. Stoffeigenschaften (z.B. Polymorphie* u. Pseudopolymorphie) von Ein- u. Mehrstoffsystemen (Zustandsdiagramme, s. Phasendiagramme), der Identifizierung (z.B. über Schmelzpunkt* u. Brechungsindex der Schmelze, s. Refraktometrie etc.) sowie der Reinheitsbestimmung (chem. u. phys.) von Arzneistoffen.

**Thermonatrit:** Natriumcarbonat*-Monohydrat.

**Thermopenetration:** Diathermie*.

**Thermophil:** Bez. f. Organismen, deren Temperaturoptimum des Wachstums oberhalb 45°C liegt.

**Thermophor:** (*gr.* Wärmeträger) warme Kompresse, Wärmeflasche.

**Thermoplaste:** s. Plastomere.

**Thermosphäre:** s. Erdatmosphäre.

**Thermostabil:** wärmebeständig.

**Thermostat:** elektr. beheiztes Gerät, bei dem die Temp. exakt konstant gehalten werden kann. Die Regelung der zugeführten Heizleistung erfolgt mit Hilfe eines an ein Relais angeschlossenen Kontaktthermometers. Man unterscheidet zwischen Einhänge-, Bad-, Umwälz/Bad- u. Kühlthermostaten (Kryostate). Kryostate werden f. tiefe Temperaturen verwendet. Als Badflüssigkeiten kommen Wasser, Paraffin od. Siliconöle u. für tiefere Temperaturen Alkohole od. Kohlenwasserstoffe in Betracht.

**Thermotrop:** sich unter Temperaturänderung verändernd (Stoffeigenschaft); z.B. die temperaturabhängige Farbänderung von Flüssigkristallen.

**Thesit:** s. Polidocanol.

**Thevetia peruviana** (Pers.) K.Schum.: (T. neriifolia Juss. ex Steud.) Fam. Apocynaceae, Gelber Oleander, Schellenbaum (Westindien u. Südamerika). Stpfl. v. **Semen Thevetiae:** Thevetiasamen, Gelbe Oleandersamen. **Inhaltsst.:** ca. 10% herzwirksame Glykoside wie Peruvosid*, Thevetin A* u. B, Neriifolin u.a. **Anw.:** zur Gew.

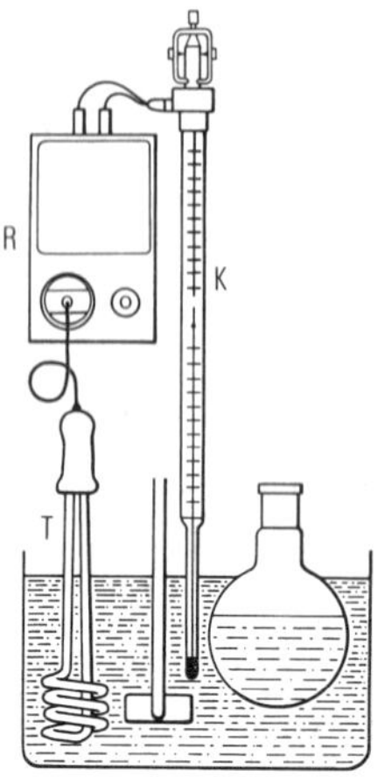


Thermostat:
K: Kontaktthermometer; R: Relaisschalter;
T: Tauchsieder; dazu Wasserbad, Metallrührer und 500-ml-Kolben

der Herzglykoside*, als Schädlingsbekämpfungsmittel (z.B. gegen Insekten, besonders in Indien).

**Thevetin A:** Gentiobiosid von Peruvosid*, Trisaccharid von Cannogenin*; $C_{42}H_{64}O_{19}$. **Strukturformel** s. Herzglykoside (Tab.2). Herzglykosid aus den Samen von Thevetia peruviana*. Schmp. 208-210°C. Farblose, hygr. Kristallplättchen, lösl. in Wasser u. Ethanol. **Wirk.:** strophanthinähnlich, aber weniger giftig; wirkt schnell u. wird rasch ausgeschieden; Kumulation tritt nicht ein. **Anw.:** oral u. i.v. bei Herzinsuffizienz mäßigen Grades; zur Herst. des wirksameren Peruvosid* (durch Abspaltung der endständigen Gentiobiose).

**Thevetose:** 6-Desoxy-3-O-methylglucose; $C_7H_{14}O_5$. Schmp. 128-130°C (L-Form).

**THF:** **1.** Tetrahydrofuran*; **2.** Tian Hua Fen, s. Trichosanthes kirilowii.

**THFA:** s. Tetrahydrofurfurylalkohol.

**Thia-:** s. a-Nomenklatur.

**Thiabendazol:** s. Tiabendazol.

**Thiabutazid:** s. Butizid.

**Thialbarbital-Natrium:** Thialbarbitalum natricum, Natrium cyclohexenylallylthiobarbituricum, Cyclohexenylallylthiobarbitursaures Natrium; CAS-Nr. 3546-29-0; $C_{13}H_{15}N_2NaO_2S$, $M_r$ 286.3. Gelblichweißes, krist., hygr. Pulver, schwach lauchartiger Geruch; leicht lösl. in Wasser u. Ethanol. Wäßrige Lösungen zersetzen sich allmählich bei Raumtemperatur; durch Einw. von Kohlendioxid scheidet sich die freie Säure ab. **Off.:** ÖAB90 (bis 1996). **Anw.:** Injektionsnarkotikum (s. Narkotika). **Übl. Dos.:** i.v. 0.5-1.0 g; MED 2.0 g, MTD 2.0 g.

**Thiamazol** INN: 1-Methyl-2-imidazolthiol, Favistan®; Methimazol; 1-Methyl-2-mercaptoimidazol; CAS-Nr. 60-56-0; $C_4H_6N_2S$, $M_r$ 114.17. Schmp. 146-148°C aus Ethanol. Sdp. 280°C (101 kPa, unter teilweiser Zers.). Leicht lösl. in Wasser; lösl. in Ethanol, Chloroform; wenig lösl. in Ether, Petrolether, Benzol. **Anw.:** Hyperthyreose, Thyreotoxikose. HWZ 3 bis 4 h. **Übl. Dos.:** Oral: 2- bis 3mal 0.02 g/d (f. kurze Zeit 0.2 g/d), Erhaltungsdos.: 2- bis 3mal 0.01 g/d. Parenteral: i.m., i.v. 3- bis 4mal 0.04 g/d. **Nebenw.:** wie bei anderen Thyreostatika der Thioharnstoffgruppe Übelkeit, Hautveränderungen, Agranulozytose. Cave: Schwangerschaft.

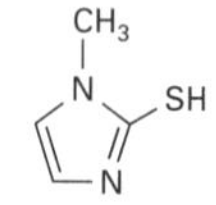


Thiamazol

**Thiamin** INN: Vitamin $B_1$; s. Vitamine.

**Thiaminchloridhydrochlorid:** s. Vitamine (Vitamin $B_1$).

**Thiamini hydrochloridum:** s. Vitamine (Vitamin $B_1$).

**Thiamini nitras:** s. Vitamine (Vitamin $B_1$).

**Thiaminnitrat** INN: Vitamin $B_1$-nitrat; s. Vitamine.

**Thiaminpyrophosphat:** s. Vitamine (Vitamin $B_1$).

**Thiamin-Tabletten:** s. Compressi Thiamini.

**Thiamphenicol** INN: Thiamphenicolum Ph.Eur.3, Dextrosulfenidol, D-(+)-threo-2,2-Dichloracetamino-1-(4-methylsulfonylphenyl)propan-1,3-diol, Urfamycine®; CAS-Nr. 15318-45-3; $C_{12}H_{15}Cl_2NO_5S$, $M_r$ 356.23. Schmp. 163-165°C; polymorph. $[\alpha]_D^{20°C}$ +12.9° (Ethanol), $[\alpha]_D^{20°C}$ -21 bis -24° (c = 5 in DMF). Feines, weißes, krist. Pulver. Schwer lösl. in Wasser, Ether, Ethylacetat; lösl. in Methanol; wenig lösl. in Ethanol, Aceton; sehr leicht lösl. in DMF, Acetonitril. pH 5.8-7.5 (gesättigte, wäßrige Lösung). **Wirk.** u. **Anw.:** Chloramphenicol-Antibiotikum mit ähnlichem Wirkungsspektrum wie Chloramphenicol*; wirkt bakteriostatisch auf grampositive u. gramnegative Bakterien. **Nebenw.:** stärker hämatotoxisch als Chloramphenicol, daher nur kurzfristige Anw. bei strengster Indikationsstellung. HWZ 2 bis 3 h. **Übl. Dos.:** Oral: 3mal 0.5 g/d. Parenteral: i.m., i.v. 3mal 0.5 g/d; Typhus abdominalis, in schweren Fällen: 1. Woche doppelte Dosis; Kinder: 0.025 g/kg KG/d; s.a. Antibiotika (Tab.). Hingewiesen sei auch auf Thiamphenicolglycinat, Thiamphenicolglycinat-acetylcysteinat, Thiamphenicolpalmitat.

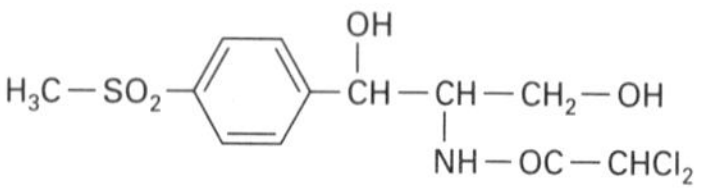


Thiamphenicol

**Thianeuron®:** s. Acetiamin.

**Thiazide:** s. Diuretikum(a).

**Thiazinamiummetilsulfat** INN: Methylpromethazinmethylsulfat; CAS-Nr. 58-34-4; $C_{19}H_{26}N_2O_4S_2$, $M_r$ 410.6. Schmp. 206-210°C. **Anw.:** Antihistaminikum*.

**Thiazinfarbstoffe:** Farbstoffe, die sich von Thiazin (Thiodiphenylamin) ableiten, s. Methylenblau.

**Thiazol:** $C_3H_3NS$; $M_r$ 85.13. Sdp. 117°C. Flüss. von pyridinartigem Geruch, mit Wasser, Ethanol, Ether mischbar; reagiert neutral u. bildet mit Säuren beständige Salze, die infolge hydrolytischer Spaltung sauer reagieren. Ein Thiazolderivat ist z.B. Vitamin $B_1$.

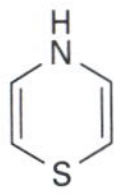

Thiazinfarbstoffe:
Thiazin

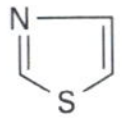

Thiazol

**Thiethylperazin** INN: 2-Ethylthio-10-[3-(4-methyl-1-piperazinyl)propyl]phenothiazin, Tore-

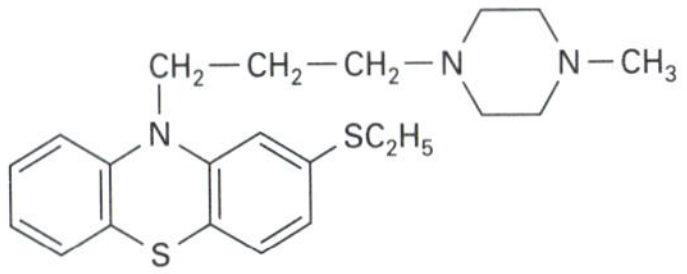

Thiethylperazin

can®; CAS-Nr. 1420-55-9; $C_{22}H_{29}N_3S_2$, $M_r$ 399.62. Schmp. 62-64°C aus Aceton. Sdp. 227°C (1.33 Pa). **Anw.:** bei Schwindel, Übelkeit, Antiemetikum*. **Übl. Dos.:** Oral: 2- bis 3mal 0.0065 g/d. Parenteral: i.m., s.c., i.v. 0.0065 g. Rektal: 0.0065 g. **Nebenw.:** s. Neuroleptitika unter Psychopharmaka, beeinflußt das Reaktionsvermögen.

**Thiethylperazindihydrogenmaleat:** Thiethylperazini maleas; $C_{30}H_{37}N_3O_8S_2$, $M_r$ 631.8. Schmp. 188-190°C (Zers.). Weißes bis schwach gelbliches, krist. Pulver; sehr schwer lösl. in Wasser, schwer lösl. in Methanol. **Off.:** Ph.Helv.7.

**Thiethylperazindihydrochlorid:** $C_{22}H_{29}N_3S_2 \cdot 2\,HCl$. Schmp. 214-216°C.

**Thio-:** (*gr.* ϑεῖον Schwefel) Silbe im Namen von Verbindungen, in denen O- durch S-Atome substituiert sind, z.B. Thioacetamid*, Thioschwefelsäure*, Thioharnstoff*.

**Thioacetale:** s. Thiole.

**Thioacetamid:** $CH_3$–CS–$NH_2$, $M_r$ 75.13. Schmp. 110-115°C. Fast weiße Kristalle mit nur schwachem Eigengeruch. Leicht lösl. in Wasser u. Ethanol 96%. **Anw.:** anstelle von gasförmigem Schwefelwasserstoff zur qualitativen u. quantitativen Bestimmung von Schwermetallen über Sulfidfällungen; dabei entsteht $H_2S$ durch Hydrolyse, d. h. erst während der Fällung, so daß der $H_2S$–Geruch nur wenig hervortritt; die Niederschläge sind gut filtrierbar. Die Fällungen werden in der Wärme erzeugt. **Thioacetamid-Reagenz** Ph.Eur.3**:** 0.20 mL Thioacetamid-Lsg. (4.0 g/100 mL) u. 1.00 mL einer Mischung von 5.0 mL Wasser, 15 mL 1N-Natriumhydroxid-Lösung u. 20.0 mL Glycerol 85% werden im Wasserbad 20 s lang erhitzt (bei Bedarf frisch herzustellen).

**Thioacetazon** INN: Conteben®, TB I/698, 4-Acetylamino-benzaldehyd-thiosemicarbazon; $C_{10}H_{12}N_4OS$. Weißes bis gelbl. Pulver von bitterem Geschmack, sehr schwer lösl. in Wasser. **Anw.:** nicht mehr im Handel; tuberkulostat. wirkendes Chemotherapeutikum. **Nebenw.:** Erbrechen, Knochenmark- u. Leberschädigungen.

**Thioalkohole:** s. Thiole.

**Thiobakterien:** Schwefelbakterien, s. Schwefel.

**Thiobarbitursäure:** Dihydro-2-thioxo-4,6(**1H**, **5H**)-pyrimidindion; $C_4H_4N_2O_2S$, $M_r$ 144.2. Schmp. 235°C, unter Zers. Weiße Blättchen od. Kristalle; schwer lösl. in Wasser, lösl. in Ethanol u. Alkalihydroxid-Lösungen. **Anw.:** Reagenz Ph.Eur.3.

**Thiobutabarbital:** 5-sec-Butyl-5-ethyl-thiobarbitursäure, Inactin®; CAS-Nr. 2095-57-0; $C_{10}H_{16}N_2O_2S$, $M_r$ 228.32. **Anw.:** Injektionsnarkoti-

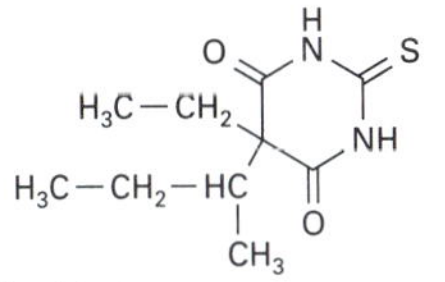

Thiobutabarbital

kum f. Kurznarkosen, zur Narkoseeinleitung u. für Kombinationsnarkosen. **Nebenw.:** Blutdrucksenkung, parasympathotone Reaktionen, Flacherwerden der Atmung; Kontraind.: s. Barbiturate. Gebräuchl. ist auch Natrium-5-sec-butyl-5-ethylthiobarbiturat.

**Thiocarbamid:** Thioharnstoff*.

**Thiocarbonylgruppe:** =C=S-Gruppe.

**Thioctsäure:** s. α-Liponsäure.

**Thiocyanate:** Rhodanide, Rhodanate, Sulfocyanate. Verbindungen der Thiocyansäure*.

**Thiocyansäure:** Rhodanwasserstoffsäure, Thiocyanwasserstoffsäure, H–S–C≡N. (Iso-T. in Allylsenföl: H–N=C=S). Farblose, stechend riechende, ölige Flüss., nur in wäßriger Lsg. beständig. Wichtigste Salze: Ammoniumthiocyanat $NH_4SCN$, Eisen(III)-thiocyanat, $Fe(SCN)_3$. Thiocyanate (Rhodanide) wirken bakterizid, sie werden in Schädlingsbekämpfungsmitteln u. auch in Zahnpasten verwendet sowie in der Färberei, in der Drucktechnik u. in der Photographie.

**Thiodiphenylamin:** s. Phenothiazin.

**Thioether:** s. Sulfide.

**β-Thioglucosidase:** s. Glucosinolate.

**Thioglucoside:** s. Glucosinolate.

**Thioglykolat-Nährboden:** Nährboden zur Züchtung anaerob wachsender Bakterien.

**Thioglykolsäure:** Sulfhydrylessigsäure; HS–$CH_2$–COOH. D. 1.265 bis 1.275. Schmp. -16.3°C. Sdp. 104°C. Farblose, ölige Flüss. von unangenehmem Geruch. Mit Wasser, Ethanol, Ether vollständig mischbar. Darst.: durch Umsetzen von Chloressigsäure mit Kaliumhydrogensulfid. **Anw.:** in der chem. Analyse (zur Prüfung auf Eisen-Ionen) sowie f. Kalt-Dauerwellen.

**Thioguanin:** s. Tioguanin.

**Thioharnstoff:** Thiocarbamid, Thiourea, Sulfocarbamid, Sulfoharnstoff, Schwefelharnstoff. D. 1.4. Schmp. 174-180°C. Weiße Kristalle, leicht

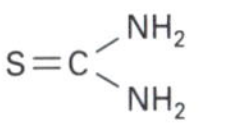

Thioharnstoff

lösl. in Wasser, lösl. in Ethanol u. Ether, leicht lösl. in heißem Ethanol. Darst.: durch Schmelzen von Ammoniumthiocyanat (ca. 160°C); techn.:

durch Einleiten von $H_2S$ in eine wäßrige Aufschlämmung von Kalkstickstoff bei Gegenwart von Katalysatoren u. Ausfällung des Kalkes mit $CO_2$. **Wirk.:** T. hemmt wie Thiouracil* die Bildung von Thyroxin in der Schilddrüse, vgl. Thyreostatikum(a). **Anw.** techn.: Reagenz Ph.Eur.3 (zum allgemeinen Nachw. von Bismut); zur Herst. v. Kunststoffen, Lichtpauspapieren, Imprägnierungsmitteln, in d. Photographie, zu Tonbändern, zu Kaltdauerwellenpräparaten.

**Thiohydroxamsäuren:** s. Glucosinolate.

**Thioindigo:** Thioindigorot B, Schwefelindigo; $C_{16}H_8O_2S_2$, $M_r$ 296.3. Schmp. 280°C (Sublimation). Dem Indigo* verwandter, gegen Licht, Wasser u. Chemikalien relativ beständiger, roter, synthetischer Farbstoff.

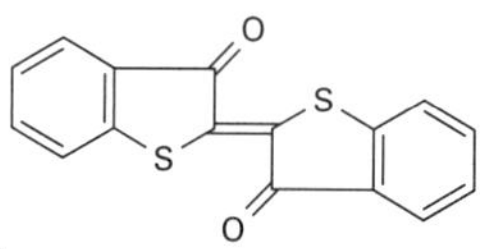

Thioindigo

**Thioketale:** s. Thiole.

**Thioklastische Spaltung:** s. Fettsäureabbau.

**-thiol:** s. Thiole.

**Thiole:** Mercaptane, Thioalkohole; Schwefelanaloga der Alkohole, allgemeine Formel: R-SH. **IUPAC:** Anhängen der Silbe -thiol, bzw. -dithiol,

HS—$CH_2$—$CH_2$—OH

Thiole:
2-Mercaptoethanol als Beispiel

-trithiol an den Kohlenwasserstoffnamen. Bei der früher üblichen Bez. „Mercaptane" hängte man die Gruppenbezeichnung -mercaptan an den Namen des betreffenden Alkyl-Restes. Sind mehrere funktionelle Gruppen im Molekül, wird f. die SH-Gruppe das Präfix Mercapto- verwendet. z.B. 2-Mercaptoethanol. T. sind meist Verbindungen von widerlichem Geruch (im Harn z.B. nach Spargelgenuß, in den Darmgasen). Die T. bilden mit Basen u. Metalloxiden Salze, die **Mercaptide**, mit Aldehyden **Mercaptale** (Thioacetale), mit Ketonen **Mercaptole** (Thioketale).

**Thiomersal:** Thiomersalum, Mercurothiolatum, Thimerosal, Natrium-2-(ethylmercurithio)-benzoat; CAS-Nr. 54-64-8; $C_9H_9HgNaO_2S$, $M_r$

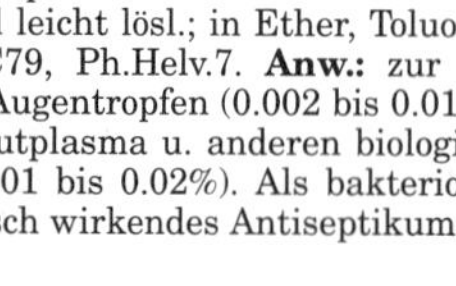

Thiomersal

404.8. Schmp. 225-245°C. In Wasser sehr leicht u. in Ethanol leicht lösl.; in Ether, Toluol unlöslich. **Off.:** DAC79, Ph.Helv.7. **Anw.:** zur Konservierung von Augentropfen (0.002 bis 0.01%), Augensalben, Blutplasma u. anderen biologischen Produkten (0.01 bis 0.02%). Als bakteriostatisch u. fungistatisch wirkendes Antiseptikum, das durch Proteine, Körperflüssigkeiten u. Seifen nicht inaktiviert wird; zur Haut- u. Wunddesinfektion (0.1%). Weitgehend unwirksam gegen Sporen. Überempfindlichkeitsreaktionen auf der Haut können auftreten. Inkomp.: Halogenide, Nitrate, Phosphinate; sauer reagierende Stoffe (Fällungen), oxidierende u. reduzierende Stoffe, Metalle (Zersetzungen); Ammoniak u. Ammoniumsalze (biologische Inkomp.); Kautschuk (Absorption); arabisches Gummi, PVC, Polyethylen, anionenaktive Substanzen, Komplexbildner.

**Thiomersal-Stammlösung 0.02%:** Zstzg. nach NRF: 0.020 g Thiomersal, Wasser f. Injektionszwecke zu 100.0 g. Das Thiomersal wird ohne Erwärmen vollständig gelöst. Haltbarkeit: 3 Monate. **Anw.:** zur Konservierung wäßriger Ophthalmika.

**Thionin:** Lauth-Violett, 3,7-Phenothiazinium-chlorid, Katalysin®; CAS-Nr. 581-64-4; $C_{12}H_{12}ClN_3S$, $M_r$ 263.74. Dunkelgrünes Pulver,

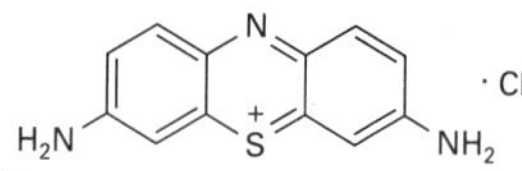

Thionin

lösl. in Ethanol, wenig lösl. in Wasser. Darst.: durch Oxidation von p-Phenylendiamin mit Schwefel u. Eisentrichlorid in sauer Lsg. (Lauth, 1876). **Anw.:** Antidot bei Vergiftungen mit Kohlenmonoxid, da die nach Applikation sich bildende Leukoverbindung als Reduktionsmittel f. Methämoglobin die Rückbildung von Hämoglobin bewirkt; als Redoxindikator in 0.05%iger Lsg., in 60%igem Ethanol (bei pH 15 bis 17, Farbumschlag von violett nach farblos).

**Thiooxazolidone:** s. Glucosinolate.

**Thiopental-Natrium** INN: Mononatriumsalz der (R,S)-5-Ethyl-5-(1-methylbutyl)-2-thiobarbitursäure, Penthiobarbital-Natrium, Pentothal®,

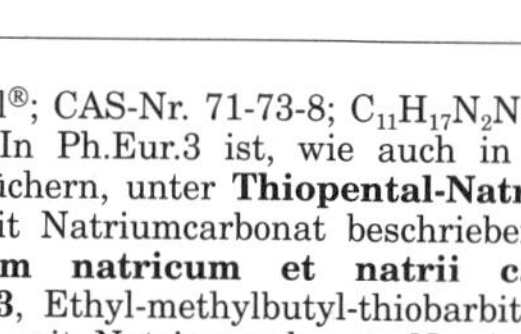

Thiopental-Natrium :
5-Ethyl-5-(1-methylbutyl)-2-thiobarbitursäure

Trapanal®; CAS-Nr. 71-73-8; $C_{11}H_{17}N_2NaO_2S$, $M_r$ 264.33. In Ph.Eur.3 ist, wie auch in anderen Arzneibüchern, unter **Thiopental-Natrium** ein Gem. mit Natriumcarbonat beschrieben: **Thiopentalum natricum et natrii carbonas Ph.Eur.3**, Ethyl-methylbutyl-thiobarbitursaures Natrium mit Natriumcarbonat, Natrium ethylmethylbutylthiobarbituricum cum Natrio carbonico, Thiopentalum solubile. Der Zusatz von Natriumcarbonat soll die Freisetzung der Ethylmethylbutyl-barbitursäure verhindern. Die Mischung besteht aus 100 T. reinem Thiopental-Natrium u. 6 T. wasserfreiem Natriumcarbonat ($Na_2CO_3$), was einem Geh. an Thiopental (Natrium) von mind. 84.0% (10.2%) u. max. 87.0% (11.2%) entspricht. Gelblichweißes, stark hygr.

Pulver mit schwachem Geruch nach Knoblauch. Teilweise lösl. in wasserfreiem Ethanol, prakt. unlösl. in Benzol u. Ether; 1 T. lösl. in 5 T. Wasser; die alkalischen Lösungen zersetzen sich im Laufe der Zeit. Injektionslösungen sind erst kurz vor Anw. herzustellen. **Anw.:** Injektionsnarkotikum f. Kurz- u. Kombinationsnarkosen u. zur Narkoseeinleitung. **Nebenw.:** s. Methohexital. HWZ 11.6 ±6 h. **Übl. Dos.:** Parenteral: i.v. 0.1 bis 0.5 g. Rektal: 40 mg/kg KG bis max. 2 g als Injektion.

**Thiophen:** $C_4H_4S$; $M_r$ 84.14. D. 1.0658. Sdp. 84°C. Farblose Flüss., unlösl. in Wasser, leicht lösl. in Ethanol, Ether, Chloroform, Benzol.

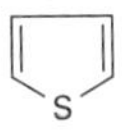

Thiophen

Findet sich zu 0.15% im Teerbenzol; synth. durch Überleiten von Acetylen über Pyrit od. durch Umsetzen von Butan mit Schwefel bei 700°C od. aus Natriumsuccinat u. Phosphortrisulfid. T. weist physik. u. chem. große Ähnlichkeit mit Benzol auf. T. läßt sich leicht sulfurieren, chlorieren u. nitrieren. Mit Isatin bildet sich in konzentrierter Schwefelsäure das blaue Indophenin. Diese Reaktion dient auch als Nachw. f. mit T. verunreinigtes Benzol. In Naturstoffen ist die Thiophenstruktur selten zu finden. Eine Ausnahme ist z.B. Biotin (s. Vitamine).

**Thiophenol:** Phenylmercaptan, Benzolthiol; $C_6H_6S$, $M_r$ 110.2. Sdp. 168°C. Farblose, stechend riechende Flüss. mit toxischen, übelriechenden Dämpfen. Unlösl. in Wasser, lösl. in Ethanol. **Anw.:** Synthesebaustein f. Arzneimittel u. Farbstoffe.

**Thiopropionaldehyd-S-oxid:** s. Allium cepa.

**Thioridazin** INN: 10-[2-(1-Methyl-2-piperidyl)-ethyl]-2-(methylthio)-phenothiazin, Melleril®;

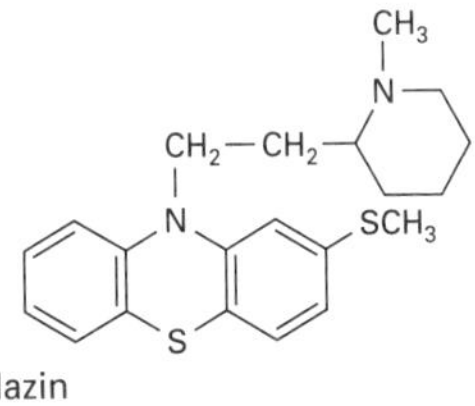

Thioridazin

CAS-Nr. 50-52-2; $C_{21}H_{26}N_2S_2$, $M_r$ 370.56. Schmp. 72-74°C aus Aceton. Sdp. 230°C (2.7 Pa). Prakt. unlösl. in Wasser; lösl. in Ethanol 1:6, in Chloroform 1:0.8, in Ether 1:3. **Off.:** Ph.Helv.7. **Anw.:** Neuroleptikum. Ind.: Erregungs-, Angst- u. Spannungszustände bei schizophrenen u. anderen Psychosen u. Depressionen, bei starken Schmerzen, beim Alkoholentzug. Kontraind.: starke zentrale Dämpfung. **Nebenw.:** s. Psychopharmaka. HWZ 30 h. **Übl. Dos.:** Oral: Klin.: 1- bis 6mal 0.1 g/d; ambulant: 2- bis 3mal 0.025 g/d; Ataraktikum: 1- bis 6mal 0.01 g/d.

**Thioridazinhydrochlorid:** Thioridazini hydrochloridum Ph.Eur.3 (Racemat); CAS-Nr. 130-61-0; $C_{21}H_{26}N_2S_2 \cdot HCl$, $M_r$ 407.0. Schmp. 158-160°C aus Aceton. Weißes, krist. Pulver; lösl. in Wasser, Ethanol.

**Thioridazinfumarat:** $C_{21}H_{26}N_2S_2 \cdot C_4H_4O_4$. Schmp. 158-161°C. **Thioridazintartrat-Monohydrat:** $C_{21}H_{26}N_2S_2 \cdot C_4H_6O_6 \cdot H_2O$.

**Thiosäuren:** Sauerstoffsäuren, in denen die O-Atome durch 2wertige S-Atome ersetzt sind.

**Thiosalicylsäure:** Mercaptobenzoesäure, 2-Sulfhydryl-benzol-carbonsäure; $C_7H_6O_2S$, $M_r$ 154.2. Schmp. 165°C (Sublimation). Gelbe, in Ethanol lösliche Blättchen. **Anw.:** Nachweisreagenz f. Eisen, Synthesebaustein f. Thioindigofarbstoffe*.

**Thiosalze:** Salze der Thiosäuren*.

**Thioschwefelsäure:** Hydroschweflige Säure, Unterschweflige Säure; $H_2S_2O_3$. Nur in ihren Salzen, den Thiosulfaten, bekannt (s. Natriumthiosulfat). Wäßrige Lsg. der Thiosulfate zersetzen sich mit Säuren unter Abscheidung von Schwefel u. Schwefeldioxid.

**Thiosemicarbazone:** Aldehydderivate des Thiosemicarbazids, $H_2N–NH–CS–NH_2$, die sich z.T. als Tuberkulostatika erwiesen haben, vgl. Thioacetazon (Conteben®).

**Thiosinamin:** Allylthiourea; s. Tiosinamin.

**Thiosulfate:** s. Thioschwefelsäure.

**Thiotepa** INN: N,N',N"-Triethylen-thiophosphorsäuretriamid, Tris(1-aziridinyl)phosphinsulfid; CAS-Nr. 52-24-4; $C_6H_{12}N_3PS$, $M_r$ 189.23.

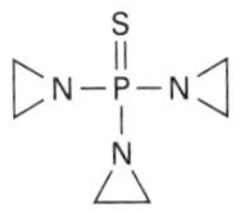

Thiotepa

Schmp. 51.5°C aus Pentan od. Ether. Lösl. 19 g/100 mL in Wasser bei 25°C, lösl. in Benzol; lösl. 1:2 in Ethanol u. in Chloroform, 1:8 in Ether. **Anw.:** Zytostatikum, Alkylans; bei Mamma- u. Ovarialkarzinomen, chronischer Leukämie u.a. HWZ 4 h. **Übl. Dos.:** Parenteral: i.m., i.v. 0.005-0.1 g/d od. 2- bis 3mal 0.02-0.03 g/7 d; wöchentliche Gesamtdos.: 0.3-0.4 g.

**Thiouracil:** cycl. Thioharnstoff. T. hemmt wie Thioharnstoff* die Bildung von Thyroxin in d. Schilddrüse, die Drüse ist nicht mehr imstande, Iod org. zu binden, d. Iodgehalt sinkt ab, der Grundumsatz normalisiert sich, wobei sich die Drüse gutartig vergrößert. Derivate werden als Thyreostatika* verwendet.

**Thiourea:** s. Thioharnstoff.

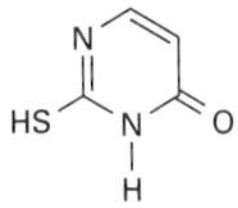

Thiouracil

**Thiram** INNv: TMTD, Tetramethylthiuramdisulfid; CAS-Nr. 137-26-8; $C_6H_{12}N_2S_4$, $M_r$ 240.44. Schmp. 155-156°C aus Chloroform/Ethanol. Unlösl. in Wasser, verdünnten Alkalilösungen, Gasolin; lösl. in Ether u. in Ethanol zu weniger als 0.2%, in Aceton zu 1.2%, in Benzol zu 2.5%, in Chloroform. **Anw.:** Antiseptikum, Wundabdeckung, bei Verbrennungen.

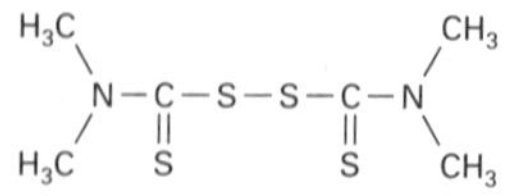

Thiram

**Thixocap-Verfahren:** s. Capsulae.

**Thixotropie:** Eigenschaft mancher Gele* (s.a. Kolloide), sich beim Schütteln zu verflüssigen u. bei Ruhigstellung wieder zu erstarren, sich bei erneutem Schütteln wieder zu verflüssigen, um schließlich bei Zugabe weiterer Elektrolyte völlig zu erstarren (Gel-Sol-Gel-Umwandlung). Thixotrope Erscheinungen zeigen z.B. Aluminiumoxidhydrat, Eisenhydroxid, Kieselsäure, Gelatine, Vanadiumpentoxid, Bentonite u.a.; s.a. Rheologie.

**Thlaspi bursa pastoris:** s. Capsella bursapastoris.

**Thomasmehl:** bei der Eisenerzeugung anfallende, gemahlene Thomasschlacke; wegen seines hohen Phosphorgehaltes (10 bis 25%) wichtiges Düngemittel.

**Thombran®:** s. Trazodon.

**Thorium:** Th, $A_r$ 232.0381; OZ 90. D. 11.7. Schmp. 1755°C. Sdp. 4800°C. Hauptsächl. 4wertiges Element; entdeckt 1828 von J. J. Berzelius. In feinverteiltem Zustand entzündet sich Th von selbst an der Luft. Nat. nur gebunden, hauptsächl. im Monazitsand, aus dem es als **Thoroxalat** gefällt u. mittels Ammoniumoxalat von den Seltenerdmetallen abgetrennt wird. Reines Th ist in Säuren kaum lösl., in Alkalien völlig unlösl. Th ist radioaktiv. Man kennt bis jetzt 25 Thoriumisotope der Massenzahlen 212 bis 236. Das längstlebige ($^{230}_{90}Th$) hat eine HWZ von $1.4\cdot10^{10}$ a. Anw. als Thoriumnitrat zur Herst. v. Gasglühstrümpfen (Auerlicht).

**threo:** s. erythro-, threo-Konfiguration, Konfiguration.

**Threonin:** (Abk. Thr) Threoninum Ph.Eur.3, (2S,3R)-2-Aminohydroxybuttersäure, L-threo-α-Amino-β-hydroxybuttersäure; $C_4H_9NO_3$, $M_r$ 119.1. **Strukturformel** s. Aminosäuren. Schmp. 253°C. Optisch aktive, proteinogene essentielle Aminosäure mit 2 asymmetrischen C-Atomen. Die ernährungsphysiologische Sonderstellung von L-T. hängt damit zus., daß die enzymatische Hydrolyse von Peptidbindungen in Proteinen, an denen L-T. beteiligt ist, besonders schwierig ist.

**Threose:** eine Tetrose wie Erythrose*; $C_4H_8O_4$, $M_r$ 12.1. Sirupartige Flüss. D- u. L-T., zeigt Mutorotation. **Strukturformel** s. Kohlenhydrate.

**Thrombin:** Thrombogen, Topostasin®; CAS-Nr. 9002-04-4, $M_r$ ca. 33580. Proteinase, die im Blutplasma in Form ihres Vorläufers Prothrombin* vorliegt; spielt eine zentrale Rolle bei der Blutgerinnung*, führt das lösliche Plasmaprotein Fibrinogen* in unlösliches Fibrin* über. **Anw.:** Hämostyptikum, zur lokalen Blutstillung, z.B. bei Flächen- u. Sickerblutungen bei Operationen, äußeren Blutungen infolge Antikoagulantien*-Therapie sowie bei Hämophilien*, Blutungen in Verdauungstrakt, Nachblutungen aus Extraktionwunden, nach kieferchirurgischen Eingriffen. Darf nicht injiziert werden. Reagenz Ph.Eur.3.

**Thrombinzeit:** s. Plasma-Thrombin-Gerinnungszeit.

**Thrombocytin:** s. Serotonin.

**Thrombogen:** s. Prothrombin.

**Thrombokinase:** s. Thromboplastin.

**Thrombophlebitis:** Entzündung der Venenwand, die mit einer Thrombose einhergeht.

**Thromboplastin:** Thrombokinin, Thrombokinase. Prothrombin-Aktivator, blutgerinnungsförderndes Enzym in den Thrombozyten. Man unterscheidet: **1. Gewebsthromboplastin:** Gewebsthrombokinase, Extrinsic Thromboplastin, Blutgerinnungsfaktor III, Clauden®; CAS-Nr. 9035-58-9. **Anw.:** Prophylaxe u. Ther. von inneren u. äußeren Blutungen, bei erhöhter Blutungsneigung, bei Operationen mit erhöhtem Blutungsrisiko z.B. bei vorhandenen thrombozytären Gerinnungsstörungen, zur Unterstützung einer Ther. mit Gerinnungsfaktoren-Konzentraten. **Nebenw.:** selten leichte Temperaturerhöhung; relative Kontraind.: Blutungen in Nierenhohlräume, Schwangerschaft im 1. Trimenon. HWZ ca. 2.5 h. **Übl. Dos.:** Oral: 3- bis 4mal 0.1 g/d. Parenteral: i.v. 0.01 g, bei Bedarf mehrfache Dosis. **2. Plasmathromboplastin:** Intrinsic Thromboplastin; an seiner Bildung sind die Gerinnungsfaktoren V, VII, IX, X, Calcium-Ionen u. der Plättchenfaktor 3 beteiligt.

**Thromboplastinzeit:** *syn.* Prothrombinzeit, Quick-Wert; **Thromboplastinzeit-Bestimmung:** Test zur Bestimmung der Aktivität der Blutgerinnungsfaktoren VII, X, V, II u. I; Anw. v.a. zur Überwachung einer Antikoagulantien*-Therapie. **Prinzip:** Citratplasma wird mit einem Überschuß an Gewebsthromboplastin u. Calcium-Ionen versetzt. Unter diesen Bedingungen ist die Zeit bis zum Eintritt der Gerinnung ein Maß f. die Aktivität der oben genannten Gerinnungsfaktoren im untersuchten Plasma. Eine Bezugskurve, die mit Plasma von Gesunden aufgestellt wurde, dient zur Umrechnung der gemessenen Zeit in Prozent der normalen Aktivität. **Normbereich:** 70 bis 100%. Man findet eine Verlängerung der Th. bei Leberparenchymschäden, Vitamin-K-Mangel u. -Resorptionsstörungen, bei Neugeborenen, Hypo- u. Afibrinogenämie, bei einem Überwiegen von Antithrombinen u. Antithromboplastinen.

**Thrombose:** Blutpfropfbildung; intravasale Blutgerinnung, meist in Venen, aber auch in Arterien, die zu Verengung u. Verschluß der betroffenen Blutgefäße od. auch zu einer Embolie* (Verschleppung des Gerinnsels) führen kann. Faktoren bei der Entstehung sind Gefäßwandschäden, erhöhte Blutgerinnungsneigung, verändertes Stromzeitvolumen; weitere disponierende Faktoren: höheres Lebensalter, überdurchschnittliches Körpergewicht, hormonelle Veränderungen (Schwangerschaft, hormonale Konzeptionsverhütung, Cushing-Syndrom), Traumen, Entzündungen, Operationen; Ther.: medikamentös mit Fibrinolytika* u. operativ, nur in der Frühphase Aussicht auf Erfolg.

**Thrombotest:** Test zur Überwachung einer Antikoagulantienprophylaxe mit Cumarinderivaten; Modifikation der Bestimmung der Thromboplastinzeit* mit definierter Konzentration an Blutgerinnungsfaktoren II, VII, IX u. X im Test; **Normalbereich:** 70 bis 130%, bei Medikation mit Cumarinderivaten: 5 bis 12%.

**Thrombotonin:** s. Serotonin.

**Thromboxane:** Gruppe wirksamer endogener Thrombozyten-Aggregationsstimulatoren, die von den Thrombozyten* produziert werden. Physiologischer Antagonist ist $PGI_2$, s. Prostacycline. Biosynthese u. **Strukturformeln** s. Eicosanoide.

**Thrombozyten:** *syn.* Blutplättchen; im Knochenmark gebildete kernlose, scheibchenförmige Blutkörperchen. Thrombozyten enthalten u.a. Enzyme der Glykolyse, des Pentosephoshatzyklus, des Citronensäurezyklus, biol. aktive Amine wie z.B. Serotonin*. Sie sind zur Phagozytose von kolloidalen Partikeln befähigt. Die Hauptfunktion liegt in der Hämostase*. Durch Einw. verschiedener Substanzen (Kollagen, Thrombin, Immunkomplexe u.a.) kommt es zur **Thrombozytenaggregation** u. Degranulation. *1. Reversible* Thrombozytenaggregation: Aneinanderlagerung von T. ohne Funktions- u. Strukturänderung; *2. irreversible* Aggregation: Zusammenballen der T. bei teilweiser Membranverschmelzung u. Austritt gerinnungsaktiver Substanzen; s.a. Blutgerinnung.

**Thrombozytenaggregationshemmer:** Hemmer der irreversiblen Thrombozytenaggregation (s. Thrombozyten); *körpereigene T.:* Heparin*, Prostacyclin*, Abciximab*; *synthetische T.:* Acetylsalicylsäure u. Sulfinpyrazon, die die Cyclo-Oxygenase* u. die Bildung von Thromboxan $A_2$ hemmen; Dipyridamol*, das u.a. durch Hemmung der Phosphodiesterase der Thrombozyten wirkt u. meist mit Antikoagulantien* od. Acetylsalicylsäure kombiniert wird sowie Iloprost*, als oral einsetzbares Prostaglandin. **Anw.:** zur Verhinderung von Thrombosen* u. Embolien*, z.B. bei Bettlägrigen od. postoperativ, bei Thrombophlebitis; zur Herzinfarktprophylaxe u. Verminderung der Sterblichkeit bei Reinfarkt.

**Thrombozytenkonzentrat:** s. Blutersatz.

**Throphotrop:** *pharmak.* Wirkung im Sinne von Energiespeicherung, Erholung u. Aufbau (Eingreifen des parasympathischen Nervensystems).

**Thryallis glauca** (Poir.) O. Kuntze: (Galphimia glauca (Poir.) Cav.) Fam. Malpighiaceae, Od. Rutales (Mexiko bis Panama). In der mexikanischen Volksmedizin werden die Blätter als Wundheilmittel u. die Wurzel bei Erkrankungen der Harnwege benutzt.

**HOM:** *Thryallis glauca* (HAB1.4), Galphimia glauca: getrocknete Blätter u. Blütenstände; verord. z.B. b. allergischen Haut- u. Schleimhauterkrankungen (Pollinosis).

**Thuja articulata:** s. Tetraclinis articulata.

**Thujan:** Grundgerüst bicyclischer Monoterpene*.

**Thuja occidentalis** L.: Fam. Cupressaceae, (Abendländischer) Lebensbaum (heim. Nordamerika, in Europa häufig kult.). Stpfl. v. **Summitates Thujae:** Herba Thujae occidentalis, Folia Thujae, Lebensbaumspitzen, Lebenskraut. **Inhaltsst.:** äther. Öl (0.4 bis 1%, Oleum Thujae, s. u.), die Glykoside Thujin u. Pinipikrin, Quercitrin sowie Quercetin, ca. 1.3% Gerbstoffe, Harz, Phlobaphene. **Anw.** volkst.: äuß. zu Einreibungen bei Rheuma, Gicht; inn. als Diuretikum, Anthelminthikum u. als Abortivum (gefährlicher als Summit. Sabinae). **Oleum Thujae:** Thujaöl, d. äther. Öl der Zweige. **Best.:** α-Thujon u. β-Thujon (ca. 50 bis 60%), α-Pinen, Campher, L-Borneol, L-Fenchon.

**HOM:** *Thuja occidentalis* (HAB1.4), Thuja: frische, beblätterte, einjährige Zweige; Konstitutionsmittel; verord. z.B. b. Warzen, Bartflechte, Entzündungen der Geschlechtsorgane.

**Thujaöl:** Oleum Thujae, s. Thuja occidentalis.

**Thujon:** ein Monoterpen, $C_{10}H_{16}O$. Bestandteil vieler äther. Öle, z.B. von Salvia officinalis, Thuja occidentalis, Chrysanthemum vulgare, Artemisia absinthium etc. α-T. ist links- u. β-T. rechtsdrehend. T. ist sehr giftig, es wirkt abortiv u. äuß. stark reizend.

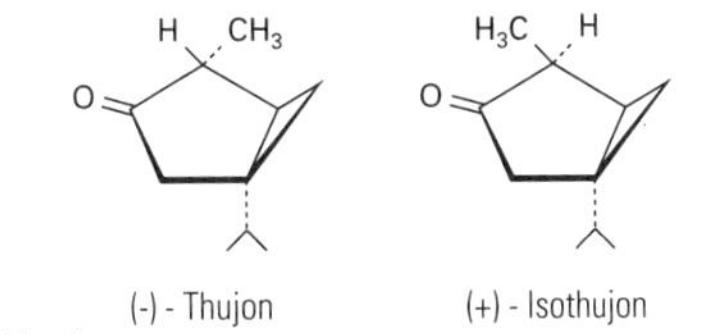

Thujon

**Thulium:** s. Seltenerdmetalle.

**Thybon®:** s. Liothyronin.

**Thylakoide:** Membranstruktur der Chloroplasten. Unter dem Elektronenmikroskop erscheinen die T. als scheibenförmige, abgeflachte Blasen mit einem Durchmesser von ca. 600 nm. Diese sind zu Stapeln zusammengelagert u. bilden die im Lichtmikroskop sichtbaren Grana. T. im Granabereich nennt man dementsprechend Granathylakoide. Einzelne T. aus solchen Stapeln durchziehen das Stroma wie Querbalken (Stromathylakoide). Die T. bestehen aus einem Lipoproteingerüst, in das Chlorophyll- u. Carotinoidmoleküle bzw. andere Photosynthesepigmente eingelagert sind.

**Thyllen:** *bot.* Vorstülpung der Wände von Gefäßen*, wodurch diese verstopft werden u. nicht mehr an der Wasserleitung beteiligt sind (vor allem im Kernholz*).

**Thymeretika:** Antidepressiva mit antriebssteigernden Eigenschaften; s. Psychopharmaka.

**Thymian:** Herba (Folia) Thymi, Gartenthymian, s. Thymus vulgaris; Feldthymian, Wilder Thymian, s. Thymus serpyllum; Spanischer Thymian, s. Thymus zygis; Marokkanischer Thymian, s. Thymus satureioides.

**Thymianfluidextrakt:** s. Extractum Thymi fluidum.

**Thymianhustensaft:** s. Sirupus Thymi compositus.

**Thymianhustentropfen:** s. Guttae pectorales Thymi.

**Thymiankampfer:** s. Thymol.

**Thymianöl:** Oleum Thymi, s. Thymus vulgaris.

**Thymiansäure:** s. Thymol.

**Thymiansirup:** s. Sirupus Thymi.

**Thymiansirup mit Natriumbromid:** s. Sirupus Thymi compositus.

**Thymidin:** Thymindesoxyribosid (Verbdg. aus Thymin u. Desoxyribose, ein Nucleosid); $C_{10}H_{14}N_2O_5$, $M_r$ 242.23. Farblose Kristallnadeln, lösl. in Wasser, Ethanol u. Ether. Bestandteil der Zellkerne; wichtig z.B. für die Bildung der roten Blutkörperchen.

**Thymi guttae pectorales:** s. Guttae pectorales Thymi.

**Thymin:** Abk. **T**, 2,6-Dihydroxy-5-methylpyrimidin, 5-Methyluracil; $M_r$ 126.1. Schmp. 321-326°C. Bestandteil der Desoxyribonucleinsäuren, s. Pyrimidine.

**Thymochinon:** 2-Isopropyl-6-methyl-p-benzochinon; CAS-Nr. 490-91-5; $C_{12}H_{10}O_2$, $M_r$ 164.20. Schmp. 46°C. Sdp. 231°C. Hautreizend. Bestandteil äther. Öle, z.B. von Nigella sativa* od. Monarda fistulosa (Fam. Lamiaceae).

**Thymol:** Thymolum Ph.Eur.3, 2-Isopropyl-5-methyl-phenol, Thymiankampfer, Thymiansäure, Acidum thymicum; CAS-Nr. 89-83-8; $C_{10}H_{14}O$, $M_r$

150.2. Schmp. 50-52°C. Sdp. 233.4°C. Best. des äther. Öles v. Thymus vulgaris* u. anderer Thymus-Arten; techn. gew. hauptsächl. aus Ajowanöl, s. Trachyspermum ammi. Farblose, nach Thymian riechende Kristalle, leicht lösl. in Ethanol, Ether, Chloroform, flüssigen Paraffinen, fetten Ölen, lösl. in Wasser 1:1100. Inkomp.: zahlreiche Arzneistoffe. **Anw.:** als Antiseptikum (25mal wirksamer als Phenol); inn.: gegen Darmgärungen. **Übl. Dos.:** 0.05 bis 1 g sowie in größeren Dosen (früher) als Bandwurmmittel; äuß.: zur Wundbehandlung, gegen Hautkrankheiten sowie zu Mundwässern, Zahnpulvern u. -pasten.

**Thymolblau:** Thymolsufophthalein; dunkelviolettes Pulver, lösl. in Ethanol, wenig lösl. in Wasser; dient in 0.04%iger alkoholischer od. wäßriger (Natriumsalz-) Lösung als Indikator; Umschlagsgebiet pH 1.2 bis 2.8 von rot nach gelb, pH 8 bis 9.6 von gelb nach blau.

**Thymoleptika:** Antidepressiva mit vorwiegend stimmungsaufhellenden Eigenschaften; s. Psychopharmaka.

**Thymolpalmitat:** (2-Isopropyl-5-methylphenyl)palmitat. **Anw.:** Anthelminthikum*; s.a. Thymol.

**Thymolphthalein:** 5',5"-Diisopropyl-2',2"-dimethylphenolphthalein; $C_{28}H_{30}O_4$, $M_r$ 430.52. Schmp. 253°C. Weißes od. gelblichweißes Pulver, unlösl. in Wasser, lösl. in Ethanol, Aceton, verdünntem Alkalihydroxidlösungen mit blauer Farbe. **Anw.:** als pH-Indikator (pH 9.3 farblos, pH 10.5 blau).

**Thymolum biiodatum:** s. Dithymoldiiodid.

**Thymopentin** INN: Thymopoietin 32-36, Timunox®; CAS-Nr. 69558-55-0; $C_{30}H_{49}N_9O_9$, $M_r$ 679.78. Aminosäuresequenz 32 bis 36 von Thymopoietin*, ein Pentapeptid. **Anw.:** Immunstimulans. **Nebenw.:** allergische Hautreaktionen; Kontraind.: Schwangerschaft. Gebräuchl. ist Thymopentin-acetalhydrat.

**Thymopoietin I u. II:** Hormone der Thymusdrüse; s. Hormone (Thymus).

**Thymosin:** Hormon der Thymusdrüse; s. Hormone (Thymus).

**Thymostimulin** INN: Polypeptid, Immunstimulans-Faktor aus der Thymusdrüse von Säugetieren. **Anw.:** Umstimmungsmittel, Immunostimulans. **Nebenw.:** allergische Reaktionen.

**Thymozyten:** im Thymus (s. Hormone) vorkommende, von bestimmten Stammzellen des Knochenmarks abstammende lymphoide Zellen (Lymphoidzellen*), die sich unter dem Einfluß von Thymusfaktoren* zu T-Lymphozyten* differenzieren.

**Thymus:** s. Hormone.

**Thymusdrüse, Getrocknete:** Glandula Thymi siccata, Thymus siccatus, s. Organtherapeutika, Hormone.

**Thymusfaktor:** s. Hormone.

**Thymushormon:** homöostatisches Th.; s. Hormone.

**Thymus mastichina** L.: Fam. Lamiaceae, Mastixthymian (Spanien). **Anw.:** die Blätter bzw. das Kraut als ungeeigneter Ersatz bzw. Verfälschung von Thymus vulgaris*. Das äther. Öl kann bis zu 80% Cineol enthalten. Die Blätter sind im Gegensatz zu denen von Thymus vulgaris fast äquifacial u. nicht nach unten eingerollt.

**Thymusnucleinsäure:** Desoxyribonucleinsäure*, vgl. Nucleoproteide.

**Thymus pulegoides** L.: Fam. Lamiaceae, Quendel (Europa bis Kaukasus); s. Thymus serpyllum.

**Thymus satureioides** Coss. et Bal.: Fam. Lamiaceae, Satureithymian, Marokkanischer Thymian (Marokko). **Anw.:** die Blätter bzw. das Kraut als Ersatz bzw. Verfälschung von Thymus vulgaris* (mit unangenehmem Geruch u. Geschmack). Die Blätter sind im Gegensatz zu denen von Thymus vulgaris äquifacial, nicht nach unten eingerollt u. haben keinen nach unten deutlich hervortretenden Mittelnerv.

**Thymus serpyllum** L.: Fam. Lamiaceae, Quendel, **Feldthymian**, Feldkümmel, Wilder Thymian, Feldthymian (Europa, Mittelasien, Nordamerika); wie Thymus pulegoides* sehr formenreiche Art. Beide sind Stpfln. v. **Herba Serpylli:** Serpylli herba, Quendelkraut; die zur Blütezeit gesammelten oberirdischen Sprosse. **Off.:** DAB10. **Inhaltsst.:** bis ca. 1% (mind. 0.3%, mit mind. 0.1% Phenole, ber. als Thymol) äther. Öl, Bitterstoff (Serpillin), ca. 1% Flavonoide, ca. 7% Gerbstoffe (z.B. Rosmarinsäure*), Triterpene (Ursolsäure, Oleanolsäure). **Anw.** volkst.: gegen Husten, Keuchhusten u. Bronchitis, Grippe, als Magenmittel, Blutreinigungsmittel, gegen Würmer, zu Kräuterbädern u. Spülungen (Spec. aromaticae); schwächer wirksam als Thymian. **Oleum Serpylli:** Quendelöl; das durch Dest. gew. äther. Öl. **Best.:** sehr verschieden zusammengesetzt; sollte relativ Thymol u. wenig Citral (Zitronengeruch) enthalten; sonst noch p-Cymol, Linalool, Carvacrol sowie andere Kohlenwasserstoffe. **Anw.:** wie Herba Serpylli.

**HOM:** *Thymus serpyllum* (HAB1.4), Serpyllum: frisches, blühendes Kraut.

**Thymus siccatus:** Getrocknete Thymusdrüse, Glandula Thymi siccata s. Organtherapeutika, Hormone.

**Thymus vulgaris** L.: Fam. Lamiaceae, (Gemeiner) Thymian, Römischer Quendel, **Gartenthymian** (heim. Mittelmeergebiet, sonst häufig kult.). Man unterscheidet zwischen dem (einjährigem) Französischen od. Sommer- u. dem (2- bis 3jährigen) Deutschen od. Winter-Thymian (mit meist weniger äther. Öl). Stpfl. v. **Thymi herba** Ph.Eur.3: Herba Thymi, Thymian, Römischer Quendel; die Blätter u. Blüten von Thymus vulgaris od. Thymus zygis* od. von beiden Arten. **Inhaltsst.:** 0.5 bis 3% (6%) äther. Öl (mind. 1.2%, mit mind. 0.5% Phenolen, ber. als Thymol), ferner Gerbstoffe (bis 10%), Triterpene, Bitterstoffe. **Anw.:** gegen Husten, Keuchhusten, Bronchitis sowie bei Unterleibskrämpfen, Magen- u. Darmkatarrh, Kolik; volkst. zu Kräuterbädern u. Spülungen; als Gewürz. **Zuber.:** Spec. aromaticae, Extr. Thymi fluidum, Sir. Thymi compositus. **Verfälschungen:** (als Gewürz) v.a. Thymus satureioides* u. Thymus mastichina* etc. **Folia Thymi:** Thymian; die getrockneten Laubblätter von Thymus vulgaris. **Off.:** ÖAB90. Geh. an äther. Öl mind. 1.5%. Inhaltsst. u. Anw. s. Herba Thymi.

**Thymi aetheroleum:** Oleum Thymi, Ätherisches **Thymianöl**; das durch Wasserdampfdestillation aus dem frischen blühenden Kraut von Thymus vulgaris (ÖAB90) bzw. Th. vulgaris od. Thymus zygis (Ph.Helv.7) gew. äther. Öl. **Best.:** 20 bis 50% Thymol*, 24 bis 40% (isomeres) Carvacrol* (Geh. an Thymol u. Carvacrol 25 bis 40% nach ÖAB90 bzw. 30 bis 60% nach Ph.Helv.7), ferner ca. 15% p-Cymol, 15% Borneol, ca. 15% Linalool, Menthen, Cineol, L-Pinen. Farblose od. schwach rötl. Flüss., nach Thymian riechend, antiseptisch wirkend. D. 0.895. **Anw.:** s. Herba Thymi. **Zuber.:** Linimentum saponato-camphoratum (Gallerta saponata camphorata, Opodeldok), Spir. saponato-camphoratus (Linimentum saponato-camphoratum liquidum, Flüssiger Opodeldok), Mixtura oleosa-balsamica, Extr. Thymi fluidum (Thymi extractum liquidum normatum, Thymianliquidextrakt, Thymianfluidextrakt), Sir. Thymi compositus.

**HOM:** *Thymus vulgaris* (HAB1.4): frische, blühende Pflanze; verord. z.B. b. Bronchialerkrankungen.

**Thymus zygis** L.: Fam. Lamiaceae, Spanischer Thymian (Spanien, Portugal). Neben Thymus vulgaris* Stpfl. v. Thymi herba u. Aetheroleum thymi (Ph.Helv.7). **Inhaltsst.:** wie Thymus vulgaris*, jedoch nur ca. 0.3% Thymolmethylether (Th. vulgaris: 1.4 bis 2.5%).

**Thyreogen:** durch Schilddrüsentätigkeit bedingt.

**Thyreoglobulin:** s. Hormone (Schilddrüsenhormon).

**Thyreoidea (Glandula):** Schilddrüse, s. Hormone.

**Thyreoidea siccata:** Thyreoidinum siccum, Glandulae Thyreoideae siccatae, Getrocknete Schilddrüse(n). **Off.:** ÖAB90. Von Rindern u. Schafen; im frischen Zustand gemahlen, rasch getrocknet (unter 50°C, Vakuum). Gelbbraunes, mittelfeines Pulver. Die Wirkstoffe sind $T_4$ u. $T_3$ (Thyroxin u. Liothyronin). ÖAB90 läßt Wirkstoffgehalt chem. prüfen: 1. Bestimmung des organisch-gebundenen Iods: mind. 0.2%; 2. Bestimmung des Thyroxin-Iods: 0.045 bis 0.055%; das sind die in Butanol löslichen Iodverbindungen (iodierte Thyronine); (d.h. der wirkliche Gehalt an $T_4$ u. $T_3$ bleibt unbekannt). **Anw.:** als Organtherapeutikum (obsolet) zur Substitution bei Hypothyreose (Schilddrüsenunterfunktion); vgl. Levothyroxin.

**Thyreoidismus:** Thyreotoxikose*.

**Thyreoiditis:** Schilddrüsenentzündung.

**Thyreostat®:** s. Methylthiouracil bzw. s. Propylthiouracil.

**Thyreostatikum(a):** verhindert die Biogenese der Schilddrüsenhormone; s. Hormone (Schilddrüse). Die wichtigste Gruppe dieser Medikamente sind Thioharnstoffderivate wie Methylthiouracil*, Propylthiouracil*, Thiamazol*, Carbimazol*. Als **Iodisationshemmer*** hemmen sie die Peroxidase, die Iodid zu Iod oxidiert. (Es kann nur Iod in das Schilddrüsenhormon eingebaut werden.) Von geringer Bedeutung sind die **Iodinationshemmer**. Das sind Ionen wie Perchlorat, Pertechnetat u. Thiocyanat (Rhodanid), die die Aufnahme von Iodid in die Schilddrüse kompetitiv hemmen. Iod selbst, in Dosen über 6 mg/d, hat thyreostatische Wirkung. Als Iod-Präparate werden Kaliumiodid u. Lugol-Lösung verwendet. Ind.: Hyperthyreose, thyreotoxische Krise, präoperativ vor Schilddrüsenresektionen.

**Thyreotoxikose:** durch Überfunktion der Schilddrüse hervorgerufene Krankheit, Basedow-ähnlich (Thyreodismus), s. Basedow-Krankheit.

**Thyreotropes Hormon:** Thyrotrophin*, Thyreotropin, s. Hormone.

**Thyronin:** iodfreie Grundstruktur der Schilddrüsenhormone, Levothyroxin ($T_4$) u. Liothyronin ($T_3$); **Strukturformel** s. Hormone (Schilddrüse). Als biogenetische Vorstufe ist Tyrosin* anzusehen.

**Thyrotrophin** INN: Thyreotropin, TSH, Thyreotropes Hormon (TTH); CAS-Nr. 9002-71-5; $M_r$ $2.4 \cdot 10^4$ bis $3 \cdot 10^4$ (menschlichen Ursprungs). Hormon des Hypophysenvorderlappens mit spezifischer Wirk. auf die Schilddrüse. **Anw.:** f. diagnostische Zwecke. **Übl. Dos.:** Parenteral: s.c., i.m. 1mal 2.5 I.E./d, 2-3 d, dann Test; s. Hormone.

**Thyroxin:** Thyroxinum, $T_4$; Thyroxinum natricum, D-T. u. DL-T. s. Levothyroxin-Natrium; L-T. s. Dextrothyroxin-Natrium. Hormon der Schilddrüse, s.a. Hormone.

**Thyroxin Binding Globuline:** TBG; s. Hormone.

**Ti:** *chem.* Titan*.

**Tiabendazol** INN: Tiabendazolum Ph.Eur.3, 2-(4-Thiazolyl)benzimidazol, Minzolum®; CAS-Nr. 148-79-8; $C_{10}H_7N_3S$, $M_r$ 201.26. Schmp. 304-

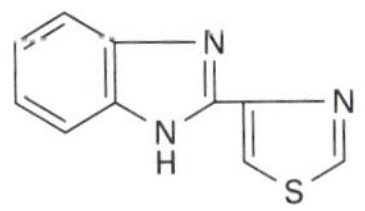

Tiabendazol

305°C. Lösl. in Wasser bei pH 2.2: 3.84%; lösl. in DMF; schwer lösl. in Alkoholen, Estern, chlorierten Kohlenwasserstoffen. **Anw.:** Konservierungsmittel (Citrusfrüchte), Anthelmintikum; Ind.: Nematoden(misch)infektionen (Dracunculus medinensis, Strongyloides stercoralis, Trichinella spiralis); Wirkungsmech.: Hemmung der Fumarat-Reduktase (wurmspezifisch); rasche Resorption, vollständige Metabolisierung. **Nebenw.:** häufig Übelkeit u. Erbrechen, selten Hypotonie, Leberfunktionsstörungen, Leukopenien. Kontraind.: Schwangerschaft, Leber- u. Niereninsuffizienz.

**Tiaconazol:** s. Terconazol.

**Tiamenidinhydrochlorid** INN: 2-[(2-Chlor-4-methyl-3-thienyl)amino]-2-imidazolinhydrochlorid, 2-Chloro-4-methyl-3-(2'-imidazolin-2'-ylami-

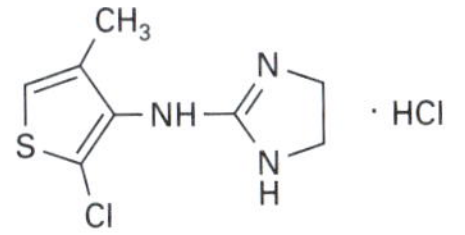

Tiamenidinhydrochlorid

no)thiophenhydrochlorid, Sundralen®; CAS-Nr. 31428-61-2; $C_8H_{11}Cl_2N_3S$, $M_r$ 252.2. Schmp. 228-229°C. **Wirk.** u. **Anw.:** Antihypertonikum, bewirkt Erregung zentraler postsynaptischer $\alpha_2$-Adrenorezeptoren (s.a. Sympathomimetika, Clonidin). **Nebenw.:** Mundtrockenheit, Müdigkeit, Verwirrtheit. **Übl. Dos.:** 2mal/d 0.5 mg anfänglich.

**Tiamulin:** 5-Hydroxy-4,6,9,10-tetramethyl-1-oxo-6-vinyl-3a,9-propano-perhydrocyclopentacycloocten-8-yl[2-(diethylamino)ethylthio]-acetat; CAS-Nr. 55297-95-5; $C_{28}H_{47}NO_4S$, $M_r$ 493.76. Synthet. Derivat von Pleuromutilin, einem diterpenoidem Antibiotikum aus Pleurotus mutilis (Basidiomycetae). **Wirk.** u. **Anw.:** Antibiotikum in der Veterinärmedizin, z.B. gegen Mykoplasmen.

**Tiamulinhydrogenfumarat:** Tiamutin. Schmp. 147-148°C.

**Tian Hua Fen:** s. Trichosanthes kirilowii.

**Tiaprid** INN: N-(2-Diethylaminoethyl)-5-methylsulfonyl-2-methoxybenzamid, Tiapridex®; Mesulpridum; CAS-Nr. 51012-32-9; $C_{15}H_{24}N_2O_4S$,

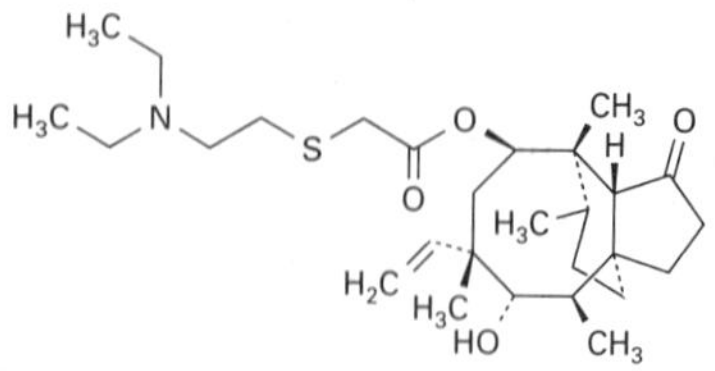

Tiamulin

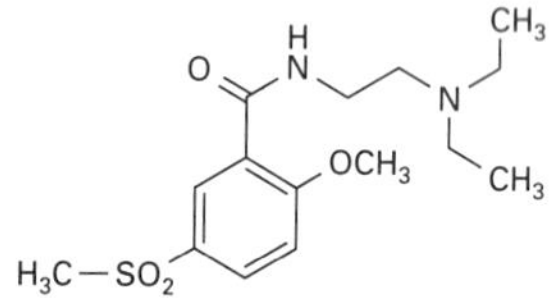

Tiaprid

$M_r$ 328.42. **Anw.:** Dyskinesien; Bewegungsanomalien, vor allem Chorea u. choreatische Bewegungsabläufe. Gebräuchl. ist auch Tiapridhydrochlorid.

**Tiapridex**®: s. Tiaprid.

**Tiaprofensäure** INN: Acidum tiaprofenicum INN, 2-(5-Benzoyl-2-thienyl)propionsäure, Surgam®; CAS-Nr. 33005-95-7; $C_{14}H_{12}O_3S$, $M_r$ 260.31. **Strukturformel** s. Analgetika. Schmp. 94-96°C (stabile Mod.I), 90-92°C (Mod.II), 84-85 °C (Mod.III). $pK_s$ 3.44 (20°C), $pK_s$ 3.56 (38°C). Lösl. in Ethanol u. Chloroform; in Wasser bei pH 1.5 (Mod.I) 72 (20°C) bzw. 200 mg/L (38°C). **Anw.:** Antirheumatikum; Antiphlogistikum. **Übl. Dos.:** Oral: Initialdos.: 0.6 g/d in geteilten Gaben, Erhaltungsdos. 0.3-0.4 g/d.

**Tiberal**®: s. Ornidazol.

**Tibia:** Schienbein.

**Ticarcillin** INNv: α-Carboxy-3-thienylmethylpenicillin, (2R,5R,6R)-6-[2-Carboxy-2-(3-thienyl) acetamido]-3,3-dimethyl-7-oxo-4-thia-1-azabicyclo[3.2.0]heptan-2-carbonsäure, Aerugipen®; CAS-Nr. 34787-01-4; $C_{15}H_{16}N_2O_6S_2$, $M_r$ 384.43. Das Natrium-Salz ist gut wasserlöslich; die farblose bis leicht gelbliche Lsg. ist leicht instabil. **Wirk.** u. **Anw.:** Antibiotikum; orales Penicillin mit erweitertem Wirkungsspektrum; stark wirksam gegen Pseudomonas aeruginosa; wirksam gegen Proteus-Arten u. E. coli; keine Resorption bei oraler Gabe; Elimination renal. **Nebenw.:** Penicillin-Allergie, Blutbildschäden; indiziert bei schweren Pseudomonasinfektionen. **Übl. Dos.:** i.v.: 18-20 g/d; Kinder (auch Neugeborene): 0.300 g/kg KG/d in 4 Einzelgaben; bei schwerer Niereninsuffizienz entsprechend niedriger dosieren; Pseudomonas-Meningitis: intrathekal: 0.04 g/d; s.a. Antibiotika (Tab.).

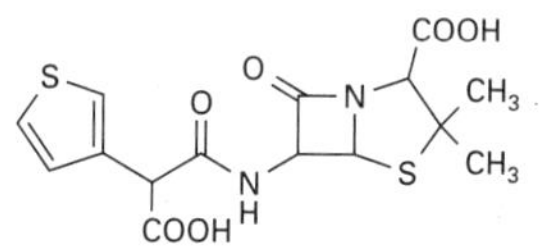

Ticarcillin

**Ticarcillin-Dinatrium:** Ticarcillinium natricum Ph.Eur.3; $C_{15}H_{14}N_2O_6S_2$, $M_r$ 428.4. Weißes, hygr. Pulver. Leicht lösl. in Wasser. Gebräuchl. ist auch Ticarcillin-cresyl-Natrium.

**Ticarda**®: s. Normethadon.

**Ticlopidin** INN: 5-(2-Chlorbenzyl)-4,5,6,7-tetrahydrothieno[3,2-c]pyridin, Tiklyd®; CAS-Nr. 55142-85-3; $C_{14}H_{14}ClNS$, $M_r$ 263.78. **Anw.:** Thrombozytenaggregationshemmer v.a. bei Unverträglichkeit gegenüber Acetylsalicylsäure-haltige Präparate. **Nebenw.:** Blutbildveränderungen, Magen-Darm-Störungen, Hautrötungen, Schwindel, Gelbsucht, erhöhte Transaminasen; Kontraind.: Schwangerschaft, Stillzeit, Blutungsneigung.

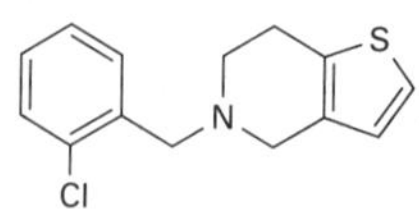

Ticlopidin

**Ticlopidinhydrochlorid:** Ticlopidini hydrochloridum Ph.Eur.3; $C_{14}H_{15}Cl_2NS$, $M_r$ 300.2. Schmp. 195 bis 215°C; polymorph. Weißes, krist. Pulver. Schwer lösl. in Wasser u. Ethanol.

**Tiefenfilter:** Filter zur Keimfiltration, als Scheiben- od. Kerzenfilter ausgebildet, weisen erheblich dickere Filtrationsschichten als reine Oberflächenfilter auf, bestehen aus fasrigen od. mit Kunstharz fixierten Materialien. *T. mit Adsorptionseffekt:* 1. Asbestfilter: Seitz-Entkeimungsfilter; Filterschichten aus Cellulose, Asbestfasern. 2. Asbestfreie Filter: Filterschichten aus Zellstoff u. Kieselgur, Aluminiumoxid. 3. Keramikfilter: Filterkerzen. Kieselgurfilter: s. Berkefeldfilter. *T. ohne Adsorptionseffekt:* Glassinterfilter.

**Tiefgekühlt lagern:** nach Ph.Eur.3 Lagerung unterhalb von -15°C.

**Tiefziehen:** wird zur Verformung von Platten, dickeren Folien od. Halbzeug aus thermoplastischen Kunststoffen angewendet. Durch Infrarotstrahlen (120 bis 180°C) wird der Kunststoff in den thermoplastischen Zustand überführt. Anschließend werden die Platten entweder auf Negativ- od. auf Positivwerkzeugen mechanisch und/oder unter Einsatz von Blas- od. Saugluft (Vakuumtiefziehen) geformt. Für tiefere Behälter muß der Kunststoff vorgestreckt werden.

**Tiegel:** Gefäße aus Glas, Porzellan, Graphit, Quarz, Platin usw., zum Schmelzen, Rösten, Veraschen, Glühen chem. Substanzen.

**Tiegelofen:** für Glüh- u. Veraschungsprozesse in der Analysentechnik, Aschegehaltsbestimmungen u. Wärmebehandlungen in der Metallbranche.

**Tiemoniumiodid** INN: Tiemonii iodidum INN, 4-[3-Hydroxy-3-phenyl-3-(2-thienyl)propyl]-4-methylmorpholiniumiodid, 1-Phenyl-1-(2-thienyl)-3-(N-methyl-morpholinio)-propanoliodid; CAS-Nr. 144-12-7; $C_{18}H_{24}INO_2S$, $M_r$ 445.38. Schmp. 189-191°C. **Anw.:** Parasympatholytikum mit den peripheren Wirkungen des Atropins*; Spasmolytikum; Ind.: Magen-Darm-Ulzera, viszerale Spasmen. **Übl. Dos.:** Oral: 3mal 0.05-0.1 g/d. Parenteral: s.c., i.m., i.v. 0.005-0.01 g. Rektal: Suppositorien 0.02 g morgens u. abends.

**Tierärztliche Hausapotheken:** s. Hausapotheken.

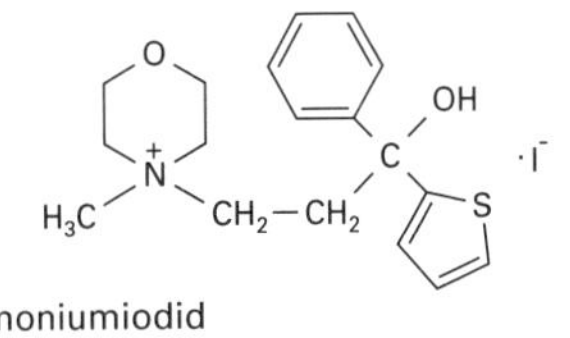

Tiemoniumiodid

**Tierische Gifte:** s. Zootoxine.

**Tierkohle:** s. Carbo activatus.

**Tieröl, Ätherisches: Tieröl, Dippelsches, s.** Oleum animale aethereum.

**Tieröl, Rohes:** Oleum animale crudum*.

**Tierversuch:** experimenteller Einsatz von lebenden Tieren in pharmakologischen, physiologischen u. anderen Disziplinen **1.** zur Prüfung von Wirksamkeit u. Sicherheit neuer Arzneimittel, **2.** zur Diagnose bestimmter Infektionskrankheiten, **3.** zur Produktion diagnostischer u. therapeutischer Seren, **4.** zur Darstellung physiologischer u. pathologischer Vorgänge (Grundlagenforschung) u. **5.** f. biochemische Zwecke (z.B. zur Analyse von Stoffwechselwegen). Der Einsatz von lebenden Tieren zu Versuchszwecken ist nur unter Beachtung der Vorschriften des Tierschutzgesetzes bzw. in Österreich des Tierversuchsgesetzes zulässig.

**Tigason®:** s. Etretinat.

**Tigerlilie:** s. Lilium lancifolium.

**Tiglinsäure:** (E)-2-Methyl-2-butensäure, *trans*-2-Methylcrotonsäure, *trans*-2,3-Dimethylacrylsäure; CAS-Nr. 80-59-1; $C_5H_8O$, $M_r$ 100.11. Schmp. 64°C. Sdp. 198.5°C. $pK_s$ 5.02 (25°C). Wasserdampfflüchtig; schlecht in kaltem, gut in heißem Wasser, Ethanol, Ether löslich. Das stabile Isomere der Angelicasäure* (Strukturformel siehe dort). Nat. zumeist verestert, z.B. mit Geraniol* in Geraniumöl (das ätherische Öl von Pelargonium-Arten*), zus. mit Angelicasäure als Butylester im ätherischen Öl von Chamaemelum nobile* (Römische Kamille), ferner als Glycerid im Crotonöl (s. Croton tiglium).

**Tiglium officinale:** Croton tiglium*.

**Tigogenin:** Steroidsapogenin, **Strukturformel** s. Saponine (Tab.).

**Tiklyd®:** s. Ticlopidin.

**Tilade®:** s. Nedocromil-Natrium.

**Tilcotil®:** s. Tenoxicam.

**Tilia argentea:** s. Tilia tomentosa.

**Tilia cordata** Mill.: (T. parvifolia Ehrh. ex Hoffm.) Fam. Tiliaceae, Winterlinde, **Tilia platyphyllos** Scop. (T. grandifolia Ehrh. ex W.D.J.Koch), Sommerlinde u. die Hybride dieser beiden Arten **Tilia x vulgaris** Heyne (diese Arten in fast ganz Europa verbreitet u. angepflanzt) sind Stpfl. v. **Flores Tiliae:** Tiliae flos Ph.Eur.3, Lindenblüten. **Inhaltsst.:** äther. Öl (ca. 0.01 bis 0.1%) mit Linalool, 1,8-Cineol, Carvon, Campher etc.; ca. 1% Flavonoide wie Hesperidin, Isoquercitrin (Quercetin-3-glucosid), Quercitrin (Quercetin-3-rhamnosid), Astragalin u.a. Kämpferolglykoside, ferner Phenolcarbonsäuren (mit den Flavonolglykosiden verestert, z.B. Tilirosid, ein p-Cumarsäureester von Astragalin), dimere Procyanidine, Zucker, 1 bis 3% Gerbstoffe; ca. 10 bis 30% Schleimstoffe (v.a. Arabinogalactane). Früher: QZ mind. 32 (DAB9) bzw. mind. 15 (Ph.Helv.7). Häufig verfälscht. **Anw.:** bei Katarrhen der Atemwege, bei Husten, als schweißtreibendes u. krampflösendes Mittel, bes. bei Erkältungskrankheiten, Grippe, Magenkrämpfen; schweißtreibendes Wirkprinzip (abgesehen vom heißen Wasser) unbekannt. **Lignum Tiliae:** Lindenholz, Lindensplint; wird als Aufguß volkst. gegen Gicht u. rheumatische Erkrankungen verwendet.

**Tilia tomentosa** Moench: (T. alba Ait., T. argentea Desf.) Fam. Tiliaceae, Silberlinde. Die Blüten dieser Art u. ihrer zahlreichen Bastarde sollen sich u.a. durch ein unangenehmes Aroma aus zeichnen.

**Tilidin** INNv: 2-(Dimethylamino)-1-phenyl-3-cyclohexen-1-carboxylsäure-ethylester; CAS-Nr. 20380-58-9, $C_{17}H_{23}NO_2$, $M_r$ 273.38.

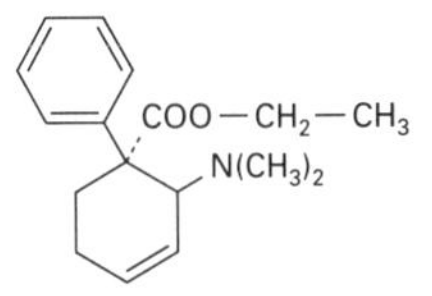

Tilidin

**DL-*trans,trans*-Tilidinhydrochlorid:** Valoron®; CAS-Nr. 27107-79-5, $C_{17}H_{24}ClNO_2$, $M_r$ 309.9. Schmp. 159-162°C; polymorph. Auch als Hemihydrat. Leicht lösl. in Wasser. **Anw.:** starkes Analgetikum. HWZ 3 h. **Übl. Dos.:** oral 0.05 g, bis 4mal/d. Suchtgift, daher zur Verhinderung des Mißbrauchs mit Naloxon* kombiniert (Valoron N®).

**Tilirosid:** s. Tilia cordata.

**Tillmans-Reagenz:** Dichlorphenolindophenol-Natrium*; dient zur quantitativen Bestimmung von Ascorbinsäure durch Titration. Die alkal. od. neutrale Lsg. ist blau, die saure rot. Durch Ascorbinsäure wird die Lsg. entfärbt, das T. wird zur farblosen Leukoform reduziert (s. Abb.).

**Tiludronsäure** INN: {[(p-Chlorophenyl)thio]-methylen}diphosphonsäure, Skelid®; CAS-Nr. 89987-06-4; $C_7H_9ClO_6P_2S$, $M_r$ 318.60. **Strukturformel** s. Bisphosphonate. **Anw.:** Morbus Paget des Skeletts (s. Ostitis). **Nebenw.:** gastrointestinale Störungen, Schwindel, Kopfschmerzen, allerg. Hautreaktionen. Kontraind.: schwere Niereninsuffizienz, Schwangerschaft u. Stillzeit, juveniler Morbus Paget. Wechselw.: glz. Gabe von $Ca^{2+}$-Präparaten od. Nahrungsmittel mit einem hohem $Ca^{2+}$-Gehalt; Antazida etc. **Übl. Dos.:** Oral: 1mal 0.4 g (entspr. 0.48 g T.-Dinatriumhemihydrat); vor od. nach einer Mahlzeit, über einen Zeitraum von 3 Monaten. Gebräuchl. ist Tiludronsäure-Dinatrium-Hemihydrat.

**Timecef®:** s. Cefodizim.

**Timespan®:** kapselförmige Dragees mit verzögerter Wirkstoffabgabe.

**Timolol** INN: (S)-1-*tert*-Butylamino-3-(4-morpholino-1,2,5-thiadiazol-3-yl-oxy)-2-propanol, Temserin®; CAS-Nr. 26839-75-8; $C_{13}H_{24}N_4O_3S$, $M_r$ 316.42. Schmp. 71.5-72.5°C aus Isopropylether. **Strukturformel** s. β-Sympatholytika. **Anw.:** Betarezeptorenblocker, in Augentropfen zur Glaukombehandlung; durch Gefäßverengung Reduktion der Kammerwasserproduktion u. Senkung des Augeninnendruckes. HWZ 4 h. **Übl. Dos.:** Oral: Initial: 3mal 0.005 g/d, dann langsam erhöhen bis zur optimalen Wirkung. **Nebenw.:** geringe systemische Symptome; s.a. β-Sympatholytika.

**Timololhydrogenmaleat:** Timololi maleas

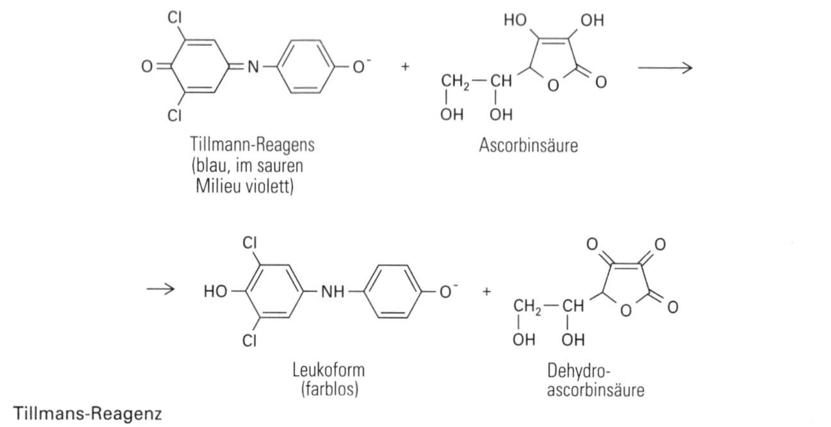


Tillmans-Reagenz

Ph.Eur.3; CAS-Nr. 26921-17-3; $C_{17}H_{28}N_4O_7S$, $M_r$ 432.5. Schmp. ca. 199°C (unter Zers.). Lösl. in Wasser; prakt. unlösl. in Ether.

**Timoniac** INN: Thiazolidin-4-carbonsäure, Heparegen®; CAS-Nr. 444-27-9; $C_4H_7NO_2S$, $M_r$ 133.2. Schmp. 195°C. Leicht lösl. in Wasser. **Anw.:** Lebertherapeutikum.

**Timonil®**: s. Carbamazepin.

**Timunox®**: s. Thymopentin.

**Tinatox®**: s. Tolnaftat.

**Tinctura**: Tinktur, s. Tincturae.

**Tinctura Absinthii**: Wermuttinktur, s.a. Artemisia absinthium. Zstzg. nach DAB6: 1 T. Wermut, 5 T. verd. Ethanol. Farbe grünlichbraun. **Anw.:** Amarum, Stomachikum, früher bei subazider Gastritis, Anorexie, Dyskinesien der Gallenwege. **Übl. Dos.:** 10 bis 20 Tr. mit etwas Wasser.

**Tinctura Absinthii composita**: Zusammengesetzte Wermuttinktur. Zstzg. nach ÖAB94: 10 T. Wermutkraut, 5 T. Bitterorangenschale, 2 T. Kalmuswurzel, 2 T. Enzianwurzel, 1 T. Ceylonzimtrinde, 100 T. verd. Ethanol. Hergestellt nach dem Mazerationsverfahren, Farbe grünlichbraun. Bitterwert mind. 1000. Anw. u. Dos. wie Tct. Absinthii.

**Tinctura Aconiti**: Eisenhuttinktur, s.a. Aconitum napellus. Zstzg. nach EB6: 1 T. Eisenhutknollen, 10 T. verd. Ethanol. Ph.Helv.6: Eisenhutknollen werden mit 63%igem Ethanol (mit Salzsäure angesäuert auf pH 3) perkoliert, mit Menstruum eingestellt. Farbe braungelb. Geh. 0.045 bis 0.055% Alkaloide, ber. als Aconitin. **Anw.:** früher bei Erkältungskrankheiten, Grippe, Neuralgien, Myalgien, Rheuma. MED 0.2 g, MTD 0.6 g.

**Tinctura Adonidis**: Adonistinktur, s.a. Adonis vernalis. Zstzg. nach EB6: 10 T. Adoniskraut, 100 T. verd. Ethanol. Farbe braun mit grünem Schein. **Anw.:** früher bei funktionellen Herzbeschwerden. **Übl. Dos.:** 1.5 g; MED 5.0 g, MTD 15.0 g.

**Tinctura Allii sativi**: Knoblauchtinktur, s.a. Allium sativum. Zstzg. nach EB6: 1 T. frische Knoblauchzwiebeln, 2 T. Ethanol. Farbe hellgelb. **Anw.:** bei Gärungs- u. Fäulnisdyspepsien. **Übl. Dos.:** 5.0 g.

**Tinctura Aloes**: Aloetinktur, s.a. Aloe. Zstzg. nach DAB6: 1 T. Aloe, 5 T. Ethanol. Farbe dunkelgrünbraun. **Anw.:** Laxans (bei chron. Obstipation); kontraindiziert bei Gravidität.

**Tinctura Aloes composita**: Zusammengesetzte Aloetinktur. Elixier ad longam vitam. Zstzg. nach DAB6: 6 T. Aloe, je 1 T. Rhabarber, Enzianwurzel, Zitwerwurzel, Safran, 200 T. verd. Ethanol. Farbe rotbraun. **Anw.:** Laxans.

**Tinctura amara**: Bittere Tinktur. Zstzg. nach DAB6: 3 T. Enzianwurzel, 3 T. Tausendguldenkraut, 2 T. Pomeranzenschalen, 1 T. unreife Pomeranzen, 1 T. Zitwerwurzel, 50 T. verd. Ethanol. NRF: 1.0 g Wermuttinktur, 1.0 g Ingwertinktur, 5.0 g Pomeranzentinktur, 13.0 g Enziantinktur. ÖAB94: je 5 T. Bitterkleeblatt, Tausendguldenkraut, Bitterorangenschale, Enzianwurzel u. 100 T. verd. Ethanol; Mazerationsverfahren. Bitterwert mind. 2000. Farbe bräunlich. **Anw.:** Stomachikum, Amarum, bei Dyspepsien, appetitanregendes Mittel. **Übl. Dos.:** 3mal/d 15 Tr. vor dem Essen.

**Tinctura Ammi visnagae**: Khella-Tinktur. Obsolet. **Anw.:** früher zur Wurmtherapie.

**Tinctura Angelicae**: Angelikatinktur, s.a. Angelica archangelica. Zstzg. nach EB6: 1 T. Angelikawurzel, 5 T. verd. Ethanol. Farbe hellbraun. **Anw.:** heute selten bei Dyspepsien, anazider Gastritis. **Übl. Dos.:** 2.5 g.

**Tinctura Angosturae**: Angosturatinktur, s.a. Galipea officinalis. Zstzg. nach EB6: 1 T. Angosturarinde, 5 T. verd. Ethanol. Farbe dunkelbraun. **Anw.:** (früher) zur Anregung der Magensaftsekretion. **Übl. Dos.:** 30 Tr. in Wasser vor den Mahlzeiten.

**Tinctura anticholerica**: Choleratropfen. Zstzg. nach EB6: 10 T. Opiumtinktur, 8 T. Kaskarilltinktur, 20 T. Ratanhiatinktur, 30 T. aromatische Tinktur, 30 T. Etherische Baldriantinktur, 2 T. Pfefferminzöl. **Anw.:** obsolet, früher als stopfendes Mittel. **Übl. Dos.:** 2.5 g.

**Tinctura Arnicae**: Arnikatinktur. Herst.: nach DAB10, Ph.Helv.7 mit dem Perkolationsverfahren, nach ÖAB94 mit dem Mazerationsverfahren (1 T. Arnikablüte, 10 T. verd. Ethanol); s.a. Arnica montana. Farbe gelbbraun. **Anw.:** äuß.: Muskelzerrung, -prellung, Quetschungen, Hämatome, Verstauchungen, Neuralgien; inn.: früher als Expektorans u. Excitans (Analeptikum) bei Fieber, Herzschwäche. **Übl. Dos.:** oral 0.5 bis 1.0 g. **Nebenw.:** Bei äuß. Anw. einer unverdünnten

Tinktur kann es zu Hautrötung mit Blasenbildung kommen (daher Verdünnung 1:3); bei Einnahme größerer Mengen unverdünnter Tinktur zu Übelkeit, Erbrechen, Gastro-Enteritis, Atem- u. Herzstörungen, Krämpfen; Gegenmittel: Magenspülung, salinische Abführmittel, Tierkohle u. Kreislaufmittel.

**Tinctura Arning**: Arning-Tinktur. Zstzg. nach RF: 4 T. Tumenol-Ammonium, 1 T. Anthrarobinum, 10 T. Ether, 15 T. Tct. Benzoes. **Anw.**: früher bei Furunkulose als Pinselung, vor Gebrauch schütteln.

**Tinctura aromatica**: Aromatische Tinktur. Zstzg. nach ÖAB94: 12 T. Ceylonzimtrinde, 6 T. Ingwerwurzel, 2 T. Gewürznelke u. 100 T. verd. Ethanol; Mazerationsverfahren. Farbe rotbraun. Zstzg. nach Ph.Helv.7: 2.0 T. Gewürznelke, 10.0 T Ceylonzimtrinde, 3.0 T. Galgantwurzel, 5.0 T. Ingwerwurzel; Perkolation mit Ethanol 70%. **Anw.**: Karminativum u. Stomachikum, bei Gastritiden, Meteorismus. **Übl. Dos.**: 0.5 bis 1.0 g.

**Tinctura aromatica acida**: Saure aromatische Tinktur. Zstzg. nach EB6: 10 T. Ceylonzimtrinde, 4 T. Ingwerwurzel, 2 T. Galgantwurzel, 2 T. Gewürznelken, 2 T. Malabar-Cardamomen, 100 T. verd. Ethanol, 4 T. Salzsäure. Farbe rotbraun. **Anw.**: appetitanregendes Mittel.

**Tinctura Aurantii (amari)**: Aurantii tinctura, Pomeranzentinktur, Bitterorangentinktur. Herst.: nach DAB10 mit dem Perkolationsverfahren, nach ÖAB90 mit dem Mazerationsverfahren (1 T. Pomeranzenschale, s.a. Citrus aurantium ssp. aurantium, 5 T. verd. Ethanol). Bitterwert mind. 200 (DAB10) bzw. mind. 100 (ÖAB94). Farbe rötlichbraun. **Anw.**: Stomachikum, Aromatikum. **Übl. Dos.**: 0.5 bis 1.0 g.

**Tinctura Aurantii dulcis**: Aurantii dulcis tinctura, Süße Orangentinktur. Herst. nach Ph.Helv.7: durch Mazeration von 100 g frischen, süßen Orangenschalen (Flavedo Aurantii dulcis recens, s. Citrus sinensis) mit 200 g Ethanol 70%. **Anw.**: Geschmacks- u. Geruchskorrigens.

**Tinctura Belladonnae**: Belladonnatinktur, Belladonnae tinctura, Tollkirschentinktur; s.a. Atropa belladonna. Herst. nach DAB10, ÖAB94: Perkolationsverfahren; 1 T. gepulverte Belladonnablätter u. 8 bis 10 T. Ethanol 70% (V/V). Farbe braungrün. Geh. an Alkaloiden 0.02 bis 0.03% (ÖAB94: 0.028 bis 0.032%), ber. als Hyoscyamin. Vorsichtig zu lagern. Inkomp.: alkal. reag. Stoffe, Gerbstoffen. **Anw.**: Parasympatholytikum, bes. bei Spasmen u. Koliken des Gastrointestinaltraktes. **Übl. Dos.**: oral: 0.15 g; MED 1.0 g, MTD 3.0 g.

**Tinctura Belladonnae titrata**: Eingestellte Belladonnatinktur, Belladonnae tinctura normata. Herst. nach Ph.Helv.7: Auflösen von 3 g Extr. belladonnae siccum normatum ad 100 g (in Ethanol-Wasser 21:76); 0.027 bis 0.033% Alkaloidgehalt. **Anw.**: s. Tinctura Belladonnae.

**Tinctura Benzoes**: Benzoetinktur, Benzoes tinctura; s.a. Benzoe. Herst. nach DAC86, ÖAB94, Ph.Helv.7: nach dem Mazerationsverfahren, 1 T. Benzoe (Siambenzoe), 5 T. Ethanol. Farbe gelb-rotbraun. **Anw.**: mildes Desinfiziens; früher äuß. bei Ekzemen u. Dermatomykosen, f. Mundspülungen (10 Tr. auf 100 mL Wasser).

**Tinctura Calami**: Kalmustinktur, s.a. Acorus calamus. Zstzg. nach ÖAB94: 1 T. Kalmuswurzel, 5 T. verd. Ethanol; nach dem Mazerationsverfahren. Farbe bräunlichgelb. **Anw.**: Stomachikum. **Übl. Dos.**: 1.0 g.

**Tinctura Camphorae benzoica**: Benzoehaltige Camphertinktur. Zstzg. nach EB6: 5 T. Anisöl, 10 T. Campher, 20 T. Benzoesäure, 965 T. verd. Ethanol. Farblose Tinktur. **Anw.**: früher als Expektorans. **Übl. Dos.**: 30 Tr. entsprechend ca. 0.5 g.

**Tinctura Cantharidum**: Spanischfliegentinktur, s.a. Canthariden. Zstzg. nach DAB6: 1 T. Spanische Fliegen, 10 T. Aceton, 0.1 T. Weinsäure. Farbe grünlichgelb. Mindestgehalt an Cantharidin 0.07%. **Anw.**: heute nur mehr in der Veterinärmedizin; hyperämisierend u. hautreizend. MED 0.5 g, MTD 1.5 g.

**Tinctura Capsici**: Paprikatinktur, Cayennepfeffertinktur, Capsici acris tinctura, s.a. Capsicum frutescens. Zstzg.: 1 T. Paprika bzw. Cayennepfeffer, 10 T. verd. Ethanol (ÖAB94) bzw. 90% Ethanol (DAC86); Perkolationsverfahren. Farbe gelblich bis bräunlichrot. Geh. an Capsaicinoiden mind. 0.025%, ber. als Capsaicin (ÖAB94). **Anw.**: früher bei Verdauungsschwäche, antirheumatische Einreibung. Bei innerlicher Anw. zu hoher Dosen: Gastroenteritis; äuß. Hautentzündungen bis zur Blasenbildung.

**Tinctura Capsici titrata**: Eingestellte Cayennepfeffertinktur, Capsici tinctura normata. Herst. nach Ph.Helv.7: Cayennepfefferliquidextrakt (2.5 g, s. Extractum Capsici fluidum titratum) werden in einer Mischung Ethanol 96% (88.2 g) u. Wasser (9.3 g) gelöst. Geh.: 0.04% bis 0.06% Capsacinoide, ber. als Capsaicin. **Anw.**: s. Tinctura Capsici.

**Tinctura carbonis detergens**: Steinkohlenteerlösung, s. Liquor Carbonis detergens.

**Tinctura Cardui Mariae „Rademacher"**: Rademacher-Stechkörnertinktur, s.a. Silybum marianum. Zstzg. nach EB6: 5 T. unzerkleinerte Stechkörner, 5 T. Ethanol, 5 T. Wasser. **Anw.**: früher bei Leberleiden. **Übl. Dos.**: 2.5 g.

**Tinctura carminativa**: Blähungstreibende Tinktur. Zstzg. nach EB6: 80 T. Zitwerwurzel, 40 T. Kalmus, 40 T. Galgant, 20 T. röm. Kamille, 20 T. Kümmel, 20 T. Anis, 15 T. Lorbeeren, 15 T. Gewürznelken, 10 T. Muskatblüte, 5 T. Pomeranzenschalen, alles grob gepulvert, 500 T. Ethanol, 500 T. Aq. Menthae. Bei der Abgabe sind 9 T. dieser Tinktur 1 T. versüßter Salpetergeist (Spir. Etheris nitrosi DAB6) hinzuzufügen. Farbe braun. **Übl. Dos.**: 2.5 g.

**Tinctura Cascarillae**: Kaskarilltinktur. Zstzg. nach EB6: 1 T. Kaskarillrinde, 5 T. verd. Ethanol. Farbe grünlichgelb-braun. **Anw.**: s. Croton eluteria. **Übl. Dos.**: 2.5 g.

**Tinctura Castorei**: Bibergeiltinktur, s.a. Castoreum. Zstzg. nach EB6: 10 T. Bibergeil, 100 T. Ethanol. Farbe dunkelbraun, eigenartig würziger Geruch. **Anw.**: früher als Analeptikum u. Nervinum. **Übl. Dos.**: 0.5 g (ca. 28 Tr.).

**Tinctura Catechu**: Katechutinktur, s.a. Acacia catechu. Zstzg. nach DAB6: 1 T. Katechu, 5 T. verd. Ethanol. Farbe dunkelbraun. **Anw.**: früher als Adstringens (20 Tr. auf 1 Glas Wasser).

**Tinctura Chamomillae**: Kamillentinktur, s.a. Chamomilla recutita. Herst. nach ÖAB94: 1 T. Kamillenblüte, 5 T. verd. Ethanol. Mazerationsverfahren. Farbe grünlichbraun. **Anw.**: als Badezusatz, zum Inhalieren, Gurgeln u. Spülen der Schleimhäute. **Übl. Dos.**: 2 Eßlöffel auf 1/8 L Wasser bzw. 1 bis 5 g.

**Tinctura Chelidonii „Rademacher"**: Rademacher-Schöllkrauttinktur, s.a. Chelidonium majus. Zstzg. nach EB6: 5 T. frisches Schöllkraut, 6 T. Ethanol. Farbe grünlichbraun. **Anw.**: früher als Leber- u. Galletherapeutikum. **Übl. Dos.:** 1.0 g.

**Tinctura Cinchonae:** s. Tinctura Chinae.

**Tinctura Chinae:** Chinatinktur, s.a. Cinchona. Zstzg. nach DAC86: 20 T. gepulverte Chinarinde, n.B. verd. Ethanol. Geh. 0.80 bis 0.9% Alkaloide, ber. als Chinin. Farbe rotbraun. **Anw.:** Stomachikum. **Übl. Dos.:** 2.6 g. **Tinctura cinchonae:** Herst. nach Ph.Helv.6: durch Auflösen von Extr. cinchonae siccum in Ethanol-Wasser (25:70); Alkaloidegehalt 1%.

**Tinctura Chinae composita:** Cinchonae tinctura composita, Zusammengesetzte Chinatinktur. Herst. nach DAB10, ÖAB94: 10 T. Chinarinde, 4 T. Pomeranzenschale, 4 T. Enzianwurzel, 2 T. Zimtrinde, 100 T. Ethanol 70%; nach dem Perkolations- (DAB10) bzw. nach dem Mazerationsverfahren (ÖAB94). Bitterwert mind. 300 (DAB10) bzw. mind. 1000 (ÖAB90). **Anw.:** nur noch als Amarum (Stomachikum), wegen eines gewissen allergenen Potentials der Alkaloide nicht mehr sehr empfehlenswert. **Übl. Dos.:** 0.5 bis 1.0 g.

**Tinctura Cinnamomi:** Zimttinktur, s.a. Cinnamomum zeylanicum. Herst. nach DAB6, ÖAB94: nach Mazerationsverfahren; 1 T. Ceylonzimt, 5 T. verd. Ethanol. Ph.Helv.7: Perkolation mit Ethanol 70%. Farbe rotbraun. **Anw.:** Stomachikum, Styptikum bei Menorrhagien.

**Tinctura Citri:** Limonis tinctura, Zitronentinktur, s.a. Citrus limon. Herst. nach Ph.Helv.7 durch Mazeration von 1 T. frischen Zitronenschalen mit 2 T. Ethanol 96%. **Anw.:** Geschmackskorrigens.

**Tinctura Colae:** Kolatinktur, s.a. Cola. Zstzg. nach EB6: 1 T. Kolasamen, 5 T. verd. Ethanol. Farbe braunrot. **Anw.:** Tonikum u. Stimulans, bei Appetitlosigkeit. Geh. mind. 0.25% Coffein u. Theobromin.

**Tinctura Colchici:** Zeitlosentinktur, Herbstzeitlosentinktur; s.a. Colchicum autumnale. Zstzg. nach DAB6: 1 T. Zeitlosensamen, 10 T. verd. Ethanol. Geh. mind. 0.04% Colchicin, Farbe gelb. **Anw.:** s. Colchicin. **Übl. Dos.:** 2.0 g, MTD 6.0 g.

**Tinctura Convallariae:** Maiglöckchentinktur. Herst. nach ÖAB94: 22 T. Herba Convallariae werden mit 100 T. verd. Ethanol perkoliert. Einstellung des biologischen Wirkungswertes von 1 mL T. auf jenen von 0.20 g der Standarddroge. Aufbewahrung nicht länger als 1 Jahr. **Anw.:** s. Convallaria majalis. GED 0.3 bis 0.5 g; MED 1.0 g, MTD 3.0 g.

**Tinctura Digitalis lanatae** *bzw.* **purpureae:** Tinktur aus Wolligem bzw. Rotem Fingerhut. Herst. nach ÖAB94: 11 T. Fingerhutblatt werden mit 100 T. verd. Ethanol perkoliert. Einstellung des biologischen Wirkungswertes von 1 mL T. auf jenen von 0.1 g der Standarddroge. Aufbewahrung nicht länger als 1 Jahr. Ohne nähere Bez. ist T. Digitalis purpureae abzugeben. **Anw.:** Herzinsuffizienz. GED 0.5 bis 1.0 g; MED 2.0 g, MTD 4.0 g.

**Tincturae** Ph.Eur.3: (*lat.* tingere benetzen, eintauchen, färben) Tinkturen; Auszüge aus Drogen, die mit Ethanol geeigneter Konz. (meist 70% V/V), ggf. mit bestimmten Zusätzen, durch Mazeration*, Perkolation* sowie durch Lösen od. Verdünnen von Extrakten (s. Extracta) hergestellt werden. T., deren Ausgangsdrogen „Vorsichtig zu lagern" sind, werden i.a. im Verhältnis 1:10 hergestellt, sonst wird meist das Verhältnis 1:5 eingehalten. Die Konz. der Extraktionsflüssigkeit ist anzugeben. Für eingestellte T. ist das Verhältnis Droge/Extraktionsmittel innerhalb festgelegter Grenzen variabel. Zur Herst. dürfen nur Apparaturen verwendet werden, deren Material gegen das Lösungsmittel u. die Drogeninhaltsstoffe beständig ist.

Die Lagerzeit sollte wegen zahlreicher chemischer Veränderungen an den gelösten Inhaltsstoffen auf 1 Jahr begrenzt werden. Prüfungen: Bestimmung des Ethanolgehaltes (durch Destillation u. Dichtebestimmung des Destillats) u. des Trockenrückstandes (bestimmt nach Eindampfen u. 2stündigem Trocknen bei 105°C).

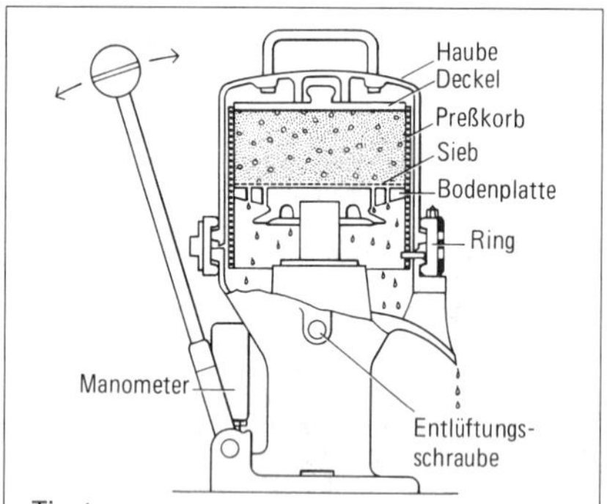


Tincturae:
Funktionsprinzip der Hafico-Tinkturenpresse [40]

**Tinctura Ferri aromatica:** s. Solutio Ferri aromatica.

**Tinctura Ferri pomati:** Äpfelsaure Eisentinktur. Zstzg. nach DAB6: 1 T. Extr. Ferri pomati (Eisenhaltiges Apfelextrakt), 9 T. Zimtwasser (Aqua Cinnamomi). Farbe schwarzbraun. **Anw.:** früher bei Eisenmangelanämie.

**Tinctura Foeniculi composita:** s. Romershausen-Augenessenz.

**Tinctura Gallae:** Gallapfeltinktur, Tct. Gallarum. Herst. nach ÖAB94: 20 T. Galläpfel werden mit 100 T. verd. Ethanol 2fach mazeriert. **Anw.:** s. Gallen. Gebräuchl. Konz. zur Mundspülung: 1% in Wasser.

**Tinctura Gelsemii:** Gelsemiumtinktur, s.a. Gelsemium sempervirens. Zstzg. nach EB6: 1 T. Gelsemiumwurzel, 10 T. verd. Ethanol. Farbe hellbraun. **Anw.:** heute obsolet, früher bei Extrasystolen, Migräne. **Übl. Dos.:** 0.3 g.

**Tinctura Gentianae:** Enziantinktur, Gentianae tinctura; s.a. Gentiana-Arten. Herst.: 1 T. gepulverte Enzianwurzel, 5 T. Ethanol 70% (V/V); nach DAB10 vorzugsweise Perkolationsverfahren, nach ÖAB94 Mazerationsverfahren. Farbe rötlichbraun, Bitterwert mind. 1000 (DAB10, ÖAB90). **Anw.:** Amarum u. Tonikum, bei Appetitlosigkeit, Dyspepsien. **Übl. Dos.:** 0.5 bis 1.0 g.

**Tinctura Gentianae composita:** Tinctura amara*.

**Tinctura Gentianae titrata:** Eingestellte Enziantinktur, Gentianae tinctura normata. Herst. nach Ph.Helv.7: durch Auflösen von 7.5 T. Trokkenextrakt in 92.5 T. verd. Ethanol; auf Bitterwert von 30 bis 40 Ph.Helv.-Einheiten eingestellt. **Anw.:** s. Tinctura Gentianae.

**Tinctura Guajaci:** Guajaktinktur. Herst. nach Ph.Eur.3: durch Mazeration von Guajakharz (s.

Guaiacum-Arten) mit Ethanol 80%. **Anw.:** als Reagenz zur Prüfung von Gummi arabicum*.

**Tinctura Hyoscyami:** Bilsenkrauttinktur, s.a. Hyoscyamus niger. Zstzg. nach EB6: 1 T. Bilsenkrautblätter, 10 T. verd. Ethanol. Geh. mind. 0.007% Hyoscyamin. Farbe grünlichbraun. **Anw.:** früher zur Dämpfung des Vagotonus. **Übl. Dos.:** 0.3 g; MED 1.5 g, MTD 3.0 g.

**Tinctura Iodi:** s. Iodlösung, Alkoholische.

**Tinctura Iodi decolorata:** Farblose Iodtinktur. Herst. nach EB6: 85 T. Iod, 85 T. Natriumthiosulfat, 290 T. Wasser, 125 T. Weingeistige Ammoniakflüssigkeit (s. unter Ammoniak), 415 T. Ethanol. **Anw.:** als Pinselung od. Einreibung unverdünnt.

**Tinctura Ipecacuanhae:** Ipecacuanhatinktur, Brechwurzeltinktur, s.a. Cephaelis. Herst. nach ÖAB94: 11 T. Brechwurzel werden mit 100 T. verd. Ethanol u. 1 T. Ameisensäure perkoliert u. auf 0.19 bis 0.21% Alkaloidegehalt eingestellt.

**Ipecacuanhae tinctura normata:** Eingestellte Ipecacuanhatinktur. Herst. nach DAB10: 1 T. grob gepulverte Ipecacuanhawurzel u. verd. Ethanol 8 bis 12 T.; die Tinktur wird durch Perkolation hergestellt; im Perkolat wird nach dem Filtrieren der Alkaloidgehalt bestimmt; mit verd. Ethanol wird gegebenenfalls auf den geforderten Gehalt (0.19 bis 0.21% Alkaloide, ber. als Emetin) eingestellt. **Anw.:** sekretolytisch u. spasmolytisch wirkend, (früher) als Expektorans, selten als Emetikum. GED 0.5 g; MED 1.5 g, MTD 5.0 g.

**Tinctura Jodi decolorata:** s. Tinctura Iodi decolorata.

**Tinctura Lobeliae:** Lobelientinktur, s.a. Lobelia inflata. Zstzg. nach DAB6, ÖAB81: 10 T. Lobelienkraut, 64 T. verd. Ethanol; Perkolationsverfahren. Alkaloidgehalt 0.045 bis 0.055%, ber. als Lobelin. Farbe gelbbraun. **Anw.:** früher als Atemanaleptikum, bei Asthma. **Übl. Dos.:** 0.3 g; MED 1.0 g, MTD 3.0 g.

**Tinctura Myrrhae:** Myrrhentinktur, Myrrhae tinctura; s.a. Commiphora-Arten. Herst. nach DAB10, ÖAB94: durch Mazeration von 1 T. pulverisierte Myrrhe (mit der gleichen Menge Seesand vermischt) mit 5 T. Ethanol 96%. Herst. nach Ph.Helv.7: Myrrhe wird mit gleichen Teilen Quarzsand gemischt, dann Mazeration mit einer Mischung Ethanol 96% u. Gereinigt. Wasser (116:9). Farbe gelbrot bis gelbbraun. **Anw.:** äuß. zur Behandlung von Stomatitis u. Gingivitis.

**Tinctura Opii:** Opiumtinktur, Opii tinctura (normata), Tct. Opii simplex, Laudanum liquidum; s.a. Papaver somniferum. Herst. nach DAB10, ÖAB94, Ph.Helv.7: 1 T. Opium, Mischung aus gleichen Volumenteilen 70%igem Ethanol u. Wasser n.B.; vorzugsweise durch Mazeration, u. zwar so, daß aus 1 T. Droge 8 bis 10 T. Tinktur erhalten werden. Im Mazerat wird nach dem Filtrieren der Alkaloidgehalt bestimmt u. mit dem Ethanol-Wasser-Gem. auf den vorgeschriebenen Gehalt eingestellt. Geh.: nach DAB10, ÖAB94: 0.95 bis 1.05% Morphin, mind. 0.2% Codein, max. 0.3% Thebain; Ph.Helv.7 0.95 bis 1.05% Morphin. Farbe rotbraun. **Anw.:** früher bei Spasmen im Magen-Darm-Trakt, selten heute noch bei starken Diarrhöen; s. Opium. GED 0.2 bis 1.0 g; MED 1.5 g, MTD 5.0 g.

**Tinctura Opii benzoica:** Benzoesäurehaltige Opiumtinktur, Elixier Paregoricum. Zstzg. nach DAB6: 1 T. Anisöl, 2 T. Campher, 4 T. Benzoesäure, 10 T. Opiumtinktur, 183 T. verd. Ethanol. Geh. 0.05% Morphin. Farbe gelbbraun. **Anw.:** Expektorans.

**Tinctura Opii crocata:** Safranhaltige Opiumtinktur, Laudanum liquidum Sydenhami. Zstzg. nach DAB6: 15 T. Opium, 5 T. Safran, 1 T. Gewürznelken, 1 T. Ceylonzimt, 70 T. verd. Ethanol, 70 T. Wasser. Farbe dunkelgelbrot. **Anw.:** Antidiarrhöikum. MED 1.5 g, MTD 5.0 g.

**Tinctura Opii titrata:** Eingestellte Opiumtinktur, Opii tinctura normata Ph.Helv.7; s. Tinctura Opii.

**Tinctura Pimpinellae:** Bibernelltinktur, s.a. Pimpinella maior. Zstzg. nach DAB6: 1 T. Bibernellwurzel, 5 T. verd. Ethanol. Farbe gelbbraun. **Anw.:** mildes Expektorans, als Gurgelmittel bei entzündlichen Erkrankungen des Mund- u. Rachenraumes.

**Tinctura Primulae:** Primeltinktur, s.a. Primula veris. Zstzg. nach ÖAB94: 1 T. Primelwurzel, 5 T. verd. Ethanol. Farbe bräunlich; hämolytischer Index 490 bis 600. **Anw.:** bei Bronchitiden, Reiz- u. Krampfhusten. **Übl. Dos.:** 0.5 bis 1.0 g.

**Tinctura Quillajae:** Quillajae tinctura normata, Eingestellte Seifenrindentinktur. Herst. nach Ph.Helv.7: 1 T. Seifenrinde wird mit ca. 5 T. verd. Ethanol perkoliert u. auf eine hämolytische Wirksamkeit von 1.5 bis 2.5 Ph.Helv.-Einheiten eingestellt. **Anw.:** als Lösungsvermittler in Tct. carbonis detergens (Steinkohlenteerlösung*).

**Tinctura Ratanhiae:** Ratanhiatinktur, Ratanhiae tinctura s.a. Krameria triandra. Herst. nach DAB10, ÖAB94: 1 T. Ratanhiawurzel, 5 T. verd. Ethanol; Perkolationsverfahren (DAB10) bzw. 2faches Mazerationsverfahren (ÖAB90). Farbe rotbraun. DAB10: mind. 2% Gerbstoffe. **Anw.:** äuß. als Adstringens f. Mundspülungen, zur Zahnfleischpinselung, zur Vorbeugung bei Parodontose.

**Tinctura Ratanhiae titrata:** Eingestellte Ratanhiatinktur, Ratanhiae tinctura normata. Herst. nach Ph.Helv.7: Auflösen von 10 g Trokkenextrakt in 90 g verd. Ethanol. Geh. mind. 1.8 bis 2.2% Gerbstoffe. **Anw.:** s. Tinctura Ratanhiae.

**Tinctura Rhei:** Rhabarbertinktur, s.a. Rheum-Arten. Herst. nach Ph.Helv.6: Auflösen von Trokkenextrakt (Extr. Rhei siccum) in einer Ethanol/Wasser-Mischung. Zimtöl als Korrigens. Inkomp.: alkalisch reagierende Stoffe.

**Tinctura Rhei aquosa:** Wäßrige Rhabarbertinktur, s.a. Rheum. Zstzg. nach DAB6: 10 T. Rhabarber, 1 T. Borax, 1 T. Kaliumcarbonat, 90 T. Wasser, 15 T. Zimtwasser, 9 T. Ethanol. Farbe dunkelrotbraun. **Anw.:** früher als Stomachikum mit sehr mild abführender Wirkung.

**Tinctura Rhei vinosa:** Weinige Rhabarbertinktur. Zstzg. nach DAB6: 8 T. Rhabarber, 2 T. Pomeranzenschalen, 1 T. Malabar-Kardamomen, 100 T. Xereswein, Zucker n.B. Farbe gelbbraun. **Anw.:** wie Tct. Rhei aquosa.

**Tinctura Salviae:** Salbeitinktur, s.a. Salvia officinalis. Zstzg. nach DAB10: 1 T. Salbeiblätter, 10 T. Ethanol 70%, nach einem für Tinkturen* geeignetem Verfahren, vorzugweise der Perkolation; Geh. mind. 0.1% thujonreiches äther. Öl. Zstzg. nach ÖAB90: 1 T. Salbeiblatt, 5 T. verd. Ethanol; Mazerationsverfahren. Farbe grünbraun. **Anw.:** zum Spülen, Gurgeln u. für Pinselungen der Mundhöhle u. des Zahnfleisches; inn. als Antihidrotikum. **Übl. Dos.:** zum Spülen des Mundes ca. 5 g in 100 mL Wasser, zur Pinselung unverdünnt; inn. ca. 20 bis 30 Tr. 3mal/d.

**Tinctura Scillae:** Meerzwiebeltinktur, s.a. Urginea maritima. Zstzg. nach DAB6: 1 T. Meerzwiebel, 5 T. verd. Ethanol. Farbe gelb. **Anw.:** früher als Kardiotonikum.

**Tinctura Secalis cornuti:** Mutterkorntinktur, s.a. Claviceps purpurea. Zstzg. nach EB6: 1 T. Mutterkorn, 10 T. verd. Ethanol. Farbe dunkelbraun-dunkelrot. **Anw.:** früher zur Sympathikolyse, bei Migräne u. in der Gynäkologie. **Übl. Dos.:** 2.5 g.

**Tinctura stomachica:** s. Tinctura amara.

**Tinctura Stramonii Seminis:** Stechapfelsamentinktur, s.a. Datura stramonium. Zstzg. nach EB6: 1 T. Stechapfelsamen, 10 T. verd. Ethanol. Geh. mind. 0.03% Hyoscyamin. Farbe bräunlich mit grünlicher Fluoreszenz. **Anw.:** früher bei Morbus Parkinson, Paralysis agitans. GED 0.3 g; MED 1.0 g, MTD 3.0 g. Inkomp.: alkal. reagierende Stoffe.

**Tinctura Strophanthi:** Strophanthustinktur, s.a. Strophanthus. Zstzg. nach DAB6: 1 T. Strophanthussamen, 10 T. verd. Ethanol (vor der Mazeration müssen die Samen durch Petroleumbenzin im Perkolator entfettet werden). Geh. 0.39 bis 0.41% wasserfreies g-Strophanthin. Farbe gelbbräunlich. **Anw.:** früher bei Herzmuskelinsuffizienz, heute nur mehr die Reinsubstanzen in Verw. MED 0.5 g, MTD 1.5 g.

**Tinctura Strychni:** Brechnußtinktur, s.a. Strychnos nux-vomica. Zstzg. nach DAB6, ÖAB94: 1 T. Brechnußsame, 10 T. verd. Ethanol (Perkolationsverfahren). Geh. an Alkaloiden, ber. als äquimolares Gem. von Strychnin u. Brucin, 0.24 bis 0.26%. Farbe gelb. **Anw.:** heute nur mehr in experimenteller Pharmakologie in Verw., früher als Tonikum, Roborans. **Übl. Dos.:** 0.25 g; MED 1.0 g, MTD 3.0 g.

**Tinctura Tormentillae:** Tormentilltinktur, s.a. Potentilla erecta. Zstzg. nach DAB10, ÖAB94: 1 T. Tormentillwurzel, 5 T. verd. Ethanol; Herst.: vorzugsweise Perkolation (DAB10) bzw. 2fache Mazeration (ÖAB90). Geh.: nach DAB10 mind. 2.0% Gerbstoffe. Farbe rotbraun. **Anw.:** zu Pinselungen u. Spülungen bei Schleimhautaffektionen des Mund- u. Rachenraumes. **Übl. Dos.:** 5 g/100 mL Wasser.

**Tinctura Toxicodendri:** Giftsumachtinktur. Zstzg. nach EB6: 10 T. Giftsumachblätter, 100 T. verd. Ethanol. Farbe grünlich-gelbbraun. **Anw.:** s. Toxicodendron quercifolium. MED 0.5 g, MTD 1.5 g.

**Tinctura Valerianae:** Baldriantinktur, Valerianae tinctura; s.a. Valeriana officinalis. Herst.: 1 T. Baldrianwurzel, 5 T. Ethanol 70% (V/V); Perkolation (DAB10, mind. 3% Trockenrückstand) bzw. Mazeration (ÖAB94) bzw. Perkolation mit einer Mischung Ethanol-Gereinigt. Wasser (3:1) (Ph.Helv.7). Farbe dunkelbraun. Inkomp.: Eisensalze. **Anw.:** bei leichten Schlafstörungen, nervöser Erschöpfung, Unruhe, als Nervenberuhigungsmittel. **Übl. Dos.:** 5 mL (1 bis 2 Teelöffel).

**Tinctura Valerianae aetherea:** Etherische Baldriantinktur. Zstzg. nach DAB6, ÖAB94: 1 T. Baldrianwurzel, 5 T. Etheralkohol (Spiritus ethereus*); Mazerationsverfahren. Farbe rötlichbraun. **Anw.:** wie Tct. Valerianae. **Übl. Dos.:** 0.5 bis 1.0 g.

**Tinctura Valerianae composita:** Zusammengesetzte Baldriantinktur, Berliner Tropfen; Zstzg.: Tincura Valerianae, Spir. ethereus, Spir. Menthae piperitae aa. **Anw.:** (früher) bei kolikartigen Schmerzen im Magen-Darm-Kanal. **Übl. Dos.:** 3mal/d 20 Tr.

**Tinctura Veratri:** Nieswurztinktur, s.a. Veratrum album. Zstzg. nach DAB6: 1 T. Nieswurz, 10 T. verd. Ethanol. Farbe dunkelrötlichbraun. **Anw.:** heute obsolet; früher f. schmerzstillende Einreibungen, f. Schmerzpulver.

**Tinctura Zingiberis:** Ingwertinktur, s.a. Zingiber officinale. Zstzg. nach DAB6: 1 T. Ingwer, 5 T. verd. Ethanol. Farbe gelbbraun. **Anw.:** Stomachikum.

**Tinea:** s. Trichophytie.

**Tinidazol** INN: Tinidazolum Ph.Eur.3, (Ethylsulfonyl)ethyl-2-methyl-5-nitroimidazol, Simplotan®, Sorquetan®; CAS-Nr. 19387-91-8;

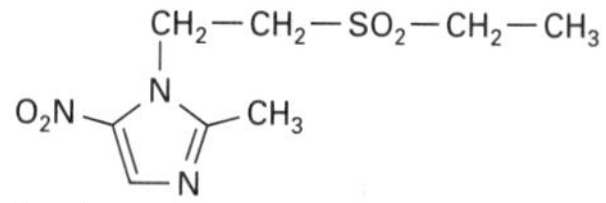

Tinidazol

$C_8H_{13}N_3O_4S$, $M_r$ 247.3. Schmp. 126°C; polymorph. **Anw.:** Chemotherapeutikum*, wirksam gegen Anaerobier (Bacteroides, Fusobakterien) u. Protozoen (Trichomonas vaginalis, Entamoeba histolytica). HWZ 8 bis 13 h. **Übl. Dos.:** Trichomoniasis, oral: 2mal 0.15 g/d, 7 d lang; od. ED von 2 g; Amoebiasis, oral: 3 d lang 1mal/d 2 g. Vgl. Metronidazol, Ornidazol.

**Tinkal:** nat. Borax (Natriumtetraborat*).

**Tinktion:** Färbung; **Tingieren:** Färben.

**Tinkturen:** s. Tincturae.

**Tinnevelly-Sennesblätter:** s. Cassia-Arten.

**Tinnevelly-Sennesfrüchte:** s. Cassia-Arten.

**Tinset**®: s. Oxatomid.

**Tintenbaum, Ostindischer:** Semecarpus anacardium*.

**Tintenfisch:** Sepia officinalis*.

**Tinzaparin-Natrium:** Innohep®; CAS-Nr. 10046-08; mittlere $M_r$ ca. 4500. Niedermolekulares Heparin*, hergestellt aus Schweinedarmmucosa durch enzymat. Spaltung mit Heparinase (aus Flavobacterium heparinum). **Anw.:** zur postoperativen Primärprophylaxe tiefer Venenthrombosen. **Nebenw.:** Blutungen, leichte Thrombozytopenie; Anstieg von Leberenzymwerte etc. Kontraind.: Operationen am ZNS, Lumbalpunktionen, Spinalanästhesie etc. HWZ 80 min. **Übl. Dos.:** Parenteral: 42.2 mg s.c. 2 h vor der Operation; ab dem 1. postoperativen Tag 1mal/d, über 7 bis 10 d, 42.2 mg (entspr. 20.83 mg Anti-Xa-Aktivität des 1. Internationalen Standards für Heparin niedriger Molekülmasse).

**Tiocarlid** INN: 4,4'-Bis(isopentyloxy)-thiocarbanilid, DAT®; CAS-Nr. 910-86-1; $C_{23}H_{32}N_2O_2S$, $M_r$ 400.6. Schmp. 140-142°C; polymorph. **Anw.:** Tuberkulostatikum.

**Tioconazol** INN: 1H-Imidazolderivat, Trosyd®; CAS-Nr. 65899-73-2; $C_{16}H_{13}Cl_3N_2OS$, $M_r$ 387.7. Schmp. 78-81°C; polymorph. **Wirk.** u. **Anw.:** Breitband-Antimykotikum; durch Hemmung der Ergosterinsynthese der Pilzmembranen.

**Tioctan**®: s. α-Liponsäure.

**Tioguanin** INN: Thioguanin, 2-Aminopurin-6-thiol; CAS-Nr. 154-42-7; $C_5H_5N_5S$, $M_r$ 167.21. Schmp. über 360°C aus Wasser. Prakt. unlösl. in Wasser, Chloroform, Ethanol; sehr leicht lösl. in verdünnten Alkalihydroxidlösungen. **Anw.:** Zytostatikum zur Leukämiebehandlung; Antimetabolit. HWZ 1.4 h i.v. bzw. 30 h (Metaboliten). **Übl. Dos.:** Oral: 2mal 0.002 g/kg KG/d 5

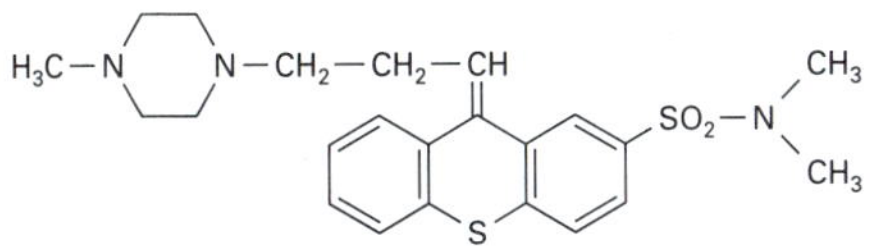


Tiotixen

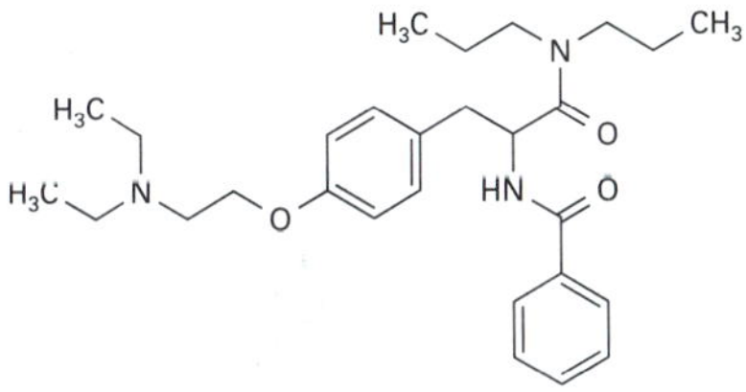


Tiropramid

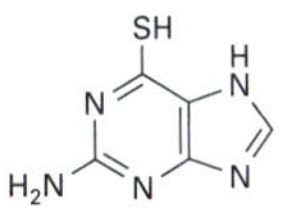


Tioguanin

d lang, dann alle 4 Wochen 1mal/d 3 d lang. Gebräuchl. ist auch Tioguanin-Hydrat.

**Tiomesteron**: 1α,7α-Bis(acetylthio)-17α-methyltestosteron, Emdabol®; CAS-Nr. 2205-73-4; $C_{24}H_{34}O_4S_2$, $M_r$ 450.7. Schmp. 206°C. **Anw.:** orales Anabolikum*.

**Tiopronin** INN: N-(2-Mercapto-1-oxopropionyl)glycin; CAS-Nr. 1953-02-2; $C_5H_9NO_3S$, $M_r$ 163.2. Schmp. 95-97°C. **Anw.:** unterstützendes Mittel bei Lebererkrankungen, bei Ekzemen, Metallvergiftungen, Strahlenschutzstoff.

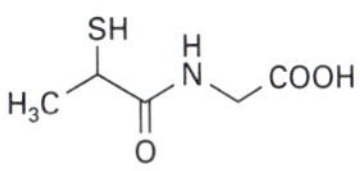


Tiopronin

**Tiosinamin** INN: Thiosinamin, Allylthiourea, 1-Allyl-2-thioharnstoff; CAS-Nr. 109-57-9; $C_4H_8N_2S$, $M_r$ 116.19. $H_2C$=CH–$CH_2$–NH–CS–$NH_2$. Schmp. 78°C. D. 1.22. Weiße, schwach knoblauchartig riechende Kristalle; lösl. 1:30 in Wasser, lösl. in Ethanol u. Glycerol; schwer lösl. in Ether; unlösl. in Benzol. **Anw.:** Zur Gewebserweichung (Narben), gegen Keloide. Übl. Dos. als Einspritzung 0.1 mg (1 mL der 10%igen Lsg. in Glycerol). Zur Gehaltsbestimmung (iodometrisch) von Allylsenföl.

**Tiotixen** INN: Thiotixen, N,N-Dimethyl-9-[3-(4-methyl-1-piperazinyl)propyliden]thioxanthen-2-sulfonamid, Orbinamon®; CAS-Nr. 3313-26-6; $C_{23}H_{29}N_3O_2S_2$, $M_r$ 443.63. Schmp. 114-118°C (*cis-trans*-Isomeren-Mischung), 147.5-149°C (*cis*-Isomer), 123-124.5°C (*trans*-Isomer). Prakt. unlösl. in Wasser; lösl. in absolutem Ethanol 1:110, in Chloroform 1:2, in Ether 1:120; schwer lösl. in Aceton, Methanol. **Anw.:** Neuroleptikum. Ind.: Schizophrenie, Alters- u. Alkoholpsychosen. **Nebenw.:** s. Psychopharmaka. Vermindertes Reaktionsvermögen! HWZ 36 h. **Übl. Dos.:** Oral: Initialdos.: 1mal 0.01 g/d, dann n.B. steigern auf 2- bis 3mal 0.01 g/d. Gebräuchl. ist auch Tiotixendihydrochlorid-Dihydrat.

**tiovalon®**: s. Tixocortol.

**Tioxolon** INN: 6-Hydroxy-1,3-benzoxathiol-2-on, Stepin®; CAS-Nr. 4991-65-5; $C_7H_4O_3S$, $M_r$

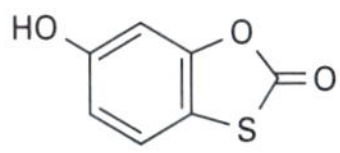


Tioxolon

168.18. Schmp. 160°C aus Wasser. Prakt. unlösl. in Wasser; lösl. in Ethanol, Isopropanol, Propylenglykol, Ether, Benzol, Toluol. **Anw.:** Bakteriostatikum, Hyperämikum, Keratolytikum, bei Acne vulgaris. **Nebenw.:** ev. Sensibilisierung. **Übl. Dos.:** Topikal: Lotio 0.2% 1mal abends, Hautpuder 0.1% mehrmals tgl.

**Tiropramid** INN: (±)-2-Benzamido-3-[4-(2-diethylaminoethoxy)phenyl]-N,N-dipropylpropionamid, Alfospas®; CAS-Nr. 55837-29-1; $C_{28}H_{41}N_3O_3$, $M_r$ 467.65. Schmp. 65-67°C aus Petrolbenzin. **Wirk.:** hemmt die intrazelluläre Phosphodiesterase-Aktivität u. erhöht die cAMP-Konzentration. **Anw.:** Spasmolytikum, bei Gallen-, Nieren-, Harnleiterkoliken u. abdominalen Koliken. **Nebenw.:** Mundtrockenheit, Erbrechen, Obstipation etc. Kontraind.: gastrointestinale Stenosen, eingeschränkte Leber- u. Nierenfunktion, Schwangerschaft (1. Trimenon) u. Stillzeit, Anw. bei Kindern unter 14 Jahren. HWZ 2 bis 3 h. **Übl. Dos.:** Parenteral: 1mal i.v. od. i.m. 50 mg T.-Hydrochlorid, eventuell wiederholte Gabe nach 1 h. Behandlungsdauer max. 2 d (in Ausnahmefällen bis 4 d). **Tiropramidhydrochlorid:** CAS-Nr. 57227-16-4; $C_{28}H_{41}N_3O_3 \cdot HCl$, $M_r$ 504.12.

**Tisane**: Plur. Tisanes; Ptisana (Ptisanes), in Frankreich gebräuchliche Arzneiform, die im wesentlichen unserem Infusum entspricht, meist durch Sirup, Honig od. Zucker gesüßt.

**Tischlerleim:** Knochenleim, Colla.

**Tisopurin** INN: Thiopurinol, Exuracid®; CAS-

Nr. 5334-23-6; $C_5H_4N_4S$, $M_r$ 152.17. **Wirk.** u. **Anw.:** Urikostatikum (s. Gicht). **Nebenw.:** gastrointestinale Beschwerden, Hautreaktionen. **Übl. Dos.:** 2mal 100 mg/d nach den Mahlzeiten.

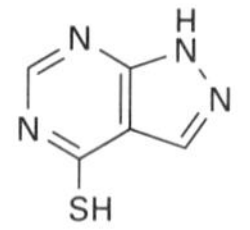

Tisopurin

**Tissukol®:** s. Fibrinkleber.

**Titan:** Titanum, Ti, $A_r$ 47.88; 2-, 3-, 4wertig, OZ 22, D. 4.5. Schmp. 1677°C; Sdp. 3262°C; duktiles, silberglänzendes Metall, sehr korrosionsbeständig; unlösl. in Salpetersäure u. Königswasser. Entdeckt 1791 von Wilhelm Gregor u. 1795 von Martin Heinrich Klaproth (Titanerde) unabhängig voneinander. Nat. im Titaneisenerz (Ilmenit), $FeTiO_3$, ferner als Titandioxid*. Darst.: durch Red. von Titantetrachlorid mit Magnesium od. Natrium. **Anw.:** zur Herst. des bes. harten **Titanstahls**; wegen seiner hohen Festigkeit bei gleichzeitig geringer Dichte als Werkstoff in der Luft- u. Raumfahrttechnik, im Rad- u. Autorennsport usw.

**Titandioxid:** Titanii dioxidum Ph.Eur.3, Titan(IV)-oxid, Titansäureanhydrid, Titanweiß, Titanium dioxydatum; CAS-Nr. 13463-67-7; $TiO_2$, $M_r$ 79.9. Weißes Pulver; unlösl. in Wasser, verd. Säuren u. Laugen, langsam lösl. in heißer konz. Schwefelsäure u. geschmolzenem Natriumhydrogensulfat. Existiert amorph u. in den 3 polymorphen Modifikationen: **Rutil** (tetragonal, am häufigsten vork., weißes, in der Hitze gelbes Pulver, D. 4.27 g/cm³, Schmp. 1855°C), **Anatas** (tetragonal, weißes Pulver, D. 3.9 g/cm³) u. **Brookit** (rhombisch, dient nicht als Weißpigment).

Darst.: aus dem Eisentitanerz (Ilmenit), $FeTiO_3$. **Anw.:** als Malerfarbe (meist in Mischung mit Bariumsulfat u. Zinkweiß). Titanweiß übertrifft an Deck- u. Färbekraft alle anderen weißen Farben u. ist unempfindlich gegen Säuren, Alkalien, Meerwasser, Gase. Ferner findet es Anw. in d. Kunststoff-, Papier-, Linoleumindustrie sowie in der Kosmetik zur Herst. v. Schminken, Puder, Cremes, Zahnpasten usw. In der Pharmazie wird meist Anatas verwendet ($TiO_2$-Gehalt mind. 99.0%): als Pigment zum Färben von Dragees u. Gelatinekapseln; als Bestandteil von Lotionen* u. Lichtschutzmitteln (Sonnencremes). Inkomp.: Sulfonamide in Schüttelmixturen (ergibt große Kristalle).

**Hochdisperses Titandioxid:** Titanii dioxidum colloidale; gew. durch Pyrolyse von Titantetrachlorid in der Knallgasflamme. Sehr feines, lockeres Pulver. **Anw.:** in Zinkoxid- u. Titandioxid-Schüttelmixturen als 3- bis 5%iger, stabilisierender Zusatz; zum Aufziehen von löslichen Farbstoffen. Eignet sich wegen der geringen Teilchengröße nicht als Pigment zum Weißfärben von Dragees u. Gelatinekapseln.

**Titangelb:** Thiazolgelb; $C_{28}H_{19}N_5Na_2O_6S_4$, $M_r$ 695.7. Gelbbraunes Pulver, leicht lösl. in Ethanol u. Wasser. **Anw.:** als Reagenz auf Magnesium, Chloride u. Bromide.

**Titan(IV)-oxid: Titanium dioxydatum**, s. Titandioxid.

**Titanometrie:** Verfahren der Maßanalyse*, bei dem mit Titan(III)-Maßlösung titriert wird. Dabei wird Ti(III) zu Ti(IV) oxidiert. Die T. eignet sich u.a. zur Bestimmung von Eisen, Nitrat, Persulfat, Perborat u. von org. Nitro-, Nitroso- u. Azo-Verbindungen.

**Titanweiß:** s. Titandioxid.

**Titer: 1.** In der Immunologie ein Maß f. die Stärke einer Antikörper-Reaktion. Der T. ist der Reziprokwert der Serumverdünnung, bei der noch eine eindeutige Reaktion (z.B. Agglutination) erkennbar ist. **2.** Faktor einer Maßlösung*.

**Tithymalus cyparissias:** s. Euphorbia cyparissias.

**Titrand:** in der Maßanalyse* Bez. f. Probelösung; vgl. Titrator.

**Titrans:** *syn.* Titrator*.

**Titration:** Titrieren, eine Maßanalyse* durchführen.

**Titrationsgrad:** Symbol: τ. In der Maßanalyse* der Quotient aus dem zugesetzten Volumen an Maßlösung* u. dem zur Erreichung des Endpunkts (feststellbares Ende der chemischen Reaktion zwischen Titrator* u. Titrand*) erforderlichen Volumen. Zu Beginn einer Titration ist demnach τ = 0 u. am Endpunkt τ = 1 (s. auch Titrationskurve).

**Titrationskurve:** bei einer Maßanalyse* die graphische Auftragung einer geeigneten, vom Titrationsgrad* der Probelösung abhängigen, physikalischen Größe in Abhängigkeit vom Titrationsgrad bzw. vom zugesetzten Volumen der Maßlösung. Geeignete Meßgrößen sind z.B. bei Säure-Base-Titrationen der pH-Wert od. die elektrische Leitfähigkeit, bei Redox-Titrationen das Redox-Potential.

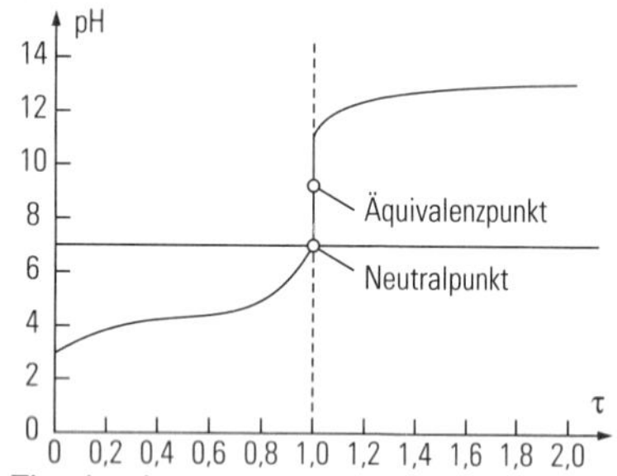


Titrationskurve: Titration von 0.1 mol/l Essigsäure mit 10 mol/l Natronlauge (τ = Titrationsgrad) [50]

**Titrator: 1.** Maßlösung*; **2.** Gerät, das die Maßlösung der Probelösung kontinuierlich zuführt u. dabei die Titrationskurve aufzeichnt; s. Maßanalyse.

**Titrieren:** Durchführen einer Maßanalyse*.

**Titrimetrie:** *syn.* Maßanalyse*.

**Titriplexe®:** komplexbildende Substanzen zur titrimetrischen Bestimmung von Metall-Ionen u. zur Gesamthärtebestimmung des Wassers (nach Schwarzenbach). Titriplex I: Nitrilotriessigsäure; Titriplex II: Ethylendiamintetraessigsäure (Edetinsäure*); Titriplex III: Natriumedetat*, s. Chelate.

**Titrisole®:** Konzentrate zur Herst. gebrauchsfertiger Maßlösungen sowie Stammlösungen zur Herst. v. Pufferlösungen in Ampullen.

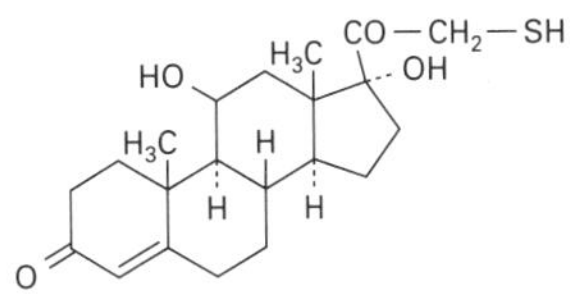

Tixocortol

**Tixocortol** INN: 13,17-Dihydroxy-21-mercaptopregn-4-en-3,20-dion, tiovalon®; CAS-Nr. 61951-99-3; $C_{26}H_{39}O_5S$, $M_r$ 378.53. **Wirk.** u. **Anw.:** Glucocorticoid zur lokalen Anw. bei allergischem Schnupfen. **Nebenw.:** Nasenkribbeln u. Schleimhautaustrocknung; wegen der raschen Metabolisierung in der Leber soll kaum mit systemischen Nebenw. zu rechnen sein. Gebräuchl. ist auch **Tixocortolpivalat**.

**Tizanidin** INN: 5-Chlor-N-(2-imidazolin-2-yl)-2,1,3-benzothiadiazol-4-ylamin, Sirdalud®; CAS-Nr. 51322-75-9; $C_9H_8ClN_5S$, $M_r$ 253.7. **Anw.:** Muskelrelaxans. **Übl. Dos.:** 3mal 2 bis 4 mg/d, MTD 36 mg.

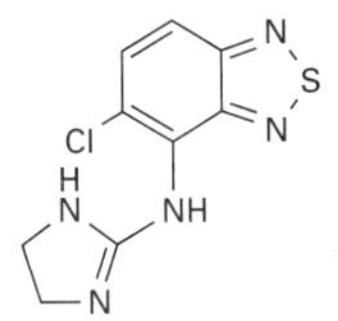

Tizanidin

**TKP:** Abk. f. Trikresylphosphat*.

**Tl:** *chem.* Thallium*.

**T-Lymphozyten:** s. Leukozyten.

**TM:** s. Thermomikroskopie.

**Tm: 1.** *chem.* Thulium, s. Seltenerdmetalle; **2.** *med.* wenig gebräuchl. Abk. f. Tumor.

**TMB-4:** Trimedoximbromid, 1,1'-Trimethylenbis[4-(hydroxyiminomethyl)-pyridinium-hydroxid]. **Anw.:** Antidot b. Vergiftungen mit org. Phosphorverbindungen, Alkylphosphaten u. -thiophosphaten (z.B. Parathion*), reaktiviert die blockierte Acetylcholinesterase; vgl. Obidoxim.

**TMD:** Tagesmaximaldosis.

**TMDSC:** s. DSC.

**TMS:** s. Tetramethylsilan.

**TMTD:** Abk. f. Tetramethylthiuramdisulfid*.

**TMV:** Abk. f. Tabakmosaik-Virus, s. Virus.

**Tn:** *chem.* Thoron; veraltete Bez. f. Radon-220.

**TNF:** s. Tumornekrosefaktor.

**TNT:** Abk. f. Trinitrotoluol*.

**TOA:** Abk. f. Tuberkulin-Original-Alt (Tuberkulin Koch), s. Tuberkuline.

**Tobramaxin®:** s. Tobramycin.

**Tobramycin** INN: Tobramycinum Ph.Eur.3, Nebramycin-Faktor 6, O-3-Amino-3-desoxy-α-D-glucopyranosyl-(1→4)-O-[2,6-diamino-2,3,6-tridesoxy-α-D-ribo-hexopyranosyl-(1→6)]-2-desoxystreptamin, Tobramaxin®, Gernebcin®; CAS-Nr. 32986-56-4; $C_{18}H_{37}N_5O_9$, $M_r$ 467.54. $[\alpha]_D$ 128° (in Wasser). Lösl. in Wasser 1:1.5, in Ethanol 1:2000; prakt. unlösl. in Chloroform, Ether. pH 9-11 (10%ige wäßrige Lsg.). **Anw.:** Breitband-Antibiotikum (Aminoglykosid-Antibiotikum); Wirkungsspektrum ähnl. Gentamicin. HWZ 2 bis 2.2

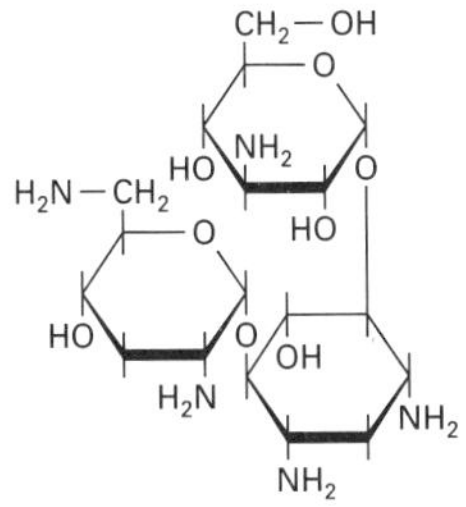

Tobramycin

h. **Übl. Dos.:** Parenteral: i.m., i.v. 0.001 g/kg KG/8 h; bei schweren Infektionen: bis 0.0015 g/kg KG; Kinder, Säuglinge: 0.003-0.005 g/kg KG/d; s.a. Antibiotika (Tab.). Gebräuchl. ist Tobramycinsulfat.

**Tocainid** INN: 2-Amino-N-(2,6-dimethylphenyl)propionamid, Xylotocan®; CAS-Nr. 41708-72-9; $C_{11}H_{16}N_2O$, $M_r$ 192.26. **Anw.:** Antiarrhythmi-

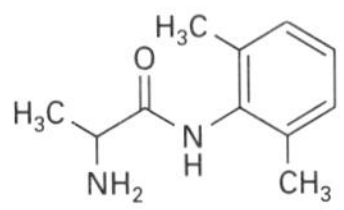

Tocainid

kum bei ventrikulären Ektopien. **Nebenw.:** ZNS: Tremor, Schwindel, Gedächtnisstörungen, Parästhesien, Krämpfe. HWZ 12 h. Gebräuchl. ist auch Tocainidhydrochlorid.

**α-Tocopherolacetat:** α-Tocopheroli acetas, Vitamin-E-acetat; s. Vitamine (Vitamin E).

**α-Tocopherolacetat-Trockenkonzentrat:** s. Vitamine (Vitamin E).

**α-Tocopheroli acetas:** s. Vitamine (Vitamin E).

**α-Tocopheroli acetatis pulvis:** s. Vitamine (Vitamin E).

**Tocopherolnicotinat:** 2,5,7,8-Tetramethyl-2-(4,8,12-trimethylethyltridecyl)-6-chromanylnicotinat. **Anw.:** Durchblutungsförderndes Mittel; s.a. Vitamine (Vitamin E).

**Tocofersolan** INN: α-Tocopheryl-poly(oxyethylen)succinat; CAS-Nr. 30999-06-5; $C_{33}H_{54}O_5(C_2H_4O)_n$. **Anw.:** Vitamin-E-Derivat; s. Vitamine.

**α-Tocopherolum acetylatum:** s. Vitamine (Vitamin E).

**Todeskraut:** s. Atropa belladonna.

**Toepfer-Reagenz:** Dimethylaminoazobenzol in alkohol. Lsg. zur titrimetr. Bestimmung freier Salzsäure im Magensaft. Die Lsg. ist gelbrot u. schlägt bei Zusatz von HCl (schon bei 0.02%) in Lachsrosa um, beim Erwärmen wird die Lsg. lilablau.

**Tofranil®:** s. Imipramin.

**Toga-Viren:** Gruppe von RNS-Viren; Vertreter der Togaviridae sind die Erreger von Gelbfieber* u. FSME*, die aus ökologischen Gründen den Arboviren zugeordnet werden, u. das Rötelnvirus.

**Toilette-Essig:** s. Essig.

**Tokolytikum(-a):** Arzneistoffe, die wehenhemmend wirken; s. Gynäkologika.

**Tolazamid** INN: 3-(1-Azepanyl)-1-(4-methyl-

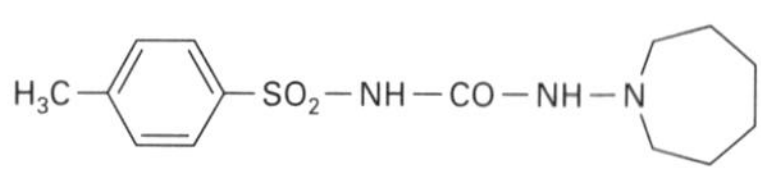


Tolazamid

phenylsulfonyl)harnstoff, 1-(Hexahydroazepin-1-yl)-3-(p-tolylsulfonyl)harnstoff, Norglycin®; CAS-Nr. 1156-19-0; $C_{14}H_{21}N_3O_3S$, $M_r$ 311.41. Schmp. 161-169°C unter Zers. Sehr schwer lösl. in Wasser; schwer lösl. in Ethanol; lösl. in Aceton; leicht lösl. in Chloroform. **Anw.:** Orales Antidiabetikum*. HWZ 8 h. **Übl. Dos.:** Oral: 1mal 0.25 g morgens, dann individuell einstellen.

**Tolazolin** INN: Benzazolin, 2-Benzyl-4,5-dihydroimidazol, 2-Benzylimidazolin, Priscol®; CAS-

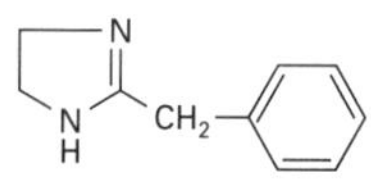


Tolazolin

Nr. 59-98-3; $C_{10}H_{12}N_2$, $M_r$ 160.21. **Anw.:** Vasodilator; α-Sympatholytikum mit direkter Wirk. auf die Gefäße. Ind.: periphere Gefäßerkrankungen, Durchblutungsstörungen am Auge. **Übl. Dos.:** Oral: 2- bis 3mal 0.025 g/d. Parenteral: s.c. 0.01 g. Augensalbe: 10%. Topikal: Salbe 5%.

**Tolazolinhydrochlorid:** Benzylimidazolinum hydrochloricum; $C_{10}H_{13}ClN_2$, $M_r$ 196.7. Schmp. 172-175°C. Weißes, krist. Pulver; sehr leicht lösl. in Wasser, lösl. in 3 T. Ethanol, 3.5 T. Chloroform. **Off.:** ÖAB90.

**Tolbutamid** INN: Tolbutamidum Ph.Eur.3, N-[(Butylamino)carbonyl]-4-methylbenzylsulfonamid, 1-Butyl-3-(p-tolylsulfonyl)harnstoff, Arto-

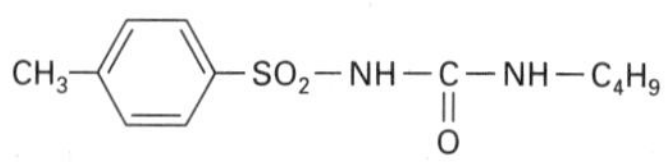


Tolbutamid

sin®, Rastinon®; CAS-Nr. 64-77-7; $C_{12}H_{18}N_2O_3S$, $M_r$ 270.4. Schmp. 128-130°C; polymorph. Weißes, fast geruchloses, krist. Pulver; prakt. unlösl. in Wasser, lösl. in Aceton u. Ethanol, lösl. in verdünnten Alkalihydroxidlösungen. **Anw.:** orales Antidiabetikum*; Sulfonylharnstoffderivat der 1. Generation. **Dos.:** Einnahme 0.5 g 1- bis 3mal/d **Nebenw.:** Hypoglykämie, hypoglykämischer Schock; s.a. Antidiabetika, Orale. HWZ 5.9 bis 9 h.

**Tolciclat** INN: 1,2,3,4-Tetrahydro-1,4-methano-6-naphthyl-N,3-dimethylthiocarbanilat, Fungifos®; CAS-Nr. 50838-36-3; $C_{20}H_{21}NOS$, $M_r$ 323.46. Weißes, krist. Pulver. Prakt. unlösl. in Wasser; lösl. in vielen organischen Lösungsmitteln. **Anw.:** Antimykotikum. **Übl. Dos.:** Topikal: Creme, Lösung, Salbe: 1%, Puder: 0.5%.

**Tolectin**®: s. Tolmetin.

**Toleranz:** *pharmak.* langsame Gewöhnung des Organismus an ein Pharmakon bei regelmäßiger Zufuhr, was sich in allmählich geringer werdender Wirkung bei gleicher Dosis äußert. Diese

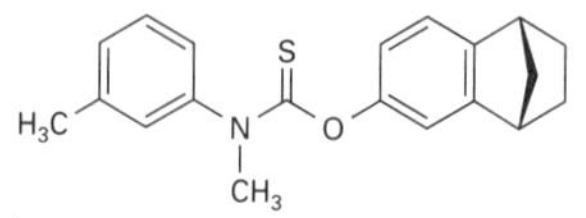


Tolciclat

reversible Erscheinung kann ihre Ursache entweder in der Abnahme der Empfindlichkeit des Rezeptors (z.B. Morphin) od. in einem vermehrten enzymatischen Umbau des Pharmakons haben (Barbiturate). In letzterem Fall bewirkt das Pharmakon eine Erhöhung der Aktivität der Enzyme, die seinen Umbau in der Leber bewirken (Enzyminduktion).

**Tolerogen:** s. Antigen.

**Tolfenaminsäure** INN: 3-Dimethylamino-1-phenyl-1-(p-tolyl)-propan, Pragman®; CAS-Nr. 13710-19-5; $C_{14}H_{12}ClNO_2$, $M_r$ 261.7. Schmp. 207°C. **Anw.:** Antihistaminikum, Antiallergikum.

**Tolid**®: s. Lorazepam.

**Tolidin:** o-Tolidin ist 3,3'-Dimethylbenzidin, (4, 4'-Diamino-3,3'-dimethylbiphenyl); $C_{14}H_{18}N_2$, $M_r$ 212.28. **Anw.:** zur Bestimmung von Chlor u. Sauerstoff in Wasser u. zur kolorimetr. Bestimmung von Gold; zur Herst. v. Azofarbstoffen.

**Toliprolol:** 1-Isopropylamino-3-(3-tolyloxy)-2-propanol; CAS-Nr. 2933-94-0; $C_{13}H_{21}NO_2$, $M_r$ 223.32. **Strukturformel** s. β-Sympatholytika. Schmp. 75-76°C aus Ethylacetat/Petrolether, manchmal angegeben mit 79°C. $pK_s$ (konjugierte Säure) 8.57. **Anw.:** β-Sympatholytikum* (Betarezeptorenblocker). **Übl. Dos.:** Oral: jugendliche Hypertonie: 2- bis 3mal 0.01 g/d; Angina pectoris: 3mal 0.05 g/d. Gebräuchl. ist auch Toliprololhydrochlorid.

**Tollens-Furfuralbestimmung:** Verfahren zur quantitativen Bestimmung von Furfural* bzw. Pentosen*. Pentosen wandeln sich beim Erhitzen mit verdünnter Salzsäure in Furfural um, das mit Phloroglucin ein schwarzgrünes unlösliches Kondensationsprodukt liefert.

**Tollens-Reagenz:** ammoniakalische Silbernitratlösung (Reagenz der Ph.Eur.3); mildes Oxidationsmittel zum Nachw. von Aldehyden, v.a. Monosacchariden (vgl. Fehling-Lösung). Das Silberhydroxid liegt in ammoniakalischer Lsg. als $Ag(NH_3)_2OH$ komplex gebunden vor u. reagiert folgenderweise:

$CHO + 2\,Ag(NH_3)_2OH \rightarrow RCOO^- + NH_4^+ + 2\,Ag + H_2O + 3\,NH_3$

Das Silber fällt als Silberspiegel od. grauer bis schwarzer Ndschlg. aus. Herst.: 2.5 g Silbernitrat in 80 mL Wasser lösen u. den entstandenen Ndschlg. mit tropfenweise zugegebener Ammoniaklösung 10% unter Schütteln wieder lösen; mit Wasser auf 100 mL auffüllen. Bei Bedarf frisch herstellen. Bei Aufbewahrung können explosive Silbersalze ($Ag_2NH$, $AgNH_2$, $Ag_3N$) entstehen.

**Tollkirschenblätter:** Folia Belladonnae, s. Atropa belladonna.

**Tollkirschenextrakt:** s. Extractum Belladonnae.

**Tollkirschensalbe:** s. Unguentum Belladonnae.

**Tollkirschentinktur:** s. Tinctura Belladonnae.

**Tollkraut:** s. Atropa belladonna bzw. Hyoscyamus niger.

**Tollrübe:** Radix Bryoniae, s. Bryonia-Arten.

**Tollwut:** Lyssa, Rabies; Infektionskrankheit, die durch den Biß (Speichel) tollwutkranker Tiere übertragen wird. Erreger: Tollwutvirus*; Inkubationszeit 3 Wochen bis zu einem Jahr. Krämpfe der Muskulatur, Speichelfluß, Herzlähmung. Prophylaxe: Tollwut-Schutzimpfung. Ther.: Tollwut-Immunserum*.

**Tollwut-Antiserum, fluoresceinkonjugiertes:** Immunglobulin (mit Fluoresceinisothiocyanat konjugiert)-Fraktion mit einem hohen Gehalt an Tollwut-Antikörpern, hergestellt aus dem Serum geeigneter Tiere, die mit inaktiviertem Tollwut-Virus immunisiert wurden **Anw.:** Reagenz Ph.Eur.3. Zur Wirksamkeitsprüfung von Tollwut-Immunoglobin vom Menschen.

**Tollwut-Immunglobulin vom Menschen:** Immunoglobulinum humanum rabicum Ph.Eur.3; aus Plasma od. Serum von Spendern gew., die gegen Tollwut immunisiert sind. Es sind spezifische Antikörper enthalten, die das Tollwutvirus neutralisieren. **Anw.:** zur postexpositionellen Tollwutprophylaxe in Kombination mit Tollwut-Impfung.

**Tollwut-Impfstoff:** Vaccinum rabiei ex cellulis ad usum humanum Ph.Eur.3; Totimpfstoff; früher Lebendimpfstoff aus Rückenmark infizierter Kaninchen od. aus Gehirn infizierter Schafe gewonnen. Wegen Gehalt an Gehirnbestandteilen u. schweren Impfkomplikationen obsolet. Später wurden Vakzine aus Entenembryonen isoliert. Jetzt: inaktive Vakzine aus humaner diploider Zellkultur (HDC-Impfstoff) od. aus Hühnerembryozellen. **Anw.:** Tollwutprophylaxe für Personen mit hohem permanenten Expositionsrisiko, Prophylaxe nach Biß od. intensivem Kontakt mit tollwutverdächtigem bzw. tollwütigem Tier, unter Umständen in Kombination mit Tollwut-Immunglobulin.

**Tollwut-Impfstoff für Tiere:** Vaccinum rabiei inactivatum ad usum veterinarium Ph.Eur.3; flüssige od. gefriergetrocknete, Zuber. von inaktiviertem *„Tollwutvirus fixe"*; kann geeignetes Adjuvans od. Konservierungsmittel enthalten.

**Tollwut-Lebend-Impfstoff für Füchse (peroral):** Vaccinum rabiei perorale vivum ad vulpem Ph.Eur.3; ist eine flüssige od. gefriergetrocknete Zuber. eines immunogenen Stammes des attenuierten Tollwutvirus. Der Impfstoff wird in Fraßköder eingebracht, welche weiträumig in den von Füchsen besiedelten Gebieten ausgelegt werden.

**Tollwutvirus:** *syn.* Rabiesvirus; zur Gruppe der Rhabdoviren gehörender DNS-Virus; Erreger der Tollwut; Erregerreservoir v.a. Carnivoren (hundeartige Tiere); empfänglich f. das T. sind alle Warmblüter.

**Tolmetin** INN: 1-(Methyl-5-(4-methylbenzoyl)-2-pyrrolessigsäure, Tolectin®; CAS-Nr. 26171-23-

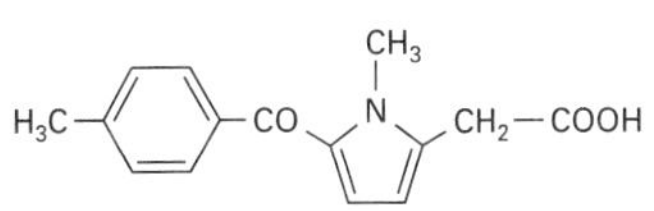

Tolmetin

3; $C_{15}H_{15}NO_3$, $M_r$ 257.30. Schmp. 155-157°C unter Zers., aus Acetonitril. **Anw.:** Antirheumatikum. HWZ 3 h. **Übl. Dos.:** Oral: 2- bis 3mal 0.2 g/d. Gebräuchl. ist auch Tolmetin-Natrium-Dihydrat.

**Tolnaftat** INN: O-(2-Naphthyl)-N-methyl-N-(3-tolyl)-thiocarbamat, Sorgoa®, Tinatox®; CAS-Nr. 2398-96-1; $C_{19}H_{17}NOS$, $M_r$ 307.43. Weißes bis

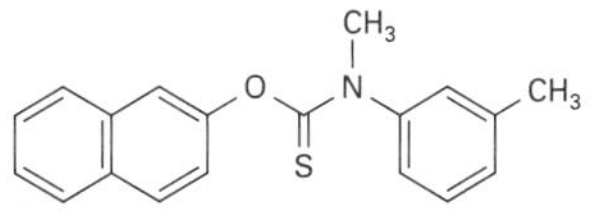

Tolnaftat

cremefarbenes, krist. Pulver. Schmp. 110.5-111.5°C aus Ethanol. Unlösl. in Wasser; wenig lösl. in Methanol. Lösl. in Ethanol 1:4000, in Aceton 1:9, in Chloroform 1:3, Ether 1:55, in Polyethylenglykol 400. **Off.:** DAC86. **Anw.:** Antimykotikum; u.a. bei Fadenpilzinfektionen der Haut, nicht geeignet bei tiefen Infektionen im Nagelbett od. Haarfollikeln, außer zus. mit einem systemisch anwendbaren Antimykotikum. **Nebenw.:** Hautreizung, Hautjucken. **Übl. Dos.:** Topikal: Salbe, Creme 1%, Puder 0.5%.

**Tolomanstärke:** Amylum Cannae*.

**Toloniumchlorid** INN: Tolonii chloridum INN, Toluidinblau, 3-Amino-7-dimethylamino-2-methylphenothiazinylium-chlorid; CAS-Nr. 92-31-9;

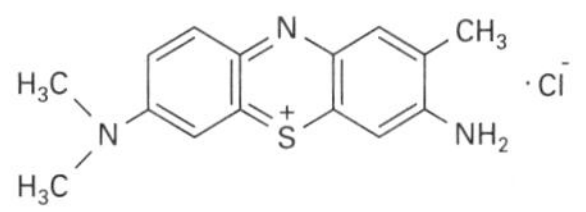

Toloniumchlorid

$C_{15}H_{16}ClN_3S$, $M_r$ 305.83. Lösl. in Wasser 3.82 g/100 mL unter Bildung einer violetten Lsg., in Ethanol 0.57 g/100 mL unter Bildung einer blauen Lsg.; sehr schwer lösl. in Chloroform, prakt. unlösl. in Ether. **Anw.:** Orales Antimenorrhagikum. **Übl. Dos.:** Oral: 0.2-0.3 g/d in NaCl-Lösung.

**Tolperison** INN: 2,4'-Dimethyl-3-piperidinopropiophenon; CAS-Nr. 728-88-1; $C_{16}H_{23}NO$, $M_r$ 245.35. **Anw.:** Muskelrelaxans; v.a. bei Gefäß-

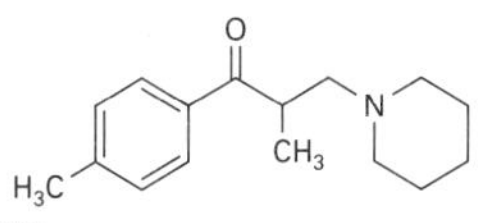

Tolperison

krämpfen. **Nebenw.:** bei Überdosierung Spannungsgefühl im Kopf, Benommenheit, rasche psychische u. physische Ermüdbarkeit. Vorsicht bei Patienten mit Nierenfunktionsstörungen. Gebräuchl. ist auch Tolperisonhydrochlorid.

**Tolpropamin** INN: N,N-Dimethyl-3-phenyl-3-(4-tolyl)propylamin, Pragman®; CAS-Nr. 5632-44-0; $C_{18}H_{23}N$, $M_r$ 253.37. **Anw.:** Antihistaminikum*, Antiallergikum, Antipruriginosum. **Übl. Dos.:** Oral: 2- bis 3mal 0.02 g/d. Topikal: Hautgelee 1%. **Nebenw.:** Sedierung, Hautreaktionen.

**Tolpropaminhydrochlorid:** Schmp. 183-186°C; polymorph.

**Tolubalsam:** s. Balsamum tolutanum.

**Tolubalsamsirup:** s. Sirupus Balsami Tolutani.

**Toluen:** s. Toluol.

**Toluidin:** Aminotoluol; $CH_3C_6H_4NH_2$. 3 Isomere; o- u. m-T. sind gelbl. Flüss., p-T. ist fest; die

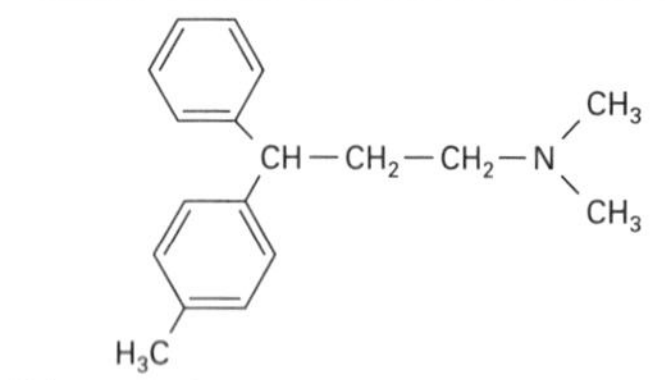

Tolpropamin

Toluidine finden in d. Technik ausgedehnte Anw. zu Farbstoffsynthesen sowie in der Textilindustrie u. als Reagenzien auf Lignin, Phloroglucin u. Nitrit.

**Toluifera balsamum:** s. Balsamum var. balsamum tolutanum.

**Toluifera pereirae:** s. Balsamum var. peruvianum.

**Toluol:** Toluolum, Toluen, Methylbenzol; $C_6H_5$–$CH_3$, $M_r$ 92.14. D. 0.864 bis 0.867. Sdp. 109-112°C. $n_D^{20°C}$ 1.495 bis 1.497. Das erste Homologe des Benzols. Es findet sich im Steinkohlenteer, in Erdölen u. in den Kokereigasen, aus denen es hauptsächl. gewonnen wird. Es wurde zuerst aus dem Tolubalsam isoliert (1844). Klare, farblose, flüchtige Flüss. Es ist leicht entzündbar u. brennt mit stark rußender Flamme. Mischbar mit Ethanol 96%, Ether, Aceton, Chloroform; unlösl. in Wasser, mit einem Drittel seines Volumens Ethanol ergibt es eine trübe Mischung, die sich auf Zusatz von weiterem Ethanol klärt. MAK: 200 mL pro $m^3$ Luft. **Anw.** techn.: als Lösungsmittel, ferner dient es zur Herst. v. Saccharin, Benzoesäure, Benzaldehyd, Nitrotoluol, Codein, Fuchsin usw.

**Toluolsulfonamid:** 2-Toluolsulfonamid, 4-Methylbenzolsulfonamid; $C_7H_9NO_2S$, $M_r$ 171.2. Schmp. ca. 136°C. Weißes krist. Pulver. Schwer lösl. in Wasser u. Ether, lösl. in Ethanol u. Alkalihydroxid-Lösungen. **Anw.:** Reagenz Ph.Eur.3 (zur Reinheitsprüfung von Saccharin-Natrium).

**p-Toluolsulfonchloramidnatrium:** Tosylchloramid-Natrium*.

**4-Toluolsulfonsäure:** 4-Methylbenzolsulfonsäure-Monohydrat (mind. 87.0 Prozent $C_7H_8O_3S$); $C_7H_8O_3S \cdot H_2O$, $M_r$ 190.2. Kristalle od. weißes, krist. Pulver; leicht lösl. in Wasser, lösl. in Ethanol u. Ether. **Anw.:** Reagenz Ph.Eur.3.

**Tolvin®:** s. Mianserin.

**Tolycain** INN: 3-Methyl-2-(diethylamino-acetylamino)benzoesäuremethylester; CAS-Nr.

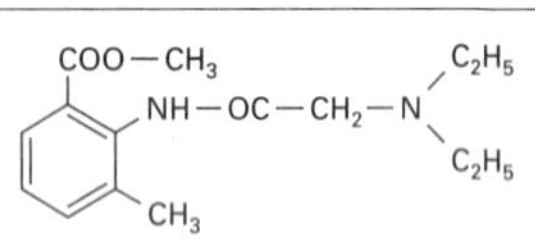

Tolycain

3686-58-6; $C_{15}H_{22}N_2O_3$, $M_r$ 278.34. Sdp. 190-192°C (666 Pa). **Anw.:** Lokalanästhetikum*. **Übl. Dos.:** Infiltrations- u. Leitungsanästhesie in der Zahnheilkunde: 3%ige Lösung. **Tolycainhydrochlorid:** $C_{15}H_{23}ClN_2O_3$, Schmp. 139-140.5°C.

**Tomate:** Lycopersicon lycopersicum*.

**Tomatidin:** $C_{27}H_{45}NO_2$, $M_r$ 415.64. Steroidalkaloid, Aglykon von Tomatin*. Kommt in den Blättern u. Wurzeln von Lycopersicon lycopersicum vor u. soll zur Synthese von anderen Steroiden geeignet sein.

**Tomatin:** Lycopersicin; $C_{50}H_{83}NO_{21}$, $M_r$ 1034.22. Glykosidalkaloid aus den Blättern der Wildtomate (Lycopersicon pimpinellifolium, Südamerika) mit antimykotischer Wirkung. Die Grundstruktur des Aglykon Tomatidin* ist Spirosolan (s. Solanum-Alkaloide).

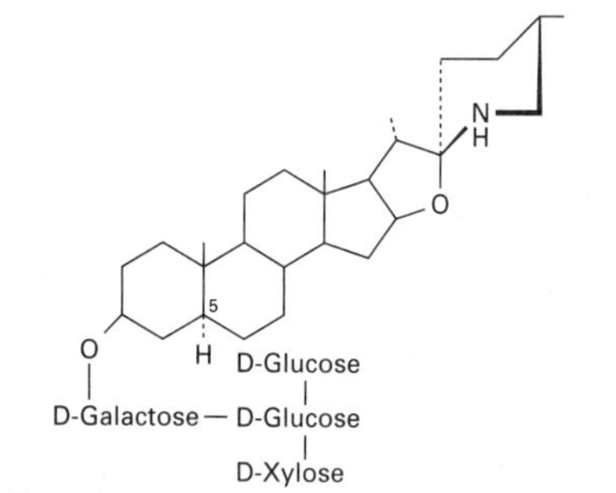

Tomatin

**Tombak:** Sammelname f. Kupfer-Zink-Legierungen mit verschied. Cu-Gehalt (zwischen 67 u. 95%).

**Tomographie:** *radiol.* Schichtaufnahmeverfahren; Spezialverfahren in der Röntgendiagnostik (s.a. Röntgenstrahlen). Während der Röntgenaufnahme werden entweder Röntgenröhre u. Röntgenfilm bei unbewegtem Patienten gegenläufig od. Patient u. Film gleichläufig bei unbewegter Röhre bewegt. Dabei werden alle Punkte, die in der Schichtebene liegen, scharf, die darunter od. darüber liegenden unscharf abgebildet. Die Schichttiefe wird aufgrund von Übersichtsaufnahmen u. topographischen Erfahrungswerten festgesetzt. Mit Hilfe der T. lassen sich feinere Details erkennen od. auch z.B. Tumoren abgrenzen. Durch Computertomographie* heute z.T. ersetzt.

**Ton:** s. Aluminiumsilicat; vgl. Weißer Ton; Roter Ton, s. Bolus rubra.

**Tonca:** s. Dipteryx odorata.

**Tonephin:** Vasopressin, Hormon d. Hypophysen-Hinterlappens, s. Hormone.

**Tonerde:** Aluminium oxydatum, Alumina, s. Aluminiumoxid. **T., Essigsaure:** Aluminium aceticum, s. Aluminiumacetat. **T., Essig-weinsaure:** Aluminium-acetico-tartaricum, s. Aluminiumacetat-tartrat-Lösung. **T., Salpetersaure:** Aluminium nitricum, s. Aluminiumnitrat. **T., Schwefelsaure:** Aluminium sulfuricum, s. Aluminiumsulfat.

**Tonerdehydrat:** Alumina hydrata, Aluminium hydroxydatum, s. Aluminiumhydroxid.

**Tonerdelösung, Essigsaure:** Liquor Aluminii acetici, s. Aluminiumacetat.

**Tonerdelösung, Essigsaure, Weinsaure:** s. Aluminiumacetat-tartrat-Lösung.

**Tonic waters:** s. Chinin.

**Tonikum(a):** tonisierendes, kräftigendes Mittel, Roborans; dient zur Kräftigung des Patienten bei Erschöpfungszuständen od. in der Rekonvaleszenz; die therapeutische Wirksamkeit vieler Präparate ist umstritten; verwendet werden z.B. Vitamine, Spurenelemente, Amara* (appetitanregend, z.B. Tct. Gentianae, Tct. amara), Glutaminsäure, Lecithin.

**Tonizität:** physiologisch-klinischer Begriff f. den in einer Lösung aufrechterhaltenen osmotischen Druckzustand. Wenn semipermeable Membranen vorliegen (z.B. am Auge), ist der Begriff T. syn. f. osmotischen Druck.

**Tonkabohne:** s. Dipteryx odorata.

**Tonkabohnenkampfer:** Cumarin*.

**Tonoplast:** Zytoplasmamembran, die die Vakuole einer Pflanzenzelle umgibt; s. Vakuolen.

**Tonopres®:** s. Dihydroergotamin.

**Ton, Roter:** s. Bolus rubra.

**Tonsilla:** *med.* Tonsille, Mandel; T. pharyngica: Rachenmandel; T. palatina: Gaumenmandel; T. lingualis: Zungenmandel.

**Tonsillitis:** Angina tonsillaris, sog. Mandelentzündung.

**Tonsillosan®:** s. Milchsäure.

**Ton, Weißer:** Kaolinum ponderosum, Bolus alba, s. Weißer Ton.

**Topamax®:** s. Topiramat.

**Topfcurare:** s. Curare.

**Tophus:** Knoten; T. arthriticus: Gichtknoten (infolge Einlagerung harnsaurer Salze).

**Topinambur:** Knollen von Helianthus tuberosus*, knollige Sonnenblume.

**Topiramat:** 2,3,4,5-Bis-*O*-(1-methylethyliden)-β-D-fructopyranosesulfamat, Topamax®; CAS-Nr.

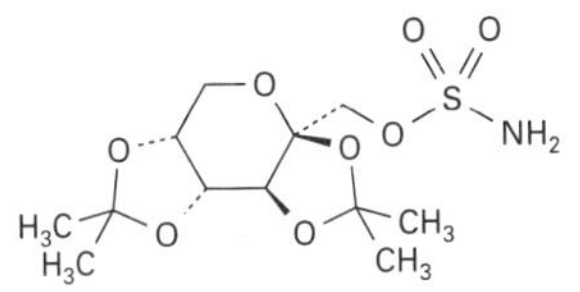

Topiramat

97240-79-4; $C_{12}H_{21}NO_8S$, $M_r$ 339.37. Schmp. 125-126°C. **Wirk.** u. **Anw.:** Antiepileptikum. **Übl. Dos.:** ca. 100 bis 400 mg/d.

**Topisch:** (*gr.* τόπος Ort) örtlich; äußerlich, lokal.

**Topisolon®:** s. Desoximetason.

**Topogranulator:** s. Granulieren.

**Topoisomerasen:** DNS-T.; Enzyme, die durch vorübergehendes Spalten u. wieder Zusammenfügen der doppelhelikalen Stränge ringförmiger Desoxyribonucleinsäure* das Ausmaß der Superhelixbildung regulieren. Zu diesem Zweck schneidet (*engl.* nicking) die **Topoisomerase I** einen u. die **Topoisomerase II** (in Bakterien als Gyrase* bez.) beide der Einzelstränge der DNS-Doppelhelix auf. Die T. in Prokaryonten u. Eukaryonten unterscheiden sich. Darauf beruht die selektive Wirkung der Gyrasehemmer*.

**Topoisomerase-I-Inhibitoren:** von Camptothecin, einem Alkaloid aus Camptotheca acuminata Decne. (Fam. Nyssaceae, ein Baum in China u. Tibet)) abgeleitete Hemmer der Topoisomerase I (s. Topoisomerasen), z.B. Irinotecan*, Topotecan*. **Wirk.:** Zytostatika*.

**Topoisomere:** s. Desoxyribonucleinsäure.

**Topologie:** Lehre von der Lage u. Anordnung von (geometrischen) Gebilden im Raum.

**Topostasin®:** s. Thrombin.

**Topotecan:** (S)-10-(Dimethylaminomethyl)-4-ethyl-4,9-dihydroxy-1H-pyrano[3',4':6,7]indolizino[1,2-b]chinolin-3,14(4H,12H)-dion, Hycamtin®; CAS-Nr. 123948-87-8; $C_{23}H_{23}N_3O_5$, $M_r$ 421.45.

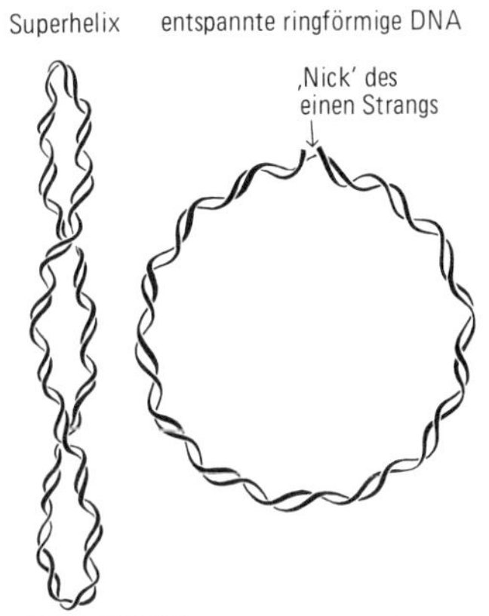

Topoisomerasen:
Umwandlung der DNA-Superhelix in ringförmige Struktur durch Spaltung (nick) eines Strangs [70]

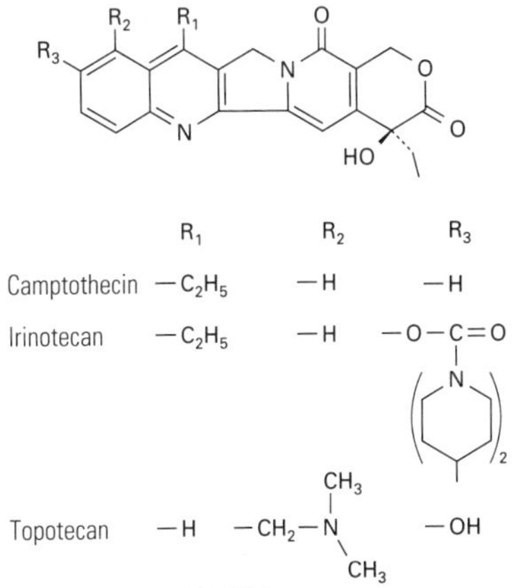

Topoisomerase-I-Inhibitoren

**Wirk.** u. **Strukturformel** s. Topoisomerase-I-Inhibitoren. **Anw.:** Zytostatikum, gegen Ovarialkarzinom. **Übl. Dos.:** i.v. 1.5 mg/m² Körperoberfläche, 5 d lang (mehrere Behandlungszyklen).

**Topsym®:** s. Fluocinonid.

**Torasemid** INN: N-{[(1-Methylethyl)amino]-carbonyl}-4-[(3-methylphenyl)amino]-3-pyridinsulfonamid; CAS-Nr. 56211-40-6; $C_{16}H_{20}N_4O_3S$, $M_r$ 348.43. Schmp. ca. 158°C (Zers.); polymorph. $pK_s$ 6.44. **Wirk.** u. **Anw.:** Schleifendiuretikum (s. Diuretikum) mit gegenüber Furosemid* verlängerter Wirkdauer (HWZ ca. 5 h), Antihypertonikum*. **Nebenw.:** Störung des Elektrolytgleichgewichtes, Kopfschmerzen, Durchfall.

**Toratex®:** s. Ketorolac.

**Torecan®:** s. Thiethylperazin.

**Toremifen** INN: (*Z*)-2-[4-(4-Chlor-1,2-diphenyl-1-butenyl)phenoxy]-*N*,*N*-dimethylethylamin, Fareston®; CAS-Nr. 89778-26-7; $C_{26}H_{28}ClNO$, $M_r$ 405.97. Schmp. 108-110°C. **Strukturformel** s. Tamoxifen. **Wirk.:** Antiöstrogen*, ein chloriertes

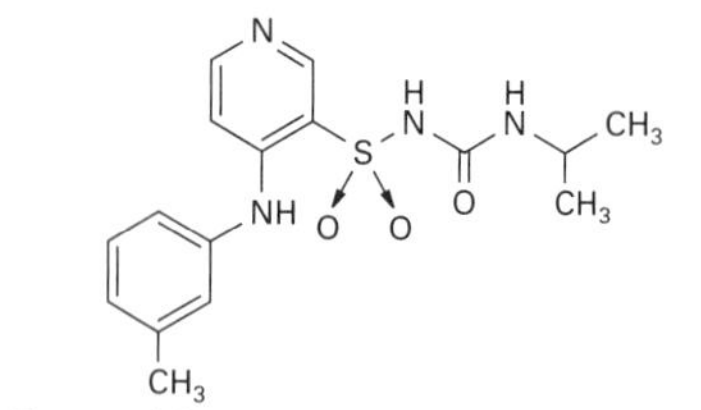
Torasemid

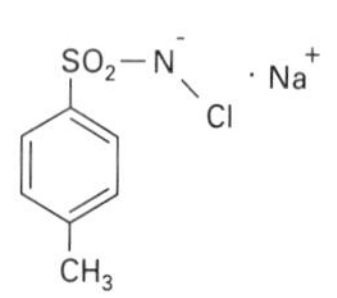
Tosylchloramid-Natrium

Tamoxifen*. **Anw.:** Zytostatikum; zur Behandlung von hormonabhängigem Brustkrebs bei Frauen in der Menopause. Nebenw.: häufig Hitzewallungen, Übelkeit, Erbrechen etc. HWZ 2 bis 10 d. **Übl. Dos.:** Oral: 1mal 60 mg/d. Gebräuchl. ist Toremifendihydrogenphosphat (CAS-Nr. 89778-27-8).

**Torfmoose:** Sphagnidae; 300 Arten der Gattung **Sphagnum** (Laubmoose, s. Bryophyta), die den **Torf** (abgestorbene T.) bilden. Die unteren Teile der T. sterben ab u. werden unvollständig humifiziert, während sie in die Höhe weiterwachsen. Für 1 m Torf sind ca. 1000 Jahre notwendig. Torf(moor) ist meistens relativ sauer (pH ca. 4). Wesentlicher Bestandteil des Torfs sind die Huminsäuren*. **Anw.** med.: f. Packungen, Breibäder etc. Möglicherweise Heilwirkung durch Resorption bestimmter Stoffe (umstritten). Vgl. Moorbäder.

**Tormentilla:** s. Potentilla erecta.

**Tormentill-Adstringens:** Tormentillae adstringens, s. Adstringens Tormentillae.

**Tormentilla erecta:** Potentilla erecta*.

**Tormentillsäure:** s. Saponine (Tab.1).

**Tormentilltinktur:** s. Tinctura Tormentillae.

**Tormentillwurzel:** Rhiz. Tormentillae, s. Potentilla erecta.

**Tormentosid:** Tormentol; ein für viele Rosaceae charakteristisches Pseudosaponin, bei dem Tormentillsäure, Strukturformel s. Saponine (Tab.1), mit 2 Molekülen Glucose verestert ist.

**Torr:** (nach E. Torricelli, Physiker, 1608 bis 1647, Florenz) 1 Torr ist der Druck* von 1 mmHg (Millimeter-Quecksilbersäule) auf 1 $cm^2$ Fläche; 760 Torr: 1 physikal. Atmosphäre bzw. 101.3 kPa. Die SI-Einheit* f. den Druck ist Pascal; 1 Torr = 133,322 Pa, s. Pa(scal).

**Torula-Hefe:** Faex torula, Wuchshefe. Stpfl. ist Torula utilis, Fam. Dematiaceae; gezüchtet auf Sulfitablaugen der Zellstoffabriken. **Inhaltsst.:** s. Faex. Hinsichtl. des Eiweiß- u. Vitamingehaltes der Bierhefe gleichwertig, in der Nährmittel- u. pharmazeut. Industrie verwendet; dient auch zur Herst. v. Trockenhefe.

**Torulin:** Vitamin $B_1$; s. Vitamine.

**Torus:** (pl. Tori) zentraler, verdickter Teil der Tüpfelhaut von Hoftüpfeln* der Coniferen u. einiger anderer Gymnospermen.

**Torutilin:** Vitamin T, s. Carnitin.

**Tosactid:** Octacosactrin, Octacosactid; CAS-Nr. 47931-80-6; $C_{150}H_{230}N_{44}O_{38}S$, $M_r$ 3289.8. **Anw.:** aus den ersten 28 Aminosäuren bestehendes synthetisches Corticotrop(h)in* mit gleichen Eigenschaften u. Indikationen. 1 mg Tosactid entspricht ca. 100 E. Corticotrop(h)in*. **Übl. Dos.:** 100 bis 250 µg; s.a. unter Hormone.

**Tosilas, Tosilat, Tosylat:** chem. Kurzbez. f. p-Toluensulfonat.

**Tosylchloramid-Natrium** INN: Chloraminum Ph.Eur.3, Tosylchloramidum natricum INN, Chloramin-T, Natrium sulfamidochloratum, Natriumtoluol-4-sulfonylchloramid, Chloramin 80, Clorina; CAS-Nr. 127-65-1; $C_7H_7ClNNaO_2S \cdot 3\,H_2O$, $M_r$ 281.7. Weißes, krist. Pulver; leicht lösl. in Wasser, lösl. in Ethanol, prakt. unlösl. in Chloroform u. Ether. **Anw.:** Antiseptikum, Desinfiziens (0.5%ig f. Flächen-, Wäsche-, Händedesinfektion; 0.25%ig f. Körperhöhlendesinfektion).

**Totenkopf:** Caput mortuum, s. Eisen(III)-oxid.

**Totimpfstoff:** Impfstoffe, die abgetötete Bakterien od. inaktivierte Viren enthalten; s. Vakzine.

**Tovene®:** s. Diosmin.

**Toxämie:** Blutvergiftung.

**Toxalbumine:** nicht einheitl. gebrauchter (veraltender) Begriff; meistens werden darunter pflanzliche Proteine mit auffallend starken physiologischen Wirkungen verstanden; s. Lektine.

**Toxicodendron quercifolium** (Michx.) Greene: (Rhus toxicodendron L.) Fam. Anacardiaceae, Giftsumach, Giftefeu (Nordamerika). Stpfl. v. **Folia Toxicodendri:** Herba Rhus toxicodendri, Giftsumachblätter. **Inhaltsst.:** der weiße Milchsaft enthält Urushiol, ein Gem. aus n-Pentadecyl-2,3-dihydroxybenzol (Cardol*) u. anderen Brenzcatechinderivaten, die anstelle der gesättigten $C_{15}$–Kette ein- bis 3fach ungesättigte $C_{15}$–Ketten tragen; ferner Gerbstoff (bis 25%), Gallussäure, Gummi, Harz, äther. Öl. **Wirk.:** Urushiol ist eines der stärksten Kontaktallergene*. Schwere Entzündungen können bereits von 1 µg hervorgerufen werden (s. Anw. in der Homöopathie!). In den USA sollen jährlich ca. 2 Millionen Menschen an „Rhus-Dermatitis" erkranken. Der beim Reiben od. Quetschen der Blätter austretende Milchsaft ruft auf der Haut sehr heftige Entzündungen, bläschenförmige Ausschläge u. unerträgliches Jucken hervor. Die Dermatitis ist äußerst hartnäckig u. kann noch nach Jahren, selbst ohne neuerliches Berühren der Pfl., rezidivieren. An den Augen ruft das Gift Binde- u. Hornhautentzündungen hervor. Auch bei oraler Aufnahme treten heftige Vergiftungserscheinungen, wie Erbrechen, Kolik, Gastroenteritis, Schwindel, Benommenheit, Hämaturie auf. **Anw.:** äuß. zu schmerzstillenden Einreibungen, kaum mehr allopathisch verwendet, in der Homöopathie aber sind die aus den frischen Blättern erhaltenen Auszüge (*D4* bis *D6*) eine der wichtigsten Mittel.

**HOM:** *Rhus toxicodendron:* frische Blätter; verord. z.B. b. Bläschendermitis, Herpes, Gelenksrheumatismus, Rückenschmerzen, Lumbago, Verletzungsfolgen.

**Toxicodendron succedaneum** (L.) O. Kuntze: (Rhus succedanea L.) Fam. Anacardiaceae, Talgsumach; s.a. Wachse (Cera japonica).

**Toxicodendron verniciflua** (Stokes) Barkl.: (Rhus verniciflua (Stokes) Fam. Anacardiaceae, Japanischer Lackbaum, Lacksumach (Ostasien); s.a. Wachse (Cera japonica).

**Toxicodendron vernix** (L.) O.Kuntze: (Rhus

venenata DC., Rhus vernix L.) Fam. Anacardiaceae, Giftsumach (Nordamerika).

**HOM:** *Rhus venenata:* frische Rinde u. frische Blätter zu gleichen Teilen; verord. z.B. b. Hauterkrankungen.

**Toxiferin:** C-Toxiferin I, $[C_{40}H_{46}N_4O_2]^{2+}$, $M_r$ 614.8. Alkaloid aus Curare*; das bisher stärkste

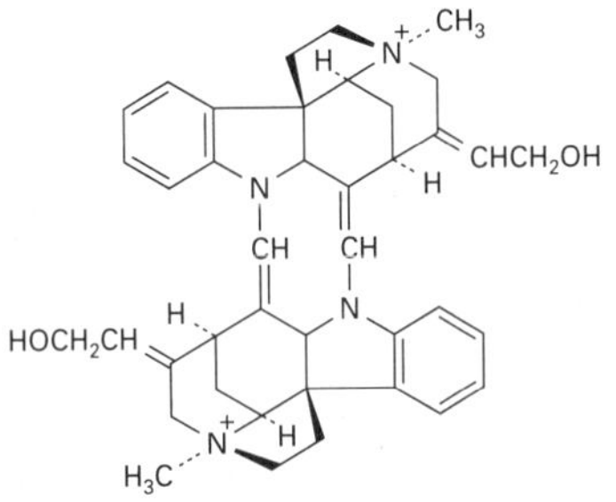

Toxiferin

bekannte pflanzl. Gift, bereits 0.3 µg lähmen einen 40 g schweren Frosch vollständig; LD 23 µg/kg Maus (i.v.); isoliert 1941 von Wieland u. Pistor aus Calebassen-Curare.

**Toxigen:** durch Vergiftung entstanden.

**Toxikologie:** (*gr.* τόξον Pfeilgift) Lehre von den Giften u. Vergiftungen; toxisch: Giftig; Toxizität: Giftigkeit; Toxikose: Vergiftung.

**Toxin(e):** giftige Stoffwechselprodukte d. Bakterien, Tiere u. Pfl., die Krankheiten bzw. Tod verursachen. Sie sind teils enzymartig, teils alkaloidartig od. eiweißähnlich, vgl. Antitoxine.

**Toxinum diphthericum diagnosticum:** s. Diphtherie-Toxin f. Schick-Test.

**Toxizität:** Giftigkeit.

**Toxogonin®:** s. Obidoxim.

**Toxoide:** entgiftete Toxine (Anatoxine), wobei die toxophore Gruppe des Toxins zerstört (z.B. durch Formalin), die antigene Wirkung jedoch erhalten geblieben ist. Sie werden zur aktiven Immunisierung von Menschen u. Tieren (z.B. gegen Diphtherie u. Tetanus) benutzt.

**Toxoplasma gondii:** s. Toxoplamose.

**Toxoplasmose:** durch den halbmondförmigen Erreger Toxoplasma gondii (s. Protozoen) hervorgerufene Erkrankung (Zoonose) des ZNS. Früher nur bei Tieren (Wild, Vögel, Nagetieren) nachgewiesen, seit einigen Jahrzehnten auch b. Menschen; es kommen auch Hunde, Katzen, Tauben etc. u. deren Kot als Infektionsquelle in Betracht (Schmutz- u. Schmierinfekt). Die Mehrzahl der Infektionen verläuft ohne Symptome. Bei Erstinfektion während der Schwangerschaft kommt es zur Schädigung des Fötus. Ther. mit Antiprotozoenmitteln*.

**TPE-Gruppe:** Abk. f. **T**yphus-**P**aratyphus-**E**nteritis-Gruppe, s. Salmonella.

**TPN:** Triphosphopyridin-nucleotid, s. NADP.

**Trachea:** Luftröhre.

**Tracheen:** *bot.* tote Wasserleitzellen (Gefäße*), deren Querwände aufgelöst sind.

**Tracheiden:** *bot.* tote, faserartige Wasserleitzellen (Gefäße*), deren Querwände nicht aufgelöst sind, u. daher stark getüpfelte, schräggestellte Querwände aufweisen.

**Trachom:** (*gr.* τραχύς rauh) Körnerkrankheit, Conjunktivitis (granulosa) trachomatosa; durch Chlamydia trachomatis hervorgerufene chronische Entzündung von Augenbindehaut u. Hornhaut, sehr langsam verlaufend, im Endstadium Verlust des Augenlichtes. Verbreitung in allen tropischen u. subtropischen Regionen der Erde mit niedrigem Hygienestand. Häufigste Ursache der Erblindung auf der Welt. Ther.: Aureomycin- u. Sulfonamid-Augensalben, ggf. chirurgische Therapie.

**Trachylobium verrucosum:** Fam. Caesalpiniaceae, Stpfl. v. Copal*.

**Trachyspermum ammi** (L.) Sprague: (T. copticum (L.) Link, Carum ajowan Benth. et Hook., Ptychotis coptica, P. ajowan) Fam. Apiaceae (Umbelliferae) (Ostindien, Iran). Stpfl. v. **Fructus Ajowan** (mit 3 bis 4% äther. Öl) u. **Oleum Ajowan** mit 45 bis 57% Thymol, p-Cymol, Pinen, Dipenten, γ-Terpinen u. Carvacron. **Anw.:** Gewürz, Karminativum sowie zur Thymolgewinnung.

**Tracrium®:** s. Atracuriumbesilat.

**Tractus corticospinalis:** s. Pyramidenbahn.

**Tradon®:** s. Pemolin.

**Tränenflüssigkeit:** s. Isoton(isch).

**Tränenflüssigkeit, Künstliche:** Augenarzneiträger, viskoser: s. Augentropfen.

**Tränengase:** flüchtige Verbindungen, die schon in geringsten Konzentrationen (1/1000 bis 1/10 000 mg/L Luft) zu Augenreizung mit Tränenfluß, Brennen u. Lidkrampf führen. Dazu gehören vor allem Brom- u. Chlorverbindungen wie Chlorpikrin, Bromaceton, Brombenzylcyanid, Bromacetophenon, Bromessigester, Xylylbromid, Acrolein u.a. Höhere Konzentrationen führen zu Schädigung der Atemwege u. der Haut.

**Tragacantha:** s. Astragalus-Arten.

**Tragacanthin:** hochpolymeres, wasserlösliches Kohlenhydrat, $M_r$ über 10 000, zus. mit Bassorin Bestandteil von Tragant (s. Astragalus-Arten); aufgebaut aus Tragacanthsäure (u.a. bestehend aus Galacturonsäure u. Xylose) u. einem Arabinogalactan.

**Tragant:** Tragacantha, s. Astragalus-Arten.

**Tragant, Indischer:** s. Sterculia urens.

**Tralles Grade:** s. Alkoholmeter.

**Tramadol** INN: (±)-*trans*-2-(Dimethylaminomethyl)-1-(3-methoxyphenyl)cyclohexanol; CAS-

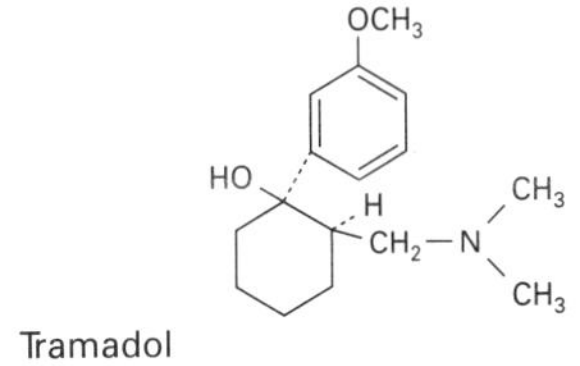

Tramadol

Nr. 27203-92-5; $C_{16}H_{25}NO_2$, $M_r$ 263.39. **Wirk.:** Opiatagonist, auch antitussiv, geringes Abhängigkeitspotzential. **Anw.:** starkes Analgetikum. HWZ 6 h bzw. 6 bis 9 h (Metaboliten).

**Tramadolhydrochlorid:** Tramal®; CAS-Nr. 36282-47-0; $C_{16}H_{26}ClNO_2$, $M_r$ 299.9. Schmp. 180-181°C. **Übl. Dos.:** Oral u. parenteral (i.m., i.v.): 0.05 g, TMD 0.4 g. Rektal: Suppositorien 0.1 g.

**Tramal®:** s. Tramadol.

**Tramazolin** INN: 2-(1,2,3,4-Tetrahydro-5-naphthylamino)-2-imidazolin, Rhinospray®; CAS-Nr. 1082-57-1; $C_{13}H_{17}N_3$, $M_r$ 215.29. Schmp. 142-143°C aus Isopropanol. **Anw.:** Vasokonstringens,

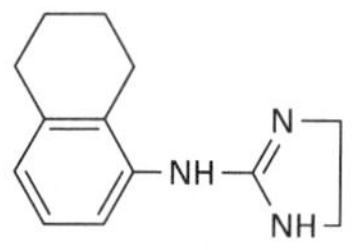


Tramazolin

α-Sympathomimetikum*. Ind.: Schleimhautabschwellung bei Schnupfen, Reizungen u. allergische Erkrankungen am Auge. **Nebenw.:** s. Oxymetazolin. **Übl. Dos.:** Augentropfen: 0.05%. Intranasal: Spray, Tropfen 0.12%. Gebräuchl. sind auch Tramazolinhydrochlorid-Monohydrat, Tramazolinhydrochlorid.

**Trandate®**: s. Labetalol.

**Trandolapril** INN: (2S,3aR,7aS)-1-{(S)-N-[(S)-1-Ethoxycarbonyl-3-phenylpropyl]-L-alanyl}-2-hexahydroindolincarbonsäure, Gopten®, Udrik®;

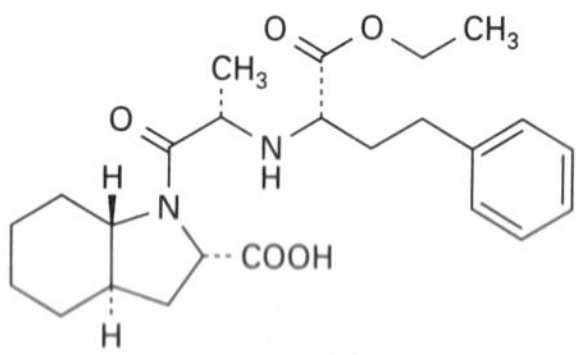


Trandolapril

CAS-Nr. 87679-37-6; $C_{24}H_{34}N_2O_5$, $M_r$ 430.55. $pK_s$ 5.6. **Wirk.:** ACE-Hemmer*. **Anw.:** Antihypertonikum, bei essentieller Hypertonie. **Nebenw.:** Hypotonie, Nierenfunktionsstörungen, Bronchitis etc. Kontraind.: Nierenarterienstenose, Leberfunktionsstörungen, dekompensierte Herzinsuffizienz, Anw. bei Kindern etc. HWZ 16 bis 24 h (Metaboliten). **Übl. Dos.:** Oral: Therapiebeginn 0.5 mg/d, Erhaltungsdos. 2 mg/d als Einmalgabe (vor, während od. nach dem Frühstück).

**Tranexamsäure** INN: Acidum tranexamicum INN Ph.Eur.3, *trans*-4-Aminomethylcyclohexancarbonsäure, Anvitoff®, Ugurol®; CAS-Nr. 1197-

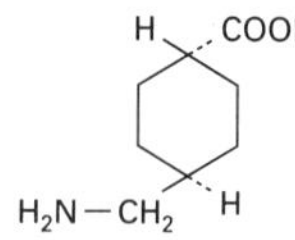


Tranexamsäure

18-8; $C_8H_{15}NO_2$, $M_r$ 157.21. Schmp. 270-280°C (Erweichung), 386-392°C Zers. Lösl. in Wasser 1 g/6 mL; sehr schwer lösl. in Ethanol, Ether; prakt. unlösl. in den meisten organischen Lösungsmitteln. **Anw.:** Hämostatikum bei Blutungen infolge überhöhter Fibrinolyse od. Fibrinogenolyse. HWZ 7 h. **Übl. Dos.:** Oral: 3- bis 4mal 1.0 g/d bzw. 0.01/kg KG. Parenteral: i.m. 0.25 g, i.v. 2- bis 4mal 0.01 g/kg KG/d, i.v. initial 1mal 0.5 g bei Blutungen, dann 0.25 g/h als Infusion.

**Trank, Wiener**: s. Infusum Sennae compositum.

**Tranquase®**: s. Diazepam.

**Tranquillantien**: Tranquilizer; *syn.* Ataraktika, *engl.:* minor tranquilizers; s. Psychopharmaka.

**Tranquit®**: s. Oxazolam.

**Tranquo-Tablinen®**: s. Diazepam.

**trans**: s. Konfiguration.

**Transaminasen**: Aminotransferasen; Enzyme*, die die reversible Übertragung von Aminogruppen einer spezifischen Aminosäure auf eine spezifische Ketosäure katalysieren, wobei eine neue Aminosäure u. eine neue Ketosäure entsteht (Transaminierung). T. enthalten als prosthetische Gruppe Pyridoxalphosphat* u. spielen beim Eiweißstoffwechsel eine große Rolle. Im menschlichen Körper findet man hohe Konzentrationen von T. v.a. in der Leber u. im Herzmuskel. Die Konzentration im Serum ist normalerweise gering, steigt aber bei bestimmten Krankheiten infolge von Zellzerstörungen stark an (z.B. Lebererkrankungen, Infarkten) u. kann zur Diagnose solcher Erkrankungen herangezogen werden (s. Enyzmdiagnostik); z.B. Glutamat-Oxalacetat-T. (GOT), Aspartat-Aminotransferase (AST), Glutamat-Pyruvat-T. (GPT). Zu einem erhöhten Serumtransaminasespiegel können auch Medikamente wie Antibiotika*, Antikonvulsiva*, Zytostatika* etc. führen.

**Transbronchin®**: s. Carbocistein.

**Transclomifen**: s. Clomifen.

**Transdermale Pflaster**: Emplastra transcutanea Ph.Eur.3, s. Transdermales Therapeutisches System.

**Transdermales Therapeutisches System**: TTS; pflasterähnliche Darreichungsform f. hochwirksame, systemisch wirkende Arzneistoffe. Eine Veränderung der Arzneistoffe, wie sie bei peroraler Applikation eintreten kann, wird durch die transdermale Verabreichung vermieden. Das TTS wird vom Patienten selbst hinter das Ohr od. auf die Brust aufgebracht. In der Folge diffundiert der Arzneistoff aus dem System, d.h. aus einem Reservoir, durch eine die Freigabe kontrollierende Mikroporen-Membran hindurch. Er diffundiert weiter mit gleichbleibender Geschwindigkeit – solange noch Arzneistoff im Reservoir vorhanden – durch die intakte Haut u. gelangt über die Kapillaren in den Blutkreislauf. Bisher wurden z.B. die Arzneistoffe Scopolamin, Nitroglycerol, Estradiol, Clonidin u. Nicotin (zur Raucherentwöhnung) in Form eines TTS eingesetzt.

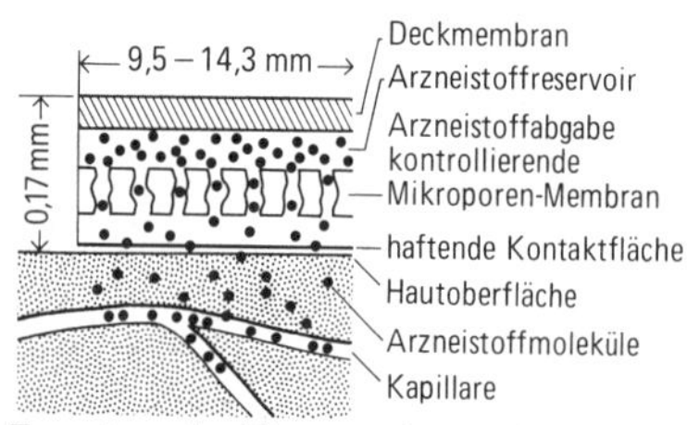


Transdermales Therapeutisches System: Funktionsprinzip [131]

**Transduktion**: Übertragung von genetischem Material von einer Bakterienzelle in eine andere mittels Bakteriophagen. Das transduzierte Fragment wird durch genetische Rekombination* in das genetische Material der Empfängerzelle eingebaut, was zum Gewinn einer neuen Eigenschaft führen kann.

**Transfektion:** Virusinfektion mit isolierter Virusnucleinsäure.

**Transfer:** *pharmakokin.* endogener Umsatz, Menge, die pro Zeiteinheit durch das Blut umgesetzt wird, s. Teilmengen der Fläche unter der Blutspiegelkurve.

**Transferasen:** s. Enzyme.

**Transferrin:** s. Siderophiline.

**Transfer-RNS:** tRNS, Transfer-Ribonucleinsäure; niedermolekulare RNS, die sich an eine Aminosäure anheftet u. diese f. die Proteinsynthese an die richtige Stelle (Codon*) der mRNS bringt; es gibt wenigstens eine tRNS f. jede Aminosäure.

**Transformation:** **1.** *math.* Umwandlung von Originalwerten (Meßwerten), z.B. Logarithmierung, Umkehrung (Reziprokmachen) etc., um die numerische (statistische) od. graphische Bearbeitung u. Darstellung von (Meß-)Werten zu ermöglichen od. deren (v.a. graphische) Darstellung zu erleichtern; z.B. kann damit eine (annähernde) Normalverteilung* der Meßwerte od. eine Linearisierung (lineare Abhängigkeit der abhängigen Variablen von der (den) unabhängigen Variablen (s. Funktion)) erreicht werden. **2.** *biol.* Genetische Veränderung, hervorgerufen durch den Einbau von freier, löslicher DNS einer Spenderzelle in eine Empfängerzelle (Übertragung gereinigter, auch rekombinanter DNS auf Bakterien- od. auch höhere Zellen; s.a. Gentechnologie).

**Transit:** s. Teilmengen der Fläche unter der Kurve.

**Transketolase:** Enzym des Pentosephosphat-Zyklus*, das eine $C_2$–Einheit von einer Ketose abspaltet u. auf die Aldehydgruppe einer Aldose überträgt. Das Enzym enthält Thiaminpyrophosphat als Coenzym u. benötigt $Mg^{2+}$.

**Transkript:** RNS-Kopie eines DNS-Abschnittes.

**Transkriptase:** s. RNS-Polymerase.

**Transkriptase, Reverse:** syn. RNS-abhängige DNS-Polymerase, reverse DNS-Polymerase; Enzym der Retroviren (s. Virusklassifikation) für die reverse Transkription* viraler RNS in eine komplementäre DNS-Sequenz (sog. DNS-Provirus), die in die DNS der Wirtszelle integriert wird.

**Reverse-Transkriptase-Hemmer** sind z.B. die Nucleosid-Antimetaboliten* Zidovudin, Didanosin, Stavudin, Zacitabin u. Lamivudin; nichtnucleosidische Reverse-Transkriptase-Hemmer sind Delaviridin u. Nevirapin. Sie werden in der Behandlung von HIV-Infektionen (s. AIDS) eingesetzt (antiretrovirale Therapie).

**Transkription:** Umschreibung der genetischen Informationen der DNS in RNS, v.a. in mRNS, d.h. DNS-abhängige RNS-Synthese. Vorgang der Bildung eines RNS-Moleküls von einer doppelsträngigen DNS als Matrix. Die Basensequenz der DNS wird in eine komplementäre Basenfolge der RNS übertragen. Die wachsende RNS-Kette wird von der Matrize freigesetzt, so daß sich der Prozeß sofort wiederholen kann. Die Reaktion wird durch das Enzym RNS-Polymerase katalysiert. Sie verknüpft in Gegenwart von DNS die Nucleosidtriphosphate unter Pyrophosphatabspaltung zu einem Polynucleotid. Die T. in der Zelle ist ein regulierter Prozeß, d.h. die Information einzelner Gene wird nicht ständig, sondern in Abhängigkeit von den Erfordernissen der Zelle unter dem Einfluß unterschiedlicher Signale abgerufen.

**Transkriptionseinheit:** DNS-Abschnitt, der nicht nur Exons* u. Introns*, sondern auch alle f. die Genexpression* wichtigen Kontrollelemente umfaßt.

**Transkutan:** *syn.* perkutan; durch die Haut hindurch.

**Translation:** Übersetzung der durch Transkription in mRNS umgeschriebenen genetischen Information der DNS in die Aminosäuresequenz des Proteins; das ist also die Synthese eines Proteinmoleküls mit einer m-RNS als Matrize; dabei erfolgt an den Polyribosomen* eine Übersetzung der aus 4 Basen bestehenden Schrift der RNS in die aus 20 Aminosäuren bestehende Schrift der Proteine.

**Translation inhibitory protein:** s. Interferone.

**Translokation:** **1.** Langstreckentransport von Wasser, Nährelementen od. Assimilaten in Pflanzen; meist zur Bez. des Assimilattransports in Siebröhren verwendet; **2.** in der Genetik ein Austausch von Chromosomensegmenten zwischen nicht-homologen Chromosomen.

**Transmission:** T; Durchlässigkeit; dimensionsloser Wert, der das Verhältnis der Intensität eines aus einer Lösung eines best. Stoffes nach einer best. Wegstrecke austretenden Lichtstrahls I zur Intensität des in diese Lösung eingestrahlten Lichtstrahls $I_0$: $T = I/I_0$. Den negativen dekadischen Logarithmus der T. bezeichnet man als Absorption* A:

$$A = -\log T = \log (I_0/I)$$

**Transmitter:** Transmittersubstanzen, s. Neurotransmitter.

**Transpiration:** Schwitzen.

**Transplantation:** Verpflanzung von Organen od. von lebendem Gewebe (auch von Knochen, Nerven, Gefäßen) zur Deckung von Substanzverlust bzw. zum Verschluß von Wunden.

**Transport:** Transportmechanismen durch Biomembranen; s. Aktiver Transport; Passive Diffusion (unter Diffusion); Diffusion, Erleichterte; Resorption.

**Transsudat:** Ansammlung von zell- u. eiweißarmem Blutwasser in Körperhöhlen, ohne entzündliche Ursache (im Gegensatz zum Exsudat*).

**Transurane:** künstliche radioaktive Elemente, die – direkt od. indirekt – aus dem Uran darstellbar sind u. die im Periodensystem jenseits (trans) des Urans stehen (Ordnungszahlen 93 bis 102, Actinoide). Es wurden bisher 10 T. entdeckt: Neptunium, Plutonium, Americium, Curium, Berkelium, Californium, Einsteinium, Fermium, Mendelevium, Nobelium mit bisher über 60 radioaktiven Isotopen. Sämtliche Transurane sind instabil.

**Transurethral:** durch die Harnröhre.

**Tranxilium®:** s. Dikaliumclorazepat.

**Tranxilium®-N:** s. Nordazepam.

**Tranylcypromin** INN: (±)-*trans*-2-Phenylcyclopropylamin, Parnate®; CAS-Nr. 155-09-9; $C_9H_{11}N$, $M_r$ 133.19. Sdp. 79-80°C (200-213 Pa). $pK_s$ (konjugierte Säure) 8.2. **Anw.:** Antidepressivum, MAO-Hemmer. Ind.: Depressionen v.a. im Zusammenhang mit ernsten Erkrankungen. **Nebenw.:** s. Antidepressiva unter Psychopharmaka. HWZ 1.2 bis 1.8 h.

**Tranylcyprominsulfat:** $C_{18}H_{24}N_2O_4S$. Lösl. in Wasser, sehr leicht lösl. in Ethanol, Ether, prakt. unlösl. in Chloroform. **Tranylcypromin-hydrochlorid:** $C_9H_{11}N \cdot HCl$. Schmp. 164-166°C.

**Trapanal®:** s. Thiopental-Natrium.

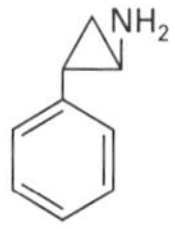


Tranylcypromin

**Trapezoidregel:** Methode zur Bestimmung der AUC*. Dazu wird die Fläche unter der Blutspiegelkurve parallel zur Ordinate so unterteilt, daß am Anfang u. Ende jeweils ein rechtwinkliges Dreieck u. dazwischen Trapeze entstehen. Die Gesamtfläche berechnet man, indem man diese Flächen zusammenzählt. Je weiter die Blutspiegelwerte auseinander liegen, desto größer wird die Abweichung der gemittelten Fläche nach dem Trapezoidgesetz.

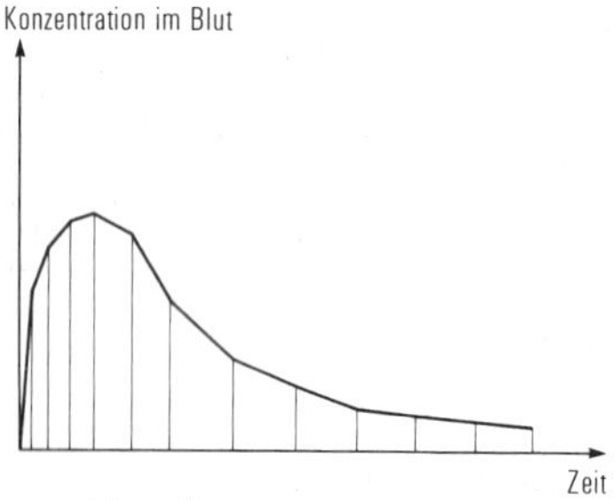


Trapezoidregel: Bestimmung der Fläche unter der Blutspiegel-Zeit-Kurve nach der Trapezoidregel

**Trapidil** INN: N,N-Diethyl-5-methyl[1,2,4]triazolo[1,5-a]pyrimidin-7-amin, Rocornal®; CAS-

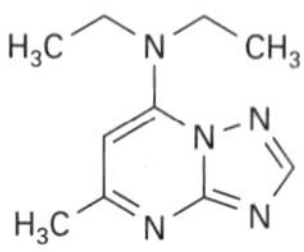


Trapidil

Nr. 15421-84-8; $C_{10}H_{15}N_5$, $M_r$ 205.27. Schmp. 102-104°C aus Heptan. Gelbl., geruchloses, bitteres, krist. Pulver. Leicht lösl. in Wasser, verd. Schwefelsäure, 10%iger Ammoniak, lösl. in Methanol, 2-Propanol, n-Butanol, Chloroform, wenig. lösl. in Diethylether, schlecht lösl. in Hexan. $pK_s$ 2.79. **Wirk.:** Phosphodiesterasehemmer*, senkt durch Vasodilatation Vor- u. Nachlast des Herzens, koronardilatierend u. -spasmolytisch; hemmt die Thrombozytenaggregation (Hemmung der Thromboxan- u. Prostacyclinbildung). **Anw.:** ischämische Herzkrankheit. **Nebenw.:** gastrointestinale Beschwerden, Schwindel, allerg. Hautreaktionen etc. Kontraind.: akutes Kreislaufversagen, starke Hypotonie, Schwangerschaft (1. Trimenon). HWZ 1 bis 3 h. **Übl. Dos.:** Oral: 2- bis 3mal 200 mg/d.

**Trasicor®:** s. Oxprenolol.

**Trasylol®:** s. Aprotinin.

**Traube:** (racemus) *bot.* Blütenstandsform, s. Blütenstand.

**Traubenholunder:** s. Sambucus racemosa.

**Traubenkernöl:** aus Weintraubenkernen (Samen von Vitis vinifera*) durch Auspressen od. Extrahieren mit Benzin gew. Öl (Ausbeute 6 bis 20%). Grünliches, goldgelbes Öl von süßl.-bitterem Geschmack. D. 0.912 bis 0.93. Schmp. -10°C. VZ 176 bis 195; IZ 130 bis 160. **Best.:** Palmitin-, Stearin-, Linol-, Ölsäure. Gutes Speiseöl, auch techn. verwendbar.

**Traubenkirsche:** Prunus padus*; T., Virginische: Prunus serotina*.

**Traubenkokken:** Staphylokokken*.

**Traubenkraut (Mexikanisches):** s. Chenopodium ambrosioides var. ambrosioides.

**Traubensäure:** s. Weinsäure.

**Traubenzucker:** s. Glucose.

**Trauma:** Wunde, Verletzung.

**Traumacut®:** s. Methocarbamol.

**Traumanase:** s. Bromelaine.

**Traumaticinum:** Guttaperchalösung; nach DAB6 eine Lsg. von 1 T. kleingeschnittenem Guttapercha in 9 T. Chloroform. **Anw.** med.: zum Verschließen kleiner Wunden wie Collodium. T. wird vielfach auch mit Arzneistoffen, wie Chrysarobin, Iodoform u. dgl. versetzt.

**Traumatin:** pflanzl. Wundhormon (2-Dodecendisäure, eine zweibasische, ungesättigte Fettsäure).

**Traumon®:** s. Etofenamat.

**Trausabun®:** s. Melitracen.

**Travogen®:** s. Isoconazol.

**Trazodon** INN: 2-{3-[4-(3-Chlorphenyl)-1-piperazinyl]propyl}-[1,2,4]triazolo[4,3-a]pyridin-

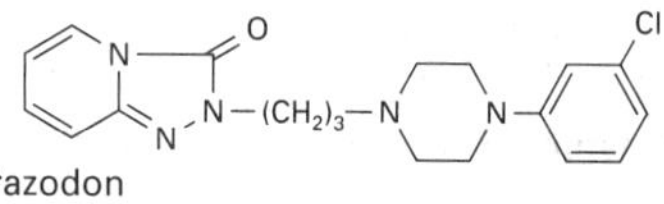


Trazodon

3(2H)-on, Thombran®; CAS-Nr. 19794-93-5; $C_{19}H_{22}ClN_5O$, $M_r$ 371.88. Schmp. 86-87°C, 96°C. $pK_s$ 6.14 (Ethanol 50%). **Wirk.:** beeinflußt den zentralen Turn-over von Serotonin u. Dopamin (s. Serotonin-Reuptke-Hemmer), nicht den von Noradrenalin; s.a. Psychopharmaka. **Anw.:** Psychotherapeutikum, Antidepressivum. Ind.: Depressionen mit Angst- u. Spannungszuständen sowie Schlafstörungen, Altersdepression. **Nebenw.:** Sedierung, Schwindel, Kopfschmerz, Übelkeit, Erbrechen, Durchfall, Schwäche, Gewichtsschwankungen, Brady- od. Tachykardie, Ruhe- u. Schlaflosigkeit, allergische Hautreaktionen, vermindertes Reaktionsvermögen. HWZ 4 h bzw. 10 bis 12 h (Metaboliten). **Übl. Dos.:** Oral: ambulant: 1- bis 3mal 0.05 g/d, stationär: 3mal 0.1 g/d. Parenteral: i.v. 0.025 g/d, Infusion i.v. 0.1 g in 250 mL isotoner NaCl-Lösung, 40 Tr./min. Gebräuchl. ist auch Trazodonhydrochlorid.

**Trecalmo®:** s. Clotiazepam.

**Treffertheorie:** s. Strahlenbiologie.

**Trehala-Manna:** s. Trehalose.

**Trehalose:** ein nichtreduzierendes Disaccharid aus 2 Glucopyranosidresten, $M_r$ 342.30. Rechtsdrehend. Je nach Art der glykosidischen Bindung unterscheidet man 3 Formen. T. findet man in Algen, Bakterien, in zahlreichen niederen u. höheren Pilzen sowie vereinzelt in photosynthetisch inaktiven Pflanzengeweben. Sie stellt den

„Blutzucker" einer in Syrien u. Persien heimischen Rüsselkäferart dar (Trehala-Manna). T. wird durch viele Pilzenzyme gespalten u. durch einzelne Hefearten vergoren.

**Treibgase:** Treibmittel zur Zerstäubung, Vernebelung u. Verschäumung von Suspensionen, Lösungen u. Emulsionen aus Druckgaspackungen*, s.a. Aerosoldose*. T. müssen auf Haut od. Schleimhaut bzw. beim Einatmen physiol. unbedenklich u. chem. indifferent gegenüber Arzneistoffen u. Behälter- u. Ventilmaterialien sein. T. sollen weder brennbar noch explosiv sein u. für eine gute Versprühbarkeit u. einen konstanten Doseninnendruck eine gewisse Löslichkeit im Lösungsmittel des Arzneistoffes aufweisen. Am ehesten erfüllen *druckverflüssigte T.* (Gase mit niedrigem Sdp.) u. davon Mischungen aus verschiedenen Fluor-Chlor-Kohlenwasserstoffen (FCKW, fluor- u. chlorsubstituierte niedermolekulare Kohlenwasserstoffe; Frigen®, Kaltron®, Freon®, Genetron®, Flugene® u.a.) bzw. mit Propan, Butan u. Isobutan die oben aufgezählten Anforderungen.

Je höher der Grad der Halogenierung, desto geringer die Brennbarkeit u. der Dampfdruck. Je höher der Grad der Chlorierung, desto besser die Lösungseigenschaften f. lipophile Substanzen, desto geringer der Dampfdruck. Je höher der Grad der Fluorierung, desto geringer die Lösungseigenschaften f. lipophile Substanzen u. desto höher der Dampfdruck. Durch Mischen verschiedener Typen von T.n können die erforderlichen Eigenschaften optimal auf das jeweilige Aerosol* eingestellt werden. Eine Mischung z.B. aus gleichen Teilen Trichlormonofluormethan (Frigen 11: 0.89 bar bei 20°C (zu tief), sehr gute Lösungseigenschaften, aber quellend auf Dichtungen) u. Dichlordifluormethan (Frigen 12: 5.67 bar bei 20°C (zu hoch), schlechte Lösungseigenschaften, Dichtungen entquellend) ergibt ein T., das bei 20°C einen funktionsgerechten Druck von 3.28 bar u. ausreichende Lösungseigenschaften aufweist u. sich gegenüber Dichtungen indifferent verhält. Trotz aller Vorteile werden die noch häufig eingesetzten FCKW jedoch aufgrund ihrer zerstörenden Wirkung auf die Ozonschicht* der Erde immer mehr durch andere Gase (Propan, Butan, Stickstoff, Kohlendioxid etc.) od. durch Pumpaerosole ersetzt, s. Aerosole.

Druckverflüssigte Gase liegen in einem Gleichgewicht teilweise verflüssigt, teilweise gasförmig (eigentliches Treibmittel) in den Druckgaspackungen vor. Der über dem verflüssigten Gas herrschende Dampfdruck ist bei konstanter Temp. eine Stoffkonstante. Deshalb sinkt der Innendruck durch Freiwerden des Gases bei der Anwendung nicht ab, solange noch verflüssigtes Gas vorliegt. Für spezielle Zwecke werden *druckverdichtete T.*, v.a. $N_2$, $CO_2$ u. $N_2O$ verwendet. Mit Ausnahme von $N_2$ (f. Salben u. Pasten) lösen sie sich im flüss. Inhalt der Druckgaspackungen. Als Treibmittel f. Zweikammer-Druckgaspackungen dient neben $N_2$ auch komprimierte Luft.

**Tremarit®:** s. Metixen.

**Trematodes:** Saugwürmer, blattförmig mit 2 Saugnäpfen; Fortpflanzung über Generationswechsel; Endwirt: Mensch, Säugetiere, Vögel. Wichtige Vertreter: Fasciola hepatica (großer Leberegel), Dicrocoelium dentriticum (kleiner Leberegel), Paragonimus (Lungenegel), Schistosoma (Pärchenegel, s. Schistosomiasis).

**Tremor:** Zittern; rasch aufeinanderfolgende rhythmische Zuckungen antagonistischer Muskeln, die, je nach der zugrunde liegenden Erkrankung, nur in der Ruhe (Ruhetremor), nur bei willkürlichen Bewegungen (kinetischer T. bzw. Intensionstremor), beim Erhalten des Gleichgewichts (statischer T.) od. bes. unter dem Einfluß seelischer Erregungen auftreten können. In bezug auf die Amplitude des Ausschlages spricht man von grob-, mittel- od. feinschlägigem T.

**Trenbolon** INN: (17β)-17-Hydroxyestra-4-9-11-trien-3-on; CAS-Nr. 10161-33-8; $C_{18}H_{22}O$, $M_r$ 270.4. **Anw.:** Anabolikum, auch unzulässigerweise in der Tiermast.

**Trenimon®:** s. Triaziquon.

**Trennemulsionen:** Fettemulsionen bzw. Siliconölemulsionen u.ä., mit denen Backformen, Suppositorienformen, in der Industrie Preßformen von Kunststoffen usw. eingestrichen werden, um eine leichte Herauslösung der Formlinge zu ermöglichen.

**Trennrohrverfahren:** 1938 von Klaus Clusius u. Gerhard Dickel erfundenes Verfahren zur Trennung von Isotopen*. Das Verfahren beruht auf der sog. Thermodiffusion, der zufolge in einem Gasgemisch mit verschiedenen Temperaturbereichen (das Trennrohr wird an einem Ende erhitzt, am anderen abgekühlt) sich die leichteren Moleküle im warmen, die schweren Moleküle im kälteren Bereich ansammeln. Je größer die Temperaturunterschiede im Gasgemisch sind, desto größer ist der Effekt der therm. Diffusion.

**Trennungszone:** *bot.* Gewebe aus Trennschicht u. Schutzschicht an der Basis von Blatt-, Frucht- u. Blütenstielen, das am Blatt-, Blüten- u. Fruchtfall beteiligt ist. Die Trennschicht besteht aus kurzen, weichwandigen Zellen. Die Schutzschicht entsteht durch Ablagerung von Suberin in den Zellwänden u. Interzellularen einer mehrere Zellschichten breiten Zone unterhalb des Trenngewebes. Nach dem Blattabwurf wird die Schutzschicht als Blattnarbe am Stamm sichtbar.

**Trental®:** s. Pentoxifyllin.

**Treosulfan** INN: Dihydroxybusulfan; L-threo-2,3-Dihydroxytetramethylen-bis(methansulfonat); CAS-Nr. 299-75-2; $C_6H_{14}O_8S_2$, $M_r$ 278.3.

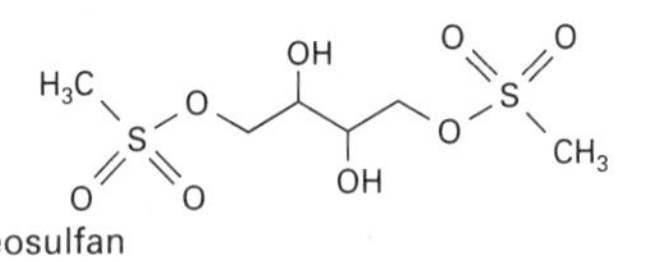

Treosulfan

Weißes, geruchloses, krist. Pulver. Schmp. ca. 102°C. **Anw.:** Zytostatikum*, Alkylans nach Metabolisierung über das Monoepoxid zu L-Diepoxybutan. HWZ 2.2 h.

**Treponema:** Gattungsbegriff der Fam. Treponemataceae*; korkenzieherartig aufgewundene, dünne Mikroorganismen; Giemsa*-Färbung. Wichtige Vertreter: Treponema pallidum*, T. pertenue, T. carateum.

**Treponema pallidum:** (*syn.* Spirochaeta pallida) Erreger der Syphilis*, s. Bakterien.

**Treponemataceae:** Sammelbezeichnung (Familie) der Od. Spirochaetales* mit den Gattungen Borrelia*, Treponema*, Leptospira*.

**Tretamin(um)** INN: Triethylenmalin, 2,4,6-Triethylen-imino-1,3,5-triazin, TEM®; Zytostatikum zur Behandlung von Leukämien u. neoplastischen Erkrankungen.

**Tretinoin** INN: Tretinoinum Ph.Eur.3, Vitamin-A-säure, all-*trans*-Retinsäure, all-*trans*-3,7-Dimethyl-9-(2,6,6-trimethyl-1-cyclohexenyl)-2,4,

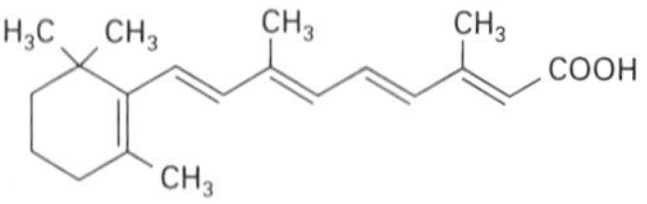

Tretinoin

6,8-nonatetraensäure, Airol®, Eudyna®; CAS-Nr. 302-79-4; $C_{20}H_{28}O_2$, $M_r$ 300.42. Schmp. 180-182°C aus Ethanol (Zers.). Prakt. unlösl. in Wasser; lösl. in Ether; schwer lösl. in Ethanol, Chloroform. **Anw.:** Dermatotherapeutikum (bei Akne, äuß.). **Nebenw.:** Hautreizungen. Kontraind.: akute Hautausschläge; darf nicht mit Schleimhäuten u. Augen in Kontakt kommen; vgl. Retinoide. **Übl. Dos.:** Topikal: Salbe, Gel: 0.05%.

**Treupel®:** s. Paracetamol.

**Trevilor®:** s. Venlafaxin.

**Trevira®:** Polyterephtalsäureester*.

**TRH:** s. Protirelin.

**Tri:** Trichlorethylen*.

**tri:** Präfix: drei.

**Triacetin** INN: Glyceryltriacetat, 1,2,3-Propantriyl-triacetat; CAS-Nr. 102-76-1; $C_9H_{14}O_6$, $M_r$

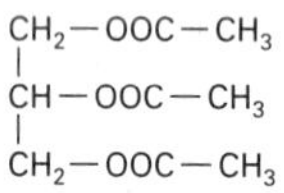

Triacetin

218.20. Schmp. -78°C. Sdp. 258-260°C (101.32 kPa), 172°C (5.33 kPa). $n_D^{20°C}$ 1.4307. Lösl. in Wasser 1:14; mischbar mit Ethanol, Ether, Chloroform; schwer lösl. in Schwefelkohlenstoff. **Off.:** DAC86. **Anw.:** Fungistatikum zur äußerlichen Anw. (Freisetzung von Essigsäure); als Weichmacher in Celluloseacetatphthalat-Lacken.

**Triacetyloleandomycin:** s. Oleandomycin.

**Triacontanol:** s. Myricylalkohol.

**Triacylglycerinbiosynthese:** s. Fettbiosynthese.

**Triaden:** Anordnung chem. verwandter Elemente in Dreiergruppen (Doebereiner 1829); Vorläufer der Gruppen des Periodensystems*.

**Triamcinolon** INN: 9-Fluor-16α-hydroxyprednisolon, 9-Fluor-11β,16α,17,21-tetrahydroxy-1,4-

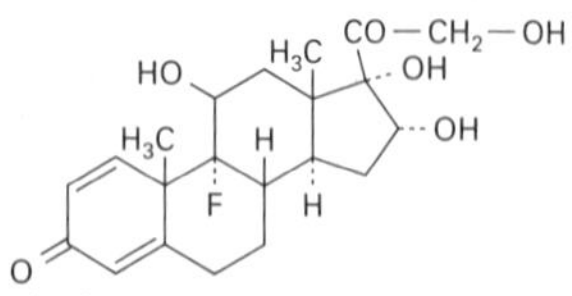

Triamcinolon

pregnadien-3,20-dion, Delphicort®, Volon®, Volonimat®, Extracort®; CAS-Nr. 124-94-7; $C_{21}H_{27}FO_6$, $M_r$ 394.45. Schmp. 269-271°C. $[\alpha]_D^{25°C}$ +75° (Aceton). Lösl. in Wasser 1:500, in Ethanol 1:240; schwer lösl. in Methanol; sehr schwer lösl. in Chloroform, Ether. **Anw.:** Corticosteroid-Therapie. HWZ 3 bis 5 h bzw. 3 Wochen (Metaboliten). **Übl. Dos.:** Oral: Initialdos.: 0.016-0.032 g, Erhaltungsdos.: 2- bis 3mal 0.004 g/d. Parenteral: i.m. depot 0.04 g alle 1-4 Wochen od. 0.08 g alle 3-8 Wochen; intraartikulär, periartikulär 0.005-0.04 g; lokal 0.003-0.01 g/cm² Haut. Topikal: Salbe, Creme 0.1%; s.a. Hormone. Hingewiesen sei auch auf Triamcinolonacetonid*; Triamcinolon-16α,21-diacetat; Triamcinolon-16α,17α-acetonid-21-dihydrogenphosphat, Triamcinolonhexacetonid*.

**Triamcinolonacetonid:** Triamcinoloni acetonidum Ph.Eur.3, Triamcinolonum acetonatum, 9-Fluor-11β,21-dihydroxy-16α,17isopropylidendioxy-1,4-pregnadien-3,20-dion, Lederlon®; CAS-Nr. 76-25-5; $C_{24}H_{31}FO_6$, $M_r$ 434.5. Schmp. 292-294°C. $[\alpha]_D^{20°C}$ +100 bis 107° (c = 1 in Dioxan). Weißes, krist. Pulver; prakt. unlösl. in Wasser, wenig lösl. in Chloroform u. Ethanol, sehr schwer lösl. in Ether. **Anw.:** Corticosteroidtherapie, s.a. Triamcinolon.

**Triamcinolonacetonid-Creme 0.1%:** s. Cremor Triamcinoloni 0.1 per centum.

**Triamcinolonacetonid-Dermalspiritus:** s. Spiritus Triamcinoloni dermalis.

**Triamcinolonhexacetonid** INN: Triamcinoloni hexacetonidum Ph.Eur.3, Triamcinolon-21-(3,3-dimethylbutyrat), 9-Fluor-11β,21-dihydroxy-16α,17α-isopropylidendioxy-1,4-pregnadien-3,20-dion-21-(3,3-dimethylbutyrat); CAS-Nr. 5611-51-8; $C_{30}H_{41}FO_7$, $M_r$ 532.66. Schmp. 295-296°C unter Zers., nach anderer Angabe 271-272°C unter Zers. $[\alpha]_D^{25°C}$ +90 bis +96° (c = 1 in Chloroform). Lösl. bei 25°C in Chloroform u. Dimethylacetamid über 5 g/100 mL, Ethylacetat 0.77 g/100 mL, Methanol 0.59 g/100 mL, Diethylcarbonat 0.050 g/100 mL, Glycerol 0.42 g/100 mL, Propylenglykol 0.13 g/100 mL, abs. Ethanol 0.03 g/100 mL, Wasser 0.0004 g/100 mL bei 25°C. **Anw.:** Corticosteroid-Therapie. **Übl. Dos.:** Parenteral: intraartikulär 0.002-0.02 g; s.a. Triamcinolon.

**Triammoniumphosphat:** Ammoniumphosphat, tertiäres.

**Triamteren** INN: Triamterenum Ph.Eur.3, 2,4,7-Triamino-6-phenylpteridin, 2,4,7-Triamino-6-phenyl-pyrazino[2,3-d]pyrimidin, Jatropur®;

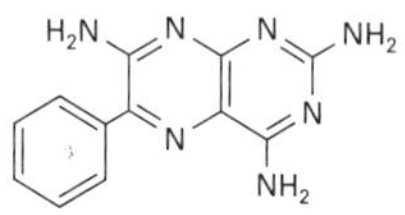

Triamteren

CAS-Nr. 396-01-0; $C_{12}H_{11}N_7$, $M_r$ 253.26. Schmp. 316°C aus Butanol; Schmp. 327°C aus DMF. Gelbes, krist., geruchloses Pulver. Lösl. 1:1000 in Wasser, 1:3000 in Ethanol, 1:4000 in Chloroform; sehr schwer lösl. in Essigsäure u. verdünnten Mineralsäuren; prakt. unlösl. in Ether u. verdünnten Alkalihydroxid-Lösungen; lösl. 1:30 in Ameisensäure, 1:85 in 2-Methoxyethanol. $pK_s$ (konjugierte Säure) 6.2. **Anw.:** Diuretikum* (kaliumretinierend), Begleittherapie bei Herzglykosiden, Ödemen. HWZ 2.8 bis 4 h bzw. 3 h (Metaboliten). **Übl. Dos.:** Oral: 2mal 0.05g/d. **Nebenw.:** Verdauungsstörungen, Hyperkaliämie, Kopfschmerzen, Übelkeit, Blutbild beachten (Folsäuremangel, Megaloblastose).

**Triazine:** aromatische Sechsringverbindungen,

die 3 Stickstoffatome im Ring enthalten ($C_3H_3N_3$). Nach der Stellung der Stickstoffatome unterscheidet man 1,2,3-Triazin (vicinales Triazin), 1,2,4-Triazin (asymmetrisches Triazin) u. 1,3,5-Triazin (symmetrisches Triazin).

**Triaziquon** INN: Tris-(1-aziridinyl)-p-benzochinon, Trenimon®; CAS-Nr. 68-76-8; $C_{12}H_{13}N_3O_2$, $M_r$ 231.2. Schmp. 163°C. Wenig lösl. in kaltem Wasser, lösl. in Aceton u. Xylol. **Wirk.** u. **Anw.:** Zytostatikum; besondere Wirksamkeit gegen Entamoeba histologica.

**Triazolam** INN: Chlorazolam, 8-Chlor-6-(2-chlorphenyl)-1-methyl-4H-1,2,4-triazolo[4,3-a][1,4]benzodiazepin, Halcion®; CAS-Nr. 28911-01-5; $C_{17}H_{12}Cl_2N_4$, $M_r$ 343.22. Schmp. 233-235°C aus 2-Propanol. Wenig lösl. in Wasser; lösl. in Ethanol. **Anw.:** Sedativum, Hypnotikum. HWZ 2.3 h bzw. 4 h (Metaboliten). **Übl. Dos.:** 0.25 bis 0.5 mg. Vgl. Benzodiazepine.

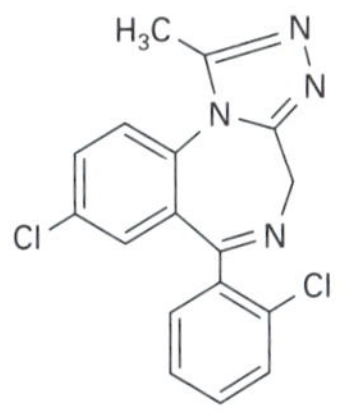


Triazolam

**Triazole:** aromatische Fünfringverbindungen, die 3 Stickstoffatome im Ring enthalten ($C_2H_2N_3$). Nach der Stellung der Stickstoffatome unterscheidet man 1,2,3-Triazol (Osotriazol) u. 1,2,4-Triazol (Pyrrodiazol).

**Tribenosid** INN: Ethyl-3,5,6-tri-O-benzyl-D-glucofuranosid, Glyvenol®; CAS-Nr. 10310-32-4; $C_{29}H_{34}O_6$, $M_r$ 478.56. Sdp. 270-280°C (160 Pa). $[\alpha]_D^{26°C}$ +8° (Chloroform). **Anw.:** Venöse Zirkulationsstörungen (Hämorrhoidalbeschwerden). **Übl. Dos.:** Oral: 2mal 0.4 g/d.

**Tribophysik:** s. Molekulargalenik.

**Tribromaldehydhydrat:** Bromalum hydratum, Bromalhydrat; $CBr_3$-$CH(OH)_2$, $M_r$ 299. Farblose Kristalle. **Anw.** med.: wie Chloralhydrat, jedoch obsolet, da giftiger u. weniger wirksam.

**Tribromethanol:** Tribromethylalkohol, Avertin®; CAS-Nr. 75-80-9; $CBr_3$–$CH_2$–OH, $M_r$ 282.8. Schmp. 81°C; polymorph. Weißes, krist. Pulver, wenig lösl. in Wasser, lösl. in Ethanol, Ether, Benzol, leicht lösl. in Chloroform u. Amylenhydrat. **Anw.** med.: früher als rektales Basisnarkotikum sowie bei Tetanus u. Eklampsie; Dos. 0.06 bis 0.1 g pro kg KG. Lösungs-Temp. max. 40°C, bei höherer Temp. u. in wäßrigen Lsgn. tritt Zers. ein (in Dibromacetaldehyd u. Bromwasserstoff). **Avertin flüssig** ist eine Lsg. von Avertin in Amylenhydrat (1 mL: 1 g Avertin).

**Tribrommethan:** Bromoform*.

**Tribromphenol:** Phenolum tribomatum; $C_6H_2Br_3OH$. Farblose Kristalle od. krist. Pulver, leicht lösl. in Ethanol, Ether, Chloroform, Glycerol, fetten u. äther. Ölen, in Wasser fast unl. **Anw.** med.: Antiseptikum u. Ätzmittel.

**Tribromphenolbismut:** Bismutum tribromphenylicum, Xeroform®; Formel etwa $(C_6H_2Br_3O)_2BiOH \cdot Bi_2O_3$. Geh. mind. 44.9% Bi. Zitronen- bis orangegelbes, feines, schweres Pulver, unlösl. in Wasser, Ethanol, Ether. Darst.: durch Umsetzen einer Lsg. v. Bismutnitrat in Essigsäure m. einer Lsg. v. Tribromphenolnatrium. **Off.:** DAB6. **Anw.** med.: früher inn. bei Darmkatarrhen (b. d. Choleraepidemie in Hamburg 1893 verwendet), Darmtuberkulose; äuß. wie Iodoform.

**Tributylphosphat:** Tri-n-butylphosphat, Phosphorsäure-tri-n-butylester; $C_{12}H_{27}PO_4$, $M_r$ 266.3. Sdp. 226°C (Zers.). Farblose Flüss. Verw.: als Weichmacher f. Kunststoffe.

**Tricalciumphosphat:** Tricalcii phosphas, Tricalciumdiorthophosphat, s. Calciumphosphat.

**Tricarballylsäure:** s. Propantricarbonsäure.

**Tricarbonsäurezyklus:** Citratzyklus, Citronensäurezyklus, Krebs-Zyklus (nach dem Nobelpreisträger H.A. Krebs, Oxford); die wichtigste zyklische Reaktionsfolge f. den oxidativen Endabbau der Proteine, Fette u. Kohlenhydrate (s. Abb.). $CO_2$ entsteht durch oxidative Decarboxylierung von Ketosäuren. In Verbindung mit der Atmungskette* kommt es zur Synthese der energiereichen Verbdg. ATP. Neben Energie liefert der T. Zwischenprodukte f. Biosynthesen. Aus Zwischenprodukten des T. können zahlreiche Substanzgruppen entstehen u. verschiedene Stoffwechselzyklen treten in Wechselbeziehungen. Der T. läuft bei Eukaryonten in den Mitochondrien ab, in enger struktureller Beziehung zur Atmungskette u. zum Fettsäureabbau. Bei den Prokaryonten ist der T. im Zytoplasma lokalisiert. Die *biologische Bedeutung* des T. liegt in der Oxidation u. Spaltung der Acetylgruppe des Acetyl-Coenzym A in 2 Moleküle $CO_2$. Dabei entstehen viermal 2 Wasserstoffatome, die auf $NAD^+$ od. FAD übertragen werden. Die Regeneration dieser Coenzyme erfolgt über die Atmungskette, wobei die Wasserstoffatome zu Wasser oxidiert werden. Die Oxidationen im T. erfolgen durch Wasseranlagerung u. anschließende Dehydrierung; Sauerstoff spielt keine direkte Rolle:

$CH_3CO{\sim}SCoA + 3\ H_2O \rightarrow 2\ CO_2 + 8\ [H] + HSCoA$

Initialreaktion des T. ist die Kondensation des Acetyl-Coenzym A mit Oxalacetat, die durch die Citratsynthase katalysiert wird. Unter Wasseraufnahme entstehen Citrat u. freies Coenzym A. Aus dem Citrat wird über 7 weitere enzymatisch katalysierte Reaktionsschritte das Oxalacetat regeneriert. Reaktionen 3 u. 4 sind mit Decarboxylierungen verbunden. *Energiebilanz* des T.: Es werden 900 kJ (215 kcal) chemische Energie frei, davon 810 kJ (193.4 kcal) über die Atmungskette. Ein Teil dieser Energie wird zur Synthese von 12 Molekülen ATP verbraucht, was ca. 40% der gesamten freien Energie entspricht. Der T. steht über Oxalacetat mit der Gluconeogenese* in Verbindung. Er ist ferner Ausgangspunkt f. die Synthese mehrerer Aminosäuren, besonders Asparaginsäure u. Glutaminsäure. Succinyl-Coenzym A ist eine Ausgangsverbindung f. die Biosynthese der Porphyrine, z.B. Häm, Chlorophyll u. Vitamin $B_{12}$. Unter Einbeziehung weiterer Zwischenprodukte kann der T. abgewandelt werden. Solche Nebenwege des T. sind der γ-Aminobutyratweg*, der Glyoxylatzyklus* u. der Succinat-Glycin-Zyklus*. Bei den dem T. analogen Reaktionen werden Schritte des T. f. die Biosynthese anderer wichtiger Verbindungen genutzt, z.B. Leucin, Lysin. *Regulation* des T.: Das Verhältnis ADP/ATP u. $NAD^+$/NADH + $H^+$ hat regulatorischen Einfluß auf den T., wobei besonders die Regulation der Isocitratdehydrogenase

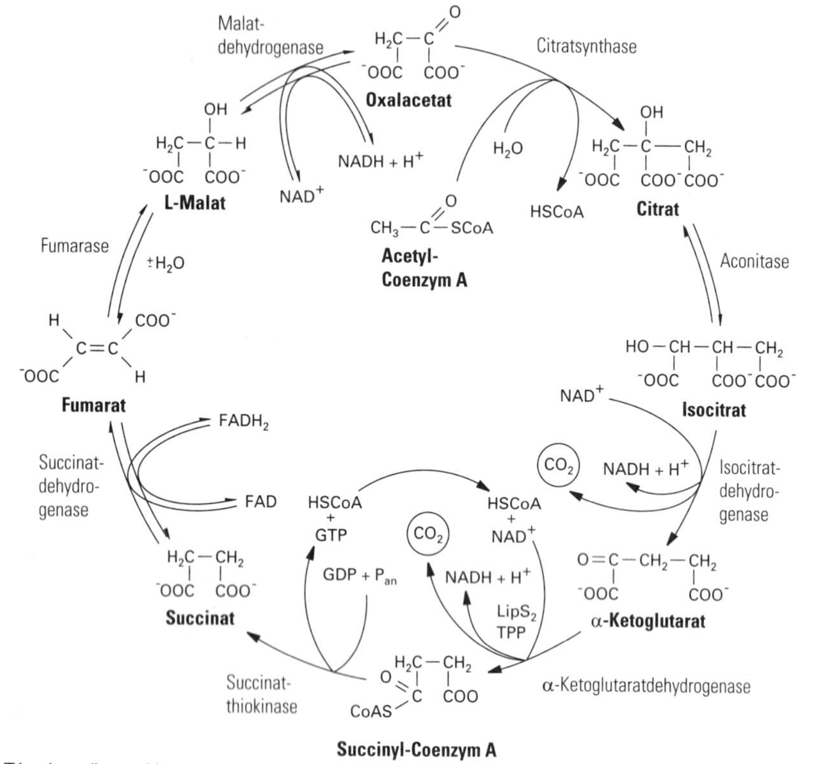


Tricarbonsäurezyklus:
Übersichtsdarstellung [20]

von Bedeutung ist. Das Enzym wird durch ADP aktiviert, ATP u. NADH wirken als Hemmstoffe. Weitere Angriffspunkte einer Regulation sind die Acetyl-Coenzym A-, Oxalacetat- u. Citratsynthese. Oxalacetat fungiert als Katalysator bei der Oxidation von Acetyl-Coenzym A zu $CO_2$. Oxalacetat wirkt als Hemmstoff der Succinatdehydrogenase u. Malatdehydrogenase. Der Oxalacetatspiegel wird durch Carboxylierung* von Pyruvat wieder aufgefüllt. Da der T. nur in Verbindung mit der Atmungskette abläuft, wird seine Aktivität auch vom Sauerstoffangebot reguliert.

**Trichinella spiralis:** Trichine, Parasit; zu den Nematodes* (Fadenwürmern) gehörend; Entwicklung über Wirt u. Organwechsel; Darmtrichine, Muskeltrichine. Vork. ubiquitär; durch obligate Trichinenbeschau des Fleisches zurückgehend.

**Trichinose:** *syn.* Trichinellose; Wurmerkrankung des Menschen durch Trichinella spiralis*.

**1,2,3-Trichlorbenzol:** vicinales Trichlorbenzol; $C_6H_3Cl_3$, $M_r$ 181.5. Schmp. 53°C. Sdp. 219°C. **Anw.:** Termitengift, Lösungsmittel.

**Trichlorbutanol:** s. Chlorobutanol.

**Trichloressigsäure:** Acidum trichloraceticum; CAS-Nr. 76-03-9; $CCl_3COOH$, $M_r$ 163.4. Schmp. 55-61°C. Sdp. ca. 196°C. Farblose, leicht zerfließl. Kristalle, von schwach stech. Geruch, ätzend; sehr leicht lösl. in Wasser, Ethanol 96%, Ether, Chloroform. Darst.: durch Oxidation von Chloralhydrat mit rauch. Salpetersäure. **Off.:** ÖAB90, DAC86. **Anw.** med.: äuß. als Ätzmittel (50%) bei Warzen u. Hornhaut; in d. Harn- u. Blutanalyse als eiweißfällendes Mittel.

**Trichlorethylen:** Trichlorethylenum Ph.Eur.1, „Tri", Ethylentrichlorid; CAS-Nr. 79-01-6; $C_2HCl_3$, $M_r$ 131.4. Schmp. -73°C. Sdp. 86-88°C. D.

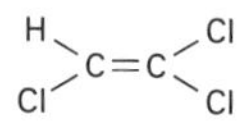

Trichlorethylen

1.464 bis 1.470. Klare, farblose, bewegliche Flüss., von chloroformartigem Geruch; wenig lösl. in Wasser, leicht lösl. in Ethanol u. Ether; an Licht leicht zersetzl., nicht brennbar. Darst. durch Erhitzen v. Acetylentetrachlorid mit Calciumhydroxid. Aufbewahrung zur med. Verw. in Ampullen, in denen es auch abgegeben wird. Längeres Erhitzen ist zu vermeiden. Als Konservierungsmittel dient Ammoniumcarbonat, höchst. jedoch 20 mg auf 100 mL, od. 10 bis 15 mg Thymol auf 100 mL. **Anw.:** Inhalationsnarkotikum, 10mal wirksamer als Chloroform, aber geringe therapeutische Breite; techn.: als Lösungs-, Extraktions-, Reinigungsmittel (Fette, Öle, Harze, Lacke, Kautschuk usw.).

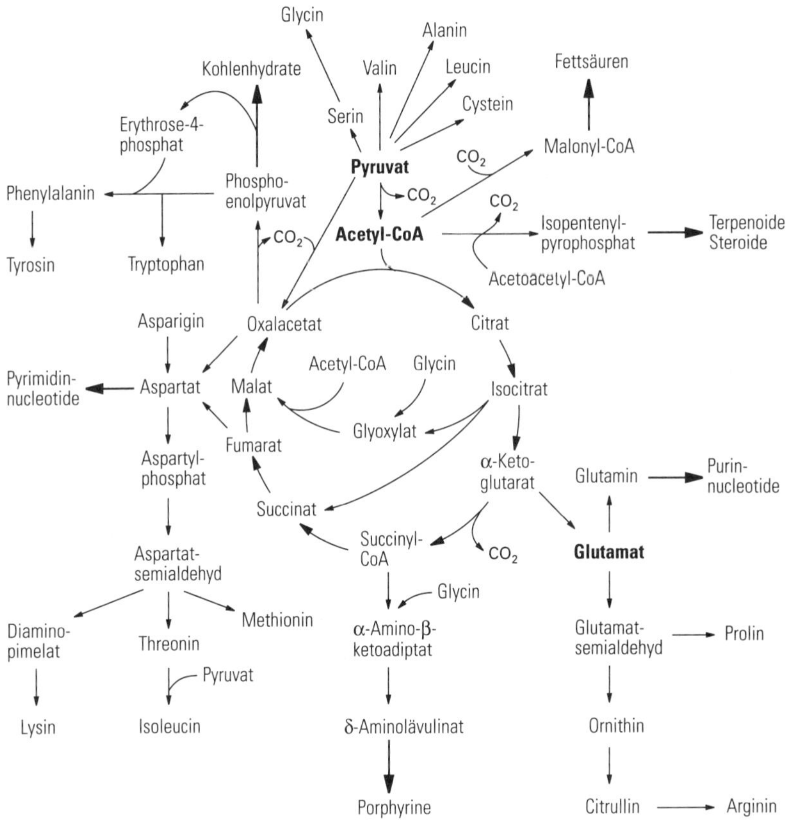


Tricarbonsäurezyklus:
Vereinfachtes Schema der biosynthetischen Funktionen [20]

**Trichlorfon:** s. Metrifonat.
**Trichlorisobutylalkohol:** s. Chlorobutanol.
**Trichlormethan:** s. Chloroform.
**Trichlormethiazid** INN: 6-Chlor-3-(dichlormethyl)-3,4-dihydro-2H-1,2,4-benzothiadiazin-7-sulfonamid-1,1-dioxid, Esmarin®; CAS-Nr. 133-67-5;

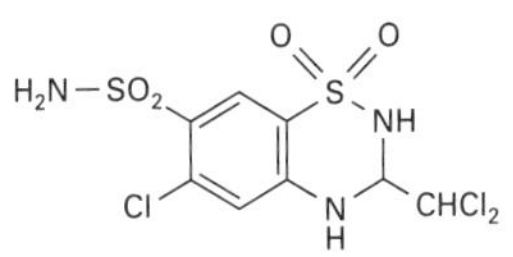


Trichlormethiazid

$C_8H_8Cl_3N_3O_4S_2$, $M_r$ 380.67. Schmp. 266-273°C aus Methanol/Aceton/Wasser, unter Zers.; andere Angabe: 248-250°C. Lösl. bei 25°C in Wasser 0.8 mg/mL, in Ethanol 21 mg/mL, in Methanol 60 mg/mL; sehr schwer lösl. in Chloroform, Ether; lösl. in Dioxan 1:9, in DMF ca. 1:5; leicht lösl. in Aceton. **Anw.:** Saluretikum (s.a. Diuretikum), Antihypertonikum, Ödeme. HWZ 2 bis 3 h. **Übl. Dos.:** Oral: 2- bis 3mal 0.004 g/d, Ödeme: 1mal 0.004 g/d, Erhaltungsdos.: 1mal 0.004 g/d alle 2-3 d. Nebenw., Wechselw., Kontraind.: s. Bendroflumethiazid.
**Trichlormethin:** s. Stickstofflost.
**Trichlorphenol:** Phenolum trichloratum; $C_6H_2Cl_3$–OH, $M_r$ 197.46. Schmp. 67°C; polymorph. Verwendet wird 2,4,5-T. u. 2,4,6-T. Farblose Kristalle, intensiver phenolischer Geruch; schwache Säure; leicht lösl. in Ethanol, Ether, Glycerol, in Wasser unlösl. **Anw.** med.**:** Antiseptikum, Fungizid; techn.: zur Herst. v. 2,4,5-Trichlorphenoxyessigsäure* (s.a. TCDD).
**2,4,5-Trichlorphenoxyessigsäure:** 2,4,5-T; $C_8H_5Cl_3O_3$, $M_r$ 255.49. Schmp. 153°C. Wenig lösl. in Wasser, lösl. in Ethanol; Natriumsalz leicht lösl. in Wasser. Handelsprodukte oft in Mischung mit 2,4-D* u. mit TCDD* (Dioxin) verunreinigt. **Anw.:** Herbizid, Entlaubungsmittel (z.B. auch im Vietnamkrieg verwendet).
**Trichlorsilan:** Siliciumchloroform*.
**Trichlortertiärbutylalkohol:** s. Chlorobutanol.
**Trichlortriethylamin:** s. Stickstofflost.
**Trichlortrifluorethan:** 1,1,2-Trichlortrifluorethan; $C_2Cl_3F_3$, $M_r$ 187.4. $d_{20}^{20}$ ca. 1.58. Farblose, flüchtige Flüss.; prakt. unlösl. in Wasser, mischbar mit Aceton u. Ethanol. **Anw.:** Reagenz Ph.Eur.3.
**Trichoderma polysporum:** s. Ciclosporin.

**Tricholinum citricum:** Tricholincitrat, s. Cholincitrat.

**Trichome:** (*gr.* ϑρίξ ϑριχός Haar) *bot.* Pflanzenhaare; Anhangsgebilde der Epidermis, die aus Epidermismeristemoiden hervorgehen; z.B. ein- u. mehrzellige Haare, Drüsenhaare, Schuppenhaare, Absorptionshaare.

**Trichomonas:** Gattungsbegriff f. mehrgeißelige Flagellaten (Polymastigina), s. Protozoen. Wichtige Vertreter: Trichomonas hominis (*syn.* T. intestinalis), apathogen, im Darm von Warmblütern vork.; T. tenax, apathogen, in der Mundhöhle vork.; T. urogenitalis (*syn.* T. vaginalis), pathogen, im Urogenitaltrakt, Erreger der Trichomoniasis (Ther. mit Antiprotozoenmitteln*).

**Trichomycin:** s. Hachimycin.

**Trichophytie:** Scherpilzflechte, Tinea; Hautpilzerkrankung, durch Trichophyton-Arten hervorgerufen.

**Trichophyton:** Gattung Fadenpilze (Fungi imperfecti, s. Pilze), Verursacher von Dermatomykosen, befallen v.a. Haut, Haare, Nägel.

**Trichosanthes kirilowii** Maxim: Fam. Cucurbitaceae, Schlangenkürbis, (Ostasien). Stpfl. v. **Radix Trichosanthidis:** Tian Hua Fen, THF; als chines. Arzneimittel u. Abortivum seit langem bekannt. **Inhaltsst.:** Saponine; Trichosanthin*.

**Trichosanthin:** Compound Q; CAS-Nr. 60318-52-7; $M_r$ ca.26 000. Ein aus 234 Aminosäuren bestehendes lineares Peptid aus Trichosanthes kirilowii* mit abortiver, immunsuppressiver u. antiviraler Wirk.; zytostatisch auf bestimmte Krebszellen.

**Trichterwinde:** s. Rivea corymbosa.

**Trichuris trichiura:** Peitschenwurm, Nematodes*.

**Triclocarban** INN: 1-(4-Chlorphenyl)-3-(3,4-dichlorphenyl)urea, 3,4,4'-Trichlorcarbanilid; CAS-

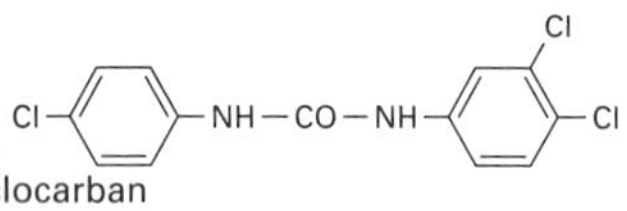

Triclocarban

Nr. 101-20-2; $C_{13}H_9Cl_3N_2O$, $M_r$ 315.59. Schmp. 256°C. Prakt. unlösl. in Wasser; lösl. 1:25 in Aceton, 1:100 in Propylenglykol, 1:100 in Dimethylphthalat, 1:10 bis 1:4 in Polyethylenglykol. **Anw.:** Bakteriostatikum, Hautantiseptikum.

**Triclofenas, Triclofenat:** chem. Kurzbez. f. 2,4,5-Trichlorphenolat.

**Triclosan** INN: 5-Chlor-2-(2,4-dichlorphenoxy)-phenol; CAS-Nr. 3380-34-5; $C_{12}H_7Cl_3O_2$, $M_r$

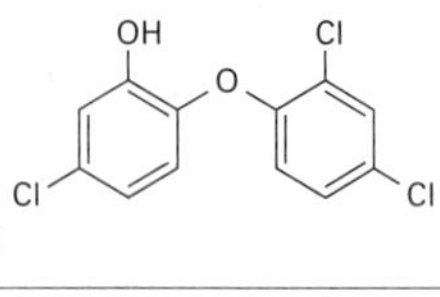

Triclosan

289.53. Schmp. 54-57.3°C. Prakt. unlösl. in Wasser; sehr leicht lösl. in den meisten organischen Solventien; lösl. 1:3 in 4%iger Natriumhydroxid-Lösung. $pK_a$ 7.9. **Anw.:** Desinfiziens zur Anw. auf der Haut. **Übl. Dos.:** Topikal: Hautdesinfektion: 0.1-2%.

**Tricodein**®: s. Codein.

**Tricosan:** $C_{23}H_{48}$, $M_r$ 324.6. Schmp. ca. 48°C. $n_D^{20°C}$ ca. 1.447. Weiße Kristalle. Prakt. unlösl. in Wasser, lösl. in Ether u. Hexan. **Anw.:** Reagenz Ph.Eur.3.

**Tricuran**®: s. Curare.

**Tridesilon**®: s. Desonid.

**Tridione**®: s. Trimethadion.

**Triethanolamin:** Trihydroxytriethylamin; $C_6H_{15}NO_3$, $M_r$ 149.19. D. 1.124. Farblose bis gelbliche, nach Fisch riechende, ölige Flüss. von glycerolartiger Konsistenz, an der Luft dunkler werdend u. Wasserdampf u. Kohlensäure anziehend. Lösl. in Aceton u. Chloroform, wenig lösl. in Ether, Benzin u. Benzol; mischbar mit Wasser, Ethanol, Glycerol, Glykol; starke Base; bildet mit Fettsäuren seifenartige Salze, die nicht nur in Wasser, sondern auch in Mineralölen u. Petroleum leicht lösl. sind. **Off.:** DAC79, ÖAB90, Ph.Helv.7. **Anw.:** finden T. u. Triethanolamin-Seifen in der Waschmittel- u. pharmazeutischen Industrie als Emulgatoren* u. Salbengrundlagen, zur Herst. v. Waschmitteln u. kosmetischen Präparaten (Rasiercremes, Hautcremes, Haarwaschmitteln, Brillantinen, Dauerwellenpräparaten), ferner in der Textil-, Leder- u. Linoleumindustrie, als Polier-, Appretur-, Schmiermittel, zu Abbeizmitteln, Schädlingsbekämpfungsmitteln usw. Ferner wird T. zur Absorption von $CO_2$ aus Industriegasen verwendet (Regeneration erfolgt durch einfaches Erwärmen der Lösung). Wegen der Möglichkeit der Bildung von Nitrosaminen* zur Herst. v. Arneimitteln weitgehend eliminiert.

**Triethanolaminstearat:** O/W-Emulgator. Inkomp.: kationische Stoffe (Bildung eines schwer löslichen Salzes, kann zum Brechen des Emulsionssystems führen).

**Triethylamin:** Triethylazan, *N,N*-Diethylethylamin; $C_6H_{15}N$, $M_r$ 101.2. Schmp. ca. -115°C. Sdp. ca. 90°C. $n_D^{20°C}$ ca. 0.725. $d_{20}^{20}$ ca. 1.40. Flüss. mit starkem, ammoniakalischem Geruch. Schwer lösl. in Wasser unter 19°C, mischbar mit Ethanol u. Ether. **Anw.:** Reagenz Ph.Eur.3 (z.B. bei der Gehaltsbestimmung von Isopropylmyristat).

**Triethylendiamin:** 1,4-Diazabicyclo[2,2,2]octan; $C_6H_{12}N_2$, $M_r$ 112.2. Schmp. ca. 158°C. Sdp. ca. 174°C. Sehr hygr. Kristalle, bereits bei Raumtemperatur leicht sublimierend; leicht lösl. in Wasser, Aceton u. wasserfreiem Ethanol. **Anw.:** Reagenz Ph.Eur.3.

**Triethylenglykol:** Triglykol, TEG; HO–$(CH_2)_2$–O–$(CH_2)_2$–O–$(CH_2)_2$–OH. Farb- u. geruchlose Flüss. D. 1.138. Schmp. -5°C. Sdp. 230°C. Lösl. in Wasser u. Ethanol. **Anw.:** zur Desinfektion u. Entkeimung von Räumen (soll noch in einer Verd. 1:200 Mill. wirksam sein), als Zerstäubungsmittel, ferner als Lösungsmittel von Cellusolseestern u. Harzen, als Heizbadflüssigkeit.

**Triethylenmelamin:** s. Tretamin.

**Trifluoperazin** INN: 10-[3-(4-Methyl-1-piperazinyl)propyl]-2-trifluormethylphenothiazin, Jatroneural®; CAS-Nr. 117-89-5; $C_{21}H_{24}F_3N_3S$, $M_r$ 407.49. Sdp. 202-210°C (80 Pa). **Anw.:** Neuroleptikum, Antihistaminikum; Tranquilizer. HWZ 12 h. **Übl. Dos.:** Oral: 2mal 0.002 g/d, stationär: bis 0.015 g/d. Oral retard: 1mal 0.002 g/d. **Nebenw.:** wie bei Chlorpromazin, extrapyramidale Störungen häufiger als andere Nebenw.

**Trifluoperazindihydrochlorid:** Trifluoperazini hydrochloridum Ph.Eur.3, Trifluoperazinum hydrochloricum; CAS-Nr. 440-17-5; $C_{21}H_{26}Cl_2F_3N_3S$, $M_r$ 480.4. Schmp. 242-243°C.

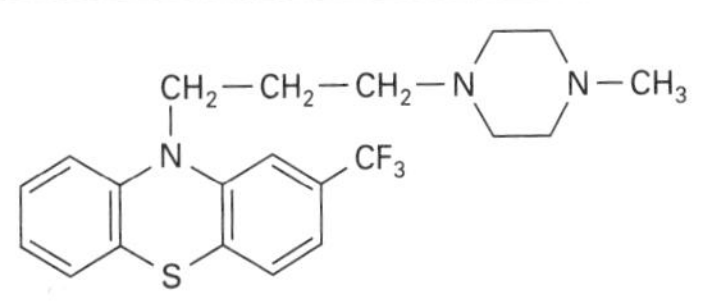

Trifluoperazin

Blaßgelbes, feines, hygr. Pulver. $pK_{s,1}$ 3.9, $pK_{s,2}$ 8.1. Leicht lösl. in Wasser, lösl. in Ethanol, unlösl. in verdünnten Basen, Ether, Benzol.

**Trifluperidol** INN: 4'-Fluor-4-[4-hydroxy-4-(3-trifluormethylphenyl)piperidino]butyrophenon,

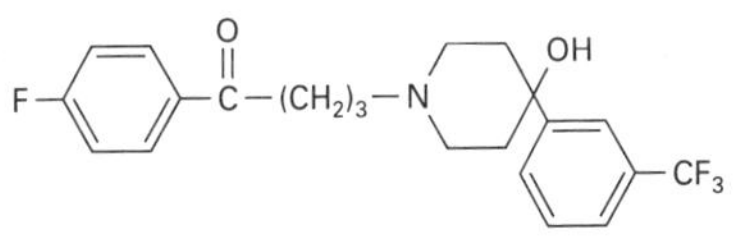

Trifluperidol

Triperidol®; CAS-Nr. 749-13-3; $C_{22}H_{23}F_4NO_2$, $M_r$ 409.43. Schmp. 93-95°C. **Anw.:** stark wirkendes Neuroleptikum; s.a. Psychopharmaka.. HWZ 15 bis 20 h. **Übl. Dos.:** Richtwerte: Oral: 3mal 0.0005 bis 0.001 g/d. Parenteral: i.m., i.v. Initialdos. 1- bis 3mal 0.0025 g/d, dann Einnahme.

**Trifluperidolhydrochlorid:** Trifluperidoli hydrochloridum; CAS-Nr. 2062-77-3; $C_{22}H_{24}ClF_4NO_2$, $M_r$ 445.9. Weißes, krist. Pulver; schwer lösl. in Wasser, leicht lösl. in Methanol, lösl. in Ethanol. **Off.:** DAC86.

**Triflupromazin** INN: Trifluormethylpromazin, 10-(3-Dimethylaminopropyl)-2-trifluormethyl-phenothiazin, Psyquil®; CAS-Nr. 146-54-3;

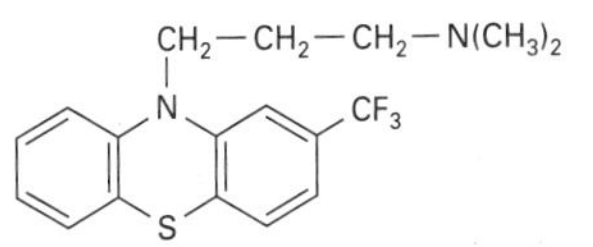

Triflupromazin

$C_{18}H_{19}F_3N_2S$, $M_r$ 352.44. Sdp. 176°C (93.3 Pa), 162-164°C (53.3 Pa). $n_D^{23°C}$ 1.5780. Prakt. unlösl. in Wasser. **Anw.:** Antiemetikum, Neuroleptikum, Ataraktikum; zur Narkosevorbereitung, Geburtseinleitung, Neuroleptanalgesie. **Nebenw.:** s. Psychopharmaka (Neuroleptika). HWZ ca. 6 h. **Übl. Dos.:** Oral: Tranquilizer: 2- bis 3mal 0.01 g/d; Neuroleptikum: 1- bis 4mal 0.05 g/d. Parenteral: Narkosevorbereitung, Antiemetikum: 0.01 g. Rektal: Antiemetikum*: Suppositorien 0.07 g.

**Triflupromazinhydrochlorid:** $C_{18}H_{20}ClF_3N_2S$. Schmp. 174-176°C (Zers.); polymorph. Lösl. in Wasser, Ethanol, Aceton; pH einer 2%igen Lsg. in Wasser 4.1.

**Trifluridin** INN: 1-(2-Desoxy-β-D-ribofuranosyl)-5-trifluormethyluracil; 2'-Desoxy-5-trifluormethyluridin; CAS-Nr. 70-00-8; $C_{10}H_{11}F_3N_2O_5$, $M_r$ 296.21. Schmp. 186-189°C aus Ethylacetat. **Anw.:** Ophthalmicum, Virostatikum gegen herpetische Hornhauterkrankungen, Keratitis dendritica.

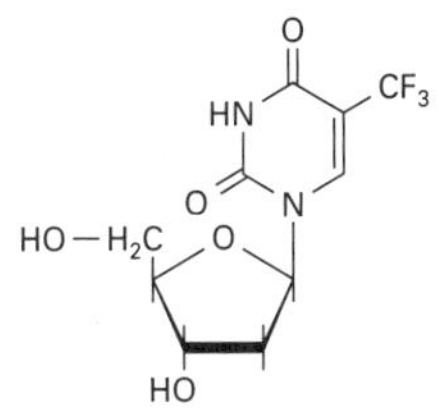

Trifluridin

**Trifolium pratense** L.: Fam. Fabaceae, Wiesen-, Rotklee. **Inhaltsst.:** Flavone, Salicylsäure, Kaffeesäure, Cyanidin (Blüten). **Anw.:** Expektorans.

**HOM:** *Trifolium pratense:* verord. z.B. b. Husten.

**Trigeminusneuralgie:** Gesichtsschmerz im Gebiet des Trigeminusnervs. Ther. z.B. mit Carbamazepin*.

**Triglyceride:** Verbindungen von Glycerol*, in denen die 3 OH-Gruppen mit Fettsäuren verestert sind. Die natürlichen Fette* u. Öle bestehen im wesentlichen aus Gemischen von Triglyceriden.

**Triglyceride, Mittelkettige:** Triglycerida saturata media Ph.Eur.3, Triglycerida mediocatenalia, Oleum neutrale, Miglyol®* 812, Myritol® 318. Herst.: aus dem festen u. getrockneten Teil des Endosperms von *Cocos nucifera**; mind. 95% bestehen aus Triglyceriden gesättigter $C_8$– bis $C_{10}$–Fettsäuren (hauptsächl. Caprylsäure- u. Caprinsäureester). Farblos; unlösl. in Wasser, mischbar mit Chloroform, Ether, Petrolether, fetten Ölen. D. 0.93 bis 0.96; $n_D^{20°C}$ 1.440 bis 1.452; Viskosität: 25 bis 33 mPa·s; SZ max. 0.2; IZ max. 1.0; POZ max. 1.0; VZ 310 bis 360; UA max. 0.5%. **Anw.:** Träger für Arzneiformen (z.B. Suspensionen, Weichgelatinekapseln etc. wasserempfindlicher Antibiotika); das Öl zeichnet sich durch besonders gute Hautverträglichkeit, ausgezeichnete Stabilität u. hohes Lösevermögen f. zahlreiche Arzneistoffe aus.

**Triglyceroldiisostearat:** Triglyceroli diisostearas, Triglycerolum diisostearinicum; CAS-Nr. 90431-25-7. Ein Ester überwiegend aus Diisostearaten des Triglycerols; gelbl., opake, dickflüssige Substanz; lösl. in Ether. **Off.:** DAC86. **Anw.:** nichtionischer Emulgator f. W/O-Cremes.

**Triglykol:** s. Triethylenglykol.

**Trigonella foenum-graecum** L.: Fam. Fabaceae (Leguminosae), Bockshornklee (Heim. Westl. Asien, kult. in Deutschland, Mittelmeergebiet, Indien, China). Stpfl. v. **Semen Foenugraeci:** Foenugraeci semen, Semen Trigonellae, Bockshornsame, Hornkleesame, Griechischer Heusame, Kuhhornkleesamen (ferner **Semen foenugraeci ad usum veterinarium**, Bockshornkleesame f. tierarzneiliche Zwecke). **Off.:** DAB10, ÖAB90, Ph.Helv.7. **Inhaltsst.:** ca. 20 bis 30% Schleim (Mannogalactane, Leguminosenschleim*, s.a. Schleimstoffe), ca. 8% fettes Öl, ca. 27% Eiweiß, Flavonoide, fast 0.5% Trigonellin*, freie od. veresterte Sterole; ca. 1.5% Steroidsaponine (die sonst fast nur bei Monokotylen zu finden sind), welche z.T. bitter schmecken (wirken daher auch appetitanregend), z.B. Foenugraecin (ein Steroidsaponinpeptidester), Aglyka sind z.B. Diosgenin u. Yamogenin; 0.01% äther. Öl (für den typischen Geruch ist 3-Hydroxy-4,5-dimethyl-2(*5H*)-furanon verantwortlich). QZ mind. 6. **Anw.** med.: der grob gepulverte Same; Expektorans, bei trockenem Husten (als Infus, 3 g gepulverte Droge pro Teetasse), in höherer Dosierung als Roborans, Nahrungsmittel, Gewürz (auch Bestandteil von Curry); äuß. als Kataplasmen bei Furunkeln etc.; vet.: zu Freß- u. Mastpulvern; techn.: wird in der Textilindustrie der Schleim als Appretur verwendet.

**HOM:** *Trigonella foenum-graecum* (HAB1.5), Foenum graecum: die reifen, getrockneten Samen.

**Trigonellin:** Nicotinsäuremethylbetain; $C_7H_7NO_2$. Farblose Kristalle, leicht lösl. in Wasser, lösl. in Ethanol, unlösl. in Ether. Eines der einfachsten Alkaloide (Pyridinalkaloid), ohne physiol. Wirkung. Nat. weit verbreitet, z.B. in Bockshornsamen, Hafer, Erbsen, Hanf, Sojabohnen, Strophanthus-Samen, Kartoffeln, Dahlienknollen, geröstetem Kaffee.

**Trigonellinhydrochlorid:** 3-Carboxy-1-methylpyridiniumchlorid; $C_7H_8ClNO_2$, $M_r$ 173.6. Schmp. ca. 258°C. Reagenz (DAB96) zur DC-Prüfung auf Identität von Bockshornsamen (s. Trigonella foenum graecum).

**Trihexyphenidyl** INN: 1-Cyclohexyl-1-phenyl-3-piperidino-1-propanol, Artane®; CAS-Nr. 144-11-6; $C_{20}H_{31}NO$. **Anw.:** Parasympatholytikum, Antiparkinsonmittel mit überwiegend zentraler anticholinerger Wirk.; s.a. Parkinsonismus. **Übl. Dos.:** Oral: Initialdos.: 1mal 0.001 g/d, Erhaltungsdos.: langsam erhöhen um 0.001 g/d, TMD 0.02 g/d auf 3 bis 4 Dosen verteilt. Oral retard: 1mal 0.005 g/d u.U. 2mal/d.

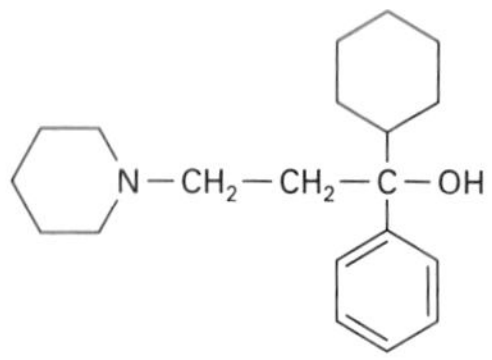

Trihexyphenidyl

**Trihexyphenidylhydrochlorid:** Trihexyphenidyli hydrochloridum; CAS-Nr. 52-49-3 $C_{20}H_{32}ClNO$, $M_r$ 337.9. Schmp. 247-253°C (Zers.); polymorph. Gelblichweißes, krist. Pulver; lösl. in 150 T. Wasser, 10 T. Methanol, 25 T. Ethanol, 30 T. Chloroform. **Off.:** DAC86.

**Trihydroxybenzoesäure:** s. Gallussäure.

**Trihydroxybenzol:** s. Pyrogallol, Phloroglucin.

**Trihydroxypropan:** s. Glycerol.

**Trihydroxypurin:** s. Harnsäure.

**Triiodmethan:** s. Iodoform.

**Triiodthyronin:** 3,5,3'-Triiodthyronin, Schilddrüsenhormon; s. Liothyronin.

**Trikalium-Bismut(III)-dicitrat:** s. Bismutdicitrat, Basisches.

**Trikaliumcitrat:** s. Kaliumcitrat.

**Trikaliumphosphat:** s. Kaliumphosphat, neutrales.

**Triketohydrindenhydrat:** Ninhydrin*.

**Trikresol:** Gem. aus o-, m-, p-Cresol, s. Cresolum.

**Trikresylphosphat:** TKP, $(C_6H_4CH_3)_3PO_4$. Schmp. 77.5-78°C. Sdp. 340°C. D. 1.72 bis 1.179. Geruch- u. farblose, ölige Flüss. Lösl. in Ethanol, Ether, Chloroform, Benzol, Eisessig, Lipoiden, fast unlösl. in Wasser; als Weichmacher u. Schmiermittel in d. techn. Industrie. Ortho-T. führte infolge seiner Giftigkeit zu zahlreichen Vergiftungen, sowohl äuß. (Werkstoff) wie inn. (als Ölersatz, in Likören). (Meta- u. Para-T. sind ungiftig.).

**Trillium erectum** L.: (T. pendulum Willd.) Fam. Liliaceae, Waldlilie (Canada, USA; 5 cm hohe Waldpflanze). Stpfl. v. **Radix (Rhizoma) Trillii erecti**. **Inhaltsst.:** Saponine, Gerbstoffe. **Anw.:** Adstringens, Expektorans.

**HOM:** *Trillium pendulum:* frischer Wurzelstock m. Wurzeln; verord. z.B. b. diffusen Blutungen.

**Triludan®:** s. Terfenadin.

**Trimanyl®:** s. Trimethoprim.

**Trimazosin** INN: 4-(4-Amino-6,7,8-trimethoxy-2-chinazolinyl)-1-piperazincarbonsäure; CAS-Nr. 35795-16-5; $C_{20}H_{29}N_5O_6$, $M_r$ 435.5. Schmp. 158-159°C.

**Trimazosinhydrochlorid**: Cardovar®; C20-H30-Cl-N5-O6. Schmp. 166-169°C. **Wirk.** u. **Anw.:** Antihypertonikum; $\alpha_1$-Blocker; hemmt die Freisetzung von Noradrenalin aus dem Neuron kaum, deshalb kommt es kaum zu einer Reflextachykardie u. Toleranzentwicklung. **Nebenw.:** gastrointestinale Beschwerden, Benommenheit, Kopfschmerzen. **Übl. Dos.:** initial 100 mg/d; kann gesteigert werden.

**Trimebutin** INN: 3,4,5-Trimethoxybenzoesäure-2-(dimethylamino)-2-phenylbutylester; CAS-Nr. 39133-31-8; $C_{22}H_{29}NO_5$, $M_r$ 387.48.

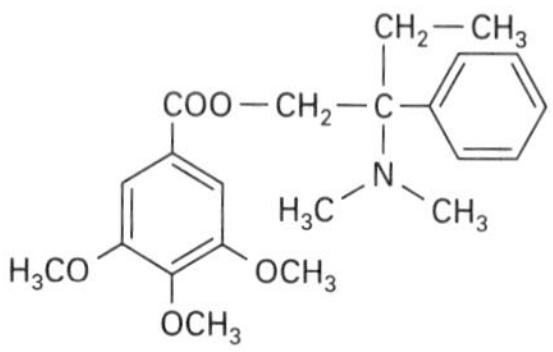

Trimebutin

**Trimebutinmaleat:** Debridat®; CAS-Nr. 34140-59-5. **Wirk.** u. **Anw.:** Spasmolytikum* mit lokalanästhetischer Wirk. auf glatte Muskulatur. **Nebenw.:** Müdigkeit, gastrointestinale Beschwerden, trockener Mund. **Übl. Dos.:** 3mal 100 mg/d.

**Trimecain** INN: Diethylaminoacet-2,4,6-trimethylanilid, Ketazon®; CAS-Nr. 616-68-2; $C_{15}H_{24}N_2O$, $M_r$ 248.4. Schmp. 44°C. **Anw.:** Lokalanästhetikum. **Trimecainydrochlorid**: Schmp. 140°C.

**Trimedoximbromid:** s. TMB-4.

**Trimellitsäureanhydrid:** cycl. Anhydrid der Benzol-1,2,4-carbonsäure; $C_9H_4O_5$, $M_r$ 192.1. Schmp. 163°C. **Anw.:** zur Herst. v. Harzen, Klebstoffen u. wasserverdünnbaren Lacken.

**Trimenon:** Zeitraum v. 3 Monaten.

**Trimeprazine:** s. Alimemazin.

**Trimer:** ist eine Verbdg., deren Moleküle aus 3 gleichartigen Molekülen zusammengesetzt sind.

**Trimethadion** INN: Trimethadionum Ph.Eur.3, 3,5,5-Trimethyl-2,4-oxazolidindion, Tridione®; CAS-Nr. 127-48-0; $C_6H_9NO_3$, $M_r$ 143.14. Schmp. 46-46.5°C. Sdp. 78-80°C (0.67 kPa). Farblose Kristalle, schwacher campherartiger Geruch. Lösl. in Wasser ca. 5%; leicht lösl. in Ethanol, Benzol, Chloroform, Ether; prakt. unlösl. in Petrolether. pH ca. 6.0 (5%ige Lsg.). **Anw.:**

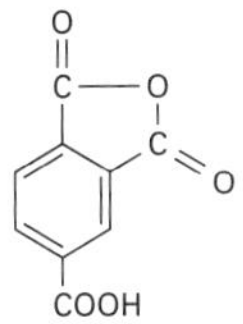

Trimellitsäureanhydrid

Antiepileptikum bei Petit mal; sehr toxisch. **Nebenw.:** gastrointestinale Störungen, Photophobie, Störung des Farbsehens, Sedierung, Blutbildungsstörungen, Allergien, Hauterscheinungen, Nierenschäden. **Übl. Dos.:** Oral: 2- bis 3mal 0.3 g/d, nach einigen Tagen je nach Ansprechen der Ther. herabsetzen. Kinder: 0.3 g/d erhöhen auf 0.9 g/d falls nötig; vgl. Paramethadion.

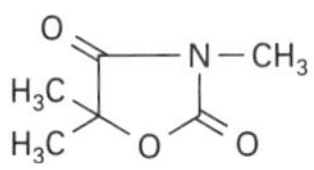

Trimethadion

**Trimethoprim** INN: Trimethoprimum Ph.Eur.3, 2,4-Diamino-5-(3,4,5-trimethoxybenzyl)pyrimidin, Trimanyl®, Uretrim®; CAS-Nr.

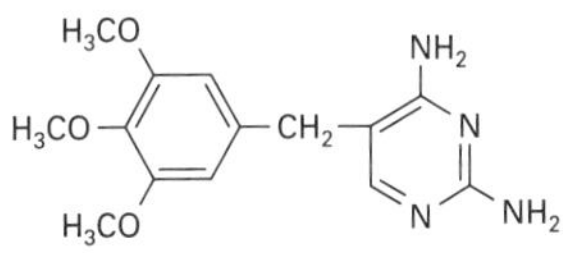

Trimethoprim

738-70-5; $C_{14}H_{18}N_4O_3$, $M_r$ 290.32. Schmp. 199-201°C; polymorph. Weißes, geruchloses Pulver; mehrere Kristallformen sind bekannt. Lösl. bei 25°C in N,N-Dimethylacetamid 13.86 g/100 mL, in Benzylalkohol 7.29 g/100 mL, in Propylenglykol 2.57 g/100 mL, in Chloroform 1.82 g/100 mL, in Methanol 1.21 g/100 mL, in Wasser 0.04 g/100 mL, in Ether 3 mg/100 mL, in Benzol 2 mg/100 mL. $pK_s$ (konjugierte Säure) 7.0 (20°C), 6.6 (38°C). **Wirk.** u. **Anw.:** Chemotherapeutikum*; wirkt bakteriostatisch gegen ein breites Spektrum von Mikroorganismen einschließlich E. coli, Klebsiellen u. Proteus. Wirkungsmechanismus ist die Hemmung der Folsäurebiosynthese durch Inaktivierung der Dihydrofolsäurereduktase. Ind.: akute Harnwegsinfekte. HWZ 10 bis 11 h. **Übl. Dos.:** oral 0.2 g 2mal/d **Nebenw.:** bei Langzeitbehandlungen. **Hauptverwendung:** in Kombination mit Sulfonamiden; vgl. Chemotherapeutikum, Cotrimazin, Cotrifamol, Cotrimoxazol, Cosoltrim.

**2,4,5-Trimethoxybenzoesäure:** s. Asaronsäure.

**Trimethoxymethan:** s. Trimethylorthoformiat.

**Trimethyl-(β-oxyethyl)-ammoniumchlorid:** s. Cholin.

**Trimethylamin:** tertiäres Amin, $N(CH_3)_3$. Best. der Heringslake, auch in der Melasseschlempe, aus der es durch Dest. gewonnen wird, sowie im Scheidensekret u. in versch. Chenopodium-Arten (z.B. Chenopodium vulvaria L., der Stinkende Gänsefuß). Bei gewöhnlicher Temp. farbloses Gas v. durchdringend fischartigem, ammoniakalischem Geruch, in Wasser sehr leicht löslich. Bei niederer Temp. farblose Flüss., **T. solutum:** Trimethylaminlsg. Geh. ca. 9.5 bis 10.45% Trimethylamin. Farblose, flüchtige Flüss., d. nach Heringslake riecht, b. Annäherung v. Salzsäure weiße Nebel bildet u. m. Wasser u. Ethanol in jedem Verhältnis mischbar ist. **Anw.** med.: nicht mehr verwendet. Früher b. rheumatischen Erkrankungen u. b. akuter Pneumonie; techn.: zur Herst. v. Cholin, Insektiziden, Desinfektionsmitteln.

**Trimethylaminoessigsäure:** Betain*.

**Trimethylammonium-acethydrazidchlorid:** Girard-Reagenz T*.

**Trimethylenglykol:** 1,3-Propandiol; $C_3H_8O_2$, $M_r$ 76.1. Sdp. 216°C. Mit Wasser u. Alkohol mischbare, süß schmeckende Flüss. **Anw.:** zu Kunststoffsynthesen.

**Trimethylentrinitramin:** Hexogen*.

**Trimethylglykokoll:** Betain*.

**Trimethylorthoformiat:** Orthoameisensäuremethylester, Methylorthoformiat, Trimethoxymethan; $C_4H_{10}O_3$, $M_r$ 106.1. Sdp. 104°C. **Anw.:** Synthesebaustein f. diverse Arzneimittel (z.B. B-Vitamine, Purine).

**Trimethyloxyethylammoniumhydroxid:** Cholin*.

**Trimethylpyridine:** s. Pyridin.

**Trimethylxanthin:** s. Coffein.

**Trimetozin** INN: 4-(3,4,5-Trimethoxybenzoyl)-morpholin; CAS-Nr. 635-41-6; $C_{14}H_{19}NO_5$, $M_r$ 281.30. Schmp. 120-122°C. Schwer lösl. in Wasser, Ethanol. Leicht lösl. in Chloroform, Methanol. **Anw.:** Tranquilizer, Psychosedativum.

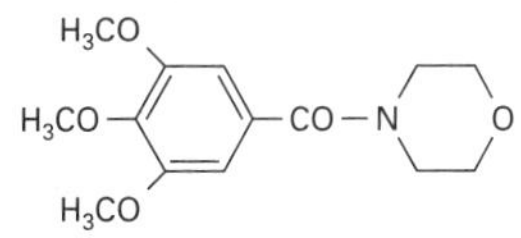

Trimetozin

**Trimipramin** INN: 5-(3-Dimethylamino-2-methylpropyl)-10,11-dihydro-5H-dibenz[b,f]azepin, Stangyl®; CAS-Nr. 739-71-9; $C_{20}H_{26}N_2$, $M_r$

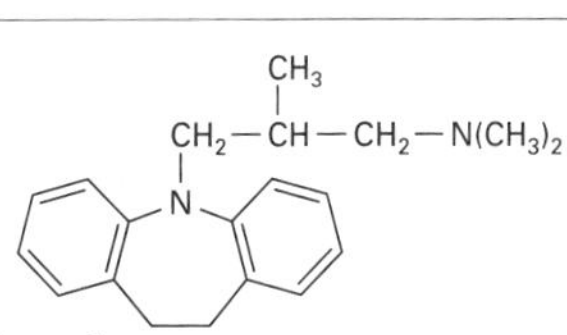

Trimipramin

294.42. Schmp. 45°C. Prakt. unlösl. in Wasser; gut lösl. in Ethanol. **Anw.:** Antidepressivum vom Amitriptylintyp; s.a. Psychopharmaka.. HWZ 23 h. **Übl. Dos.:** Oral: Initialdos.: 1mal 0.025 g/d, Erhaltungsdos.: n.B. steigern bis 0.15 g/d u. mehr, leichte Störungen: 2- bis 3mal 0.01 g/d. Parenteral: i.m., i.v. 0.025 g.

**Trimipraminhydrogenmaleat:** Trimipramini maleas Ph.Eur.3, Trimipraminum maleicum,

Trimipraminum hydrogenomaleinicum; CAS-Nr. 521-78-8; $C_{24}H_{30}N_2O_4$, $M_r$ 410.5. Weißes, krist. Pulver; schwer lösl. in Wasser u. Ethanol, leicht lösl. in Chloroform, prakt. unlösl. in Ether. Hingewiesen sei auch auf Trimipraminmesilat.

**Trinatriumorthophosphat:** s. Natriumphosphat.

**Trineral®:** s. Acetylsalicylsäure.

**Trinitrin:** Nitroglycerin, s. Glyceroltrinitrat.

**1,3,5-Trinitrobenzol:** $C_6H_3(NO_2)_3$. Entsteht durch Erhitzen von m-Dinitrobenzol mit rauchender Salpetersäure. Farblose Kristalle, leicht lösl. in Ethanol, Ether, Benzol.

**Trinitroglycerin:** s. Glyceroltrinitrat.

**Trinitrokresol:** 2,4,6-Trinitro-m-cresol; $C_6H(CH_3)(NO_2)_3OH$. Schmp. 109.5°C. D. 1.465. Darst. durch Nitrierung von m-Cresol. Gelbe Kristallnadeln, leicht lösl. in Ethanol, Ether, Benzol. Sprengstoff (Cresylit).

**Trinitrophenol:** s. Pikrinsäure.

**Trinitrotoluol:** Trotyl, TNT; $C_6H_2(CH_3)(NO_2)_3$. D. 1.645. Schmp. 80.8°C. Gelbl. Kristallnadeln od. weiße bis gelbl. krist. Masse. Meistverwendeter Sprengstoff (z.T. mit Ammonium- od. Natriumnitrat gemischt).

**Trinkampullen:** zweispießige Ampullen zur Verabfolgung flüssiger Peroralia. Beide gegenüberliegenden (s. Ampullen) Ampullenhälse müssen abgebrochen werden, damit der Inhalt auslaufen kann.

**Trinkwasser:** Aqua fontana*.

**Trinor:** s. Nor.

**Triodurin®:** s. Polyestradiolphosphat.

**-triol:** s. Alkohole.

**Triolein:** Ölsäuretriglycerid (vgl. Fette); $C_3H_5(C_{17}H_{33}COO)_3$. D. 0.915. Schmp. -5°C. Sdp. 238°C. Gelbl. Öl, leicht lösl. in Ether u. Chloroform, lösl. in Ethanol, unlösl. in Wasser. IZ 86.

**Trional®:** s. Methylsulfonal.

**Triosen:** Monosaccharide mit 3 C-Atomen. Zu ihnen gehören D-Glycerinaldehyd u. Dihydroxyaceton. Ihre Phosphate sind wichtige Intermediärprodukte des Kohlenhydratstoffwechsels*.

**Triosephosphate:** D-Glycerinaldehyd-3-phosphat u. Dihydroxyacetonphosphat sind wichtige Zwischenprodukte der Glykolyse* u. der alkoholischen Gärung*. Beide stehen über die gemeinsame Endiolform im Gleichgewicht. Die Reaktion wird durch Triosephosphat-Isomerase katalysiert. T. nehmen eine Schlüsselposition im Kohlenhydratstoffwechsel* ein; sie sind Zwischenprodukte der Gluconeogese* u. bei der photosynthetischen $CO_2$–Fixierung.

**Trioxy:** Bez. f. Verbindungen, die 3 OH-Gruppen enthalten, exakt: Trihydroxy.

**Trioxybenzoesäure:** Gallussäure*.

**1,2,3-Trioxybenzol:** s. Pyrogallol.

**1,3,5-Trioxybenzol:** s. Phloroglucin.

**Trioxypropan:** s. Glycerol.

**Trioxypurin:** s. Harnsäure.

**Tripalmitin:** Glycerintripalmitat, Glyceroltripalmitat; $C_{51}H_{98}O_6$, $M_r$ 807.3. Schmp. 65°C. Neben gemischten Glycerolfettsäureestern Bestandteil natürlicher Fette*.

**Tripel:** Mineral, hauptsächl. aus Kieselgur bestehend, m. etwas Ton u. Eisenoxid. **Anw.:** als Poliermittel f. Glas, Stein usw.

**Tripelennamin** INN: N-Benzyl-N-2-pyridyl-N',N'-dimethylethylendiamin, Azaron®; CAS-Nr. 91-81-6, Tripelennamin; $C_{16}H_{21}N_3$, $M_r$ 255.35. Sdp. 167-172°C (13.3 Pa), 185-190°C (0.23 kPa). $n_D^{25°C}$ 1.5742. Mischbar mit Wasser. $pK_s$ (konjugierte Säure) 9.07. **Anw.:** Antihistaminikum*. **Nebenw.:** s. Meclozin.

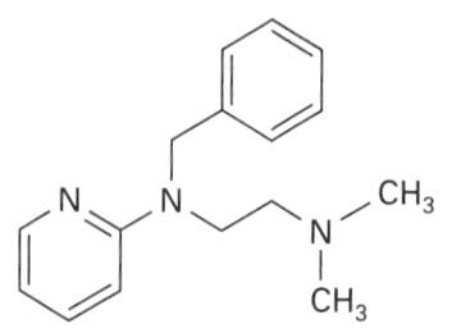

Tripelennamin

**Tripelennaminhydrochlorid:** $C_{16}H_{22}ClN_3$. Schmp. 191°C; polymorph. 1 g lösl. in 0.77 mL Wasser, 6 mL Ethanol, 6 mL Chloroform, 350 mL Aceton, prakt. unlösl. in Benzol, Ether, Ethylacetat.

**Tripelennamincitrat:** $C_{16}H_{21}N_3{\cdot}C_6H_8O_7$. Schmp. 106-110°C. Leicht lösl. in Wasser, Ethanol, prakt. unlösl. in Benzol, Chloroform, pH einer 1%igen Lsg. 4.25.

**Tripelhelix:** s. Proteine.

**Tripelphosphat:** Ammoniummagnesiumphosphat*.

**Tripelpunkt:** Temperatur, bei der die feste, flüssige u. gasförmige Phase einer Substanz im Gleichgewicht stehen. Der T. ist gleich dem Schmelzpunkt der Substanz bei ihrem eigenen Dampfdruck*, der gewöhnlich sehr nahe dem Schmelzpunkt bei Atmosphärendruck liegt (z.B. ist der T. des Wassers 0.01°C); s.a. Phasendiagramm.

**Tripeptide:** Peptide, die aus 3 Aminosäuren aufgebaut sind, z.B. Glutathion, das aus je einem Molekül Glutaminsäure, Cystein u. Glykokoll besteht, s. Peptide.

**Triperidol®:** s. Trifluperidol.

**Triphenylmethan:** Tritan. $(C_6H_5)_3CH$. D. 1.014. Schmp. 93°C. Sdp. 359°C. Farblose Kristallblättchen, leicht lösl. in heißem Ethanol, Ether, Chloroform, unlösl. in Wasser; Muttersubstanz der Triphenylmethanfarbstoffe*.

**Triphenylmethanfarbstoffe:** Fuchsin*, Methylviolett*, Malachitgrün* etc. **Anw.** med.: als Antimykotika u. Desinfektionsmittel.

**Triphenylphosphat:** Phosphorsäuretriphenylester; $C_{18}H_{15}PO_4$, $M_r$ 326.3. Schmp. 45°C. Sdp. 245°C. **Anw.:** als Weichmacher f. Filme u. Lacke.

**2,3,5-Triphenyltetrazoliumchlorid:** Abk. TTC, Tetrazol Bayer; $C_{19}H_{15}ClN_4$, $M_r$ 334.82. Schmp. 243-244°C unter Zstzg. Farblose Kristalle od. krist. Pulver, lösl. in Wasser, Ethanol, Aceton, unlösl. in Ether; lichtempfindlich. **Anw.:** als Indikator f. die Sichtbarmachung von Reduktionsprozessen (reduzierende Zucker, reduzierend wirkende Gewebe, wie Schilddrüse usw., die

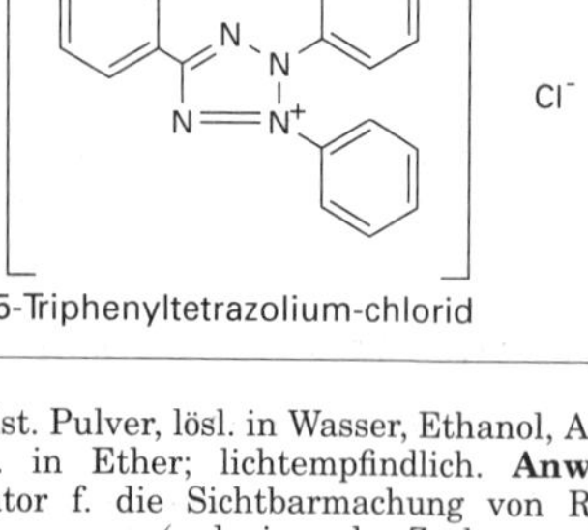

2,3,5-Triphenyltetrazolium-chlorid

**Triterpene**
Einteilung

| Substanzklasse | C-Atome | Typische Vertreter |
|---|---|---|
| Cucurbitane | 30 | Cucurbitacin D |
| Triterpensapogenine | 30 | Gypsogenin, Hederagenin, Aescigenin |
| Aromatische Triterpene | 30 | Gossypole |
| Steroide | | |
| Sterine (Sterole) | | |
| Phytosterine | 29, 30 | β-Sitosterol |
| Zoosterine | 27, 28, 30 | Cholesterol |
| Mycosterine | 27, 28 | Ergosterin |
| Vitamin D | 27, 28 | Ergocalciferol (Vit. D2) |
| Steroidsapogenine | 27 | Digitogenin, Diosgenin, Sarcasapogenin |
| Gallensäuren | 24, 27 | Cholsäure |
| Steroidalkaloide | 21, 27 | Tomatidin, Protoverin, Jervin |
| Herzwirksame Glykoside | | |
| Bufadienolide | 24 | Bufalin, Scillarenin, Hellebrigenin |
| Cardenolide | 23 | Digitoxigenin, Oleandrigenin |
| Steroidhormone: | | |
| Häutungshormone | 27 | β-Ecdyson |
| Nebennierenrindenhormone (Corticosteroide) | 21 | Corticosteron |
| Sexualhormone | | |
| Gestagene | 21 | Progesteron |
| Androgene | 19 | Androsteron |
| Estrogene | 18 | Estradiol |

sich durch TTC intensiv rot färben), ferner zur Feststellung der Keimfähigkeit von Getreidekörnern (lebende Keimlinge färben sich innerhalb 8 h karminrot), zur Feststellung der Wirkung von Antibiotika auf Kleinlebewesen, von Permeabilitätsstörungen in den Zellwänden usw. Die Färbung kommt dadurch zustande, daß das farblose, wasserlösl. TTC von lebendem Gewebe zu intensiv rotem unlösl. Triphenylformazan reduziert wird.

**Triphosphopyridin-nucleotid:** s. NADP.

**Triprolidin** INN: *trans*-2-[3-(1-Pyrrolidinyl)-1-(4-tolyl)-propenyl]-pyridin, Pro-Actidil®; CAS-Nr. 486-12-4; $C_{19}H_{22}N_2$, $M_r$ 278.4. Schmp. 59-61°C. **Anw.:** Antihistaminikum* ($H_1$-Antagonist).

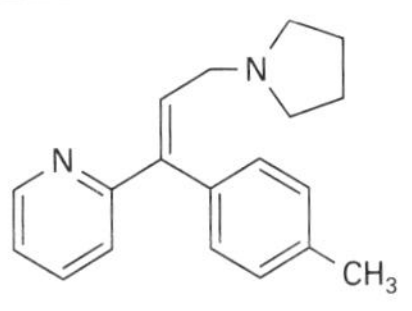

Triprolidin

**Triptan:** 2,2,3-Trimethylbutan; $C_7H_{16}$, $M_r$ 100.2. Schmp. -25°C. Sdp. 81°C. Sehr klopffester Spezial-Kraftstoff, der mit 120 eine der höchsten bekannten Octanzahlen* aufweist.

**Tris:** s. Tris(hydroxymethyl)aminomethan.

**Trisaccharide:** s. Kohlenhydrate.

**Trisauerstoff:** systematische Bez. f. Ozon*, $O_3$.

**Tris(hydroxymethyl)aminomethan:** Tris; $C_4H_{11}NO_3$, $M_r$ 121.1. In der Biochemie häufig verwendete Puffersubstanz zur Einstellung physiologischer pH-Werte.

**Tritan:** s. Triphenylmethan.

**Triterpene:** eine umfangreiche Gruppe von Terpenen, die (formal) aus 6 Isopreneinheiten aufgebaut sind. Außer dem acyclischen Squalen* handelt es sich fast nur um tetra- od. pentacyclische hydroaromatische Verbindungen (Nur Gossypol* ist eine aromatische Verbdg.). Zu den T. gehören auch die terpenoiden Naturstoffe, die weniger als 30 C-Atome haben, deren Biosynthese aber auf $C_{30}$-Zwischenprodukte zurückgeht (Steroide*). Ebenso ist auch der Einbau von Heteroatomen möglich, z.B. bei den Steroidalkaloiden. Viele T. haben eine hohe biologische Aktivität, v.a. die Steroidhormone. Als Beispiele f. T. sind zu erwähnen: Sexualhormone wie Estrogene, Androgene, Gestagene, Nebennierenrindenhormone, herzwirksame Glykoside wie Digitoxigenin, Steroidalkaloide, Gallensäuren, Sapogenine, Vitamin D, Sterine wie Mycosterine, Zoosterine, Phytosterine. **Biosynthese:** Schwanz-an-Schwanz-Kondensation von 2 Molekülen Farnesylpyrophosphat (s.a. Terpene) führt zum offenkettigen Squalen, das als Vorstufe f. cyclische T. dient. Die Vielzahl der möglichen Typen cyclischer T., z.B. Steroide u. Sterole, hängt von der Faltung der Squalenkette u. der Wanderung von Gruppen innerhalb des Moleküls ab.

**Trithion:** 1,2-Dithiol-3-thion; $C_3H_2S_3$, $M_r$ 134.2. Baustein der Trithionnaturstoffe, die in Kraut u. Rosenkohl gefunden wurden. Nicht

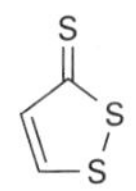

Trithion

zu verwechseln mit einem gleichnamigen Handelspräparat, das ein Schädlingsbekämpfungsmittel* auf Thiophosphorsäureesterbasis ist.

**Triticin:** s. Fructane.

**Triticum aestivum** L. emend. Fiori et Paol.: (T. sativum, T. vulgare) Fam. Poaceae, Weizen. Stpfl. v. Amylum Tritici* u. Weizenkeimöl (s. Getreidekeimöl).

**Triticum repens:** Agropyrum repens*.

**Triticum spelta** L.: Fam. Poaceae, Spelzweizen, Dinkel(weizen) (Süddeutschland). Aus den unreifen Körnern dieser Weizenart wird durch Rösten Grünkern hergestellt, der sich durch einen eigenen, würzigen Geschmack auszeichnet.

**Triticum venenatum:** Giftweizen. Herst. s. Avena venenata.

**Tritiertes [$^3$H]Wasser-Injektionslösung:** Aquae tritiatae [$^3$H] solutio iniectabilis Ph.Eur.3; ist Wasser f. Injektionszwecke (s. Aqua ad iniecatbilia), in dem ein Teil der Wassermoleküle Tritiumatome (s. Tritium) an Stelle von Protiumatomen enthalten. [$^3$H]Tritium kann durch Neutronenbestrahlung von Lithium erhalten werden. Die Injektionslösung kann durch Zusatz von Natriumchlorid isotonisiert werden.

**Tritium:** T., $^3$H; künstl., radioaktives Wasserstoffisotop (Schweres Deuterium, Überschwerer Wasserstoff); $M_r$ 3.017. HWZ 12.3 Jahre; emittiert Betastrahlen; gew. durch Beschießung von Lithium-6 mit Neutronen. T. ist wichtig als Markierungsmittel in der Biochemie; s.a. Tritiertes [$^3$H]Wasser-Injektionslösung.

**Tritoqualin** INN: 4,5,6-Triethoxy-7-amino-3-(8-methoxy-2-methyl-6,7-methylendioxy-1,2,3,4-tetrahydro-1-isochinolinyl)phthalid, Inhibostamin®; CAS-Nr. 14504-73-5; $C_{26}H_{32}N_2O_8$, $M_r$ 500.57. Schmp. 183°C. **Anw.:** Antihistaminikum*. HWZ 25 bis 30 h. **Übl. Dos.:** Oral: 2- bis 3mal 0.2 g/d. Kontraind.: 1. Trimenon der Schwangerschaft.

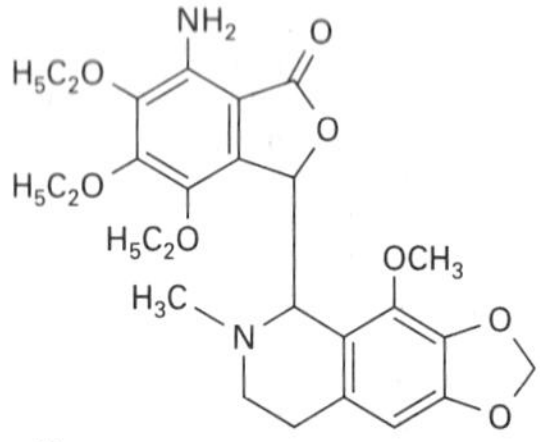


Tritoqualin

**Trituration:** Trituratio, -nes, Verreibung; nicht abgeteiltes Pulver, das mit einem indifferenten Hilfsstoff verdünnt ist. Durch intensives Verreiben mit dem Hilfsstoff erhält der Arzneistoff in Abhängigkeit von der Verarbeitungsdauer eine hohe Dispersität. Lactoseverreibungen s. Homöopathie. Saccharoseverreibungen mit einem ätherischen Öl werden als Ölzucker (Elaeosaccharum*) bezeichnet.

**Trivastal®:** s. Piribedil.

**Trivialnamen:** unwissenschaftliche, populäre Bezeichnungen, wie Bittersalz, Natron u. dgl.

**tRNS:** s. Transfer-RNS.

**Trochisci:** Pastillen*.

**Trockenampulle:** Ampulle mit pulverförmigem Inhalt. s. Ampulle.

**Trockenbindemittel:** s. Direkttablettierung.

**Trockendragierung:** s. Manteltabletten.

**Trockeneis:** Kohlensäureschnee, festes Kohlendioxid*.

**Trockenemulsionen:** s. Emulsionen.

**Trockenextrakte:** s. Extracta.

**Trockengele:** s. Gele.

**Trockenhefe:** s. Torula-Hefe.

**Trockennährboden:** Fertignährboden, industriell hergestelltes Nährsubstrat, das durch Auflösen in Wasser gebrauchsfertig wird.

**Trockenofen:** s. Trocknen (Abb.).

**Trockenpinselung:** s. Suspensionen.

**Trockenpinselungen:** s. Lotio(nes).

**Trockenpistole:** Glasgerät zum Trocknen* geringer Substanzmengen; vgl. Trocknen (Trockenofen, Abb.).

**Trockenplasma, Gefriergetrocknet:** s. Plasma humanum cryodesiccatum.

**Trockenrohr:** zur Fernhaltung von Feuchtigkeit mit Trocknungsmittel* gefülltes Glasrohr, s. Kühler (Abb.).

**Trockenschrank:** schrankförmiges Laborgerät, i.a. elektr. beheizt, das zum Trocknen von Chemikalien, pflanzlichem Material (Drogen) u. Laborgeräten dient. Temperaturbereich bis ca. 250°C. Im Inneren sind meist mehrere etagenweise übereinanderliegende durchlochte Querwände aus Blech; die Temp. wird über einen Thermostaten geregelt, oben am Schrank ist eine Öffnung, durch die die Luft abziehen kann. Mittels eines Thermometers wird die Temp. kontrolliert. Besonders effizient sind **Umlufttrockenschränke**. In den sogenannten **Vakuumtrockenschränken** können wärmeempfindliche Substanzen bei niedrigeren Temperaturen unter vermindertem Druck getrocknet werden.

**Trockensuspensionen:** trockene pulverförmige Zubereitungen, aus denen erst kurz vor der Anwendung durch Zugabe von Wasser Suspensionen* hergestellt werden. Dadurch wird eine ungenügende Haltbarkeit von Arzneistoffen in Wasser u. die Ausbildung schwer aufschüttelbarer Sedimente vermieden.

**Trocknen:** Entfernen von Flüssigkeit aus dem zu trocknenden Gut. Zu den thermischen Trocknungsverfahren zählt das Verdunsten, Verdampfen od. Sublimieren (nach vorherigem Einfrieren) der Flüssigkeit. Getrocknet wird entweder im Trockenschrank, durch Infrarotstrahlung, im Vakuumtrockenschrank, auf beheizten Walzen, im Wirbelbett* od. mit Hilfe der Sprühtrocknung od. Gefriertrocknung*. Spezielle Trocknungsöfen od. eine Trockenpistole* (f. kleine Mengen) gestatten mühelose Beobachtung einer Substanz *während* des Trocknungsvorganges. Der auf ein Steuergerät aufgebaute Ofen besteht aus 2 Glasrohren, wovon das innere auf seiner Außenseite mit einer elektrisch leitfähigen Schicht versehen ist. Diese über die gesamte Ofenlänge aufgedampfte Heizschicht ist völlig transparent u. beheizt direkt, also ohne flüssiges Übertragungsmedium, den Ofenraum. Dadurch ist sowohl eine große Betriebssicherheit als auch ein rasches Wechseln der Temp. gewährleistet. Die Temp. kann i.a. stufenlos von 20 bis 250°C eingestellt werden. Als Temperaturfühler dient ein auf der Heizschicht angebrachtes Thermoelement*.

**Trocknende Öle:** s. Fette.

**Trocknungsmittel:** Stoffe mit relativ hohem (chemischen od. pysikalischen) Bindungsvermögen zu Wasser; dienen zum Trocknen von Lösungsmitteln (z.B. von Ether), Gasen, im Exsikkator* zum Trocknen von feuchten Feststoffen u. zum Schutz vor Feuchtigkeit (z.B. von feuchtigkeitsempfindlichen Arzneimitteln). Gebräuchliche T. sind Phosphorpentoxid, Calciumoxid, wasserfreies Natriumsulfat, konzentrierte Schwefelsäure, Calciumchlorid etc. sowie Kieselgel (Silica-Gel*, s. Blaugel) u. die sog. Molekülsiebe*.

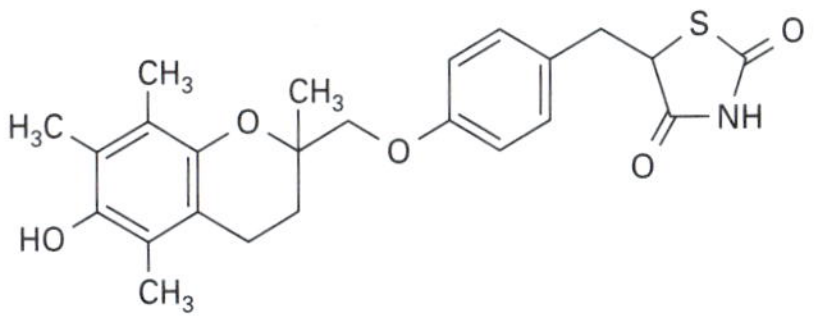

Troglitazone

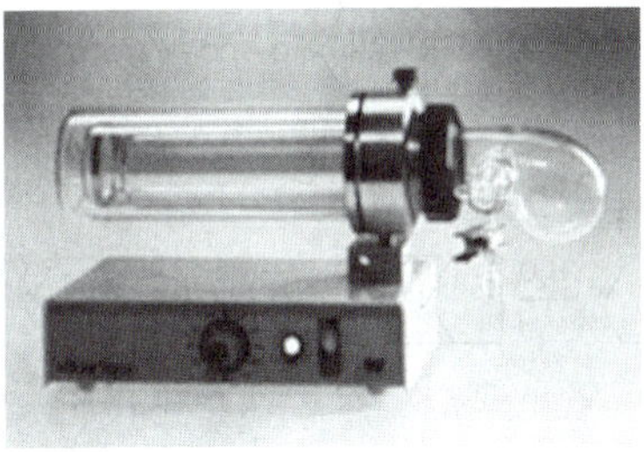

Trocknen:
Trockenofen (Büchi)

**Trocknungsverlust:** s. Wassergehaltsbestimmung.

**Trofosfamid** INN: 3-(2-Chlorethyl)-2-[bis(2-chlorethyl)amino]-perhydro-1,3,2-oxazaphosphinan-2-oxid, Ixoten®; CAS-Nr. 22089-22-1;

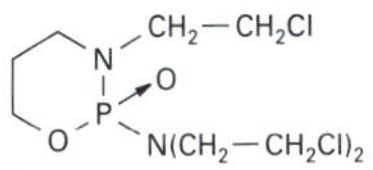

Trofosfamid

$C_9H_{18}Cl_3N_2O_2P$, $M_r$ 323.56. Schmp. 50-51°C aus Ether. $[\alpha]_D^{25°C}$ -28.6° (c = 2 in Methanol). Schwer lösl. in Wasser; sehr gut lösl. in Chloroform, Methanol; lösl. in Ether. **Anw.:** Zytostatikum (Alkylans); Erhaltungstherapie bei lymphoretikulären Tumoren u. Hämoblastosen u.a. HWZ 3 h. **Übl. Dos.:** Oral: Initialdos.: 3mal 0.1 g/d, Erhaltungsdos.: 1mal 0.05 g/d.

**Troglitazone:** 5-{[4-[(3,4-Dihydro-6-hydroxy-2,5,7,8-tetramethyl-2*H*-1-benzopyran-2-yl)methoxy]phenyl]methyl}-2,4-thiazolidindion; CAS-NR. 97322-87-7; $C_{24}H_{27}NO_5S$, $M_r$ 441.55. Schmp. 184-186°C. **Anw.:** Antidiabetikum.

**Trolamin(um):** chem. Kurzbez. f. Triethanolamin.

**Troleandomycin:** s. Oleandomycin.

**Trolnitrat** INN: Triethanolamintrisalpetersäureester, 2,2',2"-Nitrilotriethylnitrat; CAS-Nr. 7077-34-1; $C_6H_{12}N_4O_9$. **Anw.:** Angina pectoris; s. Nitrate, Organische. **Übl. Dos.:** Oral retard: 1mal 0.01 g/12 h. Gebräuchl. ist auch Trolnitratphosphat.

**Trolovol®:** s. Penicillamin.

**Tromantadin** INN: N-(1-Adamantyl)-2-(2-dimethylaminoethoxy)acetamid, Viru-Merz®; CAS-Nr. 53783-83-8; $C_{16}H_{28}N_2O_2$, $M_r$ 280.41. **Anw.:** Virostatikum; Keratitis herpetica. **Übl. Dos.:** Topikal: Salbe 1%. **Tromantadinhydrochlorid:** Schmp. 153-157°C; polymorph.

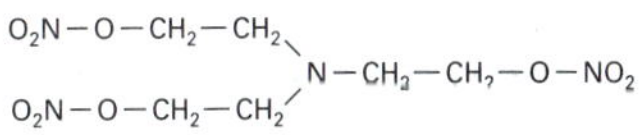

Trolnitrat

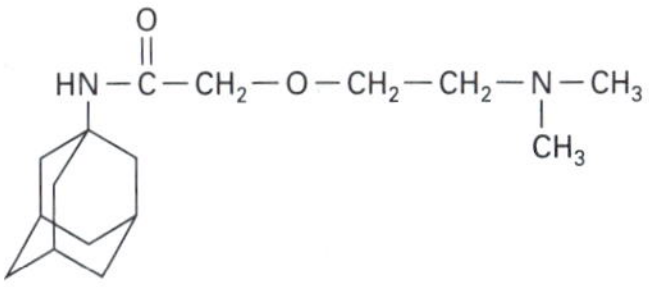

Tromantadin

**Trometamol** INN: Trometamolum Ph.Eur.3, 2-Amino-2-(hydroxymethyl)-1,3-propandiol; CAS-Nr. 77-86-1; $C_4H_{11}NO_3$, $M_r$ 121.14. Schmp. 171°C;

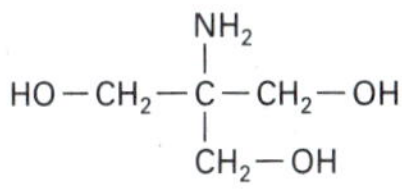

Trometamol

polymorph. Sdp. 219-220°C (13.3 Pa). Lösl. bei 25°C in Wasser 550 mg/mL, in Ethylglykol 79.1 mg/mL, in Methanol 26 mg/mL, in wasserfreiem Ethanol 14.6 mg/mL, in 95%igem Ethanol 22.0 mg/mL, in DMF 14 mg/mL, in Aceton 2.0 mg/mL, in Ethylacetat 0.5 mg/mL, in Olivenöl 0.4 mg/mL, in Cyclohexan 0.1 mg/mL, in Chloroform 0.05 mg/mL, in $CCl_4$ unter 0.05 mg/mL. pH 10.4 (0.1 mol/L wäßrige Lsg.). pH 10-11.5 (5%ige wäßrige Lsg.). **Anw.:** bei Azidose zur Normalisierung des pH-Wertes im Interzelluarraum (Barbiturat- u. Salicylatvergiftungen. **Nebenw.:** Atemdepression, Nekrosen. Kontraind.: Alkalosen, Niereninsuffizienz. **Übl. Dos.:** Parenteral: i.v. 0.3-0.5 g/kg KG über einen Zeitraum von nicht weniger als 1 h, Totaldosis: 25 g. Gebräuchl. ist auch Trometamolhydrochlorid. Hingewiesen sei auch auf Desglugastrin-Trometamol.

**Trommer-Probe:** Methode z. Nachw. v. Glucose. Zu einer Mischung von 1 T. Harn u. 1 T. 15%iger Kalilauge wird solange 10%ige Kupfer-(II)-sulfatlsg. zugetropft, bis Ndschlg. gerade ungelöst bleibt. Nach Erwärmen zeigt eine gelbrote, wolkige Trübung pos. Ergebnis an.

**Trompetenbaumgewächse:** s. Bignoniaceae.

**Tropacocain:** Benzoesäureester von Pseudotropin (**Strukturformel** s. Tropanalkaloide); Inhaltsstoff der Cocablätter, s. Erythroxylum coca; s. Tropacocainhydrochlorid.

**Tropacocainhydrochlorid:** Tropacocain hy-

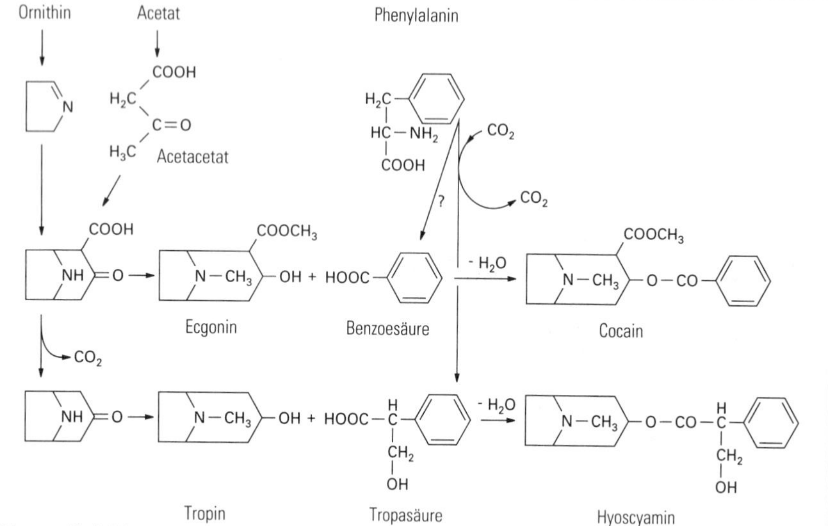


Tropanalkaloide:
Einige Tropanalkaloide und ihre Biosynthese [45]

drochloricum, Benzoyl-pseudo-tropein-hydrochlorid; $C_{15}H_{19}O_2N \cdot HCl$, $M_r$ 281.8. Farblose Kristalle od. weißes, krist. Pulver, sehr leicht lösl. in Wasser, wenig lösl. in kaltem Ethanol. **Off.:** DAB6. **Anw.** med.**:** zur Lokalanästhesie sowie zur Infiltrations- u. hauptsächl. zur Lumbalanästhesie; **Dos.:** 1 mL einer 5- bis 10%igen Lsg.

**Tropäolin:** Indikatorfarbstoffe; *Tropäolin O* (Resorcingelb): Umschlagsgebiet: pH 11.1 bis 12.5, gelb – rotbraun. *Tropäolin OO* (Neugelb): Umschlagsgebiet: pH 1.3 bis 3.2, rot – gelb – orange. *Tropäolin D* (Methylorange, Helianthin): Umschlagsgebiet: pH 3.1 bis 4.4, rot – gelb – orange.

**Tropaeolum majus** L.: Fam. Tropaeolaceae, Kapuzinerkresse (heim. Südamerika, Europa kult., Zierpflanze). Stpfl. v. **Herba Tropaeoli:** Kapuzinerkressenkraut. **Inhaltsst.:** Glucotropaeolin (ein Glucosinolat*), bildet Benzylsenföl (Benzylisothiocyanat*), geringer Gehalt (ca. 0.03%). **Anw.:** wegen der bakteriziden Wirk. gegenüber grampositiven u. gramnegativen Bakterien des Senföls indiziert bei Infektionen der Harnwege u. der Respirationsorgane. Auch gegen verschiedene Hautpilze wirksam. Fast ausschließlich in Arzneispezialitäten eingesetzt; diese enthalten, wie die Meerrettichpräparate (s. Armoracia rusticana), z.T. noch die genuin vorliegenden Glucosinolate. Die Senföle werden erst nach der Applikation (z.B. im Magen-Darm-Trakt) freigesetzt. Auch sollen frisch destillierte Öle wesentlich wirksamer sein als reines Benzylisothiocyanat.

**Tropalpin:** Benzilsäure-2-dimethylaminoethylester, 2-Dimethylaminoethyl-benzilat; CAS-Nr. 968-46-7; $C_{18}H_{21}NO_3$, $M_r$ 299.36. **Anw.:** Parasympatholytikum, Spasmolytikum, Antirhinitikum. **Übl. Dos.:** Oral: 3mal 0.5-1 mg/d. Gebräuchl. ist auch 2-Dimethylaminoethyl-benzilat-hydrochlorid. Hingewiesen sei auch auf 2-Dimethylaminoethyl-benzilat-benzilat.

**Tropan:** 2,3-Dihydro-8-methylnortropidin, N-Methyl-8-azabicyclo-[3,2,1]-octan; $C_8H_{15}N$, $M_r$ 125.2. Grundgerüst der Tropanalkaloide*.

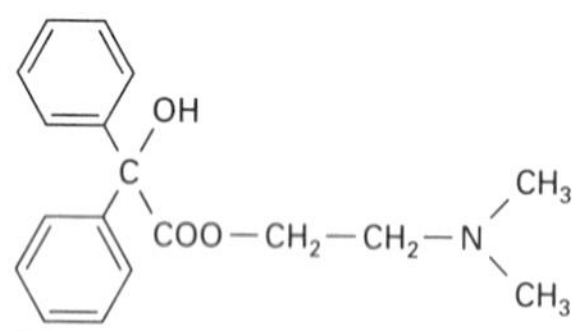


Tropalpin

**Tropanalkaloide:** Tropa-Alkaloide; Ester eines Aminoalkohols, der sich von **Tropan** ableitet, wie z.B. Tropin (Tropanol), Pseudotropin, Scopin (6,7-Epoxytropin), Nortropin, Ecgonin* etc. mit Tropasäure*, Benzoesäure od. Phenylessigsäure. Der nicht opt. aktive Tropandoppelring führt erst durch Einführung der OH-Gruppe beim C-3 zu 2 Isomeren, nämlich **Tropan-3α-ol** (Tropin*) mit axial konfigurierter Hydroxygruppe u. das äquatorial-konfigurierte **Tropan-3β-ol** (ψ-Tropin, Pseudotropin). Vom Tropin leitet sich das Atropin* (bzw. Hyoscyamin) u. vom Pseudotropin das Ecgonin u. damit das Cocain* ab. **Biogenese:** Das Tropansystem wird über Ornithin u. Acetat gebildet. Vork.: hauptsächl. in Solanaceae (Atropa-, Hyoscyamus-, Datura-, Duboisia- u. Scopolia-Arten; s. Atropin, Hyoscyamin, Atroscin, Scopolamin), Erythroxylaceae (Coca-Alkaloide, s. Cocain) u. Convolvulaceae. Nachw.: Die Tropanalkaloide der Solanaceae können mit Hilfe der Vilsmeier-Reaktion* nachgewiesen werden.

**Troparin®:** s. Heparin.

**Tropasäure:** α-Phenyl-β-hydroxypropionsäure. Farblose Kristalle, leicht lösl. in heißem Wasser, lösl. in Ethanol u. Ether, kommt als D- od. L-Tropasäureester in versch. Alkaloiden (Hyoscyamine, Scopolamine) vor. Wasserabspaltung führt zu Atropasäure*.

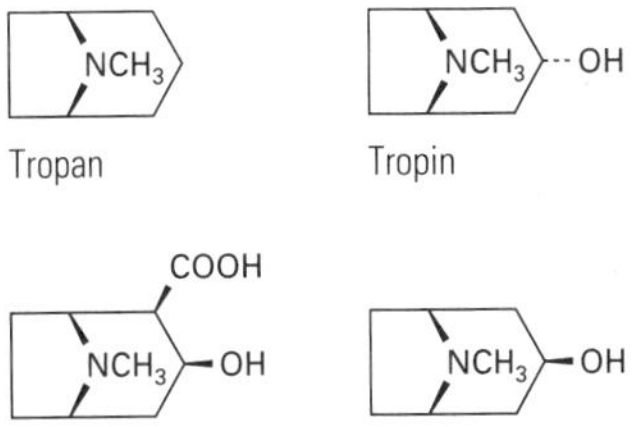

Tropan Tropin

Ecgonin Pseudotropin

Tropanalkaloide

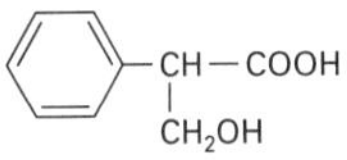

Tropasäure

**Tropeine:** synth. Ester des Tropins*, z.B. Homatropin (Mandelsäuretropinester).

**Tropenkrankheiten:** Krankheiten, deren Erreger od. Überträger v.a. in tropischen u. subtropischen Gebieten beheimatet sind, z.B. Malaria, Schlafkrankheit. Manche der heute in den Tropen vorkommenden Krankheiten waren früher auch in Europa beheimatet u. wurden durch gezielte Maßnahmen ausgerottet (Malaria durch Trockenlegung der Sümpfe) od. zurückgedrängt (Kinderlähmung durch Impfprophylaxe).

**Tropfeinsatz:** s. Arzneiflasche.

**Tropfenschau:** Stagoskopie*.

**Tropfglas:** Vitrum patentatum, Vitrum guttatorium, Vitrum rostratum.

**Tropf- oder Blasverfahren:** Globex-Verfahren; nahtlose, kugelförmige Weichgelatinekapseln (s. Capsulae) werden aus öligen Wirkstofflösungen u. warmer flüssiger Gelatinemasse durch pulsierendes Einpumpen über eine konzentrische Doppelkapillare u. einen verstellbaren Düsenkopf in ein Fällbad (gekühltes Paraffinöl) vollautomatisch hergestellt (s. Abb.). Aufgrund der Grenzflächenspannung zwischen den 2 nicht mischbaren Flüssigkeiten (Paraffinöl, Gelatinelösung) nimmt bei annähernd gleicher Dichte die innere Phase Kugelgestalt an. Da die Dichte der Kühlflüssigkeit etwas geringer ist als die der Tropfen, sinken diese in Form von blasenfreien Kugeln ab u. erstarren. Die Kapseln werden anschließend gewaschen u. getrocknet. Vorteile dieses Verfahrens sind: Fehlen von kostspieligen Formwalzen (s. Scherer-Verfahren), Kapselgröße in einem weiten Bereich einstellbar, Gelatineverlust gering. Besonders geeignet zur Verkapselung von fetten u. ätherischen Ölen, von mit Wasser nicht mischbaren Lösungsmitteln u. von Suspensionen in diesen Flüssigkeiten.

**Tropfpunkt:** Charakteristikum f. die Schmelzbarkeit von festen Fetten, Salbengrundlagen, Vaseline usw. **Tropfpunkt-Thermometer nach Ubbelohde:** Spezialthermometer, dessen Quecksilbergefäß v. einer Metallhülse umgeben ist. In dieser wird ein zweiseitig offenes Probegefäß mit der zur prüfenden Substanz (z.B. Salbengrundlage) so befestigt, daß das Quecksilbergefäß allseitig von der Substanz umgeben ist. Dann wird die an der unteren, kleineren Öffnung herausgepreßte Substanz glattgestrichen u. das Thermometer

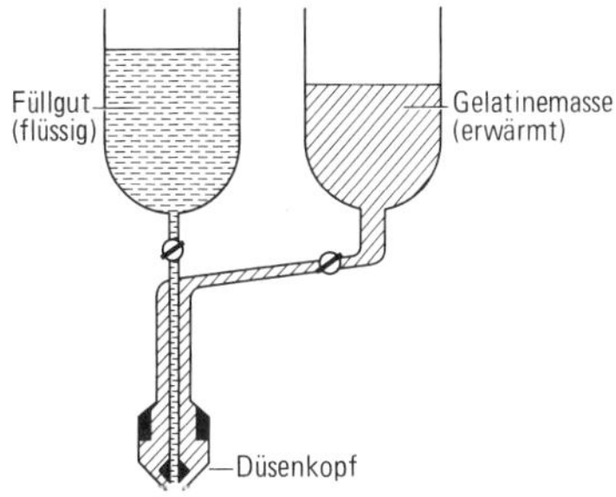


Tropf- oder Blasverfahren

in einem Luftbad vorsichtig erwärmt. Als T. wird diejenige Temp. angesehen, bei der sich der erste Tropfen vom Probegefäß ablöst.

**Tropftrichter:** Scheidetrichter*.

**Trophik:** Ernährungs- (Wachstums)zustand eines Gewebes od. eines Organismus.

**Trophologie:** (τροφή Ernährung) Ernährungswissenschaft; vgl. Bromatologie.

**Tropica:** Malaria tropica, s. Plasmodium.

**Tropicamid** INN: N-Ethyl-N-(4-pyridylmethyl)tropamid, N-Ethyl-2-phenyl-N-(4-pyridylmethyl)hydracrylamid, Mydriaticum „Roche"®;

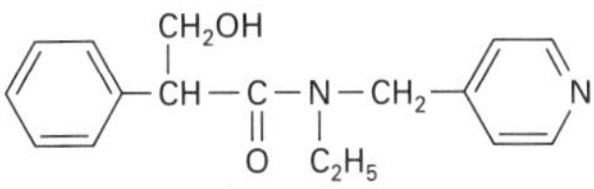

Tropicamid

CAS-Nr. 1508-75-4; $C_{17}H_{20}N_2O_2$, $M_r$ 284.35. Schmp. 96-97°C. Lösl. in Wasser 1:160, in Ethanol 1:3.5, in Chloroform 1:2; leicht lösl. in starken Säuren. **Off.:** DAC86. **Anw.:** parasympatholytisches Mydriatikum mit kurzer Wirkungsdauer (ca. 30 bis 60 min.). **Übl. Dos.:** Augentropfen: 0.5%.

**Tropin:** Tropan-3α-ol; $C_8H_{15}NO$, $M_r$ 141.21. **Strukturformel** s. Tropanalkaloide. Entsteht neben Tropasäure bei der Hydrolyse des Atropins; **Pseudotropin** (ψ-Tropin) ist Tropan-3β-ol.

**Tropinbenzilat:** Benzilsäuretropinester, BETE, 1αH,5αH-Tropan-3α-ol-benzilat; CAS-Nr.

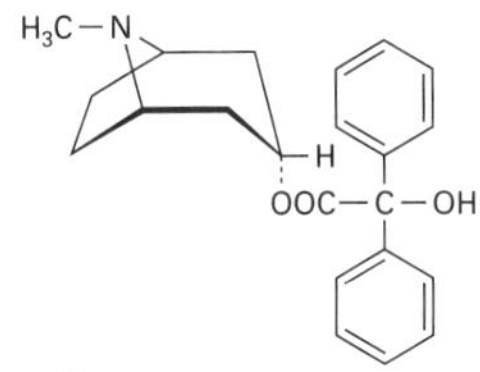

Tropinbenzilat

3736-36-5; $C_{22}H_{25}NO_3$, $M_r$ 351.43. Schmp. 152-153°C aus Ether od. Benzol. **Anw.:** Parasympatholytikum, Spasmolytikum; Ind.: Erwachsene: Spasmen im Magen-Darm-Trakt u. der Gallenblase, Gastritis, Bronchospasmus, Magen-Darm-Ulzera. Säuglinge: Brechkrankheiten. **Nebenw.:**

s. Atropin. Gebräuchl. sind auch Tropinbenzilatmethylchlorid u. Tropinbenzilathydrochlorid.

**Tropisetron** INN: 1α,5αH-Tropan-3α-yl-3-indolcarboxylat, Navoban®; CAS-Nr. 89565-68-

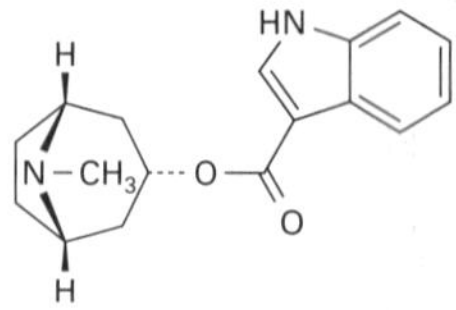

Tropisetron

4; $C_{17}H_{20}N_2O_2$, $M_r$ 284.36. $pK_s$ 9.5. **Wirk.** u. **Anw.:** Antiemetikum* ($5\text{-}HT_3$-Antagonist); gegen Übelkeit, Brechreiz u. Erbrechen bei einer Zytostatika-Therapie. **Nebenw.:** Kopfschmerz, Obstipation, gastrointestinale Beschwerden etc. HWZ 8 h bzw. 40 bis 42 h bei langsamen Metabolisieren (Metabolismus erfolgt via Cytochrom-P450, es gibt in der Bevölkerung langsame u. schnelle Metabolisierer im Verhältnis 1:12). **Übl. Dos.:** 5 mg parenteral vor der Gabe des Chemotherapeutikums, dann oral 1mal/d 5 mg über 5 d. **Tropisetronhydrochlorid:** CAS-Nr. 105826-92-4; $C_{17}H_{20}N_2O_2 \cdot HCl$, $M_r$ 320.82.

**Tropismus:** Krümmungsbewegung, hervorgerufen durch einen äußeren Reiz, wobei die Krümmungsrichtung bei Einw. zweier gleichartiger Reize durch den stärksten Reiz bestimmt wird, man unterscheidet positive (auf die Reizquelle zu) u. negative (von der Reizquelle weg) Tropismen; nach der Reizursache unterscheidet man Photo-, Geo-, Skoto-, Chemo- u. Thigmotropismus (Krümmungsbewegung aufgrund von Licht, Erdanziehung, Schatten, chemischen Substanzen u. Berührung).

**Tropokollagen:** s. Kollagen.

**Tropolon:** Cycloheptatrienolon; $C_7H_6O_2$; $M_r$ 122.1. Schmp. 50°C. Teil des Grundgerüstes von Colchicin*, dessen Mitosegiftwirkung durch T. aufgehoben werden kann.

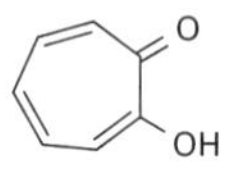

Tropolon

**Troposphäre:** s. Erdatmosphäre.

**Trospiumchlorid** INN: 3α-Benziloyloxynortropan-8-spiro-1'-pyrolidiniumchlorid, Spasmex®; $C_{25}H_{30}ClNO_3$, $M_r$ 428.0. **Anw.:** neurotropes Spasmolytikum, Parasympatholytikum; v.a. bei Spasmen im Bereich des Gastrointestinaltraktes, bei Harninkontinenz. **Übl. Dos.:** oral 2 bis 4 mg 3mal/d, i.m. od. langsam i.v. 0.2 mg.

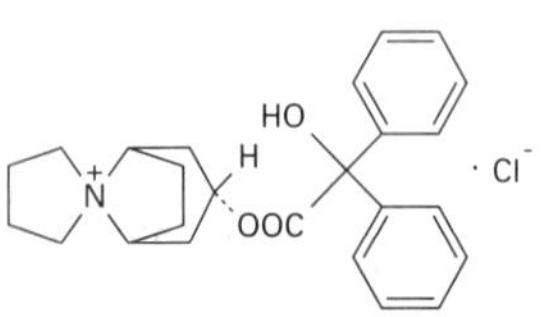

Trospiumchlorid

**Trosyd®:** s. Tioconazol.

**Trotyl:** Trinitrotoluol*.

**Troxerutin** INN: 7,3',4'-Tris-[O-(2-hydroxyethyl)]rutin, Posorutin®; CAS-Nr. 7085-55-4; $C_{33}H_{42}O_{19}$, $M_r$ 742.70. Schmp. 181°C. Lösl. in Wasser, Methanol, Glycerol, Propylenglykol, prakt. unlösl. in kaltem Ethanol, Ether, Benzol, Chloroform. pH 4.4-5 (10%ige wäßrige Lsg.). **Anw.:** Kapillar- u. Venenschwäche, bei Netzhautschädigungen. **Übl. Dos.:** Oral: Initialdos.: 3mal 0.2 g/d; Erhaltungsdos.: 3mal 0.1 g/d. Oral retard: 1- bis 2mal 0.3 g/d. Parenteral: i.m., i.v. 1mal 0.5 g/d od. jeden 2. Tag. Topikal: Gel 2%. Hingewiesen sei auch auf O-(β-Hydroxyethyl)-rutoside; Monoxerutin.

**Troxundat:** chem. Kurzbez. f. 3,6,9-Trioxaundecanoat.

**Trübung:** nach DAB6 das Höchstmaß des Trübwerdens, das auftritt, wenn 5 mL einer Mischung von 4 mL Salzsäure, 0.01 mol/L, u. 96 mL Wasser mit 0.5 mL Silbernitratlösung, 0.1 mol/L, versetzt werden. Nach DAB7 waren *Trübungsvergleiche* gegen einen dunklen, *Farbvergleiche* gegen einen weißen Untergrund durchzuführen; *Fluoreszenzbeobachtungen* müssen gegen einen dunklen Hintergrund erfolgen. Nach Ph.Eur.3 sind Prüfungen auf Klarheit*, Opaleszenz*, Fluoreszenz* u. Färbung* durchzuführen.

**Trugdolde:** *bot.* s. Blütenstand.

**Trusopt®:** s. Dorzolamid.

**Truxal®:** s. Chlorprothixen.

**Truxaletten®:** s. Chlorprothixen.

**Truxillin:** α- u. β-Truxillin; $C_{33}H_{48}N_2O_8$. Alkaloide aus den Cocablättern (s. Erythroxylum coca), Ester des Ecgonins u. der α- u. β-Truxillsäure*, besitzen keine anästhesierende Wirkung.

**α-Truxillsäure:** eine 2,4-Diphenylcyclobutan-1,3-dicarbonsäure, u. **Truxinsäure** (β-Truxillsäure), 3,4-Diphenylcyclobutan-1,2-dicarbonsäure, sind Dimere der *trans*-Zimtsäure, aus der sie unter Einfluß von UV-Licht entstehen.

**Trypanblau:** Naphthylaminblau, Natriumsalz der Tolidindiazo-bis-1-amino-8-naphthol-3,6-disulfonsäure. Blaugraues Pulver, lösl. in Wasser, sehr schwer lösl. in Ethanol, unlösl. in Ether u. Chloroform. **Anw.:** in d. Mikroskopie zur Vitalfärbung* sowie bei den durch Piroplasma-Protozoen hervorgerufenen Erkrankungen der Rinder, Pferde, Hunde usw. (Texasfieber, Küstenfieber); kanzerogene Wirkung.

**Trypanosoma:** Gattungsbegriff der Fam. Trypanosomatidae der Mastigophora (s. Protozoen); Flagellaten mit nur einer Geißel. Wichtige Vertreter: Trypanosoma gambiense, T. rhodesiense, Erreger der Schlafkrankheit*; T. cruzi, Erreger der Chagas-Krankheit.

**Trypanosomiasis:** s. Schlafkrankheit.

**Trypsin:** Serinprotease, Tryptase; CAS-Nr. 9002-07-7; $M_r$ 22900. Verdauungsenzym (Polypeptid), das im Saft des Pankreas* (vgl. Pankreatin) vorkommt, zus. mit der Proteinase Chymotrypsin u. einer Carboxypeptidase (bisweilen wird dieses ganze eiweißspaltende Enzymsystem als T. bezeichnet). T. wird zunächst in inaktiver Form (Trypsinogen) sezerniert u. im Dünndarm in Gegenwart von Calcium-Ionen durch die Enterokinase* aktiviert (Abspaltung eines Hexapeptides). T. ist eine Proteinase (Endopeptidase), d.h. Polypeptide werden in Oligopeptide gespalten. T. spaltet die Polypeptide nach Arginin u.

Lysin. Maximale Aktivität bei pH 8. Bei pH 3 ist das Enzym am stabilsten, die Aktivität aber reversibel gehemmt.

**Trypsinum** Ph.Eur.3: (fast) weißes, krist. od. amorphes (dann hygr.) Pulver; wenig lösl. in Wasser. Gew. durch Aktivierung des Trypsinogens, das aus Pankreas von Säugetieren extrahiert wurde. Die Enzymaktivität* beträgt mind. 0.5 µkat/mg. **Anw.** med.: zur Substitution (mehrmals/d 0.5 bis 3 g in magensaftresistenten Kapseln); äuß. zu Pinselungen von Geschwüren, zur Behandlung von Wunden; techn.: zu Waschmitteln.

**Trypsininhibitoren:** Hemmstoffe von Trypsin* (z.B. Aprotinin*) schützen vor dessen proteolytischen Wirkung; kommen nicht nur bei Tieren in zahlreichen Organen (auch im Pankreas*), sondern wie auch andere Proteasehemmer* in Pflanzen vor.

**Trypsinogen:** s. Trypsin.

**Tryptamin:** 3-β-Aminoethyl-indol; $C_{10}H_{12}N_2$, $M_r$ 160.2. Schmp. 146°C. Aus Tryptophan* durch Decarboxylierung gebildeter Naturstoff mit blutdrucksteigernder Wirkung. Methylierte **Tryptamin-Verbindungen** wirken halluzinogen u. kommen in verschiedenen Pflanzen vor (z.B. Piptadenia peregrina*, Virola calophylloidea*, Banisteria caapi; vgl. Bufotenin).

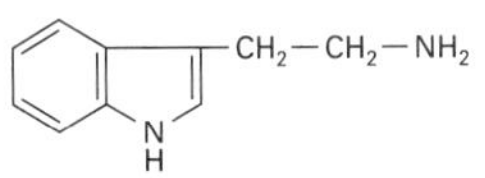

Tryptamin

**Tryptase:** s. Trypsin.

**Tryptizol**®: s. Amitriptylin.

**L-Tryptophan:** (Abk. Trp) α-Amino-β-indolylpropionsäure, (S)-2-Amino-3-(3-indolyl)propionsäure; CAS-Nr. 73-22-3; $C_{11}H_{12}N_2O_2$, $M_r$ 204.22. Eine aromatische, essentielle Aminosäure. **Strukturformel** s. Aminosäuren. Schmp. 289°C aus verdünntem Ethanol, unter Zersetzen (schnelles Aufheizen). $[\alpha]_D^{23°C}$ -31.5° (c = 1 in Wasser); $[\alpha]_D^{20°C}$ +2.4° (0.5 mol/L Salzsäure); $[\alpha]_D^{20°C}$ +0.15° (c = 2.43 in 0.5 mol/L Natronlauge). Sehr schwer lösl. in Ethanol; unlösl. in Chloroform, Ether; lösl. in verdünnten Säuren, Alkalihydroxiden; lösl. in Wasser 0.23 g/L bei 0°C, 11.4 g/L bei 25°C, 17.1 g/L bei 50°C, 27.95 g/L bei 75°C, 49.9 g/L bei 100°C. $pK_{s,1}$ 2.38, $pK_{s,2}$ 9.39. pH 5.5 bis 7 (1%ige wäßrige Lsg.). **Off.:** DAB10. T. gibt die Xanthoproteinreaktion* u. Tryptophanreaktion: bei Zusatz von Glyoxylsäure u. konz. Schwefelsäure Blauviolettfärbung. L-T. tritt in Proteinen in relativ geringer Menge auf, ist jedoch ernährungsphysiologisch sehr wichtig. L-T. bildet mehrere stoffwechselphysiologisch wichtige Metabolite. Durch Öffnung des Pyrrolringes von L-T. u. Oxidation wird Formylkynurenin gebildet, das über Kynurenin*, Hydroxykynurenin, 3-Hydroxyanthranilsäure u. Chinolinsäure zu Nicotinsäure* bzw. NAD metabolisiert wird. Aus L-T. werden außerdem gebildet: 1. Tryptamin* durch Decarboxylierung, 2. das Pflanzenhormon Indol-3-essigsäure (IES), 3. Serotonin*, 4. Melatonin, das ein N-Acetyl-5-methoxyserotonin ist. L-T. ist eine Vorstufe in der Biosynthese der Indolalkaloide*. **Anw.** med.: Depressionen, Schlafstörungen. HWZ 16 h. **Nebenw.:** bei Überdosierung u. auch aus noch ungeklärten Gründen (herstellungsbedingte Verunreinigungen?) möglich (Eosinophilie-Myalgie-Syndrom, mit Veränderungen des Blutbildes, Hautreaktionen, Atemnot, Muskel- u. Gelenksschmerzen), so daß die Anw. weitgehend eingeschränkt bzw. verboten wurde.

**Tryptophanreaktion:** s. L-Tryptophan.

**Tschandu:** Chandu, Rauchopium, das in China durch einen bes. Extraktions-, Räucher- u. Fermentationsprozeß aus dem Rohopium gewonnen wird; enthält nur noch einen Teil des ursprünglich vorhandenen Morphins.

**Tschirch, Alexander, W., O.:** 1856 (Guben, Berlin) bis 1939 (Bern); Professor der Pharmakognosie (Universität Bern, 1890); gilt als Begründer der modernen Pharmakognosie, erforschte u.a. das Chlorophyll; verfaßte das „Handbuch der Pharmakognosie" (Leipzig, 1908 bis 1914 bzw. 1933 bis 1936).

**Tschitschibabin-Reaktion:** Bildung von 2-Amino-pyridin aus Pyridin durch Erhitzen mit Natriumamid.

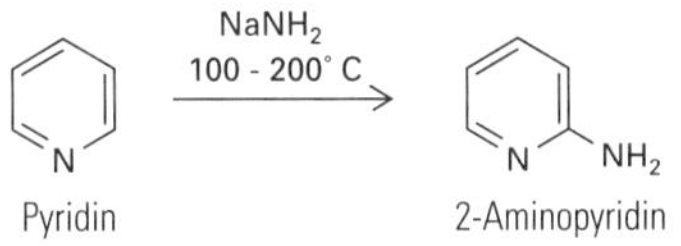

Tschitschibabin-Reaktion

**Tsetse-Fliege:** Glossina; Überträger der Schlafkrankheit.

**TSH:** Abk. f. *engl.* thyreoid stimulating hormone, Thyrotrophin, Thyreotropes Hormon (TTH, Thyreotropin), s. Hypophysenvorderlappen unter Hormone.

**Tsuga canadensis** (L.) Carr.: (Abies canadensis (L.) Michx., Picea canadensis (L.) Link.) Fam. Pinaceae, Kanadische Helmlocktanne, Schierlingstanne (atlant. Nordamerika). Stpfl. v. **Oleum Tsugae americanae** (Helmlocktannennadelöl, Spruce-Tannennadelöl; das ätherische Öl aus den Zweigspitzen, mit α-Pinen, Cadinen, 35 bis 53% Bornylacetat u.a.), **Abies canadensis** (frische Rinde u. die jungen Zweigspitzen, mit ca. 0.45% äther. Öl, ca. 10% Gerbstoff, Bitterstoffen) u. **Cortex Tsugae** (Helmlockrinde, mit ca. 10 bzw. bis 25% Gerbstoffen in Stamm- bzw. Wurzelrinde sowie Bitterstoffen). **Anw.:** Katarrhe (ätherisches Öl), Gerbmaterial (Rinde); s.a. Balsamum canadense.

**HOM:** *Tsuga:* frische Rinde u. junge Triebe.

**Tswett-Chromatographie:** s. Chromatographie.

**TTC:** 2,3,5-Triphenyltetrazoliumchlorid*.

**TTH:** Abk. f. Thyreotropes Hormon, Thyrotrophin*; s. Hormone (Hypophysenvorderlappen).

**TTS:** s. Transdermales Therapeutisches System.

**Tuaminoheptan** INN: DL-2-Aminoheptan, Heptadrin, 1-Methylhexylamin, (R,S)-2-Heptylamin; CAS-Nr. 123-82-0; $C_7H_{17}N$, $M_r$ 115.21. Sdp. 142-144°C (101 kPa). $n_D^{25°C}$ 1.4150 bis 1.4200. Lösl.

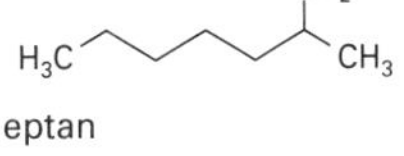

Tuaminoheptan

in Wasser 1:100, in Ethanol 1:25, in Chloroform 1:20. pH 11.45 (1%ige wäßrige Lsg.). **Anw.:** Sympathomimetikum zur lokalen Gefäßkonstriktion; in Sprays zur gelegentlichen Erleichterung bei Schnupfen u. Nebenhöhlenentzündung.

**Tuaminoheptanhydrochlorid:** $C_7H_{17}N \cdot HCl$, Schmp. 133°C. Lösl. in Wasser. **Tuaminoheptansulfat:** $(C_7H_{17}NH_2)_2 \cdot H_2SO_4$.

**Tubawurzel:** Radix Derridis, s. Derris elliptica.

**Tuben:** für halbfeste Externa (Arzneimittel zum äußereren Gebrauch), aus Aluminium mit eingebranntem Epoxid-Innenschutzlack (s. Epoxidharze), aus Kunststoffen od. aus Laminat (meist Aluminium mit beidseitiger Kunststoffbeschichtung). T. aus Aluminium werden nahtlos aus einem Stück mittels Kaltverformung hergestellt. Der auf der Innenseite aufgesprühte Kunstharzlack dient als Korrosionsschutz. Häufig ist der Gewindeaufsatz aus Kunststoff. Einen absolut dichten Verschluß bieten die Membrantuben (Gewindeansatz u. Membran aus Aluminium) bis zum erstmaligen Gebrauch. T. werden von hinten abgefüllt u. durch Einfalzen direkt auf der Abfüllmaschine verschlossen. T. aus Kunststoff werden entweder durch Spritzen des gesamten Tubenkörpers (kleinere Tuben) od. durch Spritzen des Kopfteiles u. Verschweißen mit dem im Extrusionsverfahren hergestellten Tubenkörper fabriziert. Auf T. können f. bestimmte Applikationen sogenannte Applikatoren aufgesteckt werden od. die Tubenöffnung ist bereits mit einer Kanüle ausgestattet.

**Tuber(a):** *bot.* Wurzel- od. Sproßknolle, zur Knolle* gewordene Wurzel- od. Stammteile.

**Tubera Aconiti:** Eisenhutknollen, s. Aconitum napellus.

**Tubera Aconiti japonici:** Bishi-Knollen, s. Aconitum napellus.

**Tubera Ari (Aronis):** Aronwurzel, s. Arum maculatum.

**Tubera Chinae:** Chinaknollen, s. Smilax china.

**Tubera Colchici:** Bulbus Colchici, Herbstzeitlosenknollen, s. Colchicum autumnale.

**Tubera Gloriosae:** Gloriosaknollen, s. Gloriosa superba.

**Tubera Hypoxidis:** Hypoxisknollen s. Hypoxis rooperi.

**Tubera Jalapae:** Jalapenwurzel, s. Ipomoea purga.

**Tubera Salep:** Salep(knollen), s. Orchis morio.

**Tuberculini aviarii derivatum proteinosum purificatum:** s. Tuberkuline.

**Tuberculini bovini derivatum proteinosum purificatum:** s. Tuberkuline.

**Tuberculini derivatum proteinosum purificatum ad usum humanum:** Gereinigtes Tuberkulin; s. Tuberkuline.

**Tuberculinum crudum:** Alttuberkulin; s. Tuberkuline.

**Tuberculinum pristinum ad usum humanum:** s. Tuberkuline.

**Tuberculostatikum(a):** s. Tuberkulostatika.

**Tuberkelbakterien:** Abk. TbB, Mycobacterium tuberculosis; entdeckt 1882 von Robert Koch (1843 bis 1910); Erreger der Tuberkulose*, s. Mycobacterium.

**Tuberkuline:** aus Kulturen von Tbk-Bakterien hergestellte Präparate. Es sind eine große Anzahl T. im Handel, die alle auf das Alt-Tuberkulin von Robert Koch zurückgehen. Die T. enthalten keine Tuberkelbakterien, sondern Zerfalls- u. Stoffwechselprodukte. T. sind Haptene (Halbantigene).

**1. Alttuberkulin:** AT, Tuberculinum pristinum ad usum humanum Ph.Eur.3, Tuberculinum crudum (Abk. *TOA*, Tuberkulin-Original-Alt); das hitzekonzentrierte Filtrat eines flüssigen Nährmediums, in dem ein humaner od. boviner Stamm von *Mycobacterium tuberculosis* gezüchtet wurde. Die Kulturen werden durch Autoklavieren od. durch mind. 1 h langes Erhitzen im strömenden Wasserdampf bei 100°C inaktiviert. Es kann 0.5% (m/V) Phenol od. ein anderes geeignetes Konservierungsmittel enthalten. Die Wertbestimmung erfolgt gegenüber dem *internationalen Standardpräparat* (Konzentrat eines Kulturfiltrates von Mycobacterium tuberculosis var. hominis in einer 50%igen Lösung von Glycerol). AT wird nur verdünnt beim Patienten angewendet. Die Verdünnungen enthalten 1 bis 100 I.E. je Dosis.

**2. Gereinigtes Tuberkulin:** GT, Tuberculini derivatum proteinosum purificatum ad usum humanum Ph.Eur.3; im englischen Sprachraum als PPD (purified protein derivate) bezeichnet. GT besteht aus den wasserlöslichen, hitzebehandelten Fraktionen (Wachstums- u. Lysisprodukte) der auf synthetischen Nährmedien gewachsenen Kulturen von *Mycobacterium tuberculosis.* Der wirksame Anteil besteht überwiegend aus Proteinen, die durch Fällung mit Trichloressigsäure od. Ammoniumsulfat aus dem Nährmedium, in dem die Tuberkelbakterien gezüchtet wurden, gew. werden. GT ist eine farblose bis blaßgelbe sterile Flüssigkeit. Verdünnte Zuber. können gefriergetrocknet werden, dürfen aber keinen Phenolzusatz enthalten. Prüfung der Wirksamkeit wie beim Alttuberkulin. Anw. beim Patienten nur verdünnt.

**3. Gereinigtes aviäres Tuberkulin:** Tuberculini aviarii derivatum proteinosum purificatum Ph.Eur.3; wird aus den hitzebehandelten, wasserlöslichen Fraktionen hergestellt, gew. aus auf synthetischen Nährmedien gewachsenen Kulturen von *Mycobacterium avium*. Ein Konservierungsmittel wie Phenol darf zugesetzt werden. Das Tuberkulin kann auch gefriergetrocknet werden. **Anw.:** diagnostisch f. die Tuberkulinprobe.

**4. Gereinigtes bovines Tuberkulin:** Tuberculini bovini derivatum proteinosum purificatum Ph.Eur.3; gew. aus den hitzebehandelten, wasserlöslichen Fraktionen (Wachstums- u. Lyseprodukten) von *Mycobacterium bovis*. Die Kulturen werden in einem flüssigen, synthetischen Nährmedium angelegt. Ein Konservierungsmittel wie Phenol darf zugesetzt werden. Das Tuberkulin kann auch gefriergetrocknet werden.

**5. Neu-Tuberkulin:** in einer Kugelmühle pulverisierte Tbc-Bakterien, Kochsalzauszug, Glycerol-Aufschwemmung bzw. zur Emulsion verarbeitet.

**Tuberkulinreaktion:** Reaktion auf Applikation von Tuberkulinen*, Typ IV einer allergischen Überempfindlichkeitsreaktion (Spätreaktion, s. Allergie); verläuft als Hautreaktion (s. Tuberkulintest) od. an der Stelle einer früheren Reaktion (Herdreaktion) bzw. (selten) als Allgemeinreaktion.

**Tuberkulintest:** Hautreaktion nach Applikation von Tuberkulinen*, zelluläre Immunität gegenüber Tuberkelproteinen. **Durchführung: 1.** kutan nach Pirquet; **2.** perkutan nach Moro; **3.** intrakutan nach Mendel-Mantoux. Als positive Reaktion ist die deutlich tastbare Infiltration (meist mit Rötung) zu werten.

**Tuberkulose:** (*lat.* tuberculum Knötchen) Abk. Tb, Tbc od. Tbk; weltweit verbreitete Infektionskrankheit, die durch Mycobacterium* tuberculosis var. hominis, seltener var. bovis, hervorgerufen wird; befällt bevorzugt die Atemorgane, kann jedoch grundsätzl. alle Organe befallen. Infektionsquelle ist hauptsächl. der infizierte Mensch, selten infizierte Haustiere. Die Übertragung erfolgt als Tröpfcheninfektion (Atemwege), seltener oral (Milch) u. noch seltener über die Haut u. Augen. Man unterscheidet heute *1. Primäre Tbc:* meist in der Lunge (pulmonale Tbc), seltenere Lokalisationen sind Halslymphknoten, Haut, Darm (extrapulmonale Tbc); *2. Postprimäre Tbc:* entsteht durch Streuung der Tbc-Bakterien im Organismus (z.B. Miliar-Tbc, Knochen- u. Gelenk-Tbc, Urogenital-Tbc).

**Ther.:** s. Tuberkulostatika. **Prophylaxe:** Impfung mit lebenden BCG-Bazillen, die von Calmette od. Guerin aus bovinen Stämmen gezüchtet wurden. Chemoprophylaxe mit INH zur Vermeidung einer Infektion od. nach bereits stattgefundener Ansteckung zur Unterdrückung des Krankheitsausbruches.

**Tuberkulose-Impfstoff:** s. BCG-Impfstoff (gefriergetrocknet).

**Tuberkulostatikum (-a):** Antibiotikum od. Chemotherapeutikum, das besonders auf das Wachstum von Tuberkelbakterien* hemmend wirkt. Als erstes T. wurde 1944 *Streptomycin** in die Ther. eingeführt. 1946 folgte die *p-Aminosalicylsäure** (PAS) als Mittel mit guter bakteriostatischer Wirk. u. geringer Neigung zur Resistenzentwicklung. *Isoniacid** (INH) wurde 1952 entdeckt. Es wirkt bakterizid, führt aber rasch zu Resistenzen. 1961 wurde die tuberkulostatische Wirk. von 1,2-Diaminoethan-Derivaten wie *Ethambutol** beobachtet. Sie wirken bakteriostatisch durch Hemmung der mikrobiellen Nucleinsäuresynthese auch auf atypische Mycobakterien. Die 1964 aufgefundenen Rifamycin-Antibiotika sind Makrolide mit einer Lactambindung. Das wirksamste ist das *Rifampicin**, das hohe Bakterizidie u. gute Gewebegängigkeit aufweist. Ausschlaggebend f. die Wirksamkeit der T. am Wirkort ist neben der Wirkungsstärke v.a. die Penetrationsfähigkeit in die befallenen Gewebe, die sehr unterschiedlich ist. Bei den T. sind daher nach ihrer klinischen Wirksamkeit 3 Gruppen zu unterscheiden: am wirksamsten sind Rifampicin* u. Isoniacid*, gut wirksam Ethambutol*, Streptomycin*, Protionamid* u. Pyrazinamid*, weniger wirksam sind p-Aminosalicylsäure*, Vincomycin*, Kanamycin*, Capreomycin* u. D-Cycloserin*. **Behandlung:** Das Hauptproblem bei der Chemotherapie der Tuberkulose* ist die rasche Resistenzentwicklung der Erreger. In jeder Population von Tuberkelbakterien muß mit dem Vorhandensein von gegen ein bestimmtes Tuberkulostatikum resistenten Mutanten gerechnet werden. Eine Monotherapie würde in kurzer Zeit zu einer völligen Resistenzentwicklung der Population führen. Daher ist die Kombination mehrerer Tuberkulostatika mit unterschiedlichen Wirkungsmechanismen notwendig. Dabei ist zu beachten, daß an allen, unterschiedlich gut zugänglichen Erkrankungsherden eine ausreichende Konzentration jedes in der Kombination verwendeten Tuberkulostatikums erreicht werden muß. Eine Reduzierung der Dosis bei Kombinationsbehandlung ist daher nicht zulässig. Voraussetzung f. eine Ausheilung ist die Kombinationstherapie sowie strikte Einhaltung von Dosierung u. Therapiedauer. **Kombinationstherapie zur Erstbehandlung:** Während der ersten, 4 Monate dauernden Behandlungsphase werden Kombinationen von 3 Tuberkulostatika eingesetzt: Rifampicin*, Isoniacid* u. Ethambutol gilt als die wirksamste Dreierkombination, gefolgt von Rifampicin*, Isoniacid* u. Streptomycin*. Die zweite Behandlungsphase dauert i.a. 8 Monate. Es werden Zweierkombinationen wie Rifampicin u. INH od. INH u. Ethambutol eingesetzt. In der dritten Phase wird nur noch ein Tuberkulostatikum, meist INH, angewendet. Sie dauert 6 bis 8 Monate. Bei genauer Einhaltung beträgt die Erfolgschance nahezu 100%. **Wiederbehandlung:** Bei Wiederbehandlung od. bei durch schon behandelte Personen übertragenen Tuberkulosen sind die Erfolgschancen geringer. Die Ther. sollte mit 3 od. besser 4 Tuberkulostatika durchgeführt werden, die der Patient noch nie bekommen hat.

**Tubette®:** s. Zylinderampulle.

**Tubex®:** Spritzampulle* (Patrone).

**Tubocurarinchlorid** INN: Tubocurarini chloridum Ph.Eur.3, Tubocurarinum hydrochloricum, Tubocurarinium chloratum, D-Tubocurarinchlorid; dimeres Benzylisochinolinalkaloid aus Curare*; CAS-Nr. 57-94-3; $C_{37}H_{42}Cl_2N_2O_6 \cdot 5\ H_2O$, $M_r$ 772. Schmp. 274-274°C unter Zstzg. (D-Form). $[\alpha]_D^{20°C}$ +210 bis 222° (c = 1 in Wasser). Weißes, krist. Pulver. Etwa 1 g/40 mL lösl. in Wasser, ca. 1 g/75 mL in Ethanol; Zusatz von 1.0 mol/L Salzsäure vermindert Löslichkeit um ca. 1/3; lösl. in Methanol; unlösl. in Pyridin, Chloroform, Benzol, Aceton. **Anw.:** peripheres, stabilisierendes Muskelrelaxans*; bei Operationen im Bauch- u. Thoraxraum, zum Einrichten von Frakturen u. Luxationen, beim Elektroschock u. bei Tetanus; hemmt kompetitiv die Acetylcholinrezeptoren an der motorischen Endplatte; Reihenfolge der Muskellähmung: Augen- u. mimische Gesichtsmuskulatur, Extremitäten, Bauchmuskulatur u. zuletzt Atemmuskulatur; Wirkdauer 30 bis 40 min. Antagonisten sind Hemmer des Acetylcholinabbaus (indirekte Sympathomimetika*) durch Erhöhung der Acetylcholinkonzentration im Rezeptorbereich wie Physostigmin* u. Prostigmin*. **Nebenw.:** durch Ganglienblockade u. Histaminfreisetzung kann es zu starkem Blutdruckabfall, reflektorischer Tachykardie, Bronchospasmen, Hauterythemen u. vermehrter Speichel- u. Magensaftproduktion kommen. Kontraind.: Myasthenia gravis, Leber- u. Nierenfunktionsstörungen. Wechselw.: die neuromuskuläre Blockade wird durch Aminoglykoside, Colistin*, Polymyxin B*, Amphotericin B*, Lin-

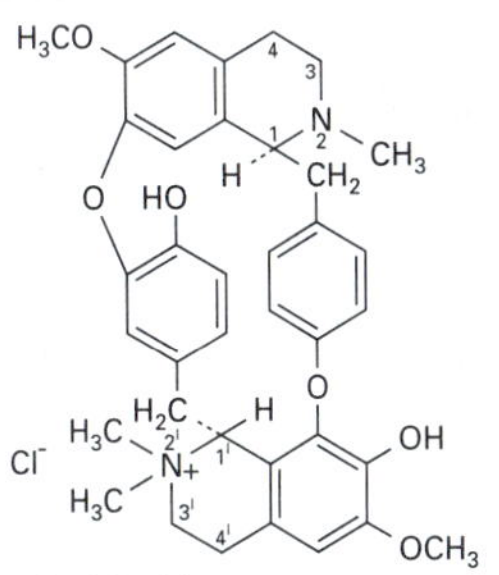


Tubocurarinchlorid:
(+)-Form

comycin*, Clindamycin*, Chinidin*, Ajmalin*, Etacrynsäure*, Furosemid* u.a. verstärkt.

**Tubuläre Rückresorption:** s. Elimination.

**Tubuläre Sekretion:** s. Elimination.

**Tubulin:** s. Mikrotubuli.

**Tubunics®:** ausdrückbare Spritzampullen* (s.a. Tuben).

**Tüpfel:** *bot.* kleine, unverdickte Stellen der Sekundärwand pflanzlicher Zellen; unterschiedliche Formen; s.a. Hoftüpfel.

**Tüpfelfarn:** Polypodium vulgare*.

**Tüpfelhartheu:** s. Hypericum perforatum.

**Tüpfelmethode:** analytisches Verfahren, bei dem man die Untersuchungslösung mit der Reagenzlösung tropfenweise zusammenbringt, entweder auf saugfähig. Filtrierpapier (Tüpfelpapier) od. auf Tüpfelplatten mit näpfchenförm. Vertiefungen; es erfolgt dann die betr. Farb- od. Niederschlagsreaktion. Auf diese Weise lassen sich noch äußerst geringe Substanzmengen (z.T. auch quantitativ) in Verdünnungen von 1 bis ca. 3 Mill. nachweisen. **Anw.:** hauptsächl. zu schnellen Identitätsnachweisen.

**Türkenblut:** Resina Draconis, s. Daemonorops draco.

**Türkenbundlilie, Große:** s. Lilium lancifolium.

**Türkische Gallen:** s. Gallen.

**Türkischer Pfeffer:** Capsicum annuum*.

**Türkischer Schwarzkümmel:** Nigella damascena*.

**Türkischrotöl:** Sulforicinolsaures Natrium, Sulforicinat. Bräunl. klares, ölartiges Gem. von Rizinusölsäure-Schwefelsäureester, Lactonen, Anhydriden der Rizinusölfettsäure u.a., das durch Behandeln von Ricinusöl mit konz. Schwefelsäure u. nachfolgender Neutralisation mit Natronlauge od. Ammoniaklsg. entsteht. Lösl. in Wasser. **Anw.:** in d. Färberei als Beize (Neurotverfahren) u. Appreturmittel.

**Türkisgrün:** Rinmann-Grün*.

**Tularämie:** (Tulare, Landschaft in Kalifornien) Hasenpest, Nagetierseuche, kann auch Menschen befallen. Erreger: Franciscella* tularensis.

**Tulobuterol** INN: 2-tert-Butylamino-1-(2-chlorphenyl)ethanol, 2-Chlor-α-{[(1,1-dimethylethyl)-amino]methyl}benzoylmethanol, Atenos®;

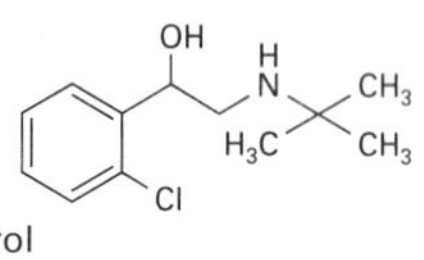

Tulobuterol

CAS-Nr. 41570-61-0; $C_{12}H_{18}ClNO$, $M_r$ 227.7. Schmp. 89-91°C. **Anw.:** Broncholytikum*, $\beta_2$-Sympathomimetikum*. HWZ 2.1 bis 4.1 h. Gebräuchl. ist auch Tulobuterolhydrochlorid.

**Tulpenbaum:** s. Liriodendron tulipifera.

**Tulpenholzallergie:** s. Liriodendron tulipifera.

**Tumenol®:** s. Ammoniumbituminosulfonat.

**Tumenol-Ammonium:** s. Ammoniumsulfobitol.

**Tumor:** lat. Geschwulst; örtlich abgegrenzte Zunahme des Gewebevolumens in Form eines spontanen, verschiedengradig enthemmten, autonomen u. irreversiblen Überschußwachstums von körpereigenem Gewebe. In der Regel ist dieses Wachstum mit dem Verlust spezifischer Zell- u. Gewebefunktionen verbunden u. steht nur teilweise od. überhaupt nicht unter der physiologischen Kontrolle des Organismus. Die Einteilung erfolgt 1. nach der Histogenese, 2. nach dem biologischen Verhalten: a) *Gutartige T.* (benigne T.): diese wachsen langsam, gut abgegrenzt, werden zuweilen von Bindegewebe eingekapselt, bleiben in der Regel am Ort ihrer Entstehung. b) *Bösartige T.* (maligne T.): diese wachsen schnell, sind unscharf begrenzt, wachsen invasiv zerstörend in das Nachbargewebe, bilden häufig Metastasen. c) *Semimaligne T.:* diese wachsen invasiv zerstörend, jedoch ohne Metastasenbildung. Gutartige Tumoren können bösartig werden, d.h. sie sind dann eine Art Durchgangsstufe in der malignen Transformation von Normalzellen.

**Tumornekrosefaktor:** TNF; ein Glykopolypeptid, aus 3 identischen Einheiten mit je 157 Aminosäuren bestehend, $M_r$ 17350; von aktivierten Makrophagen als Teil der Immunabwehr gebildet (vgl. Interleukine); wird zu den Cytokinen gezählt; charakterisiert durch die Fähigkeit, selektiv die Lyse von Tumorzellen zu bewirken (hämorrhagische Nekrose); kann auch gentechnolog. hergestellt werden (rekombinantes humanes TNF, rhu TNF). **Anw.:** gegen maligne Tumore (in Erprobung).

**Tumortherapie:** Ther. maligner Tumoren; Möglichkeiten: 1. operative Entfernung des Tumors, 2. radiologische Behandlung, 3. Chemotherapie (s. Zytostatika), 4. Immuntherapie. Diese Therapieformen ergänzen sich u. werden auch kombiniert bzw. sequentiell eingesetzt.

**Tungsten:** vom schwed. Chemiker Cronstedt geprägter Name f. Wolfram*, heute noch in manchen Ländern (England, Spanien, Frankreich) gebräuchlich.

**Tunica mucosa:** s. Schleimhaut.

**Tupeloholz, Tupeloquellholz:** Lign. Tupelo, s. Nyssa sylvatica.

**Tupfer:** gefaltete, zusammengebauschte Mullerzeugnisse, deren Schnittkanten nach innen gelegt sind, um ein Ausfransen zu verhindern. Man unterscheidet Krüllgazetupfer u. Schlinggazetupfer. Krüllgazetupfer bestehen aus 20fädigem, Schlinggazetupfer aus 24fädigem Mull, diese sind somit in ihrem Gewebe fester. Außerdem sind Krüllgazetupfer nur gefaltet, während Schlinggazetupfer verschlungene Zipfel haben. T. gibt es vorwiegend pflaumen-, haselnuß- u. walnußgroß.

**Turboextraktion:** Wirbelextraktion; der Einsatz hochtouriger, mit Schlagmessern versehener Mischgeräte od. mit Rotor u. Stator ausgerüsteter Mischköpfe (Ultra-Turrax) führt zu einem intensiven Aufwirbeln der Droge im Extraktionsmittel, zu einer mehr od. minder starken Zerkleinerung der Droge u. damit verbunden zu einer Temperaturerhöhung der Extraktionsflüssigkeit. Dadurch werden Lösungs- u. Diffusionsvorgänge extrem beschleunigt, was eine rasche Extraktion der Droge ermöglicht. Die Temp. darf 40°C nicht überschreiten, damit nicht in größerem Ausmaß unerwünschte Inhaltsst. in den Auszug gelangen u. Verdunstungsverluste zu hoch werden. Durch T. gewonnenen Auszüge sind häufig gleichwertig den nach Mazerations- od. Perkolationsverfahren hergestellten.

**Turgeszenz:** Prallheit, Spannung der Gewebe infolge reichlichen Gehaltes an Flüssigkeit.

**Turgor:** *bot.* durch Osmose bedingter, vom Inneren der Zelle auf deren Wand ausgeübter Druck. Ursache f. die Festigkeit von Pflanzen(teilen) ohne mechanischem Stützgewebe (Fasern, Holz), wie z.B. Kräutern. Sinkt der Turgor, erschlafft das Gewebe, die Pflanze welkt.

**Turiones Pini:** Kiefernsprossen, s. Pinus sylvestris.

**Turiones Populi:** Pappelknospen, s. Populus-Arten.

**Turiones Sabinae:** Summitates Sabinae, s. Juniperus sabina.

**Turmeron:** s. Curcuma-Arten.

**Turnbull-Blau:** s. Berliner Blau.

**Turnera diffusa** Willd. **var. aphrodisiaca** (L.F.Ward) Urb.: Fam. Turneraceae (Od. Violales) (Mexiko, Brasilien, Antillen). Stpfl. v. **Folia Damianae:** Damianablätter. **Inhaltsst.:** 0.2 bis 0.9% ätherisches Öl (α-Pinen, Cineol, p-Cymol u. Sesquiterpene), 6.5% Harz, 7% Bitterstoffe, 3.5% Gerbstoffe u.a. **Anw.:** Tonikum, Aphrodisiakum (?), Diuretikum; in Mexico als Tee getrunken. **HOM:** *Turnera diffusa* (HAB1.3), Damiana: getrocknete, während der Blütezeit gesammelte Blätter; wird z.B. verordnet als Aphrodisiakum.

**Turnover:** *biol.* Gleichgewicht von Synthese u. Abbau von Biomolekülen in Lebewesen.

**Turpeth:** Radix Turpethi, s. Operculina turpethum.

**Turpethum minerale:** s. Quecksilber(II)-sulfat, Basisches.

**Tusche:** Verreibung von Lampenruß, unlösl. Körperfarbe od. Anilinfarbstoffen mit einer Lsg. von Gummi arabicum od. Schellack, zur Konservierung mit Zusatz von Formaldehyd od. Nipagin. **Tusche-Aufschwemmung:** 20 mL Tusche + 80 mL Wasser (zum Schleimnachweis bei der Drogenuntersuchung).

**Tussafug®:** s. Benproperin.

**Tusscodin®:** s. Nicocodin.

**Tussilago farfara** L.: Fam. Asteraceae (Compositae), Huflattich, Brustlattich (Europa, nördl. Afrika, Asien, nach Amerika eingeschleppt). Stpfl. v. **Folia Tussilaginis:** Farfarae folium, **Huflattichblätter**. **Off.:** fruher in DAB10 u. ÖAB90. **Inhaltsst.:** 7 bis 8% saurer Schleim mit den Bausteinen Fructose, Glucose, Galactose, verschiedenen Pentosen u. Galacturonsäure; ferner ist enthalten Inulin, 0.05% Bitterstoffe, 17% Gerbstoffe, Gallussäure, ätherisches Öl, Flavonglykoside, relativ viel Kaliumnitrat u. 1 bis ca. 50 mg/kg (0.0001 bis 0.005%) hepatotoxische Pyrrolizidinalkaloide* (z.B. Senecionin, Senkirkin). QZ mind. 9. **Anw.:** gegen Husten, v.a. trockenen Reizhusten, Bronchialkatarrh; keine Daueranwendung (s. Pyrrolizidinalkaloide); nur Droge ohne Senecionin u. mit wenig Senkirkin (unter 0.01 mg/kg) sollte verwendet werden. GED 1.5 g pro Teetasse. **Flores Farfarae:** Farfarae flos, Huflattichblüten. **Off.:** Ph.Helv.7 (bis 1996). **Inhaltsst.:** Schleimstoffe, Xanthophyll, Gerbstoff, Spuren von äther. Öl. **Anw.:** wie Folia Farfarae.
**HOM:** *Farfara:* frische Blätter; verord. z.B. b. Bronchitis.

**Tussilago petasites:** Petasites hybridus*.

**Tussis:** Husten.

**tusso-basan®:** s. Ambroxol.

**Tutia grisea:** Cadmia, s. Zinkcarbonat, Basisches.

**T-Vitamin:** s. Carnitin.

**Tweens:** Tween 20®, Tween 60®, Tween 80® u.a.; s. Polysorbate.

**Twinrix®:** s. Hepatitis-Kombinationsimpfstoff.

**Tybrain®:** s. Methylephedrin.

**Tylenol®:** s. Paracetamol.

**Tylose®:** s. Methylcellulose.

**Tyloxapol** INN: 4-Isooctylpolyoxyethylenphenol-formaldehyd-Polymer; CAS-Nr. 25301-02-4. Leicht lösl. in Wasser, lösl. in Benzol, Toluol, Chloroform, Tetrachlorkohlenstoff, Schwefelkohlenstoff, Essigsäure. Langsam, aber leicht mischbar mit Wasser. pH 4-7 (5%ige wäßrige Lsg.). **Anw.:** Hilfsstoff (Emulgator, Netzmittel), Sekretverflüssiger (s.a. Expektorantium). **Übl. Dos.:** Inhalation: Kurzzeitspray 0.1%.

**Tympanum:** (gr.) Paukenhöhle im Ohr.

**Tyndall-Effekt:** s.a. Kolloide.

**Tyndallisieren:** s. Sterilisationsverfahren u. Konservieren, fraktioniertes Erhitzen.

**Tyndallometrie:** *syn.* Nephelometrie*.

**Typhlitis:** Blinddarmentzündung, s. Blinddarm.

**Typhös:** typhusartig.

**Typhus abdominalis:** (*gr.* τῦφος Dunst, Schwindel, *lat.* abdomen Bauch, Leib) *syn.* Abdominaltyphus, Unterleibs-, Bauchtyphus; Infektionskrankheit; Erreger: Salmonella* typhi; Übertragung oral durch kontaminiertes Wasser, Milch, Nahrungsmittel; Prophylaxe: Expositionsprophylaxe, Schutzimpfung s. Typhus-Impfstoff, vgl. TAB.

**Typhus exanthematicus:** Flecktyphus, Fleckfieber; Erreger: Rickettsia* prowazeki.

**Typhus-Impfstoff:** Vaccinum febris typhoidi Ph.Eur.3, Vaccinum typhoidi; Suspension abgetöteter *Salmonella typhi-* Bakterien mit mind. 500 Millionen u. max. 1 Milliarde Bakterien je Dosis; die Inaktivierung der Bakterien erfolgt durch Erhitzen auf 56°C (1 Stunde) od. durch Behandlung mit Formaldehyd od. Phenol.

**Typhus-Impfstoff (gefriergetrocknet):** Vaccinum febris typhoidi cryodesiccatum Ph.Eur.3, Vaccinum typhoidi cryodesiccatum; Totimpfstoff; entspricht nach Suspendieren Typhus-Impfstoff*; Phenol darf nicht zugesetzt werden. Heute meistens orale Impfung mit attenuierten Lebendvakzinen. Die magensaftresistente Kapsel enthält Salmonella typhi Stamm Ty 21a, inaktivierte Keime u. Stabilisatoren als Lyophilisat. **Anw.:** zur Prophylaxe vor Reisen in Länder mit hoher Typhusgefährdung. Dos.: an den Tagen 1, 3 u. 5 jeweils eine Kapsel (altersunabhängig, ab dem 4. Lebensmonat möglich).

**Typhus-Lebend-Impfstoff, oral (Stamm Ty 21a):** Vaccinum febris thyphoides vivum perorale (Stirpe Ty 21a) Ph.Eur.3; eine gefriergetrocknete Zuber. aus (mind. $10^{11}$ vermehrungsfähigen Einheiten/g) Salmonella-typhi-Bakterien, Stamm Ty 21a, gezüchtet in einem geignetem Medium. Der Impfstoff wird als Bulk gefriergetrockneter Ernten hergestellt, mit einem geeignetem sterilem Trägermaterial gemischt u. aseptisch in magensaft resistente Kapseln (od. geeignete Behältnisse), gefüllt. Die vermehrungsfähigen Einheiten müssen $4 \cdot 10^9$ pro Dosis betragen.

**Tyramin:** p-Hydroxyphenylethylamin. Schmp. 164°C. Farblose, bitter schmeckende Kristalle; wenig lösl. in Wasser, leicht lösl. in siedendem Ethanol. Nat. in faulendem Eiweiß, in Mutterkorn u. Viscum album*, entsteht durch Einw. von

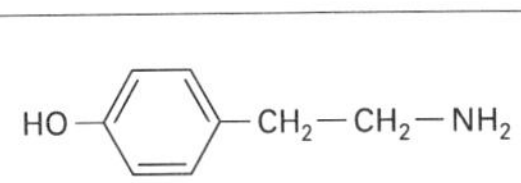


Tyramin

Bakterien auf die Aminosäure Tyrosin*, auch synt. darstellbar. **Wirk.:** kontrahierend auf den Uterus u. die peripheren Blutgefäße. **Dimethyltyramin:** s. Hordenin.

**Tyrocidin:** neben Gramicidin Bestandteil des Tyrothricins*.

**Tyrode-Lösung:** blutisotonische Lösung zum Blutersatz*, sowie zur Gewebszüchtung u. Konservierung: In 100 mL Aq. dest. werden gelöst in g: 0.8 NaCl, 0.02 KCl, 0.02 $CaCl_2$, 0.01 $MgCl_2$, 0.005 $NaH_2PO_4$, 0.1 $NaHCO_3$, 0.1 Glucose (Tyrode, Maurice Vejux, Pharmakologe, Cambridge, Mass., USA, 1878 bis 1930).

**Tyrosin:** (Abk. Tyr) L-α-Amino-β-(p-hydroxyphenyl)-propionsäure; $C_9H_{11}NO_3$, $M_r$ 181. **Strukturformel** s. Aminosäuren. Schmp. 342-344°C, nach anderen Angaben ca. 297°C. Opt. aktive, aromatische proteinogene Aminosäure; nicht essentiell, da es im Menschen aus L-Phenylalanin aufgebaut werden kann. Es ist ketoplastisch. Aus L-T. können über Dihydroxyphenylalanin, Abk. Dopa, u. andere Zwischenstufen Melanin bzw. Adrenalin gebildet werden. L-T. ist eine unmittelbare Vorstufe von Adrenalin u. Thyroidhormonen. **Off.:** DAB10. **Anw.** med.: bei Störungen der Schilddrüsentätigkeit.

**Tyrosinase:** eine Phenoloxidase, kommt in tierischen u. pflanzlichen Geweben vor, oxidiert Tyrosin über Dihydroxyphenylalanin (Dopa), Orthochinon u. Dihydroindol zu Melanin* (auch die Verfärbung v. Herbar-Pflanzen beruht auf Tyrosinase-Wirkung), vgl. Melanine u. Phenoloxidasen.

**Tyrosinhydroxylase:** Tyrosin-3-Monooxigenase; Schlüsselenzym bei der Synthese von Katecholaminen, das durch Hydroxylierung des aromatischen Ringes in 3-Stellung L-Tyrosin in L-Dopa überführt; s. Katecholamine.

**Tyrosinhydroxylasehemmer:** z.B. Metirosin*. Verhindern durch Hemmung der Tyrosinhydroxylase die Umwandlung des Tyrosins in Dopamin u. unterbinden somit die Katecholamin*-biosynthese. Daher wirken sie indirekt sympatholytisch u. erniedrigen z.B. den Blutdruck; werden v.a. bei Phäochromocytom angewendet.

**Tyrothricin** INN: Dorithricin®, Gem. von antibakteriellen Polypeptiden aus Bacillus brevis: 20-25% Gramicidin, 60-80% Tyrocidin u.a.; CAS-Nr. 1404-88-2. Weißes bis bräunlichweißes Pulver. Prakt. unlösl. in Wasser, lösl. in ca. 15 T. Ethanol. In einer Aceton/Ether-Mischung löst sich das Gramicidin, während das Tyrocidin zurückbleibt. **Off.:** Ph.Helv.7. **Wirk.** u. **Anw.:** stark toxisches Polypeptidantibiotikum zur lokalen Anw. gegen grampositive Keime; s.a. Antibiotika (Tab.).

**Tyzine®:** s. Tetryzolin.

**T-Zellen:** T-Lymphozyten, s. Leukozyten.

# U

**U:** **1.** *chem.* Uran*. **2.** Unit; Einheit f. die Enzymmenge, welche die Umwandlung von 1 µmol Substrat in 1 min katalysiert. Wird durch die internationale katalytische Einheit Katal* (Symbol: kat) f. die Enzymaktivität* ersetzt.

**UA:** Abk. f. Unverseifbare Anteile*.

**U.a.f.:** auf Rezepten Abk. f. „ut aliquid fiat": damit etwas geschehe (indifferente Verordnung bei abwartender Ther.).

**UAP:** Ultraamylopectin®; s. Amylum.

**UAW:** Abk. f. unerwünschte Arzneimittelwirkungen, s. Nebenwirkungen.

**Ubbelohde-Viskosimeter:** s. Viskosität.

**Ubichinone:** Coenzym Q, eine niedermolekulare Komponente im Elektronentransport der Atmungskette*. Strukturell sind U. 2,3-Dimethoxy-5-methylbenzochinone mit aus Dihydroisopreneinheiten aufgebauter Seitenkette (Aufbau ähnl. dem Vitamin K). Die einzelnen U. werden entsprechend ihrer verschiedenen Anzahl an C-Atomen bzw. ihrer Dihydroisopreneinheiten bezeichnet, z.B. U-45 (bzw. U-9, s. Polyprenole). U. werden langsam durch Sauerstoff, UV-Licht u. Sonnenlicht zerstört. In alkalischer Lsg. werden sie schnell oxidiert, außer in Gegenwart von Pyrogallol (zur Entfernung von Sauerstoff). U./Dihydro-ubichinon bilden ein Redoxsystem in der Atmungskette*. Die reversible Reduktion des Benzochinons zum Hydrochinon erfolgt schrittweise. Die Bezeichung U. geht auf die ubiquitäre Verbreitung zurück.

**Ubiquitär:** (lat.) überall verbreitet (z.B. ubiquitäre Keime).

**Ubretid®:** s. Distigminbromid.

**Udicil®:** s. Cytarabin.

**UDP-Glucose:** s. Nucleosiddiphosphatzucker.

**Übelkeit:** Nausea.

**Über Blaugel:** Lagerungsvorschrift verschiedener Arzneibücher. Zusätzlich zur Vorschrift „Dicht verschlossen*" ist Blaugel* od. ein anderes geeignetes Trocknungsmittel* getrennt vom Inhalt zu verwenden. Neuere Bez.: Vor Feuchtigkeit geschützt (Ph.Eur.3).

**Überchlorsäure:** s. Perchlorsäure.

**Überchlorsaures Kalium:** s. Kaliumperchlorat.

**Überempfindlichkeit:** s. Idiosynkrasie.

**Übergangselemente:** Übergangsmetalle, s. Periodensystem der Elemente.

**Übergangsmilch:** s. Muttermilch.

**Überkorn:** s. Fehlkorn.

**Überkritische Fluidchromatographie:** s. SFC.

**Übermangansäure:** veraltet f. Permangansäure, $HMnO_4$, s. Kaliumpermanganat.

**Übermangansaures Kalium:** Kaliumpermanganat*.

**Überschwefelsäure:** Peroxodischwefelsäure*.

**Überwachungsbereich:** s. Strahlenbereich.

**Überzogene Tabletten:** s. Compressi obducti.

**Überzüge:** zur Verlängerung der Wirkung von Arzneistoffen (Retardierung) werden häufig hochpolymere Lacksubstanzen (Benzylamino-, Diethylaminomethylcelulose, substituierte Polystyrene, Eudragite) mit beschränkter Löslichkeit in den Verdauungssäften herangezogen. Derartige Ü. bewirken eine langsame Diffusion des Wirkstoffes aus der überzogenen Arzneiform u. erzielen damit eine verzögerte Freigabe, die sich durch Einsatz unterschiedlich löslicher Lacke bzw. durch die Dicke des Überzuges steuern läßt; s.a. Filmtabletten, Compressi obducti, Arzneiformen mit protrahierter Wirkung.

**Überzüge, magensaftresistente:** s. Arzneiformen, magensaftresistente.

**Udrik®:** s. Trandolapril.

**Ufer-Wolfstrapp:** s. Lycopus europaeus.

**Uganda-Aloe:** s. Aloe.

**Ugurol®:** s. Tranexamsäure.

**Ukidan®:** s. Urokinase.

**Ulcogant®:** s. Sucralfat.

**Ulcoprotect®:** s. Pirenzepin.

**Ulcus:** (Plur. ulcera) Ulkus, Geschwür; **Ulcus cruris:** Unterschenkelgeschwür; **U. duodeni:** Zwölffingerdarmgeschwür; **U. ventriculi:** Magengeschwür. Arzneimittel gegen Ulkus: s. Antiulkusmittel.

**Ulcus-Tablinen®:** s. Carbenoxolon.

**Ulcustherapeutikum(a):** Ulkustherapeutikum, s. Antiulkusmittel.

**Ule:** (gr.) Narbe; Ulosis: Narbenbildung.

**Ulex europaeus** L.: Fam. Fabaceae, Stechginster (Europa, nördl. USA). Giftpflanze, die in den Samen ca. 1% Cytisin* (*syn.* Ulexin) enthält.

**Ulexin:** s. Cytisin.

**Ulitis:** Zahnfleischentzündung (Gingivitis).

**Ullmann-Reaktion:** Methode zur Synthese von Diarylen durch Einw. von Kupfer auf aromatische Halogenide; z.B. gibt Iodbenzol beim Erhitzen Diphenyl. Alkaliphenolate setzen sich mit aromatischen Halogeniden in Gegenwart von Kupfer beim Erwärmen zu Diarylethern um (s. Abb.).

**Ulmenrinde:** Cortex Ulmi, s. Ulmus minor.

**Ulmus minor** Mull. emend. Richens: (U. caprinifolia Ruppius ex Suckow, U. campestris auct. non L.) Fam. Ulmaceae, Ulme, Feldrüster (Europa bis Mittelitalien). Stpfl. v. **Cortex Ulmi:** Ulmenrinde, Rüsterrinde, Elmenrinde. **Inhaltsst.:** Schleim, Gerbstoff, Phlobaphene, Gummi, Harz, Phytosterin. **Anw.** volkst.**:** als Adstringens; äuß.: zu erweichenden Umschlägen.

**HOM:** *Ulmus campestris:* frische, innere Rinde d. jungen Zweige.

**Ulsal®§(rD):** s. Ranitidin.

**Ultiva®:** s. Remifentanil.

**Ultraamylopectin®:** s. Amylum.

**Ultrabas®:** Wasser-in-Öl-Emulsionsgrundlage (s. Unguenta). Lipophile Creme. Grundlage der Ultralan®-Salbe (Corticosteroid-Salbe). Zum pro-

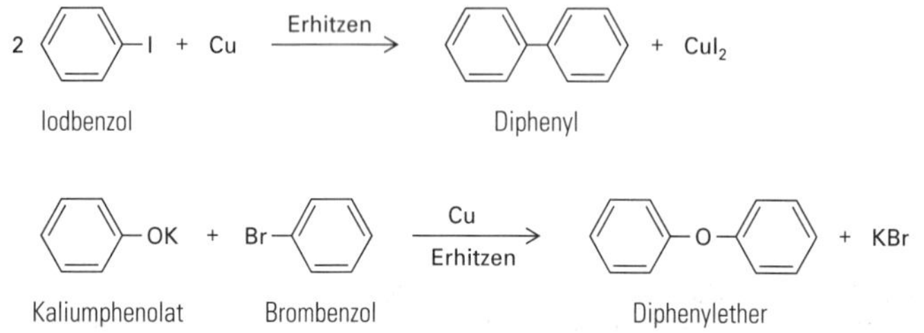


Ullmann-Reaktion:
Bildung von Diphenyl und Diphenylether als Beispiel

blemlosen Verdünnen der Ultralan®-Salbe (therapeutisch sinnvoll). Zstzg.: Kohlenwasserstoffe (Vaseline weiß, Paraffin flüssig), W/O-Emulgatoren u. Konsistenzverbesserer (Wollwachs, Wachsester u. höhermolekulare Fettalkohole), Crematest (Geruchsstoff), demineralisiertes Wasser (30%).

**Ultracain**®: s. Articain.

**Ultracorten**®: s. Prednisolon.

**Ultracortenol**®: s. Prednisolon.

**Ultracur**®: s. Fluocortolon.

**Ultrafilter**: Filter zur Abscheidung von kleineren Viren*, von Pyrogenen* u. Enzymen mit sehr kleinem Porendurchmesser (Porengröße 0.05 bis 0.01 µm). **1. Ultrafilter mit Membranfilterstruktur:** Cellulosenitrat, Celluloseacetat, regenerierte Cellulose; als Scheibenfilter od. in Hülsenform; Abscheideleistungen $M_r$ 10 000 bis 160 000. **2. Asymmetrische Ultrafilter:** Celluloseacetat, Cellulosetriacetat, werden trocken geliefert; Einsatz als Scheibenfilter od. in Modulen; Trenngrenzen $M_r$ von 10 000 bis 20 000.

**Ultralan**®: s. Fluocortolon.

**Ultramarin(blau)**: (mikrokristallines) schwefelhaltiges Natriumaluminiumsilicat; $Na_6(Al_6Si_6O_{24}) \cdot Na_2S_2$. Darst.: durch Glühen einer Mischung aus Kaolin, Quarz, Soda, Holzkohle u. Schwefel. Im Altertum u. Mittelalter aus dem Lasurstein (Lapislazuli) gewonnen, der hauptsächl. in China, Tibet, Sibirien vorkommt, daher auch der Name ultra mare, jenseits des Meeres. U. ist lichtecht u. wird v. Luft, Hitze u. Alkalien nicht angegriffen, dagegen v. Säuren leicht zersetzt. Es kommt in den verschiedensten Formen in den Handel: Als reines U.-Pulver, mit Wasser, Öl, Wasserglas angerührt, mit Kalk od. Casein vermischt. **Anw.:** in der Kosmetik (Lidschatten); als Malerfarbe, zum Färben von Kunststoffen, zum Bedrucken von Papier; als Waschblau; gelbl. Färbungen in Geweben (Wäsche), Papier, Zucker usw. werden durch eine Spur U. beseitigt (Komplementärfarben!).

**Ultramaringelb**: s. Bariumchromat.

**Ultramikroskop**: s. Mikroskop.

**Ultrarot**: Infrarot*.

**Ultraschall**: Schallwellen, deren Schwingungszahlen (Frequenz) zwischen 20 000 (20 kHz) bis mehreren Millionen pro Sekunde, also oberhalb der Hörgrenze des menschlichen Ohres, liegen, werden als U. bezeichnet. Zur Erzeugung von U.-Wellen benutzt man resonanzfähige, mechanische od. magnetisch angeregte Schwinger od. Quarzplatten (piezoelektrisches Prinzip). Die U.-Wellen haben bedeutende physikalische, chemische u. biologische Wirkungen: sie erzeugen Temperatursteigerungen, durch Erschütterungen vermögen sie flüssige Mischungen u. Emulsionen zu homogenisieren, Schwebestoffe in Flüss. zu verteilen; sie zerkleinern die Fettkügelchen der Milch, so daß sich kein Rahm mehr bildet, sie können Flüss., z.B. Milch, entkeimen, da sie die Zellen der Bakterien sprengen; sie bauen Aldehyde, Fuselöle u. Säuren in alkoholischen Getränken ab (künstliches Altern); Ultrabeschallung von Samen u. Wurzelspitzen ruft bei den Pflanzen Wachstumshemmung u. Chromosomenänderungen hervor usw. Therapeutisch verwendet man hochfrequente Ultraschallschwingungen (175 bis 800 kHz) zur Mikromassage bei Rheumatismus sowie bei Gelenkentzündungen (Arthritis deformans), Neuralgien, Nervenentzündungen, bei gewissen Hautleiden, Gefäßerkrankungen, Durchblutungsstörungen usw. U. wird ferner eingesetzt zum Reinigen von Oberflächen (z.B. Ampullenreinigung), zum Extrahieren, zur Herst. v. Suspensionen, Emulsionen (W/O-Emulsionen durch hohe Frequenz, O/W-Emulsionen durch niedrigere Frequenz). Siehe auch Ultraschalldiagnostik, Ultraschallextraktion, Ultraschallreinigung.

**Ultraschalldiagnostik**: diagnost. Verfahren mit Anwendung von Ultraschall; ersetzt in der Medizin zunehmend röntgendiagnostische Verfahren. Je nach Art der Erzeugung des Ultraschalls unterscheidet man zwischen *Impulsechoverfahren* (piezoelektrischer Kristall wird durch Anregung mit der entprechenden Hochfrequenz zu mechanischen, gleichfrequenten Schwingungen angeregt) u. *Dauerschallverfahren* (piezoelektrischer Kristall sendet kontinuierlich Ultraschallwellen von konstanter Frequenz, Dauerschall, aus).

**Ultraschallextraktion**: zur raschen Herst. v. hochwertigen Drogenauszügen. Hydrolyse- u. oxidationsempfindliche Stoffe können sich jedoch dabei erheblich zersetzen.

**Ultraschallkontaktgel**: s. Mucilago ad sonographiam.

**Ultraschallreinigung**: wird Ultraschallenergie mit hoher Intensität auf eine Flüssigkeit übertragen, dann bilden sich in der Flüssigkeit unzählige winzige Vakuumbläschen, die sofort wieder implodieren. Durch diese pulsierende Wirkung, Kavitation genannt, werden Verschmutzungen von Gegenständen in der Flüssigkeit entfernt. Dieser Reinigungseffekt findet überall da statt, wo Reinigungsflüssigkeit hingelangt, also auch an sonst schwer zugänglichen Stellen, die mit herkömmlichen Reinigungsmethoden nicht zu erreichen sind. Dadurch können komplizierte Werkstücke od. auch Geräteteile ohne Demontage gereinigt werden. Gereinigt werden also alle

Oberflächen des eingetauchten Teils, die mit der Reinigungsflüssigkeit in Kontakt kommen.

**Ultrasicc®:** Öl-in-Wasser-Emulsionsgrundlage (s. Unguenta). Hydrophile Creme. Grundlage der Ultralan®-Creme (Corticosteroid-Creme). Zstzg.: Kohlenwasserstoffe (Vaseline weiß, Paraffin dickflüssig), nichtionischer Komplexemulgator (Polyoxyl-40-stearat (s. Polyethylenglykolstearate) u. Stearylalkohol), anionisches Verdickungsmittel f. die Wasserphase (Na-Salz eines Carboxyvinylpolymeren, s. Polyacrylate, Carbopol®), Konservierungsmittel (p-Hydroxybenzoesäuremethylester u. -propylester), Komplexbildner (Dinatriumethylendiamintetraacetat, EDTA) zum „Abfangen" mehrwertiger Kationen (fällen das anionische Verdickungsmittel aus, Emulsionssystem wird instabil), Crematest (Geruchsstoff), demineralisiertes Wasser (68%). Inkomp.: kationische Arznei- u. Hilfsstoffe.

**Ultra-Turrax:** Hochleistungsdispergiergerät f. die Bearbeitung von flüssig-flüssigen, fest-flüssigen u. gasförmig-flüssigen Stoffsystemen. Wird auch zur Homogenisation disperser Phasen mit einem hohen Verteilungsgrad u. zur Herst. v. echten u. kolloidalen Lösungen verwendet. Ferner zum Aufschließen, Zerfasern, zu Wirbelextraktionen u. Keimzahlbestimmungen.

**Ultraviolett:** UV, der auf violettes Licht folgende unsichtbare, kurzwellige Teil der elektromagnetischen Strahlung. Ultraviolette Strahlung ist wichtig f. d. Pigmentbildung in der Haut sowie zur Erzeugung v. Vitamin D aus dem Ergosterin der Haut (s. Vitamine). Med. zur Strahlungstherapie (Höhensonne, Quarzlampe) benutzt. Das Optimum des mikrobiziden Bereiches liegt bei 253.7 nm, Einsatz zur Trinkwasseraufbereitung, zur Keimzahlverminderung der Raumluft u. auf glatten Oberflächen (geringe Eindringtiefe). Wird die Beobachtung im ultravioletten Licht vorgeschrieben, so ist eine UV-Analysenlampe* zu verwenden.

**Ultraviolett**
Wellenlängenbereiche und Wirkungen

| Wellenlängenbereich in nm | Bezeichnung | Wirkung |
|---|---|---|
| 400–315 | UV-A | durchdringt Glas |
| 315–280 | UV-B | Dorno-Strahlung |
| 280–200[1] | UV-C | mikrobizid |
| 200–100 | | Ozonbildung |

[1] Das Optimum des mokrobioziden Bereiches liegt bei 253.7 nm

**Ultraviolglas:** s. Uviolglas.

**Ultravisibel:** unsichtbar, über die Sichtbarkeitsleistung eines gewöhnl. Mikroskops hinausgehend.

**Ultravist®:** s. Iopromid.

**Ultrazentrifuge:** Verfahren der Zentrifugation mit extrem hohen Drehzahlen zur Sedimentation von kleinsten Teilchen einer Dispersion in einer wesentlich kürzeren Zeit als unter dem Einfluß der natürlichen Sinkzeit. Bei Umdrehungszahlen der U. bis 100 000/min u. mehr erhöhen sich die Zentrifugalkräfte bis in den Bereich des 600 000fachen der Erdanziehung! Die Absetzzeiten kleinster Partikel reduzieren sich hierdurch auf den Zeitbereich 20 bis 200 min. Die Sedimentation ist streng proportional der Schwere der Teilchen u. kann von außen optisch registriert werden.

**Ulzeration:** Geschwürbildung.

**Umbella:** *bot.* Dolde, s. Blütenstand.

**Umbelliferen:** s. Apiaceae.

**Umbelliferon:** 7-Hydroxycumarin; $C_9H_6O_3$, $M_r$ 162.14. **Strukturformel** s. Cumarine. Farblose Kristalle, leicht lösl. in siedendem Wasser, wenig lösl. in kaltem Wasser, leicht lösl. in Ethanol u. Alkalien. Schmp. 228°C. Nat. frei z.B. in d. Rinde von Daphne mezereum*, in glykosidierter Form im Pflanzenreich weit verbreitet; entsteht durch trockene Destillation aus Apiaceen-Harzen. **Anw.:** in Sonnenschutzsalben, da es ultraviolette Strahlen absorbiert.

**Umbilicus:** Nabel.

**Umbra:** Umbrabraun, Römischbraun, Erdbraun. Nat. Erdfarbe, d. durch Verwitterung von Mangan- u. Eisenerzen entsteht.

**Umfällen:** s. Umkristallisation.

**Umkehrosmose:** *syn.* reverse Osmose, umgekehrte Osmose; Verfahren zur Reinigung elektrolythaltiger Lösungen (z.B. Reinwasserherstellung). Wird eine elektrolythaltige Lösung unter einen höheren Druck gesetzt als ihr osmotischer Druck*, so wandert das Lösungsmittel (meist Wasser) durch eine semipermeable Membran von der Seite höherer Konzentration auf die Seite geringerer Elektrolytkonzentration; s.a. Osmose. Aufgrund der in Elektrolytlösungen bedingten osmotischen Druckverhältnisse ist der Anwendungsbereich der Umkehrosmose auf bis zu 5%ige Lösungen eingeschränkt.

**Umkristallisation:** Reinigungsmethode für kristalline Substanzen. Diese werden (wiederholt) in einem geeigneten Lösungsmittel bei erhöhter Temperatur aufgelöst. Nach dem Abkühlen der (ev. heiß filtrierten) Lösung werden die wiederum angefallenen Kristalle abfiltriert. Verunreinigungen sollten in der Lösung (Mutterlauge*) verbleiben. Eine ähnliche Reinigungsmethode ist das **Umfällen**, wobei z.B. die in Lösung vorhandene Substanz durch Zugabe eines damit mischbaren Nichtlösungsmittels ausgefällt wird.

**Umlauf:** *med.* Panaritium.

**Umstimmungsmittel:** Alterans(tia); Mittel zur Umstimmungstherapie.

**Umstimmungstherapie:** nicht einheitlich gebrauchter Begriff f. verschiedene unspezifische (nicht auf ein Organ gerichtete) Maßnahmen, die indirekt physisch od. psychisch zu einem therapeutischen Erfolg führen sollen; auch syn. f. Reizkörpertherapie* bzw. Reiztherapie*.

**Umwandlung:** s. Phasenumwandlung, vgl. Polymorphie.

**Umwandlungspunkt:** s. Polymorphie.

**Unacid®:** s. Sulbactam.

**Uncaria gambir** (Hunter) Roxb.: (Ouruparia gambir, Nauclea gambir) Fam. Rubiaceae (heim. Südasien, angebaut auf den Sundainseln, Malakka, Ceylon sowie im östl. Afrika, Madagaskar u. in Amerika). Stpfl. v. **Gambir:** (malaiisch bitter) Gambir-Catechu, Pale-Katechu, Gelbes Katechu, Catechu pallidum, Terra japonica. Extrakt aus den Blättern u. jungen Trieben; leicht zerreibliche, außen rotbraune, innen gelbe Würfel od. auch durch u. durch braune Massen v. mattem, muscheligem Bruch. **Inhaltsst.:** 75% Catechine (hauptsächl. D-Catechin, *syn.* Cianidanol*) u. Catechingerbstoffe, Gummi, Wachs, Quercetin, ferner Fluorescin, wodurch sich Gambir-Catechu v. Catechu (s. Acacia catechu) unterscheidet.

**Anw.:** wie Catechu als Adstringens; techn.: in d. Ledergerberei; in großen Mengen wird es im Heimat- u. Anbaugebiet zum Betelkauen verwendet, vgl. Acacia catechu.

**Uncaria tomentosa** (Willd.) DC.: Fam. Rubiaceae (nördl. Südamerika, Peru). Stpfl. v. **Rad. Uncariae tomentosae:** Krallendornwurzel. **Inhaltsst.:** Oxindolalkaloide* (in Wurzelrinde) wie Pteropodin. **Anw.:** als Immunstimulans.

**Uncoating:** Auflösung des Proteinmantels eines Virus beim Eindringen durch die Zellwand mit Hilfe von Zellenzymen; dabei geht der Virusnachweis verloren.

**Undecan:** $C_{11}H_{24}$. Farblose brennbare Flüss. D. 0.74. Schmp. -26.5°C. Sdp. 194.8°C. Bestandteil des Erdöls.

**Undecaprenol:** s. Polyprenole.

**Undecen:** $C_{11}H_{22}$. Ungesättigt. aliphat. Kohlenwasserstoff, Best. d. Erdöls.

**Undecylalkohol:** $C_{11}H_{23}OH$. D. 0.833. Schmp. 19°C. Sdp. 131°C. Farblose Flüss. Lösl. in 70%igem Ethanol. **Anw.:** in d. Parfümerie (Veilchen-, Akazien-, Rosenduft).

**Undecylensäure:** Acidum undecylenicum Ph.Eur.3; 10-Undecensäure; CAS-Nr. 112-38-9; $C_{11}H_{20}O_2$, $M_r$ 184.3. D. 0.91. Sdp. 275°C unter

$$CH_2{=}CH(CH_2)_8COOH$$

Undecylensäure

Zers. Ep. 24.5°C. $n_D^{20°C}$ 1.447 bis 1.450. Eine ungesättigte Fettsäure, die aus Rizinusöl bei Vakuum-Destillation entsteht. Schweißartig riechende farblose Flüss. od. kristalline Masse. Lösl. in Ethanol, Ether, Benzol, Chloroform, unlösl. in Wasser. **Anw.:** Antimykotikum u. Antihidrotikum, bei Schuppenflechte; zum Vertreiben v. Mücken; in d. Parfümerie zu Jasmin- u. Rosenkompositionen. Als fungizide Substanz wird auch **Undecylensäuremonoethanolamid** zum Imprägnieren, als Spray u. zu Waschungen verwendet.

**Undecylensäureethylester:** Aethylum undecylenicum, Ethylundecylenoat, Ethylis undecylenas; CAS-Nr. 692-86-4; $C_{13}H_{24}O_2$, $M_r$ 212.3. Sdp. 257-261°C. $n_D^{20°C}$ 1.437 bis 1.441. Farblose Flüss. von charakteristischem Geruch; prakt. unlösl. in Wasser, in jedem Verhältnis mischbar mit Ethanol, Ether, fetten Ölen. **Off.:** ÖAB90. **Anw.:** Antimykotikum, gebräuchl. Konz. bei äuß. Anw. 3-5%; s.a. Undecylensäure.

**Undecylensäuremonoethanolamid:** s. Undecylensäure.

**Under-the-cup-Füllverfahren:** s. Aerosoldose.

**Undulation:** Wellenbewegung; Undulationstheorie: Lehre v. d. Wellenbewegung des Lichtes (begründet v. Christian Huygens, 1629 bis 1695).

**Unechte Hausspezialität:** Fertigarzneimittel*, das für mehrere Apotheken hergestellt u. unter deren Namen u. unter einer einheitlichen Bezeichnung an Verbraucher abgegeben wird. Die Zulassung ist nach § 21 Abs. 3 AMG vom Hersteller zu beantragen.

**Unedle Metalle:** s. Metalle.

**Unfallversicherung:** s. Sozialversicherung.

**Ungarischer Pfeffer:** Capsicum annuum*.

**Ungarischer Tabak:** Bauerntabak, Nicotiana rustica, s. Nicotiana tabacum.

**Unguenta:** Salben, *engl.* ointments; topische, halbfeste u. homogen aussehende Arzneizubereitungen. **Off.:** Ph.Eur.3. U. sind zur Anwendung auf der Haut u. den Schleimhäuten bestimmt. Sie werden zur lokalen Wirkstoffapplikation (Penetrationssalben) od. zur pflegenden u. schützenden Wirkung (Decksalben, Schutzsalben) angewendet (Augensalben s. dort). Die Grundlagen bestehen aus natürlichen od. synthetischen Stoffen u. können einphasige od. mehrphasige Systeme sein. Die Wirkstoffe können gelöst (Lösungssalben) od. dispergiert (Emulsions- u. Suspensionssalben) vorliegen. Die Wirkung u. die Wirkstofffreisetzung wird durch die Zusammensetzung der Grundlagen beeinflußt. Je nach Zusammensetzung resultieren hydrophile od. hydrophobe Eigenschaften. Die Zuber. dürfen geeignete Zusätze wie Konservierungsmittel, Antioxidantien, Stabilisatoren, Emulgatoren u. Verdikkungsmittel enthalten. Dienen die Zuber. speziell zur Anw. bei großen offenen Wunden u. bei stark geschädigter Haut, müssen sie steril sein u. der Prüfung auf Sterilität genügen. Die halbfesten topischen Arzneizubereitungen werden unterschieden in: **Salben** (Grundlagen: hydrophob, wasseraufnehmend od. hydrophil), **Cremes*** (Grundlagen: hydrophob od. hydrophil), **Gele*** (Grundlagen: hydrophob od. hydrophil), **Pasten***.

**Salben** im engeren Sinne bestehen aus einer einphasigen Grundlage, in der Feststoffe od. Flüssigkeiten verteilt sein können. **Hydrophobe Salben** (lipophile Salben) haben nur eine geringe Wasseraufnahmefähigkeit. Zu ihrer Herst. werden v.a. flüssiges Paraffin, Hartparaffin, Vaselin, Plastibase®, pflanzliche Öle (u. gehärtetes Erdnußöl), tierische Fette (Schweineschmalz), synthetische Glyceride (Ölsäureoleylester), Wachse (Walrat, Isopropylmyristat) u. flüssige Polysiloxane verwendet. **Wasseraufnehmende Salben** (Absorptionsgrundlagen*) sind hydrophobe Salben mit einem zugefügten Emulgator vom Typ Wasser-in-Öl (W/O). Sie können größere Mengen Wasser unter Emulsionsbildung aufnehmen. Als Emulgatoren werden z.B. Wollwachs, Wollwachsalkohole, Sorbitanester, Monoglyceride u. Fettalkohole verwendet. **Hydrophile Salben** bestehen aus Grundlagen, die mit Wasser mischbar sind (aus Aerosil®, Bentonit, Stärke, Cellulosederivate, Polyacrylsäure, Polyethylenglykole). Gewöhnlich bestehen sie aus einer Mischung von flüssigen u. festen Polyethylenglykolen (Macrogolen). Sie können geeignete Mengen Wasser enthalten.

Für die rezepturmäßige Herst. v. U. wird üblicherweise Wollwachsalkoholsalbe (s. Unguentum Alcoholum Lanae) verwendet. Das Verdünnen von Fertigarzneimittelsalben mit Salbengrundlage muß i.a. mit einer geeigneten Grundlage vom gleichen Typ erfolgen. In der Salbengrundlage prakt. unlösliche od. schwer lösliche, feste Substanzen werden möglichst fein gepulvert mit wenig Salbengrundlage od. einem flüssigen Bestandteil der Salbengrundlage möglichst ohne Erwärmen angerieben. Die disperse Phase von Emulsions- u. Suspensionssalben soll so fein verteilt sein, daß die Salbe ein homogenes Aussehen aufweist. Geprüft werden Unguenta auf Wasseraufnahmefähigkeit (s. Wasserzahl), Wassergehalt, Konsistenz (s. Penetrometer, Viskowaagen, Konsistometer), Spreitung, Thermoresistenz, Teilchengröße. Sind U. als „steril“ bezeichnet, so müssen sie der Prüfung auf Sterilität entsprechen. Enthalten sie Wasser od. andere flüchtige Stoffe müssen die Behältnisse dicht verschlossen sein (am besten flexible Metalltuben). Salbenbehältnisse zur Applikation in Körperöffnungen (Nase, Ohren, Vagina, Rektum) müssen geeignet geformt bzw. mit einem Applikator versehen werden. Zwingende Angaben auf dem Salbenbehältnis: Name, Konzentration aller zugesetzten Konservierungsmittel; die Bez. „steril“, falls erforderlich.

**Unguenta ophthalmica:** s. Augensalben.

**Unguentum Acidi benzoici compositum:** s. Whitfield-Salbe.

**Unguentum Acidi borici:** Acidi borici unguentum, Borsalbe. Zstzg. nach DAB8: 3 T. Borsäure (sehr fein gepulvert, Sieb 90), 97 T. weißes Vaselin; enthält 2.7 bis 3.3% Borsäure. Zstzg. nach ÖAB91. 10 T. Borsäure, 90 T. weißes Vaselin; enthält 9.5 bis 10.5% Borsäure. Zstzg. nach Ph.Helv.7: 5.0 g Borsäure, 95.0 g weißes Vaselin; enthält 4.7 bis 5.3% Borsäure. **Anw.:** schwach antiseptisch; nur noch für tierärztl. Zwecke; zur Toxizität s. Borsäure.

**Unguentum ad decubitum:** s. Unguentum Plumbi tannici.

**Unguentum Alcoholum Lanae:** Lanae alcoholum unguentum, Unguentum Lanalcoli, Wollwachsalkoholsalbe. Zstzg. nach DAB10: 6 T. Wollwachsalkohole, 0.5 T Cetylstearylalkohol u. 93.5 T. weißes Vaselin werden auf dem Wasserbad geschmolzen u. bis zum Erkalten gerührt. Bis zu 12 T. des Vaselins können durch dickflüssiges Paraffin ersetzt werden. Auch andere Herstellungsmethoden sind mögl., wenn die gleiche Qualität wie bei der beschriebenen Methode erzielt wird. Zstzg. nach ÖAB90: 6 T. Wollwachsalkohole, 50 T. weißes Vaselin 50 T., 12 T. Hartparaffin u. 32 T. flüssiges Paraffin. Ep. 38-56°C (rotierender Thermometer). Gelblichweiße bis gelbl., weiche Salbe von schwachem Geruch. Absorptionsgrundlage*, nach Ph.Eur.3 als Salbengrundlage f. rezepturmäßige Herst. empfohlen. Inkomp.: Phenol, Teere, Schiefersulfonate bis zu gewissen Konzentrationen bei Gegenwart von Wasser. Wasseraufnahmevermögen: 10.0 g Salbe mit 20.0 mL Wasser zu einer salbenartigen Emulsion verarbeitet darf während 24 Std. kein Wasser abscheiden; s.a. Eucerin®.

**Unguentum Alcoholum Lanae aquosum:** Lanae alcoholum unguentum aquosum, Wasserhaltige Wollwachsalkoholsalbe, Unguentum Lanalcoli aquosum. Zstzg. nach DAB10, ÖAB90: 50 T. Wollwachsalkoholsalbe u. 50 T. Gereinigt. Wasser; das frisch aufgekochte u. auf 60°C wieder abgekühlte Wasser wird in die auf die gleiche Temp. erwärmte Wollwachsalkoholsalbe eingearbeitet. Die Salbe wird bis zum Erkalten gerührt. Nach DAB10 sind auch andere Herstellungsmethoden mögl., wenn die gleiche Qualität wie bei der beschriebenen Methode erzielt wird. Weiße, bei Zimmertemperatur weiche Salbe; s.a. Eucerinum® cum aqua u. Unguentum Lanalcoli aquosum pH5.

**Unguentum Ammonii bituminosulfonici:** Ammoniumbituminosulfonatsalbe 10, 20 od. 50 Prozent; Ammonii bituminosulfonatis unguentum. Geh. bis zu 50% (m/m) Ammoniumbituminosulfonat*. Wenn eine Konzentrationsangabe fehlt, ist eine 10%ige Zuber. abzugeben. Herst. nach DAC86, NRF: **10%:** 5.0 g Ammoniumbituminosulfonat, 4.5 g Wasser; **20%:** 10 g Ammoniumbituminosulfonat, 4 g Wasser; **50%:** 25 g Ammoniumbituminosulfonat, 2.5 g Wasser, bei allen Zuber. Wollwachsalkoholsalbe ad 50 g. Salbe u. Wasser werden emulgiert u. mit der vorgeschriebenen Menge Ammoniumbituminosulfat verrieben. **Anw.:** bei Abszessen, chron. Hauterkrankungen u. Gelenksentzündungen.

**Unguentum Argenti colloidalis:** Silbersalbe. Zstzg. nach DAB6: 15 T. kolloides Silber, 5 T. Wasser, 73 T. Benzoeschmalz, 7 T. gelbes Wachs. **Anw.:** früher zur Wundbehandlung, vor allem bei entzündlichen Prozessen.

**Unguentum Argenti nitrici compositum:** Zusammengesetzte Silbernitratsalbe, Schwarze Salbe. Zstzg. nach EB6: 10 T. Silbernitrat, Wasser n.B. (zum Lösen des Silbernitrats), 50 T. Perubalsam, 940 T. gelbes Vaselin.

**Unguentum aromaticum:** Aromatische Salbe, Windsalbe. Geh. an ätherischen Ölen mind. 3%. Zstzg. nach ÖAB91: 36 T. Erdnußöl, 36 T. gehärtetes Erdnußöl, 15 T. gelbes Wachs, 10 T. Lorbeeröl, 1 T. ätherisches Lavendelöl, 1 T. ätherisches Rosmarinöl, 1 T. ätherisches Wacholderöl. Gelblichgrüne Salbe. **Anw.:** zum Einmassieren am Bauch des Säuglings gegen Blähungen.

**Unguentum basilicum:** Königssalbe (Zugsalbe). Zstzg. nach DAB6: 9 T. Erdnußöl, 3 T. gelbes Wachs, 3 T. Kolophonium, 3 T. Hammeltalg, 2 T. Terpentin.

**Unguentum Belladonnae:** Tollkirschensalbe. Zstzg. nach EB6: 10 T. Tollkirschenextrakt (Extr. Belladonnae spissum EB6), 10 T. Wasser, 55 T. Wollfett, 25 T. gelbes Vaselin. Der Tollkirschenextrakt wird mit dem Wasser gelöst u. die Lsg. mit den übrigen Bestandteilen vermischt. (Zur Abgabe stets frisch zubereiten).

**Unguentum broncho-resorbens:** Bronchialsalbe. Zstzg. nach Ph.Helv.6: Campher, Guajakol, Methylsalicylat aa 3 T., Eukalyptusöl, Latschenkieferöl aa 2 T., Thymianöl 1 T., Ol. Hyosc. comp. 5 T., Unguentum Polyethylenglycoli 81 T. **Anw.:** Einreibemittel bei Erkältungen u. Bronchitiden.

**Unguentum camphorae 10%:** Camphersalbe 10%. Zstzg. nach Ph.Helv.7: 1 T. Campher, 20.0 T weißes Vaselin, 70 T. gehärtetes Erdnußöl. **Wirk.** u. **Anw.:** Hyperämisierend u. leicht reizend; bei Erkältungskrankheiten, Rheumatismus.

**Unguentum camphoratum:** Camphersalbe 20%. Zstzg. nach EB6: 20 T. Campher, 54 T. Wollfett, 26 T. gelbes Vaselin.

**Unguentum camphoratum vaselinatum:** Camphersalbe 10% mit Vaselin. Zstzg. nach EB6: 10 T. fein zerriebener Campher, 90 T. gelbes Vaselin.

**Unguentum Cantharidis:** Spanischfliegensalbe. Zstzg. nach EB6: 60 T. Spanischfliegenöl (Ol. Cantharidis EB6), 40 T. gelbes Wachs.

**Unguentum Cantharidum pro usu veterinario:** Spanischfliegensalbe f. den tierärztlichen Gebrauch. Zstzg. nach DAB6: 2 T. mittelfein gepulverte spanische Fliegen, 2 T. Erdnußöl, 2 T. Benzoeschmalz, 1 T. gelbes Wachs, 2 T. Terpentin, 1 T. mittelfein gepulvertes Euphorbium. Die gepulverten spanischen Fliegen werden mit dem Erdnußöl u. dem Benzoeschmalz 2 h lang auf dem Wasserbad in einer bedeckten Schale erwärmt, dann das Wachs u. der Terpentin zugesetzt u. zuletzt dem geschmolzenen u. wieder halb erkalteten Gem. das Euphorbium zugefügt u. bis zum Erkalten gerührt. **Anw.:** z.B. bei Geschwülsten, bei Entzündungen der Sehnen u. Gelenke.

**Unguentum Capsici compositum:** Cayennepfeffersalbe, Capsici unguentum compositum. Zstzg. nach Ph.Helv.7: 2.5 T. Cayennepfefferliquidextrakt, 3 T. Eucalyptusöl, 5 T. Campher, 10 T. Medizinal-Terpentinöl, 10 T. weißes Bienenwachs, 69.5 T. Cetylsalbe. **Anw.:** Neuralgien u.

rheumatische Affektionen. Vorsicht: reizt bereits in geringen Mengen die Schleimhäute (Augen!) sehr stark.

**Unguentum cereum:** Wachssalbe. Zstzg. nach DAB6: 7 T. Erdnußöl, 3 T. gelbes Wachs. **Anw.:** vor allem als Salbengrundlage.

**Unguentum cereum compositum:** Zusammengesetzte Wachssalbe. Zstzg. nach EB6: 150 T. weißes Wachs, 150 T. Walrat, 700 T. Mandelöl.

**Unguentum cerussae:** Bleiweißsalbe. Zstzg. nach DAB6: 3 T. fein gepulvertes Bleiweiß (Bleicarbonat, Basisches), 7 T. weißes Vaselin.

**Unguentum cerussae camphoratum:** Campherhaltige Bleiweißsalbe. Zstzg. nach DAB6: 1 T. fein gepulverter Campher, 19 T. Bleiweißsalbe.

**Unguentum cetylicum:** Cetylsalbe. Zstzg. nach Ph.Helv.7: 4 T. Cetanolum, 10 T. Adeps lanae, 86 T. Vaselinum album. Wird im Trockenschrank bei 140°C antimikrobiell behandelt. Hydrophile Grundmasse zur Herst. v. W/O-Emulsionssalben. WZ 117. Emulgierend wirken Cetanol u. Wollwachs.

**Unguentum cetylicum cum aqua:** Wasserhaltige Cetylsalbe. Zstzg. nach Ph.Helv.7: 60 T. Cetylsalbe u. 40 T. Wasser. W/O-Emulsionssalbe. Zur Verarbeitung wasserlöslicher Arzneistoffe; eine Übersättigung der Wasserphase ist zu vermeiden.

**Unguentum contra decubitum:** Salbe gegen Aufliegen. Zstzg. nach EB6: 5 T. Zinksulfat, 10 T. Bleiacetat, 2 T. Myrrhentinktur, 83 T. weiche Salbe. Stets frisch zubereiten.

**Unguentum contra onychiam: 1.** Salbe zur Nagelentfernung. Zstzg. nach NRF: Harnstoff (180) 8 g, gebleichtes Wachs 1 g, Wollwachs 4 g, dickflüssiges Paraffin 3 g, weißes Vaselin 4 g. Schwachgelbe Salbe. **2.** Harnstoffsalbe (40%). Zstzg. nach NFA: ohne flüssiges Paraffin, dafür 7 g weißes Vaselin; grießige, leicht schaumige Salbe, die nachhärtet. **Anw.:** zur Nagelentfernung. 1 Woche die Salbe unter Okklusion dick auf den erkrankten Nagel auftragen; Umgebung mit Zinkpaste schützen.

**Unguentum contra scabiem:** Krätzesalbe. Zstzg. nach DAB6: 1 T. Sublimierter Schwefel, 1 T. Birkenteer, 2 T. Schweineschmalz, 2 T. Kaliseife. Nach ÖAB90: Unguentum sulfuratum compositum; Zusammengesetzte Schwefelsalbe. 25 T. Schweineschmalz, 7 T. gelbes Wachs, 32 T. Kaliseife, 10 T. gefälltes Calciumcarbonat, 14 T. gereinigter Schwefel, 12 T. Buchenteer. **Anw.:** bei Krätze zur Abtötung der Milben (beim Auftragen auf die Haut entwickeln sich Spuren von $H_2S$, welche die Krätzemilben abtöten).

**Unguentum contra tussim:** Hustensalbe. Zstzg. nach NRF: 8.0 g Campher, 2.0 g Menthol, 8.0 g Eucalyptusöl, 10.0 g Kiefernnadelöl, 2.0 g gereinigtes Terpentinöl, 21.0 g Ceresin, 49.0 g weißes Vaselin. **Anw.:** als Einreibung bzw. zur Inhalation (heißes Wasser). Nicht bei Säuglingen u. Kleinkindern anwenden!

**Unguentum contra tussim mite:** Milde Hustensalbe. Zstzg. nach NRF: 8.0 g Eucalyptusöl, 10.0 g Kiefernnadelöl, 2.0 g gereinigtes Terpentinöl, 24.0 g Ceresin, 56.0 g weißes Vaselin. **Anw.:** f. Säuglinge u. Kleinkinder als Einreibemittel bzw. zur Inhalation (mit heißem Wasser).

**Unguentum contra verrucas:** Warzensalbe. Zstzg. nach NRF: Dithranol 0.2 g, Salicylsäure 5 g, dickflüssiges Paraffin 2 g, weißes Vaselin ad 20 g. Schwach gelbe, zähe Salbe. **Anw.:** zur Warzenentfernung. Warze 2 Tage mit Salicylpflaster unter Okklusion abpflastern, anschließend Hornschicht entfernen u. Warzensalbe auftragen. Umgebung der Warzen mit Zinkpaste schützen. Behandlung täglich, bis wiederum Horn ausgebildet ist, das durch Salicylpflaster zu entfernen ist. Behandlungsdauer ca. 6 bis 12 Wochen.

**Unguentum contra vulnera:** Wund- u. Heilsalbe. Zstzg. nach NRF: 20 g Zinkoxid, 10 g Weizenstärke, 10 g mittelkettige Triglyceride, 0.1 g Ölsäure, 30 g Wollwachs, 29.9 g weißes Vaselin. **Anw.:** zur Behandlung u. Vorbeugung von Wundsein.

**Unguentum Cordes®:** eine emulgierbare Fettsalbe. Die Indikationen der verschiedenen Rezepturen mit Unguentum Cordes® ergeben sich aus dem Anwendungsbereich der zugesetzten Wirkstoffe (z.B. Psoriasis, chronische Ekzeme, Fissuren, Ichtyosis etc.). Zstzg.: Polyethylenglykolfettsäure, Ester, Partialglyceride, Sorbinstearat, Paraffine. Keine Antioxidantien, keine Konservierungsmittel.

**Unguentum Dexpantothenoli:** Pantothenylalkohol-Salbe; Dexpantothenoli unguentum. Zstzg. nach NRF: 2.5 g D-(+)-Pantothenylalkohol (s. unter Vitamine), 15 g Wasser, 3.5 g mittelkettige Triglyceride, 29 g Wollwachsalkoholsalbe DAB (s. Unguentum Alcoholum Lanae). Zstzg. nach NFA: 5.0 T. Pantothenylalkohol, 5.0 T. flüssiges Wachs (Cera liquida*), 3.0 T. destilliertes Wasser ad 100 T. Wasserhaltige Wollwachsalkoholsalbe ÖAB (Unguentum Lanalcoli aquosum). **Anw.:** zur Förderung der Epithelisierung einfacher Hautverletzungen.

**Unguentum diachylon:** s. Unguentum Plumbi oxidati.

**Unguentum diachylon salicylatum:** s. Unguentum Plumbi emplastri cum acido salicylico.

**Unguentum emulsificans:** Hydrophile Salbe, Emulgierende Salbe. Zstzg. nach DAB10: 30 T. Emulgierender Cetylstearylalkohol (Typ A), 35 T. dickflüssiges Paraffin, 35 T. weißes Vaselin. Zstzg. nach ÖAB94: 30 T. Emulgierender Cetylstearylalkohol, 20 T. flüssiges Paraffin u. 50 T. weißes Vaselin werden i.a. auf dem Wasserbad geschmolzen u. bis zum Erkalten gerührt. Falls nach keine gut streichbare Salbe erhalten wird, können dickflüssiges Paraffin u. weißes Vaselin n.B. bis zu 10% gegeneinander ausgetauscht werden. Weiche Salbe von schwachem, charakteristischem Geruch. OHZ 55 bis 70.

**Unguentum emulsificans aquosum:** Wasserhaltige hydrophile Salbe, Wasserhaltige emulgierende Salbe. Herst. nach DAB10, ÖAB91: 30 T. Hydrophile Salbe* (Emulgierende Salbe) u. 70 T. Gereinigt. Wasser. Die Hydrophile Salbe wird auf dem Wasserbad bei ca. 70°C geschmolzen u. die Schmelze mit dem auf etwa gleiche Temp. erwärmten Wasser in kleinen Anteilen versetzt. Die Salbe wird bis zu Erkalten gerührt u. das verdampfte Wasser ersetzt. Der Zusatz von insgesamt 0.1% Sorbinsäure od. 0.1% p-Hydroxybenzoesäureestern ist gestattet. Unkonservierte Salbe ist bei Bedarf frisch zu bereiten. Weiße, bei Zimmertemperatur weiche Salbe von schwachem charakteristischem Geruch. Emulsionstyp: Öl in Wasser. Aufbewahrung: kühl u. vor Licht geschützt. Inkomp.: Antihistamine, Alkaloide, Farbstoffkationen.

**Unguentum emulsificans nonionicum:** s. Unguentum hydrophilicum nonionicum.

**Unguentum emulsificans nonionicum aquosum:** Nichtionische hydrophile Creme, Cremor hydrophilicum nonionicum. Zstzg. nach DAB10: 5 T. Polysorbat-60, 10 T. Cetylste-

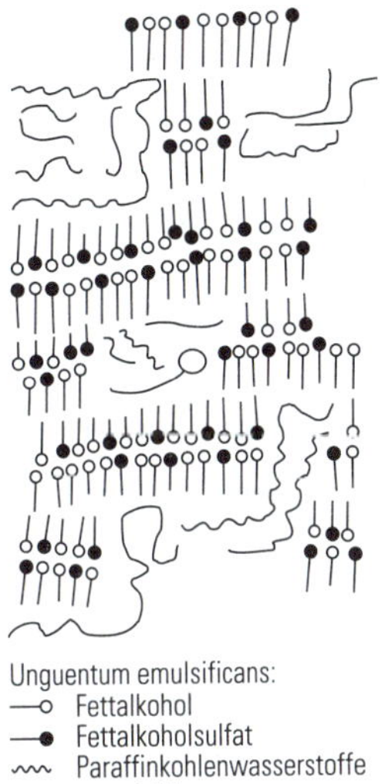

Unguentum emulsificans: Schematische Darstellung des Aufbaus der Hydrophilen Salbe [9]

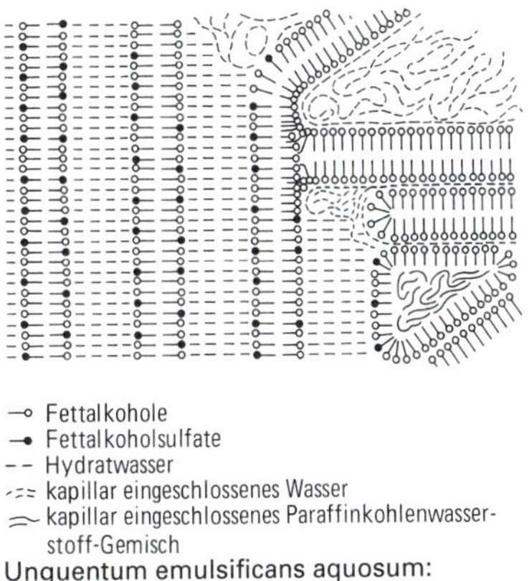

Unguentum emulsificans aquosum: Schematische Darstellung des Aufbaus der wasserhaltigen hydrophilen Salbe [9]

arylalkohol, 10 T. Glycerol 85%, 25 T. Weißes Vaselin, 50 T. Wasser (frisch aufgekocht). Konservierungsmittel: 0.1% Sorbinsäure, ev. auch eine Kombination von 0.1% Nipagin mit 0.04% Nipasol. Zstzg. nach NFA: 8.0 T. Cetylstearylalkohol, 4.0 T. Polysorbat-60, 8.0 T. Propylenglykol, 6.0 T. Paraffinöl (Paraffinum liquidum*), 14.0 T. Weißes Vaselin (Vaselinum album*) ad 100 T. destilliertes Wasser. Weiße Creme-Grundlage vom Typ O/W, kühlend, nicht fettend, abwaschbar; kann durch Zusatz von Wasser je n.B. zu einer Milch verdünnt werden; s.a. Unguentum hydrophilicum nonionicum aquosum, Unguentum hydrophilicum nonionogenicum.

**Unguentum Glycerini:** Glycerinsalbe. Zstzg. nach DAB6: 10 T. Weizenstärke, 15 T. Wasser, 100 T. Glycerol, 5 T. Ethanol, 2 T. fein gepulvertes Tragant.

**Unguentum glyceroli:** Glycerolsalbe; Hydrogel*-Salbe aus Glycerol (85%) u. gequollener Weizenstärke. Herst. nach Ph.Helv.6: 10 T. Weizenstärke werden mit 50 T. u. mehr Wasser auf dem siedenden Wasserbad verkleistert, 90 T. heißes Glycerol (85%) mit den darin gelösten Nipaestern (0.1 T. Methyl- u. 0.03 T. Propylester) zugesetzt u. weiter auf dem Wasserbad erhitzt, bis 100 T. fertige Salbe erhalten werden. Etwas hygr., Aufbewahrung am besten in Tuben. Inkomp.: Oxidationsmittel (Zers.), Sulfanilamid, Bismutverbindungen, Iodchloroxychinolin (Verfärbung). **Anw.:** Salbengrundmasse; reizmildernder Verband bei entzündlichen Geschwüren u. Dermatosen; s.a. Glycerolgel.

**Unguentum haemorrhoidale:** Hämorrhoidalsalbe. Zstzg. nach NRF: 0.50 g Butoxycainhydrochlorid (180), 1.25 g basisches Bismutgallat (180), 2.5 g Zinkoxid (180), 2.0 g Dickflüssiges Paraffin, Wollwachsalkoholsalbe ad 50 g. Zstzg. nach NFA: 10.0 T. Zinkoxid, 5.0 T. Thesit (Polidocanol*), 5.0 T. Ammoniumbituminosulfonat ad 100 T. Wollwachsalkoholsalbe (s. Unguentum Lanalcoli). Thesit wird mit ca. 10 g Wollwachsalkoholsalbe u. dem Zinkoxid zu einem Salbenkonzentrat verarbeitet. Danach ergänzt man die Wollwachsalkoholsalbe u. gibt zuletzt das Ammoniumsulfobituminat dazu; braune Salbe. **Anw.:** Hämorrhoiden, Juckreiz. **Übl. Dos.:** 1 bis 3mal/d dünn auftragen.

**Unguentum Hebrae:** s. Unguentum Plumbi oxydati.

**Unguentum Hydrargyri album:** Hydrargyri amidochloridi unguentum, Quecksilberpräzipitatsalbe, Ung. Hydrargyri chlorati amidati, Quecksilberamidochloridsalbe, Weiße Präzipitatsalbe. Zstzg. nach DAB9: 27 T. Quecksilber(II)-chlorid, Ammoniaklösung (10%) n.B., 780 T. Wasser, 80 T. Wollwachs, weißes Vaselin n.B. Zstzg. nach ÖAB81: 2.7 T. Quecksilber(II)-chlorid, Ammoniak n.B., 78 T. dest. Wasser, 5 T. Wollwachs, 12.5 T. weißes Vaselin. Geh.: 9.7 bis 10.3% (ÖAB81: 9.8 bis 10.2%) $HgNH_2Cl$ ($M_r$ 252.1). $HgCl_2$ wird in 540 T. warmem Wasser gelöst; der erkalteten Lsg. wird unter Umrühren Ammoniaklösung bis zur schwach alkalischen Reaktion zugesetzt (ca. 40 T.). Der entstandene Ndschlg. wird auf einem vorher in befeuchtetem Zustand gewogenen gehärteten Filter gesammelt, mit 240 T. Wasser ausgewaschen, unter Lichtabschluß soweit abgepreßt, bis sein Gewicht ca. 75 T. beträgt (entspr. 25 T. $HgNH_2Cl$) u. mit dem Wollwachs u. 75 T. weißem Vaselin verrieben. Der Gehalt an $HgNH_2Cl$ wird bestimmt u. die Salbe auf den vorgeschriebenen Gehalt durch Zugabe einer nach folgender Formel berechneten Menge an weißem Vaselin eingestellt:

$m_1 = m_2 \cdot (a - 10.0)/10.0$

$m_1$ = weißes Vaselin in g, $m_2$ = Salbenkonzentrat in g, a = Prozentgehalt an $HgNH_2Cl$ in $m_2$

Weißliche, weiche Suspensionssalbe mit Wasserphase. Durch die Verw. von frisch gefälltem, feuchtem $HgNH_2Cl$ wird ein sehr feiner Dispersitätsgrad (gleichartige, runde Teilchen, Durchmesser um 3 bis 4 µm) erhalten. **Anw.:** Chronische Hauterkrankungen. Auch in der Augenheilkunde.

**Unguentum Hydrargyri cinereum:** Unguentum Hydrargyri, Unguentum mercuriale cinereum, Quecksilbersalbe, Graue Quecksilbersalbe. Geh. 30% Quecksilber. Zstzg. nach DAB6: 30 T.

Quecksilber, 5 T. Wollfett, 1 T. Olivenöl, 40 T. Schweineschmalz, 24 T. Hammeltalg. Das Quecksilber wird mit dem Gem. von Wollfett u. Olivenöl so lange verrieben (extingiert) bis Quecksilberkügelchen unter der Lupe nicht mehr wahrzunehmen sind; darauf wird das geschmolzene u. fast wieder erkaltete Gem. von Hammeltalg u. Schweineschmalz zugefügt.

**Unguentum Hydrargyri flavum:** Hydrargyri oxidi flavi unguentum, Gelbe Quecksilberoxidsalbe, Ung. Hydrargyri oxydati flavi, Gelbe Präzipitatsalbe. Enthält mind. 4.8 u. max. 5.2% Quecksilberoxid (HgO, $M_r$ 216.6). Zstzg. nach DAB9: 19 T. Quecksilber(II)-chlorid, 8.5 T. Natriumhydroxid (ÖAB81: 120 T. verd. Natriumhydroxidlösung), Wasser n.B., 60 T. Wollwachs, weißes Vaselin n.B. $HgCl_2$ wird in 380 T. warmem Wasser gelöst, nach dem Abkühlen auf 30°C in die Lsg. des Natriumhydroxids in 300 T. Wasser eingerührt (nicht umgekehrt, sonst bildet sich Oxidchlorid) u. 1 Stunde lang unter Lichtausschluß (ansonsten Bildung von Hg-Verbindungen mit niedrigeren Oxidationsstufen) häufig umgerührt. Der auf einem tarierten Filter gewonnene Ndschlg. wird chloridfrei gewaschen, gewogen (entspricht ca. 15 T. HgO), Wasser ad 60 T. hinzugefügt u. mit dem Wollwachs u. 120 T. weißem Vaselin verrieben. Nach der Gehaltsbestimmung wird auf den vorgeschriebenen Gehalt durch Zugabe einer nach folgender Formel berechneten Menge von weißem Vaselin eingestellt:

$m_1 = m_2 \cdot (a - 5.0)/5.0$

$m_1$ = weißes Vaselin in g, $m_2$ = Salbenkonzentrat in g, a = Prozentgehalt an HgO in $m_2$

Orangegelbe, weiche Suspensionssalbe mit Wasserphase. Das durch frische Fällung hergestellte HgO läßt sich in feuchtem Zustand in der Grundlage sehr fein dispergieren (Teilchendurchmesser 3 bis 14 µm). **Anw.:** Pyodermien u. Keratitis in der Augenheilkunde.

**Unguentum Hydrargyri rubrum:** Rote Quecksilberoxidsalbe, Geh. 10% HgO. Zstzg. nach DAB6: 1 T. Quecksilberoxid, 9 T. weißes Vaselin.

**Unguentum Hydrocortisoni acetati 0.5 aut 1.0 per centum:** Hydrocortisonacetat-Creme 0.5 od. 1%, Hydrocortisoni acetati unguentum 0.5 aut 1.0 per centum. Zstzg. nach NRF: 0.15 g (0.5%) bzw. 0.3 g (1.0%) mikrofeines Hydrocortisonacetat, nichtionische hydrophile Creme ad 30 g. **Anw.:** bei entzündlichen, allergischen u. pruriginösen Dermatosen. Konserviert mit Sorbinsäure.

**Unguentum hydrophilicum anionicum:** Anionaktive hydrophile Salbe. Herst. nach Ph.Helv.7: 30 T. Gehärtetes Erdnußöl werden mit 5 T. Cetylan (*syn.* Cera emulsificans, Stearolum emulsificans, Lanette® N) bei 80°C zusammengeschmolzen. In diese Mischung wird die auf 80°C erwärmte Mischung von 20 T. Propylenglykol u. 45 T. Wasser unter Rühren in Anteilen zugefügt, kaltgerührt u. das verdunstete Wasser ergänzt. Aufbewahrung in Tuben od. dicht verschlossenen Behältern. Inkomp.: kationaktive Substanzen (Veränderung der Konsistenz), Phenole (Verfärbung). **Anw.:** O/W-Salbengrundlage.

**Unguentum hydrophilicum nonionicum:** Nichtionische hydrophile Salbe. Zstzg. nach DAC79: 10 g Polyoxyethylen-glycerol-monostearat, 15 g flüss. Paraffin, 20 g Cetylstearylalkohol, 20 g Glycerol 85%, 35 g weißes Vaselin; auf Wasserbad geschmolzen u. bis zum Erkalten gerührt. Weiße, fast geruchlose Salbe. Inkomp.: Gerbstoffe, Phenole; Antibiotika (s. Unguentum hydrophilicum nonionicum aquosum). **Anw.:** als Salbengrundlage f. O/W-Emulsionen.

**Unguentum hydrophilicum nonionicum aquosum:** Wasserhaltige, nichtionische, hydrophile Salbe. Zstzg. nach DAC79: 50 g Unguentum hydrophilicum nonionicum, 50 g Aq. dest. Weiße, fast geruchlose, weiche, mit Wasser von der Haut abwaschbare Salbe. Inkomp.: Ethacridinlactat, Cignolin, KI, Pix Lithanthracis, Procainhydrochlorid, Quecksilber(II)-salze, Resorcinol, Silbernitrat, Tannin. Kann durch Zusatz von 0.15% (m/m) Sorbinsäure konserviert werden. **Anw.:** O/W-Emulsion zur Herst. v. Zuber., die unter anderem die in der Tab. angegebenen Arzneistoffe enthalten können u. dabei keine Veränderungen zeigen. Das Überschreiten der angegebenen Konzentrationen od. Kombinationen mehrerer Arzneistoffe kann die Stabilität beeinträchtigen.

**Unguentum hydrophilicum nonionicum aquosum**
Zubereitungen mit folgenden Arzneistoffen möglich, die dabei keine Veränderungen zeigen

| Arzneistoff | möglicher Prozentanteil |
|---|---|
| 4-Aminobenzoesäureethylester | 10 |
| Allantoin | 5 |
| Ammonium bituminosulfonat | 10 |
| Anthrarobin | 1 |
| Bacitracin | 1 |
| Borsäure | 3 |
| Campher | 5 |
| Chloramphenicol | 1 |
| Diphenhydraminhydrochlorid | 2 |
| Fluocinolonacetonid | 0.1 |
| Fomocainhydrochlorid | 1 |
| Hexachlorophen | 1 |
| Hydrocortison | 0.2 |
| Hydrocortisonacetat | 1 |
| 4-Hydroxybenzoesäureester | 0.1 |
| Milchsäure | 2 |
| Neomycinsulfat | 0.5 |
| Perubalsam | 10 |
| Polymyxin B | 0.2 |
| Prednisolon | 0.5 |
| Pheniraminhydrochlorid | 1.5 |
| Salicylsäure | 10 |
| Steinkohlenteerlösung | 10 |
| Sulfathiazol | 20 |
| Tetracainhydrochlorid | 1 |
| Tetracyclinhydrochlorid | 3 |

**Unguentum hydrophilicum non ionogenicum:** Nichtionogene hydrophile Salbe. Herst. nach Ph.Helv.7: 10 T. Cetanol u. 20 T. Gehärtetes Erdnußöl werden bei 80°C zusammengeschmolzen. Dieser Schmelze wird die auf 80°C erwärmte Lsg. aus 5 T. Polysorbat 60 (Tween® 60), 20 T. Propylenglykol u. 45 T. Wasser unter Rühren in Anteilen zugefügt, kaltgerührt u. das verdunstete Wasser ergänzt. Aufbewahrung in Tuben od. dicht verschlossenen Behältnissen. Inkomp.: Phenol, Resorcinol, Tannin (Trennung der Phasen od. Verflüssigung). **Anw.:** O/W-Salbengrundlage.

**Unguentum hyperaemicum:** Hyperämisierende Salbe. Zstzg. nach NRF: 1 g Menthol, 5 g Campher, 5 g Methylsalicylat, 39 g Wollwachsalkoholsalbe. Weiße, weiche Salbe von starkem, aromatischem Geruch. **Anw.:** rheumatische Beschwerden, Gelenk- u. Muskelschmerzen. **Übl. Dos.:** 2- bis 3mal/d auf die schmerzenden Körperstellen auftragen u. einmassieren.

**Unguentum Kalii iodati:** Kaliumiodidsalbe, Kropfsalbe. Zstzg. nach DAB6: 20 T. Kaliumiodid, 0.25 T. Natriumthiosulfat, 15 T. Wasser, 165 T. Schweineschmalz. Wird Kaliumiodidsalbe mit freiem Iod zus. verordnet, so ist sie ohne Natriumthiosulfat frisch zu bereiten.

**Unguentum Lanalcoli:** Wollwachsalkoholsalbe, s. Unguentum Alcoholum Lanae.

**Unguentum Lanalcoli aquosum:** Wasserhaltige Wollwachsalkoholsalbe, s. Unguentum Alcoholum Lanae aquosum.

**Unguentum Lanalcoli aquosum pH 5:** Wasserhaltige Wollwachsalkoholsalbe pH 5, Lanae alcoholum unguentum aquosum pH 5. Zstzg. nach NRF: 0.75 g Citronensäure, 0.9 g Ammoniaklösung 10%, 5 g mittelkettige Triglyceride, 40 g Wollwachsalkoholsalbe DAB, (s. Unguentum Alcoholum Lanae) 53.35 g Wasser. Zstzg. nach NFA: 0.75 T. Citronensäure, 0.90 T. Ammoniak (10%), 10.00 T. flüssiges Wachs (Cera liquida*), 48.35 T. Wollwachsalkoholsalbe ÖAB (Unguentum Lanalcoli) ad 100 T. destilliertes Wasser. Die Wollwachsalkoholsalbe u. das flüssige Wachs werden erwärmt, mit der warmen Mischung von Ammoniak, Citronensäure u. destilliertem Wasser vereinigt u. kaltgerührt. **Anw.:** Hautschutzmittel, zur Intervallbehandlung mit wirkstoffhaltigen Dermatika u. zur Nachbehandlung von Hauterkrankungen.

**Unguentum leniens:** Kühlsalbe, Cold cream, Lindernde Salbe. Herst. nach DAB10: in das auf ca. 60°C erwärmte Gem. von 7 T. gelbem Wachs, 8 T. Cetylpalmitat u. 60 T. Erdnußöl, dem ein geeignetes Antioxidans zugesetzt werden kann, wird das auf gleiche Temp. abgekühlte, frisch aufgekochte Wasser (25 T.) eingearbeitet. Die Salbe wird bis zum Erkalten gerührt. Gelblichweiße, bei Raumtemperatur weiche Salbe von schwachem Geruch nach Bienenwachs. Beim Auftragen auf die Haut gibt die Salbe Wasser frei u. verursacht eine Kühlwirkung. Die Kühlwirkung wird jedoch von den Cremegrundlagen übertroffen. SZ max. 2.4; VZ 120 bis 143; POZ max. 6 u. kein ranziger Geruch. Herst. nach Ph.Helv.7 u. ÖAB90: 8 T. weißes Wachs, 17 T. gehärtetes Erdnußöl (ÖAB90: 20 T.), 50 T. Erdnußöl (ÖAB90: 47 T.) u. 0.1 T. Natriumlaurylsulfat (fehlt im ÖAB90) werden auf dem Wasserbad geschmolzen. Nach dem Abkühlen der Schmelze auf 50°C werden 20 T. warmes Gereinigt. Wasser einemulgiert, das verdunstete Wasser ersetzt, kaltgerührt u. 5 T. Rizinusöl eingearbeitet (im ÖAB90 ist Rizinusöl bereits Bestandteil der geschmolzenen lipohilen Phase). W/O-Emulsionssalbe mit 20% Wasser. POZ max. 20; IZ 57 bis 68; VZ 140 bis 150; SZ 1.3 bis 3.6. Möglichst frisch zu bereiten. Ohne Antioxidans max. 3 Monate lagerfähig (vor Licht, Wärme u. Wasserverlust geschützt). **Anw.:** Salbengrundlage, schwach kühlend u. entspannend. Wird bei Ekzemen u. Erythemen besser als Fettsalben vertragen. Angezeigt bei trockener Haut sowie bei subakuten, mazerierenden Prozessen.

**Unguentum Majoranae:** Majoransalbe. Zstzg nach EB6: 20 T. grob gepulverter Majoran, 1 T. Ammoniakflüssigkeit, 10 T. Weingeist, 100 T. weißes Vaselin. Der Majoran wird mit dem Weingeist u. der Ammoniakflüssigkeit befeuchtet, einige Stunden lang in einer gut bedeckten Schale stehengelassen, darauf das weiße Vaselin hinzugefügt u. das Gem. unter häufigem Umrühren im Wasserbad erhitzt, bis der Weingeist u. die Ammoniakflüssigkeit verflüchtigt sind. Das Kraut wird dann ausgepreßt u. die Salbe filtriert.

**Unguentum mercuriale cinereum:** Unguentum Hydrargyri cinereum*.

**Unguentum molle:** Weiche Salbe. Zstzg. nach DAB6: Gelbes Vaselin u. Lanolin zu gleichen Teilen. **Anw.:** als Salbengrundlage.

**Unguentum ophthalmicum emulsificans:** Emulgierende Augensalbe. Herst. nach Ph.Helv.7: 10 T. Wollwachs, 35 T. dickflüssiges Paraffin u. 55 T. weißes Vaselin werden zusammengeschmolzen, koliert, antimikrobiell behandelt (Trockenschrank 160°C bzw. 140°C) u. homogenisiert. In Abhängigkeit von der gewünschten Konsistenz kann das Verhältnis Vaselin/flüss. Paraffin geändert werden. Tropfpunkt: 30 bis 40°C. U. o. e. nimmt nach dem Erwärmen gleiche Teile Wasser völlig auf. **Anw.:** Grundlage f. W/O-Emulsions-Augensalben.

**Unguentum ophthalmicum simplex:** s. Augensalbe, Einfache.

**Unguentum Plumbi:** Bleisalbe. Zstzg. nach DAB6: 1 T. Bleiessig, 9 T. Weiche Salbe. **Anw.:** Adstringens bei Wunden.

**Unguentum Plumbi emplastri cum acido salicylico:** Salicylsäurehaltige Bleipflastersalbe, Unguentum diachylon salicylatum. Zstzg nach NRF (bis 1996): 1.5 g Salicylsäure, 5 g Rizinusöl, 43.5 g Bleipflastersalbe (Unguentum Plumbi oxidati). Gelblichbraune, in der Kälte zähe Salbe. **Anw.:** als Keratolytikum bei ekzematösen Hautkrankheiten. Wegen negativer Nutzen-Risiko-Beurteilung für Bleiverbindungen u. aus Umweltschutzgründen nicht mehr zu empfehlen.

**Unguentum Plumbi oxidati:** Bleipflastersalbe, Unguentum diachylon, Plumbi emplastri unguentum, Unguentum Hebrae, Hebrasalbe. Zstzg. nach DAC86: 40 T. Bleipflaster (Emplastrum Plumbi), 60 T. weißes Vaselin; Geh.: 10.8 bis 13.2% Blei. Zstzg. nach ÖAB90: 50 T. Bleipflaster, 50 T. Schweineschmalz; Geh.: 14.2 bis 16.3% Blei. Bleipflaster u. Salbengrundlage werden auf dem Wasserbad zusammengeschmolzen u. dann bis zum Erkalten gerührt. ÖAB90: SZ 75 bis 95, VZ 190 bis 203. Lagerung unter 20°C. Inkomp.: Alaun, Gerbstoffe, Ichthyole, Iod, Iodide, Iodoform. **Anw.:** s. Unguentum plumbi stearinici. Wegen negativer Nutzen-Risiko-Beurteilung für Bleiverbindungen u. aus Umweltschutzgründen nicht mehr zu empfehlen.

**Unguentum plumbi stearinici:** Bleistearatsalbe. Herst. nach Ph.Helv.6: 7 T. Natriumhydroxid werden in 350 T. Wasser gelöst, darin unter Erhitzen 50 T. Stearinsäure gelöst u. noch heiß mit der Lsg. von 30 T. Bleinitrat in 150 T. Wasser (80°C) versetzt. Das nach dem Abkühlen abgeschiedene Bleistearat wird mit Wasser u. Ethanol gewaschen, abgenutscht u. bis zur Gewichtskonstanz getrocknet. 56 T. Bleistearat werden mit 44 T. weißem Vaselin zur Salbe verarbeitet. **Anw.:** nässende Ekzeme, Akne u.a. Hautkrankheiten; chronische Anw. ist zu vermeiden.

**Unguentum Plumbi tannici:** Unguentum ad decubitum, Bleitannatsalbe. Zstzg. nach DAB6: 1 T. Gerbsäure, 2 T. Bleiessig, 17 T. Schweineschmalz.

**Unguentum Polyethylenglycoli:** Macrogolsalbe, Polyethylenglykolsalbe, Polyaethylenglycoli unguentum, Macrogoli unguentum, PEG-Salbe. Herst. nach DAB8: 1 T. Polyethylenglykol 300, 1 T. Polyethylenglykol 1500 werden unter Erwärmen auf dem Wasserbad gemischt u. bis zum Erkalten gerührt. Falls nach der angegebenen Vorschrift keine gut streichbare Salbe erhalten wird, dürfen Polyethylenglykol 300 u. 1500 bis zu 10% gegeneinander ausgetauscht werden. OHZ 200 bis 250. Wasser max. 2%. Weiße Salbe; sehr leicht lösl. in Wasser, Aceton, Ethanol, Chloroform; unlösl. in Ether, Fetten, fetten Ölen u. flüssigen Paraffinen. Herst. nach ÖAB90: 60 T. PEG 400 u. 40 T. PEG 4000 werden bei 65°C zusammengeschmolzen u. kaltgerührt. Beide PEG können aus Konsistenzgründen bis zu 10% gegeneinander ausgetauscht werden. OHZ 170 bis 190; Viskosität der 50%igen Lsg. (25°C): 34 bis 115 mPa·s. Herst. nach Ph.Helv.7: 5 T. PEG 4000, 20 T. PEG 1540, 70 T. PEG 400 u. zusätzlich 5 T. Cetanolum (Konsistenzverbesserer) werden zusammengeschmolzen u. kaltgerührt. Das Einarbeiten einer wäßrigen Lösungen ist nur in beschränktem Maße (bis ca. 15%) möglich (Verflüssigung). Inkomp.: Anthrazol, Na-sulfamidochlorid, gelbes Quecksilberoxid, Resorcinol, Sulfonamide, Tannin, Bismutoxyiodidgallat (Verfärbung), Bacitracin u. Penicillin (Inaktivierung), Silbersalzen (Reduktion), Terpinhydrat (Verflüssigung). **Anw.:** Hydrophile (abwaschbare) Salbengrundmasse f. Suspensions- u. Lösungssalben. Sehr gutes Lösungsvermögen f. hydrophile, aber auch f. lipophile Arzneimittel. Konservierung ist nicht erforderlich.

**Unguentum Polyvidoni-Iodi:** s. Unguentum Polyvinylpyrrolidoni-Iodi.

**Unguentum Polyvinylpyrrolidoni-Iodi:** Polyvidon-Iod-Salbe, Polyvidoni-Iodi unguentum. Zstzg. nach DAC86, NRF: 10 g Polyvidon-Iod, 60 g Polyethylenglykol (PEG, Macrogol) 400, 25 g Polyethylenglykol (PEG, Macrogol) 4000, Wasser ad 100 g. Geh.: 0.83 bis 1.2% verfügbares Iod, 0.41 bis 0.66% Iodid. Herst.: Polyethylenglykol 400 u. 5 g Wasser auf 70°C erwärmen, in kleinen Teilen mit Polyvidon-Iod versetzen u. bis zur Lösung rühren. Diesem Ansatz PEG 4000 (70°C) zusetzen u. bis zum Erkalten rühren. Mit Wasser ad 100 g ergänzen. PEG 400 u. PEG 4000 dürfen bis zu jeweils 5 g ausgetauscht werden.). Rötlichbraune, abwaschbare Salbe. **Anw.:** Hautinfektionen, Hautverletzungen, Schürfwunden, Dekubitus; vgl. auch Polyvidon-Iod-Zucker-Salbe.

**Unguentum Populi:** Pappelsalbe; mit Gemmae Populi (Pappelknospen) hergestellt, s. Populus nigra. **Anw.:** als Rheuma- u. Hämorrhoidensalbe.

**Unguentum resinosum:** Harzsalbe. Herst. nach Ph.Helv.7: 9 T. Colophonium, 9 T. Lärchenterpentin, 17 T. gelbes Wachs u. 65 T. Olivenöl werden zusammengeschmolzen u. kaltgerührt. SZ 22 bis 28; VZ 162 bis 170. **Anw.:** Hautreizende Salbe.

**Unguentum Rosmarini compositum:** Rosmarinsalbe. Zstzg. nach DAB6: 16 T. Schweineschmalz, 8 T. Hammeltalg, 2 T. gelbes Wachs, 2 T. Muskatnußöl, 1 T. Rosmarinöl, 1 T. Wacholderöl.

**Unguentum salicylicum:** s. Salicylsäure-Salbe 2%, 3% od. 5%.

**Unguentum salicylicum compositum:** Zusammengesetzte Salicylsalbe. Herst. nach Ph.Helv.7: 10 T. Salicylsäure, 10 T. med. Terpentinöl, 10 T. Wollwachs u. 70 T. gehärtetes Erdnußöl werden zu einer Salbe verarbeitet. Inkomp.: Eisen(III)-salze (Verfärbung). **Anw.:** bei Rheumatismus; zum Einreiben bei akuten Gelenksaffektionen.

**Unguentum simplex:** Einfache Salbe. Zstzg. nach ÖAB94: 90 T. Schweineschmalz, 7 T. Cetylpalmitat, 3 T. Cetylalkohol. Weiße Salbe; VZ 182-188, IZ 40-60, OHZ 6.5-8.0. **Anw.:** hautfreundliche aber wenig haltbare lipophile Salbengrundlage.

**Unguentum stearinicum:** Stearatsalbe, Stearatcreme. Herst. nach Ph.Helv.7: 13.5 T. Propylenglykol, 1.2 T. Triethanolamin, 0.2 T. p-Hydroxybenzoesäuremethylester u. 0.1 T. p-Hydroxybenzoesäureropylester werden bei 80°C in 61 T. Wasser gelöst. Dieser Lsg. wird in Anteilen unter Rühren 24 T. Stearinsäure (erwärmt auf 80°C) zugesetzt (Bildung der Seife, löst sich in der Wasserphase), bis zum Erkalten gerührt u. das verdunstete Wasser ersetzt. Abwaschbare Hydrogelsalbe (O/W). Wassergehalt: 58 bis 62%. Inkomp.: sauer reagierende Stoffe, quaternäre Ammoniumverbindungen. **Anw.:** abwaschbare Decksalbe; zur Verarbeitung wasserlöslicher Wirkstoffe.

**Unguentum sulfuratum compositum:** s. Unguentum contra Scabiem.

**Unguentum Tartari stibiati:** Brechweinsteinsalbe; obsolet. Zstzg. nach DAB6: 1 T. fein gepulvertem Brechweinstein, 4 T. weißes Vaselin.

**Unguentum Zinci:** Zinksalbe, Zinci unguentum, Ung. Zinci oxydati, Zinkoxidsalbe, Ung. Zinci oxydati 10%. Herst. nach DAB10, ÖAB90: 10 T. Zinkoxid, 90 T. Wollwachsalkoholsalbe (Geh. 9.5 bis 10.5% ZnO). Das feingepulverte ZnO wird mit ca. 10 T. geschmolzener Wollwachsalkoholsalbe angerieben u. dann mit dem Rest der Grundlage verdünnt. Suspensionssalbe. Herst. nach Ph.Helv.7: 1 T. Zinkoxid, 9 T. weißes Vaselin. **Anw.:** Decksalbe mit kühlender, austrocknender u. schmerzlindernder Wirkung; bei Ekzemen.

**Unguis:** (lat.) Nagel, Kralle, Huf.

**Unifazial:** *bot.* gesamte Spreitenfläche des Blattes wird aus der Unterseite der Blattanlage entwickelt (z.B. Rundblätter von Allium, Flachblätter von Iris).

**Uniject®:** Injektionssystem f. Zylinderampullen.

**Uniphyllin®:** s. Theophyllin.

**Unit:** (engl.) Einheit f. die Enzymaktivität* (Symbol U*).

**Unitegmisch:** s. Samenanlage.

**Unit membrane:** s. Biomembran.

**Universalindikatorpapiere:** mit Indikatormischlösungen getränkte Papierstreifen zur pH-Bestimmung.

**Unktion:** (*lat.* unctio) Einreibung, Einsalbung.

**Unschliff:** Sebum*.

**Unterchlorige Säure:** s. Hypochlorige Säure.

**Unterkorn:** s. Fehlkorn.

**Unterkühlung: 1.** Vorsichtige Abkühlung einer Flüss. unter den Erstarrungspunkt, ohne daß Erstarrung eintritt. **2.** *med.* Hypothermie, Hibernation artificielle*.

**Unterleibstyphus:** Typhus abdominalis*.

**Unterphosphorige Säure:** s. Phosphinsäure.

**Untersalpetrige Säure:** s. Hyposalpetrige Säure.

**Unterschenkelgeschwür:** Ulcus cruris.

**Unterschweflige Säure:** Thioschwefelsäure*.

**Unterstützungskasse:** Wohlfahrtseinrichtung bei den Apothekerkammern* der Bundesrepublik Deutschland, die Apothekern sowie ihren Ehegatten u. unmündigen Kindern in wirtschaftlichen Notlagen Unterstützungen od. Beihilfen gewährt.

**Unverseifbare Anteile:** Abk. UA. Substanzen, die sich mit einem organischen Lösungsmittel aus einer Lösung der zu untersuchenden Substanz nach der Verseifung extrahieren lassen u. bei 105°C nicht flüchtig sind.

**Unverträglichkeit:** s. Inkompatibilität.

**Unze:** altes deutsches (preußisches) Medizinalgewicht: 1 Unze = 8 Drachmen = 29.232 g; in England u. Amerika heute noch gebräuchlich: 1 ounce = 8 drachmes = 28.3495 g (englisch) od. 31.103 g (amerikanisch); 16 ounces ergeben 1 Pfund (lb).

**Uperisation:** Ultrahochtemperatur-Verfahren, UHT; aseptisches Verfahren in der Nahrungsmittelindustrie; Temperaturen von 130 bis 150°C bei wenigen Sekunden Einwirkzeit; s.a. Pasteurisieren.

**Upjohn-Verfahren:** Diskontinuierliches Stanzverfahren zur Herst. v. Weichgelatinekapseln. Sehr ähnl. dem Colton-Verfahren*. Anstelle der erwärmten Formplatten werden Formplatten mit porösem Boden verwendet, um die erste Gelatinefolie in die Formen einzusaugen.

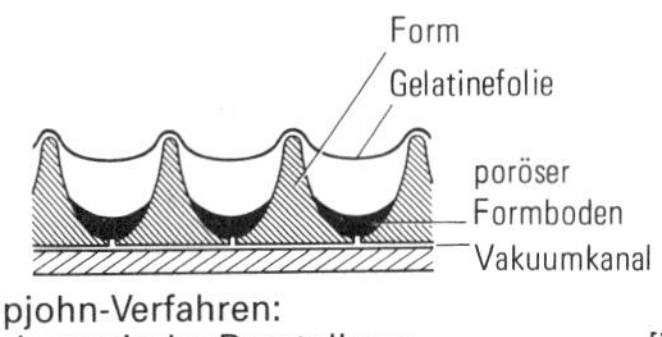


Upjohn-Verfahren: Schematische Darstellung [71]

**Up-Regulation:** Zunahme der Rezeptorzahl bei länger dauernder Ther. mit Antagonisten dieses Rezeptors; z.B. bei Betarezeptorenblockern. Damit verbunden ist oft eine überschießende Reaktion des Organismus nach Absetzen solcher Pharmaka; s. Rebound-Phänomen.

**Uracil:** Abk. **U**, 2,4-Dihydroxy-pyrimidin; $C_4H_4O_2N_2$, $M_r$ 112.09. Schmp. 335°C (unter teilweiser Zers.). Weiße Kristallnadeln od. weißes, geruchloses Pulver, lösl. in heißem Wasser sowie in Ammoniaklsg. u. Alkalilaugen, wenig lösl. in kaltem Wasser, fast unlösl. in Ethanol u. Ether. Als Pyrimidinbaustein der Ribonucleinsäuren weit verbreitet; s. Pyrimidine.

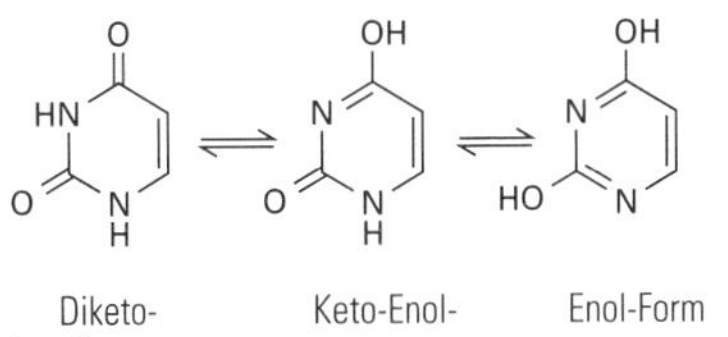


Uracil: Tautomerie

**Urämie:** Harnvergiftung; Autointoxikation durch Überschwemmung d. Blutes m. stickstoffhaltigen Harnbestandteilen b. bestimmten Nierenleiden.

**Uragoga ipecacuanha:** s. Cephaelis ipecacuanha.

**Uran:** U, $A_r$ 238.03, D. 18.685; Schmp. 1132°C; 3-, 4-, 5-, 6wertig, OZ 92. Ein äußerlich dem Eisen ähnliches, schweres, sprödes, verhältnismäßig weiches Metall. 3 nat. Isotope: 238 (99.27%), 235 (0.72%), 234 (0.006%). Nat. in Uranpecherz (Uranpechblende) sowie in vielen anderen Mineralien; entdeckt 1789 von Martin Heinrich Klaproth. Seit Entdeckung der Kernspaltung* des Urans (1939 durch Otto Hahn u. F. Strassmann) ist Uran das meistgesuchte Metall auf der Erde. Es besitzt als Brennstoff in Kernreaktoren u. als Kernsprengstoff in Nuklearwaffen große wirtschaftliche u. militärische Bedeutung. Die dabei in vielen Fällen notwendige Anreicherung des spaltbaren Isotops $^{235}U$ erfolgt durch Gasdiffusion von Uranhexafluorid $UF_6$ od. durch Ultrazentrifugation. Beim Erhitzen an der Luft verbrennt Uran zu $U_3O_8$. Das rotgelbe **Uran(VI)-oxid** (Urantrioxid) $UO_3$ hat sowohl saure wie bas. Eigenschaften: es bildet m. Basen die Uranate, m. Säuren die **Uranylsalze** (gekennzeichnet durch die Uranylgruppe $UO_2$). **Urangelb:** Natriumuranat (Natrium uranicum), $Na_2U_2O_7$. Gelbes Pulver, leicht lösl. in Säuren. **Anw.:** in d. Porzellan- u. Emaillemalerei, zur Fabrikation fluoreszierender Gläser. Uran u. alle seine Verbdg. sind starke Gifte, die auch kumulativ wirken! **Nachw. von Uran: 1.** Ammoniumsulfid fällt schwarzbraunes $UO_2S$, lösl. in verd. Säuren. **2.** Kaliumhexacyanoferrat(II) fällt rotbraunes Uranylhexacyanoferrat(II). **Transurane** s. dort.

**Uranacetat:** s. Uranylacetat.

**Uranate:** s. Uran.

**Uranblei:** (Radium G, Radioblei) Blei-106; Endprodukt der Uran-Zerfallsreihe.

**Urangelb:** s. Uran.

**Uranhexafluorid:** $UF_6$; $M_r$ 352.1. Bei Zimmertemperatur gasförmige Verbdg., in die Uran zur Anreicherung des f. die Kernspaltung benötigten Isotops* $^{235}U$ übergeführt wird.

**Uranin:** s. Fluoresceinnatrium.

**Uranium aceticum:** s. Uranylacetat.

**Uranium nitricum:** s. Uranylnitrat.

**Urannitrat:** s. Uranylnitrat.

**Uran(VI)-oxid:** s. Uran.

**Uranpecherz:** s. Uran.

**Urantrioxid:** s. Uran.

**Uranylacetat:** Uranium aceticum, Uranacetat, Essigsaures Uranoxid, $(CH_3COO)_2UO_2 \cdot 2\ H_2O$. Gelbe Kristalle, lösl. in Wasser. Darst.: durch Auflösen von Urantrioxid in Essigsäure. **Anw.:** Reagenz zur Bestimmung der Phosphorsäure.

**Uranylnitrat:** Urannitrit, Uranium nitricum, salpetersaures Uranoxid; $UO_2(NO_3)_2 \cdot 2H_2O$. Grünlichgelbe, fluoreszierende Prismen; leicht lösl. in Wasser, Ethanol, Ether. **Anw.:** hauptsächl. in der Porzellanmalerei.

**HOM:** *Uranium nitricum:* verord. z.B. b. Nierenentzündungen, Ulcus ventriculi, unterstützend bei Diabetes.

**Uranylsalze:** Verbindungen mit dem Uranyl-Kation $UO_2^{2+}$.

**Urapidil** INN: 6-{3-[4-(2-Methoxyphenyl)-1-piperazinyl]propylamino}-1,3-dimethyl-2,4(1H,3H)-pyrimidindion, Ebrantil®; CAS-Nr. 34661-75-1; $C_{20}H_{29}N_5O_4$, $M_r$ 387.49. Schmp. 160-163°C aus Wasser; polymorph. p$K_s$ 7.10. **Anw.:** Antihypertonikum; $\alpha_1$-Rezeptorenblocker mit prä- u. postsynaptischer $\alpha_2$-synaptischer Wirkung. Antihypertensive Wirk. durch zentrale Hemmung sympathischer Aktivitäten u. periphere Noradrenalinfreisetzungshemmung. Nachhaltige periphere Vasodilatation. Ind.: Blutdruckkrisen. HWZ 2 bis 3 h. Gebräuchl. ist auch Urapidilhydrochlorid.

**Urari, Uvari:** s. Curare.

**Urate:** Salze der Harnsäure*.

**Urbason®:** s. Methylprednisolon.

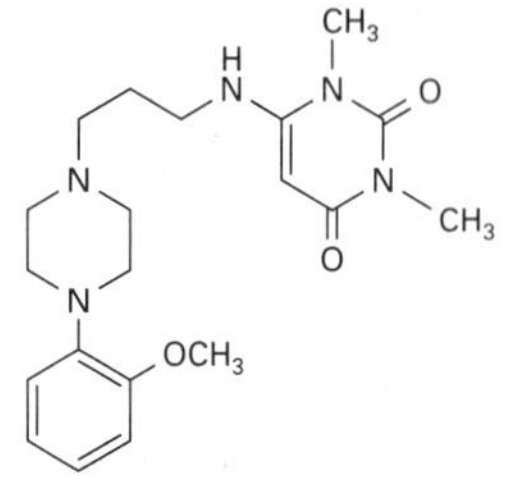

Urapidil

**Urea nitrica:** Carbamidnitrat*.
**Urea pura:** Harnstoff*.
**Urease:** Enzym, das Harnstoff in Ammoniak u. Kohlendioxid zerlegt. Nat. in Bakterien, Pilzen, in d. Sojabohne u. amerikan. Jackbohne, nicht aber in tier. Organismus. U. ist das erste kristallisiert gewonnene Enzym. Durch die Zerlegung des Harnstoffes u. Freisetzung des gebundenen Stickstoffs als Ammoniak, wodurch der Stickstoff f. die Pflanzen wieder assimilierbar wird, ist U. bzw. die Ureasespaltung von außerordentlicher Wichtigkeit f. den Kreislauf des Stickstoffs.
**Uredinales:** Rostpilze, s. Pilze.
**Uredosporen:** rötliche, paarkernige Sommersporen der Rostpilze (Uredinales, s. Pilze).
**Ureide:** Harnstoff-Derivate, in denen H-Atome der $NH_2$-Gruppe durch Säurereste* (Acyl-Gruppen) ersetzt sind. Zu den Ureiden gehören viele Schlafmittel, z.B. die Barbiturate*; s.a. Carbromal.
**Urem®:** s. Ibuprofen.
**Ureometer:** Apparat zur Bestimmung des Harnstoffs nach Kowarski; vgl. Urometer.
**Ureter:** Harnleiter*; Ureteritis: Harnleiterentzündung.
**Urethan:** Urethanum, Ethylurethan, Carbaminsäure-ethylester; $H_2N{-}CO{-}OC_2H_5$, $M_r$ 89.09. Schmp. 48-50°C. Sdp. 184°C. D. 1.048. Farblose Kristalle, leicht lösl. in Wasser, Ethanol, Ether, Chloroform, Glycerol. Darst.: durch Erhitzen v. Harnstoffnitrat m. Ethanol. **Anw.** med.: früher als Zytostatikum.
**Urethane:** Ester der Carbamidsäure.
**Urethra:** Harnröhre*; urethralis: zur Harnröhre gehörig.
**Urethritis:** Harnröhrenentzündung.
**Uretrim®:** s. Trimethoprim.
**Urfadyne®:** s. Nifurtoinol.
**Urfamycine®:** s. Thiamphenicol.
**Urginea maritima** (L.) Bak.: (Scilla maritima L., Urginea scilla Steinh.) Fam. Liliaceae (bzw. Fam. Hyacinthaceae), Meerzwiebel; man unterscheidet eine weiße u. eine rote Varietät (Rattenzwiebel) (heim. Mittelmeerländer). Urginea maritima wird auch in 6 Kleinarten aufgegliedert, die sich im Ploidiegrad u. hinsichtlich der enthaltenen herzwirksamen Glykoside quntitativ u. qualitativ unterscheiden. U. maritima *im engeren Sinn* gedeiht v.a. auf der Iberischen Halbinsel. Stpfl. v. **Bulbus Scillae:** Bulbus Pancratii veri, Bulbus rusticus, Bulbus Urgineae, Scillae bulbus, **Meerzwiebel**; die in Streifen geschnittenen, getrockneten, mittleren, fleischigen Blätter der bald nach der Blüte gesammelten Zwiebel der weißzwiebeligen Rasse (Varietät m. weißen Schuppen). **Off.:** DAB10. **Inhaltsst.:** ca. 0.25 bis 0.4% (2%) herzwirksame Glykoside der Bufa-

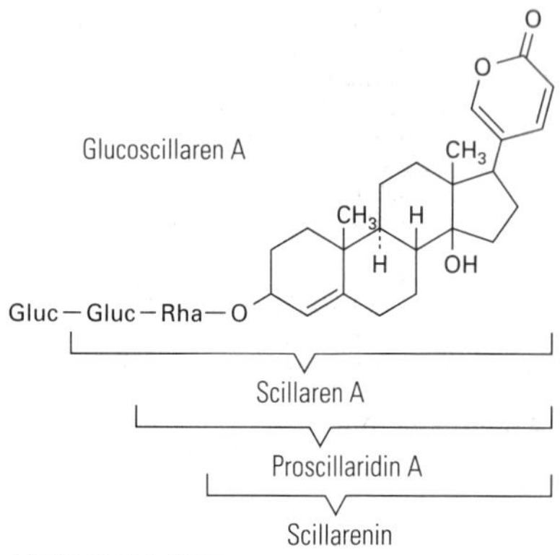


Urginea maritima:
Strukturformel von Glucoscillaren A

dienolid-Reihe; als Aglykon dient **Scillarenin**. Die Hauptglykoside sind Scillaren A, Proscillaridin A*, das durch enzymatische Hydrolyse entsteht, u. Gammabufotalinrhamnosid; ferner sind neben einigen anderen Herzglykosiden wie Glucoscillaren A vor allem noch Schleimstoffe (Glucogalactane), Polyfructosane etc. vorhanden. **Anw.:** als schnell wirkendes Herzmittel, bes. b. Digitalisempfindlichkeit, s. Proscillaridin; als kräftiges Diuretikum sowie als Expektorans; s.a. Herzglykoside. Wird Meerzwiebel verordnet, so ist, wenn aus der Verordnung nichts anderes hervorgeht, Eingestelltes Meerzwiebelpulver zu verwenden. **Scillae pulvis normatus:** Eingestelltes Meerzwiebelpulver; der Wirkwert des Pulvers soll nach DAB10 einem Geh. von 0.2% Proscillaridin entsprechen. **Bulbus Scillae recens:** frische Meerzwiebel, dient als Rodentizid; hierfür wird hauptsächl. die **rote Varietät** verwendet, da diese das f. Ratten giftige Glykosid **Scillirosid** in größerer Menge enthält. Das Aglykon Scillirosidin ist 6-Acetoxy-8-hydroxy-scillarenin. Die weiblichen Ratten sind gegen dieses Gift empfindlicher als die männlichen; neben Herzwirkung auch Wirk. auf ZNS.
**HOM:** *Urginea maritima var. alba* (HAB1.2): Ethanol. Digestiv der frischen, fleischigen Zwiebelschuppen; verord. z.B. b. Kreislaufkollaps.
**HOM:** *Urginea maritima var. rubra* (HAB1.2): frische rote Zwiebel; verord. z.B. b. Kreislaufschwäche.
**Uricase:** Uricooxidase; uricolytisches Enzym, welches Harnsäure in Allantoin umwandelt, das Endprodukt des Stickstoff-Stoffwechsels der meisten Säugetiere. Nur der Mensch u. die anthropoiden Affen bilden Harnstoff.
**Uricovac®:** s. Benzbromaron.
**Uridin:** 1-β-D-Ribofuranosyluracil. Schmp. ca. 165°C. Nucleosid* aus Uracil* u. D-Ribose; die Phosphate spielen im Stoffwechsel eine wichtige Rolle. **Anw.:** Reagenz Ph.Eur.3.
**Uridindiphosphatglucose:** UDPG, sog. aktive Glucose; s. Nucleosiddiphosphatzucker.
**Urikämie:** pathologische Erhöhung der Harnsäure im Blut bei Gicht*, Leukämie, Nierenerkrankungen.
**Urikopathie:** s. Gicht.
**Urikostatikum(a):** Pharmakon zur Vermin-

derung der Harnsäurebildung in der Ther. der chronischen Gicht*, s. Gichttherapeutikum.

**Urikosurikum(a):** Pharmakon zur Steigerung der Harnsäureausscheidung in der Ther. der chronischen Gicht*, s. Gichttherapeutikum.

**Urin:** Urina, s. Harn.

**Urinal:** Urinflasche, flache Gummiflasche, die am Oberschenkel befestigt wird, zum Auffangen des Urins bei Incontinentia urinae.

**Urion®:** s. Alfuzosin.

**Uripurinol®:** s. Allopurinol.

**Urobilin:** $C_{33}H_{42}O_6N_4$. Rotbrauner Gallenfarbstoff, entsteht durch Oxidation aus Urobilinogen, das im Harn u. Kot ausgeschieden wird u. an der Luft zu Urobilin oxidiert. Nachw.: Schlesinger-Reagenz*; s. Gallenfarbstoffe.

**Urobilinogen:** Vorstufe des Urobilins*, s. Gallenfarbstoffe.

**Urobilinogenurie, Urobilinurie:** Auftreten von Urobilinogen* od. Stercobilinogen im Harn. Nachw. von Urobilinogenurie: Umsetzung mit Diazoniumsalz zu Azofarbstoff od. Ehrlich-Lösung.

**Urocansäure:** 4-Imidazolacrylsäure; $C_6H_6$-$N_2O_2$, $M_r$ 138.12. Abbauprodukt von Histidin; kommt im Schweiß vor u. hat UV-Strahlung-absorbierende Eigenschaften. Urocanylcholin ist Murexin*, das in der Purpurschnecke (Murex cornutus*) vorkommt.

**Urodesinfiziens:** s. Harnantiseptikum(a).

**Uroerythrin:** Purpurin. Roter Harnfarbstoff, hauptsächl. bei Fieber auftretend (Ziegelmehlsediment), s. Sedimentum lateritium.

**Urofollitropin:** Urofollitropinum Ph.Eur.3, Fertinorm®; $M_r$ ca. 35 000. Aus dem Urin von Frauen nach der Menopause extrahiertes, biolog. (nicht chem.) reines follikelstimulierendes Hormon (FSH); vgl. *Follitropin alpha* u. *beta*. Herst. erfolgt über Urogonadotropin*. Die Aktivität der Substanz beträgt mind. 90 I.E. FSH/mg. Das Verhältnis LH zu FSH beträgt max. 1 I.E. zu 60 I.E. **Anw.:** bei Infertilität durch Follikelreifungsstörungen.

**Urogenital(is):** Harn- u. Geschlechtsteile betreffend.

**Urogonadotrop(h)in:** Menotropin, Human-Menopausengonadotropin, HMG, Gonadotrop(h)inum hypophysicum; CAS-Nr. 9002-68-0. Gem. aus hypophysären FSH u. LH (s. Hormone). Gew. aus dem Urin von Frauen im Klimakterium u. durch ein geeignetes Fraktionierungsverfahren mit nachfolgender Ionenaustauschchromatographie hergestellt; die Aktivität der Substanz beträgt mind. 40 I.E. FSH/mg. Das Verhältnis zwischen der Anzahl Einheiten an LH u. der Anzahl Einheiten an FSH beträgt ca. 1. **Anw.:** z.B. Infertilität. Ausgangsmaterial zur Herst. v. Urofollitropin*. Vgl. Choriongonadotrophin, Serumgonadotrophin.

**Urografin®:** s. Amidotrizoesäure.

**Urokinase** INN: Urokinasum Ph.Eur.3, Abbokinase®, Actosolv®, Ukidan®; CAS-Nr. 9039-53-6. In der Niere gebildetes, (erstmals) aus menschlichem Urin, heute aus Zellkulturen (Nierenzellkulturen des Menschen) gewonnenes od. gentechnolog. hergestelltes Enzym. Lösl. in Wasser. **Wirk.:** direkter Aktivator der Umwandlung von Plasminogen* in Plasmin. **Anw.:** Fibrinolytikum* (Plasminogen-Aktivator), zur Thrombolyse; Ind.: Lungenembolie, arterielle u. venöse Thrombosen. **Nebenw.:** anaphylaktische Reaktionen, Blutungen, Kopf- u. Rückenschmerzen, vorübergehende Temperaturerhöhung; Kontraind.: Blutungen u. erhöhte Blutungsneigung, Bluthochdruck, Leberzirrhose, schwere Diabetes mellitus, hohes Alter u.a. HWZ 9 bis 20 min.

**Urolith:** Harnstein, tritt als Nierenstein od. Blasenstein infolge einer Stoffwechselstörung auf; besteht in 60 bis 80% der Fälle aus Calciumoxalat, gefolgt von Harnsäure. Nur Harnsäuresteine können bisweilen mit oral einzunehmenden Medikamenten (Urolitholytika*, z.B. Lösungen von Citraten) aufgelöst werden (Urolitholyse).

**Urolithiase:** Harnsteinleiden; s.a. Urologika.

**Urolitholyse:** s. Urolith.

**Urolitholytikum(a):** s. Urolith.

**Urologie:** Lehre von den Erkrankungen der Harnorgane.

**Urologikum(a):** Mittel zur Behandlung von Harnorganerkrankungen; dazu zählen Blasenatoniemittel (z.B. Distigmin u.a. Parasympathomimetika wie Terodilin*), Harnwegsinfektionstherapeutika (z.B. Species urologicae*, Nitrofurantoin*, Sulfonamide*, Methenamin*, Enoxacin*), Mittel zur Behandlung von Miktionsbeschwerden (v.a. Spasmolytika*), **Prostatamittel** (z.B. Antiandrogene u. Östrogene bei Prostatakarzinom, Spasmolytika u. Antibiotika bei Prostatitis); bei benigner Prostatahyperplasie* (Prostataadenom) werden neben selektiven $\alpha_1$-Adrenozeptorantagonisten (s. α-Sympatholytika) (Alfzosin, Tamsulosin, Doxazosinmesilat) u. 5α-Reduktasehemmern* (Finasterid, 17α-Estradiol) β-Sitosterol (Sitosterin*) auch rein pflanzliche Mittel angewandt (empirisch) u. stammen z.B. von Cucurbita-, Epilobium- u. Urtica-Arten* sowie von Serenoa repens*, Hypoxis rooperi*, Pygeum africanum* u. Gräserpollen. U. sind ferner Mittel zur Behandlung von Nieren- u. Blasensteinen (z.B. Allopurinol* bei Uratsteinen od. Analgetika u. Spasmolytika bei Koliken).

**Urolong®:** s. Nitrofurantoin.

**Urometer:** Senkspindel (s.a. Dichte-Bestimmungsmethoden) vgl. Ureometer.

**Uromiro®:** s. Iodamid.

**Uromitexan®:** s. Mesna.

**Uronsäuren:** Aldehydcarbonsäuren, entstehen aus Aldosen* durch Oxidation der endständigen primären Alkoholgruppe, z.B. D-Glucuronsäure, D-Galacturonsäure u. D-Mannuronsäure. Sie sind als Bestandteile von Glykosiden, Polyuroniden, Polysacchariden u. Mucopolysacchariden weit verbreitet.

**Uroporphyrin:** s. Porphyrin.

**Uro-Ripirin-Novum®:** s. Emeproniumbromid.

**Urosepsis:** s. Harnsepsis.

**Urosin®:** s. Allopurinol.

**Uroskopie:** Harnuntersuchung.

**Uro-Tablinen®:** s. Nitrofurantoin.

**Urothion:** $C_{11}H_{11}N_5O_3S_2$, $M_r$ 325.4. Schwefelhaltiges Pteridinderivat, das im menschlichen Harn in einer Konz. von 40 – 80 μg/L ausgeschieden wird. Abbauprodukt des Molybdän-Cofaktors der Xanthinoxidase*.

**Urotractan®:** s. Methenamin.

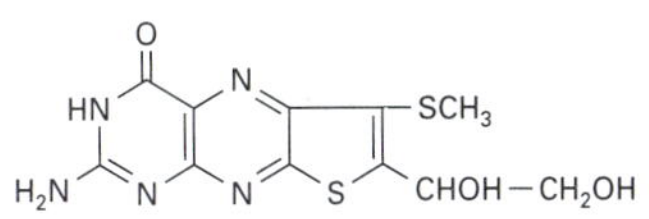

Urothion

**Urotropin**®: Hexamethylentetramin, s. Methenamin.
**Urovison**®: s. Amidotrizoesäure.
**Urovist**®: s. Amidotrizoesäure.
**UroXatral**®: s. Alfuzosin.
**5-α-Ursan**: s. Amyrin
**Ursan**: Grundgerüst von Triterpensapogeninen, **Strukturformel** s. Saponine.
**Ursode(s)oxycholsäure** INN: Acidum ursode(s)oxycholicum, 3α,7β-Dihydroxy-5β-cholan-24-säure, Peptarom®, Ursofalk®, Cholit-Ursan®; CAS-Nr. 128-13-2; $C_{24}H_{40}O_4$, $M_r$ 392.56. In bezug auf die Hydroxylgruppe am C7 epimer mit Chenodesoxycholsäure* (**Strukturformel** s. Gallensäuren). Schmp. 203°C aus Ethanol. $[\alpha]_D^{20°C}$ +57° (c = 2 in abs. Ethanol). Leicht lösl. in Ethanol, Eisessig; schwer lösl. in Chloroform; wenig lösl. in Ether; prakt. unlösl. in Wasser. **Anw.:** Cholelitholytikum (zur Auflösung von Cholesterolgallensteinen), zur Behandlung von dyspeptischen Beschwerden, verursacht durch Cholesterolgallensteine od. Störungen des Gallenflusses. **Nebenw.:** Durchfälle; Kontraind.: Leber- u. Gallenerkrankungen. HWZ 3.5 bis 5.8 d.
**Ursofalk**®: s. Ursodeoxycholsäure.
**Ursolsäure**: Triterpensapogenin, **Strukturformel** s. Saponine (Tab.).
**Urtias**®: s. Allopurinol.
**Urtica ad usum externum**: s. Urtica-Arten.
**Urtica-Arten**: Fam. Urticaceae, Brennessel (Europa, Nordamerika, Asien, Nordafrika). **Urtica dioica** L.: Zweihäusige Brennessel, Große Brennessel. **Urtica urens** L.: Kleine Brennessel. Beide Arten u. auch deren Hybriden sind Stpfl. v. **Urticae folium:** Folia Urticae, Brennesselblätter. **Off.:** DAB10. **Inhaltsst.:** im sauren Sekret der Brennhaare außer dem Nesselgiftstoff Acetylcholin, Histamin, sehr wenig Serotin u. Spuren Ameisen-, Essig-, Buttersäure u. andere org. Säuren; im Blatt bis zu 2% Flavonoide, Phenolcarbonsäuren, Carotin, viel Chlorophyll u. Xanthophyll, Triterpene u. Sterole, Glucokinine (?) sowie (in jungen, frischen Pflanzen) ca. 0.6% Vitamin C; hoher Gehalt an Mineralien (Kieselsäure, Kaliumsalze) u. Nitrat (vom Boden abhängig). Die wirksame Substanz der Brennhaare soll ein den Harzsäuren nahestehender Stoff sein, der schon in einer Menge von 0.1 μg die bekannte Hautentzündung, Schmerz u. Quaddeln hervorruft (Nesselgiftstoff). **Anw.:** zur Durchspülung bei Nierengrieß (MTD ca. 10 g), bei rheumatischen Beschwerden; volkst. als Diuretikum (bei Gicht), Hämostyptikum u. Galaktagogum (zahlreiche weitere Indikationsangaben); äuß. zu Hautreizungen (Urtikationen) bei chron. Erkrankungen, zu Umschlägen auf Wunden u. Geschwüre; kosmetisch: zu Haarwässern.
**Herba Urticae:** Brennesselkraut, Nesselkraut; die während der Blütezeit gesammelten, oberirdischen Teile der beiden genannten Arten sowie von Bastarden beider Arten. **Off.:** DAC86, Ph.Helv.7. **Inhaltsst.** u. **Anw.:** (v.a. auch als Frischpflanzensaft) wie Folium Urticae; techn.: zur Gew. v. Chlorophyll u. Faserstoffen.
**Rad. Urticae:** Brennesselwurzel. **Off.:** DAB10. **Inhaltsst.:** 3-β-Sitosterol u. -glucosid sowie andere Sterine, Scopoletin, Lignane, Gerbstoffe, Lektine, Polysaccharide. **Anw.:** wie das Kraut, aber v.a. als Prostatamittel (zur Beseitigung subjektiver Beschwerden bei benigner Prostatahyperplasie*).
**Fructus Urticae:** Brennesselfrüchte („Brennesselsamen"). **Inhaltsst.:** ca. 30% fettes Öl (bestehend aus ca. 80% *cis*-Linolsäure, 1% Linolensäure, Tocopherol u. Carotinoiden), Eiweiß, Mineralstoffe.
**HOM:** *Urtica,* Urtica urens: frische, blühende Pflanze. *Urtica ad usum externum:* frische, blühende Pflanze v. U. urens.
**HOM:** *Urtica dioica* (HAB1.5): die ganze frische, blühende Pflanze; verord. z.B. b. Hautausschlägen, Gicht, Verbrennungen.
**Urticaria**: Exanthem, Nesselausschlag.
**Urtierchen**: Protozoen*.
**Urtinktur**: s. Homöopathie.
**Urtitersubstanz**: chem. reiner Stoff, der unmittelbar zur Herst. einer Maßlösung* verwendet werden kann, od. mit dessen Hilfe der Gehalt einer Maßlösung bestimmt werden kann (Beispiel: der Gehalt einer Säurelösung kann durch Titration einer Probe von Natriumcarbonat genau bekannter Masse ermittelt werden). Anforderungen an eine U. sind: unbegrenzt haltbar, nicht hygr., eindeutige u. schnelle Reaktion mit dem Wirkstoff einer Maßlösung.
**Urushiol**: s. Toxicodendron quercifolium.
**USAN**: s. Freinamen.
**Uscharidin**: s. Calotropis gigantea.
**Uskan**®: s. Oxazepam.
**Usnea-Arten**: Fam. Usneaceae, Bartflechten, über die ganze Erde verbreitet, bes. in Nebelzonen, auf Rinden lebend. **Usnea florida** (L.) Fries enthält bis zu 4% Usninsäure* u. wie andere Flechten Lichenin*.
**Usninsäure**: CAS-Nr. 6159-66-6; $C_{18}H_{16}O_7$, $M_r$ 344.31. Schmp. ca. 200°C. Eine Flechtensäure* (Dibenzofuranderivat), kommt in zahlreichen

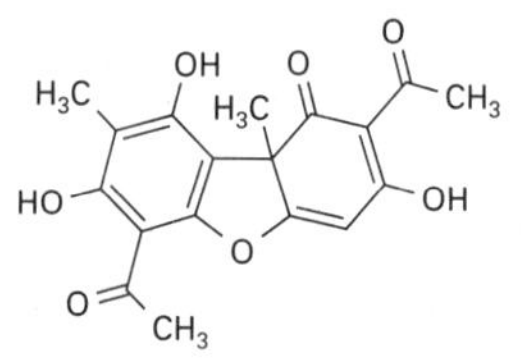

Usninsäure

Flechten (z.B. Usnea-Arten*, Cetraria islandica*) vor. Gelbe Kristalle, in Wasser prakt. unlösl. (die Salze sind in Wasser lösl., aber nicht haltbar), lösl. in Fetten u. Ölen, wirkt antibakteriell. **Anw.:** in Form von Salben, Pudern, Sprays gegen Haut- u. Schleimhauterkrankungen, Mykosen.
**USP**: **1.** Abk. f. United States Pharmacopeia (Arzneibuch der Vereinigten Staaten von Amerika), seit 1985 mit NF (National Formulary) vereinigt; **2.** auch Bez. f. amerikan. Patent.
**Ustilago zeae**: (Ustilago maydis) Maisbrand; ein Brandpilz (Ustilaginales, s. Pilze), der mit seinem Myzel in den Halmen, Blättern, Blüten u. Körnern von Zea mays* lebt. **Inhaltsst.:** 2 Alkaloide mit secaleähnlicher Wirk., Cholin, Trimethylamin, Harze, Fettsäuren, Gerbstoff, Lecithin. **Anw.:** (früher) bei Uterus- u. Ovarialleiden, als Hämostyptikum.
**HOM:** *Ustilago zeae* (HAB1.5), Ustilago maydis: die getrockneten Sporen des Pilzes; verord. z.B. b. Uterusblutungen.
**Uterus**: Gebärmutter; Uterusschleimhaut: Endometrium.
**UV**: Abk. f. Ultraviolett-Strahlung bzw. -Licht; s. Ultraviolett.

**UV-A: UV-B, UV-C:** s. Ultraviolett (Tab.).

**Uvae ursi folium:** s. Arctostaphylos uva-ursi.

**UV-Analysenlampen:** nach Ph.Eur.3 Quarzlampen mit Quecksilberdampf mit geeignetem Filter f. die Prüfung bei einer Wellenlänge von 254 od. 365 nm. Prüfung der Intensität des UV-Lichtes: ein Natriumsalicylat-Fleck von ca. 5 mm Durchmesser muß auf einer Schicht Kieselgel sicher zu erkennen sein; bei 254 nm wird eine 0.04%ige, bei 365 nm eine 0.2%ige ethanolische Lsg. von Natriumsalicylat verwendet.

**Uvaol:** s. Arctostaphylos uva-ursi.

**Uvasole®:** Lösungsmittel f. die Spektroskopie (E. Merck, Darmstadt).

**Uva ursi:** s. Arctostaphylos uva-ursi.

**Uviolglas:** Bariumphosphatchromglas, besonders durchlässig f. ultraviolette Strahlen, s. Glas.

**UV-VIS-Spektroskopie:** s. Spektroskopie.

**Uzarawurzel:** s. Xysmalobium undulatum.

**Uzarin:** $C_{33}H_{44}O_{44}$. Glykosid (Steroid) aus den Wurzeln von Gomphocarpus fruticosus* u. Xysmalobium undulatum* (Asclepiadaceae). Lösl. in Ethanol 95%, sehr schwer lösl. in Wasser. **Anw.:** Antidiarrhöikum, Antispasmodikum; wirkt lähmend auf die glatte Muskulatur, bes. des Magen- u. Darm-Trakts.

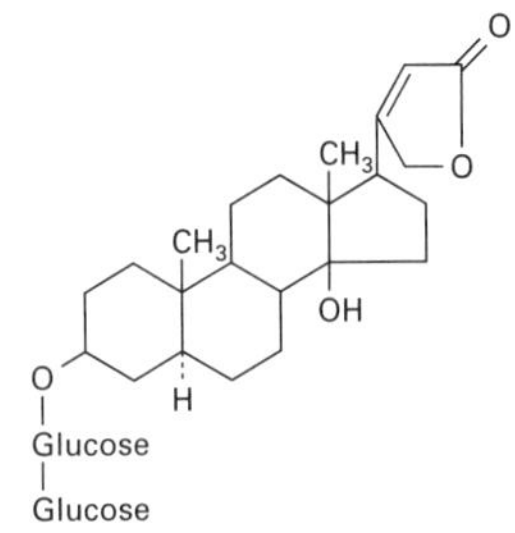

Uzarin

# V

**V**: **1.** *chem.* Vanadium*; **2.** *med.* Vena; **3.** *ophthalmol.* Visus: Sehschärfe; **4.** *phys.* Volt*; **5.** römische Zahl f. Fünf (quinque).

**V.a.**: Abk. auf Rezepten: vitrum album, Weißes Glas od. vitrum allatum, mitgebrachtes Glas; s.a. Vitrum.

**Vaccina**: Kuhpockenlymphe, wie auch allgemein f. Vakzine*, Impfstoffe.

**Vaccina ad usum humanum**: Impfstoffe f. Menschen, s. Vakzine.

**Vaccina ad usum veterinarium**: Impfstoffe f. Tiere, s. Vakzine.

**Vaccina leptospirae interrogantis ad usum veterinarium**: s. Leptospirose-Impfstoff f. Tiere.

**Vaccina viva anthracis sporula ad usum veterinarium**: s. Milzbrandsporen-Lebendimpfstoff.

**Vaccinia-Immunglobulin vom Menschen**: Immunoglobulinum humanum vaccinicum Ph.Eur.3, Immunoglobulinum humanum antivaccinicum; flüssige od. gefriergetrocknete Zuber., die spezifische Antikörper gegen das Vacciniavirus aus Plasma od. Serum von Menschen, die gegen Pocken immunisiert wurden, enthält; aufgrund der Ausrottung der Pocken* obsolet.

**Vacciniavirus**: (*lat.* vacca Kuh) Poxvirus officinalis. Virus, das zur Pockenimpfung verwendet wird; ist mit dem Kuhpockenvirus nahe verwandt u. hinterläßt gegenüber dem Variolavirus (Pokkenvirus) eine gekreuzte postinfektiöse Immunität. Das V. geht auf das Kuhpockenvirus (Poxvirus bovis) des 19. Jahrhunderts zurück.

**Vacciniin**: 6-Benzoyl-D-glucose, β-D-Glucopyranose-6-benzoat; $C_{13}H_{16}O_7$, $M_r$ 284.26. Schmp. 120-123°C. Bitter schmeckender Inhaltsstoff in Vaccinium-Arten u. anderen Ericaceae*.

**Vaccinium myrtillus** L.: Fam. Ericaceae, Heidelbeere, Blaubeere, Bickbeere, Schwarzbeere (Mitteleuropa). Stpfl. v. **Folia Myrtilli:** (Herba Myrtilli) Heidelbeerblätter, Bickbeerenblätter. **Off.:** EB6. **Inhaltsst.:** Hydrochinon u. Derivate fraglich, 1 bis 7% Gerbstoffe (Catechine), wenig Flavonoide u. Iridoide, Kaffeesäure, Chinasäure, Chlorogensäure u. andere org. Säuren, Triterpene wie Ursolsäure; ca. 0.5% Mangan. **Anw.:** als (äußerliches) Adstringens (auch bei Darmgärungen), bei Blasenschwäche, zu Spülungen bei Entzündungen d. Mundschleimhaut; volkst. auch bei Zuckerkrankheit (aber nicht empfehlenswert). **Myrtilli fructus:** Fructus Myrtilli, Heidelbeeren, Schwarze Besinge, Bickbeeren, Blaubeeren; die reifen getrockneten Beeren. **Off.:** ÖAB90, Ph.Helv.7, DAC86. **Inhaltsst.:** 5 bis 12% (hauptsächl.) Catechingerbstoffe (meist in glykosidischer Bindung; Ph.Helv.7: mind. 1.5%), wenig Flavonoide, ca. 5% Invertzucker, Inosit, ca. 1 bis 2% Fruchtsäuren, Pektine, ca. 0.5% Anthocyane (Glykoside v. Delphinidin u. Cyanidin), Vacciniin*, reich an Vitamin B u. C sowie Provitamin A sowie Triterpene wie Ursolsäure. **Anw.:** gegen Durchfall (GED 5 g); äuß.: b. Ekzemen u. zu Mundspülungen. Heidelbeersaft (von frischen Beeren) soll antibakterielle Wirk. haben (er wurde früher gegen Cholera gegeben).

**HOM:** *Vaccinium myrtillus* (HAB1.5), Myrtillus: die frischen, reifen Früchte.

**Vaccinium vitis-idaea** L.: Fam. Ericaceae, Preiselbeere (Nördl. Europa, Asien, Nordamerika). Stpfl. v. **Folia Vitis-idaeae:** Vitisidaeae folium, Preiselbeerblätter. **Off.:** ÖAB90. **Inhaltsst.:** ca. 5 bis 7% (mind. 3%) Arbutin*, Acetylarbutin (Pyrusid), Hydrochinon, ca. 2.5 bis 8% Gerbstoffe, 0.5% Flavonglykoside (z.B. Hyperosid). **Anw.:** als Harndesinfiziens wie Fol. Uvae-ursi (s. Arctostaphylos uva-ursi); volkst.: b. rheumatischen Erkrankungen. **Fructus Vitis-idaeae:** Preiselbeeren, Kronsbeeren. **Off.:** EB6. **Inhaltsst.:** ca. 2 bis 3% Fruchtsäuren, ca. 0.5% Vacciniin* u. ähnl. Verbdgen, Benzoesäure, ca. 0.1% Proanthocyanidine, ca. 0.2% Anthocyane (Glykoside des Cyanidin), Flavonoide, als Aromastoffe aliphatische Alkohole (z.B. Hexanol) u. Aldehyde, Zucker. **Anw.** volkst.: als Adstringens b. Durchfall, auch b. Blutungen; hauptsächl. zu Marmelade.

**Vaccinum**: nach Ph.Eur.3 lat. Bezeichnung für Vakzine*.

**Vagantin**®: s. Methantheliniumbromid.

**Vagina**: Scheide; **vaginal:** zur Scheide gehörig.

**Vaginalapplikator**: applikationsgerechte Verpackung (Mehrfach- od. Einzeldosisapplikator) zum Einbringen von verdickten Arzneilösungen (Gele) od. Cremes in die Vagina. Röhrenförmiger Behälter mit angebrachtem Vorratsbehälter (z.B. Faltenbalg) u. Schutzkappe.

**Vaginalkapseln**: s. Capsulae.

**Vaginalkugeln**: s. Globuli vaginales.

**Vaginalring**: ein Therapeutisches System*; z.B. Estring®-Vaginalring, besteht aus einem Silicon-Elastomer-Ring (Durchmesser 55 mm), aus dem ca. 2 bis 3 d nach Applikation 3 Monate lang 17β-Estradiol* (7.5 μg/d) freigegeben werden, so daß die Wirk. hauptsächl. lokal erfolgt.

**Vaginaltabletten**: gepreßte Vaginalkugeln od. zungenförmige Preßlinge mit lokal wirksamen antimikrobiellen od. kontrazeptiven Arzneistoffen. Ist eine langsame Auflösung erwünscht, entspricht die Arzneiformulierung den Lutschtabletten*. V., die die Wirkstoffe rasch freigeben sollen, benötigen wegen der nur geringen Flüssigkeitsmenge am Applikationsort zerfallsbeschleunigende (aufbrausende) Hilfsstoffzusätze (Hydrogencarbonat u. Säure). Die Zusammensetzung dieser V. entspricht daher den Brausetabletten*. Der saure pH-Wert in der Vagina (ca. 4 bis 5) wird durch einen Überschuß an Säure (Wein-, Citronen-, Algin- od. Borsäure) erhalten. Borsäure eignet sich auch als Gleitmittel. Unter den Füll- u. Bindemitteln ist die Lactose als natürliches Substrat der Vaginalflora am besten geeignet. Durch schaumbildende Zusätze (Alginsäure, Tenside) verteilt sich die aufgelöste Tablettenmasse wesentlich gleichmäßiger. Mit Ausnahme von Form u. Masse entsprechen die V. in ihren

Eigenschaften i.a. den nichtüberzogenen Tabletten (s.a. Compressi). V. müssen nach Ph.Eur.3 der Prüfung auf Zerfallszeit (s. Zerfallsprüfung) von Suppositorien u. Vaginalkugeln – speziell V. – entsprechen, es sei denn, eine modifizierte Wirkstofffreigabe od. eine länger anhaltende lokale Wirk. ist beabsichtigt. V. müssen der Prüfung auf Gleichförmigkeit* der Masse u.U. des Gehaltes einzeldosierter Arzneiformen entsprechen.

**Vaginaltampon:** zylinderförmiges Gebilde aus saugfähigem, mit Arzneistoffen imprägniertem Material (Watte, Zellstoff, Gaze), versehen mit einem Rückholband. Bei Entzündungen u. Infektionen.

**Vaginitis:** Scheidenkatarrh.

**Vagus:** Nervus vagus, 10. Gehirnnerv, Hauptvertreter des (weitverbreiteten, daher der Name) parasympathischen Nervensystems, dem Antagonisten des sympathischen Nervensystems; s.a. Parasympathikus, Sympathikus, Vegetatives Nervensystem.

**Vakuolen:** Gebilde innerhalb von Pflanzenzellen, die von einer dreischichtigen Membran, dem Tonoplasten, umgeben sind u. die zahlreiche Substanzen in gelöstem Zustand (Zucker, anorganische Salze, Alkaloide etc.) enthalten. Als osmotische Systeme sind die V. wichtig f. die Aufrechterhaltung des Turgors*.

**Vakuum:** (*lat.* vacuus leer) annähernd gasleerer (materiefreier) Raum. Je nach dem verbleibenden Restdruck unterscheidet man Grobvakuum (bis ca. $10^{-3}$ bar), Feinvakuum (ca. $10^{-3}$ bis $10^{-6}$ bar), Hochvakuum (ca. $10^{-6}$ bis $10^{-9}$ bar) u. Ultrahochvakuum (weniger als $10^{-9}$ bar).

**Vakuumapparat:** Apparat zum Eindampfen v. Flüss. unter vermindertem Druck, bes. zur Extraktherst. sowie zum Trocknen leicht zersetzlicher od. leicht schmelzbarer Substanzen.

**Vakuumdestillation:** s. Destillation.

**Vakuumfiltergeräte:** zur Filtration mit Unterdruck (kleiner als 1 bar); gut geeignet f. mikrobiologische Aufgaben im Laborbetrieb.

**Vakuumpumpen:** Geräte zur Erzeugung von Vakuum*. Man unterscheidet nach dem Funktionsprinzip: **1.** Mechanische V. (z.B. Kolbenpumpen u. Drehschieberölpumpen). **2.** Treibmittelpumpen (z.B. Wasserstrahlpumpen*, Öl- u. Quecksilberdiffussionspumpen). **3.** Kondensationspumpen (z.B. Kühlfallen). **4.** Sorptionspumpen (z.B. Ionenzerstäuberpumpen). Nach dem erzielbaren Enddruck unterscheidet man Grob-, Fein-, Hoch- u. Ultrahochvakuumpumpen. Für die Erzeugung von Hoch- u. Ultrahochvakuum werden Kombinationen aus mehreren V. verwendet, z.B. eine Drehschieberölpumpe, die ein Feinvakuum erzeugen kann, in Verbindung mit einer Öldiffusionspumpe, mit der dann Hochvakuum erreicht wird.

**Vakzination:** ursprüngl. Kuhpocken-Impfung, seit Pasteur (1881) Erweiterung auf Schutzimpfung mit lebenden od. toten Erregern bzw. Toxoiden.

**Vakzine:** Vaccina, Impfstoffe; bestehen aus abgetöteten od. lebenden, in ihrer Virulenz abgeschwächten Erregern od. aus entgifteten Toxinen* (Toxoid-Impfstoffe). Ein Zusatz von Adjuvantien (Phenol, Formaldehyd) ist möglich; s. Schutzimpfung, s.a. Antigen, Antikörper. **Bakterielle Impfstoffe:** Herst. aus auf Nährmedien gezüchteten Bakterien. Für die Herst. v. Impfstoffen mit *abgetöteten Erregern* (Totimpfstoffe) werden die Bakterien chem. od. phys. abgetötet; die antigene Eigenschaft muß erhalten bleiben. Bakterielle Impfstoffe mit *lebenden Erregern* (Lebendimpfstoffe) werden aus Stämmen hergestellt, die keine pathogenen, jedoch dieselben antigenen Eigenschaften wie die Krankheitserreger aufweisen (Attenuierung*). **Bakterielle Toxoide:** Herst. aus den toxischen Stoffwechselprodukten (Toxinen) der Bakterien, die beim Anwachsen der Keime im flüssigen Nährmedium entstehen; ihre Toxizität wird auf physikalischem od. chemischem Weg (z.B. Formaldehyd-Zusatz) verringert od. beseitigt, ohne die antigenen Eigenschaften zu zerstören. Häufig werden Toxoide, um ihre Immunogenität zu erhöhen, an ein Adsorbens (z.B. Aluminiumsalze) adsorbiert (Suspension). **Virus-Impfstoffe** sind Zuber. von in geeigneten Zell- u. Gewebekulturen gezüchteten Viren. *Lebendimpfstoffe* werden aus attenuierten Stämmen hergestellt. Für *Totimpfstoffe* werden die Viren mit chemischen u. physikalischen Verfahren inaktiviert. **Adsorbat-Impfstoffe:** Alle Impfstoffe, bei denen die Erreger od. Toxoide an geeignete Adsorbentien adsorbiert sind, z.B. Aluminiumhydroxid, Aluminiumphosphat, Calciumphosphat.

In der Ph.Eur.3 werden 2 getrennte Artikel f. Menschen u. Tiere angeführt: **Vaccina ad usum humanum** (Impfstoffe f. Menschen, **Tab.1**) u. **Vaccina ad usum veterinarium** (Impfstoffe f. Tiere, **Tab.2**).

**Anw.:** zur Erreichung bzw. Auffrischung einer spezifischen, aktiven Immunität gegen eine spezielle Krankheit od. bei Kombinationsimpfstoffen gegen mehrere Krankheiten (s. Schutzimpfung). Meistens erfolgt eine Grundimmunisierung u. dann in entsprechenden Zeitabständen Auffrischungsimpfungen.

**Val:** 1 val = 1 mol/wirksame Wertigkeit, d.h. 1 Val ist gleich 1 Grammäquivalent (die dem Äquivalentgewicht numerisch entsprechende Grammenge). 1 Millival: 1/1000 Val. Eine nicht mehr zulässige, aber noch vielfach verwendete Einheit f. Stoffmenge*.

**Valaciclovir** INN: Valacyclovir, L-Valin-2-[(2-amino-1,6-dihydro-6-oxo-9*H*-purin-9-yl)methoxy]-

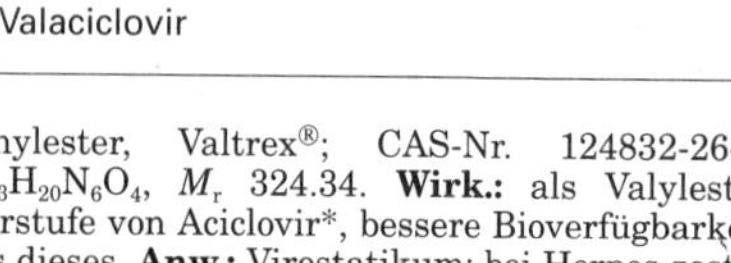

Valaciclovir

ethylester, Valtrex®; CAS-Nr. 124832-26-4, $C_{13}H_{20}N_6O_4$, $M_r$ 324.34. **Wirk.:** als Valylester Vorstufe von Aciclovir*, bessere Bioverfügbarkeit als dieses. **Anw.:** Virostatikum; bei Herpes zoster u. Herpes* simplex. **Übl. Dos.:** Peroral: H. simplex: 2mal/d 500 mg (5 – 10 d); H. zoster: 3mal/d 1000 mg (7d).

**Valbil®:** s. Febuprol.

**Valenz:** Wertigkeit; die Anzahl von H-Atomen (od. anderer 1wertiger Atome, wie Na, Cl usw.), mit denen sich ein Atom eines chem. Elementes zu einem Molekül verbindet, bzw. wieviel H-Atome in einem Molekül ersetzt werden können.

**Valenzisomerisierung:** s. Reaktionen, konzertierte.

**Vakzine** Tab.1
Impfstoffe der Ph.Eur.3 für Menschen
Lateinische u. deutsche Bezeichnungen

| Vaccinum | Fundstelle im Wörterbuch |
|---|---|
| cholerae | Cholera-Impfstoff |
| cholerae cryodesiccatum | Cholera-Impfstoff (gefriergetrocknet) |
| diphtheriae adsorbatum | Diphtherie-Adsorbat-Impfstoff |
| diphtheriae adulti et adulescentis adsorbatum | Diphtherie-Adsorbat-Impfstoff f. Erwachsene u. Heranwachsende |
| diphtheriae et tetani adsorbatum | Diphtherie-Tetanus-Adsorbat-Impfstoff |
| diphtheriae et tetani adulti et adulescentis adsorbatum | Diphtherie-Tetanus-Adsorbat-Impfstoff f. Erwachsene u. Heranwachsende |
| diphtheriae, tetani et pertussis adsorbatum | Diphtherie-Pertussis-Tetanus Adsorbat-Impfstoff |
| febris flavae vivum | Gelbfieber-Lebend-Impfstoff |
| febris typhoidi | Typhus-Impfstoff |
| febris typhoidi cryodesiccatum | Typhus-Impfstoff (gefriergetrocknet) |
| febris thyphoides vivum perorale (Stirpe Ty 21a) | Typhus-Lebend-Impfstoff, oral (Stamm Ty 21a) |
| hepatitidis B (ADNr) | Hepatitis-B-Impfstoff |
| influenzae ex viris integris praeparatum inactivatum | Influenza Impfstoff inaktiviert (s. Grippe-Schutzimpfung) |
| influenzae inactivatum ex corticis antigeniis praeparatum | Influenza-Spaltimpfstoff aus Oberflächenantigenen (inaktiviert) (s. Grippe-Schutzimpfung) |
| influenzae inactivatum ex virorum fragmentis praeparatum | Influenza-Spaltimpfstoff (inaktiviert) (s. Grippe-Schutzimpfung) |
| meningitidis cerebrospinalis | Meningokokken-Polysaccharid-Impfstoff |
| morbillorum vivum | Masern-Lebend-Impfstoff |
| parotitidis vivum | Mumps-Lebend-Impfstoff |
| pertussis | Keuchhusten-Impfstoff |
| pertussis adsorbatum | Keuchhusten-Adsorbat-Impfstoff |
| pneumococcale polysaccharidicum | Pneumokokken-Polysaccharid-Impfstoff |
| poliomyelitidis inactivatum | Poliomyelitis-Impfstoff |
| poliomyelitidis perorale | Poliomyelitis-Impfstoff (oral) |
| pseudopestis aviariae inactivum | Newcastle-Krankheit-Impfstoff (inaktiviert) |
| pseudopestis aviariae vivum cryodesiccatum | Newcastle-Krankheit-Lebend-Impfstoff (gefriergetrocknet) |
| rabiei ex cellulis ad usum humanum | Tollwut-Impfstoff |
| rubellae vivum | Röteln-Lebend-Impfstoff |
| tetani adsorbatum | Tetanus-Adsorbat-Impfstoff |
| tuberculosis (BCG) cryodesiccatum | BCG-Impfstoff (gefriergetrocknet) |
| varicellae vivum | Varizellen-Lebend-Impfstoff |
| variolae cryodesiccatum dermicum | Pocken-Lebend-Impfstoff (gefriergetrocknet) |

**Valenzschale:** äußerste Schale mit den Elektronen der größten Hauptquantenzahl*; ihre Elektronen, die *Valenzelektronen,* bestimmen das chemische Verhalten der Elemente.

**Valenzzahl:** veraltet f. Oxidationsstufe*.

**Valepotriate:** charakteristische Inhaltsst. einiger Valerianaceen-Gattungen wie Valeriana (z.B. V. officinalis*) u. Centranthus (z.B. C. ruber*) sowie, in geringerem Ausmaß, Valerianella (Feldsalat) u. Fedia (Afrikanischer Baldrian). Triester von frei nicht stabilen, iridoiden Polyalkoholen mit verschiedenen aliphatischen Carbonsäuren (s.a. Iridoide). Von dieser Struktur leitet sich auch der Name ab (Valeriana-epoxy-triester: Val-epo-triate). Eine Einteilung der V., f. die ferner ein Epoxidring bezeichnend ist, ergibt sich aus der Anzahl der Doppelbindungen im Iridoidgerüst. Man unterscheidet Diene u. Monoene, aber es gibt auch hydrierte V. Zur Gruppe der V. zählt man außerdem die sog. **Valtrathydrine** mit dem geöffneten Epoxidring. Vom Monoen-Typ sind z.B. auch Glykoside von Valtrathydrinen bekannt, wie z.B. das wasserlösliche Valerisodatum.

V. sind äußerst instabile Verbindungen. Die thermische Zers. erfolgt bei Temperaturen über 40°C sehr rasch u. führt über Zwischenstufen unter anderem zu gelben Sekundärprodukten (Baldrinale). Bei Raumtemperatur tritt diese Abbaureaktion ebenfalls, wenn auch langsamer, ein. Bei Versetzen mit Halogenwasserstoffsäuren hingegen treten, entsprechend dem unterschiedlichen Bau der V., verschiedene Abbaureaktionen ein. Bei V. mit konjugierter Dienstruktur kommt es zu einer Farbreaktion, bei der relativ beständige, blaue Cyclopenta(c)pyrylium-Salze gebildet werden. (Daneben entstehen aber auch u.a. die gelben Baldrinale.) Bezugnehmend auf die alte Bez. der V. wurde diese Farbreaktion als **Halazuchromreaktion** bezeichnet. Dieselbe Reaktion ist auch bei nichtkonjugierten Hydroxydidrovaltraten (Monoene mit zur Doppelbindung α-ständiger Hydroxygruppe) zu beobachten, da durch den Säureangriff die α-Hydroxygruppe abgespalten wird u. so eine konjugierte Diengruppe entsteht. Die nicht konjugierten Diene sowie die Monoene unter den V. bilden unter den gleichen Reaktionsbedingungen unspezifisch braun gefärbte Cyclopenta(c)furane.

**Wirk.** u. **Anw.:** Anxiolytika, Sedativa u. Spasmolytika; die Diene wirken thymoleptisch (antidepressiv, stimmungsaufhellend), während den Monoenen eine eher tranquillierende Wirk. zugeschrieben wird. Dieses aufgrund von Tierversu-

**Vakzine** Tab.2
Impfstoffe der Ph.Eur.3 für Tiere
Lateinische und deutsche Bezeichnungen

| Vaccinum | Fundstelle im Wörterbuch |
|---|---|
| anthracis vivum ad usum veterinarium | Milzbrandsporen-Lebend-Impfstoff für Tiere |
| aphtharum epizooticarium inactivatum pro ruminantibus | Maul- u. Klauenseuche-Impfstoff für Wiederkäuer (inaktiviert) |
| bronchitidis infectivae aviariae vivum cryod. | Bronchitis-Lebend-Impfstoff für Geflügel (gefriergetr.), Infektiöse |
| brucellosis (Brucella melitensis stirpe Rev.1) vivum cryodessicatum ad usum veterinarium | Brucellose-Lebend-Impfstoff für Tiere (gefriergetrocknet) |
| bursitidis infectivae aviariae vivum cryodesiccatum | Bursitis-(Gumburo-Krankheit)-Lebend-Impfstoff für Geflügel (gefriergetr.), Infektiöse |
| clostridii botulini ad usum veterinarium | Botulismus-Impfstoff für Tiere |
| clostridii chauvoei ad usum veterinarium | Rauschbrand-Impfstoff für Tiere |
| clostridii novyi B ad usum veterinarium | Clostridium-Novyi-(Typ B)-Impfstoff für Tiere |
| clostridii perfringentis ad usum veterinarium | Clostridium-Perfringens-Impfstoff für Tiere |
| clostridii septici ad usum veterinarium | Pararauschbrand-Impfstoff für Tiere |
| encephalomyelitidis infectivae aviariae vivum | Enzephalomyelitis-Lebend-Impfstoff für Geflügel, Aviäre-infektiöse |
| erysipelatis suillae inactivatum | Schweinerotlauf-Impfstoff |
| hepatitidis contagiosae caninae vivum cryodesiccatum | Hepatitis-Lebend-Impfstoff für Hunde (gefriergetrocknet), Infektiöse |
| influenzae equi inactivatum | Pferdeinfluenza-Impfstoff |
| leptospirosis ad usum veterinarium | Leptospirose-Impfstoff für Tiere |
| morbi Aujeszkyi ad suem inactivatum | Aujeszkysche-Krankheit-Impfstoff für Schweine |
| morbi Aujeszkyi ad suem vivum cryodessicatum ad usum parenterale | Aujeszkysche-Krankheit-Lebend-Impfstoff für Schweine |
| morbi carrei vivum cryod. pro mustelidis | Staupe-Lebend-Impfstoff für Frettchen u. Nerze (gefriergetrocknet) |
| morbi carrei vivum cryodesiccatum pro cane | Staupe-Lebend-Impfstoff für Hunde (gefriergetrocknet) |
| morbi marek vivum cryodesiccatum | Marieksche-Krankheit-Lebend-Impfstoff für Geflügel (gefriergetr.) |
| parvovirosis caninae inactivatum | Parvovirose-Impfstoff für Hunde (inaktiviert) |
| pestis classicae suillae vivum cryodesiccatum | Schweinepest-Lebend-Impfstoff (gefriergetrocknet), Klassische |
| rabiei inactivatum ad usum veterinarium | Tollwut-Impfstoff für Tiere |
| rabiei perorale vivum ad vulpem | Tollwut-Lebend-Impfstoff für Füchse (peroral) |
| rhinotracheitidis infectivae bovinae vivum cryodesiccatum | Rhinotracheitis-Lebend-Impfstoff, Infektiöse, für Rinder (gefriergetrocknet) |
| tetani ad usum veterinarium | Tetanus-Impfstoff für Tiere |
| variolae gallinaceae vivum cryodesiccatum | Geflügelpocken-Lebend-Impfstoff (gefriergetrocknet) |
| vivum panleucopeniae felinae infectivae cryodesiccatum | Panleukopenie-Lebend-Impfstoff für Katzen (gefriergetrocknet) |

chen festgestellte Wirkungsspektrum ist bei peroraler Applikation aus pharmakokinetischen Gründen nicht auf den Menschen übertragbar; das gilt auch weitgehend f. die Baldrinale. Wegen der starken alkylierenden Aktivität der Epoxidgruppe ist bei den V. auch mit zytotoxischen Eigenschaften zu rechnen.

**Valeranon:** s. Valeriana officinalis.

**Valerensäure:** s. Valeriana officinalis.

**Valeriana celtica** L.: (Nardus celtica, Spica celtica) Fam. Valerianaceae, Echter Speik; **ssp. norica** Vierh. (Ostalpen) u. **ssp. celtica** (Westalpen). **Inhaltsst.:** ca. 0.1% bis. ca. 2% äther. Öl (mit Sesquiterpenen), Valepotriate* (ca. 0.2 bis 0.5% Valtratum, 0.05 bis 0.08% IVHD-Valtrat) etc. **Anw.:** als Ersatz der Echten Narde (s. Nardostachys jatamensi) zu Parfümeriezwecken.

**Valeriana edulis ssp. procera** (H.B.K) F. G. Meyer: (Valeriana mexicana) Fam. Valerianaceae, Mexikanischer Baldrian (Mexiko). **Inhaltsst.:** bis zu 9% Valepotriate.

**Valeriana fauriei:** s. Valeriana officinalis var. angustifolia.

**Valeriana officinalis** L. *s.l.*: Fam. Valerianaceae, Baldrian, Großer Baldrian (Europa, gemäßigt. Asien bis Japan, kult. in Deutschland, bes. in Franken (Schweinfurt), Thüringen (Kölleda), im Harz (Pansfelde), ferner kult. in Holland, Belgien, Rußland u. auf dem Balkan). V. officinalis s.l. ist eine Sammelart, zu ihr gehören mehrere Unterarten bzw. Sippen, die sich durch unterschiedliche Chromosomensätze auszeichnen. Ferner gibt es zahlreiche chemische Rassen. Die wichtigsten Kleinarten sind: V. sambucifolia (Holunderblättriger Baldrian), V. repens (V. procurrens, Kriechbaldrian) V. wallrothii (V. collina, Hügelbaldrian) V. officinalis (V. exaltata, Echter Baldrian.). Stpfl. v. **Valerianae radix** Ph.Eur.3: Radix Valerianae, Rhizoma Valerianae, Baldrian, Baldrianwurzel, Katzenwurzel; die Wurzeln mit Rhizomen u. Ausläufern.

**Inhaltsst.: 1.** Valepotriate: ca. 1 bis 1.5%, mit dem Hauptbestandteil Valtrat. Die Valepotriate* sind nicht wasserdampfflüchtig u. werden bei nicht schonender Trocknung der Droge, auch in Tinkturen u. Extrakten, partiell od. völlig zu

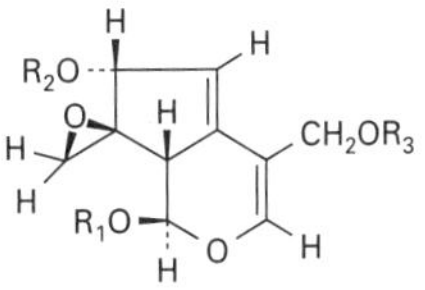


| | $R_1$ | $R_2$ | $R_3$ |
|---|---|---|---|
| Valtrat | Is | Is | Ac |
| Homovaltrat | Is | Ic | Ac |
| Isovaltrat | Is | Ac | Is |
| Acevaltrat | Is | IsAc | Ac |
| Homoace-valtrat | IsAc | Ic | Ac |

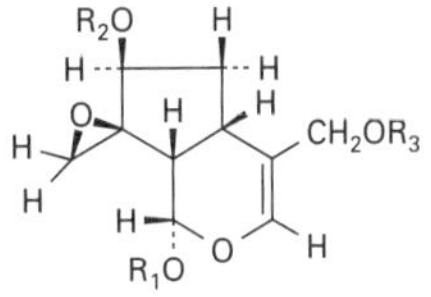


| | | | |
|---|---|---|---|
| Didrovaltrat | Is | Ac | Is |
| Homodidro-valtrat | Ic | Ac | Is |
| Isodidro-valtrat | Is | Is | Ac |

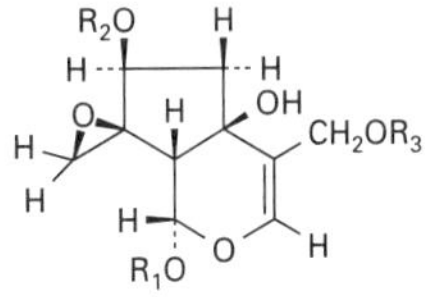


| | | | |
|---|---|---|---|
| Isovaleroxy-hydroxydidro-valtrat | IsIs | Is | Ac |

Valepotriate:
Struktur der wichtigsten Valepotriate; Ac: Essigsäurerest; Is: Isovaleriansäurerest; Ic: Isocapronsäurerest; IsAc: β-Acetoxy-isovaleriansäurerest; IsIs: Isovaleroxyisovaleriansäurerest

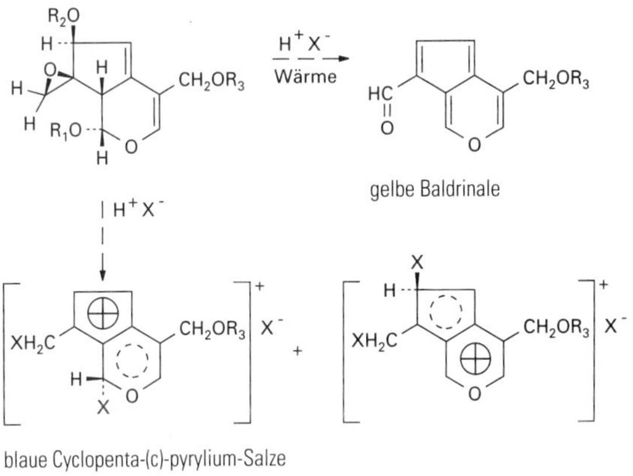


Valepotriate:
Säurekatalysierte Abbaureaktion von konjugierten Dienen

Baldrinalen u. den freien Säuren abgebaut. **2.** Monoterpenalkaloide: Actinidin, Chatinidin, Valerianin u.a., mit einem Pyridinring u. dem gleichen iridoiden C-Skelett wie die Valepotriate, insgesamt ca. 0.01 bis 0.05%.

**3.** Ätherisches Öl: 0.1 bis 1.7%, nach Ph.Eur.3 mind. 0.5%, in der Ölhypodermis von Wurzeln u. Rhizomen lokalisiert, mit Monoterpenen (Pinen, Camphen, Fenchen, Myrcen, Limonen etc.), Estern des Borneols u.a. (mit Isovaleriansäure, Butter- u. Essigsäure; Isovaleriansäure u. deren Bornylester bedingen den charakteristischen Geruch der getrockneten Droge); ferner Sesquiterpene u. -derivate (0.08 bis 0.3%), wie Caryophyllen, Cadinen, Valeranon sowie die irregulär aufgebauten Cyclopentan-Sesquiterpene Valerensäure, Hydroxy- u. Acetoxyvalerensäure u.a. Diese sind von spasmolytischer, papaverinähnlicher Wirk. u. sind offensichtlich nur in Drogen enthalten, die von Valeriana officinalis L. stammen (Leitsubstanzen), nicht hingegen in Drogenverfälschungen. (Andere Valeriana-Arten, die Valepotriate führen, wie V. edulis, V. wallichii, gelten als „Industriedrogen".)

**Wirk.** u. **Anw.:** Baldrian wird als mildes Sedativum u. Spasmolytikum benutzt. Der sedi-

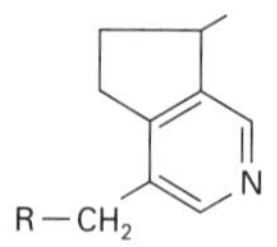

Actinidin: R = H

Valerianin: R = $OCH_3$

Valeriana officinalis:
Valeriana-Alkaloide

tative (beruhigende) Effekt läßt sich durch das Zusammenwirken mehrerer Inhaltsst., vor allem aber mit den Bestandteilen des ätherischen Öls (Valerensäure etc.) begründen (Valepotriaten u. Baldrinalen wird auch aus pharmakokinetischen Gründen die Wirkung abgesprochen). Baldrian ist das Mittel der Wahl bei Schlafstörungen (Schlaflosigkeit) leichten u. mittleren Grades, bedingt durch nervöse Erschöpfung u. geistige Überarbeitung, bei motorischer Unruhe, bei Angst-, Erregungs- u. Unruhezuständen, bei neurovegetativen Störungen, als Nervenberuhigungsmittel, bei Witterungsempfindlichkeit, nervösen Beschwerden des Alltags, vegetativer Dysregulation, Nervosität, psychischen Erregungen. **Dos.:** 2 bis 3 g Baldrianwurzel (Infus) bzw. 1 bis 2 Teelöffel Baldriantinktur (meistens unterdosiert). **Zuber.:** Extractum Valerianae siccum, Tct. Valerianae (simplex), Tct. Valerianae aetherea, Spec. sedativae.

**HOM:** *Valeriana officinalis* (HAB1.3): die nicht über 40°C getrocknete Wurzel; verord. z.B. b. Schlaflosigkeit, Nervosität.

**Valeriana officinalis var. angustifolia** Mig.: (Valeriana fauriei Briquet, Valeriana angustifolia Tausch., Valeriana officinalis ssp. tenuifolia Vahl.) Fam. Valerianaceae, Japanischer Baldrian (kult. in Japan, Polen). Stpfl. v. **Radix Valerianae japonicae:** Kessowurzel. **Inhaltsst.:** 5 bis 8% äther. Öl, (wenig) Valepotriate, Alkaloide (s. Valeriana officinalis). **Anw.:** zur Gew. des äther. Öls, **Oleum Valerianae** (Baldrianöl), mit azulenogenen Sesquiterpenen (Kessylalkohol, Kessylacetat etc., **Strukturformeln** s. Valeriana officinalis), von campherartigen Geruch, daneben die Ölbestandteile von Valeriana officinalis* s.l.

**Valeriana rubra:** Spornblume, s. Centranthus ruber.

**Valeriana wallichii** DC.: Fam. Valerianaceae, Indischer Baldrian (Pakistan, Indien). **Inhaltsst.:** äther. Öl, 3.5 bis 4.2% Valepotriate (je nach Überwiegen der verschiedenen Valepotriate* unterscheidet man zwischen einer Acevaltrat- u. einer Didrovaltrat-Rasse).

**Valerianella:** s. Valepotriate.

**Valeriansäure:** Acidum valerianicum, Baldriansäure, n-Valeriansäure, Pentansäure; $CH_3$-$(CH_2)_3$-COOH, $M_r$ 102.08. D. 0.928 bis 0.932. Schmp. -34.5°C. Sdp. 186-187°C. Die übliche Handelssäure ist meist ein Gem. v. Isovaleriansäure u. Methylethylessigsäure. Farblose Flüss. v. baldrianartigem Geruch, lösl. in 30 T. Wasser, leicht lösl. in Ethanol u. Ether. **Anw.** med.: früher als krampfstillendes Mittel; techn.: z. Herst. baldriansaurer Salze; in der Parfümerie. Vgl. Isovaleriansäure.

**Valeriansäureguajakolester:** s. Guajakolvalerianat.

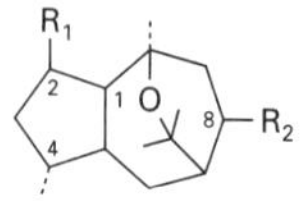

| | $R_1$ | $R_2$ |
|---|---|---|
| | H | H |
| α-Kessylalkohol | OH | H |
| Kessanol | H | OH |
| Kessoglykol | OH | OH |

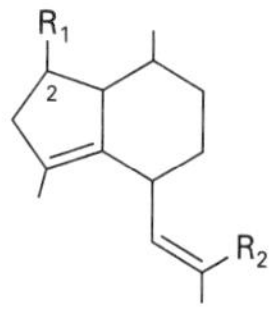

| | $R_1$ | $R_2$ |
|---|---|---|
| Valerenal | H | CHO |
| Valerensäure | H | COOH |
| Valerenolsäure | OH | COOH |

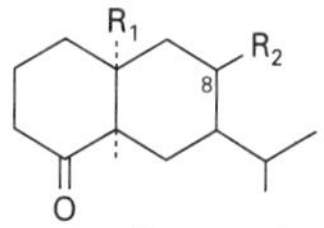

| | $R_1$ | $R_2$ |
|---|---|---|
| Valeranon | $CH_3$ | H |
| Fauronol | $CH_3$ | OH |
| Kanokonol | $CH_2OH$ | H |

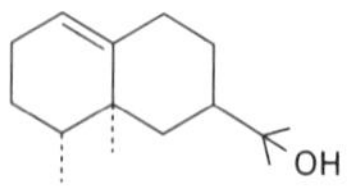

Valerianol

Valeriana officinalis:
Azulogene und nichtazulogene Sesquiterpene aus dem ätherischen Öl

**Valeryl:** die Gruppe $C_4H_9CO$–.

**Validierung:** Nachweis, daß eine Methode zuverlässig innerhalb festgelegter Grenzen zum erwarteten Ergenis führt. Wichtiger Bestandteil der GMP* u. wichtiges Element zur Gewährleistung der Arzneimittelsicherheit. Die Validierung im Sinne der *Richtlinien f. die gute Validierungs-Praxis* (erarbeitet von der F.I.P., Fédération Internationale Pharmaceutique) umfaßt die systematische u. vollständig kontrollierte Überprüfung der wesentlichen Arbeitsschritte u. Einrichtungen in Entwicklung u. Produktion einschließlich der Kontrolle von pharmazeutischen Produkten mit dem Ziel, sicherzustellen, daß die hergestellten Produkte bei Einhaltung der festgelegten Produktions- u. Kontrollverfahren zuverläßig u. reproduzierbar in der gewünschten Qualität hergestellt werden können.

**Valin:** (Abk. Val) Valinum Ph.Eur.3, (S)-2-Amino-3-methylbuttersäure, L-α-Aminoisovaleriansäure; CAS-Nr. 72-18-4; C5-$H_{11}$-N-O2, $M_r$ 117.1. **Strukturformel** s. Aminosäuren. Schmp. 315°C. Weißes, krist. Pulver. Lösl. in Wasser, sehr schwer lösl. in Ethanol. Optisch aktive, aliphatische, neutrale, proteinogene Aminosäure, die essentiell u. glucoplastisch ist. L-Valin wird intakt in Penicillin eingebaut. **Anw.** med.: in Infusionslösungen.

**Norvalin** ist α-Amino-n-valeriansäure.

**Valiquid®:** s. Diazepam.

**Valium®:** s. Diazepam.

**Valoron®:** s. Tilidin.

**Valproat-Seminatrium:** s. Valproinsäure.

**Valproinsäure** INN: Acidum valproicum INN, Di-n-propylessigsäure, 2-Propylpentansäure, 2-Propylvaleriansäure, Convulex®, Ergenyl®,

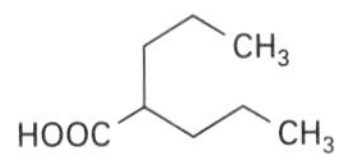

Valproinsäure

Leptilan®, Orfiril®; CAS-Nr. 99-66-1; $C_8H_{16}O_2$, $M_r$ 144.21. Sdp. 120-121°C (1.9 kPa), 128-130°C (2.7 kPa). $n_D^{24.5°C}$ 1.425. Sehr schwer lösl. in Wasser. $pK_s$ 4.6. **Anw.:** Antiepileptikum bei allen Formen der Epilepsie. **Nebenw.:** gastrointestinale Störungen, Appetitlosigkeit, Erbrechen, reversibler Haarausfall, mäßige Sedation, Blutgerinnungsstörungen, Leber- u. Pankreasschäden; zahlreiche Wechselw. HWZ 6 bis 19 h.

**Natriumvalproat:** Natrii valproas Ph.Eur.3; CAS-Nr. 1069-66-5; $C_8H_{15}NaO_2$, $M_r$ 166.2. Lösl. in Wasser, Ethanol; hygr. Gebräuchl. ist auch Natriumhydrogenvalproat (Valproat-Seminatrium, $C_{16}H_{31}NaO_4$).

**Valsartan** INN: N-[p-(o-1H-Tetrazol-5-ylphenyl)benzyl]-N-valeryl-L-valin, Diovan®; CAS-Nr.

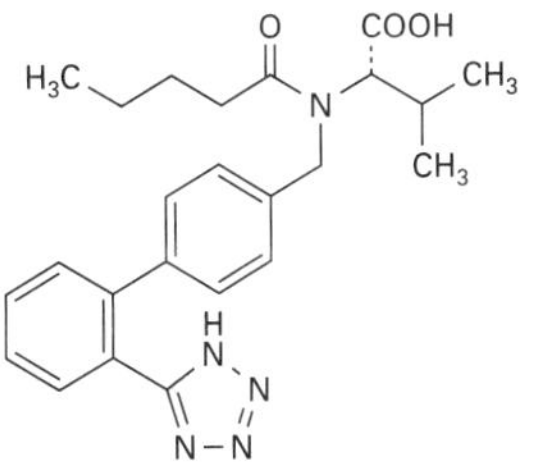

Valsartan

137862-53-4; $C_{24}H_{29}N_5O_3$, $M_r$ 435.53. **Wirk.** u. **Anw.:** ACE-Hemmer* (blockiert den Angiotensin-II-Typ-1-Rezeptor); bei essentieller Hypertonie. **Nebenw.:** Kopfschmerzen, Husten, Diarrhö etc. Kontraind.: schwere Leberinsuffizienz, Gallenwegsobstruktion, Anw. bei Kindern; Schwangerschaft u. Stillzeit etc. HWZ 9 h. Wechselw.: glz. Gabe von kaliumsparenden Diuretika u. Kaliumpräparaten. **Übl. Dos.:** Oral: 1mal 80 mg/d.

**Valtrat:** s. Valepotriate.

**Valtrathydrine:** s. Valepotriate.

**Valtrex®:** s. Valaciclovir.

**Vanadate:** s. Vanadium.

**Vanadin:** Vanadium*.

**Vanadin(V)-oxid:** Vanadinpentoxid, Vanadinsäureanhydrid: Vanadium(V)-oxid, s. Vanadium.

**Vanadin-Schwefelsäure:** Reagenz Ph.Eur.3: 0.20 Vanadium(V)-oxid werden in 4.0 mL Schwefelsäure 96% gelöst, die Lsg. wird mit Wasser zu 100 mL verdünnt. **Anw.:** z.B. zum Nachw. von Peroxiden in Gelatine, zur Prüfung von Tetrahydrofuran auf Peroxide.

**Vanadium:** Vanadin, V, $A_r$ 50.9414, 2-, 3-, 4-, 5wertig. OZ 23. D. 6.092; Schmp. 1919°C; Sdp. 3400°C. Stahlgraues, sehr hartes, beständiges Metall; widerstandsfähig gegen Säuren, Alkalien, Luftsauerstoff, wird aber von Flußsäure u. Salpetersäure angegriffen. Leicht legierbar. Nat. nur gebunden, aber sehr verbreitet als Vanadate, in Eisen-, Chrom-, Blei-, Zink-, Kupfererzen; Hauptfundstätten (Carnotit) in Utah u. Rocky Mountains in USA, in Peru (Patronit), Südwestafrika; in Spuren auch in pfl. Aschen; wahrscheinlich essentielles Spurenelement f. den Menschen. V. kann durch Hemmung (ATP-asen, Phosphatasen, Kinasen) od. Aktivierung (Monoaminoxidasen, Adenylatcyclase) von Enzymen zahlreiche Stoffwechselprozesse beeinflussen. Einatmen von V-Verbindungen (z.B. $V_2O_5$) führt mit einer Latenz von ca. 0.5 h zu Reizung der Atemwege, chron. Bronchitis, Lungenentzündung, ev. Lungenödem. Vanadiumreich sind Kohle u. Erdöl. Manche, nicht als Nahrungsmittel verwendete Meerestiere u. Pflanzen reichern V an (der Fliegenpilz z.B. bis zu ca. 170 mg/kg Trockengewicht). MAK: 0.1 mg/m³ $V_2O_5$–Rauch, 0.5 mg/m³ $V_2O_5$–Staub. Entdeckt 1801 v. Anders Manuel del Rio (1769 bis 1829, Mexiko). Darst.: Aus den Oxiden m. Aluminium im Thermitverfahren. **Anw.:** z. Herst. v. bes. hartem Spezialstahl (Vanadinstahl), z. Herst. v. Schutzgläsern (Vanadiumoxid im Glasfluß bewirkt Absorption der ultravioletten Strahlen durch das Glas).

**Vanadiumsäureanhydrid, Vanadiumpentoxid**, Vanadium(V)-oxid: $V_2O_5$, $M_r$ 181.9. Die beständigste Vanadiumverbindung. Braunes Pulver, in Wasser unlösl., lösl. in Säuren. mit roter Farbe, D. 3.357, Schmp. 658°C. **Anw.:** als Kontaktsubstanz, als Beize in d. Färberei; früher auch med. als Antiseptikum. Reagenz Ph.Eur.3: zur Herst. der Vanadin-Schwefelsäure*; zum Nachw. von Peroxidverbindungen in Ether, Tetrahydrofuran, Gelatine u.a.

**Vancomycin** INN: CAS-Nr. 1404-90-6. Hochmolekulares Glykopeptid-Antibiotikum, produziert von Streptomyces-(Amycolatopsis-)orientalis-Stämmen; vgl. Teicoplanin.

**Vancomycinhydrochlorid:** Vancomycinum hydrochloridum Ph.Eur.3; $C_{66}H_{76}Cl_3N_9O_{24}$, $M_r$ 1486. Weißes, hygr. Pulver. Lösl. in 10 T. Wasser, in 700 T. Ethanol. **Wirk.** u. **Anw.:** Antibiotikum; wirkt bakterizid auf proliferierende Keime durch Hemmung des Aufbaues der Zellwand; das Wirkungsspektrum umfaßt v.a. grampositive Keime wie Strepto-, Pneumo-, Staphylokokken, Clostridien u. Diphtheriebakterien; alle gramnegativen Keime sind resistent. Ind.: bei schweren Staphylokokkeninfekten als Alternativpräparat. HWZ 5 bis 6 h. **Übl. Dos.:** peroral od. i.v. (Dauerinfusion) 1-2 g/d, 7 – 10 d; Kinder 20-40 mg/kg KG/d; niedrigere Dosis bei älteren Patienten; aufgrund der Kumulationsgefahr Reduktion der Dosis nach 1 Woche. **Nebenw.:** Allergien u. Thrombophlebitiden; bei Kumulation od. Überdosierung ototoxisch.

**Van-der-Waals-Kräfte:** s. Adhäsion, intermolekulare Bindungskräfte.

**Vanilla planifolia** G.Jacks.: (V. fragrans (Salisb.) Ames) Fam. Orchidaceae (heim. in Mexiko u. Zentralamerika, dort auch kult., ferner kult. auf Reunion [früher Isle de Bourbon], Madagaskar, Tahiti, auf den Seychellen, Java, Ceylon u.a. Tropengebieten); hoch in die Bäume steigende immergrüne Liane. Die Bestäubung erfolgt in den Heimatgebieten durch Insekten u. Kolibris, in anderen Ländern muß die Befruchtung künstlich durchgeführt werden. Stpfl. v. **Fructus Vanillae:** Vanille, Vanillefrüchte, Vanilleschoten; die vor der Reife gesammelten u. fermentierten Früchte. Die Früchte sind 16 bis 25 cm lang, von bekanntem köstlichen Duft, der jedoch nicht heliotropartig sein soll. Die kugeligen, schwarzen Samen sind max. 0.25 mm dick. **Inhaltsst.:** Vanillin*, ein Aldehyd, der erst durch die Fermentierung entsteht; in der frischen Frucht ist Vanillin nur in Form eines geruchlosen Vanillin-β-glucosids (Vanillosid) enthalten. Weitere Inhaltsst. sind Vanillinsäure, Äpfel-, Wein-, Citronen-, Benzoe-, Gerbsäure, Fett, Harz, Gummi. Der Vanillingehalt ist je nach der Herkunft verschieden: Bourbon-(Reunion-)V. ca. 0.75 bis 2.9%, Mexiko-V. 1.3 bis 1.8%, Java-V. 1.5 bis 2.7%; als beste Sorte gilt die Mexiko-V., in Deutschland wird jedoch fast ausschließlich die Bourbon-Vanille verwendet. **Anw.:** als Aromatikum u. als Gewürz. Heute weitgehend durch synthetisches Vanillin ersetzt.

**Vanille:** Fructus Vanillae, s. Vanilla planifolia.

**Vanillezucker:** Vanilla saccharata, s. Vanillin.

**Vanillin:** Vanillinum Ph.Eur.3, Monomethylether des Protocatechualdehyds, 4-Hydroxy-3-methoxy-benzaldehyd; CAS-Nr. 121-33-5;

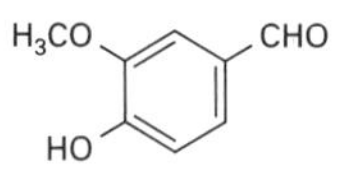


Vanillin

$C_8H_8O_3$, $M_r$ 152.2. Schmp. 81-83°C. Sdp. 285°C. Feine, weiße bis schwach gelbliche Nadeln v. vanilleartigem Geruch; lösl. in ca. 100 T. Wasser v. 20°C, leichter lösl. in heißem Wasser, sehr leicht lösl. in Ethanol, Ether, Chloroform sowie in Kali- od. Natronlauge; mit Eisen(III)-chloridlsg. gibt es eine blauviolette Färbung. Darst.: früher aus Vanille u. synth. aus Coniferin (aus dem Kambialsaft der Koniferen), heute ausschließlich aus Eugenol* od. Guajakol. **Anw.** med.: zum Nachw. freier Salzsäure im Magensaft (s. Günzburg-Reagenz); DAB8: Vanillin-Lösung (1 g/100 mL Ethanol 90%), zum Nachw. von Gerbstoffen bei der mikroskop. Untersuchung von Drogen; ferner in der Parfümerie sowie als Aromatikum u. Gewürz. **Vanillezucker** (Vanilla saccharata EB6, Saccharum Vanillae) soll mind. 1% Vanillin enthalten.

**Vanillinsäure:** s. Phenolcarbonsäuren.

**Vanillinum saccharatum:** Vanillezucker, s. Vanillin.

**Vanillylaceton:** s. Zingeron.

**Vanishing creams:** s. unter Stearinsäure.

**Van't-Hoff-Gleichung:** wichtige Beziehung der chemischen Thermodynamik, die die Abhängigkeit der Gleichgewichtskonstante K (s. Massenwirkungsgesetz) u. damit die Gleichgewichtslage einer chem. Reaktion in Abhängigkeit von der Temperatur T angibt ($\Delta H$ = Reaktionsenthalpie, R = allgemeine Gaskonstante):

$d\,ln\,K/d\,T = \Delta H/(R{\cdot}T^2)$

Die Integration mit der – in kleinen Temperaturintervallen angenähert gültigen – Annahme $\Delta H$ = const. ergibt

$ln\,K = -\Delta H/(R{\cdot}T) + const.$

Die graphische Auftragung von *ln* K gegen 1/T liefert daher eine Gerade mit der Steigung $-\Delta H/R$. Damit ergibt sich z.B. die Möglichkeit zur Bestimmung von Reaktionsenthalpien, z.B. der Lösungsenthalpie (Lösungswärme); s.a. Arrhenius-Gleichung.

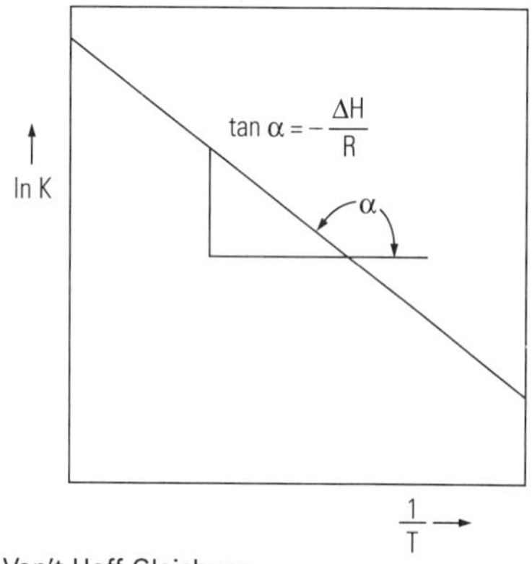


Van't-Hoff-Gleichung

**Van-Urk-Reagenz:** 0.2 g 4-Dimethylaminobenzaldehyd werden in einer Mischung von 35 mL Wasser u. 65 mL konz Schwefelsäure gelöst, danach Zugabe von 15 mL einer 10%igen Eisen(III)-chloridlösung; dient zum Nachw. (Blaufärbung) u. kolorimetrischen Bestimmung von Secale-Alkaloiden u. 3-substituierten Indolderivaten.

**Vapona®:** s. Dichlorvos.

**Varec(h):** s. Kelp.

**Variabilitätskoeffizient:** relative Standardabweichung.

**Variable:** s. Funktion.

**Varianz:** *statist.* Quadrat der Standardabweichung*.

**Varicella:** Varizellen, s. Windpocken.

**Varicella-zoster-Virus:** s. Herpes-Viren.

**Varietät:** systematische Kategorie zur Untergliederung von Unterarten.

**Variject®:** s. Spritzampulle.

**Varikös:** im Zusammenhang mit Krampfadern stehend.

**Variola:** (*lat.* varius scheckig, gefleckt) Blattern, s. Pocken.

**Variolation:** s. Inokulation.

**Variola-Virus:** Pockenvirus (s. Pockenviren); Erreger der Variola (Pocken*).

**Variotin:** s. Pecilocin.

**Varix:** (Plur. **Varizen**) Krampfader, Venenknoten.

**Varizellen:** s. Windpocken.

**Varizellen-Immunglobulin vom Menschen:** Immunoglobulinum humanum varicellae

Ph.Eur.3; aus Plasma od. Serum von Spendern gew., die Antikörper gegen Herpesvirus varicellae (Varicella-zoster-Virus) besitzen. **Anw.:** Prophylaxe u. Ther. bei Varicella-Zoster-Erkrankungen (s. Herpes-Viren), v.a. bei abwehrgeschwächten Patienten.

**Varizellen-Lebend-Impfstoff:** Vaccinum varicellae vivum Ph.Eur.3; Lebendimpfstoff; eine gefriergetrocknete Zuber. aus einem attenuierten Stamm des Herpesvirus varicellae (Varicella-zoster-Virus*). Der Impfstoff wird unter Verw. eines Saatvirussystems hergestellt. Ein geeigneter Stabilisator wird dem geklärten Impfstoff zugesetzt, der dann gefriergetrocknet wird. Der Impfstoff enthält keine Konservierungsmittel.

**Varizen:** (*lat.* varix Krampfader) meist oberflächliche, unregelmäßig erweiterte u. geschlängelte Venen, verursacht durch (angeborene) Venenwandschwäche, Venenklappeninsuffizienz etc. Arzneimittel gegen V. s. Antivarikosum(a); vgl. Hämorrhoiden.

**Varroatose:** Befall der Bienen mit der Brutmilbe Varroa jacobsoni. Die Milben sitzen außen zwischen den Schuppen u. saugen Hämolymphe („Blut" der Bienen). Behandlung der Bienen z.B. mit Coumafos*.

**Vas:** *med.* (Gen. vasis, Plur. vasa) Gefäß.

**Vascular-Intestinal-Peptid:** VIP, Gewebshormon; s. Hormone.

**Vasculat®:** s. Bamethan.

**Vaselin(e):** s. Vaselinum.

**Vaselinöl, Gelbes:** Oleum Vaselini flavum; ungereinigtes, ungebleichtes Paraffinöl (s. Paraffinum liquidum). Keine pharmaz. Anw. mehr.

**Vaselinöl, Weißes:** Oleum Vaselini album; ungereinigtes, aber gebleichtes Paraffinöl (s. Paraffinum liquidum). Keine pharmaz. Anw. mehr.

**Vaselinum:** Vaselin. Gem. gereinigter, vorwiegend gesättigter fester u. flüssiger Kohlenwasserstoffe (KW). Sie bestehen aus 5 bis 20% n-Paraffinen, in der Hauptmenge aus verzweigten Paraffinen (Isoparaffine), wenig cyclischen KW u. 0.3 bis 1.5% ungesättigten, jedoch nicht aromatischen KW. Die mittlere Länge der KW-Ketten liegt zwischen 35 u. 50 C-Atomen, die niedrigsten Kettenlängen betragen ca. 15 C-Atome, die großmolekularen KW enthalten weit über 100 C-Atome. Etwa 20 bis 50% der Paraffine liegen kristallin bzw. mikrokristallin vor. Sie bilden ein lockeres dreidimensionales kristalloides Gerüst (Trichitstruktur), in welches die flüssigen KW als zusammenhängende „Ölphase" eingelagert sind. Dieses Gerüst bewirkt zus. mit den cyclischen Anteilen die Zügigkeit* von V. Die rheologischen Eigenschaften von V. sind jedoch abhängig von der Vorbehandlung (s. Thixotropie). In Abhängigkeit von der Gewinnung unterscheidet man: **1. Naturvaselin:** Dunkle halbfeste Rückstände der Erdöldestillation (bzw. Ozokerit*) werden mit Schwefelsäure raffiniert (Entfernung der Aromaten) u. mit Bleicherden unterschiedlich stark entfärbt (Vaselinum album, V. flavum). **2. Gatschvaselin** (Petrolatvaselin): Am häufigsten hergestellt. Wachsartige bis feste Destillationsrückstände (die Gatsche) werden mit rohen Paraffinölfraktionen zu streichfähigen Produkten abgemischt, die dann durch Hochdruckhydrierung, Schwefelsäure- u. Bleicherdebehandlung raffiniert werden. (V. album, V. flavum). **3. Kunstvaselin:** Wird durch Zusammenschmelzen raffinierter, fester (Paraffin, Ceresin aus Ozokerit, u.a.) u. flüssiger Paraffine (meist 1:3), ev. unter Zusatz von mikrokristallinen Wachsen (s. Wachse), erhalten (V. album).

Zur Verbesserung der Zügigkeit von Vaselinen werden oft 0.05 bis 0.5% Polyisobutylene zugesetzt. Sogen. Augenvaselinen (f. Augensalben*) sind hochweiße Qualitäten, die zusätzlich mit Paraffinöl verschnitten sind. V. besitzt ein minimales Wasseraufnahmevermögen, wobei nur sehr geringe Mengen als Pseudoemulsion (Quasiemulsion*) aufgenommen werden. V. ist chem. weitgehend indifferent u. prakt. unbegrenzt haltbar. Bluten (s. Synärese) kann ggf. auftreten.

*Wird Vaselin (ohne nähere Angabe) verordnet, ist Vaselinum album* zu verwenden.*

**Vaselinum album:** Weißes Vaselin. **Off.:** DAB10, ÖAB90, Ph.Helv.7. Weiße bis grünlichweiße durchscheinende Masse von zäher salbenartiger Konsistenz. Schmilzt auf dem Wasserbad bei max. 61°C zu einer klaren Flüss., die im Tageslicht meist schwach bläulich fluoresziert. Leicht lösl. in Ether, Chloroform, Benzol, Petrolether, ätherischen Ölen od. warmen fetten Ölen; prakt. unlösl. in Wasser, Ethanol, Glycerol. Ep. 38 bis 56°C (rotierendes Thermometer). Absorption in Isooctan max. 0.8 bei 275 nm u. max. 0.4 bei 295 nm. Penetration (Ph.Helv.7) ungeschertes V.: 100 bis 300. Ölzahl ungeschert: 4 bis 34%, geschert: 10 bis 64%. Hochpolymere Zusätze sind nicht gestattet (führen beim „Klatschtest" zur Flöckchenbildung od. Ausbildung spinnwebartiger Fäden). Ferner wird der Gehalt an aromatischen, polycyclischen Kohlenwasserstoffen geprüft. Ohne nähere Bez. ist Weißes Vaselin zu verwenden. Nach ÖAB90 dürfen bei 200facher Vergrößerung feine Nadeln, aber keine körnigen od. grobkristallinen Gebilde erkennbar sein (manche Kunstvaseline). **Anw.:** Haltbare Salbengrundlage od. Salbengrundstoff; aufgrund seiner hydrophoben Eigenschaften auch f. Hautschutzsalben. Inkomp.: Liegen peroxidische Verunreinigungen vor (verhindert durch Lichtschutz), sind Auswirkungen auf Wirkstoffe möglich.

**Vaselinum flavum:** Gelbes Vaselin. Entspricht in der Zstzg. u. Anw. V. album. Gelbes Vaselin ist weniger gebleicht u. enthält mehr polycyclische Kohlenwasserstoffe als Weißes Vaselin. Gilt als etwas besser hautverträglich als die weiße Sorte. **Off.:** DAC86, ÖAB90, Ph.Helv.7. **Anw.:** Salbengrundlage; s. Vaselinum album. Wird Vaselin verordnet, so ist, wenn aus der Verordnung nichts anderes hervorgeht, Vaselinum album* zu verwenden.

**Vasicablätter:** s. Adhatoda vasica.

**Vasicin:** Peganin; CAS-Nr. 6159-55-3; $C_{11}H_{12}N_2O$, $M_r$ 188.22. Schmp. 210°C (Racemat). Chinazolinalkaloid* aus Adhatoda vasica*, Peganum harmala*, Galega officinalis*.

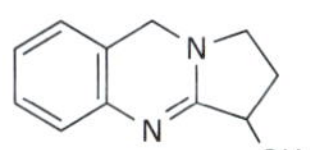

Vasicin

**Vasodilatatoren:** *syn.* Vasodilatantien; heterogene Gruppe von Arzneistoffen, die infolge einer Erschlaffung der Gefäßmuskulatur zu einer Gefäßerweiterung u. damit zu einer Blutdrucksenkung führen. Durch die Vasodilatation soll gleichzeitig eine Mehrdurchblutung minderdurchblute-

**Vegetatives Nervensystem**
Wirkungen auf einzelne Organe

| Organ | Sympathikusreiz | Parasympathikusreiz |
|---|---|---|
| Herz | Beschleunigung | Verlangsamung |
| Gefäße | Konstriktion | Dilatation |
| Koronargefäße | Dilatation | Konstriktion |
| Pupillen | Erweiterung | Verengerung |
| Bronchien | Dilatation | Konstriktion |
| Ösophagus | Erschlaffung | Kontraktion |
| Magen (Peristaltik u. Drüsentätigkeit) | Hemmung | Anregung |
| Dünn- u. Dickdarm (Peristaltik) | Hemmung | Anregung |
| Leber | Förderung des Glykogenabbaus | – |
| Blase | Urinretention, Hemmung des Detrusors, Erregung des Sphinkters | Urinentleerung, Anregung d. Detrusors, Erschlaffung des Sphinkters |
| Genitalien | Vasokonstriktion | Vasodilatation u. Erektion |
| Nebennieren | Anregung der Adrenalinsekretion | Hemmung der Adrenalinsekretion |
| Stoffwechsel | Steigerung der Dissimilation | Steigerung der Assimilation |
| Pankreas (Insulinsekretion) | Hemmung | Anregung |
| Schilddrüse (Sekretion) | Anregung | Hemmung |

ter Regionen erreicht werden (s. Steal-Effekt); vasodilatatorisch wirken z.B. α-Sympatholytika*, Calciumantagonisten*, Prostaglandine*, organische Nitrate*, Nitroprussidnatrium*, geeignete Extrakte aus Ginkgo biloba*; (vgl. Vasomotoren).

**Vasoforte®**: s. Rutosid-Aescinat.

**Vasokonstriktoren:** *syn.* Vasokonstringentien; gefäßverengende Arzneimittel, s. Sympathomimetika; (vgl. Vasomotoren).

**Vasolimentum:** Vasoliment®. Nach EB6 ein Gem. aus 300 T. gereinigter Ölsäure, 600 T. gelbem Vaselinöl u. 100 T. weingeistiger Ammoniakflüssigkeit. **Anw.:** als Einreibung, auch mit Zusätzen von Salicylsäure, Ichthyol, Chloroform, Ethyliodid, Iod, Kreosot u.a.

**Vasomotal®**: s. Betahistin.

**Vasomotoren:** Gefäßnerven; die Nerven des vegetativen Nervensystems, welche die Weite der Blutgefäße verengen (Vasokonstriktoren) od. erweitern (Vasodilatatoren) u. somit auch den Blutdruck beeinflussen.

**Vasopressin:** Antidiuretisches Hormon, ADH, Pitressin®; CAS-Nr. 11000-17-2. Peptidhormon des Hypothalamus, s. Hormone. **Wirk.** u. **Anw.:**

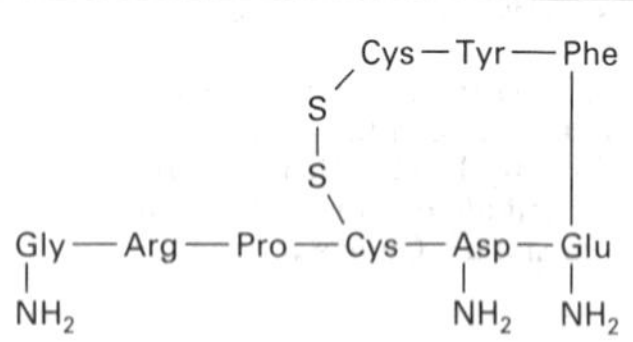

Vasopressin

zur Behandlung u. Diagnose des Diabetes insipidus. Da V. die Leberdurchblutung vermindert u. den Pfortaderdruck senkt, wird es in der Behandlung von Ösophagusvarizenblutungen eingesetzt. **Übl. Dos.:** Diabetes insipidus: s.c. od. i.m. 0.25 bis 1 mL (5 bis 20 I.E.) 2mal/d; verdünnt kann es auch i.v. od. intranasal gegeben werden.

**Vasoxine®**: s. Methoxaminhydrochlorid.

**Vectarion®**: s. Almitrin.

**Vecuroniumbromid** INNv: 1-(3α,17β-Diacetoxy-2β-piperidino-5α-androstan-16β-yl)-1-methyl-piperidiniumbromid; CAS-Nr. 50700-72-6; $C_{34}H_{57}BrN_2O_4$, $M_r$ 637.83. Schmp. 227-229°C. **Anw.:** stabilisierendes, peripheres Muskelrelaxans*.

**Veegum®**: besonders reine Bentonit*-Sorte.

**Vegetabilien:** Pflanzen, Kräuter; vegetabilisch: zu Pfl. gehörig, aus Pfl. bereitet.

**Vegetabilischer Mohr:** Fucus vesiculosus tostus*.

**Vegetation:** das Leben bzw. d. Wachstum d. Pflanzen; bisweilen Bez. f. die Pflanzenwelt überhaupt.

**Vegetativ: 1.** pflanzlich; **2.** *med.* unbewußt, das vegetative Nervensystem* u. seine Funktionen betreffend.

**Vegetatives Nervensystem:** autonomes N., Innenwelt- od. Lebensnervensystem, die Gesamtheit der dem Einfluß d. Willens u. dem Bewußtsein entzogenen Nerven u. Ganglienzellen, die d. **Regelung d. Lebensfunktionen** (Atmung, Verdauung, Stoffwechsel, Sekretion, Wasserhaushalt u.a.) dienen u. das harmonische Ineinandergreifen d. Tätigkeiten d. einzelnen Teile d. Körpers gewährleisten. Das v. N. bildet mit d. System d. innersekretor. Drüsen u. d. Körperflüssigkeiten eine funktionelle Einheit. Darüber hinaus bestehen enge Wechselbeziehungen zwischen d. vegetativen u. zerebrospinalen N. aber auch zwischen vegetativen u. seelischen Vorgängen. Die übergeordneten vegetativen Zentren liegen im Rautenhirn, Zwischenhirn u. z.T. auch in d. Großhirnrinde. **Drei Hauptgruppen:** 1. **Sympathisches** System: s. Sympathikus. 2. **Parasympath.** System: s. Parasympathikus. 3. **Intramurales** System: Syst. vegetativer Nervenfasern u. Ganglien in d. Wand d. Hohlorgane (Herz, Magen, Darm, Blase, Uterus), die in ihrer Funktion eine gewisse Selbständigkeit aufweisen. Während d. Sympathikus in seiner Funktion vorwiegend in Richtung auf Energieentladung u. abbauende Stoffwechselprozesse wirksam wird (ergotrope Wirkung), hat d. Parasympathikus Beziehungen zur Energiespeicherung u. zu Erholung u. Aufbau (trophotrope Wirkung). Daraus ergibt sich in mancher Hinsicht ein antagonist. Verhalten d. beiden Systeme (s. Tab.). Durch die stets gleichzeitige Wirksamkeit beider Systeme entsteht aber unter normalen Verhältnissen keine dauernde einseitige Funktionsänderung, sondern im Gegenteil letzten Endes eine synergistische Wirkung.

**Vegetative Vermehrung:** **1.** bei Samenpflanzen eine Vermehrungsform, die nicht über Samen verläuft; Apomixis*; **2.** bei anderen Organismen Vermehrung durch vegetative Sporen, Fragmentation od. Teilung des Pflanzenkörpers; wenn keine Mutation stattfindet, ist jede vegetativ gebildete Tochterzelle genetisch identisch mit ihrem Elternteil.

**Vehiculum:** Vehikel, Konstituens, b. Arzneien wirkungsloser Stoff, in dem die wirksamen Stoffe gelöst bzw. verteilt sind (z.B. Emulsionen). V. gewähren die Applikation von kleinen Arzneistoffmengen in einer gewünschten Form od. Konsistenz; s. Konstituens, Hilfsstoffe.

**Veilchenblüten:** Flores Violae odoratae, s. Viola odorata.

**Veilchen, Wohlriechendes:** Viola odorata*.

**Veilchenwurzel:** Rhizoma Iridis, s. Iris germanica.

**Veilchenwurzel, Echte:** Rhizoma Violae, s. Viola odorata.

**Veilchenwurzelöl:** Oleum Iridis, s. Iris germanica.

**Veitstanz:** s. Chorea.

**Vektor:** (Träger, Fahrer) **1.** *math.* od. *phys.* Größe (z.B. Geschwindigkeit), die durch einen Pfeil dargestellt wird u. durch Angriffspunkt, Richtung u. Betrag festgelegt ist. **2.** *biol.* Empfänger-DNS-Molekül f. fremde DNS; meist ein Plasmid od. Phagen-DNS-Molekül; s. Gentechnologie. Der V. trägt einen Ursprung der DNS-Replikation sowie genetische Marker, um seine Anwesenheit in den Wirtszellen erkennbar zu machen.

**Velbe®:** s. Vinblastin.

**Vena:** Vene, Blutader; die Gefäße, die das Blut zum Herz hinführen.

**venale:** (lat.) käuflich.

**Venenentzündung:** Phlebitis.

**Venenmittel:** Arzneimittel, die zur Behandlung von Krampfadern (Varizen*), chronischer Veneninsuffizienz u. Hämorrhoiden (s.a. Hämorrhoidenmittel) dienen. Verwendet werden: **1.** Ödemprotektika wie Aescin* od. Extrakte aus Aesculus hippocastanum*, Ruscus aculeatus* od. Centella asiatica* sowie Benzaron* u. die Kapillarpermeabilität herabsetzenden Mittel Tribenosid* u. Calciumdobesilat* wie auch Flavonoide (Quercetin, Kämpferol, Rutosid, Hesperidin, Diosmin). **2.** Venentonisierende Mittel wie Dihydroergotamin*. **3.** Diuretika* zur kurzzeitigen Ödembeseitigung (Benzothiazine), **4.** Antikoagulantien* u. Fibrinolytika* zur Thromboseprophylaxe (z.B. Heparin, Acetylsalicylsäure, Dipyridamol u.a.). Zur Unterstützung der Ther. werden Stützstrümpfe od. Kompressionsverbände verwendet. Andere Maßnahmen sind die Venensklerosierung mit Venenverödungsmitteln* sowie die chirurgische Entfernung varikös veränderter Venen.

**Venenpunktionskanüle:** s. Butterfly®.

**Venenum:** (Plur. venena) Gift; venenosus (a, um): giftig.

**Venenverödungsmittel:** zur Sklerosierung von Venen u. Varizen bestimmte, injizierbare Pharmaka; z.B. hypertone Kochsalz- u. Zuckerlösungen (früher), Lösungen von Natriumsalzen höherer Fettsäuren wie Natriummorrhuat*, Polidocanol*, Chinin* (5- bis 20%ige Lösungen).

**Venenverweilkanüle:** s. Braunüle.

**Venetianischer Terpentin:** Terebinthina laricina, s. Terebinthina.

**Venimmum®:** s. Immunglobulin vom Menschen zur intravenösen Anwendung.

**Venlafaxin** INN: (±)-1-[2-(Dimethylamino)-1-(4-methoxyphenyl)ethyl]cyclohexanol, Trevilor®;

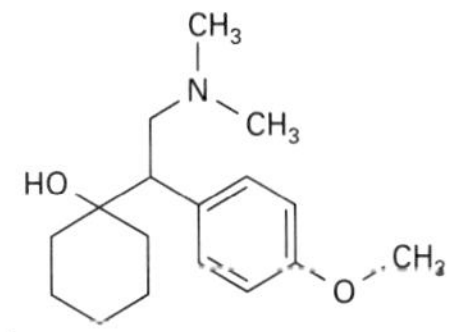

Venlafaxin

CAS-Nr. 93413-69-5; $C_{17}H_{27}NO_2$, $M_r$ 277.41. **Wirk.** u. **Anw.:** Antidepressivum (s. Psychopharmaka); selektive Hemmung der neuronalen Wiederaufnahme von Serotonin, Noradrenalin u. Dopamin. **Nebenw.:** Anorexia; Kopf-, Bauchschmerzen; Diarrhö, Tachykardie etc. Kontraind.: geichzeitige (bzw. innerhalb von 14 d nach) Verabreichung von MAO-Hemmern, Schwangerschaft u. Stillzeit, Anw. bei Jugendl. unter 18 Jahren. Wechselw.: ZNS-aktive- u. Herz-Kreislauf-Präparate etc. HWZ 5 bis 11 h (Metaboliten). **Übl. Dos.:** Oral: ambulante Behandlung zu Beginn 2mal 37.5 mg/d; stationär 150 mg/d in 3 ED; Steigerung nach Bedarf; Einmahme mit reichl. Flüßigkeit zu den Mahlzeiten (37.5 mg V. entspr. 42.42 mg V.-Hydrochlorid). **Venlafaxinhydrochlorid:** CAS-Nr. 99300-78-4; $C_{17}H_{27}NO_2 \cdot HCL$, $M_r$ 313.87.

**Venter, -tris:** Bauch; ventral: bauchwärts, zum Bauch gehörend.

**Ventilat®:** s. Oxitropiumbromid.

**Ventriculus:** **1.** Magen; **2.** Kammer; z.B. V. cordis: Herzkammer.

**Venülen®:** Ampullen mit Unterdruck f. Blutentnahmen.

**Venusfliegenfalle:** s. Dionaea muscipula.

**Venushaar:** Adiantum capillus-veneris*.

**Venushaar, Goldenes:** Polytrichum commune*.

**Vepesid®:** s. Etoposid.

**Veracevin-Ester:** s. Veratrum-Alkaloide.

**Verakruz-Sarsaparille:** Smilax medica*.

**Veramex®:** s. Verapamil.

**Verapamil** INN: Iproveratril, 2-Isopropyl-2,8-bis(3,4-dimethoxyphenyl)-6-methyl-6-azaoctannitril, Isoptin®, Veramex®, Azupamil®, Cardiagutt®, cardibeltin®, Praecicor®; CAS-Nr. 52-53-9; $C_{27}H_{38}N_2O_4$, $M_r$ 454.59. Sdp. 243-245°C (1.33 Pa). $n_D^{25°C}$ 1.5448. Prakt. unlösl. in Wasser; wenig lösl. in Hexan, lösl. in Benzol, Ether; leicht lösl. in niederen Alkoholen, Aceton, Ethylacetat, Chloroform. **Anw.:** Koronartherapeutikum, Calcium-Antagonist; zur Behandlung der chronischen Koronarinsuffizienz; V. unterliegt einem sehr schnellen Leberabbau, so daß es oral 10mal höher als i.v. dosiert werden muß. Verapamil wird auch als Antiarrythmikum eingesetzt, da es die atrioventrikuläre Überleitungszeit verlängert. HWZ 3 bis 7 h bzw. 24 h (Metaboliten). **Übl. Dos.:** Oral: 3mal 0.08 g/d, n.B. alle 3-4 h; Kinder: 3mal 0.04 g/d.

**Verapamilhydrochlorid:** Verapamili hydrochloridum Ph.Eur.3 (Racemat); $C_{27}H_{39}ClN_2O_4$, $M_r$

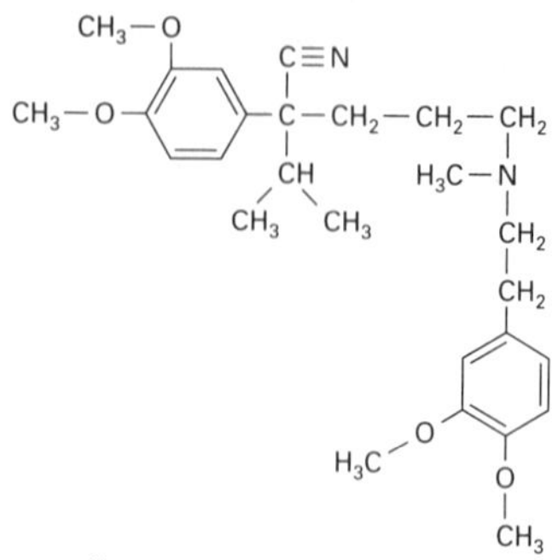

Verapamil

491.1. Schmp. ca. 144°C. Löslichkeit in Wasser 7 g/100 g, lösl. in Ethanol, Isopropanol, Aceton, Ethylacetat, leicht lösl. in Methanol, wenig lösl. in Chloroform, pH einer 0.1%igen Lsg. in Wasser 5.25.

**Veratridin: Amorphes Veratrin**, s. Veratrinum.

**Veratrin, Kristallisiertes**: Cevadin, s. Veratrinum.

**Veratrin(um)**: keine einheitliche Substanz, sondern ein Gem. der (in Veratrum nicht enthaltenen) Alkaloide **Cevadin** ($C_{32}H_{49}O_9N$, ca. 74%), **Veratidrin** ($C_{36}H_{51}NO_{11}$, ca. 26%) u. Sabadin aus den Sabadillsamen (s. Schoenocaulon officinale). Weißes, lockeres Pulver od. weiße, amorphe Masse; V. ist amorph, da das nicht kristallisierende Veratridin die Kristallisation von Cevadin verhindert; leicht lösl. in Ethanol, Chloroform, Ether, Benzol, Amylalkohol, in Wasser nur in Spuren lösl.; beim Zerstäuben erregt V. heftiges Niesen; stark giftig! **Off.:** DAB6. **Wirk.:** (stark) auf das ZNS, Gefäßzentrum, lähmt die peripheren, motorischen u. sensorischen Nerven. **Anw. med.:** obsolet, früher äuß. als Antineuralgikum b. rheumatischen Schmerzen, Zahnschmerzen usw. (Wirk. infolge lokaler Betäubung) in 1%igen Salben (Vorsicht! Nicht auf Wunden bringen!); MED 0.002 g, MTD 0.005 g. Auch in 0.5%iger Lsg. zur Insektenvertilgung (Kontaktgift).

**Veratrol:** Dimethylether des Brenzcatechins, 1, 2-Dimethoxybenzol. D. 1.08. Schmp. 22.5°C. Farblose Kristalle; lösl. in Ethanol u. Ether, wenig lösl. in Wasser. Entsteht bei der trockenen Dest. von Veratrumsäure m. $BaOH_2$ od. durch Methylierung v. Guajakol.

**Veratrum album** L.: Fam. Liliaceae, Weiße Nieswurz, Germer (Europa, Nordasien). Stpfl. v. **Rhizoma Veratri:** Weiße Nieswurz, Germerwurzel; der getrocknete Wurzelstock m. Wurzeln. **Off.:** Ph.Helv.6, DAB6. **Inhaltsst.:** als Hauptwirkstoffe die stark giftigen Veratrum-Alkaloide* Protoveratrin A u. B sowie Germerin; ferner die weniger giftigen u. ungiftigen Alkaloide Jervin, Pseudojervin, Rubijervin, Veratridin (die Alkaloide sind größtenteils an Chelidonsäure gebunden, Gesamtgehalt an Alkaloiden ca. 1 bis 1.6%), die Alkamine Germin, Protoverin, Veracevin, Zygadenin, das bittere Glykosid Veratramarin, Fett, Stärke, Zucker. (Veratrinum* ist in V. album nicht enthalten.) Germin ist ein Spaltprodukt von Protoveratrin; Germerin ist mit Cevin*, dem Spaltprodukt des Cevadins (s. Veratrinum) verwandt. Protoveratrin wirkt stark blutdrucksenkend. **Anw.** med.: wird die Droge wegen der hohen Giftigkeit u. Unkontrollierbarkeit kaum mehr verwendet (f. die frühere Anw. als Emetikum, Antineuralgikum, Antipyretikum, Antirheumatikum usw. stehen heute bessere Arzneimittel zur Verfügung.) Die Veratrum-Alkaloide werden auch von der Haut leicht resorbiert. **Anw.** vet.: noch als Emetikum u. bei Staupe der Hunde, im übrigen hauptsächl. als Antiparasitikum, als Krätze- u. Läusemittel; ferner zu Schnupfpulvern (Schneeberger), nicht selten auch mißbräuchlich als Zusatz von Scherzartikeln (Niespulver) beobachtet. **Zuber.:** Tct. Veratri.

**HOM:** *Veratrum:* getrockneter Wurzelstock; verord. z.B. b. Kollapszuständen, Cholera, Dysmenorrhö, Psychosen.

**Veratrum-Alkaloide:** Steroidalkaloiden*, die man nur bei einigen Solanaceen (im wesentlichen Solanum-Arten) u. einigen Liliaceen (Veratrum-, Sabadilla-, Fritillaria-Arten) findet. Die V.-A. sind hochtoxische Naturstoffe. Sie haben eine positive inotrope Wirk. auf das Herz u. bewirken eine Blutdrucksenkung. Sie wurden daher ent-

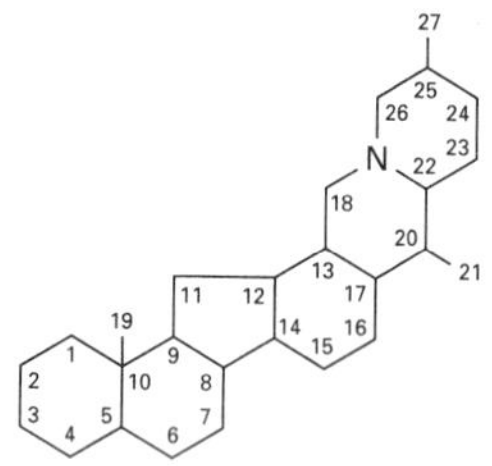

Cevan

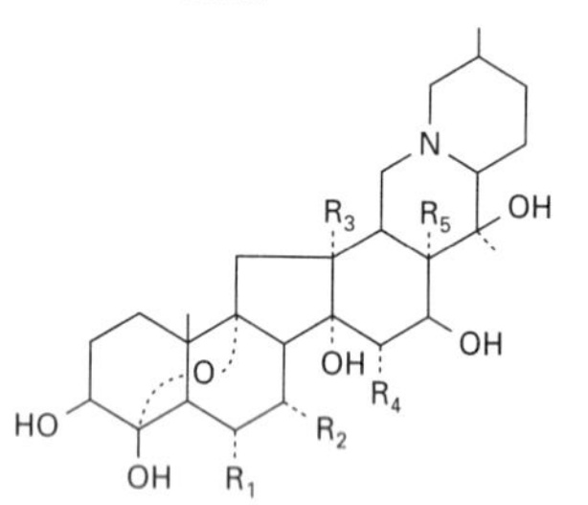

Protoverin: $R_1 = R_2 = R_4 = OH, R_3 = R_5 = H$

Veracevin: $R_1 = R_2 = R_4 = H, R_3 = R_5 = OH$

Veratrum-Alkaloide

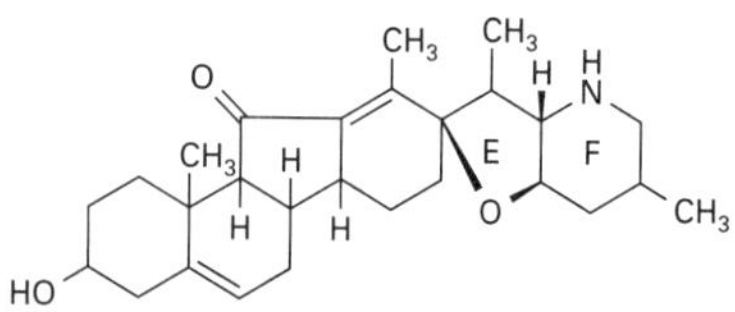

Veratrum-Alkaloide:
Jervin als Beispiel für Jerveratrum-Alkaloide

sprechend eingesetzt, wurden aber von Rauvolfia-Alkaloiden u. anderen Arzneistoffen ersetzt. Die V.-A kann man in 2 Gruppen einteilen: **1. Jerveratrum-Alkaloide:** enthalten meistens nur 2 bis 3 Sauerstoffatome u. treten frei od. an Glucose glykosidisch gebunden auf (Glucoalkaloide), die Ringe E u. F weisen eine Furanopiperidinstruktur auf. Diese Naturstoffe sind teratogen. Beispiele sind Jervin u. Isorubijervin aus Veratrum-Arten. **2. Ceveratrum-Alkaloide:** mit dem Grundgerüst **Cevan**, haben meistens 7 (**Veracevin-Gruppe**) od. 8 (**Protoverin-Gruppe**) freie od. (bevorzugt mit Essig-, Angelica- u. Veratrumsäure) veresterte Hydroxygruppen u. werden daher auch als Esterglykoside bezeichnet. Die beiden wichtigsten Protoverin-Ester sind Protoveratrin A u. B (in Veratrum-Arten) u. die 2 wichtigsten Veracevin-Ester (in Schoenocaulon officinale*) sind Cevadin u. Veratridin. (Ein Cevantriol ist das Verticin aus Fritillaria-Arten, das Aglykon von Peiminosid.)

**Veratrum officinale:** s. Schoenocaulon officinale.

**Veratrumsäure:** 3,4-Dimethoxybenzoesäure; $C_9H_{10}O_4$, $M_r$ 182.17; s.a. Veratrum-Alkaloide.

**Veratrum viride** Ait.: Fam. Liliaceae, Amerikanische Nieswurz (Nordamerika, v. Kanada bis Carolina). Stpfl. v. **Rhizoma Veratri viridis:** Amerikanische Nieswurzel. **Inhaltsst.:** wie bei Veratrum album*, jedoch höherer Gesamtalkaloidgehalt (mind. das Doppelte wie Rhiz. V.). **Anw.:** wie Rhiz. Veratri.

**HOM:** *Veratrum viride:* getrockneter Wurzelstock m. anhängenden Wurzeln; verord. z.B. b. Fieberzuständen.

**Verbandmull:** Tela depurata; ein aus Baumwolle (Tela gossypii absorbens* Ph.Eur.3) od. Zellwolle (Tela cellulosi*) hergestelltes, gereinigtes u. gebleichtes Breitgewebe in Leinwandbindung. Die gebräuchlichsten Breiten sind 80 cm, 100 cm, 120 cm. Absinkdauer max. 10 Sekunden. Bei Verbandmull aus mattierter Zellwolle darf die Asche max. 1.3% betragen.

**Verbandstoffe, Arzneiliche:** s. Tela medicata.

**Verbandwatte:** gereinigte, entfettete u. gebleichte Haare der Samenschale verschiedener Gossypium-Arten* (Baumwolle) od. Viskosefasern*. V. (aus Baumwolle) darf keine Blattreste, Frucht- od. Samenschalen u. andere Verunreinigungen enthalten. Viskosefasern können zwar auch mit gespanntem Wasserdampf sterilisiert werden (z.B. Lanugo cellulosi absorbens aseptica*), sind aber nicht so stabil wie Baumwolle.

**1. V. aus Baumwolle:** Lanugo Gossypii absorbens* Ph.Eur.3, Gossypium depuratum; weiß, geruch- u. geschmacklos; besteht aus vorwiegend 10 bis 35 mm langen, bandartig flachen, an den Rändern verdickten u. abgerundeten, häufig um ihre Achse gedrehten, einzelligen u. bis zu 40 μm breiten gekräuselten Fasern mit weitem Lumen. Sterilisierte V. kann schwach vergilbt sein. Absinkdauer max. 10 Sekunden. Wasserhaltevermögen: mind. 23 g Wasser pro g Watte.

**2. V. aus Viskose:** Lanugo Cellulosi absorbens* Ph.Eur.3, Cellulosum depuratum, Cellulosum Ligni regeneratum; gebleichte Fasern aus regenerierter Cellulose, die nach dem Viskoseverfahren od. dem Kupferspinn-Verfahren hergest. werden. Beide Faserarten können mit Titandioxid mattiert sein. Absinkdauer max. 10 Sekunden; Wasserhaltevermögen: mind. 18 g Wasser pro g Watte.

**3. V. aus Baumwolle u. Viskose:** Lanugo Gossypii et Cellulosi absorbens*, Gossypium depuratum et Cellulosum depuratum; besteht aus einer Mischung gleicher Teile. Absinkdauer max. 10 Sekunden; Wasserhaltevermögen: mind. 20 g Wasser pro g Watte.

**Verbandzellstoff, Hochgebleichter:** Cellulosum ligni depuratum, Verbandzellstoff, Cellulosum, Cellulosum foliatum, Zellstoffverbandwatte. Von Lignin u. anderen Begleitstoffen befreite, hochgebleichte, miteinander verfilzte Cellulosefasern in Form mehrerer übereinanderliegender, gekreppter Einzellagen. V. ist weich u. weiß, ohne Geruch u. Geschmack; Flächenmasse: max. 25.0 g/m$^2$; Absinkdauer max. 10 Sekunden. **Off.:** DAB10, ÖAB90, Ph.Helv.7.

**Cellulosum ligni depuratum sterile: Steriler, hochgebleichter Verbandzellstoff. Off.:** DAB10, Ph.Helv.7; ist gelblich gefärbt.

**Verbascosid:** s. Phenolcarbonsäuren.

**Verbascum-Arten:** Fam. Scrophulariaceae, Königskerze, Wollblume, Wollkrautblume. **Verbascum phlomoides** L., Filzige Königskerze, u. **V. densiflorum** Bertol. (V. thapsiforme Schrad.), Großblütige Königskerze (Europa). Stpfln. v. **Flores Verbasci:** Verbasci flos, Wollblumen, Königskerzenblüten; die getrocknete Blumenkrone samt Staubblättern, also Blüten ohne Kelche. **Off.:** ÖAB90, Ph.Helv.7, DAC86. **Inhaltsst.:** bis ca. 3.5% Flavonoidglykoside (Rutin, Hesperidin), Iridoide (Aucubin, Catalpol), wenig Saponine, bis ca. 10% Invertzucker, etwas Saccharose, Farbstoff, ca. 3% Schleim, Spuren äther. Öles. QZ mind. 12 (Ph.Helv.7) bzw. mind. 9 (DAC86). **Anw.:** als Diaphoretikum u. Diuretikum; Expektorans, bei Erkältungskrankheiten u. Husten. **Zuber.:** Spec. pectorales. **Folia Verbasci:** Wollkrautblätter, stammen außer von obigen auch von anderen V.-Arten, z.B. **V. thapsus:** Kleinblütige Königskerze. **Inhaltsst.:** Bitterstoff, Schleim, Wachs, Harz, Saponin. **Anw.** volkst.: wie Flores Verbasci.

**HOM:** *Verbascum thapsiforme* (HAB1.2): frisches, bei Blütebeginn gesammeltes Kraut; verord. z.B. b. Neuralgien (Trigeminus), Bronchialkatarrhen, Heiserkeit.

**HOM:** *Verbascum ad usum externum:* frisches, bei Blütebeginn gesammeltes Kraut.

**Verbenae odoratae Herba:** s. Aloysia triphylla.

**Verbena officinalis** L.: Fam. Verbenaceae, Eisenkraut (Europa, Asien, Nordamerika). Stpfl. v. **Herba Verbenae:** Eisenkraut, Herba Columbariae, Taubenkraut, Herba Sanguinalis, Katzenblutkraut, Sagenkraut; die zur Blütezeit gesammelten Laubblätter u. oberen Stengelabschnitte. **Off.:** DAC86. **Inhaltsst.:** die Iridoidglykoside Verbenalin (Cornin) u. Hastatosid, ferner Verbascosid, Gerbstoff, Bitterstoff, äther. Öl; die Iridoide sollen entzündungshemmend, analgetisch u. parasympathomimetisch wirken (Tierversuch). **Anw.:** Bittermittel, Diuretikum, bei Krampfzuständen, Keuchhusten, Fieber, Galaktagogum.

**HOM:** *Verbena officinalis:* frisches, blühendes Kraut; verord. z.B. b. geistiger Erschöpfung, Epilepsie.

**Verbenenkraut, echtes:** s. Aloysia triphylla.

**Verbrennung:** *med.* Combustio.

**Verbrennungswerte der Nahrungsstoffe:** s. Brennwert, physiologischer.

**Verbundfolien:** Kombinationsfolien; zwei- od. mehrschichtige Folien bes. f. Verpackungen. Durch den Verbund ergänzen sich die positiven

Eigenschaften der Folienmaterialien; so lassen sich z.B. Festigkeit u. Undurchlässigkeit kombinieren od. die Folien heißsiegelfähig machen. Beispielsweise wird Polyethylen mit anderen Kunststoffen wie Polyterephthalsäureester u. Zellglas* kombiniert, wobei das Polyethylen als Schmelze aufgebracht wird. Auch Aluminiumfolien* od. Papier können mit Kunststoffen verbunden werden (s. Aluminiumverbundfolie).

**Verdampfung:** vollständige Überführung einer Flüss. in den dampfförmigen Zustand durch Erwärmen (Kochen, Sieden). *Spezifische Verdampfungswärme* (SI-Einheit J/kg): die Wärmemenge in J, die nötig ist, um 1 kg eines Stoffes vollständig zu verdampfen; *molare Verdampfungswärme* (SI-Einheit J/mol): bezogen auf 1 mol eines Stoffes.

**Verdauungsenzyme:** Enzyme, die Nahrungsbestandteile in resorptionsfähige niedermolekulare Verbindungen überführen; es handelt sich v.a. um Hydrolasen wie Proteasen, Lipasen, Glykosidasen; sie katalysieren die Hydrolyse der Peptid-, Ester- od. Glykosid-Bindungen der Nährstoffe u. ermöglichen somit dem tierischen Organismus die Nahrungsmittel abzubauen u. diese in Form von Aminosäuren, Fettsäuren u. Monosacchariden resorptionsfähig zu machen. Bildung bzw. Wirk. der V. erfolgt durch verschiedene Verdauungsorgane, nämlich durch *Mund* (α-Amylase), *Magen* (Pepsine), *Pankreas* (Trypsin, Chymotrypsin, Elastase, Carboxypeptidase A u. E, α-Amylase, Phospholipase A, Lipase, Ribonuclease, Desoxyribonuclease), *Mukosa* (Aminopeptidasen, Carbohydrasen, Sucrase, Lactase, Maltase, α-Dextrinase, γ-Amylase). Zur (teilweise umstrittenen) **Substitutionstherapie** dienen v.a. Pepsin*, Pankreatin* u. pflanzliche Proteasen (Papain*, Bromelaine*) sowie Aspergillus- u. andere Pilz-Enzyme.

**Verdickungsmittel:** Dickungsmittel; lösliche, makromolekulare Stoffe, z.B. Celluloseether, Polysaccharide (z.B. Xanthangummi*), Gelatine, hochdisperses Siliciumdioxid, die bei ihrer Auflösung (kolloidal) in den Lösungsmitteln, infolge einer Erhöhung der inneren Reibung, höherviskose Flüssigkeiten od. als Gelbildner Gele* entstehen lassen. Unter Umständen können auch hydriertes Ricinusöl od. Cetylpalmitat eingesetzt werden. V. sind grundsätzlich Stoffe, welche festen od. flüssigen Zubereitungen während der Herstellung od. auch Verarbeitung (z.B. bei der Herstellung von Lebensmitteln, s. Lebensmittelzusatzstoffe, Tab.) zugesetzt werden, um eine gewünschte Konsistenz u./od. Viskosität herzustellen u. auch zu erhalten.

**Verdrängungsfaktor von Arzneistoffen:** s. Suppositorien.

**Verdünnungsmethode:** s. Emulsionen, Bestimmung des Emulsionstyps.

**Verdünnungstest:** Methode zur Bestimmung der MHK* bzw. der Resistenz von Bakterien (Antibiogramm*).

**Verdunstung:** Verdampfung* einer Flüss. unterhalb ihres Siedepunktes, d. h. ohne daß es zum Sieden kommt. Die dabei verbrauchte Wärmemenge wird der Flüss. bzw. der Umgebung entzogen u. als **Verdunstungskälte** bezeichnet (benutzt z.B. b. Eismaschinen). Die **Verdunstungszahl** gibt die Verdunstungsgeschwindigkeit von Lösungsmitteln an, u. zwar wievielmal leichter od. schwerer ein Lösungsmittel verdunstet als Ethylether, dessen Verdunstungsgeschwindigkeit 1 gesetzt wird. Ausführung: 0.5 mL der zu untersuchenden Flüss. wird auf eine Stelle Filtrierpapier (Schleicher u. Schüll Nr. 598) gegeben u. dann wird an einem zugfreiem Ort u. gegen das Licht beobachtet, in welcher Zeit der Fleck verschwunden ist (Stoppuhr). Verdunstungszahlen: Chloroform: 2.5, Benzol 3, Methylalkohol 6.3, Amylalkohol 72, Benzylalkohol 1676.

**Verdunstungszahl:** s. Verdunstung.

**Verfalldatum:** s. Haltbarkeit.

**Vergällung:** s. Denaturieren.

**Vergentan®:** s. Alizaprid.

**Vergiftung:** Intoxikation, s. Gifte.

**Verhältniszahl:** Quotient aus Esterzahl u. Säurezahl.

**Verkleisterungstemperatur:** s. Amylum.

**Verlängerte Rezeptur:** s. Hunderterregelung.

**Vermiculit:** Mineral mit der ungefähren Zusammensetzung $(Mg,Al,Fe(III))_3[(Si,Al)_4O_{10}(OH)_2]Mg_x(H_2O)_n$ (x = 0.6 bis 0.9). Härte ca. 1.5. D. ca. 2.4. Vork.: z.B. Südafrika, Montana (USA), Kenia. Quellfähiges, glimmerartiges, bronzefarbenes bis farloses Silicat, dessen Kationen leicht gegen andere Kationen od. organ. Verbindungen (z.B. Anilin) ausgetauscht werden können. V. bläht sich bis zum 30fachen seines Volumens auf, wenn er schnell auf ca. 850°C erhitzt wird, weil das Zwischenschichtwasser nicht schnell genug entweichen kann u. dann plötzlich verdampft. Dabei entstehen z.T. würmchenartige (*lat.* vermiculus Würmchen) Gebilde (expandierter V.). **Anw.** techn.: Isolierungsmittel, flüssigkeitssaugendes Verpackungsmittel (Glasbruch), Kationenaustauscher.

**Vermifugum(a):** Wurmmittel, das die Würmer nicht (wie ein Vermizidum) tötet, sondern sie nur lähmt; s. Anthelmint(h)ikum(a).

**Vermis:** Plur. vermes; Wurm.

**Vermizidum:** Wurmmittel, s. Anthelmint(h)ikum(a).

**Vermox®:** s. Mebendazol.

**Vernalisation:** Blühinduktion durch Kältebehandlung, wirksame Temperaturen in der Regel zwischen 0 u. 15°C.

**Vernieren:** Weißblechdosen, in denen sauere Speisen konserviert werden sollen, innen mit Lack überziehen, s. Konservieren.

**Vernin:** Guanosin*.

**Vernisium:** Vernix, Firnis; Vernisium dermalium: Hautfirnis (meist Lsg. v. Casein od. Eiweiß od. dünne Anreibungen v. Amylum m. Arzneizusätzen).

**Vernix:** s. Vernisium.

**Vernolsäure:** s. Fettsäuren.

**Veronal®:** s. Barbital.

**Veronica:** s Veronica officinalis.

**Veronica-Arten:** Fam. Scrophulariaceae, Ehrenpreis; ca. 70 Arten, mit blauer (selten weißer od. rosa) Korolle, nur 2 Staubblätter.

**Veronica beccabunga** L.: Fam. Scrophulariaceae, Bachbungenkraut (fast ganz Europa, West- u. Nordasien bis Japan u. zum Himalaja, Nordafrika). Stpfl. v. **Herba Beccabungae:** Bachbungenkraut. **Inhaltsst.:** äther. Öl, Bitterstoff, Gerbstoff, Glykosid Aucubin. **Anw.** volkst.: als Blutreinigungsmittel u. Diuretikum.

**HOM:** *Veronica beccabunga:* d. frische, blühende Pfl.

**Veronica officinalis** L.: Fam. Scrophulariaceae, Ehrenpreis (Europa, Nordamerika). Stpfl. v. **Herba Veronicae:** Ehrenpreiskraut. **Off.:** DAC86. **Inhaltsst.:** 0.5 bis 1% Iridoidglykoside wie Catalpol* u. Derivate (Veronicosid, Verprosid) u.a., äther. Öl, Bitterstoff, Gerbstoff.

**Anw.** volkst.: als Expektorans, auch b. Blasenleiden, Gelbsucht, Gicht, Rheumatismus.

**HOM:** *Veronica officinalis, ethanol. Decoct.* (HAB1.3): blühendes, getrocknetes Kraut.

**HOM:** *Veronica officinalis* (HAB1.5), Veronica: die frischen oberirdischen Teile blühender Pflanzen.

**Veronica virginica** L.: (Leptandra virginica) Fam. Scrophulariaceae, Virginianischer Ehrenpreis (Nordamerika, Sibirien). Stpfl. v. **Rhizoma Leptandrae virginicae:** Leptandra-Wurzelstock. **Inhaltsst.:** äther. Öl, Leptandrin, Bitterstoff, Zucker, Farbstoff, Dimethoxyzimtsäure. **Anw.** volkst.: als Laxans.

**HOM:** *Veronica virginica* (HAB1.5), Leptandra: die frischen, unterirdischen Teile 2jähriger Pflanzen; verord. z.B. b. Lebererkrankungen mit Diarrhö.

**Verordnung über apothekenpflichtige u. freiverkäufliche Arzneimittel:** s. Apothekenpflicht.

**Verordnung über die automatische Verschreibungspflicht:** s. Verschreibungspflicht.

**Verordnung über verschreibungspflichtige Arzneimittel:** s. Verschreibungspflicht.

**Verpackung:** Oberbegriff f. die Gesamtheit der Packmittel* u. Packhilfsmittel*. Unentbehrlicher Bestandteil einer jeden Arzneispezialität. Erst durch die V. entstehen aus Arzneistoffen bzw. daraus hergestellten galenischen Zubereitungsformen (Arzneiformen*) gebrauchsfertige Arzneimittel. Die V. dient der Aufnahme, dem Zusammenhalt u. Schutz des Inhalts gegen äußere Einflüsse. Die Umhüllung besteht aus Papier, Pappe (beide auch mit Kunststoffimprägnierung fett- u. wasserfest), Kunststoffen, Holz, Textilien, Metallfolien, Blech, Glas (f. Flaschen, Tiegel, Ampullen) u.a. Sie ist zur Kennzeichnung des Inhalts bedruckt od. mit bedrucktem Papier beklebt od. überzogen; s.a. Behältnis. Die häufigsten V.-Formen sind: Beutel-, Einschlag-, Schachtel-, Dosen-, Tuben-, Flaschen-Verpackungen. Besondere Anwendungsformen von meist thermoplastischen Kunststoffen (v.a. Polyethylen, Polyvinylchlorid, Zellglas, Polystyrol u. Polypropylen) f. Verpackungszwecke: *Folien, Folienbeutel* mit der Möglichkeit des Aufkaschierens auf Papier, des Verklebens, Verschweißens, Heißsiegelns, der Bedruckbarkeit im Mehrfarbendruck, als Schrumpffolien u.a.; *Hohlkörper* u. *Tuben; Schaumkunststoffe* in Form von Schaumfolien u. als Hartschäume v.a. f. Spezialverpackungen f. stoßempfindliches V.-Gut; *Schalen, Becher, Dosen; Verschlüsse; Verpackungshilfsmittel* wie Klebebänder, synthetische Klebstoffe, Klebeetiketten, synth. Bindegarn, Bändchen etc. Eine Vakuumverpackung erhöht u.U. die Haltbarkeit des Inhalts.

**Verpackungsmaschinen:** sind in vielen Ausführungen entsprechend der breiten zu verarbeitenden Warenpalette u. der Vielzahl der verwendeten Verpackungsarten in Verw. Es gibt V. f. dünnflüssige, pastose, teigige u. zähe Flüssigkeiten, f. schüttbare Güter u.a. Zuerst entstehen aus Papier-, Metall- od. Kunststoffolienbändern durch Kleben, Schweißen u. Umformen Beutel, Näpfe, Röhrchen u.a.; Ampullen werden sterilisiert, Flaschen gereinigt, Faltschachteln gestanzt u. vorbereitet. In der Folge muß das Füllgut durch Abfüllmaschinen dosiert u. eingebracht werden. Danach wird die Verpackung ihrem Füllgut u. Verpackungsmaterial entsprechend verschlossen (durch Falzen, Leimen, Schweißen, Stecken od. Aufbringen eines Verschlusses in natürlicher Atmosphäre, im Vakuum od. in Schutzgasumgebung). An den ersten Verpakkungsvorgang schließt sich häufig ein zweiter an, z.B. die Umhüllung des verpackten Gutes mit Benutzungsvorschriften u. einer Faltschachtel, die Beilage eines Beipackzettels, die Zusammenfassung zu größeren Gebinden, die wiederum zu transportgerechten Einheiten zusammengefaßt werden. In engem Zusammenhang mit dem Verpacken stehen z.B. das Bedrucken von Verpackungsmaterial, das Anbringen von Kontrollstempeln, Datumsangaben, Etiketten, ferner Kontrollfunktionen, Transport- u. Sortieraufgaben.

**Verprosid:** s. Catalpol.

**Verreibung:** s. Trituration.

**Verreibungen, Homöopathische:** Trituratio(nes); s. Homöopathie.

**Verrenkung:** Luxatio.

**Verruca:** Warze*.

**Verschiebung, Chemische:** s. Spektroskopie.

**Verschreibungspflicht:** Bestimmte Arzneimittel sind in eine erhöhte Sicherungsstufe eingeordnet u. dürfen nur nach Vorlage einer ärztl., zahnärztl. od. tierärztl. Verschreibung ausschließlich in Apotheken abgegeben werden. Nach der Rechtsgrundlage der V. sind in der Bundesrepublik Deutschland zu unterscheiden: **1. Verschreibungspflicht aufgrund der Verordnung über verschreibungspflichtige Arzneimittel*** (VerschrV) nach § 48 AMG. Die VerschrV bildet die maßgebende Rechtsgrundlage f. die Abgrenzung der verschreibungspflichtigen Stoffe u. Zuber., die in einem der VerschrV als Anhang angeschlossenen Verzeichnis aufgeführt sind. **2. Automatische Verschreibungspflicht.** Sie wird geregelt durch § 49 AMG u. die dazu erlassene **Verordnung über die automatische Verschreibungspflicht***. Danach sind alle Arzneimittel, die Stoffe mit in der medizinischen Wissenschaft nicht allgemein bekannten Wirkungen od. deren Zuber. enthalten, verschreibungspflichtig. Von dieser Bestimmung werden in erster Linie Arzneimittel erfaßt, die erstmalig in Verkehr gebracht werden. Die automatische V. dauert grundsätzlich 5 Jahre. Nach Ablauf dieser Frist wird jeweils entschieden, ob die entspr. Stoffe u. Zuber. weiterhin d. Verschreibungspflicht unterliegen (u. so in d. Anlage d. VO über verschreibungspflichtige Arzneimittel eingeführt werden) od. aus der Verschreibungspfl. entlassen werden sollen. Bedarf es andererseits aufgrund der bei der Anwendung des Arzneimittels gemachten Erfahrungen weder einer ärztlichen Anweisung noch Überwachung, kann der Bundesgesundheitsminister durch RechtsVO die automatische V. nach 3 Jahren aufheben. **Österreich:** V. gesetzlich durch Rezeptpflichtgesetz BGBl. Nr.413 i.d.F. BGBl. Nr.363/1990 u. der geltenden Rezeptpflichtverordnung geregelt.

**Verseifung:** *chem.* hydrolytische Spaltung (s. Hydrolyse) eines Säureesters, der dabei in Säure u. Alkohol zerfällt; speziell Spaltung v. Fetten durch Alkalien.

**Verseifungssalbe:** Trivialbezeichnung für Stearatcreme(s), s. Unguentum stearincum.

**Verseifungszahl:** Abk. VZ; sie gibt an, wieviel mg Kaliumhydroxid, KOH, zur Bindung der in 1 g Fett, Öl, Wachs od. Balsam enthaltenen freien Säure u. zur Verseifung der Ester von 1 g Substanz nötig sind. Man verseift mit überschüssiger ethanolischer KOH-Lösung u. titriert das nicht verbrauchte Alkali zurück.

**Versorgungswerk:** standeseigene Wohlfahrtseinrichtung bei Apothekerkammern* der Bundesrepublik Deutschland. Das Versorgungswerk dient dem finanziellen Schutz seiner Mitglieder bei Berufsunfähigkeit u. der Alterssicherung (Altersruhegeld). Dotiert wird das V. durch Beiträge, die nach Gewinn u. Gehalt unterschiedlich sind. Die Höhe der Leistung richtet sich i.a. nach der Dauer der Mitgliedschaft.

**Verstopfung:** *med.* Obstipation.

**Versuchspersonen: 1. Probanden:** Gesunde V. zur Prüfung von neuen Arzneistoffen. Auswahlkriterien: Geschlecht, Alter, Gewicht, Gewohnheiten (z.B. Rauchen, Alkohol, Kaffee), Erfahrungsgrad bei humanpharmakologischen Untersuchungen, Neurotizismusgrad; Einfluß auf Versuchsergebnisse haben: Füllung des Magens, Flüssigkeitszufuhr, Temp., Mobilität u. Körperlage, physische Anstrengung, Zeit, Wetter usw. **2. Patienten:** V. f. die Erprobung eines therapeutischen Effektes eines Medikamentes bei einer bestimmten Krankheit, liefern zusätzlich pathophysiologische Gesichtspunkte.

**Versus®:** s. Bendazac.

**Vertebra:** (lat.) Wirbel; vertebral: zum Wirbel gehörend.

**Vertebrata:** Vertebraten; *zool.* Wirbeltiere.

**Verteilung: 1.** *pharmakokin.:* Distribution*; **2.** *statist.:* s. Häufigkeitsverteilung.

**t-Verteilung:** s. Student-Verteilung.

**Verteilungschromatographie:** s. Chromatographie.

**Verteilungsgleichgewicht:** in der Chemie die Einstellung des chem. Gleichgewichts* unterschiedlicher Konz. eines Stoffes in 2 aneinander grenzende Phasen* (z.B. Öl/Wasser). Bei einer bestimmten Temp. ist das Verhältnis der Konz. in beiden Phasen konstant (s. Nernst-Verteilungsgesetz*); ein Maß ist der Verteilungskoeffizient*.

**Verteilungskoeffizient:** *engl.* partition coefficient, Partitionskoeffizient, Abk. $V_k$; Maß für das Verteilungsgleichgewicht*, wichtig z.B. bei der passiven Diffusion*; erlaubt Rückschlüsse auf die Lipophilie* eines Stoffes u. damit sein Verhalten im Körper (z.B. Passieren der Blut-Hirn-Schranke). Meist wird er als Quotient der Sättigungskonzentrationen c im Zweiphasensystem n-Octanol/Wasser (bzw. Pufferlösung) angegeben:

$$V_k = c_{\text{lipohile Phase}}/c_{\text{hydrophile Phase}}.$$

Häufig wird der V. in der logarithmierten Form (log P) angegeben.

**Verteilungsmodelle:** künstliche Modelle zur Simulierung des Resorptionsvorganges; s. Resorptionsmodelle.

**Verteilungsraum:** s. Kompartiment.

**Verteilungsvolumen:** *pharmakokinet.* fiktives Volumen, welches eine betreffende Wirkstoffmenge in homogener Verteilung u. gleicher Konzentration wie im Blut aufnehmen könnte. Bestimmbar über die Konzentrationsmessung von radioaktiv markierten Isotopen. Die Angabe des V. erfolgt relativ (dimensionslos) od. in Prozent des Körpergewichtes (KG), da dies einen Rückschluß auf die Verteilung des Arzneistoffes im Organismus erlaubt: 4.3% KG – lediglich intravasal verteilt, 15-27% KG – auch in extrazellulärer Flüssigkeit, 35-42% KG – auch intrazellulär verteilt, 60% KG – im Gesamtkörperwasser vork. Mögliche Ursachen f. großes V. (über 60% KG): 1. Anreicherung des Arzneistoffs im Fettgewebe od. in transzellulärer Flüssigkeit, 2. Plasmaproteinbindung*, 3. Wechselwirkung mit Lipiden od. fetthaltigen Geweben. Das V. wird beeinflußt durch Wasserzufuhr, -abfuhr u. Alter (bei Säuglingen u. Kleinkindern ist es starken Schwankungen unterworfen). Von seiten des Körpers wird das V. bestimmt durch die Eigenschaften der Kapillarmembranen zwischen den Flüssigkeitsräumen* des Körpers, die Höhe der Durchblutung, den Charakter der Zellmembranen u. die pH-Differenz der Kompartimente, von seiten des Pharmakons durch dessen Löslichkeit, Dissoziationsgrad, $pK_s$ u. chemische Struktur.

**Vertigo:** (*lat.* vertere drehen) Schwindel, Gefühl d. gestörten Gleichgewichts. **1.** vestibulärere Schwindel (Störung des Gleichgewichtsystems): z.B. Drehschwindel (Scheindrehung der Umwelt); kann je nach zeitlichem Auftreten, Abhängigkeit der Kopflage u. der Intensität in Dauer-, Attacken- (z.B. Meniére-Syndrom), Lagerungs-, Lage- u. Sekundenschwindel unterteilt werden od. kann durch Intoxikationen mit Labyrinthgiften wie Streptomycin* od. Zentralvestibulargiften wie Opiaten*, Alkohol*, Hydantoinen u. Barbituraten* hervorgerufen werden. **2.** Nicht vestibulärer Schwindel: v.a. bei neurologische Erkrankungen auftretend, bei Sehstörungen, Epilepsie, Psychosen; Höhenschwindel (wegen Angstgefühl) u.a.; s.a. Antivertiginosa.

**Vertrauensarzt:** für Behörden u. Sozialversicherungsträger gutachterlich tätiger Arzt; z.B. untersucht er arbeitsunfähige Versicherte im Hinblick auf Dauer u. Art ihrer Arbeitsunfähigkeit, entscheidet über Heilverfahren u. ist als Rentengutachter tätig.

**Vertrauensbereich:** s. Fehlerrechnung.

**Vertreterversammlung:** s. Apothekerkammern.

**Verweildauer, mittlere:** *engl.* mean residence time (MRT); Zeitspanne, die angibt, wie lange der Arzneistoff durchschnittl. im Gesamtsystem verbleibt. Die Verweildauer im Gesamtsystem setzt sich zusammen aus der Verweildauer bei der Auflösung, bei der Resorption u. der Verweildauer des Arzneistoffes im Körper. Bestimmbar über den Blutspiegel, indem die Fläche unter der Blutspiegelkurve (AUC*) durch die Anfangskonzentration dividiert wird, od. über den Harnspiegel, indem die Fläche zwischen den Kurven (ABC*) durch die gesamte eliminierte Menge dividiert wird.

**Verwesung:** Zerfall bzw. Abbau organischer Materie nach dem Tode, größtenteils durch Saprophyten* bedingt (Oxidation, Nitrifikation, Eiweißzersetzung etc.); s.a. Fäulnis.

**Verzehrprodukte:** (gemäß § 3 des österreichischen Lebensmittelgesetzes) Stoffe, die dazu bestimmt sind, von Menschen gegessen, gekaut od. getrunken zu werden, ohne überwiegend Ernährungs- od. Genußzwecken zu dienen od. Arzneimittel zu sein.

**Verzögerungsinsulin:** s. Insulin (Insulinpräparate).

**Vesica, -ae:** Blase. **1.** *anatom.* V. fellea: Gallenblase; V. urinaria: Harnblase; **2.** *dermatolog.* Blase auf der Haut.

**Vesikanz:** Vesicans (Plur. Vesikanzien, Vesicantia); blasenziehendes Hautreizmittel*; z.B. Kantharidenpflaster (s. Cantharides), Crotonöl (s. Croton tiglium) u. Senf- od. Senfölzubereitungen (s. Brassica nigra). **Anw.:** Reizkörpertherapie*.

**Vesikel:** s. Liposome.

**Vestalium:** veraltet f. Cadmium*.

**Veterinär:** 1. tierärztlich; 2. Tierarzt.

**Vetivergras:** Vetiveria zizanioides*.

**Vetiveria zizanioides** (L.) Nash: (Andropogon muricatus Retz., A. squarrosus Hack.) Fam. Poaceae (Gramineae), Vetivergras (trop. Asien, Indien, Burma, durch Kultur weit verbreitet, auch im trop. Amerika). Stpfl. v. **Radix Vetiveriae (Radix Ivarancusae):** Vetiverwurzel, Ivarancusawurzel, Mottenwurzel. **Inhaltsst.:** äther. Öl, Bitterstoff, Vetiverin, Harz. **Anw.:** in d. Parfümerie, als Mottenmittel, zur Gew. des Vetiveröls. **Oleum Vetiveriae (Oleum Ivarancusae):** Vetiveröl, Ivarancusaöl, das durch Dest. aus d. Wurzeln gew. äther. Öl. Dickflüss., dunkelgelbes Öl v. myrrhenartigem Geruch. D. 1.015-1.04; lösl. in 80%igem Ethanol. **Best.:** Sesquiterpene wie Vetivon (ein Keton, bestehend aus einem Fünf- u. einem Siebenring) u. ähnliche Verbindungen, auch Alkohole, Benzoesäure, Palmitinsäure etc. **Anw.:** in d. Parfümerie.

**HOM:** *Vetiveria zizanioides:* getrockneter Wurzelstock mit Wurzeln.

**Vetiveröl:** Oleum Vetiveriae, s. Vetiveria zizanioides.

**Vetiverwurzel:** Radix Vetiveriae, s. Vetiveria zizanioides.

**Vetrabutin** INN: Refatrin, N-[1-(3,4-Dimethoxyphenyl)-4-phenylbutyl]-N,N-dimethylamin, Monzal®; CAS-Nr. 3735-45-3; $C_{20}H_{27}NO_2$, $M_r$ 313.45. **Anw.:** Spasmolytikum, Uterusrelaxans. Gebräuchl. ist auch Vetrabutinhydrochlorid.

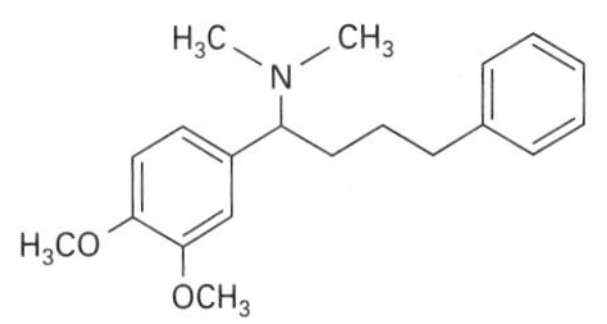

Vetrabutin

**VFA:** Verband Forschenden Arzneimittelhersteller, s. Rote Liste.

**Viaben®:** s. Bromoprid.

**Vials:** Stechampullen, Injektionsfläschchen, Kapsolutflaschen, Ampullenflaschen. Mehrdosenbehälter mit Durchstechverschlüssen aus Gummi od. künstlichen Polymeren zur portionenweisen Entnahme unter möglichst keimarmen Bedingungen. Das Vial wird mit einem durchstechbaren gummielastomeren Stopfen u. einer darüber befestigten (aufgebördelten) Aluminiumkappe mit Abreißdeckel od. -lasche verschlossen (Capsolutverschluß).

**Viarox®:** s. Beclometason.

**Vibramycin®:** s. Doxycyclin.

**Vibravenös®:** s. Doxycyclin.

**Vibrio:** Gattung der Vibrionaceae; Vibrionen sind kommaartig gekrümmte, gramnegative, polar begeißelte Stäbchen, Saprophyten in Gewässern; nur fakultativ pathogen, am wichtigsten sind die Erreger der Cholera*.

**Viburnum opulus** L.: Fam. Caprifoliaceae, Gemeiner Schneeball (Europa). Stpfl. v. **Cortex Viburni opuli:** Schneeballbaumrinde. **Inhaltsst.:** Viburnin (Bitterstoff), phenolische Glykoside, Cumarine, Alkaloid, Catechinhgerbstoffe. **Anw.:** (früher) Antispasmodikum (bei Unterleibsbeschwerden, Menstruationsstörungen).

**HOM:** *Viburnum opulus* (HAB1.5): die frische im Herbst gesammelte Rinde der Zweige u. jungen Stämme; verord. z.B. b. Dysmenorrhö.

**Viburnum prunifolium** L.: Fam. Caprifoliaceae, Schneeballbaum (Nordamerika). Stpfl. v. **Cortex Viburni prunifolii:** Amerikanische Schneeballbaumrinde, Viburnumrinde; d. getrocknete Rinde der Stämme u. Zweige. **Inhaltsst.:** Amentoflavon (s. Bisflavonoide) u. andere Flavonoide, α- u. β-Amyrin u. andere z.T. mit Essigsäure veresterte Triterpene wie Oleanol- u. Ursolsäure, ferner Scopoletin, Scopolin u. Aesculetin (Cumarine); verschiedene Säuren wie Chlorogen-, Salicylsäuren etc.; Gerbstoffe. **Anw.:** (uteruswirksames) Antispasmodikum, b. Menstruationsschmerzen, Koliken, Krämpfen, meist in Form des Fluidextraktes (Extr. Viburni prunifolii fluidum).

**HOM:** *Viburnum prunifolium:* frische Früchte.

**vic-:** s. Halogenalkane.

**Vichysalz:** s. Sal alcalinum compositum.

**Vicia faba** L.: Fam. Fabaceae (Leguminosae), Puffbohne, Saubohne, Dicke Bohne (in zahlreichen Gebieten kult.). **Inhaltsst.:** Lektine* mit einem spezifischen Bindungsvermögen zu Glucose u. Mannose.

**Vicianose:** 6-(α-L-Arabinosido)-D-glucose; $C_{11}H_{20}O_{10}$. Reduzierendes Disaccharid; Zuckerkomponente verschiedener Glykoside, die z.B. in Vicia*-, Geum*- u. Viola*-Arten vorkommen.

**Vicinal:** s. Halogenalkane.

**Vidarabin** INN: Adenin-Arabinosid, 9-β-D-Arabinofuranosyladenin-Monohydrat; CAS-Nr. 5536-17-4 (Anhydrat); CAS-Nr. 24356-66-9 (Monohydrat); $C_{10}H_{13}N_5O_4 \cdot H_2O$, $M_r$ 285.2. Schmp. 269-279°C. Schwer lösl. in Wasser. **Anw.:** Virostatikum* (Nucleosid-Antimetabolit*); Ind.: Herpes simplex, Herpes zoster. **Übl. Dos.:** lokal in 3%iger Zuber.; parenteral in 10%iger Injektionslösung.

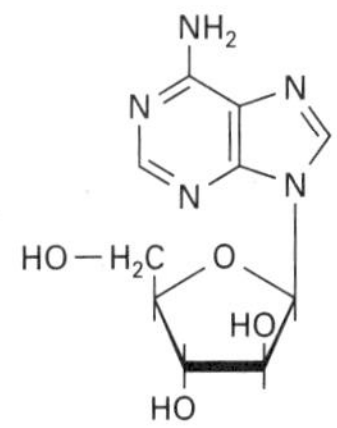

Vidarabin

**Vi-De®:** s. Vitamine (Vitamin $D_2$).

**Videx®:** s. Didanosin.

**Viehsalz:** s. Natriumchlorid.

**Vigabatrin** INN: (±)-4-Amino-5-Hexensäure, Gamma-Vinyl-GABA, Sabril®; CAS-Nr. 60643-86-9; $C_6H_{11}NO_2$, $M_r$ 129.16. Schmp. 209°C aus Aceton/Wasser. Leicht lösl. in Wasser. $pK_{s,1}$ 4.02 (COOH-Gruppe) $pK_{s,2}$ 9.72 ($NH_2$-Gruppe). Analo-

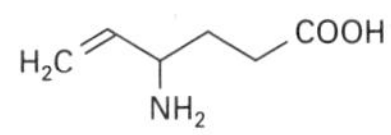

Vigabatrin

gon der γ-Aminobuttersäure* (GABA). **Wirk.:** spezifische, irreversible Hemmung der GABA-Aminotransferase, führt zu einer erhöhten GABA-Konzentration im Gehirn. u. **Anw.:** Antiepileptikum. **Nebenw.:** bei Erwachsenen Müdigkeit u. Schläfrigkeit, bei Kindern Erregung u. Aggressivität; gastrointestinale Beschwerden etc. Kontraind.: Schwangerschaft u. Stillzeit. HWZ 5 bis 8 h. **Übl. Dos.:** Oral: Kindern 10 bis 15 kg KG 0.5 bis 1 g/d, von 15 bis 30 kg KG 1 bis 1.5 g/d, von 30 bis 50 kg KG 1.5 bis 3 g/d; Anfangsdos. für Erwachsene 2 g (stufenweise Steigerung um 0.5 bis 1 g) für Kinder 40 mg/kg KG tgl.

**Vigantol®**: s. Vitamine (Vitamin $D_3$).

**Vigna unguiculata** (L.) Walp.: (Dolichos biflorus L.) Fam. Fabaceae (Leguminosae), Helmbohne (in verschiedenen Unterarten kult.). **Inhaltsst.:** Lektine* mit spezifischem Bindungsvermögen gegenüber N-Acetylglucosamin u. Blutgruppe Null.

**Vilan®**: s. Nicomorphin.

**Viloxazin** INN: 2-(2-Ethoxyphenoxymethyl)-morpholin, Vivalan®; CAS-Nr. 46817-91-8; $C_{13}H_{19}NO_3$, $M_r$ 237.30. **Anw.:** Antidepressivum

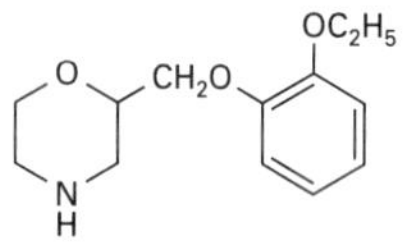

Viloxazin

vom Imipramin-Typ. HWZ 2 bis 5 h. **Übl. Dos.:** Oral: 3mal 0.05 g/d, nach 2 Wochen erhöhbar auf 0.4 g/d. **Nebenw.:** häufig Übelkeit, seltener Erbrechen u. Kopfschmerzen, weniger anticholinerge Nebenw. als tricyclische Antidepressiva. Verstärkung von Angstzuständen, Agitiertheit, Ataxie, Schlaflosigkeit, Tremor, Parästhesien, Krämpfe; bei Überdosierung: Symptome von Schläfrigkeit bis Koma, abgeschwächte Reflexe, Miosis, Tachykardie u. Herzarrhythmien, die im Gegensatz zu Amitriptylin nicht lebensbedrohend sind. Gebräuchl. ist auch Viloxazinhydrochlorid; s.a. Psychopharmaka.

**Vilsmeier-Reaktion**: Verfahren zur Synthese von Aldehyden durch Formylierung aromatischer od. heterocyclischer Verbindungen u. Verbindungen mit aktivierten Doppelbindungen mit Hilfe von disubstituierten Formamiden u. Phosphoroxidchlorid; z.B. entsteht aus N,N-Dimethylanilin u. Dimethylformamid p-Dimethylaminobenzaldehyd (s. Abb.).

**Vina medicata**: Medizinische Weine [DAB6], **Vina medicinalia** [ÖAB90], Arzneiweine; Arzneizubereitungen, die durch Lösen od. Mischen von Arzneimitteln mit Wein (s. Vinum) hergestellt werden; meist erfolgt die Herst. der Weine in derselben Weise wie die der Tinkturen. Falls alkaloid- od. glykosidhaltige Drogen od. entsprechende Fluidextrakte vewendet werden, müssen die Weine vorher vom Tannin befreit werden, was am besten durch Zusatz von weißer Gelatine geschieht (10 mL einer 10%igen Gelatinelösung auf 1000 mL Wein). Folgende Arzneiweine sind (bzw. waren) in verschiedenen Arzneibüchern offizinell:

**Vinum camphoratum:** Campherwein. Zstzg. nach DAB6: 1 T. Campher, 1 T. Ethanol, 3 T. Gummischleim, 45 T. Weißwein.

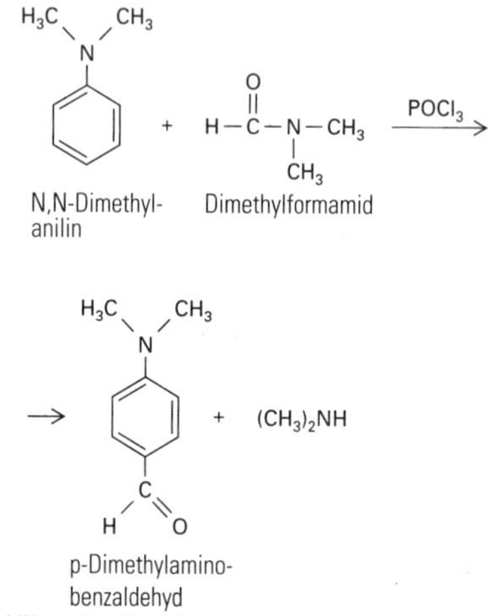

Vilsmeier-Reaktion: Bildung von p-Dimethylamino-benzaldehyd als Beispiel

**Vinum Chinae:** Vinum Cinchonae, Chinawein. Zstzg. nach ÖAB90: 5 T. Chinafluidextrakt, 5 T. Pomeranzentinktur, 90 T. Südlicher Süßwein (Vinum meridianum dulce). Zstzg. nach DAB6: 5 T. Chinafluidextrakt, 1 T. Pomeranzentinktur, 15 T. Zucker, 0.1 T. Citronensäure, 80 T. Xereswein. Bitterwert mind. 300 (ÖAB90). **Anw.:** Stomachikum.

**Vinum Chinae ferratum:** China-Eisenwein. Zstzg. nach ÖAB90: 0.5 T. Chinin-Eisencitrat, 2 T. Gereinigt. Wasser, 97.5 T. Südlicher Süßwein.

**Vinum Condurango:** Kondurangowein. Zstzg. nach ÖAB90: 10 T. Kondurangofluidextrakt, 90 T. (weißer) Süßwein (Vinum dulce). Zstzg. nach Ph.Helv.7: 10 T. Kondurangofluidextrakt, 90 T. Südlicher Süßwein. Zstzg. nach DAB6: 10 T. Kondurangofluidextrakt, 1 T. Aromatische Tinktur, 9 T. Zucker, 80 T. Xereswein.

**Vinum Pepsini, Pepsinwein:** Zstzg. nach DAB6: 24 T. Pepsin, 20 T. Glycerol, 3 T. Salzsäure, 20 T. Gereinigt. Wasser, 92 T. Zuckersirup, 2 T. Pomeranzentinktur, 839 T. Xereswein.

**Vinum stomachicum, Bitterorangenwein**, Magenwein**:** Zstzg. nach ÖAB90: 15 T. Pomeranzenfluidextrakt, 20 T. Zimttinktur, 5 T. Enzianextrakt, 60 T. Süßwein (weiß). Bitterwert mind. 2500.

**Vinblastin** INN: Vincaleukoblastin, Velbe®; CAS-Nr. 865-21-4; $C_{46}H_{58}N_4O_9$, $M_r$ 811.00. Alkaloid aus Catharanthus roseus* (Vinca rosea). **Strukturformel** s. Vinca-Alkaloide. Schmp. 211-216°C aus Methanol. $[\alpha]_D^{26°C}$ +42° (Chloroform). Prakt. unlösl. in Wasser, Petrolether; lösl. in Alkoholen, Aceton, Ethylacetat, Chloroform. $pK_s$ (konjugierte Säure) 5.4, 7.4. **Anw.:** Zytostatikum; generalisierter Morbus Hodgkin, fortgeschrittenes Hodenkarzinom, Kaposi-Sarkom, Chorionkarzinom etc. Erhöhte Thrombosegefahr. HWZ ca. 25 h. **Übl. Dos.:** Parenteral: i.v., Infusion i.v. 0.1 mg/kg KG/7d, steigern bis max. 0.5 mg/kg KG/7d. Gebräuchl. sind auch Vinblastinsulfat-Monohydrat, Vinblastinsulfat. Vgl. Vincristin.

**Vinca-Alkaloide**: ca. 60 iridoide Indolalkaloide

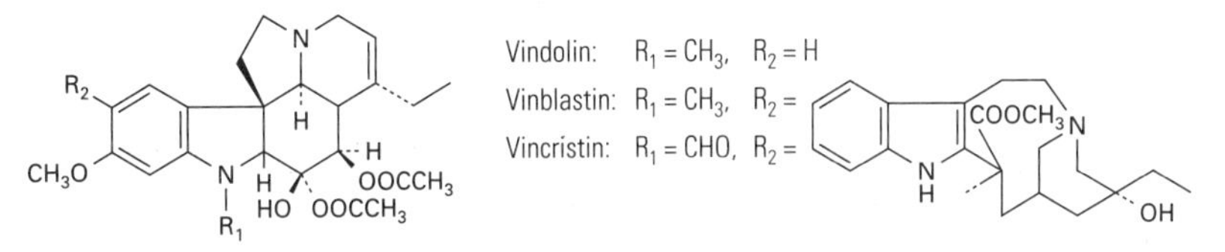

Vinca-Alkaloide

(häufig Bis-Indolalkaloide bzw. Carbazolalkaloide) aus Catharanthus roseus* (Vinca rosea), Vinca minor* u. anderen Catharanthus- u. Vinca-Arten. Die wichtigsten sind: Vinblastin* u. Vincristin*, dimere Alkaloide mit onkolytischen Eigenschaften (Mitosehemmer; Strukturformel des Präkursors Catharanthin s. Catharanthus roseus), ferner das pentacyclische Vincamin* (mit Carbolinstruktur) u. das antidiabetisch wirkende Vindolin.

**Vincaleukoblastin**: s. Vinblastin.

**Vincamin** INN: Vincaminsäuremethylester, Methyl-14,15-dihydro-14β-hydroxy-3α,16α-eburnamenin-14-carboxylat, Cetal®, Esberidin®,

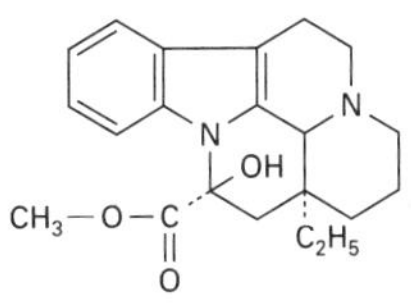
Vincamin

Equipur®, Vincapront®; CAS-Nr. 1617-90-9; $C_{21}H_{26}N_2O_3$, $M_r$ 354.43. Carbolinalkaloid aus Vinca minor*. Schmp. 232-233°C aus Aceton od. Methanol. $[\alpha]_D^{23°C}$ +41° (in Pyridin). **Off.:** DAC86. **Wirk.** u. **Anw.:** blutdrucksenkend, erhöht die Sauerstoffaufnahme u. Glucosevermehrung im Gehirn; indiziert bei zerebrovaskulären Erkrankungen, auch in der Geriatrie. HWZ 0.9 h bzw. 1.97 h (Metaboliten). **Übl. Dos.:** Oral: 3mal 0.02 g/d; Dauertherapie: 0.02 g morgens, 0.01 g mittags u. abends. Oral retard: 0.03 g/12 h. Parenteral: i.m. 1- bis 2mal 0.015 g/d, Infusion i.v. 0.015 g. Gebräuchl. sind auch Vincaminhydrochlorid, Vincaminhydrogentartrat.

**Vinca minor** L.: Fam. Apocynaceae, (Kleines) Immergrün (Süd- u. Mitteleuropa, Kaukasus, Kleinasien). Stpfl. v. **Herba Vincae (pervincae):** Vincae minoris herbae, Immergrünkraut. **Inhaltsst.:** 0.3 bis 1% (in Kultur bis 4%) z.T. komplizierte (terpenoide u. dimere) Indolalkaloide (Vinca-Alkaloide* wie Vincamin* u.a., v.a. auch in den Wurzeln); Vincin (Bitterstoff), Gerbstoff, Pektin, Carotin. **Anw.:** als Geriatrikum zur Unterstützung des Hirnstoffwechsels, als Diuretikum, Hämostyptikum, Blutreinigungsmittel, Antihypertonikum etc. Diese Indikationsangaben sind aber wissenschaftlich nicht belegt u. es besteht der Verdacht auf Blutbildveränderungen beim Menschen; ferner werden ausreichende Plasmaspiegel an Vincamin nicht erreicht. Anw. von Immergrünkraut u. Zuber. daraus ist daher laut BGA nicht vertretbar; f. die Ther. steht Vincamin* zur Verfügung. (Seit 1987 sind keine Immergrün-haltigen Arzneimittel mehr zugelassen).

**HOM:** *Vinca minor* (HAB1.3): frisches, blühendes Kraut mit anhängenden fasrigen Wurzeln; verord. z.B. b. nässenden Ekzemen.

**Vincaminsäuremethylester**: s. Vincamin.

**Vincapront®**: s. Vincamin.

**Vinca rosea**: s. Catharanthus rosea.

**Vincetoxicum hirundinaria** Medik.: (V. officinale Moench, Cynanchum vincetoxicum (L.) Pers.) Fam. Asclepiadaceae, Schwalbenwurz (Europa bis Himalaja). Stpfl. v. **Rhizoma Vincetoxici:** Radix V., Radix Hirundinariae, Schwalbenwurzel, Sanktlorenzwurzel. (Gilt als Verfälschung von Rad. Primulae.) **Inhaltsst.:** Steroidsaponine (15-Oxasteroidglykoside), deren Gem. auch als Vincetoxin bezeichnet wird, mit den Aglyka Hirundigenin u. Anhydrohirundigenin sowie den Zuckern D-Cymarose, L-Thevetose, L-Diginose, D-Digitoxose, D-Oleandrose etc.; ferner Sterine u. phenolische Verbindungen, Bitterstoffe. **Anw.** volkst.: als Diuretikum, auch als Emetikum; hauptsächl. vet.

**HOM:** *Vincetoxicum hirundinaria* (HAB1.4), Vincetoxicum: frische Blätter.

**Vincristin** INN: Leucocristin; CAS-Nr. 57-22-7; $C_{46}H_{56}N_4O_{10}$, $M_r$ 824.94. Ein iridoides Bis-Indolalkaloid aus Catharanthus roseus*. **Strukturformel** s. Vinca-Alkaloide. Schmp. 218-220°C aus Methanol. $[\alpha]_D^{25°C}$ +26.2° (Ethylenchlorid). $pK_s$ (konjugierte Säure) 5.0, 7.4. $pK_s$ 5.0, 7.4 in DMF 33%. **Anw.:** Zytostatikum; bei Leukämie, Morbus Hodgkin, Bronchialkarzinom. HWZ ca. 85 h. **Übl. Dos.:** Parenteral: i.v. Infusion 1mal 0.0014 g/m² Körperoberfläche od. 0.05 mg/kg KG/7 d, steigerbar bis max. 0.15 mg/kg KG/7 d. Gebräuchl. ist auch Vincristinsulfat. Vgl. Vinblastin.

**Vindesin** INN: 3-Carbamoyl-4-desacetyl-3-des(methoxycarbonyl)vincaleukoblastin, Eldisine®; CAS-Nr. 53643-48-4; $C_{43}H_{55}N_5O_7$, $M_r$ 753.95. Partialsynthetisches Abwandlungsprodukt von Vinblastin*. Schmp. 230-232°C aus Ethanol-Methanol. $[\alpha]_D^{25°C}$ +39.4° (c = 1.0 in Methanol). $pK_s$ (konjugierte Säure) (DMF 66%) 5.39, 7.36; $pK_s$ (Wasser) 6.04, 7.67. **Anw.:** Zytostatikum; bei lymphatischer Leukämie, malignen Lymphomen, malignen Melanomen. HWZ ca. 25 h. **Übl. Dos.:** Parenteral: 0.003 g/m² Körperoberfläche i.v. Injektion od. i.v. Infusion. Gebräuchl. ist auch Vindesinsulfat 1:1.

**Vindolin**: s. Vinca-Alkaloide.

**Vingsal®**: s. Norfenefrin.

**Vinorelbin** INN: 3',4'-Didehydro-4'-deoxy-8'-norvincaleukoblastin, Noranhydrovinoblastin, Navelbine®; CAS-Nr. 71486-22-1; $C_{45}H_{54}N_4O_8$, $M_r$ 778.95. Halbsynthet. Vinca-Alkaloid*. **Wirk.** u. **Anw.:** Zyotostatikum; hemmt wie Vinblastin*, Vincristin* u. Vindesin* die Polymerisation von Tubulindimeren zu Mikrotubuli (Spindelgift, Mitosehemmer), wirkt spezif. auf mitotische Mikrotubuli u. weniger stark auf axonale od. andere Mikrotubuliklassen, daher geringere Neurotoxizität als bei den anderen Vinca-Alkaloiden.

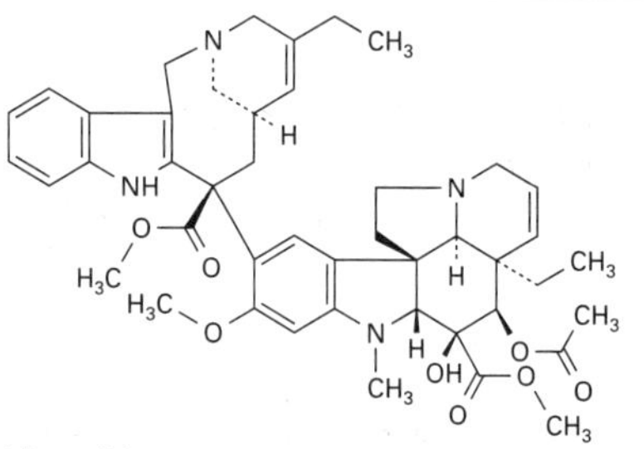

Vinorelbin

Bei Bronchialkarzinom u. Mammakarzinom. **Nebenw.:** Neutropenie, gelegentl. Infektionen, Anämie etc. Kontraind.: Schwangerschaft u. Stillzeit, Leberinsuffizienz, Neutropenie, Thrombocytopenie. Wechselw.: Kombination von Fluorouracil* mit Folinsäure* (Mukosatoxizität wird verstärkt). HWZ 40 h. **Übl. Dos.:** Parenteral: 1mal wöchentl. 30 mg/m² Körperoberfläche (10 mg V. entspr. 13.85 mg V.-Tartrat). **Vinorelbintartrat:** CAS-Nr. 125317-39-7; $C_{45}H_{54}N_4O_8 \cdot 2\ C_4H_6O_6$, $M_r$ 1079.12.

**Vinpocetin** INN: (3α,16α)-Eburnamenin-14-carbonsäureethylester, Ethyl apovincamin-22-

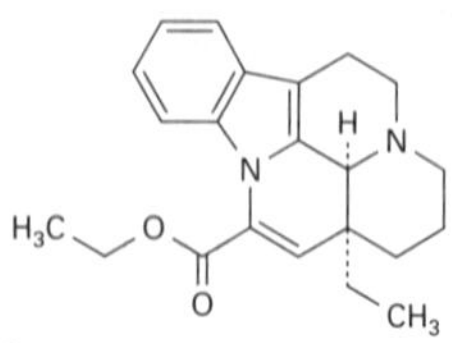

Vinpocetin

oat, Cavinton®; CAS-Nr. 42971-09-5; $C_{22}H_{26}N_2O_2$, $M_r$ 350.46. Schmp. 147-153°C (unter Zers.) aus Benzol. $[\alpha]_D^{20°C}$ +114° (c = 1 in Pyridin). Derivat von Vincamin*. **Wirk.** u. **Anw.:** Nootropikum*, V. soll sich günstig auf den zerebralen Energiestoffwechel auswirken (erhöhte Aufnahme von Sauerstoff, Glucose, erhöhter ATP-Gehalt, verminderter Lactatspiegel). **Nebenw.:** Tensionsverminderungen, Tachykardie, Extrasystolen, Hautjucken etc. Kontraind.: Schwangerschaft u. Stillzeit. **Übl. Dos.:** Oral: 3mal/d 5 bis 10 mg (während der Mahlzeiten).

**Vinum:** Wein; das durch alkoholische Gärung aus dem Saft der frischen Weintraube (s. Vitis vinifera) hergestellte Getränk; z.B. Tafelwein, Qualitätswein, Prädikatswein, Dessert- od. Likörwein, aromatisierter Wein (Wermutwein) etc. Die Bezeichnungen variieren in den einzelnen Ländern entsprechend den einschlägigen gesetzlichen Bestimmungen. Die Untersuchung des Weines dient zur allgemeinen Kontrolle u. zur Aufdeckung von Verfälschungen. Für arzneilich verwendete Weine erstreckt sich die Untersuchung hauptsächl. auf: Alkoholgehalt, Extraktgehalt, Asche, Phosphorsäure (bei Dessertweinen), Schwefel (bei Rotweinen), Gesamtsäuregehalt, Glycerol, Zucker, fremde Farbstoffe, Konservierungsmittel sowie auf eventuellen Gehalt an Klärmitteln (z.B. Kaliumhexacyanoferrat(II), Blauschönung) u. Schädlingsbekämpfungsmitteln (vor allem Fungizide). An Stelle von Xereswein (Sherry) durfte nach DAB6 zur Herst. arzneilicher Zuber. auch ein anderer Dessertwein verwendet werden, wenn er in Farbe u. Geschmack dem Xereswein ähnl. ist. Nach DAB10 wird zur Herst. v. Arzneizubereitungen, wenn erforderlich, **Likörwein** (Vinum liquorosum) verwendet. Im ÖAB90 ist neben Vinum meridianum dulce (Südlicher Süßwein) Vinum dulce (Süßwein), in der Ph.Helv.7 nur Vinum meridianum dulce, offizinell. Zuber. mit Vinum, **Arzneiweine**, s. Vina medicata.

**Weinähnliche Getränke:** Hierzu gehören die Obst-, Beeren- u. Malzweine; diese werden durch alkoholische Gärung aus dem Saft der jeweiligen Obstart hergestellt. **Weinhaltige Getränke:** Mit Wein zubereitete Getränke, z.B. Maiwein, Weinpunsch sowie die Arzneiweine (s. Vina medicata). **Bestandteile des Weines:** Ethanol, Zucker, Weinsäure, Äpfelsäure, Essigsäure, Bernsteinsäure sowie deren Salze, ferner Extraktstoffe (Glycerol u.a.), Duftstoffe (Bukett), Farbstoffe, Gerbstoffe, Mineralstoffe (Natrium-, Calcium- u. Magnesiumsalze), Stickstoffverbindungen. In 1 L Wein sind etwa enthalten: 870 bis 920 g Wasser, 60 bis 120 g Ethanol u. 20 bis 30 g gelöste Stoffe. Der *Ethanolgehalt* variiert stark nach Sorte u. Anbaugebiet: Weißweine von 8.5 bis 12 (V/V), Rotweine von 9 bis 13 (V/V) u. Dessertweine von 13 bis 16 (V/V). Die Preßrückstände der Weinkelterung heißen Trester. **Tresterwein** (Lauer, Hansel, Glauern) ist ein durch Vergären von Zuckerwasser über Trestern unter Zusatz von Weinsäure hergestelles weinähnliches Getränk (Herst. gewerbsmäßig verboten, nur als Haustrunk gestattet). **Verfälschungen:** erfolgen hauptsächl. durch Überzuckerung, durch Zusatz von Tresterwein, Frucht- u. Rosinenweinen sowie durch Zusätze nicht erlaubter Chemikalien (z.B. Methanol, Glycerol, Diethylenglykol, Farbstoffe, Natriumazid, Alaun etc.).

**Vinum camphoratum:** Campherwein, s. Vina medicata.

**Vinum Chinae:** Vinum Cinchonae, s. Vina medicata.

**Vinum Chinae ferratum:** s. Vina medicata.

**Vinum Condurango:** s. Vina medicata.

**Vinum dulce:** s. Vinum.

**Vinum generosum:** Edler Wein.

**Vinum liquorosum:** s. Vinum.

**Vinum meridianum dulce:** s. Vinum.

**Vinum Pepsini:** s. Vina medicata.

**Vinum stomachicum:** s. Vina medicata.

**Vinyl:** einwertige Gruppe $CH_2$=CH– der Vinylverbindungen (s. Alkene). **Vinylacetat:** $CH_3COO$–CH=$CH_2$. **Vinylacetylen:** $CH_2$=CH–C≡CH. **Vinylalkohol:** $CH_2$=CH–OH. **Vinylether:** $CH_2$=CH–OR (R = Alkyl-, Methyl-, Ethyl-Rest usw.).

**Vinylbital** INN: Butylvinal, 5-(1-Methylbutyl)-5-vinylbarbitursäure, Speda®; CAS-Nr. 2430-49-1; $C_{11}H_{16}N_2O_3$, $M_r$ 224.25. **Strukturformel** s. Barbiturate. Schmp. 90-91.5°C. Weißes, krist. Pulver; schwer lösl. in Wasser, leicht lösl. in verd. Alkalihydroxid-Lösungen, sehr leicht lösl. in Ethanol. **Off.:** DAC86. **Anw.:** Hypnotikum (mittellang wirksames Barbiturat). HWZ 24 h. **Übl. Dos.:** Oral: 0.15 g. Vgl. Barbiturate.

**Vinylchlorid:** Chlorethen; $C_2H_3Cl$, $M_r$ 62.5. Farbloses Gas; schwer lösl. in organischen Lösungsmitteln. Giftig, nur im Abzug verwenden! **Anw.:** Reagenz Ph.Eur.3; s.a. Polyvinylchlorid.

**Vinylogie-Prinzip:** vinyloge Verbindungen, d.

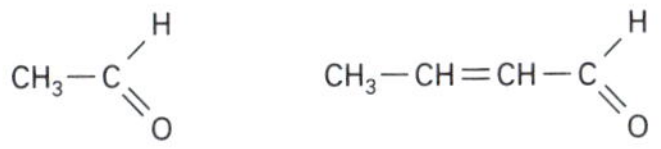

Acetaldehyd Crotonaldehyd = vinyloger Acetaldehyd

Vinylogie-Prinzip: Crotonaldehyd als vinyloger Acetaldehyd

h. Verbindungen, die sich durch das Vorhandensein einer od. mehrerer Vinylgruppen in einer Kette voneinander unterscheiden, zeigen ähnliches chemisches Verhalten; z.B. ist Crotonaldehyd ein vinyloger Acetaldehyd, weshalb die Methylgruppe im Crotonaldehyd in Kondensationsreaktionen gleich reaktiv ist wie die Methylgruppe im Acetaldehyd.

**N-Vinyl-2-pyrrolid(in)on:** s. Polyvidon.

**Vioform®:** s. Clioquinol.

**Violanthron:** Indanthrendunkelblau, Dibenzanthron; $C_{34}H_{16}O_2$, $M_r$ 456.5. Gegen Licht u. Chemikalien besonders beständiger, sehr waschechter synthetischer Farbstoff.

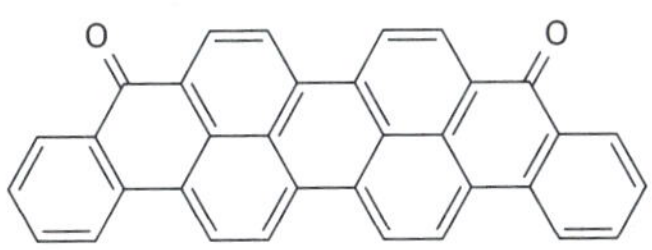

Violanthron

**Viola odorata** L.: Fam. Violaceae, Wohlriechendes Veilchen (Europa). Stpfl. v. **Rhizoma Violae:** Radix Violae odoratae, Märzveilchenwurzelstock, Echte Veilchenwurzel; nicht zu verwechseln mit der Veilchenwurzel (Rad. Iridis). **Inhaltsst.:** 0.04% äther. Öl, das Methylsalicylat enthält (vgl. Viola tricolor), Saponine. **Anw.:** Sekretolytikum (Ersatz f. Rad. Ipecacuanhae). **Flores Violae odoratae:** Flores Violarum, Veilchenblüten. **Inhaltsst.:** Saponine, Anthocyane, 0.003% äther. Öl (mit Methylsalicylat), die Ketone α- u. β-Iron, α- u. β-Ionon (Träger des Veilchenduftes), Schleim u. Zucker. **Anw.** volkst.: als Expektorans, Nervinum. Aus frischen Blüten wird mittels des Pomadeverfahrens äther. Öl, das Veilchenblütenöl (z.B. in Grasse, Frankreich), gewonnen. Es erscheint geruchlos. Erst in einer Verdünnung von ca. 1:5000 (bis 10 000) tritt der Veilchengeruch auf. **Herba Violae odoratae:** Veilchenkraut. Inhaltsst. sind Saponine, Spuren von äther. Öl. **Anw.** volkst.: als schweißtreibendes Mittel.

**Viola tricolor** L.: Fam. Violaceae, Stiefmütterchen, Dreifaltigkeitskraut, Freisamkraut (Nördl. Hemisphäre). Stpfl. v. **Herba Violae tricoloris:** Violae tricoloris herba, Herba Jaceae, Stiefmütterchenkraut; die zur Blütezeit gesammelten oberirdischen Teile der Pflanze. **Off.:** ÖAB90, DAC86. **Inhaltsst.:** Saponine (fraglich), Flavonoide (nach DAC86 mind. 0.2%, ber. als Hyperosid*), Spuren von äther. Öl, das Glykosid Violutosid (Violutin), bei dem Methylsalicylat mit dem Disaccharid Vicianose* (vgl. Gaultherin) verbunden ist, ferner Gerbstoff, Schleim, Zucker. **Anw.** volkst.: als Expektorans u. Diuretikum, ferner als Blutreinigungsmittel b. chron. Hautleiden u. Ausschlägen bes. in d. Kinderpraxis (Milchschorf).

**HOM:** *Viola tricolor* (HAB1.3): frisches, blühendes Kraut; verord. z.B. b. Hautausschlägen.

**Violaxanthin:** Di-epoxid von Zeaxanthin*; eines der wichtigsten pflanzlichen Carotinoide, das als orangefarbener od. braungelber Farbstoff in allen grünen Blättern u. vor allem in Blüten u. Früchten vorkommt.

**Violursäure:** Acidum violuricum, 5-Isonitrosobarbitursäure, Alloxan-5-oxim; $C_4H_3N_3O_4$. Schmp. über 185°C unter Zers. Gelbl. krist. Pulver; lösl.

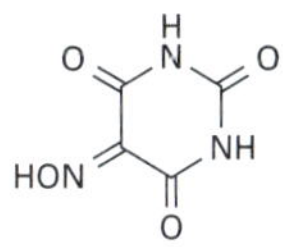

Violursäure

in Wasser u. Ethanol, kaum lösl. in org. Lösungsmitteln. Anw. in d. Papierchromatographie zum Nachw. von Metallkationen.

**Viomycin:** Tuberactinomycin B; $C_{25}H_{43}N_{13}O_{11}$. Polypeptid-Antibiotikum aus Streptomyces griseus. **Anw.:** früher als Tuberkulostatikum*.

**VIP:** Vascular-Intestinal-Peptid, Gewebshormon; s. Hormone.

**Vipera berus** L.: Fam. Viperidae, Kreuzotter (Nord- u. Mitteleuropa, in Heide- u. Moorgebieten). Giftschlange, deren Gift hämolytisch u. koagulierend wirkt, s. Schlangengifte.

**HOM:** *Vipera berus:* frisches Gift z. Verreibung; verord. z.B. b. Kreislaufschwäche, Cyanose, Thrombosen, akuten Brechdurchfällen.

**Viquidil** INN: Chinotoxin, 1-(6-Methoxy-4-chinolyl)-3-(3-vinyl-4-piperidyl)-1-propanon, Desclid-

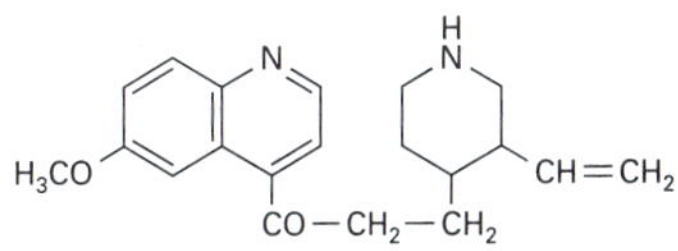

Viquidil

ium®; CAS-Nr. 84-55-9; $C_{20}H_{24}N_2O_2$, $M_r$ 324.41. Abbauprodukt von Chinin*. $[\alpha]_D$ +43°. Schwer lösl. in Wasser; leicht lösl. in Ethanol, Chloroform, Ether. **Anw.:** zerebraler Vasodilatator*. HWZ 6 h. Gebräuchl. ist auch Viquidilhydrochlorid (CAS-Nr. 52211-63-9).

**Virämie:** Vorhandensein von Viren im Blut; fast bei allen Viruserkrankungen.

**Virazole®:** s. Ribavirin.

**Viren:** von Pasteur erstmals 1881 gebrauchte Sammelbezeichnung f. „infektiöse Einheiten", die im Gegensatz zu den Protisten* (Bakterien, Pilze, Protozoen) keine Zellstrukturen aufweisen. V. können als Einheiten definiert werden, die aus komplexen Makromolekülen bestehen u. im Gegensatz zu den Mikroorganismen nur einen Nucleinsäuretyp (DNS od. RNS) enthalten. Weitere Unterschiede zu den Mikroorganismen bestehen im Fehlen von Stoffwechselenzymen (keine eigene Energie) u. im Vorhandensein einer formbestimmenden (Lipo-)Proteinhülle, dem Kapsid. V. können sich nicht selbst vermehren, die Züchtung auf künstlichen Nährsubstraten ist daher unmöglich. V. werden von lebenden Zellen repliziert (Replikation), indem sie ihr genetisches Material in die Wirtszelle einschleusen u. den gesamten Stoffwechsel der Wirtszelle umprogrammieren zur Reproduktion des kompletten infektionstauglichen Viruspartikels (Virion). Wegen ihrer geringen Größe (20 bis 300 nm) können V. die meisten bakteriendichten Filter passieren u. im Lichtmikroskop nicht dargestellt werden. Die Einteilung der V. kann nach folgenden Gesichtspunkten erfolgen (vgl. Virusklassifikation): **1. Aufbau:** a) kubischer, b) helikaler, c) komplexer Aufbau, d) Viren mit Hülle (envelope). **2. Wirtszelle:** a) animalische u. humane, b) pflanzliche u. c) bakterielle Viren (Bakteriophagen, Phagen). **3. Nucleinsäure:** a) RNS-Viren, b) DNS-Viren. **4. Affinität zu Organsystemen:** neurotrop, pneumotrop, enterotrop u.ä.

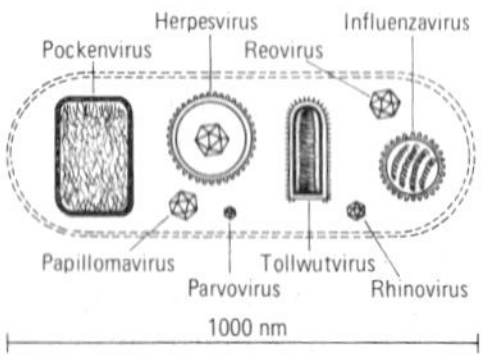


Viren:
Größenvergleich von Viren. Um die Viren ist in dünnen Umrissen ein kleines Bakterium (eine Rickettsie) zum Vergleich der Größenunterschiede gezeichnet [90]

**Viride nitens:** s. Malachitgrün.

**Viridiflorol:** s. Mentha piperita.

**Virion:** Existenzform eines Virus außerhalb der Wirtszelle; s. Viren.

**Viroide:** nackte Mini-Viren* die nur aus einer ringförmigen RNS-Kette bestehen u. im Unterschied zum Virus keine Eiweißhülle besitzen. V. sind infektiöse, in der Natur vagabundierende RNS-Partikel, die sich nur in bestimmten Wirtszellen sehr langsam vermehren. Bisher sind 7 durch V. induzierte Pflanzenkrankheiten bekannt.

**Virola calophylloidea** Markgraf: Fam. Myristicaceae (nördl. Südamerika), u. andere Virola-Arten. Stpfl. v. **Yakée:** Paricà, Epόna; die pulverisierte Rinde (Rindenharz). **Wirk.** u. **Anw.:** wie Yopo (s. Piptadenia peregrina) als halluzinogenes Schnupfmittel. **Inhaltsst.:** Tryptamin-Verbindungen wie in Yopo.

**Virola sebifera** (Aubl.): (Myristica sebifera Aubl.) Fam. Myristicaceae, Talgmuskatnußbaum (Westindien, Brasilien). Stpfl. v. **Virolafett:** das (talgartige) Fett der Samen. **Inhaltsst.:** Myristin, Olein, freie Fettsäuren. **Anw.:** (in Brasilien) gegen rheumat. Beschwerden, zur Seifen- u. Kerzenfabrikation. Die Blätter werden bei Dyspepsie als Tee getrunken; die Rindenabkochung wird zum Waschen von Wunden verwendet.

**HOM:** *Myristsica sebifera:* frischer Saft der verletzten Baumrinde; verord. z.B. b. Eiterungen, Abszessen.

**Virologie:** Lehre von den Viren*; vgl. Mikrobiologie, Bakteriologie.

**Virosen:** Viruskrankheiten; s. Viren.

**Virostatikum(a):** (*gr.* στάσις Stehen, Stillstehen) *syn.* Virustatikum; chemische Verbdg. od. Arzneimittel, das durch Hemmung der Virusreproduktion eine Ther. virusbedingter Infektionen ermöglicht. Vertreter sind: **1.** Interferone*; **2.** cyclische Amine, z.B. Amantadin*, Tromantadin*; **3.** Thiosemicarbazone, z.B. Methisazon*; **4.** Biguanide, z.B. Moroxydin*; **5.** Nucleosid-Antimetabolite*, z.B. Pyrimidinderivate wie Idoxuridin* u. Zidovudin*, Purinderivate wie Vidarabin, Ganciclovir, Aciclovir, Famciclovir, Penciclovir; **6.** diverse andere wie Benzimidazole, Amidine, Dihydroisochinoline, Naturstoffe (z.B. Rifamycine*) u.a. Der Großteil der in vitro aktiven V. kann wegen ihrer Toxizität nicht therapeutisch genutzt werden. Die Chemotherapie von Virusinfektionen ist daher nur ganz vereinzelt möglich. Sicherster Schutz vor Virusinfektionen ist aus diesem Grund die passive Immunisierung. Ferner werden bei Viruserkrankungen noch antibakterielle Stoffe zur Verhütung von bakteriell bedingten Begleitinfektionen u. Arzneimittel zur Symptomlinderung (z.B. Antiphlogistika) angewendet. Da Viren über keinen eigenen Stoffwechsel verfügen u. sich nur in lebenden Wirtszellen vermehren können, ist die kausale Behandlung von Viruserkrankungen außerordentl. schwierig. Für die Chemotherapie von Virusinfektionen sind grundsätzlich folgende Möglichkeiten denkbar: 1. die Haftung der Viren an der Zellmembran zu verhindern, 2. das Eindringen der Viren in die Zellen zu hemmen u. 3. die Virusnucleinsäure so zu verändern, daß die Wirtszelle nicht mehr in der Lage ist, das Virus zu vermehren.

**Virotoxine:** s. Amanita phalloides.

**Virtuelles Bild:** s. Mikroskop.

**Virulent:** Giftig, ansteckend.

**Virulenz:** Giftigkeit, bes. die krankheitserregende (Infektions-)Kraft der Bakterien.

**Viru-Merz®:** s. Tromantadin.

**Virunguent®:** s. Idoxuridin.

**Virus:** lat. Feuchtigkeit, Schleim; s. Viren.

**Virusinfektionen:** s. Virostatikum(a).

**Viruskapsid:** Kapsel des Virus, aus einem od. mehreren Hüllproteinen aufgebaut; s. Viren.

**Virusklassifikation:** nach der heute gängigen V. werden die Familien (als Gruppierungen von Genera) mit -idae, die Genera (Gattungen) mit -virus bezeichnet. Die in der Tab. erfolgte Klassifikation gibt einen Überblick über die menschen- u. tierpathogenen Viren.

**Virustatika:** s. Virostatika.

**Viruzid:** Virustötend.

**Visadron®:** s. Phenylephrin.

**Visammin:** s. Khellin.

**Viscera:** (Sing. Viscus, -eris) Eingeweide; visceral: **viszeral**, die Eingeweide betreffend.

**Viscin(um):** stark klebendes, kautschukartiges Weichharz (Schleim) auf der Rinde u. in den Beeren der Mistel, Viscum album*. Zähe, grünliche Masse, die früher (wie das V. aus japan. Ilex-Arten) als Vogelleim benutzt wurde; gereinigtes V. diente zur Herst. v. stark klebenden Pflastern.

**Viscotoxin(e):** Gem. basischer, aus ca. 46 Aminosäuren bestehender Peptide in Viscum album*. Bei parenteraler Applikation zeigen die Viscotoxine (Tierversuch) blutdrucksenkende Wirkung. V. ruft aber eine heftig reizende u. nekrotisierende Wirkung hervor (zytotoxischer Effekt).

**Viscum album** L.: Fam. Loranthaceae, (Weiße) Mistel, Hexenbesen (immergrüner Halbparasit auf ca. 200 Laub- u. Nadelbäumen; Süd- u. Mitteleuropa, russ. Asien, Westpersien); man unterscheidet z.B.: Laubholzmistel, ssp. album,

**Virusklassifikation**
Auswahl wichtiger menschen- und tierpathogener Viren

| Familie | Größe des Virion (nm) | äußere Hülle | Genus | medizinisch wichtige Vertreter |
|---|---|---|---|---|
| **DNS-Viren** | | | | |
| Parvoviridae | 18–26 | fehlt | Parvovirus | (Hepatitis-V.) |
| Adenoviridae | 60–90 | fehlt | Mastadenov. | Adenoviren |
| Herpesviridae | 100–200 | ja | Herpesvirus | Herpes-Virus |
| | | | | Varizella-Zoster-V. |
| | | | | Epstein-Barr-V. |
| | | | | Zytomegalie-Virus |
| Poxviridae | 230–300 | komplex | Orthopoxvirus | Vaccinia-Virus |
| | | | | Variola-Virus |
| | | | | Kuhpockenvirus |
| | | | Parapoxvirus | Paravacciniavirus |
| Hepadnaviridae | 42–45 | ja | Hepadnavirus | Hepatitis-B-Virus |
| **RNS-Viren** | | | | |
| Picornaviridae | 20–40 | fehlt | Enterovirus | Hepatitis-A-Virus, |
| | | | | Poliomyelitis- u. Coxsackieviren |
| | | | Rhinovirus | Rhinoviren, |
| | | | | Maul- u. Klauenseuchevirus |
| Caliciviridae | 30–40 | fehlt | Calicivirus | Hepatits-E-Virus |
| Reoviridae | 60–80 | fehlt | Reovirus | Reoviren |
| | | | Orbivirus | versch. Arboviren |
| | | | Rotavirus | |
| Togaviridae | 40–70 | ja | Alphavirus | Pferdeenzephalitisvirus |
| | | | Flavivirus | Gelbfiebervirus |
| | | | | Zeckenenzephalitisvirus |
| | | | Rubivirus | Rötelnvirus |
| Retroviridae | 100 | ja | Oncornavirus | Leukose- u. Sarkomvirus |
| | | | Lentivirus | Slow-Viren b. Tieren |
| | | | | HIV |
| Orthomyxoviridae | 80–100 | ja | Influenzavirus | Influenzavirus |
| Paramyxoviridae | 100–300 | ja | Paramyxovirus | Paramyxoviren |
| | | | Morbillivirus | Morbillivirus |
| | | | | Staupevirus |
| | | | | Rinderpestvirus |
| | | | Pneumovirus | Respiratory-syncytal-Virus |
| | | | | (RS-Virus) |
| Rhabdoviridae | 70•230 | ja | Lyssavirus | Tollwutvirus |
| Filoviridae | 70•700 | ja | Marburg-Virus | |
| | (bis 10 µm) | | Ebola-Virus | |

z.B. auf Malus domestica od. Betula-Arten; Tannenmistel, ssp. abietis (Wiesb.), auf Abies alba; Föhrenmistel, ssp. austriacum (Wiesb.), auf Pinus silvestris u. Pinus nigra. Stpfl. v. **Herba Visci (albi):** Mistelkraut, die getrockneten jüngeren, grünen bis gelbgrünen Zweige mit Blättern, Blüten u. vereinzelten Früchten. **Off.:** DAB10. **Folia Visci:** Mistelblätter; **Stipites Visci:** (Viscum quercinum) Mistelstengel, Caules Visci. **Inhaltsst.:** (z.T. von Wirtspflanze abhängig) in Blättern u. Stengeln (nicht in den weißen, saftigen Früchten) ca. 0.01-0.02% Viscotoxin(e)*, 0.05-0.1% Lektine (mit vermutlich tumorhemmender Wirk., uneinheitliche Nomenklatur), (vermutl. immunstimulierende) Kohlenhydrate (Arabinogalactane, Galacturonane, Rhamnogalacturonane), ferner Acetylcholin, Cholin u. weitere Amine sowie Aminosäuren, Flavonoide (Quercetin u. Derivate), Phenylpropane (Syringin u. Derivate) u. Lignane (wahrscheinlich f. Wirk. auf Herz u. Kreislauf verantwortlich), Inosit, Saponine, höhere Alkohole u.a. Als Viscin* wird der klebrige Schleim der Früchte bezeichnet. **Anw.:** als blutdrucksenkendes Mittel u. Herzmittel (Anw. umstritten; wenn diese Wirk. bisher auch nur bei parenteraler Anw. bestätigt werden konnte, so scheint doch eine Wirk. auch bei peroraler Anw. tatsächlich vorhanden zu sein, jedoch können f. diese orale Wirk. weder Viscotoxin noch Acetylcholin in Frage kommen. Die Mistelforschung ist noch nicht abgeschlossen.) Parenteral zu applizierende (s.c. in Tumornähe) Viscum-Extrakte (z.B. Iscador®, Helixor®) werden im Sinne einer unspezifischen Reiztherapie in der Krebstherapie (als begleitende Maßnahme) eingesetzt (Anw. umstritten); volkst. auch gegen Epilepsie, Krämpfe u. Blutungen. Möglicherweise hat die Wirtspflanze auf die Wirkung d. Mistel Einfluß. **Lit.:** H. Mayer et al., Pharm. Ztg. *141*, 2483 – 2493 (1996).

**HOM:** *Viscum album* (HAB1.5): die frischen im Herbst geernteten, beblätterten Sprosse u. Früchte; verord. z.B. b. Hypertonie, peripheren Durchblutungsstörungen, Arteriosklerose.

**Viscum quercinum:** veraltete Bez. f. Stipites et Folia Visci, Herba Visci, s. Viscum-Arten.

**Visipaque®:** s. Iodixanol.

**Visken®:** s. Pindolol.

**Viskoelastische Körper:** s. Rheologie.

**Viskose:** Bez. f. eine wäßrige, viskose Lösung von Cellulosexanthogenat*, aus der durch Säurefällung z.B. Folien od. Fasern aus (regenerierter) Cellulose erhalten werden (Viskoseverfahren).

**Viskosefasern:** Fasern aus Cellulose*, erzeugt, indem Viskose* durch Düsen in ein Säurebad gepreßt wird. Die zunächst erhaltenen endlosen Fäden (Viskoseseide) werden als Reyon (auch Rayon) u. die auf gewünschte Stapellänge geschnittenen meist als Zellwolle* bezeichnet. Durch Zusätze bei d. Spinnlösung, z.B. Pigmente, können d. Verwendungszweck angepaßte Fasern hergestellt werden. Titandioxid (max. 1.5%) verleiht der V. ein baumwollähnl. Aussehen (mattierte Viskosefaser).

**Viskose Morphinhydrochlorid-Lösung 0.2 u. 2%:** s. Morphinhydrochlorid-Lösung 0.2 u. 2%, viskose.

**Viskose Natriumchlorid-Nasentropfen:** s. Rhinoguttae.

**Viskoseseide:** s. Viskosefasern.

**Viskoseverfahren:** s. Viskose.

**Viskosimeter:** Meßgeräte zur Bestimmung der Viskosität* wie Kapillarviskosimeter*, Rotationsviskosimeter*, Kugelfallviskosimeter*, Viskowaage*; s.a. Rheologie.

**Viskosität:** Zähigkeit, Faktor der inneren Reibung, Viskositätskoeffizient; eine wichtige Größe zur Beschreibung der Fließeigenschaften von Stoffen. Man versteht unter V. die „innere" Reibung od. den Widerstand, den die Moleküle od. kolloide Teilchen eines Stoffes ausüben, wenn sie gegeneinander verschoben werden od. wenn ein Körper in einer Flüssigkeit bewegt wird. Die V. nimmt mit steigender Temp. ab u. bei steigendem Druck zu. Ist unter isothermen Bedingungen eine Kraft F von 1 Newton (N) erforderlich, um eine Flüssigkeitsschicht gegenüber einer zweiten mit den Flächen A von 1 $m^2$ im Abstand x von 1 m mit der Geschwindigkeit v von 1 $m \cdot s^{-1}$ in Richtung der Krafteinwirkung zu verschieben (laminare Strömung), beträgt die **dynamische Viskosität** (*syn.* absolute V.) η dieser Flüssigkeit 1 $N \cdot s \cdot m^{-2}$ bzw. 1 Pa·s (Pascalsekunde) bzw. 10 Poise* (ältere Einheit). Die dazwischenliegenden Flüssigkeitsschichten bewegen sich mit abnehmender Geschwindigkeit.

$F = \eta \cdot A \cdot dv/dx$

$F/A = \eta \cdot dv/dx$

Der Quotient aus der Tangentialkraft pro Flächeneinheit F/A wird als Schubspannung od. Scherkraft τ (SI-Einheit: $N \cdot m^{-2}$) bezeichnet, der Differentialquotient (Geschwindigkeitsgradient) *dv/dh* als Schergeschwindigkeit (*syn.* Schergefälle, Deformationsgeschwindigkeit) D (SI-Einheit: $s^{-1}$). Dabei gilt die Gleichnung nach Newton:

$\tau = \eta \cdot D$

bzw.

$\eta = \tau/D$

Die **relative Viskosität** ist das Verhältnis der V. einer Lösung zur V. des Lösungsmittels. Die **kinematische Viskosität** ν ergibt sich aus dem Quotient η/ρ, wobei ρ die Dichte der Flüssigkeit ist. Die SI-Einheit ist $m^2 \cdot s^{-1}$; ältere Einheit: St (Stokes) u. cSt (Centistokes), 1 cSt = $10^{-6} m^2 \cdot s^{-1}$. Ist die dynamische V. η von der Schergeschwindigkeit unabhängig, so ist η eine Materialkonstante u. im D/τ-Diagramm *(Rheogramm, Fließkurve;* D = f(τ)) erhält man eine Gerade, die durch den Nullpunkt verläuft. Der Anstieg der Geraden ist konstant u. ein Maß der V. (τ/D = η = Anstieg). Solche Flüssigkeiten werden als *idealviskose Körper* od. *Newtonsche Körper* od. **Newtonsche Flüssigkeiten** bezeichnet. Ein andersartiger Verlauf (nichtlineare Proportionalität) der Fließkurve spricht f. *strukturviskose* od. **Nicht-Newtonsche Körper** (s. Rheologie). Man spricht hier von *Quasiviskosität* od. *scheinbarer Viskosität.* Diese ist nur dann aussagekräftig, wenn die Schubspannung od. die Schergeschwindigkeit bzw. bei Viskosimetern, die dies nicht ermöglichen (z.B. Kugelfallviskosimeter), die genauen Meßbedingungen mitangegeben sind. V. einiger idealviskoser Substanzen bei 20°C: Luft: $1.8 \cdot 10^{-2}$ mPa·s; Wasser: 1.008 mPa·s; Ethanol: 1.25 mPa·s; Ether: 0.255 mPa·s; Glycerol (wasserfrei): 1490 mPa·s; Rizinusöl: 969 mPa·s.

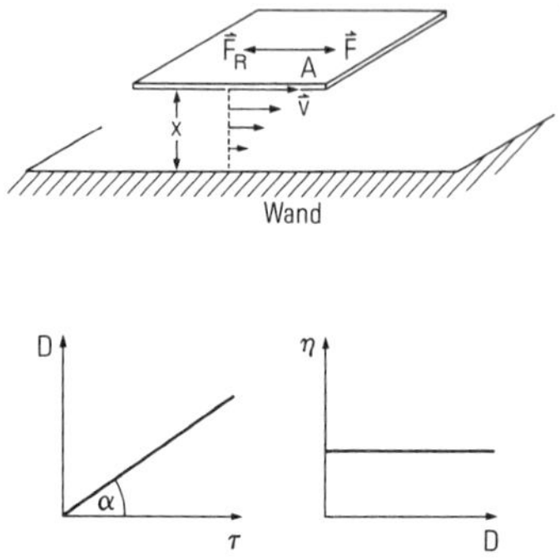

Viskosität:
Darstellung der wirkenden Kräfte (oben) und Fließverhalten Newtonscher Körper (unten) [131]

**Meßgeräte:** Bevorzugte Viskosimeter f. idealviskose Flüssigkeiten sind das Kapillarviskosimeter* nach Ostwald u. das nach Ubelode, das Kugelfallviskosimeter* nach Höppler u. die Viskowaage*. Das am häufigsten verwendete Rotationsviskosimeter* (s.a. Rheologie) ermöglicht auch die rheologischen Eigenschaften von Nicht-Newtonschen Körpern zu charakterisieren. In der Ph.Eur.3 werden sowohl das **Kapillarviskosimeter** als auch das **Rotationsviskosimeter** beschrieben.

**Viskowaage:** Meßgerät zur Untersuchung des Fließverhaltens auch strukturviskoser Flüssigkeiten; s. Rheologie. Anstelle des freien Falles

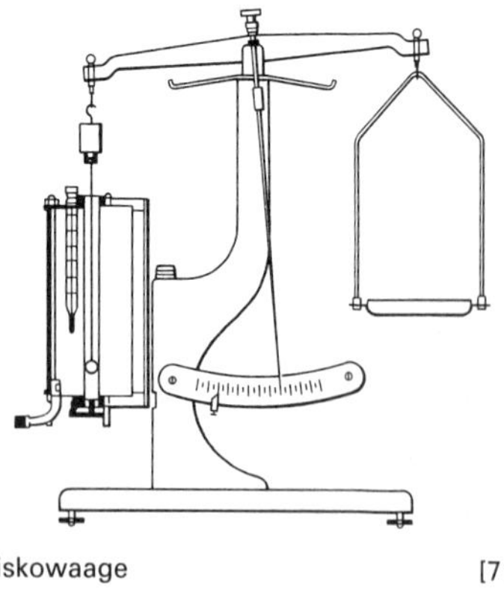
Viskowaage [71]

einer Kugel in einem mit der Meßflüssigkeit gefüllten Rohr (Kugelfallviskosimeter*), wird eine Kugel, die durch einen Stab mit der einen Seite eines Waagebalkens verbunden ist u. sich ebenso in einem thermostatisierten, mit der Prüfflüssigkeit gefüllten, kalibrierten Rohr befindet, in Abhängigkeit von der Höhe des aufgebrachten Gewichtes auf der anderen Seite des Waagebalkens mit unterschiedlicher Geschwindigkeit nach oben bewegt. Dabei durchströmt die Flüssigkeit (vgl. Kugelfallviskosimeter) laminar den Spalt zwischen Kugel u. Rohr. Die Viskosität η in mP·s berechnet sich aus:

$\eta = K \cdot F \cdot t$

K = Kugelfaktor, F = Auflagegewicht in g, t = Meßzeit zwischen 0 u. der Stellmarke in s

**Visnadin** INN: 9,10-Dihydro-8,8-dimethyl-2-oxo-2H,8H-benzo[1,2-b:3,4-b']dipyran-9,10-diyl-10-acetat-9-(2-methylbutyrat), 3'-(α-Methyl-butyryloxy)-4'-acetoxy-3',4'-dihydroseselin, Carduben®; CAS-Nr. 477-32-7; $C_{21}H_{24}O_7$, $M_r$ 388.40. Pyranocumarinester aus den Früchten von Ammi visnaga*. Schmp. 85-88°C aus Leichtpetroleum od. Ether/Hexan. $[\alpha]_D^{30°C}$ +42.5° (c = 2 in Dioxan). Schwer lösl. in Wasser; gut lösl. in Ethanol, Methanol; sehr leicht lösl. in Chloroform, Aceton, Ether, Benzol, DMF. **Anw.:** Kardiakum; Vorbeugung, Behandlung u. Nachbehandlung des Herzinfarktes. **Übl. Dos.:** Oral: Initialdos.: 3mal 0.1 g/d, Erhaltungsdos.: 3- bis 4mal 0.035 g/d.

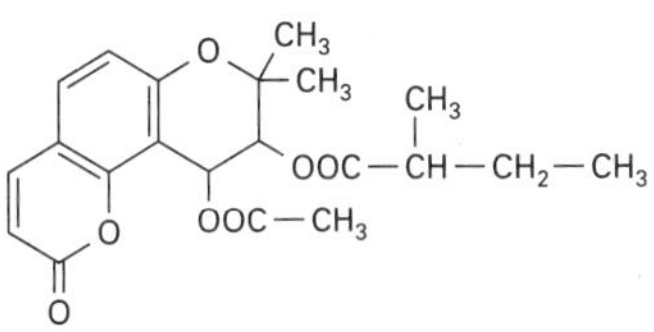

Visnadin

**Visnagin:** 5-Methoxy-2-methylfuranochromon; CAS-Nr. 82-57-5; $C_{13}H_{10}O_4$, $M_r$ 230.21. **Strukturformel** s. Khellin. Schmp. 142-145°C. Inhaltsstoff aus den Früchten von Ammi visnaga*. Kristallnadeln; fast unlösl. in Wasser, wenig lösl. in Ethanol (95%) von 25°C, lösl. in Chloroform, Ether u. verd. Mineralsäuren.

**VIS-Spektroskopie:** s. Spektroskopie.

**Vistacarpin®:** s. Pilocarpinnitrat.

**Vistagan®:** s. Levobunolol.

**Vistaspectran®:** s. Idoxuridin.

**Vitalfärbung:** Methode zur Färbung von Organen, Geweben, Zellen usw. in lebenden Organismen, indem man den Lebewesen unschädliche org. Farbstoffe einverleibt (z.B. Methylenblau, Sudanfarbstoffe, Karmin, Eosin, Trypanblau usw.). Bei der **Supravitalfärbung** indessen ist das zu färbende, aber noch frische bzw. noch lebende Objekt aus dem Organismus herausgenommen (z.B. Blut, Gewebeteile nach Operationen usw.).

**Vitali-Reaktion:** dient zum Nachw. der Alkaloide Atropin, Hyoscyamin u. Scopolamin; der alkaloidhaltige Rohextrakt wird mit 3 bis 5 Tr. rauchender Salpetersäure eingedampft; sind die Alkaloide enthalten, so kommt es nach Zusatz von einigen Tr. alkoholischer Kalilauge (0.5 mol/L) u. 5 mL Aceton zum erkalteten Rückstand zu einer rotvioletten Färbung.

**Vitalstoffe:** unter dieser Bez. faßt man alle lebensnotwendigen Wirkstoffe wie Enzyme, Hormone, Vitamine, Mineralstoffe, Spurenelemente u. die essentiellen Fett- u. Aminosäuren zusammen.

**Vitamin-A-Lösung:** Vitamini A solutio 130 000 U.I./g, Sol. vitamini A 130 000 U.I./g. Zstzg. nach Ph.Helv.7: Vitamin A (als Esterform od. konzentrierte Form) 14 500 000 I.E., Ethylgallat (0.2 g) u. wasserfreie Citronensäure (0.002 g) als Antioxidantien u. Erdnußöl (POZ max. 3) auf 100.0 g. Bei der Herst. ist Tageslicht zu vermeiden u. unter Stickstoffbegasung zu arbeiten. **Anw.:** s. Vitamine (Vitamin A).

**Vitamin-A-säure:** s. Tretinoin.

**Vitamin $B_{12}$, markiertes:** s. Cyanocobalamin[$^{57}$Co], Cyanocobalamin[$^{58}$Co], Vitamine.

**Vitamine:** Ergänzungsstoffe, die neben den Hauptbestandteilen einer lebenden Zelle (Proteine, Nucleinsäuren, Kohlenhydrate u. Lipide) bereits in Spuren wirksam werden u. für die Vitalität vieler Lebensformen notwendig sind. Der Name „Vitamine“ wurde 1912 von Casimir Funk geprägt aus „vita“ (Leben) u. „Amine“, da er annahm, daß es sich bei den Vitaminen um Amine handle. Dies war jedoch nur bei dem von ihm entdeckten Vitamin $B_1$ der Fall, während alle anderen Vitamine den verschiedensten chem. Gruppen, wie Kohlenhydraten, Purinen, Sterinen u.a. angehören.

Mensch, höhere Tiere u. einige andere Organismen können V. nicht selbst im Organismus bilden u. müssen sie aufnehmen, z.B. mit Nahrungsmitteln. V. finden sich aber nicht nur in Pflanzen, sondern werden auch durch im Verdauungstrakt lebende Mikroorganismen gebildet. Mit der Nahrung zugeführte **Provitamine** können im menschlichen u. tierischen Organismus in aktive V. übergeführt werden, so Carotine durch Darmschleimhaut u. Leber in Vitamin A (mit Ausnahme bei Katze u. Hund) u. Ergosterin durch Ultraviolettbestrahlung in Vitamin D. Die V. sind nicht nur unentbehrliche Nahrungsstoffe, sondern sie üben im Zellstoffwechsel auch spezifische Funktionen als essentielle Bausteine bestimmter Coenzyme aus. Geringe Molekülveränderungen führen zu Vitamin-Antagonisten, *syn.* **Antivitaminen**, die aufgrund ihrer strukturellen Ähnlichkeit diese von ihrem Wirkort in der Zelle verdrängen können (kompetitiv). Therapeutische Anw.: Vitamin K-Antagonisten (z.B. Dicumarol) als Antikoagulantien, Folsäure-Antagonisten als Zytostatika.

Krankheitserscheinungen, die durch Fehlen bestimmter V. hervorgerufen werden, bezeichnet man als **Avitaminosen**, diejenigen, die durch ungenügende Zufuhr von Vitaminen hervorgerufen werden, als **Hypovitaminosen** u. schließlich diejenigen, die durch eine Überdosierung von Vitaminen auftreten, als **Hypervitaminosen**. Letztere sind hauptsächl. bei den fettlöslichen Vitaminen A, D, E u. K festgestellt worden, da diese gespeichert werden. Man teilt die V. ein in die Gruppe der **fettlöslichen** V.: A, D, E, K, u. in die Gruppe der **wasserlöslichen** V.: $B_1$, $B_2$, $B_6$, $B_{12}$, Niacin, Pantothensäure, Biotin, Folsäure, Vitamin C, Myo-Inosit*. Neben den Buchstabenbezeichnungen werden heute auch die chem. Bezeichnungen gebraucht; die internationalen Einheiten (I.E.) werden heute meist durch Masseeinheiten ersetzt.

**Vitamin A:** Vitaminum A Ph.Eur.3, Retinol INN, Axerophthol, Xerophthol, Antixerophthalmisches Vitamin, Antiinfektiöses Vitamin, Epi-

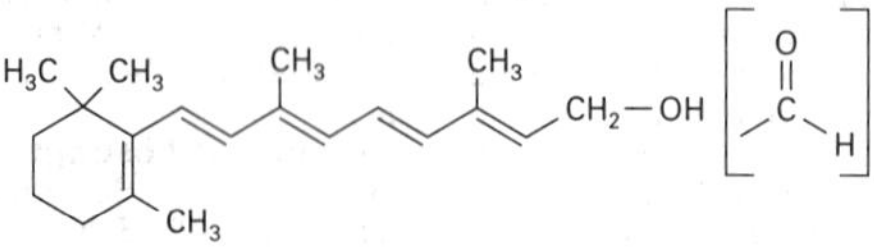

Vitamine:
Vitamin A, Retinol (Retinal)

thelschutzvitamin; Arovit®, A-Mulsin®, A-Vicotrat®, Vogan®; Gruppe von fettlöslichen Vitaminen mit Polyisoprenoidstruktur; die bekannteste u. biol. wirksamste Verbdg. ist der Alkohol *all-trans*-Retinol.

**Vitamin A$_1$:** *all-trans*-Retinol; $C_{20}H_{30}O$, $M_r$ 286.5. Gelbe Prismen; lösl. in fetten Ölen, Ethanol, Benzol, Ether, Chloroform, Aceton, Petrolether; Schmp. 62-64°C; gegen Erhitzen wenig empfindl., wird aber durch Sauerstoff, ultraviolettes Licht, oxidierende Substanzen u. Säuren zerstört. **Vitamin A$_2$:** 3-Dehydroretinol; eine Verbdg. mit einer zusätzlichen konjugierten Doppelbindung zwischen den C-Atomen 3 u. 4. Konnte aus der Leber von Süßwasserfischen isoliert werden.

**Vork.:** Vitamin A kommt in tierischen Organismen als freier Alkohol, hauptsächl. aber mit höhermolekularen Fettsäuren verestert vor u. zwar in besonders hoher Konz. im Heilbuttleberöl u. in anderen Fischleberölen (s. Lebertran) sowie in Milch, Butter, Eigelb; ferner in der Netzhaut von Süßwasserfischen u. Süßwassercrustaceen. Aber auch grüne Pflanzen, Gemüse u. Früchte spielen eine Rolle, denn die darin vorkommenden **Carotine** ($C_{40}H_{56}$), vor allem das β-Carotin, werden in der Darmschleimhaut u. Leber zu Vitamin A umgewandelt u. in der Leber gespeichert. **Physiologische Bedeutung:** Vitamin A hat eine wichtige Funktion beim Sehvorgang. Vitamin-A-Aldehyde sind am Aufbau des Sehpurpurs (Rhodopsin), dem lichtempfindlichen Farbstoff des Auges, beteiligt. Dieser ist ein Chromoprotein, das aus dem Protein Opsin u. aus 11-*cis*-Retinal, einer zum Vitamin-A-Aldehyd stereoisomeren Verbdg. besteht. Durch Belichtung kommt es zu einer Stereoisomerisierung des 11-*cis*- zum all-*trans*-Retinal, wodurch sich die Konformation des Opsins ändert u. Retinal abgespalten wird. Eine daraus resultierende Veränderung des Membranpotentials wird als Nervenimpuls weitergegeben u. damit ein Sehreiz ausgelöst. **Tgl. Bedarf des Menschen:** Kinder bis zu 10 Jahren 1500-3500 I.E., Jugendliche 5000 I.E., Erwachsene 5000-6000 I.E. (1.7-2.0 mg), in der Schwangerschaft u. Stillzeit besteht erhöhter Bedarf, ca. 6000-8000 I.E. **Einheit:** Eine Internationale Einheit (I.E.) bzw. 1 USP-Einh. entspricht ca. 0.3 µg Vitamin-A-Alkohol bzw. ca. 0.344 µg Vitamin-A-Acetat; 1g Vitamin A sind 3.33 Millionen I.E. Die daneben noch gebräuchliche Ratteneinheit (R.E.) od. 1 Sherman-Einheit entspricht 0.66-0.8 I.E. Die internationale Provitamin-A-Einheit entspricht der Wirksamkeit von 0.6 µg β-Carotin. **Anw.:** Vitamin-A-Mangel ruft Hemeralopie (Nachtblindheit, vgl. Rhodopsin), Xerophthalmie (Austrocknung der Binde- u. Hornhaut des Auges), Keratomalazie (Hornhauterweichung), Hauterkrankungen (Hyper- u. Parakeratosen), Veränderungen an den Schleimhäuten der Atmungswege sowie Wachstumsstörungen hervor. Bei all diesen Erkrankungen ist die Zufuhr von Vitamin A indiziert, ferner aber auch bei bestimmten Stoffwechselstörungen, Thyreotoxikose, zur Appetitsteigerung, zur Erhöhung der Resistenz gegen Infektionen u.a. **Dosierung:** Die therapeutischen Dosen betragen ein Vielfaches des Tagesbedarfs; prophylaktisch 0.7-1.5 mg/d, therapeutisch 7.5-60 mg/d. **Toxizität:** akute Überdosierung eher selten (Kopfschmerzen, Übelkeit, Erbrechen); bei länger dauernder Behandlung mit hohen Dosen können toxische Erscheinungen, wie Schlafstörungen, Appetitlosgkeit, Haut- u. Schleimhautveränderungen, Schwellungen der Extremitätenknochen auftreten. Bei Kindern kann das Längenwachstum infolge vorzeitigen Epiphysenschlusses gehemmt werden. Gebräuchl. sind vor allem Ester des synthetischen Vitamin A (Acetat, Propionat od. Palmitat) sowie Vitamin A als Konzentrat in öliger Form, in wasserdispergierbarer Form u. als Trockenpulver; vgl. Retinoide. **Ölige Lösung von Vitamin A:** Vitaminum A densatum oleosum Ph.Eur.3: Geh. mind. 500 000 I.E./Gramm Lsg. Gelbe bis orangegelbe ölige Flüss., aus der sich die Vitamin-A-Ester, vorwiegend Vitamin-A-acetat, bei Zimmertemperatur ausscheiden können. Durch Erwärmen u. Umschütteln des ungeöffneten Gefäßes im Wasserbad von ca. 60°C kann wieder eine homogene Lsg. erhalten werden. Das Konzentrat kann geeignete Stabilisatoren, wie z.B. Antioxidantien, enthalten. Aufbewahrung bei 8 bis 15°C, gut verschlossen u. vor Licht geschützt. Konz. Lsg., mit Ausnahme der zur unmittelbaren Abgabe an den Kranken bestimmten, sind unter Inertgas aufzubewahren. **Vitamin A Pulver:** Vitamini A pulvis Ph.Eur.3; Dispersion eines Retinolesters od. einer Mischung der Ester (Acetat, Propionat u. Palmitat) in einer Matrix von Gelatine, arabischen Gummi od. einer anderen geeigneten Substanz; Geh. mind. 250 000 I.E./Gramm. Gelbliches Pulver mit einheitlicher Partikelgröße. **Wasserdispergierbares Vitamin A:** Vitaminum A in aqua dispergibile Ph.Eur.3; Geh. mind. 100 000 I.E./g. Gelbe, zähe Flüssigkeit mit charakteristischem Geruch, konz. Lsg. können bei tiefen Temperaturen trübe werden od. bei Raumtemperatur ein Gel bilden.

**Vitamin-B-Gruppe:** Vitamin B ist das zuerst entdeckte Vitamin u. der Name „Vitamin" bezog sich anfangs ausschließlich auf diesen Stoff. Als später weitere lebenswichtige Faktoren entdeckt wurden, wurde die Bez. „Vitamin" allgemein auf diese übertragen u. auch beibehalten, als man erkannte, daß es sich bei diesen keineswegs immer um „Amine" handelte. Das klassische „Vitamin" erhielt nunmehr die Bez. „Antiberiberi-Vitamin" od. „Beriberischutzstoff" u. später, als man anfing, die V. mit Buchstaben zu bezeichnen, den Buchstaben „B". Bei fortschreitender Forschung ergab sich, daß „Vitamin B" kein einheitlicher Stoff war, sondern ein Komplex aus mehreren schwer voneinander trennbaren Wirkstoffen; so sah man sich gezwungen, diese Stoffe durch an den Buchstaben „B" angehängte Zahlen zu kennzeichnen. Der Beriberischutzstoff wird nunmehr mit $B_1$ od. als „Antineuritisches Vitamin" bezeichnet. Die B-Vitamine sind alle wasserlöslich. Für den Menschen wichtig sind: Vitamin $B_1$ (Aneurin, Thiamin), $B_2$ (Riboflavin, Lactoflavin), Nicotinsäureamid (Antipellagra-Vitamin), Panthotensäure, $B_6$ (Pyridoxin, Adermin), $B_{12}$ (Cobalamin), Inosit (s. Myo-Inosit), Folsäure.

**Vitamin $B_1$:** Thiamin INN, Aneurin, Antineuritisches Vitamin, Antiberiberi-Vitamin, Torulin; 3-(4-Amino-2-methyl-5-pyrimidinylmethyl)-5-(2-hydroxyethyl)-4-methylthiazol; Arcavit-$B_1$®, Benerva®, Betabion®, Bevitol®; CAS-Nr. 59-43-8; $C_{12}H_{17}N_4OS$, $M_r$ 265.36. Wasserlöslich, hitzeempfindlich, jedoch gegenüber Luftsauerstoff beständig; durch Oxidationsmittel u. Alkalien leicht zerstörbar.

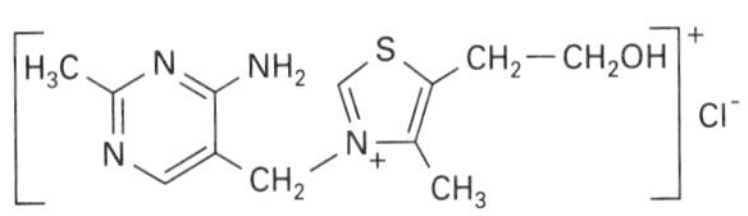

Vitamine:
Vitamin $B_1$

**Vork.:** Vitamin $B_1$ ist in pflanzl. u. tier. Material weit verbreitet, ganz besonders reichlich in der Hefe, im Silberhäutchen des Reiskorns, in den Weizen-, Roggen-, Gerstenkeimlingen, im Eigelb, in der Milch, Leber, Niere, in grünem Gemüse, Nüssen, in geringer Menge auch in Fleisch, Gehirn, Fisch, in Kartoffeln u.a. **Physiologische Bedeutung:** Vitamin $B_1$ kommt in Zellen größtenteils in der aktiven Coenzymform als Thiaminpyrophosphat vor, früher auch als Cocarboxylase bezeichnet, u. ist als solche Bestandteil der Coenzyme von Decarboxylasen u. Aldehydtransferasen. **Tgl. Bedarf des Menschen:** Eine allgemeingültige Angabe läßt sich nicht machen, da der tägliche Bedarf weitgehend von der Intensität der Stoffwechselvorgänge abhängig ist; Zufuhr von Kohlenhydraten u. Proteinen erhöht den Verbrauch von Vitamin $B_1$, Fette dagegen vermindern ihn. Man nimmt an, daß eine Mindestzufuhr von 1.5 bis 2 mg nötig ist, um Beriberi zu verhüten. **Einheit:** Eine I.E. entspricht 3 µg reinem Vitamin $B_1$, d.h. 1 mg Vitamin-$B_1$-Hydrochlorid entspricht 333 I.E. **Anw.:** Infolge der maßgeblichen Beteiligung des Thiamins am intermediären Stoffwechsel stehen bei Vitamin-$B_1$-Mangel vor allem Störungen des Kohlenhydrat- u. Wasserstoffwechsels im Vordergrund, Störungen d. Funktionen des Nerven- u. Muskelgewebes, vor allem des Herzmuskels. Das Indikationsgebiet ist außerordentl. groß; Anw. hauptsächl. bei Beriberi, Depressionen, Schlaflosigkeit, Magen- u. Darmerkrankungen, Neuralgien, Neuritiden, alkohol.- u. tox. Polyneuritis. **Dos.:** Bei Vitamin-$B_1$-armer Ernährung od. zur Prophylaxe 1 bis 2 mg u. mehr tgl., zur Behandlung von Vitamin-$B_1$-Hypovitaminose 20 bis 300 mg tgl. oral od. 100 mg i.v. Gebräuchl. ist das Thiamin in Form seiner Salze, da diese gegenüber der freien Base wesentlich hitzebeständiger sind. **Thiaminchloridhydrochlorid:** Thiamini hydrochloridum Ph.Eur.3, Thiaminii chloridum, Aneurinum hydrochloricum; CAS-Nr. 67-03-8; $C_{12}H_{18}Cl_2N_4OS$, $M_r$ 337.3. Weißes bis schwach gelbl., krist. Pulver von hefeartigem Geruch, leicht lösl. in Wasser (1:1), wenig lösl. in Ethanol (1:100), unlösl. in Ether, Benzol, fetten Ölen. Schmp. 245-248°C. **Thiaminnitrat:** Thiamini nitras Ph.Eur.3, Aneurinnitrat, Aneurinum nitricum, Vitamin-$B_1$-nitrat; CAS-Nr. 532-43-4; $C_{12}H_{17}N_5O_4S$, $M_r$ 327.4. Weißes, krist. Pulver, wenig lösl. in Wasser, leicht lösl. in siedendem Wasser, schwer lösl. in Ethanol. Thiaminnitrat ist im Gem. mit anderen Substanzen stabiler als das Chlorid u. wird daher besonders zur Darstellung von Multivitaminkapseln u. -tabletten empfohlen. Hingewiesen sei auch auf Acetiamin*, Bentiamin*, Benfotiamin*, Fursultiamin*, Octotiamin*.

**Vitamin $B_2$-Komplex:** Diese Bez. dient f. eine Gruppe wasserlöslicher V., deren Vertreter Folsäure, Nicotinsäure u. Nicotinsäureamid, Pantothensäure u. Riboflavin sind. Allgemein versteht man jedoch heute unter dem Begriff Vitamin $B_2$ ausschließlich das Riboflavin (Lactoflavin).

**Vitamin $B_2$:** Riboflavin(um) Ph.Eur.3, Lactoflavin, 7,8-Dimethyl-10-(1'-D-ribityl)-isoalloxazin; Beflavin®; CAS-Nr. 83-88-5; $C_{17}H_{20}N_4O_6$, $M_r$ 376. Lactoflavin gehört zu der Gruppe der Flavine od. Lyochrome. Orangegelbe, nadelförmige Kristalle, in Wasser wenig lösl., prakt. unlösl. in Ethanol, in isotonischer Natriumchloridlösung besser lösl. als in Wasser, lösl. in Natronlauge unter Salzbildung; in Wasser gelbgrüne Fluoreszenz, zersetzt sich schnell bei Lichteinwirkung unter Übergang in Lumichrom od. Lumiflavin, hitzebeständig; Schmp. 275-282°C (Zers.). Inkomp.: stark reduzierende Substanzen.

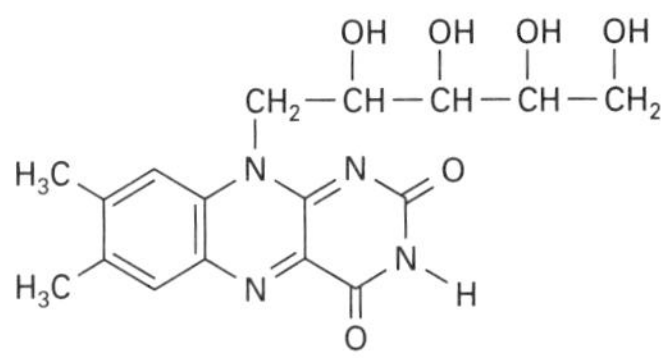

Vitamine:
Vitamin $B_2$

**Vork.:** Besonders reich an Lactoflavin sind das Corpus luteum, Hefe, Milch, Eier, Leber, Niere, Herzmuskel, Gehirn, Fischrogen, Getreidekeimlinge u. gewisse Kohlarten. Vitamin $B_1$ u. Vitamin $B_2$ kommen nicht, wie vielfach angenommen wird, stets gemeinsam vor; das Verbreitungsgebiet ist vielmehr ganz verschieden. **Physiologische Bedeutung:** Lactoflavin kommt in jeder Zelle des Pflanzen- u. Tierreichs vor. Mit Phosphorsäure verestert ist es Bestandteil der Flavinenzyme. Seine biochemische Funktion beruht im Aufbau von Flavinmononucleotid (FMN) u. Flavin-adenin-dinucleotid (FAD), die als Flavocoenzyme an der Katalyse von Oxidoreduktasen beteiligt sind. **Tgl. Bedarf des Menschen:** min. 1.5 bis 2 mg. **Einheit:** 1 Ratteneinheit (R.E.) entspricht 4 µg Lactoflavin. 1 Sherman-Bourquin-Einheit entspricht 0.02 mg Lactoflavin. **Anw.:** Bei echter Lactoflavin-Avitaminose (Ariboflavinose), die sich durch Bildung von Schrunden u. gelblichen Borken an der Lippenschleimhaut der Mundwinkel u. durch Rötung u. Schuppung der Lippen anzeigt, ferner bei Dermatosen, Muskel- u. Wadenkrämpfen, Konjunktivitis, Trübung der Kornea u.

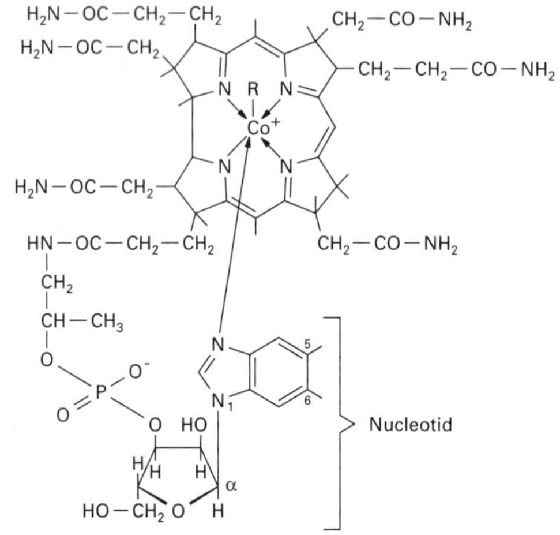


Vitamine:
Vitamin $B_{12}$

Wachstumsstörungen der Säuglinge. **Dosierung:** bei Vitaminmangel meist in Form von Vitamin B-Komplex-Präparaten; prophylaktisch bei erhöhtem Bedarf (Schwangerschaft, Magen-Darm-Störungen) tgl. 5-10 mg oral od. parenteral.

**Vitamin $B_6$:** Pyridoxin, Adermin, Antidermatitisvitamin, 2-Methyl-3-hydroxy-4,5-bis(hydroxymethyl)-pyridin; Benadion®, Hexobion®. Weiße Kristalle, wasserlöslich, hitze-, alkali-, säurebeständig, empfindl. gegenüber Sauerstoff; UV-Licht zerstört das Vitamin rasch. Schmp. 160°C; Vitamin $B_6$ kommt in 3 Formen vor: 1. als Pyridoxol (mit $CH_2OH$–Gruppe), 2. als Pyridoxal (mit CHO–Gruppe), 3. als Pyridoxamin (mit $CH_2NH_2$–Gruppe).

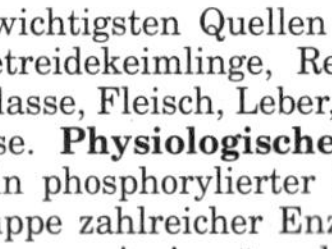


Vitamine:
Vitamin $B_6$

**Vork.:** Die wichtigsten Quellen f. Vitamin $B_6$ sind Hefe, Getreidekeimlinge, Reiskleie, Melonen, Rübenmelasse, Fleisch, Leber, Eigelb, Fisch, grünes Gemüse. **Physiologische Bedeutung:** Pyridoxal ist in phosphorylierter Form die prosthetische Gruppe zahlreicher Enzyme, z.B. von Transaminasen u. Aminosäuredecarboxylasen. Von besonderer Bedeutung ist seine Beteiligung am Abbau des Tryptophans zu Nicotinsäure. **Tgl. Bedarf des Menschen:** ca. 1 bis 2 mg sind wichtig f. den Gewebsstoffwechsel, speziell der Leber, des Nervensystems u. der Haut. Es ist ferner ein Wuchsstoff f. Bakterien, Pflanzen, Hefen u. Tiere. **Einheit:** 1 Ratteneinheit (R.E.) entspricht 7.5 µg Pyridoxin. **Anw.:** bei Chorea minor, Parkinsonismus, Epilepsie, sowie bei den neurologischen Symptomen der Pellagra u. Beriberi, bei Neurasthenie, Hyperemesis gravidarum, Seekrankheit, Röntgenkater. **Dosierung:** Prophylaktisch in Form von Vitamin B-Komplexpräparaten 5-10 mg/d; therapeutisch bei neurologischen Erkrankungen, Seekrankheit usw. ca. 50 bis 300 mg/d, oral, parenteral od. rektal.

**Pyridoxinhydrochlorid:** Pyridoxini hydrochloridum Ph.Eur.3, Pyridoxinii chloridum, Pyridoxolum hydrochloricum, Pyridoxinum hydrochloricum, Pyridoxinium chloratum, Vitamin-$B_6$-hydrochlorid, 2-Methyl-3-hydroxy-4,5-bis(hydroxymethyl)-pyridin-hydrochlorid; CAS-Nr. 58-56-0; $C_8H_{12}ClNO_3$, $M_r$ 205.6. Weißes, krist. Pulver; leicht lösl. in Wasser, wenig lösl. in Ethanol 90%, wenig lösl. in Methanol. Schmp. ca.205°C.

**Vitamin $B_{12}$:** Cobalamin, Antiperniziosa-Faktor, Extrinsic-Factor, Animal protein factor (APF), Erythrotin; Cytobion®. Gruppe von wasserlöslichen Vitaminen mit einer sehr hohen biologischen Aktivität, gemeinsames Strukturmerkmal ist das Corrin-Ringsystem mit 3wertigem Cobalt als Zentralatom. Bei Cyanocobalamin ist der Cobalt-Ligand eine Cyano-Gruppe, die aber auch durch -OH, -Cl, -$NO_2$, od. -CNS ersetzt sein kann.

**Cyanocobalamin:** Cyanocobalaminum Ph. Eur.3; CAS-Nr. 68-19-9; $C_{63}H_{88}CoN_{14}O_{14}P$, $M_r$ 1355. Tiefrote, nadelförmige Kristalle, lichtempfindl., sehr hygr. (wasserfreies Cyanocobalamin kann an der Luft bis ca. 12% Wasser aufnehmen), wenig lösl. in Wasser, Ethanol u. Methanol, unlösl. in Aceton, Chloroform, Ether; enthält ca. 4.5% Cobalt. $UV_{max}$ 278 nm, 361 nm u. 547 nm. In wäßr. Lsg. linksdrehend. Durch Schwermetallsalze, Oxidations- u. Reduktionsmittel (Ascorbinsäure) sowie durch UV-Licht wird das Vitamin zersetzt. In stark saurem wie in stark alkal. Milieu verliert das Vitamin seine Aktivität, bei pH 4.5 sind seine Lösungen wärme- u. lichtstabil. **Vork.:** vor allem in der Leber (es wurde 1948 aus der Leber isoliert), auch im Darminhalt u. in vielen anderen Organen von Mensch u. Tier. In Pflanzen ist das Vitamin bisher nicht aufgefunden worden. Zur Synthese sind weder Mensch u. Tier, noch Pflanzen in der Lage, sondern nur bestimmte Mikroorganismen, vor allem Actinomyceten. **Physiologische Bedeutung:** Vitamin $B_{12}$ wirkt

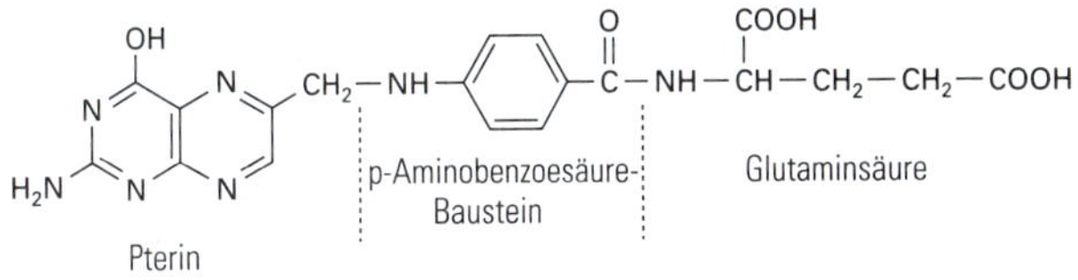


Vitamine:
Folsäure

im Organismus als Vitamin-$B_{12}$-Coenzym durch Ersatz der CN-Gruppe durch 5'-Desoxyadenosin (Desoxyadenosylcobalamin) bei verschiedenen Reaktionen im Stoffwechsel mit. Vitamin $B_{12}$ ist unbedingt f. eine normale Reifung u. Entwicklung der Erythrozyten nötig. Perniziöse Anämie ist nicht einfach auf einen Mangel an Vitamin $B_{12}$ in der Nahrung zurückzuführen, sondern auf das Unvermögen, Vitamin $B_{12}$ aus dem Nahrungsbrei zu absorbieren; dies beruht auf dem Fehlen eines spezif. Glykoproteins im Magensaft, dem sog. **intrinsic factor***; dieser bindet ein Molekül Vitamin $B_{12}$ u. transportiert es in die Darmzellen, von wo aus es gebunden an andere Proteine, *Transcobalamine* genannt, die peripheren Gewebe erreicht. **Tgl. Bedarf des Menschen:** Vitamin $B_{12}$ wird nur in Spuren benötigt; normales menschl. Blut enthält nur 0.0002 µg Vitamin $B_{12}$ pro Milliliter. Der gesunde Körper muß jedoch einen Mindestbestand dieses Vitamins besitzen, damit eine ungestörte Blutbildung gesichert ist. Der Tagesbedarf wird auf ca. 3 µg geschätzt, während der Schwangerschaft u. Stillzeit auf ca. 5 bis 10 µg/d. **Anw.:** Perniziöse Anämie u. andere Anämieformen, sowie bei allgemeinen Schwächezuständen, Rekonvaleszenz, Röntgenkater, Leberparenchymschäden, Schwangerschaftstoxikosen, Wachstumsstörungen u. Konzentrationsschwäche bei Schulkindern. Inwieweit die zahlreichen Indikationen f. Vitamin $B_{12}$, die angegeben werden, zu Recht bestehen, sei dahingestellt. **Dosierung:** erfolgt nach Körpergewicht. Schon die Zufuhr weniger µg/d bewirkt eine Besserung bei perniziöser Anämie; i.a. 15 bis 30 µg 1- bis 2mal wöchentlich, bzw. 5 bis 10 µg/d. Als Erhaltungsdosis genügt bisweilen schon 1 µg. Vitamin $B_{12}$ ist nur bei parenteraler Verabreichung voll wirksam. Peroral muß es in sehr hohen Dosen (mind. 300 µg/d) gegeben werden unter gleichzeitiger Verabreichung gesunden menschlichen Magensaftes, der den *intrinsic-factor Apoerythein* enthält, da das Vitamin sonst nicht resorbiert werden kann. Vitamin $B_{12}$ wird auch mit Folsäure kombiniert angewendet. Die biol. Bestimmung von Vitamin $B_{12}$ erfolgt durch Wachstumstests mit Eugiena gracilis od. Ochromonas malhamensis. Therapeutisch verwendet wird auch **Hydroxocobalamin*** u. **Aquacobalamin**, welche infolge verstärkter Bindung an das Serum- u. Gewebseiweiß sowie geringerer u. verzögerter Ausscheidung mit dem Harn Depotwirkung besitzen.

**Vitamin $B_{15}$:** Pangamsäure, Pangaminsäure; $C_{10}H_{19}NO_8$, $M_r$ 281.26. Leicht lösl. in Wasser, unlösl. in Ether, Chloroform, Methylacetat u. anderen Fettlösungsmitteln. **Vork.:** in Pflanzensamen, Aprikosenkernen, Reiskleie, Hefe. **Anw.:** bei pektanginösen Beschwerden, Leberzhirrose. **Tgl. Bedarf:** ca. 2 mg.

**Folsäure:** Acidum folicum Ph.Eur.3, Acidum pteroylglutaminicum, Pteroylglutaminsäure, N-(4-(2'-Amino-4'-hydroxypteridyl-6'-methyl)-aminobenzoyl)-L-glutaminsäure, Folsan®, Medivitan®. Eluatfaktor aus Leber, Lactobacillus-casein-Faktor; CAS-Nr. 59-30-3; $C_{19}H_{19}N_7O_6$, $M_r$ 441.4. Folsäure wurde früher zum $B_2$-Komplex gerechnet. Orangegelbes, krist., geruch- u. geschmackloses Pulver; prakt. unlösl. in Wasser u. den meisten organischen Lösungsmitteln, lösl. in Alkalilaugen, Natriumcarbonatlösungen u. verd. Säuren unter Salzbildung.

**Vork.:** in außerordentl. kleinen Konzentrationen in jeder lebenden Zelle, hauptsächl. als sog. Pteroylglutaminsäure-Konjugate mit mehreren Glutaminsäuregruppen, die durch enzymatische Einw. in der Leber in die wirksame Form übergeführt werden. Solche Konjugate finden sich in d. Nieren, Muskeln, Milch, Käse, in dunklen Blattgemüsen; Folsäure wird ferner von Mikroorganismen im Dickdarm produziert. **Physiologische Bedeutung:** Die biol. aktive Form ist die Tetrahydrofolsäure, die als Coenzym, z.B. als 5-Formyltetrahydrofolsäure (Folinsäure, früher auch Citrovorum-Faktor, s.a. Calciumfolinat), an der Übertragung von $C_1$–Bruchstücken beteiligt ist. Als Mangelsymptom kommt es beim Menschen u. allen höheren Tieren zu Störungen der Blutbildung. **Tgl. Bedarf des Menschen:** ca. 0.5 bis 1 mg. **Anw.:** Bei perniziöser Anämie sowie bei den makrozytären Anämien, bei Sprue, Pellagra, Schwangerschaft. Folsäureantimetabolite sind Aminopterin u. Amethopterin (s. Methotrexat), die therapeutisch bei Leukämie eingesetzt werden. Die Sulfonamide sind Antimetabolite der p-Aminobenzoesäure u. wirken daher als Hemmstoffe der bakteriellen Folsäuresynthese. **Dos.:** 10 bis 30 mg oral od. 2 bis 20 mg parenteral, meist in Kombination mit anderen B-Vitaminen.

**Nicotinamid** INN: Nicotinamidum Ph.Eur.3, Nicotinsäureamid, Niacinamid, Nicotinylamidum, Antipellagra-Vitamin, in der amerikan. Literatur als PP-Faktor (Pellagra-Preventive-Factor) bezeichnet; Pyridin-3-carbonsäureamid, Pyridin-3-carboxamid; Nicobion®, Nicovitol®; CAS-Nr. 98-92-0; $C_6H_6N_2O$, $M_r$ 122.12. Schmp. 128-131°C aus Benzol. Weißes, krist. Pulver, charakteristischer Geruch; lösl. in Wasser 1 g/1 mL, Ethanol 1 g/1.5 mL, Glycerol 1 g/10 mL, schwer lösl. in Chloroform, Ether. pH 6 bis 8 (5%ige Lsg.); unempfindlich gegen Erhitzen u. gegen Oxidationsmittel, jedoch empfindl. gegenüber Alkalien, Silbersalzen u. konz. Salzsäure. Nicotinamid wird zu den Vitaminen gerechnet, obwohl es kein Vitamin im eigentlichen Sinne ist, da es im Organismus aus Tryptophan synthetisiert werden kann.

**Vork.:** sehr verbreitet, vor allem in den Muskeln der Säugetiere, im Fischfleisch, in Leber, in Voll- u. Buttermilch, Hefe, grünen Erbsen,

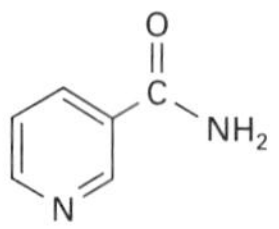

Vitamine:
Nicotinamid

Wirsing, Tomaten, Weizenkeimlingen, Erdnußmehl. Außerdem erfolgt die Synthese durch Darmbakterien. **Physiologische Bedeutung:** Nicotinsäureamid ist Bestandteil von NAD* u. NADP, die als Coenzyme von Oxidoreduktasen an zahlreichen biochemischen Redoxprozessen (z.B. Atmung, Wasserstoffübertragung) beteiligt sind. Menschl. Blut enthält 2.6 bis 9 µg/mL (0.26 bis 0.90 mg%). **Tgl. Bedarf des Menschen:** ca. 15 bis 20 mg. **Anw.:** bei Pellagra* od. bei alkoholbedingtem Nicotinamidmangel (Symptome sind Dermatitis mit Pigmentierungen, Entzündung der Zungenschleimhaut u. Diarrhöen, zentralnervöse Störungen versch. Art). **Übl. Dos.:** Oral: prophylaktisch 0.015 bis 0.03 g/d; therapeutisch 0.05 bis 0.25 g/d. Parenteral: i.v. 0.05 bis 0.25 g/d.

**Pantothensäure:** Küken-Antidermatitis-Vitamin, Filtrat-Faktor, Anti-Graue-Haare-Faktor, Bios III, D-(+)-N-(α,γ-Dihydroxy-β,β-dimethyl-butyryl)-β-alanin, N-Pantoinyl-β-alanin; Bepanthen®; $C_9H_{17}NO_5$, $M_r$ 219.24. Hellgelbes, viskoses Öl, leicht lösl. in Wasser, Ethanol, Eisessig, wenig lösl. in Ether, unlösl. in Benzol u. Chloroform, unempfindlich gegenüber Sauerstoff, hitze- u. alkalilabil. Biol. wichtig ist nur die rechtsdrehende Form der Pantothensäure ($[\alpha]_D^{25°C}$ +37.5°).

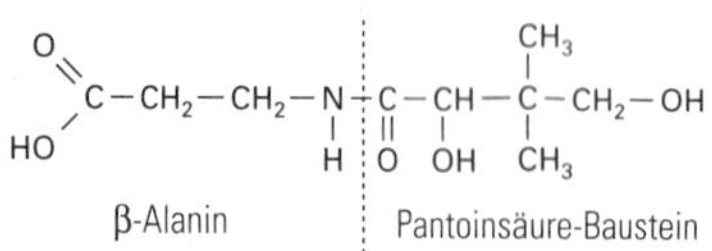


Vitamine:
Panthothensäure

**Vork.:** Hefe, Leber, Niere, Herz, Reiskleie, Melasse, ferner in Algen, Schimmelpilzen, Austern. **Physiologische Bedeutung:** Pantothensäure ist Bestandteil a) des Coenzyms A* u. damit an vielen Stoffwechselvorgängen beteiligt, b) der Fettsäuresynthese, wo es die zentrale SH-Gruppe liefert. **Tgl. Bedarf des Menschen:** nicht genau bekannt, ca. 5 bis 10 mg (erhöht während der Schwangerschaft u. Stillzeit). Beim Menschen sind Mangelkrankheiten nicht bekannt, da Pantothensäure mit der Nahrung in genügender Menge zugeführt wird. Ihr Fehlen ruft bei Mikroorganismen Stillstand der Vermehrung, bei Tieren Wachstumsstörungen u. Wachstumsstillstand, bei Hühnern Hauterkrankungen u. bei schwarzhaarigen Tieren Ergrauen der Haare hervor. **Einheit:** Eine Hefewachstumseinheit entspricht 0.08 µg panthotensaurem Calcium; 1 Hühncheneinheit entspricht 14 µg Pantothensäure. **Anw.:** bei Stoffwechselstörungen, spez. Störungen der Leberfunktion, Entzündungen des Magen-Darm-Kanals sowie der Mundschleimhaut u. der Atemwege (Bronchialkatarrh), Allergien (Heuschnupfen), Haarerkrankungen, zur Heilung von Brand, Schürf- u. infizierten Wunden, Wundliegen, Analfissuren. **Dos.:** 50 bis 100 mg tgl. oral, in schweren Fällen 200 bis 500 mg tgl., lokal in 5%iger Salbe od. Lsg. Verwendet wird auch der Alkohol der Pantothensäure (s. Dexpanthenol). Gebräuchl. ist auch Natriumpantothenat*.

**Vitamin C:** Acidum ascorbicum Ph.Eur.3, Ascorbinsäure INN, Cebion®, Taxofit®, Xitix®; (5R)-5-[(S)-1,2-Dihydroxyethyl]-3,4-dihydroxy-2(5H)-furanon; CAS-Nr. 50-81-7; $C_6H_8O_6$, $M_r$ 176.1. Schmp. 192-195°C unter Zers. $[\alpha]_D^{20°C}$ +20.5 bis +21.5° (c = 5 in Wasser). Weißes, krist. Pulver, leicht lösl. in Wasser mit stark saurer Reaktion, lösl. in Methanol, Ethanol, wenig lösl. in Aceton. Nat. in der Enolform des 3-Oxo-L-gulonsäure-γ-lactons, aber auch in oxidierter Form als Dehydro-L-ascorbinsäure vor, die ebenfalls physiol. aktiv ist u. leicht in Ascorbinsäure zurückverwandelt werden kann. Vitamin C ist außerordentl. empfindl. gegen Oxidationsmittel, ziemlich beständig in saurer Lsg., unbeständig in neutralen u. alkal. Lösungen. Durch Einleiten von Luft in neutrale od. schwach saure Lösungen wird das Vitamin schnell zerstört (Konserven!). Am günstigsten sind Lösungen mit einem pH von 5 bis 6. Beim Arbeiten mit Vitamin C sind Gefäße aus Kupfer, Kupferlegierungen u. Eisen zu vermeiden (Oxidation). Vitamin C besitzt ein sehr starkes Reduktionsvermögen; es ist das erste Vitamin, das synth. dargestellt werden konnte. Vitamin C wurde 1928 von Szent-Györgyi aus Rindernebennieren isoliert u. zunächst als Hexuronsäure bezeichnet; 1933 wurde die Strukturformel ermittelt (von Karrer, Haworth, Hirst), fast gleichzeitig erfolgte auch die erste Synthese, 1934 die erste fabrikmäßige Herst. durch Hoffmann-La-Roche. Heute wird Ascorbinsäure in großen Mengen synth. aus D-Glucose hergestellt.

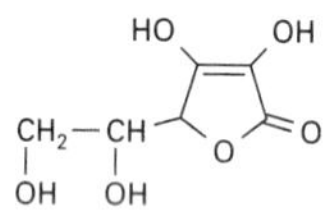

Vitamine:
Ascorbinsäure, Vitamin C

**Vork.:** außerordentl. weit verbreitet, in allen lebenden Zellen, bes. in Früchten wie Zitronen, Orangen, Hagebutten, Sanddorn u. mit einem besonders hohem Gehalt in Acerolakirschen (s. Malpighia punicifolia), ferner in Gemüse wie Spinat, Kartoffeln, grünen Erbsen, in Kräutern sowie in frischen Tannen- u. Kiefernnadeln; in tierischen Organen, bes. in Gehirn, Pankreas, Milz, Niere, Lunge, Herz, Thymus, auch im Glaskörper, Kammerwasser u. in der Linse des Auges. Die meisten Tiere können Ascorbinsäure in ihren Organismen synthetisieren, mit Ausnahme des Affen u. des Meerschweinchens; auch der Mensch ist auf äußere Zufuhr angewiesen. **Physiologische Bedeutung:** Vitamin C ist bei enzymatischen Hydroxylierungen im Stoffwechsel beteiligt, z.B. bei der Hydroxylierung der Aminosäure Prolin im Kollagen. Vitamin C wirkt mit bei der Synthese von Interzellularsubstanz in Bindegewebe, Knorpel, Knochen u. Zähnen. Vitamin-C-Mangel führt zu Skorbut. **Tgl. Bedarf des Menschen:** Kinder 40 bis 60 mg, Erwachsene 70 bis 125 mg u. mehr. Der Bedarf ist sehr variabel, da z.B. bei Infektionskrankheiten, während der Schwangerschaft, der Stillzeit, während des Wachstums u. im Greisenalter erheblich größere Mengen verbraucht werden. Da Vitamin C ungiftig ist u. ein Überschuß mit dem Harn wieder ausgeschieden wird, sind hohe Dosen unschädlich. Vitamin C beeinflußt sowohl die Wirkung von Hormonen wie auch die anderer V. u. der Enzyme. **Einheit:** 1 I.E. entspricht 0.5 mg L-Ascorbinsäure, 1 Meerschweincheneinheit (M.E.) 0.5 mg L-Ascorbinsäure. **Anw.:** Als „antiskorbutisches Vitamin" gegen Skorbut, bei Hämophilie, Infektionskrankheiten, schlecht heilenden Haut- u. Knochenverletzungen, Zahnkaries; **Dosierung:** oral 0.5-1.0 g/d; i.m. 0.1 bis 0.5 g.

**Vitamin D:** Gruppe der antirachitischen Vitamine. Unter der Sammelbezeichnung Vitamin D versteht man eine Gruppe fettlöslicher V., die den Steroiden chem. nahestehen u. sich nur durch die Struktur der Seitenketten unterscheiden. Sie entstehen aus $\Delta^{5,7}$-ungesättigten Sterinen (Provitamine), die nach Resorption aus dem Darm teilweise in der Haut gespeichert werden u. durch Sonnenbestrahlung in V. der D-Gruppe übergehen. Während die eigentlichen D-Vitamine in der Nahrung nur in minimalen Mengen enthalten sind, sind die **Provitamine D** im Tier- u. Pflanzenreich außerordentl. verbreitet. So entsteht aus dem hauptsächl. im Pflanzenreich verbreiteten Ergosterin (Provitamin $D_2$) das Calciferol u. aus dem in tierischen Geweben vorkommenden 7-Dehydrocholesterol (Provitamin $D_3$) das Cholecalciferol. Das einzige bisher in der Natur aufgefundene Vitamin D ist das Vitamin $D_3$, das in Leber- u. Eingeweideölen verschiedener Fische vorkommt (s. Lebertran). Man nimmt an, daß Vitamin $D_3$ etwa die doppelte Wirksamkeit besitzt wie das künstliche Vitamin $D_2$. **Physiologische Bedeutung:** Vitamin D hat eine wichtige Funktion im Calciumstoffwechsel. Es fördert die Calciumresorption u. die Mineralisation der Knochen. Vitamin-D-Mangel führt zu *Rachitis.* Verbunden mit schlechter Calciumresorption kommt es hierbei zu mangelnder Calciumablagerung in den Knochen, was zu deren Erweichung führt. Rachitis wird durch Sonnenbestrahlung u. Gabe von synthetischem Vitamin D verhindert bzw. geheilt.

**Vitamin $D_1$:** kommt in der Natur nicht vor, sondern ist eine Molekülverbindung von Ergocalciferol u. Lumisterin, einem unwirksamen Nebenprodukt der Vitamin $D_2$-Synthese.

**Vitamin $D_2$:** Ergocalciferol(um) Ph.Eur.3, Calciferol, 9,10-Seco-5,7,10(19),22-ergostatetraen-3β-ol, bestrahltes Ergosterin; Vi-De®; CAS-Nr. 50-14-6; $C_{28}H_{44}O$, $M_r$ 396.7. Schmp. 113-118°C. Farblose Prismen, leicht lösl. in Ether, Chloroform, Aceton, lösl. in 90%igem Ethanol, in fetten Ölen, prakt. unlösl. in Wasser; luft-, hitze- u. lichtempfindlich. **Vork.:** frei nur in sehr geringer Konz., vor allem in Form von Provitamin $D_2$. 1 mg Calciferol entspricht in seiner antirachitischen Wirksamkeit bei Ratten 40 000 I.E. Vitamin D. Tgl. Bedarf, Anw., Dos. u. Toxizität s. Vitamin $D_3$.

**Provitamin $D_2$:** Ergosterin, Ergosterol, Ergosta-5,7,22-trien-3β-ol; $C_{28}H_{44}O$, $M_r$ 396.66. Schmp. 165°C. **Vork.:** in höheren Pilzen, im Kohl, Spinat, Muscheln, Austern, in Hefe u. im Mutterkorn, in der Skopoliawurzel, im Baumwollsaatöl, ferner auch im Hühnerei. Bei der Bestrahlung mit UV-Licht entstehen weitere Umwandlungsprodukte des Ergosterins, die zwar auf die Rachitis ohne Einfluß sind, jedoch den Calcium- u.

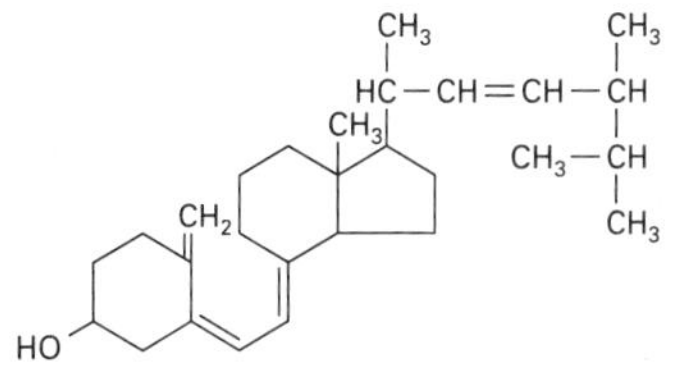


Vitamine:
Vitamin $D_2$

Phosphatstoffwechsel beeinflussen. Die Umwandlung des Ergosterins bei Bestrahlung geht in folgender Reihenfolge vor sich: Ergosterin → Präcalciferol → Calciferol → Toxisterin → Suprasterine. Als Nebenprodukte entstehen Lumisterin u. Tachysterin.

**Vitamin $D_3$:** Colecalciferol INN, Cholecalciferolum Ph.Eur.3, 9,10-Seco-5,7,10(19)-cholestatrien-3β-ol; D-Mulsin®, Vigantol®; CAS-Nr. 67-97-0; $C_{27}H_{44}O$, $M_r$ 384.62. Schmp. 84-88°C. Weißes, krist. Pulver; unlösl. in Wasser, lösl. in Ethanol, Aceton, Chloroform, Ether, fetten Ölen. 1 mg entspricht in seiner antirachitischen Wirksamkeit bei Ratten 40 000 I.E. Vitamin D.

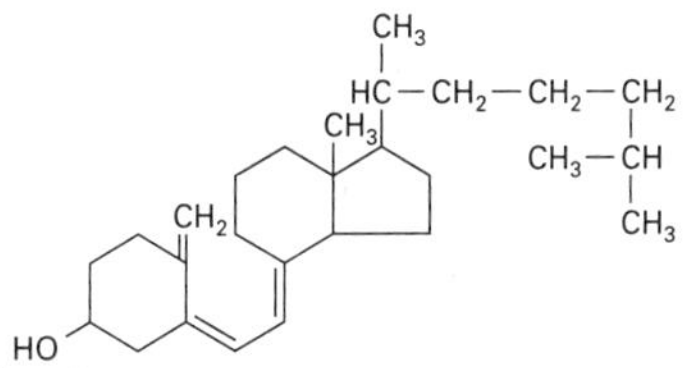


Vitamine:
Vitamin $D_3$

**Vork.:** reichlich in Fisch-Leberölen, in geringen Mengen auch in anderen tierischen Fetten wie Milch, Butter u. in den Fettgeweben. Synth. wird Vitamin $D_3$ durch UV-Bestrahlung von 7-Dehydrocholesterol (Provitamin $D_3$) hergestellt. Vitamin $D_3$ wird in der Leber bzw. Niere enzymatisch über 25-Hydroxycholecalciferol zum hochwirksamen 12,25-Dihydroxycholecalciferol (1α, 25-Dihydroxyvitamin $D_3$) hydroxyliert, das die eigentliche Wirkform im menschl. Organismus darstellt u. Hormoncharakter hat. **Tgl. Bedarf:** Erwachsene u. Kinder 400 bis 800 I.E., während der Schwangerschaft u. Stillzeit 800 bis 1000 I.E. **Einheit:** Der internationale Vitamin-D-Standard ist eine 0.01%ige Lsg. von bestrahltem Ergosterin in Olivenöl. 1 I.E. entspricht der Menge des Vitamins, welche die antirachitische Kraft von 1 mg dieser Standardlösung besitzt u. entspricht 0.025 μg reinem krist. Vitamin $D_3$; 1 mg Vitamin $D_3$ sind 40 000 I.E. 1 Klinische Einheit entspricht 100 I.E. **Anw.:** Rachitistherapie, Rachitisprophylaxe des Säuglings u. Kleinkindes, ferner Osteomalazie, Osteoporose, Störungen der Zahn- u. Zahnschmelzbildung, ev. bei schlecht heilenden Knochenbrüchen. **Dosierung:** Oral zur Rachitisprophylaxe 0.1 mg/d; die therapeut. Stoßtherapie beträgt 5 bis 10 mg 1mal peroral od. i.m. Bei Rachitis 5 000 bis 10 000 I.E. (0.25 mg). **Toxizität:** Überdosierung führt zu einer Hypervitaminose mit gestörtem Calcium- u. Phosphat-

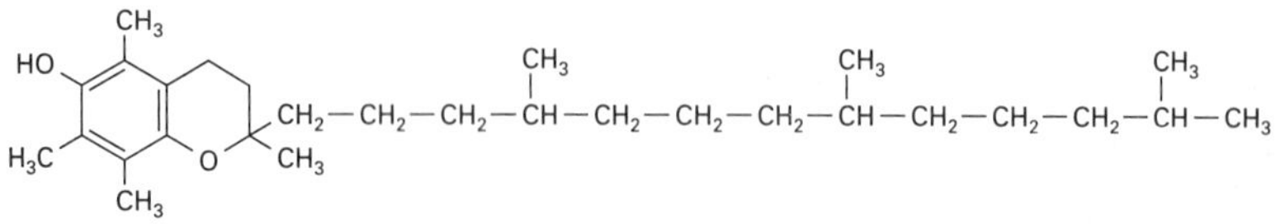

Vitamine:
Vitamin E (α-Tocopherol)

stoffwechsel u. Entzug von Calcium aus den Knochen. Das überschüssige Calcium wird teilweise in der Niere u. den Gefäßen abgelagert. Die Folge sind arterielle Hpertonie u. eine Hemmung der Nierenfunktion, die zum Tod führen kann. **Zuber.:** Colecalciferol*, Öliges Konzentrat von; Colecalciferol-Konzentrat*, Wasserdispergierbares; Tropfenflüssigkeit* 15 mg/mL, Orale; Colecalciferol-Trockenkonzentrat*. Colecalciferol-Cholesterol*, eine Molekülverbindung, weist eine höhere Stabilität auf. Hingewiesen sei auch auf Calcifediol*, Calcitriol* INN u. Alfacalcidol INN.

**Provitamin $D_3$:** 7-Dehydro-cholesterol; $C_{27}H_{44}O$, $M_r$ 384.65. Als Begleiter des Cholesterols in tier. Geweben weit verbreitet; so ist es z.B. in der Schweineschwarte, in Enteneiern u. in der Wellhornschnecke nachgewiesen worden. Synth. gew. durch Dehydrieren von Cholesterol. Wird vor allem in den äußeren Hautpartien gespeichert u. dadurch der aktivierenden Bestrahlung durch das Sonnenlicht leicht zugänglich.

**Vitamin $D_4$:** entsteht durch UV-Bestrahlung aus 22-Dihydro-ergosterin (Provitamin $D_4$).

**Vitamin $D_5$:** entsteht durch UV-Behandlung aus 7-Dehydrositosterin.

**Vitamin E:** Antisterilitäts- od. Fruchtbarkeitsvitamin, Antidystrophisches Vitamin, Fertilitätsvitamin, Evion®, Ephynal®, E-Vicotrat®; Tocopherol (*gr.* τόκος Geburt). Unter Vitamin E versteht man eine Gruppe von Verbindungen, die aus einem Chromankern mit einer Isoprenoidseitenkette bestehen. Bisher sind 8 vitaminwirksame Verbindungen der Vitamin-E-Gruppe in der Natur bekannt (α-, β-, γ-Tocopherol usw.), die sich durch Zahl u. Stellung der Methylgruppen am Chromanring unterscheiden. Es sind ölartige Substanzen, die sich in fetten Ölen u. organischen Lösungsmitteln leicht lösen. Sie sind thermostabil, aber leicht oxidierbar. Techn. werden sie als Antioxidantien verwendet, um das Ranzigwerden von Ölen u. öligen Zuber. zu verhindern (z.B. ein Zusatz von bis zu 0.03% α-Tocopherol), v.a. bei gewissen Salben sowie bei Vitamin-A- u. Carotin-Präparaten. Das biol. wichtigste ist das α-Tocopherol.

**α-Tocopherol:** α-Tocopherolum Ph.Eur.3, 5,7,8-Trimethyltocol; CAS-Nr. 10191-41-0; $C_{29}H_{50}O_2$, $M_r$ 430.72. Natürliches α-Tocopherol ist 2R,4'R, 8'R-α-Tocopherol, synthetisches ist ein Gem. aus allen 8 möglichen Stereoisomeren. Blaßgelbes, bei 0°C erstarrendes Öl, D. 0.953, leicht lösl. in Ether, Chloroform, Aceton, lösl. in Ethanol 90%, Methanol, prakt. unlösl. in Wasser; opt. schwach rechtsdrehend. **Vork.:** Vitamin E gehört zu den verbreitesten Vitaminen. Bes. reich an Vitamin E sind die Getreidekeimlinge, vor allem das Weizenkeim- u. Baumwollsamenöl; im menschlichen Körper vor allem in der Muskulatur, Plazenta, Muttermilch u. Hypophyse; ferner ist es enthalten in den meisten Gemüsen, fetten Ölen, Schweinefett, auch in Milch u. Butter. **Physiologische Bedeutung:** Die biol. Wirk. ist noch weitgehend ungeklärt. Im Tierexperiment äußert sich Vitamin-E-Mangel in Unfruchtbarkeit bei männlichen u. weiblichen Ratten u. in einer Reihe anderer Symptome wie z.B. Degeneration der Nieren, Ablagerung eines braunen Pigments an Stellen der Lipidspeicherung, Lebernekrose u. Dystrophie der Skelettmuskulatur. Beim Menschen ist kein sicheres Vitamin-E-Mangelsymptom bekannt. Gesichert ist die Funktion als Oxidationsschutz; eine der biologischen Funktionen des Tocopherols scheint darin zu bestehen, mehrfach ungesättigte Fettsäuren in den Lipiden von Biomembranen vor dem zerstörerischen Einfluß molekularen Sauerstoffs zu schützen. (Das nat. vorkommende α-Tocopherol vermag besser als jedes andere Antioxidans Peroxylradikale einzufangen.) **Tgl. Bedarf des Menschen:** Säugling ca. 5 mg, Erwachsene ca. 10 bis 25 mg. **Einheit:** 1 I.E. entspricht 1 mg DL-α-Tocopherolacetat. Eine Ratteneinheit (R.E.) entspricht ca. 2 bis 3 mg α-Tocopherol u. ca. 5 bis 8 mg β- u. γ-Tocopherol. Dos. heute in Gewichts-Einheiten. **Anw.:** Habitueller u. drohender Abort, Neigung zu Tot- u. Frühgeburten, weibl. Sterilität, männl. Sterilität, soweit sie durch Azoospermie bedingt ist, ferner bei Muskeldystrophie u. Durchblutungsstörungen. In der Tiermedizin bei symptomloser Sterilität, bei seuchenhaftem Verwerfen sowie in der Geflügel- u. Pelztierzucht. **Dos.:** 10 bis 30 mg tgl. oral bei Fertilitätsstörungen, sonst wesentlich höhere Dosen bis 300 mg oral od. i.m.

**α-Tocopherolacetat:** α-Tocopheroli acetas Ph.Eur.3, α-Tocopherolum acetylatum; CAS-Nr. 58-95-7; $C_{31}H_{52}O_3$, $M_r$ 472.7. Klare, schwach grünlichgelbe, viskose, ölige Flüss.; prakt. unlösl. in Wasser, leicht lösl. in Aceton Chloroform, wasserfreiem Ethanol, fetten Ölen.

**α-Tocopherolacetat-Trockenkonzentrat:** α-Tocopheroli acetatis pulvis Ph.Eur.3. Eine Zuber., die durch Dispersion von α-Tocopherolacetat in einer geeigneten Gerüstsubstanz (z.B. Gelatine, Gummi arabicum, Kohlenhydrate, Milchproteine, od. eine Mischung derselben) od. durch Adsorption von α-Tocopherolacetat an Kieselsäure geeigneter Qualität erzeugt wird; Geh. an α-Tocopherolacetat mind. 25 g je 100 g Pulver. Fast weiße, gelbliche od. hellbraune kleine Partikeln, die je nach ihrer Zstzg. in Wasser prakt. unlösl. od. quellbar sind od. eine Dispersion bilden können.

Ferner sei hingewiesen auf α-Tocopherolsuccinat, Tocofersolan*.

**Vitamin F:** Es handelt sich hierbei nicht um ein eigentliches Vitamin, sondern um ein Gem. ungesättigter Fettsäuren; s. Fettsäuren, Essentielle.

**Vitamin G:** Amerikanische Bez. f. Vitamin $B_2$, heute nicht mehr gebräuchlich.

**Vitamin H:** Biotin, Biowuchsstoff, Bios II,

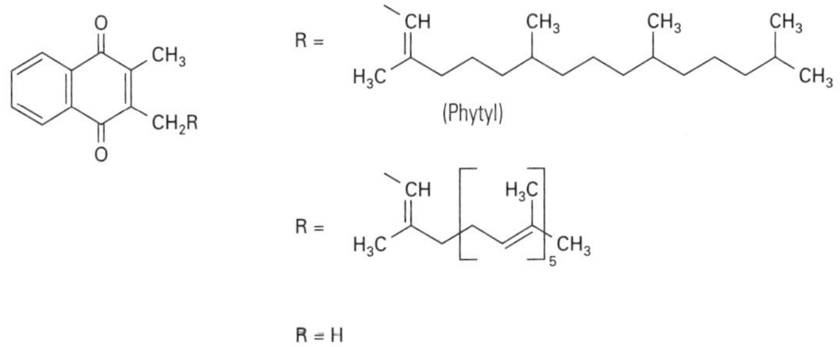

Vitamine:
Vitamin $K_1$ (oben), Vitamin $K_2$ (mitte) und Vitamin $K_3$ (unten)

Coenzym R, Hautschutzvitamin, Hautfaktor, Antiseborrhöisches Vitamin. Biotin ist ein cyclisches Harnstoffderivat: 2'-Keto-3,4-imidazolin-2-tetrahydrothiophen-n-valeriansäure; $C_{10}H_{16}N_2O_3S$, $M_r$ 244.31. Schmp. 232-233°C. Lange farblose Nadeln, wenig lösl. in kaltem, besser in heißem Wasser, lösl. in Ethanol, unlösl. in Ether, Chloroform u. verd. Alkalilaugen; thermostabil, aber empfindl. gegen Sauerstoff u. UV-Licht. **Off.:** DAC86, Ph.Helv.7.

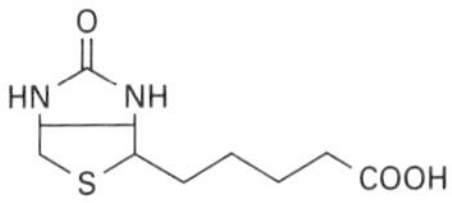

Vitamine:
Vitamin H

**Vork.:** Hauptsächl. in Eidotter, Milch, Leber, Niere, Hefe, Reiskleie, Zuckermelasse; auch in Kompost u. Jauche. Im Hühnereiweiß kommt ein Protein, das **Avidin** vor, das die Biotinwirkung aufhebt, durch Kochen aber inaktiviert wird. Biotinmangel hat man bei Menschen festgestellt, die in größeren Mengen rohe Eier verzehren. **Physiologische Bedeutung:** Biotin ist im Stoffwechsel als prosthetische Gruppe von Enzymen an Carboxylierungen beteiligt; es ist dabei an die prosthetische Gruppe des jeweiligen carboxylierenden Enzyms kovalent gebunden u. wird dann als Biocytin bezeichnet. Vitamin-H-Mangel ruft im Tierversuch Hauterkrankungen (Seborrhö) u. Haarausfall hervor. **Tgl. Bedarf des Menschen:** ca. 0.15 bis 0.3 mg; der Bedarf ist abhängig von der Eiweißzufuhr. Eine Ratten-Einheit (R.E.) ist diejenige Menge, die tgl. verabreicht werden muß, um bei einer biotinfrei ernährten Ratte die Dermatitis innerhalb 4 Wochen zur Heilung zu bringen u. beträgt 0.04 µg reines Vitamin H. 1 mg α-Biotin entspricht 10 000 R.E., 1 mg β-Biotin entspricht 27 000 R.E.; 1 Saccharomyces-Einheit (SE) ist diejenige Biotin-Menge, die innerhalb von 5 h bei 30°C die Verdoppelung einer bestimmten Zahl von Hefezellen bewirkt, sie entspricht ca. 0.00004 µg Biotinmethylester. **Anw.:** Seborrhö, Akne, Furunkulose.

**Vitamin H':** Veralteter Name f. PAB, p-Aminobenzoesäure*.

**Vitamin-K-Gruppe: Phyllochinone** (neue Bez.), Antihämorrhagische V., Koagulationsvitamine. Sammelbezeichnung f. fettlösliche Verbindungen, die chem. Derivate von 1,4-Naphthochinon* mit einer unterschiedlich langen Isoprenoidseitenkette sind. Bisher sind 2 nat. vorkommende K-Vitamine bekannt: Phyllochinon (Vitamin $K_1$) u. Menachinon (Vitamin $K_2$); daneben synthetische Substanzen: Menadion (Vitamin $K_3$, Methylnaphthochinon) u. Menadion-Hydroxychinon (Vitamin $K_4$). **Physiologische Bedeutung:** Vitamin K wirkt mit bei der Biosynthese des Enzyms Proconvertin in der Leber, das einen Schritt der komplexen Reaktionsfolge bei der Bildung von Prothrombin katalysiert. Vitamin K-Mangel führt zu einer verringerten Bildung von Prothrombin u. in der Folge zu Blutungen u. Blutgerinnungsstörungen. Vitamin-K-Antagonisten (Cumarinderivate, z.B. Dicumarol) verdrängen Vitamin K vom Wirkort u. führen zu einer verminderten Synthese von Blutgerinnungsfaktoren. Dadurch kommt es zu einer Verlängerung der Gerinnungszeit. Dies wird therapeutisch eingesetzt zur Thrombose- u. Infarktprophylaxe (z.B. Marcumar®).

**Vitamin $K_1$:** Phytomenadion INN, α-Phyllochinon, 2-Methyl-3-phytyl-1,4-naphthochinon; Konakion®; CAS-Nr. 84-80-0; $C_{31}H_{46}O_2$, $M_r$ 450.68. Gelbes, in der Kälte erstarrendes Öl. Schmp. ca. -20°C, $[\alpha]_D^{20°C}$ -0.28° (Dioxan, *trans*-Form); $n_D^{20°C}$ 1.5263 (*trans*-Form). Unlösl. in Wasser; lösl. in Ethanol, Aceton, Benzol, Petrolether, Hexan, Dioxan, Chloroform, Ether, anderen Fett-Solventien, Pflanzenölen (*trans*-Form); empfindl. gegen Licht, Alkali, starke Säuren u. Oxidationsmittel. **Vork.:** hauptsächl. in Luzerne, Spinat, Kohl, Brennesseln, Alfalfaheu, Roßkastanien, sowie in Tomaten, Erdbeeren, Hagebutten, in geringen Mengen in der Leber.

**Vitamin $K_2$:** Menachinon, β-Phyllochinon, Farnochinon, 2-Methyl-3-difarnesyl-1,4-naphthochinon; $C_{41}H_{56}O_2$, $M_r$ 580.90. Gelbe Kristalle. Schmp. ca. 54°C; Löslichkeit wie Vitamin $K_1$. **Vork.:** vor allem in Bakterien (Tuberkel- u. Kolibakterien), in faulendem Fischmehl.

**Vitamin $K_3$:** Menadion(um) Ph.Eur.3, 2-Methyl-1,4-naphthochinon; CAS-Nr. 58-27-5; $C_{11}H_8O_2$, $M_r$ 172.2. Schmp. 105-108°C. Hellgelbes, krist. Pulver von schwachem, charakteristischem Geruch. Die Substanz reizt die Atmungsorgane u. die Haut. Leicht lösl. in Chloroform, Aceton, lösl. in Ether, wenig lösl. in Ethanol, Methanol, prakt. unlösl. in Wasser. Zersetzt sich unter Lichteinwirkung.

**Tgl. Bedarf des Menschen:** ist schwer festzustellen, da die Vitamin-K-Produktion der Darmbakterien vollauf genügt, um den Bedarf des

Menschen zu decken; dieser wird mit 1 bis 4 mg angegeben. Im Gegensatz zu Vitamin $K_1$ erfolgt die Resorption aus dem Dünndarm auch ohne Gallensäuren u. Pankreaslipase. **Einheit:** 1 Dam-Einheit sind 0.04 µg Vitamin $K_3$ od. 0.08 µg Vitamin $K_1$ od. 0.14 µg Vitamin $K_2$; eine Almquist-Einheit sind 0.16 µg Vitamin $K_1$ od. 4.2 µg Vitamin $K_3$.

**Anw.:** K-Vitamine beeinflussen die Blutgerinnung, indem sie den Prothrombingehalt des Blutes u. damit die Gerinnungsfähigkeit auf normalem Stand erhalten (nur dann möglich, wenn die Leber noch Prothrombin zu bilden vermag). Bei schwerem Leberschaden, Leberzirrhose od. Leberatrophie ist eine Vitamin-K-Therapie ohne Erfolg. Die erbliche Bluterkrankheit (Hämophilie) kann durch Vitamin K nicht beeinflußt werden. Die Vitamin-K-Zufuhr ist wichtig bei Operationen, falls durch Gallenleiden die Resorption von Vitamin K aus dem Darm gestört u. die Gerinnungsfähigkeit des Blutes somit stark herabgesetzt ist. Weitere Anw. bei hämorrhagischer Diathese der Neugeborenen, Blutungsneigung bei Leber-, Magen- u. Darm-Erkrankungen, bei cholämischen Blutungen, bei Stauungsikterus u. Gallenfistel, bei gynäkologischen Blutungen sowie zur Leberschutztherapie, auch zur Beeinflussung der Darmflora, wenn diese z.B. durch längere Antibiotikagabe gestört ist, als Antidot bei Überdosierung von Cumarinderivaten. Die Verw. der synthetischen Vitamin-K-Derivate ist aufgrund der Nutzen-Risiko-Abschätzung umstritten. **Dosierung:** bei leichteren Blutungen 1 bis 5 mg Vitamin $K_1$ oral; bei schweren Blutungen 10 bis 20 mg Vitamin $K_1$ i.v.; bei Vitamin-K-Hypovitaminosen infolge von Darm- u. Gallenerkrankungen tgl. 10 bis 30 mg oral od. i.v. Gebräuchl. sind ferner **Vitamin $K_4$** (Menadiol, 2-Methyl-1,4-naphthohydrochinon), Menadiol-diacetat u. -diphosphat sowie das leicht wasserlösliche Natrium-Menadionhydrogensulfit (Additionsverbindung von $NaHSO_3$ an Menadion).

**Vitamin P:** Permeabilitätsvitamin, Citrin, Faktor P, veralteter Name f. Flavonoide*.

**Vitamin U:** s. Methylmethioniniumchlorid, Racemisches.

**Vitamin T:** Veralteter Name f. Carnitin*.

**Liponsäure:** s. α-Liponsäure.

**Vitamini A pulvis:** s. Vitamine.

**Vitamini A solutio:** s. Vitamin-A-Lösung.

**Vitamin U:** s. Methioninmethylsulfoniumhydrochlorid.

**Vitaminum A:** s. Vitamine.

**Vitaminum A densatum oleosum:** s. Vitamine.

**Vitaminum A in aqua dispergibile:** s. Vitamine.

**Vitellaria paradoxa** Gaertn. f.: (Butyrospermum parkii (G. Don) Kotschy, Butyrospermum paradoxum (Gaertn. f.) Hepper) Fam. Sapotaceae, Butterbaum (trop. Afrika). Stpfl. v. **Sheabutter:** Galambutter, Karitéfett; das aromatisch schmeckende Fett der Samen (Fettgehalt 30 bis über 50%). Schmp. 23-32°C. **Best.:** Glyceride von ca. 40% fester (z.B. Stearinsäure) u. ca. 50 bis 60% flüssiger Fettsäuren (z.B. Ölsäure). **Anw.:** als Speisefett (Afrika), zur Margarineproduktion (Europa), zur Herst. v. Salbengrundlagen, als Ersatz f. Kakaobutter etc.

**Vitelline:** Lipophosphoproteine, bes. im Eidotter, die Phosphorsäure direkt an das Eiweiß gebunden enthalten (ähnl. wie Casein).

**Vitellum Ovi:** Eigelb, Eidotter, s. Ei.

**Vitellus:** (Vitellum Ovi) Eigelb, Eidotter, s. Ei.

**Vitex agnus-castus** L.: Fam. Verbenaceae, Keuschlamm (weil die Pflanze auch als Antiaphrodisiakum angesehen wurde), Mönchspfeffer (Mittelmeergebiet). Stpfl. v. **Fructus Agni casti,** Mönchspfeffer. **Inhaltsst.:** Casticin (5,3'-Hydroxy-3,6,7,4'-methoxyflavon), iridoide Verbindungen wie Aucubin* u. Agnusid (ein Aucubin-p-hydroxybenzoesäureester), 0.5% äther. Öl (mit Cineol, Pinen u.a.), fettes Öl. **Wirk.** u. **Anw.:** die Drogeninhaltsstoffe wirken auf den Hypophysenvorderlappen, indem z.B. die Ausschüttung der Gonadotropine LH, ICSH u. LTH angeregt wird (s. Hormone); Wirkprinzip unbekannt. Extrakte werden z.B. bei Menstruationsstörungen u. als Galaktogogum empfohlen; früher volkst. als Anaphrodisiakum.

**HOM:** *Vitex agnus-castus* (HAB1.1), Agnus castus: reife getrocknete Früchte (mind. 0.4% äther. Öl); verord. z.B. b. Impotenz, Hypogalaktie (Milchmangel stillender Mütter), Depressionen.

**Vitexin:** 8-C-Glucosyl-apigenin; ein C-Flavonglykosid (Glykosil); Vork. z.B. in Crataegus-Arten, Passiflora incarnata, Trigonella foenum-graecum, Viola trocolor.

**Vitiligo:** Pigmentanomalie, scharf begrenzte weiße Herde mit bräunlichem Rand (Scheckhaut); an Gesicht, Händen, Genitalien, wahrscheinlich bedingt durch Störungen im innersekretorischen Drüsensystem.

**Vitis-idaeae folium:** s. Vaccinium vitis-idaea.

**Vitis vinifera** L. **ssp. vinifera:** Fam. Vitaceae, Wein, Weinstock, Weinrebe, (Kulturpflanze). Stpfl. v. **Folia Vitis viniferae:** Weinblätter. **Inhaltsst.:** Tartrate, Wein-, Äpfel-, Bernsteinsäure, Quercitrin u. Quercetin, Gerbstoff, Anthocyane, Zucker (ca. 2%). **Anw.** volkst.: als Diuretikum bei Leber- u. Milzleiden, Neigung zu Verstopfung u. ähnl. **Passulae majores:** Rosinen, Sultaninen, Zibeben (Mittelmeergebiet). **Passulae minores:** Korinthen (Griechenland); vgl. **Traubenkernöl. HOM:** *Vitis vinifera:* die frischen Blätter.

**Vitium:** Fehler; V. cordis: Herzfehler (Herzklappenfehler).

**Vitriol, Blauer:** Cuprum sulfuricum crudum, s. Kupfer(II)-sulfat. V., Grüner: s. Eisen(II)-sulfat. V., Weißer: s. Zinksulfat (Vitriol = glasartig, von *lat.* vitrum).

**Vitriolöl:** s. Schwefelsäure.

**Vitriolum album:** s. Zinksulfat.

**Vitrum:** Glas, Arzneiflasche; V. allatum: mitgebrachte Arzneiflasche; V. amplum: Weithalsglas; V. nigrum: dunkelfarbiges Glas; V. patentatum: Tropfflasche.

**Vivalan®:** s. Viloxazin.

**Viverra zivetta:** Zibetkatze, s. Zibethum.

**Vividrin®:** s. Cromoglicinsäure.

**Vivisektion:** Tierversuch.

**VKA:** Verband der krankenhausversorgenden Offizin-Apotheker.

**VLDL:** **V**ery **L**ow **D**ensity **L**ipoprotein, s. Lipoproteine.

**Vleminckx-Lösung:** s. Solutio Calcii sulfurati.

**Vliesstoff:** nicht gewebter, textiler Verbundstoff aus Baumwolle, Zellwolle od. synth. Fasern. Verw. als Wundkompressen, in der Kranken- u. Säuglingspflege u. ä.

**Vobaderm®:** s. Flupredniden.

**Voegtlin-Einheit:** frühere Bez. der internationalen Einheit f. die Wirkung des Hypophysenhinterlappenhormons.

**Vogan®:** s. Vitamine (Vitamin A).

**Vogelbeeren:** Fructus Sorbi, s. Sorbus aucuparia.

**Vogelkirsche:** s. Prunus avium var. avium.

**Vogelknöterich:** s. Polygonum aviculare.

**Vogelmiere:** Stellaria media*.

**Vogelspinne:** s. Avicularia avicularia.

**Vogesensäure:** s. Traubensäure.

**Volatilis:** flüchtig.

**Vollapotheke, Öffentliche:** s. Apotheke.

**Vollpipetten:** s. Meßpipetten.

**Vollwirkdosis:** Menge Arzneistoff, die f. optimalen therapeutischen Effekt erforderlich ist; z.B. bei Herzglykosiden, optimaler positiv inotroper Effekt.

**Volon®:** s. Triamcinolon.

**Volonimat®:** s. Triamcinolon.

**Volt:** (Nach dem italienischen Physiker Volta) abgeleitete SI-Einheit* f. das elektrische Potential bzw. die elektr. Spannung; Symbol: V (1 V = 1 J/C).

**Voltameter:** Coulombmeter od. Coulometer (nicht zu verwechseln mit Voltmeter*), Instrument zur Messung von Elektrizitätsmengen aufgrund des Volumens des von einem Strom in einer bestimmten Zeit abgeschiedenen Gases (Knallgas) od. der Masse von abgeschiedenen Metallen (Silber, Kupfer).

**Voltametrie:** Verfahren der Maßanalyse* mit physikalischer Endpunktserkennung. Man verfolgt die Spannung, die sich zwischen einer polarisierbaren u. einer unpolarisierbaren Elektrode bei einem vorgegebenen konstanten Stromfluß einstellt, in Abhängigkeit vom zugesetzten Volumen der Maßlösung. Am Endpunkt ändert sich diese Spannung sprunghaft.

**Voltammetrie:** abgeleitet aus Voltamperometrie. Die Verfolgung von chem. Reaktionen an Elektroden über die Messung der Stromstärke in Abhängigkeit von einer zeitlich variierten Spannung, durchgeführt in einer Zelle mit festen Elektroden, die in eine Probelösung eintauchen. Meist verwendet man stift- od. scheibenförmige Elektroden aus Edelmetallen od. Graphit, die ruhend, rotierend od. schwingend betrieben werden. Die V. eignet sich zur Untersuchung des Mechanismus von Elektrodenreaktionen, sowie f. Analysen im Spurenbereich ($10^{-2}$ bis $10^{-8}$ mol/L Grenzkonzentration*). Bestimmt werden können z.B. Phenole, Amine, Anilide, Disulfide, Theole, Heterocyclen, Alkohole u. Carbonsäuren. Bei der **zyklischen V.** wird die Spannung U mit der Zeit t abwechselnd gleichförmig erhöht u. erniedrigt, d.h. die U/t-Kurve ist zickzackförmig. Bei der inversen V. (anodic od. cathodic stripping voltametry, ACV od. CSV) erfolgt primär eine elektrolytische Anreicherung von Substanzen (in der Regel Metalle) an den Elektroden u. im zweiten Schritt (beim inversen Spannungsverlauf) deren Bestimmung über die Registrierung der Stromstärke (Grenzkonzentration* ca. $10^{-11}$ mol/L). Bei der Polarographie* benutzt man keine festen Elektroden, sondern eine Quecksilbertropfelektrode mit sich ständig erneuernder Oberfläche u. vermeidet dadurch Probleme, die durch Verschmutzung der Oberfläche infolge Absorption auftreten können.

**Voltampere:** VA; häufig f. die Angabe elektrischer Leistungen benutzter Name f. die SI-Einheit* Watt: 1 Volt · 1 Ampere = 1 Watt.

**Voltaren®:** s. Diclofenac.

**Voltmeter:** Instrument zur Messung der elektr. Spannung.

**Volumen:** Plur. Volumina, Symbol V; Rauminhalt fester, flüssiger od. gasförmiger Körper; SI-Einheit: $m^3$ (Kubikmeter), davon abgeleitet $dm^3$ (Kubikdezimeter), entsprechend dem Liter (L od. l) u. $cm^3$ (mL). Das V. wird z.B. mit Meßkolben*, Pipetten*, Büretten*, Meßzylinder* etc. gemessen.

**Spezifisches V.:** das auf die Masse eines Körpers bezogene V., die reziproke Dichte D, also 1/D.

**Volumenangaben, empirische:** entsprechen vielfach üblichen Dosisangaben.

**Volumenangaben, empirische**

| | entspricht ca. mL |
|---|---|
| 1 Teetasse | 150 |
| 1 Eßlöffel | 15 |
| 1 Kinderlöffel | 10 |
| 1 Tee- od. Kaffeelöffel | 5 |

**Volumen, scheinbares u. wahres:** s. Porosität.

**Volumetrie:** *syn.* Maßanalyse*.

**Volumgewicht:** s. Dichte.

**Vomex A®:** s. Dimenhydrinat.

**Vomitivum(a):** Brechmittel; vgl. Emetikum.

**Vomitus:** *syn.* Vomitio, Emesis; Erbrechen; V. gravidarum: Erbrechen der Schwangeren; V. matutinus: morgendl. Erbrechen.

**Von-Braun-Reaktion:** Umsetzung tertiärer Amine mit Bromcyan zu Dialkylcyanamiden. Hydrolyse der Dialkylcyanamide führt zur Bildung von sekundären Aminen.

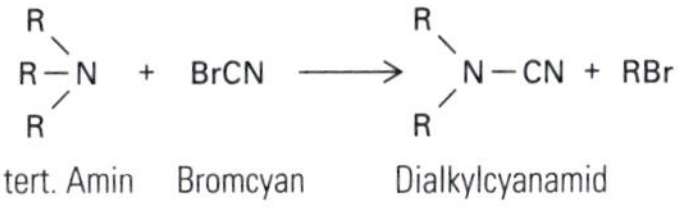


Von-Braun-Reaktion

**Vor Feuchtigkeit geschützt:** Lagerungsvorschrift nach Ph.Eur.3; Lagerung in einem dicht verschlossen Behältnis unter Zusatz eines Trokkenmittels. Jeder Kontakt zwischen Trockenmittel u. Arzneimittel muß vermieden werden (s.a. Über Blaugel).

**Vorkeim:** *bot.* Prothallium.

**Vor Licht geschützt:** Lagerungsvorschrift nach Ph.Eur.3; Lagerung in dunkelbraunen od. dunkelroten Flaschen od. in lichtundurchlässigen Behältnissen. Diese Forderung wird auch erfüllt, wenn die Behältnisse lichtundurchlässig umhüllt werden od. die Lagerung an einem dunklen Ort erfolgt.

**Vormischungen:** s. Arzneimittel-Vormischungen zur veterinärmedizinischen Anwendung.

**Vorratsschutz:** s. Schädlingsbekämpfung.

**Vorsichtig zu lagern:** Lagerungsvorschrift nach Ph.Eur.3; Lagerung getrennt von den übrigen Arzneimitteln. Beschriftung der Behältnisse mit roter Schrift auf weißem Grund. Gilt nicht f. Fertigarzneimittel.

**Vorsorgeuntersuchungen:** der Vorbeugung u. Verhütung von Krankheiten dienende Untersuchungen. Zu den V. der gesetzlichen Krankenversicherung (s. Sozialversicherung) gehören u.a. die *Mutterschaftsvorsorge* , die *Krebsvor-*

*sorge* u. die *Arbeitsmedizinische Vorsorge* f. bestimmte berufliche Risikogruppen.

**Vorsteherdrüse:** Prostata.

**Vulkanisierter Kautschuk:** s. Kautschuk.

**Vulnus:** Plur. vulnera; Wunde.

**Vulva:** die äußeren weiblichen Geschlechtsteile.

**Vulvitis:** Entzündung der Vulva.

**Vulvovaginal:** die äußeren weibl. Geschlechtsteile u. die Scheide betreffend.

**Vulvovaginitis:** Entzündung der äußeren Geschlechtsteile u. der Scheide.

**Vumon®§(rD):** s. Teniposid.

**VZ:** Abk. f. Verseifungszahl*.

# W

**W:** **1.** *chem.* Wolfram*; **2.** Symbol f. Watt*.

**Waagen:** Geräte zur Bestimmung von Massen (nur im kaufmännischen Bereich wird anstelle der Masse f. Warenmengen von Gewicht gesprochen). Man kann die W. einteilen nach ihrer Bauart, nach der Höchstlast od. nach der relativen Ablesbarkeit. Nach der Bauart gliedert man in: **1. Hebel- od. Balkenwaagen:** das Wägeprinzip besteht aus dem Vergleich der zu bestimmenden Massen mit bekannten Gewichten durch den Ausgleich der Hebeldrehmomente (z.B. gleicharmige Balkenwaagen). **2. Elektronische (elektromechanische) Waagen:** ermitteln die Masse (in Wirklichkeit das Gewicht*, was bei der Eichung berücksichtigt werden muß) durch eine elektromagnetische Kraftkompensation. Nach dem Wägebereich unterscheidet man: a) *elektronische oberschalige Hochlastwaagen* von ca. 60 000 g bis 0.1 g, b) *oberschalige elektronische Präzisionswaagen* mit den verschiedensten Bereichen von ca. 8000 g bis 0.01 g od. von ca. 3000 g bis 0.0001 g, c) *elektronische oberschalige Analysenwaagen* von ca. 500 g bis 0.0001 g, d) *elektronische unterschalige Analysenwaagen* von ca. 150 g bis 0.00001 g, e) *elektronische Mikro- u. Ultramikrowaagen* von 25 g bis 0.0000001 g. Die elektronischen Analysenwaagen sind zum Großteil mit Mikroprozessoren u. mit eingebauten Datenschnittstellen ausgestattet. Dadurch sind diese W. zum Betrieb eines Druckers, zur Verarbeitung der Wägedaten u. zur Steuerung der Waage über externe Datensysteme geeignet. Weitere Waagentypen sind: Karat-, Schaltgewichts- u. Rollgewichts-, Abfüll- sowie Feder- u. Torsionswaagen, mit welchen man in Wirklichkeit das Gewicht mißt. Sonderwaagen sind: Thermowaagen f. Wägungen in Abhängigkeit von der Temp. (s. Thermogravimetrie); Gasdichte-Waagen; hydrostat. W. zur Best. d. Dichte; Vakuum-Waagen f. Wägungen im Vakuum.

**Wacholder: Wacholderbeeren,** Fructus Juniperi; **Wacholderholz,** Lignum Juniperi; **Wacholderholzöl,** Oleum Juniperi e Ligno; **Wacholdermus,** Succus Juniperi inspissatus; **Wacholderöl,** Oleum Juniperi: s. Juniperus communis.

**Wacholderspiritus:** s. Spiritus Juniperi.

**Wacholderteer:** s. Pix Juniperi.

**Wacholder, Virginischer:** s. Juniperus virginiana.

**Wachse:** technologische Sammelbezeichnung f. eine Reihe natürlicher (pflanzlicher, tierischer od. mineralischer Herkunft, s.a. Montanwachs*, Ozokerit*) od. künstlich gewonnener Stoffe, die i.a. bei Raumtemperatur knetbar fest od. brüchig hart, grob- bis feinkristallin, durchscheinend bis opak, jedoch nicht glasartig sind u. oberhalb 40°C ohne Zers. schmelzen, ohne Fäden zu ziehen. Meist versteht man unter Wachsen Gemische von Estern höherer linearer Fettsäuren ($C_{18}$ bis $C_{34}$ u. mehr) mit höheren (meist gleich langen 1wertigen) Alkoholen mit kleineren Anteilen freier Säuren u. Alkoholen ähnlicher Länge (Cera). Geringe Mengen an $C_{12}$- bis $C_{16}$-Säuren u. deren Ester, Lactone, Lactide, Kohlenwasserstoffe, Sterine u.a. sind in den natürlichen Wachsen zusätzlich enthalten. Zu den Wachsen werden auch feste Kohlenwasserstoffe gezählt, die den oben erwähnten Eigenschaften entsprechen.

**Cera alba** Ph.Eur.3**:** Gebleichtes Wachs. Mit Bleichmitteln (Peroxide, Chromsäure) od. Adsorbentien (Kohle) behandeltes Bienenwachs (s. Cera flava). Gelblichweiße feste Stücke mit feinkörnigem Bruch, bei Handwärme weich u. formbar. Beim Erwärmen leicht lösl. in siedendem Ether, Chloroform, fetten Ölen u. geschmolzenem Vaselin; wenig lösl. in Ethanol. D. ca. 0.96; Tropfpunkt: 61 bis 65°C; $n_D^{75°C}$ 1.438 bis 1.445; Verhältnis EZ/SZ 3.3 bis 4.3; SZ 17 bis 24; VZ 87 bis 104; EZ 70 bis 80; Buchner-Zahl: max. 6.3. C. darf nicht ranzig riechen u. schmecken. POZ max. 10. C. besteht zu 70 bis 75% aus *Myricin* (Estergemisch). Dieses enthält ca. 8% $C_{26}$–, 30% $C_{28}$–, 52% $C_{30}$– u. 7% $C_{32}$–Alkohole, verestert mit Palmitin-, Hydroxypalmitin-, α,β-Dehydropalmitin- u. Cerotinsäure ($C_{26}$). Daneben sind freie Fettsäuren (ca. 14%), Kohlenwasserstoffe (ca. 12%), wenig Sterinester (1%) u. freie Fettalkohole (1%) enthalten. Inkomp.: Oxidationsmittel (Peroxidbildung, Ranzidität auch durch Einw. von Licht u. Luft). Verw.: Bestandteil von Salben u. Cremes zur Erhöhung der Konsistenz. Pseudoemulgator (Stabilisator) in Kühlsalben (W/O-Quasiemulsionen). Zum Polieren von Zuckerdragees. Nicht geeignet zur Verbesserung der Tropenfestigkeit von Suppositorien.

**Cera flava** Ph.Eur.3**:** Gelbes Wachs, Bienenwachs. Durch die Wachsdrüse der Honigbiene (Apis mellifera) ausgeschieden. Gew. durch Ausschmelzen der Honigwaben mit heißem Wasser u. anschließendes Waschen u. Filtrieren. Dunkelgelbe bis bräunliche Stücke mit körnigem Bruch. Eigenschaften u. Kennzahlen prakt. identisch mit denen von Cera alba. POZ max. 5. Frisches Bienenwachs ist weiß (Jungfernwachs). Später nimmt es eine dunkle Färbung an.

**Cera carnauba** Ph.Eur.3**:** Cera Carnaubae, Carnaubawachs, Karnaubawachs, Cera Coperniciae, Cera Palmarum, Brazil wax; CAS-Nr. MX8015-86-9. Ausscheidungsprodukt der Blätter der Wachspalme (Karnaubapalme), **Copernicia prunifera** (Mill.) H.E.Moore, *syn.* C. cerifera (Arr. Cam. ex Koster) Mart. (Corypha cerifera), Fam. Arecaceae (Palmae) (Brasilien). Schmp. 80-88°C. Härtestes Naturwachs; harte, gelbliche Massen, Flocken od. Pulver. **Best.:** Cerotinsäuremyricylester, Carnaubasäure, Cerotinsäure, Kohlenwasserstoffe. D. 0.940 bis 0.997. SZ 2 bis 7; VZ 78 bis 95. Lösl. in Benzin, Chloroform, Ethylacetat, Toluol, Terpentinöl, Benzol, Schwefelkohlenstoff; sehr schwer lösl. in Wasser u. Ethanol. **Anw.** techn.**:** als Rohstoff zur industriellen Herst. v. Polituren, Bohnermitteln, Schuhcremes, Elektro-Isolatoren, Kohlepapier, wasserdichten Papiererzeugnissen, zur Seifen- u. Kerzenfabrikation etc.; in der Galenik zur Herst. magensaftresistenter Tabletten. Als Ersatz gilt Candelillawachs*.

**Cera chinensis:** Chinesisches Wachs, Insektenwachs, Chinese Wax; die von der auf der chinesischen Esche, Fraxinus chinensis, lebende Schildlaus Coccus ceriferus ausgeschiedene Masse. Schmp. 80-83°C. Weiß bis gelblich durchscheinend, hart, von talgartigem Geruch. D. 0.97; VZ 81 bis 93; IZ 1.4. Hauptbestandteil: Cerylcerotinat $C_{25}H_{51}CH_2OOCC_{25}H_{51}$. **Anw.:** zur Kerzenfabrikation, zu Lederpolituren, zum Imprägnieren von Seide usw.

**Cera japonica:** Japanwachs, Japantalg, weißgelbliche, harte, spröde Massen von muschel. Bruch. Kein Wachs, sondern ein Fett. Gew. durch Auspressen aus den Früchten verschiedener Sumacharten wie Toxicodendron succedaneum (L.) O. Kuntze (Rhus succedanea L., Talgsumach), Toxicodendron verniciflua (Stokes) Barkl. (Rhus verniciflua Stokes, Lacksumach) u.a. Best: hauptsächlich Palmitinsäureglycerolester, ferner Palmitinsäure, Japansäure, Spuren ätherischer Öle u. Stearinsäure. Schmp. 50-54°C. D. 0.99 bis 1.0; VZ 217 bis 237.5; IZ 5 bis 15. **Anw.** techn.: zur Kerzen- u. Schuhcremefabrikation.

**Cera mineralis:** s. Paraffinum solidum.

**Wachs, mikrokristallines:** Mikrokristallines Paraffin, s. Paraffinum microcristallinum., Kohlenwasserstoffwachs.

**Wollwachs, Wollwachsalkohole:** s. dort.

**Cetylpalmitat:** s. dort.

**Flüssige Wachse:** z.B. Isopropylmyristat*, Isopropylpalmitat*, Cetiole (z.B. Cera liquida*), Ethyloleat* u.a.

**Wachskapseln:** s. Chartae ceratae.

**Wachsmyrte:** s. Myrica pensylvanica.

**Wachspalme:** Copernicia prunifera, s. Wachse (Cera carnauba).

**Wachspapierkapseln:** s. Chartae ceratae.

**Wachssalbe:** s. Unguentum cereum.

**Wachssalbe, Zusammengesetzte:** s. Unguentum cereum compositum.

**Wachstumshemmende Stoffe:** s. Zytostatika.

**Wachstumshormon, Menschliches:** s. Somatotropin, s.a. Hormone.

**Wachstumshormon, Pflanzliches:** s. Phytohormone.

**Wachstumshormon vom Menschen zur Injektion:** s. Hormonum humanum incrementi ad iniectabile.

**Wachstumsvitamin:** Vitamin $B_2$, s. unter Vitamine.

**Wachszylinder:** S. Harnzylinder.

**Wägebüretten:** s. Büretten.

**Wägetitration:** s. Büretten.

**Wärme:** *phys.* Wämeenergie; Form der Energie*, die bei Zu- od. Abfuhr z.B. eine Veränderung der Temperatur* od./u. der Phase* etc. bewirkt.

**Wärmeeinheit:** s. Joule.

**Wärmekapazität:** s. Spezifische Wärme.

**Wärmelehre:** *syn.* Thermodynamik, bzw. Teilgebiet der Thermodynamik*.

**Wärmetönung:** s. Reaktion, endotherme u. exotherme.

**Wärmezentren:** v.a. im vorderen Hypothalamus lokalisierte Zentren, deren Aufgabe die Koordination verschiedener temperaturregulatorischer Vorgänge ist. Sie betrifft nicht nur die Abstimmung zwischen Wärmebildung u. -abgabe, sondern auch alle Verhaltensweisen, die f. den Energiehaushalt bedeutsam sein können (z.B. Nahrungsaufnahme, Körperhaltung). Vgl. Fieber.

**Wäschedesinfektion: 1. Thermische Verfahren** f. kochfeste Wäsche (s.a. Desinfektionsverfahren): Auskochen, Dampfdesinfektion, Waschverfahren, Chemothermische Desinfektionsverfahren (Waschverfahren mit Zusatz von Desinfektionsmitteln). **2. Chemische Verfahren** f. nicht kochfeste Wäsche: Einlegen der Wäsche in 1.5 bis 4%ige Lösungen, Einwirkdauer 12 h. *Wirkstoffe:* Phenole od. Phenolderivate, 0.5 bis 2%, Wirkungsbereich A. Chlorabspalter, 1.5 bis 2%, Wirkungsbereich AB. Formaldehyd u. andere Aldehyde, 1.5 bis 3%, Wirkungsbereich AB. Amphotenside, 2%, Wirkungsbereich A. Kaliumperoxodisulfat, 4%.

**Wässer, Aromatische:** s. Aquae aromaticae.

**Wäßrige Drogenauszüge:** s. Drogenauszüge, wäßrige.

**Wagner-Meerwein-Umlagerung:** Umlagerung, die ursprünglich bei Terpenalkoholen u. -halogeniden beobachtet wurde. Sie verläuft unter saurer Katalyse in polaren Lösungsmitteln

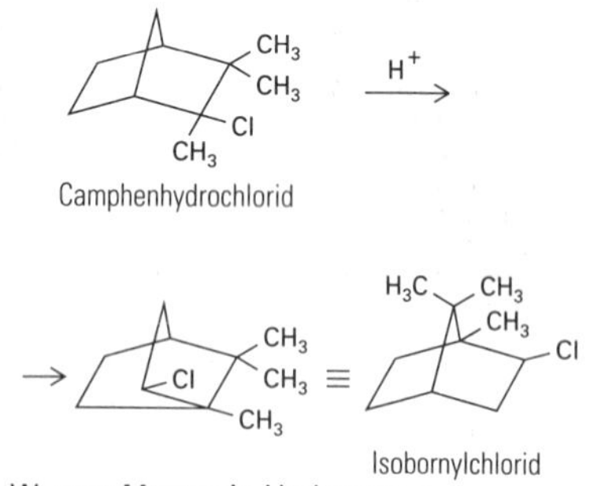

Wagner-Meerwein-Umlagerung

unter Ausbildung eines Carbenium-Ions als Zwischenstufe. Dieses stabilisiert sich durch Wanderung eines Alkyl- (Aryl-)Anions (nucleophile 1,2-Umlagerung) u. anschließender Abspaltung von $H^+$ (Olefinbildung) bzw. Addition von $X^-$ (z.B. Halogenid). Die W. ist f. viele Gerüstumlagerungen bei Terpenen verantwortlich; z.B. entsteht Isobornylchlorid aus Camphenhydrochlorid.

**Wagner-Nelson-Methode:** s. Resorptionsgeschwindigkeit.

**Wahrscheinlichkeitsnetz:** s. Normalverteilung.

**Waksman-Einheit:** Abk.: W.E.; 1 W.E. entspricht 5 µg Neomycinsulfat; s. Neomycin.

**Waldameise:** Formica rufa*.

**Waldbingelkraut:** s. Mercurialis annua.

**Walden-Umkehr:** Inversion der Konfiguration* am asymmetrischen Kohlenstoff-Atom* bei einer $S_N2$-Reaktion (s. Nucleophile Substition), z.B. bei der Reaktion von (S)-(-)-Maleinsäure mit Phosphor(V)-chlorid, die zu (R)-(+)-Chlorbernsteinsäure führt.

**Waldgamander:** s. Teucrium scorodonia.

**Waldhaselstrauch:** Corylus avellana*.

**Waldhonig:** s. Mel.

**Waldhyazinthe:** s. Platanthera bifolia.

**Waldklapperschlange:** Crotalus horridus, s. Crotalus-Arten.

**Waldlilie:** s. Trillium erectum.

**Waldmeister:** Galium odoratum.

**Waldnachtschatten:** Atropa belladonna* u. Solanum dulcamara*.

**Waldrebe:** Clematis recta*.

**Wallwurz:** Symphytum officinale*.

**Walnuß:** Juglans regia*.

**Walnuß, Graue:** s. Juglans cinerea.

**Walrat:** Cetaceum, Spermaceti (*lat.* cetus, der Wal), weißer Amber; wachsartige Masse, die sich aus den Schädelhöhlen, Rückgratknochen u. aus dem Speck des Pottwals (Physeter macrocephalus L.) nach dem Töten des Tieres abscheidet. Weiße, glänzende, sich fettig anfühlende Schuppen od. Stücke von schwachem, eigenartigem Geruch u. fadem Geschmack; leicht lösl. in Ether, Chloroform, Benzin, Schwefelkohlenstoff sowie in erwärmten fetten Ölen; wenig lösl. in Ethanol, unlösl. in Wasser, lösl. in siedendem Ethanol zu 2% (zur Feststellung unerlaubten Paraffinzusatzes). D. ca. 0.9. VZ 118 bis 129 (statt 30 min wird in diesem Fall 2 h lang erhitzt); IZ max. 0.5, SZ max. 1.0, POZ max. 8; Tropfpunkt 43 bis 48°C, Ep. 45 bis 50°C; $n_D^{75°C}$ 1.430 bis 1.435; UA 45 bis 52%. **Off.:** DAB8, ÖAB90 (bis 1996). **Best.:** hauptsächl. Ester der Palmitin- u. Myristinsäure mit Cetylalkohol. Unter **Cetin** versteht man Palmitinsäurecetylester, s. Cetylpalmitat. Außerdem finden sich Ester der Laurinsäure, Stearinsäure mit Stearylalkohol u. Myristylalkohol. Heute zum größten Teil synth. hergestellt. **Anw.:** Verbessert die Konsistenz u. das Aussehen von Salben (Perlmutterglanz); dient wie Bienenwachs vorwiegend zur Herst. v. Ceraten, s. Ceratum(a); enthalten in der Kühlsalbe (Ungt. leniens*). Ferner als Zusatz zu Seifen, Pomaden, Kerzen, Pudern, Appreturmitteln etc. **Oleum Cetacei: Walratöl,** Spermöl. Das bei der Gew. von Cetaceum herausgepreßte bzw. zurückbleibende Öl aus den Knochenhöhlen des Wals. Hellgelbes Öl, das zu 70 bis 80% aus einfachen Estern der Laurin-, Myristicin- u. Palmitinsäure sowie zu ca. 20 bis 30% aus deren Glyceriden besteht. D. 0.875 bis 0.884; lösl. in Ether, Chloroform, Benzol; unlösl. in Wasser u. Ethanol. **Anw.:** als Schmiermittel. Da heute kaum mehr verfügbar, vielfach durch Jojobaöl ersetzt (s. Simmondsia chinensis).

**Walrat, künstlicher:** Cetaceum artificiale, s. Cetylpalmitat.

**Wange:** (lat.) Gena.

**Wannenform, Sesselform:** s. Konformation.

**Wanzendill:** s. Coriandrum sativum.

**Wanzenkraut:** s. Cimicifuga racemosa.

**WaR:** s. Wassermann-Reaktion.

**Warburg-Atmungsferment:** s. Cytochromoxidase.

**Warburg-Dickens-Horecker-Weg:** s. Pentosephosphatweg.

**Warfarin** INN: 3-(α-Acetonylbenzyl)-4-hydroxycumarin; CAS-Nr. 81-81-2; $C_{19}H_{16}O_4$, $M_r$ 308.22. Schmp. 161°C aus Ethanol. Lösl. in Aceton, Dioxan, mäßig lösl. in Methanol, Ethanol, Isopropanol, einigen Ölen, leicht lösl. in wäßrigen Alkali-Lösungen, prakt. unlösl. in Wasser, Benzol, Cyclohexan. $pK_s$ 5.0 (20°C). **Anw.:** Antikoagulans; Indikationen, Nebenw., Kontraind. wie Acenocoumarol* u. Phenprocoumon*. HWZ 37 bis 50 h. **Übl. Dos.:** Oral: 1. Tag: 3- bis 4mal 0.005 g/d, 2. Tag: Dosis reduzieren. Warfarin ist auch als Rodentizid (gegen Ratten) in Verw.; s. Schädlingsbekämpfungsmittel.

**Warfarin-Natrium:** Warfarinum natricum Ph.Eur.3; CAS-Nr. 12906-06-6; $C_{19}H_{15}NaO_4$, $M_r$ 330.3. Hygr., weißes Pulver. Sehr leicht lösl. in Wasser, leicht lösl. in Ethanol.

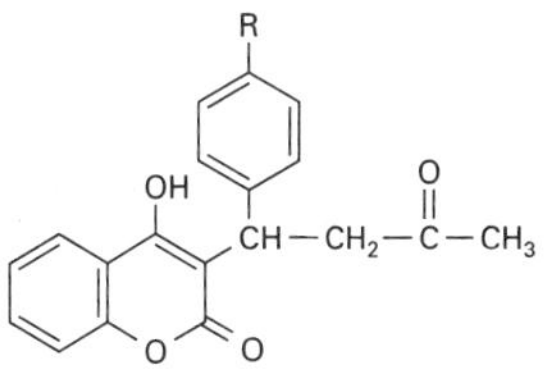


Warfarin: R = H

Acenocoumarol: R = $NO_2$

Warfarin

**Warfarin-Natrium-Clathrat:** Warfarinum natricum clathratum Ph.Eur.3. Warfarin-Natrium/2-Propanol (2:1) in Form des Clathrats, enthält mind. 8.0 u. max. 8.5% 2-Propanol. Weißes Pulver. Sehr leicht lösl. in Wasser, leicht lösl. in Ethanol.

Gebräuchl. ist auch Warfarin-Kalium.

**Warzen:** Verrucae (s.a. Kondylome); gutartige Neubildungen der Haut, hervorgerufen durch humane Papillomviren (Inkubationszeit 1.5 bis 20 Monate). Entfernung erfolgt je nach Art, Zahl u. Lokalisation der W. medikamentös (s. Warzenmittel) od. operativ auf verschiedenste Art (mit flüssigem Stickstoff, elektrochirurgisch, mit $CO_2$-Laser).

**Warzenkraut:** s. Chelidonium majus.

**Warzenmittel:** zur Entfernung v. Warzen* dienen je nach Art u. Lokalisierung Keratolytika (z.B. Salicylsäure), Antimitotika (Podophyllin), Retinoide (Tretinoin) od. Zytostatika (z.B. 5-Fluorouracil, Bleomycin).

**Warzensalbe:** s. Unguentum contra verrucas.

**Waschblau:** Ultramarinblau*.

**Waschholz, Waschrinde:** Cortex Quillajae, s. Quillaja saponaria.

**Waschmittel:** enthalten als wirksame Bestandteile meist Alkylsulfate u. Alkylsulfonate (Tenside*). Der Zusatz von Polyphosphaten enthärtet das Wasser u. verstärkt die Waschwirkung. Da Polyphosphate aber die Umwelt belasten, versucht man sie sukzessiv durch geeignete Silicate zu ersetzen. Weiter enthalten W. meist Perborate (bleichend), optische Aufheller, Schaumstabilisatoren u. Hilfsstoffe f. die Herst. (z.B. $Na_2SO_4$).

**Wasser:** s. Aqua. **Augenwasser:** Aqua ophthalmica, s. Augenarzneien. **Bleiwasser, Goulard(sches):** s. Aqua Plumbi „Goulard“. **Bleiwasser:** s. Aqua Plumbi. **Bromwasser:** s. Aqua bromata. **Chlorwasser:** s. Aqua chlorata. **Fenchelwasser:** s. Aqua Foeniculi. **Karbolwasser:** Aqua carbolisata, s. Aqua phenolata. **Kirschlorbeerwasser:** s. Aqua Laurocerasi. **Kresolwasser:** s. Aqua cresolica. **Kummerfeld-Waschwasser:** s. Aqua cosmetica „Kummerfeld“. **Meerwasser:** s. Aqua marina. **Mineralwässer:** s. Aquae minerales. **Petersil(ien)wasser:** s. Aqua Petroselini. **Pfefferminzwasser:** s. Aqua Menthae piperitae. **Phenolwasser:** s. Aqua phenolata. **Pomeranzenblütenwasser:** s. Aqua aurantii floris. **Quellwasser:** Aqua fontana, s. Aqua. **Rosenwasser:** s. Aqua Rosae. **Schwefelwasserstoffwasser:** s. Aqua hydrosulfurata. **Trinkwasser:** s. Aqua. **Wasser, blähungtreibendes:** s. Aqua carminativa. **Wasser, demineralisiertes bzw. deionisiertes:** Aqua demineralisata, s. Aqua purificata. **Wasser, destilliertes bzw. gereinigtes:** s. Aqua purificata. **Wasser f. Injektionszwecke:** s. Aqua ad iniectabilia. **Wasser, konserviertes:** s. Aqua conservata. **Mineralwasser:** s. Aquae minerales. **Wasser, Schweres:** s. Deuterium. **Wasser, zweimal destilliertes u. sterilisiertes:** s. Aqua redestillata sterilisata. **Windwasser, Rotes:** s. Aqua carminativae regia. **Windwasser:** s. Aqua carminativa. **Wässer, aromatische:** s. Aquae aromaticae. **Zimtwasser:** s. Aqua Cinnamomi.

**Wasserandorn:** s. Lycopus europaeus.

**Wasserbad:** nach Ph.Eur.3 ein Bad mit siedendem Wasser. Auch eine andere Heizquelle ist erlaubt, wenn die Temp. von 100°C nicht überschritten wird.

**Wasserblei:** s. Graphit.

**Wasserdampfdestillation:** Verfahren zur schonenden Destillation* thermisch empfindlicher, Stoffe, deren Siedepunkt weit über 100°C liegt. Dabei wird in den Destillationskolben einer normalen Destillationsapparatur Wasserdampf eingeleitet, der in einem separaten Dampferzeuger (z.B. Rundkolben mit Steigrohr) produziert wird. Die im Destillationskolben befindliche – nicht mit Wasser mischbare – Substanz destilliert nun gemeinsam mit dem Wasserdampf bei derjenigen Temp. über, bei der die Summe der Partialdrücke der Einzelkomponenten (Wasser u. Substanz) gleich dem Außendruck ist. Bei Normaldruck liegt diese Temp. immer unterhalb 100°C, dem Siedepunkt des reinen Wassers. Die molare Zstzg. ergibt sich aus dem Verhältnis der Dampfdrücke der Einzelkomponenten: A/B = $P_A/P_B$.

**Wasserdampfpartialdruck:** s. Mollier-h,x-Diagramm.

**Wasserdampfsorptionsisotherme:** s. Sorptionsisotherme.

**Wasserdost:** Eupatorium*-Arten.

**Wasserfenchelfrüchte:** Fructus Phellandri, s. Oenanthe aquatica.

**Wasser für Injektionszwecke:** s. Aqua ad iniectabilia.

**Wassergamander:** s. Teucrium scordium.

**Wassergas:** geruchloses, giftiges Gasgemisch aus ca. 50% Wasserstoff, 40% Kohlenmonoxid. 5% Kohlendioxid, 4 bis 5% Stickstoff u. wenig Methan. W. dient als Synthesegas*, wie Generatorgas* u. Spaltgas* als Heiz- u. Kraftgas sowie als Rohstoffbasis (großtechnische Synthesen). Zur Herst. v. W. leitet man Wasserdampf über stark erhitzten Koks.

**Wassergehaltsbestimmung: Direkte Methoden: 1. Trocknungsverlust:** Bestimmung des Wassergehalts durch Austreiben von Wasser u. Differenzwägung (Trockenschrank, Infrarotlampe, Trockenpistole u. im Exsikkator); eher unspezifisch; auch Absorption an ein Trockenmittel möglich; Bestimmung der Gewichtszunahme des Trockenmittels. **2. Azeotropdestillation:** Destillation des zu untersuchenden Gutes mit einem mit Wasser nicht mischbaren Lösungsmittel (z.B. Toluol, Chloroform); Bestimmung des ausgetriebenen Wassers in graduiertem Meßrohr; nur bei größeren Wassergehalten (pflanzliche Drogen). **3. Calciumcarbidmethode:** chem. Methode; Bestimmung des Drucks von Acetylen, der bei der Umsetzung von Calciumcarbid mit Wasser bei konstanter Temp. erzeugt wird. **4. Karl-Fischer-Methode:** s. Karl-Fischer-Titration.

**Indirekte Methoden:** Die gemessene Größe (z.B. Dielektrizitätskonstante*) wird mit einem Wassergehalt der Probe gleichgesetzt; erfordert die Aufstellung stoffspezifischer Eichgeraden: **1. Infrarot-Wassergehaltsbestimmung:** Die bei einer Wellenlänge (19300 nm) gemessene Absorption wird auf einen Wassergehalt der Probe bezogen; gleichzeitig wird die Absorption bei einer Wellenlänge gemessen, bei der Wasser nicht absorbiert. **2. Mikrowellenabsorption:** basiert auf dem gleichen Prinzip wie die Infrarot-Wasserbestimmung; die verwendete Strahlung hat jedoch eine Wellenlänge, die im Bereich von Zentimetern liegt. **3. Dielektrische Wassergehaltsbestimmung:** die gemessene Größe ist die Dielektrizitätskonstante*, da feuchte Nichtleiter einen höheren Wert f. diese Konstante aufweisen als trockene. **4. Elektrische Leitfähigkeit:** nützt die starke Zunahme der Leitfähigkeit feuchter Nichtleiter gegenüber trockenen aus; ungeeignet bei sehr niedrigen u. sehr hohen Wassergehalten.

**Wasserglas:** Liquor Natrii silicici, s. Natriumsilicat, u. Liquor Kalii silicici, s. Kaliumsilicat.

**Wasserhärte:** s. Aqua.

**Wasserhaltige hydrophile Salbe:** s. Unguentum emulsificans aquosum.

**Wasserhaltige Wollwachsalkoholsalbe pH 5:** s. Unguentum Lanalcoli aquosum pH 5.

**Wasserhanf:** Eupatorium cannabinum* u. Nasturtium officinale*.

**Wasserharnruhr:** s. Diabetes insipidus.

**Wasserhyazinthe:** s. Eichhornia crassipes.

**Wasser-in-Öl-Emulsionen:** s. Emulsionen.

**Wasserknöterich:** s. Polygonum amphibium.

**Wasserkresse:** Nasturtium officinale*.

**Wasserkümmel:** Oenanthe aquatica*.

**Wasserlinse:** Lemma minor*.

**Wassermann-Reaktion:** Abk. WaR; dient zum indirekten Nachw. einer syphylitischen Infektion (Komplementbindungsreaktion), heute weitgehend durch spezifische Verfahren ersetzt.

**Wassermelone:** s. Citrullus vulgaris.

**Wasserminze:** Mentha aquatica, s. Mentha-Arten.

**Wassernabelkraut:** s. Centella asiatica.

**Wasserpfeffer:** s. Polygonum hydropiper.

**Wasserrohr:** Arundo donax*.

**Wasserscheu:** Tollwut, s. Lyssa.

**Wasserspalten:** *bot.* Hydathoden; Öffnungen in d. Epidermis, den Spaltöffnungen ähnl., die sich aber nicht schließen können. Dienen der Ausscheidung flüss. Wassers.

**Wasserstoff:** Hydrogenium (*gr.* ὕδωρ Wasser), H, *engl.* Hydrogen, $A_r$ 1.00797; OZ 1. Schmp. -259.5°C, Sdp. -252.8°C. D.(flüssig) 0.0700, D.(fest) 0.0763. Krit. Temp. -239°C. krit. Druck 13.10 bar; krit. D. 0.031 g/cm³. 1wertig. 1 Liter $H_2$-Gas wiegt bei 0°C u. 101.325 kPa 0.08995 g, somit das leichteste aller Gase u. 14.38mal leichter als Luft. $H_2$ ist ein farb-, geruch- u. geschmackloses sowie ungiftiges Gas; es verbrennt an d. Luft mit fahler, bläulicher Flamme zu Wasser; mit Luft u. Sauerstoff gemischt ergibt es Knallgas. In Wasser ist $H_2$ nur sehr wenig lösl. (2 L in 100 L Wasser bei Zimmertemperatur), in Ethanol etwas mehr, dagegen löst er sich außerordentl. gut in einigen Metallen, so vermag z.B. Palladiumschwamm das 850fache seines eigenen Volumens an $H_2$ aufzunehmen. Nat. frei in Vulkangasen, Erdölquellen, in den Gasen der Fixsterne u. des Sonnenkerns, gebunden als $H_2O$. Darst.: durch Elektrolyse des Wassers, aus Wassergas*, Erdöl u. Erdgas; im Laboratorium durch Einw. v. verd. Schwefelsäure auf Zink od. Eisen im Kipp-Apparat*. **Anw.:** in der Industrie (Knallgasgebläse bis 2700°C); f. Reduktionsprozesse u. Hydrierungen aller Art, Ammoniaksynthese, Hydrierung von Kohle, Erdöl, Teer zu Benzinen usw., zur Fetthärtung; als Heizgas (s. Leuchtgas) usw. **Wasserstoff-Isotope:** s. Deuterium, Tritium. (Wasserstoff wurde 1766 von *Henry Cavendish* geb. 1731 in Nizza, gest. 1810 in London entdeckt).

**Wasserstoffakzeptoren:** Stoffe, die H aufnehmen können, z.B. Sauerstoff, Methylenblau.

**Wasserstoffbindung:** jetzt überwiegend verwendetes Syn. f. Wasserstoffbrückenbindung*.

**Wasserstoffbrückenbindung:** gerichtete Bindung, die viel schwächer (20 bis 30 kJ/mol) als die kovalente Bindung(100 bis 400 kJ/mol) ist ; Wasserstoffbrückenbindungen können sich intermolekular od. intramolekular ausbilden u. können Moleküle in einer spezifischen geometrischen Anordnung fixieren u. somit sowohl bei Protein- als auch bei Nucleinsäuremolekülen genau festgelegte Strukturen ausbilden. Im Eis ist jedes Sauerstoffatom tetraedrisch von 4 Wasserstoffatomen umgeben, u. zwar sind 2 Atome kovalent u. 2 über Wasserstoffbrückenbindungen gebunden. Die Wasserstoffbrückenbindungen sind als besonders starke zwischenmolekulare Anziehungskräfte f. die außergewöhnlich hohen Schmelz- u. Siedepunkte der Hydride $NH_3$, $H_2O$ u. HF verantwortlich. Da in Methan $CH_4$ kein nichtbindendes Elektronenpaar vorhanden ist, bildet dieses keine W.; s.a. Bindungskräfte, intermolekulare.

**Wasserstoffdonatoren:** Stoffe, die H abgeben können, z.B. Leukofarbstoffe.

**Wasserstoffelektrode:** s. Potentiometrie.

**Wasserstoffexponent:** Wasserstoffionenkonzentration, s. pH-Wert.

**Wasserstoffionenkonzentration:** Wasserstoffionenaktivität; s. pH-Wert.

**Wasserstoffperoxid:** Wasserstoffsuperoxid; $H_2O_2$, $M_r$ 34.02. D. 1.465. Schmp. -0.89°C. Sdp. 157.8°C. Farblose, instabile, oxidierende Flüss.; kann explosionsartig in Wasser u. Sauerstoff zerfallen:

$$2\,H_2O_2 \rightarrow H_2O + O_2$$

Nat. in den Zellen, wo es auch bei der Reduktion von Sauerstoff über Hyperoxid* unter dem Einfluß der Superoxiddismutase* entsteht; die weitere Umsetzung zu Wasser u. Sauerstoff $O_2$ erfolgt mit Hilfe der Katalase*. Unter dem Einfluß von Peroxidasen wirkt W. oxidierend. **Anw.:** (die Lösungen) als Oxidationsmittel (Bleichmittel); med.: in Form von Lösungen (stabilisiert z.B. mit Hydrochinon, Phenacetin, Barbituraten etc.) als Desinfektionsmittel (Mundwässer, Ohrentropfen etc.).

**Wasserstoffperoxid-Lösung 3%:** Hydrogenii peroxidum 3 per centum Ph.Eur.3, Hydrogenium peroxidatum dilutum, Verdünnte Wasserstoffperoxidlösung. Geh.: 2.5 bis 3.5% $H_2O_2$ (m/m), entspricht ca. 10 Volumenteilen verfügbarem Sauerstoff. Farblose, fast geruchlose Flüss. Verd. W. zersetzt sich bei Kontakt mit oxidierbaren, organischen Substanzen u. gewissen Metallen sowie in alkalischer Lösung. Nicht über einen längeren Zeitraum aufbewahren (unter 15°C od. mit geeignetem Stabilisator) u. nur in Gefäßen aus Polyethylen od. alkaliarmen Glas. **Übl. Dos.:** zu Spülungen 10 mL auf 100 mL Wasser.

**Wasserstoffperoxid-Lösung 27%:** Hydrogenii peroxidum 27 per centum Ph.Eur.1, Hydrogenium peroxidatum 27%. 26 bis 28% (m/m) $H_2O_2$. Ein geeigneter Stabilisator darf zugesetzt werden. Weitere Angaben s. Wasserstoffperoxid-Lösung 30%.

**Wasserstoffperoxid-Lösung 30%:** Hydrogenii peroxidum 30 per centum Ph.Eur.3, Hydrogenium peroxidatum concentratum; Perhydrol. 29 bis 31% (m/m) Wasserstoffperoxid* ($H_2O_2$). Geh. entspricht ca. 100 Volumteilen Sauerstoff. Farblose, fast geruchlose Flüss. D. 1.11. Konz. W. zersetzt sich bei Kontakt mit oxidierbaren, organischen Substanzen u. gewissen Metallen sowie in alkalischer Lösung. Aufbewahrung: unter 15°C od. mit geeignetem Stabilisator.

**Wasserstoffsuperoxid:** s. Wasserstoffperoxid.

**Wasserstrahlpumpe:** Vorrichtung zur Erzeugung eines luftverdünnten Raumes (Vakuum). Die W., meist aus Glas od. Kunststoff, kann an jede Wasserleitung angeschlossen werden, zweckmäßig unter Zwischenschaltung einer **Woulff-Flasche.** Mit der Wasserstrahlpumpe kann ein Vakuum von ca. 1.6 kPa (12 mm Hg; normaler Luftdruck ist ca. 101 kPa) erzeugt werden. Das Prinzip der W. beruht auf dem Umstand, daß eine in einem Rohr fließende Flüssigkeit um so schneller fließt je geringer der Querschnitt des Rohres ist. Je höher die Strömungsgeschwindigkeit ist, umso geringer ist aber der aus Außendruck u. Schweredruck zusammengesetzte Druck, so daß im Falle der W. bei genügend hoher Austrittsgeschwindigkeit des Wassers der Druck des aus der engen Öffnung fließenden Wassers geringer als der Luftdruck werden kann, was das Ansaugen von Luft bewirkt.

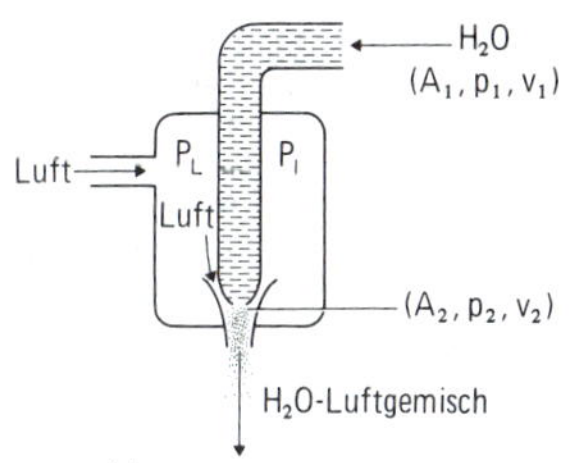


Wasserstrahlpumpe: $A_1$ und $A_2$ sind die Eintritts- und Austrittsöffnung, wo die Drücke $p_1$ und $p_2$ sowie die Strömungsgeschwindigkeiten $v_1$ und $v_2$ herrschen; $P_L$ ist der Luftdruck [120]

**Wassersucht:** Hydrops.

**Wasserzahl:** W.Z.; die Höchstmenge an Wasser in g, die von 100 g einer wasserfreien Salbengrundlage bei 20°C dauernd festgehalten wird. Es wird auch der Begriff des maximalen *Wassergehaltes* (W.G.) in % der Gesamtmenge der wasserhaltigen Salbe verwendet. W.Z. = (100 · W.G.)/(100 – W.G.) u. W.G. = (100 · W.Z.)/(100 + W.Z.).

**Watson-Crick-Modell der DNS:** s. Desoxyribonucleinsäure.

**Watt:** SI-Einheit* der Leistung; Symbol W; 1 W = 1 Joule/s = $10^{-7}$ erg/s = 1 Volt · 1 Ampere, 1 Kilowatt (kW) = 1000 Watt = 1.36 PS.

**Watte:** s. Verbandwatte.

**W.E.:** Abk. f. Waksman-Einheit*.

**Weber-van-Deen-Blutprobe:** s. Guajakprobe.

**Wechselfieber:** Malaria, s. Plasmodium.

**Wechselwirkungen:** **1.** s. Arzneimittelinteraktionen; **2.** vgl. Kraft.

**Wechselwirkungen, Pharmakologische:** s. Arzneimittelinteraktionen.

**Weckamine:** Gruppe indirekt sympathomimetisch wirkender Pharmaka mit ausgeprägten zentralen Wirkungen, die sich chem. von Phenylethylamin (meist Phenylaminopropane) ableiten, z.B. Amphetamin*, Methamphetamin*, Phenmetrazin*, Fenetyllin*, Prolintan*, Pipradol*, Metylphenidat*, Fencamfamin*, Amphetaminil*. **Wirk.:** peripher wie Noradrenalin* (indirekt sympathomimetisch; Blutdrucksteigerung, Bradykardie u.a.), zentral: gesteigerte Aktivität, verminderte Müdigkeit, erhöhte Leistungfähigkeit, Schlaflosigkeit, Euphorie, Anregung des Atemzentrums, Hemmung des Appetitzentrums (rasche Toleranzentwicklung). **Nebenw.:** *Suchtgefahr,* v.a. bei Überdosierung Erregungszustände, paradoxe Müdigkeit, Verschlechterung der geistigen Leistungfähigkeit, Dysphorien. **Anw.:** bei hyperkinetischen Kindern, bei Narkolepsie*, nur in seltenen Ausnahmefällen als Appetitzügler*, als Kreislaufanaleptika bei hypotonen Zuständen.

**Wegerich:** s. Plantago ....

**Wegmalve:** s. Malva sylvestris.

**Wegrauke:** s. Sisymbrium officinale.

**Wegwarte:** Cichorium intybus*.

**Weichbast:** s. Bast.

**Weiche Salbe:** s. Unguentum molle.

**Weiche Zinkpaste:** s. Pasta Zinci mollis.

**Weichgelatinekapseln: Weichkapseln**, s. Capsulae.

**Weichmacher:** flüssige od. feste organische Stoffe mit geringem Dampfdruck, die als Zusatzstoffe u. Verarbeitungshilfsmittel f. Kunststoffe, Kautschuk u.ä. dienen. Diese hochpolymeren Stoffe werden „erweicht" durch Herabsetzung der Einfriertemperatur infolge physikalischer Wechselwirkung, v.a. durch Solvatation, d.h. über zwischenmolekulare Bindungskräfte. W. sollen mit den weichzumachenden Stoffen gut verträglich, kälte- u. wärmebeständig u. möglichst geruch- u. farblos sein. Bei der Verw. von W. kann im Lauf der Zeit der Weichmachereffekt durch Verdampfungsverluste od. durch Ausdiffundieren an die Oberfläche (Ausschwitzen) nachlassen. Auch können W. aus weichgemachten Stoffen in eng anliegende andere Materialien diffundieren (W.-Wanderung, Migration). Wichtige W. sind Ester der Phthalsäure u.a. Dicarbonsäuren sowie der Phosphorsäure. Eine große Rolle spielen W. f. Polyvinylchlorid* (Weich-PVC) u. Cellulosekunststoffe. In Weichgelatine-Kapseln dienen hygroskopische Substanzen wie Glycerol u. Sorbitol als Weichmacher.

**Weichselkirsche:** s. Prunus cerasus.

**Weichsel, Türkische:** Prunus mahaleb*.

**Weidenrinde:** Cortex Salicis, s. Salix-Arten.

**Weidenröschen:** s. Epilobium-Arten.

**Weigert-Lösung:** mikroskopisches Färbemittel zum Färben v. elastischen Fasern: 2 g Fuchsin u. 4 g Resorcin werden in 200 mL Wasser gelöst u. zum Sieden erhitzt, dann 25 mL Eisenchloridlsg. zugefügt u. weitere 5 min am Sieden erhalten. Der entstandene Ndschlg; wird m. 200 mL Ethanol gekocht, dem Filtrat nach d. Erkalten 4 mL Salzsäure zugefügt u. m. Ethanol auf 200 mL ergänzt.

**Weihrauch:** Olibanum, s. Boswellia bhawdajiana.

**Wein:** Vinum*.

**Weinblätter:** Folia Vitis vinifera, s. Vitis vinifera.

**Weinbrand:** Spiritus e vino*.

**Weine, Medizinische:** Vina medicata, s. Vinum.

**Weinessig:** Acetum, s. Essig.

**Weingeist:** Spiritus, s. Ethanol.

**Weingeistige Ammoniakflüssigkeit:** Liquor Ammonii caustici spirituosus, s. Ammoniak.

**Weingeist, Verdünnter:** Spiritus dilutus, s. Ethanol.

**Weinrautenblätter:** Folia Rutae, s. Ruta graveolens.

**Weinsäure:** Acidum tartaricum Ph.Eur.3, 2,3-Dihydroxybernsteinsäure, Weinsteinsäure, *engl.* tartaric acid; CAS-Nr. 526-83-0; CAS-Nr. 87-69-4;

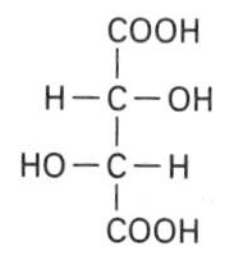

Weinsäure:
L-Form

$C_4H_6O_6$, $M_r$ 150.1. Die D- u. L-Form besitzen *threo*-Konfiguration. **L-(+)-Weinsäure** Schmp. 170°C (verkohlt bei weiterem Erhitzen unter Aufblähen u. Entwicklung von Karamelgeruch). $[\alpha]_D^{20°C}$ +12.0° bis 12.8° (c = 20.0 in Wasser). Farblose Kristalle od. weißes, krist. Pulver von saurem Geschmack. Sehr leicht lösl. in Wasser, leicht lösl. in Ethanol. W. reduziert ammoniakalische Silbernitratlösung. kommt in vielen Früchten, teils frei, teils in ihren Salzen (Tartraten) vor, besonders in den Weinbeeren, Vogelbeeren, Weichselkirschen, ferner im Löwenzahn, Weißdorn u.v.a. Darst.: aus den Weintrestern, Weinhefe od. rohem Weinstein durch Zusatz von Calciumcarbonat u. Calciumchlorid u. Zerlegung des gebildeten Calciumtartrats m. Schwefelsäure. Synth. durch Behandeln v. Maleinsäureanhydrid m. Wasserstoffperoxid u. Wolframsäure (0.5%) als Katalysator. **Anw.** med.**:** zu durstlöschenden Limonaden u. als Laxans (Dos. 1.5-2 g). Hauptsächlich in Brausepulvern u. Brausetabletten (Pulvis aerophorus, Pulvis aerophorus mixtus, Pulvis aerophorus laxans); zur Stabilisierung der Essigsauren Tonerdelösung; techn.: zu Backpulvern u. in d. Färberei, zur Racematspaltung*. Inkomp.: Ca-Salze (schwer lösl. Tartrate), Ammonium- u. K-Salze (schwer lösl. Bitartrate).

**D-(-)-Weinsäure:** nat. sehr selten. **DL-Weinsäure:** racemische W., Traubensäure, Vogesensäure, Acidum uvicum; opt. inaktiv, durch Racematspaltung* in die opt. aktiven Antipoden auftrennbar. **Mesoweinsäure:** besitzt *erythro*-Konfiguration u. ist opt. inaktiv.

**Gesch.:** Weinsäure wurde zuerst von Scheele im Jahre 1769 aus Weinstein dargestellt.

**Weinsaures Kalium, Saures:** Kaliumhydrogentartrat*.

**Weinstein:** Kaliumhydrogentartrat*.

**Weinsteinsäure:** Weinsäure*.

**Weinsteinsalmiak:** s. Kalium-ammoniumtartrat.

**Weiselfuttersaft:** s. Gelée royale.

**Weißblech:** mit Zinn überzogenes u. deshalb korrosionsgeschütztes Eisenblech. Von der Herst. her unterscheidet man feuerverzinntes u. elektrolytisch verzinntes W.

**Weißdorn:** s. Crataegus-Arten.

**Weißdornblätter mit Blüten:** s. Crataegus-Arten.

**Weißdorntinktur:** s. Tinctura Crataegi.

**Weißer Fluß:** Fluor albus.

**Weißer Tee:** s. Camellia sinensis.

**Weißer Ton:** Kaolinum ponderosum Ph.Eur.3, Kaolin, Bolus alba, Argilla alba, Porzellanerde; natürliches, kristallines, wasserhaltiges Aluminiumsilicat* von wechselnder Zstzg.; $H_2Al_2Si_2O_8 \cdot H_2O$. Gew. aus Rohkaolin (Kaolinit), einem Schichtsilicat (vgl. Bentonit), durch Reinigung, Sieben, Schlämmen. Fast weißes bis gelbl., weiches, fettig anzufühlendes Pulver, das, mit wenig Wasser angerührt, eine plastische Masse ergibt. Prakt. unlösl. in organischen Lösungsmitteln; unlösl. in Säuren u. Laugen; chem. indifferent; gutes Haftvermögen, hohe Saugfähigkeit f. Wasser, Saugvermögen f. Öl befriedigend. Nach Ph.Eur.3 wird geprüft auf (das auf einem Kationenaustausch beruhende) Adsorptionsvermögen (Entfärbung einer Methylenblau-Lsg.), Quellungsvermögen mit Wasser (2 g Bolus ergibt mit 2 mL Wasser eine bildsame Masse), mikrobielle Verunreinigung u. Schwermetalle. **Anw.** med.: inn. wie Kohle bei Darmerkrankungen (3mal 30 bis 100 g/d, als Suspension), äuß. als trocknender Puder meist in Kombination mit Stärke, Talk u.a. bei Ekzemen u. anderen Hauterkrankungen, auch in Form von Umschlägen (s. Pasta boli glycerolata); techn.: als Malerfarbe, zur Herst. v. Kitten, als Poliermittel.

**Weißnickelerz:** s. Nickel.

**Weißpigmente:** zum Dragieren* werden hauptsächl. Titandioxid* u. Calciumcarbonat* eingesetzt. Als Zusatz zu den eigentlichen Farbpigmenten bewirken W. eine Farbaufhellung u. meist eine höhere Farbdeckkraft.

**Weißtannenöl:** Oleum Pini piceae, s. Abies alba.

**Weiterbildung:** Während die Fortbildung, zu der der Apotheker bis zum Ausscheiden aus dem Berufsleben verpflichtet ist, den Zweck verfolgt, das während der Ausbildung erworbene Fachwissen dem jeweils aktuellen Stand anzupassen, dient die – freiwillige – W. der Spezialisierung auf einem pharmazeutischen Teilgebiet nach Abschluß d. Berufsausbildung. Die Durchführung der W. fällt in die Zuständigkeit der Apothekerkammern* u. wird in Weiterbildungsordnungen geregelt. W. ist in folgenden Gebieten möglich: Offizinpharmazie, Klinische Pharmazie, Pharmazeutische Technologie, Pharmazeutische Analytik, Arzneimittelinformation, Toxikologie u. Ökologie, Theoretische u. Praktische Ausbildung, klinische Chemie, Öffentliches Gesundheitswesen. Inhalt, Dauer u. Ablauf d. W. richten sich nach den Bestimmungen der Anlagen zu den Weiterbildungsordnungen. Soweit die Apothekerkammern weiterbildungsbegleitende Seminare für die einzelnen Gebiete durchführt, ist die Teilnahme daran verpflichtend. W. kann nur unter der Leitung eines zur W. in dem entspr. Gebiet ermächtigten Apothekers durchgeführt werden. Die Apothekerkammern führen Verzeichnisse der zur W. ermächtigten Apotheker, aus denen auch die Weiterbildungsstätte hervorgeht. Die W. wird mit einer mündlichen Prüfung vor einem von der zuständigen Apothekerkammer gebildeten Prüfungsausschuß abgeschlossen. Nach erfolgreichem Abschluß kann bei der entspr. Kammer die Anerkennung zum Führen der Bezeichnung „Fachapotheker für…“ beantragt werden. Über die Anerkennung erteilt die zuständige Apothekerkammer eine Urkunde.

**Weitsichtigkeit:** Fernsichtigkeit, Presbyopie, Hypermetropie.

**Weizenkeimöl:** s. Getreidekeimöl.

**Weizenstärke:** Amylum Tritici*.

**Wellenfunktion:** $\Psi$ (gr. Psi); eine mathematische Funktion zur Beschreibung eines quantenmechanischen Systems (s. Quantentheorie), z.B. eines Atoms, abhängig von den Koordinaten des Orts u. des Spins* sowie ev. von der Zeit; kann (i.a. nur näherungsweise) durch Lösung der Schrödinger-Gleichung* erhalten werden.

**Wellenzahl:** s. Elektromagnetische Strahlung.

**Wellpappe:** Pappe aus einer od. mehreren Wellenbahnen, die mit Wasserglas auf eine Bahn od. zwischen mehrere Bahnen eines Deckenpapiers geklebt sind. Wellen- u. Deckenpapier können aus Zellstoff od. Altpapier hergestellt sein. W. hat dank seiner Schutzwirkung als Verpackungsmaterial u. der Rezirkulierbarkeit als Rohstoff (Altpapier) andere Materialien stark verdrängt.

**Wellvone®:** s. Atovaquon.

**Weltgesundheitsorganisation:** s. WHO.

**Weltmann-Reaktion:** dient zur schnellen Orientierung, ob der Rest-Stickstoff erhöht ist: 3-4 mL Serum werden mit Trichloressigsäure enteiweißt u. filtriert. Zu 2 mL des Filtrats gibt man 4 Tr. Ehrlich-Reagenz (Dimethylaminobenzaldehyd). Bei positivem Ausfall tritt gelbgrüne Färbung ein (nur bei hohen Rest-N-Werten); heute völlig überholt.

**Werg:** Abfallprodukt, das beim Hecheln v. Flachs u. Hanf entsteht. Im Labor bisweilen früher zum Abdichten verwendet.

**Wermut:** Artemisia absinthium*.

**Wermuttinktur:** s. Tinctura Absinthii.

**Wermuttinktur, Zusammengesetzte:** s. Tinctura Absinthii composita.

**Werner, Alfred:** s. Komplexchemie.

**Wertigkeit:** Valenz*.

**Westindische Kirsche:** s. Malpighia punicifolia.

**Westindisches Arrowroot:** Amylum Marantae*.

**Westphal-Waage:** Mohr-Westphal-Waage; s. Dichte-Bestimmungsmethoden.

**Wetterdistel:** s. Carlina acaulis.

**Wetzsteinkristalle:** Harnsäurekristalle, die sich aus saurem Harn beim Abkühlen ausscheiden.

**WGO:** Abk. f. Weltgesundheitsorganisation, s. WHO.

**Whitfield-Salbe:** Unguentum Acidi benzoici compositum; 6 g Benzoesäure u. 3 g Salicylsäure in emulsionsfähiger Salbengrundlage (nach USP eine Polyethylenglykolsalbe) ad 100 g. **Anw.:** Keratolytikum.

**WHO:** World Health Organization, Weltgesundheitsorganisation, WGO; Sonderorganisation der UNO, gegründet am 7. 4. 1947 in New York zur Zusammenarbeit auf dem Gebiet des Gesundheitswesens, v.a. bei der Bekämpfung von Volkskrankheiten, Seuchenkatastrophen, Impfstoffherstellung u.a.; Sitz in Genf, 6 Regionalbüros (das Europe Office ist in Kopenhagen); über 4000 Beschäftigte. Die Organe sind die Vollversammlung (das Entscheidungsorgan), der Exekutivrat u. das Sekretariat. Die WHO ist z.B. auch f. die INN* od. die GMP* zuständig.

**Wichte:** s. Gewicht, spezifisches.

**Wickel:** *bot.* Blütenstandsform, s. Blütenstand.

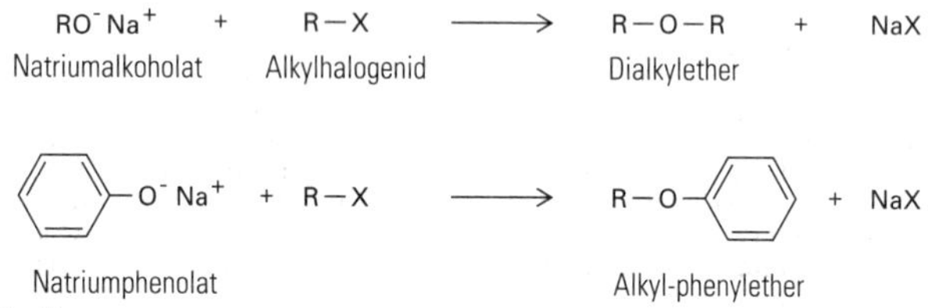


Williamson-Synthese:
Bildung eines Dialkyl- und Alkyl-phenyl-ethers als Beispiel

**Wickelwurz:** s. Bergenia crassifolia.

**Widerstandsthermometer:** beruhen auf der Änderung des elektrischen Widerstandes R eines elektrischen Leiters mit der Temperatur. Bei geeigneter Eichung ist der Zahlenwert von R ein Maß f. die Temp.. Bei hohen Ansprüchen an die Meßgenauigkeit von R u. damit von t bedient man sich zumeist der Wheatston-Brücke. Häufig verwendet wird das Platin-Widerstandsthermometer. Es ermöglicht so genaue Messungen, daß mit ihm die Temperaturskala zwischen -183.97°C (Sauerstoff-Siedepunkt) u. 630.5°C (Antimon-Erstarrungspunkt) festgelegt wird. Seine Reproduzierbarkeit u. Genauigkeit beträgt bei sorgfältiger Messung bis zu $10^{-4}$ K. Bei tiefen Temperaturen (bis 1 Kelvin) werden neben Thermoelementen Kohle-Widerstandsthermometer verwendet.

**Widerton, Goldener:** Polytrichum commune*.

**Widmark-Methode:** Bestimmungsmethode f. Blutalkohol, s. Ethanol.

**Wiener Kalk:** gemahlener Dolomit (Calciummagnesiumcarbonat), meist gebrannt; in reiner Form weiß, vielfach jedoch Fe- u. Mn-haltig (graubräunlich). **Anw.:** als Poliermittel.

**Wiener Trank:** s. Infusum Sennae compositum.

**Wiesenarnika:** s. Arnica chamissonis.

**Wiesenbärenklau:** s. Heracleum sphondylium.

**Wiesenbertram:** Achillea ptarmica*.

**Wiesendermatitis:** durch Wiesenpflanzen hervorgerufene Hautentzündung, s. Photosensibilisatoren.

**Wiesenklee:** s. Trifolium pratense.

**Wiesenknopf:** Sanguisorba officinalis*.

**Wiesenkuhschelle:** s. Pulsatilla pratensis.

**Wiesner-Reagenz:** dient zum Nachw. von Lignin*, mit Lignin inkrustierten Zellwänden u. Phenylpropankörpern mit OH- u. $CH_3O$–Gruppen. Schnitte bzw. das Pulver von Drogen werden mit 2 Tr. einer 5%igen Phloroglucinlösung in Isopropanol befeuchtet; nach kurzer Zeit, d.h., wenn das Phloroglucin am Rande auszukristallisieren beginnt, wird 1 Tr. Salzsäure zugegeben, das Deckglas aufgelegt u. die Rotfärbung beobachtet (vergeht relativ rasch wieder).

**Wilder Ingwer:** s. Asarum canadense.

**Wilder Thymian:** s. Thymus serpyllum.

**Wildwässer:** Akratothermen, s. Aquae minerales.

**Wild Yam Root:** Rhiz. Dioscoreae villosae, s. Dioscorea villosa.

**Wilkinit:** s. Bentonit.

**Williamson-Synthese:** Verfahren zur Herst. v. Ethern durch Reaktion von Natriumalkoholat od. Natriumphenolat mit Alkylhalogeniden od. Dialkylsulfaten in Dimethylsulfoxid als Lösungsmittel.

**Willstätter-Einheiten:** W.E.; nicht mehr gebräuchliches Einheitensystem der Enzymaktivität*; z.B. entspricht beim Pankreatin* 1 W.E. der Lipaseaktivität 4 F.I.P.-Einheiten od. 2 I.E.; (Willstätter, Richard, 1872 bis 1942, Prof. f. org. Chemie in Zürich).

**Willstätter-Methode:** Verfahren zur titrimetrischen Bestimmung von Aminosäuren in absolutem Ethanol mit Lauge u. Phenolphthalein als Indikator.

**Wilprafen®:** s. Josamycin.

**Wilson-Kammer:** Nebelkammer; Gerät zur Sichtbarmachung der Bahnen einzelner Elektronen, α-Teilchen, Protonen, Röntgenstrahlenquanten usw. (erfunden 1912 von C. R. T. Wilson, Physiker, Schottland).

**Wilson-Tauböck-Reaktion:** dient zum Nachw. von Flavonoiden; wird der Rückstand eines methanolischen Drogenextraktes mit 10 bis 20 mg Oxalsäure u. Borsäure erhitzt u. anschließend mit Ether extrahiert, so tritt bereits bei Tageslicht eine gelbgrüne Fluoreszenz auf; vgl. Shinoda-Test.

**Wimpertierchen:** s. Protozoen.

**Wincoram®:** s. Amrinon.

**Winde:** s. Convolvulaceae.

**Windengewächse:** s. Convolvulaceae.

**Windpocken:** Varizellen; Erstinfektion mit Varicella-zoster-Virus (s. Herpes-Viren); Inkubationszeit 14 bis 21 d; typisches Exanthem; s. Varizellen-Lebend-Impfstoff, s.a. Varizellen-Immunglobulin vom Menschen; s.a. Zoster.

**Windsalbe:** s. Unguentum aromaticum.

**Windsichten:** s. Sichten.

**Windtreibender Tee:** s. Species carminativae.

**Windwasser:** s. Aqua carminativa.

**Winterana canella:** Canella winterana*.

**Wintereiche:** Quercus petraea, s. Quercus-Arten.

**Wintergras:** s. Cymbopogon winterianus.

**Wintergrünblätter:** Folia Gaultheriae, s. Gaultheria procumbens.

**Wintergrün, Doldiges:** Chimaphila umbellata*.

**Wintergrünliniment:** s. Linimentum Gaultheriae compositum.

**Wintergrünöl:** Oleum Gaultheriae, s. Gaultheria procumbens.

**Wintergrünöl, Künstliches:** s. Methylsalicylat.

**Winterlinde:** Tilia cordata, s. Tilia-Arten.

**Winterrettich:** Raphanus sativus var. niger, s. Raphanus sativus.

**Winterrinde, Echte:** Cortex Winteranus verus, s. Drimys winteri.

**Winterschachtelhalm:** Equisetum hyemale*.

**Winterschlafcocktail:** Cocktail lytique; s. Hibernation, artifizielle.

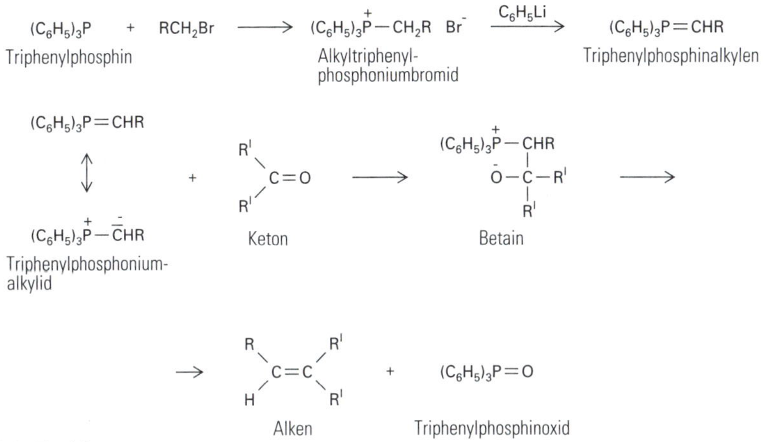


Wittig-Reaktion

**Winterschlaf, Künstlicher:** Hibernation artificielle*.

**Wintonin®:** s. Gepefrin.

**Winuron®:** s. Rosoxacin.

**Wirbel:** *med.* Vertebra.

**Wirbelbett:** Begriff der Trocknungstechnik, wobei ein feuchtes Schüttgut (Pulver, Granulat) in einem zylindrischen Behälter durch einen Warmluftstrom hochgewirbelt wird u. in Schwebe gehalten wird. s.a. Granulieren, Glatt-Verfahren, Wurster-Verfahren.

**Wirbelextraktion:** s. Turboextraktion.

**Wirbelschichtmischer:** s. Airmix-Verfahren.

**Wirbeltiere:** Vertebraten.

**Wirksamkeit, klinische:** ist die tatsächliche klinische Bioverfügbarkeit, besteht meist in einer Arzneistoff-Rezeptor-Interaktion. Diese Wirkung ist durch 2 Theorien erklärbar: Okkupationstheorie* u. Ratetheorie*.

**Wirkstoff:** Substanz (Pharmakon*), die im lebenden Organismus biol. Wirkungen hervorruft; vgl. Arzneistoff.

**Wirkstoffeinbettung:** zur verzögerten Freisetzung des Wirkstoffes; homogene Verteilung in einem Träger (z.B. Fette, Wachse, Hydrogelbildner) mit Hilfe der Sprühtrocknung* u. der Sprüherstarrung (s. Granulieren).

**Wirkstofffreisetzung:** Arzneistofffreisetzung, Wirkstoffliberation, Liberation. Bei festen (u. halbfesten) Arzneiformen Summe all jener Vorgänge, die erforderlich sind, damit der Arzneistoff in gelöster Form am Resorptionsort vorliegen kann. Besteht im wesentlichen aus 2 Schritten: a) Zerfall, ev. zuerst in Granulat, anschließend in Pulver (Einzelpartikel, -kristalle), b) Auflösung. Mit der Arzneiform kann man die Geschwindigkeit der Freisetzung entscheidend beeinflussen; s.a. Arzneiformen mit protrahierter Wirkung.

**Wirkstoffgehalt, Prüfung auf Konstanz:** s. Content uniformity.

**Wirkstoffumhüllung:** für verzögerte Wirkstoffliberation. Hüllmaterialien f. die Wirkstoffkristalle sind Fette, synthetische u. halbsynthetische Filmbildner. Sie werden entweder im Dragierkessel aufgebracht(gesprüht), mit Hilfe des *Wurster-Verfahrens** od. durch Koazervation*.

**Wirkungen von Pharmaka: 1.** Lokale W.: am Ort der Applikation. **2.** Systemische W.: nach Aufnahme u. Verteilung im Organismus.

**Wirkungsdauer:** *pharmak.* Zeit vom Beginn bis zum Ende der erkennbaren Wirkung eines Pharmakons.

**Wirkungsmechanismus:** *pharmak.* Erklärung der biochem. u. biophysikal. Vorgänge, die sich beim Zustandekommen der Wirkungen von Pharmaka auf zellulärer od. molekularer Ebene abspielen.

**Wirkungsqualität:** *pharmak.* Art der vom Pharmakon ausgelösten Wirkungen.

**Wirkungsspektrum:** Wirkungsbereich eines Chemotherapeutikums, Antibiotikums, Antiseptikums, Desinfektionsmittels gegen Mikroorganismen u. Viren.

**Wirkungsstärke:** *pharmak.* Ausmaß der Pharmakonwirkung.

**Wismut:** s. Bismut.

**Wissenschaftliche Bewertungen von Arzneispezialitäten:** s. PER-Abkommen.

**Witch-Hazel:** s. Hamamelis virginiana.

**Witepsol®:** s. Hartfett.

**Withering, William:** s. Digitalis purpurea.

**Witherit:** Barium carbonicum nativum, natürliches Bariumcarbonat*.

**HOM:** (HAB1.3) natürliches Mineral mit einem Geh. an Bariumcarbonat von mind. 95%.

**Wittig-Reaktion:** Methode zur Synthese von Alkenen. Triphenylphosphin wird mit Alkylbromid zum Alkyltriphenylphosphoniumbromid umgesetzt, das mit Phenyllithium Triphenylphosphinalkylen liefert, dessen mesomere Grenzform Triphenylphosphoniumalkylid darstellt. Diese Verbdg. ist äußerst reaktiv u. bildet mit Ketonen ein Betain, das in das Alken u. Triphenylphosphinoxid übergeht (s. Abb.).

**Wittig-Umlagerung:** Umlagerung von Benzylethern in Alkohole bei Einw. von Phenyllithium; z.B. entsteht aus dem Benzyl-methyl-ether α-Phenyl-ethylalkohol (s. Abb.).

**Witwenrecht:** s. Apothekenwesen, Entwicklung.

**Witwe, Schwarze:** s. Latrodectus mactans.

**Wochenbett:** Kindbett, Puerperium.

**Wofatite®:** s. Ionenaustauscher.

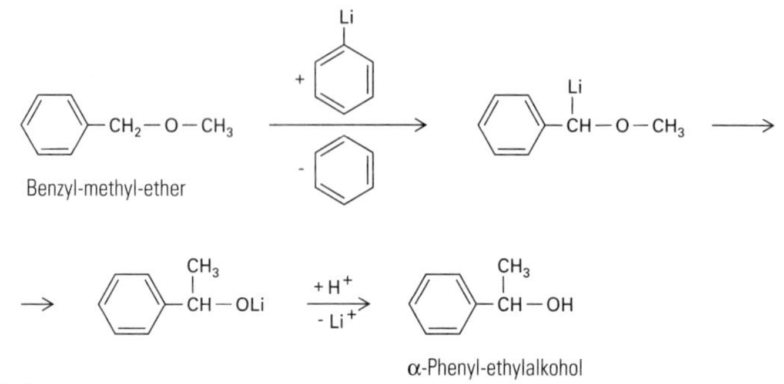

Wittig-Umlagerung:
Bildung von α-Phenyl-ethylalkohol als Beispiel

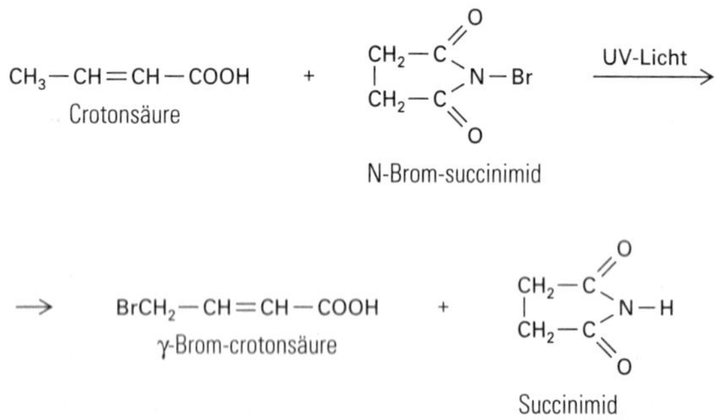

Wohl-Ziegler-Reaktion:
Bildung von γ-Brom-crotonsäure als Beispiel

**Wohlfahrtseinrichtungen:** s. Apothekerkammern.

**Wohlverleih:** Arnica montana*.

**Wohl-Ziegler-Reaktion:** Methode zur Allyl-Bromierung ungesättigter Verbindungen (aliphatische u. alicyclische Alkene, Steroide, Polyene u. andere) durch Erhitzen mit N-Brom-succinimid unter UV-Licht bzw. Peroxid-Katalyse; z.B. entsteht aus Crotonsäure γ-Brom-crotonsäure (s. Abb.).

**Wojahn-Methode:** Verfahren zur quantitativen Bestimmung von Sulfonamiden* in schwefelsaurer Lösung mit Kaliumbromat/Kaliumbromid. Das freigesetzte Brom reagiert mit dem Sulfonamid u. der Bromüberschuß wird iodometrisch bestimmt.

**Wolf:** Wundsein, Intertrigo.

**Wolff-Kishner-Reduktion:** Methode zur Herst. v. Kohlenwasserstoffen durch Reduktion von Aldehyden od. Ketonen durch Erhitzen mit Hydrazin in Gegenwart einer starken Base. Das zunächst entstehende Aldehyd- bzw. Keton-hydrazon zersetzt sich durch Einw. des Kaliumhydroxids. Die Isolierung des Hydrazons ist nicht erforderlich, wenn in einem hochsiedenden Alkohol wie Diethylenglykol erhitzt wird (Methode nach Huang-Minlon).

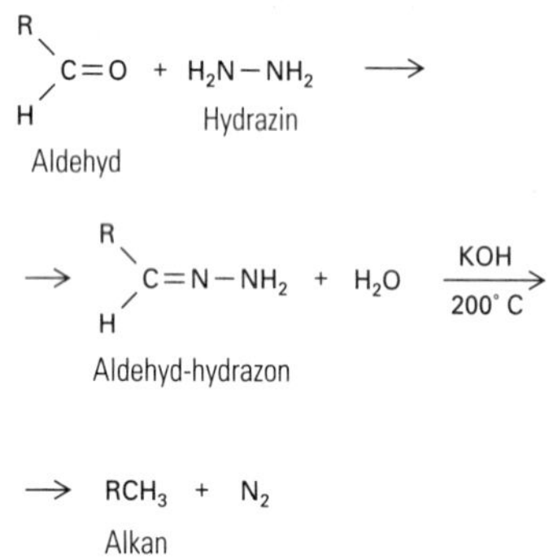

Wolff-Kishner-Reduktion

**Wolfram:** Wolframium, *engl.* Tungsten, W, OZ 74; $A_r$ 183.85. D. 19.26; Schmp. 3410°C, Sdp. 5700°C, 2-, 3-, 4-, 5-, 6wertig. Nat. Isotope: 180 (0.135%), 182 (26.4%), 183 (14.4%), 184 (30.6%), 186 (28.4%); künstliche radioaktive Isotope: 173 bis 179, 181, 185, 187 bis 189. Silberweißes, hartes, sprödes Metall, sehr beständig, fast unlösl. in Säuren, lösl. in einem Gem. v. Salpeter- u. Flußsäure. Nat. nur gebunden (Scheelit $CaWO_4$, Scheelbleierz $PbWO_4$, Wolframit (Mn,Fe)$WO_4$). Hauptfundstätten: China, Korea, Nordamerika, Erzgebirge. Darst.: Rösten der Erze mit Soda, Extrahieren der gebild. wasserl. Natriumwolframate, Ansäuern der Lösungen, wobei Wolfram(VI)-oxid $WO_3$ ausfällt, das dann durch Erhitzen mit Kohle im Wasserstoffstrom zu pulverförmigem W reduziert wird; das Pulver wird gepreßt, elektrisch gesintert u. zu fest. Metall gehämmert. **Anw.** techn.: zu Wolframstahl u. zu Glühlampendraht. **Gesch.:** 1781 isolierte Karl Wilh. Scheele, Apotheker in Köping (Schweden), aus dem 1758 von d. schwed. Chemiker Cronstedt entdeckten Wolframmineral Scheelit (Tungstein) Wolframtrioxid ($WO_3$), das im Jahre 1783 von den span. Chemikern Fausto u. Joseph D'Elhuyar zu Wolframmetall reduziert wurde. Der Name Wolframium stammt von Berzelius.

**Wolframatophosphorsäure:** Phosphorwolframsäure; $H_3[P(W_{12}O_{40})]$. Weiße bis gelbl.-grüne Kristalle, leicht lösl. in Wasser. Reagenz Ph.Eur.3; z.B. f. Alkaloide, Eiweißstoffe, Peptone, Aminosäuren, Harnsäure, Gerbstoffe (s.a. Hautpulvermethode) u.a. Herst.: 10 g Natriumwolframat werden mit 8 mL Phosphorsäure 85% u. 75 mL Wasser 3 h unter Rückfluß erhitzt, nach dem Erkalten wird auf 100 mL verdünnt.

**Wolframblau:** Wolframoxide ($WO_2 \cdot n\ WO_3$) von blauer Farbe, entstehen z.B. durch Reduktion von Wolframatophosphorsäure*.

**Wolframsäure:** Acidum wolframicum, Scheelsäure; $H_2WO_4$, $M_r$ 249.88. Lösl. in Alkalien, ihre Salze heißen Wolframate. **Anw.:** f. Wolframfarben u. Fluoreszenzstoffe. **Scheibler-Reagenz:** 10 g Natriumwolframat ($Na_2WO_4$) werden in 30 mL Wasser gelöst u. 5 g Phosphorsäure (25%ig) hinzugefügt; gibt mit Alkaloiden einen flockigen Ndschlg. (mit Strychnin noch bei 1:200 000, Chinin 1:100 000).

**Wolframsaures Natrium:** s. Natriumwolframat.

**Wolfsbeere:** s. Paris quadrifollia.

**Wolfseisenhut:** s. Aconitum septentrionale.

**Wolfsmilch:** Euphorbia, z.B. Euphorbia cyparissias*, Zypressenwolfsmilch.

**Wolfsmilchgewächse:** s. Euphorbiaceae.

**Wolfsspinnen:** s. Lycosa.

**Wolfstrapp:** **1.** Gemeiner W.: s. Lycopus europaeus; **2.** Virginischer W.:, s. Lycopus virginicus; **3.** Herzgespann: s. Leonurus cardiaca var. villosus u. Leonurus lanatus.

**Wollblumen:** Flores Verbasci, s. Verbascum-Arten.

**Wollfett:** Adeps Lanae anhydricus, veraltet f. Wollwachs*. W., Wasserhaltiges: Lanolin, s. Wollwachs.

**Wollige Ballote:** Leonurus lanatus*.

**Wolliger Fingerhut:** s. Digitalis lanata.

**Wollkrautblätter:** Folia Verbasci, s. Verbascum-Arten.

**Wollwachs:** Adeps lanae Ph.Eur.3, Cera lanae, Adeps Lanae anhydricus, Wollfett. Die bei der Aufbereitung der Schafwolle gewonnene, gereinigte, wachsartige, wasserfreie Masse. Der Zusatz von geeigneten Stabilisatoren ist wegen der bei längerer Lagerung auftretenden autoxidativen Veränderungen gestattet. Ph.Eur.3: max. 200 mg/kg Butylhydroxytoluol. Hellgelbe bis bräunlich-gelbe, zähe Masse v. schwachem, charakterist. Geruch; leicht lösl. in Ether, Chloroform, Benzin, wenig lösl. in siedendem abs. Ethanol. Tropfpunkt 38 bis 44°C, VZ 90 bis 105, SZ max. 1.0; Verdorbenheit: W. darf nicht ranzig od. stechend riechen. POZ max. 20. Wasseraufnahmevermögen: mind. 20 mL Wasser. 10g W. ergeben eine weißliche, salbenartige Emulsion, aus der sich innerhalb von 12 h kein Wasser abscheiden darf. Lagerung: Vor Licht geschützt, in dem Verbrauch angepaßten Behältnissen, möglichst vollständig gefüllt mit geschmolzenem W. W.e unterschiedlichen Alters dürfen nicht vermischt gelagert werden. Die komplizierte Zstzg. von W. ist noch nicht vollständig geklärt. Adeps Lanae ist chem. kein Fett, sondern ein Wachs, denn es besteht zu 95% aus mehreren Estern höherer Fettsäuren (n-Fettsäuren von $C_{10}$ bis $C_{26}$, Hydroxysäuren $C_{14}$ u. $C_{16}$, Isopropylfettsäuren von $C_{10}$ bis $C_{28}$ u. Isobutylfettsäuren von $C_9$ bis $C_{31}$) mit aliphatischen Alkoholen (1wertige n-Alkohole von $C_{18}$ bis $C_{30}$, 1,2-Diole von $C_{16}$ bis $C_{24}$, Isoalkohole von $C_{17}$ bis $C_{27}$) u. cyclischen Alkoholen (Cholesterol u. anderen Cholestanderivaten, Lanosterol u. anderen Lanostanderivaten). Den Hauptanteil bilden Cholesterol-Fettsäureester. Daneben sind 2 bis 2.5% freies Cholesterol, 0.5 bis 1% andere freie Alkohole u. 1 bis 2% Kohlenwasserstoffe u. freie Säuren enthalten.

**Gewinnung:** Die durch Ausschleudern aus dem Wollwaschwasser erhaltene schmutzig-braune, übelriechende Masse (enthält neben 7-15% W. noch Fette, Fettsäuren, Kalisalze u. Seifen) wird ausgewaschen u. mit Alkalilauge emulgiert od. mit Cyclohexanol* entfettet u. erneut ausgeschleudert. Das dabei sich abscheidende W. wird mit Calciumchlorid behandelt, um noch vorhandene Seifenanteile in Kalkseifen überzuführen. Das unverseifte W. wird mit Aceton extrahiert, nach dem Verdampfen des Acetons mit Kaliumpermanganatlösung erwärmt, um den Geruch zu beseitigen, u. durch Filtrieren mit Kohle gereinigt. **Cera (Adeps) Lanae crudus** ist das rohe W. aus dem Wollwaschwasser, das ledigl. mit Wasser ausgekocht u. filtriert ist. Eine braune, widerlich riechende Masse. Es wird auch als Oesypus (Oesypum) bezeichnet. **Anw.** med.: hautaffine wasseraufnehmende Salbengrundlage (bis zu 200 bis 300% Wasser in Form einer W/O-Emulsion); ferner als Emulgator, Überfettungsmittel u. in Fettpudern eingesetzt. Weichmacher in Heftpflastern. Allein als Salbengrundlage wegen seiner Klebrigkeit u. Zähigkeit weniger geeignet. Zus. mit flüss. u. festen Kohlenwasserstoffen, Isopropylmyristat, Ölsäureoleylester u.a. entsteht aber eine gut spreitende u. wasseraufnahmefähige Grundlage.

**Hydriertes Wollwachs:** Adeps lanae hydrogenatus Ph.Eur.3. Eine Mischung von Sterolen u. höheren aliphatischen Alkoholen, die durch katalytische Hydrierung von Wollwachs bei hohem Druck u. hoher Temperatur erhalten wird. Weiße bis blaßgelbe, salbenartige Substanz. Dabei sollen die Ester u. Säuren zu den entsprechenden Alkoholen reduziert werden. Geh. an Butylhydroxytoluol max. 0.02%. Steigschmelzpunkt 24 bis 55°C. SZ max 1.0, OHZ 140 bis 180, VZ max. 8.0.

**Wasserhaltiges Wollwachs:** Adeps lanae cum aqua Ph.Eur.3 (nicht zu verwechseln mit Cera Lanae cum Aqua composita ÖAB90, f. das das Syn. Lanolinum verwendet wird u. auch in seiner Zstzg. dem Lanolin DAB10 ähnl. ist; s. Lanolin). Eine Mischung aus 75% Wollwachs u. 25% Wasser. Herst. durch portionsweises Zusetzen von Wasser zum geschmolzenen Wachs. Geh. an Butylhydroxytoluol max. 150 ppm. Tropfpunkt: 38 bis 44°C; SZ max. 0.8, POZ max. 15, VZ 67 bis 79, Wasseraufnahmevermögen mind. 20 mL.

**Wollwachsalkohole:** Alcoholes adipis lanae Ph.Eur.3, Lanae alcoholes, Lanalcolum. Gem. von Sterinen (mind. 30% Cholesterol) u. aliphat. Alkoholen aus dem W. Ein Zusatz von bis zu 200 mg/kg Butylhydroxytoluol als Stabilisator ist erlaubt. Hellgelbe bis bräunlichgelbe, wachsartige Masse (Feststoff) von schwachem Geruch. Die Substanz erweicht beim Erwärmen u. zeigt nach längerer Lagerung eine glatte, glänzende Oberfläche. Lösl. in Ether, Chloroform, siedendem abs. Ethanol, wenig lösl. in Ethanol, in Wasser prakt. unlösl.; SZ max. 2; VZ max. 12; OHZ 120 bis 180. Gew.: durch Verseifung (ergibt Arzneibuchqualitäten) bzw. durch Hydrierung (Elrolan®, ergibt schlechteres Wasseraufnahmevermögen) von W. Wasseraufnahmevermögen: 0.6 g Wollwachsalkohole werden mit 9.4 g weißem Vaselin geschmolzen u. nach dem Erkalten 20 mL Wasser eingearbeitet. Innerhalb 24 h darf kein Wasser austreten. Lagerung: wie bei W. angegeben. Inkomp.: wollwachshaltige Emulsionen, Methylcellulose, Tragant, Phenole, Teerprodukte, hydrophile Tenside u. grenzflächenaktive Arzneistoffe. **Anw.:** Zusatz zu lipophilen Grundstoffen (z.B. Vaselin, Paraffine) in Konz. von ca. 3 bis 6% als W/O-Emulgator; vgl. Eucerit®.

**Wollwachsalkohole:** Alcoholes Lanae, s. Wollwachs.

**Wollwachsalkoholsalbe:** s. Unguentum Alcoholum Lanae.

**Wollwachsalkoholsalbe pH 5, Wasserhaltige:** s. Unguentum Lanalcoli aquosum pH 5.

**Wollwachsalkoholsalbe, Wasserhaltige:** s. Unguentum Alcoholum Lanae aquosum.

**Wollwachs, Wasserhaltiges:** **1.** Adeps lanae cum aqua Ph.Eur.3, s. Wollwachs. **2.** Cera Lanae cum Aqua composita ÖAB90, Lanolinum, s. Lanolin.

**Wood-Metall:** s. Bismut.

**Woodward R.B.:** s. Alkaloide.

**Wood-Werkmann-Reaktion:** s. Carboxylierung.

**Woorari:** (indianisch) s. Curare.

**World Health Organization:** s. WHO.

**Woulff-Flasche:** starkwandige, zylindrische Glasflasche mit 3 Hälsen, die als Gasentwicklungsflasche, Absorptionsgefäß od. Vorschaltflasche beim Arbeiten im Vakuum verwendet wird.

**Wrangenwurzel:** Rhiz. Hellebori viridis, s. Helleborus viridis.

**Wuchsstoffe:** s. Phytohormone.

**Würmer:** s. Helminthes.

**Würzelchen:** s. Radicula.

**Wundbalsam:** s. Balsamum peruvianum.

**Wundbehandlungsmittel:** äuß. anzuwendendes Mittel (häufig Kombinationspräparate) zur Behandlung von Wunden aller Art, z.B. Schürf-, Schnitt-, Quetsch-, Biß- u. Brandwunden, Erfrierungen, Ulcus cruris (Unterschenkelgeschwüre), Decubitus*. Die Auswahl eines geeigneten W. richtet sich immer nach Art, Lokalisation, Beschaffenheit, Alter u. Infektionszustand der Wunde u. kann daher stark variieren. Eine bedeutende Rolle bei der Wundbehandlung spielen neben den Wirkstoffen auch die Arzneiform sowie physikalische Maßnahmen. W. dienen zur Desinfektion, Beschleunigung der Wundheilung, Verminderung der Narbenbildung etc. u. können bei falscher Anwendung sogar die Wundheilung hinauszögern. Die Vielzahl der verwendeten Mittel u. Wirkstoffe kann folgendermaßen grob eingeteilt werden: **1. Wundreinigungsmittel u. Wunddesinfektionsmittel:** meist Desinfizientienbäder (z.B. Kaliumpermanganat, Merfen*, Chinosol*), lokal anzuwendende Antibiotika (z.B. Bacitracin*), proteolytische Enzyme zur Hydrolyse denaturierten Kollagens (Kollagenasen, Trypsin*) od. zum Abbau von Fibrin, Blutgerinseln (z.B. Streptokinase) u. Eiter, sowie Zinkpasten od. -salbe zum Aufsaugen von Sekret. **2. Wundheimittel:** granulationsfördernde u. epithelisierende Stoffe wie Dexpanthenol*, Allantoin*, Azulene*, Balsamum peruvianum*, Gerbstoffe u.a. Geeignete, z.T. auch desinfizierend wirkende Drogen(zubereitungen), z.B. von Centella asiatica, Calendula officinalis, Symphytum officinale, Chamomilla recutita, Achillea millefolium, Allium cepa, Echinacea-Arten etc. **3. Narbenbehandlungsmittel:** zur Auflockerung harter Narben; z.B. Antikoagulantien* vom Heparintyp, erweichende Öle wie Olivenöl od. pflanzliche Auszüge (Johanniskrautöl, Arnikatinktur) u.a.

**Wundbenzin:** s. Benzin, pharmazeutisches.

**Wunde:** Vulnus.

**Wunderbeeren:** s. Synsepalum dulciferum.

**Wundhormone:** s. Nekrohormone.

**Wundklee:** Anthyllis vulneraria*.

**Wundrose:** s. Erysipel.

**Wundschnellverband:** (Hansaplast, Novoplast, Poroplast, Salvequick u.v.a.) besteht aus einer Wundauflage, die sich auf einem Trägermaterial mit klebenden Rändern befindet. Als Trägermaterialien dienen engmaschige, elastische od. unelast. Gewebe od. Kunststoffolien (wasserdichte Verbände). Die Wundauflagen können aus verschiedenen Geweben od. aus Vliesstoffen, auch aluminiumbedampft, bestehen. Zum Kleben werden die hautfreundliche Polyacryl-Klebemasse od. ZnO-Kautschuk-Klebemasse verwendet. Letztere enthält neben nat. od. künstl. Kautschuk (elastischer Gerüstbildner) Zinkoxid als Füllmaterial, Harze zur Erzielung des Klebeeffektes, Weichmacher (z.B. Wollwachs) u.a. Stoffe.

**Wundschwamm:** Fungus Chirurgorum, s. Fomes fomentarius.

**Wundstäbchen:** Cereoli, s. Bacilli.

**Wundstarrkrampf:** Tetanus*.

**Wund- u. Heilsalbe:** s. Unguentum contra vulnera.

**Wund- u. Heilsalbe mit Lebertran:** Zstzg. nach NFA: 10.0 T. Lebertran, 10.0 T. Zinkoxid ad 100 T. Wollwachsalkoholsalbe (Unguentum Lanalcoli*). **Anw.:** Wund- u. Heilsalbe; vgl. Pasta Zinci cum Oleo Jecoris Aselli.

**Wurali:** (indian.) Curare*.

**Wurmerkrankungen, Wurminfektionen:** *syn.* Helminthiasis; durch Würmer hervorgerufene Erkrankungen. Weitverbreitet, vor allem in den Tropen; nach Lokalisation im Organismus unterschiedliche Krankheitsbilder, oft wenig charakteristisch u. symptomarm; schwerste Formen sind Bilharziosis (s. Schistosomiasis) u. Filariose. 3 Gruppen menschenpathogener Würmer: Trematodes (z.B. Schistosoma haematobium, Erreger der Bilharziose), Cestodes (Diphyllobotriasis-, Taeniasis-, Echinococcose-Erreger) u. Nematodes (z.B. Ascariasis-, Ancylostomiasis-, Filariose- u. Trichinose-Erreger); s.a. Anthelminthika.

**Wurmfarnextrakt:** s. Extractum Filicis.

**Wurmfarnwurzel:** Rhizoma Filicis, s. Dryopteris filix-mas.

**Wurmgras:** Herba Spigeliae, s. Spigelia anthelmia.

**Wurmkraut:** Artemisia cina*, Chrysanthemum vulgare* od. Chenopodium ambrosioides var. anthelminticum*.

**Wurmkrautblüten:** Rainfarnblüten, Flores Tanaceti; s. Chrysanthemum vulgare.

**Wurmkraut, Indianisches:** Radix Spigeliae anthelmiae cum Herba, s. Spigelia anthelmia.

**Wurmkrautsamenöl:** (Amerikanisches)

Wurmkrautöl, Oleum Chenopodii (anthelmintici), s. Chenopodium ambrosioides var. anthelminticum.

**Wurmmittel:** wurmtreibendes Mittel, Helminthagogum(a), s. Anthelminthikum.

**Wurmmoos, Korsikanisches:** Alsidium helminthochorton*.

**Wurmsamen:** **1.** s. Chenopodium ambrosioides var. anthelminticum; **2.** falsche Bez. f. Cinae flos, s. Artemisia cina.

**Wurmtang:** Alsidium helminthochorton*.

**Wurster-Salz:** N,N,N',N'-Tetramethyl-p-phenylendiamin-hydrobromid. Reagenz auf Osazone; entsteht durch Oxidation von Tetramethyl-p-phenylendiamin mit Brom in saurer Lösung. W. enthält ein rot gefärbtes, durch Resonanz stabilisiertes, radikalisches Kation.

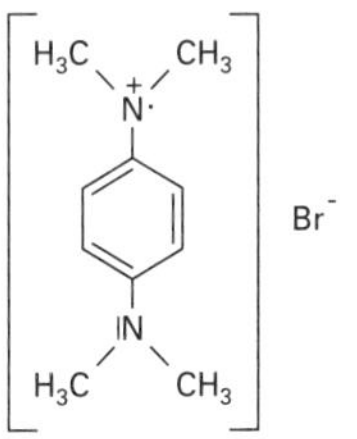


Wurster-Salz

**Wurster-Verfahren:** s. Mikrokapseln, Dragieren, Granulieren.

**Wurstvergiftung:** s. Botulismus.

**Wurtz-Fittig-Reaktion:** Methode zur Herst. alkylierter, aromatischer Kohlenwasserstoffe durch Umsetzung von Arylhalogeniden mit Alkylhalogeniden in Gegenwart von Natrium; z.B. bildet sich p-Xylol aus 1,4-Dibrom-benzol (s. Abb.).

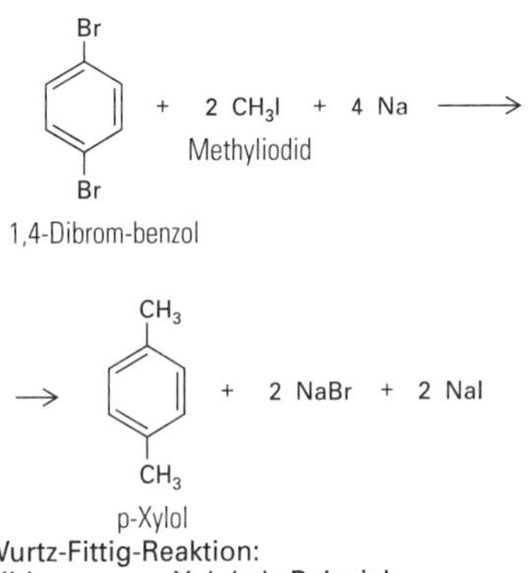


Wurtz-Fittig-Reaktion:
Bildung von p-Xylol als Beispiel

**Wurtz-Reaktion:** Methode zur Synthese symmetrischer Kohlenwasserstoffe aus Alkylhalogeniden (Alkylbromiden od. -iodiden) mit Natrium od. anderen Metallen; z.B. entsteht aus Methyliodid Ethan.

**Wurzel:** Radix*. Bei den echten Wurzeln unterscheidet man **Hauptwurzel** (wenn kräftig: Pfahlwurzel) u. **Nebenwurzeln** (Seitenwurzeln). Ferner kennt man Erdwurzeln (nur diese sind von pharmaz. Interesse), Wasserwurzeln, Luftwurzeln u. Schmarotzerwurzeln (Haustorien).

$$2\,CH_3I + 2\,Na \longrightarrow H_3C{-}CH_3 + 2\,NaI$$

Methyliodid — Ethan

Wurtz-Reaktion:
Bildung von Ethan als Beispiel

**I. Primärer Bau der W.**: **Rinde:** besteht aus parenchymatischem Speichergewebe, wird begrenzt von **Abschlußgewebe**: *a) Rhizodermis*:* meist nur kurze Zeit erhalten, mit Wurzelhaaren, keine Kutikula. *b) Exodermis:* (Metaderm) ersetzt die Rhizodermis, geht aus den subrhizoidalen Zellschichten hervor. Es werden Suberinlamellen an die Cellulosewände der Zellwände angelagert. Einzelne Zellen sind wie bei Endodermis unverdickt (Durchlaßzellen*). *Endodermis:* innerste Schicht, fungiert als physiologische Scheide, die den Übertritt des Wassers u. der darin gelösten Salze in den Zentralzylinder kontrolliert.

**Zentralzylinder:** ein zentrales, radiales Leitbündel*. Nach der Zahl der im Bündel vorhandenen Xylemstränge wird es als di-, tri-, tetr-, pent-, hex-, hept-, okt- bzw. oligo- od. polyarch bezeichnet. Die Xylemstränge stoßen in der Mitte des Bündels entweder zusammen, od. es liegt hier Parenchym, Sklerenchym od. beides vor. Die äußerste Schicht des Zentralzylinders, direkt unter der Endodermis, ist der 1 bis 2 Zellen breite **Perizykel***. **Wurzeln dikotyler Pflanzen** haben olygoarche Leitbündel; Endodermis* nur mit Caspary-Streifen; mehr od. weniger deutliches sekundäres Dickenwachstum*. **Wurzeln monokotyler Pflanzen** haben polyarche Bündel, Endodermis verdickt sich (U/V od. O-Scheiden); kein sekundäres Dickenwachstum.

**II. Sekundärer Bau der W.:** Nach sekundärem Dickenwachstum* (siehe Abbildung) ist der Unterschied zwischen Wurzel u. Sproß nur noch gering, da jetzt das inzwischen kreisförmige Kambium nach innen sekundäres Xylem (Holz*) u. nach außen sekundäres Phloem (Rinde*) bildet. Vom Kambium werden auch sekundäre Markstrahlen angelegt; die primären Markstrahlen werden *vor* den primären Xylemstrahlen gebildet, sie stellen das eingeengte Grundgewebe dar. („Markstrahlen" ist nicht ganz richtig, weil bei Wurzel kein eigentliches Mark vorhanden.) Das **Periderm*** entsteht bei der W. meist aus dem Perizykel, so daß kein primäres Rindengewebe, also auch keine Endodermis, mehr erhalten ist.

**Seitenwurzeln** entstehen bei Gymnospermen u. Angiospermen aus dem Perizykel entweder über den Xylemstrahlen od. über den Parenchymplatten, die Xylem u. Phloem voneinander trennen. (Daher immer so viele Seitenwurzeln wie Xylemstrahlen od. doppelt so viele.) Da die Seitenwurzeln im Gegensatz zu den Seitensprossen also endogen entstehen, müssen sie die Rinde durchbrechen, indem sie das Rindengewebe mechanisch auf die Seite schieben.

Wurzeln können in Form von Rüben* auch als **Speicherorgane** fungieren (Zucker, Stärke, Inulin). Rüben bilden sich nur dort, wo eine Primärwurzel sich in ein Speicherorgan verwandelt. Nur bei den Dikotylen; vgl. Rhizom (Rhizoma), Knolle (Tuber), Zwiebel (Bulbus).

**Wurzelbakterien:** s. Wurzelknöllchen.

**Wurzelfüßer:** Rhizopoda; s. Protozoen.

**Wurzelhaare:** s. Rhizodermis.

**Wurzelhaube:** Kalyptra; Ansammlung von Parenchymzellen, die fingerhutartig das Wurzelmeristem bedecken u. es beim Vordringen der Wurzelspitze ins Erdreich schützen.

**Wurzelknöllchen:** gallenartige Knöllchen an den Wurzeln der Leguminosen, durch Rhizobium leguminosarum (Bacterium radicicola) erzeugt. Diese Bakterien (auch Bakterioiden, Wurzelbakterien, Knöllchenbakterien genannt) leben von den Kohlenhydraten, anfangs auch vom Eiweiß, des Wirtes u. haben die Fähigkeit, freien atmosphärischen Stickstoff zu assimilieren, mit dem sie die Wirtspflanze versorgen, wodurch die Pflanzen von der Zufuhr gebundenen Stickstoffs aus dem Boden unabhängig sind. Man kennt verschiedene Bakterienrassen, die nur auf einer bestimmten Pflanze gedeihen (z.B. Lupinen-, Klee- od. Sojarasse usw.). Ähnliche Symbiosen gibt es auch zwischen anderen Pflanzen u. Bakterien, z.B. bei tropischen Rubiaceen (Myobacterium rubiacearum), bei Erlenarten, Sanddorn u.a.

**Wurzelknolle:** s. Knolle.

**Wurzelpetersilie:** s. Petroselinum crispum.

**Wurzelrübe:** s. Rübe.

**Wurzelstock:** s. Rhizom.

**Wurzelterpentinöl:** s. Terebinthina.

**Wutkrankheit:** Tollwut, s. Lyssa.

**Wydora®:** s. Indoramin.

**Wytensin®:** s. Guanabenz.

# X

**X:** römische Zahl f. Zehn (decimus).

**Xamoterol** INN: 1-(4-Hydroxyphenoxy)-3-[2-(4-morpholinocarboxamido)-ethylamino]-2-propanol, Corwin®; CAS-Nr. 81801-12-9; $C_{16}H_{25}N_3O_5$, $M_r$ 339.4. Schmp. 168-169°C unter Zers. (Hemifumarat). **Wirk.** u. **Anw.:** Herztherapeutikum zur Behandlung leichter bis mittelschwerer Herzinsuffizienz; positiv inotrope u. chronotrope* Wirk., partieller $\beta_1$-Agonist. **Nebenw.:** Verschlechterung der Atemfunktion, Übelkeit, Erbrechen.

**Xanef®:** s. Enalapril.

**Xanthangummi:** Xanthan (gum), Kelzan®; $M_r$ 2 – 15 · $10^6$. Von Xanthomonas* campestris aus Glucose gebildetes, hydrophiles Heteropolysaccharid, bestehend aus einer Kette aus β-1,4-verknüpfter Glucose (vgl. Cellulose), deren Seitenketten aus (teilweise acetylierter od. mit Pyruvat verknüpfter) Glucose, Mannose u. Glucuronsäure bestehen; z.T. als Ca-, K- od- Na-Salz. **Anw.:** als Verdickungsmittel in der Nahrungsmittelindustrie bzw. als Stabilisatoren in pharmazeutischen u. kosmetischen Präparaten.

**Xanthate:** Xanthogenate, Salze der Xanthogensäure*.

**Xanthen:** Dibenzo-γ-pyran; $C_{13}H_{10}O$, $M_r$ 182.32. Schmp. 100.5°C. Sdp. 315°C. Farblose bis gelbliche Kristallblättchen; lösl. in Ethanol, Chloroform, Benzol, sehr schwer lösl. in Wasser, Grundkörper der Xanthenfarbstoffe (Rhodamine, Fluoresceine, Gallamine).

**Xanthenol:** 9-Xanthenol, s. Xanthydrol.

**Xanthin:** 2,6-Dihydroxypurin, Purin-2,6-dion; CAS-Nr. 69-89-6; $C_5H_4N_4O$, $M_r$ 152.11. **Strukturformel** s. Methylxanthine. Farblose Kristalle, lösl. in Ethanol u. Essigsäureethylester, sehr schwer lösl. in Wasser; nat. in Blut, Muskeln, Leber, Harn, in vielen Pflanzen (Kaffeebohnen, Teeblättern, Kartoffeln). Zwischenprodukt im Purinstoffwechsel, ensteht aus Guanin durch Desaminierung u. aus Hypoxanthin durch Oxidation u. wird weiter zu Harnsäure* metabolisiert (Enzym Xanthinoxidase*). Einige Xanthinderivate sind von physiologischer Bedeutung (z.B. Methylxanthine*, Xanthinnucleotide); s.a. Purin.

**Xanthinoxidase:** Aldehydoxidase, Schardinger-Enzym; Enzym des aeroben Purinabbaus, das die Oxidation von Hypoxanthin zu Xanthin u. Xanthin zu Harnsäure katalysiert. Es handelt sich um ein dimeres Enzym, $M_r$ 275 000, pH-Optimum 4.7, isoelektrischer Punkt 5.35, enthält 2 FAD, 2 Mo (Molybdän), 8 Fe (Enzym aus Milch) u. als Cofaktor ein noch nicht eindeutig charakterisiertes Pteridin, das Molybdopterin genannt wird. Die Substratspeziftät ist gering; katalysiert auch die Oxidation anderer Purine, aliphatischer u. aromatischer Aldehyde, Pyrimidine*, Pteridine* u. anderer heterocyclischer Verbindungen; kommt nat. in Leber u. Niere sowie in der Milch vor. Der Nachw. von X. dient zur Unterscheidung von frischer u. gekochter Milch*.

**Xanthinoxidasehemmer:** Stoffe, die durch Hemmung des Enzyms Xanthinoxidase* die oxidative Umwandlung von Hypoxanthin über Xanthin zu Harnsäure verhindern (z.B. Allopurinol*, Oxopurinol*), u. daher zu einer Absenkung der Harnsäurekonzentration im Blut führen. X. sind Urikostatika (s. Gichttherapeutika) u. dienen zur Ther. der chronischen Gicht*.

**Xanthinurie:** erbliche Stoffwechselerkrankung mit vermehrter Xanthin- u. Hypoxanthinausscheidung im Harn infolge Mangel od. Fehlen von Xanthinoxidase*.

**Xanthogensäure:** (*gr.* ξανθός gelb) $C_2H_5OC(S)SH$. Sauerstoffethylester der Dithiokohlensäure. Farbloses, unbeständiges Öl. Die Salze der X. heißen **Xanthogenate** (Xanthate), sie sind beständig u. in Wasser leicht löslich. Sie dienen z.T. als Schädlingsbekämpfungsmittel sowie als Flotationsmittel bei der Erzaufbereitung. Cellulosexanthogenat ist d. Ausgangsprodukt der Viscoseseidefabrikation.

**Xanthogensaures Kalium:** s. Kaliumxanthogenat.

**Xanthommatin:** $C_{20}H_{13}N_3O_8$, $M_r$ 423.1. Aus dem Tryptophanmetabolit 3-Hydroxykynurenin gebildeter Phenoxazonfarbstoff, der in den Augen von Insekten vorkommt.

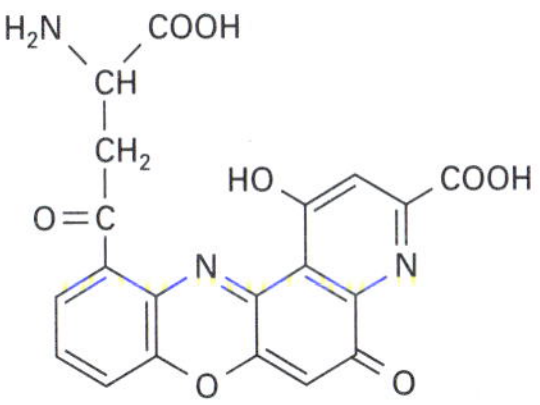

Xanthommatin

**Xanthomonas:** Gattung gramnegativer, aerober begeißelter, pflanzenpathogener Stäbchenbakterien der Fam. Pseudomonadaceae (vgl. Bakterien); für Menschen apathogen. Dienen zur Herst v. Xanthangummi*.

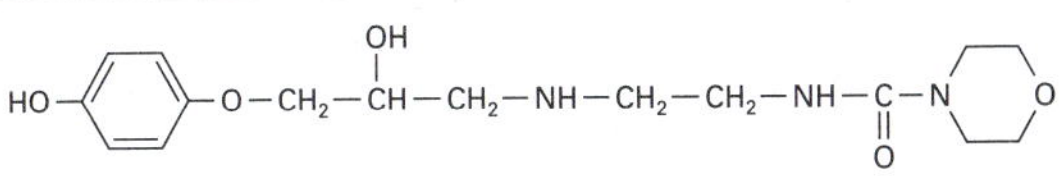

Xamoterol

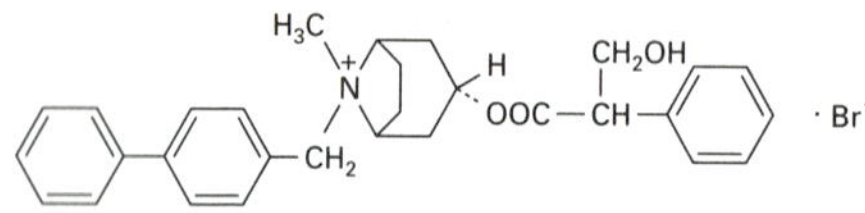

Xenytropiumbromid

**Xanthone:** Dibenzo-γ-pyronderivate, wie Gentisin (in Gentiana lutea*) od. Magniflorin (in Mangifera indica*); gelbe Verbindungen, häufig als Glykoside in Pflanzen weit verbreitet; auch Bestandteil von Harzen*, v.a. Benzharzen.

**Xanthophyll:** Lutein, β,ε-Caroten-3,3'-diol; $C_{40}H_{56}O_2$, $M_r$ 568.85. Nat. einer der meistverbreiteten Carotinoidfarbstoffe, gelb, Begleiter des Chlorophylls, in grünen Pflanzen (Laubfärbung), in Blütenblättern, Früchten, in Algen u. Bakterien, auch im Eidotter, in Getreidekörnern, als Dipalmitat in der Netzhaut des Auges. Besitzt keine Provitamin-A-Eigenschaften.

**Xanthoproteinreaktion:** Eiweißreaktion z. Nachw. v. tyrosin- u. tryptophanhaltigen Eiweißstoffen: beim Aufkochen mit konz. Salpetersäure tritt Gelbfärbung auf, die auf Zusatz v. Ammoniaklösung orange wird. (Gelbfärbung der menschlichen Haut bei Betupfen mit konz. Salpetersäure).

**Xanthopsie:** Gelbsehen (*gr.* ξανϑός gelb); z.B. bei Digitalisüberdosierung, Santonin u. Ikterus.

**Xanthopterin:** 2-Amino-4,6-dihydroxypteridin; $C_6H_5N_5O_2$, $M_r$ 179.14. Gelbe Kristalle; s. Pterine.

**Xanthorhamnin:** s. Rhamnus alpinus ssp. fallax.

**Xanthorrhizol:** s. Curcuma-Arten.

**Xanthosin:** Xanthinribosid, Nucleosid des Xanthins*.

**Xanthotoxin:** Methylxanthotoxol, s. Ammoidin.

**Xanthotoxol:** ein lineares Furanocumarin; **Strukturformel** s. Furanocumarine.

**Xanthoxylum:** s. Zanthoxylum.

**Xanthurensäure:** Xanthursäure, 4,8-Dihydroxychinolin-2-carbonsäure; $C_{10}H_7NO_4$, $M_r$ 205.2. Ein Abbauprodukt von Tryptophan*, das vor allem bei Pyridoxin-Mangel (s. Vitamine) vermehrt im Harn ausgeschieden wird.

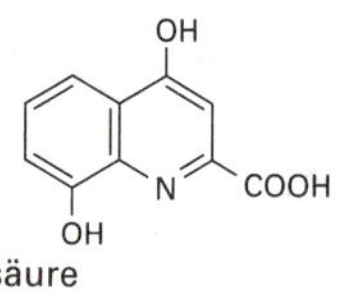

Xanthurensäure

**Xanthydrol:** 9-Xanthenol; $C_{13}H_{10}O_2$, $M_r$ 198.2. Schmp. ca. 123°C. Weißes bis schwach gelbes Pulver. Sehr schwer lösl. in Wasser, lösl. in Chloroform, Essigsäure 98%, Ethanol u. Ether. **Anw.:** Reagenz Ph.Eur.3 (z.B. zur Identitätsprüfung von Erythromycin).

**Xanthyletin:** s. Pyranocumarine.

**Xantinolnicotinat** INN: Xantinoli nicotinas INN, 7-{2-Hydroxy-3-[(2-hydroxyethyl)methylamino]propyl}theophyllin-nicotinat, Complamin®; CAS-Nr. 437-74-1; $C_{19}H_{26}N_6O_6$; $C_{13}H_{21}N_5O_4$ · C6-H5-N-O2, $M_r$ 434.45. Schmp. 180°C. Lösl. in Wasser. **Anw.:** Vasodilatator (Lipidsenker). **Übl. Dos.:** Oral: 2- bis 3mal 0.3 g/d. Oral retard: 2mal 0.5 g/d. Parenteral: i.v., i.m. 3 g; Infusion i.v. 0.6 g innerhalb 2-4 h, in schweren Fällen bis 2.4 g. Nebenw., Wechselw., Kontraind.: s. Inositolnicotinat.

**Xe:** *chem.* Xenon, s. Edelgase.

**Xenetix®:** s. Iobitridol.

**Xenical®:** s. Orlistat.

**Xenobiotika:** (*gr.* ξένος fremd, βιός Leben) körperfremde Stoffe jeglicher Art.

**Xenon:** s. Edelgase.

**Xenon[$^{133}$Xe]:** Radioisotop des Xenon, kann durch Abtrennung von den anderen Produkten der Uranspaltung erhalten werden. HWZ 5.29 d; emittiert Beta-, Gamma- u. Röntgenstrahlen. Verwendet wird eine sterile u. durch Zusatz von Natriumchlorid isotonisierte Injektionslösung (Xenoni [$^{133}$Xe] solutio iniectabilis Ph.Eur.3, [$^{133}$Xe]Xenon-Injektionslösung).

**Xenoni[$^{133}$Xe] solutio iniectabilis:** s. Xenon[$^{133}$Xe].

**Xenytropiumbromid** INN: endo-(±)-8-([1, 1'-Biphenyl]-4-ylmethyl)3-3(3-hydroxy-1-oxo-2-phenylpropoxy)-8-methyl-8-methyl-8-azoniabicyclo[3.2.1]octanhydroxid, Phenylbenzylatropiniumbromid, Spasmo-Gallosanol®; CAS-Nr. 511-55-7; $C_{30}H_{35}NO_4$, $M_r$ 473.61. **Wirk.** u. **Anw.:** Parasympatholytikum*, neurotopes Spasmolytikum* bei Gallenbeschwerden. **Übl. Dos.:** 15 bis 25 mg/d.

**Xereswein:** Jerezwein, Sherry; ein gespriteter Süßwein, der in der Umgebung der spanischen Stadt Jerez de la Frontera (Andalusien) erzeugt wird. Zur Herst. von Arzneiweinen, vgl. Vina medicata.

**Xeroemulsionen:** s. Emulsionen.

**Xeroform®:** s. Tribromphenolbismut.

**Xerogel:** (ξερός trocken) Trockengel, s. Gele.

**Xerophthalmie:** Augendarre; Austrocknung d. Binde- u. Hornhaut des Auges, Vitamin-A-Mangel-Krankheit, s. Vitamine (Vitamin A).

**Xerophtol:** Vitamin A; s. Vitamine.

**Xerophyten:** Pflanzen, die an trockene (aride) Standorte angepaßt sind.

**Xinafoat:** chem. Kurzbez. f. 1-Hydroxy-2-naphthoat.

**Xipamid** INN: 4-Chlor-2',6'-dimethyl-5-sulfamoylsalicylanilid, Aquaphor®; CAS-Nr. 14293-44-8; $C_{15}H_{15}ClN_2O_4S$, $M_r$ 354.81. **Strukturformel** s. Diuretika. Schmp. ca. 260°C unter Zers. Prakt. unlösl. in Wasser; lösl. in Ethanol; sehr leicht lösl. in Aceton; schwer lösl. in Chloroform, Ether. **Anw.:** Saluretikum (s.a. Diuretikum), Antihypertensivum*, Ödeme. HWZ 5.2 bis 7 h. **Übl. Dos.:** Oral: Ödeme: 1mal 0.04 g/d, Erhaltungsdos., Hypertonie: 1mal 0.02 g/2 d. Nebenw., Wechselw., Kontraind.: s. Bendroflumethiazid.

**Xitix®:** s. Vitamine (Vitamin C).

**X-Strahlen:** engl. x-rays; Röntgenstrahlen*.

**Xylane:** aus D-Xylose* aufgebaute hochmolekulare Polysaccharide. Die Xylosereste liegen in Pyranoseform vor; die Verknüpfung erfolgt i.a. β-1,4-glykosidisch. X. gehören neben der Cellulose zu den am weitesten verbreiteten Pflanzenstoffen u. sind Hauptbestandteile der Hemicellulosen*.

**Xylem:** *bot.* Holzteil; zus. mit dem Phloem* ein Teil der Leitbündel*, in dem Wasser u. Mineralstoffe von der Wurzel in die anderen Organe des pflanzlichen Organismus befördert werden. Besteht aus Hadrom u. Holzfasern (Libriform, Xylemfasern). Das **Hadrom** besteht aus Gefäßen* u. Holzparenchymzellen. Beim sekundären Dickenwachstum* bildet das Kambium nach innen sekundäres X., das Holz*.

**Xylen:** s. Xylol.

**Xylenole:** Dimethylphenole; $C_6H_3(CH_3)_2O$, $M_r$ 122.16.H. 6 Isomere, die im Steinkohlenteer vorkommen. Farblose Kristalle, lösl. in Ethanol, wenig lösl. in Wasser; sie sind giftiger als Cresole u. wirken 15mal stärker bakterizid als Phenol. Sie werden als Desinfektionsmittel zur Schädlingsbekämpfung u. für antiseptische Seifen verwendet.

**Xylestesin®:** s. Lidocain.

**Xylidine:** Dimethylbenzolamine, Dimethylaniline; $(CH_3)_2C_6H_3\text{-}NH_2$, $M_r$ 121.18. 5 Isomere, entstehen bei d. Reduktion von Nitroxylolen. m- u. p-Xylidin dienen zur Herst. v. Azofarbstoffen.

**Xylit(ol):** CAS-Nr. 87-99-0; $C_5H_{12}O_5$, $M_r$ 152.1. Schmp. 94.5°C. Ein opt. inaktiver $C_5$-Zuckeralkohol, abgeleitet von Xylose*; ein Nebenprodukt der Holzverzuckerung; kann aber auch durch katalytische Hydrierung von Xylose dargestellt werden. **Off.:** DAC86. **Anw.:** X. wird vom menschlichen Organismus vollständig verwertet, daher als Zuckerersatz für Diabetiker; als Süßmittel* mit Antikarieswirkung; in Infusionslösungen.

**Xylocain®:** s. Lidocainhydrochlorid.

**Xylol:** Xylolum, Xylen; $C_8H_{10}$, $M_r$ 106.2. D. 0.862-0.865. $n_D^{20°C}$ 1.496 – 1.497. Sdp. 137-142°C. Gem. der 3 isomeren Dimethylbenzole, mit vorwiegendem Geh. an m-Xylol, nebst geringen Mengen sonstiger Kohlenwasserstoffe. Klare, farblose Flüss., die beim Entzünden mit leuchtender, stark rußender Flamme brennt. In jedem Verhältnis mischbar mit abs. Ethanol, Ether, Schwefelkohlenstoff, fetten u. vielen äther. Ölen, prakt. unlösl. in Wasser. Es ist ein Best. des Rohbenzols u. vieler Erdöle. **Off.:** ÖAB90. **Anw. med.:** früher äuß. gegen parasitäre Hauterkrankungen; zur Herst. v. Sol. Masticis composita; techn.: als Lösungsmittel; in der Mikroskopie als Aufhellungsmittel. Mit Türkischrotöl od. mit Seife emulgiertes X. wird zur Vernichtung von Stechmückenbrut in stehenden Gewässern (Verdünnung 1:20 000) verwendet.

**Xylolmoschus:** 1,3-Dimethyl-5-t-butyl-2,4,6-trinitrobenzol; $C_{12}H_{15}N_3O_6$, $M_r$ 297.3. Schmp. 113°C. Synthetischer Ersatzstoff f. den nat. vorkommenden Moschus*. **Anw.:** in der Parfümerie.

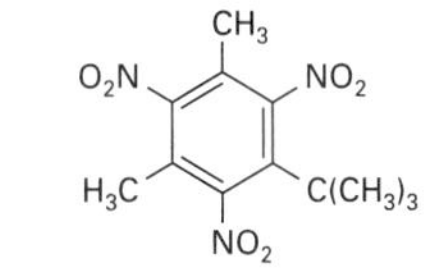


Xylolmoschus

**Xylometazolin** INN: 2-(4-tert-Butyl-2,6-dimethylbenzyl)-2-imidazolin, Otriven®, Balkis®, Olynth®; CAS-Nr. 526-36-3; $C_{16}H_{24}N_2$, $M_r$ 244.37. Schmp. 131-133°C.

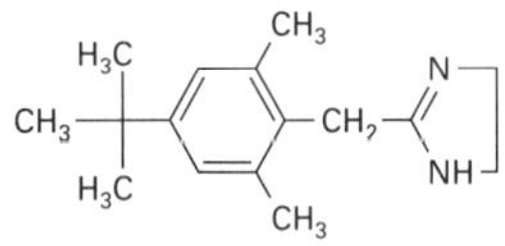


Xylometazolin

**Xylometazolinhydrochlorid:** CAS-Nr. 1218-35-5; $C_{16}H_{25}ClN_2$, $M_r$ 280.8. Schmp. 337°C. Lösl. in 35 T. Wasser, leicht lösl. in Ethanol, schwer lösl. in Chloroform. **Off.:** DAC86. **Anw.:** lokal als Vasokonstriktor; α-Sympathomimetikum. Ind.: Schleimhautabschwellung bei Schnupfen, Heuschnupfen, Nasennebenhöhlenentzündung; Augenbindehautentzündung. **Nebenw.:** s. Oxymetazolin. **Übl. Dos.:** Intranasal: Tropfen, Spray 0.1%.

**Xylometazolinhydrochlorid-Nasengel:** Zstzg nach NRF: 0.1 T. Xylometazolinhydrochlorid, 0.25 T. Natriumdihydrogenphosphat-Dihydrat, 0.25 T. Natriummonohydrogenphosphat-Dodecahydrat, 0.4 T. Natriumchlorid, 3.0 T. Sorbitol-Lösung 70%, 4.5 T. Hydroxyethylcellulose 400, 10.0 T. Edetathaltige Benzalkoniumchlorid-Stammlösung* 0.1%, ad 10 T. Gereinigtes Wasser. **Anw.:** zur Abschwelllung der Nasenschleimhaut.

**Xylonest®:** s. Prilocain.

**Xyloneutral®:** s. Lidocain.

**Xylopia aethiopica** (Dun.) A.Rich.: Fam. Annonaceae (trop. Afrika). Stpfl. v. **Fructus Xylopiae:** Kanipfeffer, Mohrenpfeffer. **Anw.:** Gewürz.

**Xylose:** D-(+)-Xylose, α-D-Xyopyranose, Holzzucker; CAS-Nr. 58-86-6; $CH_2OH(CHOH)_3CHO$, $M_r$ 150.13. **Strukturformel** s. Kohlenhydrate. Schmp. 153°C. $[\alpha]_D^{20°C}$ +94° → +19° (c = 10 in Wasser). Eine Pentose; mit Hefe nicht vergärbar; ein wichtiger Nahrungsbestandteil f. Pflanzenfresser, besonders f. Wiederkäuer. Weiße Kristalle von sehr süßem Geschmack. Herst.: saure Hydrolyse von Xylanen* (Holzgummi), die sich in Holz, Stroh, Kleie, Schalen von Aprikosenkernen usw. finden. **Off.:** DAC86. **Anw.** med.: Diagnosticum bei Malabsorption; übl. Dos. 25 g.

**Xylotocan®:** s. Tocainid.

**Xysmalobium undulatum** (L.) R.Br.: Fam. Asclepiadaceae (Südafrika). Stpfl. v. **Rad. Uzarae:** Uzarawurzel. **Inhaltsst.:** die Cardenolidglykoside Uzarin*, Uzarosid, Urezin (3'-epi-Uzarigenin-diglucosid) u. Xysmalorin. Die Genine (Uzarigenin u. Xysmalogenin) haben am C-17 zwar einen ungesättigten γ-Lactonring, die Herzwirksamkeit ist aber sehr gering, da die Ringe A u. B nicht *cis*-verknüpft sind (s. Herzglykoside). **Anw.:** bei Dysmenorrhö, als Antidiarrhöikum.

# Y

**Y: 1.** Symbol f. das Präfix Yotta (Zehnerpotenzfaktor für $10^{24}$); **2.** *chem.* Yttrium, s. Seltenerdmetalle.

**y:** Symbol f. das Präfix Yocto (Zehnerpotenzfaktor für $10^{-24}$).

**Yaborandiblätter:** Folia Jaborandi, s. Pilocarpus-Arten.

**Yage:** s. Banisteria caapi.

**Yagein:** s. Harmin.

**Yagé-Trank:** Banisterinum; s. Harmin.

**Yaje:** s. Banisteria caapi.

**Yakée:** s. Virola calophylloidea.

**Yamswurzel:** s. Dioscorea villosa.

**Yangonine:** s. Piper methysticum.

**Yb:** *chem.* **Ytterbium**, s. Seltenerdmetalle.

**Yeast:** engl. Hefe, Bierhefe; s. Faex.

**Yellowfieber:** s. Gelbfieber.

**Yerba Santa:** Herba Santa, s. Eriodictyon californicum.

**Yersinia:** Gattungsbegriff der Fam. Brucellaceae*; wichtige Vertreter sind *Yersinia pestis,* Erreger der Pest, *Y. pseudotuberculosis,* Erreger der Pseudotuberkulose; *Y. enterolitica,* Erreger von Enteritiden, Lebensmittelinfektionen.

**Ylang-Ylang-Öl:** Oleum Canangae, s. Cananga odorata.

**Ylid:** inneres Salz, das bei der Abspaltung eines Protons von einer an einem positiv geladenen Hetero-Atom (sogenanntes Onium-Atom) befindlichen CH-Gruppe entsteht.

**Yoghurt:** s. Joghurt.

**Yohimban:** Grundgerüst einer Reihe von β-Carbolinalkaloiden, die z.B. in Rauvolfia-Arten od. in Pausinystalia johimbe* vorkommen.

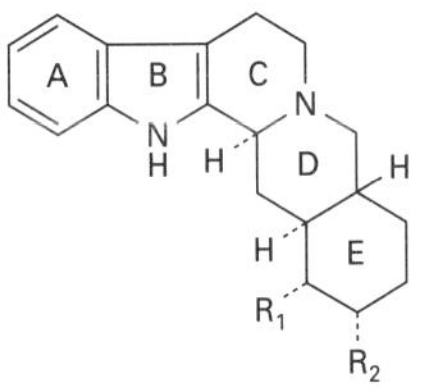


Yohimban: $R_1 = R_2 = H$

Yohimbin: $R_1 = CH_3OOC$; $R_2 = OH$

Yohimban

**Yohimberinde:** Yohimbeherinde, Cortex Yohimbehe, s. Pausinystalia johimbe.

**Yohimbin:** Yohimbinum, Johimbin, Quebrachin, Aphrodin, Methyl-17α-hydroxy-16-α-yohimbancarboxylat, Yohimbinsäuremethylester; CAS-Nr. 146-48-5; $C_{21}H_{26}N_2O_3$, $M_r$ 354.43. **Strukturformel** s. Yohimban. Schmp. 235-237°C. $[\alpha]_D^{20°C}$ +50.9 bis +62.2° (Ethanol), $[\alpha]_D^{20°C}$ +108° (Pyridin). Hauptalkaloid der Yohimberinde, s. Pausinystalia johimbe, auch in Rauvolfia-Arten. Weiße, seidenglänzende Kristalle od. lockeres Pulver, von bitterem Geschmack. Wenig lösl. in Wasser, lösl. in Ethanol, Chloroform, heißem Benzol; mäßig lösl. in Ether; $UV_{max}$ (Methanol): 226, 280, 291 nm (log ε 4.56, 3.88, 3.80). **Wirk.** u. **Anw.:** α-Sympatholytikum*, Adrenolytikum, Menagogum, Antihypertonikum (erweitert die Gefäße u. senkt den Blutdruck); Aphrodisiakum (soll die Blutzufuhr zu den Beckenorganen u. die Reflexerregbarkeit im Sakralmark erhöhen, Wirk. fraglich). **Nebenw.:** Erregungszustände. Kontraind.: Hypotonie.

**δ-Yohimbin:** s. Raubasin.

**Yohimbinhydrochlorid:** Yohimbinum hydrochloricum, Yohimbinium chloratum, Yohimbini hydrochloridum, Yohimbinii chloridum. CAS-Nr. 65-19-0; $C_{21}H_{27}ClN_2O_3$, $M_r$ 390.89. Schmp. 302°C unter Zers. $[\alpha]_D^{22°C}$ +105° (Wasser). Weißes, krist. Pulver. Lösl. in 100 T. Wasser, in 20 T. siedendem Wasser, 500 T. Ethanol. **Off.:** DAC86, ÖAB90. **Anw.:** Sympatholytikum, vgl. Yohimbin; als Aphrodisiakum, auch vet. **Übl. Dos.:** Oral: 2- bis 3mal 0.005 g/d; MED 0.02 g, MTD 0.06 g. Parenteral: s.c. 0.005g.

**Yohimbinsäure** INN: Acidum yohimbicum INN, 17α-Hydroxy-16α-yohimbancarbonsäure; CAS-Nr. 522-87-2; $C_{20}H_{24}N_2O_3$, $M_r$ 340.41. **Anw.:** Sympatholytikum.

**Yohimbinsäuremethylester:** s. Yohimbin.

**Yohimbinum hydrochloricum:** s. Yohimbinhydrochlorid.

**Yomesan®:** s. Niclosamid.

**Yopo:** s. Piptadenia peregrina.

**Young-Gleichung:** s. Benetzbarkeit.

**Ysate®:** durch Dialyse gewonnene Pflanzenfrischsäfte.

**Ysop:** Ysopkraut: Herba Hyssopi; Ysopöl: Oleum Hyssopi; s. Hyssopus officinalis.

**Ytterbium:** s. Seltenerdmetalle.

**Yttererde:** nat. Seltenerdgemisch (entd. 1794 von Gadolin, Finnland).

**Yttrium:** Y, $A_r$ 88.9059; 3wertig; OZ 39. D. 4.472; Schmp. ca. 1552°C. Dem Aluminium ähnliches Seltenerdmetall*.

**Yucca filamentosa** L.: Fam. Agavaceae, Palmlilie, Bajonettbaum (heim. südl. Nordamerika u. Mittelamerika). **Inhaltsst.:** Steroidsaponine. **Anw.** volkst.: Laxans; techn.: als Faserpflanze; zur Partialsynthese von Steroidhormonen.

**HOM:** *Yucca filamentosa:* frische Pflanze; verord. z.B. b. Leberleiden, Kopfschmerzen.

**Yuccagenin:** Steroidsapogenin, **Strukturformel** s. Saponine (Tab.).

**Yxin®:** s. Tetryzolin.

# Z

**Z:** **1.** (od. OZ) Abk. f. Ordnungszahl*; **2.** Symbol f. das Präfix Zetta (Zehnerpotenzfaktor für $10^{21}$); **3.** Vorsatz f. die Zuordnung geometrischer Isomere, s. E/Z-Nomenklatur.

**z:** Symbol f. das Präfix Zepto (Zehnerpotenzfaktor für $10^{-21}$).

**Zackengallen:** s. Gallen.

**Zaditen®:** s. Ketotifen.

**Zähigkeit:** s. Viskosität.

**Zählkammern:** Objektträger-artige Glasplatten mit Netzeinteilung, nach Thoma, Neubauer (am gebräuchlichsten), Bürker, Türk, Fuchs-Rosenthal, Schilling u.a., zum mikroskopischen Zählen von Blutkörperchen (Tiefe zwischen den Stegen 0.1 mm, s. Abb.), Hefezellen, zur Untersuchung der Cerebrospinalflüssigkeit nach Fuchs-Rosenthal (Tiefe 0.2 mm). Ferner zur Zählung u. Untersuchung von Keimen, Pilzkolonien, Sporen usw., sowie zur Bestimmung der Phasenverteilung in Emulsionen usw. (Zur Untersuchung von Pulverdrogen, sowie zum Auszählen von Wurmeiern werden Zählkammern von 0.5 mm u. anderen Tiefen benutzt). Heute vielfach durch elektronische Zählgeräte ersetzt, s. Coulter-Counter-Verfahren.

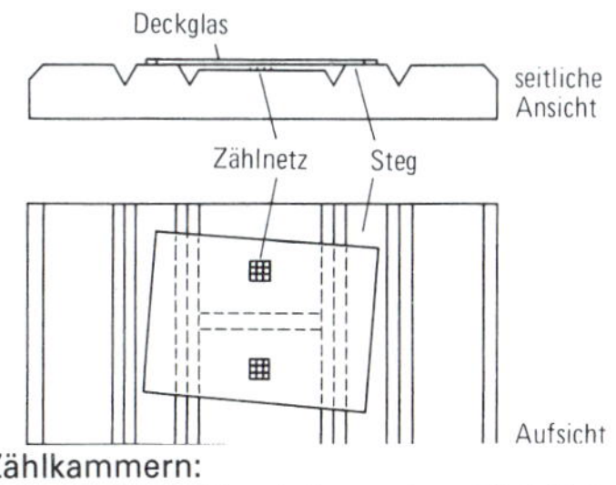


Zählkammern:
Schematische Darstellung einer Blutzählkammer in seitlicher Ansicht und in Aufsicht mit aufgesetztem Deckglas [90]

**Zählrohr:** s. Strahlenmeßgeräte.

**Zählrohrdiffraktometer:** s. Kristallstrukturanalyse.

**Zäpfchen:** s. Suppositoria.

**Zafirlukast:** {3-[[2-Methoxy-4-[[[(2-methylphenyl)sulfonyl]amino]carbonyl]phenyl]methyl]-1-methyl-1*H*-indol-5-yl}carbaminsäure; CAS-Nr. 107753-78-6; $C_{31}H_{33}N_3O_6S$, $M_r$ 575.69. Schmp. 138-140°C. **Wirk.:** Leukotrien-Rezeptorantagonist*. **Anw.:** Antiasthmatikum. **Übl. Dos.:** 2mal/d 20 mg.

**Zagam®:** s. Sparfloxacin.

**Zahnbelag:** s. Zahnplaque.

**Zahnbürstenbaum:** s. Salvadora persica.

**Zahnkraut:** Plumbago europaea*.

**Zahnplaque:** Zahnbelag; fest an der Zahnoberfläche haftende strukturierte Beläge aus Proteinen, Kohlenhydraten, Lipiden, Mineralsalzen. Von Bakterien besiedelt (bakterielle Plaque). Zahnstein ist harte Z. Entstehung auch ohne Nahrungsaufnahme. Bei Zufuhr von Kohlenhydraten (Saccharose, Glucose, Fructose u.a.). Bildung von Stoffen, die zu Karies u. Zahnfleischschädigung führen. Bekannt ist die Produktion von org. Säuren, die unter einem pH-Wert von ca. 5.5 zu Läsionen (Entmineralisierung) des Zahnschmelzes führen; s. Fluor (Zahnmedizin), s. Antiplaquemittel, vgl. Kariesprophylxe.

**Zahnplaque-Indikatoren:** Plaque-Indikator. Farbstofflösungen od. Kautabletten zur Sichtbarmachung von Zahnplaque. Als Farbstoffe werden z.B. Erythrosin-Natrium (in Kautabletten od. als 8%ige Lsg.) u. Triphenylmethanfarbstoffe* verwendet.

**Zahnplaque-inhibitoren:** Zahnbelagshemmer, Plaquehemmer, s. Antiplaquemittel.

**Zahnputzpulver:** s. Pulvis dentifricius; Seifenpulver s. Pulvis dentifricius cum sapone.

**Zahnstein:** s. Zahnplaque.

**Zahnwehholz:** s. Zanthoxylum fraxineum.

**Zahnwurzel:** Rhiz. Iridis, s. Iris germanica.

**Zahnzemente:** in der Zahnmedizin u.a. für Unterfüllungen, als Zahnfüllungs- u. Befestigunsmaterialien verwendet. *Zinkoxid-Phosphat-Zement:* ZnO mit Zusätzen von MgO, $SiO_2$, $Al_2O_3$ u.a. Metalloxiden. Anrühren mit Orthophosphorsäure. Festwerden nach wenigen Minuten. *Carboxylat-Zement:* pulverförmige Komponente ähnl. zusammengesetzt wie beim Zinkoxid-Phosphat-Zement. Als flüssige Komponente org. Säuren. *Silicat-Zement:* Zstzg.: $SiO_2$, $Al_2O_3$, $CaF_2$ u.a. Anrühren mit $H_3PO_4$.

**Zalain®:** s. Sertaconazol.

**Zalcitabin** INN: 2',3'-Didesoxycytidin, HIVID®; CAS-Nr. 7481-89-2; $C_9H_{13}N_3O_3$, $M_r$ 211.22. Strukturell mit Zidovudin* verwandt, ein Analogon von 2'-Desoxycytidin*. **Wirk.:** Z. wird in der Zelle zu

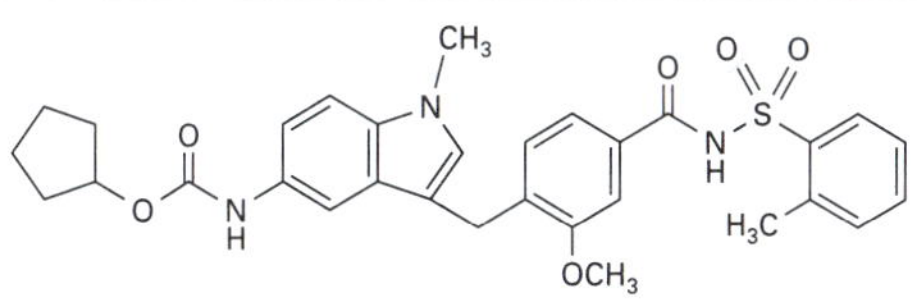

Zafirlukast

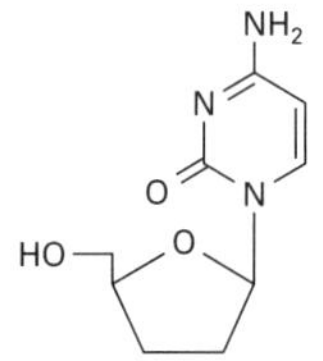


Zalcitabin

Didesoxycytidin-5'-triphosphat umgewandelt, hemmt die durch die Reverse Transkriptase* vermittelte provirale DNS. **Anw.:** Virostatikum, bei fortgeschrittener HIV-Infektion (AIDS*) Erwachsener, bei Zidovudinintoleranz od. -versagen. **Nebenw.:** Neuropathie, Pankreatitis, Gewichtsverlust, Fieber, gastrointestinale Beschwerden etc. Kontraind.: periphere, Kardiomyopathie, Herzinsuffizienz. Neuropathie, Pankreatitis. HWZ 1 bis 3 h. **Übl. Dos.:** Oral: Erwachsene 0.75 mg alle 8 h od. 0.005 mg/kg KG alle 4 h.

**Zamocillin®:** s. Amoxicillin.

**Zansibar-Kopal:** s. Copal.

**Zantac®§(rD):** s. Ranitidin.

**Zanthoxylum fraxineum** Willd.: (Xanthoxylum fraxineum, Z. americanum Mill.) Fam. Rutaceae, Zahnwehholz (östl. Nordamerika; bis 6 m hoher Baum od. Strauch). Stpfl. v. **Cortex Xanthoxyli:** Cortex Xanthoxyli, Gelbholzrinde. **Inhaltsst.:** ätherisches Öl, Harz, Gerbstoff, Berberin. **Anw.:** Stomachikum, Diuretikum.

**HOM:** *Xanthoxylum fraxineum:* verord. z.B. b. Menstruationsbeschwerden, Lähmungserscheinungen.

**Zanthoxylum piperitum** DC.: (Xanthoxylum piperitum) Fam. Rutaceae, Japanischer Pfeffer (Korea, China). Stpfl. v. **Szechuan-Pfeffer:** Sansho; die unreifen, frischen od. reifen getrockneten Früchte. **Inhaltsst.:** ca. 2% äther. Öl (Japanisches Pfefferöl) mit Citral, Citronellal, Cineol, Dipenten, Geraniol u. Linalool, ferner 0 bis 3.5% (je nach Varietät) Scharfstoffe, u. zwar Säureamide mehrfach ungesättigter Säuren (10 bis 14 C-Atome) mit Isobutylamin od. Hydroxyisobutylamin (kommen auch in anderen Pflanzenteilen vor), wie z.B. Sanshool. **Anw.:** Stomachikum, Gewürz (Fischgerichte); gegen Ascariden.

**Zantic®:** s. Ranitidin.

**Zaponlack:** Kollodiumlack; phys. trocknender Klar- od. Transparentlack, der geringe Anteile an Bindemittel aufweist; z.B. Nitrocellulose in Aceton u. Ethanol; zum Lackieren von Holz, Glas u.a.

**Zaroxolyn®:** s. Metolazon.

**Zauberhasel:** Zaubernuß, s. Hamamelis virginiana.

**Zauberstrauch, Virginischer:** s. Hamamelis virginiana.

**Zaunrübe: Rotbeerige Z.:** Bryonia cretica ssp. dioica; **Weiße Z.:** Bryonia alba; s. Bryonia-Arten.

**Zaunwinde:** s. Calystegia sepium.

**Zea mays** L.: Fam. Poaceae (Gramineae), Mais, Kukurut(z) (heim. wahrscheinl. Mexiko, nur in Kultur bekannt; viel angebaut, bes. in Nordamerika). Stpfl. v. **Amylum Maydis*:** Maisstärke. **Stigmata Maydis:** Maisgriffel, Maishaar, die getrockneten Griffel. **Inhaltsst.:** 2 bis 3% Saponine, bis 13% Gerbstoff, fettes u. äther. Öl (mit ca. 18% Carvacrol), Harz, Bitterstoff, gummiartige Stoffe, hoher Kaliumgehalt. **Anw.** volkst.: als Diuretikum bei Blasen- u. Herzleiden. **Oleum Maydis embryonis:** Oleum Zeae, Maydis embryonis oleum, Maiskeimöl, Maisöl. (Getrocknete Maiskeime enthalten 30 bis 50% fettes Öl.) Vz 187 bis 195. **Off.:** DAC86. **Best.:** ca. 93% Glyceride der Linolsäure (34-62%), Ölsäure (19-49%), Palmitinsäure (8-12%), Stearinsäure (2.5-4.5%), ferner Vitamin E etc. **Anw.:** Speiseöl, Fetterzeugung, Pharmazie; schwach trocknendes Öl.

**HOM:** *Stigmata Maydis:* Narben u. Griffel v. Zea mays; verord. z.B. b. Nieren- u. Blasenleiden, als Diuretikum u. unterstützend als Antidiabetikum.

**Zeanin:** s. Gluteline.

**Zeatin:** Phytohormon; natürliches Cytokinin* aus Mais (Zea mays).

**Zeaxanthin:** 3,3'-Dihydroxy-β-carotin; $C_{40}H_{56}O_2$, $M_r$ 568.85. Zu den Carotinoiden gehöriger gelber Farbstoff, isomer mit Blatt-Xanthophyll; Farbstoff des Eidotters u. des Maiskorns, aber auch in anderen Früchten u. Blüten; gelbe Kristalle, Schmp. 215.5°C. Lösl. in Chloroform, Ethanol, Pyridin, Schwefelkohlenstoff, unlösl. in Aq; vgl. Violaxanthin.

**Zecken:** Ixodoidae; s. Arthropoden; Überträger zahlreicher Infektionskrankheiten wie Zeckenbißfieber, Zeckenborreliosen*, Zecken-Enzephalitiden (s. FSME), Zeckenfleckfieber.

**Zecken-Borreliosen:** Zeckenrückfallfieber; Sammelbegriff f. Infektionen mit Borrelia*-Arten, die von Zecken übertragen werden.

**Zedernholz:** Lignum Cedri, s. Juniperus virginiana.

**Zedernholzöl:** Oleum Ligni Cedri, s. Juniperus virginiana.

**Zeder, Virginische:** Juniperus virginiana*.

**Zedoariae Radix:** s. Curcuma-Arten (Curcuma zedoaria).

**Zeemann-AAS:** Zeemann-Effekt-AAS; Verfahren der AAS (Atomabsorptionsspektroskopie, s. Spektroskopie), bei der die Untergrundkompensation unter Ausnutzung des Zeemann-Effektes* erfolgt. Man bringt entweder die Hohlkathodenlampe od. den Absorptionsraum in ein Magnetfeld u. schaltet zwischen beide ein rotierendes Polarisationsfilter. Dadurch kann die Messung der Linie u. des Linienuntergrundes quasi-simultan erfolgen.

**Zeemann-Effekt:** die Aufspaltung von Spektrallinien, wenn die Lichtquelle in ein Magnetfeld gebracht wird.

**Zehrwurz:** Plumbago europaea*.

**Zehrwurzel:** Rhizoma Ari, s. Arum maculatum, Arisaema triphyllum.

**Zein:** Eiweiß aus den Früchten von Zea mays, gehört zur Gruppe der Prolamine*, $M_r$ ca. 38000, enth. ca. 35% Glutaminsäure, ca. 22% Leucin u. Isoleucin, ca. 10% Prolin u. Hydroxyprolin u.a. Enthält kein Lysin u. Tryptophan. Weißes bis gelbl. Pulver, lösl. in 70%igem Ethanol, unlösl. in Wasser. **Anw.:** zu Klebstoffen usw. sowie zum überziehen von Papier, Dragees (schwer lösl. in Magensaft), Lebensmitteln.

**Zeisel-Vieböck-Methode:** Verfahren zur Bestimmung von Methoxygruppen in Ethern. Die Alkylgruppe wird mit kochender Iodwasserstoffsäure als Alkyliodid abgespalten, dieses wird in einer Lsg. von Brom u. Kaliumacetat in Eisessig aufgefangen u. das entstandene Iodat nach Reduktion von überschüssigem Brom iodometrisch bestimmt.

**Zeisin®:** s. Pirbuterol.

**Zeitlose:** Herbstzeitlose, Colchicum autumnale*.

**Zeitlosensamen:** Semen Colchici, s. Colchicum autumnale.

**Zeitlosentinktur:** s. Tinctura Colchici.

**Zeitschriften:** s. Pharmazeutische Fachzeitschriften.

**Zeitungspapiertest:** s. Amanita phalloides.

**Zelle:** die kleinste lebende Einheit eines Organismus. Alle lebenden Organismen werden gemäß ihrem Zelltyp eingeteilt in Prokaryo(n)ten* u. Eukaryo(n)ten*. **1. Prokaryontische Z.:** Sie ist bei einzelligen Lebewesen, u. zwar bei Bakterien u. Blaualgen, zu finden. Prokaryontische Zellen enthalten die f. diesen Zelltyp charakteristische ringförmige, histonfreie DNS, die mit Proteinen verbunden ist. Sie liegt nicht durch Membranen abgetrennt im Zytoplasma (s. Protoplasma) vor. Weiterhin zeichnen sich prokaryontische Z. durch spezielle Ribosomen u. einen speziellen RNS- u. Proteinsyntheseapparat, durch fehlende Mitose* u. durch Mucopeptide enthaltende Zellwände aus. Auch fehlt die f. Eukaryonten typische Kompartimentierung in Organellen, obgleich eine funktionelle Zellgliederung erkennbar ist: im Auftreten der als Kernäquivalente geltenden Nucleotide, der Mesosomen u. der Photosynthesemembran autotropher Formen. Als Strukturen der Photosynthese* fungieren die Thylakoide* u. die Chromatophoren*. In den Mucopeptiden der Zellwand ist Muraminsäure* ein charakteristischer Bestandteil. Prokaryonten sind morphologisch primitiv, biochem. aber außerordentl. anpassungsfähig. **2. Eukaryontische Z.:** Sie kommt bei einzelligen Lebewesen, wie Flagellaten u. Grünalgen, vor, v.a. aber bei allen höher organisierten Lebewesen, da eine morphologische Höherentwicklung an eukaryontische Z. mit ihrem größeren genetischen Informationsbestand gebunden ist. Charakteristisch f. eukaryontische Zellen ist vor allem das Vorhandensein eines echten Zellkerns mit Chromosomen* u. damit die Fähigkeit zur Zellteilung durch Mitose u. Meiose u. die Kompartimentierung durch Zellorganellen. Wesentliche Bestandteile der eukaryontischen Z. sind Mitochondrien*, Ribosomen*, Lysosomen*, Golgi-Apparat, endoplasmatisches Retikulum u. bei Pflanzen Plastiden* u. Vakuolen*. In den Mucopeptiden der eukaryontischen Zelle ist Sialsäure u. nicht Muraminsäure enthalten. Die eukaryontische Z. wird von einer **Zellmembran*** umgeben, pflanzliche Z. zusätzlich von einer Zellwand*. Das gesamte Zellmaterial, einschließlich des Zellkerns, heißt **Protoplasma***. Der außerhalb des Zellkerns befindliche Raum wird **Zytoplasma** genannt. Als **Hyaloplasma** bezeichnet man das lichtmikroskopisch homogen erscheinende Zytoplasma mit den darin befindlichen, nur elektronenmikroskopisch od. histochemisch darstellbaren Zellorganellen (Ribosomen, Mitochondrien, Golgi-Apparat, endoplasmatisches Retikulum, Lysosomen). Mitochondrien* u. Chloroplasten* werden üblicherweise unter dem Begriff **Plastiden*** zusammengefaßt.

**Zellenlehre:** s. Zytologie.

**Zellglas:** Cellophan; glasklare, halb- od. tiefmatte, farblose od. gefärbte Folien aus Hydratcellulose*, hergestellt nach dem Viskose- od. Kupferverfahren (mit Glycerol als Weichmacher). Z. besitzt eine geringe Wasseraufnahmefähigkeit u. gute Reißfestigkeit. Unbeschichtet hat Z. eine hohe Gasdurchlässigkeit. Eingesetzt z.B. f. Membranen, Membranfilter*, Dialysierschläuche. Mit Polyvinylidenchlorid beschichtet, weist Z. eine extrem niedrige Wasserdampfdurchlässigkeit auf (geeignet zum Verpacken von Tabletten, Suppositorien u. für Vakuumverpackungen). Z. wird auch zu Verbundfolien* verarbeitet.

**Zellgranula:** Mitochondrien*.

**Zellhorn:** Celluloid*.

**Zellinie:** Zell-Linie; aus einer (geklonten) Zellkultur hervorgegangene Nachkommen, die stets unter definierten Bedingungen weitergezüchtet werden.

**Zellkern:** Nucleus; länglicher bis runder Körper in eukaryontischen Zellen*. Er besteht aus dem Kernprotoplasma, Chromatin* u. einem od. mehreren RNS-haltigen Kernkörperchen (Nucleolus) sowie der Kernmembran in Form einer Lipid-Doppelschicht mit eingelagerten Proteinmolekülen; s. Fluid-Mosaic-Model. Diese grenzt den Kern vom umgebenden Protoplasma ab; sie enthält aber viele Kernporen, die einen Stoffaustausch durch die Membran hindurch ermöglichen.

**Zellklon:** s. Klon.

**Zellkultur:** s. Gewebekultur.

**Zellmembran:** die Zelle* umgebende Biomembran* aus polaren Lipiden in Form einer Doppelschicht (Liquid-bilayer) mit eingelagerten (intrinsischen) u. angelagerten (extrinsischen) Proteinen; s. Fluid-mosaic model.

**Zellobiose:** s. Cellobiose.

**Zellplasma:** s. Protoplasma.

**Zellplatte:** Struktur, die in der frühen Telophase* in der Äquatorialebene der Spindel sich teilender Pflanzenzellen u. einiger Grünalgen entsteht; Vorläufer der Mittellamelle.

**Zellpräparate:** s. Organtherapeutika.

**Zellstoff:** ein Produkt, bestehend aus feinen Fasern aus Cellulose* (α-Cellulose), bevorzugt nach dem Sulfit- od. dem Sulfatverfahren aus Holz od. anderen cellulosehaltigen Pflanzenteilen (Stroh, Schilf u. andere Gräser) gewonnen. Beim **Sulfitverfahren** wird das Ausgangsmaterial unter Überdruck mit Calciumhydrogensulfitlösung behandelt, wodurch Lignin in Ligninsulfonsäure umgewandelt wird. Beim **Sulfatverfahren** wird das Pflanzenmaterial mit Natronlauge, Natriumsulfid, Natriumcarbonat u. Natriumsulfat unter Überdruck einige Stunden gekocht. **Anw.:** zur Herst. der verschiedensten Produkte wie Verbandzellstoff* (Cellulosum*), Papiertaschentücher etc. Ausgangsprodukt f. die Herst. v. Cellulosepulver*, mikrokristalliner Cellulose* u. der gereinigten (regenerierten) Cellulose* (in Form von Viskosefasern*, Zellwolle* u. Cellulosederivaten); dient ferner zur Herst. v. Papier, Textilien, Kunststseide*, in der Sprengstoffindustrie, aber auch zur Futtermittelproduktion.

**Zellstoffwatte:** s. Verbandwatte.

**Zellteilung:** im Anschluß an die Kernteilung stattfindende Teilung des Protoplasten in 2 gleiche Teile; die Zellen der meisten Lebewesen teilen sich zentripetal durch Einwachsen der Zellwand vom Rand her u. Durchschnürung des Plasmalemms; die Spindelfasern werden durchteilt; bei den höheren Pflanzen erfolgt die Ausbildung einer Zellplatte*, die zentrifugal nach außen wächst; Zytokinese.

**Zelltherapeutika:** s. Organtherapeutika.

**Zellulasen:** s. Cellulasen.

**Zelluloid:** s. Celluloid.

**Zellulose....:** s. Cellulose.... .

**Zellwand:** für Pflanzenzellen typische, außen

an die Zellmembran* anliegende, reißfeste Schale. Sie besteht hauptsächl. aus Cellulose (bei Pilzen Chitin), die mit anderen Polysacchariden, Lignin od. anderen Substanzen (z.B. Kieselsäure) fest verbunden ist. Die Zellwände der Bakterien* bestehen meist aus Polysacchariden, die aus N-Acetyl-D-glucosamin u. N-Acetylmuraminsäure aufgebaut sind.

**Zellwolle:** Viskosefasern*; Cellulosfasern (Fasern aus regenerierter Cellulose*), (meist) nach dem Viskoseverfahren (s. Viskose) aus Zellstoff* hergestellt; von unterschiedl. Feinheit u. Länge (Stapellänge); f. Verbandwatten bestimmte Fasern sind zwischen 30 mm u. 48 mm lang u. haben eine Feinheit von 0.16 bis 0.21 tex (Baumwolltyp) bzw. von 0.28 bis 0.68 tex (Wolltyp). **Anw.:** z.B. als Verbandwatte* (Lanugo cellulosi absorbens*); zur Herst. v. Verbandmull*, Gaze*, Tamponadebinden* etc.

**Zellwollwatte:** s. Lanugo cellulosi absorbens.

**Zellzyklus:** der Lebensablauf einer Zelle mit den Schritten ....Mitose* – $G_1$-Phase – S-Phase – $G_2$-Phase – Mitose... . In den beiden G-Phasen erfolgt die Synthese u. die Translation von mRNS, d.h. Proteinbiosynthese, während in der S-(Synthese)-Phase die gesamte Zell-DNS repliziert wird.

**Zement:** wasserbeständiger Kalkmörtel, ein Gem. v. Kalkstein u. Aluminiumsilicat (Ton), das sowohl an d. Luft wie unter Wasser steinhart wird (Hydraulischer Mörtel). **Beton** ist eine Mischung v. Zementmörtel mit Kies od. Schotter. Portlandzement ist ein nach besonderen Normen hergest. Z., der aus Kalkstein u. Ton od. Tonmergel u. Kalkmergel u. Eisenoxid gemischt, gebrannt u. dann pulverisiert wird; s.a. Zahnzemente.

**Zentel®:** s. Albendazol.

**Zentifolie:** s. Rosa centifolia.

**Zentrallaboratorium Deutscher Apotheker e.V.:** ZL; auf Initiative der Apotheker der Bundesrepublik Deutschland 1971 als unabhängiges Arzneimittelprüfungsinstitut mit Sitz in 65760 Eschborn/Taunus, Ginnheimer Straße 20, gegründet. Gemäß § 6 ApBetrO führt es sowohl Prüfungen von Arzneimitteln u. Ausgangsstoffen auf Identität, Reinheit u. Gehalt als auch Untersuchungen von Fertigarzneimitteln*, die von Apotheken gegenüber der Arzneimittelkommission der Deutschen Apotheker beanstandet worden sind durch. Geprüfte Substanzen erhalten ein ZL-Siegel; dieses bestätigt, daß die Analysendaten, die auf einem Prüfzertifikat angegeben sind, durch das ZL (stichprobenweise) untersucht worden sind. Weitere Aufgaben des ZL sind die Untersuchung von in Apotheken selbsthergestellten Arzneimitteln, die Erarbeitung von Monographien für den Deutschen Arzneimittel-Codex* (DAC) u. Bioäquivalenzuntersuchungen. Das ZL stellt somit eine Ergänzung zum jeweiligen Apothekenlaboratorium dar, in dem laut ApBetrO alle vorrätig gehaltenen Arzneimittel geprüft werden müssen.

**Zentralnervensystem:** ZNS, Gehirn u. Rükkenmark.

**Zentralwert:** s. Median.

**Zentrifugal:** vom Zentrum (Mittelpunkt) fortgehend.

**Zentrifugieren:** Abschleudern, Trennung v. Ndschlg. u. Flüss. mit Hilfe v. Zentrifugen. **Siebzentrifugen:** Die Fl; wird durch eine siebartig durchlöcherte Trommel nach außen in einen die Trommel umgebenden Mantel geschleudert. **Laborzentrifugen** bestehen aus mit Zentrifugengläsern versehenen Metallhülsen, die sich bei der Drehung horizontal stellen, wodurch der Ndschlg. nach außen geschleudert wird u. sich am Boden der Zentrifugengläser festsetzt. Die überstehende Fl; wird dann abgegossen od. abgehebert. Bes. bei der Harnanalyse z. Gew. d. Sediments benutzt sowie auch zur Trennung v. Emulsionen. **Ultrazentrifuge**, s. dort. Als **Universal-Zentrifuge** f. Labor u. Betrieb sollte ein möglichst vielseitiges Gerät mit verschiedenen Aufsätzen (Becherschleuder, Klär- u. Trenntrommel) verwendet werden, das sich ggf. auch zur schnellen Bestimmung des Fettstoffgehaltes von Flüssigkeiten (z.B. Öl-Wasser-Gemischen) eignet u. eine Kammertrommel zur Klärung von Drogen-Extrakten, Impfstoffen, biochem.-pharmazeutischen u. chemischen Produkten aufweist.

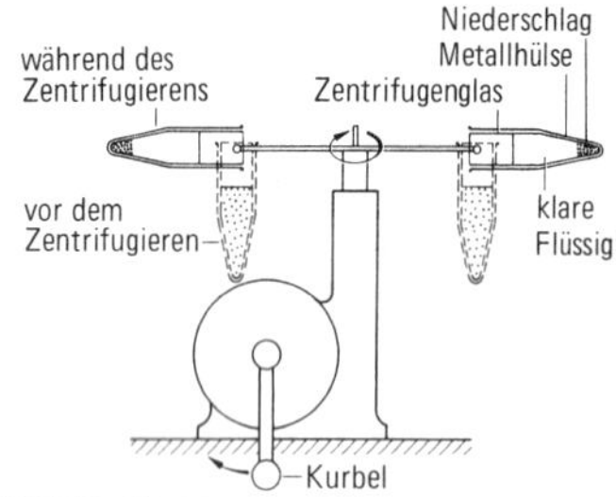


Zentrifugieren: Funktionsprinzip der Laborzentrifuge [43]

**Zentripetal:** zum Zentrum hinführend.

**Zentrochiralität:** s. Chiralität.

**Zeolithe:** natürliche wasserhaltige Alkali- od. Erdalkali-aluminiumsilicate, die imstande sind, die in der Erde vorhandenen Alkalisalze, bes. Kaliumsalze, zu binden, so daß sie nicht vom Wasser fortgeschwemmt werden u. der Pflanzenernährung erhalten bleiben. Allgemeine Formel (z: Wertigkeit, x: 2 od. größer, y: 0 bis ca. 8):

$Me_{2/z}O \cdot Al_2O_3 \cdot x\ SiO_2 \cdot y\ H_2O$

**Permutit®** ist ein künstlicher Zeolith, z. Enthärtung d. Wassers benutzt wird u. durch NaCl-Lösung wieder regenerierbar ist, s. Ionenaustauscher. Eine andere Verw. der Z. ist die als Molekülsiebe*.

**Zepelin®:** s. Feprazon.

**Zephirol®:** s. Benzalkoniumchlorid.

**Zer:** Cer*.

**Zeranol** INN: [3S-(3R,7S)]-3,4,5,6,7,8,9,10,11,12-Decahydro-7,14,16-trihydroxy-3-methyl-1*H*-2-benzoxacyclotetradecin-1-on; CAS-Nr. 26538-44-3; $C_{18}H_{26}O_5$, $M_r$ 322.4. Ein µ-Lacton der Undecylsäure mit östrogener u. anaboler Wirk.; auch unzulässigerweise in der Tiermast verwendet.

**Zerebral:** das Gehirn betreffend, vgl. Cerebrum.

**Zeresin:** Paraffinum solidum*.

**Zerfall:** Desaggregation, Desintegration; Zerfall von festen Arzneiformen (z.B. Tabletten) in die Einzelbestandteile od. Pulverpartikel.

**Zerfallshilfsmittel für Tabletten:** Sprengmittel; um Wirkstoffe aus Tabletten möglichst rasch freizusetzen, ist eine kurze Zerfallszeit erwünscht. Z. müssen den Zusammenhalt in der Tablette (Bindungskräfte, intermolekulare*, Feststoffbrücken u.a.) in Wasser od. den Verdauungssäften schwächen. Dies gelingt mit **Substanzen**, die **1.** die Kapillarität erhöhen, Feuchtigkeit absorbieren u. quellen (am besten begrenzt quellbare Stoffe (ohne Schleimbildung) mit hohem Quellungsdruck, die in den Tabletten ein gut benetzbares Porensystem ausbilden, in 2.5 bis 10%igem Zusatz), z.B. Stärken, mikrokristalline Cellulose, quervernetztes Polyvinylpyrrolidon (Kollidon CL®), vernetzte Carboxymethylcellulose, Formaldehydgelatine, Formaldehydcasein (Esma-Spreng®), Austauscherharze (Ionenaustauscher*) u.a. (die meisten Z. gehören hierher); **2.** bei Einw. von Feuchtigkeit unter Gasentwicklung aufbrausen (s. Brausetabletten); **3.** die Benetzbarkeit der Tabletten erhöhen (Hydrophilierungsmittel) z.B. Tenside, Aerosil®.

**Zerfallsprüfung:** von festen Arzneiformen, muß nach normierten Vorschriften durchgeführt werden. Das Prüfgefäß f. **Tabletten** u. **Kapseln**

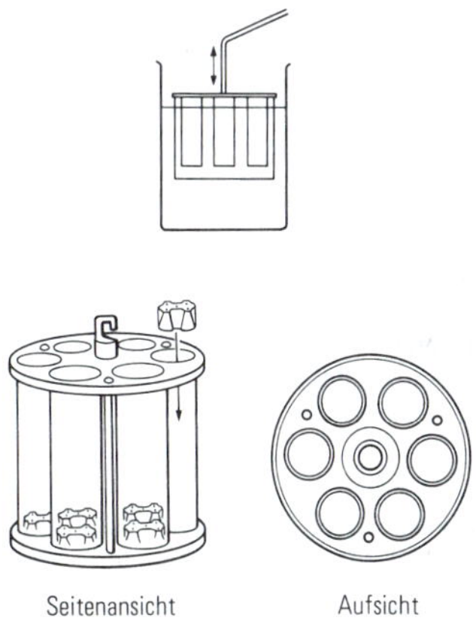


Zerfallsprüfung:
Apparatur zur Bestimmung der Zerfallszeit von Tabletten und Kapseln

(Ph.Eur.3) besteht aus einer Halterung, die 6 Prüfröhrchen mit einem Siebboden enthält (s. Abb.1). Die zu prüfende Arzneiform wird in jedes dieser Röhrchen eingebracht, mit je einem Schwimmkörper bedeckt u. in einer auf 37°C temperierten Flüssigkeit auf Zerfall geprüft (dabei bewegt sich das Prüfgefäß 30mal pro mi auf u. ab). Das Prüfgerät f. **Suppositorien** u. **Vaginalkugeln** nach Ph.Eur.3 (s. Abb.2) besteht aus einem durchsichtigen Zylinder, in den ein Metalleinsatz mit 2 in einem best. Abstand voneinander fixierten Metallochplatten (39 Löcher mit je 4 mm Durchmesser) eingehängt wird. Die Z. wird mit 3 Geräten in je 4 L Wasser (37°C) durchgeführt, von denen jedes einen einzelnen Prüfling auf der unteren Lochplatte enthält. Die Zerfallsgeräte werden alle 10 min. im Wasser um 180° gedreht. Zur Prüfung des Zerfalls von **Vaginaltabletten** wird die zuletzt beschriebene Apparatur umgekehrt in eine mit Wasser (37°C) auf die Höhe der ursprünglichen unteren Lochplatte aufgefüllte Kristallisierschale gestellt. 3 Vaginaltabletten werden auf die gerade bedeckte Lochplatte gelegt u. der zylindrische durchsichtige Mantel mit einer Glasscheibe abgedeckt (s. Abb.3). Die Anforderungen der einzelnen Zerfallsprüfungen sind erfüllt, wenn alle Prüflinge zerfallen sind.

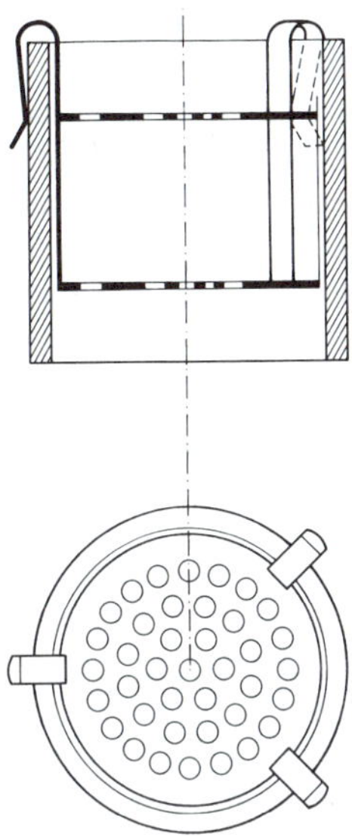

Zerfallsprüfung:
Gerät zur Bestimmung der Zerfallszeit von Suppositorien und Vaginalkugeln [22]

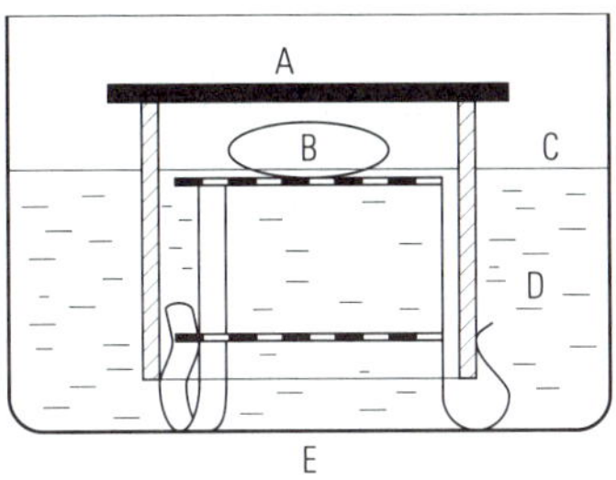


Zerfallsprüfung:
Prüfung der Zerfallszeit von Vaginaltabletten. A Glasplatte, B Vaginaltablette, C Wasseroberfläche, D Wasser, E Becherglas oder Kristallisierschale [22]

**Zerfallsreihe:** s. Radioaktivität.

**Zerit®:** s. Stavudin.

**Zerkleinerungsgrad:** s. Siebe.

**Zerodur®:** s. Glas.

**Zeroxyduloxalat:** s. Cer(III)-oxalat.

**Zerstäuber-Typen:** s. Inhalate.

**Zerstäubungstrocknung:** s. Sprühtrocknung.

**Zerstreuung des Lichtes:** Dispersion*.

**Zerteilende Kräuter:** s. Species resolventes.

**Zerumen:** (*lat.* cera Wachs) Cerumen, Ohrenschmalz; Sekret der Talg u. Schweißdrüsen des äußeren Gehörganges; kann den Gehörgang als Zeruminalpfropf verlegen, zur Aufweichung u. Entfernung werden Cerumenolytika* eingesetzt.

**Zerumenolytikum:** s. Cerumenolytikum.

**Zestoden:** Cestodes, Bandwürmer, s. Taenia.

**Zeta-Potential:** ζ-Potential, elektrokinetisches Potential ζ. Die Potentialdifferenz zwischen der Oberfläche der fest gebundenen elektrischen Doppelschicht, die sich z.B. an kolloid gelösten Feststoffteilchen bildet, u. dem Inneren der Lösung. Unterschreitet das Z. in Kolloidlösungen einen bestimmten Wert, wird das System instabil u. der kolloid gelöste Stoff flockt aus. Das Z. ist auch eine wichtige Größe bei der Elektrophorese. Für ein als kugelförmig betrachtetes Teilchen mit dem Radius r u. der Ladung Q in einem Medium mit der Dielektrizitätskonstante ε gilt

$$\zeta = \frac{Q}{\varepsilon \cdot r}$$

Mit der elektrophoretischen Beweglichkeit u ist ζ über die Beziehung

$$u = \frac{\varepsilon \cdot \zeta}{6\pi \cdot \eta}$$

verknüpft (η Viskosität).

**Zeylonzimt, Echter:** Cortex Cinnamomi, s. Cinnamomum zeylanicum.

**Zeylonzimtöl:** Oleum Cinnamomi, s. Cinnamomum zeylanicum.

**Zibeben:** Rosinen, Passulae majores, s. Vitis vinifera.

**Zibet(hum):** Drüsensekret der nordafrikanischen Zibetkatze **Viverra zivetta**. **Off.:** EB6. Salbenartige, dunkelbraune Masse v. eigenartigem, etwas an Moschus erinnerndem Geruch, lösl. in Ether, Benzol, Chloroform, Petrolether, weniger lösl. in Ethanol, Methylalkohol, Aceton, unlösl. in Wasser, Säuren u. Alkalien. **Best.:** äther. Öl, Fett, Skatol. **Anw.:** in der Parfümerie.

**Zichorie:** Cichorium intybus*.

**Zidovudin** INN: Zidovudinum Ph.Eur.3, 3'-Azido-3'-desoxythymidin, Azidothymidin, AZT,

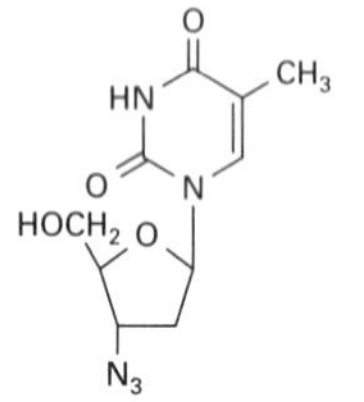

Zidovudin

Retrovir®; CAS-Nr. 30516-87-1, $C_{10}H_{13}N_5O_4$, $M_r$ 267,24. Schmp. 124-126°C; polymorph. Nucleosidanalogon aus Thymidin u. 3'-Azido-2'-desoxyribose. Geruchloses, weißes bis beiges, krist., lichtempfindliches Pulver. $pK_s$ 9.68 (Pyridiniumsalz). Löslk.: 20.4 mg/mL Wasser (25°C, zwischen pH 3 u. 8 vom pH-Wert unabhängig); 97 mg/mL Polyethylenglykol 400, 85.2 mg/mL Propylenglykol, 7.3 mg/mL Ethanol. **Wirk.:** kompetitive Hemmung des f. die Vermehrung von Retroviren (s. Virusklassifikation) notwendigen Enzyms (Reverse Transkriptase). **Anw.:** Virostatikum bei Infektionen durch das HIV (Humanes Immundefizienzvirus); bei Patienten mit erworbenem Immunmangelsyndrom (AIDS*) od. AIDS relatet complex (ARC). **Übl. Dos.:** ca. 3.5 mg/kg KG alle 4 h. **Pharmakokinetik:** oral bis 64% bioverfügbar; biol. HWZ ca. 1 h; Plasmahalbwertszeit 30 min, 35% proteingebunden; Ausscheidung zu 80% über die Nieren. **Nebenw.:** Anämie, Neuropenie, Leukopenie (daher Blutbildkontrolle erforderlich), ferner gastrointestinale Beschwerden, Fieber, Kopfschmerzen, Parästhesien u. Hautausschlag. Eine Heilung der Krankheit ist durch Zidovudin nicht möglich. Wechselw.: Verstärkung der Nebenw. durch Stoffe, die ebenso durch Glucuronierung od. Lebermikrosomen abgegaut werden (z.B. Acetylsalicylsäure, Morphin, Oxazepam, Clofibrat, Cimethidin) sowie durch andere knochenmarkschädigende Stoffe (Sulfonamide, Interferon, Zytostatika u.a.)

**Ziegeltee:** s. Camellia sinensis.

**Ziegenmilch:** s. Milch.

**Ziegenmilchanämie:** pathogenetisch unklare megaloplastische Anämie der Säuglinge, die ausschließlich mit Ziegenmilchnahrung ernährt wurden. Wahrscheinlich auf den geringen Gehalt an Folsäure in der Ziegenmilch zurückzuführen. Ther.: Umstellung auf Kuhmilchernährung, Vit. $B_{12}$, Folsäure u. Vit. C.

**Ziegenpeter:** Parotitis epidemica (Mumps*).

**Ziegler-Natta-Polymerisation:** Polymerisation von Vinyl-Monomeren bei niedrigem Druck mit Hilfe der Ziegler-Katalysatoren (Koordinationskatalysatoren), die aus Titantetrachlorid u. Aluminiumalkyl bestehen. Die Polymerisation mit Koordinationskatalysatoren liefert linear polymerisierte Moleküle. Aus Styrol od. Propylen erhält man ein isotaktisches Produkt, in dem alle asymmetrischen Kohlenstoffatome dieselbe Konfiguration besitzen; isotaktische Polymere haben sehr vorteilhafte physikalische Eigenschaften.

**Ziehl-Neelsen-Karbolfuchsinlösung:** Färbemittel f. die Gramfärbung u. Färbung säurefester Bakterien. 1 T. einer gesättigten Lsg. v. Fuchsin in abs. Ethanol ist mit 9 T. einer 5%igen Lsg. von verflüssigtem Phenol zu versetzen.

**Zienam®:** s. Imipenem.

**Ziestkraut:** Stachys recta* (Sideritis hirsuta).

**Zigeunerkamille:** Matricaria matricarioides, s. Chamomilla suavolens.

**Zigeunerkraut:** s. Hyoscyamus niger.

**Zigeunerlauch:** s. Allium ursinum.

**Zigeunersamen:** Semen Stramonii, s. Datura stramonium.

**Zileuton** INN: *N*-[1-Benzo(*b*)thien-2-ylethyl]-*N*-hydroxyurea, Leutrol®; CAS-Nr. 111406-87-2;

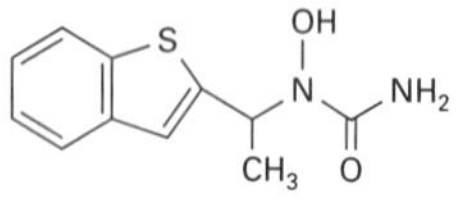

Zileuton

$C_{11}H_{12}N_2O_2S$, $M_r$ 236.29. Schmp. 157-158°C. **Wirk.:** Hemmstoff der Leukotriensynthese über Blockierung der 5-Lipoxygenase (s. Eicosanoide, Abb.2). **Anw.:** Antiasthmatikum.

**Zimizifugawurzelstock:** Rhizoma Cimicifugae, s. Cimicifuga racemosa.

**Zimpel, Carl Friedrich:** s. Spagyrik.

**Zimtaldehyd:** Cinnamylaldehyd, γ-Phenylacrolein; $C_6H_5$–CH=CH–CHO, $M_r$ 132.1. D. 1.050 bis 1.054. Schmp. -7.5°C. Sdp. 250-252°C. Best. des Zimtöls (Oleum Cinnamomi, s. Cinnamomum aromaticum u. Cinnamomum zeylanicum).Hellgelbe, ölige, zimtartig riechende Flüss., unlösl. in Wasser, mischbar mit Ethanol, Ether, Chloroform, Ölen; wird an der Luft zu Zimtsäure oxidiert; synth. aus Benzaldehyd, Acetaldehyd u.

NaOH. **Anw.:** Geruchs- u. Geschmackskorrigens, zum Parfümieren von Seifen, in der Dünnschicht- u. Papierchromatographie in ethanolischer Salzsäure als Anfärbereagenz f. Indolderivate, in Essigsäureanhydrid-Schwefelsäure f. Steroidsapogenine.

**Zimtalkohol:** Alcohol cinnamylicus, Styrylalkohol, Styron; $C_6H_5$–CH=CH–$CH_2$OH, $M_r$ 134. Schmp. ca. 33°C. Weiße Kristallnadeln.Geruch nach Hyazinthen. Sehr schwer lösl. in Wasser (1:250), wenig lösl. in 30%igem Ethanol. Als Zimtsäureester Hauptbestandteil des Storax (s. Liquidambar orientalis) u. anderer Harze u. Balsame. Darst.: durch Verseifung von Storax od. durch Reduktion von Zimtaldehyd. **Anw.:** in d. Parfümerie.

**Zimtbaum, Chinesischer:** s. Cinnamomum aromaticum.

**Zimtbaum, Zeylon-:** s. Cinnamomum zeylanicum.

**Zimtblüten:** Flores Cassiae, s. Cinnamomum aromaticum.

**Zimt, Chinesischer:** Cortex Cinnamomi sinensis, s. Cinnamomum aromaticum.

**Zimt, Echter:** Cortex Cinnamomi, s. Cinnamomum zeylanicum.

**Zimt-Kassie:** Cortex Cinnamomi sinensis, s. Cinnamomum aromaticum.

**Zimt, Magellanischer:** Magalhaesischer Zimt, Cortex Winteranus verus, s. Drimys winteri.

**Zimtöl, Chinesisches:** Oleum Cinnamomi Cassiae, s. Cinnamomum aromaticum. Zimtöl, Zeylon-: Oleum Cinnamomi, s. Cinnamomum zeylanicum.

**Zimtrinde:** Cortex Cinnamomi, s. Cinnamomum zeylanicum.

**Zimtrose:** s. Rosa.

**Zimtsäure:** Acidum cinnamylicum, α-Phenylacrylsäure; $C_6H_5$–CH=CH–COOH, $M_r$ 148.1. 3-Phenyl-2-propensäure kommt in 2 stereoisomeren Formen (cis u. trans) vor; nat. ist *trans*-bzw. (E)-Zimtsäure. D. 1.247. Schmp. 135°C; polymorph. Sdp. 300°C. Farbloses, krist. Pulver od. feine Kristallnadeln v. schwachem, zimtähnlichem Geruch, sehr schwer lösl. in kaltem Wasser, leicht lösl. in Ethanol, Aceton, Ether, Chloroform, Schwefelkohlenstoff u. fetten Ölen. Dimerisiert unter Einfluß von UV-Licht zu Truxillsäuren*. Nat. frei od. verestert in Balsamen, Harzen, äther. Ölen (Perubalsam, Tolubalsam, Storax, Kassiaöl u.a.). Darst. synth. durch Erhitzen von Benzaldehyd mit Essigsäureanhydrid u. Natriumacetat als Katalysator (nach Perkin) od. durch Oxidation v. Benzylaceton mit Chlorkalk. **Anw.** med.: früher bei Tbc; techn.: in der Parfümerie u. als Konservierungsmittel. **Zimtsäureester** sind angenehm balsamisch od. fruchtartig riechende feste od. flüssige Substanzen, die in vielen äther. Ölen enthalten sind. **Anw.:** in d. Parfümerie.

**Zimtsäurebenzylester:** Benzylum cinnamylicum, Benzylcinnamat, Cinnamein; $C_{16}H_{14}O_2$, $M_r$ 238.29. D. 1.106. Weiße, aromatisch riechende Kristalle; leicht lösl. in Ethanol, Ether, fetten Ölen, flüss. Paraffin, prakt. unlösl. in Wasser. Vork.: in Perubalsam, Tolubalsam, Storaxöl. **Anw.:** als Fixiermittel in der Parfümerie. Reagenz Ph.Eur.3.

**Zimtsäureester:** s. Zimtsäure.

**Zimtsirup:** s. Sirupus Cinnamomi.

**Zimttinktur:** s. Tinctura Cinnamomi.

**Zimtwasser:** s. Aqua Cinnamomi.

**Zimt, Weißer:** Cortex Canellae albae, s. Canella winterana.

**Zinacef®:** s. Cefuroxim.

**Zinchonin:** s. Cinchonin.

**Zinci chloridum:** s. Zinkchlorid.

**Zinci oxidi lotio:** s. Lotio alba aquosa.

**Zinci oxidi lotio cum ammoniumsulfobitolo:** s. Lotio alba aquosa cum ammoniumsulfobitolo.

**Zinci oxidi lotio spirituosa:** s. Lotio alba spirituosa.

**Zinci oxidi lotio spirituosa cum ammoniumsulfobitolo:** s. Lotio alba spirituosa cum ammoniumsulfobitolo.

**Zinci oxidi lotio spirituosa cum chlorcresolo et lithanthracis picis liquore:** s. Lotio alba spirituosa cum chlorcresolo et liquore picis lithanthracis.

**Zinci oxidum:** s. Zinkoxid.

**Zinci Stearas:** s. Zinkstearat.

**Zinci sulfas:** s. Zinksulfat.

**Zinci sulfatis oculoguttae:** Zinksulfat-Augentropfen, s. Augentropfen.

**Zinci undecylenas:** s. Zinkundecylenat.

**Zincum:** s. Zink.

**Zincum aceticum:** s. Zinkacetat.

**Zincum carbonicum:** s. Zinkcarbonat, Basisches.

**Zincum chloratum:** s. Zinkchlorid.

**Zincum cyanatum:** s. Zinkcyanid.

**Zincum diiodparaphenolsulfonicum:** s. Zink, Diiodparaphenolsulfonsaures.

**Zincum fluoratum:** s. Zinkflourid.

**Zincum iodatum:** s. Zinkiodid.

**Zincum isovalerianicum:** s. Zinkvalerianat.

**Zincum lacticum:** s. Zinklactat.

**Zincum oxydatum:** s. Zinkoxid.

**Zincum oxydatum crudum:** s. Zinkoxid, rohes.

**Zincum permanganicum:** s. Zinkpermanganat.

**Zincum peroxydatum:** s. Zinkperoxid.

**Zincum p-phenolsulfonicum:** s. Zinkphenolsulfonat.

**Zincum phosphoratum:** s. Zinkphosphid.

**Zincum raspatum:** Zinkfeile, s. Zink.

**Zincum salicylicum:** s. Zinksalicylat.

**Zincum sozoiodolicum:** s. Zink, Diiodparaphenolsulfonsaures.

**Zincum stearicum:** Zincum stearinicum, s. Zinkstearat.

**Zincum subcarbonicum:** Zincum carbonicum, s. Zinkcarbonat, Basisches.

**Zincum sulfuratum:** s. Zinksulfid.

**Zincum sulfuricum:** s. Zinksulfat.

**Zincum sulfuricum siccatum:** s. Zinksulfat, getrocknetes.

**Zincum sulfurosum:** s. Zinksulfit.

**Zincum undecylenicum:** s. Zinkundecylenat.

**Zincum valerianicum:** s. Zinkvalerianat.

**Zineb:** s. Dithiocarbamate.

**Zineol:** Cineol, s. Eucalyptol.

**Zingeron:** Zingiberon, Vanillylaceton, 4-(3'-Methoxy-4'-hydroxy)phenyl-butanon-2; $C_{11}H_{14}O_3$, $M_r$ 194.2. Schmp. 40°C. Scharf schmeckender Bestandteil des Ingweröls (s. Zingiber officinale), genuin nicht vorhanden.

**Zingiberaceae:** Ingwergewächse, Od. Zingiberales; ca. 1400 Arten. Tropisch-subtropische Stauden mit kräftigen, häufig knotig verdickten Rhizomen. Die Blätter sind groß, ganzrandig, bilden Scheinstengel. Auffällig gefärbte Blütenhülle. Die Blüten sind zwittrig, zygomorph gebaut. 2 verwachsene Staminodien bilden 2-bis

3zipfelige Lippen, nur 1 fruchtbares Staubblatt. Der Fruchtknoten ist unterständig. Die Früchte sind meist auffällig gefärbt, manchmal fleischig. **Chem. Merkmale:** in Exkretzellen ätherisches Öl (Borneol, Cineol, Zingiberen), Phenylpropanderivate (z.B. Curcumin), Scharfstoffe (z.B. Gingerole). **Wichtige Gattungen** s. z.B. Aframomum, Alpinia, Curcuma, Elettaria, Zingiber.

**Zingiber officinale** Rosc.: Fam. Zingiberaceae, Ingwer (audauernde, wahrscheinl. im trop. Asien heim. Staude, kult. in fast allen Tropenländern,

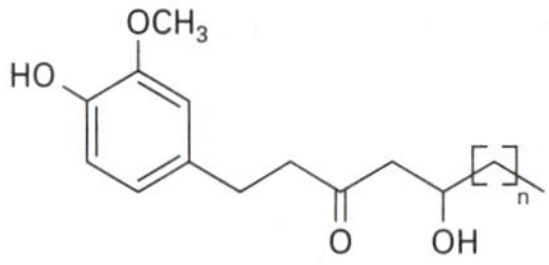


Gingerole: n = 4, 6, 8

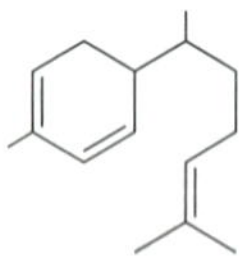

Zingiberen

Zingiber officinale:
Gingerole und Zingiberen als Beispiele für Inhaltsstoffe

v.a. auch Westindien). Stpfl. v. **Radix Zingiberis: Zingiberis rhizoma**, Ingwer, *engl.* Ginger; der ungeschälte od. nur an den breiten Seiten, also teilweise geschälte (ÖAB90, DAC86), od. ganz vom Kork befreite, getrocknete Wurzelstock (Ph.Helv.7). **Off.:** ÖAB90, Ph.Helv.7, DAC86. Nicht od. nicht vollständig geschälte Sorten sind als **Bedeckter** od. **Schwarzer Ingwer** im Handel. Als beste Sorte gilt der **Bengalische Ingwer** (nur an den Seiten geschält); ferner sind noch im Handel: **Kotschinchina-Ingwer** (ganz geschält u. meist gekalkt), **Jamaika-Ingwer** (oft ganz geschält, von besonders feinem Aroma), **Afrikanischer Ingwer** (halb geschält). **Inhaltsst.:** 1 bis 3% äther. Öl (nach ÖAB90 u. DAC86 mind. 1.5%, nach Ph.Helv.7 mind. 1.7%; auch von Sorte abhängig; Best. s.u.), ferner als nicht wasserdampfflüchtige Scharfstoffe Phenylalkanone u. Phenylalkanole (mit unterschiedlicher Kettenlänge), die als Gingerole (mit Ketolgruppe) bzw. Shogaole (mit Enongruppe in der Seitenkette) bezeichnet werden; bis zu 50% Stärke, Zucker. **Anw.:** als Stomachikum u. Digestivum (bei subazider Gastritis), als Geschmackskorrigens; als Antiemetikum gegen Kinetosen (z.B. Seekrankheit, Wirkstoffe sind [6]-, [8]- u. [10]-Gingerol sowie [6]-, [8]- u. [10]-Shogaol; 2 g Ingwerpulver sollen dabei der üblichen Dosis Diphenhydramin (100 mg) überlegen sein. **Zuber.:** Tct. aromatica, Tct. Zingiberis. Ingwer wird vielfach als Gewürz u. Genußmittel (Confectio Zingiberis, eingekochter od. kandierter Ingwer) u. zur Herst. v. Ginger Ale benützt. **Oleum Zingiberis:** Ingweröl, *engl.* Ginger Oil; das durch Dest. aus dem getrockneten Wurzelstock gew. äther. Öl. Grünlichgelbes, dickliches Öl, opt. linksdrehend, lösl. in Ethanol u. Ether, unlösl. in Wasser. D. 0.88. **Best.:** ca. 60% Zingiberen u. ähnliche monocyclische Sesquiterpene ((-)-Sesquiphellandren, (+)-ar-Curcumen), die f. den Geruch hauptverantwortlich sind, ferner 10 bis 15% β-Bisabolen, Zingiberol (bicyclisches Sesquiterpen), Zingeron*, sowie die Monoterpene Citral, Borneol, α-Terpineol, Cineol (u. Ester), D-Camphen, D-Phellandren. **Anw.:** zur Likörfabrikation.

**HOM:** *Zingiber officinale* (HAB1.5), Zingiber: der vom Kork befreite, getrocknete Wurzelstock (mind. 1.5% äther. Öl); verord. z.B. b. nächtlichem Asthma, Magenschmerzen, Durchfällen.

**Zink:** Zn, $A_r$ 65.38, 2wertig; OZ 30. D. 7.14; Schmp. 419°C; Sdp. 908.5°C; Härte 2.5. Bekannt seit etwa 500 n. Chr. (Persien, China). Bläulichweißes, sprödes, beständiges Metall, das bei 100°C bis 150°C weich u. walzbar, oberhalb 200°C wieder spröde u. pulverisierbar wird. An der Luft erhitzt verbrennt es mit bläulichweißer Flamme zu Zinkoxid (Flores Zinci, s. Zinkoxid). An feuchter Luft überzieht es sich mit einer fest anhaftenden Schicht v. basischem Zinkcarbonat bzw. Zinkoxid, wodurch das Metall vor weiterer Oxidation geschützt wird. Von Säuren, auch organischen, wird es unter Wasserstoffentwicklung zersetzt. Nat. nur gebunden als Zinkblende (ZnS), Zinkspat (Edler Galmei, $Zn_2SiO_4 \cdot H_2O$), ferner als Zinkblüte, Spinell, Zinkvitriol u.a. Darst.: durch Rösten von Zinkoxid mit Kohle od. durch Elektrolyse v. Zinksulfatlsg. **Anw.:** zum Verzinken von Stahlblech, f. Legierungen (Zink + Kupfer: Messing, Tombak; Zink + Nickel: Neusilber; Zink + Kupfer + Zinn + Blei: Bronze u.a.). **Physiologie:** Zn ist ein essentielles Spurenelement f. Wachstum u. Stoffwechselregulation u. wirkt auch bei der Funktion der Geschmacks- u. Geruchsrezeptoren im Mund- u. Nasenraum mit. Es ist Bestandteil bzw. Aktivator von ca. 100 Enzymen (u.a. von Dehydrogenasen*, Uricase*, DNS-Polymerasen). Insulin wird im Körper als Zink-Komplex gespeichert. Der menschliche Körper enthält 2 bis 4 g Zink; tgl. Bedarf 10 bis 15 mg. Bei nachgewiesenem Zinkmangel erfolgt Substitution bevorzugt mittels Zinkorotat od. -aspartat, die Resorption soll ca. 90% betragen (aus Zinksulfat wird nur ca. 10% resorbiert.) **Tox.:** Zinkvergiftungen äußern sich in schmerzhaften Entzündungen der Verdauungsorgane, Erbrechen usw., äuß. rufen konz. Zinksalzlösungen (z.B. Zinkchlorid) heftige u. schmerzhafte Entzündungen hervor; LD ca. 3 g.

**Nachw. von Zink-Verbindungen: 1.** Ammoniumsulfidlsg. fällt weißes Zinksulfid, unlösl. in Wasser u. Essigsäure, lösl. in verd. Mineralsäuren unter Entwicklung v. $H_2S$. **2.** Alkalihydroxidlsg. fällen weißes Zinkhydroxid, $Zn(OH)_2$, lösl. im Überschuß d. Fällungsmittels. **3.** Kaliumhexacyanoferrat(II) fällt aus salzsaurer Lsg. weißes Zinkhexacyanoferrat(II), unlösl. in Salzsäure u. Ammoniaklsg., lösl. in Kalilauge. **4.** Nachw. mit Dithizon, s. Diphenylthiocarbazon. **5.** Mit Soda auf Kohle geglüht, ergibt Zink weißes Zinkoxid, das sich in der Hitze gelb färbt. Beim Glühen m. Cobalt(II)-salzen auf Kohle bildet sich grünes Cobaltzinkoxid (Rinmanns-Grün*).

**HOM:** *Zincum metallicum* (HAB1.2): das elektrolytisch gewonnene, mit Wasser, Ethanol, Ether, gewaschene Metall; verord. z.B. b. nervöser Unruhe, Kinderpsychosen, neuralgischen Kopf- u. Zahnschmerzen, Spinalirritation (Rükkenschmerzen).

**Zinkacetat: Zinkacetat-Dihydrat**, Zinci

acetas dihydricus, Zincum aceticum dihydricum, Essigsaures Zink; CAS-Nr. 5970-45-6; $(CH_3COOH)_2Zn \cdot 2\ H_2O$, $M_r$ 219.5. D. 1.735. Schmp. 242°C. Weiße, glänzende, sich fettig anfühlende Blättchen, leicht lösl. in Wasser, wenig lösl. in Ethanol. **Off.:** DAC86. **Anw.** med.**:** früher inn. als Emetikum u. Adstringens; äuß. zu Augenwässern, Injektionen u. gegen Hautkrankheiten; techn.: als Beizmittel u. zur Holzkonservierung.

**HOM:** *Zincum aceticum* (HAB1.5): verord. z.B. b. Delirium tremens.

**Zinkacetatlösung, Alkoholische:** 1 g gepulvertes Zinkacetat $C_4H_6O_4 \cdot 2\ H_2O$ wird mit 9 g absolutem Ethanol angerieben. Vor Gebrauch zu schütteln. Reagenz zum Nachw. v. Urobilin im Harn (Schlesingers Reagenz).

**Zinkacetatlösung, Weingeistige, gesättigte:** Reagenz DAB6. Bei Bedarf ist zerriebenes Zinkacetat mit Ethanol bis zur Sättigung zu schütteln u. das Gem. zu filtrieren.

**Zinkalium:** Aluminiumlegierung mit 0.8 bis 8.3% Zink u. 0.8 bis 8% Magnesium.

**Zinkate:** Hydroxokomplexsalze, die beim Versetzen von Zinksalzlösungen mit Alkalilaugen entstehen.

**Zink, Baldriansaures:** Zinkvalerianat*.

**Zinkblumen:** Flores Zinci, Zincum oxydatum crudum; s. Zinkoxid, rohes.

**Zinkcarbonat, Basisches:** Zincum carbonicum, Zincum subcarbonicum; $2\ ZnCO_3 \cdot 3\ Zn(OH)_2$. Darst.: durch Fällung einer Zinksalzlsg. m. Alkalicarbonat. Weißes Pulver, unlösl. in Wasser. **Anw.:** z. Darst. v. Zinksalzen. **Lapis Calaminaris** EB6: Galmei, besteht hauptsächl. aus Zinkcarbonat u. Zinksilicat. Gelbl., rötl. od. bräunl. Pulver, lösl. in Salzsäure u. Kalilauge. Anw. volkst. u. vet.: zu Wundpulvern u. Salben. **Tutia grisea:** Grauer Galmei, Graue Tutia, Cadmia, Nihilum griseum, besteht aus Zinkoxid, Zinkcarbonat u. Zinkstaub. Graues Pulver od. graue Stücke. Es ist ein Nebenprodukt der Zinkhütten u. wurde von Bergleuten als Wundantiseptikum gebraucht.

**Zinkchlorid:** Zinci chloridum Ph.Eur.3, Zincum chloratum, Butyrum Zinci, Chlorzink; CAS-Nr. 7646-85-7; $ZnCl_2$, $M_r$ 136.29. Weißes, krist. Pulver od. weiße Stangen, zerfließt an d. Luft, leicht lösl. in Wasser u. Ethanol, lösl. in Ether, Aceton, Glycerol. Darst.: durch Lösen v. metallischem Zink in Salzsäure u. Eindampfen. **Anw.** med.**:** als Antiseptikum u. Kaustikum, nur noch selten in Form von Stiften, Pasten u. Lösungen lokal appliziert; in Zahnfüllungen; techn.: als Konservierungsmittel f. Eisenbahnschwellen (Holzschutzmittel) sowie als Lötwasser, ferner zum Verzinken, zur Herst. v. Vulkanfiber, zum Zeugdruck; in der org. Chemie als Katalysator (Lewis-Säure, s. Friedel-Crafts-Alkylierung).

**Zinkcyanid:** Zincum cyanatum, Cyanzink; $Zn(CN)_2$, $M_r$ 117.4. Weißes, amorphes Pulver, unlösl. in Wasser u. Ethanol, lösl. in Mineralsäuren unter Entwicklung v. Cyanwasserstoff (Vorsicht!); v. verd. org. Säuren wird es nicht zersetzt. Zinkcyanid ist ebenso giftig wie Blausäure! Darst.: durch Fällung einer Zinksulfatlsg. mit Kaliumcyanid.

**HOM:** *Zincum cyanatum* (HAB1.5): wird z.B. unterstützend verordnet bei Meningitis.

**Zink, Diiodparaphenolsulfonsaures:** Zincum diiodparaphenolsulfonicum, Zincum sozojodolicum, Sozoiodolzink; $(C_6H_2I_2OHSO_3)_2Zn \cdot 6\ H_2O$, $M_r$ 1023.3. Farblose Nadeln od. krist. Pulver, lösl. in Wasser, leicht lösl. in Ethanol. **Anw.:** früher med. zu Injektionen gegen Gonorrhö; gegen Schnupfen als Schnupfpulver (7%).

**Zink, Essigsaures:** Zincum aceticum, s. Zinkacetat.

**Zinkfeile:** s. Zink.

**Zinkfluorid:** Zincum fluoratum; $ZnF_2$, $M_r$ 103.37. D. 4.84. Schmp. 872°C. Farblose Kristalle, sehr schwer lösl. in Wasser, leicht lösl. in Ammoniaklsg. Darst.: durch Erwärmen von Zn u. Fluor. **Anw.:** in der Galvanotechnik, in der Porzellanindustrie, zur Holzkonservierung.

**Zinkgranalien:** unregelmäßig geformte, silberglänzende Körner aus Zink. **Anw.:** zur Erzeugung v. nascierendem Wasserstoff.

**Zinkiodid:** Zincum iodatum, Iodzink; $ZnI_2$, $M_r$ 319. D. 4.74. Weiße, körnige, sehr hygr. Masse od. Kristalle, leicht lösl. in Wasser u. Ethanol. Darst.: durch Eindampfen einer Mischung v. Zink, Iod u. Wasser. **Anw.:** als Reagenz, vgl. Iodzinkstärkelsg.

**Zinkiodidstärkelösung:** s. Iodzinkstärkelösung.

**Zinkisovalerianat:** s. Zinkvalerianat.

**Zinkkautschukpflaster:** s. Collemplastrum Zinci.

**Zinklactat:** Zincum lacticum, Milchsaures Zink; $Zn(C_3H_5O_3)_2$, $M_r$ 243.5 bzw. 297.5 (Trihydrat). Weiße, glänzende, nadelförmige Kristalle, meist zu Krusten vereinigt od. weißes Pulver, lösl. in Wasser, unlösl. in Ethanol; beim Erhitzen über 100°C verkohlt es unter Entwicklg. brauner, rauchartig riechender Dämpfe. Darst.: durch Eintragen v. Zinkoxid in erwärmte verd. Milchsäure u. Eindampfen. **Anw.** med.**:** inn. bisweilen b. Epilepsie; äuß. zu Augenwässern u. Injektionen. MED 0.1 g, MTD 0.3 g.

**Zinklegierungen:** s. Zink.

**Zinkleim:** Zinci gelatina, Gelatina Zinci. **Off.:** DAB10, ÖAB90: Geh. mind. 9 u. max. 11% Zinkoxid sowie mind. 34 u. max. 40% Glycerol. Herst. nach DAB10, NRF u. ÖAB90: 10 T. Zinkoxid (ZnO), 15 T. Gelatine, 40 T. Glycerol 85%, 35 T. Gereinigt. Wasser. ZnO wird mit Glycerol u. nach ÖAB90 mit Nipaestern (gestattet ist ein 0.1%iger Zusatz) angerieben; die Gelatine läßt man in frisch ausgekochtem u. wieder abgekühltem Wasser quellen, löst sie unter Erwärmen im Wasserbad u. vermischt sie gleichmäßig mit der ZnO-Anreibung; man ergänzt mit warmem Wasser auf 100 T. u. gießt den noch warmen Leim in geeignete weithalsige Behältnisse aus, in denen er während des Abkühlens erstarrt. Verfestigungstemperatur 34 bis 36°C. Die weiße, feste (elastische) Gallerte verflüssigt sich wieder beim Erwärmen (zur Applikation). **Anw.:** Als Zinkleimbinden* (zur Behandlung des varikösen Symptomenkomplexes) u. als Deckmittel bei Hautkrankheiten. Z. wird warm aufgetragen u. bildet nach dem Erstarren luftdichte Verbände. 1 Monat lang verwendbar.

**Zinkleimbinden:** Mullbinden od. elastische Binden, die mit einem Zinkleim* beschichtet sind. Es sind gebrauchsfertige Z. im Handel. Die Herst. des Zinkleimverbandes kann auch durch abwechselndes Auftragen von auf 40°C erwärmtem Zinkleim u. Binden erfolgen. Zinkleim verflüssigt sich beim Erwärmen u. hat bei Raumtemp. halbsteife Festigkeit. Z. werden beispielsweise zur Herst. v. Kompressionsverbänden bei Venenthrombosen od. zur Nachbehandlung von Knochenbrüchen verwendet.

**Zinkleim, Harter:** Zinci gelatina dura. Zstzg. nach Ph.Helv.7: 10 T. Zinkoxid, 30 T. Gelatine, 30

T. Glycerol 85%, Methyl-4-hydroxybenzoat, Wasser ad 100 T. Herst. u. Anw. s. Zinkleim.

**Zink, Milchsaures:** s. Zinklactat.

**Zinköl:** s. Oleum Zinci.

**Zinkorotat:** **Zinkorotat-Dihydrat**, Zinci orotas dihydricus, Zincum oroticum dihydricum, Orotsaures Zink, Zinksalz der Orotsäure*; CAS-Nr. 60388-02-5; $C_{10}H_6N_4O_8Zn \cdot 2\ H_2O$, $M_r$ 411.6. Weißes Pulver, sehr schwer lösl. in Wasser, prakt. unlösl. in Ethanol. **Off.:** DAC86. Anw. s. Orotsäure.

**Zinkoxid:** Zinci oxidum Ph.Eur.3, Zincum oxydatum, Zinkoxid, Reines; CAS-Nr. 1314-13-2; ZnO, $M_r$ 81.37. Weißes od. gelblichweißes, zartes, amorphes Pulver, das beim Erhitzen gelb u. beim Erkalten wieder weiß wird, unlösl. in Wasser, leicht lösl. in verdünnten Säuren unter Salzbildg. Darst.: durch Erhitzen von scharf getrocknetem, gefälltem bas. Zinkcarbonat. **Anw.** med.: früher wurde Zinkoxid inn. als Sedativum u. krampflösende Mittel verwendet; heute wird es nur äuß. angewendet, als Konstituens in Pudern, Salben, Pasten, wirkt schwach adstringierend u. antiseptisch (Pasta Zinci, Pasta Zinci mollis, Pasta Zinci salicylata, Ungt. Zinci, Gelatina Zinci (s.Zinkleim), Oleum Zinci).

**HOM:** *Zincum oxydatum:* verord. z.B. b. Krampfzuständen.

**Zinkoxidlotion, Wäßrige:** s. Lotio alba aquosa.

**Zinkoxidpaste, Weiche mit Chlorkresol u. feinverteiltem Schwefel:** s. Pasta Zinci oxidi mollis cum chlorcresolo et sulfure praecipitato.

**Zinkoxidpaste, Weiche mit Ethacridinlactat:** s. Pasta Zinci oxidi mollis cum ethacridino lactatati.

**Zinkoxid-Pinselung, Stabilisierte:** Zstzg. nach NFA: 3.0 T. Cetylstearylalkohol (Stearolum), 18.0 T. Zinkoxid, 18.0 T. Talk, 18.0 T. verdünntes Ethanol, 18.0 T. Glycerol (85%) ad 100 T. destilliertes Wasser. Herst.: Emulgierender Stearylalkohol, Glycerol u. destilliertes Wasser werden zus. auf dem Wasserbad geschmolzen. Zinkoxid u. Talk werden durch Sieb V (ÖAB) gesiebt u. in die Mischung eingearbeitet. Zuletzt wird der verdünnte E. zugesetzt. Stabile, pastöse, weiße Schüttelpinselung. **Anw.:** allergisches Kontaktekzem, Exantheme, Urticaria, Herpes zoster, Juckreiz. Nicht in Augennähe anwenden, s.a. Lotiones.

**Zinkoxid, Rohes:** Zincum oxydatum crudum, Flores Zinci, Zinkweiß, Zinkblumen, Lana philosophica. Darst.: In den Zinkhütten durch Verbrennen von Zinkdampf an der Luft. **Anw.** med.: heute obsolet; früher äuß. in Pudern, Salben u. Pasten, z.B. nach EB6 Pasta Zinci oleosa „Lassar", Pasta Zinci sulfurata „Unna".

**Zinkoxidschüttelmixtur:** s. Lotio alba aquosa.

**Zinkoxidschüttelmixtur, Ethanolische:** s. Lotio alba spirituosa.

**Zinkoxidschüttelmixtur, Ethanolische, mit Chlorkresol u. Steinkohlenteerlösung:** s. Lotio alba spirituosa cum chlorcresolo et liquore picis lithanthracis.

**Zinkoxidschüttelmixtur mit Ammoniumsulfobitol:** s. Lotio alba aquosa cum ammoniumsulfobitolo.

**Zinkoxidschüttelpinselung:** s. Lotio alba spirituosa.

**Zinkparaphenolsulfonat:** s. Zinkphenolsulfonat.

**Zinkpaste:** s. Pasta Zinci.

**Zinkpaste, Ölige, „Lassar":** s. Pasta Zinci oleosa „Lassar".

**Zinkpaste, Weiche:** s. Pasta zinci mollis.

**Zinkperhydrol:** Zinkperoxid*.

**Zinkpermanganat:** Zincum permanganicum, Übermangansaures Zink; $Zn(MnO_4)_2 \cdot 6\ H_2O$, $M_r$ 411.3. Dunkelrote, dem Kaliumpermanganat ähnliche, sehr hygr. Kristalle, sehr leicht lösl. in Wasser. Darst.: durch Fällung einer Zinksulfatlsg. mit Bariumpermanganatlsg. u. Eindampfen des Filtrats. **Anw.** med.: als Antiseptikum u. Adstringens; zu Einspritzungen b. Urethritis (0.025%).

**Zinkperoxid:** Zincum peroxydatum, Zinksuperoxid, Zinkperhydrol®, ein Gem. v. $ZnO_2$ u. ZnO zu gleichen Teilen. Weißes, schwach gelbstichiges, amorphes Pulver, unlösl. in Wasser, leicht lösl. in verd. Säuren unter Bildung v. $H_2O_2$. Darst.: durch Einw. v. Wasserstoffperoxidlsg. auf Zinkoxid. **Anw.** med.: als reizloses Antiseptikum, Adstringens u. Desodorans in Form v. Streupulvern od. Salben (10-50%).

**Zinkphenolsulfonat:** Zincum sulfophenolicum, Zincum p-phenolsulfonicum, Zinkparaphenolsulfonat; $C_{12}H_{10}O_8S_2Zn$, $M_r$ 411.7 bzw. 537.8 (Heptahydrat). Farblose od. schwach rötl., an der Luft verwitternde Kristalle, leicht lösl. in Wasser u. Ethanol. **Anw.** med.: als Antiseptikum, zu Urethralinjektionen (0.1%) od. zu Verbandwässern (0.25%).

**Zinkphosphat:** $Zn_3(PO_4)_2$. Weißes, krist. Pulver; unlösl. in Wasser u. Ethanol; lösl. in Säuren u. Ammoniaklsg. **Anw.:** früher bei Psychose.

**HOM:** *Zincum phosphoricum* (HAB1.4): verord. z.B. b. Neurasthenie (Nervenschwäche).

**Zinkphosphid:** Zincum phosphoratum, Zinkphosphür, Phosphorzink; $Zn_3P_2$, $M_r$ 258.1. D. 4.95. Schmp. über 420°C. Dunkelgraue Kristalle od. Pulver, schwach nach Phosphor riechend u. schmeckend, giftig; unlösl. in Wasser, lösl. in Salzsäure od. verd. Schwefelsäure. **Anw.:** zur Vergiftung von Ratten, Feld- u. Wühlmäusen, in zahlreichen Industrie-Präparaten.

**Zinkphosphür:** Zinkphosphid*.

**Zinkprotamininsulin:** s. Insulin (Depot-Insuline).

**Zinksalbe:** s. Unguentum Zinci.

**Zinksalicylat:** Zincum salicylicum, Salicylsaures Zink; $C_{14}H_{10}O_6Zn$, $M_r$ 339.6 bzw. 393.5 als Trihydrat. Farblose, glänzende Nadeln, lösl. in Wasser u. Ether, leicht lösl. Ethanol. Darst.: durch Erhitzen einer Zinksulfatlsg. mit Natriumsalicylatlsg. u. Auskristallisierenlassen. **Anw.** med.: Antiseptikum u. Adstringens; in Pudern u. Salben gegen Hauterkrankungen.

**Zinksalicylsäurepaste:** s. Pasta Zinci salicylata.

**Zink, Salicylsaures:** Zinksalicylat*.

**Zink, Schwefelsaures:** Zinksulfat*.

**Zinkstaub:** Reagenz Ph.Eur.3; fein pulverisiertes Zink*, lösl. in Salzsäure 7%.

**Zinkstearat:** Zinci stearas Ph.Eur.3, Zincum stearicum, Zincum stearinicum, Stearinsaures Zink; CAS-Nr. 557-05-1. Gem., vorwiegend aus Zinkstearat ($C_{36}H_{70}O_4Zn$, $M_r$ 632), Zinkpalmitat ($C_{32}H_{62}O_4Zn$, $M_r$ 576.2) u. Zinkoleat ($C_{36}H_{66}O_4Zn$, $M_r$ 628). Weißes, amorphes, leichtes Pulver; prakt. unlösl. in Wasser, wasserfreiem Ethanol u. Ether. Inkomp.: Säuren, Eisensalze. Darst.: durch Umsetzen von Zinksulfat mit Alkalistearat in wäßrigen Lsgn. **Anw.:** in Pudern u. Salben. Als mildes Adstringens u. Antiseptikum sowie als wasserabstoßendes, austrocknendes Mittel bei

Ekzemen, Impetigo, Ulcus cruris (Unterschenkelgeschwür), Pruritus u. Psoriasis. Z. sollte nicht bei Kindern verwendet werden.

**Zink, stearinsaures:** Zincum stearinicum, s. Zinkstearat.

**Zinksulfat:** Zinci sulfas Ph.Eur.3, Zincum sulfuricum, Schwefelsaures Zink, Zinkvitriol, Weißer Vitriol, Vitriolum album, Weißer Galitzenstein, Nihilum album, Augennichts; CAS-Nr. 7446-20-0; $ZnSO_4 \cdot 7\ H_2O$, $M_r$ 287.5. D. 1.97 (wasserfrei D. 3.74). Farblose, an trockener Luft verwitternde Kristalle, leicht lösl. in Wasser, unlösl. in Ethanol. Darst.: durch Rösten v. Zinkblende u. Ausziehen des Röstproduktes mit Wasser od. durch Auflösen v. Zink in verd. Schwefelsäure. **Anw.** med.: früher als Emetikum; heute nur noch äuß. als Adstringens u. Antiseptikum, bei Bindehautentzündung, Urethritis u. Vaginitis (auch bei gonorrhöischer Infektion); in Augenspülungen u. Umschlägen 0.1%, in Augensalben 2%ig, zu Urethral- u. Vaginalspülungen 0.2- bis 0.5%ig. In konz. Lsgen. wirkt Zinksulfat ätzend, weil es Eiweiß koaguliert. Techn.: als Beize in der Kattunfärberei, als Holzimprägnierungsmittel. Desinfektionsmittel, zur galvanischen Verzinkung.

**HOM:** *Zincum sulfuricum* (HAB1.4): verord. z.B. b. Verdauungsstörungen.

**Zinksulfat-Augentropfen:** Zinci sulfatis oculoguttae, s. Augentropfen.

**Zinksulfat-Gel:** Zstzg. u. Herst. nach NFA: 3.00 T. Hydroxyethylcellulose werden in 90 T. heißem, destilliertem Wasser dispergiert. Dann fügt man die Lsg. von 1 T. Zinksulfat u. 0.01 T. Benzalkoniumchlorid in 5.99 T. destilliertem Wasser zu u. läßt bis zur vollständigen Quellung (mind. 3 h) stehen. **Anw.:** Herpes simplex. **Dos.:** Bereits bei ersten Anzeichen der beginnenden Infektion stündlich auf die betroffenen Stellen auftragen. **Nebenw.:** Irritationen u. Austrocknen der behandelten Hautstellen möglich.

**Zinksulfat, Getrocknetes:** Zincum sulfuricum siccatum. Weißes, mittelfeines, lockeres Pulver; 1 g getrocknetes Zinksulfat darf beim Trocknen im Trockenschrank bei 100°C max. 0.01 g an Gewicht verlieren. **Anw.** med.: wie Zinksulfat*.

**Zinksulfid:** Zincum sulfuratum, Schwefelzink; ZnS. Weißes Pulver, leicht lösl. in verd. Säuren. Nat. als Zinkblende u. Wurtzit. Darst.: durch Umsetzung von Zinksalzlösung u. Ammoniumsulfidlösung. **Anw.:** als Malerfarbe, in der Linoleum- u. Kunstlederherstellung, in der Glasfabrikation (Milchglas). Kristallis. ZnS (gew. durch Sublimation von ZnS bei 1180°C), das Spuren von Schwermetallsalzen enthält, hat die Eigenschaft, bei Belichtung im Dunkeln weiterzuleuchten, s. Sidot-Blende.

**Zinksulfit:** Zincum sulfurosum, schwefligsaures Zink; $ZnSO_3 \cdot 2\ H_2O$. Weißes, krist. Pulver, sehr schwer lösl. in Wasser, durch Mineralsäuren wird es zerlegt unter Entweichung von $SO_2$. **Anw.:** früher als Antiseptikum f. Verbandstoffe; techn.: als Färberbeize.

**Zinksuperoxid:** Zinkperoxid*.

**Zink, Übermangansaures:** Zinkpermanganat*.

**Zinkundecylenat:** Zinci undecylenas Ph.Eur.3, Zincum undecylenicum; CAS-Nr. 557-08-4; $C_{22}H_{38}O_4Zn$, $M_r$ 431.9. Schmp. 116-121°C. Weißes, feines Pulver; unlösl. in Wasser u. Ethanol. **Anw.:** Antimykotikum* wie Undecylensäure*.

**Zinkvalerianat:** Zincum valerianicum, Baldriansaures Zink, Zinksalz der Isovaleriansäure, Zinkisovalerianat, Zincum isovalerianicum; $(C_5H_9O_2)_2Zn \cdot 2\ H_2O$, $M_r$ 303.67. Schmp. ca. 110°C. Kleine, weiße, glänzende, etwas fettig anzufühlende Kristalle, die schwach nach Baldriansäure riechen; lösl. in 90 T. Wasser u. 40 T. Ethanol. Darst.: durch Vermischen einer Anreibung v. Zinkoxid u. Ethanol mit Isovaleriansäure, Auflösen des gebildeten Zinkisovalerianats in verd. Ethanol u. Auskristallisierenlassen. **Anw.** med.: früher als Antineuralgikum, bei Hysterie u. Epilepsie. MED 0.1 g, MTD 0.3 g.

**HOM:** *Zincum isovalerianicum* (HAB1.5); Zincum valerianicum: wird z.B. verordnet als Einschlafmittel bei großer Unruhe der Beine, Neuralgie.

**Zinkvitriol:** Zinksulfat*.

**Zinkweiß:** Zincum oxydatum crudum, s. Zinkoxid, Rohes.

**Zinkzyanid:** Zinkcyanid*.

**Zinn:** Stannum, Sn, $A_r$ 118.69, 2- u. 4wertig. OZ 50. D. 7.28; Schmp. 231.91°C; Sdp. 2687°C; Härte 1.8. Silberweißes, glänzendes Metall. Nat. als Zinnstein (Kassiterit), $SnO_2$, u. als Zinnkies, $Cu_2FeSnS_4$. Z. ist seit etwa 3000 v. Chr. bekannt u. wurde damals zur Herst. v. Bronze benutzt. Darst.: Aus Zinnstein durch Rösten u. Erhitzen mit Koks u. darauffolgendem Ausseigern zwecks Abtrennung des Eisens u. anderer metallischer Verunreinigungen; Rückgewinnung aus Weißblech durch elektrolytische Auflösung u. Wiederabscheidung des Sn. Sn ist weich, dehnbar u. zu dünnen Folien (Stanniol) auswalzbar; lösl. in starken Säuren u. Basen; gegen Luft u. Wasser beständig, wird von schwachen Säuren (Fruchtsäften, Fischkonserven usw.) nicht angegriffen. Das metallische **β-Zinn** wandelt sich unterhalb 13.2°C in das halbleitende **α-Zinn** mit Diamantstruktur um. Gegenstände aus Z. zerfallen dabei zu einem grauen Pulver (Zinnpest). Beim Biegen von Z. vernimmt man ein eigentümliches Knirschen, Zinngeschrei. Mit den Halogenen verbindet sich Sn zu Tetrahalogeniden (z.B. zu Zinntetrachlorid: $SnCl_4$), mit Schwefel beim Erhitzen zu Zinnsulfiden, mit Phosphor zu Zinnphosphid ($Sn_4P_3$); bei starkem Erhitzen (ca. 1500°C) verbrennt Zinn mit weißer Flamme zu Zinndioxid ($SnO_2$). **Anw.:** zum Überziehen anderer Metalle, bes. Eisen (Weißblech), sowie zu Legierungen, z.B. Bronze (Sn u. Cu), Britannia-Metall (88 bis 90% Sn, 8 bis 10% Sb, 2% Cu), Weichlot (40 bis 70% Sn, 30 bis 60% Pb). Wegen seiner Beständigkeit an feuchter Luft sowie gegen schwache Säuren u. Alkalien fand Zinn bzw. verzinntes Eisenblech (Weißblech) ausgedehnte Anw. in d. Nahrungsmittelindustrie, wird aber jetzt vielfach durch Aluminium u.a. ersetzt. Schmilzt man Zinnoxid mit NaOH, so erhält man Natriumstannat, $Na_2SnO_3$; aus konz. wäßriger Lsg. dieses Salzes kristallisiert ein leichtlösl. Salz von der Formel $Na_2[Sn(OH)_6]$, Natrium-hexahydroxostannat, als sog. Präpariersalz zum Beizen in d. Färberei verwendet. Die diesem Salz entsprechende Zinnsäure $H_2[Sn(OH)_6]$ ist frei nicht bekannt. Beim Ansäuern von Alkalistannatlösungen entstehen weiße, voluminöse, gelartige Niederschläge $SnO_2 \cdot H_2O$, die beim Stehen od. beim Erwärmen unter Wasserabspaltung in Orthozinnsäure, Metazinnsäure, Metadizinnsäure u. schließlich in $SnO_2$ übergehen. Die frischen, in Säuren lösl. Niederschläge bezeichnete man früher als α- od. *a-Zinnsäure,* die gealterten, nicht mehr lösl. Niederschläge als β- od. *b-Zinnsäure.* Sn ist f. den Menschen ein essentielles Spurenelement, das f. die Knochenbildung von Bedeutung ist. **Nachw. von Zinn-Verbindungen: 1.** Mit Soda auf Kohle geschmolzen ergeben sich weiche Metallkörner. **2.** $H_2S$ fällt aus Zinn(II)-Salzlösungen braunes Zinn(II)-sulfid, aus Zinn(IV)-Salzlösungen gelbes Zinn(IV)-sulfid, beide lösl. in Ammoniumsulfidlsg. **3.** Zinn(II)-Salze fällen aus Quecksilber(II)-chloridlösung weißes Quecksilber(I)-chlorid (Kalomel), im Überschuß feinverteiltes metallisches Hg. **4.** Aus Zinn(II)-chloridlösung fällt Goldlösung den „Cassiuschen Goldpurpur" (s. Gold).

**HOM:** *Stannum metallicum* (HAB1.2): verord. z.B. b. nervenschwachen Personen, Gewebsschwäche, Uterusprolaps, Bronchialerkrankungen.

**Zinn(II)-acetat:** Stannoacetat, Stannum aceticum oxydulatum; $Sn(CH_3COO)_2$, $M_r$ 236.79. Weißes, krist. Pulver, unlösl. in Wasser, lösl. in verdünnter Essigsäure u. in verdünnter Salzsäure. **Anw.:** als Beize in d. Färberei.

**Zinnamein:** Cinnamein, s. Balsamum peruvianum.

**Zinn(IV)-ammoniumchlorid:** s. Ammoniumhexachlorostannat(IV).

**Zinnasche:** Stannum oxydatum, s. Zinn(IV)-oxid.

**Zinn(II)-bromid:** Stannum bibromatum, Zinnbromür, Stannobromid; $SnBr_2$.

**Zinnbronze:** Stannum bisulfuratum cristallisatum, s. Zinn(IV)-sulfid.

**Zinnbutter:** Butyrum Stanni, s. Zinn(IV)-chlorid.

**Zinnchlorid:** Stannum bichloratum (fumans), s. Zinn(IV)-chlorid.

**Zinn(II)-chlorid:** Stannum chloratum, Zinnchlorür, Stannochlorid, Zinnsalz; $SnCl_2 \cdot 2\ H_2O$, $M_r$ 225.64. Schmp. 40.5°C. D. 2.71. Farblose Kristalle, lösl. in Ethanol u. Salzsäure. **Off.:** DAB10. **Anw.** med.: früher äuß. gegen Ekzeme; techn.: in d. Analyse, als Reduktionsmittel (vgl. Bettendorf-Reagenz), in der Färberei, zur Herst. des Cassiuschen Goldpurpurs, zur galvan. Verzinnung. Reagenz Ph.Eur.3.

**Zinn(IV)-chlorid:** Stannum bichloratum (fumans), Zinnchlorid, Stannum tetrachloratum, Stannichlorid, Zinntetrachlorid, Spiritus fumans Libavii (nach Andreas Libavius, 1540 bis 1616, der $SnCl_4$ zuerst herstellte); $SnCl_4$, $M_r$ 260.54. D. 2.229. Ep. -36.2°C. Sdp. 114.1°C. Farblose, stark rauchende Flüss., die zu 3 T. mit 1 T. Wasser od. beim Stehenlassen an feuchter Luft vermischt zu einer weichen, krist. Masse erstarrt, der sog. Zinnbutter (Butyrum Stanni, $SnCl_4 \cdot 5\ H_2O$, Schmp. 60°C). $SnCl_4$ ist ein gutes Lösungsmittel f. Brom, Iod, Phosphor, Schwefel u. dgl. u. findet in der org. Chemie Anw. als Katalysator f. Chlorierungen u. Kondensationsreaktionen; techn. als Beize in d. Färberei (Rosiersalz), zur Seidebeschwerung, als Flammschutzmittel usw.

**Zinnchlorür:** Zinn(II)-chlorid*.

**Zinndioxid:** s. Zinn(IV)-oxid.

**Zinner-Reaktion:** Reaktion zum Nachw. von Nicotinsäure, die nach Zers. mit Phosphoroxidchlorid in alkalischem Medium mit einer alkoholischen Phloroglucin-Lsg. behandelt wird. Beim Ansäuern entsteht ein blauer Farbstoff.

**Zinnkraut:** Herba Equiseti, s. Equisetum arvense.

**Zinnober:** s. Quecksilber(II)-sulfid, Rotes.

**Zinnober, Grüner:** Chromium oxydatum, s. Chrom(III)-oxid.

**Zinn(IV)-oxid:** Stannum oxydatum, Zinndioxid, Stannioxid, Zinnasche, Zinnsäureanhydrid; $SnO_2$, $M_r$ 150.7. D. 6.95. Schmp. 1900°C. Nat. als Zinnstein (Kassiterit). Darst.: durch Erhitzen v. geschmolzenem Zinn an d. Luft. Gelbl.-weißes Pulver, unlösl. in Wasser, verd. Säuren u. Alkalien (lösl. in konz. Salz- u. Salpetersäure). **Anw.:** als Poliermittel f. Glas, Marmor, Stahl; z. Herst. v. Milchglas u. Email.

**Zinnpest:** s. Zinn.

**Zinnphosphid:** s. Zinn.

**Zinnsäure:** s. Zinn.

**Zinnsäureanhydrid:** Stannum oxydatum, s. Zinn(IV)-oxid.

**Zinnsalz:** Zinn(II)-chlorid*.

**Zinn(IV)-sulfid:** Stannum bisulfuratum cristallisatum, Kristallisiertes Zinnsulfid, Aurum musivum, Musivgold, Zinnbronze; $SnS_2$. Goldgelbe, fettige Schüppchen. **Anw.:** als Malerfarbe.

**Zinn-[$^{99m}$Tc]Technetium-Injektionslösung, Kolloidale:** s. Technetium[$^{99m}$Tc]-Zinn-Kolloid-Injektionslösung.

**Zinntetrachlorid:** Zinn(IV)-chlorid*.

**Zirbeldrüse:** Epiphyse*.

**Zircon(ium):** Zirkonium, Zirkon, Zr, $A_r$ 91.22; 2-, 3-, 4wertig; OZ 40. D. 6.508; Schmp. 2128°C; Sdp. 3578°C, entdeckt von Berzelius 1824. Nat. nur gebunden, hauptsächl. als **Zirkon** (Hyazinth), $ZrSiO_4$, in Norwegen u. Nordamerika, ferner als Wöhlerit u. Zirkonerde ($ZrO_2$). Darst.: durch Erhitzen von Calciumhexafluorozirconat, $CaZrF_6$, m. Kalium od. Natrium; es resultiert hierbei das Z. zunächst als schwarzes, amorphes Pulver, das beim Schmelzen grauweiße, krist. Massen bildet. Reines Z. ist ein stahlartig glänzendes, weiches, biegsames, hämmerbares Metall. lösl. in Königswasser u. Flußsäure, während andere Säuren das Metall kaum angreifen. Das Metall verbrennt im Sauerstoffstrom bei Weißglut zu $ZrO_2$ u. erreicht dabei die f. Metalle höchste Temp. von ca. 4650-4750°C. Beim Erhitzen strahlt $ZrO_2$ ein blendend weißes Licht aus (Nernst-Lampe, Zirkonlicht). Es dient ferner zur Herst. feuerfester Gefäße, Schmelztiegel u. als Zusatz zum Quarzglas (Zirkonglas), früher als Röntgenkontrastmittel.

**Zirconglas:** s. Zirconium.

**Zirconiumdioxid:** Zirkonoxid, Zirkonia; CAS-Nr. 1314-23-4; $ZrO_2$, $M_r$ 123.2. Weißes, amorphes, schweres Pulver od. monokline Kristalle. Prakt. unlösl. in Wasser, leicht lösl. in verdünnter Salzsäure. **Wirk.** u. **Anw.:** mit Gentamycin in Septopal®; in der Dermatologie, als Pigment, in der Glas- u. Emailherstellung; zur Herst. v. Nernst-Lampen, s. Zirconium.

**Zirkadian:** einen biologischen (24-Stunden)-Rhythmus aufweisend.

**Zirkonlicht:** s. Zirconium.

**Zirkonoxid:** s. Zirconiumdioxid.

**Zirkularbeschleuniger:** s. Teilchenbeschleuniger.

**Zirkulardichroismus:** Abk. CD (Circular Dichroism); die unterschiedlich starke Absorption von rechts- u. linkszirkular polarisiertem Licht in einem opt. aktivem Stoff im Bereich einer Absorptionsbande. Als Folge davon ist eingestrahltes linear polarisiertes Licht (das aus links- u. rechtszirkular polarisiertem Licht jeweils gleicher Intensität besteht) beim Austritt elliptisch polarisiert. CD ist immer mit anormaler ORD* gekoppelt, beide Effekte werden gemeinsam als Cotton-Effekt bezeichnet.

**Zirkulation des Protoplasmas:** *bot.* Plasmaströmungen in verschiedene Richtungen, innerhalb d. wandständigen Endoplasmas od. innerhalb d. Plasmafäden einer Zelle, vgl. Rotation des Protoplasmas.

**Zirrhose:** Cirrhosis*.

**Zithromax®:** s. Azithromycin.

**Zitrat-Blut:** Citrat-Blut, s. Blutgerinnung.

**Zitronat:** s. Citrus medica.

**Zitrone:** Fructus Citri, s. Citrus limon.

**Zitronellgras:** (Citronellgras), **Zitronellöl** (Citronellöl), s. Cymbopogon winterianus.

**Zitronellöl:** Oleum Citronellae, Citronellöl, s. Cympopogon nardus.

**Zitronenbaum:** s. Citrus limon.

**Zitronengeranium:** s. Pelargonium-Arten.

**Zitronenholz:** Lignum citrinum, s. Chlorophora tinctoria.

**Zitronenkraut:** Zitronenmelisse, s. Melissa officinalis.

**Zitronenmilch:** s. Citronenmilch.

**Zitronenöl:** Oleum Citri, s. Citrus medica.

**Zitronensäure:** Citronensäure*.

**Zitronensaft:** Succus Citri, s. Citrus limon.

**Zitronenschale:** Pericarpium Citri, s. Citrus limon.

**Zitronensirup:** s. Sirupus Citri.

**Zitronenstrauch:** s. Aloysia triphylla.

**Zittmann-Abkochung:** s. Decoctum Zittmanni.

**Zitwerblüten: Zitwersamen**, Flores Cinae, s. Artemisia cina.

**Zitwerwurzel:** Rhizoma Zedoariae; **Zitwerwurzelöl**, Oleum Zedoariae: s. Curcuma-Arten.

**Zizyphus jujuba** Mill.: (Z. vulgaris Lam.), Fam. Rhamnaceae (östl. Mittelmeergebiet bis Indien u. Japan). Stpfl. v. **Fructus Jujubae:** Rote Brustbeeren, Jujuben. **Inhaltsst.:** Zucker, Schleim, äpfelsaure u. weinsaure Salze. **Anw.** volkst.: als Schleimmittel bei Erkrankungen der Luftwege. (In gleicher Weise werden auch die Früchte v. **Zizyphus lotus** (L.) Lam., Mittelmeergebiet, verwendet.)

**ZKID$_{50}$:** Zellkultur-Infektiöse Dosis; s. Dosis infectiosa.

**Z-Konfiguration:** s. E/Z-Nomenklatur.

**ZL:** s. Zentrallaboratorium Deutscher Apotheker.

**Zn:** *chem.* Zink*.

**ZNS:** Abk. f. Zentralnervensystem*.

**Zocor®, Zocord®:** s. Simvastatin.

**Zöliakie:** *syn.* Gliadinüberempfindlichkeit; Erkrankung der Dünndarmschleimhaut im Säuglings- u. Kindesalter; das entsprechende Krankheitsbild beim Erwachsenen heißt einheimische Sprue. Sonderform der Malabsorption*, in deren Verlauf es unter Einw. der (lysinarmen u. prolinreichen) Kleberproteine (Gluten*) aus Weizen-, Roggen-, Gersten- u. auch Hafermehl zu einer flachen zottenlosen Dünndarmschleimhaut mit sekundärer Beeinträchtigung der Resorption f. zahlreiche Nahrungsbestandteile kommt (Hypovitaminosen, Abmagerung, Durchfälle mit Steatorrhoe*, Exsikkosen). Bislang ist nicht sicher zu entscheiden, ob ein angeborener Enzymmangel od. eine Antigen-Antikörper-Reaktion (was wahrscheinlicher zu sein scheint) vorliegt. **Therapie:** konsequente Gluten-Gliadin-freie Diät (Verw. von Reis-, Soja- od. Kartoffelmehl, auch Hirse, Mais u. Buchweizen ist erlaubt). Die Z. heilt auch nach jahrelanger gliadinfreier Kost nicht aus.

**Zolpidem** INN: N,N,6-Trimethyl-2-p-tolylimidazo[1,2-a]pyridin-3-acetamid, Bikalm®, Ivadal®, Stilnox®; CAS-Nr. 82626-48-0;

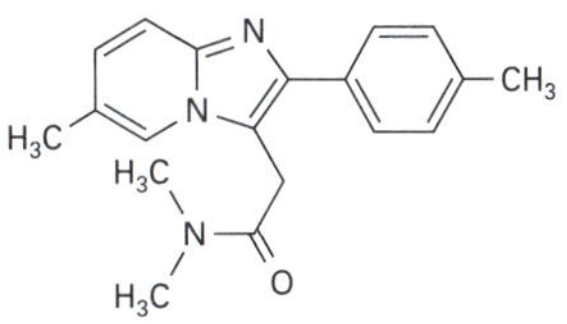

Zolpidem

$C_{19}H_{21}N_3O$, $M_r$ 307.40. Schmp. 196°C. p$K_s$ 6.2. **Wirk.:** agonistisch am Omega-1-Benzodiazepinrezeptor (trotz Fehlens einer Benzodiazepinstruktur), dadurch werden die Chloridkänale offengeahlten u. durch die Hyperpolarisierung der Membran die Erregbarkeit unterdrückt. Z. verkürzt die Einschlafzeit u. verlängert die Schlafzeit; der REM-Schlaf wird nicht signifikant vermindert, dessen Eintritt aber verzögert; das Verhältnis von REM- zu Non-REM-Schlaf (s. Schlaf) wird nicht signifikant verändert. **Anw.:** Hypnotikum. **Nebenw.:** Müdigkeit, Schwindel, selten Erregung, Alpträume; Obstipation, Harninkontinenz etc. Kontraind.: Myasthenia gravis, Schwangerschaft u. Stillzeit, Anw. bei Kinder unter 15 Jahren etc. HWZ 0.7 bis 3.5 h. **Übl. Dos.:** Oral: 1mal 10 mg Z.-Hemitartrat (entspr. 8.03 mg Z.) vor dem Schlafengehen. **Zolpidem-Hemitartrat:** $C_{19}H_{21}N_3O_2 \cdot 0.5\ C_4H_6O_6$, $M_r$ 382.4. Leicht lösl. in Wasser (23 g/L).

**Zomacton®:** s. Somatotropin.

**Zomepirac** INN: 5-(4-Chlorbenzoyl)-1,4-dimethyl-2-pyrrolylessigsäure; CAS-Nr. 33369-31-2; $C_{15}H_{14}ClNO_3$, $M_r$ 291.74. Schmp. 178-179°C aus 2-Propanol. **Anw.:** Analgetikum, Antiphlogistikum. *Nicht mehr im Handel.*

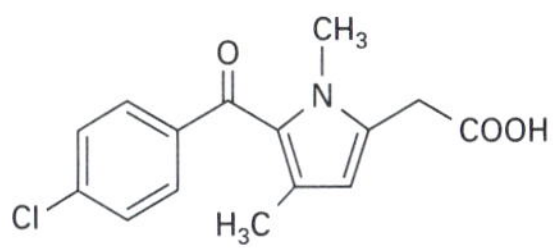

Zomepirac

**Zooecdysone:** s. Ecdysone.

**Zoogamie:** s. Bestäubung.

**Zoogloea:** Bakterienmassen, die infolge gallertiger Umwandlung der äußeren Zellwandschichten schleimig zusammenfließen; meist v. charakteristischer Form.

**Zoohormone:** Hormone, die im Tierkörper gebildet werden.

**Zoonosen:** Krankheiten, die vom Tier auf den Menschen übertragen werden, z.B. Milzbrand, Tollwut, Trichinose, Psittakose.

**Zoosporen:** s. Sporen.

**Zoosterine:** s. Sterine.

**Zootoxine:** tierische Gifte, z.B. Schlangengifte*, Spinnengifte*, Krötengifte (s. Bufo bufo), Bienengift (s. Apis mellifera), Tetrodotoxin* u.a.

**Zopiclon** INN: Zopiclonum Ph.Eur.3, Amoban®; CAS-Nr. 43200-80-2; $C_{17}H_{17}ClN_6O_3$, $M_r$ 388.8. Schmp. 177°C (Zers.). Weißes Pulver. Prakt. unlösl. in Wasser u. Ethanol. Leicht lösl. in Aceton. **Wirk.** u. **Anw.:** Hypnotikum, erster Vertreter der Cyclopyrrolone, wirkt anxiolytisch,

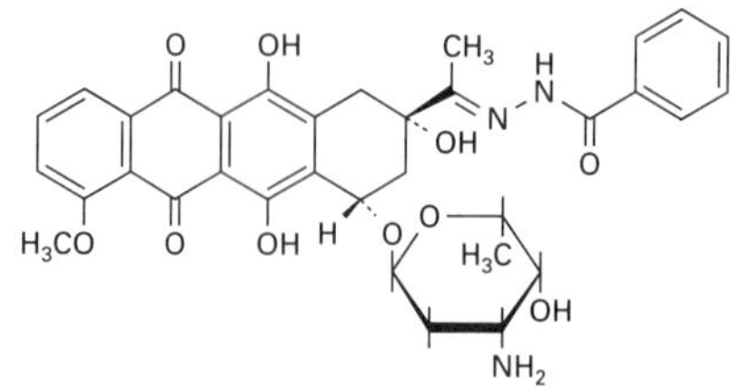

Zorubicin

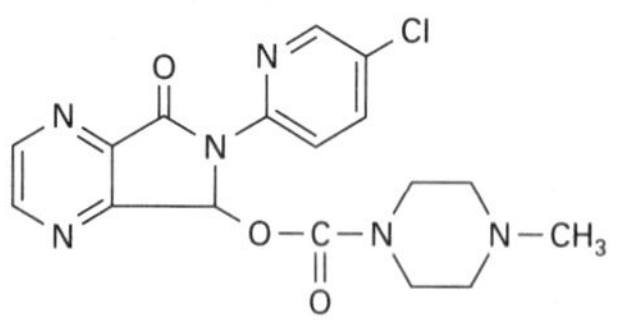

Zopiclon

muskelrelaxierend, bindet sich an Benzodiazepinrezeptor. **Übl. Dos.:** 5 bis 10 mg/d.

**Zorubicin** INN: Benzoylhydrazon-Derivat von Daunorubicin*, Zorubicin®R.P.; CAS-Nr. 54083-22-6; $C_{34}H_{35}N_3O_{10}$, $M_r$ 645,67. **Wirk.** u. **Anw.:** zytostatisch wirkendes Actinomycin-Antibiotikum zur Behandlung verschiedener Leukämieformen; wirkt durch Hemmung der DNS- u. RNS-Synthese. Plasmahalbwertszeit: 35 h. **Nebenw.:** Haarausfall (reversibel), Hautausschläge, teratogen. HWZ ca. 11 bis 27 h (Metaboliten).

**Zoster:** (*gr.* ζωστήρ Gürtel) *syn.* Herpes zoster, Gürtelrose; intensive, schmerzhafte Entzündung u. Zerstörung betroffener Hautstellen durch Reaktivierung endogener Varicella-zoster-Viren (s. Herepes-Viren), die nach Erstinfektion (s. Windpocken) jahrelang im Körper persistieren können; Inkubationszeit: 1 bis 3 Wochen. Ther.: austrocknende, desinfizierende Lokalbehandlung, Virostatika (z.B. Acyclovir, Famciclovir), Analgetika, Varizellen-Immunglobulin* vom Menschen.

**Zostrum®:** s. Idoxuridin.

**Zotepin** INN: 2-[(8-Chlordibenzo[b,f]thiepin-10-yl)oxy]-N,N-dimethylethylamin, Nipolept®;

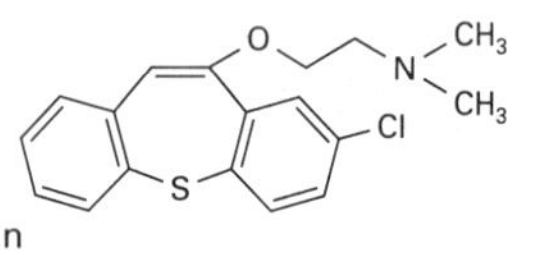

Zotepin

CAS-Nr. 26615-21-4; $C_{18}H_{18}ClNOS$, $M_r$ 331.86. Schmp. 90-91°C. **Wirk.** u. **Anw.:** tricyclisches Neuroleptikum mit breitem Wirkungsspektrum; verwendet bei Psychosen. **Nebenw.:** Müdigkeit, Herzrhythmusstörungen, Kreislauflabilität u. Obstipation. **Übl. Dos.:** 75 bis 100 mg/d in mehreren Einzelgaben; geringe Bioverfügbarkeit (ca. 10%).

**Zovirax®:** s. Aciclovir.

**Zr:** *chem.* Zirconium*.

**Zsigmondy-Filter:** s. Filtrieren.

**Zubereitungen:** **1.** für das Ohr, s. Auricularia; **2.** für die Nase, s. Nasalia; **3.** in Druckbehältnissen (Praeparationes pharmaceuticae in vasis cum pressu), s. Aerosol; **4.** zur Inhalation, s. Inhalationsmittel; **5.** Flüssige Zubereitungen zur peroralen Anwendung, s. Liquida peroralia; **6.** Flüssige Zubereitungen zur kutanen Anwendung, s. Liquida ad usum dermicum.

**Zubereitungen, intramammäre für Tiere:** s. Intramammäre Zubereitungen für Tiere.

**Zucker:** im engeren Sinn Bez. f. handelsübliche Saccharose*, im weiteren Sinn f. Kohlenhydrate*, besonders f. Mono- u. Oligosaccharide.

**Zuckerahorn:** Acer saccharum*; s. Saccharose.

**Zuckeralkohole:** mehrwertige Alkohole, die durch Reduktion von Monosacchariden (Aldosen, Ketosen) entstehen. Sie werden bezeichnet, indem man die Endung -ose des entsprechenden Monosaccharids durch -itol, bzw. -it (ältere Bezeichung) ersetzt. So werden Tetrosen zu Tetritolen, Pentosen zu Pentitolen usw. reduziert. Z. zeigen nur geringe optische Aktivität, werden von Hefen nicht vergoren u. reagieren nicht mit Fehling-Lösung od. Phenylhydrazin. Ihre Biosynthese erfolgt durch Reduktion der entsprechenden Monosaccharide mit NADH od. NADPH. Meist farblose, kristalline, wasserlösliche Substanzen, die z.T. in der Natur vorkommen, z.B. die Hexite* (Hexitole) D-Sorbitol (in den Vogelbeeren), D-Mannitol (in Manna, Pilzen, Sellerie, Oliven, Algen u.a.), Dulcitol (in Manna), Xylitol, Ribitol, Glycerol u. Erythrol. Cyclische Z. werden als Cyclitole* bezeichnet.

**Zuckeraustauschstoffe:** s. Süßmittel.

**Zuckerbirke:** s. Betula lenta.

**Zuckercouleur:** Saccharum tostum, Karamel; s. Saccharose.

**Zuckerdragees:** erhält man durch Überziehen von stark gewölbten (bikonvexen) Tabletten mit zahlreichen Zuckerschichten in rotierenden Kesseln.

**Zuckerfarbe:** Saccharum tostum, Karamel; s. Saccharose.

**Zuckerharnruhr:** Diabetes mellitus*.

**Zuckerkalk:** Calceria saccharata*.

**Zuckerkrankheit:** Diabetes mellitus, s. Diabetes.

**Zuckermelone:** s. Cucumis melo.

**Zuckerrohr:** Saccharum officinarum, s. Saccharose.

**Zuckerrübe:** Beta vulgaris ssp. vulgaris var. altissima Döll, s. Saccharose.

**Zuckersäuren:** Aldarsäuren; Dicarbonsäuren als Oxidationsprodukte von Monosacchariden, z.B. Schleimsäure*; s. Kohlenhydrate (Abb.).

**Zuckersirup:** s. Sirupus simplex.

**Zuckerspiegel:** s. Blutzucker.

**Zuckertang:** s. Laminaria.

**Zuclomifen** INN: s. Clomifen.

**Zuclopenthixol** INN: (Z)-{4-[3-(2-Chloro-9H-thioxanthen-9-yliden)propyl]-1-piperazinyl}ethanol, Sedanxol®; CAS-Nr. 982-24-1; $C_{22}H_{25}ClN_2OS$, $M_r$ 400.97. **Anw.:** antipsychotisch wirkendes Neuroleptikum, s. Psychopharmaka (Neuroleptika), *cis*-Isomer des Clopenthixols* (größere Wirksamkeit bei gleicher Dosierung). HWZ 20.4 ±5.3 h. **Übl. Dos.:** 20 bis 70 mg/d.

**Zügigkeit:** Duktilität; erwünschte fadenziehende Eigenschaft z.B. des Vaselins* (zurückzuführen auf den mikrokristallinen Isoparaffin- u. Ringparaffinanteil). Eine geeignete Z. (Qualitätsmerkmal) fehlt beim sog. „kurzen Vaselin", das einen hohen Anteil an grobkristallinen Paraffinen enthält.

**Zufallsmischung, gleichmäßige:** randomisierte Mischung, Mischung mit stochastischer Homogenität; völlig zufällige Verteilung der Einzelpartikeln in einer Mischung körniger Stoffe. Die Wahrscheinlichkeit f. das Vorhandensein an einem bestimmten Ort in der Mischung ist f. jede Einzelpartikel gleich groß, d.h. es liegt ein maximal ungeordneter Zustand vor. Die Güte der Z. wird als bestmögliches Ergebnis f. eine bestimmte Mischung angesehen. Diese optimal erreichbare Mischgüte kann mit statistischen Methoden berechnet werden. Sie ist abhängig von der Teilchenzahl (Feinheit u. Mischungsverhältnis) der einzelnen Komponenten der Mischung (z.B. des Wirkstoffes).

**Zugfestigkeitstester für Schüttgüter:** Apparatur zur indirekten Ermittlung des Fließverhaltens schlecht rieselfähiger Pulver. Z. bestehen aus 2 aneinandergelegten horizontalen Platten, von denen eine fest, die andere auf Kugellagern beweglich montiert ist. Auf den Platten wird ein Pulverbett aufgebracht u. unter Druck bis zu einem möglichst genau bekannten Zustand verdichtet. Durch Neigung gegen die Waagrechte od. durch eine an der beweglichen Platte horizontal angreifende Zugkraft wird durch Überwindung der Kohäsionskräfte an der Grenze zwischen beiden Platten das Abreißen der Pulverschicht bewirkt; aus den erhaltenen Daten kann die Zugfestigkeit in g/cm² u. damit die Kohäsion berechnet werden. Die Zugfestigkeit wird von der Porosität, den Partikeldurchmessern, der Anzahl der Berührungspunkte u. der Haftkraft pro Berührungspunkt bestimmt.

**Zugpflaster, Gelbes:** s. Emplastrum Lithargyri compositum.

**Zugsalbe:** Salbe mit hyperämisiernder (durchblutungsfördernder) u. damit eingrenzender („zusammenziehender") Wirkung auf entzündete u. eitrige Hautstellen (z.B. Furunkel); als Wirkstoffe dienen z.B. sulfonierte Schieferöle, z.B. in Unguentum Ammonii bituminosulfonici* (Ammoniumbituminosulfonatsalbe), Blei bzw. Bleiverbindungen, z.B. in Unguentum Plumbi oxydati* (Bleipflastersalbe, Diachylonsalbe) u.a., sowie Terpene, z.B. in Unguentum basilicum* (Königssalbe).

**Zulassung(sverfahren):** von Arzneimitteln, s. Arzneimittelzulassung.

**Zulassungsagentur, Europäische:** s. EMEA.

**Zunderschwamm:** s. Fomes fomentarius.

**Zungenblüten:** zygomorphe Blüten aus den Blütenköpfchen der Fam. Asteraceae* (Abb.); Z. vom Rande des Köpfchens (Randblüten) heißen Strahlblüten; s.a. Röhrenblüten*.

**Zungenblütige:** s. Cichoriaceae.

**Zusammengesetzter Citronellgeist:** s. Spiritus Melissae compositus.

**Zusatzstoffe:** s. Lebensmittelzusatzstoffe.

**Zusatzstoff-Zulassungsverordnung:** s. Lebensmittelzusatzstoffe.

**Zustandsdiagramm:** s. Phasendiagramm.

**Zustandsfunktionen:** die thermodynamischen Funktionen Energie*, Entropie*, Enthalpie* u.a., die sich von den (einfachen) **Zustandsgrößen** (Druck, Temp., Volumen) ableiten lassen.

**Zweidrittelmilch:** Kuhmilchverdünnung im Verhältnis 2 zu 1, wobei Kohlenhydrate in Form von 5% Saccharose od. Dextrin-Maltose-Gem. u. 2% eines weniger rasch resorbierbaren Kohlenhydrates, wie Mais-, Reis- od. Haferstärke zugesetzt werden. Dieser Zusatz ist notwendig, um die entsprechende Energiemenge bei vermindertem Fettgehalt der Kuhmilch zu erreichen; s.a. Säuglingsnahrung.

**Zweifach-Schwefel-Ammonium:** Ammonium bisulfuratum, s. Ammoniumdisulfid.

**Zweigapotheke:** Sonderform der Apotheke* i.d. BRD, geregelt in § 16 Apothekengesetz*. Tritt infolge Fehlens einer Apotheke ein Notstand in der Arzneimittelversorgung ein, so kann die zuständige Behörde dem Inhaber einer nahegelegenen Apotheke auf Antrag die Erlaubnis zum Betrieb einer Z. erteilen, wenn dieser die dafür vorgeschriebenen Räume (Offizin, Lagerraum, Nachtdienstzimmer; geregelt in §4 ApBetrO) nachweist. Zweigapotheken müssen von einem Apotheker verwaltet werden. Die Erlaubnis gilt f. 5 Jahre u. kann erneuert werden (s. auch Filialapotheken*).

**Zweihäusig:** *bot.* diözisch; männliche u. weibliche Blüten auf verschiedene Individuen verteilt, s. Blüte.

**Zweikammerdruckgaspackung:** s. Aerosol.

**Zweikompartimentsystem:** s. Kompartimentmodelle.

**Zweikomponenten-Fibrinkleber:** s. Fibrinkleber.

**Zweiphasenaerosol:** s. Aerosol.

**Zweischichttabletten:** s. Schichttabletten, Mehrschichttabletten.

**Zweistoffverdüsung:** s. Airless-System.

**Zwerchfell:** Diaphragma*.

**Zwergbohne:** Buschbohne, s. Phaseolus vulgaris var. nanus.

**Zwergholunderwurzel:** Radix Ebuli, s. Sambucus ebulus.

**Zwetschge:** Prunus domestica*.

**Zwiebel:** **1.** Küchenzwiebel, s. Allium cepa. **2.** *bot.* **Bulbus***; meist ein unterirdischer, stark verkürzter Sproß (Zwiebelscheibe, Zwiebelkuchen) der an der Oberseite die fleischig verdickten Zwiebelblätter (Zwiebelschuppen, Niederblätter mit Stomata) u. an der Unterseite die Wurzeln trägt. Der stark verkürzte Stamm verlängert sich dann zum blütentragenden Stengel.

**Zwiebelextrakt:** Extractum Cepae, s. Allium cepa.

**Zwiebelkuchen:** **Zwiebelschuppen**, s. Zwiebel.

**Zwikker-Bodendorf-Reaktion:** Farbreaktion zur Identifizierung von Barbituraten, Hydantoinen, Sulfonamiden, Pyridinen, Purinen. Die wäßrigen Substanzlösungen bilden nach Zugabe von Kupfersulfat- od. Cobaltchloridlösung u. alkalisierndenZusätzen (z.B. Pyridin) gefärbte Komplexe.

**Zwillingszellen:** s. Hybridzellen.

**Zwischenmolekulare Kräfte:** s. Bindungskräfte, intermolekulare.

**Zwischenwirt:** Lebewesen (Tiere, Menschen), die bestimmte Jugendstadien von Parasiten beherbergen.

**Zwischenzellenstimulierendes Hormon:** Luteinisierendes Hormon; s. Hormone.

**Zwitterblüten:** *bot.* Blüten mit männlichen u. weiblichen Geschlechtsorganen, s. Blüte.

**Zwitter-Ionen:** Verbindungen (z.B. Aminosäuren*, Ampholytseifen* u. Sydnone*), in deren Moleküle sowohl positive als auch negative Ladungen auftreten u. daher amphotere Elektrolyte sind.

**Zwölffingerdarm:** (Bez. stammt von Herophilos, ca. 300 v. Chr. in Alexandria) Intestinum duodenum.

**Zyan:** s.a. Cyan.

**Zyaneisenkalium:** Kalium-Eisen(II)-cyanid*.

**Zyanidhaltiges Quecksilberoxyzyanid:** s. Quecksilberoxidcyanid.

**Zyankalium:** Kaliumcyanid*.

**Zyanose:** bläuliche Verfärbung der Haut infolge Kohlensäureüberladung des Blutes.

**Zyanquecksilber:** Quecksilber(II)-cyanid*.

**Zyansilber:** Silber(I)-cyanid*.

**Zyanwasserstoffsäure:** Blausäure*.

**Zyanzink:** Zinkcyanid*.

**Zygomorph:** *bot.* s. Blüte.

**Zygospore:** *bot.* dickwandige Dauerspore, die aus einer Zygote hervorgeht, nach der Fusion von Isogameten.

**Zygosporenpilze:** Jochpilze, s. Pilze.

**Zygote:** *bot.* diploide (2n) Zelle, die durch Verschmelzung männlicher u. weiblicher Gameten entsteht.

**Zyklische Kohlenwasserstoffe:** s. Kohlenwasserstoffe.

**Zyklon B:** Schädlingsbekämpfungsmittel, das aus mit flüssiger Blausäure getränkter Zellstoffmasse besteht, der als Warnmittel der stark riechende Chlorkohlensäuremethylester beigemischt ist. Die Masse wird in den zu entwesenden (nicht zu desinfizierenden, denn Bakterien werden nicht abgetötet) Räumen (auf Zeitungspapier u. dgl.) ausgebreitet, die Blausäure verdunstet langsam an der Luft, während die zurückbleibende Zellstoffmasse ungiftig ist.

**Zyklophrenie:** *syn.* manisch-depressive Krankheit; endogene Psychose mit phasenhaftem Wechsel zwischen manischen u. depressiven Zuständen.

**Zyklotron:** s. Teilchenbeschleuniger.

**Zylinderampulle:** Injektionsröhrchen, Carpule®, Injole®, Tubette®; zur Verw. in einer speziellen Spritzhalterung. Die Injektionsflüssigkeit befindet sich in einem Glaszylinder u. ist auf der einen Seite durch einen Gummi- od. Kunststoffstopfen, der als Kolben dient, auf der anderen Seite durch eine dünne Gummi- od. Kunststoffmembran eingeschlossen. Die dünne Membran wird bei der Anwendung in der Spritzhalterung durch den Druck auf den Stopfen vom hinteren Ende einer Injektionsnadel durchstochen; s. Spritzampulle. Häufig in der zahnärztlichen Praxis.

**Zylinder im Harn:** s. Harnzylinder.

**Zyloric®:** s. Allopurinol.

**Zymase:** ältere Bez. f. ein aus Hefen isolierbares Gem. von Enzymen, gew. durch Extraktion, das die alkoholische Gärung* katalysiert.

**Zymös:** *bot.* s. Blütenstand.

**Zymogen:** inaktive Vorstufe eines Enzyms, wie z.B. das Pepsinogen (s. Pepsin).

**Zypressengewächse:** s. Cupressaceae.

**Zypressenöl:** Oleum Cupressi, s. Cupressus sempervirens.

**Zypressenwolfsmilch:** Euphorbia cyparissias*.

**Zyprexa®:** s. Olanzapin.

**Zyrtec®:** s. Cetirizin.

**Zystein:** s. Cystein.

**Zystin:** s. Cystin.

**Zystische Fibrose:** s. Mukoviszidose.

**Zystitis:** Cystitis; Blasenkatarrh, Blasenentzündung.

**Zystolithen:** *bot.* Cystolithen; an der Innenwand von Zellen stielartige Verdickungen mit traubenförmigen Aggregaten aus Calciumcarbonatkristallen, ev. auch verkieselt; finden sich vor allem bei Moraceae (z.B. Ficus od. in den retortenförmigen Epidermishaaren v. Cannabis* sativa), Cucurbitaceae u. Akanthaceae.

**Zyto ...:** s.a. Cyto ... .

**Zytochemie:** Wissenschaft, die sich mit dem chemischen Aufbau u. dem Stoffwechsel von Zellen befaßt.

**Zytologie:** Lehre vom Aufbau u. von den Funktionen der Zellen.

**Zytomegalie:** Speicheldrüsenviruskrankheit, Einschlußkörperchenkrankheit; Infektion mit dem Zytomegalie-Virus (CMV, s. Herpes-Viren); häufigste Pränatalinfektion; meistens unauffälliger Verlauf; bei Neugeborenen u. abwehrgeschwächten Personen können jedoch schwere (z.T. letale) Krankheitsverläufe auftreten; nach Jahren Schwerhörigkeit, Sprachstörungen u. Zeichen eines frühkindlichen Hirnschadens (mit geistigem Zurückbleiben). Unauffällige, leichte, aber auch schwere Verläufe (v.a. mit Beteiligung v. Leber, Lunge u. ZNS) können bei abwehrgeschwächten Personen (Patienten mit malignen Tumoren, Immundefizienz, z.B. AIDS*, od. Patienten unter immunsuppressiver Therapie sowie Transfusions- u. Transplantatempfänger) auftreten. (Medikamentöse) Therapie: z.B. mit hochdosierten spezifischen Immunglobulinen, ferner mit Interferonen, Ganciclovir, Famciclovir, Foscarnet.

**Zytopemsis:** *syn.* Vesikulartransport; Durchschleusung in Bläschen eingeschlossener, gelöster Stoffe durch die Zelle, z.B. durch Kapillarendothel, Schilddrüsenepithel, mit nachfolgender Abgabe an die Zellbasis.

**Zytoplasma:** s. Protoplasma.

**Zytoprotektivum:** Stoff, der gesunde Zellen, z.B. vor Strahlung od. anderen Arzneistoffen (z.B. Zytostatika), schützt; z.B. Amifostin*.

**Zytostatikum(a):** (*gr.* στατικός stehend) Karzinostatika; chem. heterogene Gruppe zytotoxischer Substanzen, die die Zellteilung funktionell aktiver Zellen durch unterschiedliche Beeinflussung ihres Stoffwechsels verhindern od. erheblich verzögern. Z. können nur an proliferierenden, nicht jedoch an Zellen, die sich in der Ruhephase befinden, wirksam werden. Die therapeutische Anw. von Z. in der Tumortherapie* basiert darauf, daß sich Tumorzellen im Gegensatz zu normalen Körperzellen in einer gesteigerten, der physiologischen Wachstumskontrolle entzogenen Zellteilungsrate befinden. Wegen ihrer immunsuppressiven Wirk. werden einige Z. auch zur Immunsuppression bei bestimmten chron. verlaufenden, nicht malignen Krankheiten u. zur Unterdrückung von Abstoßungsreaktionen nach Transplantation von Organen eingesetzt. Nach dem Wirkungsmechanismus werden folgende Gruppen von Z. unterschieden: **1.** *Alkylierende Verbindungen:* Cisplatin, Nitrosoharnstoffverbindungen, Aziridine*, Oxazaphosphorine*, Derivate von Stickstofflost* u.a. **2.** *Antimetabolite:* Folsäureantagonisten, Nucleosid-Antimetaboliten*. **3.** *Topoisomerase-I-Inhibitoren**. **4.** *Mitosehemmstoffe:* Vinca-Alkaloide* u. deren Derivate (z.B. Vinorelbin), Colchicin, Demecolcin, Paclitaxel (Taxol*) u. Docetaxel sowie Lignane wie Podophyllotoxinderivate (s. Podophyllin) u.a. **5.** *Antibiotika* mit hemmender Wirk. auf die DNS-abhängige RNS-Polymerase: Bleomycin, Doxorubicin, Daunomycin, Mitomycin C, Idarubicin u.a. **6.** *Enzyme:* L-Asparaginase*. **7.** *Hormone:* bei Hormon-abhängigen Tumoren, Corticosteroide, Androgene u. Antiandrogene*, Östrogene u. Antiöstrogene* sowie Gestagene od. hormonartig wirkende, nichtsteroidale Stoffe (z.B. Bicalutamid als Antiandrogen). **8.** Diverse andere Stoffe: Hydroxycarbamid, Miltefosin sowie Mistelextrakte (s. Viscum album). **Lit.:** J. Barth, Neuere Zytostatika, Krankenhauspharmazie, *17*, 570 – 581 (1996).

**Zytotoxisch:** zellschädigend.

**Zytotyp:** s. Cytotyp.

# Anhang

# Vergiftungen und Überdosierungen

Die Behandlung von Intoxikationen (Vergiftungen) gehört in die Hand des Arztes und der entsprechend ausgestatteten Entgiftungszentren und Kliniken.
Rasches und gezieltes Handeln durch den Laien kann allerdings bei vielen akuten Vergiftungen von entscheidender Bedeutung sein. Im folgenden sind die wichtigsten vom Nichtarzt durchführbaren Sofortmaßnahmen angeführt.

**Allgemeine Maßnahmen bei Vergiftungen**

Bei akuten Vergiftungen den raschen Transport ins Krankenhaus veranlassen oder sofort einen *Arzt* verständigen!
Folgende Fragen sind für den Arzt wichtig:

| | |
|---|---|
| *wie?* | (Schlucken, Inhalieren, Hautverätzungen ...) |
| *womit?* | (welches Gift) |
| *wieviel?* | |
| *wann?* | |
| *welche Symptome?* | (Bewußtlosigkeit, Krämpfe, Schmerzen, Cyanose ...) |

Giftreste, Verpackungsmaterial, Erbrochenes u.a. Hinweise auf Art und Menge des Giftes sicherstellen.

**Erstmaßnahmen**

Bis zum Abtransport oder bis zum Eintreffen des Arztes sind (evtl. nach dessen Anweisung) folgende Erstmaßnahmen von Bedeutung:
*Bei Bewußtlosen oder Somnolenten:*
Aufrechterhaltung von
**Atmung:** Atemwege freihalten (mechan. Hindernisse wie Prothesen etc. entfernen, Seitenlagerung, evtl. Guedel-Tubus)
Patienten aus dem Giftbereich an frische Luft bringen
Bei Atemstillstand: Mund zu Mund-, Mund zu Nase-Beatmung.
**Keine Atemspende** bei Vergiftung mit Blausäure, Alkylphosphaten, Chlor, Phosgen – Gefahr der Selbstvergiftung!

**Kreislauf:** Bei Kollaps (blasse Haut, kalter Schweiß, rascher Puls):
Beine hoch, Kopf tief lagern.
Bei Herzstillstand: evtl. Herzmassage.

**Körpertemperatur:** Unterkühlung des Patienten verhindern (Decke, geheizter Raum etc.).

*Bewußtlosen nichts eingeben* (Alkohol, Tee, Medikamente usw.)!
*Bei wachen Patienten mit vorhandenen Reflexen:*
Keine Milch, keinen Alkohol, kein Rizinusöl zu trinken geben, da diese evtl. die Giftresorption im Magen-Darm-Trakt begünstigen!

**Giftentfernung**

*Erbrechen auslösen*

*Nicht* bei schläfrigen, bewußtlosen od. krampfenden Patienten!
*Nicht* nach Einnahme von
Schaumbildnern wie Waschmittel, Spülmittel u.a. Detergentien (Aspirationsgefahr)
festlöslichen Substanzen: Benzin u.a. apolaren Lösungsmitteln, Tetrachlorkohlenstoff u.ä. (Pneumoniegefahr), Säuren, Laugen (Gefahr der Magenwandruptur).

**Kinder:** mindestens zwei Gläser Wasser oder Saft trinken lassen.
Kind über das Knie legen (Kopf nach unten), Rachen reizen bis Erbrechen eintritt.
Anschließend Aktivkohleaufschwemmung trinken lassen (3 bis 5 Beutel Medikol® in 1/2 Glas Wasser).
Salzwassergabe ist bei Kindern wegen der Gefahr der Kochsalzintoxikation kontraindiziert!

**Erwachsene:** 1 Glas warmes Salzwasser (1 Eßlöffel NaCl) trinken lassen. Wenn nach 5 min kein Erbrechen, evtl. wiederholen.
Rachen reizen bis Erbrechen eintritt, dann 6 bis 10 Beutel Medikol® (s.o.).

Als Brechmittel kann auch *Ipecacuanha*-Sirup verwendet werden (am sichersten ist die Anwendung des Fertigpräparates Orpec®).
Kinder bis 18 Monate: 2 ML (= 10 mL)
18 Monate bis 3 Jahre: 3 ML (= 15 mL)
Erw. und Kinder ab 5 Jahre: 6 ML (= 30 mL) Orpec®.
Nach Einnahme des Sirups soll der Patient sofort ein Glas Wasser oder Saft trinken. Nach dem Erbrechen ebenfalls Behandlung mit Aktivkohle und Abführmittel (s.u.). Kommt es nach der Gabe von Kochsalz oder Ipecacuanha-Sirup nicht zum Erbrechen, muß die Magenentleerung entweder durch Rachenreizung, evtl. durch Apomorphingabe oder durch Magenspülung erzwungen werden, da es sonst zu Vergiftungen durch das Brechmittel kommen kann.
Die *Magenspülung* gehört in die Hand des Arztes oder eines besonders geschulten Helfers!

Da die Adsorption vieler Gifte an Kohle reversibel ist, sollte Kohle wieder aus dem Körper entfernt werden. Man gibt deshalb gleich anschließend ein rasch wirksames Abführmittel.

*Abführmittel*

Natriumsulfat (Glaubersalz)
**Kinder:** 1/2 g pro kg KG in 1/2 Glas Wasser
**Erwachsene:** 10 bis 20 g (ca. 1 Eßlöffel) in 1 Glas Wasser.

## Spezielle Vergiftungen

*Säuren und Laugen:*
Als Sofortmaßnahme Verdünnen durch Trinken von 2 bis 3 l Wasser!

*Schaumbildende Substanzen:*
Waschmittel, Shampoo u.a. Detergentien werden z.B. durch Gabe von Polysiloxanen „entschärft“: Sab® simplex Tropfen: Erwachsene: 5 Teelöffel, Kinder: mindestens 1 Teelöffel

*Fettlösliche Substanzen:* Organ. Lösungsmittel wie Benzin, Petroleum, Lackverdünner, Chloroform u.a. werden im Gastrointestinaltrakt rasch resorbiert. Durch orale Gabe des nicht resorbierbaren Paraffinöls (Paraffinum liquidum, P. subliquidum) wird ihre Resorption teilweise verhindert.
Paraffinöl: Erwachsene: 200 ml (1 Glas)
Kinder: 3 bis 5 ml/kg KG

*Hautkontamination:*
Gründliches Abwaschen unter fließendem Wasser; Kleidung entfernen; evtl. Reinigung der Haut mit Seife.

Keine Salben oder Puder auftragen!

*Gifteinwirkung am Auge:*
Säuren, Laugen, andere Chemikalien:

Gründliche, sofortige Giftentfernung unter fließendem Wasser (evtl. Augendusche verwenden), dann sofort zum Augenarzt.

## Weiterführende Literatur

Braun, W.; A. Dönhardt: Vergiftungsregister. Stuttgart: Thieme, 1982

Clarmann, M.V.: Überdosierung und Intoxikationen. In: Rote Liste. Aulendorf: Editio Cantor

Klimmer, O.R.: Pflanzenschutz- und Schädlingsbekämpfungsmittel. Hattingen: Hundt-Verlag

Moeschlin, S.: Klinik und Therapie von Vergiftungen. 5. Aufl. Stuttgart: Thieme, 1972

Späth, G.: Vergiftungen und akute Arzneimittelüberdosierungen. 2. Aufl. Berlin: de Gruyter, 1982

Wirth, W.; Ch. Gloxhuber: Toxikologie. Stuttgart: Thieme, 1984

# Physiologische Normbereiche

| Parameter | Konventionelle Einheit | Faktor | **SI-Einheit**[5] |
|---|---|---|---|
| **I. Blut** (Serum bzw. Vollblut) | | | |
| **1. Elektrolyte** | | | |
| Natrium | 126 – 150 mval/L | 1 | 126 – 150 mmol/L |
| Kalium | 3.6 – 5.2 mval/L | 1 | 3.6 – 5.2 mmol/L |
| Calcium | 4.2 – 5.4 mval/L | 0.5 | 2.1 – 2.7 mmol/L |
| Magnesium | 1.5 – 2.8 mval/L | 0.5 | 0.7 – 1.4 mmol/L |
| Chlorid | 96 – 107 mval/L | 1 | 96 – 107 mmol/L |
| Hydrogencarbonat | 20 – 28 mval/L | 1 | 20 – 28 mmol/L |
| Phosphor (anorganisch) | 1.1 – 3.0 mval/L | 0.5556 | 0.6 – 1.7 mmol/L (pH 7.4/38°) |
| Sulfat (anorganisch) | 0.006 – 0.02 mval/L | 0.5 | 0.003 – 0.01 mmol/L |
| Lithium | 0.5 – 2 mval/L | 1 | 0.5 – 2 mmol/L (therap. Bereich) |
| **2. Enzyme** | | | |
| a) Transaminasen<br>Glutamat-Oxalacetat-Transaminase (GOT) | ♂ ≤ 18 U/L (25°)[1]<br>♀ ≤ 15 U/L (25°)[1] | | ♂ ≤ 300 nkat/L (25°)[1]<br>♀ ≤ 250 nkat/L (25°)[1] |
| Glutamat-Pyruvat-Transaminase (GPT) | ♂ ≤ 22 U/L (25°)[1]<br>♀ ≤ 17 U/L (25°)[1] | | ♂ ≤ 367 nkat/L (25°)[1]<br>♀ ≤ 283 nkat/L (25°)[1] |
| b) Dehydrogenasen | | | |
| Glutaminsäure-Dehydrogenase (GIDH) | ♂ ≤ 4 U/L (25°)[1]<br>♀ ≤ 3 U/L (25°)[1] | | ♂ ≤ 67 nkat/L (25°)[1]<br>♀ ≤ 50 nkat/L (25°)[1] |
| Lactat-Dehydrogenase (LDH) | 120 – 240 U/L (25°)[1] | | 2000 – 4000 nkat/L (25°)[1] |
| α-Hydroxybutyrat-Dehydrogenase (HBDH) | ≤ 140 U/L (25°) | | ≤ 2330 nkat/L (25°)[1] |
| LDH/HBDH-Quotient | | | 1.2-1.6 |
| Sorbit-Dehydrogenase (SDH) | ≤ 0.4 U/L (25°) | | ≤ 6.7 nkat/L |
| c) Hydrolasen | | | |
| saure Phosphatase (gesamt) | ≤ 11 U/L (37°) | | ≤ 183 nkat/L (37°) |
| saure Phosphatase (Prostata) | ≤ 4 U/L (37°) | | ≤ 67 nkat/L (37°) |
| alkalische Phosphatase | Kind 150 – 470 U/L (25°)[1]<br>Erw. 60 – 170 U/L (25°)[1] | | Kind 2500 – 7800 nkat/L (25°)[1]<br>Erw. 1000 – 2800 nkat/L (25°)[1] |
| α-Amylase[2] | 70 – 300 U/L (37°) | | 1170 – 5000 nkat/L (37°) |
| Cholinesterase[3]-(ChE) | 1900 – 3800 U/L (25°) | | 31.7 – 63.3 μkat/L (25°) |
| Lipase | ≤ 150 U/L (25°) | | ≤ 2500 nkat/L (25°) |
| Leucin-Aminopeptidase (LAP) | 10 – 35 U/L (25°) | | 167 – 583 nkat/L (25°) |
| d) Weitere Enzyme | | | |
| Kreatin-Phosphokinase (CK) | ≤ 50 U/L (25°)[1] | | ≤ 833 nkat/L (25°)[1] |
| CK-MB | ≤ 10 U/L (25°) | | ≤ 170 nkat/L (25°) |
| Aldolase (ALD) | ≤ 3 U/L (25°) | | ≤ 50 nkat/L (25°) |

(Fortsetzung nächste Seite)

**Physiologische Normbereiche** (Fortsetzung)

| Parameter | Konventionelle Einheit | Faktor | **SI-Einheit**[5] |
|---|---|---|---|
| Glucose-6-phosphat-Isomerase | 13 – 86 U/L | | 217 – 1430 nkat/L (37°) |
| γ-Glutamyl-Transpeptidase (γ-GT) | ♂ 6 – 28 U/L (25°)<br>♀ 4 – 18 U/L (25°) | | ♂ 100 – 467 nkat/L (25°)<br>♀ 67 – 300 nkat/L (25°) |
| Ornithincarbamyl-Transferase (OCT) | ≤ 10 U/L (37°) | | ≤ 170 nkat/L (37°) |
| **3. Hämoglobinstoffwechsel** | | | |
| Hämoglobin[4] | ♂ 12.6 – 18.0 g/100 mL<br>♀ 11.4 – 16.4 g/100 mL | 0.6206 | ♂ 7.8 – 11.2 mmol/L (Hb/4)<br>♀ 7.1 – 10.2 mmol/L (Hb/4) |
| Methämoglobin | | | 0.2 – 1.0% des Gesamt-Hb |
| CO-Hämoglobin | | | bis 2% des Gesamt-Hb |
| Hämatokrit | | | ♂ 40 – 48 Vol.%<br>♀ 36 – 42 Vol.% |
| Färbeindex | | | 0.9 – 1.1 |
| Bilirubin (gesamt) | 0.22 – 1.0 mg/100 mL | 17.10 | 3.4 – 17.1 μmol/L |
| konjugiertes Bilirubin | 0.05 – 0.3 mg/100 mL | | 0.8 – 5.1 μmol/L |
| **4. Kohlenhydrate** | | | |
| Glucose (Blutzucker)[4] | 60 – 110 mg/100 mL | 0.05551 | 3.3 – 6.1 mmol/L |
| Galactose | | | |
| Neugeborene | ≤ 10 mg/100 mL | 0.05551 | ≤ 0.56 mmol/L |
| Erwachsene | ≤ 4.3 mg/100 mL | | ≤ 0.24 mmol/L |
| Fructose[4] | ≤ 10 mg/100 mL | 0.5551 | ≤ 0.56 mmol/L |
| Gebundene Kohlenhydrate | 200 mg/100 mL | 0.01 | 2 g/L |
| Lactat[4] | 6 – 20 mg/100 mL | 0.111 | 0.66 – 2.2 mmol/L |
| **5. Lipide** | | | |
| Gesamtlipide | | | 4 – 10 g/L |
| Triglyceride | 70 – 175 mg/100 mL | 0.01143 | 0.8 – 2.0 mmol/L |
| Gesamtcholesterin | 160 – 220 mg/100 mL | 0.02586 | 4.1 – 5.7 mmol/L |
| Verestertes Cholesterin | | | 70% des Gesamtcholesterins |
| Phospholipide | 120 – 300 mg/100 mL | 0.01292 | 1.6 – 3.9 mmol/L |
| freie Fettsäuren | 6 – 34 mg/100 mL | 0.0354 | 0.2 – 1.2 mmol/L |
| β-Lipoproteine | ≤ 550 mg/100 mL | 0.01 | ≤ 5.5 g/L |
| Gallensäuren | 0.2 – 1 mg/100 mL | 25.47 | 5.1 – 25 μmol/L (Desoxycholsäure) |
| **6. Proteine und N-haltige Verbindungen** | | | |
| Gesamtprotein | 6 – 8 g/100 mL | 10 | 60 – 80 g/L |
| Albumine | 55 – 67% | | 38 – 47 g/L |
| $\alpha_1$-Globuline | 2 – 4.5% | | 1.4 – 3.2 g/L |
| $\alpha_2$-Globuline | 6 – 11% | | 4.2 – 7.7 g/L |
| β-Globuline | 8 – 12.5% | | 5.6 – 8.8 g/L |
| γ-Globuline | 13 – 21% | | 9.1 – 14.7 g/L |
| Gesamtaminosäuren (als α-Amino-N) | 4 – 6 mg/100 mL | | 0.04 – 0.06 g/L |
| Harnsäure (enzymatisch) | ♂ 2.5 – 6.9 mg/100 mL<br>♀ 2.0 – 6.2 mg/100 mL | 59.48 | ♂ 150 – 410 μmol/L<br>♀ 120 – 370 μmol/L |
| Harnstoff | 10 – 50 mg/100 mL | 0.1665 | 1.7 – 8.3 mmol/L |
| Harnstoff-N | 5 – 23 mg/100 mL | 0.3561 | 1.7 – 8.3 mmol/L |
| Kreatinin | ♂ 0.7 – 1.2 mg/100 mL<br>♀ 0.5 – 1.0 mg/100 mL | 88.40 | ♂ 62 – 106 μmol/L<br>♀ 44 – 88 μmol/L |
| Kreatin | 0.2 – 0.7 mg/100 mL | 76.26 | 15 – 53 μmol/L |
| Ammoniak[4] | 50 – 100 mg/100 mL | 0.588 | 29 – 59 μmol/L |
| $\alpha_1$-Glykoprotein | 50 – 140 mg/100 mL | 0.01 | 0.5 – 1.4 g/L |
| $\alpha_1$-Antitrypsin | 154 – 302 mg/100 mL | 0.01 | 1.54 – 3.02 g/L |
| Caeruloplasmin | 20 – 45 mg/100 mL | 0.01 | 0.2 – 0.45 g/L |
| Haptoglobin | 70 – 220 mg/100 mL | 0.01 | 0.7 – 2.20 g/L |
| Transferrin | 200 – 400 mg/100 mL | 0.01 | 2 – 4 g/L |

(Fortsetzung nächste Seite)

**Physiologische Normbereiche** (Fortsetzung)

| Parameter | Konventionelle Einheit | Faktor | **SI-Einheit**[5] |
|---|---|---|---|
| Ferritin | 20 – 280 ng/mL | | 20 – 280 µg/L |
| $\alpha_2$-Antitrypsin | 200 – 400 mg/100 mL | 0.01 | 2 – 4 g/L |
| $\alpha_2$-HS Glykoprotein | 40 – 85 mg/100 mL | 0.01 | 0.4 – 0.85 g/L |
| $\alpha_2$-Makroglobulin | 150 – 400 mg/100 mL | 0.01 | 1.5 – 4 g/L |
| Hämopexin | 70 – 130 mg/100 mL | 0.01 | 0.7 – 1.3 g/L |
| **7. Schwermetalle** | | | |
| Eisen | ♂ 90 – 140 µg/100 mL | 0.1791 | ♂ 16 – 25 µmol/L |
| | ♀ 80 – 120 µg/100 mL | | ♀ 14 – 22 µmol/L |
| Totale Eisenbindungs- | ♂ 300 – 400 µg/100 mL | | ♂ 54 – 72 µmol/L |
| kapazität | ♀ 250 – 350 µg/100 mL | | ♀ 45 – 63 µmol/L |
| Latente Eisenbindungs- | ♂ 200 – 300 µg/100 mL | | ♂ 36 – 54 µmol/L |
| kapazität | ♀ 150 – 250 µg/100 mL | | ♀ 27 – 45 µmol/L |
| Kupfer | ♂ 70 – 140 µg/100 mL | 0.1574 | ♂ 11 – 22 µmol/L |
| | ♀ 85 – 155 µg/100 mL | | ♀ 13 – 24 µmol/L |
| Eisen/kupfer-Quotient | | | 0.8 – 1.0 |
| Caeruloplasmin | 30 – 60 mg/100 mL | 0.0667 | 2 – 4 µmol/L ($M_r$ 151 000) |
| | | | 13 – 23 µmol/L |
| Zink | 80 – 150 µg/100 mL | 0.153 | ≤ 2 µmol/L |
| Blei[4] | ≤ 40 µg/100 mL | 0.0483 | |
| **II. Urin** | | | |
| **1. Elektrolyte** | | | |
| Kalium | 35 – 80 mval/d | 1 | 35 – 80 mmol/d |
| Natrium | 130 – 260 mval/d | 1 | 130 – 260 mmol/d |
| Calcium | 5 – 10 mval/d | 0.5 | 2.5 – 5 mmol/d |
| Magnesium | 3.4 – 24 mval/d | 0.5 | 1.7 – 12 mmol/d |
| Chlorid | 110 – 280 mval/d | 1 | 110 – 280 mmol/d |
| anorganisches Phosphat | 700 – 1500 mg/d | 0.032 | 22.4 – 48 mmol/d |
| Kupfer | 10 – 70 µg/d | 0.01574 | 0.16 – 1.1 µmol/d |
| $NH_4$-Ionen | | | 20 – 70 nmol/d |
| **2. Hormone und Derivate** | | | |
| Adrenalin | 0.8 – 7.5 µg/d | 5.46 | 4.3 – 30.9 mmol/d |
| Noradrenalin | 15 – 20 µg/d | 5.92 | 88 – 118 mmol/d |
| Vanillinmandelsäure | 1.7 – 7.5 mg/d | 5.031 | 8.6 – 38 µmol/d |
| Aldosteron | 5 – 20 µg/d | 2.78 | 14 – 55 nmol/d |
| Cortisol | 20 – 200 µg/d | 0.0276 | 0.55 – 5.5 µmol/d |
| Hydroxyindolessigsäure | 5 – 8 mg/d | 5.23 | 26 – 42 µmol/d |
| 17-Hydroxycorticoide | ♂ 7 – 20 mg/d | 2.758 | ♂ 19.3 – 55 µmol/d |
| | ♀ 4.5 – 14 mg/d | | ♀ 12.4 – 38.6 µmol/d |
| 17-Ketosteroide | ♂ 10 – 20 mg/d | 3.47 | ♂ 34.7 – 69.4 µmol/d |
| | ♀ 6 – 14 mg/d | | ♀ 20.8 – 48.5 µmol/d |
| **3. Organische Substanzen** | | | |
| Protein | | | 0 – 0.3 g/d |
| Harnstoff | 10 – 34 g/d | 16.65 | 167 – 566 mmol/d |
| Kreatinin | 400 – 2100 mg/d | 0.00885 | 3.54 – 18.6 mmol/d |
| Kreatin | 10 – 190 mg/d | 7.625 | 76 – 1450 µmol/d |
| Harnsäure | 80 – 1000 mg/d | 0.00594 | 0.48 – 5.95 mmol/d |
| **4. Porphyrine** | | | |
| δ-Aminolävulinsäure | 0.5 – 5 mg/d | 7.63 | 3.8 – 38 µmol/d |
| Porphobilinogen | 0.8 – 2 mg/d | 4.42 | 3.53 – 8.8 µmol/d |
| Koproporphyrin (gesamt) | 50 – 200 µg/d | 1.53 | 76 – 306 nmol/d |
| Uroporphyrin (gesamt) | 20 – 60 µg/d | 1.20 | 24 – 72 nmol/d |

(Fortsetzung nächste Seite)

**Physiologische Normbereiche** (Fortsetzung)

| Parameter | Konventionelle Einheit | Faktor | **SI-Einheit**[5] |
|---|---|---|---|
| **III. Magensaft** (M) **und Faeces** (F) | | | |
| Na (M) | 30 – 90 mval/L | 1 | 30 – 90 mmol/L |
| K (M) | 4 – 12 mval/L | 1 | 4 – 12 mmol/L |
| Ca (M) | 2 – 5 mval/L | 0.5 | 1 – 2.5 mmol/L |
| Cl (M) | 50 – 120 mval/L | 1 | 50 – 120 mmol/L |
| Na (F) | 7 – 60 mval/d | 1 | 7 – 60 mmol/d |
| K (F) | 30 – 130 mval/d | 1 | 30 – 130 mmol/d |
| Cl (F) | 15 – 160 mval/d | 1 | 15 – 160 mmol/d |

[1] optimierte Methode.
[2] α-Amylase im Urin: 1.67 – 33.3 μkat/L (37 °C).
[3] Acetylthinocholin, 25 °C, pH 7.2.
[4] im Vollblut.
[5] Temperaturangaben in °C.

Quelle: Buddecke, E.: Pathobiochemie. 2., neubearb. Aufl. Berlin, New York: de Gruyter, 1983

# Abkürzungen auf Rezepten

| | | |
|---|---|---|
| a. | ante | vor, bevor |
| a. | auris | Ohr |
| aa, āā, a͡a | ana partes aequales | zu gleichen Teilen |
| āā ad | ana partes aequales ad | zu gleichen Teilen auffüllen auf |
| abs., absol. | absolutus | absolut, ganz rein |
| a.c. | ante cenam (a. cibum) | vor der Mahlzeit |
| ad(d). | adde, addetur, addentur | füge hinzu, fülle auf! |
| ad baln. | ad balneum | zum (für das) Bad |
| ad caps. amyl | ad capsulam amylaceam | in Oblatenkapsel |
| ad caps. gelat. | ad capsulam gelantinosam | in Gelantinekapsel |
| ad chart. | ad chartam | in Papierbeutel |
| ad chart. cer | ad chartam ceratam | in Wachskapsel |
| add. | adde, addetur, addentur | füge hinzu, fülle auf! |
| ad lib., adl. | ad libitum | nach Belieben |
| adm. | admove | füge hinzu! |
| ad man. med. | ad manus medici | zu Händen des Arztes |
| ad oll. alb. | ad ollam albam | in weiße Kruke |
| ad oll. all. | ad ollam allatam | in mit(zurück-)gebrachter Kruke |
| ad oll. gris. | ad ollam griseam | in grauer Kruke |
| ad oll. rel(at). | ad ollam relatam | in zurückgebrachter Kruke |
| ad rat. | ad rationem | auf Rechnung |
| ad sacc. pap. | ad sacculum papyraceum | in Papierbeutel |
| ad scat. | ad scatulam | in (eine) Schachtel |
| ad us. ext. | ad usum externum | zum äußeren Gebrauch |
| ad us. int(ern). | ad usum internum | zum inneren Gebrauch |
| ad us. med. | ad usum medicinalem | zum arzneilichen Gebrauch |
| ad us. propr. | ad usum proprium | zum eigenen Gebrauch |
| ad us. vet. | ad usum veterinarium | zum tierärztlichen Gebrauch |
| ad vitr. | ad vitrum | in Flasche |
| ad vitr. all. | ad vitrum allatum | in mit(zurück-)gebrachter Flasche |
| ad vitr. ampl. | ad vitrum amplum | in Weithalsflasche |
| ad vitr. c. epist. vitr. | ad vitrum cum epistomeo vitreo | in Flasche mit Glasstöpsel |
| ad vitr. gutt. | ad vitr. guttatorium | in Tropfflasche (Tr.glas) |
| ad vitr. nigr. | ad vitrum nigrum | in dunkle Flasche |
| ad vitr. pat. | ad vitrum patentatum | in Tropfflasche (Tr.glas) |
| ad vitr. rost. | ad vitrum rostratum | in Tropfflasche (Tr.glas) |
| aeq., aequal. | aequalis | gleich |
| agit. | agita | schüttele! bewege! |
| alb. | albus | weiß |
| albiss. | albissimus | sehr weiß, rein weiß |
| alc(oh). | alcoholus | Alkohol |
| alcoh. dep. | alcohole depuratus | durch Alkohol gereinigt |
| alt. hor. | alternis horis | jede zweite Stunde |
| A.M., a.m. | ante meridiem | vormittags |
| amer. | americanus | amerikanisch |
| Amp. | Ampulla | Ampulle |
| anhydr. | anhydricus | wasserfrei |
| appl(icand.) | applicandus | ist anzuwenden |
| Aq. | Aqua | Wasser |
| Aq. bull | Aqua bulliens | kochendes Wasser |
| Aq. com(m). | Aqua communis | Trinkwasser |
| Aq. dem(in). | Aqua demineralisata | entmineralisiertes Wasser |
| Aq. dest. | Aqua destillata | destilliertes Wasser |
| Aq. ferv. | Aqua fervida | heißes Wasser |
| Aq. font. | Aqua fontana | Trinkwasser (Brunnenwasser) |
| Aq, frig. | Aqua frigida | kaltes Wasser |
| aquos. | aquosus | wäßrig |
| aur. | auris | Ohr |
| aut idem | aut idem | oder gleiches (s. alphabet. Teil) |
| aut simil. | aut simile (similia) | oder ähnliche(s) |
| Ax. | Axungia | Fett |

| | | |
|---|---|---|
| b. | bis | zweimal (doppelt) |
| Bac. | Bacillus, Baculus | Stäbchen, Stab |
| bib. | bibe | trinke! |
| b.i.d. | bis in die | zweimal täglich |
| bidest. | bidestillatus | doppelt destilliert |
| bisdep. | bisdepuratus | doppelt gereinigt |
| bisrect(if). | bisrectificatus | doppelt rektifiziert |
| Bol. | Bolus | Bissen |
| bull. | bulliens | kochend |
| | | |
| C | centum | 100 |
| C | — | hom. Centesimalpotenz (z.B. C4) |
| c. | cum | mit |
| caerul. | caeruleus | blau |
| calc. | calcinatus | kalziniert, geglüht |
| cap. | capiat | lasse den Patienten nehmen |
| Caps. | Capsula | Kapsel |
| Caps. amyl. | Capsula amylacea | Stärkekapsel, Oblate |
| Caps. cer(at) | Capsula cerata | Wachskapsel |
| Caps. gelat. | Capsula gelatinosa | Gelatinekapsel |
| Caps. pap(yr). | Capsula papyracea | Papierkapsel |
| cave | — | Vorsicht! Hüte dich! |
| c. bract. | cum bracteis | mit Deckblättern |
| cc. | concisus | zerschnitten, geschnitten |
| c. calicib. | cum calicibus | mit Kelchen (Blütenkelchen) |
| cerat. | ceratum | gewachst |
| Cerat. | Ceratum | Wachssalbe |
| c.f. | cum formula | mit Rezeptformel auf Signatur |
| c. flor. | cum floribus | mit Blüten |
| Chart. cerat. | Charta cerata | Wachspapier (Kapsel) |
| Ch. c. | Charta cerata | Wachspapier (Kapsel) |
| chem. (pur.) | chemice (purus) | chemisch (rein), auf chemische Weise |
| chord. chir. | chorda chirurgicalis | chirurgisches Nähmaterial |
| c. instill. | cum instillatore | mit Tropfpipette (Tropfer) |
| cito (subito) | — | schnell! (Sofortige Anfertigung) |
| c.n. | cum nomine | mit Name (Rezeptformel) auf der Signatur |
| coch. amp. | cochleare amplum | ein voller Eßlöffel (ein Eßlöffel voll) |
| coch. mag. | cochleare magnum | ein voller Eßlöffel |
| coch. mod. | cochleare modicum | ein Dessertlöffel voll |
| coch. parv. | cochleare parvum | ein Kaffee(Tee-)löffel voll |
| coct. | coctus | gekocht |
| col. | cola | koliere! |
| coll. | collutorium | Mundwasser |
| collun. | collunarium | Nasenspülung |
| Collyr. | Collyrium | Augenspülung, Augenwäsche, Augenwasser |
| comm. | communis | gewöhnlich, üblich |
| comp., cp. | compositus | zusammengesetzt |
| Compr. | Compressi | Tabletten |
| compr. | compressus | zusammengepreßt |
| conc. | concentratus | konzentriert |
| conc., concis., cc. | concissus | geschnitten, zerschnitten |
| conc(is). gross. | concissus grosse | grob zerschnitten |
| consp. | consperge | bestreue! |
| Const. | Constituentia | Arzneiträger, Vehikel (Bestandteile) |
| cont. | contunde | zerstoße!, zerdrücke! |
| cont. | contusus | zerstoßen, zerdrückt |
| coq. | coque, coquatur | koche; es werde gekocht! |
| coq. s.a. | coque secundum artem | koche kunstgerecht (fachgerecht) |
| corros. | corrosivus | ätzend |
| Cort. | Cortex | Rinde |
| cp. | compositus | zusammengesetzt |
| crd. | crudus | roh |
| crist. | cristallisatus | kristallisiert |
| crud. | crudus | roh |
| ctr. | contra | gegen |
| cyath. | cyathus | Weinglas |
| | | |
| D | quingenti | 500 |
| D | — | hom. Dezimalpotenz (z.B. D2) |
| d. (s.a.div.) | da, detur, dentur | gib! es werde(n) gegeben! |
| d. | dexter | rechts |

| | | |
|---|---|---|
| d. | dies | ein Tag |
| d. | dosis | eine Dosis, eine Gabe |
| d.c.f. | detur cum formula | es werde mit Rezeptformel auf der Signatur abgegeben! |
| Dct. | Decoctum | Abkochung |
| Dec. | Decoctum | Abkochung |
| Decoct. | Decoctum | Abkochung |
| dent. | dentur | man gebe! |
| dep. | depuratus | gereinigt |
| dieb. alt. | diebus alternis | einen Tag um den anderen, jeden 2. Tag |
| dieb. secund. | diebus secundis | einen Tag um den anderen, jeden 2. Tag |
| digest. | digestivus | verdauend |
| Dil., Dilut. | dilutio | Verdünnung, Dilution |
| dil. | dilutus | verdünnt |
| D. in 2plo | detur in duplo | es werde doppelt gegeben! |
| disp. | dispensetur | es werde verabfolgt! |
| d(iv.) | divide | teile! |
| div. i. part. aeq. | divide in partes aequales | teile in gleiche Teile! |
| Dl., D.L., D.I. | Dosis letalis | tödliche Dosis |
| dos. | dosis, doses | Gabe, Gaben |
| Dos. let. | Dosis letalis | tödliche Dosis |
| Dr., Drag. | — | Dragèe(s) |
| DRF | — | Deutsche Rezept(Reichs-)formeln |
| d.s. | da, signa | gib und bezeichne! |
| d. sub. sig. | da sub sigillo | gib versiegelt ab! |
| d.t.d. | dentur tales doses | solche Einzelgaben sollen gegeben werden |
| Elect. | Electuarium | Latwerge, Mus |
| elect. | electus | ausgelesen, ausgesucht |
| e.m.p. | ex modo prescripto | nach Vorschrift |
| Empl. | Emplastrum | Pflaster |
| Emuls. | Emulsio | Emulsion |
| e paullo aq. | — | in etwas Wasser |
| Ess. | Essentia | Essenz |
| examar. | examaratus | entbittert |
| Excip. | Excipientia (Excipientes) | Arzneiträger, Vehikel |
| excort., decort. | excorticatus (de...) | entrindet, ausgeschält |
| express. | expressus | ausgepreßt |
| exsicc. | exsiccatus | ausgetrocknet |
| Extr. | Extractum | Extrakt |
| f. | fiat, fiant | es werde(n) gemacht |
| F.a.o. | folio argenti obscurando | zu versilbern |
| fact(it). | factitius | künstlich |
| ferv(id). | fervidus | siedend |
| f.h. | fiat haustus | es werde ein Getränk zubereitet |
| filtr. | filtra | filtriere! |
| fiss. | fissus | gespalten |
| f.l.a | fiat lege artes | er werde nach den Regeln der Kunst gemacht |
| flav. | flavus | gelb |
| flext. | fluidextractum | Extractum fluidum, Fluidextrakt |
| Flor. | Flores | Blüten |
| fluid. | fluidus | flüssig |
| FMB | — | Formulae Magistrales Berolinenses |
| FMG | — | Formulae Magistrales Germaniae |
| fort. | fortis, forte | stark, starkwirkend |
| frig. par. | frigide paratus | kalt hergestellt |
| Fruct., Frct | Fructus | Früchte |
| ft. | fiat | es werde gemacht!; mache! |
| fus. | fusus | gegossen |
| garg. | gargarisma | Gurgelmittel |
| Glob. vag(in). | Globuli vaginalis | Vaginalkugeln |
| Gm. | gramma | Gramm |
| gr. | grosse | grob (z.B. gepulvert) |
| Gran. | Granulum | Körnchen |
| gran., granul. | granulatus | gekörnt, granuliert |
| gr. mod. pulv. (plv.) | grosso modo pulveratus | grob gepulvert |
| gross. | grosso | grob |
| gr. plv. | grosso pulveratus | grob gepulvert |
| gtt(s) | guttas (guttae) | Tropfen |

| | | |
|---|---|---|
| H., h. | hora | Stunde |
| Hb., Herb. | Herba | Kraut |
| h.n. | hac nocte | heute abend |
| hor. un. spat. | horae unius spatio | stündlich |
| h.s. | hora somni | beim (vor dem) Schlafengehen |
| | | |
| i. bacill. | in bacillis | in Stäbchen |
| i. bacul. | in baculis | in Stangen |
| i.c. | inter cibos | zwischen den Mahlzeiten, während der Mahlzeit |
| i. fasc. | in fascibus (fasciculis) | in Bündeln (Bündelchen) |
| i. fol. | in foliis | in Blättern |
| i.g. | intra (musculum) glutaeum | intraglutäal, in den Gesäßmuskel |
| i. glob. | in globulis | in Kugeln |
| i. gran. | in granis | in Körnern |
| i. lacr. | in lacrimis | in Tränen |
| i. lam. | in lamellis | in Blättchen |
| i.m. | intra musculum | intramuskulär, in den Muskel |
| inc(is). | incisus | eingeschnitten |
| Inf. | Infusum | Aufguß, Injektion |
| inf. | infunde | gieße auf! |
| Inj. | Iniecto | Einspritzung, Infusion |
| inspiss. | inspissatus | eingedickt |
| i.p. | ipse paratus | selbst bereitet |
| i.p. | — | intraperitoneal |
| i. sort. | in sortibus | naturell, nicht ausgelesen(e Ware) |
| it. | iteretur | darf erneut abgegeben werden |
| i. tabul. | in tabulis | in Tafeln |
| i.v. | intra venam | intravenös, in die Vene |
| | | |
| K.P. | — | Kassenpackung |
| | | |
| L | quinquaginta | 50 |
| l.a. | lege artis | vorschriftsmäßig, kunstgerecht |
| laevig. | laevigatus | geschlämmt |
| lb. | libra | Pfund |
| leviss | levissimus | sehr leicht |
| Lign. | Lignum | Holz |
| Lin., Linim | Linimentum | Liniment |
| Liq. | Liquor | Flüssigkeit, Liquor |
| liq., liquid. | liquidus | flüssig |
| liquef. | liquefactus | verflüssigt, flüssig gemacht |
| liquid. | liquidus | flüssig |
| | | |
| M | mille | 1000 |
| m. | mane | morgens |
| m. | misce, misceatur | mische! es werde gemischt! |
| m. | mitte | schicke, sende, gib |
| mac. | macera | mazeriere! |
| mane pr. | mane primo | früh am Morgen |
| Mass. | Massa | Grundmasse |
| max(im). | maximus | größte (Sorte etc.) |
| m. dict. | more dicto | wie angegeben |
| M.D.S., m.d.s. | misce, da, signa | mische, gib, bezeichne! |
| m.d.u. | more dictu utendum | nach Vorschrift zu gebrauchen |
| med. | medius | mittlere (Sorte etc.) |
| m. et v., m. & v. | mane et vespere | morgens und abends |
| M.F., m.f. | misce (ut) fia(n)t | mische, damit werde, entstehe |
| min. conc., min. cc. | minutim concisus | fein geschnitten |
| mist. | mistura | Mixtur |
| mit. | mitis | mild, mild wirkend |
| Mixt. | Mixtura | Mixtur, Mischung |
| M.m. | Morphinum muriaticum | Morphinhydrochlorid |
| m.p. | modo praespcripto | wie vorgeschrieben |
| M. pil. (q.s.) | Massa pilularum (quantum satis) | Pillenmasse (genügend) |
| m.t.d. | mitte tales doses | gib solche Dosen, Mengen |
| Muc. | Mucilago | Schleim |
| mund. | mundatus | geschält, gereinigt |
| mur. | muriaticus | salzsauer |
| | | |
| n. | noctu | nachts |
| nat. | naturalis, naturale | natürlich |

| | | |
|---|---|---|
| Nebul. | Nebulae | Spray |
| ne reit. (repet.) | ne reiteretur (repetatur) | darf nicht wiederholt werden! |
| n. et m. | nocte maneque | nachts und morgens |
| nigr. | niger | schwarz |
| noctu. | — | nachts (im Nachtdienst anzufertigen, angefertigt) |
| non rep. | non repetatur | nicht zu wiederholen |
| norm. | normatus | genormt |
| Nr., No, N° | numero | in der Zahl (Menge) von … |
| obd. | obduce | überziehe! |
| o.d., o.l. | oculus dexter, oculus laevus | rechtes bzw. linkes Auge |
| Ol. | Oleum | Öl |
| oll. alb. (gris). | olla alba (grisea) | weiße (graue) Kruke, d.h. Porzellan- bzw. Tonkruke |
| omn. hor. | omni hora | alle Stunden, stündlich |
| omn. man. | omni mane | jeden Morgen |
| O.P., OP | — | Originalpackung |
| ope | — | mit Hilfe |
| opt. | optimus | beste (Sorte etc.) |
| o.s. | oculus sinister | linkes Auge |
| o.u. | oculu uterque | beide Augen |
| p. | pulveratus, pulvis | gepulvert, Pulver |
| p.a. | pro analysi | für die Analyse (d.h. chemisch bes. rein) |
| p. ae. | partes aequales | gleiche Teile, zu gleichen Teilen |
| part. affect. | partem effectam | (auf den) leidenden Teil |
| parv. | parvus | klein |
| Past. | Pasta | Paste |
| p.c. | post cenam (cibum, cibos) | nach der Mahlzeit (dem Essen) |
| pct. | praecipitatus | gefällt |
| p.d. | pro die | täglich, pro Tag |
| penic. | penicillus | Pinsel, Haarpinsel |
| P-Glas | — | Pipettenglas |
| p. gross. | pulvis grossus | grobes Pulver |
| phial. | phiala | Flasche |
| Pil. | Pilulae | Pillen |
| plan. sol. | plane solubilis | vollständig löslich |
| plv. | pulvis | Pulver |
| plv. subt. | pulvis subtilis | feines Pulver (feingepulvert) |
| P.M., p.m. | post meridiem | nachmittags |
| p.o. | per os | durch den Mund, oral |
| pond. | ponderosus | schwer |
| Pot. | Potio | Trank, Getränk |
| ppt. | praecipitatus | gefällt |
| praec. | praecipitatus | gefällt |
| p.r.n. | pro re nata | bei Bedarf |
| pro baln. | pro balneo | für das Bad |
| pro d. | pro die | täglich, pro (für den) Tag |
| pro d(os). | pro dosi | für die Einzelgabe, pro Gabe |
| pro inf(ant). | pro infantibus | für die Kinder |
| pro inf(us). | pro infusione | zur Infusion |
| pro inject. | pro injectione (iniectione) | zur Injektion, Einspritzung |
| pro med. | pro medico | für den Arzt |
| pro ord. | pro ordinatione | für die Arztpraxis |
| pro rect. | pro recto | rektal |
| pro stat. | pro statione | für die ärztliche Station, für die Arzt- praxis |
| pro us. ext. | pro usu externo | zum äußeren Gebrauch |
| pro us. int. | pro usu interno | zum inneren Gebrauch |
| pro us. med. | pro usu medicinali | zu arzneilichem Gebrauch |
| pro us. vet. | pro usu veterinario | zu tierarzneilichem Gebrauch |
| pt. | perstetur | kann fortgesetzt (wiederholt) werden |
| pulv. | pulvis, pulveratus | Pulver, gepulvert |
| pulv. subt. | pulvis subtilis | feines Pulver |
| pur., p. | purus | rein |
| puriss. | purissimus | ganz rein, reinst |
| q., qq. | quodque, quaque | jeder, jede, jedes |
| q.i.d. | quater in die | viermal täglich |
| q.l. | quantum libet | genügend viel |
| q. pl. | quantum placet | genügend viel, soviel beliebt |
| q.q.h. | quaque quarta hora | alle vier Stunden |

| | | |
|---|---|---|
| qq. hor. | quaque hora | jede Stunde, stündlich |
| Q.R. | quantum rectum | die Menge ist richtig, richtige Menge |
| q.s. | quantum satis | soviel ist nötig |
| quot. op. sit. | quoties opus sit | so oft als nötig, erforderlich |
| q.v. | quod vide | siehe dies |
| q.v. | quantum voleris | so viel man braucht, wünscht |
| | | |
| Rad. | Radix | Wurzel |
| raff. | raffinatus | gereinigt, raffiniert |
| rasp. | raspatus | geraspelt |
| Rec. | recipe | nimm! |
| rec. | recens | frisch |
| rec. par(at). | recenter paratus | frisch bereitet |
| recrist. | recristallisatus | umkristallisiert |
| rect(if). | rectificatus | gereinigt, rektifiziert |
| rectfss. | rectificatissimus | höchst gereinigt |
| reit. | reiteretur | darf wiederholt werden! |
| Remed. | Remedium | Mittel, Heilmittel |
| ren. sem. | renovetur semel | einmal zu wiederholen |
| rep. | repetatur | darf wiederholt werden! |
| Rhiz. | Rhizoma | Wurzelstock, Rhizom |
| Rot. | Rotula | Plätzchen, Kügelchen |
| Rp. | recipe | nimm! |
| rubr. | ruber, rubra, -um | rot |
| | | |
| S., s. | signa | bezeichne! |
| s. | sine bzw. sive (seu) | ohne bzw. oder |
| s.a. | secundum artem | kunstgerecht, fachgerecht |
| s.c. | sub cutem | subkutan, unter die Haut |
| scat. | scatula | Schachtel |
| scat. orig. | scatula originalis | Originalpackung |
| sedens | — | „sitzend“, d.h. Patient wartet auf die Zubereitung einer Arznei |
| Sem. | Semen | Samen |
| s.f. | sub formula | mit Rezeptformel auf Signatur (abzugeben) |
| sicc. | siccus, siccatus | trocken, getrocknet |
| sign., sig. | signa, signetur | schreibe, es soll beschrieben werden (als Anleitung f.d. Patienten) |
| simil. | similis, simile | ähnlich |
| sine calic. | sine calicibus | ohne Hüllkelche (d. Blüte) |
| sine conf. | sine confectione | ohne (Original-)Verpackung |
| sine cop. | sine copia | ohne Rezeptabschrift |
| Sir. | Sirupus | Sirup |
| s.n. | sub nomine | mit Rezeptformel auf Signatur (abzugeben) |
| s.n. | secundum naturam | nach der Eigenart (Natur), der Natur entsprechend |
| s.o. | sine olla | ohne Kruke (zu berechnen) |
| sol. | solubilis | löslich |
| Sol., sol. | Solutio | Lösung |
| sol(ut). | solutus | gelöst |
| solv. | solve | löse! |
| solv. len. cal. | solve leni calore | löse bei milder Wärme! |
| s.o.s | si opus sit | wenn erforderlich |
| Spec. | Species | Teemischung |
| Spir., Spirit. | Spiritus | Weingeist, Zubereitung mit Wein |
| spirit. | spirituosus | weingeisthaltig |
| spiss. | spissus | eingedickt |
| s. pret. | sine pretio | ohne Preis (Berechnung) |
| s.q. | sufficiens quantitas | in ausreichender Menge |
| ss. | semis | halb, eine Hälfte |
| s.s.n. | sub suo nomine | mit Rezeptformel auf Signatur (abzugeben) |
| s. s. ven(en)., sub sign. ven. | sub signo veneni | mit der Signatur „Gift“ abzugeben |
| stat., statim. | statim | sofort, unmittelbar |
| subl. | sublimatus | sublimiert |
| sub sig. | sub sigillo | versiegelt, verschlossen |
| subt. | subtilis, subtile | fein |
| subt(li)ss. pulv. | subtilissime pulveratus | feinst gepulvert |
| subt. pulv. (plv.) | subtiliter pulveratus | fein gepulvert |
| sum. | sumat, sumatur | zu nehmen |

| | | |
|---|---|---|
| Supp. | suppositorium | Zäpfchen |
| s.v. | sine vitro | ohne Glas, Flasche (zu berechnen) |
| S.V.R. | Spiritus Vini rectificatus | gereinigter Weingeist |
| S.V.T. | Spiritus Vini tenuior | verdünnter Weingeist (engl. Proof Spirit) |
| syr. | syrupus | Sirup |
| Tabl. | Tabulettae | Tabletten |
| tal. dos., t. d. | tales doses | solche Einzelgaben |
| Tct., Tinct. | Tinctura | Tinktur |
| t.d. | tales doses | solche Einzelgaben |
| t.d.s. | ter die sumendum | 3mal täglich zu nehmen |
| ter. | tere | reibe |
| t.i.d. | ter in die | dreimal täglich |
| Tinct. | Tinctura | Tinktur |
| titr. | titratus | eingestellt (standardisiert) |
| tost. | tostus | gerostet |
| tot. | totus | ganz |
| Tr. | — | Tropfen |
| tr. | tinctura | Tinktur |
| Trit. | trituratio | Verreibung, Tituration |
| Tub. | Tubera | Wurzelknollen |
| u.a.f. | ut aliquid fiat | „damit (irgendetwas) geschehe". Bez. für indifferente Verordnung |
| Ugt., Ungt. | Unguentum | Salbe |
| ult. | ultime | höchstens |
| Ungt. ophthalm. | Unguentum ophthalmicum | Augensalbe |
| us. | usus | Gebrauch |
| ust. | ustus | gebrannt |
| ut dict. | ut dictum | wie angegeben, beschrieben |
| ut f. | ut fiat | damit geschehe, werde |
| v. | vitrum | Flasche |
| v. | vel | oder |
| v. ampl. | vitrum amplum | Weithalsflasche |
| v(ap). p(ar). | vapore paratus | mittels (in) Dampf bereitet |
| v. c. epist. vitr. | vitrum cum epistomeo vitreo | Flasche mit Glasstöpsel |
| venal. | venalis | handelsüblich |
| v. epist. vitr. claus. | vitrum epistomeo vitreo clausum | Flasche mit Glasstöpsel |
| ver. | verus | echt, wahr |
| verte | — | wende (um)! |
| vesp. | vesper | abends |
| veterin. | veterinarius | für Tiere bestimmt |
| v. gutt. | vitrum guttatorium | Tropfglas |
| v. hom. | vitrum homoeopathicum | homöopathisches Glas |
| v.h.p. | via humida paratus | auf feuchtem Wege bereitet |
| vir. | viridis | grün |
| v. nigr. | vitrum nigrum | dunkle Flasche |
| vol. | volatilis, -e | flüchtig |
| v.p. | vapore paratum | mittels Dampf bereitet |
| v. pat(ent). | vitrum patentatum | Tropfglas |
| v. pip. | vitrum pipettatum | Pipettenglas |
| v. rost. | vitrum rostratum | Tropfglas |
| v.s. | vitrum simplex | einfaches Glas, Flasche |
| v. tect. | vitrum tectum | Flasche mit Glasstöpsel |
| vulg. | vulgaris | gewöhnlich |
| z.H.d.A. | — | zu Händen des Arztes |

# Verzeichnis verwendeter Literatur


Allinger, N.L.; Cava, M.P.; de Jongh, D.C.; Johnson, C.R.; Lebel, N.A.; Stevens, C.L.: Organische Chemie. Übers. u. bearb. v. H. Gnichtel, F. Klages, G. Kloßmehl, H. Kurrek, G. Manecke. Berlin, New York: de Gruyter, 1980

Ammon, H.P. (Hrsg.): Arzneimittelneben- und -wechselwirkungen. 3. Aufl. Stuttgart: Wissenschaftliche Verlagsgesellschaft, 1991

Auterhoff, H.; Knabe, J.; Höltje, H.-D.: Lehrbuch der Pharmazeutischen Chemie. 13. Aufl. Stuttgart: Wissenschaftliche Verlagsgesellschaft, 1994

Bauer, K.H.; Frömming, K.H.; Führer, C.: Pharmazeutische Technologie. 2. Aufl. Stuttgart: Thieme, 1989

Bauer, R.; Wagner, H.: Echinacea. Handbuch für Ärzte, Apotheker und andere Naturwissenschaftler. Stuttgart: Wissenschaftliche Verlagsgesellschaft, 1990

Becker, K.: Strahlungsdosimetrie unter besonderer Berücksichtigung integrierender Festkörperdosimeter. In: Bergmann – Schäfer: Lehrbuch der Experimentalphysik. Bd.4, Teil 2: Aufbau der Materie. Hrsg. von H. Gobrecht. 2. Aufl. Berlin, New York: de Gruyter, 1981

Bell, E.A.; Charlwood, B.V. (Eds.): Encyclopedia of Plant Physiology (New Series). Vol. 8: Secondary Plant Products. Ed. by A. Pirson and M.H. Zimmermann. Berlin, Heidelberg, New York: Springer, 1980

Bergmann, L.; Schäfer, C.: Lehrbuch der Experimentalphysik. Bd.I: Mechanik, Akustik, Wärme. Bearb. v. Gobrecht, H. 10. Aufl. Berlin, New York: de Gruyter, 1990

Böhme, H.; Hartke, K.: Europäisches Arzneibuch. Band I u. Band II. Kommentar. 3. Aufl. Stuttgart: Wissenschaftliche Verlagsgesellschaft; Frankfurt: Govi-Verlag, 1983

Böhme, H.; Hartke, K.: Europäisches Arzneibuch. Band III. Kommentar. 2. Aufl. Stuttgart: Wissenschaftliche Verlagsgesellschaft; Frankfurt: Govi-Verlag, 1982

Braun, H.; Frohne, D.: Heilpflanzen-Lexikon. 6. Aufl. Stuttgart: G. Fischer, 1994

Buddecke, E.: Grundriß der Biochemie. 9. Aufl. Berlin, New York: de Gruyter, 1994

Buddecke, E.: Pathobiochemie. 2. Aufl. Berlin, New York: de Gruyter, 1983

Buddecke, E.; Fischer M.: Pathophysiologie, Pathobiochemie, Klinische Chemie. Berlin, New York: de Gruyter, 1992

Buduvary, S. (Ed.): The Merck Index. 12th Ed. Whitehouse Station, N.J.: Merck & Co., 1996

Burger, A.; Ramberger, R.: On the Polymorphism of Pharmaceuticals and Other Molecular Crystals II: Applicability of Thermodynamic Rules. Mikrochimica Acta 1979 II: 273 bis 316

Deutscher Arzneimittel-Codex. Ausg. 1979 mit mehreren Nachträgen (DAC79) und mit Neues Rezeptur-Formularium (NRF). Ergänzungsbuch zum Arzneibuch. Hrsg. von Bundesvereinigung Deutscher Apothekerverbände (ABDA). Stuttgart: Deutscher Apotheker Verlag; Frankfurt: Govi-Verlag, 1979, 1981, 1982, 1983, 1984, 1985

Deutscher Arzneimittel-Codex. Ausg. 1986 mit acht Ergänzungen (DAC86). Ergänzungsbuch zum Arzneibuch. Hrsg. Bundesvereinigung Deutscher Apothekerverbände – ABDA. Frankfurt: Govi-Verlag; Stuttgart: Deutscher Apotheker Verlag, 1986 bis 1996

Deutsches Arzneibuch. 7. Ausg. mit Nachtr. (DAB7). Stuttgart: Deutscher Apotheker Verlag; Frankfurt: Govi-Verlag, 1968

Deutsches Arzneibuch. 8. Ausg. mit Nachtr. (DAB8). Stuttgart: Deutscher Apotheker Verlag; Frankfurt: Govi-Verlag, 1978, 1980

Deutsches Arzneibuch, 9. Ausgabe 1986 (DAB9): Grundwerk einschließlich 1. Nachtrag 1989 und 2. Nachtrag 1990. Stuttgart: Deutscher Apotheker Verlag, Frankfurt: Govi-Verlag, 1986

Deutsches Arzneibuch 1996 (DAB 1996): Gesamtwerk Deutsches Arzneibuch 1996 einschl. DAB10 mit 1. bis 3. Nachtrag. Stuttgart: Deutscher Apotheker Verlag; Frankfurt a.M./Eschborn: Govi-Verlag, 1996

Eagleson, M.: Concise Encyclopedia Chemistry. Berlin, New York: de Gruyter, 1994

Encke, F.; Buchheim, G.; Seybold, S.: Zander – Handwörterbuch der Pflanzennamen. 14. Aufl. Stuttgart: Ulmer, 1993

Essig, D.; Stumpf, H.: Flüssige Arzneiformen schwerlöslicher Arzneistoffe. Stuttgart: Wissenschaftliche Verlagsgesellschaft, 1990

Fahrig, W.; Hofer, U.: Die Kapsel (Paperback APV, Bd.7). Stuttgart: Wissenschaftliche Verlagsgesellschaft, 1983

Feiden, K. (Hrsg.): Arzneimittelprüfrichtlinien. Sammlung nationaler und internationaler Richtlinien. Grundwerk einschl. 1. bis 9. Ergänzungslieferung. Stuttgart: Deutscher Apotheker Verlag; Frankfurt a.M./Eschborn: Govi-Verlag, 1990 bis 1997

Feiden, K., Pabel, H.: Wörterbuch der Pharmazie, Band 3, Arzneimittel- und Apothekenrecht. 1. Aufl. Stuttgart: Wissenschaftliche Verlagsgesellschaft, 1985

Feltkamp, H.; Fuchs, P.; Sucker, H.: Pharmazeutische Qualitätskontrolle. Bd. 3: Arbeitstechniken der Pharmazeutischen Industrie. Stuttgart, New York: Thieme, 1983

Fiedler, H.P.: Lexikon der Hilfsstoffe für Pharmazie, Kosmetik und angrenzende Gebiete. 2. Aufl. Aulendorf: Editio Cantor, 1981

Forth, W.; Henschler, D.; Rummel, W.; Starke, K.: Allgemeine und spezielle Pharmakologie und Toxikologie. 6. Aufl. Mannheim, Wien, Zürich: Wissenschaftsverlag, 1992

Fricke, U.; Klaus, W.: Neue Arzneimittel 1995. Stuttgart: Wissenschaftliche Verlagsgesellschaft, 1996

Friedrich, W.: Vitamins. Berlin, New York: de Gruyter, 1988

Frohne, D.; Jensen, U.: Systematik des Pflanzenreichs. 4. Aufl. Stuttgart, New York: Gustav Fischer, 1992

Frohne, D.; Pfänder, H.J.: Giftpflanzen. Stuttgart: Wissenschaftliche Verlagsgesellschaft, 1982

Gattermann, L.; Wieland, T.: Die Praxis des organischen Chemikers. Bearb. von Wieland T. und Sucrow W. 43. Aufl. Berlin, New York: de Gruyter, 1982

Gebler, H.; Kindl, G.: Pharmazie für die Praxis. Stuttgart, New York: Thieme; Frankfurt: Govi-Verlag, 1990

Graf, E.; Beyer, C.: Propädeutische Arzneiformenlehre. 3. Aufl. Stuttgart: Wissenschaftliche Verlagsgesellschaft mbH 1993

Grassmann, P.; Widmer F. et al.: Einführung in die thermische Verfahrenstechnik. 2. Aufl. Berlin, New York: de Gruyter, 1974

Grassmann, P.; Widmer F. et al.: Einführung in die thermische Verfahrenstechnik. 3. Aufl. Berlin, New York: de Gruyter, 1997

Haffner, F.; Schultz, O.-E.; Schmid, W., Braun R.: Normdosen gebräuchlicher Arzneistoffe und Drogen. 8. Aufl. Stuttgart: Wissenschaftliche Verlagsgesellschaft, 1991

Hagers Handbuch der Pharmazeutischen Praxis. 5. Neuausg. Hrsg.: F. von Bruchhausen, G. Dannhardt, S. Ebel, A. W. Frahm, E. Hackenthal, R. Hänsel, U. Holzgrabe, K. Keller, E. Nürnberg, H. Rimpler, G. Schneider, P. Surmann, H.U. Wolf, G. Wurm. Bd. 1-11. Berlin, Heidelberg, New York: Springer, 1990 – 1995

Hahn, H.; Falke D.; Klein P. (Hrsg.): Medizinische Mikrobiologie, 2. Aufl. Berlin, Heidelberg: Springer-Verlag, 1994

Hamacher, H.: Selbstmedikation. 1. Aufl. einschließlich 5. Ergänzungslieferung. Stuttgart: Deutscher Apotheker Verlag, 1996

Hänsel, R.: Phytopharmaka – Grundlagen und Praxis. 2. Aufl. Berlin, Heidelberg, New York, Tokyo: Springer, 1991

Hänsel, R.; Haas, H.: Therapie mit Phytopharmaka. Berlin, Heidelberg, New York, Tokyo: Springer, 1983

Hänsel, R.; Hölzl, J. (Hrsg.): Lehrbuch der Pharmazeutischen Biologie. Berlin, Heidelberg, New York: Springer-Verlag 1996

Harenberg, B. (Hrsg.): Harenberg Kompaktlexikon in 5 Bänden. 2. Aufl. Dortmund: Verlags- u. Mediengesellschaft mbH & Co. KG, 1994

Hartke, K.; Mutschler E. (Hrsg.): DAB9 – Kommentar. Deutsches Arzneibuch 9. Ausg. 1986 mit wissenschaftlichen Erläuterungen. Bd. 1: Allgemeiner Teil. Bd. 2 und 3: Monographien. Bd. 4: Allgemeiner Teil und Monographien des 1. Nachtrages 1989. Stuttgart: Wissenschaftliche Verlagsgesellschaft, Frankfurt: Govi-Verlag 1987,1990

Hartke, K.; Hartke, H.; Mutschler, E.; Rücker, G.; Wichtl, M. (Hrsg.): DAB10 – Kommentar. Wissenschaftliche Erläuterungen zum Deutschen Arzneibuch. Grundwerk einschl. 1. bis 6. Lfg; Stuttgart: Deutscher Apotheker Verlag; Frankfurt a.M./Eschborn: Govi-Verlag, 1993 bis 1996

Hausen, B.M.; Nothdurft, H.: Allergiepflanzen, Pflanzenallergene. Handbuch und Atlas der Allergie-induzierenden Wild- und Kulturpflanzen. Teil 1: Kontaktallergene. Landsberg: ecomed, 1988

Heilmann, K.: Therapeutische Systeme. 2. Aufl. Stuttgart: Enke, 1982

Helwig, H.: Antibiotika, Chemotherapeutika. 4. Aufl. Stuttgart, New York: Thieme, 1989

Hensel, A., Cartellieri S., Engel J.: Memofix Pharmazie. Weinheim, New York, Basel, Cambridge, Tokyo: VCH Verlagsgesellschaft mbH, 1995

Herzfeldt, C.D.: Dissoziationskonstanten von Arzneistoffen – eine Übersichtstabelle. Pharmazeutische Zeitung 125: 608-13 (1980)

Hess, H.: Arzneiformen und ihre Anwendung. Basel: Ciba-Geigy, 1984

Heß, D.: Pflanzenphysiologie. 7. Aufl. Stuttgart: Ulmer, 1981

Holleman, A.; Wiberg, E.: Lehrbuch der Anorganischen Chemie. Bearb. v. Wiberg, N. 101. Aufl. Berlin, New York: de Gruyter, 1995

Homöopathisches Arzneibuch (HAB). 3. Aufl., 4. unveränderter Nachdruck. Berlin: Schwabe, 1958

Homöopathisches Arzneibuch. 1. Ausg. mit 5 Nachtr. Loseblattausgabe. Stuttgart: Wissenschaftliche Verlagsgesellschaft; Frankfurt: Govi-Verlag, 1978, 1981, 1983, 1985, 1991

Hoppe, H.A.: Drogenkunde. Bd. 3: Supplement. Berlin, New York: de Gruyter, 1975, 1977, 1987

Hoppe, H.A.: Drogenkunde. Bd.1: Angiospermen. 8. Aufl. Berlin, New York: de Gruyter, 1975

Hoppe, H.A.: Drogenkunde. Bd.2: Gymospermen, Kryptogamen, Tierische Drogen. 8. Aufl. Berlin, New York: de Gruyter, 1977

Hoppe, H.A.: Taschenbuch der Drogenkunde. Berlin, New York: de Gruyter 1981

Hörath, H.: Gefährliche Stoffe und Zubereitungen. 4. Aufl. Stuttgart: Deutscher Apotheker Verlag, 1995

Hügel, H.; Fischer, J.; Kohm, B.: Pharmazeutische Gesetzeskunde. 30. Aufl. Stuttgart: Deutscher Apotheker Verlag, 1995

Jander, G.; Blasius, E.: Lehrbuch der analytischen und präparativen anorganischen Chemie. 14. Aufl. Stuttgart, Leipzig: S. Hirzel Verlag, 1995

Jander, G.; Jahr, K.: Maßanalyse. Bearb. v. Schulze, G.; Simon, J. 15. Aufl. Berlin, New York: de Gruyter, 1989

Jawetz, E.; Melinek, J.L.; Adelberg, E.A.: Medizinische Mikrobiologie. 5. Aufl. Berlin, Heidelberg, New York: Springer, 1989

Jentzsch, A.; W. Jasek, W. (Bearb.): Austria-Codex – Fachinformation 1996/1997. 51. Aufl. Wien: Österreichische Apotheker-Verlagsgesellschaft, 1996

Kindl, H.: Biochemie der Pflanzen. 4. Aufl. Berlin, Heidelberg, New York, London, Paris, Tokyo: Springer, 1994

Kubelka, W., Länger R.: Phytokodex, Pflanzliche Arzneispezialitäten in Österreich. Wien: Österreichischer Apotheker-Verlag 1996

Küster, F.; Thiel, A.: Rechentafeln für die chemische Analytik. Bearb. v. Ruland, A. 104. Aufl. Berlin, New York: de Gruyter, 1993

Kuhnert-Brandstätter, M.: Thermomicroscopy in the Analysis of Pharmaceuticals. Oxford, New York, Toronto, Sydney, Braunschweig: Pergamon Press, 1971

Lehninger, A.L.: Prinzipien der Biochemie. (Ins Deutsche übertragen von Peters G. und Neubert D.) Berlin, New York: de Gruyter, 1987

Lehninger, A.L.: Grundkurs Biochemie. Übers. u. bearb. von D. Neubert und F. Hucho. 2. Aufl. Berlin, New York: de Gruyter, 1985

Leistner, E.; Breckle, S.-W.: Pharmazeutische Biologie I. Grundlagen, Stellung der Arzneipflanzen im System. 3. Aufl. Stuttgart, New York: Thieme, 1988

Lippold, B.C.: Biopharmazie – eine Einführung zu den wichtigsten Arzneiformen. 2. Aufl. Stuttgart: Wissenschaftliche Verlagsgesellschaft, 1984

Martin, A.; Swarbrick, J.; Cammarata, A.: Physikalische Pharmazie. Pharmazeutische angewandte physikalisch-chemische Grundlagen. Hrsg. Stricker, H. 3. Aufl. Stuttgart: Wissenschaftliche Verlagsgesellschaft, 1987

Moll, F.; Bender, H.: Biopharmazeutische Untersuchungsverfahren. Stuttgart: Wissenschaftliche Verlagsgesellschaft mbH, 1994

Moore, W.J.; Hummel, D.O.: Physikalische Chemie. 4. Aufl. Berlin, New York: de Gruyter, 1986

Mutschler, E.: Arzneimittelwirkungen. 7. Aufl. Stuttgart: Wissenschaftliche Verlagsgesellschaft, 1996

Negwer, M.: Organic-chemical Drugs and Their Synonyms. Vol. I, II, III, IV. 7th edition. Berlin: Akademie-Verlag, 1994

Neues Formularium Austriacum (NFA). 1. Ausg. Österreichische Apothekerkammer; Schwechat: Alanova-Verlag 1988

Neues Rezeptur-Formularium (NRF). Stammlieferung 1983 mit 13 Ergänzungen. Hrsg. Bundesvereinigung Deutscher Apothekerverbände – ABDA. Frankfurt a.M./Eschborn: Govi-Verlag; Stuttgart: Deutscher Apotheker Verlag, 1983 bis 1996

Nuhn, P.: Naturstoffchemie. Mikrobielle, pflanzliche und tierische Naturstoffe. 2. Aufl. Stuttgart: S. Hirzel, Wissenschaftliche Verlagsgesellschaft, 1990

Österreichisches Arzneibuch (ÖAB): Ausgabe 1990 (ÖAB90) einschl. 1. Nachtrag 1990, 2. Nachtrag 1991 u. 3. Nachtrag 1994. Wien: Verlag der Österreichischen Staatsdruckerei, 1990

Österreichisches Arzneibuch. 9. Ausg. mit 1. und 2. Nachtr. (ÖAB9). Wien: Verlag der Österreichischen Staatsdruckerei, 1960, 1966, 1976

Österreichisches Arzneibuch. Ausgabe 1981 mit Nachtr. (ÖAB81). Wien: Verlag der Österreichischen Staatsdruckerei, 1981, 1982

Pfeil, D., Pieck, J.: Apothekenbetriebsordnung – Kommentar mit Textsammlung. 5. Aufl. Frankfurt a.M./Eschborn: Govi-Verlag, 1996

Pharmacopoea Helvetica. Editio Septima, deutsche Ausg., mit 8 Supplementen (Ph.Helv.7). Bern: Verlag Eidgenössische Drucksachen- und Materialienzentrale, 1987 bis 1996

Pharmacopoea Helvetica. Editio Sexta, deutsche Ausg. (Ph.Helv.6). Bern: Verlag Eidgenössische Drucksachen- und Materialienzentrale, 1971 bis 1981

Pschyrembel Klinisches Wörterbuch: mit klinischen Syndromen und Nomina Anatomica. Bearb. von der Wörterbuchredaktion d. Verl. unter Leitung v. H. Hildebrandt. 257. Aufl. Berlin, New York: de Gruyter, 1994

Pschyrembel Wörterbuch Naturheilkunde und alternative Heilverfahren. Bearb. v. d. Wörterbuchredaktion d. Verlages unter d. Leitung v. H. Hildebrandt. Berlin, New York: de Gruyter, 1996

Pschyrembel Wörterbuch: Radioaktivität, Strahlenwirkung, Strahlenschutz. Bearb. von der Pschyrembel-Redaktion unter Leitung von Ch. Zink. 2. Aufl. Berlin, New York: de Gruyter, 1987

Rameis, H., Viernstein H.: Grundlagen der Biopharmazie und Bioverfügbarkeit. In: Kuemmerle H.-P., Hitzenberger G., Spitzy K.H. (Hrsg.): Klinische Pharmakologie, 43. Erg.-Lfg 10/94. Landsberg/Lech: ecomed Fachverlag 1984, 1992

Raven, P.H.; Evert, R.F.; Curtis, H.: Biologie der Pflanzen. Übers. von R. Langenfeld-Heyser. Berlin, New York: de Gruyter, 1985

Reinhard, E.; Schultz, J.: Pharmazeutische Biologie. 1. Cytologie, Genetik, Physiologie, Viren, Bakterien, Pilze, Algen. 4. Aufl. Stuttgart: Wissenschaftliche Verlagsgesellschaft, 1990

Reynolds, James E.F. (Ed.): Martindale, The Extra Pharmacopoeia. 31st Ed. London: Royal Pharmaceutical Society 1996

Rimpler, H. et al.: Pharmazeutische Biologie II. Biogene Arzneistoffe. Stuttgart, New York: Thieme, 1990

Römpp Chemie Lexikon. Falbe, J.; Regitz, M. (Hrsg.) 9. Aufl. Stuttgart, New York: Georg Thieme Verlag, 1989 – 1992.

Rote Liste. Verzeichnis von Fertigarzneimitteln der Mitglieder des Bundesverbandes der Pharmazeutischen Industrie e.V. Hrsg. v. Bundesverband der Pharmazeutischen Industrie e.V. Aulendorf: Editio Cantor, 1984 bis 1996

Roth, H.J.; Kleemann, A.: Pharmazeutische Chemie I. Arzneistoffsynthese. Stuttgart, New York: Thieme, 1982

Roth, H.J.; Eger K.; Troschütz R.: Pharmazeutische Chemie II. Arzneistoffanalyse. 3. Aufl. Stuttgart, New York: Thieme, 1990

Roth, H.J.; Fenner H.: Pharmazeutische Chemie III. Arzneistoffe – Struktur-Bioraktivität-Wirkungsbezogene Eigenschaften. Stuttgart, New York: Thieme, 1988

Rücker, G.; Neugebauer, M.; Willems, G.G.: Instrumentelle pharmazeutische Analytik. Stuttgart: Wissenschaftliche Verlagsgesellschaft, 1988

Schorn, G.: Medizinproduktegesetz. Stuttgart: Wissenschaftliche Verlagsgesellschaft, 1994

Schrader, B.: Kurzes Lehrbuch der Organischen Chemie. 2. Aufl. Berlin, New York: de Gruyter, 1985

Schubert, G.E.; Bethke B.A.: Lehrbuch der Pathologie und Antwortkatalog zum GK2. 2. Aufl. Berlin, New York: de Gruyter, 1987

Scott, Th.; Brewer, M.: Concise Encyclopedia Biochemistry. 2nd Ed. Berlin, New York: de Gruyter, 1988

Scott, Th., A.; Mercer, E. I.: Concise Encyclopedia of Biochemistry and Molecular Biology. 3rd Ed. Berlin, New York: de Gruyter, 1997

Seeger, R.; Neumann, H.-G.: Giftlexikon. Grundwerk einschließlich 1. Ergänzungslieferung. Stuttgart: Deutscher Apotheker Verlag, 1990

Simon, C.; Stille, W.: Antibiotika-Therapie in Klinik und Praxis. 9. Aufl. Stuttgart, New York: Schattauer Verlag, 1996

Späth, G.: Vergiftungen und akute Arzneimittelüberdosierungen. 2. Aufl. Berlin, New York: de Gruyter, 1982

Stahl, E.; Schild, W.: Drogenanalyse II: Inhaltsstoffe und Isolierungen (Pharmazeutische Biologie, Bd. 4). Stuttgart, New York: Gustav Fischer 1981

Steinegger, E.; Hänsel, R.: Lehrbuch der Pharmakognosie. 5. Aufl. Berlin, Heidelberg, New York: Springer, 1992

Stöger, E.A. (Übers. u. Bearb.): Arzneibuch der chinesischen Medizin. Monographien des Arzneibuches der Volksrepublik China 1990 u. 1995. Grundwerk einschl. 1. bis 5. Ergänzungslieferung. Stuttgart: Deutscher Apotheker Verlag, 1991 bis 1996

Strasburger, E.; Noll, F.; Schenk, H,; Schimper, A.F.W. (Begr.); Sitte, P.; Ziegler, H.; Ehrendorfer, F.; Bresinsky, A. (Bearb.): Lehrbuch der Botanik für Hochschulen. 33. Aufl. Stuttgart, New York: Gustav Fischer, 1991

Sucker, H.; Fuchs, P.; Speiser, P. (Hrsg.): Pharmazeutische Technologie. Stuttgart: Thieme, 1978

Synonym-Verzeichnis 2. Auflage Stuttgart: Deutscher Apotheker Verlag; Frankfurt: Govi-Verlag 1995

Thews, G.; Mutschler, E.; Vaupel, P,: Anatomie, Physiologie, Pathophysiologie des Menschen. 3. Aufl. Stuttgart: Wissenschaftliche Verlagsgesellschaft, 1989

Trautwein, A.; Kreibig, U.; Oberhausen, E.: Physik für Mediziner, Biologen, Pharmazeuten. 4. Aufl. Berlin, New York: de Gruyter 1987

Unanue, E.R.; Benacerraf, B.: Immunologie. 2. Aufl. (Übersetzt von Hahn H. und Kaufmann S.H.E.) Berlin, New York: de Gruyter, 1987

Verspohl, E.J, Verspohl, J.: Interaktionen, Einführung mit 50 Rezeptbeispielen aus der Praxis. 3. Aufl. Stuttgart: Deutscher Apotheker Verlag 1995

Vodrazka, Z.: Physikalische Chemie für Biologen, Mediziner, Pharmazeuten. Prag: Avicenum; Berlin, New York: de Gruyter, 1976

Voigt, R.: Lehrbuch der Pharmazeutischen Technologie. 5. Aufl. Berlin: VEB Volk und Gesundheit 1984

Vollmer, G.; Franz, M.: Chemische Produkte im Alltag. Deutscher Taschenbuch Verlag; Stuttgart, New York: Thieme, 1985

Wagner, H.; Bladt, S.; Zgainski, E.M.: Drogenanalyse – Dünnschichtchromatographische Analyse von Arzneidrogen. Berlin, Heidelberg, New York: Springer, 1983

Wagner, H.: Drogen und ihre Inhaltsstoffe. Pharmazeutische Biologie, Bd.2. 5. Aufl. Stuttgart, New York: Gustav Fischer, 1993

Wallhäußer, K.-H.: Praxis der Sterilisation, Desinfektion – Konservierung, Keimidentifizierung – Betriebshygiene. 3. Aufl. Stuttgart: Thieme 1984

Welzl, E.: Biochemie der Ernährung. Berlin, New York: de Gruyter, 1985

Wicho, H. (Bearb.): Stoffliste zur Austria-Codex – Fachinformation 1996/1997. 29. Aufl. Wien: Österreichische-Apothekerverlagsgesellschaft, 1996

Wichtl, M. (Hrsg.): Teedrogen. 2. Aufl. Stuttgart: Wissenschaftliche Verlagsgesellschaft, 1989

Wichtl, M. (Hrsg.): Teedrogen und Phytopharmaka. 3. Aufl. Stuttgart: Wissenschaftliche Verlagsgesellschaft, 1997

Wiesenauer, M.: Homöopathie für Apotheker und Ärzte. Grundwerk einschließlich 5. Ergänzungslieferung. Stuttgart: Deutscher Apotheker Verlag, 1990

Wiesmann, E.; Kayser, F.H.; Bienz, K.A.; Eckert, J.; Lindenmann, J.: Medizinische Mikrobiologie. 6. Aufl. Stuttgart, New York: Thieme, 1986

Wilson, F.; Kohm, B.: Verbandstoffe und Krankenpflegeartikel. Stuttgart: Deutscher Apotheker Verlag, 1983

# Quellen der Abbildungen

[1] nach Allinger, N.L; et al.: Organische Chemie. Übers. u. bearb. v. H. Gnichtel et al. Berlin, New York: de Gruyter, 1980
[9] nach Bauer, K.H.; Frömming, K.H.; Führer, C.: Pharmazeutische Technologie. 2. Aufl. Stuttgart: Thieme, 1989
[10] nach Bergmann-Schaefer: Lehrbuch der Experimentalphysik. Bearb. von H. Gobrecht. Bd. 1: Mechanik, Akustik, Wärme. 9. Aufl. Berlin, New York: de Gruyter, 1974
[11] nach Böhme, H.; Hartke, K.: Europäisches Arzneibuch. Bd. III. Kommentar. 2. Aufl. Stuttgart: Wissenschaftliche Verlagsgesellschaft; Frankfurt: Govi-Verlag 1982
[12] nach Brockhaus Enzyklopädie in 20 Bänden u. Ergänzungsbänden. 20 Bde u. Erg.bde 21-25. 17. Aufl. Wiesbaden: Brockhaus, 1966-1974, 1975-1981
[13] nach Buddecke, E.: Grundriß der Biochemie. 8.Aufl. Berlin, New York: de Gruyter, 1989
[14] nach Buddecke, E.: Pathobiochemie. 2. Aufl. Berlin, New York: de Gruyter, 1983
[20] nach Concise Encyclopedia of Biochemistry. 2nd ed. Bearb. von Th. Scott u. M. Brewer. (Engl. Bearb. von Brockhaus ABC Biochemie.) Berlin, New York: de Gruyter, 1988
[22] nach Deutsches Arzneibuch, 9. Ausgabe 1986 (DAB9): Grundwerk einschließlich 1. Nachtrag 1989 und 2. Nachtrag 1990. Stuttgart: Deutscher Apotheker Verlag, Frankfurt: Govi-Verlag, 1986
[23] nach Deutsche Apothekerzeitung **130**, 992, 1990
[30] nach Fahrig, W.; Hofer, U.: Die Kapsel. Stuttgart: Wissenschaftliche Verlagsgesellschaft, 1983
[31] nach Fischer, R.; Kartnig, Th.: Drogenanalyse. 5. Aufl. Wien, New York: Springer, 1978
[35] nach Gattermann, L.; Wieland, T.: Die Praxis des organischen Chemikers. Bearb. von Wieland T. und Sucrow W. 43. Aufl. Berlin, New York: de Gruyter, 1982
[40] nach Hagers Handbuch der Pharmazeutischen Praxis. Hrsg. von P.H. List et al. Bd. 7: Arzneiformen und Hilfsstoffe. Teil A: Arzneiformen. 4. Aufl. Berlin, Heidelberg, New York: Springer, 1971
[41] nach Heilmann, K.: Therapeutische Systeme. 2. Aufl. Stuttgart: Enke, 1982
[42] nach Hess, H.: Arzneiformen und ihre Anwendung. Basel: Ciba-Geigy, 1984
[43] nach Holleman-Wiberg: Lehrbuch der anorganischen Chemie. 91.-100. Aufl. Berlin, New York: de Gruyter, 1985
[44] nach Habermehl in: Pschyrembel Klinisches Wörterbuch. 255. Aufl. Berlin, New York: de Gruyter, 1986
[45] nach Heß, D.: Pflanzenphysiologie. 7. Aufl. Stuttgart: Ulmer, 1981
[46] nach Hummel, D.O. (Hrsg.): Aufgaben zur Physikalischen Chemie. Berlin, New York: de Gruyter, 1979
[47] nach Haberle, E. J., Die Sexualität des Menschen. 2. Aufl. Berlin, New York: de Gruyter, 1985
[50] nach Jander-Jahr: Maßanalyse. Bearb. von G. Schulze u. J. Simon. 14. Aufl. Berlin, New York: de Gruyter, 1986
[60] nach Katalog pharmazeutischer Hilfsstoffe (einschließlich Ergänzung 1976). Hrsg. von APV e.V. (Mainz). Basel: Ciba-Geigy, Hoffmann La Roche, Sandoz, 1974, 1976
[69] nach Lehmann, K.; Dreher, D.: Die Pharmazeutische Industrie **34**, 894, 1972
[70] nach Lehninger, A.L.: Grundkurs Biochemie. Übersetzt u. bearb. von D. Neubert und F. Hucho. 2. Aufl. Berlin, New York: de Gruyter, 1985
[71] nach List, P.H.: Arzneiformenlehre. 3. Aufl. Stuttgart: Wissenschaftliche Verlagsgesellschaft, 1982
[80] nach Moore, W.J.; Hummel, D.O.: Physikalische Chemie. 3. Aufl. Berlin, New York: de Gruyter, 1983
[81] nach Mutschler, E.: Arzneimittelwirkung. 4. Aufl. Stuttgart: Wissenschaftliche Verlagsgesellschaft, 1981
[82] nach Mutschler, E.; Lemmer, B.: Wörterbuch der Pharmazie. Bd. 2: Medizinische Grundbegriffe, Pharmakologie, Stuttgart: Wissenschaftliche Verlagsgesellschaft, 1985
[83] Martin, A.; Swarbrick, J.; Cammarata, A.: Physikalische Pharmazie. Pharmazeutische angewandte physikalisch-chemische Grundlagen. Hrsg. Stricker, H., 3. Aufl. Stuttgart: Wissenschaftliche Verlagsgesellschaft, 1987
[86] nach Neumüller, O.A.: Römpps Chemie-Lexikon. 8. Aufl. Stuttgart: Franckh, 1985
[88] nach Pharmazeutische Zeitung **134**, 501, 1989
[90] nach Pschyrembel Klinisches Wörterbuch: mit klinischen Syndromen und Nomina Anatomica. Bearb. von der Wörterbuchredaktion d. Verl. unter Leitung von Ch. Zink. 255. und 256. Aufl. Berlin, New York: de Gruyter, 1986 und 1990
[91] nach Pschyrembel Wörterbuch Radioaktivität, Strahlenwirkung, Strahlenschutz. Berlin, New York: de Gruyter, 1986
[100] nach Raven, P.H.; Evert, R.F.; Curtis, H.: Biologie der Pflanzen. (Übers. von R. Langenfeld-Heyser.) Berlin, New York: de Gruyter 1985
[101] nach Rick, W.: Klinische Chemie und Mikroskopie. 3. Aufl. Berlin: Springer, 1974
[109] nach Schubert, G.E.; Bethke, B.A.: Lehrbuch der Pathologie und Antwortkatalog zum GK2. 2. Aufl. Berlin, New York: de Gruyter, 1987

[110] nach Schrader, B.: Kurzes Lehrbuch der organischen Chemie. 2. Aufl. Berlin, New York: de Gruyter, 1985
[111] nach Stahl, P. H.: Feuchtigkeit und Trocknen in der pharmazeutischen Technologie. Darmstadt: Steinkopf, 1980
[112] nach Steinegger, E.; Haensel, R.: Lehrbuch der Pharmakognosie. 2. Aufl. Berlin, Heidelberg, New York: Springer, 1986
[113] nach Sucker, H.; Fuchs, P.; Speiser, P. (Hrsg.): Pharmazeutische Technologie. Stuttgart: Thieme, 1978
[116] nach Seidl, S.: Deutsche Apotheker-Zeitung, **121**, 1981
[117] nach Siemens-Katalog MP 42, 1989
[120] nach Trautwein, A.; Kreibig, U.; Oberhausen, E.: Physik für Mediziner, Biologen, Pharmazeuten. 4. Aufl. Berlin, New York: de Gruyter, 1987
[130] nach Vodrazka, Z.: Physikalische Chemie für Biologen, Mediziner, Pharmazeuten. Prag: Avicenum; Berlin, New York: de Gruyter, 1976
[131] nach Voigt, R.: Lehrbuch der pharmazeutischen Technologie. 5. Aufl. Berlin: VEB Volk und Gesundheit, 1984
[140] nach Wachter, H.; Hausen A.: Chemie für Mediziner. 5. Aufl. Berlin, New York: de Gruyter, 1985
[141] nach Wagner, H.; Bladt, S.; Zgainsky, E.M.: Drogenanalyse – Dünnschichtchromatographische Analyse von Arzneidrogen. Berlin, Heidelberg, New York: Springer, 1983
[142] nach Wagner, H.: Drogen und ihre Inhaltsstoffe. )Pharmaz. Biologie, Bd. 2) 3. Aufl. Stuttgart: G. Fischer. 1985
[143] nach Welzl, E.: Biochemie der Ernährung. Berlin, New York: de Gruyter, 1985
[144] nach Wohlfahrt-Bottermann in: Pschyrembel Klinisches Wörterbuch, 255. Aufl. Berlin, New York: de Gruyter, 1986
[145] nach Wallhäußer, K.-H.: Praxis der Sterilisation, Desinfektion – Konservierung, Keimidentifizierung – Betriebshygiene. 3. Aufl. Stuttgart: Thieme 1984
[150] nach Zepernick, B.; Langhammer, L.; Lüdecke, J.B.P.: Lexikon der offizinellen Arzneipflanzen. Berlin, New York: de Gruyter, 1983

# Quellen der Tabellen

**Allergie**
nach Pschyrembel Klinisches Wörterbuch. 257. Auflage. Berlin: de Gruyter, 1994
**Carbonsäuren**
nach Allinger, N.L. et al.: Organische Chemie. Berlin: de Gruyter, 1980
**Hitzeresistenz**
nach K.H. Wallhäußer
**Inkubationszeit**
nach Pschyrembel Klinisches Wörterbuch. 257. Auflage. Berlin: de Gruyter, 1994
**Muttermilch (Tab. 1 u 2.)**
nach Pschyrembel Klinisches Wörterbuch. 256. Auflage. Berlin: de Gruyter, 1990
**Virusklassifikation**
nach Pschyrembel Klinisches Wörterbuch. 257. Auflage. Berlin: de Gruyter, 1994

# Griechisches Alphabet

| Buchstabe klein | groß | Buchstabenname und Aussprache | Transkription | |
|---|---|---|---|---|
| α | Α | Alpha [alfa:] | a | A |
| β | Β | Beta [be:ta:] | b | B |
| γ | Γ | Gamma [gamma:] | g | G |
| δ | Δ | Delta [dɛlta:] | d | D |
| ε | Ε | Epsilon [ɛpsilon] | e | E |
| ζ | Ζ | Zeta [tse:ta:] | z | Z |
| η | Η | Eta [ɛ:ta:] | e | E |
| θ ϑ | Θ | Theta [te:ta:] | th | Th |
| ι | Ι | Jota [jo:ta:] | i | I |
| κ | Κ | Kappa [kapa:] | k | K |
| λ | Λ | Lambda [lampda:] | l | L |
| μ | Μ | My [my:] | m | M |
| ν | Ν | Ny [ny:] | n | N |
| ξ | Ξ | Xi [ksi:] | x | X |
| ο | Ο | Omikron [omikron] | o | O |
| π | Π | Pi [pi:] | p | P |
| ρ | Ρ | Rho [ro:] | r | R |
| σ ς | Σ | Sigma [zigma:] | s | S |
| τ | Τ | Tau [tau] | t | T |
| υ | Υ | Ypsilon [ypsilon] | y | Y |
| φ | Φ | Phi [fi:] | ph | Ph |
| χ | Χ | Chi [çi:] | ch | Ch |
| ψ | Ψ | Psi [psi:] | ps | Ps |
| ω | Ω | Omega [o:mega:] | o | O |

# Lateinische Grundzahlen von 1-2000

| | | | | | |
|---|---|---|---|---|---|
| 1 | I | unus, -a, -um | 30 | XXX | triginta |
| 2 | II | duo, -ae, -o | 40 | XL | quadraginta |
| 3 | III | tres, tres, tria | 50 | L | quinquaginta |
| 4 | IV | quattuor | 60 | LX | sexaginta |
| 5 | V | quinque | 70 | LXX | septuaginta |
| 6 | VI | sex | 80 | LXXX | octoginta |
| 7 | VII | septem | 90 | XC | nonaginta |
| 8 | VIII | octo | 91 | XCI | nonaginta unus |
| 9 | IX | novem | 99 | IC | undecentum |
| 10 | X | decem | 100 | C | centum |
| 11 | XI | undecim | 101 | CI | centum unus |
| 12 | XII | duodecim | 200 | CC | ducenti, -ae, -a |
| 13 | XIII | tredecim | 300 | CCC | trecenti |
| 14 | XIV | quattuordecim | 400 | CD | quadringenti |
| 15 | XV | quindecim | 500 | D | quingenti |
| 16 | XVI | sedecim | 600 | DC | sescenti |
| 17 | XVII | septendecim | 700 | DCC | septingenti |
| 18 | XVIII | duodeviginti | 800 | DCCC | octingenti |
| 19 | XIX | undeviginti | 900 | CM | nongenti |
| 20 | XX | viginti | 1000 | M | mille, milia |
| 21 | XXI | viginti unus | 2000 | MM | duo milia |
| 22 | XXII | viginti duo | | | |
| 28 | XXVIII | duodetriginta | | | |
| 29 | XXIX | undetriginta | | | |

# Pschyrembel Wörterbuch Naturheilkunde

## und alternative Heilverfahren

1995. 22,5 x 14,5 cm. XVI, 328 Seiten. Mit 119, meist vierfarbigen Abbildungen, 107 Formeln, 26 Tabellen. Gebunden.
ISBN 3-11-014276-7

Der „Naturheilkunde-Pschyrembel" folgt dem Konzept des „Klinischen Wörterbuches": Er ist aktuell, wissenschaftlich seriös, enzyklopädisch und praxisnah. Auf eine weitgehend erschöpfende Darstellung von Begriffen und Verfahren aus dem Gebiet der **Naturheilkunde** und, soweit in Mitteleuropa verbreitet, der **Komplementärmedizin** wurde besonderer Wert gelegt.

Folgende Teilgebiete werden behandelt: Alternative Heilverfahren. Anthroposophische Medizin. Chinesische Medizin. Ernährungsmedizin. Ethnomedizin. Homöopathie. Indische Medizin. Physikalische Medizin. Naturheilkunde. Phytomedizin. Psychotherapie. Tibetische Medizin.

Erläutert werden z. B.: Akupunktur, Anthroposophie, Aromatherapie, Atkins-Diät, Ayurveda, Bach-Blütentherapie, Brigitte-Diät, Chiropraktik, Eigenblutbehandlung, Encounter-Gruppe, Erdstrahlen, Fasten, Feldenkrais-Methode, Frischzelltherapie, Fußreflexzonenmassage, Ganzheitsmedizin, Ginseng, Heublumenbad, Johanniskraut, Kartoffel-Ei-Diät, Kneipp-Kur, Misteltherapie, Öko-Diät, Pendeln, Psychodrama, Sauerstoff-Mehrschritt-Therapie, Selbsthilfegruppe, Shiatsu, Tai-Ji-Quan, Verhaltenstherapie, Waldmeister, Wassertreten, Yoga.

Zudem sind etwa 300 der häufigsten und wichtigsten Symptome und Erkrankungen aufgeführt, bei denen natürliche und unkonventionelle Heilverfahren in besonderer Weise eingesetzt werden, von *Akne* über *Depression* und *Kopfschmerz* bis *Zystitis.*

W DE G

de Gruyter

# Periodensystem

Protonenzahl (Ordnungszahl) | Relative Atommasse[1]
Elektronegativität (nach Allred u. Rochow)
Siedetemperatur in °C
Schmelztemperatur in °C
Symbol[2]
Name
Elektronenkonfiguration

| 25 | 54,94 |
|---|---|
| 1,6<br>2032<br>1244 | Mn |
| | Mangan |
| | $[Ar]3d^5 4s^2$ |

| Gruppe Ia | IIa | IIIb | IVb | Vb | VIb | VIIb | VIIIb | |
|---|---|---|---|---|---|---|---|---|
| 1 1,008<br>2,2<br>-252,9<br>-259,1<br>H<br>Wasserstoff<br>$1s^1$ | | | | | | | | |
| 3 6,941<br>1,0<br>1347<br>180,5<br>Li<br>Lithium<br>$[He]2s^1$ | 4 9,012<br>1,5<br>2970<br>1278<br>Be<br>Beryllium<br>$[He]2s^2$ | | | | | | | |
| 11 22,990<br>1,0<br>883<br>97,8<br>Na<br>Natrium<br>$[Ne]3s^1$ | 12 24,305<br>1,2<br>1107<br>651<br>Mg<br>Magnesium<br>$[Ne]3s^2$ | | | | | | | |
| 19 39,10<br>0,9<br>774<br>63,7<br>K<br>Kalium<br>$[Ar]4s^1$ | 20 40,08<br>1,0<br>1487<br>≈845<br>Ca<br>Calcium<br>$[Ar]4s^2$ | 21 44,96<br>1,2<br>2832<br>1539<br>Sc<br>Scandium<br>$[Ar]3d^1 4s^2$ | 22 47,88<br>1,3<br>3260<br>1675<br>Ti<br>Titan<br>$[Ar]3d^2 4s^2$ | 23 50,94<br>1,5<br>3380<br>1890<br>V<br>Vanadium<br>$[Ar]3d^3 4s^2$ | 24 52,00<br>1,6<br>2672<br>1857<br>Cr<br>Chrom<br>$[Ar]3d^5 4s^1$ | 25 54,94<br>1,6<br>2032<br>1244<br>Mn<br>Mangan<br>$[Ar]3d^5 4s^2$ | 26 55,85<br>1,6<br>2750<br>1535<br>Fe<br>Eisen<br>$[Ar]3d^6 4s^2$ | 27 58,9<br>1,7<br>2870<br>1495<br>Cc<br>Coba.<br>$[Ar]3d^7 4s$ |
| 37 85,47<br>0,9<br>688<br>38,9<br>Rb<br>Rubidium<br>$[Kr]5s^1$ | 38 87,62<br>1,0<br>1384<br>769<br>Sr<br>Strontium<br>$[Kr]5s^2$ | 39 88,91<br>1,1<br>3337<br>1523<br>Y<br>Yttrium<br>$[Kr]4d^1 5s^2$ | 40 91,22<br>1,2<br>4377<br>1852<br>Zr<br>Zirconium<br>$[Kr]4d^2 5s^2$ | 41 92,91<br>1,2<br>4927<br>2468<br>Nb<br>Niob<br>$[Kr]4d^4 5s^1$ | 42 95,94<br>1,3<br>4825<br>2610<br>Mo<br>Molybdän<br>$[Kr]4d^5 5s^1$ | 43 (98)<br>1,4<br>4880<br>2200<br>Tc<br>Technetium<br>$[Kr]4d^6 5s^2$ | 44 101,07<br>1,4<br>3900<br>2310<br>Ru<br>Ruthenium<br>$[Kr]4d^7 5s^1$ | 45 102,9<br>1,5<br>≈3730<br>1966<br>Rh<br>Rhodiur<br>$[Kr]4d^8 5s$ |
| 55 132,91<br>0,9<br>678<br>28,5<br>Cs<br>Caesium<br>$[Xe]6s^1$ | 56 137,33<br>1,0<br>1640<br>725<br>Ba<br>Barium<br>$[Xe]6s^2$ | 57 138,91<br>1,1<br>3454<br>920<br>La*<br>Lanthan<br>$[Xe]5d^1 6s^2$ | 72 178,49<br>1,2<br>5200<br>2230<br>Hf<br>Hafnium<br>$[Xe]4f^{14} 5d^2 6s^2$ | 73 180,95<br>1,3<br>≈5430<br>2996<br>Ta<br>Tantal<br>$[Xe]4f^{14} 5d^3 6s^2$ | 74 183,84<br>1,4<br>5657<br>3410<br>W<br>Wolfram<br>$[Xe]4f^{14} 5d^4 6s^2$ | 75 186,2<br>1,5<br>≈5630<br>3180<br>Re<br>Rhenium<br>$[Xe]4f^{14} 5d^5 6s^2$ | 76 190,2<br>1,5<br>≈5030<br>3045<br>Os<br>Osmium<br>$[Xe]4f^{14} 5d^6 6s^2$ | 77 192,<br>1,6<br>4130<br>2410<br>I<br>Iridiur<br>$[Xe]4f^{14} 5d^7 6s$ |
| 87 (223)<br>0,9<br>677<br>26,8<br>Fr<br>Francium<br>$[Rn]7s^1$ | 88 (226)<br>1,0<br>1140<br>700<br>Ra<br>Radium<br>$[Rn]7s^2$ | 89 (227)<br>1,0<br>3200<br>1050<br>Ac**<br>Actinium<br>$[Rn]6d^1 7s^2$ | 104 (261)<br>Rf<br>Rutherfordium | 105 (262)<br>Db<br>Dubnium | 106 (263)<br>Sg<br>Seaborgium | 107 (262)<br>Bh<br>Bohrium | 108 (265)<br>Hs<br>Hassium | 109 (266<br>M<br>Meitneriur |

| | | | | | |
|---|---|---|---|---|---|
| * | 58 140,12<br>1,1<br>3257<br>798<br>Ce<br>Cer<br>$[Xe]4f^2 6s^2$ | 59 140,91<br>1,1<br>3512<br>931<br>Pr<br>Praseodym<br>$[Xe]4f^3 6s^2$ | 60 144,24<br>1,1<br>3127<br>1010<br>Nd<br>Neodym<br>$[Xe]4f^4 6s^2$ | 61 (145)<br>1,1<br>2700<br>1170<br>Pm<br>Promethium<br>$[Xe]4f^5 6s^2$ | 62 150,<br>1,1<br>1778<br>1072<br>Sn<br>Samariur<br>$[Xe]4f^6 6s$ |
| ** | 90 232,038<br>1,1<br>4790<br>1750<br>Th<br>Thorium<br>$[Rn]6d^2 7s^2$ | 91 231,036<br>1,1<br>4030<br>1840<br>Pa<br>Protactinium<br>$[Rn]5f^2 6d^1 7s^2$ | 92 238,029<br>1,2<br>3818<br>1132<br>U<br>Uran<br>$[Rn]5f^3 6d^1 7s^2$ | 93 (237)<br>1,2<br>3902<br>640<br>Np<br>Neptunium<br>$[Rn]5f^4 6d^1 7s^2$ | 94 (244<br>1,2<br>3200<br>641<br>Pu<br>Plutonium<br>$[Rn]5f^6 7s$ |

W DE G
Walter de Gruyter GmbH & Co KG
Genthiner Straße 13
D-10785 Berlin
Tel.: 030 / 2 60 05 - 161
Fax: 030 / 2 60 05 - 222
email: orders@deGruyter.de